Der Große Reuter

Springer Universalwörterbuch Medizin, Pharmakologie und Zahnmedizin

P. Reuter

Der Große Reuter

Springer Universalwörterbuch Medizin, Pharmakologie und Zahnmedizin

Englisch–Deutsch

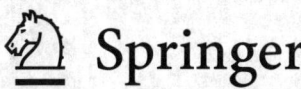

Springer

Peter Reuter, Dr. med.
Fort Myers
Florida, USA
reutermedical@comcast.net

ISBN 3-540-25102-2 Springer Berlin Heidelberg New York

Bibliografische Information Der Deutschen Bibliothek

Die Deutsche Bibliothek verzeichnet diese Publikation in der Deutschen Nationalbibliografie; detaillierte bibliografische Daten sind im Internet unter *http://dnb.ddb.de* abrufbar

Springer ist ein Unternehmen von Springer Science+Business Media

springer.de

Planung: Thomas Mager, Heidelberg
Redaktion: Sylvia Blago, Heidelberg
Herstellung: Frank Krabbes, Heidelberg
Umschlaggestaltung: KünkelLopka GmbH, Heidelberg
Satz: wiskom e.K., Friedrichshafen
Gedruckt auf säurefreiem Papier SPIN: 11401216 14/2109fk - 5 4 3 2 1 0

Vorwort

Unser Ziel war es, ein Werk zu kompilieren, dass sowohl Benutzern aus dem Bereich der Medizin und der Zahnmedizin, als auch Übersetzern ein umfangreiches Vokabular anbietet. Mit rund 140.000 Haupt- und Untereinträgen, Anwendungsbeispielen, Abkürzungen und Akronymen aus der Medizin, Zahnmedizin, Pharmazie und Pharmakologie und mehr als 400.000 Übersetzungen, bietet das Werk ein Vokabular, das sowohl in Klinik und Praxis als auch Studium, Lehre und Forschung von Bedeutung ist.

Auch wenn der größte Teil der Stichwörter aus der amerikanischen Literatur stammt, haben wir doch britische Varianten aufgenommen, wo immer dies inhaltlich sinnvoll war.

Der Anhang enthält Tabellen für „Maße und Gewichte", „Umrechnungstabellen für Temperaturen", „Normalwerte wichtiger Laborparameter" sowie 14 anatomische Tafeln.

Leider konnten nicht alle Fachtermini erfasst werden und uns ist auch bewusst, dass das Material nicht fehlerfrei ist. Deshalb die Bitte an alle Benutzer des Werkes um positives Feedback, damit wir in der 2. Auflage Verbesserungen machen können.

Ich bedanke mich bei allen Verlagsmitarbeitern für ihre unermüdliche Hilfe und Unterstützung.

Fort Myers, im Mai 2005

Für ihre Mithilfe sei besonders gedankt:

Dr. Sylvia Blago
Dr. Thomas Mager
Dr. Claus Puhlmann

Preface

It was our intention to compile a dictionary that provides users from the medical and dental field as well as translators with a comprehensive vocabulary. With some 140,000 entries, subentries, illustrative phrases, abbreviations and acronyms from medicine, dentistry, pharmaceutics and pharmacology and more than 400,000 translations the dictionary provides a vocabulary that covers work in the hospital and in the office, but also medical and dental studies as well as teaching and research.

Although most entries are American English, we also included British terms whenever necessary or reasonable.

The appendix contains tables for "Weights and Measures", "Conversion Tables for Temperatures", "Laboratory Reference Range Values" as well as 14 anatomical plates.

It was impossible to include all relevant entries and we are aware that there are some mistakes and errors. Therefore, we are asking for your positive feedback to help us make improvements in the second edition.

I would like to thank everybody involved at Springer for their continuing help and support.

Peter Reuter

Special thanks to:

Inhaltsverzeichnis/Table of Contents

Hinweise zur Benutzung

Hauptstichwörter werden auf der Grundlage eines Buchstaben-für-Buchstaben-Systems eingeordnet. Bei mehrsilbigen Stichwörtern [Ausnahme: Komposita] wird die Silbentrennung angezeigt.

Umlaute werden bei der Alphabetisierung nicht berücksichtigt, d.h., ä, ö, ü werden als a, o bzw. u eingeordnet. Kursive Vorsilben, numerische und chemische Präfixe sowie griechische Buchstaben werden ebenfalls nicht beachtet.

Mehrworteinträge erscheinen in der Regel als Untereinträge zu einem logischen Überbegriff. Untereinträge werden genauso wie Hauptstichwörter alphabetisch eingeordnet. Die Pluralform wird bei der Einordnung nicht berücksichtigt. Das Gleiche gilt für Präpositionen, Konjunktionen und Artikel.

Vier Schriftarten werden zur Gliederung der Einträge eingesetzt:

Halbfett für den Haupteintrag

Auszeichnungsschrift für Untereinträge, Anwendungsbeispiele und Redewendungen

Grundschrift für die Übersetzung(en)

Kursiv für bestimmende Zusätze, Sachgebietsangaben und Verweise

Unterteilung der Stichwortartikel
Hat das Stichwort mehrere grammatische Bedeutungen, werden die einzelnen Wortarten durch römische Ziffern unterschieden.

Arabische Ziffern werden zur Unterscheidung der verschiedenen Bedeutungsfacetten eingesetzt. Ihre fortlaufende Nummerierung ist unabhängig von den oben genannten römischen Ziffern.

Wortarten
Haupteinträge haben eine kursive Wortartangabe [siehe auch „Abkürzungsverzeichnis"].

Gehört ein Haupteintrag mehreren grammatikalischen Kategorien an, steht die entsprechende Wortartbezeichnung unmittelbar hinter jeder römischen Ziffer.

Verweise
Verweise werden durch Pfeile [→] gekennzeichnet.

Guide to the Dictionary

Main entries are alphabetized using a letter-for-letter system. For entries of more than one syllable syllabification is given. However, this does not apply to compound entries.

Umlauts are ignored in alphabetization and ä, ö, ü are treated as a, o, u, respectively. Italic and chemical prefixes, numbers, and Greek letters are ignored in alphabetization.

As a rule multiple-word terms are given as subentries under the appropriate main entry. They are alphabetized letter by letter just like the main entries. Plural forms, prepositions, conjunctions, and articles are always disregarded in alphabetization of subentries.

Four styles of type are used for different categories of information:

boldface for the main entry

lightface for subentries, illustrative phrases and idiomatic expressions

plainface for the translation(s)

italic for restrictive labels, subspecialties and cross-references

Subdivision of Entries
If the entry word is used in more than one grammatical form, Roman numerals are used to distinguish the various parts of speech.

Arabic numerals are used to distinguish the various meanings of the entry. This consecutive numbering is used regardless of the Roman numerals mentioned above.

Parts of Speech
Main entries have an italicized part-of-speech label [see also "List of Abbreviations"].

If the entry word is used in more than one grammatical form the appropriate part-of-speech label is given immediately after every Roman numeral.

Cross-references
Cross-references are indicated by arrows [→].

Hinweise zur Benutzung der Lautschrift

Lautschriftsymbole und Betonungsakzente

Die in diesem Wörterbuch angegebenen Aussprachen benutzen die Zeichen der „International Phonetic Association (IPA)".

[ˈ] zeigt den Hauptakzent an. Die auf das Zeichen folgende Silbe wird stärker betont als die anderen Silben des Wortes.

[ˌ] zeigt den Nebenakzent an. Eine Silbe, die mit diesem Symbol gekennzeichnet ist, wird stärker betont als nicht markierte Silben aber schwächer als mit einem Hauptakzent markierte Silben.

Vokale und Diphthonge

Die lange Betonung eines Vokals wird durch [ː] angezeigt.

[æ]	hat	[hæt]
[e]	red	[red]
[eɪ]	rain	[reɪn]
[ɑ]	got	[gɑt]
[ɑː]	car	[cɑːr]
[eə]	chair	[tʃeər]
[iː]	key	[kiː]
[ɪ]	in	[ɪn]
[ɪə]	fear	[fɪər]
[aɪ]	eye	[aɪ]

Konsonanten

Die Verwendung der Konsonanten [b] [d] [g] [h] [k] [l] [m] [n] [p] [t] ist im Deutschen und Englischen gleich.

[r]	arm	[ɑːrm]
[s]	salt	[sɔːlt]
[v]	vein	[veɪn]
[w]	wave	[weɪv]
[z]	zoom	[zuːm]
[tʃ]	chief	[tʃiːf]
[j]	yoke	[jəʊk]

A Guide to Pronunciation

Phonetic Symbols and Stress Marks

The pronunciation in this dictionary is indicated by the alphabet of the "International Phonetic Association (IPA)".

[ˈ] indicates primary stress. The syllable following it is pronounced with greater prominence than other syllables in the word.

[ˌ] indicates secondary stress. A syllable marked for secondary stress is pronounced with greater prominence than those bearing no stress mark at all but with less prominence than syllables marked for primary stress.

Vowels and Diphthongs

The long pronunciation of a vowel is indicated by [ː].

[ɔː]	raw	[rɔː]
[ʊ]	sugar	[ˈʃʊgər]
[uː]	super	[ˈsuːpər]
[ʊə]	crural	[ˈkrʊərəl]
[ʌ]	cut	[kʌt]
[aʊ]	out	[aʊt]
[ɜ]	hurt	[hɜrt]
[əʊ]	focus	[ˈfəʊkəs]
[ɔɪ]	soil	[sɔɪl]
[ə]	hammer	[ˈhæmər]

Consonants

The use of the consonants [b] [d] [g] [h] [k] [l] [m] [n] [p] [t] is the same in English and German pronunciation.

[dʒ]	bridge	[brɪdʒ]
[ŋ]	pink	[pɪŋk]
[ʃ]	shin	[ʃɪn]
[ʒ]	vision	[ˈvɪʒn]
[θ]	throat	[θrəʊt]
[ð]	there	[ðeər]
[x]	loch	[lɑx]

Zusätzliche Symbole für Stichwörter aus anderen Sprachen

Additional Symbols used for Entries from other Languages

[a]	natif	[na'tɪf]	Backe	[bakə]
[ɛ]	lettre	['lɛtrə]	Bett	[bɛt]
[i]	iris	[i'ris]	Titan	[ti'taːn]
[o]	dos	[do]	Hotel	[ho'tel]
[y]	dureé	[dy're]	mürbe	['myrbə]
[ɔ]	note	[nɔt]	toll	[tɔl]
[u]	nourrir	[nu'riːr]	mutieren	[mu'tiːrən]
[œ]	neuf	[nœf]	Mörser	['mœrzər]
[ɥ]	cuisse	[kɥis]		
[ø]	feu	[fø]	Ödem	[ø'deːm]
[ɲ]	baigner	[bɛ'ɲe]		
[œj]	feuille	[fœj]		
[ɑːj]	tenailles	[tə'nɑːj]		
[ij]	cochenille	[koʃ'nij]		
[ɛj]	sommeil	[sɔ'mɛj]		
[aj]	maille	[maj]		
[ç]			Becher	['bɛçər]

Abkürzungsverzeichnis/List of Abbreviations

Adjektiv	adj	adjective
amerikanisch	ameri.	American
anästhetisch	anästh.	anesthetic
anatomisch	anatom.	anatomical
andrologisch	androl.	andrologic
arbeitsmedizinisch	arbeitsmed.	occupational medical
augenheilkundlich, ophthalmologisch	augenheil.	ophthalmologic
biochemisch	biochem.	biochemical
biologisch	biolog.	biological
britisch	brit.	British
beziehungsweise	bzw.	respectively, or
circa	ca.	approximately
chemisch	chem.	chemical
chirurgisch	chirurg.	surgical
dermatologisch	dermatol.	dermatologic
elektrisch	elektr.	electric
embryologisch	embryolog.	embryologic
endokrinologisch	endokrin.	endocrinologic
epidemiologisch	epidemiol.	epidemiologic
eventuell	evtl.	possibly, perhaps
femininum, weiblich	f	feminine, female
figurativ	fig.	figurative(ly)
fotografisch	foto.	photographic
französisch	franz.	French
genetisch	genet.	genetic
gynäkologisch	gynäkol.	gynecologic
hämatologisch	hämat.	hematologic
histologisch	histolog.	histologic
Hals-Nasen-Ohrenheilkunde	HNO	ear, nose and throat (ENT)
hygienisch	hygien.	hygienic
in der Regel	i.d.R.	as a rule
im eigentlichen Sinne	i.e.S.	in a narrower sense, in the true sense
immunologisch	immunolog.	immunologic
jemand, jemandem, jemanden, jemandes	jd., jdm., jdn., jds.	someone, to someone, someone, of someone
kardiologisch	kardiol.	cardiologic
klinisch	klin.	clinical
labormedizinisch	labor.	laboratory
masculinum, männlich	m	masculine, male
mathematisch	mathemat.	mathematical
medizinisch	medizin.	medical
mikrobiologisch	mikrobiolog.	microbiological
neurochirurgisch	neurochirurg.	neurosurgical
neurologisch	neurol.	neurologic
neutrum, sächlich	nt	neuter
optisch	opt.	optical
orthopädisch	orthopäd.	orthopedic
kinderheilkundlich, pädiatrisch	pädiat.	pediatric
pathologisch	patholog.	pathologic

pharmakologisch	pharmakol.	pharmacologic
physikalisch	physik.	physical
physiologisch	physiolog.	physiologic
Plural, Mehrzahl	pl	plural
Präfix, Vorsilbe	präf.	prefix
psychiatrisch	psychiat.	psychiatric
psychologisch	psychol.	psychologic
pulmonologisch	pulmonolog.	pulmonologic
radiologisch	radiolog.	radiologic
rechtsmedizinisch	rechtsmed.	forensic
sich	s.	oneself
siehe unter	s.u.	see under
so genannt	sog.	so called
soziologisch	soziol.	sociologic
sportmedizinisch	sportmed.	sports medical
statistisch	statist.	statistical
Suffix, Nachsilbe	suf.	suffix
technisch	techn.	technical
unter anderem; und andere	u.a.	among others; and others
und Ähnliche(s)	u.ä., u.Ä.	and similar
unter Umständen	u.U.	possibly, perhaps
urologisch	urolog.	urologic
und so weiter	usw.	and so forth
Verb	v	verb
vor allem	v.a.	especially
intransitives Verb	vi	intransitive verb
transitives Verb	vt	transitive verb
zum Beispiel	z.B.	for example
zum Teil	z.T.	partially
zahnmedizinisch	zahnmed.	dental

Lexikonteil
A–Z Vocabulary

A

A *Abk.*: **1.** acceleration **2.** acceptor **3.** accommodation **4.** acid **5.** adenine **6.** adenosine **7.** adenylic acid **8.** admittance **9.** adrenaline **10.** alanine **11.** albumin **12.** ampere **13.** amphetamine **14.** ampicillin **15.** anaphylaxis **16.** androsterone **17.** anode **18.** apex **19.** area **20.** argon **21.** artery **22.** atrium **23.** axis **24.** mass number

a *Abk.*: **1.** accommodation **2.** acid **3.** acidity **4.** ampere **5.** anode **6.** area **7.** artery **8.** asymmetric **9.** axial **10.** specific absorption coefficient

A⁻ *Abk.*: anion

A1 *Abk.*: aortic first sound

A2 *Abk.*: aortic second sound

Å *Abk.*: Angström unit

α *Abk.*: Bunsen's solubility coefficient

A II *Abk.*: angiotensin II

AA *Abk.*: **1.** acetic acid **2.** achievement age **3.** alcoholics anonymous **4.** amino acid **5.** amino acid arylamidase **6.** aminoacyl **7.** amyloid-A protein **8.** aortic area **9.** aplastic anemia **10.** arachidonic acid **11.** ascending aorta

aa *Abk.*: arteries

AAA *Abk.*: **1.** abdominal aortic aneurysm **2.** acute anxiety attack

aaa *Abk.*: amalgam

AAB *Abk.*: anti-antibodies

AAb *Abk.*: anti-antibodies

AAC *Abk.*: **1.** antibiotic-associated colitis **2.** antigen-antibody complex **3.** antimicrobial agents and chemotherapy

AAD *Abk.*: **1.** alloxazine adenine dinucleotide **2.** alpha-acetyldigoxin

Aad *Abk.*: α-aminoadipic acid

AADP *Abk.*: **1.** aminopyridine adenine dinucleotide phosphate **2.** amyloid A-degrading protease

AAE *Abk.*: acute allergic encephalitis

AAF *Abk.*: **1.** 2-acetamidofluorene **2.** acetic-alcohol-formalin **3.** 2-acetylaminofluorene **4.** acetylaminofluorine **5.** anti-atelectasis factor **6.** ascorbic acid factor

AAFB *Abk.*: acid alcohol fast bacilli

AAG *Abk.*: aortoarteriography

AAL *Abk.*: anterior axillary line

AAME *Abk.*: N-acetylarginine methylester

AAN *Abk.*: aminoacetonitril bisulfate

AAO *Abk.*: amino acid oxidase

AAP *Abk.*: **1.** alanine aminopeptidase **2.** alcohol-induced acute pancreatitis

AAPMC *Abk.*: antibiotic-associated pseudomembranous colitis

AAR *Abk.*: antigen-antibody reaction

AAS *Abk.*: **1.** alkyl aryl sulfonate **2.** amino acid score **3.** anthrax antiserum **4.** aortic arch syndrome **5.** atomic absorption spectrometry

AASH *Abk.*: adrenal androgen-stimulating hormone

AAT *Abk.*: **1.** alanine aminotransferase **2.** alpha-1-antitrypsine **3.** aspartate aminotransferase **4.** auditory apperception test

AA-tRNA *Abk.*: aminoacyl transport ribonucleic acid

AAV *Abk.*: **1.** adeno-associated virus **2.** AIDS associated virus

AB *Abk.*: **1.** abortion **2.** antibody **3.** apex beat **4.** asthma bronchiale **5.** asthmatic bronchitis

ab *Abk.*: **1.** abortion **2.** antibody

ABA *Abk.*: allergic bronchopulmonary aspergillosis

a|bac|te|ri|al [ˌeɪbæk'tɪərɪəl] *adj*: frei von Bakterien, bakterienfrei; (*Krankheit*) nicht von Bakterien verursacht, abakteriell

a|ban|don [ə'bændən] *vt*: (*Hoffnung*) aufgeben; verzichten auf; jdn. verlassen *oder* im Stich lassen

a|bar|og|no|sis [ˌæbærəg'nəʊsɪs] *noun*: Abarognosis *f*, Baragnosis *f*

a|bar|og|not|ic [ˌæbærəg'nɑtɪk] *adj*: Abarognosis betreffend, abarognotisch

ab|ar|tic|u|lar [æbɑːr'tɪkjələr] *adj*: außerhalb eines Gelenks (liegend), extraartikulär

a|ba|sia [ə'beɪzɪə, -ʒ(ɪ)ə] *noun*: Abasie *f*

atactic abasia: ataktische Abasie *f*, Abasia atactica

ataxic abasia: ataktische Abasie *f*, Abasia ataxica

paralytic abasia: paralytische Abasie *f*

paroxysmal trepidant abasia: spastische Abasie *f*

spastic abasia: spastische Abasie *f*

a|ba|sic [ə'beɪzɪk] *adj*: Abasie betreffend, gehunfähig, abatisch

a|bate [ə'beɪt]: **I** *vt* vermindern, verringern, (*Schmerzen*) lindern, dämpfen; (*Temperatur*) senken **II** *vi* abnehmen, nachlassen, sich legen, sich vermindern, abflauen, zurückgehen, abklingen

a|bate|ment [ə'beɪtmənt] *noun*: Abnehmen *nt*, Nachlassen *nt*, Abflauen *nt*, Abklingen *nt*; Senkung *f*, Verminderung *f*, Linderung *f*

a|bat|ic [ə'bætɪk] *adj*: Abasie betreffend, gehunfähig, abatisch

ab|ax|i|al [æb'æksɪəl] *adj*: abaxial

ab|bau ['apbaʊ] *noun*: **1.** Abbau *m* **2.** Abbauprodukt *nt*

ABC *Abk.*: **1.** airways, breathing, circulation **2.** antigen-binding capacity **3.** aspiration biopsy cytology **4.** atomic, biological, chemical **5.** avidin biotin peroxidase complex

ABCC *Abk.*: Atomic Bomb Casualty Commission

ABCIL *Abk.*: antibody-mediated cell-dependent immune lympholysis

ABC of resuscitation: ABC-Schema *nt*

abd *Abk.*: **1.** abduction **2.** abductor

ab|do|men ['æbdəmən, æb'dəʊmən] *noun*: Bauch *m*, Unterleib *m*, Abdomen *nt* **below the abdomen** unterhalb des Bauchraums/Abdomens (liegend)

acute abdomen: akutes Abdomen *nt*, Abdomen acutum

boat-shaped abdomen: Kahnbauch *m*

carinate abdomen: Kahnbauch *m*

distented abdomen: geblähtes/überblähtes Abdomen *nt*

navicular abdomen: Kahnbauch *m*

nonsurgical acute abdomen: konservativ behandelbares akutes Abdomen *nt*

pendulous abdomen: Hängebauch *m*

peracute abdomen: perakutes Abdomen *nt*

pointed abdomen: Spitzbauch *m*

scaphoid abdomen: Kahnbauch *m*

subacute abdomen: subakutes Abdomen *nt*

surgical abdomen: akutes Abdomen *nt*, Abdomen acutum

upper abdomen: Oberbauch *m*, Regio abdominalis superior

abdomin- *präf.*: Bauch(höhlen)-, abdomino-, Abdominal-,

A

Abdomino-
ab|dom|i|nal [æb'dɑmɪnl] *adj*: Abdomen/Bauch(höhle) betreffend, abdominal, abdominell
ab|dom|i|nal|gia [æb,dɑmɪ'nældʒ(ɪ)ə] *noun*: Abdominalschmerzen *pl*, Bauchschmerzen *pl*, Leibschmerzen *pl*, Abdominalgie *f*
abdomino- *präf.*: Bauch(höhlen)-, abdomino-, Abdominal-, Abdomino-
ab|dom|i|no|car|di|ac [æb,dɑmɪnə'kɑːrdɪæk] *adj*: Bauch und Herz betreffend, abdominokardial
ab|dom|i|no|cen|te|sis [æb,dɑmɪnə'sen'tiːsɪs] *noun*: Bauchpunktion *f*, Abdominozentese *f*
ab|dom|i|no|cys|tic [,æbdɑmɪnə'sɪstɪk] *adj*: Abdomen und Gallenblase betreffend
ab|dom|i|no|gen|i|tal [,æbdɑmɪnə'dʒenɪtl] *adj*: Abdomen und Genitalien betreffend, abdominogenital
ab|dom|i|no|hys|ter|ec|to|my [æb,dɑmɪnə'hɪstə'rektəmiː] *noun*: transabdominelle Hysterektomie *f*, Laparohysterektomie *f*, Hysterectomia abdominalis
ab|dom|i|no|hys|te|rot|o|my [æb,dɑmɪnəhɪstə'rɑtəmiː] *noun*: transabdominelle Hysterotomie *f*, Abdomino-, Laparo-, Zöliohysterotomie *f*
ab|dom|i|no|jug|u|lar [æb,dɑmɪnə'dʒʌgjələr] *adj*: Leber und Jugularvene betreffend, hepatojugulär
ab|dom|i|no|pel|vic [,æbdɑmɪnə'pelvɪk] *adj*: Bauchhöhle und Beckenhöhle/Cavitas pelvis betreffend, abdominopelvin
ab|dom|i|no|per|i|ne|al [,æbdɑmɪnəperɪ'niːəl] *adj*: Bauch und Damm/Perineum betreffend, abdominoperineal
ab|dom|i|no|sac|ro|per|i|ne|al [,æbdɑmɪnə,sækrəʊperɪ'niːəl] *adj*: abdominosakroperineal
ab|dom|i|nos|co|py [æb,dɑmɪ'nɑskəpiː] *noun*: **1.** Untersuchung/Exploration *f* des Bauchraums **2.** Bauchspiegelung *f*, Laparoskopie *f*
ab|dom|i|no|scro|tal [æb,dɑmɪnə'skrəʊtl] *adj*: Abdomen und Scrotum betreffend
ab|dom|i|no|tho|rac|ic [,æbdɑmɪnə'ræsɪk, -θə-] *adj*: Bauch und Brust(korb)/Thorax betreffend, abdominothorakal, thorakoabdominal
ab|dom|i|no|u|te|rot|o|my [æb,dɑmɪnə'juːtə'rɑtəmiː] *noun*: transabdominelle Hysterotomie *f*, Abdominohysterotomie *f*, Laparohysterotomie *f*, Zöliohysterotomie *f*
ab|dom|i|no|vag|i|nal [,æbdɑmɪnə'vædʒənl, -və'dʒaɪnl] *adj*: Bauch und Scheide/Vagina betreffend, abdominovaginal
ab|dom|i|no|ves|i|cal [,æbdɑmɪnə'vesɪkl] *adj*: Bauch und Harnblase/Vesica urinaria betreffend, abdominovesikal, vesikoabdominal
ab|du|cens [æb'd(j)uːsənz] *noun*: Abduzens *m*, Abducens *m*, VI. Hirnnerv *m*, Nervus abducens
ab|du|cent [æb'd(j)uːsənt] *adj*: von der Längsachse wegbewegend, abduzierend
ab|duct [æb'dʌkt] *vt*: **1.** von der Längsachse wegbewegen, abduzieren **2.** entführen, gewaltsam mitnehmen
ab|duc|tion [æb'dʌkʃn] *noun*: **1.** Wegbewegung *f* von der Längsachse, Abduktion *f* **2.** Entführung *f*
radial abduction: Radialabduktion *f*
ab|duc|tor [æb'dʌktər] *noun*: Abduktionsmuskel *m*, Abduktor *m*, Musculus abductor
ABE *Abk.*: acute bacterial endocarditis
ab|em|bry|on|ic [æb,embrɪ'ɑnɪk] *adj*: abembryonal
ab|ep|i|thy|mia [æb,epə'θiːmiːə] *noun*: Paralyse *f* des Plexus solaris
ab|er|rant [ə'berənt, 'æbər-] *adj*: **1.** an atypischer Stelle, atypisch gebildet, aberrant **2.** anomal, von der Norm abweichend
ab|er|ra|tio [,æbə'reɪʃɪəʊ] *noun*: Abweichung *f*, Aberration *f*
ab|er|ra|tion [,æbə'reɪʃn] *noun*: Abweichung *f*, Aberration *f*
autosome aberration: autosomale Chromosomenaberration *f*, Autosomenaberration *f*
autosome chromosome aberration: Autosomenaberration *f*, autosomale Chromosomenaberration *f*
chromatic aberration: chromatische Aberration *f*
chromosome aberration: Chromosomenaberration *f*
dioptric aberration: sphärische Aberration *f*
distantial aberration: Fernaberration *f*, distantielle Aberration *f*
genetical chromosome aberration: genetische Chromosomenaberration *f*
Newtonian aberration: chromatische Aberration *f*, Newton-Aberration *f*
numerical chromosome aberration: numerische Chromosomenaberration *f*
sex chromosome aberration: Heterosomenaberration *f*, gonosomale Chromosomenaberration *f*
somatic chromosome aberration: somatische Chromosomenaberration *f*
spherical aberration: sphärische Aberration *f*
structural chromosome aberration: strukturelle Chromosomenaberration *f*
ab|er|rom|e|ter [æbə'rɑmɪtər] *noun*: Aberrationsmesser *m*
a|be|ta|lip|o|pro|tein|ae|mi|a [eɪ,beɪtə,lɪpə,prəʊtiːn'iːmiːə] *noun*: (*brit.*) →*abetalipoproteinemia*
a|be|ta|lip|o|pro|tein|e|mi|a [eɪ,beɪtə,lɪpə,prəʊtiːn'iːmiːə] *noun*: Abetalipoproteinämie *f*, A-Beta-Lipoproteinämie *f*, Bassen-Kornzweig-Syndrom *nt*
ABF *Abk.*: androgen-binding fraction
ABG *Abk.*: arterial blood gases
a|bi|at|ro|phy [,eɪbaɪ'ɑtrəfɪ, ,æbɪ-] *noun*: vorzeitiger *oder* endogener Vitalitätsverlust *m*
a|bil|i|ty [ə'bɪlətiː] *noun, plural* **-ties**: **1.** Fähigkeit *f*, Vermögen *nt*, Können *nt* **2. abilities** *plural* Anlagen *pl*, Talente *pl*, Begabungen *pl*
ability to absorb: Absorptionsvermögen *nt*
ability to conceive: Konzeptionsfähigkeit *f*, Empfängnisfähigkeit *f*, Potentia concipiendi
concentration ability: (*Niere*) Konzentrationsvermögen *nt*
ability to hear: Hörfähigkeit *f*
ability to father a child: Potentia generandi, Zeugungsfähigkeit *f*
a|bi|o|gen|e|sis [,eɪbaɪəʊ'dʒenəsɪs] *noun*: Abiogenese *f*
a|bi|o|ge|net|ic [,eɪbaɪəʊdʒə'netɪk] *adj*: Abiogenese betreffend, abiogenetisch
a|bi|og|e|nous [,eɪbaɪ'ɑdʒənəs] *adj*: Abiogenese betreffend, abiogenetisch
a|bi|on|er|gy [,eɪbaɪ'ɑnɜrdʒiː] *noun*: Abiotrophie *f*, Vitalitätsverlust *m*
a|bi|o|sis [,eɪbaɪ'əʊsɪs] *noun*: Abwesenheit *f* von Leben, Abiose *f*
a|bi|ot|ic [,eɪbaɪ'ɑtɪk] *adj*: Abiose betreffend, ohne Leben; leblos, abiotisch
a|bi|o|tro|phia [,eɪbaɪə'trəʊfɪə] *noun*: Abiotrophie *f*, Vitalitätsverlust *m*
a|bi|o|troph|ic [,eɪbaɪə'trɑfɪk] *adj*: Abiotrophie betreffend, abiotroph, abiotrophisch
a|bi|ot|ro|phy [,eɪbaɪ'ɑtrəfiː] *noun*: Abiotrophie *f*, Vitalitätsverlust *m*
retinal abiotrophy: retinale Abiotrophie *f*
ab|ir|ri|tant [æb'ɪrɪtənt]: I *noun* reizlinderndes Mittel *nt* II *adj* reizlindernd

A

ab|ir|ri|ta|tion [æbˌɪrɪ'teɪʃn] *noun*: **1.** verminderte Reizbarkeit *f* **2.** Schwäche *f*, Schlaffheit *f*, Erschlaffung *f*, Tonusmangel *m*, Atonie *f*
ab|ir|ri|ta|tive [æb'ɪrɪteɪtɪv] *adj*: reizlindernd
ab|lac|tate [æb'lækteɪt] *vt*: abstillen
ab|lac|ta|tion [ˌæblæk'teɪʃn] *noun*: Abstillen *nt*, Ablaktation *f*, Ablactatio *f*
ab|late [æb'leɪt] *vt*: entfernen, abtragen; amputieren
ab|la|tio [æb'leɪʃɪəʊ] *noun*: →*ablation*
ab|la|tion [æb'leɪʃn] *noun*: **1.** (*patholog.*) Ablösung *f*, Abtrennung *f*, Abhebung *f*, Ablation *f*, Ablatio *f* **2.** (*chirurg.*) (operative) Entfernung *f*, Abtragung *f*, Amputation *f*, Ablatio *f*
  catheter-induced ablation: Katheterablation *f*
ab|la|tive [æb'leɪtɪv] *adj*: entfernend, amputierend, ablativ
a|bleph|a|ria [ˌeɪblef'eərɪə] *noun*: Ablepharie *f*
a|bleph|a|ron [eɪ'blefərɑn] *noun*: Ablepharie *f*
a|bleph|a|ry [eɪ'blefəriː] *noun*: Ablepharie *f*
a|blep|sia [eɪ'blepsɪə] *noun*: Verlust *m oder* Verminderung *f* des Sehvermögens; Blindheit *f*, Erblindung *f*, Amaurose *f*
a|blep|sy [eɪ'blepsiː] *noun*: →*ablepsia*
ab|lu|ent ['æbluːənt]: **I** *noun* Reinigungs-, Waschmittel *nt*, Detergens *nt* **II** *adj* reinigend
ab|lu|mi|nal [ab'luːmɪnl] *adj*: vom Lumen weg gerichtet
ab|lu|tion [ə'bluːʃn] *noun*: (Ab-)Waschen *nt*, Reinigen *nt*; (Ab-)Waschung *f*, Reinigung *f*
ab|lu|to|ma|nia [abˌluːtə'meɪnɪə, -jə] *noun*: Waschzwang *m*, Ablutomanie *f*
ABMA *Abk.*: anti-basement membrane antibody
ABMP *Abk.*: 2-amino-5-bromo-6-methyl-4(3H)-pyrimidinone
ab|nor|mal [æb'nɔːrml] *adj*: **1.** abnorm(al), von der Norm abweichend, anormal, ungewöhnlich **2.** ungewöhnlich hoch *oder* groß, abnorm(al)
ab|nor|mal|i|ty [ˌæbnɔːr'mælətiː] *noun, plural* **-ties**: **1.** Abnormalität *f* **2.** Anomalie *f*
  autosome abnormality: autosomale Chromosomenanomalie *f*, Autosomenanomalie *f*
  autosome chromosome abnormality: autosomale Chromosomenanomalie *f*
  bleeding abnormality: Blutgerinnungsstörung *f*, -anomalie *f*
  chromosome abnormality: Chromosomenanomalie *f*, -aberration *f*
  deflexion abnormalities: Deflexionslagen *pl*
  dental abnormality: Gebissanomalie *f*, Zahnanomalie *f*
  dentofacial abnormality: dentofaziale Anomalie *f*
  eugnathic abnormality: eugnathe Zahnanomalie *f*, eugnathe Anomalie *f*
  eugnathic dental abnormality: →*eugnathic abnormality*
  fetal postural abnormalities: Einstellungsanomalien *pl*
  genetic chromosome abnormality: genetische Chromosomenanomalie *f*
  maxillofacial abnormality: maxillofaziale Anomalie *f*
  postural abnormalities: Haltungsstörungen *pl*
  sex chromosome abnormality: gonosomale Chromosomenanomalie *f*
  structural chromosome abnormality: Strukturanomalie *f*
  walking abnormality: Gangabweichung *f*
ab|nor|mi|ty [æb'nɔːrmətiː] *noun, plural* **-ties**: Fehlbildung *f*
ABO *Abk.*: ABO system
ABOB *Abk.*: anhydrous bis-hydroxyethyl biguanide
a|bol|ish [ə'bɑlɪʃ] *vt*: abschaffen, aufheben
a|bol|ish|ment [ə'bɑlɪʃmənt] *noun*: →*abolition*
ab|o|li|tion [ˌæbə'lɪʃn] *noun*: Abschaffung *f*, Aufhebung *f*
ab|o|rad [æb'əʊræd] *adj*: vom Mund weg (führend), aborad
ab|o|ral [æb'ɔːrəl] *adj*: vom Mund entfernt (liegend), mundfern, aboral
a|bort [ə'bɔːrt]: **I** *vt* (*Krankheit*) im Anfangsstadium unterdrücken **II** *vi* (*Organ*) verkümmern
a|bort|ed [ə'bɔːrtɪd] *adj*: zu früh geboren; verkümmert, zurückgeblieben, abortiv
a|bor|ti|cide [ə'bɔːrtɪsaɪd] *noun*: **1.** Abortivmittel *nt*, Abortivum *nt*, Abortifaciens *nt*, Abtreibemittel *nt* **2.** Abtötung *f* der Leibesfrucht
a|bor|ti|fa|cient [əˌbɔːrtə'feɪʃnt]: **I** *noun* Abortivmittel *nt*, Abortivum *nt*, Abortifaciens *nt*, Abtreibemittel *nt* **II** *adj* eine Fehlgeburt verursachend, abortiv
a|bor|tion [ə'bɔːrʃn] *noun*: **1.** Fehlgeburt *f*, Abgang *m*, Abort(us) *m* **2.** Schwangerschaftsunterbrechung *f*, Schwangerschaftsabbruch *m*, Abtreibung *f*
  accidental abortion: akzidentaler/traumatischer Abort *m*
  ampullar abortion: ampullärer Abort *m*, Abort *m* bei Ampullenschwangerschaft
  artificial abortion: induzierter/artifizieller Abort *m*, Schwangerschaftsabbruch *m*, Abortus artificialis
  cervical abortion: Abortus cervicalis
  complete abortion: kompletter/vollständiger Abort *m*, Abortus completus
  criminal abortion: illegaler/krimineller Schwangerschaftsabbruch *f*, Abortus criminalis
  early abortion: Frühabort *m*, früher Abort *m*
  febrile abortion: Abortus febrilis
  habitual abortion: habitueller Abort *m*
  idiopathic abortion: idiopathischer Abort *m*
  imminent abortion: drohender Abort *m*, Abortus imminens
  incipient abortion: beginnender Abort *m*, Abortus incipiens
  incomplete abortion: inkompletter/unvollständiger Abort *m*, Abortus incompletus
  induced abortion: **1.** artifizieller/induzierter Abort *m*, Schwangerschaftsabbruch *m*, Abortus artificialis **2.** indizierter Abort *m*
  infected abortion: infektiöser Abort *m*
  infested abortion: infektiöser Abort *m*
  justifiable abortion: indizierter Abort *m*
  late abortion: Spätabort *m*, später Abort *m*
  missed abortion: verhaltener Abort *m*, missed abortion *nt*
  one-step abortion: einzeitiger Abort *m*
  recurrent abortion: habitueller Abort *m*, habituelle Fehlgeburt *f*
  septic abortion: septischer Abort *m*
  simple abortion: unkomplizierter Abort *m*
  soap abortion: Seifenabort *m*
  spontaneous abortion: Fehlgeburt *f*, Spontanabort *m*, Abgang *m*, Abort(us) *m*
  therapeutic abortion: indizierter Abort *m*
  threatened abortion: drohender Frühabort *m*
  tubal abortion: Tubarabort *m*, tubarer Abort *m*
  two-step abortion: zweizeitiger Abort *m*
  voluntary abortion: Schwangerschaftsunterbrechung *f*, Schwangerschaftsabbruch *m*, Abtreibung *f*
a|bor|tion|ist [ə'bɔːrʃənɪst] *noun*: **1.** Abtreiber(in *f*) *m* **2.** Abtreibungsbefürworter(in *f*) *m*
a|bor|tive [ə'bɔːrtɪv]: **I** *noun* →*abortifacient I* **II** *adj* **1.** →*abortifacient II* **2.** unfertig, unvollständig entwickelt,

A

verkümmert, zurückgeblieben, abortiv **3.** abgekürzt (verlaufend), vorzeitig, verfrüht, gemildert, abortiv
a|bor|tus [ə'bɔːrtəs] *noun*: Abortivmittel *nt*, Abortivum *nt*, Abortifaciens *nt*, Abtreibemittel *nt*
a|bou|li|a [ə'buːlɪə] *noun*: Abulie *f*
a|bove [ə'bʌv]: **I** *adv* oben, darüber, oberhalb; vor-, oben- **II** *prep* über, oberhalb
above-average *adj*: überdurchschnittlich, über dem Durchschnitt
above-elbow *adj*: oberhalb des Ellenbogens, Oberarm-
above-knee *adj*: oberhalb des Kniegelenks, Oberschenkel-, Bein-
ABP *Abk.*: **1.** acute biliary pancreatitis **2.** androgen-binding protein **3.** arterial blood pressure
ABPA *Abk.*: allergic bronchopulmonary aspergillosis
ABPP *Abk.*: 2-amino-5-bromo-6-phenyl-4(3H)-pyrimidinone
abPV *Abk.*: aberrant pulmonary vein
ABR *Abk.*: **1.** absolute bed rest **2.** acoustic brainstem response **3.** auditory brain stem evoked response **4.** auditory brainstem response
a|bra|chia [eɪ'breɪkɪə] *noun*: Abrachie *f*
a|bra|chi|a|tism [eɪ'breɪkɪətɪzəm] *noun*: Abrachie *f*
a|bra|chi|o|ce|pha|lia [eɪˌbreɪkɪəʊsɪ'feɪlɪə] *noun*: Abrachiozephalie *f*, Abrachiocephalie *f*
a|bra|chi|o|ceph|a|lus [eɪˌbreɪkɪəʊsɪ'sefələs] *noun*: Abrachiocephalus *m*, Abrachius acephalus
a|bra|chi|us [eɪ'breɪkɪəs] *noun*: Abrachius *m*
a|bra|d|ant [ə'breɪdnt] *n, adj*: →*abrasive*
a|brade [ə'breɪd]: **I** *vt* **1.** abschaben, abreiben **2.** (*chirurg.*) (*Haut*) abschürfen, aufscheuern **II** *vi* sich abreiben; verschleißen
a|brase [ə'breɪz] *vt, vi*: →*abrade*
a|bra|sio [ə'breɪsɪəʊ] *noun*: →*abrasion*
a|bra|sion [ə'breɪʒn] *noun*: **1.** Abschürfen *nt*, Abschaben *nt*, Abreiben *nt* **2.** (Haut-)Abschürfung *f*, Ablederung *f*
  abrasion of the cornea: Abrasio corneae
  dental abrasion: Zahnabrasion *f*, Abkauung *f* der Zähne, Abrasio dentium
  denture abrasion: Prothesenabnutzung *f*
  abrasion of gingiva: →*gingival abrasion*
  gingival abrasion: Zahnfleischabschürfung *f*
  tooth abrasion: Zahnabnutzung *f*, Abrasion *f*, Abrasio dentium
a|bra|sive [ə'breɪsɪv]: **I** *noun* Schleif-, Poliermittel *nt*, Schmirgel *m* **II** *adj* abreibend, abschleifend, schmirgelartig, Schleif-
ab|re|act [ˌæbrɪ'ækt] *vt*: abreagieren
ab|re|ac|tion [ˌæbrɪ'ækʃn] *noun*: Abreaktion *f*
a|brin ['eɪbrən, eɪ'brɪn, 'æb-] *noun*: Abrin *nt*
a|bro|sia [ə'brəʊzɪə] *noun*: Nahrungsmangel *m*
ab|rupt [ə'brʌpt] *adj*: **1.** abrupt, plötzlich, jäh **2.** schroff
ab|rup|tion [əb'rʌpʃn] *noun*: Abruptio *f*
ABS *Abk.*: **1.** acrylonitrile-butadiene-styrene copolymers **2.** acute brain syndrome **3.** adaptive biosignal **4.** alkylbenzyl sulfonate
abs. *Abk.*: absolute
ab|scess ['æbses] *noun*: Abszess *m* **form an abscess** abszedieren
  abdominal wall abscess: Bauchdeckenabszess *m*
  acute abscess: akuter Abszess *m*
  acute alveolar abscess: akuter Alveolarabszess *m*
  acute dentoalveolar abscess: (*Zahn*) akuter Wurzelspitzenabszess *m*
  acute periapical abscess: →*acute dentoalveolar abscess*
  alveolar abscess: (*Zahn*) Wurzelspitzenabszess *m*
  amebic abscess: Amöbenabszess *m*
  amebic hepatic abscess: Amöbenabszess *m*
  amebic liver abscess: →*amebic hepatic abscess*
  amoebic abscess: (*brit.*) →*amebic abscess*
  amoebic hepatic abscess: (*brit.*) →*amebic hepatic abscess*
  amoebic liver abscess: (*brit.*) →*amebic hepatic abscess*
  anal abscess: Analabszess *m*
  anastomotic abscess: Anastomosenabszess *m*
  anorectal abscess: anorektaler Abszess *m*
  apical abscess: **1.** (Organ-)Spitzenabszess *m* **2.** Lungenspitzenabszess *m* **3.** (*Zahn*) Wurzelspitzenabszess *m*
  apical periodontal abscess: (*Zahn*) Wurzelspitzenabszess *m*
  appendiceal abscess: appendizitischer Abszess *m*
  appendicular abscess: appendizitischer Abszess *m*
  arthrifluent abscess: von einem Gelenk ausgehender Abszess *m*
  axillary sweat gland abscess: Achseldrüsenabszess *m*
  bacterial hepatic abscess: bakterieller Leberabszess *m*
  bacterial liver abscess: bakterieller Leberabszess *m*
  bartholinian abscess: Bartholin-Abszess *m*
  Bezold's abscess: Bezold-Abszess *m*
  bicameral abscess: zweigekammerter Abszess *m*
  bile duct abscess: →*biliary abscess*
  biliary abscess: biliärer/biliogener/cholangitischer Leberabszess *m*
  bone abscess: **1.** Osteomyelitis *f* **2.** eitrige Periostitis *f* **3.** Knochenabszess *m*
  bone marrow abscess: Knochenmarkabszess *m*
  brain abscess: Hirnabszess *m*
  breast abscess: Brust(drüsen)abszess *m*
  broad ligament abscess: parametraner Abszess *m*
  Brodie's abscess: Brodie-(Knochen-)Abszess *m*
  buccal space abscess: Bukzinatorspaltenabszess *m*
  buccinator space abscess: Bukzinatorspaltenabszess *m*
  callous abscess: Schwielenabszess *m*
  canalicular abscess: kanalikulärer Brustdrüsenabszess *m*
  candidal hepatic abscess: Candidaabszess *m*
  candidal liver abscess: Candidaabszess *m*
  capsular abscess: Kapselphlegmone *f*
  cardiac muscle abscess: Herzmuskelabszess *m*
  caseous abscess: verkäsender Abszess *m*
  cerebellar abscess: Kleinhirnabszess *m*
  cerebral abscess: Hirnabszess *m*
  cheesy abscess: verkäsender Abszess *m*
  cholangitic abscess: biliärer/biliogener/cholangitischer Leberabszess *m*
  chronic abscess: chronischer/kalter Abszess *m*
  chronic apical abscess: chronische apikale Parodontitis *f*, Parodontitis apicalis chronica
  chronic dentoalveolar abscess: →*chronic apical abscess*
  chronic periapical abscess: chronischer Wurzelspitzenabszess *m*
  circumtonsillar abscess: Peritonsillarabszess *m*
  cold abscess: **1.** chronischer/kalter Abszess *m* **2.** tuberkulöser Abszess *m*
  collar-button abscess: Kragenknopfabszess *m*
  cranial epidural abscess: kranialer Epiduralabszess *m*
  crypt abscess: Kryptenabszess *m*
  cryptogenic hepatic abscess: kryptogener Leberabszess *m*
  cryptogenic liver abscess: kryptogener Leberabszess *m*
  dental abscess: Wurzelspitzenabszess *m*
  dentoalveolar abscess: (akuter) Wurzelspitzenabszess *m*
  diffuse abscess: Phlegmone *f*
  diverticular abscess: Divertikelabszess *m*
  Douglas' abscess: Douglas-Abszess *m*, Abszess *m* im

A

Douglas-Raum
dry abscess: trockener Abszess *m*
Dubois' abscesses: Dubois-Abszesse *pl*
early post-traumatic abscess: traumatischer Frühabszess *m*
embolic abscess: embolischer Abszess *m*
epidural abscess: epiduraler/extraduraler Abszess *m*, Epiduralabszess *m*
epiploic abscess: epiploischer Abszess *m*, Abszess *m* des Bauchnetzes
extradural abscess: epiduraler/extraduraler Abszess *m*, Epiduralabszess *m*
extrasphincteral abscess: extrasphinktärer Abszess *m*
faecal abscess: (*brit.*) →*fecal abscess*
fecal abscess: Kot-, Fäkalabszess *m*
follicular abscess: Follikelabszess *m*
frontal-lobe abscess: Stirnhirnabszess *m*
gas abscess: Gasabszess *m*
gingival abscess: Zahnfleischabszess *m*
gravidation abscess: Senkungsabszess *m*
gravity abscess: Senkungsabszess *m*
gummatous abscess: syphilitischer Abszess *m*
haematogenous abscess: (*brit.*) →*hematogenous abscess*
helminthic abscess: Helminthen-, Wurmabszess *m*
hematogenous abscess: hämatogener Abszess *m*
hepatic abscess: Leberabszess *m*
horseshoe abscess: Hufeisenabszess *m*
hot abscess: heißer Abszess *m*
hypostatic abscess: Senkungsabszess *m*
iliac psoas abscess: Iliakalabszess *m*
interloop abscess: Darmschlingenabszess *m*, zwischen Darmschlingen liegender Abszess *m*
interradicular abscess: interradikulärer Abszess *m*
intersphincteral abscess: intersphinktärer Abszess *m*
intra-abdominal abscess: intraabdominaler/intraabdomineller Abszess *m*
intracranial abscess: intrakranieller Abszess *m*
intradural abscess: intraduraler Abszess *m*
intraduraler abscess: intraduraler Abszess *m*
intrahepatic abscess: intrahepatischer Abszess *m*
intramastoid abscess: Abszess *m* des Processus mastoideus
intramural abscess: intramuraler Abszess *m*
intraperitoneal abscess: intraperitonealer Abszess *m*
intrarenal abscess: intrarenaler Abszess *m*, Nierenabszess *m*
ischiorectal abscess: ischiorektaler Abszess *m*
kidney abscess: Nierenabszess *m*
lacrimal abscess: Tränensackabszess *m*
late post-traumatic abscess: traumatischer Spätabszess *m*
lateral periodontal abscess: Taschenabszess *m*, parodontaler Abszess *m*, Alveolarabszess *m*
liver abscess: Leberabszess *m*
lung abscess: Lungenabszess *m*
mammary abscess: Brust(drüsen)abszess *m*
marrow abscess: Knochenmark(s)abszess *m*
mastoid abscess: Mastoidabszess *m*, Abszess *m* der Warzenfortsatzzellen
metastatic abscess: metastatischer Abszess *m*
metastatic tuberculous abscess: metastatischer tuberkulöser Abszess *m*, Tuberculosis cutis colliquativa, Skrofuloderm *nt*, Scrophuloderma *nt*, Skrophuloderm *nt*
migrating abscess: Senkungsabszess *m*
miliary abscess: Miliarabszess *m*
Munro abscesses: Munro-Abszesse *pl*, Munro-Mikroabszesse *pl*
mycotic abscess: mykotischer Abszess *m*
myocardial abscess: Herzmuskel-, Myokardabszess *m*
odontogenic abscess: odontogener Abszess *m*
orbital abscess: Augenhöhlen-, Orbita(l)abszess *m*
otic abscess: otogener Abszess *m*
otogenic abscess: otogener Abszess *m*
otogenic brain abscess: otogener Hirnabszess *m*
ovarian abscess: Ovarialabszess *m*, Pyovar *nt*
palatal abscess: Gaumenabszess *m*
pancreatic abscess: Pankreasabszess *m*
parafrenal abscess: parafrenaler Abszess *m*
parametrial abscess: parametraner Abszess *m*
parametric abscess: parametraner Abszess *m*
paranephric abscess: paranephritischer Abszess *m*
parodontal abscess: parodontaler Abszess *m*, Taschenabszess *m*, Alveolarabszess *m*
parotid abscess: Parotisabszess *m*
Pautrier's abscess: Pautrier-Mikroabszess *m*
pelvic abscess: Beckenabszess *m*, Abszess *m* im Beckenbereich
pelvirectal abscess: pelvirektaler Abszess *m*
perforating abscess: perforierender Abszess *m*
perianal abscess: perianaler Abszess *m*
perianastomotic abscess: perianastomotischer Abszess *m*
periapical abscess: **1.** (*Lunge*) Spitzenabszess *m* **2.** (*Zahn*) Wurzelspitzenabszess *m*
periapical periodontal abscess: (*Zahn*) Wurzelspitzenabszess *m*
periappendiceal abscess: appendizealer/periappendizealer Abszess *m*
periappendicular abscess: periappendizitischer Abszess *m*
periareolar abscess: periareolarer Abszess *m*
periarticular abscess: periartikulärer Abszess *m*
pericaecal abscess: (*brit.*) →*pericecal abscess*
pericecal abscess: perityphlitischer Abszess *m*
pericholangiolar abscess: pericholangiolärer Abszess *m*
pericholecystic abscess: pericholezystischer Abszess *m*
pericoronal abscess: perikoronaler Abszess *m*
peridental abscess: parodontaler Abszess *m*, Taschenabszess *m*, Alveolarabszess *m*
periductal abscess: periduktaler Abszess *m*
perinephric abscess: perirenaler Abszess *m*
perinephritic abscess: perinephritischer Abszess *m*
periodontal abscess: Parodontalabszess *m*, parodontaler Abszess *m*, Taschenabszess *m*, Alveolarabszess *m*
peripleuritic abscess: peripleuritischer Abszess *m*
perirectal abscess: perirektaler Abszess *m*, Perirektalabszess *m*
perisinuous abscess: perisinuöser Abszess *m*
peritoneal abscess: Bauchfell-, Peritonealabszess *m*
peritonsillar abscess: Peritonsillarabszess *m*
perityphlitic abscess: perityphlitischer Abszess *m*
periurethral abscess: periurethraler Abszess *m*
perivertebral abscess: perivertebraler Abszess *m*
phlegmonous abscess: Phlegmone *f*
phlegmonous bone abscess: Markphlegmone *f*
postsinous abscess: postsinuöser Abszess *m*
Pott's abscess: Pott-Abszess *m*
premammary abscess: präglandulärer Brustabszess *m*
presinuous abscess: präsinuöser Abszess *m*
prostatic abscess: Prostataabszess *m*
psoas abscess: Psoasabszess *m*
pterygomandibular space abscess: pterygomandibulärer Abszess *m*

A

pulmonary abscess: Lungenabszess *m*, pulmonaler Abszess *m*, intrapulmonaler Abszess *m*
pulp abscess: Pulpaabszess *m*
pulpal abscess: →*pulp abscess*
pyaemic abcsess: (*brit.*) →*pyemic abcsess*
pyelophlebitic abscess: pyelophlebitischer Abszess *m*
pyemic abcsess: pyämischer Abszess *m*
pylephlebitic abscess: pylephlebitischer Abszess *m*
pylephlebitic hepatic abscess: pylephlebitischer Leberabszess *m*
pylephlebitic liver abscess: pylephlebitischer Leberabszess *m*
pyogenic abscess: pyogener/metastatisch-pyämischer Abszess *m*
pyogenic hepatic abscess: pyogener/metastatisch-pyämischer Leberabszess *m*
pyogenic liver abscess: pyogener Leberabszess *m*
radicular abscess: Wurzelspitzenabszess *m*
rectal abscess: rektaler Abszess *m*
renal abscess: Nierenabszess *m*
renal cortical abscess: Nierenrindenabszess *m*
renal medullary abscess: Nierenmarkabszess *m*
residual abscess: Residualabszess *m*
retrobulbar abscess: retrobulbärer Abszess *m*
retrocaecal abscess: (*brit.*) →*retrocecal abscess*
retrocecal abscess: retrozäkaler Abszess *m*
retromammary abscess: retroglandulärer/retromammärer Abszess *m*
retroperitoneal abscess: retroperitonealer Abszess *m*
retropharyngeal abscess: retropharyngealer Abszess *m*, Retropharyngealabszess *m*
retrotonsillar abscess: retrotonsillärer Abszess *m*, Retrotonsillarabszess *m*
ring abscess of cornea: Hornhaut-Ringabszess *m*
root abscess: Wurzelspitzenabszess *m*
scrofulous abscess: tuberkulöser Abszess *m*
septicaemic abscess: (*brit.*) →*septicemic abscess*
septicemic abscess: pyemischer Abszess *m*
shirt-stud abscess: Kragenknopfabszess *m*
spermatic abscess: Samenleiterabszess *m*
spinal epidural abscess: spinaler Epiduralabszess *m*
splenic abscess: Milzabszess *m*
stercoraceous abscess: →*stercoral abscess*
stercoral abscess: Fäkal-, Kotabszess *m*
sterile abscess: steriler Abszess *m*
stitch abscess: Faden-, Nahtabszess *m*
strumous abscess: tuberkulöser Abszess *m*
subaponeurotic abscess: subfaszialer Abszess *m*
subareolar abscess: subareolärer Abszess *m*
subcutaneous abscess: subkutaner Abszess *m*
subdiaphragmatic abscess: subphrenischer Abszess *m*
subdural abscess: subduraler Abszess *m*
subepidermal abscess: subepidermaler Abszess *m*
subfascial abscess: subfaszialer Abszess *m*
subgaleal abscess: Abszess *m* unter der Galea aponeurotica
subhepatic abscess: subhepatischer Abszess *m*
sublingual space abscess: Abszess *m* der Sublingualloge
submammary abscess: submammärer Abszess *m*
submandibular space abscess: Abszess *m* der Submandibularloge
subpectoral abscess: subpektoraler Abszess *m*
subperiosteal abscess: subperiostaler Abszess *m*
subperitoneal abscess: subperitonealer Bauchwandabszess *m*
subphrenic abscess: subphrenischer Abszess *m*
subscapular abscess: subskapulärer Abszess *m*
subungual abscess: subungualer Abszess *m*
sudoriparous abscess: Schweißdrüsenabszess *m*
superficial abscess: oberflächlicher Abszess *m*
suprahepatic abscess: suprahepatischer Abszess *m*
supralevator abscess: supralevatorischer Abszess *m*
suture abscess: Fadenabszess *m*, Nahtabszess *m*
sweat gland abscess: Schweißdrüsenabszess *m*
sympathetic abscess: sympathischer Abszess *m*
syphilitic abscess: syphilitischer Abszess *m*
temporal lobe abscess: Schläfenlappenabszess *m*
Thornwaldt's abscess: Tornwaldt-Abszess *m*
thymic abscesses: Duboi-Abszesse *pl*
Tornwaldt's abscess: Tornwaldt-Abszess *m*
traumatic hepatic abscess: posttraumatischer Leberabszess *m*
traumatic liver abscess: posttraumatischer Leberabszess *m*
tropical abscess: Amöbenabszess *m*
tubal ovarian abscess: Tubenabszess *m*
tuberculous abscess: tuberkulöser Abszess *m*
tubo-ovarian abscess: Tuboovarialabszess *m*
tympanitic abscess: Gasabszess *m*
tympanocervical abscess: tympanozervikaler Abszess *m*
tympanomastoid abscess: Abszess *m* von Paukenhöhle und Mastoid
urethral abscess: Harnröhren-, Urethra(l)abszess *m*
urinary abscess: Harnabszess *m*
verminous abscess: Abszess *m* bei Wurmbefall
visceral abscess: Eingeweideabszess *m*
vitreous abscess: Glaskörperabszess *m*
wandering abscess: Senkungsabszess *m*
Welch's abscess: Gasabszess *m*
worm abscess: Abszess *m* bei Wurmbefall
wound abscess: Wundabszess *m*
zygomatic abscess: Jochbogenabszess *m*

abscess-forming *adj*: einen Abszess bildend, zu einer Abszessbildung führend, abszessbildend, abszedierend

ab|sces|sus [əb'sesəs] *noun*: →*abscess*

ab|scise ['æbsaɪz] *vt*: ab-, wegschneiden, abtrennen, entfernen

ab|scis|sa [æb'sɪsə] *noun, plura* **-sas, -sae** [-siː]: Abszisse *f*

ab|scis|sion [æb'sɪʒn, -'sɪʃ-] *noun*: Abschneiden *nt*, Abtrennung *f*, Wegschneiden *nt*, Entfernung *f*

ab|sence ['æbsəns] *noun*: **1.** Abwesenheit *f*, Fehlen *nt*, Nichtvorhandensein *nt*; Mangel *m* (*of* an); Fernbleiben *nt* (*from* von) **2.** (*neurol.*) Petit-mal *nt*, Petit-mal-Epilepsie *f*
absence of arms: Abrachie *f*, Abrachia *f*
congenital absence of heart: Akardie *f*
absence of life: Abiose *f*
absence of menses: Amenorrhoe *f*, Amenorrhoea *f*

ab|sent [æb'sənt] *adj*: abwesend, fehlend, nicht vorhanden **be absent from** ausbleiben, ausfallen, fehlen

Ab|sid|ia [əb'siːdɪə] *noun*: Absidia *f*

ab|so|lute ['æbsəluːt] *adj*: **1.** absolut, uneingeschränkt, unumschränkt **2.** (*chem.*) rein, unvermischt, absolut

ab|sorb [æb'sɔːrb] *vt*: ab-, resorbieren, ein-, aufsaugen, in sich aufnehmen

ab|sorb|a|ble [æb'sɔːrbəbl] *adj*: durch Resorption aufnehmbar, resorbierbar; absorbierbar

ab|sorb|ance [æb'sɔːrbəns] *noun*: Extinktion *f*

ab|sorb|ate [æb'sɔːrbənt] *noun*: absorbierte Substanz *f*, Absorbent *nt*

ab|sor|be|fa|cient [æbˌsɔːrbə'feɪʃnt]: **I** *noun* absorptionsförderndes/absorbierendes Mittel *nt* **II** *adj* Absorption fördernd, re-, absorbierend

ab|sorb|en|cy [æb'sɔːrbənsiː] *noun*: →*absorbance*

A

ab|sorb|ent [æb'sɔːrbənt]: I *noun* saugfähiger Stoff *m*, absorbierende Struktur/Substanz *f*, Absorber *m*, Absorbens *nt* II *adj* saugfähig, einsaugend, aufsaugend, absorbierend, resorbierend
ab|sorb|ing [æb'sɔːrbɪŋ] *adj*: saugfähig, einsaugend, aufsaugend, absorbierend
ab|sorp|tion [æb'sɔːrpʃn] *noun*: **1.** Absorption *f*, Resorption *f*, Aufnahme *f*; Einverleibung *f* **2.** (*physik.*) Absorption *f*
light absorption: Lichtabsorption *f*
molar absorption: molarer Extinktionskoeffizient *m*
ab|sorp|tive [æb'sɔːrptɪv] *adj*: Absorption betreffend, aufsaugend, absorbierend, absorptiv; mittels Adsorption, adsorbierend, adsorptiv
ab|sorp|tiv|i|ty [ˌæbsɔːrp'tɪvətiː] *noun*: Extinktionskoeffizient *m*
ab|stain [æb'steɪn] *vi*: sich enthalten (*from*)
ab|stain|er [æb'steɪnər] *noun*: Abstinenzler(in *f*) *m*
ab|sten|tion [æb'stenʃn] *noun*: Enthaltung *f* (*from* von)
ab|ster|gent [æb'stɜrdʒənt]: I *noun* **1.** Abführmittel *nt* **2.** Reinigungsmittel *nt* II *adj* **3.** abführend **4.** reinigend
ab|sti|nence ['æbstənəns] *noun*: Abstinenz *f*, Enthaltsamkeit *f*; Abstinentia sexualis
ab|sti|nent ['æbstənənt] *adj*: enthaltsam; auf Geschlechtsverkehr verzichtend, abstinent
ab|stract [*n* 'æbstrækt; *adj* æb'strækt]: I *noun* Auszug *m*, Abriss *m*, Inhaltsangabe *f*, Übersicht *f* II *adj* abstrakt; rein begrifflich, theoretisch
ABT *Abk.*: autologous blood transfusion
ABTS *Abk.*: 2,2'-azino-di-(3-ethylbenzthiazoline sulfonate)
a|bu|li|a [ə'b(j)uːlɪə] *noun*: Abulie *f*
a|bu|lic [ə'b(j)uːlɪk] *adj*: Abulie betreffend, von Abulie betroffen
a|bun|dance [ə'bʌndəns] *noun*: Überfluss *m*, Reichtum *m* (*of* an), Fülle *f* (*of* von)
a|bun|dant [ə'bʌndənt] *adj*: reichlich, ausgiebig, massenhaft, kopiös; (*Blutung*) reichlich, stark, profus
a|buse [ə'bjuːs]: I *noun* **1.** Missbrauch *m*, missbräuchliche Anwendung *f*, Abusus *m* **2.** Misshandlung *f*; (sexueller) Missbrauch *m* II *vt* **3.** missbrauchen; übermäßig beanspruchen; (*Gesundheit*) Raubbau treiben mit **4.** misshandeln; (sexuell) missbrauchen, sich vergehen an
alcohol abuse: Alkoholmissbrauch *m*, -abusus *m*
alcoholic abuse: →*alcohol abuse*
child abuse: Kindesmisshandlung *f*
cocaine abuse: Cocainismus *m*, Kokainismus *m*
drug abuse: **1.** Arzneimittel-, Medikamentenmissbrauch *m* **2.** Drogenmissbrauch *m*
laxative abuse: Abführmittelabusus *m*, -missbrauch *m*, Laxanzienabusus *m*, -missbrauch *m*
psychoactive substance abuse: Missbrauch *m* von psychotropen Substanzen
sex abuse: sexueller Missbrauch *m*
sexual abuse: →*sex abuse*
a|bu|sive [ə'bjuːsɪv] *adj*: **1.** Missbrauch treibend **2.** missbräuchlich **3.** beleidigend, ausfallend
ABV *Abk.*: adriamycin, bleomycin, vinblastine
ABVD *Abk.*: **1.** adriamycin, bleomycin, vinblastin, DITC **2.** adriamycin, bleomycin, vinblastine, dacarbazine
AC *Abk.*: **1.** acetylcholine **2.** acromioclavicular **3.** adenylate cyclase **4.** adrenal cortex **5.** air conduction **6.** alternating current **7.** amniocentesis **8.** analogue computer **9.** anterior chamber **10.** anticoagulants **11.** anticomplementary **12.** anti-inflammatory corticoid **13.** anti-inflammatory corticosteroid **14.** aortic closure
Ac *Abk.*: **1.** accelerator **2.** acetyl **3.** acryl group **4.** actinium
A.C. *Abk.*: alternating current
aC *Abk.*: arabinosylcytosine
ACA *Abk.*: **1.** ε-aminocaproic acid **2.** anterior cerebral artery **3.** epsilon-aminocaproic acid
a|ca|cia [ə'keɪʃə] *noun*: Gummi arabicum
a|cal|cer|o|sis [eɪˌkælsə'rəʊsɪs] *noun*: systemischer Kalziummangel *m*
a|cal|cu|li|a [ˌeɪkæl'kjuːlɪə] *noun*: Akalkulie *f*
a|cal|cu|lous [eɪ'kælkjələs] *adj*: nicht-steinbedingt
acanth- *präf.*: Dorn(en)-, Akanth(o)-, Acanth(o)-
a|can|tha [ə'kænθə] *noun*: Wirbelsäule *f*; Dornfortsatz *m*
ac|an|tha|ceous [ækən'θeɪʃəs] *adj*: stachelig, dornig
a|can|thaes|the|sia [əˌkænθes'θiːʒ(ɪ)ə] *noun*: (*brit.*) →*acanthesthesia*
a|can|tham|e|bi|a|sis [əˌkænθəmɪ'baɪəsɪs] *noun*: Acanthamoeba-Infektion *f*
A|can|tha|moe|ba [əˌkænθə'miːbə] *noun*: Akanthamöbe *f*, Acanthamoeba *f*
Acanthamoeba castellani: Acanthamoeba castellani
a|can|tham|oe|bi|a|sis [əˌkænθəmɪ'baɪəsɪs] *noun*: (*brit.*) →*acanthamebiasis*
a|can|thes|the|sia [əˌkænθes'θiːʒ(ɪ)ə] *noun*: Akanthästhesie *f*
A|can|thi|a lec|tu|la|ria [ə'kænθɪə ˌlektjə'leərɪə] *noun*: Bettwanze *f*, Cimex lectularius, Acanthia lectularia
acantho- *präf.*: Dorn(en)-, Akanth(o)-, Acanth(o)-
a|can|tho|am|el|o|blas|to|ma [əˌkænθəˌæmələʊblæs'təʊmə] *noun*: Akanthoameloblastom *nt*
A|can|tho|ceph|a|la [əˌkænθə'sefələ] *plural, sing* **-lus** [-ləs]: Kratzer *pl*, Kratzwürmer *pl*, Acanthocephala *pl*
a|can|tho|ceph|a|lans [əˌkænθə'sefələns] *plural*: Kratzer *pl*, Kratzwürmer *pl*, Acanthocephala *pl*
a|can|tho|ceph|a|li|a|sis [əˌkænθəsefə'laɪəsɪs] *noun*: Akanthozephaliasis *f*
A|can|tho|chei|lo|ne|ma [əˌkænθəkeɪləʊ'niːmə] *noun*: Acanthocheilonema *f*
a|can|tho|chei|lo|ne|mi|a|sis [əˌkænθəkeɪləʊnə'maɪəsɪs] *noun*: Mansonellainfektion *f*, Mansonelliasis *f*, Mansonellose *f*
a|can|tho|cyte [ə'kænθəsaɪt] *noun*: stechapfelförmiger Erythrozyt *m*, Akanthozyt *m*
a|can|tho|cy|to|sis [əˌkænθəsaɪ'təʊsɪs] *noun*: Akanthozytose *f*
a|can|tho|cy|tot|ic [əˌkænθəsaɪ'tɑtɪk] *adj*: Akanthozytose betreffend, akanthozytotisch
a|can|thoid [ə'kænθɔɪd] *adj*: stachelförmig, spitz, dornartig
ac|an|thol|y|sis [əˌkæn'θɑlɪsɪs] *noun*: Akantholyse *f*
ac|an|tho|lyt|ic [əˌkænθə'lɪtɪk] *adj*: Akantholyse betreffend, akantholytisch
ac|an|tho|ma [əˌkən'θəʊmə] *noun, plural* **-mata, -mas** [-mətə]: Akanthom *nt*, Acanthoma *nt*
basal-prickle cell acanthoma: Basal-Stachelzellakanthom *nt*
clear cell acanthoma: Klarzellakanthom *nt*, Hellzellenakanthom *nt*
Degos acanthoma: Hellzellenakanthom *nt*, Klarzellakanthom *nt*
a|can|tho|pel|vis [əˌkænθə'pelvɪs] *noun*: Akanthopelvis *f*
a|can|tho|pel|yx [əˌkænθə'pelɪks] *noun*: →*acanthopelvis*
ac|an|tho|sis [əˌkən'θəʊsɪs] *noun, plural* **-ses** [-siːz]: Akanthose *f*, Acanthosis *f*
acanthosis nigricans: Acanthosis nigricans, Schwarzwucherhaut *f*, Akanthosis nigricans
ac|an|thot|ic [əˌkən'θɑtɪk] *adj*: Akanthose betreffend, akanthotisch
a|can|thro|cyte [ə'kænθrəsaɪt] *noun*: stechapfelförmiger

A

Erythrozyt *m*, Akanthozyt *m*
a|can|thro|cy|to|sis [ə,kænθrəsaɪ'təʊsɪs] *noun*: Akanthozytose *f*
a|cap|nia [ə'kæpnɪə] *noun*: Akapnie *f*; Hypokapnie *f*
a|cap|ni|al [ə'kæpnɪəl] *adj*: Akapnie betreffend, akapnoisch
a|cap|nic [ə'kæpnɪk] *adj*: Akapnie betreffend, akapnoisch
acar- *präf.*: Milben-, Acar(o)-
a|car|bi|a [ə'kɑːrbɪə] *noun*: Akarbie *f*
a|car|bose [eɪ'kɑːrbəʊs] *noun*: Acarbose *f*
a|car|box|y|pen|i|cil|lin [,eɪkɑːrbɑksɪ,penə'sɪlɪn] *noun*: Carbenicillin *nt*, α-Carboxypenicillin *nt*
a|car|di|a [eɪ'kɑːrdɪə] *noun*: Akardie *f*
a|car|di|ac [eɪ'kɑːrdɪæk] *adj*: Akardie betreffend, von Akardie betroffen, ohne Herz, akardial
a|car|di|a|cus [,eɪkɑːr'daɪəkəs] *noun*: Akardier *m*, Akardi(k)us *m*, Acardi(c)us *m*
a|car|di|us [eɪ'kɑːrdɪəs] *noun*: Akardier *m*, Akardi(k)us *m*, Acardi(c)us *m*
a|car|i|an [ə'kærɪən] *adj*: Milben *oder* Zecken betreffend, Milben-, Zecken-
ac|a|ri|a|sis [,ækə'raɪəsɪs] *noun, plural* **-ses** [-siːz]: Akarinose *f*, Akariosis *f*, Acariasis *f*, Acarinosis *f*, Acaridosis *f*
a|car|i|cide [ə'kærəsaɪd]: **I** *noun* Akarizid *nt* **II** *adj* milbentötend, milbenabtötend, akarizid
ac|a|rid ['ækərɪd] *noun*: Milbe *f oder* Zecke *f* der Ordnung Acarina
A|car|i|dae [ə'kærɪdiː] *plural*: Acaridae *pl*
a|car|i|dan [ə'kærɪdən] *noun*: →*acarid*
ac|a|ri|di|ans [ə'kærɪdɪən] *plural*: Acari *pl*
a|car|i|di|a|sis [ə,kærə'daɪəsɪs] *noun*: Akarinose *f*, Akariosis *f*, Acariasis *f*, Acarinosis *f*, Acaridosis *f*
Ac|a|ri|na [ækə'raɪnə, -riːnə] *plural*: Acarina *pl*
ac|a|rine ['ækəraɪn, -'riːn] *noun*: Acarine *f*
ac|a|ri|no|sis [,ækərɪ'nəʊsɪs] *noun*: Akarinose *f*, Akariosis *f*, Acariasis *f*, Acarinosis *f*, Acaridosis *f*
a|car|i|o|sis [,ækərɪ'əʊsɪs] *noun*: Akarinose *f*, Akariosis *f*, Acariasis *f*, Acarinosis *f*, Acaridosis *f*
a|ca|ri|ot|ic [,ækərɪ'ɑtɪk] *adj*: Akariosis betreffend, akariotisch
acaro- *präf.*: Milben-, Acar(o)-
a|ca|ro|der|ma|tit|ic [,ækərəʊ,dɜrmə'tɪtɪk] *adj*: Acarodermatitis betreffend, akarodermatitisch, acarodermatitisch
a|ca|ro|der|ma|ti|tis [,ækərəʊ,dɜrmə'taɪtɪs] *noun*: Milbendermatitis *f*, Acarodermatitis *f*; Skabies *f*
acarodermatitis urticarioides: Acarodermatitis urticarioides, Gerstenkrätze *f*, Getreidekrätze *f*
ac|a|roid ['ækərɔɪd] *adj*: milbenähnlich, zeckenartig
ac|a|ro|tox|ic [,ækərəʊ'tɑksɪk] *adj*: milben(ab)tötend, mitizid
Ac|a|rus ['ækərəs] *noun, plural* **-ri** [-raɪ, -riː]: Acarus *m*
Acarus scabiei: Krätzmilbe *f*, Acarus scabiei, Sarcoptes scabiei
a|car|y|ote [ə'kærɪəʊt eɪ-] *noun*: kernlose Zelle *f*
ACAT *Abk.*: acyl-CoA-cholesterol acyltransferase
a|cat|a|la|sae|mi|a [eɪ,kætləs'iːmiːə] *noun*: (*brit.*) →*acatalasemia*
a|cat|a|la|se|mi|a [eɪ,kætləs'iːmiːə] *noun*: Akatalasämie *f*, Akatalasie *f*, Takahara-Krankheit *f*
a|cat|a|la|si|a [eɪ,kætə'leɪʒ(ɪ)ə, -zɪə] *noun*: Akatalasämie *f*, Akatalasie *f*, Takahara-Krankheit *f*
a|cat|a|lep|si|a [eɪ,kætə'lepsɪə] *noun*: Unsicherheit *f* von Diagnose *oder* Prognose, Akatalepsie *f*
a|cat|a|lep|sy [eɪ'kætəlepsiː] *noun*: →*acatalepsia*
a|cat|a|ma|the|si|a [eɪ,kætəmə'θiːʒ(ɪ)ə] *noun*: Akatamathesie *f*
a|cat|a|pha|si|a [eɪ,kætə'feɪʒ(ɪ)ə, -zɪə] *noun*: Akataphasie *f*
ac|a|tas|ta|si|a [,ækətæs'teɪʒ(ɪ)ə, -zɪə] *noun*: Unregelmäßigkeit *f*, Normabweichung *f*
ac|a|tas|tat|ic [,ækətæs'tætɪk] *adj*: unregelmäßig, von der Norm abweichend
a|ca|thi|si|a [,ækə'θiːʒ(ɪ)ə, -zɪə] *noun*: Akathisie *f*
a|cau|dal [eɪ'kɔːdl] *adj*: →*acaudate*
a|cau|date [eɪ'kɔːdeɪt] *adj*: schwanzlos
ACB *Abk.*: aorto-coronary bypass
ACBG *Abk.*: aorto-coronary bypass graft
ACC *Abk.*: **1.** accelerin-convertin **2.** acidocillin **3.** acinic cell carcinoma **4.** adenoid cystic carcinoma **5.** adrenocortical carcinoma **6.** alveolar cell carcinoma
Acc *Abk.*: accommodation
acc *Abk.*: accommodation
ac|cel|er|ant [æk'selərənt]: **I** *noun* →*accelerator 1.* **II** *adj* beschleunigend, akzelerierend
ac|cel|er|ate [æk'seləreɪt]: **I** *vt* beschleunigen, akzelerieren; (*Entwicklung*) fördern, beschleunigen **II** *vi* schneller werden, Geschwindigkeit erhöhen, sich beschleunigen, akzelerieren
ac|cel|er|at|ed [æk'seləreɪtɪd] *adj*: beschleunigt
ac|cel|er|a|tion [æk,selə'reɪʃn] *noun*: **1.** Beschleunigung *f*, Geschwindigkeitsänderung *f*, Akzeleration *f* **2.** Beschleunigen *nt* **3.** (*biolog.*) Akzeleration *f*, Entwicklungsbeschleunigung *f*
angular acceleration: Winkel-, Dreh-, Radialbeschleunigung *f*
gravitational acceleration: Erdbeschleunigung *f*, Gravitationsbeschleunigung *f*
growth acceleration: Wachstumsbeschleunigung *f*
heart rate acceleration: Herzakzeleration *f*
linear acceleration: Linearbeschleunigung *f*
negative acceleration: negative Beschleunigung *f*
normal acceleration: Normalbeschleunigung *f*
periodic acceleration: periodische Akzeleration *f*
acceleration of the pulse: Pulserhöhung *f*
rotational acceleration: Drehbeschleunigung *f*
sporadic acceleration: wehenunabhängige Akzeleration *f*, sporadische Akzeleration *f*
temporary acceleration: kurzfristige Akzeleration *f*
translational acceleration: Translationsbeschleunigung *f*
ac|cel|er|a|tor [æk'seləreɪtər] *noun*: **1.** (*physik.*) Beschleuniger *m*, Akzelerator *m* **2.** (*chem.*) Katalysator *m*
electron accelerator: Elektronenbeschleuniger *m*, Elektronenschleuder *f*
linear accelerator: Linearbeschleuniger *m*
particle accelerator: Teilchenbeschleuniger *m*
serum prothrombin conversion accelerator: Prokonvertin *nt*, -convertin *nt*, Faktor VII *m*, Autothrombin I *nt*, Serum-Prothrombin-Conversion-Accelerator *m*, stabiler Faktor *m*
thrombin accelerator: Thrombinakzelerator *m*
ac|cel|er|in [æk'selərɪn] *noun*: Akzelerin *nt*, Accelerin *nt*, Faktor VI *m*
ac|cel|er|om|e|ter [æk,selə'rɑmɪtər] *noun*: Beschleunigungsmesser *m*
ac|cen|tu|ate [æk'sentʃuːeɪt] *vt*: akzentuieren, betonen; hervorheben; (*Frequenz*) anheben
ac|cen|tu|a|tion [æk,sentʃuː'eɪʃn] *noun*: Betonung *f*; (*Frequenz*) Anhebung *f*
ac|cen|tu|a|tor [æk'sentʃuːeɪtər] *noun*: Schaltungsglied *nt* zur Anhebung von Frequenzen
ac|cept [æk'sept] *vt*: **1.** (*Patient*) (zur Behandlung) annehmen, akzeptieren **2.** (*Hypothese*) akzeptieren, gelten lassen **3.** (*Notwendigkeit, Dringlichkeit*) einsehen,

A

anerkennen
ac|cept|a|bil|i|ty [æk,septə'bɪləti:] *noun*: Annehmbarkeit *f*, Akzeptierbarkeit *f*; Erträglichkeit *f*; Zulässigkeit *f*
ac|cept|a|ble [æk'septəbl] *adj*: akzeptable, annehmbar (*to* für); (*Medikament*) zulässig
ac|cept|ance [æk'septəns] *noun*: Akzeptierung *f*, Akzeptanz *f*, Annahme *f*; Anerkennung *f*, Zustimmung *f*
ac|cept|ed [æk'septɪd] *adj*: (allgemein) anerkannt, akzeptiert
generally accepted: allgemein anerkannt
ac|cep|tor [æk'septər] *noun*: Akzeptor *m*, Acceptor *m*
electron acceptor: Elektronenakzeptor *m*
electron-pair acceptor: Elektronenpaarakzeptor *m*
hydrogen acceptor: Wasserstoffakzeptor *m*
oxygen acceptor: Sauerstoffakzeptor *m*
proton acceptor: Protonenakzeptor *m*
ac|cess ['ækses] *noun*: Zutritt *m*, Zugang *m* (*to* zu); operativer Zugang *m*
direct access: direkter Zugriff *m*, Direktzugriff *m*
access of fever: Fieberanfall *m*
root canal access: Wurzelkanalzugang *m*
vascular access: vaskulärer Zugang *m*
venous access: venöser Zugang *m*
ac|ces|si|bil|i|ty [æk,sesə'bɪləti:] *noun*: (*a. fig.*) Zugänglichkeit *f*, Erreichbarkeit *f*
ac|ces|si|ble [æk'sesɪbl] *adj*: (leicht) zugänglich *oder* erreichbar (*to* für); (*Person*) zugänglich
ac|ces|so|ry [æk'sesərɪ, ɪk-, ək-]: I *noun* (*a. techn.*) Zubehör(teile *pl*) *nt*; Zusatz *m* II *adj* **1.** akzessorisch, zusätzlich, begleitend, ergänzend, Neben-, Bei-, Hilfs-, Zusatz- **2.** untergeordnet, nebensächlich, Neben-
AcCh *Abk.*: acetylcholine
ac|ci|dent ['æksɪdənt] *noun*: **1.** Unfall *m*, Unglück(sfall *m*) *nt* **have an accident** verunglücken, einen Unfall haben **2.** Zufall *m*, zufälliges Ereignis *nt* **by accident** zufällig; versehentlich, akzidentell, akzidentiell
cerebrovascular accident: Hirnschlag *m*, Schlaganfall *m*, apoplektischer Insult *m*, Apoplexie *f*, Apoplexia cerebri
Chernobyl accident: Tschernobyl-Katastrophe *f*
domestic accident: Unfall *m* im Haushalt, häuslicher Unfall *m*
drowning accident: Ertrinkungsunfall *m*
electrical accident: Elektrounfall *m*
accident and emergency: (allgemeine) Notaufnahme *f*
high voltage accident: Hochspannungsunfall *m*
industrial accident: Arbeits-, Betriebsunfall *m*
low voltage accident: Niederspannungsunfall *m*
occupational accident: Arbeitsunfall *m*
road traffic accident: (*brit.*) Autounfall *m*, Verkehrsunfall *m*
vehicular accident: Autounfall *m*, Verkehrsunfall *m*
accident at work: Arbeitsunfall *m*
ac|ci|den|tal [,æksɪ'dentəl] *adj*: **1.** Unfall betreffend, durch Unfall, Unfall- **2.** zufällig (hinzukommend *oder* eintretend), versehentlich, akzident(i)ell, Zufalls-
accident-prone *adj*: unfallgefährdet
ac|cli|ma|ta|tion [ə'klaɪmə'teɪʃn] *noun*: Eingewöhnung *f*, Anpassung *f*, Akklimatisation *f*, Akklimatisierung *f*
ac|cli|mate ['ækləmeɪt, ə'klaɪmɪt] *vt, vi*: →*acclimatize*
ac|cli|ma|tion [æklaɪ'meɪʃn, ,æklə-] *noun*: Eingewöhnung *f*, Anpassung *f*, Akklimatisation *f*, Akklimatisierung *f*
altitude acclimation: Höhenreaktion *f*, Höhenanpassung *f*, -akklimatisation *f*
acclimation to high altitude: Höhenreaktion *f*, Höhenanpassung *f*, -akklimatisation *f*
ac|cli|ma|ti|za|tion [ə,klaɪmətə'zeɪʃn, -taɪ-] *noun*: Eingewöhnung *f*, Anpassung *f*, Akklimatisation *f*, Akklimatisierung *f*
ac|cli|ma|tize [ə'klaɪmətaɪz]: I *vt* (*a. fig.*) akklimatisieren *oder* gewöhnen (*to* an), eingewöhnen (*to* in) II *vi* (*a. fig.*) sich akklimatisieren *oder* gewöhnen (*to* an), sich eingewöhnen (*to* in)
AcCoA *Abk.*: acetyl coenzyme A
accom *Abk.*: accommodation
ac|com|mo|date [ə'kɑmədeɪt]: I *vt* **1.** anpassen, angleichen, akkommodieren (*to* an) **2.** jdn. versorgen (*with* mit) **3.** unterbringen, aufnehmen können II *vi* sich anpassen (*to* an); sich einstellen (*to* auf); (*augenheil.*) sich akkommodieren
ac|com|mo|da|tion [ə,kɑmə'deɪʃn] *noun*: Einstellung *f*, Angleichung *f*, Anpassung *f*, Akkommodation *f* (*to* an)
absolute accommodation: absolute Akkommodation *f*
binocular accommodation: binokuläre Akkommodation *f*
histologic accommodation: histologische Anpassung *f*, Pseudometaplasie *f*
negative accommodation: Fernakkommodation *f*
nerve accommodation: Akkommodation *f* des Nervs
positive accommodation: Nahakkommodation *f*
relative accommodation: relative Akkommodation *f*
ac|com|mo|da|tive [ə'kɑmədeɪtɪv] *adj*: akkommodativ
ac|com|mo|dom|e|ter [ə,kɑmə'dɑmɪtər] *noun*: Akkommodometer *nt*
ac|com|pa|ny|ing [ə'kʌmpəni:ɪŋ] *adj*: begleitend, Begleit-
ac|com|plish [ə'kɑmplɪʃ] *vt*: schaffen, vollbringen, ausführen, etw. zustande bringen
ac|cord [ə'kɔ:rd]: I *noun* Übereinstimmung *f*, Einigkeit *f* II *vi* sich/einander entsprechen, übereinstimmen (*with* mit)
ac|couche|ment [ə'ku:ʃmənt] *noun*: Geburt *f*, Entbindung *f*, Partus *m*
ac|cou|cheur [,æku:'ʃɜr] *noun*: Geburtshelfer *m*
ac|cou|cheuse [,æku:'ʃɜz] *noun*: Hebamme *f*
ac|count [ə'kaʊnt]: I *noun* Bericht *m*, Darstellung *f* **give an account of** Bericht erstatten über II *vi* erklären (*for*) **account (to s.o.) for** jdm. Rechenschaft ablegen über, sich (jdm. gegenüber) verantworten für
ac|cre|tio [ə'kri:ʃɪəʊ] *noun*: pathologische Verwachsung *f*, Verklebung *f*
ac|cre|tion [ə'kri:ʃn] *noun*: **1.** Anwachsen *nt*, Wachstum *nt*, Zuwachs *m*, Zunahme *f* **2.** →*accumulation*
pericardial accretion: Accretio pericardii, Accretio cordis
ac|cu|mu|late [ə'kju:mjəleɪt]: I *vt* ansammeln, auf-, anhäufen, akkumulieren; (*a. techn.*) (auf-)speichern, (*a. psychol.*) (auf-)stauen II *vi* anwachsen, sich auf- *oder* anhäufen, sich ansammeln *oder* akkumulieren; (*a. psychol.*) sich (auf-)stauen
ac|cu|mu|la|tion [ə,kju:mjə'leɪʃn] *noun*: Ansammlung *f*, Auf-, Anhäufung *f*, Akkumulation *f*; (Auf-)Speicherung *f*
heat accumulation: Wärmestauung *f*
lactate accumulation: Lactatstau *m*
ac|cu|mu|la|tive [ə'kju:mjəleɪtɪv, -lətɪv] *adj*: (an-)wachsend, anhäufend, aufhäufend, akkumulierend
ac|cu|ra|cy ['ækjərəsi:] *noun*: Genauigkeit *f*, Präzision *f*; Richtigkeit *f*, Exaktheit *f*
ac|cu|rate ['ækjərɪt] *adj*: genau, exakt, richtig, akurat; (*Person*) sorgfältig; (*Test, Diagnose*) präzise, exakt
ACD *Abk.*: **1.** absolute cardiac dullness **2.** acid, citrate, dextrose **3.** actinomycin D **4.** active compression decompression
ACE *Abk.*: **1.** acetylcholine esterase **2.** alcohol-chloroform-

A

ether **3.** angiotensin-converting enzyme
a|ce|bu|to|lol [æsɪ'bjuːtəɔl, -əʊl] *noun*: Acebutolol *nt*
a|cec|li|dine [æ'seklɪdɪən] *noun*: Aceclidin *nt*
ACED *Abk.*: anhidrotic congenital ectodermal dysplasia
ACEI *Abk.*: angiotensin-converting enzyme inhibitors
a|cel|lu|lar [eɪ'seljələr] *adj*: zellfrei, nicht aus Zellen bestehend, ohne Zellen, azellulär
a|ce|no|cou|ma|rin [əˌsiːnəʊ'kuːmərɪn] *noun*: Acenocoumarol *nt*
a|ce|no|cou|ma|rol [əˌsiːnəʊ'kuːmərɔl, -əʊl] *noun*: Acenocoumarol *nt*
a|cen|tric [eɪ'sentrɪk]: **I** *noun* azentrisches Chromosom *nt* **II** *adj* nicht im Zentrum (liegend), nicht-zentral, azentrisch
a|ce|pha|lia [ˌeɪsɪ'feɪlɪə] *noun*: Azephalie *f*, Acephalie *f*
a|ceph|a|lism [eɪ'sefəlɪzəm] *noun*: Azephalie *f*, Acephalie *f*
a|ceph|a|lo|bra|chia [eɪˌsefələʊ'breɪkɪə] *noun*: Azephalobrachie *f*
a|ceph|a|lo|bra|chi|us [eɪˌsefələʊ'breɪkɪəs] *noun*: Azephalobrachius *m*
a|ceph|a|lo|car|dia [eɪˌsefələʊ'kɑːrdɪə] *noun*: Azephalokardie *f*
a|ceph|a|lo|car|di|us [eɪˌsefələʊ'kɑːrdɪəs] *noun*: Azephalokardius *m*
a|ceph|a|lo|chi|ri|a [eɪˌsefələʊ'kaɪrɪə] *noun*: Azephalochirie *f*
a|ceph|a|lo|chi|rus [eɪˌsefələʊ'kaɪrəs] *noun*: Azephalochirus *m*
a|ceph|a|lo|gas|ter [eɪˌsefələʊ'gæstər] *noun*: Azephalogaster *m*
a|ceph|a|lo|gas|tria [eɪˌsefələʊ'gæstrɪə] *noun*: Azephalogastrie *f*
a|ceph|a|lo|po|dia [eɪˌsefələʊ'pəʊdɪə] *noun*: Azephalopodie *f*
a|ceph|a|lo|po|di|us [eɪˌsefələʊ'pəʊdɪəs] *noun*: Azephalopodius *m*
a|ceph|a|lo|rha|chia [eɪˌsefələʊ'reɪkɪə] *noun*: Azephalorrhachie *f*
a|ceph|a|lo|sto|mia [eɪˌsefələʊ'stəʊmɪə] *noun*: Azephalostomie *f*
a|ceph|a|los|to|mus [eɪˌsefə'lɑstəməs] *noun*: Azephalostomus *m*
a|ceph|a|lo|tho|ra|cia [eɪˌsefələʊθɔː'reɪsɪə] *noun*: Azephalothoracie *f*
a|ceph|a|lo|tho|rus [eɪˌsefələʊ'θɔːrəs] *noun*: Azephalothorus *m*
a|ceph|a|lous [eɪ'sefələs] *adj*: Azephalie betreffend, ohne Kopf, kopflos, azephal
a|ceph|a|lus [eɪ'sefələs] *noun, plura* **-li** [-laɪ, -liː]: Azephaler *m*, Azephalus *m*, Acephalus *m*
a|ceph|a|ly [eɪ'sefəliː] *noun*: Azephalie *f*, Acephalie *f*
a|ce|ru|lo|plas|min|ae|mi|a [eɪˌsəruːləplæzmɪn'iːmiːə] *noun*: (*brit.*) →*aceruloplasminemia*
a|ce|ru|lo|plas|min|e|mi|a [eɪˌsəruːləplæzmɪn'iːmiːə] *noun*: Acoeruloplasminämie *f*, Azöruloplasminämie *f*, Azäruloplasminämie *f*
a|cer|vu|lus [ə'sɜrvjələs] *noun, plural* **-li** [-laɪ]: Acervulus *m*, Sandkörner *pl*, Psammomkörner *pl*, Hirnsand *m*, Corpora arenacea
a|ces|cent [ə'sesənt] *adj*: säuerlich, leicht sauer
a|ces|o|dyne [ə'sesədaɪn] *adj*: analgetisch, schmerzstillend
ac|e|tab|u|lar [ˌæsɪ'tæbjələr] *adj*: Hüftgelenkspfanne/Azetabulum betreffend, azetabulär, azetabular
ac|e|tab|u|lec|to|my [ˌæsɪˌtæbjə'lektəmiː] *noun*: Azetabulumexzision *f*, Azetabulektomie *f*
ac|e|tab|u|lo|plas|ty [æsɪ'tæbjələʊˌplæstiː] *noun*: Azetabuloplastik *f*
ac|e|tab|u|lum [ˌæsɪ'tæbjələm] *noun, plural* **-la** [-lə]: Hüft(gelenks)pfanne *f*, Azetabulum *nt*, Acetabulum *nt*
above the acetabulum über/oberhalb der Hüftpfanne/des Acetabulums (liegend) **below the acetabulum** unterhalb der Hüftgelenkspfanne/des Acetabulums (liegend)
fractured acetabulum: Hüftpfannenbruch *m*, Acetabulumfraktur *f*
ac|e|tal ['æsɪtæl] *noun*: Azetal *nt*, Acetal *nt*, Vollazetal *nt*
methyl acetal: Methylacetal *nt*
polyhydroxy acetal: Polyhydroxyacetal *nt*
ac|et|al|de|hyde [ˌæsɪ'tældəhaɪd] *noun*: Azet-, Acetaldehyd *m*, Äthanal *nt*, Ethanal *nt*
a|cet|am|ide [ə'setəmaɪd] *noun*: Azetamid *nt*
ac|et|a|mi|no|phen [ˌæsɪtə'miːnəfen] *noun*: Paracetamol *nt*
ac|et|an|i|lid [ˌæsɪ'tænlɪd] *noun*: Azetanilid *nt*, Acetanilid *nt*, Phenylacetamid *nt*
ac|et|an|i|lide [ˌæsɪ'tænlaɪd] *noun*: Azetanilid *nt*, Acetanilid *nt*, Phenylacetamid *nt*
ac|et|an|i|line [ˌæsɪ'tænlɪn, -laɪn] *noun*: Azetanilid *nt*, Acetanilid *nt*, Phenylacetamid *nt*
ac|e|tan|nin [æsə'tænɪn] *noun*: Acetylgerbsäure *f*, Acetyltannin *nt*
ac|et|ar|sol [æsɪ'tɑːrsɔl, -əʊl] *noun*: Azetarsol *nt*
ac|et|ar|sone [æsɪ'tɑːrsəʊn] *noun*: Azetarsol *nt*
ac|e|tas [ə'siːtæs] *noun*: Acetat *nt*
ac|e|tate ['æsɪteɪt] *noun*: Azetat *nt*, Acetat *nt*
polyvinyl acetate: Polyvinylacetat *nt*
a|cet|a|zol|a|mide [əˌsetə'zəʊləmaɪd] *noun*: Acetazolamid *nt*
a|ce|tic [ə'siːtɪk, ə'set-] *adj*: **1.** Essig(säure) betreffend, Essig- **2.** sauer
a|ce|ti|fy [ə'setəfaɪ, ə'setə-]: **I** *vt* in Essig verwandeln, säuern **II** *vi* sauer werden
ac|e|tim|e|ter [ˌæsɪ'tɪmɪtər] *noun*: Säuremesser *m*
a|ce|to|ac|e|tate [əˌsɜtə'æsɪteɪt, ˌæsɪtəʊ-] *noun*: Azetoazetat *nt*, Acetoacetat *nt*
a|ce|to|a|ce|tic acid [əˌsɜtəə'siːtɪk, -ə'setɪk] *noun*: Azetessigsäure *f*, Acetessigsäure *f*, β-Ketobuttersäure *f*
a|ce|to|a|ce|tyl-CoA [əˌsɜtəə'siːtl, -ə'setl] *noun*: Azetoazetyl-, Acetoacetylcoenzym A *nt*, Acetoacetyl-CoA *nt*
A|ce|to|bac|ter [əˌsetə'bæktər] *noun*: Essigbakterien *pl*, Essigsäurebakterien *pl*, Acetobacter *m*
A|ce|to|bac|te|ra|ce|ae [əˌsetəbæktɪ'reɪsɪiː] *plural*: Acetobacteraceae *pl*
ac|e|to|hex|a|mide [əˌsɜtə'heksəmaɪd, ˌæsɪtəʊ-] *noun*: Azetohexamid *nt*
a|cet|o|in [ə'setəʊɪn] *noun*: Acetoin *nt*
a|ce|to|ki|nase [əˌsɜtə'kaɪneɪz, ˌæsɪtəʊ-, -'kɪn-] *noun*: Acetatkinase *f*
a|ce|to|lac|tate [əˌsɜtə'lækteɪt] *noun*: Azetolaktat *nt*, Acetolactat *nt*
ac|e|tol|y|sis [æsɪ'tɑlɪsɪs] *noun*: Azetolyse *f*, Acetolyse *f*
ac|e|tom|e|ter [ˌæsɪ'tɑmɪtər] *noun*: →*acetimeter*
a|ce|to|nae|mi|a [əˌsɜtən'iːmiːə, ˌæsɪtə-] *noun*: (*brit.*) →*acetonemia*
a|ce|to|nae|mic [əˌsɜtə'niːmɪk] *adj*: (*brit.*) →*acetonemic*
ac|e|tone ['æsɪtəʊn] *noun*: Azeton *nt*, Aceton *nt*, Dimethylketon *nt*
a|ce|to|ne|mi|a [əˌsɜtən'iːmiːə, ˌæsɪtə-] *noun*: Azetonämie *f*, Ketonämie *f*
a|ce|to|ne|mic [əˌsɜtə'niːmɪk] *adj*: Acetonämie betreffend, acetonämisch, azetonämisch, ketonämisch
ac|e|ton|gly|co|su|ri|a [ˌæsətəʊnˌglaɪkəʊ'sjʊərɪə] *noun*: Acetonglukosurie *f*
ac|e|to|ni|trile [əˌsɜtə'naɪtrɪl, ˌæsɪtəʊ-] *noun*: Methylcy-

anid *nt*, Acetonitril *nt*
a|ce|to|nu|ri|a [ˌæsɪtəʊ'n(j)ʊəriːə] *noun*: Acetonurie *f*, Ketonurie *f*
a|ce|ton|u|ric [ˌæsɪtəʊ'n(j)ʊərɪk] *adj*: acetonurisch, ketonurisch, azetonurisch
ac|e|to|phen|a|zine [əˌsɜtə'fenəziːn] *noun*: Azetophenazin *nt*
a|ce|to|phe|net|i|din [əˌsɜtəfɪ'netədiːn] *noun*: Phenacetin *nt*
a|ce|to|sal [ə'sɜtəsæl] *noun*: Acetylsalicylsäure *f*, Azetylsalizylsäure *f*
a|ce|to|sol|u|ble [əˌsɜtə'sɑljəbl, ˌæsɪtəʊ-] *adj*: in Essigsäure löslich, essigsäurelöslich
ac|e|tous ['æsɪtəs] *adj*: Essigsäure betreffend *oder* bildend, Essigsäure-
ac|et|phen|ar|sine [ˌæsetfen'ɑːrsiːn] *noun*: →*acetarsone*
ac|et|phe|net|i|din [ˌæsetfɪ'netədiːn] *noun*: Phenacetin *nt*
ac|et|py|ro|gall [ˌæset'paɪrəgæl] *noun*: Pyrogalloltriacetat *nt*
ac|e|tri|zo|ate [ˌæsɪtraɪ'zəʊeɪt] *noun*: Azetrizoat *nt*
a|ce|tum [ə'setəm] *noun, plural* **-ta** [ə'setə]: **1.** Essig *m*, Acetum *nt* **2.** Essig(säure)lösung *f*
a|cet|u|rate [ə'setʃəreɪt] *noun*: N-Acetylglycinat *nt*
a|ce|tyl [ə'siːtl, 'æsətɪl, -tiːl] *noun*: Azetyl-, Acetyl-(Radikal *nt*)
acetyl chloride: Azetyl-, Acetylchlorid *nt*
acetyl phosphate: Azetyl-, Acetylphosphat *nt*
N-acetyl-α-D-glucosaminide-6-sulfatase *noun*: N-Acetylglucosamin-6-Sulfatsulfatase *f*
N-acetyl-α-D-glucosaminide-6-sulphatase *noun*: (*brit.*) →*N-acetyl-α-D-glucosaminide-6-sulfatase*
a|ce|tyl|am|i|no|ben|zene [ˌæsətɪlˌæmɪnəʊ'benziːn, ˌæsətɪl-] *noun*: Azetanilid *nt*, Acetanilid *nt*, Phenylacetamid *nt*
a|ce|tyl|am|i|no|flu|o|rene [ˌæsətɪlˌæmɪnəʊ'flʊəriːn] *noun*: Acetylaminofluoren *nt*
a|cet|y|lase [ə'setleɪz] *noun*: Azetyltransferase *f*, Acetyltransferase *f*, Acetylase *f*
choline acetylase: Cholinacetylase *f*, Cholinacetyltransferase *f*
a|cet|y|late [ə'setleɪt]: I *vt* azetylieren, acetylieren II *vi* azetyliert werden
a|cet|y|la|tion [əˌsetə'leɪʃn] *noun*: Azetylierung *f*, Acetylierung *f*
N-acetyl-β-hexosaminidase A *noun*: →*β-N-acetylgalactosaminidase*
a|ce|tyl|car|ni|tine [ˌæsətɪl'kɑːrnətiːn, ˌæsətɪl-] *noun*: Acetylcarnitin *nt*
a|ce|tyl|cho|line [ˌæsətɪl'kəʊliːn] *noun*: Azetyl-, Acetylcholin *nt*
acetylcholine chloride: Acetylcholinchlorid *nt*, β-Acetoxy-ethyl-trimethylammonium-chlorid *nt*
a|ce|tyl|cho|lin|er|gic [ˌæsətɪlˌkəʊlə'nɜrdʒɪk, -ˌkɑlə-] *adj*: azetylcholinerg, acetylcholinerg
ac|e|tyl|cho|lin|es|ter|ase [ˌæsətɪlkəʊlɪ'nestəreɪz] *noun*: Azetyl-, Acetylcholinesterase *f*, echte Cholinesterase *f*
acetyl-CoA *noun*: Azetylcoenzym A *nt*, Acetylcoenzym A *nt*, Acetyl-CoA *nt*
ac|e|tyl|cys|te|ine [ˌæsətɪl'sɪstɪiːn, ˌæsətɪl-] *noun*: Acetylcystein *nt*, Azetylzystein *nt*
4-a|ce|tyl|cyt|i|dine [ˌæsətɪl'sɪtɪdiːn] *noun*: 4-Acetylcytidin *nt*
N^4-a|ce|tyl|cy|to|sine [ˌæsətɪl'saɪtəsiːn, -sɪn] *noun*: N^4-Acetylcytosin *nt*
ac|e|tyl|dig|i|tox|in [ˌæsətɪlˌdɪdʒə'tɑksɪn] *noun*: Acetyldigitoxin *nt*
α-acetyldigoxin: α-Acetyldigoxin *nt*, Alpha-Acetyldigoxin *nt*
β-acetyldigoxin: β-Acetyldigoxin *nt*, Beta-Acetyldigoxin *nt*
a|cet|y|lene [ə'setəliːn, -lɪn] *noun*: Azetylen *nt*, Acetylen *nt*, Äthin *nt*, Ethin *nt*
acetylene tetrachloride: Tetrachloräthan *nt*, -ethan *nt*
N-acetylgalactosamine-4-sulfatase *noun*: N-Acetylgalaktosamin-4-Sulfatsulfatase *f*
N-acetylgalactosamine-6-sulfatase *noun*: N-Acetylgalaktosamin-6-Sulfatsulfatase *f*, Chondroitinsulfatsulfatase *f*
N-acetylgalactosamine-4-sulphatase *noun*: (*brit.*) →*N-acetylgalactosamine-4-sulfatase*
N-acetylgalactosamine-6-sulphatase *noun*: (*brit.*) →*N-acetylgalactosamine-6-sulfatase*
α-N-a|ce|tyl|ga|lac|to|sa|min|i|dase [ˌæsətɪlgəˌlæktəʊsə'mɪnɪdeɪz] *noun*: α-N-Acetylgalaktosaminidase *f*
β-N-a|ce|tyl|ga|lac|to|sa|mi|ni|dase [ˌæsətɪlgəˌlæktəʊsə'mɪnɪdeɪz] *noun*: β-N-Acetylgalaktosaminidase *f*, N-Acetyl-β-Hexosaminidase A *f*
N-acetyl-D-glucosamine *noun*: N-Acetyl-D-Glucosamin *nt*
N-acetylglucosamine-6-sulfatase *noun*: N-Acetylglucosamin-6-Sulfatsulfatase *f*
N-acetylglucosamine-6-sulphatase *noun*: (*brit.*) →*N-acetylglucosamine-6-sulfatase*
α-N-a|ce|tyl|glu|co|sa|min|i|dase [ˌæsətɪlgluːˌkəʊsə'mɪnɪdeɪz] *noun*: α-N-Acetylglucosaminidase *f*
a|ce|tyl|glu|ta|mate [ˌæsətɪl'gluːtəmeɪt] *noun*: Azetyl-, Acetylglutamat *nt*
a|cet|y|li|za|tion [əˌsetlaɪ'zeɪʃn, -lɪ'z-] *noun*: Azetylierung *f*, Acetylierung *f*
N-a|ce|tyl|man|no|sa|mine [ˌæsətɪlmæ'nəʊsəmiːn, ˌæsətɪl-] *noun*: N-Acetylmannosamin *nt*
N-a|ce|tyl|neu|ra|mi|nate [ˌæsətɪln(j)ʊə'ræmɪneɪt] *noun*: N-Acetylneuraminat *nt*
N-a|ce|tyl|or|ni|thine [ˌæsətɪl'ɔːrnəθiːn] *noun*: N-Acetylornithin *nt*
ac|e|tyl|sul|fa|di|a|zine [ˌæsətɪlˌsʌlfə'daɪəziːn] *noun*: Azetyl-, Acetylsulfadiazin *nt*
ac|e|tyl|sul|fa|guan|i|dine [ˌæsətɪlˌsʌlfə'gwænədiːn, -dɪn] *noun*: Azetyl-, Acetylsulfaguanidin *nt*
ac|e|tyl|sul|fa|nil|a|mide [ˌæsətɪlˌsʌlfə'nɪləmaɪd] *noun*: Azetyl-, Acetylsulfanilamid *nt*
ac|e|tyl|sul|fa|thi|a|zole [ˌæsətɪlˌsʌlfə'θaɪəzɔl, -əʊl] *noun*: Azetyl-, Acetylsulfathiazol *nt*
ac|e|tyl|sul|pha|di|a|zine [ˌæsətɪlˌsʌlfə'daɪəziːn] *noun*: (*brit.*) →*acetylsulfadiazine*
ac|e|tyl|sul|pha|guan|i|dine [ˌæsətɪlˌsʌlfə'gwænədiːn, -dɪn] *noun*: (*brit.*) →*acetylsulfaguanidine*
ac|e|tyl|sul|pha|nil|a|mide [ˌæsətɪlˌsʌlfə'nɪləmaɪd] *noun*: (*brit.*) →*acetylsulfanilamide*
ac|e|tyl|sul|pha|thi|a|zole [ˌæsətɪlˌsʌlfə'θaɪəzɔl, -əʊl] *noun*: (*brit.*) →*acetylsulfathiazole*
ac|e|tyl|tan|nin [ˌæsətɪl'tænɪn] *noun*: Acetylgerbsäure *f*, Acetyltannin *nt*
a|ce|tyl|trans|fer|ase [ˌæsətɪl'trænsfəreɪz] *noun*: Azetyl-, Acetyltransferase *f*
acetyl-CoA acetyltransferase: Acetyl-CoA-Acetyltransferase *f*, (Acetoacetyl-)Thiolase *f*
arylamine acetyltransferase: Arylaminoacetyl(transfer)ase *f*
β-thiogalactoside acetyltransferase: (β-)Thiogalaktosidacetyltransferase *f*
chloramphenicol acetyltransferase: Chloramphenicolacetyltransferase *f*
choline acetyltransferase: Cholinacetylase *f*, Cholinacetyltransferase *f*
choline acetyltransferase I: Azetyl-, Acetylcholineste-

A

rase *f*, echte Cholinesterase *f*
dihydrolipoamide acetyltransferase: Dihydrolipoyltransacetylase *f*
glutamate acetyltransferase: Glutamatacetyltransferase *f*
heparan-α-glucosaminide acetyltransferase: Acetyl-CoA:α-Glucosamid-N-Acetyltransferase *f*
lipoate acetyltransferase: Lipoatacetyltransferase *f*, Dihydrolipoyltransacetylase *f*
serine acetyltransferase: Serinacetyltransferase *f*
ACG *Abk.*: **1.** acycloguanosine **2.** angiocardiography **3.** angle closure glaucoma **4.** aortocoronarography **5.** apex cardiography
AcG *Abk.*: accelerator globulin
ACH *Abk.*: **1.** acetylcholine **2.** active chronic hepatitis **3.** adrenal cortical hormone
ACh *Abk.*: acetylcholine
a|chal|a|sia [,ækə'leɪʒ(ɪ)ə, -zɪə] *noun*: **1.** Achalasie *f* **2.** (Ösophagus-)Achalasie *f*, Kardiospasmus *m*
achalasia of the cardia: Kardiochalasie *f*, Kardiospasmus *m*
cervical achalasia: hohe/zervikale/krikopharyngeale Achalasie *f*
cricopharyngeal achalasia: hohe/zervikale/krikopharyngeale Achalasie *f*
esophageal achalasia: (Ösophagus-)Achalasie *f*, Kardiospasmus *m*
oesophageal achalasia: (*brit.*) →*esophageal achalasia*
pelvirectal achalasia: aganglionäres/kongenitales Megakolon *nt*, Hirschsprung-Krankheit *f*, Morbus Hirschsprung *m*, Megacolon congenitum
sphincteral achalasia: Sphinkterachalasie *f*
ache [eɪk]: **I** *noun* (anhaltender) Schmerz *m* **II** *vi* (anhaltend) schmerzen, weh tun
muscle ache: Muskelkater *m*, Muskelschmerzen *pl*
stomach ache: Bauchweh *nt*, Magenschmerzen *pl*, Gastralgie *f*, Gastrodynie *f*
AChE *Abk.*: acetylcholinesterase
a|chei|lia [ə'kaɪlɪə] *noun*: Achilie *f*, Acheilie *f*
a|chei|lous [ə'kaɪləs] *adj*: von Acheilie betreffend, ohne Lippen
a|chei|ri|a [ə'kaɪrɪə] *noun*: Achirie *f*, Acheirie *f*
a|chei|ro|po|dia [ə,kaɪrəʊ'pəʊdɪə] *noun*: Ach(e)iropodie *f*
a|chei|rus [ə'kaɪrəs] *noun*: Ach(e)irus *m*
a|chieve [ə'tʃiːv] *vt*: (*Ziel*) erreichen, schaffen; (*Erfolg*) erzielen; erlangen, erringen
a|chil|ia [ə'kaɪlɪə] *noun*: Achilie *f*, Acheilie *f*
a|chil|lo|bur|sit|ic [ə,kiːləʊbɜr'sɪtɪk] *adj*: Achillobursitis betreffend, achillobursitisch
a|chil|lo|bur|si|tis [ə,kiːləʊbɜr'saɪtɪs] *noun*: Entzündung *f* der Bursa tendinis calcanei, Achillobursitis *f*, Bursitis *f* achillea
a|chil|lo|dyn|i|a [ə,kiːlə'dɪnɪə] *noun*: Achillessehnenschmerz *m*, Achillodynia *f*
a|chil|lor|rha|phy [ækɪ'lɑrəfiː] *noun*: **1.** Achillessehnennaht *f*, Achillorrhaphie *f* **2.** (operative) Achillessehnenverkürzung *f*, -raffung *f*, Achillorrhaphie *f*
a|chil|lo|te|not|o|my [ə,kɪləʊtə'nɑtəmiː] *noun*: Achillotenotomie *f*
a|chil|lot|o|my [ækɪ'lɑtəmiː] *noun*: Achillotenotomie *f*
a|chi|lous [,eɪ'kɪləs] *adj*: →*acheilous*
ach|ing ['eɪkɪŋ] *adj*: schmerzend; weh tun
a|chi|ri|a [ə'kaɪrɪə] *noun*: Acheirie *f*, Achirie *f*
a|chi|rus [ə'kaɪrəs] *noun*: →*acheirus*
a|chlor|hy|dria [,eɪklɔːr'haɪdrɪə] *noun*: Magensäuremangel *m*, Magenanazidität *f*, Achlorhydrie *f*
a|chlor|hy|dric [,eɪklɔːrhaɪdrɪk] *adj*: Achlorhydrie betreffend, achlorhydrisch
A|cho|le|plas|ma [,əkɑlə'plæzmə] *noun*: Acholeplasma *nt*
A|cho|le|plas|ma|ta|ce|ae [əkɑlə,plæzmə'teɪsɪiː] *plural*: Acholeplasmataceae *pl*
a|cho|lia [eɪ'kəʊlɪə] *noun*: Gallenmangel *m*, Acholie *f*
a|cho|lic [eɪ'kɑlɪk] *adj*: Acholie betreffend, frei von Galle, acholisch
ach|o|lu|ri|a [ækə'lʊərɪə] *noun*: Acholurie *f*
ach|o|lu|ric [ækə'lʊərɪk] *adj*: Acholurie betreffend, ohne Ausscheidung von Gallenpigment im Harn, acholurisch
a|chon|dro|gen|e|sis [eɪ,kɑndrə'dʒenəsɪs] *noun*: Achondrogenesie *f*
a|chon|dro|pla|sia [eɪ,kɑndrə'pleɪʒ(ɪ)ə, -zɪə] *noun*: Parrot-Krankheit *f*, -Syndrom *nt*, Parrot-Kauffmann-Syndrom *nt*, Achondroplasie *f*; Achondrodysplasia *f*, fetale Chondrodystrophie *f*, Chondrodystrophia fetalis
a|chon|dro|plas|tic [eɪ,kɑndrə'plæstɪk] *adj*: Achondroplasie betreffend, achondroplastisch
a|chon|dro|plas|ty [eɪ,kɑndrə'plæstiː] *noun*: →*achondroplasia*
A|cho|ri|on [ə'kəʊrɪɑn] *noun*: Trichophyton *nt*
AChR *Abk.*: acetylcholine receptor
AChR-Ab *Abk.*: acetylcholine receptor antibody
a|chres|tic [ə'krestɪk] *adj*: achrestisch
a|chro|ma|sia [,eɪkrəʊ'meɪʒ(ɪ)ə] *noun*: Achromasie *f*, Achromie *f*
ach|ro|mat ['eɪkrəmæt, 'æk-] *noun*: **1.** achromatisches Objektiv *nt*, Achromat *m* **2.** Farbenblinde *m/f*, Patient(in *f*) *m* mit Monochromasie
ach|ro|mate ['ækrəmeɪt] *noun*: Farbenblinder *m*
Ach|ro|mat|i|ace|ae [,ækrəʊ,mætə'eɪsɪiː|, -meɪʃɪ-] *plural*: Achromatiaceae *pl*
ach|ro|mat|ic [,ækrə'mætɪk, ,eɪk-] *adj*: **1.** unbunt, achromatisch **2.** Achromatin enthaltend **3.** nicht *oder* schwer anfärbbar
a|chro|ma|tin [eɪ'krəʊmətɪn] *noun*: Achromatin *nt*, Euchromatin *nt*
a|chro|ma|tism [eɪ'krəʊmətɪzəm] *noun*: Achromatopsie *f*, Achromasie *f*, Farbenblindheit *f*, Monochromasie *f*
a|chro|mat|o|phil [,eɪkrə'mætəfɪl, ,æk-, eɪ'krəʊmətə-]: **I** *noun* achromatophiler Organismus *m* **II** *adj* schwer anfärbend, achromatophil
a|chro|mat|o|phil|ic [,eɪkrə'mætə'fɪlɪk] *adj*: schwer anfärbend, achromatophil, achromatophil
a|chro|ma|top|sia [eɪ,krəʊmə'tɑpsɪə] *noun*: Achromatopsie *f*, Achromasie *f*, Farbenblindheit *f*, Monochromasie *f*
primary achromatopsia: primäre Achromatopsie *f*
secondary achromatopsia: sekundäre Achromatopsie *f*
a|chro|ma|top|sy [eɪ,krəʊmə'tɑpsiː] *noun*: Achromatopsie *f*, Achromasie *f*, Farbenblindheit *f*, Monochromasie *f*
atypical achromatopsy: atypische/inkomplette Farbenblindheit *f*
complete achromatopsy: (totale) Farbenblindheit *f*, Achromatop(s)ie *f*, Monochromasie *f*
cone achromatopsy: Zapfen(farben)blindheit *f*
incomplete achromatopsy: atypische/inkomplette Farbenblindheit *f*
rod achromatopsy: Stäbchenfarbenblindheit *f*, Stäbchenblindheit *f*
typical achromatopsy: (totale) Farbenblindheit *f*, Achromatopsie *f*, Monochromasie *f*, Einfarbensehen *nt*
a|chro|ma|to|sis [,eɪkrə'mæ'təʊsɪs] *noun*: **1.** Pigmentmangel *m*, Achromasie *f* **2.** fehlendes Färbevermögen *nt*, Achromatosis *f*
a|chro|ma|tous [eɪ'krəʊmətəs] *adj*: farblos, achromatisch
a|chro|ma|tu|ri|a [eɪ,krəʊmə't(j)ʊəriːə] *noun*: Achromat-

urie *f*

a|chro|mia [eɪ'krəʊmɪə] *noun*: Achromie *f*, Achromasie *f*, Achromia *f*

a|chro|mic [eɪ'krəʊmɪk] *adj*: hypomelanotisch

a|chro|min [eɪ'krəʊmɪn] *noun*: Achromatin *nt*, Euchromatin *nt*

A|chro|mo|bac|ter [eɪ'krəʊməbæktər] *noun*: Achromobacter *m*

Achromobacter xylosoxidans: Achromobacter xylosoxidans, Alcaligenes denitrificans subspezies xylosoxidans

a|chro|mo|cyte [eɪ'krəʊməsaɪt] *noun*: Achromozyt *m*, Achromoretikulozyt *m*, Halbmondkörper *m*, Schilling-Halbmond *m*

a|chro|mo|phil [eɪ'krəʊməfɪl] *n, adj*: →*achromatophil*

a|chro|moph|il|ous [eɪkrəʊ'mɑfɪləs] *adj*: schwer anfärbend, achromatophil, achromatophil

A.Ch.S. *Abk.*: Associate of the Society of Chiropodists

a|chyl|ia [eɪ'kaɪlɪə] *noun*: Achylie *f*, Achylia *f*

gastric achylia: Magensaftmangel *m*, Achylia gastrica

pancreatic achylia: fehlende Pankreassekretion *f*, Achylia pancreatica

a|chym|ia [eɪ'kaɪmɪə] *noun*: Achymie *f*, Achymia *f*

ach|y|mo|sis [ækɪ'məʊsɪs] *noun*: →*achymia*

ACI *Abk.*: **1.** acute coronary insufficiency **2.** anticlonus index

a|cic|u|lar [ə'sɪkjələr] *adj*: nadelförmig

ac|id ['æsɪd]: **I** *noun* **1.** (*chem.*) Säure *f* **2.** sauerschmeckende Substanz *f* **II** *adj* **3.** (*chem.*) sauer, säurehaltig, Säure- **4.** (*Geschmack*) sauer, scharf

13-cis-retinoic acid: Isotretinoin *nt*

2,3-dihydrodipicolinic acid: (2,3-)Dihydrodipicolinsäure *f*

3,3-dimethylallylpyrophosphoric acid: (3,3-)Dimethylallylpyrophosphorsäure *f*

acetic acid: Essigsäure *f*, Äthansäure *f*, Ethansäure *f*

acetoacetic acid: Azetessigsäure *f*, β-Ketobuttersäure *f*

acetolactic acid: Azeto-, Acetomilchsäure *f*

acetylformic acid: Brenztraubensäure *f*

N-acetylglutamic acid: N-Acetylglutaminsäure *f*

N-acetylmuramic acid: N-Acetylmuraminsäure *f*

N-acetylneuraminic acid: N-Acetylneuraminsäure *f*

acetylsalicylic acid: Acetylsalicylsäure *f*, Azetylsalizylsäure *f*

acetyltannic acid: Acetylgerbsäure *f*, Acetyltannin *nt*

acidic amino acid: saure Aminosäure *f*

aconitic acid: Akonitsäure *f*

acrylic acid: Acrylsäure *f*

activator ribonucleic acid: Aktivator-RNA *f*, Aktivator-RNS *f*

N-acylneuraminic acid: Sialinsäure *f*, N-Acylneuraminsäure *f*

adenylic acid: Adenosinmonophosphat *nt*, Adenylsäure *f*

adenylsuccinic acid: Adenylbernsteinsäure *f*

adipic acid: Adipinsäure *f*

agaric acid: →*agaricic acid*

agaricic acid: Agaricinsäure *f*

aldaric acid: Aldar-, Zuckersäure *f*

aldobionic acid: Aldobionsäure *f*

aldonic acid: Aldonsäure *f*

alginic acid: Alginsäure *f*

allantoic acid: Allantoinsäure *f*

allophanic acid: Allophansäure *f*

all-trans retinoic acid: all-trans-Retinolsäure *f*

amidinopenicillanic acid: Amidinopenicillansäure *f*

amino acids: Aminosäuren *pl*

aminoacetic acid: Aminoessigsäure *f*, Glyzin *nt*, Glykokoll *nt*, Glycin *nt*

aminoacyl adenylic acid: Aminoacyladenylsäure *f*

aminoadipic acid: Aminoadipinsäure *f*

p-aminobenzenesulfonic acid: Sulfanilsäure *f*, p-Aminobenzolsulfonsäure *f*

p-aminobenzenesulphonic acid: (*brit.*) →*p-aminobenzenesulfonic acid*

p-aminobenzoic acid: p-Aminobenzoesäure *f*, para-Aminobenzoesäure *f*

γ-aminobutyric acid: Gamma-Aminobuttersäure *f*, γ-Aminobuttersäure *f*

ε-aminocaproic acid: ε-Aminocapronsäure *f*, 6-Aminohexansäure *f*

7-amino-cephalosporanic acid: 7-Amino-cephalosporansäure *f*

4-aminofolic acid: 4-Aminofolsäure *f*, Aminopterin *nt*

2-aminohexanoic acid: α-Amino-n-capronsäure *f*, Norleucin *nt*

p-aminohippuric acid: p-Aminohippursäure *f*, para-Aminohippursäure *f*

2-aminoisovaleric acid: Valin *nt*, α-Aminoisovaleriansäure *f*

5-aminolevulinic acid: 5-Aminolävulinsäure *f*, Deltaaminolävulinsäure *f*

δ-aminolevulinic acid: δ-Aminolävulinsäure *f*

p-aminomethylbenzoic acid: p-Aminomethylbenzoesäure *f*

2-aminomuconic acid: 2-Aminomuconsäure *f*

6-aminopenicillanic acid: 6-Aminopenicillansäure *f*

α-aminopropionic acid: Alanin *nt*

aminopteroylglutamic acid: Aminopterin *nt*, 4-Aminofolsäure *f*

aminosalicylic acid: Aminosalizylsäure *f*

5-aminosalicylic acid: 5-Aminosalicylsäure *f*, Mesalazin *nt*

p-aminosalicylic acid: 4-Aminosalicylsäure *f*, p-Aminosalicylsäure *f*

amygdalic acid: Mandelsäure *f*

anthranilic acid: Anthranilsäure *f*, o-Aminobenzoesäure *f*

apurinic acid: Apurinsäure *f*

apyrimidinic acid: Apyrimidinsäure *f*

arabic acid: →*arabin*

arachic acid: →*arachidic acid*

arachidic acid: Arachinsäure *f*, n-Eicosansäure *f*

arachidonic acid: Arachidonsäure *f*

argininosuccinic acid: Argininbernsteinsäure *f*

arsenic acid: arsenige Säure *f*, Arsensäure *f*, Arsensauerstoffsäure *f*

arsenous acid: arsenige Säure *f*

arsinic acid: Arsinsäure *f*

arsonic acid: Arsonsäure *f*

ascorbic acid: Askorbinsäure *f*, Ascorbinsäure *f*, Vitamin C *nt*

asparaginic acid: Asparaginsäure *f*

aspartic acid: Asparaginsäure *f*, α-Aminobernsteinsäure *f*

aspergillic acid: Aspergill(in)säure *f*

azelaic acid: Azelainsäure *f*, Nonandisäure *f*, 1,7-Heptandicarbonsäure *f*

bacterial deoxyribonucleic acid: Bakterien-DNA *f*, Bakterien-DNS *f*, bakterielle DNA *f*, bakterielle DNS *f*

barbituric acid: Barbitursäure *f*, 4-Hydroyuracil *nt*, Malonylharnstoff *m*

basic amino acid: basische Aminosäure *f*

behenic acid: Behensäure *f*

A

benzoic acid: Benzoesäure *f*
benzoylaminoacetic acid: Hippursäure *f*, Benzoylaminoessigsäure *f*, Benzolglykokoll *nt*
N-benzoyl-L-tyrosyl-p-aminobenzoic acid: N-Benzoyl-L-tyrosyl-p-aminobenzoesäure *f*
beta-ketobutyric acid: Acetessigsäure *f*, β-Ketobuttersäure *f*
beta-oxybutyric acid: β-Hydroxybuttersäure *f*
bile acids: Gallensäuren *pl*
biliverdinic acid: Biliverdin *nt*
boracic acid: Borsäure *f*
boric acid: Borsäure *f*
branched-chain amino acid: verzweigtkettige Aminosäure *f*
brassidic acid: Brassidinsäure *f*
1,4-butanedioic acid: Bernsteinsäure *f*
butanoic acid: Buttersäure *f*, Butansäure *f*
butyric acid: Buttersäure *f*, Butansäure *f*
cacodylic acid: Kakodylsäure *f*, Dimethylarsinsäure *f*
caproic acid: Kapron-, Capronsäure *f*, Butylessigsäure *f*, Hexansäure *f*
caprylic acid: Kapryl-, Caprylsäure *f*, Oktansäure *f*
carbamic acid: Carbaminsäure *f*, Carbamidsäure *f*
carbamoyl phosphoric acid: Carbam(o)ylphosphorsäure *f*
carbolic acid: Phenol *nt*, Karbolsäure *f*, Monohydroxybenzol *nt*
carbonic acid: Kohlensäure *f*
carboxylic acid: Karbon-, Carbonsäure *f*
carminic acid: Karminsäure *f*
caryophyllic acid: Eugenol *nt*, Nelkensäure *f*, Eugensäure *f*
catechuic acid: Katechin *nt*, Catechin *nt*, Katechol *nt*, Catechol *nt*
cellobiuronic acid: Cellobiuronsäure *f*
cephalosporanic acid: Cephalosporansäure *f*
cerebronic acid: Cerebronsäure *f*
cevitamic acid: Askorbinsäure *f*, Ascorbinsäure *f*, Vitamin C *nt*
chaulmoogric acid: Chaulmugrasäure *f*
chenic acid: →*chenodeoxycholic acid*
chenodeoxycholic acid: Chenodesoxycholsäure *f*
chloracetic acid: →*chloroacetic acid*
chloroacetic acid: Chloressigsäure *f*
chlorogenic acid: Chlorogensäure *f*
chlorous acid: chlorige Säure *f*
cholaic acid: Taurocholsäure *f*
cholanic acid: Cholansäure *f*
cholic acid: Cholsäure *f*
chorismic acid: Chorisminsäure *f*
chromic acid: Chromsäure *f*
chromonucleic acid: Desoxyribonucleinsäure *f*
chromosomal deoxyribonucleic acid: chromosomale DNA *f*, chromosomaleDNS *f*
cinchoninic acid: Cinchoninsäure *f*
13-cis retinoic acid: 13-cis-Retinolsäure *f*, 13-cis-Retinsäure *f*, 13-cis-Vitamin-A-Säure *f*
citric acid: Zitronensäure *f*
clavulanic acid: Clavulansäure *f*
clodronic acid: Clodronsäure *f*
clofibric acid: Clofibrinsäure *f*
clupanodonic acid: Clupanodonsäure *f*
cobamic acid: Cobamsäure *f*
cobinic acid: Cobinsäure *f*
cobyric acid: Cobyrsäure *f*
cobyrinic acid: Cobyrinsäure *f*
conjugate acid: konjugierte Säure *f*
contact acid: Kontaktsäure *f*
cresylic acid: Kresol *nt*
cromoglycic acid: Cromoglicinsäure *f*, Cromoglycinsäure *f*, Cromolyn *nt*
crotonic acid: Crotonsäure *f*, 2-Butensäure *f*
cyanhydric acid: Zyanwasserstoffsäure *f*, Blausäure *f*
cyanic acid: Zyan-, Cyansäure *f*
cyanuric acid: Zyanur-, Cyanursäure *f*
cyclamic acid: Cyclohexansulfaminsäure *f*, N-Cyclohexylsulfaninsäure *f*
cyclohexanesulfamic acid: →*cyclamic acid*
cyclohexanesulphamic acid: (*brit.*) →*cyclamic acid*
cyclohexylsulfamic acid: →*cyclamic acid*
cyclohexylsulphamic acid: (*brit.*) →*cyclamic acid*
cysteic acid: Cysteinsäure *f*
cysteine sulfinic acid: Cysteinsulfinsäure *f*
cysteine sulphinic acid: (*brit.*) →*cysteine sulfinic acid*
cytidylic acid: Cytidylsäure *f*, Zytidylsäure *f*, Cytidinmonophosphat *nt*, Zytidinmonophosphat *nt*
dehydroascorbic acid: Dehydroascorbinsäure *f*
dehydrocholic acid: Dehydrocholsäure *f*
5-dehydroquinic acid: 5-Dehydrochinasäure *f*
deoxyadenylic acid: Desoxyadenosinmonophosphat *nt*, Desoxyadenylsäure *f*
deoxycholic acid: Desoxycholsäure *f*
deoxycytidylic acid: →*deoxycytidine monophosphate*
deoxyguanylic acid: →*deoxyguanosine monophosphate*
deoxypentosenucleic acid: Desoxyribonukleinsäure *f*, Desoxyribonucleinsäure *f*
deoxyribonucleic acid: Desoxyribonukleinsäure *f*, Desoxyribonucleinsäure *f*
deoxythymidylic acid: →*deoxythymidine monophosphate*
desoxyribonucleic acid: Desoxyribonukleinsäure *f*, Desoxyribonucleinsäure *f*
diacetic acid: Acetessigsäure *f*, β-Ketobuttersäure *f*
diacetyltannic acid: Acetylgerbsäure *f*, Acetyltannin *nt*
dialuric acid: Dialursäure *f*
diamino acid: Diaminosäure *f*
diaminopimelic acid: Diaminopimelinsäure *f*
diazobenzenesulfonic acid: Diazobenzolsulfonsäure *f*
diazobenzenesulphonic acid: (*brit.*) →*diazobenzenesulfonic acid*
dibasic acid: zweibasische *oder* zweiwertige Säure *f*
dicarboxylic acid: Dikarbonsäure *f*, Dicarbonsäure *f*
2,4-dichlorophenoxy acetic acid: 2,4-Dichlorphenoxyessigsäure *f*
diethylbarbituric acid: Barbital *nt*, Diäthylbarbitursäure *f*, Diethylbarbitursäure *f*
digallic acid: Gerbsäure *f*, Tannin *nt*, Acidum tannicum
dihydoxycholnaic acid: Dihydroxycholansäure *f*
(2,3-)dihydrodipicolinic acid: (2,3-)Dihydrodipicolinsäure *f*
dihydrofolic acid: Dihydrofolsäure *f*
dihydrolipoic acid: Dihydrolipolsäure *f*
dihydroorotic acid: Dihydroorotsäure *f*
2,5-dihydroxybenzoic acid: Gentisinsäure *f*, Dihydroxybenzoesäure *f*
2,5-dihydroxyphenylacetic acid: Homogentisinsäure *f*, 2,5-Dihydroxyphenylessigsäure *f*
dimercaptopropanoyl sulfonic acid: Dimercaptopropansulfonsäure *f*
dimercaptopropanoyl sulphonic acid: (*brit.*) →*dimercaptopropanoyl sulfonic acid*
(3,3-)dimethylallylpyrophosphoric acid: (3,3-)Dimethylallylpyrophosphorsäure *f*
5-dimethylamino-1-naphthalenesulfonic acid: 5-Di-

methylamino-1-naphthalinsulfonsäure *f*
5-dimethylamino-1-naphthalenesulphonic acid: (*brit.*) →*5-dimethylamino-1-naphthalenesulfonic acid*
dimethylarsinic acid: Kakodylsäure *f*, Dimethylarsinsäure *f*
dipicolinic acid: Dipicolinsäure *f*
dispensable amino acids: →*non-essential amino acids*
djenkolic acid: Djenkolsäure *f*
docosahexaenoic acid: Docosahexensäure *f*
docosapentaenoic acid: Dokosapentaensäure *f*
dodecanoic acid: Laurinsäure *f*, n-Dodecansäure *f*
double-helical deoxyribonucleic acid: Doppelhelix-, Duplex-, Doppelstrang-DNA *f*, Doppelhelix-, Duplex-, Doppelstrang-DNS *f*
double-stranded deoxyribonucleic acid: Doppelhelix-, Duplex-, Doppelstrang-DNA *f*, Doppelhelix-, Duplex-, Doppelstrang-DNS *f*
double-stranded ribonucleic acid: Doppelstrang-RNA *f*, Doppelstrang-RNS *f*
duplex deoxyribonucleic acid: Doppelhelix-, Duplex-, Doppelstrang-DNA *f*, Doppelhelix-, Duplex-, Doppelstrang-DNS *f*
edetic acid: Äthylendiamintetraessigsäure *f*
n-eicosanoic acid: Arachinsäure *f*, n-Eicosansäure *f*
eicosapentaenoic acid: Eicosapentaensäure *f*
eicosatrienoic acid: Eicosatriensäure *f*
elaidic acid: Elaidinsäure *f*
epsilon-aminocaproic acid: Epsilonaminocapronsäure *f*, ε-Aminocapronsäure *f*, 6-Aminohexansäure *f*
erythrose-4-phosphoric acid: Erythrose-4-phosphorsäure *f*
essential amino acids: essentielle Aminosäuren *pl*
essential fatty acids: essentielle Fettsäuren *pl*
ethacrynic acid: Etacrynsäure *f*, Acidum etacrynicum
ethanal acid: Glyoxalsäure *f*, Glyoxylsäure *f*
ethanedioic acid: Oxalsäure *f*, Kleesäure *f*
ethanoic acid: Essigsäure *f*, Äthan-, Ethansäure *f*
ethanolaminesulfonic acid: Ethanolaminsulfonsäure *f*, Äthanolaminsulfonsäure *f*, Taurin *nt*
ethanolaminesulphonic acid: (*brit.*) →*ethanolaminesulfonic acid*
ethylenediaminetetraacetic acid: Äthylendiamintetraessigsäure *f*, Ethylendiamintetraessigsäure *f*, Edetinsäure *f*
etidronic acid: Etidronsäure *f*
eugenic acid: Eugenol *nt*, Nelkensäure *f*, Eugensäure *f*
even-carbon fatty acid: Fettsäure mit gerader Anzahl von C-Atomen
extrachromosomal deoxyribonucleic acid: extrachromosomale DNA *f*, extrachromosomale DNS *f*
extranuclear deoxyribonucleic acid: extranukleäre DNA *f*, extranukleäre DNS *f*
farnesylpyrophosphoric acid: Farnesylpyrophosphorsäure *f*
fatty acid: Fettsäure *f*
ω-fatty acids: Omegafettsäuren *pl*
ω-3 fatty acids: Omega-3-Fettsäuren *pl*
filicic acid: Filicin *nt*
filixic acid: Filicin *nt*
flufenamic acid: Flufenaminsäure *f*
folic acid: Folsäure *f*, Folacin *nt*, Pteroylglutaminsäure *f*, Vitamin B_c *nt*
folinic acid: Folinsäure *f*, N^{10}-Formyl-Tetrahydrofolsäure *f*, Leukovorin *nt*, Leucovorin *nt*, Citrovorum-Faktor *m*
formic acid: Ameisensäure *f*, Formylsäure *f*
formiminoglutamic acid: Formiminoglutaminsäure *f*
N^{10}-formyltetrahydrofolic acid: N^{10}-Formyl-Tetrahydrofolsäure *f*, Leukovorin *nt*, Citrovorum-Faktor *m*, Leucovorin *nt*
free fatty acids: freie Fettsäuren *pl*
fumaric acid: Fumarsäure *f*
4-fumarylacetoacetic acid: 4-Fumarylacetessigsäure *f*, 4-Fumarylazetessigsäure *f*
fuming nitric acid: rauchende Salpetersäure *f*
fusidic acid: Fusidinsäure *f*, Acidum fusidicum
galacturonic acid: Galakturon-, Galacturonsäure *f*
gallic acid: Gall-, Gallussäure *f*
gallotannic acid: Tannin *nt*, Gerbsäure *f*
gamma-aminobutyric acid: γ-Amino-n-Buttersäure *f*, Gammaaminobuttersäure *f*
gastric acid: Magensäure *f*
gentianic acid: Gentisin *nt*
gentisic acid: Gentisinsäure *f*, Dihydroxybenzoesäure *f*
geranylpyrophosphoric acid: Geranylpyrophosphorsäure *f*
glacial acetic acid: Eisessig *m*
glacial phosphoric acid: Metaphosphorsäure *f*
glucaric acid: D-Glucarsäure *f*, D-Zuckersäure *f*
glucogenic amino acids: glucoplastische Aminosäuren *pl*
gluconic acid: Glukon-, Gluconsäure *f*
glucoplastic amino acids: glucoplastische Aminosäuren *pl*
glucosaccharic acid: →*glucaric acid*
glucuronic acid: Glukuron-, Glucuronsäure *f*
glutamic acid: Glutaminsäure *f*, α-Aminoglutarsäure *f*
γ-glutamyl amino acid: γ-Glutamylaminosäure *f*
glutaric acid: Glutarsäure *f*
glyceric acid: Glyzerin-, Glycerinsäure *f*
glycerol teichoic acid: Glycerinteichonsäure *f*
glycochenodeoxycholic acid: Glykochenodesoxycholsäure *f*
glycocholic acid: Glykocholsäure *f*
glycolic acid: Glykolsäure *f*, Hydroxyessigsäure *f*
glycoluric acid: Hydantoinsäure *f*, Uraminessigsäure *f*
glycosuric acid: Homogentisinsäure *f*, 2,5-Dihydroxyphenylessigsäure *f*
glycuronic acid: Glykuronsäure *f*
glycyrrhizic acid: Glycyrrhizin *nt*
glyoxylic acid: Glyoxalsäure *f*, Glyoxylsäure *f*
guanidine-acetic acid: Guanidinoessigsäure *f*
guanidinoacetic acid: Guanidinoessigsäure *f*
guanylic acid: Guanosinmonophosphat *nt*, Guanosin-5-monophosphat *nt*, Guanylsäure *f*
gulonic acid: Gulonsäure *f*
gum acid: Harzsäure *f*
haloid acid: Halogenwasserstoff(säure *f*) *m*
helvellic acid: Helvellasäure *f*
heparinic acid: Heparin *nt*
heterogeneous nuclear ribonucleic acid: →*heterogeneous nuclear RNA*
heterogenous nuclear ribonucleic acid: heterogene Kern-RNA *f*, heterogene Kern-RNS *f*
hexadecanoic acid: Palmitinsäure *f*, n-Hexadecansäure *f*
2,4-hexadienoic acid: 2,4-Hexadiensäure *f*, Sorbinsäure *f*
hexanedioic acid: Pimelinsäure *f*
hexanoic acid: Kapron-, Capronsäure *f*, Butylessigsäure *f*, Hexansäure *f*
hexonic acid: Hexonsäure *f*
hexuronic acid: Hexuronsäure *f*
hippuric acid: Hippursäure *f*, Benzoylaminoessigsäure *f*, Benzolglykokoll *nt*

A

homocitric acid: Homozitronensäure *f*, -citronensäure *f*
homogentisic acid: Homogentisinsäure *f*, 2,5-Dihydroxyphenylessigsäure *f*
homoisocitric acid: Homoisozitronensäure *f*
homoserine phosphoric acid: Homoserinphosphorsäure *f*
homovanillic acid: Homovanillinsäure *f*
humic acids: Huminsäuren *pl*
hyalobiuronic acid: Hyalobiuronsäure *f*
hyaluronic acid: Hyaluronsäure *f*
hydantoic acid: Hydantoinsäure *f*, Uraminessigsäure *f*
hydroaromatic acid: hydroaromatische Säure *f*
hydrobromic acid: Bromwasserstoffsäure *f*
hydrochloric acid: Salzsäure *f*
hydrocyanic acid: Cyanwasserstoff *m*; Blausäure *f*
hydrofluoric acid: Fluss-Säure *f*
hydrohalogen acid: Halogenwasserstoff(säure *f*) *m*
hydroperoxyeicosatetraenoic acid: Hydroperoxyeicosatetraensäure *f*
hydrosulfuric acid: Schwefelwasserstoff *m*
hydrosulphuric acid: (*brit.*) →*hydrosulfuric acid*
hydroxy acid: Hydroxysäure *f*
hydroxyacetic acid: Hydroxyessigsäure *f*, Glykolsäure *f*
3-hydroxyanthranilic acid: 3-Hydroxyanthranilsäure *f*
2-hydroxybenzoic acid: Salizylsäure *f*, Salicylsäure *f*, o-Hydroxybenzoesäure *f*
hydroxybutyric acid: Hydroxybuttersäure *f*
β-hydroxybutyric acid: β-Hydroxybuttersäure *f*
γ-hydroxybutyric acid: γ-Hydroxybuttersäure *f*
hydroxyeicosatetraenoic acid: Hydroxyeicosatetraensäure *f*
α-hydroxy fatty acid: α-Hydroxyfettsäure *f*
β-hydroxy fatty acid: α-Hydroxyfettsäure *f*
γ-hydroxyglutamic acid: γ-Hydroxyglutaminsäure *f*
hydroxyheptadecatrienoic acid: Hydroxyheptadecatriensäure *f*
5-hydroxyindoleacetic acid: 5-Hydroxyindolessigsäure *f*
β-hydroxyisobutyric acid: β-Hydroxyisobuttersäure *f*
3-hydroxy-3-methylglutaric acid: 3-Hydroxy-3-methylglutarsäure *f*
4-hydroxyphenylpyruvic acid: 4-Hydroxyphenylbrenztraubensäure *f*
p-hydroxyphenylpyruvic acid: p-Hydroxyphenylbrenztraubensäure *f*
hypobromous acid: unterbromige Säure *f*
hypochlorous acid: hypochlorige Säure *f*
ibotenic acid: Ibotensäure *f*
ichthyolsulfonic acid: Ichthyolsulfonsäure *f*
ichthyolsulphonic acid: (*brit.*) →*ichthyolsulfonic acid*
icosanoic acid: Arachinsäure *f*, n-Eicosansäure *f*
iduronic acid: Iduronsäure *f*
imino acid: Iminosäure *f*
iminodiacetic acid: Iminodiessigsäure *f*
α-iminoglutaric acid: α-Iminoglutarsäure *f*
indoleacetic acid: Indolyl-, Indolessigsäure *f*
informational ribonucleic acid: Boten-RNA *f*, Matrizen-RNA *f*, Boten-RNS *f*, Matrizen-RNS *f*
initiator t ribonucleic acid: Initiator-tRNA *f*, Starter-tRNA *f*
inorganic acid: anorganische Säure *f*, Mineralsäure *f*
inosinic acid: Inosinmonophosphat *nt*, Inosinsäure *f*
iobenzamic acid: Iobenzaminsäure *f*
iocarmic acid: Iocarminsäure *f*
iocetamic acid: Iocetaminsäure *f*
iodic acid: Iod-, Jodsäure *f*
iodoacetic acid: Jod-, Iodessigsäure *f*
iodogorgoic acid: (3,5-)Dijodtyrosin *nt*
iodopanoic acid: →*iopanoic acid*
iodoxamic acid: Iodoxaminsäure *f*, Acidum iodoxamicum
ioglicic acid: Ioglicinsäure *f*
ioglycamic acid: Ioglycaminsäure *f*
iopanoic acid: Iopansäure *f*
iothalamic acid: Iotalaminsäure *f*, Methalaminsäure *f*
iotroxic acid: Iotroxinsäure *f*
ioxaglic acid: Ioxaglinsäure *f*
ioxitalamic acid: Ioxitalaminsäure *f*
isoamylethylbarbituric acid: Amobarbital *nt*
isobutyric acid: Isobuttersäure *f*
isocitric acid: Isocitronen-, Isozitronensäure *f*
isocyanic acid: Isocyansäure *f*
isoglutamic acid: Isoglutaminsäure *f*
isonicotinic acid: Isonikotinsäure *f*, Isonicotinsäure *f*
3-isopentenyl pyrophosphoric acid: 3-Isopentenylpyrophosphorsäure *f*
isopropyl-aminacetic acid: Valin *nt*, α-Aminoisovaleriansäure *f*
isopropyl malic acid: Isopropyläpfelsäure *f*
isothiocyanic acid: Isothiozyansäure *f*
isovaleric acid: Isovaleriansäure *f*
keto acid: Ketonsäure *f*, Ketosäure *f*
α-keto acids: Alphaketosäuren *pl*
α-ketoadipic acid: α-Ketoadipinsäure *f*
α-keto-β-methylvaleric acid: α-Keto-β-methylvaleriansäure *f*
α-ketobutyric acid: α-Ketobuttersäure *f*
β-ketobutyric acid: Acetessigsäure *f*, β-Ketobuttersäure *f*
2-keto-3-deoxy-octanic acid: 2-Keto-3-desoxyoctansäure *f*
α-keto-ε-amino caproic acid: α-Keto-ε-aminocapronsäure *f*
ketogenic amino acid: ketogene Aminosäure *f*
α-ketoglutaric acid: α-Ketoglutarsäure *f*
α-ketoisocaproic acid: α-Ketoisocapronsäure *f*
α-ketoisovaleric acid: α-Ketoisovaleriansäure *f*
ketoplastic amino acids: ketoplastische Aminosäuren *pl*
α-ketopropionic acid: Brenztraubensäure *f*, Acetylameisensäure *f*, α-Ketopropionsäure *f*
ketosuccinic acid: Oxalessigsäure *f*
keto sugar acid: Ketozuckersäure *f*
kojic acid: Kojisäure *f*
kynurenic acid: Kynurensäure *f*
lactic acid: Milchsäure *f*, α-Hydroxypropionsäure *f*
lauric acid: Laurinsäure *f*, n-Dodecansäure *f*
Lewis acid: Lewis-Säure *f*
lignoceric acid: Lignocerinsäure *f*, n-Tetracosansäure *f*
linoleic acid: Linolsäure *f*, Leinölsäure *f*
linolenic acid: Linolensäure *f*
linolic acid: Linolsäure *f*, Leinölsäure *f*
lipoamino acid: Lipoaminsäure *f*, O-Aminoacylphosphatidylglycin *nt*
lipoic acid: Liponsäure *f*, Thiooctansäure *f*
lipoteichoic acid: Lipoteichonsäure *f*
lithic acid: Harnsäure *f*
lithocholic acid: Lithocholsäure *f*
long-chain fatty acids: langkettige Fettsäuren *pl*
lysergic acid: Lysergsäure *f*
lysophosphatidic acid: Lysophosphatidsäure *f*
maleic acid: Maleinsäure *f*
4-maleylacetoacetic acid: 4-Maleylacetessigsäure *f*
malic acid: Äpfel-, Apfelsäure *f*
malonic acid: Malonsäure *f*

mandelic acid: Mandelsäure *f*
manganic acid: Mangansäure *f*
D-mannuronic acid: D-Mannuronsäure *f*
meconic acid: Mekonsäure *f*
medium-chain fatty acid: mittelkettige Fettsäure *f*
mefenamic acid: Mefenaminsäure *f*
membrane teichoic acid: Lipoteichonsäure *f*
mercaptopyruvic acid: Mercaptobrenztraubensäure *f*
messenger ribonucleic acid: Boten-RNA *f*, Matrizen-RNA *f*, Boten-RNS *f*, Matrizen-RNS *f*
metaphosphoric acid: Metaphosphorsäure *f*
methacrylic acid: Methacrylsäure *f*
methanesulfonic acid: Methansulfonsäure *f*
methanesulphonic acid: (*brit.*) →*methanesulfonic acid*
5,10-methylenetetrahydrofolic acid: 5,10-Methylentetrahydrofolsäure *f*
N-methyl-guanidinoacetic acid: Kreatin *nt*, Creatin *nt*, α-Methylguanidinoessigsäure *f*
methylmalonic acid: Methylmalonsäure *f*
methyltetrahydrofolic acid: Methyltetrahydrofolsäure *f*
mevalonic acid: Mevalonsäure *f*
mineral acid: Mineralsäure *f*, anorganische Säure *f*
mitochondrial deoxyribonucleic acid: mitochondriale DNA *f*, mitochondriale DNS *f*
monobasic acid: einbasische/einwertige Säure *f*
monocarboxylic acid: Monokarbonsäure *f*
monoenoic fatty acid: einfach ungesättigte Fettsäure *f*, Monoen(fett)säure *f*
monounsaturated fatty acid: →*monoenoic fatty acid*
mt deoxyribonucleic acid: →*mitochondrial deoxyribonucleic acid*
mucoitinsulfuric acid: Mukoitinschwefelsäure *f*
mucoitinsulphuric acid: (*brit.*) →*mucoitinsulfuric acid*
muramic acid: Muraminsäure *f*
mycolic acid: Mykolsäure *f*
myristic acid: Myristinsäure *f*
nalidixic acid: Nalidixinsäure *f*, Acidum nalidixicum
2-naphthalene sulfonic acid: 2-Naphthalinsulfonsäure *f*, β-Naphthalinsulfonsäure *f*
2-naphthalene sulphonic acid: (*brit.*) →*2-naphthalene sulfonic acid*
nervonic acid: Nervonsäure *f*
neuraminic acid: Neuraminsäure *f*
nicotinic acid: Niacin *nt*, Nikotinsäure *f*, Nicotinsäure *f*
nicotinuric acid: Nicotinursäure *f*
niflumic acid: Nifluminsäure *f*, Acidum niflumicum
nitric acid: Salpetersäure *f*
nitrohydrochloric acid: Königswasser *nt*
nitrous acid: salpetrige Säure *f*
nitroxanthic acid: Pikrinsäure *f*, Trinitrophenol *nt*
non-essential amino acids: nicht-essentielle Aminosäuren *pl*
nonesterified fatty acid: freie Fettsäure *f*, nichtveresterte Fettsäure *f*, unveresterte Fettsäure *f*
nonvolatile acid: nichtflüchtige Säure *f*
nuclear deoxyribonucleic acid: Kern-DNA *f*, Kern-DNS *f*
nuclear ribonucleic acid: Kern-RNA *f*, Kern-RNS *f*
nucleic acid: Nukleinsäure *f*, Nucleinsäure *f*
nucleinic acid: Nukleinsäure *f*, Nucleinsäure *f*
nutritionally dispensable amino acids: →*non-essential amino acids*
nutritionally indispensable amino acids: →*essential amino acids*
octadecanoic acid: Stearinsäure *f*, n-Octadecansäure *f*
octanoic acid: Caprylsäure *f*, Oktansäure *f*
odd-carbon fatty acid: Fettsäure mit ungerader Anzahl von C-Atomen
oleic acid: Ölsäure *f*
organic acid: organische Säure *f*
orotic acid: Orotsäure *f*, 6-Carboxyuracil *nt*
orotidylic acid: Orotidin-5-Phosphat *nt*, Orotidinmonophosphat *nt*, Orotidylsäure *f*
orthophosphoric acid: (Ortho-)Phosphorsäure *f*
osmic acid: **1.** Osmiumsäure *f* **2.** Osmiumtetroxid *nt*
oxalic acid: Oxal-, Kleesäure *f*
oxaloacetic acid: Oxalessigsäure *f*
oxaloglutaric acid: Oxalglutarsäure *f*
oxalosuccinic acid: Oxalbernsteinsäure *f*
oxo acid: Oxosäure *f*, Oxysäure *f*
2-oxoglutaric acid: α-Ketoglutarsäure *f*
oxolinic acid: Oxolinsäure *f*
oxyphenylaminopropionic acid: Tyrosin *nt*
palmitic acid: Palmitinsäure *f*, n-Hexadecansäure *f*
palmitoleic acid: Palmitoleinsäure *f*
pantoic acid: Pantoinsäure *f*
pantothenic acid: Pantothensäure *f*, Vitamin B_3 *nt*
para-aminobenzoic acid: para-Aminobenzoesäure *f*, p-Aminobenzoesäure *f*
para-aminohippuric acid: para-Aminohippursäure *f*, p-Aminohippursäure *f*
para-aminosalicylic acid: p-Aminosalizylsäure *f*, Paraaminosalizylsäure *f*
parabanic acid: Parabansäure *f*
pectic acid: Galakturon-, Galacturonsäure *f*
penicillanic acid: Penicillansäure *f*
penicillic acid: Penizillin-, Penicillinsäure *f*
penicilloic acid: Penizilloin-, Penicilloinsäure *f*
pentanoic acid: Valeriansäure *f*
pentose nucleic acid: Ribonucleinsäure *f*, Ribonukleinsäure *f*
peracetic acid: Peroxiessigsäure *f*
perchloric acid: Perchlorsäure *f*
performic acid: Perameisensäure *f*
periodic acid: Perjod-, Periodsäure *f*
permanganic acid: Permangansäure *f*
peroxyacetic acid: Peroxiessigsäure *f*
persulfuric acid: Peroxyschwefelsäure *f*
persulphuric acid: (*brit.*) →*persulfuric acid*
phenic acid: Phenol *nt*, Karbolsäure *f*, Monohydroxybenzol *nt*
phenylacetic acid: Phenylessigsäure *f*
phenylethylbarbituric acid: Phenobarbital *nt*, Phenylethylbarbitursäure *f*
phenylglycolic acid: Mandelsäure *f*
phenylic acid: Phenol *nt*, Karbolsäure *f*, Monohydroxybenzol *nt*
phenylic carboxylic acids: Phenolcarbonsäuren *pl*, Phenolsäuren *pl*
phenyllactic acid: Phenylmilchsäure *f*
phenylpyruvic acid: Phenylbrenztraubensäure *f*
acid phosphate: saures Phosphat *nt*
phosphatidic acids: Phosphatidsäuren *pl*
phosphoenolpyruvic acid: Phosphoenolbrenztraubensäure *f*
phosphoglyceric acid: Phosphoglycerinsäure *f*
phosphoglycolic acid: Phosphoglykolsäure *f*
3-phosphohydroxypyruvic acid: 3-Phosphohydroxybrenztraubensäure *f*
phosphomevalonic acid: Phosphomevalonsäure *f*
phosphoric acid: Phosphorsäure *f*, Orthophosphorsäure *f*
phosphorous acid: phosphorige Säure *f*
phrenosinic acid: Cerebronsäure *f*

A

phthalic acid: Phthalsäure *f*
phthioic acid: Phthionsäure *f*
phytanic acid: Phytansäure *f*
phytic acid: Phytinsäure *f*
picolinic acid: Picolinsäure *f*
picric acid: Pikrinsäure *f*, Trinitrophenol *nt*
pimelic acid: Pimelinsäure *f*
pipecolic acid: Pipecolinsäure *f*, Homoprolin *nt*
pipecolinic acid: →*pipecolic acid*
pipemidic acid: Pipemidsäure *f*, Acidum pipemidicum
pivalic acid: Trimethylessigsäure *f*
plasmonucleic acid: Ribonucleinsäure *f*
polyamino acid: Polyaminosäure *f*
polyenoic fatty acid: mehrfach ungesättigte Fettsäure *f*, Polyen(fett)säure *f*
polyglycolic acid: Polyglykolsäure *f*
polyhydroxybutyric acid: Polyhydroxybuttersäure *f*
polyphosphoric acid: Polyphosphorsäure *f*
polyunsaturated fatty acid: mehrfach ungesättigte Fettsäure *f*, Polyen(fett)säure *f*
prephenic acid: Prephensäure *f*
priming ribonucleic acid: Starter-RNA *f*, Starter-RNS *f*, priming-RNA
propanoic acid: Propionsäure *f*, Propansäure *f*
propionic acid: Propionsäure *f*, Propansäure *f*
2-propyl-pentanoic acid: Dipropylessigsäure *f*, Valproinsäure *f*
prostanoic acid: Prostansäure *f*
prussic acid: Blausäure *f*, Zyan-, Cyanwasserstoff *m*
pseudouridylic acid: Pseudouridylsäure *f*
pteroic acid: Pteroinsäure *f*
pteroylglutamic acid: Folsäure *f*, Folacin *nt*, Pteroylglutaminsäure *f*, Vitamin B_c *nt*
pteroyltriglutamic acid: Pteroyltriglutaminsäure *f*
pyridoxic acid: Pyridoxinsäure *f*
pyroboric acid: Tetraborsäure *f*
pyrogallic acid: Acidum pyrogallicum, Pyrogallin *nt*, Pyrogallussäure *f*, Pyrogallol *nt*
pyroglutamic acid: 5-Oxoprolin *nt*, Pyroglutaminsäure *f*
5-pyrophosphomevalonic acid: 5-Pyrophosphomevalonsäure *f*
pyrophosphoric acid: Pyrophosphorsäure *f*
pyruvic acid: Brenztraubensäure *f*, Acetylameisensäure *f*, α-Ketopropionsäure *f*
rare amino acid: seltene Aminosäure *f*
regulatory deoxyribonucleic acid: spacer-DNA *f*, Regulator-DNA *f*, Regulator-DNS *f*
retinoic acid: Retinsäure *f*, Vitamin A_1-Säure *f*, Tretinoin *nt*
rhodanic acid: **1.** Thiozyansäure *f* **2.** Rhodanin *nt*
ribitol teichoic acid: Ribitolteichonsäure *f*
ribonucleic acid: Ribonucleinsäure *f*, Ribonukleinsäure *f*
interfering RNA: interferierende RNA
messenger RNA: Messenger-RNA *f*, Boten-RNA *f*, Matrizen-RNA *f*, Boten-RNS *f*, Matrizen-RNS *f*, Messenger-RNS *f*
ribosomal RNA: ribosomale RNA
single-stranded RNA: Einzelstrang-RNA *f*
ribose nucleic acid: Ribonucleinsäure *f*, Ribonukleinsäure *f*
ribosomal ribonucleic acid: ribosomale RNA *f*, ribosomale RNS *f*, Ribosomen-RNA *f*, Ribosomen-RNS *f*
ribothymidylic acid: Ribothymidylsäure *f*
ricinoleic acid: Rizinolsäure *f*
rosmarinic acid: Rosmarinsäure *f*
saccharic acid: Aldar-, Zuckersäure *f*
salicylic acid: Salizylsäure *f*, Salicylsäure *f*
salicylsulfonic acid: →*sulfosalicylic acid*
salicylsulphonic acid: (*brit.*) →*sulfosalicylic acid*
salicyluric acid: Salicylursäure *f*
sarcolactic acid: →*lactic acid*
satellite deoxyribonucleic acid: Satelliten-DNA *f*, Satelliten-DNS *f*
saturated fatty acids: gesättigte Fettsäuren *pl*
sclerotic acid: Sklerotinsäure *f*
sclerotinic acid: →*sclerotic acid*
shikimic acid: Shikiminsäure *f*
short-chain fatty acids: kurzkettige Fettsäuren *pl*
sialic acids: Sialinsäuren *pl*
silicic acid: Kieselsäure *f*
single-stranded deoxyribonucleic acid: Einzelstrang-DNA *f*, Einzelstrang-DNS *f*
soluble ribonucleic acid: Transfer-RNA *f*, Transfer-RNS *f*
sorbic acid: 2,4-Hexadiensäure *f*, Sorbinsäure *f*
standard amino acid: Standardaminosäure *f*
stannic acid: Zinnsäure *f*
starter deoxyribonucleic acid: Starter-DNA *f*, Starter-DNS *f*
stearic acid: Stearinsäure *f*, n-Octadecansäure *f*
succinic acid: Bernsteinsäure *f*
sugar acid: Zuckersäure *f*
sulfaloxic acid: Sulfaloxinsäure *f*
sulfanilic acid: Sulfanilsäure *f*, p-Aminobenzolsulfonsäure *f*, Acidum sulfanilicum
sulfhydric acid: Schwefelwasserstoff *m*
sulfinic acid: Sulfinsäure *f*
sulfocyanic acid: Thiocyansäure *f*, Rhodanwasserstoffsäure *f*
sulfonic acid: Sulfonsäure *f*
sulfosalicylic acid: Sulfosalizylsäure *f*
sulfuric acid: Schwefelsäure *f*
sulfurous acid: schweflige Säure *f*
sulphaloxic acid: (*brit.*) →*sulfaloxic acid*
sulphanilic acid: (*brit.*) →*sulfanilic acid*
sulphhydric acid: (*brit.*) →*sulfhydric acid*
sulphinic acid: (*brit.*) →*sulfinic acid*
sulphocyanic acid: (*brit.*) →*sulfocyanic acid*
sulphonic acid: (*brit.*) →*sulfonic acid*
sulphosalicylic acid: (*brit.*) →*sulfosalicylic acid*
sulphuric acid: (*brit.*) →*sulfuric acid*
sulphurous acid: (*brit.*) →*sulfurous acid*
tannic acid: Acidum tannicum, Gerbsäure *f*
tartaric acid: Wein(stein)säure *f*
taurochenodeoxycholic acid: Taurochenodesoxycholsäure *f*
taurocholic acid: Taurocholsäure *f*
teichoic acids: Teichonsäuren *pl*, Teichoinsäuren *pl*
teichuronic acid: Teichuronsäure *f*
template ribonucleic acid: Boten-RNA *f*, Matrizen-RNA *f*, Boten-RNS *f*, Matrizen-RNS *f*
tetraboric acid: Tetraborsäure *f*
tetracosanoic acid: Lignocerinsäure *f*, n-Tetracosansäure *f*
tetradecanoic acid: Myristinsäure *f*
tetrahydrofolic acid: Tetrahydrofolsäure *f*
thio acids: Thiosäuren *pl*
thiobarbituric acid: Thiobarbitursäure *f*
thioctic acid: Liponsäure *f*, Thiooctansäure *f*
thiocyanic acid: Thiozyansäure *f*, -cyansäure *f*, Rhodanwasserstoffsäure *f*
thiopanic acid: Thiopansäure *f*, Pantoyltaurin *nt*
thiosulfuric acid: Thioschwefelsäure *f*

thiosulphuric acid: (*brit.*) →*thiosulfuric acid*
thymidylic acid: Thymidinmonophosphat *nt*, Thymidylsäure *f*
tiaprofenic acid: Tiaprofensäure *f*, Acidum tiaprofenicum
titratable acid: titrierbare Säure *f*
tranexamic acid: Tranexamsäure *f*, trans-4-Aminomethylcyclohexancarbonsäure *f*, Acidum tranexamicum
transfer ribonucleic acid: Transfer-RNA *f*, Transfer-RNS *f*
tribasic acid: dreibasische Säure *f*
tricarboxylic acids: Tricarbonsäuren *pl*
trichloroacetic acid: Acidum trichloraceticum, Trichloressigsäure *f*
trichlorophenoxyacetic acid: Trichlorphenoxyessigsäure *f*
2,4,5-trichlorophenoxyacetic acid: Trichlorphenoxyessigsäure *f*
trihydroxycoprostanoic acid: Trihydroxykoprostansäure *f*
trimethylacetic acid: Trimethylessigsäure *f*
tropaic acid: Tropasäure *f*
tropeic acid: →*tropaic acid*
tropic acid: Tropasäure *f*
tuberculostearic acid: Tuberculostearinsäure *f*
UDP-D-glucuronic acid: Uridindiphosphatglucuronsäure *f*, UDP-D-Glucuronsäure *f*, aktive Glucuronsäure *f*
undecenoic acid: →*undecylenic acid*
undecylenic acid: Undecylensäure *f*, 10-Undecensäure *f*, Acidum undecylenicum
unesterified fatty acids: →*free fatty acids*
unsaturated fatty acids: ungesättigte Fettsäuren *pl*
uraminoacetic acid: Hydantoinsäure *f*, Uraminessigsäure *f*
urea carbonic acid: Allophansäure *f*
β-ureidopropionic acid: β-Ureidopropionsäure *f*
uric acid: Harnsäure *f*
uridylic acid: Uridinmonophosphat *nt*, Uridylsäure *f*
urobenzoic acid: Hippursäure *f*, Benzoylglykokoll *nt*
urocanic acid: Urocan(in)säure *f*
uronic acids: Uronsäuren *pl*
ursodeoxycholic acid: Ursodesoxycholsäure *f*
usnic acid: Usninsäure *f*
vaccenic acid: Vaccensäure *f*
valerianic acid: →*valeric acid*
valeric acid: Valeriansäure *f*
valproic acid: Valproinsäure *f*, Dipropylessigsäure *f*
vanadic acid: Vanadinsäure *f*
vanillic acid: Vanillinsäure *f*
vanillylmandelic acid: Vanillinmandelsäure *f*
viral deoxyribonucleic acid: Virus-DNA *f*, Virus-DNS *f*, virale DNA *f*, virale DNS *f*
viral ribonucleic acid: Virus-RNA *f*, Virus-RNS *f*, virale RNA *f*, virale RNS *f*
vitamin A acid: Retinsäure *f*, Vitamin A_1-Säure *f*, Tretinoin *nt*
xanthurenic acid: Xanthurensäure *f*
xanthylic acid: Xanthosinmonophosphat *nt*, Xanthylsäure *f*
yohimbic acid: Yohimbinsäure *f*

ac|i|dae|mi|a [æsə'diːmiːə] *noun*: (*brit.*) →*acidemia*

ac|id|am|i|nu|ri|a [æsɪd,æmɪ'n(j)ʊəriːə] *noun*: Aminoazidurie *f*

ac|i|de|mi|a [æsə'diːmiːə] *noun*: Azidämie *f*, dekompensierte Azidose *f*
argininosuccinic acidemia: Argininosukzinämie *f*, -succinämie *f*
methylmalonic acidemia: Methylmalonazidämie *f*
propionic acidemia: Propionazidämie *f*

acid-fast *adj*: säurefest

acid-fastness *noun*: Säurefestigkeit *f*

a|cid|ic [ə'sɪdɪk] *adj*: **1.** säurebildend, säurereich, säurehaltig **2.** (*chem.*) sauer, säurehaltig, Säure- **3.** silikathaltig

a|cid|i|fi|a|ble [ə'sɪdəfaɪəbl] *adj*: ansäuerbar

a|cid|i|fi|ca|tion [ə,sɪdəfɪ'keɪʃn] *noun*: **1.** Ansäuern *nt*, Azidifizierung *f* **2.** (An-)Säuerung *f*, Azidifikation *f*

a|cid|i|fi|er [ə'sɪdəfaɪər] *noun*: ansäuernde Substanz *f*, Säuerungsmittel *nt*

a|cid|i|fy [ə'sɪdəfaɪ]: **I** *vt* (an-)säuern, in Säure verwandeln **II** *vi* sauer werden

ac|i|di|met|ric *adj*: Azidimetrie betreffend, azidimetrisch

ac|i|dim|e|try [æsɪ'dɪmətriː] *noun*: **1.** Azidimetrie *f* **2.** Azidometrie *f*

acid-insoluble *adj*: säureunlöslich

a|cid|i|ty [ə'sɪdətiː] *noun*: **1.** Säuregrad *m*, Säuregehalt *m*, Azidität *f* **2.** Säure *f*, Schärfe *f*
normal acidity: Normazidität *f*
total acidity: Gesamtazidität *f*

acid-labile *adj*: säurelabil

a|cid|o|gen|e|sis [ə,sɪdə'dʒenəsɪs] *noun*: Azidogenese *f*

a|cid|o|gen|ic [ə,sɪdə'dʒenɪk] *adj*: säurebildend, azidogen

a|cid|o|phil [ə'sɪdəʊfɪl, 'æsɪdəʊ-]: **I** *noun* **1.** azidophile Zelle *f* **2.** (*Hypophyse*) azidophile Zelle *f*, α-Zelle *f* **II** *adj* mit sauren Farbstoffen färbend, azido-, acido-, oxyphil

a|cid|o|phile [ə'sɪdəʊfaɪl] *adj*: mit sauren Farbstoffen färbbar, oxyphil, azidophil

a|cid|o|phil|i|a [ə'sɪdəʊ'fiːlɪə] *noun*: **1.** Eosinophilie *f*, Eosinophilämie *f* **2.** eosinophile Beschaffenheit *f*, Eosinophilie *f*

a|cid|o|phil|ic [ə'sɪdəʊ'fɪlɪk] *adj*: mit sauren Farbstoffen färbbar, oxyphil, azidophil

ac|i|do|sic [æsɪ'dəʊsɪk] *adj*: Azidose betreffend, azidotisch

ac|i|do|sis [æsɪ'dəʊsɪs] *noun*: Azidose *f*, Acidose *f*
bicarbonate depletion acidosis: Subtraktionsazidose *f*
carbon dioxide acidosis: atmungsbedingte Azidose *f*
compensated acidosis: kompensierte Azidose *f*
congenital lactic acidosis: kongenitale Laktazidose *f*
diabetic acidosis: diabetische/diabetogene Azidose *f*
distal renal tubular acidosis: distal-tubuläre Azidose *f*
distribution acidosis: Verteilungsazidose *f*
hypercapnic acidosis: respiratorische/atmungsbedingte Azidose *f*
hyperchloraemic acidosis: (*brit.*) →*hyperchloremic acidosis*
hyperchloremic acidosis: hyperchlorämische Azidose *f*
hyperkalaemic acidosis: (*brit.*) →*hyperkalemic acidosis*
hyperkalemic acidosis: hyperkaliämische Azidose *f*
lactic acidosis: Laktazidose *f*, Laktatazidose *f*, Lactazidose *f*
metabolic acidosis: metabolische/stoffwechselbedingte Azidose *f*
nonrespiratory acidosis: metabolische/stoffwechselbedingte Azidose *f*
perinatal acidosis: perinatale Azidose *f*
primary renal tubular acidosis: primäre renaltubuläre Azidose *f*
proximal renal tubular acidosis: proximal-tubuläre Azidose *f*
renal hyperchloraemic acidosis: (*brit.*) →*renal hyperchloremic acidosis*
renal hyperchloremic acidosis: renal-tubuläre Azidose *f*
renal tubular acidosis: renal-tubuläre Azidose *f*

respiratory acidosis: respiratorische/atmungsbedingte Azidose *f*
retention acidosis: Retentionsazidose *f*
secondary renal tubular acidosis: sekundäre renaltubuläre Azidose *f*
starvation acidosis: Hungerazidose *f*, nutritive (metabolische) Azidose *f*
uncompensated acidosis: nicht-kompensierte Azidose *f*
uraemic acidosis: (*brit.*) →*uremic acidosis*
uremic acidosis: urämische Azidose *f*

ac|i|dos|te|o|phyte [æsɪ'dɑstɪəʊfaɪt] *noun*: spitzer Osteophyt *m*

ac|i|dot|ic [æsɪ'dɑtɪk] *adj*: Azidose betreffend, azidotisch

acid-soluble *adj*: säurelöslich

acid-stable *adj*: säurestabil

a|cid|u|lent [ə'sɪdʒələnt] *adj*: →*acidulous*

a|cid|u|lous [ə'sɪdʒələs] *adj*: leicht sauer, säuerlich

ac|i|dum ['æsɪdəm] *noun, plura* **-da** [-də]: Säure *f*

ac|i|du|ria [æsɪ'd(j)ʊəriːə] *noun*: Azidurie *f*
acetoacetic aciduria: Azetessigsäureausscheidung *f* im Harn, Diazeturie *f*
argininosuccinic aciduria: Argininbernsteinsäure-Krankheit *f*, -Schwachsinn *m*, Argininosukzinoazidurie *f*, -sukzinurie *f*, -succinurie *f*
beta-aminoisobutyric aciduria: β-Aminoisobuttersäureausscheidung *f* im Harn
ethylmalonic-adipic aciduria: Äthylmalonyladipinazidurie *f*, Glutarsäure-Azidurie II B *f*
glutaric aciduria: Glutarsäureazidurie *f*
glutaric aciduria IIB: Äthylmalonyladipinazidurie *f*, Glutarsäureazidurie *f* IIB
lactic aciduria: Laktazidurie *f*, Lactazidurie *f*, Laktatazidurie *f*
methylmalonic aciduria: Methylmalonazidurie *f*
orotic aciduria: Orotazidurie(-Syndrom *nt*) *f*
pyroglutamic aciduria: Pyroglutaminazidurie *f*, hämolytische Anämie *f* mit Glutathionsynthetasedefekt
xanthurenic aciduria: Xanthurenazidurie *f*

ac|i|du|ric [æsə'd(j)uːrɪk] *adj*: mit sauren Farbstoffen färbbar, oxyphil, azidophil

a|cid|y|la|tion [ə,sɪdə'leɪʃn] *noun*: →*acylation*

ACIF *Abk.*: anti-complement immunofluorescence

ac|i|nal ['æsɪnəl] *adj*: Azinus betreffend; beerenförmig, azinär, azinös

ac|i|nar ['æsɪnər, -nɑːr] *adj*: Azinus betreffend; beerenförmig, azinär, azinös

ac|i|ne|sia [æsɪ'niːʒ(ɪ)ə] *noun*: Akinese *f*

ac|i|net|ic [æsɪ'netɪk] *adj*: Akinese betreffend *oder* verursachend, bewegungslos, bewegungsarm, akinetisch

Ac|i|net|o|bac|ter [æsɪ,netə'bæktər] *noun*: Acinetobacter *m*
Acinetobacter anitratus: Acinetobacter calcoaceticus subspezies anitratus
Acinetobacter baumannii: Acinetobacter baumannii
Acinetobacter calcoaceticus: Acinetobacter calcoaceticus
Acinetobacter calcoaceticus subspecies anitratus: →*Acinetobacter anitratus*
Acinetobacter calcoaceticus subspecies lwoffi: →*Acinetobacter lwoffi*
Acinetobacter lwoffi: Acinetobacter calcoaceticus subspezies lwoffi

a|cin|ic [ə'sɪnɪk] *adj*: Azinus betreffend; beerenförmig, azinär, azinös

a|cin|i|form [ə'sɪnəfɔːrm] *adj*: **1.** beerenförmig, azinös **2.** Kerne enthaltend, mit Kernen gefüllt

ac|i|ni|tis [æsɪ'naɪtɪs] *noun*: (*Drüse*) Azinusentzündung *f*

ac|i|no|nod|u|lar [,æsɪnəʊ'nɑdʒələr] *adj*: azino-nodulär

ac|i|nose ['æsɪnəʊs] *adj*: Azinus betreffend; beerenförmig, azinär, azinös

ac|i|no|tu|bu|lar [,æsɪnəʊ't(j)uːbjələr] *adj*: tubuloazinös, tubuloalveolär

ac|i|nous ['æsɪnəs] *adj*: Azinus betreffend; beerenförmig, azinär, azinös

acinous-nodose *adj*: azinös-nodös

ac|i|nus ['æsɪnəs] *noun, plural* **-ni** [-naɪ]: **1.** Azinus *m*, Acinus *m* **2.** (Lungen-)Azinus *m*
acinus of sweat gland: Schweißdrüsenkörper *m*, Corpus glandulae sudoriferae

a|cla|di|o|sis [eɪ,klædɪ'əʊsɪs] *noun*: Akladiose *f*

A|cla|di|um [eɪ'klædiːʌm] *noun*: Acladium *nt*
Acladium castellani: Acladium castellani

ac|la|sis ['ækləsɪs] *noun*:
diaphyseal aclasis: multiple kartilaginäre Exostosen *pl*, hereditäre multiple Exostosen *pl*, multiple Osteochondrome *pl*, Ecchondrosis ossificans
hereditary deforming chondrodystrophydiaphyseal aclasis: exostotische Dysplasie *f*, multiple kartilaginäre Exostosen *pl*
tarsoepiphyseal aclasis: Trevor-Syndrom *nt*, Dysplasia epiphysealis hemimelica

a|clu|sion [ə'kluːʃn] *noun*: Aklusion *f*

ac|me ['ækmiː] *noun*: Höhepunkt *m*, Kulminationspunkt *m*, Akme *f*

ACMF *Abk.*: adriamycin, cyclophosphamide, methotrexate, 5-fluorouracil

ac|nae|mia [æk'niːmiːə] *noun*: (*brit.*) →*acnemia*

ac|ne ['ækniː] *noun*: Finnenausschlag *m*, Akne *f*, Acne *f*
bromide acne: Bromakne *f*
chlorine acne: Chlorakne *f*
acne comedonica: Akne comedonica, Akne vulgaris comedonica
common acne: Akne vulgaris
conglobate acne: Akne conglobata
contact acne: Kontaktakne *f*, Akne vinenata, Acne vinenata
acne cosmetica: Akne cosmetica, Kosmetikaakne *f*
cystic acne: Akne/Acne cystica
epidemic acne: Keratosis follicularis contagiosa (Morrow-Brooke)
excoriated acne: Akne/Acne excoriée des jeunes filles
halogen acne: Halogenakne *f*
iodide acne: Jodakne *f*
Mallorca acne: Mallorca-Akne *f*, Akne aestivalis
mechanical acne: Akne mechanica
acne necrotica: Acne necroticans, nekrotisierende lymphozytäre Follikulitis *f*
neonatal acne: Neugeborenenakne *f*, Akne neonatorum
nodulocystic acne: nodulozystische Akne *f*, Akne nodulocystica, Akne conglobata
occupational acne: Berufsakne *f*, Akne occupationalis
oil acne: Ölakne *f*, Ölfollikulitis *f*
acne papulopustulosa: Akne vulgaris papulopustulosa, Akne papulopustulosa
perna acne: Perna-Krankheit *f*, -Akne *f*, Perchlornaphthalinkrankheit *f*
picker's acne: Akne/Acne excoriée des jeunes filles
pomade acne: Pomadenakne *f*
premenstrual acne: prämenstruelle Akne *f*
acne rosacea: Rosacea *f*, Rotfinnen *pl*
simple acne: Akne vulgaris
tar acne: Teerakne *f*, Akne picea, Folliculitis picea
tropical acne: tropische Akne *f*, Tropenakne *f*, Akne/Acne tropicalis

A

ac|ne|form [ˈæknɪfɔːrm] *adj*: Akne ähnlich, akneförmig, akniform
ac|ne|gen [ˈæknɪdʒən] *noun*: Akne-verursachende Substanz *f*, Aknegen *nt*
ac|ne|gen|ic [ˌæknɪˈdʒenɪk] *adj*: Akne verursachend *oder* auslösend, aknegen
ac|ne|i|form [ækˈneɪɪfɔːrm] *adj*: Akne ähnlich, akneförmig, akniform
ac|ne|mia [ækˈniːmiːə] *noun*: Waden(muskel)atrophie *f*, Aknemie *f*
ac|ni|tis [ækˈnaɪtɪs] *noun*: Barthélemy-Krankheit *f*, Aknitis *f*, Acnitis *f*
ACO *Abk.*: adriamycin, cyclophosphamide, Oncovin
ac|o|as|ma [ækəʊˈæzmə] *noun*: →*acousma*
ac|o|can|ther|in [ækəʊˈkænθərɪn] *noun*: Ouabain *nt*, g-Strophanthin *nt*
A|co|kan|the|ra [ækəʊˈˈkænθəˈrə] *noun*: Acokanthera *f*
a|co|mia [əˈkɔːmɪə] *noun*: Alopecia *f*, Alopezie *f*
a|con|i|tase [əˈkɑnɪteɪs] *noun*: Aconitase *f*, Aconitathydratase *f*
a|con|i|tine [əˈkɑnətiːn, -tɪn] *noun*: Akonitin *nt*, Aconitin *nt*
ac|on|u|re|sis [ækənjəˈriːsɪs] *noun*: unwillkürlicher Harnabgang *m*
a|cor [ˈækɔːr] *noun*: **1.** Säuregrad *m*, -gehalt *m*, Azidität *f*, Acidität *f* **2.** Säure *f*, Schärfe *f*
a|co|rea [ækəˈrɪə] *noun*: Akorie *f*
a|co|ria [əˈkɔːrɪə] *noun*: Akorie *f*
a|cor|tan [əˈkɔːrtæn] *noun*: Kortikotropin *nt*, -trophin *nt*, Corticotrophin *nt*, (adreno-)corticotropes Hormon *nt*, Adrenokortikotropin *nt*
a|cou|asm [əˈkuːæzəm, ˈækuː-] *noun*: →*acousma*
a|cous|ma [əˈkuːzmə] *noun, plura* **-mas, -ma|ta** [-mətə]: Akoasma *nt*
a|cous|mat|am|ne|sia [əˌkuːzmætæmˈniːʒ(ɪ)ə] *noun*: Akusmatamnesie *f*
a|cous|tic [əˈkuːstɪk] *adj*: das Gehör betreffend, mit dem Gehör wahrnehmbar; den Schall betreffend, akustisch
a|cous|ti|cal [əˈkuːstɪkl] *adj*: →*acoustic*
a|cous|ti|co|fa|cial [əˌkuːstɪkəʊˈfeɪʃl] *adj*: akustikofazial
a|cous|ti|co|pho|bia [əˌkuːstɪkəʊˈfəʊbɪə] *noun*: Akustikophobie *f*
a|cous|tics [əˈkuːstɪks] *plural*: Akustik *f*
ACP *Abk.*: **1.** acid cell phosphatase **2.** acid phosphatase **3.** acyl carrier protein **4.** amorphous calcium phosphate
ACP-acyltransferase *noun*: ACP-Acyltransferase *f*
AcPh *Abk.*: acid phosphatase
ACP-malonyltransferase *noun*: ACP-Malonyltransferase *f*
ACPP *Abk.*: adrenocorticopolypeptide
ACPS *Abk.*: **1.** acrocephalopolysyndactyly **2.** acrocephalosyndactyly
ac|quire [əˈkwaɪər] *vt*: **1.** erwerben, bekommen; erlangen, erreichen, gewinnen **2.** (*Wissen*) (er-)lernen, erwerben
ac|quired [əˈkwaɪərd] *adj*: erworben, sekundär
ac|qui|si|tion [ˌækwəˈzɪʃn] *noun*: **1.** Erwerb *m*, Anschaffung *f* **2.** (*Wissen*) Erlernen *nt*, Erfassen *nt*, Aneignung *f*
ac|rag|no|sis [ˌækrægˈnəʊsɪs] *noun*: →*acroagnosis*
ac|ral [ˈækrəl] *adj*: die Akren betreffend, akral
a|cra|nia [eɪˈkreɪnɪə] *noun*: Akranie *f*, Acranie *f*
a|cra|ni|al [eɪˈkreɪnɪəl] *adj*: Akranie betreffend, ohne Schädel, schädellos, acranial, akranial
a|cra|ni|us [eɪˈkreɪnɪəs] *noun*: Akranius *m*, Acranius *m*
a|crat|u|re|sis [eɪˌkrætəˈriːsɪs] *noun*: erschwerte Miktion *f*
Ac|re|mo|ni|el|la [ˌækrɪˌməʊnɪˈelə] *plural*: Acremoniella *pl*
ac|re|mo|ni|o|sis [ˌækrɪˌməʊnɪˈəʊsɪs] *noun*: Acremonium-Infektion *f*, Akremoniose *f*, Acremoniose *f*, Cephalosporiose *f*
Ac|re|mo|ni|um [ˌækrɪˈməʊnɪəm] *noun*: Acremonium *nt*
Acremonium kiliense: Acremonium kiliense, Cephalosporium falciforme
ac|rid [ˈækrɪd] *adj*: scharf, beißend, reizend
ac|ri|din [ˈækrədɪn] *noun*: Akridin *nt*, Acridin *nt*
ac|ri|dine [ˈækrədiːn] *noun*: Akridin *nt*, Acridin *nt*
ac|ri|mo|ny [ˈækrəməʊniː] *noun*: Bitterkeit *f*, Schärfe *f*
a|cri|ni|a [eɪˈkrəniːəl] *noun*: Akrinie *f*
a|crit|o|chro|ma|cy [əˌkrɪtəʊˈkrəʊməsiː] *noun*: (totale) Farbenblindheit *f*, Einfarbensehen *nt*, Monochromasie *f*, Achromatopsie *f*
ac|ro|aes|the|sia [ˌækrəʊesˈθiːʒ(ɪ)ə, -zɪə] *noun*: (*brit.*) →*acroesthesia*
ac|ro|ag|no|sis [ˌækrəʊægˈnəʊsɪs] *noun*: Akroagnosie *f*
ac|ro|an|aes|the|sia [ˌækrəʊˌænɪsˈθiːʒə] *noun*: (*brit.*) →*acroanesthesia*
ac|ro|an|es|the|sia [ˌækrəʊˌænɪsˈθiːʒə] *noun*: Akroanästhesie *f*
ac|ro|ar|thri|tis [ˌækrəʊɑːrˈθraɪtɪs] *noun*: Gelenkentzündung/Arthritis *f* einer Extremität
ac|ro|as|phyx|i|a [ˌækrəʊæˈsfɪksɪə, -kʃə] *noun*: Akrozyanose *f*
chronic hypertrophic acroasphyxia: Cassirer-Syndrom *nt*
ac|ro|blast [ˈækrəʊblæst] *noun*: Akroblast *nt*
ac|ro|brach|y|ceph|a|ly [ˌækrəʊˌbrækɪˈsefəliː] *noun*: Akrobrachyzephalie *f*
ac|ro|bys|ti|o|lith [ˌækrəʊˈbɪstɪəlɪθ] *noun*: Vorhaut-, Präputialstein *m*, Postholith *m*, Balanolith *m*, Smegmolith *m*
ac|ro|bys|ti|tis [ˌækrəʊbɪsˈtaɪtɪs] *noun*: Vorhautentzündung *f*, Posthitis *f*
ac|ro|cen|tric [ˌækrəʊˈsentrɪk] *adj*: akrozentrisch
ac|ro|ce|pha|li|a [ˌækrəʊsɪˈfeɪljə] *noun*: Spitz-, Turmschädel *m*, Akrozephalie *f*, Oxyzephalie *f*, Hypsizephalie *f*, Turrizephalie *f*
ac|ro|ce|phal|ic [ˌækrəʊsɪˈfælɪk] *adj*: Akrozephalie betreffend, akrozephal, spitzschädelig, turmschädelig, oxyzephal, turrizephal, hypsizephal
ac|ro|ceph|a|lo|pol|y|syn|dac|ty|ly [ˌækrəʊˌsefələʊˌpɑlɪsɪnˈdæktəliː] *noun*: Akrozephalopolysyndaktylie *f*
acrocephalopolysyndactyly I: Noack-Syndrom *nt*
acrocephalopolysyndactyly II: Carpenter-Syndrom *nt*
acrocephalopolysyndactyly III: Sakati-Nyhan-Syndrom *nt*
acrocephalopolysyndactyly IV: Goodman-Syndrom *nt*
ac|ro|ceph|a|lo|syn|dac|tyl|ia [ˌækrəʊˌsefələʊˌsɪndækˈtiːlɪə] *noun*: Apert-Syndrom *nt*
ac|ro|ceph|a|lo|syn|dac|tyl|ism [ˌækrəʊˌsefələʊsɪnˈdæktəlɪzəm] *noun*: Akrozephalosyndaktylie *f*
ac|ro|ceph|a|lo|syn|dac|ty|ly [ˌækrəʊˌsefələʊsɪnˈdæktəliː] *noun*: Akrozephalosyndaktylie *f*
Pfeiffer type acrocephalosyndactyly: Noack-Syndrom *nt*
acrocephalosyndactyly type IIa: Akrozephalosyndaktylie Typ IIa, Apert-Crouzon-Syndrom *nt*
acrocephalosyndactyly type III: Akrozephalosyndaktylie III, Chotzen-Syndrom *nt*, Chotzen-Saethre-Syndrom *nt*, Saethre-Chotzen-Syndrom *nt*
acrocephalosyndactyly type IV: (Klein-)Waardenburg-Syndrom *nt*
acrocephalosyndactyly type V: Akrozephalosyndaktylie V, Pfeiffer-Syndrom *nt*
ac|ro|ceph|a|lous [ˌækrəʊˈsefələs] *adj*: Akrozephalie betreffend, akrozephal, spitzschädelig, turmschädelig, oxyzephal, turrizephal, hypsizephal

A

ac|ro|ceph|a|ly [ˌækrəʊ'sefəliː] *noun*: Spitz-, Turmschädel *m*, Akrozephalie *f*, Oxyzephalie *f*, Hypsizephalie *f*, Turrizephalie *f*
ac|ro|chor|don [ˌækrəʊ'kɔːrdən] *noun*: Akrochordon *nt*
ac|ro|ci|ne|sis [ˌækrəʊsɪ'niːsɪs, -saɪ-] *noun*: pathologische/übermäßige Beweglichkeit *f*
ac|ro|con|trac|ture [ˌækrəʊkən'træktʃər] *noun*: Extremitätenkontraktur *f*
ac|ro|cy|a|no|sis [ˌækrəʊˌsaɪə'nəʊsɪs] *noun*: Akrozyanose *f*
ac|ro|cy|a|not|ic [ˌækrəʊˌsaɪə'nɑtɪk] *adj*: Akrozyanose betreffend, akrozyanotisch
ac|ro|der|ma|tit|ic [ˌækrəʊˌdɜrmə'tɪtɪk] *adj*: Akrodermatitis betreffend, akrodermatitisch, acrodermatitisch
ac|ro|der|ma|ti|tis [ˌækrəʊˌdɜrmə'taɪtɪs] *noun*: Akrodermatitis *f*
acrodermatitis chronica atrophicans: Acrodermatitis chronica atrophicans, Herxheimer-Krankheit *f*, Pick-Herxheimer-Krankheit *f*, Morbus Herxheimer, Akrodermatitis chronica atrophicans, Akrodermatitis atrophicans Herxheimer, Dermatitis atrophicans chronica progressiva, Atrophia cutis idiopathica
enteropathic acrodermatitis: Akrodermatitis enteropathica
Hallopeau's acrodermatitis: Hallopeau-Krankheit *f*, Hallopeau-Eiterflechte *f*, Akrodermatitis suppurativa continua
infantile acrodermatitis: Gianotti-Crosti-Syndrom *nt*, infantile papulöse Akrodermatitis *f*, Akrodermatitis papulosa eruptiva infantilis
infantile papular acrodermatitis: →*infantile acrodermatitis*
papular acrodermatitis of childhood: →*infantile acrodermatitis*
ac|ro|der|ma|to|sis [ˌækrəʊˌdɜrmə'təʊsɪs] *noun, plural* **-ses** [-siːz]: Akrodermatose *f*
ac|ro|do|li|i|cho|me|lia [ˌækrəʊˌdɑlɪkəʊ'miːlɪə] *noun*: Akrodolichomelie *f*
ac|ro|dont ['ækrəʊdɑnt] *noun*: Akrodont *m*
ac|ro|dyn|i|a [ˌækrəʊ'diːnɪə] *noun*: Feer-Krankheit *f*, Rosakrankheit *f*, vegetative Neurose *f* der Kleinkinder, Swift-Syndrom *nt*, Selter-Swift-Feer-Krankheit *f*, Feer-Selter-Swift-Krankheit *f*, Akrodynie *f*, Acrodynia *f*
ac|ro|dys|pla|sia [ˌækrəʊdɪs'pleɪʒ(ɪ)ə, -zɪə] *noun*: Akrozephalosyndaktylie *f*
ac|ro|e|de|ma [ˌækrəʊɪ'diːmə] *noun*: Akrenödem *nt*
ac|ro|es|the|sia [ˌækrəʊes'θiːʒ(ɪ)ə, -zɪə] *noun*: **1.** erhöhte Empfindlichkeit *f* der Extremitäten **2.** Extremitätenschmerz *m*, Akroästhesie *f*
ac|rog|no|sis [ˌækrɑg'nəʊsɪs] *noun*: Akrognosie *f*
ac|ro|hy|po|ther|my [ˌækrəˌhaɪpə'θɜrmiː] *noun*: Akrohypothermie *f*
ac|ro|ker|a|to|e|las|toi|do|sis [ˌækrəʊkerəˌtəɪˌlæstɔɪ'dəʊsɪs] *noun*: Akrokeratoelastoidose *f*, Acrokeratoelastoidosis *f*
ac|ro|ker|a|to|sis [ˌækrəʊˌkerə'təʊsɪs] *noun*: Akrokeratose *f*
paraneoplastic acrokeratosis: Bazex-Syndrom *nt*, Akrokeratose Bazex *f*, Akrokeratosis paraneoplastica
acrokeratosis verruciformis: Akrokeratosis verruciformis, Hopf-Syndrom *nt*, Hopf-Keratose *f*
ac|ro|ker|a|tot|ic [ˌækrəʊˌkerə'tɑtɪk] *adj*: Akrokeratose betreffend, akrokeratotisch
ac|ro|ki|ne|sia [ˌækrəʊkɪ'niːʒ(ɪ)ə, -zɪə, -kaɪ-] *noun*: →*acrocinesis*
a|cro|le|in [ə'krəʊlɪɪn] *noun*: Acrolein *nt*, Akrolein *nt*, Acrylaldehyd *m*, Allylaldehyd *m*
ac|ro|mac|ri|a [ˌækrə'mækrɪə] *noun*: Achard-Marfan-Syndrom *nt*, Arachnodaktylie *f*, Dolichostenomelie *f*, Marfan-Syndrom *nt*, Spinnenfingrigkeit *f*
ac|ro|mas|ti|tis [ˌækrəmæ'staɪtɪs] *noun*: Brustwarzenentzündung *f*
ac|ro|me|ga|lia [ˌækrəmɪ'geɪljə] *noun*: →*acromegaly*
ac|ro|me|gal|ic [ˌækrəmɪ'gælɪk] *adj*: Akromegalie betreffend, akromegal
ac|ro|meg|a|lo|gi|gan|tism [ˌækrəˌmegələʊdʒaɪ'gæntɪzəm, -'dʒaɪgænt-] *noun*: Akromegalogigantismus *m*
ac|ro|meg|a|loid [ˌækrəʊ'megəlɔɪd] *adj*: einer Akromegalie ähnlich, akromegaloid
ac|ro|meg|a|ly [ækrə'megəliː] *noun*: Akromegalie *f*, Marie-Krankheit *f*, Marie-Syndrom *nt*
ac|ro|me|lal|gia [ˌækrəmɪ'lældʒ(ɪ)ə] *noun*: Gerhardt-Syndrom *nt*, Mitchell-Gerhardt-Syndrom *nt*, Weir-Mitchell-Krankheit *f*, Akromelalgie *f*, Erythromelalgie *f*, Erythralgie *f*, Erythermalgie *f*
ac|ro|mel|ic [ˌækrə'miːlɪk] *adj*: Gliedmaßenende betreffend
acromi- *präf.*: Akromio-
a|cro|mi|al [ə'krəʊmɪəl] *adj*: Akromion betreffend, akromial
ac|ro|mic|ri|a [ˌækrəʊ'mɪkrɪə] *noun*: Akromikrie *f*
acromio- *präf.*: Akromio-
a|cro|mi|o|cla|vic|u|lar [əˌkrəʊmɪəʊklə'vɪkjələr] *adj*: Akromion und Schlüsselbein/Klavikula betreffend, akromioklavikular
a|cro|mi|o|cor|a|coid [əˌkrəʊmɪəʊ'kɔːrəˌkɔɪd, -'kɑr-] *adj*: Processus coracoideus und Akromion betreffend, korakoakromial
a|cro|mi|o|hu|mer|al [əˌkrəʊmɪəʊ'(h)juːmərəl] *adj*: Akromion und Oberarmknochen/Humerus betreffend, akromiohumeral
a|cro|mi|on [ə'krəʊmɪən] *noun, plural* **-mi|a** [-mɪə]: Akromion *nt* **above the acromion** über dem Akromion (liegend) **below the acromion** unter dem Akromion (liegend)
ac|ro|mi|on|ec|to|my [əˌkrəʊmɪəʊ'nektəmiː] *noun*: Akromionresektion *f*, Akromionektomie *f*
a|cro|mi|o|scap|u|lar [əˌkrəʊmɪəʊ'skæpjələr] *adj*: Akromion und Schulterblatt betreffend, akromioskapular
a|cro|mi|o|tho|rac|ic [əˌkrəʊmɪəʊθɔː'ræsɪk, -θə-] *adj*: Akromion und Brust(korb)/Thorax betreffend, akromiothorakal
ac|ro|neu|ro|sis [ˌækrəʊˌnʊ'rəʊsɪs] *noun*: Akroneurose *f*
ac|ro|neu|rot|ic [ˌækrəʊˌnʊ'rɑtɪk] *adj*: Akroneurose betreffend, sie bedingt, akroneurotisch
acro-oedema *noun*: (*brit.*) →*acroedema*
acro-osteolysis *noun*: Akroosteolyse *f*
ac|ro|pach|y ['ækrəʊpækɪ, ə'krɑpəkiː] *noun*: Akropachie *f*
ac|ro|pach|y|der|ma [ˌækrəʊˌpækɪ'dɜrmə] *noun*: Pachyakrie *f*
acropachyderma with pachyperiostitis: Pachydermoperiostose *f*, Touraine-Solente-Golé-Syndrom *nt*, familiäre Pachydermoperiostose *f*, idiopathische hypertrophische Osteoarthropathie *f*, Akropachydermie *f* mit Pachydermoperiostose, Hyperostosis generalisata mit Pachydermie
ac|ro|par|aes|the|sia [ˌækrəʊˌpærəs'θiːʒ(ɪ)ə] *noun*: (*brit.*) →*acroparesthesia*
ac|ro|pa|ral|y|sis [ˌækrəʊpə'rælɪsɪs] *noun*: Extremitätenlähmung *f*, Akroparalyse *f*
ac|ro|par|es|the|sia [ˌækrəʊˌpærəs'θiːʒ(ɪ)ə] *noun*: Akroparästhesie *f*
a|crop|a|thy [ə'krɑpəθiː] *noun*: Extremitätenerkrankung *f*
ac|ro|pho|bi|a [ˌækrə'fəʊbɪə] *noun*: Höhenangst *f*, Akrophobie *f*

A

ac|ro|pho|bic [ˌækrəˈfəʊbɪk] *adj*: Akrophobie betreffend, akrophob
ac|ro|pos|thi|tis [[ˌækrəʊpɑsˈθaɪtɪs] *noun*: →*acrobystitis*
ac|ro|scle|ro|der|ma [ˌækrəʊˌsklɪərəˈdɜrmə, -ˌskler-] *noun*: Akrosklerodermie *f*
ac|ro|scle|ro|sis [ˌækrəʊsklɪˈrəʊsɪs] *noun*: Akrosklerose *f*, Akrosklerodermie *f*, Acrosclerosis *f*
ac|ro|scle|rot|ic [ˌækrəʊsklɪˈrɑtɪk] *adj*: Akrosklerose betreffend, akrosklerotisch
ac|ro|so|mal [ˈækrəʊˈsəʊml] *adj*: Akrosom betreffend, akrosomal
ac|ro|some [ˈækrəʊsəʊm] *noun*: (*Spermium*) Kopfkappe *f*, Akrosom *nt*
ac|ro|sphe|no|syn|dac|tyl|ia [ækrəʊˌsfiːnəʊsɪndækˈtiːlɪə] *noun*: Akrozephalosyndaktylie *f*
ac|ro|syn|dac|ty|ly [ækrəʊsɪnˈdæktəliː] *noun*: Akrosyndaktylie *f*
ac|ro|ter|ic [ækrəʊˈterɪk] *adj*: die Akren betreffend, akral
a|crot|ic [əˈkrɑtɪk] *adj*: pulslos, akrot
ac|ro|tism [ˈækrətɪzəm] *noun*: Pulslosigkeit *f*, Akrotie *f*, Akrotismus *m*
ac|ro|troph|o|dyn|ia [ˌækrəʊˌtrɑfəˈdiːnɪə, -ˌtrəʊ-] *noun*: Akrotrophodynie *f*
ac|ro|troph|o|neu|ro|sis [ækrəʊˌtrɑfəˌnʊˈrəʊsɪs] *noun*: Akrotrophoneurose *f*
ac|ro|troph|o|neu|rot|ic [ækrəʊˌtrɑfəˌnʊˈrɑtɪk] *adj*: Akrotrophoneurose betreffend, akrotrophoneurotisch
ac|ryl|al|de|hyde [ˌækrɪlˈældəhaɪd] *noun*: Akrolein *nt*, Acrolein *nt*, Acryl-, Allylaldehyd *m*
a|cryl|a|mide [əˈkrɪləmaɪd] *noun*: Akrylamid *nt*, Acrylamid *nt*
ac|ryl|ate [ˈækrɪleɪt] *noun*: Acrylat *nt*, Akrylat *nt*
a|cryl|ic [əˈkrɪlɪk] *adj*: Acrylat betreffend, Acrylat-, Acryl-
ac|ryl|o|ni|trile [ˌækrɪləʊˈnaɪtrɪl] *noun*: Acrylnitril *nt*
ACS *Abk.*: **1.** acute confusional state **2.** antireticular cytotoxic serum **3.** automated catheterization system
7-ACS *Abk.*: 7-amino-cephalosporanic acid
act [ækt]: **I** *noun* Tat *f*, Handeln *nt*, Handlung *f*, Maßnahme *f*, Schritt *m*, Tun *nt*, Tätigkeit *f* **II** *vi* handeln, Maßnahmen ergreifen; tätig sein, wirken **act as** dienen/fungieren als
  act on *vi* (*chem., techn.*) (ein-)wirken auf
  emotional act: Affekthandlung *f*
  obsessional act: Zwangshandlung *f*
  obsessive act: Zwangshandlung *f*
  reflex act: Reflexhandlung *f*
  sex act: Sexualverkehr *m*, Geschlechtsverkehr *m*, Geschlechtsakt *m*, Beischlaf *m*, Koitus *m*, Coitus *m*
  sexual act: →*sex act*
ACT *Abk.*: **1.** accelerated clotting time **2.** activated clotting time **3.** activated coagulation time **4.** anticoagulant therapy
ACTA *Abk.*: automatic computerized transverse axial tomography
Act-D *Abk.*: actinomycin D
ACTH *Abk.*: adrenocorticotropic hormone
ACTH-RF *Abk.*: adrenocorticotropic hormone releasing factor
ac|ti|di|one [æktəˈdaɪəʊn] *noun*: Cycloheximid *nt*, Actidion *nt*
ac|tin [ˈæktn] *noun*: Aktin *nt*, Actin *nt*
  fibrous actin: fibrilläres Aktin *nt*, F-Aktin *nt*
  globular actin: globuläres Aktin *nt*, G-Aktin *nt*
actin- *präf.*: Strahl(en)-, Aktino-, Actino-
ac|tin|ic [ækˈtɪnɪk] *adj*: Strahlen/Strahlung betreffend, durch Strahlen/Strahlung bedingt, aktinisch
ac|ti|nic|i|ty [æktəˈnɪsətiː] *noun*: →*actinism*
ac|tin|i|form [ækˈtɪnəfɔːrm] *adj*: strahlenförmig; ausstrahlend
ac|ti|nin [ˈæktənɪn] *noun*: Aktinin *nt*
ac|ti|nism [ˈæktənɪzəm] *noun*: Lichtstrahlenwirkung *f*, Aktinität *f*
ac|tin|i|um [ækˈtɪnɪəm] *noun*: Aktinium *nt*, Actinium *nt*
actino- *präf.*: Strahl(en)-, Aktino-, Actino-
Ac|ti|no|ba|cil|lus [ˌæktɪnəʊbəˈsɪləs] *noun*: Aktinobazillus *m*, Actinobacillus *m*
  Actinobacillus actinomycetemcomitans: Actinobacillus actinomycetemcomitans
  Actinobacillus mallei: Actinobacillus/Malleomyces/Pseudomonas mallei
  Actinobacillus pseudomallei: Actinobacillus/Malleomyces/Pseudomonas pseudomallei
  Actinobacillus whitmori: →*Actinobacillus pseudomallei*
ac|ti|no|bi|fi|da [ˌæktɪnəʊˈbɪfɪdə] *plural*: Actinobifida *pl*
ac|ti|no|chem|is|try [ˌæktɪnəʊˈkeməstriː] *noun*: Photochemie *f*
ac|ti|no|cu|ti|tis [ˌæktɪnəʊkjuːˈtaɪtɪs] *noun*: Strahlendermatitis *f*, aktinische Dermatitis *f*
ac|ti|no|der|ma|tit|ic [ˌæktɪnəʊˌdɜrməˈtɪtɪk] *adj*: Aktinodermatitis betreffend, aktinodermatitisch
ac|ti|no|der|ma|ti|tis [ˌæktɪnəʊˌdɜrməˈtaɪtɪs] *noun*: Aktinodermatitis *f*, Aktinodermatose *f*
ac|tin|o|graph [ækˈtɪnəgræf] *noun*: Aktinograph *m*, Aktinograf *m*
Ac|ti|no|mad|u|ra [ˌæktɪnəʊˈmædʒərə] *noun*: Actinomadura *f*
  Actinomadura madurae: Actinomadura/Nocardia madurae
  Actinomadura pelletierii: Actinomadura pelletierii
ac|ti|nom|e|ter [æktəˈnɑmɪtər] *noun*: Aktinometer *nt*
ac|ti|no|met|ric [ˌæktənɑˈmetrɪk] *adj*: Aktinometer betreffend, aktinometrisch
ac|ti|nom|e|try [æktəˈnɑmətriː] *noun*: Strahlungsmessung *f*, Aktinometrie *f*
ac|ti|no|my|ce|li|al [ˌæktɪnəʊmaɪˈsiːlɪəl] *adj*: **1.** Aktinomyzetenmyzel betreffend **2.** Aktinomyzet(en) betreffend, Aktinomyzeten-
Ac|ti|no|my|ces [ˌæktɪnəʊˈmaɪsiːz] *noun*: Actinomyces *m*
  Actinomyces bovis: Actinomyces bovis
  Actinomyces israelii: Strahlenpilz *m*, Actinomyces israelii
  Actinomyces muris: Streptobacillus moniliformis
  Actinomyces muris-ratti: Streptobacillus moniliformis
  Actinomyces naeslundii: Actinomyces naeslundii
  Actinomyces odontolyticus: Actinomyces odontolyticus
  Actinomyces viscosus: Actinomyces viscosus
Ac|ti|no|my|ce|ta|ce|ae [ˌæktɪnəʊˌmaɪsəˈteɪsiːiː] *plural*: Actinomycetaceae *pl*
Ac|ti|no|my|ce|ta|les [ˌæktɪnəʊˌmaɪsəˈteɪliːz] *plural*: Actinomycetales *pl*
ac|ti|no|my|cete [ˌæktɪnəʊˈmaɪsiːt] *noun*: →*Actinomyces*
ac|ti|no|my|ce|tic [ˌæktɪnəʊmaɪˈsiːtɪk] *adj*: Aktinomyzet(en) betreffend, Aktinomyzeten-
ac|ti|no|my|ce|tin [ˌæktɪnəʊmaɪˈsiːtn] *noun*: Aktinomyzetin *nt*
ac|ti|no|my|ce|to|ma [ˌæktɪnəʊˌmaɪsəˈtəʊmə] *noun*: Aktinomyzetom *nt*
ac|ti|no|my|cin [ˌæktɪnəʊˈmaɪsn] *noun*: Aktinomyzin *nt*, Actinomycin *nt*
  actinomycin C: Actinomycin C *nt*, Cactinomycin *nt*
  actinomycin D: Aktinomyzin D *nt*, Dactinomycin *nt*
ac|ti|no|my|co|ma [ˌæktɪnəʊmaɪˈkəʊmə] *noun*: Aktino-

A

mykom *nt*
ac|ti|no|my|co|sis [ˌæktɪnəʊmaɪˈkəʊsɪs] *noun*: Strahlenpilzkrankheit *f*, Aktinomykose *f*, Actinomycosis *f*
abdominal actinomycosis: abdominale Aktinomykose *f*
cervicofacial actinomycosis: zervikofaziale Aktinomykose *f*
intestinal actinomycosis: Darmaktinomykose *f*
pelvic actinomycosis: Beckenaktinomykose *f*
pulmonary actinomycosis: Lungenaktinomykose *f*
thoracic actinomycosis: thorakale Aktinomykose *f*
ac|ti|no|my|cot|ic [ˌæktɪnəʊmaɪˈkɑtɪk] *adj*: Aktinomykose betreffend, aktinomykotisch
ac|ti|no|neu|ri|tis [ˌæktɪnəʊnʊˈraɪtɪs] *noun*: Strahlenneuritis *f*
ac|tin|o|phage [ækˈtɪnəfeɪdʒ] *noun*: Aktinophage *m*
ac|ti|no|phy|to|sis [ˌæktɪnəʊfaɪˈtəʊsɪs] *noun*: **1.** →*actinomycosis* **2.** Nokardieninfektion *f*, Nokardiose *f*, Nocardiosis *f* **3.** Botryomykose *f*, Botryomykom *nt*, Botryomykosis *f*, Granuloma pediculatum
ac|ti|no|ther|a|peu|tics [ˌæktɪnəʊˌθerəˈpjuːtɪks] *plural*: Bestrahlung *f*, Bestrahlungsbehandlung *f*
ac|ti|no|ther|a|py [ˌæktɪnəʊˈθerəpiː] *noun*: Bestrahlung *f*, Bestrahlungsbehandlung *f*
ac|tion [ˈækʃn] *noun*: **1.** Handeln *nt*, Handlung *f*, Maßnahme(n *pl*) *f*, Aktion *f* **2.** (*physiolog.*) Tätigkeit *f*, Funktion *f* **3.** (*chem., techn.*) (Ein-)Wirkung *f*, Wirksamkeit *f* (*on* auf); Vorgang *m*, Prozess *m* **in action** in (voller) Aktion
buffer action: Pufferwirkung *f*
capillary action: Kapillarität *f*, Kapillarwirkung *f*
disordered action of the heart: Effort-Syndrom *nt*, DaCosta-Syndrom *nt*, neurozirkulatorische Asthenie *f*, Soldatenherz *nt*, Phrenikokardie *f*
drug action: Pharmakodynamik *f*
gene action: Genwirkung *f*
genic action: Genwirkung *f*
action of the heart: Herztätigkeit *f*, -funktion *f*
hinge action: Scharnierbewegung *f*
respiratory pump action: Thoraxpumpe *f*
specific dynamic action: spezifisch-dynamische Wirkung *f*
ac|ti|va|ble [ˈæktɪvəbl] *adj*: aktivierbar
ac|ti|vate [ˈæktɪveɪt] *vt*: **1.** (*a. chem.*) aktivieren, anregen **2.** (*physik.*) radioaktiv machen, aktivieren **3.** (*techn.*) in Betrieb setzen, aktivieren
ac|ti|vat|ed [ˈæktəveɪtɪd] *adj*: angeregt; aktiv
ac|ti|va|tion [ˌæktɪˈveɪʃn] *noun*: Aktivierung *f*, Anregung *f*
amino acid activation: Aminosäureaktivierung *f*
complement activation: Komplementaktivierung *f*
covalent activation: kovalente Aktivierung *f*
fatty acid activation: Fettsäureaktivierung *f*
gene activation: Genaktivierung *f*
genome activation: Genomaktivierung *f*
metabolic activation: metabolische Aktivierung *f*
neutron activation: Neutronenaktivierungsanalyse *f*
ac|ti|va|tor [ˈæktəveɪtər] *noun*: Aktivator *m*
functional activator: Aktivator *m*, Aktivator *m* nach Andresen und Häupl
plasminogen activators: Plasminogenaktivatoren *pl*
prothrombin activator: Thrombokinase *f*, Thromboplastin *nt*, Prothrombinaktivator *m*
recombined tissue plasminogen activator: Alteplase *f*
tissue plasminogen activator: Gewebsplasminogenaktivator *m*
ac|tive [ˈæktɪv] *adj*: **1.** aktiv, wirksam, wirkend **be active against** wirksam sein/helfen gegen **2.** aktiv, tätig; rege, lebhaft
ac|tiv|i|ty [ækˈtɪvətiː] *noun*: **1.** (*a. physiolog.*) Tätigkeit *f*, Betätigung *f*, Aktivität *f* **2.** (*pharmakol., biolog.*) Wirkung *f*; (*a. chem., physik.*) Aktivität *f*, Wirksamkeit *f*
ATPase activity: ATPase-Aktivität *f*
cardiac activity: Herztätigkeit *f*
cerebral activity: (Ge-)Hirntätigkeit *f*
displacement activity: Übersprungshandlung *f*
enzyme activity: Enzymaktivität *f*
estrogen-receptor activity: Östrogen-, Estrogenrezeptorbindungskapazität *f*
gene activity: Gentätigkeit *f*, -aktivität *f*
activity of the heart: Herztätigkeit *f*
insulin-like activity: →*nonsuppressible insulin-like activity*
intrinsic sympathomimetic activity: intrinsische sympathomimetische Aktivität *f*
mental activity: geistige Aktivität *f*
metabolic activity: Stoffwechsel *m*, Metabolismus *m*
method for thyroid activity: Schilddrüsenfunktionstest *m*, -analyse *f*
molar activity: Wechselzahl *f*
molecular activity: →*molar activity*
nonsuppressible insulin-like activity: insulinähnliche Wachstumsfaktoren *pl*, insulin-like growth factors *pl*, insulinähnliche Aktivität *f*
oestrogen-receptor activity: (*brit.*) →*estrogen-receptor activity*
optical activity: optische Aktivität *f*
plasma renin activity: Plasmareninaktivität *f*
post-heparin lipolytic activity: Heparinklärfaktor *m*
progesterone receptor activity: Progesteronrezeptorbindungskapazität *f*
resting activity: Ruheaktivität *f*
specific activity: spezifische Aktivität *f*
ACTN *Abk.*: adrenocorticotrophin
ac|to|my|o|sin [ˌæktəˈmaɪəsɪn] *noun*: Aktomyosin *nt*, Actomyosin *nt*
platelet actomyosin: Thrombasthenin *nt*, Plättchenaktomyosin *nt*
ACTP *Abk.*: adrenocorticotrophic polypeptide
ACU *Abk.*: antibody concentration unit
a|cu|i|ty [əˈkjuːətiː] *noun*: **1.** Schärfe *f*, Klarheit *f*; Scharfsinn *m*, Klugheit *f* **2.** Sehschärfe *f*, Visus *m*
corrected visual acuity: Visus cum correctione
unaided acuity: Rohvisus *m*
unaided visual acuity: Visus sine correctione, Visus naturalis
visual acuity: Sehschärfe *f*, Visus *m*
a|cu|le|ate [əˈkjuːlɪɪt, -lɪeɪt] *adj*: →*acuminate*
a|cu|mi|nate [əˈkjuːmənɪt, -neɪt] *adj*: spitz, zugespitzt
ac|u|pres|sure [ˈækjʊpreʃər] *noun*: Akupressur *f*
ac|u|punc|ture [ˈækjʊpʌŋktʃər]: **I** *noun* Akupunktur *f* **II** *vt* akupunktieren
a|cute [əˈkjuːt] *adj*: **1.** akut, plötzlich einsetzend; schnell/kurz verlaufend, Akut- **2.** (*Schmerz*) scharf, stechend
ac|u|te|nac|u|lum [ˌækjuːtəˈnækjələm] *noun*: Nadelhalter *m*
a|cute|ness [əˈkjuːtnəs] *noun*: **1.** (*Krankheit*) akutes Stadium *nt*, Heftigkeit *f*, Akutsein *nt* **2.** (*Schmerz*) Intensität *f*, Schärfe *f*
acuteness of hearing: Hörschärfe *f*
acuteness of sight: Sehschärfe *f*
ACV *Abk.*: acyclovir
ACVB *Abk.*: aorto-coronary venous bypass
a|cy|a|not|ic [eɪˌsaɪəˈnɑtɪk] *adj*: ohne Zyanose (verlaufend), azyanotisch
a|cy|clia [eɪˈsaɪklɪə] *noun*: Kreislaufstillstand *m*

al|cy|clic [eɪ'saɪklɪk, -'sɪk-] *adj*: **1.** (*chem.*) azyklisch, offenkettig; aliphatisch **2.** (*physiolog.*) nicht periodisch, azyklisch

al|cy|clo|gua|no|sine [eɪˌsaɪklə'gwɑnəsiːn] *noun*: Aciclovir *nt*, Acycloguanosin *nt*

al|cy|clo|vir [eɪ'saɪkləvɪər] *noun*: Aciclovir *nt*, Acycloguanosin *nt*

ac|yl ['æsɪl, -iːl] *noun*: Azyl-, Acyl-(Radikal *nt*)

acyl carnitine: Acylcarnitin *nt*

ac|yl|ase ['æsəleɪz] *noun*: Acylase *f*

ac|yl|ate ['æsəleɪt] *vt*: acylieren, azylieren

ac|yl|a|tion [ˌæsə'leɪʃn] *noun*: Acylierung *f*, Azylierung *f*

acyl-CoA *noun*: Acylcoenzym A *nt*, Acyl-CoA *nt*

ac|yl|glu|co|sa|mine-2-epimerase [ˌ[æsɪlgluː'kəʊsəmiːn, -mɪn] *noun*: Acylglucosamin-2-epimerase *f*

ac|yl|glyc|er|ol [æsɪl'glɪsərɑl, -rɔl] *noun*: Acylglycerin *nt*, Glycerid *nt*, Neutralfett *nt*

N-acylsphingosine [æsɪl'sfɪŋgəsiːn] *noun*: N-Acylsphingosin *nt*, Ceramid *nt*

ac|yl|trans|fer|ase [ˌæsɪl'trænsfəreɪz] *noun*: Acyltransferase *f*, Transacylase *f*

acetoacetyl-CoA acyltransferase: Acetyl-CoA-Acyltransferase *f*

acetyl-CoA acyltransferase: Acetyl-CoA-acyltransferase *f*

carnitine acyltransferase: Carnitinacyltransferase *f*

cholesterol acyltransferase: Cholesterinacyltransferase *f*

diacylglycerol acyltransferase: Diacylglycerinacyltransferase *f*

dihydroxyacetone phosphate acyltransferase: Dihydroxyacetonphosphatacyltransferase *f*

glycerol phosphate acyltransferase: Glycerinphosphatacyltransferase *f*

homoserine acyltransferase: Homoserinacyltransferase *f*

lecithin acyltransferase: →*lecithin-cholesterol acyltransferase*

lecithin-cholesterol acyltransferase: Lecithin-Cholesterin-Acyltransferase *f*, Phosphatidylcholin-Cholesterin-Acyltransferase *f*, Lezithin-Cholesterin-Acyltransferase *f*

phosphate acyltransferase: Phosphatacyltransferase *f*

phosphatidylcholine-cholesterol acyltransferase: →*lecithin-cholesterol acyltransferase*

phosphatidylcholine-sterol acyltransferase: →*lecithin-cholesterol acyltransferase*

sphingosine acyltransferase: Sphingosinacyltransferase *f*

al|cys|tia [eɪ'sɪstɪə] *noun*: kongenitale Harnblasenaplasie *f*, Acystie *f*

AD *Abk.*: **1.** alcohol dehydrogenase **2.** Alzheimer's disease **3.** antigenic determinant **4.** arteriosclerotic disease **5.** atopic dermatitis **6.** average dose

ADA *Abk.*: adenosine deaminase

a|dac|tyl|ia [eɪˌdæk'tiːlɪə] *noun*: Adaktylie *f*

a|dac|tyl|ism [eɪ'dæktɪlɪzəm] *noun*: angeborenes Fehlen *nt* von Finger(n) *oder* Zehe(n), Adaktylie *f*

a|dac|tyl|ous [eɪ'dæktɪləs] *adj*: Adaktylie betreffend, von Adaktylie betroffen, adaktyl

a|dac|tyl|y [eɪ'dæktəliː] *noun*: angeborenes Fehlen *nt* von Finger(n) *oder* Zehe(n), Adaktylie *f*

ad|a|man|tine [ˌædə'mæntiːn, -tɪn, -taɪn] *adj*: Zahnschmelz/Adamantin betreffend

ad|a|man|ti|no|blas|to|ma [ædəˌmæntɪnəʊblæs'təʊmə] *noun*: Ameloblastom *nt*, Adamantinom *nt*

ad|a|man|ti|no|car|ci|no|ma [ædəˌmæntɪnəʊˌkɑːrsə'nəʊmə] *noun*: Ameloblastosarkom *nt*

ad|a|man|ti|no|ma [ædəˌmæntɪ'nəʊmə] *noun*: Adamantinom *nt*, Ameloblastom *nt*

pituitary adamantinoma: Erdheim-Tumor *m*, Kraniopharyngeom *nt*

ad|a|man|to|blast [ˌædə'mæntəblæst, -blɑːst] *noun*: Zahnschmelzbildner *m*, Adamanto-, Amelo-, Ganoblast *m*

ad|a|man|to|blas|to|ma [ædəˌmæntəˌblæ'stəʊmə] *noun*: →*adamantinoma*

ad|a|man|to|ma [ædəmæn'təʊmə] *noun*: →*adamantinoma*

ad|a|man|to|o|don|to|ma [ædəˌmæntəʊˌəʊdɑn'təʊmə] *noun*: Odontoadamantinom *nt*, Odontoameloblastom *nt*, ameloblastisches (Fibro-)Odontom *nt*

ad|ams|ite ['ædəmzaɪt] *noun*: Diphenylaminarsinchlorid *nt*, Adamsit *nt*

a|dapt [ə'dæpt]: **I** *vt* anpassen, adaptieren (*to* an); **adapt o.s.** sich anpassen (*to* an) **II** *vi* sich anpassen (*to* an)

a|dapt|a|bil|i|ty [əˌdæptə'bɪlətiː] *noun*: Anpassungsfähigkeit *f*, -vermögen *nt* (*to* an)

a|dapt|a|ble [ə'dæptəbl] *adj*: anpassungsfähig (*to* an)

ad|ap|ta|tion [ˌædæp'teɪʃn] *noun*: Anpassung *f*, Gewöhnung *f*, Adaptation *f*, Adaption *f* (*to* an)

behavioral adaptation: Verhaltensanpassung *f*

behavioural adaptation: (*brit.*) →*behavioral adaptation*

cold adaptation: Kälteadaptation *f*

color adaptation: chromatische Adaptation *f*

colour adaptation: (*brit.*) →*color adaptation*

cone adaptation: Zapfenadaptation *f*

cross adaptation: Kreuzadaptation *f*

dark adaptation: Dunkeladaptation *f*, -anpassung *f*

enzymatic adaptation: induzierte Enzymsynthese *f*, Enzyminduktion *f*

heat adaptation: Hitzeadaptation *f*

impedance adaptation: Impedanzanpassung *f*

light adaptation: Helladaptation *f*, -anpassung *f*

light-dark adaptation: Hell-Dunkel-Adaptation *f*

local adaptation: Lokaladaptation *f*

metabolic adaptation: metabolische Anpassung/Adaptation *f*

phenotypic adaptation: phänotypische Adaptation *f*

photopic adaptation: Helladaptation *f*, -anpassung *f*

retinal adaptation: Netzhautadaptation *f*, -anpassung *f*, Empfindlichkeitsanpassung *f* der Netzhaut

scotopic adaptation: Dunkeladaptation *f*, -anpassung *f*

tolerance adaptation: Toleranzadaptation *f*

a|dapt|a|tive [ə'dæptətɪv] *adj*: auf Adaptation beruhend; anpassungsfähig, adaptiv

a|dapt|ed [ə'dæptɪd] *adj*: adaptiert

a|dapt|er [ə'dæptər] *noun*: Zwischenstück *nt*, Anschlussstück *nt*, Einsatzstück *nt*, Passstück *nt*, Adapter *m*

band adapter: Bandadapter *m*

a|dap|tion [ə'dæpʃn] *noun*: Anpassung *f*, Gewöhnung *f*, Adaptation *f*, Adaption *f* (*to* an)

a|dap|tive [ə'dæptɪv] *adj*: auf Adaptation beruhend; anpassungsfähig, adaptiv

ad|ap|tom|e|ter [æˌdəp'tɑmɪtər] *noun*: Adaptometer *nt*

ad|ap|to|met|ric [æˌdəptɑ'metrɪk] *adj*: Adaptometrie betreffend, adaptometrisch, nyktometrisch

ad|ap|tom|e|try [æˌdəp'tɑmətriː] *noun*: Adaptometrie *f*, Nyktometrie *f*

ADC *Abk.*: **1.** acidocillin **2.** AIDS dementia complex **3.** albumin, dextrose, catalase

AdC *Abk.*: adrenal cortex

ADCC *Abk.*: **1.** antibody dependent cell-mediated cytotox-

A

icity **2.** antibody dependent cellular cytotoxicity

add [æd]: I *vt* **1.** hinzurechnen, -zählen, addieren (*to* zu) **2.** hinzufügen, dazugeben (*to* zu); (*chem.*) beimengen, versetzen (*to* mit) **3.** addieren, zusammenzählen II *vi* beitragen (*to* zu)

ADD *Abk.*: attention deficit disorder

ad|dict [*n* 'ædɪkt; *v* ə'dɪkt]: I *noun* Abhängige *m/f*, Süchtige *m/f*, Suchtkranke *m/f* II *vt* jdn. süchtig machen, jdn. gewöhnen (*to* an) III *vi* süchtig machen

alcohol addict: Alkoholiker(in *f*) *m*, Alkoholsüchtige *m/f*

drug addict: **1.** Drogenabhängige *m/f*, -süchtige *m/f* **2.** Arzneimittel-, Medikamentensüchtige *m/f*

narcotic addict: Betäubungsmittelabhängige *m/f*, -süchtige *m/f*, Rauschgiftabhängige *m/f*, -süchtige *m/f*

ad|dict|ed [ə'dɪktɪd] *adj*: süchtig, abhängig (*to* von) **be/become addicted to heroin/alcohol** heroin-/alkoholabhängig sein/werden

ad|dic|tion [ə'dɪkʃn] *noun*: Sucht *f*, Abhängigkeit *f*

alcohol addiction: Alkoholismus *m*, Alkoholkrankheit *f*

drug addiction: **1.** Drogen-, Rauschgiftsucht *f* **2.** Arzneimittel-, Medikamentensucht *f*

heroin addiction: Heroinabhängigkeit *f*

morphine addiction: Morphinismus *m*

narcotic addiction: Betäubungsmittel-, Rauschgiftsucht *f*

ad|dic|tive [ə'dɪktɪv] *adj*: suchterzeugend **be addictive** süchtig machend

ad|di|son|ism ['ædɪsɑnɪzəm] *noun*: Addisonismus *m*

ad|di|tion [ə'dɪʃn] *noun*: **1.** (*mathemat.*) Addition *f*, Addierung *f*, Zusammenzählen *nt* **2.** Zusatz *m*, Ergänzung *f*, Hinzufügung *f* (*to* zu) **in addition** zusätzlich (*to* zu) **3.** (*chem.*) Beimengung *f*; (*techn.*) Zusatz *m*

vector addition: Vektoraddition *f*

ad|di|tive ['ædɪtɪv]: I *noun* Zusatz *m*, Additiv *nt* II *adj* zusätzlich, hinzukommend, additiv, Additions-

food additive: Nahrungsmittelzusatz *m*, -additiv *nt*, Lebensmittelzusatz *m*, -additiv *nt*

pharmaceutical additives: pharmazeutische Hilfsstoffe *pl*

ad|du|cent [ə'd(j)uːsənt] *adj*: zur Längsachse hinbewegend, adduzierend

ad|duct [ə'dʌkt]: I *noun* Addukt *nt* II *vt* zur Längsachse hinbewegen, adduzieren

ad|duc|tion [ə'dʌkʃn] *noun*: Hinbewegung *f* zur Längsachse, Adduktion *f*

ad|duc|tive [ə'dʌktɪv] *adj*: zur Längsachse hinbewegend, adduzierend

ad|duc|tor [ə'dʌktər] *noun*: Adduktor *m*, Adduktionsmuskel *m*, Musculus adductor

ADE *Abk.*: **1.** acute disseminated encephalitis **2.** acute disseminated encephalomyelitis **3.** audible Doppler enhancer

Ade *Abk.*: adenine

aden- *präf.*: Drüsen-, Adeno-

ad|e|nal|gia [ædɪ'næld͡ʒ(ɪ)ə] *noun*: Drüsenschmerz *m*, Drüsenschmerzen *pl*, Adenodynie *f*

ad|e|nase ['ædəneɪs] *noun*: Adenindesaminase *f*

a|den|dric [ə'dendrɪk] *adj*: ohne Dendriten, adendritisch

a|den|drit|ic [ˌæden'drɪtɪk] *adj*: ohne Dendriten, adendritisch

ad|e|nec|to|my [ˌædə'nektəmiː] *noun*: Drüsenresektion *f*, Adenektomie *f*

ad|e|nec|to|pia [ˌædənek'təʊpɪə] *noun*: ektope Drüse *f*

ad|e|nia [ə'diːnɪə] *noun*: chronische Lymphknotenvergrößerung *f*

ad|e|nic [ə'diːnɪk] *adj*: Drüse betreffend, Drüsen-

a|den|i|form [ə'denəfɔːrm, -'diːnə-] *adj*: drüsenähnlich, drüsenförmig

ad|e|nine ['ædənɪn, -niːn, -naɪn] *noun*: 6-Aminopurin *nt*, Adenin *nt*

adenine arabinoside: Vidarabin *nt*, Adenin-Arabinosid *nt*

methyl adenine: Methyladenin *nt*

flavin adenine dinucleotide: Flavinadenindinucleotid *nt*

ad|e|nit|ic [ædə'nɪtɪk] *adj*: Adenitis betreffend, adenitisch

ad|e|ni|tis [ædə'naɪtɪs] *noun*: **1.** Drüsenentzündung *f*, Adenitis *f* **2.** Lymphknotenentzündung *f*, Lymphknotenvergrößerung *f*, Lymphadenitis *f*

acute mesenteric adenitis: Masshoff-Lymphadenitis *f*, Lymphadenitis mesenterialis acuta

mesenteric adenitis: Mesenteriallymphadenitis *f*, Lymphadenitis mesenterica, Lymphadenitis mesenterialis

ad|e|ni|za|tion [ædənaɪ'zeɪʃn] *noun*: adenoide Metaplasie *f*

adeno- *präf.*: Drüsen-, Adeno-

ad|e|no|ac|an|tho|ma [ˌædənəʊˌækən'θəʊmə] *noun*: Adenoakanthom *nt*

ad|e|no|am|e|lo|blas|to|ma [ˌædənəʊˌæmələʊblæs'təʊmə] *noun*: Adenoameloblastom *nt*

ad|e|no|blast ['ædənəʊblæst] *noun*: Adenoblast *m*

ad|e|no|can|croid [ˌædənəʊ'kæŋkrɔɪd] *noun*: Adenokankroid *nt*

ad|e|no|car|ci|no|ma [ˌædənəʊˌkɑːrsə'nəʊmə] *noun*: Adenokarzinom *nt*, Adenocarcinom *nt*, Carcinoma adenomatosum

acinar adenocarcinoma: azinöses/alveoläres Adenokarzinom *nt*

acinic cell adenocarcinoma: →*acinar adenocarcinoma*

acinous adenocarcinoma: →*acinar adenocarcinoma*

alpha cell adenocarcinoma: (*Pankreas*) A-Zelladenom *nt* Alpha-Zelladenom *nt*, Alpha-Zelladenokarzinom *nt*, A-Zelladenokarzinom *nt*

alveolar adenocarcinoma: azinöses/alveoläres Adenokarzinom *nt*

beta cell adenocarcinoma: Beta-Zelladenokarzinom *nt*, B-Zelladenokarzinom *nt*

bronchiolar adenocarcinoma: bronchiolo-alveoläres Lungenkarzinom *nt*, Alveolarzellenkarzinom *nt*, Lungenadenomatose *f*, Carcinoma alveolocellulare, Carcinoma alveolare

bronchioloalveolar adenocarcinoma: →*bronchioloalveolar carcinoma*

bronchogenic adenocarcinoma: bronchogenes Adenokarzinom *nt*

broncioalveolar adenocarcinoma: bronchioalveoläres Adenokarzinom *nt*

clear cell adenocarcinoma: **1.** hypernephroides Karzinom *nt*, klarzelliges Nierenkarzinom *nt*, (maligner) Grawitz-Tumor *m*, Hypernephrom *nt* **2.** Mesonephrom *nt*

delta cell adenocarcinoma: D-Zelladenokarzinom *nt*, Delta-Zelladenokarzinom *nt*

eosinophilic cell adenocarcinoma: eosinophilzelliges Adenokarzinom *nt*

follicular adenocarcinoma: follikuläres Adenokarzinom *nt*

gastric adenocarcinoma: Adenokarzinom *nt* des Magens

adenocarcinoma of kidney: hypernephroides Karzinom *nt*, klarzelliges Nierenkarzinom *nt*, (maligner) Grawitz-Tumor *m*, Hypernephrom *nt*

mesonephric adenocarcinoma: Mesonephrom(a) *nt*

mucinous adenocarcinoma: Gallertkrebs *m*, Gallert-

karzinom *nt*, Schleimkrebs *m*, Schleimkarzinom *nt*, Kolloidkrebs *m*, Kolloidkarzinom *nt*, Carcinoma colloides, Carcinoma gelatinosum, Carcinoma mucoides, Carcinoma mucosum
pale cell adenocarcinoma: hellzelliges Adenokarzinom *nt*
papillary adenocarcinoma: papilläres Adenokarzinom *nt*
polypoid adenocarcinoma: papilläres Adenokarzinom *nt*
prostatic adenocarcinoma: Adenokarzinom *nt* der Prostata
renal adenocarcinoma: hypernephroides Karzinom *nt*, klarzelliges Nierenkarzinom *nt*, maligner Grawitz-Tumor *m*, Grawitz-Tumor *m*, Hypernephrom *nt*

ad|e|no|cele ['ædənəʊsiːl] *noun*: adenomatös-zystischer Tumor *m*, Adenozele *f*

ad|e|no|cel|lu|lit|ic [,ædənəʊseljə''lɪtɪk] *adj*: Adenozellulitis betreffend, adenozellulitisch

ad|e|no|cel|lu|li|tis [,ædənəʊseljə'laɪtɪs] *noun*: Adenozellulitis *f*, Adenocellulitis *f*

ad|e|no|chon|dro|ma [,ædənəʊkɑn'drəʊmə] *noun*: Chondroadenom *nt*

ad|e|no|cyst ['ædənəʊsɪst] *noun*: →*adenocystoma*

ad|e|no|cys|tic [,ædənəʊ'sɪstɪk] *adj*: adenoid-zystisch

ad|e|no|cys|to|ma [,ædənəʊsɪs'təʊmə] *noun*: Adenokystom *nt*, Kystadenom *nt*, Cystadenom *nt*
papillary adenocystoma lymphomatosum: Whartin-Tumor *m*, Whartin-Albrecht-Arzt-Tumor *m*, Adenolymphom *nt*, Cystadenoma lymphomatosum, Cystadenolymphoma papilliferum

ad|e|no|cyte ['ædənəʊsaɪt] *noun*: reife Drüsenzelle *f*

ad|e|no|dyn|i|a [,ædənəʊ'diːnɪə] *noun*: Drüsenschmerzen *pl*, Drüsenschmerz *m*, Adenodynie *f*

ad|e|no|ep|i|the|li|o|ma [,ædənəʊepə,θiːlɪ'əʊmə] *noun*: Adenoepitheliom *nt*

ad|e|no|fi|bro|ma [,ædənəʊfaɪ'brəʊmə] *noun*: Adenofibrom *nt*, Fibroadenom *nt*

ad|e|no|fi|bro|sis [,ædənəʊfaɪ'brəʊsɪs] *noun*: Drüsenfibrose *f*, Adenofibrose *f*

ad|e|no|fi|brot|ic [,ædənəʊfaɪ'brɑtɪk] *adj*: Adenofibrose betreffend, adenofibrotisch

ad|e|nog|e|nous [ædə'nɑdʒənəs] *adj*: von Drüsengewebe abstammend, adenogen

ad|e|no|graph|ic [,ædənəʊ'græfɪk] *adj*: Adenografie betreffend, mittels Adenografie, adenographisch, adenografisch

ad|e|nog|ra|phy [ædə'nɑgrəfiː] *noun*: Adenographie *f*, Adenografie *f*

ad|e|no|hy|poph|y|se|al [,ædənəʊhaɪ,pɑfə'siːəl, -,haɪpə'fiːzɪəl] *adj*: Adenohypophyse betreffend, aus ihr stammend, adenohypophysär

ad|e|no|hy|poph|y|sec|to|my [,ædənəʊhaɪ,pɑfə'sektəmiː] *noun*: Resektion *f* der Adenohypophyse, Adenohypophysektomie *f*

ad|e|no|hy|poph|y|si|al [,ædənəʊhaɪ,pɑfə'siːəl, -,haɪpə'fiːzɪəl] *adj*: Adenohypophyse betreffend, aus ihr stammend, adenohypophysär

ad|e|no|hy|poph|y|sis [,ædənəʊhaɪ'pɑfəsɪs] *noun*: Adenohypophyse *f*, Hypophysenvorderlappen *m*, Adenohypophysis *f*, Lobus anterior hypophysis

ad|e|noid ['ædnɔɪd]: I *pl* →*adenoids* II *adj* **1.** drüsenähnlich, adenoid **2.** Adenoide betreffend, adenoid

ad|e|noi|dal ['adənɔɪdl] *adj*: drüsenähnlich, von drüsenähnlichem Aufbau, adenoid

ad|e|noid|ec|to|my [,ædnɔɪ'dektəmiː] *noun*: Adenotomie *f*, Adenoidektomie *f*

ad|e|noid|ism ['ædnɔɪdɪzəm] *noun*: Adenoidismus *m*, adenoides Syndrom *nt*

ad|e|noid|it|ic [,ædnɔɪ'dɪtɪk] *adj*: Adenoiditis betreffend, adenoiditisch

ad|e|noid|i|tis [,ædnɔɪ'daɪtɪs] *noun*: Adenoiditis *f*

ad|e|noids ['ædnɔɪds] *plural*: adenoide Vegetationen *pl*, Adenoide *pl*, Rachenmandelhyperplasie *f*
lateral adenoids: Seitenstrang *m*

ad|e|no|lei|o|my|o|fi|bro|ma [,ædənəʊ,laɪəʊ,maɪəʊfaɪ'brəʊmə] *noun*: Adenoleiomyofibrom *nt*

ad|e|no|li|po|ma [,ædənəʊlɪ'pəʊmə] *noun*: Adenolipom *nt*, Lipoadenom *nt*

ad|e|no|li|po|ma|to|sis [,ædənəʊ,lɪpəmə'təʊsɪs] *noun*: Adenolipomatose *f*

ad|e|no|lym|phi|tis [,ædənəʊlɪm'faɪtɪs] *noun*: Lymphknotenentzündung *f*, Lymphadenitis *f*

ad|e|no|lym|pho|cele [,ædənəʊ'lɪmfəsiːl] *noun*: Lymphknotenzyste *f*, Lymphadenozele *f*

ad|e|no|lym|pho|ma [,ædənəʊlɪm'fəʊmə] *noun*: Warthin-Tumor *m*, Warthin-Albrecht-Arzt-Tumor *m*, Adenolymphom *nt*, Cystadenoma lymphomatosum, Cystadenolymphoma papilliferum

ad|e|no|ma [ædə'nəʊmə] *noun, plural* **-ma|ta, -mas** [ædə'nəʊmətə]: Adenom *nt*, Adenoma *nt*
A cell adenoma: A-Zelladenom *nt*, A-Zelladenokarzinom *nt*
acidophil adenoma: eosinophiles (Hypophysen-)Adenom *nt*
acidophilic adenoma: azidophiles/azidophilzelliges (Hypophysen-)Adenom *nt*
acidophilic pituitary adenomas: azidophile Hypophysenadenome *pl*, eosinophile Hypophysenadenome *pl*
acinar cell pancreatic adenoma: azinäres Pankreasadenom *nt*
adrenal adenoma: Nebennierenadenom *nt*
adrenal cortical adenoma: →*adrenocortical adenoma*
adrenocortical adenoma: Nebennierenrindenadenom *nt*, NNR-Adenom *nt*
alpha cell adenoma: Alpha-Zelladenom *nt*, Alpha-Zelladenokarzinom *nt*
apocrine adenoma: tubuläres Adenom *nt* der Vulva, Hidradenom *nt* der Vulva, Hidradenoma papilliferum
autonomous adenoma: autonomes Schilddrüsenadenom *nt*, autonomes Adenom *nt*, unifokale Autonomie *f*
Balzer type sebaceous adenoma: Adenoma sebaceum Balzer
basal cell adenoma: Basalzelladenom *nt*, Basalzellenadenom *nt*
basophil adenoma: →*basophilic adenoma*
basophilic adenoma: basophiles (Hypophysen-)Adenom *nt*
basophilic pituitary adenomas: basophile Hypophysenadenome *pl*
beta cell adenoma: Beta-Zelladenom *nt*, B-Zelladenom *nt*
bile duct adenoma: Gallengangsadenom *nt*, benignes Cholangiom *nt*
bronchial adenoma: Bronchialadenom *nt*
carcinoid adenoma of bronchus: Bronchialkarzinoid *nt*
chromophobe adenoma: chromophobes (Hypophysen-)Adenom *nt*
chromophobic adenoma: →*chromophobe adenoma*
chromophobic pituitary adenomas: chromophobe Hypophysenadenome *pl*
clear adenoma: →*clear cell adenoma*
clear cell adenoma: hellzelliges Adenom *nt*
colloid adenoma: (*Schilddrüse*) Kolloidadenom *nt*,

makrofollikuläres Adenom *nt*
adenoma of the colon: Kolon-, Dickdarmadenom *nt*
cortical adenoma: Nierenrindenadenom *nt*
cystic adenoma: Cystadenom *nt*, Kystadenom *nt*, Zystadenom *nt*, Adenokystom *nt*, zystisches Adenom *nt*, Zystom *nt*, Kystom *nt*, Cystadenoma *nt*
degenerated adenoma: entartetes Adenom *nt*
delta cell adenoma: Delta-Zelladenom *nt*, D-Zelladenom *nt*
ductular cell adenoma: duktales (Pankreas-)Adenom *nt*
ductular cell pancreatic adenoma: duktales Pankreasadenom *nt*
endocrine-active pituitary adenomas: hormonaktive Hypophysenadenome *pl*
endocrine-inactive pituitary adenomas: hormoninaktive Hypophysenadenome *pl*
eosinophil adenoma: eosinophiles (Hypophysen-) Adenom *nt*
eosinophilic adenoma: eosinophiles (Hypophysen-) Adenom *nt*
eosinophilic pituitary adenomas: eosinophile Hypophysenadenome *pl*, azidophile Hypophysenadenome *pl*
fetal adenoma: fetales (Schilddrüsen-)Adenom *nt*
fibroid adenoma: Fibroadenom *nt*, Fibroadenoma *nt*, Adenofibrom *nt*, Adenoma fibrosum
follicular adenoma: normofollikuläres Schilddrüsenadenom *nt*
Fuchs' adenoma: Fuchs-Adenom *nt*
hepatic cell adenoma: Leberzelladenom *nt*
hepatocellular adenoma: Leberzelladenom *nt*
Hürthle cell adenoma: Hürthle-Tumor *m*, Hürthle-Zelladenom *nt*, Hürthle-Struma *f*, oxyphiles Schilddrüsenadenom *nt*
islet adenoma: →*islet cell adenoma*
islet cell adenoma: Inselzelladenom *nt*, Adenoma insulocellulare, Nesidioblastom *nt*, Nesidiom *nt*
langerhansian adenoma: Inselzelladenom *nt*, Adenoma insulocellulare, Nesidioblastom *nt*, Nesidiom *nt*
liver cell adenoma: Leberzelladenom *nt*
macrofollicular adenoma: makrofollikuläres Schilddrüsenadenom *nt*
malignant adenoma: Adenokarzinom *nt*, Adenocarcinom *nt*, Carcinoma adenomatosum
malignant/metastasizing thyroid adenoma: follikuläres Schilddrüsenkarzinom *nt*, metastasierendes Schilddrüsenadenom *nt*
mammary adenoma: Mammaadenom *nt*
metastasizing thyroid adenoma: metastasierendes Adenom *nt*
microfollicular adenoma: mikrofollikuläres Schilddrüsenadenom *nt*
multinodular autonomous adenoma: multifokale Autonomie *f* der Schilddrüse
nephrogenous adenoma: nephrogenes Adenom *nt*
oncocytic adenoma: onkozytäres Adenom *nt*
ovarian cystadenoma: Ovarialkystom *nt*, Cystadenoma ovarii
ovarian tubular adenoma: Arrhenoblastom *nt*
pancreatic adenoma: Pankreasadenom *nt*
papillary adenoma: papilläres Schilddrüsenadenom *nt*
papillary cystic adenoma: papillär-zystisches Adenom *nt*
papillary adenoma of large intestine: villöses Dickdarmadenom *nt*
papillotubular adenoma: papillär-tubuläres Adenom *nt*
parathyroid adenoma: Nebenschilddrüsenadenom *nt*, Epithelkörperchenadenom *nt*, Parathyreoidom *nt*
Pick's tubular adenoma: Androblastom *nt*
pituitary adenomas: Hypophysenadenome *pl*
pleomorphic adenoma: Speicheldrüsenmischtumor *m*, pleomorphes Adenom *nt*
polypoid adenoma: adenomatöser Polyp *m*
Pringle's sebaceous adenoma: Pringle-Tumor *m*, Naevus Pringle *m*, Adenoma sebaceum Pringle
prostatic adenoma: (benigne) Prostatahypertrophie *f*, (benigne) Prostatahyperplasie *f*, Prostataadenom *nt*, Blasenhalsadenom *nt*, Blasenhalskropf *m*, Adenomyomatose *f* der Prostata
rectal adenoma: Rektumadenom *nt*
renal cortical adenoma: Nierenrindenadenom *nt*
sebaceous adenoma: **1.** Pringle-Tumor *m*, Naevus Pringle *m*, Adenoma sebaceum Pringle **2.** Adenoma sebaceum Balzer
sweat duct adenoma: Adenom *nt* eines Schweißdrüsenganges
sweat gland adenoma: Schweißdrüsenadenom *nt*, Syringom *nt*
testicular tubular adenoma: Androblastom *nt*
thyroid adenoma: Schilddrüsenadenom *nt*
thyrotropin-producing adenoma: Thyreotropinom *nt*
toxic thyroid adenoma: toxisches Adenom *nt*
trabecular adenoma: trabekuläres Schilddrüsenadenom *nt*
tubular adenoma: tubuläres Schilddrüsenadenom *nt*
tubular adenoma of testis: tubuläres Hodenadenom *nt*, Adenoma tubulare testis
villous adenoma: villöses Adenom *nt*

ad|e|no|ma|la|cia [ˌædnəʊmə'leɪʃ(ɪ)ə] *noun*: Drüsenerweichung *f*, Adenomalazie *f*

ad|e|no|ma|toid [ædə'nəʊmətɔɪd] *adj*: Adenomatose betreffend, adenomatös

ad|e|no|ma|to|sis [ædəˌnəʊmə'təʊsɪs] *noun*: Adenomatose *f*, Adenomatosis *f*
adenomatosis of the colon: familiäre Polypose *f*, familiäre Polyposis *f*, Polyposis familiaris, Adenomatosis coli
hereditary adenomatosis: hereditäre Adenomatosis *f*, Gardner-Syndrom *nt*
multiple endocrine adenomatosis: multiple endokrine Adenopathie *f*, multiple endokrine Neoplasie *f*, pluriglanduläre Adenomatose *f*
adenomatosis of the nipple: Adenomatose *f* der Brustwarze
pluriglandular adenomatosis: →*multiple endocrine adenomatosis*
polyendocrine adenomatosis: →*multiple endocrine adenomatosis*
pulmonary adenomatosis: bronchiolo-alveoläres Lungenkarzinom *nt*, Alveolarzellenkarzinom *nt*, Lungenadenomatose *f*, Carcinoma alveolocellulare, Carcinoma alveolare

ad|e|nom|a|tous [ædə'nɑmətəs] *adj*: Adenomatose betreffend, adenomatös

ad|e|no|meg|a|ly [ˌædənəʊ'megəliː] *noun*: Drüsenvergrößerung *f*, Adenomegalie *f*
gastric adenomegaly: Drüsenkörperzysten *pl*

ad|e|no|my|o|ep|i|the|li|o|ma [ædənəʊˌmaɪəˌepəˌθiːlɪ'əʊmə] *noun*: adenoid-zystisches Karzinom *nt*, Carcinoma adenoides cysticum

ad|e|no|my|o|fi|bro|ma [ædənəʊˌmaɪəfaɪ'brəʊmə] *noun*: Adenomyofibrom *nt*

ad|e|no|my|o|ma [ˌædənəʊmaɪ'əʊmə] *noun*: Adenomyom *nt*

ad|e|no|my|o|ma|to|sis [ædənəʊˌmaɪəmə'təʊsɪs] *noun*: Adenomyomatose *f*

adenomyomatosis of gallbladder: Cholecystitis glandularis proliferans

ad|e|no|my|om|a|tous [ˌædənəʊmaɪ'ɑmətəs] *adj*: Adenomyomatose betreffend, adenomyomatisch; an ein Adenomyom erinnernd, adenomyomatös

ad|e|no|my|o|me|tri|tis [ˌædənəʊˌmaɪəmɪ'traɪtɪs] *noun*: →*adenomyosis*

ad|e|no|my|o|sar|co|ma [ædənəʊˌmaɪəsɑːr'kəʊmə] *noun*: Adenomyosarkom *nt*

embryonal adenomyosarcoma: →*adenomyosarcoma of kidney*

adenomyosarcoma of kidney: Wilms-Tumor *m*, embryonales Adenosarkom *nt*, embryonales Adenomyosarkom *nt*, Nephroblastom *nt*, Adenomyorhabdosarkom *nt* der Niere

ad|e|no|my|o|sis [ˌædənəʊmaɪ'əʊsɪs] *noun*: Adenomyose *f*

stromal adenomyosis: Stromatose *f*, Stromaendometriose *f*

ad|e|non|cus [ædə'nɑŋkəs] *noun*: Drüsenvergrößerung *f*

ad|e|no|neu|ral [ˌædnəʊ'njʊərəl, -'nʊ-] *adj*: Drüse(n) und Nerv(en) betreffend

ad|e|no|path|ic [ˌædənɑ'pæθɪk] *adj*: Adenopathie betreffend, adenopathisch

ad|e|nop|a|thy [ædə'nɑpəθiː] *noun*: **1.** Drüsenschwellung *f*, Drüsenvergrößerung *f*, Adenopathie *f* **2.** Lymphknotenschwellung *f*, Lymphknotenvergrößerung *f*, Lymphadenopathie *f*

ad|e|no|phar|yn|git|ic [ædnəʊˌfærɪn'dʒɪtɪk] *adj*: Adenopharyngitis betreffend, adenopharyngitisch

ad|e|no|phar|yn|gi|tis [ædnəʊˌfærɪn'dʒaɪtɪs] *noun*: Adenopharyngitis *f*

ad|e|no|phleg|mon [ˌædnəʊ'flegmɑn] *noun*: phlegmonöse Adenitis *f*

ad|e|noph|thal|mia [ˌædənɑf'θælmɪə] *noun*: Entzündung *f* der Meibom-Drüsen

ad|e|no|sar|co|ma [ˌædənəʊsɑːr'kəʊmə] *noun*: Adenosarkom *nt*

embryonal adenosarcoma: Wilms-Tumor *m*, embryonales Adenosarkom *nt*, embryonales Adenomyosarkom *nt*, Nephroblastom *nt*, Adenomyorhabdosarkom *nt* der Niere

ad|e|no|scle|ro|sis [ædənəʊˌsklɪə'rəʊsɪs] *noun*: Drüsensklerose *f*, Adenosklerose *f*

ad|e|no|scle|rot|ic [ædənəʊˌsklɪə'rɑtɪk] *adj*: Adenosklerose betreffend, adenosklerotisch

a|den|o|sine [ə'denəsiːn, -sɪn] *noun*: Adenosin *nt*

adenosine 3',5'-cyclic phosphate: zyklisches Adenosin-3',5-phosphat *nt*, cylco-AMP *nt*

adenosine diphosphate: Adenosindiphosphat *nt*, Adenosin-5-diphosphat *nt* Adenosin-5-pyrophosphat *nt*

adenosine-5'-diphosphate: Adenosindiphosphat *nt*, Adenosin-5-diphosphat *nt* Adenosin-5-pyrophosphat *nt*

adenosine monophosphate: Adenosinmonophosphat *nt*, Adenylsäure *f*

cyclic adenosine monophosphate: zyklisches Adenosinmonophosphat *nt*, Cyclo-AMP *nt*, Zyklo-AMP *nt*, zyklisches Adenosin-3',5-Phosphat *nt*

adenosine-3'-phosphate: Adenosin-3-phosphat *nt*

adenosine-5'-phosphate: Adenosin-5-phosphat *nt*

adenosine triphosphatase: Adenosintriphosphatase *f*, ATPase *f*

adenosine triphosphate: Adenosintriphosphat *nt*, Adenosin-5-triphosphat *nt*

adenosine-5'-triphosphate: Adenosintriphosphat *nt*, Adenosin-5-triphosphat *nt*

a|den|o|sine|tri|phos|pha|tase [əˌdenəsiːntraɪ'fɑsfəteɪz] *noun*: Adenosintriphosphatase *f*, ATPase *f*

sodium-potassium adenosinetriphosphatase: Natrium-Kalium-ATPase *f*, Na^+-K^+-ATPase *f*

ad|e|no|sis [ædə'nəʊsɪs] *noun*: **1.** Adenopathie *f* **2.** Adenomatose *f* **3.** sklerosierende Adenosis *f*, Korbzellenhyperplasie *f*

blunt duct adenosis: sklerosierende Adenosis *f*, Korbzellenhyperplasie *f*

fibrosing adenosis: sklerosierende Adenose *f*

adenosis of Gartner's duct: Gartner-Gang-Adenose *f*

sclerosing adenosis: sklerosierende Adenose *f*, Korbzellenhyperplasie *f*

ad|e|no|squa|mous [ˌædnəʊ'skweɪməs] *adj*: adenosquamös

a|den|o|syl|ho|mo|cys|te|i|nase [əˌdenəʊsɪlˌhəʊmə'sɪsteɪneɪz] *noun*: Adenosylhomocysteinase *f*

S-a|den|o|syl|ho|mo|cys|te|ine [əˌdenəʊsɪlhəʊmə'sɪstɪiːn, -ɪn] *noun*: S-Adenosylhomocystein *nt*

S-a|den|o|syl|me|thi|o|nine [əˌdenəʊsɪlme'θaɪəniːn, -nɪn] *noun*: S-Adenosylmethionin *nt*

a|den|o|syl|trans|fer|ase [əˌdenəʊsɪl'trænsfəreɪz] *noun*: Adenosyltransferase *f*

methionine adenosyltransferase: Methioninadenosyltransferase *f*

ad|e|not|ic [ˌædə'nɑtɪk] *adj*: Adenosis betreffend, adenotisch

ad|e|no|tome ['ædnəʊtəʊm] *noun*: Adenotom *nt*

ad|e|not|o|my [ædə'nɑtəmiː] *noun*: Adenotomie *f*

ad|e|no|ton|sil|lec|to|my [ˌædnəʊˌtɑnsə'lektəmiː] *noun*: Adenotonsillektomie *f*

ad|e|no|trop|ic [ˌædənəʊ'trɑpɪk] *adj*: auf Drüsen einwirkend, adenotrop

ad|e|nous ['ædənəs] *adj*: Drüse betreffend, drüsig, drüsenartig, adenös

ad|e|no|vi|ral [ˌædənəʊ'vaɪrəl] *adj*: Adenoviren betreffend, Adenoviren-, Adenovirus-

Ad|e|no|vir|i|dae [ˌædənəʊ'vɪərɪdiː] *plural*: Adenoviridae *pl*

ad|e|no|vi|rus [ˌædənəʊ'vaɪrəs] *noun*: Adenovirus *nt*

avian adenovirus: →*Aviadenovirus*

mammalian adenovirus: Mastadenovirus *nt*

ad|e|nyl ['ædnɪl] *noun*: Adenyl-(Radikal *nt*)

a|den|yl|ate [ə'denlɪt, -eɪt, 'ædnl-]: **I** *noun* Adenylat *nt* **II** *vt* adenylieren

acyl adenylate: Acyladenylat *nt*

aminoacyl adenylate: Aminoacyladenylat *nt*

ad|e|nyl|o|suc|ci|nase [ˌædənɪləʊ'sʌksɪneɪs] *noun*: Adenyl(o)succinatlyase *f*

ad|e|nyl|o|suc|ci|nate [ˌædənɪləʊ'sʌksɪneɪt] *noun*: Adenyl(o)succinat *nt*

ad|e|nyl|py|ro|phos|phate [ˌædnɪlˌpaɪrə'fɑsfeɪt] *noun*: Adenosintriphosphat *nt*, Adenosin-5-triphosphat *nt*

ad|e|nyl|suc|ci|nate [ˌædnɪl'sʌksɪneɪt] *noun*: →*adenylosuccinate*

ad|e|nyl|yl ['ædənɪlɪl] *noun*: **1.** Adenyl-(Radikal *nt*) **2.** Adenylyl-(Radikal *nt*)

ad|e|nyl|yl|trans|fer|ase [ˌædənɪlɪl'trænsfəreɪz] *noun*: Adenylyltransferase *f*

FMN adenylyltransferase: FMN-Adenyltransferase *f*

glucose-1-phosphate adenylyltransferase: Glucose-1-phosphat-adenylyltransferase *f*

polynucleotide adenylyltransferase: Polynucleotidadenyl(yl)transferase *f*

ad|e|quate ['ædəkwɪt] *adj*: angemessen, ausreichend, adäquat

a|der|mia [eɪˌdɜrmɪə] *noun*: kongenitaler Hautdefekt *m*, angeborenes Fehlen *nt* der Haut

A

a|der|mine [eɪ'dɜrmiːn] *noun*: Pyridoxin *nt*, Vitamin B_6 *nt*
a|der|mo|gen|e|sis [eɪˌdɜrmə'dʒenəsɪs] *noun*: unvollständige Hautentwicklung *f*, Adermogenese *f*
ADG *Abk.*: atrial diastolic gallop
ADGP *Abk.*: albumin-dextrose-gelatin phosphate
ADH *Abk.*: **1.** alcohol dehydrogenase **2.** antidiuretic hormone
ADHD *Abk.*: attention deficit hyperactivity disorder
ad|here [æd'hɪər, əd-]: **I** *vt* ver-, ankleben **II** *vi* **1.** (an-) kleben, (an-)haften (*to* an) **2.** verkleben; verwachsen sein **3.** (*Regel*) sich halten an, einhalten, befolgen (*to*)
ad|her|ence [æd'hɪərəns, -'her-] *noun*: (An-)Kleben *nt*, (An-)Haften *nt*, Adhärenz *f* (*to* an)
immune adherence: Immunadhärenz *f*
ad|her|ent [æd'hɪərənt, -'her-] *adj*: (an-)klebend, (an-) haftend; verklebt, verwachsen, adhärent
ad|he|sin [æd'hiːzɪn] *noun*: Lektin *nt*, Lectin *nt*
ad|hes|i|ol|y|sis [ædˌhiːzɪ'ɑlɪsɪs] *noun*: Adhäsiolyse *f*, Adhäsiotomie *f*
ad|he|sion [æd'hiːʒn, əd-] *noun*: **1.** (An-)Kleben *nt*, (An-) Haften *nt*, Adhärenz *f* (*to* an) **2.** (*mikrobiolog.*) Adhärenz *f*, Adhäsion *f* **3.** Adhäsion *f*, Verklebung *f*, Verwachsung *f* (*to* mit)
amniotic adhesions: amniotische Stränge *pl*, Schnürfurchen *pl*, Simonart-Bänder *pl*
cervical adhesions: Zervixverwachsungen *pl*, -verklebungen *pl*
cervical uterine adhesions: Zervixverwachsungen *pl*, -verklebungen *pl*
corporeal adhesions: Korpusverwachsungen *pl*, -verklebungen *pl*
corporeal uterine adhesions: Korpusverwachsungen *pl*, -verklebungen *pl*
interthalamic adhesion: Adhesio interthalamica *f*, Massa intermedia
palatopharyngeal adhesion: palatopharyngeale Verwachsung *f*
pericardial adhesion: Perikardverwachsung *f*
platelet adhesion: Plättchen-, Thrombozytenadhäsion *f*
pleural adhesion: Pleuraverwachsung *f*
primary adhesion: Primärheilung *f*, primäre Wundheilung *f*, Heilung per primam intentionem, p.p.-Heilung *f*
secondary adhesion: sekundäre Wundheilung *f*, Sekundärheilung *f*, Heilung *f* per secundam intentionem, p.s.-Heilung *f*
sublabial adhesion: sublabiale Verwachsung *f*
thrombocyte adhesion: Thrombozytenadhäsion *f*
traumatic uterine adhesions: traumatische Uterusverwachsungen/-verklebungen *pl*
uterine adhesions: Gebärmutterverwachsungen *pl*, -verklebungen *pl*, Uterusverwachsungen *pl*, -verklebungen *pl*
ad|he|si|ot|o|my [ædˌhiːzɪ'ɑtəmiː] *noun*: Adhäsiotomie *f*, Adhäsiolyse *f*
ad|he|sive [æd'hiːsɪv, əd'hiːsɪv]: **I** *noun* Klebstoff *m*, Bindemittel *nt*, Haftmittel *nt* **II** *adj* (*a. physik., techn.*) (an-)haftend, klebend, adhäsiv, Adhäsiv-, Adhäsions-, Haft-; Saug-
dental adhesive: Zahnversiegler *m*
denture adhesive: Prothesenhaftmittel *nt*, Prothesenadhäsiv *nt*
tissue adhesive: Gewebekleber *m*
ad|he|sive|ness [æd'hiːsɪvnəs] *noun*: **1.** Klebrigkeit *f*, Haftvermögen *nt*, Adhäsion(sfähigkeit) *f* **2.** (An-)Haften *nt*
ad|i|a|bat|ic [ˌædɪə'bætɪk, aɪˌdaɪə-] *adj*: ohne Wärmeaustausch verlaufend, adiabatisch
ad|i|ad|o|cho|ci|ne|sia [ˌædɪˌædəkəʊsɪ'niːʒ(ɪ)ə, ˌaɪdaɪˌædəʊkəʊ-] *noun*: →*adiadochokinesia*
ad|i|ad|o|cho|ci|ne|sis [ˌædɪˌædəkəʊsɪ'niːsɪs, -saɪ-] *noun*: →*adiadochokinesia*
ad|i|ad|o|cho|ki|ne|sia [ˌædɪˌædəkəʊkɪ'niːʒ(ɪ)ə, -kaɪ-] *noun*: Adiadochokinesie *f*
ad|i|ad|o|cho|ki|ne|sis [ˌædɪˌædəkəʊkɪ'niːsɪs, -kaɪ-] *noun*: Adiadochokinese *f*, Adiadochokinese *f*
ad|i|ad|o|ko|ki|ne|sia [ˌædɪˌædəkəʊkɪ'niːʒ(ɪ)ə, -kaɪ-] *noun*: →*adiadochokinesia*
ad|i|ad|o|ko|ki|ne|sis [ˌædɪˌædəkəʊkɪ'niːsɪs, -kaɪ-] *noun*: →*adiadochokinesia*
ad|i|a|spi|ro|my|co|sis [ˌædɪəˌspaɪrəmaɪ'kəʊsɪs] *noun*: (Lungen-)Adiaspiromykose *f*
ad|i|a|spore ['ædɪəspɔːr, -spəʊr] *noun*: Adiaspore *f*
ad|i|a|ther|mal [ˌædɪə'θɜrml] *adj*: wärmeundurchlässig, nicht durchlässig für Wärmestrahlen, atherman, adiatherman
a|di|a|ther|mance [ˌædɪə'θɜrməns] *noun*: Wärmeundurchlässigkeit *f*, Adiathermanität *f*, Athermanität *f*
a|di|a|ther|man|cy [ˌædɪə'θɜrmənsiː] *noun*: Wärmeundurchlässigkeit *f*, Adiathermanität *f*, Athermanität *f*
ad|i|cil|lin [ædɪ'sɪlɪn] *noun*: Adicillin *nt*, Cephalosporin N *nt*, Penicillin N *nt*
adip- *präf.*: Fett-, Adip(o)-, Lip(o)-
ad|i|pec|to|my [ædə'pektəmiː] *noun*: Fett(gewebs)entfernung *f*, Lipektomie *f*
ad|i|phen|ine [ædɪ'feniːn] *noun*: Adiphenin *nt*
a|dip|ic [ə'dɪpɪk]: **I** *noun* (Speicher-)Fett *nt* **II** *adj* **1.** adipös, fetthaltig, fettig, Fett- **2.** fett, fettleibig
adipo- *präf.*: Fett-, Adip(o)-, Lip(o)-
ad|i|po|cele ['ædɪpəʊsiːl] *noun*: Adipozele *f*
ad|i|po|cel|lu|lar [ˌædɪpəʊ'seljələr] *adj*: aus Bindegewebe und Fett bestehend, adipozellulär
ad|i|po|cere ['ædɪpəʊsɪər] *noun*: Fettwachs *nt*, Leichenwachs *nt*, Adipocire *f*
ad|i|po|cyte ['ædɪpəʊsaɪt] *noun*: Fett(speicher)zelle *f*, Lipo-, Adipozyt *m*
ad|i|po|fi|bro|ma [ˌædɪpəʊfaɪ'brəʊmə] *noun*: Adipofibrom *nt*
ad|i|po|gen|e|sis [ˌædɪpəʊ'dʒenəsɪs] *noun*: Fettbildung *f*, Lipogenese *f*
ad|i|po|gen|ic [ˌædɪpəʊ'dʒenɪk] *adj*: Lipogenese betreffend, fettbildend, lipogen
ad|i|pog|e|nous [ædɪ'pɑdʒənəs] *adj*: →*adipogenic*
ad|i|poid [ˌædɪpɔɪd] *adj*: fettartig, fettähnlich, lipoid
ad|i|po|ki|ne|sis [ˌædɪpəʊkɪ'niːsɪs, -kaɪ-] *noun*: Fettmobilisation *f*, Adipokinese *f*
ad|i|po|ki|net|ic [ˌædɪpəʊkɪ'netɪk, -kaɪ-] *adj*: Adipokinese betreffend *oder* fördernd, adipokinetisch
ad|i|po|ki|nin [ˌædɪpəʊ'kaɪnɪn] *noun*: lipolytisches Hormon *nt*
ad|i|pol|y|sis [ædɪ'pɑlɪsɪs] *noun*: Fettspaltung *f*, -abbau *m*, Lipolyse *f*
ad|i|po|lyt|ic [ˌædɪpəʊ'lɪtɪk] *adj*: Lipolyse betreffend *oder* verursachend, fettspaltend, lipolytisch, steatolytisch
ad|i|po|ma [ædɪ'pəʊmə] *noun*: Fettgeschwulst *f*, Fettgewebsgeschwulst *f*, Fetttumor *m*, Fettgewebstumor *m*, Lipom *nt*, Lipoma *nt*
ad|i|pom|e|ter [ædɪ'pɑmɪtər] *noun*: Adipometer *nt*
ad|i|po|ne|cro|sis [ˌædɪpəʊnɪ'krəʊsɪs] *noun*: Fettgewebsnekrose *f*, Adiponecrosis *f*
ad|i|pos|al|gia [ˌædɪpəʊ'sældʒ(ɪ)ə] *noun*: Adiposalgie *f*
ad|i|pose ['ædɪpəʊs]: **I** *noun* (Speicher-)Fett *nt* **II** *adj* **1.** adipös, fetthaltig, fettig, Fett- **2.** fett, fettleibig
ad|i|po|sis [ædə'pəʊsɪs] *noun, plural* **-ses** [ædə'pəʊsiːz]: **1.** →*adiposity* **2.** (*patholog.*) Verfettung *f*, Organverfet-

tung *f*

ad|i|po|si|tis [ˌædɪpəʊ'saɪtɪs] *noun*: Entzündung *f* des Unterhautfettgewebes, Pannikulitis *f*, Panniculitis *f*

ad|i|pos|i|ty [ˌædɪ'pɑsətiː] *noun*: Fettleibigkeit *f*, Adipositas *f*, Fettsucht *f*, Obesitas *f*, Obesität *f*

cerebral adiposity: zerebrale Fettsucht/Adipositas *f*

pituitary adiposity: hypophysärbedingte Fettsucht/Adipositas *f*

prepuberal adiposity: Präpubertätsfettsucht *f*

puberal adiposity: Pseudo-Fröhlich-Syndrom *nt*, Pseudodystrophia adiposogenitalis, Pubertätsfettsucht *f*

ad|i|po|su|ri|a [ˌædɪpə'sjʊərɪə] *noun*: Adiposurie *f*, Lipurie *f*, Lipidurie *f*

a|dip|sa [ə'dɪpsə] *plural*: durststillende Mittel *pl*

a|dip|sia [ə'dɪpsɪə] *noun*: Durstlosigkeit *f*, Adipsie *f*

a|dip|sous [ə'dɪpsəs] *adj*: durstlöschend, -stillend

a|dip|sy [ə'dɪpsiː] *noun*: →*adipsia*

ad|i|tus ['ædɪtəs] *noun, plural* **ad|i|tus, -tus|es**: Eingang *m*, Aditus *m*

aditus ad antrum: Antrum-mastoideum-Eingang *m*, Aditus ad antrum mastoideum

ad|ja|cent [ə'dʒeɪsənt] *adj*: (an-)grenzend, anstoßend (*to* an), benachbart, Neben-

ad|join [ə'dʒɔɪn]: **I** *vt* (an-)grenzen an **II** *vi* nebeneinander liegen, an(einander)grenzen

ad|join|ing [ə'dʒɔɪnɪŋ] *adj*: angrenzend, anstoßend, nebeneinanderliegend, Neben-, Nachbar-

ad|junct ['ædʒʌŋkt] *noun*: Hilfsmittel *nt*, Hilfsmaßnahme *f*; Zusatz *m*, Beigabe *f*

ad|junc|tive [ə'dʒʌŋktɪv, æ-] *adj*: helfend, unterstützend, assistierend (*to*)

ad|just [ə'dʒʌst]: **I** *vt* **1.** anpassen, angleichen (*to* an), abstimmen (*to* auf) **2.** berichtigen, ändern **3.** (*Unterschied*) ausgleichen, beseitigen, bereinigen **4.** (*techn.*) (ein-, ver-, nach-)stellen, einregeln, richten, regulieren, justieren **II** *vi* sich anpassen (*to* an); (*techn.*) sich einstellen lassen

ad|just|a|ble [ə'dʒʌstəbl] *adj*: **1.** nach-, ein-, verstellbar, justier-, regulierbar **2.** anpassungsfähig

ad|just|ment [ə'dʒʌstmənt] *noun*: **1.** Anpassung *f*, Angleichung (*to* an); Ein-, Anpassung *f* **2.** Berichtigung *f*, Änderung *f* **3.** (*techn.*) Einstellung *f*, Regulierung *f*, Justierung *f*, Eichung *f* **4.** (*psychol.*) optimale Anpassung *f*, Adjustment *nt* **5.** (*Fraktur*) Einrichtung *f*

occlusal adjustment: Äquilibrierung *f*, Okklusionsjustierung *f*

precision adjustment: Feineinstellung *f*

sound frequency adjustment: Schallfrequenzabstimmung *f*

zero adjustment: **1.** Nullpunkteinstellung *f* **2.** (*elektr.*) Nullabgleich *m*

ad|ju|vant ['ædʒəvənt]: **I** *noun* Adjuvans *nt*; Hilfsmittel *nt* **II** *adj* helfend, förderlich, adjuvant, Hilfs-

cognition adjuvants: Nootropika *pl*

Freund adjuvant: Freund-Adjuvans *nt*

Freund complete adjuvant: komplettes Freund-Adjuvans *nt*

mycobacterial adjuvant: komplettes Freund-Adjuvans *nt*

ADM *Abk.*: adriamycin

AdM *Abk.*: adrenal medulla

ADMA *Abk.*: aldehyde dimethyl acetate

ad|me|di|al [æd'miːdɪəl] *adj*: nahe der Medianebene

ad|me|di|an [æd'miːdɪən] *adj*: in Richtung zur Medianebene

ad|mi|nic|u|lum [ˌædmə'nɪkjələm] *noun, plural* **-la** [-lə]: Sehnenverstärkung *f*, -verbreiterung *f*, Adminiculum *nt*

ad|min|is|ter [æd'mɪnəstər] *vt*: (*Hilfe*) leisten; (*Medikament*) verabreichen (*to sb.* jdm.)

ad|min|is|tra|tion [ædˌmɪnə'streɪʃn] *noun*: (*Medikament*) Verabreichung *f*, Gabe *f*

ad|mis|sion [æd'mɪʃn] *noun*: **1.** Einlass *m*, Ein-/Zutritt *m* (*to, into* zu) **2.** (*brit.*) (*Patient*) (stationäre) Aufnahme *f*

admission to hospital: (stationäre) Aufnahme *f*

ad|mit [æd'mɪt] *vt*: **1.** jdn. einlassen, jdm. Zutritt gewähren **2.** (*brit.*) (*Patient*) (stationär) aufnehmen (*to, into* zu) **3.** zugeben, eingestehen

ad|mit|tance [æd'mɪtns] *noun*: Scheinleitwert *m*, Admittanz *f*

ADN *Abk.*: autonomous diabetic nephropathy

ADNase *Abk.*: anti-deoxyribonuclease

ad|nerv|al [æd'nɜrvl] *adj*: **1.** in der Nähe eines Nerven **2.** auf einen Nerven zu, in Richtung auf einen Nerv

ad|neu|ral [æd'njʊərəl, -'nʊ-] *adj*: **1.** in der Nähe eines Nerven **2.** auf einen Nerven zu, in Richtung auf einen Nerven

ad|nex|a [æd'neksə] *plural*: Anhangsgebilde *pl*, Adnexe *pl*, Adnexa *pl*

tooth adnexa: Zahnanhangsgebilde *pl*

ad|nex|ec|to|my [ˌædnek'sektəmiː] *noun*: Adnexektomie *f*

ad|nex|i|tis [ˌædnek'saɪtɪs] *noun*: Adnexitis *f*

Ado *Abk.*: adenosine

ad|o|les|cence [ædə'lesəns] *noun*: Jugendalter *nt*, Adoleszenz *f*

ad|o|les|cent [ædə'lesənt]: **I** *noun* Jugendliche *m/f*, Heranwachsende *m/f* **II** *adj* heranwachsend, heranreifend, jugendlich, adoleszent, Adoleszenten-

a|don|i|din [ə'dɑnədɪn] *noun*: Adonidin *nt*

a|don|in [ə'dɑnɪn, -'dəʊ-] *noun*: Adonin *nt*

A|don|is [ə'dɑnɪs] *noun*: Adonis *m*

Adonis vernalis: Adonisröschen *nt*, Frühlingsadonisröschen *nt*, Adonis vernalis

ad|o|nite ['ædənaɪt] *noun*: →*adonitol*

a|don|i|tol [ə'dɑnətəl, -təʊl] *noun*: Adonit *nt*, Adonitol *nt*

a|dopt [ə'dɑpt] *vt*: **1.** (*Kind*) adoptieren **2.** (*fig.*) an-, übernehmen, aneignen, adoptieren

a|dop|tion [ə'dɑpʃn] *noun*: **1.** (*Kind*) Adoption *f*, Annahme *f* an Kindes Statt **2.** (*fig.*) An-, Übernahme *f*, Aneignung *f*

ad|o|ral [æd'ɔːrəl, -'əʊr-] *adj*: in der Nähe des Mundes (liegend), zum Mund hin, adoral

ADP *Abk.*: **1.** adenosine diphosphate **2.** adenosine-5'-diphosphate **3.** antidiuretic principle

ADPG *Abk.*: adenosine-5 -diphosphate glucose

ADPL *Abk.*: average daily patient load

ADPR *Abk.*: adenosine diphosphate ribose

ADR *Abk.*: adverse drug reaction

Adr. *Abk.*: adrenaline

adren- *präf.*: Nebennieren-, Adren(o)-

ad|re|nal [ə'driːnl]: **I** *noun* Nebenniere *f*, Glandula suprarenalis **II** *adj* Nebenniere betreffend, adrenal, Nebennieren-

adrenal-cortical *adj*: Nebennierenrinde betreffend, von ihr ausgehend, adrenokortikal, adrenocortical

a|dre|nal|ec|to|mize [əˌdriːnə'lektəmaɪz] *vt*: eine Adrenalektomie durchführen

ad|re|nal|ec|to|my [əˌdrenə'lektəmiː] *noun*: Adrenalektomie *f*

medical adrenalectomy: pharmakologische Adrenalektomie *f*

surgical adrenalectomy: chirurgische Adrenalektomie *f*

a|dren|al|in|ae|mi|a [əˌdrenəlɪn'iːmiːə] *noun*: (*brit.*) →*adrenalinemia*

a|dren|a|line [ə'drenlɪn, -liːn] *noun*: Adrenalin *nt*, Epine-

A

phrin *nt*
a|dren|a|lin|e|mi|a [ə,drenəlɪn'iːmiːə] *noun*: (Hyper-)Adrenalinämie *f*
a|dren|a|lin|o|gen|e|sis [ə,drenəlɪnə'dʒenəsɪs] *noun*: Adrenalinbildung *f*
a|dren|a|li|nu|ri|a [ə,drenəlɪ'njʊərɪə] *noun*: Adrenalinurie *f*
a|dre|nal|it|ic [ə,drenə'lɪtɪk] *adj*: Adrenalitis betreffend, adrenalitisch
a|dre|nal|i|tis [ə,drenə'laɪtɪs] *noun*: Entzündung *f* der Nebenniere, Adrenalitis *f*
tuberculous adrenalitis: tuberkulöse Adrenalitis *f*
a|dren|a|lone [ə'drenələʊn] *noun*: Adrenalon *nt*
a|dre|nal|op|a|thy [ə,drenə'lɑpəθiː] *noun*: Nebennierenerkrankung *f*
a|dren|a|lo|trop|ic [ə,drenələʊ'trɑpɪk] *adj*: auf die Nebenniere(n) einwirkend, adrenalotrop
ad|ren|ar|che [,ædrə'nɑːrkiː] *noun*: Adrenarche *f*
ad|re|ner|gic [,ædrə'nɜrdʒɪk]: I *noun* Sympathomimetikum *nt* II *adj* adrenerg(isch)
a|dre|nic [ə'drenɪk, -'driː-] *adj*: die Nebenniere(n) betreffend, adrenal
a|dre|nin [ə'driːnɪn] *noun*: →*adrenaline*
a|dre|nine [ə'dreniːn] *noun*: →*adrenaline*
ad|re|ni|tis [ædrə'naɪtɪs] *noun*: Entzündung *f* der Nebenniere, Adrenalitis *f*
adreno- *präf.*: Nebennieren-, Adren(o)-
a|dre|no|blas|to|ma [ə,driːnəʊblæs'təʊmə] *noun*: Adrenoblastom *nt*
a|dre|no|cep|tive [ə,driːnəʊ'septɪv] *adj*: auf adrenerge Transmitter ansprechend, adrenorezeptiv, adrenozeptiv
a|dre|no|cep|tor [ə,driːnəʊ'septər] *noun*: Adreno(re)zeptor *m*, adrenerger Rezeptor *m*
ad|re|no|chrome [ə'driːnəʊrəʊm] *noun*: Adrenochrom *nt*
a|dre|no|cor|ti|cal [ə,driːnəʊ'kɔːrtɪkl] *adj*: Nebennierenrinde betreffend, von ihr ausgehend, adrenokortikal, adrenocortical
a|dre|no|cor|ti|co|hy|per|pla|sia [ə,driːnəʊ,kɔːrtɪkəʊ,haɪpər'pleɪʒ(ɪ)ə, -zɪə] *noun*: Nebennierenrindenhyperplasie *f*
a|dre|no|cor|ti|co|mi|met|ic [ə,driːnəʊ,kɔːrtɪkəʊmɪ'metɪk, -maɪ-] *adj*: adrenokortikomimetisch
a|dre|no|cor|ti|co|tro|phic [ə,driːnəʊ,kɔːrtɪkəʊ'trəʊfɪk, -'trɑ-] *adj*: auf die Nebennierenrinde einwirkend, corticotrop, corticotroph, adrenocorticotrop, adrenocorticotroph, kortikotrop, kortikotroph, adrenokortikotrop, adrenokortikotroph
a|dre|no|cor|ti|co|tro|phin [ə,driːnəʊ,kɔːrtɪkəʊ'trəʊfɪn] *noun*: adrenocorticotropes Hormon *nt*, corticotropes Hormon *nt*, Kortikotropin *nt*, Adrenokortikotropin *nt*
a|dre|no|cor|ti|co|tro|pic [ə,driːnəʊ,kɔːrtɪkəʊ'trəʊpɪk, -'trɑp-] *adj*: →*adrenocorticotrophic*
a|dre|no|cor|ti|co|tro|pin [ə,driːnəʊ,kɔːrtɪkəʊ'trəʊpɪn] *noun*: →*adrenocorticotrophin*
a|dre|no|dox|in [ə,driːnəʊ'dɑksɪn] *noun*: Adrenodoxin *nt*
a|dre|no|gen|ic [ə,driːnəʊ'dʒenɪk] *adj*: durch die Nebenniere(n) verursacht, von ihr ausgelöst *oder* ausgehend, adrenogen
a|dre|no|gen|i|tal [ə,driːnəʊ'dʒenɪtl] *adj*: adrenogenital
ad|re|nog|e|nous [ædrə'nɑdʒənəs] *adj*: →*adrenogenic*
a|dre|no|ki|net|ic [ə,driːnəʊkɪ'netɪk, -kaɪ-] *adj*: die Nebenniere stimulierend, adrenokinetisch
a|dre|no|leu|co|dys|tro|phy [ə,driːnəʊ,luːkə'dɪstrəfiː] *noun*: (*brit.*) →*adrenoleukodystrophy*
a|dre|no|leu|ko|dys|tro|phy [ə,driːnəʊ,luːkə'dɪstrəfiː] *noun*: Adrenoleukodystrophie *f*
a|dren|o|lyt|ic [ə,driːnəʊ'lɪtɪk]: I *noun* Adrenolytikum *nt*, Sympatholytikum *nt* II *adj* adrenolytisch, sympatholytisch
a|dre|no|med|ul|lo|tro|pic [ə,driːnəʊ,medʒθələ'trəʊpɪk] *adj*: das Nebennierenmark stimulierend, adrenomedullotrop
a|dre|no|meg|a|ly [ə,driːnəʊ'megəliː] *noun*: Nebennierenvergrößerung *f*, Adrenomegalie *f*
a|dre|no|mi|met|ic [ə,driːnəʊmɪ'metɪk, -maɪ-]: I *noun* Adrenomimetikum *nt*, Sympathomimetikum *nt* II *adj* das sympathische System anregend, sympathomimetisch, adrenomimetisch
ad|re|nop|a|thy [ædrə'nɑpəθiː] *noun*: →*adrenalopathy*
a|dre|no|pause [ə'driːnəpɔːz] *noun*: Adrenopause *f*
a|dre|no|pri|val [ə,driːnəʊ'praɪvl] *adj*: adrenopriv
a|dre|no|re|cep|tor [ə,driːnəʊrɪ'septər] *noun*: Adreno(re)zeptor *m*, adrenerger Rezeptor *m*
a|dre|no|stat|ic [ə,driːnəʊ'stætɪk]: I *noun* Adrenostatikum *nt* II *adj* die Nebennierenfunktion hemmend, adrenostatisch
ad|re|no|ste|rone [ə,driːnəʊstɪ'rəʊn, ,ædrɪ'nɑstə-] *noun*: Adrenosteron *nt*
a|dre|no|tox|in [ə,driːnəʊ'tɑksɪn] *noun*: die Nebennieren schädigende Substanz *f*, Adrenotoxin *nt*
a|dre|no|tro|phic [ə,driːnəʊ'trəʊfɪk, -'trɑf-] *adj*: auf die Nebenniere(n) einwirkend, mit besonderer Affinität zur Nebenniere, adrenotrop
a|dre|no|tro|phin [ə,driːnəʊ'trəʊfɪn, -'trɑf-] *noun*: →*adrenocorticotrophin*
a|dre|no|tro|pic [ə,driːnəʊ'trəʊpɪk, -'trɑp-] *adj*: auf die Nebenniere(n) einwirkend, mit besonderer Affinität zur Nebenniere, adrenotrop
ad|ren|o|tro|pin [ə,driːnəʊ'trəʊpɪn, -'trɑp-] *noun*: →*adrenocorticotrophin*
ADS *Abk.*: **1.** anatomical dead space **2.** antidiuretic substance **3.** anti-donor serum
ad|sorb [æd'sɔːrb] *vt*: adsorbieren
ad|sorb|ate [æd'sɔːrbeɪt, -bət] *noun*: Adsorbat *nt*, Adsorptiv *nt*, adsorbierte Substanz *f*
ad|sorb|ent [æd'sɔːrbənt]: I *noun* adsorbierende Substanz *f*, Adsorbens *nt*, Adsorber *m* II *adj* adsorbierend
ad|sorp|tion [æd'sɔːrpʃn] *noun*: Adsorption *f*
immune adsorption: Immunadsorption *f*
phage adsorption: Phagenadsorption *f*
ad|sorp|tive [æd'sɔːrptɪv] *adj*: →*adsorbent II*
ad|ster|nal [æd'stɜrnl] *adj*: in der Nähe des Sternums (liegend), zum Sternum hin
ADT *Abk.*: **1.** adenosine triphosphate **2.** agar-gel diffusion test
a|dult [ə'dʌlt, 'ædʌlt]: I *noun* Erwachsene *m/f* II *adj* erwachsen, Erwachsenen-; ausgewachsen
ADV *Abk.*: adenovirus
ad|vance [əd'væns, -'vɑːns]: I *noun* Fortschritt *m*, Weiterentwicklung *f*, Verbesserung *f*; Voranschreiten *nt*, Vorwärtsgehen *nt* II *adj* Voraus-, Vorher-, Vor- III *vt* **1.** (*Katheter*) vorrücken, -schieben **2.** (*Sehne, Muskel etc.*) nach vorne verlegen, vorverlegen **3.** (*Ablauf*) beschleunigen **4.** fördern, vorantreiben, -bringen, weiterbringen II *vi* fortschreiten, sich entwickeln, Fortschritte machen
ad|vanced [əd'vænst, -'vɑːnst] *adj*: **1.** fortgeschritten, vorgerückt **advanced stage** fortgeschrittenes Stadium einer Krankheit **2.** fortschrittlich, modern **3.** fortgeschritten, auf hohem Niveau
ad|vance|ment [əd'vænsmənt, -'vɑːns-] *noun*: (*Sehne, Muskel etc.*) Vorverlegen *nt*, Vorverlagerung *f*
ad|vent ['ædvent] *noun*: Aufkommen *nt*, Erscheinen *nt*;

Beginn *m*

ad|ven|ti|tia [ˌædven'tɪʃ(ɪ)ə] *noun*: **1.** (*Gefäß*) Adventitia *f*, Tunica adventitia **2.** (*Organ*) Adventitia *f*, Tunica externa

ad|ven|ti|tial [ˌædven'tɪʃ(ɪ)əl] *adj*: die Adventitia betreffend, adventitiell

ad|ven|ti|tious [ˌædvən'tɪʃəs] *adj*: **1.** zufällig erworben, (zufällig) hinzukommend, hinzugekommen **2.** zufällig, nebensächlich, Neben-

ad|verse [æd'vɜrs, 'ædvɜrs] *adj*: ungünstig, nachteilig (*to* für); gegensätzlich; widrig, entgegenwirkend

ad|vice [əd'vaɪs] *noun*: Rat *m*, Ratschlag *m* **follow advice** einen Rat befolgen **give advice** einen Rat geben **on the advice of sb.** auf Anraten von **seek/take medical advice** ärztlichen Rat suchen *oder* einholen **take sb.'s advice** jds. Rat befolgen

ad|vise [əd'vaɪz]: **I** *vt* **1.** jdm. raten, jdn. beraten, jdm. einen Rat erteilen *oder* geben (*about* über; *to do* etw. zu tun) **2.** jdn. unterrichten, informieren, in Kenntnis setzen (*of* von) **3.** jdn. warnen (*against* vor) **II** *vi* sich beraten (*with* mit)

ADX *Abk.*: acetyldigoxin

a|dy|nam|ia [eɪdaɪ'næmɪə, -'neɪm-] *noun*: Kraftlosigkeit *f*, Muskelschwäche *f*, Adynamie *f*, Asthenie *f*

a|dy|nam|ic [eɪdaɪ'næmɪk] *adj*: kraftlos, schwach; ohne Schwung, adynamisch

AE *Abk.*: **1.** activation energy **2.** agar-gel electrophoresis **3.** avian encephalomyelitis

A&E *Abk.*: Accident and Emergency

AEA *Abk.*: Atomic Energy Authority

AEACA *Abk.*: acetyl-epsilon-aminocaproic acid

AEB *Abk.*: atrial ectopic beat

AEC *Abk.*: atrial ectopic contraction

AECD *Abk.*: allergic eczematous contact dermatitis

AECG *Abk.*: ambulatory electrocardiography

ae|cium ['iːsɪəm, -'iːʃ-] *noun, plura* **-cia** [-sɪə, -ʃɪə]: Äzidium *nt*, Aecidie *f*

A|e|des [eɪ'iːdiːz] *noun*: Aedes *f*

Aedes aegypti: Gelbfieberfliege *f*, Aedes aegypti

AEE *Abk.*: acute allergic encephalitis

AEF *Abk.*: allogenic effector factor

AEG *Abk.*: air encephalogram

AEI *Abk.*: atrial ejection index

AEL *Abk.*: acute erythroblastic leukemia

ae|lu|ro|pho|bia [aɪˌlʊərə'fəʊbɪə] *noun*: Ailurophobie *f*

AEM *Abk.*: ambulatory ECG monitoring

AEP *Abk.*: acoustic evoked potential

ae|qua|tor [ɪ'kweɪtər] *noun*: Äquator *m*, Aequator *m*, Equator *m*

AER *Abk.*: **1.** acoustic evoked response **2.** albumin excretion rate **3.** aldosterone excretion rate **4.** apical ectodermal ridge **5.** auditory evoked response **6.** average evoked response

aer- *präf.*: Luft-, Gas-, Aer(o)-

AERA *Abk.*: average evoked response audiometry

aer|ae|mi|a [eər'iːmiːə] *noun*: (*brit.*) →*aeremia*

aer|as|the|nia [eəræs'θiːnɪə] *noun*: →*aeroneurosis*

aer|ate ['eəreɪt, 'eɪəreɪt] *vt*: **1.** mit Sauerstoff anreichern, Sauerstoff zuführen **2.** mit Gas/Kohlensäure anreichern

aer|at|ed ['eəreɪtɪd, 'eɪər-] *adj*: **1.** mit Luft beladen **2.** mit Gas/Kohlendioxid beladen **3.** mit Sauerstoff beladen, oxygeniert

aer|a|tion [eə'reɪʃn] *noun*: **1.** (Be-, Durch-)Lüftung *f* **2.** Anreicherung *f* (*mit Luft oder Gas*) **3.** Sauerstoffzufuhr *f* **4.** Sauerstoff-Kohlendioxid-Austausch *m* in der Lunge

aer|e|mi|a [eər'iːmiːə] *noun*: →*aeroembolism*

aer|i|al ['eərɪəl, eɪ'iːrɪəl] *adj*: **1.** Luft betreffend, zur Luft gehörend, luftig, Luft- **2.** aus Luft bestehend, leicht, flüchtig, ätherisch

aer|if|er|ous [eə'rɪfərəs] *adj*: gas-, luftleitend, -führend

aer|i|form ['eərəfɔːrm, eɪ'iːrə-] *adj*: luft-, gasförmig

aero- *präf.*: Luft-, Gas-, Aer(o)-

aer|o|al|ler|gen [ˌeərəʊ'ælərdʒən] *noun*: Aeroallergen *nt*

aer|o|as|the|nia [ˌeərəʊæs'θiːnɪə] *noun*: →*aeroneurosis*

Aer|o|bac|ter ['eərəʊbæktər] *noun*: Aerobacter *nt*

Aerobacter aerogenes: Aerobacter/Enterobacter/Bacterium aerogenes

Aerobacter cloacae: Aerobacter/Enterobacter/Bacterium cloacae

aer|obe ['eərəʊb] *noun*: aerobe Zelle *f*, aerober Mikroorganismus *m*, Aerobier *m*, Aerobiont *m*, Oxybiont *m*

facultative aerobes: fakultative Aerobier *pl*

obligate aerobes: obligate Aerobier *pl*

strict aerobe: obligater Aerobier *m*

aer|o|bic [eə'rəʊbɪk] *adj*: mit Sauerstoff lebend, auf Sauerstoff angewiesen; (*chem.*) in Gegenwart von Sauerstoff ablaufend, auf Sauerstoff angewiesen, aerob

aer|o|bil|ia ['eərəʊ'bɪlɪə] *noun*: Aerobilie *f*

aer|o|bi|ol|o|gy [ˌeərəʊbaɪ'ɑlədʒiː] *noun*: Aerobiologie *f*

aer|o|bi|o|sis [ˌeərəʊbaɪ'əʊsɪs] *noun*: Aerobiose *f*, Oxibiose *f*

aer|o|bi|ot|ic [ˌeərəʊbaɪ'ɑtɪk] *adj*: Aerobiose betreffend, aerobiotisch, oxibiotisch

aer|o|cele ['eərəʊsiːl] *noun*: Aerozele *f*

epidural aerocele: epidurale Pneumozele *f*

intracranial aerocele: traumatischer Pneum(at)ozephalus *m*

Aer|o|coc|cus [ˌeərəʊ'kɑkəs] *noun*: Aerococcus *m*

Aerococcus viridans: vergrünende/viridans Streptokokken *pl*, Streptococcus viridans

ae|ro|col|pos [ˌeərəʊ'kɑlpəs] *noun*: Meteorismus *m* der Scheide, Aerokolpos *m*

aer|o|cys|tog|ra|phy [ˌeərəʊsɪs'tɑgrəfiː] *noun*: Pneumozystografie *f*

aer|o|cys|to|scope [ˌeərəʊ'sɪstəskəʊp] *noun*: →*aerourethroscope*

aer|o|cys|tos|co|py [ˌeərəʊsɪs'tɑskəpiː] *noun*: Pneumozystoskopie *f*

aer|o|der|mec|ta|sia [ˌeərəʊdərmek'teɪʒ(ɪ)ə] *noun*: subkutanes Emphysem *nt*, Hautemphysem *nt*

aer|o|don|tal|gia [ˌeərəʊdɑn'tældʒ(ɪ)ə] *noun*: Aerodontalgie *f*, Aeroodontalgie *f*

aer|o|don|to|dyn|ia [ˌeərəʊˌdɑntəʊ'dɪnɪə] *noun*: Aerodontalgie *f*, Aeroodontalgie *f*

aer|o|dy|nam|ic [ˌeərəʊdaɪ'næmɪk] *adj*: aerodynamisch

aer|o|dy|nam|ics [ˌeərəʊdaɪ'næmɪks] *plural*: Aerodynamik *f*

aer|o|em|bo|lism [ˌeərəʊ'embəlɪzəm] *noun*: Luftembolie *f*, Aeroembolismus *m*

aer|o|em|phy|se|ma [ˌeərəʊem(p)fə'ziːmə, -(p)faɪ-] *noun*: Aeroemphysem *nt*

aer|o|gas|tria [ˌeərəʊ'gæstrɪə] *noun*: (übermäßige) Luftansammlung *f* im Magen, Aerogastrie *f*

aer|o|gel ['eərəʊdʒel] *noun*: Aerogel *nt*

aer|o|gen ['eərəʊdʒən] *noun*: luft- *oder* gasbildendes Bakterium *nt*

aer|o|gen|e|sis [ˌeərəʊ'dʒenəsɪs] *noun*: Luft-, Gasbildung *f*

aer|o|gen|ic [ˌeərɑ'dʒenɪk] *adj*: aerogen

aer|og|e|nous [eə'rɑdʒənəs] *adj*: aerogen

aer|o|gram ['eərəgræm] *noun*: Pneumogramm *nt*

aer|o|med|i|cine [ˌeərəʊ'medəsən] *noun*: Luftfahrtmedizin *f*, Aeromedizin *f*

A

aer|om|e|ter [eə'rɑmɪtər] *noun*: Aerometer *nt*
Aer|o|mo|nas [ˌeərə'məʊnæs] *noun*: Aeromonas *f*
Aeromonas hydrophila: Aeromonas hydrophila
aer|o|neu|ro|sis [ˌeərəʊnʊ'rəʊsɪs, -'njʊə-] *noun*: Aeroneurose *f*, Aeroasthenie *f*
aero-odontalgia *noun*: →*aerodontalgia*
aero-odontodynia *noun*: →*aerodontalgia*
aero-otitic *adj*: Aerootitis betreffend, aerootitisch
aero-otitis *noun*: Aerootitis *f*
aer|op|a|thy [eə'rɑpəθiː] *noun*: Aeropathie *f*
aer|o|pause ['eərəpɔːz] *noun*: Aeropause *f*
aer|o|per|i|to|ne|um [ˌeərəʊˌperɪtə'niːəm] *noun*: Pneumoperitoneum *nt*
aer|o|per|i|to|nia [ˌeərəʊˌperɪ'təʊnɪə] *noun*: →*aeroperitoneum*
aer|o|pha|gia [ˌeərəʊ'feɪdʒ(ɪ)ə] *noun*: (krankhaftes) Luft(ver)schlucken *nt*, Luftessen *nt*, Aerophagie *f*
aer|oph|a|gy [eə'rɑfədʒiː] *noun*: (krankhaftes) Luft(ver)schlucken *nt*, Luftessen *nt*, Aerophagie *f*
aer|o|phil ['eərəfɪl] *noun*: aerophiler Organismus *m*
aer|o|phil|ic [ˌeərəʊ'fɪlɪk] *adj*: aerophil
aer|oph|i|lous [eə'rɑfɪləs] *adj*: aerophil
aer|o|pho|bi|a [ˌeərə'fəʊbɪə] *noun*: Luftscheu *f*, Aerophobie *f*
aer|o|pho|bic [ˌeərə'fəʊbɪk] *adj*: Aerophobie betreffend, aerophob
aer|o|pi|e|so|ther|a|py [ˌeərəpaɪˌiːzəʊ'θerəpiː] *noun*: Überdrucktherapie *f*, -behandlung *f*
aer|o|plank|ton [ˌeərə'plæŋktən] *noun*: Luft-, Aeroplankton *nt*
aer|o|ple|thys|mo|graph [ˌeərəplə'θɪzməgræf] *noun*: Aeroplethysmograph *m*
aer|o|si|a|loph|a|gy [ˌeərəʊˌsaɪə'lɑfədʒiː] *noun*: Sialoaerophagie *f*
aer|o|si|nus|it|ic [ˌeərəsaɪnə'sɪtɪk] *adj*: Aerosinusitis betreffend, aerosinusitisch
aer|o|si|nus|i|tis [ˌeərəsaɪnə'saɪtɪs] *noun*: Aerosinusitis *f*, Fliegersinusitis *f*, Barosinusitis *f*
aer|o|sis [eə'rəʊsɪs] *noun*: Gasbildung *f* in Geweben *oder* Organen
aer|o|sol ['eərəsɑl] *noun*: **1.** Aerosol *nt* **2.** Sprüh-, Spraydose *f*
dosage aerosol: Dosieraerosol *nt*
inhalation aerosol: Inhalationsaerosol *nt*
powder aerosol: Puderaerosol *nt*, Staubaerosol *nt*
aer|o|sol|i|za|tion [ˌeərəˌsɑlɪ'zeɪʃn] *noun*: Vernebeln *nt*
aer|o|stat|ics [ˌeərə'stætɪks] *plural*: Aerostatik *f*
aer|o|tax|is [ˌeərəʊ'tæksɪs] *noun*: Aerotaxis *f*
aer|o|ti|tis [ˌeərəʊ'taɪtɪs] *noun*: Aerootitis *f*
aer|o|tol|er|ant [ˌeərəʊ'tɑlərənt] *adj*: sauerstofftolerant, aerotolerant
aer|o|to|nom|e|ter [ˌeərətəʊ'nɑmɪtər] *noun*: Aerotonometer *nt*
aer|ot|ro|pism [eə'rɑtrəpɪzəm] *noun*: Aerotropismus *m*
aer|o|u|re|thro|scope [ˌeərəjʊə'riːθrəskəʊp] *noun*: Pneumourethroskop *nt*
aer|o|u|re|thros|co|py [ˌeərəjʊərə'θrɑskəpiː] *noun*: Pneumourethroskopie *f*
AERP *Abk.*: atrial excitation repolarization phase
AES *Abk.*: aortic ejection sound
aes|cu|lin ['eskjəlɪn] *noun*: Äskulin *nt*
aesthesi- *präf.*: (*brit.*) →*aesthesio-*
aes|the|sia [es'θiːʒ(ɪ)ə] *noun*: (*brit.*) Sinneseindruck *m*, Gefühl *nt*, Empfindung *f*, Sensibilität *f*, Perzeption *f*, Ästhesie *f*
-aesthesia *suf.*: (*brit.*) Empfindung, Gefühl, Sensibilität, -ästhesie
aesthesio- *präf.*: (*brit.*) Sinnes-, Sensibilitäts-, Gefühls-, Empfindungs-, Ästhesio-
aes|the|si|o|blast [es'θiːz(ɪ)əblæst] *noun*: (*brit.*) Ganglioblast *m*, embryonale Spinalganglienzelle *f*, Ästhesioblast *m*
aes|the|si|ol|o|gy [esˌθiːzɪ'ɑlədʒiː] *noun*: (*brit.*) Ästhesiologie *f*
aes|the|si|om|e|ter [esˌθiːzɪ'ɑmɪtər] *noun*: (*brit.*) Ästhesiometer *nt*
aes|the|si|o|neu|ro|blas|to|ma [esˌθiːzɪəˌnjʊərəblæs'təʊmə] *noun*: (*brit.*) Ästhesioneuroblastom *nt*
aes|the|si|o|neu|ro|sis [esˌθiːzɪənjʊə'rəʊsɪs] *noun*: (*brit.*) Ästhesioneurose *f*
aes|the|si|on|o|sus [esˌθiːzɪ'ɑnəsəs] *noun*: (*brit.*) →*esthesioneurosis*
-aesthetic *suf.*: (*brit.*) empfindend, fühlend, -ästhetisch
aes|thet|ics [es'θetɪks] *plural*: (*brit.*) Ästhetik *f*
denture aesthetics: Prothesenästhetik *f*
AET *Abk.*: amino-ethyl-isothiouronium chloride
ae|ti|o|cho|lan|o|lone [ˌɪtɪəʊkəʊ'lænələʊn] *noun*: (*brit.*) Ätiocholanolon *nt*
ae|ti|o|gen|ic [ɪtɪəʊ'dʒenɪk] *adj*: (*brit.*) (*Ursache*) auslösend, verursachend, kausal
ae|ti|o|log|ic [ɪtɪəʊ'lɑdʒɪk] *adj*: (*brit.*) →*aetiological*
ae|ti|o|log|i|cal [ˌɪtɪəʊ'lɑdʒɪkl] *adj*: (*brit.*) Ätiologie betreffend, ätiologisch
ae|ti|ol|o|gy [ɪtɪ'ɑlədʒiː] *noun*: (*brit.*) **1.** Lehre *f* von den Krankheitsursachen, Ätiologie *f* **2.** (Gesamtheit der) Krankheitsursachen *pl*, Ätiologie *f*
ae|ti|o|pa|thol|o|gy [ˌɪtɪəʊpə'θɑlədʒiː] *noun*: (*brit.*) Krankheitsentstehung *f*, Krankheitsentwicklung *f*, Pathogenese *f*
ae|ti|o|por|phy|rin [ˌɪtɪəʊ'pɔːrfərɪn] *noun*: (*brit.*) Ätioporphyrin *nt*
ae|ti|o|trop|ic [ɪtɪəʊ'trɑpɪk, -'trəʊp-] *adj*: (*brit.*) auf die (Krankheits-)Ursache gerichtet, ätiotrop, kausal, Kausal-
AEV *Abk.*: avian erythroblastosis virus
AF *Abk.*: **1.** acid-fast **2.** adriamycin, 5-fluorouracil **3.** aldehyde fuchsin **4.** ammonium formiate **5.** amniotic fluid **6.** angiogenesis factor **7.** aortic flow **8.** apical foramen **9.** atrial fibrillation **10.** atrial flutter
AFA *Abk.*: automatic frequency adaptation
AFB *Abk.*: **1.** acid-fast bacillus **2.** aortofemoral bypass
AFC *Abk.*: **1.** adriamycin, 5-fluorouracil, cyclophosphamide **2.** antibody forming cells
AFCM *Abk.*: adriamycin, 5-fluorouracil, cyclophosphamide, methotrexate
AFCP *Abk.*: antibody forming cell precursors
a|fe|brile [eɪ'febrɪl] *adj*: ohne Fieber verlaufend, apyretisch, fieberfrei, fieberlos, afebril
a|fe|tal [eɪ'fiːtl] *adj*: ohne einen Fötus
af|fect ['æfekt]: **I** *noun* Affekt *m*, Erregung *f*, Gefühlswallung *f* **II** *vt* **1.** betreffen, berühren, (ein-)wirken auf, beeinflussen, beeinträchtigen, in Mitleidenschaft ziehen **2.** angreifen, befallen, affizieren
flat affect: Affektstarre *f*
labile affect: Affektlabilität *f*
af|fect|ed [ə'fektɪd] *adj*: affiziert, in Mitleidenschaft gezogen, befallen, angegriffen
af|fec|tion [ə'fekʃn] *noun*: **1.** Befall *m*, Erkrankung *f*, Affektion *f* **2.** Gemütsbewegung *f*, Stimmung *f*, Affekt *m* **3.** Zuneigung *f*, Liebe *f* (*for, towards* zu) **4.** Einfluss *m*, Einwirkung *f*
compulsive affections: Zwangsaffekte *pl*
af|fec|tive ['æfektɪv] *adj*: affektiv
af|fec|tiv|i|ty [ˌæfek'tɪvətiː] *noun*: Affektivität *f*
af|fen|spal|te ['æfənˌspæltiː] *noun*: Affenspalte *f*, Sulcus

lunatus
af|fer|ence ['æf(ə)rəns] *noun*: →*afferent I*
af|fer|ent ['æfərənt]: I *noun* Afferenz *f* II *adj* hinführend, zuführend, afferent
cortical afferents: kortikale Afferenzen *pl*, kortikopetale Fasern *pl*
cutaneous afferent: Hautafferenz *f*
joint afferent: Gelenkafferenz *f*
visceral afferents: Eingeweideafferenzen *pl*, viszerale Afferenzen *pl*
af|fe|ren|tia [æfə'renʃɪə] *plural*: **1.** zuführende/afferente Gefäße *pl* **2.** Lymphgefäße *pl*
af|fin|ity [ə'fɪnəti:] *noun, plural* **-ties**: **1.** (*chem.*) Affinität *f*, Neigung *f* (*for, to* zu) **2.** Verbundenheit *f*, Übereinstimmung *f* (*for, to* mit); Neigung *f* (*for, to* zu)
chemical affinity: chemische Anziehung(skraft) *f*
oxygen affinity: Sauerstoffaffinität *f*
proton affinity: Protonenaffinität *f*
af|flict [ə'flɪkt] *vt*: betrüben, bedrücken, plagen, zusetzen, peinigen
af|flict|ed [ə'flɪktɪd] *adj*: **1.** niedergeschlagen, bedrückt, betrübt **2.** befallen, geplagt (*with* mit); leidend (*with* an)
af|flic|tion [ə'flɪkʃn] *noun*: **1.** Gebrechen *nt*; **afflictions** *plural* Beschwerden *pl* **2.** Betrübnis *f*, Niedergeschlagenheit *f*; Kummer *m*
af|flu|ence ['æfluəns] *noun*: **1.** Zustrom *m* **2.** Fülle *f*, Überfluss *m*, Überschuss *m*
af|flux ['æflʌks] *noun*: Zufluss *m*, Zustrom *m*, Afflux *m*; Blutandrang *m*
af|flux|ion [ə'flʌkʃn] *noun*: →*afflux*
AFI *Abk.*: atrial filling index
a|fi|brin|o|ge|nae|mi|a [eɪˌfaɪbrɪnədʒən'i:mi:ə] *noun*: (*brit.*) →*afibrinogenemia*
a|fi|brin|o|ge|ne|mi|a [eɪˌfaɪbrɪnədʒən'i:mi:ə] *noun*: Afibrinogenämie *f*
acquired afibrinogenemia: erworbene Afibrinogenämie *f*
congenital afibrinogenemia: kongenitale Afibrinogenämie *f*
AFL *Abk.*: antifibrinolysin
af|la|tox|ins [ˌæflə'tɑksɪnz] *plural*: Aflatoxine *pl*
AFLNH *Abk.*: angiofollicular lymphnode hyperplasia
AFP *Abk.*: alpha-fetoprotein
AFR *Abk.*: antifibrinolysin reaction
a|fraid [ə'freɪd] *adj*: **be afraid** sich fürchten, Angst haben (*of* vor)
AFRD *Abk.*: acute febrile respiratory disease
AFRI *Abk.*: acute febrile respiratory illness
AFT *Abk.*: **1.** antifibrinolysin test **2.** antigen fixation test
AFT_4 *Abk.*: absolute free thyroxine
af|ter ['æftər, 'ɑ:f-]: I *adj* hintere(r, s); nachträglich, Nach-; künftig II *adv* nach(her), danach, darauf, später III *prep* (*zeitlich*) nach; hinter
af|ter|ac|tion [ˌæftər'ækʃn] *noun*: Nachreaktion *f*
af|ter|birth ['æftərbɜrθ] *noun*: Nachgeburt *f*
af|ter|brain ['æftərbreɪn] *noun*: Nachhirn *nt*, Metencephalon *nt*
af|ter|care ['æftərkeər] *noun*: Nachsorge *f*, Nachbehandlung *f*
af|ter|cur|rent ['æftərkɜrent, -kʌr-] *noun*: Nachstrom *m*
af|ter|dis|charge [æftər'dɪstʃɑ:rdʒ] *noun*: Nachentladung *f*
af|ter|ef|fect [ˌæftərɪ'fekt] *noun*: Nachwirkung *f*; Folge *f*
af|ter|im|age [ˌæftər'ɪmɪdʒ] *noun*: Nachbild *nt*
accidental afterimage: negatives Nachbild *nt*
Fröhlich's afterimage: Fröhlich-Nachbild *nt*
Hering's afterimage: Hering-Nachbild *nt*
Hess' afterimage: Hess-Nachbild *nt*
negative afterimage: negatives Nachbild *nt*
periodic afterimage: periodisches Nachbild *nt*
positive afterimage: positives Nachbild *nt*
Purkinje's afterimages: Purkinje-Nachbilder *pl*
af|ter|im|pres|sion [ˌæftərɪm'preʃn] *noun*: →*aftersensation*
af|ter|load ['æftərləʊd] *noun*: Nachlast *f*, -belastung *f*, Afterload *f*
af|ter|load|ing ['æftərləʊdɪŋ] *noun*: Afterloading-Verfahren *nt*, Nachladetechnik *f*
af|ter|pains [ˌæftər'peɪns] *plural*: Nachwehen *pl*
af|ter|po|ten|tial [ˌæftərpə'tenʃl] *noun*: Nachpotenzial *nt*
depolarizing afterpotential: depolarisierendes Nachpotenzial *nt*
hyperpolarizing afterpotential: hyperpolarisierendes Nachpotenzial *nt*
af|ter|re|sponse [ˌæftərɪ'spɑns] *noun*: Nachantwort *f*
af|ter|sen|sa|tion [ˌæftərsen'seɪʃn] *noun*: Nachempfindung *f*
af|ter|taste ['æftərteɪst] *noun*: Nachgeschmack *m*
af|ter|treat|ment [æftər'tri:tmənt] *noun*: Nachsorge *f*, Nachbehandlung *f*
af|ter|vi|sion [ˌæftər'vɪʒn] *noun*: →*afterimage*
af|to|sa [æf'təʊsə] *noun*: (echte) Maul- und Klauenseuche *f*, Febris aphthosa, Stomatitis epidemica, Aphthosis epizootica
A/G *Abk.*: **1.** albumin-globulin ratio **2.** allergen **3.** antigen **4.** antiglobulin **5.** atrial gallop
Ag *Abk.*: **1.** antigen **2.** argentum **3.** silver
ag *Abk.*: **1.** allergen **2.** antigen
AGA *Abk.*: **1.** N-acetylglutamate **2.** N-acetylglutamate
a|ga|lac|tia [eɪgə'lækʃ(ɪ)ə, -tɪə] *noun*: Agalaktie *f*
a|ga|lac|to|sis [eɪˌgælæk'təʊsɪs] *noun*: →*agalactia*
a|ga|lac|to|su|ri|a [eɪgəˌlæktə'sjʊərɪə] *noun*: Agalaktosurie *f*
a|ga|lac|tous [eɪgə'læktəs] *adj*: **1.** (*gynäkol.*) die Milchsekretion unterdrückend **2.** (*Säugling*) nicht gestillt
a|gal|or|rhe|a [əˌgælə'ri:ə] *noun*: Agalaktorrhoe *f*
a|gal|or|rhoe|a [əˌgælə'ri:ə] *noun*: (*brit.*) →*agalorrhea*
a|gam|ete [eɪ'gæmi:t] *noun*: Agamet *m*
a|gam|ic [eɪ'gæmɪk] *adj*: **1.** agam **2.** geschlechtslos, ungeschlechtlich, asexuell
a|gam|ma|glob|u|li|nae|mi|a [eɪˌgæməˌglɑbjələn'i:mi:ə] *noun*: (*brit.*) →*agammaglobulinemia*
a|gam|ma|glob|u|li|ne|mi|a [eɪˌgæməˌglɑbjələn'i:mi:ə] *noun*: Agammaglobulinämie *f*
acquired agammaglobulinemia: erworbene Agammaglobulinämie *f*, sekundäre Agammaglobulinämie *f*
Bruton's agammaglobulinemia: Bruton-Typ *m* der Agammaglobulinämie, infantile X-chromosomale Agammaglobulinämie *f*, kongenitale Agammaglobulinämie *f*, kongenitale geschlechtsgebundene Agammaglobulinämie *f*
common variable agammaglobulinemia: gemeine variable Agammaglobulinämie *f*
congenital agammaglobulinemia: →*Bruton's agammaglobulinemia*
leucopenic agammaglobulinemia: (*brit.*) →*leukopenic agammaglobulinemia*
leukopenic agammaglobulinemia: Schweizer-Typ *m* der Agammaglobulinämie, schwerer kombinierter Immundefekt *m*
lymphopenic agammaglobulinemia: Schweizer-Typ *m* der Agammaglobulinämie, schwerer kombinierter Immundefekt *m*

A

Swiss type agammaglobulinemia: schwerer kombinierter Immundefekt *m*, Schweizer-Typ *m* der Agammaglobulinämie
X-linked agammaglobulinemia: →*Bruton's agammaglobulinemia*
X-linked infantile agammaglobulinemia: →*Bruton's agammaglobulinemia*
common variable agammglobulinemia: gemeine variable Agammaglobulinämie *f*

A|ga|mo|coc|ci|di|i|da [eɪˌgæməʊˌkɑksə'daɪədə] *plural*: Agamococcidiida *pl*

a|ga|mo|cy|tog|e|ny [eɪˌgæməsaɪ'tɑdʒəniː] *noun*: Zerfallsteilung *f*, Schizogonie *f*

A|ga|mo|fi|la|ri|a [eɪˌgæməfaɪ'leərɪə] *plural*: Agamofilaria *pl*

a|ga|mo|gen|e|sis [eɪˌgæmə'dʒenəsɪs] *noun*: Agamogenese *f*, Agamogenie *f*, Apomixis *f*

a|ga|mo|ge|net|ic [eɪˌgæmədʒə'netɪk] *adj*: asexuell vermehrend, agamogen(etisch)

a|ga|mog|o|ny [eɪgə'mɑgəniː] *noun*: →*agamogenesis*

ag|a|mont ['ægəmɑnt] *noun*: Agamont *m*

ag|a|mous ['ægəməs] *adj*: **1.** agam **2.** geschlechtslos, ungeschlechtlich, asexuell

a|gan|gli|on|ic [eɪˌgæŋglɪ'ɑnɪk] *adj*: ohne Ganglien, aganglionär

a|gan|gli|o|no|sis [eɪˌgæŋglɪə'nəʊsɪs] *noun*: Aganglionose *f*

a|gar ['ɑːgɑːr, 'ægər, 'eɪ-] *noun*: Agar *m/nt*
acetate agar: Azetatagar *m/nt*
ascitic agar: Aszitesagar *m/nt*
Bennett agar: Bennett-Agar *m/nt*
BG agar: →*brilliant-green agar*
bile salt agar: Gallensalzagar *m/nt*
birdseed agar: Staib-Agar *m/nt*
bismuth sulfite agar: Wilson-Blair-Agar *m/nt*, Wismutsulfitagar *m/nt* nach Wilson und Blair
bismuth sulphite agar: (*brit.*) →*bismuth sulfite agar*
blood agar: Blutagar *m/nt*
blood-alkali agar: Blut-Alkaliagar *m/nt*
blood-dextrose-cystine agar: Blut-Dextrose-Zystinagar *m/nt*
blood-tellurite agar: Blut-Telluritagar *m/nt*
Bordet-Gengou agar: Bordet-Gengou-Agar *m/nt*, Kartoffel-Glycerin-Blut-Agar *m/nt*
Bordet-Gengou potato blood agar: →*Bordet-Gengou agar*
brain-heart infusion agar: Hirn-Herz-Dextrose-Medium *nt*
brilliant-green agar: Brillantgrün(-Gallen)-Agar *m/nt*
brilliant-green bile salt agar: →*brilliant-green agar*
Brucella agar: Brucellenagar *m/nt*
BS agar: →*bismuth sulfite agar*
casein agar: Caseinagar *m/nt*
cetrimide agar: Cetrimidagar *m/nt*
Chapman's agar: Chapman-Agar *m/nt*
charcoal agar: Holzkohleagar *m/nt*
charcoal-yeast extract agar: Aktivkohle-Hefeextrakt-Agar *m/nt*, charcoal-yeast extract agar
China blue agar: Chinablauagar *m/nt*
chlamydospore agar: Chlamydosporenagar *m/nt*
chocolate agar: Kochblut-, Schokoladenagar *m/nt*
Christensen's urea agar: Harnstoffagar *m/nt* nach Christensen
citrate agar: Zitrat-, Citratagar *m/nt*
CLED agar: CLED-Agar *m/nt*
Conradi-Drigalski agar: Drigalski-Conradi-Nährboden *m*
cornmeal agar: Maismehlagar *m/nt*
CYE agar: Aktivkohle-Hefeextrakt-Agar *m/nt*, charcoal-yeast extract agar
cystine lactose electrolyte deficient agar: CLED-Agar *m/nt*
cystine-tellurite agar: Cystin-Tellurit-Medium *nt*
Czapek-Dox agar: Czapek-Dox-Nährlösung *f*, -Medium *nt*
Czapek solution agar: →*Czapek-Dox agar*
deoxycholate agar: Natriumdesoxycholatagar *m/nt* nach Leifson, Leifson-Agar *m/nt*
deoxycholate citrate agar: Desoxycholat-Zitrat-Agar *m/nt* nach Leifson
dextrose-peptone agar: Dextrose-Peptonagar *m/nt*
diagnostic sensitivity test agar: DST-Agar *m/nt*
Drigalski-Conradi agar: Drigalski-Conradi-Nährboden *m*
DST agar: DST-Agar *m/nt*
EMB agar: →*eosin-methylene blue agar*
Endo agar: Endo-Agar *m*
Endo's fuchsin agar: Endo-Fuchsinagar *m/nt*
eosin-methylene blue agar: Eosin-Methylenblau-Agar *m/nt*, EMB-Agar *m/nt*, EMB-Nährboden *m*
Feeley-Gorman agar: Feeley-Gorman-Agar *m/nt*
F-G agar: →*Feeley-Gorman agar*
French proof agar: Sabouraud-Agar *m/nt*, Sabouraud-Glucose-Agar *m/nt*
fuchsin agar: Endo-Fuchsinagar *m/nt*
glucose cysteine blood agar: Blut-Traubenzucker-Cystein-Agar *m/nt*
glucose-cystine blood agar: Blut-Traubenzucker-Cystein-Agar *m/nt*
glycerol agar: Glycerinagar *m/nt*
Guanieri's gelatin agar: Guanieri-Gelatineagar *m/nt*
Guarnieri's gelatin agar: Guarnieri-Gelatineagar *m/nt*
HE agar: →*Hektoen enteric agar*
heat blood agar: Kochblutagar *m/nt*, Schokoladenagar *m/nt*
Hektoen enteric agar: Hektoen-Agar *m/nt*
kanamycin-vancomycin blood agar: Kanamycin-Vancomycin-Blutagar *m/nt*
kanamycin-vancomycin laked blood agar: Kanamycin-Vancomycin-Hämin-Agar *m/nt*
Kligler agar: Kligler-Agar *m/nt*
KVLB agar: →*kanamycin-vancomycin laked blood agar*
lactose-litmus agar: Lactose-Lackmus-Agar *m/nt*
laked blood agar: Hämin-Agar *m/nt*
LB agar: Hämin-Agar *m/nt*
LD agar: Natriumdesoxycholatagar *m/nt* nach Leifson, Leifson-Agar *m/nt*
LDC agar: Desoxycholat-Zitrat-Agar *m/nt* nach Leifson
Leifson deoxycholate agar: Natriumdesoxycholatagar *m/nt* nach Leifson, Leifson-Agar *m/nt*
Leifson deoxycholate citrate agar: Desoxycholat-Zitrat-Agar *m/nt* nach Leifson
Littman agar: Littman-Agar *m/nt*
Löffler's agar: Löffler-Serum(nährboden *m*) *nt*
lysine-iron agar: Lysin-Eisen-Agar *m/nt*
MacConkey agar: MacConkey-Agar *m/nt*
malt extract agar: Malzextraktagar *m/nt*
Martin-Lester agar: Martin-Lester-Agar *m/nt*, -Medium *nt*
Martin-Lewis agar: Martin-Lewis-Agar *m/nt*, -Medium *nt*
MC agar: →*MacConkey agar*
Mueller-Hinton agar: Mueller-Hinton-Agar *m/nt*
Nickerson's agar: Nickerson-Elektivagar *m/nt*
nutrient agar: Nähragar *m/nt*

Pfeiffer's blood agar: Pfeiffer-(Blut-)Agar *m/nt*
phenylalanine agar: Phenylalaninagar *m/nt*
potato blood agar: Kartoffel-Glycerin-Blut-Agar *m/nt*, Bordet-Gengou-Agar *m/nt*
potato-carrot agar: Kartoffel-Karottenagar *m/nt*
potato dextrose agar: Kartoffel-Dextrose-Agar *m/nt*
rice agar: Reisagar *m/nt*
SAB agar: →*Sabouraud's agar*
Sabhi agar: →*Sabouraud's agar*
Sabouraud's agar: Glucose-Pepton-Agar nach Sabouraud *m/nt*, Sabouraud-Glucose-Pepton-Agar *m/nt*
Sabouraud dextrose agar: →*Sabouraud's agar*
Sabouraud dextrose and brain heart infusion agar: Sabouraud-Glucose-Pepton-Agar *m/nt*, Sabouraud-Agar *m/nt*, Sabouraud-Glucose-Agar *m*
Salmonella-Shigella agar: Salmonella-Shigella-Agar *m/nt*
serum agar: Serumagar *m/nt*
slant agar: Schrägröhrchen *nt*
SS agar: →*Salmonella-Shigella agar*
Staib agar: Staib-Agar *m/nt*
starch agar: Stärkeagar *m/nt*
sugar peptone agar: Zuckerpeptonagar *m/nt*
tellurite taurocholate gelatin agar: Tellurit-Taurocholat-Gelatineagar *m/nt*
Thayer-Martin agar: Thayer-Martin-Agar *m/nt*
Tindale's agar: Tindale-Agar *m/nt*
TM agar: →*Thayer-Martin agar*
triple sugar iron agar: Dreizucker-Eisen-Agar *m/nt*
TSI agar: →*triple sugar iron agar*
tyrosine xanthine agar: Tyrosin-Xanthin-Agar *m/nt*
urea agar: Harnstoffagar *m/nt* nach Christensen
water blue-dextrose agar: Wasserblau-Dextroseagar *m/nt*
Wilson-Blair agar: Wilson-Blair-Agar *m/nt*, Wismutsulfitagar *m/nt* nach Wilson und Blair
yeast extract agar: Hefeextraktagar *m/nt*

agar-agar *noun*: Agar-Agar *m/nt*

a|gar|ic ['ægərɪk, ə'gærɪk] *noun*: Blätterpilz *m*, -schwamm *m*
deadly agaric: Knollenblätterpilz *m*, Amanita phalloides
fly agaric: Fliegenpilz *m*, Amanita muscaria
golden agaric: Amanita caesarea

a|gas|tria [eɪ'gæstrɪə] *noun*: Agastrie *f*

a|gas|tric [eɪ'gæstrɪk] *adj*: ohne Magen, agastrisch

AGCT *Abk.*: antiglobulin consumption test

AGD *Abk.*: agar-gel diffusion

age [eɪdʒ]: I *noun* **1.** Alter *nt*, Lebensalter *nt*; Altersstufe *f* **2.** Epoche *f*, Ära *f*, Periode *f* II *vi* **3.** altern, alt werden **4.** altern, ablagern, reifen lassen **under age** minderjährig, unmündig
bone age: Knochenalter *nt*
chronological age: kalendarisches Alter *nt*
dental age: Zahnalter *nt*
developmental age: Entwicklungsalter *nt*
gestational age: Gestationsalter *nt*
infant age: Kleinkindesalter *nt*
length age: Längenalter *nt*
mental age: Intelligenzalter *nt*
minimum age: Mindestalter *nt*
old age: Alter *nt*; hohes Alter *nt*, Greisenalter *nt*, Senium *nt*, Senilität *f*
school age: schulpflichtiges Alter *nt*
weight age: Gewichtsalter *nt*

a|ged [ɪ,ˋ 'eɪdʒɪd; ˊ eɪdʒd]: **I the aged** *pl* die Alten *pl*, die alten Menschen *pl* **II** *adj* **1.** alt, betagt, bejahrt **2.** -jährig, im Alter von ..., ... Jahre alt

age-dependence *noun*: Altersabhängigkeit *f*

age|ing ['eɪdʒɪŋ]: I *noun* Altern *nt*, Älterwerden *nt* II *adj* alternd, älter werdend
cell ageing: Zellalterung *f*

a|ge|ne|sia [,eɪdʒə'niːʒ(ɪ)ə, -sɪə] *noun*: Agenesie *f*, Aplasie *f*
enamel agenesia: Schmelzhypoplasie *f*, Zahnschmelzhypoplasie *f*
gonadal agenesia: Gonadenagenesie *f*
nuclear agenesia: Möbius-Syndrom *nt*, -Kernaplasie *f*

a|gen|e|sis [eɪ'dʒenəsɪs] *noun, plural* **-ses** [-siːz]: **1.** Agenesie *f*, Aplasie *f* **2.** Unfruchtbarkeit *f*, Sterilität *f*
adrenal agenesis: Nebennierenagenesie *f*
callosal agenesis: Balkenmangel *m*, Agenesia corporis callosi, Balkenagenesie *f*
cerebellar agenesis: Kleinhirnagenesie *f*
enamel agenesis: Schmelzagenesie *f*, Zahnschmelzagenesie *f*
esophageal agenesis: Ösophagusagenesie *f*
esophagus agenesis: Speiseröhren-, Ösophagusagenesie *f*
nuclear agenesis: →*nuclear agenesia*
oesophageal agenesis: (*brit.*) →*esophageal agenesis*
oesophagus agenesis: (*brit.*) →*esophagus agenesis*
ovarian agenesis: Ovarialagenesie *f*, Agenesia ovarii
renal agenesis: Anephrie *f*, Nierenagenesie *f*
sacral agenesis: sakrokokzygeale Agenesie *f*, Syndrom *nt* der kaudalen Regression, Symptom *nt* der kaudalen Regression, kaudale Regression *f*
testicular agenesis: Testesagenesie *f*

a|ge|net|ic [,eɪdʒə'netɪk] *adj*: Agenesie betreffend

a|gen|i|tal|ism [eɪ'dʒenɪtəlɪzəm] *noun*: Agenitalismus *m*

a|gen|o|so|mia [eɪ,dʒenə'səʊmɪə] *noun*: Agenosomie *f*

a|gen|o|so|mus [eɪ,dʒenə'səʊməs] *noun*: Patient(in *f*) *m* mit Agenosomie

a|gent ['eɪdʒənt] *noun*: **1.** Wirkstoff *m*, Mittel *nt*, Agens *nt* **2.** Krankheitserreger *m* **3.** (Stell-)Vertreter(in *f*) *m*, Bevollmächtigte *m/f*, Beauftragte *m/f*
acnegenic agent: Aknegen *nt*
alkylating agents: Alkylanzien *pl*, alkylierende Verbindungen *pl*
alpha-adrenergic blocking agent: →*alpha blocking agent*
alpha-adrenergic receptor blocking agent: →*alpha blocking agent*
alpha blocking agent: Alpha-Adrenorezeptorenblocker *m*, Alpha(rezeptoren)blocker *m*, α-Adrenorezeptorenblocker *m*
anabolic agent: Anabolikum *nt*
anaesthetic agent: (*brit.*) →*anaesthetic agent*
anesthetic agent: Narkosemittel *nt*, Anästhetikum *nt*
antiacidotic agents: Antiazidotika *pl*
antianxiety agent: angstlösendes Mittel *nt*, Anxiolytikum *nt*
antiarrhythmic agent: →*antiarrhythmic I*
anticancer agent: antineoplastische Substanz *f*
antidiabetic agent: Antidiabetikum *nt*
antidiarrheal agent: →*antidiarrheal I*
antidiarrhoeal agent: (*brit.*) →*antidiarrheal I*
antiemetic agent: Ant(i)emetikum *nt*
antifibrinolytic agent: Antifibrinolytikum *nt*
antihypertensive agent: →*antihypertensive I*
antimalarial agent: →*antimalarial I*
antimicrobial agent: →*antimicrobial I*
antimycotic agents: Antimykotika *pl*
antineoplastic agent: →*antineoplastic I*

A

antineuralgic agent: Antineuralgikum *nt*
antiparkinsonian agent: →*antiparkinsonian I*
antiplasmodial agent: gegen Plasmodien wirkendes Mittel *nt*, Antiplasmodikum *nt*
antipsychotic agent: Antipsychotikum *nt*, Neuroleptikum *nt*
antirheumatic agent: →*antirheumatic I*
antispasmodic agent: →*antispasmodic I*
antivertigo agent: Antivertiginosum *nt*
anxiolytic agent: →*anxiolytic I*
attractive agent: →*attractant*
beta-adrenergic blocking agent: →*beta-blocking agent*
beta-adrenergic receptor blocking agent: →*beta-blocking agent*
beta-blocking agent: Betablocker *m*, Betarezeptorenblocker *m*
Bittner's agent: Mäuse-Mamma-Tumorvirus *nt*
bleaching agent: Bleichmittel *nt*
blocking agent: blockierende Substanz *f*, Blocker *m*
bonding agent: Bindemittel *nt*
bronchospasmolytic agents: Bronchospasmolytika *pl*
calcium-blocking agent: Calciumblocker *m*, -antagonist *m*, Ca-Blocker *m*, Ca-Antagonist *m*
cardiovascular agents: Kreislaufmittel *pl*
cavity lining agent: Kavitätenliner *m*, Liner *m*, Kavitätenlack *m*
chelating agents: Chelatbildner *pl*, Chelone *pl*
chemical agent: chemisches Agens *nt*, chemische Verbindung *f*
chemotherapeutic agent: Chemotherapeutikum *nt*
chimpanzee coryza agent: RS-Virus *nt*, Respiratory-Syncytial-Virus *nt*
cholecystokinetic agent: Cholekinetikum *nt*, Cholezystagogum *nt*
choleretic agent: Choleretikum *nt*
cholinergic agents: Cholinergika *pl*
cholinergic blocking agent: Cholinorezeptorenblocker *m*
cholinomimetic agent: Cholinomimetikum *nt*
clearing agent: Klärmittel *nt*, -substanz *f*
cohesive agent: Bindemittel *nt*
colateral agent: Kollateralmittel *nt*
complementary agent: ergänzendes Mittel *nt*, Komplementärmittel *nt*
complexing agents: Komplexbildner *pl*, Komplexone *pl*
condensing agent: kondensierendes Agens/Reagenz *nt*, Kondensierungsreagenz *nt*
contrast agent: Kontrastmittel *nt*, Röntgenkontrastmittel *nt*
cytostatic agent: Zytostatikum *nt*
delta agent: Deltaagens *nt*, Hepatitis-Delta-Virus *nt*
depilatory agent: Enthaarungsmittel *nt*, Depilatorium *nt*
diuretic agents: Diuretika *pl*, harntreibende Mittel *pl*
drying agent: Trockenmittel *nt*
Eaton agent: Eaton-agent *nt*, Mycoplasma pneumoniae
emulsifying agent: Emulgator *m*
entraining agent: Zeitgeber *m*
fibrinolytic agent: Fibrinolytikum *nt*
fixing agent: Fixativ *nt*, Fixiermittel *nt*
ganglion-blocking agent: Ganglienblocker *m*, Ganglioplegikum *nt*
ganglionic blocking agent: Ganglienblocker *m*, Ganglioplegikum *nt*
gastrokinetic agent: Gastrokinetikum *nt*
geriatric agent: Geriatrikum *nt*
haemadsorption agent 1: (*brit.*) →*hemadsorption agent 1*
haemadsorption agent 2: (*brit.*) →*hemadsorption agent 2*
hemadsorption agent 1: Parainfluenza-3-Virus *nt*, Parainfluenzavirus Typ 3 *nt*
hemadsorption agent 2: Parainfluenza-1-Virus *nt*, Parainfluenzavirus Typ 1 *nt*
hepatotoxic agents: Hepatotoxine *pl*
histamine receptor-blocking agent: Histaminrezeptoren-Antagonist *m*, Histaminrezeptoren-Blocker *m*, Histaminblocker *m*, Antihistaminikum *nt*
H_1 receptor-blocking agent: H_1-Rezeptorenblocker *m*, H_1-Antihistaminikum *nt*
H_2 receptor-blocking agent: H_2-Rezeptorenblocker *m*, H_2-Antihistaminikum *nt*
hypotensive agent: blutdrucksenkendes Mittel *nt*, Blutdrucksenker *m*
immunostimulatory agent: immunstimulierende Substanz *f*, immunsystemstimulierende Substanz *f*, Immunstimulans *nt*
immunosuppressive agent: Immun(o)suppressivum *nt*, Immun(o)depressivum *nt*, immun(o)suppressive/immun(o)depressive Substanz *f*
inducing agent: induzierendes Agens *nt*, induzierende Substanz *f*
infectious agent: infektiöses Agens *nt*, infektiöse Einheit *f*
inflammatory agents: Phlogistika *pl*
intravenous anaesthetic agent: (*brit.*) →*intravenous anaesthetic agent*
intravenous anesthetic agent: intravenöses Injektionsanästhetikum *nt*
irritant agent: Reizstoff *m*, -mittel *nt*, Irritans *nt*
lining agent: Liner *m*
lubricating agent: Gleitmittel *nt*, Lubrikans *nt*
mammary tumor agent: Mäuse-Mamma-Tumorvirus *nt*
mammary tumour agent: (*brit.*) →*mammary tumor agent*
metal complexing agent: Chelatbildner *m*
milk agent: Mäuse-Mamma-Tumorvirus *nt*
mitogenic agent: Mitogen *nt*
mucolytic agent: schleimlösendes Mittel *nt*, Mukolytikum *nt*, Mucolyticum *nt*
mutagenic agent: Mutagen *nt*, mutagenes Agens *nt*
myelosuppressive agent: myelodepressive Substanz *f*
narcotic agent: Betäubungsmittel *nt*, Narkotikum *nt*
neuroleptic agent: Neuroleptikum *nt*, Antipsychotikum *nt*
neuromuscular blocking agent: Muskelrelaxans *nt*
nootropic agent: Nootropikum *nt*
Norwalk agent: Norwalk-Agens *nt*, -Virus *nt*
oxidizing agent: Oxidationsmittel *nt*, Oxidans *nt*
pathogenic agent: Krankheitserreger *m*, pathogener Organismus *m*, pathogener Mikroorganismus *m*
phlogistic agents: Phlogistika *pl*
Pittsburgh pneumonia agent: Legionella micdadei, Pittsburgh pneumonia agent
pyogenic agents: pyogene Erreger *pl*, Eitererreger *pl*
radiomimetic agent: Radiomimetikum *nt*
receptor blocking agent: Rezeptorenblocker *m*
reducing agent: Reduktionsmittel *nt*
sclerosing agent: sklerosierendes Mittel *nt*
sedative agent: Beruhigungsmittel *nt*, Sedativ *nt*, Sedativum *nt*, Temperans *nt*
separating agent: Trennisoliermittel *nt*
stool-softening agent: stuhlerweichendes Mittel *nt*
sulfonylurea agents: Sulfonylharnstoffe *pl*
sulphonylurea agents: (*brit.*) →*sulfonylurea agents*
surface-active agent: oberflächenaktive/grenzflächen-

aktive Substanz *f*, Detergens *nt*
tanning agents: Gerbstoffe *pl*
tocolytic agents: Tokolytika *pl*
tranquilizing agent: Tranquilizer *m*, Tranquillantium *nt*
TRIC agent: Chlamydia trachomatis, TRIC-Gruppe *f*
uncoupling agent: Entkoppler *m*, entkoppelnde Substanz *f*
uricosuric agent: Harnsäureausscheidung förderndes Mittel *nt*, Urikosurikum *nt*
vagolytic agent: Vagolytikum *nt*, vagolytisches Mittel *nt*
wetting agent: Netzmittel *nt*
AGEPC *Abk.*: acetyl glyceryl ether phosphoryl choline
age-related *adj*: altersbedingt, -bezogen
a|geu|sia [ə'gjuːzɪə] *noun*: Ageusie *f*
a|geu|sic [ə'gjuːzɪk] *adj*: Ageusie betreffend
a|geus|tia [ə'gjuːstɪə] *noun*: →*ageusia*
AGF *Abk.*: **1.** adrenal growth factor **2.** anti-gammaglobulin factor
AGG *Abk.*: **1.** agammaglobulinemia **2.** anti-gammaglobulin
ag|ger ['ædʒər] *noun*: Vorsprung *m*, Wulst *m*, Agger *m*
ag|glom|er|ate [ə'glɑmərɪt, -reɪt]: I *noun* Anhäufung *f*, (Zusammen-)Ballung *f*, Agglomerat *nt* II *adj* zusammengeballt, (an-)gehäuft, agglomeriert
ag|glom|er|at|ed [ə'glɑme,reɪtɪd] *adj*: →*agglomerate II*
ag|glom|er|a|tion [ə,glɑme'reɪʃn] *noun*: Zusammenballung *f*, Anhäufung *f*, Agglomeration *f*
erythrocyte agglomeration: Erythrozytenagglomeration *f*
ag|glom|e|rin [ə'glɑmərɪn] *noun*: Agglomerin *nt*
ag|glu|tin|a|ble [ə'gluːtɪnəbl] *adj*: agglutinierbar, agglutinabel
ag|glu|ti|nant [ə'gluːtnənt]: I *noun* Klebe-, Bindemittel *nt* II *adj* klebend
ag|glu|ti|nate [*adj* ə'gluːtənɪt, -neɪt; *v* -neɪt]: I *adj* zusammengeklebt, verbunden, agglutiniert II *vt* **1.** zusammen-, verkleben, zusammenballen, agglutinieren **2.** an-, zusammenheilen III *vi* zusammenkleben, sich verbinden, verklumpen, verkleben, agglutinieren
ag|glu|ti|nat|ing [ə'gluːtə,neɪtɪŋ] *adj*: agglutinierend
ag|glu|ti|na|tion [ə,gluːtə'neɪʃn] *noun*: **1.** Zusammen-, Verkleben *nt*, Zusammenballung *f*, Verklumpen *nt*, Agglutination *f* **2.** Zusammen-, Verheilen *nt*
acid agglutination: Säureagglutination *f*
cold agglutination: Kälteagglutination *f*
cross agglutination: Kreuzagglutination(sreaktion) *f*
erythrocyte agglutination: Erythrozytenagglutination *f*
group agglutination: Gruppenagglutination(sreaktion) *f*
H agglutination: H-Agglutination *f*
intravascular agglutination: intravaskuläre (Erythrozyten-)Aggregation *f*
macroscopic agglutination: Makroagglutination *f*
microscopic agglutination: Mikroagglutination *f*
mixed agglutination: Mischzellagglutination *f*
O agglutination: O-Agglutination *f*
passive agglutination: passive/indirekte Agglutination *f*
platelet agglutination: Plättchenagglutination *f*, Thrombozytenagglutination *f*
salt agglutination: Salzagglutination *f*
somatic agglutination: O-Agglutination *f*
spontaneous agglutination: Spontanagglutination *f*
Vi agglutination: Vi-Agglutination *f*
warm agglutination: Wärmeagglutination *f*, Wärmehämagglutination *f*
ag|glu|ti|na|tive [ə'gluːtə,neɪtɪv] *adj*: agglutinierend
ag|glu|ti|na|tor [ə'gluːtneɪtər] *noun*: **1.** agglutinierende Substanz *f* **2.** →*agglutinin*
ag|glu|ti|nin [ə'gluːtənɪn] *noun*: Agglutinin *nt*, Immunagglutinin *nt*
anti-Rh agglutinin: Rh-Agglutinin *nt*, Rhesus-Agglutinin *nt*, Anti-Rh(esus)-Agglutinin *nt*
chief agglutinin: Haupt-, Majoragglutinin *nt*
cold agglutinin: Kälteagglutinin *nt*
complete agglutinin: kompletter Antikörper *m*, agglutinierender Antikörper *m*
cross agglutinin: →*cross-reacting agglutinin*
cross-reacting agglutinin: kreuzreagierendes Agglutinin *nt*
flagellar agglutinin: H-Agglutinin *nt*, Geißelagglutinin *nt*
group agglutinin: Gruppenagglutinin *nt*
immune agglutinin: Immunagglutinin *nt*
incomplete agglutinin: nicht-agglutinierender Antikörper *m*, inkompletter Antikörper *m*, blockierender Antikörper *m*
leucocyte agglutinin: (*brit.*) →*leukocyte agglutinin*
leukocyte agglutinin: Leukozytenagglutinin *nt*, Leukoagglutinin *nt*
major agglutinin: Haupt-, Majoragglutinin *nt*
minor agglutinin: Neben-, Minoragglutinin *nt*
partial agglutinin: Neben-, Minoragglutinin *nt*
platelet agglutinin: Plättchen-, Thrombozytenagglutinin *nt*
saline agglutinin: kompletter Antikörper *m*, agglutinierender Antikörper *m*
somatic agglutinin: Körperagglutinin *nt*, O-Agglutinin *nt*
T agglutinins: T-Agglutinine *pl*
warm agglutinin: Wärmeagglutinin *nt*
ag|glu|tin|o|gen [,æglʊ'tɪnədʒən, ə'gluːtɪnə-] *noun*: Agglutinogen *nt*, agglutinable Substanz *f*
erythrocyte agglutinogen: Erythrozytenagglutinogen *nt*
ag|glu|tin|o|gen|ic [,æglʊ,tɪnə'dʒenɪk, ə,gluːtɪnə-] *adj*: agglutinin-bildend
ag|glu|tin|o|phil|ic [,æglʊ,tɪnə'fɪlɪk] *adj*: leicht agglutinierend
ag|glu|to|gen [,ægluːtə'dʒen] *noun*: Agglutinogen *nt*
ag|glu|to|gen|ic [ə,gluːtə'dʒenɪk] *adj*: →*agglutinogenic*
ag|gra|vate ['ægrəveɪt] *vt*: verschlimmern, erschweren, verschärfen, verschlechtern
ag|gra|vat|ing ['ægrəveɪtɪŋ] *adj*: verschlimmernd, erschwerend, verschärfend, aggravierend
ag|gra|va|tion [ægrə'veɪʃn] *noun*: Verschlimmerung *f*, Erschwerung *f*, Verschärfung *f*, Aggravation *f*
ag|gre|gate ['ægrɪgɪt, -geɪt]: I *noun* Anhäufung *f*, Ansammlung *f*, Masse *f*, Aggregat *nt* II *adj* (an-)gehäuft, vereinigt, gesamt, Gesamt-; aggregiert
cell aggregate: →*cell aggregation*
platelet aggregate: Plättchen-, Thrombozytenaggregat *nt*
ag|gre|ga|tion [,ægrɪ'geɪʃn] *noun*: **1.** (An-)Häufung *f*, Ansammlung *f*, Aggregation *f*, Agglomeration *f* **2.** (*chem.*) Aggregation *f* **3.** Aggregat *nt*
cell aggregation: Zellaggregation *f*, -verband *m*
erythrocyte aggregation: Erythrozytenaggregation *f*
familial aggregation: familiäre Häufung *f*
irrevesible thrombocyte aggregation: irreversible Thrombozytenaggregation *f*
platelet aggregation: Plättchen-, Thrombozytenaggregation *f*
revesible thrombocyte aggregation: reversible Thrombozytenaggregation *f*
thrombocyte aggregation: Plättchen-, Thrombozytenaggregation *f*
ag|gre|gom|e|ter [ægrɪ'gɑmɪtər] *noun*: Thrombaggrego-

A

meter *nt*
ag|gre|gom|e|try [ægrɪ'gɑmətriː] *noun*: Thrombaggregometrie *f*
platelet aggregometry: Bestimmung *f* der Plättchenaggregation
ag|gres|sin [ə'gresn] *noun*: Aggressin *nt*
ag|gres|sion [ə'greʃn] *noun*: Aggression *f*, Angriffsverhalten *nt* (*on, upon* auf)
ag|gres|sive [ə'gresɪv] *adj*: **1.** aggressiv, angreifend, angriffslustig, Angriffs-, Aggressions- **2.** (*fig.*) dynamisch, aggressiv
ag|gres|sive|ness [ə'gresɪvnəs] *noun*: Angriffslust *f*, Aggressivität *f*
ag|gres|siv|i|ty [ægrə'sɪvətiː] *noun*: →*aggressiveness*
ag|ing ['eɪdʒɪŋ] *noun, adj*: →*ageing*
ag|i|tate ['ædʒɪteɪt] *vt*: **1.** (*fig.*) beunruhigen, stören, aufregen, aufwühlen **2.** schütteln, erschüttern, hin und her bewegen
ag|i|tat|ed ['ædʒɪteɪtɪd] *adj*: aufgeregt, erregt, unruhig, agitiert
ag|i|ta|tion [ædʒɪ'teɪʃn] *noun*: Agitatio *f*, Agitation *f*, Agitiertheit *f*
ag|i|to|graph|ia [ˌædʒɪtəʊ'græfɪə] *noun*: Agitografie *f*
ag|i|to|la|lia [ˌædʒɪtəʊ'leɪlɪə] *noun*: →*agitophasia*
ag|i|to|pha|sia [ˌædʒɪtəʊ'feɪʒ(ɪ)ə] *noun*: Agitophasie *f*
a|glos|sia [eɪ'glɑsɪə] *noun*: Aglossie *f*
a|glos|so|sto|mia [eɪˌglɑsə'stəʊmɪə] *noun*: Aglossostomie *f*
a|glu|con [eɪ'gluːkɑn] *noun*: Aglucon *nt*, Aglykon *nt*, Genin *nt*
a|glu|cone [ə'gluːkəʊn, eɪ-] *noun*: →*aglycon*
ag|lu|ti|tion [ˌægluː'tɪʃn] *noun*: Schluckunfähigkeit *f*, Aglutition *f*
a|gly|cae|mi|a [əˌglaɪ'siːmiːə] *noun*: (*brit.*) →*aglycemia*
a|gly|ce|mi|a [əˌglaɪ'siːmiːə] *noun*: Aglukosämie *f*, Aglykämie *f*
a|gly|con [ə'glaɪkɑn, eɪ-] *noun*: Aglucon *nt*, Aglykon *nt*, Genin *nt*
a|gly|cone [eɪ'glaɪkəʊn] *noun*: Aglucon *nt*, Aglykon *nt*, Genin *nt*
a|gly|cos|u|ric [əˌglaɪkəʊ's(j)ʊərɪk, eɪ-] *adj*: ohne Glukosurie (verlaufend), aglukosurisch
ag|ma|ti|nase [æg'mætɪneɪz] *noun*: Agmatinase *f*
ag|ma|tine ['ægmətiːn] *noun*: Agmatin *nt*
AGN *Abk.*: acute glomerulonephritis
ag|na|thia [æg'neɪθɪə] *noun*: Agnathie *f*
ag|na|thous ['ægnəθəs] *adj*: Agnathie betreffend, agnath
ag|na|thus ['ægnəθəs] *noun*: Agnathus *m*
ag|no|gen|ic [ægnəʊ'dʒenɪk] *adj*: ohne erkennbare Ursache (entstanden), unabhängig von anderen Krankheiten, idiopathisch, selbständig, protopathisch, essentiell, primär, genuin
ag|no|sia [æg'nəʊʒ(ɪ)ə, -zɪə] *noun*: Agnosie *f*
acoustic agnosia: Seelentaubheit *f*, auditive/akustische Agnosie *f*, Worttaubheit *f*, Aphasia auditoria/acustica
auditive agnosia: auditive Agnosie *f*, akustische Agnosie *f*
auditory agnosia: Seelentaubheit *f*, psychogene/sensorische Hörstummheit *f*, akustische Agnosie *f*
body-image agnosia: Autotopagnosie *f*
finger agnosia: Fingeragnosie *f*
ideational agnosia: ideatorische Agnosie *f*
object agnosia: Objektagnosie *f*
optic agnosia: Seelenblindheit *f*
optical agnosia: Seelenblindheit *f*, optische Agnosie *f*, visuelle Agnosie *f*, visuelle Amnesie *f*
partial auditory agnosia: auditive Differenzierungsschwäche *f*
position agnosia: Stellungs-, Positionsagnosie *f*
tactile agnosia: taktile Agnosie *f*, Astereognosie *f*, Tastlähmung *f*, Stereoagnosie *f*, Astereognosis *f*
time agnosia: zeitliche Agnosie *f*
visual agnosia: Seelenblindheit *f*, optische/visuelle Agnosie *f*
visual-spatial agnosia: visuell-räumliche Agnosie *f*
ag|nos|te|rol [æg'nɑstərɔl, -rəʊl] *noun*: Agnosterin *nt*
ag|nos|tic [æg'nɑstɪk]: **I** *noun* Agnostiker(in *f*) *m* **II** *adj* Agnosie betreffend, von ihr betroffen, agnostisch
ag|nos|ti|cal [æg'nɑstɪkl] *adj*: Agnosie betreffend, von ihr betroffen, agnostisch
a|go|fol|lin [ə'gɑfəlɪn] *noun*: Estradiol *nt*, Östradiol *nt*
ag|om|phi|a|sis [ˌægɑm'faɪəsɪs] *noun*: (völlige) Zahnlosigkeit *f*, Anodontie *f*, Anodontia *f*, Agomphiasis *f*
a|gom|phi|ous [ə'gɑmfɪəs] *adj*: zahnlos
ag|om|pho|sis [ægɑm'fəʊsɪs] *noun*: →*agomphiasis*
a|go|nad [eɪ'gəʊnæd, -'gɑ-] *noun*: Patient(in *f*) *m* mit Agonadismus
a|go|nad|al [eɪ'gɑnædl] *adj*: ohne Keimdrüsen/Gonaden, agonadal
a|go|nad|ism [eɪ'gɑnədɪzəm] *noun*: Agonadismus *m*
ag|o|nal ['ægənl] *adj*: Agonie betreffend, agonal
ag|o|nist ['ægənɪst] *noun*: **1.** (*physiolog., pharmakol.*) Agonist *m* **2.** Antagonist *m*, Gegenmuskel *m*
ag|o|nis|tic [ægə'nɪstɪk] *adj*: Agonist *oder* Agonismus betreffend, agonistisch, Agonisten-
ag|o|niz|ing ['ægənaɪzɪŋ] *adj*: qualvoll
ag|o|ny ['ægəniː] *noun*: **1.** Todeskampf *m*, Agonie *f* **2.** heftiger unerträglicher Schmerz *m*; Höllenqual *f*, Höllenqualen *pl*, Pein *f*; **be in agony** unerträgliche Schmerzen haben, Höllenqualen ausstehen **death agony** Todeskampf *m*
ag|o|ra|pho|bi|a [ˌægərə'fəʊbɪə] *noun*: Platzangst *f*, Agoraphobie *f*
ag|o|ra|pho|bic [ˌægərə'fəʊbɪk] *adj*: Agoraphobie betreffend, agoraphob
AGP *Abk.*: alkaline granulocyte phosphatase
a|grafe [ə'græf] *noun*: →*agraffe*
a|graffe [ə'græf] *noun*: Wundklemme *f*, Wundklammer *f*
ag|ram|mat|i|ca [ægrə'mætɪkæ] *noun*: Agrammatismus *m*
a|gram|ma|tism [eɪ'græmətɪzəm] *noun*: Agrammatismus *m*
a|gram|ma|to|lo|gia [eɪˌgræmətə'ləʊdʒɪə] *noun*: Agrammatismus *m*
a|gran|u|lar [eɪ'grænjələr] *adj*: ohne Granula; glatt, agranulär
a|gran|u|lo|cyte [eɪ'grænjələʊsaɪt] *noun*: agranulärer/lymphoider Leukozyt *m*, Agranulozyt *m*
a|gran|u|lo|cyt|ic [eɪˌgrænjələʊ'sɪtɪk] *adj*: Agranulozytose betreffend, agranulozytotisch
a|gran|u|lo|cy|to|sis [eɪˌgrænjələʊsaɪ'təʊsɪs] *noun*: Agranulozytose *f*, maligne Neutropenie *f*, perniziöse Neutropenie *f*
infantile genetic agranulocytosis: infantile hereditäre Agranulozytose *f*, Kostmann-Syndrom *nt*
a|graph|ia [eɪ'græfɪə, ə-] *noun*: Agraphie *f*, Agrafie *f*
absolute agraphia: absolute Agraphie *f*
acoustic agraphia: akustische Agraphie *f*
amnemonic agraphia: Agraphia amnemonica
apractic agraphia: apraktische Agraphie *f*
atactic agraphia: absolute/ataktische Agraphie *f*, Agraphia atactica
cerebral agraphia: zerebrale Agraphie *f*
literal agraphia: literale Agraphie *f*
mental agraphia: zerebrale Agraphie *f*
motor agraphia: motorische Agraphie *f*

musical agraphia: musikalische Agraphie *f*
optic agraphia: optische Agraphie *f*
verbal agraphia: verbale Agraphie *f*

a|graph|ic [eɪ'græfɪk] *adj*: Agraphie betreffend, schreibunfähig, agraphisch, agrafisch

ag|ri|mo|ny ['ægrəməʊnɪə] *noun*: **1.** Odermennig *m*, Agrimonia eupatoria, Agrimonia procera **2.** Odermennigkraut *nt*, Agrimoniae herba

a|gryp|ni|a [ə'grɪpnɪə] *noun*: Agrypnie *f*

a|gryp|no|co|ma [əˌgrɪpnə'kəʊmə] *noun*: Agrypnocoma *nt*

AGS *Abk.*: adrenogenital syndrome

AGT *Abk.*: antiglobulin test

AGTH *Abk.*: adrenoglomerulotrophic hormone

AGTT *Abk.*: abnormal glucose tolerance test

AGU *Abk.*: aspartylglucosaminuria

a|gue ['eɪgjuː] *noun*: Sumpffieber *nt*, Wechselfieber *nt*, Malaria *f*
brass-founder's ague: Bronzegieß(er)fieber *nt*

a|gy|ral [eɪ'dʒaɪrəl] *adj*: Agyrie betreffend, agyral

a|gy|ria [eɪ'dʒaɪrɪə, ə-] *noun*: Agyrie *f*

a|gy|ric [eɪ'dʒaɪrɪk, ə-] *adj*: Agyrie betreffend

AH *Abk.*: **1.** abdominal hysterectomy **2.** aqueous humor **3.** arterial hypertension

Ah *Abk.*: hypermetropic astigmatism

AHA *Abk.*: **1.** American Heart Association **2.** auto-hemolytic anemia

AH-AB *Abk.*: antihemagglutinin antibody

α-haemolytic *adj*: (*brit.*) →*α-hemolytic*

a|hap|to|glo|bi|nae|mi|a [ə'hæptəʊˌgləʊbɪn'iːmiːə] *noun*: (*brit.*) →*ahaptoglobinemia*

a|hap|to|glo|bi|ne|mi|a [ə'hæptəʊˌgləʊbɪn'iːmiːə] *noun*: Ahaptoglobinämie *f*

AHC *Abk.*: **1.** acute hemorrhagic conjunctivitis **2.** aminohexyl cellulose **3.** antihemophilic factor C

AHD *Abk.*: **1.** antihyaluronidase **2.** arteriosclerotic heart disease **3.** atherosclerotic heart disease **4.** autoimmune hemolytic disease

AHE *Abk.*: **1.** acute hemorrhagic encephalitis **2.** acute hypertensive encephalopathy

α-hemolytic *adj*: alphahämolytisch, α-hämolytisch

AHF *Abk.*: **1.** antihemophilic factor **2.** Argentinian hemorrhagic fever

AHG *Abk.*: **1.** antihemophilic globulin **2.** antihuman globulin

AHGS *Abk.*: **1.** acute herpetic gingival stomatitis **2.** antihuman globulin serum

AHH *Abk.*: aryl hydrocarbon hydroxylase

AHLG *Abk.*: antihuman lymphocyte globulin

AHLS *Abk.*: antihuman lymphocyte serum

AHP *Abk.*: acute hemorrhagic pancreatitis

AHR *Abk.*: antihyaluronidase reaction

AHT *Abk.*: **1.** antihyaluronidase test **2.** antihyaluronidase titer **3.** arterial hypertension

AHTCG *Abk.*: antihuman thymocytic globulin

AHTG *Abk.*: antihuman thymocytic globulin

AHTP *Abk.*: antihuman thymocytic plasma

AI *Abk.*: **1.** adhesion index **2.** anaphylatoxin inactivator **3.** aortic incompetence **4.** aortic insufficiency **5.** apical impulse **6.** atherogenic index

A.I. *Abk.*: **1.** apex impulse **2.** artificial insemination

AIB *Abk.*: amino-isobutyric acid

AIC *Abk.*: antigen-immunosuppressive conjugate

AICA *Abk.*: anterior inferior cerebellar artery

AICAR *Abk.*: amino-imidazole carboxamide ribonucleotide

AICD *Abk.*: automatic implantable cardioverter-defibrillator

AICF *Abk.*: auto-immune complement fixation

aich|mo|pho|bi|a [ˌeɪkmə'fəʊbɪə] *noun*: Aichmophobie *f*

aich|mo|pho|bic [ˌeɪkmə'fəʊbɪk] *adj*: Aichmophobie betreffend, aichmophob

aid [eɪd]: I *noun* **1.** Hilfe *f* (*to* für), Unterstützung *f*, Beistand *m* **by/with aid of** mit Hilfe von, mittels **2.** Helfer(in *f*) *m*, Gehilfe *m*, Gehilfin *f*, Assistent(in *f*) *m* **3.** Hilfsmittel *nt*, Hilfsgerät *nt* II *vt* **4.** unterstützen, beistehen, Hilfe/Beistand leisten, jmd. helfen (*in* bei, *to do* zu tun) **5.** (*Entwicklung*) fördern; etw. erleichtern III *vi* helfen (*in* bei)
deaf aid: Hörgerät *nt*, -apparat *m*, -hilfe *f*
diagnostic aid: diagnostisches Hilfsmittel *nt*
first aid: Erste Hilfe *f*
hearing aid: Hörgerät *nt*, -apparat *m*, -hilfe *f*
nurse's aid: Schwesternhelfer(in *f*) *m*
speech aid: Sprechhilfe *f*
walking aid: Gehhilfe *f*

AID *Abk.*: **1.** artificial insemination donor **2.** auto-immune disease

AIDS *Abk.*: acquired immune deficiency syndrome

AIG *Abk.*: anti-immunoglobulin

AIH *Abk.*: artificial insemination by husband

AIHA *Abk.*: autoimmune hemolytic anemia

ail [eɪl]: I *vt* schmerzen, weh tun II *vi* kränkeln, kränklich sein

AIL *Abk.*: angio-immunoblastic lymphadenopathy

AILD *Abk.*: angioimmunoblastic lymphadenopathy with dysproteinemia

ail|ing ['eɪlɪŋ] *adj*: kränklich, kränkelnd, leidend

ail|ment ['eɪlmənt] *noun*: Krankheit *f*, Erkrankung *f*, Leiden *nt*, Gebrechen *nt*

ai|lu|ro|pho|bi|a [aɪˌlʊərə'fəʊbɪə] *noun*: Angst *f* vor Katzen, Ailurophobie *f*

ai|lu|ro|pho|bic [aɪˌlʊərə'fəʊbɪk] *adj*: Ailurophobie betreffend, ailurophob

aim [eɪm]: I *noun* **1.** Ziel *nt*; Zielen *nt* **2.** (*fig.*) Zweck *m*, Absicht *f*, Ziel *nt* II *vt* (*Ehrgeiz*) richten (*at* auf) III *vi* **3.** zielen (*at* auf) **4.** (*fig.*) beabsichtigen, abzielen (*at, for* auf)

ain|hum [aɪ'njum] *noun*: Ainhum(-Syndrom *nt*) *nt*, Dactylosis spontanea

AIP *Abk.*: **1.** acute intermittent porphyria **2.** acute interstitial pneumonia **3.** automated immune precipitation

air [eər]: I *noun* Luft *f* II *adj* pneumatisch, Luft-
alveolar air: Alveolarluft *f*, alveolares Gasgemisch *nt*
choking air: stickige Luft *f*
compressed air: Pressluft *f*, Druckluft *f*
extraintestinal air: freie Luft *f* im Bauchraum
inspired air: eingeatmetes Gas *nt*, eingeatmete Luft *f*, Inspirat *nt*; Inhalat *nt*
liquid air: flüssige Luft *f*
reserve air: Reserveluft *f*
residual air: Reserve-, Residualvolumen *nt*, Residualluft *f*
respiratory air: Atemluft *f*
retroperitoneal air: retroperitoneale Luft(ansammlung) *f*
room air: Raumluft *f*
tidal air: Atem(zug)volumen *nt*, Atemhubvolumen *nt*

air|borne ['eərbɔːrn] *adj*: durch die Luft übertragen *oder* verbreitet, aerogen

air-condition *vt*: klimatisieren

air-dried *adj*: luftgetrocknet

air|proof ['eərpruːf]: I *adj* luftdicht II *vt* luftdicht machen

air|stream ['eərstriːm] *noun*: Luftstrom *m*

air|tight ['eərtaɪt] *adj*: **1.** luftdicht, hermetisch verschlossen **2.** (*fig.*) hieb- und stichfest **make airtight** abdichten
air|way ['eərweɪ] *noun*: **1.** Atem-, Luftweg *m* **2.** Beatmungsrohr *nt*, Tubus *m*
nasopharyngeal airway: Nasopharyngealtubus *m*, -katheter *m*
nasotracheal airway: Nasotrachealtubus *m*, -katheter *m*
oropharyngeal airway: Oropharyngealkatheter *m*, -tubus *m*
upper airways: obere Luftwege *pl*
AIS *Abk.*: **1.** abbreviated injury scale **2.** adrenergic inhibitory system **3.** aortic isthmic stenosis
AIT *Abk.*: **1.** agglutination immobilization test **2.** analytic intelligence test
AIVR *Abk.*: accelerated idioventricular rhythm
AK *Abk.*: **1.** acetate kinase **2.** artificial kidney
a|ka|mu|shi [ækə'muːʃɪ] *noun*: japanisches Fleckfieber *nt*, Scrub-Typhus *m*, Milbenfleckfieber *nt*, Tsutsugamushi-Fieber *nt*
a|kar|y|o|cyte [eɪ'kærɪəsaɪt] *noun*: kernlose Zelle *f*, Akaryozyt *m*
a|kar|y|o|mas|ti|gont [eɪˌkærɪə'mæstɪgɑnt] *noun*: Akaryomastigont *m*
a|kar|y|o|ta [eɪˌkærɪ'əʊtə] *noun*: kernlose Zelle *f*, Akaryozyt *m*
a|kar|y|ote [eɪ'kærɪəʊt] *noun*: kernlose Zelle *f*, Akaryozyt *m*
a|kat|a|ma|the|sia [eɪˌkætəmə'θiːʒ(ɪ)ə] *noun*: Akatamathesie *f*
a|kat|a|no|e|sis [eɪˌkætə'nəʊɪsɪs] *noun*: Akatanoese *f*
a|k|a|thi|sia [ækə'θɪzɪə] *noun*: Akathisie *f*
a|kin|aes|the|sia [eɪkɪnəs'θiːʒ(ɪ)ə] *noun*: (*brit.*) →*akinesthesia*
A-kinase *noun*: Adenylatkinase *f*, Myokinase *f*, AMP-Kinase *f*, A-Kinase *f*
a|ki|ne|sia [eɪkaɪ'niːʒ(ɪ)ə, -kɪ-] *noun*: Akinese *f*
fetal akinesia: fetale Akinesie *f*
a|ki|ne|sis [eɪkaɪ'niːsɪz] *noun*: Akinese *f*
a|kin|es|the|sia [eɪkɪnəs'θiːʒ(ɪ)ə] *noun*: Akinästhesie *f*
a|ki|net|ic [eɪkaɪ'netɪk] *adj*: Akinese betreffend *oder* verursachend, bewegungslos, bewegungsarm, akinetisch
a|ki|ya|mi [ækɪ'jæmiː] *noun*: Sakushu-Fieber *nt*, Akiyami *nt*, Akiyami-Fieber *nt*, Hasamiyami *nt*, Hasamiyami-Fieber *nt*
a|ko|ria [ə'kɔːrɪə] *noun*: Akorie *f*
AL *Abk.*: acute leukemia
Al *Abk.*: **1.** aluminium **2.** aluminum
a|la ['eɪlə] *noun, plural* **a|lae** ['eɪliː]: Flügel *m*, Ala *f*, flügelförmige Struktur *f*
ala of central lobule of cerebellum: Ala lobuli centralis cerebelli
ala of ilium: Becken-, Darmbeinschaufel *f*, Ala ossis ilii
ala of nose: Nasenflügel *m*, Ala nasi
sacral ala: Kreuzbeinflügel *m*, Ala sacri
ala of vomer: Ala vomeris
ALA *Abk.*: **1.** δ-aminolaevulic acid **2.** δ-aminolevulinic acid
Ala *Abk.*: alanine
a|lac|ri|ma [eɪ'lækrɪmə] *noun*: Alakrimie *f*
a|lac|ta|sia [eɪlæk'teɪʒ(ɪ)ə, -zɪə] *noun*: Alaktasie *f*
ALAD *Abk.*: δ-aminolevulinic acid dehydrogenase
a|la|lia [eɪ'leɪlɪə] *noun*: Alalie *f*
a|lal|ic [eɪ'lælɪk] *adj*: Alalie betreffend, von Alalie betroffen
al|a|nine ['ælәniːn, -nɪn] *noun*: Alanin *nt*, Aminopropionsäure *f*
D-alanine: D-Alanin *nt*
β-al|a|nin|e|mia [ˌælənɪn'iːmiːə] *noun*: Hyperbetaalaninämie *f*, β-Alaninämie *f*
al|an|tin [ə'læntɪn] *noun*: Inulin *nt*
al|an|to|lac|tone [əˌlæntə'læktəʊn] *noun*: Alantolacton *nt*
al|a|nyl ['ælənɪl] *noun*: Alanyl-(Radikal *nt*)
a|lar ['eɪlər] *adj*: Ala betreffend, flügelähnlich, -förmig, Flügel-
ALAS *Abk.*: aminolevulinic acid synthetase
al|as|trim ['æləstrɪm] *noun*: weiße Pocken *pl*, Alastrim *nt*, Variola minor
ALAT *Abk.*: alanine aminotransferase
Alb. *Abk.*: albumin
al|ben|da|zole [æl'bendəzəʊl] *noun*: Albendazol *nt*
al|bi|du|ri|a [ælbɪ'd(j)ʊəriːə] *noun*: Albidurie *f*
al|bi|nism ['ælbənɪzəm] *noun*: Albinismus *m*
Amish albinism: Yellow-Typ *m* des okulokutanen Albinismus
autosomal dominant oculocutaneous albinism: autosomal dominanter okulokutaner Albinismus *m*
autosomal recessive ocular albinism: autosomal rezessiver okulärer Albinismus *m*
brown oculocutaneous albinism: brauner okulokutaner Albinismus *m*
circumscribed albinism: partieller/umschriebener Albinismus *m*, Piebaldismus *m*, Albinismus circumscriptus
complete albinism: Albinismus totalis, okulokutaner Albinismus *m*, kompletter Albinismus *m*, Albinismus universalis
complete imperfect albinism: Tyrosinase-positiver okulokutaner Albinismus *m*
complete perfect albinism: Tyrosinase-negativer okulokutaner Albinismus *m*
Forsius-Eriksson type ocular albinism: okulärer Albinismus (Forsius-Eriksson) *m*
localized albinism: partieller/umschriebener Albinismus *m*, Albinismus circumscriptus, Piebaldismus *m*
ocular albinism: okulärer Albinismus *m*
oculocutaneous albinism: okulokutaner Albinismus *m*
partial albinism: partieller/umschriebener Albinismus *m*, Albinismus circumscriptus
ty-neg oculocutaneous albinism: →*tyrosinase-negative oculocutaneous albinism*
ty-pos oculocutaneous albinism: →*tyrosinase-positive oculocutaneous albinism*
tyrosinase-negative oculocutaneous albinism: Tyrosinase-negativer okulokutaner Albinismus *m*
tyrosinase-positive oculocutaneous albinism: Tyrosinase-positiver okulokutaner Albinismus *m*, Albinoidismus *m*
xanthous albinism: Yellow-Typ *m* des okulokutanen Albinismus
yellow mutant oculocutaneous albinism: Yellow-Typ *m* des okulokutanen Albinismus
al|bi|nis|mus [ælbə'nɪzməs] *noun*: →*albinism*
al|bi|no [æl'baɪnəʊ] *noun*: Patient(in *f*) *m* mit Albinismus, Albino *m/f*
al|bi|noid|ism [ælbɪ'nɔɪdɪzəm] *noun*: Albinoidismus *m*
al|bi|not|ic [ˌælbɪ'nɑtɪk] *adj*: Albinismus betreffend, von Albinismus betroffen *oder* gekennzeichnet
al|bi|nu|ri|a [ælbə'n(j)ʊəriːə] *noun*: Albidurie *f*
albinuria of athletes: Sportalbuminurie *f*, -proteinurie *f*
al|bu|gin|ea [ælbjuː'dʒɪnɪə] *noun*: bindegewebige Hodenhülle *f*, Albuginea *f* (testis), Tunica albuginea testis
albuginea of ovary: Eierstockkapsel *f*, Tunica albuginea ovarii
al|bu|gi|ne|ot|o|my [ˌælbjuːdʒɪnɪ'ɑtəmiː] *noun*: Albugineotomie *f*
al|bu|gi|nit|ic [ˌælbjuːdʒɪ'nɪtɪk] *adj*: Albuginitis betref-

A

fend, albuginitisch
al|bu|gi|ni|tis [ˌælbjuːdʒɪ'naɪtɪs] *noun*: Entzündung *f* der bindegewebigen Hodenhülle, Albuginitis *f*
al|bu|go [æl'bjuːgəʊ] *noun*: Leukom *nt*
al|bu|men [æl'bjuːmən] *noun*: **1.** Eiweiß *nt*, Albumen *nt* **2.** →*albumin*
al|bu|mim|e|ter [ælbjuː'mɪmɪtər] *noun*: Albuminimeter *nt*
al|bu|min [æl'bjuːmɪn] *noun*: **1.** Albumin *nt* **2.** Serumalbumin *nt*
Bence-Jones albumin: Bence-Jones-Eiweiß *nt*, Bence-Jones-Protein *nt*
blood albumin: Serumalbumin *nt*
egg albumin: Ovalbumin *nt*
human albumin: Humanalbumin *nt*
macroaggregated albumin: Makroalbuminaggregat *nt*
plasma albumin: Plasmaalbumin *nt*
radioiodinated serum albumin: Radioiod-Serumalbumin *nt*
serum albumin: Serumalbumin *nt*
al|bu|mi|nae|mi|a [æl,bjuːmɪn'iːmiːə] *noun*: (*brit.*) →*albuminemia*
al|bu|mi|nate [æl'bjuːməneɪt] *noun*: Albuminat *nt*
al|bu|mi|na|tu|ri|a [æl,bjuːmɪnə'tjʊərɪə] *noun*: Albuminaturie *f*
al|bu|mi|ne|mi|a [æl,bjuːmɪn'iːmiːə] *noun*: Albuminämie *f*
al|bu|mi|nim|e|ter [æl,bjuːmɪ'nɪmɪtər] *noun*: Albuminimeter *nt*
al|bu|mi|nim|e|try [æl,bjuːmɪ'nɪmətriː] *noun*: Albuminimetrie *f*
al|bu|mi|no|cho|li|a [æl,bjuːmɪnə'kəʊlɪə] *noun*: Albuminocholie *f*
al|bu|mi|no|cy|to|lo|gic [æl,bjuːmɪnəsaɪtə'lɑdʒɪk] *adj*: albuminozytologisch
al|bu|mi|no|cy|to|lo|gi|cal [æl,bjuːmɪnə,saɪtə'lɑdʒɪkl] *adj*: albumino-zytologisch
al|bu|mi|noid [æl'bjuːmɪnɔɪd]: I *noun* Gerüsteiweiß *nt*, Skleroprotein *nt*, Albuminoid *nt* II *adj* eiweißähnlich, -artig, albuminähnlich, -artig, albuminoid
al|bu|mi|no|ly|sis [æl,bjuːmə'nɑlɪsɪs] *noun*: Albuminspaltung *f*, Albuminolyse *f*
al|bu|mi|nom|e|ter [æl,bjuːmə'nɑmɪtər] *noun*: →*albuminimeter*
al|bu|mi|nop|ty|sis [æl,bjuːmə'nɑptəsɪs] *noun*: Albuminoptysis *f*
al|bu|mi|nor|rhe|a [æl,bjuːmɪnə'riːə] *noun*: übermäßige Albuminausscheidung *f*, Albuminorrhoe *f*
al|bu|mi|nor|rhoe|a [æl,bjuːmɪnə'riːə] *noun*: (*brit.*) →*albuminorrhea*
al|bu|mi|no|ses [æl,bjuːmə'nəʊsiːz] *plural*: Albumosen *pl*
al|bu|mi|nous [æl'bjuːmɪnəs] *adj*: eiweißhaltig, albuminhaltig; serös, albuminös
al|bu|mi|nu|re|tic [æl,bjuːmɪnə'retɪk]: I *noun* albuminuretisches Mittel *nt* II *adj* Albuminurie betreffend *oder* fördernd, albuminuretisch
al|bu|mi|nu|ri|a [æl,bjuːmɪ'n(j)ʊəriːə] *noun*: Eiweißausscheidung *f* im Harn, Albuminurie *f*, Proteinurie *f*
accidental albuminuria: akzidentelle Albuminurie/Proteinurie *f*
adolescent albuminuria: Pubertätsalbuminurie *f*, Adoleszentenalbuminurie *f*, Adoleszentenproteinurie *f*, Pubertätsproteinurie *f*
adventitious albuminuria: akzidentelle Albuminurie/Proteinurie *f*
albuminuria of athletes: Sportalbuminurie *f*, -proteinurie *f*
Bamberger's albuminuria: Bamberger-Albuminurie *f*
Bamberger's haematogenic albuminuria: (*brit.*) →*Bamberger's albuminuria*
Bamberger's hematogenic albuminuria: →*Bamberger's albuminuria*
benign albuminuria: essentielle Albuminurie/Proteinurie *f*
cardiac albuminuria: →*cardiac proteinuria*
cyclic albuminuria: zyklische/intermittierende Albuminurie *f*
dietetic albuminuria: diätetische Albuminurie/Proteinurie *f*
digestive albuminuria: diätetische Albuminurie/Proteinurie *f*
effort albuminuria: Sportproteinurie *f*, Sportalbuminurie *f*
essential albuminuria: essentielle Albuminurie/Proteinurie *f*
false albuminuria: akzidentelle Albuminurie/Proteinurie *f*
febrile albuminuria: Fieberalbuminurie *f*, Fieberproteinurie *f*, febrile Albuminurie/Proteinurie *f*
functional albuminuria: funktionelle/physiologische/intermittierende Proteinurie/Albuminurie *f*
intermittent albuminuria: funktionelle/physiologische/intermittierende Proteinurie/Albuminurie *f*
intrinsic albuminuria: intrinsische Albuminurie/Proteinurie *f*
lordotic albuminuria: orthostatische/lordotische Albuminurie/Proteinurie *f*
microscopic albuminuria: Mikroalbuminurie *f*
orthostatic albuminuria: orthostatische/lordotische Albuminurie/Proteinurie *f*
palpatory albuminuria: palpatorische Albuminurie/Proteinurie *f*
paroxysmal albuminuria: paroxysmale Albuminurie/Proteinurie *f*
physiologic albuminuria: **1.** physiologische Albuminurie/Proteinurie *f* **2.** funktionelle Albuminurie/Proteinurie *f*
postrenal albuminuria: postrenale Albuminurie/Proteinurie *f*
postural albuminuria: orthostatische/lordotische Albuminurie/Proteinurie *f*
prerenal albuminuria: prärenale Albuminurie/Proteinurie *f*
recurrent albuminuria: zyklische Proteinurie *f*, zyklische/intermittierende Albuminurie *f*, intermittierende Proteinurie *f*
serous albuminuria: intrinsische Albuminurie/Proteinurie *f*
transient albuminuria: transiente Albuminurie/Proteinurie *f*
transitory functional albuminuria: paroxysmale Albuminurie/Proteinurie *f*
true albuminuria: intrinsische Albuminurie/Proteinurie *f*
al|bu|mi|nu|ric [æl,bjuːmɪ'n(j)ʊərɪk] *adj*: Albuminurie betreffend, albuminurisch, proteinurisch
al|bu|ter|ol [æl'bjuːtərɔl, -əʊl] *noun*: Salbutamol *nt*
ALC *Abk.*: avian leukosis complex
Al|ca|lig|e|nes [ˌælkə'lɪdʒəniːz] *noun*: Alcaligenes *m*
Alcaligenes dentrificans: Alcaligenes dentrificans
Alcaligenes faecalis: Alcaligenes faecalis
Alcaligenes xylosoxidans: Alcaligenes xylosoxidans
al|cap|ton [æl'kæptɑn, -tən] *noun*: →*alkapton*
al|cap|to|nu|ri|a [æl,kæptə'n(j)ʊəriːə] *noun*: →*alkapto-*

nuria
al|cap|ton|u|ric [æl,kæptə'n(j)ʊərɪk] *adj*: →*alkaptonuric*
al|clo|met|a|sone [æl,klɑ'metəsəʊn] *noun*: Alclometason *nt*
al|clox|a [æl'klɑksə] *noun*: Alcloxa *nt*
al|co|hol ['ælkəhɑl, -hɔl] *noun*: **1.** Alkohol *m*, Alcohol *m* **2.** Äthylalkohol *m*, Äthanol *m*, Ethanol *m*
absolute alcohol: absoluter Alkohol *m*, Alcoholus absolutus
absolute alcohol: absoluter Alkohol *m*, Alcoholus absolutus
amino alcohol: Aminoalkohol *m*
amyl alcohol: Amylalkohol *m*
aromatic alcohol: aromatischer Alkohol *m*, Phenol *nt*
benzyl alcohol: Benzylalkohol *m*, Phenylcarbinol *m*, Phenylmethanol *m*,α-Hydroxytoluol *nt*, Alcoholus benzylicus
blood alcohol: Blutalkohol *m*
bornyl alcohol: Borneol *nt*
butyl alcohol: Butylalkohol *m*, Butanol *nt*
camphyl alcohol: Borneokampfer *m*, Borneol *nt*, Borneolum *nt*
ceryl alcohol: Cerylalkohol *m*
cetyl alcohol: Cetyl-, Palmitylalkohol *m*
chimyl alcohol: Chimylalkohol *m*
dehydrated alcohol: absoluter Alkohol *m*, Alcoholus absolutus
denatured alcohol: vergällter/denaturierter Alkohol *m*
dihydric alcohol: zweiwertiger Alkohol *m*
diluted alcohol: Spiritus dilutus, Spiritus Vini rectificatus
ethyl alcohol: Äthanol *nt*, Ethanol *nt*, Äthylalkohol *m*; Alkohol *m*
farnesene alcohol: Farnesol *nt*
fatty alcohol: Fettalkohol *m*
isobutyl alcohol: Isobutanol *m*, Isobutylalkohol *m*
isoprenoid alcohol: →*isopropyl alcohol*
isopropyl alcohol: Isopropanol *nt*, Isopropylalkohol *m*
methyl alcohol: Methanol *nt*, Methylalkohol *m*
methyl alcohol: Methanol *nt*, Methylalkohol *m*
methylated alcohol: vergällter/denaturierter Alkohol *m*
monohydric alcohol: einwertiger Alkohol *m*
nicotinyl alcohol: Betapyridylcarbinol *nt*, Nicotinylalkohol *m*, Pyridylcarbinol *nt*, Pyridylmethanol *nt*
pantothenyl alcohol: Panthenol *nt*, Pantothenol *nt*
phenylic alcohol: Phenol *nt*, Karbolsäure *f*, Monohydroxybenzol *nt*
polyvinyl alcohol: Polyvinylalkohol *m*
primary alcohol: primärer Alkohol *m*
rubbing alcohol: Franzbranntwein *m*, Spiritus Vini gallici
secondary alcohol: sekundärer Alkohol *m*
spruce needle rubbing alcohol: Fichtennadelfranzbranntwein *m*
steroid alcohol: Steroidalkohol *m*
sugar alcohol: Zuckeralkohol *m*
terpenoid alcohol: Terpenalkohol *m*
tertiary alcohol: tertiärer Alkohol *m*
trihydric alcohol: dreiwertiger Alkohol *m*
undecaprenyl alcohol: Undecaprenol *nt*, Bactoprenol *nt*
vitamin A alcohol: Vitamin-A-Alkohol *m*
al|co|hol|ae|mi|a [,ælkəhɔl'iːmiːə] *noun*: (*brit.*) →*alcoholemia*
al|co|hol|e|mi|a [,ælkəhɔl'iːmiːə] *noun*: Alkoholämie *f*
al|co|hol|ic [,ælkə'hɑlɪk]: **I** *noun* Alkoholiker(in *f*) *m*, Alkoholsüchtige *m/f* **be an alcoholic** Alkoholiker *oder* Trinker sein **II** *adj* **1.** Alkohol betreffend, alkoholartig *oder* -haltig, alkoholisch, Alkohol- **2.** alkoholsüchtig
al|co|hol|ic|i|ty [,ælkəhɑ'lɪsətiː] *noun*: Alkoholgehalt *m*
al|co|hol|ism ['ælkəhɑlɪzəm] *noun*: Trunksucht *f*, Alkoholabhängigkeit *f*, Äthylismus *m*, Alkoholismus *m*
acute alcoholism: Alkoholrausch *m*, -intoxikation *f*, akuter Alkoholismus *m*
alpha alcoholism: Alphaalkoholismus *m*, α-Alkoholismus *m*
beta alcoholism: β-Alkoholismus *m*, Betaalkoholismus *m*
chronic alcoholism: chronischer Alkoholismus *m*
delta alcoholism: Deltaalkoholismus *m*, δ-Alkoholismus *m*
epsilon alcoholism: Epsilonalkoholismus *m*, ε-Alkoholismus *m*
gamma alcoholism: Gammaalkoholismus *m*, γ-Alkoholismus *m*
al|co|hol|i|za|tion [,ælkə,hɔlə'zeɪʃn] *noun*: Alkoholisieren *nt*, Alkoholisierung *f*
al|co|hol|ize ['ælkəhɔlaɪz] *vt*: **1.** (*chem.*) in Alkohol verwandeln, mit Alkohol versetzen *oder* sättigen, alkoholisieren **2.** jdn. betrunken machen, alkoholisieren
al|co|hol|om|e|ter [,ælkəhɔ'lɑmɪtər] *noun*: Alkoholmeter *nt*
al|co|hol|u|ri|a [,ælkəhɔ'l(j)ʊəriːə] *noun*: Alkoholurie *f*
al|co|hol|y|sis [,ælkə'hɑləsɪs] *noun*: Alkoholyse *f*
al|co|sol ['ælkəsɔl, -səʊl] *noun*: Alkosol *nt*
al|cu|ro|ni|um [ælkjʊə'rəʊnɪəm] *noun*: Alcuronium *nt*
alcuronium chloride: Alcuroniumchlorid *nt*
ALD *Abk.*: **1.** adrenoleukodystrophy **2.** aldolase
al|de|hyde ['ældəhaɪd] *noun*: **1.** Aldehyd *m* **2.** Azet-, Acetaldehyd *m*, Äthanal *nt*, Ethanal *nt*
acetic aldehyde: Azetaldehyd *m*, Acetaldehyd *m*, Äthanal *nt*, Ethanal *nt*
allyl aldehyde: Akrolein *nt*, Acrolein *nt*, Acryl-, Allylaldehyd *m*
benzoic aldehyde: →*benzaldehyde*
formic aldehyde: →*methyl aldehyde*
glyceric aldehyde: Glyzerin-, Glycerinaldehyd *m*, Glyceraldehyd *m*
glycerin aldehyde: →*glyceric aldehyde*
methyl aldehyde: Formaldehyd *m*, Ameisensäurealdehyd *m*, Methanal *nt*
polyhydroxy aldehyde: Polyhydroxyaldehyd *m*
salicylic aldehyde: Salizylaldehyd *nt*
al|de|hy|dic [,ældə'haɪdɪk] *adj*: Aldehyd betreffend, aldehydisch
ALDH *Abk.*: aldehyde dehydrogenase
al|di|mine ['ældəmiːn] *noun*: Aldimin *nt*
al|di|ox|a [,ældɪ'ɑksə] *noun*: Aldioxa *nt*
ALD-M *Abk.*: muscle aldolase
al|do|hep|tose [,ældəʊ'heptəʊs] *noun*: Aldoheptose *f*
al|do|hex|ose [,ældəʊ'heksəʊs] *noun*: Aldohexose *f*
al|dol ['ældɔl, -dɑl] *noun*: Aldehydalkohol *m*
al|dol|ase ['ældəʊleɪz] *noun*: **1.** Aldehydlyase *f*, Aldolase *f* **2.** →*fructose bisphosphate aldolase*
aldolase A: Aldolase A *f*
aldolase B: Aldolase B *f*
citrate aldolase: Citrataldolase *f*, Citratlyase *f*
fructose bisphosphate aldolase: Fructosediphosphataldolase *f*, Fructosebisphosphataldolase *f*, Fructosebisphosphataldolase *f*, Fructosediphosphataldolase *f*, Aldolase *f*
fructose diphosphate aldolase: →*fructose bisphosphate aldolase*
al|do|no|lac|to|nase [,ældənəʊ'læktəneɪz] *noun*: Aldonolactonase *f*
al|do|oc|tose [,ældəʊ'ɑktəʊs] *noun*: Aldooctose *f*
al|do|pen|tose [,ældəʊ'pentəʊs] *noun*: Aldopentose *f*
al|dose ['ældəʊs] *noun*: Aldose *f*, Aldehydzucker *m*

A

al|do|side ['ældəsaɪd] *noun*: Aldosid *nt*
al|dos|ter|one [ˌældəʊ'stɪərəʊn, æl'dɑstərəʊn] *noun*: Aldosteron *nt*
al|do|ster|on|ism [ˌældəʊ'sterəʊnɪzəm] *noun*: Hyperaldosteronismus *m*, Aldosteronismus *m*
al|do|ster|o|no|gen|e|sis [ˌældəʊsterənəʊ'dʒenəsɪs] *noun*: Aldosteronbildung *f*
al|do|ster|o|no|ma [ˌældəʊˌsterə'nəʊmə] *noun*: aldosteronbildender Tumor *m*, Aldosteronom *nt*
al|do|ster|o|no|pe|ni|a [ˌældəʊˌsterənəʊ'piːnɪə] *noun*: Aldosteronmangel *m*, Hypoaldosteronismus *m*
al|do|ster|o|nu|ri|a [ˌældəʊˌstɪərə'n(j)ʊəriːə] *noun*: Aldosteronurie *f*
al|do|tet|rose [ˌældəʊ'tetrəʊz] *noun*: Aldotetrose *f*
al|do|tri|ose [ˌældəʊ'traɪəʊz] *noun*: Aldotriose *f*
al|dox|ime [æl'dɑksiːm] *noun*: Aldoxim *nt*
al|drin ['ɔːldrɪn] *noun*: Aldrin *nt*
a|lec|i|thal [eɪ'lesɪθəl] *adj*: ohne Dotter, dotterlos, alezithal
a|lert [ə'lɜrt]: I *adj* **1.** wachsam, aufmerksam **2.** (*Patient, Kind*) rege, munter, aufgeweckt II *vt* warnen (*to* vor)
alert sb. to the risks jdn. vor den Risiken warnen
a|lert|ness [ə'lɜrtnəs] *noun*: **1.** Wachsamkeit *f*, Aufmerksamkeit *f* **2.** Regsamkeit *f*, Munterkeit *f*, Aufgewecktheit *f*
a|leu|co|cy|thae|mic [əˌluːkəʊsaɪ'θiːmɪk] *adj*: (*brit.*) →*aleukocythemic*
a|leu|co|cyt|ic [eɪˌluːkə'sɪtɪk] *adj*: (*brit.*) →*aleukocytic*
a|leu|co|cy|to|sis [eɪˌluːkəsaɪ'təʊsɪs] *noun*: (*brit.*) →*aleukocytosis*
a|leu|co|cy|tot|ic [eɪˌluːkəsaɪ'tɑtɪk] *adj*: (*brit.*) →*aleukocytotic*
a|leu|kae|mi|a [æluː'kiːmiːə] *noun*: (*brit.*) →*aleukemia*
a|leu|kae|mic [eɪluː'kiːmɪk] *adj*: (*brit.*) →*aleukemic*
a|leu|ke|mi|a [æluː'kiːmiːə] *noun*: **1.** Leukozytopenie *f* **2.** aleukämische Leukämie *f*
a|leu|ke|mic [eɪluː'kiːmɪk] *adj*: ohne typische Leukämiezeichen (verlaufend), aleukämisch
a|leu|ki|a [eɪ'luːkɪə] *noun*: Aleukie *f*; Leukopenie *f*
congenital aleukia: kongenitale Leukozytopenie/Neutropenie *f*
a|leu|ko|cy|the|mic [əˌluːkəʊsaɪ'θiːmɪk] *adj*: aleukämisch
a|leu|ko|cyt|ic [eɪˌluːkə'sɪtɪk] *adj*: ohne Leukozyten, aleukozytär, aleukozytisch
a|leu|ko|cy|to|sis [eɪˌluːkəsaɪ'təʊsɪs] *noun*: Aleukozytose *f*; Leukopenie *f*
a|leu|ko|cy|tot|ic [eɪˌluːkəsaɪ'tɑtɪk] *adj*: Aleukozytose betreffend, aleukozytotisch
a|leu|ri|o|spore [ə'lʊərɪəspəʊər, -spɔːr] *noun*: Aleurospore *f*, Aleurie *f*
a|lex|i|a [ə'leksɪə, eɪ'l-] *noun*: Alexie *f*
literal alexia: literale Alexie *f*
musical alexia: musikalische Alexie *f*
optical alexia: Leseunfähigkeit *f*, -unvermögen *nt*, Alexie *f*
verbal alexia: verbale Alexie *f*
a|lex|ic [ə'leksɪk] *adj*: Alexie betreffend, alektisch
a|lex|in [ə'leksɪn] *noun*: Komplement *nt*, Complement *nt*
a|lex|i|phar|mac [əˌleksɪ'fɑːrmək] *noun, adj*: →*alexipharmic*
a|lex|i|phar|mic [əˌleksɪ'fɑːrmɪk]: I *noun* Gegengift *nt*, Gegenmittel *nt*, Alexipharmakon *nt*, Antidot *nt* (*for, against, to* gegen) II *adj* als Gegengift wirkend
a|lex|i|thy|mi|a [əˌleksɪ'θaɪmɪə] *noun*: Alexithymie *f*
al|fa|cal|ci|dol [ælfəˌkælsɪ'daɔl] *noun*: Alfacalcidol *nt*, 1-α-Hydroxycholecalciferol *nt*
al|fen|ta|nil [æl'fɒntɜnɪl] *noun*: Alfentanil *nt*, Alfentanilum *nt*
ALFT *Abk.*: alum-precipitated formol toxoid
ALG *Abk.*: antilymphocyte globulin
alg- *präf.*: Schmerz(en)-, Algesi(o)-, Algi(o)-, Alg(o)-
al|ga ['ælgə] *noun, plural* **al|gas, al|gae** ['ældʒiː]: Alge *f*, Alga *f*
blue-green algae: blau-grüne Algen *pl*, Cyanobacteria *pl*
brown algae: Braunalgen *pl*
al|gaes|the|sia [ˌældʒes'θiːʒ(ɪ)ə] *noun*: (*brit.*) →*algesthesia*
al|gaes|the|sis [ˌældʒes'θiːsɪs] *noun*: (*brit.*) →*algesthesis*
al|gal ['ælgəl] *adj*: Algen betreffend, von Algen verursacht, Algen-
al|gan|aes|the|sia [ælˌgænes'θiːʒ(ɪ)ə] *noun*: (*brit.*) →*alganesthesia*
al|gan|es|the|sia [ælˌgænes'θiːʒ(ɪ)ə] *noun*: Analgesie *f*
alge- *präf.*: →*algesio-*
al|ge|fa|cient [ældʒɪ'feɪʃənt] *adj*: kühlend; erfrischend
al|ge|he|do|ni|a [ælˌdʒɪhɪ'dəʊnɪə] *noun*: Schmerzlust *f*, Algehedonie *f*
algesi- *präf.*: Schmerz(en)-, Algesi(o)-, Algi(o)-, Alg(o)-
al|ge|si|a [æl'dʒiːzɪə] *noun*: Schmerzempfindlichkeit *f*, -haftigkeit *f*, Algesie *f*
al|ge|sic [æl'dʒiːzɪk] *adj*: schmerzhaft, schmerzend, algetisch
al|ge|sim|e|ter [ælˌdʒə'sɪmətər] *noun*: Algemeter *nt*, Algesimeter *nt*
Boas's algesimeter: Boas-Algesimeter *nt*
al|ge|sim|e|try [ælˌdʒə'sɪmətriː] *noun*: Algimetrie *f*, Algesimetrie *f*
algesio- *präf.*: Schmerz(en)-, Algesi(o)-, Algi(o)-, Alg(o)-
al|ge|si|o|gen|ic [ælˌdʒiːsɪəʊ'dʒenɪk] *adj*: Schmerz(en) verursachend, algogen
al|ge|si|ol|o|gy [ælˌdʒiː'ɑlədʒiː] *noun*: Algesiologie *f*
al|ge|si|om|e|ter [ælˌdʒiːsiː'ɑmɪtər] *noun*: →*algesimeter*
al|ge|si|om|e|try [ælˌdʒiːsiː'ɑmətriː] *noun*: Algimetrie *f*, Algesimetrie *f*
al|ges|the|sia [ˌældʒes'θiːʒ(ɪ)ə] *noun*: **1.** Schmerzempfindlichkeit *f*, Algästhesie *f* **2.** (*Gefühl*) Schmerzempfindung *f*, Schmerzwahrnehmung *f*, Algästhesie *f*
al|ges|the|sis [ˌældʒes'θiːsɪs] *noun*: (*Gefühl*) Schmerzempfindung *f*, Schmerzwahrnehmung *f*, Algästhesie *f*
al|get|ic [æl'dʒetɪk] *adj*: schmerzhaft, schmerzend, algetisch
ALGG *Abk.*: gammaglobulin fraction of ALG
algi- *präf.*: Schmerz(en)-, Algesi(o)-, Algi(o)-, Alg(o)-
-algia *suf*: Schmerz, -algie, -dynie, algia, -dynia
-algic *suf*: schmerzhaft, schmerzend, -algisch
al|gi|cide ['ældʒəsaɪd] *noun*: Algizid *nt*
al|gid ['ældʒɪd] *adj*: kühl, kalt
-algie *suf*: Schmerz, -algie, -dynie, algia, -dynia
al|gin ['ældʒɪn] *noun*: Algin *nt*, Natiumalginat *nt*
al|gi|nate ['ældʒɪneɪt] *noun*: Alginat *nt*
al|gin|u|re|sis [ˌældʒɪnjə'riːsɪs] *noun*: Algurie *f*
al|gin|u|ret|ic [ˌældʒɪnjə'retɪk] *adj*: Algurie betreffend, algurisch
algio- *präf.*: →*algesio-*
al|gi|o|mo|tor [ˌældʒɪəʊ'məʊtər] *adj*: alg(i)omotorisch
al|gi|o|mus|cu|lar [ˌældʒɪəʊ'mʌskjələr] *adj*: alg(i)omuskulär
al|gi|o|vas|cu|lar [ˌældʒɪəʊ'væskjələr] *adj*: alg(i)ovaskulär
algo- *präf.*: Schmerz(en)-, Algesi(o)-, Algi(o)-, Alg(o)-
al|go|dys|tro|phy [ˌælgə'dɪstrəfiː] *noun*: Algodystrophie(-Syndrom *nt*) *f*
al|go|ge|ne|sia [ˌælgədʒə'niːʒ(ɪ)ə] *noun*: Schmerzentstehung *f*
al|go|gen|e|sis [ˌælgə'dʒenəsɪs] *noun*: →*algogenesia*
al|go|gen|ic [ælgəʊ'dʒenɪk] *adj*: Schmerz(en) verursa-

A

chend, algogen
al|go|he|do|ni|a [ˌælgəʊhɪ'dəʊnɪə] *noun*: Algehedonie *f*
al|go|lag|nia [ˌælgə'lægnɪə] *noun*: Algolagnie *f*
active algolagnia: Sadismus *m*
passive algolagnia: Masochismus *m*, Passivismus *m*
al|go|ma|ni|a [ˌælgəʊ'meɪnɪə] *noun*: Algomanie *f*
al|go|men|or|rhe|a [ˌælgəʊˌmenə'rɪə] *noun*: Dysmenorrhoe *f*
al|go|men|or|rhoe|a [ˌælgəʊˌmenə'rɪə] *noun*: (*brit.*) →*algomenorrhea*
al|gom|e|ter [æl'gɑmɪtər] *noun*: →*algesimeter*
al|gom|e|try [æl'gɑmətriː] *noun*: Algimetrie *f*, Algesimetrie *f*
al|go|phil|i|a [ˌælgəʊ'fiːlɪə] *noun*: Algolagnie *f*
al|go|pho|bi|a [ˌælgə'fəʊbɪə] *noun*: Algophobie *f*
al|go|pho|bic [ˌælgə'fəʊbɪk] *adj*: Algophobie betreffend, algophob, odynophob
al|go|rithm ['ælgərɪðm] *noun*: Algorithmus *m*
al|go|sis [æl'gəʊsɪs] *noun*: Algose *f*
al|go|spasm [ˌælgə'spæzəm] *noun*: Algospasmus *m*
al|go|vas|cu|lar [ˌælgə'væskjələr] *adj*: →*algiovascular*
ALI *Abk.*: **1.** acute lung injury **2.** anterolateral infarction
a|li|bid|i|nic [eɪlɪ'bɪdɪnɪk] *adj*: alibidinös
al|i|cy|clic [ˌælə'saɪklɪk, -'sɪk-] *adj*: alizyklisch
al|ien|a|tion [ˌeɪljə'neɪʃn] *noun*: **1.** Entfremdung *f* (*from* von); Abwendung *f*, Abneigung *f* **2.** Entfremdung *f*, Depersonalisation *f*
mental alienation: Entfremdungspsychose *f*, Alienation *f*
a|li|e|nia [eɪlaɪ'iːnɪə] *noun*: Alienie *f*
al|i|form ['æləfɔːrm, 'eɪl-] *adj*: flügelförmig
a|lign [ə'laɪn]: I *vt* **1.** in eine (gerade) Linie bringen, in einer Linie aufstellen, ausrichten (*with* nach) **2.** (*physik., techn.*) ausrichten, justieren, einstellen, abgleichen II *vi* eine (gerade) Linie bilden (*with* mit), sich ausrichten (*with* nach)
a|lign|ment [ə'laɪnmənt] *noun*: **1.** Ausrichten *nt*, Aufstellung in einer (geraden) Linie *f* **2.** Ausrichtung *f* **3.** (*Fraktur*) (anatomisch-korrekte) Ausrichtung *f* der Bruchfragmente **4.** (*physik., techn.*) Ausrichten *nt*, Justierung *f*, Abgleich(en *nt*)
tooth alignment: Zahnausrichtung *f*
al|i|ment [*n* 'æləmənt; *v* -ˌment]: I *noun* Nahrung (-smittel *nt*) *f* II *vt* jdn. erhalten, unterhalten, versorgen
al|i|men|tal [ˌælɪ'mentəl] *adj*: →*alimentary 1.*
al|i|men|ta|ry [ˌælɪ'mentəriː] *adj*: **1.** nahrhaft, nährend **2.** Nahrungs-, Ernährungs-; zum Unterhalt dienend, alimentär **3.** Verdauungs-, Speise-
al|i|men|ta|tion [ˌælɪmen'teɪʃn] *noun*: **1.** Ernährung *f* **2.** Unterhalt *m*
artificial alimentation: künstliche Ernährung *f*
central venous alimentation: zentralvenöse Ernährung *f*
enteral alimentation: enterale Ernährung *f*
enteric alimentation: →*enteral alimentation*
forced alimentation: Zwangsernährung *f*
forcible alimentation: Zwangsernährung *f*
oral alimentation: orale Nahrungsaufnahme/Ernährung *f*
parenteral alimentation: parenterale Ernährung *f*
total parenteral alimentation: vollständige parenterale Ernährung *f*, totale parenterale Ernährung *f*
al|i|men|tol|o|gy [ælɪmen'tɑlədʒiː] *noun*: Ernährungslehre *f*
al|i|men|to|ther|a|py [ælɪˌmentəʊ'θerəpiː] *noun*: diätetische Behandlung *f*
a|line [ə'laɪn] *vt, vi*: →*align*
a|line|ment [ə'laɪnmənt] *noun*: →*alignment*

al|i|phat|ic [ˌælə'fætɪk] *adj*: offenkettig, aliphatisch, azyklisch
a|lip|o|gen|ic [əlɪpə'dʒenɪk] *adj*: nicht fettbildend, alipogen
a|lip|oid|ic [əlɪp'ɔɪdɪk] *adj*: alipoid
a|lip|o|trop|ic [ˌəlɪpə'trɑpɪk] *adj*: ohne Einfluss auf den Fettstoffwechsel, alipotrop
al|i|quor|rhe|a [ˌælɪkwə'rɪə] *noun*: Aliquorrhoe *f*
al|i|quor|rhoe|a [ˌælɪkwə'rɪə] *noun*: (*brit.*) →*aliquorrhea*
al|i|quot ['æləkwɑt, -kwət]: I *noun* (*mathemat.*) aliquoter Teil *m*, Aliquote *f* II *adj* (*mathemat.*) ohne Rest teilend, aliquot
a|live [ə'laɪv] *adj*: lebend, lebendig, am Leben
a|liz|a|rin [ə'lɪzərɪn] *noun*: Alizarin *nt*
al|ka|lae|mi|a [ælkəl'iːmiːə] *noun*: (*brit.*) →*alkalemia*
al|ka|le|mi|a [ælkəl'iːmiːə] *noun*: Alkalämie *f*, Alkaliämie *f*
al|ka|les|cence [ˌælkə'lesəns] *noun*: Alkaleszenz *f*
al|ka|les|cent [ˌælkə'lesənt] *adj*: leicht alkalisch, alkaleszent
al|ka|li ['ælkəlaɪ]: I *noun, plural* **-lies, -lis** Alkali *nt* II *adj* →*alkaline*
volatile alkali: **1.** Ammoniak *nt* **2.** Ammoniumkarbonat *nt*
al|ka|li|fy ['ælkəlɪfaɪ, æl'kælɪ-]: I *vt* Alkalien zusetzen, alkalisch/basisch machen, alkalisieren II *vi* (sich) in ein Alkali verwandeln, alkalisieren
Al|ka|lig|e|nes [ælkə'lɪdʒəniːz] *noun*: Alcaligenes *m*
al|ka|lig|e|nous [ælkə'lɪdʒɪnəs] *adj*: alkalibildend, alkaligen
al|ka|lim|e|ter [ˌælkə'lɪmɪtər] *noun*: Alkalimeter *nt*
al|ka|li|met|ric [ˌælkəlɪ'metrɪk] *adj*: Alkalimetrie betreffend, mittels Alkalimetrie, alkalimetrisch
al|ka|lim|e|try [ˌælkə'lɪmətriː] *noun*: Alkalimetrie *f*
al|ka|line ['ælkəlaɪn, -lɪn] *adj*: Alkali(en) enthaltend, basisch reagierend, basisch, alkalisch, Alkali-
al|ka|lin|i|ty [ˌælkə'lɪnətiː] *noun*: Alkalität *f*
slight alkalinity: Alkaleszenz *f*
al|ka|lin|i|za|tion [ˌælkəˌlɪnə'zeɪʃn, -ˌlaɪnə-, -lɪnaɪ-] *noun*: →*alkalization*
al|ka|lin|ize ['ælkəlɪnaɪz] *vt*: →*alkalify I*
al|ka|li|nu|ri|a [ˌælkəlɪ'n(j)ʊəriːə] *noun*: Alkaliurie *f*
al|ka|li|za|tion [ˌælkəlɪ'zeɪʃn, -laɪ-] *noun*: Alkalisierung *f*, Alkalisieren *nt*
al|ka|lize ['ælkəlaɪz] *vt*: →*alkalify I.*
al|ka|liz|er ['ælkəlaɪzər] *noun*: alkalisierende Substanz *f*
al|ka|loid ['ælkəlɔɪd]: I *noun* Alkaloid *nt* II *adj* alkaliähnlich, alkaloid
animal alkaloid: Leichengift *nt*, Leichenalkaloid *nt*, Ptomain *nt*
belladonna alkaloids: Belladonnaalkaloide *pl*
cadaveric alkaloid: Leichengift *nt*, -alkaloid *nt*, Ptomain *nt*
cinchona alkaloids: Chinaalkaloide *pl*
ergot alkaloids: Ergotalkaloide *pl*, Mutterkornalkaloide *pl*, Secalealkaloide *pl*
indole alkaloids: Indolalkaloide *pl*
isoquinolone alkaloids: Isochinolinalkaloide *pl*
lupine alkaloids: Lupinenalkaloide *pl*, Chinolizidinalkaloide
purine alkaloids: Purinalkaloide *pl*
putrefactive alkaloid: Leichengift *nt*, -alkaloid *nt*, Ptomain *nt*
quinoline alkaloids: Chinolinalkaloide *pl*
quinolizidine alkaloids: Chinolizidinalkaloide *pl*, Lupinenalkaloide
solanum alkaloids: Solanum-Alkaloide *pl*
Veratrum alkaloids: Veratrum-Alkaloide *pl*

vinca alkaloids: Vinca-rosea-Alkaloide *pl*
al|ka|lom|e|try [ælkə'lɑmətriː] *noun*: Alkalometrie *f*
al|ka|lo|phile ['ælkələʊfaɪl] *noun*: alkalophiler Organismus *m*
al|ka|lo|sis [ælkə'ləʊsɪs] *noun*: Alkalose *f*
acapnial alkalosis: atmungsbedingte Alkalose *f*, respiratorische Alkalose *f*
addition alkalosis: Additionsalkalose *f*
compensated alkalosis: kompensierte Alkalose *f*
congenital alkalosis: kongenitale Alkalose *f*
decompensated alkalosis: dekompensierte Alkalose *f*
gaseous alkalosis: atmungsbedingte Alkalose *f*, respiratorische Alkalose *f*
hypochloraemic alkalosis: (*brit.*) →*hypochloremic alkalosis*
hypochloremic alkalosis: hypochlorämische Alkalose *f*
hypokalaemic alkalosis: (*brit.*) →*hypokalemic alkalosis*
hypokalemic alkalosis: hypokaliämische Alkalose *f*
metabolic alkalosis: metabolische/stoffwechselbedingte Alkalose *f*
nonrespiratory alkalosis: metabolische/stoffwechselbedingte Alkalose *f*
respiratory alkalosis: respiratorische/atmungsbedingte Alkalose *f*
subtraction alkalosis: Subtraktionsalkalose *f*
al|ka|lot|ic [ælkə'lɑtɪk] *adj*: Alkalose betreffend, alkalotisch
al|ka|lu|ri|a [ˌælkə'l(j)ʊəriːə] *noun*: Alkalurie *f*
al|kane ['ælkeɪn] *noun*: Alkan *nt*, Paraffin *nt*
al|ka|net ['ælkənet] *noun*: Alkanna (tinctoria) *f*
al|kan|nin ['ælkənɪn] *noun*: Alkannarot *nt*
al|kap|ton [æl'kæptɑn, -tən] *noun*: Alkapton *nt*
al|kap|to|nu|ri|a [ælˌkæptə'n(j)ʊəriːə] *noun*: Alkaptonurie *f*
al|kap|to|nu|ric [ælˌkæptə'n(j)ʊərɪk] *adj*: Alkaptonurie betreffend, alkaptonurisch
al|kene ['ælkiːn] *noun*: Alken *nt*, Olefin *nt*
al|kine ['ælkaɪn] *noun*: →*alkyne*
al|kyl ['ælkɪl] *noun*: Alkyl-(Radikal *nt*)
al|kyl|a|mine ['ælkɪləˌmiːn, ˌælkə'læmiːn] *noun*: Alkylamin *nt*
al|kyl|ate ['ælkəleɪt] *vt*: alkylieren
al|kyl|at|ing ['ælkəleɪtɪŋ] *adj*: alkylierend
al|kyl|a|tion [ælkə'leɪʃn] *noun*: Alkylierung *f*
al|kyl|a|tor ['ælkəleɪtər] *noun*: **1.** alkylierendes Agens *nt* **2.** Alkylanz *f*
al|kyl|ic [æl'kɪlɪk] *adj*: Alkylgruppe betreffend *oder* enthaltend, Alkyl-
al|kyne ['ælkaɪn] *noun*: Alkin *nt*
ALL *Abk.*: **1.** acute lymphatic leukemia **2.** acute lymphoblastic leukemia **3.** acute lymphocytic leukemia **4.** allorhythmia
all- *präf.*: all(o)-, Fremd-, All(o)-
al|la|chaes|the|sia [ˌæləkes'θiːʒ(ɪ)ə] *noun*: (*brit.*) →*allachesthesia*
al|la|ches|the|sia [ˌæləkes'θiːʒ(ɪ)ə] *noun*: Allästhesie *f*
optical allachesthesia: visuelle Allästhesie *f*
al|laes|the|sia [ˌæles'θiːʒ(ɪ)ə] *noun*: (*brit.*) →*allesthesia*
al|lan|ti|a|sis [ælən'taɪəsɪs] *noun*: Wurstvergiftung *f*, Allantiasis *f*
al|lan|to|cho|ri|on [əˌlæntəʊ'kɔːrɪɑn] *noun*: Allantochorion *nt*
al|lan|to|gen|e|sis [əˌlæntəʊ'dʒenəsɪs] *noun*: Harnsackbildung *f*, Allantogenese *f*
al|lan|to|ic [ˌælən'təʊɪk] *adj*: Allantois betreffend, allantoisch
al|lan|toid [ə'læntɔɪd] *adj*: **1.** allantoisähnlich **2.** wurstförmig
al|lan|to|i|do|an|gi|op|a|gus [ælənˌtɔɪdəʊˌændʒɪ'ɑpəgəs] *noun*: Omphaloangiopagus *m*
al|lan|to|in [ə'læntəʊɪn] *noun*: Allantoin *nt*, Glyoxylsäurediureid *nt*
al|lan|to|in|ase [ˌælæn'tɔɪneɪs] *noun*: Allantoinase *f*
al|lan|to|in|u|ri|a [əˌlæntəwɪn'(j)ʊəriːə] *noun*: Allantoinurie *f*
al|lan|to|is [ə'læntəʊɪs, -tɔɪs] *noun, plural* **-to|i|des** [ˌælən'təʊədiːz]: embryonaler Harnsack *m*, Allantois *f*
al|lay [ə'leɪ] *vt*: **1.** beruhigen, beschwichtigen; (*Angst*) zerstreuen **2.** (*Schmerz*) lindern, verringern, mildern; (*Durst*) stillen
al|lel [ə'lel] *noun*: →*allele*
al|lele [ə'liːl] *noun*: Allel *nt*, Allelomorph *nt*
dominant allele: Dominante *f*
multiple alleles: multiple Allelie *f*
silent allele: stummes Allel *nt*
wildtype allele: Wildtyp-Allel *nt*
al|lel|ic [ə'liːlɪk, -'lel-] *adj*: Allel(e) betreffend, allel; Allelomorphismus betreffend, allelomorph
al|lel|ism ['æliːlɪzəm] *noun*: Allelie *f*, Allelomorphismus *m*
multiple allelism: multiple Allelie *f*
al|le|lo|morph [ə'liːləmɔːrf, -lel-] *noun*: →*allele*
al|le|lo|mor|phic [ə'liːlə'mɔːrfɪk] *adj*: Allelomorphismus betreffend, allelomorph; Allel(e) betreffend, allel
al|le|lo|morph|ism [ə'liːlə'mɔːrfɪzəm] *noun*: →*allelism*
al|le|lo|tax|is [əˌliːlə'tæksɪs] *noun*: Allelotaxis *f*
al|le|lo|tax|y [ə'liːlətæksiː] *noun*: →*allelotaxis*
al|ler|gen ['ælərdʒən] *noun*: Allergen *nt*
airborne allergens: Aeroallergene *pl*
alimentary allergens: Nahrungsmittelallergene *pl*
contact allergen: Kontaktallergen *nt*
pollen allergen: Pollenantigen *nt*, -allergen *nt*
al|ler|gen|ic [ælər'dʒenɪk] *adj*: eine Allergie verursachend, als Allergen wirkend, allergen
allergen-induced *adj*: allergeninduziert
al|ler|gic [ə'lɜrdʒɪk] *adj*: Allergie betreffend, überempfindlich, allergisch (*to* gegen)
al|ler|gist ['ælərdʒɪst] *noun*: →*allergologist*
al|ler|gi|za|tion [ˌælərdʒaɪ'zeɪʃn] *noun*: Allergisierung *f*
al|ler|gize ['ælərdʒaɪz] *vt*: allergisieren
al|ler|goid ['ælərgɔɪd] *noun*: Allergoid *nt*
al|ler|gol|o|gist [ˌælər'gɑlədʒɪst] *noun*: Allergologin *f*, Allergologe *m*
al|ler|gol|o|gy [ælər'gɑlədʒiː] *noun*: Allergologie *f*
al|ler|go|sis [ælər'gəʊsɪs] *noun, plural* **-ses** [ælər'gəʊsiːz]: allergische Erkrankung *f*, Allergose *f*
al|ler|gy ['ælərdʒiː] *noun, plural* **-gies**: Überempfindlichkeit *f*, Überempfindlichkeitsreaktion *f*, Allergie *f* (*to* gegen)
atopic allergy: atopische Allergie *f*
bacterial allergy: Überempfindlichkeit *f* gegen Bakterienantigene
bronchial allergy: Bronchialasthma *nt*, Asthma bronchiale
cold allergy: Kälteallergie *f*, -überempfindlichkeit *f*
contact allergy: Kontaktallergie *f*
allergy to contrast medium: Kontrastmittelallergie *f*
cow milk allergy: Kuhmilchallergie *f*
Daphnia allergy: Wasserflohallergie *f*
delayed allergy: →*type IV hypersensitivity*
drug allergy: Arzneimittelallergie *f*, Arzneimittelüberempfindlichkeit *f*
food allergy: Nahrungsmittelallergie *f*
gastrointestinal allergy: Nahrungsmittelallergie *f*
hereditary allergy: atopische Allergie *f*

A

houst dust allergy: Hausstauballergie *f*, Hausstaubmilbenallergie *f*
Hymenoptera allergy: Hymenopterenallergie *f*
immediate allergy: Sofortallergie *f*
ingestant allergy: Ingestionsallergie *f*
inhalation allergy: Inhalationsallergie *f*
insulin allergy: Insulinallergie *f*
latent allergy: latente Überempfindlichkeit/Allergie *f*
latex allergy: Latexallergie *f*
penicillin allergy: Penicillinallergie *f*
physical allergy: physikalische Allergie *f*
pollen allergy: Heufieber *nt*, Heuschnupfen *m*
polyvalent allergy: polyvalente Überempfindlichkeit/Allergie *f*
spontaneous allergy: atopische Allergie *f*
sun allergy: Sonnenallergie *f*
sun-light allergy: Sonnenallergie *f*
water fleas allergy: Wasserflohallergie *f*

Alles|che|ria [ˌæləs'kɪərɪə] *noun*: Allescheria *f*
Allescheria boydii: Allescheria boydii

alles|che|ri|a|sis [ˌæləskɪ'raɪəsɪs] *noun*: Allescheriasis *f*, Allescheriose *f*

alles|che|ri|o|sis [ˌæləskɪraɪ'əʊsɪs] *noun*: →*allescheriasis*

alles|the|sia [ˌæles'θiːʒ(ɪ)ə] *noun*: Allästhesie *f*
acoustic allesthesia: akustische Allästhesie *f*
visual allesthesia: visuelle Allästhesie *f*

alle|vi|ate [ə'liːvɪeɪt] *vt*: mildern, lindern, (ver-)mindern

alle|vi|a|tion [əˌliːvɪ'eɪʃn] *noun*: **1.** Linderung *f*, Milderung *f* **2.** Linderungsmittel *nt*, Palliativ *nt*

alle|vi|a|tive [ə'liːvɪeɪtɪv, -ətɪv] *adj*: lindernd, mildernd, palliativ

alle|vi|a|to|ry [ə'liːvɪəˌtɔːriː, -təʊ-] *adj*: →*alleviative*

alli|cin ['ælɪsɪn] *noun*: Allicin *nt*

alli|ga|tor ['ælɪgeɪtər] *noun*: Alligator *m*

alli|in ['ælɪiːn] *noun*: Alliin *nt*

Alli|um ['ælɪəm] *noun*: Allium *nt*
Allium sativum: Knoblauch *m*, Allium sativum

ALLO *Abk.*: atypical legionella-like organisms

allo- *präf.*: all(o)-, Fremd-, All(o)-

allo|aes|the|sia [ˌæləes'θiːʒ(ɪ)ə] *noun*: (*brit.*) →*alloesthesia*

allo|al|bu|min [ˌæləæl'bjuːmən] *noun*: Alloalbumin *nt*

allo|an|ti|bod|y [ˌæləʊ'æntɪbɑdiː] *noun*: Alloantikörper *m*, Isoantikörper *m*

allo|an|ti|gen [ˌæləʊ'æntɪdʒən] *noun*: Alloantigen *nt*, Isoantigen *nt*

allo|an|ti|se|rum [ˌæləʊ'æntɪ'sɪərəm] *noun*: Alloantiserum *nt*

allo|ar|thro|plas|ty [ˌæləʊ'ɑːrθrəplæstiː] *noun*: Alloarthroplastik *f*

allo|bar ['æləʊbɑːr] *noun*: Allobar *nt*

allo|bar|bi|tal [ˌæləʊ'bɑːrbɪtəl, -tæl] *noun*: Allobarbital *nt*

allo|bi|o|sis [ˌæləʊbaɪ'əʊsɪs] *noun*: Allobiose *f*

allo|cate ['æləkeɪt] *vt*: zuteilen, zuweisen (*to*); verteilen (*to* auf)

allo|ca|tion [ælə'keɪʃn] *noun*: Zuteilung *f*, Zuweisung *f*, Verteilung *f*

allo|cen|tric [æləʊ'sentrɪk] *adj*: allozentrisch

allo|chaes|the|sia [ˌæləkes'θiːʒ(ɪ)ə] *noun*: (*brit.*) →*allochesthesia*

allo|chei|ri|a [ˌælə'kaɪrɪə] *noun*: Allocheirie *f*, Allochirie *f*

allo|ches|the|sia [ˌæləkes'θiːʒ(ɪ)ə] *noun*: Allästhesie *f*

allo|che|zia [ˌælə'kiːzɪə] *noun*: Allochezie *f*, -chezia *f*

allo|chi|ral [ˌælə'kaɪrəl] *adj*: Allochirie betreffend, allochiral

allo|chi|ri|a [ˌælə'kaɪrɪə] *noun*: Alloch(e)irie *f*

allo|chro|ma|sia [ˌæləkrə'meɪʒ(ɪ)ə] *noun*: Allochromie *f*, -chromasie *f*

allo|ci|ne|sia [ˌæləʊsɪ'niːʒ(ɪ)ə, -saɪ-] *noun*: Allokinesie *f*

allo|col|loid [ˌælə'kɑlɔɪd] *noun*: Allokolloid *nt*

allo|cor|tex [ˌælə'kɔːrteks] *noun*: Allocortex *m*

allo|crine ['æləʊkraɪn] *adj*: mehr als ein Sekret absondernd, heterokrin

Allo|der|ma|nys|sus [ˌæləʊˌdɜrmə'nɪsəs] *noun*: Allodermanyssus
Allodermanyssus sanguineus: Allodermanyssus sanguineus

allod|ro|my [ˌæ'lɑdrəmiː] *noun*: Herzstolpern *nt*

allo|dyn|i|a [ˌælə'diːnɪə] *noun*: Allodynie *f*

allo|e|rot|i|cism [ˌæləʊɪ'rɑtəsɪzəm] *noun*: Alloerotismus *m*

allo|er|o|tism [ˌælə'erətɪzəm] *noun*: →*alloeroticism*

allo|es|the|sia [ˌæləes'θiːʒ(ɪ)ə] *noun*: Allästhesie *f*

allog|a|mous [ə'lɑgəməs] *adj*: allogam(isch)

allog|a|my [ə'lɑgəmiː] *noun*: Fremdbefruchtung *f*, Allogamie *f*

allo|ge|ne|ic [ˌæləʊdʒə'niːɪk] *adj*: →*allogenic*

allo|gen|ic [ˌæləʊ'dʒenɪk] *adj*: von derselben Species stammend, allogen, allogenetisch, allogenisch, homolog

allo|graft ['æləʊgræft] *noun*: **1.** allogenes/allogenetisches/homologes Transplantat *nt*, Homotransplantat *nt*, Allotransplantat *nt* **2.** allogene/allogenetische/homologe Transplantation *f*, Allotransplantation *f*, Homotransplantation *f*

allo|im|mune [ˌæləʊɪ'mjuːn] *adj*: mit Immunität gegen ein Alloantigen, alloimmun

allo|i|som|er|ism [ˌæləaɪ'sɑmərɪzəm] *noun*: Alloisomerie *f*

allo|ker|a|to|plas|ty [æləʊ'kerətəʊplæstiː] *noun*: Allokeratoplastik *f*

allo|ki|ne|sis [ˌæləkɪ'niːsɪs] *noun*: Allokinese *f*

allo|ki|net|ic [ˌæləkɪ'netɪk] *adj*: Allokinese betreffend, allokinetisch

allo|lac|tose [ˌælə'læktəʊs] *noun*: Allolaktose *f*

allo|la|lia [ˌælə'leɪlɪə] *noun*: Allolalie *f*

allom|er|ism [ə'lɑmərɪzəm] *noun*: Allomerie *f*, Allomerismus *m*

allom|er|i|za|tion [əˌlɑmərаɪ'zeɪʃn] *noun*: Allomerisation *f*

allom|er|ize [ə'lɑməraɪz] *vt*: allomerisieren

allo|met|ric [ˌæləʊ'metrɪk] *adj*: Allometrie betreffend, allometrisch

allom|e|try [ə'lɑmətriː] *noun*: Allometrie *f*, Allomorphose *f*

allo|mor|phic [ˌælə'mɔːrfɪk] *adj*: in verschiedenen Formen vorkommend, mit verschiedenen Formen, allomorph

allo|mor|phism [ˌæləʊ'mɔːrfɪzəm] *noun*: Allomorphie *f*

allo|path ['æləʊpæθ] *noun*: Allopath *m*

allo|path|ic [ˌælə'pæθɪk] *adj*: Allopathie betreffend, auf ihr beruhend, allopathisch

allop|a|thist [ə'lɑpəθɪst] *noun*: →*allopath*

allop|a|thy [ə'lɑpəθiː] *noun*: Allopathie *f*

allo|phan|a|mide [ˌælə'fænəmaɪd] *noun*: Biuret *nt*, Allophanamid *nt*

alloph|a|nate [ə'lɑfəneɪt] *noun*: Allophanat *nt*

allo|phane ['æləfeɪn] *noun*: Allophän *nt*

allo|phore ['æləʊfəʊər] *noun*: Allophor *nt*, Erythrophor *nt*

alloph|thal|mia [ˌælɑf'θælmɪə] *noun*: Heterophthalmus *m*

allo|pla|sia [ælə'pleɪʒ(ɪ)ə] *noun*: Alloplasie *f*, Heteroplasie *f*

allo|plas|mat|ic [ˌæləplæz'mætɪk] *adj*: Alloplasie betreffend, alloplasmatisch

allo|plast ['æləʊplæst] *noun*: Alloplast *m*, Alloplastik *f*

allo|plas|tic [æləʊ'plæstɪk] *adj*: aus körperfremdem Ma-

terial bestehend, alloplastisch
al|lo|plas|ty ['æləʊplæstiː] *noun*: **1.** Alloplastik *f*, Alloendoprothese *f* **2.** (*Operation*) Alloplastik *f*
al|lo|psy|chic [ˌælə'saɪkɪk] *adj*: sich auf die Vorstellung von der Außenwelt beziehend, allopsychisch
al|lo|psy|cho|sis [ˌæləsaɪ'kəʊsɪs] *noun*: Allopsychose *f*
al|lo|pu|ri|nol [ˌælə'pjʊərənəl, -nɑl] *noun*: Allopurinol *nt*
al|lo|rec|og|ni|tion [ˌælərekəg'nɪʃn] *noun*: allogene Erkennung *f*
al|lo|rhyth|mia [ˌælə'rɪðmɪə] *noun*: Allorrhythmie *f*
al|lo|rhyth|mic [ˌælə'rɪðmɪk] *adj*: Allorhythmie betreffend, allorhythmisch, allorrhythmisch
al|lor|phine ['ælərfiːn] *noun*: Nalorphin *nt*
al|lose ['æləʊs] *noun*: Allose *f*
al|lo|sen|si|ti|za|tion [ælə,sensətaɪ'zeɪʃn] *noun*: Allosensitivierung *f*, Isosensitivierung *f*
al|lo|some ['æləsəʊm] *noun*: Allosom *nt*
unpaired allosome: einzelnes Chromosom *nt* bei Monosomie, Monosom *nt*
al|lo|ster|ic [ˌælə'sterɪk, -'stɪər-] *adj*: Allosterie betreffend, allosterisch
al|lo|ster|ism ['æləsterɪzəm] *noun*: Allosterie *f*
al|lo|ster|y [ˌælə'steriː] *noun*: Allosterie *f*
al|lot [ə'lɑt] *vt*: zuweisen, zuteilen (*to*)
al|lo|therm ['æləθɜrm] *adj*: allotherm, poikilotherm, heterotherm
al|lot|ment [ə'lɑtmənt] *noun*: Zuweisung *f*, Zuteilung *f*
al|lo|tope ['ælətəʊp] *noun*: Allotop *nt*
al|lo|to|pia [ˌælə'təʊpɪə] *noun*: Allo-, Dystopie *f*
al|lo|top|ic [ˌælə'tɑpɪk] *adj*: Allotopie betreffend, allotop, allotopisch, dystop, dystopisch
al|lo|tox|in [ælə'tɑksɪn] *noun*: Allotoxin *nt*
al|lo|trans|plan|ta|tion [ˌæləʊtrænzplæn'teɪʃn] *noun*: allogene/allogenetische/homologe Transplantation *f*, Allotransplantation *f*, Homotransplantation *f*
al|lot|ri|o|geu|sia [əˌlɑtrɪə'gjuːʒ(ɪ)ə] *noun*: Allotriogeusie *f*
al|lot|ri|o|geu|stia [əˌlɑtrɪə'gjuːstɪə] *noun*: →*allotriogeusia*
al|lot|ri|oph|a|gy [əˌlɑtrɪ'ɑfədʒiː] *noun*: Allotriophagie *f*
al|lo|tri|os|mia [ˌælətraɪ'ɑsmɪə] *noun*: Allotriosmie *f*, Heterosmie *f*
al|lot|ri|u|ria [əˌlɑtrɪ'(j)ʊəriːə] *noun*: Allotriurie *f*
al|lo|trope ['ælətrəʊp] *noun*: allotrope Form *f*, Allotrop *nt*
al|lo|tro|phic [ælə'trɑfɪk] *adj*: allotroph
al|lo|tro|pic [ˌæləʊ'trəʊpɪk, -'trɑp-] *adj*: allotrop, allomorph
al|lot|ro|pism [ə'lɑtrəpɪzəm] *noun*: **1.** (*chem.*) Allotropie *f* **2.** (*histolog.*) Allotropismus *m*
al|lot|ro|py [ə'lɑtrəpiː] *noun*: **1.** (*chem.*) Allotropie *f* **2.** (*histolog.*) Allotropismus *m*
al|lo|type ['ælətaɪp] *noun*: Allotyp *m*
Am allotypes: Am-Allotypen *pl*
Gm allotypes: Gm-Allotypen *pl*
InV allotypes: Km-Allotypen *pl*, InV-Allotypen *pl*
Km allotypes: Km-Allotypen *pl*, InV-Allotypen *pl*
Oz allotypes: Oz-Allotypen *pl*
al|lo|typ|ic [ˌælə'tɪpɪk] *adj*: Allotypie betreffend, allotypisch
al|lo|ty|py ['ælətaɪpiː] *noun*: Allotypie *f*
al|lox|an [ə'lɑksən] *noun*: Alloxan *nt*, Mesoxalylharnstoff *m*
al|lox|an|tin [ə'lɑksəntɪn] *noun*: Alloxantin *nt*, Oxipurinol, Hydroxyallopurinol
al|lox|a|zine [ə'lɑksəziːn] *noun*: Alloxazin *nt*
al|lox|u|rae|mia [ˌælɑksʊ'riːmiːə] *noun*: (*brit.*) →*alloxuremia*
al|lox|u|re|mia [ˌælɑksʊ'riːmiːə] *noun*: Alloxurämie *f*
al|lox|u|ria [ælɑk's(j)ʊəriːə] *noun*: Alloxurie *f*
al|lox|u|ric [ˌælɑk's(j)ʊərɪk] *adj*: Alloxurie betreffend, alloxurisch
al|loy ['ælɔɪ] *noun*: **1.** Metallegierung *f*, Legierung *f*, Alloy *nt* **2.** Mischung *f*, Gemisch *nt* **3.** (Bei-)Mischung *f*, Zusatz *m*
amalgam alloy: Amalgam-Legierung *f*, Amalgam-Alloy *nt*
base metal alloy: Nichtedelmetall-Legierung *f*
base metal crown and bridge alloy: Nichtedelmetall-Legierung für Kronen und Brücken
Bean's alloy: Bean-Legierung *f*
binary alloy: binäre Legierung *f*
casting alloys: Gusslegierungen *pl*
casting gold alloy: Goldgusslegierung *f*
Caulk spherical alloy: Caulk-Legierung *f*
ceramic alloy: keramische Masse *f*, zahnkeramische Masse *f*, dentalkeramische Masse *f*
chrome-cobalt alloy: Kobalt-Chrom-Legierung *f*, Cobalt-Chrom-Legierung *f*, Chrom-Kobalt-Legierung *f*, Chrom-Cobalt-Legierung *f*
chromium base casting alloy: Chromgusslegierung *f*, Gusslegierung auf Chrombasis
chromium-cobalt alloy: →*chrome-cobalt alloy*
chromium-cobalt-nickel base alloy: Chrom-Kobalt-Nickel-Legierung *f*
chromium-iron alloy: Chrom-Eisen-Legierung *f*
cobalt base alloy: Kobaltlegierung *f*
cobalt-chrome alloy: →*chrome-cobalt alloy*
cobalt-chromium alloy: →*chrome-cobalt alloy*
cobalt-chromium-nickel alloy: Kobalt-Chrom-Nickel-Legierung *f*
copper-rich alloy: kupferreiches Silberamalgam *nt*, Silberamalgam mit erhöhtem Kupfergehalt
cut alloy: Feilung *f*
cut amalgam alloy: Feilung *f*
dental alloy: zahnärztliche Legierung *f*, Dentallegierung *f*
dental amalgam alloy: Amalgam-Legierung *f*, Amalgam-Alloy *nt*
dental casting gold alloy: Goldgusslegierung *f*
dental gold alloy: Dentalgoldlegierung *f*
dispersion alloy: disperse Legierung *f*, disperses Amalgam *nt*
dispersion phase alloy: disperse Legierung *f*, disperses Amalgam *nt*
dispersion system alloy: disperse Legierung *f*, disperses Amalgam *nt*
eutectic alloy: eutektische Legierung *f*
eutectic mixture alloy: eutektische Legierung *f*
gallium alloy: Galliumlegierung *f*
gold alloy: Goldlegierung *f*
gold-based alloy: Goldlegierung *f*
gold-copper alloy: Gold-Kupfer-Legierung *f*
gold-palladium alloy: Gold-Palladium-Legierung *f*
high-copper alloy: kupferreiches Silberamalgam *nt*, Silberamalgam *nt* mit erhöhtem Kupfergehalt
high-gold alloy: goldreiche Legierung *f*, Legierung *f* mit hohem Goldgehalt
high-palladium alloy: palladiumreiche Legierung *f*, Legierung *f* mit erhöhtem Palladiumgehalt
hypereutectic alloy: hypereutektische Legierung *f*
hypoeutectic alloy: hypoeutektische Legierung *f*
iron-carbon alloy: Eisen-Kohlenstoff-Legierung *f*
iron-chromium alloy: Eisen-Chrom-Legierung *f*, Chrom-Stahl *m*
low-copper alloy: kupferarme Legierung *f*, Legierung *f* mit niedrigem Kupfergehalt

A

low-silver alloy: kupferreiches Silberamalgam *nt*, Silberamalgam *nt* mit erhöhtem Kupfergehalt
mercury alloy: Quecksilberlegierung *f*, Amalgam *nt*
mixed-type alloy: Kombinationslegierung *f*, Mischlegierung *f*
nickel alloy: Nickellegierung *f*
nickel-chromium alloy: Nickel-Chrom-Legierung *f*
nickel-chromium-cobalt alloy: Nickel-Chrom-Kobalt-Legierung *f*
nonprecious alloy: Nichtedelmetall-Legierung *f*
palladium-copper alloy: Palladium-Kupfer-Legierung *f*
palladium-silver alloy: Palladiumsilberlegierung *f*, Palladium-Silber-Legierung *f*
peritectic alloy: peritektische Legierung *f*
platinum-silver alloy: Platin-Silber-Legierung *f*
porcelain-fused-to-gold alloy: Porzellan auf Gold-Legierung *f*
powdered gold-calcium alloy: Gold-Calcium-Pulver *nt*
preamalgamated alloy: präamalgamierte Legierung *f*
quaternary alloy: quaternäre Legierung *f*, Legierung *f* aus vier Metallen
quinary alloy: Legierung *f* aus fünf Metallen
silver alloy: Silberlegierung *f*
silver-copper alloy: Silberkupferlegierung *f*, Silber-Kupfer-Legierung *f*
silver-palladium alloy: Silberpalladiumlegierung *f*, Silber-Palladium-Legierung *f*
silver-tin alloy: Silberzinnlegierung *f*, Silber-Zinn-Legierung *f*
solid solution alloy: feste Lösung *f*
spherical alloy: Kugelamalgam *nt*
spherical amalgam alloy: Kugelamalgam *nt*
stellite alloy: Kobalt-Chrom-Legierung *f*, Cobalt-Chrom-Legierung *f*, Chrom-Kobalt-Legierung *f*, Chrom-Cobalt-Legierung *f*
ternary alloy: ternäre Legierung *f*, Legierung *f* aus drei Metallen
tin alloy: Zinnlegierung *f*
tin-antimony alloy: Zinn-Antimon-Legierung *f*
white gold alloy: Weißgoldlegierung *f*
zinc alloy: Zinklegierung *f*
zinc-free alloy: zinkfreie Legierung *f*

allloylage [ə'lɔɪɪdʒ] *noun*: Legieren *nt*

alllyl ['ælɪl] *noun*: Allyl-(Radikal *nt*)

alllyllguailalcol [ˌælɪl'gwaɪəkəʊl, -kɔl] *noun*: Eugenol *nt*, Nelkensäure *f*, Eugensäure *f*

alllyllmerlcapltolmethlyllpenlilcilllin [ˌælɪlmərˌkæptəʊˌmeθlpenə'sɪlɪn] *noun*: Penicillin O *nt*, Allylmercaptomethylpenicillinsäure *f*, Almecillin *nt*, Penicillin AT *nt*

ALM *Abk.*: acrolentiginous melanoma

ALMI *Abk.*: anterior lateral myocardial infarction

allmond ['æ(l)mənd, 'ɑː-] *noun*: **1.** Mandel(baum *m*) *f* **2.** (*anatom.*) mandelförmige Struktur *f* **3.** Mandelfarbe *f*
bitter almond: Bittermandel *f*

allmonler ['ælmənər, 'ɑːl-] *noun*: (*brit.*) Sozialbetreuer(in *f*) *m* im Krankenhaus

Al_2O_3 *Abk.*: aluminum oxide

Alloe ['æləʊ] *noun*: Aloe *f*

alloletlic [ˌæləʊ'etɪk] *adj*: Aloe betreffend *oder* enthaltend

allolgia [ə'ləʊdʒ(ɪ)ə] *noun*: Alogie *f*, zentrale Aphasie *f*

allolin ['æləʊɪn] *noun*: Aloin *nt*

allolpelcia [ˌælə'piːʃɪə] *noun*: Kahlheit *f*, Haarausfall *m*, Haarlosigkeit *f*, Alopezie *f*
anagen-dystrophic alopecia: anagen-dystrophe Alopezie *f*, anagen-dystrophischer Haarausfall *m*, anagen-dystrophisches Effluvium *nt*, Alopezie *f* vom Frühtyp
androgenetic female alopecia: weiblicher Typ *m* der Alopecia androgenetica
androgenetic alopecia in women: →*androgenetic female alopecia*
androgenetic male alopecia: Alopecia androgenetica, Alopecia hereditaria
Celsus' alopecia: Pelade *f*, kreisrunder Haarausfall *m*, Alopecia areata, Area Celsi
chronic diffuse alopecia in women: weiblicher Typ *m* der Alopecia androgenetica
cicatricial alopecia: narbige Alopezie *f*, Alopecia cicatricans
climacteric alopecia: Alopecia climacterica
common male alopecia: →*male pattern alopecia*
alopecia congenita circumscripta: Alopecia congenita circumscripta, Atrichia congenita circumscripta, Alopecia congenita axillaris, Alopecia triangularis congenita, Alopecia congenita triangularis
congenital alopecia: kongenitale Alopezie *f*, Alopecia congenitalis, Atrichia congenita
congenital sutural alopecia: Hallermann-Streiff (-Francois)-Syndrom *nt*, Dyskephaliesyndrom *nt* von Francois, Dysmorphia mandibulo-oculo-facialis
alopecia congenita totalis: Atrichia congenita diffusa, Alopecia congenita totalis
diffuse syphilitic alopecia: diffuses luetisches Effluvium *nt*
drug alopecia: Alopecia medicamentosa
drug-induced alopecia: Alopecia medicamentosa
favus alopecia: Favusalopezie *f*
alopecia of the immediate type: anagen-dystrophe Alopezie *f*, anagen-dystrophischer Haarausfall *m*, anagen-dystrophisches Effluvium *nt*, Alopezie *f* vom Frühtyp
infantile pressure alopecia: Säuglingsglatze *f*, Dekubitalalopezie *f*, Alopecia decubitalis
Jonston's alopecia: kreisrunder Haarausfall *m*, Pelade *f*, Alopecia areata, Area Celsi
alopecia of the late type: telogene Alopezie *f*, telogener Haarausfall *m*, telogenes Effluvium *nt*, Alopezie *f* vom Spättyp
male pattern alopecia: androgenetische Alopezie *f*, Haarausfall *m* vom männlichen Typ, männliche Glatzenbildung *f*, androgenetisches Effluvium *nt*, Alopecia androgenetica, Calvities hippocratica
moth-eaten alopecia: Alopecia specifica diffusa
patternal alopecia: androgenetische Alopezie *f*, Haarausfall *m* vom männlichen Typ, männliche Glatzenbildung *f*, androgenetisches Effluvium *nt*, Calvities hippocratica, Alopecia androgenetica
postpartum alopecia: postpartale Alopezie *f*, Alopecia postpartalis
premature alopecia: Alopecia praematura
pressure alopecia: mechanische Alopezie *f*, Alopecia mechanica
psychogenic alopecia: stressbedingte Alopezie *f*, Alopecia neurotica
scarring alopecia: narbige Alopezie *f*, Alopecia cicatricans
seborrheic alopecia: Alopecia seborrhoica
seborrhoeic alopecia: (*brit.*) →*seborrheic alopecia*
stress alopecia: stressbedingte Alopezie *f*, Alopecia neurotica
alopecia syphilitica: Alopecia areolaris specifica
syphylitic alopecia: Alopecia specifica
telogen alopecia: telogene Alopezie *f*, Alopezie *f* vom Spättyp, telogener Haarausfall *m*, telogenes Effluvium

nt
total alopecia areata: Alopecia areata totalis
traction alopecia: Traktionsalopezie *f*
universal alopecia areata: Alopecia areata universalis
al|lo|pe|cic [ælə'piːsɪk] *adj*: Alopezie betreffend, von Alopezie betroffen
ALP *Abk.*: **1.** alkaline leukocyte phosphatase **2.** allopurinol **3.** alveolar lung proteinosis
alpha-amylase *noun*: Alphaamylase *f*, Endoamylase *f*, Ptyalin *nt*
alpha$_1$-antitrypsin *noun*: →*α$_1$-antitrypsin*
alpha-blocker *noun*: Alpha(rezeptoren)blocker *m*, α-Adrenorezeptorenblocker *m*, Alpha-Adrenorezeptorenblocker *m*
alpha-fetoprotein *noun*: alpha$_1$-Fetoprotein *nt*, α$_1$-Fetoprotein *nt*
alpha-haemolysis *noun*: (*brit.*) →*alpha-hemolysis*
alpha-haemolytic *adj*: (*brit.*) →*alpha-hemolytic*
alpha-hemolysis *noun*: Alphahämolyse *f*, α-Hämolyse *f*
alpha-hemolytic *adj*: Alphahämolyse betreffend, mittels Alphahämolyse, alphahämolytisch, α-hämolytisch
Al|pha|her|pes|vir|i|nae [ælfəˌhɜrpiːz'vɪərəniː] *plural*: Alphaherpesviren *pl*, Alphaherpesvirinae *pl*
alpha-lipoprotein *noun*: Lipoprotein *nt* mit hoher Dichte, high density lipoprotein *nt*, α-Lipoprotein *nt*
al|pha|lyt|ic [ˌælfə'lɪtɪk]: I *noun* →*alpha-blocker* II *adj* Alpharezeptoren blockierend
alpha$_2$-macroglobulin *noun*: (α$_2$-)Makroglobulin *nt*
al|pha|man|no|si|do|sis [ˌælfəˌmænəsɪ'dəʊsɪs] *noun*: Alpha-Mannosidose *f*, α-Mannosidose *f*
al|pha|mi|met|ic [ˌælfəmɪ'metɪk, -maɪ-]: I *noun* alpharezeptoren-stimmulierendes Mittel *nt*, Alphamimetikum *nt* II *adj* alpharezeptoren-stimmulierend, alphamimetisch
alpha-oxidation *noun*: alpha-Oxidation *f*, α-Oxidation *f*
al|pha|pro|dine [ˌælfə'prəʊdiːn] *noun*: Alphaprodin *nt*
alpha-tocopherol *noun*: α-Tocopherol *nt*, Vitamin E *nt*
al|pha|vi|rus ['ælfəvaɪrəs] *noun*: Alphavirus *nt*
al|pra|zo|lam [æl'præzəlæm] *noun*: Alprazolam *nt*
al|pre|no|lol [æl'prenələl, -əʊl] *noun*: Alprenolol *nt*
al|pros|ta|dil [æl'prɑstədɪl] *noun*: Alprostadil *nt*, Prostaglandin E$_1$ *nt*
ALS *Abk.*: **1.** advanced life support **2.** amyotrophic lateral sclerosis **3.** antilymphocyte serum **4.** antilymphocytic serum
al|sto|nine ['ɔːlstəniːn] *noun*: Alstonin *nt*
ALT *Abk.*: **1.** alanine aminotransferase **2.** alanine transaminase
ALTB *Abk.*: acute laryngotracheobronchitis
al|ter ['ɔːltər]: I *vt* (ver-, ab-, um-)ändern, alterieren II *vi* sich (ver-)ändern
al|ter|a|tion [ɔːltə'reɪʃn] *noun*: Alteration *f* **make alterations to** Änderungen vornehmen
blood gas alteration: Blutgasveränderung *f*
alteration of consciousness: Bewusstseinsveränderung *f*
FHR alterations: FHF-Alterationen *pl*
long-term FHR alterations: langfristige FHF-Alterationen *pl*
medium-term FHR alterations: mittelfristige FHF-Alterationen *pl*
short-term FHR alterations: kurzfristige FHF-Alterationen *pl*
al|ter|a|tive ['ɔːltəreɪtɪv, ɔːl'terə-] *adj*: alterativ
al|ter|nans [ɔːl'tɜrnənz] *noun*: Alternans *m*
electrical alternans: elektrischer Alternans *m*
alternans of heart: →*alternans*
al|ter|nate [*adj* 'ɔːltərnət; *v* -ˌneɪt]: I *adj* alternierend, abwechselnd, wechselweise, wechselseitig **on alternate days** jeden zweiten Tag II *vt* abwechseln lassen, wechseln, im Wechsel tun III *vi* (sich) (miteinander) abwechseln, alternieren
al|ter|nat|ing ['ɔːltərneɪtɪŋ] *adj*: abwechselnd, Wechsel-, alternierend
al|ter|na|tion [ˌɔːltər'neɪʃn] *noun*: **1.** Alternieren *nt*, Abwechslung *f*, Wechsel *m* **2.** (Strom-)Wechsel *m*
alternation of generations: Generationswechsel *m*
host alternation: Wirtswechsel *m*
alternation of patterns: Reizmusterwechsel *m*
al|ter|na|tive [ɔːl'tɜrnətɪv]: I *noun* Alternative *f* (*to* zu); Wahl *f*, Möglichkeit *f*, Ausweg *m* (*to* für) II *adj* alternativ, Alternativ-, Ausweich-, Ersatz-
al|thea [æl'θiːə] *noun*: Althee *f*
al|ti|tude ['æltət(j)uːd] *noun*: (große) Höhe *f*
al|to|fre|quent [ˌæltəʊ'friːkwənt] *adj*: hochfrequent
al|tret|a|mine [æl'tretəmiːn] *noun*: Altretamin *nt*, 2,4,6-Tris(dimethylamino)-1,3,5-triazin *nt*
al|trose ['æltrəʊz] *noun*: Altrose *f*
al|tru|ism ['æltrəwɪzəm] *noun*: Nächstenliebe *f*, Selbstlosigkeit *f*, Altruismus *m*
al|tru|ist ['æltrəwɪst] *noun*: Altruist(in *f*) *m*
al|tru|is|tic [æltrə'wɪstɪk] *adj*: selbstlos, uneigennützig, altruistisch
al|um ['æləm] *noun*: **1.** Alumen *nt*, Kalium-Aluminium-Sulfat *nt* **2.** Alaun *nt*
a|lu|men [ə'luːmən] *noun*: →*alum*
a|lu|mi|na [ə'luːmɪnə] *noun*: →*aluminum oxide*
al|u|min|i|um [ˌæljʊ'mɪnɪəm] *noun*: →*aluminum*
a|lu|mi|no|sis [əˌluːmə'nəʊsɪs] *noun*: **1.** Aluminose *f*, Kaolinlunge *f* **2.** Aluminium(staub)lunge *f*
a|lu|mi|num [ə'luːmɪnəm] *noun*: Aluminium *nt*, (*inf.*) Alu *nt*
aluminum acetate: Aluminiumacetat *nt*
aluminum chloride: Aluminiumchlorid *nt*
aluminum hydrate: Aluminiumhydroxid *nt*
aluminum hydroxide: Aluminiumhydroxid *nt*
aluminum magnesium sulfate: Aluminium-Magnesium-Silikat *pl*
aluminum magnesium sulphate: (*brit.*) →*aluminum magnesium sulfate*
aluminum oxide: Aluminiumoxid *nt*
aluminum phosphate: Aluminiumphosphat *nt*
aluminum potassium sulfate: Kalium-Aluminium-Sulfat *nt*, Alumen *nt*, Alaun *nt*
aluminum potassium sulphate: (*brit.*) →*aluminum potassium sulfate*
aluminum sulfate: Aluminiumsulfat *nt*
aluminum sulphate: (*brit.*) →*aluminum sulfate*
ALV *Abk.*: avian leukemia virus
al|ve|o|bron|chi|o|li|tic [ˌælvɪəˌbrɑŋkɪəʊ'lɪtɪk] *adj*: Alveobronchiolitis betreffend, alveobronchiolitisch, alveolobronchiolitisch
al|ve|o|bron|chi|o|li|tis [ˌælvɪəˌbrɑŋkɪəʊ'laɪtɪs] *noun*: Alveobronchiolitis *f*, Alveobronchiolitis *f*
alveol- *präf.*: →*alveolo-*
al|ve|o|lal|gia [ˌælvɪə'lældʒ(ɪ)ə] *noun*: Alveolenschmerz *m*
al|ve|o|lar [æl'vɪələr; ˌælvɪ'əʊ-] *adj*: **1.** mit Hohlräumen versehen, alveolär **2.** alveolär, Alveolen-, Alveolar-, Alveolo-
al|ve|o|late [æl'vɪəleɪt, -lɪt] *adj*: (honig-)wabenförmig, zellenförmig, fächerig
al|ve|o|lec|to|my [ˌælvɪə'lektəmiː] *noun*: Alveolektomie *f*
partial alveolectomy: partielle Alveolektomie *f*
al|ve|o|li [æl'vɪəlaɪ] *plural*: Lungenbläschen *pl*, Alveoli pulmonis

A

al|ve|o|lit|ic [ˌælvɪə'lɪtɪk] *adj*: Alveolitis betreffend, alveolitisch
al|ve|o|li|tis [ˌælvɪə'laɪtɪs] *noun*: Alveolitis *f*
allergic alveolitis: exogen-allergische Alveolitis *f*, Hypersensitivitätspneumonitis *f*
extrinsic alveolitis: exogen-allergische Alveolitis *f*, Hypersensitivitätspneumonitis *f*
extrinsic allergic alveolitis: exogen-allergische Alveolitis *f*, Hypersensitivitätspneumonitis *f*
fibrosing alveolitis: idiopathische Lungenfibrose *f*, fibrosierende Alveolitis *f*
alveolo- *präf.*: Alveolen-, Alveolar-, Alveolo-; Zahnschmelz-, Amel(o)-, Adamant(o)-
al|ve|o|lo|den|tal [æl,vɪələʊ'dentəl] *adj*: Zahn und Zahnfach/Alveolus betreffend, dentoalveolär, alveolodental
al|ve|o|lo|gin|gi|val [æl,vɪələʊdʒɪn'dʒaɪvl, æl,vɪələʊ'dʒɪndʒəvəl] *adj*: Zahnfach/Alveolus und zahnfleisch betreffend, alveologingival
al|ve|o|lo|la|bi|al [æl,vɪələʊ'leɪbɪəl] *adj*: Zahnfach/Alveolus und Lippe(n) betreffend, alveololabial
al|ve|o|lo|lin|gual [æl,vɪələʊ'lɪŋgwəl] *adj*: Zahnfach/Alveolus und Zunge betreffend, alveololingual
al|ve|o|lo|max|il|lar|y [æl,vɪələʊ'mæksə,leri] *adj*: alveolomaxillär
al|ve|o|lo|pal|a|tal [æl,vɪələʊ'pælətl] *adj*: Zahnfach/Alveolus und Gaumen betreffend, alveolopalatal
al|ve|o|lo|plas|ty [æl'vɪələʊ,plæstiː] *noun*: Alveolenplastik *f*
al|ve|o|lot|o|my [ˌælvɪə'lɑtəmiː] *noun*: Alveolotomie *f*
al|ve|o|lus [æl'vɪələs] *noun*: **1.** Alveole *f*, kleine sackähnliche Ausbuchtung *f* **2.** Lungenbläschen *nt*, Alveole *f*, Alveolus *m* **3.** Zahnfach *nt*, Alveolus dentalis **4.** (*Drüse*) Azinus *m*, Acinus *m*
buccal alveolus: bukkales Zahnfach *nt*
canine alveolus: Zahnfach *nt* des Eckzahns
dental alveoli: Zahnfächer *pl*, Alveoli dentales
dental alveoli of mandible: Alveoli dentales mandibulae
dental alveoli of maxilla: Alveoli dentales maxillae
lingual alveolus: linguale Alveole *f*, linguales Zahnfach *nt*
pulmonary alveoli: Lungenalveolen *pl*, Lungenbläschen *pl*, Alveoli pulmonis
al|ve|us ['ælvɪəs] *noun*: Alveus *m*
alveus of hippocampus: Alveus hippocampi
ALX *Abk.*: alexidine
a|lym|phia [eɪ'lɪmfɪə] *noun*: Alymphie *f*
a|lym|pho|cy|to|sis [eɪ,lɪmfəsaɪ'təʊsɪs] *noun*: Alymphozytose *f*
a|lym|pho|cy|tot|ic [eɪ,lɪmfəsaɪ'tɑtɪk] *adj*: Alymphozytose betreffend, alymphozytotisch
a|lym|pho|pla|sia [eɪ,lɪmfə'pleɪʒ(ɪ)ə] *noun*: Alymphoplasie *f*, Alymphoplasia *f*
thymic alymphoplasia: schwerer kombinierter Immundefekt *m*, Schweitzer-Typ *m* der Agammaglobulinämie
AM *Abk.*: **1.** actinomycosis **2.** actomyosin **3.** adrenal marrow **4.** ampèremeter **5.** anovulatory menstrual cycle **6.** myopic astigmatism
Am *Abk.*: **1.** americium **2.** ametropia
aM *Abk.*: atypical mycobacteriosis
am *Abk.*: myopic astigmatism
AMA *Abk.*: antimitochondrial antibodies
am|a|crat|ic [ˌæmə'krætɪk] *adj*: →*amasthenic*
am|a|crine ['æməkraɪn, eɪ'mæ-]: **I** *noun* amakrine Zelle *f*, Neurocytus amacrinus **II** *adj* amakrin
am|a|krine ['æməkraɪn, eɪ'mæ-] *noun, adj*: →*amacrine*
a|mal|gam [ə'mælgəm] *noun*: Quecksilberlegierung *f*, Amalgam *nt*
binary amalgam: binäres Amalgam *nt*
copper amalgam: Kupferamalgam *nt*
dental amalgam: Dentalamalgam *nt*, (*inf.*) Amalgam *nt*
gold amalgam: Goldamalgam *nt*
lathe-cut amalgam: Feilung *f*
pin amalgam: →*pin-supported amalgam*
pinned amalgam: →*pin-supported amalgam*
pin-retained amalgam: →*pin-supported amalgam*
pin-supported amalgam: Amalgamfüllung *f* mit Verankerungsstiften
quaternary amalgam: quarternäres Amalgam *nt*
retrograde amalgam: retrograde Wurzelfüllung *f* mit Amalgam, retrograde Füllung *f* mit Amalgam, retrograde Amalgamfüllung *f*
scrap amalgam: überschüssiges Amalgam *nt*
silver amalgam: Silberamalgam *nt*
ternary amalgam: ternäres Amalgam *nt*
a|mal|ga|mate [ə'mælgəmeɪt]: **I** *vt* amalgamieren, ein Amalgam bilden *oder* herstellen **II** *vi* (*a. fig.*) sich vereinigen, verschmelzen
a|mal|ga|ma|tion [ə,mælgə'meɪʃn] *noun*: **1.** Amalgamieren *nt* **2.** Vereinigung *f*, Verschmelzung *f*; Zusammenschluss *m*
Am|a|ni|ta [æmə'naɪtə] *noun*: Amanita *f*
Amanita caesarea: Amanita caesarea
Amanita muscaria: Fliegenpilz *m*, Amanita muscaria
Amanita pantherina: Pantherpilz *m*, Amanita pantherina
Amanita phalloides: grüner Knollenblätterpilz *m*, Amanita phalloides
a|ma|ni|tine [ə'mænətiːn] *noun*: Amanitin *nt*
a|man|i|to|tox|in [ə,mænɪtəʊ'tɑksɪn] *noun*: Amanitatoxin *nt*
a|man|ta|dine [ə'mæntədiːn] *noun*: Amantadin *nt*
amantadine hydrochloride: Amantadin-Hydrochlorid *nt*, Amino-Adamantan *nt*, Adamantanamin *nt*
am|a|ranth ['æmərænθ] *noun*: Amarant(farbe *f*) *m*
am|a|ran|thine [æmə'rænθɪn, -θaɪn] *adj*: amarant(rot), dunkelrot
Am|a|ran|thus [æmə'rænθəs] *noun*: Amarant *m*, Amarant(h)us *m*
am|a|rine ['æməriːn] *noun*: Amarin *nt*
am|a|roi|dal [ɑmə'rɔɪdl] *adj*: (*Geschmack*) leicht bitter
am|ar|thri|tis [ˌæmɑːr'θraɪtɪs] *noun*: Polyarthritis *f*
a|mass [ə'mæs] *vt*: an-, aufhäufen, ansammeln
a|mass|ment [ə'mæsmənt] *noun*: An-, Aufhäufung *f*, Ansammlung *f*
am|as|then|ic [ˌæmæs'θenɪk] *adj*: (*Licht, Strahlen*) bündelnd
a|mas|tia [eɪ'mæstɪə] *noun*: Mammaaplasie *f*, Amastie *f*
a|mas|ti|gote [eɪ'mæstɪgəʊt] *noun*: amastigote Form *nt*, Amastigote *f*
am|a|tho|pho|bi|a [ˌæməθə'fəʊbɪə] *noun*: Amathophobie *f*
am|a|tho|pho|bic [ˌæməθə'fəʊbɪk] *adj*: Amathophobie betreffend, amathophob
am|a|tox|ins [ˌæmə'tɑksɪnz] *plural*: Amatoxine *pl*
am|au|ro|sis [ˌæmɔ'rəʊsɪs] *noun*: (totale) Blindheit *f*, Erblindung *f*, Amaurose *f*, Amaurosis *f*
cat's eye amaurosis: amaurotisches Katzenauge *nt*
central amaurosis: zentrale Amaurose *f*, Amaurosis centralis
cerebral amaurosis: zerebrale/zentrale Blindheit/Amaurose *f*
diabetic amaurosis: diabetische/diabetogene Blindheit/Amaurose *f*
eclamptic amaurosis: eklamptische Amaurose *f*

filicin amaurosis: Filixamaurose *f*
amaurosis fugax: Amaurosis fugax
intoxication amaurosis: toxische Amblyopie *f*
Leber's congenital amaurosis: kongenitale Amaurose (Leber) *f*
reflex amaurosis: reflektorische Blindheit/Amaurose *f*
toxic amaurosis: Intoxikationsamblyopie *f*
uraemic amaurosis: (*brit.*) →*uremic amaurosis*
uremic amaurosis: urämische Amaurose *f*
am|au|rot|ic [ˌæmɔ'rɑtɪk] *adj*: Blindheit/Amaurose betreffend, amaurotisch
a|max|o|pho|bi|a [əˌmæksɪə'fəʊbɪə] *noun*: Amaxophobie *f*
a|ma|zia [ə'meɪzɪə] *noun*: Amastie *f*, Mammaaplasie *f*
AmB *Abk.*: amphotericin B
amb- *präf.*: →*ambi-*
am|be|no|ni|um [ˌæmbɪ'nəʊnɪəm] *noun*: Ambenonium *nt*
ambenonium chloride: Ambenoniumchlorid *nt*
am|ber ['æmbər]: I *noun* **1.** Bernstein *m* **2.** Bernsteinfarbe *f* II *adj* bernsteinfarben, Bernstein-
ambi- *präf.*: Beid-, Amb(i)-
am|bi|dex|ter [ˌæmbɪ'dekster] *adj*: ambidexter, beidhändig
am|bi|dex|ter|i|ty [ˌæmbɪdek'sterəti:] *noun*: Ambidextrie *f*, Beidhändigkeit *f*
am|bi|dex|tral|i|ty [ˌæmbɪdek'strælətiː] *noun*: →*ambidexterity*
am|bi|dex|trism [ˌæmbɪ'dekstrɪzəm] *noun*: →*ambidexterity*
am|bi|dex|trous [ˌæmbɪ'dektrəs] *adj*: mit beiden Händen, beidhändig, ambidexter
am|bi|ent ['æmbɪənt]: I *noun* **1.** Umwelt *f*, Milieu *nt* **2.** Atmosphäre *f* II *adj* umgebend, Umwelt-, Umgebungs-
am|bi|gu|i|ty [ˌæmbɪ'gjuːɪtiː] *noun*, *plural* **-ties**: Ambiguität *f*
am|big|u|ous [æm'bɪgjʊəs, -jəwəs] *adj*: ambiguos, ambig
am|bi|lat|er|al [ˌæmbɪ'lætərəl] *adj*: beide Seiten betreffend, ambilateral
am|bi|o|pia [ˌæmbɪ'əʊpɪə] *noun*: Doppel-, Doppeltsehen *nt*, Diplopie *f*, Diplopia *f*
am|bi|sex|trous [ˌæmbɪ'sekstrəs] *adj*: →*ambisexual II*
am|bi|sex|u|al [ˌæmbɪ'sekʃəwəl]: I *noun* Bisexuelle *m/f* II *adj* bisexuell
am|bi|tend|en|cy [ˌæmbɪ'tendənsiː] *noun*: Ambitendenz *f*, Doppelwertigkeit *f*
am|bi|tion [æm'bɪʃn] *noun*: **1.** Ehrgeiz *m* **2.** (ehrgeiziges) Streben *nt*, Wunsch *m*, Begierde *f* (*of* nach; *to do* zu tun)
am|biv|a|lence [æm'bɪvələns] *noun*: Ambivalenz *f*
am|biv|a|lent [æm'bɪvələnt] *adj*: ambivalent
am|bi|ver|sion [ˌæmbɪ'vɜrʒn] *noun*: Ambiversion *f*
am|bi|vert ['æmbɪvɜrt]: I *noun* ambivertierter Mensch *m* II *adj* ambivertiert
am|bi|vert|ed ['æmbɪvɜrted] *adj*: sowohl intovertiert als auch extrovertiert, ambivertiert
am|bly|chro|ma|sia [ˌæmblɪkrəʊ'meɪʒ(ɪ)ə] *noun*: Amblychromasie *f*
am|bly|chro|mat|ic [ˌæmblɪkrəʊ'mætɪk] *adj*: amblychrom(atisch), schwach-färbend
am|bly|geu|stia [ˌæmblɪ'gjuːstɪə] *noun*: Amblygeusie *f*
Am|bly|om|ma [æmblɪ'ɑmə] *noun*: Buntzecken *pl*, Amblyomma *nt*
am|bly|ope ['æmblɪəʊp] *noun*: Patient(in *f*) *m* mit Amblyopie *f*, Amblyope *m/f*
am|bly|o|pia [ˌæmblɪ'əʊpɪə] *noun*: Amblyopie *f*
alcoholic amblyopia: alkoholtoxische Amblyopie *f*
color amblyopia: Farbenamblyopie *f*
colour amblyopia: (*brit.*) →*color amblyopia*
functional amblyopia: funktionelle Amblyopie *f*
nocturnal amblyopia: Nachtblindheit *f*, Hemeralopie *f*
nutritional amblyopia: ernährungsbedingte/nutritive Amblyopie *f*
quinine amblyopia: Chininamblyopie *f*
reflex amblyopia: reflektorische Amblyopie *f*
relative amblyopia: relative Amblyopie *f*
saturnine amblyopia: Bleiamblyopie *f*
sensory amblyopia: sensorische Amblyopie *f*
squint amblyopia: Schielschwachsichtigkeit *f*, Schielamblyopie *f*
strabismic amblyopia: strabismus-bedingte Amblyopie *f*
tabacco-alcohol amblyopia: Tabak-Alkohol-Amblyopie *f*
tobacco amblyopia: Tabakamblyopie *f*
toxic amblyopia: toxische Amblyopie *f*
traumatic amblyopia: (post-)traumatische Amblyopie *f*
uraemic amblyopia: (*brit.*) →*uremic amblyopia*
uremic amblyopia: urämische Amblyopie *f*
am|bly|op|ic [ˌæmbl'ɑpɪk] *adj*: Amblyopie betreffend, amblyop, amblyopisch, schwachsichtig
am|bo|cep|tor ['æmbəʊseptər] *noun*: Ambozeptor *m*
am|bo|sex|u|al [ˌæmbəʊ'sekʃəwəl] *noun, adj*: →*ambisexual*
am|bra|in ['æmbreɪn, -brəɪn] *noun*: →*ambrin*
am|bre|in ['æmbreɪn, -briːɪn] *noun*: →*ambrin*
am|brin ['æmbrɪn] *noun*: Ambrein *nt*, Ambrin *nt*
am|bu|lance ['æmbjələns] *noun*: **1.** Kranken-, Rettungswagen *m*, Krankentransporter *m*, Ambulanz *f* **2.** Feldlazarett *nt*
am|bu|lant ['æmbjələnt] *adj*: ohne stationäre Aufnahme, während einer Sprechstunde, ambulant, ambulatorisch
am|bu|la|tion [ˌæmbjə'leɪʃn] *noun*: Gehen *nt*, Laufen *nt*
am|bu|la|to|ry ['æmbjələtɔːriː, -təʊ-] *adj*: ohne stationäre Aufnahme, während einer Sprechstunde, ambulant, ambulatorisch
am|bus|tion [æm'bʌstʃn] *noun*: Verbrennung *f*, Verbrühung *f*
AMC *Abk.*: amoxicillin
am|ci|no|nide [æm'sɪnɜˌnaɪd] *noun*: Amcinonid *nt*
AMD *Abk.*: alpha-methyldopa
AME *Abk.*: amphotericin B methyl ester
a|me|ba [ə'miːbə] *noun*, *plural* **-bas, -bae** [ə'miːbiː]: Wechseltierchen *nt*, Amöbe *f*, Amoeba *f*
bowel amebas: Darmamöben *pl*
am|e|bi|a|sis [æmə'baɪəsɪs] *noun*: Amöbiasis *f*
extraintestinal amebiasis: extraintestinale Amöbiasis *f*
hepatic amebiasis: Leberamöbiasis *f*, Amöbenhepatitis *f*
intestinal amebiasis: Amöbenruhr *f*, -dysenterie *f*, intestinale Amöbiasis *f*
pulmonary amebiasis: Lungenamöbiasis *f*
swimming pool amebiasis: Schwimmbadamöbiasis *f*
a|me|bic [ə'miːbɪk] *adj*: Amöben betreffend, durch Amöben verursacht, amöbisch
a|me|bi|ci|dal [əˌmiːbə'saɪdl] *adj*: amöbenabtötend, amöbizid
a|me|bi|cide [ə'miːbəsaɪd] *noun*: amöbizides Mittel *nt*, Amöbizid *nt*
a|me|bi|form [ə'miːbəfɔːrm] *adj*: →*ameboid*
am|e|bi|o|sis [ˌæmɪbaɪ'əʊsɪs] *noun*: →*amebiasis*
am|e|bism ['æmɪbɪzəm] *noun*: **1.** amöboide (Fort-)Bewegung *f* **2.** Amöbeninfektion *f*
a|me|bo|flag|el|late [əˌmiːbəʊ'flædʒəleɪt] *noun*: Amöboflagellat *m*
a|me|boid [ə'miːbɔɪd] *adj*: amöbenähnlich *oder* amöben-

A

artig (in Form *oder* Bewegung), amöboid
am|e|bo|ma [æmɪ'bəʊmə] *noun*: Amöbengranulom *nt*, Amöbom *nt*
a|me|bu|la [ə'mi:bjələ] *noun, plural* **-las, -lae** [-li:]: Minutaform *f*
am|e|bu|ri|a [ˌəmi:b'(j)ʊəri:ə] *noun*: Amöburie *f*
a|mei|o|sis [eɪmaɪ'əʊsɪs] *noun*: Ameiose *f*
a|mel|a|no|sis [eɪˌmelə'nəʊsɪs] *noun*: Amelanose *f*
a|mel|a|no|tic [eɪˌmelə'nɑtɪk] *adj*: Amelanose betreffend, amelanotisch
a|mel|i|a [ə'melɪə, eɪ'mi:lɪə] *noun*: angeborenes Fehlen *nt* einer *oder* mehrerer Gliedmaße, Amelie *f*, Amelia *f*
a|mel|ic [ə'mi:lɪk] *adj*: Amelie betreffend, amel
a|mel|i|o|rate [ə'mi:ljəreɪt]: **I** *vt* verbessern **II** *vi* sich verbessern, besser werden
a|mel|i|o|ra|tion [əˌmi:ljə'reɪʃn] *noun*: (*Zustand*) Verbesserung *f*, Besserung *f*
a|mel|i|o|ra|tive [ə'mi:ljəreɪtɪv] *adj*: (ver-)bessernd
amelo- *präf.*: Zahnschmelz-, Amel(o)-, Adamant(o)-
am|e|lo|blast ['æmələʊblæst] *noun*: Zahnschmelzbildner *m*, Adamanto-, Amelo-, Ganoblast *m*
am|e|lo|blas|tic [ˌæmələʊ'blæstɪk] *adj*: Ameloblasten betreffend, ameloblastisch
am|e|lo|blas|to|fi|bro|ma ['æmələʊˌblæstəʊfaɪ'brəʊmə] *noun*: Ameloblastofibrom *nt*
am|e|lo|blas|to|ma [ˌæmələʊblæs'təʊmə] *noun*: Ameloblastom *nt*, Adamantinom *nt*
acanthomatous ameloblastoma: Akanthoameloblastom *nt*
cystic ameloblastoma: zystisches Ameloblastom *nt*
malignant ameloblastoma: malignes Ameloblastom *nt*
melanotic ameloblastoma: Melanoameloblastom *nt*
peripheral ameloblastoma: peripheres Ameloblastom *nt*
pigmented ameloblastoma: Melanoameloblastom *nt*
pituitary ameloblastoma: Erdheim-Tumor *m*, Kraniopharyngeom *nt*
am|e|lo|gen|e|sis [ˌæmələʊ'dʒenəsɪs] *noun*: Zahnschmelzbildung *f*, Amelogenese *f*
amelogenesis imperfecta: Amelogenesis imperfecta
am|e|lo|gen|ic [ˌæmələʊ'dʒenɪk] *adj*: **1.** Amelogenese betreffend **2.** zahnschmelzbildend, amelogen
a|me|lus ['æmələs, eɪ'mi:-] *noun, plural* **-li** [-laɪ, -li:]: Fehlgeburt *f* mit Amelie, Amelus *m*
a|me|na|bil|i|ty [əˌmi:nə'bɪlətɪ, əˌmenə-] *noun*: Zugänglichkeit *f* (*to* für)
a|me|na|ble [ə'mi:nəbl, ə'men-] *adj*: (*fig.*) zugänglich (*to*); behandelbar (*to* durch), behebbar
a|me|nia [ə'mi:nɪə] *noun*: →*amenorrhea*
a|men|or|rhe|a [əˌmænə'rɪə] *noun*: Amenorrhoe *f*
central amenorrhea: zentral bedingte Amenorrhoe *f*
dietary amenorrhea: Notstandsamenorrhoe *f*, ernährungsbedingte/nutritive Amenorrhoe *f*
dysponderal amenorrhea: Amenorrhoe *f* bei Über- *oder* Untergewicht
emotional amenorrhea: emotional-bedingte Amenorrhoe *f*
extragenital amenorrhea: extragenitale Amenorrhoe *f*
false amenorrhea: Scheinamenorrhoe *f*
hypergonadotropic amenorrhea: hypergonadotrope Amenorrhoe *f*
hyperprolactinaemic amenorrhea: (*brit.*) →*hyperprolactinemic amenorrhea*
hyperprolactinemic amenorrhea: hyperprolaktinämische Amenorrhoe *f*
hypogonadotropic amenorrhea: hypogonadotrope Amenorrhoe *f*
hypothalamic amenorrhea: hypothalamische Amenorrhoe *f*
lactation amenorrhea: Laktationsamenorrhoe *f*
normogonadotropic amenorrhea: normogonadotrope Amenorrhoe *f*
nutritional amenorrhea: Notstandsamenorrhoe *f*, ernährungsbedingte/nutritive Amenorrhoe *f*
ovarian amenorrhea: ovarielle Amenorrhoe *f*
pathologic amenorrhea: pathologische Amenorrhoe *f*
physiologic amenorrhea: physiologische Amenorrhoe *f*
pituitary amenorrhea: hypophysäre Amenorrhoe *f*
postpartum amenorrhea: postpartale Amenorrhoe *f*
amenorrhea of pregnancy: Schwangerschaftsamenorrhoe *f*
primary amenorrhea: primäre Amenorrhoe *f*
relative amenorrhea: Oligomenorrhoe *f*
secondary amenorrhea: sekundäre Amenorrhoe *f*
traumatic amenorrhea: (post-)traumatische Amenorrhoe *f*
uterine amenorrhea: uterine Amenorrhoe *f*
a|men|or|rhe|al [əˌmænə'rɪəl] *adj*: Amenorrhoe betreffend, amenorrhoisch
a|men|or|rhoe|a [əˌmænə'rɪə] *noun*: (*brit.*) →*amenorrhea*
a|men|or|rhoe|al [əˌmænə'rɪəl] *adj*: (*brit.*) →*amenorrheal*
a|men|tia [eɪ'mentʃ(ɪ)ə] *noun*: Amentia *f*
naevoid amentia: (*brit.*) →*nevoid amentia*
nevoid amentia: Brushfield-Wyatt-Syndrom *nt*
am|er|i|ci|um [ˌæmə'rɪʃɪəm] *noun*: Amerikum *nt*, Americium *nt*
a|met|a|chro|mo|phil [eɪˌmetə'krəʊməfɪl] *adj*: orthochromophil
a|met|a|neu|tro|phil [eɪˌmetə'n(j)u:trəfɪl] *adj*: →*ametachromophil*
a|me|thop|ter|in [æmɪ'θɑptərɪn] *noun*: Amethopterin *nt*, Methotrexat *nt*
am|e|tria [ə'mi:trɪə, -'met-] *noun*: Uterusaplasie *f*, Ametrie *f*
am|e|trom|e|ter [æmɪ'trɑmɪtər] *noun*: Ametrometer *nt*
am|e|tro|pia [eɪˌme'trəʊpɪə] *noun*: Ametropie *f*
axial ametropia: Achsenametropie *f*
curvature ametropia: Krümmungsametropie *f*
index ametropia: Indexametropie *f*
position ametropia: Positionsametropie *f*
refractive ametropia: Brechungsametropie *f*, Indexametropie *f*
am|e|tro|pic [eɪˌme'trəʊpɪk, -'trɑp-] *adj*: Ametropie betreffend, ametrop, ametropisch
AMHA-TP *Abk.*: automated micro-hemagglutination test with treponema pallidum antigen
AMI *Abk.*: **1.** acute myocardial infarction **2.** anterior myocardial infarction
am|i|an|thoid [æmɪ'ænθɔɪd] *adj*: asbestähnlich, -förmig
am|i|an|tho|sis [ˌæmeæn'θəʊsɪs] *noun*: Asbestose *f*
a|mi|cro|bic [eɪmaɪ'krəʊbɪk] *adj*: nicht von Mikroben verursacht, amikrobiell
a|mi|cro|scop|ic [eɪˌmaɪkrə'skɑpɪk] *adj*: nicht mit dem (Licht-)Mikroskop sichtbar, submikroskopisch, ultravisibel, ultramikroskopisch
a|mic|u|lum [ə'mɪkjələm] *noun, plural* **-la** [-lə]: Amiculum olivare
am|i|dase ['æmɪdeɪz] *noun*: Amidase *f*
am|ide ['æmaɪd] *noun*: Amid *nt*
acetic amide: Acetamid *nt*
acetic acid amide: Acetamid *nt*
acid amide: Säureamid *nt*
lysergic acid amide: Lysergsäureamid *nt*, Lysergamid *nt*
procaine amide: Procainamid *nt*
am|i|din ['æmɪdɪn] *noun*: Amylose *f*

A

am|i|di|no|trans|fer|ase [æmɪˌdiːnəʊ'trænsfəreɪz] *noun*: Amidinotransferase *f*
glycine amidinotransferase: Glycinamidinotransferase *f*
amido- *präf.*: Amido-
a|mi|do|ben|zene [əˌmiːdəʊ'benziːn, ˌæmɪdəʊ-] *noun*: Anilin *nt*, Aminobenzol *nt*, Phenylamin *nt*
a|mi|do|hy|dro|lase [ˌæmɪdəʊ'haɪdrəleɪz] *noun*: Amidohydrolase *f*, Desamidase *f*
amido-ligase *noun*: Amidoligase *f*
a|mi|do|py|rine [ˌæmɪdəʊ'paɪriːn] *noun*: →*aminopyrine*
am|i|do|trans|fer|ase [ˌæmɪdəʊ'trænsfəreɪz] *noun*: Amidotransferase *f*
glutamine amidotransferase: Glutaminamidotransferase *f*
AMI/HMI *Abk.*: acute myocardial infarction superimposed on healed myocardial infarction
am|i|ka|cin [æmɪ'kæsɪn] *noun*: Amikacin *nt*
a|mil|o|ride [ə'mɪləraɪd] *noun*: Amilorid *nt*, Amipramidin *nt*, Amipramizid *nt*, Guanamprazin *nt*
a|mim|ia [eɪ'mɪmɪə] *noun*: Amimie *f*
am|in|ar|sone [æmɪn'ɑːrsəʊn] *noun*: Carbason *nt*, 4-Carbamidophenylarsinsäure *f*
am|i|nate ['æmɪneɪt] *vt*: aminieren
a|mine [ə'miːn, 'æmɪn] *noun*: Amin *nt*
biogenic amine: biogenes Amin *nt*, Bioamin *nt*
primary amine: primäres Amin *nt*
secondary amine: sekundäres Amin *nt*
tertiary amine: tertiäres Amin *nt*
vasoactive amine: vasoaktives Amin *nt*
a|mi|no [ə'miːnəʊ, 'æmɪnəʊ] *noun*: Amino-Gruppe *f*, Amino-Radikal *nt*, Amino-
a|mi|no|ac|i|dae|mi|a [əˌmiːnəʊˌæsə'diːmiːə] *noun*: (*brit.*) →*aminoacidemia*
a|mi|no|ac|i|de|mi|a [əˌmiːnəʊˌæsə'diːmiːə] *noun*: Hyperaminoazidämie *f*
am|i|no|ac|i|dop|a|thy [əˌmiːnəʊæsɪ'dɑpəθiː] *noun*: durch Störung des Aminosäurestoffwechsels hervorgerufene Erkrankung *f*
a|mi|no|ac|i|du|ri|a [əˌmiːnəʊˌæsə'd(j)ʊəriːə] *noun*: Aminoazidurie *f*
a|mi|no|ac|yl [əˌmiːnəʊ'æsɪl, -iːl, ˌæmɪnəʊ-] *noun*: Aminoacyl-(Radikal *nt*)
a|mi|no|ac|y|lase [əˌmiːnəʊ'æsɪleɪs] *noun*: Aminoacylase *f*, Hippurikase *f*
a|mi|no|ac|yl|trans|fer|ase [əˌmiːnəʊˌæsɪl'trænsfəreɪz] *noun*: Aminoacyltransferase *f*
a|mi|no|a|di|pate [əˌmiːnəʊ'ædəpeɪt] *noun*: Aminoadipat *nt*
a|mi|no|ben|zene [əˌmiːnəʊ'benziːn] *noun*: Phenylamin *nt*, Anilin *nt*, Aminobenzol *nt*
p-a|mi|no|ben|zene|sul|fon|a|mide [ˌəmiːməʊˌbenziːnsʌl'fɑnəmaɪd] *noun*: Sulfanilamid *nt*, p-Aminobenzolsulfonamid *nt*
p-a|mi|no|ben|zene|sul|phon|a|mide [ˌəmiːməʊˌbenziːnsʌl'fɑnəmaɪd] *noun*: (*brit.*) →*p-aminobenzenesulfonamide*
α-a|mi|no|ben|zyl|pen|i|cil|lin [əˌmiːnəʊˌbenzɪlˌpenə'sɪlɪn] *noun*: Ampicillin *nt*, alpha-Aminobenzylpenicillin *nt*
γ-a|mi|no|butyr|ate [əˌmiːnəʊ'bjuːtəreɪt] *noun*: γ-Aminobutyrat *nt*, gamma-Aminobutyrat *nt*
a|mi|no|bu|tyr|o|phe|nones [əˌmiːnəʊˌbjuːtɪərəʊ'fiːnəʊns] *plural*: Aminobutyrophenone *pl*
a|mi|no|cy|cli|tol [əˌmiːnəʊ'saɪklətɔl, -'sɪk-, ˌæmɪnəʊ-] *noun*: Aminocyclitol *nt*
a|mi|no|di|ni|tro|phe|nol [əˌmiːnəʊdaɪˌnaɪtrə'fiːnɑl] *noun*: Dinitroaminophenol *nt*, Pikraminsäure *f*
2-a|mi|no|eth|a|nol [əˌmiːnəʊ'eθənɔl, -nəʊl] *noun*: Äthanol-, Ethanolamin *nt*, Colamin *nt*, Monoethanolamin *nt*
a|mi|no|form [ə'miːnəfɔːrm] *noun*: Methenamin *nt*, Hexamin *nt*, Hexamethylentetramin *nt*
a|mi|no|gly|co|side [əˌmiːnəʊ'glaɪkəsaɪd] *noun*: **1.** (*chem.*) Aminoglykosid *nt* **2.** (*pharmakol.*) Aminoglykosid *nt*, Aminoglykosid-Antibiotikum *nt*
a|mi|no|gram [ə'miːnəʊgræm] *noun*: Aminogramm *nt*
a|mi|no|het|er|o|cy|clic [əˌmiːnəʊˌhetərəʊ'saɪklɪk] *adj*: aminoheterozyklisch
a|mi|no|hip|pu|rate [əˌmiːnəʊhɪ'pjʊreɪt, -'hɪpjə-] *noun*: Aminohippurat *nt*
a|mi|no|hy|dro|lase [əˌmiːnəʊ'haɪdrəleɪz] *noun*: Desaminase *f*, Aminohydrolase *f*
a|mi|no|le|vu|li|nate [əˌmiːnəʊ'levjəlɪneɪt] *noun*: Aminolävulinat *nt*
a|mi|no|li|pid [əˌmiːnəʊ'lɪpɪd, -'laɪ-] *noun*: Aminolipid *nt*
a|mi|no|li|pin [əˌmiːnəʊ'lɪpɪn] *noun*: Aminolipid *nt*
a|mi|no|meth|ane [əˌmiːnəʊ'meθeɪn] *noun*: Aminomethan *nt*, Methylamin *nt*
a|mi|no|ni|trile [əˌmiːnəʊ'naɪtrɪl, -triːl] *noun*: Aminonitril *nt*
a|mi|no|pe|ni|cil|lins [əˌmiːnəʊˌpenə'sɪlɪns] *plural*: Aminopenicilline *pl*
a|mi|no|pep|ti|dase [əˌmiːnəʊ'peptədeɪz] *noun*: Aminopeptidase *f*
cytosol aminopeptidase: Arylaminopeptidase *f*
leucine aminopeptidase: Leucinaminopeptidase *f*, Leucinarylamidase *f*
methionine aminopeptidase: Methioninaminopeptidase *f*
a|mi|no|phen|a|zone [əˌmiːnəʊ'fenəzəʊn] *noun*: →*aminopyrine*
am|i|noph|er|ase [æmɪ'nɑfəreɪs] *noun*: →*aminotransferase*
a|mi|no|phyl|line [əˌmiːnəʊ'fɪliːn, -lɪn] *noun*: Aminophyllin *nt*
a|mi|no|poly|pep|ti|dase [əˌmiːnəʊˌpɑlɪ'peptɪdeɪz] *noun*: →*aminopeptidase*
a|mi|no|pro|pyl|trans|fer|ase [əˌmiːnəʊˌprəʊpɪl'trænsfəreɪz] *noun*: Aminopropyltransferase *f*
am|i|nop|ter|in [æmɪ'nɑptərɪn] *noun*: Aminopterin *nt*, 4-Aminofolsäure *f*
2-a|mi|no|pu|rine [əˌmiːnəʊ'pjʊəriːn, -rɪn] *noun*: 2-Aminopurin *nt*
6-a|mi|no|pu|rine [əˌmiːnəʊ'pjʊəriːn, -rɪn] *noun*: Alanin *nt*, Aminopropionsäure *f*
a|mi|no|py|rine [əˌmiːnəʊ'paɪriːn] *noun*: Aminophenazon *nt*, Aminopyrin *nt*
a|mi|no|sac|cha|ride [əˌmiːnəʊ'sækəraɪd, -rɪd] *noun*: Aminozucker *m*, -saccharid *nt*
a|mi|no|sa|lic|y|late [əˌmiːnəʊsə'lɪsəleɪt, -lɪt] *noun*: Aminosalizylat *nt*, Aminosalicylat *nt*
p-aminosalicylate: Paraaminosalicylat *nt*, p-Aminosalicylat *nt*
a|mi|no|su|ri|a [əˌmiːnəʊ's(j)ʊəriːə] *noun*: Aminosurie *f*, Aminurie *f*
amino-terminal *adj*: aminoterminal, N-terminal
a|mi|no|trans|fer|ase [əˌmiːnəʊ'trænsfəreɪz] *noun*: Aminotransferase *f*, Transaminase *f*
alanine aminotransferase: Alaninaminotransferase *f*, Alanintransaminase *f*, Glutamatpyruvattransaminase *f*
aminobutyrate aminotransferase: Aminobuttersäure-aminotransferase *f*, β-Alaninaminotransaminase *f*
aspartate aminotransferase: Aspartataminotransferase *f*, Aspartattransaminase *f*, Glutamatoxalacetattrans-

A

aminase *f*
β-alanine-oxoglutarate aminotransferase: Aminobuttersäureaminotransferase *f*, β-Alaninaminotransaminase *f*
cysteine aminotransferase: Cysteinaminotransferase *f*, -transaminase *f*
glycine aminotransferase: Glycinaminotransferase *f*, Glutaminsäure-glycin-transaminase *f*
leucine aminotransferase: Leucinaminotransferase *f*, Leucintransaminase *f*
ornithine aminotransferase: Ornithinaminotransferase *f*, -transaminase *f*, Ornithinketosäureaminotransferase *f*
ornithine-keto-acid aminotransferase: →*ornithine aminotransferase*
ornithine-oxo-acid aminotransferase: →*ornithine aminotransferase*
serine glyoxylate aminotransferase: Serin-Glyoxylat-Aminotransferase *f*
serine-pyruvate-aminotransferase: Serin-Pyruvat-Aminotransferase *f*
tyrosine aminotransferase: Tyrosinaminotransferase *f*, Tyrosintransaminase *f*

am|i|nu|ri|a [æmɪ'n(j)ʊəriːə] *noun*: Aminosurie *f*, Aminurie *f*

a|mi|o|da|rone [ɜ'miːəʊdʒ,rɔn] *noun*: Amiodaron *nt*

a|mi|phen|a|zole [,æmɪ'fenəzɔl] *noun*: Amiphenazol *nt*

a|mi|to|sis [,æmɪ'təʊsɪs, ,eɪmaɪ-] *noun*: direkte Zellteilung *f*, Amitose *f*

a|mi|tot|ic [,æmɪ'tɑtɪk] *adj*: Amitose betreffend, ohne Ausbildung einer Teilungsspindel verlaufend, amitotisch

a|mi|trip|ty|line [,æmɪ'trɪptəliːn] *noun*: Amitriptylin *nt*

a|mi|trip|ty|lin|ox|ide [,æmɪ,trɪptəliːn'ɑksaɪd] *noun*: Amitriptylinoxid *nt*

AML *Abk.*: **1.** acute monocytic leukemia **2.** acute myeloblastic leukemia **3.** acute myelocytic leukemia **4.** acute myelogenous leukemia **5.** acute myeloic leukemia

am|lo|di|pine [æmɪ'lɑdɪ,piːn] *noun*: Amlodipin *nt*

AMLS *Abk.*: anti-mouse lymphocyte serum

AMM *Abk.*: amelanotic malignant melanoma

am|me|ter ['æmiːtər] *noun*: Strom(stärke)messer *m*, Amperemeter *nt*

AMML *Abk.*: **1.** acute myeloic-monocytic leukemia **2.** acute myelomonocytic leukemia

am|mo|ac|i|du|ria [æmə,æsɪ'd(j)ʊəriːə] *noun*: kombinierte Ausscheidung *f* von Aminosäuren und Ammoniak im Urin

am|mo|nae|mi|a [,æmən'iːmiːə] *noun*: (*brit.*) →*ammonemia*

am|mo|ne|mi|a [,æmən'iːmiːə] *noun*: Hyperammonämie *f*

am|mo|nia [ə'məʊnjə, -nɪə] *noun*: Ammoniak *nt*

am|mo|ni|ac [ə'məʊnɪæk] *adj*: Ammoniak enthaltend; (*Urin, Ausfluss*) nach Ammoniak riechend, ammoniakalisch
gum ammoniac: Ammoniakgummi *nt*

am|mo|ni|a|cal [,æmə'naɪəkl] *adj*: →*ammoniac*

am|mo|ni|ae|mi|a [,æmənɪ'iːmiːə] *noun*: (*brit.*) →*ammoniemia*

ammonia-lyase *noun*: Ammoniaklyase *f*
aspartate ammonia-lyase: Aspartatammoniaklyase *f*, Aspartase *f*
histidine ammonia-lyase: Histidinammoniaklyase *f*, Histid(in)ase *f*

am|mo|ni|e|mi|a [,æmənɪ'iːmiːə] *noun*: Ammonämie *f*

am|mo|ni|ge|ne|sis [,æmə'niː'dʒenəsɪs] *noun*: Ammoniogenese *f*

am|mo|ni|o|mag|ne|si|um phos|phate [ə'məʊnɪəʊmæg'niːzɪəm, ʒəm, -ʃɪəm daɪ'fɑsfeɪt]: Ammonium-Magnesiumphosphat *nt*

am|mo|ni|um [ə'məʊnɪəm] *noun*: Ammoniumion *nt*, Ammoniumradikal *nt*
ammonium bromide: Ammoniumbromid *nt*
ammonium carbonate: Ammoniumkarbonat *nt*, Hirschhornsalz *nt*
ammonium chloride: Ammoniumchlorid *nt*, Salmiak *m*
ammonium ichthyosulfonate: Ichthammol *nt*, Ammonium bitumosulfonicum/sulfoichthyolicum
ammonium ichthyosulphonate: (*brit.*) →*ammonium ichthyosulfonate*
ammonium nitrate: Ammoniumnitrat *nt*
ammonium oxalate: Ammoniumoxalat *nt*
ammonium phosphate: Ammoniumphosphat *nt*
ammonium sulfoichthyolate: →*ammonium ichthyosulfonate*
ammonium sulphoichthyolate: (*brit.*) →*ammonium ichthyosulfonate*

am|mo|ni|u|ri|a [ə,məʊnɪ'(j)ʊəriːə] *noun*: Ammoniurie *f*

am|mo|nol|y|sis [æmə'nɑlɪsɪs] *noun*: Ammonolyse *f*

am|mo|no|tel|ic [ə,məʊnəʊ'telɪk, -'tiː-] *adj*: ammonotelisch

AMN *Abk.*: alloxazine mononucleotide

am|ne|sia [æm'niːʒ(ɪ)ə] *noun*: Erinnerungs-, Gedächtnisstörung *f*, Amnesie *f*, Amnesia *f*
anterograde amnesia: anterograde Amnesie *f*
auditory amnesia: →*auditory aphasia*
Broca's amnesia: Broca-Amnesie *f*
congrade amnesia: kongrade Amnesie *f*
dissociative amnesia: dissoziative Amnesie *f*
episodic amnesia: amnestische Episode *f*, Ictus amnesticus
generalized amnesia: generalisierte Amnesie *f*, Totalamnesie *f*
hysteric amnesia: hysterische/psychogene Amnesie *f*
olfactory amnesia: olfaktorische Amnesie *f*
organic amnesia: organisch-bedingte Amnesie *f*
posthypnotic amnesia: posthypnotische Amnesie *f*
post-traumatic amnesia: posttraumatische Amnesie *f*
psychogenic amnesia: psychogene Amnesie *f*, hysterische Amnesie *f*, katathyme Amnesie *f*
retrograde amnesia: retrograde Amnesie *f*
selective amnesia: selektive Amnesie *f*
tactile amnesia: →*tactile agnosia*
transient global amnesia: transiente globale Amnesie *f*, amnestische Episode *f*, Ictus amnesticus
verbal amnesia: verbale Amnesie *f*
visual amnesia: Leseunfähigkeit *f*, -unvermögen *nt*, Alexie *f*

am|ne|si|ac [æm'niːzɪæk, -ʒɪæk]: **I** *noun* Patient(in *f*) *m* mit Amnesie **II** *adj* Amnesie betreffend, von Amnesie betroffen, amnesisch, amnestisch

am|ne|sic [æm'niːzɪk] *adj*: Amnesie betreffend, von Amnesie betroffen, amnestisch

am|nes|tic [æm'nestɪk] *adj*: Amnesie betreffend, von Amnesie betroffen, amnestisch

amni- *präf.*: →*amnio-*

am|nic ['æmnɪk] *adj*: Amnion betreffend, vom Amnion abstammend, amniotisch

amnio- *präf.*: Amnio(n)-

am|ni|o|blast ['æmnɪəʊblæst] *noun*: Amnioblast *m*

am|ni|o|cele ['æmnɪəʊsiːl] *noun*: Nabelschnurbruch *m*, Omphalozele *f*, -cele *f*

am|ni|o|cen|te|sis [,æmnɪəʊsen'tiːsɪs] *noun*: Fruchtblasenpunktion *f*, Amnionpunktion *f*, Amniozentese *f*

classical amniocentesis: klassische Amniozentese *f*
early amniocentesis: Frühamniozentese *f*
late amniocentesis: späte Amniozentese *f*
am|ni|o|cyte ['æmnɪəʊsaɪt] *noun*: Amniozyt *m*
am|ni|o|ec|to|der|mal [ˌæmnɪəʊˌektə'dɜrməl] *adj*: amnioektodermale
am|ni|o|gen|e|sis [ˌæmnɪəʊ'dʒenəsɪs] *noun*: Amnionentwicklung *f*, Amniogenese *f*
am|ni|o|graph|ic ['æmnɪˌɑgrəfɪk] *adj*: Amniografie betreffend, mittels Amniografie, amniographisch, amniografisch
am|ni|og|ra|phy [æmnɪ'ɑgrəfiː] *noun*: Amniographie *f*, Amniografie *f*
am|ni|on ['æmnɪən] *noun, plural* **-ni|ons, -ni|a** [-nɪə]: Schafshaut *f*, innere Eihaut *f*, Amnion *nt*
am|ni|on|ic [ˌæmnɪ'ɑnɪk] *adj*: Amnion betreffend, vom Amnion abstammend, amniotisch
am|ni|o|nit|ic [ˌæmnɪə'nɪtɪk] *adj*: Amnionitis betreffend, amnionitisch
am|ni|o|ni|tis [ˌæmnɪə'naɪtɪs] *noun*: Entzündung *f* der Schafshaut/des Amnions, Amnionitis *f*, Amnionentzündung *f*
am|ni|or|rhe|a [ˌæmnɪə'rɪə] *noun*: Amniorrhoe *f*
am|ni|or|rhex|is [ˌæmnɪəʊ'reksɪs] *noun*: Blasensprung *m*, Amnionruptur *f*
am|ni|or|rhoe|a [ˌæmnɪə'rɪə] *noun*: (*brit.*) →*amniorrhea*
am|ni|o|scope ['æmnɪəʊskəʊp] *noun*: Amnioskop *nt*
am|ni|o|scop|ic [ˌæmnɪəʊ'skɑpɪk] *adj*: Amnioskopie betreffend, amnioskopisch
am|ni|os|co|py [ˌæmnɪ'ɑskəpiː] *noun*: Fruchtwasserspiegelung *f*, Amnioskopie *f*
Am|ni|o|ta [æmnɪ'əʊtə] *plural*: Amniontiere *pl*, Amnioten *pl*
am|ni|ote ['æmnɪəʊt] *noun*: Amniot *m*
am|ni|ot|ic [ˌæmnɪəʊ'ɑtɪk] *adj*: Amnion betreffend, vom Amnion abstammend, amniotisch
am|ni|o|tome ['æmnɪətəʊm] *noun*: Amniotom *nt*
am|ni|ot|o|my [æmnɪ'ɑtəmiː] *noun*: Blasensprengung *f*
am|o|bar|bi|tal [ˌæməʊ'bɑːrbɪtɔl, -tæl] *noun*: Amobarbital *nt*
A-mode *noun*: A-Bild *nt*, A-Mode *m*
am|o|di|a|quine [æməʊ'daɪəkwɪn] *noun*: Amodiaquin *nt*
a|moe|ba [ə'miːbə] *noun, plural* **-bas, -bae** [ə'miːbiː]: (*brit.*) →*ameba*
A|moe|ba [ə'miːbə] *noun*: Amöbe *f*, Amoeba *f*
a|moe|ba [ə'miːbə] *noun*: →*ameba*
am|oe|bi|a|sis [æmə'baɪəsɪs] *noun*: (*brit.*) →*amebiasis*
a|moe|bic [ə'miːbɪk] *adj*: (*brit.*) →*amebic*
a|moe|bi|ci|dal [əˌmiːbə'saɪdl] *adj*: (*brit.*) →*amebicidal*
a|moe|bi|cide [ə'miːbəsaɪd] *noun*: (*brit.*) →*amebicide*
A|moe|bi|da [ə'miːbɪdə] *plural*: Amoebida *pl*
a|moe|bi|form [ə'miːbəfɔːrm] *adj*: (*brit.*) →*ameboid*
am|oe|bi|o|sis [ˌæmɪbaɪ'əʊsɪs] *noun*: (*brit.*) →*amebiasis*
am|oe|bism ['æmɪbɪzəm] *noun*: (*brit.*) →*amebism*
a|moe|bo|flag|el|late [əˌmiːbəʊ'flædʒəleɪt] *noun*: (*brit.*) →*ameboflagellate*
a|moe|boid [ə'miːbɔɪd] *adj*: (*brit.*) →*ameboid*
am|oe|bo|ma [æmɪ'bəʊmə] *noun*: (*brit.*) →*ameboma*
a|moe|bu|la [ə'miːbjələ] *noun, plural* **-las, -lae** [-liː]: (*brit.*) →*amebula*
a|moe|bu|ri|a [ˌəmiːb'(j)ʊəriːə] *noun*: (*brit.*) →*ameburia*
AMOL *Abk.*: acute monocytic leukemia
a|mor|phi|a [ə'mɔːrfə] *noun*: Gestalt-, Formlosigkeit *f*, Amorphsein *nt*, Amorphismus *m*
a|mor|phism [ə'mɔːrfɪzəm] *noun*: →*amorphia*
a|mor|phous [ə'mɔːrfəs] *adj*: **1.** gestalt-, form-, strukturlos, amorph **2.** amorph, nicht kristallin
a|mor|phus [ə'mɔːrfəs] *noun*: Amorphus *m*
a|mo|tio [ə'məʊʃiːəʊ] *noun*: Amotio *f*
a|mount [ə'maʊnt] *noun*: Menge *f*; Maß *nt*, Ausmaß *nt* **in large amounts** in großen Mengen
amount of heat: Wärmemenge *f*
amount of resistance: Widerstandswert *m*
amount of work: Arbeitspensum *nt*
a|mox|i|cil|lin [əˌmɑksə'sɪlɪn] *noun*: Amoxicillin *nt*
AMP *Abk.*: **1.** adenosine monophosphate **2.** amphetamine **3.** ampicillin
amp. *Abk.*: **1.** ampere **2.** ampoule **3.** amputation
am|per|age ['æmpərɪdʒ, æm'pɪər-] *noun*: (elektrische) Stromstärke *f*
am|pere ['æmpɪər] *noun*: Ampere *nt*
am|phet|a|mine [æm'fetəˌmiːn] *noun*: Amphetamin *nt*, Benzedrin *nt*
amphi- *präf.*: zwei(fach)-, doppel-, amph(i)-
am|phi|ar|thro|sis [ˌæmfɪɑːr'θrəʊsɪs] *noun*: Wackelgelenk *nt*, straffes Gelenk *nt*, Amphiarthrose *f*
am|phi|as|ter ['æmfɪæstər] *noun*: Amphiaster *m*, Diaster *m*
Am|phib|i|a [æm'fɪbɪə] *plural*: Amphibien *pl*, Amphibia *pl*
am|phib|i|ous [æm'fɪbɪəs] *adj*: amphibisch, Amphibien-
am|phi|blas|tic [ˌæmfɪ'blæstɪk] *adj*: amphiblastisch
am|phi|blas|tu|la [ˌæmfɪ'blæstʃələ] *noun*: Amphiblastula *f*
am|phi|bol|ic [ˌæmfɪ'bɑlɪk] *adj*: amphibol, amphibolisch
am|phi|chro|ic [ˌæmfɪ'krəʊɪk] *adj*: →*amphichromatic*
am|phi|chro|mat|ic [ˌæmfɪkrəʊ'mætɪk] *adj*: zweifarbig, amphichromatisch
am|phi|cro|ic [ˌæmfɪ'krəʊɪk] *adj*: →*amphichromatic*
am|phi|cyte ['æmfɪsaɪt] *noun*: Mantelzelle *f*, Amphizyt *m*
am|phi|di|ar|thro|sis [ˌæmfɪdaɪɑːr'θrəʊsɪs] *noun*: Amphidiarthrose *f*
am|phi|gas|tru|la [ˌæmfɪ'gæstrələ] *noun*: Amphigastrula *f*
am|phi|ge|net|ic [ˌæmfɪdʒə'netɪk] *adj*: amphigen
am|phi|gon|a|dism [ˌæmfɪ'gɑnədɪzəm] *noun*: Amphigonadismus *m*, echter Hermaphroditismus *m*, Hermaphroditismus verus
am|phig|o|ny [æm'fɪgəniː] *noun*: sexuelle Fortpflanzung *f*, Amphigonie *f*
am|phi|kar|y|on [ˌæmfə'kærɪɑn] *noun*: diploider Kern *m*, Amphikaryon *nt*
am|phi|leu|kae|mic [ˌæmfɪluː'kiːmɪk] *adj*: (*brit.*) →*amphileukemic*
am|phi|leu|ke|mic [ˌæmfɪluː'kiːmɪk] *adj*: amphileukämisch
am|phi|lous ['æmfɪləs] *adj*: mit sauren und basischen Farbstoffen färbend, amphochromatophil, amphophil, amphochromophil
am|phi|mix|is [ˌæmfɪ'mɪksɪs] *noun*: Amphimixis *f*, Amphimixie *f*
am|phi|mor|u|la [ˌæmfɪ'mɔːrələ, -'mɑr-] *noun*: Amphimorula *f*
am|phi|nu|cle|us [ˌæmfɪ'n(j)uːklɪəs] *noun*: Amphi-, Zentronukleus *m*
am|phi|path ['æmfɪpæθ, -pɑːθ] *noun*: amphipathische Substanz *f*
am|phi|path|ic [ˌæmfɪ'pæθɪk] *adj*: amphipathisch
am|phis|to|ma [æm'fɪstəmə] *noun*: Amphistoma *nt*
am|phi|sto|mi|a|sis [æmˌfɪstə'maɪəsɪs] *noun*: Amphistomiasis *f*
am|phi|tene ['æmfətiːn] *noun*: Amphitän *nt*
am|phit|ri|chate [æm'trɪtrəkɪt] *adj*: (*Bakterien*) mit Behaarrung an beiden Zellenden, amphitrich
am|phit|ri|chous [æm'trɪtrəkəs] *adj*: (*Bakterien*) mit Behaarrung an beiden Zellenden, amphitrich
am|phit|y|py [æm'fɪtəpiː] *noun*: Amphitypie *f*
am|pho|chro|mat|o|phil [ˌæmfəʊkrə'mætəfɪl] *adj*: mit

A

sauren und basischen Farbstoffen färbend, amphochromatophil, amphophil, amphochromophil
am|pho|chro|mo|phil [ˌæmfəˈkrəʊməfɪl] *adj*: mit sauren und basischen Farbstoffen färbend, amphochromatophil, amphophil, amphochromophil
am|pho|cyte [ˈæmfəsaɪt] *noun*: Amphozyt *m*, amphophile/amphochromatophile Zelle *f*
am|pho|di|plo|pia [ˌæmfədɪˈpləʊpɪə] *noun*: beidseitiges Doppelsehen *nt*, Amphodiplopie *f*
am|pho|gen|ic [ˌæmfəˈdʒenɪk] *adj*: amphogen
am|pho|lyte [ˈæmfəlaɪt] *noun*: Ampholyt *m*
am|pho|lyt|ic [ˌæmfəˈlɪtɪk] *adj*: **1.** ampholytisch **2.** amphoter(isch)
am|pho|phil [ˈæmfəfɪl]: **I** *noun* amphophile Zelle *f*, Amphozyt *m* **II** *adj* amphophil, amphochrom(at)ophil
am|pho|phil|ic [ˌæmfəˈfɪlɪk] *adj*: mit sauren und basischen Farbstoffen färbend, amphochromatophil, amphophil, amphochromophil
am|phor|ic [æmˈfɔːrɪk] *adj*: (*Schall*) hohl klingend, amphorisch
am|pho|roph|o|ny [ˌæmfəˈrɑfəniː] *noun*: (*Auskultation*) Amphorenatmen *nt*, Amphorengeräusch *nt*, Amphorophonie *f*
am|pho|ter|ic [ˌæmfəˈterɪk] *adj*: teils sauer, teils basisch reagierend, amphoter, amphoterisch
am|pho|ter|i|cin B [ˌæmfəˈterɪsɪn] *noun*: Amphotericin B *nt*
am|pho|ter|ic|i|ty [ˌæmfəteˈrɪsətiː] *noun*: →*amphoterism*
am|pho|ter|ism [æmˈfɑtərɪzəm] *noun*: Amphoterismus *m*
am|phot|er|o|di|plo|pia [æmˌfɑtərəʊdɪˈpləʊpɪə] *noun*: →*amphodiplopia*
am|phot|er|ous [æmˈfɑtərəs] *adj*: →*amphoteric*
am|phot|o|ny [æmˈfɑtəniː] *noun*: Amphotonie *f*
am|pho|tro|pic [ˌæmfəˈtrəʊpɪk] *adj*: amphotrop
am|pi|cil|lin [ˌæmpəˈsɪlɪn] *noun*: Ampicillin *nt*, alpha-Aminobenzylpenicillin *nt*
am|pli|fi|ca|tion [ˌæmplɪfɪˈkeɪʃn] *noun*: Amplifikation *f*
gene amplification: Genamplifikation *f*
am|pli|fi|er [ˈæmplɪfaɪər] *noun*: Verstärker *m*
biological amplifier: biologischer Verstärker *m*
am|pli|fy [ˈæmplɪfaɪ] *vt*: (*a. physik.*) verstärken, vergrößern, amplifizieren; erweitern, ausdehnen
am|pli|tude [ˈæmplɪt(j)uːd] *noun*: Amplitude *f*
amplitude of accommodation: Akkommodationsbreite *f*
amplitude of blood pressure: Blutdruckamplitude *f*
amplitude of convergence: Konvergenzbreite *f*, -amplitude
oscillation amplitude: Oszillationsamplitude *f*
pulse amplitude: Pulsamplitude *f*
am|poule [ˈæmp(j)uːl] *noun*: →*ampul*
am|pul [ˈæmp(j)uːl] *noun*: bauchiges Gefäß *nt*, Kolben *m*, Ampulle *f*, Ampulla *f*
am|pule [ˈæmp(j)uːl] *noun*: →*ampul*
am|pul|la [æmˈpʌlə, -ˈpʊlə] *noun, plural* **-lae** [-liː]: Ampulle *f*, Ampulla *f*
anterior membranaceous ampulla: Ampulle des vorderen Bogenganges, Ampulla membranacea anterior
anterior osseous ampulla: Ampulle des vorderen Bogenganges, Ampulla ossea anterior
ampulla of deferent duct: Samenleiterampulle *f*, Ampulla ductus deferentis
duodenal ampulla: Ampulla duodeni
epiphrenic ampulla: Ampulla epiphrenica
Henle's ampulla: Samenleiterampulle *f*, Ampulla ductus deferentis
hepatopancreatic ampulla: Vater-Ampulle *f*, Ampulla hepatopancreatica
ampulla of lacrimal canaliculus: Tränengangsampulle *f*, Ampulla canaliculi lacrimalis
ampulla of lacrimal duct: Tränengangsampulle *f*, Ampulla canaliculi lacrimalis
lateral membranaceous ampulla: Ampulle *f* des seitlichen Bogenganges, Ampulla membranacea lateralis
lateral osseous ampulla: knöcherne Ampulle *f* des seitlichen Bogenganges, Ampulla ossea lateralis
membranaceous ampulla: Bogengangsampulle *f*, Ampulla membranacea
osseous ampulla: knöcherne Ampulle *f* der Bogengänge, Ampulla ossea
posterior membranaceous ampulla: Ampulle *f* des hinteres Bogenganges, Ampulla membranacea posterior
posterior osseous ampulla: knöcherne Ampulle *f* des hinteren Bogenganges, Ampulla ossea posterior
rectal ampulla: (Rektum-)Ampulle *f*, Ampulla recti
ampulla of rectum: Mastdarmausbuchtung *f*, Ampulla recti
ampulla of tube: Tubenampulle *f*, Ampulla tubae uterinae
ampulla of uterine tube: Tubenampulle *f*, Ampulla tubae uterinae
ampulla of vas deferens: →*ampulla of deferent duct*
Vater's ampulla: Vater-Ampulle *f*, Ampulla hepatopancreatica
am|pul|lar [æmˈpʌlər] *adj*: eine Ampulle betreffend; bauchig aufgetrieben *oder* erweitert, ampullär
am|pul|lar|y [æmˈpʌlərɪ, -ˈpʊl-, ˈæmpəˌleriː] *adj*: eine Ampulle betreffend; bauchig aufgetrieben *oder* erweitert, ampullär
am|pul|late [æmˈpʊlɪt, -leɪt, ˈæmpə-] *adj*: flaschenförmig
am|pul|lit|ic [ˌæmpʊˈlɪtɪk] *adj*: Ampullitis betreffend, ampullitisch
am|pul|li|tis [ˌæmpʊˈlaɪtɪs] *noun*: Entzündung *f* der Samenleiterampulle, Ampullitis *f*, Ampullenentzündung *f*
am|pu|tate [ˈæmpjʊteɪt] *vt*: abnehmen, amputieren
am|pu|ta|tion [ˌæmpjʊˈteɪʃn] *noun*: Abnahme *f*, Amputation *f*
above-elbow amputation: Oberarmamputation *f*
above-knee amputation: Oberschenkelamputation *f*, Amputation *f* durch den Oberschenkel
accidental amputation: Amputationsverletzung *f*
AE amputation: →*above-elbow amputation*
AK amputation: →*above-knee amputation*
Alanson's amputation: Alanson-Amputation *f*, -Technik *f*
Alouette amputation: Alouette-Amputation *f*, Hüftgelenksexartikulation *f* nach Alouette
amniotic amputation: Amputation *f* durch Amnionstränge
aperiosteal amputation: Bunge-Amputation *f*, aperiostale Amputation *f*
amputation of/through the arm: Oberarmamputation *f*
Béclard's amputation: Béclard-Amputation *f*, Hüftgelenksexartikulation *f* nach Béclard
below-elbow amputation: (hohe) Vorarm-/Unterarmamputation *f*
below-knee amputation: (hohe) Unterschenkelamputation *f*
Berger's interscapular amputation: →*Berger's method*
Bier's amputation: Unterschenkelamputation *f* nach Bier
borderline amputation: Grenzzonenamputation *f*
Bunge's amputation: Bunge-Amputation *f*, aperiostale Amputation *f*

Callander's amputation: Oberschenkelamputation *f* nach Callander
Carden's amputation: Kniegelenksexartikulation *f* nach Carden
Chopart's amputation: Chopart-Amputation *f*, -Exartikulation *f*
Chopart's mediotarsal amputation: →*Chopart's amputation*
cinematic amputation: plastische Amputation *f*, Kineplastik *f*
cineplastic amputation: plastische Amputation *f*, Kineplastik *f*
circular amputation: Amputation *f* mit Zirkelschnitt
closed amputation: geschlossene Amputation *f*, Amputation *f* mit Lappendeckung
congenital amputation: kongenitale/intrauterine Amputation *f*
cutaneous amputation: Amputation *f* mit Hautlappendeckung
Dieffenbach's amputation: Oberschenkelamputation *f* nach Dieffenbach
Dupuytren's amputation: Schultergelenk(s)exartikulation *f* nach Dupuytren
Farabeuf's amputation: Beinamputation *f* nach Farabeuf
finger amputation: Fingeramputation *f*
flap amputation: Lappenschnitt *m*
flapless amputation: offene Amputation *f*, Amputation *f* ohne Stumpfdeckung
amputation of/through the forearm: (hohe) Vorarm-/Unterarmamputation *f*
forefoot amputation: Vorfußamputation *f*
forequarter amputation: interskapulothorakale (Schulter-)Amputation *f*
Gritti's amputation: Beinamputation *f* nach Gritti
Gritti-Stokes amputation: Beinamputation *f* nach Gritti-Stokes
guillotine amputation: offene Amputation *f*, Amputation *f* ohne Stumpfdeckung
Guyon's amputation: (tiefe) Unterschenkelamputation *f* nach Guyon
Hancock's amputation: Hancock-Amputation *f*, supramalleoläre Unterschenkelamputation *f* nach Hancock
Hey's amputation: Hey-Amputation *f*, Vorfußamputation *f* nach Hey
hindquarter amputation: interilioabdominale Amputation *f*; Hemipelvektomie *f*
interilioabdominal amputation: interilioabdominale Amputation *f*; Hemipelvektomie *f*
interinnominoabdominal amputation: →*interilioabdominal amputation*
interpelviabdominal amputation: Jaboulay-Amputation *f*, -Operation *f*, -Hemipelvektomie *f*
interscapulothoracic amputation: interskapulothorakale (Schulter-)Amputation *f*
intrauterine amputation: kongentitale/intrauterine Amputation *f*
Jaboulay's amputation: Jaboulay-Amputation *f*, -Operation *f*, -Hemipelvektomie *f*
kineplastic amputation: plastische Amputation *f*, Kineplastik *f*
Kirk's amputation: suprakondyläre Oberschenkelamputation *f* nach Kirk, Kirk-Amputation *f*
Langenbeck's amputation: Langenbeck-Amputation *f*
Larrey's amputation: Larrey-Amputation *f*, Schultergelenkexartikulation *f* nach Larrey
LeFort's amputation: LeFort-Amputation *f*, Fußamputation *f* nach LeFort
amputation of/through the leg: Unterschenkelamputation *f*
limb amputation: Gliedmaßenamputation *f*
Lisfranc's amputation: **1.** Lisfranc-(Vorfuß-)Amputation *f*, Amputation *f* durch die Lisfranc-Gelenklinie **2.** (*orthopäd.*) Schultergelenk(s)exartikulation *f* nach Dupuytren
amputation of/through the lower leg: →*amputation of/through the leg*
Mackenzie's amputation: Mackenzie-Amputation *f*, Fußamputation *f* nach Mackenzie
Maissoneuve's amputation: Maissoneuve-Amputation *f*
Malgaigne's amputation: Malgaigne-Amputation *f*, Fußamputation *f* nach Malgaigne
mediotarsal amputation: Chopart-Amputation *f*, -Exartikulation *f*
musculocutaneous amputation: Amputation *f* mit Hautmuskellappendeckung
natural amputation: kongenitale/intrauterine Amputation *f*
oblique amputation: Amputation *f* mit Ovalärschnitt
open amputation: offene Amputation *f*, Amputation *f* ohne Stumpfdeckung
osteoplastic amputation: osteoplastische Amputation *f*
oval amputation: Amputation *f* mit Ovalärschnitt
periosteoplastic amputation: Amputation *f* mit Periostlappendeckung
phalangophalangeal amputation: Amputation *f* im Interphalangealgelenk
Pirogoff amputation: Pirogoff-Operation *f*, Pirogoff-Amputation *f*
pulp amputation: Pulpaamputation *f*, komplette Pulpotomie *f*
racket amputation: Amputation *f* mit Racketschnitt
Ricard's amputation: Fußamputation *f* nach Ricard, Ricard-Amputation *f*
root amputation: Wurzelamputation *f*, Zahnwurzelamputation *f*
spontaneous amputation: Spontanamputation *f*
Stokes' amputation: Beinamputation *f* nach Gritti-Stokes
subastragalar amputation: Fußamputation *f* nach Malgaigne, Malgaigne-Amputation *f*
subperiosteal amputation: Amputation *f* mit Periostlappendeckung
Syme's amputation: Fußamputation *f* nach Syme, Syme-Amputation *f*
Teale's amputation: Teale-Amputation *f*
amputation of/through the thigh: Oberschenkelamputation *f*
traumatic amputation: traumatische/unfallbedingte Amputation *f*
Tripier's amputation: Fußamputation *f* nach Tripier, Tripier-Amputation *f*
amputation of/through the upper arm: Oberarmamputation *f*
Vladimiroff-Mikulicz amputation: Fußamputation *f* nach Vladimiroff-Mikulicz
Wladimiroff-Mikulicz amputation: Fußamputation *f* nach Vladimiroff-Mikulicz
amputation at/through the wrist: Handgelenkexartikulation *f*, Absetzung *f* im Handgelenk

am|pu|tee [æmpjʊ'tiː] *noun*: Amputierte *m/f*
am|ri|none ['æmrɪnəʊn] *noun*: Amrinon *nt*
AMS *Abk.*: antimacrophage serum
am|sa|crine *noun*: Amsacrin *nt*

A

AMT *Abk.*: α-methyltyrosine
AMT-B *Abk.*: amphotericin B
amu *Abk.*: atomic mass unit
a|mu|sia [eɪ'mjuːzɪə] *noun*: Amusie *f*
  motor amusia: motorische Amusie *f*
  sensory amusia: Tontaubheit *f*, sensorische Amusie *f*
AMV *Abk.*: avian myeloblastosis virus
am|y|cho|pho|bi|a [ˌæmɪkəʊ'fəʊbɪə] *noun*: Kratzangst *f*, Amychophobie *f*
am|y|cho|pho|bic [ˌæmɪkəʊ'fəʊbɪk] *adj*: Amychophobie betreffend, amychophob
a|myc|tic [ə'mɪktɪk] *adj*: ätzend, reizend
a|my|e|len|ce|pha|lia [eɪˌmaɪələnse'feɪlɪə] *noun*: Amyelenzephalie *f*
a|my|e|len|ceph|a|lus [eɪˌmaɪələn'sefələs] *noun*: Amyelenzephalus *m*
a|my|e|lia [ˌæmaɪ'iːlɪə] *noun*: Rückenmark(s)aplasie *f*, Amyelie *f*
a|my|e|lic [ˌæmaɪ'elɪk] *adj*: Amyelie betreffend, von ihr betroffen, rückenmarkslos, ohne Rückenmark, amyel
a|my|e|lin|ic [eɪˌmaɪə'lɪnɪk] *adj*: ohne eine Myelinscheide, markfrei, markscheidenfrei, myelinlos, myelinfrei
a|my|e|lo|ic [ˌeɪˌmaɪə'lɑɪk] *adj*: Amyelie betreffend, von ihr betroffen, rückenmarkslos, ohne Rückenmark, amyel
a|my|e|lon|ic [ˌeɪˌmaɪə'lɑnɪk] *adj*: **1.** rückenmarkslos, ohne Rückenmark **2.** knochenmarkslos, ohne Knochenmark
a|my|e|lo|tro|phy [ˌeɪˌmaɪə'lɑtrəfiː] *noun*: Rückenmarkatrophie *f*, Amyelotrophie *f*
a|my|e|lous [ə'maɪələs] *adj*: Amyelie betreffend, von ihr betroffen, rückenmarkslos, ohne Rückenmark, amyel
a|my|e|lus [ə'maɪələs] *noun*: Amyelus *m*
a|myg|da|la [ə'mɪgdələ] *noun, plural* **-lae** [-liː, -laɪ]: Mandelkern(komplex *m*) *m*, Mandelkörper *m*, Nucleus amygdalae, Corpus amygdaloideum
  amygdala of cerebellum: Kleinhirnmandel *f*, Tonsilla *f*, Tonsilla cerebelli
a|myg|da|lase [ə'mɪgdəleɪz] *noun*: β-Glucosidase *f*
a|myg|da|lin [ə'mɪgdəlɪn] *noun*: Amygdalin *nt*
a|myg|da|line [ə'mɪgdəliːn] *adj*: Mandel/Tonsille betreffend, mandelförmig, tonsillär, tonsillar
a|myg|da|lo|fu|gal [əˌmɪgdələʊ'fjuːgl] *adj*: amygdalofugal
a|myg|da|loid [ə'mɪgdəlɔɪd] *adj*: mandelförmig; Amygdal-, Mandel-
a|myg|da|loi|dal [əˌmɪgdə'lɔɪdl] *adj*: →*amygdaloid*
am|yl ['æmɪl, 'eɪm-] *noun*: Amyl-(Radikal *nt*)
  amyl nitrite: Amylnitrit *nt*, Amylium nitrosum *nt*
amyl- *präf.*: Stärke-, Amyl(o)-
am|y|la|ce|ous [æmə'leɪʃəs] *adj*: stärkeähnlich, -haltig, Stärke-
am|y|las|ae|mi|a [ˌæməleɪs'iːmiːə] *noun*: (*brit.*) →*amylasemia*
am|y|lase ['æmɪleɪz] *noun*: Amylase *f*
  saccharogen amylase: Saccharogenamylase *f*, Betaamylase *f*, β-Amylase *f*, Glykogenase *f*, Exoamylase *f*
am|y|las|e|mi|a [ˌæməleɪs'iːmiːə] *noun*: Amylasenerhöhung *f*, Amylasämie *f*
am|y|la|su|ri|a [ˌæməleɪ's(j)ʊəriːə] *noun*: Amylasurie *f*
am|y|lene ['æməliːn] *noun*: Amylen *nt*, Penten *nt*
  amylene hydrate: Amylalkohol *m*
am|y|lin ['æməlɪn] *noun*: →*amylopectin*
am|y|lism ['æməlɪzəm] *noun*: Amylalkoholvergiftung *f*, Amylismus *m*
amylo- *präf.*: Stärke-, Amyl(o)-
am|y|lo|bar|bi|tone [ˌæmɪləʊ'bɑːrbɪtəʊn] *noun*: Amobarbital *nt*
am|y|lo|cel|lu|lose [ˌæmɪləʊ'seljələʊs] *noun*: →*amylose*
am|y|lo|clas|tic [ˌæmɪləʊ'klæstɪk] *adj*: stärkespaltend, -abbauend
am|y|lo|co|ag|u|lase [ˌæmɪləʊkəʊ'ægjəleɪs] *noun*: Amylokoagulase *f*
am|y|lo|dys|pep|sia [ˌæmɪləʊdɪs'pepʃə, -sɪə] *noun*: Amylodyspepsie *f*
am|y|lo|gen [ə'mɪlədʒən] *noun*: Amylose *f*
am|y|lo|gen|e|sis [ˌæmɪləʊ'dʒenəsɪs] *noun*: Stärkebildung *f*
am|y|lo|gen|ic [ˌæmɪləʊ'dʒenɪk] *adj*: stärkebildend, amylogen, amyloplastisch
amylo-1,6-glucosidase *noun*: Amylo-1,6-Glucosidase *f*, Dextrin-1,6-Glucosidase *f*, Dextrin-1,6-Glukosidase *f*, Amylo-1,6-Glukosidase *f*
am|y|lo|hy|drol|y|sis [ˌæmɪləʊhaɪ'drɑlɪsɪs] *noun*: Stärkehydrolyse *f*, Amylo(hydro)lyse *f*
am|y|loid ['æmələɪd]: **I** *noun* Amyloid *nt* **II** *adj* stärkeähnlich, amyloid
  amyloid A: AA-Amyloid *nt*, Amyloid A
  amyloid B: AB-Amyloid *nt*, Amyloid B
  amyloid E: Amyloid E, AE-Amyloid *nt*
  amyloid F: Amyloid *f*, AF-Amyloid *nt*
  amyloid L: Amyloid L, AL-Amyloid *nt*
  amyloid P: AP-Amyloid *nt*, Amyloid P
  amyloid S: Amyloid S, AS-Amyloid *nt*, Altersamyloid *nt*
am|y|loi|dal [æmə'lɔɪdl] *adj*: →*amyloid II*
am|y|loi|do|sis [æməˌlɔɪ'dəʊsɪs] *noun*: Amyloidose *f*, amyloide Degeneration *f*
  AA amyloidosis: reaktiv-sekundäre Amyloidose *f*
  amyloidosis of aging: Altersamyloidose *f*, senile Amyloidose *f*
  cardiopathic amyloidosis: kardiopathische Amyloidose *f*
  cutaneous amyloidosis: Hautamyloidose *f*
  familial amyloidosis: familiäre/hereditäre Amyloidose *f*
  follicular amyloidosis: (*Milz*) Follikelamyloidose *f*
  hereditary amyloidosis: familiäre/hereditäre Amyloidose *f*
  heredofamilial amyloidosis: familiäre/hereditäre Amyloidose *f*
  idiopathic amyloidosis: primäre/idiopathische (System-)Amyloidose *f*, Paramyloidose *f*
  macular amyloidosis: makulöse Hautamyloidose *f*
  myocardial amyloidosis: Herz(muskel)-, Myokardamyloidose *f*
  neuropathic amyloidosis: neuropathische Amyloidose *f*
  primary amyloidosis: primäreAmyloidose *f*, idiopathische Amyloidose *f*, primäre Systemamyloidose *f*, idiopathische Systemamyloidose *f*, Paramyloidose *f*
  pulp amyloidosis: (*Milz*) Pulpaamyloidose *f*
  reactive systemic amyloidosis: reaktiv-sekundäre Amyloidose *f*
  renal amyloidosis: Nierenamyloidose *f*, renale Amyloidose *f*
  secondary amyloidosis: sekundäre Amyloidose *f*
  senile amyloidosis: Altersamyloidose *f*, senile Amyloidose *f*
  systemic amyloidosis: systemische Amyloidose *f*
am|y|loi|dot|ic [æməˌlɔɪ'dɑtɪk] *adj*: Amyloidose betreffend, amyloidotisch
am|y|lol|y|sis [ˌæmə'lɑlɪsɪs] *noun*: Stärkehydrolyse *f*, Amylo(hydro)lyse *f*
am|y|lo|lyt|ic [ˌæmɪləʊ'lɪtɪk] *adj*: Amylolyse betreffend, stärkespaltend, stärkeauflösend, amylolytisch, amylohydrolytisch

am|y|lo|pec|tin [ˌæmɪləʊˈpektɪn] *noun*: Amylopektin *nt*
am|y|lo|pec|ti|no|sis [ˌæmɪləʊˌpektɪˈnəʊsɪs] *noun*: Amylopektinose *f*
am|y|lo|plast [ˈæmɪləʊplæst] *noun*: Amyloplast *m*
am|y|lo|plas|tic [ˌæmɪləʊˈplæstɪk] *adj*: stärkebildend, amylogen, amyloplastisch
am|y|lor|rhe|a [ˌæmɪləʊˈriːə] *noun*: Amylorrhoe *f*
am|y|lor|rhoe|a [ˌæmɪləʊˈriːə] *noun*: (*brit.*) →*amylorrhea*
am|y|lose [ˈæmɪləʊz] *noun*: Amylose *f*
am|y|lo|sis [æmɪˈləʊsɪs] *noun*: →*amyloidosis*
am|y|lo|su|ri|a [ˌæmɪləʊˈs(j)ʊəriːə] *noun*: Amylosurie *f*
am|y|lo|syn|the|sis [ˌæmɪləʊˈsɪnθəsɪs] *noun*: Stärkeaufbau *m*, -synthese *f*, Amylosynthese *f*
amylo-1:4,1:6-transglucosidase *noun*: Branchingenzym *nt*, Glucan-verzweigende Glykosyltransferase *f*, 1,4-α-Glucan-branching-Enzym *nt*
amylo-1:4,1:6-transglucosidase *noun*: Branchingenzym *nt*, Glucan-verzweigende Glykosyltransferase *f*, 1,4-α-Glucan-branching-Enzym *nt*
am|y|lum [ˈæmɪləm] *noun*: Stärke *f*, Amylum *nt*
am|y|lu|ri|a [æmɪˈl(j)ʊəriːə] *noun*: Amylurie *f*
a|my|o|aes|the|sis [eɪˌmaɪəesˈθiːsɪs] *noun*: (*brit.*) →*amyoesthesis*
a|my|o|es|the|sis [eɪˌmaɪəesˈθiːsɪs] *noun*: Amyoästhesie *f*
a|my|o|pla|sia [ˌæmaɪəʊˈpleɪʒ(ɪ)ə] *noun*: Muskelaplasie *f*, Amyoplasie *f*, -plasia *f*
a|my|o|sta|sia [ˌæmaɪəʊˈsteɪʒ(ɪ)ə] *noun*: Amyostasis *f*
a|my|o|stat|ic [ˌæmaɪəʊˈstætɪk] *adj*: Amyostasis betreffend, amyostatisch
a|my|os|the|nia [eɪˌmaɪɑsˈθiːnɪə] *noun*: Muskelschwäche *f*, Myasthenie *f*
a|my|os|then|ic [eɪˌmaɪɑsˈθiːnɪk] *adj*: Myasthenie betreffend, myasthenisch
a|my|o|tax|ia [eɪˌmaɪəˈtæksɪə] *noun*: Ataxie *f*
a|my|o|tax|y [eɪˌmaɪəˈtæksiː] *noun*: →*ataxia*
a|my|o|to|nia [eɪˌmaɪəˈtəʊnɪə] *noun*: Amyotonie *f*
amyotonia congenita: Myatonia congenita
a|my|o|tro|phia [eɪˌmaɪəˈtrəʊfɪə] *noun*: →*amyotrophy*
a|my|o|troph|ic [eɪˌmaɪəˈtrɑfɪk, -ˈtrəʊf-] *adj*: Amyotrophie betreffend, amyotrophisch, myatrophisch
a|my|ot|ro|phy [eɪmaɪˈɑtrəfiː] *noun*: Muskelschwund *m*, -atrophie *f*, Amyotrophie *f*
neuralgic amyotrophy: neuralgische Schulteramyotrophie *f*, Schultergürtelsyndrom *nt*
a|myx|ia [eɪˈmɪksɪə] *noun*: Schleimarmut *f*, Amyxie *f*
a|myx|or|rhe|a [eɪˌmɪksəˈriːə] *noun*: Amyxorrhoe *f*
a|myx|or|rhoe|a [eɪˌmɪksəˈriːə] *noun*: (*brit.*) →*amyxorrhea*
AN *Abk.*: **1.** afferent neuron **2.** amyl nitrite
6-AN *Abk.*: 6-amino-nicotinamide
ANA *Abk.*: antinuclear antibodies
a|nab|a|sine [əˈnæbəsiːn, -sɪn] *noun*: Anabasin *nt*
an|a|bat|ic [ænəˈbætɪk] *adj*: (auf-)steigend, sich verstärkend, anabatisch
an|a|bi|o|sis [ˌænəbaɪˈəʊsɪs] *noun*: Anabiose *f*
an|a|bi|ot|ic [ˌænəbaɪˈɑtɪk] *adj*: Anabiose betreffend, anabiotisch, scheintod
an|a|bol|ic [ˌəˈnæˈbɑlɪk] *adj*: Anabolismus betreffend, aufbauend, anabol, anabolisch
a|nab|o|lism [əˈnæbəlɪzəm] *noun*: Aufbaustoffwechsel *m*, Anabolismus *m*
a|nab|o|lite [əˈnæbəlaɪt] *noun*: Anabolit *m*
an|a|cat|a|did|y|mus [ˌænəˌkətæˈdɪdəməs] *noun*: →*anakatadidymus*
an|a|cat|aes|the|sia [ˌænəˌkætəsˈθiːʒə] *noun*: (*brit.*) →*anakatesthesia*
an|a|cat|es|the|sia [ˌænəˌkætəsˈθiːʒə] *noun*: →*anakatesthesia*
an|a|cho|re|sis [ˌænəkɔˈriːsɪs] *noun*: Anachorese *f*
an|a|cho|ret|ic [ˌænəkɔˈretɪk] *adj*: anachoretisch
an|a|cho|ric [ˌænəˈkɔːrɪk] *adj*: →*anachoretic*
an|ac|id [ænˈæsɪd] *adj*: ohne Säure, anazid
an|a|cid|i|ty [ˌænæˈsɪdətiː] *noun*: Anazidität *f*
gastric anacidity: Magenanazidität *f*, Magensäuremangel *m*, Achlorhydrie *f*
an|a|ci|do|ge|ne|sis [ˌænəˌsɪdəʊˈdʒenəsɪs] *noun*: Anazidogenese *f*
renal anacidogenesis: Anazidogenese *f*
an|a|cli|sis [ˌænəˈklaɪsɪs] *noun*: Anaklisis *f*
an|a|clit|ic [ˌænəˈklɪtɪk] *adj*: Anaklise betreffend, anaklitisch
an|ac|me|sis [ænˈækmɪsɪs] *noun*: →*anakmesis*
an|a|cou|sia [ˌænəˈkuːzɪə] *noun*: →*anakusis*
an|a|crot|ic [ˌænəˈkrɑtɪk] *adj*: anakrot
a|nac|ro|tism [əˈnɑkrətɪzəm] *noun*: (*Puls*) Anakrotie *f*
an|a|cu|sis [ˌænəˈkuːzɪz] *noun*: Anakusis, Taubheit *f*
ANADase *Abk.*: anti-nicotinamide adenine dinucleotidase
an|a|de|nia [ˌænəˈdiːnɪə] *noun*: **1.** Fehlen *nt* von Drüsen, Anadenie *f* **2.** insuffiziente Drüsenfunktion *f*
an|a|di|crot|ic [ˌænədaɪˈkrɑtɪk] *adj*: anadikrot
an|a|did|y|mus [ˌəˈnæˈdɪdəməs] *noun*: Anadidymus *m*
an|a|dip|sia [ˌænəˈdɪpsɪə] *noun*: unstillbarer Durst *m*, Anadipsie *f*
an|a|dre|nal|ism [ˌænəˈdriːnlɪzəm] *noun*: fehlende Nebennierenfunktion *f*, Anadrenalismus *m*
an|a|dre|nia [ˌænəˈdriːnɪə] *noun*: →*anadrenalism*
a|nae|mi|a [əˈniːmiːə] *noun*: →*anemia*
a|nae|mic [əˈniːmɪk] *adj*: (*brit.*) →*anemic*
an|aer|obe [ˈænərəʊb, ænˈeərəʊb] *noun*: Anaerobier *m*, Anaerobiont *m*, Anoxybiont *m*
facultative anaerobe: fakultativer Anaerobier *m*
obligate anaerobe: obligater Anaerobier *m*
spore-forming anaerobe: sporenbildender Anaerobier *m*
strict anaerobe: obligater Anaerobier *m*
an|aer|o|bi|an [ˌænəˈrəʊbɪən]: I *noun* →*anaerobe* II *adj* →*anaerobic 1.*
an|aer|o|bic [ænəˈrəʊbɪk] *adj*: **1.** (*mikrobiolog.*) ohne Sauerstoff lebend, anaerob **2.** (*chem.*) sauerstoffrei, ohne Sauerstoff
an|aer|o|bi|on [ˌænəˈrəʊbɪɑn] *noun*, *plural* **-bi|a** [-bɪə]: →*anaerobe*
an|aer|o|bi|o|sis [ænˌeərəʊbaɪˈəʊsɪs] *noun*: Anaerobiose *f*, Anoxybiose *f*
an|aer|o|bi|ot|ic [ˌænərəʊbaɪˈɑtɪk, ænˌeərəʊ-] *adj*: ohne Sauerstoff lebend, nicht auf Sauerstoff angewiesen, anaerob
an|aer|o|gen|ic [ænˌeərəʊˈdʒenɪk] *adj*: **1.** wenig *oder* kein Gas produzierend, anaerogen **2.** die Gasbildung unterdrückend, anaerogen
an|aer|o|sis [æneərˈəʊsɪs] *noun*: Störung *f* der Atemfunktion
an|aes|the|ci|ne|sia [æˌnesθəsɪˈniːʒ(ɪ)ə] *noun*: (*brit.*) →*anesthecinesia*
an|aes|the|ki|ne|sia [æˌnesθəkɪˈniːʒ(ɪ)ə] *noun*: (*brit.*) →*anesthecinesia*
an|aes|the|sia [ænəsˈθiːʒə] *noun*: (*brit.*) →*anesthesia*
an|aes|the|si|o|lo|gist [ˌænəsˌθiːzɪˈɑlədʒɪst] *noun*: (*brit.*) →*anesthesiologist*
an|aes|the|si|ol|o|gy [ˌænəsˌθiːzɪˈɑlədʒiː] *noun*: (*brit.*) →*anesthesiology*
an|aes|thet|ic [ˌænəsˈθetɪk] *noun, adj*: (*brit.*) →*anesthetic*
an|aes|the|tist [æˈniːsθɪtɪst] *noun*: (*brit.*) →*anesthetist*
an|aes|the|ti|za|tion [æˌniːsθɪtaɪˈzeɪʃn] *noun*: (*brit.*) →*anesthetization*

A

an|aes|the|tize [æ'niːsθɪtaɪz] *vt*: (*brit.*) →*anesthetize*
an|a|gen ['ænədʒen] *noun*: (*Haar*) Wachstums-, Anagenphase *f*
an|a|glo|cy|tic [æn,ægəʊ'sɪtɪk] *adj*: Zellwachstum hemmend
an|a|go|ge [,ænə'gəʊdʒiː] *noun*: →*anagogy*
an|a|gog|ic [,ænə'gɑdʒɪk] *adj*: anagogisch
an|a|gog|i|cal [,ænə'gɑdʒɪkl] *adj*: →*anagogic*
an|a|go|gy [,ænə'gəʊdʒiː] *noun*: Anagoge *f*
an|a|kat|a|did|y|mus [,ænəkætə'dɪdɪməs] *noun*: Anakatadidymus *m*
an|a|kat|aes|the|sia [,ænəkætes'θiːʒ(ɪ)ə] *noun*: (*brit.*) →*anakatesthesia*
an|a|kat|es|the|sia [,ænəkætes'θiːʒ(ɪ)ə] *noun*: Anakatästhesie *f*
an|ak|me|sis [æn'ækmɪsɪs] *noun*: Reifungshemmung *f*, Reifungsstillstand *m*
an|a|ku|sis [,ænə'kuːsɪs] *noun*: (vollständige) Taubheit *f*, Anakusis *f*
a|nal ['eɪnl] *adj*: After/Anus betreffend, zum After/Anus gehörend, anal
an|al|bu|mi|nae|mi|a [,ænælbjuːmən'iːmiːə] *noun*: (*brit.*) →*analbuminemia*
an|al|bu|mi|ne|mi|a [,ænælbjuːmən'iːmiːə] *noun*: Analbuminämie *f*
an|a|lep|tic [ænə'leptɪk]: **I** *noun* Analeptikum *nt* **II** *adj* belebend, anregend, stärkend, analeptisch
an|al|ge|sia [ænəl'dʒiːzɪə] *noun*: Aufhebung *f* der Schmerzempfindlichkeit, Schmerzunempfindlichkeit *f*, Schmerzlosigkeit *f*, Analgesie *f*
  caudal analgesia: Kaudalanästhesie *f*
  epidural analgesia: Epiduralanalgesie *f*
  infiltration analgesia: Infiltrationsanästhesie *f*, terminale Anästhesie *f*, Endanästhesie *f*
  inhalation analgesia: Inhalationsanalgesie *f*
  on-demand analgesia: On-demand-Analgesie *f*, patientengesteuerte Analgesie *f*
  opiate analgesia: Opiatanalgesie *f*
  paretic analgesia: paretische Analgesie *f*
  patient controlled analgesia: On-demand-Analgesie *f*, patientengesteuerte Analgesie *f*
  permeation analgesia: Oberflächenanästhesie *f*
  stimulation produced analgesia: stimulationsproduzierte Analgesie *f*
  surface analgesia: Oberflächenanästhesie *f*
an|al|ge|sic [,ænl'dʒiːzɪk]: **I** *noun* schmerzstillendes Medikament *nt*, Schmerzmittel *nt*, Analgetikum *nt* **II** *adj* **1.** schmerzstillend, analgetisch **2.** schmerzunempfindlich
  opiate analgesics: Opiatanalgetika *pl*
an|al|get|ic [,ænl'dʒetɪk] *noun, adj*: →*analgesic*
an|al|gia [æn'ældʒɪə] *noun*: Schmerzlosigkeit *f*, Analgie *f*
an|al|gic [æn'ældʒɪk] *adj*: schmerzunempfindlich
an|al|go|se|da|tion [æn,ælgəʊsɪ'deɪʃn] *noun*: Analgosedierung *f*
an|al|ler|gic [ænə'lɜrdʒɪk] *adj*: nicht-allergisch; nicht-allergen (wirkend)
an|a|log ['ænəlɑg]: **I** *noun* →*analogue* **II** *adj* (*physik.*) analog
a|nal|o|gous [ə'næləgəs] *adj*: entsprechend, ähnlich, analog (*to, with* mit); ähnlich, gleichartig; vergleichbar (*to, with* mit)
an|a|logue ['ænəlɑg] *noun*: Analogon *nt*
  base analogues: Basenanaloga *pl*
  gonadorelin analogues: Gonadorelinanaloga *pl*, GnRH-Agonisten *pl*, LHRH-Agonisten *pl*
  insulin analogues: Insulinanaloga *pl*
  nucleoside analogues: Nucleosidanaloga *pl*
  purine analogues: Purinanaloga *pl*
  pyrimidine analogues: Pyrimidinanaloga *pl*
  structural analogue: Strukturanaloge *nt*
a|nal|o|gy [ə'nælədʒiː] *noun, plural* **-gies**: Analogie *f*
an|al|pha|lip|o|pro|tein|ae|mi|a [æn,ælfə,lɪpə,prəʊtiːn-'iːmiːə] *noun*: (*brit.*) →*analphalipoproteinemia*
an|al|pha|lip|o|pro|tein|e|mi|a [æn,ælfə,lɪpə,prəʊtiːn-'iːmiːə] *noun*: Tangier-Krankheit *f*, Analphalipoproteinämie *f*, Hypo-Alpha-Lipoproteinämie *f*
a|nal|y|sand [ə'næləsænd] *noun*: Analysand *m*
a|nal|y|sis [ə'nælɪsɪs] *noun, plural* **-ses** [-siːz]: **1.** Analyse *f* **2.** (*mathemat.*) Analysis *f* **3.** Analyse *f*; Auswertung *f*
  make an analysis eine Analyse vornehmen, analysieren
  absorption analysis: Absorptionsanalyse *f*, Absorptiometrie *f*
  activation analysis: Aktivierungsanalyse *f*, Neutronenaktivierungsanalyse *f*
  active analysis: aktive Analyse *f*
  arrhythmia analysis: Arrhythmieanalyse *f*
  base-frequency analysis: Basenfrequenzanalyse *f*
  beat-to-beat analysis: Beat-to-Beat-Analyse *f*
  bioenergetic analysis: bioenergetische Analyse *f*
  bite analysis: Bissanalyse *f*, Gebissanalyse *f*
  blood gas analysis: Blutgasanalyse *f*
  character analysis: Charakteranalyse *f*
  chromatographic analysis: Chromatographie *f*, Chromatografie *f*
  colorimetric analysis: Farbvergleich *m*, -messung *f*, Kolori-, Colorimetrie *f*
  colourimetric analysis: (*brit.*) →*colorimetric analysis*
  densimetric analysis: Dichtemessung *f*, Dichtebestimmung *f*, Densimetrie *f*, Densitometrie *f*
  didactic analysis: didaktische Analyse *f*, Lehranalyse *f*
  dilution analysis: Verdünnungsanalyse *f*
  direct analysis: direkte Analyse *f*
  displacement analysis: kompetitiver Bindungstest/-assay *m*
  dream analysis: Traumanalyse *f*
  end-group analysis: Endgruppenanalyse *f*
  estrogen-receptor analysis: Östrogenrezeptoranalyse *f*, -bestimmung *f*, Estrogenrezeptoranalyse *f*, -bestimmung *f*
  existential analysis: Daseinsanalyse *f*
  factor analysis: Faktoranalyse *f*
  fetal blood analysis: Mikroblutuntersuchung *f* am Feten, Fetalblutanalyse *f*
  focused analysis: gezielte Analyse *f*
  fractional gastric analysis: fraktionierte Magenausheberung *f*
  frequency analysis: Frequenzanalyse *f*
  functional analysis: Funktionsanalyse *f*
  gastric juice analysis: Magensaftuntersuchung *f*
  genetic analysis: Genanalyse *f*, Erbanalyse *f*
  gravimetric analysis: Gravimetrie *f*, Gewichtsanalyse *f*, gravimetrische Analyse *f*
  group analysis: Gruppenanalyse *f*
  hair analysis: Haaranalyse *f*
  multivariate analysis: Multivarianzanalyse *f*
  neutron activation analysis: Neutronenaktivierungsanalyse *f*, Aktivierungsanalyse *f*
  occlusal analysis: Okklusionsanalyse *f*
  occlusion analysis: Okklusionsanalyse *f*
  oestrogen-receptor analysis: (*brit.*) →*estrogen-receptor analysis*
  organic analysis: Elementaranalyse *f*
  periodicity analysis: Periodizitätsanalyse *f*

A

point analysis: Punkt-, Ortsanalyse *f*
polariscopic analysis: Polariskopie *f*
population analysis: Populationsanalyse *f*
prenatal chromosome analysis: pränatale Chromosomenanalyse *f*
qualitative analysis: qualitative Analyse *f*
qualitive analysis: →*qualitative analysis*
quantative analysis: quantitative Analyse *f*
quantitative analysis: quantitative/mengenmäßige Bestimmung *f*, Gewichtsanalyse *f*, Gravimetrie *f*
quantitive analysis: →*quantitative analysis*
analysis of respiratory gases: Atemgasanalyse *f*
RFLP analysis: RFLP-Analyse *f*
rough analysis: Rohanalyse *f*
saturation analysis: Sättigungsanalyse *f*
sedimentation analysis: Sedimentationsanalyse *f*
sequence analysis: Sequenzanalyse *f*
sequential analysis: Sequenzanalyse *f*
analysis of specimen: Probenanalyse *f*
spectral analysis: spektrochemische Analyse *f*, Spektralanalyse *f*
spectrophotometric analysis: Spektrophotometrie *f*, Spektrofotometrie *f*
spectroscopic analysis: spektroskopische Analyse *f*, Spektralanalyse *f*
spectrum analysis: Spektralanalyse *f*
sperm analysis: Sperma-Untersuchung *f*
stool analysis: Stuhluntersuchungen *pl*
stratographic analysis: Chromatografie *f*
thermal analysis: thermische Analyse *f*, Thermoanalyse *f*
time-periodicity analysis: Zeit-Periodizitätsanalyse *f*
tooth size analysis: Zahngrößenanalyse *f*
training analysis: Lehranalyse *f*, didaktische Analyse *f*
transactional analysis: Transaktionsanalyse *f*
urine analysis: Harn-, Urinuntersuchung *f*, Urinanalyse *f*
analysis of variance: Varianzanalyse *f*
vectorial analysis: Vektoranalyse *f*, -analysis *f*
volumetric analysis: Maßanalyse *f*, Titrieranalyse *f*, Volumetrie *f*, Titrimetrie *f*
x-ray analysis: Röntgenanalyse *f*
x-ray diffraction analysis: Röntgenstrukturanalyse *f*, Röntgenstreuungsanalyse *f*

an|a|ly|sor ['ænəlaɪzər] *noun*: →*analyzer*
an|a|lyst ['ænəlɪst] *noun*: **1.** Analytiker(in *f*) *m* **2.** Psychoanalytiker(in *f*) *m* **3.** Statistiker(in *f*) *m*
an|a|lyte ['ænəlaɪt] *noun*: analysierte Substanz *f*
an|a|lyt|ic [ˌænə'lɪtɪk] *adj*: **1.** Analyse betreffend, mittels Analyse, analytisch **2.** Psychoanalyse betreffend, mittels Psychoanalyse, psychoanalytisch
an|a|lyt|i|cal [ˌænəlɪtɪkl] *adj*: →*analytic*
an|a|lyze ['ænəlaɪz] *vt*: **1.** analysieren, zergliedern, zerlegen, auswerten; etw. genau untersuchen **2.** eine (Psycho-)Analyse durchführen
an|a|lyz|er ['ænəlaɪzər] *noun*: **1.** (*physik.*) Analysator *m* **2.** (*chem.*) Analysator *m*, Autoanalyzer *m*
amino acid analyzer: Aminosäureanalysator *m*
blood gas analyzer: Blutgasanalysator *m*
pulse height analyzer: Impulshöhenanalysator *m*

an|am|ne|sis [ˌænæm'niːsɪs] *noun*: **1.** Wiedererinnerung *f*, Anamnese *f* **2.** (*Patient*) Vorgeschichte *f*, Krankengeschichte *f*, Anamnese *f* **3.** immunologisches Gedächtnis *nt*
foreign anamnesis: Fremdanamnese *f*
nursing anamnesis: Pflegeanamnese *f*

an|am|nes|tic [ˌænæm'nestɪk] *adj*: Anamnese betreffend, anamnestisch, anamnetisch
an|am|ni|ote [æn'æmnɪəʊt] *noun*: Anamnier *m*, Anamniot *m*
an|a|mor|pho|sis [ˌænə'mɔːrfəsɪs, -mɔːr'fəʊsɪs] *noun*: Anamorphose *f*
an|an|a|phy|lax|is [ænˌænəfɪ'læksɪs] *noun*: Antianaphylaxie *f*
an|an|a|sta|sia [ænˌænə'steɪʒə] *noun*: Ananastasie *f*
an|an|casm [ˌænən'kæsm] *noun*: Anankasmus *m*
an|an|cas|tia [ˌænən'kæstɪə] *noun*: →*anancasm*
an|an|cas|tic [ˌænən'kæstɪk] *adj*: mit den Symptomen von Anankasmus, zwanghaft, obsessiv-kompulsiv, anankastisch
an|an|dria [æn'ændrɪə] *noun*: →*aphemia*
ANAP *Abk.*: anionic neutrophil-activating peptide
an|a|pep|sia [ˌænə'pepsɪə, -ʃə] *noun*: Anapepsie *f*
an|a|phase ['ænəfeɪz] *noun*: Anaphase *f*
early anaphase: Anaphase A, frühe Anaphase *f*
late anaphase: späte Anaphase *f*, Anaphase B

an|a|phia [æn'æfɪə] *noun*: Anaphie *f*, Anaphia *f*
an|a|pho|re|sis [ˌænəfəʊ'riːsɪs] *noun*: Anaphorese *f*
an|aph|ro|dis|i|ac [ænˌæfrə'dɪzɪæk]: **I** *noun* Anaphrodisiakum *nt* **II** *adj* den Geschlechtstrieb hemmend
an|a|phy|lac|tic [ˌænəfɪ'laktɪk] *adj*: Anaphylaxie betreffend, von ihr gekennzeichnet, anaphylaktisch
an|a|phy|lac|tin [ˌænəfɪ'læktɪn] *noun*: Immunglobulin E *nt*
an|a|phy|lac|to|gen [ˌænəfɪ'læktədʒən] *noun*: Anaphylaktogen *nt*
an|a|phy|lac|to|gen|e|sis [ˌænəfɪˌlæktə'dʒenəsɪs] *noun*: Anaphylaktogenese *f*
an|a|phy|lac|to|gen|ic [ˌænəfɪˌlæktə'dʒenɪk] *adj*: eine Anaphylaxie verursachend, anaphylaktogen
an|a|phy|lac|toid [ˌænəfɪ'læktɔɪd] *adj*: anaphylaxieähnlich, mit den Symptomen einer Anaphylaxie, anaphylaktoid
an|a|phyl|a|tox|in [ˌænəfɪlə'tɑksɪn] *noun*: Anaphylatoxin *nt*
an|a|phyl|lax|in [ˌænəfɪ'læksɪn] *noun*: Immunglobulin E *nt*
an|a|phy|lax|is [ænəfɪ'læksɪs] *noun*: **1.** allergischer/anaphylaktischer Schock *m*, Anaphylaxie *f* **2.** anaphylaktische Überempfindlichkeit *f*, anaphylaktischer Typ *m* der Überempfindlichkeitsreaktion, Überempfindlichkeitsreaktion *f* vom Soforttyp, Typ I der Überempfindlichkeitsreaktion
active anaphylaxis: aktive Anaphylaxie *f*
antiserum anaphylaxis: passive Anaphylaxie *f*
generalized anaphylaxis: allergischer Schock *m*, anaphylaktischer Schock *m*, Anaphylaxie *f*
passive anaphylaxis: passive Anaphylaxie *f*
passive cutaneous anaphylaxis: passive cutane Anaphylaxie *f*
systemic anaphylaxis: allergischer Schock *m*, anaphylaktischer Schock *m*, Anaphylaxie *f*

an|a|phyl|o|tox|in [ˌænəfɪlə'tɑksɪn] *noun*: →*anaphylatoxin*
an|a|pla|sia [ænə'pleɪʒ(ɪ)ə] *noun*: Anaplasie *f*
an|a|plas|tia [ænə'plæstɪə] *noun*: →*anaplasia*
an|a|plas|tic [ænə'plæstɪk] *adj*: Anaplasie betreffend, anaplastisch
an|a|ple|ro|sis [ˌænəplə'rəʊsɪs] *noun*: **1.** Auffüllen *nt*, Ergänzen *nt*, Ersetzen *nt* **2.** Auffüllungsreaktion *f*, anaplerotische Reaktion *f*
an|a|ple|rot|ic [ˌænəplə'rɑtɪk] *adj*: anaplerotisch
an|ap|no|ther|a|py [ˌænæpnə'θerəpiː] *noun*: Inhalationstherapie *f*
an|ap|tic [æn'æptɪk] *adj*: anaptisch

A

an|ar|thria [æn'ɑːrθrɪə] *noun*: Anarthrie *f*
literal anarthria: literale Anarthrie *f*
syllabic anarthria: syllabare Anarthrie *f*
verbal anarthria: verbale Anarthrie *f*
an|a|sar|ca [ænə'sɑːrkə] *noun*: Anasarka *f*
an|a|sar|cous [ænə'sɑːrkəs] *adj*: Anasarka betreffend
an|a|spa|di|as [ænə'speɪdɪæs] *noun*: Anaspadie *f*
an|a|stal|sis [ænə'stælsɪs] *noun*: Anastalsis *f*, Anastaltik *f*
an|a|stal|tic [ænə'stæltɪk] *adj*: Anastalsis betreffend, anastaltisch
an|a|stig|mat|ic [ˌænəstɪg'mætɪk] *adj*: nicht-astigmatisch, anastigmatisch
a|nas|to|mose [ə'næstəməʊz] *vt, vi*: eine Anastomose bilden, anastomosieren
a|nas|to|mo|sis [əˌnæstə'məʊsɪs] *noun, plural* **-ses** [-siːz]: Anastomose *f*, Anastomosis *f*
antiperistaltic anastomosis: antiperistaltische (Entero-)Anastomose *f*
antireflux anastomosis: refluxverhindernde Anastomose *f*, Antirefluxanastomose *f*, Antirefluxplastik *f*
arterial anastomosis: Arterienanastomose *f*
arteriolovenular anastomosis: →*arteriovenous anastomosis*
arteriovenous anastomosis: arteriovenöse Anastomose *f*, AV-Anastomose *f*, Anastomosis arteriolovenularis/arteriovenosa
AV anastomosis: arteriovenöse Anastomose *f*, AV-Anastomose *f*, Anastomosis arteriolovenularis/arteriovenosa
biliary anastomosis: Gallengangsanastomose *f*
biliary duct anastomosis: Gallengangsanastomose *f*
biliary-enteric anastomosis: →*bilidigestive anastomosis*
bilidigestive anastomosis: biliodigestive Anastomose/Fistel *f*, biliodigestiver Bypass/Shunt *m*, biliointestinaler Shunt *m*
biliodigestive anastomosis: biliodigestive Anastomose *f*
Blalock-Taussig anastomosis: Blalock-Taussig-Anastomose *f*, -Operation *f*
bowel anastomosis: Darm-, Enteroanastomose *f*
Braun's anastomosis: Braun-(Fußpunkt-)Anastomose *f*
cavopulmonary anastomosis: kavopulmonale Anastomose *f*
Clado's anastomosis: Clado-Anastomose *f*
Coffey ureterointestinal anastomosis: Coffey-Mayo-Operation *f*
colonic anastomosis: Kolonanastomose *f*
cross-face anastomosis: faziofaziale Anastomose *f*
cystoenteric anastomosis: Blasen-Darm-Fistel *f*, vesikointestinale Anastomose *f*, Harnblasen-Darm-Anastomose *f*, Harnblasen-Darm-Fistel *f*, zystoenterische Anastomose *f*
duodenal anastomosis: Duodenumanastomose *f*
end-to-end anastomosis: End-zu-End-Anastomose *f*, terminoterminale Anastomose *f*
end-to-side anastomosis: End-zu-Seit-Anastomose *f*, terminolaterale Anastomose *f*
end-weave anastomosis: (*Sehne*) Durchflechtungsanastomose *f*
faciofacial anastomosis: faziofaziale Anastomose *f*
Galen's anastomosis: Ansa Galeni
gastroduodenal anastomosis: gastroduodenale Anastomose *f*, Magen-Duodenum-Fistel *f*, Gastroduodenostomie *f*
gastroenteric anastomosis: Magen-Darm-Anastomose *f*, Gastroenteroanastomose *f*, gastrointestinale Anastomose *f*, Gastroenterostomie *f*
gastroileal anastomosis: gastroileale Anastomose *f*, Magen-Ileum-Fistel *f*, Gastroileostomie *f*
gastrointestinal anastomosis: gastrointestinale Anastomose *f*, Gastroenterostomie *f*, Magen-Darm-Fistel *f*, Magen-Dünndarm-Fistel *f*, Gastroenteroanastomose *f*
gastrojejunal anastomosis: gastrojejunale Anastomose *f*, Magen-Jejunum-Fistel *f*, Gastrojejunostomie *f*
glomeriform arteriovenous anastomosis: Glomuskörper *m*, glomusförmige Anastomose *f*, Anastomosis arteriovenosa glomeriformis
glomeriform arteriovenular anastomosis: →*glomeriform arteriovenous anastomosis*
glossal-facial anastomosis: Hypoglossus-Fazialis-Anastomose *f*
glossofacial anastomosis: →*glossal-facial anastomosis*
heterocladic anastomosis: heterokladische Anastomose *f*
homocladic anastomosis: homokladische Anastomose *f*
Hyrtl's anastomosis: Hyrtl-Anastomose *f*
ileoanal anastomosis: Ileoanostomie *f*
ileorectal anastomosis: ileorektale Anastomose *f*, Ileoproktostomie *f*, Ileorektostomie *f*
intestinal anastomosis: Darmanastomose *f*, Enteroanastomose *f*
isoperistaltic anastomosis: isoperistaltische (Entero-) Anastomose/Enterostomie *f*
laterolateral anastomosis: Seit-zu-Seit-Anastomose *f*, laterolaterale Anastomose *f*
lateroterminal anastomosis: Seit-zu-End-Anastomose *f*, lateroterminale Anastomose *f*
Nakayama anastomosis: Nakayama-Gefäßnaht *f*
nerve anastomosis: Nervenanastomose *f*
nonrefluxing anastomosis: (*Blase*) refluxverhindernde Anastomose *f*, Anti-Reflux-Anastomose *f*
pancreatic ductal anastomosis: Pankreasganganastomose *f*
portosystemic anastomosis: portokavale Anastomose *f*, portokavaler Shunt *m*
precapillary anastomosis: präkapilläre Anastomose *f*
Riolan's anastomosis: Riolan-Anastomose *f*
Roux's anastomosis: Roux-Y-Schlinge *f*, Roux-Y-Anastomose *f*, Y-Schlinge *f*, Y-Anastomose *f*, Y-Roux-Schlinge *f*, Y-Roux-Anastomose *f*
Roux-en-Y anastomosis: →*Roux's anastomosis*
side-to-end anastomosis: Seit-zu-End-Anastomose *f*, lateroterminale Anastomose *f*
side-to-side anastomosis: Seit-zu-Seit-Anastomose *f*, laterolaterale Anastomose *f*
terminolateral anastomosis: terminolaterale Anastomose *f*, End-zu-Seit-Anastomose *f*
terminoterminal anastomosis: End-zu-End-Anastomose *f*, terminoterminale Anastomose *f*
tracheal anastomosis: Luftröhren-, Tracheaanastomose *f*
vena caval anastomosis: Kavaanastomose *f*, Vena-cava-Anastomose *f*
venous-to-venous anastomosis: Venen-Venen-Anastomose *f*
a|nas|to|mot|ic [əˌnæstə'mɑtɪk] *adj*: Anastomose betreffend, anastomotisch
an|a|tom|ic [ˌænə'tɑmɪk] *adj*: Anatomie betreffend, anatomisch
an|a|tom|i|cal [ˌænə'tɑmɪkl] *adj*: Anatomie betreffend, anatomisch
an|a|tom|i|co|med|i|cal [ænəˌtɑmɪkəʊ'medɪkl] *adj*: medizinisch-anatomisch
an|a|tom|i|co|path|o|log|i|cal [ænəˌtɑmɪkəʊˌpæθə'lɑdʒɪkl]

A

adj: Pathologie und Anatomie betreffend, pathologisch-anatomisch
an|a|tom|i|co|phys|i|o|log|i|cal [ænə,tɑmɪkəʊ,fɪzɪə'lɑdʒɪkl] *adj*: Physiologie und Anatomie betreffend, physiologisch-anatomisch
an|a|tom|i|co|sur|gi|cal [ænə,tɑmɪkəʊ'sɜrdʒɪkl] *adj*: Chirurgie und Anatomie betreffend, chirurgisch-anatomisch
a|nat|o|mist [ə'nætəmɪst] *noun*: Anatom *m*
a|nat|o|mize [ə'nætəmaɪz] *vt*: **1.** anatomieren, sezieren, zerlegen **2.** (*fig.*) analysieren, zergliedern
a|nat|o|my [ə'nætəmiː] *noun, plural* **-mies**: **1.** Anatomie *f*; Körperbau *m* **2.** Zergliederung *f*, Aufbau *m*, Analyse *f*
applied anatomy: angewandte Anatomie *f*
comparative anatomy: vergleichende Anatomie *f*
dental anatomy: Zahnanatomie *f*
descriptive anatomy: beschreibende/systematische Anatomie *f*
functional anatomy: funktionelle Anatomie *f*
general anatomy: allgemeine Anatomie *f*
gingival anatomy: Zahnfleischanatomie *f*
gross anatomy: makroskopische Anatomie *f*
histologic anatomy: Gewebelehre *f*, Histologie *f*; mikroskopische Anatomie *f*, Mikroanatomie *f*
macroscopic anatomy: makroskopische Anatomie *f*
macroscopic(al) anatomy: makroskopische Anatomie *f*
microscopic anatomy: mikroskopische Anatomie *f*
microscopical anatomy: Gewebelehre *f*, Histologie *f*; mikroskopische Anatomie *f*, Mikroanatomie *f*
minute anatomy: →*microscopical anatomy*
morbid anatomy: pathologische Anatomie *f*
pathologic anatomy: →*pathological anatomy*
pathological anatomy: pathologische Anatomie *f*
physiological anatomy: physiologische Anatomie *f*
radiological anatomy: radiologische Anatomie *f*
special anatomy: spezielle Anatomie *f*
surface anatomy: Oberflächenanatomie *f*
surgical anatomy: chirurgische Anatomie *f*
systematic anatomy: beschreibende/systematische Anatomie *f*
topographic anatomy: topographische Anatomie *f*
x-ray anatomy: radiologische Anatomie *f*
an|a|tox|in [ænə'tɑksɪn] *noun*: Toxoid *nt*, Anatoxin *nt*
diphtheria anatoxin: Diphtherie-Anatoxin *nt*, Diphtherietoxoid *nt*, Diphtherieformoltoxoid *nt*
an|a|tri|crot|ic [,ænətraɪ'krɑtɪk] *adj*: anatrikrot
an|a|troph|ic [ænə'trɑfɪk, -'trəʊf-]: **I** *noun* anatrophische Substanz *f* **II** *adj* Atrophie verhindernd, anatrophisch
an|chor ['æŋkər]: **I** *noun* →*anchorage* **II** *vt* verankern, befestigen
endosteal implant anchor: enossale Implantatverankerung *f*
implant anchor: Implantatverankerung *f*
Kurer anchor: Kurer-Anker *m*, Kurer-Anker-System *nt*
Radix anchor: Radix-Anker *m*, Radix-Anker-System *nt*
Zest implant anchors: Zest-Anker *pl*
an|chor|age ['æŋkərɪdʒ] *noun*: Befestigung *f*, Verankerung *f*, Fixierung *f*
Baker anchorage: Baker-Verankerung *f*, Baker-Anker-System *nt*
cervical anchorage: zervikale Verankerung *f*, zervikaler Headgear *m*
compound anchorage: zusammengesetzte Verankerung *f*
dynamic anchorage: dynamische Verankerung *f*
extramaxillary anchorage: extraorale Verankerung *f*
extraoral anchorage: extraorale Verankerung *f*
intermaxillary anchorage: intermaxilläre Verankerung *f*
intramaxillary anchorage: intramaxilläre Verankerung *f*
intraoral anchorage: intraorale Verankerung *f*
maxillomandibular anchorage: intermaxilläre Verankerung *f*
minimal anchorage: minimale Verankerung *f*
multiple anchorage: multiple Verankerung *f*, verstärkte Verankerung *f*
occipital anchorage: okzipitale Verankerung *f*, okzipitaler Headgear *m*
precision anchorage: Präzisionsanker *m*
reciprocal anchorage: reziproke Verankerung *f*
reinforced anchorage: multiple Verankerung *f*, verstärkte Verankerung *f*
simple anchorage: einfache Verankerung *f*
stationary anchorage: stationäre Verankerung *f*
an|cil|lar|y ['ænsəleriː; *brit.* æn'sɪləriː] *adj*: ergänzend, helfend, zusätzlich (*to*), Hilfs-, Zusatz-
an|cis|troid [æn'sɪstrɔɪd] *adj*: hakenförmig
an|co|nal [æŋ'kəʊnl] *adj*: →*anconeal*
an|co|ne|al [æŋ'kəʊnɪəl] *adj*: Ell(en)bogen betreffend, zum Ell(en)bogen gehörend, Ell(en)bogen-
an|co|ni|tis [æŋkə'naɪtɪs] *noun*: Entzündung *f* des Ell(en)bogengelenks, Anconitis *f*
ANCOVA *Abk.*: analysis of covariance
an|crod ['ænkrɑd] *noun*: Ancrod *nt*
ancylo- *präf.*: Ankyl(o)-, Ancyl(o)-
An|cy|los|to|ma [æŋkɪ'lɑstəʊmə] *noun*: Ankylostoma *nt*, Ancylostoma *nt*
Ancylostoma americanum: Todeswurm *m*, Necator americanus
Ancylostoma braziliense: Ancylostoma braziliense
Ancylostoma caninum: Ancylostoma caninum
Ancylostoma duodenale: (europäischer) Hakenwurm *m*, Grubenwurm *m*, Ancylostoma duodenale
an|cy|lo|sto|mat|ic [,æŋkələʊstə'mætɪk] *adj*: durch Ancylostoma verursacht
an|cy|lo|stome [æŋ'kɪləstəʊm] *noun*: **1.** Ankylostoma *nt*, Ancylostoma *nt* **2.** Hakenwurm *m*
an|cy|lo|sto|mi|a|sis [,æŋkɪləʊstəʊ'maɪəsɪs] *noun*: Hakenwurmbefall *m*, Hakenwurminfektion *f*, Ankylostomiasis *f*, Ankylostomatosis *f*, Ankylostomatidose *f*
An|cy|lo|stom|i|dae [,æŋkɪləʊ'stɑmədiː] *plural*: Hakenwürmer *pl*, Ancylostomidae *pl*
An|cy|los|to|mum [æŋkɪ'lɑstəməm] *noun*: →*Ancylostoma*
an|cy|roid [æŋ'kaɪrɔɪd, 'æŋkə-] *adj*: haken-, ankerförmig
andr- *präf.*: →*andro-*
an|dre|i|o|ma [,ændrɪ'əʊmə] *noun*: Arrhenoblastom *nt*
an|dre|o|blas|to|ma [,ændrɪəʊblæs'təʊmə] *noun*: Arrhenoblastom *nt*
andro- *präf.*: Mann-, Männer-, Andr(o)-
an|dro|blas|to|ma [,ændrəʊblæs'təʊmə] *noun*: **1.** Androblastom *nt* **2.** Arrhenoblastom *nt* **3.** Sertoli-Leidig-Zell-tumor *m*
an|dro|cyte ['ændrəʊsaɪt] *noun*: männliche Geschlechts-/Keimzelle *f*, Androzyt *m*
an|dro|gam|one [,ændrəʊgæməʊn] *noun*: Androgamon *nt*
an|dro|gen ['ændrəʊdʒən] *noun*: männliches Geschlechts-/Keimdrüsenhormon *nt*, Androgen *nt*; androgene Substanz *f*
an|dro|gen|e|sis [,ændrəʊ'dʒenəsɪs] *noun*: Androgenese *f*
an|dro|ge|net|ic [,ændrəʊdʒə'netɪk] *adj*: durch Androgene bedingt, androgenetisch
an|dro|gen|ic [,ændrəʊ'dʒenɪk] *adj*: in der Art eines Androgens, mit androgener Wirkung, androgen

A

an|dro|ge|ni|ci|ty [ˌændrəʊdʒəˈnɪsətiː] *noun*: Androgenizität *f*
an|dro|ge|ni|za|tion [ˌændrəʊdʒenɪˈzeɪʃn] *noun*: Androgenisierung *f*
an|drog|e|nous [ænˈdrɑdʒənəs] *adj*: männliche Nachkommen betreffend *oder* erzeugend
an|dro|gyne [ˈændrədʒaɪn, -dʒɪn] *noun*: weibliche Pseudohermaphrodit *m*
an|drog|y|nism [ænˈdrɑdʒənɪzəm] *noun*: Androgynie *f*, Pseudohermaphroditismus masculinus
an|drog|y|noid [ænˈdrɑdʒənɔɪd]: **I** *noun* Pseudohermaphrodit *m* **II** *adj* Pseudohermaphroditismus masculinus betreffend
an|drog|y|nous [ænˈdrɑdʒɪnəs] *adj*: Androgynie betreffend, zweigeschlechtlich, zwitterhaft, androgyn
an|drog|y|ny [ænˈdrɑdʒəniː] *noun*: Androgynie *f*, Pseudohermaphroditismus masculinus
an|droid [ˈændrɔɪd]: **I** *noun* Android(e) *m* **II** *adj* vermännlicht, android
an|droi|dal [ænˈdrɔɪdl] *adj*: →*android II*
an|dro|log|ic [ænˌdrɑˈlɑdʒɪk] *adj*: andrologisch
an|drol|o|gy [ænˈdrɑlədʒiː] *noun*: Andrologie *f*
an|dro|ma [ænˈdrəʊmə] *noun*: →*arrhenoblastoma*
an|dro|mer|o|gon [ˌændrəʊˈmerəgɑn] *noun*: Andromerogon *m*
an|dro|mer|o|gone [ˌændrəʊˈmerəgəʊn] *noun*: →*andromerogon*
an|dro|me|rog|o|ny [ˌændrəʊməˈrɑgəniː] *noun*: Andromerogonie *f*
an|dro|mi|met|ic [ˌændrəʊmɪˈmetɪk] *adj*: mit androgenähnlicher Wirkung, andromimetisch
an|dro|phile [ˈændrəfaɪl] *adj*: den Menschen bevorzugend, anthropophil
an|droph|i|lous [ænˈdrɑfɪləs] *adj*: →*anthropophilic*
an|dro|pho|bi|a [ˌændrəˈfəʊbɪə] *noun*: Androphobie *f*
an|dro|pho|bic [ˌændrəˈfəʊbɪk] *adj*: Androphobie betreffend, androphob
an|dro|pho|no|ma|ni|a [ˌændrəˌfəʊnəʊˈmeɪnɪə] *noun*: Androphonomanie *f*
an|dro|some [ˈændrəˌsəʊm] *noun*: Androsom *nt*
an|dro|spo|ran|gi|um [ˌændrəspəˈrændʒɪəm] *noun*: Mikrosporangium *nt*
an|dro|spore [ˈændrəspəʊər, -spɔːr] *noun*: Mikrospore *f*, Androspore *f*
an|dro|stane [ˈændrəʊsteɪn] *noun*: Androstan *nt*
an|dro|stane|di|ol [ˌændrəʊˈsteɪndɪəʊl, -daɪ-] *noun*: Androstandiol *nt*
an|dro|stan|o|lone [ˌændrəʊˈstænələʊn] *noun*: Androstanolon *nt*
an|dro|stene [ˈændrəʊstiːn] *noun*: Androsten *nt*
an|dro|stene|di|ol [ˌændrəʊˈstiːndɪəʊl, -daɪ-] *noun*: Androstendiol *nt*
an|dro|stene|di|one [ˌændrəʊˈstiːndɪəʊn, -daɪ-] *noun*: Androstendion *nt*
an|dros|ter|one [ænˈdrɑstərəʊn] *noun*: Androsteron *nt*
an|dro|tro|pism [ˌændrəʊˈtrəʊpɪzəm] *noun*: Androtropie *f*, Androtropismus *m*
an|ec|dot|al [ænɪkˈdəʊtl] *adj*: anekdotenhaft, anekdotisch, Anekdoten-
an|e|cho|ic [æneˈkəʊɪk] *adj*: echofrei, schalltot
an|ec|ta|sis [ænˈektəsɪs] *noun*: primäre/kongenitale Atelektase *f*
an|e|lec|trot|o|nus [ˌænɪlekˈtrɑtənəs] *noun*: Anelektrotonus *m*
a|ne|mi|a [əˈniːmiːə] *noun*: Blutarmut *f*, Anämie *f*, Anaemia *f*
achlorhydric anemia: Faber-Anämie *f*, Chloranämie *f*
achrestic anemia: achrestische Anämie *f*
achylic anemia: idiopathische hypochrome Anämie *f*
acquired anemia: erworbene Anämie *f*, sekundäre Anämie *f*
acquired sideroachrestic anemia: erworbene sideroachrestische Anämie *f*
acute anemia: akute Anämie *f*
acute posthaemorrhagic anemia: (*brit.*) →*acute posthemorrhagic anemia*
acute posthemorrhagic anemia: akute Blutungsanämie *f*, Blutungsanämie *f*, akute post-hämorrhagische Anämie *f*, akute hämorrhagische Anämie *f*
Addison's anemia: perniziöse Anämie *f*, Biermer-Anämie *f*, Addison-Anämie *f*, Morbus *m* Biermer, Perniziosa *f*, Perniciosa *f*, Anaemia perniciosa, Vitamin B_{12}-Mangelanämie *f*
Addison-Biermer anemia: →*Addison's anemia*
addisonian anemia: →*Addison's anemia*
African anemia: Sichelzell(en)anämie *f*, Herrick-Syndrom *nt*
agastric anemia: agastrische Anämie *f*
angiopathic haemolytic anemia: (*brit.*) →*angiopathic hemolytic anemia*
angiopathic hemolytic anemia: angiopathische hämolytische Anämie *f*
anhaematopoietic anemia: (*brit.*) →*anhematopoietic anemia*
anhaemopoietic anemia: (*brit.*) →*anhemopoietic anemia*
anhematopoietic anemia: Anämie *f* durch verminderte *oder* fehlende Erythrozytenbildung
anhemopoietic anemia: dyserythropoetische Anämie *f*
aplastic anemia: aplastische Anämie *f*
aquired haemolytic anemia: (*brit.*) →*aquired hemolytic anemia*
aquired hemolytic anemia: erworbene hämolytische Anämie *f*
aregenerative anemia: aplastische Anämie *f*
asiderotic anemia: Chlorose *f*, Chlorosis *f*
autoimmune haemolytic anemia: (*brit.*) →*autoimmune hemolytic anemia*
autoimmune hemolytic anemia: autoimmunhämolytische Anämie *f*
Bartonella anemia: Anämie *f* bei Bartonellose
Biermer's anemia: →*Addison's anemia*
Biermer-Ehrlich anemia: →*Addison's anemia*
Blackfan-Diamond anemia: Blackfan-Diamond-Anämie *f*, chronische kongenitale aregenerative Anämie *f*, pure red cell aplasia
cameloid anemia: hereditäre Elliptozytose *f*, Ovalozytose *f*, Kamelozytose *f*, Elliptozytenanämie *f*
chlorotic anemia: Chlorose *f*, Chlorosis *f*
chronic congenital aregenerative anemia: Blackfan-Diamond-Anämie *f*, chronische kongenitale aregenerative Anämie *f*, pure red cell aplasia
cold-antibody type autoimmune haemolytic anemia: (*brit.*) →*cold-antibody type autoimmune hemolytic anemia*
cold-antibody type autoimmune hemolytic anemia: autoimmunhämolytische Anämie *f* mit Kälteantikörpern
congenital anhaemopoietic anemia: (*brit.*) →*congenital anhemopoietic anemia*
congenital anhemopoietic anemia: kongenitale dyserythropoetische Anämie *f*
congenital aplastic anemia: Fanconi-Anämie *f*, Fanconi-Syndrom *nt*, konstitutionelle infantile Panmyelopathie *f*

congenital dyserythropoietic anemia: dyserythropoetische Anämie *f*, kongenitale dyserythropoetische Anämie *f*
congenital haemolytic anemia: (*brit.*) →*congenital hemolytic anemia*
congenital hemolytic anemia: kongenitale hämolytische Anämie *f*
congenital hypoplastic anemia: **1.** Blackfan-Diamond-Anämie *f*, -Syndrom *nt*, chronische kongenitale aregenerative Anämie *f* **2.** Fanconi-Anämie *f*, -Syndrom *nt*, konstitutionelle infantile Panmyelopathie *f*
congenital anemia of the newborn: fetale Erythroblastose *f*, Erythroblastosis fetalis
constitutional haemolytic anemia: (*brit.*) →*constitutional hemolytic anemia*
constitutional hemolytic anemia: hereditäre Sphärozytose *f*, Kugelzellanämie *f*, Kugelzellenanämie *f*, Kugelzellikterus *m*, Kugelzellenikterus *m*, familiärer hämolytischer Ikterus *m*, Morbus *m* Minkowski-Chauffard
Cooley's anemia: Cooley-Anämie *f*, homozygote β-Thalassämie *f*, Thalassaemia major
cow's milk anemia: Kuhmilchanämie *f*
crescent cell anemia: Sichelzellanämie *f*, Sichelzellenanämie *f*, Herrick-Syndrom *nt*
cytogenic anemia: perniziöse Anämie *f*, Biermer-Anämie *f*, Addison-Anämie *f*, Morbus Biermer *m*, Perniciosa *f*, Perniziosa *f*, Anaemia perniciosa, Vitamin B_{12}-Mangelanämie *f*
deficiency anemia: Mangelanämie *f*, nutritive Anämie *f*, alimentäre Anämie *f*
dilution anemia: Verdünnungsanämie *f*; Hydrämie *f*, Hydroplasmie *f*
Diphyllobothrium anemia: Bandwurmanämie *f*
Donath-Landsteiner anemia: Donath-Landsteiner-Anämie *f*
drepanocytic anemia: Sichelzellanämie *f*, Sichelzellenanämie *f*, Herrick-Syndrom *nt*
Dresbach's anemia: Dresbach-Syndrom *nt*, hereditäre Elliptozytose *f*, Ovalozytose *f*, Kamelozytose *f*, Elliptozytenanämie *f*
drug-induced immune haemolytic anemia: (*brit.*) →*drug-induced immune hemolytic anemia*
drug-induced immune hemolytic anemia: medikamentös-induzierte immunhämolytische Anämie *f*, medikamentös-induzierte immunologische hämolytische Anämie *f*
Dyke-Young anemia: Dyke-Young-Anämie *f*, Anämie Typ Dyke-Young *f*
dyserythropoietic anemia: Anämie *f* mit Erythrozytenbildungsstör
Ehrlich's anemia: aplastische Anämie *f*
elliptocytary anemia: Dresbach-Syndrom *nt*, hereditäre Elliptozytose *f*, Ovalozytose *f*, Kamelozytose *f*, Elliptozytenanämie *f*
elliptocytic anemia: →*elliptocytary anemia*
elliptocytotic anemia: →*elliptocytary anemia*
enzyme deficiency haemolytic anemia: (*brit.*) →*enzyme deficiency hemolytic anemia*
enzyme deficiency hemolytic anemia: enzymopenische Anämie *f*
erythroblastic anemia of childhood: Cooley-Anämie *f*, homozygote β-Thalassämie *f*, Thalassaemia major
erythronormoblastic anemia: →*hypochromic anemia*
Faber's anemia: Faber-Anämie *f*, Chloranämie *f*
familial erythroblastic anemia: Erythroblastenanämie *f*, familiäre Erythroblastenanämie *f*, Thalassaemia minor
familial megaloblastic anemia: Imerslund-Gräsbeck-Syndrom *nt*
familial splenic anemia: Gaucher-Erkrankung *f*, Gaucher-Krankheit *f*, Gaucher-Syndrom *nt*, Morbus *m* Gaucher, Glucozerebrosidose *f*, Zerebrosidlipidose *f*, Lipoidhistiozytose *f* vom Kerasintyp, Glykosylzeramidlipidose *f*
Fanconi's anemia: Fanconi-Anämie *f*, Fanconi-Syndrom *nt*, konstitutionelle infantile Panmyelopathie *f*
fish tapeworm anemia: Anämie *f* bei Fischbandwurmbefall
folic acid deficiency anemia: Folsäuremangelanämie *f*
functional anemia: funktionelle Anämie *f*
globe cell anemia: hereditäre Sphärozytose *f*, Kugelzellanämie *f*, Kugelzellenanämie *f*, Kugelzellikterus *m*, Kugelzellenikterus *m*, familiärer hämolytischer Ikterus *m*, Morbus *m* Minkowski-Chauffard
glucose-6-phosphate dehydrogenase deficiency anemia: Anämie *f* durch Glucose-6-phosphatdehydrogenasemangel
goat's milk anemia: Ziegenmilchanämie *f*
ground itch anemia: Anämie *f* bei Hakenwurmbefall
haemolytic anemia: (*brit.*) →*hemolytic anemia*
haemolytic anemia of the newborn: (*brit.*) →*hemolytic anemia of the newborn*
haemorrhagic anemia: (*brit.*) →*hemorrhagic anemia*
haemotoxic anemia: (*brit.*) →*hemotoxic anemia*
Heinz-body anemia: Heinz-Innenkörperanämie *f*, Innenkörperanämie *f*
hemolytic anemia: hämolytische Anämie *f*
hemolytic anemia of the newborn: fetale Erythroblastose *f*, Erythroblastosis fetalis, Morbus haemolyticus neonatorum
hemorrhagic anemia: akute Blutungsanämie *f*, akute posthämorrhagische Anämie *f*, akute hämorrhagische Anämie *f*
hemotoxic anemia: hämotoxische Anämie *f*, toxische Anämie *f*
Herrick's anemia: Sichelzellanämie *f*, Sichelzellenanämie *f*, Herrick-Syndrom *nt*
Heuk-Assmann anemia: Anämie Typ Heuk-Assmann, Heuk-Assmann-Anämie *f*
hookworm anemia: Anämie *f* bei Hakenwurmbefall
hyperchromatic anemia: →*hyperchromic anemia*
hyperchromic anemia: hyperchrome Anämie *f*
hypoferric anemia: Eisenmangelanämie *f*, sideropenische Anämie *f*
hypochromic anemia: hypochrome Anämie *f*
hypochromic microcytic anemia: hypochrome mikrozytäre Anämie *f*
hypoplastic anemia: hypoplastische Anämie *f*
icterohaemolytic anemia: (*brit.*) →*icterohemolytic anemia*
icterohemolytic anemia: hämolytische Anämie *f* mit Ikterus
idiopathic anemia: idiopathische Anämie *f*, essentielle/essenzielle Anämie *f*, primäre Anämie *f*
idiopathic hypochromic anemia: idiopathische hypochrome Anämie *f*, achylische Anämie *f*
immune haemolytic anemia: (*brit.*) →*immune hemolytic anemia*
immune hemolytic anemia: immunhämolytische Anämie *f*, serogene hämolytische Anämie *f*, immunotoxisch-bedingte hämolytische Anämie *f*
infectious anemia: Infektanämie *f*
infectious haemolytic anemia: (*brit.*) →*infectious*

A

hemolytic anemia
infectious hemolytic anemia: infektiöse hämolytische Anämie *f*, infektiös-bedingte hämolytische Anämie *f*
intertropical anemia: Anämie *f* bei Hakenwurmbefall
iron deficiency anemia: Eisenmangelanämie *f*, sideropenische Anämie *f*
isochromic anemia: normochrome Anämie *f*
Jaksch's anemia: von Jaksch-Hayem-Anämie *f*, von Jaksch-Hayem-Syndrom *nt*, Anaemia pseudoleucaemica infantum
juvenile pernicious anemia: juvenile perniziöse Anämie *f*
lead anemia: Bleianämie *f*
Lederer's anemia: Lederer-Anämie *f*
leucoerythroblastic anemia: (*brit.*) →*leukoerythroblastic anemia*
leukoerythroblastic anemia: leukoerythroblastische Anämie *f*, idiopathische myeloische Metaplasie *f*, primäre myeloische Metaplasie *f*, Leukoerythroblastose *f*
macrocytic anemia: makrozytäre Anämie *f*
macrocytic anemia of pregnancy: makrozytäre Schwangerschaftsanämie *f*
malignant anemia: perniziöse Anämie *f*, Biermer-Anämie *f*, Addison-Anämie *f*, Morbus *m* Biermer, Perniciosa *f*, Perniziosa *f*, Anaemia perniciosa, Vitamin B_{12}-Mangelanämie *f*
Marchiafava-Micheli anemia: Marchiafava-Micheli-Anämie *f*, paroxysmale nächtliche Hämoglobinurie *f*
Mediterranean anemia: Cooley-Anämie *f*, homozygote β-Thalassämie *f*, Thalassaemia major
megaloblastic anemia: megaloblastäre Anämie *f*
megaloblastic anemia of childhood: reversible Megaloblastenanämie *f* des Kindesalters, pseudoperniziöse Säuglingsanämie *f*, reversible megaloblastäre Anämie *f*
megaloblastic anemia of infancy: Gerbasi-Anämie *f*
megalocytic anemia: →*macrocytic anemia*
microangiopathic anemia: →*microangiopathic hemolytic anemia*
microangiopathic haemolytic anemia: (*brit.*) →*microangiopathic hemolytic anemia*
microangiopathic hemolytic anemia: Moschcowitz-Syndrom *nt*, Moschcowitz-Singer-Symmers-Syndrom *nt*, thrombotisch-thrombozytopenische Purpura *f*, thrombotische Mikroangiopathie *f*, Purpura *f* Moschcowitz, Purpura thrombotica, Purpura thrombotica thrombocytopenica
microcytic anemia: mikrozytäre Anämie *f*
microdrepanocytic anemia: Sichelzellthalassämie *f*, Sichelzellenthalassämie *f*, Mikrodrepanozytenkrankheit *f*, HbS-Thalassämie *f*
milk anemia: Kuhmilchanämie *f*
molecular anemia: molekuläre Anämie *f*, Anämie *f* durch pathologisches Hämoglobin
myelopathic anemia: leukoerythroblastische Anämie *f*, idiopathische myeloische Metaplasie *f*, primäre myeloische Metaplasie *f*, Leukoerythroblastose *f*
myelophthisic anemia: →*myelopathic anemia*
nonspherocytic haemolytic anemia: (*brit.*) →*nonspherocytic hemolytic anemia*
nonspherocytic hemolytic anemia: hämolytische Anämie *f* ohne Sphärozyten
normochromic anemia: normochrome Anämie *f*
normocytic anemia: normozytäre Anämie *f*
nutritional anemia: Mangelanämie *f*, nutritive Anämie *f*, alimentäre Anämie *f*
nutritional macrocytic anemia: Folsäuremangelanämie *f*
osteosclerotic anemia: osteosklerotische Anämie *f*
ovalocytic anemia: Dresbach-Syndrom *nt*, hereditäre Elliptozytose *f*, Ovalozytose *f*, Kamelozytose *f*, Elliptozytenanämie *f*
pernicious anemia: Biermer-Anämie *f*, Addison-Anämie *f*, Morbus *m* Biermer, perniziöse Anämie *f*, Perniziosa *f*, Perniciosa *f*, Anaemia perniciosa, Vitamin B_{12}-Mangelanämie *f*
phenylhydrazine anemia: hämolytische Anämie *f* durch Phenylhydrazin
physiological anemia: physiologische Anämie *f*, Drei-Monats-Anämie *f*
posthaemorrhagic anemia: (*brit.*) →*posthemorrhagic anemia*
posthemorrhagic anemia: posthämorrhagische Anämie *f*
anemia of pregnancy: Schwangerschaftsanämie *f*
primaquine sensitive anemia: Anämie *f* durch Glucose-6-phosphatdehydrogenasemangel
primary anemia: essentielle/essenzielle Anämie *f*, primäre Anämie *f*, idiopathische Anämie *f*
primary erythroblastic anemia: →*erythroblastic anemia of childhood*
primary refractory anemia: primär-refraktäre Anämie *f*
protein deficiency anemia: Eiweißmangelanämie *m*
pure red cell anemia: **1.** aregenerative Anämie *f* **2.** chronische kongenitale aregenerative Anämie *f*, Blackfan-Diamond-Anämie *f*, pure red cell aplasia
radiation anemia: Strahlenanämie *f*
refractory anemia: aplastische Anämie *f*
refractory sideroblastic anemia: →*acquired sideroachrestic anemia*
renal anemia: renale/nephrogene Anämie *f*
scorbutic anemia: Vitamin C-Mangelanämie *f*
secondary anemia: erworbene Anämie *f*, sekundäre Anämie *f*
secondary refractory anemia: sekundär-refraktäre Anämie *f*
sickle cell anemia: Sichelzellanämie *f*, Sichelzellenanämie *f*, Herrick-Syndrom *nt*
sideroachrestic anemia: sideroachrestische Anämie *f*
sideroblastic anemia: →*sideroachrestic anemia*
sideropenic anemia: sideropenische Anämie *f*, Eisenmangelanämie *f*
spherocytic anemia: hereditäre Sphärozytose *f*, Kugelzellenanämie *f*, Kugelzellenikterus *m*, familiärer hämolytischer Ikterus *m*, Morbus *m* Minkowski-Chauffard
splenic anemia: Banti-Krankheit *f*
spur-cell anemia: Anämie *f* bei Akanthozytose
target cell anemia: Anämie *f* mit Schießscheibenzellen
toxic anemia: hämotoxische Anämie *f*, toxische Anämie *f*
toxic haemolytic anemia: (*brit.*) →*toxic hemolytic anemia*
toxic hemolytic anemia: toxische hämolytische Anämie *f*
tropical anemia: Anämie *f* bei Hakenwurmbefall
tumor-associated anemia: Tumoranämie *f*
tumour-associated anemia: (*brit.*) →*tumor-associated anemia*
tunnel anemia: Tunnelanämie *f*, Hakenwurmbefall *m*, Hakenwurminfektion *f*, Wurmkrankheit der Bergarbeiter, Ankylostomatosis *f*, Ankylostomatidose *f*, Ankylostomiasis *f*
vitamin B_6 deficiency anemia: Vitamin B_6-Mangelanämie *f*

vitamin B_{12} deficiency anemia: Vitamin-B_{12}-Mangelanämie *f*
vitamin C deficiency anemia: Vitamin C-Mangelanämie *f*
von Jaksch's anemia: von Jaksch-Hayem-Anämie *f*, von Jaksch-Hayem-Syndrom *nt*, Anaemia pseudoleucaemica infantum
warm-antibody type autoimmune haemolytic anemia: (*brit.*) →*warm-antibody type autoimmune hemolytic anemia*
warm-antibody type autoimmune hemolytic anemia: autoimmunhämolytische Anämie *f* mit Wärmeantikörpern

alnelmic [ə'ni:mɪk] *adj*: Anämie betreffend, durch sie bedingt, anämisch, blutarm
anlelmomleter [ænə'mɑmɪtər] *noun*: Anemometer *nt*
alnemlolnism [ə'ni:mənɪzəm] *noun*: Anemonismus *m*
anlelmolpholbila [ˌænɪməʊ'fəʊbɪə] *noun*: Anemophobie *f*
anlelmolpholbic [ˌænɪməʊ'fəʊbɪk] *adj*: Anemophobie betreffend, anemophob
anlenlcelphallia [əˌnensɪ'feɪljə] *noun*: →*anencephaly*
anlenlcelphallic [əˌnensɪ'fælɪk] *adj*: Anenzephalie betreffend, anenzephal, hirnlos
anlenlcephlallous [ˌænən'sefələs] *adj*: Anenzephalie betreffend, anenzephal, hirnlos
anlenlcephlallus [ˌænən'sefələs] *noun*: Anenzephalus *m*
anlenlcephlally [ˌænən'sefəli:] *noun*: Hirnlosigkeit *f*, Anenzephalie *f*
anlenlterlous [æn'entərəs] *adj*: darmlos
anlenlzylmia [ˌænən'zɪmɪə, -'zaɪ-] *noun*: Anenzymie *f*
alnephlric [ə'nefrɪk] *adj*: ohne Nieren, anephrisch
anlerlgia [ə'nɜrdʒɪə] *noun*: →*anergy*
anlerlgic [ə'nɜrdʒɪk] *adj*: **1.** inaktiv, anerg, anergisch **2.** energielos, energiearm, anerg (*to*), anergisch (*to*)
anlerlgy ['ænɜrdʒi:] *noun*: **1.** Energielosigkeit *f*, Energiemangel *m*, Anergie *f* **2.** Unempfindlichkeit *f*, Reizlosigkeit *f*, Anergie *f* (*to*)
anlerloid ['ænərɔɪd] *adj*: aneroid
anlelrythlrolplalsia [ænɪˌrɪθrəʊ'pleɪʒ(ɪ)ə] *noun*: Anerythroplasie *f*
anlelrythlrolplasltic [ænɪˌrɪθrəʊ'plæstɪk] *adj*: Anerythroplasie betreffend, anerythroplastisch, anerythropoetisch
anlelrythlrolpoilelsis [ænɪˌrɪθrəʊpɔɪ'i:sɪs] *noun*: Anerythropoese *f*, Anerythropoiese *f*
anlelrythlrolrelgenlerlaltive [ænɪˌrɪθrəʊrɪ'dʒenəreɪtɪv] *adj*: ohne Regeneration *oder* regenerative Prozesse ablaufend; aregenerativ
anleslthelcilnelsia [æˌnesθəsɪ'ni:ʒ(ɪ)ə] *noun*: Anästhekinäsie *f*
anleslthelkilnelsia [æˌnesθəkɪ'ni:ʒ(ɪ)ə] *noun*: →*anesthecinesia*
anleslthelsia [ænəs'θi:ʒə] *noun*: **1.** Unempfindlichkeit *f*, Schmerzunempfindlichkeit *f*, Temperaturunempfindlichkeit *f*, Berührungsunempfindlichkeit *f*, Anästhesie *f* **2.** Narkose *f*, Betäubung *f*, Anästhesie *f*
alternate anesthesia: gekreuzte/alternierende Hemianästhesie *f*, Hemianaesthesia cruciata
angiospastic anesthesia: angiospastische Anästhesie *f*
axillary anesthesia: axilläre Plexusblockade *f*, Axillarisblock *m*, Axillaranästhesie *f*
axillary block anesthesia: Axillarisblock *m*, Axillaranästhesie *f*
axillary plexus anesthesia: axilläre Plexusblockade *f*, Axillaranästhesie *f*, Axillarisblock *m*
balanced anesthesia: balancierte Anästhesie *f*, Kombinationsnarkose *f*
basal anesthesia: Basisnarkose *f*, Basisanästhesie *f*
Bier's local anesthesia: →*Bier's block*
block anesthesia: Nervenblockade *f*, Leitungsanästhesie *f*, Leitungsblockade *f*, Block *m*
brachial anesthesia: Brachialisblock *m*
brachial plexus anesthesia: Armplexusanästhesie *f*
bulbar anesthesia: Sensibilitätsverlust *m* bei Brückenschädigung
caudal anesthesia: Kaudalanästhesie *f*
central anesthesia: zentrale/zentral-bedingte Anästhesie *f*
cerebral anesthesia: zerebrale/zerebral-bedingte Anästhesie *f*
closed anesthesia: geschlossene Narkose/Anästhesie *f*; geschlossenes Narkosesystem *nt*
conduction anesthesia: Nervenblockade *f*, Leitungsanästhesie *f*, Leitungsblockade *f*, Block *m*
continuous caudal anesthesia: Katheterkaudalanästhesie *f*, Dauerkaudalanästhesie *f*
continuous epidural anesthesia: kontinuierliche Epiduralanästhesie *f*
continuous spinal anesthesia: Katheterspinalanästhesie *f*, Dauerspinalanästhesie *f*, kontinuierliche Spinalanästhesie *f*
Corning's anesthesia: Spinalanästhesie *f*, (*inf.*) Spinale *f*
crossed anesthesia: gekreuzte/alternierende Hemianästhesie *f*, Hemianaesthesia cruciata
dental anesthesia: zahnärztliche Anästhesie *f*
diagnostic anesthesia: diagnostische Anästhesie *f*
dissociated anesthesia: dissoziierte Sensibilitätsstörung *f*
dissociation anesthesia: →*dissociated anesthesia*
electric anesthesia: Elektroanästhesie *f*
electronic dental anesthesia: zahnärztliche Elektroanästhesie *f*
endobronchial anesthesia: Endobronchialanästhesie *f*, -narkose *f*
endotracheal anesthesia: Endotrachealanästhesie *f*, Endotrachealnarkose *f*
epidural anesthesia: Epiduralanästhesie *f*, Periduralanästhesie *f*, Epidurale *f*, Peridurale *f*
extradural anesthesia: extradurale Anästhesie *f*
facial anesthesia: Sensibilitätsstörung *f* bei Fazialisparese
field anesthesia: Feldblock *m*
field block anesthesia: Feldblock *m*
fractional epidural anesthesia: kontinuierliche Epiduralanästhesie *f*
fractional spinal anesthesia: →*continuous spinal anesthesia*
gauntlet anesthesia: Handschuhanästhesie *f*
general anesthesia: Vollnarkose *f*, Allgemeinnarkose *f*, Allgemeinanästhesie *f*, (*inf.*) Narkose *f*
girdle anesthesia: gürtelförmige Anästhesie(zone) *f*
glove anesthesia: Handschuhanästhesie *f*
gustatory anesthesia: Verlust *m* des Geschmackssinnes, Hypo-, Ageusie *f*
high spinal anesthesia: hohe Spinalanästhesie *f*
hyperbaric anesthesia: hyperbare Anästhesie *f*, Überdruckanästhesie *f*, -narkose *f*
hyperbaric spinal anesthesia: hyperbare Spinalanästhesie *f*
hypnosis anesthesia: Hypnonarkose *f*, Hypnoanästhesie *f*
hypobaric spinal anesthesia: hypobare Spinalanästhesie *f*
hypotensive anesthesia: Hypotensionsanästhesie *f*,

A

Vollnarkose *f* mit Hypotonie
hypothermic anesthesia: Vollnarkose *f* mit Hypothermie
hysterical anesthesia: hysterische/psychogene Anästhesie *f*
ice bag anesthesia: Eisanästhesie *f*
infiltration anesthesia: Infiltrationsanästhesie *f*, terminale Anästhesie *f*, Endanästhesie *f*
inhalation anesthesia: Inhalationsnarkose *f*
insufflation anesthesia: Insufflationsnarkose *f*, -anästhesie *f*
intercostal anesthesia: →*intercostal nerve block*
intraarterial anesthesia: intraarterielle Anästhesie *f*
intramedullary anesthesia: intramedulläre/intraossäre Anästhesie *f*
intranasal anesthesia: **1.** Intranasalanästhesie *f*, intranasale Lokalanästhesie *f* **2.** pernasale Anästhesie *f*
intraoral anesthesia: **1.** intraorale Lokalanästhesie *f* **2.** perorale Anästhesie *f*
intraosseous anesthesia: intraossäre Lokalanästhesie *f*
intrapulpal anesthesia: Pulpaanästhesie *f*
intraspinal anesthesia: Spinalanästhesie *f*; Spinale *f*
intravenous anesthesia: Venenanästhesie *f*
intravenous regional anesthesia: intravenöse Regionalanästhesie *f*, intravenöse Regionalanästhesie nach Bier *f*
intubation anesthesia: Intubationsnarkose *f*
isobaric spinal anesthesia: isobare Spinalanästhesie *f*
Kuhlenkampff anesthesia: Kulenkampff-Plexusanästhesie *f*, supraklavikuläre Armplexusanästhesie *f*
Kulenkampff's anesthesia: Kulenkampff-Plexusanästhesie *f*
local anesthesia: Lokalanästhesie *f*, Regionalanästhesie *f*
low spinal anesthesia: tiefe Spinalanästhesie *f*
lumbar anesthesia: Lumbalanästhesie *f*
lumbar epidural anesthesia: Lumbalanästhesie *f*
lumbar peridural anesthesia: lumbale Periduralanästhesie *f*, lumbale Epiduralanästhesie *f*
mask anesthesia: Maskennarkose *f*
middle spinal anesthesia: mittlere Spinalanästhesie *f*
mixed anesthesia: Kombinationsnarkose *f*, Kombinationsanästhesie *f*
mucosal anesthesia: Schleimhautanästhesie *f*
nerve block anesthesia: Nervenblockade *f*, Leitungsanästhesie *f*, Leitungsblockade *f*, Block *m*
olfactory anesthesia: Anosmie *f*
open anesthesia: offene Narkose *f*, offenes Narkosesystem *nt*
painful anesthesia: Anaesthesia dolorosa
paracervical block anesthesia: Parazervikalblockade *f*
paraneural anesthesia: →*paraneural block*
paravertebral anesthesia: Paravertebralanästhesie *f*
pendular rebreathing anesthesia: Pendelnarkosesystem *nt*
peridural anesthesia: Epiduralanästhesie *f*, Periduralanästhesie *f*, Epidurale *f*, Peridurale *f*
perineural anesthesia: perineurale Leitungsanästhesie *f*, perineuraler Block *m*
periodontal anesthesia: parodontale Anästhesie *f*
periodontal ligament anesthesia: parodontale Anästhesie *f*
peripheral anesthesia: periphere Sensibilitätsstörung/Anästhesie *f*
peripheral nerve block anesthesia: →*nerve block anesthesia*
permeation anesthesia: Oberflächenanästhesie *f*
pharyngeal anesthesia: Anästhesie *f* der Rachenschleimhaut
plexus anesthesia: Plexusanästhesie *f*
presacral anesthesia: Präsakralanästhesie *f*, -block(ade *f*) *m*
pudendal anesthesia: Pudendusanästhesie *f*
rectal anesthesia: rektale Anästhesie *f*
refrigeration anesthesia: Kälteanästhesie *f*, Kryoanästhesie *f*
regional anesthesia: Regional-, Leitungsanästhesie *f*
retrobulbar anesthesia: retrobulbäre Anästhesie *f*
sacral anesthesia: Sakralanästhesie *f*, -blockade *f*
saddle anesthesia: Reithosenanästhesie *f*
saddle block anesthesia: Sattelblock(anästhesie *f*) *m*
segmental anesthesia: segmentale Sensibilitätsstörung/Anästhesie *f*
semiclosed anesthesia: halbgeschlossene Narkose/Anästhesie *f*; halbgeschlossenes Narkosesystem *nt*
semiopen anesthesia: halboffene Narkose/Anästhesie *f*; halboffenes Narkosesystem *nt*
short anesthesia: Kurznarkose *f*
spinal anesthesia: **1.** Spinalanästhesie *f*, Spinale *f* **2.** (*neurol.*) Sensibilitätsverlust *m* durch/bei Rückenmarksläsion
splanchnic anesthesia: Splanchnikusanästhesie *f*
stocking anesthesia: strumpfförmige Sensibilitätsstörung/Anästhesie *f*
subarachnoid anesthesia: Spinalanästhesie *f*, Spinale *f*
surface anesthesia: Oberflächenanästhesie *f*
surgical anesthesia: chirurgische Anästhesie *f*
tactile anesthesia: Verlust *oder* Verminderung des Tastsinns
thalamic hyperesthetic anesthesia: →*thalamic syndrome*
therapeutic anesthesia: Heilanästhesie *f*, therapeutische Regionalanästhesie *f*, therapeutische Lokalanästhesie *f*
thermal anesthesia: Thermanästhesie *f*
thermic anesthesia: Thermanästhesie *f*
thoracic peridural anesthesia: thorakale Periduralanästhesie *f*, thorakale Epiduralanästhesie *f*
topical anesthesia: örtliche Betäubung *f*, (direkte) Lokalanästhesie *f*
total anesthesia: Totalanästhesie *f*
total intravenous anesthesia: totale intravenöse Anästhesie *f*
total spinal anesthesia: totale Spinalanästhesie *f*
traumatic anesthesia: (post-)traumatische Sensibilitätsstörung *f*
twilight anesthesia: Dämmerschlaf *m*
unilateral anesthesia: Ein-Lungen-Anästhesie *f*, seitengetrennte Beatmung *f*
unilateral spinal anesthesia: Hemispinalanästhesie *f*
vein anesthesia: intravenöse Regionalanästhesie *f*
vein local anesthesia: →*Bier's block*
visceral anesthesia: Verlust *m* der Eingeweidesensibilität

an|es|the|si|ol|o|gist [,ænəs,θiːzɪ'ɑlədʒɪst] *noun*: Narkosearzt *m*, Narkoseärztin *f*, Anästhesist(in *f*) *m*

an|es|the|si|ol|o|gy [,ænəs,θiːzɪ'ɑlədʒiː] *noun*: Anästhesiologie *f*

an|es|thet|ic [,ænəs'θetɪk]: **I** *noun* Betäubungsmittel *nt*, Narkosemittel *nt*, Narkotikum *nt*, Anästhetikum *nt* **II** *adj* anästhetisch, narkotisch, betäubend, Anästhesie-, Narkose-
gaseous anesthetic: Narkosegas *nt*
general anesthetic: (Allgemein-)Narkotikum *nt*, Narkosemittel *nt*

A

inhalation anesthetic: Inhalationsanästhetikum *nt*, Inhalationsnarkotikum *nt*
intravenous anesthetics: Injektionsnarkotika *pl*, intravenöse Anästhetika *pl*
local anesthetic: Lokalanästhetikum *nt*
permeation anesthetic: Oberflächenanästhetikum *nt*
surface anesthetic: Oberflächenanästhetikum *nt*
topic anesthetic: topisches Anästhetikum *nt*, Lokalanästhetikum *nt*
volatile anesthetic: volatiles Anästhetikum *nt*

an|es|the|tist [æ'niːsθɪtɪst] *noun*: **1.** in Narkoseverfahren ausgebildete Kraft **2.** Narkosearzt *m*, -ärztin *f*, Anästhesist(in *f*) *m*

an|es|the|ti|za|tion [æˌnesθɪtaɪ'zeɪʃn] *noun*: Betäubung *f*, Anästhesierung *f*

an|es|the|tize [æ'nesθɪtaɪz; *brit.* -'niːs-] *vt*: betäuben, narkotisieren, anästhesieren

an|e|thole ['ænəθəʊl] *noun*: Anethol *nt*, p-Methoxypropenylbenzol *nt*, 4-Propenylanisol *nt*

a|net|ic [ə'netɪk] *adj*: mildernd, entspannend

an|e|to|der|ma [ˌænətəʊ'dɜrmə] *noun*: Anetodermie *f*, Dermatitis maculosa atrophicans, Dermatitis atrophicans maculosa
Alexander's anetoderma: Anetodermie *f* Typ Alexander
anetoderma erythematosa: Anetodermia erythematosa
Jadassohn's anetoderma: Anetodermie *f* Typ Jadassohn, Anetodermia erythematosa
Pelizzari's anetoderma: Anetodermie *f* Typ Pelizzari
Schwenninger-Buzzi anetoderma: Anetodermie *f* Typ Schwenninger-Buzzi

an|eu|ga|my [æn'juːgəmiː] *noun*: Aneugamie *f*

an|eu|ploid [æn'juːplɔɪd, 'ænjə-]: **I** *noun* aneuploide Zelle *f*, aneuploides Individuum *m* **II** *adj* aneuploid

an|eu|ploid|y ['ænjuːplɔɪdɪ, 'ænjə-] *noun*: Aneuploidie *f*

an|eu|rin ['ænjərɪn] *noun*: Thiamin *nt*, Vitamin B_1 *nt*

an|eu|rine ['ænjəriːn] *noun*: →*aneurin*

a|neu|ro|gen|ic [eɪˌnʊərə'dʒenɪk] *adj*: aneurogen

an|eu|rysm ['ænjərɪzəm] *noun*: Aneurysma *nt*
abdominal aneurysm: Aneurysma *nt* der Bauchschlagader, Abdominalaneursma *nt*
aneurysm of abdominal aorta: →*abdominal aneurysm*
ampullary aneurysm: sackförmiges Aneurysma *nt*, Aneurysma sacciforme
aortic aneurysm: Aortenaneurysma *nt*
aortic sinusal aneurysm: Aneurysma sinus aortae
arteriosclerotic aneurysm: arteriosklerotisches Aneurysma *nt*
arteriovenous aneurysm: arteriovenöses Aneurysma *nt*, Aneurysma arteriovenosum
arteriovenous pulmonary aneurysm: arteriovenöse Lungenfistel *f*
atherosclerotic aneurysm: arteriosklerotisches Aneurysma *nt*
axillary aneurysm: Aneurysma *nt* der Arteria axillaris
bacterial aneurysm: infektiöses Aneurysma *nt*
basal aneurysm: basales Aneurysma *nt*
basal artery aneurysm: Aneurysma *nt* der Arteria basilaris
basilar artery aneurysm: Arteria-basilaris-Aneurysma *nt*
benign aneurysm of bone: aneurysmatische Knochenzyste *f*
Bérard's aneurysm: Bérard-Aneurysma *nt*
berry aneurysm: **1.** beerenförmiges Aneurysma *nt*, Beerenaneurysma *nt* **2.** Aneurysma *nt* der Arteria basilaris
brain aneurysm: Hirnaneurysma *nt*, intrakranielles Aneurysma *nt*
capillary aneurysm: Kapillaraneurysma *nt*
cardiac aneurysm: Herzaneurysma *nt*, Kammerwandaneurysma *nt*, Herzwandaneurysma *nt*
cardiac valve aneurysm: Herzklappenaneurysma *nt*
carotid aneurysm: Karotisaneurysma *nt*
cavernous-carotid aneurysm: Karotis-Kavernosus-Fistel *f*, Karotis-Sinus-cavernosus-Fistel *f*, Karotis-Kavernosus-Anastomose *f*, Karotis-Kavernosus-Aneurysma *nt*
cerebral aneurysm: Hirn(arterien)aneurysma *nt*
cerebral artery aneurysm: Hirn(arterien)aneurysma *nt*
aneurysm of Charcot: Charcot-Aneurysma *nt*
aneurysm of Charcot and Bouchard: Charcot-Aneurysma *nt*
cirsoid aneurysm: Aneurysma cirsoideum
compound aneurysm: kombiniertes Aneurysma *nt*
congenital cerebral aneurysm: **1.** kongenitales Hirn(arterien)aneurysma *nt* **2.** Aneurysma *nt* im Bereich des Circulus arteriosus
consecutive aneurysm: diffuses Aneurysma *nt*
cylindroid aneurysm: zylindrisches Aneurysma *nt*, Aneurysma cylindricum
diffuse aneurysm: diffuses Aneurysma *nt*
dissecting aneurysm: dissezierendes Aneurysma *nt*, Aneurysma dissecans
ectatic aneurysm: ektatisches Aneurysma *nt*
embolic aneurysm: embolisches Aneurysma *nt*
embolomycotic aneurysm: embolomykotisches Aneurysma *nt*
false aneurysm: falsches Aneurysma *nt*, Aneurysma spurium
false aneurysm of heart: Herzwand-, Kammerwand-, Ventrikelaneurysma *nt*, Aneurysma cordis
fusiform aneurysm: Aneurysma fusiforme
hepatic artery aneurysm: Aneurysma *nt* der Arteria hepatica propria
iliac artery aneurysm: Aneurysma *nt* der Arteria iliaca communis
infectious aneurysm: infektiöses Aneurysma *nt*
infraclinoid aneurysm: infraclinoidales Aneurysma *nt*
innominate aneurysm: Aneurysma *nt* des Truncus brachiocephalicus
intracranial aneurysm: intrakranielles Aneurysma *nt*, Hirnaneurysma *nt*
lateral aneurysm: laterales/seitliches Aneurysma *nt*
miliary aneurysm: Miliaraneurysma *nt*
mixed aneurysm: kombiniertes Aneurysma *nt*
mural aneurysm: Kammerwandaneurysma *nt*
mycotic aneurysm: mykotisches Aneurysma *nt*
myocardial aneurysm: Herzwand-, Kammerwand-, Ventrikelaneurysma *nt*, Aneurysma cordis
orbital aneurysm: intraorbitales Aneurysma *nt*
Park's aneurysm: Park-Aneurysma *nt*
pelvic aneurysm: intrapelvines Aneurysma *nt*
peripheral aneurysm: peripheres Aneurysma *nt*
Pott's aneurysm: Aneurysmaknoten *m*
racemose aneurysm: Traubenaneurysma *nt*, Aneurysma cirsoideum/racemosum
Rasmussen's aneurysm: Rasmussen-Aneurysma *nt*
renal aneurysm: intrarenales Aneurysma *nt*
Richet's aneurysm: fusiformes Aneurysma *nt*, Aneurysma fusiforme
saccular aneurysm: Aneurysma sacciforme
sacculated aneurysm: →*saccular aneurysm*
serpentine aneurysm: Rankenaneurysma *nt*, Aneurys-

A

ma serpens
Shekelton's aneurysm: dissezierendes Aneurysma *nt*, Aneurysma dissecans
splenic aneurysm: →*splenic artery aneurysm*
splenic artery aneurysm: Milzarterienaneurysma *nt*, Aneurysma *nt* der Arteria lienalis
spurious aneurysm: falsches Aneurysma *nt*, Aneurysma spurium
supraclinoid aneurysm: supraclinoidales Aneurysma *nt*
suprasellar aneurysm: suprasellares Aneurysma *nt*
syphilitic aneurysm: syphilitisches Aneurysma *nt*
thoracic aneurysm: **1.** intrathorakales Aneurysma *nt* **2.** Aneurysma *nt* der Aorta thoracica
traction aneurysm: Traktionsaneurysma *nt*
true aneurysm: echtes Aneurysma *nt*, Aneurysma verum
tubular aneurysm: zylindrisches Aneurysma *nt*, Aneurysma cylindricum
varicose aneurysm: variköses Aneurysma *nt*, Aneurysma varicosum
venous aneurysm: venöses Aneurysma *nt*, Venenaneurysma *nt*
ventricular aneurysm: Herzwand-, Kammerwand-, Ventrikelaneurysma *nt*, Aneurysma cordis

an|eu|rys|mal [ænjə'rɪzml] *adj*: Aneurysma betreffend, aneurysmatisch
an|eu|rys|mat|ic [ˌænjərɪz'mætɪk] *adj*: aneurysmatisch
an|eu|rys|mec|to|my [ˌænjərɪz'mektəmiː] *noun*: Aneurysmaexstirpation *f*, -resektion *f*, Aneurysmektomie *f*
an|eu|rys|mo|plas|ty [anjə'rɪzməplæstiː] *noun*: Aneurysmaplastik *f*
an|eu|rys|mor|rha|phy [ænjərɪz'mɔrəfiː] *noun*: Aneurysmorrhaphie *f*
an|eu|rys|mot|o|my [ænjərɪz'mɑtəmiː] *noun*: Aneurysmotomie *f*
ANF *Abk*.: **1.** antinuclear factor **2.** atrial natriuretic factor
angi- *präf*.: (Blut-)Gefäß-, Angio-
an|gi|al|gia [ˌændʒɪ'ældʒ(ɪ)ə] *noun*: Angialgie *f*, Angiodynie *f*
an|gi|as|the|nia [ˌændʒɪæs'θiːnɪə] *noun*: Angiasthenie *f*
an|gi|ec|ta|sis [ˌændʒɪ'ektəsɪs] *noun*: Gefäßerweiterung *f*, Angiektasie *f*, Angiectasia *f*
an|gi|ec|tat|ic [ˌændʒɪek'tætɪk] *adj*: Angiektasie betreffend, angiektatisch
an|gi|ec|to|my [ˌændʒɪ'ektəmiː] *noun*: Gefäßentfernung *f*, Angiektomie *f*
an|gi|ec|to|pia [ˌændʒɪek'təʊpɪə] *noun*: Angiektopie *f*
an|gi|i|tis [ændʒɪ'aɪtɪs] *noun*: Entzündung *f* der Gefäßwand, Vasculitis *f*, Gefäßwandentzündung *f*, Gefäßentzündung *f*, Angiitis *f*, Vaskulitis *f*
allergic granulomatous angiitis: Churg-Strauss-Syndrom *nt*, allergische granulomatöse Angiitis *f*
frostbite angiitis: Kälteangiitis *f*
leucocytoclastic angiitis: (*brit.*) →*leukocytoclastic angiitis*
leukocytoclastic angiitis: Immunkomplexvaskulitis *f*, leukozytoklastische Vaskulitis *f*, Vasculitis allergica, Vasculitis hyperergica cutis, Arteriitis allergica cutis
necrotizing angiitis: nekrotisierende Angiitis/Vaskulitis *f*
an|gi|na [æn'dʒaɪnə, 'ændʒənə] *noun*: **1.** Halsentzündung *f*, Angina *f* **2.** →*angina pectoris*
abdominal angina: Morbus Ortner *m*, Ortner-Syndrom II *nt*, Angina abdominalis/intestinalis, Claudicatio intermittens abdominalis
agranulocytic angina: Angina agranulocytotica, Schultz-Angina *f*
benign croupous angina: Angina/Pharyngitis herpetica
Bretonneau's angina: Diphtherie *f*, Diphtheria *f*
angina cruris: intermittierendes Hinken *nt*, Charcot-Syndrom *nt*, Claudicatio intermittens, Angina cruris, Dysbasia intermittens, Dysbasia angiospastica
angina decubitis: Angina decubitus
exudative angina: Croup *m*, Krupp *m*
false angina: Angina (pectoris) vasomotoria
Heberden's angina: →*angina pectoris*
hippocratic angina: Retropharyngealabszess *m*
intestinal angina: Morbus Ortner *m*, Ortner-Syndrom II *nt*, Angina abdominalis/intestinalis, Claudicatio intermittens abdominalis
lacunar angina: Angina/Tonsillitis lacunaris
angina laryngea: Angina laryngis
Ludwig's angina: Ludwig-Angina *f*, tiefe Halsphlegmone *f*, Angina Ludovici
lymphatic angina: Monozytenangina *f*
malignant angina: Angina gangraenosa
monocytic angina: Monozytenangina *f*
necrotic angina: nekrotisierende Angina *f*
neutropenic angina: Agranulozytose *f*
angina pectoris: Stenokardie *f*, Angina pectoris
stable angina pectoris: sporadische Angina pectoris, stabile Angina pectoris
unstable angina pectoris: instabile Angina pectoris
variant angina pectoris: Prinzmetal-Angina *f*
Plaut's angina: Plaut-Vincent-Angina *f*, Vincent-Angina *f*, Fusospirillose *f*, Fusospirochätose *f*, Angina ulcerosa/ulceromembranacea
pneumococcal angina: Pneumokokkenangina *f*
preinfarction angina: Status anginosus
Prinzmetal's angina: Prinzmetal-Angina *f*
pseudomembranous angina: Plaut-Vincent-Angina *f*, Vincent-Angina *f*, Vincent-Krankheit *f*, Fusospirillose *f*, Fusospirochätose *f*, Angina Plaut-Vincenti, Angina ulcerosa/ulceromembranacea
reflex angina: Angina (pectoris) vasomotoria
Schultz's angina: Agranulozytose *f*, maligne Neutropenie *f*, perniziöse Neutropenie *f*
angina trachealis: Croup *m*, Krupp *m*
variant angina: Variant-Angina *f*, Prinzmetal-Angina *f*, vasospastische Angina *f*
vasomotor angina: Angina (pectoris) vasomotorica
Vincent's angina: →*pseudomembranous angina*
an|gi|nal [æn'dʒaɪnl, 'ændʒənl] *adj*: Angina betreffend, Angina-
an|gin|i|form [æn'dʒɪnɪfɔːrm] *adj*: anginaähnlich, -artig
an|gi|noid ['ændʒənɔɪd] *adj*: →*anginiform*
an|gin|o|pho|bi|a [ˌændʒɪnəʊ'fəʊbɪə] *noun*: Anginophobie *f*
an|gin|o|pho|bic [ˌændʒɪnəʊ'fəʊbɪk] *adj*: Anginophobie betreffend, anginophob
an|gi|nose ['ændʒɪnəʊs] *adj*: Angina pectoris betreffend, anginös, pektanginös
an|gi|nous ['ændʒɪnəs] *adj*: Angina pectoris betreffend, anginös, pektanginös
angio- *präf*.: (Blut-)Gefäß-, Angio-, Vaso-
an|gi|o|ar|chi|tec|ton|ics [ˌændʒɪəʊˌɑːrkɪtek'tɑnɪks] *plural*: Angioarchitektonik *f*
an|gi|o|as|the|nia [ˌændʒɪəʊæs'θiːnɪə] *noun*: →*angiasthenia*
an|gi|o|a|tax|ia [ˌændʒɪəʊə'tæksɪə] *noun*: Angioataxie *f*
an|gi|o|blast ['ændʒɪəʊblæst] *noun*: Angioblast *nt*
an|gi|o|blas|tic [ˌændʒɪəʊ'blæstɪk] *adj*: angioblastisch
an|gi|o|blas|to|ma [ˌændʒɪəʊblæs'təʊmə] *noun*: Lindau-

Tumor *m*, Angioblastom *nt*, Hämangioblastom *nt*
an|gi|o|car|di|o|gram [ˌændʒɪəʊˈkɑːrdɪəʊɡræm] *noun*: Angiokardiogramm *nt*
an|gi|o|car|di|o|graph|ic [ˌændʒɪəʊˌkɑːrdɪəʊˈɡræfɪk] *adj*: Angiokardiografie betreffend, mittels Angiokardiografie, angiokardiographisch, angiokardiografisch
an|gi|o|car|di|og|ra|phy [ændʒɪəʊˌkɑːrdɪˈɑɡrəfiː] *noun*: Angiokardiographie *f*, Angiokardiografie *f*
an|gi|o|car|di|o|path|ic [ˌændʒɪəʊˌkɑːrdɪˈɑpəθɪk] *adj*: Angiokardiopathie betreffend, angiokardiopathisch
an|gi|o|car|di|op|a|thy [ændʒɪəʊˌkɑːrdɪˈɑpəθiː] *noun*: Angiokardiopathie *f*
an|gi|o|car|dit|ic [ændʒɪəʊˌkɑːrˈdɪtɪk] *adj*: Angiokarditis betreffend, angiokarditisch, angiocarditisch
an|gi|o|car|di|tis [ændʒɪəʊˌkɑːrˈdaɪtɪs] *noun*: Entzündung *f* des Herzens und der großen Blutgefäße, Angiocarditis *f*, Angiokarditis *f*
an|gi|o|cav|ern|ous [ˌændʒɪəʊˈkævərnəs] *adj*: angiokavernös
an|gi|o|chol|i|tis [ændʒɪəʊˈkəʊˈlaɪtɪs] *noun*: Entzündung *f* der Gallenwege/Gallengänge, Cholangitis *f*, Gallengangsentzündung *f*, Cholangiitis *f*, Angiocholitis *f*
an|gi|o|chon|dro|ma [ˌændʒɪəʊkɑnˈdrəʊmə] *noun*: Angiochondrom *nt*
an|gi|o|cyst [ˈændʒɪəʊsɪst] *noun*: angioblastische Zyste *f*, Angiozyste *f*
an|gi|o|derm [ˈændʒɪəʊdɜrm] *noun*: Angioblast *nt*
an|gi|o|der|ma|tit|ic [ˌændʒɪəʊˌdɜrməˈtɪtɪk] *adj*: Angiodermatitis betreffend, angiodermatitisch
an|gi|o|der|ma|ti|tis [ˌændʒɪəʊˌdɜrməˈtaɪtɪs] *noun*: Entzündung *f* von Hautgefäßen, Angiodermatitis *f*
disseminated pruritic angiodermatitis: ekzematidartige Purpura *f*, epidemische purpurisch-lichenoide Dermatitis *f*, disseminierte pruriginöse Angiodermatitis *f*
an|gi|o|di|as|co|py [ˌændʒɪəʊdaɪˈæskəpiː] *noun*: Angiodiaskopie *f*
an|gi|o|dyn|i|a [ændʒɪəʊˈdiːnɪə] *noun*: Gefäßschmerzen *pl*, Angialgie *f*, Angiodynie *f*
an|gi|o|dys|pla|sia [ˌændʒɪəʊdɪsˈpleɪʒ(ɪ)ə] *noun*: Gefäßdysplasie *f*, Angiodysplasie *f*
an|gi|o|dys|tro|phia [ˌændʒɪəʊdɪsˈtrəʊfɪə] *noun*: Angiodystrophie *f*
an|gi|o|dys|tro|phy [ˌændʒɪəʊˈdɪstrəfiː] *noun*: Angiodystrophie *f*
an|gi|o|ec|tat|ic [ˌændʒɪəʊekˈtætɪk] *adj*: Angiektasie betreffend, angiektatisch
an|gi|o|e|de|ma [ˌændʒɪəʊɪˈdiːmə] *noun*: angioneurotisches Ödem *nt*, Quincke-Ödem *nt*
hereditary angioedema: hereditäres Angioödem *nt*
an|gi|o|e|dem|a|tous [ˌændʒɪəʊɪˈdemətəs] *adj*: angioneurotisches Ödem betreffend, durch ein angioneurotisches Ödem bedingt, angioödematös
an|gi|o|el|e|phan|ti|a|sis [ˌændʒɪəʊˌeləfənˈtaɪəsɪs] *noun*: Angioelephantiasis *f*
an|gi|o|en|do|the|li|o|ma [ˌændʒɪəʊˌendəˌθiːlɪˈəʊmə] *noun*: Hämangioendotheliom *nt*
an|gi|o|fi|bro|ma [ˌændʒɪəʊfaɪˈbrəʊmə] *noun*: Angiofibrom *nt*
juvenile angiofibroma: (juveniles) Nasenrachenfibrom *nt*, Schädelbasisfibrom *nt*, Basalfibroid *nt*, Basalfibrom *nt*
nasopharyngeal angiofibroma: Nasenrachenfibrom *nt*, juveniles Nasenrachenfibrom *nt*, Schädelbasisfibrom *nt*, Basalfibroid *nt*, Basalfibrom *nt*
an|gi|o|fol|lic|u|lar [ˌændʒɪəʊfəˈlɪkjələr] *adj*: Lymphfollikel und Blutgefäße betreffend, angiofollikular, angiofollikulär
an|gi|o|gen|e|sis [ˌændʒɪəʊˈdʒenəsɪs] *noun*: Blutgefäßbildung *f*, Angiogenese *f*
an|gi|o|gen|ic [ˌændʒɪəʊˈdʒenɪk] *adj*: Angiogenese betreffend, Blut *oder* Blutgefäße bildend, angiogenetisch
an|gi|o|gli|o|ma [ˌændʒɪəʊɡlaɪˈəʊmə] *noun*: Angiogliom *nt*
an|gi|o|gli|o|ma|to|sis [ændʒɪəʊˌɡlaɪəʊməˈtəʊsɪs] *noun*: Angiogliomatose *f*
an|gi|o|gram [ˈændʒɪəʊɡræm] *noun*: Angiogramm *nt*
carotid angiogram: Karotisangiogramm *nt*
an|gi|o|gran|u|lo|ma [ændʒɪəʊˌɡrænjəˈləʊmə] *noun*: Hämangiogranulom *nt*, Angiogranulom *nt*
an|gi|o|graph [ˈændʒɪəʊɡræf] *noun*: →*angiogram*
an|gi|o|graph|ic [ændʒɪəʊˈɡræfɪk] *adj*: Angiografie betreffend, mittels Angiografie, angiographisch, angiografisch
an|gi|og|ra|phy [ændʒɪˈɑɡrəfiː] *noun*: Gefäßdarstellung *f*, Angiographie *f*, Angiografie *f*
anterograde angiography: anterograde Angiografie *f*
aortic arch angiography: Aortenbogenangiografie *f*, Aortenbogenangiografie *f*
brachiocephalic angiography: brachiozephale Angiografie *f*
carotid angiography: Karotisangiographie *f*, Karotisangiografie *f*
catheter angiography: Katheterangiographie *f*, Katheterangiografie *f*
celiac angiography: Angiografie *f* des Truncus coeliacus und seiner Äste, Zöliakographie *f*, Zöliakografie *f*
cerebral angiography: Zerebralangiographie *f*, Zerebralangiografie *f*, Hirnangiographie *f*, Enzephaloarteriographie *f*, Enzephaloarteriografie *f*, Hirnangiografie *f*, zerebrale Angiographie *f*
coeliac angiography: (*brit.*) →*celiac angiography*
coronary angiography: Koronarangiographie *f*, Koronarographie *f*, Koronarangiografie *f*, Koronarografie *f*
digital subtraction angiography: digitale Subtraktionsangiographie *f*, digitale Subtraktionsangiografie *f*
Doppler angiography: Doppler-Angiografie *f*, Doppler-Angiographie *f*
fluorescence angiography: Fluoreszenzangiographie *f*, Fluoreszenzangiografie *f*
four-vessel angiography: Viergefäßangiografie *f*
intra-arterial digital subtraction angiography: intraarterielle digitale Subtraktionsangiographie *f*, intraarterielle digitale Subtraktionsangiografie *f*
intravenous digital subtraction angiography: intravenöse digitale Subtraktionsangiographie *f*, intravenöse digitale Subtraktionsangiografie *f*
radionuclide angiography: Radionuklidangiographie *f*, Radionuklidangiografie *f*
renal angiography: Nierenangiographie *f*, Nierenangiografie *f*, renale Angiographie *f*, renale Angiografie *f*, Renovasographie *f*, Renovasografie *f*
renal artery angiography: Nierenangiographie *f*, Renovasographie *f*, Nierenangiografie *f*, Renovasografie *f*
retrograde angiography: retrograde Angiographie *f*, retrograde Angiografie *f*
selective angiography: selektive Angiographie *f*, selektive Angiografie *f*
vertebral angiography: Vertebralisangiographie *f*, Vertebralisangiografie *f*
visceral angiography: Eingeweideangiografie *f*
an|gi|o|hae|mo|phil|ia [ændʒɪəʊˌhiːməˈfɪlɪə] *noun*: (*brit.*) →*angiohemophilia*
an|gi|o|he|mo|phil|ia [ændʒɪəʊˌhiːməˈfɪlɪə] *noun*: Angiohämophilie *f*, von Willebrand-Jürgens-Syndrom *nt*,

A

konstitutionelle Thrombopathie *f*, hereditäre Pseudohämophilie *f*, vaskuläre Pseudohämophilie *f*
an|gi|o|hy|a|li|no|sis [ændʒɪəʊ,haɪələ'nəʊsɪs] *noun*: Gefäßhyalinose *f*, Angiohyalinose *f*
an|gi|oid ['ændʒɪɔɪd] *adj*: (blut-)gefäßähnlich
an|gi|o|im|mu|no|blas|tic [,ændʒɪəʊ,ɪmjənə'blæstɪk] *adj*: (angio-)immunoblastisch
an|gi|o|in|va|sive [,ændʒɪəʊɪn'veɪsɪv] *adj*: gefäß-, angioinvasiv
an|gi|o|ker|a|to|ma [ændʒɪəʊ,kerə'təʊmə] *noun*: Blutwarze *f*, Angiokeratom *nt*
angiokeratoma circumscriptum: Angiokeratoma circumscriptum, Angiokeratoma corporis naeviforme, Angiokeratoma naeviforme
diffuse angiokeratoma: Fabry-Syndrom *nt*, Morbus Fabry *m*, Thesaurismosis hereditaria lipoidica, hereditäre Thesaurismose Ruiter-Pompen-Weyers *f*, Ruiter-Pompen-Weyers-Syndrom *nt*, Angiokeratoma corporis diffusum (Fabry), Angiokeratoma universale
angiokeratoma of Fordyce: Fordyce-Krankheit *f*, Angiokeratoma scroti Fordyce
Mibelli's angiokeratoma: Angiokeratoma *nt* Mibelli
angiokeratoma of scrotum: →*angiokeratoma of Fordyce*
solitary angiokeratoma: solitäres Angiokeratom *f*, papuläres Angiokeratom *f*
vulvar angiokeratoma: Angiokeratoma vulvae
an|gi|o|ker|a|to|sis [,ændʒɪəʊ,kerə'təʊsɪs] *noun*: Angiokeratom *nt*, Blutwarze *f*
an|gi|o|ki|ne|sis [,ændʒɪəʊkɪ'niːsɪs, -kaɪ-] *noun*: Vasomotorik *f*
an|gi|o|ki|net|ic [,ændʒɪəʊkɪ'netɪk, -kaɪ-] *adj*: vasomotorisch
an|gi|o|ky|mog|ra|phy [,ændʒɪəʊ,kaɪ'mɑgrəfiː] *noun*: Rasterverschiebungsangiokymografie *f*, Angiokymografie *f*
an|gi|o|lei|o|my|o|li|po|ma [,ændʒɪəʊ,laɪəʊ,maɪəʊlɪ'pəʊmə] *noun*: Angioleiomyolipom *nt*, Angioleiomyolipoma *nt*
an|gi|o|lei|o|my|o|ma [,ændʒɪəʊ,laɪəʊmaɪ'əʊmə] *noun*: Angiomyom(a) *nt*
an|gi|o|leu|ci|tis [,ændʒɪəʊluː'saɪtɪs] *noun*: Lymphgefäßentzündung *f*, Lymphangitis *f*, Lymphangiitis *f*
an|gi|o|leu|ki|tis [,ændʒɪəʊluː'kaɪtɪs] *noun*: →*angioleucitis*
an|gi|o|li|po|lei|o|my|o|ma [,ændʒɪəʊ,laɪpə,laɪəʊmaɪ'əʊmə] *noun*: Angiomyolipom(a) *nt*
an|gi|o|li|po|ma [,ændʒɪəʊlaɪ'pəʊmə] *noun*: Angiolipom *nt*
an|gi|o|li|po|ma|to|sis [,ændʒɪəʊlɪ,pəʊmə'təʊsɪs] *noun*: Angiolipomatosis *f*
an|gi|o|lith ['ændʒɪəʊlɪθ] *noun*: Gefäßstein *m*, Vasolith *m*, Angiolith *m*
an|gi|o|lo|gia [,ændʒɪəʊ'lɑdʒɪə] *noun*: →*angiology*
an|gi|o|log|ic [,ændʒɪəʊ'lɑdʒɪk] *adj*: angiologisch
an|gi|o|lo|gy [,ændʒɪ'ɑlədʒiː] *noun*: Angiologie *f*
an|gi|o|lop|a|thies [,ændʒɪəʊ'lɑpəθiːz] *plural*: Angiolopathien *pl*
an|gi|o|lu|poid [,ændʒɪəʊ'luːpɔɪd] *noun*: Angiolupoid *nt*
an|gi|o|lym|phan|gi|o|ma [,ændʒɪəʊlɪm,fændʒɪ'əʊmə] *noun*: Angiolymphangiom *nt*
an|gi|o|lym|phi|tis [,ændʒɪəʊlɪm'faɪtɪs] *noun*: Lymphgefäßentzündung *f*, Lymphangitis *f*, Lymphangiitis *f*
an|gi|o|lym|phoid [,ændʒɪəʊ'lɪmfɔɪd] *adj*: angiolymphoid
an|gi|o|ma [ændʒɪ'əʊmə] *noun, plural* **-ma|ta, -mas** [ændʒɪ'əʊmətə]: Gefäßtumor *m*, Angiom *nt*, Angioma *nt*
capillary angioma: **1.** Kapillarhämangiom *nt*, Haemangioma capillare **2.** Blutschwamm *m*, blastomatöses Hämangiom *nt*, Haemangioma planotuberosum, Haemangioma simplex
capillary giant angioma: kapilläres Riesenangiom *nt*
cavernous angioma: kavernöses Hämangiom *nt*, Kavernom *nt*
cherry angiomas: senile Angiome/Hämangiome *pl*, Alters(häm)angiome *pl*
encephalic angioma: Hirnarterienangiom *nt*
hypertrophic angioma: Hämangioendotheliom(a) *nt*
petechial angioma: petechiales/petechienartiges Angiom *nt*
plexiform angioma: plexiformes Angiom *nt*
racemose angioma: Rankenangiom *nt*, Angioma racemosum, Haemangioma racemosum
senile angiomas: senile Angiome/Hämangiome *pl*, Alters(häm)angiome *pl*
spider angioma: Sternnävus *m*, Spider naevus, Naevus araneus
telangiectatic angioma: teleangiektatisches Angiom *nt*, Angioma teleangiectatica
an|gi|o|ma|to|sis [,ændʒɪəʊmə'təʊsɪs] *noun*: Angiomatose *f*, Angiomatosis *f*
bacillary angiomatosis: bazilläre Angiomatose *f*
cephalotrigeminal angiomatosis: →*encephalofacial angiomatosis*
cerebroretinal angiomatosis: Netzhautangiomatose *f*, (von) Hippel-Lindau-Syndrom *nt*, Angiomatosis retinae cystica
cystic angiomatosis of bone: skelettale Hämangiomatose/Lymphangiomatose *f*, Angiomatose/Lymphangiektasie *f* des Knochens
encephalofacial angiomatosis: Sturge-Weber(-Krabbe)-Krankheit *f*, -Syndrom *nt*, enzephalofaziale Angiomatose *f*, Neuroangiomatosis encephalofacialis, Angiomatosis encephalo-oculo-cutanea, Angiomatosis encephalotrigeminalis
encephalotrigeminal angiomatosis: →*encephalofacial angiomatosis*
oculoencephalic angiomatosis: Krabbe-Syndrom *nt*, okuloenzephalische/enzephalookuläre Angiomatose *f*, Angiomatosis encephalo-cutanea
retinocerebral angiomatosis: →*cerebroretinal angiomatosis*
an|gi|om|a|tous [ændʒɪ'ɑmətəs] *adj*: Angiome betreffend, in der Art eines Angioms, angiomatös
an|gi|o|meg|a|ly [,ændʒɪəʊ'megəliː] *noun*: Gefäßvergrößerung *f*, Angiomegalie *f*
an|gi|o|my|o|li|po|ma [,ændʒɪəʊ,maɪəʊlaɪ'pəʊmə] *noun*: Angiomyolipom *nt*, renales Hamartom *f*
an|gi|o|my|o|ma [,ændʒɪəʊmaɪ'əʊmə] *noun*: Angiomyom *nt*
an|gi|o|my|o|neu|ro|ma [,ændʒɪəʊ,maɪənjʊə'rəʊmə, -nʊ-] *noun*: Angiomyoneurom *nt*, Glomustumor *m*, Glomangiom *nt*
an|gi|o|my|op|a|thy [,ændʒɪəʊmaɪ'ɑpəθiː] *noun*: Angiomyopathie *f*
an|gi|o|my|o|sar|co|ma [,ændʒɪəʊ,maɪəsɑːr'kəʊmə] *noun*: Angiomyosarkom *nt*, Angiomyosarcoma *nt*
an|gi|o|ne|cro|sis [,ændʒɪəʊnɪ'krəʊsɪs] *noun*: Gefäß(wand)nekrose *f*, Angionekrose *f*
an|gi|o|ne|crot|ic [,ændʒɪəʊnɪ,krɑtɪk] *adj*: Angionekrose betreffend, angionekrotisch
an|gi|o|ne|o|plasm [,ændʒɪəʊ'nɪəplæzəm] *noun*: (Blut-)Gefäßneubildung *f*, -tumor *m*
an|gi|o|neu|ral|gia [,ændʒɪəʊnjʊə'rældʒə] *noun*: Angioneuralgie *f*
an|gi|o|neu|rec|to|my [,ændʒɪəʊnjʊə'rektəmiː] *noun*: Gefäß- und Nervenexzision *f*, Angioneurektomie *f*

an|gi|o|neu|ro|path|ic [,ændʒɪəʊ,njʊərə'pæθɪk, -,nʊ-] *adj*: Angioneuropathie betreffend, angioneuropathisch
an|gi|o|neu|rop|a|thy [,ændʒɪəʊnjʊə'rɑpəθiː] *noun*: Angioneuropathie *f*
an|gi|o|neu|ro|sis [ændʒɪəʊ,njʊə'rəʊsɪs] *noun*: Gefäßneurose *f*, Angioneurose *f*, Vasoneurose *f*
an|gi|o|neu|rot|ic [ændʒɪəʊ,njʊə'rɑtɪk] *adj*: Angioneurose betreffend, angioneurotisch, vasoneurotisch
an|gi|o|neu|rot|o|my [,ændʒɪəʊnjʊə'rɑtəmiː] *noun*: Angioneurotomie *f*
angio-oedema *noun*: (*brit.*) →*angioedema*
angio-oedemaatous *adj*: (*brit.*) →*angioedematous*
an|gi|o|pan|cre|a|ti|tis [,ændʒɪəʊ,pæŋkrɪə'taɪtɪs] *noun*: Entzündung *f* der Pankreasgefäße
an|gi|o|pa|ral|y|sis [,ændʒɪəʊpə'rælɪsɪs] *noun*: vasomotorische Lähmung *f*, Angioparalyse *f*, Angioparese *f*
an|gi|o|pa|re|sis [,ændʒɪəʊpə'riːsɪs] *noun*: →*angioparalysis*
an|gi|o|path|ic [ændʒɪəʊ'pæθɪk] *adj*: Angiopathie betreffend, die Gefäße schädigend, angiopathisch
an|gi|o|pa|thol|o|gy [,ændʒɪəʊpə'θɑlədʒiː] *noun*: Gefäß-, Angiopathologie *f*
an|gi|op|a|thy [ændʒɪ'ɑpəθiː] *noun*: Gefäßerkrankung *f*, Angiopathie *f*
diabetic angiopathy: diabetische Angiopathie *f*
angiopathy of great vessels: Makroangiopathie *f*
an|gi|o|phak|o|ma|to|sis [,ændʒɪəʊ,fækəmə'təʊsɪs] *noun*: Angiophakomatose *f*
an|gi|o|plas|ty ['ændʒɪəʊplæstiː] *noun*: **1.** Angioplastie *f* **2.** Gefäßplastik *f*, Angioplastik *f*
balloon angioplasty: Ballonangioplastik *f*
coronary angioplasty: Koronarangioplastie *f*
laser angioplasty: Laserangioplastie *f*
patch angioplasty: Flickenplastik *f*, Streifenplastik *f*, Patch-Plastik *f*, Flickentransplantat *f*
percutaneous transluminal angioplasty: perkutane transluminale Angioplastie *f*
percutaneous transluminal coronary angioplasty: perkutane transluminale koronare Angioplastie *f*, perkutane transluminale Koronarangioplastie *f*
an|gi|o|poi|e|sis [,ændʒɪəʊpɔɪ'iːsɪs] *noun*: Gefäßbildung *f*, Angiopoese *f*, Angiopoiese *f*
an|gi|o|poi|et|ic [,ændʒɪəʊpɔɪ'etɪk] *adj*: Angiopoese betreffend *oder* auslösend, angiopoetisch
an|gi|o|re|tic|u|lo|en|do|the|li|o|ma [,ændʒɪəʊrɪ,tɪkjələʊ,endəʊ,θiːlɪ'əʊmə] *noun*: Kaposi-Sarkom *nt*, Morbus *m* Kaposi, Retikuloangiomatose *f*, Angioretikulomatose *f*, idiopathisches multiples Pigmentsarkom Kaposi *nt*, Sarcoma idiopathicum multiplex haemorrhagicum
an|gi|or|rha|phy [ændʒɪ'ɑrəfiː] *noun*: Angiorrhaphie *f*
an|gi|o|sar|co|ma [,ændʒɪəʊ'sɑːr'kəʊmə] *noun*: Angiosarkom *nt*
an|gi|o|scle|ro|sis [,ændʒɪəʊsklɪ'rəʊsɪs] *noun*: Gefäß(wand)sklerose *f*, Angiosklerose *f*
an|gi|o|scle|rot|ic [,ændʒɪəʊsklɪ'rɑtɪk] *adj*: Angiosklerose betreffend, angiosklerotisch
an|gi|o|scope ['ændʒɪəʊskəʊp] *noun*: Kapillarmikroskop *nt*, Angioskop *nt*
an|gi|o|scop|ic [,ændʒɪəʊ'skɑpɪk] *adj*: Angioskopie betreffend, angioskopisch
an|gi|os|co|py ['ændʒɪəʊskəpiː] *noun*: Angioskopie *f*
an|gi|o|sco|to|ma [,ændʒɪəʊskə'təʊmə] *noun*: Angioskotom *nt*
an|gi|o|sco|tom|e|try [,ændʒɪəʊskə'tɑmətriː] *noun*: Angioskotometrie *f*
an|gi|o|spasm ['ændʒɪəʊspæzəm] *noun*: Gefäßkrampf *m*, Angiospasmus *m*, Vasospasmus *m*
an|gi|o|spas|tic [,ændʒɪəʊ'spæstɪk] *adj*: Angiospasmus betreffend *oder* auslösend, angiospastisch, vasospastisch
an|gi|o|ste|no|sis [,ændʒɪəʊstɪ'nəʊsɪs] *noun*: Gefäßstenose *f*
an|gi|o|ste|not|ic [,ændʒɪəʊstɪ'nɑtɪk] *adj*: Angiostenose betreffend, angiostenotisch
an|gi|os|te|o|sis [,ændʒɪəʊɑstɪ'əʊsɪs] *noun*: Gefäßverknöcherung *f*, -kalzifizierung *f*
an|gi|os|to|my ['ændʒɪ'ɑstəmiː] *noun*: **1.** Angiostomie *f* **2.** Angiostoma *nt*
an|gi|o|stron|gy|li|a|sis [,ændʒɪəʊ,strɑndʒɪ'laɪəsɪs] *noun*: Angiostrongyliasis *f*, Angiostrongylose *f*
An|gi|o|stron|gy|lus [ændʒɪəʊ'strɑndʒɪləs] *noun*: Angiostrongylus *m*
Angiostrongylus cantonensis: Rattenlungenwurm *m*, Angiostrongylus cantonensis
Angiostrongylus costaricensis: Angiostrongylus costaricensis
an|gi|o|te|lec|ta|sis [,ændʒɪəʊtɪ'lektəsɪs] *noun, plura* **-ses** [-siːz]: Gefäßdilatation *f*
an|gi|o|ten|sin [,ændʒɪəʊ'tensɪn] *noun*: Angiotensin *nt*
angiotensin I: Angiotensin I *nt*
angiotensin II: Angiotensin II *nt*
angiotensin III: Angiotensin III *nt*
an|gi|o|ten|si|nase [,ændʒɪəʊ'tensɪneɪz] *noun*: Angiotensinase *f*
an|gi|o|ten|sin|o|gen [,ændʒɪəʊten'sɪnədʒən] *noun*: Angiotensinogen *nt*
an|gi|o|tome ['ændʒɪətəʊm] *noun*: Angiotom *nt*, Intersegment *nt*
an|gi|o|to|mog|ra|phy [,ændʒɪəʊtə'mɑgrəfiː] *noun*: Angiotomographie *f*, Angiotomografie *f*
an|gi|ot|o|my [,ændʒɪ'ɑtəmiː] *noun*: Angiotomie *f*
an|gi|o|to|nase [,ændʒɪəʊ'təʊneɪz] *noun*: →*angiotensinase*
an|gi|o|to|nia [,ændʒɪəʊ'təʊnɪə] *noun*: Angiotonus *m*, Vasotonus *m*
an|gi|o|ton|ic [,ændʒɪəʊ'tɑnɪk] *adj*: vasotonisch
an|gi|o|to|nin [,ændʒɪəʊ'təʊnɪn] *noun*: →*angiotensin*
an|gi|o|tribe ['ændʒɪəʊtraɪb] *noun*: Gefäßquetschklemme *f*, Angiotriptor *m*
an|gi|o|trip|sy ['ændʒɪəʊtrɪpsiː] *noun*: Angiotripsie *f*, -thrypsie *f*
an|gi|o|troph|ic [,ændʒɪəʊ'trɑfɪk, -'trəʊ] *adj*: gefäßernährend, vasotrophisch, angiotrophisch
an|gi|tis [æn'dʒaɪtɪs] *noun*: →*angiitis*
an|gle ['æŋgl] *noun*: Winkel *m*, Angulus *m*
angle of aberration: Brechungswinkel *m*
acetabular angle: Pfannendachwinkel *m*
acromial angle: Angulus acromii
acromial angle of scapula: Angulus lateralis scapulae
alpha angle: Alpha-Winkel *m*
angle of anomaly: Anomaliewinkel *m*
anterior inferior angle of parietal bone: Angulus sphenoidalis ossis parietalis
anterior superior angle of parietal bone: Angulus frontalis ossis parietalis
anterior vesicourethral angle: vorderer Blasen-Harnröhren-Winkel *m*
angle of anteversion: (*Femur*) Anteversionswinkel *m*
angle of aperture: Apertur-, Öffnungswinkel *m*; Apertur *f*
Baumann's angle: Baumann-Winkel *m*
biorbital angle: biorbitaler Winkel *m*
Böhler's salient angle: Böhler-Tuber-Gelenk-Winkel *m*
bond angle: Bindungswinkel *m*

A

buccal angles: bukkale Zahnwinkel *pl*
Camper's angle: Camper-Gesichtswinkel *m*
caput-epiphysis angle: (*Femur*) Kopf-Epiphysen-Winkel *m*
cardiodiaphragmatic angle: Herz-Zwerchfell-Winkel *m*
cardiohepatic angle: Ebstein-Winkel *m*, Herz-Leber-Winkel *m*
cardiophrenic angle: Herz-Zwerchfell-Winkel *m*
cavity angles: Kavitätenwinkel *pl*
CE angle: CE-Winkel *m*, Wiberg-Winkel *m*, Centrum-Ecken-Winkel *m*
center-edge angle: CE-Winkel *m*, Wiberg-Winkel *m*
cephalic-medullary angle: Hirnstamm-Hirnbasis-Winkel *m*
cephalomedullary angle: →*cephalic-medullary angle*
cerebellopontile angle: Kleinhirn-Brücken-Winkel *m*, Angulus pontocerebellaris
cerebellopontine angle: Angulus pontocerebellaris, Kleinhirn-Brückenwinkel *m*
angle of chamber: Iridokorneal-, Kammerwinkel *m*, Angulus iridocornealis
collodiaphyseal angle: Schenkelhalsschaftwinkel *m*, Collum-Corpus-Winkel *m*, Collo-Diaphysen-Winkel *m*, Schenkelhalswinkel *m*, CD-Winkel *m*, Kollodiaphysenwinkel *m*
condylar angle of mandible: Kondylenwinkel *m*, Gelenkwinkel *m*
angle of convergence: Konvergenzwinkel *m*
coronary angle: Angulus frontalis ossis parietalis
costal angle: Angulus costae
costophrenic angle: Rippen-Zwerchfell-Winkel *m*
costovertebral angle: Kostovertebralwinkel *m*
critical angle: kritischer Einfallswinkel *m*, Grenzwinkel *m*
cusp angle: Höckerneigung *f*, Höckerwinkel *m*
cusp plane angle: Höckerebenenwinkel *m*, Höckerebenenneigung *f*
angle of declination: →*angle of anteversion*
angle of deviation: **1.** (*physik.*) Brechungswinkel *m* **2.** (*Prisma*) Haupt-, Brechungswinkel *m* **3.** (*augenheil.*) Anomaliewinkel *m*
disparity angle: Disparitätswinkel *m*
duodenojejunal angle: Duodenojejunalflexur *f*, Flexura duodenojejunalis
Ebstein's angle: Ebstein-Winkel *m*, Herz-Leber-Winkel *m*
angle of elevation: Elevationswinkel *m*
epigastric angle: epigastrischer Winkel *m*, Rippenbogenwinkel *m*, Angulus infrasternalis
epsilon angle: Epsilon-Winkel *m*
esophagogastric angle: ösophagogastrischer Winkel *m*, kardiofundaler Winkel *m*
external angle: Außenwinkel *m*
external angle of border of tibia: Margo interosseus tibae
external angle of scapula: Angulus lateralis scapulae
angle of eye: Angulus oculi
filtration angle: Iridokorneal-, Kammerwinkel *m*, Angulus iridocornealis
frontal angle of parietal bone: Angulus frontalis ossis parietalis
gamma angle: Gamma-Winkel *m*
gonial angle: Angulus mandibulae
His' angle: His-Winkel *m*, ösophagogastrischer Winkel *m*, kardiofundaler Winkel *m*
angle of incidence: Inzidenz-, Einfallswinkel *m*
incident angle: Inzidenz-, Einfallswinkel *m*
incisal angle: Inzisalwinkel *m*
incisal guidance angle: →*incisal guide angle*
incisal guide angle: Schneidezahnführungswinkel *m*
angle of inclination: Neigung *f*, Neigungswinkel *m*, Inklination *f*
inferior angle of scapula: Angulus inferior scapulae
infrasternal angle: epigastrischer Winkel *m*, Rippenbogenwinkel *m*, Angulus infrasternalis
inner angle of humerus: Margo medialis humeri
interior angle: Innenwinkel *m*
internal angle of tibia: Margo medialis tibiae
angle of intersection: Schnittwinkel *m*
iridal angle: →*iridocorneal angle*
iridocorneal angle: Iridokorneal-, Kammerwinkel *m*, Angulus iridocornealis
angle of iris: →*iridocorneal angle*
angle of jaw: Angulus mandibulae
kappa angle: Kappa-Winkel *m*
kyphotic angle: Kyphosewinkel *m*
labial angles: Labialwinkel *pl*
lateral angle of border of tibia: Margo interosseus tibiae
lateral angle of eye: seitlicher/äußerer Augenwinkel *m*, Angulus oculi lateralis
lateral angle of humerus: Margo lateralis humeri
lateral incisal guide angle: seitlicher Schneidezahnführungswinkel *m*, lateraler Schneidezahnführungswinkel *m*
lateral angle of scapula: Angulus lateralis scapulae
limiting angle: kritischer Einfallswinkel *m*, Grenzwinkel *m*
lingual angles: Lingualwinkel *pl*
Louis's angle: Angulus Ludovici/sterni/sternalis
Ludwig's angle: Angulus Ludovici, Angulus sterni
lumbosacral angle: Lumbosakral-, Sakrovertebralwinkel *m*
angle of mandible: Unterkieferwinkel *m*, Angulus mandibulae
mandibular angle: Unterkieferwinkel *m*, Angulus mandibulae
mandibular profile angle: Unterkieferprofilwinkel *m*
mastoid angle: Angulus mastoideus ossis parietalis
medial angle of eye: medialer/innerer Augenwinkel *m*, Angulus oculi medialis
medial angle of humerus: Margo medialis humeri
medial angle of scapula: Angulus superior scapulae
medial angle of tibia: Margo medialis tibiae
mesial angles: Mesialwinkel *pl*
Mikulicz's angle: (*Femur*) Anteversionswinkel *m*
minimum separabile angle: →*minimum separable angle*
minimum separable angle: Grenzwinkel *m*, kleinster Sehwinkel *m*, Minimum separabile
minimum visible angle: →*minimum separable angle*
minimum visual angle: →*minimum separable angle*
angle of mouth: Mundwinkel *m*, Angulus oris
obtuse angle: stumpfer Winkel *m*
occipital angle: Angulus occipitalis ossis parietalis
occipital angle of parietal bone: Angulus occipitalis ossis parietalis
occlusal angle: Okklusionswinkel *m*
ocular angle: Augenwinkel *m*
oesophagogastric angle: (*brit.*) →*esophagogastric angle*
optic angle: Seh-, Gesichts(feld)winkel *m*
outward angle: Außenwinkel *m*
parietal angle of sphenoid bone: Margo parietalis alae majoris
angle of pelvis: Beckenneigung *f*, Inclinatio pelvis
pelvivertebral angle: Beckenneigung *f*, Inclinatio

pelvis
Pirogoff's angle: Venenwinkel *m*, Angulus venosus
plane angle: Flächenwinkel *m*
angle of polarization: Polarisationswinkel *m*, Brewster-Winkel *m*
polarizing angle: Polarisationswinkel *m*, Brewster-Winkel *m*
pontine angle: Kleinhirnbrückenwinkel *m*, Angulus pontocerebellaris
posterior inferior angle of parietal bone: Angulus mastoideus ossis parietalis
posterior superior angle of parietal bone: Angulus occipitalis ossis parietalis
posterior vesicourethral angle: hinterer Blasen-Harnröhren-Winkel *m*
principal angle: Haupt-, Brechungswinkel *m*
professor angles: Geheimratsecken *pl*
protrusive incisal guide angle: sagittaler Schneidezahnführungswinkel *m*
pubic angle: Schambogen *m*, Angulus subpubicus
angle of pubic arch: Schambogenweite *f*
angle of reflection: Reflektions-, Ausfallswinkel *m*
refracting angle: (*Prisma*) Haupt-, Brechungswinkel *m*
angle of refraction: Brechungswinkel *m*, Refraktionswinkel *m*
angle of rib: Angulus costae
round angle: Vollwinkel *m*
sacrovertebral angle: Lumbosakral-, Sakrovertebralwinkel *m*
sphenoid angle: Angulus sphenoidalis ossis parietalis
sphenoidal angle: →*sphenoid angle*
squint angle: Schielwinkel *m*, Deviationswinkel *m*
sternal angle: Angulus sterni
sternoclavicular angle: Sternoklavikularwinkel *m*
angle of strabismus: Schielwinkel *m*
straight angle: gestreckter Winkel *m*
subcostal angle: Angulus infrasternalis
submaxillary angle: Unterkieferwinkel *m*, Angulus mandibulae
subpubic angle: Schambeinwinkel *m*, -bogen *m*, Angulus subpubicus
substernal angle: Angulus infrasternalis
superior angle of scapula: Angulus superior scapulae
tooth angle: Zahnwinkel *m*
angle of torsion: Torsions-, Rotationswinkel *m*
angle of tracheal bifurcation: Bifurkationswinkel *m*
tuber angle: Tuber-Gelenkwinkel *m*
venous angle: Venenwinkel *m*, Angulus venosus
vesicourethral angle: Blasen-Harnröhren-Winkel *m*
visible angle: Gesichtsfeld-, Sehwinkel *m*
visual angle: →*visible angle*
Welcker's angle: Angulus sphenoidalis (ossis parietalis)

angled ['æŋgld] *adj*: wink(e)lig, Winkel-
an|go|phra|sia [æŋgəʊ'freɪʒ(ɪ)ə, -zɪə] *noun*: Angophrasie *f*
an|gor ['æŋgər] *noun*: →*angina*
an|gry ['æŋgriː] *adj*: **1.** zornig, wütend, verärgert, ärgerlich (*at, about* auf, über); böse (*with, at sb.* mit jdm.) **2.** entzündet **3.** brennend
ang|strom ['æŋstrəm] *noun*: →*Angström*
Ang|ström ['æŋstrəm] *noun*: Angström-Einheit *f*, Angström *nt*
An|guil|lu|la [æŋ'gwɪljələ] *noun*: Anguillula *f*
Anguillula intestinalis: →*Anguillula stercoralis*
Anguillula stercoralis: Zwergfadenwurm *m*, Kotälchen *nt*, Strongyloides stercoralis, Anguillula stercoralis

an|guish ['æŋgwɪʃ] *noun*: Pein *f*, Qual *f*, Schmerz *m*
an|guished ['æŋgwɪʃt] *adj*: gequält, gepeinigt, von Schmerzen/Angst geplagt
an|gu|lar ['æŋgjələr] *adj*: **1.** wink(e)lig, winkelförmig, Winkel- **2.** knochig **3.** (*fig.*) linkisch, steif, ungelenk
an|gu|lar|i|ty [,æŋgjə'lærətiː] *noun*, *plura* **-ties**: **1.** Wink(e)ligkeit *f* **2.** (*fig.*) Steifheit *f*, Ungelenkigkeit *f*
an|gu|late ['æŋgjəlɪt, -leɪt] *adj*: →*angular 1.*
an|gu|lat|ed ['æŋgjəleɪtɪd] *adj*: →*angular 1.*
an|gu|la|tion [,æŋgjə'leɪʃn] *noun*: **1.** Abknicken *nt* **2.** (*Fraktur*) Abknicken *nt*, Achsenfehlstellung *f*
an|gu|lose ['æŋgjələʊs] *adj*: →*angular*
an|gu|lous ['æŋgjələs] *adj*: →*angular*
an|gu|lus ['æŋgələs] *noun*, *plura* **-li** [-liː, -laɪ]: Winkel *m*, Angulus *m*
an|hae|mo|lyt|ic [æn,hiːmə'lɪtɪk] *adj*: (*brit.*) →*anhemolytic*
an|ha|phia [æn'hæfɪə] *noun*: Anaphie *f*, Anaphia *f*
an|he|do|nia [ænhɪ'dəʊnɪə] *noun*: Anhedonie *f*
an|he|mo|lyt|ic [æn,hiːmə'lɪtɪk] *adj*: nichthämolytisch, nichthämolysierend, γ-hämolytisch, gamma-hämolytisch
an|hi|dro|sis [ænhɪ'drəʊsɪs, -haɪ-] *noun*: verminderte *oder* fehlende Schweißabsonderung *f*, Anidrose *f*, Anhidrose *f*, Anhidrosis *f*
thermogenic anhidrosis: thermogene/tropische Anhidrose *f*, Anhidrosis tropica
an|hi|drot|ic [,ænhɪ'drɑtɪk]: **I** *noun* anhidrotisches Mittel *nt* **II** *adj* An(h)idrose betreffend, anhidrotisch
an|hy|drae|mi|a [,ænhaɪ'driːmiːə] *noun*: (*brit.*) →*anhydremia*
an|hy|drase [æn'haɪdreɪs] *noun*: Dehydratase *f*, Hydratase *f*
carbonic anhydrase: Kohlensäureanhydrase *f*, Carbonatdehydratase *f*, Carboanhydrase *f*
an|hy|drate [æn'haɪdreɪt] *vt*: Wasser entziehen, dehydrieren
an|hy|dra|tion [,ænhaɪ'dreɪʃn] *noun*: **1.** Wassermangel *m*, Dehydra(ta)tion *f*, Hypohydratation *f* **2.** Entwässerung *f*, Dehydratation *f*
an|hy|dre|mi|a [,ænhaɪ'driːmiːə] *noun*: Wassermangel *m* im Blut, Anhydrämie *f*
an|hy|dride [æn'haɪdraɪd, -drɪd] *noun*: Anhydrid *nt*
acetic anhydride: →*acetic acid anhydride*
acetic acid anhydride: Essigsäure-, Azetanhydrid *nt*
acetic phosphoric anhydride: Acetylphosphat *nt*
acid anhydride: Säureanhydrid *nt*
base anhydride: Basenanhydrid *nt*
carbonic anhydride: Kohlendioxid *nt*
chromic anhydride: Chromsäure *f*
perosmic anhydride: Osmiumtetroxid *nt*
phthalic acid anhydride: Phthalsäureanhydrid *nt*
silicic anhydride: Siliziumdioxid *nt*, Siliciumdioxid *nt*
sulfurous anhydride: Schwefeldioxid *nt*
sulphurous anhydride: (*brit.*) →*sulfurous anhydride*
an|hy|dro|chlo|ric [æn,haɪdrə'klɔːrɪk, -'klɔː-] *adj*: Achlorhydrie betreffend *oder* zeigend, achlorhydrisch
an|hy|dro|hy|droxy|pro|ges|ter|one [æn,haɪdrəhaɪ'drɑksɪprəʊ'dʒestərəʊn] *noun*: Ethisteron *nt*
an|hy|drous [æn'haɪdrəs] *adj*: wasserfrei, anhydriert
a|ni|a|ci|no|sis [,ænaɪəsɪ'nəʊsɪs, ,eɪ-] *noun*: Niacinmangel *m*
an|ic|ter|ic [ænɪk'terɪk] *adj*: ohne Gelbsucht/Ikterus (verlaufend), anikterisch
an|id|e|us [æ'niːdɪəs] *noun*: Holoacardius amorphus
an|i|dro|sis [,ænɪ'drəʊsɪs] *noun*: →*anhidrosis*
an|i|drot|ic [,ænɪ'drɑtɪk] *noun, adj*: →*anhidrotic*
an|i|ler|i|dine [,ænɪ'lerɪdiːn] *noun*: Anileridin *nt*

A

an|i|lid ['ænlɪd] *noun*: →*anilide*
an|i|lide ['ænlɪd, -laɪd] *noun*: Anilid *nt*
an|i|line ['ænlɪn, -laɪn] *noun*: Anilin *nt*, Aminobenzol *nt*, Phenylamin *nt*
a|ni|lin|gus [ˌeɪnə'lɪŋgəs] *noun*: Anilingus *m*
an|i|lin|ism ['ænlənɪzəm] *noun*: Anilinvergiftung *f*, Anilinismus *m*
an|i|lism ['ænɪlɪzəm] *noun*: →*anilinism*
an|i|ma ['ænəmə] *noun*: **1.** Seele *f*, Anima *f* **2.** (*psychiat.*) Anima *f* **3.** (*pharmakol.*) Wirkstoff *m*, -substanz *f*
an|i|mal ['ænɪməl]: **I** *noun* Tier *nt*, tierisches Lebewesen *nt* **II** *adj* animalisch, tierisch
experimental animal: Versuchstier *nt*
laboratory animal: Laboratoriumstier *nt*
single-celled animal: Einzeller *m*
an|i|mé ['ænəmeɪ] *noun*: Kopal *nt*
an|i|mism ['ænəmɪzəm] *noun*: Animismus *m*
an|i|mus ['ænɪməs] *noun*: Animus *m*
an|i|on ['ænaɪən] *noun*: Anion *nt*, negatives Ion *nt*
an|i|on|ic [ˌænaɪ'ɑnɪk] *adj*: Anion betreffend, Anione enthaltend, anionisch
an|i|rid|ia [ˌænaɪ'rɪdɪə] *noun*: Aniridie *f*
anis- *präf.*: →*aniso-*
an|i|sa|ki|a|sis [ˌænɪsə'kaɪəsɪs] *noun*: Heringswurmkrankheit *f*, Anisakiasis *f*
An|i|sa|kis [ænɪ'sækɪs] *noun*: Anisakis *m*
Anisakis marina: Heringswurm *m*, Anisakis marina
an|is|ate ['ænəseɪt, -sɪt] *noun*: Anisat *nt*
an|ise ['ænɪs] *noun*: Anis *m*, Pimpinella anisum
star anise: Sternanis *nt*, Illicium verum, Illicium stellatum
an|is|ei|ko|nia [ˌænəsaɪ'kəʊnɪə] *noun*: Aniseikonie *f*
an|i|sin|di|one [ˌænɪsɪn'daɪəʊn] *noun*: Anisindion *nt*
an|i|sine ['ænəsɪn] *noun*: Anisin *nt*
aniso- *präf.*: anis(o)-, Anis(o)-
an|i|so|ac|com|mo|da|tion [ænˌaɪsəəˌkɑmə'deɪʃn] *noun*: Anisoakkommodation *f*
an|i|so|chro|ma|sia [ænˌaɪsəkrəʊ'meɪʒɪə] *noun*: Anisochromasie *f*
an|i|so|chro|mat|ic [ˌænˌaɪsəkrəʊ'mætɪk] *adj*: von unterschiedlicher Farbe, uneinheitlich gefärbt, anisochromatisch
an|i|so|chro|mia [ˌænˌaɪsə'krəʊmɪə] *noun*: Anisochromie *f*
an|i|so|co|ria [ˌænˌaɪsə'kɔːrɪə, -'kəʊr-] *noun*: unterschiedliche Pupillenweite *f*, Pupillendifferenz *f*, Anisokorie *f*
physiologic anisocoria: physiologische Anisokorie *f*
an|i|so|cy|to|sis [ænˌaɪsəsaɪ'təʊsɪs] *noun*: Anisozytose *f*, Anisocytose *f*
an|i|so|cy|tot|ic [ænˌaɪsəsaɪ'tɑtɪk] *adj*: Anisozytose betreffend, anisozytotisch
an|i|so|dac|ty|ly [ænaɪsə'dæktəliː] *noun*: Anisodaktylie *f*
an|i|so|di|a|met|ric [ænˌaɪsədaɪə'metrɪk] *adj*: anisodiametrisch
an|i|so|dont [æn'aɪsədɑnt] *noun*: Anisodont *m*
an|i|so|ga|mete [ˌænaɪsəgə'miːt, -'gæmiːt] *noun*: Anisogamet *m*, Heterogamet *m*
female anisogamete: Makrogamet *m*, Gynogamet *m*
small anisogamete: Mikrogamet *m*, Androgamet *m*
an|i|so|ga|met|ic [ˌænaɪsəgə'metɪk] *adj*: anisogametisch, heterogametisch
an|i|sog|a|mous [ˌænaɪ'sɑgəməs] *adj*: anisogam, heterogam
an|i|sog|a|my [ˌænaɪ'sɑgəmiː] *noun*: Anisogamie *f*
an|i|sog|na|thous [ænaɪ'sɑgnəθəs] *adj*: anisognath
an|i|so|i|co|nia [ænˌaɪsəaɪ'kəʊnɪə] *noun*: Aniseikonie *f*
an|i|so|kar|y|o|sis [ænˌaɪsəʊkærɪ'əʊsɪs] *noun*: Anisokaryose *f*, Anisonukleose *f*
an|i|so|kar|y|ot|ic [ænˌaɪsəʊkærɪ'ɑtɪk] *adj*: Anisokaryose betreffend, anisokaryotisch
an|i|so|mac|ro|cy|to|sis [ænˌaɪsəʊˌmækrəʊsaɪ'təʊsɪs] *noun*: Anisomakrozytose *f*
an|i|so|mas|tia [ˌænˌaɪsə'mæstɪə] *noun*: Anisomastie *f*
an|i|so|mel|ia [ˌænˌaɪsə'miːlɪə] *noun*: Anisomelie *f*
an|i|so|mer|ic [ˌænˌaɪsə'merɪk] *adj*: anisomer
an|i|so|met|rope [ˌænˌaɪsə'metrəʊp] *noun*: Patient(in *f*) *m* mit Anisometropie *f*, Anisometroper *m*
an|i|so|me|tro|pia [ˌænˌaɪsəme'trəʊpɪə] *noun*: Anisometropie *f*
an|i|so|me|trop|ic [ˌænˌaɪsəme'trɑpɪk] *adj*: Anisometropie betreffend, anisometrop
an|i|so|pho|ria [ˌænˌaɪsə'fəʊrɪə] *noun*: Höhenschielen *nt*, Anisophorie *f*
an|i|so|pia [ænɪ'səʊpɪə] *noun*: ungleiche Sehschärfe *f*, Anisopie *f*
an|i|so|poi|ki|lo|cy|to|sis [ænˌaɪsəpɔɪˌkɪləʊsaɪ'təʊsɪs] *noun*: Anisopoikilozytose *f*
an|i|so|poi|ki|lo|cy|tot|ic [ænˌaɪsəpɔɪˌkɪləʊsaɪ''tɑtɪk] *adj*: Anisopoikilozytose betreffend, anisozytotisch, anisopoikilozytotisch
an|i|so|rhyth|mia [ænˌaɪsə'rɪðmɪə] *noun*: Aniso(r)rhythmie *f*
an|i|sos|mot|ic [ˌænɪsɑs'mɑtɪk] *adj*: anisosmotisch
an|i|so|spore [æn'aɪsəspəʊər, -spɔːr] *noun*: Anisospore *f*
an|i|so|ton|ic [ˌænˌaɪsə'tɑnɪk] *adj*: nicht-isoton, anisoton, anisotonisch
an|i|sot|ro|pal [ænɪ'sɑtrəpəl] *adj*: →*anisotropic*
an|i|so|trop|ic [ænˌaɪsə'trɑpɪk, -'trəʊ-] *adj*: Anisotropie betreffend, anisotrop
an|i|sot|ro|pism [ænaɪ'sɑtrəpɪzəm] *noun*: →*anisotropy*
an|i|sot|ro|pous [ænaɪ'sɑtrəpəs] *adj*: →*anisotropic*
an|i|sot|ro|py [ænaɪ'sɑtrəpiː] *noun*: Anisotropie *f*
an|i|sum [æ'naɪsəm, -'niː-] *noun*: Anis *nt*
an|i|su|ria [ænɪ's(j)ʊəriːə] *noun*: Anisurie *f*
a|ni|trog|e|nous [ænaɪ'trɑdʒənəs] *adj*: nicht-stickstoffhaltig
an|kle ['æŋkl] *noun*: **1.** (Fuß-)Knöchel *m*; Knöchelregion *f*, Fessel *f* **behind the ankle** hinter dem Knöchel (liegend) **2.** oberes Sprunggelenk *nt*, Talokruralgelenk *nt*, Articulatio talocruralis **3.** Sprungbein *nt*, Talus *m*
swollen ankle: geschwollener (Fuß-)Knöchel *m*, Knöchelödem *nt*
ankylo- *präf.*: Ankyl(o)-
an|kyl|o|bleph|a|ron [ˌæŋkɪləʊ'blefərɑn] *noun*: Ankyloblepharon *nt*
an|kyl|o|cheil|i|a [ˌæŋkɪləʊ'keɪlɪə] *noun*: Lippenverwachsung *f*, Ankyloch(e)ilie *f*
an|kyl|o|col|pos [ˌæŋkɪləʊ'kɑlpəs] *noun*: Scheiden-, Vaginalatresie *f*, Atresia vaginalis
an|kyl|o|dac|ty|ly [ˌæŋkɪləʊ'dæktəliː] *noun*: Ankylodaktylie *f*
an|kyl|o|glos|sia [ˌæŋkɪləʊ'glɑsɪə] *noun*: Zungenverwachsung *f*, Ankyloglossie *f*, -glosson *nt*
an|kyl|o|pho|bi|a [ˌæŋkɪləʊ'fəʊbɪə] *noun*: Ankylophobie *f*
an|kyl|o|poi|et|ic [ˌæŋkɪləʊpɔɪ'etɪk] *adj*: Ankylose verursachend, versteifend, ankylosierend
an|kyl|o|proc|tia [ˌæŋkɪləʊ'prɑkʃɪə] *noun*: Afterstriktur *f*
an|kyl|ose ['æŋkələʊs]: **I** *vt* (*Gelenk*) steif machen, versteifen, ankylosieren **II** *vi* steif werden, versteifen
an|kyl|osed ['æŋkələʊst] *adj*: (*Gelenk*) versteift
an|kyl|os|ing ['æŋkələʊsɪŋ] *adj*: Ankylose verursachend, versteifend, ankylosierend
an|kyl|o|sis [ˌæŋkə'ləʊsɪs] *noun*, *plural* **-ses** [-siːz]: Gelenkversteifung *f*, Ankylose *f*, Ankylosis *f*

artificial ankylosis: operative Gelenkversteifung *f*, Arthrodese *f*
bony ankylosis: knöcherne Gelenkversteifung/Ankylose *f*, Ankylosis ossea
dental ankylosis: Zahnankylose *f*
extracapsular ankylosis: extrakapsuläre Ankylose *f*
false ankylosis: fibröse Ankylose *f*, Ankylosis fibrosa
fibrous ankylosis: fibröse Gelenkversteifung/Ankylose *f*, Ankylosis fibrosa
ankylosis of the hip: Hüftankylose *f*
intervertebral ankylosis: Intervertebralankylose *f*, Ankylosis intervertebralis
intracapsular ankylosis: intrakapsuläre Ankylose *f*
osseous ankylosis: knöcherne Gelenkversteifung/Ankylose *f*, Ankylosis ossea
spurious ankylosis: fibröse Gelenkversteifung/Ankylose *f*, Ankylosis fibrosa
stapedial ankylosis: Stapesankylose *f*
ankylosis of teeth: Zahnankylose *f*
ankylosis of the knee joint: Knieankylose *f*
ankylosis of tooth: Zahnankylose *f*
true ankylosis: knöcherne Gelenkversteifung/Ankylose *f*, Ankylosis ossea
vertebral ankylosis: Wirbelsäulenversteifung *f*

An|kyl|los|to|ma [æŋkɪ'lɑstəʊmə] *noun*: →*Ancylostoma*
an|ky|lo|sto|mi|a|sis [ˌæŋkɪləʊstəʊ'maɪəsɪs] *noun*: Hakenwurmbefall *m*, Hakenwurminfektion *f*, Ankylostomiasis *f*, Ankylostomatosis *f*, Ankylostomatidose *f*
an|kyl|lot|ic [ˌænkə'lɑtɪk] *adj*: Ankylose betreffend, versteift, ankylotisch
an|ky|lot|o|my [ˌænkə'lɑtəmiː] *noun*: Ankylotomie *f*
an|ky|lu|re|thria [ˌæŋkɪljə'riːθrɪə] *noun*: Harnröhrenstriktur *f*
an|ky|roid ['æŋkɪrɔɪd] *adj*: haken-, ankerförmig
ANL *Abk.*: all-or-none law
an|la|ge ['ɑnlɑːgə] *noun, plura* **-gen** [-gən]: **1.** (*embryolog.*) (Erb-)Anlage *f* **2.** (*psychol.*) Anlage *f*, Prädisposition *f* (*to* zu)
breast anlage: Brustanlage *f*
retinal anlage: Retinaanlage *f*
ANLL *Abk.*: **1.** acute non-lymphoblastic leukemia **2.** acute nonlymphocytic leukemia
an|neal [ə'niːl] *vt*: **1.** (*techn.*) ausglühen, vergüten, tempern **2.** (*fig.*) härten, stählen
an|nec|tent [ə'nektənt] *adj*: verbindend
an|ne|lid ['ænəlɪd] *noun*: Gliederwurm *m*, Ringelwurm *m*, Annelid *m*
An|nel|i|da [ə'nelɪdə] *plural*: Annelida *pl*, Ringelwürmer *pl*, Gliederwürmer *pl*
an|nounce [ə'naʊns] *vt*: ankündigen, andeuten, anzeigen
an|nu|lar ['ænjələr] *adj*: rund, ringförmig, kreisförmig, zirkulär, zirkular
an|nu|lo|plas|ty [ˌænjələʊ'plæstiː] *noun*: Anuloplastik *f*
an|nu|lor|rha|phy [ˌænjə'lɑrəfiː] *noun*: Anulo(r)rhaphie *f*
an|nu|lo|spi|ral [ˌænjələʊ'spaɪərəl] *adj*: anulospiral, anulospiralig
an|nu|lus ['ænjələs] *noun, plural* **-lus|es, -li** [-laɪ]: Ring *m*, ringförmige Struktur *f*, Anulus *m*
annulus of conjunctiva: Anulus conjunctivae
annulus fibrosus: Faserring *m*, Anulus *m* fibrosus
fibrous annulus: Faserring *m*, Anulus fibrosus
tympanic annulus: Anulus tympanicus
A|no|cen|tor [ˌænə'sentər] *noun*: Anocentor *m*
a|no|coc|cyg|e|al [ˌeɪnəkɑk'sɪdʒɪəl] *adj*: After und Steißbein/Os coccygis betreffend, anokokzygeal
an|o|dal [æn'əʊdl] *adj*: Anode betreffend, anodisch
an|ode ['ænəʊd] *noun*: Anode *f*, positive Elektrode *f*, positiver Pol *m*
a|no|derm ['ænədɜrm] *noun*: Anoderm *nt*
an|od|ic [æ'nɑdɪk, -'nəʊ-] *adj*: Anode betreffend, anodisch, Anoden-
an|od|mia [æn'ɑdmɪə] *noun*: →*anosmia*
an|o|don|tia [ˌænə'dɑnʃ(ɪ)ə] *noun*: (vollständige) Zahnlosigkeit *f*, Anodontie *f*, Anodontia *f*
partial anodontia: Hypodontie *f*, Hypodontia *f*
total anodontia: vollständige Anodontie *f*
true anodontia: Anodontia vera
an|o|don|tism [ˌænə'dɑntɪzəm] *noun*: →*anodontia*
an|o|dyne ['ænədaɪn]: **I** *noun* schmerzlinderndes Mittel *nt*, Anodynum *nt* **II** *adj* schmerzlindernd, schmerzstillend, beruhigend
an|o|dyn|i|a [ænə'diːnɪə] *noun*: Schmerzfreiheit *f*
an|o|e|sia [ˌænəʊ'iːz(ɪ)ə] *noun*: Anoesia *f*, Anoese *f*
an|o|et|ic [ˌænəʊ'etɪk] *adj*: anoetisch
a|nom|a|lo|scope [ə'nɑmələˌskəʊp] *noun*: Anomaloskop *nt*
a|nom|a|lot|ro|phy [əˌnɑmə'lɑtrəfiː] *noun*: Fehlernährung *f*
a|nom|a|lous [ə'nɑmələs] *adj*: nicht der Regel entsprechend, nicht normal, regelwidrig, normwidrig, abnorm; ungewöhnlich, anomal
a|nom|a|ly [ə'nɑməliː] *noun*: Anomalie *f*, Abweichung *f* (von der Norm), Unregelmäßigkeit *f*, Ungewöhnlichkeit *f*; Missbildung *f*
Alder's anomaly: Alder-Granulationsanomalie *f*, -körperchen *pl*
Alder-Reilly anomaly: →*Alder's anomaly*
anal anomaly: Anusanomalie *f*, -fehlbildung *f*
aortic arch anomalies: Aortenbogenanomalien *pl*
Axenfeld's anomaly: Axenfeld-Rieger-Anomalie *f*, Axenfeld-Anomalie *f*
bladder anomalies: Blasenfehlbildungen *pl*
breast anomalies: Mammaanomalien *pl*
cardiac anomaly: Herzfehlbildung *f*, -anomalie *f*
Chédiak-Higashi anomaly: →*Chédiak-Steinbrinck-Higashi anomaly*
Chédiak-Steinbrinck-Higashi anomaly: Steinbrinck-Chédiak-Higashi-Granulationsanomalie *f*, Chédiak-Higashi-Syndrom *nt*, Chédiak-Steinbrinck-Higashi-Syndrom *nt*, Higashi-Anomalie *f*
chromosomal anomaly: Chromosomenanomalie *f*
chromosome anomaly: Chromosomenanomalie *f*
color anomaly: Farbenfehlsichtigkeit *f*, -anomalie *f*, Chromatodysop(s)ie *f*, Dyschromatop(s)ie *f*
colour anomaly: (*brit.*) →*color anomaly*
dental anomaly: Gebissanomalie *f*, Dysgnathie *f*, Zahnanomalie *f*
dentofacial anomaly: dentofaziale Anomalie *f*
developmental anomaly: Entwicklungsanomalie *f*, Entwicklungsstörung *f*
Ebstein's anomaly: Ebstein-Anomalie *f*, -Syndrom *nt*
erythrocyte anomaly: Erythrozytenanomalie *f*
esophageal anomaly: Ösophagusanomalie *f*
eugnathic anomaly: eugnathe Zahnanomalie *f*, eugnathe Anomalie *f*
eugnathic dental anomaly: →*eugnathic anomaly*
granulation anomaly: Granulationsanomalie *f*
Hegglin's anomaly: May-Hegglin-Anomalie *f*, Hegglin-Syndrom *nt*
height anomalies: Wachstumsstörungen *pl*
Jordans' anomaly: Jordans-Anomalie *f*
labor anomaly: Wehendystokie *f*
labour anomaly: (*brit.*) →*labor anomaly*
laryngeal anomaly: Larynxfehlbildung *f*, -missbildung

A

f, Kehlkopffehlbildung *f*, -missbildung *f*
limb anomaly: Gliedmaßenanomalie *f*, -fehlbildung *f*, Extremitätenanomalie *f*, -fehlbildung *f*
maxillofacial anomaly: maxillofaziale Anomalie *f*
May-Hegglin anomaly: May-Hegglin-Anomalie *f*, Hegglin-Anomalie *f*
menstruation anomalies: Regelanomalien *pl*
anomaly of the middle ear: Mittelohrfehlbildung *f*, -anomalie *f*
nuclear anomaly: Kernanomalie *f*
oesophageal anomaly: (*brit.*) →*esophageal anomaly*
Pelger-Huët anomaly: Pelger-Huët-Kernanomalie *f*, Pelger-Huët-Syndrom *nt*, Pelger-Syndrom *nt*, Pelger-Kernanomalie *f*
Pelger-Huët nuclear anomaly: →*Pelger-Huët anomaly*
Pelger's nuclear anomaly: →*Pelger-Huët anomaly*
pelvic anomalies: Beckenanomalien *pl*
Peters' anomaly: Peters-Anomalie *f*, Peters-Syndrom *nt*, Peters-Seefelder-Syndrom *nt*
anomalies of placental separation: Plazentalösungsstörungen *pl*
Poland's anomaly: Poland-Anomalie *f*, -Syndrom *nt*
posture anomalies: Haltungsanomalien *pl*, Lageanomalien *pl*
pseudo-Pelger's anomaly: Pseudo-Pelger-Anomalie *f*
refraction anomaly: Brechungsfehler *m*, Refraktionsfehler *m*, Refraktionsanomalie *f*
refractive anomalies: Refraktionsanomalien *pl*
renal anomaly: Nierenanomalie *f*, Nierenfehlbildungen *pl*
Rieger's anomaly: Rieger-Anomalie *f*
spinal anomaly: Wirbelsäulenfehlbildung *f*, -anomalie *f*
SRB anomaly: Srb-Anomalie *f*
tracheoesophageal anomaly: tracheoösophageale Fehlbildung/Anomalie *f*
tracheooesophageal anomaly: (*brit.*) →*tracheoesophageal anomaly*
Uhl's anomaly: Uhl-Anomalie *f*
umbilical anomalies: Nabelanomalien *pl*
Undritz's anomaly: Undritz-Anomalie *f*
vertebral anomaly: Wirbelkörperanomalie *f*, -fehlbildung *f*

an|o|mer ['ænəmər] *noun*: Anomer(es) *nt*
an|o|mer|ic [ænə'merɪk] *adj*: Anomer betreffend, anomer
a|no|mia [ə'nəʊmɪə] *noun*: Anomie *f*
color anomia: Farbenanomie *f*
colour anomia: (*brit.*) →*color anomia*
an|o|nych|i|a [ˌænə'nɪkiːə] *noun*: Anonychosis *f*, Anonychie *f*
an|o|ny|cho|sis [ˌænənɪ'kəʊsɪs] *noun*: Anonychie *f*, Anonychosis *f*
a|non|y|mous [ə'nɑnɪməs] *adj*: namenlos, anonym
a|no|per|i|ne|al [ˌeɪnəˌperɪ'niːəl] *adj*: After und Damm/Perineum betreffend, anoperineal
A|noph|e|les [ə'nɑfəliːz] *noun, plural* **-les**: Malariamücke *f*, Gabelmücke *f*, Fiebermücke *f*, Anopheles *f*
a|noph|e|li|cide [ə'nɑfəlɪsaɪd]: **I** *noun* Anophelizid *nt* **II** *adj* Anopheliden abtötend
a|noph|e|line [ə'nɑfəlaɪn, -lɪn] *adj*: Anopheliden betreffend, durch Anopheliden verursacht, Anopheles-, Anopheliden-
A|noph|e|li|ni [əˌnɑfə'laɪnaɪ] *plural*: Anopheliden *pl*
an|o|pho|ria [ænə'fəʊrɪə] *noun*: latentes Höhenschielen *nt*, Hyperphorie *f*
an|oph|thal|mia [ˌænɑf'θælmɪə] *noun*: Fehlen *nt* des Augapfels, Anophthalmie *f*, Anophthalmus *m*
an|oph|thal|mos [ˌænɑf'θælməs] *noun*: →*anophthalmia*
an|oph|thal|mus [ˌænɑf'θælməs] *noun*: →*anophthalmia*
an|o|pia [æn'əʊpɪə] *noun*: Anopie *f*, Anopsie *f*
a|no|plas|ty ['eɪnəplæstiː] *noun*: Anoplastik *f*
An|o|plu|ra [ænə'plʊərə] *plural*: Anoplura *pl*
a|no|proc|to|plas|ty [eɪnəˌprɑktə'plæstiː] *noun*: Anus-Rektum-Plastik *f*, Anorektoplastik *f*
an|or|chi|a [æn'ɔːrkɪə] *noun*: Anorchie *f*
an|or|chid [æn'ɔːrkɪd] *noun*: Patient *m* mit Anorchie
an|or|chid|ic [ənɔːr'kɪdɪk] *adj*: Anorchie betreffend, hodenlos
an|or|chi|dism [æn'ɔːrkədɪzəm] *noun*: →*anorchia*
an|or|chism [æn'ɔːrkɪzəm] *noun*: Anorchie *f*
a|no|rec|tal [ˌeɪnə'rektl] *adj*: After und Mastdarm/Rektum betreffend, anorektal
an|o|rec|tic [ˌænə'rektɪk]: **I** *noun* Appetitzügler *m*, -hemmer *m*, Anorektikum *nt* **II** *adj* Anorexia betreffend, Appetitlosigkeit verursachend, appetithemmend, anorektisch
a|no|rec|tit|ic [ˌeɪnərek'tɪtɪk] *adj*: Anorektitis betreffend, anorektitisch
an|o|rec|ti|tis [ˌeɪnərek'taɪtɪs] *noun*: Entzündung *f* von After und Mastdarm, Anorektitis *f*
a|no|rec|to|co|lon|ic [ˌeɪnəˌrektəkəʊ'lɑnɪk] *adj*: Anus, Rektum und Kolon betreffend
a|no|rec|to|plas|ty [ˌeɪnəˌrektə'plæstiː] *noun*: Anus-Rektum-Plastik *f*, Anorektoplastik *f*
a|no|rec|tum [ˌeɪnə'rektəm] *noun*: Anorektum *nt*
an|o|ret|ic [ænə'retɪk] *noun, adj*: →*anorectic*
an|o|rex|ia [ænə'reksɪə] *noun*: Appetitlosigkeit *f*, Anorexie *f*, Anorexia *f*
anorexia nervosa: (Pubertäts-)Magersucht *f*, Anorexia nervosa/mentalis
senile anorexia: Anorexia senilis
an|o|rex|i|ant [ænə'reksɪənt] *noun, adj*: →*anorexigenic*
an|o|rex|ic [ænə'reksɪk] *noun, adj*: →*anorectic*
an|o|rex|i|gen|ic [ænəˌreksɪ'dʒenɪk]: **I** *noun* Appetitzügler *m*, -hemmer *m*, Anorektikum *nt* **II** *adj* Appetitlosigkeit verursachend, appetitzügelnd, -hemmend
an|or|gas|my [ænɔːr'gæzmiː] *noun*: Anorgasmie *f*
an|or|thog|ra|phy [ˌænɔːr'θɑgrəfiː] *noun*: Anorthografie *f*
an|or|tho|pia [ˌænɔːr'θəʊpɪə] *noun*: **1.** Anorthopie *f* **2.** Schielen *nt*, Strabismus *m*
an|or|tho|scope [æn'ɔːrθəskəʊp] *noun*: Anorthoskop *nt*
a|no|scope ['eɪnəskəʊp] *noun*: Anoskop *nt*
a|no|scop|ic [ˌeɪnə'skɑpɪk] *adj*: Anoskopie betreffend, mittels Anoskopie, anoskopisch
a|nos|co|py [eɪ'nɑskəpiː] *noun*: Anoskopie *f*
a|no|sig|moid|o|scope [ˌeɪnəʊsɪg'mɔɪdəskəʊp] *noun*: Anosigmoidoskop *nt*, Anosigmoideoskop *nt*
a|no|sig|moid|o|scop|ic [eɪnəʊsɪgˌmɔɪd'skɑpɪk] *adj*: Anosigmoidoskopie betreffend, mittels Anosigmoidoskopie, anosigmoideoskopisch, anosigmoidoskopisch
a|no|sig|moid|os|co|py [eɪnəˌsɪgmɔɪ'dɑskəpiː] *noun*: Anosigmoidoskopie *f*
an|os|mat|ic [ænɑz'mætɪk] *adj*: Anosmie betreffend *oder* von ihr betroffen, anosmisch
an|os|mi|a [ə'nɑzmɪə] *noun*: Anosmie *f*
central anosmia: zentrale Anosmie *f*
essential anosmia: essentielle/idiopathische/primäre Anosmie *f*
functional anosmia: funktionelle Anosmie *f*
gustatory anosmia: gustatorische Anosmie *f*
mechanical anosmia: mechanische/respiratorische Anosmie *f*
reflex anosmia: reflektorische Anosmie *f*
respiratory anosmia: respiratorische Anosmie *f*
true anosmia: essentielle Anosmie *f*
an|os|mic [æn'ɑzmɪk] *adj*: Anosmie betreffend *oder* von

ihr betroffen, anosmisch
an|o|so|gno|sia [æˌnəʊsə(g)'nəʊʒ(ɪ)ə] *noun*: Anosognosie *f*
an|os|phra|sia [ænɑs'freɪʒ(ɪ)ə, -zɪə] *noun*: →*anosmia*
a|no|spi|nal [eɪnə'spaɪnl] *adj*: After und Rückenmark/Medulla spinalis betreffend, anospinal
an|os|te|o|pla|sia [ænˌɑstɪə'pleɪʒ(ɪ)ə] *noun*: fehlerhafte Knochenbildung *f*, Anosteoplasie *f*
an|os|to|sis [ˌænɑs'təʊsɪs] *noun*: fehlerhafte Knochenentwicklung *f*, Anostose *f*
an|o|tia [æn'əʊʃɪə] *noun*: Anotie *f*
an|o|tro|pia [ˌænə'trəʊpɪə] *noun*: Anotropie *f*
an|o|tus [æn'əʊtəs] *noun*: Anotus *m*
ANOVA *Abk.*: analysis of variance
a|no|va|gi|nal [ˌeɪnə'vædʒənl, -və'dʒaɪnl] *adj*: After und Scheide/Vagina betreffend, anovaginal
an|o|var|ia [ˌænəʊ'veərɪə] *noun*: Fehlen der Eierstöcke, Anovarie *f*
an|o|var|i|an|ism [ˌænəʊ'veərɪənɪzəm] *noun*: →*anovarism*
an|o|var|ism [æn'əʊvərɪzəm] *noun*: Fehlen der Eierstöcke, Anovarie *f*
a|no|ves|i|cal [ˌeɪnə'vesɪkl] *adj*: After und Harnblase/Vesica urinaria betreffend, anovesikal
an|ov|u|lar [æn'ɑvjələr, -'əʊv-] *adj*: anovulär, anovulatorisch
an|ov|u|la|tion [ˌænɑvjə'leɪʃn] *noun*: Anovulation *f*
an|ov|u|la|to|ry [æn'ɑvjələtɔːriː, -təʊ-] *adj*: ohne eine Ovulation/Eisprung, anovulatorisch
an|ov|u|lia [ænɑv'jʊəlɪə] *noun*: →*anovulation*
an|ov|u|lo|men|or|rhe|a [ænˌɑvjələʊˌmenə'rɪə] *noun*: anovulatorischer Zyklus *m*
an|ov|u|lo|men|or|rhoe|a [ænˌɑvjələʊˌmenə'rɪə] *noun*: (*brit.*) →*anovulomenorrhea*
an|ox|ae|mi|a [ˌænɑk'siːmiːə] *noun*: (*brit.*) →*anoxemia*
an|ox|ae|mic [ˌænɑk'siːmɪk] *adj*: (*brit.*) →*anoxemic*
an|ox|e|mi|a [ˌænɑk'siːmiːə] *noun*: Sauerstoffmangel *m* des Blutes, Anoxämie *f*, Anoxyhämie *f*
an|ox|e|mic [ˌænɑk'siːmɪk] *adj*: Anoxämie betreffend, anoxämisch
an|ox|ia [æn'ɑksɪə] *noun*: Sauerstoffmangel *m*, Anoxie *f*
altitude anoxia: (akute) Höhenkrankheit *f*
anaemic anoxia: (*brit.*) →*anemic anoxia*
anemic anoxia: anämische Anoxie *f*
anoxic anoxia: anoxische Anoxie *f*
diffusion anoxia: Diffusionsanoxie *f*
fulminating anoxia: fulminante Anoxie *f*
histotoxic anoxia: histotoxische/zytotoxische Anoxie *f*
myocardial anoxia: Herzmuskel-, Myokardanoxie *f*
anoxia of the newborn: Anoxia neonatorum
stagnant anoxia: ischämische/zirkulatorische Anoxie/Hypoxie *f*, Stagnationsanoxie *f*, Stagnationshypoxie *f*
tissue anoxia: Gewebeanoxie *f*
traumatic anoxia: (post-)traumatische Anoxie *f*
an|ox|ic [æn'ɑksɪk] *adj*: Sauerstoffmangel/Anoxie betreffend, anoxisch
a|nox|y|di|o|sis [æˌnɑksɪ'daɪəʊsɪs] *noun*: →*anaerobiosis*
ANP *Abk.*: **1.** A-norprogesterone **2.** atrial natriuretic peptide
ANR *Abk.*: acute nonresponder
ANRL *Abk.*: antihypertensive neutral renomedullary lipids
ANS *Abk.*: autonomic nervous system
an|sa ['ænsə] *noun, plural* **-sae** [-siː]: Schlinge *f*, Schleife *f*, Ansa *f*
cervical ansa: Hypoglossusschlinge *f*, Ansa cervicalis
deep cervical ansa: Ansa cervicalis profunda, untere Wurzel *f* der Ansa cervicalis
lenticular ansa: Ansa lenticularis, Linsenkernschlinge *f*
peduncular ansa: Ansa peduncularis, Hirnschenkelschlinge *f*
ansa subclavia: Subklaviaschlinge *f*, Ansa subclavia
superficial cervical ansa: Ansa cervicalis superficialis, obere Wurzel *f* der Ansa cervicalis
thyroid ansa: Ansa thyroidea
ansa of Vieussen: →*ansa subclavia*
an|ser|ine ['ænsəraɪn, -rɪn]: **I** *noun* Anserin *nt* **II** *adj* **1.** (*anatom.*) Pes anserinus betreffend **2.** (*biolog.*) Gänse-
an|si|form ['ænsɪfɔːrm] *adj*: schleifen-, schlingenförmig
ant- *präf.*: un-, nicht-, Gegen-, Ant(i)-
ant|ac|id [ænt'æsɪd]: **I** *noun* Ant(i)azidum *nt* **II** *adj* säure(n)neutralisierend, antazid
an|tag|o|nism [æn'tægənɪzəm] *noun*: **1.** Antagonismus *m*, Gegensatz *m* (*to, against*) **2.** Antagonismus *m*, Gegenspiel *nt* (*to, against*)
bacterial antagonism: Bakterienantagonismus *m*, bakterieller Antagonismus *m*
chemical antagonism: chemischer Antagonismus *m*
competitive antagonism: kompetitiver Antagonismus *m*
functional antagonism: funktioneller Antagonismus *m*
metabolic antagonism: metabolischer Antagonismus *m*
partial antagonism: partieller Antagonismus *m*
an|tag|o|nist [æn'tægənɪst] *noun*: **1.** Gegner *m*, Gegenspieler *m*, Widersacher *m*, Antagonist *m* (*to, against*) **2.** Gegenmuskel *m*, -spieler *m*, Antagonist *m* (*to, against*) **3.** Hemmstoff *m*, Antagonist *m* (*to, against*)
acetylcholine antagonist: Acetylcholinantagonist *m*
aldosterone antagonists: Aldosteronantagonisten *pl*
angiotensin II antagonist: Angiotensin-II-Blocker *m*
associated antagonists: assoziierte Antagonisten *pl*
Ca antagonist: →*calcium antagonist*
calcium antagonist: Calciumblocker *m*, Calciumantagonist *m*, Ca-Blocker *m*, Ca-Antagonist *m*
competitive antagonist: kompetitiver Antagonist *m*; Antimetabolit *m*
direct antagonists: direkte Antagonisten *pl*
enzyme antagonist: Enzymantagonist *m*, Antienzym *nt*
folic acid antagonists: Folsäureantagonisten *pl*
glycine antagonist: Glycinantagonist *m*
GnRH antagonists: GnRH-Agonisten *pl*, LH-RH-Agonisten *pl*
GP-IIb/IIIa antagonists: GP-IIb/IIIa-Antagonisten *pl*, Glykoprotein-IIb/IIIa-Antagonisten *pl*, GP-IIb/IIIa-Rezeptor-Antagonisten *pl*, Glykoprotein-IIb/IIIa-Rezeptor-Antagonisten *pl*
insulin antagonists: Insulinantagonisten *pl*
interneuron antagonists: Interneuronenblocker *pl*, Interneuronengifte *pl*
LHRH antagonists: GnRH-Agonisten *pl*, LH-RH-Agonisten *pl*
metabolic antagonist: metabolischer Antagonist *m*, Stoffwechselantagonist *m*
morphine antagonists: Opiatantagonisten *pl*, Morphinantagonisten *pl*
purine antagonists: Purinantagonisten *pl*
pyrimidine antagonists: Pyrimidinantagonisten *pl*
serotonin antagonist: Serotoninantagonist *nt*
sodium antagonists: Natriumantagonisten *pl*, Klasse-I-Antiarrhythmika *pl*
sulfonamide antagonist: p-Aminobenzoesäure *f*, para-Aminobenzoesäure *f*, Paraaminobenzoesäure *f*
sulphonamide antagonist: (*brit.*) →*sulfonamide antagonist*
vitamin K antagonists: Vitamin-K-Antagonisten *pl*
an|tag|o|nis|tic [ænˌtægə'nɪstɪk] *adj*: Antagonismus be-

A

treffend, gegenwirkend, entgegengesetzt wirkend, antagonistisch

an|tag|o|nis|ti|cal [æn,tægə'nɪstɪkl] *adj*: →*antagonistic*

ant|al|ge|sic [æntæl'dʒi:zɪk] *noun, adj*: →*antalgic*

ant|al|gic [ænt'ældʒɪk]: I *noun* Schmerzmittel *nt*, Analgetikum *nt* II *adj* **1.** schmerzlindernd, analgetisch **2.** schmerzvermeidend

ant|al|ka|line [ænt'ælkəlaɪn, -lɪn] *adj*: lauge(n)neutralisierend

ant|aph|ro|dis|i|ac [ænt,æfrə'di:zɪæk]: I *noun* Antaphrodisiakum *nt* II *adj* den Sexualtrieb unterdrückend

ant|ar|thrit|ic [,æntɑ:r'θrɪtɪk]: I *noun* Antarthritikum *nt* II *adj* Arthritis(beschwerden) mildernd

ant|asth|mat|ic [,æntæz'mætɪk]: I *noun* Antasthmatikum *nt* II *adj* Asthma *oder* Asthmabeschwerden lindernd

ant|a|troph|ic [,æntə'trɑfɪk, -'trəʊ-] *adj*: antatrophisch, antiatrophisch

an|taz|o|line [æn'tæzəli:n] *noun*: Antazolin *nt*

ante ['ænti:]: I *adv* (*zeitlich*) vorher, zuvor; (*räumlich*) vorn, voran II *prep* (*räumlich u. zeitlich*) vor

ante cibum: vor dem Essen, ante cibum

ante- *präf.*: Ante-

an|te|bra|chi|al [,æntɪ'breɪkɪəl, -'bræ-] *adj*: Unterarm/Antebrachium betreffend, antebrachial

an|te|bra|chi|um [,æntɪ'breɪkɪəm] *noun*: Unter-, Vorderarm *m*, Antebrachium *nt*

an|te|car|di|um [,æntɪ'kɑ:rdɪəm] *noun*: Regio epigastrica, Epigastrium *nt*, Magengrube *f*

an|te|ce|dent [,æntɪ'si:dnt]: I *noun* **1.** Vorläufer *m*, Vorstufe *f*, Antezedent *m* **2.** Vorgeschichte *f* II *adj* voran-, vorhergehend (*to*)

plasma thromboplastin antecedent: Faktor XI *m*, Plasmathromboplastinantecedent *m*, antihämophiler Faktor C *m*, Rosenthal-Faktor *m*

an|te|colic [,æntə'kɑlɪk] *adj*: vor dem Kolon (liegend), antekolisch

an|te|date [*n* 'æntɪ,deɪt; *v* ,æntɪ'deɪt]: I *noun* (Zu-)Rückdatierung *f* II *vt* **1.** (zu-)rückdatieren **2.** (*Krankheitsverlauf*) beschleunigen

an|te|flect [,æntə'flekt] *vt*: nach vorne beugen, anteflektieren

an|te|flexed [,æntə'flekst] *adj*: anteflektiert, nach vorne gebeugt

an|te|flex|ion [,æntɪ'flekʃn] *noun*: **1.** Vorwärtsbeugung *f*, Anteflexion *f* **2.** physiologische Vorwärtsbeugung/Anteflexion *f* des Uterus, Anteflexio uteri

excessive anteflexion of uterus: Hyperanteflexio uteri

anteflexion of the uterus: Anteflexio uteri, Anteversio-anteflexio uteri

an|te|grade ['æntɪgreɪd] *adj*: nach vorne *oder* vorwärts (gerichtet/verlaufend), anterograd

an|te|he|pat|ic *adj*: antehepatisch, prähepatisch

an|te|lo|ca|tion [,æntɪləʊ'keɪʃn] *noun*: (*Organ*) Vorwärtsverlagerung *f*

an|te|mor|tem [,æntɪ'mɔ:rtəm] *adj*: vor dem Tode, ante mortem

an|te|na|tal [,æntɪ'neɪtl] *adj*: vor der Geburt *oder* während der Schwangerschaft (auftretend *oder* entstehend), antenatal, pränatal

an|ten|na [æn'tenə]: I *noun, plural* **-nae** [-ni:] (*biolog.*) Fühler *m*, Fühlhorn *nt* I *noun, plural*-nas (*techn.*) Antenne *f*

an|te|par|tal [æntɪ'pɑ:rtl] *adj*: unmittelbar vor der Entbindung/Geburt (auftretend *oder* entstehend), antepartal, vorgeburtlich, präpartal

an|te|par|tum [,æntɪ'pɑ:rtəm] *adj*: unmittelbar vor der Entbindung/Geburt (auftretend *oder* entstehend), präpartal, vorgeburtlich, antepartal

an|te|po|si|tion [,æntɪpə'zɪʃn] *noun*: Vorwärtsverlagerung *f*, Anteposition *f*

an|te|pros|tate [,æntɪ'prɑsteɪt] *noun*: Glandula bulbourethralis

an|te|pros|ta|ti|tis [,æntɪprɑstə'teɪtɪs] *noun*: Entzündung *f* der Glandula bulbourethralis

an|te|pul|sion [,æntɪ'pʌlʃn] *noun*: Antepulsion *f*

an|te|py|ret|ic [,æntɪpaɪ'ri:tɪk] *adj*: vor dem Fieberstadium auftretend

ant|er|gia [æn'tɜrdʒɪə] *noun*: **1.** →*antagonism* **2.** Widerstand *m*, Resistenz *f*

ant|er|gic [æn'tɜrdʒɪk] *adj*: Antagonismus betreffend, gegenwirkend, entgegengesetzt wirkend, antagonistisch

ant|er|gy ['æntɜrdʒi:] *noun*: →*antergia*

an|te|ri|or [æn'tɪərɪər] *adj*: **1.** vorne, vordere(r, s), anterior, Vorder-, Vor- **2.** (*zeitlich*) früher (*to* als)

antero- *präf.*: vorder-, antero-

an|ter|oc|clu|sion [,æntərə'klu:ʒn] *noun*: Mesialbiss *m*, Mesiokklusion *f*

an|ter|o|clu|sion [,æntərə'klu:ʒn] *noun*: Mesialbiss *m*, Mesiokklusion *f*

an|ter|o|dor|sal [,æntərəʊ'dɔ:rsl] *adj*: vorne und dorsal, anterodorsal

an|ter|o|ex|ter|nal [,æntərəʊɪk'stɜrnl] *adj*: vorne und seitlich (liegend), anterolateral

an|ter|o|grade ['æntərəʊgreɪd] *adj*: nach vorne *oder* vorwärts (gerichtet/verlaufend), anterograd

an|ter|o|in|fer|i|or [,æntərəʊɪn'fɪərɪər] *adj*: vorne und unten (liegend), anteroinferior

an|ter|o|in|ter|nal [,æntərəʊɪn'tɜrnl] *adj*: vorne und zur Mitte hin (liegend), anteromedial

an|ter|o|lat|er|al [,æntərəʊ'lætərəl] *adj*: vorne und seitlich (liegend), anterolateral

an|ter|o|me|di|al [,æntərəʊ'mi:dɪəl, -jəl] *adj*: vorne und zur Mitte hin (liegend), anteromedial

an|ter|o|me|di|an [,æntərəʊ'mi:dɪən] *adj*: vorne und zur Medianebene hin (liegend), anteromedian

an|ter|o|pos|te|ri|or [,æntərəʊpɑ'stɪərɪər] *adj*: von vorne nach hinten (gerichtet *oder* verlaufend), anteroposterior

an|ter|o|sep|tal [,æntərəʊ'septəl] *adj*: vor dem Kammerseptum (liegend), anteroseptal

an|ter|o|su|pe|ri|or [,æntərəʊsu:'pɪərɪər] *adj*: vorne und oben (liegend), anterosuperior

ant|e|rot|ic [æntɪ'rɑtɪk] *noun, adj*: →*antaphrodisiac*

an|ter|o|ven|tral [,æntərəʊ'ventrəl] *adj*: vorne und ventral, anteroventral

an|te|sys|to|le *noun*: Antesystolie *f*

an|te|ver|sion [,æntɪ'vɜrʒn] *noun*: Vorwärtsneigung *f*, Anteversion *f*

anteversion of the uterus: Anteversio uteri

an|te|vert ['æntɪvɜrt] *vt*: nach vorne neigen, antevertieren

an|te|vert|ed ['æntɪvɜrtɪd] *adj*: nach vorne geneigt, antevertiert

an|texed [æn'tekst] *adj*: nach vorne gebeugt, anteflektiert

an|tex|ion [æn'tekʃn] *noun*: (abnormale) Vorwärtsbeugung *f*

ant|haem|or|rhag|ic [ænthemə'rædʒɪk] *noun, adj*: (*brit.*) →*antihemorrhagic*

ant|he|lix [,ænt'hi:lɪks] *noun*: Anthelix *f*

ant|he|lix|plas|ty [ænt,hi:lɪks'plæsti:] *noun*: Anthelixplastik *f*

ant|hel|min|thic [,ænthel'mɪnθɪk, ,ænθel-] *noun, adj*: →*anthelmintic*

ant|hel|min|tic [ˌænthel'mɪntɪk]: I *noun* Wurmmittel *nt*, Anthelmintikum *nt* II *adj* gegen Würmer wirkend, wurmtötend, wurmabtötend, anthelmintisch

ant|hem|or|rhag|ic [ænthemə'rædʒɪk] *noun, adj*: →*antihemorrhagic*

an|ther|o|zo|id [ˌænθərə'zəʊɪd, 'ænθərəzɔɪd] *noun*: Antherozoid *nt*

ant|her|pet|ic [ˌænthər'petɪk] *adj*: Herpes/Herpesinfektion verhindernd *oder* heilend

an|tho|cy|an|i|din [ˌænθəsaɪ'ænədɪn] *noun*: Anthocyanidin *nt*

an|tho|cy|a|nin [ˌænθə'saɪənɪn] *noun*: Anthocyanin *nt*

an|tho|cy|ans [ˌænθə'saɪəns] *plural*: Anthocyane *pl*, Anthocyanglykoside *pl*

an|tho|pho|bi|a [ˌænθə'fəʊbɪə] *noun*: Angst *f* vor Blumen, Anthophobie *f*

an|tho|pho|bic [ˌænθə'fəʊbɪk] *adj*: Anthophobie betreffend, anthophob

an|thra|cene ['ænθrəsiːn] *noun*: Anthrazen *nt*, Anthracen *nt*

an|thra|cic [æn'θræsɪk] *adj*: Milzbrand/Anthrax betreffend, Milzbrand-, Anthrax-

an|thra|coid ['ænθrəkɔɪd] *adj*: **1.** milzbrandähnlich, anthraxähnlich, anthrakoid **2.** karbunkelähnlich

an|thra|co|ne|cro|sis [ˌænθrəkəʊnɪ'krəʊsɪs] *noun*: Anthrakonekrose *f*

an|thra|co|sil|i|co|sis [ˌænθrəkəʊsɪlə'kəʊsɪs] *noun*: Anthrakosilikose *f*

an|thra|co|sis [ˌænθrə'kəʊsɪs] *noun*: Anthrakose *f*, Anthracosis *f*

pulmonary anthracosis: Lungenanthrakose *f*, Kohlenstaublunge *f*, Anthracosis pulmonum

an|thra|cot|ic [ˌænθrə'kɑtɪk] *adj*: Anthrakose betreffend, anthrakotisch

an|thra|lin ['ænθrəlɪn] *noun*: Anthralin *nt*, Dithranol *nt*

an|thran|i|late [æn'θrænəleɪt] *noun*: Anthranilat *nt*

an|thra|quin|one [ˌænθrəˌkwɪː'nəʊn, -'kwɪnəʊn] *noun*: Anthrachinon *nt*

an|thra|ro|bin [ˌænθrə'rɑbɪn] *noun*: Anthrarobin *nt*

an|thrax ['ænθræks] *noun*: Milzbrand *m*, Anthrax *m*

cerebral anthrax: zerebraler Milzbrand *m*

cutaneous anthrax: Hautmilzbrand *m*

gastrointestinal anthrax: Darmmilzbrand *m*, Anthrax intestinalis

inhalational anthrax: →*pulmonary anthrax*

intestinal anthrax: Darmmilzbrand *m*, Anthrax intestinalis

malignant anthrax: Anthrax malignus, Milzbrandsepsis *f*

meningeal anthrax: zerebraler Milzbrand *m*

pulmonary anthrax: Lungenmilzbrand *m*, Wollsortierer-, Lumpensortierer-, Hadernkrankheit *f*

an|thro|po|bi|ol|o|gy [ˌænθrəpəʊbaɪ'ɑlədʒiː] *noun*: Anthropobiologie *f*, biologische Anthropologie *f*

an|thro|po|cen|tric [ˌænθrəpə'sentrɪk] *adj*: anthropozentrisch

an|thro|po|gen|e|sis [ˌænθrəpə'dʒenəsɪs] *noun*: Anthropogenese *f*

an|thro|pog|e|ny [ˌænθrə'pɑdʒəniː] *noun*: →*anthropogenesis*

an|thro|pog|ra|phy [ˌænθrə'pɑgrəfiː] *noun*: Anthropografie *f*

an|thro|poid ['ænθrəpɔɪd] *adj*: anthropoid

an|thro|poids ['ænθrəpɔɪds] *plural*: Anthropoiden *pl*

an|thro|po|ki|net|ics [ˌænθrəpəkɪ'netɪks, -kaɪ-] *plural*: Anthropokinetik *f*

an|thro|po|log|ic [ˌænθrəpə'lɑdʒɪk] *adj*: anthropologisch

an|thro|po|log|i|cal [ˌænθrəpə'lɑdʒɪkl] *adj*: →*anthropologic*

an|thro|pol|o|gist [ˌænθrə'pɑlədʒɪst] *noun*: Anthropologin *f*, Anthropologe *m*

an|thro|pol|o|gy [ˌænθrə'pɑlədʒiː] *noun*: Anthropologie *f*, Menschenkunde *f*

physical anthropology: biologische Anthropologie *f*

an|thro|pom|e|ter [ˌænθrə'pɑmɪtər] *noun*: Anthropometer *nt*

an|thro|po|met|ric [ˌænθrəpə'metrɪk] *adj*: anthropometrisch

an|thro|pom|e|try [ˌænθrə'pɑmətriː] *noun*: Anthropometrie *f*

an|thro|po|mor|phism [ˌænθrəpə'mɔːrfɪzəm] *noun*: Anthropomorphismus *m*

an|thro|po|no|sis [ˌænθrəpə'nəʊsɪs] *noun*: Anthroponose *f*

an|thro|po|phil|ic [ænθrəʊ'fɪlɪk] *adj*: den Menschen bevorzugend, anthropophil

an|thro|po|pho|bi|a [ˌænθrəpə'fəʊbɪə] *noun*: Menschenscheu *f*, Anthropophobie *f*

an|thro|po|pho|bic [ˌænθrəpə'fəʊbɪk] *adj*: Anthropophobie betreffend, anthropophob

an|thro|pos|o|phy [ˌænθrə'pɑsəfiː] *noun*: Anthroposophie *f*

an|thro|po|zo|o|no|sis [ˌænθrəpəˌzəʊə'nəʊsɪs] *noun*: Anthropozoonose *f*, Zooanthroponose *f*

an|thro|po|zo|o|phil|ic [ˌænθrəpəˌzəʊə'fɪlɪk] *adj*: sowohl Menschen als auch Tiere angreifend, anthropozoophil

ant|hys|ter|ic [ænthɪs'terɪk] *noun, adj*: →*antihysteric*

anti- *präf.*: un-, nicht-, Gegen-, Ant(i)-

an|ti|a|bor|tion|ist [ˌæntɪə'bɔːrʃənɪst, ˌæntaɪ-] *noun*: Abtreibungsgegner(in *f*) *m*

an|ti|ac|id [ˌæntɪ'æsɪd] *noun, adj*: →*antacid*

an|ti|ad|re|ner|gic [ˌæntɪˌædrə'nɜrdʒɪk]: I *noun* Adrenalinantagonist *m*, Antiadrenergikum *nt*, Sympatholytikum *nt* II *adj* antiadrenerg, sympatholytisch

an|ti|ag|glu|ti|nin [ˌæntɪə'gluːtnɪn] *noun*: Antiagglutinin *nt*

an|ti|al|bu|min [ˌæntɪæl'bjuːmən] *noun*: Antialbumin *nt*

an|ti|al|ex|in [ˌæntɪə'leksɪn] *noun*: gegen Komplement wirkende Substanz *f*, Antikomplement *nt*

an|ti|al|ler|gic [ˌæntɪə'lɜrdʒɪk]: I *noun* Antiallergikum *nt* II *adj* gegen Allergie gerichtet, antiallergisch

an|ti|a|me|bic [ˌæntɪə'miːbɪk]: I *noun* gegen Amöben wirkendes Mittel *nt*, Amöbenmittel *nt* II *adj* gegen Amöben wirkend; amöbentötend, amöbizid

an|ti|a|moe|bic [ˌæntɪə'miːbɪk] *noun, adj*: (*brit.*) →*antiamebic*

an|ti|am|y|lase [ˌæntɪ'æmɪleɪz] *noun*: Antiamylase *f*

an|ti|an|a|bol|ic [æntɪˌænə'bɑlɪk] *adj*: den Anabolismus hemmend, antianabol

an|ti|a|nae|mic [ˌæntɪə'niːmɪk] *noun, adj*: (*brit.*) →*antianemic*

an|ti|an|a|phy|lac|tic [æntɪˌænəfɪ'læktɪk] *adj*: gegen Anaphylaxie gerichtet, antianaphylaktisch

an|ti|an|a|phy|lax|is [æntɪˌænəfɪ'læksɪs] *noun*: Antianaphylaxie *f*

an|ti|an|dro|gen [æntɪ'ændrədʒən] *noun*: Antiandrogen *nt*

an|ti|a|ne|mic [ˌæntɪə'niːmɪk]: I *noun* antianämische Substanz *f* II *adj* gegen Anämie gerichtet, antianämisch

an|ti|an|ti|bod|y [æntɪ'æntɪbɑdiː] *noun*: Anti-Antikörper *m*

an|ti|an|ti|dote [ˌæntɪ'æntɪdəʊt] *noun*: Antiantidot *nt*

an|ti|an|ti|tox|in [æntɪˌæntɪ'tɑksɪn] *noun*: Anti-Antitoxin *nt*, Antitoxinantikörper *m*

an|ti|anx|i|e|ty [ˌæntɪæŋ'zaɪətiː] *adj*: angstlösend

an|ti|anx|ious [ˌæntɪ'æŋ(k)ʃəs, ˌæntaɪ-] *adj*: angstlösend, anxiolytisch

an|ti|ap|o|plec|tic [ˌæntɪæpə'plektɪk] *adj*: Apoplexie verhindernd, die Symptome von Apoplexie mildernd, antiapoplektisch
an|ti|ar|rhyth|mic [ˌæntɪə'rɪðmɪk]: **I** *noun* Antiarrhythmikum *nt* **II** *adj* mit Wirkung gegen Arrhythmien, Arrhythmien verhindernd, antiarrhythmisch
  class I antiarrhythmics: Klasse-I-Antiarrhythmika *pl*
  class II antiarrhythmics: Klasse-II-Antiarrhythmika *pl*
  class III antiarrhythmics: Klasse-III-Antiarrhythmika *pl*
  class IV antiarrhythmics: Klasse-IV-Antiarrhythmika *pl*
an|ti|ar|te|ri|o|scle|rot|ic [ˌæntɪɑːrˌtɪərɪˌəʊsklɪ'rɑtɪk] *noun*: Antiarteriosklerotikum *nt*
an|ti|ar|thrit|ic [ˌæntɪɑːr'θrɪtɪk] *noun*: Antiarthritikum *nt*, Antarthritikum *nt*
an|ti|asth|mat|ic [ˌæntɪæz'mætɪk]: **I** *noun* Antasthmatikum *nt* **II** *adj* Asthma *oder* Asthmabeschwerden lindernd
an|ti|ath|er|o|gen|ic [ˌæntɪˌæθərəʊ'dʒenɪk] *adj*: die Atherombildung hemmend, antiatherogen
an|ti|au|tol|y|sin [ˌæntɪɔː'tɑləsɪn] *noun*: Antiautolysin *nt*
an|ti|bac|te|ri|al [ˌæntɪbæk'tɪərɪəl]: **I** *noun* antibakteriellwirkende Substanz *f* **II** *adj* gegen Bakterien (wirkend), antibakteriell
an|ti|bech|ic [ˌæntɪ'bekɪk]: **I** *noun* hustenstillendes Mittel *nt*, Hustenmittel *nt*, Antitussivum *nt* **II** *adj* hustenlindernd, -stillend, antitussiv
an|ti|ber|i|ber|i [ˌæntɪ'berɪberiː] *noun*: Thiamin *nt*, Vitamin B_1 *nt*
an|ti|bi|o|gram [æntɪ'baɪəgræm] *noun*: Antibiogramm *nt*
an|ti|bi|ont [ˌæntɪ'baɪɑnt] *noun*: Antibiont *m*
an|ti|bi|o|sis [ˌæntɪbaɪ'əʊsɪs] *noun*: Antibiose *f*
an|ti|bi|ot|ic [ˌæntɪbaɪ'ɑtɪk, -bɪ-, ˌæntaɪ-]: **I** *noun* Antibiotikum *nt* **II** *adj* antibiotisch
  aminocyclitol antibiotic: Aminocyclitol-Antibiotikum *nt*
  aminoglycoside antibiotic: Aminoglykosid *nt*, Aminoglykosid-Antibiotikum *nt*
  β-lactam antibiotic: Betalactam-Antibiotikum *nt*, β-Lactam-Antibiotikum *nt*
  broad-spectrum antibiotic: Breitspektrum-, Breitbandantibiotikum *nt*
  cytotoxic antibiotic: zytotoxisches Antibiotikum *nt*
  oral antibiotic: orales Antibiotikum *nt*
  peptide antibiotic: Peptidantibiotikum *nt*
  polyene antibiotic: Polyenantibiotikum *nt*
  prophylactic antibiotics: Antibiotikaprophylaxe *f*
antibiotic-induced *adj*: durch eine Antibiotikatherapie verursacht *oder* hervorgerufen, antibiotikainduziert
antibiotic-resistant *adj*: nicht durch Antibiotika abtötbar *oder* im Wachstum hemmbar, antibiotikaresistent
an|ti|bi|o|tin [ˌæntɪ'baɪətɪn] *noun*: Antibiotin *nt*, Avidin *nt*
an|ti|blas|tic [ˌæntɪ'blæstɪk] *adj*: antiblastisch
an|ti|bod|y ['æntɪbɑdiː] *noun, plural* **-bod|ies**: Antikörper *m (to)*
  17-1A antibody: 17-1A-Antikörper *m*
  acetylcholine receptor antibodies: Acetylcholin-Rezeptor-Antikörper *pl*
  agglutinating antibody: kompletter Antikörper *m*, agglutinierender Antikörper *m*
  anaphylactic antibody: zytophiler Antikörper *m* der IgE-Klasse
  anti$_1$-A antibody: Anti-A_1 *nt*
  anti-A antibody: Anti-A *nt*
  anti-acetylcholine receptor antibodies: Acetylcholin-Rezeptor-Antikörper *pl*
  anti-antigen antibody: Anti-Antigenantikörper *m*
  anti-B antibody: Anti-B *nt*
  anticolon antibody: Antikolon-Antikörper *m*
  anti-DNA antibody: Anti-DNA-Antikörper *m*
  antidonor antibody: Antispender-Antikörper *m*
  anti-GBM antibody: Antibasalmembran-Antikörper *m*
  anti-glomerular basement membrane antibody: (*Niere*) Antibasalmembranantikörper *m*
  antigraft antibody: Antitransplantat-Antikörper *m*
  anti-H antibody: Anti-H *nt*, Anti-Null *nt*
  anti-idiotypic antibody: Anti-Idiotypenantikörper *m*
  anti-insulin antibody: Insulinantikörper *m*
  antilymphocyte antibody: Antilymphozyten-Antikörper *m*
  antimicrosomal antibody: (*Schilddrüse*) mikrosomaler Antikörper *m*
  antimitochondrial antibodies: Antimitochondrienantikörper *pl*, Mitochondrienantikörper *pl*
  antinuclear antibodies: antinukleäre Antikörper *pl*
  antiplatelet antibody: Plättchen-, Thrombozytenantikörper *m*
  antireceptor antibody: Antirezeptorantikörper *m*
  antithyroglobulin antibodies: Antithyreoglobulinantikörper *pl*, Thyreoglobulinantikörper *pl*
  antithyroid antibody: Antischilddrüsenantikörper *m*, Schilddrüsenantikörper *m*
  auto-anti-idiotypic antibodies: auto-anti-idiotypische Antikörper *pl*
  autologous antibody: Autoantikörper *m*, autologer Antikörper *m*
  bispecific antibody: hybrider Antikörper *m*
  bivalent antibody: bivalenter Antikörper *m*
  blocking antibodies: blockierende/inkomplette/nichtagglutinierende Antikörper *pl*
  blood-group antibody: Blutgruppenantikörper *m*
  cell antibody: Zellantikörper *m*
  cell-bound antibodies: zellgebundene Antikörper *pl*, zellständige Antikörper *m*
  cell-fixed antibodies: →*cell-bound antibodies*
  cell-surface antibody: Oberflächenantikörper *m*
  CF antibody: →*complement-fixing antibody*
  cold antibody: Kälteantikörper *m*
  cold-reactive antibody: Kälteantikörper *m*
  complementary antibody: komplementärer Antikörper *m*
  complement-fixing antibody: komplementbindender Antikörper *m*
  complete antibody: kompletter Antikörper *m*, agglutinierender Antikörper *m*
  cross-reacting antibody: kreuzreagierender Antikörper *m*
  cytophilic antibody: zytophiler Antikörper *m*
  cytotoxic antibody: zytotoxischer Antikörper *m*
  cytotropic antibody: zytophiler Antikörper *m*
  endomysium antibody: Endomysium-Antikörper *m*
  fluorescent antibody: fluoreszierender Antikörper *m*
  fluorescent treponemal antibody: Fluoreszenz-Treponemen-Antikörper *m*
  Forssman antibody: Forssman-Antikörper *m*, F-Antikörper *m*
  antibody to HAV: Anti-HAV *nt*, Antikörper gegen HAV
  antibody to HBcAg: Anti-HB_c *nt*, Antikörper gegen HB_cAg
  antibody to HBeAg: Anti-HB_e *nt*, Antikörper gegen HB_eAg
  antibody to HBsAg: Anti-HB_s *nt*, Antikörper gegen HB_sAg
  antibody to HDAg: Anti-Delta *nt*, Anti-HD *nt*, Antikörper gegen HDAg
  heterocytotropic antibody: heterozytotroper Antikör-

per *m*
heterogenetic antibody: →*heterologous antibody*
heterologous antibody: heterogener Antikörper *m*, xenogener Antikörper *m*
heterophil antibody: heterologer/heterophiler Antikörper *m*
heterophile antibody: →*heterophil antibody*
homocytotropic antibody: homozytotroper Antikörper *m*
homologous antibodies: homologe Antikörper *pl*
humoral antibody: humoraler Antikörper *m*
hybrid antibody: hybrider Antikörper *m*
idiotypic antibody: anti-idiotypischer Antikörper *m*
IgM class antibody to HAV: Anti-HAV-IgM *nt*, Antikörper *m* gegen HAV der IgM-Klasse
IgM class antibody to HB_cAg: Anti-HB_c-IgM *nt*, Antikörper *m* gegen HB_cAg der IgM-Klasse
immobilizing antibody: Treponema-immobilisierender Antikörper *m*
immune antibody: Immunantikörper *m*
incomplete antibody: nicht-agglutinierender Antikörper *m*, inkompletter Antikörper *m*, blockierender Antikörper *m*
inhibiting antibody: univalenter/hemmender Antikörper *m*
insulin antibodies: Insulinantikörper *pl*
isophil antibody: isophiler Antikörper *m*
Landsteiner's antibodies: Landsteiner-Antikörper *pl*
leucocyte antibodies: (*brit.*) →*leukocyte antibodies*
leukocyte antibodies: Leukozytenantikörper *m*
lymphocytotoxic antibody: lymphozytotoxischer Antikörper *m*
maternal antibodies: mütterliche Antikörper *pl*, maternale Antikörper *pl*
membrane-bound antibody: membrangebundener Antikörper *m*
mitochondrial antibodies: Anti-Mitochondrienantikörper *pl*, Mitochondrienantikörper *pl*
monoclonal antibody: monoklonaler Antikörper *m*
monovalent antibodies: monovalente Antikörper *pl*
natural antibody: natürlicher Antikörper *m*, regulärer Antikörper *m*
neutralizing antibody: neutralisierender Antikörper *m*
non-agglutinating antibodies: blockierende/inkomplette/nicht-agglutinierende Antikörper *pl*
nonprecipitable antibody: nichtpräzipitierender Antikörper *m*
nonprecipitating antibodies: nichtpräzipitierende Antikörper *pl*
normal antibody: natürlicher/regulärer Antikörper *m*
papain antibodies: Papainantikörper *pl*
P-K antibodies: →*Prausnitz-Küstner antibodies*
polyclonal antibodies: polyklonale Antikörper *pl*
Prausnitz-Küstner antibodies: Prausnitz-Küstner-Antikörper *pl*, PK-Antikörper *pl*
precipitating antibody: Präzipitin *nt*
protective antibody: protektiver Antikörper *m*
reaginic antibody: Reagin *nt*, IgE-Antikörper *m*
regular antibody: natürlicher Antikörper *m*, regulärer Antikörper *m*
Rh antibodies: Rh-Antikörper *pl*, Rhesus-Antikörper *pl*
rhesus antibodies: Rh-Antikörper *pl*, Rhesus-Antikörper *pl*
saline antibody: kompletter Antikörper *m*, agglutinierender Antikörper *m*
smooth muscle antibody: Antikörper *m* gegen glatte Muskulatur, Antikörper *m* gegen glatte Muskelzellen
sperm antibodies: Sperma-Antikörper *pl*, Spermienantikörper *pl*
thyroid antibody: Anti-Schilddrüsenantikörper *m*, Schilddrüsenantikörper *m*
tissue antibody: Gewebeantikörper *m*
treponema-immobilizing antibody: Treponema-immobilisierender Antikörper *m*
treponemal antibody: →*treponema-immobilizing antibody*
TSH receptor antibodies: TSH-Rezeptor-Antikörper *pl*
univalent antibody: univalenter Antikörper *m*, hemmender Antikörper *m*
warm antibody: Wärmeantikörper *m*
warm-reactive antibody: Wärmeantikörper *m*
Wassermann antibody: Wassermann-Antikörper *m*
antibody-mediated *adj*: antikörpervermittelt
an|ti|bra|chi|um [,æntɪ'breɪkɪəm] *noun*: →*antebrachium*
an|ti|bro|mic [,æntɪ'brəʊmɪk]: **I** *noun* de(s)odorierendes/de(s)odorierendes Mittel *nt*, Desodorans *nt*, Deodorant *nt* **II** *adj* geruchtilgend, de(s)odorierend, de(s)odorisierend
an|ti|ca|chec|tic [,æntɪkə'kektɪk]: **I** *noun* Kachexie verhinderndes *oder* linderndes Mittel *nt* **II** *adj* Kachexie verhindernd *oder* lindernd
an|ti|can|cer [æntɪ'kænsər] *adj*: gegen (maligne) Neoplasmen wirksam; zytostatisch, antineoplastisch
an|ti|car|cin|o|gen [,æntɪkɑːr'sɪnədʒən] *noun*: antikarzinogene Substanz *f*, Antikarzinogen *nt*
an|ti|car|cin|o|gen|ic [æntɪ,kɑːrsɪnə'dʒenɪk] *adj*: die Tumorentstehung hemmend, einer Tumorentwicklung vorbeugend, antikarzinogen
an|ti|car|di|um [,æntɪ'kɑːrdɪəm] *noun*: →*antecardium*
an|ti|car|i|o|gen|ic [æntɪ,keərɪə'dʒenɪk] *adj*: →*anticarious*
an|ti|car|i|ous [,æntɪ'keərɪəs] *adj*: gegen Karies wirkend, Karies vorbeugend, antikariös
an|ti|cat|a|lyst [,æntɪ'kætlɪst] *noun*: Antikatalysator *m*
an|ti|cat|a|lyz|er [,æntɪ'kætlaɪzər] *noun*: →*anticatalyst*
an|ti|cath|ode [,æntɪ'kæθəʊd] *noun*: Antikathode *f*
an|ti|ceph|a|lal|gic [,æntɪ,sefə'lældʒɪk] *adj*: Kopfschmerz(-en) heilend *oder* verhindernd
an|ti|chlo|rot|ic [,æntɪklɔː'rɑtɪk, -kləʊ-] *adj*: antichlorotisch
an|ti|cho|les|ter|ae|mic [,æntɪkə,lestə'riːmɪk] *noun, adj*: (*brit.*) →*anticholesteremic*
an|ti|cho|les|ter|e|mic [,æntɪkə,lestə'riːmɪk]: **I** *noun* Cholesterinspiegel-senkendes Mittel *nt*, Cholesterinsenker *m* **II** *adj* Cholesterinspiegel-senkend
an|ti|cho|les|ter|o|lae|mic [,æntɪkə,lestərə'liːmɪk] *noun, adj*: (*brit.*) →*anticholesterolemic*
an|ti|cho|les|ter|o|le|mic [,æntɪkə,lestərə'liːmɪk] *noun, adj*: →*anticholesteremic*
an|ti|cho|lin|er|gic [,æntɪ,kəʊlə'nɜrdʒɪk, -,kɑl-] *adj*: die Wirkung von Acetylcholin hemmend; das parasympathische System hemmend, parasympatholytisch, anticholinerg, vagolytisch
an|ti|cho|lin|es|ter|ase [æntɪ,kəʊlə'nestəreɪz] *noun*: Cholinesterasehemmer *m*, Cholinesteraseinhibitor *m*, Acetylcholinesterasehemmer *m*, Acetylcholinesteraseinhibitor *m*
an|tic|i|pate [æn'tɪsəpeɪt] *vt*: **1.** erwarten **2.** vorausberechnen, vorhersehen, ahnen **3.** zuvorkommen
an|tic|i|pa|tion [æn,tɪsə'peɪʃn] *noun*: **1.** Erwartung *f*, Hoffnung *f* **2.** Vorweg-, Vorausnahme *f* **3.** (Vor-)Ahnung *f*, Vorgefühl *nt*, Voraussicht *f*
genetic anticipation: genetische Antizipation *f*
an|tic|i|pa|tive [æn'tɪsəpeɪtɪv, -pətɪv] *adj*: **1.** →*anticipatory* **2.** ahnungsvoll, vorausahnend; erwartungsvoll

A

an|ti|ci|pa|to|ry [æn'tɪsəpə,təʊrɪ, -,tɔː-] *adj*: antizipatorisch
an|ti|cli|max [,æntɪ'klaɪmæks] *noun*: Antiklimax *f*
an|ti|clock|wise [,æntɪ'klɑkwaɪz] *adj, adv*: gegen den Uhrzeigersinn/die Uhrzeigerrichtung, nach links
an|tic|ne|mi|on [,æntɪk'niːmɪɑn, -əʊn] *noun*: Schienbein(region *f*) *nt*
an|ti|co|ag|u|lant [,æntɪkəʊ'ægjələnt]: I *noun* gerinnungshemmende Substanz *f*, Antikoagulans *nt*, Antikoagulantium *nt* II *adj* gerinnungshemmend, antikoagulierend
in-vitro anticoagulants: Antikoagulanzien *pl* in vitro
lupus anticoagulant: Lupusantikoagulans *nt*
an|ti|co|ag|u|lat|ed [,æntɪkəʊ'ægjəleɪtɪd] *adj*: mit Antikoagulantien versetzt, antikoaguliert
an|ti|co|ag|u|la|tion [,æntɪkəʊ,ægjə'leɪʃn] *noun*: Antikoagulation *f*
an|ti|co|ag|u|la|tive [,æntɪkəʊ'ægjəleɪtɪv] *adj*: die Blutgerinnung verhindernd, gerinnungshemmend, antikoagulierend
an|ti|co|don [,æntɪ'kəʊdɑn] *noun*: Antikodon *nt*, -codon *nt*
an|ti|col|lag|en|ase [,æntɪkə'lædʒneɪz] *noun*: Antikollagenase *f*
an|ti|com|ple|ment [æntɪ'kɑmpləmənt] *noun*: gegen Komplement wirkende Substanz *f*, Antikomplement *nt*
an|ti|com|ple|men|ta|ry [,æntɪ,kɑmplə'mentəriː] *adj*: antikomplementär (wirkend)
an|ti|con|cep|tive [,æntɪkən'septɪv] *adj*: empfängnisverhütend, konzeptionsverhütend, kontrazeptiv, antikonzeptionell
an|ti|con|cip|i|ens [,æntɪkən'sɪpɪəns] *noun*: Verhütungsmittel *nt*, Kontrazeptivum *nt*, Antikonzeptivum *nt*
an|ti|con|vul|sant [,æntɪkən'vʌlsənt]: I *noun* krampflösendes *oder* -verhinderndes Mittel *nt*, Antikonvulsivum *nt* II *adj* krampflösend, -verhindernd, antikonvulsiv
an|ti|con|vul|sive [,æntɪkən'vʌlsɪv] *noun, adj*: →*anticonvulsant*
an|ti|cu|ra|re [,æntɪk(j)ʊə'rɑːriː] *noun*: Kurareantagonist *m*, Antikurare *nt*
an|ti|cy|tol|y|sin [,æntɪsaɪ'tɑləsɪn] *noun*: Antizytolysin *nt*, Anticytolysin *nt*
an|ti|cy|to|tox|in [æntɪ,saɪtə'tɑksɪn] *noun*: Antizytotoxin *nt*
anti-D *noun*: Anti-D *nt*, Anti-D-Antikörper *m*
anti-delta *noun*: Anti-Delta *nt*, Anti-HD *nt*, Antikörper *m* gegen HDAg
an|ti|de|pres|sant [,æntɪdɪ'presənt]: I *noun* Antidepressivum *nt* II *adj* Depression(en) verhindernd *oder* lindernd, antidepressiv
noradrenergic and specific serotoninergic antidepressant: noradrenerges und spezifisches serotoninerges Antidepressivum *nt*
tricyclic antidepressants: trizyklische Antidepressiva *pl*
an|ti|di|a|bet|ic [,æntɪdaɪə'betɪk]: I *noun* Antiadiabetikum *nt* II *adj*gegen Diabetes mellitus wirkend, den Blutzuckerspiegel senkend, antidiabetisch
oral antidiabetics: orale Antidiabetika *pl*
an|ti|di|a|be|to|gen|ic [,æntɪ,daɪəbiːtə'dʒenɪk]: I *noun* Diabetesentwicklung verhindernde Substanz *f* II *adj* Diabetesentwicklung verhindernd, antidiabetogen
an|ti|di|ar|rhe|al [,æntɪdaɪə'rɪəl]: I *noun* Antidiarrhoikum *nt* II *adj* gegen Durchfall/Diarrhö wirkend, Durchfallsymptome lindernd, antidiarrhoisch
an|ti|di|ar|rhe|ic [,æntɪdaɪə'riːɪk] *noun, adj*: →*antidiarrheal*
an|ti|di|ar|rhet|ic [,æntɪdaɪə'retɪk] *noun, adj*: →*antidiarrheal*
an|ti|di|ar|rhoe|al [,æntɪdaɪə'rɪəl] *noun, adj*: (*brit.*) →*antidiarrheal*
an|ti|di|ar|rhoe|ic [,æntɪdaɪə'riːɪk] *noun, adj*: (*brit.*) →*antidiarrheal*
an|ti|di|ar|rhoet|ic [,æntɪdaɪə'retɪk] *noun, adj*: (*brit.*) →*antidiarrheal*
an|ti|dip|ti|cum [,æntɪ'dɪptɪkəm] *noun*: durstvermindernde Mittel *nt*
an|ti|di|u|re|sis [,æntɪdaɪə'riːsɪs] *noun*: Antidiurese *f*
an|ti|di|u|ret|ic [æntɪ,daɪə'retɪk]: I *noun* Antidiuretikum *nt* II *adj* antidiuretisch
anti-DNase *noun*: Anti-DNase *f*
an|ti|do|tal [æntɪ'dəʊtl] *adj*: Antidot betreffend, als Gegengift wirkend, Gegengift-, Antidot-
an|ti|dote ['æntɪdəʊt]: I *noun* Gegengift *nt*, Gegenmittel *nt*, Antidot *nt*, Antidoton *nt* (*to, against* gegen) II *vt* ein Gegengift verabreichen *oder* anwenden; ein Gift neutralisieren
chemical antidote: chemisches Antidot *nt*
mechanical antidote: mechanisches Antidot *nt*
physiological antidote: physiologisches Antidot *nt*
an|ti|dot|ic [,æntɪ'dɑtɪk] *adj*: →*antidotal*
an|ti|dot|i|cal [,æntɪ'dɑtɪkl] *adj*: →*antidotal*
an|ti|dot|ing [,æntɪ'dɑtɪŋ] *noun*: Antidotierung *f*
an|ti|drom|ic [,æntɪdrɑmɪk] *adj*: gegenläufig, antidrom
an|ti|dys|en|ter|ic [,æntɪdɪsən'terɪk]: I *noun* (*pharmakol.*) Antidysenterikum *nt* II *adj* Dysenterie verhütend *oder* lindernd *oder* heilend, antidysenterisch
an|ti|dys|rhyth|mic [,dɪs'rɪðmɪk] *noun, adj*: →*antiarrhythmic*
an|ti|e|dem|a|tous [,æntɪɪ'demətəs, -ɪ'diː-] *noun, adj*: →*antiedemic*
an|ti|e|dem|ic [,æntɪə'diːmɪk]: I *noun* Ödem(e) verhütendes *oder* linderndes Mittel *nt* II *adj* Ödem(e) verhindernd *oder* lindernd
an|ti|e|met|ic [,æntɪə'metɪk]: I *noun* Antemetikum *nt*, Antiemetikum *nt* II *adj* antiemetisch
an|ti|en|zyme [æntɪ'enzaɪm] *noun*: Antienzym *nt*, Antiferment *nt*
an|ti|ep|i|lep|tic [,æntɪepɪ'leptɪk]: I *noun* Antiepileptikum *nt* II *adj* mit Wirkung gegen Epilepsie, epileptische Anfälle verhindernd, antiepileptisch, antikonvulsiv
an|ti|e|rot|i|ca [,æntɪɪ'rɑtɪkə] *plural*: An(ti)aphrodisiaka *pl*
an|ti|es|ter|ase [,æntɪ'estəreɪz] *noun*: Antiesterase *f*
an|ti|es|tro|gen [æntɪ'estrədʒən]: I *noun* Antiöstrogen *nt*, Östrogenhemmer *m*, Östrogenantagonist *m* II *adj* Östrogen/Östrogenwirkung hemmend, Antiöstrogen-
an|ti|fe|brile [,æntɪ'fiːbrɪl, -feb-, ,æntaɪ-] *noun, adj*: →*antipyretic*
an|ti|fe|brin [,æntɪ'febrɪn] *noun*: Azet-, Acetanilid *nt*, Phenylacetamid *nt*
an|ti|fer|ment [,æntɪ'fɜrmənt] *noun*: Antiferment *nt*, Antienzym *nt*
an|ti|fi|bril|la|to|ry [,æntɪ'faɪbrɪlətɔːriː, -təʊ-]: I *noun* Antifibrillans *nt*, -fibrillantium *nt* II *adj* gegen Herzflimmern wirksam, antifibrillant
an|ti|fi|bri|nol|y|sin [æntɪ,faɪbrə'nɑləsɪn] *noun*: Antifibrinolysin *nt*; Antiplasmin *nt*
an|ti|fi|bri|no|lyt|ic [,æntɪ,faɪbrənəʊ'lɪtɪk]: I *noun* Antifibrinolytikum *nt*, Fibrinolyseinhibitor *m* II *adj* antifibrinolytisch
an|ti|fi|lar|i|al [,æntɪfɪ'leərɪəl]: I *noun* gegen Filarien wirkendes Mittel *nt*, Filarienmittel *nt* II *adj* gegen Filarien wirkend, filarientötend
an|ti|fol ['æntɪfəʊl] *noun*: Folsäureantagonist *m*
an|ti|fo|late [æntɪ'fəʊleɪt] *noun*: Folsäureantagonist *m*

an|ti|freeze ['æntɪfriːz] *noun*: Gefrierschutz-, Frostschutzmittel *nt*
an|ti|fun|gal [,æntɪ'fʌŋgəl]: I *noun* Antimykotikum *nt* II *adj* gegen Pilze/Fungi wirkend, antimykotisch, antifungal
broad-spectrum antifungal: Breitbandantimykotikum *nt*
an|ti|gal|lac|ta|gogue [,æntɪgə'læktəgɔg, -gɑg] *noun*: →*antigalactic I*
an|ti|gal|lac|tic [,æntɪgə'læktɪk]: I *noun* den Milchfluss verminderndes Mittel *nt* II *adj* den Milchfluss/die Milchabscheidung vermindernd
an|ti|gen ['æntɪdʒən] *noun*: Antigen *nt*
A antigen: Antigen A *nt*
ABO antigen: ABO-Antigen *nt*
allogeneic antigen: Alloantigen *nt*, Isoantigen *nt*
Am antigens: Am-Antigene *pl*
Au antigen: →*Australia antigen*
Australia antigen: Australiaantigen *nt*, Hepatitis B surface-Antigen *nt*, HB_s-Antigen *nt*, Hepatits B-Oberflächenantigen *nt*
B antigen: Antigen B *nt*
bacterial antigen: Bakterienantigen *nt*
B-cell associated antigens: B-Zell-assoziierte Antigene *pl*
blood-group antigens: Blutgruppenantigene *pl*
C antigen: C-Antigen *nt*
c antigen: c-Antigen *nt*
candida antigen: Candidaantigen *nt*
capsular antigen: Kapselantigen *nt*, K-Antigen *nt*
carcinoembryonic antigen: carcinoembryonales Antigen *nt*
cell-surface antigen: (Zell-)Oberflächenantigen *nt*
cell wall antigen: Zellwandantigen *nt*
CF antigen: →*complement-fixing antigen*
class I antigen: →*class I MHC antigen*
class II antigen: →*class II MHC antigen*
class I MHC antigen: MHC-Klasse I-Antigen *nt*, HLA-Klasse-I-Molekül *nt*, MHC-Klasse-I-Molekül *nt*
class II MHC antigen: MHC-Klasse II-Antigen *nt*, HLA-Klasse-II-Molekül *nt*, MHC-Klasse-II-Molekül *nt*
common acute lymphoblastic leukaemia antigen: (*brit.*) →*common acute lymphoblastic leukemia antigen*
common acute lymphoblastic leukemia antigen: common ALL-Antigen *nt*
complement-fixing antigen: komplementbindendes Antigen *nt*
complete antigen: komplettes Antigen *nt*, Vollantigen *nt*
conjugated antigen: konjugiertes Hapten *nt*
cross-reacting antigen: kreuzreagierendes Antigen *nt*
cryptic antigens: Kryptantigene *pl*
D antigen: D-Antigen *nt*
delta antigen: Deltaantigen *nt*
differentiation antigen: Differenzierungsantigen *nt*
donor antigen: Spenderantigen *nt*
E antigen: E-Antigen *nt*
e antigen: e-Antigen *nt*
early antigen: Frühantigen *nt*, Early-Antigen *nt*
EBV antigen: →*Epstein-Barr virus antigen*
Epstein-Barr nuclear antigen: Epstein-Barr nukleäres Antigen *nt*, Epstein-Barr nuclear antigen
Epstein-Barr virus antigen: Epstein-Barr-Virus-Antigen *nt*, EBV-Antigen *nt*
erythrocyte antigens: Erythrozytenantigene *pl*
erythrocyte group antigen: Erythrozytengruppenantigen *nt*
extractable nuclear antigens: extrahierbare nukleäre Antigene *pl*, extrahierbare Kernantigene *pl*
F antigen: →*Forssman antigen*
factor VIII-associated antigen: Faktor VIII-assoziiertes-Antigen *nt*, von Willebrand-Faktor *m*
flagellar antigen: Geißelantigen *nt*, H-Antigen *nt*
foreign antigen: Fremdantigen *nt*
Forssman antigen: Forssman antigen *nt*, F-Antigen *nt*
Frei's antigen: Frei-Antigen *nt*
Friedenreich's antigen: Friedenreich-Antigen *nt*
Gm antigens: Gm-Antigene *pl*
group antigen: Gruppenantigen *nt*
group-reactive antigen: gruppenreaktives Antigen *nt*, gruppenspezifisches kreuzreagierendes Antigen *nt*
H antigen: Geißelantigen *nt*, H-Antigen *nt*
HB_s antigen: →*hepatitis B surface antigen*
HB surface antigen: →*hepatitis B surface antigen*
HEMPAS antigen: HEMPAS-Antigen *nt*
hepatitis antigen: →*hepatitis B surface antigen*
hepatitis-associated antigen: →*hepatitis B surface antigen*
hepatitis B core antigen: HBc-Antigen *nt*, Hepatitis B-Core-Antigen *nt*
hepatitis B e antigen: HBe-Antigen *nt*, Hepatitis Be-Antigen *nt*
hepatitis B surface antigen: Australiaantigen *nt*, Hepatitis B surface-Antigen *nt*, HB_s-Antigen *nt*, Hepatitis B-Oberflächenantigen *nt*
hepatitis delta antigen: Deltaantigen *nt*, Hepatitis-Deltaantigen *nt*
heterogeneic antigen: Heteroantigen *nt*, heterogenes Antigen *nt*, xenogenes Antigen *nt*
heterogenetic antigen: heterophiles Antigen *nt*
heterologous antigen: heterologes Antigen *nt*
heterophil antigen: →*heterophilic antigen*
heterophile antigen: →*heterophilic antigen*
heterophilic antigen: heterophiles Antigen *nt*
histocompatibility antigens: Histokompatibilitätsantigene *pl*, HLA-Antigene *pl*
homologous antigen: homologes Antigen *nt*
human leucocyte antigens: (*brit.*) →*human leukocyte antigens*
human leukocyte antigens: Histokompatibilitätsantigene *pl*, Transplantationsantigene *pl*, humane Leukozytenantigene *pl*, HLA-Antigene *pl*
H-X antigen: H-X-Antigen *nt*
H-Y antigen: H-Y-Antigen *nt*
immunotype-specific antigen: (immuno-)typenspezifisches Antigen *nt*
isogeneic antigen: Allo-, Isoantigen *nt*
isophile antigen: Allo-, Isoantigen *nt*
K antigen: Kapselantigen *nt*, K-Antigen *nt*
Km antigens: Km-Antigene *pl*
Kveim antigen: Kveim-Antigen *nt*
LD antigens: Lymphozyten-definierte Antigene *pl*, LD-Antigene *pl*
leucocyte antigens: (*brit.*) →*leukocyte antigens*
leukocyte antigens: Leukozytenantigene *pl*
lymphocyte-defined antigens: Lymphozyten-definierte Antigene *pl*, LD-Antigene *pl*
lymphocyte-detected membrane antigen: →*lymphocyte-determined membrane antigen*
lymphocyte-determined membrane antigen: lymphozyten-determiniertes Membranantigen *nt*, lymphocyte-determined membrane antigen *nt*
lymphogranuloma venereum antigen: Frei-Antigen *nt*
M antigen: M-Antigen *nt*, Mukosus-Antigen *nt*
major histocompatibility antigens: MHC-Antigene *pl*, HLA-Antigene *pl*, Transplantationsantigene *pl*, Histo-

A

kompatibilitätsantigene *pl*
measles antigen: Masernantigen *nt*
MHC antigens: MHC-Antigene *pl*, HLA-Antigene *pl*, Transplantationsantigene *pl*, Histokompatibilitätsantigene *pl*
Mitsuda antigen: Lepromin *nt*, Mitsuda-Antigen *nt*
nuclear antigen: Kernantigen *nt*, nukleäres Antigen *nt*
O antigen: **1.** (*mikrobiolog.*) O-Antigen *nt*, Körperantigen *nt* **2.** (*hämat.*) Antigen O *nt*
oncofetal antigens: onkofetale Antigene *pl*
organ-specific antigen: organspezifisches Antigen *nt*
Ox antigen: Ox-Antigen *nt*
Oz antigens: Oz-Antigene *pl*
pancreatic oncofetal antigen: pankreatisches onkofetales Antigen *nt*
partial antigen: Partialantigen *nt*, Teilantigen *nt*, Hapten *nt*
platelet antigens: Thrombozytenantigene *pl*
pollen antigen: Pollenantigen *nt*, -allergen *nt*
Pr antigen: Pr-Antigen *nt*
private antigens: **1.** seltene Antigene *pl*, private Antigene *pl* **2.** Individualantigene *pl*
prostate-specific antigen: prostataspezifisches Antigen *nt*
protease sensitive antigen: Pr-Antigen *nt*
protective antigen: protektives Antigen *nt*
public antigens: ubiquitäre Erythrozytenantigene *pl*, ubiquitäre Antigene *pl*
R antigen: R-Antigen *nt*, Rauhantigen *nt*, Rauantigen *nt*
rabies antigen: Rabiesantigen *nt*
recipient antigen: Empfängerantigen *nt*
Rh antigen: Rh-Antigen *nt*, Rhesus-Antigen *nt*
Rhesus antigens: Rhesus-Antigene *pl*, Rh-Antigene *pl*
SD antigens: →*serologically defined antigens*
sequestered antigens: sequestrierte Antigene *pl*
sero-defined antigens: →*serologically defined antigens*
serologically defined antigens: serologisch definierte Antigene *pl*
serum hepatitis antigen: Australiaantigen *nt*, Hepatitis B surface-Antigen *nt*, HB_s-Antigen *nt*, Hepatitis B-Oberflächenantigen *nt*
SH antigen: Australiaantigen *nt*, Hepatitis B surface-Antigen *nt*, HB_s-Antigen *nt*, Hepatits B-Oberflächenantigen *nt*
shock antigen: schockauslösendes/anaphylaxieauslösendes Antigen *nt*
Sm antigen: Sm-Antigen *nt*
Smith antigen: Sm-Antigen *nt*
somatic antigen: Körperantigen *nt*, O-Antigen *nt*
species-specific antigen: speziesspezifisches Antigen *nt*
sperm antigens: Spermienantigene *pl*
streptococcal antigen: Streptokokkenantigen *nt*
surface antigen: Oberflächenantigen *nt*
T antigen: T-Antigen *nt*, Thomsen-Antigen *nt*, Thomsen-Friedenreich-Antigen *nt*
T cell antigen: T-Zellantigen *nt*
T-dependent antigen: T-Zellen-abhängiges Antigen *nt*
T-independent antigen: T-Zell-unabhängiges Antigen *nt*
tissue polypeptide antigen: Tissue polypeptide antigen *nt*
tissue-specific antigen: organspezifisches Antigen *nt*
transplantation antigens: Transplantationsantigene *pl*, Histokompatibilitätsantigene *pl*, human leukocyte antigens *pl*
transplantation active antigens: transplantationsaktive Antigene *pl*
tumor antigen: Tumorantigen *nt*, T-Antigen *nt*
tumor-associated antigen: tumorassoziiertes Antigen *nt*
tumor-specific antigen: tumorspezifisches Antigen *nt*
tumor-specific transplantation antigen: tumorspezifisches Transplantationsantigen *nt*
tumour antigen: (*brit.*) →*tumor antigen*
tumour-associated antigen: (*brit.*) →*tumor-associated antigen*
tumour-specific antigen: (*brit.*) →*tumor-specific antigen*
tumour-specific transplantation antigen: (*brit.*) →*tumor-specific transplantation antigen*
V antigen: V-Antigen *nt*
VDRL antigen: VDRL-Antigen *nt*, Cardiolipin-Cholesterin-Lecitin-Antigen *nt*
Vi antigen: Vi-Antigen *nt*
viral antigen: Virusantigen *nt*
virus capsid antigen: virales Capsid-Antigen *nt*, virus capsid antigen
W antigen: W-Antigen *nt*
xenogeneic antigen: xenogenes/heterogenes Antigen *nt*, Heteroantigen *nt*

an|ti|ge|nae|mia [ˌæntɪdʒən'iːmiːə] *noun*: (*brit.*) →*antigenemia*
an|ti|ge|nae|mic [ˌæntɪdʒən'iːmɪk] *adj*: (*brit.*) →*antigenemic*
antigen-antibody-reaction *noun*: Antigen-Antikörper-Reaktion *f*
antigen-dependent *adj*: antigenabhängig
an|ti|ge|ne|mia [ˌæntɪdʒən'iːmiːə] *noun*: Antigenämie *f*
an|ti|ge|ne|mic [ˌæntɪdʒən'iːmɪk] *adj*: Antigenämie betreffend
an|ti|gen|ic [ˌæntɪ'dʒenɪk] *adj*: Antigeneigenschaften besitzend, als Antigen wirkend, antigen
an|ti|ge|nic|i|ty [ˌæntɪdʒə'nɪsətiː] *noun*: Antigenität *f*
antigen-independent *adj*: antigenunabhängig
antigen-specific *adj*: antigenspezifisch
antigen-stimulated *adj*: antigenstimuliert
antigen-unspecific *adj*: antigenunspezifisch
an|ti|glob|u|lin [ˌæntɪ'glɑbjəlɪn] *noun*: Antiglobulin *nt*
an|ti|goi|tro|gen|ic [ˌæntɪˌgɔɪtrə'dʒenɪk] *adj*: die Strumaentwicklung hemmend *oder* verhindernd, antistrumigen
an|ti|gon|a|do|trop|ic [æntɪˌgɑnədəʊ'trɑpɪk] *adj*: gonadotrope Hormone hemmend, antigonadotrop
an|ti|gram ['æntɪgræm] *noun*: Antigramm *nt*
an|ti|hae|mag|glu|ti|nin [ˌæntɪˌhiːmə'gluːtənɪn] *noun*: (*brit.*) →*antihemagglutinin*
an|ti|hae|mo|ly|sin [ˌæntɪhɪ'mɑləsɪn] *noun*: (*brit.*) →*antihemolysin*
an|ti|hae|mo|ly|tic [æntɪˌhiːmə'lɪtɪk] *adj*: (*brit.*) →*antihemolytic*
an|ti|hae|mo|phil|ic [ˌæntɪˌhiːmə'fɪlɪk, -hem-] *adj*: (*brit.*) →*antihemophilic*
an|ti|haem|or|rhag|ic [ˌæntɪˌhemə'rædʒɪk] *noun, adj*: (*brit.*) →*antihemorrhagic*
anti-HAV *noun*: Anti-HAV *nt*, Antikörper *m* gegen HAV
IgM anti-HAV: Anti-HAV-IgM *nt*, Antikörper *m* gegen HAV der IgM-Klasse
anti-HB_c *noun*: Anti-HB_c *nt*, Antikörper *m* gegen HB_cAg
IgM anti-HB_c: Anti-HB_c-IgM *nt*, Antikörper *m* gegen HB_cAg der IgM-Klasse
anti-HB_e *noun*: Anti-HB_e *nt*, Antikörper *m* gegen HB_eAg
anti-HBS *noun*: Anti-HB *nt*
anti-HD *noun*: Anti-Delta *nt*, Anti-HD *nt*, Antikörper *m* gegen HDAg
an|ti|he|lix [ˌæntɪ'hiːlɪks] *noun, plural* **-lix|es, -hel|i|ces** [æntɪ'helɪsiːz]: Anthelix *f*
an|ti|hel|min|tic [ˌæntɪhel'mɪnθɪk] *noun, adj*: →*anthel-*

mintic

an|ti|he|mag|glu|ti|nin [ˌæntɪˌhiːmə'gluːtənɪn] *noun*: Antihämagglutinin *nt*

an|ti|he|mo|ly|sin [ˌæntɪhɪ'mɑləsɪn] *noun*: Antihämolysin *nt*

an|ti|he|mo|ly|tic [æntɪˌhiːmə'lɪtɪk] *adj*: gegen Hämolyse wirkend, eine Hämolyse verhindernd, antihämolytisch

an|ti|he|mo|phil|ic [ˌæntɪˌhiːmə'fɪlɪk, -hem-] *adj*: gegen Hämophilie wirkend, Hämophilie verhindernd, antihämophil

an|ti|hem|or|rhag|ic [ˌæntɪˌhemə'rædʒɪk]: I *noun* blutstillendes Mittel *nt*, Antihämorrhagikum *nt*, Hämostatikum *nt*, Hämostyptikum *nt* II *adj* blutstillend, antihämorrhagisch, hämostatisch, hämostyptisch

an|ti|hep|a|rin [æntɪ'hepərɪn] *noun*: Plättchenfaktor 4 *m*, Antiheparin *nt*

an|ti|het|er|o|ly|sin [ˌæntɪhetə'rɑləsɪn] *noun*: Antiheterolysin *nt*

an|ti|hi|drot|ic [ˌæntɪhaɪ'drɑtɪk, -hɪ-] *noun, adj*: →*antiperspirant*

an|ti|his|ta|mine [æntɪ'hɪstəmiːn] *noun*: Antihistaminikum *nt*, Antihistamin *nt*, Histaminantagonist *m*

classic antihistamines: klassische Antihistaminika *pl*

H_1 antihistamine: H_1-Antihistaminikum *nt*, Histamin-H_1-Rezeptorenblocker *m*, H_1-Antagonist *m*, Histamin-H_1-Rezeptorantagonist *m*

H_2 antihistamine: H_2-Antihistaminikum *nt*, Histamin-H_2-Rezeptorenblocker *m*, H_2-Antagonist *m*, Histamin-H_2-Rezeptorantagonist *m*

an|ti|his|ta|min|ic [æntɪˌhɪstə'mɪnɪk]: I *noun* Antihistaminikum *nt*, Antihistamin *nt*, Histaminantagonist *m* II *adj* antihistaminisch

an|ti|hor|mone [æntɪ'hɔːrməʊn] *noun*: Hormonblocker *m*, Hormonantagonist *m*, Antihormon *nt*

an|ti|hy|al|u|ron|i|dase [æntɪˌhaɪəlʊ'rɑnɪdeɪz] *noun*: Antihyaluronidase *f*, Hyaluronidasehemmer *m*, Hyaluronidaseantagonist *m*

an|ti|hy|dri|ot|ic [ˌæntɪhaɪdrɪ'ɑtɪk] *noun, adj*: →*antiperspirant*

an|ti|hy|per|ten|sive [ˌæntɪˌhaɪpər'tensɪv]: I *noun* blutdrucksenkendes Mittel *nt*, Antihypertonikum *nt*, -hypertensivum *nt* II *adj* blutdrucksenkend, antihypertensiv, -hypertonisch

an|ti|hy|po|ten|sive [ˌæntɪˌhaɪpəʊ'tensɪv] *noun*: Antihypotonikum *nt*

an|ti|hys|ter|ic [ˌæntɪhɪs'terɪk]: I *noun* Antihysterikum *nt* II *adj* Hysterie lindernd *oder* verhütend

anti-icteric *adj*: Gelbsucht/Ikterus lindernd *oder* verhindernd, antiikterisch

anti-infectious *noun, adj*: →*anti-infective*

anti-infective: I *noun* infektionsverhinderndes Mittel *nt*, Antiinfektiosum *nt* II *adj* infektionsverhindernd, antiinfektiös

anti-inflammatory: I *noun* entzündungshemmendes Mittel *nt*, Entzündungshemmer *m*, Antiphlogistikum *nt* II *adj* entzündungshemmend, antiphlogistisch

an|ti|ke|to|gen [ˌæntɪ'kiːtəʊdʒən] *noun*: antiketogene Substanz *f*

an|ti|ke|to|gen|e|sis [ˌæntɪˌkiːtəʊ'dʒenəsɪs] *noun*: Hemmung *f* der Ketonkörperbildung

an|ti|ke|to|ge|net|ic [ˌæntɪˌkiːtəʊdʒə'netɪk] *adj*: →*antiketogenic*

an|ti|ke|to|gen|ic [ˌæntɪˌkiːtəʊ'dʒenɪk] *adj*: die Ketonkörperbildung hemmend, antiketogen

an|ti|ke|to|plas|tic [ˌæntɪˌkiːtəʊ'plæstɪk] *adj*: →*antiketogenic*

an|ti|ki|nase [æntɪ'kɪneɪz] *noun*: Kinasehemmer *m*, Kinaseantagonist *m*, Antikinase *f*

an|ti|ki|ne|sis [ˌæntɪkɪ'niːsɪs, -kaɪ-] *noun*: Antikinese *f*

an|ti|lac|tase [ˌæntɪ'lækteɪz] *noun*: Laktase-, Lactasehemmer *m*, Antilactase *f*

an|ti|leish|man|i|al [ˌæntɪliːʃ'mænɪəl]: I *noun* gegen Leishmanien wirkendes Mittel *nt*, Leishmanienmittel *nt* II *adj* gegen Leishmanien wirkend; leishmanientötend

an|ti|lep|rot|ic [ˌæntɪlep'rɑtɪk]: I *noun* Antileprotikum *nt* II *adj* gegen Lepra wirkend

an|ti|leu|co|ci|din [ˌæntɪluː'kɑsədɪn] *noun*: (*brit.*) →*antileukocidin*

an|ti|leu|co|cyt|ic [æntɪˌluːkə'sɪtɪk] *adj*: (*brit.*) →*antileukocytic*

an|ti|leu|co|pro|te|ase [æntɪˌluːkə'prəʊtɪeɪz] *noun*: (*brit.*) →*antileukoprotease*

an|ti|leu|co|tox|in [æntɪˌluːkə'tɑksɪn] *noun*: (*brit.*) →*antileukotoxin*

an|ti|leu|ko|ci|din [ˌæntɪluː'kɑsədɪn] *noun*: Antileukozidin *nt*, Antileukotoxin *nt*

an|ti|leu|ko|cyt|ic [æntɪˌluːkə'sɪtɪk] *adj*: gegen Leukozyten gerichtet *oder* wirkend, antileukozytär

an|ti|leu|ko|pro|te|ase [æntɪˌluːkə'prəʊtɪeɪz] *noun*: Leukoproteasehemmer *m*, Antileukoprotease *f*

an|ti|leu|ko|tox|in [æntɪˌluːkə'tɑksɪn] *noun*: Antileukozidin *nt*, Antileukotoxin *nt*

an|ti|lew|is|ite [ˌæntɪ'luːəsaɪt] *noun*: Dimercaprol *nt*, British antilewisit *nt*, 2,3-Dimercaptopropanol *nt*

British anti-Lewisite: Dimercaprol *nt*, British antilewisit *nt*, 2,3-Dimercaptopropanol *nt*

an|ti|li|pae|mic [ˌæntɪlɪ'piːmɪk, -laɪ-] *noun, adj*: (*brit.*) →*antilipemic*

an|ti|li|pe|mic [ˌæntɪlɪ'piːmɪk, -laɪ-]: I *noun* (*pharmakol.*) antilipidämisches Substanz *f*, Lipidsenker *m*, Antilipidämikum *nt*, Antihyperlipämikum *nt* II *adj* Lipidspiegel senkend, antilipidämisch

an|ti|lu|et|ic [ˌæntɪluː'etɪk] *noun, adj*: →*antisyphilitic*

an|ti|ly|sin [ˌæntɪ'laɪsɪn, ˌantaɪ-] *noun*: Lysinantagonist *m*, Antilysin *nt*

an|ti|ma|lar|i|al [ˌæntɪmə'leərɪəl]: I *noun* Malariamittel *nt*, Antimalariamittel *nt* II *adj* gegen Malaria wirkend, Antimalaria-

an|ti|mere ['æntɪmɪər] *noun*: Antimer(es) *nt*

an|ti|me|tab|o|lite [ˌæntɪmə'tæbəlaɪt] *noun*: Antimetabolit *m*

an|ti|mi|cro|bi|al [ˌæntɪmaɪ'krəʊbɪəl]: I *noun* antimikrobielles Mittel *nt*; Antibiotikum *nt* II *adj* gegen Mikroorganismen wirkend, antimikrobiell

an|ti|mi|tot|ic [ˌæntɪmaɪ'tɑtɪk]: I *noun* Mitosehemmer *m*, Antimitotikum *nt* II *adj* mitosehemmend, antimitotisch

an|ti|mo|ni|al [ˌæntɪ'məʊnɪəl] *adj*: Antimon betreffend *oder* enthaltend, antimonhaltig, Antimon-

an|ti|mo|nic [ˌæntɪ'məʊnɪk, -'mɑnɪk] *adj*: fünfwertiges Antimon enthaltend, Antimon-V-

an|ti|mo|ni|ous [ˌæntɪ'məʊnɪəs] *adj*: dreiwertiges Antimon enthaltend, Antimon-III-

an|ti|mo|ni|um [ˌæntɪ'məʊnɪəm] *noun*: →*antimony*

an|ti|mo|ny ['æntɪməʊniː] *noun*: Antimon *nt*; Stibium *nt*

antimony chloride: Antimonchlorid *nt*

antimony sodium gluconate: Natrium-Stibogluconat *nt*

anti-Müller-hormone *noun*: Anti-Müller-Hormon *nt*

an|ti|mus|ca|rin|ic [ˌæntɪˌmʌskə'rɪnɪk, ˌantaɪ-] *adj*: gegen Muskarin wirkend, Antimuskarin-

an|ti|mu|ta|gen [ˌæntɪ'mjuːtədʒən] *noun*: antimutagene Substanz *f*, Antimutagen *nt*

an|ti|my|co|bac|te|ri|al [æntɪˌmaɪkəʊbæk'tɪərɪəl]: I *noun*

A

gegen Mykobakterien wirkendes Mittel *nt* II *adj* gegen Mykobakterien wirkend
an|ti|my|cot|ic [,æntımaı'kɑtık] *adj*: gegen Pilze/Fungi wirkend, antifungal, antimykotisch
an|ti|nar|cot|ic [,æntınɑːr'kɑtık] *adj*: antinarkotisch
an|ti|nau|se|ant [,æntı'nɔːzıənt, -ʃı-, -ʒı-]: I *noun* gegen Nausea wirkendes Mittel *nt* II *adj* Nausea verhindernd *oder* lindernd
an|ti|ne|o|plas|tic [æntı,niːəʊ'plæstık]: I *noun* antineoplastische Substanz *f*, Antineoplastikum *nt* II *adj* antineoplastisch
an|ti|ne|phrit|ic [,æntınə'frıtık] *adj*: gegen Nephritis wirksam, antinephritisch
an|ti|neu|ral|gic [,æntınʊ'rældʒık] *adj*: gegen Neuralgie wirksam, antineuralgisch
an|ti|neu|rit|ic [,æntın(j)ʊə'rıtık] *adj*: gegen Neuritis wirksam, antineuritisch
an|ti|neu|ro|tox|in [,æntınʊrə'tɑksın, -njʊər-] *noun*: Neurotoxinantagonist *m*, Antineurotoxin *nt*
an|ti|neu|tri|no [,æntın(j)uː'triːnəʊ] *noun*: Antineutrino *nt*
an|ti|neu|tron [,æntı'n(j)uːtrən] *noun*: Antineutron *nt*
an|ti|nu|cle|ar [æntı'n(j)uːklıər] *adj*: gegen den Zellkern *oder* Zellkernteile gerichtet, antinukleär
an|ti|o|don|tal|gic [,æntıəʊdɑn'tældʒık]: I *noun* Mittel *nt* gegen Zahnschmerz(en), Zahnschmerzmittel *nt* II *adj* Zahnschmerz(en) lindernd
an|ti|oe|dem|a|tous [,æntıı'demətəs, -ı'diː-] *noun, adj*: (*brit.*) →*antiedemic*
an|ti|oe|dem|ic [,æntıə'diːmık] *noun, adj*: (*brit.*) →*antiedemic*
an|ti|oes|tro|gen [æntı'estrədʒən] *noun, adj*: (*brit.*) →*antiestrogen*
an|ti|op|so|nin [,æntı'ɑpsənın] *noun*: Opsoninhemmer *m*, Antiopsonin *nt*
an|ti|ov|u|la|to|ry [,æntı'ɑvjələtɔːriː, -təʊ-] *adj*: den Eisprung verhindernd, ovulationshemmend, antiovulatorisch
an|ti|ox|i|dant [,æntı'ɑksıdənt] *noun*: Antioxydans *nt*
an|ti|ox|i|dase [,æntı'ɑksıdeız] *noun*: Oxidasehemmer *m*, Antioxidase *f*
an|ti|ox|y|gen [,æntı'ɑksıdʒən] *noun*: →*antioxidant*
an|ti|par|al|lel [,æntı'pærəlel] *adj*: antiparallel
an|ti|par|a|lyt|ic [,æntıpærə'lıtık] *adj*: antiparalytisch
an|ti|par|a|sit|ic [æntı,pærə'sıtık]: I *noun* gegen Parasiten wirkendes Mittel *nt*, Antiparasitikum *nt* II *adj* gegen Parasiten wirkend, antiparasitisch, antiparasitär
an|ti|pa|ras|ta|ta [,æntıpə'ræstətə] *noun*: Glandula bulbourethralis
an|ti|par|a|sym|pa|tho|mi|met|ic [,æntı,pærə,sımpəθəʊmı'metık, -maı-] *adj*: antiparasympathomimetisch
an|ti|par|kin|so|ni|an [,æntı,pɑːrkın'səʊnıən]: I *noun* Antiparkinsonmittel *nt*, Antiparkinsonikum *nt* II *adj* gegen Parkinson-Krankheit wirkend
an|ti|par|ti|cle [,æntı'pɑːrtıkl] *noun*: Antiteilchen *nt*
an|ti|path|ic [,æntı'pæθık] *adj*: antipathisch
an|ti|pe|dic|u|lar [,æntıpı'dıkjələr] *adj*: →*antipediculotic II*
an|ti|pe|dic|u|lot|ic [,æntıpı,dıkjə'lɑtık]: I *noun* Antipedikulosum *nt*, Läusemittel *nt* II *adj* gegen Läuse wirkend
an|ti|pel|la|gra [,æntıpə'lægrə] *noun*: Niacin *nt*, Nikotin-, Nicotinsäure *f*
an|ti|pep|sin [,æntı'pepsın] *noun*: Antipepsin *nt*
an|ti|pe|ri|od|ic [,æntı,pıərı'ɑdık] *adj*: antiperiodisch
an|ti|per|i|stal|sis [,æntıperı'stɔːlsıs, -'stæl-] *noun*: Antiperistaltik *f*
an|ti|per|i|stal|tic [,æntı,perı'stɔːltık, -'stæl-]: I *noun* Peristaltik hemmendes Mittel *nt* II *adj* **1.** Antiperistaltik betreffend *oder* verursachend, antiperistaltisch **2.** Peristaltik hemmend, antiperistaltisch
an|ti|per|spi|rant [æntı'perspırənt]: I *noun* schweißhemmendes Mittel *nt*, Antiperspirant *nt*, Antitranspirant *nt*, Anthidrotikum *nt*, Antihidrotikum *nt* II *adj* schweißhemmend, anthidrotisch, antihidrotisch
an|ti|phag|o|cyt|ic [æntı,fægə'sıtık] *adj*: gegen Phagozyten gerichtet, antiphagozytär, antiphagozytisch
an|ti|phlo|gis|tic [,æntıfləʊ'dʒıstık]: I *noun* entzündungshemmendes Mittel *nt*, Entzündungshemmer *m*, Antiphlogistikum *nt* II *adj* entzündungshemmend, antiphlogistisch
nonsteroidal antiphlogistics: nicht-steroidale Antiphlogistika *pl*, nicht-steroidale Antirheumatika *pl*
an|ti|phthi|ri|ac [æntı'θıərıæk] *adj*: gegen Läuse wirkend
an|ti|plas|min [,æntı'plæzmın] *noun*: Antiplasmin *nt*, Antifibrinolysin *nt*
an|ti|plas|mo|di|al [,æntıplæz'məʊdıəl] *noun*: Antiplasmodikum *nt*
an|ti|plas|mo|di|an [,æntıplæz'məʊdıən] *adj*: gegen Plasmodien wirkend
an|ti|plas|tic [æntı'plæstık]: I *noun* antiplastische Substanz *f* II *adj* antiplastisch
an|ti|plate|let [æntı'pleıtlıt] *adj*: gegen Blutplättchen gerichtet, Antithrombozyten-
an|ti|pneu|mo|coc|cal [æntı,n(j)uːmə'kɑkl] *adj*: Pneumokokken hemmend *oder* zerstörend, Anti-Pneumokokken-
an|ti|pneu|mo|coc|cic [,æntı,n(j)uːmə'kɑksık] *adj*: →*antipneumococcal*
an|tip|o|dal [æn'tıpədl] *adj*: genau entgegengesetzt, antipodal; antipodisch
an|ti|port ['æntıpɔːrt] *noun*: Austauschtransport *m*, Gegentransport *m*, Countertransport *m*, Antiport *m*
an|ti|pre|cip|i|tin [,æntıprı'sıpıtın, ,antaı-] *noun*: Präzipitinantagonist *m*, Antipräzipitin *nt*
an|ti|pros|tate [,æntı'prɑsteıt] *noun*: Glandula bulbourethralis
an|ti|pro|te|ase [,æntı'prəʊtıeız] *noun*: Antiprotease *f*
an|ti|pro|throm|bin [,æntıprəʊ'θrɑmbın] *adj*: gegen Prothrombin wirkend, Antiprothrombin-
an|ti|pro|to|zo|al [æntı,prəʊtə'zəʊəl]: I *noun* Antiprotozoenmittel *nt*, Antiprotozoikum *nt* II *adj* gegen Protozoen wirkend, Antiprotozoen-
an|ti|pro|to|zo|an [æntı,prəʊtə'zəʊən] *noun*: Antiprotozoikum *nt*, Antiprotozoenmittel *nt*
an|ti|pru|rit|ic [,æntıprʊə'rıtık]: I *noun* Mittel *nt* gegen Juckreiz, Antipruriginosum *nt* II *adj* gegen Juckreiz wirkend, antipruriginös
an|ti|pso|ri|at|ic [æntı,sɔːrı'ætık]: I *noun* Mittel *nt* gegen Psoriasis, Antipsorikum *nt* II *adj* gegen Psoriasis wirkend
an|ti|psy|chot|ic [,æntısaı'kɑtık] *adj*: gegen Psychosen wirkend, antipsychotisch
an|ti|py|o|gen|ic [,æntıpaıə'dʒenık] *adj*: die Eiterbildung verhindernd, antipyogen
an|ti|py|re|sis [,æntıpaı'riːsıs] *noun*: Fieberbekämpfung *f*, Antipyrese *f*
an|ti|py|ret|ic [,æntıpaı'retık]: I *noun* fiebersenkendes Mittel *nt*, Antipyretikum *nt*, Antifebrilium *nt* II *adj* fiebersenkend, antipyretisch, antifebril
an|ti|py|rot|ic [,æntıpaı'rɑtık]: I *noun* Mittel *nt* zur Behandlung von Brandwunden, Antipyrotikum *nt* II *adj* gegen Brandwunden wirkend
an|ti|ra|chit|ic [,æntırə'kıtık] *adj*: gegen Rachitis wirksam, Rachitis vorbeugend *oder* verhindernd, antirachitisch

A

an|ti|ren|net [ˌæntɪˈrenɪt] *noun*: →*antirennin*
an|ti|ren|nin [ˌæntɪˈrenɪn] *noun*: Antirennin *nt*
an|ti|rheu|mat|ic [ˌæntɪruːˈmætɪk]: I *noun* Rheumamittel *nt*, Antirheumatikum *nt* II *adj* gegen rheumatische Erkrankungen wirkend, antirheumatisch
basic antirheumatics: Basistherapeutika *pl*
an|ti|rick|ett|si|al [ˌæntɪrɪˈketsɪəl]: I *noun* gegen Rickettsien wirkendes Mittel *nt*, Rickettsienmittel *nt* II *adj* gegen Rickettsien wirkend
an|ti|schis|to|so|mal [æntɪˌʃɪstəˈsəʊml]: I *noun* gegen Schistosomen wirkendes Mittel *nt*, Schistosomenmittel *nt* II *adj* gegen Schistosomen wirkend
an|ti|seb|or|rhe|ic [ˌæntɪsebəˈriːɪk]: I *noun* gegen Seborrhoe wirkendes Mittel *nt*, Antiseborrhoikum *nt* II *adj* gegen Seborrhoe wirkend, antiseborrhoisch
an|ti|seb|or|rhoe|ic [ˌæntɪsebəˈriːɪk] *noun, adj*: (*brit.*) →*antiseborrheic*
an|ti|se|cre|to|ry [ˌæntɪsɪˈkriːtəriː]: I *noun* antisekretorische/sekretionshemmende Substanz *f* II *adj* sekretionshemmend, antisekretorisch
an|ti|sep|sis [æntɪˈsepsɪs] *noun*: Antisepsis *f*, Antiseptik *f*
an|ti|sep|tic [ˌæntɪˈseptɪk, ˌantaɪ-]: I *noun* antiseptisches Mittel *nt*, Antiseptikum *nt* II *adj* Antisepsis betreffend, antiseptisch
Credé's antiseptic: Silbernitrat *nt*
Dakin's antiseptic: verdünnte Natriumhypochloritlösung *f*
Lister's antiseptic: Quecksilber-Zink-Zyanid *nt*
an|ti|sep|ti|cize [ˌæntɪˈseptəsaɪz] *vt*: antiseptisch behandeln *oder* machen
an|ti|se|rum [æntɪˈsɪərəm] *noun*: Immunserum *nt*, Antiserum *nt*
anthrax antiserum: Milzbrandserum *nt*
monovalent antiserum: Faktorenserum *nt*
polyvalent antiserum: polyvalentes Antiserum *nt*
viral antiserum: Virusantiserum *nt*
an|ti|so|cial [ˌæntɪˈsəʊʃəl] *adj*: asozial, gesellschaftsfeindlich
an|ti|spas|mod|ic [ˌæntɪspæzˈmɑdɪk]: I *noun* Antispasmodikum *nt*; Spasmolytikum *nt* II *adj* krampflösend, spasmolytisch
an|ti|spas|tic [ˌæntɪˈspæstɪk] *adj*: krampflösend, Muskelkrämpfe verhindernd *oder* lindernd, antispastisch
an|ti|staph|y|lo|coc|cic [æntɪˌstæfɪləˈkɑksɪk]: I *noun* gegen Staphylokokken wirkendes Mittel *nt* II *adj* gegen Staphylokokken wirkend, Anti-Staphylokokken-
an|ti|staph|y|lo|hae|mo|ly|sin [ˌæntɪˌstæfɪləhɪˈmɑləsɪn] *noun*: (*brit.*) →*antistaphylolysin*
an|ti|staph|y|lo|he|mo|ly|sin [ˌæntɪˌstæfɪləhɪˈmɑləsɪn] *noun*: →*antistaphylolysin*
an|ti|staph|y|lol|y|sin [ˌæntɪstæfəˈlɑləsɪn] *noun*: Antistaphylolysin *nt*
an|ti|strep|to|coc|cic [æntɪˌstreptəˈkɑksɪk]: I *noun* gegen Streptokokken wirkendes Mittel *nt* II *adj* gegen Streptokokken wirkend, Anti-Streptokokken-
an|ti|strep|to|ki|nase [ˌæntɪˌstreptəʊˈkaɪneɪz, -ˈkɪ-] *noun*: Antistreptokinase *nt*
an|ti|strep|tol|y|sin [ˌæntɪˌstreptəˈlaɪsɪn] *noun*: Antistreptolysin *nt*
antistreptolysin O: Antistreptolysin O *nt*
an|ti|sub|stance [ˌæntɪˈsʌbstəns] *noun*: →*antibody*
an|ti|su|dor|al [ˌæntɪˈsuːdərəl] *noun, adj*: →*antisudorific*
an|ti|su|dor|if|ic [ˌæntɪˌsuːdəˈrɪfɪk]: I *noun* schweißhemmende Substanz *f*, Antiperspirant *nt*, -transpirant *nt*, Ant(i)hidrotikum *nt* II *adj* schweißhemmend, ant(i)hidrotisch
an|ti|sym|pa|thet|ic [ˌæntɪˌsɪmpəˈθetɪk]: I *noun* Sympatholytikum *nt*, Antiadrenergikum *nt* II *adj* die Wirkung von Adrenalin aufhebend; das sympathische System hemmend, sympatholytisch, antiadrenerg, adrenolytisch
an|ti|syph|i|lit|ic [ˌæntɪsɪfəˈlɪtɪk]: I *noun* Mittel *nt* gegen Syphilis, Antiluetikum *nt*, Antisyphilitikum *nt* II *adj* gegen Syphilis wirkend, antiluetisch, antisyphilitisch
an|ti|te|tan|ic [ˌæntɪtəˈtænɪk] *adj*: antitetanisch, Tetanus-
an|ti|ther|mic [ˌæntɪˈθɜrmɪk] *noun, adj*: →*antipyretic*
an|ti|throm|bin [ˌæntɪˈθrɑmbɪn] *noun*: Antithrombin *nt*
antithrombin I: Fibrin *nt*
antithrombin II: Antithrombin II *nt*
antithrombin III: Antithrombin III *nt*
antithrombin IV: Antithrombin IV *nt*
antithrombin V: Antithrombin V *nt*
antithrombin VI: Antithrombin VI *nt*
an|ti|throm|bo|ki|nase [ˌæntɪˌθrɑmbəˈkaɪneɪz, -ˈkɪ-] *noun*: Antithrombokinase *f*
an|ti|throm|bo|plas|tin [ˌæntɪˌθrɑmbəˈplæstɪn] *noun*: Antithromboplastin *nt*
an|ti|throm|bot|ic [ˌæntɪθrɑmˈbɑtɪk]: I *noun* Antithrombotikum *nt* II *adj* Thrombose *oder* Thrombusbildung verhindernd *oder* erschwerend, antithrombotisch, Anti-Thrombose(n)-
an|ti|thy|roid [æntɪˈθaɪrɔɪd] *adj*: gegen die Schilddrüse gerichtet *oder* wirkend, antithyreoid, antithyroid, antithyreoidal, antithyroidal
an|ti|thy|ro|tox|ic [æntɪˌθaɪrəʊˈtɑksɪk] *adj*: gegen Hyperthyreose wirksam, antithyreotoxisch
an|ti|thy|ro|trop|ic [æntɪˌθaɪrəˈtrɑpɪk] *adj*: antithyreotrop
an|ti|ton|ic [ˌæntɪˈtɑnɪk] *adj*: tonusreduzierend, -mindernd
an|ti|tox|ic [æntɪˈtɑksɪk] *adj*: Antitoxin betreffend, mit antitoxischer Wirkung, antitoxisch
an|ti|tox|i|gen [ˌæntɪˈtɑksɪdʒən] *noun*: →*antitoxinogen*
an|ti|tox|in [æntɪˈtɑksɪn] *noun*: **1.** (*pharmakol.*) Gegengift *nt*, Antitoxin *nt* **2.** (*immunolog.*) Antitoxinantikörper *m*, Toxinantikörper *m*, Antitoxin *nt*
botulinal antitoxin: Botulinusantitoxin *nt*, antitoxisches Botulinusserum *nt*, Botulismus-Serum *nt*
botulinum antitoxin: →*botulinal antitoxin*
botulinus antitoxin: →*botulinal antitoxin*
botulism antitoxin: →*botulinal antitoxin*
Calmette's antitoxin: Calmette-Serum *nt*
diphtheria antitoxin: Diphtherieantitoxin *nt*
tetanus antitoxin: Tetanusantitoxin *nt*, antitoxisches Tetanusimmunserum *nt*
an|ti|tox|in|o|gen [ˌæntɪtɑkˈsɪnədʒən] *noun*: Antitoxigen *nt*, Antitoxinogen *nt*
an|ti|tox|i|num [ˌæntɪtɑkˈsaɪnəm] *noun*: →*antitoxin*
an|ti|tra|gus [ˌæntɪˈtreɪgəs] *noun*: Antitragus *m*
an|ti|trep|o|ne|mal [æntɪˌtrepəˈniːməl]: I *noun* gegen Treponemen wirkendes Mittel *nt*, Treponemenmittel *nt* II *adj* gegen Treponemen wirkend, treponemazid
an|ti|trich|o|mon|al [æntɪˌtrɪkəˈmɑnl]: I *noun* gegen Trichomonaden wirkendes Mittel *nt*, Trichomonadenmittel *nt*, Trichomonazid *nt*, Trichomonadizid *nt* II *adj* gegen Trichomonaden wirkend, trichomonazid, trichomonadizid
an|ti|tris|mus [ˌæntɪˈtrɪzməs] *noun*: Antitrismus *m*
an|ti|trope [ˈæntɪtrəʊp] *noun*: antitropes Organ *nt oder* Körperteil *nt*
an|ti|tro|pic [ˌæntɪˈtrɑpɪk, -ˈtrəʊ-] *adj*: antitrop
an|ti|try|pan|o|so|mal [ˌæntɪtrɪˌpænəˈsəʊml]: I *noun* gegen Trypanosomen wirkendes Mittel *nt*, Trypanosomenmittel *nt* II *adj* gegen Trypanosomen wirkend

A

an|ti|tryp|sic [ˌæntɪ'trɪpsɪk] *adj*: →*antitryptic*
α_1-an|ti|tryp|sin [ˌæntɪ'trɪpsɪn] *noun*: α_1-Antitrypsin *nt*
an|ti|tryp|tase [ˌæntɪ'trɪpteɪz] *noun*: Antitryptase *f*
an|ti|tryp|tic [ˌæntɪ'trɪptɪk] *adj*: antitryptisch
an|ti|tu|ber|cu|lin [ˌæntɪt(j)uː'bɜrkjəlɪn] *noun*: Tuberkulinantikörper *m*, Antituberkulin *nt*
an|ti|tu|ber|cu|lot|ic [ˌæntɪt(j)uːˌbɜrkjə'lɑtɪk]: **I** *noun* antituberkulöse Substanz *f*, Tuberkulostatikum *nt*, Antituberkulotikum *nt* **II** *adj* antituberkulös, tuberkulostatisch
an|ti|tu|ber|cu|lous [ˌæntɪt(j)uː'bɜrkjələs] *adj*: antituberkulös, tuberkulostatisch
an|ti|tu|bu|lin [ˌæntɪ't(j)uːbjəlɪn] *noun*: Antitubulin *nt*
an|ti|tu|mor|i|gen|ic [æntɪˌt(j)uːmərɪ'dʒenɪk] *adj*: die Tumorbildung hemmend, antitumorigen
an|ti|tu|mour|i|gen|ic [æntɪˌt(j)uːmərɪ'dʒenɪk] *adj*: (*brit.*) →*antitumorigenic*
an|ti|tus|sive [ˌæntɪ'tʌsɪv]: **I** *noun* (*pharmakol.*) hustenstillendes Mittel *nt*, Hustenmittel *nt*, Antitussivum *nt* **II** *adj* hustenstillend, antitussiv
an|ti|ty|phoid [æntɪ'taɪfɔɪd] *adj*: Typhus verhindernd, gegen Typhus wirkend, antityphös
an|ti|ty|ro|si|nase [ˌæntɪ'taɪrəʊsɪneɪz, -'tɪrəʊ-] *noun*: Tyrosinasehemmer *m*, Antityrosinase *f*
an|ti|vac|ci|na|tion|ist [ˌæntɪˌvæksɪ'neɪʃənɪst] *noun*: Impfgegner(in *f*) *m*
an|ti|ven|ene [ˌæntɪ'veniːn] *noun*: →*antivenin*
an|ti|ven|in [æntɪ'venɪn] *noun*: Gegengift *nt*, Antitoxin *nt*, Antivenenum *nt*
snake antivenin: Schlangenserum *nt*
an|ti|ven|om [ˌæntɪ'venəm] *noun*: Gegengift *nt*, Antitoxin *nt*, Antivenenum *nt*
an|ti|ven|om|ous [æntɪ'venəməs] *adj*: Antitoxin betreffend, mit antitoxischer Wirkung, antitoxisch
an|ti|vi|ral [æntɪ'vaɪrəl]: **I** *noun* antivirale Substanz *f*, virustatische Substanz *f*, viruzide Substanz *f* **II** *adj* gegen Viren gerichtet, antiviral; virustatisch; viruzid
an|ti|vi|rot|ic [ˌæntɪvaɪ'rɑtɪk] *noun, adj*: →*antiviral*
an|ti|vi|ta|min [ˌæntɪ'vaɪtəmɪn, -'vɪte-] *noun*: Antivitamin *nt*, Vitaminantagonist *m*
an|ti|zyme ['æntɪzaɪm] *noun*: Antizym *nt*, Antienzym *nt*
an|ti|zy|mot|ic [ˌæntɪzaɪ'mɑtɪk] *adj*: gegen ein Enzym wirkend, ein Enzym hemmend, antienzymatisch
an|to|don|tal|gic [ˌæntəʊdɑn'tældʒɪk] *noun, adj*: →*antiodontalgic*
an|tor|phine [æn'tɑrfiːn] *noun*: Nalorphin *nt*
an|tra|cele ['æntrəsiːl] *noun*: →*antrocele*
an|tral ['æntrəl] *adj*: Antrum betreffend, antral
an|trec|to|my [æn'trektəmiː] *noun*: Antrumresektion *f*, Antrektomie *f*
An|tric|o|la [æn'trɪkələ] *noun*: Antricola *f*
an|trit|ic [æn'trɪtɪk] *adj*: Antritis betreffend, antritisch
an|tri|tis [æn'traɪtɪs] *noun*: Entzündung *f* des Antrum mastoideum, Antritis *f*, Antrumentzündung *f*
an|tro|at|ti|cot|o|my [ˌæntrəʊˌætɪ'kɑtəmiː] *noun*: Attik(o)antrotomie *f*, Antroattikotomie *f*
an|tro|buc|cal [ˌæntrəʊ'bʌkəl] *adj*: Kieferhöhle und Mundhöhle betreffend, antrobukkal
an|tro|cele ['æntrəʊsiːl] *noun*: Antrozele *f*
an|tro|du|o|de|nec|to|my [ˌæntrəʊˌd(j)uːəʊdɪ'nektəmiː] *noun*: Antroduodenektomie *f*
an|tro|dyn|ia [ˌæntrəʊ'diːnɪə] *noun*: Schmerzen *pl* in der Kieferhöhle, Antronalgie *f*, Antrodynie *f*
an|tro|nal|gia [ˌæntrəʊ'nældʒ(ɪ)ə] *noun*: Schmerzen *pl* in der Kieferhöhle, Antronalgie *f*, Antrodynie *f*
an|tro|na|sal [ˌæntrəʊ'neɪzl] *adj*: Kieferhöhle und Nase betreffend, antronasal
an|tro|py|lor|ic [ˌæntrəʊpaɪ'lɔːrɪk, -'lɑr-] *adj*: Antrum pyloricum betreffend, antropylorisch
an|tro|scope ['æntrəskəʊp] *noun*: Antroskop *nt*
an|tros|co|py [æn'trɑskəpiː] *noun*: Antroskopie *f*
an|tros|to|my [æn'trɑstəmiː] *noun*: Antrostomie *f*, Kieferhöhlenfensterung *f*
intraoral antrostomy: intraorale Antrostomie *f*
an|tro|tome ['æntrətəʊm] *noun*: Antrotom *nt*
an|trot|o|my [æn'trɑtəmiː] *noun*: Antrotomie *f*
an|tro|tym|pan|ic [ˌæntrəʊtɪm'pænɪk] *adj*: Antrum mastoideum und Paukenhöhle/Tympanum betreffend, antrotympanisch
an|tro|tym|pa|nit|ic [ˌæntrəʊˌtɪmpə'nɪtɪk] *adj*: Antrotympanitis betreffend, antrotympanitisch
an|tro|tym|pa|ni|tis [ˌæntrəʊˌtɪmpə'naɪtɪs] *noun*: Entzündung *f* von Paukenhöhle und Antrum mastoideum, Antrotympanitis *f*
an|trum ['æntrəm] *noun, plural* **-tra** [-trə]: Höhle *f*, Hohlraum *m*, Antrum *nt*
cardiac antrum: subphrenischer Ösophagusabschnitt *m*, Antrum cardiacum
ethmoid antrum: Bulla ethmoidalis
frontal antrum: Stirnhöhle *f*, Sinus frontalis
gastric antrum: präpylorischer Magenabschnitt *nt*, Antrum pyloricum
antrum of Highmore: Kieferhöhle *f*, Sinus maxillaris
mastoid antrum: Warzenfortsatzhöhle *f*, Antrum mastoideum
maxillary antrum: Kieferhöhle *f*, Sinus maxillaris
pyloric antrum: präpylorischer Magenabschnitt *m*, Antrum pyloricum
tympanic antrum: Warzenfortsatzhöhle *f*, Antrum mastoideum
Valsalva's antrum: Warzenfortsatzhöhle *f*, Antrum mastoideum
antrum of Willis: präpylorischer Magenabschnitt *m*, Antrum pyloricum
a|nu|cle|ar [eɪ'n(j)uːklɪər] *adj*: kernlos, ohne Kern, anukleär
a|nu|cle|ate [eɪ'n(j)uːklɪɪt] *adj*: →*anuclear*
a|nu|cle|at|ed [eɪ'n(j)uːklɪˌeɪtɪd] *adj*: entkernt
ANUG *Abk.*: acute necrotizing ulcerative gingivitis
an|u|lo|cytes [ˌænjələʊ'saɪts] *noun*: Anulozyten *f*
an|u|lo|plas|ty [ˌænjələʊ'plæstiː] *noun*: Anuloplastik *f*
an|u|lo|spi|ral [ˌænjələʊ'spaɪrəl] *adj*: →*annulospiral*
a|nu|lus ['ænjələs] *noun*: →*annulus*
an|u|re|sis [ˌænjə'riːsɪs] *noun*: **1.** Harnverhalt *m*, Anurese *f* **2.** Anurie *f*
an|u|ret|ic [ˌænjə'retɪk] *adj*: Anurese betreffend, anuretisch
a|nu|ri|a [æn'(j)ʊəriːə] *noun*: Anurie *f*
angioneurotic anuria: angioneurotische Anurie *f*
false anuria: falsche Anurie *f*, Harnsperre *f*
obstructive anuria: Obstruktionsanurie *f*
postrenal anuria: postrenale Anurie *f*
prerenal anuria: prärenale Anurie *f*
renal anuria: renale Anurie *f*
true anuria: echte Anurie *f*, renale Anurie *f*
anuria with acute kidney failure: Schockanurie *f*
a|nu|ric [æn'(j)ʊərɪk] *adj*: Anurie betreffend, anurisch
an|u|rous ['ænjərəs, ə'n(j)ʊərəs] *adj*: schwanzlos
a|nus ['eɪnəs] *noun, plural* **a|nus|es, a|ni** ['eɪnaɪ]: After *m*, Anus *m* **above the anus** über dem Anus (liegend) **below the anus** unterhalb des Anus (liegend)
artificial anus: künstlicher Darmausgang *m*, Kunstafter *m*, Stoma *nt*, Anus praeter (naturalis)
ectopic anus: Analatresie *f*, Atresia ani

imperforate anus: Analatresie *f*, Atresia ani
anus perinealis: Anus perinealis
preternatural anus: künstlicher Darmausgang *m*, Kunstafter *m*, Stoma *nt*, Anus praeter (naturalis)
Rusconi's anus: Urmund *m*, Urdarmöffnung *f*

a|nus|i|tis [eɪnə'saɪtɪs] *noun*: Anusitis *f*, Afterentzündung *f*, Anusentzündung *f*

an|vil ['ænvɪl] *noun*: Amboss *m*; (*anatom.*) Incus *m*

anx|i|e|tas [æŋ'zaɪətæs] *noun*: **1.** nervöse Unruhe *f* **2.** →*anxiety*

anx|i|e|ty [æŋ'zaɪətiː] *noun*: **1.** Angst *f*, Angstgefühl *nt*, Ängstlichkeit *f*; Unruhe *f* (*for, about* wegen, um) **2.** (*psychol.*) Beängstigung *f*, Beklemmung *f*
anticipatory anxiety: Erwartungsangst *f*
castration anxiety: Kastrationsangst *f*
separation anxiety: Trennungsangst *f*

anx|i|o|lyt|ic [,æŋzɪə'lɪtɪk]: **I** *noun* angstlösendes Mittel *nt*, Anxiolytikum *nt* **II** *adj* angstlösend, anxiolytisch

anx|ious ['æŋ(k)ʃəs] *adj*: **1.** ängstlich, unruhig; besorgt (*for, about* wegen, um) **2.** bestrebt, begierig (*for, to* zu)

an|y|drae|mi|a [,ænɪ'driːmiːə] *noun*: (*brit.*) →*anydremia*

an|y|dre|mi|a [,ænɪ'driːmiːə] *noun*: Anhydrämie *f*

AO *Abk.*: **1.** acridine orange **2.** anti-oxidants **3.** aorta **4.** aortic opening **5.** atrioventricular opening

AOC *Abk.*: amoxicillin

AOCH *Abk.*: arachnitis optico-chiasmatica

AOD *Abk.*: **1.** adult-onset diabetes mellitus **2.** arterial occlusive disease

AoEDP *Abk.*: aortic enddiastolic pressure

AOG *Abk.*: aortography

AoG *Abk.*: aortography

AOL *Abk.*: acro-osteolysis

AON *Abk.*: all-or-none

AOP *Abk.*: aortic pressure

AoP *Abk.*: aortic pressure

a|or|ta [eɪ'ɔːrtə] *noun, plural* **-tas, -tae** [-tiː]: große Körperschlagader *f*, Aorta *f* **through the aorta** durch die Aorta
abdominal aorta: Bauchschlagader *f*, Abdominalaorta *f*, Aorta abdominalis, Pars abdominalis aortae
ascending aorta: aufsteigende Aorta *f*, aufsteigender Aortenteil *m*, Aorta ascendens, Pars ascendens aortae
buckled aorta: Pseudocoarctatio aortae
descending aorta: absteigende Aorta *f*, Aorta descendens, Pars descendens aortae
dorsal aortae: dorsale Aorten *pl*
kinked aorta: Knick- *oder* Buckelbildung der Aorta, Pseudocoarctatio aortae
overriding aorta: überreitende Aorta *f*
thoracic aorta: Brustschlagader *f*, Aorta thoracica, Pars thoracica aortae
ventral aorta: ventrale Aorta *f*

a|or|tal [eɪ'ɔːrtl] *adj*: →*aortic*

a|or|tal|gia [eɪɔːr'tældʒ(ɪ)ə] *noun*: Aortenschmerz *m*, Aortalgie *f*

a|or|tarc|tia [,eɪɔːr'tɑːrkʃɪə] *noun*: **1.** Aortenstenose *f* **2.** Aortenklappenstenose *f*, valvuläre Aortenstenose *f*

a|or|tar|tia [,eɪɔːr'tɑːrʃɪə] *noun*: →*aortarctia*

a|or|tec|ta|sia [,eɪɔːrtek'teɪʒ(ɪ)ə] *noun*: →*aortectasis*

a|or|tec|ta|sis [,eɪɔːr'tektəsɪs] *noun*: Aortendilatation *f*, -ektasie *f*

a|or|tec|to|my [,eɪɔːr'tektəmiː] *noun*: Aorten(teil)resektion *f*, Aortektomie *f*

aor|tic [eɪ'ɔːrtɪk] *adj*: Hauptschlagader/Aorta betreffend, aortal, aortisch

a|or|ti|co|pul|mo|nar|y [eɪ,ɔːrtɪkəʊ'pʌlmə,neriː, -nəriː] *adj*: Aorta und Lungenschlagader/Truncus pulmonalis betreffend, aortikopulmonal, aortopulmonal

a|or|ti|co|re|nal [,eɪ,ɔːrtɪkəʊ'riːnl] *adj*: Aorta und Niere(n)/Ren betreffend, aortikorenal, aortorenal

a|or|tit|ic [,eɪɔːr'tɪtɪk] *adj*: Aortitis betreffend, aortitisch

a|or|ti|tis [,eɪɔːr'taɪtɪs] *noun*: Entzündung *f* der Aorta bzw. der Aortenwand, Aortitis *f*
Döhle-Heller aortitis: Aortensyphilis *f*, Mesaortitis luetica, Aortitis syphilitica
giant cell aortitis: Riesenzellaortitis *f*
luetic aortitis: →*syphilitic aortitis*
rheumatic aortitis: rheumatische Aortitis *f*, Aortitis rheumatica
syphilitic aortitis: Aortensyphilis *f*, Mesaortitis luetica, Aortitis syphilitica

a|or|to|an|gi|og|ra|phy [eɪ,ɔːrtəændʒɪ'ɑgrəfiː] *noun*: Aortoangiographie *f*, Aortoangiografie *f*

a|or|to|cor|o|nar|y [eɪ,ɔːrtə'kɔːrənerɪ, -'kɑr-] *adj*: Aorta und Kranzarterien/Koronargefäße betreffend, aortokoronar

a|or|to|fem|o|ral [,eɪ,ɔːrtə'femərəl] *adj*: aortofemoral

a|or|to|gram [eɪ'ɔːrtəgræm] *noun*: Aortogramm *nt*

a|or|to|graph|ic [,eɪɔːrtɑ'grəfɪk] *adj*: Aortografie betreffend, mittels Aortografie, aortographisch, aortografisch

a|or|tog|ra|phy [,eɪɔːr'tɑgrəfiː] *noun*: Kontrastdarstellung *f* der Aorta, Aortographie *f*, Aortografie *f*
retrograde aortography: retrograde Aortografie *f*
translumbar aortography: translumbale Aortografie *f*

a|or|to|il|i|ac [eɪ,ɔːrtə'ɪlɪæk] *adj*: aortoiliakal

a|or|top|a|thy [,eɪɔːr'tɑpəθiː] *noun*: Aortenerkrankung *f*

a|or|top|to|sia [,eɪɔːrtɑp'təʊsɪə] *noun*: →*aortoptosis*

a|or|top|to|sis [,eɪɔːrtɑp'təʊsɪs] *noun*: Aortensenkung *f*, Aortoptose *f*

a|or|to|re|nal [eɪ,ɔːrtə'riːnl] *adj*: Aorta und Niere(n)/Ren betreffend, aortikorenal, aortorenal

a|or|tor|rha|phy [,eɪɔːr'tɑrəfiː] *noun*: Aortennaht *f*, Aortorrhaphie *f*

a|or|to|scle|ro|sis [eɪ,ɔːrtəsklɪ'rəʊsɪs] *noun*: Aortensklerose *f*

a|or|to|scle|rot|ic [eɪ,ɔːrtəsklɪ'rɑtɪk] *adj*: Aortensklerose betreffend, aortensklerotisch

a|or|to|ste|no|sis [eɪ,ɔːrtəstɪ'nəʊsɪs] *noun*: Aortenstenose *f*

a|or|tot|o|my [eɪɔːr'tɑtəmiː] *noun*: Aortotomie *f*

a|os|mic [eɪ'ɑzmɪk] *adj*: →*anosmic*

AOT *Abk.*: adenomatoid odontogenic tumor

AOV *Abk.*: aortic valve

AoV *Abk.*: aortic valve

AP *Abk.*: **1.** acetylpyridine **2.** action potential **3.** alkaline phosphatase **4.** 2-aminopurine **5.** angina pectoris **6.** aortic pressure **7.** appendectomy **8.** arterial pressure

A & P *Abk.*: auscultation and percussion

A.p. *Abk.*: angina pectoris

A-5-P *Abk.*: adenosine-5-phosphate

APA *Abk.*: **1.** aldosterone-producing adenoma **2.** anti-pernicious anemia factor

6-APA *Abk.*: 6-aminopenicillanic acid

APAD *Abk.*: 3-acetylpyridine-adenine dinucleotide

APAF *Abk.*: anti-pernicious anemia factor

a|pal|laes|the|sia [ə,pælɪs'θiːʒ(ɪ)ə] *noun*: (*brit.*) →*apallesthesia*

a|pal|les|the|sia [ə,pælɪs'θiːʒ(ɪ)ə] *noun*: Pallanästhesie *f*

a|pal|lic [ə'pælɪk] *adj*: apallisch

a|pan|crea [eɪ'pæŋkrɪə] *noun*: Pankreasaplasie *f*

a|pan|cre|at|ic [eɪ,pæŋkrɪ'ætɪk] *adj*: ohne Pankreas, durch ein Fehlen des Pankreas bedingt, apankreatisch

APAP *Abk.*: acetyl-p-aminophenol

a|par|a|lyt|ic [eɪ,pærə'lɪtɪk] *adj*: ohne Lähmung/Paralyse (verlaufend), aparalytisch
a|par|a|thy|re|o|sis [eɪ,pærəθaɪrɪ'əʊsɪs] *noun*: Aparathyreose *f*
a|par|a|thy|roid|ism [eɪ,pærə'θaɪrɔɪdɪzəm] *noun*: Aparathyreose *f*
a|par|a|thy|ro|sis [eɪ,pærəθaɪ'rəʊsɪs] *noun*: Aparathyreose *f*
a|par|eu|nia [eɪpɑːr'juːnjə] *noun*: Apareunie *f*
ap|ar|thro|sis [,æpɑːr'θrəʊsɪs] *noun*: (echtes) Gelenk *nt*, Articulatio synovialis
ap|a|thet|ic [æpə'θetɪk] *adj*: teilnahmslos, leidenschaftslos, apathisch; träge, schwerfällig, phlegmatisch
ap|a|thet|i|cal [æpə'θetɪkl] *adj*: →*apathetic*
ap|a|thy ['æpəθiː] *noun*: Apathie *f*
ap|a|tite ['æpətaɪt] *noun*: Apatit *nt*
a|pa|zone ['æpəzəʊn] *noun*: Azapropazon *nt*
APB *Abk.*: atrial premature beat
APC *Abk.*: **1.** acetylsalicylic acid, phenacetin, caffeine **2.** acute pharyngoconjunctival fever **3.** adenoidal-pharyngeal-conjunctival **4.** ampicillin **5.** antigen presenting cells **6.** antiphlogistic corticosteroid **7.** atrial premature contraction
APCV *Abk.*: adenoidal-pharyngeal-conjunctival viruses
APD *Abk.*: **1.** anteroposterior diameter **2.** aorto-pulmonary defect **3.** atrial premature depolarization
ape [eɪp] *noun*: (Menschen-)Affe *f*
anthropoid apes: Menschenaffen *pl*, Anthropoiden *pl*
a|pel|lous [ə'peləs] *adj*: **1.** (*chirurg.*) hautlos, nicht von Haut bedeckt; nicht-vernarbt **2.** ohne Vorhaut
a|pep|sia [eɪ'pepsɪə] *noun*: Apepsie *f*
a|per|i|ent [ə'pɪərɪənt]: **I** *noun* (mildes) Abführmittel *nt*, Aperientium *nt*, Aperiens *nt* **II** *adj* abführend, laxativ
a|pe|ri|od|ic [,eɪpɪrɪ'ɑdɪk] *adj*: nicht periodisch, ohne Periodizität, aperiodisch
a|per|i|os|te|al [eɪ,perɪ'ɑstɪəl] *adj*: aperiostal
a|per|i|stal|sis [,eɪpɪrɪ'stɔːlsɪs] *noun*: Peristaltikmangel *m*, -schwäche *f*, Aperistaltik *f*, Aperistalsis *f*
a|per|i|stal|tic [,eɪpɪrɪ'stɔːltɪk, -'stɑl-] *adj*: Aperistaltik betreffend, ohne Peristaltik, aperistaltisch
a|per|i|tive [ə'perɪtɪv]: **I** *noun* (mildes) Abführmittel *nt*, Aperientium *nt*, Aperiens *nt* **II** *adj* **1.** appetitanregend **2.** abführend, laxativ
ap|er|tog|na|thia [ə,pertɑg'neɪθɪə] *noun*: offener Biss *m*, vertikale Nonokklusion *f*, Hiatodontie *f*
compound apertognathia: seitlich offener Biss *m*, laterale Infraokklusion *f*
infantile apertognathia: infantiler offener Biss *m*
ap|er|tog|na|thism [æpər'tɑgnəθɪzm] *noun*: →*apertognathia*
ap|er|tur|al ['æpər,tʃʊərəl] *adj*: Apertura betreffend, Aperturen-
ap|er|ture ['æpərtʃʊər, -tjʊər] *noun*: **1.** Öffnung *f*, Eingang *m*, Spalt *m*, Loch *nt*, Schlitz *m* **2.** (*anatom.*) Apertur *f*, Apertura *f* **3.** (*physik.*) Apertur *f*, (Blenden-)Öffnung *f*
angular aperture: Apertur-, Öffnungswinkel *m*; Apertur *f*
anterior nasal aperture: →*piriform aperture*
external aperture of aqueduct of cochlea: äußere Öffnung *f* des Aqueductus cochleae, Apertura externa aqueductus cochleae
external aperture of aqueduct of vestibule: äußere Öffnung *f* des Aqueductus vestibuli, Apertura externa aqueductus vestibuli
external aperture of canaliculus of cochlea: äußere Öffnung *f* des Canaliculus cochleae, Apertura externa canaliculi cochleae
external aperture of tympanic canaliculus: äußere Öffnung *f* des Canaliculus tympanicus, Apertura inferior canaliculi tympanici
aperture of frontal sinus: Stirnhöhlenmündung *f*, Apertura sinus frontalis
aperture of glottis: Stimmritze *f*, Rima glottidis
inferior aperture of minor pelvis: untere Öffnung *f* des kleinen Beckens, Beckenausgang *m*, Apertura pelvis inferior
inferior pelvic aperture: Beckenausgang *m*, Apertura pelvis inferior
inferior thoracic aperture: →*inferior aperture of thorax*
inferior aperture of thorax: Brustkorbausgang *m*, untere Thoraxapertur *f*, Apertura thoracis inferior
inferior aperture of tympanic canaliculus: äußere Öffnung *f* des Canaliculus tympanicus, Apertura inferior canaliculi tympanici
internal aperture of tympanic canaliculus: innere Öffnung *f* des Canaliculus tympanicus, Apertura superior canaliculi tympanici
aperture of larynx: Kehlkopfeingang *m*, Aditus laryngis
lateral aperture of fourth ventricle: Luschka-Foramen *nt*, Apertura lateralis ventriculi quarti
lower thoracic aperture: untere Thoraxapertur *f*, Brustkorbausgang *m*, Apertura thoracis inferior
median aperture of fourth ventricle: Apertura mediana ventriculi quarti, Magendie-Foramen *nt*
numerical aperture: numerische Apertur *f*
orbital aperture: Orbitaeingang *m*, Aditus orbitalis
pelvic aperture: Beckenöffnung *f*, Apertura pelvis
piriform aperture: vordere Öffnung *f* der (knöchernen) Nasenhöhle, Apertura piriformis, Apertura nasalis anterior
aperture of sphenoid sinus: Apertura sinus sphenoidalis
superior aperture of minor pelvis: Eingang *m* des kleinen Beckens, Apertura pelvis/pelvica superior
superior pelvic aperture: Beckeneingang *m*, Apertura pelvis superior
superior thoracic aperture: →*superior aperture of thorax*
superior aperture of thorax: obere Thoraxapertur *f*, Brustkorbeingang *m*, Arteria thoracis superior
superior aperture of tympanic canaliculus: innere Öffnung *f* des Canaliculus tympanicus, Apertura superior canaliculi tympanici
thoracic aperture: Brustkorböffnung *f*, Thoraxapertur *f*, Apertura thoracis
tympanic aperture of canaliculus of chorda tympani: →*tympanic aperture of chorda tympani canal*
tympanic aperture of chorda tympani canal: Paukenhöhlenmündung *f* des Chordakanals, Apertura tympanica canaliculi chordae tympani
upper thoracic aperture: obere Thoraxapertur *f*, Brustkorbeingang *m*, Apertura thoracis superior
a|pex ['eɪpeks] *noun*, *plural* **a|pex|es, a|pi|ces** ['eɪpɪsiːz, 'æp-]: Spitze *f*, Gipfel *m*, Scheitel *m*, Apex *m* **below the apex** unterhalb eines Apex (liegend)
apex of arytenoid cartilage: Spitze *f* des Aryknorpels, Apex cartilaginis arytenoideae
apex of bladder: (Harn-)Blasenspitze *f*, Apex vesicae
apex of cochlea: Schneckenspitze *f*, Cupula cochleae
apex of cusp: Zahnhöckerspitze *f*, Apex cuspidis dentis
darwinian apex: Apex auriculae
apex of dorsal horn of spinal cord: Hinterhornspitze *f*,

Apex cornus posterioris medullae spinalis
apex of head of fibula: Apex capitis fibulae
apex of heart: Herzspitze *f*, Apex cordis
apex of lung: Lungenspitze *f*, Apex pulmonis
apex of patella: untere Patellaspitze *f*, Apex patellae
apex of petrous portion of temporal bone: Felsenbeinspitze *f*, Apex partis petrosae ossis temporalis
apex of posterior horn of spinal cord: Hinterhornspitze *f*
apex of prostate: Prostataspitze *f*, Apex prostatae
root apex: Wurzelspitze *f*, Zahnwurzelspitze *f*, Apex radicis dentis
apex of sacrum: Kreuzbeinspitze *f*, Apex ossis sacri
apex of tongue: Zungenspitze *f*, Apex linguae
apex of urinary bladder: →*apex of bladder*

a|pex|car|di|o|gram [ˌeɪpeksˈkɑːrdɪəɡræm] *noun*: Apexkardiogramm *nt*

a|pex|car|di|o|graph|ic [ˌeɪpeksˌkɑːrdɪˈɑɡrəfɪk] *adj*: Apexkardiografie betreffend, mittels Apexkardiografie, apexkardiographisch, apexkardiografisch

a|pex|car|di|og|ra|phy [ˌeɪpeksˌkɑːrdɪˈɑɡrəfiː] *noun*: Apexkardiographie *f*, Apexkardiografie *f*

APF *Abk.*: **1.** anti-perinuclear factor **2.** aphthoid Pospischill-Feyrter

APG *Abk.*: anterior pituitary gonadotrophin

APH *Abk.*: anterior pituitary hormone

Aph *Abk.*: **1.** acid phosphatase **2.** alkaline phosphatase

a|pha|cia [əˈfeɪʃ(ɪ)ə] *noun*: →*aphakia*

a|pha|cic [əˈfeɪsɪk] *adj*: →*aphakic*

a|pha|gia [əˈfeɪdʒɪə] *noun*: Aphagie *f*

a|phag|o|prax|ia [əˌfæɡəˈpræksɪə] *noun*: Unvermögen *nt* zu Schlucken, Aphagopraxie *f*

a|pha|kia [əˈfeɪkɪə] *noun*: Fehlen *nt* der Augenlinse, Aphakie *f*

a|pha|kic [əˈfeɪkɪk] *adj*: Aphakie betreffend, linsenlos, ohne Linse, aphak, aphakisch

a|phal|an|gia [æfəˈlændʒɪə] *noun*: Phalangenaplasie *f*, Aphalangie *f*

a|phan|i|sis [əˈfænəsɪs] *noun*: Aphanisis *f*

a|pha|sia [əˈfeɪʒə, -zɪə] *noun*: Aphasie *f*
acoustic aphasia: Worttaubheit *f*, akustische Aphasie *f*
amnesic aphasia: Wortvergessenheit *f*, amnestische Aphasie *f*
amnestic aphasia: amnestische Aphasie *f*, Wortvergessenheit *f*
anomic aphasia: Wortvergessenheit *f*, Wortfindungsstörung *f*, amnestische Aphasie *f*
associative aphasia: assoziative Aphasie *f*, Leitungsaphasie *f*
ataxic aphasia: motorische Aphasie *f*, Broca-Aphasie *f*
auditory aphasia: Aphasia auditoria, Aphasia acustica
Broca's aphasia: motorische Aphasie *f*, Broca-Aphasie *f*
central aphasia: Total-, Globalaphasie *f*
combined aphasia: kombinierte Aphasie *f*
conduction aphasia: Leitungsaphasie *f*, assoziative Aphasie *f*
cortical aphasia: kortikale Aphasie *f*
expressive aphasia: motorische Aphasie *f*, Broca-Aphasie *f*
expressive-receptive aphasia: Total-, Globalaphasie *f*
fluent aphasia: Aphasie *f* mit flüssiger Spontansprache
frontocortical aphasia: motororische Aphasie *f*, Broca-Aphasie *f*
functional aphasia: funktionelle Aphasie *f*
gibberish aphasia: Jargonaphasie *f*
global aphasia: globale Aphasie *f*
graphic aphasia: zerebrale Agrafie *f*
graphomotor aphasia: zerebrale Agrafie *f*
Grashey's aphasia: Grashey-Aphasie *f*
impressive aphasia: sensorische Aphasie *f*, Wernicke-Aphasie *f*
intellectual aphasia: echte/organisch-bedingte Aphasie *f*
jargon aphasia: Jargon-Aphasie *f*
Kussmaul's aphasia: Kussmaul-Aphasie *f*
mixed aphasia: Total-, Globalaphasie *f*
motor aphasia: motorische Aphasie *f*, Broca-Aphasie *f*
motor transcortical aphasia: transkortikale motorische Aphasie *f*
nominal aphasia: anomische Aphasie *f*, Anomie *f*
optical aphasia: optische Aphasie *f*
parieto-occipital aphasia: kombinierte Ataxie *f* und Apraxie
pictorial aphasia: Total-, Globalaphasie *f*
psychosensory aphasia: sensorische Aphasie *f*, Wernicke-Aphasie *f*
receptive aphasia: sensorische Aphasie *f*, Wernicke-Aphasie *f*
semantic aphasia: semantische Aphasie *f*
sensory aphasia: sensorische Aphasie *f*, Wernicke-Aphasie *f*
sensory transcortical aphasia: transkortikale sensorische Aphasie *f*
subcortical aphasia: subkortikale Aphasie *f*
syntactical aphasia: syntaktische Aphasie *f*
tactile aphasia: taktile Aphasie *f*
temporoparietal aphasia: sensorische Aphasie *f*, Wernicke-Aphasie *f*
total aphasia: Total-, Globalaphasie *f*
transcortical aphasia: transkortikale Aphasie *f*
true aphasia: echte/organisch-bedingte Aphasie *f*
verbal aphasia: motorische Aphasie *f*, Broca-Aphasie *f*
visual aphasia: **1.** optische Aphasie *f* **2.** Leseunfähigkeit *f*, -unvermögen *nt*, Alexie *f*
Wernicke's aphasia: sensorische Aphasie *f*, Wernicke-Aphasie *f*

a|pha|si|ac [əˈfeɪzɪæk] *noun*: →*aphasic I*

a|pha|sic [əˈfeɪzɪk]: **I** *noun* Patient(in *f*) *m* mit Aphasie, Aphasiker(in *f*) *m* **II** *adj* Aphasie betreffend, aphasisch

a|phe|maes|the|sia [əfiːmesˈθiːʒ(ɪ)ə] *noun*: (*brit.*) →*aphemesthesia*

a|phe|mes|the|sia [əfiːmesˈθiːʒ(ɪ)ə] *noun*: Leseunfähigkeit *f*, -unvermögen *nt*, Alexie *f*

a|phe|mi|a [əfˈiːmiːə] *noun*: Sprachverlust *m*, Aphemie *f*

aph|e|pho|bi|a [æfəˈfəʊbɪə] *noun*: krankhafte Angst *f* vor dem Berührtwerden, Berührungsangst *f*, Haphephobie *f*, Haptophobie *f*

a|pher|e|sis [æfəˈriːsɪs] *noun*: Apherese *f*
LDL apheresis: LDL-Apherese *f*

a|pho|nia [eɪˈfəʊnɪə] *noun*: Stimmlosigkeit *f*, -verlust *m*, Aphonie *f*
hyperfunctional aphonia: hyperfunktionelle Aphonie *f*
hypofunctional aphonia: hypofunktionelle Aphonie *f*
hysteric aphonia: hysterische/psychogene Aphonie *f*
hysterical aphonia: hysterische/psychogene Aphonie *f*
nonorganic aphonia: funktionelle Aphonie *f*
spastic aphonia: spastische Aphonie *f*

a|phon|ic [eɪˈfɑnɪk, -ˈfəʊn-] *adj*: Aphonie betreffend, von ihr betroffen, stimmlos, tonlos, aphon, aphonisch

a|pho|no|ge|lia [ˌeɪfəʊnəʊˈdʒiːlɪə] *noun*: Aphonogelie *f*

aph|o|nous [ˈæfənəs] *adj*: →*aphonic*

a|phot|aes|the|sia [ˌeɪfəʊtesˈθiːʒ(ɪ)ə] *noun*: (*brit.*) →*aphotesthesia*

a|phot|es|the|sia [ˌeɪfəʊtesˈθiːʒ(ɪ)ə] *noun*: Aphotästhesie *f*

a|pho|tic [eɪ'fəʊtɪk] *adj*: ohne Licht, dunkel, lichtlos
a|phra|sia [ə'freɪʒ(ɪ)ə] *noun*: Aphrasie *f*
partial aphrasia: Paraphrasie *f*
aph|ro|di|sia [ˌæfrə'dɪʒ(ɪ)ə] *noun*: (übermäßige) sexuelle Erregung *f*, (krankhaft) gesteigerter Sexualtrieb *m*, Aphrodisie *f*
aph|ro|dis|i|ac [ˌæfrə'dɪzɪæk]: I *noun* Aphrodisiakum *nt* II *adj* den Geschlechtstrieb anregend/steigernd, aphroditisch, aphrodisisch
aph|tha ['æfθə] *noun, plural* **-thae** ['æfθiː]: Aphthe *f*
Bednar's aphthae: Bednar-Aphthen *pl*
contagious aphthae: →*epizootic aphthae*
epizootic aphthae: (echte) Maul- und Klauenseuche *f*, Febris aphthosa, Stomatitis epidemica, Aphthosis epizootica
malignant aphthae: →*epizootic aphthae*
Mikulicz's aphthae: Mikulicz-Aphthen *pl*, habituelle Aphthen *pl*, chronisch rezidivierende Aphthen *pl*, rezidivierende benigne Aphthosis *f*, Periadenitis mucosa necrotica recurrens
recurrent scarring aphthae: →*Mikulicz's aphthae*
aph|thoid ['æfθɔɪd]: I *noun* Aphthoid Pospischill-Feyrter *nt*, vagantes Aphthoid *nt*, aphthoide Polypathie *f* II *adj* aphthenähnlich, aphthenförmig, aphthoid
aph|thon|gia [æf'θɑŋdʒɪə] *noun*: Aphthongie *f*
aph|tho|sis [æf'θəʊsɪs] *noun, plural* **-ses** [æf'θəʊsiːz]: Aphthose *f*, Aphthosis *f*
generalized aphthosis: Behçet-Krankheit *f*
recurrent benign aphthosis: Mikulicz-Aphthen *pl*, habituelle Aphthen *pl*, chronisch rezidivierende Aphthen *pl*, rezidivierende benigne Aphthosis *f*, Periadenitis mucosa necrotica recurrens
aph|thous ['æfθəs] *adj*: Aphthen betreffend, aphthenartig, aphthös
aph|tho|vi|rus [æfθə'vaɪrəs] *noun*: Aphthovirus *nt*
aphthovirus of cattle: Maul- und Klauenseuche-Virus *nt*, MKS-Virus *nt*
a|phyl|lac|tic [eɪfaɪ'læktɪk] *adj*: Aphylaxie betreffend, aphylaktisch
a|phyl|lax|is [eɪfaɪ'læksɪs] *noun*: Aphylaxie *f*
a|pi|cal ['eɪpɪkl, 'æp-] *adj*: Spitze/Apex betreffend, an der Spitze liegend, apikal
a|pi|cec|to|my [eɪpɪ'sektəmiː] *noun*: Apikektomie *f*
a|pi|cit|ic [ˌeɪpɪ'sɪtɪk] *adj*: Apizitis betreffend, apizitisch
a|pi|ci|tis [ˌeɪpɪ'saɪtɪs] *noun*: Entzündung *f* einer (Organ-, Knochen-)Spitze, Apizitis *f*, Apicitis *f*
A|pi|co|com|plex|a [ˌeɪpɪkəʊkɑm'pleksə] *plural*: Apicocomplexa *pl*, Sporozoa *pl*
a|pi|co|ec|to|my [ˌeɪpɪkəʊ'ektəmɪ, ˌæp-] *noun*: (Zahn-) Wurzelspitzenresektion *f*, Apikoektomie *f*, Apikotomie *f*
a|pi|col|y|sis [eɪpɪ'kɑlɪsɪs] *noun*: Apikolyse *f*
a|pi|co|pos|te|ri|or [ˌeɪpɪkəʊpɑ'stɪərɪər] *adj*: apikoposterior
a|pi|cos|to|my [ˌæpɪ'kɑstəmɪ, ˌeɪ-] *noun*: Apikostomie *f*, Wurzeltrepanation *f*, Wurzelspitzentrepanation *f*
a|pi|cot|o|my [ˌeɪpɪ'kɑtəmiː] *noun*: Apikotomie *f*, Apikoektomie *f*
a|pin|e|al|ism [eɪ'pɪnɪəlɪzəm] *noun*: Fehlen *nt* der Zirbeldrüse, Apinealismus *m*
a|pi|o|ther|a|py [ˌeɪpɪəʊ'θerəpiː] *noun*: Apitherapie *f*
a|pi|pho|bi|a [eɪpɪ'fəʊbɪə] *noun*: Angst *f* vor Bienen, Apiphobie *f*
api|pho|bic [eɪpɪ''fəʊbɪk] *adj*: Apiphobie betreffend, apiphob
a|pi|tu|i|tar|ism [eɪpɪ't(j)uːəterɪzəm] *noun*: **1.** Hypophysenaplasie *f* **2.** Hypophysenvorderlappeninsuffizienz *f*, HVL-Insuffizienz *f*, Simmonds-Syndrom *nt*, Hypopituitarismus *m*
APL *Abk.*: **1.** acute promyelocytic leukemia **2.** anterior pituitary-like hormone
a|pla|cen|tal [ˌeɪplə'sentl, ˌæplə-] *adj*: ohne Plazenta, plazentalos, aplazentar
ap|la|nat|ic [ˌæplə'nætɪk] *adj*: (*Linse*) ohne sphärische Aberration *oder* Asymmetriefehler, aplanatisch
a|plan|a|tism [æ'plænətɪzəm] *noun*: Aplanatie *f*
a|pla|sia [ə'pleɪʒ(ɪ)ə] *noun*: Aplasie *f*
biliary aplasia: Gallengangsaplasie *f*
bone marrow aplasia: Knochenmarkaplasie *f*
clavicle aplasia: Schlüsselbeinaplasie *f*
aplasia cutis congenita: Aplasia cutis congenita
enamel aplasia: Schmelzaplasie *f*, Zahnschmelzaplasie *f*
enamel and dentin aplasia: Schmelz und Dentinaplasie *f*
esophageal aplasia: Ösophagusaplasie *f*
esophagus aplasia: Speiseröhrenaplasie *f*, Ösophagusaplasie *f*
gallbladder aplasia: Gallenblasenaplasie *f*
gonadal aplasia: Gonadenaplasie *f*
hereditary retinal aplasia: Amaurosis congenita
nuclear aplasia: Möbius-Syndrom *nt*, -Kernaplasie *f*
odontoid aplasia: Densaplasie *f*
oesophageal aplasia: (*brit.*) →*esophageal aplasia*
oesophagus aplasia: (*brit.*) →*esophagus aplasia*
pure red cell aplasia: **1.** aregenerative Anämie *f* **2.** chronische kongenitale aregenerative Anämie *f*, Blackfan-Diamond-Anämie *f*
radial aplasia: Radiusaplasie *f*
radius aplasia: Radiusaplasie *f*
renal aplasia: Nierenaplasie *f*, Nierenagenesie *f*
retinal aplasia: Netzhautaplasie *f*
thymic aplasia: Thymusaplasie *f*
thymic-parathyroid aplasia: DiGeorge-Syndrom *nt*, Schlundtaschensyndrom *nt*, Thymusaplasie *f*
ulna aplasia: Ulnaaplasie *f*
ulnar aplasia: Ulnaaplasie *f*
aplasia unguinis congenita: Aplasia unguinis congenita
uterine aplasia: Gebärmutteraplasie *f*, Uterusaplasie *f*
a|plas|tic [eɪ'plæstɪk] *adj*: Aplasie betreffend, von ihr betroffen, durch sie bedingt; nicht gebildet, nicht bildend, aplastisch
a|pleu|ri|a [eɪ'plʊərɪə] *noun*: Rippenaplasie *f*, Apleurie *f*
APLH *Abk.*: anterior pituitary-like hormone
APm *Abk.*: mean arterial pressure
APMI *Abk.*: abrupt pacemaker inhibition
ap|ne|a ['æpnɪə, æp'niːə] *noun*: **1.** Atemstillstand *m*, Apnoe *f* **2.** →*asphyxia*
central sleep apnea: zentrale Schlafapnoe *f*
deglutition apnea: Apnoe *f* während des Schluckaktes, Deglutitionsapnoe *f*
apnea due to paralysis of respiratory muscles: periphere Atemlähmung *f*
obstructive sleep apnea: obstruktives Schlafapnoesyndrom *nt*
sleep apnea: Schlafapnoe(syndrom *nt*) *f*
sleep-induced apnea: Schlafapnoe(syndrom *nt*) *f*
traumatic apnea: traumatisches Asphyxiesyndrom *nt*, traumatische Asphyxie *f*, traumatische Apnoe *f*, traumatischer Atemstillstand *m*
ap|ne|ic [æp'niːɪk] *adj*: Apnoe betreffend, apnoisch
ap|neu|mat|ic [ˌæpn(j)uː'mætɪk] *adj*: apneumatisch
ap|neu|ma|to|sis [ˌæpn(j)uːmə'təʊsɪs] *noun*: angeborene Atelektase *f*, Apneumatose *f*
ap|neu|mia [æp'n(j)uːmɪə] *noun*: Lungenaplasie *f*, Apneumie *f*

ap|neu|sis [æp'n(j)uːsɪs] *noun*: Apneusis *f*
ap|noe|a ['æpnɪə, æp'niːə] *noun*: (*brit.*) →*apnea*
ap|noe|ic [æp'niːɪk] *adj*: (*brit.*) →*apneic*
APO *Abk.*: apomorphine
apo *Abk.*: **1.** apoenzyme **2.** apolipoprotein
Apo-A *Abk.*: apoprotein A
ap|o|at|ro|pine [ˌæpəʊ'ætrəpiːn, -pɪn] *noun*: Apoatropin *nt*
Apo-B *Abk.*: apoprotein B
ap|o|cam|no|sis [ˌæpəkæm'nəʊsɪs] *noun*: →*apokamnosis*
ap|o|chro|mat ['æpəkrəʊmeɪt, ˌæpə'krəʊ-] *noun*: Apochromat *nt*, apochromatisches Objektiv *nt*
ap|o|chro|mat|ic [ˌæpəkrəʊ'mætɪk] *adj*: frei von chromatischer Aberration, ohne chromatische Aberration, apochromatisch
a|poc|o|pe [ə'pɑkəpiː] *noun*: Amputation *f*
ap|o|cop|tic [ˌæpə'kɑptɪk] *adj*: Amputation betreffend, Amputations-
ap|o|crine ['æpəkraɪn] *adj*: (*Sekretion*) mit Ausscheidung des apikalen Teils der Drüse, apokrin
ap|o|crin|i|tis [æpəkrɪ'naɪtɪs] *noun*: Schweißdrüsenabszess *m*
ap|o|dal ['æpədəl] *adj*: ohne Fuß/Füße, fußlos, apodal, apodisch
a|po|dia [eɪ'pəʊdɪə, æ-] *noun*: angeborene Fußlosigkeit *f*, Apodie *f*
ap|o|dous ['æpədəs] *adj*: →*apodal*
ap|o|dy ['æpədiː] *noun*: angeborene Fußlosigkeit *f*, Apodie *f*
ap|o|en|zyme [ˌæpəʊ'enzaɪm] *noun*: Apoenzym *nt*
ap|o|fer|ri|tin [ˌæpəʊ'ferɪtɪn] *noun*: Apoferritin *nt*
ap|o|gam|ia [ˌæpəʊ'gæmɪə] *noun*: **1.** (*biolog.*) Apogamie *f* **2.** Jungfernzeugung *f*, Parthenogenese *f*
a|pog|a|my [ə'pɑgəmiː] *noun*: →*apogamia*
ap|o|kam|no|sis [ˌæpəkæm'nəʊsɪs] *noun*: Apokamnose *f*
a|po|lar [eɪ'pəʊlər] *adj*: (*Zelle*) ohne Pol, apolar
a|po|li|po|pro|tein [ˌæpəʊˌlɪpə'prəʊtiːn, -tiːɪn] *noun*: Apolipoprotein *nt*
Apo-Lp *Abk.*: apolipoproteins
ap|o|mix|ia [æpəʊ'mɪksɪə] *noun*: **1.** (*biolog.*) Apomixis *f* **2.** (*biolog.*) Apogamie *f* **3.** Jungfernzeugung *f*, Parthenogenese *f*
ap|o|mix|is [ˌæpəʊ'mɪksɪs] *noun*: Apomixis *f*, Agamogenie *f*, Agamogenese *f*
ap|o|mor|phine [ˌæpəʊ'mɔːrfiːn, -fɪn] *noun*: Apomorphin *nt*
ap|o|neu|rec|to|my [ˌæpəʊnjʊə'rektəmiː] *noun*: Aponeurosenresektion *f*, Aponeur(os)ektomie *f*
ap|o|neu|ror|rha|phy [ˌæpəʊnjʊə'rɑrəfiː] *noun*: Aponeurosennaht *f*, Aponeurorrhaphie *f*
ap|o|neu|ro|sis [ˌæpəʊnjʊə'rəʊsɪs, -nʊ'r-] *noun*: Sehnenhaut *f*, Sehnenplatte *f*, flächenhafte Sehne *f*, Aponeurose *f*, Aponeurosis *f*
abdominal aponeurosis: Bauchdeckenaponeurose *f*
bicipital aponeurosis: Bizepsaponeurose *f*, Aponeurosis musculi bicipitis brachii, Aponeurosis bicipitalis
clavicoracoaxillary aponeurosis: Fascia clavipectoralis
crural aponeurosis: oberflächliche Unterschenkelfaszie *f*, Fascia cruris
Denonvilliers' aponeurosis: rektovaginale Scheidewand *f*, rektovaginales Septum *nt*, Septum rectovaginale
epicranial aponeurosis: Kopfhautaponeurose *f*, Galea aponeurotica, Aponeurosis epicranialis
external intercostal aponeurosis: äußere Zwischenrippen-/Interkostalmembran *f*, Membrana intercostalis externa
external oblique aponeurosis: Externusaponeurose *f*, Aponeurosis musculi obliquus externus abdominis
femoral aponeurosis: Oberschenkelfaszie *f*, Fascia lata (femoris)
aponeurosis of insertion: Ansatz-, Insertionsaponeurose *f*
internal intercostal aponeurosis: innere Interkostalmembran *f*, Membrana intercostalis interna
internal oblique aponeurosis: Internusaponeurose *f*, Aponeurosis musculi obliquus internus abdominis
ischiorectal aponeurosis: Fascia diaphragmatis pelvis inferior
lingual aponeurosis: Zungenaponeurose *f*, Aponeurosis lingualis
oblique aponeurosis: Obliquusaponeurose *f*, Aponeurosis musculi obliquus abdominis
aponeurosis of origin: Ursprungsaponeurose *f*
palatine aponeurosis: Gaumenaponeurose *f*, Aponeurosis palatina
palmar aponeurosis: Palmaraponeurose *f*, Aponeurosis palmaris
pharyngeal aponeurosis: Fascia pharyngobasilaris
pharyngobasilar aponeurosis: Fascia pharyngobasilaris
plantar aponeurosis: Fußsohlen-, Plantaraponeurose *f*, Aponeurosis plantaris
Sibson's aponeurosis: Sibson-Membran *f*, -Faszie *f*, Membrana suprapleuralis
temporal aponeurosis: Fascia temporalis
thoracolumbar aponeurosis: Aponeurosis lumbalis, Fascia thoracolumbalis
aponeurosis of transverse muscle of abdomen: Transversusaponeurose *f*, Aponeurosis musculi transversus abdominis
vertebral aponeurosis: Fascia thoracolumbalis
aponeurosis of Zinn: Aufhängefasern *pl* der Linse, Zonularfasern *pl*, Fibrae zonulares
ap|o|neu|ro|sit|ic [ˌæpəʊnjʊərə'sɪtɪk, -nʊ-] *adj*: Aponeurositis betreffend, aponeurositisch
ap|o|neu|ro|si|tis [ˌæpəʊnjʊərə'saɪtɪs, -nʊ-] *noun*: Entzündung *f* einer Aponeurose, Aponeurositis *f*
ap|o|neu|rot|ic [ˌæpəʊnjʊə'rɑtɪk, -nʊ'r-] *adj*: Aponeurose betreffend, aponeurotisch
ap|o|neu|rot|o|my [ˌæpəʊnjʊə'rɑtəmiː] *noun*: Aponeurosenspaltung *f*, Aponeurotomie *f*
a|poph|y|sar|y [ə'pɑfɪseriː] *adj*: Apophyse betreffend, apophysär
ap|o|phys|e|al [əˌpɑfə'siːəl, ˌæpə'fiːzɪəl] *adj*: Apophyse(n) betreffend, apophysär, Apophysen-
ap|o|phys|e|op|a|thy [ˌæpəʊfiːzɪ'ɑpəθiː] *noun*: **1.** Apophysenerkrankung *f* **2.** Osgood-Schlatter-Krankheit *f*, -Syndrom *nt*, Schlatter-Osgood-Krankheit *f*, -Syndrom *nt*, Apophysitis tibialis adolescentium
ap|o|phys|i|al [əˌpɑfə'siːəl, ˌæpə'fiːzɪəl] *adj*: →*apophyseal*
ap|o|phys|i|ar|y [æpə'fɪzɪˌeriː] *adj*: →*apophyseal*
a|poph|y|sis [ə'pɑfəsɪs] *noun, plural* **-ses** [-siːz]: Apophyse *f*, Apophysis *f*
basilar apophysis: Pars basilaris ossis occipitalis
cerebral apophysis: Zirbel-, Pinealdrüse *f*, Pinea *f*, Corpus pineale, Glandula pinealis, Epiphyse *f*, Epiphysis cerebri
genial apophysis: Spina mentalis
Ingrassia's apophysis: kleiner Keilbeinflügel *m*, Ala minor (ossis sphenoidalis)
lenticular apophysis: Processus lenticularis incudis
odontoid apophysis: Dens axis
persistent apophysis: persistierende Apophyse *f*

A

temporal apophysis: Warzenfortsatz *m*, Mastoid *nt*, Processus mastoideus (ossis temporalis)
ap|o|phy|sit|ic [ə,pɑfɪ'satɪk] *adj*: Apophysitis betreffend, apophysitisch
a|poph|y|si|tis [ə,pɑfɪ'saɪtɪs] *noun*: Entzündung *f* einer Apophyse, Apophysitis *f*
calcaneal apophysitis: Haglund-Syndrom *nt*, Apophysitis calcanei
ap|o|plec|tic [æpə'plektɪk] *adj*: Apoplexie betreffend, apoplektisch
ap|o|plec|ti|form [æpə'plektɪfɔːrm] *adj*: in der Art einer Apoplexie, apoplexieartig, apoplexieähnlich, apoplektiform
ap|o|plec|toid [æpə'plektɔɪd] *adj*: →*apoplectiform*
ap|o|plex|i|a [æpə'pleksɪə] *noun*: →*apoplexy*
apoplexia uteri: Uterusapoplexie *f*, Apoplexia uteri
ap|o|plex|y ['æpəpleksiː] *noun*: **1.** Schlaganfall *m*, Gehirnschlag *m*, apoplektischer Insult *m*, Apoplexie *f*, Apoplexia (cerebri) *f* **2.** Organ(ein)blutung *f*, Apoplexie *f*, -plexia *f*
abdominal apoplexy: intraabdominale Spontanblutung *f*
adrenal apoplexy: Nebennierenapoplexie *f*, Apoplexia adrenalis
bulbar apoplexy: Apoplexia bulbaris
capillary apoplexy: kapilläre Apoplexie *f*
cerebellar apoplexy: **1.** Kleinhirnapoplexie *f*, Apoplexia cerebelli **2.** Kleinhirn(ein)blutung *f*
cerebral apoplexy: **1.** Schlaganfall *m*, Gehirnschlag *m*, apoplektischer Insult *m*, Apoplexie *f*, Apoplexia (cerebri) *f* **2.** Hirnblutung *f*
delayed apoplexy: Spätapoplexie *f*, verzögerte traumatische Apoplexie *f*
embolic apoplexy: embolische Apoplexie *f*, embolischer Hirninfarkt *m*
finger apoplexy: Achenbach-Syndrom *nt*, Fingerapoplexie *f*, paroxysmales Fingerhämatom *nt*, paroxysmales Handhämatom *nt*
fulminating apoplexy: fulminante Apoplexie *f*
heat apoplexy: Hitzschlag *m*, Thermoplegie *f*
ingravescent apoplexy: langsam-progrediente Apoplexie *f*
neonatal apoplexy: Neugeborenenapoplexie *f*
apoplexy of the newborn: Neugeborenenapoplexie *f*
pancreatic apoplexy: Pankreasapoplexie *f*, Apoplexia pancreatis
pituitary apoplexy: Hypophysenapoplexie *f*
pontile apoplexy: Apoplexia bulbaris
pontine apoplexy: Apoplexia bulbaris
Raymond's (type of) apoplexy: Raymond-Apoplexie *f*
renal apoplexy: Nierenapoplexie *f*
serous apoplexy: ödem-bedingte Apoplexie *f*
spinal apoplexy: Rückenmarks(ein)blutung *f*, -apoplexie *f*, Apoplexia spinalis, Hämatorrhachis *f*, spinale Meningealapoplexie *f*
thrombotic apoplexy: thrombotische Apoplexie *f*; thrombotischer Hirninfarkt *m*
traumatic late apoplexy: Spätapoplexie *f*, verzögerte traumatische Apoplexie *f*
uterine apoplexy: Uterusapoplexie *f*, Apoplexia uteri
uteroplacental apoplexy: Couvelaire-Syndrom *nt*, -Uterus *m*, Apoplexia uteroplacentaris, Uterusapoplexie *f*, uteroplazentare Apoplexie *f*
ap|o|pro|tein [,æpəʊ'prəʊtiːn, -tiːɪn] *noun*: Apoprotein *nt*
ap|op|to|sis [,æpəp'təʊsɪs] *noun*: programmierter Zelltod *m*, Apoptosis *f*
a|pop|tot|ic [,æpəp'tɑtɪk] *adj*: Apoptosis betreffend, apoptotisch
ap|o|some ['æpəsəʊm] *noun*: Aposom *nt*
a|pos|ta|sis [ə'pɑstəsɪs] *noun*: Krankheitsende *nt*, Apostasis *f*
a|po|stax|is [æpəʊ'stæksɪs] *noun*: Sickerblutung *f*, leichte Blutung *f*
ap|o|stem ['æpəstem] *noun*: →*abscess*
a|po|ste|ma [æpə'stiːmə] *noun*: →*abscess*
ap|o|steme ['æpəstiːm] *noun*: →*abscess*
a|pos|thia [ə'pɑsθɪə] *noun*: Vorhautaplasie *f*, Aposthie *f*
a|poth|e|car|y [ə'pɑθəkeəriː] *noun*: →*pharmacist*
ap|o|the|ci|um [,æpə'θiːʃɪəm, -sɪ-] *noun*: Apothezium *nt*
APP *Abk*.: **1.** arginine-enriched polypeptide **2.** pulmonary artery pressure
ap|pa|rat|us [,æpə'rætəs, -'reɪtəs] *noun, plural* **-tus, -tus|es**: **1.** System *nt*, Trakt *m*, Apparat *m*; Organsystem *nt*, Apparatus *m* **2.** Apparat *m*, Gerät *nt*
Abbé-Zeiss apparatus: (Thoma-)Zeiss-Zählkammer *f*
accommodation apparatus: Akkommodationsapparat *m*
anaesthetic apparatus: (*brit.*) →*anaesthetic apparatus*
anesthetic apparatus: Narkoseapparat *m*
Barcroft's apparatus: (Haldane-)Barcroft-Apparat *m*
Barcroft-Warburg apparatus: Warburg-Apparat *m*
Beckmann's apparatus: Beckmann-Apparat *m*, -Thermometer *nt*
Benedict-Roth apparatus: Benedict-Roth-Spirometer *nt*
breathing apparatus: Atem-, Sauerstoffgerät *nt*
Burkhard's apparatus: Burkard-Pollenfalle *f*
central apparatus: Zentralapparat *m*
ciliary apparatus: Strahlenkörper *m*, -apparat *m*, Ziliarkörper *m*, -apparat *m*, Corpus ciliare
color combination apparatus: Farbenmischapparat *m*
colour combination apparatus: (*brit.*) →*color combination apparatus*
dental apparatus: kieferorthopädisches Behandlungsgerät *nt*
Desault's apparatus: Desault-Verband *m*
digestive apparatus: Verdauungsapparat *m*, Digestionssystem *nt*, Apparatus digestorius, Systema alimentarium
dioptric apparatus: dioptrischer Apparat *m*
expansion plate apparatus: Expansionsplattenapparatur *f*
Finsen's apparatus: Finsen-Lampe *f*
genitourinary apparatus: Urogenitalsystem *nt*, -trakt *m*, Harn- und Geschlechtsapparat *m*, Apparatus urogenitalis, Systema urogenitalis
Golgi apparatus: Golgi-Apparat *m*, -Komplex *m*
apparatus of Goormaghtigh: juxtaglomerulärer Apparat *m*
Haldane's apparatus: Haldane-Apparat *m*
halo-pelvic apparatus: Halo-Becken-Apparat *m*, Halo-Pelvis-Apparat *m*
infusion apparatus: Infusionsgerät *nt*
juxtaglomerular apparatus: juxtaglomerulärer Apparat *m*
Kirschner's apparatus: Kirschner-Draht *m*
lacrimal apparatus: Tränenapparat *m*, Apparatus lacrimalis
locomotor apparatus: Bewegungsapparat *m*
masticatory apparatus: Kauapparat *m*
orthopaedic apparatus: (*brit.*) →*orthopedic apparatus*
orthopedic apparatus: orthopädischer Apparat *m*
otolith apparatus: Otolithenorgan *nt*, -apparat *m*
oxygen apparatus: Sauerstoffgerät *nt*, Atemgerät *nt*
parabasal apparatus: Parabasalapparat *m*
postural apparatus: Haltungsapparat *m*

respiratory apparatus: Atmungsorgane *pl*, Atemwege *f*, Respirationssystem *nt*, -trakt *m*, Apparatus respiratorius, Systema respiratorium
ribosomal apparatus: Ribosomenapparat *m*, ribosomaler Apparat *m*
Scholander apparatus: Scholander-Apparat *m*
sound-conducting apparatus: Schallleitungsapparat *m*
speech apparatus: Sprechapparat *m*
spindle apparatus: Spindelapparat *m*
subneural apparatus: subneuraler/subsynaptischer (Falten-)Apparat *m*
sucker apparatus: Saugfüßchen *nt*
suture apparatus: Nähapparat *m*
urogenital apparatus: →*genitourinary apparatus*
vestibular apparatus: Vestibularapparat *m*, Gleichgewichtsorgan *nt*
Wangensteen's apparatus: Wangensteen-Drainage *f*
Warburg apparatus: Warburg-Apparat *m*
Warburg-Barcroft apparatus: Warburg-Apparat *m*
Wullstein's apparatus: Wullstein-Apparat *m*

ap|par|ent [ə'pærənt] *adj*: **1.** sichtbar, manifest, apparent **2.** offensichtlich, ersichtlich, klar

ap|pear [ə'pɪər] *vi*: **1.** erscheinen, auftauchen, sich zeigen, sichtbar werden; (*Ausschlag*) ausbrechen; (*Symptome*) zu Tage treten **2.** scheinen, den Anschein haben, aussehen

ap|pear|ance [ə'pɪərəns] *noun*: **1.** Erscheinung(sbild *nt*) *f*, Phänomen *nt* **2.** äußerer (An-)Schein *m*, Erscheinung *f* **3.** Auftreten *nt*, Vorkommen *nt*; Erscheinen *nt* **at first appearance** beim ersten Anblick
cherubic appearance: Barockengel *m*
hair-on-end appearance: Bürstenschädel *m*
honeycomb appearance: Bienenwaben-, Honigwabenstruktur *f*
marfanoid appearance: marfanoide Erscheinung/Gestalt *f*
onion-peel appearance: Zwiebelschalenstruktur *f*
onion-skin appearance: Zwiebelschalenstruktur *f*
snake's head appearance: Schlangenkopfphänomen *nt*

ap|pend|age [ə'pendɪdʒ] *noun*: Anhang *m*, Ansatz *m*, Anhängsel *nt*, Fortsatz *m*
atrial appendage: Herzohr *nt*, Aurikel *nt*, Auricula atrii
auricular appendage: Herzohr *nt*, Auricula atrialis
caecal appendage: (*brit.*) →*vermiform appendage*
cecal appendage: →*vermiform appendage*
appendage of epididymis: Nebenhodenhydatide *f*, Appendix epididymidis
epiploic appendages: Appendices epiploicae/omentales
appendages of eye: Augenhilfsapparat *m*
fibrous appendage of liver: Appendix fibrosa hepatis, Leberzipfel *m*
omental appendages: Appendices epiploicae/omentales
ovarian appendage: Nebeneierstock *m*, Rosenmüller-Organ *nt*, Parovarium *nt*, Epoophoron *nt*
appendages of the skin: Hautanhangsgebilde *pl*
testicular appendage: Morgagni-Hydatide *f*, Appendix testis
vermiform appendage: Wurmfortsatz *m* des Blinddarms, Wurm *m*, Blinddarm *m*, Appendix vermiformis
vesicular appendages (of epoophoron): Morgagni-Hydatiden *pl*, Appendices vesiculosae (epoophorontis)

ap|pen|dal|gia [æpən'dældʒ(ɪ)ə] *noun*: Schmerzen *pl* in der Blinddarmgegend, Appendalgie *f*

ap|pen|dec|to|my [ˌæpən'dektəmiː] *noun*: Appendektomie *f*
interval appendectomy: Appendektomie *f* im Intervallstadium

ap|pen|di|cal [ə'pendɪkl] *adj*: Wurmfortsatz/Appendix betreffend, Appendic(o)-, Appendik(o)-, Appendix-

ap|pen|di|ce|al [ˌæpən'dɪʃl, əˌpendɪ'siːəl] *adj*: →*appendical*

ap|pen|di|cec|to|my [əˌpendə'sektəmiː] *noun*: Appendektomie *f*

ap|pen|di|cial [ˌæpən'dɪʃl] *adj*: →*appendical*

ap|pen|di|cit|ic [əˌpendə'sɪtɪk] *adj*: Appendizitis betreffend, bei Appendizitis vorkommend, appendizitisch

ap|pen|di|ci|tis [əˌpendə'saɪtɪs] *noun*: Entzündung *f* des Wurmfortsatzes/Appendix vermiformis, Wurmfortsatzentzündung *f*, Appendizitis *f*, Appendicitis *f*; (*inf.*) Blinddarmentzündung *f*
actinomycotic appendicitis: Appendizitis *f* durch Actinomyces israelii
acute appendicitis: Appendicitis acuta, akute Appendizitis *f*
amebic appendicitis: Amöbenappendizitis *f*
amoebic appendicitis: (*brit.*) →*amebic appendicitis*
bilharzial appendicitis: Appendizitis *f* durch Bilharzienbefall
catarrhal appendicitis: katarrhalische Appendizitis *f*, Appendicitis catarrhalis
chronic appendicitis: Appendicitis chronica, chronische Appendizitis *f*
focal appendicitis: fokale Appendizitis *f*
foreign-body appendicitis: Fremdkörperappendizitis *f*
fulminating appendicitis: fulminante/perakute Appendizitis *f*
gangrenous appendicitis: gangränöse Appendizitis *f*, Appendicitis gangraenosa
helminthic appendicitis: Appendicitis helminthica, Appendicitis vermicularis
left-sided appendicitis: **1.** linksseitige Appendizitis *f* bei Situs inversus **2.** Linksappendizitis *f*, Divertikulitis *f*
L-sided appendicitis: →*left-sided appendicitis*
masked appendicitis: Appendicitis larvata
obstructive appendicitis: obstruktive Appendizitis *f*
perforated appendicitis: perforierende Appendizitis *f*, Appendicitis perforans/perforata
perforating appendicitis: →*perforated appendicitis*
perforative appendicitis: →*perforated appendicitis*
phlegmonous appendicitis: phlegmonöse Appendizitis *f*, Appendicitis phlegmonosa
protective appendicitis: Appendicitis obliterans, obliterierende Appendizitis *f*
purulent appendicitis: eitrige Appendizitis *f*, Appendicitis purulenta
recurrent appendicitis: rezidivierende Appendizitis *f*
relapsing appendicitis: rezidivierende Appendizitis *f*
retrocaecal appendicitis: (*brit.*) →*retrocecal appendicitis*
retrocecal appendicitis: retrozäkale Appendizitis *f*
retrocolic appendicitis: retrokolische Appendizitis *f*
retroileal appendicitis: retroileale Appendizitis *f*
segmental appendicitis: segmentale Appendizitis *f*
stercoral appendicitis: Fäkalappendizitis *f*, Sterkoralappendizitis *f*
subperitoneal appendicitis: subperitoneale Appendizitis *f*
suppurative appendicitis: eitrige Appendizitis *f*, Appendicitis purulenta
ulcerative appendicitis: ulzeröse Appendizitis *f*, Appendicitis ulcerosa
ulcerophlegmonous appendicitis: ulzerophlegmonöse

A

Appendizitis *f*, Appendicitis ulcerophlegmonosa
verminous appendicitis: Appendizitis *f* durch Wurmbefall, Appendicitis helminthica/vermicularis

ap|pen|di|co|cae|cos|to|my [ə,pendɪkəʊsɪ'kɑstəmiː] *noun*: (*brit.*) →*appendicocecostomy*

ap|pen|di|co|ce|cos|to|my [ə,pendɪkəʊsɪ'kɑstəmiː] *noun*: Appendikozäkostomie *f*

ap|pen|di|co|cele [ə'pendɪkəʊsiːl] *noun*: Appendikozele *f*

ap|pen|di|co|en|ter|os|to|my [ə,pendɪkəʊentər'ɑstəmiː] *noun*: Appendikoenterostomie *f*

ap|pen|di|co|li|thi|a|sis [ə,pendɪkəʊlɪ'θaɪəsɪs] *noun*: Appendikolithiasis *f*

ap|pen|di|col|y|sis [ə,pendɪ'kɑlɪsɪs] *noun*: Appendikolyse *f*

ap|pen|di|cop|a|thy [ə,pendɪ'kɑpəθiː] *noun*: (nichtentzündliche) Wurmfortsatzerkrankung *f*, Appendikopathie *f*, Appendicopathia *f*

ap|pen|di|cos|to|my [ə,pendɪ'kɑstəmiː] *noun*: Appendikostomie *f*

ap|pen|dic|u|lar [,æpən'dɪkjələr] *adj*: **1.** Wurmfortsatz/Appendix betreffend, Appendic(o)-, Appendik(o)-, Appendix- **2.** Gliedmaße betreffend **3.** Anhang/Anhängsel betreffend

ap|pen|dix [ə'pendɪks] *noun, plural* **-dix|es, -dic|es** [-dəsiːz]: **1.** Anhang *m*, Anhängsel *nt*, Ansatz *m*, Fortsatz *m*; (*anatom.*) Appendix *f* **2.** Wurmfortsatz *m* des Blinddarms, Wurm *m*, Appendix *f*, Appendix vermiformis
anterocaecal caudal appendix: (*brit.*) →*anterocecal caudal appendix*
anterocecal caudal appendix: anterozäkale Kranialposition *f*
auricular appendix: Herzohr *nt*, Auricula atrii
caecal appendix: (*brit.*) →*vermiform appendix*
caudal appendix: Kaudalposition *f*
cecal appendix: →*vermiform appendix*
ensiform appendix: Schwertfortsatz *m*, Processus xiphoideus
appendix of epididymis: →*appendage of epididymis*
epiploic appendices: Appendices epiploicae/omentales
fibrous appendix of liver: Leberzipfel *m*, Appendix fibrosa hepatis
grumbling appendix: (*inf.*) Blinddarmreizung *f*
lateral appendix: Lateralposition *f*
medial appendix: Medialposition *f*
Morgagni's appendix: **1.** Morgagni-Hydatide *f*, Appendix testis **2.** Lobus pyramidalis glandulae thyroideae
Morgagni's appendices: Morgagni-Hydatiden *pl*, Appendices vesiculosae epoophori
omental appendices: Appendices epiploicae/omentales
retrocaecal caudal appendix: (*brit.*) →*retrocecal caudal appendix*
retrocecal caudal appendix: retrozäkale Kranialposition *f*
appendix of ventricle of larynx: Appendix ventriculi laryngis, Kehlkopfblindsack *m*, Sacculus laryngis
vermiform appendix: Wurmfortsatz *m* des Blinddarms, Wurm *m*, Blinddarm *m*, Appendix vermiformis
xiphoid appendix: Schwertfortsatz *m*, Processus xiphoideus

ap|pen|do|li|thi|a|sis [ə,pendəʊlɪ'θaɪəsɪs] *noun*: Appendikolithiasis *f*

ap|per|cep|tion [,æpər'sepʃn] *noun*: Apperzeption *f*

ap|per|cep|tive [,æpər'septɪv] *adj*: apperzeptiv

ap|per|son|a|tion [æ,pɜrsə'neɪʃn] *noun*: →*appersonification*

ap|per|son|i|fi|ca|tion [,æpər,sɑnəfɪ'keɪʃn] *noun*: Appersonierung *f*

ap|pe|tite ['æpɪtaɪt] *noun*: **1.** Appetit *m* (*for* auf), Esslust *f* **have an appetite** Appetit haben (*for* auf) **have no appetite** keinen Appetit haben (*for* auf) **have a good appetite** einen guten *oder* gesunden Appetit haben **stimulate the appetite** den Appetit anregen **2.** Verlangen *nt*, Begierde *f*, Gelüst *nt* (*for* nach); Hunger *m* (*for* nach), Neigung *f*, Trieb *m*, Lust *f* (*for* zu)
diminished appetite: Anorexie *f*
perverted appetite: Parorexie *f*

ap|pla|na|tion [æplə'neɪʃn] *noun*: Abflachung *f*, Applanation *f*, Applanatio *f*

ap|pla|nom|e|ter [,æplə'nɑmɪtər] *noun*: Applanationstonometer *nt*

ap|pla|nom|e|try [,æplə'nɑmətriː] *noun*: Applanationstonometrie *f*

apple ['æpəl] *noun*: Apfel *m*
Adam's apple: Adamsapfel *m*, Prominentia laryngea
thorn apple: Stechapfel *m*

ap|pli|ance [ə'plaɪəns] *noun*: **1.** Vorrichtung *f*, Gerät *nt*, (Hilfs-)Mittel *nt* **2.** Anwenden *nt*, Anwendung *f*, Bedienung *f*
acrylic resin and copper band appliance: Kupferdrahtkunststoffschiene *f*
activator appliance: Aktivator *m*, Aktivator *m* nach Andresen und Häupl
active plate appliance: aktive Platte *f*
Andresen appliance: Aktivator *m*, Aktivator *m* nach Andresen und Häupl
Andresen monoblock appliance: Aktivator *m*, Aktivator *m* nach Andresen und Häupl
Angle basic E arch appliance: Angle-Bogen *m*, Angle-Apperatur *f*
Begg appliance: Begg-Apparatur *f*
Begg fixed orthodontic appliance: Begg-Apparatur *f*
Begg light wire appliance: Begg-Apparatur *f*
Bimler appliance: Bimler-Gebissformer *m*, Gebissformer *m*
Bimler removable orthodontic appliance: Bimler-Gebissformer *m*, Gebissformer *m*
Bowles multiphase appliance: Bowles-Technik *f*
Case appliance: Case-Apparatur *f*
chin cup extraoral orthodontic appliance: Kinn-Kopf-Kappe *f*
Coffin appliance: Coffin-Platte *f*
craniofacial appliance: kraniofaziale Apparatur *f*
Crozat appliance: Crozat-Gerät *nt*
Crozat removable orthodontic appliance: Crozat-Gerät *nt*
Denholz appliance: Denholz-Apparat *m*
differential force appliance: Begg-Apparatur *f*
edgewise appliance: Edgewise-Apparatur *f*
edgewise fixed orthodontic appliance: Edgewise-Apparatur *f*
extraoral appliance: extraorale Apparatur *f*
extraoral fracture appliance: extraorale Frakturschienung *f*
extraoral orthodontic appliance: extraorale Apparatur *f*
fixed appliance: festsitzendes Behandlungsgerät *nt*, festsitzendes kieferorthopädisches Behandlungsgerät *nt*
fixed orthodontic appliance: festsitzendes Behandlungsgerät *nt*, festsitzendes kieferorthopädisches Behandlungsgerät *nt*
fracture appliance: Frakturschienung *f*, Frakturbehandlungsgerät *nt*
Fränkel appliance: Funktionsregler *m*, Fränkel-Funktionsregler *m*
Fränkel removable orthodontic appliance: Funktions-

regler *m*, Fränkel-Funktionsregler *m*
functional appliance: funtionelles Behandlungsgerät *nt*
Griffin appliance: Griffin-Apparat *m*
habit-breaking appliance: verhaltensmodifizierendes Behandlungsgerät *nt*
Hawley appliance: Hawley-Retainer *m*
Hawley retaining orthodontic appliance: Hawley-Retainer *m*
hay rake appliance: Zungengitter *nt*
hay rake fixed orthodontic appliance: Zungengitter *nt*
Herbst appliance: Herbst-Okklusionsscharnier *nt*, Herbst-Scharnierapparatur *f*
holding appliance: Halterung *f*
intraoral appliance: intraorale Apparatur *f*
intraoral fracture appliance: intraorale Frakturschienung *f*
intraoral orthodontic appliance: intraorale Apparatur *f*
jacket appliance: Jacketkrone *f*
jackscrew appliance: Dehnschraubenapparat *m*
Jackson appliance: Jackson-Apparat *m*, Jackson-Klammer *f*, Oberkieferübergreifklammer *f*
Johnston twin wire appliance: Johnston-Apparat *m*, Twinwire-Apparat *m*, Zwillingsbogenapparat *m*
jumping-the-bite appliance: Kingsley-Platte *f*, Bissumstellungsplatte *f*, Jumping-the-bite-Platte *f*
Kesling appliance: Kesling-Apparat *m*
Kingsley appliance: Kingsley-Platte *f*, Bissumstellungsplatte *f*, Jumping-the-bite-Platte *f*
labiolingual appliance: Innenbogen-Außenbogen-Apparat *m*, Innenbogen-Außenbogen-Technik *f*, Labiolingualtechnik *f*
labiolingual fixed orthodontic appliance: Innenbogen-Außenbogen-Apparat *m*, Innenbogen-Außenbogen-Technik *f*, Labiolingualtechnik *f*
light round wire appliance: Begg-Apparatur *f*
light wire appliance: Light-wire-Apparatur *f*
Mayne muscle control appliance: Mayne-Apparat *m*
monoblock appliance: Aktivator *m*, Aktivator nach Andresen und Häupl
Mühlemann appliance: Propulsor *m*, Mühlemann-Propulsor *m*
multibanded appliance: Multibandapparatur *f*
multiphase appliance: Bowles-Technik *f*
Nord appliance: Nord-Platte *f*, Nord-Dehnplatte *f*, Nord-Dehnungsplatte *f*
obturator appliance: Obturator *m*, Obturatorapparat *m*
occlusal appliance: Aufbissschiene *f*, Okklusonsschiene *f*, Knirscherschiene *f*, Nachtschiene *f*
orthodontic appliance: kieferorthopädisches Behandlungsgerät *nt*, kieferorthopädische Apparatur *f*
palatal expansion appliance: Gaumendehnplatte *f*
palatal obturator appliance: Gaumenobturator *m*
palate-splitting appliance: Gerät *nt* zur Gaumennahterweiterung
permanent appliance: festsitzendes Behandlungsgerät *nt*, festsitzendes kieferorthopädisches Behandlungsgerät *nt*
pin and tube appliance: Stift-Röhrchen-Apparat *m*
pin and tube fixed orthodontic appliance: Stift-Röhrchen-Apparat *m*
prosthetic appliance: Prothese *f*, Zahnprothese *f*, Zahnersatz *m*
regulating appliance: kieferorthopädisches Behandlungsgerät *nt*, kieferorthopädische Apparatur *f*
removable appliance: abnehmbare Apparatur *f*, herausnehmbare Apparatur *f*, abnehmbares Behandlungsgerät *nt*
removable orthodontic appliance: abnehmbare Apparatur *f*, herausnehmbare Apparatur *f*, abnehmbares Behandlungsgerät *nt*
retaining appliance: Retainer *m*
retaining orthodontic appliance: Retainer *m*
ribbon arch appliance: Bandbogen *m*
Roger-Anderson pin fixation appliance: Roger-Anderson-Apparat *m*
sagittal appliance: sagittales Plattengerät *nt*
Schwarz appliance: Schwarz-Platte *f*, Dehnplatte von Schwarz
space retaining appliance: Lückenhalter *m*, Platzhalteapparatur *f*, Space-Retainer *m*
split plate appliance: Expansionsplattenapparatur *f*
straight-wire appliance: Straight-wire-Apparat *m*
straight-wire fixed orthodontic appliance: Straight-wire-Apparat *m*
therapeutic appliance: therapeutisches Hilfsmittel *nt*
twin-wire appliance: Johnston-Apparat *m*, Twinwire-Apparat *m*, Zwillingsbogenapparat *m*
universal appliance: Universalapparat *m*
universal fixed orthodontic appliance: Universalapparat *m*
Walker appliance: Crozat-Gerät *nt*

ap|pli|ca|bil|i|ty [ˌæplɪkə'bɪlətiː] *noun*: Anwendbarkeit *f* (*to* auf), Eignung *f* (*to* für)

ap|pli|ca|ble ['æplɪkəbl, ə'plɪkə-] *adj*: anwendbar (*to* auf); geeignet, passend (*to* für); angemessen, angebracht (*to*)

ap|pli|ca|ble|ness ['æplɪkəblnəs] *noun*: →*applicability*

ap|pli|ca|tion [ˌæplɪ'keɪʃn] *noun*: **1.** Applikation *f* (*to* auf), Anwendung *f*, Verwendung *f*, Gebrauch *m* (*to* für); **for external application** zum äußeren Gebrauch **2.** (*Salbe*) Auftragen *nt*; (*Verband*) Anlegen *nt*; (*Medikament*) Verabreichung *f* **3.** Bewerbung *f*, Antrag *m*, Anmeldung *f* (*for* um, für)
outward application: äußerliche Anwendung *f*
topical application: örtliche Anwendung *f*

ap|pli|ca|tor ['æplɪkeɪtər] *noun*: Applikator *m*, Anwendungsgerät *nt*, Aufträger *m*
cotton applicator: Watteträger *m*
curved applicator: gebogener Watteträger *m*
root canal applicator: Wurzelkanalapplikator *m*

ap|plied [ə'plaɪd] *adj*: angewandt

ap|ply [ə'plaɪ]: **I** *vt* **1.** (*Salbe*) auftragen; (*Pflaster*) anlegen; anbringen, auflegen (*to* an, auf) **2.** anwenden (*to* auf), verwenden (*to* für) **apply externally** äußerlich anwenden **easy to apply** leicht anwendbar **II** *vi* **3.** gelten (*to* für), zutreffen (*to* auf), betreffen **4.** sich bewerben (*for* um)

ap|point|ment [ə'pɔɪntmənt] *noun*: Termin *m* (*with* bei); Terminvereinbarung *f*, (geschäftliche) Verabredung *f* **by appointment** nach Vereinbarung, mit (Vor-)Anmeldung **by appointment only** nur nach vorheriger Anmeldung

ap|po|si|tion [ˌæpə'zɪʃn] *noun*: **1.** Bei-, Hinzufügung *f*, Bei-, Zusatz *m* **2.** An-, Auflagerung *f*, Apposition *f*

ap|po|si|tion|al [ˌæpə'zɪʃnəl] *adj*: bei-, zugefügt, an-, aufgelagert, appositionell

ap|pos|i|tive [ə'pɑzɪtɪv] *adj*: →*appositional*

ap|prais|al [ə'preɪzl] *noun*: (*Verfassung, Lage*) Beurteilung *f*, (Ab-, Ein-)Schätzung *f*

ap|praise [ə'preɪz] *vt*: beurteilen, (ab-, ein-)schätzen, bewerten **appraise the situation** die Lage einschätzen

ap|pre|cia|ble [ə'priːʃ(ɪ)əbl] *adj*: beträchtlich, deutlich, merklich, spürbar

ap|pre|hend [æprɪ'hend] *vt*: (*fig.*) begreifen, erfassen,

A

wahrnehmen
ap|pre|hen|sion [ˌə'priː'henʃn] *noun*: **1.** Erfassen *nt*, Begreifen *nt*, Apprehension *f* **2.** Auffassungsvermögen *nt*, -gabe *f*, -kraft *f*, Verstand *m* **3.** (*psychiat.*) Besorgnis *f*, Furcht *f*, Apprehension *f*
ap|pre|hen|sive [ˌə'priː'hensɪv] *adj*: empfindlich, empfindsam; besorgt, ängstlich, apprehensiv
ap|pre|hen|sive|ness [ˌə'priː'hensɪvnəs] *noun*: **1.** schnelle Auffassungsgabe *f* **2.** (*psychiat.*) Besorgnis *f*, Furcht *f*, Apprehension *f*
ap|proach [ə'prəʊtʃ]: **I** *noun* **1.** Annäherung *f*, (Heran-)Nahen *nt*, (Her-)Anrücken *nt* **2.** Sehweise *f*, Zugang *m*, Approach *m* **3.** (*chirurg.*) (operativer) Zugang *m* (*to* zu) **II** *vt* **4.** sich nähern **5.** (*Aufgabe*) herangehen an, anpacken **III** *vi* sich nähern, näherkommen, herankommen, (heran-)nahen
abdominosacroperineal approach: abdominosakroperinealer Zugang *m*
thoracic approach: (trans-)thorakaler Zugang *m*
thoracoabdominal approach: thorakoabdominaler Zugang *m*
transperitoneal approach: transperitonealer Zugang *m*
transsacral approach: transsakraler Zugang *m*
ap|proach|a|ble [ə'prəʊtʃəbl] *adj*: zugänglich; (*fig.*) um-, zugänglich
ap|pro|pri|ate [ə'prəʊprɪət] *adj*: **1.** geeignet, passend, angebracht, angemessen (*to, for* für) **an appropriate diet** eine angepasste/angemessene Ernährung **not appropriate during pregnancy** nicht geeignet während der Schwangerschaft **2.** entsprechend, zuständig
ap|prov|al [ə'pruːvl] *noun*: Zustimmung *f*, Billigung *f*, Einverständnis *nt*; (offizielle) Genehmigung *f*, Zulassung *f* (*of* von, zu)
ap|prove [ə'pruv]: **I** *vt* billigen, anerkennen; genehmigen **II** *vi* zustimmen, billigen; genehmigen, zulassen (*of*)
ap|proved [ə'pruːvd] *adj*: **1.** erprobt **2.** genehmigt, zugelassen
ap|prox|i|mal [ə'prɑksɪməl] *adj*: approximal, approximativ
ap|prox|i|mate [ə'prɑksɪmeɪt]: **I** *noun* Näherungswert *m* **II** *adj* annähernd, ungefähr, approximativ, approximal, Näherungs- **III** *vt* **1.** sich nähern, nahekommen, fast erreichen, annähernd gleich sein **2.** (*chirurg.*) (*Wundränder*) annähern, zusammenbringen **IV** *vi* sich nähern (*to*)
ap|prox|i|ma|tion [əˌprɑksə'meɪʃn] *noun*: **1.** (*a. mathemat., fig.*) (An-)Näherung *f* (*to* an) **2.** Näherungswert *m* **3.** (*Wundränder*) Annähern *nt*, Annäherung *f*
ap|prox|i|ma|tive [ə'prɑksɪmətɪv] *adj*: annähernd, approximativ
a|prac|tic [ə'præktɪk] *adj*: Apraxie betreffend, apraxisch, apraktisch
a|prax|ia [ə'præksɪə, eɪ-] *noun*: Apraxie *f*
amnestic apraxia: amnestische Apraxie *f*
buccofacial apraxia: bukkofaziale Apraxie *f*
classic apraxia: ideokinetische/ideomotorische Apraxie *f*
Cogan's oculomotor apraxia: Cogan-Syndrom II *nt*
constructional apraxia: konstruktive Apraxie *f*
cortical apraxia: motorische Apraxie *f*
dressing apraxia: Ankleideapraxie *f*
ideational apraxia: ideatorische Apraxie *f*
ideatory apraxia: ideatorische Apraxie *f*
ideokinetic apraxia: ideokinetische/ideomotorische Apraxie *f*
ideomotor apraxia: Gliedmaßenapraxie *f*, ideomotorische Apraxie *f*, ideokinetische Apraxie *f*
innervation apraxia: motorische Apraxie *f*
limb-kinetic apraxia: gliedkinetische Apraxie *f*
motor apraxia: motorische Apraxie *f*
ocular motor apraxia: Balint-Syndrom *nt*
sensory apraxia: ideatorische Apraxie *f*
speech apraxia: Sprechapraxie *f*, Stimmapraxie *f*
transcortical apraxia: ideokinetische/ideomotorische Apraxie *f*
a|prax|ic [ə'præksɪk] *adj*: →*apractic*
a|prin|dine [ə'prɪndiːn] *noun*: Aprindin *nt*
ap|ro|bar|bi|tal [ˌæprə'bɑːrbətɔl] *noun*: Aprobarbital *nt*
a|proc|tia [eɪ'prɑkʃɪə] *noun*: Anusaplasie *f*, Aproktie *f*
a|pron ['eɪprən] *noun*: Schürze *f*
abdominal apron: Fettschürze *f*
lead apron: →*leaded apron*
leaded apron: Bleischürze *f*, Strahlenschutzschürze *f*
leaded protective apron: →*leaded apron*
lingual apron: Zungenschild *nt*
protective apron: →*leaded apron*
ap|ro|sex|ia [ˌæprɑ'seksɪə] *noun*: Aprosexie *f*, Aprosexia *f*
a|pros|o|pia [ˌeɪprə'səʊpɪə] *noun*: Aprosopie *f*
a|pros|o|pus [eɪ'prɑsəpəs] *noun*: Aprosopus *m*
a|pro|tic [eɪ'prəʊtɪk] *adj*: frei von Protonen, aprotisch
a|pro|ti|nin [eɪ'prəʊtənɪn, æ-] *noun*: Aprotinin *nt*
APRT *Abk.*: adenine phosphoribosyl transferase
APRTase *Abk.*: adenine phosphoribosyl transferase
APS *Abk.*: adenosine- 5'-phosphosulfate
APSAC *Abk.*: anisoylated plasminogen-streptokinase activator complex
APSD *Abk.*: aorto-pulmonary septal defect
ap|sel|a|phe|sia [ˌæpsələ'fiːzɪə] *noun*: Verminderung *f* des Tastsinnes, Apsel(h)aphesie *f*
ap|si|thy|ria [ˌæpsɪ'θaɪrɪə] *noun*: psychogener Stimmverlust *m*, Apsithyrie *f*
apt [æpt] *adj*: **1.** passend, geeignet; treffend **2.** neigen, geneigt sein (*to do* zu tun) **3.** begabt (*at* für), geschickt (*at* in), intelligent
APT *Abk.*: **1.** alum-precipitated toxoid **2.** aminopropyl isothio-uronium
ap|ti|tude ['æptɪt(j)uːd] *noun*: **1.** Begabung *f*, Befähigung *f* (*for* für), Talent *nt* (*for* für), Geschick *nt*, Eignung *f* (*for* zu) **2.** Auffassungsgabe *f*, Intelligenz *f*
APTT *Abk.*: activated partial thromboplastin time
a|pty|a|lia [ˌeɪtaɪ'eɪlɪə] *noun*: verminderte *oder* fehlende Speichelsekretion *f*, Aptyalismus *m*, Asialie *f*, Xerostomie *f*
a|pty|a|lism [æp'taɪəlɪzəm] *noun*: →*aptyalia*
APUD *Abk.*: amine precursor uptake and decarboxylation
a|pud|o|ma [ˌeɪpə'dəʊmə] *noun*: Apudom *nt*
APUD-system *noun*: APUD-System *nt*
a|pus ['eɪpəs] *noun*: Apus *m*
APW *Abk.*: aorto-pulmonary window
APWS *Abk.*: abortive pickwickian syndrome
a|py|e|tous [ə'paɪətəs] *adj*: nicht-eitrig, ohne Eiter, aputrid
a|pyk|no|mor|phous [əˌpɪknə'mɔːrfəs, eɪ-] *adj*: apyknomorph
a|py|og|e|nous [eɪpaɪ'ɑdʒənəs] *adj*: nicht durch Eiter verursacht, apyogen
a|py|ous [eɪ'paɪəs] *adj*: nicht-eitrig, ohne Eiter, aputrid
a|py|ret|ic [ˌeɪpaɪ'retɪk] *adj*: ohne Fieber verlaufend, apyretisch, fieberfrei, fieberlos, afebril
a|py|rex|ia [ˌeɪpaɪ'reksɪə] *noun*: Fieberlosigkeit *f*, Apyrexie *f*
a|py|ro|gen|ic [eɪˌpaɪrə'dʒenɪk] *adj*: apyrogen
aq|ua ['ækwə] *noun, plural* **aq|uas** ['ækwiː, 'ɑk-]: Aqua *f*, Wasser *nt*

aq|ua|co|bal|a|min [,ækwəkəʊ'bæləmɪn] *noun*: Aquo-, Aquacobalamin *nt*, Vitamin B_{12b} *nt*

aq|ua|pho|bi|a [,ækwə'fəʊbɪə] *noun*: Angst *f* vor Wasser, Aquaphobie *f*

aq|ua|pho|bic [,ækwə'fəʊbɪk] *adj*: Aquaphobie betreffend, aquaphob

aq|ua|punc|ture ['ækwəpʌŋkʃər] *noun*: subkutane Wasserinjektion *f*

aq|ue|duct ['ækwədʌkt] *noun*: Aquädukt *m/nt*, Aqueductus *m*

cerebral aqueduct: Aquädukt *m*, Aqueductus cerebri/mesencephalici

aqueduct of cochlea: Aqueductus cochleae

Cotunnius' aqueduct: **1.** Cotunnius-Kanal *m*, Aqueductus vestibuli **2.** Canaliculus cochleae

fallopian aqueduct: Fazialiskanal *m*, Canalis nervi facialis

aqueduct of Fallopius: Fazialiskanal *m*, Canalis nervi facialis

aqueduct of mesencephalon: Aquädukt *m*, Aqueductus cerebri/mesencephalici

aqueduct of midbrain: →*aqueduct of mesencephalon*

aqueduct of Silvius: →*aqueduct of mesencephalon*

aqueduct of Sylvius: →*aqueduct of mesencephalon*

ventricular aqueduct: →*aqueduct of mesencephalon*

vestibular aqueduct: Aqueductus vestibuli, Cotunnius-Kanal *m*

aqueduct of vestibule: Endolymphgang *m*, Ductus endolymphaticus

aq|ue|duc|tus [,ækwə'dʌktəs] *noun*: →*aqueduct*

a|que|ous ['eɪkwɪəs, 'æk-]: **I** *noun* Kammerwasser *nt*, Humor aquosus **II** *adj* wässerig, wässrig, wasserhaltig, -artig, Wasser-

aq|uo|co|bal|a|min [,ækwəʊkəʊ'bæləmɪn] *noun*: →*aquacobalamin*

AR *Abk.*: **1.** absorption rate **2.** accelerated reaction **3.** active resistive **4.** airway resistance **5.** alarm reaction **6.** alkali reserve **7.** antirheumatic **8.** aortic receptor **9.** aortic regurgitation **10.** arsphenamine **11.** artificial respiration **12.** atrophic rhinitis

Ar *Abk.*: argon

A.R. *Abk.*: Abderhalden reaction

ARA *Abk.*: antiribosomal antibody

Ara *Abk.*: arabinose

ARA-A *Abk.*: adenine arabinoside

ar|ab|in ['ærəbɪn] *noun*: Arabin *nt*

a|ra|bin|o|a|den|o|sine [,ærəbɪnəʊə'denəsiːn] *noun*: Vidarabin *nt*, Adenin-Arabinosid *nt*

a|ra|bin|o|cyt|i|dine [,ærəbɪnəʊ'sɪtədiːn] *noun*: →*arabinosylcytosine*

a|rab|i|nose [ə'ræbɪnəʊs] *noun*: Arabinose *f*

β-a|rab|i|nos|i|dase [ə,ræbɪ'nɑsɪdeɪz] *noun*: β-Arabinosidase *f*

a|rab|i|no|sis [ə,ræbɪ'nəʊsɪs] *noun*: Arabinoseintoxikation *f*

a|rab|i|no|su|ri|a [ə,ræbɪnə's(j)ʊəriːə] *noun*: Arabinosurie *f*

a|ra|bin|o|syl|ad|e|nine [,ærəbɪnəʊsɪl'ædəniːn] *noun*: →*arabinoadenosine*

a|ra|bi|no|syl|cy|to|sine [,ærəbɪnəʊsɪl'saɪtəsiːn] *noun*: Cytarabin *nt*, Cytosin-Arabinosid *nt*

ar|a|bin|u|lose [ærə'bɪnjələʊs] *noun*: Arabinulose *f*

a|rab|i|tol [ə'ræbɪtəl, -təʊl] *noun*: Arabit *nt*, Arabitol *nt*

ar|a|bo|py|ra|nose [,ærəbəʊ'paɪrənəʊz] *noun*: →*arabinose*

ARA-C *Abk.*: cytosine arabinoside

a|rach|i|date [ə'rækɪdeɪt] *noun*: Arachidat *nt*, Eicosanoat *nt*

a|rach|i|don|ate [ə'rækɪ,dɑneɪt] *noun*: Arachidonat *nt*

a|rach|ne|pho|bi|a [ə,ræknɪ'fəʊbɪə] *noun*: Angst *f* vor Spinnen, Arachnophobie *f*

A|rach|nia [ə'ræknɪə] *noun*: Arachnia *f*

Arachnia propionica: Arachnia propionica

a|rach|nid [ə'ræknɪd]: **I** *noun* Spinnentier *nt*, Arachnid *m* **II** *adj* Arachnida betreffend, spinnenartig

A|rach|ni|da [ə'ræknɪdə] *plural*: Arachnida *pl*

a|rach|ni|dan [ə'ræknɪdən] *noun, adj*: →*arachnid*

a|rach|ni|dism [ə'ræknədɪzəm] *noun*: Arachnidismus *m*

a|rach|ni|tic [,æræk'nɪtɪk] *adj*: Arachnitis betreffend, arachnitisch, arachnoiditisch

a|rach|ni|tis [,æræk'naɪtɪs] *noun*: Entzündung *f* der Spinnengewebshaut/Arachnoidea, Arachnoiditis *f*, Arachnitis *f*

a|rach|no|dac|tyl|ia [ə,ræknəʊdæk'tiːlɪə] *noun*: →*arachnodactyly*

a|rach|no|dac|tyl|y [ə,ræknəʊ'dæktəliː] *noun*: **1.** Spinnenfingrigkeit *f*, Arachnodaktylie *f* **2.** Marfan-Syndrom *nt*, Arachnodaktylie-Syndrom *nt*

congenital contractural arachnodactyly: Beals-Hecht-Syndrom *nt*, kontrakturelle Arachnodaktylie *f*

a|rach|no|gas|tria [ə,ræknəʊ'gæstrɪə] *noun*: Medusenhaupt *nt*, Caput medusae

a|rach|noid [ə'ræknɔɪd]: **I** *noun* Spinnwebenhaut *f*, Arachnoidea *f* **II** *adj* **1.** spinnenartig, spinnwebartig, spinnennetzähnlich **2.** Spinnwebenhaut/Arachnoidea betreffend, arachnoid, arachnoidal, Arachnoidal-

arachnoid of brain: kranielle Spinnwebenhaut *f*, Arachnoidea mater encephali/cranialis

cranial arachnoid: →*arachnoid of brain*

spinal arachnoid: →*arachnoid of spine*

arachnoid of spine: spinale Spinnwebenhaut *f*, Arachnoidea mater spinalis

ar|ach|noi|dal [,æræk'nɔɪdl] *adj*: →*arachnoid II*

ar|ach|noi|dea [,æræk'nɔɪdɪə] *noun*: →*arachnoid I*

ar|ach|noi|de|an [,æræk'nɔɪdɪən] *adj*: →*arachnoid II*

a|rach|noid|ism [ə'ræknɔɪdɪzəm] *noun*: Arachnidismus *m*

a|rach|noid|it|ic [ə,ræknɔɪ'dɪtɪk] *adj*: Arachnoiditis betreffend, arachnoiditisch, arachnitisch

a|rach|noid|i|tis [ə,ræknɔɪ'daɪtɪs] *noun*: Entzündung *f* der Spinnengewebshaut/Arachnoidea, Arachnitis *f*, Arachnoiditis *f*

ossifying arachnoiditis: Arachnoiditis ossificans

arachnoiditis of the optic chiasm: Arachnoiditis optico-chiasmatica

ar|ach|nol|y|sin [,æræk'nɑləsɪn] *noun*: Arachnolysin *nt*

a|rach|no|pho|bi|a [ə,ræknəʊ'fəʊbɪə] *noun*: Angst *f* vor Spinnen, Arachnophobie *f*

a|rach|no|pho|bic [ə,ræknəʊ'fəʊbɪk] *adj*: Arachnophobie betreffend, arachnophob

ARA-Hx *Abk.*: arabinosyl hypoxanthine

A|ra|ne|ae [ə'reɪnɪ,iː] *plural*: Webspinnen *pl*, Araneae *pl*

Ar|a|ne|i|da [ærə'nɪədə] *plural*: →*Araneae*

a|ra|ne|ism [ə'reɪnɪ,ɪzəm] *noun*: →*arachnidism*

a|ra|ne|ous [ə'reɪnɪəs] *adj*: spinnennetz-ähnlich

a|ra|phia [eɪ'reɪfɪə] *noun*: Dysrhaphie *f*

a|ra|py|ra|nose [,ærə'paɪrənəʊz] *noun*: →*arabinose*

ARAS *Abk.*: **1.** ascending reticular activating system **2.** ascending reticular activation system

ar|bi|trar|y ['ɑːrbɪ,treriː] *adj*: arbiträr

ar|bor ['ɑːrbər] *noun*: Baum *m*

arbor vitae: Lebensbaum *m*, Arbor vitae

arbor vitae of vermis: Markkörper *m*, Arbor vitae cerebelli

ARBOR *Abk.*: arthropod-borne

A

ar|bo|res|cent [ˌɑːrbəˈresnt] *adj*: baumartig wachsend, verzweigt, Baum-

ar|bor|i|za|tion [ˌɑːrbərɪˈzeɪʃn] *noun*: (baumartige) Ver-, Aufzweigung *f*, Verästelung *f*, dendritenartige Bildung *f*, Arborisation *f*

ar|bo|vi|ral [ˌɑːrbəˈvaɪrəl] *adj*: Arboviren betreffend, durch Arboviren verursacht, Arboviren-

ar|bo|vi|rus [ˌɑːrbəˈvaɪrəs] *noun*: Arbovirus *nt*, ARBO-Virus *nt*

arc [ɑːrk] *noun*: **1.** Bogen *m* **2.** (Kreis-)Bogen *m*, Arcus *m* **3.** (Licht-)Bogen *m*

carbon arc: Kohlenstofflichtbogen *m*, Bogenentladung *f*/Lichtbogen *m* zwischen Kohlenstoffelektroden

Jonston's arc: kreisrunder Haarausfall *m*, Pelade *f*, Alopecia areata, Area Celsi

mercury arc: Quecksilberlichtbogen *m*

painful arc: painful arc *nt*

reflex arc: Reflexbogen *m*

Shenton's arc: Shenton-Linie *f*, Ménard-Shenton-Linie *f*

ar|cade [ˈɑːrkeɪd] *noun*: Arkade *f*

aortic arcade: Aortenarkade *f*, Ligamentum arcuatum medianum

arterial arcade: Arterienarkade *f*, -kaskade *f*

mandibular dental arcade: mandibulärer Zahnbogen *m*, Unterkieferzahnreihe *f*, Arcus dentalis inferior, Arcus dentalis mandibularis

maxillary dental arcade: maxillärer Zahnbogen *m*, Oberkieferzahnreihe *f*, Arcus dentalis superior, Arcus dentalis maxillaris

ar|cate [ˈɑːrkeɪt] *adj*: →*arcuate*

arch [ɑːrtʃ]: I *noun* Bogen *m*, Wölbung *f*, Gewölbe *nt* **II** *vi* sich wölben

alveolar arch: Arcus alveolaris

alveolar arch of mandible: Zahnbogen *m* des Unterkiefers, Arcus alveolaris mandibulae

alveolar arch of maxilla: Zahnbogen *m* des Oberkiefers, Arcus dentalis superior

anterior arch of atlas: vorderer Atlasbogen *m*, Arcus anterior atlantis

anterior carpal arch: palmares Arteriengeflecht *nt* der Handwurzel

anterior palatine arch: vorderer Gaumenbogen *m*, Arcus palatoglossus

arch of aorta: Aortenbogen *m*, Arcus aortae

aortic arch: Aortenbogen *m*, Arcus aortae

arterial arch of eyelid: Arcus palpebralis

arterial arches of kidney: Bogenarterien *pl*, Arteriae arcuatae renis

arterial arch of lower eyelid: Arcus palpebralis inferior

arterial arch of upper eyelid: Arcus palpebralis superior

axillary arch: Langer-Achselbogen *m*

arch of azygos vein: Azygosbogen *m*, Arcus venae azygos

branchial arch: →*pharyngeal arch*

Corti's arch: Corti-Bogen *m*

costal arch: Rippenbogen *m*, Arcus costalis

arch of cricoid (cartilage): Ringknorpelbogen *m*, Arcus cartilaginis cricoideae

crural arch: Leistenband *nt*, Arcus inguinalis, Ligamentum inguinale

deep palmar arch: Hohlhandbogen *m*, Arcus palmaris profundus

deep palmar arterial arch: tiefer Hohlhandbogen *m*, Arcus palmaris profundus

deep palmar venous arch: tiefer Venenbogen *m* der Hohlhand, Arcus venosus palmaris profundus

deep plantar arch: Arcus plantaris profundus, tiefer Fußsohlenbogen *m*

deep volar venous arch: →*deep palmar venous arch*

dental arch: Zahnreihe *f*, Zahnbogen *m*, Arcus dentalis

dentulous dental arch: Zahnbogen *m* mit vollständigem Zahnbestand

dorsal carpal arch: dorsales Arteriengeflecht *nt* der Handwurzel, Rete carpale dorsale

dorsal venous arch of foot: Venenbogen *m* des Fußrückens, Arcus venosus dorsalis pedis

double aortic arch: Aortenringbildung *f*, doppelter Aortenbogen *m*

edentulous arch: Zahnbogen *m* mit unvollständigem Zahnbestand, Lückengebiss *nt*

edentulous dental arch: →*edentulous arch*

external diaphragmatic arch: Ligamentum arcuatum laterale

external lumbocostal arch: Quadratusarkade *f*, Ligamentum arcuatum laterale, Arcus lumbocostalis lateralis

external tendinous arch of diaphragm: Quadratusarkade *f*, Ligamentum arcuatum laterale, Arcus lumbocostalis lateralis

fallopian arch: Fazialiskanal *m*, Canalis nervi facialis

fibrous arch of soleus muscle: Arcus tendineus musculi solei

fixed lingual arch: fixierter Lingualbogen *m*

fixed-removable lingual arch: fixiert-herausnehmbarer Lingualbogen *m*

arch of foot: Fußgewölbe *nt*

glossopalatine arch: vorderer Gaumenbogen *m*, Arcus palatoglossus

Gothic arch: gotischer Bogen *m*, Pfeilwinkel *m*

hemal arch: (*brit.*) →*hemal arch*

Haller's arch: **1.** äußerer Haller-Bogen *m*, Quadratusarkade *f*, Ligamentum arcuatum laterale, Arcus lumbocostalis lateralis **2.** innerer Haller-Bogen *m*, Psoasarkade *f*, Ligamentum arcuatum mediale, Arcus lumbocostalis medialis

hemal arch: Hämalbogen *m*

high labial arch: hoher Labialbogen *m*

hyoid arch: Hyoidbogen *m*, 2. Branchialbogen *nt*

hysterical arch: Arc de cercle

iliopectineal arch: Arcus iliopectineus

inferior dental arch: Unterkieferzahnreihe *f*, mandibuläre Zahnreihe, *f* Arcus dentalis inferior

inferior palpebral arch: Arcus palpebralis inferior

inguinal arch: Leistenband *nt*, Ligamentum inguinale, Arcus inguinale

internal diaphragmatic arch: Ligamentum arcuatum mediale

internal lumbocostal arch: Psoasarkade *f*, Ligamentum arcuatum mediale, Arcus lumbocostalis medialis

internal tendinous arch of diaphragm: Psoasarkade *f*, Ligamentum arcuatum mediale, Arcus lumbocostalis medialis

jugular venous arch: Arcus venosus jugularis

labial arch: Labialbogen *m*, Außenbogen *m*, Frontalbogen *m*

labial and lingual arches: Innenbogen-Außenbogen-Apparat *m*, Innenbogen-Außenbogen-Technik *f*, Labiolingualtechnik *f*

Langer's arch: →*Langer's axillary arch*

Langer's axillary arch: Langer-Achselbogen *m*

lingual arch: Lingualbogen *m*, Innenbogen *m*

longitudinal arch of foot: Fußlängsgewölbe *nt*

malar arch: Jochbeinbogen *m*, Arcus zygomaticus

mandibular arch: **1.** (*embryolog.*) Mandibularbogen *m*,

erster Schlundbogen *m* **2.** Unterkieferzahnreihe *f*, mandibuläre Zahnreihe *f*, Arcus dentalis inferior
mandibular alveolar arch: Unterkieferzahnreihe *f*, mandibuläre Zahnreihe *f*, Arcus dentalis inferior
maxillary arch: Oberkieferzahnreihe *f*, maxilläre Zahnreihe *f*, Arcus dentalis superior
maxillary alveolar arch: Oberkieferzahnreihe *f*, maxilläre Zahnreihe *f*, Arcus dentalis superior
Mershon arch: Mershon-Bogen *m*
monosynaptic reflex arch: monosynaptischer Reflexbogen
multisynaptic reflex arch: multisynaptischer Reflexbogen
neural arch of vertebra: Wirbelbogen *m*, Arcus vertebrae
Nitinol arch: Nitinol-Bogen *m*
oral arch: Gaumenbogen *m*
palatal arch: Gaumenbogen *m*
palatoglossal arch: Arcus palatoglossus, Gaumenzungenbogen *m*, Plica anterior faucium
palatomaxillary arch: Gaumenbogen *m*
palatopharyngeal arch: Gaumenschlundbogen *m*, Arcus palatopharyngeus, Plica posterior faucium
palmar carpal arch: →*anterior carpal arch*
palpebral arch: Arcus palpebralis
partially edentulous dental arch: Zahnbogen *m* mit teilweise unvollständigem Zahnbestand, Lückengebiss *nt*
passive lingual arch: passiver Lingualbogen *m*
pharyngeal arch: Kiemenbogen *m*, Schlundbogen *m*, Pharyngialbogen *m*
pharyngobranchial arch: Pharyngobranchialbogen *m*, 3. Branchialbogen *nt*
pharyngoepiglottic arch: hinterer Gaumenbogen *m*, Arcus palatopharyngeus
pharyngopalatine arch: hinterer Gaumenbogen *m*, Arcus palatopharyngeus
plantar arch: Fußsohlenbogen *m*, Arcus plantaris
plantar venous arch: Venenbogen *m* der Fußsohle, Arcus venosus plantaris
popliteal arch: Ligamentum popliteum arcuatum
posterior arch of atlas: hinterer Atlasbogen *m*, Arcus posterior atlantis
posterior carpal arch: →*dorsal carpal arch*
posterior palatine arch: hinterer Gaumenbogen *m*, Arcus palatopharyngeus
pubic arch: Schambogen *m*, Arcus pubicus **above the pubic arch** suprapubisch **below the pubic arch** subpubisch **behind the pubic bone** retropubisch
pulmonary arch: Pulmonalbogen *m*
reflex arch: Reflexbogen *m*
removable lingual arch: herausnehmbarer Lingualbogen *m*
ribbon arch: Bandbogen *m*
arch of ribs: Arcus costalis
right aortic arch: Rechtslage *f* des Aortenbogens, Arcus aortae dexter
Riolan's arch: Riolan-Bogen *m*
Salus' arch: Salus-Zeichen *nt*
Shenton's arch: Shenton-Linie *f*, Ménard-Shenton-Linie *f*
stationary lingual arch: fixierter Lingualbogen *m*
subpubic arch: →*subpubic angle*
superciliary arch: Augenbrauenbogen *m*, Arcus superciliaris
superficial femoral arch: Leistenband *nt*, Ligamentum inguinale, Arcus inguinale
superficial palmar arch: oberflächlicher Hohlhandbogen *m*, Arcus palmaris superficialis
superficial palmar arterial arch: oberflächlicher Hohlhandbogen *m*, Arcus palmaris superficialis
superficial palmar venous arch: oberflächlicher Venenbogen *m* der Hohlhand, Arcus venosus palmaris superficialis
superficial plantar arch: Arcus plantaris superficialis, oberflächlicher Fußsohlenbogen *m*
superficial volar venous arch: →*superficial palmar venous arch*
superior dental arch: Oberkieferzahnreihe, *f* maxilläre Zahnreihe *f*, Arcus dentalis superior
superior palpebral arch: Arcus palpebralis superior
supraorbital arch of frontal bone: Margo supraorbitalis ossis frontalis
tendinous arch: Sehnenbogen *m*, Arcus tendineus
tendinous arch of levator ani muscle: Sehnenbogen *m* des Musculus levator ani, Arcus tendineus musculi levatoris ani
tendinous arch of lumbodorsal fascia: Ligamentum lumbocostale
tendinous arch of pelvic fascia: Sehnenbogen *m* der Fascia pelvis, Arcus tendineus fasciae pelvis
tendinous arch of soleus muscle: Sehnenbogen *m* des Musculus soleus, Arcus tendineus musculi solei
arch of thoracic duct: Ductus thoracicus-Bogen *m*, Arcus ductus thoracici
transverse arch of foot: Fußquergewölbe *nt*
Treitz's arch: Treitz-Band *nt*
venous arch: Venenbogen *m*, Arcus venosus
venous arches of kidney: Bogenvenen *pl*, Venae arcuatae renis
arch of vertebra: Wirbelbogen *m*, Arcus vertebrae
vertebral arch: Wirbelbogen *m*, Arcus vertebrae
zygomatic arch: Jochbogen *m*, Arcus zygomaticus

archaeo- *präf.*: Archä(o)-, Archi-
Ar|chae|o|bac|te|ri|a [ˌɑːrkɪəʊbæk'tɪərɪə] *plural*: Archä(o)bakterien *pl*, Archaebacteria *pl*
ar|chae|o|cer|e|bel|lum [ˌɑːrkɪəʊˌserə'beləm] *noun*: Archeocerebellum *nt*, Archicerebellum *nt*
ar|chae|o|cor|tex [ˌɑːrkɪəʊ'kɔːrteks] *noun*: Archicortex *m*, Archipallium *nt*, Cortex medialis pallii, Archeocortex *m*
ar|cha|ic [ɑːr'keɪɪk] *adj*: archaisch
arche- *präf.*: Archä(o)-, Archi-
Ar|che|bac|te|ri|a [ˌɑːrkɪbæk'tɪərɪə] *plural*: →*Archaeobacteria*
ar|che|go|ni|um [ˌɑːrkɪ'gəʊnɪəm] *noun*: Archegonium *nt*
arch|en|ceph|a|lon [ˌɑːrken'sefəlɑn] *noun*: Urhirn *nt*, Archencephalon *nt*
arch|en|ter|on [ɑr'kentərɑn, -rən] *noun, plural* **-ter|a** [-tərə]: Urdarm *m*, Archenteron *nt*
archeo- *präf.*: Archä(o)-, Archi-
ar|che|o|cer|e|bel|lum [ˌɑːrkɪəʊˌserə'beləm] *noun*: →*archaeocerebellum*
ar|che|o|ci|net|ic [ˌɑːrkɪəʊsɪ'netɪk, -kaɪ-] *adj*: →*archeokinetic*
ar|che|o|ki|net|ic [ˌɑːrkɪəʊkɪ'netɪk, -kaɪ-] *adj*: archäokinetisch
ar|che|spore ['ɑːrkəspɔːr, -spəʊr] *noun*: Archespor *nt*, -sporium *nt*
ar|che|spo|ri|um [ˌɑːrkə'spɔːrɪəm, -'spəʊr-] *noun*: →*archespore*
ar|che|type ['ɑːrkɪtaɪp] *noun*: **1.** Urtyp *m*, -form *f*, -bild *nt*, Archetyp(us *m*) *m* **2.** (*psychiat.*) Archetypus *m*
archi- *präf.*: Archä(o)-, Archi-
ar|chi|blast ['ɑːrkɪblæst] *noun*: Archiblast *m*

A

ar|chi|blas|tic [,ɑːrkɪ'blæstɪk] *adj*: Archiblast betreffend, vom Archiblast abstammend, archiblastisch
ar|chi|cer|e|bel|lum [,ɑːrkɪ,serə'beləm] *noun*: →*archaeocerebellum*
ar|chi|cor|tex [,ɑːrkɪ'kɔːrteks] *noun*: Archicortex *m*, Cortex medialis pallii, Archeocortex *m*, Archaeocortex *m*
ar|chi|cor|ti|cal [,ɑːrkɪ'kɔːrtɪkl] *adj*: Archicortex betreffend, archikortikal
ar|chi|cyte ['ɑːrkɪsaɪt] *noun*: befruchtete Eizelle *f*, Zygote *f*
ar|chi|gas|ter [,ɑːrkɪ'gæstər] *noun*: →*archenteron*
ar|chi|gas|tru|la [,ɑːrkɪ'gæstrələ] *noun*: Archigastrula *f*
ar|chi|mor|u|la [,ɑːrkɪ'mɔːrələ, -'mɑr-] *noun*: Archimorula *f*
ar|chi|my|ce|tes [,ɑːrkɪmaɪ'siːtiːz] *plural*: Urpilze *pl*, Archimyzeten *pl*
ar|chi|neph|ron [,ɑːrkɪ'nefrɑn] *noun*: Archinephron *nt*
ar|chi|neu|ron [,ɑːrkə'njʊərɑn, -'nʊ-] *noun*: Archineuron *nt*
ar|chi|pal|li|al [,ɑːrkɪ'pælɪəl] *adj*: Archipallium betreffend, archipallial
ar|chi|pal|li|um [,ɑːrkɪ'pælɪəm] *noun*: Archipallium *nt*
ar|chi|spore ['ɑːrkɪspɔːr, -spəʊr] *noun*: →*archespore*
ar|chi|stome ['ɑːrkɪstəʊm] *noun*: Urdarmöffnung *f*, Urmund *m*, Blastoporus *m*
ar|chi|tec|ton|ic [,ɑːrkɪtek'tɑnɪk] *adj*: Architektur *oder* Architektonik betreffend, architektonisch, baulich; systematisch, strukturell
ar|chi|tec|ton|ics [,ɑːrkɪtek'tɑnɪks] *plural*: **1.** Architektonik *f*, Architektur *f* **2.** Struktur *f*, Aufbau *m*, Anlage *f*
chemical architectonics: Chemoarchitektonik *f*
cortical architectonics: Rindenarchitektonik *f*
glial architectonics: Gliaarchitektonik *f*
ar|chi|tec|ture ['ɑːrkɪtektʃər] *noun*: (Auf-)Bau *m*, Struktur *f*
gingival architecture: Zahnfleischarchitektur *f*
virus architecture: Virusarchitektur *f*
ar|cho|cys|to|syr|inx [,ɑːrkə,sɪstə'sɪrɪŋks] *noun*: After-Blasen-Fistel *f*, anovesikale Fistel *f*
ar|cho|pto|sis [,ɑːrkəʊ'təʊsɪs] *noun*: Mastdarmprolaps *m*, Mastdarmvorfall *m*, Rektumprolaps *m*, Rektumvorfall *m*, Prolapsus recti
ar|chor|rha|gia [,ɑːrkə'rædʒ(ɪ)ə] *noun*: rektale Blutung *f*
ar|ci|form ['ɑrsɪfɔːrm] *adj*: bogenförmig, gebogen, gewölbt
arc|ta|tion [ɑːrk'teɪʃn] *noun*: Einengung *f*, Verengerung *f*
ar|cu|ate ['ɑːrkjʊɪt, -,weɪt, -jəwət] *adj*: bogenförmig, gewölbt, gebogen
ar|cu|at|ed ['ɑrkjʊːeɪtɪd] *adj*: →*arcuate*
ar|cus ['ɑrkəs] *noun*: Bogen *m*, Arcus *m*
arcus adiposis: →*arcus lipoides*
arcus cornealis: →*arcus lipoides*
arcus lipoides: Arcus lipoides juvenilis, Embryotoxon *nt*, Arcus lipoides corneae
ARD *Abk.*: acute respiratory disease
ar|dan|aes|the|sia [ɑːrdænes'θiːʒ(ɪ)ə] *noun*: (*brit.*) →*ardanesthesia*
ar|dan|es|the|sia [ɑːrdænes'θiːʒ(ɪ)ə] *noun*: Verlust *m* der Temperaturempfindung, Therm(o)anästhesie *f*
ar|dent ['ɑːrdnt] *adj*: **1.** heiß, brennend, glühend **2.** (*fig.*) heftig, innig, leidenschaftlich, glühend
ar|dor ['ɑːrdər] *noun*: **1.** Hitze *f*, Glut *f* **2.** (*fig.*) Heftigkeit *f*, Leidenschaft(lichkeit) *f*, Inbrunst *f*, Glut *f*
ARDS *Abk.*: adult respiratory distress syndrome
ar|e|a ['eərɪə] *noun, plural* **-as, -ae** ['eərɪ,iː]: **1.** Gebiet *nt*, Areal *nt*, Zone *f*, Bereich *m*, Gegend *f*, Region *f*, Area *f*; (*ZNS*) Zentrum *nt* **2.** Inhalt *m*, (Grund-)Fläche *f*
acoustic area: Area vestibularis
area of action: Arbeitsgebiet *nt*
area of activity: Arbeitsgebiet *nt*
anterior amygdaloid area: vordere Zellgruppe *f* des Mandelkerns, Area amygdaloidea anterior
anterior hypothalamic area: vordere Hypothalamusregion *f*, Area hypothalamica anterior
anterior intercondylar area of tibia: Area intercondylaris anterior
association areas: Assoziationsfelder *pl*
auditory area: Area vestibularis
Bamberger's area: Bamberger-(Dämpfungs-)Feld *nt*
bare area of liver: zwerchfellfreie nackte Leberoberfläche *f*, Area nuda facei diaphragmaticae hepatis, Pars affixa hepatis
basal seat area: Prothesenlager *m*
Betz's cell area: motorischer Cortex *m*, motorische Rinde(nregion *f*) *f*, Motokortex *m*, -cortex *m*
body surface area: Körperoberfläche *f*
Broca's area: motorisches Sprachzentrum *nt*, motorische/frontale Broca-(Sprach-)Region *f*, Broca-Feld *nt*
Broca's speech area: →*Broca's area*
Broca's motor area: →*Broca's area*
Broca's parolfactory area: Area subcallosa/paraolfactoria
Brodmann's areas: Brodmann-Felder *pl*, -Areae *pl*
cardiogenic area: kardiogene Zone *f*
catchment area: Einzugs-, Versorgungsgebiet *nt*
Celsus' area: Alopecia areata, Pelade *f*
cheek area: Wangengegend *f*, Wangenregion *f*, Regio buccalis
chin area: Kinngegend *f*, Kinnregion *f*, Regio mentalis
cochlear area (of internal acoustic meatus): Area cochleae
Cohnheim's areas: Cohnheim-Felderung *f*, Säulchenfelderung *f*
contact area: **1.** Kontaktfläche *f* **2.** Kontaktfläche *f*, Berührungsfläche *f*, Approximalfläche *f*, Facies contactus dentis
cortical area: Rindenfeld *nt*, -areal *nt*, Area *f*
cribriform area of renal papilla: Area cribrosa papillae renalis
cross-sectional area: Querschnittsfläche *f*
danger area: Gefahrenzone *f*, -bereich *m*, Zone *f* der unvollständigen Kompensation
denture-bearing area: Prothesen-tragende Fläche *f*, Prothesenlager *m*
denture foundation area: Prothesenlager *m*
denture-supporting area: Prothesenlager *m*
dermatomic area: Hautsegment *nt* eines Spinalnerven, Dermatom *nt*
dorsal hypothalamic area: dorsale Hypothalamusregion *f*, Area hypothalamica dorsalis
embryonic area: Keimscheibe *f*, Keimschild *m*, Blastodiskus *m*
exchange area: Austauschfläche *f*
excitable area: motorischer Kortex/Cortex *m*, motorische Rinde(nregion) *f*, Motokortex *m*, -cortex *m*
excitomotor area: motorischer Kortex/Cortex *m*, motorische Rinde(nregion) *f*, Motokortex *m*, -cortex *m*
area of facial nerve: Area nervi facialis
Forel's areas: Forel-Felder *pl*
free area: Freiraum *m*
frontal area: frontaler Kortex *m*, Stirnlappenrinde *f*, -kortex *m*
frontal speech area: motorisches Sprachzentrum *nt*, motorische/frontale Broca-Region *f*, Broca-Feld *nt*
fronto-orbital area: orbitofrontale Rinde *f*, orbitofron-

taler Kortex *m*
gastric areas: Magenschleimhautfelder *pl*, Areae gastricae
germinative area: Keimfleck *m*, Macula germinativa
Head's areas: Head-Zonen *pl*
area H of Forel: Forel-H-Feld *nt*
area H_2 (of Forel): Forel-H_2-Feld *nt*
area H_1 (of Forel): Forel-H_1-Feld *nt*
inferior acoustic area: Area vestibularis inferior
inferior auditory area: Area vestibularis inferior
inferior vestibular area: Area vestibularis inferior
inferior vestibular area of internal acoustic meatus: Area vestibularis inferior
insular area: Insel *f*, Inselrinde *f*, Insula *f*, Lobus insularis
intercondylar area of tibia: Area intercondylaris
intermediate hypothalamic area: Area hyopthalamica intermedia
interproximal contact area: Kontaktfläche *f*, Berührungsfläche *f*, Approximalfläche *f*, Facies contactus dentis
Jonston's area: kreisrunder Haarausfall *m*, Pelade *f*, Alopecia areata, Area Celsi
Kiesselbach's area: Kiesselbach-Ort *m*, Locus Kiesselbachi
Killian's area: Killian-Muskellücke *f*
Laimer's area: Laimer-Dreieck *nt*
lateral hypothalamic area: seitliche Hypothalamusregion *f*, Area hypothalamica lateralis
Little's area: Kiesselbach-Ort *m*, Locus Kiesselbachi
mesial contact area: mesiale Kontaktfläche *f*
mitral area: Mitralisauskultationspunkt *m*
motivation area: Motivationsareal *nt*
motor area: motorischer Cortex *m*, motorischer Kortex *m*, motorische Rinde(nregion *f*) *f*, Motokortex *m*, -cortex *m*
motor speech area: motorisches Sprachzentrum *nt*, motorische Sprachregion *f*, Broca-Feld *nt*
Obersteiner-Redlich area: Redlich-Obersteiner-Zone *f*
olfactory area: basale Riechrinde *f*, Area olfactoria, Substantia perforata anterior/rostralis
optic area: optisches Erinnerungsfeld *nt*
orbital area: Augenregion *f*, Regio orbitalis
Panum's areas: Panum-Felder *f*
parolfactory area (of Broca): Area parolfactoria/subcallosa
piriform area: piriforme Rinde *f*, piriformer Kortex *m*
postcentral area: sensibler/sensorischer Cortex *m*, sensible/sensorische Rinde *f*
posterior hypothalamic area: hintere Hypothalamusregion *f*, Area hypothalamica posterior
posterior intercondylar area of tibia: Area intercondylaris posterior
postremal area: Area postrema
postrolandic area: sensibler/sensorischer Cortex *m*, sensible/sensorische Rinde *f*
precentral area: präzentrale Rinde *f*, präzentraler Kortex *m*, Rinde *f* des Gyrus precentralis
prefrontal area: präfrontale Rinde *f*, präfrontaler Kortex *m*, Präfrontalkortex *m*
premotor area: prämotorische Rinde *f*, prämotorischer Kortex *m*
preoptic area: Area preoptica
pretectal area: Area pretectalis
projection area: Projektionsareal *nt*, -feld *nt*
proximal subcontact area: proximale Kontaktfläche *f*
psychomotor area: motorische Rinde *f*, motorischer Kortex *m*, Motorkortex *m*
pulmonary area: Pulmonalisauskultationspunkt *m*
recovery area: Aufwachraum *m*
retention area: Retentionsfläche *f*
retention area of tooth: Retentionsfläche *f*, Retentionsstelle *f*
retro-olivary area: Area retroolivaris
rolandic area: →*Rolando's area*
Rolando's area: motorischer Cortex *m*, motorischer Kortex *m*, motorische Rinde(nregion *f*) *f*, Motokortex *m*, -cortex *m*
rostral hypothalamic area: Area hyopthalamica rostralis
sensorimotor area: somatosensorische Rinde *f*, somatosensorischer Kortex *m*
sensory area: Wahrnehmungsfeld *nt*
silent areas: stumme Areale *pl*
somaesthetic area: (*brit.*) →*somatosensory area*
somatic sensory area: →*somatosensory area*
somatosensory area: somatosensorische Rinde *f*, somatosensorischer Kortex *m*
somesthetic area: →*somatosensory area*
speech area: Sprachregion *f*, Sprachzentrum *nt*
stress-bearing area: Prothesenlager *m*
stress-supporting area: Prothesenlager *m*
striate area: primäre Sehrinde *f*, Area striata
subcallosal area: Area subcallosa, Area paraolfactoria
superior acoustic area: Area vestibularis superior
superior auditory area: Area vestibularis superior
superior vestibular area: Area vestibularis superior
superior vestibular area of internal acoustic meatus: Area vestibularis superior
target area: Zielbereich *m*, Zielgebiet *nt*
temporal speech area: 1. Wernicke-Sprachzentrum *nt*, akustisches/sensorisches Sprachzentrum *nt* **2.** Wernicke-Sprachregion *f*, temporale Sprachregion *f*
areas of throat: Halsregionen *pl*, Regiones cervicales
thymus-dependent area: (*Lymphknoten*) thymusabhängiges Areal *nt*, T-Areal *nt*, thymusabhängige/parakortikale Zone *f*
total body surface area: Gesamtkörperoberfläche *f*
tricuspid area: Tricuspidalisauskultationspunkt *m*
trigger area: Triggerzone *f*, -punkt *m*
unit area: Flächeneinheit *f*
valve opening area: Klappenöffnungsfläche *f*
vestibular area: Area vestibularis
visual area: Sehrinde *f*, visueller Kortex *m*
Wernicke's area: 1. →*Wernicke's speech area* **2.** →*Wernicke's temporal speech area*
Wernicke's speech area: Wernicke-Zentrum *nt*, sensorisches Sprachzentrum *nt*
Wernicke's temporal speech area: Wernicke-Sprachregion *f*, temporale Sprachregion *f*
area of work: Arbeitsgebiet *nt*

arlelca [ə'riːkə, -'ærɪ-] *noun*: Betelnuss *f*

alrelcolline [ə'riːkəliːn, -lɪn, 'ærɪkə-] *noun*: Arekolin *nt*, Arecolin *nt*

alrelflexlia [eɪrɪ'fleksɪə] *noun*: Areflexie *f*
flaccid areflexia: schlaffe Areflexie *f*

alrelgenlerlative [eɪrɪ'dʒenərətɪv] *adj*: ohne Regeneration *oder* regenerative Prozesse ablaufend, aregenerativ

arlelnalceous [ærɪ'neɪʃəs] *adj*: →*arenose*

Arlelnalvirlidae [ˌærɪnə'vɪrədiː] *plural*: Arenaviren *pl*, Arenaviridae *pl*

arlelnalvilrus [ˌærɪnə'vaɪrəs] *noun*: Arenavirus *nt*

arlelnoid ['ærɪnɔɪd] *adj*: →*arenose*

arlelnose ['ærɪnəʊs] *adj*: sandig, sandartig

A

ar|e|nous ['ærɪnəs] *adj*: →*arenose*
a|re|o|la [ə'rɪələ] *noun, plural* **-las, -lae** [-liː]: **1.** (kleiner) Hof *m*, kleiner (Haut-)Bezirk *m*, Areola *f* **2.** Gewebsspalte *f*, -fissur *f* **below the areola** unter dem Warzenvorhof/der Areola mammae (liegend)
Chaussier's areola: Chaussier-Areola *f*
areola of mammary gland: Warzenvorhof *m*, Areola mammae
areola of nipple: Warzenvorhof *m*, Areola mammae
a|re|o|lar [ə'rɪələr] *adj*: Areola betreffend, areolar, zellig, netzförmig
a|re|o|lit|ic [ˌeərɪəʊ'lɪtɪk] *adj*: Areolitis betreffend, areolitisch
ar|e|o|li|tis [ˌeərɪəʊ'laɪtɪs] *noun*: Entzündung *f* des Warzenvorhofs, Areolitis *f*, Warzenvorhofentzündung *f*
ar|e|om|e|ter [ˌeərɪ'ɑmɪtər] *noun*: Aräometer *nt*, Flüssigkeitswaage *f*, Senkwaage *f*, Tauchwaage *f*
ar|e|o|met|ric [ˌeərɪə'metrɪk] *adj*: Aräometrie betreffend, mittels Aräometrie, aräometrisch
ar|e|om|e|try [ˌeərɪ'ɑmətriː] *noun*: Aräometrie *f*
ARES *Abk.*: antireticulo-endothelial serum
ARF *Abk.*: **1.** acute renal failure **2.** acute respiratory failure **3.** acute rheumatic fever
ARG *Abk.*: **1.** aortorenography **2.** autoradiography
Arg *Abk.*: arginine
Ar|gas ['ɑːrgəs, -gæs] *noun*: Argas *f*
Ar|gas|i|dae [ɑːr'gæsɪdiː] *noun*: Lederzecken *pl*, Argasidae *pl*
ar|gen|taf|fin [ɑːr'dʒentəfɪn] *adj*: durch ammoniakalische Silberlösung färbbar, argentaffin
ar|gen|taf|fine [ɑːr'dʒentəfiːn] *adj*: →*argentaffin*
ar|gen|taf|fin|i|ty [ɑːrˌdʒentə'fɪnətiː] *noun*: Argentaffinität *f*
ar|gen|taf|fi|no|ma [ɑːrˌdʒentəfɪ'nəʊmə] *noun*: Argentaffinom *nt*; Karzinoid *nt*
ar|gen|ta|tion [ɑːrdʒən'teɪʃn] *noun*: Versilberung *f*, Silberfärbung *f*
ar|gen|tic [ɑːr'dʒentɪk] *adj*: silberhaltig
ar|gen|to|phil [ɑːr'dʒentəfɪl] *adj*: →*argentaffin*
ar|gen|to|phile [ɑːr'dʒentəfaɪl] *adj*: →*argentaffin*
ar|gen|to|phil|ic [ɑːrˌdʒentə'fɪlɪk] *adj*: →*argentaffin*
ar|gen|tum [ɑːr'dʒentəm] *noun*: Silber *nt*, Argentum *nt*
ar|gil|la ['ɑːrdʒɪlə] *noun*: Kaolin *nt*
ar|gil|la|ceous [ɑːrdʒə'leɪʃəs] *adj*: tonhaltig, -artig, Ton-
ar|gi|nase ['ɑːrdʒəneɪz] *noun*: Arginase *f*
ar|gi|nin|ae|mi|a [ˌɑːrdʒənɪn'iːmiːə] *noun*: (*brit.*) →*argininemia*
ar|gi|nine ['ɑːrdʒəniːn, -naɪn, -nɪn] *noun*: Arginin *nt*
arginine phosphate: Arginin(o)phosphat *nt*
arginine vasopressin: 8-Arginin-Vasopressin *nt*, Argipressin *nt*
ar|gi|nin|e|mi|a [ˌɑːrdʒənɪn'iːmiːə] *noun*: Argininämie *f*
ar|gi|ni|no|suc|ci|nase [ˌɑːrdʒənɪnəʊ'sʌksəneɪs] *noun*: Arginin(o)succinatlyase *f*, Arginin(o)succinase *f*
ar|gi|ni|no|suc|ci|nate [ˌɑːrdʒənɪnəʊ'sʌksəneɪt] *noun*: Arginin(o)succinat *nt*
ar|gi|ni|nu|ri|a [ˌɑːrdʒənɪ'n(j)ʊəriːə] *noun*: Argininurie *f*, Argininausscheidung *f* im Harn
ar|gi|nyl ['ɑːrdʒənɪl] *noun*: Arginyl-(Radikal *nt*)
ar|gi|pres|sin [ˌɑːrdʒɪ'presɪn] *noun*: →*arginine vasopressin*
ar|gon ['ɑːrgɑn] *noun*: Argon *nt*
ArgP *Abk.*: arginine phosphate
ar|gyr|i|a [ɑːr'dʒɪrɪə] *noun*: Silberintoxikation *f*, Argyrie *f*, Argyrose *f*
ar|gy|ri|a|sis [ˌɑːrdʒɪ'raɪəsɪs] *noun*: Argyrie *f*, Argyrose *f*
ar|gyr|ism ['ɑːrdʒɪrɪzəm] *noun*: →*argyria*
ar|gyr|o|phil ['ɑrdʒɪrəʊfɪl] *adj*: besonderer Affinität zu Silber *oder* Silberverbindungen, argyrophil
ar|gyr|o|phile ['ɑrdʒɪrəʊfaɪl] *adj*: →*argyrophil*
ar|gyr|o|phil|i|a [ˌɑrdʒɪrəʊ'fɪljə] *noun*: Argyrophilie *f*
ar|gyr|o|phil|ic [ˌɑrdʒɪrəʊ'fɪlɪk] *adj*: →*argyrophil*
ar|gyr|oph|i|lous [ˌɑrdʒə'rɑfɪləs] *adj*: →*argyrophil*
ar|gy|ro|sis [ɑːrdʒə'rəʊsɪs] *noun*: Argyrie *f*, Argyrose *f*
a|rhin|en|ce|pha|lia [ˌeɪraɪnˌensə'feɪljə, -lɪə] *noun*: A(r)rhinenzephalie *f*
a|rhin|en|ceph|a|ly [ˌeɪraɪnˌensə'fəliː] *noun*: Arhinenzephalie-Syndrom *nt*, Holoprosenzephalie-Syndrom *nt*, Holoprosenzephalie *f*, Arhinenzephalie *f*, Arrhinenzephalie *f*
a|rhin|i|a [ə'reɪnɪə] *noun*: A(r)rhinie *f*
a|rhyth|mi|a [ə'rɪðmɪə] *noun*: Arrhythmie *f*, Herzrhythmusstörungen *pl*
ARI *Abk.*: **1.** acute renal insufficiency **2.** acute respiratory insufficiency **3.** atrial refractory interval
a|ri|bo|fla|vin|o|sis [eɪˌraɪbəˌfleɪvə'nəʊsɪs] *noun*: Riboflavinmangel *m*, Ariboflavinose *f*
ARID *Abk.*: AIDS-related immune dysfunction
a|rise [ə'raɪz] *vi*: (**arose; arisen**) **1.** aufstehen, sich erheben **2.** (*Probleme, Fragen*) auftauchen, -treten, -kommen, entstehen **3.** stammen, herrühren (*from, out of* von); entstehen; sich ergeben (*from, out of* aus)
a|rith|me|tic [*n* ə'rɪθmətɪk; *adj* ˌærɪθ'metɪk]: **I** *noun* Arithmetik *f*; Rechnen *nt* **II** *adj* arithmetisch, rechnerisch, Rechen-
mental arithmetic: Kopfrechnen *nt*
ar|ith|met|i|cal [ˌærɪθ'metɪkl] *adj*: →*arithmetic II*
a|rith|mo|ma|ni|a [əˌrɪθmə'meɪnɪə] *noun*: Zählzwang *m*
Ar|i|zo|na [ærə'zəʊnə] *noun*: Salmonella arizonae
ar|ky|o|chrome ['ærkɪəkrəʊm] *noun*: arkyochrome Nervenzelle *f*
ar|ky|o|stich|o|chrome [ˌærkɪə'stɪkəkrəʊm] *noun*: arkyostichochrome Nervenzelle *f*
arm [ɑːrm] *noun*: Arm *m*
amino acid arm: Aminosäurearm *m*
anticodon arm: Antikodonarm *m*
bracing arm: Führungsarm *m*
chromosome arms: Chromosomenarme *pl*
clasp arm: Klammerarm *m*
DHU arm: DHU-Arm *m*, Dihydrouridinarm *m*
golf arm: Entzündung *f* des Epicondylus medialis humeri, Golfspielerellenbogen *m*, Epicondylitis humeri ulnaris
guiding arm: Führungsarm *m*
lawn tennis arm: Entzündung *f* des Epicondylus lateralis humeri, Tennisellenbogen *m*, Epicondylitis humeri radialis
lever arm: Hebelarm *m*
long arms: q-Arme *pl*
low lying arm: Armvorliegen *nt*
retention arm: Retentionsarm *m*
retentive arm: Retentionsarm *m*
short arms: p-Arme *pl*
stabilizing arm: Stabilisierungsarm *m*
upper ârm: Oberarm *m*
ar|ma|men|tar|i|um [ˌɑːrməmən'teəriːəm] *noun*: (*Praxis*) Ausrüstung *f*, Einrichtung *f*, Instrumentarium *nt*
endodontic armamentarium: Wurzelkanalbesteck *nt*, Wurzelkanalinstrumente *pl*, Wurzelkanalinstrumentarium *nt*
periodontal armamentarium: Parodontalinstrumentarium *nt*, Parodontalbesteck *nt*
ar|mar|i|um [ɑːr'meəriːəm] *noun, plura* **-mar|i|a** [-'meərɪə]: →*armamentarium*

ar|ma|ture ['ɑːrmətʃər] *noun*: **1.** (*physik.*) Anker *m*, Läufer *m*, Rotor *m*, Relais *nt* **2.** Schutz *m*, Verstärkung *f*
arm|less ['ɑːrmləs] *adj*: armlos, ohne Arm(e)
arm-like *adj*: armförmig, -ähnlich
arm|pit ['ɑːrmpɪt] *noun*: Fossa axillaris
arm-shaped *adj*: armförmig, -ähnlich
Ar|ni|ca ['ɑːrnɪkə] *noun*: Arnika *f*, Arnica
Arnica montana: Bergwohlverleih *m*, Arnika *f*, Arnica montana
a|ro|ma [ə'rəʊmə] *noun*: Aroma *nt*, Duft *m*, Würze *f*
a|ro|ma|tase [ə'rəʊməteɪz] *noun*: Aromatase *f*
a|ro|ma|ther|a|py [əˌrəʊmə'θerəpiː] *noun*: Aromatherapie *f*
ar|o|mat|ic [ˌærə'mætɪk]: **I** *noun* Aromat *m*, aromatische Verbindung *f* **II** *adj* aromatisch
a|ro|ma|ti|za|tion [əˌrəʊmətə'zeɪʃn] *noun*: **1.** (*chem.*) Aromatisierung *f* **2.** Aromatisieren *nt*, Aromatisierung *f*
a|ro|ma|tize [ə'rəʊmətaɪz] *vt*: **1.** (*chem.*) aromatisieren **2.** aromatisieren, Aroma *oder* Duft verleihen, mit Aroma versehen
around-the-clock *adj*: rund um die Uhr, 24-stündig
a|rous|al [ə'rəʊzl] *noun*: Wachsamkeit *f*, Vigilanz *f*, Vigilität *f*
a|rouse [ə'raʊz] *vt*: (er-)wecken, an-, erregen; (*Schmerzen*) bereiten, verursachen
ARP *Abk.*: **1.** absolute refractory period **2.** anti-reflux plasty
ARPV *Abk.*: absolute refractory period of ventricle
ARQ *Abk.*: aortic regurgitation quotient
ar|range|ment [ə'reɪndʒmənt] *noun*: **1.** (An-)Ordnung *f*, Aufbau *m*, Formation *f*, Disposition *f* **2.** Vereinbarung *f*, Verabredung *f*, Absprache *f*, Übereinkunft *f* **by arrangement** nach Absprache, laut Vereinbarung **3. arrangements** *pl* Vorbereitungen *pl* **make arrangements** Vorkehrungen treffen
cloverleaf arrangement: Kleeblattformation *f*
pleated sheets arrangement: Faltblatt *nt*, Faltblattstruktur *f*
sandwich arrangement: Sandwichpackung *f*
spatial arrangement: räumliche Anordnung/Formation *f*
tonotopic arrangement: tonotope (An-)Ordnung *f*
trellis arrangement: Scherengitteranordnung *f*
ar|ray [ə'reɪ] *noun*: Reihe *f*, Menge *f*, Anzahl *f*, Aufgebot *f* (*of* an)
ar|rest [ə'rest]: **I** *noun* Anhalten *nt*, Aufhalten *nt*, Stillstehen *nt*, Stillstand *m*; Hemmung *f*, Stockung *f* **II** *vt* **1.** anhalten, aufhalten, zum Stillstand bringen, hemmen, hindern **2.** sperren, feststellen, blockieren, arretieren
cardiac arrest: Herzstillstand *m*
circulatory arrest: Kreislaufstillstand *m*
arrest of development: Entwicklungshemmung *f*
arrest of growth: Wachstumsstillstand *m*
heart arrest: Herzstillstand *m*
induced cardiac arrest: induzierter Herzstillstand *m*
maturation arrest: Maturationsarrest *m*
reflexogenic cardiac arrest: Reflextod *m*
reflex respiratory arrest: reflektorischer Atemstillstand *m*
respiratory arrest: Atemstillstand *m*, Apnoe *f*
sinus arrest: Sinusarrest *m*
ar|rhe|no|blas|to|ma [ˌærənəʊblæs'təʊmə] *noun*: **1.** Arrhenoblastom *nt* **2.** Sertoli-Leidig-Zelltumor *m*
ar|rhe|no|ma [ærɪ'nəʊmə] *noun*: →*arrhenoblastoma*
ar|rhin|en|ce|pha|lia [ˌeɪraɪnˌensə'feɪljə, -lɪə] *noun*: →*arhinencephalia*
ar|rhin|en|ceph|a|ly [ˌeɪraɪnˌensə'fəliː] *noun*: Arhinenzephalie *f*
ar|rhin|ia [ə'reɪnɪə] *noun*: Arhinie *f*, Arrhinie *f*
ar|rhyth|mia [ə'rɪðmɪə] *noun*: **1.** Arrhythmie *f* **2.** Herzrhythmusstörung *f*, Arrhythmie *f*, Arrhythmia *f*
atrial arrhythmia: Vorhofarrhythmie *f*, atriale Arrhythmie *f*
continuous arrhythmia: absolute Arrhythmie *f*, Arrhythmia absoluta/perpetua
juvenile arrhythmia: Sinusarrhythmie *f* des Jugendlichen
nodal arrhythmia: Knotenrhythmus *m*
perpetual arrhythmia: absolute Arrhythmie *f*, Arrhythmia absoluta/perpetua
phasic arrhythmia: respiratorische Arrhythmie *f*
phasic sinus arrhythmia: respiratorische Arrhythmie *f*
respiratory arrhythmia: respiratorische Arrhythmie *f*
sinus arrhythmia: Sinusarrhythmie *f*
supraventricular arrhythmia: supraventrikuläre Arrhythmie *f*
ventricular arrhythmia: ventrikuläre Arrhythmie *f*
ar|rhyth|mic [ə'rɪðmɪk] *adj*: ohne Rhythmus, arrhythmisch, arhythmisch
ar|rhyth|mo|gen|ic [əˌrɪðmə'dʒenɪk] *adj*: Arrhythmie verursachend *oder* fördernd, arrhythmogen
ar|rhyth|mo|ki|ne|sis [əˌrɪðməkɪ'niːsɪs] *noun*: Arrhythmokinese *f*
ARS *Abk.*: **1.** activating reticular system **2.** AIDS related syndrome **3.** aryl sulfatase A
ar|sam|bide [ɑːr'sæmbaɪd] *noun*: Carbason *nt*, 4-Carbamidophenylarsinsäure *f*
ARSB *Abk.*: arylsulfatase B
ar|se|nate ['ɑːrsəneɪt, -nɪt] *noun*: Arsenat *nt*
ar|se|ni|a|sis [ɑːrsə'naɪəsɪs] *noun*: chronische Arsenvergiftung *f*
ar|se|nic [*n* 'ɑːrs(ə)nɪk; *adj* ɑːr'senɪk]: **I** *noun* **1.** Arsen *nt* **2.** Arsentrioxid *nt*, Arsenik *nt*, Arsenikum *nt* **II** *adj* fünfwertiges Arsen *oder* fünfwertige Arsenverbindungen betreffend *oder* enthaltend, Arsen(ik)-, Arsen-V-
arsenic trioxide: Arsenblüte *f*, weißes Arsenik *nt*, Arsentrioxid *nt*
white arsenic: →*arsenic trioxide*
ar|sen|i|cal [ɑːr'senɪkl]: **I** *noun* arsenhaltige Verbindung *f* **II** *adj* Arsen(verbindungen) betreffend, arsenhaltig, Arsen(ik)-
ar|sen|i|cal|ism [ɑːr'senɪkəlɪzəm] *noun*: →*arseniasis*
arsenic-fast *adj*: arsenresistent
ar|sen|i|cum [ɑːr'senɪkəm] *noun*: Arsentrioxid *nt*, Arsenik *nt*, Arsenikum *nt*
ar|se|nide ['ɑːrsənaɪd, -nɪd] *noun*: Arsenid *nt*
ar|se|ni|ous [ɑːr'siːnɪəs] *adj*: →*arsenous*
ar|sen|ism ['ɑːrsənɪzəm] *noun*: →*arseniasis*
ar|se|ni|um [ɑːr'siːnɪəm] *noun*: Arsen *nt*
ar|sen|i|za|tion [ˌɑːrsenɪ'zeɪʃn] *noun*: Arsenbehandlung *f*
ar|sen|o|blast [ɑːr'senəblæst] *noun*: männlicher Vorkern *m*
ar|se|no|ther|a|py [ˌɑːrsənəʊ'θerəpiː] *noun*: Arsenbehandlung *f*, -therapie *f*
ar|se|nous ['ɑːrsənəs] *adj*: dreiwertiges Arsen enthaltend
arsenous hydride: Arsenwasserstoff *m*
ar|sine [ɑːr'siːn, 'ɑːrsiːn, -sɪn] *noun*: **1.** Arsenwasserstoff *m*, Arsin *nt* **2.** Arsinderivat *nt*
art. *Abk.*: arterial
ar|te|fact ['ɑːrtəfækt] *noun*: Kunstprodukt *nt*, artifizielle Veränderung *f*, Artefakt *nt*
ar|te|fac|tu|al [ˌɑːrtə'fæktʃəwəl] *adj*: Artefakt betreffend
ar|te|mi|si|nin [ˌɑːrtə'maɪsiːn] *noun*: Artemisinin *nt*, Arteannuin *nt*, Quinghaosu *nt*

A

ar|ter|al|gia [ˌɑːrtə'rældʒ(ɪ)ə] *noun*: von einer Arterie ausgehender Schmerz *m*
ar|ter|ec|to|my [ˌɑːrtə'rektəmiː] *noun*: Arterienresektion *f*
ar|ter|e|nol [ɑːr'tɪərɪnəʊl] *noun*: Noradrenalin *nt*, Norepinephrin *nt*, Arterenol *nt*, Levarterenol *nt*
arteri- *präf.*: Archä(o)-, Archi-
ar|te|ri|a [ɑːr'tɪərɪə] *noun, plura* **-ri|ae** [-rɪˌiː]: Schlagader *f*, Pulsader *f*, Arterie *f*, Arteria *f*
ar|te|ri|al [ɑːr'tɪərɪəl] *adj*: Arterien betreffend, arteriell, arteriös
ar|te|ri|al|i|za|tion [ɑːrˌtɪərɪəlɪ'zeɪʃn, -laɪ-] *noun*: **1.** Arterialisierung *f*, Arterialisation *f* **2.** Grad *m* der Sauerstoffsättigung, Arterialisation *f*
ar|te|ri|ec|ta|sia [ˌɑːrtɪərɪek'teɪʒ(ɪ)ə] *noun*: Arteriektasie *f*
ar|te|ri|ec|ta|sis [ˌɑːrtɪərɪ'ektəsɪs] *noun*: Arteriektasie *f*
ar|te|ri|ec|to|my [ˌɑːrtɪərɪ'ektəmiː] *noun*: Arterien(teil)-resektion *f*, Arteriektomie *f*
ar|te|ri|ec|to|pia [ˌɑːrtɪərɪek'təʊpɪə] *noun*: Arterie(n)ektopie *f*
arterio- *präf.*: Arterien-, Arterio-
ar|te|ri|o|bil|i|ar|y [ɑːrˌtɪərɪəʊ'bɪlɪˌeriː, -'bɪljəriː] *adj*: Arterien und Gallengänge betreffende, arteriobiliär
ar|te|ri|o|cap|il|lar|y [ɑːrˌtɪərɪˌəʊ'kæpəˌleriː, -kə'pɪləriː] *adj*: Arterien und Kapillaren betreffend, arteriokapillar
ar|te|ri|o|di|lat|ing [ɑːrˌtɪərɪˌəʊdaɪ'leɪtɪŋ] *adj*: arterien-, arteriolenerweiternd
ar|te|ri|o|gen|e|sis [ɑːrˌtɪərɪˌəʊ'dʒenəsɪs] *noun*: Arterienbildung *f*, Arteriogenese *f*
ar|te|ri|o|gram [ɑːr'tɪərɪəgræm] *noun*: Arteriogramm *nt*
mesenteric arteriogram: Arteriogramm *nt* der Mesenterialarterien
renal arteriogram: Arteriogramm *nt* der Arteria renalis und ihrer Äste
ar|te|ri|o|graph|ic [ɑːrˌtɪərɪ'ɑgrəfɪk] *adj*: Arteriografie betreffend, mittels Arteriografie, arteriographisch, arteriografisch
ar|te|ri|og|ra|phy [ɑːrˌtɪərɪ'ɑgrəfiː] *noun*: Kontrastdarstellung *f* von Arterien, Arteriographie *f*, Arteriografie *f*
bronchial arteriography: Bronchialisarteriographie *f*, Bronchialisarteriografie *f*
catheter arteriography: Katheterarteriographie *f*, Katheterarteriografie *f*
celiac arteriography: Zöliakographie *f*, Zöliakografie *f*
cerebral arteriography: Zerebralarteriographie *f*, Zerebralarteriografie *f*
coeliac arteriography: (*brit.*) →*celiac arteriography*
coronary arteriography: Koronarangiographie *f*, Koronarangiografie *f*
hepatic arteriography: Arteriografie *f* der Arteria hepatica propria
mesenteric arteriography: Arteriografie *f* der Mesenterialarterien
occlusion arteriography: Okklusionsarteriographie *f*, Okklusionsarteriografie *f*
pelvic arteriography: Beckenarteriographie *f*, Beckenarteriografie *f*
pulmonary arteriography: Pulmonalarteriographie *f*, Pulmonalisangiographie *f*, Pulmonalarteriografie *f*, Pulmonalisangiografie *f*
selective arteriography: selektive Arteriographie *f*, selektive Arteriografie *f*
ar|te|ri|o|la [ɑːrˌtɪərɪ'əʊlə] *noun, plura* **-lae** [-liː]: →*arteriole*
ar|te|ri|o|lar [ɑːrtə'rɪələr, ɑːrˌtɪrɪ'əʊlər] *adj*: Arteriole(n) betreffend, arteriolär
ar|te|ri|ole [ɑːr'tɪərɪəʊl] *noun*: kleine Arterie *f*, Arteriole *f*, Arteriola *f*
afferent glomerular arteriole: →*afferent arteriole of glomerulus*
afferent arteriole of glomerulus: zuführende Glomerulusarterie/-arteriole *f*, Arteriola glomerularis afferens, Vas afferens glomeruli
central arterioles of spleen: Zentralarteriolen *pl*
efferent glomerular arteriole: →*efferent arteriole of glomerulus*
efferent arteriole of glomerulus: abführende/efferente Glomerulusarterie *f*, abführende/efferente Glomerulusarteriole *f*, Arteriola glomerularis efferens, Vas efferens glomeruli
ellipsoid arterioles: Ellipsoid *nt*, Schweigger-Seidel-Hülse *f*
inferior macular arteriole: Arteriola macularis inferior, untere Makulaarteriole *f*
inferior nasal arteriole of retinae: untere nasale/mediale Netzhautarteriole *f*, Arteriola nasalis retinae inferior
inferior temporal arteriole of retina: untere temporale Netzhautarteriole *f*, Arteriola temporalis retinae inferior
macular arterioles: Arteriolae maculares
medial arteriole of retina: mediale Netzhautarteriole *f*, Arteriola medialis retinae
middle macular arteriole: Arteriola macularis media, mittlere Makulaarteriole *f*
postglomerular arteriole: →*efferent arteriole of glomerulus*
preglomerular arteriole: →*afferent arteriole of glomerulus*
sheathed arterioles: →*sheathed arteries*
silver-wire arterioles: Silberdrahtarterien *pl*
straight arterioles of kidney: Vasa recta renis, Arteriolae rectae renis
superior macular arteriole: Arteriola macularis superior, obere Makulaarteriole *f*
superior nasal arteriole of retinae: obere nasale/mediale Netzhautarteriole *f*, Arteriola nasalis retinae superior
superior temporal arteriole of retina: obere temporale Netzhautarteriole *f*, Arteriola temporalis retinae superior
terminal arteriole: terminale Arteriole *f*
ar|te|ri|o|lith [ɑːr'tɪərɪəlɪθ] *noun*: Arterienstein *m*, Arteriolith *m*
ar|ter|i|o|lit|ic [ɑːrˌtɪərɪ'lɪtɪk] *adj*: Arteriolitis betreffend, arteriolitisch
ar|ter|i|o|li|tis [ɑːrˌtɪərɪ'laɪtɪs] *noun*: Arteriolitis *f*, Arteriolenentzündung *f*
necrotizing arteriolitis: Arteriolo-, Arteriolennekrose *f*
ar|te|ri|o|lo|gy [ɑːrˌtɪərɪ'ɑlədʒiː] *noun*: Arteriologie *f*
ar|te|ri|o|lo|ne|cro|sis [ɑːrˌtɪərɪˌəʊləʊnɪ'krəʊsɪs] *noun*: Arteriolennekrose *f*, Arteriolonekrose *f*
ar|te|ri|o|lo|ne|crot|ic [ɑːrˌtɪərɪˌəʊləʊnɪ'krɑtɪk] *adj*: Arteriolonekrose betreffend, arteriolonekrotisch
ar|te|ri|o|lo|neph|ro|scle|ro|sis [ɑːrˌtɪərɪˌəʊləʊˌnefrəsklɪ'rəʊsɪs] *noun*: interkapilläre Nephrosklerose *f*, Glomerulosklerose *f*
ar|te|ri|o|lo|scle|ro|sis [ˌɑːrˌtɪərɪˌəʊləʊsklɪ'rəʊsɪs] *noun*: Arteriolosklerose *f*
ar|te|ri|o|lo|scle|rot|ic [ˌɑːrˌtɪərɪˌəʊləʊsklɪ'rɑtɪk] *adj*: Arteriolosklerose betreffend, arteriolosklerotisch
ar|te|ri|o|ma|la|cia [ɑːrˌtɪərɪəmə'leɪʃ(ɪ)ə] *noun*: Arterienerweichung *f*
ar|te|ri|o|mo|tor [ɑːrˌtɪərɪə'məʊtər] *adj*: ateriomotorisch
ar|te|ri|o|my|o|ma|to|sis [ɑːrˌtɪərɪəmaɪəmə'təʊsɪs] *noun*:

A

Arteriomyomatose *f*
ar|te|ri|o|ne|cro|sis [ɑːrˌtɪərɪnɪˈkrəʊsɪs] *noun*: Arterionekrose *f*
ar|te|ri|o|ne|crot|ic [ɑːrˌtɪərɪnɪˈkrɑtɪk] *adj*: Arterionekrose betreffend, arterionekrotisch
ar|te|ri|o|neph|ro|scle|ro|sis [ɑːrˌtɪərɪˌnefrəsklɪˈrəʊsɪs] *noun*: senile Nephrosklerose *f*, Arterionephrosklerose *f*
ar|te|ri|op|a|thy [ˌɑːrtərɪˈɑpəθiː] *noun*: Arterienerkrankung *f*, Arteriopathie *f*, -pathia *f*
hypertensive arteriopathy: hypertensive Arteriopathie *f*
infantile cacifying arteriopathy: Arteriopathia calcificans infantum
plexogenic pulmonary arteriopathy: primäre Pulmonalsklerose *f*, Ayerza-Krankheit *f*
ar|te|ri|o|plas|ty [ɑːrˌtɪərɪəˈplæstiː] *noun*: Arterienplastik *f*
ar|te|ri|o|re|nal [ɑːrˌtɪərɪˌəʊˈriːnl] *adj*: Arterie(n) und Niere betreffend, arteriorenal
ar|te|ri|or|rha|phy [ɑːrˌtɪərɪˈɑrəfiː] *noun*: Arteriorrhaphie *f*, Arteriorhaphie *f*, Arteriennaht *f*
ar|te|ri|or|rhex|is [ɑːrˌtɪərɪəˈreksɪs] *noun*: Arteriorhexis *f*, Arteriorrhexis *f*
ar|te|ri|o|scle|ro|sis [ɑːrˌtɪərɪˌəʊsklɪˈrəʊsɪs] *noun*: Arterienverkalkung *f*, Arteriosklerose *f*, -sclerosis *f*
cerebral arteriosclerosis: Arteriosklerose *f* der Hirnarterien, Zerebralarteriensklerose *f*, zerebrale Arterien-/Gefäßsklerose *f*
coronary arteriosclerosis: Koronar(arterien)sklerose *f*
hyaline arteriosclerosis: hyaline Arteriosklerose *f*
hyperplastic arteriosclerosis: hyperplastische Arteriosklerose *f*
hypertensive arteriosclerosis: hypertensive Arteriosklerose *f*
infantile arteriosclerosis: infantile Arteriosklerose *f*
intimal arteriosclerosis: Intimasklerose *f*
medial arteriosclerosis: Mediasklerose *f*, Mediaverkalkung *f*
Mönckeberg's arteriosclerosis: Mönckeberg-Sklerose *f*, Mediakalzinose *f*
nodose arteriosclerosis: noduläre Arteriosklerose *f*
nodular arteriosclerosis: noduläre Arteriosklerose *f*
presenile arteriosclerosis: präsenile Arteriosklerose *f*
senile arteriosclerosis: senile Arteriosklerose *f*
ar|te|ri|o|scle|rot|ic [ɑːrˌtɪərɪˌəʊsklɪˈrɑtɪk] *adj*: Arteriosklerose betreffend, arteriosklerotisch
ar|te|ri|o|spasm [ɑːrˈtɪərɪəspæzəm] *noun*: Arterienkrampf *m*, Arteriospasmus *m*
ar|te|ri|o|spas|tic [ɑːrˌtɪərɪˌəʊˈspæstɪk] *adj*: Arteriospasmus betreffend *oder* verursachend, arteriospastisch
ar|te|ri|o|ste|no|sis [ɑːrˌtɪərɪˌəʊstɪˈnəʊsɪs] *noun*: Arterienstriktur *f*, -stenose *f*
ar|te|ri|o|ste|not|ic [ɑːrˌtɪərɪˌəʊstɪˈnɑtɪk] *adj*: Arterienstenose betreffend, arterienstenotisch
ar|te|ri|os|te|o|gen|e|sis [ɑːrˌtɪərɪˌɑstɪəˈdʒenəsɪs] *noun*: Arterienkalzifizierung *f*
ar|te|ri|os|to|sis [ɑːrˌtɪərɪɑsˈtəʊsɪs] *noun*: Arterienverknöcherung *f*
ar|te|ri|ot|o|my [ɑːrˌtɪərɪˌəʊˈɑtəmiː] *noun*: Arteriotomie *f*
ar|te|ri|ot|o|ny [ɑːrˌtɪərɪˌəʊˈɑtəniː] *noun*: Blutdruck *m*
ar|te|ri|ous [ɑːrˈtɪərɪəs] *adj*: →*arterial*
ar|te|ri|o|ve|nous [ɑːrˌtɪərɪˌəʊˈviːnəs] *adj*: Arterie(n) und Vene(n) betreffend, arteriovenös
ar|te|rit|ic [ɑːrtəˈrɪtɪk] *adj*: Arterienentzündung/Arteriitis betreffend, arteriitisch
ar|te|ri|tis [ɑːrtəˈraɪtɪs] *noun*: Entzündung *f* einer Arterie, Arteriitis *f*, Arterienentzündung *f*
brachiocephalic arteritis: Pulslos-Krankheit *f*, Martorell-Krankheit *f*, Martorell-Syndrom *nt*, Takayasu-Krankheit *f*, Takayasu-Syndrom *nt*, Arteriitis brachiocephalica
coronary arteritis: Entzündung *f* der Herzkranzgefäße, Koronaritis *f*, Koronararterienentzündung *f*, Koronariitis *f*, Koronarangiitis *f*
cranial arteritis: (senile) Riesenzellarteriitis *f*, Horton-Riesenzellarteriitis *f*, -Syndrom *nt*, Arteriitis cranialis/gigantocellularis/temporalis
giant-cell arteritis: →*cranial arteritis*
granulomatous arteritis: →*cranial arteritis*
Horton's arteritis: →*cranial arteritis*
infantile arteritis: infantile Arteriitis *f*
localized visceral arteritis: Immunkomplexvaskulitis *f*, leukozytoklastische Vaskulitis *f*, Vasculitis allergica, Vasculitis hyperergica cutis, Arteriitis allergica cutis
arteritis nodosa: Kussmaul-Maier-Krankheit *f*, Panarteriitis nodosa, Periarteriitis nodosa, Polyarteriitis nodosa
obliterating arteritis: Arteritis/Endarteritis obliterans
rheumatic arteritis: rheumatische Arteriitis *f*, Arteriitis rheumatica
syphilitic arteritis: luetische Arteriitis *f*, Arteriitis luetica
Takayasu's arteritis: →*brachiocephalic arteritis*
temporal arteritis: →*cranial arteritis*
ar|ter|y [ˈɑːrtəriː] *noun, plural* **-ries**: Schlagader *f*, Pulsader *f*, Arterie *f*, Arteria *f*
accessory meningeal artery: Ramus meningeus accessorius arteriae meningeae mediae
accessory obturator artery: Arteria obturatoria accessoria
accessory superior colic artery: →*middle colic artery*
accompanying artery: Begleitarterie *f*, Arteria comitans
accompanying artery of ischiatic nerve: Arteria comitans nervi ischiadici
accompanying artery of median nerve: Arteria comitans nervi mediani
acetabular artery: 1. Azetabulumast *m* der Arteria circumflexa femoris medialis, Ramus acetabularis arteriae circumflexae femoris medialis **2.** Hüftkopfarterie *f*, Arteria acetabuli, Ramus acetabularis arteriae obturatoriae
acromiothoracic artery: Arteria thoracoacromialis
adipose arteries of kidney: Kapseläste *pl* der Nierenarterie, Arteriae capsulares/perirenales
afferent artery of glomerulus: →*afferent arteriole of glomerulus*
anastomotic atrial artery: anastomosierende Vorhofarterie *f*, Ramus atrialis anastomoticus arteriae coronariae sinistrae
angular artery: Augenwinkelarterie *f*, Arteria angularis
artery of angular gyrus: Arteria gyri angularis
anterior auricular arteries: vordere Ohrmuscheläste *pl* der Arteria temporalis superficialis, Rami auriculares anteriores arteriae temporalis superficialis
anterior bronchial arteries: Rami bronchiales arteriae thoracicae internae
anterior caecal artery: (*brit.*) →*anterior cecal artery*
anterior cecal artery: vordere Blinddarmarterie *f*, Arteria caecalis anterior
anterior cerebral artery: Arteria cerebri anterior
anterior choroidal artery: Arteria choroidea anterior
anterior ciliary arteries: vordere Ziliararterien *pl*, Arteriae ciliares anteriores
anterior circumflex humeral artery: Arteria circumflexa humeri anterior

A

anterior communicating artery (of cerebrum): Arteria communicans anterior
anterior conjunctival arteries: vordere Bindehautarterien *pl*, Arteriae conjunctivales anteriores
anterior deep temporal artery: vordere tiefe Schläfenschlagader *f*, Arteria temporalis profunda anterior
anterior dental arteries: vordere Oberkieferschlagadern *pl*, vordere Oberkieferarterien *pl*, Arteriae alveolares superiores anteriores
anterior ethmoidal artery: vordere Siebbeinarterie *f*, Arteria ethmoidalis anterior
anterior humeral circumflex artery: vordere Kranzarterie *f* des Humerus, Arteria circumflexa humeri anterior
anterior iliac artery: →*external iliac artery*
anterior inferior cerebellar artery: vordere untere Kleinhirnarterie *f*, Arteria inferior anterior cerebelli
anterior inferior segmental artery: Arteria segmenti anterioris inferioris
anterior intercostal arteries: Rami intercostales anteriores arteriae thoracicae internae
anterior interosseous artery: Arteria interossea anterior
anterior interventricular artery: vordere Interventrikulararterie *f*, Ramus interventricularis anterior arteriae coronariae sinistrae
anterior interventricular septal arteries: Septumäste *pl* der vorderen Interventrikulararterie, Rami interventriculares septales arteriae coronariae sinistrae
anterior malleolar arteries: Arteriae malleolares anteriores lateralis et medialis
anterior mediastinal arteries: vordere Mediastinalarterien *pl*, Rami mediastinales arteriae thoracicae internae
anterior meningeal artery: vordere Hirnhautarterie *f*, Arteria meningea anterior, Ramus meningeus anterior arteriae ethmoidalis anterioris
anterior parietal artery: vordere Scheitellappenarterie *f*, Arteria parietalis anterior
anterior radicular artery: Arteria radicularis anterior
anterior scrotal arteries: Skrotumäste *pl* der Arteria femoralis, Rami scrotales anteriores arteriae femoralis
artery to the anterior segment: Arteria segmenti anterioris renalis
anterior segmental artery: Arteria segmentalis anterioris
anterior septal arteries: Septumäste *pl* der vorderen Interventrikulararterie, Rami interventriculares septales arteriae coronariae sinistrae
anterior spinal artery: vordere Rückenmarksarterie *f*, Arteria spinalis anterior
anterior superior alveolar arteries: vordere Oberkieferschlagadern *pl*, vordere Oberkieferarterien *pl*, Arteriae alveolares superiores anteriores
anterior superior pancreaticoduodenal artery: Arteria pancreaticoduodenalis superior anterior
anterior superior segmental artery: Arteria segmenti anterioris superioris
anterior temporal artery: vordere Schläfenlappenarterie *f*, Arteria temporalis anterior
anterior tibial artery: vordere Schienbeinschlagader *f*, Arteria tibialis anterior
anterior tibial recurrent artery: Arteria recurrens tibialis anterior
anterior tympanic artery: Arteria tympanica anterior
anterolateral central arteries: Arteriae centrales anterolaterales
anterolateral thalamostriate arteries: Arteriae centrales anterolaterales
anteromedial central arteries: Arteriae centrales anteromediales
anteromedial thalamostriate arteries: Arteriae centrales anteromediales
antral artery: Arteria sulci centralis
aortic suprarenal artery: →*middle suprarenal artery*
aortic uterine artery: Eierstockarterie *f*, Arteria ovarica
appendicular artery: Appendixarterie *f*, Arteria appendicularis
arciform arteries of kidney: Bogenarterien *pl*, Arteriae arcuatae renis
arcuate artery of foot: Bogenarterie *f* des Fußes, Arteria arcuata
arcuate arteries of kidney: Bogenarterien *pl*, Arteriae arcuatae renis
ascending artery: Arteria ascendens
ascending cervical artery: aufsteigende Halsschlagader *f*, aufsteigende Halsarterie *f*, Cervicalis *f* ascendens, Arteria cervicalis ascendens
ascending ileocolic artery: Arteria ascendens ileocolica, Ramus colicus arteriae ileocolicae
ascending palatine artery: aufsteigende Gaumenschlagader *f*, Arteria palatina ascendens
ascending pharyngeal artery: Arteria pharyngea ascendens
atrial anastomotic artery: →*anastomotic atrial artery*
atrioventricular nodal artery: Ast *m* der Kranzarterie zum AV-Knoten, Ramus nodi atrioventricularis arteriae coronariae dextrae/sinistrae
axillary artery: Achselschlagader *f*, Arteria axillaris
azygos arteries of vagina: Vaginaäste *pl* der Arteria uterina, Rami vaginales auch uterinae, Artariae azygoi vaginae
azygous artery of vagina: Arteria azygos vaginae
basal artery: →*basilar artery*
basilar artery: Schädelbasisarterie *f*, Arteria basilaris
brachial artery: (Ober-)Armschlagader *f*, Arteria brachialis
brachiocephalic artery: Truncus brachiocephalicus
bronchial arteries: Arteriae bronchiales, Bronchialarterien *pl*
buccal artery: Backenschlagader *f*, Arteria buccalis
buccinator artery: →*buccal artery*
bulbourethral artery: Arteria bulbi penis
artery of bulb of penis: Arteria bulbi penis
artery of bulb of vestibule of vagina: Arteria bulbi vestibuli
callosomarginal artery: Arteria callosomarginalis
caroticotympanic arteries: Arteriae caroticotympanicae
caudal artery: mittlere Kreuzbeinarterie *f*, Arteria sacralis mediana
caudal pancreatic artery: Arteria caudae pancreatis, Pankreasschwanzarterie *f*
artery of caudate lobe: Lobus caudatus-Arterie *f*, Arteria lobi caudati
central artery of retina: zentrale Netzhautschlagader *f*, Arteria centralis retinae
central arteries of spleen: Zentralarterien *pl*
artery of central sulcus: Arteria sulci centralis
cephalic artery: →*common carotid artery*
cerebral arteries: (Ge-)Hirnarterien *pl*, Arteriae cerebrales
arteries of cerebrum: (Ge-)Hirnarterien *pl*, -schlagadern *pl*, Arteriae cerebrales

chief artery of thumb: Arteria princeps pollicis
choroidal artery: Arteria choroidea (anterior)
ciliary arteries: Ziliararterien *pl*, Arteriae ciliares
circumflex artery: Kranzarterie *f*, Arteria circumflexa
circumflex artery of scapula: Kranzschlagader *f* des Schulterblattes, Arteria circumflexa scapulae
circumflex scapular artery: Kranzschlagader *f* des Schulterblattes, Arteria circumflexa scapulae
coccygeal artery: mittlere Kreuzbeinarterie *f*, Arteria sacralis mediana
cochlear artery: Ramus cochlearis arteriae labyrinthinae
Cohnheim's artery: Endarterie *f*, Cohnheim-Arterie *f*
collateral artery: Kollateralarterie *f*, Arteria collateralis
collateral digital arteries: →*proper palmar digital arteries*
collateral radial artery: Arteria collateralis radialis
common carotid artery: Halsschlagader *f*, gemeinsame Kopfschlagader *f*, Karotis *f* communis, Arteria carotis communis
common digital arteries of foot: plantare Mittelfußarterien *pl*, Arteriae metatarsales plantares
common hepatic artery: Arteria hepatica communis
common iliac artery: gemeinsame Hüftschlagader *f*, Arteria iliaca communis
common interosseous artery: Arteria interossea communis
common palmar digital arteries: Arteriae digitales palmares communes
common plantar digital arteries: Arteriae digitales plantares communes
common volar digital arteries: →*common palmar digital arteries*
communicating artery: Verbindungsarterie *f*, Arteria communicans
companion artery to the median nerve: Arteria comitans nervi mediani
companion artery to the sciatic nerve: Arteria comitans nervi ischiadici
copper wire arteries: Kupferdrahtarterien *pl*
coronary artery: **1.** (Herz-)Kranzarterie *f*, (Herz-) Kranzgefäß *nt*, Koronararterie *f*, Koronarie *f*, Arteria coronaria **2.** Kranzarterie *f*, Kranzgefäß *nt*, Arteria coronaria
coronary artery of heart: (Herz-)Kranzarterie *f*, (Herz-) Kranzgefäß *nt*, Koronararterie *f*, Koronarie *f*, Arteria coronaria
cremasteric artery: Kremasterarterie *f*, Arteria cremasterica
cricothyroid artery: Ramus cricothyroideus arteriae thyroideae superioris
crural artery: Arteria femoralis
cystic artery: Gallenblasenarterie *f*, Arteria cystica
deep auricular artery: tiefe Ohrschlagader *f*, Arteria auricularis profunda
deep brachial artery: tiefe Armschlagader *f*, Arteria profunda brachii
deep cervical artery: tiefe Halsschlagader *f*, Arteria cervicalis profunda
deep circumflex iliac artery: tiefe Hüftkranzarterie *f*, Arteria circumflexa ilium profunda
deep artery of clitoris: Arteria profunda clitoridis
deep descending cervical arteries: Rami occipitales arteriae occipitalis
deep external pudendal artery: Arteria pudenda externa profunda
deep femoral artery: tiefe Oberschenkelarterie *f*, Arteria profunda femoris
deep iliac circumflex artery: tiefe Hüftkranzarterie *f*, Arteria circumflexa ilium profunda
deep lingual artery: tiefe Zungenschlagader/Zungenarterie *f*, Arteria profunda linguae
deep artery of penis: tiefe Penisarterie *f*, Arteria profunda penis
deep plantar artery: tiefe Fußsohlenarterie *f*, Arteria plantaris profunda
deep and superficial external pudendal artery: Arteria pudenda extern profunda, superficialis
deep temporal arteries: tiefe Schläfenschlagadern *pl*, Arteriae temporales profundae
deep artery of thigh: Arteria profunda femoris
deep artery of tongue: Arteria profunda linguae
deep volar metacarpal artery: Ramus palmaris profundus arteriae ulnaris
artery of deferent duct: Samenleiterarterie *f*, Arteria ductus deferentis
deferential artery: Samenleiterarterie *f*, Arteria ductus deferentis
deltoid artery: Ramus deltoideus arteriae profundae brachii
descending genicular artery: absteigende Kniegelenksarterie *f*, Arteria descendens genus
descending palatine artery: absteigende Gaumenschlagader *f*, Arteria palatina descendens
descending scapular artery: Arteria scapularis descendens, Ramus profundus arteriae transversae colli
diaphragmatic arteries: untere Zwerchfellarterien *pl*, Arteriae phrenicae inferiores
digital arteries: Arteriae digitales
dorsal artery of clitoris: Arteria dorsalis clitoridis
dorsal digital arteries of foot: Zehenrückenarterien *pl*, dorsale Zehenarterien *pl*, Arteriae digitales dorsales pedis
dorsal digital arteries of hand: dorsale Fingerarterien *pl*, Arteriae digitales dorsales manus
dorsal artery of foot: Fußrückenschlagader *f*, Arteria dorsalis pedis
dorsal interosseous arteries: Arteriae metacarpales dorsales
dorsal interosseous artery of forearm: →*posterior interosseous artery*
dorsal lingual arteries: Zungenrückenarterien *pl*, Rami dorsales linguae arteriae lingualis
dorsal metacarpal arteries: dorsale Mittelhandarterien *pl*, Arteriae metacarpales dorsales
dorsal metatarsal arteries: dorsale Mittelfußarterien *pl*, Arteriae metatarsales dorsales
dorsal nasal artery: Nasenrückenarterie *f*, Arteria dorsalis nasi, Arteria nasalis externa
dorsal artery of nose: Nasenrückenarterie *f*, Arteria dorsalis nasi, Arteria nasalis externa
dorsal pancreatic artery: hintere Bauchspeicheldrüsenarterie *f*, Arteria pancreatica dorsalis
dorsal artery of penis: dorsale Penisarterie *f*, Arteria dorsalis penis
dorsal scapular artery: **1.** Arteria scapularis dorsalis, Arteria dorsalis scapulae **2.** →*descending scapular artery*
dorsal thoracic artery: Arteria thoracodorsalis
dorsal arteries of tongue: Zungenrückenarterien *pl*, Rami dorsales linguae arteriae lingualis
artery of ductus deferens: →*artery of deferent duct*
duodenal artery: Arteria pancreaticoduodenalis inferior

A

efferent artery of glomerulus: →*efferent arteriole of glomerulus*
elastic artery: Arterie *f* vom elastischen Typ
artery of elastic type: Arterie *f* vom elastischen Typ
emulgent artery: Nierenarterie *f*, Arteria renalis
end artery: Endarterie *f*
episcleral arteries: Arteriae episclerales
external carotid artery: äußere Kopfschlagader *f*, Karotis *f* externa, Arteria carotis externa
external epigastric artery: tiefe Hüftkranzarterie *f*, Arteria circumflexa ilium profunda
external iliac artery: äußere Hüftarterie *f*, Arteria iliaca externa
external mammary artery: seitliche Brustwandarterie *f*, Arteria thoracica lateralis
external maxillary artery: Gesichtsschlagader *f*, Facialis *f*, Arteria facialis
external nasal artery: →*dorsal nasal artery*
external plantar artery: seitliche/laterale Fußsohlenarterie *f*, Arteria plantaris lateralis
external pudendal arteries: äußere Schamarterien *pl*, Arteria pudendae externae
external spermatic artery: Kremasterarterie *f*, Arteria cremasterica
facial artery: Gesichtsschlagader *f*, Facialis *f*, Arteria facialis
fallopian artery: Gebärmutter-, Uterusschlagader *f*, Arteria uterina
femoral artery: Oberschenkelschlagader *f*, Femoralis *f*, Arteria femoralis
fibular artery: Wadenbeinschlagader *f*, Arteria peronea, Arteria fibularis
fifth lumbar artery: →*lowest lumbar artery*
first posterior intercostal artery: Arteria intercostalis posterioris prima
follicular arteries of spleen: Zentralarterien *pl*
frontal artery: innere Stirnarterie *f*, Supratrochlearis *f*, Arteria frontalis (medialis), Arteria supratrochlearis
funicular artery: Hodenarterie *f*, Testikularis *f*, Arteria testicularis
gastric artery: Magenschlagader *f*, Arteria gastrica
gastric arteries: Arteriae gastricae
gastroduodenal artery: Magen-Duodenum-Arterie *f*, Arteria gastroduodenalis
greater palatine artery: große Gaumenschlagader *f*, Arteria palatina major
great pancreatic artery: große Bauchspeicheldrüsenarterie *f*, Arteria pancreatica magna
great phrenic arteries: untere Zwerchfellarterien *pl*, Arteriae phrenicae inferiores
haemorrhoidal arteries: (*brit.*) →*hemorrhoidal arteries*
helicine arteries: Rankenarterien *pl*
helicine arteries of penis: Rankenarterien *pl* (des Penis), Arteriae helicinae penis
hemorrhoidal arteries: Arteriae haemorrhoidales
hepatic artery: Leberarterie *f*, Hepatika *f*, Arteria hepatica propria
artery of Heubner: Arteria centralis longa, Arteria recurrens
highest intercostal artery: oberste Interkostalarterie *f*, Arteria intercostalis suprema
highest thoracic artery: oberste Brustwandarterie *f*, Arteria thoracica suprema
hyaloid artery: Glaskörperschlagader *f*, Arteria hyaloidea
hyoid artery: Ramus suprahyoideus arteriae lingualis
hypogastric artery: innere Hüftarterie *f*, Arteria hypogastrica, Arteria iliaca interna
ileal arteries: Ileumarterien *pl*, Arteriae ileales
ileocolic artery: Arteria ileocolica
iliolumbar artery: Iliolumbalis *f*, Arteria iliolumbalis
inferior alveolar artery: Unterkieferschlagader *f*, Arteria alveolaris inferior
inferior capsular artery: untere Nebennierenarterie *f*, Arteria suprarenalis inferior
inferior dental artery: Unterkieferschlagader *f*, Arteria alveolaris inferior
inferior epigastric artery: untere Bauchdeckenarterie *f*, Arteria epigastrica inferior
inferior esophageal arteries: Rami oesophageales arteriae gastricae sinistrae
inferior gluteal artery: untere Gesäßarterie *f*, Arteria glutea inferior
inferior haemorrhoidal artery: (*brit.*) →*inferior hemorrhoidal artery*
inferior hemorrhoidal artery: untere Mastdarmarterie *f*, Arteria rectalis inferior
inferior hypophysial artery: untere Hypophysenarterie *f*, Arteria hypophysialis inferior
inferior labial artery: Unterlippenschlagader *f*, Arteria labialis inferior
inferior laryngeal artery: untere Kehlkopfschlagader *f*, Arteria laryngea inferior
inferior left gastric artery: →*left gastroepiploic artery*
inferior mesenteric artery: Arteria mesenterica inferior
inferior oesophageal arteries: (*brit.*) →*inferior esophageal arteries*
inferior pancreatic artery: untere Bauchspeicheldrüsenarterie *f*, Arteria pancreatica inferior
inferior pancreaticoduodenal artery: Arteria pancreaticoduodenalis inferior
inferior phrenic artery: Arteria phrenica inferior, untere Zwerchfellarterie *f*
inferior rectal artery: untere Mastdarmarterie *f*, Arteria rectalis inferior
inferior right colic artery: Arteria ileocolica
inferior right gastric artery: →*right gastroepiploic artery*
inferior segmental artery: Arteria segmenti inferioris
inferior suprarenal artery: untere Nebennierenarterie *f*, Arteria suprarenalis inferior
inferior thyroid artery: untere Schilddrüsenarterie *f*, Arteria thyroidea inferior
inferior tympanic artery: Arteria tympanica inferior
inferior ulnar collateral artery: untere ulnare Kollateralarterie *f*, Arteria collateralis ulnaris inferior
inferior vesical artery: untere (Harn-)Blasenarterie *f*, Arteria vesicalis inferior
infracostal artery: Ramus costalis lateralis arteriae thoracicae internae
infraorbital artery: Augenhöhlenbodenschlagader *f*, Arteria infraorbitalis
inguinal arteries: Rami inguinales arteriae femoralis
innominate artery: Truncus brachiocephalicus
insular arteries: Inselarterien *pl*, Arteriae insulares
interdental arteries: Interdentalarterien *pl*
interlobar arteries of kidney: renale Interlobararterien *pl*, Arteriae interlobares renis
interlobular arteries of kidney: Interlobular-, Radialarterien *pl*, Arteriae interlobulares renis
interlobular arteries of liver: Interlobulararterien *pl*, Arteriae interlobulares hepatis
intermediate temporal artery: mittlere Schläfenlappenarterie *f*, Arteria temporalis intermedia

internal auditory artery: 1. Arteria labyrinthi, Ramus meatus acustici interni arteriae basilaris **2.** Arteria labyrinthina
internal carotid artery: innere Kopfschlagader *f*, Karotis *f* interna, Arteria carotis interna
internal deep circumflex artery: Ramus profundus arteriae circumflexae femoris medialis
internal iliac artery: innere Hüftarterie *f*, Arteria hypogastrica, Arteria iliaca interna
internal mammary artery: innere Brustwandarterie *f*, Arteria thoracica interna
internal maxillary artery: →*maxillary artery*
internal pudendal artery: innere Schamarterie *f*, Arteria pudenda interna
internal spermatic artery: Hodenarterie *f*, Arteria testicularis
internal thoracic artery: innere Brustwandarterie *f*, Arteria thoracica interna
interradicular arteries: Interdentalarterien *pl*
intestinal arteries: Darmarterien *pl*, Arteriae intestinales
jejunal arteries: Jejunal-, Jejunumarterien *pl*, Arteriae jejunales
artery of labyrinth: 1. Arteria labyrinthi, Ramus meatus acustici interni arteriae basilaris **2.** Arteria labyrinthina
labyrinthine artery: 1. Arteria labyrinthi, Ramus meatus acustici interni arteriae basilaris **2.** Arteria labyrinthina
lacrimal artery: Tränendrüsenarterie *f*, Arteria lacrimalis
lateral anterior malleolar artery: vordere äußere Knöchelarterie *f*, Arteria malleolaris anterior lateralis
lateral circumflex femoral artery: äußere Femurkranzarterie *f*, Arteria circumflexa femoris lateralis
lateral circumflex artery of thigh: →*lateral circumflex femoral artery*
lateral femoral circumflex artery: →*lateral circumflex femoral artery*
lateral frontobasal artery: Arteria frontobasalis lateralis, Ramus orbitofrontalis lateralis arteriae cerebri mediae
lateral inferior genicular artery: Arteria inferior lateralis genus
lateral inferior artery of knee: Arteria inferior lateralis genus
lateral and medial palpebral arteries: Arteriae palpebrales laterales, mediales
lateral occipital artery: Arteria occipitalis lateralis
lateral palpebral arteries: seitliche Lidarterien *pl*, Arteriae palpebrales laterales
lateral plantar artery: Arteria plantaris lateralis
lateral posterior malleolar arteries: Rami malleolares laterales arteriae fibularis
lateral sacral arteries: Arteriae sacrales laterales
lateral segmental artery: Arteria segmentalis lateralis
lateral striate arteries: Rami laterales aa. centralium anterolateralium
lateral superior genicular artery: Arteria superior lateralis genus
lateral tarsal artery: seitliche Fußwurzelarterie *f*, Arteria tarsalis lateralis
lateral thoracic artery: seitliche Brustwandarterie *f*, Arteria thoracica lateralis
left auricular artery: linke (Herz-)Kranzarterie *f*, Arteria coronaria sinistra
left colic artery: linke Kolonschlagader *f*, Arteria colica sinistra
left conal artery: →*left conus artery*
left conus artery: Ast *m* der linken Herzkranzarterie zum Conus arteriosus, Ramus coni arteriosi arteriae coronariae sinistrae
left coronary artery of heart: linke (Herz-)Kranzarterie *f*, Arteria coronaria sinistra
left coronary artery of stomach: linke Magen(kranz)-arterie *f*, Arteria gastrica sinistra
left gastric artery: linke Magen(kranz)arterie *f*, Arteria gastrica sinistra
left gastroepiploic artery: linke Magen-Netz-Arterie *f*, Arteria gastroomentalis sinistra
left gastroomental artery: →*left gastroepiploic artery*
left inferior gastric artery: →*left gastroepiploic artery*
left intermediate atrial artery: Ramus atrialis intermedius arteriae coronariae sinistrae
left marginal artery: Ramus marginalis sinister
left pulmonary artery: linke Lungenschlagader *f*, Arteria pulmonalis sinistra
lenticulostriate arteries: Arteriae lenticulostriatae
lesser palatine arteries: kleine Gaumenarterien *pl*, Arteriae palatinae minores
lienal artery: Milzarterie *f*, Arteria lienalis/splenica
lingual artery: Zungenschlagader *f*, Arteria lingualis
long central artery: Arteria centralis longa, Arteria recurrens
long ciliary arteries: lange (hintere) Ziliararterien *pl*, Arteriae ciliares posteriores longae
long posterior ciliary arteries: lange (hintere) Ziliararterien *pl*, Arteriae ciliares posteriores longae
arteries of the lower extremity: Arteriae membri inferioris
arteries of lower leg: Unterschenkelarterien *pl*
arteries of lower limb: Beinarterien *pl*
lowest lumbar artery: Arteria lumbalis ima
lowest thyroid artery: unterste Schilddrüsenarterie *f*, Arteria thyroidea ima
lumbar arteries: Lenden-, Lumbalarterien *pl*, Arteriae lumbales
major palatine artery: →*greater palatine artery*
mandibular artery: Unterkieferschlagader *f*, Arteria alveolaris inferior
marginal artery of colon: Arcus marginalis coli, Arteria marginalis coli, Arteria juxtacolica
masseteric artery: Arteria masseterica
mastoid arteries: Rami mastoidei arteriae auricularis posterioris
maxillary artery: Oberkieferschlagader *f*, Maxillaris *f*, Arteria maxillaris
medial anterior malleolar artery: Arteria malleolaris anterior medialis
medial circumflex femoral artery: innere Femurkranzarterie *f*, Arteria circumflexa femoris medialis
medial circumflex artery of thigh: →*medial circumflex femoral artery*
medial femoral circumflex artery: →*medial circumflex femoral artery*
medial frontobasal artery: Arteria frontobasalis medialis, Ramus orbitofrontalis medialis arteriae cerebri anterioris
medial inferior genicular artery: Arteria inferior medialis genus
medial inferior artery of knee: Arteria inferior medialis genus
medial occipital artery: Arteria occipitalis medialis
medial palpebral arteries: mediale Lidarterien *pl*, Ar-

A

teriae palpebrales mediales
medial plantar artery: innere/mediale Fußsohlenarterie *f*, Arteria plantaris medialis
medial posterior malleolar arteries: Rami malleolares mediales arteriae tibialis posterioris
medial segmental artery: Arteria segmentalis medialis
medial striate arteries: Rami mediales arteriae centralium anterolateralium
medial superior genicular artery: Arteria superior medialis genus
medial tarsal arteries: mediale Fußwurzelarterien *pl*, Arteriae tarsales mediales
medial temporal artery: Arteria temporalis media
median artery: Arteria comitans nervi mediani
median sacral artery: mittlere Kreuzbeinarterie *f*, Arteria sacralis mediana
medullary artery: Arteria nutricia, Arteria nutriens
meningeal artery: Arteria meningea
mental artery: Kinnschlagader *f*, Arteria mentalis, Ramus mentalis arteriae alveolaris inferioris
mesencephalic arteries: Mittelhirnarterien *pl*, Arteriae mesencephalicae
metacarpal arteries: Arteriae metacarpales
metatarsal arteries: Arteriae metatarsales
middle capsular artery: mittlere Nebennierenarterie *f*, Arteria suprarenalis media
middle cerebral artery: mittlere Gehirnarterie *f*, Arteria cerebri media
middle colic artery: mittlere Kolonschlagader *f*, Arteria colica media
middle collateral artery: mittlere Kollateralarterie *f*, Arteria collateralis media
middle genicular artery: Arteria media genus
middle haemorrhoidal artery: (*brit.*) →*middle hemorrhoidal artery*
middle hemorrhoidal artery: mittlere Rektumarterie *f*, Arteria rectalis media
middle artery of knee: Arteria media genus
middle meningeal artery: mittlere Hirnhautarterie *f*, Arteria meningea media
middle occipital artery: Arteria occipitalis medialis
middle rectal artery: mittlere Rektumarterie *f*, Arteria rectalis media
middle sacral artery: Arteria sacralis mediana
middle suprarenal artery: mittlere Nebennierenarterie *f*, Arteria suprarenalis media
middle temporal artery: mittlere Schläfenschlagader *f*, Arteria temporalis media
minor palatine arteries: →*lesser palatine arteries*
arteries of Müller: Rankenarterien *pl* des Penis, Arteriae helicinae penis
muscular artery: Arterie *f* vom muskulären Typ
artery of muscular type: Arterie *f* vom muskulären Typ
musculophrenic artery: Arteria musculophrenica
mylohyoid artery: Ramus mylohyoideus arteriae alveolaris inferioris
myomastoid artery: Ramus occipitalis arteriae auricularis posterioris
nasopalatine artery: Arteria sphenopalatina
Neubauer's artery: unterste Schilddrüsenarterie *f*, Thyroidea *f* ima, Arteria thyroidea ima
nodal artery: Ramus nodi sinu-atrialis arteriae coronariae dextrae sive sinistrae
nutrient artery: Arteria nutricia/nutriens
nutrient arteries of femur: Arteriae nutriciae/nutrientes femoris
nutrient artery of fibula: Arteria nutricia/nutriens fibulae
nutrient arteries of humerus: Arteriae nutriciae/nutrientes humeri
nutrient arteries of kidney: Arteriae capsulares/perirenales
nutrient artery of radius: Arteria nutricia/nutriens radii
nutrient artery of tibia: Arteria nutricia/nutriens tibiae
nutrient artery of ulna: Arteria nutricia/nutriens ulnae
obturator artery: Arteria obturatoria
occipital artery: Hinterhauptsschlagader *f*, Arteria occipitalis
ophthalmic artery: Augenschlagader *f*, Arteria ophthalmica
orbital artery: Arteria frontobasalis medialis
orbitofrontal artery: Arteria frontobasalis lateralis
ovarian artery: Eierstockarterie *f*, Arteria ovarica
overriding pulmonary artery: überreitende Pulmonalis *f*, überreitende Arteria pulmonalis
palatine artery: Gaumenschlagader *f*, Arteria palatina
palatine arteries: Arteriae palatinae
palmar intermetacarpal arteries: palmare Mittelhandarterien *pl*, Arteriae metacarpales palmares
palmar interosseous arteries: Arteriae metacarpales palmares
palmar metacarpal arteries: palmare Mittelhandarterien *pl*, Arteriae metacarpales palmares
pancreatic arteries: Arteriae pancreaticae
pancreaticoduodenal arteries: Arteriae pancreaticoduodenales
paracentral artery: Arteria paracentralis
parieto-occipital artery: Arteria parietooccipitalis
penicillar arteries: Pinselarterien *pl*, Endbäumchen *pl*, Penicilli *pl*, Penicilli arteriae splenicae
perforating arteries: perforierende (Oberschenkel-) Arterien *pl*, Arteriae perforantes
pericallosal artery: Pars postcommunicalis arteriae cerebri anterioris, Arteria pericallosa
pericardicophrenic artery: Arteria pericardiacophrenica
perineal artery: Dammarterie *f*, Perinealis *f*, Arteria perinealis
peroneal artery: Wadenbeinschlagader *f*, Arteria peronea
phrenic arteries: Arteriae phrenicae
plantar metatarsal arteries: plantare Mittelfußarterien *pl*, Arteriae metatarsales plantares
arteries of pons: Arteriae pontis
pontine arteries: Brückenarterien *pl*, Arteriae pontis, Rami ad pontem
pontine branchs of basilar artery: Arteriae pontis
popliteal artery: Kniekehlenarterie *f*, Poplitea *f*, Arteria poplitea
postcentral artery: Arteria sulci postcentralis
artery of postcentral sulcus: Arteria sulci postcentralis
posterior and lateral nasal arteries: hintere seitliche Nasenarterien *pl*, Arteriae nasales posteriores et laterales
posterior auricular artery: hintere Ohrschlagader *f*, Arteria auricularis posterior
posterior caecal artery: (*brit.*) →*posterior cecal artery*
posterior cecal artery: hintere Blinddarmarterie *f*, Arteria caecalis posterior
posterior cerebral artery: hintere Gehirnarterie *f*, Arteria cerebri posterior

posterior circumflex humeral artery: Arteria circumflexa humeri posterior
posterior communicating artery (of cerebrum): hintere Verbindungsarterie *f*, Arteria communicans posterior
posterior conjunctival arteries: hintere Bindehautarterien *pl*, Arteriae conjunctivales posteriores
posterior deep temporal artery: hintere tiefe Schläfenschlagader *f*, Arteria temporalis profunda posterior
posterior descending coronary artery: Ramus interventricularis superior
posterior ethmoidal artery: hintere Siebbeinarterie *f*, Arteria ethmoidalis posterior
posterior gastric artery: Arteria gastrica posterior
posterior humeral circumflex artery: hintere Kranzarterie *f* des Humerus, Arteria circumflexa humeri posterior
posterior inferior cerebellar artery: hintere untere Kleinhirnarterie *f*, Arteria inferior posterior cerebelli
posterior intercostal arteries: hintere Interkostalarterien *pl*, Arteriae intercostales posteriores
posterior interosseous artery: Arteria interossea posterior
posterior interosseous artery of forearm: →*posterior interosseous artery*
posterior interventricular artery: hintere Interventrikulararterie *f*, hinterer Interventrikularast *m*
posterior interventricular septal arteries: Septumäste *pl* der hinteren Interventrikulararterie, Rami interventriculares septales arteriae coronariae dextrae
posterior labial arteries of vulva: Rami labiales posteriores arteriae pudendae internae
posterior lateral nasal arteries: Arteriae nasales posteriores laterales
posterior mediastinal arteries: Rami mediastinales partis thoraciae aortae
posterior meningeal artery: hintere Hirnhautarterie *f*, Arteria meningea posterior
posterior pancreaticoduodenal arteries: Arteriae retroduodenales
posterior parietal artery: hintere Scheitellappenarterie *f*, Arteria parietalis posterior
posterior pelvic artery: innere Hüftarterie *f*, Hypogastrika *f*, Iliaka *f* interna, Arteria hypogastrica, Arteria iliaca interna
posterior pericardiac arteries: Rami pericardiaci aortae thoracicae
posterior radicular artery: Arteria radicularis posterior
posterior scrotal arteries: Rami scrotales posteriores arteriae pudendae internae
artery to the posterior segment: Arteria segmenti posterioris renalis
posterior segmental artery: Arteria segmenti posterioris
posterior segmental artery of kidney: Arteria segmenti posterioris renalis
posterior segmental artery of liver: Arteria segmenti posterioris hepatici
posterior septal arteries: Rami interventriculares septales arteriae coronariae dextrae
posterior spinal artery: hintere Rückenmarksarterie *f*, Arteria spinalis posterior
posterior sternal arteries: Rami sternales arteriae thoracicae internae
posterior superior alveolar artery: hintere Oberkieferschlagader *f*, Arteria alveolaris superior posterior
posterior superior pancreaticoduodenal artery: Arteria pancreaticoduodenalis superior posterior
posterior temporal artery: hintere Schläfenlappenarterie *f*, Arteria temporalis posterior
posterior tibial artery: hintere Schienbeinschlagader *f*, Arteria tibialis posterior
posterior tibial recurrent artery: Arteria recurrens tibialis posterior
posterior tympanic artery: Arteria tympanica posterior
posterolateral central arteries: Arteriae centrales posterolaterales
posteromedial central arteries: Arteriae centrales posteromediales
precapillary artery: kleine Arterie *f*, Arteriole *f*, Arteriola *f*
precentral artery: Arteria sulci precentalis
artery of precentral sulcus: Arteria sulci precentralis
precuneal artery: Arteria precunealis
prefrontal artery: Arteria prefrontalis
prepancreatic artery: Arteria prepancreatica
principal artery of thumb: Hauptschlagader *f* des Daumens, Arteria princeps pollicis
proper hepatic artery: Arteria hepatica propria, Leberarterie *f*, Hepatica propria *f*
proper palmar digital arteries: Arteriae digitales palmares propriae
proper plantar digital arteries: Arteriae digitales plantares propriae
proper volar digital arteries: Arteriae digitales palmares propriae
pterygoid arteries: Rami pterygoidei arteriae maxillaris
artery of pterygoid canal: Arteria canalis pterygoidei
pubic artery: Ramus pubicus arteriae epigastricae inferioris
pulmonary artery: Truncus pulmonalis
pulp arteries: Pulpaarterien *pl*
pyloric artery: rechte Magen(kranz)arterie *f*, Arteria gastrica dextra
radial artery: Radialis *f*, Arteria radialis
radial collateral artery: radiale Kollateralarterie *f*, Arteria collateralis radialis
radial artery of index (finger): seitliche Zeigefingerarterie *f*, Arteria radialis indicis
radial recurrent artery: Arteria recurrens radialis
radiate arteries of kidney: Radial-, Interlobulararterien *pl*, Arteriae interlobulares renis
radicular arteries: Rami radiculares arteriae vertebralis
ranine artery: tiefe Zungenschlagader *f*, Arteria profunda linguae
rectal artery: Mastdarm-, Rektumarterie *f*
recurrent artery: Arteria centralis longa, Arteria recurrens
recurrent interosseous artery: Arteria interossea recurrens
renal artery: 1. Nierenarterie *f*, Arteria renalis **2. renal arteries** *plural* Nierenarterien *pl*, Arteriae renales
retrocostal artery: Ramus costalis lateralis arteriae thoracicae internae
retroduodenal arteries: Retroduodenalarterien *pl*, Arteriae retroduodenales
right auricular artery: rechte (Herz-)Kranzarterie *f*, Arteria coronaria dextra
right colic artery: rechte Kolonschlagader *f*, Arteria colica dextra
right conal artery: Ramus coni arteriosi arteriae coronariae dextrae
right conus artery: Ramus coni arteriosi arteriae co-

A

ronariae dextrae
right coronary artery of heart: rechte (Herz-)Kranzarterie *f*, Arteria coronaria dextra
right coronary artery of stomach: rechte Magen-(kranz)arterie *f*, Arteria gastrica dextra
right gastric artery: rechte Magen(kranz)arterie *f*, Arteria gastrica dextra
right gastroepiploic artery: rechte Magen-Netz-Arterie *f*, Arteria gastroomentalis dextra
right gastroomental artery: →*right gastroepiploic artery*
right intermediate atrial artery: Ramus atrialis intermedius arteriae coronariae dextrae
right marginal artery: Ramus marginalis dexter
right pulmonary artery: rechte Lungenschlagader *f*, Arteria pulmonalis dextra
artery of round ligament of uterus: Arteria ligamenti teretis uteri
sacrococcygeal artery: →*median sacral artery*
sciatic artery: Arteria commitans nervi ischiadici
second posterior intercostal artery: Arteria intercostalis posterioris secunda
segmental artery: Segmentarterie *f*, Arteria segmenti
segmental arteries of kidney: Arteria segmenti renalis
segmental arteries of liver: Arteria segmenti hepatici
segmental arteries of lung: Arteriae segmentales pulmones
segmental medullary artery: Arteria medullaris segmentalis
sheathed arteries: Ellipsoid *nt*, Schweigger-Seidel-Hülse *f*
short central artery: Arteria centralis brevis
short ciliary arteries: kurze (hintere) Ziliararterien *pl*, Arteriae ciliares posteriores breves
short gastric arteries: kurze Magenarterien *pl*, Arteriae gastricae breves
short posterior ciliary arteries: kurze (hintere) Ziliararterien *pl*, Arteriae ciliares posteriores breves
sigmoid arteries: Sigmaarterien *pl*, Arteriae sigmoideae
sinoatrial nodal artery: →*sinus node artery*
sinuatrial nodal artery: →*sinus node artery*
sinus node artery: Ramus nodi sinu-atrialis arteriae coronariae dextrae sive sinistrae
small iliac artery: →*iliolumbar artery*
sphenopalatine artery: Arteria sphenopalatina
spinal arteries: Rami spinales/radiculares arteriae vertebralis
spiral arteries: Rankenarterien *pl*
splenic artery: Milzarterie *f*, Arteria lienalis/splenica
straight arteries of kidney: Vasa recta renis, Arteriolae rectae
striate arteries: Arteriae centrales anteromediales
stylomastoid artery: Arteria stylomastoidea
subclavian artery: Arteria subclavia
subcostal artery: Arteria subcostalis
sublingual artery: Unterzungenschlagader *f*, Arteria sublingualis
submental artery: Arteria submentalis
subscapular artery: Arteria subscapularis
superficial brachial artery: oberflächliche Armschlagader *f*, Arteria brachialis superficialis
superficial branch of transverse cervical artery: Arteria cervicalis superficialis
superficial cervical artery: oberflächliche Halsarterie *f*, Arteria cervicalis superficialis, Ramus superficialis arteriae transversae colli
superficial circumflex iliac artery: oberflächliche Hüftkranzarterie *f*, Arteria circumflexa ilium superficialis
superficial epigastric artery: oberflächliche Bauchdeckenarterie *f*, Arteria epigastrica superficialis
superficial external pudendal artery: Arteria pudenda externa superficialis
superficial iliac circumflex artery: oberflächliche Hüftkranzarterie *f*, Arteria circumflexa iliaca superficialis
superficial medial artery of foot: Ramus superficialis arteriae plantaris medialis
superficial temporal artery: oberflächliche Schläfenschlagader *f*, Arteria temporalis superficialis
superior cerebellar artery: obere Kleinhirnarterie *f*, Arteria superior cerebelli
superior dental artery: →*posterior superior alveolar artery*
superior diaphragmatic arteries: obere Zwerchfellarterien *pl*, Arteriae phrenicae superiores
superior epigastric artery: obere Bauchdeckenarterie *f*, Arteria epigastrica superior
superior gluteal artery: obere Gesäßarterie *f*, Arteria glutea superior
superior haemorrhoidal artery: (*brit.*) →*superior hemorrhoidal artery*
superior hemorrhoidal artery: obere Rektumarterie *f*, Arteria rectalis superior
superior hypophysial artery: obere Hypophysenarterie *f*, Arteria hypophysialis superior
superior intercostal artery: Arteria intercostalis suprema
superior internal parietal artery: Arteria parieto-occipitalis
superior labial artery: Oberlippenschlagader *f*, Arteria labialis superior
superior laryngeal artery: obere Kehlkopfschlagader *f*, Arteria laryngea superior
superior mesenteric artery: Arteria mesenterica superior
superior phrenic arteries: obere Zwerchfellarterien *pl*, Arteriae phrenicae superiores
superior phrenic artery: Arteria pericardiacophrenica
superior rectal artery: obere Rektumarterie *f*, Arteria rectalis superior
artery to the superior segment: Arteria segmenti superioris renalis
superior segmental artery: Arteria segmentalis superioris
superior suprarenal arteries: obere Nebennierenschlagadern *pl*, Arteriae suprarenales superiores
superior thoracic artery: Arteria thoracica superior
superior thyroid artery: obere Schilddrüsenarterie *f*, Arteria thyroidea superior
superior tympanic artery: Arteria tympanica superior
superior ulnar collateral artery: obere ulnare Kollateralarterie *f*, Arteria collateralis ulnaris superior
superior vesical arteries: obere (Harn-)Blasenarterien *pl*, Arteriae vesicales superiores
supraduodenal artery: Arteria supraduodenalis
supraorbital artery: Supraorbitalarterie *f*, Arteria supraorbitalis
suprarenal arteries: Arteriae suprarenales
suprascapular artery: Arteria suprascapularis
supratrochlear artery: innere Stirnarterie *f*, Arteria supratrochlearis
supreme intercostal artery: Arteria intercostalis

suprema
sural arteries: Wadenarterien *pl*, Arteriae surales
sylvian artery: mittlere Gehirnarterie *f*, Arteria cerebri media
artery of tail of pancreas: Pankreasschwanzarterie *f*, Arteria caudae pancreatis
terminal artery: Endarterie *f*, Cohnheim-Arterie *f*
testicular artery: Hodenarterie *f*, Arteria testicularis
third conus artery: Ramus coni arteriosi arteriae coronariae dextrae
thoracoacromial artery: Arteria thoracoacromialis
thoracodorsal artery: hintere Brustwandarterie *f*, Arteria thoracodorsalis
thymic arteries: Rami thymici arteriae thoracicae internae
tonsillar artery: Ramus tonsillaris arteriae facialis
trabecular arteries: Trabekel-, Bälkchenarterien *pl*
trachea-like arteries: Gänsegurgelarterien *pl*
transverse cervical artery: quere Halsschlagader *f*, Arteria transversa cervicis
transverse artery of face: →*transverse facial artery*
transverse facial artery: quere Gesichtsschlagader *f*, Arteria transversa faciei
transverse artery of neck: Arteria transversa cervicis
transverse scapular artery: →*suprascapular artery*
tubo-ovarian artery: Eierstockarterie *f*, Arteria ovarica
tympanic artery: Paukenhöhlenschlagader *f*, Arteria tympanica
tympanic arteries: Arteriae tympanicae
ulnar artery: Arteria ulnaris
ulnar metacarpal arteries: Arteriae digitales palmares communes
ulnar recurrent artery: Arteria recurrens ulnaris
umbilical artery: Nabel-, Umbilikalarterie *f*, Arteria umbilicalis
urethral artery: Harnröhrenarterie *f*, Arteria urethralis
uterine artery: Gebärmutter-, Uterusschlagader *f*, Arteria uterina
vaginal artery: Scheidenarterie *f*, Arteria vaginalis
vermiform artery: Appendixarterie *f*, Arteria appendicularis
vertebral artery: Wirbelarterie *f*, Arteria vertebralis
vesical arteries: Arteriae vesicales
vestibular arteries: Rami vestibulares arteriae labyrinthi
vidian artery: Arteria canalis pterygoidei
volar interosseous artery: →*anterior interosseous artery*
volar radial artery of index finger: Arteria radialis indicis
Zinn's artery: zentrale Netzhautschlagader *f*, Arteria centralis retinae
zygomaticoorbital artery: Arteria zygomaticoorbitalis

arthr- *präf.*: Gelenk-, Arthr(o)-

ar|thraes|the|sia [ɑːrθres'θiːʒ(ɪ)ə] *noun*: (*brit.*) →*arthresthesia*

ar|thrag|ra [ɑːr'θrægrə] *noun*: Gelenkgicht *f*, Arthragra *f*

ar|thral ['ɑːrθrəl] *adj*: Gelenk betreffend, artikulär, Gelenk-, Arthr(o)-

ar|thral|gia [ɑːr'θrældʒ(ɪ)ə] *noun*: Gelenkschmerz *m*, Gelenkschmerzen *pl*, Arthralgie *f*, Arthrodynia *f*
hysterical arthralgia: hysterische/psychogene Arthralgie *f*
temporomandibular arthralgia: Costen-Syndrom *nt*, temporomandibuläres Syndrom *nt*, Mandibulargelenkneuralgie *f*

ar|thral|gic [ɑːr'θrældʒɪk] *adj*: Arthralgie betreffend, arthralgisch

ar|threc|to|my [ɑːr'θrektəmiː] *noun*: Gelenkresektion *f*, -(teil)entfernung *f*, Arthrektomie *f*

ar|threm|py|e|sis [ˌɑːrθrempaɪ'iːsɪs] *noun*: Gelenkeiterung *f*

ar|thres|the|sia [ɑːrθres'θiːʒ(ɪ)ə] *noun*: Arthrästhesie *f*

ar|thrit|ic [ɑːr'θrɪtɪk]: I *noun* Patient *m* mit Arthritis, Arthritiker *m* II *adj* Arthritis betreffend, von Arthritis betroffen, arthritisch

ar|thrit|i|cal [ɑːr'θrɪtɪkl] *adj*: →*arthritic II*

ar|thri|tis [ɑːr'θraɪtɪs] *noun*: Entzündung *f* eines *oder* mehrerer Gelenke, Gelenkentzündung *f*, Arthritis *f*
acne-associated arthritis: Akne-assoziierte Arthritis *f*
acute arthritis: akute Arthritis *f*, Arthritis acuta
acute gouty arthritis: akute Gichtarthritis *f*, akuter Gichtanfall *m*
acute rheumatic arthritis: rheumatisches Fieber *nt*, Febris rheumatica, akuter Gelenkrheumatismus *m*, Polyarthritis rheumatica acuta
acute suppurative arthritis: →*suppurative arthritis*
allergic arthritis: Arthritis allergica, allergische Arthritis *f*
atrophic arthritis: **1.** atrophische Arthritis *f* **2.** rheumatoide Arthritis *f*, progrediente/primär chronische Polyarthritis *f*
bacterial arthritis: akut-eitrige Gelenkentzündung/Arthritis *f*, Gelenkeiterung *f*, Gelenkempyem *nt*, Pyarthrose *f*, Arthritis purulenta
Bekhterev's arthritis: Bechterew-Krankheit *f*, Morbus Bechterew, Bechterew-Strümpell-Marie-Krankheit *f*, Marie-Strümpell-Krankheit *f*, Spondylarthritis/Spondylitis ankylopoetica/ankylosans
blennorrhagic arthritis: Gonokokkenarthritis *f*, gonorrhoische Arthritis *f*, Arthritis gonorrhoica
chlamydial arthritis: Chlamydien-induzierte Arthritis *f*
chronic arthritis: chronische Gelenkentzündung/Arthritis *f*, Arthritis chronica
chronic inflammatory arthritis: rheumatoide Arthritis *f*, progrediente/primär chronische Polyarthritis *f*
chronic villous arthritis: chronisch villöse Arthritis *f*, Arthritis chronica villosa
chylous arthritis: Filarienarthritis *f*
climacteric arthritis: Arthropathia ovaripriva, klimakterische Arthropathie *f*
concomitant arthritis: Begleitarthritis *f*, Rheumatoid *nt*, transitorische Synovitis *f*, Arthritis fugax
crystal-induced arthritis: Kristallarthropathie *f*
degenerative arthritis: degenerative Gelenkentzündung *f*, Osteo-, Gelenkarthrose *f*, Arthrosis deformans
degenerative arthritis of hip joint: Koxarthrose *f*, Coxarthrosis *f*, Arthrosis deformans coxae, Malum coxae senile
exudative arthritis: Arthritis exsudativa, exsudative Arthritis *f*
filarial arthritis: Filarienarthritis *f*
fungal arthritis: Fungus articuli, Gelenkfungus *m*
gonococcal arthritis: Gonokokkenarthritis *f*, gonorrhoische Arthritis *f*, Arthritis gonorrhoica
gonorrheal arthritis: Arthritis gonorrhoica, gonorrhoische Arthritis *f*
gonorrhoeal arthritis: (*brit.*) →*gonorrheal arthritis*
gouty arthritis: Gichtarthritis *f*, Arthritis urica
haemophilic arthritis: (*brit.*) →*hemophilic arthritis*
hemophilic arthritis: Blutergelenk *nt*, hämophile Arthritis *f*, Arthropathia haemophilica
hypertrophic arthritis: degenerative Gelenkentzündung *f*, Osteo-, Gelenkarthrose *f*, Arthrosis deformans

A

infectious arthritis: Infektarthritis *f*
juvenile chronic arthritis: →*juvenile rheumatoid arthritis*
juvenile rheumatoid arthritis: juvenile Form *f* der chronischen Polyarthritis, Morbus *m* Still, Still-Syndrom *nt*, Chauffard-Ramon-Still-Krankheit *f*
Lyme arthritis: Lyme-Krankheit *f*, -Borreliose *f*, -Disease *nt*, Erythema-migrans-Krankheit *f*
menopausal arthritis: klimakterische Arthropathie *f*, Arthropathia ovaripriva
arthritis mutilans: Arthritis mutilans, Arthrosis mutilans
mycotic arthritis: Gelenkfungus *m*, Arthritis fungosa
neurogenic arthritis: neurogene/neuropathische Arthropathie *f*, Arthropathia neuropathica
neuropathic arthritis: Arthropathia neuropathica
pigmented villonodular arthritis: Arthritis villonodularis pigmentosa, benignes Synovialom *nt*, Riesenzelltumor *m* der Sehnenscheide, Tendosynovitis nodosa, pigmentierte villonoduläre Synovitis *f*
postinfectious arthritis: reaktive Arthritis *f*
post-traumatic arthritis: posttraumatische Arthrose *f*
proliferative arthritis: rheumatoide Arthritis *f*, progrediente/primär chronische Polyarthritis *f*
psoriatic arthritis: Arthritis/Arthropathia psoriatica
reactive arthritis: reaktive Arthritis *f*
rheumatic arthritis: Gelenkrheumatismus *m*
rheumatoid arthritis: primär chronische Polyarthritis *f*, progressive chronische Polyarthritis *f*, chronischer Gelenkrheumatismus *m*, chronische Polyarthritis *f*, rheumatoide Arthritis *f*, progrediente Polyarthritis *f*
septic arthritis: eitrige Arthritis *f*, Gelenkeiterung *f*, Arthritis purulenta
arthritis sicca: Arthritis sicca
suppurative arthritis: akut-eitrige Gelenkentzündung/ Arthritis *f*, Gelenkeiterung *f*, Gelenkempyem *nt*, Pyarthrose *f*, Arthritis purulenta
syphilitic arthritis: Arthritis syphilitica
traumatic arthritis: posttraumatische Arthrose *f*
traumatic arthritis of temporomandibular joint: posttraumatische Kiefergelenkentzündung *f*, traumatogene Kiefergelenkentzündung *f*
tuberculous arthritis: Arthritis tuberculosa, tuberkulöse Gelenkentzündung *f*
uratic arthritis: Arthritis urica, Arthragra *f/nt*
venereal arthritis: Reiter-Krankheit *f*, -Syndrom *nt*, Fiessinger-Leroy-Reiter-Syndrom *nt*, Okulourethrosynovitis *f*, venerische Arthritis *f*
Yersinia arthritis: Yersinia-Arthritis *f*

arthro- *präf.*: Gelenk-, Arthr(o)-
Ar|thro|bac|ter ['ɑːrθrəʊbæktər] *noun*: Arthrobacter *f*
ar|thro|bac|te|ri|um [ˌɑːrθrəʊbæk'tɪəriːəm] *noun*: Arthrobacterium *nt*
ar|thro|cele ['ɑːrθrəsiːl] *noun*: **1.** Gelenkschwellung *f*, Arthrozele *f* **2.** Synovialprolaps *m*, Arthrozele *f*
ar|thro|cen|te|sis [ˌɑːrθrəsen'tiːsɪs] *noun*: Gelenkpunktion *f*, Arthrozentese *f*
ar|thro|chon|drit|ic [ˌɑːrθrəkɑn'drɪtɪk] *adj*: Arthrochondritis betreffend, arthrochondritisch
ar|thro|chon|dri|tis [ˌɑːrθrəkɑn'draɪtɪs] *noun*: Gelenkknorpelentzündung *f*, Arthrochondritis *f*
ar|thro|cla|sia [ˌɑːrθrəʊ'kleɪʒ(ɪ)ə] *noun*: (operative) Arthrolyse *f*
ar|thro|dі|sis [ˌɑːrθrə'klaɪsɪs] *noun*: **1.** operative Gelenkversteifung *f*, Arthrodese *f* **2.** Gelenkversteifung *f*, Ankylose *f*
ar|thro|dent|os|te|o|dys|pla|sia [ˌɑːrθrəʊdentˌɑstɪədɪs'pleɪʒ(ɪ)ə] *noun*: Arthrodentodysplasie *f*
Ar|thro|der|ma [ˌɑːrθrəʊ'dɜrmə] *noun*: Arthroderma *f*
ar|thro|de|sia [ˌɑːrθrəʊ'diːsɪə] *noun*: →*arthrodesis*
ar|throd|e|sis [ɑːr'θrɑdəsɪs, ˌɑːrθrə'diːsɪs] *noun*: Arthrodese *f*
ankle arthrodesis: Versteifung/Arthrodese *f* des oberen Sprunggelenks
compression arthrodesis: Druckarthrodese *f*
extra-articular arthrodesis: extraartikuläre Gelenkversteifung/Arthrodese *f*
Grice-Green arthrodesis: →*Grice arthrodesis of subtalar joint*
Grice arthrodesis of subtalar joint: extraartikuläre Arthrodese *f* nach Grice
intra-articular arthrodesis: intraartikuläre Arthrodese *f*
Moberg arthrodesis: Spanbolzung *f* nach Moberg
triple arthrodesis: Tripelarthrodese *f*
arthrodesis of the wrist: Handgelenkversteifung *f*, -arthrodese
ar|thro|dia [ɑːr'θrəʊdɪə] *noun*: Arthrodialgelenk *nt*, Articulatio plana
ar|thro|di|al [ɑːr'θrəʊdɪəl] *adj*: Arthrodialgelenk betreffend, mit ebenen Gelenkflächen, arthrodial
ar|thro|dyn|i|a [ˌɑːrθrə'diːnɪə] *noun*: Gelenkschmerz *m*, Arthrodynie *f*, Arthroalgia *f*
ar|thro|dys|pla|sia [ˌɑːrθrədɪs'pleɪʒ(ɪ)ə] *noun*: Gelenkdysplasie *f*, Arthrodysplasie *f*, -dysplasia *f*
ar|thro|em|py|e|sis [ˌɑːrθrəʊˌempaɪ'iːsɪs] *noun*: Gelenkempyem *nt*
ar|thro|en|dos|co|py [ˌɑːrθrəen'dɑskəpiː] *noun*: Arthroskopie *f*
ar|thro|e|rei|sis [ˌɪ'raɪsɪs] *noun*: Arthrorise *f*
ar|thro|gen|ic [ˌɑːrθrə'dʒenɪk] *adj*: vom Gelenk ausgehend, gelenkbedingt, arthrogen
ar|thro|gram ['ɑːrθrəʊgræm] *noun*: Arthrogramm *nt*
ar|throg|raph|ic [ɑːr'θrɑgrəfɪk] *adj*: Arthrografie betreffend, mittels Arthrografie, arthrographisch, arthrografisch
ar|throg|ra|phy [ɑːr'θrɑgrəfiː] *noun*: Kontrastdarstellung *f* eines Gelenkes, Arthrographie *f*, Arthrografie *f*
air arthrography: Pneumoarthrographie *f*, Pneumoarthrografie *f*
double-contrast arthrography: Doppelkontrastarthrographie *f*, Doppelkontrastarthrografie *f*
ar|thro|gry|po|sis [ˌɑːrθrəgrɪ'pəʊsɪs] *noun*: Arthrogryposis *f*
congenital multiple arthrogryposis: Guérin-Stern-Syndrom *nt*, Arthrogryposis multiplex congenital
ar|thro|ka|tad|y|sis [ˌɑːrθrəʊkə'tædəsɪs] *noun*: Protrusio acetabuli
ar|thro|klei|sis [ˌɑːrθrə'klaɪsɪs] *noun*: **1.** operative Gelenkversteifung *f*, Arthrodese *f* **2.** Gelenkversteifung *f*, Ankylose *f*
ar|thro|lith ['ɑːrθrəlɪθ] *noun*: Gelenkstein *m*, -körper *m*, Arthrolith *m*
ar|thro|li|thi|a|sis [ˌɑːrθrəʊlɪ'θaɪəsɪs] *noun*: →*arthragra*
ar|thro|lo|gia [ˌɑːrθrəʊ'ləʊdʒ(ɪ)ə] *noun*: →*arthrology*
ar|thro|lo|gy [ɑːr'θrɑlədʒiː] *noun*: Gelenklehre *f*, Arthrologie *f*
ar|thro|ly|sis [ɑːr'θrɑlɪsɪs] *noun*: Arthrolyse *f*
ar|thro|men|in|gi|tis [ˌɑːrθrəˌmenɪn'dʒaɪtɪs] *noun*: Entzündung *f* der Membrana synovialis, Synovitis *f*, Synoviitis *f*, Synovialitis *f*
ar|throm|e|ter [ɑːr'θrɑmɪtər] *noun*: Arthrometer *nt*; Goniometer *nt*
ar|throm|e|try [ɑːr'θrɑmətriː] *noun*: Arthrometrie *f*
ar|thron|cus [ɑːr'θrɑŋkəs] *noun*: Gelenkschwellung *f*,

-tumor *m*

ar|thro|neu|ral|gia [ˌɑːrθrənʊ'rældʒə, -njʊər-] *noun*: Gelenkneuralgie *f*

ar|thro|no|sos [ˌɑːrθrəʊ'nəʊsəs] *noun*: →*arthropathy*

arthro-onychodysplasia *noun*: Nagel-Patella-Syndrom *nt*, Osteoonychodysplasie *f*, Osteoonychodysostose *f*, Onycho-osteodysplasie *f*

arthro-ophthalmopathy *noun*: Arthro-Ophthalmopathie *f*

hereditary progressive arthro-ophthalmopathy: erbliche progressive Arthro-Ophthalmopathie *f*, Stickler-Syndrom *nt*

ar|thro|path|ia [ˌɑːrθrə'pæθɪə] *noun*: →*arthropathy*

ar|thro|path|ic [ˌɑːrθrəʊ'pæθɪk] *adj*: Arthropathie betreffend

ar|throp|a|thy [ɑːr'θrɑpəθiː] *noun*: Gelenkerkrankung *f*, Gelenkleiden *nt*, Arthropathie *f*, Arthropathia *f*

alcaptonuric arthropathy: Arthropathia alcaptonurica

Charcot's arthropathy: →*tabetic arthropathy*

chondrocalcinosis arthropathy: Chondrokalzinose-Arthropathie *f*

destructive arthropathy: destruierende Arthropathie *f*

diabetic arthropathy: diabetische Arthropathie *f*

dialysis arthropathy: Dialysearthropathie *f*, Dialysearthritis *f*

haemophilic arthropathy: (*brit.*) →*hemophilic arthropathy*

hemophilic arthropathy: Blutergelenk *nt*, hämophile Arthritis *f*, Arthropathia haemophilica

inflammatory arthropathy: entzündliche Gelenkerkrankung *f*

neurogenic arthropathy: →*neurogenic arthritis*

neuropathic arthropathy: Arthropathia neuropathica

noninflammatory arthropathy: nichtentzündliche Arthropathie *f*

psoriatic arthropathy: Arthritis/Arthropathia psoriatica

tabetic arthropathy: tabische Arthropathie *f*, Arthropathia tabica, Charcot-Gelenk *nt*, -Krankheit *f*

ar|thro|phy|ma [ˌɑːrθrə'faɪmə] *noun*: Gelenkschwellung *f*, -tumor *m*

ar|thro|phyte ['ɑːrθrəʊfaɪt] *noun*: Arthrophyt *m*

ar|thro|plas|tic [ˌɑːrθrə'plæstɪk] *adj*: Arthroplastik betreffend, arthroplastisch

ar|thro|plas|ty ['ɑːrθrəplæstiː] *noun*: **1.** Gelenkplastik *f*, Arthroplastik *f* **2.** Gelenkprothese *f*

Charnley hip arthroplasty: Charnley-Prothese *f*

hip arthroplasty: künstliche Hüfte *f*, Hüftendoprothese *f*

Putti-Platt arthroplasty: Putti-Platt-Operation *f*

reconstructive arthroplasty: rekonstruktive Gelenkplastik/Arthroplastik *f*

ar|thro|pneu|mog|ra|phy [ˌɑːrθrən(j)uː'mɑgrəfiː] *noun*: Pneumoarthrografie *f*, Arthropneumografie *f*

ar|thro|pneu|mo|roent|gen|og|ra|phy [ˌɑːrθrəʊˌn(j)uːməˌrentgən'ɑgrəfiː] *noun*: →*arthropneumography*

ar|thro|pod ['ɑːrθrəʊpɑd] *noun*: Arthropode *m*

Ar|throp|o|da [ɑːr'θrɑpədə] *plural*: Arthropoden *pl*, Gliederfüßer *pl*, Arthropoda *pl*

ar|throp|o|dan [ɑːr'θrɑpədən] *adj*: →*arthropodous*

ar|throp|o|dous [ɑːr'θrɑpədəs] *adj*: Arthropoden betreffend, durch Arthropoden verursacht, Arthropoden-

ar|thro|py|o|sis [ˌɑːrθrəpaɪ'əʊsɪs] *noun*: Gelenkeiterung *f*

ar|thro|rheu|ma|tism [ˌɑːrθrəʊ'ruːmətɪzəm] *noun*: intraartikuläre Entzündung *f*

ar|thro|ri|sis [ˌɑːrθrə'raɪsɪs] *noun*: Arthrorise *f*

ar|thro|scin|ti|gram [ˌɑːrθrəʊ'sɪntəgræm] *noun*: Gelenkszintigramm *nt*

ar|thro|scin|tig|ra|phy [ˌɑːrθrəsɪn'tɪgrəfiː] *noun*: Gelenkszintigraphie *f*, Gelenkszintigrafie *f*

ar|thro|scope ['ɑːrθrəskəʊp] *noun*: Arthroskop *nt*

ar|thro|scop|ic ['ɑːrθrəskəʊpɪk] *adj*: Arthroskopie betreffend, mittels Arthroskopie, arthroskopisch

ar|thros|co|py [ɑːr'θrɑskəpiː] *noun*: Gelenkspiegelung *f*, Arthroskopie *f*

temporomandibular joint arthroscopy: Kiefergelenkarthroskopie *f*

ar|thro|sis [ɑːr'θrəʊsɪs] *noun*: **1.** Gelenk *nt*, gelenkartige Verbindung *f* **2.** degenerative Gelenkerkrankung *f*, Arthrose *f*

temporomandibular arthrosis: Kiefergelenkarthrose *f*, Mandibulargelenkarthrose *f*

ar|thro|spore ['ɑːrθrəspɔːr, -spəʊr] *noun*: Glied(er)-, Arthrospore *f*

ar|thros|to|my [ɑːr'θrɑstəmiː] *noun*: Arthrostomie *f*, Gelenkfistelung *f*

ar|thro|syn|o|vi|tis [ˌɑːrθrəˌsɪnə'vaɪtɪs] *noun*: Entzündung *f* der Membrana synovialis, Synovitis *f*, Synoviitis *f*, Synovialitis *f*

ar|throt|ic [ɑːr'θrɑtɪk] *adj*: Arthrose betreffend, arthrotisch

ar|thro|tome ['ɑːrθrəʊtəʊm] *noun*: Arthrotom *nt*

ar|throt|o|my [ɑːr'θrɑtəmiː] *noun*: Arthrotomie *f*

ar|thro|trop|ic [ˌɑːrθrə'trɑpɪk, -'trəʊp-] *adj*: arthrotrop

ar|thro|xe|ro|sis [ˌɑːrθrəʊzɪ'rəʊsɪs] *noun*: degenerative Gelenkerkrankung *f*, Osteoarthrose *f*, Gelenk(s)arthrose *f*, Arthrosis deformans

ar|ti|caine ['ɑːrtɪtkeɪn] *noun*: Articain *nt*, Carticain *nt*

ar|ti|choke ['ɑːrtɪtˌʃəʊk] *noun*: Artischocke *f*, Cynara scolymus

ar|tic|u|lar [ɑːr'tɪkjələr] *adj*: ein Gelenk betreffend, artikulär, Gelenk-

ar|tic|u|late [ɑːr'tɪkjəlɪt]: **I** *adj* **1.** gelenkig, gegliedert, durch Gelenke verbunden, Gelenk-, Glieder- **2.** artikuliert, klar *oder* deutlich ausgesprochen, verständlich **II** *vt* **3.** zusammenfügen, verbinden, durch Gelenke *oder* Glieder verbinden **4.** artikulieren, (deutlich) aussprechen *oder* ausdrücken **III** *vi* **5.** ein Gelenk bilden, (durch ein Gelenk) verbunden werden (*with* mit) **6.** artikulieren, deutlich sprechen

ar|tic|u|lat|ed [ɑːr'tɪkjəˌleɪtɪd] *adj*: **1.** artikuliert, deutlich und klar ausgesprochen **2.** mit Gelenken (versehen), gelenkig; gegliedert **be articulated to/with** zusammenhängen mit, ein Gelenk bilden mit

ar|tic|u|la|tio [ɑːrˌtɪkjə'leɪʃɪəʊ] *noun, plura* **-la|ti|o|nes** [-ˌleɪʃɪ'əʊniːz]: Gelenk *nt*, Verbindung(sstelle *f*) *f*, Articulatio *f*

ar|tic|u|la|tion [ɑːrˌtɪkjə'leɪʃn] *noun*: **1.** Gelenk *nt*, Verbindung(sstelle *f*) *f*, Articulatio *f* **2.** Artikulation *f*, (deutliche) Aussprache *f*, Artikulieren *nt*, Aussprechen *nt*

acromioclavicular articulation: äußeres Schlüsselbeingelenk *nt*, Akromioklavikulargelenk *nt*, Schultereckgelenk *nt*, Articulatio acromioclavicularis

amphiarthrodial articulation: →*amphiarthrosis*

articulation of ankle: oberes Sprunggelenk *nt*, Talokruralgelenk *nt*, Articulatio talocruralis

arthrodial articulation: Arthrodialgelenk *nt*, Articulatio plana

articulator articulation: Artikulatorengelenk *nt*

atlantoaxial articulation: Atlas-Axisgelenk *nt*

atlantoepistrophic articulation: mediales Atlantoaxialgelenk *nt*, Articulatio atlantoaxialis mediana

atlanto-occipital articulation: oberes Kopfgelenk *nt*, Atlantookzipitalgelenk *nt*, Articulatio atlantooccipitalis

articulations of auditory ossicles: Gelenke *oder* ge-

A

lenkartige Verbindungen der Gehörknöchelchen, Articulationes ossiculorum auditorium
balanced articulation: Artikulationsgleichgewicht *nt*, balancierte Artikulation *f*
ball-and-socket articulation: Kugelgelenk *nt*, Articulatio spheroidea
brachiocarpal articulation: proximales Handgelenk *nt*, Articulatio radiocarpalis
brachioradial articulation: Humeroradialgelenk *nt*, Articulatio humeroradialis
brachioulnar articulation: Humeroulnargelenk *nt*, Articulatio humeroulnaris
calcaneocuboid articulation: Kalkaneokuboidgelenk *nt*, Articulatio calcaneocuboidea
capitular articulation (of rib): Rippenkopfgelenk *nt*, Articulatio capitis costae/costalis
carpal articulations: Interkarpalgelenke *pl*, Articulationes intercarpales
carpometacarpal articulation: Karpometakarpalgelenk *nt*, CM-Gelenk *nt*, Articulatio carpometacarpalis
carpometacarpal articulation of thumb: Sattelgelenk/Karpometakarpalgelenk des Daumens, Articulatio carpometacarpalis pollicis
cartilaginous articulation: Synchondrose *f*, Symphyse *f*, Junctura cartilaginea
chondrosternal articulations: Sternokostalgelenke *pl*, Articulationes sternocostales
Chopart's articulation: Chopart-Gelenklinie *f*, Articulatio tarsi transversa
cochlear articulation: Ellipsoid-, Eigelenk *nt*, Articulatio ellipsoidea
composite articulation: Articulatio composita/complexa
compound articulation: Articulatio composita/complexa
condylar articulation: Ellipsoid-, Eigelenk *nt*, Articulatio ellipsoidea/condylaris
condyloid articulation: →*condylar articulation*
costocentral articulation: Articulatio capitis costae/costalis
costochondral articulations: Articulationes costochondrales
costosternal articulations: Brustbein-Rippen-Gelenk *pl*, Sternokostalgelenke *pl*, Articulationes sternocostales
costotransverse articulation: Articulatio costotransversaria
costovertebral articulations: Rippenwirbelgelenke *pl*, Kostovertebralgelenke *pl*, Articulationes costovertebrales
coxofemoral articulation: Hüftgelenk *nt*, Articulatio coxae/iliofemoralis
craniovertebral articulation: oberes Kopfgelenk *nt*, Atlantookzipitalgelenk *nt*, Articulatio atlanto-occipitalis
crurotalar articulation: oberes Sprunggelenk *nt*, Talokruralgelenk *nt*, Articulatio talocruralis
Cruveilhier's articulation: oberes Kopfgelenk *nt*, Atlantookzipitalgelenk *nt*, Articulatio atlanto-occipitalis
cubital articulation: Ell(en)bogengelenk *nt*, Articulatio cubiti/cubitalis
cuneocuboid articulation: Articulatio cuneocuboidea
cuneonavicular articulation: Articulatio cuneonavicularis
dental articulation: Artikulation *f*
dentoalveolar articulation: Gomphosis *f*, Articulatio dentoalveolaris
diarthrodial articulation: echtes Gelenk *nt*, Diarthrose *f*, Articulatio/Junctura synovialis
distal radioulnar articulation: unteres/distales Radioulnargelenk *nt*, Articulatio radioulnaris distalis
articulation of elbow: Ell(en)bogengelenk *nt*, Articulatio cubiti/cubitalis
ellipsoidal articulation: Ellipsoid-, Eigelenk *nt*, Articulatio ellipsoidea/condylaris
enarthrodial articulation: Nussgelenk *nt*, Enarthrose *f*, Articulatio cotylica, Enarthrosis spheroidea
facet articulation (of vertebrae): Zwischenwirbelgelenk *nt*, Intervertebralgelenk *nt*, Articulatio intervertebralis
false articulation: Pseudo-, Falsch-, Scheingelenk *nt*, Pseudarthrose *f*
femoral articulation: Hüftgelenk *nt*, Articulatio coxae/iliofemoralis
fibrocartilaginous articulation: Symphyse *f*, Synchondrose *f*
first carpometacarpal articulation: →*carpometacarpal articulation of thumb*
ginglymoid articulation: Scharniergelenk *nt*, Ginglymus *m*
glenohumeral articulation: Schultergelenk *nt*, Articulatio humeri/glenohumeralis
gliding articulation: Articulatio plana
articulation of head of humerus: Schultergelenk *nt*, Articulatio humeri/glenohumeralis
articulation of head of rib: Articulatio capitis costae/costalis
hinge articulation: Scharniergelenk *nt*, Ginglymus *m*
articulation of hip: Hüftgelenk *nt*, Articulatio coxae/iliofemoralis
humeroradial articulation: Humeroradialgelenk *nt*, Articulatio humeroradialis
humeroulnar articulation: Humeroulnargelenk *nt*, Articulatio humeroulnaris
articulation of humerus: →*articulation of head of humerus*
iliosacral articulation: Kreuzbein-Darmbein-Gelenk *nt*, Iliosakralgelenk *nt*, Articulatio sacroiliaca
incudomalleolar articulation: Hammer-Amboss-Gelenk *nt*, Inkudomalleolargelenk *nt*, Articulatio incudomallearis
incudostapedial articulation: Amboss-Steigbügel-Gelenk *nt*, Inkudostapedialgelenk *nt*, Articulatio incudostapedialis
inferior cubitoradial articulation: unteres Speichen-Ellen-Gelenk *nt*, unteres Radioulnargelenk *nt*, Articulatio radioulnaris distalis
inferior radioulnar articulation: unteres/distales Radioulnargelenk *nt*, Articulatio radioulnaris distalis
inferior tibiofibular articulation: unteres Tibiofibulargelenk *nt*, Syndesmosis tibiofibularis
intercarpal articulations: Interkarpalgelenke *pl*, Articulationes intercarpales
interchondral articulations: Articulationes interchondrales
intercostal articulations: Articulationes interchondrales
intercuneiform articulations: Articulationes intercuneiformes
intermetacarpal articulations: Intermetakarpalgelenke *pl*, Articulationes intermetacarpales
intermetatarsal articulations: Intermetatarsalgelenke *pl*, Articulationes intermetatarsales
interphalangeal articulations: Interphalangealgelenke *pl*, IP-Gelenke *pl*, Articulationes interphalangeae

intertarsal articulation: Intertarsalgelenk *nt*, Articulatio intertarsalis
articulation of knee: Kniegelenk *nt*, Articulatio genus/genualis
lateral costovertebral articulations: Kostotransversalgelenk *nt*, Articulatio costotransversaria
ligamentous articulation: Syndesmose *f*, Junctura fibrosa
Lisfranc's articulation: Lisfranc-Gelenklinie *f*, Articulationes tarsometatarsales
lumbosacral articulation: Lumbosakralgelenk *nt*, Articulatio lumbosacralis
mandibular articulation: Kiefergelenk *nt*, Temporomandibulargelenk *nt*, Articulatio temporomandibularis
manubriosternal articulation: Manubriosternalgelenk *nt*, Synchondrosis/Symphysis manubriosternalis
maxillary articulation: →*mandibular articulation*
medial costovertebral articulations: Articulatio capitis costae/costalis
mediocarpal articulation: Articulatio mediocarpalis
metacarpocarpal articulation: Karpometakarpalgelenk *nt*, Articulatio carpometacarpale
metacarpophalangeal articulation: Fingergrundgelenk *nt*, Metakarpophalangealgelenk *nt*, MP-Gelenk *nt*, Articulatio metacarpophalangea
metatarsophalangeal articulation: Zehengrundgelenk *nt*, Metatarsophalangealgelenk *nt*, MT-Gelenk *nt*, Articulatio metatarsophalangea
mixed articulation: Articulatio composita/complexa
multiaxial articulation: Kugelgelenk *nt*, Articulatio spheroidea
nonsynovial articulation: kontinuierliche Knochenverbindung *f*, Synarthrose *f*
occipital articulation: oberes Kopfgelenk *nt*, Atlantookzipitalgelenk *nt*, Articulatio atlanto-occipitalis
occipito-atlantal articulation: →*occipital articulation*
ovoid articulation: Sattelgelenk *nt*, Articulatio sellaris
peg-and-socket articulation: **1.** Einkeilung *f*, Einzapfung *f*, Gomphosis *f* **2.** Articulatio dentoalveolaris, Gomphosis *f*
petro-occipital articulation: Synchondrosis petrooccipitalis
phalangeal articulation: (Finger-, Zehen-)Mittel-, Endgelenk *nt*, Interphalangealgelenk *nt*, Articulatio interphalangealis/interphalangea
articulation of the pisiform bone: Articulatio ossis pisiformis
pisounciform articulation/: Articulatio ossis pisiformis
pivot articulation: Dreh-, Rad-, Zapfengelenk *nt*, Articulatio trochoidea
plane articulation: Articulatio plana
polyaxial articulation: Kugelgelenk *nt*, Articulatio spheroidea
proximal radioulnar articulation: oberes/proximales Radioulnargelenk *nt*, Articulatio radioulnaris proximalis
radiocarpal articulation: proximales Handgelenk *nt*, Radiokarpalgelenk *nt*, Articulatio radiocarpalis
rotary articulation: Dreh-, Rad-, Zapfengelenk *nt*, Articulatio trochoidea
sacrococcygeal articulation: Kreuzbein-Steißbein-Gelenk *nt*, Sakrokokzygealgelenk *nt*, Articulatio sacrococcygea
sacroiliac articulation: Kreuzbein-Darmbein-Gelenk *nt*, Iliosakralgelenk *nt*, Articulatio sacroiliaca
saddle articulation: Sattelgelenk *nt*, Articulatio sellaris
scapuloclavicular articulation: äußeres Schlüsselbeingelenk *nt*, Akromioklavikulargelenk *nt*, Articulatio acromioclavicularis
spheroidal articulation: Kugelgelenk *nt*, Articulatio spheroidea/cotylica
sternoclavicular articulation: inneres Schlüsselbeingelenk *nt*, Sternoklavikulargelenk *nt*, Articulatio sternoclavicularis
sternocostal articulation: Brustbein-Rippen-Gelenk *nt*, Sternokostalgelenk *nt*, Articulatio sternocostalis
subtalar articulation: hintere Abteilung *f* des unteren Sprunggelenks, Subtalargelenk *nt*, Articulatio subtalaris/talocalcanea
superior cubitoradial articulation: oberes Speichen-Ellen-Gelenk *nt*, oberes Radioulnargelenk *nt*, Articulatio radioulnaris proximalis
superior radioulnar articulation: oberes/proximales Radioulnargelenk *nt*, Articulatio radioulnaris proximalis
superior tibiofibular articulation: Schienbein-Wadenbein-Gelenk *nt*, (oberes) Tibiofibulargelenk *nt*, Articulatio tibiofibularis
synovial articulation: echtes Gelenk *nt*, Diarthrose *f*, Articulatio/Junctura synovialis
talocalcaneonavicular articulation: vordere Abteilung *f* des unteren Sprunggelenks, Talokalkaneonavikulargelenk *nt*, Articulatio talocalcaneonavicularis
talocrural articulation: oberes Sprunggelenk *nt*, Talokruralgelenk *nt*, Articulatio talocruralis
talonavicular articulation: Talonavikulargelenk *nt*, Articulatio talonavicularis
tarsometatarsal articulations: Tarsometatarsalgelenke *pl*, Articulationes tarsometatarsales
temporomandibular articulation: (Unter-)Kiefergelenk *nt*, Temporomandibulargelenk *nt*, Articulatio temporomandibularis
temporomaxillary articulation: (Unter-)Kiefergelenk *nt*, Temporomandibulargelenk *nt*, Articulatio temporomandibularis
tibiofibular articulation: **1.** Schienbein-Wadenbein-Gelenk *nt*, (oberes) Tibiofibulargelenk *nt*, Articulatio tibiofibularis **2.** unteres Tibiofibulargelenk *nt*, Syndesmosis tibiofibularis
transverse articulation of rib: Kostotransversalgelenk *nt*, Articulatio costotransversaria
transverse tarsal articulation: Chopart-Gelenklinie *f*, Articulatio tarsi transversa
trochoidal articulation: Dreh-, Zapfen-, Radgelenk *nt*, Articulatio trochoidea
articulation of tubercle of rib: Kostotransversalgelenk *nt*, Articulatio costotransversaria

ar|tic|u|la|tor [ɑːrˈtɪkjəleɪtər] *noun*: Artikulator *m*, Gelenksimulator *m*
adjustable articulator: verstellbarer Artikulator *m*, einstellbarer Artikulator *m*
arcon articulator: Arcon-Artikulator *m*, Bergström-Artikulator *m*
Arcon semiadjustable articulator: Arcon-Artikulator *m*, Bergström-Artikulator *m*
Balkwell articulator: Balkwell-Artikulator *m*
Bergström articulator: Arcon-Artikulator *m*, Bergström-Artikulator *m*
Bonwill articulator: Bonwill-Artikulator *m*
Christensen articulator: Christensen-Artikulator *m*
Denar articulator: Denar-Artikulator *m*
dental articulator: Artikulator *m*, Gelenksimulator *m*

A

Dentatus articulator: Dentatus-Artikulator *m*
Evans articulator: Evans-Artikulator *m*
Gariot articulator: Gariot-Artikulator *m*
Granger articulator: Granger-Artikulator *m*
Gysi articulator: Gysi-Artikulator *m*, Simplexartikulator *m*
Hanau articulator: Hanau-Artikulator *m*
hinge articulator: Scharnierartikulator *m*, Scharnierachsenartikulator *m*, Scharnierokkludator *m*
Ney articulator: Ney-Artikulator *m*
nonacron articulator: Nonarcon-Artikulator *m*
plain-line articulator: Scharnierartikulator *m*, Scharnierachsenartikulator *m*, Scharnierokkludator *m*
semiadjustable articulator: halbindividueller Artikulator *m*
Stuart articulator: Stuart-Artikulator *m*
Walker articulator: Walker-Artikulator *m*
Whip-Mix articulator: Whip-Mix-Artikulator *m*

ar|tic|u|la|to|ry [ɑːr'tɪkjələtɔːriː, -təʊ-] *adj*: artikulatorisch

ar|tic|u|lus [ɑːr'tɪkjələs] *noun, plura* **-li** [-laɪ]: Gelenk *nt*, Verbindung(sstelle *f*) *f*, Articulatio *f*

ar|ti|fact ['ɑːrtəfækt] *noun*: Artefakt *m*

ar|ti|fac|tu|al [ˌɑːrtə'fæktʃəwəl] *adj*: Artefakt betreffend

ar|ti|fi|cial [ˌɑːrtɪ'fɪʃl] *adj*: künstlich, nicht natürlich, artifiziell; Synthese betreffend, durch Synthese; synthetisch

ARV *Abk.*: **1.** AIDS-associated retrovirus **2.** AIDS-related virus **3.** aortic regurgitant volume

ARVD *Abk.*: arrhythmogenic right ventricular dysplasia

ar|y|ep|i|glot|tic [ˌærɪˌepɪ'glɑtɪk] *adj*: Aryknorpel und Kehldeckel/Epiglottis betreffend, aryepiglottisch

ar|y|ep|i|glot|tid|e|an [ˌærɪˌepɪglɑ'tɪdɪən] *adj*: →*aryepiglottic*

aryl- *präf.*: Aryl-

ar|yl|a|mi|dase [ˌærɪl'æmɪdeɪz] *noun*: Arylamidase *f*
leucine arylamidase: Leucinaminopeptidase *f*, Leucinarylamidase *f*

ar|yl|a|mine [ˌærɪlə'miːn, -'æmɪn] *noun*: Arylamin *nt*

ar|yl|a|mi|no|pep|ti|dase [ˌærɪləˌmiːnəʊ'peptɪdeɪz] *noun*: Arylaminopeptidase *f*

ar|yl|es|ter|ase [ˌærɪl'estəreɪz] *noun*: Arylesterase *f*, Arylesterhydrolase *f*

ar|yl|form|am|i|dase [ˌærɪlˌfɔːr'mæmɪdeɪz] *noun*: Arylformamidase *f*, Formylkynureninhydrolase *f*

ar|yl|sul|fa|tase [ˌærɪl'sʌlfəteɪz] *noun*: Arylsulfatase *f*
arylsulfatase B: Arylsulfatase B *f*

ar|yl|sul|pha|tase [ˌærɪl'sʌlfəteɪz] *noun*: (*brit.*) →*arylsulfatase*

ar|y|te|no|ep|i|glot|tic [əˌrɪtnəʊˌepɪ'glɑtɪk, ˌærəˌtiːnəʊ-] *adj*: Aryknorpel und Kehldeckel/Epiglottis betreffend, aryepiglottisch

ar|y|te|noid [ˌærɪ'tiːnɔɪd, ə'rɪtnɔɪd]: **I** *noun* Stell-, Gießbecken-, Aryknorpel *m*, Cartilago arytenoidea **II** *adj* Aryknorpel betreffend, arytänoid

ar|y|te|noi|dal [ˌærətɪ'nɔɪdl, ə'rɪtnɔɪdl] *adj*: →*arytenoid II*

ar|y|te|noid|ec|to|my [ˌærɪˌtiːnɔɪ'dektəmiː] *noun*: Arytänoidektomie *f*

ar|y|te|noi|di|tic [əˌrɪtnɔɪ'dɪtɪk] *adj*: Arytänoiditis betreffend, arytänoiditisch

ar|y|te|noi|di|tis [əˌrɪtnɔɪ'daɪtɪs] *noun*: Entzündung des/der Aryknorpel, Arytänoiditis *f*, Aryknorpelentzündung *f*

ar|y|te|noi|do|pex|y [ˌærɪtɪ'nɔɪdəʊˌpeksiː] *noun*: Kelly-Operation *f*, Kelly-Arytänoidopexie *f*

AS *Abk.*: **1.** ampère second **2.** anaphylactic shock **3.** ankylosing spondylitis **4.** antiserum **5.** aortic stenosis **6.** arterial system **7.** arteriosclerosis **8.** asystole **9.** atherosclerosis

As *Abk.*: **1.** arsenic **2.** astigmatism

ASA *Abk.*: **1.** acetylsalicylic acid **2.** Adams-Stokes attack **3.** anti-sperm antibodies **4.** arylsulphatase A

a|sac|ria [eɪ'seɪkrɪə, -'sæk-] *noun*: Kreuzbeinaplasie *f*, Asakrie *f*

a|sae|mi|a [ə'siːmiːə] *noun*: (*brit.*) →*asemia*

ASAL *Abk.*: argininosuccinate lyase

ASase *Abk.*: argininosuccinate lyase

ASAT *Abk.*: aspartate aminotransferase

ASB *Abk.*: assisted spontaneous breathing

as|bes|ti|form [æs'bestɪfɔːrm] *adj*: asbestförmig, asbestartig

as|bes|tine [æs'bestɪn, -tiːn] *adj*: **1.** asbestartig, Asbest- **2.** feuerfest, unverbrennbar

as|bes|tos [æs'bestəs] *noun*: Asbest *m*

as|bes|to|sis [æsbes'təʊsɪs] *noun*: Asbestose *f*, Asbeststaublunge *f*, Bergflachslunge *f*, Asbestosis pulmonum

A-scan *noun*: (*Ultraschall*) A-Scan *m*, A-Mode *m/nt*

as|ca|ri|a|sis [æskə'raɪəsɪs] *noun*: Spulwurminfektion *f*, Askariasis *f*, Askariose *f*, Askaridose *f*, Askaridiasis *f*

as|car|i|cid|al [ˌæskərɪ'saɪdl] *adj*: askariden(ab)tötend, spulwurmtötend, askarizid

as|car|i|cide [ə'skærəsaɪd] *noun*: askarizides Mittel *nt*, Askarizid *nt*

as|ca|rid ['æskərɪd] *noun, plural* **-i|des** [ə'skærədiːz]: Ascarid *m*

As|ca|rid|ia [ˌæskə'rɪdɪə] *noun*: Ascaridia *f*

as|car|i|di|a|sis [ˌæskærɪ'daɪəsəs] *noun*: →*ascariasis*

As|ca|ri|doi|dea [ˌæskærɪ'dɔɪdɪə] *plural*: Ascaridoidea *pl*

as|car|i|do|sis [ˌæskærɪ'dəʊsɪs] *noun*: →*ascariasis*

as|car|i|o|sis [ˌæskærɪ'əʊsɪs] *noun*: →*ascariasis*

As|ca|ris ['æskərɪs] *noun*: Askaris *f*, Ascaris *f*
Ascaris lumbricoides: Spulwurm *m*, Ascaris lumbricoides
Ascaris vermicularis: Madenwurm *m*, Enterobius vermicularis, Oxyuris vermicularis

as|cend [ə'send] *vi*: (an-, auf-, hinauf-)steigen, nach oben streben, aszendieren

as|cend|ing [ə'sendɪŋ] *adj*: (auf-, an-)steigend, nach oben strebend, aszendierend

as|cent [ə'sent] *noun*: Aufstieg *m*, Anstieg *m*

as|cer|tain [ˌæsər'teɪn] *vt*: feststellen, ermitteln, in Erfahrung bringen

as|cer|tain|a|ble [ˌæsər'teɪnəbl] *adj*: feststellbar, nachweisbar, ermittelbar

as|cer|tain|ment [æsər'teɪnmənt] *noun*: Ermittlung *f*, Feststellung *f*

asc|hel|minth ['æskhelmɪnθ] *noun*: Schlauch-, Rundwurm *m*, Aschelminth *m*, Nemathelminth *m*

Asc|hel|min|thes [ˌæskhel'mɪnθiːz] *plural*: Schlauchwürmer *pl*, Rundwürmer *pl*, Nemathelminthes *pl*, Aschelminthes *pl*

a|schis|to|dac|tyl|ia [eɪˌʃɪstədæk'tiːlɪə] *noun*: Verwachsung *f* von Fingern *oder* Zehen, Syndaktylie *f*

as|ci|tes [ə'saɪtiːz] *noun*: Bauchwassersucht *f*, Aszites *m*, Ascites *m*
Banti's ascites: Banti-Aszites *m*
bile ascites: galliger Aszites *m*; Choleperitoneum *nt*
bloody ascites: hämorrhagischer Aszites *m*, blutiger Aszites *m*, Hämaskos *m*
chyliform ascites: →*chylous ascites*
chylous ascites: chylöser Aszites *m*, Chyloperitoneum *nt*, Chylaskos, Chylaszites *m*
exudative ascites: exsudativer Aszites *m*, Aszites *m* durch Exsudat

A

fatty ascites: fettiger/adipöser Aszites *m*
gelatinous ascites: Gallertbauch *m*, Pseudomyxoma peritonei, Hydrops spurius
haemorrhagic ascites: (*brit.*) →*hemorrhagic ascites*
hemorrhagic ascites: hämorrhagischer/blutiger Aszites *m*, Hämaskos *m*
malignant ascites: maligner Aszites *m*
milky ascites: fettiger/adipöser Aszitis *m*
pancreatic ascites: pankreatogener Aszites *m*
pseudochylous ascites: pseudochylöser Aszites *m*
transudative ascites: Aszites *m* durch Transsudat
as|cit|ic [ə'sɪtɪk] *adj*: Aszites betreffend, durch ihn bedingt, aszitisch
as|ci|to|ge|nous [ˌæsɪ'tɑdʒənəs] *adj*: asziteserzeugend, -verursachend
as|co|carp ['æskəkɑːrp] *noun*: Askokarp *nt*, Ascokarp *nt*
as|co|go|ni|um [ˌæskə'gəʊnɪəm] *noun*: Askogon *nt*
As|co|my|ce|tae [ˌæskəʊ'maɪsətiː] *plural*: →*Ascomycetes*
as|co|my|cete [ˌæskə'maɪsiːt, -maɪ'siːt] *noun*: Schlauchpilz *m*, Askomyzet *m*
As|co|my|ce|tes [ˌæskəʊmaɪ'siːtiːz] *plural*: Schlauchpilze *pl*, Askomyzeten *pl*, Ascomycetes *pl*, Ascomycotina *pl*
as|co|my|ce|tous [ˌæskəmaɪ'siːtəs] *adj*: Schlauchpilz(e) betreffend, Askomyzeten-
a|scor|bae|mi|a [æskɔːrb'iːmiːə] *noun*: (*brit.*) →*ascorbemia*
a|scor|bate [ə'skɔːrbeɪt, -bɪt] *noun*: Askorbat *nt*, Ascorbat *nt*
a|scor|be|mi|a [æskɔːrb'iːmiːə] *noun*: Askorbinämie *f*
a|scor|bu|ri|a [æskɔːr'b(j)ʊəriːə] *noun*: Askorbinsäureausscheidung *f* im Harn, Askorburie *f*, Askorbinurie *f*
as|co|spore ['æskəspɔːr] *noun*: Askospore *f*
as|cribe [ə'skraɪb] *vt*: zuschreiben, zurückführen (*to* auf)
as|crip|tion [ə'skrɪpʃn] *noun*: Zuschreibung *f*, Zurückführung (*to* auf)
as|cus ['æskəs] *noun, plural* **as|ci** ['æsaɪ, 'æskiː]: Askus *m*, Sporenschlauch *m*
ASCVD *Abk.*: **1.** arteriosclerotic cardiovascular disease **2.** arteriosclerotic cerebrovascular disease **3.** atherosclerotic cardiovascular disease
ASD *Abk.*: atrial septal defect
-ase *suf*: Enzym, -ase
a|se|cre|to|ry [ə'siːkrəˌtɔːriː] *adj*: ohne Sekretion, asekretorisch
a|se|mi|a [ə'siːmiːə] *noun*: Asemie *f*, Asemia *f*, Asymbolie *f*
a|sep|sis [ə'sepsɪs, eɪ-] *noun*: **1.** Keimfreiheit *f*, Asepsis *f* **2.** Asepsis *f*, Aseptik *f*, Sterilisation *f*, Sterilisierung *f*
a|sep|tic [ə'septɪk, eɪ'septɪk] *adj*: **1.** keimfrei, aseptisch; steril **2.** (*patholog.*) ohne Erregerbeteiligung, aseptisch; avaskulär
a|sep|ti|cism [ə'septəsɪzəm] *noun*: keimfreie Wundbehandlung *f*, Aseptik *f*
a|sex|u|al [eɪ'sekʃəwəl, -ʃəl, -sjʊəl] *adj*: asexuell
a|sex|u|al|i|ty [eɪˌseksʃə'wælətiː] *noun*: Asexualität *f*
a|sex|u|al|i|za|tion [eɪˌsekʃəwælɪ'seɪʃn] *noun*: Sterilisation *f*; Kastration *f*, Kastrierung *f*
ASF *Abk.*: aniline-sulfur-formaldehyde
ash [æʃ] *noun*: Esche *f*, Fraxinus excelsior
AsH *Abk.*: hyperopic astigmatism
ASH *Abk.*: **1.** aldosterone stimulating hormone **2.** asymmetric septal hypertrophy
ASHD *Abk.*: **1.** arteriosclerotic heart disease **2.** atrial septal heart defect
ash|en ['æʃən] *adj*: kreidebleich, aschfahl, -grau
ashen-faced *adj*: →*ashen*
ASI *Abk.*: anteroseptal infarction
a|si|a|li|a [ˌeɪsaɪ'eɪlɪə] *noun*: fehlende *oder* mangelnde Speichelsekretion *f*, Asialie *f*, Aptyalismus *m*
A|sian ['eɪʒn, 'eɪʃn]: **I** *noun* Asiat(in *f*) *m* **II** *adj* asiatisch
a|si|de|ro|sis [eɪˌsɪdə'rəʊsɪs] *noun*: Eisenmangel *m*, Asiderose *f*
a|si|ti|a [ə'sɪʃɪə] *noun*: Asitie *f*
as|ji|ke [æs'dʒaɪkiː] *noun*: Beriberi *f*, Vitamin B_1-Mangel(krankheit *f*) *m*, Thiaminmangel(krankheit *f*) *m*
ASK *Abk.*: antistreptokinase
ASL *Abk.*: **1.** antistreptolysin **2.** argininosuccinate lyase
a|sleep [ə'sliːp] *adj*: **1.** schlafend **fast/sound asleep** fest/tief schlafen **fall asleep** einschlafen **2.** (*Fuß, Hand*) eingeschlafen, taub **3.** schläfrig, träge, untätig
ASLO *Abk.*: antistreptolysin O
AsM *Abk.*: myopic astigmatism
ASMA *Abk.*: anti-smooth muscle antibody
ASMI *Abk.*: anteroseptal myocardial infarction
Asn *Abk.*: asparagine
ASO *Abk.*: antistreptolysin O
ASOM *Abk.*: acute suppurative otitis media
ASP *Abk.*: asparaginase
Asp *Abk.*: **1.** asparaginic acid **2.** aspartic acid
as|par|a|gi|nase [æs'pærədʒɪneɪz] *noun*: Asparaginase *f*, Asparaginamidase *f*
as|par|a|gine [æ'spærədʒiːn, -dʒɪn] *noun*: Asparagin *nt*
as|par|a|gi|nyl [æs'pærədʒɪnɪl] *noun*: Asparaginyl-(Radikal *nt*)
as|pa|ra|gus [ə'spærəgəs] *noun*: Spargel *m*, Asparagus officinalis
as|par|tame [ə'spɑːrteɪm, 'æspər-] *noun*: Aspartam *nt*
as|par|tase [ə'spɑːrteɪz] *noun*: Aspartase *f*, Aspartatammoniaklyase *f*
as|par|tate [ə'spɑːrteɪt] *noun*: Aspartat *nt*
as|par|thi|one [ə'spɑːrθaɪəʊn] *noun*: Asparthion *nt*
as|par|tyl [ə'spɑːrtl, -ˌtiːl] *noun*: Aspartyl-(Radikal *nt*)
aspartyl phosphate: Asparaginsäurephosphat *nt*, Aspartylphosphat *nt*
β-aspartyl-N-acetylglucosaminidase *noun*: β-Aspartyl-N-acetylglucosaminidase *f*, Aspartylglykosaminidase *f*
as|par|tyl|gly|cos|a|min|i|dase [əsˌpɑːrtlglaɪˌkəʊsə'mɪnɪdeɪz] *noun*: →*β-aspartyl-N-acetylglucosaminidase*
as|par|tyl|gly|cos|am|i|nu|ri|a [əsˌpɑːrtlˌglaɪkəʊsəmɪ'n(j)ʊəriːə] *noun*: Aspartylglykosaminurie *f*
aspartyl-tRNA-synthetase *noun*: Aspartyl-tRNA-Synthetase *f*
ASPAT *Abk.*: **1.** aspartate aminotransferase **2.** A-streptococci polysaccharide antibody titer
a|spe|cif|ic [əspɪ'sɪfɪk] *adj*: nicht charakteristisch, nicht kennzeichnend, nicht spezifisch, unspezifisch
as|pect ['æspekt] *noun*: **1.** Aussehen *nt*, Erscheinung *f*, Form *f*, Gestalt *f* **2.** Aspekt *m*, Seite *f*, Gesichts-, Blickpunkt *m* **3.** Seite *f*, Fläche *f*, Teil *m* **4.** Gesichtsausdruck *m*, Miene *f*
as|per|gil|lar [ˌæspər'dʒɪlər] *adj*: Aspergillus betreffend, durch Aspergillus verursacht, Aspergillus-
as|per|gil|lin [ˌæspər'dʒɪlɪn] *noun*: Aspergillin *nt*
as|per|gil|lo|ma [ˌæspərdʒɪ'ləʊmə] *noun*: Aspergillom *nt*
bronchopulmonary aspergilloma: →*pulmonary aspergilloma*
pulmonary aspergilloma: Aspergillom *nt* der Lunge, Lungenaspergillose *f*
as|per|gil|lo|my|co|sis [æsperˌdʒɪləmaɪ'kəʊsɪs] *noun*: →*aspergillosis*
aural aspergillomycosis: Ohraspergillose *f*
as|per|gil|lo|sis [ˌæspərdʒɪ'ləʊsɪs] *noun*: Aspergillusmykose *f*, Aspergillose *f*
aural aspergillosis: →*aural aspergillomycosis*
bronchopneumonic aspergillosis: allergische bron-

A

chopulmonale Aspergillose *f*, bronchopulmonale Aspergillose *f*
bronchopulmonary aspergillosis: →*bronchopneumonic aspergillosis*
pulmonary aspergillosis: →*bronchopneumonic aspergillosis*

as|per|gil|lo|tox|i|co|sis [,æspər,dʒɪlə,tɑksɪ'kəʊsɪs] *noun*: →*aspergillustoxicosis*

As|per|gil|lus [æspər'dʒɪləs] *noun*: Kolbenschimmel *m*, Gießkannenschimmel *m*, Aspergillus *m*
Aspergillus flavus: Aspergillus flavus, gelbsporiger Kolbenschimmel *m*
Aspergillus fumigatus: Aspergillus fumigatus, rauchgrauer Kolbenschimmel *m*
Aspergillus glaucus: grünsporiger Kolbenschimmel *m*, Aspergillus glaucus
Aspergillus niger: Aspergillus niger, schwarzer Kolbenschimmel *m*

as|per|gil|lus|tox|i|co|sis [æspər,dʒɪləs,tɑksɪ'kəʊsɪs] *noun*: Aspergillustoxikose *f*

a|sper|ki|nase [,æspər'kaɪneɪs, -'kɪ-] *noun*: Asperkinase *f*

a|sper|ma|tic [,eɪspɜr'mætɪk] *adj*: Aspermie betreffend, asperm, aspermatisch

a|sper|ma|tism [eɪ'spɜrmətɪzəm] *noun*: **1.** Aspermatie *f*, Aspermatismus *m* **2.** Aspermie *f*

a|sper|ma|to|gen|e|sis [ə,spɜrmətə'dʒenəsɪs] *noun*: Aspermatogenese *f*

a|sper|ma|to|gen|ic [ə,spɜrmətə'dʒenɪk] *adj*: aspermatogen

a|sper|mi|a [eɪ'spɜrmɪə] *noun*: Aspermie *f*

a|sper|mic [eɪ'spɜrmɪk] *adj*: Aspermie betreffend, asperm, aspermatisch

as|phyc|tic [æs'fɪktɪk] *adj*: Asphyxie betreffend, asphyktisch

as|phyc|tous [æs'fɪktəs] *adj*: →*asphyctic*

as|phyg|mi|a [æs'fɪgmɪə] *noun*: vorübergehende Pulslosigkeit *f*, Asphygmie *f*

as|phyx|i|a [æs'fɪksɪə] *noun*: Asphyxie *f*
blue asphyxia: blaue Apnoe/Asphyxie *f*, Asphyxia livida/cyanotica
central asphyxia: zentrale Atemlähmung *f*
fetal asphyxia: fetale Asphyxie *f*
neonatal asphyxia: Neugeborenenasphyxie *f*, Atemdepressionszustand *m* des Neugeborenen, Asphyxia neonatorum
asphyxia of the newborn: →*neonatal asphyxia*
traumatic asphyxia: →*traumatic apnea*
white asphyxia: weiße Apnoe/Asphyxie *f*, Asphyxia pallida

as|phyx|i|al [æs'fɪksɪəl] *adj*: →*asphyctic*

as|phyx|i|ant [æs'fɪksɪənt]: **I** *noun* Asphyxie hervorrufendes Mittel *nt* **II** *adj* erstickend

as|phyx|i|ate [æs'fɪksɪeɪt] *vt, vi*: ersticken

as|phyx|i|at|ing [æs'fɪksɪeɪtɪŋ] *adj*: asphyxierend

as|phyx|i|a|tion [æs,fɪksɪ'eɪʃn] *noun*: Erstickung *f*

as|pi|rate [*n, adj* 'æspərɪt; *v* 'æspəreɪt]: **I** *noun* Aspirat *nt*; Punktat *nt* **II** *adj* aspiriert **III** *vt* **3.** absaugen, ansaugen, aufsaugen, aspirieren; (*Gelenk*) punktieren **4.** aspirieren

as|pi|ra|tion [,æspə'reɪʃn] *noun*: **1.** (Ein-)Atmen *nt*, Aspiration *f* **2.** An-, Ab-, Aufsaugen *nt*, Aspiration *f*
amniotic fluid aspiration: Fruchtwasseraspiration *f*
blood aspiration: Blutaspiration *f*
catheter aspiration: Katheteraspiration *f*
explorative aspiration: Probepunktion *f*
foreign-body aspiration: Fremdkörperaspiration *f*
fresh water aspiration: Süßwasseraspiration *f*
meconium aspiration: Mekoniumaspiration *f*
nasotracheal aspiration: nasotracheale Aspiration *f*
needle aspiration: Nadelaspiration *f*
salt water aspiration: Salzwasseraspiration *f*
tracheobronchial aspiration: tracheobronchiale Aspiration *f*
transtracheal aspiration: transtracheale Aspiration *f*
vacuum aspiration: Aspirations-, Saug-, Vakuumkürettage *f*

as|pi|ra|tor ['æspəreɪtər] *noun*: Aspirator *m*
aural aspirator: Ohrabsaugeinstrument *nt*
dental aspirator: Aspirator *m*, Sauger *m*, Absaugkatheter *m*
Frazier aspirator: Frazier-Absaugkatheter *m*
Frazier suction tip aspirator: Frazier-Absaugkatheter *m*
Hu-Friedy suction tip aspirator: Hu-Friedy-Absaugkatheter *m*
suction aspirator: Aspirator *m*, Sauger *m*, Absaugkatheter *m*

as|pi|rin ['æspərɪn] *noun*: Azetylsalizylsäure *f*, Acetylsalicylsäure *f*

a|sple|nia [ə'spliːnɪə] *noun*: Asplenie *f*
functional asplenia: funktionelle Asplenie *f*

a|sple|nic [ə'splenɪk, -'spliːn-] *adj*: Asplenie betreffend, asplenisch

a|splen|ism [ə'spliːnɪzəm] *noun*: →*asplenia*

A-splint *noun*: A-Splint-Schiene *f*

a|spo|ro|gen|ic [,eɪspəʊrə'dʒenɪk] *adj*: nichtsporenbildend

a|spo|rog|e|nous [eɪspə'rɑdʒənəs, -spɔː-] *adj*: asporogen

a|spor|ous [eɪ'spəʊrəs] *adj*: sporenlos

ASR *Abk.*: antistreptolysin reaction

ASS *Abk.*: Adams-Stokes syndrome

as|say [*n* 'æseɪ, æ'seɪ; *v* æ'seɪ]: **I** *noun* **1.** Analyse *f*, Test *m*, Probe *f*, Nachweisverfahren *nt*, Bestimmung *f*, Assay *m* **2.** Probe(material *nt*) *f* **II** *vt* analysieren, testen, bestimmen, prüfen, untersuchen, messen
agglutination assay: Agglutinationsreaktion *f*, Agglutinationstest *m*, Agglutinationsprobe *f*
albumin haemagglutionation assay: (*brit.*) →*albumin hemagglutionation assay*
albumin hemagglutionation assay: Albumintest *m*
alcohol assay: Alkoholbestimmung *f*
alcohol dehydrogenase assay: ADH-Methode *f*
antithrombin III assay: AT-III-Test *m*
binding assay: Bindungstest *m*, -assay *m*
biological assay: Bioassay *m*
blastogenesis assay: gemischte Lymphozytenkultur *f*, Lymphozytenmischkultur *f*, mixed lymphocyte culture, MLC-Assay *m*, MLC-Test *m*
cell-mediated lympholysis assay: zellvermittelte Lympho(zyto)lyse *f*
clonal tumor cell assay: klonaler Tumorzellassay *m*
clonal tumour cell assay: (*brit.*) →*clonal tumor cell assay*
competitive binding assay: kompetitiver Bindungstest/-assay *m*
direct haemagglutination-inhibition assay: (*brit.*) →*direct hemagglutination-inhibition assay*
direct hemagglutination-inhibition assay: direkter Hämagglutinationshemmtest *m*, aktiver Hämagglutinationshemmtest *m*
EAC rosette assay: EAC-Rosettentest *m*
enzyme assay: Enzymtest *m*
enzyme immunosorbent assay: Enzym-Immunassay *m*
enzyme linked immunosorbent assay: Enzyme-linked-immunosorbent-Assay *m*

E rosette assay: E-Rosettentest *m*
erythrocyte antibody complement rosette assay: EAC-Rosettentest *m*
erythrocyte rosette assay: E-Rosettentest *m*
fetal blood assay: Fetalblutanalyse *f*
haemagglutination-inhibition assay: (*brit.*) →*hemagglutination-inhibition assay*
haemolysin assay: (*brit.*) →*hemolysin assay*
haemolytic plaque assay: (*brit.*) →*hemolytic plaque assay*
hemagglutination-inhibition assay: Hämagglutinationshemmtest *m*, Hämagglutinationshemmungsreaktion *f*
hemolysin assay: Hämolysintest *m*
hemolytic plaque assay: Hämolyseplaquetechnik *f*, Plaquetechnik *f*, Plaquetest *m*
IgM latex assay: IgM-Latextest *m*
immune assay: Immunoassay *m*
immune adherence haemagglutination assay: (*brit.*) →*immune adherence hemagglutination assay*
immune adherence hemagglutination assay: Immunadhärenz-Hämagglutinationstest *m*
immunoradiometric assay: immunradiometrische Bestimmung/Analyse *f*
indirect haemagglutination-inhibition assay: (*brit.*) →*indirect hemagglutination-inhibition assay*
indirect hemagglutination-inhibition assay: indirekter Hämagglutinationshemmtest *m*, passiver Hämagglutinationshemmtest *m*
inhibition assay: Hemmhoftest *m*; Hemmungstest *m*, Hemmungsreaktion *f*
Jerne plaque assay: Jerne-Technik *f*, Hämolyseplaquetechnik *f*, Plaquetechnik *f*
latex assay: Latextest *m*, Latexagglutinationstest *m*
latex agglutination assay: Latextest *m*, Latexagglutinationstest *m*
latex fixation assay: →*latex agglutination assay*
lymphocyte proliferation assay: gemischte Lymphozytenkultur *f*, Lymphozytenmischkultur *f*, mixed lymphocyte culture, MLC-Assay *m*, MLC-Test *m*
lymphocytotoxicity assay: Lymphozytotoxizitätstest *m*
mixed lymphocyte assay: Lymphozytenmischkultur *f*
mixed lymphocyte culture assay: Lymphozytenmischkultur *f*
Northern blot assay: Northern Blot *m/nt*
plaque assay: Plaque-Test *m*
plasma agglutination assay: Plasmaagglutination *f*
protein assay: Proteinbestimmung *f*
quantitative assay: →*quantitative analysis*
rosette assay: Rosettentest *m*
substrate assays: Substratbestimmungen *pl*
Treponema pallidum haemagglutination assay: (*brit.*) →*Treponema pallidum hemagglutination assay*
Treponema pallidum hemagglutination assay: Treponema-Pallidum-Hämagglutinationstest *m*, TPHA-Test *m*
urea assay: Harnstoffbestimmung *f*

as|sent [ə'sent]: I *noun* Zustimmung *f*, Genehmigung *f*, Einwilligung *f* (*to* zu) **give one's assent** seine Zustimmung geben (*to* zu) II *vi* zustimmen, einwilligen (*to* in), genehmigen

as|sess [ə'ses] *vt*: ab-, einschätzen, (be-)werten, beurteilen

as|sess|ment [ə'sesmənt] *noun*: **1.** Ab-, Einschätzung *f*, Bewertung *f*, Beurteilung *f* **2.** (*Patient*) Untersuchung *f*
anthropological assessment: anthropologisches Gutachten *nt*
fertility assessment: Fertilitätsgutachten *nt*
gestational assessment: Tragezeitgutachten *nt*
intrauterine maturity assessment: intrauterine Reifebestimmung *f*
lineage assessment: Abstammungsbegutachtung *f*
neonatal assessment: Zustandsdiagnostik *f* des Neugeborenen
neurologic assessment: neurologische Untersuchung *f*
parentage assessment: Abstammungsbegutachtung *f*
roentgenographic periodontal assessment: parodontaler Röntgenstatus *m*
toxicologic risk assessment: toxikologische Risikoabschätzung *f*

as|sign [ə'saɪn] *vt*: **1.** zuordnen, -weisen, -teilen (*to sb.* jdm.); (*Aufgabe*) übertragen, anvertrauen (*to sb.* jdm.) **2.** (*Zeitpunkt*) festsetzen, bestimmen

as|sign|ment [ə'saɪnmənt] *noun*: **1.** Zuordnung *f*, -weisung *f*, -teilung *f* (*to* zu) **2.** Festsetzung *f*, Bestimmung *f*
research assignment: Forschungsauftrag *m*

as|sim|i|la|ble [ə'sɪmələbl] *adj*: assimilierbar

as|sim|i|late [ə'sɪməleɪt]: I *vt* **1.** angleichen, anpassen, assimilieren (*to, with* an) **2.** (*biochem.*) umsetzen, assimilieren **3.** (*psychol., soziol.*) aufnehmen, absorbieren, assimilieren **4.** (*biolog.*) assimilieren, aufnehmen, einverleiben II *vi* sich anpassen, sich angleichen; (*psychol., soziol.*) sich assimilieren

as|sim|i|la|tion [əˌsɪmə'leɪʃn] *noun*: **1.** Assimilation *f*, Assimilierung *f* **2.** Einverleibung *f*, Aufnahme *f*, Assimilation *f* (*to* in)
genetic assimilation: genetische Assimilation *f*
primary assimilation: Chylusbildung *f*, primäre Fettassimilation *f*

as|sim|i|la|to|ry [ə'sɪmələˌtɔːriː, -təʊ-] *adj*: assimilatorisch

as|sist [ə'sɪst]: I *vt* **1.** helfen, jdm. beistehen, jdn. unterstützen **2.** fördern, unterstützen **3.** teilnehmen (*at* an) II *vi* (aus-)helfen, Hilfe leisten, mitarbeiten, mithelfen (*in* bei)

as|sis|tance [ə'sɪstəns] *noun*: Hilfe *f*, Beistand *m*; Unterstützung *f*, Beihilfe *f*; Hilfeleistung *f*, Mitarbeit *f* **render/give assistance** Hilfe leisten **be of assistance** helfen *oder* behilflich sein **come to sb.'s assistance** jdm. zu Hilfe kommen **in need of assistance** hilfsbedürftig

as|sis|tant [ə'sɪstənt]: I *noun* **1.** Assistent(in *f*) *m*; Gehilfe *m*, Gehilfin *f*, Mitarbeiter(in *f*) *m* **2.** Hilfe *f*, Hilfsmittel *nt* II *adj* behilflich (*to*), assistierend, stellvertretend, Hilfs-, Unter-
dental assistant: Zahnarzthelfer(in *f*) *m*
foil assistant: Folienhalter *m*
laboratory assistant: Laborant(in *f*) *m*
surgical assistant: Operationsassistent(in *f*) *m*

as|sist|ed [ə'sɪstɪd] *adj*: assistiert

as|so|ci|ate [*n* ə'səʊʃɪɪt, -ʃɪeɪt; *adj* -ʃɪət, -sɪɪt, -sɪeɪt; *v* -ʃɪeɪt, -sɪɪt-]: I *noun* Kollege *m*, Kollegin *f*, Partner(in *f*) *m*, Mitarbeiter(in *f*) *m* II *adj* (eng) verbunden (*with* mit), angegliedert; verwandt (*with* mit); beigeordnet, Mit- III *vt* **1.** vereinigen, verbinden, verknüpfen (*with* mit); anschließen (*with* an) **2.** (*a. psychol.*) assoziieren, in Verbindung/Zusammenhang bringen, verknüpfen (*with* mit) **3.** (*chem.*) verknüpfen, verbinden, assoziieren IV *vi* sich verbinden (*with* mit)

as|so|ci|at|ed [ə'səʊʃɪeɪtɪd, -sɪ-] *adj*: assoziiert, verknüpft, verbunden (*with* mit)

as|so|ci|a|tion [əˌsəʊʃɪ'eɪʃn, -sɪ-] *noun*: Assoziation *f*
CHARGE association: CHARGE-Assoziation *f*
free association: freie Assoziation *f*
medical association: Ärzteverband *m*

as|so|ci|a|tive [ə'səʊʃɪˌeɪtɪv, -sɪ-, ʃətɪv] *adj*: assoziativ

A

as|sort [ə'sɔːrt]: I *vt* einordnen, klassifizieren; sortieren, ordnen, gruppieren, zusammenstellen II *vi* passen (*with* zu), übereinstimmen (*with* mit)
as|sort|a|tive [ə'sɔːrtətɪv] *adj*: (zu-)ordnend; auswählend
as|sort|ment [ə'sɔːrtmənt] *noun*: Sortieren *nt*, Ordnen *nt*; Zusammenstellen *nt*; Zusammenstellung *f*, Sammlung *f*, Auswahl *f* (*of* an)
as|suage [ə'sweɪdʒ] *vt*: **1.** (*Schmerz*) lindern, mildern; (*Hunger*) stillen, befriedigen **3.** jdn. beruhigen, beschwichtigen
as|suage|ment [əsweɪdʒ'mənt] *noun*: **1.** (*Schmerz*) Linderung *f*, Milderung *f*; (*Hunger*) Stillung *f*, Stillen *nt*; Befriedigung *f* **2.** Beruhigungsmittel *nt* **3.** Beruhigung *f*, Beschwichtigung *f*
as|sume [ə's(j)uːm] *vt*: **1.** annehmen, voraussetzen, vermuten **2.** (*Lage*) einnehmen **3.** (*Verantwortung*) übernehmen
as|sump|tion [ə'sʌmpʃn] *noun*: Annahme *f*, Voraussetzung *f*, Vermutung *f* **on the assumption that** unter der Voraussetzung *oder* in der Annahme, dass
AST *Abk.*: **1.** antistreptolysin test **2.** aspartate aminotransferase **3.** aspartate transaminase **4.** atrial stimulation
ASt *Abk.*: antistaphylolysin
Ast. *Abk.*: astigmatism
as|ta|sia [ə'steɪʒ(ɪ)ə, -zɪə] *noun*: Astasie *f*
astasia-abasia *noun*: Astasie-Abasie-Syndrom *nt*
as|tat|ic [ə'stætɪk] *adj*: Astasie betreffend, astatisch
as|ta|tine ['æstətiːn, -tɪn] *noun*: Astat *nt*, Astatin *nt*
as|te|a|to|des [ˌæstɪə'təʊdiːz] *noun*: Asteatose *f*, Eczéma craquelé
as|te|a|to|sis [ˌæstɪə'təʊsɪs] *noun*: Exsikkationsekzem *nt*, -dermatitis *f*, asteatotisches/xerotisches Ekzem *nt*, Austrocknungsekzem *nt*, Exsikkationsekzematid *nt*, Asteatosis cutis, Xerosis *f*
as|te|a|tot|ic [ˌæstɪə'tɑtɪk, əˌstɪə-] *adj*: Asteatose betreffend, asteatotisch
as|te|mi|zole [ə'stemɪzəʊl] *noun*: Astemizol *nt*
as|ter ['æstər] *noun*: Aster *f*, Astrosphäre *f*
a|ste|re|o|cog|no|sy [eɪˌstɪərɪəʊ'kɑgnəsiː] *noun*: →*astereognosis*
a|ster|e|og|no|sis [əˌstɪərɪɑg'nəʊsɪs] *noun*: taktile Agnosie *f*, Astereognosie *f*, Asterognosis *f*
as|te|ri|on [æs'tɪərɪɑn] *noun, plura* **-ria** [-rɪə]: Asterion *nt*
as|te|rix|is [ˌæstə'rɪksɪs] *noun*: Flattertremor *m*, Flapping-Tremor *m*, Asterixis *f*
a|ster|nia [eɪ'stɜrnɪə] *noun*: Sternumaplasie *f*, Asternie *f*
as|ter|oid ['æstərɔɪd] *adj*: asteroid
as|the|nia [æs'θiːnɪə] *noun*: Kraft-, Energielosigkeit *f*, Schwäche *f*, Asthenie *f*
neurocirculatory asthenia: neurozirkulatorische Asthenie *f*, Effort-Syndrom *nt*, DaCosta-Syndrom *nt*, Soldatenherz *nt*, Phrenikokardie *f*
tropical anhidrotic asthenia: thermogene/tropische Anhidrose *f*, Anhidrosis tropica
as|then|ic [æs'θenɪk]: I *noun* Astheniker(in *f*) *m*, Leptosome *m/f* II *adj* **1.** Asthenie betreffend, asthenisch, kraftlos **2.** (*physiolog.*) von asthenischem Körperbau, schlankwüchsig, asthenisch
as|the|no|co|ria [ˌæsθɪnəʊ'kəʊrɪə] *noun*: Arrojo-Zeichen *nt*, Asthenokorie *f*
as|then|ope ['æsθənəʊp] *noun*: Patient(in *f*) *m* mit Asthenopie, Asthenope *m/f*
as|the|no|pho|bi|a [ˌæsθɪnəʊ'fəʊbɪə] *noun*: Asthenophobie *f*
as|the|no|pho|bic *adj*: Asthenophobie betreffend, asthenophob
as|the|no|pi|a [ˌæsθə'nəʊpɪə] *noun*: Schwachsichtigkeit *f*, Asthenopie *f*
accommodative asthenopia: akkommodative Asthenopie *f*
color asthenopia: Farbenasthenopie *f*
colour asthenopia: (*brit.*) →*color asthenopia*
hysterical asthenopia: hysterische Asthenopie *f*
muscular asthenopia: muskuläre Asthenopie *f*
nervous asthenopia: **1.** hysterische Asthenopie *f* **2.** nervöse Asthenopie *f*
neurasthenic asthenopia: **1.** hysterische Asthenopie *f* **2.** retinale Asthenopie *f*
retinal asthenopia: retinale Asthenopie *f*
as|the|nop|ic [ˌæsθɪnəʊ'nɑpɪk] *adj*: Asthenopie betreffend, asthenopisch
as|the|no|sper|mi|a [ˌæsθənəʊ'spɜrmɪə] *noun*: Astheno(zoo)spermie *f*
as|the|no|sper|mic [ˌæsθənəʊ'spɜrmɪk] *adj*: Asthenospermie betreffend, asthenosperm
as|then|u|ri|a [ˌæsθɪ'n(j)ʊəriːə] *noun*: Asthenurie *f*
asth|ma ['æzmə] *noun*: **1.** anfallsweise Atemnot *m*, Asthma *nt* **2.** Bronchialasthma *nt*, Asthma bronchiale
allergic asthma: allergisches Asthma *nt*
aluminum asthma: Aluminiumasthma *nt*
analgesic asthma: Analgetika-Asthma *f*
aspirin asthma: Aspirin-Asthma *nt*
atopic asthma: konstitutionsallergisches (Bronchial-) Asthma *nt*
bacterial asthma: bakteriell-bedingtes Asthma *nt*
brittle asthma: Brittle-Asthma *nt*
bronchial asthma: Bronchialasthma *nt*, Asthma bronchiale
bronchitic asthma: bronchitisches Asthma *nt*, katarrhalisches/katarralisches Asthma *nt*, Asthmabronchitis *f*
cardiac asthma: Herzasthma *nt*, Asthma cardiale
cardial asthma: →*cardiac asthma*
catarrhal asthma: bronchitisches/katarrhalisches Asthma *nt*, Asthmabronchitis *f*
Cheyne-Stokes asthma: Herzasthma *nt*
cold asthma: Kälteasthma *nt*
continuous bronchial asthma: Dauerasthma *nt*
cortison-dependent asthma: Kortison-abhängiges Asthma *nt*
cotton-dust asthma: Baumwollfieber *nt*, Baumwoll(staub)pneumokoniose *f*, Byssinose *f*
cough asthma: Hustenasthma *nt*
diisocyanate asthma: Isocyanatasthma *nt*
dust asthma: stauballergisches Asthma *nt*
Elsner's asthma: Stenokardie *f*, Angina pectoris, Herzbräune *f*
emphysematous asthma: emphysematöses Asthma *nt*
essential asthma: essentielles/primäres Asthma *nt*
exercise-induced asthma: Anstrengungsasthma *nt*
extrinsic asthma: Extrinsic-Asthma *nt*, exogen-allergisches Asthma (bronchiale) *nt*
food asthma: Extrinsic-Asthma *nt* durch Nahrungsmittelallergie
fungal asthma: Pilzasthma *nt*
goitrous asthma: Kropfasthma *nt*
Heberden's asthma: Stenokardie *f*, Angina pectoris
infective asthma: infektallergisches Asthma *nt*
intrinsic asthma: intrinsisches Asthma *nt* bronchiale
isocyanate asthma: Isozyanatasthma *nt*
Kopp's asthma: Stimmritzenkrampf *m*, Laryngismus stridulus
Millar's asthma: Stimmritzenkrampf *m*, Laryngismus stridulus

miller's asthma: Müller-, Mehlasthma *nt*
miner's asthma: Asthma *nt* bei Anthrakose
nervous asthma: stressbedingtes Asthma *nt*
nocturnal asthma: nokturnales Asthma *nt*, nächtliches Asthma *nt*
non-allergic asthma: nicht-allergisches Asthma *nt*
occupational asthma: Berufsasthma *nt*
pollen asthma: Heufieber *nt*, -schnupfen *m*
p-phenylenediamine asthma: Ursolasthma *nt*
psychogenic asthma: psychisches Asthma *nt*
Rostan's asthma: Herzasthma *nt*, Asthma cardiale
spasmodic asthma: Bronchialasthma *nt*, Asthma bronchiale
steam-fitter's asthma: Asthma *nt* bei Asbestose
stripper's asthma: **1.** Baumwollfieber *nt*, Baumwoll-(staub)pneumokoniose *f*, Byssinose *f* **2.** Asthma *nt* bei Byssinose
symptomatic asthma: symptomatisches Asthma *nt*
true asthma: primäres/essentielles Asthma *nt*
verminous asthma: Asthma verminosum
Wichmann's asthma: Stimmritzenkrampf *m*, Laryngismus stridulus

asth|mat|ic [æz'mætɪk]: I *noun* Asthmatiker(in *f*) *m* II *adj* Asthma betreffend, asthmatisch, kurzatmig, Asthma-

asth|mat|i|cal [æz'mætɪkl] *adj*: →*asthmatic II*

asth|mat|i|form [æz'mætɪfɔːrm] *adj*: asthmatoid

asth|mo|gen|ic [ˌæzmə'dʒenɪk]: I *noun* asthmogene Substanz *f* II *adj* asthmaverursachend, asthmaauslösend, asthmogen

a|stig|ma|graph [ə'stɪgməgræf] *noun*: Astigm(at)ograph *m*

as|tig|mat|ic [ˌæstɪg'mætɪk] *adj*: Astigmatismus betreffend, durch ihn bedingt, astigmatisch, stabsichtig

as|tig|mat|i|cal [ˌæstɪg'mætɪkl] *adj*: →*astigmatic*

a|stig|ma|tism [ə'stɪgmətɪzəm] *noun*: Stabsichtigkeit *f*, Astigmatismus *m*
acquired astigmatism: erworbener Astigmatismus *m*
astigmatism against the rule: Astigmatismus *m* gegen die Regel, Astigmatismus inverus
compound astigmatism: Astigmatismus compositus
compound hyperopic astigmatism: zusammengesetzt hypermetroper Astigmatismus *m*
compound myopic astigmatism: zusammengesetzt myoper Astigmatismus *m*
congenital astigmatism: kongenitaler/angeborener Astigmatismus *m*
corneal astigmatism: Hornhautastigmatismus *m*, kornealer Astigmatismus *m*
direct astigmatism: Astigmatismus rectus, Astigmatismus *m* nach der Regel
hypermetropic astigmatism: kombinierte Hyperopie *f* und Astigmatismus
hyperopic astigmatism: kombinierte Hyperopie *f* und Astigmatismus
inverse astigmatism: Astigmatismus inverus, Astigmatismus *m* gegen die Regel
irregular astigmatism: unregelmäßiger Astigmatismus *m*, Astigmatismus irregularis
lenticular astigmatism: Linsenastigmatismus *m*
mixed astigmatism: Astigmatismus mixtus, gemischter Astigmatismus *m*
myopic astigmatism: kombinierte Myopie und Astigmatismus
oblique astigmatism: Astigmatismus *m* mit schiefen Achsen, Astigmatismus obliquus
physiologic astigmatism: physiologischer Astigmatismus *m*
regular astigmatism: regelmäßiger Astigmatismus *m*, Astigmatismus regularis
reverse astigmatism: inverser Astigmatismus *m*, Astigmatismus inversus, Astigmatismus *m* gegen die Regel
simple hyperopic astigmatism: einfach hypermetroper Astigmatismus *m*
simple myopic astigmatism: einfach myoper Astigmatismus *m*
astigmatism with oblique pencils: Astigmatismus *m* mit schrägen Achsen, Astigmatismus obliquus
astigmatism with the rule: Astigmatismus *m* nach der Regel, Astigmatismus rectus

as|tig|ma|to|graph [ə'stɪgmətəgræf] *noun*: Astigmatograph *m*, Astigmograph *m*, Astigmatograf *m*, Astigmograf *m*

as|tig|ma|tom|e|ter [əˌstɪgmə'tɑmɪtər] *noun*: Astigm(at)ometer *nt*

as|tig|ma|tom|e|try [ˌæstɪgmə'tɑmətriː] *noun*: Astigmatometrie *f*, Astigmometrie *f*, Astigmatoskopie *f*, Astigmoskopie *f*

as|tig|mat|o|scope [ˌæstɪg'mætəskəʊp] *noun*: Astigmatoskop *nt*, Astigmoskop *nt*

a|stig|ma|tos|co|py [əˌstɪgmə'tɑskəpiː] *noun*: Astigmatoskopie *f*, Astigmoskopie *f*

a|stig|mia [ə'stɪgmɪə] *noun*: Astigmatismus *m*, Stabsichtigkeit *f*

a|stig|mic [ə'stɪgmɪk] *adj*: Astigmatismus betreffend, durch ihn bedingt, astigmatisch, stabsichtig

as|tig|mom|e|ter [ˌæstɪg'mɑmɪtər] *noun*: Astigmatometer *nt*, Astigmometer *nt*

as|tig|mom|e|try [ˌæstɪg'mɑmətriː] *noun*: →*astigmatometry*

as|tig|mo|scope [ə'stɪgməskəʊp] *noun*: →*astigmatoscope*

a|stig|mos|co|py [əˌstɪg'mɑskəpiː] *noun*: →*astigmatoscopy*

AStL *Abk.*: antistaphylolysin

ASTO *Abk.*: antistreptolysin O

a|sto|mi|a [ə'stəʊmɪə] *noun*: angeborenes Fehlen *nt* des Mundes, Astomie *f*

as|to|mous ['æstəməs] *adj*: mundlos

a|sto|mus [ə'stəʊməs] *noun*: Astomus *m*

AStR *Abk.*: antistaphylolysin reaction

as|trag|a|lar [æ'strægələr] *adj*: Sprungbein/Talus betreffend, talar

as|tra|gal|ec|to|my [ˌæstrægə'lektəmiː] *noun*: Talusresektion *f*

as|trag|a|lo|cal|ca|ne|an [əˌstrægələʊkæl'keɪnɪən] *adj*: Sprungbein/Talus und Fersenbein/Kalkaneus betreffend, talokalkaneal

as|trag|a|lo|cru|ral [əˌstrægələʊ'kruərəl] *adj*: Sprungbein/Talus und Unterschenkel(knochen) betreffend, talokrural

as|trag|a|lo|scaph|oid [əˌstrægələʊ'skæfɔɪd] *adj*: Sprungbein/Talus und Kahnbein/Os naviculare betreffend, talonavikular

as|trag|a|lo|tib|i|al [əˌstrægələʊ'tɪbɪəl] *adj*: Sprungbein/Talus und Schienbein/Tibia betreffend, talotibial

as|trag|a|lus [æ'strægələs] *noun*: Sprungbein *nt*, Talus *m*

as|tral ['æstrəl] *adj*: **1.** Teilungsstern/Aster betreffend, sternförmig, astral **2.** sternförmig, stellar, Astral-, Stern(en)-

as|tra|pho|bi|a [ˌæstrə'fəʊbɪə] *noun*: Gewitterangst *f*, Astraphobie *f*

astra|pho|bic [ˌæstrəpə'fəʊbɪk] *adj*: Astraphobie betreffend, astraphob

as|tra|po|pho|bi|a [ˌæstrəpə'fəʊbɪə] *noun*: →*astraphobia*

as|tringe [ə'strɪndʒ] *vt*: **1.** zusammenziehen, -pressen,

A

festbinden **2.** adstringieren, zusammenziehen
as|trin|gent [ə'strɪndʒənt]: I *noun* Adstringens *nt* II *adj* adstringierend, zusammenziehend
as|tro|blast ['æstrəblæst] *noun*: Astroblast *m*
as|tro|blas|to|ma [,æstrəblæs'təʊmə] *noun*: Astroblastom *nt*
as|tro|cele ['æstrəsiːl] *noun*: →*astrocoele*
as|tro|ci|net|ic [,æstrəsɪ'netɪk, -kaɪ-] *adj*: →*astrokinetic*
as|tro|coele ['æstrəsiːl] *noun*: Astrocele *f*
as|tro|cyte ['æstrəsaɪt] *noun*: Sternzelle *f*, Astrozyt *m*
fibrous astrocyte: Faserastrozyt *m*, faseriger/fibrillärer Astrozyt *m*
gemistocytic astrocyte: gemistozytischer Astrozyt *m*, Gemistozyt *m*
plasmatofibrous astrocyte: plasmatofibrillärer Astrozyt *m*
protoplasmic astrocyte: protoplasmatischer Astrozyt *m*
as|tro|cy|to|ma [,æstrəsaɪ'təʊmə] *noun*: Astrozytom *nt*, Astrocytoma *nt*
anaplastic astrocytoma: buntes Glioblastom *nt*, Glioblastoma multiforme
cerebellar astrocytoma: Kleinhirnastrozytom *nt*
fibrillary astrocytoma: fibrilläres Astrozytom *nt*
gemistocytic astrocytoma: gemistozytisches Astrozytom *nt*
pilocytic astrocytoma: pilozytisches Astrozytom *nt*
protoplasmic astrocytoma: faserarmes/protoplasmatisches Astrozytom *nt*, Astrocytoma protoplasmaticum
as|tro|cy|to|sis [,æstrəsaɪ'təʊsɪs] *noun*: Astrozytose *f*
as|tro|cy|tot|ic [,æstrəsaɪ'tɑtɪk] *adj*: Astrozytose betreffend, astrozytotisch
as|trog|li|a [æ'strɑglɪə, ,æstrə'glaɪə] *noun*: Astroglia *f*, Makroglia *f*
as|tro|ki|net|ic [,æstrəkɪ'netɪk, -kaɪ-] *adj*: astrokinetisch
as|tro|ma [ə'strəʊmə] *noun*: →*astrocytoma*
as|tro|sphere ['æstrəsfɪər] *noun*: Astrosphäre *f*, Aster *f*
as|tro|stat|ic [,æstrə'stætɪk] *adj*: astrostatisch
as|tro|vi|rus [,æstrə'vaɪrəs] *noun*: Astrovirus *nt*
AStT *Abk.*: antistaphylolysin test
ASTZ *Abk.*: antistreptozyme
a|sul|fu|ro|sis [əsʌlf(j)ə'rəʊsɪs] *noun*: Schwefelmangelkrankheit *f*
a|sul|phu|ro|sis [əsʌlf(j)ə'rəʊsɪs] *noun*: (*brit.*) →*asulfurosis*
ASV *Abk.*: **1.** assisted spontaneous ventilation **2.** avian sarcoma virus
a|syl|la|bia [eɪsɪ'leɪbɪə] *noun*: Asyllabie *f*
a|sym|bo|lia [,æsɪm'bəʊlɪə] *noun*: Asymbolie *f*
a|sym|bo|ly [ə'sɪmbəliː] *noun*: →*asymbolia*
a|sym|met|ric [eɪsɪ'metrɪk, æ-] *adj*: ungleichmäßig, unsymmetrisch, asymmetrisch
a|sym|met|ri|cal [eɪsɪ'metrɪkl] *adj*: ungleichmäßig, unsymmetrisch, asymmetrisch
a|sym|me|try [eɪ'sɪmətrɪ, æ-] *noun*: Asymmetrie *f*
craniofacial asymmetry: Gesichtsskoliose *f*
gingival asymmetry: Zahnfleischasymmetrie *f*
maxillary asymmetry: maxilläre Asymmetrie *f*
a|symp|to|mat|ic [eɪ,sɪm(p)tə'mætɪk] *adj*: ohne Symptome (verlaufend), symptomlos, symptomarm, asymptomatisch
as|ymp|tote ['æsɪm(p)təʊt] *noun*: Asymptote *f*
as|ymp|tot|ic [,æsɪm(p)'tɑtɪk] *adj*: asymptotisch
as|ymp|tot|i|cal [,æsɪm(p)'tɑtɪkl] *adj*: →*asymptotic*
a|syn|ap|sis [eɪsɪ'næpsɪs] *noun*: Asynapsis *f*
a|syn|chro|nism [eɪ'sɪŋkrənɪzəm] *noun*: Asynchronie *f*, Asynchronismus *m*
a|syn|chro|nous [eɪ'sɪŋkrənəs] *adj*: asynchron
a|syn|chro|ny [eɪ'sɪnkrəniː] *noun*: →*asynchronism*
a|syn|cli|tism [ə'sɪnklɪtɪzəm] *noun*: Asynklitismus *m*, Scheitelbeineinstellung *f*
anterior asynclitism: vorderer Asynklitismus *m*, Naegele-Obliquität *f*, vordere Scheitelbeineinstellung *f*
posterior asynclitism: hinterer Asynklitismus *m*, Litzmann-Obliquität *f*, hintere Scheitelbeineinstellung *f*
a|syn|ech|ia [,eɪsɪn'ekɪə, æ-] *noun*: Asynechie *f*
a|syn|er|gia [,eɪsɪn'ɜrdʒ(ɪ)ə] *noun*: Asynergie *f*
a|syn|er|gic [,eɪsɪn'ɜrdʒɪk] *adj*: Asynergie betreffend, asynergisch
a|syn|er|gy [eɪ'sɪnərdʒɪ, æ-] *noun*: Asynergie *f*
a|sys|to|le [eɪ'sɪstəlɪ, æ-] *noun*: Asystolie *f*, Herzstillstand *m*
a|sys|to|li|a [,eɪsɪs'təʊlɪə] *noun*: Asystolie *f*, Herzstillstand *f*
a|sys|tol|ic [,eɪsɪs'tɑlɪk] *adj*: Asystolie betreffend, asystolisch
A-T *Abk.*: **1.** adenine-thymine **2.** adenotomy **3.** adenotomy and tonsillectomy **4.** adjunctive therapy **5.** amitriptyline **6.** anaphylatoxin **7.** angiotensin **8.** antithrombins **9.** antitrypsin **10.** autogenetic training **11.** cytarabine & 6-thioguanine
At *Abk.*: astatine
AT 10 *Abk.*: antitetanic factor 10
AT III *Abk.*: antithrombin III
ATA *Abk.*: **1.** alimentary toxic aleukia **2.** antithrombocyte antibody
a|tac|tic [ə'tæktɪk] *adj*: Ataxie betreffend, durch Ataxie bedingt, ataxisch, ataktisch
a|tac|ti|form [ə'tæktɪfɔːrm] *adj*: ataxieähnlich
at|a|rac|tic [,ætə'ræktɪk]: I *noun* (*pharmakol.*) Beruhigungsmittel *nt*, Ataraktikum *nt*, Ataraxikum *nt* II *adj* Ataraxie betreffend *oder* bewirkend, beruhigend, ataraktisch
at|a|rax|i|a [,ætə'ræksɪə] *noun*: Ataraxie *f*
at|a|rax|ic [,ætə'ræksɪk] *noun, adj*: →*ataractic*
at|a|rax|y ['ætəræksiː] *noun*: →*ataraxia*
a|tav|ic [ə'tævɪk, 'ætə-] *adj*: →*atavistic*
at|a|vism ['ætəvɪzəm] *noun*: Atavismus *m*
at|a|vis|tic [ætə'vɪstɪk] *adj*: atavistisch
a|tax|a|pha|sia [ə,tæksə'feɪʒ(ɪ)ə] *noun*: →*ataxiaphasia*
a|tax|i|a [ə'tæksɪə] *noun*: Ataxie *f*
akinetic ataxia: akinetische Ataxie *f*
autonomic ataxia: vasomotorische Dystonie *f*
autosomal dominant cerebellar ataxia: autosomal-dominante zerebellare Ataxie *f*
Bruns' ataxia (of gait): Bruns-Gangataxie *f*
central ataxia: zentrale Ataxie *f*
cerebellar ataxia: zerebelläre Ataxie *f*
cerebral ataxia: zerebrale Ataxie *f*
familial ataxia: Friedreich-Ataxie *f*, spinale/spinozerebellare Heredoataxie *f*, Heredoataxia spinalis
family ataxia: →*familial ataxia*
Friedreich's ataxia: Friedreich-Ataxie *f*, spinale/spinozerebellare Heredoataxie *f*, Heredoataxia spinalis
ataxia of gait: Gangataxie *f*, lokomotorische Ataxie *f*
hereditary ataxia: Heredoataxie *f*
hereditary cerebellar ataxia: Nonne-Marie-Krankheit *f*, (Pierre) Marie-Krankheit *f*, zerebelläre Heredoataxie *f*, Heredoataxia cerebellaris
hereditary familial ataxia: →*familial ataxia*
hereditary family ataxia: →*familial ataxia*
hereditary spinal ataxia: spinozerebellare Heredoataxie *f*, Heredoataxia spinalis, spinale Heredoataxie *f*
hysterical ataxia: hysterische Ataxie *f*
idiopathic ataxia: idiopathische Ataxie *f*
idiopathic cerebellar ataxia: idiopathische zerebellare

Ataxie *f*
kinetic ataxia: motorische Ataxie *f*
labyrinthine ataxia: labyrinthäre/vestibuläre Ataxie *f*
Leyden's ataxia: Pseudotabes *f*
locomotor ataxia: lokomotorische Ataxie *f*, Gangataxie *f*
Marie's ataxia: Nonne-Marie-Krankheit *f*, -Syndrom *nt*, (Pierre) Marie-Krankheit *f*, -Syndrom *nt*, zerebellare Heredoataxie *f*, Heredoataxia cerbellaris
motor ataxia: motorische Ataxie *f*
non-hereditary ataxia: nicht erbliche Ataxie *f*
ocular ataxia: Nystagmus *m*
Sanger Brown ataxia: Brown-Ataxie *f*
sensory ataxia: sensorische Ataxie *f*
spinal ataxia: spinale Ataxie *f*
spinocerebellar ataxia: spinozerebelläre Ataxie *f*
sporadic ataxia: sporadische Ataxie *f*
static ataxia: Standataxie *f*
symptomatic ataxia: symptomatische Ataxie *f*
truncal ataxia: Rumpfataxie *f*
trunk ataxia: Rumpfataxie *f*
vasomotor ataxia: vasomotorische Ataxie *f*
vestibular ataxia: vestibuläre/labyrinthäre Ataxie *f*
vestibulocerebellar ataxia: vestibulozerebelläre Ataxie *f*
vitamin E deficiency ataxia: Vitamin-E-Mangelataxie *f*

a|tax|i|a|pha|sia [əˌtæksɪəˈfeɪʒ(ɪ)ə] *noun*: Ataxophasie *f*
ataxia-teleangiectasia *noun*: progressive zerebelläre Ataxie *f*, Louis-Bar-Syndrom *nt*, Ataxia-Teleangiectasia *f*, Teleangiektasie-Ataxie-Syndrom *nt*, Ataxia teleangiectatica
a|tax|ic [əˈtæksɪk] *adj*: Ataxie betreffend, durch Ataxie bedingt, ataxisch, ataktisch
a|tax|i|o|phe|mia [əˌtæksɪəˈfiːmiːə] *noun*: →*ataxophemia*
a|tax|i|o|pho|bi|a [əˌtæksɪəʊˈfəʊbɪə] *noun*: →*ataxophobia*
a|tax|o|phe|mi|a [əˌtæksəˈfiːmiːə] *noun*: Ataxophemie *f*
a|tax|o|pho|bi|a [əˌtæksəˈfəʊbɪə] *noun*: Ataxophobie *f*
a|tax|o|pho|bic [əˌtæksəˈfəʊbɪk] *adj*: Ataxophobie betreffend, ataxophob
a|tax|y [əˈtæksɪ, ˈæ-] *noun*: →*ataxia*
ATD *Abk.*: asphyxiating thoracic dystrophy
ATE *Abk.*: adenotonsillectomy
at|el|ec|ta|sis [ˌætəˈlektəsɪs] *noun*: Atelektase *f*
absorption atelectasis: Absorptions-, Resorptions-, Obstruktionsatelektase *f*
acquired atelectasis: erworbene/sekundäre Atelektase *f*
compression atelectasis: Kompressionsatelektase *f*
congenital atelectasis: angeborene/kongenitale Atelektase *f*
fetal atelectasis: fetale Atelektase *f*
flat atelectasis: Plattenatelektase *f*
initial atelectasis: primäre Atelektase *f*
lobar atelectasis: Lappenatelektase *f*
lobular atelectasis: Fleckenatelektase *f*
obstructive atelectasis: Obstruktionsatelektase *f*
patchy atelectasis: Fleckenatelektase *f*
primary atelectasis: primäre Atelektase *f*
reabsorption atelectasis: Absorptions-, Obstruktionsatelektase *f*
relaxation atelectasis: Entspannungsatelektase *f*
secondary atelectasis: erworbene/sekundäre Atelektase *f*
segmental atelectasis: Segmentatelektase *f*

at|el|ec|tat|ic [ˌætlekˈtætɪk] *adj*: Atelektase betreffend, atelektatisch
a|te|li|a [əˈtiːlɪə] *noun*: Atelie *f*
at|el|o|car|di|a [ˌætɪləʊˈkɑːrdɪə] *noun*: Atelocardie *f*
at|el|o|ceph|a|lous [ˌætɪləʊˈsefələs] *adj*: atelokephal, atelocephal
at|el|o|ceph|a|ly [ˌætɪləʊˈsefəliː] *noun*: Atelokephalie *f*, -cephalie *f*
at|el|o|chei|li|a [ˌætɪləʊˈkaɪlɪə] *noun*: Ateloch(e)ilie *f*
at|el|o|chei|ri|a [ˌætɪləʊˈkeɪrɪə] *noun*: Ateloch(e)irie *f*
at|e|lo|en|ce|pha|lia [ˌætɪləʊensəˈfeɪljə, -lɪə] *noun*: Atel(o)enzephalie *f*, -enkephalie *f*
at|el|o|glos|si|a [ˌætɪləʊˈglɑsɪə] *noun*: Ateloglossie *f*
at|el|o|gna|thi|a [ˌætɪləʊˈnæθɪə, -ˈneɪθ-] *noun*: Atelognathie *f*
at|el|o|my|e|li|a [ˌætɪləʊmaɪˈiːlɪə] *noun*: Atelomyelie *f*
at|el|o|po|di|a [ˌætɪləʊˈpəʊdɪə] *noun*: Atelopodie *f*
at|el|o|pro|so|pi|a [ˌætɪləʊprəˈsəʊpɪə] *noun*: Ateloprosopie *f*
at|el|o|ra|chid|i|a [ˌætɪləʊrəˈkɪdɪə] *noun*: Atelorachidie *f*
at|el|o|sto|mi|a [ˌætɪləʊˈstəʊmɪə] *noun*: Atelostomie *f*
a|ten|o|lol [əˈtenələl, -lɑl] *noun*: Atenolol *nt*
ATERP *Abk.*: atrial effective refractory period
ATFRP *Abk.*: atrial functional refractory period
ATG *Abk.*: **1.** antithrombocyte globulin **2.** antithymocyte globulin
ATH *Abk.*: abdominal total hysterectomy
ATh *Abk.*: azathioprine
ATHC *Abk.*: allotetrahydrocortisol
a|the|li|a [əˈθiːlɪə] *noun*: angeborenes Fehlen *nt* der Brustwarze(n), Athelie *f*
ath|e|rec|to|my [ˌæθəˈrektəmiː] *noun*: Atherektomie *f*
a|ther|man|cy [æˈθɜrmənsɪ] *noun*: Athermanität *f*
a|ther|ma|nous [æˈθɜrmənəs] *adj*: atherman, adiatherman
a|ther|mic [eɪˈθɜrmɪk] *adj*: ohne Fieber verlaufend, apyretisch, fieberfrei, fieberlos, afebril
ath|er|o|em|bo|lism [ˌæθərəʊˈembəlɪzəm] *noun*: Atheroembolie *f*
ath|er|o|em|bo|lus [ˌæθərəʊˈembələs] *noun, plural* **-li** [-laɪ, -liː]: Atheroembolus *m*
ath|er|o|gen|e|sis [ˌæθərəʊˈdʒenəsɪs] *noun*: Atherombildung *f*, Atherogenese *f*
ath|er|o|gen|ic [ˌæθərəʊˈdʒenɪk] *adj*: die Atherombildung fördernd, zur Atherombildung führend, atherogen
ath|er|o|ma [ˌæθəˈrəʊmə] *noun*: Atherom *nt*, atherosklerotische Plaque *f*
retroauricular atheroma: retroaurikuläres Atherom *nt*

ath|er|o|ma|to|sis [ˌæθərəʊməˈtəʊsɪs] *noun*: Atheromatose *f*
ath|er|om|a|tous [æθəˈrɑmətəs] *adj*: Atheromatose betreffend, atheromatös
ath|er|o|scle|ro|sis [ˌæθərəʊskləˈrəʊsɪs] *noun*: Atherosklerose *f*
ath|er|o|scle|rot|ic [ˈæθərəʊsklɪˈrɑtɪk] *adj*: Atherosklerose betreffend, atherosklerotisch
ath|e|toid [ˈæθətɔɪd] *adj*: athetosenähnlich, an eine Athetose erinnernd, athetoid
ath|e|to|sic [ˌæθəˈtɑsɪk] *adj*: →*athetotic*
ath|e|to|sis [ˌæθəˈtəʊsɪs] *noun*: Athetose *f*
double athetosis: Athetosis duplex, Athétose double *f*
double-congenital athetosis: →*double athetosis*
pupillary athetosis: Pupillenzittern *nt*, Irisblinzeln *nt*, Hippus *m* (pupillae), Athetosis pupillaris

ath|e|tot|ic [ˌæθəˈtɑtɪk] *adj*: Athetose betreffend, athetotisch
a|thi|a|min|o|sis [eɪˌθaɪæmɪˈnəʊsɪs] *noun*: Thiaminmangel *m*
ath|lete [ˈæθliːt] *noun*: Athlet(in *f*) *m*, Sportler(in *f*) *m*
ath|let|ic [æθˈletɪk] *adj*: athletisch, Sport-
ath|let|ics [æθˈletɪks] *plural*: Sport *m*; Leichtathletik *f*
a|threp|sia [əˈθrepsɪə, eɪ-] *noun*: Atrepsie *f*, Säuglings-

A

dystrophie *f*
athlreplsy ['æθrəpsiː] *noun*: →*athrepsia*
althylmia [ə'θaɪmɪə] *noun*: Athymie *nt*
althymlism [ə'θaɪmɪzəm] *noun*: Athymie(syndrom *nt*) *f*
althylmislmus [ˌeɪθaɪ'mɪsməs] *noun*: →*athymism*
althylrela [eɪ'θaɪrɪə] *noun*: **1.** Fehlen *nt* der Schilddrüse, Athyrie *f* **2.** Schilddrüsenunterfunktion *f*, Hypothyreose *f*, Hypothyr(e)oidismus *m*
althylrelolsis [eɪˌθaɪrɪ'əʊsɪs] *noun, plural* **-ses** [-siːz]: Athyreose *f*
althylrelotlic [eɪˌθaɪrɪ'ɑtɪk] *adj*: Athyreose betreffend, athyreot
althylria [eɪ'θaɪrɪə] *noun*: **1.** Athyreose *f* **2.** Schilddrüsenunterfunktion *f*, Hypothyreose *f*, Hypothyr(e)oidismus *m*
althylroildaltion [eɪˌθaɪrɔɪ'deɪʃn] *noun*: Schilddrüsenunterfunktion *f*, Hypothyreose *f*, Hypothyr(e)oidismus *m*
althylroidlism [eɪ'θaɪrɔɪdɪzəm] *noun*: →*athyria*
althylroildolsis [eɪˌθaɪrɔɪ'dəʊsɪs] *noun*: Athyreose *f*
althylrolsis [ˌeɪθaɪ'rəʊsɪs] *noun*: Athyreose *f*, Athyrie *f*, Schilddrüsenagenesie *f*, Schilddrüsenaplasie *f*, Thyreoaplasia *f*
althylrotlic [eɪθaɪ'rɑtɪk] *adj*: Athyreose betreffend, athyreot
ATL *Abk.*: **1.** adult T-cell leukemia **2.** adult T-cell lymphoma
atllanltal [æt'læntl] *adj*: Atlas betreffend, Atlas-
atllanltic [æt'læntɪk] *adj*: →*atlantal*
atllanltolaxlilal [ætˌlæntəʊ'æksɪəl] *adj*: Atlas und Axis betreffend, atlantoaxial
atlanto-occipital *adj*: Atlas und Hinterhauptsbein/Os occipitale betreffend, atlanto-okzipital, atlanto-occipital
atlanto-odontoid *adj*: Atlas und Dens axis betreffend, atlanto-odontoid, atlanto-dental
atllas ['ætləs] *noun, plural* **-lasles**: erster Halswirbel *m*, Atlas *m*
ATLL *Abk.*: adult T-cell leukemia-lymphoma
atllolaxloid [ætlə'æksɔɪd] *adj*: →*atlantoaxial*
atlloid ['ætlɔɪd] *adj*: →*atlantal*
atloido-occipital *adj*: →*atlanto-occipital*
ATLV *Abk.*: adult T-cell leukemia virus
atm *Abk.*: atmosphere
ATMA *Abk.*: antithyroid microsomal antibody
ATMI *Abk.*: acute transmural myocardial infarction
atlmolgraph ['ætməgræf] *noun*: Atmograph *m*, Atmograf *m*
atlmollylsis [æt'mɑləsɪs] *noun*: Atmolyse *f*
atlmomlelter [æt'mɑmɪtər] *noun*: Verdunstungsmesser *m*, Atmometer *nt*, Atmidometer *nt*
atlmolsphere ['ætməsfɪər] *noun*: **1.** Atmosphäre *f*, Lufthülle *f*, Gashülle *f*; Luft *f* **2.** (*Druck*) Atmosphäre *f*
atlmolspherlic [ˌætmə'sfɪərɪk, -'sferɪk] *adj*: Atmosphäre *oder* Luft betreffend, atmosphärisch, Atmosphären-, Luft-, Druck-
atlmoslpherlilcal [ˌætmə'sfɪərɪkl, ˌ-'sfer-] *adj*: →*atmospheric*
ATN *Abk.*: acute tubular necrosis
ATNR *Abk.*: asymmetric tonic neck reflex
atlom ['ætəm] *noun*: Atom *nt*
 activated atom: angeregtes Atom *nt*
 alpha carbon atom: alphaständiges C-Atom *nt*
 asymmetric carbon atom: asymmetrisches Kohlenstoffatom *nt*
 Bohr atom: Bohr-Atommodell *nt*, Bohr-Rutherford-Atommodell *nt*
 excited atom: angeregtes Atom *nt*
 gram atom: Grammatom(gewicht *nt*) *nt*, Atomgramm *nt*
 hydrogen atom: Wasserstoffatom *nt*
 ionized atom: ionisiertes Atom *nt*, Ion *nt*
 labeled atom: radioaktiv-markiertes Atom *nt*, radioaktives Atom *nt*, radioaktives Markeratom *nt*
 nuclear atom: Rutherford-Atom(modell *nt*) *nt*
 parent atom: Ausgangsatom *nt*
 radioactive atom: radioaktives Atom *nt*
 Rutherford atom: Rutherford-Atom *nt*, -Atommodell *nt*
 tagged atom: radioaktives/radioaktiv-markiertes Atom *nt*, radioaktives Markeratom *nt*
altomlic [ə'tɑmɪk] *adj*: **1.** Atom betreffend, atomar, Atom- **2.** klein, extrem winzig
altomlilcal [ə'tɑmɪkl] *adj*: Atom betreffend, atomar, Atom-
altomlics [ə'tɑmɪks] *plural*: Atomphysik *f*
atlomlilzaltion [ˌætəmaɪ'zeɪʃn] *noun*: Zerstäubung *f*, Zerstäuben *nt*, Atomisierung *f*
 jet atomization: Düsenvernebelung *f*
 ultrasonic atomization: Ultraschallvernebelung *f*
atlomlize ['ætəmaɪz] *vt*: **1.** atomisieren, in Atome auflösen *oder* zerkleinern **2.** (*chem.*) atomisieren, zerstäuben
atlomlizler ['ætəmaɪzər] *noun*: Zerstäuber *m*, Vernebler *m*
altolnia [ə'təʊnɪə] *noun*: Atonie *f*, Atonizität *f*
 gastric atonia: Magenatonie *f*
 intestinal atonia: Darmatonie *f*
altonlic [ə'tɑnɪk, eɪ-] *adj*: ohne Tonus/Spannung, schlaff, kraftlos, atonisch
atlolniclilty [ætə'nɪsətiː] *noun*: **1.** Atonizität *f* **2.** →*atony*
atlolny ['ætniː] *noun*: Atonie *f*
 bladder atony: (Harn-)Blasenatonie *f*
 gastric atony: Magenatonie *f*
 intestinal atony: Darmatonie *f*
 ureteral atony: Ureteratonie *f*
 uterine atony: Atonia uteri
atlolpen ['ætəpen] *noun*: Atopen *nt*
altoplic [eɪ'tɑpɪk, ə-] *adj*: **1.** ursprungsfern, an atypischer Stelle liegend *oder* entstehend, (nach außen) verlagert, heterotopisch, ektop(isch) **2.** Ektopie betreffend, ektopisch
altoplolglnolsia [eɪˌtɑpɑg'nəʊʒ(ɪ)ə] *noun*: Atopognosie *f*
altoplolglnolsis [eɪˌtɑpɑg'nəʊsɪs] *noun*: →*atopognosia*
atlolpy ['ætəpiː] *noun*: **1.** Atopie *f* **2.** atopische Allergie *f*
altoxlic [eɪ'tɑksɪk] *adj*: **1.** ungiftig, nicht-giftig, atoxisch **2.** nicht durch Gift verursacht
altoxlilgenlic [eɪˌtɑksə'dʒenɪk] *adj*: nicht-toxinbildend
ATP *Abk.*: **1.** adenosine triphosphate **2.** adenosine-5'-triphosphate
ATPase *noun*: Adenosintriphosphatase *f*, ATPase *f*
 chloroplast ATPase: Chloroplasten-ATPase *f*, CF1-ATPase *f*
 myosin ATPase: Myosin-ATPase *f*
 sodium-potassium-ATPase: Natrium-Kalium-ATPase *f*, Na^+-K^+-ATPase *f*
ATPase *Abk.*: adenosine triphosphatase
ATP-dependent *adj*: ATP-abhängig
ATP-driven *adj*: ATP-getrieben
ATP-generating *adj*: ATP-bildend
ATP-linked *adj*: ATP-gebunden
ATP-utilizing *adj*: ATP-verbrauchend
ATR *Abk.*: Achilles tendon reflex
ATr *Abk.*: antitrypsin
altraclityllolside [əˌtræk'tɪləsaɪd] *noun*: Atractylosid *nt*
altranslferlrilnaelmila [eɪˌtrænzferɪn'iːmiːə] *noun*: (*brit.*) →*atransferrinemia*
altranslferlrilnelmila [eɪˌtrænzferɪn'iːmiːə] *noun*: Transferrinmangel *m*, Atransferrinämie *f*
altraulmatlic [eɪtrɔː'mætɪk, -trə-] *adj*: (*Nadel, Technik*) nicht-gewebeschädigend, atraumatisch
altreplsy [ə'træpsiː] *noun*: Säuglingsdystrophie *f*, Maras-

mus *m*

a|tre|sia [ə'triːʒ(ɪ)ə] *noun*: **1.** Atresie *f*, Atresia *f* **2.** Involution *f*, Rückbildung(sprozess *m*) *f*
anal atresia: Analatresie *f*, Atresia ani
aortic atresia: Aorten(klappen)atresie *f*
aural atresia: Atresia auris
biliary atresia: Gallengangsatresie *f*
cervical atresia: Zervixatresie *f*, Atresia cervicalis
choanal atresia: Choanalatresie *f*
colonic atresia: Kolonatresie *f*
duodenal atresia: Duodenal-, Duodenumatresie *f*
esophageal atresia: Speiseröhrenatresie *f*, Ösophagusatresie *f*
esophagus atresia: →*esophageal atresia*
atresia of extrahepatic bile ducts: Atresie *f* der extrahepatischen Gallenwege
follicular atresia: Atresia folliculi, Follikelatresie *f*
gallbladder atresia: Gallenblasenatresie *f*
high rectal atresia: hohe Rektumatresie *f*
hymenal atresia: Hymenalatresie *f*, Atresia hymenalis
ileal atresia: Ileumatresie *f*
intermediate rectal atresia: intermediäre Rektumatresie *f*
intestinal atresia: Darmatresie *f*
jejunal atresia: Jejunumatresie *f*
laryngeal atresia: Larynx-, Kehlkopfatresie *f*
low rectal atresia: tiefe Rektumatresie *f*
meatal atresia: Gehörgangsatresie *f*
mitral atresia: Mitral(klappen)atresie *f*
atresia multiplex congenita: Atresia multiplex congenita
oesophageal atresia: (*brit.*) →*esophageal atresia*
oesophagus atresia: (*brit.*) →*esophageal atresia*
oral atresia: Mundatresie *f*
pulmonary atresia: Pulmonalatresie *f*
pulmonary atresia without ventricular septal defect: Pulmonalatresie *f* ohne Ventrikelseptumdefekt, Pseudotruncus aortalis
pulmonary atresia with ventricular septal defect: Pulmonalatresie *f* mit Ventrikelseptumdefekt
rectal atresia: Mastdarm-, Rektumatresie *f*, Atresia recti
tricuspid atresia: Trikuspidalklappenatresie *f*, Trikuspidalatresie *f*
tricuspid valve atresia: →*tricuspid atresia*
vaginal atresia: Scheiden-, Vaginalatresie *f*, Atresia vaginalis

a|tre|sic [ə'triːzɪk, -sɪk] *adj*: →*atretic*

a|tret|ic [ə'tretɪk] *adj*: Atresie betreffend, uneröffnet, ungeöffnet, geschlossen, atretisch

a|tre|to|ble|pha|ria [əˌtriːtəʊble'færɪə] *noun*: Symblepharon *nt*

a|tre|to|cys|tia [əˌtriːtəʊ'sɪstɪə] *noun*: Blasenatresie *f*, Atretozystie *f*

a|tre|to|gas|tria [əˌtriːtəʊ'gæstrɪə] *noun*: Magenatresie *f*, Atretogastrie *f*

a|tre|to|me|tria [əˌtriːtəʊ'miːtrɪə] *noun*: Gebärmutteratresie *f*, Uterusatresie *f*, Atresia uteri, Atretometrie *f*

a|tre|top|sia [ˌætrɪ'tɑpsɪə] *noun*: Pupillenatresie *f*, Atresia iridis/pupillae, Atretopsie *f*

a|tre|tor|rhin|ia [əˌtriːtəʊ'riːnɪə] *noun*: Nasenatresie *f*, Nasengangsatresie *f*, *f* Atretorrhinie *f*

a|tre|to|sto|mia [əˌtriːtəʊ'stəʊmɪə] *noun*: Atresie *f* der Mundöffnung, Atretostomie *f*

a|tre|u|re|thria [əˌtretjʊə'riːθrɪə] *noun*: Harnröhrenatresie *f*, Urethraatresie *f*, Atresia urethrae, Atreturethrie *f*

atri- *präf.*: →*atrio-*

a|tri|al ['eɪtrɪəl] *adj*: Vorhof/Atrium betreffend, atrial, aurikulär

a|trich|ia [ə'trɪkɪə] *noun*: Atrichie *f*

at|ri|cho|sis [ætrɪ'kəʊsɪs] *noun*: →*atrichia*

at|ri|chous ['ætrɪkəs] *adj*: atrich

atrio- *präf.*: Vorhof-, Atrio-

a|tri|o|com|mis|su|ro|pex|y [ˌeɪtrɪəʊˌkɑmə'ʃʊərəpeksiː] *noun*: Atriokommissuropexie *f*

a|tri|o|meg|a|ly [ˌeɪtrɪəʊ'megəliː] *noun*: Vorhofdilatation *f*, Atriomegalie *f*

a|tri|o|nec|tor [ˌeɪtrɪəʊ'nektər] *noun*: Sinus-, Sinuatrialknoten *m*, SA-Knoten *m*, Keith-Flack-Knoten *m*, Nodus sinuatrialis

a|tri|o|pep|tide [ˌeɪtrɪəʊ'peptaɪd] *noun*: atrialer natriuretischer Faktor *m*, Atriopeptid *nt*, Atriopeptin *nt*

a|tri|o|pep|ti|gen [eɪtrɪəʊ'peptɪdʒən] *noun*: Atriopeptigen *nt*

a|tri|o|pep|tin [eɪtrɪəʊ'peptɪn] *noun*: →*atriopeptide*

a|tri|o|sep|to|pex|y [eɪtrɪəʊ'septəʊpeksiː] *noun*: Atrioseptopexie *f*

a|tri|o|sep|to|plas|ty [ˌeɪtrɪəʊˌseptəʊ'plæstiː] *noun*: Vorhofseptumplastik *f*, Atrioseptoplastik *f*

a|tri|o|sep|tos|to|my [ˌeɪtrɪəʊsep'tɑstəmiː] *noun*: Atrioseptostomie *f*

a|tri|ot|o|my [eɪtrɪ'ɑtəmiː] *noun*: Vorhoferöffnung *f*, Atriotomie *f*

a|tri|o|ven|tric|u|lar [ˌeɪtrɪəʊven'trɪkjələr] *adj*: Vorhof und Herzkammer/Ventrikel betreffend, atrioventrikulär, atrioventrikular

a|tri|um ['eɪtriːəm] *noun*, *plural* **-tri|ums, -tria** [-trɪə]: **1.** Vorhof *m*, Atrium *nt* **2.** (Herz-)Vorhof *m*, Kammervorhof *m*, Atrium cordis **through the atrium** durch den Vorhof
common atrium: Cor triloculare biventriculare
atrium of glottis: →*atrium of larynx*
atrium of larynx: Kehlkopfvorhof *m*, oberer Kehlkopfinnenraum *m*, Vestibulum laryngis
left atrium: linker (Herz-)Vorhof *m*, Atrium cordis sinistrum
atrium of middle meatus of nose: Atrium meatus medii
right atrium: rechter (Herz-)Vorhof *m*, Atrium cordis dextrum

a|troph|e|de|ma [əˌtrəʊfɪ'diːmə] *noun*: angioneurotisches Ödem *nt*, Quincke-Ödem *nt*

a|tro|phia [ə'trəʊfɪə] *noun*: Schwund *m*, Rückbildung *f*, Verkümmerung *f*, Atrophie *f*, Atrophia *f*

a|troph|ic [ə'trɑfɪk] *adj*: Atrophie betreffend, atrophisch; geschrumpft, verkümmert, atrophiert

at|ro|phied ['ætrəfiːd] *adj*: **1.** geschrumpft, verkümmert, atrophiert **2.** ausgemergelt, abgezehrt

at|ro|pho|der|ma [ˌætrəfəʊ'dɜrmə] *noun*: Hautatrophie *f*, Atrophoderma *nt*, -dermia *f*
idiopathic atrophoderma of Pasini and Pierini: →*atrophoderma of Pasini and Pierini*
atrophoderma of Pasini and Pierini: Atrophodermia idiopathica Pasini-Pierini
senile atrophoderma: senile Hautatrophie *f*, Atrophoderma senile
atrophoderma vermiculata: Atrophodermia vermiculata, Atrophodermia reticulata symmetrica faciei

at|ro|pho|der|ma|to|sis [ætrəfəʊdɜrmə'təʊsɪs] *noun*: Atrophodermatose *f*

at|ro|pho|der|mia [ætrəfəʊ'dɜrmɪə] *noun*: →*atrophoderma*
idiopathic atrophodermia of Pasini and Pierini: →*atrophoderma of Pasini and Pierini*

A

a|troph|oe|de|ma [ə,trəʊfɪ'diːmə] *noun*: (*brit.*) →*atrophedema*

at|ro|phy ['ætrəfiː]: I *noun* Schwund *m*, Rückbildung *f*, Verkümmerung *f*, Atrophie *f*, Atrophia *f* II *vt* atrophieren; auszehren, abzehren III *vi* schwinden, verkümmern, schrumpfen, atrophieren

abductor brevis-opponens atrophy: Abductor-opponens-Atrophie *f*

acute reflex bone atrophy: Sudeck-Dystrophie *f*, Sudeck-Syndrom *nt*, Morbus Sudeck *m*

acute yellow atrophy: Hepatodystrophie *f*, akute Lebernekrose *f*, akute gelbe Leberatrophie *f*, akute gelbe Leberdystrophie *f*

acute yellow liver atrophy: akute gelbe Leberdystrophie/-atrophie *f*

acute yellow atrophy of the liver: akute gelbe Leberdystrophie/Leberatrophie *f*

adrenocortical atrophy: Nebennierenrindenatrophie *f*, NNR-Atrophie *f*

alveolar atrophy: Alveolaratrophie *f*, Alveolenschwund *m*

Aran-Duchenne muscular atrophy: Aran-Duchenne-Krankheit *f*, -Syndrom *nt*, Duchenne-Aran-Krankheit *f*, -Syndrom *nt*, adult-distale Form *f* der spinalen Muskelatrophie, spinale progressive Muskelatrophie

blue atrophy: blaue (Haut-)Atrophie *f*

bone atrophy: Knochenatrophie *f*

brain atrophy: Hirnatrophie *f*

brown atrophy: braune Atrophie *f*

brown atrophy of liver: braune Leberatrophie *f*

cardiac atrophy: Herz(muskel)atrophie *f*

cell atrophy: Zellatrophie *f*

cerebellar atrophy: Kleinhirnatrophie *f*

cerebral atrophy: (Groß-)Hirnatrophie *f*

Charcot-Marie atrophy: Charcot-Marie-Krankheit *f*, -Syndrom *nt*, Charcot-Marie-Tooth-Hoffmann-Krankheit *f*, -Syndrom *nt*

Charcot-Marie-Tooth atrophy: →*Charcot-Marie atrophy*

circumscribed atrophy: lokale Atrophie *f*

circumscribed cerebral atrophy: Pick-Hirnatrophie *f*, -Krankheit *f*, -Syndrom *nt*

compensatory atrophy: kompensatorische Atrophie *f*

compression atrophy: Druckatrophie *f*

concentric atrophy: konzentrische Atrophie *f*

congestive atrophy: Stauungsatrophie *f*

convolutional atrophy: Pick-Hirnatrophie *f*, -Krankheit *f*, -Syndrom *nt*

cortical atrophy: Rindenatrophie *f*

cortical cerebral atrophy: Rindenatrophie *f*

corticostriatospinal atrophy: Creutzfeldt-Jakob-Erkrankung *f*, Creutzfeldt-Jakob-Syndrom *nt*, Jakob-Creutzfeldt-Erkrankung *f*, Jakob-Creutzfeldt-Syndrom *nt*

Cruveilhier's atrophy: Cruveilhier-Krankheit *f*, spinale progressive Muskelatrophie *f*

cyanotic atrophy: zyanotische Atrophie *f*, Sauerstoffmangelatrophie *f*

cyanotic atrophy of liver: Stauungsinduration *f* der Leber, Cirrhose cardiaque

degenerative atrophy: degenerative Atrophie *f*

Déjérine-Landouzy atrophy: fazio-skapulo-humerale Muskeldystrophie *f*, Landouzy-Déjérine-Krankheit *f*, Landouzy-Déjérine-Syndrom *nt*, Landouzy-Déjérine-Typ *m*, Duchenne-Landouzy-Atrophie *f*, fazioskapulohumerale Form *f* der Dystrophia musculorum progressiva

Déjérine-Sottas atrophy: Déjérine-Sottas-Krankheit *f*, -Syndrom *nt*, hypertrophische Neuropathie (Déjérine-Sottas) *f*, hereditäre motorische und sensible Neuropathie Typ III *f*

Déjérine-Thomas atrophy: Déjérine-Thomas-Syndrom *nt*, olivopontozerebelläre Atrophie *f*

denervated muscular atrophy: Muskelatrophie *f* nach Denervierung

dentatorubral cerebellar atrophy with polymyoclonus: dentatorubropallidolysische Atrophie *f*

diffuse alveolar atrophy: diffuse Alveolaratrophie *f*

disuse atrophy: Inaktivitätsatrophie *f*

Duchenne atrophy: Duchenne-Krankheit *f*, -Muskeldystrophie *f*, Duchenne-Typ *m* der progressiven Muskeldystrophie, pseudohypertrophe pelvifemorale Form *f*, Dystrophia musculorum progressiva Duchenne

Duchenne-Aran muscular atrophy: →*Aran-Duchenne muscular atrophy*

eccentric atrophy: exzentrische Atrophie *f*

endocrine atrophy: endokrine/endokrinogene Atrophie *f*

endometrial atrophy: Endometriumatrophie *f*

Erb's atrophy: Erb-Muskelatrophie *f*, -Muskeldystrophie *f*, -Syndrom *nt*, Dystrophia musculorum progressiva Erb

essential atrophy of iris: essentielle Irisatrophie *f*

exhaustion atrophy: Erschöpfungsatrophie *f*

facial atrophy: Romberg-Parry-Syndrom *nt*, Parry-Syndrom *nt*, Romberg-Trophoneurose *f*, progressive halbseitige Gesichtsatrophie *f*, Hemiatrophia faciei/facialis progressiva, Atrophia (hemi-)facialis

facioscapulohumeral atrophy: →*facioscapulohumeral muscular atrophy*

facioscapulohumeral muscular atrophy: fazio-skapulo-humerale Muskeldystrophie *f*, Landouzy-Déjérine-Krankheit *f*, Landouzy-Déjérine-Syndrom *nt*, Landouzy-Déjérine-Typ *m*, Duchenne-Landouzy-Atrophie *f*, fazioskapulohumerale Form *f* der Dystrophia musculorum progressiva

familial olivopontocerebellar atrophy: familiäre olivopontozerebelläre Atrophie *f*

familial spinal muscular atrophy: Hoffmann-Krankheit *f*, Werdnig-Hoffmann-Krankheit *f*

fatty atrophy: fettige Atrophie *f*, Fettinfiltration *f* bei Atrophie

Fazio-Londe atrophy: familiär progressive Bulbärparalyse *f*, Fazio-Londe-Syndrom *nt*

gastric atrophy: Magen(schleimhaut)atrophie *f*

gingival atrophy: Zahnfleischatrophie *f*, Gingivaatrophie *f*

gray atrophy: graue/sekundäre Optikusatrophie *f*

grey atrophy: (*brit.*) →*gray atrophy*

gyrate atrophy of choroid and retina: Ornithinämie *f* mit Gyratatrophie, Atrophia gyrata

healed yellow atrophy (of liver): postnekrotische Leberzirrhose *f*

healed yellow liver atrophy: postnekrotische Leberzirrhose *f*

heart atrophy: Herzatrophie *f*

hemifacial atrophy: halbseitige Gesichtsatrophie *f*, Atrophia hemifacialis

hereditary optic atrophy: hereditäre Optikusatrophie *f*, Behr-Krankheit *f*

Hoffmann's atrophy: Werdnig-Hoffmann-Krankheit *f*, infantile Form *f* der spinalen Muskelatrophie

Hoffmann's muscular atrophy: Werdnig-Hoffmann-Krankheit *f*, -Syndrom *nt*, infantile Form *f* der spinalen Muskelatrophie, infantile spinale Muskelatrophie (Werdnig-Hoffmann)

homologous atrophy: homologe Atrophie *f*

horizontal atrophy: horizontale Atrophie *f*
Hunt's atrophy: Hunt-(Handmuskel-)Atrophie *f*
hypophysial atrophy: Hypophysenatrophie *f*
idiopathic gastric atrophy: chronisch-atrophische Gastritis *f*
idiopathic muscular atrophy: progressive Muskeldystrophie *f*, Dystrophia musculorum progressiva
infantile atrophy: Säuglingsdystrophie *f*, Marasmus *m*
infantile muscular atrophy: →*Hoffmann's muscular atrophy*
infantile progressive spinal muscular atrophy: infantile spinale Muskelatrophie (Werdnig-Hoffmann), Werdnig-Hoffmann-Krankheit *f*
inflammatory atrophy: entzündliche Atrophie *f*
interstitial atrophy: interstitielle Knochenatrophie *f*
ischaemic muscular atrophy: (*brit.*) →*ischemic muscular atrophy*
ischemic muscular atrophy: Volkmann-Kontraktur *f*
juvenile muscular atrophy: Kugelberg-Welander-Krankheit *f*, -Syndrom *nt*, juvenile Form *f* der spinalen Muskelatrophie, Atrophia musculorum spinalis pseudomyopathica (Kugelberg-Welander)
Landouzy atrophy: →*Landouzy-Déjérine atrophy*
Landouzy-Déjérine atrophy: fazio-skapulo-humerale Muskeldystrophie *f*, Landouzy-Déjérine-Krankheit *f*, Landouzy-Déjérine-Syndrom *nt*, Landouzy-Déjérine-Typ *m*, Duchenne-Landouzy-Atrophie *f*, fazioskapulohumerale Form *f* der Dystrophia musculorum progressiva
late cerebellar atrophy: Atrophie cérébelleuse tardive
Leber's optic atrophy: Leber-Optikusatrophie *f*
linear atrophy: Striae cutis atrophicae, Striae distensae
liver atrophy: Leberatrophie *f*
lobar atrophy: Pick-Krankheit *f*, Pick-Syndrom *nt*, Pick-(Hirn-)Atrophie *f*
macular atrophy: Anetodermie *f*
marantic atrophy: Säuglingsdystrophie *f*, Atrepsie *f*
mucosal atrophy: Schleimhautatrophie *f*
muscular atrophy: Muskelatrophie *f*, -schwund *m*, Myatrophie *f*, Amyotrophie *f*
myelopathic muscular atrophy: myelopathische Muskelatrophie *f*
myocardial atrophy: Myokardatrophie *f*
myopathic atrophy: myogene Muskelatrophie *f*, myopathische Muskelatrophie *f*
myotonic atrophy: Curschmann-(Batten-)Steinert-Syndrom *nt*, myotonische Dystrophie *f*, Dystrophia myotonica
neural atrophy: neurale Muskelatrophie *f*, neurogene Muskelatrophie *f*
neural muscular atrophy: neurale Muskelatrophie *f*, neurogene Muskelatrophie *f*
neuritic muscular atrophy: neurale Muskelatrophie *f*, neurogene Muskelatrophie *f*
neurogenic atrophy: neurale Muskelatrophie *f*, neurogene Muskelatrophie *f*
neuropathic atrophy: neurale Muskelatrophie *f*, neurogene Muskelatrophie *f*
neurotic atrophy: neurale Muskelatrophie *f*, neurogene Muskelatrophie *f*
neurotrophic atrophy: neurotrophische Atrophie *f*, neurotrophe Muskelatrophie *f*
numerical atrophy: numerische Atrophie *f*
olivopontocerebellar atrophy: olivopontozerebelläre Atrophie *f*, Nonne-Marie-Krankheit *f*
optic atrophy: Optikusatrophie *f*
organ atrophy: Organatrophie *f*
pallidal atrophy: Pallidumsyndrom *nt*, progressive Pallidumatrophie *f* Hunt, Paralysis agitans juvenilis
Parrot's atrophy of newborn: Marasmus *m*
partial thenar atrophy: Chiralgia paraesthetica, Cheiralgia paraesthetica
pathologic atrophy: pathologische Atrophie *f*
periodontal atrophy: senile Parodontiumatrophie *f*, atrophische Parodontose *f*
peripapilary atrophy: peripapilläre Aderhautatrophie *f*
peroneal atrophy: Charcot-Marie-Krankheit *f*, -Syndrom *nt*, Charcot-Marie-Tooth-Hoffmann-Krankheit *f*, -Syndrom *nt*
peroneal muscular atrophy: →*progressive neuropathic muscular atrophy*
physiologic atrophy: physiologische Atrophie *f*
pituitary atrophy: Hypophysenatrophie *f*
atrophy of the pituitary (gland): Hypophysenatrophie *f*
postmenopausal atrophy: postmenopausale Atrophie *f*, Postmenopausenatrophie *f*
post-traumatic atrophy of bone: Sudeck-Dystrophie *f*, -Syndrom *nt*, Morbus Sudeck *m*, sympathische Reflexdystrophie *f*
pressure atrophy: Druckatrophie *f*
primary optic atrophy: einfache Optikusatrophie *f*
progressive choroidal atrophy: Chorioideremie *f*
progressive muscular atrophy: →*spinal muscular atrophy*
progressive neural muscular atrophy: →*progressive neuropathic muscular atrophy*
progressive neuromuscular atrophy: Charcot-Marie-Krankheit *f*, -Syndrom *nt*, Charcot-Marie-Tooth-HoffmannKrankheit *f*, -Syndrom *nt*
progressive neuropathic muscular atrophy: Charcot-Marie-Tooth-HoffmannKrankheit *f*, -Syndrom *nt*, Charcot-Marie-Krankheit *f*, -Syndrom *nt*
progressive neuropathic peroneal muscular atrophy: →*progressive neuropathic muscular atrophy*
progressive spinal muscular atrophy: Cruveilhier-Krankheit *f*, spinale progressive Muskelatrophie *f*
progressive unilateral facial atrophy: →*facial atrophy*
pseudohypertrophic muscular atrophy: Duchenne-Krankheit *f*, -Muskeldystrophie *f*, Duchenne-Typ *m* der progressiven Muskeldystrophie, pseudohypertrophe pelvifemorale Form *f*, Dystrophia musculorum progressiva Duchenne
pulp atrophy: atrophische Pulpadegeneration *f*, Pulpaatrophie *f*
red atrophy: rote Leberatrophie *f*
red granular atrophy: rote Granularatrophie *f*
renal atrophy: Nierenatrophie *f*
scapulohumeral atrophy: Vulpian-Atrophie *f*, -Syndrom *nt*, Vulpian-Bernhard-Atrophie *f*, -Syndrom *nt*, adult-proximale/skapulohumerale Form *f* der spinalen Muskelatrophie
secondary optic atrophy: graue/sekundäre Optikusatrophie *f*
senile atrophy: Altersatrophie *f*, senile Atrophie *f*
senile atrophy of skin: →*senile atrophoderma*
serous atrophy: seröse Atrophie *f*
simple atrophy: einfache Atrophie *f*
spinal muscular atrophy: spinale Muskelatrophie *f*, progressive spinale Muskelatrophie *f*
spinocerebellar atrophy: spinozerebellare Atrophie *f*
splenic atrophy: Milzatrophie *f*
sporadic olivopontocerebellar atrophy: sporadische olivopontozerebelläre Atrophie *f*, Déjerine-Thomas-Syndrom *nt*

A

stasis atrophy: Stauungsatrophie *f*
subacute red atrophy: subakute rote Leberdystrophie/-atrophie *f*
subacute red liver atrophy: subakute rote Leberdystrophie/-atrophie *f*
Sudeck's atrophy: Sudeck-Dystrophie *f*, Sudeck-Syndrom *nt*, Morbus Sudeck *m*
systemic atrophy: Systematrophie *f*
tabetic optic atrophy: tabische Optikusatrophie *f*
testicular atrophy: Hodenatrophie *f*
thenar atrophy: Daumenballen-, Thenaatrophie *f*
atrophy of the spinal cord: Amyelotrophie *f*
tissue atrophy: Gewebeatrophie *f*
Tooth atrophy: Charcot-Marie-Krankheit *f*, -Syndrom *nt*, Charcot-Marie-Tooth-Hoffmann-Krankheit *f*, -Syndrom *nt*
toxic atrophy: toxische Atrophie *f*
transneuronal atrophy: transneuronale/transsynaptische Degeneration *f*
trophoneurotic atrophy: Denervationsatrophie *f*
tubular atrophy: Tubulusatrophie *f*
universal atrophy: universelle Atrophie *f*, allgemeine Atrophie *f*
uterine atrophy: Gebärmutteratrophie *f*
vascular atrophy: vaskuläre Atrophie *f*
villous atrophy: Zottenatrophie *f*
Vulpian's atrophy: Vulpian-Atrophie *f*, -Syndrom *nt*, Vulpian-Bernhard-Atrophie *f*, -Syndrom *nt*, adult-proximale/skapulohumerale Form *f* der spinalen Muskelatrophie *f*
Werdnig-Hoffmann atrophy: Werdnig-Hoffmann-Krankheit *f*, Hoffmann-Krankheit *f*, Werdnig-Hoffmann-Syndrom *nt*, infantile spinale Muskelatrophie *f* (Werdnig-Hoffmann)
Werdnig-Hoffmann muscular atrophy: →*Werdnig-Hoffmann atrophy*
Werdnig-Hoffmann spinal muscular atrophy: →*Werdnig-Hoffmann atrophy*
white atrophy: weiße Atrophie *f*, Capillaritis alba, Atrophie blanche, Atrophia alba
yellow atrophy: akute gelbe Leberatrophie *f*
Zimmerlin's atrophy: Zimmerlin-Typ *m*

at|ro|pine ['ætrəpiːn] *noun*: Atropin *nt*
at|ro|pin|ic [ˌætrə'pɪnɪk] *adj*: atropinartig
at|ro|pin|ism ['ætrəpɪnɪzəm] *noun*: Atropinvergiftung *f*
at|ro|pin|i|za|tion [ˌætrəpɪnɪ'zeɪʃn] *noun*: Behandlung *f* mit Atropin, Atropinisierung *f*
at|ro|pism ['ætrəpɪzəm] *noun*: →*atropinism*
ATS *Abk.*: **1.** antitetanic serum **2.** anti tetanus serum **3.** antithymocyte serum **4.** atropine sulfate
ATT *Abk.*: **1.** antitetanus toxoid **2.** antitoxin titer
at|tach [ə'tætʃ]: **I** *vt* **1.** festmachen, befestigen, anheften (*to* an); verbinden (*to* mit); beifügen (*to*); anhaften, verbunden sein (*to* mit) **2.** (*Muskel*) ansetzen **II** *vi* verbunden sein (*to* mit)
at|tached [ə'tætʃt] *adj*: verbunden (*to* mit); befestigt (*to* an); festgewachsen
at|tach|ment [ə'tætʃmənt] *noun*: **1.** Befestigung *f*, Anheftung *m*; Befestigen *nt*, Festmachen *nt* **2.** (*anatom.*) Verbindung *m*; Ansatz *m*, Ansatzstelle *f*, -punkt *m* **3.** (*mikrobiolog.*) Adhärenz *f*, Adhäsion *f*, Adsorption *f* **4.** (*techn.*) Zusatzgerät *nt*, **attachments** *pl* Zubehörteile *pl* **5.** (*zahnmed.*) Attachment *nt*, Geschiebe *nt*
abnormal frenulum attachment: hoher Frenulumansatz *m*
abnormal frenum attachment: hoher Frenulumansatz *m*
Alexander attachment: Alexander-Attachment *nt*
ball-and-socket attachment: Kugelgeschiebe *nt*
Ballard stress equalizer attachment: Ballard-Stressbreaker *m*
band attachment: Band *nt*
bar attachment: Steggeschiebe *nt*
Bowles attachment: Multibandapparatur *f* nach Bowles
Bowles multiphase attachment: Multibandapparatur *f* nach Bowles
Ceka attachment: Ceka-Attachment *nt*, Ceka-Anker *m*
cell attachment: Zellkontakt *m*, Junktion *f*
channel shoulder pin attachment: Rillen-Schulter-Stift-Geschiebe *nt*, Rillen-Schulter-Stift-Attachment *nt*
Chayes attachment: Chayes-Geschiebe *nt*
C & L attachment: C & L-Geschiebe *nt*
Clark attachment: Clark-Attachment *nt*
combined attachment: Kombinationsgeschiebe *nt*, zusammengesetztes Geschiebe *nt*
Conex attachment: Conex-Geschiebe *nt*, Conex-Geschiebe *nt* nach Spang
Crismani attachment: Crismani-Schwalbenschwanzgeschiebe *nt*
Crismani combined attachment: Crismani-Kombinationsgeschiebe *nt*
CSP attachment: Rillen-Schulter-Stift-Geschiebe *nt*, Rillen-Schulter-Stift-Attachment *nt*
Dalbo attachment: Dalbo-Geschiebe *nt*, Dalbo-Geschiebe-Gelenk *nt*
Dalbo extracoronal projection attachment: Dalbo-Scharnier-Resilienzgelenk *nt*, Scharnier-Resilienzgelenk *nt* nach Dalla Bona
Dalbo stud attachment: Dalbo-Geschiebe *nt*, Dalbo-Geschiebe-Gelenk *nt*
Dalla Bona attachment: Dalbo-Geschiebe *nt*, Dalbo-Geschiebe-Gelenk *nt*
Dolder bar joint attachment: Dolder-Steggeschiebe *nt*, Steggeschiebe *nt* nach Dolder, Dolder-Geschiebe *nt*
Dolder bar unit attachment: Dolder-Steggeschiebe *nt*, Steggeschiebe *nt* nach Dolder, Dolder-Geschiebe *nt*
dove tail attachment: Schwalbenschwanzgeschiebe *nt*
dowel rest attachment: Geschiebe *nt* mit Stiftverankerung
edgewise attachment: Edgewise-Bracket *nt*, Edgewise-Apparatur *f*
epithelial attachment: Epithelansatz *m*, Attachment *nt*
epithelial attachment of Gottlieb: Epithelansatz *m*, Attachment *nt*
extracoronal attachment: extrakoronale Verankerung *f*, extrakoronales Geschiebe *nt*, extrakoronales Attachment *nt*
friction attachment: intrakoronale Verankerung *f*, intrakoronales Geschiebe *nt*, intrakoronales Attachment *nt*, Präzisionsgeschiebe *nt*
frictional attachment: intrakoronale Verankerung *f*, intrakoronales Geschiebe *nt*, intrakoronales Attachment *nt*, Präzisionsgeschiebe *nt*
Gerber attachment: Gerberzylinder *m*
gingival attachment: Epithelansatz *m*, Attachment *nt*
gingival latch attachment: Sterngeschiebe *nt* mit Gingivalklinke
Gottlieb's epithelial attachment: Epithelansatz *m*, Attachment *nt*
Hart-Dunn attachment: Hart-Dunn-Geschiebe *nt*
high frenum attachment: hoher Frenulumansatz *m*
Hruska attachment: Hruska-Verankerung *f*
internal attachment: intrakoronale Verankerung *f*, intrakoronales Geschiebe *nt*, intrakoronales Attachment *nt*, Präzisionsgeschiebe *nt*

intracoronal attachment: intrakoronale Verankerung *f*, intrakoronales Geschiebe *nt*, intrakoronales Attachment *nt*, Präzisionsgeschiebe *nt*
Ipsoclip attachment: Ipsoclip *m*
key-and-keyway attachment: intrakoronale Verankerung *f*, intrakoronales Geschiebe *nt*, intrakoronales Attachment *nt*, Präzisionsgeschiebe *nt*
McCollum attachment: McCollum-Geschiebe *nt*
multiphase attachment: Multibandapparatur *f* nach Bowles
Neurohr spring-lock attachment: Neurohr-Federgeschiebe *nt*
new attachment: Reattachment *nt*, Wiederanhaftung *f*, Wiederanwachsen *nt*
orthodontic attachment: Bracket *nt*, Befestigungselement *nt*, Führungselement *nt*
parallel attachment: Parallelpassung *f*
pinledge attachment: Pinledge *nt*, Pinledge-Verankerung *f*
precision attachment: **1.** Präzisionsanker *m*, Präzisionsgeschiebe *nt* **2.** intrakoronale Verankerung *f*, intrakoronales Geschiebe *nt*, intrakoronales Attachment *nt*, Präzisionsgeschiebe *nt*
Pressomatic attachment: Pressomatic-Attachment *nt*, Pressomatic-System *nt*
projection attachment: Geschiebe *nt*
ribbon arch attachment: Ribbon-arch-Bracket *nt*
Roach attachment: Roach-Geschiebe *nt*
Rothermann attachment: Rothermann-Geschiebe *nt*
Schatzmann attachment: Snap-Attachment *nt* nach Schatzmann, Schatzmann-Geschiebe *nt*, Snaprox *nt* nach Schatzmann
Schubiger attachment: Schubiger-Geschiebe *nt*
Scott attachment: Scott-Geschiebe *nt*
semiprecesion attachment: Semipräzisionsattachment *nt*
Sherer attachment: Sherer-Geschiebe *nt*
slotted attachment: intrakoronale Verankerung *f*, intrakoronales Geschiebe *nt*, intrakoronales Attachment *nt*, Präzisionsgeschiebe *nt*
Stabilex attachment: Stabilexgeschiebe *nt*
Steiger's attachment: Steiger-Gelenk *nt*, Steiger-Gelenkverbindung *f*, Steiger-Geschiebe *nt*
Steiger-Boitel attachment: Steiger-Boitel-Geschiebe *nt*
Stern attachment: Stern-Geschiebe *nt*, Stern-Stressbreakerattachment *nt*
Stern G/A attachment: Stern-T-Geschiebe *nt*, T-Geschiebe *nt* nach Stern
Stern G/L attachment: Sterngeschiebe *nt* mit Gingivalklinke
Stern gingival latch attachment: Sterngeschiebe *nt* mit Gingivalklinke
Stern stress-breaker attachment: Stern-Geschiebe *nt*, Stern-Stressbreakerattachment *nt*
stress-breaker attachment: Geschiebe *nt* mit Stressbreaker
stud attachment: Kugelgeschiebe *nt*
twin-wire attachment: Zwillingsbogenbracket *nt*, Twin-wire-Bracket *nt*
Zest Anchor system attachment: Zest-Anker *m*, Zest-Ankersystem *nt*

at|tack [ə'tæk]: **I** *noun* **1.** Attacke *f*, Anfall *m* **2.** (*chem.*) Angriff *m*, Einwirkung *f* (*on* auf) **II** *vt* (*Krankheit*) befallen; (*chem.*) angreifen **III** *vi* angreifen, attackieren
adversive attack: Adversivanfall *m*
anxiety attack: Angstanfall *m*, Panikattacke *f*
attack of asthma: Asthmaanfall *m*
asthmatic attack: Asthmaanfall *m*
bilious attack: Gallenkolik *f*, Colica hepatica
drop attack: Drop-Anfall *m*, drop attack *nt*
epileptic attack: epileptischer Anfall *m*, Krampfanfall *m*; Krampf *m*, Konvulsion *f*
heart attack: Herzanfall *m*, -attacke *f*; Herzinfarkt *m*
Ménière's attack: Ménière-Anfall *m*
narcoleptic attack: narkoleptische Anfall *m*
attack of nerves: Nervenkrise *f*
panic attack: Angstanfall *m*, Panikattacke *f*
petit mal attack: Absence *f*
recurrent attacks: sich wiederholende Anfälle *pl*, immer wiederkehrende Anfälle *pl*
salaam attacks: Blitz-Nick-Salaam-Krämpfe *pl*, BNS-Krämpfe *pl*, Salaam-Krämpfe *pl*
transient ischaemic attack: (*brit.*) →*transient ischemic attack*
transient ischemic attack: transitorische ischämische Attacke *f*
twilight attack: Dämmerattacke *f*
vagal attack: vasovagale Synkope *f*
vasovagal attack: vasovagale Synkope *f*

at|tain [ə'teɪn] *vt*: erreichen, erlangen, erzielen, gelangen zu

at|tain|ment [ə'teɪnmənt] *noun*: Erreichen *nt*, Erlangen *nt*; Erlangung *f*; Errungenschaft *f*, (das) Erreichte *nt*

at|tempt [ə'tempt]: **I** *noun* Versuch *m* (*to do/doing sth.*) **II** *vt* versuchen, den Versuch wagen (*to do/doing sth.*) **make an attempt** versuchen **at the first attempt** beim ersten Versuch

at|tend [ə'tend]: **I** *vt* **1.** pflegen, versorgen; sich kümmern (*to* um); (ärztlich) behandeln **attend (on) a patient** einen Kranken behandeln **the attending doctor** der behandelnde Arzt/die behandelnde Ärztin **2.** anwesend sein, teilnehmen an; besuchen **II** *vi* **3.** sich kümmern (*to* um) **4.** anwesend sein, teilnehmen an (*at* bei) **attend a lecture** an einer Vorlesung teilnehmen

at|tend|ance [ə'tendəns] *noun*: **1.** Dienst *m*, Bereitschaft *f* **the doctor in attendance** der diensthabende Arzt/die diensthabende Ärztin **2.** Pflege *f*, Versorgung *m*; (ärztliche) Behandlung *f* **medical attendance** ärztliche Behandlung **3.** Anwesenheit *f*, Erscheinen *nt*; Besuch *m* (*beim Arzt*)
medical attendance: ärztliche Behandlung *f*

at|tend|ant [ə'tendənt]: **I** *noun* **1.** Begleiterscheinung *f*, Folge *f* (*of, on, upon*) **2.** Aufseher(in *f*) *m*, Wärter(in *f*) *m* **II** *adj* **3.** verbunden mit, (da-)zugehörig, begleitend, Begleit- **4.** anwesend; im Dienst, diensthabend
medical attendant: Krankenpfleger(in *f*) *m*
medical bath attendant: medizinischer Bademeister *m*

at|ten|tion [ə'tenʃn] *noun*: **1.** Aufmerksamkeit *f*, selektives Bewusstsein *nt* **receive attention** Beachtung finden, Aufmerksamkeit erhalten **2.** (medizinische) Behandlung *oder* Versorgung *oder* Betreuung *f* **under medical attention** in ärztlicher Behandlung **seek medical attention** sich in ärztliche Behandlung begeben

at|ten|u|ant [ə'tenjəwənt]: **I** *noun* **1.** Verdünnungsmittel *nt*, Verdünner *m* **2.** blutverdünnendes Mittel *nt* **3.** (*mikrobiolog.*) attenuierendes Agens *nt* **II** *adj* verdünnend, attenuierend

at|ten|u|late [*adj* ə'tenjəwɪt; *v* ə'tenjəeɪt]: **I** *adj* **1.** verdünnt, vermindert, (ab-)geschwächt, attenuiert **2.** (*Person*) dünn, mager **II** *vt* **3.** (*Virulenz*) vermindern, abschwächen, attenuieren **4.** (*chem.*) verdünnen; (*physik.*) dämpfen, herunterregeln, herabsetzen **5.** dünn(er) *oder* schlank(er) machen **III** *vi* dünner *oder* schwächer *oder* milder werden; sich vermindern

A

at|ten|u|at|ed [ə'tenjəweɪtɪd] *adj*: verdünnt, vermindert, (ab-)geschwächt, attenuiert
at|ten|u|a|tion [ə,tenjə'weɪʃn] *noun*: **1.** Verdünnen *nt*, Abschwächen *nt*, Vermindern *nt* **2.** Dämpfung *f*
at|tic ['ætɪk] *noun*: Kuppelraum *m*, Attikus *m*, Epitympanum *nt*, Epitympanon *nt*, Recessus epitympanicus
attic of middle ear: →*attic*
tympanic attic: →*attic*
at|ti|cit|ic [ætə'kɪtɪk, -sɪtɪk] *adj*: attizitisch
at|ti|ci|tis [ætə'kaɪtɪs, -saɪtɪs] *noun*: Entzündung *f* des Kuppelraums der Paukenhöhle, Kuppelraumentzündung *f*, Attizitis *f*
at|ti|co|an|trot|o|my [,ætɪkəʊæn'trɑtəmiː] *noun*: Attik(o)antrotomie *f*, Antroattikotomie *f*
at|ti|cot|o|my [ætɪ'kɑtəmiː] *noun*: Attikotomie *f*
at|ti|tude ['ætɪt(j)uːd] *noun*: **1.** (Körper-)Haltung *f*, Stellung *f* **2.** (innere) Haltung *m*; Verhalten *nt*; Einstellung *f*, Standpunkt *m*, Position *f* (*to, towards* zu, gegenüber)
forced attitude: Zwangshaltung *f*, -stellung *f*, -lage *f*
atto- *präf.*: Atto-
at|tract [ə'trækt]: **I** *vt* **1.** (*physik.*) anziehen **2.** (*a. fig.*) anziehen, anlocken, ansprechen **II** *vi* Anziehung(skraft) ausüben
at|tract|ant [ə'træktənt] *noun*: Lockstoff *m*, Attraktant *m*
chemical attractant: chemischer Lockstoff *m*, Attraktant *m*
at|trac|tion [ə'trækʃn] *noun*: Anziehung(skraft) *f*, Attraktion *f*
attraction of affinity: chemische Anziehung *f*
capillary attraction: Kapillarität *f*, Kapillarwirkung *f*
chemical attraction: chemische Anziehung *f*
electric attraction: elektrische Anziehung *f*
electrostatic attraction: elektrostatische Anziehung *f*
attraction of gravity: Gravitations-, Schwer-, Anziehungskraft *f*
magnetic attraction: magnetische Anziehung(skraft) *f*
van der Waals attractions: van der Waals-Anziehungskräfte *pl*
at|trac|tive [ə'træktɪv] *adj*: anziehend, Anziehungs-
at|trib|ute [*n* 'ætrəbjuːt; *v* ə'trɪbjuːt, -jət]: **I** *noun* Eigenschaft *f*, Merkmal *nt*, Attribut *nt* **II** *vt* zuschreiben, zurückführen (*to* auf)
at|tri|bu|tion [,ætrə'bjuːʃn] *noun*: Zuschreibung *f* (*to* zu)
at|trite [ə'traɪt]: **I** *adj* abgenutzt **II** *vt* abnutzen, abreiben, verschleißen
at|trit|ed [ə'traɪtɪd] *adj*: abgenutzt
at|tri|tion [ə'trɪʃn] *noun*: Abrieb *m*, Reibung *f*; (*physiologische*) Abnutzung *f*, Abreibung *f*, Verschleiß *m*
at. vol. *Abk.*: atomic volume
a|typ|i|a [eɪ'tɪpɪə] *noun*: Atypie *f*
cellular atypia: zelluläre Atypie *f*
a|typ|ic [eɪ'tɪpɪk] *adj*: →*atypical*
a|typ|i|cal [eɪ'tɪpɪkl] *adj*: atypisch
a|typ|ism [eɪ'taɪpɪzəm] *noun*: Atypie *f*
cell atypy: Zellatypie *f*
AU *Abk.*: antitoxin unit
Au *Abk.*: **1.** aurum **2.** Australia antigen **3.** gold
A.U. *Abk.*: Angström unit
ÅU *Abk.*: Angstrom unit
audi- *präf.*: →*audio-*
au|di|bil|i|ty [,ɔːdɪ'bɪlətiː] *noun*: Hörbarkeit *f*, Vernehmbarkeit *f*
au|di|ble ['ɔːdɪbl] *adj*: hörbar, vernehmbar, vernehmlich (*to* für)
au|di|ble|ness ['ɔːdɪblnəs] *noun*: →*audibility*
au|di|mu|tism [ɔːdɪ'mjuːtɪzəm] *noun*: (motorische) Hörstummheit *f*, Audimutitas *f*, fehlende *oder* verzögerte Sprachentwicklung *f*
audimutism with expressive speech defect: Hörstummheit mit expressiver Sprachstörung *f*
audimutism with receptive speech defect: Hörstummheit mit rezeptiver Sprachstörung *f*
audio- *präf.*: Gehör-, Hör-, Audi(o)-
au|di|o|an|al|ge|sia [,ɔːdɪəʊ,ænl'dʒiːzɪə, -ʒə] *noun*: Audioanalgesie *f*
au|di|o|gen|ic [,ɔːdɪə'dʒenɪk] *adj*: **1.** durch Schall/Töne verursacht *oder* ausgelöst, audiogen **2.** laut-, schallbildend
au|di|o|gram ['ɔːdɪəgræm] *noun*: Audiogramm *nt*
au|di|ol|o|gist [ɔːdɪ'ɑlədʒɪst] *noun*: Audiologe *m*, -login *f*
au|di|ol|o|gy [,ɔːdɪ'ɑlədʒiː] *noun*: Audiologie *f*
paediatric audiology: (*brit.*) →*pediatric audiology*
pediatric audiology: Pädaudiologie *f*
au|di|om|e|ter [,ɔːdɪ'ɑmɪtər] *noun*: Audiometer *nt*
au|di|o|met|ric [,ɔːdɪə'metrɪk] *adj*: Audiometrie betreffend, mittels Audiometrie, audiometrisch
au|di|om|e|try [ɔːdɪ'ɑmətriː] *noun*: Audiometrie *f*
Békésy audiometry: Békésy-Audiometrie *f*
brain stem evoked response audiometry: Messung *f* akustisch evozierter Hirnstammpotenziale, brain stem evoked response audiometry
BSER audiometry: →*brain stem evoked response audiometry*
cortical audiometry: Kortexaudiometrie *f*, EEG-Audiometrie *f*
electric response audiometry: Electric-Response-Audiometrie *f*, Evoked-Response-Audiometrie *f*
electrocochleographic audiometry: Elektrokochleographie *f*, Elektrokochleografie *f*
evoked response audiometry: Electric-Response-Audiometrie *f*, Evoked-Response-Audiometrie *f*
impedance audiometry: Impedanzaudiometrie *f*
paediatric audiometry: (*brit.*) →*pediatric audiometry*
pediatric audiometry: Kinderaudiometrie *f*
play audiometry: Spielaudiometrie *f*
pure tone audiometry: Reintonaudiometrie *f*
reflex audiometry: Reflexaudiometrie *f*
speech audiometry: Sprachaudiometrie *f*
threshold audiometry: Schwellenaudiometrie *f*
tone audiometry: Tonaudiometrie *f*
au|di|o|vis|u|al [,ɔːdɪə'vɪʒəwəl, -zjʊəl] *adj*: Hören und Sehen betreffend, audiovisuell
au|dit ['ɔːdɪt] *noun*: (Über-)Prüfung *f*, Bilanz *f*, Revision *f*, Rechenschaft(slegung) *f*; Analyse *f*
personal audit: Persönlichkeitstest *m*, -analyse *f*
au|di|tion [ɔː'dɪʃn] *noun*: Auditio *f*
chromatic audition: Auditio chromatica/colorata
gustatory audition: Auditio gustatoria
au|di|tive ['ɔːdɪtɪv] *adj*: Gehör *oder* Hören betreffend, auditiv
au|di|to|ry ['ɔːdɪt(ə)rɪ, -təʊ-, -tɔː-] *adj*: Gehör *oder* Hören betreffend, auditiv
aug|ment [ɔg'ment]: **I** *vt* vermehren, vergrößern, verstärken, steigern **II** *vi* sich vermehren, zunehmen, (an-) wachsen
aug|men|ta|tion [,ɔgmen'teɪʃn] *noun*: Vergrößerung *f*, Vermehrung *f*, Verstärkung *f*, Wachstum *nt*, Zunahme *f*; Zuwachs *m*
bladder augmentation: Blasenaugmentation *f*
breast augmentation: Mammaaugmentation *f*
gingival augmentation: Zahnfleischverstärkung *f*
hemi-Kock augmentation: Hemi-Kock-Augmentation *f*
Mainz augmentation: Mainz-Augmentation *f*
aug|ment|a|tive [ɔg'mentətɪv] *adj*: vermehrend, -stär-

kend, Verstärkungs-
AUL *Abk.*: acute undifferentiated leukemia
au|ra ['ɔːrə] *noun, plural* **-ras, -rae** [-riː]: Aura *f*
auditory aura: akustische Aura *f*
continuous aura: Aura continua
epigastric aura: viszerale Aura *f*, epigastrische Aura *f*
epileptic aura: epileptische Aura *f*
gustatory aura: gustatorische Aura *f*, Geschmacksaura *f*
kinaesthetic aura: (*brit.*) →*kinaesthetic aura*
kinesthetic aura: kinästhetische Aura *f*
motor aura: motorische Aura *f*
olfactory aura: olfaktorische Aura *f*
optic aura: optische/visuelle Aura *f*
sensitive aura: sensible Aura *f*
visual aura: visuelle Aura *f*, optische Aura *f*
au|ral ['ɔːrəl] *adj*: **1.** Ohr(en) *oder* Gehör betreffend, Ohr(en)-, Gehör-, Hör-; Ton- **2.** Aura betreffend
au|ra|mine ['ɔːrəmiːn] *noun*: Auramin *nt*
au|ran|o|fin [ɔː'rænəfɪn] *noun*: Auranofin *nt*
aur|an|ti|a|sis [ˌɔːrən'taɪəsɪs] *noun*: Karotin-, Carotingelbsucht *f*, -ikterus *m*, Aurantiasis *f* (cutis), Karotino-, Carotinodermie *f*, Carotinodermia *f*, Carotinosis *f*
aur. fib. *Abk.*: auricular fibrillation
au|ri|a|sis [ɔː'raɪəsɪs] *noun*: Auriasis *f*, Pigmentatio aurosa
au|ric ['ɔːrɪk] *adj*: Gold betreffend *oder* enthaltend, Gold-
au|ri|cle ['ɔːrɪkl] *noun*: **1.** Ohrmuschel *f*, Aurikel *f*, Auricula *f* **2.** →*atrial auricle* **above the auricle** über der Ohrmuschel (liegend) **behind the auricle** hinter der Ohrmuschel (liegend) **below the auricle** unter der Ohrmuschel (liegend)
atrial auricle: Herzohr *nt*, Auricula atrii
auricle of heart: →*atrial auricle*
left auricle: Auricula atrii sinistra, linkes Herzohr *nt*
right auricle: Auricula atrii dextra, rechtes Herzohr *nt*
au|ric|u|la [ɔː'rɪkjələ] *noun*: →*auricle*
atrial auricula: →*atrial auricle*
left auricula of heart: →*left auricle*
right auricula of heart: →*right auricle*
au|ric|u|lar [ɔː'rɪkjələr] *adj*: **1.** Ohr *oder* ohrförmige Struktur betreffend, ohrförmig, aurikular, Ohr(en)-, Gehör-, Hör- **2.** →*atrial*
au|ric|u|lo|cra|ni|al [ɔːˌrɪkjələʊ'kreɪnɪəl] *adj*: Ohr und Kranium betreffend, aurikulokranial
au|ric|u|lo|tem|po|ral [ɔːˌrɪkjələʊ'temprəl] *adj*: Ohr und Schläfe betreffend, aurikulotemporal, temporoaurikulär
au|ric|u|lo|ven|tric|u|lar [ˌɔːˌrɪkjələʊven'trɪkjələr] *adj*: Vorhof und Herzkammer/Ventrikel betreffend, atrioventrikulär, atrioventrikular
au|ri|form ['ɔːrɪfɔːrm] *adj*: ohrförmig
au|ri|na|sal [ˌɔːrɪ'neɪzl] *adj*: aurikulonasal
au|ri|pig|ment [ˌɔːrɪ'pɪgmənt] *noun*: Arsentrisulfid *nt*, Rauschgelb *nt*, Auripigment *nt*
au|ris ['ɔːrɪs] *noun, plural* **-res** [-riːz]: Ohr *nt*, Auris *f*
au|ri|scope ['ɔːrəskəʊp] *noun*: Auriskop *nt*, Otoskop *nt*
au|ro|chro|mo|der|ma [ɔːrəˌkrəʊmə'dɜrmə] *noun*: Aurochromodermie *f*
au|ro|pal|pe|bral [ˌɔːrə'pælpəbrəl] *adj*: auropalpebral
au|ro|ther|a|py [ˌɔːrə'θerəpiː] *noun*: Gold-, Auro-, Chrysotherapie *f*
au|ro|thi|o|glu|cose [ˌɔːrəˌθaɪəʊ'gluːkəʊz] *noun*: Aurothioglucose *f*, Goldthioglukose *f*, Goldthioglucose *f*, Aurothioglukose *f*
au|ro|thi|o|ma|late [ˌɔːrəˌθaɪəʊ'mæleɪt] *noun*: Aurothiomalat *nt*
aurothiomalate disodium: Natriumaurothiomalat *nt*, Aurothiomalatnatrium *nt*
au|rum ['ɔːrəm] *noun*: Gold *nt*, Aurum *nt*
aus|cult ['ɔːskəlt] *vt*: →*auscultate*
aus|cul|tate ['ɔːskəlteɪt] *vt*: auskultieren, abhören, -horchen
aus|cul|ta|tion [ˌɔːskəl'teɪʃn] *noun*: Auskultation *f*
cardiac auscultation: Herzauskultation *f*
direct auscultation: direkte Auskultation *f*
immediate auscultation: direkte Auskultation *f*
mediate auscultation: indirekte Auskultation *f*
pulmonary auscultation: Lungenauskultation *f*
aus|cul|ta|to|ry [ɔː'skʌltəˌtɔːriː, -təʊ-] *adj*: Auskultation betreffend, durch Auskultation feststellend *oder* feststellbar, auskultatorisch
AUSH-AG *Abk.*: Australia serum hepatitis antigen
aut- *präf.*: →*auto-*
aut|e|cious [ɔː'tiːʃəs] *adj*: →*autoecious*
aut|e|col|o|gy [ˌɔːtə'kɑlədʒiː] *noun*: Autökologie *f*
aut|e|me|sia [ˌɔːtɪ'miːsɪə, -ʃə] *noun*: idiopathisches Erbrechen *nt*
au|thor|i|tar|i|an [əˌθɔːrɪ'teərɪən] *adj*: autoritär
au|tism ['ɔːtɪzəm] *noun*: **1.** Autismus *m* **2.** frühkindlicher Autismus *m*, Kanner-Syndrom *nt*
akinetic autism: Coma vigile, akinetischer Mutismus *m*, vigiles Koma *nt*
early infantile autism: frühkindlicher Autismus *m*, Kanner-Syndrom *nt*
infantile autism: kindlicher Autismus *m*, Asperger-Störung *f*, Asperger-Syndrom *nt*
au|tis|tic [ɔː'tɪstɪk]: **I** *noun* Patient(in *f*) *m* mit Autismus, Autistiker(in *f*) *m* **II** *adj* Autismus betreffend, autistisch
auto- *präf.*: Selbst-, Eigen-, Aut(o)-
au|to|ac|ti|va|tion [ˌɔːtəʊˌæktə'veɪʃn] *noun*: Selbstaktivierung *f*, Autoaktivierung *f*
au|to|ag|glu|ti|na|tion [ˌɔːtəʊəˌgluːtə'neɪʃn] *noun*: Autoagglutination *f*
au|to|ag|glu|ti|nin [ˌɔːtəʊə'gluːtnɪn] *noun*: Autoagglutinin *nt*
platelet autoagglutinin: Plättchenautoagglutinin *nt*, Autothromboagglutinin *nt*
au|to|ag|gres|sive [ˌɔːtəʊə'gresɪv] *adj*: gegen den eigenen Körper *oder* eigene Organe *oder* Gewebe gerichtet; autoimmun, autoaggressiv
au|to|al|ler|gic [ˌɔːtəʊə'lɜrdʒɪk] *adj*: →*autoimmune*
au|to|al|ler|gy [ˌɔːtəʊ'ælərdʒiː] *noun*: →*autoimmunity*
au|to|a|nal|y|sis [ˌɔːtəʊə'nælɪsɪs] *noun*: Auto(psycho)-analyse *f*
au|to|an|a|lyz|er [ˌɔːtəʊ'ænlaɪzər] *noun*: Autoanalyzer *m*, Analysator *m*
sequential multichannel autoanalyzer: sequentieller Multikanalautoanalyzer *m*
au|to|an|am|ne|sis [ˌɔːtəʊˌænəm'niːsɪs] *noun*: Autoanamnese *f*
au|to|an|a|phy|lax|is [ˌɔːtəʊˌænəfɪ'læksɪs] *noun*: →*autoimmunity*
au|to|an|ti|bod|y [ˌɔːtəʊ'æntɪbɑdiː] *noun*: Autoantikörper *m*
Donath-Landsteiner cold autoantibody: Donath-Landsteiner-Antikörper *m*, Landsteiner-Antikörper *m*
au|to|an|ti|com|ple|ment [ˌɔːtəʊæntɪ'kɑmpləmənt] *noun*: Autoantikomplement *nt*
au|to|an|ti|gen [ˌɔːtəʊ'æntɪdʒən] *noun*: Autoantigen *nt*
au|to|an|ti|sep|sis [ˌɔːtəʊˌæntɪ'sepsɪs] *noun*: physiologische Antisepsis *f*
au|to|an|ti|tox|in [ˌɔːtəʊˌæntɪ'tɑksɪn] *noun*: Autoantitoxin *nt*

A

au|to|ca|tal|y|sis [ˌɔːtəʊkəˈtæləsɪs] *noun*: Autokatalyse *f*
au|to|cat|a|lyst [ˌɔːtəʊˈkætəlɪst] *noun*: Autokatalysator *m*
au|to|cat|a|lyt|ic [ˌɔːtəʊkætəˈlɪtɪk] *adj*: Autokatalyse betreffend, durch Autokatalyse, autokatalytisch
au|to|ca|thar|sis [ˌɔːtəʊkəˈθɑːrsɪs] *noun*: Autokatharsis *f*
au|to|cath|e|ter|ism [ˌɔːtəʊˈkæθɪtərɪzəm] *noun*: Autokatheterisierung *f*
au|toch|tho|nal [ɔːˈtɑkθənəl] *adj*: →*autochthonous*
au|toch|thon|ic [ɔːˌtɑkˈθɑnɪk] *adj*: →*autochthonous*
au|toch|tho|nous [ɔːˈtɑkθənəs] *adj*: **1.** aus sich selbst heraus entstehend, an Ort und Stelle entstanden, autochthon **2.** eingeboren, bodenständig, autochthon
au|to|ci|ne|sis [ˌɔːtəʊsɪˈniːsɪs] *noun*: →*autokinesis*
au|to|clave [ˈɔːtəkleɪv]: **I** *noun* Autoklav *m*, Hochdrucksterilisator *m* **II** *vt* autoklavieren
au|to|crine [ˈɔːtəʊkrɪn] *adj*: autokrin
au|to|cy|tol|y|sin [ˌɔːtəʊsaɪˈtɑləsɪn, -ˌsaɪtəˈlaɪsɪn] *noun*: Autozytolysin *nt*, Autolysin *nt*
au|to|cy|tol|y|sis [ˌɔːtəʊsaɪˈtɑləsɪs] *noun*: →*autolysis*
au|to|cy|to|lyt|ic [ˌɔːtəʊˌsaɪtəˈlɪtɪk] *adj*: →*autolytic*
au|to|cy|to|tox|in [ɔːtəʊˌsaɪtəˈtɑksɪn] *noun*: Autotoxin *nt*, Autozytotoxin *nt*
au|to|de|struc|tion [ˌɔːtəʊdɪˈstrʌkʃn] *noun*: Selbstzerstörung *f*, Autodestruktion *f*
au|to|di|ges|tion [ˌɔːtəʊdɪˈdʒestʃn] *noun*: Selbstverdauung *f*, Autodigestion *f*
au|to|di|ges|tive [ˌɔːtəʊdɪˈdʒestɪv] *adj*: Autodigestion betreffend, selbstverdauend, autodigestiv
au|to|drain|age [ˌɔːtəʊˈdreɪnɪdʒ] *noun*: Autodrainage *f*, interne Drainage *f*
au|to|ech|o|la|lia [ˌɔːtəʊˌekəʊˈleɪlɪə] *noun*: Autoecholalie *f*
au|to|e|cious [ɔːˈtiːʃəs] *adj*: wirtstreu, autözisch
au|to|ec|ze|ma|ti|za|tion [ˌɔːtəʊɪgˌziːmətɪˈzeɪʃn] *noun*: Autoekzematisation *f*
au|to|e|rot|ic [ˌɔːtəʊɪˈrɑtɪk] *adj*: Autoerotik betreffend, autoerotisch
au|to|e|rot|i|cism [ˌɔːtəʊɪˈrɑtəsɪzəm] *noun*: Autoerotik *f*
au|to|er|o|tism [ˌɔːtəʊˈerətɪzəm] *noun*: Autoerotismus *m*, Autoerastie *f*
au|to|flu|o|res|cence [ˌɔːtəʊflʊəˈresəns] *noun*: Autofluoreszenz *f*
au|to|flu|o|ro|scope [ˌɔːtəʊˈflʊərəskəʊp] *noun*: Autofluoroskop *nt*
au|tog|a|mous [ɔːˈtɑgəməs] *adj*: selbstbefruchtend, autogam
au|tog|a|my [ɔːˈtɑgəmiː] *noun*: Selbstbefruchtung *f*, Autogamie *f*
au|to|gen|e|ic [ˌɔːtəʊdʒəˈniːɪk] *adj*: von der selben Person stammend, autolog, autogenisch, autogen, autogenetisch
au|to|gen|e|sis [ˌɔːtəʊˈdʒenəsɪs] *noun*: Selbstentstehung *f*, Autogenese *f*
au|to|ge|net|ic [ˌɔːtəʊdʒəˈnetɪk] *adj*: von der selben Person stammend, autogenetisch, autogenisch, autogen, autolog
au|to|gen|ic [ˌɔːtəʊˈdʒenɪk] *adj*: aus dem Körper entstanden, autogen
au|tog|e|nous [ɔːˈtɑdʒənəs] *adj*: **1.** von selbst entstehend, autogen **2.** im Organismus selbst erzeugt, endogen, autogen, autolog
au|to|graft [ˈɔːtəʊgræft] *noun*: Autotransplantat *nt*, autogenes Transplantat *nt*, autologes Transplantat *nt*
au|to|graft|ing [ˌɔːtəʊˈgræftɪŋ] *noun*: Autotransplantation *f*, autogene/autologe Transplantation *f*
au|tog|ra|phism [ɔːˈtɑgrəfɪzəm] *noun*: →*autography*
au|tog|ra|phy [ɔːˈtɑgrəfiː] *noun*: Hautschrift *f*, Dermographie *f*, -graphia *f*, -graphismus *m*
au|to|hae|mag|glu|ti|na|tion [ˌɔːtəʊˌhiːməgluːtəˈneɪʃn] *noun*: (*brit.*) →*autohemagglutination*
au|to|hae|mag|glu|ti|nin [ˌɔːtəʊˌhiːməˈgluːtənɪn, -ˌhemə-] *noun*: (*brit.*) →*autohemagglutinin*
au|to|hae|mol|y|sin [ˌɔːtəʊhɪˈmɑləsɪn] *noun*: (*brit.*) →*autohemolysin*
au|to|hae|mol|y|sis [ˌɔːtəʊhɪˈmɑlɪsɪs] *noun*: (*brit.*) →*autohemolysis*
au|to|hae|mo|lyt|ic [ɔːtəʊˌhiːməˈlɪtɪk] *adj*: (*brit.*) →*autohemolytic*
au|to|hae|mo|ther|a|py [ɔːtəʊˌhiːməˈθerəpiː] *noun*: (*brit.*) →*autohemotherapy*
au|to|hae|mo|trans|fu|sion [ɔːtəʊˌhiːmətrænsˈfjuːʒn] *noun*: (*brit.*) →*autohemotransfusion*
au|to|he|mag|glu|ti|na|tion [ˌɔːtəʊˌhiːməgluːtəˈneɪʃn] *noun*: Autohämagglutination *f*
au|to|he|mag|glu|ti|nin [ˌɔːtəʊˌhiːməˈgluːtənɪn, -ˌhemə-] *noun*: Autohämagglutinin *nt*
au|to|he|mol|y|sin [ˌɔːtəʊhɪˈmɑləsɪn] *noun*: Autohämolysin *nt*, hämolysierender Autoantikörper *m*
au|to|he|mol|y|sis [ˌɔːtəʊhɪˈmɑlɪsɪs] *noun*: Autohämolyse *f*
au|to|he|mo|lyt|ic [ɔːtəʊˌhiːməˈlɪtɪk] *adj*: Autohämolyse betreffend, autohämolytisch
au|to|he|mo|ther|a|py [ɔːtəʊˌhiːməˈθerəpiː] *noun*: Eigenblutbehandlung *f*, Autohämotherapie *f*
au|to|he|mo|trans|fu|sion [ɔːtəʊˌhiːmətrænsˈfjuːʒn] *noun*: Eigenbluttransfusion *f*, Autotransfusion *f*
au|to|his|to|ra|di|o|graph [ˌɔːtəʊˌhɪstəʊˈreɪdɪəʊgrɑːf] *noun*: →*autoradiograph*
au|to|hyp|no|sis [ˌɔːtəʊhɪpˈnəʊsɪs] *noun*: Selbst-, Autohypnose *f*
au|to|hyp|not|ic [ˌɔːtəʊhɪpˈnɑtɪk] *adj*: Autohypnose betreffend, mittel Autohypnose, autohypnotisch
au|to|im|mune [ˌɔːtəʊɪˈmjuːn] *adj*: Autoimmunität betreffend, autoimmun
au|to|im|mu|ni|ty [ˌɔːtəʊɪˈmjuːnətiː] *noun*: Autoimmunität *f*
au|to|im|mu|ni|za|tion [ˌɔːtəʊˌɪmjənəˈzeɪʃn, -ɪˌmjuː-] *noun*: Autoimmunisierung *f*, Autosensibilisierung *f*
au|to|in|fec|tion [ˌɔːtəʊɪnˈfekʃn] *noun*: Selbstinfizierung *f*, Autoinfektion *f*
au|to|in|fu|sion [ˌɔːtəʊɪnˈfjuːʒn] *noun*: Autoinfusion *f*
au|to|in|oc|u|la|ble [ˌɔːtəʊɪˈnɑkjələbl] *adj*: autoinokulierbar
au|to|in|oc|u|la|tion [ˌɔːtəʊɪˌnɑkjəˈleɪʃn] *noun*: Autoinokulation *f*
au|to|in|ter|fer|ence [ˌɔːtəʊˌɪntərˈfɪərəns] *noun*: Autointerferenz *f*
au|to|in|tox|i|cant [ˌɔːtəʊɪnˈtɑksɪkənt] *noun*: Autotoxin *nt*, Endotoxin *nt*
au|to|in|tox|i|ca|tion [ˌɔːtəʊɪnˌtɑksɪˈkeɪʃn] *noun*: Selbstvergiftung *f*, Autointoxikation *f*
au|to|i|sol|y|sin [ˌɔːtəʊˌaɪsəʊˈlaɪsɪn, -aɪˈsɑləsɪn] *noun*: Autoisolysin *nt*
au|to|ker|a|to|plas|ty [ˌɔːtəʊˈkerətəʊplæstiː] *noun*: autologe Keratoplastik *f*
au|to|ki|ne|sis [ˌɔːtəʊkɪˈniːsɪs] *noun*: willkürliche Bewegung *f*, Willkürmotorik *f*, Autokinese *f*
au|to|ki|net|ic [ˌɔːtəʊkɪˈnetɪk, -kaɪ-] *adj*: Autokinese betreffend, autokinetisch
au|to|la|vage [ˌɔːtəʊləˈvɑːʒ, -ˈlævɪdʒ] *noun*: Autolavage *f*
au|to|le|sion [ˌɔːtəʊˈliːʒn] *noun*: selbstverursachte Verletzung *f*, sich selbst zugefügte Verletzung *f*
au|to|leu|co|ag|glu|ti|nin [ɔːtəʊˌluːkəəˈgluːtənɪn] *noun*: (*brit.*) →*autoleukoagglutinin*
au|to|leu|ko|ag|glu|ti|nin [ɔːtəʊˌluːkəəˈgluːtənɪn] *noun*: Autoleukoagglutinin *nt*, agglutinierender Leukozyten-

autoantikörper *m*

au|to|lo|gous [ɔː'tɑləgəs] *adj*: von der selben Person stammend, autolog, autogenisch, autogen, autogenetisch

au|to|ly|sate [ɔː'tɑləseɪt] *noun*: Autolysat *nt*

au|to|lyse ['ɔːtəlaɪz] *vt, vi*: →*autolyze*

au|to|ly|sin [ˌɔːtəʊ'laɪsɪn, ɔː'tɑləsɪn] *noun*: Autolysin *nt*, Autozytolysin *nt*

au|to|ly|sis [ɔː'tɑlɪsɪs] *noun*: Selbstauflösung *f*, Autolyse *f*; Selbstverdauung *f*, Autodigestion *f*

tissue autolysis: Gewebsautolyse *f*

au|to|ly|so|some [ˌɔːtəʊ'laɪsəsəʊm] *noun*: Autolysosom *nt*

au|to|lyt|ic [ˌɔːtə'lɪtɪk] *adj*: Autolyse betreffend *oder* auslösend, selbstauflösend; selbstverdauend, autodigestiv, autolytisch

au|to|lyze ['ɔːtəlaɪz]: **I** *vt* eine Autolyse auslösen *oder* verursachen **II** *vi* eine Autolyse durchlaufen, sich auflösen

au|to|mat|ic [ˌɔːtə'mætɪk] *adj*: **1.** spontan, unwillkürlich, zwangsläufig, automatisch **2.** selbsttätig, automatisch, selbstgesteuert, Selbst-

au|tom|a|tism [ɔː'tɑmətɪzəm] *noun*: automatische/unwillkürliche Handlung *oder* Reaktion *f*, Automatismus *m*

ambulatory automatism: Automatismus ambulatorius, Poriomanie *f*, Dromomanie *f*

command automatism: Befehlsautomatie *f*

motor automatism: Bewegungsautomatismus *m*

oral automatism: oraler Automatismus *m*

spinal automatism: spinaler Automatismus *m*

spinal cord automatism: Rückenmarksautomatismus *m*

lip-smacking automatisms: Schmatzautomatismen *pl*

au|to|mix|is [ˌɔːtə'mɪksɪs] *noun*: →*autogamy*

au|to|my|so|pho|bi|a [ˌɔːtəʊˌmaɪsə'fəʊbɪə] *noun*: Automysophobie *f*

au|to|my|so|pho|bic [ˌɔːtəʊˌmaɪsə'fəʊbɪk] *adj*: Automysophobie betreffend, automysophob

au|to|neph|ro|tox|in [ˌɔːtəʊˌnefrə'tɑksɪn] *noun*: Autonephrotoxin *nt*

au|to|nom|ic [ˌɔːtə'nɑmɪk] *adj*: autonom, unabhängig, selbständig (funktionierend); selbstgesteuert; vegetativ

au|to|nom|i|cal [ˌɔːtə'nɑmɪkl] *adj*: →*autonomic*

au|ton|o|mous [ɔː'tɑnəməs] *adj*: →*autonomic*

au|ton|o|my [ɔː'tɑnəmiː] *noun*: Selbständigkeit *f*, Selbstständigkeit *f*, Unabhängigkeit *f*, Autonomie *f*

reproductive autonomy: reproduktive Autonomie *f*

auto-ophthalmoscope *noun*: Autoophthalmoskop *nt*

auto-ophthalmoscopy *noun*: Autoophthalmoskopie *f*

auto-oxidation *noun*: Autoxydation *f*, Autoxidation *f*

au|to|path|ic [ˌɔːtəʊ'pæθɪk] *adj*: ohne erkennbare Ursache (entstanden), unabhängig von anderen Krankheiten, idiopathisch, selbständig, selbstständig, protopathisch, essentiell, essenziell, primär, genuin

au|top|a|thy [ɔː'tɑpəθiː] *noun*: idiopathische Erkrankung *f*, Autopathie *f*

au|to|pha|gia [ˌɔːtə'feɪdʒ(ɪ)ə] *noun*: Autophagie *f*

au|to|phag|ic [ˌɔːtəʊ'fædʒɪk] *adj*: autophagisch

au|to|phag|o|some [ˌɔːtəʊ'fægəsəʊm] *noun*: Autophagosom *nt*, autophagische Vakuole *f*

au|toph|a|gy [ɔː'tɑfədʒiː] *noun*: Autophagie *f*

au|to|phil|i|a [ˌɔːtəʊ'fiːlɪə] *noun*: Narzissmus *m*

au|to|pho|bi|a [ˌɔːtəʊ'fəʊbɪə] *noun*: Autophobie *f*

au|to|pho|bic [ˌɔːtəʊ'fəʊbɪk] *adj*: Autophobie betreffend, autophob

au|toph|o|ny [ɔː'tɑfəniː] *noun*: Autophonie *f*

au|to|plast ['ɔːtəʊplæst] *noun*: →*autograft*

au|to|plas|tic [ˌɔːtə'plæstɪk]: **I** *noun* →*autograft* **II** *adj* Autoplastik betreffend, autoplastisch

au|to|plas|ty ['ɔːtəplæstiː] *noun*: Autoplastik *f*

au|to|poi|son|ous [ɔːtəʊ'pɔɪzənəs] *adj*: Autointoxikation betreffend, zu Autointoxikation führend, autotoxisch

au|to|pol|y|mer [ˌɔːtəʊ'pɑləmər] *noun*: Autopolymer *nt*

au|to|pol|ym|er|i|za|tion [ˌɔːtəʊpəˌlɪmərə'zeɪʃn, -ˌpɑləmər-] *noun*: Autopolymerisation *f*

au|to|pro|te|o|ly|sis [ˌɔːtəʊˌprəʊtɪ'ɑlɪsɪs] *noun*: Selbstverdauung *f*, Autolyse *f*, Autodigestion *f*

au|to|pro|throm|bin [ˌɔːtəʊprəʊ'θrɑmbɪn] *noun*: Autoprothrombin *nt*

autoprothrombin C: Faktor X *m*, Stuart-Prower-Faktor *m*, Autothrombin III *nt*

autoprothrombin I: Prokonvertin *nt*, -convertin *nt*, Faktor VII *m*, Autothrombin I *nt*, Serum-Prothrombin-Conversion-Accelerator *m*, stabiler Faktor *m*

autoprothrombin II: Faktor IX *m*, Christmas-Faktor *m*, Autothrombin II *nt*

au|to|pro|to|ly|sis [ˌɔːtəʊprəʊ'tɑləsɪs] *noun*: Autoprotolyse *f*

au|top|sia [ɔː'tɑpsɪə] *noun*: →*autopsy*

au|top|sy ['ɔːtɑpsiː]: **I** *noun* Leichenöffnung *f*, Autopsie *f*, Obduktion *f*, Nekropsie *f* **conduct** *or* **carry out an autopsy** eine Autopsie vornehmen **discover at autopsy** während einer Autopsie feststellen **II** *vt* eine Autopsie vornehmen an

au|to|psy|chic [ˌɔːtəʊ'saɪkɪk] *adj*: autopsychisch

au|to|psy|cho|rhyth|mia [ˌɔːtəʊˌsaɪkə'rɪθmɪə] *noun*: Autopsychorhythmie *f*

au|to|psy|cho|sis [ˌɔːtəʊsaɪ'kəʊsɪs] *noun*: Autopsychose *f*

au|to|ra|di|a|tion [ˌɔːtəʊreɪdɪ'eɪʃn] *noun*: Eigenstrahlung *f*

au|to|ra|di|o|gram [ˌɔːtəʊ'reɪdɪəʊgræm] *noun*: →*autoradiograph*

au|to|ra|di|o|graph [ˌɔːtəʊ'reɪdɪəʊgræf] *noun*: Autoradiogramm *nt*

au|to|ra|di|o|graph|ic [ɔːtəʊˌreɪdɪəʊ'græfɪk] *adj*: Autoradiografie betreffend, mittels Autoradiografie, autoradiographisch, autoradiografisch

au|to|ra|di|og|ra|phy [ɔːtəʊˌreɪdɪ'ɑgrəfiː] *noun*: Autoradiographie *f*, Autoradiografie *f*, Autohistoradiographie *f*, Autohistoradiografie *f*

au|to|re|cep|tor [ˌɔːtəʊrɪ'septər] *noun*: Autorezeptor *m*

au|to|re|du|pli|ca|tion [ˌɔːtəʊrɪˌd(j)uːplɪ'keɪʃn] *noun*: identische Reduplikation *f*, Autoreduplikation *f*

au|to|reg|u|la|tion [ˌɔːtəʊˌregjə'leɪʃn] *noun*: Selbst-, Autoregulation *f*, Selbst-, Autoregulierung *f*, Selbst-, Autoregelung *f*

mechanogenic autoregulation: mechanogene/myogene Autoregulation *f*

metabolic autoregulation: metabolische Autoregulation *f*

myogenic autoregulation: myogene/mechanogene Autoregulation *f*

au|to|reg|u|la|to|ry [ˌɔːtəʊ'regjələtɔːriː, -təʊ-] *adj*: autoregulativ, autoregulatorisch

au|to|re|in|fec|tion [ɔːtəʊˌriːɪn'fekʃn] *noun*: **1.** →*autoinfection* **2.** autogene Reinfektion *f*

au|to|re|in|fu|sion [ɔːtəʊˌriːɪn'fjuːʒn] *noun*: Autoreinfusion *f*, Autotransfusion *f*

au|to|rhyth|mic|i|ty [ˌɔːtəʊrɪð'mɪsətiː] *noun*: Autorhythmie *f*

au|to|scope ['ɔːtəskəʊp] *noun*: Autoskop *nt*

au|to|sco|po|phil|i|a [ɔːtəˌskɑpə'fɪlɪə] *noun*: Autoskopophilie *f*

au|tos|co|py [ɔː'tɑskəpiː] *noun*: Autoskopie *f*

au|to|sen|si|ti|za|tion [ɔːtəʊˌsensɪtɪ'zeɪʃn] *noun*: Autosensibilisierung *f*, Autoimmunisierung *f*

au|to|sen|si|tized [ˌɔːtəʊ'sensɪtaɪzt] *adj*: autosensibili-

A

siert, autoimmun
au|to|sep|ti|cae|mi|a [ɔːtəʊˌseptə'siːmiːə] *noun*: (*brit.*) →*autosepticemia*
au|to|sep|ti|ce|mi|a [ɔːtəʊˌseptə'siːmiːə] *noun*: Autosepsis *f*, Endosepsis *f*
au|to|se|ro|ther|a|py [ɔːtəʊˌsɪərəʊ'θerəpiː] *noun*: Eigenserumbehandlung *f*, Autoserotherapie *f*
au|to|se|rous [ˌɔːtəʊ'sɪərəs] *adj*: autoserös
au|to|se|rum [ɔːtəʊ'sɪərəm] *noun*: Eigenserum *nt*, Autoserum *nt*
au|to|sex|u|al|ism [ˌɔːtəʊ'sekʃəwælɪzəm] *noun*: **1.** →*autoeroticism* **2.** Narzissmus *m*
au|to|site ['ɔːtəʊsaɪt] *noun*: Autosit *m*
au|tos|mia [ɔː'tɑsmɪə] *noun*: Autosmie *f*
au|to|so|mal [ɔːtəʊ'səʊml] *adj*: Autosom(en) betreffend, auf den Autosomen (liegend), durch autosomale Gene bedingt, autosomal
au|to|so|ma|tog|no|sis [ˌɔːtəʊˌsəʊmətɑg'nəʊsɪs] *noun*: Phantomempfinden *nt*
au|to|some ['ɔːtəʊsəʊm] *noun*: Autosom *nt*, Euchromosom *nt*
au|to|sple|nec|to|my [ˌɔːtəʊsplɪ'nektəmiː] *noun*: Autosplenektomie *f*
au|to|sug|ges|tion [ˌɔːtəsə(g)'dʒestʃn] *noun*: Selbstbeeinflussung *f*, Autosuggestion *f*
au|to|sug|ges|tive [ˌɔːtəsə(g)'dʒestɪv] *adj*: Autosuggestion betreffend, mittels Autosuggestion, autosuggestiv
au|to|syn|the|sis [ˌɔːtə'sɪnθəsɪs] *noun*: Autosynthese *f*
au|to|ther|a|py [ɔːtəʊ'θerəpiː] *noun*: **1.** Selbstheilung *f*, Autotherapie *f* **2.** Spontanheilung *f*
au|to|throm|bo|ag|glu|ti|nin [ɔːtəʊˌθrɑmbəʊə'gluːtnɪn] *noun*: Autothromboagglutinin *nt*, Plättchenautoagglutinin *nt*
au|tot|o|my [ɔː'tɑtəmiː] *noun*: Selbstverstümmelung *f*, Autotomie *f*
au|to|top|ag|no|sia [ˌɔːtəˌtɑpæg'nəʊʒ(ɪ)ə] *noun*: Autotopagnosie *f*
au|to|tox|ae|mi|a [ˌɔːtəʊtɑks'iːmiːə] *noun*: (*brit.*) →*autotoxemia*
au|to|tox|e|mi|a [ˌɔːtəʊtɑks'iːmiːə] *noun*: →*autotoxicosis*
au|to|tox|ic [ɔːtəʊ'tɑksɪk] *adj*: Autointoxikation betreffend, zu Autointoxikation führend, autotoxisch
au|to|tox|i|co|sis [ɔːtəʊˌtɑksɪ'kəʊsɪs] *noun*: Autotoxikose *f*, Autointoxikation *f*
au|to|tox|in [ɔːtəʊ'tɑksɪn] *noun*: Autotoxin *nt*
au|to|tox|is [ˌɔːtə'tɑksɪs] *noun*: →*autotoxicosis*
au|to|trans|fu|sion [ˌɔːtəʊtræns'fjuːʒn] *noun*: Eigenbluttransfusion *f*, Autotransfusion *f*
au|to|trans|plant [ɔːtəʊ'trænsplænt] *noun*: Autotransplantat *nt*, autogenes Transplantat *nt*, autologes Transplantat *nt*
au|to|trans|plan|ta|tion [ɔːtəʊˌtrænsplæn'teɪʃn] *noun*: Autotransplantation *f*, autogene Transplantation *f*, autologe Transplantation *f*
au|to|trep|a|na|tion [ˌɔːtəʊˌtrepə'neɪʃn] *noun*: Autotrepanation *f*
au|to|troph ['ɔːtətrɑf, -trəʊf] *noun*: autotrophe Zelle *f*, Autotroph *m*
au|to|troph|ic [ˌɔːtə'trɑfɪk, -trəʊ-] *adj*: Autotrophie betreffend, autotroph
au|tot|ro|phy [ɔː'tɑtrəfiː] *noun*: Autotrophie *f*
au|to|vac|ci|na|tion [ɔːtəʊˌvæksə'neɪʃn] *noun*: Autovakzinebehandlung *f*
au|to|vac|cine [ɔːtəʊ'væksiːn] *noun*: Eigenimpfstoff *m*, Autovakzine *f*
au|to|vac|ci|no|ther|a|py [ˌɔːtəʊvæksɪnəʊ'θerəpiː] *noun*: →*autovaccination*
au|tox|ae|mia [ˌɔːtɑks'iːmiːə] *noun*: (*brit.*) →*autoxemia*
au|tox|e|mia [ˌɔːtɑks'iːmiːə] *noun*: →*autotoxicosis*
au|tox|i|da|tion [ɔːˌtɑksɪ'deɪʃn] *noun*: Autoxydation *f*, Autoxidation *f*
au|tox|i|diz|a|ble [ɔːˌtɑksɪ'daɪzəbl] *adj*: autoxidierbar
au|to|zy|gous [ˌɔːtə'zaɪgəs] *adj*: autozygot
au|tumn ['ɔːtəm]: **I** *noun* Herbst *m* **II** *adj* →*autumnal*
au|tum|nal [ɔː'tʌmnl] *adj*: im Herbst vorkommend *oder* auftretend, herbstlich, autumnal
aux|an|o|gram [ɔːg'zænəgræm] *noun*: Auxanogramm *nt*
aux|an|o|graph|ic [ɔːgˌzænə'græfɪk] *adj*: Auxanografie betreffend, mittels Auxanografie, auxanographisch, auxanografisch
aux|a|nog|ra|phy [ˌɔːgzə'nɑgrəfiː] *noun*: Auxanographie *f*, Auxanografie *f*
aux|a|nom|e|ter [ˌɔːgzə'nɑmɪtər] *noun*: Auxanometer *nt*
aux|il|ia|ry [ɔːg'zɪljərɪ, -ləriː]: **I** *noun, plural* **-ries** Helfer(in *f*) *m*, Hilfskraft *f*, Assistent(in *f*) *m* **II** *adj* (mit-) helfend, mitwirkend, auxiliär, Hilfs-; zusätzlich, Ersatz-, Hilfs-, Reserve-, Auxiliar-
dental auxiliary: zahnärztliche Hilfskraft *f*, zahnärztliche Aushilfskraft *f*
nursing auxiliary: (*brit.*) Schwesternhelfer(in *f*) *m*
aux|in ['ɔːksɪn] *noun*: Auxin *nt*
aux|i|om|e|ter [ˌɔːgzɪ'ɑmɪtər] *noun*: **1.** Auxometer *nt*, Auxiometer *nt* **2.** Dynamometer *nt*
aux|o|car|dia [ˌɔːksə'kɑːrdɪə] *noun*: **1.** Herzvergrößerung *f* **2.** (Herz-)Diastole *f*
aux|o|chrome ['ɔːksəkrəʊm] *noun*: Auxochrom *nt*
aux|o|chro|mous [ˌɔːksə'krəʊməs] *adj*: auxochrom
aux|o|cyte ['ɔːksəsaɪt] *noun*: Auxozyt *m*
aux|o|hor|mone [ˌɔːksə'hɔːrməʊn] *noun*: Vitamin *nt*
aux|om|e|ter [ɔːk'sɑmɪtər] *noun*: Auxometer *nt*, Auxiometer *nt*
aux|o|met|ric [ˌɔːksə'metrɪk] *adj*: auxometrisch
aux|om|e|try [ɔːk'sɑmətriː] *noun*: Messung *f* der Wachstumsgeschwindigkeit, Auxometrie *f*
aux|o|spore ['ɔːksəspɔːr, -spəʊr] *noun*: Auxospore *f*
aux|o|ton|ic [ˌɔːksə'tɑnɪk] *adj*: auxoton, auxotonisch
aux|o|troph ['ɔːksətrɑf, -trəʊf] *noun*: Auxotroph *m*
aux|o|troph|ic [ɔːgzə'trɑfɪk] *adj*: auxotroph
aux|o|type ['ɔːksətaɪp] *noun*: Auxotyp *m*
AV *Abk.*: **1.** adriamycin, vincristin **2.** aortic valve **3.** atrioventricular **4.** audiovisual
av *Abk.*: **1.** arteriovenous **2.** atrioventricular
AVA *Abk.*: **1.** arrhythmogenic ventricular activity **2.** arteriovenous anastomosis **3.** arteriovenous angioma
avA *Abk.*: **1.** arteriovenous anastomosis **2.** arteriovenous angioma
a|vail|a|bil|i|ty [əˌveɪlə'bɪlətiː] *noun*: **1.** Vorhandensein *nt*, Verfügbarkeit *f* **2.** Erhältlichkeit *f*, Lieferbarkeit *f*
in-vitro availability: In-vitro-Verfügbarkeit *f*
a|vail|a|ble [ə'veɪləbl] *adj*: vorhanden, verfügbar, zur Verfügung stehend; erreichbar sein; erhältlich, lieferbar
a|val|vu|lar [eɪ'vælvjələr] *adj*: ohne Klappe(n), klappenlos, avalvulär
av|an|tin ['ævæntɪn] *noun*: Isopropanol *nt*, Isopropylalkohol *m*
a|vas|cu|lar [eɪ'væskjələr] *adj*: ohne Blutgefäße, gefäßlos, avaskulär
a|vas|cu|lar|i|ty [eɪˌvæskjə'lærətiː] *noun*: Avaskularität *f*
a|vas|cu|lar|i|za|tion [eɪˌvæskjələrɪ'zeɪʃn, -raɪ-] *noun*: Unterbindung *f* der Blutzufuhr
av-bundle *noun*: Atrioventrikularbündel *nt*, His-Bündel *nt*, Fasciculus atrioventricularis
AVC *Abk.*: **1.** aberrant ventricular conduction **2.** atrioventricular canal **3.** atrioventricular conduction

AVCMF *Abk.*: adriamycin, vincristin, cyclophosphamide, methotrexate, 5-fluorouracil
AVCS *Abk.*: atrioventricular conduction system
AVD *Abk.*: **1.** aortic valvular defect **2.** apparent volume of distribution **3.** atrioventricular dissociation
avD *Abk.*: arteriovenous difference
AVDC *Abk.*: atrioventricular dissociation with capture
AVE *Abk.*: atrioventricular extrasystole
a|ve|nin [ə'viːnɪn, 'ævə-] *noun*: Legumin *nt*
a|ve|no|lith [ə'viːnəlɪθ] *noun*: Avenolith *m*
av|e|nue ['avən(j)uː] *noun*: (*fig., chirurg.*) Zugang *m*, Weg *m* (*of, to* zu)
av|er|age ['æv(ə)rɪdʒ]: I *noun* Durchschnitt *m*, Mittelwert *m* **above (the) average** über dem Durchschnitt, überdurchschnittlich **below (the) average** unter dem Durchschnitt, unterdurchschnittlich **on (an/the) average** im Durchschnitt, durchschnittlich II *adj* durchschnittlich, Durchschnitts- III *vt* durchschnittlich betragen *oder* ausmachen *oder* haben *oder* erreichen
AVERP *Abk.*: atrioventricular effective refractory period
a|ver|sion [ə'vɜrʒn] *noun*: Aversion *f*
pathological aversion to work: (pathologische) Arbeitsscheu *f*
a|ver|sive [ə'vɜrsɪv] *adj*: Abneigung *oder* Abscheu erweckend *oder* betreffend, Aversions-
a|vert [ə'vɜrt] *vt*: (*fig.*) verhüten, verhindern, abwenden
AVFRP *Abk.*: atrioventricular functional refractory period
AVG *Abk.*: aortovenography
AVHD *Abk.*: acquired valvular heart disease
AVI *Abk.*: atrioventricular interval
A|vi|ad|e|no|vi|rus [ˌeɪvɪˌædɪnəʊ'vaɪrəs] *noun*: Aviadenovirus *nt*
a|vi|an ['eɪvɪən] *adj*: Vögel betreffend, Vogel-
av|id ['ævɪd] *adj*: (be-)gierig (*for, of* nach)
av|i|din ['ævɪdɪn, ə'vɪdɪn] *noun*: Avidin *nt*
a|vid|i|ty [ə'vɪdətiː] *noun*: **1.** Anziehungskraft *f*, Bindungskraft *f* **2.** Säurestärke *f*, Basenstärke *f* **3.** Avidität *f*
a|vi|fau|na [ˌeɪvə'fɔːnə, ˌævə-] *noun*: Vogelwelt *f*, Vogel-, Avifauna *f*
a|vir|u|lence [eɪ'vɪrjələns] *noun*: Avirulenz *f*
a|vir|u|lent [eɪ'vɪrjələnt] *adj*: nicht-virulent, nicht-ansteckungsfähig, avirulent
a|vi|ta|min|o|sis [eɪˌvaɪtəmɪ'nəʊsɪs] *noun*: Vitaminmangelkrankheit *f*, Avitaminose *f*
a|vive|ment [avɪv'mənt] *noun*: Wundrandausschneidung *f*
AVJA *Abk.*: atrioventricular junctional arrhythmia
AVJT *Abk.*: atrioventricular junctional tachycardia
AVK *Abk.*: anti-vitamin K
AVM *Abk.*: arteriovenous malformation
AVN *Abk.*: atrioventricular node
AV-node *noun*: Aschoff-Tawara-Knoten *m*, Atrioventrikularknoten *m*, Tawara-Knoten *m*, AV-Knoten *m*, Nodus atrioventricularis
AVNRT *Abk.*: atrioventricular nodal reentrant tachycardia
AVNT *Abk.*: atrioventricular nodal tachycardia
AVO *Abk.*: aortic valve opening
av-O_2 *Abk.*: arteriovenous oxygen difference
a|void [ə'vɔɪd] *vt*: (ver-)meiden; (*Person, Sache*) ausweichen, aus dem Wege gehen; (*Problem*) umgehen; (*Gefahr*) entgehen, -rinnen
a|void|ance [ə'vɔɪdns] *noun*: Vermeidung *f*, Umgehung *f*, Meidung *f* (*of* von)
a|void|ant [ə'vɔɪdnt] *adj*: vermeidend, ausweichend
AVP *Abk.*: **1.** antiviral protein **2.** aortic valve prolapse **3.** aortoventriculoplasty **4.** arginine-vasopressin **5.** arterial volume pulse
AVR *Abk.*: **1.** accelerated ventricular rhythm **2.** aortic valve replacement
AVRP *Abk.*: atrioventricular refractory period
AVRT *Abk.*: atrioventricular reentrant tachycardia
AVS *Abk.*: aortic valve stenosis
AvSV *Abk.*: avian sarcoma virus
AVT *Abk.*: arginine-vasotonin
a|vul|sion [ə'vʌlʃn] *noun*: Abriss *m*, Abreißen *nt*, Ausreißen *nt*, Avulsio *f*
avulsion of the eyeball: Avulsio bulbi
nerve avulsion: Nervenabriss *m*
tooth avulsion: Zahnabrissfraktur *f*
AW *Abk.*: atomic weight
a|wake [ə'weɪk]: (*v* **awoke; awoken; awaked**) I *adj* wach **be/stay awake** wach sein/bleiben **wide awake** hellwach II *vt* (auf-)wecken III *vi* auf-, erwachen
a|wak|en [ə'weɪkn]: I *vt* (auf-)wecken II *vi* auf-, erwachen
a|wak|en|ing [ə'weɪknɪŋ]: I *noun* (Er-, Auf-)Wecken *nt*; Auf-, Erwachen *nt* **frequent/early awakenings from sleep** häufiges/frühes Aufwachen II *adj* erwachend, Weck-
a|ware [ə'weər] *adj*: bewusst, gewahr, unterrichtet (*of* von) **be/become aware of sth.** sich einer Sache bewusst sein/werden **make aware of the risks** auf die Risiken hinweisen
a|ware|ness [ə'weərnəs] *noun*: Kenntnis *f*, Bewusstsein *nt*
ecological awareness: Umweltbewusstsein *nt*, Ökobewusstsein *nt*
AWI *Abk.*: anterior wall infarction
AWMI *Abk.*: anterior wall myocardial infarction
AWO *Abk.*: airway obstruction
awu *Abk.*: atomic weight unit
ax *Abk.*: axis
AXD *Abk.*: Australian X disease
ax|i|al ['æksɪəl] *adj*: Achse betreffend, achsenförmig, axial, Achsen-
ax|if|u|gal [æk'sɪfjəgl] *adj*: axifugal
ax|i|lem|ma [ˌæksɪ'lemə] *noun*: →*axolemma*
ax|il|la [æg'zɪlə, æk's-] *noun, plural* **-las, -lae** [-liː]: Achselhöhle *f*, Achselhöhlengrube *f*, Axilla *f*, Fossa axillaris **above the axilla** oberhalb der Achselhöhle/Axilla (liegend) **below the axilla** unterhalb der Achselhöhle/Axilla (liegend)
ax|il|lar|y ['æksəˌleriː, æk'sɪləriː] *adj*: Achsel(höhle) betreffend, axillar
ax|i|o|buc|cal [æksɪə'bʌkl] *adj*: axiobukkal
ax|i|o|buc|co|cer|vi|cal [æksɪəˌbʌkəʊ'sɜrvɪkl] *adj*: axiobukkozervikal
ax|i|o|buc|co|gin|gi|val [æksɪəˌbʌkəʊ'dʒɪndʒəvəl] *adj*: axiobukkogingival
ax|i|o|buc|co|lin|gual [æksɪəˌbʌkəʊ'lɪŋgwəl] *adj*: axiobukkolingual
ax|i|o|c|clu|sal [æksɪə'kluːzəl] *adj*: axio-okklusal
ax|i|o|cer|vi|cal [æksɪə'sɜrvɪkl] *adj*: axiozervikal, axiogingival
ax|i|o|dis|tal [æksɪə'dɪstəl] *adj*: axiodistal
ax|i|o|dis|to|c|clu|sal [æksɪəˌdɪstəʊ'kluːzəl] *adj*: axiodisto-okklusal, distoaxiookklusal
ax|i|o|dis|to|cer|vi|cal [æksɪəˌdɪstəʊ'sɜrvɪkl] *adj*: distoaxiogingival, axiodistozervikal, axiodistogingival
ax|i|o|dis|to|gin|gi|val [æksɪəˌdɪstəʊ'dʒɪndʒəvəl] *adj*: distoaxiogingival, axiodistozervikal, axiodistogingival
ax|i|o|dis|to|in|ci|sal [æksɪəˌdɪstəʊɪn'saɪzəl] *adj*: distoaxioinzisal, axiodistoinzisal
axiodisto-occlusal *adj*: axiodisto-okklusal, distoaxiookklusal
ax|i|o|gin|gi|val [æksɪə'dʒɪndʒəvəl] *adj*: axiogingival

A

ax|i|o|in|ci|sal [æksɪəɪn'saɪzəl] *adj*: axioinzisal
ax|i|o|la|bi|al [æksɪə'leɪbɪəl] *adj*: axiolabial
ax|i|o|la|bi|o|cer|vi|cal [æksɪə,leɪbɪəʊ'sɜrvɪkl] *adj*: axiolabiogingival, labioaxiogingival
ax|i|o|la|bi|o|gin|gi|val [æksɪə,leɪbɪəʊ'dʒɪndʒəvəl] *adj*: axiolabiogingival, labioaxiogingival
ax|i|o|la|bi|o|lin|gual [æksɪə,leɪbɪəʊ'lɪŋgwəl] *adj*: axiolabiolingual
ax|i|o|lin|gual [æksɪə'lɪŋgwəl] *adj*: axiolingual
ax|i|o|lin|gu|oc|clu|sal [æksɪə,lɪŋgwəʊ'klu:zəl] *adj*: axiolinguo-okklusal
ax|i|o|lin|guo|cer|vi|cal [æksɪə,lɪŋgwəʊ'sɜrvɪkl] *adj*: axiolinguozervikal, axiolinguogingival, linguoaxiogingival
ax|i|o|lin|guo|gin|gi|val [æksɪə,lɪŋgwəʊ'dʒɪndʒəvəl] *adj*: axiolinguogingival, axiolinguozervikal, linguoaxiogingival
axiolinguo-occlusal *adj*: axiolinguo-okklusal
ax|i|om ['æksɪəm] *noun*: Axiom *nt*
ax|i|o|me|si|al [æksɪə'mi:zɪəl] *adj*: axiomesial, mesioaxial
ax|i|o|me|si|oc|clu|sal [æksɪə,mi:zɪəʊ'klu:zəl] *adj*: axiomesio-okklusal
ax|i|o|me|si|o|cer|vi|cal [æksɪə,mi:zɪəʊ'sɜrvɪkl] *adj*: axiomesiozervikal, axiomesiogingival, mesaxiogingival
ax|i|o|me|si|o|dis|tal [æksɪə,mi:zɪəʊ'dɪstəl] *adj*: axiomesiodistal
ax|i|o|me|si|o|gin|gi|val [æksɪə,mi:zɪəʊ'dʒɪndʒəvəl] *adj*: axiomesiozervikal, axiomesiogingival, mesaxiogingival
ax|i|o|me|si|o|in|ci|sal [æksɪə,mi:zɪəʊɪn'saɪzəl] *adj*: axiomesioinzisal, mesioaxioinzisal
axiomesio-occlusal *adj*: axiomesio-okklusal
axio-occlusal *adj*: axio-okklusal
ax|i|o|plasm ['æksɪəplæzəm] *noun*: →*axoplasm*
ax|i|o|po|di|um [,æksɪə'pəʊdɪəm] *noun*: →*axopodium*
ax|i|o|pul|pal [æksɪə'pʌlpəl] *adj*: axiopulpal
ax|i|o|ver|sion [æksɪə'vɜrʒn] *noun*: Axioversion *f*
ax|ip|e|tal [æk'sɪpətəl] *adj*: axipetal
ax|is ['æksɪs] *noun, plural* **ax|es** ['æksi:z]: **1.** (Körper-, Gelenk-, Organ-)Achse *f*, Axis *m* **2.** zweiter Halswirbel *m*, Axis *m* **below an axis** unterhalb einer Achse (liegend) **toward(s) an axis** zu einer Achse hin
brain axis: Hirnstamm *m*, Truncus encephali
celiac axis: Truncus coeliacus
cell axis: Zellachse *f*
cephalocaudal axis: Körperlängsachse *f*
cerebrospinal axis: →*encephalospinal axis*
coeliac axis: (*brit.*) →*celiac axis*
condylar axis: Kondylenachse *f*
condyle axis: →*condylar axis*
axis of contraction: Kontraktionsrichtung *f*, -achse
costocervical axis: Truncus costocervicalis
costocervical arterial axis: Truncus costocervicalis
dens axis: Zahn *m* des II. Halswirbels, Dens axis
electrical axis: elektrische Achse *f*
encephalomyelonic axis: →*encephalospinal axis*
encephalospinal axis: Zentralnervensystem *nt*, Gehirn und Rückenmark *nt*, Systema nervosum centrale, Pars centralis systematis nervosi
external axis of bulb: Axis externus bulbi oculi, äußere/anatomische Augenachse *f*
external axis of eye: äußere/anatomische Augenachse *f*, Axis externus bulbi
Forel's axis: Forel-(Hirn-)Achse *f*
axis of heart: Herzachse *f*
hinge axis: Scharnierachse *f*
horizontal axis: Horizontalachse, horizontale Achse
internal axis of bulb: innere Augenachse *f*, Axis internus bulbi oculi
internal axis of eye: innere Augenachse *f*, Axis internus bulbi oculi
axis of lens: Linsenachse *f*, Axis lentis
long axis: Längsachse *f*
long axis of body: Körperlängsachse
longitudinal axis: Längsachse *f*
mandibular axis: Unterkieferachse *f*, Mandibularachse *f*
Meynert's axis: Meynert-(Hirn-)Achse *f*
neural axis: →*encephalospinal axis*
neutral axis: Nulllinie *f*, neutrale Achse *f*
optic axis: **1.** optische Augenachse *f*, Sehachse *f*, Axis opticus (bulbi oculi) **2.** (*physik.*) optische Achse *f*
optic axis of eye: optische Augenachse *f*, Sehachse *f*, Axis opticus (bulbi oculi)
pelvic axis: Beckenachse *f*, Axis pelvis
axis of pelvis: Beckenführungslinie *f*, Beckenachse, Axis pelvis
principal axis: **1.** (*mathemat.*) Hauptachse *f* **2.** (*physik.*) optische Achse *f*
radical axis: Potenzlinie *f*
rotational axis: Rotationsachse *f*, Drehachse *f*
sagittal axis: Sagittalachse *f*
sagittal axis of eye: optische Augenachse *f*, Sehachse *f*, Axis opticus
thoracic axis: Arteria thoracoacromialis
thyroid axis: Truncus thyrocervicalis
transverse axis: Querachse *f*
vertical axis: Vertikalachse *f*, vertikale Achse *f*
visual axis: **1.** Gesichtslinie *f*, Axis visualis **2.** (optische) Augen-/Sehachse *f*, Axis opticus
zero axis: Nullachse *f*
ax|o|ax|on|ic [,æksəæk'sɑnɪk] *adj*: zwei Axone verbindend, von Axon zu Axon, axo-axonal, axo-axonisch
ax|o|den|drit|ic [,æksəden'drɪtɪk] *adj*: Axon und Dendrit verbindend, axodendritisch
ax|o|den|dro|so|mat|ic [,æksə,dendrəʊsəʊ'mætɪk, -sə-'mæ-] *adj*: axodendrosomatisch
ax|of|u|gal [æk'sɑfəgəl] *adj*: →*axifugal*
ax|o|lem|ma ['æksəlemə] *noun*: Axolemm *nt*
ax|ol|y|sis [æk'sɑləsɪs] *noun*: Axolyse *f*
ax|om|e|ter [æk'sɑmɪtər] *noun*: →*axonometer*
ax|on ['æksɑn] *noun*: Achsenzylinder *m*, Axon *nt*, Neuraxon *nt*
dendritic axon: dendritisches Axon *nt*, Dendrit *m*
giant axon: Riesenaxon *nt*
naked axon: markloses Axon *nt*
primitive axon: primitives Axon *nt*
unmyelinated axon: markloses Axon *nt*
ax|on|al ['æksənl, -,sɑnl] *adj*: Axon betreffend, axonal
ax|on|a|prax|ia [,æksɑneɪ'præksɪə] *noun*: Neurapraxie *f*, Neuropraxie *f*
ax|one ['æksəʊn] *noun*: →*axon*
ax|o|neme ['æksəni:m] *noun*: Achsenfaden *m*, Axonem *nt*
ax|on|ic [æk'sɑnɪk] *adj*: →*axonal*
ax|o|nom|e|ter [,æksə'nɑmɪtər] *noun*: Axonometer *nt*
ax|o|nom|e|try [,æksə'nɑmətri:] *noun*: Parallelperspektive *f*, Axonometrie *f*
ax|on|ot|me|sis [,æksɑnɑt'mi:sɪs] *noun*: Axonotmesis *f*
ax|op|e|tal [æk'sɑpətəl] *adj*: →*axipetal*
ax|o|phage ['æksəfeɪdʒ] *noun*: Axophage *m*
ax|o|plasm ['æksəplæzəm] *noun*: Axoplasma *nt*
ax|o|plas|mic [,æksə'plæzmɪk] *adj*: axoplasmatisch
ax|o|po|di|um [,æksə'pəʊdɪəm] *noun, plural* **-dia** [-dɪə]: Achsenfüßchen *nt*, Axopodium *nt*
ax|o|so|mat|ic [,æksəsəʊ'mætɪk] *adj*: axosomatisch
a|zan [ɑ'zɑ:n] *noun*: Azan *nt*

a|za|pro|pa|zone [ɑzə'prəʊpəzəʊn] *noun*: Azapropazon *nt*, Apazone *nt*
a|za|ri|bine [eɪzə'raɪbiːn] *noun*: Azaribin *nt*
a|za|ser|ine [eɪzə'sɪəriːn] *noun*: Azaserin *nt*
az|at|a|dine [ə'zætədiːn] *noun*: Azatadin *nt*
a|za|thi|o|prine [æzə'θaɪəpriːn] *noun*: Azathioprin *nt*
a|ze|o|trop|ic [ˌeɪzɪə'trɑpɪk] *adj*: Azeotropie betreffend, azeotrop
a|ze|ot|ro|py [eɪzɪ'ɑtrəpiː] *noun*: Azeotropie *f*
AZG *Abk.*: 8-azaguanine
az|id ['æzɪd] *noun*: →*azide*
az|ide ['æzaɪd, -ɪd, 'eɪ-] *noun*: Azid *nt*
a|zi|do|cil|lin [ˌæzɪdəʊ'sɪlɪn] *noun*: Azidocillin *nt*
az|i|do|thy|mi|dine [ˌæzɪdəʊ'θaɪmədiːn] *noun*: Azidothymidin *nt*
a|zi|thro|my|cin [ˌæzɪθrə'maɪsiːn] *noun*: Azithromycin *nt*
az|lo|cil|lin [ˌæzləʊ'sɪlɪn] *noun*: Azlocillin *nt*
azo- *präf.*: Azo-
az|o|ben|zene [ˌæzəʊ'benziːn, ˌeɪz-] *noun*: Azobenzol *nt*
az|o|car|mine [ˌæzəʊ'kɑːrmɪn, -maɪn] *noun*: Azokarmin *nt*
azo|osper|ma|tism [eɪˌzəʊə'spɜrmətɪzəm] *noun*: →*azoospermia*
azo|o|sper|mi|a [eɪˌzəʊə'spɜrmɪə] *noun*: Azoospermie *f*
occlusive azoospermia: Verschlussazoospermie *f*
azo|o|sper|mic [eɪˌzəʊə'spɜrmɪk] *adj*: azoosperm
a|zo|pig|ment [ˌæzəʊ'pɪgmənt] *noun*: Azopigment *nt*
az|o|tae|mi|a [æzət'iːmiːə] *noun*: (*brit.*) →*azotemia*
az|o|taem|ic [æzə'tiːmɪk] *adj*: (*brit.*) →*azotemic*
az|ote ['æzəʊt, eɪ'zəʊt] *noun*: Stickstoff *m*, Nitrogen *nt*; Nitrogenium *nt*
az|o|te|mi|a [æzət'iːmiːə] *noun*: Azotämie *f*, Azothämie *f*
extrarenal azotemia: extrarenale Azotämie *f*, metabolische Azotämie *f*
hypochloraemic azotemia: (*brit.*) →*hypochloremic azotemia*
hypochloremic azotemia: hypochlorämische/chloroprive Azotämie *f*
postrenal azotemia: postrenale Azotämie *f*
prerenal azotemia: prärenale Azotämie *f*
renal azotemia: renale Azotämie *f*, Retentionsazotämie *f*
az|o|tem|ic [æzə'tiːmɪk] *adj*: Azotämie betreffend, azotämisch
az|o|ther|mia [æzə'θɜrmɪə] *noun*: Azothermie *f*
az|o|tom|e|ter [ˌæzə'tɑmɪtər] *noun*: Azotometer *nt*
az|o|tor|rhe|a [ˌæzətəʊ'rɪə] *noun*: Azotorrhoe *f*
az|o|tor|rhoe|a [ˌæzətəʊ'rɪə] *noun*: (*brit.*) →*azotorrhea*
az|o|tu|ri|a [ˌæzə't(j)ʊəriːə] *noun*: Azoturie *f*
az|o|tur|ic [ˌæzə't(j)ʊərɪk] *adj*: Azoturie betreffend, azoturisch
az|ox|y|ben|zene [æˌzɑgsɪ'benziːn, -ben'ziːn] *noun*: Azoxybenzol *nt*
AZR *Abk.*: Aschheim-Zondek reaction
AZT *Abk.*: **1.** Aschheim-Zondek test **2.** azidothymidine
az|tre|o|nam *noun*: Aztreonam *nt*
az|u|lene ['æʒəliːn, 'æzjə-] *noun*: Azulen *nt*
az|ure ['æʒər] *noun*: Azur *m*, Azurfarbstoff *m*
az|u|ro|phil ['æʒərəfɪl, ə'zʊərə-] *noun*: azurophile Zelle *f*
az|u|ro|phile ['æʒərəfaɪl, -fɪl]: **I** *noun* azurophile Zelle *f* **II** *adj* durch Azurfarbstoffe färbbar, azurophil
az|u|ro|phil|i|a [ˌæʒərə'fɪlɪə] *noun*: Azurophilie *f*
az|u|ro|phil|ic [ˌæʒərə'fɪlɪk] *adj*: durch Azurfarbstoffe färbbar, azurophil
az|y|go|gram ['æzɪgəgræm] *noun*: Azygogramm *nt*
az|y|gog|ra|phy [æzɪ'gɑgrəfiː] *noun*: Azygographie *f*, Azygografie *f*
az|y|gos ['æzɪgəs, ə'zaɪ-]: **I** *noun* Azygos *f*, Vena azygos **II** *adj* ungepaart, unpaar
a|zy|go|sperm [eɪ'zaɪgəspɜrm] *noun*: →*azygospore*
a|zy|go|spore [eɪ'zaɪgəspɔːr, -spəʊr] *noun*: Azygospore *f*
az|y|gous ['æzɪgəs, ə'zaɪ-]: **I** *noun* Azygos *f*, Vena azygos **II** *adj* ungepaart, unpaar
a|zym|i|a [ə'ziːmiːə, -'zaɪm-] *noun*: Azymie *f*

B

B

B *Abk.*: **1.** base **2.** bel **3.** boron
b *Abk.*: **1.** bar **2.** barn **3.** bel
β+ *Abk.*: positron
B. *Abk.*: Bacillus
BA *Abk.*: **1.** bacterial agglutination **2.** basal activity **3.** basilar artery **4.** benzylamine **5.** biological age **6.** blood agar **7.** blood alcohol **8.** brachial artery **9.** bronchial asthma
Ba *Abk.*: barium
ba *Abk.*: basion
BAA *Abk.*: benzoyl arginine amide
Ba|be|sia [bə'biːʒ(ɪ)ə, -zɪə] *noun*: Babesia *f*
Babesia bovis: Babesia bovis
Babesia divergens: Babesia divergens
Babesia microti: Babesia microti
bab|e|si|a|sis [ˌbæbɪ'saɪəsɪs, ˌbeɪ-] *noun*: →*babesiosis*
Ba|be|si|el|la [bəˌbiːzɪ'elə] *noun*: →*Babesia*
ba|be|si|o|sis [bəˌbiːzɪ'əʊsɪs] *noun*: **1.** chronische Babesiose *f* **2.** Babesiose *f*, Babesiasis *f*, Piroplasmose *f*
bovine babesiosis: Texas-Fieber *nt*
ba|by ['beɪbiː]: I *noun, plural* **-bies** Säugling *m*, Baby *nt*, kleines Kind *nt* II *adj* Baby-, Säuglings- **from a baby** von frühester Kindheit an **have a baby** ein Kind bekommen
blue baby: zyanotischer Säugling *m*, blue baby *nt*
bottle-fed baby: Flaschenkind *nt*
collodion baby: Kollodiumbaby *nt*
forceps baby: Zangengeburt *f*
large-for date baby: Riesenkind *nt*
small-for-date baby: Mangelgeborenes *nt*
test-tube baby: Retortenbaby *nt*
ba|by|hood ['beɪbɪhʊd] *noun*: frühe Kindheit *f*, Säuglingsalter *nt*
ba|by|scales ['beɪbɪskeɪls] *plural*: Baby-, Säuglingswaage *f*
BAC *Abk.*: **1.** bacitracin **2.** bacterial antigen complex **3.** blood alcohol concentration
Bac. *Abk.*: bacillus
bac|am|pi|cil|lin [bəˌkæmpɪ'sɪlɪn] *noun*: Bacampicillin *nt*
bac|cate ['bækeɪt] *adj*: beerenförmig
bac|ci|form ['bæksɪfɔːrm] *adj*: beerenförmig
Ba|cil|la|ce|ae [ˌbæsə'leɪsiːː] *plural*: Bacillaceae *pl*
ba|cil|lae|mi|a ['bæsɪləmiːə] *noun*: (*brit.*) →*bacillemia*
ba|cil|lar [bæ'sɪlər, 'bæsɪlər] *adj*: Bazillen betreffend; bazillenförmig, stäbchenförmig, bazilliform, bazillär
ba|cil|la|ry ['bæsɪˌləriː] *adj*: Bazillen betreffend; bazillenförmig, stäbchenförmig, bazilliform, bazillär
ba|cil|le|mi|a ['bæsɪləmiːə] *noun*: Bazillensepsis *f*, Bazillämie *f*
ba|cil|lif|er|ous [ˌbæs'lɪfərəs] *adj*: bazillen(über-)tragend
ba|cil|li|form [bə'sɪləfɔːrm] *adj*: bazillenförmig, stäbchenförmig; bazillär, bazilliform
ba|cil|lu|ri|a [ˌbæsə'l(j)ʊərɪːə] *noun*: Bazillurie *f*
Ba|cil|lus [bə'sɪləs] *noun*: Bacillus *m*
Bacillus aerogenes capsulatus: Welch-Fränkel-Bazillus *m*, Welch-Fränkel-Gasbrand-Bazillus *m*, Clostridium perfringens
Bacillus anthracis: Milzbrandbazillus *m*, Milzbrandererreger *m*, Bacillus anthracis
Bacillus botulinus: Botulinusbazillus *m*, Clostridium botulinum
Bacillus Calmette-Guérin: Bacillus Calmette-Guérin
Bacillus cereus: Bacillus cereus
Bacillus colistinus: Bacillus colistinus
Bacillus enteritidis: Gärtner-Bazillus *m*, Salmonella enteritidis
Bacillus fusiformis: Fusobacterium nucleatum, Fusobacterium fusiforme, Fusobacterium Plaut-Vincenti, Leptotrichia buccalis
Bacillus leprae: Hansen-Bazillus *m*, Leprabazillus *m*, Leprabakterium *nt*, Mycobacterium leprae
Bacillus pneumoniae: Friedländer-Bakterium *nt*, Friedländer-Bazillus *m*, Klebsiella pneumoniae, Bacterium pneumoniae Friedländer
Bacillus polymyxa: Bacillus polymyxa
Bacillus subtilis: Heubazillus *m*, Bacillus subtilis
Bacillus tetani: Tetanusbazillus *m*, Wundstarrkrampfbazillus *m*, Tetanuserreger *m*, Wundstarrkrampferreger *m*, Plectridium tetani, Clostridium tetani
Bacillus typhi: Typhusbazillus *m*, Typhusbacillus *m*, Typhusbakterium *nt*, Salmonella typhi
ba|cil|lus [bə'sɪləs] *noun, plural* **-li** [bə'sɪlaɪ]: **1.** Bazillus *m*, Bacillus *m* **2.** stäbchenförmiges Bakterium *nt*
Abel's bacillus: Ozäna-Bakterium *nt*, Klebsiella ozaenae, Klebsiella pneumoniae ozaenae, Bacterium ozaenae
abortus bacillus: Bang-Bazillus *m*, Brucella abortus, Bacterium abortus Bang
acne bacillus: Propionibacterium acnes
anthrax bacillus: Milzbrandbazillus *m*, Milzbrandererreger *m*, Bacillus anthracis
Bang's bacillus: Bang-Bazillus *m*, Brucella abortus, Bacterium abortus Bang
Battey's bacillus: Mycobacterium avium/intracellulare, Mycobacterium tuberculosis typus gallinaceus
blue pus bacillus: Pseudomonas aeruginosa, Pyozyanus *m*
Bordet-Gengou bacillus: Bordet-Gengou-Bakterium *nt*, Keuchhustenbakterium *nt*, Bordetella pertussis
butter bacillus: Clostridium butyricum
Calmette-Guérin bacillus: Bacillus Calmette-Guérin
Chauveau's bacillus: Clostridium chauvoei
cholera bacillus: Komma-Bazillus *m*, Vibrio cholerae, Vibrio comma
coli bacillus: Escherich-Bakterium *nt*, Colibakterium *nt*, Colibazillus *m*, Kolibazillus *m*, Bacterium coli, Escherichia coli
coliform bacilli: coliforme Bakterien *pl*, Kolibakterien *pl*, Colibakterien *pl*
colon bacillus: →*coli bacillus*
comma bacillus: Komma-Bazillus *m*, Vibrio cholerae, Vibrio comma
diphtheria bacillus: Diphtheriebazillus *m*, Diphtheriebakterium *nt*, Klebs-Löffler-Bazillus *m*, Löffler-Bazillus *m*, Corynebacterium diphtheriae, Bacterium diphtheriae
Döderlein's bacillus: Döderlein-Stäbchen *nt*
Ducrey's bacillus: Ducrey-Streptobakterium *nt*, Streptobazillus *m* des weichen Schankers, Haemophilus ducreyi, Coccobacillus ducreyi
Eberth's bacillus: Typhusbazillus *m*, -bacillus *m*, Salmonella typhi
Escherich's bacillus: Escherich-Bakterium *nt*, Colibak-

terium *nt*, Colibazillus *m*, Kolibazillus *m*, Escherichia coli
Flexner's bacillus: Flexner-Bacillus *m*, Shigella flexneri
Friedländer's bacillus: Friedländer-Bakterium *nt*, Friedländer-Bacillus *m*, Bacterium pneumoniae Friedländer, Klebsiella pneumoniae
fusiform bacillus: Fusobakterium *nt*
Gärtner's bacillus: Gärtner-Bazillus *m*, Salmonella enteritidis
gas bacillus: Welch-Fränkel-Bazillus *m*, Welch-Fränkel-Gasbrandbazillus *m*, Clostridium perfringens
Ghon-Sachs bacillus: Pararauschbrandbazillus *m*, Clostridium septicum
glanders bacillus: Pseudomonas/Malleomyces/Actinobacillus mallei
grass bacillus: Heubazillus *m*, Bacillus subtilis
Hansen's bacillus: Hansen-Bazillus *m*, Mycobacterium leprae, Leprabazillus *m*, -bakterium *nt*
hay bacillus: Heubazillus *m*, Bacillus subtilis
Hofmann's bacillus: Löffler-Pseudodiphtheriebazillus *m*, Corynebacterium hofmannii/pseudodiphtheriticum
influenza bacillus: Pfeiffer-Bazillus *m*, Pfeiffer-Influenzabazillus *m*, Haemophilus influenzae, Bacterium influenzae
Johne's bacillus: Johne-Bazillus *m*, Mycobacterium paratuberculosis
Kitasato's bacillus: Pestbakterium *nt*, Yersinia/Pasteurella pestis
Klebs-Löffler bacillus: Diphtheriebazillus *m*, Diphtheriebakterium *nt*, Klebs-Löffler-Bazillus *m*, Löffler-Bazillus *m*, Corynebacterium diphtheriae, Bacterium diphtheriae
Koch's bacillus: **1.** Tuberkelbazillus *m*, Tuberkelbakterium *nt*, Tuberkulosebazillus *m*, Tuberkulosebakterium *nt*, TB-Bazillus *m*, TB-Erreger *m*, Mycobacterium tuberculosis, Mycobacterium tuberculosis var. hominis **2.** Komma-Bazillus *m*, Vibrio cholerae, Vibrio comma
Koch-Week's bacillus: Weeks-Bazillus *m*, Koch-Weeks-Bazillus *m*, Haemophilus aegyptius, Haemophilus aegypticus, Haemophilus conjunctivitidis
legionnaire's bacillus: Legionella pneumophila
lepra bacillus: →*leprosy bacillus*
leprosy bacillus: Hansen-Bazillus *m*, Mycobacterium leprae, Leprabazillus *m*, -bakterium *nt*
Löffler's bacillus: Löffler-Bazillus *m*, Corynebacterium diphtheriae
Moeller's grass bacillus: Mycobacterium phlei
Morax-Axenfeld bacillus: Diplobakterium Morax-Axenfeld *nt*
Morgan's bacillus: Morganella morganii, Proteus morganii
necrosis bacillus: Fusobacterium necrophorum
Nicolaier's bacillus: Tetanusbazillus *m*, -erreger *m*, Wundstarrkrampfbazillus *m*, -erreger *m*, Clostridium/Plectridium tetani
paradysentery bacillus: Flexner-Bazillus *m*, Shigella flexneri
Pfeiffer's bacillus: Pfeiffer-Bazillus *m*, Pfeiffer-Influenza-Bazillus *m*, Haemophilus influenzae, Bacterium influenzae
plague bacillus: Pestbakterium *nt*, Yersinia/Pasteurella pestis
Preisz-Nocard bacillus: Preisz-Nocard-Bazillus *m*, Corynebacterium pseudotuberculosis
Sachs' bacillus: Pararauschbrandbazillus *m*, Clostridium septicum
Schmitz bacillus: Shigella schmitzii/ambigua, Shigella dysenteriae Typ 2
Schmorl's bacillus: Fusobacterium necrophorum
Schottmüller bacillus: Salmonella schottmuelleri, Salmonella paratyphi B, Salmonella enteritidis serovar schottmuelleri
Shiga bacillus: Shiga-Kruse-Ruhrbakterium *nt*, Shigella dysenteriae Typ 1
Shiga-Kruse bacillus: →*Shiga bacillus*
smegma bacillus: Mycobacterium smegmatis
Sonne bacillus: Kruse-Sonne-Ruhrbakterium *nt*, E-Ruhrbakterium *nt*, Shigella sonnei
Sonne-Duval bacillus: →*Sonne bacillus*
spore-forming bacilli: Sporenbildner *pl*
Strong's bacillus: →*Shigella flexneri*
swine rotlauf bacillus: Schweinerotlauf-Bakterium *nt*, Erysipelothrix insidiosa/rhusiopathiae
tetanus bacillus: Tetanusbazillus *m*, Wundstarrkrampfbazillus *m*, Tetanuserreger *m*, Wundstarrkrampferreger *m*, Plectridium tetani, Clostridium tetani
Timothy bacillus: Mycobacterium phlei
Timothy hay bacillus: Mycobacterium phlei
tubercle bacillus: Tuberkelbazillus *m*, Tuberkelbakterium *nt*, Tuberkulosebazillus *m*, Tuberkulosebakterium *nt*, TB-Bazillus *m*, TB-Erreger *m*, Mycobacterium tuberculosis, Mycobacterium tuberculosis var. hominis
typhoid bacillus: Typhusbazillus *m*, Typhusbacillus *m*, Typhusbakterium *nt*, Salmonella typhi
Weeks' bacillus: Weeks-Bazillus *m*, Koch-Weeks-Bazillus *m*, Haemophilus aegyptius, Haemophilus aegypticus, Haemophilus conjunctivitidis
Welch's bacillus: Welch-Fränkel-Bazillus *m*, Welch-Fränkel-Gasbrandbazillus *m*, Clostridium perfringens
Whitmore's bacillus: Pseudomonas pseudomallei, Malleomyces pseudomallei, Actinobacillus pseudomallei
Bacillus welchii: →*Bacillus aerogenes capsulatus*

baci|tra|cin [ˌbæsɪ'treɪsɪn] *noun*: Bazitrazin *nt*, Bacitracin *nt*

back [bæk]: **I** *noun* **1.** Rücken *m*, Rückgrat *nt* **toward(s) the back** zum Rücken hin **2.** Hinterseite *f*, Rückseite *f* **II** *adv* zurück, rückwärts **bend back** zurück- *oder* nach hinten biegen **force back** unterdrücken, zurückdrängen **get back** zurückbekommen, -erhalten, -gewinnen **go back** zurückgehen **keep back 1.** (*Tränen*) unterdrücken **2.** (*Informationen*) verschweigen **3.** (*Urin*) verhalten; (*Wasser*) stauen **lie back** zurücklegen *oder* -lehnen **look back** zurückblicken, -schauen **put back 1.** zurückschieben, -stellen, -tun, -setzen, -legen; (*Uhr*) zurückstellen **2.** aufhalten, hemmen **3.** etw. auf-, verschieben **set back** jdn./etw. zurückwerfen; verzögern, behindern
flat back: Flachrücken *m*
back of foot: Fußrücken *m*, Dorsum pedis
back of hand: Handrücken *m*, Dorsum manus
back of head: Hinterkopf *m*, Hinterhaupt *nt*
hollow back: Hohl(rund)rücken *m*, Hohlkreuz *nt*
hump back: Kyphose *f*
back of the neck: Nacken *m*, Nucha *f*
old man's back: Altersrundrücken *m*
poker back: Bechterew-Krankheit *f*, Morbus Bechterew *m*, Bechterew-Strümpell-Marie-Krankheit *f*, Marie-Strümpell-Krankheit *f*, Spondylarthritis/Spondylitis ankylopoetica/ankylosans
round back: Rundrücken *m*
saddle back: Hohl(rund)rücken *m*, Hohlkreuz *nt*

back|ache ['bækeɪk] *noun*: Rückenschmerzen *pl*
back|al|gia [bæk'ældʒ(ɪ)ə] *noun*: Rückenschmerzen *pl*
back|bone ['bækbəʊn] *noun*: **1.** Rückgrat *nt*, Wirbelsäule *f*, Columna vertebralis **2.** Grundgerüst *nt*
back|cross ['bækkrɔs]: I *noun* (*biolog.*) Rückkreuzung *f* II *vt* (*biolog.*) rückkreuzen
back|flow ['bækfləʊ] *noun*: Pendelblut *nt*
back|ground ['bækgraʊnd] *noun*: **1.** (*a. fig.*) Hintergrund *m*, Hintergründe *pl*, Zusammenhänge *pl*, Umstände *pl*; Werdegang *m* **2.** (*soziale*) Verhältnisse *pl*
back|ing ['bækɪŋ] *noun*: **1.** Unterstützung *f*, Hilfe *f* **2.** (*techn.*) Verstärkung *m*; Belag *m*, Überzug *m* **3.** (*zahnmed.*) Rückenplatte *f*
back|knee ['bækniː] *noun*: überstreckbares Knie(gelenk *nt*) *nt*, Hohlknie *nt*, Genu recurvatum
back|side [bæk'saɪd] *noun*: **1.** Kehr-, Rückseite *f* **2.** (*inf.*) Hintern *m*, Hinterteil *nt*
back|ward ['bækwərd]: I *adj* (*Entwicklung*) zurück(geblieben), unterentwickelt; rückständig; rückwärts gerichtet II *adv* rückwärts, nach hinten, zurück **forward(s) and backward(s)** hin und her, vor und zurück **go backward** sich verschlechtern
back|wards ['bækwərds] *adv*: rückwärts, nach hinten, zurück **forward(s) and backward(s)** hin und her, vor und zurück **go backward** sich verschlechtern
bac|lo|fen ['bækləfen] *noun*: Baclofen *nt*, 4-Amino-3-(p-chlorphenyl)buttersäure *f*
BACOP *Abk.*: bleomycin, adriamycin, cyclophosphamide, oncovin, prednisone
Bact. *Abk.*: bacterium
bact. *Abk.*: bacterial
bac|ter|ae|mi|a [ˌbæktər'iːmiːə] *noun*: (*brit.*) →*bacteremia*
bac|ter|e|mi|a [ˌbæktər'iːmiːə] *noun*: Bakteriämie *f*
clostridial bacteremia: Clostridienbakteriämie *f*
bacteri- *präf.*: Bakterien-, Bakterio-
bac|te|ri|a [bæk'tɪərɪə] *plural*: →*bacterium*
bac|te|ri|ae|mi|a [bækˌtɪərɪ'iːmiːə] *noun*: (*brit.*) →*bacteriemia*
bac|te|ri|al [bæk'tɪərɪəl] *adj*: Bakterien betreffend; durch Bakterien verursacht, bakteriogen, bakteriell
bac|te|ri|chol|i|a *noun*: Baktericholie *f*
bac|te|ri|cid|al [bækˌtɪərɪ'saɪdl] *adj*: bakterienabtötend, bakterizid
bac|te|ri|cide [bæk'tɪərəsaɪd] *noun*: Bakterizid *nt*, bakterientötender Stoff *m*
bac|te|ri|cid|in [bækˌtɪərə'saɪdn] *noun*: Bakterizidin *nt*, Bactericidin *nt*
bac|te|ri|cid|i|ty [bækˌtərɪ'sɪdətiː] *noun*: Bakterizidie *f*
bac|ter|id ['bæktərɪd] *noun*: Bakterid *nt*
pustular bacterid: Andrews-Bakterid *nt*, Pustulosis palmaris et plantaris
bac|te|ri|e|mi|a [bækˌtɪərɪ'iːmiːə] *noun*: →*bacteremia*
bac|te|ri|form [bæk'tɪərɪfɔːrm] *adj*: bakterienähnlich, bakterienförmig
bac|ter|in ['bæktərɪn] *noun*: Bakterienimpfstoff *m*, Bakterienvakzine *f*
bacterio- *präf.*: Bakterien-, Bakterio-
bac|te|ri|o|chlo|ro|phyll [bækˌtɪərɪə'klɔːrəfɪl, -'kləʊr-] *noun*: Bakteriochlorophyll *nt*
bac|te|ri|o|cid|al [bækˌtɪərɪə'saɪdl] *adj*: bakterienabtötend, bakterizid
bac|te|ri|o|cid|in [bækˌtɪərɪə'saɪdn] *noun*: Bakterizidin *nt*, Bactericidin *nt*
bac|te|ri|o|cin [bæk'tɪərɪəsɪn] *noun*: Bakteriozin *nt*, Bacteriocin *nt*
bacteriocin-type *noun*: Bakteriozin-Typ *m*, -Var *m*
bacteriocin-var *noun*: →*bacteriocin-type*
bac|te|ri|oc|la|sis [bækˌtɪərɪ'ɑkləsɪs] *noun*: →*bacteriolysis*
bac|te|ri|o|gen|ic [bækˌtɪərɪə'dʒenɪk] *adj*: durch Bakterien verursacht, bakteriell, bakteriogen
bac|te|ri|og|e|nous [bækˌtɪərɪ'ɑdʒənəs] *adj*: →*bacteriogenic*
bac|te|ri|oid [bæk'tɪərɪɔɪd]: I *noun* Bakterioid *nt* II *adj* bakterienähnlich, bakterienförmig, bakteroid, bakterioid
bac|te|ri|o|log|ic [bækˌtɪərɪə'lɑdʒɪk] *adj*: bakteriologisch
bac|te|ri|o|log|i|cal [ˌbækˌtɪərɪə'lɑdʒɪkl] *adj*: →*bacteriologic*
bac|te|ri|ol|o|gist [bækˌtɪərɪ'ɑlədʒɪst] *noun*: Bakteriologe *m*, Bakteriologin *f*
bac|te|ri|ol|o|gy [ˌbækˌtɪərɪə'ɑlədʒiː] *noun*: Bakteriologie *f*, Bakterienkunde *f*
medical bacteriology: medizinische Bakteriologie *f*
bac|te|ri|o|ly|sin [bækˌtɪərɪə'laɪsn] *noun*: Bakteriolysin *nt*
bac|te|ri|ol|y|sis [bækˌtɪərɪ'ɑlɪsɪs] *noun*: Auflösung *f* von Bakterien/Bakterienzellen, Bakteriolyse *f*
bac|te|ri|o|lyt|ic [bækˌtɪərɪə'lɪtɪk] *adj*: Bakteriolyse betreffend *oder* auslösend, bakterienauflösend, bakteriolytisch
bacterio-opsonin *noun*: Bakterienopsonin *nt*, Bakteriopsonin *nt*
bac|te|ri|o|pex|i|a [bækˌtɪərɪə'peksɪə] *noun*: →*bacteriopexy*
bac|te|ri|o|pex|y [bækˌtɪərɪə'peksiː] *noun*: Bakteriopexie *f*
bac|te|ri|o|phage [bæk'tɪərɪəfeɪdʒ] *noun*: Bakteriophage *m*, Phage *m*, bakterienpathogenes Virus *nt*
defective bacteriophage: defekter Phage *m*
intemperate bacteriophage: nichttemperenter/lytischer/virulenter Bakteriophage *m*
lytic bacteriophage: nichttemperenter/lytischer/virulenter Bakteriophage *m*
mature bacteriophage: reifer Phage *m*
rodshaped bacteriophages: stäbchenförmige Phagen *pl*
round bacteriophages: kugelförmige Phagen *pl*
temperate bacteriophage: temperenter/gemäßigter Bakteriophage *m*
virulent bacteriophage: nichttemperenter/lytischer/virulenter Bakteriophage *m*
bacteriophages with complex symmetry: Phagen mit komplexer Symmetrie *f*
bac|te|ri|o|pha|gia [bækˌtɪərɪə'feɪdʒ(ɪ)ə] *noun*: Twort-d'Herelle-Phänomen *nt*, d'Herelle-Phänomen *nt*, Bakteriophagie *f*
bac|te|ri|oph|a|gy [bækˌtɪərɪ'ɑfədʒiː] *noun*: Bakteriophagie *f*, d'Herelle-Phänomen *nt*, Twort-d'Herelle-Phänomen *nt*
bac|te|ri|o|pho|bi|a [bækˌtɪə'fəʊbɪə] *noun*: Bakteriophobie *f*, Bazillophobie *f*
bac|te|ri|o|pho|bic [bækˌtɪə'fəʊbɪk] *adj*: Bakteriophobie betreffend, bakteriophob, bazillophob
bac|te|ri|o|phy|to|ma [bækˌtɪərɪəfaɪ'təʊmə] *noun*: bakteriogene Geschwulst *f*, bakteriogene Geschwulstbildung *f*, Bakteriophytom *nt*
bac|te|ri|o|plas|min [ˌbækˌtɪərɪə'plæzmɪn] *noun*: Bakterioplasmin *nt*
bac|te|ri|o|pre|cip|i|tin [ˌbækˌtɪərɪəprɪ'sɪpətɪn] *noun*: Bakteriopräzipitin *nt*
bac|te|ri|o|pro|tein [ˌbækˌtɪərɪə'prəʊtiːn, -tiːɪn] *noun*: Bakterien-, Bakterioprotein *nt*
bac|te|ri|op|so|nin [bækˌtɪərɪ'ɑpsənɪn] *noun*: Bakterienopsonin *nt*, Bakteriopsonin *nt*
bac|te|ri|o|pur|pu|rin [bækˌtɪərɪə'pɜrpjərɪn] *noun*: Bakterien-, Bakteriopurpurin *nt*

B

bac|te|ri|o|rho|dop|sin [ˌbækˌtɪərɪərəʊ'dɑpsɪn] *noun*: Bakterien-, Bakteriorhodopsin *nt*
bac|te|ri|o|sis [bækˌtɪərɪ'əʊsɪs] *noun*: bakterielle Erkrankung *f*, Bakteriose *f*
bac|te|ri|o|sper|mi|a [bækˌtɪərɪə'spɜrmɪə] *noun*: Bakteriospermie *f*
bac|te|ri|os|ta|sis [bækˌtɪərɪ'ɑstəsɪs] *noun*: Bakteriostase *f*
bac|te|ri|o|stat [bæk'tɪərɪəʊstæt] *noun*: bakteriostatisches Mittel *nt*, Bakteriostatikum *nt*
bac|te|ri|o|stat|ic [bækˌtɪərɪə'stætɪk]: I *noun* →*bacteriostat* II *adj* bakteriostatisch
bac|te|ri|o|ther|a|py [bækˌtɪərɪə'θerəpiː] *noun*: Bakterientherapie *f*, Bakteriotherapie *f*
bac|te|ri|o|tox|ae|mi|a [bækˌtɪərɪətɑks'iːmiːə] *noun*: (*brit.*) →*bacteriotoxemia*
bac|te|ri|o|tox|e|mi|a [bækˌtɪərɪətɑks'iːmiːə] *noun*: Bakterientoxämie *f*, Bakteriotoxämie *f*
bac|te|ri|o|tox|ic [bækˌtɪərɪə'tɑksɪk] *adj*: bakterienschädigend, bakterientoxisch, bakteriotoxisch
bac|te|ri|o|tox|in [bækˌtɪərɪə'tɑksɪn] *noun*: Bakteriengift *nt*, Bakterientoxin *nt*, Bakteriotoxin *nt*
bac|te|ri|o|trop|ic [ˌbækˌtɪərɪə'trɑpɪk, -'trəʊp-] *adj*: bakteriotrop
bac|te|ri|o|tro|pin [ˌbækˌtɪərɪə'trəʊpɪn] *noun*: Bakteriotropin *nt*
bac|te|rit|ic [bæktə'rɪtɪk] *adj*: durch Bakterien verursacht, bakteriogen, bakteriell
Bac|te|ri|um [bæk'tɪəriːəm] *noun*: Bacterium *nt*
Bacterium aeruginosum: Pseudomonas aeruginosa, Pyozyanus *m*
Bacterium coli: Escherich-Bakterium, Coli-Bakterium *nt*, Escherichia/Bacterium coli
Bacterium pestis: Pestbakterium *nt*, Yersinia/Pasteurella pestis
Bacterium sonnei: Kruse-Sonne-Ruhrbakterium *nt*, E-Ruhrbakterium *m*, Shigella sonnei
bac|te|ri|um [bæk'tɪəriːəm] *noun, plural* **-ria** [bæk'tɪərɪə]: Bakterie *f*, Bakterium *nt*, Bacterium *nt*
acid-fast bacteria: säurefeste Bakterien *pl*
aerobic bacteria: aerobe Bakterien *pl*
anaerobic bacteria: anearobe Bakterien *pl*
autotrophic bacteria: autotrophe Bakterien *pl*
blue-green bacteria: blau-grüne Algen *pl*, Cyanobacteria *pl*
Chauveau's bacterium: Clostridium chauvoei
chemoautotrophic bacteria: chemoautotrophe Bakterien *pl*
chemoheterotrophic bacteria: chemoheterotrophe Bakterien *pl*
chemolithotrophic bacteria: chemolithotrophe Bakterien *pl*
chemo-organotrophic bacteria: chemo-organotrophe Bakterien *pl*
chemosynthetic bacteria: chemosynthetische Bakterien *pl*
chemotrophic bacteria: chemotrophen Bakterien *pl*
chromo bacteria: pigmentbildende/chromogene Bakterien *pl*
chromogenic bacteria: Pigmentbildner *pl*, Farbstoffbildner *pl*, Farbstoffbakterien *pl*
coliform bacteria: coliforme Bakterien *pl*, Kolibakterien *pl*, Colibakterien *pl*
difficult bacteria: anspruchsvolle Keime *pl*
dysentery bacteria: Dysenteriebakterien *pl*, Ruhrbakterien *pl*
easy bacteria: anspruchslose Keime *pl*
encapsulated bacteria: Kapselbakterien *pl*
endotoxic bacterium: endotoxinbildendes Bakterium *nt*
enteric bacteria: Enterobakterien *pl*, Darmbakterien *pl*
exotoxic bacterium: exotoxinbildendes Bakterium *nt*
gram-negative bacteria: gramnegative Bakterien *pl*
gram-positive bacteria: grampositive Bakterien *pl*
haemophilic bacterium: (*brit.*) →*hemophilic bacterium*
hemophilic bacterium: hämophiles Bakterium *nt*
heterotrophic bacteria: heterotrophe Bakterien *pl*
host bacterium: Wirtsbakterium *nt*
hydrogen bacteria: Wasserstoffbakterien *pl*, -bildner *pl*
intestinal bacteria: Enterobakterien *pl*, Darmbakterien *pl*
lactic bacteria: Milchsäurebakterien *pl*
lactic acid bacteria: milchsäurebildende Bakterien *pl*
lactic acid-forming bacteria: →*lactic acid bacteria*
luminescent bacteria: Leuchtbakterien *pl*
luminous bacteria: Leuchtbakterien *pl*
lysogenic bacterium: lysogenes Bakterium *nt*
mesophilic bacterium: mesophiles Bakterium *nt*
methane-producing bacteria: →*methanogenic bacteria*
methanogenic bacteria: methanbildende Bakterien *pl*, Methanbildner *pl*
nitrifying bacteria: nitrifizierende Bakterien *pl*
nitrogen-fixing bacteria: stickstoffbindende Bakterien *pl*
non-culturable bacteria: nicht-züchtbare Keime *pl*
parasitic bacterium: parasitäres Bakterium *nt*
pathogenic bacteria: pathogene/krankheitserregende Bakterien *pl*
persistent tolerant bacteria: Problemkeime *pl*
photoautotrophic bacterium: photoautotrophes Bakterium *nt*
photoheterotrophic bacterium: photoheterotrophes Bakterium *nt*
photosynthetic bacteria: photosynthetisch-aktive Bakterien *pl*, Photobakterien *pl*
phototrophic bacteria: phototrophe Bakterien *pl*
psychrophilic bacteria: Psychrobakterien *pl*
pus bacteria: Eitererreger *pl*, pyogene Erreger *pl*
putrefactive bacterium: Fäulnisbakterium *nt*, -bakterie *f*, -erreger *m*
putrid bacteria: putride Erreger *pl*
pyogenic bacteria: pyogene/eiterbildende Bakterien *pl*
R bacteria: R-Form *f*, R-Stamm *m*
rigid bacteria: Bakterien *pl* mit starrer Zellwand
rod bacteria: →*rod-shaped bacteria*
rod-shaped bacteria: Stäbchen *pl*
rough bacteria: R-Form *f*, R-Stamm *m*
S bacteria: S-Form *f*, S-Stamm *m*
saprophytic bacterium: saprophytäres Bakterium *nt*
skin bacteria: Hautbakterien *pl*
smooth bacteria: S-Form *f*, S-Stamm *m*
sulfur bacteria: Schwefelbakterien *pl*
sulphur bacteria: (*brit.*) →*sulfur bacteria*
test bacteria: Testbakterien *pl*, Testkeime *pl*
thermophilic bacteria: thermophile Bakterien *pl*
toxicogenic bacterium: →*toxigenic bacterium*
toxigenic bacterium: toxinbildendes Bakterium *nt*, Toxinbildner *m*
typhoid bacterium: →*typhoid bacillus*
vaginal bacteria: Scheidenbakterien *pl*, Scheidenflora *f*
Veillonella alcalescens bacteria: Alcalescens-Dispar-Bakterien *pl*
vinegar bacteria: Essigsäurebakterien *pl*, Essigbakterien *pl*
water bacteria: Pfützenkeime *pl*, Nasskeime *pl*
bacteria without cell walls: zellhüllenlose Bakterien *pl*

bac|te|ri|u|ri|a [bæk,tɪərɪ'(j)ʊəriːə] *noun*: Bakterienausscheidung *f* im Harn, Bakteriurie *f*
significant bacteriuria: signifikante Bakteriurie *f*
supravesical bacteriuria: supravesikale Bakteriurie *f*
vesical bacteriuria: vesikale Bakteriurie *f*
bac|te|ri|u|ric [bæk,tɪərɪ'jʊərɪk] *adj*: Bakteriurie betreffend, bakteriurisch
bac|te|ro|bi|li|a [bæktərəʊ'bɪlɪə] *noun*: Bakteriocholie *f*
bac|te|roid ['bæktərɔɪd]: I *noun* Bakteroid *nt*, Bakteroide *f*, Bacteroid *nt* II *adj* bakterienähnlich, bakterienförmig, bakteroid, bakterioid
Bac|te|roi|da|ce|ae [,bæktərɔɪ'deɪsɪiː] *plural*: Bacteroidaceae *pl*
bac|te|roi|dal [,bæktə'rɔɪdl] *adj*: →*bacteroid II*
Bac|te|roi|des [bæktə'rɔɪdiːz] *noun*: Bacteroides *f*
Bacteroides asaccharolyticus: Bacteroides assaccharolyticus
Bacteroides bivius: Bacteroides bivius
Bacteroides disiens: Bacteroides disiens
Bacteroides distasonis: Bacteroides distasonis
Bacteroides eggerthii: Bacteroides eggerthii
Bacteroides fragilis: Bacteroides fragilis
Bacteroides intermedius: Bacteroides intermedius
Bacteroides melaninogenicus: Bacteroides melaninogenicus
Bacteroides nodosus: Bacteroides nodosus
Bacteroides oralis: Bacteroides oralis
Bacteroides ovatus: Bacteroides ovatus
Bacteroides pneumosintes: Bacteroides pneumosintes
Bacteroides putredinis: Bacteroides putredinis
Bacteroides splanchnicus: Bacteroides splanchnicus
Bacteroides thetaiotaomicron: Bacteroides thetaiotaomicron
Bacteroides uniformis: Bacteroides uniformis
Bacteroides ureolyticus: Bacteroides ureolyticus
Bacteroides vulgatus: Bacteroides vulgatus
bac|te|roi|do|sis [,bæktərɔɪ'dəʊsɪs] *noun*: Bacteroidesinfektion *f*, Bakteroidose *f*, Bacteroidosis *f*
bac|ter|u|ria [,bæktər'(j)ʊəriːə] *noun*: →*bacteriuria*
bac|to|pre|nol [,bæktəʊ'priːnɔl, -əʊl] *noun*: Bactoprenol *nt*, Undecaprenol *nt*
bad [bæd]: I *noun* das Schlechte, das Böse; Unglück *nt* II *adj* **1.** schlecht; böse, schlimm, arg, schwer **2.** (*Prognose*) ungünstig, schlecht; (*Schmerz*) schlimm, böse, arg, heftig **3.** schädlich, ungesund, schlecht (*for* für) **4.** (*Nahrung*) schlecht, verdorben
BAEP *Abk.*: **1.** brainstem acoustic evoked potential **2.** brainstem auditory evoked potential
BAER *Abk.*: brainstem auditory evoked response
bag [bæg]: I *noun* Sack *m*, Beutel *m*; Tasche *f* II *vt* (auf-)bauschen III *vi* sich (auf-)bauschen, (an-)schwellen, ausdehnen
Ambu bag: Ambu-Beutel *m*, -Atembeutel *m*
breathing bag: Atembeutel *m*
colostomy bag: Kolostomabeutel *m*
Douglas' bag: Douglas(-Sieb)-Plastik *f*
filter bag: Filtertüte *f*
hayseed bag: Heublumensack *m*
ice bag: Eisbeutel *m*
ileostomy bag: Ileostomabeutel *m*
Politzer's bag: Politzer-Ballon *m*
Politzer's air bag: Politzer-Ballon *m*
testicular bag: Hodensack *m*, Skrotum *nt*, Scrotum *nt*
bag of waters: Amnionsack *m*, Fruchtblase *f*
ba|gas|sco|sis [bægə'skəʊsɪs] *noun*: →*bagassosis*
bag|as|so|sis [,bægə'səʊsɪs] *noun*: Zuckerrohrlunge *f*, Bagassosis *f*
bag|ging ['bægɪŋ] *adj*: →*baggy*
bag|gy ['bægiː] *adj*: sackartig, -förmig; (*Haut*) schlaff
BAH *Abk.*: biatrial hypertrophy
BAI *Abk.*: basilar artery insufficiency
bake [beɪk]: I *vt* backen; (aus-)dörren, härten, austrocknen; brennen II *vi* backen, gebacken werden, dörren, hart werden, zusammen- *oder* festbacken
bak|ing ['beɪkɪŋ] *noun*: **1.** Brennen *nt*, Porzellanbrennen *nt*, Brennverfahren *nt* **2.** Brand *m*, Porzellanbrand *m*, Brennverfahren *nt*
biscuit baking: Biskuitbrand *m*
high biscuit baking: dritter Biskuitbrand *m*
low biscuit baking: erster Biskuitbrand *m*
medium biscuit baking: zweiter Biskuitbrand *m*
BAL *Abk.*: **1.** British anti-Lewisite **2.** broncho-alveolar lavage
balan- *präf.*: Eichel-, Balan(o)-
bal|ance ['bæləns]: I *noun* **1.** Waage *f* **2.** Balance *f*, Gleichgewicht *nt*, (*a. physiolog.*) Haushalt *m* II *vt* **3.** wiegen **4.** (sich) im Gleichgewicht halten, ins Gleichgewicht bringen, ausbalancieren III *vi* sich im Gleichgewicht halten, sich ausbalancieren **off balance** aus dem Gleichgewicht **keep one's balance** das Gleichgewicht (be-)halten **lose one's balance** das Gleichgewicht *oder* die Fassung verlieren
acid-base balance: Säure-Basen-Haushalt *m*
biological balance: biologisches Gleichgewicht *nt*
calcium balance: Calciumhaushalt *m*
ecological balance: ökologisches Gleichgewicht *nt*
electrolyte balance: Elektrolythaushalt *m*
energy balance: Energiehaushalt *m*, -bilanz *f*
fluid balance: Flüssigkeitsbilanz *f*, -haushalt *m*
gene balance: genetische Balance *f*, Genbalance *f*
genic balance: genetische Balance *f*, Genbalance *f*
heat balance: Wärmehaushalt *m*, -bilanz *f*
nitrogen balance: Stickstoffbilanz *f*
normal electrolyte balance: Isoionie *f*
occlusal balance: balancierte Okklusion *f*
occlusion balance: Okklusionsgleichgewicht *nt*
phosphate balance: Phosphathaushalt *m*
potassium balance: Kaliumhaushalt *m*
precision balance: Präzisionswaage *f*, Feinwaage *f*
protein balance: Proteinbilanz *f*, -haushalt *m*, Eiweißbilanz *f*, -haushalt *m*
sodium balance: Natriumhaushalt *m*, -bilanz *f*
spring balance: Federwaage *f*
thermal balance: Wärmehaushalt *m*
water balance: Wasserhaushalt *m*, -bilanz *f*
bal|anced ['bælənst] *adj*: balanciert
bal|a|neu|tics [bælə'njuːtɪks] *plural*: →*balneology*
bal|a|nit|ic [bælə'nɪtɪk] *adj*: Balanitis betreffend, balanitisch
bal|a|ni|tis [bælə'naɪtɪs] *noun*: Entzündung *f* der Eichel/Glans penis, Balanitis *f*, Eichelentzündung *f*
candidal balanitis: Balanitis candidomycetica, Candidose der Eichel
diabetic balanitis: Balanitis diabetica
drug-induced balanitis: Balanitis medicamentosa
balanitis erosiva circinata: Balanitis erosiva circinata
erosive balanitis: erosive Balanitis *f*, Balanitis erosiva
gangrenous balanitis: Corbus-Krankheit *f*, gangränöse Balanitis *f*, Balanitis gangraenosa
phagedenic balanitis: →*gangrenous balanitis*
plasma cell balanitis: Balanitis chronica circumscripta benigna plasmacellularis (Zoon)
purulent balanitis: eitrige/purulente Balanitis *f*, Balanorrhoe *f*; Balanoblennorrhoe *f*

B

seborrheic balanitis: Balanitis seborrhoica
seborrhoeic balanitis: (*brit.*) →*seborrheic balanitis*
syphilitic balanitis: Balanitis specifica syphilitica
balanitis vulgaris simplex: Balanitis vulgaris simplex
balanitis xerotica obliterans: Balanitis xerotica obliterans
balanitis of Zoon: Balanitis chronica circumscripta benigna plasmacellularis (Zoon)
balano- *präf.*: Eichel-, Balan(o)-
bal|a|no|blen|nor|rhe|a [ˌbælənəʊˌblenə'rɪə] *noun*: Balanoblennorrhoe *f*
bal|a|no|blen|nor|rhoe|a [ˌbælənəʊˌblenə'rɪə] *noun*: (*brit.*) →*balanoblennorrhea*
bal|a|no|cele ['bælənəʊsiːl] *noun*: Balanozele *f*
bal|a|no|chlam|y|di|tis [ˌbælənəʊˌklæmə'daɪtɪs] *noun*: Balanochlamyditis *f*
bal|a|no|plas|ty ['bælənəʊplæstiː] *noun*: Eichel-, Balanoplastik *f*
bal|a|no|pos|thi|tic [ˌbælənəʊpɑs'θɪtɪk] *adj*: Balanoposthitis betreffend, balanoposthitisch
bal|a|no|pos|thi|tis [ˌbælənəʊpɑs'θaɪtɪs] *noun*: Entzündung *f* von Eichel und Vorhaut, Eichel-Vorhaut-Katarrh *m*, Balanoposthitis *f*
chronic circumscribed plasmocytic balanoposthitis: Balanitis chronica circumscripta benigna plasmacellularis (Zoon)
herpetic balanoposthitis: Balanoposthitis herpetica, herpetische Balanoposthitis *f*
bal|a|no|pos|tho|my|co|sis [ˌbælənəʊˌpɑsθəʊmaɪ'kəʊsɪs] *noun*: Corbus-Krankheit *f*, gangränöse Balanitis *f*, Balanitis gangraenosa
bal|a|no|pre|pu|tial [ˌbælənəʊprɪ'pjuːʃl] *adj*: Eichel und Vorhaut betreffend
bal|a|nor|rha|gia [ˌbælənəʊ'rædʒ(ɪ)ə] *noun*: Balanorrhagie *f*
bal|an|or|rhe|a [ˌbælənəʊ'rɪə] *noun*: eitrige/purulente Balanitis *f*, Balanorrhoe *f*; Balanoblennorrhoe *f*
bal|an|or|rhoe|a [ˌbælənəʊ'rɪə] *noun*: (*brit.*) →*balanorrhea*
bal|an|ti|di|a|sis [ˌbæləntɪ'daɪəsɪs] *noun*: Balantidienruhr *f*, Balantidiose *f*, Balantidiasis *f*
bal|an|tid|i|o|sis [ˌbælənˌtɪdɪ'əʊsɪs] *noun*: →*balantidiasis*
Bal|an|tid|i|um [bælən'tɪdɪəm] *noun*: Balantidium *nt*
Balantidium coli: Balantidium coli *nt*
bal|an|ti|do|sis [ˌbæləntɪ'dəʊsɪs] *noun*: →*balantidiasis*
bal|a|nus ['bælənəs] *noun*: Eichel *f*, Glans penis
bald [bɔːld]: **I** *adj* kahl(köpfig), glatzköpfig; ohne Haare, haarlos **go bald** eine Glatze bekommen, kahl werden **II** *vi* kahl werden, eine Glatze bekommen
bald|head ['bɔːldhed] *noun*: Glatz-, Kahlkopf *m*
bald|head|ed ['bɔːldhedɪd] *adj*: kahl, glatzköpfig
bald|ness ['bɔːldnəs] *noun*: Kahlheit *f*; Alopecia *f*, Alopezie *f*
common male baldness: 1. androgenetische Alopezie *f*, Haarausfall *m* vom männlichen Typ, männliche Glatzenbildung *f*, androgenetisches Effluvium *nt*, Alopecia androgenetica, Calvities hippocratica **2.** Alopecia hereditaria, Hypotrichia hereditaria capitis
congenital baldness: →*congenital alopecia*
male pattern baldness: androgenetische Alopezie *f*, Haarausfall *m* vom männlichen Typ, männliche Glatzenbildung *f*, androgenetisches Effluvium *nt*, Alopecia androgenetica, Calvities hippocratica
ball [bɔːl]: **I** *noun* **1.** Ball *m*; Kugel *f*; Knäuel *m*; Klumpen *m* **2.** (*anatom.*) Ballen *m* **II** *vt* zusammenballen, zu Kugeln formen **III** *vi* sich (zusammen-)ballen
fatty ball of Bichat: Bichat-Wangenfettpfropf *m*, Bichat-Fettpropf *m*
food ball: Phytobezoar *m*
ball of foot: (Fuß-)Ballen, Unterseite *f* der Zehengrundgelenke
fungus ball: Aspergillom *nt*
ball of eye: Augapfel *m*, Bulbus oculi
ball of thumb: Daumenballen *m*, Thenar *m*, Eminentia thenaris
bal|lism ['bælɪzəm] *noun*: ballistisches Syndrom *nt*, Ballismus *m*
bal|lis|mus [bə'lɪzməs] *noun*: ballistisches Syndrom *nt*, Ballismus *m*
bal|lis|tic [bə'lɪstɪk] *adj*: Ballismus betreffend, von ihm betroffen *oder* durch ihn bedingt; (*physik.*) Ballistik betreffend, ballistisch
bal|lis|tics [bə'lɪstɪks] *plural*: Ballistik *f*
bal|lis|to|car|di|o|gram [bəˌlɪstə'kɑːrdɪəgræm] *noun*: Ballistokardiogramm *nt*
bal|lis|to|car|di|o|graph [bəˌlɪstə'kɑːrdɪəgræf] *noun*: Ballistokardiograph *m*, Ballistokardiograf *m*
bal|lis|to|car|di|o|graph|ic [bəˌlɪstəˌkɑːrdɪəʊ'græfɪk] *adj*: Ballistokardiografie betreffend, mittels Ballistokardiografie, ballistokardiographisch, ballistokardiografisch
bal|lis|to|car|di|og|ra|phy [bəˌlɪstəkɑːrdɪ'ɑgrəfiː] *noun*: Ballistokardiographie *f*, Ballistokardiografie *f*
bal|loon [bə'luːn]: **I** *noun* Ballon *m* **II** *adj* ballonförmig (aufgetrieben), balloniert, aufgebläht **III** *vt* aufblasen, aufblähen, ausdehnen **IV** *vi* sich (auf-)blähen
bal|loon|ing [bə'luːnɪŋ] *noun*: Ballonierung *f*
pulmonary ballooning: Lungenballonierung *f*
bal|lotte|ment [bə'lɑtmənt] *noun*: Ballottement *nt*
abdominal ballottement: Ballottement *nt* des kindlichen Kopfes
indirect ballottement: Ballottement *nt* des kindliches Kopfes
balm [bɑːm] *noun*: Balsamum *nt*, Balsam *m*
lemon balm: Melisse *f*, Zitronenmelisse *f*, Melissa officinalis
balm|y ['bɑːmiː] *adj*: balsamisch, heilend, lindernd, Balsam-
bal|ne|ol|o|gy [ˌbælnɪ'ɑlədʒiː] *noun*: Balneologie *f*, Bäderkunde *f*, Heilquellenkunde *f*
bal|ne|o|ther|a|peu|tics [ˌbælnɪəʊθerə'pjuːtɪks] *plural*: →*balneotherapy*
bal|ne|o|ther|a|py [ˌbælnɪəʊ'θerəpiː] *noun*: Balneotherapie *f*
bal|ne|um ['bælnɪəm] *noun, plura* **-nea** [-nɪə]: Bad *nt*, Balneum *nt*
bal|sam ['bɔːlsəm] *noun*: **1.** Balsam *m*; Balsamum *nt* **2.** heilende *oder* lindernde Substanz *f*
Canada balsam: Kanadabalsam *nt*, Balsamum canadense
balsam of copaiba: Kopaivabalsam *nt*, Balsamum copaivae
balsam of Peru: Perubalsam *nt*, Balsamum peruvianum
Peruvian balsam: Perubalsam *m*, Balsamum peruvianum
tolu balsam: Tolubalsam *nt*, Balsamum tolutanum, Resina tolutana
bal|sam|ic [bɔːl'sæmɪk] *adj*: heilend, lindernd, wohltuend, balsamisch
BALT *Abk.*: bronchial-associated lymphoid tissue
BaM *Abk.*: barium meal
ba|meth|an ['beɪmeθæn] *noun*: Bamethan *nt*
ban|crof|ti|a|sis [ˌbænkrɔf'taɪəsɪs] *noun*: Wuchereria bancrofti-Filariose *f*, Wuchereriasis bancrofti, Filaria-

sis bancrofti, Bancroftose *f*

ban|crof|to|sis [ˌbænkrɔfˈtəʊsɪs] *noun*: Bancroftose *f*, Wuchereria bancrofti-Filariose *f*, Filariasis bancrofti, Wuchereriasis bancrofti

band [bænd] *noun*: **1.** Band *nt*, Schnur *f*, Riemen *m* **2.** (*anatom.*) Band *nt*, Bande *f*, bänderähnliche Struktur *f* **3.** Verband *m*; Binde *f*; Bandage *f*

A band: A-Streifen *m*, A-Zone *f*, A-Bande *f*, A-Band *nt*

absorption band: Absorptionsbande *f*, Absorptionsstreifen *m*

adapter band: Bandadapter *m*

adhesive band: Verwachsungsstrang *m*, Bride *f*

adjustable orthodontic bands: adjustable Ankerbänder *pl*, anpassbare Ankerbänder *pl*

amniotic bands: amniotische Stränge *pl*, Simonart-Bänder *pl*

anchor bands: Ankerbänder *pl*, kieferorthopädische Bänder *pl*, Bänder *pl*

Angle band: Angle-Schraubenband *nt*

anisotropic band: A-Band *nt*, A-Streifen *m*, A-Zone *f*, anisotrope Bande *f*

annular bands: amniotische Stränge *pl*, Simonart-Bänder *pl*

anterior band of colon: freie Kolontänie *f*, T(a)enia libera coli

atrioventricular band: His-Bündel *nt*, Fasciculus atrioventricularis

auriculoventricular band: His-Bündel *nt*, Fasciculus atrioventricularis

Bichat's band: Bichat-Band *nt*

band of Broca: →*diagonal band of Broca*

Broca's diagonal band: →*diagonal band of Broca*

Büngner's bands: Büngner-Bänder *pl*, Hanken-Büngner-Bänder *pl*

C band: C-Bande *f*

canine band: Caninus-Band *nt*

chromosome band: Chromosomenbande *f*

ciliary body band: Ziliarkörperband *nt*

Clado's band: Clado-Band *nt*

clamp band: Schraubenband *nt*

collateral band: Kollateralband *nt*, Seitenband *nt*, Ligamentum collaterale

contoured band: Konturband *nt*, geformtes Band *nt*, konturiertes Band *nt*

copper band: Kupferbad *nt*

dentate band: Gyrus dentatus, Fascia dentata hippocampi

diagonal band of Broca: Broca-Diagonalband *nt*, Bandaletta/Stria diagonalis (Broca)

elastic band: Gummizug *m*, Gummiband *nt*

external band of Baillarger: äußere Baillarger-Schicht *f*, äußerer Baillarger-Streifen *m*, Stria laminae granularis interna (corticis cerebri)

free band of colon: freie Kolontänie *f*, Taenia libera coli

G band: G-Bande *f*

band of Gennari: Gennari-Streifen *m*

Giacomini's band: Giacomini-Bändchen *nt*

H band: H-Streifen *m*, H-Bande *f*, H-Zone *f*

His' band: His-Bündel *nt*, Fasciculus atrioventricularis

bands of Hunter-Schreger: Schreger-Hunter-Linien *pl*

I band: I-Bande *f*, I-Streifen *m*

iliotibial band: →*iliotibial tract*

inner band of Baillarger: innere Baillarger-Schicht *f*, innerer Baillarger-Streifen *m*, Stria laminae pyramidalis ganglionaris/interna (corticis cerebri)

internal band of Baillarger: →*inner band of Baillarger*

isotropic band: I-Bande *f*, I-Streifen *m*, I-Zone *f*, isotrope Bande *f*

Ladd's band: Ladd-Band *nt*

lip furrow band: Vorhofleiste *f*, Mundvorhofleiste *f*

longitudinal bands of colon: Kolontänien *pl*, Taeniae coli

lupus band: Lupusband *nt*

M band: M-Streifen *m*, M-Linie *f*

Mach band: Mach-Band *nt*

Maissiat's band: Maissiat-Band *nt*, Tractus iliotibialis

matrix band: Matrizenband *nt*

Meckel's band: Meckel-Band *nt*

mesocolic band: mesokolische Tänie *f*, Taenia mesocolica

moderator band: Trabecula septomarginalis

molar band: Molarenband *nt*

omental band: omentale Tänie *f*, Taenia omentalis

orthodontic bands: Ankerbänder *pl*, kieferorthopädische Bänder *pl*, Bänder *pl*

outer band of Baillarger: →*external band of Baillarger*

preformed bands: vorgefertigte Bänder *pl*

premolar band: Prämolarenband *nt*

Q band: Q-Bande *f*

band of Reil: Reil-Bündel *nt*

seamless band: nahtloses Band *nt*

septomarginal band: Trabecula septomarginalis

Simonart's bands: Simonart-Bänder *pl*, amniotische Stränge *pl*

Soret band: Soret-Bande *f*

stainless steel band: Edelstahlband *nt*

Streeter's bands: amniotische Stränge *pl*, Simonart-Bänder *pl*

tension band: Zuggurtung *f*

Vicq d'Azyr's band: Vicq d'Azyr-Bündel *nt*, Fasciculus mammillothalamicus

Z band: Z-Linie *f*, Z-Streifen *m*, Zwischenscheibe *f*, Telophragma *nt*

zonular band: Zona orbicularis

band|age [ˈbændɪdʒ]: I *noun* Verband *m*; Binde *f*; Bandage *f* II *vt* verbinden, bandagieren, einen Verband anlegen

Barton's bandage: Barton-Kinnverband *m*

Buller's bandage: Buller-Augenschutz *m*, -Schild *nt*

capline bandage: Kopfmütze(nverband *m*) *f*

circular bandage: Zirkulärverband *m*

compression bandage: Druck-, Kompressionsverband *m*

cravat bandage: Krawatte(nverband *m*) *f*

cross bandage: Stella *f*

Desault's bandage: Desault-Verband *m*

Desault's plaster bandage: Desault-Gipsverband *m*

elastic bandage: elastische Binde *f*

Esmarch's bandage: Esmarch-Binde *f*

extension bandage: Streck-, Extensionsverband *nt*

figure-of-eight bandage: Achter(gang)verband *m*, Fächerverband *m*, Schildkrötenverband *m*

gauntlet bandage: Handschuhverband *m*

gauze bandage: Mullbinde *f*

Gilchrist bandage: Gilchrist-Verband *m*

hammock bandage: Kopfbindenverband *m*, Halfterverband *m*, Capistrum *nt*

immobilizing bandage: Immobilisationsverband *m*

plaster bandage: **1.** Gipsbinde *f* **2.** Gips(verband *m*) *m*

polymer bandage: Kunststoffverband *m*

pressure bandage: Druckverband *m*, Kompressionsverband *m*

scarf bandage: Dreieckstuch *nt*

spica bandage: Kornährenverband *m*, Spica *f*

spiral bandage: Schrauben-, Spiral-, Schlangengang *m*,

B

Hobelspanverband *m*
stockinette bandage: Schlauchverband *m*
suction bandage: Vakuumverband *m*
suspensory bandage: Suspensorium scroti
triangular bandage: Dreieckstuch *nt*
Velpeau's bandage: Velpeau-Verband *m*

ban|ding ['bændɪŋ] *noun:* Bändelung *f,* Bänderung *f;* Banding *nt*
C banding: C-Banding *nt,* C-Bänderung *f*
centromeric banding: C-Banding *nt*
chromosome banding: Chromosomenbanding *nt*
gastric banding: Gastric-banding *nt*
Giemsa banding: Giemsa-Bänderung *f,* G-Banding *nt,* Giemsa-Banding *nt*
high-resolution banding: hochauflösende Bänderung *f,* high-resolution Banding *nt*
Mueller-Dammann pulmonary artery banding: Muller-Dammann-Operation *f*
prophase banding: hochauflösendes Banding *nt*
pulmonary artery banding: Drosselung/Bändelung *f* der Arteria pulmonalis
Q banding: Q-Banding *nt,* Q-Bänderung *f*
quinacrine banding: Quinacrin-Bänderung *f,* Q-Bänderung *f*
R banding: R-Bänderung *f,* R-Banding *nt*
reverse banding: R-Banding *nt*
T banding: T-Banding *nt,* T-Bänderung *f*

ban|dy ['bændiː] *adj:* (*Beine*) krumm; O-beinig, krummbeinig

bandy-leg *noun:* O-Bein *nt,* Genu varum

bandy-legged *adj:* O-beinig, krummbeinig

bane [beɪn] *noun:* Gift *m,* Toxin *nt*
leopard's bane: Bergwohlverleih *m,* Arnika *f,* Arnica montana

bane|wort ['beɪnwɜrt] *noun:* Tollkirsche *f,* Belladonna *f,* Atropa belladonna

bang [bæŋ] *noun:* →*bhang*

bank [bæŋk]: **I** *noun* Bank *f;* Vorrat *m,* Reserve *f* (*of* an) **II** *vt* (*Blut, Gewebe*) konservieren und aufbewahren
blood bank: Blutbank *f*
bone bank: Knochenbank *f*
data bank: Datenbank *f*
eye bank: Augenbank *f*
memory bank: Daten-, Speicherbank *f*
milk bank: Milchbank *f*
skin bank: Hautbank *f*
sperm bank: Samenbank *f*

BAP *Abk.:* **1.** blood agar plate **2.** brachial artery pressure

bar [bɑːr]: **I** *noun* **1.** Stange *f,* Stab *m* **2.** (*physik.*) Bar *nt* **3.** (*physik.*) Bar *nt* **4.** (*zahnmed.*) Bügel *m,* Bogen *m* **5.** (Farb-)Streifen *m;* (Licht-)Strahl *m* **6.** (*chirurg.*) Gewebe- *oder* Hautlappen *m;* Knochenstück *nt* **II** *vt* (ver-)hindern, hemmen, abhalten (*from* von)
Ackermann bar: Ackermann-Steg *m,* Ackermann-Steggelenk *nt*
Andrews bar: Andrews-Steg *m,* Andrews-Brücke *f*
anterior palatal bar: vorderer Gaumenbügel *m*
arch bar: starrer Bogen *m*
buccal bar: Bukkalbogen *m*
connecting bar: Verbinder *m,* Ankerteil *m* der Prothese, Verbindungselement *nt,* Prothesenanker *m*
connector bar: →*connecting bar*
Dolder bar: Dolder-Steggeschiebe *nt,* Steggeschiebe *nt* nach Dolder, Dolder-Geschiebe *nt*
double lingual bar: Lingualbügel *m,* Unterzungenbügel *m,* Kennedy-Bügel *m*
Gaerny bar: Gaerny-Geschiebe *nt,* Rillen-Schulter-Stift-Geschiebe *nt* nach Gaerny
horseshoe bar: Hufeisenplatte *f*
Kennedy bar: **1.** Lingualbügel *m,* Unterzungenbügel *m,* Kennedy-Bügel *m* **2.** fortlaufende Klammer *f,* Schienungsklammer *f*
labial bar: Labialbügel *m,* Labialschlinge *f*
bar of bladder: Plica interureterica
lingual bar: **1.** Lingualbügel *m,* Unterzungenbügel *m,* Kennedy-Bügel *m* **2.** fortlaufende Klammer *f,* Schienungsklammer *f*
Mercier's bar: Plica interureterica
occlusal rest bar: Stützelement *nt*
palatal bar: Gaumenbügel *m*
Passavant's bar: Passavant-Wulst *m,* Passavant-Ringwulst *m*
posterior palatal bar: hinterer Gaumenbügel *m*
Steiger-Boitel bar: Steiger-Boitel-Geschiebe *nt*
sublingual bar: Sublingualbügel *m,* Unterzungenbügel *m*
terminal bar: **1.** Schlussleiste *f* **2. terminal bars** *plural* Schlussleistennetz *nt*
transpalatal bar: Transversalbügel *m*

BAR *Abk.:* bacterial agglutination reaction

bar- *präf.:* Druck-, Gewicht(s)-, Bar(o)-

bar|aes|the|sia [ˌbæres'θiːʒ(ɪ)ə] *noun:* (*brit.*) →*baresthesia*

bar|aes|the|si|om|e|ter [ˌbærəsˌθiːʒɪ'ɑmɪtər] *noun:* (*brit.*) →*baresthesiometer*

bar|ag|no|sis [ˌbæræg'nəʊsɪs] *noun:* Baragnosis *f,* Abarognosis *f*

bar|ba ['bɑːrbə] *noun:* Barba *f*

bar|ba|ra|la|lia [ˌbɑːrbərə'leɪlɪə] *noun:* Barbaralalie *f*

bar|bei|ro [bɑː'beɪrəʊ, -ruː] *noun:* brasilianische Schreitwanze *f,* Triatoma megista, Panstrongylus megistus

bar|ber|ry ['bɑːrˌberiː] *noun:* **1.** Berberitze *f,* Berberis vulgaris **2.** Berberidis fructus

bar|bi|tal ['bɑːrbɪtɔl, -tæl] *noun:* Diethylbarbitursäure *f,* Barbital *nt*

bar|bi|tal|ism ['bɑːrbɪtɔlɪzəm] *noun:* Barbituratvergiftung *f,* Barbitalismus *m,* Barbiturismus *m*

bar|bi|tone ['bɑːrbɪtəʊn] *noun:* (*brit.*) →*barbital*

bar|bi|tu|ism [bɑːr'bɪtʃəwɪzəm] *noun:* (chronische) Barbituratvergiftung *f,* Barbitalismus *m,* Barbiturismus *m*

bar|bi|tu|rate [bɑːr'bɪtʃərɪt, -reɪt] *noun:* **1.** Barbiturat *nt* **2.** (*pharmakol.*) Schlaf-, Beruhigungs- *oder* Narkosemittel *nt* auf Barbitursäurebasis, Barbiturat *nt*

bar|bi|tu|rism [bɑːr'bɪtʃərɪzəm] *noun:* Barbituratvergiftung *f,* Barbitalismus *m,* Barbiturismus *m*

bar|bo|tage [barbɔ'taːʒ] *noun:* Barbotage *f*

bare [beər]: **I** *adj* **1.** nackt, bloß, unbekleidet; kahl **bare to the waist** mit nacktem Oberkörper **2.** barhäuptig **II** *vt* freimachen, entblößen **bare one's arm** den Arm freimachen

bare|foot ['beərfʊt] *adj, adv:* barfuß, barfüßig, mit bloßen Füßen

bare|foot|ed ['beərfʊtɪd] *adj, adv:* →*barefoot*

bare|leg|ged [ˌbeər'leg(ɪ)d] *adj, adv:* mit bloßen Beinen

bare|ness ['beərnəs] *noun:* Nacktheit *f,* Blöße *f;* Kahlheit *f;* Dürftigkeit *f*

bar|es|the|sia [ˌbæres'θiːʒ(ɪ)ə] *noun:* Druck-, Gewichtssinn *m,* Barästhesie *f*

bar|es|the|si|om|e|ter [ˌbærəsˌθiːʒɪ'ɑmɪtər] *noun:* Barästhesiometer *nt,* Gewichtssinnmesser *m,* Drucksinnmesser *m*

bar|i|to|sis [ˌbærɪ'təʊsɪs] *noun:* Barium-, Baryt-, Schwerspatstaublunge *f,* Barytose *f*

bar|i|um ['beərɪəm, 'bɑːr-] *noun:* Barium *nt*
barium chloride: Bariumchlorid *nt*

barium oxide: Bariumoxid *nt*
barium sulfate: Bariumsulfat *nt*
barium sulfate extra pure: Barium sulfuricum purissimum, hochreines Bariumsulfat *nt*
barium sulphate: (*brit.*) →*barium sulfate*
barium sulphate extra pure: (*brit.*) →*barium sulfate extra pure*

bark [bɑːrk] *noun*: Rinde *f*, Cortex *m*; (*biolog.*) (Baum-) Rinde *f*, Borke *f*
American snowball bark: Viburni prunifolii cortex
ash bark: Eschenrinde *f*, Fraxini cortex
barberry bark: Berberidis cortex
barberry root bark: Berberidis radicis cortex
bearberry bark: Sagradarinde *f*
buckthorn bark: Faulbaumrinde *f*, Frangulae cortex
cascara sagrada bark: amerikanische Faulbaumrinde *f*, Cascararinde *f*, Rhamni purshianae cortex
cassia bark: chinesische Zimtrinde *f*, Kassiarinde *f*, Cinnamomi chinensis cortex
cinchona bark: Chinarinde *f*, Fieberrinde *f*
cinnamon bark: Zimtrinde *f*, Cinnamomi cortex, Cinnamomi ceylanici cortex
dogwood bark: Sagradarinde *f*
guaiac bark: Guaiaci cortex, Guajakrinde *f*
haronga bark: Harunganae madagascariensis cortex
jambool bark: Syzygii cumini cortex
Jesuit bark: Chinarinde *f*
oak bark: Eichenrinde *f*, Quercus cortex
Panama bark: Cortex Quillajae
Persian bark: Sagradarinde *f*
Peruvian bark: Chinarinde *f*
poplar bark: Populi cortex
quassia bark: Quassiae cortex
sassafras bark: Sassafras radicis cortex, Sassafrasrinde *f*
snowball bark: Viburni opuli cortex
walnut bark: Juglandis regiae cortex, Walnussschalen *pl*
willow bark: Weidenrinde *f*, Salicis cortex
witch hazel bark: Hamamelidis cortex
yohimbé bark: Potenzrinde *f*, Yohimbehe cortex

bark [bɑːrk] *vi*: (*inf.*) (bellend) husten
barkling ['bɑːrkɪŋ] *adj*: bellend
barn [bɑːrn] *noun*: Barn *nt*
baro- *präf.*: Druck-, Gewicht(s)-, Bar(o)-
barlolaglnolsis [ˌbærəʊæg'nəʊsɪs] *noun*: Baragnosis *nt*, Abarognosis *nt*
barlolcepltor [ˌbærəʊ'septər] *noun*: Barorezeptor *m*
barloldonltallgia [ˌbærədɑn'tældʒ(ɪ)ə] *noun*: Barodontalgie *f*
barloglnolsis [bæˌrɑg'nəʊsɪs] *noun*: Barognosis *f*
baro-otitis *noun*: →*barotitis*
barlolphillic [ˌbærəʊ'fɪlɪk] *adj*: barophil
barlolrelcepltor [ˌbærəʊrɪ'septər] *noun*: Barorezeptor *m*
barloscope ['bærəʊskəʊp] *noun*: Baroskop *nt*
barlolsenlsor [ˌbærəʊ'sensər, -sɔːr] *noun*: Barosensor *m*, -rezeptor *m*
barlolsilnulsitlic *adj*: Barosinusitis betreffend, barosinusitisch
barlolsilnuslitis [ˌbærəʊˌsaɪnə'saɪtɪs] *noun*: Aerosinusitis *f*, Barosinusitis *f*
barlolspilraltor [ˌbærəʊ'spaɪreɪtər] *noun*: Barospirator *m*
barloltaxlis [ˌbærəʊ'tæksɪs] *noun*: Barotaxis *f*
barloltiltic [ˌbærəʊ'tɪtɪk] *adj*: Barotitis betreffend, barotitisch
barloltiltis [ˌbærəʊ'taɪtɪs] *noun*: Fliegerotitis *f*, Aerotitis *f*, Barotitis *f*, Aerootitis *f*, Barootitis *f*, Otitis barotraumatica
barloltraulma [ˌbærə'trɔːmə] *noun*: **1.** Druckverletzung *f*, Barotrauma *nt* **2.** (*Ohr*) Barotrauma *nt*
otitic barotrauma: Fliegerotitis *f*, Aerotitis *f*, Barotitis *f*, Aerootitis *f*, Barootitis *f*, Otitis barotraumatica
sinus barotrauma: Aerosinusitis *f*, Barosinusitis *f*

balrotlrolpism [bə'rɑtrəpɪzəm] *noun*: Barotropismus *m*
barlrel ['bærəl] *noun*: Fass *nt*, Tonne *f*; (*Spritze*) Zylinder *m*
barrel-chested *adj*: einen Fassthorax haben
barlren ['bærən] *adj*: unfruchtbar, infertil
barlrenlness ['bærənəs] *noun*: Unfruchtbarkeit *f*, Infertilität *f*, Sterilität *f*
barlriler ['bærɪər] *noun*: **1.** Barriere *f*, Schranke *f*, Sperre *f*; Hindernis *nt* (*to* für) **2.** Schwelle *f*
blood-air barrier: Blut-Gas-Schranke *f*
blood-brain barrier: Blut-Hirn-Schranke *f*
blood-cerebral barrier: →*blood-brain barrier*
blood-cerebrospinal fluid barrier: Blut-Liquor-Schranke *f*
blood-CSF barrier: Blut-Liquor-Schranke *f*
blood-gas barrier: →*blood-air barrier*
blood-testicle barrier: Blut-Hoden-Schranke *f*
blood-thymus barrier: Blut-Thymus-Schranke *f*, Blut-Thymus-Barriere *f*
CFS-brain barrier: Hirn-Liquor-Schranke *f*
diffusion barrier: Diffusionsbarriere *f*
gastric mucosal barrier: Magenschleimhautbarriere *f*
haematoencephalic barrier: (*brit.*) →*hematoencephalic barrier*
hematoencephalic barrier: Blut-Hirn-Schranke *f*
mucosal barrier: Schleimhautbarriere *f*
mucous membrane barrier: Schleimhautbarriere *f*
permeability barrier: Permeabilitätsbarriere *f*, -schranke *f*
pia-glial barrier: Pia-Glia-Barriere *f*, -Schranke *f*
placental barrier: Plazentaschranke *f*, -barriere *f*

barltholllinlitlic [ˌbɑːrtəlɪ'nɪtɪk] *adj*: Bartholinitis betreffend, bartholinitisch
barltholllinliltis [ˌbɑːrtəlɪ'naɪtɪs] *noun*: Entzündung *f* der Bartholin-Drüse, Bartholinitis *f*
Barltonlella [ˌbɑːrtə'nelə] *noun*: Bartonella *f*
Bartonella bacilliformis: Bartonella bacilliformis
Bartonella elizabethae: Bartonella elizabethae
Bartonella henselae: Bartonella henselae
Bartonella quintana: Bartonella quintana

Barltonlellalcelae [ˌbɑːrtne'leɪsɪiː] *plural*: Bartonellaceae *pl*
barltonlellilalsis [ˌbɑːrtne'laɪəsɪs] *noun*: →*bartonellosis*
barltonlellolsis [ˌbɑːrtne'ləʊsɪs] *noun*: Carrión-Krankheit *f*, Bartonellose *f*
balrulrila [bə'r(j)ʊəriːə] *noun*: Barurie *f*
barlylaeslthelsia [ˌbærɪes'θiːʒ(ɪ)ə] *noun*: (*brit.*) →*baryesthesia*
barlyleslthelsia [ˌbærɪes'θiːʒ(ɪ)ə] *noun*: Drucksinn *m*, Gewichtssinn *m*, Barästhesie *f*
barlylglosIsia [ˌbærɪ'glɔsɪə] *noun*: Baryglossie *f*
barlyllalila [ˌbærɪ'leɪlɪə] *noun*: Barylalie *f*
barlylmalzia [ˌbærɪ'meɪzɪə] *noun*: Brusthypertrophie *f*
barlylpholnia [ˌbærɪ'fəʊnɪə] *noun*: Baryphonie *f*
barlyltolsis [ˌbærɪ'təʊsɪs] *noun*: Barytose *f*, Barytstaublunge *f*, Schwerspatstaublunge *f*, Bariumstaublunge *f*
BAS *Abk.*: balloon atrioseptostomy
balsal ['beɪsl] *adj*: an der Basis liegend, die Basis betreffend, basal
balsallilolma [baɪ'sælɪ'əʊmə] *noun*: **1.** Basalzellkarzinom *nt*, Basalzellenkarzinom *nt*, Carcinoma basocellulare **2.** Basalzellepitheliom *nt*, Basaliom *nt*, Epithelioma basocellulare
balsallolma [ˌbeɪsə'ləʊmə] *noun*: →*basalioma*

B

base [beɪs]: I *noun* **1.** Basis *f*; Grundfläche *f*; Sockel *m*, Fuß *m*, Unterfläche *f*, Unterteil *nt* **below a base** unterhalb einer Basis (liegend) **through the base** durch die Basis **2.** (*chem.*) Base *f* **3.** (*pharmakol.*) Grundbestandteil *m*, Hauptbestandteil *m*, Grundstoff *m* **II** *adj* **4.** als Basis dienend, Grund-, Basis-, Ausgangs- **5.** (*Metall*) unecht, unedel; falsch, minderwertig
acrylic resin base: Akrylharzbasis *f*, Acrylbasis *f*, PMMA-Basis *f*, Prothesenbasis *f* aus Polymethylmethacrylat
alloxuric base: Purinbase *f*
base of brain: Hirnbasis *f*
buffer bases: Pufferbasen *pl*
cavity base: Kavitätenbasis *f*, Kavitätenboden *m*
cement base: Zementbasis *f*
base of cerebral peduncle: Hirnschenkel *m*, Basis pedunculi cerebri, Crus cerebri, Pars anterior/ventralis pedunculi cerebri
cheoplastic base: gegossene Prothesenbasis *f*, gegossene Basis *f*
base of cochlea: Schneckenbasis *f*, Basis cochleae
complementary base: Komplementärbase *f*
conjugate base: konjugierte Base *f*
cranial base: Schädelbasis *f*, Basis cranii
base of cranium: Schädelbasis *f*
data base: Datenbank *f*
denture base: Prothesenbasis *f*
extension base: Extensionsprothese *f*
external cranial base: äußere Schädelbasis *f*, Basis cranii externa
external base of cranium: äußere Schädelbasis *f*, Basis cranii externa
free-end base: Freiendprothese *f*
base of heart: Herzbasis *f*, Basis cordis
heterocyclic base: heterozyklische Base *f*
hexone bases: Hexonbasen *pl*
histone bases: Hexonbasen *pl*
intermediary base: Immediatprothese *f*, Sofortprothese *f*
internal cranial base: innere Schädelbasis *f*, Basis cranii interna
internal base of cranium: innere Schädelbasis *f*, Basis cranii interna
Lewis base: Lewis-Base *f*
base of lung: Lungenbasis *f*, Basis pulmonis
base of mandible: Basis mandibulae
mandibular base: Basis mandibulae
metal base: Metallbasis *f*, Prothesenbasis *f* aus Metall
minor base: seltene Base *f*
base of modiolus: Spindelbasis *f*, Basis modioli
nitrogenous base: stickstoffhaltige Base *f*
nucleic base: Purinbase *f*
nuclein base: Purinbase *f*
nutrient base: Nährsubstrat *nt*
ointment base: Salbengrundlage *f*
base of patella: Basis patellae
base of phalanx of foot: Basis phalangis pedis
base of phalanx of hand: Basis phalangis manus
plastic base: Kunststoffbasis *f*, Prothesenbasis *f* aus Kunststoff
polyether rubber base: Prothesenbasis *f* aus Polyäther-Gummimasse, Polyäther-Gummi-Basis *f*
polysulfide rubber base: Prothesenbasis *f* aus Polysulfid-Gummimasse, Polysulfid-Gummi-Basis *f*
polysulphide rubber base: (*brit.*) →*polysulfide rubber base*
base of posterior horn of spinal cord: Hinterhornbasis *f*, Basis cornus posterioris medullae spinalis
processed denture base: nachbearbeitete Prothesenbasis *f*
base of prostate: Prostatabasis *f*, Basis prostatae
proximal cement base: proximale Zementbasis *f*
purine base: Purinbase *f*
pyrimidine base: Pyrimidinbase *f*
quaternary ammonium base: quartäre Ammonbiumbase *f*
rare base: seltene Base *f*
record base: Basisplatte *f*
saddle denture base: Sattelbasis *f*, Sattelprothesenbasis *f*
Schiff's base: Schiff-Base *f*
shellac base: Schellackplatte *f*
base of skull: Schädelbasis *f*, Basis cranii
sprue base: Gussstift *m*
stabilized base: verstärkte Basisplatte *f*
base of stapes: Steigbügelplatte *f*, Basis stapedis
strong base: starke Base *f*, starke Lauge *f*
temporary base: Basisplatte *f*
tinted denture base: gefärbte Prothesenbasis *f*, eingefärbte Prothesenbasis *f*
tissue-supported base: schleimhautgestützte Prothese *f*
tissue-tissue-supported base: paradontal abgestützte partielle Prothese *f*
tooth-borne base: paradontal abgestützte Prothese *f*
trial base: Basisplatte *f*
weak base: schwache Base *f*, schwache Lauge *f*
wobble base: Wackel-, Wobble-Base *f*
xanthine base: Purinbase *f*

basleldoid [ˈbɑːzədɔɪd] *noun*: Basedoid *nt*

basleldowlilform [bɑːzəˈdəʊɪfɔːrm] *adj*: an eine Basedow-Krankheit erinnernd, mit den Symptomen einer Basedow-Krankheit, basedowartig

basellline [ˈbeɪslaɪn]: I *noun* Richtlinie *f*, Basisniveau *nt*; Basislinie *f*, Baseline *f*, Grund-, Ausgangslinie *f* **II** *adj* wesentlich, elementar, grundlegend

baselment [ˈbeɪsmənt]: I *noun* Fundament *nt*, Basis *f* **II** *adj* Basal-

baselplate [ˈbeɪspleɪt] *noun*: Basisplatte *f*
stabilized baseplate: verstärkte Basisplatte *f*

balsilallvelollar [ˌbeɪsɪælˈvɪələr] *adj*: basialveolär

balsilarlachlniltis [ˌbeɪsɪˌæræk'naɪtɪs] *noun*: Basalmeningitis *f*

balsilalrachlnoidliltis [ˌbeɪsɪəˌræknɔɪˈdaɪtɪs] *noun*: Basalmeningitis *f*

balsic [ˈbeɪsɪk]: I *plural* **the basics** das Wesentliche, Grundlagen *pl* **II** *adj* **1.** grundlegend, wesentlich, Grund- **2.** (*chem.*) basisch, alkalisch

balsilchrolmaltin [ˌbeɪsɪˈkrəʊmətɪn] *noun*: Basichromatin *nt*

balsilchrolmilole [ˌbeɪsɪˈkrəʊmɪəʊl] *noun*: Basichromiole *f*

balsiclilty [beɪˈsɪsətiː] *noun*: Alkalität *f*, Basizität *f*, Basität *f*

balsilcralnilal [ˌbeɪsɪˈkreɪnɪəl] *adj*: die Schädelbasis betreffend, an der Schädelbasis (liegend), basilär, basilar

balsidlilolbollolsis [bəˌsɪdɪəʊbəˈləʊsɪs] *noun*: Basidiobolose *f*

Balsidlilolbollus [ˌbəˌsɪdɪəʊˈbəʊləs] *noun*: Basidiobolus *m*
Basidiobolus haptosporus: Basidiobolus haptosporus
Basidiobolus haptosporus/meristosporus: Basidiobolus haptosporus
Basidiobolus rananum: Basidiobolus rananum

Balsidlilolmylceltes [bəˌsɪdɪəʊmaɪˈsiːtiːz] *plural*: Ständerpilze *pl*, Basidiomyzeten *pl*, Basidiomycetes *pl*

balsidlilolmylceltous [ˌbəˌsɪdɪəʊmaɪˈsiːtəs] *adj*: Basidiomyzeten betreffend, Basidiomyzeten-

balsidlilolspore [bəˈsɪdɪəʊspəʊər] *noun*: Ständerspore *f*,

Basidiospore *f*

ba|sid|i|um [bəˈsɪdɪəm] *noun, plural* **-ia** [bəˈsɪdɪə]: Sporenständer *m*, Basidie *f*, Basidium *nt*

ba|si|fa|cial [ˌbeɪsɪˈfeɪʃl] *adj*: die untere Gesichtshälfte betreffend, basifazial

ba|sig|e|nous [bəˈsɪdʒənəs] *adj*: basenbildend

ba|si|hy|al [ˌbeɪsɪˈhaɪəl] *noun*: →*basihyoid*

ba|si|hy|oid [ˌbeɪsɪˈhaɪɔɪd] *noun*: Zungenbeinkörper *m*, Corpus ossis hyoidei

bas|il [ˈbæzəl] *noun*: Basilikum *nt*, Ocimum basilicum

bas|i|lar [ˈbæsɪlər] *adj*: **1.** an der Schädelbasis gelegen, zur (Schädel-)Basis gehörend, basilar, basilär, Schädelbasis- **2.** →*basal*

bas|i|lar|y [ˈbæsəˌleriː] *adj*: **1.** an der Schädelbasis gelegen, zur (Schädel-)Basis gehörend, basilar, basilär, Schädelbasis- **2.** →*basal*

ba|si|lat|er|al [ˌbeɪsɪˈlætərəl] *adj*: basilateral

ba|si|lem|ma [ˌbeɪsɪˈlemə] *noun*: Basalmembran *f*, Basallamina *f*

ba|sin [ˈbeɪsn] *noun*: **1.** Becken *nt*, Schale *f*, Behälter *m*, Bassin *nt* **2.** Becken *nt*, Pelvis *f*

ba|si|on [ˈbeɪsɪˌɑn] *noun*: Basion *nt*

ba|sip|e|tal [beɪˈsɪpɪtl] *adj*: basipetal

ba|si|phil|ic [ˌbeɪsɪˈfɪlɪk] *adj*: basophil

ba|sis [ˈbeɪsɪs] *noun, plural* **-ses** [-siːz]: Basis *f*, Grund *m*, Grundlage *f*, Fundament *nt*

basis of comparison: Vergleichsbasis *f*

molecular basis: molekulare Grundlage *f*

ba|si|ver|te|bral [ˌbeɪsɪˈvɜrtəbrəl] *adj*: Wirbelkörper betreffend, Wirbelkörper-

bas|ket [ˈbæskət; *brit.* ˈbɑːskɪt] *noun*: Korb *m*

Dormia basket: Dormia-Schlinge *f*, Dormia-Körbchen *nt*

stone-retrieving basket: Steinkörbchen *nt*; Steinfänger *m*

baso *Abk.*: basophilic leukocyte

ba|so|cy|to|sis [ˌbeɪsəʊsaɪˈtəʊsɪs] *noun*: Basozytose *f*, Basophilie *f*

ba|so|cy|tot|ic [ˌbeɪsəʊsaɪˈtɑtɪk] *adj*: Basozytose betreffend, basozytotisch

ba|so|e|ryth|ro|cyte [ˌbeɪsəʊɪˈrɪθrəʊsaɪt] *noun*: basophiler Erythrozyt *m*

ba|so|met|a|chro|mo|phil [ˌbeɪsəʊˌmetəˈkrəʊməfɪl] *adj*: basometachromophil

ba|so|phil [ˈbeɪsəʊfɪl]: **I** *noun* **1.** basophiler Leukozyt/Granulozyt *m*, Basophiler *m* **2.** (*Adenohypophyse*) basophile Zelle *f*, β-Zelle *f* **II** *adj* basophil

ba|so|phile [ˈbeɪsəʊfaɪl, -fɪl] *noun, adj*: →*basophil*

ba|so|phil|i|a [ˌbeɪsəʊˈfiːlɪə, -jə] *noun*: **1.** Basophilie *f* **2.** Anfärbbarkeit mit basischen Farbstoffen, Basophilie *f*

ba|so|phil|ic [ˌbeɪsəʊˈfɪlɪk] *adj*: basophil

ba|so|phil|ism [ˌbeɪˈsɑfɪlɪzəm] *noun*: →*basophilia*

Cushing's basophilism: →*Cushing's syndrome 1.*

pituitary basophilism: Cushing-Syndrom *nt*

ba|so|phil|o|cyte [beɪsəˈfɪləsaɪt] *noun*: basophiler Leukozyt *m*, basophiler Granulozyt *m*, Basophiler *m*

ba|soph|i|lous [beɪˈsɑfələs] *adj*: basophil

ba|so|pho|bi|a [ˌbeɪsəˈfəʊbɪə] *noun*: krankhafte Angst *f* vorm Laufen, Basophobie *f*

ba|so|plasm [ˈbeɪsəʊplæzəm] *noun*: Basoplasma *nt*

ba|so|squa|mous [ˌbeɪsəʊˈskweɪməs] *adj*: basosquamös

BASP *Abk.*: brachial artery systolic pressure

bas|tard [ˈbæstərd]: **I** *noun* **1.** (*genet.*) Mischling *m*, Bastard *m*, Hybride *m/f* **2.** uneheliches Kind *nt* **II** *adj* **3.** unehelich **4.** (*genet.*) hybrid, Hybrid-, Bastard-, Mischlings- **5.** (*fig.*) nachgemacht, unecht, verfälscht, Bastard-, Pseudo-

bas|tard|i|za|tion [ˌbæstərdaɪˈzeɪʃn] *noun*: Bastardidierung *f*, Hybridisierung *f*, Hybridisation *f*

bas|tard|ize [ˈbæstərdaɪz]: **I** *vt* entarten lassen, bastardieren, hybridisieren **II** *vi* entarten

bat [bæt] *noun*: Fledermaus *f*

batch [bætʃ] *noun*: **1.** Schub *m*; Schwung *m*; Ladung *m*; Stapel *m* **2.** (*pharmakol.*) Charge *f* **in batches** schubweise

bath [bæθ; bɑːθ]: **I** *noun* **1.** Bad *nt*, Badezimmer *nt* **2.** (Bade-)Wanne *f* **3.** Baden *nt*, Bad *nt* **take/have a bath** baden, ein Bad nehmen **4.** (*chem.*) Bad *nt* **II** *vt* baden **III** *vi* baden, ein Bad nehmen

air bath: Luftbad *nt*, Balneum pneumaticum

alternate hot and cold bath: Wechselbad *nt*

alternating bath: Wechselbad *nt*

alum bath: Alaunbad *nt*

antiseptic bath: antiseptisches Bad *nt*

bran bath: Kleiebad *nt*

bubble bath: Schaumbad *nt*

carbon dioxide bath: Kohlendioxidbad *nt*

contrast bath: Wechselbad *nt*

developing bath: Entwicklungsbad *nt*

electric bath: hydroelektrisches Bad *nt*

electrotherapeutic bath: Elektrobad *nt*

eye bath: Augenbad *nt*

Finsen bath: Finsen-Therapie *f*

fixing bath: Fixierbad *nt*

four-cell bath: Zellenbad *nt*

full bath: Vollbad *nt*

galvanic bath: galvanisches Bad *nt*

half bath: Halbbad *nt*

Hauffe-Schweninger bath: Hauffe-Schweninger-Armbad *nt*

hayseed bath: Heublumenbad *nt*

hip bath: Sitzbad *nt*

hot-air bath: Heißluftbad *nt*

hydroelectric bath: hydroelektrisches Bad *nt*

kinetotherapeutic bath: Bewegungsbad *nt*

light bath: Lichtbad *nt*

medicated bath: Arzneibad *nt*

moor bath: Moorbad *nt*

mud bath: Schlammbad *nt*

needle bath: Strahldusche *f*

neutral bath: indifferentes Bad *nt*

oil bath: Ölbad *nt*

oxygen bath: Sauerstoffbad *nt*

paraffin bath: Paraffinbad *nt*

sand bath: **1.** (*chem.*) Sandbad *nt* **2.** Sandbad *nt*, Balneum arenae

sea bath: Salzwasser-, Seewasserbad *nt*

sea-water bath: Salzwasser-, Seewasserbad *nt*

silver bath: Silberbad *nt*

sitz bath: Sitzbad *nt*; Sitzbadewanne *f*

sodium carbonate bath: Sodabad *nt*

steam bath: Dampfbad *nt*

sulfur bath: Schwefelbad *nt*

sulphur bath: (*brit.*) →*sulfur bath*

sweat bath: Schwitzbad *nt*

Turkish bath: Dampfbad *nt*

vapor bath: Dampfbad *nt*, Balneum vaporis

vapour bath: (*brit.*) →*vapor bath*

water bath: Wasserbad *nt*

wax bath: Paraffinbad *nt*

bath|aes|the|sia [ˌbæθesˈθiːʒ(ɪ)ə] *noun*: (*brit.*) →*bathesthesia*

bathe [beɪð]: **I** *vt* **1.** baden **2.** befeuchten; (*Wunde*) baden, spülen, auswaschen **II** *vi* ein (Sonnen-)Bad nehmen; baden, schwimmen

bath|es|the|sia [ˌbæθesˈθiːʒ(ɪ)ə] *noun*: Tiefensensibilität *f*, Bathyästhesie *f*

B

B

bath|ing ['beɪðɪŋ] *noun*: Baden *nt*
bath|mo|trop|ic [ˌbæθmə'trɑpɪk, -trəʊ-] *adj*: die Reizschwelle des Herzmuskelgewebes verändernd, bathmotrop
bath|mot|ro|pism [bæθ'mɑtrəpɪzəm] *noun*: Bathmotropie *f*, bathmotrope Wirkung *f*
bath|o|chrome ['bæθəkrəʊm] *noun*: Bathochrom *nt*
bath|o|chrom|y [ˌbæθə'krəʊmiː] *noun*: Bathochromie *f*
bath|o|pho|bi|a [ˌbæθə'fəʊbɪə] *noun*: Höhen-, Tiefenangst *f*, Bathophobie *f*
bath|o|pho|bic [ˌbæθə''fəʊbɪk] *adj*: Bathophobie betreffend, bathophob
bath|room ['bæθruːm] *noun*: **1.** Bad(ezimmer *nt*) *nt* **2.** Toilette *f* **go to/use the bathroom** auf die/zur Toilette gehen
bath|y|aes|the|sia [ˌbæθɪes'θiːʒ(ɪ)ə] *noun*: (*brit.*) →*bathyesthesia*
bath|y|an|aes|the|sia [ˌbæθəˌænəs'θiːʒə] *noun*: (*brit.*) →*bathyanesthesia*
bath|y|an|es|the|sia [ˌbæθəˌænəs'θiːʒə] *noun*: Verlust *m* der Tiefensensibilität, Bathyanästhesie *f*
bath|y|car|dia [ˌbæθə'kɑːrdɪə] *noun*: Bathykardie *f*, Herzsenkung *f*, -tiefstand *m*, Wanderherz *nt*, Kardioptose *f*
bath|y|chrome ['bæθɪkrəʊm] *noun*: →*bathochrome*
bath|y|es|the|sia [ˌbæθɪes'θiːʒ(ɪ)ə] *noun*: Tiefensensibilität *f*, Bathyästhesie *f*
bath|y|gas|try [ˌbæθə'gæstriː] *noun*: Magensenkung *f*, -tiefstand *m*, Gastroptose *f*
bath|y|hyp|aes|the|sia [ˌbæθəˌhɪpes'θiːʒ(ɪ)ə] *noun*: (*brit.*) →*bathyhypesthesia*
bath|y|hy|per|aes|the|sia [ˌbæθəˌhaɪpəres'θiːʒ(ɪ)ə] *noun*: (*brit.*) →*bathyhyperesthesia*
bath|y|hy|per|es|the|sia [ˌbæθəˌhaɪpəres'θiːʒ(ɪ)ə] *noun*: Bathyhyperästhesie *f*
bath|y|hyp|es|the|sia [ˌbæθəˌhɪpes'θiːʒ(ɪ)ə] *noun*: Bathyhyp(o)ästhesie *f*
bath|y|pne|a [ˌbæθɪ'(p)niːə] *noun*: vertiefte Atmung *f*, Bathypnoe *f*
bath|y|pne|ic [ˌbæθɪ'(p)niːk] *adj*: Bathypnoe betreffend, mit vertiefter Atmung, tief atmend, bathypnoeisch
bath|y|pnoe|a [ˌbæθɪ'(p)niːə] *noun*: (*brit.*) →*bathypnea*
bath|y|pnoe|ic [ˌbæθɪ'(p)niːk] *adj*: (*brit.*) →*bathypneic*
ba|trach|o|pho|bi|a [bəˌtrækə'fəʊbɪə] *noun*: krankhafte Angst *f* vor Fröschen, Batrachophobie *f*
ba|trach|o|pho|bic [bəˌtrækə'fəʊbɪk] *adj*: Batrachophobie betreffend, batrachophob
bat|ter ['bætər] *vt*: (heftig und wiederholt) schlagen, (ver-)prügeln, einschlagen auf; misshandeln
bat|ter|y ['bætəriː] *noun, plura* **-ter|ies**: **1.** Gruppe *f*, Reihe *f*, Satz *m*, Batterie *f* **2.** (*psychol.*) Persönlichkeitstest(reihe *f*) *m* **3.** (*elektr.*) Batterie *f*
battery of experts: Expertengruppe *f*
battery of measurements: eine Reihe von Maßnahmen
battery of tests: Testbatterie *f*, Versuchs-, Testreihe *f*, mehrteilige/-stufige Testanordnung *f*
BAV *Abk.*: balloon aortic valvuloplasty
bay [beɪ] *noun*: **1.** Lorbeer(baum) *m* **2.** Abteilung *f*, Fach *nt*; (Kranken-)Saal *m*
lacrimal bay: Tränensee *m*, Lacus lacrimalis
BB *Abk.*: **1.** blood bank **2.** blue bloater **3.** breast biopsy **4.** buffer base
BBB *Abk.*: **1.** blood-brain barrier **2.** bundle-branch block
BBBB *Abk.*: bilateral bundle-branch block
BBC *Abk.*: bromobenzylcyanide
BBR *Abk.*: **1.** benzbromarone **2.** Berlin blue reaction
BBT *Abk.*: basal body temperature
BC *Abk.*: **1.** biotin carboxylase **2.** birth control **3.** bone conduction **4.** breathing capacity **5.** bronchial carcinoma
BCAA *Abk.*: branched chain amino acid
BCAF *Abk.*: basophil chemotaxis augmentation factor
BCC *Abk.*: basal cell carcinoma
BCCP *Abk.*: biotin carboxyl-carrier protein
BCDF *Abk.*: B-cell differentiation factors
BCE *Abk.*: **1.** basal cell epithelioma **2.** butyrylcholinesterase
BCF *Abk.*: **1.** basophil chemotactic factor **2.** blood coagulation factor
BCG *Abk.*: **1.** Bacille Calmette-Guérin **2.** bacillus Calmette-Guérin **3.** ballistocardiogram
BCGF *Abk.*: B-cell growth factor
BCH *Abk.*: basal cell hyperplasia
BChE *Abk.*: butyrylcholinesterase
BCLL *Abk.*: B-cell chronic lymphatic leukemia
BCNU *Abk.*: 1,3-bis-(2-chlorethyl)-l-nitroso-urea
BCT *Abk.*: blood coagulation time
BD *Abk.*: **1.** base deficit **2.** base deviation
BDA *Abk.*: beclomethasone dipropionate aerosol
BDG *Abk.*: bilirubin diglucuronide
BDP *Abk.*: **1.** beclomethasone dipropionate **2.** brodimoprim
BDPE *Abk.*: bromodiphenyl-(p-ethyl-phenyl)-ethylene
BDS *Abk.*: biological detection system
BDU *Abk.*: bromo-deoxyuridine
BDV *Abk.*: balloon dilatation valvuloplasty
BE *Abk.*: **1.** bacterial endocarditis **2.** barium enema **3.** base excess **4.** bile esculin
Be *Abk.*: beryllium
bead [biːd] *noun*: Perle *f*; (*Schaum*) Bläschen *nt*; (*Schweiß*) Tröpfchen *nt*, Perle *f*
rachitic beads: rachitischer Rosenkranz *m*
bead|y ['biːdiː] *adj*: (*Augen*) rund und glänzend
beak [biːk] *noun*: **1.** (*Gefäß*) Tülle *f*, Ausguss *m*; (*Katheter*) Spitze *f* **2.** (*biolog., anatom.*) Fortsatz *m*; Schnabel *m* **3.** Adlernase *f*
beaked [biːkt, 'biːkɪd] *adj*: **1.** mit (einem) Schnabel; schnabelförmig, Schnabel- **2.** vorspingend, spitz **4.** eine Adlernase haben
beak|er ['biːkər] *noun*: Becher *m*; (*chem.*) Becherglas *nt*
beam [biːm]: **I** *noun* **1.** (Licht-)Strahl *m*, Bündel *nt* (*physik.*) Peil-, Leit-, Richtstrahl *m* **2.** Balken *m*, Stange *f*, Holm *m*, Querstange *f* **II** *vt* **3.** mit Balken/Stangen versehen **4.** ausstrahlen **III** *vi* (*a. fig.*) strahlen
cantilever beam: Freiendsattel *m*
electron beam: Elektronenstrahl *m*
laser beam: Laserstrahl *m*
photon beam: Photonenstrahl *m*
proton beam: Protonenstrahl *m*
beam of rays: Strahlenbündel *nt*
vertical beam: Senkrechtstrahl *m*
x-ray beam: Röntgenstrahl *m*
bean [biːn] *noun*: Gartenbohne *f*, Phaseolus vulgaris
cacao bean: Kakaobohne *f*
Calabar bean: Calabarbohne *f*, Kalabarbohne *f*, Gottesgerichtsbohne *f*, Calabar semen *nt*
cocoa bean: Kakaobohne *f*
coffee bean: Coffeae semen, Kaffeebohnen *pl*
hog's bean: Bilsenkraut *nt*, Hyoscyamus niger
jequirity beans: Paternostererbse *f*
ordeal bean: Calabarbohne *f*
soja bean: Sojabohne *f*
bean|like ['biːnlaɪk] *adj*: bohnenartig, -förmig
bear [beər] *vt*: (**bore; borne**) **1.** (*Folgen, Verantwortung*) tragen; (*Spuren*) aufweisen, zeigen **2.** (*Schmerzen*) er-

tragen, aushalten, (er-)leiden **3.** zur Welt bringen, gebären **4.** (*Früchte*) tragen
bear down *vi* (*bei der Geburt*) pressen
BEAR *Abk.*: brainstem-evoked auditory response
bear|a|ble ['beərəbl] *adj*: erträglich, zum Aushalten
bear|ber|ry ['beər,beriː] *noun*: Bärentraube *f*, Arctostaphylos uva ursi
beard [bɪərd] *noun*: Bart *m*
beard|ed ['bɪərdɪd] *adj*: **1.** bärtig, einen Bart tragend **2.** (*biolog.*) mit Barteln versehen; mit Grannen versehen
beard|less ['bɪərdləs] *adj*: **1.** bartlos **2.** (*fig., Mann*) jugendlich, unreif
bear|ing ['beərɪŋ] *noun*: **1.** Betragen *nt*, Verhalten *nt*; (Körper-)Haltung *f* **2.** Einfluss *m*, Auswirkung *f* (*on* auf)
bearing-down: **I** *noun* Pressen *nt* **II** *vt* pressen
beat [biːt]: (*v* **beat; beaten**) **I** *n* **1.** Pochen *nt*, Schlagen *nt*, Klopfen *nt* **2.** (*Puls, Herz*) Schlag *m* **II** *vt* schlagen, (ver-)prügeln **III** *vi* schlagen, pulsieren, pochen, klopfen
apex beat: Herzspitzenstoß *m*
atrial beat: Vorhofsystole *f*
cannon beat: Kanonenschlag *m*, Bruit de canon
capture beat: Capture beat *nt*
cardiac beat: Herzschlag *m*, -aktion *f*, -zyklus *m*
ciliary beat: Zilienschlag *m*
combination beat: Kombinationssystole *f*
coupled beat: Bigeminus *m*
dropped beat: Kammersystolenausfall *m*, dropped beat *nt*
ectopic beat: ektope/ektopische Erregung(sbildung) *f*
escape beat: Ersatzsystole *f*
escaped beat: Ersatzsystole *f*
fetal heart beat: kindliche Herzaktion *f*
fusion beat: Kombinationssystole *f*
mixed beat: Kombinationssystole *f*
paired beat: Bigeminus *m*
parasystolic beat: Parasystolie *f*, parasystolischer Rhythmus *m*
premature beat: Extrasystole *f*
premature atrial beat: Vorhofextrasystole *f*, atriale Extrasystole *f*
premature ventricular beat: Kammerextrasystole *f*, ventrikuläre Extrasystole *f*
summation beat: Kombinationssystole *f*
ventricular beat: Kammersystole *f*
bec|lo|meth|a|sone [,bekləʊ'meθəsəʊn] *noun*: Beclometason *nt*
bec|que|rel ['bekrel] *noun*: Becquerel *nt*
bed [bed] *noun*: **1.** Bett *nt*; (Feder-)Bett *nt* **confined to bed/confinement to bed** bettläg(e)rig sein **be in bed** im Bett sein; das Bett hüten **die in one's bed** eines natürlichen Todes sterben **go to bed** ins Bett gehen **2.** (*anatom.*) Bett *nt*; (*techn.*) Unterlage *f*, Unterbau *m*, Fundament *nt*, Schicht *f*
capillary bed: Kapillarbett *nt*, Kapillarstromgebiet *nt*, Kapillarnetz *nt*
fluid bed: Fließbett *nt*, Wirbelschicht *f*
gallbladder bed: Gallenblasenbett *nt*, Gallenblasengrube *f*, Leberbett *nt*, Fossa vesicae felleae/biliaris
hepatic bed of gallbladder: →*gallbladder bed*
nail bed: Nagelbett *nt*, Matrix unguis
plaster bed: Gipsbett *nt*
sick bed: **1.** Krankenbett *nt* **2.** Krankenlager *nt*
surgical beds: Betten *pl* auf chirurgischer Station; (*inf.*) chirurgische Betten *pl*
terminal vascular bed: Endstrombahn *f*, terminale Strombahn *f*
bed-bath *noun*: (Kranken-)Wäsche *f* im Bett
bed|bug ['bedbʌg] *noun*: Bettwanze *f*, gemeine Bettwanze *f*, Cimex lectularius
common bedbug: Bettwanze *f*, gemeine Bettwanze *f*, Cimex lectularius
tropical bedbug: tropische Bettwanze *f*, Cimex hemipterus/rotundatus
bed|case ['bedkeɪs] *noun*: bettlägriger Patient *m*
bed|clothes ['bedkləʊðs] *plural*: Bettzeug *nt*
bed|cov|er ['bedkʌvər] *noun*: Bettdecke *f*
bed|ding ['bedɪŋ] *noun*: Bettzeug *nt*
bed|lamp ['bedlæmp] *noun*: Nachttischlampe *f*
bed|pan ['bedpæn] *noun*: Bettpfanne *f*
bed|rid|den ['bedrɪdn] *adj*: bettläg(e)rig
bed|room ['bedruːm, -rʊm] *noun*: Schlafzimmer *nt*
bed|side ['bedsaɪd] *noun*: Bettkante *f*, -rand *m* **at the bedside** am Krankenbett
Bed|so|nia [bed'səʊnɪə] *noun*: Chlamydie *f*, Chlamydia *f*, PLT-Gruppe *f*, Bedsonia *f*, Miyagawanella *f*
bed|sore ['bedsɔːr, -səʊr] *noun*: auf- *oder* wundgelegene Stelle *f*, Druckgeschwür *nt*, Dekubitalulkus *nt*, Dekubitus *m* **get bedsores** sich wund- *oder* aufliegen
bed|stand ['bedstænd] *noun*: Nachttisch *m*
bed|time ['bedtaɪm] *noun*: Schlafenszeit *f* **to be taken at bedtime** vor dem Schlafengehen (ein-)zunehmen
bed|wet|ter ['bedwetər] *noun*: Bettnässer *m*
bed|wet|ting ['bedwetɪŋ] *noun*: Bettnässen *nt*
beef [biːf] *noun*: Rindfleisch *nt*
bees|wax ['biːzwæks] *noun*: Bienenwachs *nt*
bleached beeswax: weißes Bienenwachs *nt*, Cera alba
white beeswax: weißes Bienenwachs *nt*, Cera alba
yellow beeswax: gelbes Bienenwachs *nt*, gelbes Wachs *nt*, Cera flava
bee|tle [biːtl] *noun*: **1.** Käfer *m*; Küchenschabe *f* **2.** (*pharmakol.*) Stößel *m*
beet|u|ri|a [biːt'(j)ʊəriːə] *noun*: Beturie *f*
be|fore [bɪ'fɔːr, -fəʊr]: **I** *adv* (*zeitlich*) vorher, zuvor, früher, bereits, schon; (*räumlich*) vorn, voran **II** *prep* (*räumlich, zeitlich*) vor
be|gin [bɪ'gɪn] *vt, vi*: (**began; begun**) beginnen, anfangen
be|gin|ner [bɪ'gɪnər] *noun*: Anfänger(in *f*) *m*, Neuling *m*
be|gin|ning [bɪ'gɪnɪŋ] *noun*: **1.** Beginn *m*, Anfang *m* **at/in the beginning** am/im Anfang, zuerst, anfangs **from the (very) beginning** (ganz) von Anfang an **2.** Anfang *m*, Ursprung *m* **3. beginnings** *pl* (erste) Anfänge *pl*, Anfangsstadium *nt*
BEH *Abk.*: benign essential hypertension
be|have [bɪ'heɪv]: **I** *vt* **behave o.s.** sich benehmen **II** *vi* sich verhalten, sich benehmen (*to, towards* gegenüber); (*Kinder*) sich benehmen, sich betragen
be|hav|ior [bɪ'heɪvjər] *noun*: Benehmen *nt*; (*Kinder*) Betragen *nt*; Verhalten *nt* (*to, towards* gegenüber, zu)
antisocial behavior: antisoziales Verhalten *nt*
approach behavior: Appetenzverhalten *nt*
atypical behavior: untypisches *oder* atypisches Verhalten *nt*
automatic behavior: automatische/unwillkürliche Handlung *oder* Reaktion *f*, Automatismus *m*
defense behavior: Abwehrverhalten *nt*
deviant behavior: abweichendes Verhalten *nt*
deviant sexual behavior: abweichendes Sexualverhalten *nt*
fatigue behavior: Ermüdungsverhalten *nt*
flight behavior: Fluchtverhalten *nt*
health behavior: Gesundheitsverhalten *nt*
nutritive behavior: nutritives Verhalten *nt*
regressive behavior: regressives Verhalten *nt*
reproductive behavior: reproduktives Verhalten *nt*

B

sexual behavior: Sexualverhalten *nt*
sickness behavior: Krankheitsverhalten *nt*
thermoregulatory behavior: thermoregulatorisches Verhalten *nt*
be|hav|ior|al [bɪˈheɪvjərəl] *adj*: Verhalten betreffend, Verhaltens-
be|hav|ior|ism [bɪˈheɪvjərɪzəm] *noun*: Behaviorismus *m*
be|hav|ior|ist [bɪˈheɪvjərɪst]: **I** *noun* Behaviorist *m* **II** *adj* →*behavioristic*
be|hav|ior|is|tic [bɪˌheɪvjəˈrɪstɪk] *adj*: behavioristisch
be|hav|ior|is|ti|cal [bɪˌheɪvjəˈrɪstɪkl] *adj*: →*behavioristic*
be|hav|iour [bɪˈheɪvjər] *noun*: (*brit.*) →*behavior*
be|hav|iour|al [bɪˈheɪvjərəl] *adj*: (*brit.*) →*behavioral*
be|hav|iour|ism [bɪˈheɪvjərɪzəm] *noun*: (*brit.*) →*behaviorism*
be|hav|iour|ist [bɪˈheɪvjərɪst] *noun, adj*: (*brit.*) →*behaviorist*
be|hav|iour|is|tic [bɪˌheɪvjəˈrɪstɪk] *adj*: (*brit.*) →*behavioristic*
be|hav|iour|is|ti|cal [bɪˌheɪvjəˈrɪstɪkl] *adj*: (*brit.*) →*behavioristic*
be|hind [bɪˈhaɪnd]: **I** *noun* (*inf.*) Hinterteil *nt*, Hintern *m* **II** *adj* zurück, im Rückstand **III** *prep.* (*räumlich, zeitlich*) hinter **IV** *adv* hinten, dahinter; nach hinten, zurück **fall behind** zurückbleiben *oder* -fallen hinter **lag behind 1.** zurückbleiben, nicht mitkommen, nachhinken **2.** sich verzögern; nacheilen
BEI *Abk.*: butanol-extractable iodine
bei|kost [ˈbaɪkəʊst] *noun*: Beikost *f*, -nahrung *f*
be|ing [ˈbiːɪŋ] *noun*: **1.** Sein *nt*, Dasein *nt*, Leben *nt* **2.** (Lebe-)Wesen *nt*, Geschöpf *nt* **human being** Mensch *m* **3.** Wesen *nt*, Natur *f* **come into being** entstehen
BEIR *Abk.*: biological effects of ionizing radiation
bej|el [ˈbedʒəl] *noun*: Bejel *f*, endemische Syphilis *f*
bel [bel] *noun*: Bel *nt*
belch [beltʃ]: **I** *noun* →*belching* **II** *vi* (*a.* **belch wind**) aufstoßen; rülpsen
belch|ing [ˈbeltʃɪŋ] *noun*: Aufstoßen *nt*, Rülpsen *nt*, Rülpser *m*, Ruktation *f*, Ruktus *m*, Eruktation *f*
bel|em|no|pho|bi|a [bəlemnəˈfəʊbɪə] *noun*: Belemnophobie *f*
bel|em|no|pho|bic [bəlemnəˈfəʊbɪk] *adj*: Belemnophobie betreffend, belemnophob
bel|e|no|pho|bi|a [bələnəˈfəʊbɪə] *noun*: Nadelangst *f*, Belonephobie *f*
bel|e|no|pho|bic [bələnəˈfəʊbɪk] *adj*: Belonephobie betreffend, belonephob
bell [bel] *noun*: **1.** Glocke *f*, Schelle *f*, Klingel *f* **2.** Läuten *nt*, Klingeln *nt*, Glockenzeichen *nt* **3.** (*techn.*) Glocke *f*; (*Stethoskop*) (Schall-)Trichter *m*
night bell: Nachtglocke *f*
bel|la|don|na [ˌbeləˈdɑnə] *noun*: Tollkirsche *f*, Belladonna *f*, Atropa belladonna
bel|la|don|nine [ˌbeləˈdɑniːn, -nɪn] *noun*: Belladonnin *nt*
bel|lows [ˈbeloʊz, -əz] *plural*: **1.** (*a.* **pair of bellows**) Blasebalg *m* **2.** (*inf.*) Lunge *f*
bell-shaped *adj*: glockenförmig
bel|ly [ˈbeliː]: **I** *noun* **1.** Bauch *m*, Abdomen *nt* **2.** Muskelbauch *m*, Venter musculi **3.** Gebärmutter *f*, Uterus *m*
anterior belly of digastric muscle: vorderer Digastrikusbauch *m*, Venter anterior musculi digastrici
belly of digastric muscle: Digastrikusbauch *m*, Venter musculi digastrici
frog belly: Froschbauch *m*
frontal belly of occipitalis muscle: Venter frontalis musculi occipitofrontalis, Musculus frontalis
inferior belly of omohyoid muscle: Venter inferior musculi omohyoidei
muscle belly: Muskelbauch *m*, Venter musculi
occipital belly of occipitalis muscle: Venter occipitalis musculi occipitofrontalis, Musculus occipitalis
posterior belly of digastric muscle: hinterer Digastrikusbauch *m*, Venter posterior musculi digastrici
superior belly of omohyoid muscle: Venter superior musculi omohyoidei
wooden belly: bretthartes Abdomen *nt*
bel|ly|ache [ˈbelɪeɪk] *noun*: Bauchschmerzen *pl*, Bauchweh *nt*
bel|ly|but|ton [ˈbelɪbʌtn] *noun*: Nabel *m*
bel|o|ne|pho|bi|a [belənɪˈfəʊbɪə] *noun*: krankhafte Furcht *f* vor Nadeln, Belonephobie *f*
bel|o|noid [ˈbelənɔɪd] *adj*: nadel-, griffelförmig
bel|o|no|ski|as|co|py [ˌbelənəʊskaɪˈæskəpiː] *noun*: Belonoskiaskopie *f*
be|low [bɪˈləʊ] *adv*: **1.** unten **2.** hinab, hinunter, nach unten **3.** niedriger, tiefer, unter
below-elbow *adj*: unterhalb des Ellenbogens, Unterarm-
below-knee *adj*: unterhalb des Kniegelenks, Unterschenkel-
belt [belt] *noun*: **1.** Gürtel *m*; (Anschnall-, Sicherheits-) Gurt *m* **2.** Gürtel *m*, Gebiet *nt*, Zone *f*
belt on *vt* an-, umschnallen
safety belt: Sicherheitsgürtel *m*, -gurt *m*
bem|e|gride [ˈbemɪgraɪd] *noun*: Bemegrid *nt*
bem|e|ti|zide [ˈbemətɪzaɪd] *noun*: Bemetizid *nt*
ben|ac|ty|zine [benˈæktɪziːn] *noun*: Benactyzin *nt*
bend [bend]: (*v:* **bent; bent**) **I** *noun* Biegung *f*, Krümmung *f*, Kurve *f* **II** *vt* **1.** umbiegen, durchbiegen, aufbiegen, krümmen **2.** beugen, neigen **bend one's head** den Kopf neigen **bend one's knee** das Knie beugen **III** *vi* **3.** sich krümmen, sich (um-, durch-, auf-)biegen **4.** sich neigen, sich nach unten biegen; eine Biegung/Kurve machen
bend back *vi* sich zurück- *oder* nach hinten biegen
bend down *vi* sich beugen, sich neigen, sich bücken
bend over *vi* sich beugen *oder* neigen über, sich nach vorn beugen
first order bends: Biegungen *pl* erster Ordnung, Biegungen *pl* 1. Ordnung
head bend: →*head fold*
knee bend: Kniebeuge *f*
neck bend: Nackenbeuge *f*
second order bends: Biegungen *pl* zweiter Ordnung, Biegungen *pl* 2. Ordnung
third order bends: Biegungen *pl* dritter Ordnung, Biegungen *pl* 3. Ordnung
V bends: V-Biegungen *pl*
ben|dro|flu|a|zide [ˌbendrəʊˈfluːəzaɪd] *noun*: →*bendroflumethiazide*
ben|dro|flu|me|thi|a|zide [ˌbendrəʊˌfluːmɪˈθaɪəzaɪd] *noun*: Bendroflumethiazid *nt*, Benzylhydroflumethiazid *nt*
bend|y [ˈbendiː] *adj*: biegsam
ben|e|fi|cial [benəˈfɪʃl] *adj*: **1.** gut, zuträglich, wohltuend, heilsam **2.** nützlich, vorteilhaft, förderlich (*to* für) **have a beneficial effect on** nützlich *oder* förderlich sein für
ben|e|fit [ˈbenəfɪt]: **I** *noun* **1.** Nutzen *m*, Vorteil *m*, Wirkung *f* (*from* von) **2.** (finanzielle) Unterstützung *f*, Beihilfe *f*, Leistung *f* **II** *vt* nützen, zugute kommen, fördern **III** *vi* Nutzen ziehen (*by, from* aus), Vorteil haben (*by, from* von, durch)
accident benefit: Unfallentschädigung *f*
child benefit: Kindergeld *nt*
death benefit: Sterbegeld *nt*
be|nign [bɪˈnaɪn] *adj*: (*Tumor*) benigne, gutartig, nicht

maligne; nicht rezidivierend; (*Verlauf*) günstig, vorteilhaft, benigne
be|nig|nan|cy [bɪ'nɪgnənsiː] *noun*: Gutartigkeit *f*, Benignität *f*
be|nig|nant [bɪ'nɪgnənt] *adj*: →*benign*
be|nig|ni|ty [bɪ'nɪgnətiː] *noun*: →*benignancy*
ben|net ['benɪt] *noun*: Benediktenkraut *nt*, Cnici benedicti herba
herb bennet: **1.** Nelkenwurz *f*, Geum urbanum, Caryophyllata officinalis **2.** Caryophyllatae herba, Gei urbani herba
ben|ser|a|zide [ben'serəzaɪd] *noun*: Benserazid *nt*
ben|ton|ite ['bentənaɪt] *noun*: Bentonit *nt*
be|numb [bɪ'nʌm] *vt*: betäuben, gefühllos machen, erstarren lassen; (*fig.*) lähmen, betäuben
be|numbed [bɪ'nʌmd] *adj*: betäubt, gefühllos, erstarrt; (*fig.*) gelähmt **benumbed by alcohol** vom Alkohol benommen **benumbed by cold** starr vor Kälte
benz|al|de|hyde [ben'zældəhaɪd] *noun*: Benzaldehyd *m*
benz|al|ko|ni|um [ˌbenzæl'kəʊnɪəm] *noun*: Benzalkonium *nt*
benzalkonium chloride: Benzalkoniumchlorid *nt*
benz|an|thra|cene [benz'ænθrəsiːn] *noun*: Benzanthracen *nt*
benz|at|ro|pine [benz'ætrəpiːn] *noun*: Benzatropin *nt*
benz|a|zo|line [ben'zæzəʊliːn] *noun*: Benzazolin *nt*, Tolazolin *nt*
benz|bro|ma|rone [benz'brəʊmərəʊn] *noun*: Benzbromaron *nt*
ben|zene ['benziːn, ben'ziːn] *noun*: Benzol *nt*, Benzen *nt*
benzene hexachloride: Benzolhexachlorid *nt*, Hexachlorcyclohexan *nt*, Lindan *nt*, Gammexan *nt*
polyvinyl benzene: Polystyrol *nt*
1,3-ben|zene|di|ol [benˌziːn'daɪɔl, -ɑl] *noun*: Resorcin *nt*, Resorzin *nt*, (*m*-)Dihydroxybenzol *nt*
1,4-ben|zene|di|ol [benˌziːn'daɪɔl, -ɑl] *noun*: Hydrochinon *nt*, Parahydroxybenzol *nt*
benz|es|tro|fol [ben'zestrəfəʊl] *noun*: Estradiol-, Östradiolbenzoat *nt*
ben|ze|tho|ni|um [ˌbenzɪ'θəʊnɪəm] *noun*: Benzethonium *nt*
benzethonium chloride: Benzethoniumchlorid *nt*
ben|zi|dine ['benzɪdiːn, -dɪn] *noun*: Benzidin *nt*, Diphenyldiamin *nt*
benz|im|id|a|zole [ˌbenzɪm'ɪdəzəʊl] *noun*: Benzimidazol *nt*
2-benzimidazole: 2-(α-Hydroxybenzyl)-Benzimidazol *nt*
ben|zin ['benziːn, ben'ziːn] *noun*: Benzin *nt*
heavy benzin: Schwerbenzin *nt*
light benzin: Leichtbenzin *nt*
medical benzin: Benzinum medicinale, Wundbenzin *nt*, Benzinum *nt*, pharmazeutisches Benzin *nt*, Benzinum petrolei
petroleum benzin: Benzin *nt*
ben|zine ['benziːn, ben'ziːn] *noun*: Benzin *nt*
benz|ni|da|zole [ˌbenz'naɪdəzəʊl] *noun*: Benznidazol *nt*
ben|zo|a|py|rene [ˌbenzəʊə'paɪriːn] *noun*: →*3,4-benzpyrene*
ben|zo|ate ['benzəʊeɪt, -ɪt] *noun*: Benzoat *nt*
hydroxyestrin benzoate: Estradiolbenzoat *nt*, Östradiolbenzoat *nt*
hydroxyoestrin benzoate: (*brit.*) →*hydroxyestrin benzoate*
ben|zo|caine ['benzəʊkeɪn] *noun*: Benzocain *nt*
ben|zoc|ta|mine [benz'ɑktəmiːn] *noun*: Benzoctamin *nt*
ben|zo|di|az|e|pine [ˌbenzəʊdaɪ'æzəpiːn] *noun*: Benzodiazepin *nt*
ben|zo|di|az|e|pines [ˌbenzəʊdaɪ'æzəpiːnz] *plural*: Benzodiazepine, Benzodiazepinderivate
benz|oes|tro|fol [ben'zestrəfəʊl] *noun*: (*brit.*) →*benzestrofol*
ben|zo|gy|nes|tryl [ˌbenzəʊgaɪ'nestrɪl] *noun*: Estradiolbenzoat *nt*, Östradiolbenzoat *nt*
ben|zo|gy|noes|tryl [ˌbenzəʊgaɪ'nestrɪl] *noun*: (*brit.*) →*benzogynestryl*
ben|zo|in ['benzəʊɪn] *noun*: Benzoe *nt*
ben|zol ['benzɔl, -zɑl] *noun*: →*benzene*
ben|zo|lism ['benzəlɪzəm] *noun*: Benzolvergiftung *f*, -intoxikation *f*, -rausch *m*, Benzolismus *m*
ben|zo|py|rene [ˌbenzəʊ'paɪriːn] *noun*: →*3,4-benzpyrene*
ben|zo|thi|a|di|a|zide [ˌbenzəʊˌθaɪə'daɪəzaɪd] *noun*: →*benzothiadiazine*
ben|zo|thi|a|di|a|zine [ˌbenzəʊˌθaɪə'daɪəziːn] *noun*: Benzothiadiazin *nt*
ben|zo|yl ['benzəʊɪl, -zəwɪl] *noun*: Benzoyl-(Radikal *nt*)
benzoyl peroxide: Benzoylperoxid *nt*
ben|zo|yl|cho|lin|es|ter|ase [ˌbenzəʊɪlˌkəʊlə'nestəreɪz] *noun*: unspezifische/unechte Cholinesterase *f*, Pseudocholinesterase *f*, β-Cholinesterase *f*, Butyrylcholinesterase *f*, Typ II-Cholinesterasse *f*
ben|zo|yl|gly|cine [ˌbenzəʊɪl'glaɪsiːn, -glaɪ'siːn] *noun*: Benzolglykokoll *nt*, Benzoylglycin *nt*, Benzoylaminoessigsäure *f*, Hippursäure *f*
3,4-benz|py|rene [benz'paɪriːn] *noun*: 3,4-Benzpyren *nt*, 3,4-Benzoapyren *nt*, 3,4-Benzopyren *nt*
benz|pyr|role [ˌbenzəʊɪl'pɪərɔl, -əʊl] *noun*: 2,3-Benzopyrrol *nt*, Indol *nt*
benz|quin|a|mide [ˌbenzəʊɪl'kwɪnəmaɪd] *noun*: Benzquinamid *nt*
benz|thi|a|zide [ˌbenzəʊɪl'θaɪəzaɪd] *noun*: Benzthiazid *nt*
ben|zyd|a|mine [ˌbenzəʊɪl'zɪdəmiːn] *noun*: Benzydamin *nt*
ben|zyd|ro|flu|me|thi|a|zide [benˌzɪdrəʊˌfluːmɪ'θaɪəzaɪd] *noun*: →*bendroflumethiazide*
ben|zyl ['benzɪl] *noun*: Benzyl-(Radikal *nt*)
benzyl benzoate: Benzylbenzoat *nt*, Benzoesäurebenzylester *m*
benzyl nicotinate: Nicotinsäurebenzylester *m*, Benzylnicotinat *nt*
ben|zyl|pen|i|cil|lin [benzɪlˌpenə'sɪlɪn] *noun*: Benzylpenicillin *nt*, Penicillin G *nt*
benzylpenicillin benzathine: Benzylpenicillin-Benzathin *nt*
benzylpenicillin procaine: Benzylpenicillin-Procain *nt*
BEP *Abk.*: base-encephalitogenic protein
be|phe|ni|um [bɪ'fiːnɪəm] *noun*: Bephenium *nt*
bephenium hydroxynaphthoate: Bephenium-hydroxynaphthoat *nt*
BER *Abk.*: basic electrical rhythm
BERA *Abk.*: **1.** brainstem electric response audiometry **2.** brainstem evoked response audiometry
ber|be|rine ['bɜrbəriːn] *noun*: Berberin *nt*
be|reaved [bɪ'riːvd] *noun*: Hinterbliebene *m/f*, die Hinterbliebenen *pl*
be|reave|ment [bɪ'riːvmənt] *noun*: **1.** schmerzlicher Verlust *m* (*durch Tod*), Beraubung *f* **2.** Trauerfall *m*
ber|gal|mot ['bɜrgəmɑt] *noun*: Bergamot *nt*
ber|i|ber|i ['berɪ'beriː] *noun*: Beriberi *f*, Vitamin B_1-Mangel *m*, Vitamin B_1-Mangelkrankheit *f*, Thiaminmangel *m*, Thiaminmangelkrankheit *f*
atrophic beriberi: trockene Form *f* der Beriberi, paralytische Beriberi *f*
cerebral beriberi: Wernicke-Korsakoff-Syndrom *nt*
dry beriberi: trockene Form *f* der Beriberi, paralytische Beriberi *f*
infantile beriberi: akute Säuglingsberiberi *f*
paralytic beriberi: trockene Form *f* der Beriberi, para-

B

B

lytische Beriberi *f*
wet beriberi: feuchte Form *f* der Beriberi
ber|i|ber|ic [berɪ'berɪk] *adj*: Beriberi betreffend, Beriberi-
ber|ke|li|um [bər'kɪlɪəm] *noun*: Berkelium *nt*
ber|ried ['beri:d] *adj*: **1.** Beeren tragend **2.** beerenförmig, -ähnlich
ber|ry ['beri:]: **I** *noun, plural* **-ries** Beere *f*; Beerenfrucht *f*; (*Getreide*) Korn *nt*; Hagebutte *f* **II** *vi* Beeren pflücken *oder* sammeln; Beeren tragen
buckthorn berry: Fructus Rhamni cathartici
Indian berry: Fructus Cocculi
juniper berry: Wacholderbeeren *pl*, Juniperi fructus
mashed juniper berries: Wacholderbeermus *nt*
purging buckthorn berry: Rhamni cathartici fructus
sabal palm berry: Sägepalmenfrüchte *pl*, Sabal fructus
berry-like *adj*: beerenähnlich
Ber|ti|el|la [bɜrtɪ'elə] *noun*: Bertiella *f*
ber|ti|el|li|a|sis [bɜrtɪe'laɪəsɪs] *noun*: Bertielliasis *f*, Bertiellainfektion *f*
ber|yl|li|o|sis [bə,rɪlɪ'əʊsɪs] *noun*: Berylliose *f*
pulmonary berylliosis: Berylliosis pulmonum
be|ryl|li|um [bə'rɪlɪəm] *noun*: Beryllium *nt*
be|ryth|ro|my|cin [bə,rɪθrə'maɪsɪn] *noun*: Erythromycin B *nt*
bes|tial ['bestʃəl, 'bi:s-] *adj*: **1.** tierisch **2.** bestialisch, unmenschlich, brutal
bes|ti|al|i|ty [,bestʃɪ'ælətɪ, ,bi:s-] *noun, plura* **-ties**: **1.** das Tierische **2.** Bestialität *f*, Brutalität *f*, bestialische Grausamkeit *f* **3.** Greueltat *f* **4.** Sodomie *f*
bes|tial|ize ['bestʃəlaɪz, 'bi:s-] *vt*: entmenschlichen, zum Tier machen
bes|yl|ate ['besɪleɪt] *noun*: Benzolsulfonat *nt*
be|ta ['beɪtə; *brit.* 'bi:tə-] *noun*: Beta *nt*
beta-amylase *noun*: Betaamylase *f*, β-Amylase *f*
beta-blocker *noun*: Betablocker *m*, Beta-Rezeptorenblocker *m*, β-Adrenorezeptorenblocker *m*, Beta-Adrenorezeptorenblocker *m*
beta-carotene *noun*: β-Karotin *nt*, β-Carotin *nt*
beta-cholestanol *noun*: β-Cholestanol *nt*, Dihydrocholesterin *nt*
be|ta|cism ['beɪtɪsɪzəm, 'bi:-] *noun*: Betazismus *m*
beta-endorphin *noun*: Beta-Endorphin *nt*
beta-haemolysis *noun*: (*brit.*) →*beta-hemolysis*
beta-haemolytic *adj*: (*brit.*) →*beta-hemolytic*
beta-hemolysis *noun*: β-Hämolyse *f*, beta-Hämolyse *f*, Betahämolyse *f*
beta-hemolytic *adj*: Betahämolyse betreffend, β-hämolytisch, beta-hämolytisch
Be|ta|her|pes|vir|i|nae [beɪtə,hɜrpi:z'vɪərəni:] *plural*: Betaherpesviren *pl*, β-Herpesviren *pl*, Betaherpesvirinae *pl*
be|ta|her|pes|vi|rus|es [beɪtə,hɜrpi:z'vaɪrəsɪs] *plural*: Betaherpesviren *pl*, β-Herpesviren *pl*, Betaherpesvirinae *pl*
be|ta|his|tine [,beɪtə'hɪsti:n] *noun*: Betahistin *nt*
be|ta|ine ['bi:tə,i:n, bɪ'teɪɪn] *noun*: Betain *nt*, Glykokollbetain *nt*
beta-lactamase *noun*: β-Lactamase *f*, beta-Lactamase *f*, β-Laktamase *f*, beta-Laktamase *f*
beta-lactose *noun*: Betalactose *f*, β-Lactose *f*
beta-lipoprotein *noun*: Lipoprotein *nt* mit geringer Dichte, β-Lipoprotein *nt*
beta-lysin *noun*: β-Lysin *nt*, beta-Lysin *nt*
be|ta|man|no|si|do|sis [,beɪtə,mænəsɪ'dəʊsɪs] *noun*: Beta-Mannosidose *f*, β-Mannosidose *f*
be|ta|meth|a|sone [,beɪtə'meθəsəʊn, ,bi:-] *noun*: Betamethason *nt*
beta$_2$-microglobulin *noun*: β_2-Mikroglobulin *nt*, Beta$_2$-Mikroglobulin *nt*
be|ta|naph|thol [,beɪtə'næfθɔl, -θɑl, -'næp-] *noun*: Betanaphthol *nt*
be|ta|qui|nine [,beɪtə'kwaɪnaɪn, -'kwɪ-] *noun*: Chinidin *nt*, Quinidin *nt*
be|ta|tron ['beɪtətrɑn] *noun*: Betatron *nt*, Elektronenschleuder *f*, Elektronenbeschleuniger *m*
ring betatron: Kreisbeschleuniger *m*, Umlaufbeschleuniger *m*
be|tax|o|lol *noun*: Betaxolol *nt*
be|ta|zole ['beɪtəzəʊl] *noun*: Betazol *nt*
betazole hydrochloride: Betazolhydrochlorid *nt*
be|tel ['bi:tl] *noun*: Betelnuss *f*
be|thane|chol [bɪ'θeɪnkəʊl] *noun*: Bethanechol *nt*
bet|ter ['betər]: **I** *noun* das Bessere **a change for the better** eine Wende zum Guten **change for the better** besser werden, sich bessern **II** *adj* besser **get better** sich erholen; sich bessern, besser werden **III** *vt* verbessern **IV** *vi* sich (ver-)bessern, besser werden
be|tween|brain [bɪ'twi:n,breɪn] *noun*: Zwischenhirn *nt*, Dienzephalon *nt*, Diencephalon *nt*
bev|er|age ['bev(ə)rɪdʒ] *noun*: Getränk *nt* (*außer Wasser*)
be|yond [bɪ'(j)ɑnd]: **I** *adv* darüber hinaus, weiter *oder* jenseits (von), weiter weg **II** *prep* jenseits; außer; über ... hinaus **beyond endurance** (*Schmerzen*) unerträglich
be|zoar ['bi:zɔ:r] *noun*: Bezoar *m*
BF *Abk.*: **1.** bentonite flocculation **2.** blastogenic factor **3.** blood flow **4.** butter fat
BFD *Abk.*: bioelectronic functional diagnosis
BFP *Abk.*: biologic false-positive
BFT *Abk.*: bentonite flocculation test
BFU *Abk.*: burst forming unit
BFU-E *Abk.*: burst forming unit - erythrocyte
BFX *Abk.*: bufexamac
BG *Abk.*: blood glucose
B-G *Abk.*: Bordet-Gengou
BGA *Abk.*: blood gas analysis
BGG *Abk.*: bovine gamma globulin
BGLB *Abk.*: brilliant green lactose broth
BGT *Abk.*: bilirubin glucuronyl transferase
BH *Abk.*: borderline hypertension
BH$_2$ *Abk.*: dihydrobiopterin
BH$_4$ *Abk.*: L-5,6,7,8-tetrahydrobiopterin
BHA *Abk.*: **1.** benign hilar adenopathy **2.** bilateral hilar adenopathy **3.** butyl hydroxyanisol
bhang [bæŋ] *noun*: **1.** Haschisch *nt*, Bhang *nt* **2.** Hanfpflanze *f*
BHC *Abk.*: benzene hexachloride
BHF *Abk.*: Bolivian hemorrhagic fever
BHI *Abk.*: biosynthetic human insulin
BHL *Abk.*: **1.** benign hilar lymphoma **2.** bilateral hilar lymphoma **3.** biological half-life
BHN *Abk.*: bephenium hydroxynaphthoate
BHT *Abk.*: 7-(β-hydroxypropyl)-theophylline
bi [baɪ] *adj*: (*sl.*) bi, bisexuell
Bi *Abk.*: bismuth
BI *Abk.*: Broca index
bi- *präf.*: **1.** zwei-, doppel-, Bi(n)- **2.** Lebens-, Bi(o)-
BIA *Abk.*: bioimmunoassay
bi|ar|tic|u|lar [baɪɑ:r'tɪkjələr] *adj*: zwei Gelenke betreffend, mit zwei Gelenken versehen, biartikulär
bi|ar|tic|u|late [baɪɑ:r'tɪkjleɪt] *adj*: mit zwei Gelenken versehen, biartikulär
bi|as ['baɪəs]: **I** *noun* **1.** schiefe *oder* schräge Seite/Fläche/Richtung *f* **2.** (*fig.*) Neigung *f*, Hang *m* (*toward* zu), Vorliebe *f* (*toward* für) **3.** (*fig.*) Vorurteil *nt*, Befangenheit *f* **4.** (*statist.*) Bias *nt* **5.** (*physik.*) Gittervorspannung

f, Gitter(ableit)widerstand *m* II *adj* schräg, schief, diagonal
bilased ['baɪəst] *adj*: voreingenommen, befangen
bilbalsic [baɪ'beɪsɪk] *adj*: zweibasisch, -basig, -wertig
bibllilolfilm ['bɪblɪəfɪlm] *noun*: Mikrofilm *m*; (*Buchseite*) Mikrokopie *f*
bibllilolmalnila [ˌbɪblɪəʊ'meɪnɪə, -njə] *noun*: Bibliomanie *f*, Büchersammelwut *f*
bibllilolpholbila [ˌbɪblɪəʊ'fəʊbɪə] *noun*: Bibliophobie *f*
bibllilolpholbic [ˌbɪblɪəʊ'fəʊbɪk] *adj*: Bibliophobie betreffend, bibliophob
biblliloltheralpy [ˌbɪblɪəʊ'θerəpiː] *noun*: Bibliotherapie *f*
biblullous ['bɪbjələs] *adj*: **1.** aufsaugend, absorbierend **2.** schwammig
bilcamlerlal [baɪ'kæmərəl] *adj*: zwei Kammern besitzend, zweikamm(e)rig, Zweikammer-
bilcaplsullar [baɪ'kæpsələr] *adj*: bikapsulär
bilcarlbolnatlaelmila [baɪˌkɑːrbəneɪt'iːmiːə] *noun*: (*brit.*) →*bicarbonatemia*
bilcarlbolnate [baɪ'kɑːrbənɪt, -neɪt] *noun*: Bikarbonat *nt*, Bicarbonat *nt*, Hydrogencarbonat *nt*
plasma bicarbonate: Plasmabicarbonat *nt*
Ringer's bicarbonate: Ringer-Bicarbonat(lösung *f*) *nt*
standard bicarbonate: Standardbicarbonat *nt*, Standardbikarbonat *nt*
bilcarlbolnatlelmila [baɪˌkɑːrbəneɪt'iːmiːə] *noun*: Hyperbikarbonatämie *f*, Bikarbonatämie *f*
bilcelllullar [baɪ'seljələr] *adj*: aus zwei Zellen bestehend, bizellulär, zweizellig
bilcephlallus [baɪ'sefələs] *noun*: Doppelfehlbildung *f* mit zwei Köpfen, Dicephalus *m*, Dizephalus *m*, Dikephalus *m*
bilceps ['baɪseps]: I *noun, plural* **-ceps, -cepsles** zweiköpfiger Muskel *m*, Bizeps *m*, Musculus biceps II *adj* zweiköpfig
bilchlolride [baɪ'klɔːraɪd, -ɪd] *noun*: Bichlorid *nt*
bilchrolmate [baɪ'krəʊmeɪt] *noun*: Dichromat *nt*
bilciplliltal [baɪ'sɪpɪtl] *adj*: zweiköpfig; Bizeps brachii/femoris betreffend, Bizeps-
bilclonlal [baɪ'kləʊnl] *adj*: aus zwei Klonen stammend, mit zwei Klonen, biklonal
bilconlcave [baɪ'kɑnkeɪv, ˌbaɪkɑn'keɪv] *adj*: bikonkav, konkavokonkav
bilconlcavlilty [ˌbaɪkən'kævətiː] *noun*: Bikonkavität *f*
bilconlvex [baɪ'kɑnveks, ˌbaɪkɑn'veks] *adj*: bikonvex
bilconlvexlilty [ˌbaɪkən'veksətiː] *noun*: Bikonvexität *f*
bilcorlnate [baɪ'kɔːrnaɪt, -nɪt] *adj*: →*bicornuate*
bilcorlnulate [baɪ'kɔːrnjəwɪt, -eɪt] *adj*: zweizipfelig
bilcuslpid [baɪ'kʌspɪd]: I *noun* Prämolar *m*, vorderer Backenzahn *m*, Dens premolaris II *adj* **1.** zweizipf(e)lig, bikuspidal, bicuspidal **2.** zweihöckerig
mandibular bicuspid: mandibulärer Prämolar *m*, unterer Prämolar *m*
maxillary bicuspid: maxillärer Prämolar *m*, oberer Prämolar *m*
bilcycle ['baɪsɪkl] *noun*: Fahrrad *nt*
bilcyllinldrilcal [baɪsɪ'lɪndrɪkl] *adj*: bizylindrisch
bilcyltolpelnila [ˌbaɪsaɪtə'piːnɪə] *noun*: Bizytopenie *f*
BID *Abk.*: beta-ionization detector
bildacltylly [baɪ'dæktəliː] *noun*: Bidaktylie *f*, Didaktylie *f*
bildenltal [baɪ'dentəl] *adj*: bidental
bildenltate [baɪ'denteɪt] *adj*: zweigezähnt
bildermolma [ˌbaɪdər'məʊmə] *noun*: Bidermom(a) *nt*
bildet [biː'deɪ, bɪ'det] *noun*: Bidet *nt*
bildilreclitionlal [ˌbaɪdɪ'rekʃənl, -daɪ-] *adj*: bidirektional
bilenlnilal [baɪ'enɪəl] *adj*: zweijährig, zweijährlich
bier [bɪər] *noun*: (Toten-)Bahre *f*
bilfid ['baɪfɪd] *adj*: zweigeteilt
bilfildolbacltelrila [ˌbaɪfɪdəʊbæk'tɪəriːə] *noun*: Bifidusflora *f*
Bilfildolbacltelrilum [ˌbaɪfɪdəʊbæk'tɪəriːəm] *noun*: Bifidobacterium *nt*
Bifidobacterium bifidum: Bifidus-Bakterium *nt*, Lactobacillus bifidus, Bifidobacterium bifidum
bilfolcal [baɪ'fəʊkl]: I *noun* **1.** →*bifocals* **2.** Zweistärkenlinse *f*, Bifokallinse *f* II *adj* zwei Brennpunkte besitzend, bifokal, Zweistärken-, Bifokal-
bilfolcals [baɪ'fəʊklz] *plural*: Bifokal-, Zweistärkenbrille *f*
bilfonlalzole [baɪ'fɑnəzəʊl] *noun*: Bifonazol *nt*
bilforlmyl [baɪ'fɔːrmɪl] *noun*: Glyoxal *nt*, Oxalaldehyd *m*
bilfurlcate ['baɪfərˌkeɪt, baɪ'fɜrkeɪt]: I *adj* gegabelt, gabelförmig II *vt* (auf-)gabeln, gabelförmig teilen III *vi* sich (auf-)gabeln, sich gabelförmig teilen
bilfurlcatled ['baɪfərkeɪtɪd] *adj*: gegabelt, gabelförmig
bilfurlcaltion [ˌbaɪfər'keɪʃn] *noun*: Gabelung *f*, Gabel *f*, Zweiteilung *f*, Bifurkation *f*; (*anatom.*) Bifurcatio *f*
bifurcation of aorta: Aortengabel *f*, Bifurcatio aortae
carotid bifurcation: Karotisgabel(ung *f*) *f*, Bifurcatio carotidis
hepatic duct bifurcation: Hepaticusbifurkation *f*, -gabel *f*
bifurcation of pulmonary trunk: Trunkusbifurkation *f*, Bifurcatio trunci pulmonalis
bifurcation of root: Wurzelbifurkation *f*, Zahnwurzelbifurkation *f*, Bifurcatio radicis dentis
bifurcation of trachea: Luftröhrengabelung *f*, Trachealbifurkation *f*, Bifurcatio tracheae
biglalmist ['bɪgəmɪst] *noun*: Bigamist(in *f*) *m*
biglalmous ['bɪgəməs] *adj*: Bigamie betreffend, in Bigamie lebend, bigamistisch
biglalmy ['bɪgəmiː] *noun, plura* **-mies**: Bigamie *f*, Doppelehe *f*
bilgemlilna [baɪ'dʒemɪnə] *plural*: Bigeminus *m*, Bigeminuspuls *m*, -rhythmus *m*, Pulsus bigeminus
bilgemlilnus [baɪ'dʒemɪnəs] *noun*: Bigeminus *m*
bilgemlilny [baɪ'dʒemɪniː] *noun*: Bigeminie *f*
atrial bigeminy: Vorhofbigeminie *f*
atrioventricular nodal bigeminy: Knotenbigeminie *f*
A-V nodal bigeminy: Knotenbigemie *f*
nodal bigeminy: Knotenbigeminie *f*
ventricular bigeminy: Kammerbigeminie *f*
BIH *Abk.*: benign intracranial hypertension
BII *Abk.*: Billroth's operation II
BIL *Abk.*: bilirubin
bil. *Abk.*: bilirubin
billatlerlal [baɪ'lætərəl] *adj*: bilateral, beidseitig, zweiseitig
billatlerlallism [baɪ'lætərəlɪzəm] *noun*: Bilateralität *f*, Bilateralsymmetrie *f*
billayler ['baɪleɪər] *noun*: Bilayer *m*
bile [baɪl] *noun*: Galle *f*, Gallenflüssigkeit *f*, Fel *nt* **without bile** frei von Galle
A bile: A-Galle *f*, Choledochusgalle *f*
B bile: B-Galle *f*, Blasengalle *f*
C bile: C-Galle *f*
common duct bile: Choledochusgalle *f*, A-Galle *f*
cystic bile: (Gallen-)Blasengalle *f*
gallbladder bile: Blasengalle *f*
infected bile: infizierte Galle *f*
limy bile: Kalk-, Kalkmilchgalle *f*
lithogenic bile: lithogene Galle *f*
liver bile: Lebergalle *f*
ox bile: Ochsengalle *f*, Fel bovis/tauri
pleochromatic bile: pleiochrome Galle *f*
white bile: weiße Galle *f*

B

Bil|har|zi|a [bɪl'hɑːrzɪə] *noun*: Pärchenegel *m*, Schistosoma *nt*, Bilharzia *f*
bil|har|zi|al [bɪl'hɑːrzɪəl] *adj*: Schistosoma/Bilharzia betreffend, durch Schistosoma verursacht, Schistosomen-
bil|har|zi|a|sis [ˌbɪlhɑːr'zaɪəsɪs] *noun*: Bilharziose *f*, Bilharziase *f*, Schistosomiasis *f*
intestinal bilharziasis: Manson-Krankheit *f*, -Bilharziose *f*, Schistosomiasis mansoni/intestinalis
bil|har|zic [bɪl'hɑːrzɪk] *adj*: Schistosoma/Bilharzia betreffend, durch Schistosoma verursacht, Schistosomen-
bil|har|zi|o|sis [bɪlˌhɑːrzɪ'əʊsɪs] *noun*: →*bilharziasis*
bili- *präf.*: Galle(n)-, Bili(o)-
bil|i|ar|y ['bɪlɪˌeriː, 'bɪljəriː] *adj*: Galle *oder* Gallenblase *oder* Gallengänge betreffend, biliär, gallig, biliös
biliary-cutaneous *adj*: Gallenblase und Haut betreffend, biliokutan
biliary-enteric *adj*: Gallenblase und Verdauungskanal/Canalis digestivus betreffend, biliodigestiv, bilioenterisch, biliointestinal
bil|i|a|tion [ˌbɪlɪ'eɪʃn] *noun*: Gallensekretion *f*
bil|i|cy|a|nin [ˌbɪlə'saɪənɪn] *noun*: Bili-, Cholezyanin *nt*
bil|i|di|ges|tive [ˌbɪlədaɪ'dʒestɪv, -dɪ-] *adj*: Gallenblase und Verdauungskanal/Canalis digestivus betreffend, biliodigestiv, bilioenterisch, biliointestinal
bil|if|er|ous [bɪ'lɪfərəs] *adj*: galleleitend, bilifer
bil|i|fla|vin [ˌbɪlɪ'fleɪvɪn, -'flæ-] *noun*: Biliflavin *nt*
bil|i|fus|cin [ˌbɪlɪ'fʌsɪn] *noun*: Bilifuscin *nt*, Bilifuszin *nt*
bil|i|gen|e|sis [ˌbɪlɪ'dʒenəsɪs] *noun*: Galle(n)bildung *f*, -produktion *f*, Biligenese *f*
bil|i|ge|net|ic [ˌbɪlɪdʒɪ'netɪk] *adj*: →*biligenic*
bil|i|gen|ic [ˌbɪl'dʒenɪk] *adj*: Biligenese betreffend, gallenbildend, biligen
bil|in [bɪ'lɪn] *noun*: Bilin *nt*
bil|ious ['bɪljəs] *adj*: Galle *oder* Gallenblase *oder* Gallengänge betreffend, biliär, gallig, biliös
bil|ious|ness ['bɪljəsnəs] *noun*: **1.** Gallenbeschwerden *pl*, -krankheit *f*, Gallenleiden *nt* **2.** (*fig.*) Gereiztheit *f*, Reizbarkeit *f*
bil|i|pra|sin [ˌbɪlɪ'preɪzɪn] *noun*: Biliprasin *nt*
bil|i|ra|chia [ˌbɪlɪ'reɪkɪə] *noun*: Bilir(h)achie *f*
bil|i|rha|chia [ˌbɪlɪ'reɪkɪə] *noun*: Bilirhachie *f*, Bilirachie *f*
bil|i|ru|bin ['bɪlɪruːbɪn] *noun*: Bilirubin *nt*
conjugated bilirubin: direktes/konjugiertes/gepaartes Bilirubin *nt*
bilirubin diglucuronide: Bilirubindiglucuronid *nt*
direct bilirubin: →*conjugated bilirubin*
free bilirubin: →*unconjugated bilirubin*
indirect bilirubin: →*unconjugated bilirubin*
shunt bilirubin: Shunt-Bilirubin *nt*
bilirubin sulfate: Bilirubinsulfat *nt*
bilirubin sulphate: (*brit.*) →*bilirubin sulfate*
unconjugated bilirubin: freies/indirektes/unkonjugiertes Bilirubin *nt*
bil|i|ru|bi|nae|mi|a [ˌbɪlɪruːbɪn'iːmiːə] *noun*: (*brit.*) →*bilirubinemia*
bil|i|ru|bin|ate [ˌbɪlɪ'ruːbɪneɪt] *noun*: Bilirubinat *nt*
bil|i|ru|bi|ne|mi|a [ˌbɪlɪruːbɪn'iːmiːə] *noun*: Bilirubinämie *f*
bil|i|ru|bin|ic [ˌbɪlɪruː'bɪnɪk] *adj*: Bilirubin betreffend, Bilirubin-
bil|i|ru|bi|nu|ri|a [ˌbɪlɪruːbɪ'n(j)ʊəriːə] *noun*: Bilirubinausscheidung *f* im Harn, Bilirubinurie *f*
bil|is ['baɪlɪs] *noun*: →*bile*
bil|i|ver|din [ˌbɪlɪ'vɜrdɪn] *noun*: Biliverdin *nt*
bil|i|ver|din|ate [ˌbɪlɪ'vɜrdɪneɪt] *noun*: Biliverdinsalz *nt*, Biliverdinat *nt*
bil|i|xan|thin [ˌbɪlɪ'zænθɪn] *noun*: Choletelin *nt*, Bilixanthin *nt*
bil|i|xan|thine [ˌbɪlɪ'zænθiːn] *noun*: Bilixanthin *nt*, Choletelin *nt*
bill [bɪl]: I *noun* **1.** Rechnung *f*; Liste *f*, Aufstellung *f*; Bescheinigung *f* **2.** Schnabel *m* **3.** (*Schere*) Schneide *f* II *vt* eine Rechnung ausstellen
bill of health: Gesundheitsattest *nt*, -pass *m*, -zeugnis *nt*
bi|lo|bate [baɪ'ləʊbeɪt] *adj*: bilobär, zweilappig, zweigelappt
bi|lo|bec|to|my *noun*: Bilobektomie *f*, Manschettenlobektomie *f*
bi|lobed ['baɪləʊbt] *adj*: aus zwei Lappen bestehend, bilobär, zweilappig, zweigelappt
bi|lob|u|lar [baɪ'lɑbjələr] *adj*: zwei Läppchenen bestehend, bilobulär
bi|lob|u|late [baɪ'lɑbjəlɪt] *adj*: →*bilobular*
bi|loc|u|lar [baɪ'lɑkjələr] *adj*: zwei Kammern bestehend, zweikamm(e)rig
bi|loc|u|late [baɪ'lɑkjəlɪt] *adj*: →*bilocular*
bi|mal|le|o|lar [baɪmə'lɪələr] *adj*: zwei Knöchel betreffend, bimalleolär
bi|man|u|al [baɪ'mænjʊəl] *adj*: beide Hände betreffend *oder* mit beiden Händen durchgeführt, bimanuell, beidhändig
bi|max|il|lar|y [baɪ'mæksəˌleriː, -mæk'sɪləriː] *adj*: beide Hälften des Oberkiefers betreffend, bimaxillär
bi|met|al [baɪ'metl]: I *noun* Bimetall *nt* II *adj* →*bimetallic*
bi|me|tal|lic [ˌbaɪmə'tælɪk] *adj*: bimetallisch
bi|mod|al [baɪ'məʊdl] *adj*: bimodal; (*mathemat.*) zweigipfelig
bi|mo|lec|u|lar [ˌbaɪmə'lekjələr] *adj*: bimolekular
bi|na|ry ['baɪnərɪ, -ˌneriː] *adj*: binär
bi|na|sal [baɪ'neɪzl] *adj*: binasal
bin|au|ral [baɪ'nɔːrəl, 'bɪnɔːrəl] *adj*: **1.** beide Ohren betreffend, mit beiden Ohren, für beide Ohren, binaural, binotisch, beidohrig **2.** zweikanalig, Stereo-
bind [baɪnd]: (*v:* **bound; bound**) I *vt* **1.** (an-, um-, fest-)binden; verbinden **2.** (*chem.*) binden II *vi* (*chem.*) binden **bind up** *vt* (*Wunde*) verbinden
bind|er ['baɪndər] *noun*: **1.** (*chem.*) Bindemittel *nt* **2.** Binde *f* **3.** Einband *m*; Hefter *m*; (Akten-)Deckel *m*
phosphate binder: phosphatbindende Substanz *f*, Phosphatbinder *m*
bind|ing ['baɪndɪŋ]: I *noun* **1.** Binden *nt*; Bindung *f*, bindende Kraft *f*, (*chem.*) Bindemittel *nt* II *adj* (an-)bindend, verbindend, Bindungs-; verpflichtend
bi|neg|a|tive [baɪ'negətɪv] *adj*: zweifach negativ
bin|oc|u|lar [bɪ'nɑkjələr, baɪ-]: I *noun* (*meist* **binoculars** *plural*) Binokular *nt*, Binokel *nt*; Binokularmikroskop *nt* II *adj* **1.** beide Augen betreffend binokular, beidäugig **2.** binokular, mit zwei Okularen versehen
bi|no|mi|al [baɪ'nəʊmɪəl]: I *noun* (*mathemat.*) zweigliedriger Ausdruck *m*, Binom *nt* II *adj* (*mathemat.*) zweigliedrig, binomisch, Binomial-; (*biolog.*) zweinamig, binominal
bi|nom|i|nal [baɪ'nɑmɪnl] *adj*: binominal, binomisch
bin|ot|ic [bɪ'nɑtɪk] *adj*: beide Ohren betreffend, mit beiden Ohren, für beide Ohren, binaural, beidohrig, biaural, binotisch
bin|ov|u|lar [bɪn'ɑvjələr] *adj*: (*Zwillinge*) binovulär, dissimilär, erbungleich, heteroovulär, zweieiig, dizygot
bi|nu|cle|ar [baɪ'n(j)uːklɪər] *adj*: zweikernig
bi|nu|cle|ate [baɪ'n(j)uːklɪɪt, -eɪt] *adj*: →*binuclear*
bio- *präf.*: Lebens-, Bi(o)-
bi|o|ac|cu|mu|la|tion [ˌbaɪəʊˌkjuːmjə'leɪʃn] *noun*: Bioak-

kumulation *f*
bi|o|ac|tive [ˌbaɪəʊ'æktɪv] *adj*: biologisch aktiv, bioaktiv
bi|o|ac|tiv|i|ty [ˌbaɪəʊæk'tɪvətiː] *noun*: Bioaktivität *f*
bi|o|a|mine [ˌbaɪəʊə'miːn, -'æmɪn] *noun*: biogenes Amin *nt*, Bioamin *nt*
bi|o|am|i|ner|gic [ˌbaɪəʊˌæmɪ'nɜrdʒɪk] *adj*: bioaminerg
bi|o|as|say [*n* ˌbaɪəə'seɪ, ˌbaɪə'æseɪ; *v* ˌbaɪəə'seɪ]: I *noun* Bioassay *m* II *vt* etw. einer Bioassayprüfung unterziehen
bi|o|a|vail|a|bil|i|ty [ˌbaɪəʊəˌveɪlə'bɪlətiː] *noun*: biologische Verfügbarkeit *f*, Bioverfügbarkeit *f*
absolute bioavailability: absolute Bioverfügbarkeit *f*
relative bioavailability: relative Bioverfügbarkeit *f*
bi|o|a|vail|a|ble [ˌbaɪəʊə'veɪləbl] *adj*: biologisch verfügbar
bi|o|be|hav|ior|al [ˌbaɪəʊbɪ'heɪvjərəl] *adj*: biologische Verhaltensforschung betreffend
bi|o|be|hav|iour|al [ˌbaɪəʊbɪ'heɪvjərəl] *adj*: (*brit.*) →*biobehavioral*
bi|o|blast ['baɪəʊblæst] *noun*: **1.** Mitochondrie *f*, -chondrion *nt*, -chondrium *nt*, Chondriosom *nt* **2.** (*biolog.*) Bioblast *m*
bi|o|cat|a|lyst [ˌbaɪəʊ'kætlɪst] *noun*: Biokatalysator *m*; Enzym *nt*
bi|o|cat|a|lyz|er [ˌbaɪəʊ'kætlaɪzər] *noun*: Biokatalysator *m*; Enzym *nt*
bi|o|ce|no|sis [ˌbaɪəʊsɪ'nəʊsɪs] *noun*: Biozönose *f*
bi|o|chem|ic [ˌbaɪəʊ'kemɪk] *adj*: Biochemie betreffend, biochemisch
bi|o|chem|i|cal [ˌbaɪəʊ'kemɪkl]: I *noun* biochemisches Produkt *nt* II *adj* Biochemie betreffend, biochemisch
bi|o|chem|ist [ˌbaɪəʊ'kemɪst] *noun*: Biochemiker(in *f*) *m*
bi|o|chem|is|try [ˌbaɪəʊ'keməstriː] *noun*: physiologische Chemie *f*, Biochemie *f*
bi|o|che|mor|phol|o|gy [ˌbaɪəʊˌkiːmɔːr'fɑlədʒiː] *noun*: Biochemomorphologie *f*
bi|o|cid|al [baɪəʊ'saɪdl] *adj*: Pflanzen *oder* Tieren abtötend, mit biozider Wirkung, biozid
bi|o|cide ['baɪəʊsaɪd] *noun*: Schädlingsbekämpfungsmittel *nt*, Biozid *nt*
bi|o|cli|matics [ˌbaɪəʊklaɪ'mætɪks] *plural*: →*bioclimatology*
bi|o|cli|ma|to|log|i|cal [ˌbaɪəʊˌklaɪmətə'lɑdʒɪkl] *adj*: bioklimatologisch
bi|o|cli|ma|tol|o|gy [ˌbaɪəʊˌklaɪmə'tɑlədʒiː] *noun*: Bioklimatologie *f*
bi|o|coe|no|sis [ˌbaɪəʊsɪ'nəʊsɪs] *noun*: →*biocenosis*
bi|o|col|loid [ˌbaɪəʊ'kɑlɔɪd] *noun*: Biokolloid *nt*
bi|o|com|pat|i|bil|i|ty [ˌbaɪəʊkəmˌpætə'bɪlətiː] *noun*: Biokompatibilität *f*
bi|o|com|pat|i|ble [ˌbaɪəʊkəm'pætɪbl] *adj*: mit Körpergewebe verträglich/kompatibel, nicht gewebeschädigend, biokompatibel
bi|o|cy|ber|net|ics [ˌbaɪəʊˌsaɪbər'netɪks] *plural*: Biokybernetik *f*
bi|o|cy|cle [ˌbaɪəʊ'saɪkl] *noun*: biologischer Zyklus *m*, Biozyklus *m*
bi|o|cy|tin [ˌbaɪəʊ'saɪtn] *noun*: Biocytin *nt*, Biotinyllysin *nt*
bi|o|de|grad|a|bil|i|ty [ˌbaɪəʊdɪˈgreɪdəbɪlətiː] *noun*: biologische Abbaubarkeit *f*
bi|o|de|grad|a|ble [ˌbaɪəʊdɪ'greɪdəbl] *adj*: biologisch abbaubar
bi|o|deg|ra|da|tion [ˌbaɪəʊˌdegrə'deɪʃn] *noun*: biologisches Abbauen *nt*, Biodegradation *f*
bi|o|de|grade [ˌbaɪəʊdɪ'greɪd] *vi*: (sich) biologisch abbauen
bi|o|de|grade [ˌbaɪəʊdɪ'greɪd] *vi*: (sich) biologisch abbauen
bi|o|de|te|ri|o|ra|tion [ˌbaɪəʊdɪˌtɪərɪə'reɪʃn] *noun*: →*biodegradation*
bi|o|dy|nam|ic [ˌbaɪəʊdaɪ'næmɪk] *adj*: Biodynamik betreffend, biodynamisch; ökologische Landwirtschaft betreffend
bi|o|dy|nam|i|cal [ˌbaɪəʊdaɪ'næmɪkl] *adj*: →*biodynamic*
bi|o|dy|nam|ics [ˌbaɪəʊdaɪ'næmɪks, -dɪ-] *plural*: Biodynamik *f*
bi|o|ec|o|log|ic [ˌbaɪəʊekə'lɑdʒɪk, -iːkə-] *adj*: bioökologisch
bi|o|ec|o|log|i|cal [ˌbaɪəʊekə'lɑdʒɪkl, -iːkə-] *adj*: →*bioecologic*
bi|o|e|col|o|gy [ˌbaɪəʊɪ'kɑlədʒiː] *noun*: Bioökologie *f*, Ökologie *f*
bi|o|e|lec|tric [ˌbaɪəʊɪ'lektrɪk] *adj*: Bioelektrizität betreffend, bioelektrisch
bi|o|e|lec|tri|cal [ˌbaɪəʊɪ'lektrɪkl] *adj*: →*bioelectric*
bi|o|e|lec|tric|i|ty [ˌbaɪəʊɪlek'trɪsətiː] *noun*: Bioelektrizität *f*
bi|o|e|lec|tron|ic [ˌbaɪəʊɪlek'trɑnɪk] *adj*: bioelektronisch
bi|o|e|lec|tron|ics [ˌbaɪəʊɪlek'trɑnɪks] *plural*: Bioelektronik *f*
bi|o|el|e|ment [ˌbaɪəʊ'eləmənt] *noun*: Bioelement *nt*
bi|o|en|er|get|ics [ˌbaɪəʊenər'dʒetɪks] *plural*: Bioenergetik *f*
bi|o|en|gi|neer|ing [ˌbaɪəʊˌendʒɪ'nɪərɪŋ] *noun*: Biotechnik *f*, Bioengineering *nt*
bi|o|e|quiv|a|lence [ˌbaɪəʊɪ'kwɪvələns] *noun*: therapeutische Identität *f*, Bioäquivalenz *f*
bi|o|e|quiv|a|lent [ˌbaɪəʊɪ'kwɪvələnt] *adj*: bioäquivalent
bi|o|feed|back [ˌbaɪəʊ'fiːdbæk] *noun*: Biofeedback *nt*
bi|o|fla|vo|noid [ˌbaɪəʊ'fleɪvənɔɪd, -'flæ-] *noun*: Bioflavonoid *nt*
bi|o|gen|e|sis [ˌbaɪəʊ'dʒenəsɪs] *noun*: Biogenese *f*
bi|o|ge|net|ic [ˌbaɪəʊdʒɪ'netɪk] *adj*: **1.** Biogenese betreffend, biogenetisch **2.** Genetic Engineering betreffend
bi|o|ge|net|i|cal [ˌbaɪəʊdʒɪ'netɪkl] *adj*: →*biogenetic*
bi|o|ge|net|ics [ˌbaɪəʊdʒɪ'netɪks] *plural*: Genmanipulation *f*, genetische Manipulation *f*, Genetic engineering *nt*
bi|o|gen|ic [ˌbaɪəʊ'dʒenɪk] *adj*: biogen
bi|og|e|nous [baɪ'ɑdʒənəs] *adj*: von organischer Substanz *oder* Lebewesen abstammend; mit Bedeutung für Entstehung und Entwicklung von Leben, biogen
bi|og|e|ny [baɪ'ɑdʒeniː] *noun*: →*biogenesis*
bi|o|ge|og|ra|phy [ˌbaɪəʊdʒɪ'ɑgrəfiː] *noun*: Biogeografie *f*
bi|o|im|plant [ˌbaɪəʊ'ɪmplænt] *noun*: Bioimplantat *nt*
bi|o|ki|net|ic [ˌbaɪəʊkɪ'netɪk] *adj*: biokinetisch
bi|o|ki|net|ics [ˌbaɪəʊkɪ'netɪks, -kaɪ-] *plural*: Biokinetik *f*
bi|o|log|ic [ˌbaɪə'lɑdʒɪk] *adj*: Biologie betreffend, auf ihr beruhend, biologisch
bi|o|log|i|cal [baɪə'lɑdʒɪkl]: I *noun* (*pharmakol.*) biologisches Präparat *nt* (*Serum, Vakzine etc.*) II *adj* Biologie betreffend, biologisch
bi|ol|o|gist [baɪ'ɑlədʒɪst] *noun*: Biologe *m*, Biologin *f*
bi|ol|o|gy [baɪ'ɑlədʒiː] *noun*: Biologie *f*
cell biology: Zell-, Zytobiologie *f*
molecular biology: Molekularbiologie *f*
radiation biology: Strahlenbiologie *f*, Strahlungsbiologie *f*, Strahlenforschung *f*
tumor biology: Tumorbiologie *f*
tumour biology: (*brit.*) →*tumor biology*
bi|o|lu|mi|nes|cence [ˌbaɪəʊˌluːmɪ'nesəns] *noun*: Biolumineszenz *f*
bi|ol|y|sis [baɪ'ɑləsɪs] *noun*: Biolyse *f*
bi|o|lyt|ic [ˌbaɪə'lɪtɪk] *adj*: biolytisch
bi|o|mass ['baɪəʊmæs] *noun*: Biomasse *f*

B

bi|o|ma|te|ri|al [,baɪəʊmə'tɪərɪəl] *noun*: Biomaterial *nt*
bi|o|math|e|mat|i|cal [,baɪəʊ,mæθə'mætɪkl] *adj*: biomathematisch
bi|o|math|e|mat|ics [,baɪəʊ,mæθə'mætɪks] *plural*: Biomathematik *f*
bi|ome ['baɪəʊm] *noun*: Biom *nt*
bi|o|me|chan|i|cal [,baɪəʊmɪ'kænɪkl] *adj*: Biomechanik betreffend, biomechanisch
bi|o|me|chan|ics [,baɪəʊmɪ'kænɪks] *plural*: Biomechanik *f*
dental biomechanics: dentale Biomechanik *f*
bi|o|med|i|cal [,baɪəʊ'medɪkl] *adj*: biomedizinisch, biologisch-medizinisch, medizinisch-biologisch
bi|o|med|i|cine [,baɪəʊ'medəsɪn] *noun*: Biomedizin *f*
bi|o|mem|brane [,baɪəʊ'membreɪn] *noun*: Biomembran *f*
bi|o|mem|bra|nous [,baɪəʊ'membrənəs] *adj*: biomembranös
bi|o|me|te|or|o|log|i|cal [,baɪəʊ,mɪtɪərə'lɑdʒɪkl] *adj*: biometeorologisch
bi|o|me|te|o|rol|o|gy [,baɪəʊ,mɪtɪə'rɑlədʒiː] *noun*: Biometeorologie *f*, Meteorobiologie *f*
bi|o|met|rics [,baɪəʊ'metrɪks] *plural*: →*biometry*
bi|om|e|try [baɪ'ɑmətriː] *noun*: Biometrie *f*, Biometrik *f*
bi|o|mi|cro|scope [,baɪəʊ'maɪkrəskəʊp] *noun*: Biomikroskop *nt*
bi|o|mi|cro|scop|ic [,baɪəʊ'maɪkrə'skɑpɪk] *adj*: biomikroskopisch
bi|o|mi|cros|co|py [,baɪəʊmaɪ'krɑskəpiː] *noun*: **1.** Biomikroskopie *f* **2.** (*Auge*) Hornhautuntersuchung *f*, Biomikroskopie *f*
bi|o|mol|e|cule [,baɪəʊ'mɑlɪkjuːl] *noun*: Biomolekül *nt*
noninformational biomolecule: nicht-informatives Biomolekül *nt*
primordial biomolecule: ursprüngliches Biomolekül *nt*, Urbiomolekül *nt*
bi|o|mon|i|tor|ing [,baɪəʊ'mɑnɪtɔːrɪŋ] *noun*: Biomonitoring *nt*
bi|o|mo|tor [,baɪəʊ'məʊtər] *noun*: Biomotor *m*
Bi|om|pha|la|ria [baɪ,ɑmfə'leərɪə] *noun*: Biomphalaria *f*
bi|on ['baɪɑn] *noun*: Bion *nt*
bi|o|ne|cro|sis [,baɪəʊnɪ'krəʊsɪs, -ne-] *noun*: Nekrobiose *f*, Necrobiosis *f*
bi|on|ics [baɪ'ɑnɪks] *plural*: Bionik *f*
bi|o|nom|ics [,baɪəʊ'nɑmɪks] *plural*: biologische Ökologie *f*, Bionomik *f*
bi|on|o|my [baɪ'ɑnəmiː] *noun*: Bionomie *f*
bio-osmotic *adj*: bioosmotisch
bi|o|phage ['baɪəfeɪdʒ] *noun*: Biophage *m*
bi|oph|a|gism [baɪ'ɑfədʒɪzəm] *noun*: →*biophagy*
bi|oph|a|gous [baɪ'ɑfəgəs] *adj*: biophag
bi|oph|a|gy [baɪ'ɑfədʒiː] *noun*: Biophagie *f*
bi|o|phar|ma|ceu|tics [baɪəʊ,fɑːrmə'suːtɪks] *plural*: Biopharmazie *f*
bi|o|phase [,baɪəʊfeɪz] *noun*: Biophase *f*
bi|o|pho|tom|e|ter [,baɪəʊfəʊ'tɑmɪtər] *noun*: Biophotometer *nt*
bi|o|phys|i|cal [,baɪəʊ'fɪsɪkl] *adj*: Biophysik betreffend, biophysikalisch
bi|o|phys|ics [,baɪəʊ'fɪsɪks] *plural*: Biophysik *f*
dental biophysics: dentale Biomechanik *f*
bi|o|phys|i|ol|o|gy [,baɪəʊfɪzɪ'ɑlədʒiː] *noun*: Biophysiologie *f*
bi|o|plasm ['baɪəʊplæzəm] *noun*: Protoplasma *nt*
bi|o|plas|mic [,baɪəʊ'plæzmɪk] *adj*: protoplasmatisch
bi|o|pol|y|mer [,baɪəʊ'pɑlɪmər] *noun*: Biopolymer *nt*
bi|o|pros|the|sis [,baɪəʊprɑs'θiːsɪs] *noun*: Bioprothese *f*
bi|op|sy ['baɪɑpsiː]: (*v:* **biopsied**) **I** *noun* Biopsie *f* **II** *vt* eine Biopsie vornehmen, biopsieren
antral biopsy: Antrumbiopsie *f*
aspiration biopsy: Aspirationsbiopsie *f*, Saugbiopsie *f*
bone marrow biopsy: Knochenmarkbiopsie *f*
bowel wall biopsy: Darmwandbiopsie *f*
breast biopsy: Brust(drüsen)biopsie *f*
brush biopsy: Bürstenabstrich *m*
catheter biopsy: Katheterbiopsie *f*
chorionic villus biopsy: Chorionzottenbiopsie *f*, Chorionbiopsie *f*
cold punch biopsy: Cold-punch-Methode *f*, Kaltstanztechnik *f*
cone biopsy: Konusbiopsie *f*
diagnostic biopsy: diagnostische Biopsie *f*, Probebiopsie *f*
endocardial biopsy: Endokardbiopsie *f*
endometrial biopsy: Endometriumbiopsie *f*, Strichabrasio *f*, Strichkürettage *f*
endoscopic biopsy: endoskopische Biopsie *f*
excisional biopsy: Exzisionsbiopsie *f*, Probeexzision *f*
fine-needle biopsy: Feinnadelbiopsie *f*
fine-needle aspiration biopsy: Feinnadelaspiration(sbiopsie) *f*, Feinnadel(punktions)biopsie *f*
foceps biopsy: Knipsbiopsie *f*
gastric biopsy: Magen-, Gastrobiopsie *f*
incisional biopsy: Inzisionsbiopsie *f*, Probeinzision *f*
kidney biopsy: Nierenbiopsie *f*, -punktion *f*
liver biopsy: Leberbiopsie *f*, -punktion *f*
lung biopsy: Lungenbiopsie *f*, -punktion *f*
lymph node biopsy: Lymphknotenpunktion *f*
muscle biopsy: Muskelbiopsie *f*
needle biopsy: Nadelbiopsie *f*
needle aspiration biopsy: Nadelaspiration(sbiopsie) *f*
open biopsy: offene Biopsie *f*
ovarian biopsy: Ovarialbiopsie *f*
percutaneous biopsy: perkutane Biopsie *f*
percutaneous liver biopsy: perkutane Leberpunktion *f*
pleural biopsy: Pleurabiopsie *f*
prostatic biopsy: Prostatabiopsie *f*, Prostatapunktion *f*
punch biopsy: Stanzbiopsie *f*
puncture biopsy: Punktionsbiopsie *f*, Punktion *f*
rectal biopsy: Rektumbiopsie *f*
renal biopsy: Nierenbiopsie *f*, -punktion *f*
scalene node biopsy: präskalenische Biopsie *f*, Daniels-Biopsie *f*
skin biopsy: Hautbiopsie *f*
sternal biopsy: Sternalbiopsie *f*, -punktion *f*
sural biopsy: Suralisbiopsie *f*
surface biopsy: Oberflächenbiopsie *f*, Abstrichbiopsie *f*, Abstrich *m*
testis biopsy: Hodenbiopsie *f*
transbronchial forceps biopsy: transbronchiale Zangenbiopsie *f*
transilial biopsy: transiliakale (Knochen-)Biopsie *f*
trephine biopsy: Stanzbiopsie *f*
ureteral brush biopsy: Ureterbürstenbiopsie *f*
verteral biopsy: Wirbelbiopsie *f*
vessel biopsy: Gefäßbiopsie *f*
wedge biopsy: Keilbiopsie *f*, Keilexzision *f*
bi|o|psy|chic [,baɪəʊ'saɪkɪk] *adj*: psychobiologisch
bi|o|psy|chol|o|gy [,baɪəʊsaɪ'kɑlədʒiː] *noun*: Psychobiologie *f*
bi|op|ter|in [baɪ'ɑptərɪn] *noun*: Biopterin *nt*
bi|op|tic [baɪ'ɑptɪk] *adj*: Biopsie betreffend, mittels Biopsie, bioptisch
bi|op|tome ['baɪəptəʊm] *noun*: Bioptom *nt*, Biopsiesonde *f*
bi|or|bit|al [baɪ'ɔːrbɪtl] *adj*: beide Augenhöhlen betref-

fend, biorbital
bi|o|re|vers|i|ble [ˌbaɪəʊrɪ'vɜrsɪbl] *adj*: bioreversibel
bi|o|rhythm ['baɪəʊrɪðm] *noun*: biologischer Rhythmus *m*, Biorhythmus *m*
bi|o|rhyth|mic [ˌbaɪəʊ'rɪðmɪk] *adj*: Biorhythmus betreffend, biorhythmisch
bi|os ['baɪɑs] *noun*: Bios *m*
bi|os ['baɪɑs] *noun*: **1.** Inosit *nt*, Inositol *nt* **2.** meso-, myo-Inosit *m*, -Inositol *nt*
bios II: →*biotin*
bi|o|sci|ence ['baɪəʊsaɪəns] *noun*: Biowissenschaft *f*
bi|o|scop|ic ['baɪəʊ'skɑpɪk] *adj*: Biorhythmus betreffend, bioskopisch
bi|os|co|py [baɪ'ɑskəpiː] *noun*: Bioskopie *f*
bi|ose ['baɪəʊs] *noun*: Disaccharid *nt*
bi|os|mo|sis [baɪɑs'məʊsɪs] *noun*: Bi(o)osmose *f*
bi|o|spec|trom|e|try [ˌbaɪəʊspek'trɑmətriː] *noun*: Biospektrometrie *f*
bi|o|spec|tros|co|py [ˌbaɪəʊspek'trɑskəpiː] *noun*: Biospektroskopie *f*
bi|o|sphere ['baɪəsfɪər] *noun*: Biosphäre *f*
bi|o|stat|ics [ˌbaɪəʊ'stætɪks] *plural*: Biostatik *f*
bi|o|stat|is|ti|cian [ˌbaɪəʊˌstætə'stɪʃn] *noun*: Biostatistiker(in *f*) *m*
bi|o|sta|tis|tics [ˌbaɪəʊstə'tɪstɪks] *plural*: Biostatistik *f*
bi|o|ste|re|o|met|rics [ˌbaɪəʊˌsterɪə'metrɪks] *plural*: Biostereometrik *f*
bi|o|syn|the|sis [ˌbaɪəʊ'sɪnθəsɪs] *noun*: Biosynthese *f*
protein biosynthesis: Proteinbiosynthese *f*
bi|o|syn|thet|ic [ˌbaɪəʊsɪn'θetɪk] *adj*: Biosynthese betreffend, biosynthetisch
bi|o|tax|is [ˌbaɪəʊ'tæksɪs] *noun*: Biotaxis *f*
bi|o|tax|y [ˌbaɪəʊ'tæksiː] *noun*: **1.** →*biotaxis* **2.** Taxonomie *f*
bi|o|tel|e|met|ric [ˌbaɪəʊtəle'metrɪk] *adj*: Biotelemetrie betreffend, mittels Biotelemetrie, biotelemetrisch
bi|o|te|lem|e|try [ˌbaɪəʊtə'lemətriː] *noun*: Biotelemetrie *f*
bi|ot|ic [baɪ'ɑtɪk] *adj*: biotisch
bi|o|tin ['baɪətɪn] *noun*: Biotin *nt*, Vitamin H *nt*
bi|o|tin|yl|ly|sine [ˌbaɪəʊtɪnl'laɪsɪn] *noun*: →*biocytin*
bi|o|tope ['baɪəʊtəʊp] *noun*: Lebensraum *m*, Biotop *m/nt*
bi|o|tox|i|ca|tion [ˌbaɪəʊˌtɑksɪ'keɪʃn] *noun*: Biotoxinintoxikation *f*
bi|o|tox|i|col|o|gy [ˌbaɪəʊˌtɑksɪ'kɑlədʒiː] *noun*: Biotoxikologie *f*
bi|o|tox|in [baɪəʊ'tɑksɪn] *noun*: Biotoxin *nt*
bi|o|trans|for|ma|tion [ˌbaɪəʊˌtrænsfər'meɪʃn] *noun*: Biotransformation *f*
bi|o|type ['baɪəʊtaɪp] *noun*: Biotyp *m*, Biotypus *m*, Biovar *m*
bi|o|var ['baɪəʊvɑːr] *noun*: →*biotype*
bi|o|war|fare [ˌbaɪəʊ'wɔːrfeər] *noun*: biologische Kriegsführung *f*
BIP *Abk.*: **1.** bacterial intravenous protein **2.** biparietal diameter
bi|pa|ren|tal [baɪpə'rentl] *adj*: beide Elternteile betreffend, biparental
bi|pa|ri|e|tal [baɪpə'raɪɪtl] *adj*: beide Teile des Scheitelbeins/Os parietale betreffend, biparietal
bi|par|tite [baɪ'pɑːrtaɪt] *adj*: zweigeteilt, zweiteilig, Zwei(er)-
bi|ped ['baɪped]: I *noun* Zweifüß(l)er *m*, -beiner *m*, Bipede *m* **II** *adj* zweifüßig, -beinig, bipedisch
bi|ped|al ['baɪpedl, -pɪdl] *adj*: →*biped II*
bi|ped|i|cle [baɪ'pedɪkl] *adj*: zweigestielt
bi|pen|nate [baɪ'peneɪt] *adj*: doppeltgefiedert
bi|per|i|den [baɪ'perɪden] *noun*: Biperiden *nt*
bi|phen|yl [baɪ'fenl, -'fiːnl] *noun*: Biphenyl *nt*, Diphenyl *nt*
polychlorinated biphenyl: polychloriertes Biphenyl *nt*
bi|po|lar [baɪ'pəʊlər] *adj*: zweipolig, bipolar
bi|pos|i|tive [baɪ'pɑzətɪv] *adj*: zweifach positiv
BIR *Abk.*: basic incidence rate
birch [bɜrch] *noun*: Birke *f*
downy birch: Betula pubescens, Moorbirke *f*
weeping birch: Hängebirke *f*, Betula pendula
bi|re|frac|tive [baɪrɪ'fræktɪv] *adj*: birefraktär
bi|re|frin|gence [baɪ'frɪndʒəns] *noun*: Doppelbrechung *f*
flow birefringence: Strömungsdoppelbrechung *f*
bi|re|frin|gent [baɪ'frɪndʒənt] *adj*: doppelbrechend, birefraktär
birth [bɜrθ] *noun*: **1.** Geburt *f*, Geborenwerden *nt* **from/since birth** von Geburt an **2.** Geburt *f*, Entbindung *f*, Niederkunft *f*, Partus *m* **at birth** bei/unter der Geburt **give birth (to)** gebären, zur Welt bringen, entbinden
breech birth: Steißgeburt *f*, Geburt *f* aus Beckenendlage/Steißlage
live birth: Lebendgeburt *f*
multiple birth: Mehrlingsgeburt *f*
premature birth: Frühgeburt *f*
birth|con|trol ['bɜrθkənˌtrəʊl] *noun*: Geburtenregelung *f*, -kontrolle *f*, -beschränkung *f*
birth|day ['bɜrθdeɪ] *noun*: Geburtstag *m*
birth|mark ['bɜrθmɑːrk] *noun*: Muttermal *nt*
birth|place ['bɜrθpleɪs] *noun*: Geburtsort *m*
birth|rate ['bɜrθreɪt] *noun*: Geburtenziffer *f*, -häufigkeit *f*, Natalität *f*
birth|stool ['bɜrθstuːl] *noun*: Gebärstuhl *m*
birth|weight ['bɜrθweɪt] *noun*: Geburtsgewicht *nt*
bis|ac|o|dyl [bɪs'ækədɪl] *noun*: Bisacodyl *nt*, 4,4-(2-Pyridylmethylen)-diphenyldiacetat *nt*
bis|al|bu|mi|nae|mia [bɪsælˌbjuːmɪn'iːmiːə] *noun*: (*brit.*) →*bisalbuminemia*
bis|al|bu|mi|ne|mia [bɪsælˌbjuːmɪn'iːmiːə] *noun*: Bi(s)albuminämie *f*
bis|cuit ['bɪskət] *noun*: Biskuitporzellan *nt*
hard biscuit: hartes Biskuitporzellan *nt*
high biscuit: dritter Biskuitbrand *m*
low biscuit: erster Biskuitbrand *m*
medium biscuit: zweiter Biskuitbrand *m*
soft biscuit: weiches Biskuitporzellan *nt*
biscuit-bake *noun*: Biskuitbrand *m*
bi|sect [baɪ'sekt, 'baɪsekt]: I *vt* in zwei Teile (zer-)schneiden *oder* teilen, halbieren **II** *vi* sich teilen *oder* gabeln
bi|sec|tion [baɪ'sekʃn] *noun*: Halbierung *f*, Halbieren *nt*
bisection of angle technique: winkelhalbierende Technik *f*, WH-Technik *f*
bi|sex|u|al [baɪ'sekʃəwəl, -seksjʊəl]: I *noun* Bisexuelle *m/f* **II** *adj* **1.** (*biolog.*) doppel-, zweigeschlechtig, zwitterhaft, bisexuell **2.** (*Sexualität*) Bisexualität betreffend, bisexuell, ambisexuell
bi|sex|u|al|i|ty [ˌbaɪsekʃə'wæləti:] *noun*: Bisexualität *f*
bis|hy|drox|y|cou|ma|rin [ˌbɪshaɪˌdrɑksɪ'kuːmərɪn] *noun*: Dic(o)umarol *nt*
bis|muth ['bɪzməθ] *noun*: Wismut *nt*, Bismutum *nt*
basic bismuth carbonate: →*bismuth subcarbonate*
bismuth carbonate: Wismutkarbonat *nt*
bismuth subcarbonate: basisches Wismutkarbonat *nt*, Bismutum subcarbonicum
bismuth subgallate: basisches Wismutgallat *nt*, Bismutum subgallicum
bismuth subnitrate: basisches Wismutnitrat *nt*, Bismutum subnitricum
bismuth subsalicylate: Bismutum subsalicylicum

B

bismuth white: basisches Wismutnitrat *nt*, Bismutum subnitricum
bis|muth|ism ['bɪzməθɪzəm] *noun*: Wismutvergiftung *f*, Bismutismus *m*, Bismutose *f*
bis|muth|o|sis [bɪzmə'θəʊsɪs] *noun*: Bismutose *f*, Wismutvergiftung *f*, Bismutismus *m*
bi|spher|i|cal [baɪ'sferɪkl] *adj*: bisphärisch
1,3-bis|phos|pho|glyc|er|ate *noun*: 1,3-Bisphosphoglycerat *nt*, Negelein-Ester *m*, 3-Phosphoglyceroyl-phosphat *nt*, 1,3-Diphosphoglycerat *nt*
2,3-bis|phos|pho|glyc|er|ate *noun*: 2,3-Bisphosphoglycerat *nt*, Greenwald-Ester *m*, 2,3-Diphosphoglycerat *nt*
bis|phos|pho|glyc|er|o|mu|tase [-ˌfɑsfəʊˌglɪsərəʊ'mjuːteɪz] *noun*: →*bisphosphoglycerate mutase*
bisque [bɪsk] *noun*: Biskuitporzellan *nt*
hard bisque: hartes Biskuitporzellan *nt*
high bisque: dritter Biskuitbrand *m*
low bisque: erster Biskuitbrand *m*
medium bisque: zweiter Biskuitbrand *m*
soft bisque: weiches Biskuitporzellan *nt*
bis|tou|ry ['bɪstəriː] *noun*: Bistouri *m/nt*
bi|stra|tal [baɪ'streɪtl] *adj*: zweischichtig, -lagig
bi|sul|fate [baɪ'sʌlfeɪt] *noun*: Bisulfat *nt*
bi|sul|fide [baɪ'sʌlfaɪd, -fɪd] *noun*: Bi-, Disulfid *nt*
bi|sul|fite [baɪ'sʌlfaɪt] *noun*: Bisulfit *nt*, Hydrogensulfit *nt*
bi|sul|phate [baɪ'sʌlfeɪt] *noun*: (*brit.*) →*bisulfate*
bi|sul|phide [baɪ'sʌlfaɪd, -fɪd] *noun*: (*brit.*) →*bisulfide*
bi|sul|phite [baɪ'sʌlfaɪt] *noun*: (*brit.*) →*bisulfite*
bi|tar|trate [baɪ'tɑːrtreɪt] *noun*: Bitartrat *nt*
bite [baɪt]: (*v*: **bit; bitten**) **I** *noun* **1.** Beißen *nt*; Biss *m* **2.** Biss(wunde *f*) *m* **3.** (Insekten-)Biss *m*, (Insekten-)Stich *m* **4.** Bissen *m*, Happen *m* **5.** (*chem.*) Beizen *nt*, Ätzen *nt* **II** *vt* **6.** beißen **7.** (*chem.*) beizen, ätzen, zerfressen, angreifen **III** *vi* zubeißen
anterior deep bite: frontaler Tiefbiss *m*, vorderer Tiefbiss *m*, tiefer Biss *m* im anterioren Bereich
anterior open bite: frontal offener Biss *m*, vorderer offener Biss *m*
balanced bite: balancierte Okklusion *f*
bilateral posterior open bite: beidseitiger hinterer offener Biss *m*
check bite: Checkbiss *m*
closed bite: tiefer Biss *m*, Tiefbiss *m*, tiefer Überbiss *m*
compound open bite: seitlich offener Biss *m*, laterale Infraokklusion *f*
deep bite: tiefer Biss *m*, Tiefbiss *m*, tiefer Überbiss *m*
dual bite: Doppelbiss *m*
edge-to-edge bite: Zangenbiss *m*, Kantenbiss *m*, Kopfbiss *m*, gerader Biss *m*, Labidodontie *f*, Orthogenie *f*
end-to-end bite: Kantenbiss *m*, Kopfbiss *m*, gerader Biss *m*, Zangenbiss *m*
infantile open bite: infantiler offener Biss *m*
insect bite: (Insekten-)Biss *m*, (Insekten-)Stich *m*
jumping the bite: Bissverschiebung *f*, Bissumstellung *f*
locked bite: Bisssperre *f*
mush bite: Quetschbiss *m*, Quetschbissabdruck *m*
normal bite: Neutralbiss *m*, Normalbisslage *f*, Regelbiss *m*, ideale Okklusion *f*
open bite: offener Biss *m*, vertikale Nonokklusion *f*
over bite: Overbite *m*, vertikaler Überbiss *m*
posterior open bite: hinterer offener Biss *m*
raised bite: hoher Biss *m*, hohe Bisslage *f*
raising bite: Bisserhöhung *f*
rest bite: Ruhebiss *m*
scissors bite: Psalidodontie *f*, Scherenbiss *m*
simple open bite: einfacher offener Biss *m*
skeletal deep bite: skelettaler Tiefbiss *m*
skeletal open bite: skelettal offener Biss *m*
skeletal-type deep bite: Short-face-Syndrom *nt*, skelettaler tiefer Biss *m*
snake bite: Schlangenbiss *m*
tongue bite: Zungenbiss *m*
underhang bite: umgekehrter Überbiss *m*, unterer Vorbiss *m*
unilateral posterior open bite: einseitiger hinterer offener Biss *m*
wax bite: Wachsbiss *m*, Wachs-Quetschbiss *m*
bite-block *noun*: Bisswall *m*
bite|lock ['baɪtlɑk] *noun*: Bissschablone *f*
bi|tem|po|ral [baɪ'temp(ə)rəl] *adj*: bitemporal
bite|plate ['baɪtpleɪt] *noun*: Bissplatte *f*
bite-shaped *adj*: mundgerecht
bite-wing *noun*: Bissflügel *m*
bit|ing ['baɪtɪŋ]: **I** *noun* Beißen *nt* **II** *adj* (*a. fig.*) beißend, schneidend
cheek biting: Wangenbeißen *nt*, Morsicatio buccarum
lip biting: Lippenbeißen *nt*, Cheilophagie *f*, Morsicatio labiorum
tongue biting: Zungenbeißen *m*
bi|tol|ter|ol [baɪ'təʊltərəʊl] *noun*: Bitolterol *nt*
bi|tro|chan|ter|ic [baɪˌtrəʊkən'terɪk] *adj*: beide Trochanter betreffend, bitrochantär
bit|ter ['bɪtər]: **I** *noun* **1.** Bitterkeit *f* **2.** (Magen-)Bitter *m*; Amarum *nt* **II** *adj* (*Geschmack*) bitter; (*Worte, Schicksal*) bitter, schmerzhaft, hart **III** *vt* bitter machen **IV** *vi* bitter werden
bit|ter|sweet ['bɪtərˌswiː] *noun*: Bittersüß *m*, Solanum dulcamara
bit|ter|wood ['bɪtərˌwʊd] *noun*: Quassiae lignum
bi|tu|men [baɪ't(j)uːmən, bɪ-, 'bɪtʃʊ-] *noun*: Bitumen *nt*
sulfonated bitumen: Ammonium bitumosulfonicum/sulfoichthyolicum, Ichthammol *nt*
sulphonated bitumen: (*brit.*) →*sulfonated bitumen*
bi|u|rate ['baɪjəreɪt] *noun*: Biurat *nt*
bi|u|ret [baɪjə'ret, 'baɪjə-] *noun*: Biuret *nt*, Allophanamid *nt*
BIV *Abk.*: bovine immunodeficiency virus
bi|va|lence [baɪ'veɪləns, 'bɪvə-] *noun*: Zweiwertigkeit *f*
bi|va|len|cy [baɪ'veɪlənsiː] *noun*: Zweiwertigkeit *f*
bi|va|lent [baɪ'veɪlənt, 'bɪvə-]: **I** *noun* Bivalent *m*, Chromosomenpaar *nt*, Geminus *m* **II** *adj* **1.** zweiwertig, bi-, divalent **2.** doppelchromosomig, bivalent
bi|ven|ter [ˌbaɪ'ventər] *adj*: doppel-, zweibäuchig
bi|ven|tric|u|lar [baɪven'trɪkjələr] *adj*: zwei *oder* beide Kammern/Ventrikel betreffend, biventrikulär
BJ *Abk.*: biceps jerk
BJP *Abk.*: Bence-Jones protein
BK *Abk.*: **1.** bacillus Koch **2.** berkelium **3.** bradykinin
BKN *Abk.*: blastokinin
BL *Abk.*: **1.** basal labyrinth **2.** Burkitt's lymphoma
black [blæk]: **I** *noun* **1.** Schwarz *nt* **2.** (*Person*) Schwarze *m/f*, Farbige *m/f*, Dunkelhäutige *m/f* **II** *adj* **3.** schwarz **black eye** blaues Auge **be black and blue all over** am ganzen Körper blaue Flecken haben **4.** (*Person*) schwarz, dunkelhäutig **III** *vt, vi* →*blacken*
black|ber|ry ['blækˌberiː] *noun*: **1.** Brombeere *f*, Rubus fruticosus **2.** Brombeere *f*, Rubi fruticosi fructus
black|en ['blækn]: **I** *vt* schwärzen, schwarz machen **II** *vi* schwarz *oder* dunkel werden
black|head ['blækhed] *noun*: Mitesser *m*, Komedo *m*, Comedo *m*
black|ish ['blækɪʃ] *adj*: schwärzlich
blackish-blue *adj*: bläulichschwarz
black|out ['blækaʊt] *noun*: **1.** kurzer plötzlicher Funkti-

onsausfall *m*, Blackout *m/nt* **2.** (*neurol.*) (kurze) Ohnmacht *f*, Bewusstlosigkeit *f*, Blackout *m/nt* **3.** vorübergehender Ausfall *m* des Sehvermögens, Blackout *m/nt*
mental blackout: Bewusstseinsstörung *f*
visual blackout: Amaurosis *f* fugax der Flieger
black|thorn ['blæk,θɔːrn] *noun*: Schlehe *f*, Schlehdorn *m*
blad|der ['blædər] *noun*: **1.** Blase *f* **2.** Harnblase *f*, Vesica urinaria **near the bladder** in der Nähe der Harnblase (liegend) **through the bladder** durch die Harnblase
artificial bladder: Ersatzblase *f*, Blasenersatz *m*, Blasensubstitution *f*
atonic bladder: atonische Blase *f*, Blasenatonie *f*
atonic neurogenic bladder: neurogene atonische Blase *f*
automatic bladder: Reflexblase *f*
autonomic bladder: autonome Blase *f*
autonomic neurogenic bladder: Blasenautonomie *f*
autonomous bladder: autonome Blase *f*
chyle bladder: Cisterna chyli
contracted bladder: Schrumpfblase *f*
cord bladder: Reflexblase *f*
denervated bladder: autonome Blase *f*
fasciculated bladder: Balkenblase *f*
irritable bladder: Reizblase *f*
motor paralytic bladder: motorische Blasenlähmung *f*
nervous bladder: nervöse Blase *f*
neurogenic bladder: neurogene Blase *f*
nonreflex bladder: autonome Blase *f*
paralytic bladder: neurogene atonische Blase *f*
paraplegic bladder: Querschnittsblase *f*
radiation bladder: Strahlenblase *f*
reflex bladder: Reflexblase *f*
reflex neurogenic bladder: Blasenautomatie *f*
sensory paralytic bladder: neurogene atonische Blase *f*
sigmoid bladder: Sigma-Conduit *m*
spastic bladder: Reflexblase *f*
tabic bladder: Tabikerblase *f*
trabecular bladder: Trabekel-, Balkenblase *f*
trabeculated bladder: →*trabecular bladder*
uninhibited neurogenic bladder: neurogene Überlaufblase *f*
urinary bladder: Harnblase *f*, Vesica urinaria
blad|der|less ['blædərles] *adj*: blasenlos, ohne Blase(n)
blad|der|like ['blædərlaɪk] *adj*: blasenähnlich, -artig, blasig
blad|der|y ['blædəriː] *adj*: **1.** blasenähnlich, -artig, blasig **2.** aufgeblasen
blade [bleɪd] *noun*: **1.** (*anatom.*) Blatt *nt* **2.** (*techn.*) Klinge *f*, Blatt *nt* **3.** (*biolog.*) Halm *m*, Spreite *f*
carving blade: Modellierinstrument *nt*
endosteal implant blade: enossale Implantatklinge *f*
knife blade: Messerklinge *f*, Klinge *f*
scalpel blade: Skalpell-Klinge *f*
shoulder blade: Schulterblatt *nt*, Skapula *f*, Scapula *f*
blanch [blæntʃ, blɑːntʃ]: **I** *vt* (*a. techn.*) bleichen **II** *vi* erbleichen, erblassen, bleich werden (*with* vor)
blanch|er ['blæntʃər, 'blɑːn-] *noun*: Bleichmittel *nt*
bland [blænd] *adj*: bland
blank [blæŋk]: **I** *noun* Leere *f*, Lücke *f*; Gedächtnislücke *f* **a blank in one's memory** Gedächtnis-, Erinnerungslücke *f* **II** *adj* weiß; unbeschrieben; leer, inhaltslos; (*Gesicht*) ausdruckslos **his mind went blank** er konnte sich an nichts mehr erinnern **III** *vi* verwirrt *oder* zerstreut werden, einen Blackout haben
blan|ket ['blæŋkɪt] *noun*: (Bett-)Decke *f*
electric blanket: Heizkissen *nt*
blast [blæst, blɑːst] *noun*: unreife Zellvorstufe *f*, Blast *m*
blast- *präf.*: Keim-, Spross-, Blast(o)-
-blast *suf*: Keim, Urzelle, -blast
blas|taem|ic [blæs'tiːmɪk, -s'te-] *adj*: (*brit.*) →*blastemic*
blas|te|ma [blæs'tiːmə] *noun, plural* **-mata** [-mətə]: Blastem *nt*, Keimstoff *m*
metanephric blastema: metanephrogenes Blastem *nt*
blas|tem|ic [blæs'tiːmɪk, -s'te-] *adj*: Blastem betreffend
-blastic *suf*: keimend, -blastisch
blas|tid ['blæstɪd] *noun*: Blastid *m*, Blastide *f*
blasto- *präf.*: Keim-, Spross-, Blast(o)-
blas|to|cele ['blæstəsiːl] *noun*: Furchungs-, Keimhöhle *f*, Blastozöl *nt*
blas|to|cel|ic [,blæstə'siːlɪk] *adj*: Blastozöl betreffend
blas|to|chyle ['blæstəkaɪl] *noun*: Blastochylus *m*
blas|to|coel ['blæstəsiːl] *noun*: →*blastocele*
blas|to|coele ['blæstəsiːl] *noun*: →*blastocele*
blas|to|coel|ic ['blæstəsiːlɪk] *adj*: (*brit.*) →*blastocelic*
blas|to|co|nid|i|um [,blæstəkə'nɪdɪəm] *noun*: →*blastospore*
blas|to|cyst ['blæstəsɪst] *noun*: Keimbläschen *nt*, Blastozyste *f*
blas|to|cyte ['blæstəsaɪt] *noun*: Blastozyt *m*
blas|to|cy|to|ma [,blæstəsaɪ'təʊmə] *noun*: Blastom *nt*, Blastozytom *nt*
Blas|to|den|dri|on [,blæstə'dendrɪɑn] *noun*: →*Candida*
blas|to|den|dri|o|sis [,blæstə,dendrɪ'əʊsɪs] *noun*: →*candidiasis*
blas|to|derm ['blæstədɜrm] *noun*: Keimhaut *f*, Blastoderm *nt*
blas|to|der|ma [,blæstə'dɜrmə] *noun*: →*blastoderm*
blas|to|der|mal [,blæstə'dɜrml] *adj*: Blastoderm betreffend, vom Blastoderm abstammend, blastodermal
blas|to|der|mat|ic [,blæstədɜr'mætɪk] *adj*: →*blastodermal*
blas|to|der|mic [,blæstə'dɜrmɪk] *adj*: →*blastodermal*
blas|to|disc ['blæstədɪsk] *noun*: (*brit.*) →*blastodisk*
blas|to|disk ['blæstədɪsk] *noun*: Keimscheibe *f*, Keimschild *m*, Blastodiskus *m*
trilaminar blastodisk: dreiblättrige Keimscheibe *f*
blas|to|gen|e|sis [,blæstə'dʒenəsɪs] *noun*: Keimentwicklung *f*, Blastogenese *f*
blas|to|ge|net|ic [,blæstədʒɪ'netɪk] *adj*: Keimzelle *oder* Keimentwicklung betreffend, keimgebunden, blastogen
blas|to|gen|ic [,blæstə'dʒenɪk] *adj*: blastogen
blas|tog|e|ny [blæs'tɑdʒəniː] *noun*: Blastogenie *f*
blas|tol|y|sis [blæs'tɑləsɪs] *noun*: Blastolyse *f*
blas|to|lyt|ic [,blæstə'lɪtɪk] *adj*: Blastolyse betreffend, blastolytisch
blas|to|ma [blæs'təʊmə] *noun, plural* **-mas, -ma|ta** [blæs'təʊmətə]: **1.** Blastom *nt*, Blastozytom *nt* **2.** Geschwulst *f*, echte Geschwulst *f*, Neubildung *f*, Tumor *m*, Neoplasma *nt*, Blastom *nt*
blas|to|ma|toid [blæs'təʊmətɔɪd] *adj*: blastomähnlich, blastomatös, blastomös
blas|to|ma|to|sis [,blæstəʊmə'təʊsɪs] *noun*: **1.** Blastomatose *f* **2.** Geschwulstbildung *f*, Geschwulstformation *f*, Tumorbildung *f*, Tumorformation *f*
blas|to|ma|tous [blæs'təʊmətəs] *adj*: Blastom betreffend, in der Art eines Blastoms, blastomähnlich, blastomatös, blastomös
blas|to|mere ['blæstəmɪər] *noun*: Blastomer *nt*, Furchungszelle *f*
blas|to|me|rot|o|my [,blæstəmɪ'rɑtəmiː] *noun*: Blasto(mero)tomie *f*
blas|to|mo|gen|ic [,blæstəmə'dʒenɪk] *adj*: tumorbildend, blastomogen
blas|to|mog|e|nous [,blæstə'mɑdʒənəs] *adj*: →*blastomo-*

genic

Blas|to|my|ces [blæstə'maɪsiːz] *noun*: Blastomyces *m*
Blastomyces brasiliensis: Paracoccidioides brasiliensis
Blastomyces dermatitidis: Blastomyces dermatitidis

blas|to|my|ces [blæstə'maɪsiːz] *noun, plural* **-ce|tes** [blæstəmaɪ'siːtiːz]: Hefepilz *m*, Sprosspilz *m*, Blastomyzet *m*, Blastomyces *m*

blas|to|my|cete [blæstə'maɪsiːt] *noun*: →*blastomyces*

blas|to|my|cin [ˌblæstə'maɪsɪn] *noun*: Blastomyzin *nt*

blas|to|my|co|sis [ˌblæstəmaɪ'kəʊsɪs] *noun*: **1.** Blastomycesinfektion *f*, Blastomykose *f*, Blastomykosis *f* **2.** Erkrankung *f* durch Hefen *oder* hefeähnliche Pilze, Blastomykose *f*
Brazilian blastomycosis: Lutz-Splendore-Almeida-Krankheit *f*, brasilianische/südamerikanische Blastomykose *f*, Parakokzidioidomykose *f*, Granuloma paracoccidioides
cutaneous blastomycosis: Hautblastomykose *f*, kutane Blastomykose *f*
European blastomycosis: europäische Blastomykose *f*, Kryptokokkose *f*, Cryptococcose *f*, Cryptococcus-Mykose *f*, Torulose *f*, Busse-Buschke-Krankheit *f*
keloidal blastomycosis: Lobo-Krankheit *f*, Lobomykose *f*, Keloidblastomykose *f*, Blastomycosis queloidana
North American blastomycosis: nordamerikanische Blastomykose *f*, Gilchrist-Krankheit *f*
South American blastomycosis: →*Brazilian blastomycosis*
systemic blastomycosis: systemische Blastomykose *f*

blas|to|neu|ro|pore [ˌblæstə'nʊrəpəʊr, -'njʊər-] *noun*: Blastoneuroporus *m*

blas|top|a|thy [blæs'tɑpəθiː] *noun*: Blastopathie *f*

blas|toph|tho|ria [ˌblæstɑf'θəʊrɪə] *noun*: Keimzelldegeneration *f*, Blastophthorie *f*

blas|to|pore ['blæstəpəʊr] *noun*: Urdarmöffnung *f*, Urmund *m*, Blastoporus *m*

blas|to|sphere ['blæstəsfɪər] *noun*: →*blastula*

blas|to|spore ['blæstəspɔːr, -ˌspəʊr] *noun*: Sprosskonidie *f*, Blastospore *f*

blas|to|stro|ma [ˌblæstə'strəʊmə] *noun*: Blastostroma *nt*

blas|tot|o|my [blæs'tɑtəmiː] *noun*: →*blastomerotomy*

blas|to|zo|oid [ˌblæstə'zəʊɔɪd] *noun*: Blastozooid *nt*

blas|tu|la ['blæstʃələ, -stjʊlə] *noun, plural* **-las, -lae** [-liː]: Keimblase *f*, Blastula *f*

blas|tu|lar ['blæstʃələr] *adj*: Blastula betreffend, blastulär, Blastula-

blas|tu|la|tion [ˌblæstʃə'leɪʃn] *noun*: Blastulabildung *f*, -entwicklung *f*, Blastulation *f*

Blat|tar|ia [blə'teərɪə] *plural*: Schaben *pl*, Blattaria *pl*

BlC *Abk.*: blood culture

bleach [bliːtʃ]: **I** *noun* Bleichen *nt*; Bleichmittel *nt* **II** *vt* bleichen **III** *vi* bleichen, bleich werden

bleach|ing ['bliːtʃɪŋ] *noun*: Bleichen *nt*, Ausbleichen *nt*
coronal bleaching: Bleichen *nt* (der Zähne)

blear-eyed *adj*: myop, kurzsichtig

blear|y ['blɪəriː] *adj*: **1.** (*Augen, Blick*) trübe, getrübt, verschwommen **2.** (sehr) müde, ausgelaugt, erschöpft

bleary-eyed *adj*: **1.** mit trüben Augen **2.** myop, kurzsichtig **3.** (*fig.*) begriffssstutzig; einfältig, dumm

bleb [bleb] *noun*: **1.** Bläschen *nt*, Blase *f* **2.** (Haut-)Blase *f*, Bulla *f*

bleed [bliːd]: (*v:* **bled; bled**) **I** *vt* zur Ader lassen; (*a. fig.*) schröpfen, bluten lassen **II** *vi* bluten **bleed to death** verbluten

bleed|er ['bliːdər] *noun*: Bluter *m*, Hämophile *m/f*

bleed|ing ['bliːdɪŋ]: I *noun* Bluten *nt*, Blutung *f* **II** *adj* blutend
abdominal bleeding: abdominelle Blutung *f*
acute gingival bleeding: akutes Zahnfleischbluten *nt*
acyclic uterine bleeding: azyklische Blutung *f*
adrenal bleeding: Nebennieren(ein)blutung *f*
anovulatory bleeding: anovulatorische Blutung *f*
arterial bleeding: arterielle Blutung *f*
atonic postpartum bleeding: atonische Nachblutungen *pl*
ball bleeding: Kugelblutung *f*
brain bleeding: Hirnblutung *f*
breakthrough bleeding: Durchbruchblutung *f*
cerebral bleeding: (Groß-)Hirnblutung *f*, (Ein-)Blutung *f* ins Großhirn
cerebral toxic pericapillary bleeding: Hirnpurpura *f*, Purpura cerebri
chorioid plexus bleeding: Plexusblutung *f*
chronic gingival bleeding: chronisches Zahnfleischbluten *nt*
climacteric bleeding: klimakterische Blutung *f*
conjunctival bleeding: Bindehautblutung *f*
contact bleeding: Kontaktblutung *f*
diverticular bleeding: Divertikelblutung *f*
dysfunctional bleeding: →*dysfunctional uterine bleeding*
dysfunctional uterine bleeding: azyklische Dauerblutung *f*, Gebärmutterblutung *f*, dysfunktionelle Dauerblutung *f*, Metrorrhagie *f*
endocardial bleeding: endokardiale Blutung *f*
epidural bleeding: extradurale Blutung *f*, Epiduralblutung *f*
esophageal bleeding: Ösophagusblutung *f*
esophageal variceal bleeding: Ösophagusvarizenblutung *f*
essential uterine bleeding: hämorrhagische Metropathie *f*, Metropathia haemorrhagica
extradural bleeding: Epiduralblutung *f*, epidurale/extradurale Blutung *f*
functional bleeding: funktionelle Blutung *f*
gastric bleeding: Magenblutung *f*
gastric mucosal bleeding: Magenschleimhautblutung *f*
gastrointestinal bleeding: Magen-Darm-Blutung *f*, gastrointestinale Blutung *f*
bleeding from the gingiva: →*gingival bleeding*
gingival bleeding: Zahnfleischbluten *nt*, Zahnfleischblutung *f*, Gingivablutung *f*
hormone-withdrawal bleeding: Hormonentzugsblutung *f*
intermenstrual bleeding: Zwischenblutung *m*
intestinal bleeding: Darmblutung *f*
intra-abdominal bleeding: intraabdominelle Blutung *f*
intra-articular bleeding: Gelenk(ein)blutung *f*, intraartikuläre Blutung *f*
intracerebral bleeding: intrazerebrale Blutung *f*
intracranial bleeding: intrakranielle Blutung *f*
intraosseous bleeding: Knocheneinblutung *f*
intraventricular bleeding: Ventrikel(ein)blutung *f*, intraventrikuläre Blutung *f*
lower gastrointestinal bleeding: untere Magen-Darm-Blutung *f*, untere gastrointestinale Blutung *f*, untere Gastrointestinalblutung *f*
marginal bleeding: Plazentarandblutung *f*
massive bleeding: massive Blutung *f*, Massenblutung *f*
massive cerebral bleeding: Hirnmassenblutung *f*
meningeal bleeding: Meningealblutung *f*, Blutung *f* in die Hirnhäute
menstrual bleeding: Menstrualblutung *f*, Monatsblutung *f*

B

midcycle bleeding: Mittelblutung *f*, Ovulationsblutung *f*
nasal bleeding: Nasenbluten *nt*, Nasenblutung *f*, Epistaxis *f*
bleeding of the nose: Nasenbluten *nt*, Nasenblutung *f*, Epistaxis *f*
occult bleeding: okkulte Blutung *f*
oesophageal bleeding: (*brit.*) →*esophageal bleeding*
oesophageal variceal bleeding: (*brit.*) →*esophageal variceal bleeding*
oral bleeding: orale Blutung *f*
ovarian bleeding: Eierstock-, Ovarialblutung *f*
petechial bleeding: Punktblutung *f*, Petechie *f*
placental separation bleeding: Lösungsblutung *f*
postmenstrual bleeding: postmenstruelle Nachblutung *f*, postmenstruelle Blutung *f*, Nachblutung *f*
postpartum bleeding: postpartale Nachblutung *f*
premenstrual bleeding: prämenstruelle Blutung *f*, Vorblutung *f*
prolonged uterine bleeding: Dauerblutungen *pl*
pulmonary bleeding: Lungenblutung *f*, Pneumorrhagie *f*
punctate bleeding: Punktblutung *f*, punktförmige Blutung *f*
rectal bleeding: rektale Blutung *f*, Blutung *f* aus dem After, Rektum-, Mastdarmblutung *f*
retroperitoneal bleeding: retroperitoneale Blutung *f*
ring bleeding: Ringblutung *f*
secondary bleeding: Spätblutung *f*, Nachblutung *f*
splenic bleeding: Milzblutung *f*
subarachnoid bleeding: Subarachnoidalblutung *f*
subdural bleeding: Subduralblutung *f*
subperiosteal bleeding: subperiostale Blutung *f*
subpleural bleeding: Subpleuralblutung *f*
suffocation bleeding: Erstickungsblutung *f*
supernumeray bleeding: Zusatzblutung *f*
upper gastrointestinal bleeding: obere Magen-Darm-Blutung *f*, obere gastrointestinale Blutung *f*, obere Gastrointestinalblutung *f*
upper intestinal bleeding: Magen-Darm-Blutung *f*, gastrointestinale Blutung *f*
uterine bleeding: Gebärmutter-, Uterusblutung *f*
variceal bleeding: Varizenblutung *f*
varix bleeding: Varizenblutung *f*
venous bleeding: venöse Blutung *f*
withdrawal bleeding: Abbruchblutung *f*, Entzugsblutung *f*

blem|ish ['blemɪʃ]: I *noun* (Schönheits-)Fehler *m*, Makel *m*, Verunstaltung *f* II *vt* entstellen, verunstalten
blend [blend]: I *noun* (*a. biolog.*) (Ver-)Mischen *nt*, (Ver-)Mischung *f*, Verschmelzung *f* II *vt* vermengen, vermischen, mixen (*with* mit) III *vi* (*a. biolog.*) sich (ver-)mischen
blenn- *präf.*: →*blenno-*
blenn|ad|e|nit|ic [ˌblenædɪ'nɪtɪk] *adj*: Blennadenitis betreffend, blennadenitisch
blenn|ad|e|ni|tis [ˌblenædɪ'naɪtɪs] *noun*: Entzündung schleimbildender Drüsen, Blennadenitis *f*
blenn|em|e|sis [blen'eməsɪs] *noun*: Schleimerbrechen *nt*
blenno- *präf.*: Schleim-, Blenn(o)-
blen|no|gen|ic [ˌblenə'dʒenɪk] *adj*: Schleim produzierend *oder* sezernierend, muzinogen, muciparus, schleimbildend, schleimsezernierend, schleimproduzierend
blen|nog|e|nous [ble'nɑdʒənəs] *adj*: →*blennogenic*
blen|noid ['blenɔɪd] *adj*: schleimähnlich, -förmig, mukoid
blen|noph|thal|mi|a [blenɑf'θælmɪə] *noun*: Entzündung *f* der Augenbindehaut, Konjunktivitis *f*, Bindehautentzündung *f*, Conjunctivitis *f*
blen|nor|rha|gia [ˌblenə'rædʒ(ɪ)ə] *noun*: Blennorrhagie *f*
blen|nor|rhag|ic [ˌblenə'rædʒɪk] *adj*: Blennorrhagie betreffend, von ihr gekennzeichnet, blennorrhagisch
blen|nor|rhe|a [ˌblenə'rɪə] *noun*: Blennorrhoe *f*, Blennorrhoea *f*
blennorrhea neonatorum: Blennorrhoea neonatorum
swimming pool blennorrhea: Einschluss-, Schwimmbadkonjunktivitis *f*
blen|nor|rhe|al [ˌblenə'rɪəl] *adj*: Blennorrhö betreffend, von ihr betroffen, blennorrhoisch
blen|nor|rhoe|a [ˌblenə'rɪə] *noun*: (*brit.*) →*blennorrhea*
blen|nor|rhoe|al [ˌblenə'rɪəl] *adj*: (*brit.*) →*blennorrheal*
blen|nos|ta|sis [ble'nɑstəsɪs] *noun*: Blennostase *f*, -stasis *f*
blen|no|stat|ic [ˌblenə'stætɪk] *adj*: Blennostase betreffend, blennostatisch
blen|no|tho|rax [ˌblenə'θɔːræks, -'θəʊər-] *noun*: Blennothorax *m*
blen|nu|ri|a [ble'n(j)ʊəriːə] *noun*: Blennurie *f*
Bleo *Abk.*: bleomycin
ble|o|my|cin [bliːə'maɪsɪn] *noun*: Bleomycin *nt*
blephar- *präf.*: (Augen-)Lid-, Blephar(o)-
bleph|ar|ad|e|nit|ic [ˌblefərˌædə'nɪtɪk] *adj*: Blepharadenitis betreffend, blepharadenitisch, blepharoadenitisch
bleph|ar|ad|e|ni|tis [ˌblefərˌædə'naɪtɪs] *noun*: Entzündung *f* der Lidranddrüsen, Blepharadenitis *f*, Blepharoadenitis *f*
bleph|a|ral ['blefərəl] *adj*: Augenlid(er) betreffend, Lid-, Blephar(o)-
bleph|a|rec|to|my [blefə'rektəmiː] *noun*: Lid(knorpel)exzision *f*, Blepharektomie *f*
bleph|ar|e|de|ma [ˌblefərɪ'diːmə] *noun*: Lidödem *nt*
bleph|a|rel|o|sis [ˌblefəre'ləʊsɪs] *noun*: Einwärtsstülpung *f* des freien Lidrandes, Entropion *nt*, Entropium *nt*
bleph|a|rism ['blefərɪzəm] *noun*: Lidkrampf *m*
bleph|a|rit|ic [ˌblefə'rɪtɪk] *adj*: Augenlidentzündung/Blepharitis betreffend, blepharitisch
bleph|a|ri|tis [ˌblefə'raɪtɪs] *noun*: Entzündung *f* der Augenlider, Blepharitis *f*, Lidentzündung *f*, Augenlidentzündung *f*
angular blepharitis: Augenwinkel-, Lidwinkelblepharitis *f*, Blepharitis angularis
ciliary blepharitis: Triefauge *nt*, Lidrandentzündung *f*, Lippitudo *f*, Blepharitis ciliaris/marginalis
demodectic blepharitis: Blepharitis *f* durch Demodex folliculorum
follicular blepharitis: Blepharitis follicularis
marginal blepharitis: Lippitudo *f*, Triefauge *nt*, Lidrandentzündung *m*, Blepharitis marginalis
nonulcerative blepharitis: Blepharitis squamosa
parasitic blepharitis: Blepharitis parasitica/parasitaria
pediculous blepharitis: Blepharitis parasitica bei Läusebefall
pustular blepharitis: Blepharitis follicularis
seborrheic blepharitis: Blepharitis squamosa
seborrhoeic blepharitis: (*brit.*) →*seborrheic blepharitis*
squamous blepharitis: Blepharitis squamosa
ulcerative blepharitis: Blepharitis ulcerosa
blepharo- *präf.*: (Augen-)Lid-, Blephar(o)-
bleph|a|ro|ad|e|nit|ic [ˌblefərəʊˌædə'nɪtɪk] *adj*: Blepharoadenitis betreffend, blepharoadenitisch, blepharadenitisch
bleph|a|ro|ad|e|ni|tis [ˌblefərəʊˌædə'naɪtɪs] *noun*: Entzündung *f* der Lidranddrüsen, Blepharoadenitis *f*, Blepharadenitis *f*
bleph|a|ro|ad|e|no|ma [ˌblefərəʊædə'nəʊmə] *noun*: Blephar(o)adenom *nt*
bleph|a|ro|ath|er|o|ma [ˌblefərəʊæθə'rəʊmə] *noun*: Ble-

B

pharoatherom *nt*
bleph|a|ro|blast ['blefərəʊblæst] *noun*: Basalkörperchen *nt*, Blepharoplast *m*
bleph|a|ro|chal|a|sis [ˌblefərəʊ'kæləsɪs] *noun*: Blepharochalasis *f*, Blepharochalase *f*
bleph|ar|o|chro|mi|dro|sis [ˌblefərəʊkrəʊmɪ'drəʊsɪs] *noun*: Blepharochromhidrosis *f*, Blepharochromidrosis *f*
bleph|a|roc|lo|nus [ˌblefə'rɑklənəs] *noun*: Blepharoklonus *m*
bleph|a|ro|con|junc|ti|vit|ic [ˌblefərəʊkənˌdʒʌŋ(k)tə'vɪtɪk] *adj*: Blepharokonjunktivitis betreffend, blepharokonjunktivitisch
bleph|a|ro|con|junc|ti|vi|tis [ˌblefərəʊkənˌdʒʌŋ(k)tə'vaɪtɪs] *noun*: Entzündung *f* von Augenlid und Bindehaut, Blepharokonjunktivitis *f*, Blepharoconjunctivitis *f*
bleph|ar|oe|de|ma [ˌblefərɪ'diːmə] *noun*: (*brit.*) →*blepharedema*
bleph|ar|o|ker|a|to|con|junc|ti|vi|tis [ˌblefərəʊˌkerətəʊkənˌdʒʌŋ(k)tə'vaɪtɪs] *noun*: Entzündung *f* von Augenlid, Horn- und Bindehaut, Blepharokeratokonjunktivitis *f*
bleph|ar|o|mel|a|no|sis [ˌblefərəʊmelə'nəʊsɪs] *noun*: Blepharomelanose *f*
bleph|ar|o|me|las|ma [ˌblefərəʊmɪ'læzmə] *plural*: Blepharomelasma *pl*
bleph|a|ron ['blefərɑn] *noun, plural* **-ra** [-rə]: (Augen-)Lid *nt*, Palpebra *f*, Blepharon *nt*
bleph|a|ron|cus [blefə'rɑŋkəs] *noun*: (Augen-)Lidtumor *m*, -schwellung *f*
bleph|ar|o|pa|chyn|sis [ˌblefərəʊpə'kɪnsɪs] *noun*: (Augen-)Lidverdickung *f*
bleph|a|ro|phi|mo|sis [ˌblefərəʊfaɪ'məʊsɪs] *noun*: Blepharophimose *f*
bleph|ar|o|phy|ma [ˌblefərəʊ'faɪmə] *noun*: Tumor *m* der Lidhaut
bleph|a|ro|plast ['blefərəʊplæst] *noun*: Basalkörperchen *nt*, Blepharoplast *m*
bleph|a|ro|plas|tic [ˌblefərəʊ'plæstɪk] *adj*: Basalkörperchen betreffend, Basalkörperchen-
bleph|a|ro|plas|ty ['blefərəʊplæstiː] *noun*: Blepharoplastik *f*
bleph|a|ro|ple|gia [ˌblefərəʊ'pledʒ(ɪ)ə] *noun*: Lidlähmung *nt*, Blepharoplegie *f*
bleph|a|ro|pto|sis [ˌblefərəʊ'təʊsɪs] *noun*: Ptosis *f*
bleph|a|ro|py|or|rhe|a [ˌblefərəʊpaɪə'riːə] *noun*: eitrige Augenentzündung *f*, Blepharopyorrhoe *f*
bleph|a|ro|py|or|rhoe|a [ˌblefərəʊpaɪə'riːə] *noun*: (*brit.*) →*blepharopyorrhea*
bleph|a|ror|rha|phy [blefə'rɑrrəfiː] *noun*: Blepharo(r)rhaphie *f*, Tarso(r)rhaphie *f*
bleph|a|ro|spasm ['blefərəʊspæzəm] *noun*: Lidkrampf *f*, Blepharospasmus *m*
essential blepharospasm: essentieller Blepharospasmus *m*
reflectory blepharospasm: reflektorischer Blepharospasmus *m*
sympathetic blepharospasm: sympathischer Lidkrampf/Blepharospasmus *m*
symptomatic blepharospasm: symptomatischer Blepharospasmus *m*
bleph|a|ro|spas|mus [ˌblefərəʊ'spæzməs] *noun*: Lidkrampf *f*, Blepharospasmus *m*
bleph|a|ro|sphinc|ter|ec|to|my [ˌblefərəʊsfɪŋktə'rektəmiː] *noun*: Blepharosphinkterektomie *f*
bleph|a|ro|stat ['blefərəʊstæt] *noun*: Lidhalter *m*
bleph|a|ro|ste|no|sis [ˌblefərəʊstɪ'nəʊsɪs] *noun*: Blepharophimose *f*
bleph|a|ro|syn|ech|ia [ˌblefərəʊsɪ'nekɪə] *noun*: Lidverklebung *f*, -verwachsung *f*, Blepharosynechie *f*, -symphysis *f*, Symblepharon *nt*
bleph|a|rot|o|my [blefə'rɑtəmiː] *noun*: Blepharotomie *f*; Tarsotomie *f*
BLG *Abk.*: β-lactoglobulin
BLH *Abk.*: borderline hypertensive
blind [blaɪnd]: **I** *noun* Blinde *m/f* **II** *adj* **1.** blind, Blinden- **blind from birth** von Geburt an blind **blind in one eye** auf einem Auge blind **2.** (*a. anatom.*) blind endend
blind|ness ['blaɪnəs] *noun*: **1.** Blindheit *f*, Erblindung *f*, hochgradige Sehschwäche *f* **2.** totale Blindheit *f*, Amaurose *f*, Amaurosis *f*
blue blindness: Blaublindheit *f*, -schwäche *f*, Tritanopie *f*, Tritanopsie *f*
blue-yellow blindness: Blaugelbschwäche *f*, Tritanomalie *f*
color blindness: Farbenblindheit *f*, Achromatopie *f*, Achromatopsie *f*, Monochromasie *f*
colour blindness: (*brit.*) →*color blindness*
cortical blindness: Rindenblindheit *f*
day blindness: Nyktalopie *f*, Nykteralopie *f*, Tagblindheit *f*
flight blindness: Amaurosis *f* fugax der Flieger
functional blindness: psychogene Blindheit *f*
green blindness: Grünblindheit *f*, -schwäche *f*, Deuteranopsie *f*, Deuteranopie *f*
hysterical blindness: psychogene Blindheit *f*
mind blindness: zerebrale/zerebralbedingte/organbedingte Blindheit *f*
music blindness: musikalische Alexie *f*
night blindness: Nachtblindheit *f*, Hemeralopie *f*
note blindness: musikalische Alexie *f*
psychic blindness: zerebralbedingte/organbedingte Blindheit *f*
red blindness: Rotblindheit *f*, Protanopie *f*, Protanopsie *f*
red-green blindness: Rotgrünblindheit *f*, -anomalie *f*
river blindness: Onchozerkose *f*, Onchocercose *f*, Onchocerciasis *f*, Knotenfiliarose *f*, Onchocerca-volvulus-Infektion *f*
smell blindness: Anosmie *f*
snow blindness: Schneeblindheit *f*
soul blindness: zerebral-/organbedingte Blindheit *f*
sudden transitory partial blindness: Amaurosis partialis fugax
taste blindness: Geschmacksverlust *m*, Geschmackslähmung *f*
text blindness: Leseunfähigkeit *f*, -unvermögen *nt*, Alexie *f*
total blindness: totale Erblindung/Blindheit/Amaurose *f*
total color blindness: Achromatopsie *f*, Monochromasie *f*
total colour blindness: (*brit.*) →*total color blindness*
twilight blindness: Schwäche *f* des Dämmerungssehens, Aknephaskopie *f*
word blindness: Leseunfähigkeit *f*, -unvermögen *nt*, Alexie *f*
blink [blɪŋk]: **I** *noun* Blinzeln *nt* **II** *vi* blinzeln, zwinkern
blis|ter ['blɪstər]: **I** *noun* **1.** Hautblase *f*, Blase *f*, Bläschen *nt*, Pustel *f* **2.** Brandblase *f*, Wundblase *f* **3.** Zugpflaster *nt* **II** *vt* Blasen hervorrufen **III** *vi* Blasen ziehen *oder* bekommen
blood blister: Blutblase *f*
fever blisters: Fieberbläschen *pl*, Herpes simplex der Lippen, Herpes febrilis/labialis
fracture blister: Spannungsblase *f*

B

water blister: Wasserblase *f*
blis|tered ['blɪstərd] *adj*: mit Blasen bedeckt, blasig
blis|ter|ing ['blɪstərɪŋ]: I *noun* Blasenbildung *f* II *adj* **1.** blasenziehend **2.** (*Hitze*) brennend
BLL *Abk.*: Burkitt-like lymphoma
BLM *Abk.*: bleomycin
bloat [bləʊt]: I *noun* Magen-, Darmblähung *f* II *vt* aufblasen, -blähen III *vi* auf-, anschwellen
bloat up *vt* aufblasen, -blähen
bloat out *vi* auf-, anschwellen
bloat|ed ['bləʊtɪd] *adj*: (an-)geschwollen, aufgebläht, aufgeblasen; (*Gesicht*) aufgedunsen
block [blɑk]: I *noun* **1.** (*Nerv*) Block *m*, Blockade *f* **2.** Leitungsanästhesie *f*, Regionalanästhesie *f* **3.** Block *m*, Klotz *m*; Hindernis *nt*, Blockade *f*, Sperre *f*; Blockierung *f*, Verstopfung *f* **4.** (*psychol.*) (mentale) Blockierung *f*, Sperre *f* II *vt* **5.** (*a. fig.*) (ver-)hindern, hemmen; blockieren, verstopfen, (ver-, ab-)sperren **my nose is blocked** meine Nase ist verstopft **6.** (*chem.*) blockieren; (*Säuren*) neutralisieren; (*Katalysator*) inaktivieren
block up *vt* blockieren, verstopfen, versperren
3-in-1 block: 3-in-1-Block *m*, Drei-in-eins-Block *m*
aborization heart block: Aborisations-, Ast-, Verzweigungsblock *m*
acrylic block: Blockpolymerisat *nt*
adrenergic block: →*adrenergic blockade*
air block: Air-Block-Syndrom *nt*
alveolar-capillary block: Alveokapillarblock *m*, Alveolokapillarblock *m*
alveolocapillary block: Alveokapillarblock *m*, Alveolokapillarblock *m*
anterograde block: anterograder Block *m*
arborization block: Arborisations-, Ast-, Verzweigungsblock *m*
arborization heart block: Arborisations-, Ast-, Verzweigungsblock *m*
atrioventricular block: →*a-v block*
atrioventricular heart block: →*a-v block*
a-v block: AV-Block *m*, atrioventrikulärer Block *m*
axillary block: Axillarisblock *m*, Axillaranästhesie *f*
Bier's block: intravenöse Regionalanästhesie *f*
bifascicular block: bifaszikulärer Block *m*
bite block: Bissblock *m*
bundle-branch block: Schenkelblock *m*
bundle-branch heart block: →*bundle-branch block*
caudal block: Kaudalanästhesie *f*
caval block: Kavasperroperation *f*, Vena-cava-Blockade *f*
complete atrioventricular block: kompletter/totaler AV-Block *m*, AV-Block III. Grades *m*
complete heart block: →*third a-v block*
complete pupillary block: vollständiger Pupillarblock *m*
conduction block: Leitungsblock *m*
cryogenic block: Kälteanästhesie *f*, Kryoanästhesie *f*
depolarization block: Depolarisationsblock *m*
diagnostic block: diagnostische Blockade *f*
dynamic block: Liquorblock(ade *f*) *m*
ear block: Tubenblockade *f*
epidural block: Epiduralanästhesie *f*, Periduralanästhesie *f*, Epidurale *f*, Peridurale *f*
field block: Feldblock *m*
first degree atrioventricular block: AV-Block I. Grades
first degree a-v block: AV-Block I. Grades
first degree heart block: AV-Block I. Grades
focal block: Fokalblock *m*
greater palatine nerve block: Palatinus-major-Block *m*
heart block: Herzblock *m*, kardialer Block *m*
high grade a-v block: höhergradige AV-Blockierung *f*
incomplete atrioventricular block: partieller AV-Block *m*, AV-Block II. Grades
incomplete heart block: →*second a-v block*
incomplete left bundle-branch block: inkompletter Linksschenkelblock *m*, Linksverspätung *f*
incomplete right bundle-branch block: inkompletter Rechtsschenkelblock *m*, Rechtsverspätung *f*
infraorbital block: Infraorbitalanästhesie *f*
intercostal block: Interkostalanästhesie *f*, Interkostalblockade *f*
intercostal nerve block: Interkostalanästhesie *f*, Interkostalblockade *f*
interscalene block: Interskalenusblock *m*
interventricular block: Schenkelblock *m*
interventricular heart block: →*bundle-branch block*
intra-atrial block: intraatrialer Block *m*
intranasal block: Intranasalanästhesie *f*, intranasale Lokalanästhesie *f*
intrascalene block: intraskalenäre Blockade *f*
intraspinal block: Spinalanästhesie *f*, Spinale *f*
intraventricular block: intraventrikulärer Block *m*
intraventricular heart block: intraventrikulärer Block *m*
iodode block: Iodidblockade *f* der Schilddrüse
left bundle-branch block: Linksschenkelblock *m*
left bundle-branch heart block: Linksschenkelblock *m*
local nerve block: Regionalanästhesie *f*
mental block: (mentale) Blockierung *f*, Sperre *f*
metabolic block: Stoffwechselblock *m*
metal and rubber block: gummiüberzogener Metallkeil *m*, Metallkeil *m* mit Gummiüberzug
Mobitz block: Mobitz-Typ *m*, Mobitz-Block *m*, AV-Block II. Grades Typ 2
Mobitz heart block: →*Mobitz block*
monofascicular block: monofaszikulärer Block *m*
multiple blocks: mehrfache Blockierungen *pl*
nerve block: Nervenblockade *f*, Leitungsanästhesie *f*, Leitungsblockade *f*, Block *m*
neurolytic block: neurolytische Blockade *f*
neuromuscular block: neuromuskulärer Block *m*
nondepolarizing block: Nichtdepolarisationsblock *m*
paracervical block: Parazervikalblock *m*, -anästhesie *f*
paraneural block: paraneurale Leitungsanästhesie *f*, paraneuraler Block *m*
parasacral block: Parasakralanästhesie *f*
paravertebral block: Paravertebralanästhesie *f*, -block *m*
partial atrioventricular block: →*incomplete atrioventricular block*
partial heart block: →*second a-v block*
penis block: Penisblock *m*
perineural block: perineurale Leitungsanästhesie *f*, perineuraler Block *m*
peripheral nerve block: Nervenblockade *f*, Leitungsanästhesie *f*, Leitungsblockade *f*, Block *m*
phrenic block: Phrenikusblockade *f*
phrenic nerve block: Phrenikusblockade *f*
plastic block: Kunststoffkeil *m*
presacral block: Präsakralanästhesie *f*, -block(ade *f*) *m*
pudendal block: Pudendusanästhesie *f*, -block *m*
pupil block: →*pupillary block*
pupillary block: Pupillarblock *m*, Irisblock *m*, Pupillenblock *m*
relative pupillary block: relativer Pupillarblock *m*
retrograde block: retrograder Block *m*
right bundle-branch block: Rechtsschenkelblock *m*
right bundle-branch heart block: Rechtsschenkelblock *m*
rubber block: Gummikeil *m*
SA block: SA-Block *m*, sinuatrialer Block *m*, sinuauri-

kulärer Block *m*
sacral block: Sakralanästhesie *f*, -blockade *f*
saddle block: Sattelblock *m*
second a-v block: partieller AV-Block *m*, AV-Block II. Grades
second degree atrioventricular block: →*second a-v block*
second degree heart block: →*second a-v block*
sinoatrial block: sinuatrialer/sinuaurikulärer Block *m*, SA-Block *m*
sinoatrial heart block: →*sinoatrial block*
sinoauricular block: →*sinoatrial block*
sinoauricular heart block: →*sinoatrial block*
sinuatrial block: →*sinoatrial block*
sinuauricular block: →*sinoatrial block*
sinus block: **1.** →*sinoatrial block* **2.** Nebenhöhlenblockade *f*
sinus heart block: →*sinoatrial block*
spinal block: Spinalanästhesie *f*, Spinale *f*
spinal subarachnoid block: Liquorblock(ade *f*) *m*
splanchnic block: Splanchnikusblock *m*
stellate block: Stellatumblockade *f*
subarachnoid block: Spinalanästhesie *f*, Spinale *f*
supraclavicular block of brachial plexus: supraklavikuläre Armplexusanästhesie *f*, Kulenkampff-Plexusanästhesie *f*
sympathetic block: Sympathikusblockade *f*, Grenzstrangblockade *f*
therapeutic block: therapeutische Blockade *f*
third a-v block: AV-Block III. Grades, kompletter AV-Block *m*, totaler AV-Block *m*
third degree atrioventricular block: →*third a-v block*
third degree heart block: →*third a-v block*
trifascicular block: trifaszikulärer Block *m*
tubal block: Tubenblockade *f*
unifascicular block: unifaszikulärer Block *m*
uterosacral block: Parazervikalblock *m*, -anästhesie *f*
vagal block: Vagusblock(ade *f*) *m*
vagus nerve block: Vagusblock(ade *f*) *m*
vena caval block: Vena-cava-Blockade *f*, Kavasperroperation *f*
ventricular block: Ventrikelblockade *f*
vertical infraclavicular block: vertikale-infraklavikulare Blockade *f*
Wenckebach block: Wenckebach-Periode *f*, AV-Block *m* II. Grades Typ I
Wenckebach heart block: →*Wenckebach block*
Wilson's block: Wilson-Block *m*
wood block: Holzkeil *m*

block|ade [blɑ'keɪd]: I *noun* **1.** Blockade *f*, Block *m* **2.** Sperre *f*, Hindernis *nt* **II** *vt* blockieren, ab-, versperren
adrenergic blockade: Adrenorezeptorenblock(ade *f*) *m*
alpha blockade: Alphablockade *f*, Alpharezeptorenblockade *f*
alpha-adrenergic blockade: →*alpha blockade*
beta blockade: Beta(rezeptoren)blockade *f*
beta-adrenergic blockade: →*beta blockade*
catheter blockade: Katheterblockade *f*
cell blockade: Virusinterferenz *f*
cholinergic blockade: Cholinorezeptor(en)blockade *f*
dual neuromuscular blockade: Dualblock *m*
ganglionic blockade: Ganglienblockade *f*
neural blockade: Nervenblockade *f*
neuromuscular blockade: neuromuskulärer Block *m*
receptor blockade: Rezeptor(en)block *m*, -blockade *f*
virus blockade: Virusinterferenz *f*

block|age ['blɑkɪdʒ] *noun*: **1.** Blockieren *nt* **2.** Blockierung *f*; Verstopfung *f*; Obstruktion *f* **3.** Sperre *f*, Hindernis *nt*
bronchial blockage: Bronchusblockade *f*

block|er ['blɑkər] *noun*: **1.** Blocker *m* **2.** blockierende Substanz *f*, Blocker *m*
calcium channel blocker: Calciumblocker *m*, Calciumantagonist *m*, Ca-Blocker *m*, Ca-Antagonist *m*
cholinergic blockers: Cholinorezeptorenblocker *pl*
histamine blocker: Histaminblocker *m*, Histaminrezeptoren-Antagonist *m*, Histaminrezeptoren-Blocker *m*, Antihistaminikum *nt*
hormone blocker: Hormonblocker *m*, Hormonantagonist *m*
potassium channel blockers: Kaliumkanalblocker *pl*

block|ing ['blɑkɪŋ]: I *noun* Blocken *nt*, Blockieren *nt* **2.** →*thought blocking* **II** *adj* blockierend, blockend
adrenergic blocking: →*adrenergic blockade*
field blocking: →*field block*
thought blocking: (innere/mentale) Blockierung *f*, Sperre *f*

block|out ['blɑkaʊt] *noun*: Ausblocken *nt*

blood [blʌd] *noun*: Blut *nt* **give blood** Blut spenden **take blood** Blut entnehmen
ACD blood: Frischblut *nt* mit ACD-Stabilisator
anticoagulated blood: mit Antikoagulantien versetztes Blut, antikoaguliertes Blut *nt*
arterial blood: arterielles/sauerstoffreiches Blut *nt*, Arterienblut *nt*
banked blood: konserviertes Blut *nt*, konserviertes Vollblut *nt*, Blutkonserve *f*
banked human blood: konserviertes Blut *nt*, konserviertes Vollblut *nt*, Blutkonserve *f*
blood bicarbonate: Plasmabikarbonat *nt*
central venous blood: zentralvenöses Blut *nt*
citrated blood: Zitratblut *nt*
cord blood: Nabelschnurblut *nt*
blood for cross-matching: Kreuzblut *nt*
defibrinated blood: defibriniertes Blut *nt*, fibrinfreies Blut *nt*
deoxygenated blood: venöses Blut *nt*, sauerstoffarmes Blut *nt*
donor blood: Spenderblut *nt*
fresh blood: Frischblut *nt*
laky blood: hämolysiertes Blut *nt*
mixed blood: gemischtes Blut *nt*
mixed venous blood: gemischtvenöses Blut *nt*
occult blood: okkultes Blut *nt*
oxalated blood: Oxalatblut *nt*
oxygenated blood: arterielles Blut *nt*, sauerstoffreiches Blut *nt*, Arterienblut *nt*
portal blood: Pfortaderblut *nt*
recipient blood: Empfängerblut *nt*
sludged blood: sludged blood(-Phänomen *nt*), blood-sludge(-Phänomen *nt*)
venous blood: venöses Blut *nt*, sauerstoffarmes Blut *nt*, Venenblut *nt*
whole blood: Vollblut *nt*
whole human blood: Vollblut *nt*

blood-borne *adj*: durch das Blut übertragen, hämatogen
blood|less ['blʌdləs] *adj*: **1.** bleich, sehr blass **2.** blutlos, -leer; leb-, gefühllos, kalt **3.** ohne Blutvergießen, unblutig
blood|let|ting ['blʌdletɪŋ] *noun*: Aderlass *m*
blood|suck|er ['blʌdsʌkər] *noun*: Blutsauger *m*
blood|suck|ing [ˌblʌdsʌkɪŋ] *adj*: blutsaugend
blood-test *vt*: Blut untersuchen *oder* testen
blood-type *vt*: die Blutgruppe bestimmen

blood-vascular *adj*: Blutgefäße betreffend
bloodly ['blʌdiː]: I *adj* blutig, bluthaltig, blutbefleckt, Blut- II *vt* blutig machen, mit Blut beflecken
blot [blɑt] *noun*: Blot *m*
  Northern blot: Northern Blot *m*
  Southern blot: Southern Blot *m*
blotch [blɑtʃ] *noun*: Hautfleck *m*, Mal *nt*
blotchly ['blɑtʃɪ] *adj*: (*Haut*) fleckig
blow [bləʊ]: (*v* **blew; blown**) I *n* **1.** Schlag *m*, Hieb *m*; (Schicksals-)Schlag *m* **2.** (*Nase*) Schneuzen *nt* II *vt* (auf-, aus-, durch-)blasen **blow one's nose** sich die Nase putzen, sich schneuzen III *vi* **3.** pusten, blasen **4.** platzen, explodieren, bersten; durchbrennen
  blow through *vt* durchblasen
  blow up *vt* aufblasen
blowler ['bləʊər] *noun*: Gebläse *nt*, Ventilator *m*
blown [bləʊn] *adj*: geschwollen, vergrößert, aufgedunsen; (*Magen*) (auf-)gebläht, überbläht
BIS *Abk.*: **1.** basic life support **2.** blood sugar
BIT *Abk.*: blood type
blue [bluː]: I *noun* Blau *nt*, blaue Farbe *f*, blauer Farbstoff *m* II *adj* blau, Blau-; (*Haut*) bläulich, fahl **turn blue** blau anlaufen
  Berlin blue: Berliner Blau *nt*, Preußisch Blau *nt*
  blue bloater: blue bloater *m*, BB-Typ *m*
  brilliant cresyl blue: Brillantkresylblau *nt*
  bromophenol blue: →*bromphenol blue*
  bromphenol blue: Bromphenolblau *nt*
  bromthymol blue: Bromthymolblau *nt*
  cresyl blue: Kresylblau *nt*, Brillantkresylblau *nt*
  eosin-methylene blue: Eosin-Methylenblau-Lösung *f*
  Evans blue: Evansblau *nt*
  indophenol blue: Indophenolblau *nt*
  Löffler's alkaline methylene blue: Löffler-Methylenblau *nt*
  methyl blue: Methylblau *nt*
  Prussian blue: Berliner Blau *nt*, Preußisch Blau *nt*, Ferriferrocyanid *nt*
  toluidine blue: Toluidinblau *nt*
  toluidine blue O: Toluidinblau O *nt*, Toloniumchlorid *nt*
  trypan blue: Trypanblau *nt*
  Turnbull's blue: Turnbull-Blau *nt*
blue-black *adj*: blauschwarz
blue-eyed *adj*: blauäugig
blues [bluːz] *noun*: Melancholie *f*, Depression *f*
  morning blues: Morgentief *nt*
blunt [blʌnt]: I *noun* (*Messer*) stumpfe Seite *f*, (Klingen-)Rücken *m* II *adj* **1.** stumpf **2.** (*fig.*) abgestumpft, unempfindlich (*to* gegen); dumm, beschränkt; grob, barsch III *vt* stumpf machen; (*fig.*) abstumpfen (*to* gegen); (*fig.*) abschwächen IV *vi* stumpf werden, sich abstumpfen
bluntlness ['blʌntnəs] *noun*: **1.** Stumpfheit *f* **2.** (*fig.*) Abgestumpftheit *f* (*to* gegen)
blur [blɜr]: I *noun* **1.** undeutlicher/nebelhafter (Sinnes-)Eindruck *m*; Schleier *m/pl* (*vor den Augen*) **2.** Fleck *m*, verwischte Stelle *f*; Makel *m*, Schandfleck *m* II *vt* verwischen, undeutlich/verschwommen machen, trüben; (*foto.*) verwackeln III *vi* sich verwischen, verschwimmen, eintrüben
blurred [blɜrd] *adj*: unscharf, verschwommen, verwischt, nebelhaft
blurlry ['blɜriː] *adj*: →*blurred*
blush [blʌʃ]: I *noun* Erröten *nt*, (Scham-)Röte *f* II *vi* erröten, rot werden (*at* bei)
blushling ['blʌʃɪŋ]: I *noun* Erröten *nt*, (Scham-)Röte *f* II *adj* errötend

BLV *Abk.*: bovine leukosis virus
B-lymphocyte *noun*: B-Lymphozyt *m*, B-Lymphocyt *m*, B-Zelle *f*
BM *Abk.*: **1.** basal membrane **2.** basal metabolism **3.** bowel movement
BMA *Abk.*: basaloid monomorphic adenoma
BMC *Abk.*: bone marrow cells
BMD *Abk.*: **1.** Becker muscular dystrophy **2.** bone mass density
BME *Abk.*: benign myalgic encephalomyelitis
BMG *Abk.*: **1.** benign monoclonal gammopathy **2.** bilirubin monoglucuronide
BMHP *Abk.*: bromomercurihydroxypropane
BMI *Abk.*: body mass index
BMMP *Abk.*: benign mucous membrane pemphigoid
BMN *Abk.*: betamethasone
B-mode *noun*: (*Ultraschall*) B-Mode *m/nt*, B-Scan *m*
BMR *Abk.*: basal metabolic rate
BMT *Abk.*: bone marrow transplant
BMV *Abk.*: biofeedback motivated ventilation
BMZ *Abk.*: **1.** basal membrane zone **2.** bumadizone
board ['bəʊərd, bɔːrd] *noun*: **1.** Ausschuss *m*, Kommission *m*; Behörde *f*, Amt *nt* **2.** Brett *nt*, Diele *m*; Balken *m*
  ethics board: Ethik-Kommission *f*
  board of examiners: Prüfungsausschuss *m*
  board of health: Gesundheitsbehörde *f*
  medical board: Gesundheitsbehörde *f*
boat-shaped *adj*: kahnförmig
bodilless ['bɑdɪləs] *adj*: körperlos; unkörperlich
bodilly ['bɑdɪliː]: I *adj* den Körper/das Soma betreffend, zum Körper gehörend, somatisch, körperlich; den Körper/die Physis betreffend, physisch, körperlich II *adv* **1.** persönlich, in Person **2.** als Einheit, als Ganzes, geschlossen
bodly ['bɑdiː]: I *noun, plural* **bodlies 1.** Körper *m*; (*anatom.*) Corpus *nt* **2.** Leiche *f*, Leichnam *m* **3.** Rumpf *m*, Leib *m* **4.** (*a. anatom.*) Rumpf *m*, Stamm *m*, Hauptstück *nt*, Mittelstück *nt*; Haupt(bestand)teil *m* **5.** (*chem.*) Substanz *f*, Stoff *m* **6.** (*physik.*) Masse *f*, Körper *m* II *adj* körperlich, physisch, Körper- **within the living body** im lebenden Organismus, im lebenden Körper
  acetone bodies: Keto(n)körper *pl*
  adipose body of cheek: Bichat-Wangenfettpfropf *m*, Corpus adiposum buccae
  adipose body of ischiorectal fossa: Corpus adiposum fossae ischioanalis
  adipose body of orbit: Fett(gewebs)körper *m* der Orbita, Corpus adiposum orbitae
  adrenal body: Nebenniere *f*, Glandula suprarenalis
  alcapton bodies: Alkaptonkörper *pl*
  alcoholic hyaline bodies: Mallory-Körperchen *pl*
  Alder's bodies: Alder-Granulationsanomalie *f*, -körperchen *pl*
  Alder-Reilly bodies: Alder-Reilly-Körperchen *pl*
  alkapton bodies: Alkaptonkörper *pl*
  alveolar body: Alveolarfortsatz *m*, Processus alveolaris maxillae
  Amato's bodies: Amato-Körperchen *pl*
  amygdaloid body: Corpus amygdaloideum, Mandelkern *m*, Mandelkörper *m*, Mandelkernkomplex *m*, Nucleus amygdalae
  amylaceous bodies: Amyloidkörper *pl*, Corpora amylacea
  amyloid bodies: Amyloidkörper *pl*, Corpora amylacea
  Anitschkow's body: Anitschkow-Zelle *f*, -Myozyt *m*, Kardiohistiozyt *m*
  anococcygeal body: Ligamentum anococcygeum

B

aortic body: Glomus aorticum
apical body: (*Spermium*) Kopfkappe *f*, Akrosom *nt*
bodies of Arantius: Arantius-Knötchen *pl*, Noduli valvularum semilunarium
asbestos bodies: Asbestkörperchen *pl*
asbestosis bodies: Asbestkörperchen *pl*
Aschoff's bodies: Aschoff-Knötchen *pl*
asteroid bodies: Asteroidkörperchen *pl*
Auer bodies: Auer-Stäbchen *nt*
Babès-Ernst bodies: Babès-Ernst-Körperchen *pl*
Balfour bodies: Aegyptianella pullorum
bamboo bodies: Asbestkörperchen *pl*
Barr body: Barr-Körper *m*, Sex-, Geschlechtschromatin *nt*
basal body: Basalkörperchen *nt*, -körnchen *nt*, Kinetosom *nt*
Behla's bodies: Plimmer-Körperchen *pl*
Bence-Jones bodies: Bence-Jones-Eiweißkörper *pl*
Bielschowsky's bodies: Bielschowsky-Körper *pl*
body of bladder: (Harn-)Blasenkörper *m*, Corpus vesicae
body of breast: Brustdüsenkörper *m*, Corpus mammae
brood body: Brutkörper *m*
Cabot's ring bodies: Cabot-Ringe *pl*
Call-Exner bodies: Call-Exner-Körperchen *pl*
cancer bodies: **1.** Plimmer-Körperchen *nt* **2.** Russell-Körperchen *pl*
carotid body: Paraganglion caroticum, Karotisdrüse *f*, Glomus caroticum
body of caudate nucleus: Caudatuskörper *m*, Corpus nuclei caudati
cavernous body of clitoris: Klitorisschwellkörper *m*, Corpus cavernosum clitoridis
cavernous body of penis: Penisschwellkörper *m*, Schwellkörper *m*, Corpus cavernosum penis
cell body: Zellleib *m*, Zellkörper *m*
central body: Zentralkörperchen *nt*, Zentriol *nt*
chomaffin body: Paraganglion *nt*
chromaffin bodies: Paraganglien *pl*
chromatinic body: Nukleoid *m*, Karyoid *m*, (Bakterien-)Chromosom *nt*
chromatoidal body: Chromidialkörperchen *nt*
chromophilous bodies: Nissl-Schollen *pl*, -Substanz *f*, -Granula *pl*, Tigroidschollen *pl*
ciliary body: Strahlenkörper *m*, -apparat *m*, Ziliarkörper *m*, -apparat *m*, Corpus ciliare
body of clavicle: Corpus claviculae
body of clitoris: Klitoris-, Clitorisschaft *m*, Corpus clitoridis
coccygeal body: Steißknötchen *nt*, Corpus coccygeum
cold body: Leiche *f*, Leichnam *m*
colostrum bodies: Donné-Körperchen *pl*, Kolostrumkörperchen *pl*
conchoidal bodies: Schaumann-Körperchen *pl*
body of corpus callosum: Balkenkörper *m*, Truncus corporis callosi
Councilman's bodies: Councilman-Körperchen *pl*
Cowdry bodies: Cowdry-Körper *pl*
crescent body: Halbmondkörper *m*, Achromozyt *m*, Achromoretikulozyt *m*, Schilling-Halbmond *m*
dead body: Leiche *f*, Leichnam *m*
Deetjen's bodies: Blutplättchen *pl*, Thrombozyten *pl*
demilune body: (von) Ebner-Halbmond *m*, Giannuzzi-Halbmond *m*, Heidenhain-Halbmond *m*, seröser Halbmond *m*
Döhle's bodies: Döhle-Einschlusskörperchen *pl*, Döhle-Körperchen *pl*
Döhle's inclusion bodies: →*Döhle's bodies*
Donné's bodies: Donné-Körperchen *pl*, Kolostrumkörperchen *pl*
Donovan's body: Donovan-Körperchen *nt*, Calymmatobacterium granulomatis, Donovania granulomatis
Ehrlich's inner bodies: Heinz-Innenkörper *pl*, Heinz-Ehrlich-Innenkörper *pl*
elementary bodies: **1.** Einschlusskörperchen *pl*, Elementarkörperchen *pl* **2.** Blutplättchen *pl*, Thrombozyten *pl*
Elschnig's bodies: Elschnig-Körperchen *pl*
body of epididymis: Nebenhodenkörper *m*, Corpus epididymidis
epithelial body: Nebenschilddrüse *f*, Epithelkörperchen *nt*, Parathyr(e)oidea *f*, Glandula parathyroidea
fat body: Fettkörper *m*, Corpus adiposum
fat body of cheek: Wangenfettpropf *m*, Bichat-Fettpropf *m*, Corpus adiposum buccae
fat body of ischiorectal fossa: Corpus adiposum fossae ischioanalis
fat body of orbit: Corpus adiposum orbitae
fatty body: →*fat body*
body of femur: Femurschaft *m*, Corpus femoris
body of fibula: Fibulaschaft *m*, Corpus fibulae
flagellated bodies: (*Malaria*) Sichelkeime *pl*
foreign body: Fremdkörper *m*, Corpus alienum
body of fornix: Fornixkörper *m*, -stamm *m*, Corpus fornicis
fruiting body: Fruchtkörper *m*
fuchsin bodies: Russell-Körperchen *pl*
body of gallbladder: Gallenblasenkörper *m*, Corpus vesicae biliaris/felleae
Gamna-Favre bodies: Favre-Gamna-Körperchen *pl*
Gamna-Gandy bodies: Gamna-Gandy-Körperchen *pl*, -Knötchen *pl*
Gandy-Gamna bodies: →*Gamna-Gandy bodies*
gastric body: Magenkörper *m*, Corpus gastricum
Giannuzzi's body: (von) Ebner-Halbmond *m*, Giannuzzi-Halbmond *m*, Heidenhain-Halbmond *m*, seröser Halbmond *m*
glomiform body: Masson-Glomus *nt*, Anastomosis arteriovenosa glomeriformis, Knäuelanastomose *f*, Hoyer-Grosser-Organ *nt*, glomusförmige Anastomose *f*
glomus body: →*glomus organ*
glycosaminoglycan inclusion bodies: Polyglucosaneinschlüsse *pl*
Golgi's body: Golgi-Apparat *m*, -Komplex *m*
gray body: Graustrahler *m*
grey body: (*brit.*) →*gray body*
Guarnieri's bodies: Guanieri-Einschlusskörperchen *pl*
Halberstaedter-Prowazek bodies: Halberstädter-Prowazek-Körperchen *pl*, Halberstädter-Prowazek-Einschlusskörperchen *pl*
Hassall's bodies: Hassall-Körperchen *pl*
Heinz bodies: →*Heinz-Ehrlich bodies*
Heinz-Ehrlich bodies: Heinz-Innenkörperchen *pl*, Heinz-Ehrlich-Körperchen *pl*
Herring's bodies: Herring-Körper *pl*
body of Highmore: Mediastinum testis, Corpus Highmori
Howell's bodies: →*Howell-Jolly bodies*
Howell-Jolly bodies: Howell-Jolly-Körperchen *pl*, Jolly-Körperchen *pl*
body of humerus: Humerusschaft *m*, Corpus humeri
hyaline bodies: Councilman-Körperchen *pl*
hyaloid body: Glaskörper *m*, Corpus vitreum
body of hyoid bone: Zungenbeinkörper *m*, Corpus ossis hyoidei

body of ilium: Corpus ossis ilii
immune body: Antikörper *m*
inclusion body: Einschluss-, Elementarkörperchen *nt*
body of incus: Ambosskörper *m*, Corpus incudis
infrapatellar fat body: Hoffa-Fettkörper *m*, Corpus adiposum infrapatellare
infundibular body: Neurohypophyse *f*, Hypophysenhinterlappen *m*, Neurohypophysis *f*, Lobus posterior hypophyseos
initial body: Retikular-, Initialkörperchen *nt*
intercarotid body: Karotisdrüse *f*, Paraganglion *nt* der Karotisgabel, Glomus/Paraganglion caroticum
intravertebral body: Wirbelkörper *m*, Corpus vertebrae
intravesical foreign body: intravesikaler Fremdkörper *m*
body of ischium: Sitzbeinkörper *m*, Corpus ossis ischii
Jaworski's bodies: Jaworski-Körperchen *pl*
joint body: Gelenk(fremd)körper *m*, Enarthrum *nt*, Enarthron *nt*
Jolly's bodies: Jolly-Körperchen *pl*, Howell-Jolly-Körperchen *pl*
jugulotympanic body: Glomus jugulare
juxtarestiforme body: Corpus juxtarestiforme
ketone bodies: Keto(n)körper *pl*
Kurloff's bodies: Kurloff-Körper *pl*
L.C.L. bodies: →*Levinthal-Coles-Lillie bodies*
L.D. body: →*Leishman-Donovan body*
Lafora's bodies: Lafora-Körper *pl*, Lafora-Einschlusskörperchen *pl*
Lallemand's bodies: Sekretkörnchen *pl* der Samenbläschen
Lallemand-Trousseau bodies: →*Lallemand's bodies*
lateral geniculate body: lateraler Kniehöcker *m*, Corpus geniculatum laterale
LE bodies: L.e.-Körper *pl*, L.E.-Körper *pl*, Lupus erythematodes-Körper *pl*
Leishman-Donovan body: amastigote Form *f*, Leishman-Donovan-Körperchen *nt*, Leishmania-Form *f*
Levinthal-Coles-Lillie bodies: Levinthal-Coles-Lillie-Körperchen *pl*
Lewy bodies: Lewy-Körper *pl*
Lieutaud's body: Lieutaud-Dreieck *nt*, Blasendreieck *nt*, Trigonum vesicae
Lipschütz bodies: Lipschütz-Körperchen *pl*
liquid body: flüssiger Körper *m*
loose body: freier Gelenkkörper *m*, Gelenkmaus *f*, Corpus liberum
Luschka's body: Glomus coccygeum
Luys' body: Corpus Luys, Luys-Kern *m*, Luys-Körper *m*
body of Luys syndrome: Hemiballismus *m*
Mallory's bodies: Mallory-Körperchen *pl*
malpighian body of kidney: Nierenkörperchen *nt*, Malpighi-Körperchen *nt*, Corpusculum renalis
malpighian bodies of spleen: Malpighi-Körperchen *pl*, Milzknötchen *pl*, weiße Pulpa *f*, Folliculi lymphatici splenici, Lymphonoduli splenici
mamillary body: Mammillarkörper *m*, Corpus mammillare
body of mammary gland: →*body of breast*
mammillary body: Mammillarkörper *m*, Corpus mammillare
body of mandible: →*mandibular body*
mandibular body: Unterkieferkörper *m*, Corpus mandibulae
body of maxilla: Oberkieferkörper *m*, Corpus maxillae
medial geniculate body: medialer Kniehöcker *m*, Corpus geniculatum mediale
medullary body of cerebellum: Kleinhirnmark *nt*, Corpus medullare cerebelli
medullary body of vermis: Markkörper *m*, Arbor vitae
metachromatic bodies: Volutinkörnchen *pl*, metachromatische Granula *pl*, Babès-Ernst-Körperchen *pl*
Michaelis-Gutmann bodies: Michaelis-Gutmann-Körperchen *pl*
miyagawa bodies: Miyagawa-Körper *pl*
molluscum bodies: Molluskumkörperchen *pl*
Mott bodies: Mott-Körperchen *pl*
Müller's dust bodies: Hämokonien *pl*, -konia *pl*, Blutstäubchen *pl*
multilamellar body: Zytosom *nt*
multivesicular body: multivesikuläres Körperchen *nt*
body of nail: Corpus unguis
Negri bodies: Negri-Körperchen *pl*
Nissl bodies: Nissl-Schollen *pl*, -Substanz *f*, -Granula *pl*, Tigroidschollen *pl*
Oken's body: Urniere *f*, Wolff-Körper *m*, Mesonephron *nt*, Mesonephros *m*
olivary body: Olive *f*, Oliva *f*
onion bodies: Epithel-, Hornperlen *pl*
oryzoid bodies: Reiskörper(chen *pl*) *pl*, Corpora oryzoidea
pacchionian bodies: Pacchioni-Granulationen *pl*, Arachnoidalzotten *pl*, Granulationes arachnoideae
pampiniform body: Nebeneierstock *m*, Rosenmüller-Organ *nt*, Parovarium *nt*, Epoophoron *nt*
body of pancreas: Pankreaskörper *m*, Corpus pancreatis
para-aortic bodies: Corpora paraaortica, Glomera aortica
parabasal body: Parabasalkörper *m*, -körperchen *nt*
paranephric body: →*paranephric fat body*
paranephric fat body: pararenales Fettpolster *m*, pararenaler Fettkörper *m*, Corpus adiposum pararenale
paranuclear body: Zentroplasma *nt*, Zentrosphäre *f*
paraphyseal body: Paraphyse *f*
pararenal body: →*pararenal fat body*
pararenal fat body: Corpus adiposum pararenale
Paschen bodies: Paschen-Körperchen *pl*
pearly bodies: Epithelperlen *pl*, Bohn-Perlen *pl*, Bohn-Drüsen *pl*
body of pelvic bone: →*body of pubis*
body of penis: Corpus penis
perineal body: Sehnenplatte *f* des Damms, Centrum tendineum perinei
pheochrome body: Paraganglion *nt*
Pick's bodies: →*Pick's inclusion bodies*
Pick's inclusion bodies: Pick-Einschlusskörper *pl*
pineal body: Epiphysis cerebri, Pinealdrüse *f*, Pinea *f*, Glandula pinealis, Epiphyse *f*, Zirbeldrüse *f*, Corpus pineale
pituitary body: Hirnanhangdrüse *f*, Hypophyse *f*, Pituitaria *f*, Hypophysis *f*, Glandula pituitaria
Plimmer's bodies: Plimmer-Körperchen *pl*
polar body: Polkörper *m*, -körperchen *nt*, -körnchen *nt*
postbranchial body: Ultimobranchialkörper *m*, ultimobranchialer Körper *m*
propagative body: Brutkörper *m*
Prowazek's bodies: Halberstädter-Prowazek-(Einschluss-)Körperchen *pl*, Prowazek-(Einschluss-)Körperchen *pl*
Prowazek-Greeff bodies: →*Prowazek's bodies*
psammoma bodies: Corpora arenacea, Psammomkörner *pl*
pseudolutein body: atretischer Follikel *m*, Corpus

B

atreticum
pubic body: →*body of pubis*
body of pubic bone: →*body of pubis*
body of pubis: Schambeinkörper *m*, Corpus ossis pubis
purine body: Purinbase *f*
body of radius: Radiusschaft *m*, Corpus radii
red body of ovary: Rotkörper *m*, Corpus rubrum
residual body: Rest-, Residualkörper *m*
restiform body: unterer Kleinhirnstiel *m*, Pedunculus cerebellaris inferior
restifrome body: Corpus restiforme
reticulate body: Retikular-, Initialkörperchen *nt*
body of Retzius: Retzius-Körperchen *nt*
body of rib: Rippenkörper *m*, Corpus costae
rice bodies: Reiskörper(chen *pl*) *pl*, Corpora oryzoidea
Rosenmüller's body: Nebeneierstock *m*, Parovarium *nt*, Rosenmüller-Organ *nt*, Epoophoron *nt*
Ross's bodies: Ross-Körperchen *pl*
Russell's bodies: Russell-Körperchen *pl*
sand bodies: Sandkörner *pl*, Sandkörperchen *pl*
Sandström's body: Nebenschilddrüse *f*, Epithelkörperchen *nt*, Parathyr(e)oidea *f*, Glandula parathyroidea
Schaumann's bodies: Schaumann-Körperchen *pl*
Schmorl's bodies: Schmorl-Knötchen *pl*
selenoid body: Achromoretikulozyt *m*, Achromozyt *m*, Schilling-Halbmond *m*, Halbmondkörper *m*
semilunar body: (von) Ebner-Halbmond *m*, Giannuzzi-Halbmond *m*, Heidenhain-Halbmond *m*, seröser Halbmond *m*
solid body: Festkörper *m*
body of sphenoid bone: Corpus ossis sphenoidalis
spongy body of male urethra: Harnröhrenschwellkörper *m*, Corpus spongiosum penis
spongy body of penis: (Penis-)Schwellkörper *m*, Corpus cavernosum penis
body of sternum: Brustbeinkörper *m*, Corpus sterni
body of stomach: Magenkörper *m*, Corpus gastricum
striate body: Streifenhügel *m*, Striatum *nt*, Corpus striatum
supracardial body: Paraganglion supracardiale
body of sweat gland: Schweißdrüsenkörper *m*, Corpus glandulae sudoriferae
Symington's body: Ligamentum anococcygeum
body of talus: Taluskörper *m*, Corpus tali
telobranchial body: Ultimobranchialkörper *m*, ultimobranchialer Körper *m*
threshold body: Schwellensubstanz *f*
body of tibia: Tibiaschaft *m*, Corpus tibiae
tigroid bodies: Nissl-Schollen *pl*, -Substanz *f*, -Granula *pl*, Tigroidschollen *pl*
body of tongue: Zungenkörper *m*, Corpus linguae
touch bodies: Meissner-(Tast-)Körperchen *pl*, Corpuscula tactus
trachoma bodies: Prowazek-(Einschluss-)Körperchen *pl*, Halberstädter-Prowazek-(Einschluss-)Körperchen *pl*
trapezoid body: Trapezkörper *m*, Corpus trapezoideum
Trousseau-Lallemand bodies: Sekretkörnchen *pl* der Samenbläschen
tympanic body: Glomus jugulare/tympanicum
body of ulna: Ulnaschaft *m*, Corpus ulnae
ultimobranchial body: Ultimobranchialkörper *m*, ultimobranchialer Körper *m*
urethral foreign body: Harnröhrenfremdkörper *m*
body of urinary bladder: (Harn-)Blasenkörper *m*, Corpus vesicae
body of uterus: Gebärmutter-, Uteruskörper *m*, Corpus uteri
vagal body: Glomus aorticum
body of vertebra: Wirbelkörper *m*, Corpus vertebrae
vertebral body: Wirbelkörper *m*, Corpus vertebrae
body of Vicq d'Azyr: schwarzer Kern *m*, Substantia nigra
Virchow-Hassall bodies: Hassall-Körperchen *pl*
vitreous body: Glaskörper *m*, Corpus vitreum
white body of ovary: Weißkörper *m*, Corpus albicans
wolffian body: Urniere *f*, Wolff-Körper *m*, Mesonephron *nt*, Mesonephros *m*
xanthine body: Purinbase *f*
yellow body: Gelbkörper *m*, Corpus luteum
yellow body of menstruation: Corpus luteum menstruationis
yellow body of ovary: Gelbkörper *m*, Corpus luteum
yellow body of pregnancy: Gelbkörper *m* der Schwangerschaft, Corpus luteum graviditatis
zebra bodies: Zebra-Bodies *pl*, -Körper *pl*
Zuckerkandl's body: Zuckerkandl-Organ *nt*, Paraganglion aorticum abdominale

bo|gus ['bəʊgəs] *adj*: gefälscht, unecht, falsch, vorgetäuscht, betrügerisch, Pseudo-, Schein-

boil [bɔɪl]: **I** *noun* **1.** Eiterbeule *f*, Blutgeschwür *nt*, Furunkel *m/nt* **2.** Kochen *nt*, Sieden *nt* **be on the boil** kochen **bring to the boil** zum Kochen bringen/aufkochen lassen **II** *vt* kochen (lassen) **III** *vi* kochen, sieden
boil away I *vt* verdampfen lassen **II** *vi* **1.** (weiter-)kochen, sieden **2.** verdampfen
boil down I *vt* einkochen **II** *vi* einkochen, dickflüssig werden
boil off/out *vt* ab-, auskochen
boil over *vi* überkochen, überlaufen
Aleppo boil: Hautleishmaniase *f*, kutane Leishmaniase *f*, Orientbeule *f*, Leishmaniasis cutis
Bagdad boil: →*Aleppo boil*
Biskra boil: →*Aleppo boil*
facial boil: Gesichtsfurunkel *m*
Jericho boil: →*Aleppo boil*
Oriental boil: →*Aleppo boil*

boiled [bɔɪld] *adj*: gekocht

boil|ing ['bɔɪlɪŋ]: **I** *noun* Kochen *nt*, Sieden *nt* **II** *adj* siedend, kochend, Siede- **III** *adv* kochen **boiling hot** glühend-, kochendheiß

bol. *Abk.*: bolus

bo|ldo ['bɒldəʊ] *noun*: Boldo *f*, Peumus boldus

bole [bəʊl] *noun*: Tonerde *f*, Bolus(erde *f*) *m*

bo|lom|e|ter [bəʊ'lɑmɪtər] *noun*: Bolometer *nt*

bolt [bəʊlt]: **I** *noun* Bolzen *m*, Schraube *f* (*mit Mutter*) **II** *vt* verbolzen, mit Bolzen befestigen, festschrauben, verschrauben
denture bolt: Prothesenbolzen *m*

bolt|head ['bəʊlthed] *noun*: Bolzen-, Schraubenkopf *m*

bo|lus ['bəʊləs] *noun*: **1.** Bissen *m*, Klumpen *m*, Bolus *m* **2.** (*pharmakol.*) große Pille *f*, Bolus *f* **3.** Bolus(injektion *f*) *m* **4.** Tonerde *f*, Bolus(erde *f*) *m*
bolus alba: Bolus alba, weißer Ton *m*
alimentary bolus: Bissen *m*, Bolus *m*

BoLV *Abk.*: bovine leukosis virus

BOMA *Abk.*: bilateral otitis media acuta

bom|bard [bɑm'bɑːrd, bəm-] *vt*: (*mit Strahlen*) beschießen, bombadieren, bestrahlen

bom|bard|ment [bɑm'bɑːrdmənt, bəm-] *noun*: Bombardierung *f*, Beschießung *f*, Bestrahlung *f*, Bombardement *nt*

bom|be|sin [ˈbɑmbəsɪn] *noun*: Bombesin *nt*
bond [bɑnd]: I *noun* **1.** Verbindung *f*, Band *nt*, Bindung *f* **2.** (*chem.*) Bindung *f* **II** *vt* binden **III** *vi* binden
acetal bond: Acetalbindung *f*
amide bond: Amidbrücke *f*, -bindung *f*
anhydride bond: Anhydridbindung *f*
axial bond: axiale Bindung *f*
carbon-carbon bond: Kohlenstoff-Kohlenstoff-Bindung *f*
chemical bond: chemische Bindung *f*
cooperative bond: kooperative Bindung *f*
coordination bond: Koordinationsbindung *f*
covalent bond: Atombindung *f*, kovalente Bindung *f*
disulfide bond: Disulfidbindung *f*
disulphide bond: (*brit.*) →*disulfide bond*
double bond: Doppelbindung *f*
energy-rich bond: energiereiche Bindung *f*
equatorial bond: äquatoriale Bindung *f*
ester bond: Esterbindung *f*
ether bond: Äther-, Etherbindung *f*
glycosidic bond: glykosidische Bindung *f*
high-energy bond: energiereiche Bindung *f*
high-energy phosphate bond: energiereiche Phosphatbindung *f*
hydrogen bond: Wasserstoffbrückenbindung *f*
hydrophobic bond: hydrophobe Wechselwirkung/Bindung *f*
ionic bond: Ionenbindung *f*, elektrovalente/heteropolare/ionogene Bindung *f*
ketal bond: Ketalbindung *f*
oxyester bond: Oxyester-, Sauerstoffesterbindung *f*
peptide bond: Peptidbindung *f*
phosphate bond: Phosphatbindung *f*
phosphoamide bond: Phosphoamidbindung *f*
pyrophosphate bond: Pyrophosphatbindung *f*
single bond: Einfachbindung *f*
thioester bond: Thioesterbindung *f*
thiohemiacetal bond: Thiohalbacetalbindung *f*
triple bond: Dreifachbindung *f*
unsaturated bond: ungesättigte Bindung *f*
van der Waals bond: van der Waals-Bindung *f*
bond|ing [ˈbɑndɪŋ] *noun*: Verbinden *nt*, Verbindung *f*
bone [bəʊn] *noun*: **1.** Knochen *m*, Bein *nt*, (*anatom.*) Os *nt* **2. bones** *plural* Gebein(e *pl*) *nt* **within a bone** im Knochen (liegend oder auftretend)
accessory bones: akzessorische Knochen *pl*, Ossa accessoria
accessory multangular bone: Os centrale
acetabular bone: Hüft(gelenks)pfanne *f*, Azetabulum *nt*, Acetabulum *nt*
acromial bone: Akromion *nt*
alar bone: Flügelbein *nt*, Keilbein *nt*, Os sphenoidale
Albers-Schönberg marble bones: Marmorknochenkrankheit *f*, Albers-Schönberg-Krankheit *f*, Osteopetrosis *f*
alisphenoid bone: großer Keilbeinflügel *m*, Ala major ossis sphenoidalis
alveolar bone: Alveolarknochen *m*
ankle bone: Sprungbein *nt*, Talus *m*
astragaloid bone: Sprungbein *nt*, Talus *m*
Bertin's bones: Concha sphenoidalis
blade bone: Scapula *f*, Schulterblatt *nt*
breast bone: Brustbein *nt*, Sternum *nt*
bregmatic bone: Scheitelbein *nt*, Os parietale
Breschet's bones: Ossa suprasternalia
brittle bones: 1. Osteogenesis imperfecta, Osteopsathyrosis *f* **2.** Osteoporose *f*, -porosis *f*
calcaneal bone: Fersenbein *nt*, Kalkaneus *m*, Calcaneus *m*
calf bone: Wadenbein *nt*, Fibula *f*
cancellated bone: Spongiosa *f*, Substantia spongiosa/trabecularis
cancellous bone: →*cancellated bone*
capitate bone: Os capitatum, Kopfbein *nt*, Kapitatum *nt*
carpal bones: Handwurzel-, Karpalknochen *pl*, Carpalia *pl*, Ossa carpi
cartilage bone: Ersatzknochen *m*
central bone: Os centrale
central carpal bone: Os centrale
chalky bones: Marmorknochenkrankheit *f*, Albers-Schönberg-Krankheit *f*, Osteopetrosis *f*
coccygeal bone: Steißbein *nt*, Coccyx *f*, Os coccygis
collar bone: Schlüsselbein *nt*, Klavikel *f*, Klavikula *f*, Clavicula *f*
compact bone: Kompakta *f*, Substantia compacta
cortical bone: Kortikalis *f*, Substantia corticalis
costal bone: knöchernes Rippenteil *nt*, Os costale
coxal bone: Hüftbein *nt*, Hüftknochen *m*, Os coxae
cranial bones: Schädelknochen *pl*, Cranialia *pl*, Ossa cranii
cribriform bone: Siebbein *nt*, Os ethmoidale
cuboid bone: Os cuboideum, Kuboid *nt*, Würfelbein *nt*
cuneiform bone: Keilbein *nt*, Os cuneiforme
bones of the digits of foot: Zehenknochen *pl*, Ossa digitorum pedis
bones of the digits of hand: Fingerknochen *pl*, Ossa digitorum manus
disappearing bone: Gorham-(Staut-)Erkrankung *f*
ear bones: Mittelohrknochen *pl*, Gehörknöchelchen *pl*, Ossicula auditoria/auditus
elbow bone: Ulna *f*
endochondral bone: Ersatzknochen *m*
epactal bones: Nahtknochen *pl*, Ossa saturalia
episternal bone: Ossa suprasternalia
ethmoid bone: Siebbein *nt*, Os ethmoidale **through the ethmoid bone** durch das Siebbein
external cuneiform bone: →*lateral cuneiform bone*
facial bones: Gesichtsknochen *pl*, Ossa faciei
femoral bone: Oberschenkelknochen *m*, Femur *nt*, Os femoris
fibrous bone: Bindegewebsknochen *m*
fibular bone: Wadenbein *nt*, Fibula *f*
first carpal bone: Os trapezium
first cuneiform bone: →*medial cuneiform bone*
flank bones: Darmbein *nt*, Ilium *nt*, Os ilium
flat bone: platter Knochen *m*, Os planum
bones of the foot: Fußknochen *pl*, Ossa pedis
forearm bones: Unterarmknochen *pl*, Ossa antebrachii
fourth carpal bone: Os hamatum
fourth turbinate bone: →*highest turbinate bone*
fractured heel bone: Fersenbeinbruch *m*, -fraktur *f*, Kalkaneusfraktur *f*
frontal bone: Stirnbein *nt*, Os frontale
funny bone: Musikantenknochen *m*
great carpal bone: Os capitatum
greater multangular bone: Os trapezium
hamate bone: Hakenbein *nt*, Hamatum *nt*, Os hamatum
bones of the hand: Handknochen *pl*, Ossa manus
heel bone: Fersenbein *nt*, Kalkaneus *m*, Calcaneus *m*
highest turbinate bone: oberste Nasenmuschel *f*, Concha nasalis suprema
hip bone: Hüftbein *nt*, Os coxae
hooked bone: Os hamatum
humeral bone: Oberarmknochen *m*, Humerus *m*

B

B

hyoid bone: Zungenbein *nt*, Os hyoideum
iliac bone: Darmbein *nt*, Ilium *nt*, Os ilium
incarial bone: Inkabein *nt*, Os interparietale
incisive bone: Zwischenkieferknochen *m*, Os incisivum
bones of inferior limb: Knochen *pl* der unteren Extremität, Ossa membri inferioris
inferior maxillary bone: Unterkiefer(knochen) *m*, Mandibula *f*
inferior turbinate bone: untere Nasenmuschel *f*, Concha nasalis inferior
inner cuneiform bone: →*medial cuneiform bone*
innominate bone: Hüftbein *nt*, Hüftknochen *m*, Os coxae
intermediate bone: Mondbein *nt*, Os lunatum
intermediate carpal bone: Mondbein *nt*, Os lunatum
intermediate cuneiform bone: mittleres Keilbein *nt*, Os cuneiforme intermedium
interparietal bone: Inkabein *nt*, Os interparietale
irregular bone: komplizierter Knochen *m*, Os irregulare
ischial bone: Sitzbein *nt*, Ischium *nt*, Os ischii
ivory bones: Marmorknochenkrankheit *f*, Albers-Schönberg-Krankheit *f*, Osteopetrosis *f*
jaw bone: Unterkiefer(knochen) *m*, Mandibula *f*
jugal bone: Jochbein *nt*, Wangenbein *nt*, Os zygomaticum
lacrimal bone: Tränenbein *nt*, Os lacrimale
lamellar bone: lamellärer Knochen *m*, Lamellenknochen *m*
lamellated bone: lamellärer Knochen *m*, Lamellenknochen *m*
larger multangular bone: →*greater multangular bone*
lateral cuneiform bone: äußeres Keilbein *nt*, Os cuneiforme laterale
lenticular bone: →*pisiform bone*
lentiform bone: →*pisiform bone*
lesser multangular bone: →*smaller multangular bone*
lesser trapezium bone: →*smaller multangular bone*
lingual bone: Zungenbein *nt*, Os hyoideum
long bone: langer Knochen *m*, Os longum
lower jaw bone: Unterkiefer(knochen) *m*, Mandibula *f*
lunate bone: Mondbein *nt*, Os lunatum
malar bone: Jochbein *nt*, Os zygomaticum
marble bones: Marmorknochenkrankheit *f*, Albers-Schönberg-Krankheit *f*, Osteopetrose *f*, Osteopetrosis *f*
mastoid bone: Warzenfortsatz *m*, Mastoid *nt*, Processus mastoideus (ossis temporalis)
maxillary bone: Oberkiefer(knochen *m*) *m*, Maxilla *f*
maxilloturbinal bone: untere Nasenmuschel *f*, Concha nasalis inferior
medial cuneiform bone: Os cuneiforme mediale, inneres Keilbein *nt*
membrane bone: Deckknochen *m*
membranous bone: Faserknochen *m*
metacarpal bones: Mittelhand-, Metakarpalknochen *pl*, Metacarpalia *pl*, Ossa metacarpi
metatarsal bones: Ossa metatarsi, Mittelfußknochen *pl*, Metatarsalia *pl*, Metatarsalknochen *pl*, Ossa metatarsalia
middle cuneiform bone: →*intermediate cuneiform bone*
bones of middle ear: Mittelohrknochen *pl*, Gehörknöchelchen *pl*, Ossicula auditoria/auditus
middle spongy bone: mittlere Nasenmuschel *f*, Concha nasalis media
middle turbinate bone: mittlere Nasenmuschel *f*, Concha nasalis media
nasal bone: Nasenbein *nt*, Os nasale
navicular bone: Kahnbein *nt*, Os naviculare
occipital bone: Hinterhauptsbein *nt*, Os occipitale
odontoid bone: Dens axis
orbital bone: →*zygomatic bone*
orbitosphenoidal bone: →*small wing of sphenoid bone*
outer cuneiform bone: →*lateral cuneiform bone*
pagetoid bone: pagetoider Knochen *m*
palate bone: →*palatine bone*
palatine bone: Gaumenbein *nt*, Os palatinum
parietal bone: Scheitelbein *nt*, Os parietale
pelvic bone: Hüftbein *nt*, Hüftknochen *m*, Os coxae
peroneal bone: Fibula *f*
petrosal bone: Felsenbein *nt*, Pars petrosa ossis temporalis, Felsenbeinpyramide *f*, Pyramis ossis temporalis
petrous bone: →*petrosal bone*
phalangeal bones of foot: Zehenknochen *pl*, Ossa digitorum pedis
phalangeal bones of hand: Fingerknochen *pl*, Ossa digitorum manus
phantom bone: Gorham(-Staut)-Erkrankung *f*
pisiform bone: Erbsenbein *nt*, Os pisiforme
pneumatic bone: Knochen *m* mit lufthaltigen Zellen, pneumatischer Knochen *m*, Os pneumaticum
pneumatized bone: pneumatischer Knochen *m*, Os pneumaticum
prefrontal bone: Pars nasalis (ossis frontalis)
premaxillary bone: Prämaxilla *f*
primitive bone: Geflechtknochen *m*
pterygoid bone: Processus pterygoideus
pubic bone: Schambein *nt*, Pubis *f*, Os pubis **above the pubic bone** oberhalb des Schambeins (liegend) **below the pubic bone** unterhalb des Schambeins (liegend)
pyramidal bone: Dreiecksbein *nt*, Os triquetrum
radial bone: Speiche *f*, Radius *m*
radial carpal bone: Os scaphoideum
replacement bone: Ersatzknochen *m*
rider's bone: Reitknochen *m*, Reiterknochen *m*
sacral bone: Kreuzbein *nt*, Sacrum *nt*, Sakrum *nt*, Os sacrum
scaphoid bone: Kahnbein *nt*, Os scaphoideum
scaphoid bone of foot: Kahnbein *nt*, Os naviculare
scaphoid bone of hand: Kahnbein *nt*, Os scaphoideum
scapular bone: Schulterblatt *nt*, Skapula *f*, Scapula *f* **above the scapula** supraskapular **below the scapula** subskapulär
second carpal bone: Os trapezoideum
second cuneiform bone: →*intermediate cuneiform bone*
semilunar bone: →*lunate bone*
septal bone: Septum interradiculare
sesamoid bone: Sesambein *nt*, Sesamknochen *m*, Os sesamoideum
shank bone: Schienbein *nt*, Tibia *f*
shin bone: Schienbein *nt*, Tibia *f*
short bone: kurzer Knochen *m*, Os breve
sieve bone: Sieb(bein)platte *f*, Lamina cribrosa (ossis ethmoidalis)
smaller multangular bone: Os trapezoideum
solid bone: Kompakta *f*, Substantia compacta
sphenoid bone: Os sphenoidale, Wespenbein *nt*, Flügelbein *nt*
sphenoturbinal bone: Concha sphenoidalis
spoke bone: Speiche *f*, Radius *m*
spongy bone: Spongiosa *f*, Substantia spongiosa/trabecularis

squamous bone: Schläfenbeinschuppe *f*, Pars squamosa ossis temporalis
stirrup bone: Steigbügel *m*, Stapes *m*
subchondral bone: subchondraler Knochen *m*
substitution bone: Ersatzknochen *m*
bones of superior limb: Knochen *pl* der oberen Extremität, Ossa membri superioris
superior maxillary bone: Oberkiefer(knochen *m*) *m*, Maxilla *f* **beneath the maxilla** submaxillär
superior spongy bone: obere Nasenmuschel *f*, Concha nasalis superior
superior turbinate bone: obere Nasenmuschel *f*, Concha nasalis superior
supernumerary bone: überzähliger Knochen *m*
suprapharyngeal bone: Keilbein *nt*, Flügelbein *nt*, Os sphenoidale
suprasternal bone: Ossa suprasternalia
supreme nasal bone: oberste Nasenmuschel *f*, Concha nasalis suprema
supreme spongy bone: oberste Nasenmuschel *f*, Concha nasalis suprema
supreme turbinate bone: oberste Nasenmuschel *f*, Concha nasalis suprema
sutural bones: Schalt-, Nahtknochen *pl*, Ossa suturalia
tarsal bones: Fußwurzel-, Tarsalknochen *pl*, Tarsalia *pl*, Ossa tarsi
temporal bone: Schläfenbein *nt*, Os temporale
thigh bone: Oberschenkelknochen *m*, Femur *nt*, Os femoris
third carpal bone: Os capitatum
third cuneiform bone: →*lateral cuneiform bone*
thoracic bones: Ossa thoracis
toe bones: Zehenknochen *m*, -glied *nt*, Phalanx *f*
tongue bone: Zungenbein *nt*, Os hyoideum
trapezium bone: Os trapezium, großes Vieleckbein *nt*
trapezium bone of Lyser: Os trapezoideum, kleines Vieleckbein *nt*
trapezoid bone: Os trapezoideum, kleines Vieleckbein *nt*
triangular bone: Dreiecksbein *nt*, Os triquetrum
triquetral bone: Dreiecksbein *nt*, Os triquetrum
tubular bone: Röhrenknochen *m*
turbinate bone: Nasenmuschel *f*, Concha nasalis
turbinated bone: →*turbinate bone*
tympanic bone: Pars tympanica ossis temporalis
ulnar bone: Ulna *f*
ulnarcarpal bone: Dreiecksbein *nt*, Os triquetrum
unciform bone: Hakenbein *nt*, Hamatum *nt*, Os hamatum
uncinate bone: →*unciform bone*
visceral bones: Viszeralknochen *pl*
vomer bone: Pflugscharbein *nt*, Vomer *m*
wormian bones: Schaltknochen *pl*, Nahtknochen *pl*, Ossa suturalia
woven bone: Geflechtknochen *m*
wrist bones: Handwurzel-, Karpalknochen *pl*, Carpalia *pl*, Ossa carpi
xiphoid bone: Brustbein *nt*, Sternum *nt*
zygomatic bone: Jochbein *nt*, Os zygomaticum

bonelet ['bəʊnlɪt] *noun*: Knöchelchen *nt*, kleiner Knochen *m*

bonly ['bəʊniː] *adj*: **1.** knochig, knochenähnlich, knöchern, ossär, Knochen- **2.** (*Person*) (stark-)knochig

boom [buːm]: **I** *noun* Dröhnen *nt*, Brummen *nt* **II** *vi* dröhnen, brummen

Boophillus [bəʊ'ɑfɪləs] *noun*: Boophilus *nt*

boost [buːst]: **I** *noun* **1.** Erhöhung *f*, Steigerung *f*; Belebung *f*, Auftrieb *m* (*physik.*) Verstärkung *f* **II** *vt* **3.** verstärken, fördern, beleben, Auftrieb geben, ankurbeln, steigern **4.** (*physik.*) Druck erhöhen, unter erhöhten Druck setzen; (*elektr.*) (*Spannung*) verstärken, anheben

boostler ['buːstər] *noun*: Auffrischung *f*, Auffrischungsimpfung *f*, Verstärkung *f*, Verstärkungsreaktion *f*

boot [buːt] *noun*: Stiefel *m*, Schuh *m*
Unna's boot: Unna-Pastenschuh *m*
Unna's paste boot: →*Unna's boot*

borlage ['borɪdʒ] *noun*: **1.** Boretsch *m*, Borago officinalis **2.** Gurkenkraut *nt*, Boraginis herba

bolrate ['bɔːrɪt, -reɪt, 'bəʊ-] *noun*: Borat *nt*

bolrax ['bɔːræks, 'bəʊr-] *noun*: Borax *nt*, Natriumtetraborat *nt*

borlbolryglmus [ˌbɔːrbə'rɪgməs] *noun, plural* **-mi** [-maɪ]: Borborygmus *m*

borlder ['bɔːrdər]: **I** *noun* Rand *m*, Saum *m*, Grenze *f*; Kante *f*, Leiste *f* **II** *vt* (um-)säumen, begrenzen, einfassen **III** *vi* (an-)grenzen (*on, upon* an)
border of acetabulum: Acetabulumrand *m*, Limbus acetabuli, Margo acetabuli
alveolar border of mandible: Arcus alveolaris mandibulae
alveolar border of maxilla: Arcus alveolaris maxillae
anterior border of radius: vordere Radiuskante *f*, Margo anterior radii
anterior border of tibia: vordere Schienbeinkante *f*, Margo anterior tibiae
anterior border of ulna: Ulnarvorderkante *f*, Margo anterior ulnae
antimesenteric border: dem Mesenterium abgewandte Dünndarmseite *f*
axillary border of scapula: äußerer Skapularand *m*, Margo lateralis scapulae
brush border: Bürstensaum *m*, Kutikulasaum *m*
corticomedullary border of kidney: Mark-Rinden-Grenze *f*, kortikomedulläre Übergangszone *f*
denture border: Gebissrand *m*
diencephalic-telencephalic border: Zwischenhirn-Endhirn-Grenze *f*
dorsal border of radius: Radiushinterrand *m*, Margo posterior radii
dorsal border of ulna: Ulnahinterrand *m*, Margo posterior ulnae
epithelial border: Epithelgrenze *f*
external border of scapula: äußerer Skapularand *m*, Margo lateralis scapulae
fibular border of foot: Fußaußenrand *m*, Margo lateralis/fibularis pedis
free border of ovary: freier/konvexer Eierstockrand *m*, Margo liber ovarii
inferior border of mandible: Basis mandibulae
inferior border of spleen: unterer Milzrand *m*, Margo inferior lienis/splenis
interosseous border of fibula: Margo interosseus fibulae
interosseous border of radius: Margo interosseus radii
interosseous border of tibia: Margo interosseus tibiae
interosseous border of ulna: Margo interosseus ulnae
lacrimal border of maxilla: Margo lacrimalis corposis maxillae
lateral border of foot: Fußaußenrand *m*, Margo lateralis/fibularis pedis
lateral border of forearm: Außenrand *m* des Unterarms, Margo lateralis/radialis antebrachii
lateral border of humerus: Humerusaußenkante *f*, Margo lateralis humeri

B

lateral border of scapula: Schulterblattaußenrand *m*, Margo lateralis scapulae
mandibular border: Unterkieferrand *m*
medial border of foot: Fußinnenrand *m*, Margo medialis/tibialis pedis
medial border of forearm: Margo medialis/ulnaris antebrachii
medial border of humerus: Humerusinnenrand *m*, Margo medialis humeri
medial border of scapula: Innenrand *m* der Skapula, Margo medialis scapulae
medial border of tibia: Schienbeininnenrand *m*, Margo medialis tibiae
outer border of scapula: Außenrand *m* der Skapula, Margo lateralis scapulae
outer border of spleen: oberer Milzrand *m*, Margo superior splenica
posterior border of petrous part of temporal bone: Margo posterior partis petrosae
posterior border of radius: Radiushinterkante *f*, Margo posterior radii
posterior border of spleen: unterer Milzrand *m*, Margo inferior lienis/splenis
posterior border of ulna: Ulnahinterrand *m*, Margo posterior ulnae
pulp border: Pulparand *m*
radial border of forearm: Außenseite *f* des Unterarms, Margo lateralis/radialis antebrachii
striated border: Bürstensaum *m*, Kutikulasaum *m*
superior border of petrous part of temporal bone: Margo superior partis petrosae
superior border of scapula: Skapulaoberrand *m*, Margo superior scapulae
superior border of spleen: oberer Milzrand *m*, Margo superior splenica
telodiencephalic border: Zwischenhirn-Endhirn-Grenze *f*, telodienzephale Grenze *f*
tibial border of foot: Fußinnenrand *m*, Margo medialis/tibialis pedis
ulnar border of forearm: Ulnarseite *f* des Unterarms, Margo medialis/ulnaris antebrachii
border of uterus: Uterusrand *m*, Margo uteri
ventral border of radius: Radiusvorderkante *f*, Margo anterior radii
ventral border of ulna: Ulnavorderrand *m*, Margo anterior ulnae
vertebral border of scapula: medialer Skapularand *m*, Margo medialis scapulae

bor|der|line ['bɔːrdərlaɪn]: I *noun* Patient *m* mit Borderline-Psychose II *adj* **1.** auf *oder* an der Grenze **2.** unbestimmt, unentschieden

Bor|de|tel|la [ˌbɔːrdə'telə] *plural*: Bordetella *pl*
Bordetella bronchiseptica: Brucella bronchiseptica, Haemophilus bronchisepticus, Bordetella bronchiseptica
Bordetella parapertussis: Bordetella/Haemophilus/Bacterium parapertussis
Bordetella pertussis: Keuchhustenbakterium *nt*, Bordet-Gengou-Bakterium *nt*, Bordetella pertussis, Haemophilus pertussis

bore [bəʊər, bɔːr]: I *noun* Bohrung *f*; Innendurchmesser *m*; Kaliber *nt* II *vt* (aus-, durch-)bohren, sich durchbohren durch III *vi* (auf-, aus-)bohren, Bohrungen machen

bore|dom ['bɔːrdəm, 'bəʊr-] *noun*: Lang(e)weile *f*, Langweiligkeit *f*

bor|ing ['bəʊərɪŋ, 'bɔːr-]: I *noun* Bohren *nt*, Bohrung *f* II *adj* bohrend, Bohr-

bo|rism ['bəʊərɪzəm, 'bɔːr-] *noun*: Borvergiftung *f*, Borismus *m*

born [bɔːrn]: I *adj* **1.** geboren **be born** geboren werden **newly born baby** Neugeborene *nt* **2.** (*fig.*) (*Idee*) entstehen II *ptp* →*bear*

borne [bɔːrn]: I *adj* übertragen, weitergegeben II *pret.* →*bear*

bor|ne|ol ['bɔːrnɪɔl, -əʊl] *noun*: Borneol *nt*

bo|ron ['bɔːrɑn, 'bəʊr-] *noun*: Bor *nt*
boron carbide: Borkarbid *nt*

Bor|rel|ia [bə'riːlɪə] *noun*: Borrelia *f*
Borrelia berbera: →*Borrelia recurrentis*
Borrelia burgdorferi: Borrelia burgdorferi
Borrelia carteri: →*Borrelia recurrentis*
Borrelia caucasica: Borrelia caucasica
Borrelia crocidurae: Borrelia crocidurae
Borrelia dipodilli: Borrelia dipodilli
Borrelia duttonii: Borrelia duttonii, Spirochaeta duttoni
Borrelia hermsii: Borrelia hermsii
Borrelia hispanica: Borrelia hispanica
Borrelia kochii: →*Borrelia duttonii*
Borrelia latyschewii: Borrelia latyschewii
Borrelia mazzottii: Borrelia mazzottii
Borrelia merionesi: Borrelia merionesi
Borrelia microti: Borrelia microti
Borrelia novii: →*Borrelia recurrentis*
Borrelia obermeieri: →*Borrelia recurrentis*
Borrelia parkeri: Borrelia parkeri
Borrelia persica: Borrelia persica
Borrelia recurrentis: Borrelia recurrentis, Spirochaeta obermeieri
Borrelia refringens: Borrelia refringens
Borrelia theileri: Borrelia theileri
Borrelia turicatae: Borrelia turicathae
Borrelia vincentii: Borrelia/Treponema/Spirochaeta vincentii

bor|rel|i|o|sis [bəʊˌriːlɪ'əʊsɪs] *noun*: Borrelieninfektion *f*, Borreliose *f*
tick-borne borrelioses: Zeckenborreliosen *pl*

bos|om ['bʊzəm] *noun*: **1.** Brust *f*, Brustregion *f* **2.** (weibliche) Brüste *pl*, Busen *m*

bos|sel|at|ed ['bɑsəleɪtɪd] *adj*: mit Beulen/Höckern besetzt

bos|sel|a|tion [bɑsə'leɪʃn] *noun*: **1.** kleine Beule *f*, kleiner Höcker *m* **2.** Beulen-, Höckerbildung *f*

bo|tan|ic [bə'tænɪk] *adj*: →*botanical II*

bo|tan|i|cal [bə'tænɪkl]: I *noun* (*pharmakol.*) Pflanzenheilmittel *nt* II *adj* Pflanzen *oder* Botanik betreffend, botanisch, Pflanzen-

bot|a|nist ['bɑtnɪst] *noun*: Botaniker(in *f*) *m*

bot|a|ny ['bɑtniː] *noun*: Pflanzenkunde *f*, Botanik *f*

bot|fly ['bɑtflaɪ] *noun*: Pferdebremse *f*
human botfly: Dasselfliege *f*, Dermatobia hominis
redtailed botfly: Gasterophilus haemorrhoidalis
skin botfly: →*human botfly*
warble botfly: →*human botfly*

bo|thrid|i|um [bɑθ'rɪdɪəm] *noun, plura* **-dia** [-dɪə]: Bothridium *nt*

both|ri|o|ceph|a|li|a|sis [ˌbɑθrɪəʊˌsefə'laɪəsəs] *noun*: Fischbandwurminfektion *f*, Diphyllobothriose *f*, Diphyllobothriasis *f*, Bothriozephalose *f*, Bothriocephalosis *f*

Both|ri|o|ceph|a|lus [ˌbɑθrɪəʊ'sefələs] *noun*: Diphyllobothrium *nt*, Bothriocephalus *m*, Dibothriocephalus *m*

both|ri|um ['bɑθriːəm] *noun, plura* **-ri|ums, -ria** [-rɪə]: Sauggrube *f*, Bothrium *nt*

B

bot|ry|oid ['bɑtrɪɔɪd] *adj*: traubenförmig
bot|ry|oi|dal ['bɑtrɪɔɪdl] *adj*: →*botryoid*
bot|ry|o|my|co|sis [ˌbɑtrɪəʊmaɪ'kəʊsɪs] *noun*: Botryomykose *f*, Botryomykom *nt*, Botryomykosis *f*, Granuloma pediculatum
bot|ry|o|my|cot|ic [ˌbɑtrɪəʊmaɪ'kɑtɪk] *adj*: Botryomykose betreffend, botryomykotisch
bot|tle ['bɑtl]: I *noun* Flasche *f* **bring up on the bottle** mit der Flasche großziehen II *vt* (in Flaschen) abfüllen
bottle up *vt* (*fig., Gefühle*) in sich aufstauen, in sich hineinfressen, unterdrücken
blue bottles: Schmeißfliegen *pl*
childproof bottle: Arzneiflasche *f* mit kindersicherem Verschluss
feeding bottle: →*nursing bottle*
gas bottle: Gasflasche *f*
infusion bottle: Infusionsflasche *f*
magnetic bottle: magnetische Flasche *f*
nursing bottle: (Saug-, Säuglings-)Flasche *f*, Fläschchen *nt*
wash bottle: **1.** Spritzflasche *f* **2.** (*Gas*) Waschflasche *f*
bot|tled ['bɑtld] *adj*: in Flaschen (ab-)gefüllt
bottle-feed *vt*: aus der Flasche ernähren
bottle-nosed *adj*: rot-, schnapsnasig
bot|tom ['bɑtəm]: I *noun* **1.** Boden *m*, Grund *m*, unterster Teil *m*, (unteres) Ende *nt*, Fuß *m* **2.** Unterseite *f*, untere Seite *f* **3.** Gesäß *nt*, (*inf.*) Hintern *m*, (*inf.*) Po *m* **4.** Grundlage *f* II *adj* untere(r, s), unterste(r, s), schlechteste(r, s), niedrigste(r, s), Tiefst-
bottom of internal acoustic meatus: Boden des inneren Gehörganges, Fundus meatus acustici interni
bot|u|li|form ['bɑtʃəlɪfɔːrm, bə't(j)uːl-] *adj*: wurstförmig
bot|u|lin ['bɑtʃəlɪn] *noun*: Botulinustoxin *nt*
bot|u|li|nal [bɑtʃə'laɪnl] *adj*: Clostridium botulinum *oder* Botulinustoxin betreffend, Botulinus-
bo|tu|line ['bɑtʃəlaɪn] *noun*: →*botulin*
bot|u|li|no|gen|ic [bɑtʃəˌlɪnə'dʒenɪk] *adj*: Botulinustoxin bildend, botulinogen
bot|u|lism ['bɑtʃəlɪzəm] *noun*: Vergiftung *f* durch Botulinustoxin, Botulismus *m*
infant botulism: Säuglingsbotulismus *m*
bot|u|lis|mo|tox|in [bɑtʃəˌlɪzmə'tɑksɪn] *noun*: →*botulin*
bot|u|lo|gen|ic [bɑtʃələʊ'dʒenɪk] *adj*: →*botulinogenic*
bou|ba ['buːbə] *noun*: Frambösie *f*, Pian *f*, Parangi *f*, Yaws *f*, Framboesia tropica
bou|gie ['buːdʒiː] *noun*: Dehnsonde *f*, Bougie *m*
filiform bougie: Filiformbougie *m*, Gleitsonde *f*
Hegar bougies: Hegar-Stifte *pl*
Hurst bougies: Hurst-Sonden *pl*
Maloney bougie: Maloney-Bougie *f*
Ritter's bougie: Ritter-Bougie *f*
Savary bougie: Savary-Bougie *f*
bou|gie|nage [buːʒiː'nɑːʒ] *noun*: Bougieren *nt*, Bougierung *f*
bou|gi|nage [buːʒiː'nɑːʒ] *noun*: →*bougienage*
bouil|lon ['bʊljɑn; bu'jɔ] *noun*: Nährbrühe *f*, Nährbouillon *f*, Bouillon *f*
bou|li|mi|a [b(j)uː'lɪmɪə, -'liː-] *noun*: Esssucht *f*, Fresssucht *f*, Heißhunger *m*, Hyperorexie *f*, Bulimia nervosa, Bulimie *f*
bound [baʊnd] *adj*: **1.** (*chem.*) gebunden **2.** gebunden, verpflichtet, eingeschränkt
bound|a|ry ['baʊndəriː] *noun, plura* **-ries**: **1.** Grenze *f*, Grenzlinie *f*, Rand *m* **2.** (*mathemat.*) Be-, Abgrenzung *f*; Rand *m*; Umfang *m*
bone-cartilage boundary: Knorpel-Knochen-Grenze *f*
visual-field boundaries: Gesichtsfeldgrenzen *pl*
bout [baʊt] *noun*: (*Krankheit*) Anfall *m*, Episode *f*
coughing bout: Hustenanfall *m*
bo|vine ['bəʊvaɪn]: I *noun* Rind *nt* II *adj* bovin, Rinder-
bow [bəʊ] *noun*: Bogen *m*, (*a. mathemat.*) Kurve *f*; Schleife *f*, Schlaufe *f*
Bimberg bow: Bimberg-Schleife *f*
buccinator bow: Bukzinatorschlaufe *f*
Cupid's bow: Amorbogen *m*
labial bow: Labialschlaufe *f*
bow|el ['baʊ(ə)l]: I *noun* **1.** (*meist* **bowels** *pl*) Darm *m*; Eingeweide *pl*, Gedärm *nt* **open/move the bowels** abführen **2.** das Innere *oder* die Mitte eines Objekts II *vt* Eingeweide entfernen
gangrenous bowel: gangränöser Darm(abschnitt) *m*
irritable bowel: Reizkolon *nt*, irritables/spastisches Kolon *nt*, Kolonneurose *f*, Colon irritabile/spasticum
large bowel: Dickdarm *m*, Intestinum crassum
small bowel: Dünndarm *m*, Intestinum tenue
bow|en|oid ['bəʊənɔɪd] *adj*: bowenoid
bowl [bəʊl] *noun*: **1.** Schüssel *f*, Schale *f*, Napf *m* **2.** (Wasch-)Becken *nt*; (Toiletten-)Schüssel *f* **3.** schalenförmige Vertiefung *oder* Einsenkung *f*, Höhlung *f*
bow|leg ['bəʊleg] *noun*: O-Bein *nt*, Genu varum
congenital bowleg: angeborenes/kongenitales O-Bein *nt*, Crus varum congenitum
nonrachitic bowleg: Blount-Krankheit *f*, Osteochondrosis deformans tibiae
post-traumatic bowleg: posttraumatisches Crus varum
rachitic bowleg: rachitisches Crus varum
bow|leg|ged ['bəʊleg(ɪ)d] *adj*: O-beinig
box [bɑks] *noun*: **1.** Kiste *f*, Kasten *m*; Schachtel *f*; Dose *f* **2.** Behälter *m*, Gehäuse *nt*, Hülse *f*
anatomical snuff box: Tabatière *f*, Fovea radialis
Bárány noise box: Bárány-Lärmtrommel *f*
noise box: Lärmtrommel *f*
snuff box: Fovea radialis, Tabatière *f*
voice box: Kehlkopf *m*, Larynx *m*
box-note *noun*: hypersonorer Klopfschall *m* (*bei Lungenemphysem*)
boy [bɔɪ] *noun*: Junge *m*, Knabe *m*; (*inf.*) Sohn *m*
baby boy: Sohn *m*, kleiner Junge *m*
boy|hood ['bɔɪhʊd] *noun*: Knabenzeit *f*, Kindheit *f*, Jugend(zeit) *f*
BP *Abk.*: **1.** basic protein **2.** biopotential **3.** bladder puncture **4.** blood pressure **5.** bypass
b.p. *Abk.*: boiling point
3,4-BP *Abk.*: benzpyrene
BP-antigen 1 *noun*: BP-Antigen 1 *nt*
BP-antigen 2 *noun*: BP-Antigen 2 *nt*
BPAS *Abk.*: N-benzoyl-p-aminosalicylic acid
BPB *Abk.*: bromophenol blue
BPD *Abk.*: **1.** biparietal diameter **2.** bronchopulmonary dysplasia **3.** diastolic blood pressure
BPF *Abk.*: bradykinin potentiating factor
BPG *Abk.*: benzathin penicillin G
BPH *Abk.*: **1.** benign prostatic hypertrophy **2.** benzpyrene hydroxylase
BPL *Abk.*: **1.** benzylpenicilloyl **2.** beta-propiolactone
bpm *Abk.*: beats per minute
BPO *Abk.*: benzyl peroxide
BPP *Abk.*: **1.** bovine pancreatic polypeptide **2.** bradykinin potentiating peptide
BPR *Abk.*: brachial periosteum reflex
BPS *Abk.*: **1.** basal pepsin secretion **2.** systolic blood pressure

B

BPSV *Abk.*: Bovine pustular stomatitis virus
BPTH *Abk.*: bovine parathyroid hormone
BPTI *Abk.*: basic pancreatic trypsin inhibitor
BPV *Abk.*: **1.** balloon pulmonary valvuloplasty **2.** benzathin penicillin V **3.** bovine papilloma viruses
Bq *Abk.*: becquerel
Br *Abk.*: bromine
Br. *Abk.*: Brucella
brace [breɪs]: **I** *noun* **1.** Schiene *f*, Schienenapparat *m*; Korsett *nt*; Orthese *f* **2.** (Gips-, Kunststoff-)Schale *f*, Hülse *f* **3. braces** *pl* Zahnklammer *f*, Zahnspange *f*; kieferorthopädisches Behandlungsgerät *nt*, kieferorthopädische Apparatur *f* **4.** (*techn.*) Halter *m*, Strebe *f*, Stütze *f*, Bügel *m*, Band *nt* **II** *vt* verstreben, versteifen, verankern, stützen, klammern
  Boston brace: Bostonkorsett *nt*
  Cheneau brace: Cheneau-Korsett *nt*
  Cotrel brace: Cotrel-Korsett *nt*
  Ducroquet's extension brace: Ducroquet-Extensionskorsett *nt*
  EDF brace: EDF-Korsett *nt*
  halo-vest brace: Halo-Fixateur externe *m*
  jaw brace: Mundsperrer *m*, Kieferdilatator *m*
  Lorenz's brace: Lorenz-Gips *m*
  Milwaukee brace: Milwaukee-Korsett *nt*
  orthosis brace: Schienenhülsenapparat *m*
  reclining brace: Reklinationskorsett *nt*
  Schanz' collar brace: Schanz-Verband *f*, Schanz-Krawatte *f*
  three point brace: Dreipunktkorsett *nt*
brachi- *präf.*: Arm-, Brachi(o)-
bra|chi|al ['breɪkɪəl, -jəl] *adj*: (Ober-)Arm betreffend, zum Arm gehörend, Arm-, brachial
bra|chi|al|gia [ˌbreɪkɪ'ældʒ(ɪ)ə, ˌbræk-] *noun*: Brachialgie *f*
brachio- *präf.*: Arm-, Brachi(o)-
bra|chi|o|car|pal [ˌbreɪkɪəʊ'kɑːrpl] *adj*: Unterarm *oder* Radius und Handwurzel/Karpus betreffend, brachiokarpal
bra|chi|o|ce|phal|ic [ˌbreɪkɪəʊsə'fælɪk] *adj*: Arm und Kopf betreffend, brachiozephal, brachiocephal
bra|chi|o|cru|ral [ˌbreɪkɪəʊ'krʊərəl] *adj*: brachiokrural, brachiocrural
bra|chi|o|cu|bi|tal [ˌbreɪkɪəʊ'kjuːbɪtl] *adj*: Oberarm und Ell(en)bogen *oder* Oberarm und Unterarm betreffend, brachiokubital
bra|chi|o|cyl|lo|sis [ˌbreɪkɪəʊsɪ'ləʊsɪs] *noun*: →*brachiocyrtosis*
bra|chi|o|cyr|to|sis [ˌbreɪkɪəʊsɪər'təʊsɪs] *noun*: Armdeformität *f*, -verkrüppelung *f*
bra|chi|o|ra|di|al [ˌbreɪkɪəʊ'reɪdɪəl] *adj*: Oberarmknochen und Speiche/Radius betreffend, humeroradial, radiohumeral
brach|i|ose ['brækɪəʊz] *noun*: Isomaltose *f*, Dextrinose *f*
bra|chi|ot|o|my [breɪkɪ'ɑtəmiː] *noun*: Brachiotomie *f*
bra|chi|o|ul|nar [ˌbreɪkɪəʊ'ʌlnər] *adj*: Oberarmknochen und Ulna betreffend, humeroulnar
bra|chi|um ['breɪkɪəm, 'bræk-] *noun, plural* **-chia** [-kɪə]: Brachium *nt*
  brachium of caudal colliculus: Brachium colliculi caudalis/inferioris
  brachium of cranial colliculus: Brachium colliculi cranialis/rostralis/superioris
  brachium of inferior colliculus: →*brachium of caudal colliculus*
  inferior quadrigemal brachium: →*brachium of caudal colliculus*
  brachium of rostral colliculus: →*brachium of cranial colliculus*
  brachium of superior colliculus: →*brachium of cranial colliculus*
  superior quadrigemal brachium: →*brachium of cranial colliculus*
brachy- *präf.*: Kurz-, Brachy-
brach|y|ba|sia [brækɪ'beɪsɪə] *noun*: Brachybasie *f*
brach|y|ba|so|pha|lan|gia [ˌbrækɪˌbeɪsəʊfə'lændʒ(ɪ)ə] *noun*: Brachybasophalangie *f*
brach|y|car|dia [ˌbrækɪ'kɑːrdɪə] *noun*: Bradykardie *f*
brach|y|ce|pha|lia [ˌbrækɪsɪ'feɪljə] *noun*: →*brachycephaly*
brach|y|ce|phal|ic [ˌbrækɪsɪ'fælɪk] *adj*: Breitköpfigkeit/Brachyzephalie betreffend, breitköpfig, kurzköpfig, rundköpfig, brachykephal, brachyzephal
brach|y|ceph|a|lism [ˌbrækɪ'sefəlɪzəm] *noun*: →*brachycephaly*
brach|y|ceph|a|lous [ˌbrækɪ'sefələs] *adj*: Breitköpfigkeit/Brachyzephalie betreffend, breitköpfig, kurzköpfig, rundköpfig, brachykephal, brachyzephal
brach|y|ceph|a|ly [ˌbrækɪ'sefəliː] *noun*: Rund-, Breit-, Kurzköpfigkeit *f*, Brachyzephalie *f*, -kephalie *f*; Breit-, Kurzkopf *m*, Brachyzephalus *m*
brach|y|chei|li|a [ˌbrækɪ'kaɪlɪə] *noun*: Brachycheilie *f*, Brachychilie *f*
brach|y|chei|ri|a [ˌbrækɪ'kaɪrɪə] *noun*: Kurzhändigkeit *f*, Brachych(e)irie *f*
brach|y|chi|ly [ˌbrækɪ'kɪlɪə] *noun*: Brachycheilie *f*, Brachychilie *f*
brach|y|chron|ic [ˌbrækɪ'krɑnɪk] *adj*: (*Krankheitsverlauf*) akut
brach|y|cnae|mic [ˌbrækɪ'(k)niːmɪk] *adj*: (*brit.*) →*brachycnemic*
brach|y|cne|mic [ˌbrækɪ'(k)niːmɪk] *adj*: →*brachyknemic*
brach|y|cra|ni|al [ˌbrækɪ'kreɪnɪəl] *adj*: →*brachycranic*
brach|y|cra|nic [ˌbrækɪ'kreɪnɪk] *adj*: kurzköpfig
brach|y|dac|ty|ly [ˌbrækɪ'dæktəliː] *noun*: Brachydaktylie *f*
brach|y|e|soph|a|gus [ˌbrækɪɪ'sɑfəgəs] *noun*: Brachyösophagus *m*
bra|chyg|na|thia [ˌbrækɪ(g)'neɪθɪə] *noun*: Brachygnathie *f*
bra|chyg|na|thous [ˌbræk'ɪ(g)neɪθəs] *adj*: brachygnath, mikrognath
brach|y|hy|per|pha|lan|gia [ˌbrækɪˌhaɪpərfə'lændʒ(ɪ)ə] *noun*: Brachyhyperphalangie *f*
brach|y|hy|po|pha|lan|gia [ˌbrækɪˌhaɪpəʊfə'lændʒ(ɪ)ə] *noun*: Brachyhypophalangie *f*
brach|y|knae|mic [ˌbrækɪ'niːmɪk] *adj*: (*brit.*) →*brachyknemic*
brach|y|kne|mic [ˌbrækɪ'niːmɪk] *adj*: kurzbeinig
brach|y|me|nor|rhe|a [ˌbrækɪˌmænə'rɪə] *noun*: Brachymenorrhoe *f*
brach|y|me|nor|rhoe|a [ˌbrækɪˌmænə'rɪə] *noun*: (*brit.*) →*brachymenorrhea*
brach|y|mes|o|pha|lan|gia [ˌbrækɪˌmezəfə'lændʒ(ɪ)ə] *noun*: Brachymesophalangie *f*
brach|y|met|a|car|pal|i|a [ˌbrækɪmetə'kɑːrpɪəlɪə] *noun*: Brachymetapodie *f*
brach|y|met|a|car|pal|ism [ˌbrækɪmetə'kɑːrpəlɪzəm] *noun*: Brachymetapodie *f*
brach|y|met|a|car|pia [ˌbrækɪmetə'kɑːrpɪə] *noun*: Brachymetapodie *f*
brach|y|me|tap|o|dy [ˌbrækɪmə'tæpədiː] *noun*: Brachymetapodie *f*
brach|y|met|a|tar|sia [ˌbrækɪmetə'tɑːrsɪə] *noun*: Brachymetatarsie *f*
brach|y|o|dont ['brækɪədɑnt] *noun*: Brachydont *m*
brach|y|oe|soph|a|gus [ˌbrækɪɪ'sɑfəgəs] *noun*: (*brit.*)

→*brachyesophagus*
brach|y|pha|lan|gia [ˌbrækɪfəˈlændʒ(ɪ)ə] *noun*: Brachyphalangie *f*
brach|y|syn|dac|ty|ly [ˌbrækɪsɪnˈdæktəliː] *noun*: Brachysyndaktylie *f*
brach|y|tel|e|pha|lan|gia [ˌbrækɪˌteləfəˈlændʒ(ɪ)ə] *noun*: Brachytelephalangie *f*
brach|y|ther|a|py [brækɪˈθerəpiː] *noun*: Brachytherapie *f*
brac|ing [ˈbreɪsɪŋ]: **I** *noun* Verstreben *nt*, Verstärken *nt*, Verankern *nt*; Verstrebung *f*, Verstärkung *f* **II** *adj* belebend, stärkend, erfrischend, stimulierend, anregend
brack|et [ˈbrækɪt] *noun*: **1.** Bracket *nt*, Befestigungselement *nt*, Führungselement *nt* **2.** Halter *m*, Träger *m*, Stütze *f*, Stützarm *m*
Bowles bracket: Multibandapparatur *f* nach Bowles
Broussard bracket: Broussard-Bracket *nt*
ceramic bracket: Keramikbracket *nt*
curved base Lewis bracket: Lewis-Bracket *nt* mit gekrümmter Basis
edgewise bracket: Edgewise-Bracket *nt*
Hanson speed bracket: Hanson-Bracket *nt*
Lewis bracket: Lewis-Bracket *nt*
metal bracket: Metallbracket *nt*
metal frame reinforced plastic bracket: verstärktes Kunststoffbracket *nt*
molar bracket: Molarenklammer *f*
multiphase bracket: Multibandapparatur *f* nach Bowles
orthodontic bracket: Bracket *nt*, Befestigungselement *nt*, Führungselement *nt*
plastic bracket: Kunststoffbracket *nt*
ribbon arch bracket: Ribbon-arch-Bracket *nt*, Bandbogenbracket *nt*
slot bracket: Schlitzbracket *nt*
steel slotted plastic bracket: Kunststoffbracket *nt* mit Stahlschlitz
Steiner bracket: Steiner-Bracket *nt*
torque slot bracket: Torque-Schlitzbracket *nt*
twin bracket: Twin-wire-Bracket *m*, Zwillingsbogenbracket *nt*, Zwillingsbracket *nt*
twin edgwide bracket: Edgewise-Bracket *nt*
twin-wire bracket: Zwillingsbogenbracket *nt*, Twin-wire-Bracket *nt*
vertical slot Lewis bracket: Lewis-Bracket *nt* mit Vertikalschlitz
brady- *präf.*: brady-, Brady-
brad|y|a|cu|sia [ˌbrædɪəˈkuːsɪə] *noun*: Bradyakusie *f*, -akusis *f*
brad|y|aes|the|sia [ˌbrædɪesˈθiːʒ(ɪ)ə] *noun*: (*brit.*) →*bradyesthesia*
brad|y|ar|rhyth|mi|a [ˌbrædɪəˈrɪðmɪə] *noun*: Bradyarrhythmie *f*
brad|y|ar|thria [ˌbrædɪˈɑːrθrɪə] *noun*: Bradyarthrie *f*, Bradylalie *f*
brad|y|car|dia [ˌbrædɪˈkɑːrdɪə] *noun*: Bradykardie *f*
Branham's bradycardia: Nicoladoni-Branham-Zeichen *nt*, Branham-Zeichen *nt*, Nicoladoni-Isreal-Branham-Zeichen *nt*, -Phänomen *nt*
central bradycardia: zentrale Bradykardie *f*
essential bradycardia: essentielle Bradykardie *f*
fetal bradycardia: fetale Bradykardie *f*
idiopathic bradycardia: idiopathische/essentielle Bradykardie *f*
nodal bradycardia: Knotenbradykardie *f*
postinfective bradycardia: postinfektiöse Bradykardie *f*
sinoatrial bradycardia: Sinusbradykardie *f*
sinus bradycardia: Sinusbradykardie *f*
vagal bradycardia: vagotonische Bradykardie *f*
ventricular bradycardia: Ventrikel-, Kammerbradykardie *f*, ventrikuläre Bradykardie *f*
brad|y|car|di|ac [ˌbrædɪˈkɑːrdɪæk]: **I** *noun* Bradykardie-verursachendes Mittel *nt* **II** *adj* Bradykardie betreffend *oder* verursachend, von Bradykardie gekennzeichnet, bradykard(isch), bradykardisierend
brad|y|car|dic [ˌbrædɪˈkɑːrdɪk] *noun, adj*: →*bradycardiac*
brad|y|ci|ne|sia [ˌbrædɪsɪˈniːʒ(ɪ)ə] *noun*: →*bradykinesia*
brad|y|crot|ic [ˌbrædɪˈkrɑtɪk] *adj*: pulsreduzierend, pulsverlangsamend, bradykrot
brad|y|di|ad|o|cho|ki|ne|sia [ˌbrædɪdaɪˌædəkəʊkɪˈniːʒ(ɪ)ə, -kaɪ-] *noun*: Bradydiadochokinese *f*
brad|y|di|as|to|le [ˌbrædɪdaɪˈæstəliː] *noun*: verlangsamte Diastole *f*, Bradydiastolie *f*
brad|y|di|as|to|lic [ˌbrædɪdaɪˈæstəlɪk] *adj*: Bradydiastolie betreffend, mit verlangsamter Diastole, bradydiastolisch
brad|y|e|coi|a [ˌbrædɪɪˈkɔɪə] *noun*: partielle Schwerhörigkeit *f*
brad|y|es|the|sia [ˌbrædɪesˈθiːʒ(ɪ)ə] *noun*: Bradyästhesie *f*
brad|y|gen|e|sis [ˌbrædɪˈdʒenəsɪs] *noun*: Entwicklungsverzögerung *f*, Bradygenese *f*
brad|y|glos|sia [ˌbrædɪˈglɑsɪə] *noun*: Bradyarthrie *f*, Bradylalie *f*
brad|y|ki|ne|sia [ˌbrædɪkɪˈniːʒ(ɪ)ə, -kaɪ-] *noun*: Bradykinesie *f*
brad|y|ki|net|ic [ˌbrædɪkɪˈnetɪk, -kaɪ-] *adj*: bradykinetisch
brad|y|kin|in [ˌbrædɪˈkɪnɪn, -ˈkaɪ-] *noun*: Bradykinin *nt*
brad|y|ki|nin|o|gen [ˌbrædɪkɪˈnɪnədʒən, -kaɪ-] *noun*: Kallidin *nt*, Lysyl-Bradykinin *nt*
brad|y|la|li|a [ˌbrædɪˈleɪlɪə] *noun*: verlangsamtes Sprechtempo/Sprechen *nt*, Skandieren *nt*, Bradylalie *f*, -arthrie *f*, -glossie *f*, -phasie *f*
brad|y|lex|ia [ˌbrædɪˈleksɪə] *noun*: verlangsamtes Lesen/Lesetempo *nt*, Bradylexie *f*
brad|y|lo|gia [ˌbrædɪˈləʊdʒ(ɪ)ə] *noun*: Bradyarthrie *f*, Bradylalie *f*
brad|y|men|or|rhe|a [ˌbrædɪmenəˈriːə] *noun*: verlängerte Menstruation *f*, Bradymenorrhoe *f*
brad|y|men|or|rhoe|a [ˌbrædɪmenəˈriːə] *noun*: (*brit.*) →*bradymenorrhea*
brad|y|me|tab|o|lism [ˌbrædɪməˈtæbəlɪzəm] *noun*: Bradymetabolismus *m*
brad|y|pep|sia [ˌbrædɪˈpepsɪə] *noun*: verlangsamte Verdauung *f*
brad|y|pha|gia [ˌbrædɪˈfeɪdʒ(ɪ)ə] *noun*: verlangsamtes Essen *nt*, Bradyphagie *f*
brad|y|pha|sia [ˌbrædɪˈfeɪʒ(ɪ)ə] *noun*: **1.** (*neurol.*) verlangsamtes Sprechtempo/Sprechen *nt*, Skandieren *nt*, Bradylalie *f*, Bradyarthrie *f*, Bradyglossie *f*, Bradyphasie *f* **2.** (*neurol.*) verlangsamte Sprache *f*, Bradyphemie *f*, -phasie *f*
brad|y|phe|mi|a [ˌbrædɪˈfiːmiːə] *noun*: verlangsamte Sprache *f*, Bradyphemie *f*, -phasie *f*
brad|y|phra|sia [ˌbrædɪˈfreɪʒ(ɪ)ə] *noun*: Bradyphrasie *f*
brad|y|phre|ni|a [ˌbrædɪˈfriːnɪə] *noun*: Bradyphrenie *f*
brad|y|pne|a [ˌbrædɪˈ(p)nɪə] *noun*: Bradypnoe *f*
brad|y|pne|ic [ˌbrædɪˈ(p)nɪc] *adj*: Bradypnoe betreffend, bradypnoich
brad|y|pnoe|a [ˌbrædɪˈ(p)nɪə] *noun*: (*brit.*) →*bradypnea*
brad|y|pnoe|ic [ˌbrædɪˈ(p)nɪc] *adj*: (*brit.*) →*bradypneic*
brad|y|pra|gia [ˌbrædɪˈpreɪʒɪə] *noun*: Bradypragie *f*
brad|y|rhyth|mi|a [ˌbrædɪˈrɪðmɪə] *noun*: Bradykardie *f*
brad|y|sper|ma|tism [ˌbrædɪˈspɜrmətɪzəm] *noun*: Bradyspermie *f*
brad|y|sphyg|mi|a [ˌbrædɪˈsfɪgmɪə] *noun*: Pulsverlangsa-

mung *f*, Bradysphygmie *f*
bradlylstallsis [ˌbrædɪˈstɔːlsɪs, -ˈstæl-] *noun*: Bradystaltik *f*

B

bradlyltachlylcarldia [ˌbrædɪˌtækɪˈkɑːrdɪə] *noun*: Bradykardie-Tachykardie-Syndrom *nt*
bradlyltellelolcilnelsia [ˌbrædɪˌtelɪəʊsɪˈniːʒ(ɪ)ə] *noun*: →*bradyteleokinesis*
bradlyltellelolkilnelsis [ˌbrædɪˌtelɪəʊkɪˈniːsɪs, -kaɪ-] *noun*: Bradyteleokinese *f*
bradlyltolcia [ˌbrædɪˈtəʊsɪə] *noun*: Wehenschwäche *f*
bradlyltrolphia [ˌbrædɪˈtrəʊfɪə] *noun*: Bradytrophie *f*
bradlyltrophlic [ˌbrædɪˈtrɑfɪk, -ˈtrəʊ-] *adj*: Bradytrophie betreffend, bradytroph
bradlylulrila [ˌbrædɪˈ(j)ʊəriːə] *noun*: verlangsamte Harnentleerung *f*, Bradyurie *f*
braldylzolite [ˌbrædɪˈzəʊaɪt] *noun*: Bradyzoit *m*
braille [breɪl] *noun*: →*Braille's method*
brain [breɪn] *noun*: **1.** Gehirn *nt*, (*anatom.*) Encephalon *nt*, Cerebrum *nt* **2.** (*auch* **brains** *plural*) Verstand *m*, Hirn *nt*, Intelligenz *f*, Intellekt *m*
abdominal brain: Plexus coeliacus
emotional brain: limbisches System *nt*
frontal brain: Frontal-, Stirnhirn *nt*
old brain: Urhirn *nt*, Althirn *nt*, Palaeencephalon *nt*
olfactory brain: Riechhirn *nt*, Rhinencephalon *nt*
primitive brain: Urhirn *nt*
respiratory brain: Respiratorhirn *nt*
senile brain: Altersgehirn *nt*
smell brain: Riechhirn *nt*, Rhinencephalon *nt*
temporal brain: Temporal-, Schläfenhirn *nt*
'tween brain: Zwischenhirn *nt*, Dienzephalon *nt*, Diencephalon *nt*
upper brain: Großhirn *nt*, Zerebrum *nt*, Cerebrum *nt*
vesicular brain: Blasenhirn *nt*, Hydranzephalie *f*
visceral brain: limbisches System *nt*
brainlcase [ˈbreɪnkeɪs] *noun*: (Ge-)Hirnschädel *m*, Neurokranium *nt*, Neurocranium *nt*
brain-damaged *adj*: hirngeschädigt
brain-dead *adj*: hirntod *m*
brainlpan [ˈbreɪnpæn] *noun*: Hirnschädel *m*, Neurokranium *nt*, Neurocranium *nt*
brainlpowler [ˈbreɪnpaʊər] *noun*: Intelligenz *f*, Geisteskraft *f*
brainlstem [ˈbreɪnstem] *noun*: Stammhirn *nt*, Hirnstamm *m*, Truncus encephali, Truncus cerebri
brainlstorm [ˈbreɪnstɔːrm]: I *noun* **1.** (plötzlicher) Einfall *m oder* Idee *f*, Geistesblitz *m*; (*psychiat.*) Anfall *m* von Geistesstörung *oder* -verwirrung **3.** Brainstorming *nt* II *vt* ein Problem einem Brainstorming unterziehen III *vi* Brainstorming betreiben *oder* praktizieren
brainlwash [ˈbreɪnwɑʃ]: I *noun* Gehirnwäsche *f* II *vt* jdn. einer Gehirnwäsche unterziehen
brainlwashling [ˈbreɪnwɑʃɪŋ] *noun*: Gehirnwäsche *f*
brainly [ˈbreɪniː] *adj*: (*inf.*) gescheit, intelligent, klug
brake [breɪk]: I *noun* (*techn.*) Bremse *f* II *adj* (*techn.*) Brems- III *vt, vi* bremsen
brakling [ˈbreɪkɪŋ]: I *noun* Bremsen *nt* II *adj* Brems-
bran [bræn] *noun*: Kleie *f*
branch [bræntʃ, brɑːntʃ]: I *noun* Ast *m*; (*a. fig.*) Zweig *m*; Abzweigung *f*, Verzweigung *f*; (*anatom.*) Ramus *m* II *adj* Zweig-, Neben- III *vi* **1.** (her-)stammen (*from* von) **2.** übergehen, auslaufen (*into* in)
accessory meningeal branch of middle meningeal artery: Ramus accessorius arteriae meningeae mediae
acetabular branch of medial circumflex femoral artery: Ramus acetabularis arteriae circumflexae femoris medialis
acetabular branch of obturator artery: Ramus acetabularis arteriae obturatoriae, Hüftkopfarterie *f*, Arteria acetabuli
acromial branch of subscapular artery: Ramus acromialis arteriae subscapularis
acromial branch of thoracoacromial artery: Ramus acromialis arteriae thoracoacromialis
alveolar branches of infraorbital nerve: Oberkieferäste *pl* des Nervus infraorbitalis, Rami alveolares nervi infraorbitalis
branches of amygdaloid body: Rami corporis amygdaloidei
anastomotic branch of lacrimal artery with medial meningeal artery: Ramus anastomoticus arteriae lacrimalis cum arteriae meningea media
anastomotic branch of medial meningeal artery with lacrimal artery: Ramus anastomoticus arteriae meningeae mediae cum arteriae lacrimali
anterior branch: Ramus anterior, Ramus ventralis
anterior ascending branch of left pulmonary artery: Ramus anterior ascendens arteriae pulmonalis sinistrae
anterior ascending branch of right pulmonary artery: Ramus anterior ascendens arteriae pulmonalis dextrae
anterior auricular branches of superficial temporal artery: Rami auriculares anteriores arteriae temporalis superficialis
anterior basal branch of left pulmonary artery: Ramus basalis anterior arteriae pulmonalis sinistrae
anterior basal branch of right pulmonary artery: Ramus basalis anterior arteriae pulmonalis dextrae
anterior branches of cervical nerves: vordere/ventrale Halsnervenäste *pl*, Rami anteriores/ventrales nervorum cervicalium
anterior branch of coccygeal nerve: Ramus anterior/ventralis nervi coccygei
anterior cutaneous branch: Ramus cutaneus anterior
anterior cutaneous branches of femoral nerve: Rami cutanei anteriores nervi femoralis
anterior cutaneous branch of iliohypogastric nerve: vorderer Hautast *m* des Nervus iliohypogastricus, Ramus cutaneus anterior nervi iliohypogastrici
anterior cutaneous branch of intercostal nerves: Ramus cutaneus anterior abdominalis
anterior descending branch of left pulmonary artery: Ramus anterior descendens arteriae pulmonalis sinistrae
anterior descending branch of right pulmonary artery: Ramus anterior descendens arteriae pulmonalis dextrae
anterior gastric branches of vagus nerve: vordere Magenäste *pl* des Nervus vagus, Rami gastrici anteriores
anterior branch of great auricular nerve: Ramus anterior nervi auricularis magni
anterior branch of inferior pancreaticoduodenal artery: Ramus anterior arteriae pancreaticoduodenalis inferioris
anterior intercostal branches of internal thoracic artery: Rami intercostales anteriores arteriae thoracicae internae
anterior interventricular branch: Ramus interventricularis anterior
anterior interventricular branch of left coronary artery: vordere Interventrikulararterie *f*, Ramus interventricularis anterior arteriae coronariae sinistrae
anterior labial branches of femoral artery: Rami labiales anteriores arteriae femoralis

B

anterior branch of lateral cerebral sulcus: Ramus anterior sulci lateralis cerebri
anterior lateral nasal branches of anterior ethmoidal artery: Rami nasales anteriores laterales arteriae ethmoidalis anterioris
anterior branches of lumbar nerves: vordere/ventrale Äste *pl* der Lumbalnerven, Rami anteriores/ventrales nervorum lumbalium
anterior branch of medial cutaneous nerve of forearm: Ramus anterior nervi cutanei antebrachii medialis
anterior meningeal branch of anterior ethmoidal artery: Ramus meningeus anterior arteriae ethmoidalis anterioris
anterior nasal branches of anterior ethmoidal nerve: Rami nasales anteriores nervi ethmoidalis anterioris
anterior branch of obturator artery: Ramus anterior arteriae obturatoriae
anterior branch of obturator nerve: Ramus anterior nervi obturatorii
branches of anterior perforated substance: Rami substantiae perforatae anterioris
anterior branch of recurrent ulnar artery: Ramus anterior arteriae recurrentis ulnaris
anterior branch of renal artery: Ramus anterior arteriae renalis
anterior branch of right branch of portal vein: Ramus anterior rami dextri venae portae hepatis
anterior branch of right hepatic duct: Ramus anterior ductus hepatici dextri
anterior branches of sacral nerves: ventrale Äste *pl* der Sakralnerven, Rami anteriores nervorum sacralium
anterior scrotal branches of femoral artery: Rami scrotales anteriores arteriae femoralis
anterior septal branches of anterior ethmoidal artery: Rami septales anteriores arteriae ethmoidalis anterioris
anterior branch of spinal nerves: Ramus anterior/ventralis nervorum spinalium
anterior superior alveolar branches of infraorbital nerve: vordere Oberkieferäste *pl* des Nervus infraorbitalis, Rami alveolares superiores anteriores nervi infraorbitalis
anterior superior dental branches of infraorbital nerve: →*anterior superior alveolar branches of infraorbital nerve*
anterior branch of superior thyroid artery: Ramus glandularis anterior arteriae thyroideae superioris
anterior temporal branches of lateral occipital artery: Rami temporales anteriores arteriae occipitalis lateralis
anterior branches of thoracic nerves: Interkostalnerven *pl*, Rami anteriores/ventrales nervorum thoracicorum, Nervi intercostales
anteromedial frontal branch of callosomarginal artery: Ramus frontalis anteromedialis arteriae callosomarginalis
apical branch of left pulmonary artery: Ramus apicalis arteriae pulmonalis sinistrae
apical branch of right pulmonary artery: Ramus apicalis arteriae pulmonalis dextrae
articular branch: Gelenkast *m*, Ramus articularis
articular branches of descending genicular artery: Rami articulares arteriae descendentis genus
articular branch of obturator nerve: Ramus articularis nervi obturatorii
ascending branch: Ramus ascendens
ascending branch of deep circumflex iliac artery: Ramus ascendens arteriae circumflexae iliaca profundae
ascending branch of lateral cerebral sulcus: Ramus ascendens sulci lateralis cerebri
ascending branch of lateral circumflex femoral artery: Ramus ascendens arteriae circumflexae femoris lateralis
ascending branch of medial circumflex femoral artery: Ramus ascendens arteriae circumflexae femoris medialis
atrial branches of left coronary artery: Rami atriales arteriae coronariae sinistrae
atrial branches of right coronary artery: Rami atriales arteriae coronariae dextrae
atrioventricular branches of left coronary artery: Rami atrioventriculares arteriae coronariae sinistrae
atrioventricular nodal branch of left coronary artery: Ramus nodi atrioventricularis arteriae coronariae sinistrae
atrioventricular nodal branch of right coronary artery: Ramus nodi atrioventricularis arteriae coronariae dextrae
atrioventricular branches of right coronary artery: Rami atrioventriculares arteriae coronariae dextrae
auricular branch: Ramus auricularis
auricular branch of occipital artery: Ramus auricularis arteriae occipitalis
auricular branch of posterior auricular artery: Ramus auricularis arteriae auricularis posterioris
auricular branch of posterior auricular nerve: Ramus auricularis nervi auricularis posterioris
auricular branch of vagus nerve: Ohrmuschel- und Gehörgangsast *m* des Nervus vagus, Ramus auricularis nervi vagi
autonomic branch: Ramus autonomicus, Ramus visceralis
axonal branch: Axonzweig *m*, -abzweigung *f*
basal tentorial branch of internal carotid artery: Ramus basalis tentorii arteriae carotidis internae
bronchial branches of internal thoracic artery: Rami bronchiales arteriae thoracicae internae
bronchial branches of thoracic aorta: Bronchialarterien *pl*, Arteriae bronchiales, Rami bronchiales aortae thoracicae
bronchial branches of vagus nerve: Rami bronchiales nervi vagi
buccal branches of facial nerve: Wangenäste *pl* des Nervus facialis, Rami buccales nervi facialis
calcaneal branches of fibular artery: Rami calcanei arteriae fibularis/peroneae
calcaneal branches of posterior tibial artery: Rami calcanei arteriae tibialis posteroris
calcarine branch of medial occipital artery: Ramus calcarinus arteriae occipitalis medialis
capsular branches of renal artery: Kapseläste *pl* der Nierenarterie, Arteriae capsulares/perirenales
cardiac branch of right pulmonary artery: Ramus cardiacus arteriae pulmonalis dextrae, Ramus basalis medialis arteriae pulmonalis dextrae
carotid sinus branch of glossopharyngeal nerve: Ramus sinus carotici nervi glossopharyngei, Karotissinusnerv *m*, Hering-Blutdruckzügler *m*
branch to cauda of caudate nucleus: Ramus caudae nuclei caudati arteriae communicantis posterioris
caudal branch of vestibular nerve: Pars caudalis/inferior nervi vestibularis
caudate branches of anterior choroidal artery: Rami

B

caudae nuclei caudati
cavernous sinus branch of internal carotid artery: Ramus sinus cavernosi
celiac branches of vagus nerve: Vagusäste *pl* zum Plexus coeliacus, Rami coeliaci nervi vagi
cervical branch of facial nerve: Halsast *m* des Nervus facialis, Ramus colli/cervicalis nervi facialis
chiasmatic branch of posterior communicating artery: Ramus chiasmaticus arteriae communicantis posterioris
choroidal branches of lateral ventricle: Rami choroidei ventriculi lateralis
choroidal branches of third ventricle: Rami choroidei ventriculi tertii
choroid branch of fourth ventricle: Ramus choroideus ventriculi quarti
cingular branch of callosomarginal artery: Ramus cingularis arteriae callosomarginalis
cinnamon branches: Cinnamomi ramulus
circumflex branch of left coronary artery: Ramus circumflexus arteriae coronariae sinistrae
circumflex mesencephalic branches: Arteriae centrales posterolaterales
clavicular branch of thoracoacromial artery: Ramus clavicularis arteriae thoracoacromialis
clivus branch of internal carotid artery: Ramus clivalis
cochlear branch of labyrinthine artery: Ramus cochlearis arteriae labyrinthinae
coeliac branches of vagus nerve: (*brit.*) →*celiac branches of vagus nerve*
colic branch of ileocolic artery: Ramus colicus arteriae ileocolicae
collateral branch of posterior intercostal arteries: Ramus collateralis arteriae intercostalis posterioris
communicating branch: Verbindungsast *m*, Ramus communicans
communicating branches of auriculotemporal nerve with facial nerve: Rami communicantes nervi auriculotemporalis cum nervi faciali
communicating branch of ciliary ganglion with nasociliary nerve: Ramus communicans ganglii ciliaris cum nervi nasociliaris, Radix nasociliaris ganglii ciliaris
communicating branch of common fibular nerve: Ramus communicans fibularis
communicating branch of common peroneal nerve: Ramus communicans peroneus
communicating branch of facial nerve with glossopharyngeal nerve: Ramus communicans nervi facialis cum nervi glossopharyngeo
communicating branch of facial nerve with tympanic plexus: Ramus communicans nervi facialis cum plexu tympanico
communicating branch of fibular artery: Ramus communicans arteriae peroneae/fibularis
communicating branch of glossopharyngeal nerve with auricular branch of vagus nerve: Ramus communicans nervi glossopharyngei cum ramo auriculari nervi vagi
communicating branch of intermediate nerve with tympanic plexus: Ramus communicans nervi intermedii cum plexu tympanico
communicating branch of intermediate nerve with vagus nerve: Ramus communicans nervi intermedii cum nervi vago
communicating branch of lacrimal nerve with zygomatic nerve: Ramus communicans nervi lacrimalis cum nervi zygomatico
communicating branch of lingual nerve with chorda tympani: Ramus communicans nervi lingualis cum chorda tympani
communicating branches of lingual nerve with hypoglossal nerve: Rami communicantes nervi lingualis cum nervi hypoglosso
communicating branch of median nerve with ulnar nerve: Ramus communicans nervi mediani cum nervi ulnari
communicating branch of nasociliary nerve with ciliary ganglion: Ramus communians nervi nasociliaris cum ganglione ciliari
communicating branch of otic ganglion with auriculotemporal nerve: Ramus communicans ganglii otici cum nervi auriculotemporali
communicating branch of otic ganglion with chorda tympani: Ramus communicans ganglii otici cum chorda tympani
communicating branch of otic ganglion with medial pterygoid nerve: Ramus communicans ganglii otici cum nervi pterygoideo mediali
communicating branch of otic ganglion with meningeal branches of mandibular nerve: Ramus communicans ganglii otici cum ramo meningeo nervi mandibularis
communicating branches of spinal nerves: Rami communicantes nervorum spinalium
communicating branches of submandibular ganglion with lingual nerve: Rami communicantes ganglii submandibularis cum nervi linguali
communicating branch of superior laryngeal nerve with recurrent laryngeal nerve: Ramus communicans nervi laryngealis superioris cum nervi laryngeali recurrenti
communicating branch of vagus nerve with hypoglossal nerve: Ramus communicans nervi vagi cum nervi glossopharyngeo
communicating branch of vestibular nerve with cochlear nerve: Ramus communicans cochlearis
communicating branch with zygomatic nerve: Ramus communicans cum nervo zygomatico
conus branch of left coronary artery: Ramus coni arteriosi arteriae coronariae sinistrae
conus branch of right coronary artery: Ramus coni arteriosi arteriae coronariae dextrae
cricothyroid branch of superior thyroid artery: Ramus cricothyroideus arteriae thyroideae superioris
cutaneous branch: Hautast *m*, Ramus cutaneus
cutaneous branch of obturator nerve: Ramus cutaneus nervi obturatorii
deep branch: Ramus profundus
deep branch of lateral plantar nerve: Ramus profundus nervi plantaris lateralis
deep branch of medial circumflex femoral artery: Ramus profundus arteriae circumflexae femoris medialis
deep branch of medial plantar artery: Ramus profundus arteriae plantaris medialis
deep palmar branch of ulnar artery: Ramus palmaris profundus arteriae ulnaris
deep branch of radial nerve: tiefer Radialisast *m*, Ramus profundus nervi radialis
deep branch of superior gluteal artery: Ramus profundus arteriae gluteae superioris
deep branch of transverse artery of neck: Ramus profundus arteriae transversae cervicis/colli
deep branch of transverse cervical artery: Ramus pro-

B

fundus arteriae transversae cervicis/colli

deep branch of ulnar nerve: Ramus profundus nervi ulnaris

deltoid branch of deep brachial artery: Ramus deltoideus arteriae profundae brachii

deltoid branch of thoracoacromial artery: Ramus deltoideus arteriae thoracoacromialis

dental branches of anterior superior alveolar arteries: Rami dentales arteriae alveolaris superioris anterioris

dental branches of inferior alveolar artery: Rami dentales arteriae alveolaris inferioris

dental branches of inferior dental plexus: Rami dentales inferiores plexus dentalis inferioris

dental branches of posterior superior alveolar artery: Rami dentales arteriae alveolaris superioris posterioris

dental branches of superior dental plexus: Rami dentales superiores plexus dentalis inferioris

descending branch: Ramus descendens

descending branch of lateral circumflex femoral artery: Ramus descendens arteriae circumflexae femoris lateralis

descending branch of occipital artery: Ramus descendens arteriae occipitalis

digastric branch of facial nerve: Ramus digastricus nervi facialis

dorsal branch: Rückenast *m*, Ramus posterior

dorsal carpal branch of radial artery: Ramus carpalis dorsalis arteriae radialis

dorsal carpal branch of ulnar artery: Ramus carpalis dorsalis arteriae ulnaris

dorsal branches of cervical nerves: hintere/dorsale Halsnervenäste *pl*, Rami dorsales/posteriores nervorum cervicalium

dorsal branch of coccygeal nerve: Ramus dorsalis/posterior nervi coccygei

branch for dorsal corpus callosum: Ramus corpus callosi dorsalis arteriae occipitalis medialis

dorsal lingual branches of lingual artery: Rami dorsales linguae arteriae lingualis

dorsal branch of lumbar artery: Ramus dorsalis arteriae lumbalis

dorsal branches of lumbar nerves: Rami dorsales/posteriores nervorum lumbalium

dorsal branch of posterior intercostal arteriy: Ramus dorsalis arteriae intercostalis posterioris

dorsal branch of posterior intercostal vein: Ramus dorsalis venae intercostalis posterioris

dorsal branches of sacral nerves: dorsale/hintere Äste *pl* der Sakralnerven, Rami dorsales/posteriores nervorum sacralium

dorsal branch of spinal nerves: hinterer Ast *m oder* Rückenast *m* der Spinalnerven, Ramus dorsalis/posterior nervorum spinalium

dorsal branch of subcostal artery: Ramus dorsalis arteriae subcostalis

dorsal branches of superior intercostal artery: Rami dorsales arteriae intercostalis supremae

dorsal branches of thoracic nerves: Rami dorsales/posteriores nervorum thoracicorum

dorsal branch of ulnar nerve: Ramus dorsalis nervi ulnaris

duodenal branches: Rami duodenales

duodenal branches of anterior pancreaticoduodenal artery: Rami duodenales arteriae pancreaticoduodenalis anterioris

duodenal branches of superior pancreaticoduodenal artery: Rami duodenales arteriae pancreaticoduodenalis superioris

epididymal branches of testicular artery: Rami epididymales arteriae testicularis

epiploic branches of left gastroepiploic artery: Rami omentales arteriae gastroomentalis sinistrae

epiploic branches of left gastroomental artery: →*epiploic branches of left gastroepiploic artery*

epiploic branches of right gastroepiploic artery: Rami omentales arteriae gastroomentalis dextrae

epiploic branches of right gastroomental artery: →*epiploic branches of right gastroepiploic artery*

esophageal branches of inferior thyroid artery: Rami oesophageales arteriae thyroideae inferioris

esophageal branches of left gastric artery: Rami oesophageales arteriae gastricae sinistrae

esophageal branches of recurrent laryngeal nerve: Rami oesophageales nervi laryngei recurrentis

esophageal branches of thoracic aorta: Rami oesophageales partis thoracicae aortae

external branch of accessory nerve: Ramus externus nervi accessorii

external nasal branch of anterior ethmoidal nerve: Ramus nasalis externus nervi ethmoidalis anterioris

external nasal branches of infraorbital nerve: Rami nasales externi nervi infraorbitalis

external branch of superior laryngeal nerve: Ramus externus nervi laryngei superioris

facial nerve branches: Fazialisäste *pl*, Nervus-facialis-Äste *pl*

femoral branch of genitofemoral nerve: Nervus lumboinguinalis, Ramus femoralis nervi genitofemoralis

fibular circumflex branch of posterior tibial artery: Ramus circumflexus fibularis arteriae tibialis posterioris

frontal branches of callosomarginal artery: Rami frontales arteriae callosomarginalis

frontal branch of frontal nerve: Ramus frontalis nervi frontalis

frontal branch of middle meningeal artery: Ramus frontalis arteriae meningeae mediae

frontal branch of superficial temporal artery: Ramus frontalis arteriae temporalis superficialis

ganglionic branches of maxillary nerve: Rami ganglionares nervi maxillaris

ganglionic branches of sublingual nerve: Rami ganglionares nervi lingualis

ganglionic branches to pterygopalatine ganglion: Rami ganglionares ad ganglion pterygopalatium

gastric branches: Magenäste *pl*, Rami gastricae

gastric branches of left gastroepiploic artery: Rami gastrici arteriae gastroomentalis sinistrae

gastric branches of left gastroomental artery: →*gastric branches of left gastroepiploic artery*

gastric branches of right gastroepiploic artery: Rami gastrici arteriae gastroomentalis dextrae

gastric branches of right gastroomental artery: →*gastric branches of right gastroepiploic artery*

genital branch of genitofemoral nerve: Genitalast *m* des Nervus genitofemoralis, Nervus spermaticus externus, Ramus genitalis nervi genitofemoralis

gingival branches of inferior dental plexus: Rami gingivales inferiores plexus dentalis inferioris

gingival branches of mental nerve: Rami gingivales nervi mentalis

gingival branches of superior dental plexus: Rami gingivales superiores plexus dentalis superioris

glandular branches of facial artery: Rami glandulares

arteriae facialis
glandular branches of inferior thyroid artery: Rami glandulares arteriae thyroideae inferioris
glandular branches of submandibular ganglion: Rami glandulares ganglii submandibularis
glandular branches of superior thyroid artery: Rami glandulares arteriae thyroideae superioris
branches of globus pallidus: Rami globi pallidi
gray communicating branch: Ramus communicans griseus
helicine branches of uterine artery: Rami helicini arteriae uterinae
branches of hepatic artery: Rami arteriae hepaticae propriae
hepatic branches of vagus nerve: Leberäste *pl* des Nervus vagus, Rami hepatici trunci vagalis anterioris
branches to hypothalamic nuclei: Rami nucleorum hypothalami
hypothalamic branch of posterior communicating artery: Ramus hypothalamicus arteriae communicantis posterioris
ileal branch of ileocolic artery: Ramus ilealis arteriae ileocolicae
iliac branch of iliolumbar artery: Ramus iliacus arteriae iliolumbalis
inferior cardiac branches of recurrent laryngeal nerve: →*inferior cervical cardiac branches of vagus nerve*
inferior cervical cardiac branches of vagus nerve: Rami cardiaci cervicales inferiores nervi vagi
inferior dental branches of inferior dental plexus: Rami dentales inferiores
inferior gingival branches of inferior dental plexus: Rami gingivales inferiores
inferior labial branches of mental nerve: Rami labiales inferiores nervi mentalis
inferior lingular branch of left pulmonary artery: Ramus lingularis inferior arteriae pulmonalis sinistrae
inferior branch of oculomotor nerve: Ramus inferior nervi oculomotorii
inferior palpebral branches of infraorbital nerve: Rami palpebrales inferiores nervi infraorbitalis
inferior posterior nasal branches of pterygopalatine ganglion: Rami nasales posteriores inferiores laterales ganglii pterygopalatini
inferior branch of superior gluteal artery: Ramus inferior arteriae gluteae superioris
inferior branches of transverse cervical nerve: Rami inferiores nervi transversus cervicalis
inferior branch of vestibular nerve: Pars caudalis/inferior nervi vestibularis
infrahyoid branch of superior thyroid artery: Ramus infrahyoideus arteriae thyroideae superioris
infrapatellar branch of saphenous nerve: Ramus infrapatellaris nervi sapheni
inguinal branches of femoral artery: Rami inguinales arteriae femoralis
interdental branches: Interdentalarterien *pl*
interganglionic branches: Rami interganglionares
intermediate atrial branch of left coronary artery: Ramus atrialis intermedius arteriae coronariae sinistrae
intermediate atrial branch of right coronary artery: Ramus atrialis intermedius arteriae coronariae dextrae
internal branch of accessory nerve: Ramus internus nervi accessorii
branches of internal capsule: Rami capsulae internae
internal nasal branches of anterior ethmoidal nerve: Rami nasales interni nervi ethmoidalis anterioris
internal nasal branches of infraorbital nerve: Rami nasales interni nervi infraorbitalis
internal branch of superior laryngeal nerve: Ramus internus nervi laryngei superioris
interpeduncular perforating branches: Arteriae centrales posteromediales
interradicular branches: Interdentalarterien *pl*
interventricular septal branches of left coronary artery: Rami interventriculares septales arteriae coronariae sinistrae
interventricular septal branches of right coronary artery: Rami interventriculares septales arteriae coronariae dextrae
intrasegmental bronchial branches: Rami bronchiales segmentorum
branches to isthmus of faucium of lingual nerve: Rami isthmi faucium nervi lingualis, Rami fauciales nervi lingualis
labial branches of mental nerve: Rami labiales nervi mentalis
labyrinthine branch of basilar artery: Arteria labyrinthi, Ramus meatus acustici interni arteriae basilaris
laryngopharyngeal branches of superior cervical ganglion: Rami laryngopharyngei
lateral branch of anterior interventricular branch of left coronary artery: Ramus lateralis interventricularis anterior arteriae coronariae sinistrae
lateral basal branch of left pulmonary artery: Ramus basalis lateralis arteriae pulmonalis sinstrae
lateral basal branch of right pulmonary artery: Ramus basalis lateralis arteriae pulmonalis dextrae
lateral calcaneal branches of sural nerve: Rami calcanei laterales nervi suralis
lateral costal branch of internal thoracic artery: Ramus costalis lateralis arteriae thoracicae internae
lateral cutaneous branch: Ramus cutaneus lateralis
lateral cutaneous branch of iliohypogastric nerve: Ramus cutaneus lateralis nervi iliohypogastrici
lateral cutaneous branch of intercostal nerves: Ramus cutaneus lateralis abdominalis
lateral cutaneous branch of posterior intercostal arteries: Ramus cutaneus lateralis arteriae intercostalis posterioris
branches of lateral geniculate body: Rami corporis geniculati lateralis
lateral inferior posterior nasal branches of pterygopalatine ganglion: Rami nasales posteriores inferiores laterales ganglii pterygopalatini
lateral branch of left hepatic duct: Ramus lateralis ductus hepatici sinistri
lateral branch of lumbar nerves: Ramus lateralis nervorum lumbalium
lateral malleolar branches of fibular artery: Rami malleolares laterales arteriae fibularis
lateral mammary branches of lateral thoracic artery: Rami mammarii laterales arteriae thoracicae lateralis
lateral nasal branches of anterior ethmoidal nerve: Rami nasales laterales nervi ethmoidalis anterioris
lateral nasal branch of facial artery: Ramus lateralis nasi arteriae facialis
lateral orbitofrontal branch: Arteria frontobasalis lateralis
lateral branch of right pulmonary artery: Ramus lateralis arteriae pulmonalis dextrae
lateral sacral branches of median sacral artery: Rami sacrales laterales arteriae sacralis medianae

B

lateral branch of sacral nerves: Ramus lateralis nervorum sacralium
lateral branch of spinal nerves: Ramus lateralis nervi spinalis
lateral superior posterior nasal branches of pterygopalatine ganglion: Rami nasales posteriores superiores laterales ganglii pterygopalatini
lateral branch of superior thyroid artery: Ramus glandularis lateralis arteriae thyroideae superioris
lateral branch of supraorbital nerve: Ramus lateralis nervi supraorbitalis
left branch of av-bundle: →*left bundle branch*
left bundle branch: linker Tawara-Schenkel *m*, linker Schenkel *m* des His-Bündels, Crus sinistrum fasciculi atrioventricularis
left conus branch of left coronary artery: Ramus coni arteriosi arteriae coronariae sinistrae
left branch of hepatic artery: Ramus sinister arteriae hepaticae
left branch of portal vein: Ramus sinister venae portae hepatis
left branch of proper hepatic artery: Ramus sinister arteriae hepaticae propriae
lingual branch of facial nerve: Zungenast *m* des Nervus facialis, Ramus lingualis nervi facialis
lingual branches of glossopharyngeal nerve: Zungenäste *pl* des Nervus glossopharyngeus, Rami linguales nervi glossopharyngei
lingual branches of hypoglossal nerve: Zungenäste *pl* des Nervus hypoglossus, Rami linguales nervi hypoglossi
lingual branches of lingual nerve: Zungenäste *pl* des Nervus lingualis, Rami linguales nervi lingualis
long branch of ciliary ganglion: Radix nasociliaris ganglii ciliaris
lumbar branch of iliolumbar artery: Ramus lumbalis arteriae iliolumbalis
mammary branches of internal thoracic artery: Rami mammarii mediales arteriae thoracicae internae
marginal mandibular branch of facial nerve: Unterkieferast *m* des Nervus facialis, Ramus marginalis mandibularis nervi facialis
marginal tentorial branch of internal carotid artery: Ramus marginalis tentorii
mastoid branch of occipital artery: Ramus mastoideus arteriae occipitalis
mastoid branches of posterior auricular artery: Rami mastoidei arteriae auricularis posterioris
medial and lateral medullary branches of posterior inferior cerebellar artery: Rami medullares medialis et lateralis arteriae inferioris posterioris cerebelli
medial branches of anterolateral central arteries: Rami mediales aa. centralium anterolateralium
medial basal branch of left pulmonary artery: Ramus basalis medialis arteriae pulmonalis sinstrae
medial basal branch of right pulmonary artery: Ramus basalis medialis arteriae pulmonalis dextrae
medial calcaneal branches of tibial nerve: Rami calcanei mediales nervi tibialis
medial choroid branches of posterior cerebral artery: Rami choroidei mediales arteriae cerebri posterioris
medial crural cutaneous branch of femoral nerve: Rami cutanei cruris mediales nervi sapheni
medial crural cutaneous branches of saphenous nerve: Rami cutanei cruris mediales nervi sapheni
medial branch of left hepatic duct: Ramus medialis ductus hepatici sinistri
medial branch of lumbar nerves: Ramus medialis nervorum lumbalium
medial malleolar branches of posterior tibial artery: Rami malleolares mediales arteriae tibialis posterioris
medial mammary branches of internal thoracic artery: Rami mammarii mediales arteriae thoracicae internae
medial nasal branches of anterior ethmoidal nerve: Rami nasales mediales nervi ethmoidalis anterioris
medial orbitofrontal branch of anterior cerebral artery: Arteria frontobasalis medialis, Ramus orbitofrontalis medialis arteriae cerebri anterioris
medial branch of right pulmonary artery: Ramus medialis arteriae pulmonalis dextrae
medial branch of sacral nerves: Ramus medialis nervorum sacralium
medial branch of spinal nerves: Ramus medialis nervi spinalis
medial superior posterior nasal branches of pterygopalatine ganglion: Rami nasales posteriores superiores mediales ganglii pterygopalatini
medial branch of supraorbital nerve: Ramus medialis nervi supraorbitalis
mediastinal branches of internal thoracic artery: vordere Mediastinalarterien *pl*, Rami mediastinales arteriae thoracicae internae
mediastinal branches of thoracic aorta: Rami mediastinales partis thoraciae aortae
mediomedial frontal branch of callosomarginal artery: Ramus frontalis mediomedialis arteriae callosomarginalis
meningeal branch: Hirnhaut-, Meningealast *m*, Ramus meningeus
meningeal branch of internal carotid artery: Ramus meningeus arteriae carotidis internae
meningeal branch of mandibular nerve: Ramus meningeus nervi mandibularis, Nervus spinosus
meningeal branch of occipital artery: Ramus meningeus arteriae occipitalis
meningeal branch of spinal nerve: Spinalnervenast *m* zur Rückenmarkshaut, Ramus meningeus nervi spinalis
meningeal branch of vagus nerve: Hirnhautast *m* des Nervus vagus, Ramus meningeus nervi vagi
meningeal branches of vertebral artery: Rami meningei arteriae vertebralis
mental branch of inferior alveolar artery: Kinnschlagader *f*, Arteria mentalis, Ramus mentalis arteriae alveolaris inferioris
mental branches of mental nerve: Rami mentales nervi mentalis
middle meningeal branch of maxillary nerve: Ramus meningeus nervi maxillaris
middle superior alveolar branch of infraorbital nerve: Ramus alveolaris superior medius nervi infraorbitalis
middle superior dental branch of infraorbital nerve: Ramus alveolaris superior medius nervi infraorbitalis
muscular branch: Muskelast *m*, Ramus muscularis
muscular branches of accessory nerve: Rami musculares nervi accessorii
muscular branches of axillary nerve: Rami musculares nervi axillaris
muscular branches of deep peroneal nerve: Rami musculares nervi fibularis/peronei profundi
muscular branches of femoral nerve: Rami musculares nervi femoralis
muscular branches of iliohypogastric nerve: Rami

musculares nervi iliohypogastrici
muscular branches of intercostal nerve: Rami musculares nervi intercostalis
muscular branches of intercostal nerves: Rami musculares nervi intercostalis
muscular branches of median nerve: Rami musculares nervi mediani
muscular branches of musculocutaneous nerve: Rami musculares nervi musculocutanei
muscular branches of obturator nerve: Rami musculares nervi obturatorii
muscular branches of ophthalmic artery: Arteriae musculares
muscular branches of radial nerve: Rami musculares nervi radialis
muscular branches of sciatic nerve: Rami musculares nervi ischiadici
muscular branches of superficial peroneal nerve: Rami musculares nervi fibularis/peronei superficialis
muscular branches of tibial nerve: Rami musculares nervi tibialis
muscular branches of ulnar nerve: Rami musculares nervi ulnaris
muscular branches of vertebral artery: Rami musculares arteriae vertebralis
mylohyoid branch of inferior alveolar artery: Ramus mylohyoideus arteriae alveolaris inferioris
nasal branches of anterior ethmoidal nerve: Rami nasales nervi ethmoidalis anterioris
nasal branches of pterygopalatine ganglion: Rami nasales ganglii pterygopalatini
nasociliary branch of ciliary ganglion: sensorische Wurzel *f* des Ganglion ciliare, Ramus communicans ganglii ciliaris cum nervi nasociliaris, Radix sensoria/nasociliaris ganglii ciliaris
obturator branch of inferior epigastric artery: Ramus obturatorius arteriae epigastricae inferioris
occipital branches of occipital artery: Rami occipitales arteriae occipitalis
occipital branch of posterior auricular artery: Ramus occipitalis arteriae auricularis posterioris
occipital branch of posterior auricular nerve: Ramus occipitalis nervi auricularis posterioris
occipitotemporal branch of medial occipital artery: Ramus occipitotemporalis arteriae occipitalis medialis
branch for oculomotor nerve: Ramus nervi oculomotorii arteriae communicantis posterioris
oesophageal branches of inferior thyroid artery: (*brit.*) →*esophageal branches of inferior thyroid artery*
oesophageal branches of left gastric artery: (*brit.*) →*esophageal branches of left gastric artery*
oesophageal branches of recurrent laryngeal nerve: (*brit.*) →*esophageal branches of recurrent laryngeal nerve*
oesophageal branches of thoracic aorta: (*brit.*) →*esophageal branches of thoracic aorta*
omental branches of left gastroepiploic artery: →*omental branches of left gastroomental artery*
omental branches of left gastroomental artery: Netzbeuteläste *pl* der Arteria gastroepiploica sinistra, Rami omentales arteriae gastroomentalis sinistrae
omental branches of right gastroepiploic artery: →*omental branches of right gastroomental artery*
omental branches of right gastroomental artery: Netzbeuteläste *pl* der Arteria gastroepiploica dextra, Rami omentales arteriae gastroomentalis dextrae
branches of optical tract: Rami tractus optici
orbital branch of middle meningeal artery: Ramus orbitalis arteriae meningeae mediae
orbital branches of pterygopalatine ganglion: Rami orbitales ganglii pterygopalatini
ovarian branch of uterine artery: Ramus ovaricus arteriae uterinae
palmar carpal branch of radial artery: Ramus carpalis palmaris arteriae radialis
palmar carpal branch of ulnar artery: Ramus carpalis palmaris arteriae ulnaris
palmar branch of median nerve: Ramus palmaris nervi mediani
palmar branch of ulnar nerve: Ramus palmaris nervi ulnaris
palpebral branches of infratrochlear nerve: Rami palpebrales nervi infratrochlearis
pancreatic branches of anterior superior pancreaticoduodenal artery: Rami pancreatici arteriae pancreaticoduodenalis superioris anterioris
pancreatic branches of posterior superior pancreaticoduodenal artery: Rami pancreatici arteriae pancreaticoduodenalis superioris posterioris
pancreatic branches of splenic artery: Rami pancreatici arteriae splenicae
parietal branch of medial occipital artery: Ramus parietalis arteriae occipitalis medialis
parietal branch of middle meningeal artery: Ramus parietalis arteriae meningeae mediae
parietal branch of superficial temporal artery: Ramus parietalis arteriae temporalis superficialis
parieto-occipital branch of medial occipital artery: Ramus parietooccipitalis arteriae occipitalis medialis
parieto-occipital branch of posterior cerebral artery: Ramus parietooccipitalis arteriae cerebri posterioris
parotid branches of auriculotemporal nerve: Rami parotidei nervi auriculotemporalis
parotid branches of facial vein: Rami parotidei venae facialis
parotid branch of posterior auricular artery: Ramus parotideus arteriae auricularis posterioris
parotid branch of superficial temporal artery: Ramus parotideus arteriae temporalis superficialis
pectoral branches of thoracoacromial artery: Rami pectorales arteriae thoracoacromialis
perforating branch: Ramus perforans, Perforansast *m*
perforating branch of fibular artery: Ramus perforans arteriae peroneae/fibularis
perforating branches of internal thoracic artery: Rami perforantes arteriae thoracicae internae
perforating branches of palmar metacarpal arteries: Rami perforantes arteriae metacarpalis palmaris
perforating branches of plantar metatarsal arteries: Rami perforantes arteriae metatarsalis plantaris
pericardiac branch of phrenic nerve: Ramus pericardiacus nervi phrenici
pericardiac branches of thoracic aorta: Rami pericardiaci aortae thoracicae
peridental branches of inferior alveolar artery: Rami peridentales arteriae alveolaris inferioris
peridental branches of infraorbital artery: Rami peridentales arteriae infraorbitalis
peridental branches of posterior superior alveolar artery: Rami peridentales arteriae alveolaris superioris posterioris
perineal branches of posterior femoral cutaneous nerve: Rami perineales nervi cutanei femoris posterioris
petrosal branch of middle meningeal artery: Ramus

petrosus arteriae meningeae mediae
pharyngeal branch of artery of pterygoid canal: Ramus pharyngeus arteriae canalis pterygoidei
pharyngeal branches of ascending pharyngeal artery: Rami pharyngei arteriae pharyngeae ascendentis
pharyngeal branches of glossopharyngeal nerve: Rami pharyngeales/pharyngei nervi glossopharyngei
pharyngeal branches of inferior thyroid artery: Rami pharyngeales arteriae thyroideae inferioris
pharyngeal branch of pterygopalatine ganglion: Ramus pharyngeus ganglii pterygopalatini
pharyngeal branches of recurrent laryngeal nerve: Rami pharyngei nervi laryngei recurrenti
pharyngeal branches of superior thyroid artery: Rami pharyngeales arteriae throideae superioris
pharyngeal branch of vagus nerve: Ramus pharyngeus nervi vagi
phrenicoabdominal branches of phrenic nerve: Rami phrenicoabdominales nervi phrenici
pontine branches of basilar artery: Rami ad pontem arteriae basilaris, Brückenarterien *pl*, Arteriae pontis
posterior ascending branch of left pulmonary artery: Ramus posterior ascendens arteriae pulmonalis sinistrae
posterior ascending branch of right pulmonary artery: Ramus posterior ascendens arteriae pulmonalis dextrae
posterior basal branch of left pulmonary artery: Ramus basalis posterior arteriae pulmonalis sinstrae
posterior basal branch of right pulmonary artery: Ramus basalis posterior arteriae pulmonalis dextrae
posterior branches of cervical nerves: hintere/dorsale Halsnervenäste *pl*, Rami dorsales/posteriores nervorum cervicalium
posterior branch of coccygeal nerve: Ramus dorsalis nervi coccygei
posterior cutaneous branch of lumbar nerves: Ramus cutaneus posterior nervorum lumbalium
posterior cutaneous branch of sacral nerves: Ramus cutaneus posterior nervorum sacralium
posterior cutaneous branch of spinal nerves: Ramus cutaneus posterior nervi spinalis
posterior descending branch of left pulmonary artery: Ramus posterior descendens arteriae pulmonalis sinistrae
posterior descending branch of right pulmonary artery: Ramus posterior descendens arteriae pulmonalis dextrae
posterior gastric branches: hintere Magenäste *pl* des Nervus vagus, Rami gastrici posteriores
posterior branch of great auricular nerve: Ramus posterior nervi auricularis magni
posterior inferior branches of greater palatine nerve: Rami nasales posteriores inferiores nervi palatinus majoris
posterior branch of inferior laryngeal nerve: Ramus posterior nervi laryngeali inferioris
posterior inferior nasal branches of greater palatine nerve: Rami nasales posteriores inferiores nervi palatini majoris
posterior branch of inferior pancreaticoduodenal artery: Ramus posterior arteriae pancreaticoduodenalis inferioris
posterior interventricular branch of right coronary artery: hintere Interventrikulararterie *f*, Ramus interventricularis posterior arteriae coronariae dextrae
posterior labial branches of internal pudendal artery: Rami labiales posteriores arteriae pudendae internae
posterior branch of lateral cerebral sulcus: Ramus posterior sulci lateralis cerebri
posterior branch of left pulmonary artery: Ramus posterior arteriae pulmonalis sinistrae
posterior left ventricular branch of left coronary artery: Ramus posterior ventriculi sinistri
posterior branches of lumbar nerves: Rückenäste *pl* der Lendennerven, Rami dorsales/posteriores nervorum lumbalium
posterior branch of medial cutaneous nerve of forearm: Ramus ulnaris nervi cutanei antebrachii medialis
posterior branch of obturator artery: Ramus posterior arteriae obturatoriae
posterior branch of obturator nerve: Ramus posterior nervi obturatorii
posterior branch of recurrent ulnar artery: Ramus posterior arteriae recurrentis ulnaris
posterior branch of renal artery: Ramus posterior arteriae renalis
posterior branch of right branch of portal vein: Ramus posterior rami dextri venae portae hepatis
posterior branch of right hepatic duct: Ramus posterior ductus heptici dextri
posterior branches of sacral nerves: dorsale/hintere Äste *pl* der Sakralnerven, Rami dorsales/posteriores nervorum sacralium
posterior scrotal branches of internal pudendal artery: Rami scrotales posteriores arteriae pudendae internae
posterior septal branches of sphenopalatine artery: Rami septales posteriores arteriae sphenopalatinae
posterior branch of spinal nerves: hinterer Ast *oder* Rückenast *m* der Spinalnerven, Ramus dorsalis/posterior nervorum spinalium
posterior superior alveolar branches of maxillary nerve: hintere Oberkieferäste *pl* des Nervus maxillaris, Rami alveolares superiores posteriores nervi maxillaris
posterior superior dental branches of maxillary nerve: →*posterior superior alveolar branches of maxillary nerve*
posterior branch of superior thyroid artery: Ramus glandularis posterior arteriae thyroideae superioris
posterior temporal branches of lateral occipital artery: Rami temporales posteriores arteriae occipitalis lateralis
posterior branches of thoracic nerves: Rückenäste *pl* der Brust-/Thorakalnerven, Rami dorsales/posteriores nervorum thoracicorum
posterolateral choroid branches of posterior cerebral artery: Rami choroidei posteriores laterales arteriae posterioris cerebri
posteromedial frontal branch of callosomarginal artery: Ramus frontalis posteromedialis arteriae callosomarginalis
branches of proper hepatic artery: →*branches of hepatic artery*
prostatic branches of inferior vesical artery: Rami prostatici arteriae vesicalis inferioris
pterygoid branches of maxillary artery: Rami pterygoidei arteriae maxillaris
pubic branch of inferior epigastric artery: Ramus pubicus arteriae epigastricae inferioris
pubic branch of obturator artery: Ramus pubicus arteriae obturatoriae
pulmonary branches of autonomic nervous system: Rami pulmonales systematis autonomici

B

pulmonary branches of pulmonary plexus: Rami pulmonales plexus pulmonalis
pulmonary branches of thoracic ganglia: Rami pulmonales thoracici
radicular branches of vertebral artery: Rami radiculares arteriae vertebralis
recurrent meningeal branch of lacrimal artery: Ramus meningeus recurrens arteriae lacrimalis
recurrent branch of spinal nerves: Ramus recurrens nervi spinalis
branches of red nucleus: Rami nuclei rubri
renal branch of lesser/minor splanchnic nerve: Nierenast *m* des Nervus splanchnicus minor, Ramus renalis nervi splanchnici minoris
renal branch of lesser splanchnic nerve: Ramus renalis nervi splanchnici minoris
renal branch of minor splanchnic nerve: Ramus renalis nervi splanchnici minoris
renal branches of vagus nerve: Vagusäste *pl* zum Plexus renalis, Rami renales nervi vagi
right branch of av-bundle: →*right bundle branch*
right bundle branch: rechter Tawara-Schenkel *m*, rechter Schenkel des His-Bündels, Crus dextrum fasciculi atrioventricularis
right conus branch of right coronary artery: Ramus coni arteriosi arteriae coronariae dextrae
right branch of hepatic artery: Ramus dexter arteriae hepaticae
right branch of portal vein: Ramus dexter venae portae hepatis
right posterolateral branch of right coronary artery: Ramus posterolateralis dexter
right branch of proper hepatic artery: Arteria hepatica propria-Ast *m* zum rechten Leberlappen, Ramus dexter arteriae hepaticae propriae
rostral branch of vestibular nerve: Pars superior nervi vestibularis
saphenous branch of descending genicular artery: Ramus saphenus arteriae descendentis genus
sensory branch of ciliary ganglion: Ramus communicans ganglii ciliaris cum nervi nasociliaris, Radix sensoria/nasociliaris ganglii ciliaris
sinoatrial nodal branch of left coronary artery: Ramus nodi sinuatrialis arteriae coronariae sinistrae
sinoatrial nodal branch of right coronary artery: Ramus nodi sinuatrialis arteriae coronariae dextrae
spinal branch: Rückenmarksast *m*, Ramus spinalis
spinal branches of ascending cervical artery: Rami spinales arteriae cervicalis ascendentis
spinal branch of iliolumbar artery: Ramus spinalis arteriae iliolumbalis
spinal branches of lateral sacral arteries: Rami spinales arteriae sacralis lateralis
spinal branch of lumbar arteries: Ramus spinalis arteriae lumbalis
spinal branch of posterior intercostal arteries: Ramus spinalis rami dorsalis arteriae intercostalis posterioris
spinal branch of subcostal artery: Ramus spinalis arteriae subcostalis
spinal branches of superior intercostal artery: Rami spinales arteriae intercostalis supremae
spinal branches of vertebral artery: Rami spinales/radiculares arteriae vertebralis
splenic branches of splenic artery: Rami lienales/splenici arteriae splenicae
stapedial branch of stylomastoid artery: Ramus stapedius arteriae stylomastoideae
sternal branches of internal thoracic artery: Rami sternales arteriae thoracicae internae
sternocleidomastoid branches of occipital artery: Rami sternocleidomastoidei arteriae occipitalis
sternocleidomastoid branch of superior thyroid artery: Ramus sternocleidomastoideus arteriae thyroideae superioris
stylohyoid branch of facial nerve: Ramus stylohyoideus nervi facialis
stylopharyngeal branch of glossopharyngeal nerve: Ramus musculi stylopharyngei nervi glossopharyngei
subscapular branches of axillary artery: Rami subscapulares arteriae axillaris
branches of substantia nigra: Rami substantiae nigrae
superficial branch: Ramus superficialis
superficial branch of lateral plantar nerve: Ramus superficialis nervi plantaris lateralis
superficial branch of medial plantar artery: Ramus superficialis arteriae plantaris medialis
superficial palmar branch of radial artery: Ramus palmaris superficialis arteriae radialis
superficial branch of radial nerve: oberflächlicher Radialisast *m*, Ramus superficialis nervi radialis
superficial branch of superior gluteal artery: Ramus superficialis arteriae gluteae superioris
superficial temporal branches of auriculotemporal nerve: Nervi temporales superficiales
superficial branch of transverse cervcial artery: Arteria cervicalis superficialis, Ramus superficialis arteriae transversae colli
superficial branch of ulnar nerve: oberflächlicher Ulnarisast *m*, Ramus superficialis nervi ulnaris
superior cervical cardiac branches of vagus nerve: Rami cardiaci cervicales superiores nervi vagi
superior dental branches of superior dental plexus: Rami dentales superiores
superior gingival branches of superior dental plexus: Rami gingivales superiores
superior labial branches of infraorbital nerve: Rami labiales superiores nervi infraorbitalis
superior lingular branch of left pulmonary artery: Ramus lingularis superior arteriae pulmonalis sinistrae
superior branch of oculomotor nerve: Ramus superior nervi oculomtorii
superior branch of superior gluteal artery: Ramus superior arteriae gluteae superioris
superior branches of transverse cervical nerve: Rami superiores nervi transversi colli
superior branch of vestibular nerve: Pars superior nervi vestibularis
suprahyoid branch of lingual artery: Ramus suprahyoideus arteriae lingualis
sympathetic branch of ciliary ganglion: Sympathikusast *m* des Ziliarganglions, Ramus sympatheticus ggl. ciliaris, Radix sympathetica ggl. ciliaris
temporal branches of facial nerve: Rami temporales nervi facialis
temporal branches of lateral occipital artery: Rami temporales arteriae occipitalis lateralis
tentorial branch of ophthalmic nerve: Ramus tentorii nervi ophthalmici
terminal branch: Endast *m*; Endarterie *f*
thalamic branches of posterior cerebral artery: Rami thalamici arteriae cerebri posterioris
thalamic branch of posterior communicating artery: Ramus thalamicus arteriae communicantis posterior
thoracic cardiac branches of vagus nerve: thorakale

Herzäste *pl* des Nervus vagus, Rami cardiaci thoracici nervi vagi
thymic branches of internal thoracic artery: Rami thymici arteriae thoracicae internae
thyrohyoid branch of ansa cervicalis: Ramus thyrohyoideus ansae cervicalis
tonsillar branch of facial artery: Ramus tonsillaris arteriae facialis
tonsillar branches of glossopharyngeal nerve: Rami tonsillares nervi glossopharyngei
tonsillar branches of minor palatine nerves: Rami tonsillares nervorum palatini minores
tonsillar branch of posterior inferior cerebellar artery: Ramus tonsillae cerebelli arteriae inferioris posterioris cerebelli
trabecular branches: Balkenarterien *pl*
tracheal branches of inferior thyroid artery: Rami tracheales arteriae thyroideae inferioris
tracheal branches of internal thoracic artery: Rami tracheales arteriae thoracicae internae
tracheal branches of recurrent laryngeal nerve: Rami tracheales nervi laryngei recurrentis
transverse branch of lateral circumflex femoral artery: Ramus transversus arteriae circumflexae femoris lateralis
transverse branch of medial circumflex femoral artery: Ramus transversus arteriae circumflexae femoris medialis
transverse part of left branch of portal vein: Pars transversa
trigeminal and trochlear branches of internal carotid artery: Rami trigeminales et trochleares
trigeminal ganglion branch of internal carotid artery: Ramus ganglionis trigeminalis
tubal branches of ovarian artery: Rami tubarii arteriae ovaricae
tubal branch of tympanic plexus: Ramus tubarius plexus tympanici
tubal branch of uterine artery: Ramus tubarius arteriae uterinae
branches of tuber cinereum: Rami tuberis cinerei
branches to tympanic membrane of auriculotemporal nerve: Rami membranae tympani nervi auriculotemporalis
ulnar communicating branch of radial nerve: Ramus communicans ulnaris nervi radialis
ulnar branch of medial cutaneous nerve of forearm: Ramus ulnaris nervi cutanei antebrachii medialis
ureteral branch: Ureterast *m*, Ast *m* zum Harnleiter
ureteral branches of artery of ductus deferens: Rami ureterici arteriae ductus deferentis
ureteral branches of ovarian artery: Rami ureterici arteriae ovaricae
ureteral branches of renal artery: Rami ureterici arteriae renalis
ureteral branches of testicular artery: Rami ureterici arteriae testicularis
ureteric branch: →*ureteral branch*
ureteric branches of artery of ductus deferens: Rami ureterici arteriae ductus deferentis
ureteric branches of ovarian artery: Rami ureterici arteriae ovaricae
ureteric branches of renal artery: Rami ureterici arteriae renalis
ureteric branches of testicular artery: Rami ureterici arteriae testicularis
vaginal branches of middle rectal artery: Rami vaginales arteriae rectalis mediae
vaginal branches of uterine artery: Rami vaginales arteriae uterinae, Arteriae azygoi vaginae
ventral branch: vorderer/ventraler Ast *m*, Bauchast *m*, Ramus ventralis
ventral branches of cervical nerves: vordere/ventrale Halsnervenäste *pl*, Rami anteriores/ventrales nervorum cervicalium
ventral branch of coccygeal nerve: vorderer/ventraler Ast *m* des Nervus coccygeus, Ramus anterior/ventralis nervi coccygei
ventral branches of lumbar nerves: vordere/ventrale Äste *pl* der Lumbalnerven, Rami anteriores/ventrales nervorum lumbalium
ventral branches of sacral nerves: ventrale Äste *pl* der Sakralnerven, Rami anteriores nervorum sacralium
ventral branch of spinal nerves: vorderer Ast *oder* Bauchast *m* der Spinalnerven, Ramus anterior/ventralis nervorum spinalium
ventral branches of thoracic nerves: Interkostalnerven *pl*, Rami anteriores/ventrales nervorum thoracicorum, Nervi intercostales
branches of vertebral peduncles: Rami pedunculares arteriae cerebri posterioris
vestibular branches of labyrinthine artery: Rami vestibulares arteriae labyrinthi
volar branch of ulnar nerve: Ramus palmaris nervi ulnaris
white communicating branch: Ramus communicans albus
zygomatic branches of facial nerve: Rami zygomatici nervi facialis
zygomaticofacial branch of zygomatic nerve: Ramus zygomaticofacialis nervi zygomatici
zygomaticotemporal branch of zygomatic nerve: Ramus zygomaticotemporalis nervi zygomatici

branched ['bræntʃd] *adj*: verästelt, verzweigt

branched-chain *adj*: verzweigtkettig

bran|chi|al ['bræŋkɪəl] *adj*: Kiemen(bögen) betreffend, von den Kiemen(bögen) ausgehend, branchial, branchiogen

branch|ing ['bræntʃɪŋ]: **I** *noun* Verzweigung *f*, Verästelung *f* **II** *adj* sich verweigend, sich verästelnd

bran|chi|o|ge|net|ic [ˌbræŋkɪəʊdʒə'netɪk] *adj*: →*branchiogenous*

bran|chi|o|gen|ic [ˌbræŋkɪəʊ'dʒenɪk] *adj*: Kiemen(bögen) betreffend, von Kiemen(bögen) ausgehend, branchiogen

bran|chi|og|e|nous [ˌbræŋkɪ'ɑdʒənəs] *adj*: aus einer Kiemenspalte *oder* einem Kiemenbogen entstanden, branchiogen

bran|chi|o|ma [bræŋkɪ'əʊmə] *noun*: branchiogene Geschwulst *f*, branchiogener Tumor *m*, Branchiom *nt*

Bran|ha|mel|la [ˌbrænhə'melə] *noun*: Branhamella *f*, Moraxella *f*, Moraxella Branhamella *f*
Branhamella catarrhalis: Moraxella (Branhamella) catarrhalis

bran|ny ['bræniː] *adj*: aus Kleie, kleiehaltig, kleieartig, kleiig

brash [bræʃ] *noun*: Sodbrennen *nt*, Pyoris *f*
water brash: Sodbrennen *nt*, Pyrosis *f*

brass [bræs, brɑːs] *noun*: **1.** Messing *nt* **2.** Bronze *f*

BRB *Abk.*: **1.** beta-receptor blockade **2.** beta-receptor blocker

BRDU *Abk.*: 5-bromodeoxyuridine

bread [bred] *noun*: **1.** Brot *nt* **2.** Lebensunterhalt *m* **earn one's bread** sein Brot/seinen Lebensunterhalt verdie-

nen
brown bread: 1. Schwarzbrot *nt* 2. Mischbrot *nt* 3. Vollkornbrot *nt*
white bread: Weiß-, Weizenbrot *nt*

B

bread|stuff ['bredstʌf] *noun:* 1. Brotgetreide *nt*, -mehl *nt* 2. Brot *nt*
breadth ['bredθ] *noun:* 1. Breite *f*, Weite *f* 2. (*fig.*) Ausdehnung *f*, Größe *f*, Spannweite *f*, Umfang *m*
breadth of accommodation: Akkommodationsbreite *f*
anterior breadth of mandible: vordere Unterkieferbreite *f*
bicanine breadth: Eckzahnbreite *f*, Eckzahndistanz *f*
bigonial breadth: Unterkieferbreite *f*, Bigonialdistanz *f*
bimolar breadth: Molarendistanz *f*
bizygomatic breadth: Jochbogenbreite *f*, Jochbogendistanz *f*
condylar breadth of mandible: Kondylenbreite *f*
breadth of mandible: Unterkieferbreite *f*, Bigonialdistanz *f*
breadth of mandibular ramus: Astbreite *f*, Unterkieferastbreite *f*
maxilloalveolar breadth: Maxilloalveolarbreite *f*
midfacial breadth: Mittelgesichtsbreite *f*
breadth of palate: Gaumenbreite *f*
zygomatic breadth: Jochbogenbreite *f*, Jochbogendistanz *f*
break [breɪk]: I *noun* 1. Bruch *m*, (Ab-, Zer-, Durch-, Entzwei-)Brechen *nt* 2. Bruch *m*, Durchbruch *m*, Bruchstelle *f*, Riss *m*, Spalt *m*, Lücke *f* II *vt* 3. ab-, auf-, durchbrechen, (er-, zer-)brechen 4. (*physik.*) (*Strahlen*) abfangen, dämpfen, abschwächen III *vi* 5. brechen; zerbrechen, zerspringen, -reißen, platzen, kaputtgehen 6. (*Wunde*) aufgehen, (auf-)platzen, (auf-)springen, (auf-)reißen
break off *vt, vi* abbrechen (*from* von)
break open I *vt* aufbrechen II *vi* aufspringen, aufplatzen
break through I *vt* durchbrechen II *vi* durchbrechen, hervorkommen, den Durchbruch schaffen
break up I *vt* abbrechen, aufheben, beendigen, schließen II *vi* zerbrechen, sich zerteilen, sich auflösen; (*physisch, psychisch*) zusammenbrechen
double-strand break: Doppelstrangbruch *m*
giant retinal break: Riesenrissablation *f*
Kohlrausch's break: Kohlrausch-Knick *m*
single-stranded break: Einzelstrangbruch *m*
break|a|ble ['breɪkəbl] *adj:* zerbrechlich
break|age ['breɪkɪdʒ] *noun:* (Zer-)Brechen *nt*, Bruch *m*; Bruchstelle *f*
break|down ['breɪkdaʊn] *noun:* Aufspaltung *f*, Auflösung *f*, Abbau *m*
anastomotic breakdown: Anastomoseninsuffizienz *f*
carbohydrate breakdown: Kohlenhydratabbau *m*
cartilage breakdown: Knorpelabbau *m*
fat breakdown: Fettabbau *m*
hormone breakdown: Hormonabbau *m*
mannitol breakdown: Mannitspaltung *f*
mental breakdown: Nervenzusammenbruch *m*
nervous breakdown: Nervenzusammenbruch *m*
protein breakdown: Eiweißabbau *m*, Eiweißverdauung *f*
sugar breakdown: Zuckerabbau *m*
breakdown of suture: Nahtinsuffizienz *f*
break|er ['breɪkər] *noun:* Brecher *m*, Unterbrecher *m*
circuit breaker: Stromkreisunterbrecher *m*
hinge stress breaker: Scharnierdruckbrecher *m*, Scharnier-Stressbreaker *m*
stress breaker: Stressbreaker *m*
break|fast ['brekfəst]: I *noun* Frühstück *nt* **have breakfast** frühstücken **for breakfast** zum Frühstück II *vi* frühstücken
break|ing ['breɪkɪŋ] *noun:* Brechen *nt*, Bruch *m*
breaking of the voice: Stimmbruch *m*, Stimmwechsel *m*, Mutatio(n) *f*
breaking of the waters: Blasensprengung *f*
break|out ['breɪkaʊt] *noun:* (*Krankheit*) Ausbruch *m*
break|through ['breɪkθruː] *noun:* (*a. fig.*) Durchbruch *m*
break|up ['breɪkʌp] *noun:* 1. Auflösung *f*, Aufspaltung *f* 2. (*chem.*) Zerlegung *f*, Spaltung *f* 3. (*physischer/psychischer*) Zerfall/Zusammenbruch *m* 4. (*Ehe, Gesundheit*) Zerrüttung *f*
breast [brest] *noun:* 1. (weibliche) Brust *f*, (*anatom.*) Mamma *f* 2. Brustdrüse *f*, Glandula mammaria 3. Brust *f*, Brustkasten *m*, Pectus *nt*, Thorax *m* **above the breast** oberhalb der Brust/Mamma (liegend) **below the breast** unterhalb der Brust/Mamma (liegend)
accessory breast: Mamma accessoria, akzessorische Mamma *f*
caked breast: Stauungsmastitis *f*
chicken breast: Kiel-, Hühnerbrust *f*, Pectus gallinatum/carinatum
Cooper's irritable breast: Cooper-Syndrom *nt*, -Neuralgie *f*, -Mastodynie *f*, Neuralgia mammalis
funnel breast: Trichterbrust *f*, Pectus excavatum/infundibulum/recurvatum
male breast: männliche Brust(drüse) *f*, Mamma masculina
non-lactating breast: ruhende/nicht-laktierende Brustdrüse *f*
pendulous breasts: Hängebrust *f*
pigeon breast: Kiel-, Hühnerbrust *f*, Pectus gallinatum/carinatum
resting breast: ruhende/nicht-laktierende Brustdrüse *f*
shoe-maker's breast: Schuhmacherbrust *f*
shotty breast: zystische/fibrös-zystische Mastopathie *f*, Mammadysplasie *f*, Zystenmamma *f*, Mastopathia chronica cystica
supernumerary breast: zusätzliche/akzessorische Brustdrüsen *pl*, Mammae aberrantes/accessoriae/erraticae
breast|bone ['brestbəʊn] *noun:* Brustbein *nt*, Sternum *nt*
breast-feed *vt, vi:* stillen, die Brust geben
breast-feeding *noun:* Brustfütterung *f*, -ernährung *f*, Stillen *nt*
breast-height *noun:* Brusthöhe *f*
breast-high *adj:* brusthoch, -tief
breath [breθ] *noun:* 1. Atem *m*, Atemluft *f* **catch one's breath** Atem holen, verschnaufen **draw breath** Atem holen **hold one's breath** den Atem anhalten **gasp for breath** nach Luft schnappen **out of breath** außer Atem, atemlos **short of breath** kurzatmig **take a deep breath** tief Luft holen 2. Atmung *f*, Atmen *nt*, Atemzug *m*
bad breath: Mund-, Atemgeruch *m*, Foetor ex ore, Kakostomie *f*, Halitose *f*, Halitosis *f*
liver breath: Foetor hepaticus
offensive breath: Mund-, Atemgeruch *m*, Kakostomie *f*, Halitosis *f*, Halitose *f*, Foetor ex ore
uraemic breath: (*brit.*) →*uremic breath*
uremic breath: Foetor uraemicus
breath|a|ble ['briːðəbl] *adj:* inhalierbar
breath|a|lyze ['breθəlaɪz]: I *vt* (ins Röhrchen) blasen *oder* pusten lassen II *vi* (ins Röhrchen) blasen *oder* pusten
breath|a|lyz|er ['breθəlaɪzər] *noun:* (Atem-)Alkoholtestgerät *nt*, Röhrchen *nt*
breathe [briːð]: I *vt* atmen, ein- und ausatmen II *vi* atmen, luftholen, ein- und ausatmen

B

breathe|a|ble ['briːðəbl] *adj*: →*breathable*
breath|er ['briːðər] *noun*: **1.** Atem-, Verschnaufpause *f* **2.** Person, die (schwer etc.) atmet **3.** (*techn.*) Entlüfter *m* **4.** (*techn.*) (Be-)Atmungshilfe *f*
mouth breather: Mundatmer *m*
breath-holding *noun*: (un-)willkürliches Luftanhalten *nt*
breath|ing ['briːðɪŋ] *noun*: **1.** Atmen *nt*, Atmung *f* **2.** Atemzug *m* **3.** Atem-, Verschnaufpause *f*
abdominal breathing: Bauchatmung *f*
assisted spontaneous breathing: assistierte Spontanatmung *f*
ataxic breathing: ataktische Atmung *f*
auxiliary breathing: Auxiliaratmung *f*
Biot's breathing: Biot-Atmung *f*
breast breathing: Kostalatmung *f*, Thorakalatmung *f*, Brustatmung *f*
bronchial breathing: Bronchialatmen *nt*, bronchiales Atemgeräusch *nt*
bronchovesicular breathing: bronchovesikuläres/vesikobronchiales Atmen/Atmungsgeräusch *nt*
Cheyne-Stokes breathing: Cheyne-Stokes-Atmung *f*, periodische Atmung *f*
continuous positive airway pressure breathing: CPAP-Atmung *f*, CPAP-Beatmung *f*, kontinuierliche (Be-)Atmung *f* gegen erhöhten Druck
continuous positive pressure breathing: →*continuous positive airway pressure breathing*
CPAP breathing: →*continuous positive airway pressure breathing*
deep breathing: vertiefte Atmung *f*, Bathypnoe *f*
diaphragmatic breathing: Zwerchfellatmung *f*
difficult breathing: erschwerte Atmung *f*, Atemnot *f*, Dyspnoe *f*
difficulty in breathing: Atembeschwerden *pl*
easy breathing: normale/freie/ungestörte Atmung *f*, normale Ruheatmung *f*, Eupnoe *f*
harsh breathing: verschärftes Atmen *nt*
intermittent positive pressure breathing: intermittierende positive Druck(be)atmung *f*, intermittierende Überdruckbeatmung *f*
inverted breathing: inverse Atmung *f*
Kussmaul breathing: Lufthunger *m*, Kussmaul-Atmung *f*, Kussmaul-Kien-Atmung *f*
Kussmaul-Kien breathing: →*Kussmaul breathing*
labored breathing: erschwerte Atmung *f*, Atemnot *f*, Dyspnoe *f*
laboured breathing: (*brit.*) →*labored breathing*
mouth breathing: Mundatmung *f*
nasal breathing: Nasenatmung *f*
normal breathing: normale/freie/ungestörte Atmung *f*, normale Ruheatmung *f*, Eupnoe *f*
periodic breathing: Cheyne-Stokes-Atmung *f*, periodische Atmung *f*
positive-negative pressure breathing: Wechseldruckbeatmung *f*
positive pressure breathing: →*continuous positive airway pressure breathing*
pressure breathing: Druckbeatmung *f*, Druckatmung *f*
puerile breathing: pueriles Atmen *nt*
rapid breathing: beschleunigte/schnelle Atmung *f*, Tachypnoe *f*
shallow breathing: flache Atmung *f*
sonorous breathing: röchelnde/stertoröse Atmung *f*, Stertor *m*; Schnarchen *nt*
spontaneous breathing: Spontanatmung *f*, spontane Ventilation *f*
stertorous breathing: röchelnde/stertoröse Atmung *f*, Stertor *m*; Schnarchen *nt*
vesicular breathing: Vesikulär-, Bläschenatmen *nt*, vesikuläres Atemgeräusch *nt*
zero pressure breathing: Atmung *f* unter Umgebungsdruck
breath|less ['breθləs] *adj*: Dyspnoe betreffend, kurzatmig, dyspnoisch
breath|less|ness ['breθləsnəs] *noun*: **1.** Dyspnose *f*, Atemnot *f*, Kurzatmigkeit *f* **2.** Atemlosigkeit *f*
breath|tak|ing ['breθteɪkɪŋ] *adj*: den Atem nehmend, schlimm, fruchtbar, schrecklich
breech [briːtʃ] *noun*: **1.** Hinterteil *nt*, Gesäß *nt* **2.** (*gynäkol.*) Steißgeburt *f*, Geburt *f* aus Beckenendlage/Steißlage
breed [briːd]: (*v* **bred**; **bred**) **I** *noun* (*biolog.*) Rasse *f*, Zucht *f*, Brut *f* **II** *vt* **1.** erzeugen, hervorbringen, gebären **2.** (*mikrobiolog.*) züchten **III** *vi* sich fortpflanzen, sich vermehren; brüten
breed|ing ['briːdɪŋ] *noun*: **1.** Fortpflanzung *f*, Vermehrung *f* **2.** Züchten *nt*, (Auf-)Zucht *f*, Züchtung *f*
breg|ma ['bregmə] *noun, plural* **-mata** [-mətə]: **1.** Bregma *nt*, Vorderkopf *m* **2.** Bregma *nt*
breg|mat|ic [breg'mætɪk] *adj*: Bregma betreffend
brems|strahl|lung ['brɛmzʃtraːluŋ] *noun*: Bremsstrahlung *f*
brevi- *präf.*: Kurz-, Brevi-
Brev|i|bac|te|ri|um [ˌbrevɪbæk'tɪəriːəm] *noun*: Brevibacterium *nt*
brev|i|col|lis [ˌbrevɪ'kɑlɪs] *noun*: Kurzhals *m*, Froschhals *m*
BRIC *Abk.*: benign recurrent intrahepatic cholestasis
brick|pox ['brɪkpɑks] *noun*: Backsteinblattern *pl*
bridge [brɪdʒ]: **I** *noun* **1.** Brücke *f*, Steg *m* **2.** (Nasen-)Brücke *f* **3.** Teilprothese *f*, Brücke *f*, Zahnbrücke *f* **4.** (*chem.*) Brücke *f* **II** *vt* (*a. fig.*) überbrücken
Andrews bridge: Andrews-Steg *m*, Andrews-Brücke *f*
arteriovenous bridge: Brückenanastomose *f*
Bing bridge: Bing-Prothese *f*
cantilever bridge: Freiendbrücke *f*, Extensionsbrücke *f*, Freiendprothese *f*
cast metal bridge: Metallgussbrücke *f*, Gussbrücke *f*
compound bridge: gemischt gestützte Brücke *f*
dental bridge: Brücke *f*, Brückenersatz *m*, Zahnbrücke *f*, Brückenzahnersatz *m*
dentin bridge: Dentinbrücke *f*
disulfide bridge: Disulfidbrücke *f*
disulphide bridge: (*brit.*) →*disulfide bridge*
extension bridge: Freiendbrücke *f*, Extensionsbrücke *f*, Freiendprothese *f*
fixed bridge: festsitzende Brücke *f*, festsitzende Prothese *f*, festsitzende Teilprothese *f*, fixe Brücke *f*
fixed-fixed bridge: festsitzende Brücke *f* mit starren Verbindungselementen
fixed-movable bridge: festsitzende Brücke *f* mit starren und beweglichen Verbindungselementen
Gaskell's bridge: His-Bündel *nt*, Fasciculus atrioventricularis
intercellular bridges: Interzellulärbrücken *pl*
Lang bridge: Lang-Prothese *f*
Maryland bridge: Maryland-Brücke *f*, Klebebrücke *f*, Adhäsivbrücke *f*, Flügelbrücke *f*
methene bridge: Methinbrücke *f*
nasal bridge: Nasenbrücke *f*
bridge of nose: Nasenbrücke *f*
phosphodiester bridge: Phosphodiesterbrücke *f*
porcelain finished bridge: keramisch verblendete Brücke *f*
removable bridge: abnehmbare Brücke *f*, abnehmbare

B

Prothese *f*, abnehmbare Teilprothese *f*
salt bridge: Salzbrücke *f*
sella bridge: Sellabrücke *f*
span bridge: festsitzende Brücke *f*, festsitzende Prothese *f*, festsitzende Teilprothese *f*, fixe Brücke *f*
stationary bridge: festsitzende Brücke *f*, festsitzende Prothese *f*, festsitzende Teilprothese *f*, fixe Brücke *f*
thioether bridge: Thioätherbrücke *f*
bridge of Varolius: Brücke *f*, Pons (cerebri)
Wheatstone bridge: Wheatstone-Brücke *f*

bridge|a|ble ['brɪdʒəbl] *adj*: überbrückbar

bridge|work ['brɪdʒwɜrk] *noun*: Teilprothese *f*, Brücke *f*, Zahnbrücke *f*
fixed bridgework: festsitzende Brücke *f*, festsitzende Prothese *f*, festsitzende Teilprothese *f*, fixe Brücke *f*
removable bridgework: abnehmbare Brücke *f*, abnehmbare Prothese *f*, abnehmbare Teilprothese *f*

bridg|ing ['brɪdʒɪŋ] *noun*: Überbrückung *f*

bri|dle ['braɪdl] *noun*: Bride *f*

bri|dou [briː'duː] *noun*: Perlèche *f*, Faulecken *pl*, Mundwinkelcheilitis *f*, Mundwinkelrhagaden *pl*, Stomatitis angularis, Cheilitis angularis, Angulus infectiosus oris/candidamycetica

brief [briːf] *adj*: **1.** kurz, vorübergehend, kurzlebig, von kurzer Dauer **2.** (*Bericht*) kurz(gefasst), knapp **in brief** kurz

bright [braɪt] *adj*: **1.** hell, glänzend, leuchtend, strahlend (*with* von, vor) **2.** (*Geräusch*) hell, metallisch **3.** (*fig.*) lebhaft, munter; intelligent, klug

bright|en ['braɪtn]: **I** *vt* **1.** heller machen; aufhellen **2.** jdn. aufheitern, aufmuntern **II** *vi* **3.** aufhellen, hell(er) werden, sich klären **4.** lebhafter werden, sich beleben **5.** (*Prognose*) günstiger werden

bright-eyed *adj*: mit glänzenden *oder* strahlenden Augen; helläugig

bright|ness ['braɪtnəs] *noun*: **1.** Helligkeit *f*, Klarheit *f*, Glanz *m* **2.** Intelligenz *f*, Klugheit *f* **3.** Aufgewecktheit *f*, Lebhaftigkeit *f*

bril|liant ['brɪljənt] *adj*: **1.** glänzend, strahlend, leuchtend, glitzernd **2.** (*fig.*) brillant, hervorragend
cresyl blue brilliant: Kresylblau *nt*, Brillantkresylblau *nt*

brim [brɪm] *noun*: **1.** (Gefäß-)Rand *m* **2.** (*anatom.*) Beckenrand *m*, Apertura pelvis superior
pelvic brim: Beckenrand *m*, Apertura pelvis superior

brine [braɪn] *noun*: Lake *f*, Salzbrühe *f*, Sole *f*; Salzwasser *nt*

bring [brɪŋ] *vt*: **(brought; brought) 1.** (mit-)bringen, überbringen, -mitteln, herbeibringen, -schaffen **2.** jdn. veranlassen *oder* bewegen (*to do* zu tun); jdn überzeugen *oder* überreden **3.** bewirken, (mit sich) bringen
bring about *vt* bewirken, verursachen, veranlassen, anregen
bring around *vt* (*Person*) wieder zu Bewusstsein bringen
bring forth *vt, vi* gebären, zur Welt bringen
bring on *vt* (*Krankheit*) herbeiführen, verursachen, auslösen
bring round *vt* →*bring around*
bring to *vt* (*Bewusstlosen*) wiederbeleben, wieder zu Bewusstsein bringen
bring up *vt* **1.** (*Kind*) auf-, großziehen, erziehen **2.** (etw.) erbrechen; (*Säugling*) spucken

bri|no|lase ['braɪnəleɪs] *noun*: Brinolase *f*

brin|y ['braɪniː] *adj*: salzig, salz-, solehaltig

brise|ment [briːz'mənt] *noun*: operative Gelenkmobilisierung *f*, Brisement *nt*

brisk [brɪsk]: **I** *adj* **1.** flott, flink, rasch **2.** (*Diurese*) forciert, stark **3.** lebhaft, rege **4.** frisch, anregend, belebend **II** *vt, vi* →*brisk up*
brisk up I *vt* beleben, anregen **II** *vi* sich beleben, aufleben

bris|tle ['brɪsl]: **I** *noun* Borste *f*; (Bart-)Stoppel *f* **II** *vt* (*Haare*) aufrichten **III** *vi* →*bristle up*
bristle up *vi* (*Haare*) sich sträuben
hard bristles: harte Borsten *pl*
hog bristles: Schweineborsten *pl*
natural bristles: Naturborsten *pl*
nylon bristles: Nylonborsten *pl*
soft bristles: weiche Borsten *pl*

bris|tly ['brɪsliː] *adj*: borstig, stachelig, stoppelig, Stoppel-

brit|tle ['brɪtl] *adj*: spröde, zerbrechlich, brüchig, gebrechlich, fragil

brit|tle|ness ['brɪtlnəs] *noun*: Sprödigkeit *f*, Zerbrechlichkeit *f*, Brüchigkeit *f*

broach [brəʊtʃ] *noun*: **1.** Wurzelkanalräumer *m* **2.** Stecheisen *nt*, Ahle *f*, Pfriem *m*, Räumahle *f*
barbed broach: Exstirpationsnadel *f*, Pulpaextraktor *m*, Pulpaexstirpator *m*, Pulpaexstirpationsnadel *f*
endodontic broach: Exstirpationsnadel *f*, Pulpaextraktor *m*, Pulpaexstirpator *m*, Pulpaexstirpationsnadel *f*
pathfinder broach: Wurzelkanalsonde *f*
root canal broach: **1.** Exstirpationsnadel *f*, Pulpaextraktor *m*, Pulpaexstirpator *m*, Pulpaexstirpationsnadel *f* **2.** Wurzelkanalräumer *m*
smooth broach: Wurzelkanalsonde *f*

broad [brɔːd] *adj*: **1.** breit, weit, ausgedehnt **2.** (*Akzent*) stark; (*Wissen*) breit **3.** (*Hinweis*) deutlich, klar

broad-breasted *adj*: breitbrüstig

broad-chested *adj*: breitbrüstig

broad|en ['brɔːdn]: **I** *vt* breiter machen, verbreitern; (*a. fig.*) erweitern, ausdehnen **II** *vi* breiter werden, sich erweitern *oder* verbreitern (*into* zu)

broad|faced ['brɔːdfeɪst] *adj*: breit-, mondgesichtig

broad|ish ['brɔːdɪʃ] *adj*: ziemlich *oder* relativ breit

broad-minded *adj*: (*Person*) tolerant, offen, liberal, unvoreingenommen

broad-spectrum *adj*: **1.** wirksam gegen eine Vielzahl von Mikroorganismen, Breitspektrum- **2.** vielfältig anwendbar *oder* einsetzbar

bro|ken ['brəʊkn]: **I** *adj* zerbrochen; (*Knochen*) gebrochen; (*Gesundheit*) zerrüttet; (*körperlich oder seelisch*) gebrochen; (*Schlaf*) unterbrochen **II** *ptp* →*break*

broken-down *adj*: **1.** verbraucht, erschöpft; kaputt **2.** (*Nerven*) zerrüttet; (*seelisch*) gebrochen; (*gesundheitlich*) am Ende, verbraucht

broken-hearted *adj*: gebrochen, verzweifelt, bekümmert; deprimiert

bro|mate ['brəʊmeɪt] *noun*: Bromat *nt*

bro|mat|ed ['brəʊmeɪtɪd] *adj*: bromiert

bro|ma|ther|a|py [brəʊmə'θerəpiː] *noun*: Bromatotherapie *f*, Bromatherapie *f*; Diätetik *f*

bro|ma|tol|o|gy [ˌbrəʊmə'tɑlədʒiː] *noun*: Bromatologie *f*, Bromatik *f*, Bromatographie *f*, Bromatografie *f*

bro|ma|to|ther|a|py [ˌbrəʊmətəʊ'θerəpiː] *noun*: Broma(to)therapie *f*; Diätetik *f*

bro|ma|to|tox|in [ˌbrəʊmətəʊ'tɑksɪn] *noun*: Lebensmitteltoxin *nt*, Bromatotoxin *nt*

bro|ma|tox|ism [brəʊmə'tɑksɪzəm] *noun*: Lebensmittelvergiftung *f*

bro|maz|e|pam [brəʊ'mæzɪpæm] *noun*: Bromazepam *nt*

bro|me|lain ['brəʊmɪleɪn] *noun*: Bromelain *nt*

bro|me|lin ['brəʊməlɪn, brəʊ'miː-] *noun*: Bromelin *nt*

brom|hex|ine [brəʊm'heksiːn] *noun*: Bromhexin *nt*

bro|mhi|dro|sis [brəʊmhɪ'drəʊsɪs] *noun*: Brom(h)idrosis *f*
bro|mic ['brəʊmɪk] *adj*: fünfwertiges Brom betreffend *oder* enthaltend
bro|mide ['brəʊmaɪd, -mɪd] *noun*: Bromid *nt*
aurous bromide: Goldbromid *nt*
benzyl bromide: Benzylbromid *nt*
butylscopolamine bromide: Butylscopolaminiumbromid *nt*, Hyoscinbutylbromid *nt*
distigmine bromide: Distigminbromid *nt*
hexadecyltrimethylammonium bromide: Cetrimoniumbromid *nt*
methanthelinium bromide: Methantheliniumbromid *nt*
oxitropium bromide: Oxitropiumbromid *nt*
rocuronium bromide: Rocuroniumbromid *nt*
bro|mi|dro|sis [brəʊmɪ'drəʊsɪs] *noun*: Bromhidrose *f*, Kakidrose *f*
bro|min|at|ed ['brəʊmɪˌneɪtɪd] *adj*: bromhaltig, bromiert
bro|mine ['brəʊmiːn, -mɪn] *noun*: Brom *nt*
bro|min|ism ['brəʊmɪnɪzəm] *noun*: →*bromism*
bro|min|ized ['brəʊmɪnaɪzd] *adj*: →*brominated*
bro|mism ['brəʊmɪzəm] *noun*: Bromismus *m*
brom|i|so|val|um [brəʊmˌaɪsəʊ'væləm] *noun*: Bromisoval *nt*
bro|mo|ben|zene [ˌbrəʊməʊ'benziːn] *noun*: Brombenzol *nt*
bro|mo|chlo|ro|tri|flu|o|ro|eth|ane [ˌbrəʊməklɔːrətraɪˌflʊərə'eθeɪn] *noun*: Halothan *nt*, Fluothan *nt*
bro|mo|crip|tine [ˌbrəʊmə'krɪptiːn] *noun*: Bromocriptin *nt*
5-bro|mo|de|o|xy|u|ri|dine [ˌbrəʊmədɪˌɑksɪ'jʊərɪdiːn, -dɪn] *noun*: 5-Brom(o)desoxyuridin *nt*
bro|mo|der|ma [ˌbrəʊmə'dɜrmə] *noun*: Bromodermie *f*, -derma *nt*
bro|mo|form ['brəʊməfɔːrm] *noun*: Bromoform *nt*, Tribrommethan *nt*
bro|mo|ma|nia [ˌbrəʊmə'meɪnɪə] *noun*: Bromomanie *f*
bro|mop|nea [ˌbrəʊmɑp'niːə] *noun*: Mundgeruch *m*, Atemgeruch *m*, Halitose *f*, Kakostomie *f*, Foetor ex ore
bro|mop|noe|a [ˌbrəʊmɑp'niːə] *noun*: (*brit.*) →*bromopnea*
bro|mo|sul|fo|phthal|e|in [ˌbrəʊməˌsʌlfəʊ'θæliːn] *noun*: →*bromsulphalein*
bro|mo|sul|pho|phthal|e|in [ˌbrəʊməˌsʌlfəʊ'θæliːn] *noun*: (*brit.*) →*bromsulphalein*
5-bro|mo|u|ra|cil [brəʊmə'jʊərəsɪl] *noun*: 5-Bromuracil *nt*
bro|mo|vi|nyl|de|o|xy|u|ri|dine [ˌbrəʊməˌvaɪnɪldɪˌɑksɪ'jʊərɪdiːn, -dɪn] *noun*: Bromovinyldesoxyuridin *nt*
brom|per|i|dol [brəʊm'perɪdɑl, -dɔl] *noun*: Bromperidol *nt*
brom|phen|ir|a|mine [ˌbrəʊmfe'nɪərəmiːn] *noun*: Brompheniramin *nt*, 4-Bromdylamin *nt*
brom|phe|nol [brəʊm'fiːnɔl, -nɑl] *noun*: Bromphenol *nt*
brom|sul|fo|phthal|e|in [ˌbrəʊmˌsʌlfəʊ'θæliːn] *noun*: →*bromsulphalein*
brom|sul|phal|e|in [ˌbrəʊmsʌl'fæliːɪn] *noun*: Bromosulfalein *nt*, Bromosulphthalein *nt*, Bromthalein *nt*, Bromosulfophthalein *nt*
brom|sul|pho|phthal|e|in [ˌbrəʊmˌsʌlfəʊ'θæliːn] *noun*: (*brit.*) →*bromsulphalein*
bro|mum ['brəʊməm] *noun*: Brom *nt*
brom|u|rat|ed ['brəʊmjəreɪtɪd] *adj*: Brom *oder* Bromsalze enthaltend; bromiert
brom|u|ret ['brəʊmjəret] *noun*: →*bromide*
bronch- *präf.*: Bronchien-, Broncho-, Bronchi-, Bronchus-
bronch|ad|e|nit|ic [brɑŋkædɪ'nɪtɪk] *adj*: Bronchadenitis betreffend, bronchadenitisch, bronchoadenitisch
bronch|ad|e|ni|tis [brɑŋkædɪ'naɪtɪs] *noun*: Entzündung *f* der Bronchialdrüsen, Bronchoadenitis *f*, Bronchadenitis *f*
bron|chi ['brɑŋkaɪ] *plural*: →*bronchus*
bron|chi|al ['brɑŋkɪəl] *adj*: Bronchus/Bronchien *oder* Bronchialsystem betreffend, bronchial, Broncho-, Bronchial-
bron|chi|arc|tia [ˌbrɑŋkɪ'ærkʃɪə] *noun*: Bronchusstenose *f*
bron|chi|ec|ta|sia [ˌbrɑŋkɪek'teɪʒ(ɪ)ə] *noun*: Bronchiektase *f*, Bronchiektasie *f*
bron|chi|ec|ta|sic [ˌbrɑŋkɪek'teɪzɪk] *adj*: →*bronchiectatic*
bron|chi|ec|ta|sis [ˌbrɑŋkɪ'ektəsɪs] *noun*: Bronchiektase *f*, Bronchiektasie *f*
capillary bronchiectasis: Bronchiolenerweiterung *f*, -dilatation *f*
collateral bronchiectasis: kollaterale Bronchiektase *f*
congenital bronchiectasis: kongenitale Bronchiektase *f*
cylindric bronchiectasis: zylindrische Bronchiektase *f*
cystic bronchiectasis: zystische Bronchiektase *f*, Bronchiektase *f* mit Zystenbildung
follicular bronchiectasis: follikuläre Bronchiektase *f*, Bronchiektase *f* mit Traubenbildung
fusiform bronchiectasis: spindelförmige/fusiforme Bronchiektase *f*
obstructive bronchiectasis: Stenosebronchiektase *f*
saccular bronchiectasis: sackförmige Bronchiektase *f*
sacculated bronchiectasis: →*saccular bronchiectasis*
scar bronchiectasis: Bronchiektase *f* durch Narbenzug
bron|chi|ec|tat|ic [ˌbrɑŋkɪek'tætɪk] *adj*: Bronchiektase betreffend, bronchiektatisch
bron|chil|o|quy [brɑŋ'kɪləkwɪ] *noun*: Bronchophonie *f*
bron|chi|o|cele ['brɑŋkɪəʊsiːl] *noun*: Bronchiolenerweiterung *f*, -dilatation *f*
bron|chi|o|cri|sis [ˌbrɑŋkɪəʊ'kraɪsɪs] *noun*: Bronchiokrise *f*
bron|chi|o|gen|ic [ˌbrɑŋkɪəʊ'dʒenɪk] *adj*: von den Bronchien ausgehend, bronchogen
bron|chi|ole ['brɑŋkɪəʊl] *noun*: Bronchiole *f*, Bronchiolus *m*
alveolar bronchioles: Alveolarbronchiolen *pl*, Bronchioli alveolares/respiratorii
lobular bronchioles: Terminalbronchiolen *pl*, Bronchioli terminales
respiratory bronchioles: Alveolarbronchiolen *pl*, Bronchioli respiratorii, Bronchioli alveolarii
terminal bronchioles: Terminalbronchiolen *pl*, Bronchioli terminales
bron|chi|o|lec|ta|sis [ˌbrɑŋkɪəʊ'lektəsɪs] *noun*: Bronchiolenerweiterung *f*, Bronchiolektas(i)e *f*
bron|chi|o|li [brɑn'kaɪəlaɪ] *plural*: Bronchiolen *pl*
bron|chi|o|lit|ic [ˌbrɑn'kaɪə'lɪtɪk] *adj*: Bronchiolenentzündung/Bronchiolitis betreffend, bronchiolitisch
bron|chi|o|li|tis [ˌbrɑn'kaɪə'laɪtɪs] *noun*: Bronchiolitis *f*, Bronchiolenentzündung *f*, Bronchitis *f* capillaris
obliterative bronchiolitis: Bronchiolitis obliterans
toxic bronchiolitis: toxische Bronchiolitis *f*
vesicular bronchiolitis: Bronchopneumonie *f*, lobuläre Pneumonie *f*
bron|chi|o|lus [brɑn'kaɪələs, brɑŋ-] *noun, plural* **-li** [-laɪ]: Bronchiole *f*, Bronchiolus *m*
bron|chi|o|nec|ta|sia [ˌbrɑŋkɪəʊnek'teɪʒ(ɪ)ə] *noun*: →*bronchiolectasis*
bron|chi|o|spasm ['brɑŋkɪəʊspæzəm] *noun*: Bronchospasmus *m*
bron|chi|o|ste|no|sis [ˌbrɑŋkɪəʊstɪ'nəʊsɪs] *noun*: Bronchusstenose *f*
bron|chis|mus [brɑŋ'kɪzməs] *noun*: Bronchospasmus *m*
bron|chit|ic [brɑŋ'kɪtɪk]: I *noun* Patient(in *f*) *m* mit Bronchitis, Bronchitiker(in *f*) *m* II *adj* Bronchitis betreffend, bronchitisch
bron|chi|tis [brɑŋ'kaɪtɪs] *noun*: Entzündung *f* der Bronchialschleimhaut, Bronchitis *f*
acute bronchitis: akute Bronchitis *f*

B

acute purulent bronchitis: akut-eitrige Bronchitis *f*
atrophic bronchitis: atrophische Bronchitis *f*
capillary bronchitis: Bronchiolitis *f*, Bronchiolenentzündung *f*, Bronchitis capillaris
Castellani's bronchitis: Bronchospirochaetosis Castellani *f*, hämorrhagische Bronchitis *f*, Bronchitis haemorrhagica
catarrhal bronchitis: Bronchialkatarrh *m*, katarrhalische Bronchitis *f*, Bronchitis catarrhalis
cheesy bronchitis: käsige Bronchitis *f*
chronic bronchitis: chronische Bronchitis *f*
chronic hypertrophic bronchitis: chronisch-hypertrophische Bronchitis *f*, Bronchitis hypertrophicans
congestive bronchitis: Stauungsbronchitis *f*
croupous bronchitis: kruppöse/(pseudo-)membranöse Bronchitis *f*, Bronchitis crouposa/fibrinosa/plastica/pseudomembranacea
dry bronchitis: trockene Bronchitis *f*, Bronchitis *f* ohne Auswurf, Bronchitis sicca
exudative bronchitis: →*croupous bronchitis*
fibrinous bronchitis: →*croupous bronchitis*
haemorrhagic bronchitis: (*brit.*) →*hemorrhagic bronchitis*
hemorrhagic bronchitis: hämorrhagische Bronchitis *f*, Bronchitis haemorrhagica, Bronchospirochaetosis Castellani
laryngotracheal bronchitis: laryngotracheale Bronchitis *f*
membranous bronchitis: →*croupous bronchitis*
mucopurulent bronchitis: schleimig-eitrige Bronchitis *f*
obliterative bronchitis: Bronchitis obliterans
plastic bronchitis: →*croupous bronchitis*
productive bronchitis: produktive Bronchitis *f*, Bronchitis *f* mit Auswurf, Bronchitis productiva
pseudomembranous bronchitis: →*croupous bronchitis*
putrid bronchitis: eitrige/putride Bronchitis *f*, Bronchitis foetida/putrida
staphylococcal bronchitis: Staphylokokkenbronchitis *f*
streptococcal bronchitis: Streptokokkenbronchitis *f*

broncho- *präf.*: Bronchien-, Broncho-, Bronchi-, Bronchus-

bron|cho|ad|e|nit|ic *adj*: Bronchadenitis betreffend, bronchoadenitisch, bronchadenitisch

bron|cho|ad|e|ni|tis [ˌbrɑŋkəʊˌædə'naɪtɪs] *noun*: Entzündung *f* der Bronchialdrüsen, Bronchadenitis *f*, Bronchoadenitis *f*

bron|cho|al|ve|o|lar [ˌbrɑŋkəʊæl'vɪələr] *adj*: Bronchiole(n) und Lungenbläschen/Alveolen betreffend, bronchoalveolär, bronchiolo-alveolär, bronchovesikulär

bron|cho|al|ve|o|lit|ic [ˌbrɑŋkəʊˌælvɪə'lɪtɪk] *adj*: Bronchoalveolitis betreffend, bronchoalveolitisch, bronchalveolitisch

bron|cho|al|ve|o|li|tis [ˌbrɑŋkəʊˌælvɪə'laɪtɪs] *noun*: Entzündung *f* von Bronchien und Lungenalveolen, Bronchoalveolitis *f*, Bronchalveolitis *f*

bron|cho|as|per|gil|lo|sis [ˌbrɑŋkəʊˌæspərdʒɪ'ləʊsɪs] *noun*: Bronchial-, Bronchoaspergillose *f*

bron|cho|blas|to|my|co|sis [ˌbrɑŋkəʊˌblæstəʊmaɪ'kəʊsɪs] *noun*: Bronchoblastomykose *f*

bron|cho|blen|nor|rhe|a [ˌbrɑŋkəʊˌblenə'rɪə] *noun*: Bronchoblennorrhoe *f*

bron|cho|blen|nor|rhoe|a [ˌbrɑŋkəʊˌblenə'rɪə] *noun*: (*brit.*) →*bronchoblennorrhea*

bron|cho|can|di|di|a|sis [ˌbrɑŋkəʊˌkændɪ'daɪəsɪs] *noun*: Bronchialcandidose *f*, -moniliasis *f*

bron|cho|cav|ern|ous [ˌbrɑŋkəʊ'kævərnəs] *adj*: Bronchus und Kaverne betreffend, bronchokavernös

bron|cho|cele ['brɑŋkəʊsiːl] *noun*: (lokalisierte) Bronchuserweiterung *f*, -dilatation *f*, Bronchozele *f*

bron|cho|con|stric|tion [ˌbrɑŋkəʊkən'strɪkʃn] *noun*: Bronchokonstriktion *f*, Bronchuskonstriktion *f*

bron|cho|con|stric|tor [ˌbrɑŋkəʊkən'strɪktər]: **I** *noun* bronchokonstriktive Substanz *f* **II** *adj* bronchokonstriktiv

bron|cho|dil|a|ta|tion [brɑŋkəʊˌdɪlə'teɪʃn] *noun*: Bronchodilatation *f*, Bronchoerweiterung *f*

bron|cho|di|la|tion [ˌbrɑŋkəʊdaɪ'leɪʃn] *noun*: Bronchodilation *f*

bron|cho|di|la|tor [ˌbrɑŋkəʊdaɪ'lətər]: **I** *noun* Bronchodilatator *m*, Bronchospasmolytikum *nt* **II** *adj* bronchodilatorisch, bronchodilatatorisch

bron|cho|e|de|ma [ˌbrɑŋkəʊɪ'diːmə] *noun*: Ödem *nt* der Bronchialschleimhaut, Bronchialödem *nt*

bron|cho|e|goph|o|ny [ˌbrɑŋkəʊɪ'gɑfəniː] *noun*: (*Auskultation*) Ziegenmeckern *nt*, Kompressionsatmen *nt*, Ägophonie *f*

bron|cho|e|soph|a|ge|al [ˌbrɑŋkəʊɪˌsɑfə'dʒiːəl] *adj*: Bronchus/Bronchien und Speiseröhre/Ösophagus betreffend, bronchoösophageal, ösophagobronchial

bron|cho|e|soph|a|gos|co|py [ˌbrɑŋkəʊɪˌsɑfə'gɑskəpiː] *noun*: Bronchoösophagoskopie *f*

bron|cho|fi|ber|scope [brɑŋkəʊ'faɪbərskəʊp] *noun*: flexibles Bronchoskop *nt*, Glasfaserbronchoskop *nt*

bron|cho|fi|ber|sco|py [ˌbrɑŋkəʊfaɪ'bɜrskəpiː] *noun*: Bronchofiberendoskopie *f*, Bronchofiberskopie *f*

bron|cho|fi|bros|co|py [ˌbrɑŋkəʊfaɪ'brɑskəpiː] *noun*: Bronchofiberendoskopie *f*, Bronchofiberskopie *f*

bron|cho|gen|ic [ˌbrɑŋkəʊ'dʒenɪk] *adj*: von den Bronchien ausgehend, bronchogen

bron|cho|gram ['brɑŋkəʊgræm] *noun*: Bronchogramm *nt*

bron|cho|graph|ic [brɑŋkəʊ'græfɪk] *adj*: Bronchografie betreffend, mittels Bronchografie, bronchographisch, bronchografisch

bron|chog|ra|phy [brɑn'kɑgrəfiː] *noun*: Bronchographie *f*, Bronchografie *f*

bron|cho|lith ['brɑŋkəʊlɪθ] *noun*: Broncholith *m*

bron|cho|li|thi|a|sis [ˌbrɑŋkəʊlɪ'θaɪəsɪs] *noun*: Broncholithiasis *f*

bron|cho|ma|la|cia [ˌbrɑŋkəʊmə'leɪʃ(ɪ)ə] *noun*: Bronchomalazie *f*

bron|cho|mon|il|i|a|sis [ˌbrɑŋkəʊmɑnə'laɪəsɪs] *noun*: Bronchialcandidose *f*, Bronchialmoniliasis *f*

bron|cho|mo|tor [ˌbrɑŋkəʊ'məʊtər] *adj*: bronchomotorisch

bron|cho|mu|co|cele [ˌbrɑŋkəʊ'mjuːkəʊsiːl] *noun*: Bronchomukozele *f*

bron|cho|my|co|sis [ˌbrɑŋkəʊmaɪ'kəʊsɪs] *noun*: Bronchomykose *f*

bron|cho|my|cot|ic [ˌbrɑŋkəʊmaɪ'kɑtɪk] *adj*: bronchomykotisch

bron|cho|no|car|di|o|sis [brɑŋkəʊnəʊˌkɑːrdɪ'əʊsɪs] *noun*: Nocardieninfektion *f* der Bronchien

broncho-oedema *noun*: (*brit.*) →*bronchoedema*

bron|cho|oe|soph|a|ge|al [ˌbrɑŋkəʊɪˌsɑfə'dʒiːəl] *adj*: (*brit.*) →*bronchoesophageal*

bron|cho|oe|soph|a|gos|co|py [ˌbrɑŋkəʊɪˌsɑfə'gɑskəpiː] *noun*: (*brit.*) →*bronchoesophagoscopy*

broncho-oidiosis *noun*: →*bronchocandidiasis*

bron|cho|pan|cre|at|ic [ˌbrɑŋkəʊˌpænkrɪ'ætɪk, -ˌpæŋ-] *adj*: bronchopankreatisch

bron|chop|a|thy [brɑŋ'kɑpəθiː] *noun*: Bronchialerkrankung *f*, Bronchopathie *f*

bron|choph|o|ny [brɑŋ'kɑfəniː] *noun*: Bronchophonie *f*

bron|cho|plas|ty ['brɑŋkəʊplæstiː] *noun*: Bronchusplas-

tik *f*
bron|cho|ple|gia [ˌbrɑŋkəʊ'pliːdʒ(ɪ)ə] *noun*: Bronchoplegie *f*, Bronchuslähmung *f*
bron|cho|pleu|ral [ˌbrɑŋkəʊ'plʊərəl] *adj*: Bronchien und Brustfell/Pleura betreffend, bronchopleural
bron|cho|pleu|ro|pneu|mo|ni|a [ˌbrɑŋkəʊˌplʊərəʊn(j)uː'məʊnɪə] *noun*: Bronchopleuropneumonie *f*
bron|cho|pneu|mo|ni|a [ˌbrɑŋkəʊn(j)uː'məʊnɪə] *noun*: Entzündung *f* von Bronchien und Lungengewebe, Bronchopneumonie *f*
atypical bronchopneumonia: atypische Pneumonie *f*, primär-atypische Pneumonie *f*
endobronchial bronchopneumonia: endobronchiale Bronchopneumonie *f*
haemorrhagic necrotizing bronchopneumonia: (*brit.*) →*hemorrhagic necrotizing bronchopneumonia*
hemorrhagic necrotizing bronchopneumonia: hämorrhagisch-nekrotisierende Bronchopneumomie *f*
peribronchial bronchopneumonia: peribronchiale Bronchopneumonie *f*
pseudo-syphilitic bronchopneumonia: Wassermann-positives Lungeninfiltrat *nt*
bron|cho|pneu|mon|ic [ˌbrɑŋkəʊn(j)uː'mɑnɪk] *adj*: Bronchopneumonie betreffend, bronchopneumonisch
bron|cho|pneu|mo|ni|tis [ˌbrɑŋkəʊˌn(j)uːmə'naɪtɪs] *noun*: →*bronchopneumonia*
bron|cho|pneu|mop|a|thy [ˌbrɑŋkəʊn(j)uː'mɑpəθiː] *noun*: Bronchopneumopathie *f*
bron|cho|pul|mo|nar|y [ˌbrɑŋkəʊ'pʌlməˌneriː, 'pʊl-] *adj*: Bronchien und Lunge(n)/Pulmones betreffend, bronchopulmonal
bron|cho|py|o|cele [ˌbrɑŋkəʊ'paɪəsiːl] *noun*: Bronchopyozele *f*
bron|cho|ra|di|og|ra|phy [brɑŋkəʊˌreɪdɪ'ɑgrəfiː] *noun*: Bronchoradiographie *f*, Bronchoradiografie *f*
bron|chor|rha|gia [ˌbrɑŋkəʊ'rædʒ(ɪ)ə] *noun*: Bronchial-, Bronchusblutung *f*, Bronchorrhagie *f*
bron|chor|rha|phy [brɑn'kɑrəfiː] *noun*: Bronchusnaht *f*, Bronchorrhaphie *f*
bron|chor|rhe|a [ˌbrɑŋkəʊ'rɪə] *noun*: Bronchorrhoe *f*
bron|chor|rhoe|a [ˌbrɑŋkəʊ'rɪə] *noun*: (*brit.*) →*bronchorrhea*
bron|cho|scope ['brɑŋkəʊskəʊp] *noun*: Bronchoskop *nt*
fiberoptic bronchoscope: Glasfaser-, Fiberbronchoskop *nt*
bron|cho|scop|ic [brɑŋkəʊ'skɑpɪk] *adj*: Bronchoskop *oder* Bronchoskopie betreffend, mittels Bronchoskop *oder* Bronchoskopie, bronchoskopisch
bron|chos|co|py [brɑn'kɑskəpiː] *noun*: Bronchoskopie *f*
bron|cho|si|nus|i|tis [ˌbrɑŋkəʊˌsaɪnə'saɪtɪs] *noun*: Sino-, Sinubronchitis *f*, sinubronchiales/sinupulmonales Syndrom *nt*
bron|cho|spasm [ˌbrɑŋkəʊspæzəm] *noun*: Bronchospasmus *m*
bron|cho|spi|ro|chaet|o|sis [ˌbrɑŋkəʊˌspaɪrəkɪ'təʊsɪs] *noun*: (*brit.*) →*bronchospirochetosis*
bron|cho|spi|ro|chet|o|sis [ˌbrɑŋkəʊˌspaɪrəkɪ'təʊsɪs] *noun*: hämorrhagische Bronchitis *f*, Bronchitis haemorrhagica, Bronchospirochaetosis Castellani
bron|cho|spi|rog|ra|phy [ˌbrɑŋkəʊˌspaɪ'rɑgrəfiː] *noun*: Bronchospirografie *f*
bron|cho|spi|rom|e|ter [ˌbrɑŋkəʊspaɪ'rɑmɪtər] *noun*: Bronchospirometer *nt*
bron|cho|spi|rom|e|try [ˌbrɑŋkəʊspaɪ'rɑmətriː] *noun*: Bronchospirometrie *f*
bron|cho|stax|is [ˌbrɑŋkəʊ'stæksɪs] *noun*: Bronchostaxis *f*
bron|cho|ste|no|sis [ˌbrɑŋkəʊstɪ'nəʊsɪs] *noun*: Bronchusstenose *f*
bron|cho|ste|not|ic [ˌbrɑŋkəʊstɪ'nɑtɪk] *adj*: Bronchostenose betreffend, bronchostenotisch
bron|chos|to|my [brɑn'kɑstəmiː] *noun*: Bronchostomie *f*
bron|cho|tome ['brɑŋkətəʊm] *noun*: Bronchotom *nt*
bron|chot|o|my [brɑn'kɑtəmiː] *noun*: Bronchotomie *f*
bron|cho|tra|che|al [ˌbrɑŋkəʊ'treɪkɪəl] *adj*: Bronchien und Luftröhre/Trachea betreffend, bronchotracheal, tracheobronchial
bron|cho|tra|che|os|co|py [ˌbrɑŋkəʊˌtreɪkɪ'ɑskəpiː] *noun*: Bronchotracheoskopie *f*
bron|cho|ve|sic|u|lar [ˌbrɑŋkəʊvə'sɪkjələr] *adj*: Bronchiole(n) und Lungenbläschen/Alveolen betreffend, bronchoalveolär, bronchiolo-alveolär, bronchovesikulär
bron|chus ['brɑŋkəs] *noun, plural* **-chi** [-kaɪ]: Luftröhrenast *m*, Bronchus *m*
anterior basal segment bronchus: Bronchus segmentalis basalis anterior
anterior posterior bronchus: Bronchus anterior posterior
anterior segment bronchus: Bronchus segmentalis anterior
apical bronchus: Bronchus segmentalis apicalis
apical segment bronchus: Bronchus segmentalis apicalis
apicoposterior segment bronchus: Bronchus segmentalis apicoposterior
cardiac bronchus: Bronchus segmentalis basalis medialis, Bronchus cardiacus
cardiac segment bronchus: →*cardiac bronchus*
drainage bronchus: Drainagebronchus *m*
eparterial bronchus: Bronchus lobaris superior dexter, Ramus bronchialis eparterialis
hyparterial bronchi: Bronchus lobaris medius/inferius dexter, Bronchus lobaris superior/inferior sinister, Rami bronchiales hyparteriales
inferior lingular bronchus: Bronchus lingularis inferior
lateral basal segment bronchus: Bronchus segmentalis basalis lateralis
lateral segment bronchus: Bronchus segmentalis lateralis
left inferior lobar bronchus: Bronchus lobaris inferior sinister
left main bronchus: Bronchus principalis sinister
left superior lobar bronchus: Bronchus lobaris superior sinister
lobar bronchus: Lappen-, Lobarbronchus *m*, Bronchus lobaris
main bronchus: Primär-, Haupt-, Stammbronchus *m*, Bronchus principalis
medial basal segment bronchus: Bronchus segmentalis basalis medialis, Bronchus cardiacus
medial segment bronchus: Bronchus segmentalis medialis
posterior basal segment bronchus: Bronchus segmentalis basalis posterior
posterior segment bronchus: Bronchus segmentalis posterior
primary bronchus: Primär-, Haupt-, Stammbronchus *m*, Bronchus principalis
principal bronchus: →*primary bronchus*
right inferior lobar bronchus: Bronchus lobaris inferior dexter
right main bronchus: Bronchus principalis dexter
right middle lobar bronchus: Bronchus lobaris medius dexter
right superior lobar bronchus: Bronchus lobaris supe-

B

rior dexter
segment bronchus: Segmentbronchus *m*, Bronchus segmentalis
segmental bronchus: →*segment bronchus*
stem bronchus: Primär-, Haupt-, Stammbronchus *m*, Bronchus principalis
superior lingular bronchus: Bronchus lingularis superior
superior segment bronchus: Bronchus segmentalis superior
bron|to|pho|bi|a [ˌbrɑntə'fəʊbɪə] *noun*: Gewitterangst *f*, Brontophobie *f*
bron|to|pho|bic [ˌbrɑntə'fəʊbɪk] *adj*: brontophob
bronze [brɑnz]: I *noun* **1.** Bronze *f*; Bronzelegierung *f* **2.** Bronzefarbe *f* II *adj* bronzen, bronzefarben, Bronze- III *vt* (*Haut*) bräunen IV *vi* (*Haut*) bräunen, braun werden
bronzed [brɑnzt] *adj*: (sonnen-)gebräunt, braun
brood ['bru:d]: I *noun* (*biolog.*) Brut *f*, Wurf *m* II *adj* brütend, Brut- III *vt* (*a. fig.*) ausbrüten IV *vi* brüten; (*fig.*) brüten (*on, over* über)
brood|er ['bru:dər] *noun*: Brutkasten *m*
broth [brɑθ] *noun*: Nährbrühe *f*, Nährbouillon *f*, Bouillon *f*
bile broth: Gallebouillon *f*
carbohydrate broth: Kohlenhydrat(nähr)bouillon *f*
Leifson's selenite broth: Selenitbouillon *f* nach Leifson
liver broth: Leberbouillon *f*
nitrate broth: Nitratbouillon *f*
nutrient broth: Nährbouillon *f*, Nährbrühe *f*
selenite broth: Selenitbouillon *f* nach Leifson
tetrathionate broth: Tetrathionatbouillon *f*
THIO broth: →*thioglycolate broth*
thioglycolate broth: Thioglykolatbouillon *f*
Todd-Hewitt broth: Todd-Hewett-Bouillon *f*
broth|er ['brʌðər]: I *noun* Bruder *m* II *adj* Bruder- **brothers and sisters** Geschwister *pl*
half brother: Halbbruder *m*
twin brother: Zwillingsbruder *m*
broth|er|ly ['brʌðərli:] *adj*: brüderlich
brow [braʊ] *noun*: **1.** Stirn *f* **2.** (Augen-)Braue *f*
beetle brows: buschige zusammengewachsene Augenbrauen *pl*
Olympian brow: Olympierstirn *f*
olympic brow: Olympierstirn *f*
brown [braʊn]: I *noun* Braun *nt*, braune Farbe *f*, brauner Farbstoff *m* II *adj* braun; (*Gesichtsfarbe*) bräunlich; (*Haar*) brünett III *vt* (*Haut*) bräunen IV *vi* braun werden, bräunen
aniline brown: Bismarckbraun *nt*
Bismarck brown: Bismarckbraun *nt*
cocoa brown: Mittelbraun *nt*
Manchester brown: Bismarckbraun *nt*
brown-skinned *adj*: braun(häutig)
BRR *Abk.*: **1.** baroreceptor reflex **2.** brachioradial reflex
BRS *Abk.*: bromosuccinimide
Bru|cel|la [bru:'selə] *noun*: Brucella *f*
Brucella abortus: Bang-Bazillus *m*, Brucella abortus, Bacterium abortus Bang
Brucella bronchiseptica: Bordetella bronchiseptica
Brucella canis: Brucella canis
Brucella melitensis: Maltafieber-Bakterium *nt*, Bacterium melitensis, Brucella melitensis
Brucella suis: Brucella suis, Bacterium abortus suis
Bru|cel|la|ce|ae [ˌbru:sə'leɪsɪi:] *plural*: Brucellaceae *pl*
bru|cel|lar [bru:'selər] *adj*: Brucellen betreffend, durch Brucellen verursacht, Brucellen-
bru|cel|lin [bru:'selɪn] *noun*: Brucellin *nt*
bru|cel|lo|sis [bru:sə'ləʊsɪs] *noun*: **1.** Brucellose *f* **2.** Maltafieber *nt*, Mittelmeerfieber *nt*
bovine brucellosis: Rinderbrucellose *f*, Bang-Krankheit *f*
porcine brucellosis: Schweinebrucellose *f*
swine brucellosis: Schweinebrucellose *f*
bru|cine ['bru:si:n, -sɪn] *noun*: Brucin *nt*
Bru|gia ['bru:dʒɪə] *noun*: Brugia *f*
Brugia malayi: Malayenfilarie *f*, Brugia malayi, Wuchereria malayi
Brugia pahangi: Brugia pahangi
bruise [bru:z]: I *noun* **1.** Quetschung *f*, Prellung *f* **2.** blauer Fleck *m*, Bluterguss *m* II *vt* quetschen, Prellungen zufügen, jdn. grün und blau schlagen III *vi* eine Prellung *oder* einen Bluterguss bekommen
chest bruise: Brustkorbprellung *f*, Contusio thoracis
bruit [bru:t] *noun*: Bruit *m*, Geräusch *nt*
aneurysmal bruit: auskultatorisches Geräusch *nt* über einem Aneurysma
bruit de canon: Kanonenschlag *m*, Bruit de canon
carotid bruit: Strömungsgeräusch *nt* über der Arteria carotis
bruit de diable: Nonnensausen *nt*, -geräusch *nt*, Kreiselgeräusch *nt*, Bruit de diable
jugular bruit: Nonnensausen *nt*, -geräusch *nt*, Kreiselgeräusch *nt*, Bruit de diable
bruit de moulin: Mühlradgeräusch *nt*, Bruit de moulin
bruit de rappel: Mitralöffnungston *m*
Roger's bruit: Roger-Geräusch *nt*
systolic bruit: systolisches (Herz-)Geräusch *nt*, Systolikum *nt*
thyroid bruit: (auskultatorisches) Schwirren *nt* über der Schilddrüse
Traube's bruit: Galopp(rhythmus *m*) *m*
brun|ner|o|ma [ˌbrʊnə'rəʊmə] *noun*: Brunneriom *nt*
brun|ne|ro|sis [ˌbrʊnə'rəʊsɪs] *noun*: Brunnerosis *f*
brush [brʌʃ]: I *noun* **1.** Bürste *f*; Pinsel *m* **2.** Bürsten *nt* II *vt* (ab-)bürsten; pinseln **brush one's teeth/hair** sich die Zähne putzen/sich das Haar bürsten wischen
brush away *vt* ab-, wegbürsten, wegwischen
brush off *vt* ab-, wegbürsten, wegwischen
Bass' brush: Bass-Zahnbürste *f*
bristle brush: Polierbürste *f* mit Borstenbesatz
contact brush: Kontaktbürste *f*
denture brush: Prothesenbürste *f*
interproximal brush: Interproximalbürste *f*
nail brush: Nagelbürste *f*
polishing brush: Polierbürste *f*
brushes of Ruffini: Ruffini-Endorgane *pl*
tooth brush: Zahnbürste *f*
wire brush: Drahtbürste *f*
bru|tal ['bru:tl] *adj*: **1.** brutal, grausam, unmenschlich, roh **2.** (*Sprache*) derb, ungehobelt **3.** (*Kritik*) hart, scharf **4.** tierisch, viehisch
bru|tal|i|ty [bru:'tæləti:] *noun, plura* **-ties**: Brutalität *f*, Grausamkeit *f*, Roheit *f*
bru|tal|ize ['bru:tlaɪz] *vt*: **1.** gewalttätig machen, brutalisieren **2.** brutal *oder* unmenschlich behandeln
brux [brʌks] *vt*: mit den Zähnen knirschen
brux|ism ['brʌksɪzəm] *noun*: **1.** (unwillkürliches) Zähneknirschen *nt*, Bruxismus *m* **2.** Karolyi-Effekt *m*, Leerbissmastikation *f*, Parafunktion *f*, Bruxismus *m*, Kaukrämpfe *pl*
centric bruxism: habituelles Zähnepressen *nt*, Pressen *nt*, zentrischer Bruxismus *m*
eccentric bruxism: Knirschen *m*, Mahlen *nt*, ekzentrischer Bruxismus *m*
brux|o|ma|ni|a ['brʌksə'meɪnɪə, -njə] *noun*: Bruxomanie *f*

BRVDU *Abk.*: (2-bromovinyl)-2'-deoxyuridine
bry|o|ny ['braɪəniː] *noun*: Zaunrübe *f*, Bryonia
red bryony: rotbeerige Zaunrübe *f*, Bryonia cretica ssp. dioica
white bryony: weiße Zaunrübe *f*, Bryonia alba
BS *Abk.*: **1.** bacterial suspension **2.** blood sugar **3.** Boeck's sarcoidosis **4.** bowel sounds **5.** breathing sounds **6.** breath sounds **7.** bronchial secretion **8.** bronchitic syndrome
BSA *Abk.*: **1.** blood serum agglutination **2.** body surface area **3.** bovine serum albumin
B-scan *noun*: (*Ultraschall*) B-Scan *m*, B-Mode *m/nt*
BSD *Abk.*: balanced synthetic diet
BSE *Abk.*: **1.** bovine spongiform encephalopathy **2.** breast self-examination
BSER *Abk.*: **1.** brainstem evoked response **2.** brainstem-evoked response audiometry
BSFP *Abk.*: beta-S-fetoprotein
BSL *Abk.*: blood sugar level
Bsp *Abk.*: bronchospasm
BSPM *Abk.*: body surface potential mapping
BSR *Abk.*: blood sedimentation rate
BST *Abk.*: blood serological test
BT *Abk.*: **1.** basal temperature **2.** bladder tumor **3.** bleeding time **4.** brain tumor **5.** breast tumor **6.** bromelin test
BTA *Abk.*: N-benzoyl-l-tyrosine amide
BTB *Abk.*: bromthymol blue
BTC *Abk.*: **1.** basal temperature curve **2.** benzethonium chloride
BTD *Abk.*: breast thermodetector
BTDS *Abk.*: benzoylthiamine disulfide
BTGF *Abk.*: type beta transforming growth factor
BTI *Abk.*: bronchial tract infection
BTMP *Abk.*: benfotiaminum
BTR *Abk.*: biceps tendon reflex
BTS *Abk.*: bradycardia-tachycardia syndrome
BTZ *Abk.*: butazolidine
BU *Abk.*: bromouracil
bub|ble ['bʌbl]: I *noun* **1.** (Gas-, Luft-, Seifen-)Blase *f*, Bläschen *nt* **2.** Blasenbildung *nt*; Sprudeln *nt*, Strudeln *nt*, Perlen *nt* II *vt* Blasen verursachen *oder* machen III *vi* Blasen bilden; sprudeln, schäumen, perlen
gastric bubble: Magenblase *f*
stomach bubble: Magenblase *f*
bub|bly ['bʌbliː] *adj*: **1.** sprudelnd, schäumend; blasenartig, -förmig, blasig **2.** (*fig.*, *inf.*) sprühend, temperamentvoll
bu|bo ['b(j)uːbəʊ] *noun*, *plural* **-boes**: entzündlich-vergrößerter Lymphknoten *m*, Bubo *m*
chancroidal bubo: schankröser/virulenter Bubo *m*
climatic bubo: Lymphogranuloma inguinale, Lymphogranuloma venereum, Lymphopathia venerea, Morbus *m* Durand-Nicolas-Favre, klimatischer Bubo *m*, vierte Geschlechtskrankheit *f*, Poradenitis inguinalis
indolent bubo: schmerzloser Bubo *m*, indolenter Bubo *m*, Bubo indolens
inguinal bubo: Leistenbubo *m*
malignant bubo: maligner Bubo *m*
primary bubo: primärer Bubo *m*, Bubon d'emblée
syphilitic bubo: syphilitischer Bubo *m*
tropical bubo: →*climatic bubo*
virulent bubo: schankröser/virulenter Bubo *m*
bu|bon [by'bɔn] *noun*: →*bubo*
bu|bon|al|gia [b(j)uːbə'nældʒ(ɪ)ə] *noun*: Leistenschmerz *m*
bu|bon|ic [b(j)uː'bɑnɪk] *adj*: Bubonen betreffend, Beulen-, Bubonen-
bu|bon|o|cele [b(j)uː'bɑnəsiːl] *noun*: inkompletter Leistenbruch *m*, Bubonozele *f*
bu|bon|u|lus [b(j)uː'bɑnjələs] *noun*: **1.** Bubonulus *m* **2.** Lymphangiitis dorsalis penis, Bubonulus *m*
bu|car|dia [b(j)uː'kɑːrdɪə] *noun*: Ochsenherz *nt*, Bukardie *f*, Cor bovinum
buc|ca ['bʌkə] *noun*: Wange *f*, Bucca *f*, Mala *f*
buc|cal ['bʌkəl] *adj*: Wange/Bucca betreffend, bukkal, buccal, Wangen-, Bukkal-
buc|ci|na|tor ['bʌksəneɪtər] *noun*: Wangenmuskel *m*, Bukzinator *m*, Buccinator *m*, Musculus buccinator
buc|co|ax|i|al [bʌkəʊ'æksɪəl] *adj*: bukkoaxial
buc|co|ax|i|o|cer|vi|cal [bʌkəʊˌæksɪəʊ'sɜrvɪkl] *adj*: bukkoaxiozervikal, bukkoaxiogingival
buc|co|ax|i|o|gin|gi|val [bʌkəʊˌæksɪəʊ'dʒɪndʒəvəl] *adj*: bukkoaxiozervikal, bukkoaxiogingival
buc|co|cer|vi|cal [bʌkə'sɜrvɪkl] *adj*: **1.** Wange und Hals betreffend, bukkozervikal **2.** (*Zahn*) bukkozervikal **3.** →*buccogingival*
buc|co|clu|sal [bʌkəʊ'kluːzəl] *adj*: bukko-okklusal
buc|co|clu|sion [bʌkəʊ'kluːʒn] *noun*: Bukkoklusion *f*
buc|co|dis|tal [bʌkəʊ'dɪstəl] *adj*: bukkodistal, distobukkal
buc|co|fa|cial [bʌkəʊ'feɪʃl] *adj*: bukkofazial
buc|co|gin|gi|val [ˌbʌkə'dʒɪndʒəvəl, -dʒɪn'dʒaɪ-] *adj*: **1.** Wange und Zahnfleisch/Gingiva betreffend, bukkogingival **2.** (*Zahn*) bukkogingival
buc|co|glos|so|pha|ryn|gi|tis [ˌbʌkəˌglɑsəʊˌfærɪn'dʒaɪtɪs] *noun*: Entzündung *f* von Wange, Zunge und Rachen, Bukkoglossopharyngitis *f*
buc|co|la|bi|al [ˌbʌkə'leɪbɪəl] *adj*: Wange und Lippe/Labium betreffend, bukkolabial
buc|co|lin|gual [ˌbʌkə'lɪŋgwəl] *adj*: **1.** Wange und Zunge betreffend, bukkolingual **2.** (*Zahn*) bukkolingual
buc|co|max|il|lar|y [ˌbʌkə'mæksəˌleriː, -mæk'sɪləriː] *adj*: Wange und Oberkiefer/Maxilla betreffend, bukkomaxillär
buc|co|me|si|al [bʌkəʊ'miːzɪəl] *adj*: bukkomesial, mesiobukkal
buc|co|na|so|pha|ryn|ge|al [bʌkəʊˌneɪzəʊfə'rɪndʒ(ɪ)əl] *adj*: bukkonasopharyngeal
bucco-occlusal *adj*: bukko-okklusal
buc|co|pha|ryn|ge|al [ˌbʌkəfə'rɪndʒ(ɪ)əl] *adj*: Wange *oder* Mund und Rachen/Pharynx betreffend, bukkopharyngeal
buc|co|pul|pal [bʌkəʊ'pʌlpəl] *adj*: bukkopulpal
buc|co|ver|sion [bʌkəʊ'vɜrʒn] *noun*: Bukkoversion *f*
buc|cu|la ['bʌkjələ] *noun*, *plura* **-lae** [-liː]: Doppelkinn *nt*
BuChE *Abk.*: butyrylcholinesterase
bu|chu ['buːkuː] *noun*: Bucco *f*, Barosma betulina, Diosma betulinum
buck|bean ['bʌkˌbiːn] *noun*: Bitterklee *m*, Fieberklee *m*, Menyanthes trifoliata
buck|thorn ['bʌkˌθɔːrn] *noun*: Faulbaum *m*, Rhamnus frangula, Frangula alnus
purging buckthorn: Kreuzdorn *m*, Rhamnus catharticus
bu|cli|zine ['bjuːklɪziːn] *noun*: Histabutizin *nt*, Buclizin *nt*
bu|clo|sa|mide [bʌk'ləʊsəmaɪd] *noun*: Buclosamid *nt*
bu|cryl|ate ['bjuːkrɪleɪt] *noun*: Isobutyl-2-cyan(o)acrylat *nt*
bud [bʌd]: I *noun* Knospe *f*, Anlage *f* II *vt* knospen, keimen
bronchial bud: Bronchusknospe *f*
caecal bud: (*brit.*) →*cecal bud*
capillary buds: Kapillarsprossen *pl*
cecal bud: Zäkumknospe *f*, -anlage *f*

B

dorsal pancreatic bud: dorsale Pankreasknospe *f*
forelimb bud: Armknospe *f*, -anlage *f*
gustatory bud: Geschmacksknospe *f*, Caliculus gustatorius, Gemma gustatoria
hindlimb bud: Beinknospe *f*, -anlage *f*
limb bud: Extremitätenknospe *f*, -anlage *f*, Gliedmaßenknospe *f*, -anlage *f*
liver bud: Leberknospe *f*, -anlage *f*
lower limb bud: Beinknospe *f*, -anlage *f*
lung buds: Lungenknospen *pl*
metanephric bud: Ureterknospe *f*, -anlage *f*
milk bud: Brustknospe *f*
nipple bud: Warzenknospe *f*
pancreatic bud: Pankreasknospe *f*
poplar buds: Populi gemmae
tail bud: End-, Schwanzknospe *f*
taste bud: Geschmacksknospe *f*, Caliculus gustatorius, Gemma gustatoria
thuja buds: Lebensbaumspitzen *pl*, Lebenskraut *nt*, Thujae occidentalis herba, Summitates Thujae
tooth bud: **1.** Zahnanlage *f* **2.** Zahnkeim *m*
upper limb bud: Armknospe *f*, -anlage *f*
ureteric bud: Ureterknospe *f*
vascular bud: Gefäßanlage *f*, -knospe *f*
ventral pancreatic bud: ventrale Pankreasknospe/-anlage *f*

bud|ding ['bʌdɪŋ] *noun*: Sprossung *f*
cell budding: Zellsprossung *f*, -knospung *f*

bu|den|o|side [bju:'denəsaɪd] *noun*: Budesonid *nt*

bu|di|pine ['bjudɪpi:n] *noun*: Budipin *nt*

bud|less ['bʌdləs] *adj*: knospenlos

bud|like ['bʌdlaɪk] *adj*: knospenähnlich, -artig

BUdR *Abk.*: 5-bromodeoxyuridine

BUDU *Abk.*: 5-bromodeoxyuridine

bu|fa|di|en|o|lides [bju:fədaɪ'enəlaɪds] *plural*: Bufadienolide *pl*

bu|fa|gen|ins ['bju:fədʒenɪns] *plural*: Bufagenine *pl*

bu|fa|gins ['bju:fədʒɪnz] *plural*: Bufagenine *pl*

bu|fa|lin ['bju:fəlɪn] *noun*: Bufalin *nt*

bu|fan|o|lide [bju:'fænəlaɪd] *noun*: Bufanolid *nt*

bu|fa|tri|en|o|lides [bju:fətraɪ'enəlaɪds] *plural*: Bufatrienolide *pl*

bu|fen|o|lides [bju:'fenəlaɪds] *plural*: Bufenolide *pl*

buff|er ['bʌfər]: **I** *noun* Puffer *m*; Pufferlösung *f* **II** *vt* puffern, als Puffer wirken gegen
bicarbonate buffer: Bicarbonatpuffer *m*
phosphate buffer: Phosphatpuffer *m*
physiological buffer: physiologischer Puffer *m*
protein buffer: →*proteinate buffer*
proteinate buffer: Proteinpuffer *m*, Proteinatpuffer *m*, Proteinpuffersystem *nt*, Proteinatpuffersystem *nt*
TRIS buffer: TRIS-Puffer *m*
veronal buffer: Veronalpuffer *m*

buff|ered ['bʌfərd] *adj*: gepuffert

buff|er|ing ['bʌfərɪŋ] *noun*: Puffern *nt*, Pufferung *f*
secondary buffering: Hamburger-Phänomen *nt*, Chloridverschiebung *f*
urin buffering: Harnpufferung *f*

buf|lo|me|dil [bju:fləʊ'medɪl] *noun*: Buflomedil *nt*

bu|for|min [bju:'fɔ:rmɪn] *noun*: Buformin *nt*

bu|fo|ta|lin [ˌbju:fə'tælɪn, -'teɪl-] *noun*: Bufotalin *nt*

bu|fo|te|nin [ˌbju:'tenɪn] *noun*: Bufotenin *nt*

bu|fo|tox|in [ˌbju:'tɑksɪn] *noun*: Bufotoxin *nt*

bug [bʌg] *noun*: **1.** Wanze *f*; Insekt *nt* **2.** Infekt *nt* **3.** Bazillus *m*, Erreger *m*
assassin bugs: →*cone-nosed bugs*
barley bug: Acarus hordei
blister bug: Blasenkäfer *m*, spanische Fliege *f*, Lytta/Cantharis vesicatoria
blue bug: Argas persicus
cone-nose bugs: →*cone-nosed bugs*
cone-nosed bugs: Raubwanzen *pl*, Reduviiden *pl*, Reduviidae *pl*
harvest bug: Chigger *m*, Trombicula-Larve *f*
kissing bugs: →*cone-nosed bugs*
Malay bugs: →*cone-nosed bugs*
miana bug: Argas persicus
Mianeh bug: Argas persicus
red bug: Trombicula-Larve *f*, Chigger *m*
triatomine bug: Triatoma *f*

bugle|weed ['bju:glˌwi:d] *noun*: Wolfstrappkraut *nt*, Lycopi herba
Virginia bugleweed: virginischer Wolfsfuß *m*

BUI *Abk.*: brain uptake index

build [bɪld]: (*v* **built; built**) **I** *n* **1.** Körperbau *m*, Statur *f*, Figur *f* **2.** Form *f*, Gestalt *f* **II** *vt* (er-, auf-)bauen, errichten; konstruieren, herstellen
build on *vt* anbauen, erweitern, verlängern, vergrößern
build up I *vt* **1.** (*Muskeln*) (langsam) aufbauen; vergrößern, (ver-)stärken; **build one's health** seine Gesundheit stärken/kräftigen **2.** (*Dosis*) erhöhen, steigern **II** *vi* sich bilden, entstehen, sich aufbauen; zunehmen

build|er ['bɪldər] *noun*: Aufbausubstanz *f*

build|ing ['bɪldɪŋ] *noun*: Aufbau *m*, Er-, Aufbauen *nt*, Errichten *nt*, Entstehen *nt*

build|up ['bɪldʌp] *noun*: **1.** Aufbau *m* **2.** (*fig.*) Zuwachs *m*, Zunahme *f*, Anwachsen *nt*, Ansammlung *f*

build-up *adj*: verstärkt, verbreitet, erweitert; gepolstert

built [bɪlt]: **I** *adj* geformt, gebaut, entwickelt **II** *pret, ptp* →*build*

bulb [bʌlb] *noun*: **1.** (*anatom.*) Bulbus *m* **2.** (Glas-)Ballon *m*, (Glüh-)Birne *f*, (*Thermometer*) Kolben *m*
bulb of aorta: Aortenbulbus *m*, Bulbus aortae
aortic bulb: Aortenbulbus *m*, Bulbus aortae
arterial bulb: Aortenbulbus *m*, Bulbus aortae
autumn crocus bulb: Bulbus Colchici
central bulb: Zentralkolben *m*
bulb of corpus spongiosum: →*bulb of penis*
duodenal bulb: Bulbus duodeni, Pars superior duodeni
end bulb: Endkörperchen *nt*, -kolben *m*
end bulbs of Krause: Krause-Endkolben *pl*, Corpuscula bulboidea
bulb of eye: Augapfel *m*, Bulbus oculi
gustatory bulb: Geschmacksknospe *f*, Caliculus gustatorius, Gemma gustatoria
hair bulb: Haarzwiebel *f*, Bulbus pili
bulb of heart: Bulbus cordis
inferior bulb of jugular vein: Bulbus inferior venae jugularis
bulbs of Krause: Krause-Endkolben *pl*, Corpuscula bulboidea
Krause's end bulbs: Krause-Endkolben *pl*, Corpuscula bulboidea
bulb of occipital horn of lateral ventricle: Bulbus cornus posterioris
ocular bulb: Augapfel *m*, Bulbus oculi
olfactory bulb: Riechkolben *m*, -kegel *m*, Bulbus olfactorius
bulb of penis: Bulbus penis
pontine bulb: Brückenfuß *m*
bulb of posterior horn of lateral ventricle: Bulbus cornus posterioris
ramson bulb: Allii ursini bulbus *m*
sinovaginal bulbs: Sinuvaginalhöcker *pl*

superior bulb of jugular vein: Bulbus superius venae jugularis
synaptic bulb: Synapsenkolben *m*
taste bulb: →*gustatory bulb*
terminal bulbs of Krause: Krause-Endkolben *pl*, Corpuscula bulboidea
bulb of urethra: →*bulb of penis*
vaginal bulb: Schwellkörper *m* des Scheidenvorhofes, Bulbus vestibuli (vaginae)
bulb of vestibule of vagina: →*vestibulovaginal bulb*
vestibulovaginal bulb: Schwellkörper *m* des Scheidenvorhofes, Bulbus vestibuli

bul|bar ['bʌlbər, -bɑːr] *adj*: **1.** Bulbus betreffend, bulbär, Bulbär-, Bulbus- **2.** Medulla oblongata betreffend, bulbär

bulbed [bʌlbd] *adj*: knollen-, zwiebelförmig *oder* -artig, knollig, wulstig

bul|bi|form ['bʌlbɪfɔːrm] *adj*: bulbiform, bulboid, bulbös

bul|bit|ic [bʌl'bɪtɪk] *adj*: Bulbitis betreffend, bulbitisch

bul|bi|tis [bʌl'baɪtɪs] *noun*: Entzündung *f* des Bulbus penis, Bulbitis *f*

bul|bo|a|tri|al [ˌbʌlbəʊ'eɪtrɪəl] *adj*: Bulbus cordis und Herzvorhof/Atrium betreffend, bulboatrial

bul|bo|gas|trone [ˌbʌlbəʊ'gæstrəʊn] *noun*: Bulbogastron *nt*

bul|boid ['bʌlbɔɪd] *adj*: →*bulbiform*

bul|bo|mim|ic [ˌbʌlbəʊ'mɪmɪk] *adj*: bulbomimisch

bul|bo|spi|nal [ˌbʌlbəʊ'spaɪnl] *adj*: **1.** Markhirn und Rückenmark/Medulla spinalis betreffend, bulbospinal, spinobulbär **2.** Rückenmark und Bulbus medullae spinalis betreffend, spinobulbär, bulbospinal

bul|bo|trun|cus [ˌbʌlbəʊ'trʌnkəs] *noun*: Bulbotruncus *m*

bul|bo|u|re|thral [ˌbʌlbəʊjʊə'riːθrəl] *adj*: Bulbus penis und Harnröhre/Urethra betreffend, bulbourethral, urethrobulbär

bul|bous ['bʌlbəs] *adj*: →*bulbiform*

bul|bo|ven|tric|u|lar [ˌbʌlbəʊven'trɪkjələr] *adj*: bulboventrikulär

bul|bus ['bʌlbəs] *noun, plura* **-bi** [-baɪ, -biː]: **1.** Bulbus *m* **2.** Markhirn *nt*, verlängertes Mark *nt*, Medulla oblongata, Bulbus *m* (medullae spinalis), Myelencephalon *nt*
carotid bulbus: Karotissinus *m*, Carotissinus *m*, Sinus caroticus

bulge [bʌldʒ]: **I** *noun* **1.** Wölbung *f*, Ausbuchtung *f*, Bauch *m*, Anschwellung *f*, Beule *f*, Wulst *m* **2.** Anschwellen *nt*, Zunahme *f* **II** *vi* **3.** (an-)schwellen, sich wölben; sich (aus-)bauchen, sich vorbuchten; (*Augen*) hervorstehen, -treten, -quellen **4.** platzen (*with* vor), prall gefüllt sein (*with* mit)
bulge out *vi* →*bulge 3.*
heart bulge: Herzvorwölbung *f*
midriff bulge: (*inf.*) (Hüft-, Taillen-)Fettpolster *nt*

bulged [bʌldʒd] *adj*: →*bulgy*

bulg|ing ['bʌldʒɪŋ] *adj*: →*bulgy*

bulg|y ['bʌldʒiː] *adj*: (her-)vorstehend, (her-)vortretend, (her-)vorquellend; geschwollen, prall gefüllt

bu|lim|i|a [b(j)uː'lɪmɪə, -'liː-] *noun*: **1.** Heißhunger *m*, Esssucht *f*, Hyperorexie *f*, Bulimie *f* **2.** Bulimia nervosa *f*, Bulimarexie *f*
bulimia nervosa: Bulimia nervosa, Bulimarexie *f*

bu|lim|ic [b(j)uː'lɪmɪk, -'liː-] *adj*: Bulimie betreffend, bulimisch

bulk [bʌlk]: **I** *noun* **1.** Umfang *m*, Volumen *nt*, Ausmaß *nt*, Größe *f*; Masse *f* **2.** massige *oder* korpulente Gestalt *f* **3.** Ballaststoffe *pl*; ballaststoffreiche Nahrung *f* **II** *vt* (An-) Schwellung verursachen, schwerer *oder* dicker werden, anwachsen **III** *vi* sich vergrößern, anschwellen, sich (auf-)blähen, sich ausbauchen sich erweitern, sich ausweiten

bulk|age ['bʌlkɪdʒ] *noun*: Ballaststoffe *pl*

bulk|i|ness ['bʌlkɪnəs] *noun*: **1.** Massige *nt*, Massigkeit *f*, Wuchtigkeit *f* **2.** (*Person*) Beleibtheit *f*, Dicke *f*, Unförmigkeit *f*, Korpulenz *f*

bulk|y ['bʌlkiː] *adj*: **1.** voluminös, sperrig, massig **2.** (*Gestalt*) korpulent, massig, wuchtig

bull [bʊl] *noun*: (*biolog.*) Bulle *f*, Stier *m*; Männchen *nt*

bul|la ['bʊlə] *noun, plural* **-lae** ['bʊliː, 'bʊlaɪ]: **1.** (*dermatol.*) Blase *f*, Bulla *f* **2.** (*anatom.*) blasenähnliche Struktur *f*, Höhle *f*, Bulla *f*
emphysematous bulla: Emphysemblase *f*
ethmoidal bulla: Bulla ethmoidalis
bulla repens: Bulla repens, eitrige Fingerblase *f*, Bulla rodens, Streptodermia superficialis bullosa manuum, Staphylodermia superficialis bullosa manuum

bul|late ['bʊleɪt, -ɪt, 'bʌl-] *adj*: bullös, (groß-)blasig

bul|let ['bʊlɪt] *noun*: (Gewehr-)Kugel *f*

bull-necked *adj*: stiernackig

bul|lo|sis [bʊ'ləʊsɪs] *noun*: Bullosis *f*, Epidermolysis bullosa
diabetic bullosis: Bullosis diabeticorum

bul|lous ['bʊləs, 'bʌl-] *adj*: Bullae betreffend, durch Bullae gekennzeichnet, bullös, (groß-)blasig

bu|met|a|nide [bʌ'metənaɪd] *noun*: Bumetanid *nt*

bump|er ['bʌmpər] *noun*: Stoßstange *f*

bu|na|zo|sin [bʌn'æzəsɪn] *noun*: Bunazosin *nt*

bunch [bʌntʃ]: **I** *noun* **1.** Bündel *nt*, Bund *m* (*physik.*) (Strahlen-)Bündel *nt* **3.** (*inf.*) (Menschen-)Traube *f* **4.** Buckel *m*, Höcker *m*, Schwellung *f*, Beule *f* **II** *vt* bündeln, zusammenfassen

bunch|y ['bʌntʃɪ] *adj*: **1.** buschig, büschelig; traubenförmig **2.** (her-)vorstehend, hervortretend; bauschig; angeschwollen

bun|dle ['bʌndl]: **I** *noun* Bündel *nt* **II** *vt* bündeln
Arnold's bundle: Arnold-Bündel *nt*, Tractus frontopontinus
atrioventricular bundle: His-Bündel *nt*, Fasciculus atrioventricularis
AV bundle: →*atrioventricular bundle*
Bachmann's bundle: Bachmann-Interaurikularbündel *nt*
basic bundles of spinal cord: Binnen-, Elementar-, Grundbündel *pl* des Rückenmarks, Intersegmentalfaszikel *pl*, Fasciculi proprii
collagen fiber bundle: Kollagenfaserbündel *nt*
collagen fibre bundle: (*brit.*) →*collagen fiber bundle*
comma bundle of Schultze: Schultze-Komma *nt*, Fasciculus interfascicularis/semilunaris
fiber bundle: Faserbündel *nt*
fibre bundle: (*brit.*) →*fiber bundle*
Flechsig's bundles: Binnen-, Elementar-, Grundbündel *pl* des Rückenmarks, Intersegmentalfaszikel *pl*, Fasciculi proprii
fundamental bundles of spinal cord: Binnen-, Elementar-, Grundbündel *pl* des Rückenmarks, Intersegmentalfaszikel *pl*, Fasciculi proprii
ground bundles of spinal cord: →*basic bundles of spinal cord*
Held's bundle: Held-Bündel *nt*, Tractus vestibulospinalis
Helweg's bundle: Helweg-Dreikantenbahn *f*, Tractus olivospinalis
bundle of His: His-Bündel *nt*, Fasciculus atrioventricularis
Keith's bundle: →*Keith-Flack's bundle*
Keith-Flack's bundle: Keith-Flack-Bündel *nt*, Sinuatrialbündel *nt*

B

Kent's bundle: Kent-Bündel *nt*
Kent-His bundle: His-Bündel *nt*, Fasciculus atrioventricularis
Killian's bundle: Killian-Muskel *m*
lenticular loop and bundle: Linsenkernschleife *f* und -bündel *nt*, Ansa et fasciculus lenticulares
Lissauer's bundle: Lissauer-Randbündel *nt*, Tractus dorsolateralis
medial forebrain bundle: mediales Vorderhirnbündel *nt*, Fasciculus prosencephalicus medialis
Meynert's bundle: Meynert-Bündel *nt*, Fasciculus retroflexus, Tractus habenulointerpeduncularis
Monakow's bundle: Monakow-Bündel *nt*, Tractus rubrospinalis
muscle bundle: Muskelbündel *nt*
nerve bundle: Nervenbündel *nt*
nerve fiber bundle: Nervenfaserbündel *nt*
nerve fibre bundle: (*brit.*) →*nerve fiber bundle*
neurovascular bundle: Gefäßnervenbündel *nt*
pallidosubthalamic bundle: pallidosubthalamisches Bündel *nt*
pallidosubthalamic fiber bundle: pallidosubthalamisches Faserbündel *nt*
pallidosubthalamic fibre bundle: (*brit.*) →*pallidosubthalamic fiber bundle*
pallidotegmental bundle: pallidotegmentales Bündel *nt*
pallidotegmental fiber bundle: pallidotegmentales Faserbündel *nt*
pallidotegmental fibre bundle: (*brit.*) →*pallidotegmental fiber bundle*
pectinate bundles: Muskelbälkchen *pl* des rechten Vorhofes, Musculi pectinati
peduncular loop and bundle: Ansa et fasciculus pedunculares
primary bundle: Primärbündel *nt*
bundle of rays: Strahlenbündel *nt*
retinal nerve fiber bundles: retinale Nervenfaserzeichnung *f*
retinal nerve fibre bundles: (*brit.*) →*retinal nerve fiber bundles*
rubro-olivary bundle: →*rubro-olivary fasciculus*
Schultze's bundle: Schultze-Komma *nt*, Fasciculus interfascicularis/semilunaris
Schutz' bundle: →*Schütz' bundle*
Schütz' bundle: Schütz-Bündel *nt*, Schütz-Längsbündel *nt*, dorsales Längsbündel *nt*, Fasciculus longitudinalis dorsalis
secondary bundle: Sekundärbündel *nt*
sensory nerve fiber bundle: sensibles Nervenfaserbündel *nt*
sensory nerve fibre bundle: (*brit.*) →*sensory nerve fiber bundle*
sinoatrial bundle: Keith-Flack-Bündel *nt*, Sinuatrialbündel *nt*
solitary bundle: Solitärbündel *nt*, Tractus solitarius
bundle of Stanley Kent: His-Bündel *nt*, Fasciculus atrioventricularis
thalamomamillary bundle: Vicq d'Azyr-Bündel *nt*, Fasciculus mammillothalamicus
Thorel's bundle: Thorel-Bündel *nt*
transverse bundles of palmar aponeurosis: Fasciculi transversi aponeurosis palmaris
Türck's bundle: Türck-Bündel *nt*, Tractus temporopontinus
bundle of Vicq d'Azur: Vicq d'Azyr-Bündel *nt*, Fasciculus mamillothalamicus

bun|ion ['bʌnjən] *noun*: chronisch entzündeter Großzehenballen *m*
bu|no|dont ['bju:nədɑnt] *adj*: bunodont
bu|no|lo|pho|dont [bju:nə'ləʊfədɑnt] *adj*: bunolophodont
bu|no|se|le|no|dont [bju:nəsə'li:nədɑnt] *adj*: bunoselenodont
Bun|ya|vir|i|dae [bʌnjə'vɪrədi:, -'vaɪr-] *plural*: Bunyaviridae *pl*, Bunyaviren *pl*
Bun|y|a|vi|rus [ˌbʌnjə'vaɪrəs] *noun*: Bunyavirus *nt*
buoy|ant ['bɔɪənt, 'bu:jənt] *adj*: schwimmend, tragend; schwebend, Schwebe-
buph|thal|mia [ˌb(j)uf'θælmɪə, bəf-] *noun*: →*buphthalmus*
buph|thal|mos [ˌb(j)uf'θælməs] *noun*: →*buphthalmus*
buph|thal|mus [ˌb(j)uf'θælməs] *noun*: Buphthalmus *m*, Ochsenauge *nt*, Glaukom *nt* der Kinder, Hydrophthalmus *m*, Hydrophthalmie *f*
bu|piv|a|caine [b(j)u'pɪvəkeɪn] *noun*: Bupivacain *nt*
bu|pran|o|lol [ˌb(j)u'prænəlɔl, -əʊl] *noun*: Bupranolol *nt*
bu|pre|nor|phine [ˌb(j)uprɪ'nɔ:rfi:n] *noun*: Buprenorphin *nt*
bur [b3r] *noun*: (Zahn-)Bohrer *m*
all purpose bur: Allzweckbohrer *m*
barrel bur: Fassbohrer *m*
bibeveled bur: Speerbohrer *m*
bone bur: Knochenbohrer *m*
bud bur: Rosenbohrer *m*
bullet bur: runder Zylinderbohrer *m*
carbide bur: Hartrmetallbohrer *m*
carbide finishing bur: Hartmetallfinierer *m*
cone bur: →*cone-shaped bur*
cone shape bur: →*cone-shaped bur*
cone-shaped bur: konischer Bohrer *m*, konischer Zahnbohrer *m*, Kegelbohrer *m*
crosscut bur: Bohrer *m* mit Querhieb, Zahnbohrer *m* mit Querhieb
cross-cut straight fissure bur: Fissurenbohrer *m* mit Querhieb, zylindrischer Fissurenbohrer *m* mit Querhieb
cross-cut tapered fissure bur: →*cross-cut taper fissure bur*
cross-cut taper fissure bur: konischer Fissurenbohrer *m* mit Querhieb
cylinder bur: Zylinderbohrer *m*, zylindrischer Bohrer *m*
dentate bur: Bohrer *m* mit Querhieb, Zahnbohrer *m* mit Querhieb
dentate straight fissure bur: Fissurenbohrer *m* mit Querhieb, zylindrischer Fissurenbohrer *m* mit Querhieb
dentate tapered fissure bur: →*cross-cut taper fissure bur*
diamond bur: Diamantbohrer *m*
diamond finishing bur: Diamantfinierer *m*
end-cutting bur: Versenkbohrer *m*, Stufenversenkbohrer *m*
end-cutting fissure bur: Versenkbohrer *m*, Stufenversenkbohrer *m*
endodontic bur: Pulpahöhlenbohrer *m*, Pulpahöhlenfräse *f*
Feldman bur: Feldman-Bohrer *m*, Feldman-Speerbohrer *m*
fine finishing bur: Finierer *m*
fine finishing ball bur: runder Finierer *m*
fine finishing needle long bur: flammenförmiger Finierer *m*
fine finishing straight dome bur: interdental Finierer *m*
finishing bur: Finierer *m*
fissure bur: Fissurenbohrer *m*

flame bur: flammenförmiger Bohrer *m*, Flammenbohrer *m*
flat end fissure bur: flacher Fissurenbohrer *m*
Gates-Glidden bur: Gates-Bohrer *m*, Gates-Glidden-Bohrer *m*
high-speed bur: hochtouriger Bohrer *m*
inverted cone bur: umgekehrter Kegelbohrer *m*
inverted pear bur: umgekehrter birnenförmiger Finierer *m*
inverted pear finishing bur: umgekehrter birnenförmiger Finierer *m*
inverted taper bur: umgekehrter Kegelbohrer *m*
Lindemann bur: Lindemann-Fräse *f*, Lindemann-Knochenfräse *f*
low-speed bur: nieder-touriger Bohrer *m*
Masseran trepan bur: Masseran-Trepan *m*
needle bur: Nadelbohrer *m*
oval bur: ovaler Finierer *m*
oval finishing bur: ovaler Finierer *m*
pear bur: birnenförmiger Finierer *m*
pear finishing bur: birnenförmiger Finierer *m*
pear-shaped bur: birnenförmiger Finierer *m*
plain fissure bur: Fissurenbohrer *m* ohne Querhieb, Fissurenbohrer *m* mit einfachem Hieb
plain round bur: Rundbohrer *m* ohne Querhieb, Rundbohrer *m* mit einfachem Hieb
plain straight fissure bur: zylindrischer Fissurenbohrer *m* ohne Querhieb, zylindrischer Fissurenbohrer *m* mit einfachem Hieb
plain tapered fissure bur: konischer Fissurenbohrer *m* ohne Querhieb, konischer Fissurenbohrer *m* mit einfachem Hieb
plain taper fissure bur: →*plain tapered fissure bur*
plug-finishing bur: Finierer *m*
pointed cone bur: spitzer konischer Bohrer *m*
pure end-cutting bur: Versenkbohrer *m*
round bur: Rundbohrer *m*
rounded bur: abgerundeter Bohrer *m*
round end bur: abgerundeter Bohrer *m*
round end fissure bur: abgerundeter Fissurenbohrer *m*
round taper bur: abgerundeter konischer Bohrer *m*
Shannon bur: Shannon-Bohrer *m*
spiral bur: Spiralbohrer *m*
straight dome bur: runder Zylinderbohrer *m*, Zylinderbohrer *m* mit Rundkopf
straight dome cross-cut bur: runder Zylinderbohrer *m* mit Querhieb
straight finishing bur: zylindrischer Finierer *m*
straight fissure bur: zylindrischer Fissurenbohrer *m*
surgical bur: Knochenbohrer *m*
taper bur: konischer Bohrer *m*, konischer Zahnbohrer *m*, Kegelbohrer *m*
taper dome bur: konischer Bohrer *m* mit Rundkopf
tapered dome bur: konischer Bohrer *m* mit Rundkopf
tapered finishing bur: konischer Finierer *m*
tapered fissure bur: konischer Fissurenbohrer *m*
taper finishing bur: konischer Finierer *m*
taper fissure bur: konischer Fissurenbohrer *m*
taper fissure cross-cut bur: konischer Fissurenbohrer *m* mit Querhieb
trimming and finishing bur: Trimmer und Finierer *m*
tungsten carbide bur: Wolframkarbidbohrer *m*
wheel bur: Radbohrer *m*, Rillenfräse *f*

bur|dock ['bɜrdɑk] *noun*: Klette *f*, Arctium
bu|ret [bjʊə'ret] *noun*: Bürette *f*
bu|rette [bjʊə'ret] *noun*: →*buret*
burn [bɜrn]: I *noun* **1.** Verbrennen *nt* **2.** Brandwunde *f*, Verbrennung *f* II *vt* ab-, verbrennen, versengen III *vi* **3.** (ver-)brennen, anbrennen, versengen **4.** verbrennen, oxydieren
brush burn: Verbrennung *f* durch Reibung(shitze)
caustic burn: Verätzung *f*
caustic burn of cornea: Hornhautverätzung *f*
caustic burn of the esophagus: Ösophagusverätzung *f*, Ösophagusverätzung *f*
caustic burn of the oesophagus: (*brit.*) →*caustic burn of the esophagus*
caustic burn of the stomach: Magenverätzung *f*
chemical burn: chemische Verbrennung *f*, Verätzung *f*
corneal burn: Hornhaut-, Korneaverbrennung *f*
corrosive burn: Verätzung *f*
electric burn: →*electrical burn*
electrical burn: elektrische/elektro-thermische Verbrennung *f*
facial burn: Gesichtsverbrennung *f*, Verbrennung im Gesicht
first degree burn: Verbrennung *f* 1. Grades
flame burn: Verbrennung *f* durch (offene) Flamme(n)
fourth degree burn: Verbrennung *f* 4. Grades
friction burn: Verbrennung *f* durch Reibung(shitze)
full-thickness burn: Verbrennung *f* 3. Grades
inhalation burn: Inhalationsverbrennung *f*
mat burn: Verbrennung *f* durch Reibung(shitze)
partial-thickness burn: Verbrennung *f* 2. Grades
phosphorus burn: Phosphorverbrennung *f*
powder burn: Pulverschmauch *m*
radiation burn: Strahlenverbrennung *f*
rope burn: Verbrennung *f* durch Reibung(shitze)
second degree burn: Verbrennung *f* zweiten Grades
second degree burn type a: Verbrennung *f* Grad 2a
second degree burn type b: Verbrennung *f* Grad 2b
sun burn: Sonnenbrand *m*, Dermatitis solaris
superficial burn: Verbrennung *f* 1. Grades
thermal burn: thermische Verbrennung *f*
third degree burn: Verbrennung *f* 3. Grades

burn|able ['bɜrnəbl]: I *noun* Brennstoff *m*, -material *nt* II *adj* brennbar
bur|ner ['bɜrnər] *noun*: Brenner *m*
Bunsen burner: Bunsenbrenner *m*
gas burner: Gasbrenner *m*
burn|ing ['bɜrnɪŋ]: I *noun* Brennen *nt*; Überhitzung *f* II *adj* brennend; glühend
bur|nish|er ['bɜrnɪʃər] *noun*: Glättinstrument *nt*, Polierer *m*; Stopfer *m*
agate burnisher: Achatspatel *m*
amalgam burnisher: Amalgamstopfer *m*
ball burnisher: kugelförmiger Stopfer *m*, Kugelinstrument *nt*
bur|nish|ing ['bɜrnɪʃŋ] *noun*: Glätten *nt*
burn|out ['bɜrnaʊt] *noun*: Ausbrennen *nt*
inlay burnout: Wachsausschmelzverfahren *nt*
wax burnout: Wachsausschmelzverfahren *nt*
burn|y ['bɜrniː] *adj*: brennend, stechend
burp [bɜrp]: I *noun* Aufstoßen *nt*, Rülpsen *nt*; Rülpser *m*; Bäuerchen *nt* II *vt* aufstoßen, rülpsen; ein Bäuerchen machen
burr [bɜr] *noun*: →*bur*
bur|row ['bɜrəʊ, 'bʌrəʊ]: I *noun* **1.** (*dermatol.*) Hautgang *m* **2.** (*patholog.*) Fistel *f* II *vi* sich (ein-)bohren, einen Gang graben *oder* bohren (*into* in)
bur|sa ['bɜrsə] *noun, plural* **-sae** [-siː]: **1.** Beutel *m*, Tasche *f*, Aussackung *f*, Bursa *f* **2.** Schleimbeutel *m*, Bursa synovialis
bursa of Achilles (tendon): Bursa tendinis calcanei

B

acromial bursa: Bursa subdeltoidea
anconeal bursa: Bursa subcutanea olecrani
anconeal bursa of triceps muscle: Bursa subtendinea musculi tricipitis brachii
anserine bursa: Bursa anserina
anterior genual bursa: Bursa anserina
bursa of anterior tibial muscle: Bursa subtendinea musculi tibialis anterioris
bicipital bursa: Bursa subtendinea musculi bicipitis femoris inferior
bicipitofibular bursa: →*bicipital bursa*
bicipitoradial bursa: Bursa bicipitoradialis
Boyer's bursa: Boyer-Schleimbeutel *m*
Brodie's bursa: 1. Bursa subtendinea musculi gastrocnemii medialis **2.** Bursa musculi semimembranosi
calcaneal bursa: Bursa tendinis calcanei
bursa of calcaneal tendon: →*bursa of Achilles (tendon)*
coracobrachial bursa: Bursa musculi coracobrachialis
coracoid bursa: Bursa subtendinea musculi subscapularis
cubitoradial bursa: Bursa cubitalis interossea
deep infrapatellar bursa: Bursa subtendinea prepatellaris
deep patellar bursa: Bursa subtendinea prepatellaris
deltoid bursa: Bursa subacromialis
external inferior genual bursa: Bursa subtendinea musculi bicipitis femoris inferior
bursa of Fabricius: Bursa Fabricii
fibular bursa: Bursa subtendinea musculi bicipitis femoris inferior
gastrocnemiosemimembranous bursa: Bursa musculi semimembranosi
gluteal intermuscular bursae: Bursae intermusculares musculorum gluteorum
gluteofascial bursae: →*gluteal intermuscular bursae*
gluteofemoral bursae: →*gluteal intermuscular bursae*
gluteotuberosal bursa: Bursa ischiadica musculi glutei maximi
hyoid bursa: Bursa retrohyoidea, Bursa subcutanea prominentiae laryngeae
iliopectineal bursa: Bursa iliopectinea
bursa of iliopsoas muscle: Bursa subtendinea iliaca
iliopubic vesicular bursa: Bursa iliopectinea
inferior bursa of biceps femoris muscle: Bursa subtendinea musculi bicipitis femoris inferior
inferior subtendinous bursa of biceps femoris muscle: Bursa subtendinea musculi bicipitis femoris inferior
infrahyoid bursa: Bursa infrahyoidea
infrapatellar bursa: Bursa infrapatellaris
internal superior genual bursae: Bursae subtendineae musculi sartorii
internal supracondyloid bursa: Bursa subtendinea musculi gastrocnemii medialis
interosseous cubital bursa: Bursa cubitalis interossea
intratendinous bursa of olecranon: Bursa intratendinea olecrani
intratendinous supraanconeal bursa: Bursa intratendinea olecrani
ischiadic bursa: Bursa ischiadica musculi obturatoris interni
ischial bursa of gluteus maximus muscle: Bursa ischiadica musculi glutei maximi
ischial bursa of internal obturator muscle: Bursa ischiadica musculi obturatoris interni
lateral bursa of gastrocnemius muscle: Bursa subtendinea musculi gastrocnemii lateralis
bursa of lateral head of gastrocnemius muscle: Bursa subtendinea musculi gastrocnemii lateralis
bursa of latissimus dorsi muscle: Bursa subtendinea musculi latissimi dorsi
Luschka's bursa: Bursa pharyngealis
medial bursa of gastrocnemius muscle: Bursa subtendinea musculi gastrocnemii medialis
bursa of medial head of gastrocnemius muscle: Bursa subtendinea musculi gastrocnemii medialis
medial supracondyloid bursa: Bursa subtendinea musculi gastrocnemii medialis
middle patellar bursa: Bursa subfascialis prepatellaris
Monro's bursa: Bursa intratendinea olecrani
mucous bursa: Schleimbeutel *m*, Bursa synovialis
olecranon bursa: Bursa subcutanea olecrani
omental bursa: Netzbeutel *m*, Bauchfelltasche *f*, Bursa omentalis
patellar bursa: Bursa subcutanea tuberositatis tibiae
pharyngeal bursa: Bursa pharyngealis
piriform bursa: Bursa musculi piriformis
bursa of piriform muscle: Bursa musculi piriformis
popliteal bursa: Recessus subpopliteus, Bursa musculi poplitei
bursa of popliteal muscle: Bursa musculi poplitei, Recessus subpopliteus
postcalcaneal bursa: Bursa subcutanea calcanea
posterior genual bursa: Bursa musculi semimembranosi
prepatellar bursa: vor der Kniescheibe liegender Schleimbeutel *m*, Bursa prepatellaris
prespinous patellar bursa: Bursa subcutanea tuberositatis tibiae
pretibial bursa: Bursa subcutanea tuberositatis tibiae
bursa of quadratus femoris muscle: Bursa subtendinea iliaca
retrohyoid bursa: Bursa retrohyoidea
retromammary bursa: retroglandulärer Spaltraum *m*
sciatic bursa of gluteus maximus muscle: Bursa ischiadica musculi glutei maximi
sciatic bursa of obturator internus muscle: Bursa ischiadica musculi obturatoris interni
bursa of semimembranosus muscle: Bursa musculi semimembranosi
semimembranous bursa: Bursa musculi semimembranosi
semitendinous bursa: Bursa musculi bicipitis femoris superior
subachilleal bursa: Bursa tendinis calcanei
subacromial bursa: Bursa subacromialis
subcalcaneal bursa: Bursa subcutanea calcanea
subcoracoid bursa: Bursa musculi coracobrachialis
subcrural bursa: →*suprapatellar bursa*
subcutaneous bursa: subkutan liegender Schleimbeutel *m*, Bursa subcutanea
subcutaneous acromial bursa: Bursa subcutanea acromialis
subcutaneous calcaneal bursa: Bursa subcutanea calcanea
subcutaneous infrapatellar bursa: Bursa subcutanea infrapatellaris
subcutaneous bursa of lateral malleolus: Bursa subcutanea malleoli lateralis
subcutaneous bursa of medial malleolus: Bursa subcutanea malleoli medialis
subcutaneous bursa of olecranon: Bursa subcutanea olecrani
subcutaneous patellar bursa: Bursa subcutanea prepatellaris

subcutaneous prepatellar bursa: Bursa subcutanea prepatellaris
subcutaneous bursa of prominence of larynx: Bursa subcutanea prominentiae laryngeae
subcutaneous synovial bursa: Bursa subcutanea
subcutaneous trochanteric bursa: Bursa subcutanea trochanterica
subcutaneous bursa of tuberosity of tibia: Bursa subcutanea tuberositatis tibiae
subdeltoid bursa: Bursa subdeltoidea
subfascial bursa: subfaszialer Schleimbeutel *m*, Bursa subfascialis
subfascial prepatellar bursa: Bursa subfascialis prepatellaris
subfascial synovial bursa: subfaszialer Schleimbeutel *m*, Bursa subfascialis
subhyoid bursa: Bursa subcutanea prominentiae laryngeae, Bursa retrohyoidea
subiliac bursa: **1.** Bursa iliopectinea **2.** Bursa subtendinea iliaca
subligamentous bursa: Bursa infrapatellaris profunda
submuscular bursa: submuskulärer Schleimbeutel *m*, Bursa submuscularis
submuscular synovial bursa: submuskulärer Schleimbeutel *m*, Bursa submuscularis
subpatellar bursa: Bursa subcutanea infrapatellaris
subscapular bursa: Bursa subtendinea musculi subscapularis
subtendinous bursa: subtendinöser Schleimbeutel *m*, Bursa subtendinea
subtendinous bursae of gastrognemicus muscle: Bursa subtendinea musculi gastrocnemii lateralis et medialis
subtendinous iliac bursa: Bursa subtendinea iliaca
subtendinous bursa of infraspinatus muscle: Bursa subtendinea musculi infraspinati
subtendinous bursa of obturator internus muscle: Bursa subtendinea musculi obturatorii interni
subtendinous prepatellar bursa: Bursa subtendinea prepatellaris
subtendinous bursae of sartorius muscle: Bursae subtendineae musculi sartorii
subtendinous bursa of subscapularis muscle: Bursa subtendinea musculi subscapularis
subtendinous synovial bursa: Bursa subtendinea
subtendinous bursa of teres major muscle: Bursa subtendinea musculi teretis majoris
subtendinous bursa of tibialis anterior muscle: Bursa subtendinea musculi tibialis anterioris
subtendinous bursa of tibialis posterior muscle: Bursa subtendinea musculi tibialis posterioris
subtendinous bursa of trapezius muscle: Bursa subtendinea musculi trapezii
subtendinous bursa of triceps muscle: Bursa subtendinea musculi tricipitis brachii
superficial inferior infrapatellar bursa: Bursa subcutanea tuberositatis tibiae
superficial bursa of olecranon: →*subcutaneous bursa of olecranon*
superior bursa of biceps femoris muscle: Bursa musculi bicipitis femoris superior
suprapatellar bursa: Bursa suprapatellaris
synovial bursa: Schleimbeutel *m*, Bursa synovialis
synovial bursa of trochlea: Sehnenscheide *f* des Nervus obliquus superior, Bursa synovialis trochlearis, Vagina synovialis/tendinis nervi obliqui superioris
synovial trochlear bursa: →*synovial bursa of trochlea*
bursa of tensor veli palatini muscle: Bursa musculi tensoris veli palatini
thyrohyoid bursa: Bursa subcutanea prominentiae laryngealis
Tornwaldt's bursa: Tornwaldt-Bursa *f*, Bursa pharyngealis
trochanteric bursa of gluteus maximus muscle: Bursa trochanterica musculi glutei maximi
trochanteric bursae of gluteus medius muscle: Bursae trochantericae musculi glutei medii
trochanteric bursa of gluteus minimus muscle: Bursa trochanterica musculi glutei minimi
tuberoischiadic bursa: Bursa ischiadica musculi obturatoris interni
ulnoradial bursa: Bursa cubitalis interossea

bursa-equivalent *noun*: Bursa-Äquivalent *nt*

bur|sal ['bɜrsl] *adj*: Schleimbeutel/Bursa betreffend, Schleimbeutel-

bur|sec|to|my [bɜr'sektəmiː] *noun*: Schleimbeutelentfernung *f*, -resektion *f*, Bursektomie *f*

bur|sit|ic [bɜr'sɪtɪk] *adj*: Schleimbeutelentzündung/Bursitis betreffend, bursitisch

bur|si|tis [bɜr'saɪtɪs] *noun*: Schleimbeutelentzündung *f*, Bursitis *f*
Achilles bursitis: Achillobursitis *f*, Bursitis achillea
adhesive bursitis: Duplay-Schultersteife *f*, Frozen shoulder *nt*, Periarthropathia humeroscapularis
calcific bursitis: Bursitis calcarea
Duplay's bursitis: Duplay-Bursitis *f*, Entzündung *f* der Bursa subdeltoidea
ischiogluteal bursitis: Entzündung *f* der Bursa ischiadica musculi glutei maximi
olecranon bursitis: Bursitis olecrani, Studentenellenbogen *nt*
pharyngeal bursitis: Bursitis pharyngealis
popliteal bursitis: Baker-Zyste *f*
prepatellar bursitis: Bursitis praepatellaris
radiohumeral bursitis: Tennisellenbogen *m*, Epicondylitis humeri radialis
retrocalcaneal bursitis: Achillobursitis *f*, Bursitis achillea
scapulohumeral bursitis: Bursitis/Tendinitis scapulohumeralis
subacromial bursitis: Bursitis subacromialis
subdeltoid bursitis: **1.** Duplay-Bursitis *f*, Entzündung *f* der Bursa subdeltoida **2.** Bursitis/Tendinitis scapulohumeralis
superficial calcaneal bursitis: Achillobursitis *f*
supraspinous bursitis: Insertionstendopathia supraspinata
Thornwaldt's bursitis: →*Tornwaldt's bursitis*
Tornwaldt's bursitis: Tornwaldt-Krankheit *f*, Bursitis pharyngealis

bur|so|lith ['bɜrsəlɪθ] *noun*: Bursolith *m*

bur|sop|a|thy [bɜr'sɑpəθiː] *noun*: Schleimbeutelerkrankung *f*, Bursopathie *f*

bur|sot|o|my [bɜr'sɑtəmiː] *noun*: Schleimbeuteleröffnung *f*, Bursotomie *f*

burst [bɜrst]: (*v* **burst; burst**) **I** *n* **1.** Bersten *nt*, Platzen *nt* **2.** (plötzlicher) Ausbruch *m*, Anstieg *m* **3.** Bruch *m*, Riss *m* **4.** (*physik.*) (Strom-)Stoß *m*, Impuls *m* **II** *vt* (auf-)sprengen, (auf-)platzen, (auf-)brechen, zum Platzen bringen **III** *vi* **5.** bersten, (zer-, auf-)platzen, aufspringen **6.** zerbrechen, zersplittern **7.** ausbrechen (*into* in)
burst into tears in Tränen ausbrechen
burst open I *vt* aufbrechen, -stechen **II** *vi* bersten, (zer-, auf-)platzen, aufspringen

B

burst out *vi* hervor-, herausbrechen, ausbrechen
burst through *vi* durch-, ausbrechen
staccato burst: Stakkatohusten *m*
bu|se|re|lin [ˌbjuːsɪ'rɪlɪn] *noun*: Buserelin *nt*
bush|y ['bʊʃɪ] *adj*: buschig
bu|spi|rone [bjuː'spaɪrrəʊn] *noun*: Buspiron *nt*
bust [bʌst] *noun*: Büste *f*, (weibliche) Brust *f oder* Busen *m*
bu|sul|fan [bjuː'sʌlfæn] *noun*: Busulfan *nt*
bu|sul|phan [bjuː'sʌlfæn] *noun*: (*brit.*) Busulfan *nt*, Tetramethylen-bis-methansulfonat *nt*, 1,4-Dimethansulfonoxybutan *nt*
bu|tal|a|mine [bjuːtələ'miːn, -'æmɪn] *noun*: Butalamin *nt*
bu|tal|bi|tal [bjuː'tælbɪtæl] *noun*: Butalbital *nt*
bu|ta|mi|rate [bjuːtə'maɪreɪt] *noun*: Butamirat *nt*, 2-(2-Diethylaminoethoxy)ethyl-2-phenylbutyrat *nt*
bu|tane ['bjuːteɪn] *noun*: Butan *nt*
bu|ta|nil|i|caine [ˌbjuːtə'nɪlɪkeɪn] *noun*: Butanilicain *nt*
bu|ta|nol ['bjuːtnɔl] *noun*: Butanol *nt*
n-butanol: n-Butanol *nt*
bu|thet|a|mate [bjuː'θetəmeɪt] *noun*: Butetamat *nt*
bu|thi|a|zide [bjuː'θaɪəzaɪd] *noun*: Butizid *nt*, Isobutylhydrochlorothiazid *nt*
butt [bʌt]: **I** *noun* **1.** Kopfstoß *m* **2.** (*inf.*) Hintern *m* **II** *vt* jdn. einen (Kopf-)Stoß versetzen **III** *vi* mit dem Kopf stoßen
but|ter ['bʌtər]: **I** *noun* **1.** Butter *f* **2.** butterähnliche Substanz *f* **II** *vt* buttern, mit Butter bestreichen
butter of arsenic: Arsentrioxid *nt*, Arsenik *nt*, Arsenikum *nt*
cacao butter: Kakaobutter *f*, Butyrum cacao
cocoa butter: Kakaobutter *f*, Butyrum cacao
coconut butter: Kokosbutter *f*
nutmeg butter: Muskatbutter *f*, Myristicae oleum expressum
peanut butter: Erdnussbutter *f*
butter of zinc: Zinkchlorid *nt*
but|ter|bur ['bʌtərˌbɜr] *noun*: Pestwurz *f*, Petasites hybridus
but|ter|fat ['bʌtərfæt] *noun*: Butterfett *nt*
but|ter|fly ['bʌtərflaɪ] *noun*: Schmetterling *m*
but|ter|milk ['bʌtərmɪlk] *noun*: Buttermilch *f*
but|ter|y ['bʌtəriː] *adj*: butterartig, -ähnlich, butterig, Butter-
but|tock ['bʌtək] *noun*: **1.** Gesäßbacke *f* **2. buttocks** *plural* Gesäß *nt*, Hinterbacken *pl*, Clunes *pl*, Nates *pl*
but|ton ['bʌtn] *noun*: **1.** (Kleider-)Knopf *m* **2.** (*anatom., chirurg.*) knopfähnliche Struktur *f*, Knopf *m*; (*biolog.*) Knospe *f*, Auge *nt*
aortic button: Aortenknopf *m*
Bagdad button: Hautleishmaniose *f*, kutane Leishmaniase *f*, Orientbeule *f*, Leishmaniasis cutis
belly button: Nabel *m*
dog button: Brechnuss *f*, Nux vomica
implant button: **1.** intramuköses Implantat *m*, intramuköser Knopfanker *m* **2.** intramuköse Implantatverankerung *f*, submuköse Implantatverankerung *f*
lingual button: Lingualknöpfchen *nt*
Oriental button: →*Bagdad button*
quaker button: Brechnuss *f*, Strychnos nux-vomica
terminal buttons: synaptische Endknöpfchen *pl*, Boutons termineaux
but|ton|hole ['bʌtnhəʊl] *noun*: **1.** Knopfloch *m* **2.** Knopflochschnitt *m*
mitral buttonhole: Knopflochstenose *f*, Fischmaulstenose *f*
mescal buttons: Mescal buttons *pl*
bu|tyl ['bjuːtl, -tɪl] *noun*: Butyl-(Radikal *nt*)
bu|tyl|ene ['bjuːtliːn] *noun*: Butylen *nt*, Buten *nt*
bu|tyl|mer|cap|tan [ˌbjuːtɪlmər'kæptæn] *noun*: Butylmercaptan *nt*
bu|tyr|a|ceous [ˌbjuːtə'reɪʃəs] *adj*: butterartig, -haltig
bu|tyr|ate ['bjuːtəreɪt] *noun*: Butyrat *nt*
bu|tyr|o|cho|lin|es|ter|ase [ˌbjuːtɪərəʊˌkəʊlə'nestəreɪz] *noun*: unspezifische/unechte Cholinesterase *f*, Pseudocholinesterase *f*, β-Cholinesterase *f*, Butyrylcholinesterase *f*, Typ II-Cholinesterasse *f*
bu|tyr|oid ['bjuːtərɔɪd] *adj*: butterähnlich
bu|tyr|om|e|ter [bjuːtə'rɑmɪtər] *noun*: Butyrometer *nt*
bu|tyr|o|phe|none [ˌbjuːtɪərəʊ'fiːnəʊn] *noun*: Butyrophenone *pl*
bu|tyr|o|scope [bjuː'tɪərəskəʊp] *noun*: →*butyrometer*
bu|tyr|ous ['bjuːtərəs] *adj*: **1.** →*butyraceous* **2.** →*butyroid*
buzz|ing ['bʌzɪŋ] *noun*: Brummen *nt*, Summen *nt*, Surren *nt*, Schwirren *nt*
BV *Abk.*: **1.** biological value **2.** blood vessel **3.** blood volume
BVDU *Abk.*: bromovinyldeoxyuridine
BVH *Abk.*: **1.** biventricular hypertrophy **2.** B-virus hepatitis
BVL *Abk.*: bilateral vasoligation
BW *Abk.*: **1.** birth weight **2.** body weight
BWR *Abk.*: Bordet-Wassermann reaction
BX *Abk.*: biopsy
by-effect *noun*: Nebenwirkung *f*
by|pass ['baɪpæs, -pɑːs]: **I** *noun* **1.** (*chirurg.*) Umgehungsplastik *f*, -anastomose *f*, Bypass *m*; Shunt *m* (*techn.*) Umleitung *f*, Umgehung *f*; Nebenleitung *f*, Bypass *m* **3.** (*physik.*) Nebenschluss *m*, Shunt *m* **II** *vt* umgehen; ab-, um-, vorbeileiten, shunten
anatomical bypass: anatomischer Bypass *m*
aortocoronary bypass: aortokoronarer Bypass *m*
aortofemoral bypass: aortofemoraler Bypass *m*
aortoiliac bypass: aortoiliakaler Bypass *m*
aortorenal bypass: aortorenaler Bypass *m*
biliary-enteric bypass: biliodigestive Anastomose *f*, biliodigestive Fistel *f*
biliary-intestinal bypass: biliodigestive Anastomose *f*, biliodigestive Fistel *f*
cardiopulmonary bypass: kardiopulmonaler Bypass *m*
coronary bypass: aorto-koronarer Bypass *m*
coronary artery bypass: aorto-koronarer Bypass *m*
cross-leg bypass: Cross-leg-Bypass *m*, Cross-over-Bypass *m*
crossover bypass: Crossover-Bypass *m*
double bypass: Zweifachbypass *m*
extra-anatomic bypass: extraanatomischer Bypass *m*
extracranial bypass: extrakranialer/extrakranieller Bypass *m*, extrakranialer/extrakranieller Shunt *m*
extracranial-intracranial bypass: extrakranial-intrakranialer Bypass/Shunt *m*
femorofemoral bypass: femorofemoraler Bypass *m*
femorofemoral crossover bypass: Cross-leg-Bypass *m*
femoropopliteal bypass: femoropoplitealer Bypass *m*
gastric bypass: Magenbypass *m*
gastrointestinal bypass: Magen-Darm-Bypass *m*, gastrointestinaler Bypass *m*
ileal bypass: Ileumausschaltung *f*, ilealer/jejunaler Bypass/Shunt *m*
in-situ bypass: In-situ-Bypass *m*
intestinal bypass: Enteroanastomose *f*
jejunal bypass: Ileumausschaltung *f*, ilealer/jejunaler Bypass/Shunt *m*
jejunoileal bypass: **1.** jejunoilealer Bypass/Shunt *m* **2.** Ileumausschaltung *f*, ilealer/jejunaler Bypass/Shunt *m*

left heart bypass: Links-Bypass *m*, Linksherz-Bypass *m*
right heart bypass: Rechtsbypass *m*
single bypass: Einfachbypass *m*
triple bypass: Dreifachbypass *m*
venous bypass: Venenbypass *m*
venovenous bypass: venovenöser Bypass *m*
Y-shaped bypass: Y-Bypass *m*

by-product *noun*: Neben-, Abfall-, Sekundärprodukt *nt*

bys|si|no|sis [bɪsə'nəʊsɪs] *noun*: Baumwollfieber *nt*, Baumwollpneumokoniose *f*, Baumwollstaubpneumokoniose *f*, Byssinose *f*

bys|si|not|ic [bɪsə'nɑtɪk]: **I** *noun* Patient(in *f*) *m* mit Byssinose, Byssinotiker(in *f*) *m* **II** *adj* Byssinose betreffend, byssinotisch

BZ-CoA *Abk.*: benzoyl-coenyme A

BZD *Abk.*: **1.** benziodaronum **2.** benzodiazepine

B

C

C *Abk.*: **1.** calorie **2.** canine **3.** capacitance **4.** capacity **5.** carbon **6.** carrier **7.** cathodal **8.** cathode **9.** Celsius **10.** cervical vertebra **11.** clearance **12.** closure **13.** coefficient **14.** compliance **15.** component of complement **16.** concentration **17.** constant **18.** contraction **19.** cortex **20.** Coulomb **21.** Curie **22.** current **23.** cylinder **24.** cysteine **25.** cytidine **26.** cytosine **27.** heat capacity **28.** large calorie **29.** thermal conductance

c *Abk.*: **1.** calorie **2.** candle **3.** centi- **4.** concentration **5.** molar concentration **6.** small calorie **7.** specific heat capacity

C. *Abk.*: Clostridium

C5 *Abk.*: pentamethonium

C6 *Abk.*: hexamethonium

C1 *Abk.*: cervical vertebrae 1

C10 *Abk.*: decamethonium

^{11}C *Abk.*: carbon-11

^{12}C *Abk.*: carbon-12

^{13}C *Abk.*: carbon-13

^{14}C *Abk.*: carbon-14

C2 *Abk.*: cervical vertebrae 2

CA *Abk.*: **1.** cancer **2.** carbenicillin **3.** carbonic anhydrase **4.** carcinoma **5.** cardiac arrest **6.** catecholamine **7.** cervicoaxial **8.** chronologic age **9.** cold agglutination **10.** colloid antigen **11.** common antigen **12.** coronary artery **13.** corpora allata **14.** cortisone acetate **15.** croup-associated **16.** cyclophosphamide, adriamycin **17.** cyproterone acetate **18.** cytarabine **19.** cytosine arabinoside

Ca *Abk.*: **1.** calcium **2.** cancer **3.** carcinoma **4.** cathodal **5.** cathode

C.a. *Abk.*: **1.** Candida albicans **2.** conus arteriosus

CA-125 *Abk.*: cancer antigen 125 test

^{45}Ca *Abk.*: calcium-45

^{47}Ca *Abk.*: calcium-47

CAA *Abk.*: coarctation of the abdominal aorta

CAAT *Abk.*: computer-assisted axial tomography

CAB *Abk.*: **1.** carbromal **2.** coronary artery bypass

ca|ber|go|line [kə'bærdʒəliːn] *noun*: Cabergolin *nt*

CABG *Abk.*: **1.** coronary artery bypass graft **2.** coronary artery bypass grafting

cab|i|net ['kæbɪnət] *noun*: Medikamenten-, Akten-, Laborschrank *m*, (Wand-)Schränkchen *nt*; Vitrine *f*
poison cabinet: Giftschrank *m*

CaBP *Abk.*: calcium binding protein

CAC *Abk.*: cardiac accelerator center

CaC *Abk.*: hypocalcemic component

ca|cao [kə'kɑːəʊ, -'keɪəʊ] *noun*: **1.** Kakaobaum *m* **2.** Kakaobohne *f*

Ca-carrier *noun*: Ca-Carrier *m*, Calcium-Carrier *m*

cac|a|tion [kæ'keɪʃn] *noun*: Darmentleerung *f*, Stuhlgang *m*, Defäkation *f*

CaCC *Abk.*: cathodal closure contraction

Ca-channel *noun*: →*calcium channel*

ca|chec|tic [kə'kektɪk] *adj*: Kachexie betreffend, ausgezehrt, kachektisch

ca|chec|tin [kə'kektɪn] *noun*: Tumor-Nekrose-Faktor *m*, Cachectin *nt*

ca|chet [kæ'ʃeɪ, 'kæʃeɪ] *noun*: (Oblaten-)Kapsel *f*

ca|chex|ia [kə'keksɪə] *noun*: Auszehrung *f*, Kachexie *f*, Cachexia *f*
cancerous cachexia: Kachexie *f* bei Malignomerkrankung
hypophysial cachexia: Simmonds-Kachexie *f*
malarial cachexia: chronische Malaria *f*
mercurial cachexia: chronische Quecksilbervergiftung *f*
pituitary cachexia: Simmonds-Kachexie *f*
saturnine cachexia: Kachexie *f* bei chronischer Bleivergiftung

ca|chex|y [kə'keksiː] *noun*: →*cachexia*

cach|in|na|tion [kækə'neɪʃn] *noun*: lautes unangebrachtes Lachen/Gelächter *nt*

C_aCO_2 *Abk.*: arterial carbon dioxide content

$CaCO_3$ *Abk.*: calcium carbonate

cac|o|cho|li|a [ˌkækəʊ'kəʊlɪə, -'kɑl-] *noun*: Kakocholie *f*

cac|o|chy|li|a [ˌkækəʊ'kaɪlɪə] *noun*: **1.** (*patholog.*) Kakochylie *f* **2.** Verdauungsstörung *f*, Indigestion *f*

cac|o|dyl ['kækəʊdɪl] *noun*: Kakodyl *nt*, Dimethylarsin *nt*

cac|o|dy|late [ˌkækəʊ'dɪleɪt] *noun*: Kakodylat *nt*

cac|o|gen|e|sis [ˌkækəʊ'dʒenəsɪs] *noun*: Kakogenese *f*

cac|o|gen|ic [ˌkækəʊ'dʒenɪk] *adj*: kakogen

cac|o|geu|sia [ˌkækəʊ'gjuːʒ(ɪ)ə] *noun*: Kakogeusie *f*

cac|o|mel|i|a [ˌkækəʊ'miːlɪə, -jə] *noun*: Kakomelie *f*

cac|o|rhyth|mic [ˌkækəʊ'rɪðmɪk] *adj*: kakorhythmisch

ca|cos|mi|a [kə'kɑzmɪə] *noun*: Kakosmie *f*
objective cacosmia: objektive Kakosmie *f*
subjective cacosmia: subjektive Kakosmie *f*

cac|o|sto|mia [ˌkækəʊ'stəʊmɪə] *noun*: Mundgeruch *m*, Kakostomie *f*, Halitose *f*

ca|cot|ro|phy [kə'kɑtrəfiː] *noun*: Fehl-, Mangelernährung *f*

cac|tin|o|my|cin [ˌkæktɪnəʊ'maɪsɪn] *noun*: Cactinomycin *nt*, Actinomycin C *nt*

ca|cu|men [kə'kjuːmən] *noun, plura* **-mi|na** [-mɪnə]: (Organ-)Spitze *f*

ca|cu|mi|nal [kə'kjuːmɪnəl]: I *noun* Kakuminal(laut) *m* II *adj* eine Spitze betreffend, Spitzen-, Kakuminal-

CACX *Abk.*: cancer of the cervix

CAD *Abk.*: coronary artery disease

ca|dav|er [kə'dævər] *noun*: Leiche *f*, Leichnam *m*; Kadaver *m*

ca|dav|er|ic [kə'dævərɪk] *adj*: Leiche betreffend, leichenhaft, Leichen-, Kadaver-

ca|dav|er|ine [kə'dævəriːn] *noun*: Kadaverin *nt*, Cadaverin *nt*, Pentamethylendiamin *nt*, 1,5-Diaminopentan *nt*

ca|dav|er|ous [kə'dævərəs] *adj*: **1.** →*cadaveric* **2.** leichenblass; ausgezehrt, ausgemergelt, kachektisch

ca|dence ['keɪdns] *noun*: **1.** (Sprech-)Rhythmus *m* **2.** (Takt-)Schlag *m*, Rhythmus *m* **3.** (*Stimme*) Tonfall *m*, Modulation *f*, Kadenz *f*

ca|den|cy ['keɪdnsiː] *noun, plura* **-cies**: →*cadence*

Ca^{2+}-dependent *adj*: Ca^{2+}-abhängig

Ca-Di-Na-EDTA *Abk.*: calcium disodium ethylene diamine tetraacetate

cad|mi|o|sis [kædmɪ'əʊsɪs] *noun*: Pneumokoniose *f* durch Kadmiumstaub

cad|mi|um ['kædmɪəm] *noun*: Kadmium *nt*, Cadmium *nt*

ca|du|ca [kə'duːkə] *noun*: Schwangerschaftsendometrium *nt*, Dezidua *f*, Decidua *f*, Caduca *f*, Decidua membrana, Membrana deciduae

ca|du|ce|us [kə'd(j)uːsɪəs, -sjəs, -ʃəs] *noun, plura* **-cei** [-sɪaɪ, -sjaɪ]: Äskulapstab *m*

ca|du|ci|ty [kə'd(j)uːsətiː] *noun*: **1.** Gebrechlichkeit *f* (*im*

Alter), (Alters-)Schwäche *m*; Senilität *f* **2.** Vergänglichkeit *f*

CAE *Abk.*: **1.** chloro-acetate esterase **2.** chloro-carbonic acid ethyl ester

caec- *präf.*: (*brit.*) Blinddarm-, Zäko-, Zäkum-

cae|cal ['si:kl] *adj*: blind endend; zökal, zäkal, zum Zäkum gehörend; Blinddarm-

cae|cec|to|my [sɪ'sektəmi:] *noun*: (*brit.*) Blinddarm-, Zäkumresektion *f*, Zäkektomie *f*, Typhlektomie *f*

cae|ci|tis [sɪ'saɪtɪs] *noun*: (*brit.*) Entzündung *f* des Blinddarms/Zäkums, Typhlitis *f*, Zäkumentzündung *f*, Blinddarmentzündung *f*

caeco- *präf.*: (*brit.*) Blinddarm-, Zäko-, Zäkum-

cae|co|cele ['si:kəʊsi:l] *noun*: (*brit.*) Zäkozele *f*

cae|co|cen|tral [ˌsi:kəʊ'sentrəl] *adj*: (*brit.*) →*centrocecal*

cae|co|col|ic [ˌsi:kə'kɑlɪk] *adj*: (*brit.*) Zäkum und Kolon betreffend, zäkokolisch

cae|co|co|lon [ˌsi:kə'kəʊlən] *noun*: (*brit.*) Zäkokolon *nt*

cae|co|co|lo|pex|y [ˌsi:kə'kəʊləpeksi:] *noun*: (*brit.*) Zäkokolopexie *f*

cae|co|co|los|to|my [ˌsi:kəkəʊ'lɑstəmi:] *noun*: (*brit.*) Zäkum-Kolon-Fistel *f*, Zäkokolostomie *f*, Kolozäkostomie *f*

cae|co|fix|a|tion [ˌsi:kəʊfɪk'seɪʃn] *noun*: (*brit.*) →*cecopexy*

cae|co|il|e|os|to|my [ˌsi:kəɪlɪ'ɑstəmi:] *noun*: (*brit.*) Zäkum-Ileum-Fistel *f*, Zäkoileostomie *f*, Ileozäkostomie *f*

cae|co|pex|y ['si:kəpeksi:] *noun*: (*brit.*) Zäkumfixation *f*, -anheftung *f*, Zäkopexie *f*, Typhlopexie *f*

cae|co|pli|ca|tion [ˌsi:kəʊplɪ'keɪʃn] *noun*: (*brit.*) Zäkoplikation *f*

cae|co|rec|tos|to|my [ˌsi:kərek'tɑstəmi:] *noun*: (*brit.*) Zäkum-Rektum-Fistel *f*, Zäkorektostomie *f*

cae|cor|rha|phy [sɪ'kɔrəfi:] *noun*: (*brit.*) Zäkumnaht *f*, Zäkorrhaphie *f*

cae|co|sig|moi|dos|to|my [ˌsi:kəʊˌsɪgˌmɔɪ'dɑstəmi:] *noun*: (*brit.*) Zäkum-Sigma-Fistel *f*, Zäkosigmoidostomie *f*

cae|cos|to|my [sɪ'kɑstəmi:] *noun*: (*brit.*) Zäkumfistel *f*, -fistelung *f*, Zäko-, Typhlostomie *f*

cae|cot|o|my [sɪ'kɑtəmi:] *noun*: (*brit.*) Zäkumeröffnung *f*, Zäko-, Typhlotomie *f*

cae|cum ['si:kəm] *noun, plura* **-ca** [-kə]: **1.** blind endende Aussackung *f*, Blindsack *m* **2.** Blinddarm *m*, Zäkum *nt*, Zökum *nt*, Caecum *nt*, Intestinum caecum
congenital high caecum: Caecum altum congenitum
cupular caecum (of cochlear duct): blindes Ende *nt* des Ductus cochlearis, Caecum cupulare ductus cochlearis
mobile caecum: Caecum mobile
vestibular caecum of cochlear duct: blindes Vestibulumende *nt* des Ductus cochlearis, Caecum vestibulare ductus cochlearis

CaEDTA *Abk.*: calcium ethylene diamine tetraacetate

CAER *Abk.*: cortical auditory-evoked response

cae|si|um ['si:zɪəm] *noun*: (*brit.*) Cäsium *nt*, Caesium *nt*
caesium chloride: Cäsiumchlorid *nt*

CAF *Abk.*: **1.** cellulose acetate foils **2.** coronary artery fistula **3.** cyclophosphamide, adriamycin, 5-fluoro-uracil

caf|fein [kæ'fi:n, 'kæfi:ɪn] *noun*: →*caffeine*

caf|feine [kæ'fi:n, 'kæfi:ɪn] *noun*: Koffein *nt*, Coffein *nt*, Methyltheobromin *nt*

caf|fein|ism [kæ'fi:nɪzəm, 'kæfɪ(ə)nɪz-] *noun*: Koffeinismus *m*

CAFVP *Abk.*: cyclophosphamide, adriamcin, 5-fluorouracil, vincristine, prednisone

CAG *Abk.*: **1.** carotid angiogram **2.** chronic atrophic gastritis **3.** coronary angiography

cage [keɪdʒ] *noun*: **1.** Käfig *m* **2.** (Knochen-, Stahl-)Gerüst *nt*
Faraday's cage: Faraday-Käfig *m*
rib cage: Brustkorb *m*, (knöcherner) Thorax *m*
thoracic cage: →*rib cage*

CAH *Abk.*: **1.** carbonic anhydrase **2.** chronic active hepatitis **3.** chronically active hepatitis **4.** chronically aggressive hepatitis **5.** congenital adrenal hyperplasia **6.** cyanacetic acid hydrazide

CAHD *Abk.*: coronary atherosclerotic heart disease

CAIT *Abk.*: cold air inhalation test

caj|e|put ['kædʒəpət] *noun*: Cajeput *m*, Melaleuca cajeputi, Melaleuca leucadendra, Melaleuca quinquenervia

caj|e|pu|tol ['kædʒəpju:tɔl] *noun*: Cineol *nt*, Eukalyptol *nt*

caj|o|pu|tol ['kædʒəpju:tɔl] *noun*: →*cajeputol*

cake [keɪk]: **I** *noun* **1.** Kuchen *m*, Torte *f*; Fladen(-Brot *nt*) *m* **2.** festgeformte Masse *f*, Klumpen *m*, Brocken *m* **a cake of soap** ein Stück Seife **3.** Kruste *f*, (Schmutz-) Schicht *f* **4.** (*physik.*) Filterkuchen *m* **II** *vt* verkrusten, mit einer Kruste überziehen **III** *vi* (zusammen-, ver-) klumpen, sich zusammenballen, zusammenbacken
salt cake: (technisches) Natriumsulfat *nt*

cak|ey ['keɪki:] *adj*: klumpend, klumpig, verklumpt

caky ['keɪki:] *adj*: →*cakey*

CAL *Abk.*: computer assisted learning

Cal *Abk.*: large calorie

cal *Abk.*: **1.** calorie **2.** small calorie

cal|a|mus ['kæləməs] *noun*: **1.** Kalmus *m*, Acorus calamus **2.** Kalmuswurzelstock *m*, Calami rhizoma

C_{alb} *Abk.*: albumin clearance

cal|cae|mia [kæl'si:mi:ə] *noun*: (*brit.*) →*calcemia*

cal|ca|ne|al [kæl'keɪnɪəl] *adj*: Fersenbein/Kalkaneus betreffend, kalkaneal

cal|ca|ne|an [kæl'keɪnɪən] *adj*: →*calcaneal*

cal|ca|ne|it|ic [kælˌkeɪnɪ'ɪtɪk] *adj*: Kalkaneitis betreffend, kalkaneitisch

cal|ca|ne|i|tis [kælˌkeɪnɪ'aɪtɪs] *noun*: Entzündung *f* des Fersenbeins, Kalkaneitis *f*, Fersenbeinentzündung *f*, Kalkaneusentzündung *f*

calcaneo- *präf.*: Ferse(nbein)-, Kalkaneo-

cal|ca|ne|o|a|pophy|y|si|tis [kælˌkeɪnɪəʊəˌpɑfə'saɪtɪs] *noun*: Haglund-Syndrom *nt*, Sever-Krankheit *f*, Apophyseose calcanei, Apophysitis calcanei

cal|ca|ne|o|a|strag|a|loid [ˌkælˌkeɪnɪəʊə'strælәgɔɪd] *adj*: Sprungbein/Talus und Fersenbein/Kalkaneus betreffend, talokalkaneal

cal|ca|ne|o|cu|boid [ˌkælˌkeɪnɪəʊ'kju:bɔɪd] *adj*: Fersenbein und Würfelbein/Kuboid betreffend, kalkaneokuboidal

cal|ca|ne|o|dyn|i|a [ˌkælˌkeɪnɪəʊ'di:nɪə] *noun*: Fersenschmerz(en *pl*) *m*, Kalkaneodynie *f*

cal|ca|ne|o|fib|u|lar [ˌkælˌkeɪnɪəʊ'fɪbjələr] *adj*: Fersenbein und Wadenbein/Fibula betreffend, kalkaneofibular

cal|ca|ne|o|na|vic|u|lar [ˌkælˌkeɪnɪəʊnə'vɪkjələr] *adj*: Fersenbein und Kahnbein/Os naviculare betreffend, kalkaneonavikular

cal|ca|ne|o|plan|tar [ˌkælˌkeɪnɪəʊ'plæntər] *adj*: Fersenbein und Fußsohle betreffend, kalkaneoplantar

cal|ca|ne|o|scaph|oid [ˌkælˌkeɪnɪəʊ'skæfɔɪd] *adj*: Fersenbein und Kahnbein/Os naviculare betreffend, kalkaneonavikular

cal|ca|ne|o|tib|i|al [ˌkælˌkeɪnɪəʊ'tɪbɪəl] *adj*: Fersenbein und Schienbein/Tibia betreffend, kalkaneotibial, tibiokalkanear

cal|ca|ne|um [kæl'keɪnɪəm] *noun*: Fersenbein *nt*, Kalkaneus *m*, Calcaneus *m*

cal|ca|ne|us [kæl'keɪnɪəs] *noun, plural* **-nei** [-nɪaɪ]: **1.** Fersenbein *nt*, Kalkaneus *m*, Calcaneus *m* **below the calcaneus** unterhalb des Fersenbeins/Kalkaneus (liegend) **2.** Hackenfuß *m*, Pes calcaneus

callcalnoldynlila [ˌkælkənəʊ'diːnɪə] *noun*: Fersenschmerz *m*

callcar ['kælkɑr] *noun*: Calcar *nt*

calcar avis: Calcar avis

femoral calcar: Schenkelsporn *m*, Calcar femorale

callcarleous [kæl'keərɪəs] *adj*: kalkartig, kalkig, Kalk-

callcalrine ['kælkəraɪn] *adj*: **1.** Calcar avis betreffend **2.** stachelförmig

callcarilulrila [kælˌkeərɪ'(j)ʊəriːə] *noun*: Kalkariurie *f*

callcarloid ['kælkərɔɪd] *adj*: Calciumähnlich

callcelmia [kæl'siːmiːə] *noun*: erhöhter Calciumgehalt *m* des Blutes, Hyperkalzämie *f*, Hyperkalziämie *f*

callcilbillia [kælsɪ'bɪlɪə] *noun*: Kalzibilie *f*

callcic ['kælsɪk] *adj*: Kalk *oder* Calcium betreffend *oder* enthaltend, Kalk-, Calcium-

callcilcolsillilcolsis [ˌkælsɪkəʊˌsɪlə'kəʊsɪs] *noun*: Kalzikosilikose *f*

callcilcolsillilcotlic [ˌkælsɪkəʊˌsɪlə'kɑtɪk] *adj*: Kalzikosilikose betreffend, kalzikosilikotisch

callcilcolsis [kælsɪ'kəʊsɪs] *noun*: Kalzikosis *f*

callcilcotlic [kælsɪ'kɑtɪk] *adj*: Kalzikosis betreffend, kalzikotisch

callcildilol [ˌkælsɪ'daɪɔl, -əʊl] *noun*: 25-Hydroxycholecalciferol *nt*, Calcidiol *nt*

callciflalmes [kæl'sɪfəmiːz] *noun*: →*calcium hunger*

callcifeldilol [ˌkælsɪfə'daɪɔl, -əʊl] *noun*: →*calcidiol*

callciflerlol [kæl'sɪfərɔl, -rɑl] *noun*: **1.** Calciferol *nt*, Vitamin D *nt* **2.** Ergocalciferol *nt*, Vitamin D_2 *nt*

callciflerlous [kæl'sɪfərəs] *adj*: Kalzium(karbonat) enthaltend *oder* bildend, kalkhaltig

callciflic [kæl'sɪfɪk] *adj*: kalkbildend

callcilfilcaltion [ˌkælsəfɪ'keɪʃn] *noun*: **1.** Kalkbildung *f* **2.** Verkalkung *f*, Kalkeinlagerung *f*, Kalzifikation *f*, Kalzifizierung *nt*

amorphous calcification: amorphe Verkalkung *f*, amorphe Kalzifizierung *f*

diffuse calcification of pulp: kalkige Degeneration *f*, kalkige Pulpadegeneration *f*, diffuse Pulpaverkalkung *f*

diffuse pulp calcification: →*diffuse calcification of pulp*

intracerebral calcification: intrazerebrale Kalzifikation *f*

lymph node calcification: Lymphknotenverkalkung *f*

medial calcification: Mediaverkalkung *f*, Mediasklerose *f*

metastatic calcification: metastatische Verkalkung/Kalzinose *f*, Calcinosis metastatica

Mönckeberg's calcification: →*Mönckeberg's medial calcification*

Mönckeberg's medial calcification: Mönckeberg-Sklerose *f*, -Mediaverkalkung *f*, -Mediasklerose *f*

myocardial calcification: Herzmuskel-, Myokardverkalkung *f*

pulp calcification: →*diffuse calcification of pulp*

calcification of pulp chamber: →*diffuse calcification of pulp*

calcification of pulp: →*diffuse calcification of pulp*

root canal calcification: Wurzelkanalverkalkung *f*

soft tissue calcification: Weichteilverkalkung *f*

callcified ['kælsɪfaɪd] *adj*: verkalkt, kalzifiziert

callcify ['kælsɪfaɪ] *vt, vi*: verkalken, Kalk(e) ablagern *oder* ausscheiden, kalzifizieren

callcify ['kælsɪfaɪ] *vt, vi*: verkalken, kalzifizieren

callcifyling ['kælsəfaɪɪŋ] *adj*: verkalkend

callcinaltion [kælsɪ'neɪʃn] *noun*: Kalzinierung *f*, Kalzination *f*

callcine ['kælsaɪn]: I *vt* kalzinieren II *vi* kalziniert werden

callcilnolsis [ˌkælsɪ'nəʊsɪs] *noun*: Kalzinose *f*, Calcinosis *f*

calcinosis circumscripta: Calcinosis circumscripta, Profichet-Syndrom *nt*, Kalkgicht *f*, Hautsteine *pl*

dystrophic calcinosis: dystrophe Kalzinose *f*

metabolic calcinosis: Calcinosis metabolica

metastatic calcinosis: metastatische Verkalkung/Kalzinose *f*, Calcinosis metastatica

metastatic pulmonary calcinosis: metastatische Lungenkalzinose *f*, Bimsstein-, Tuffsteinlunge *f*

pulmonary calcinosis: metastatische Lungenkalzinose *f*, Tuffsteinlunge *f*, Pneumokalzinose *f*, Bimssteinlunge *f*

calcinosis universalis: Teutschländer-Syndrom *nt*, Calcinosis universalis interstitialis, Teutschländer-Krankheit *f*, Calcinosis metabolica universalis, Calcinosis interstitialis

callcilnotlic [ˌkælsɪ'nɑtɪk] *adj*: Kalzinose betreffend, kalzinotisch

callcilolkilnelsis [ˌkælsɪəʊkɪ'niːsɪs, -kaɪ-] *noun*: Kalziummobilisation *f*

callcilolkilnetlic [ˌkælsɪəʊkɪ'netɪk, -kaɪ-] *adj*: kalziummobilisierend

callcilpecltic [kælsə'pektɪk] *adj*: Kalzipexie betreffend *oder* verursachend

callcilpelnila [ˌkælsɪ'piːnɪə] *noun*: Kalziummangel *m*, Kalzipenie *f*

callcilpexlic [ˌkælsɪ'peksɪk] *adj*: →*calcipectic*

callcilpexlis [ˌkælsɪ'peksɪs] *noun*: →*calcipexy*

callcilpexly ['kælsɪpeksiː] *noun*: Kalzipexie *f*

callcilphillila [ˌkælsɪ'fɪlɪə] *noun*: Kalziphilie *f*

callcilphyllacltic [ˌkælsɪfɪ'læktɪk] *adj*: Kalziphylaxie betreffend, kalziphylaktisch

callcilphyllaxlis [ˌkælsɪfɪ'læksɪs] *noun*: Kalziphylaxie *f*

systemic calciphylaxis: systemische Kalziphylaxie *f*

topical calciphylaxis: lokale/örtliche Kalziphylaxie *f*

callcilpotlrilol [ˌkælsɪ'pəʊtrɪɔl, -ɑl] *noun*: Calcipotriol *nt*

callcilprivlia [ˌkælsɪ'prɪvɪə] *noun*: Kalziumentzug *m*, -mangel *m*

callcilprivlic [ˌkælsɪ'prɪvɪk] *adj*: durch Kalziummangel hervorgerufen *oder* bedingt, kalzipriv

callciltolnin [ˌkælsɪ'təʊnɪn] *noun*: Kalzitonin *nt*, Calcitonin *nt*, Thyreocalcitonin *nt*

callcitlrilol [ˌkæl'sɪtrɪɔl, -ɑl] *noun*: 1,25-Dihydroxycholecalciferol *nt*, Calcitriol *nt*

callcilum ['kælsɪəm] *noun*: Kalzium *nt*, Calcium *nt*

calcium bromide: Calciumbromid *nt*, Kalziumbromid *nt*

calcium carbonate: Kalziumkarbonat *nt*, Calciumcarbonat *nt*

calcium chloride: Calciumchlorid *nt*, Kalziumfolinat *nt*

calcium citrate: Calciumcitrat *nt*, Kalziumzitrat *nt*

calcium cyanide: Calciumcyanid *nt*, Kalziumzyanid *nt*

dioctyl calcium sulfosuccinate: →*docusate calcium*

dioctyl calcium sulphosuccinate: (*brit.*) →*docusate calcium*

docusate calcium: Docusat-Calcium *nt*, Calciumdioctylsulfosukzinat *nt*

calcium fluoride: Calciumfluorid *nt*, Kalziumfluorid *nt*

calcium folinate: Calciumfolinat *nt*, Kalziumfolinat *nt*, Calcium-5-formyl-5,6,7,8-tetrahydropteroylglutamat *nt*

calcium gluconate: Calciumgluconat *nt*

calcium lactate: Calciumlactat *nt*, Kalziumlaktat *nt*

leucovorin calcium: →*calcium folinate*

calcium oxalate: Kalziumoxalat *nt*, Calciumoxalat *nt*

pentetate calcium trisodium: Calcium-trinatriumpentetat *nt*

C

calcium phosphate: Kalziumphosphat *nt*, Calciumphosphat *nt*
calcium-phosphate co-precipitation: Calcium-Phosphat-Kopräzipitation *f*
calcium pyrophosphate dihydrate: Calciumpyrophosphatdihydrat *nt*
calcium sulfate: Kalziumsulfat *nt*, Calciumsulfat *nt*
calcium sulphate: (*brit.*) →*calcium sulfate*
tribasic calcium phosphate: Tricalciumphosphat *nt*
calcium trisodium pentetate: Calcium-trinatriumpentetat *nt*
calcium tungstate: Calciumwolframat *nt* Kalziumwolframat *nt*
calcium urate: Kalziumurat *nt*, Calciumurat *nt*

calcium-ATPase *noun*: Calcium-ATPase *f*, Calcium-ATPase-System *nt*, Ca-ATPase *f*

cal|ci|u|ri|a [ˌkælsə'(j)ʊəriːə] *noun*: Kalziurie *f*

cal|cu|la|ble ['kælkjələbl] *adj*: **1.** kalkulierbar, berechen-, bestimm-, ermittelbar **2.** zuverläßig, verlässlich

cal|cu|lar|y ['kælkjəˌleriː, -ləriː] *adj*: Stein(bildung) betreffend, kalkulös, Stein-

cal|cu|late ['kælkjəleɪt]: **I** *vt* be-, ausrechnen; (ab-)schätzen, veranschlagen, kalkulieren **II** *vi* rechnen, eine Berechnung/Kalkulation aufstellen; etw. einschätzen

cal|cu|lat|ed ['kælkjəleɪtɪd] *adj*: **1.** berechnet, kalkuliert, ermittelt, geschätzt **2.** (*Plan*) durchdacht; beabsichtigt

cal|cu|la|tion [ˌkælkjə'leɪʃn] *noun*: Aus-, Berechnung *f*; Kalkulation *f*, Schätzung *f*
rough calculation: Überschlagsrechnung *f*

cal|cu|lo|gen|e|sis [ˌkælkjələʊ'dʒenəsɪs] *noun*: Kalkulusbildung *f*, Steinbildung *f*

cal|cu|lo|sis [kælkjə'ləʊsɪs] *noun*: Steinleiden *nt*, Lithiasis *f*, Calculosis *f*

cal|cu|lous ['kælkjələs] *adj*: Stein(bildung) betreffend, kalkulös, Stein-

cal|cu|lus ['kælkjələs] *noun*: **1.** Zahnstein *m*, Odontolith *m*, Calculus dentalis **2.** Steinchen *nt*, Konkrement *nt*, Stein *m*, Kalkulus *m*, Calculus *m*
alternating calculus: Kombinationsstein *m*, kombinierter Harnstein *m*
ammonium urate calculus: Ammoniumuratstein *m*
apatite calculus: Apatitstein *m*
arthritic calculus: Gichtknoten *m*, Nodus arthriticus, Tophus arthriticus
articular calculus: Gelenkstein *m*, -konkrement *nt*
bile duct calculus: Gallengangsstein *m*
biliary calculus: Gallenstein *m*, Cholelith *m*, Calculus biliaris/felleus
bilirubin-calcium calculus: Bilirubinkalkstein *m*, Calciumbilirubinatstein *m*, Kalziumbilirubinatstein *m*
bladder calculus: (Harn-)Blasenstein *m*, Zystolith *m*, Calculus vesicae
blood calculus: Gefäßstein *m*, Angiolith *m*
brain calculus: Hirnkonkrement *nt*, Enzephalolith *m*
bronchial calculus: Bronchialstein *m*, Broncholith *m*, Calculus bronchialis
calcium bilirubinate calculus: Bilirubinkalkstein *m*, Calciumbilirubinatstein *m*, Kalziumbilirubinatstein *m*
calcium carbonate calculus: Calciumcarbonatstein *m*, Kalziumkarbonatstein *m*
calcium oxalate calculus: Calciumoxalatstein *m*, Kalziumoxalatstein *m*
calcium phosphate calculus: Calciumphosphatstein *m*, Kalziumphosphatstein *m*
calcium urate calculus: Kalziumuratstein *m*, Calciumuratstein *m*
cardiac calculus: Herzkonkrement *nt*, Kardiolith *m*
cerebral calculus: Hirnkonkrement *nt*, Enzephalolith *m*
choledochal calculus: Choledochusstein *m*, Choledocholith *m*
cholesterol calculus: Cholesterinstein *m*
cholesterol-pigment-calcium calculus: Cholesterinpigmentkalkstein *m*
combination calculus: Kombinationsstein *m*, kombinierter Harnstein *m*
coral calculus: Korallenstein *m*, Hirschgeweihstein *m*, (Becken-)Ausgussstein *m*
cystine calculus: Zystinstein *m*
dendritic calculus: Korallenstein *m*, Hirschgeweihstein *m*, (Becken-)Ausgussstein *m*
dental calculus: Zahnstein *m*, Odontolith *m*, Calculus dentalis, Calculus dentis
encysted calculus: verkapselter Blasenstein *m*
fibrin calculus: Fibrinstein *m*
gastric calculus: Gastrolith *m*
haematogenic calculus: (*brit.*) →*hematogenic calculus*
haemic calculus: (*brit.*) →*hemic calculus*
hard calculus: harter Zahnstein *m*
hematogenic calculus: hämatogener Zahnstein *m*
hemic calculus: Gefäßstein *m*, Angiolith *m*, Hämolith *m*
indigo calculus: Indigostein *m*
indinavir calculi: Indinavirsteine *pl*
intestinal calculus: Darmstein *m*, Enterolith *m*
invisible calculus: subgingivaler Zahnstein *m*
joint calculus: Gelenkstein *m*, -konkrement *nt*
lacrimal calculus: Tränenstein *m*, Dakryolith *m*
lacteal calculus: Milchgangstein *m*
lung calculus: Bronchialstein *m*, Broncholith *m*, Calculus bronchialis
magnesium ammonium phosphate calculus: Magnesium-Ammonium-phosphat-Stein *m*, Tripelphosphatstein *m*
mammary calculus: Milchgangsstein *m*
matrix calculus: Matrixstein *m*
metabolic calculi: Cholesterinmischsteine *pl*
nasal calculus: Nasenstein *m*, Rhinolith *m*
nephritic calculus: Nierenstein *m*, Nephrolith *m*, Calculus renalis
pancreatic calculus: Pankreasstein *m*, Pankreatolith *m*
pelvic cast calculus: (Nieren-)Beckenausgussstein *m*
pharyngeal calculus: Pharyngolith *m*
phosphate calculus: Phosphatstein *m*
phosphatic calculus: Phosphatstein *m*
pigment calculus: Pigmentstein *m*
pleural calculus: Pleurastein *m*, Pleurolith *m*
pocket calculus: verkapselter (Harn-)Blasenstein *m*
preputial calculus: Vorhaut-, Präputialstein *m*, Postholith *m*, Balanolith *m*, Smegmolith *m*
primary renal calculus: primärer Nierenstein *m*
prostatic calculus: Prostatastein *m*, -konkrement *nt*, Prostatolith *m*
pulmonary calculus: Pneumolith *m*
pulp calculus: Pulpastein *m*
renal calculus: Nierenstein *m*, Nephrolith *m*, Calculus renalis
salivary calculus: **1.** Speichelstein *m*, Sialolith *m* **2.** supragingivaler Zahnstein *m*
secondary renal calculus: sekundärer Nierenstein *m*, Infektstein *m*
serumal calculus: subgingivaler Zahnstein *m*
solitary calculus: Solitärstein *m*
staghorn calculus: Korallenstein *m*, Hirschgeweihstein *m*, (Becken-)Ausgussstein *m*
stomach calculus: Gastrolith *m*

struvite calculus: Tripelphosphatstein *m*, Magnesium-Ammonium-phosphat-Stein *m*
subgingival calculus: subgingivaler Zahnstein *m*
supragingival calculus: supragingivaler Zahnstein *m*
tonsillar calculus: Tonsillenstein *m*, Tonsillenkonkrement *nt*, Tonsillolith *m*
urate calculus: Uratstein *nt*, Harnsäurestein *nt*
ureteral calculus: Harnleiterstein *m*, Ureterstein *m*
urethral calculus: Harnröhrenstein *m*
uric acid calculus: Harnsäurestein *m*
urinary calculus: Harnstein *m*, -konkrement *nt*, Urolith *m*
uterine calculus: Gebärmutter-, Uterusstein *m*, Uterolith *m*, Hysterolith *m*
vesical calculus: Blasenstein *m*, Zystolith *m*, Calculus vesicae
visible calculus: supragingivaler Zahnstein *m*
weddellite calculus: Calciumoxalatdihydrat-Stein *m*
whewellite calculus: Calciumoxalatmonohydrat-Stein *m*
xanthic calculus: Xanthinstein *m*
xanthine calculus: →*xanthic calculus*

CALD *Abk.*: chronic active liver disease
calle|falcient [kælə'feɪʃənt] *adj*: (er-)wärmend
callen|dulla [kə'lendʒələ] *noun*: Ringelblume *f*, Calendula (officinalis)
calf [kæf, kɑːf] *noun, plural* **calves** [-vz]: Wade *f*, (*anatom.*) Sura *f*
bald calves: Wadenglatze *f*
calli|ber ['kælɪbər] *noun*: (Innen-)Durchmesser *m*, Kaliber *nt*
calli|brate ['kælɪbreɪt] *vt*: eichen, kalibrieren, standardisieren
calli|bralter ['kæləˌbreɪtər] *noun*: →*calibrator*
calli|braltion [ˌkælɪ'breɪʃn] *noun*: Eichen *nt*, Kalibrierung *f*, Kalibrieren *nt*
calli|braltor ['kæləˌbreɪtər] *noun*: Standard(lösung *f*) *m*, Eichmaterial *nt*
calli|celal [ˌkælə'sɪəl] *adj*: Kalix/Kelch betreffend, Kelch-
calli|cec|talsis [ˌkælɪ'sektəsɪs] *noun*: Nierenkelchdilatation *f*, Kalikektasie *f*
calli|cec|tolmy [ˌkælɪ'sektəmiː] *noun*: operative Nierenkelchentfernung *f*, Kalikektomie *f*
calli|cine ['kæləsiːn] *adj*: Kelch/Kalix betreffend, kelchähnlich, -förmig
Calli|ci|vi|ri|dae [kæˌlɪsɪ'vaɪrɪdiː] *plural*: Caliciviridae *pl*
Calli|ci|vi|rus [kæ'lɪsɪˌvaɪrəs] *noun*: Calicivirus *nt*
calli|ci|vi|rus|es [kæ'lɪsɪˌvaɪrəsɪs] *plural*: Caliciviren *pl*, Caliciviridae *pl*
calli|co|plas|ty ['kælɪkəʊplæstiː] *noun*: Kalikoplastik *f*, Nierenkelchplastik *f*
calli|co|to|my [kælɪ'kɑtəmiː] *noun*: Kalikotomie *f*
callic|u|lus [kə'lɪkjələs] *noun, plural* **-li** [-laɪ]: Caliculus *m*
calli|ec|ta|sis [ˌkælɪ'ektəsɪs] *noun*: Kaliektasie *f*, Pyelokalikektasie *f*
calli|ec|to|my [ˌkælɪ'ektəmiː] *noun*: →*calicectomy*
calli|for|ni|um [ˌkælɪ'fɔːrnɪəm] *noun*: Californium *nt*
calli|o|plas|ty ['kælɪəplæstiː] *noun*: Kalikoplastik *f*
calli|or|rha|phy ['kælɪɑrəfiː] *noun*: Kali(k)orrhaphie *f*
calli|o|to|my [kælɪ'ɑtəmiː] *noun*: Kalikotomie *f*
calli|pers ['kælɪpərs] *plural*: Greif-, Tastzirkel *m*, Taster *m*
callix ['keɪlɪks, 'kæ-] *noun, plural* **calli|ces** [-lɪsiːz]: Kelch *m*, kelchförmige Struktur *f*, Calix *m*
major renal calices: Calices renales majores, große Nierenkelche *pl*
minor renal calices: Calices renales minores, kleine Nierenkelche *pl*
nerve calix: Nervenkelch *m*
renal calices: Nierenkelche *pl*, Calices renales

call [kɔːl]: I *noun* **1.** Ruf *m*, Schrei *m* (*for* nach) **a call for help** ein Hilferuf **2.** (kurzer) Besuch *m*; (*Arzt*) Konsultation *f* **3. on call** diensttuend, -habend, im Dienst **4.** (Telefon-)Anruf *m* **give s.o. a call** jdn. anrufen **make a call** telefonieren II *vt* **5.** jdn. (herbei-)rufen, jdn. kommen lassen **6.** jdn. anrufen **7. be called** heißen **What's she called?** Wie heißt sie? **a girl called Kim** ein Mädchen mit dem Namen Kim III *vi* **10.** rufen, schreien **call for help** um Hilfe rufen **11.** jdn. (kurz) besuchen **12.** telefonieren
call for *vi* **1.** jdn. rufen, jdn./etw. kommen lassen; verlangen (nach) **2.** verlagen, erfordern
call in I *vt* **1.** jdn. zu Rate ziehen, hinzuziehen, konsultieren **2.** jdn. heineinrufen II *vi* (kurz) besuchen
call on *vi* jdn. (kurz) besuchen
call out *vi* rufen, schreien **call for help** um Hilfe rufen

cALL *Abk.*: common-type acute lymphatic leukemia
emergency call: Notruf *m*
CALLA *Abk.*: **1.** common acute lymphoblastic leukemia antigen **2.** common acute lymphocytic leukemia antigen
caller ['kɔːlər] *noun*: **1.** Besucher(in *f*) *m* **2.** Anrufer(in *f*) *m*
calli|cre|in [ˌkælɪ'kriːɪn] *noun*: Kallikrein *nt*
Calli|pho|ra [kə'lɪfərə] *plural*: Calliphora *pl*
Calli|phor|i|dae [ˌkælə'fɔːrəˌdiː] *plural*: Schmeiß-, Goldfliegen *pl*, Calliphoridae *pl*
callo|sal [kæ'ləʊsl] *adj*: Balken/Corpus callosum betreffend, Balken-
callos|i|tas [kæ'lɑsɪtəs] *noun*: Hornschwiele *f*, Kallus *m*, Callositas *f*, Callus *m*
callos|i|ty [kæ'lɑsətiː] *noun*: **1.** Hornschwiele *f*, Kallus *m*, Callositas *f*, Callus *m* **2.** Gefühllosigkeit *f* (*to* gegenüber)
callo|sum [kæ'ləʊsəm, kə-] *noun, plural* **-sa** [-sə]: Balken *m*, Corpus callosum
callous ['kæləs]: I *adj* **1.** schwielig, verhärtet, verhornt, kallös **2.** (*fig.*) gefühllos, herzlos (*to* gegenüber) II *vt* **3.** schwielig/kallös machen, verhärten **4.** (*fig.*) gefühllos machen III *vi* **5.** schwielig/kallös werden, sich verhärten **6.** (*fig.*) gefühllos werden, abstumpfen (*to* gegenüber)
callus ['kæləs] *noun, plural* **-lus|es, calli** ['kælaɪ]: **1.** Hornschwiele *f*, Kallus *m*, Callositas *f*, Callus *m* **2.** (Knochen-)Kallus *m*, Callus, Callus *m*
bony callus: (Knochen-)Kallus *m*, Callus *m*
bridging callus: Brückenkallus *m*
central callus: zentraler/innerer Kallus *m*
connective tissue callus: bindegewebiger (Knochen-)Kallus *m*
definitive callus: Intermediärkallus *m*
ensheathing callus: Kallusscheide *f*
external callus: äußerer Kallus *m*
fracture callus: (Fraktur-, Bruch-)Kallus *m*
hypertrophic callus: Callus luxurians
inner callus: innerer/zentraler Kallus *m*
intermediate callus: Intermediärkallus *m*
internal callus: innerer/zentraler Kallus *m*
medullary callus: zentraler/innerer Kallus *m*
myelogenous callus: zentraler/innerer Kallus *m*
permanent callus: Intermediärkallus *m*
provisional callus: provisorischer Kallus *m*
temporary callus: provisorischer Kallus *m*
calm [kɑːm]: I *noun* Ruhe *f*, Stille *f* II *adj* ruhig, still III *vt*, *vi* →*calm down*
calm down I *vt* beruhigen, besänftigen II *vi* sich beru-

C

C

higen
cal|ma|tive ['kɑːmətɪv, 'kælmə-]: I *noun* (*pharmakol.*) Beruhigungsmittel *nt*, Sedativum *nt* II *adj* beruhigend, sedativ
calm|ness ['kɑːmnəs] *noun*: Ruhe *f*, Stille *f*
cal|mod|ul|in [kæl'mɑdjəlɪn] *noun*: Kalmodulin *nt*, Calmodulin *nt*
cal|o|mel ['kæləmel, -məl] *noun*: Calomel *nt*, Kalomel *nt*
cal|or ['kælər, 'keɪ-] *noun*: Calor *m*
ca|lor|ic [kə'lɑrɪk, 'kælərɪk]: I *noun* Wärme *f* II *adj* **1.** kalorisch, Wärme-, Energie- **2.** Kalorie(n) betreffend, kalorisch **3.** (*Nahrung*) kalorienreich
cal|o|rie ['kæləriː] *noun*: **1.** (*physik.*) (Standard-)Kalorie *f*, (kleine) Kalorie *f*, Gramm-Kalorie *f* **2.** (große) Kalorie *f*, Kilokalorie *f*
gram calorie: (Gramm-, Standard-)Kalorie *f*, kleine Kalorie *f*
large calorie: große Kalorie *f*, Kilokalorie *f*
small calorie: →*gram calorie*
standard calorie: →*gram calorie*
calorie-conscious *adj*: kalorienbewusst
ca|lor|i|fa|cient [kə,lɑrɪ'feɪʃnt] *adj*: (*Nahrung*) wärmeerzeugend
cal|o|rif|ic [kælə'rɪfɪk] *adj*: wärme-erzeugend, Wärme-, Kalori-
ca|lor|i|ge|net|ic [kə,lɔːrədʒə'netɪk, ,kælərə-] *adj*: →*calorigenic*
ca|lor|i|gen|ic [,kælərɪ'dʒenɪk] *adj*: Wärme *oder* Energie entwickelnd, Wärme- *oder* Energiebildung fördernd, kalorigen
cal|o|rim|e|ter [,kælə'rɪmətər] *noun*: Kalorimeter *nt*
bomb calorimeter: Verbrennungskalorimeter *nt*
cal|o|ri|met|ric [,kælərɪ'metrɪk, kə,lɔːr-] *adj*: kalorimetrisch
cal|o|ri|met|ri|cal [,kælərɪ'metrɪkl] *adj*: →*calorimetric*
cal|o|rim|e|try [,kælə'rɪmətriː] *noun*: Wärmemessung *f*, Kalorimetrie *f*
direct calorimetry: direkte Kalorimetrie *f*
indirect calorimetry: indirekte Kalorimetrie *f*
ca|lor|i|trop|ic [,kælərɪ'trɑpɪk, kə,lɔːr-] *adj*: thermotrop
cal|o|ry ['kæləriː] *noun*: →*calorie*
cal|se|ques|trin [,kælsə'kwestrɪn] *noun*: Calsequestrin *nt*
cal|var|i|a [kæl'værɪə] *noun*: Calvaria *f*, Kalotte *f*, Schädeldach *nt*, Schädelkalotte *f*
cal|var|i|al [,kæl'værɪəl] *adj*: Schädeldach/Calvaria betreffend, Schädeldach-, Kalotten-
cal|var|i|um [,kæl'veəriːəm] *noun, plural* **-var|i|a** [-rɪə]: knöchernes Schädeldach *nt*, Kalotte *f*, Calvaria *f*
cal|vi|ti|es [kæl'vɪʃɪ,iːz] *noun*: Kahlheit *f*, Haarausfall *m*, -losigkeit *f*, Alopezie *f*, Alopecia *f*
cal|vous ['kælvəs] *adj*: kahl(köpfig), glatzköpfig
calx [kælks] *noun, plural* **calx|es, cal|ces** ['kælsiːz]: **1.** (*chem.*) Kalk *m*, Calciumoxid *nt*, Kalziumoxid *nt* **2.** (*anatom.*) Ferse *f*, Fersenregion *f*, Calx *f*, Regio calcanea
cal|y|ce|al [,kælə'sɪəl] *adj*: →*caliceal*
cal|y|cec|ta|sis [,kælɪ'sektəsɪs] *noun*: →*calicectasis*
cal|y|cec|to|my [,kælərə'sektəmiː] *noun*: operative Nierenkelchentfernung *f*, Kalikektomie *f*
cal|y|cine ['kæləsiːn] *adj*: →*calicine*
cal|y|cle ['kælɪkl] *noun*: kleiner Kelch *m*, kleine kelchartige Struktur *f*, Caliculus *m*
cal|y|co|plas|ty ['kælɪkəʊplæstiː] *noun*: Kalikoplastik *f*
cal|y|cot|o|my [kælɪ'kɑtəmiː] *noun*: Kalikotomie *f*
ca|lyc|u|lus [kə'lɪkjələs] *noun*: →*caliculus*
cal|y|ec|ta|sis [kælə'ektəsɪs] *noun*: →*calicectasis*
Ca|lym|ma|to|bac|te|ri|um [kə,lɪmətəʊbæk'tɪəriːəm] *noun*: Calymmatobacterium *nt*
Calymmatobacterium granulomatis: Donovan-Körperchen *nt*, Calymmatobacterium granulomatis, Donovania granulomatis
cal|y|o|plas|ty ['kælɪəplæstiː] *noun*: Kalikoplastik *f*
cal|y|or|rha|phy [,kælɪ'ɑrəfiː] *noun*: →*caliorrhaphy*
cal|y|ot|o|my [,kælɪ'ɑtəmiː] *noun*: Kalikotomie *f*
cal|yx ['keɪlɪks, 'kæ-] *noun*: Calix *m*, Kalix *m*
CAM *Abk.*: **1.** cell adhesion molecule **2.** chlorambucil **3.** chorio-allantoic membrane **4.** cyclophosphamide, alexan, methotrexate
C_{am} *Abk.*: amylase clearance
cam|az|e|pam [kæm'æzəpæm] *noun*: Camazepam *nt*
cam|bi|um ['kæmbɪəm] *noun*: (*Knochen*) Kambiumschicht *f*
cam|er|a ['kæm(ə)rə] *noun, plural* **-er|as, -er|ae** [-əriː]: **1.** (*anatom.*) Kammer *f*, Camera *f* **2.** Kamera *f*, Fotoapparat *m*, Film-, Fernsehkamera *f*
Anger camera: Anger-Kamera *f*
gamma camera: Gammakamera *f*, Szintillationskamera *f*, Anger-Kamera *f*
intraoral camera: intraorale Kamera *f*
recording camera: Blattfilmkamera *f*
scintillation camera: Anger-Kamera *f*
cam|i|sole ['kæmɪsəʊl] *noun*: Zwangsjacke *f*
cam|o|mile ['kæməmaɪl, -mɪl] *noun*: echte Kamille *f*, Chamomilla *f*, Matricaria chamomilla/officinalis
cAMP *Abk.*: **1.** cyclic adenosine 3',5'-monophosphate **2.** cyclic AMP
cam|paign [kæm'peɪn]: I *noun* (Abwehr-)Kampf *m*, Bekämpfungsaktion *f*, Schutzaktion *f* (*against* gegen) II *vi* kämpfen (*against* gegen)
cam|phol ['kæmfəl, -fɔl, -fəʊl] *noun*: Borneokampfer *m*, Borneol *nt*, Borneolum *nt*
cam|phor ['kæmfər] *noun*: Kampfer *m*, Campfer *m*, Camphora *f*
anise camphor: Anethol *nt*
Borneo camphor: Borneol *nt*
mint camphor: Menthakampfer *m*, Menthol *nt*
parsley camphor: Apiolum *nt*, Apiol *nt*, Petersilienkampfer *m*
peppermint camphor: Menthol *nt*, Mentholeum *nt*, Pfefferminzkampfer *m*
cam|phor|a|ceous [kæmfə'reɪʃəs] *adj*: kampferähnlich
cam|phor|at|ed ['kæmfəreɪtɪd] *adj*: kampferhaltig, mit Kampfer versetzt
cam|phor|ism ['kæmfərɪzəm] *noun*: Kampferintoxikation *f*, Camphorismus *m*
cam|pim|e|ter [kæm'pɪmətər] *noun*: Kampimeter *nt*
cam|pim|e|try [kæm'pɪmətriː] *noun*: Kampimetrie *f*
cam|po|spasm ['kæmpəspæzəm] *noun*: →*camptocormia*
cam|pot|o|my [kæm'pɑtəmiː] *noun*: Campotomie *f*
camp|to|cor|mi|a [,kæm(p)təʊ'kɔːrmɪə] *noun*: Kamptokormie *f*
camp|to|cor|my [,kæm(p)təʊ'kɔːrmiː] *noun*: →*camptocormia*
camp|to|dac|tyl|i|a [,kæm(p)təʊdæk'tiːlɪə] *noun*: Kamptodaktylie *f*
camp|to|dac|tyl|ism [,kæm(p)təʊ'dæktəlɪzəm] *noun*: Kamptodaktylie *f*
camp|to|dac|tyl|y [,kæm(p)təʊ'dæktəliː] *noun*: Kamptodaktylie *f*
camp|to|mel|i|a [,kæm(p)təʊ'miːlɪə, -jə] *noun*: Kamptomelie *f*, Kampomelie *f*
camp|to|mel|ic [,kæm(p)təʊ'melɪk] *adj*: Kamptomelie betreffend, kamptomel, kampomel
camp|to|spasm ['kæm(p)təʊspæzəm] *noun*: →*camptocormia*

Cam|py|lo|bac|ter [ˌkæmpələʊˈbæktər] *noun*: Campylobacter *m*
Campylobacter cinaedi: Campylobacter cinaedi
Campylobacter coli: Campylobacter coli
Campylobacter enteritis: Campylobacter-Enteritis *f*
Campylobacter fennelliae: Campylobacter fennelliae
Campylobacter fetus: Campylobacter/Vibrio fetus
Campylobacter jejuni: Campylobacter/Vibrio jejuni
Campylobacter pylori: Campylobacter pylori, Helicobacter pylori
cam|py|lo|bac|te|ri|o|sis [ˌkæmpɪləˌbæktɪərɪˈəʊsɪs] *noun*: Campylobacteriose *f*
cam|py|lo|dac|ty|ly [ˌ-ˈdæktəlɪ] *noun*: →*camptodactyly*
cam|py|lo|gna|thia [ˌkæmpɪləʊˈneɪθɪə] *noun*: Campylognathie *f*
Ca-Na$_2$-EDTA *Abk.*: calcium disodium ethylene diamine tetra-acetic acid
ca|nal [kəˈnæl]: (*v*: **canal(l)ed**) **I** *noun* Gang *m*, Röhre *f*, Kanal *m*; (*anatom.*) Canalis *m* **II** *vt* kanalisieren
abdominal canal: Leistenkanal *m*, Canalis inguinalis
accessory canal: Markkanal *m*
accessory palatine canals: →*lesser palatine canals*
accessory root canal: Markkanal *m*
adductor canal: Schenkel-, Adduktorenkanal *m*, Canalis adductorius
Alcock's canal: Alcock-Kanal *m*, Canalis pudendalis
alimentary canal: Verdauungskanal *m*, -trakt *m*, Canalis alimentarius/digestivus, Tractus alimentarius
alveolar canals: Alveolarkanäle *pl*, Canales alveolares
alveolar canals of maxilla: Alveolarkanälchen *pl*, Canales alveolares corporis maxillae
alveolodental canals: Alveolarkanäle *pl*, Canales alveolares corporis maxillae
anal canal: Analkanal *m*, Canalis analis
anorectal canal: Anorektalkanal *m*
anterior palatine canal: **1.** Canalis incisivus **2.** Foramen incisivum
anterior semicircular canal: vorderer/oberer knöcherner Bogengang *m*, Canalis semicircularis anterior
arachnoid canal: Cisterna ambiens
canal of Arantius: Ductus venosus
archenteric canal: Canalis neurentericus
archinephric canal/duct: Vornierengang *m*
Arnold's canal: Arnold-Kanal *m*
arterial canal: Ductus Botalli, Ductus arteriosus
atrioventricular canal: Atrioventrikularkanal *m*, AV-Kanal *m*
auditory canal: Gehörgang *m*, Meatus acusticus
basipharyngeal canal: Canalis vomerovaginalis
bayonet canal: bajonett-förmiger Wurzelkanal *m*
bayonet-curved canal: bajonett-förmiger Wurzelkanal *m*
bayonet root canal: Bajonettform *f*
Bernard's canal: Ductus pancreaticus accessorius
Bichat's canal: Cisterna venae magnae cerebri
birth canal: Geburtskanal *m*
blastoporic canal: Canalis neurentericus
bony canal of ear: Canalis semicircularis osseus
bony semicircular canals: Canales semicirculares, knöcherne Bogengänge *pl*
branching canal: Markkanal *m*
Braun's canal: Canalis neurentericus
Braune's canal: Geburtskanal *m*
Breschet's canals: Breschet-Kanäle *pl*, Diploekanäle *pl*, Canales diploici
caroticotympanic canals: →*caroticotympanic canaliculi*
carotid canal: Karotiskanal *m*, Canalis caroticus
carpal canal: Handwurzelkanal *m*, -tunnel *m*, Karpalkanal *m*, -tunnel *m*, Canalis carpi
caudal canal: Kauda(l)kanal *m*
central canals of modiolus: longitudinale Spindel-/Modioluskanälchen *pl*, Canales longitudinales modioli cochleae
central canal of spinal cord: Zentralkanal *m* des Rückenmarks, Canalis centralis medullae spinalis
central canal of Stilling: Cloquet-Kanal *m*, Canalis hyaloideus
central canal of vitreous body: Cloquet-Kanal *m*, Canalis hyaloideus
cervical canal: Canalis cervicis uteri, Gebärmutterhalskanal *m*, Zervikalkanal *m*
chordal canal: Chordakanal *m*, Canaliculus chordae tympani
chorda tympani canal: Chordakanal *m*, Canaliculus chordae tympani
ciliary canals: Fontana-Räume *pl*, Spatia anguli iridocornealis
Civinini's canal: →*chorda tympani canal*
Cloquet's canal: Cloquet-Kanal *m*, Canalis hyaloideus
cochlear canal: (häutiger) Schneckengang *m*, Ductus cochlearis
condylar canal: Kondylenkanal *m*, Canalis condylaris
condyloid canal: →*condylar canal*
canal of Corti: innerer Tunnel *m*
Cotunnius' canal: **1.** Cotunnius-Kanal *m*, Aqueductus vestibuli **2.** Canaliculus cochleae
craniopharyngeal canal: Canalis craniopharyngeus
crural canal: Schenkelkanal *m*, Canalis femoralis
crural canal of Henle: Schenkelkanal *m*, Canalis femoralis
C-shaped canal: C-förmiger Wurzelkanal *m*, sichelförmiger Wurzelkanal *m*
C-shaped root canal: →*C-shaped canal*
Cuvier's canal: Cuvier-Gang *m*, -Kanal *m*
defalcated canal: →*C-shaped canal*
deferens canal: Samenleiter *m*, Ductus deferens
dental canals: →*posterior dental canals*
dentinal canals: Canaliculi dentales
digestive canal: Verdauungskanal *m*, -trakt *m*, Canalis alimentarius/digestivus, Tractus alimentarius
dilacerated canal: scharf-gekrümmter Wurzelkanal *m*
dilacerated root canal: →*dilacerated canal*
diploic canals: Breschet-, Diploekanäle *pl*, Canales diploici
canal of epididymis: Nebenhodengang *m*, Ductus epididymidis
eustachian canal: Ohrtrompete *f*, Eustach-Tube *f*, Eustach-Röhre *f*, Tuba auditiva/auditoria
external auditory canal: äußerer Gehörgang *m*, Meatus acusticus externus
facial canal: Fazialiskanal *m*, Canalis nervi facialis
canal for facial nerve: Canalis nervi facialis
fallopian canal: Fazialiskanal *m*, Canalis nervi facialis
femoral canal: Schenkelkanal *m*, Canalis femoralis
Ferrein's canal: Tränenkanal *m*, Rivus lacrimalis
filling canal: Füllkanal *m*
flexor canal: Handwurzelkanal *m*, -tunnel *m*, Karpalkanal *m*, -tunnel *m*, Canalis carpi
Fontana's canal: Fontana-Kanal *m*, Sinus venosus sclerae
canal for tensor tympani muscle: Semicanalis musculi tensoris
galactophorous canals: Milchgänge *pl*, Ductus lactiferi
ganglionic canal: Rosenthal-Kanal *m*, Schneckenspindelkanal *m*, Canalis ganglionaris, Canalis spiralis

C

C

modioli
Gartner's canal: Gartner-Gang *m*, Ductus longitudinalis epoophori
gastric canal: Magenstraße *f*, Canalis gastricus
gastrointestinal canal: Magen-Darm-Trakt *m*, -Kanal *m*, Gastrointestinaltrakt *m*
genital canal: Genitalgang *m*, -kanal *m*
Goyon's canal: Goyon-Loge *f*, Ulnartunnel *m*
greater palatine canal: Canalis palatinus major
great palatine canal: Canalis palatinus major
Guidi's canal: Canalis pterygoideus
Guyon's canal: Ulnarisloge *f*, Guyon-Loge *f*, Ulnarkanal *m*
gynaecophoral canal: (*brit.*) →*gynecophoral canal*
gynaecophorous canal: (*brit.*) →*gynecophorous canal*
gynecophoral canal: Canalis gynaecophorus
gynecophorous canal: Canalis gynaecophorus
Hahn's canals: Hahn-Spalten *pl*
hair canal: Haarkanal *m*
Hannover's canal: Hannover-Kanal *m*
haversian canal: Havers-Kanal *m*, Canalis nutricius/nutriens
Henle's canal: Henle-Schleife *f*
Hensen's canal: Hensen-Gang *m*, -Kanal *m*, Ductus reuniens
canals of Hering: Hering-Kanälchen *pl*
hernial canal: Bruchkanal *m*, -pforte *f*
His' canal: Ductus thyroglossalis
Hirschfeld's canal: Hirschfeld-Kanälchen *nt*, Interdentalkanälchen *nt*
Holmgren-Golgi canals: Holmgren-Golgi-Kanälchen *pl*, (intra-)zytoplasmatische Kanälchen *pl*
Hoyer's canals: Sucquet-Hoyer-Kanäle *pl*
Hunter's canal: Adduktorenkanal *m*, Canalis adductorius
hyaloid canal: Cloquet-Kanal *m*, Canalis hyaloideus
hypoglossal canal: Canalis nervi hypoglossi
canaliculus of chorda tympani: Chordakanal *m*, Canaliculus chordae tympani
canaliculus of cochlea: Canaliculus cochleae
iliac canal: Lacuna musculorum
incisal canal: Canalis incisivus
incisive canals: Canales incisivi
incisor canal: Canalis incisivus
inferior dental canal: Unterkieferkanal *m*, Canalis mandibulae
infraorbital canal: Infraorbitalkanal *m*, Canalis infraorbitalis
inguinal canal: Leistenkanal *m*, Canalis inguinalis
interdental canal: Hirschfeld-Kanälchen *nt*, Interdentalkanälchen *nt*
interlobular bile canals: interlobuläre Gallengänge *pl*, Ductus biliferi interlobulares, Ductuli biliferi, Ductuli interlobulares biliferi
interlobular biliary canals: →*interlobular bile canals*
internal auditory canal: innerer Gehörgang *m*, Meatus acusticus internus
intersacral canals: Foramina intervertebralia
intestinal canal: Darmrohr *nt*, Canalis intestinalis
intracytoplasmic canals: Holmgren-Golgi-Kanälchen *pl*, (intra-)zytoplasmatische Kanälchen *pl*
intralobular biliary canals: Cholangiolen *pl*, Ductuli biliferi
Jacobson's canal: Canaliculus tympanicus
Kovalevsky's canal: Canalis neurentericus
lacrimal canal: Kanal *m* des Ductus nasolacrimalis, Canalis nasolacrimalis
lateral canal: Seitenkanal *m*
lateral semicircular canal: seitlicher knöcherner Bogengang *m*, Canalis semicircularis lateralis
Lauth's canal: Schlemm-Kanal *m*, Sinus venosus sclerae
Leeuwenhoek's canal: Havers-Kanal *m*, Canalis nutriens
lesser palatine canals: Canales palatini minores
longitudinal canals of modiolus: longitudinale Spindel-/Modioluskanälchen *pl*, Canales longitudinales modioli cochleae
malleolar canal: Malleolarkanal *m*, Canalis malleolaris
mandibular canal: Unterkieferkanal *m*, Canalis mandibulae
marrow canal: **1.** (Knochen-)Markhöhle *f* **2.** Zahnwurzelkanal *m*, Canalis radicis dentis
medullary canal: **1.** →*medullary cavity* **2.** Wirbel(säulen)-, Vertebralkanal *m*, Canalis vertebralis
membranous semicircular canal: →*semicircular duct*
mental canal: Foramen mentale
mesenteric canal: Canalis neurentericus
Müller's canal: Müller-Gang *m*, Ductus paramesonephricus
musculotubal canal: Canalis musculotubarius
nasal canal: →*nasolacrimal canal*
nasolacrimal canal: Kanal *m* des Ductus nasolacrimalis, Canalis nasolacrimalis
nasopalatine canal: Canalis incisivus
neural canal: Wirbel(säulen)-, Vertebralkanal *m*, Canalis vertebralis
neurenteric canal: Canalis neurentericus
neuroenteric canal: →*neurenteric canal*
notochordal canal: Chordakanal *m*
canal of Nuck: Processus vaginalis peritonei
nutrient canal: Canalis nutricius/nutriens
obstetric canal: Geburtskanal *m*
obturator canal: Obturatorkanal *m*, Canalis obturatorius
canal of Oken: Wolff-Gang *m*, Urnierengang *m*, Ductus mesonephricus
omphalomesenteric canal: Darmstiel *m*, Dotter(sack)-gang *m*, Ductus omphaloentericus/omphalomesentericus
optic canal: Optikuskanal *m*, Canalis opticus
osseous eustachian canal: Semicanalis musculotubarius
osseous semicircular canal: knöcherner Bogengang *m*, Canalis semicircularis osseus
ovarian canal: Eileiter *m*, Tube *f*, Ovidukt *m*, Tuba uterina
palatine canal: Canalis palatinus
palatomaxillary canal: Canalis palatinus major
palatovaginal canal: Canalis palatovaginalis
paraurethral canals of male urethra: Paraurethralkanälchen *pl* der männliche Harnröhre, Ductus paraurethrales urethrae masculinae
parturient canal: Geburtskanal *m*
pericardioperitoneal canal: Pleuroperikardkanal *m*
persistent atrioventricular canal: persistierender Atrioventrikularkanal/AV-Kanal *m*
Petit's canal: Petit-Kanal *m*, Spatia zonularia
pharyngeal canal: →*palatovaginal canal*
plasmatic canal: Havers-Kanal *m*, Canalis nutricius/nutriens
posterior dental canals: Alveolarkanälchen *pl*, Canales alveolares corporis maxillae
posterior palatine canals: →*lesser palatine canals*
posterior semicircular canal: hinterer knöcherner Bo-

gengang *m*, Canalis semicircularis posterior
prominence of facial canal: Prominentia canalis facialis
prominence of lateral semicircular canal: Prominentia canalis semicircularis lateralis
pterygoid canal: Canalis pterygoideus
pterygopalatine canal: Canalis palatinus major
pudendal canal: Alcock-Kanal *m*, Canalis pudendalis
pulmoaortic canal: Ductus Botalli, Ductus arteriosus
pulp canal: Wurzelkanal *m*, Zahnwurzelkanal *m*, Canalis radicis dentis
pyloric canal: Pyloruskanal *m*, Canalis pyloricus
radicular canal: Wurzelkanal *m*, Zahnwurzelkanal *m*, Canalis radicis dentis
Reichert's canal: Hensen-Gang *m*, -Kanal *m*, Ductus reuniens
canals of Rivinius: Ductus sublinguales minores
canals of Rivinus: Ductus sublinguales minores
root canal: Wurzelkanal *m*, Zahnwurzelkanal *m*, Canalis radicis dentis
Rosenthal's canal: Rosenthal-Kanal *m*, Schneckenspindelkanal *m*, Canalis ganglionaris, Canalis spiralis modioli
sacculoutricular canal: Ductus utriculosaccularis
sacral canal: Kreuzbeinkanal *m*, Canalis sacralis
Santorini's canal: Santorini-Gang *m*, Ductus pancreaticus accessorius
Schlemm's canal: Schlemm-Kanal *m*, Sinus venosus sclerae
secondary canal: Markkanal *m*
semicircular canal: knöcherner Bogengang *m*, Canalis semicircularis osseus
septum of musculotubal canal: Septum canalis musculotubarii
sickle-shaped canal: C-förmiger Wurzelkanal *m*, sichelförmiger Wurzelkanal *m*
sphenopalatine canal: **1.** Canalis palatovaginalis **2.** Canalis palatinus major
sphenopharyngeal canal: Canalis palatovaginalis
spinal canal: Wirbel(säulen)-, Spinal-, Vertebralkanal *m*, Canalis vertebralis
spiral canal of cochlea: Schneckengang *m*, Canalis spiralis cochleae
spiral canal of modiolus: Rosenthal-Kanal *m*, Schneckenspindelkanal *m*, Canalis ganglionaris, Canalis spiralis modioli
spiroid canal: Fazialiskanal *m*, Canalis nervi facialis
canal of Stenon: Parotisgang *m*, Stensen-Gang *m*, Stenon-Gang *m*, Ductus parotideus
Stensen's canal: →*canal of Stenon*
canal of Stilling: Cloquet-Kanal *m*, Canalis hyaloideus
canal of stomach: Magenstraße *f*, Canalis gastricus
subarterial canal: Schenkel-, Adduktorenkanal *m*, Canalis adductorius
subsartorial canal: Adduktorenkanal *m*, Canalis adductorius
Sucquet' canals: Sucquet-Hoyer-Kanäle *pl*
Sucquet-Hoyer canals: →*Sucquet' canals*
superior semicircular canal: →*anterior semicircular canal*
supraorbital canal: Incisura supraorbitalis, Foramen supraorbitale
tarsal canal: Tarsalkanal *m*, Sinus tarsi
Theile's canal: Sinus transversus pericardii
tubal canal: Semicanalis tubae auditivae/auditoriae
tympanic canal: Canaliculus tympanicus
umbilical canal: Anulus umbilicalis
uterine canal: **1.** Gebärmutterkanal *m*, -höhle *f*, Uteruskanal *m*, -höhle *f* **2.** →*uterovaginal canal*
uterocervical canal: Zervixkanal *m*, Canalis cervicis uteri
uterovaginal canal: Uterovaginalkanal *m*
utriculosaccular canal: Ductus utriculosaccularis
vaginal canal: Scheidenkanal *m*
van Hoorne's canal: Brustmilchgang *m*, Milchbrustgang *m*, Ductus thoracicus
Velpeau's canal: Leistenkanal *m*, Canalis inguinalis
ventricular canal: Magenstraße *f*, Canalis gastricus
vertebral canal: Wirbel(säulen)-, Vertebralkanal *m*, Canalis vertebralis
vestibular canal: Scala vestibuli
vidian canal: Canalis pterygoideus
Volkmann's canals: Volkmann-Kanäle *pl*, Volkmann-Kanälchen *pl*
vomerine canal: →*vomerovaginal canal*
vomerorostral canal: Canalis vomerorostralis
vomerovaginal canal: Canalis vomerovaginalis
vulvouterine canal: →*vaginal canal*
Walther's canals: Ductus sublinguales minores
Wirsung's canal: Wirsung-Gang *m*, Pankreasgang *m*, Ductus pancreaticus
zygomaticofacial canal: Foramen zygomaticofaciale
zygomaticotemporal canal: Foramen zygomaticotemporale

can|a|lic|u|lar [ˌkænəˈlɪkjələr] *adj*: Kanälchen betreffend, kanälchenähnlich, kanalikulär
can|a|lic|u|li|tis [kænəˌlɪkjəˈlaɪtɪs] *noun*: Entzündung *f* der Tränenkanälchen, Kanalikulitis *f*
can|a|lic|u|li|za|tion [kænəˌlɪkjəlaɪˈzeɪʃn] *noun*: Kanälchenbildung *f*
can|a|lic|u|lo|rhi|nos|to|my [ˌkænəˌlɪkjələuraɪˈnɑstəmiː] *noun*: Kanalikulorhinostomie *f*
can|a|lic|u|lus [ˌkænəˈlɪkjələs] *noun, plural* **-li** [-laɪ]: kleiner Kanal *m*, Kanälchen *nt*, Canaliculus *m*
auricular canaliculus: Canaliculus mastoideus
bile canaliculi: Gallenkanälchen *pl*, Canaliculi biliferi, Gallekanälchen *pl*
biliary canaliculi: →*bile canaliculi*
caroticotympanic canaliculi: Canaliculi caroticotympanici
cochlear canaliculus: Schneckenkanälchen *nt*, Canaliculus cochleae
dental canaliculi: Canaliculi dentales
ependymal canaliculi: Ependymkanälchen *pl*
incisor canaliculus: Ductus incisivus
lacrimal canaliculus: Tränengang *m*, -kanal *m*, Ductus/Canaliculus lacrimalis
mastoid canaliculus: Canaliculus mastoideus
tympanic canaliculus: Canaliculus tympanicus
ca|nal|i|za|tion [kəˌnælɪˈzeɪʃn, ˌkænl-] *noun*: Kanalbildung *f*, Kanalisation *f*, Kanalisierung *f*
can|al|ize [ˈkænlaɪz, kəˈnælaɪz] *vt*: kanalisieren
can|a|van|ase [kəˈnævəneɪz] *noun*: Arginase *f*
can|a|van|ine [ˌkænəˈvæniːn, kəˈnævə-] *noun*: Canavanin *nt*
can|cel|late [ˈkænsəleɪt, -lɪt] *adj*: **1.** spongiös, schwammig, schwammartig **2.** gitterförmig, -ähnlich
can|cel|lat|ed [ˈkænsəleɪtɪd] *adj*: →*cancellate*
can|cel|lous [ˈkænsələs] *adj*: spongiös, schwammig, schwammartig
can|cel|lus [kænˈseləs] *noun*: gitterförmige Struktur *f*
can|cer [ˈkænsər] *noun*: **1.** Krebs *m*, maligner Tumor *m*, Malignom *nt* **2.** Karzinom *nt*, (*inf.*) Krebs *m*, Carcinoma *nt* **3.** Sarkom *nt*, Sarcoma *nt*

C

acinar cancer: azinöses Adenokarzinom *nt*, alveoläres Adenokarzinom *nt*
acinic cell cancer: azinöses/alveoläres Adenokarzinom *nt*
acinose cancer: azinöses Adenokarzinom *nt*, alveoläres Adenokarzinom *nt*
alveolar cancer: azinöses Adenokarzinom *nt*, alveoläres Adenokarzinom *nt*
anal canal cancer: Analkanalkarzinom *nt*
anastomotic cancer: Anastomosenkarzinom *nt*
aniline cancer: Anilinkrebs *m*
Barrett's cancer: Barrett-Karzinom *nt*
betel cancer: Betelnusskarzinom *nt*
black cancer: malignes Melanom *nt*, Melanoblastom *nt*, Melanozytoblastom *nt*, Nävokarzinom *nt*, Melanokarzinom *nt*, Melanomalignom *nt*, malignes Nävoblastom *nt*
bladder cancer: Harnblasenkrebs *m*, Harnblasenkarzinom *nt*, Blasenkrebs *m*, Blasenkarzinom *nt*
bowel cancer: Darmkarzinom *nt*, Darmkrebs *m*
BRCA1-associated breast cancers: BRCA1-assoziierte Mammakarzinome *pl*
BRCA2-associated breast cancers: BRCA2-assoziierte Mammakarzinome *pl*
breast cancer: Brustkrebs *m*, Brustdrüsenkrebs *m*, Brustkarzinom *nt*, Brustdrüsenkarzinom *nt*, Mammakarzinom *nt*, Mamma-Ca *nt*, Carcinoma mammae
Butter's cancer: Karzinom *nt* der Flexura coli dextra
buyo cheek cancer: Betelnusskarzinom *nt*
cellular cancer: medulläres Karzinom *nt*, Carcinoma medullare
cerebriform cancer: medulläres Karzinom *nt*, Carcinoma medullare
chest wall cancer: sekundäres Brustwandkarzinom *nt*
chimney sweep's cancer: Kaminkehrerkrebs *m*, Schornsteinfegerkrebs *m*
chimney sweeper's cancer: Schornsteinfegerkrebs *m*
chromate lung cancer: Chromatlungenkrebs *m*
chutta cancer: Chutta-Krebs *m*
claypipe cancer: Pfeifenraucherkrebs *m*
colloid cancer: Gallertkrebs *m*, Gallertkarzinom *nt*, Schleimkrebs *m*, Schleimkarzinom *nt*, Kolloidkrebs *m*, Kolloidkarzinom *nt*, Carcinoma colloides, Carcinoma gelatinosum, Carcinoma mucoides, Carcinoma mucosum
colorectal cancer: kolorektales Karzinom *nt*
contact cancer: Abklatschkrebs *m*
corset cancer: Panzerkrebs *m*, Cancer en cuirasse
dendritic cancer: papilläres Karzinom *nt*, Carcinoma papillare, Carcinoma papilliferum
duct cancer: duktales Karzinom *nt*, Gangkarzinom *nt*, Carcinoma ductale
ductal cancer: →*duct cancer*
early cancer: **1.** Frühkarzinom *nt*, early cancer *m* **2.** →*early cancer of stomach*
early gastric cancer: →*early cancer of stomach*
early cancer of stomach: Frühkarzinom *nt* des Magens, Magenfrühkarzinom *nt*
encephaloid cancer: medulläres Karzinom *nt*, Carcinoma medullare
cancer en cuirasse: Panzerkrebs *m*, Cancer en cuirasse
endothelial cancer: Endotheliom *nt*
epidermoid cancer: Plattenepithelkarzinom *nt*, Carcinoma planocellulare, Carcinoma platycellulare
epithelial cancer: Karzinom *nt*, Krebs *m*, Carcinoma *nt*
esophageal cancer: Speiseröhrenkrebs *m*, Speiseröhrenkarzinom *nt*, Ösophaguskrebs *m*, Ösophaguskarzinom *nt*
familial cancer: familiär gehäuft auftretendes Karzinom *nt*, familiär gehäuft auftretender Krebs *m*
fistula cancer: Fistelkarzinom *f*
follicular cancer of thyroid: →*follicular carcinoma of thyroid*
gastric cancer: Magenkrebs *m*, Magenkarzinom *nt*
gastric stump cancer: Magenstumpfkarzinom *nt*
gelatiniform cancer: →*gelatinous cancer*
gelatinous cancer: Gallertkrebs *m*, Schleimkrebs *m*, Kolloidkrebs *m*, Gallertkarzinom *nt*, Schleimkarzinom *nt*, Kolloidkarzinom *nt*, Carcinoma colloides, Carcinoma gelatinosum, Carcinoma mucoides, Carcinoma mucosum
glandular cancer: →*glandular carcinoma*
green cancer: Chlorom *nt*, Chloroleukämie *f*, Chlorosarkom *nt*
hard cancer: szirrhöses Karzinom *nt*, Faserkrebs *m*, Szirrhus *m*, Skirrhus *m*, Carcinoma scirrhosum
hereditary colorectal cancer without polyposis: hereditäres nichtpolypöses kolorektales Karzinom *nt*, hereditäres kolorektales Karzinom *nt* ohne Polypose
industrial cancer: Berufskrebs *m*
cancer in situ: Oberflächenkarzinom *nt*, präinvasives Karzinom *nt*, intraepitheliales Karzinom *nt*, Carcinoma in situ
internal cancer of the larynx: inneres Kehlkopfkarzinom *nt*
intestinal cancer: Darmkarzinom *nt*
invasive breast cancer: invasives Mammakarzinom *nt*
jacket cancer: Panzerkrebs *m*, Cancer en cuirasse
kang cancer: →*kangri cancer*
kangri cancer: Kangri-Krebs *m*
Khaini cancer: Khaini-Karzinom *nt*
large bowel cancer: Dickdarmkrebs *m*, Dickdarmkarzinom *nt*
latent cancer: latentes Karzinom *nt*
liver cancer: Leberkarzinom *nt*
lung cancer: Lungenkrebs *m*, Lungenkarzinom *nt*
mammary cancer: Brustkrebs *m*, Brustdrüsenkrebs *m*, Brustkarzinom *nt*, Brustdrüsenkarzinom *nt*, Mammakarzinom *nt*, Mamma-Ca *nt*, Carcinoma mammae
medullary cancer: medulläres Karzinom *nt*, Carcinoma medullare
meibomian cancer: Meibom-Karzinom *nt*
melanotic cancer: malignes Melanom *nt*, Melanoblastom *nt*, Melanozytoblastom *nt*, Nävokarzinom *nt*, Melanokarzinom *nt*, Melanomalignom *nt*, malignes Nävoblastom *nt*
metastatic cancer: **1.** Karzinommetastase *f*, Karzinomabsiedlung *f*, metastatisches/sekundäres Karzinom *nt* **2.** metastasierendes Karzinom *nt*
microsatellite instabile colorectal cancers: mikrosatelliteninstabile kolorektale Karzinome *pl*
mucinous cancer: →*gelatinous cancer*
mucous cancer: →*gelatinous cancer*
nasopharyngeal cancer: Nasopharynxkarzinom *nt*
non-invasive breast cancer: nicht-invasives Mammakarzinom *nt*, In-situ-Karzinom *nt*
occult cancer: okkultes Karzinom *nt*
oesophageal cancer: (*brit.*) →*esophageal cancer*
oral cancer: Mundhöhlenkarzinom *nt*, Mundhöhlenkrebs *m*
paraffin cancer: Paraffinkrebs *m*
pipe-smoker's cancer: Pfeifenraucherkrebs *m*
radiation cancer: Röntgenkarzinom *nt*, Röntgenkrebs *m*, Strahlenkrebs *m*
ring-wall cancer: Ringwallkarzinom *nt*

rodent cancer: knotiges/solides/noduläres/nodulo-ulzeröses Basaliom *nt*, Basalioma exulcerans, Ulcus rodens
scirrhous cancer: szirrhöses Karzinom *nt*, Faserkrebs *m*, Szirrhus *m*, Skirrhus *m*, Carcinoma scirrhosum
secondary cancer: Karzinommetastase *f*, Karzinomabsiedlung *f*, metastatisches Karzinom *nt*, sekundäres Karzinom *nt*
skin cancer: Hautkarzinom *nt*, Hautkrebs *m*
small bowel cancer: Dünndarmkrebs *m*, Dünndarmkarzinom *nt*
small intestinal cancer: Dünndarmkrebs *m*, Dünndarmkarzinom *nt*
soft cancer: medulläres Karzinom *nt*, Carcinoma medullare
soot cancer: Kaminkehrerkrebs *m*, Schornsteinfegerkrebs *m*
stump cancer: Stumpfkarzinom *nt*
tar cancer: Teerkrebs *m*
testicular cancer: Hodenkrebs *m*, Hodenkarzinom *nt*
tubular cancer: →*tubular carcinoma*
villous cancer: Zottenkrebs *m*, Carcinoma villosum

can|cer|ae|mi|a [kænsər'iːmiːə] *noun*: (*brit.*) →*canceremia*

can|cer|ate ['kænsəreɪt] *vi*: kanzerös werden, einen Krebs bilden

can|cer|a|tion [ˌkænsə'reɪʃn] *noun*: Krebsbildung *f*, Kanzerisierung *f*

cancer-causing *adj*: krebserregend, krebsauslösend, krebserzeugend, kanzerogen, karzinogen

can|cer|e|mi|a [kænsər'iːmiːə] *noun*: Kanzerämie *f*

can|cer|i|ci|dal [ˌkænsərɪ'saɪdl] *adj*: krebszerstörend

can|cer|i|gen|ic [ˌkænsər'dʒenɪk] *adj*: →*cancer-causing*

can|cer|i|za|tion [ˌkænsər'zeɪʃn] *noun*: →*canceration*

can|cer|o|ci|dal [ˌkænsərəʊ'saɪdl] *adj*: krebszerstörend

can|cer|o|gen|ic [ˌkænsərəʊ'dʒenɪk] *adj*: →*cancer-causing*

can|cer|o|pho|bi|a [ˌkænsərəʊ'fəʊbɪə] *noun*: →*cancerphobia*

can|ce|ro|pho|bic [ˌkænsərəʊ'fəʊbɪk] *adj*: kanzerophob, karzinophob

can|cer|ous ['kænsərəs] *adj*: Krebs betreffend, krebsig, krebsbefallen, krebsartig, kanzerös, karzinomatös

can|cer|pho|bi|a [ˌkænsər'fəʊbɪə] *noun*: Krebsangst *f*, Kanzerophobie *f*, Karzinophobie *f*

cancer-related *adj*: durch Krebs/Krebserkrankung bedingt *oder* verursacht

can|cri|form ['kæŋkrəfɔːrm] *adj*: krebsähnlich, an einen Krebs erinnernd, kankroid

can|croid ['kæŋkrɔɪd]: **I** *noun* Kankroid *nt* **II** *adj* krebsähnlich, kankroid

can|del|a [kæn'delə, -'diː-] *noun*: Candela *f*

Can|di|da ['kændɪdə] *noun*: Candida *f*, Monilia *f*, Oidium *nt*
Candida albicans: Candida albicans
Candida glabrata: Candida glabrata
Candida guilliermondii: Candida guilliermondii
Candida krusei: Candida krusei
Candida parapsilosis: Candida parapsilosis
Candida pseudotropicalis: Candida pseudotropicalis
Candida stellatoidia: Candida stellatoidia
Candida tropicalis: Candida tropicalis

can|di|dae|mi|a [kændəd'iːmiːə] *noun*: (*brit.*) →*candidemia*

can|di|dal ['kændɪdəl] *adj*: Candida betreffend, durch Candida verursacht, Kandida-, Candida-

can|di|date ['kændɪdeɪt, -dət] *noun*: Anwärter(in *f*) *m*, Kandidat(in *f*) *m* (*for* für); Prüfling *m*; Versuchs-, Testperson *f*, Proband(in *f*) *m*

can|di|de|mi|a [kændəd'iːmiːə] *noun*: Candidämie *f*

can|di|di|a|sis [kændə'daɪəsɪs] *noun*: Kandidamykose *f*, Candidamykose *f*, Soormykose *f*, Candidiasis *f*, Candidose *f*, Moniliasis *f*, Moniliose *f*
chronic mucocutaneous candidiasis: chronisch-mukokutane Candidose *f*
cutaneous candidiasis: kutane Kandidamykose/Kandidose/Candidose/Candidamykose *f*
disseminated candidiasis: Candida-Sepsis *f*, disseminierte Candidose *f*
endocardial candidiasis: Candida-Endokarditis *f*
esophageal candidiasis: Soorösophagitis *f*
intestinal candidiasis: Intestinalcandidose *f*
mucocutaneous candidiasis: Schleimhautcandidose *f*
mucosal candidiasis: Schleimhautkandidose *f*
oesophageal candidiasis: (*brit.*) →*esophageal candidiasis*
oral candidiasis: Mundsoor *m*, Candidose *f* der Mundschleimhaut
candidiasis of the oral mucosa: Mundsoor *m*, Candidose *f* der Mundschleimhaut
systemic candidiasis: Systemkandidose *f*
candidiasis of the diaper area: Candidose *f* der Säuglingshaut
candidiasis of the male urethra: Candidose *f* der männlichen Urethra
candidiasis of the oral mucosa: →*oral candidiasis*
vaginal candidiasis: Vaginalkandidose *f*, Kandidose *f* der Vagina
vulvovaginal candidiasis: Soorkolpitis *f*, Soorvulvitis *f*, Vulvovaginitis candidomycetica

can|di|did ['kændədɪd] *noun*: Candidid *nt*, Candida-Mykid *nt*

can|di|din ['kændədɪn] *noun*: Candidin *nt*

can|di|do|sis [ˌkændɪ'dəʊsɪs] *noun*: →*candidiasis*

can|di|du|ri|a [ˌkændɪ'd(j)ʊəriːə] *noun*: Candidurie *f*

can|died ['kændɪd] *adj*: gezuckert, überzuckert, kandiert; (*pharmakol.*) dragiert

can|dle ['kændl] *noun*: **1.** (Wachs-)Kerze *f* **2.** →*candela*
medicated candles: Räucherkerzen *pl*
new candle: Candela *f*
standard candle: Candela *f*

candle-meter *noun*: Lux *nt*

cane [keɪn] *noun*: (Rohr-, Geh-)Stock *m*
sugar cane: Zuckerrohr *nt*

ca|nine ['keɪnaɪn]: **I** *noun* **1.** Eckzahn *m*, Reißzahn *m*, Dens caninus **2.** (*biolog.*) Hund *m* **II** *adj* **3.** Dens caninus betreffend **4.** (*biolog.*) Hunde-, Hunds-
maxillary canine: maxillärer Eckzahn *m*, oberer Eckzahn *m*, Oberkiefereckzahn *m*, Augenzahn *m*

ca|ni|nus [keɪ'naɪnəs, kə-] *noun*: Musculus levator anguli oris

ca|ni|ti|es [kə'nɪʃɪˌiːz] *noun*: Canities *f*

can|na|bi|di|ol [ˌkænəbɪ'daɪəʊl, -ɔl] *noun*: Cannabidiol *nt*

can|nab|i|noid [kə'næbɪnɔɪd, 'kænəbɪ-] *noun*: Cannabinoid *nt*

can|nab|i|nol [kæ'næbɪnɔl, -nɑl] *noun*: Cannabinol *nt*

can|na|bis (sa|ti|va) ['kænəbɪs'sətaɪvə] *noun*: **1.** (indischer) Hanf *m*, Cannabis *m* (sativa/indica) **2.** Kannabis *m*, Cannabis *m*, Marihuana *nt*, Haschisch *nt*

can|na|bism ['kænəbɪzəm] *noun*: **1.** Cannabisintoxikation *f* **2.** Haschischsucht *f*, Cannabisabusus *m*, Cannabismus *m*

can|ne|lat|ed ['kænəleɪtɪd] *adj*: kanneliert

can|nel|lat|ed ['kænəleɪtɪd] *adj*: →*cannelated*

can|ni|bal ['kænɪbl] *noun*: **1.** Menschenfresser *m*, Kan-

C

nibale *m*, Anthropophage *m* **2.** (*biolog.*) Kannibale *m*
can|ni|bal|ic [ˌkænɪ'bælɪk] *adj*: kannibalisch
can|ni|bal|ism ['kænɪbəlɪzəm] *noun*: Kannibalismus *m*
can|ni|bal|is|tic [ˌkænɪbə'lɪstɪk] *adj*: kannibalisch
can|nu|la ['kænjələ] *noun, plural* **-las, -lae** ['kænjəliː]: Hohlnadel *f*, Kanüle *f*
aspiration cannula: Aspirationskanüle *f*, Punktionskanüle *f*
infusion cannula: Infusionskanüle *f*
injection cannula: Injektionskanüle *f*
lavage cannula: Spülkanüle *f*
maxillary sinus cannula: Kieferhöhlenspülkanüle *f*
perfusion cannula: Perfusionskanüle *f*
Rügheimer tracheotomy cannula: Rügheimer-Tracheotomiekanüle *f*
tracheal cannula: Trachealkanüle *f*
can|nu|lar ['kænjələr] *adj*: röhrenförmig
can|nu|late ['kænjəˌleɪt, -lɪt]: **I** *adj* →*cannular* **II** *vt* eine Kanüle legen *oder* einführen, kanülieren
can|nu|la|tion [ˌkænjə'leɪʃn] *noun*: Kanüleneinführung *f*, Kanülenlegen *nt*, Kanülierung *f*
can|nu|li|za|tion [ˌkænjəlɪ'zeɪʃn] *noun*: →*cannulation*
cant [kænt] *noun*: Schräge *f*, Neigung *f*, geneigte Fläche *f*
can|thal ['kænθəl] *adj*: Augenwinkel betreffend
can|tha|ri|a|sis [kænθə'raɪəsɪs] *noun*: Kanthariasis *f*
can|thar|i|dal [kæn'θærɪdl] *adj*: Kanthariden betreffend, Kanthariden-
can|thar|i|des [kæn'θærɪdiːz] *plural*: Blasen-, Pflasterkäfer *pl*, spanische Fliegen *pl*, Kanthariden *pl*, Cantharides *pl*
can|thar|i|din [kæn'θærədɪn] *noun*: Kantharidin *nt*, Cantharidin *nt*
can|thec|to|my [kæn'θektəmiː] *noun*: Kanthektomie *f*
can|thit|ic [kæn'θɪtɪk] *adj*: Augenwinkelentzündung/Kanthitis betreffend, kanthitisch
can|thi|tis [kæn'θaɪtɪs] *noun*: Entzündung im Bereich des Lidwinkels, Canthitis *f*, Augenwinkelentzündung *f*, Kanthitis *f*
can|thol|y|sis [kæn'θɑlɪsɪs] *noun*: Kantholyse *f*
can|tho|plas|ty ['kænθəplæstiː] *noun*: Kanthoplastik *f*
can|thor|rha|phy [kæn'θɑrəfiː] *noun*: Kanthorhaphie *f*, Kanthorrhaphie *f*
can|thot|o|my [kæn'θɑtəmiː] *noun*: Kanthotomie *f*
can|thus ['kænθəs] *noun, plural* **-thi** [-θaɪ]: Augenwinkel *m*, Kanthus *m*, Canthus *m*
ca|nu|la ['kænjələ] *noun, plural* **-las, -lae** ['kænjəliː]: →*cannula*
ca|nu|lar ['kænjələr] *adj*: →*cannular*
CAO *Abk.*: **1.** chronic airway obstruction **2.** coronary artery occlusion
CaO_2 *Abk.*: arterial oxygen content
CAOS *Abk.*: Cosmogen, adriamycin, Oncovin, Sendoxan
caou|tchouc ['kaʊtʃʊk] *noun*: Naturgummi *nt*, Kautschuk *m*
cap [kæp]: **I** *noun* **1.** haubenähnliche Struktur *f*, Kappe *f* **2.** (*zahnmed.*) (Ersatz-)Krone *f* **3.** (Schutz-, Verschluss-) Kappe *f*, Deckel *m* **4.** Mütze *f*, Kappe *f*; (Schwestern-) Haube *f* **II** *vt* **5.** (mit einer Kappe) bedecken *oder* überziehen; verschließen, zumachen **6.** (*Schicht*) liegen auf *oder* über, überlagern **7.** (*Deckel, Kappe*) abnehmen, -ziehen
cap *Abk.*: capsule
acrosomal cap: Kopfkappe *f*, Akrosom *nt*
acrosomal head cap: Kopfkappe *f*, Akrosom *nt*
bishop's cap: Pars superior duodeni
cradle cap: Milchschorf *m*, frühexsudatives Ekzematoid *nt*, konstitutionelles Säuglingsekzem *nt*, Eccema infantum, Crusta lactea
duodenal cap: **1.** →*duodenal ampulla* **2.** Bulbus duodeni, Pars superior duodeni
enamel cap: Schmelzkappe *f*, Zahnkappe *f*
germinal cap: Schmelzkappe *f*, Zahnkappe *f*
head cap: (*Spermium*) Kopfkappe *f*, Akrosom *nt*
knee cap: Kniescheibe *f*, Patella *f*
metanephric tissue cap: metanephrogene Blastemkappe *f*
phrygian cap: phrygische Mütze *f*
pyloric cap: Pars superior duodeni
skull cap: knöchernes Schädeldach *nt*, Kalotte *f*, Calvaria *f*
CAP *Abk.*: **1.** carbamyl phosphate **2.** catabolite activator protein **3.** catabolite gene-activator protein **4.** cellulose acetopropionate **5.** chloramphenicol **6.** chloro-acetophenone **7.** 6-chloro-6-dehydro-17-α-acetoxyprogesterone **8.** cortical artery pressure **9.** cyclic AMP receptor protein **10.** cystine aminopeptidase
ca|pa|bil|i|ty [ˌkeɪpə'bɪlətiː] *noun, plura* **-ties**: **1.** Kompetenz *f*, (Leistungs-)Fähigkeit *f*, Tüchtigkeit *f* **2. capabilities** *pl* Potenzial *nt* (*of sth.* zu etw.)
ca|pa|ble ['keɪpəbl] *adj*: **1.** (leistungs-)fähig, tüchtig, kompetent **2.** geeignet, tauglich (*for* zu) **3.** fähig, imstande (*of doing* zu tun); zulassend
ca|pa|cious [kə'peɪʃəs] *adj*: geräumig, weit; (*fig.*) aufnahmefähig
ca|pac|i|tance [kə'pæsɪtəns] *noun*: **1.** Speichervermögen *nt*, -fähigkeit *f*, Kapazität *f* **2.** (elektrische) Kapazität *f*
electrical capacitance: elektrische Kapazität *f*
membrane capacitance: Membrankapazität *f*
ca|pac|i|ta|tion [kəˌpæsɪ'teɪʃn] *noun*: Kapazitation *f*
ca|pac|i|tive [kə'pæsɪtɪv] *adj*: kapazitiv
ca|pac|i|tor [kə'pæsɪtər] *noun*: Kondensator *m*
ca|pac|i|ty [kə'pæsətiː]: **I** *noun, plural* **-ties 1.** Kapazität *f*, Fassungsvermögen *nt*, Volumen *nt*, (Raum-)Inhalt *m* **2.** (Leistungs-)Fähigkeit *f*, (-)Vermögen *nt* **3.** (*chem.*) Bindungskapazität *f* **II** *adj* maximal, Höchst-, Maximal-
accommodative capacity: Akkommodationsfähigkeit *f*, Akkommodationsvermögen *nt*
antigen-binding capacity: Antigenbindungskapazität *f*, antigen-binding capacity
binding capacity: Bindungskapazität *f*
buffer capacity: Pufferkapazität *f*, Puffervermögen *nt*
buffering capacity: Pufferkapazität *f*
calorific capacity: spezifische Wärme *f*
carbon dioxide capacity: Kohlendioxidkapazität *f*
carbon dioxide binding capacity: Kohlendioxidbindungsvermögen *nt*
contractual capacity: Geschäftsfähigkeit *f*, Rechtsfähigkeit *f*
cubic capacity: Fassungsvermögen *nt*
diffusing capacity: Diffusionskapazität *f*
diffusion capacity: →*diffusing capacity*
endurance capacity: Dauerleistungsfähigkeit *f*
capacity for learning: Lernfähigkeit *f*
free iron-binding capacity: freie Eisenbindungskapazität *f*
functional residual capacity: funktionelle Residualkapazität *f*
heat capacity: Wärmekapazität *f*
hydrogen-binding capacity: Wasserstoffbindungskapazität *f*
hydrogen-bonding capacity: Wasserstoffbindungskapazität *f*
inspiratory capacity: Inspirationskapazität *f*
iron-binding capacity: Eisenbindungskapazität *f*

latent iron-binding capacity: latente Eisenbindungskapazität *f*
legal capacity: Geschäftsfähigkeit *f*, Rechtsfähigkeit *f*
load capacity: Belastbarkeit *f*, Leistungsaufnahme *f*
load-bearing capacity: (*Gelenk*) mechanische Belastbarkeit *f*
lung capacities: Lungenkapazitäten *pl*
maximal breathing capacity: Atemgrenzwert *m*
maximal performance capacity: Höchstleistungsfähigkeit *f*
maximum oxygen capacity: maximales Sauerstoffbindungsvermögen *nt*, maximale Sauerstoffbindungskapazität *f*
mental capacity: Zurechnungsfähigkeit *f*
output capacity: Leistungsfähigkeit *f*
overload capacity: Überlastbarkeit *f*
oxygen capacity: Sauerstoffbindungskapazität *f*
performance capacity: Leistungsfähigkeit *f*
physical work capacity: Arbeitskapazität *f*
regenerative capacity: regenerative Kapazität *f*, Regenerationsvermögen *nt*, -fähigkeit *f*
respiratory capacity: Vitalkapazität *f*
specific heat capacity: spezifische Wärmekapazität *f*
storage capacity: Speicherkapazität *f*
thermal capacity: Hitzekapazität *f*
total capacity: Totalkapazität *f*
total iron-binding capacity: totale Eisenbindungskapazität *f*
total lung capacity: Totalkapazität *f*
vital capacity: Vitalkapazität *f*

caplillarlecltalsia [ˌkæpɪˌlerək'teɪʒ(ɪ)ə] *noun*: Kapillarektasie *f*

Caplillarlia [ˌkæpɪ'leərɪə] *noun*: Capillaria *f*
Capillaria hepatica: Capillaria hepatica
Capillaria philippinensis: Capillaria philippinensis

caplillarlilalsis [ˌkæpɪlə'raɪəsɪs] *noun*: **1.** Capillaria-Infektion *f*, Capillariasis *f* **2.** intestinale Capillariasis *f*, Capillariasis philippinensis
intestinal capillariasis: intestinale Capillariasis *f*, Capillariasis philippinensis

caplillarliloslcolpy [ˌkæpəˌlerɪ'ɑskəpiː] *noun*: →*capillaroscopy*

caplillarlitlic [kəpɪlə'rɪtɪk] *adj*: Kapillaritis betreffend, kapillaritisch

caplillarlitis [kəpɪlə'raɪtɪs] *noun*: Entzündung *f* einer Kapillare, Kapillaritis *f*, Kapillarenentzündung *f*, Capillaritis *f*

caplillarility [ˌkæpɪ'lærətiː] *noun*: Kapillarität *f*, Kapillarwirkung *f*

caplillalroplalthy [ˌkæpɪlə'rɑpəθiː] *noun*: Kapillarerkrankung *f*

caplillalroslcolpy [ˌkæpɪlə'rɑskəpiː] *noun*: Kapillarmikroskopie *f*, Kapillaroskopie *f*

caplillarly ['kæpəˌleriː, kə'pɪləriː]: **I** *noun, plural* **-ries 1.** Haargefäß *nt*, Kapillare *f*, Vas capillare **2.** Kapillarröhre *f*, -gefäß *nt* **3.** Lymphkapillare *f*, Vas lymphocapillare **II** *adj* haarfein, -förmig, kapillar, kapillär; (*physik.*) Kapillarität betreffend; (*anatom.*) Kapillare(n) betreffend, Kapillar-
bile capillaries: **1.** Gallekanälchen *pl*, -kapillaren *pl*, Canaliculi biliferi **2.** Cholangiolen *pl*
blood capillaries: Blutkapillaren *pl*
continuous capillary: geschlossene Kapillare *f*, Typ 1-Kapillare *f*
discontinuous capillary: diskontinuierliche Kapillare *f*, Typ 3-Kapillare *f*
fenestrated capillary: gefensterte/fenestrierte Kapillare *f*, Typ 2-Kapillare *f*
glass capillary: Glaskapillare *f*
glomerular capillary: glomeruläre Kapillare *f*
lymph capillary: Lymphkapillare *f*, Vas lymphocapillare
lymphatic capillary: Lymphkapillare *f*, Vas lymphocapillare
nodule capillaries: Knötchenkapillaren *pl*
peritubular capillary: peritubuläre Kapillare *f*
sheathed capillaries: Hülsenkapillaren *pl*
sinusoidal capillary: Sinusoid *nt*, Sinusoidgefäß *nt*, Vas sinusoideum
type 1 capillary: geschlossene Kapillare *f*, Typ 1-Kapillare *f*
type 2 capillary: gefensterte/fenestrierte Kapillare *f*, Typ 2-Kapillare *f*
type 3 capillary: diskontinuierliche Kapillare *f*, Typ 3-Kapillare *f*
venous capillaries: venöser Kapillarabschnitt/-schenkel *m*, venöse Kapillaren *pl*
villous capillary: Zottenkapillare *f*

caplillli [kə'pɪlaɪ, -liː] *plural*: Capilli *pl*

caplilllitilum [kæpə'lɪʃɪəm] *noun*: Capillitium *nt*

caplillolmoltor [ˌkæpɪlə'məʊtər] *adj*: kapillomotorisch

caplillus [kə'pɪləs] *noun, plural* **-li** [-laɪ, -liː]: Capillus *m*

caplistraltion [kæpɪ'streɪʃn] *noun*: Phimose *f*

caplitate ['kæpɪteɪt]: **I** *noun* Kopfbein *nt*, Kapitatum *nt*, Os capitatum **II** *adj* kopfförmig

caplitatled ['kæpɪteɪtɪd] *adj*: kopfförmig

caplitaltum [ˌkæpɪ'teɪtəm] *noun, plura* **-talta** [-'teɪtə]: Kopfbein *nt*, Kapitatum *nt*, Os capitatum

caplitellum [ˌkæpɪ'teləm] *noun*: Humerusköpfchen *nt*, Capitulum humeri
fractured capitellum: Fraktur *f* des Capitulum humeri

calpitlullar [kə'pɪtʃələr] *adj*: Knochenkopf *oder* Knochenköpfchen/Capitulum betreffend, kapitulär

calpitlullum [kə'pɪtʃələm] *noun, plural* **-la** [-lə]: **1.** Knochenkopf *m*, -köpfchen *nt*, Kapitulum *nt*, Capitulum *nt* **2.** Humerusköpfchen *nt*, Capitulum humeri
capitulum of humerus: Humerusköpfchen *nt*, Capitulum humeri

caplnelic ['kæpniːɪk] *adj*: kapnoisch

Caplnolcyltophlalga [ˌkæpnəʊsaɪ'tɑfəgə] *noun*: Capnocytophaga *f*

caplnoelic ['kæpniːɪk] *adj*: (*brit.*) →*capneic*

caplnoglralphy [kæp'nɑgrəfiː] *noun*: Kapnographie *f*, Kapnografie *f*

caplnomleltry [kæp'nɑmətriː] *noun*: Kapnometrie *f*

caplnolphillic [ˌkæpnə'fɪlɪk] *adj*: kapnophil

caplping ['kæpɪŋ] *noun*: **1.** Abdecken *nt*, Überdecken *nt* **2.** Abdeckung *f*, Überdeckung *f*, Überkappung *f*, Capping *nt* **3.** Höckerrestauration *f*, Höckerschutz *m* **4.** Doppelabdruckverfahren *nt*, Doppelabformverfahren *nt*, Doppelabformung *f*, Capping *nt* **5.** (*immunolog.*) Capping *nt*
direct pulp capping: direkte Überkappung *f* der Pulpa, direktes Capping *nt*
indirect pulp capping: indirekte Überkappung *f* der Pulpa, indirektes Capping *nt*
pulp capping: Überkappung *f* der Pulpa, Pulpaüberkappung *f*, Capping *nt*

caplrate ['kæpreɪt] *noun*: Kaprat *nt*, Caprat *nt*

caplrelolmylcin [ˌkæprɪəʊ'maɪsɪn] *noun*: Capreomycin *nt*

calprillolquism [kə'prɪləkwɪzəm] *noun*: (*Auskultation*) Ziegenmeckern *nt*, Kompressionsatmen *nt*, Ägophonie *f*

caplrin ['kæprɪn] *noun*: Caprin *nt*

caplrine ['kæpraɪn] *noun*: Norleucin *nt*, α-Amino-N-

capronsäure *f*
cap|ri|zant ['kæprɪzænt] *adj*: (*Puls*) schnellend
cap|ro|ate ['kæprəweɪt] *noun*: Kaproat *nt*, Caproat *nt*
hydroxyprogesterone caproate: Hydroxyprogesteron-caproat *nt*
cap|ro|yl ['kæprəwɪl, -wi:l] *noun*: Caproyl-, Hexyl-(Radikal *nt*)
cap|ro|yl|a|mine [ˌkæprəwɪlə'mi:n, -'æmɪn] *noun*: n-Hexylamin *nt*
cap|ryl|ate ['kæprəleɪt] *noun*: Kaprylat *nt*, Caprylat *nt*
CAPS *Abk.*: carbamoyl-phosphate synthetase (ammonia)
cap|sa|i|cin [kæp'seɪəsɪn] *noun*: Capsaicin *nt*
Cap|si|cum ['kæpsɪkəm] *noun*: Capsicum *nt*
cap|sid ['kæpsɪd] *noun*: Kapsid *nt*
cap|sit|ic [kæp'sɪtɪk] *adj*: Kapsitis betreffend, kapsitisch
cap|si|tis [kæp'saɪtɪs] *noun*: Kapsitis *f*, Linsenkapselentzündung *f*, Kapselentzündung *f*
cap|so|mer ['kæpsəmər] *noun*: Kapsomer *nt*
cap|so|mere ['kæpsəmɪər] *noun*: →*capsomer*
cap|sot|o|my [kæp'sɑtəmi:] *noun*: Kapseleröffnung *f*, Kapselspaltung *f*, Kapsulotomie *f*
cap|su|lar ['kæpsələr] *adj*: **1.** kapsulär, kapselartig, kapselförmig, Kapsel- **2.** eingekapselt, verkapselt
cap|su|late ['kæpsəleɪt, -lɪt, -sjʊ-] *adj*: eingekapselt, verkapselt
cap|su|lat|ed [ˌkæpsəleɪtɪd] *adj*: →*capsulate*
cap|su|la|tion [ˌkæpsə'leɪʃn] *noun*: Verkapseln *nt*, Verkaps(e)lung *f*
cap|sule ['kæpsəl, 'kæps(j)u:l]: **I** *noun* (Organ-)Kapsel *f*, Capsula *f* **II** *vt* einkapseln, verkapseln **below a capsule** unter einer Kapsel (liegend)
accessory adrenal capsules: versprengte Nebennierendrüsen *pl*, versprengtes Nebennierengewebe *nt*, Glandulae suprarenales accessoriae
adipose capsule: Fettkapsel *f*, Capsula adiposa
adipose capsule of kidney: Nierenfettkapsel *f*, perirenale Fettkapsel *f*, Capsula adiposa perirenalis
adrenal capsule: Nebenniere *f*, Glandula suprarenalis
articular capsule: Gelenkkapsel *f*, Capsula articularis
articular/joint capsule: Gelenkkapsel *f*, Capsula articularis
bacterial capsule: Bakterienkapsel *f*
Bonnet's capsule: Bonnet-Kapsel *f*
Bowman's capsule: Bowman-Kapsel *f*, Capsula glomeruli
cartilage capsule: Knorpelkapsel *f*
connective tissue capsule: Bindegewebskapsel *f*
cricoarytenoid articular capsule: Capsula articularis cricoarytenoidea
cricothyroid articular capsule: Capsula articularis cricothyroidea
Crosby's capsule: Crosby-Sonde *f*
crystalline capsule: Linsenkapsel *f*, Capsula lentis
depot capsules: Depotkapseln *pl*
external capsule: äußere Kapsel *f*, Capsula externa
extreme capsule: Capsula extrema
fatty capsule of kidney: Nierenfettkapsel *f*, perirenale Fettkapsel *f*, Capsula adiposa perirenalis
fibrous capsule: fibröse Kapsel *f*
fibrous articular capsule: Membrana fibrosa, Stratum fibrosum
fibrous capsule of graafian follicle: Tunica externa thecae folliculi
fibrous capsule of kidney: (fibröse) Nierenkapsel *f*, Capsula fibrosa renis
fibrous capsule of liver: Capsula fibrosa perivascularis hepatis
fibrous capsule of spleen: fibröse Milzkapsel *f*, Tunica fibrosa splenica
fibrous capsule of thyroid (gland): Schilddrüsenkapsel *f*, Capsula fibrosa glandulae thyroideae
capsule of ganglion: Ganglienkapsel *f*, Capsula ganglii
Gerota's capsule: Gerota-Fazie *f*, -Kapsel *f*, Fascia renalis
glial capsule: Gliazellkapsel *f*
Glisson's capsule: Glisson-Kapsel *f*, Capsula fibrosa perivascularis hepatis
glomerular capsule: Bowman-Kapsel *f*, Capsula glomerularis
capsule of heart: Herzbeutel *m*, Perikard *nt*, Pericardium *nt*
Heidelberg capsule: Heidelberger Kapsel *f*
hepatobiliary capsule: Glisson-Kapsel *f*, Capsula fibrosa perivascularis hepatis
internal capsule: innere Kapsel *f*, Capsula interna
joint capsule: Gelenkkapsel *f*, Capsula articularis
lens capsule: Linsenkapsel *f*, Capsula lentis
lenticular capsule: Linsenkapsel *f*, Capsula lentis
malpighian capsule: Bowman-Kapsel *f*, Capsula glomeruli
Müller's capsule: Bowman-Kapsel *f*, Capsula glomerularis
müllerian capsule: Bowman-Kapsel *f*, Capsula glomerularis
ocular capsule: Tenon-Kapsel *f*, Vagina bulbi
organ capsule: Organkapsel *f*
capsule of pancreas: Pankreaskapsel *f*, Capsula pancreatis
pancreatic capsule: Pankreaskapsel *f*, Capsula pancreatis
perinephric capsule: **1.** Capsula adiposa (renis) **2.** Capsula fibrosa renis
perivascular fibrous capsule: Glisson-Kapsel *f*, Capsula fibrosa perivascularis hepatis
posterior crus of internal capsule: hinterer Kapselschenkel *m*, Crus posterius capsulae internae
capsule of prostate: Prostatakapsel, Capsula prostatica
prostatic capsule: Prostatakapsel *f*, Capsula prostatica
radiotelemetering capsule: Telemetriesonde *f*, -kapsel *f*
renal capsule: **1.** Capsula adiposa (renis) **2.** Capsula fibrosa renis
seminal capsule: Bläschendrüse *f*, Samenblase *f*, Samenbläschen *nt*, Gonecystis *f*, Spermatozystis *f*, Vesicula seminalis
serous capsule of spleen: seröse Milzkapsel *f*, Tunica serosa splenica
splenic capsule: Milzkapsel *f*
spore capsule: Sporenkapsel *f*
suprarenal capsule: Nebenniere *f*, Glandula suprarenalis
surgical prostatic capsule: chirurgische Prostatakapsel *f*, Pseudokapsel *f* der Prostata
synovial capsule: Gelenkkapsel *f*, Capsula articularis
telemetering capsule: Telemetriesonde *f*, -kapsel *f*
temporomandibular joint capsule: →*capsule of temporomandibular joint*
capsule of temporomandibular joint: Kapsel *f* des Temporomandibulargelenks, Kiefergelenkkapsel *f*
Tenon's capsule: Tenon-Kapsel *f*, Vagina bulbi
tonsillar capsule: Mandelkapsel *f*, Capsula tonsillae/tonsillaris
cap|su|lec|to|my [kæpsə'lektəmi:] *noun*: Kapsulektomie *f*
renal capsulectomy: Nierenkapselresektion *f*
cap|su|lit|ic [kæpsə'lɪtɪk] *adj*: Kapsulitis betreffend, kap-

sulitisch
cap|su|li|tis [kæpsə'laɪtɪs] *noun*: Entzündung *f* einer Organ- *oder* Gelenkkapsel, Kapsulitis *f*, Kapselentzündung *f*
adhesive capsulitis: →*adhesive peritendinitis*
hepatic capsulitis: n Entzündung *f* der Leberkapsel, Perihepatitis *f*
cap|su|lize ['kæpsəlaɪz, -sjʊ-] *vt*: ein-, verkapseln
cap|su|lo|len|tic|u|lar [ˌkæpsjələʊlen'tɪkjələr] *adj*: (*Auge*) Linse und Linsenkapsel betreffend, kapsulolentikulär
cap|su|lo|lig|a|men|tal [ˌkæpsjələʊlɪgə'mentəl] *adj*: kapsulär-ligamentär
cap|su|lo|ma [kæpsə'ləʊmə] *noun*: kapsulärer *oder* subkapsulärer Nierentumor *m*
cap|su|lo|plas|ty ['kæpsjələʊplæstiː] *noun*: Kapselplastik *f*
cap|su|lor|rha|phy [kæpsjə'lɑrəfiː] *noun*: Kapselnaht *f*, Kapsulorrhaphie *f*
cap|su|lo|tome ['kæpsjələtəʊm] *noun*: Kapselmesser *nt*, Kapsulotom *nt*
cap|su|lot|o|my [kæpsjə'lɑtəmiː] *noun*: Kapseleröffnung *f*, -spaltung *f*, Kapsulotomie *f*
cap|to|pril ['kæptəprɪl] *noun*: Captopril *nt*
ca|put ['keɪpət, 'kæp-] *noun, plural* **ca|pi|ta** ['kæpɪtə]: **1.** Kopf *m*, Caput *nt* **2.** kopfförmige Struktur *f*
caput galeatum: Glückshaube *f*, Caput galeatum
caput membranaceum: Kautschukschädel *m*, Caput membranaceum
caput succedaneum: Caput succedaneum
CAR *Abk.*: **1.** cancer-associated retinopathy **2.** computer-assisted radiology **3.** cytosine arabinoside
CARA *Abk.*: chronic aspecific respiratory ailment
car|a|mel ['kærəməl, -mel] *noun*: Karamel *m*, gebrannter Zucker *m*
ca|ra|te [kə'rɑːtiː] *noun*: Carate *f*, Pinta *f*, Mal del Pinto
car|a|way ['kærəweɪ] *noun*: Kümmel *m*, Carum carvi
car|a|zo|lol [kærə'zəʊlɑl, -lɔl] *noun*: Carazolol *nt*
car|ba|chol ['kɑːrbəkɔl, -kɑl] *noun*: Carbachol *nt*, Carbamoylcholinchlorid *nt*
car|ba|mate ['kɑːrbəmeɪt, kɑːr'bæmeɪt] *noun*: Carbamat *nt*
ethyl carbamate: Urethan *nt*, Carbaminsäureäthylester *m*
car|ba|maz|e|pine [kɑːrbə'mæzəpiːn] *noun*: Carbamazepin *nt*
car|ba|mide ['kɑːrbəmaɪd, -mɪd, kɑːr'bæm-] *noun*: Harnstoff *m*, Karbamid *nt*, Carbamid *nt*, Urea *f*
carb|am|i|no|hae|mo|glo|bin [kɑːrˌbæmɪnəʊˌhiːmə'gləʊbɪn] *noun*: (*brit.*) →*carbaminohemoglobin*
carb|am|i|no|he|mo|glo|bin [kɑːrˌbæmɪnəʊˌhiːmə'gləʊbɪn] *noun*: Carbaminohämoglobin *nt*, Carbhämoglobin *nt*
car|ba|mo|ate ['kɑːbəməʊeɪt] *noun*: →*carbamate*
car|bam|o|yl [kɑːr'bæməwɪl, -iːl] *noun*: Carbam(o)yl-(Radikal *nt*)
carbamoyl phosphate: Carbamylphosphat *nt*, Carbamoylphosphat *nt*
N-car|ba|mo|yl|as|par|tate [ˌkɑːrbəməʊɪlæs'pɑːrteɪt] *noun*: N-Carbam(o)ylaspartat *nt*
car|ba|mo|yl|trans|fer|ase [ˌkɑːrbəməʊɪl'trænsfəreɪz] *noun*: Carbamyltransferase *f*, Transcarbamylase *f*, Carbamoyltransferase *f*, Transcarbamoylase *f*
ornithine carbamoyltransferase: Ornithincarbamyltransferase *f*, Ornithintranscarbamylase *f*
car|ba|mo|yl|u|rea [ˌkɑːrbəməʊɪljə'rɪə] *noun*: Biuret *nt*, Allophanamid *nt*
car|ba|myl ['kɑːrbəmɪl] *noun*: →*carbamoyl*
car|ba|myl|cho|line [ˌkɑːrbəmɪl'kəʊliːn, -'kɑl-] *noun*: Carbamylcholin *nt*
carbamylcholine chloride: →*carbachol*
carb|an|i|on [kɑːrb'ænaɪən, -aɪɑn] *noun*: Carbanion *nt*
car|ba|ril ['kɑːrbərɪl] *noun*: →*carbaryl*
car|bar|sone ['kɑːrbəsəʊn] *noun*: Carbason *nt*, 4-Carbamidophenylarsinsäure *f*
car|ba|ryl ['kɑːrbərɪl] *noun*: Carbaryl *nt*
car|baz|o|chrome [kɑːr'bæzəkrəʊm] *noun*: Carbazochrom *nt*, 5,6-Dihydro-3-hydroxy-1-methyl-5,6-indolindion-5-semicarbazon *nt*
car|baz|o|tate [kɑːr'bæzəteɪt] *noun*: Pikrat *nt*
car|ben|i|cil|lin [ˌkɑːrbenɪ'sɪlɪn] *noun*: Carbenicillin *nt*, α-Carboxypenicillin *nt*
car|ben|ox|o|lone [ˌkɑːrbən'ɑksələʊn] *noun*: Carbenoxolon *nt*
carb|hae|mo|glo|bin [kɑːrb'hiːməgləʊbɪn] *noun*: (*brit.*) →*carbhemoglobin*
carb|he|mo|glo|bin [kɑːrb'hiːməgləʊbɪn] *noun*: Carbaminohämoglobin *nt*, Carbhämoglobin *nt*
car|bide ['kɑːrbaɪd, -bɪd] *noun*: Karbid *nt*
metallic carbide: Metallkarbid *nt*
car|bi|do|pa [kɑːrbɪ'dəʊpə] *noun*: Carbidopa *nt*
car|bi|ma|zole [kɑːr'bɪməzəʊl] *noun*: Carbimazol *nt*
car|bi|nol ['kɑːrbɪnɔl, -nɑl] *noun*: Methanol *nt*, Methylalkohol *m*
car|bin|ox|a|mine [ˌkɑːrbɪn'ɑksəmiːn] *noun*: Carbinoxamin *nt*
car|bo ['kɑːrbəʊ] *noun*: Carbo *m*, Kohle *f*
car|bo|cho|line [ˌkɑːrbəʊ'kəʊliːn] *noun*: Karbachol *nt*, Carbachol *nt*, Carbamoylcholinchlorid *nt*
car|bo|chro|men [ˌkɑːrbəʊ'krəʊmiːn] *noun*: →*carbocromen*
car|bo|cro|men [ˌkɑːrbəʊ'krəʊmiːn] *noun*: Carboc(h)romen *nt*
car|bo|cy|clic [ˌkɑːrbəʊ'saɪklɪk, -sɪk-] *adj*: karbo-, carbozyklisch
car|bo|cys|te|ine [ˌkɑːrbəʊ'sɪstiːn] *noun*: Carbocistein *nt*, S-Carboxymethyl-L-cystein *nt*
car|bo|di|im|ide [ˌkɑːrbəʊdaɪ'ɪmaɪd] *noun*: Carbodiimid *nt*
car|bo|gas|e|ous [ˌkɑːrbəʊ'gæsɪəs] *adj*: mit Kohlendioxid beladen
car|bo|gen ['kɑːrbədʒən] *noun*: Carbogen *nt*
car|bo|hae|mi|a [ˌkɑːrbəʊ'hiːmiːə] *noun*: (*brit.*) →*carbohemia*
car|bo|hae|mo|glo|bin [ˌkɑːrbəʊ'hiːməˌgləʊbɪn] *noun*: (*brit.*) →*carbohemoglobin*
car|bo|he|mi|a [ˌkɑːrbəʊ'hiːmiːə] *noun*: (*Blut*) Kohlendioxidüberschuss *m*, Karbohämie *f*, Carbohämie *f*
car|bo|he|mo|glo|bin [ˌkɑːrbəʊ'hiːməˌgləʊbɪn] *noun*: Carbaminohämoglobin *nt*, Carbhämoglobin *nt*
car|bo|hy|drase [ˌkɑːrbəʊ'haɪdreɪz] *noun*: Karbo-, Carbohydrase *f*
car|bo|hy|drate [ˌkɑːrbəʊ'haɪdreɪt, -drɪt] *noun*: Kohlehydrat *nt*, Kohlenhydrat *nt*, Saccharid *nt*
reserve carbohydrate: Speicher-, Reservekohlenhydrat *nt*
storage carbohydrate: Speicher-, Reservekohlenhydrat *nt*
car|bo|hy|dra|tu|ri|a [ˌkɑːrbəʊˌhaɪdrə't(j)ʊəriːə] *noun*: (übermäßige) Kohlenhydratausscheidung *f* im Harn, Karbo-, Carbohydraturie *f*
car|bo|late ['kɑːrbəleɪt] *noun*: Phenolat *nt*
car|bo|lism ['kɑːrbəlɪzəm] *noun*: Phenolvergiftung *f*, -intoxikation *f*, Karbolismus *m*
car|bo|li|za|tion [kɑːrbəlaɪ'zeɪʃn] *noun*: Behandlung *f* mit Phenol, Karbolisierung *f*, Phenolisierung *f*
car|bo|lize ['kɑːrbəlaɪz]: I *vt* mit Phenol behandeln II *vi* mit Phenol behandelt werden
car|bo|lu|ri|a [kɑːrbə'l(j)ʊəriːə] *noun*: Phenolausscheidung *f* im Harn, Karbolurie *f*, Phenolurie *f*

car|bon ['kɑːrbən] *noun*: Kohlenstoff *m*; (*chem.*) Carboneum *nt*
anomeric carbon: anomeres Kohlenstoffatom *nt*
carbon dioxide: Kohlendioxid *nt*
carbon dioxide snow: Kohlensäureschnee *m*, Trockeneis *nt*
carbon disulfide: Schwefelkohlenstoff *m*
carbon disulphide: (*brit.*) →*carbon disulfide*
carbon monoxide: Kohlenmonoxid *nt*, Kohlenoxid *nt*; Kohlensäureanhydrid *nt*
radioactive carbon: Radiokohlenstoff *m*, Radiokarbon *nt*
carbon tetrachloride: Kohlenstofftetrachlorid *nt*, Tetrachlorkohlenstoff *m*

car|bo|na|ceous [ˌkɑːrbə'neɪʃəs] *adj*: Kohle(nstoff) enthaltend, kohlenstoffhaltig, -artig

car|bo|nae|mi|a [kɑːrbən'iːmiːə] *noun*: (*brit.*) →*carbonemia*

car|bon|ate ['kɑːrbəneɪt, -nɪt]: **I** *noun* Karbonat *nt*, Carbonat *nt* **II** *vt* **1.** karbonisieren, mit Kohlensäure *oder* Kohlendioxid versetzen **2.** in Karbonat umwandeln, karbonisieren
carbonate of soda: Soda *nt*, kohlensaures Natron *nt*, Natriumkarbonat

car|bo|ne|mi|a [kɑːrbən'iːmiːə] *noun*: Kohlendioxidüberschuss *m*, Karbohämie *f*, Carbohämie *f*

car|bon|ic [kɑːr'bɑnɪk] *adj*: Kohlenstoff *oder* Kohlensäure *oder* Kohlendioxid betreffend, Kohlen-

car|bon|if|er|ous [ˌkɑːrbə'nɪfərəs] *adj*: Kohle(nstoff) enthaltend *oder* erzeugend, kohlenstoffhaltig, kohlehaltig

car|bon|i|za|tion [ˌkɑːrbənaɪ'zeɪʃn] *noun*: Karbonisation *f*, Verkohlung *f*

car|bon|ize ['kɑːrbənaɪz]: **I** *vt* verkohlen, karbonisieren **II** *vi* verkohlen **carbonize at a low temperature** schwelen

car|bo|nu|ria [ˌkɑːrbə'n(j)ʊəriːə] *noun*: Karbonurie *f*, Carbonurie *f*

car|bon|yl ['kɑːrbənɪl] *noun*: Karbonyl-, Carbonyl-(Radikal *nt*)

car|bo|plat|in ['kɑːrbəʊˌplætɪn] *noun*: Carboplatin *nt*

car|bo|run|dum [ˌkɑːrbə'rʌndəm] *noun*: Siliziumkarbid *nt*, Karborund *nt*, Carborundum *nt*

car|box|y|bi|o|tin [kɑːrˌbɑksɪ'baɪətɪn] *noun*: Carboxybiotin *nt*

car|box|y|dis|mu|tase [kɑːrˌbɑksɪ'dɪsmjuːteɪz] *noun*: Karboxy-, Carboxydismutase *f*
ribulose diphosphate carboxydismutase: Ribulosediphosphatcarboxydismutase *f*

car|box|y|es|ter|ase [kɑːrˌbɑksɪ'estəreɪz] *noun*: Carboxyesterase *f*

γ-car|box|y|glu|ta|mate [kɑːrˌbɑksɪ'gluːtəmeɪt] *noun*: γ-Carboxyglutamat *nt*

car|box|y|hae|mo|glo|bin [kɑːrˌbɑksɪˌhiːmə'gləʊbɪn] *noun*: (*brit.*) →*carboxyhemoglobin*

car|box|y|hae|mo|glo|bi|nae|mia [kɑːrˌbɑksɪˌhiːməˌgləʊbə'niːmiːə] *noun*: (*brit.*) →*carboxyhemoglobinemia*

car|box|y|he|mo|glo|bin [kɑːrˌbɑksɪˌhiːmə'gləʊbɪn] *noun*: Carboxyhämoglobin *nt*, Kohlenmonoxidhämoglobin *nt*

car|box|y|he|mo|glo|bi|ne|mia [kɑːrˌbɑksɪˌhiːməˌgləʊbə'niːmiːə] *noun*: Carboxyhämoglobinämie *f*

car|box|yl [kɑːr'bɑksɪl] *noun*: Karboxyl-, Carboxyl-(Radikal *nt*)

car|box|yl|ase [kɑːr'bɑksɪleɪz] *noun*: Carboxylase *f*, Carboxilase *f*
α-carboxylase: Pyruvatdecarboxylase *f*
acetyl-CoA carboxylase: Acetyl-CoA-Carboxylase *f*
biotin carboxylase: Biotincarboxylase *f*
β-methylcrotonoyl-CoA carboxylase: β-Methylcrotonoyl-CoA-carboxylase *f*
γ-glutamyl carboxylase: γ-Glutamylcarboxylase *f*
phosphopyruvate carboxylase: **1.** Phosphoenolpyruvatcarboxykinase (GTP) *f*, Phosphopyruvatcarboxykinase *f* **2.** (*biolog.*) Phosphopyruvatcarboxilase *f*
propionate carboxylase: →*propionyl-CoA carboxylase*
propionyl-CoA carboxylase: Propionyl-CoA-carboxylase *f*
pyruvate carboxylase: Pyruvatcarboxylase *f*
ribulose diphosphate carboxylase: Ribulosediphosphatcarboxylase *f*

car|box|yl|ate [kɑːr'bɑksɪleɪt] *noun*: Karboxylat *nt*, Carboxylat *nt*

car|box|yl|a|tion [kɑːrˌbɑksɪ'leɪʃn] *noun*: Carboxylierung *f*

car|box|yl|es|ter|ase [kɑːrˌbɑksɪl'estəreɪz] *noun*: Carboxylesterase *f*

car|box|yl|trans|fer|ase [kɑːrˌbɑksɪl'trænsfəreɪz] *noun*: Carboxyltransferase *f*, Transcarboxylase *f*

car|box|y|ly|ase [kɑːrˌbɑksɪ'laɪeɪz] *noun*: Carboxylyase *f*

car|box|y|meth|yl|cel|lu|lose [kɑːrˌbɑksɪˌmeθl'seljələʊs] *noun*: Carboxymethylcellulose *f*, CM-Cellulose *f*

car|box|y|my|o|glo|bin [kɑːrˌbɑksɪˌmaɪə'gləʊbɪn] *noun*: Carboxymyoglobin *nt*

α-car|box|y|pen|i|cil|lin [kɑːrˌbɑksɪˌpenə'sɪlɪn] *noun*: Carbenicillin *nt*, α-Carboxypenicillin *nt*

car|box|y|pep|ti|dase [kɑːrˌbɑksɪ'peptɪdeɪz] *noun*: Carboxypeptidase *f*
carboxypeptidase A: Carboxypeptidase A *f*
arginine carboxypeptidase: Carboxypeptidase N *f*
carboxypeptidase B: Carboxypeptidase B *f*
dipeptidyl carboxypeptidase: Angiotensin-Converting-Enzym *nt*, Converting-Enzym *nt*
carboxypeptidase N: Carboxypeptidase N *f*
serine carboxypeptidase: Serincarboxipeptidase *f*

car|box|y|pol|y|pep|ti|dase [kɑːrˌbɑksɪˌpɑlɪ'peptɪdeɪz] *noun*: **1.** →*carboxypeptidase* **2.** →*carboxypeptidase A*

car|box|y|some [kɑːr'bɑksɪsəʊm] *noun*: Carboxysom *nt*

carboxy-terminal *adj*: carboxyterminal, C-terminal

6-car|box|y|u|ra|cil [kɑːrˌbɑksɪ'jʊərəsɪl] *noun*: 6-Carboxyuracil *nt*, Orotsäure *f*

car|boy ['kɑːrbɔɪ] *noun*: Korbflasche *f*; (*labor.*) (Glas-)Ballon (*für Säuren*)

car|bro|mal [kɑːr'brəʊml] *noun*: Carbromal *nt*, Bromdiethylacetylharnstoff *m*

car|bun|cle ['kɑːrbʌŋkl] *noun*: Karbunkel *m*, Carbunculus *m*
kidney carbuncle: Nierenkarbunkel *m*
malignant carbuncle: Milzbrandkarbunkel *m*
renal carbuncle: Nierenkarbunkel *m*

car|bun|cu|lar [kɑːr'bʌŋkjələr] *adj*: karbunkulär, karbunkulös

car|bun|cu|loid [kɑːr'bʌŋkjələɪd] *adj*: →*carbuncular*

car|bun|cu|lo|sis [kɑːrˌbʌŋkjə'ləʊsɪs] *noun*: Karbunkulose *f*

car|bu|ta|mide [kɑːr'bjuːtəmaɪd] *noun*: Carbutamid *nt*

car|bu|ter|ol [kɑːr'bjuːtərɔl] *noun*: Carbuterol *nt*

car|case ['kɑːrkəs] *noun*: →*carcass*

car|cass ['kɑːrkəs] *noun*: **1.** (Tier-)Kadaver *m*, Aas *nt* **2.** (Menschen-)Leiche *f*, Leichnam *m*

carcin- *präf.*: →*carcino-*

car|ci|nae|mia [ˌkɑːrsən'iːmiːə] *noun*: (*brit.*) →*carcinemia*

car|ci|ne|mia [ˌkɑːrsən'iːmiːə] *noun*: →*cancerous cachexia*

carcino- *präf.*: Krebs-, Karzinom-, Karzin(o)-

car|ci|no|em|bry|on|ic [ˌkɑːrsɪnəʊ'embrɪɑnɪk] *adj*: carci-

noembryonal
car|cin|o|gen [kɑːr'sɪnədʒən] *noun*: krebserregende/ karzinogene Substanz *f*, Karzinogen *nt*, Kanzerogen *nt*
chemical carcinogens: chemische Karzinogene *pl*
complete carcinogen: partielles Karzinogen *nt*
partial carcinogen: komplettes Karzinogen *nt*
car|ci|no|gen|e|sis [kɑːrˌsɪnə'dʒenəsɪs] *noun*: Krebsentstehung *f*, Karzinogenese *f*, Kanzerogenese *f*
car|cin|o|gen|ic [ˌkɑːrsɪnə'dʒenɪk] *adj*: krebserregend, krebserzeugend, krebsauslösend, onkogen, kanzerogen, karzinogen
car|ci|no|ge|nic|i|ty [ˌkɑːrsɪnədʒə'nɪsətiː] *noun*: Karzinogenität *f*
car|ci|noid ['kɑːrsɪnɔɪd] *noun*: Karzinoid *nt*
appendiceal carcinoid: Appendixkarzinoid *nt*
carcinoid of the appendix: Appendixkarzinoid *nt*
bronchial carcinoid: Bronchialkarzinoid *nt*
ileal carcinoid: Ileumkarzinoid *nt*
carcinoid of the ileum: Ileumkarzinoid *nt*
small bowel carcinoid: malignes Dünndarmkarzinoid *nt*
thymus carcinoids: Thymuskarzinoide *pl*
car|ci|nol|o|gy [ˌkɑːrsə'nɑlədʒiː] *noun*: Geschwulstlehre *f*, Onkologie *f*
car|ci|nol|y|sis [ˌkɑːrsə'nɑlɪsɪs] *noun*: Karzinolyse *f*
car|ci|no|lyt|ic [ˌkɑːrsənəʊ'lɪtɪk] *adj*: Karzinolyse betreffend *oder* auslösend, karzinolytisch
car|ci|no|ma [ˌkɑːrsə'nəʊmə] *noun, plural* **-mas, -ma|ta** [ˌkɑːrsə'nəʊmətə]: Karzinom *nt*, Krebs *m*, Carcinoma *nt*
acidophilic carcinoma: azidophilzelliges Karzinom *nt*
acinar carcinoma: azinöses Adenokarzinom *nt*, alveoläres Adenokarzinom *nt*
acinar cell carcinoma: Azinus-Zell-Karzinom *nt*
acinar cell pancreatic carcinoma: azinöses Pankreaskarzinom *nt*
acinic cell carcinoma: azinöses Adenokarzinom *nt*, alveoläres Adenokarzinom *nt*
acinose carcinoma: →*acinar carcinoma*
acinous carcinoma: →*acinar carcinoma*
adenocystic carcinoma: →*adenoid cystic carcinoma*
adenoid cystic carcinoma: adenoidzystisches Karzinom *nt*, Carcinoma adenoides cysticum
adenosquamous carcinoma: adenosquamöses Karzinom *nt*
adrenal carcinoma: Nebennierenkarzinom *nt*
adrenal cortical carcinoma: →*adrenocortical carcinoma*
adrenocortical carcinoma: Nebennierenrindenkarzinom *nt*, NNR-Karzinom *nt*
alveolar carcinoma: azinöses Adenokarzinom *nt*, alveoläres Adenokarzinom *nt*
alveolar cell carcinoma: bronchiolo-alveoläres Lungenkarzinom *nt*, Alveolarzellenkarzinom *nt*, Lungenadenomatose *f*, Carcinoma alveolocellulare, Carcinoma alveolare
ampullary carcinoma: Karzinom *nt* der Ampulla hepaticopancreatica
anal carcinoma: Afterkrebs *m*, Analkarzinom *nt*
anaplastic thyroid carcinoma: anaplastisches Schilddrüsenkarzinom *nt*
annular carcinoma: zirkuläres Karzinom *nt*, zirkulärwachsendes Karzinom *nt*, annuläres Karzinom *nt*
anorectal carcinoma: anorektales Karzinom *nt*
antral carcinoma: Antrumkarzinom *nt*
anular carcinoma: →*annular carcinoma*
basal cell carcinoma: Basalzellkarzinom *nt*, Basalzellenkarzinom *nt*, Carcinoma basocellulare
basal squamous cell carcinoma: →*basosquamous carcinoma*
basisquamous carcinoma: →*basosquamous carcinoma*
basosquamous carcinoma: basosquamöses Karzinom *nt*, intermediäres Karzinom *nt*
bile duct carcinoma: Gallengangskarzinom *nt*, malignes Cholangiom *nt*, Carcinoma cholangiocellulare
bladder carcinoma: (Harn-)Blasenkrebs *m*, -karzinom *nt*
carcinoma of body of pancreas: Pankreaskörperkarzinom *nt*
Bowen's carcinoma: Bowen-Karzinom *nt*
branchiogenic carcinoma: branchiogenes Karzinom *nt*, Kiemengangkarzinom *nt*
breast carcinoma: Brustkrebs *m*, Brustdrüsenkrebs *m*, Brustkarzinom *nt*, Brustdrüsenkarzinom *nt*, Mammakarzinom *nt*, Mamma-Ca *nt*, Carcinoma mammae
bronchial carcinoma: **1.** Bronchialkrebs *m*, Bronchialkarzinom *nt* **2.** Lungenkrebs *m*, Lungenkarzinom *nt*
bronchiogenic carcinoma: →*bronchial carcinoma*
bronchiolar carcinoma: →*bronchioloalveolar carcinoma*
bronchioloalveolar carcinoma: bronchiolo-alveoläres Lungenkarzinom *nt*, Alveolarzellenkarzinom *nt*, Lungenadenomatose *f*, Carcinoma alveolocellulare, Carcinoma alveolare
bronchoalveolar carcinoma: →*bronchioloalveolar carcinoma*
bronchoalveolar pulmonary carcinoma: →*bronchioloalveolar carcinoma*
bronchogenic carcinoma: →*bronchial carcinoma*
burn scar carcinoma: Brandnarbenkarzinom *nt*
cardia carcinoma: Kardiakarzinom *nt*
cavity carcinoma: Kavernenkarzinom *nt*
cerebriform carcinoma: medulläres Karzinom *nt*, Carcinoma medullare
cervical carcinoma: Zervixkarzinom *nt*, Kollumkarzinom *nt*, Gebärmutterhalskrebs *m*, Gebärmutterhalskarzinom *nt*, Carcinoma cervicis uteri
cervical carcinoma of uterus: →*cervical carcinoma*
cholangiocellular carcinoma: Gallengangskarzinom *nt*, malignes Cholangiom *nt*, chlorangiozelluläres Karzinom *nt*, Carcinoma cholangiocellulare
chorionic carcinoma: Chorioblastom *nt*, Chorioepitheliom *nt*, Chorionepitheliom *nt*, malignes Chorioepitheliom *nt*, malignes Chorionepitheliom *nt*, Chorionkarzinom *nt*, fetaler Zottenkrebs *m*
clear carcinoma: →*clear cell carcinoma*
clear cell carcinoma: hellzelliges Karzinom *nt*, Klarzellkarzinom *nt*, Klarzellenkarzinom *nt*, Carcinoma clarocellulare
clear cell carcinoma of kidney: hypernephroides Karzinom *nt*, klarzelliges Nierenkarzinom *nt*, (maligner) Grawitz-Tumor *m*, Hypernephrom *nt*
colloid carcinoma: Gallertkrebs *m*, Gallertkarzinom *nt*, Schleimkrebs *m*, Schleimkarzinom *nt*, Kolloidkrebs *m*, Kolloidkarzinom *nt*, Carcinoma colloides, Carcinoma gelatinosum, Carcinoma mucoides, Carcinoma mucosum
colloid breast carcinoma: verschleimendes/muzinöses Brust(drüsen)karzinom *nt*
colloid mammary carcinoma: verschleimendes/muzinöses Brust(drüsen)karzinom *nt*
colon carcinoma: Kolonkarzinom *nt*, Dickdarmkarzinom *nt*, Kolonkrebs *m*, Dickdarmkrebs *m*
colorectal carcinoma: kolorektales Karzinom *nt*
comedo carcinoma: (*Brust*) Komedokarzinom *nt*
carcinoma of the common bile duct: →*carcinoma of the choledochal duct*
corpus carcinoma: Korpuskarzinom *nt*, Gebärmutter-

C

körperkrebs *m*, Carcinoma corporis uteri
cribriform carcinoma: kribriformes Karzinom *nt*, Carcinoma cribriforme, Carcinoma cribrosum
cribriform breast carcinoma: kribriformes Brust(drüsen)karzinom *nt*
cribriform mammary carcinoma: kribriformes Brust(drüsen)karzinom *nt*
cylindromatous carcinoma: adenoidzystisches Karzinom *nt*, Carcinoma adenoides cysticum
cystic basal cell carcinoma: zystisches Basaliom *nt*
carcinoma of cystic duct: Zystikuskarzinom *nt*
deciduocellular carcinoma: Chorioblastom *nt*, (malignes) Chorionepitheliom *nt*, fetaler Zottenkrebs *m*, Chorionkarzinom *nt*
diverticular carcinoma: Divertikelkarzinom *nt*
duct carcinoma: duktales Karzinom *nt*, Gangkarzinom *nt*, Carcinoma ductale
ductal carcinoma: →*duct cancer*
ductal breast carcinoma: Milchgangskarzinom *nt*
ductal carcinoma in situ: duktales Carcinoma in situ
ductal mammary carcinoma: Milchgangskarzinom *nt*
ductular (cell) pancreatic carcinoma: duktales Pankreaskarzinom *nt*
ductular pancreatic carcinoma: duktales Pankreaskarzinom *nt*
duodenal carcinoma: Duodenalkarzinom *nt*
early gastric carcinoma: Frühkarzinom *nt* des Magens, Magenfrühkarzinom *nt*
early carcinoma of stomach: →*early cancer of stomach*
embryonal carcinoma: **1.** embryonales Karzinom *nt*, Carcinoma embryonale **2.** embryonales Hodenkarzinom *nt*
embryonal testicular carcinoma: embryonales Hodenkarzinom *nt*
encephaloid carcinoma: medulläres Karzinom *nt*, Carcinoma medullare
carcinoma en cuirasse: Panzerkrebs *m*, Cancer en cuirasse
endocervical carcinoma: Zervixhöhlenkarzinom *nt*
endometrial carcinoma: Endometriumkarzinom *nt*, Carcinoma endometriale
epidermoid carcinoma: Plattenepithelkarzinom *nt*, Carcinoma planocellulare, Carcinoma platycellulare
esophageal carcinoma: Speiseröhrenkrebs *m*, Speiseröhrenkarzinom *nt*, Ösophaguskrebs *m*, Ösophaguskarzinom *nt*
exocervical carcinoma: Portiokarzinom *nt*
exophytic carcinoma: exophytisch-wachsendes Karzinom *nt*, exophytisches Karzinom *nt*
familial carcinoma: familiär gehäuft auftretendes Karzinom *nt*, familiär gehäuft auftretender Krebs *m*
familial breast carcinoma: familiäres/familiär-gehäuftes Brust(drüsen)karzinom *nt*
familial mammary carcinoma: familiäres/familiär-gehäuftes Brust(drüsen)karzinom *nt*
follicular carcinoma: follikuläres Karzinom *nt*
follicular carcinoma of thyroid: follikuläres Schilddrüsenkarzinom *nt*, metastasierendes Schilddrüsenadenom *nt*
gallbladder carcinoma: Gallenblasenkarzinom *nt*
gastric carcinoma: Magenkrebs *m*, Magenkarzinom *nt*
gelatiniform carcinoma: →*gelatinous carcinoma*
gelatinous carcinoma: Gallertkrebs *m*, Schleimkrebs *m*, Kolloidkrebs *m*, Gallertkarzinom *nt*, Schleimkarzinom *nt*, Kolloidkarzinom *nt*, Carcinoma colloides, Carcinoma gelatinosum, Carcinoma mucoides, Carcinoma mucosum
giant cell carcinoma: Riesenzellkarzinom *nt*, Carcinoma gigantocellulare
glandular carcinoma: Adenokarzinom *nt*, Adenocarcinoma *nt*, Carcinoma adenomatosum
glottic carcinoma: glottisches Kehlkopfkarzinom *nt*
granulomatous carcinoma: granulomatöses Karzinom *nt*, Carcinoma granulomatosum
granulosa carcinoma: →*granulosa cell carcinoma*
granulosa cell carcinoma: Granulosatumor *m*, Granulosazelltumor *m*, Folliculoma *nt*, Carcinoma granulosocellulare
carcinoma growing in situ: in situ wachsendes Karzinom *nt*
hair-matrix carcinoma: Basalzellkarzinom *nt*, Basalzellenkarzinom *nt*, Carcinoma basocellulare
carcinoma of head of pancreas: Pankreaskopfkarzinom *nt*
hepatocellular carcinoma: (primäres) Leberzellkarzinom *nt*, hepatozelluläres Karzinom *nt*, malignes Hepatom *nt*, Carcinoma hepatocellulare
hilar carcinoma: hilusnahes Lungenkarzinom *nt*
HPV-negative cervical carcinoma: HPV-negatives Zervixkarzinom *nt*
HPV-positive cervical carcinoma: HPV-positives Zervixkarzinom *nt*
Hürthle cell carcinoma: Hürthle-Zell-Karzinom *nt*, malignes Onkozytom *nt*
hypernephroid carcinoma: hypernephroides Karzinom *nt*, klarzelliges Nierenkarzinom *nt*, (maligner) Grawitz-Tumor *m*, Hypernephrom *nt*
hypernephroid renal carcinoma: →*hypernephroid carcinoma*
hypopharyngeal carcinoma: Hypopharynxkarzinom *nt*, äußeres Kehlkopfkarzinom *nt*
hypopharyngeal sqamous cell carcinoma: Hypopharynxkarzinom *nt*, äußeres Kehlkopfkarzinom *nt*
incidental prostatic carcinoma: inzidentes Prostatakarzinom *nt*
infiltrating ductal breast carcinoma with productive fibrosis: →*scirrhous breast carcinoma*
infiltrating ductal mammary carcinoma with productive fibrosis: →*scirrhous mammary carcinoma*
infiltrating ductal carcinoma with productive fibrosis: szirrhöses Brust(drüsen)karzinom *nt*, Szirrhus *m*, Carcinoma solidum simplex der Brust
inflammatory breast carcinoma: inflammatorisches Brust(drüsen)karzinom *nt*
inflammatory mammary carcinoma: inflammatorisches Brust(drüsen)karzinom *nt*
carcinoma in lupo: Carcinoma in lupo, Lupuskarzinom *nt*, Röntgen-Lupuskarzinom *nt*
carcinoma in situ: Oberflächenkarzinom *nt*, präinvasives Karzinom *nt*, intraepitheliales Karzinom *nt*, Carcinoma in situ
intermediate carcinoma: basosquamöses Karzinom *nt*, intermediäres Karzinom *nt*
internal laryngeal carcinoma: inneres Kehlkopfkarzinom *nt*
intraductal carcinoma: intraduktales Karzinom *nt*, intrakanalikuläres Karzinom *nt*, Carcinoma intraductale
intraductal breast carcinoma: intraduktales Brustkarzinom *nt*, intraduktalwachsendes Brustkarzinom *nt*, intraduktales Brustdrüsenkarzinom *nt*, intraduktalwachsendes Brustdrüsenkarzinom *nt*
intraductal mammary carcinoma: intraduktales/intraduktalwachsendes Brust(drüsen)karzinom *nt*

intraepidermal carcinoma: intraepidermales Karzinom *nt*, Carcinoma in situ der Haut
intraepithelial carcinoma: Oberflächenkarzinom *nt*, präinvasives Karzinom *nt*, intraepitheliales Karzinom *nt*, Carcinoma in situ
invasive carcinoma: invasives Karzinom *nt*, infiltrierendes Karzinom *nt*
islet carcinoma: →*islet cell carcinoma*
islet cell carcinoma: Inselzellkarzinom *nt*, Carcinoma insulocellulare
juvenile embryonal carcinoma: Dottersacktumor *m*, endodermaler Sinustumor *m*
kangri burn carcinoma: →*kangri cancer*
carcinoma of kidney: Nierenkarzinom *nt*
Krompecher's carcinoma: Ulcus rodens
Kulchitsky-cell carcinoma: Kultschitzky-Tumor *m*
large bowel carcinoma: Dickdarmkrebs *m*, Dickdarmkarzinom *nt*
large-cell carcinoma: großzelliges Bronchialkarzinom *nt*, großzellig-anaplastisches Bronchialkarzinom *nt*, Großzeller *m*
large-cell anaplastic carcinoma: großzelliges Bronchialkarzinom *nt*, großzellig-anaplastisches Bronchialkarzinom *nt*, Großzeller *m*
laryngeal carcinoma: Kehlkopfkrebs *m*, Larynxkarzinom *nt*
latent carcinoma: latentes Karzinom *nt*
latent prostatic carcinoma: latentes Prostatakarzinom *nt*
lenticular carcinoma: Carcinoma lenticulare
lid carcinoma: Lidkarzinom *nt*
liver carcinoma: Leberkarzinom *nt*
liver cell carcinoma: (primäres) Leberzellkarzinom *nt*, hepatozelluläres Karzinom *nt*, malignes Hepatom *nt*, Carcinoma hepatocellulare
lobular carcinoma: lobuläres Karzinom *nt*, Carcinoma lobulare
lobular breast carcinoma: lobuläres Brust(drüsen)karzinom *nt*
lobular carcinoma in situ: lobuläres Carcinoma in situ
lobular mammary carcinoma: lobuläres Brust(drüsen)karzinom *nt*
lower esophageal carcinoma: orales Ösophaguskarzinom *nt*
lower oesophageal carcinoma: (*brit.*) →*lower esophageal carcinoma*
lung carcinoma: Lungenkrebs *m*, Lungenkarzinom *nt*
lupus carcinoma: Lupuskarzinom *nt*, Röntgen-Lupuskarzinom *nt*, Carcinoma in lupo
lymphoepithelial carcinoma: Lymphoepitheliom *nt*, lymphoepitheliales Karzinom *nt*, Schmincke-Tumor *m*
mammary carcinoma: Brustkrebs *m*, Brustdrüsenkrebs *m*, Brustkarzinom *nt*, Brustdrüsenkarzinom *nt*, Mammakarzinom *nt*, Mamma-Ca *nt*, Carcinoma mammae
mammary gland carcinoma: →*mammary carcinoma*
marginal laryngeal carcinoma: marginales Kehlkopfkarzinom *nt*
maxillary sinus carcinoma: Kieferhöhlenkarzinom *nt*
medullary carcinoma: medulläres Karzinom *nt*, Carcinoma medullare
medullary breast carcinoma: medulläres Brust(drüsen)karzinom *nt*
medullary mammary carcinoma: medulläres Brust(drüsen)karzinom *nt*
medullary thyroid carcinoma: medulläres Schilddrüsenkarzinom *nt*, C-Zellen-Karzinom *nt*
melanotic carcinoma: malignes Melanom *nt*, Melanoblastom *nt*, Melanozytoblastom *nt*, Nävokarzinom *nt*, Melanokarzinom *nt*, Melanomalignom *nt*, malignes Nävoblastom *nt*
Merkel cell carcinoma: Merkel-Zellkarzinom *nt*, Merkeliom *nt*
metastatic carcinoma: **1.** Karzinommetastase *f*, Karzinomabsiedlung *f*, sekundäres Karzinom *nt* **2.** metastasierendes Karzinom *nt*
metatypical carcinoma: basosquamöses Karzinom *nt*, intermediäres Karzinom *nt*
microinvasive carcinoma: mikroinvasives Karzinom *nt*
middle ear carcinoma: Mittelohrkarzinom *nt*
minimal breast carcinoma: Minimalkrebs *m*, -karzinom *nt*
minimal mammary carcinoma: Minimalkrebs *m*, -karzinom *nt*
mucinoid carcinoma: verschleimendes Karzinom *nt*
mucinous carcinoma: Gallertkrebs *m*, Gallertkarzinom *nt*, Schleimkrebs *m*, Schleimkarzinom *nt*, Kolloidkrebs *m*, Kolloidkarzinom *nt*, Carcinoma colloides, Carcinoma gelatinosum, Carcinoma mucoides, Carcinoma mucosum
mucinous breast carcinoma: →*colloid breast carcinoma*
mucinous mammary carcinoma: →*colloid mammary carcinoma*
mucoepidermoid carcinoma: Mukoepidermoidkarzinom *nt*
mucous carcinoma: →*mucinous carcinoma*
mucous membrane carcinoma: Schleimhautkrebs *m*, Schleimhautkarzinom *nt*
nasopharyngeal carcinoma: nasopharyngeales Karzinom *nt*, Nasopharyngealkarzinom *nt*
neuroendocrine carcinoma of skin: Merkel-Zellkarzinom *nt*
nodular basal cell carcinoma: noduläres Basaliom *nt*, solides Basaliom *nt*, knotiges Basaliom *nt*
nodulo-ulcerative basal cell carcinoma: nodulo-ulzeröses Basaliom *nt*, Basalioma exulcerans, exulzerierendes Basaliom *nt*
non-small-cell bronchogenic carcinoma: nichtkleinzelliges Bronchialkarzinom *nt*
oat cell carcinoma: **1.** Haferzellkarzinom *nt*, oat-cell-Karzinom *nt*, Carcinoma avenocellulare **2.** kleinzelliges Bronchialkarzinom *nt*, kleinzellig-anaplastisches Bronchialkarzinom *nt*, Kleinzeller *m*
occult carcinoma: okkultes Karzinom *nt*
oesophageal carcinoma: (*brit.*) →*esophageal carcinoma*
oncocytic carcinoma: onkozytäres Karzinom *nt*, Carcinoma oncocyticum
oral squamous cell carcinoma: Plattenepithelkarzinom *nt* der Mundhöhle
organoid thyroid carcinoma: Langhans-Struma *f*, organoides Schilddrüsenkarzinom *nt*
oropharyngeal carcinoma: Oropharyngealkarzinom *nt*
ovarian carcinoma: Eierstockkrebs *m*, Ovarialkarzinom *nt*
pancreatic carcinoma: Bauchspeicheldrüsenkrebs *m*, Pankreaskarzinom *nt*
papillary carcinoma: papilläres Karzinom *nt*, Carcinoma papillare, Carcinoma papilliferum
papillary breast carcinoma: papilläres Brust(drüsen)karzinom *nt*
papillary mammary carcinoma: papilläres Brust(drüsen)karzinom *nt*
papillary thyroid carcinoma: papilläres Schilddrüsenkarzinom *nt*
parathyroid carcinoma: Nebenschilddrüsenkarzinom

nt, Epithelkörperchenkarzinom *nt*, Karzinom *nt* der Nebenschilddrüse
penis carcinoma: Peniskarzinom *nt*
periportal carcinoma: periportales Leberkarzinom *nt*
pharyngoesophageal carcinoma: pharyngoösophageales Karzinom *nt*, hohes Speiseröhrenkarzinom *nt*
pharyngooesophageal carcinoma: (*brit.*) →*pharyngoesophageal carcinoma*
pigmented basal cell carcinoma: pigmentiertes Basaliom *nt*
poorly-differentiated carcinoma: mittelgradig differenziertes Karzinom *nt*
preinvasive carcinoma: Oberflächenkarzinom *nt*, präinvasives Karzinom *nt*, intraepitheliales Karzinom *nt*, Carcinoma in situ
prickle cell carcinoma: Plattenepithelkarzinom *nt*, Carcinoma planocellulare, Carcinoma platycellulare
primary carcinoma: primäres Karzinom *nt*
primary carcinoma of liver cells: (primäres) Leberzellkarzinom *nt*, hepatozelluläres Karzinom *nt*, malignes Hepatom *nt*, Carcinoma hepatocellulare
primary carcinoma of lung: primäres Lungenkarzinom *nt*, primärer Lungenkrebs *m*
primary vaginal carcinoma: primäres Vaginalkarzinom *nt*, primäres Scheidenkarzinom *nt*
prostatic carcinoma: Prostatakrebs *m*, Prostatakarzinom *nt*
pulmonary carcinoma: Lungenkrebs *m*, Lungenkarzinom *nt*
pyloric carcinoma: Pyloruskarzinom *nt*
rectal carcinoma: Rektumkarzinom *nt*, Mastdarmkarzinom *nt*
recurrent carcinoma: Krebs-, Karzinomrezidiv *nt*, rezidivierendes Karzinom *nt*
renal cell carcinoma: hypernephroides Karzinom *nt*, klarzelliges Nierenkarzinom *nt*, maligner Grawitz-Tumor *m*, Grawitz-Tumor *m*, Hypernephrom *nt*
sarcomatoid carcinoma: spindelzelliges Karzinom *nt*, Spindelzellkarzinom *nt*, Carcinoma fusocellulare
scar carcinoma: Narbenkarzinom *nt*
scirrhous carcinoma: szirrhöses Karzinom *nt*, Faserkrebs *m*, Szirrhus *m*, Skirrhus *m*, Carcinoma scirrhosum
scirrhous breast carcinoma: szirrhöses Brust(drüsen)-karzinom *nt*, Szirrhus *m*, Carcinoma solidum simplex der Brust
scirrhous mammary carcinoma: szirrhöses Brust(drüsen)karzinom *nt*, Szirrhus *m*, Carcinoma solidum simplex der Brust
sclerosing basal cell carcinoma: sklerodermiformes Basaliom *nt*, sklerosierendes Basaliom *nt*
carcinoma of scrotum: Skrotumkarzinom *nt*
sebaceous cell carcinoma: Talgdrüsenkarzinom *nt*
secondary carcinoma: Karzinommetastase *f*, Karzinomabsiedlung *f*, metastatisches Karzinom *nt*, sekundäres Karzinom *nt*
secondary liver carcinoma: sekundäres Leberkarzinom *nt*
secondary vaginal carcinoma: sekundäres Vaginalkarzinom *nt*, sekundäres Scheidenkarzinom *nt*
signet-ring cell carcinoma: Siegelringzellkarzinom *nt*, Carcinoma sigillocellulare
carcinoma simplex of breast: szirrhöses Brustkarzinom *nt*, szirrhöses Brustdrüsenkarzinom *nt*, Szirrhus *m*, Carcinoma solidum simplex der Brust
small bowel carcinoma: Dünndarmkrebs *m*, Dünndarmkarzinom *nt*
small-cell carcinoma: **1.** kleinzelliges Karzinom *nt*, Carcinoma parvocellulare **2.** kleinzelliges Bronchialkarzinom *nt*, kleinzellig-anaplastisches Bronchialkarzinom *nt*, Kleinzeller *m*
small-cell anaplastic carcinoma: kleinzelliges/kleinzellig-anaplastisches Bronchialkarzinom *nt*, (*inf.*) Kleinzeller *m*
small-cell bronchogenic carcinoma: kleinzelliges Bronchialkarzinom *nt*
small intestinal carcinoma: Dünndarmkrebs *m*, Dünndarmkarzinom *nt*
solanoid carcinoma: →*scirrhous carcinoma*
solid carcinoma: solides Karzinom *nt*, Carcinoma solidum
spindle cell carcinoma: spindelzelliges Karzinom *nt*, Spindelzellkarzinom *nt*, Carcinoma fusocellulare
squamous carcinoma: →*squamous cell carcinoma*
squamous cell carcinoma: Plattenepithelkarzinom *nt*, Carcinoma planocellulare, Carcinoma platycellulare
squamous epithelial carcinoma: →*squamous cell carcinoma*
subglottic laryngeal carcinoma: subglottisches Kehlkopfkarzinom *nt*
superficial carcinoma: oberflächliches Karzinom *nt*, Oberflächenkarzinom *nt*
superficial basal cell carcinoma: oberflächliches Basaliom *nt*, Rumpfhautbasaliom *nt*, psoriasiformes Basaliom *nt*
supraglottic laryngeal carcinoma: supraglottisches Kehlkopfkarzinom *nt*
carcinoma of tail of pancreas: Pankreasschwanzkarzinom *nt*
testicular carcinoma: Hodenkrebs *m*, Hodenkarzinom *nt*
carcinoma of the ampulla of Vater: Karzinom *nt* der Ampulla hepaticopancreatica
carcinoma of the body of uterus: Korpuskarzinom *nt*, Gebärmutterkörperkrebs *m*, Carcinoma corporis uteri
carcinoma of the choledochal duct: Choledochuskarzinom *nt*, Karzinom *nt* des Ductus choledochus
carcinoma of the cystic duct: Zystikuskarzinom *nt*, Karzinom *nt* des Ductus cysticus
carcinoma of the fallopian tube: Tubenkarzinom *nt*
carcinoma of the head of pancreas: Pankreaskopfkarzinom *nt*, Kopfkarzinom *nt*
carcinoma of the lip: Lippenkrebs *m*, Lippenkarzinom *nt*
carcinoma of the papilla of Vater: Papillenkarzinom *nt*, Karzinom *nt* der Papilla Vateri
carcinoma of the scrotum: Skrotumkarzinom *nt*, Carcinoma scroti
carcinoma of the sigmoid colon: Sigmakarzinom *nt*
carcinoma of the stomach: Magenkrebs *m*, Magenkarzinom *nt*
carcinoma of the tail of pancreas: Pankreasschwanzkarzinom *nt*, Schwanzkarzinom *nt*
carcinoma of the tongue: Zungenkrebs *m*, Zungenkarzinom *nt*
carcinoma of the uterine cervix: Gebärmutterhalskrebs *m*, Gebärmutterhalskarzinom *nt*, Kollumkarzinom *nt*, Zervixkarzinom *nt*, Carcinoma cervicis uteri
thymus carcinoma: Thymuskarzinom *nt*
thyroid carcinoma: Schilddrüsenkrebs *m*, Schilddrüsenkarzinom *nt*
trabecular carcinoma: trabekuläres Karzinom *nt*, primäres neuroendokrines Karzinom *nt* der Haut
trabecular carcinoma of skin: Merkel-Zellkarzinom *nt*
transglottic laryngeal carcinoma: transglottisches Kehlkopfkarzinom *nt*

transitional cell carcinoma: Übergangszellkarzinom *nt*, Transitionalzellkarzinom *nt*, Carcinoma transitiocellulare
tubal carcinoma: **1.** (*Ohr*) Tubenkarzinom *nt* **2.** (*gynäkol.*) Tubenkarzinom *nt*
tubular carcinoma: tubuläres Karzinom *nt*
tubulary breast carcinoma: tubuläres Brust(drüsen)-karzinom *nt*
tubulary mammary carcinoma: tubuläres Brust(drüsen)karzinom *nt*
ulcer carcinoma: Ulkuskarzinom *nt*, Carcinoma ex ulcere
undifferentiated carcinoma: entdifferenziertes Karzinom *nt*
upper esophageal carcinoma: aborales Ösophaguskarzinom *nt*
upper oesophageal carcinoma: (*brit.*) →*upper esophageal carcinoma*
urethral carcinoma: Urethralkarzinom *nt*
urinary bladder carcinoma: Harnblasenkrebs *m*, Harnblasenkarzinom *nt*, Blasenkrebs *m*, Blasenkarzinom *nt*
uterine carcinoma: Gebärmutterkrebs *m*, Uteruskarzinom *nt*
carcinoma of uterine cervix: Kollumkarzinom *nt*, Zervixkarzinom *nt*
vaginal carcinoma: Scheidenkarzinom *nt*, Vaginalkarzinom *nt*
villous carcinoma: Zottenkrebs *m*, Carcinoma villosum
vulvar carcinoma: Vulvakarzinom *nt*
well-differentiated carcinoma: hochdifferenziertes Karzinom *nt*
zeisian gland carcinoma: Zeis-Karzinom *nt*

car|ci|no|ma|toid [ˌkɑːrsəˈnɑmətɔɪd] *adj*: Karzinom betreffend, von ihm betroffen *oder* gekennzeichnet, karzinomatös, krebsig, karzinomartig

car|ci|no|ma|to|pho|bi|a [ˌkɑːrsəˌnəʊmətəʊˈfəʊbɪə] *noun*: Krebsangst *m*, Kanzerophobie *f*, Karzinophobie *f*

car|ci|no|ma|to|sis [ˌkɑːrsənəʊməˈtəʊsɪs] *noun*: Karzinomatose *f*, Karzinose *f*
bone marrow carcinomatosis: Knochenmarkkarzinose *f*
meningeal carcinomatosis: Meningeosis carcinomatosa
pericardial carcinomatosis: Herzbeutel-, Perikardkarzinose *f*
peritoneal carcinomatosis: Peritonealkarzinose *f*, Peritonitis carcinomatosa
pleural carcinomatosis: Pleurakarzinose *f*, Pleurakarzinomatose *f*, Carcinosis pleurae

car|ci|no|ma|tous [ˌkɑːrsəˈnəʊmətəs] *adj*: Karzinom betreffend, karzinomatös, krebsig, karzinomartig

car|ci|no|phil|i|a [ˌkɑːrsɪnəʊˈfɪlɪə] *noun*: Karzinophilie *f*

car|ci|no|phil|ic [ˌkɑːrsɪnəʊˈfɪlɪk] *adj*: karzinophil

car|ci|no|pho|bi|a [ˌkɑːrsɪnəʊˈfəʊbɪə] *noun*: →*carcinomatophobia*

car|ci|no|sar|co|ma [ˌkɑːrsɪnəʊsɑːrˈkəʊmə] *noun*: Karzinosarkom *nt*, Carcinosarcoma *nt*
embryonal carcinosarcoma: →*renal carcinosarcoma*
renal carcinosarcoma: Wilms-Tumor *m*, embryonales Adenosarkom *nt*, embryonales Adenomyosarkom *nt*, Nephroblastom *nt*, Adenomyorhabdosarkom *nt* der Niere

car|ci|no|sis [ˌkɑːrsəˈnəʊsɪs] *noun*: →*carcinomatosis*
miliary carcinosis: Miliarkarzinose *f*
peritoneal carcinosis: Peritonealkarzinose *f*, Peritonitis carcinomatosa
pleural carcinosis: Pleurakarzinose *f*, Pleurakarzinomatose *f*, Carcinosis pleurae
pulmonary carcinosis: →*bronchioloalveolar carcinoma*

car|ci|no|stat|ic [ˌkɑːrsɪnəʊˈstætɪk] *adj*: das Karzinomwachstum hemmend, karzinostatisch

car|ci|nous [ˈkɑːrsnəs] *adj*: Karzinom betreffend, von ihm betroffen *oder* gekennzeichnet, karzinomatös, krebsig, karzinomartig

card [ˈkɑːrd] *noun*: Karte *f*
donor card: Organspenderausweis *m*
index card: Karteikarte *f*
Nagel's test cards: Nagel-Farbtäfelchen *pl*
test card: Sehprobentafel *f*

car|da|mon [ˈkɑːrdəmən] *noun*: Kardamom *nt*, Elettaria cardamomum

car|den|o|lides [ˌkɑːrˈdənəlaɪds] *plural*: Cardenolide *pl*, Cardenolidglykoside *pl*

cardi- *präf.*: Herz-, Kardia-, Kardio-, Cardio-; Kardia-, Kardio-

car|di|a [kɑːrdɪə] *noun, plural* **-dias, -diae** [-dɪˌiː]: **1.** Mageneingang *m*, -mund *m*, Kardia *f*, Cardia *f*, Pars cardiaca gastricae **2.** Ösophagus(ein)mündung *f*, Ostium cardiacum **near the cardia** in der Umgebung der Kardia (liegend)

car|di|ac [ˈkɑːrdɪæk]: **I** *noun* **1.** Herzkranke *m/f*, Herzpatient(in *f*) *m* **2.** (*pharmakol.*) Herzmittel *nt*, Kardiakum *nt* **II** *adj* **3.** Herz betreffend, kardial, Herz- **4.** Magenmund/Kardia betreffend

car|di|a|gra [ˈkɑːrdɪəgrə] *noun*: Stenokardie *f*, Angina pectoris

car|di|al|gia [kɑːrdɪˈældʒ(ɪ)ə] *noun*: **1.** Herzschmerz(en *pl*) *m*, Kardiodynie *f*, Kardialgie *f* **2.** Magenschmerzen *pl*; Sodbrennen *nt*; Kardialgie *f*

car|di|as|the|nia [kɑːrdɪæsˈθiːnɪə] *noun*: Herzschwäche *f*

car|di|asth|ma [ˌkɑːrdɪˈæzmə] *noun*: Asthma cardiale

car|di|cen|te|sis [ˌkɑːrdɪsenˈtiːsɪs] *noun*: →*cardiocentesis*

car|di|ec|ta|sis [ˌkɑːrdɪˈektəsɪs] *noun*: Herzdilatation *f*, -erweiterung *f*, Kardiektasie *f*

car|di|ec|to|my [ˌkɑːrdɪˈektəmiː] *noun*: Kardiaresektion *f*

car|di|ec|to|py [ˌkɑːrdɪˈektəpiː] *noun*: Herz-, Kardi(o)ektopie *f*

car|di|nal [ˈkɑːrdɪnl]: **I** *noun* Scharlachrot *nt* **II** *adj* **1.** hauptsächlich, grundlegend, kardinal, Haupt-, Grund-, Kardinal- **2.** scharlachrot

cardio- *präf.*: **1.** Herz-, Kardia-, Kardio-, Cardio- **2.** Kardia-, Kardio-

car|di|o|ac|cel|er|a|tor [ˌkɑːrdɪəʊækˈseləreɪtər] *noun*: die Herzarbeit-beschleunigendes Mittel *nt*

car|di|o|ac|tive [ˌkɑːrdɪəʊˈæktɪv] *adj*: die Herzfunktion beeinflussend *oder* stimulierend

car|di|o|an|gi|og|ra|phy [ˌkɑːrdɪəʊændʒɪˈɑgrəfiː] *noun*: Angiokardiographie *f*, Angiokardiografie *f*

car|di|o|an|gi|ol|o|gy [ˌkɑːrdɪəʊændʒɪˈɑlədʒiː] *noun*: Kardioangiologie *f*

car|di|o|a|or|tic [ˌkɑːrdɪəʊeɪˈɔːrtɪk] *adj*: Herz und Aorta betreffend, kardioaortal, aortokardial

Car|di|o|bac|te|ri|um [ˌkɑːrdɪəʊbækˈtɪəriːəm] *noun*: Cardiobacterium *nt*

car|di|o|cele [ˈkɑːrdɪəsiːl] *noun*: Kardiozele *f*

car|di|o|cen|te|sis [ˌkɑːrdɪəʊsenˈtiːsɪs] *noun*: Herzpunktion *f*, Kardiozentese *f*, Cardiocentese *f*

car|di|o|cha|la|sia [ˌkɑːrdɪəʊkəˈleɪzɪə] *noun*: Kardiochalasie *f*

car|di|o|ci|net|ic [ˌkɑːrdɪəʊsɪˈnetɪk] *noun, adj*: →*cardiokinetic*

car|di|o|cir|cu|la|to|ry [ˌkɑːrdɪəʊˈsɜrkjələtɔːriː, -təʊ-]

adj: Herz und Kreislauf betreffend, Herz-Kreislauf-
car|di|o|cir|rho|sis [ˌkɑːrdɪəʊsɪˈrəʊsɪs] *noun*: →*cardiac cirrhosis*
car|di|oc|la|sis [kɑːrdɪˈɑkləsɪs] *noun*: →*cardiorrhexis*
car|di|o|di|a|phrag|mat|ic [ˌkɑːrdɪədaɪəˌfræɡˈmætɪk] *adj*: Zwerchfell und Herz betreffend, phrenikokardial, phrenokardial
car|di|o|di|la|tin [ˌkɑːrdɪəʊˈdaɪlətɪn] *noun*: Cardiodilatin *nt*
car|di|o|di|la|tor [ˌkɑːrdɪəʊˈdaɪleɪtər] *noun*: Kardia-, Kardiodila(ta)tor *m*
car|di|o|di|o|sis [ˌkɑːrdɪəʊdaɪˈəʊsɪs] *noun*: Kardiadilatation *f*
car|di|o|dy|nam|ics [ˌkɑːrdɪəʊdaɪˈnæmɪks] *plural*: Herz-, Kardiodynamik *f*
car|di|o|dyn|i|a [ˌkɑːrdɪəʊˈdiːnɪə] *noun*: Herzschmerz(en *pl*) *m*, Kardiodynie *f*, Kardialgie *f*
car|di|o|e|soph|a|ge|al [ˌkɑːrdɪəʊɪˌsɑfəˈdʒiːəl] *adj*: Speiseröhre und Magenmund/Kardia betreffend, ösophagokardial
car|di|o|fa|cial [ˌkɑːrdɪəʊˈfeɪʃl] *adj*: kardiofazial
car|di|o|gen|e|sis [ˌkɑːrdɪəʊˈdʒenəsɪs] *noun*: Herzentwicklung *f*, Kardiogenese *f*
car|di|o|gen|ic [ˌkɑːrdɪəʊˈdʒenɪk] *adj*: **1.** aus dem Herz stammend, vom Herzen ausgehend, kardiogen **2.** Kardiogenese betreffend, kardiogen
car|di|o|gram [ˈkɑːrdɪəʊɡræm] *noun*: Kardiogramm *nt*
  apex cardiogram: Apexkardiogramm *nt*
  esophageal cardiogram: Ösophagealableitung *f*, -kardiogramm *nt*, Ösophaguskardiogramm *nt*
  oesophageal cardiogram: (*brit.*) →*esophageal cardiogram*
car|di|o|graph [ˈkɑːrdɪəʊɡræf] *noun*: Kardiograph *m*, Kardiograf *m*
car|di|o|graph|ic [ˌkɑːrdɪəʊˈɡræfɪk] *adj*: Kardiografie betreffend, mittels Kardiografie, kardiographisch, kardiografisch
car|di|og|ra|phy [kɑːrdɪˈɑɡrəfiː] *noun*: Kardiographie *f*, Kardiografie *f*
  apex cardiography: Apexkardiographie *f*, Apexkardiografie *f*
  ultrasonic cardiography: Ultraschallkardiographie *f*, Ultraschallechokardiographie *f*
  ultrasound cardiography: Echokardiographie *f*, Herzsonographie *f*, Echokardiografie *f*, Herzsonografie *f*
car|di|o|hae|mo|throm|bus [ˌkɑːrdɪəˌhiːməˈθrɑmbəs] *noun*: (*brit.*) →*cardiothrombus*
car|di|o|he|mo|throm|bus [ˌkɑːrdɪəˌhiːməˈθrɑmbəs] *noun*: →*cardiothrombus*
car|di|o|he|pat|ic [ˌkɑːrdɪəʊhɪˈpætɪk] *adj*: Herz und Leber/Hepar betreffend, kardiohepatisch, hepatokardial
car|di|o|he|pa|to|meg|a|ly [kɑːrdɪəʊˌhepətəʊˈmeɡəliː] *noun*: Kardiohepatomegalie *f*
car|di|oid [ˈkɑːrdɪɔɪd] *adj*: herzähnlich, -förmig
car|di|o|in|hib|i|tor [ˌkɑːrdɪəʊɪnˈhɪbɪtər] *noun*: kardioinhibitorisches Mittel *nt*
car|di|o|in|hib|i|to|ry [ˌkɑːrdɪəʊɪnˈhɪbətɔːriː, -təʊ-] *adj*: die Herztätigkeit hemmend, kardioinhibitorisch
car|di|o|ki|net|ic [ˌkɑːrdɪəʊkɪˈnetɪk]: **I** *noun* stimulierendes Herzmittel *nt*, Kardiokinetikum *nt* **II** *adj* die Herztätigkeit stimulierend, kardiokinetisch
car|di|o|ky|mo|graph|ic [ˌkɑːrdɪəʊkaɪməˈɡræfɪk] *adj*: kardiokymographisch, kardiokymografisch
car|di|o|ky|mog|ra|phy [ˌkɑːrdɪəʊkaɪˈmɑɡrəfiː] *noun*: Kardiokymographie *f*, Kardiokymografie *f*
car|di|o|li|pin [ˌkɑːrdɪəʊˈlɪpɪn] *noun*: Cardiolipin *nt*, Diphosphatidylglycerin *nt*
car|di|o|lith [ˈkɑːrdɪəʊlɪθ] *noun*: Herzkonkrement *nt*, Kardiolith *m*
car|di|o|lo|gist [kɑːrdɪˈɑlədʒɪst] *noun*: Kardiologe *m*, Kardiologin *f*
car|di|o|lo|gy [ˌkɑːrdɪəʊˈɑlədʒiː] *noun*: Kardiologie *f*
car|di|o|ly|sis [ˌkɑːrdɪəʊˈɑlɪsɪs] *noun*: Herzlösung *f*, -mobilisierung *f*, Kardiolyse *f*
car|di|o|ma|la|cia [ˌkɑːrdɪəʊməˈleɪʃ(ɪ)ə] *noun*: Kardiomalazie *f*
car|di|o|me|ga|lia [ˌkɑːrdɪəʊmɪˈɡeɪljə] *noun*: →*cardiomegaly*
car|di|o|meg|a|ly [ˌkɑːrdɪəʊˈmeɡəliː] *noun*: Kardiomegalie *f*
car|di|om|e|ter [kɑːrdɪˈɑmɪtər] *noun*: Kardiometer *nt*
car|di|om|e|try [ˌkɑːrdɪəʊˈɑmətriː] *noun*: Kardiometrie *f*
car|di|o|mo|til|i|ty [ˌkɑːrdɪəʊməʊˈtɪlətiː] *noun*: Herzbeweglichkeit *f*, -motilität *f*
car|di|o|mus|cu|lar [ˌkɑːrdɪəʊˈmʌskjələr] *adj*: Herzmuskel/Myokard betreffend, kardiomuskulär
car|di|o|my|o|li|po|sis [ˌkɑːrdɪəʊmaɪəlaɪˈpəʊsɪs] *noun*: fettige Herzmuskeldegeneration *f*
car|di|o|my|op|a|thy [ˌkɑːrdɪəʊmaɪˈɑpəθiː] *noun*: Myokardiopathie *f*, Kardiomyopathie *f*, Cardiomyopathie *f*
  alcoholic cardiomyopathy: alkoholische/alkohol-toxische Kardiomyopathie *f*
  arrhythmogenic right ventricular cardiomyopathy: arrhythmogene rechtsventrikuläre Kardiomyopathie *f*, arrhythmogene rechtsventrikuläre Dysfunktion *f*
  congestive cardiomyopathy: kongestive Kardiomyopathie *f*, dilatative Kardiomyopathie *f*
  dilated cardiomyopathy: dilatative Kardiomyopathie *f*, kongestive Kardiomyopathie *f*
  hypertensive cardiomyopathy: hypertensive Kardiomyopathie *f*
  hypertrophic cardiomyopathy: hypertrophische Kardiomyopathie *f*
  hypertrophic non-obstructive cardiomyopathy: hypertrophische nichtobstruktive Kardiomyopathie *f*
  hypertrophic obstructive cardiomyopathy: hypertrophische obstruktive Kardiomyopathie *f*
  idiopathic cardiomyopathy: primäre/idiopathische Kardiomyopathie *f*
  inflammatory cardiomyopathy: entzündliche Kardiomyopathie *f*
  metabolic cardiomyopathy: metabolische Kardiomyopathie *f*
  peripartal cardiomyopathy: peripartale Kardiomyopathie *f*
  peripartum cardiomyopathy: →*peripartal cardiomyopathy*
  postpartal cardiomyopathy: →*postpartum cardiomyopathy*
  postpartum cardiomyopathy: postpartale Kardiomyopathie *f*
  primary cardiomyopathy: primäre/idiopathische Kardiomyopathie *f*
  restrictive cardiomyopathy: restriktive Kardiomyopathie *f*, obliterative Kardiomyopathie *f*
  secondary cardiomyopathy: sekundäre Kardiomyopathie *f*
  thyroid cardiomyopathy: Thyreokardiopathie *f*
car|di|o|my|o|pex|y [ˌkɑːrdɪəʊˈmaɪəpeksiː] *noun*: Kardiomyopexie *f*
car|di|o|my|ot|o|my [ˌkɑːrdɪəʊmaɪˈɑtəmiː] *noun*: Kardiomyotomie *f*, Ösophagokardiomyotomie *f*, Heller-Operation *f*
car|di|o|na|trin [ˌkɑːrdɪəʊˈneɪtrɪn] *noun*: atrialer natriuretischer Faktor *m*, Atriopeptid *nt*, Atriopeptin *nt*

car|di|o|ne|cro|sis [ˌkɑːrdɪəʊnɪˈkrəʊsɪs] *noun*: Herz(muskel)nekrose *f*
car|di|o|nec|tor [ˌkɑːrdɪəʊˈnektər] *noun*: Erregungsleitungssystem *nt* des Herzens, Systema conducente cordis
car|di|o|neph|ric [ˌkɑːrdɪəʊˈnefrɪk] *adj*: Herz und Nieren betreffend, kardiorenal, renokardial
car|di|o|neu|ral [ˌkɑːrdɪəʊˈnjʊərəl, -ˈnʊ-] *adj*: Herz und Nervensystem betreffend, kardioneural, neurokardial
car|di|o|neu|ro|sis [ˌkɑːrdɪəʊnjʊəˈrəʊsɪs, -nʊ-] *noun*: Herzneurose *f*
car|di|o|oe|soph|a|ge|al [ˌkɑːrdɪəʊɪˌsɑfəˈdʒiːəl] *adj*: (*brit.*) →*cardioesophageal*
cardio-omentopexy *noun*: Kardioomentopexie *f*
car|di|o|pal|mus [ˌkɑːrdɪəʊˈpælməs] *noun*: Kardiopalmus *m*, Palpitation *f*, Herzklopfen *nt*, Herzrasen *nt*, Herzpalpitation *f*, Palpitatio cordis, Hyperkinesis cordis
car|di|o|path [ˈkɑːrdɪəpæθ] *noun*: Herzkranke *m/f*
car|di|o|path|ia [ˌkɑːrdɪəˈpæθɪə] *noun*: →*cardiopathy*
car|di|o|path|ic [ˌkɑːrdɪəʊˈpæθɪk] *adj*: Herzerkrankung/Kardiopathie betreffend, von einer Herzerkrankung betroffen, kardiopathisch
car|di|op|a|thy [ˌkɑːrdɪəʊˈɑpəθiː] *noun*: Herzerkrankung *f*, -leiden *nt*, Kardiopathie *f*
arteriosclerotic cardiopathy: arteriosklerotische Kardiopathie *f*
fatty cardiopathy: fettige/verfettende Kardiopathie *f*
hypertensive cardiopathy: hypertensive Kardiopathie *f*
nephropathic cardiopathy: nephropathische Kardiopathie *f*
nephrotoxic cardiopathy: nephrotoxische Kardiopathie *f*
thyrotoxic cardiopathy: thyreotoxische Kardiopathie *f*
toxic cardiopathy: toxische Kardiopathie *f*
valvular cardiopathy: Kardiopathie *f* bei Klappendefekt, valvuläre Kardiopathie *f*
car|di|o|per|i|car|di|o|pex|y [ˌkɑːrdɪəʊˌperɪˈkɑːrdɪəʊpeksiː] *noun*: Kardioperikardiopexie *f*
car|di|o|pe|ri|car|dit|ic [ˌkɑːrdɪəʊˌperɪkɑːrˈdɪtɪk] *adj*: kardioperikarditisch
car|di|o|per|i|car|di|tis [ˌkɑːrdɪəʊˌperɪkɑːrˈdaɪtɪs] *noun*: Kardioperikarditis *f*
car|di|o|pho|bi|a [ˌkɑːrdɪəʊˈfəʊbɪə] *noun*: Herzphobie *f*, Kardiophobie *f*
car|di|o|pho|bic [ˌkɑːrdɪəʊˈfəʊbɪk] *adj*: kardiophob
car|di|o|phre|ni|a [ˌkɑːrdɪəʊˈfriːnɪə] *noun*: DaCosta-Syndrom *nt*, Effort-Syndrom *nt*, Phrenikokardie *f*, neurozirkulatorische Asthenie *f*, Soldatenherz *nt*
car|di|o|plas|ty [ˈkɑːrdɪəʊplæstiː] *noun*: Kardiaplastik *f*, Kardioplastik *f*, Ösophagogastroplastik *f*
car|di|o|ple|gia [ˌkɑːrdɪəʊˈpliːdʒ(ɪ)ə] *noun*: Kardioplegie *f*
car|di|o|ple|gic [ˌkɑːrdɪəʊˈpliːdʒɪk, -ˈpledʒ-] *adj*: einen Herzstillstand herbeiführend, kardiopleg
car|di|o|pneu|mat|ic [ˌkɑːrdɪəʊnjuːˈmætɪk, -nʊ-] *adj*: Herz und Atmung betreffend, kardiorespiratorisch
car|di|o|pneu|mo|graph [ˌkɑːrdɪəʊˈnjuːməgræf, -ˈnʊ-] *noun*: Kardiopneumograph *m*
car|di|o|pneu|mon|o|pex|y [ˌkɑːrdɪəʊnjuːˈmɑnəpeksɪ, -nʊ-] *noun*: Kardiopneumopexie *f*
car|di|op|to|sia [ˌkɑːrdɪɑpˈtəʊsɪə] *noun*: →*cardioptosis*
car|di|op|to|sis [kɑːrdɪˈɑptəsɪs] *noun*: Kardioptose *f*
car|di|o|pul|mo|nar|y [ˌkɑːrdɪəʊˈpʌlməˌneriː, -nəriː] *adj*: Herz und Lunge(n)/Pulmo betreffend, kardiopulmonal, pneumokardial
car|di|o|punc|ture [ˌkɑːrdɪəʊˈpʌŋ(k)tʃər] *noun*: Herzpunktion *f*, Kardiocentese *f*, Kardiozentese *f*
car|di|o|py|lor|ic [ˌkɑːrdɪəʊpaɪˈlɔːrɪk, -ˈlɑr-, -pɪ-] *adj*: Kardia und Pylorus betreffend
car|di|o|re|nal [ˌkɑːrdɪəʊˈriːnl] *adj*: Herz und Niere(n)/Ren betreffend, kardiorenal, renokardial
car|di|o|res|pi|ra|to|ry [ˌkɑːrdɪəʊrɪˈspaɪrətɔːriː, -ˈrespɪrətɔːriː, -təʊ-] *adj*: kardiorespiratorisch
car|di|or|rha|phy [kɑːrdɪˈɔrəfiː] *noun*: Herzmuskelnaht *f*, Kardiorrhaphie *f*
car|di|or|rhex|is [ˌkɑːrdɪəʊˈreksɪs] *noun*: Herzruptur *f*
car|di|o|scle|ro|sis [ˌkɑːrdɪəʊsklɪˈrəʊsɪs] *noun*: Herz(muskel)sklerose *f*, -fibrose *f*, Kardiosklerose *f*
car|di|o|scle|rot|ic [ˌkɑːrdɪəʊsklɪˈrɑtɪk] *adj*: Kardiosklerose betreffend, kardiosklerotisch
car|di|o|scope [ˈkɑːrdɪəskəʊp] *noun*: Kardioskop *nt*, Elektrokardioskop *nt*, Oszillokardioskop *nt*
car|di|o|se|lec|tive [ˌkɑːrdɪəʊsɪˈlektɪv] *adj*: mit selektiver Wirkung auf das Herz, kardioselektiv
car|di|o|spasm [ˈkɑːrdɪəʊspæzəm] *noun*: Ösophagus-, Kardiaachalasie *f*, Kardiospasmus *m*, Kardiakrampf *m*
car|di|o|sphyg|mo|gram [ˌkɑːrdɪəʊˈsfɪgməgræm] *noun*: Kardiosphygmogramm *nt*
car|di|o|sphyg|mo|graph [ˌkɑːrdɪəʊˈsfɪgməgræf] *noun*: Kardiosphygmograph *m*
car|di|o|splen|o|pex|y [ˌkɑːrdɪəʊˈspliːnəpeksiː] *noun*: Kardiosplenopexie *f*
car|di|o|ste|no|sis [ˌkɑːrdɪəʊstɪˈnəʊsɪs] *noun*: Kardiastenose *f*
car|di|o|ta|chom|e|ter [ˌkɑːrdɪəʊtæˈkɑmɪtər] *noun*: Kardiotachometer *nt*
car|di|o|ta|chom|e|try [ˌkɑːrdɪəʊtæˈkɑmətriː] *noun*: Kardiotachometrie *f*
car|di|o|ther|a|py [ˌkɑːrdɪəʊˈθerəpiː] *noun*: Behandlung *f* von Herzerkrankungen/-leiden
car|di|o|throm|bus [ˌkɑːrdɪəʊˈθrɑmbəs] *noun*: Herzthrombus *m*
car|di|o|thy|ro|tox|i|co|sis [ˌkɑːrdɪəʊθaɪrəˌtɑksɪˈkəʊsɪs] *noun*: Thyreokardiopathie *f*
car|di|o|to|co|gram [ˌkɑːrdɪəʊˈtəʊkəʊgræm] *noun*: Kardiotokogramm *nt*
car|di|o|to|co|graph [ˌkɑːrdɪəʊˈtəʊkəʊgræf] *noun*: Kardiotokograph *m*, Kardiotokograf *m*
car|di|o|to|cog|ra|phy [ˌkɑːrdɪəʊtəʊˈkɑgrəfiː] *noun*: Kardiotokographie *f*, Kardiotokografie *f*, Cardiotokographie *f*, Cardiotokografie *f*
car|di|o|to|ko|graph|ic [ˌkɑːrdɪəʊtəʊkɑˈgræfɪk] *adj*: Kardiotokografie betreffend, mittels Kardiotokografie, kardiotokographisch, kardiotokografisch
car|di|o|to|kog|ra|phy [ˌkɑːrdɪəʊtəʊˈkɑgrəfiː] *noun*: Kardiotokographie *f*, Kardiotokografie *f*
car|di|ot|o|my [kɑːrdɪˈɑtəmiː] *noun*: **1.** Herzeröffnung *f*, -schnitt *m*, Kardiotomie *f* **2.** (*chirurg.*) Kardiomyotomie *f*, Ösophagokardiomyotomie *f*, Heller-Operation *f*
car|di|o|ton|ic [ˌkɑːrdɪəʊˈtɑnɪk]: **I** *noun* stärkendes Herzmittel *nt*, Kardiotonikum *nt*, Cardiotonicum *nt* **II** *adj* die Herztätigkeit stärkend, kardiotonisch, herzstärkend, herztonisierend
car|di|o|tox|ic [ˌkɑːrdɪəʊˈtɑksɪk] *adj*: das Herz schädigend, kardiotoxisch, herzschädigend
car|di|o|val|vot|o|my [ˌkɑːrdɪəʊvælˈvɑtəmiː] *noun*: →*cardiovalvulotomy*
car|di|o|val|vu|lar [ˌkɑːrdɪəʊˈvælvjələr] *adj*: Herzklappen betreffend, Herzklappen-
car|di|o|val|vu|li|tis [ˌkɑːrdɪəʊˌvælvjəˈlaɪtɪs] *noun*: Herzklappenentzündung *f*
car|di|o|val|vu|lot|o|my [ˌkɑːrdɪəʊˌvælvjəˈlɑtəmiː] *noun*: Herzklappenspaltung *f*, Kardiovalvulotomie *f*
car|di|o|vas|cu|lar [ˌkɑːrdɪəʊˈvæskjələr] *adj*: Herz und

Kreislauf *oder* Herz und Gefäße betreffend, kardiovaskulär

car|di|o|vas|o|lo|gy [ˌkɑːrdɪəʊvæ'sɑlədʒiː] *noun*: →*cardioangiology*

car|di|o|ver|sion ['kɑːrdɪəvɜrʒn] *noun*: Kardioversion *f*

electric cardioversion: Elektrokardioversion *f*, Elektrokonversion *f*, Elektroversion *f*, Elektroreduktion *f*

car|di|o|ver|ter ['kɑːrdɪəʊ vɜrtər] *noun*: Defibrillator *m*

implantable cardioverter-defibrillator: implantierbarer Kardioverter-Defibrillator *m*

car|dit|ic [kɑːr'dɪtɪk] *adj*: Herzentzündung/Karditis betreffend, karditisch

car|di|tis [kɑːr'daɪtɪs] *noun*: Herzentzündung *f*, Karditis *f*, Carditis *f*

rheumatic carditis: rheumatische Karditis *f*, Carditis rheumatica

streptococcal carditis: Streptokokkenkarditis *f*

verrucous carditis: verruköse Endokarditis *f*, Endocarditis verrucosa

care [keər]: I *noun* **1.** Pflege *f*; (Zahn-, Haut-)Pflege *f*; (Kranken-, Säuglings-)Pflege *f*, Betreuung *f*, Behandlung *f* **be under the care of a dentist/docter** in zahnärztlicher/ärztlicher Behandlung sein **come under dental/medical care** in zahnärztliche/ärztliche Behandlung kommen **2.** Schutz *m*, Fürsorge *f*, Obhut *f* II *vi* sich sorgen (*about* über, um); sich kümmern (*about* um)

acute care: Akutbehandlung *f*, Akutversorgung *f*

adequate dental care: **1.** adäquate, den Umständen *oder* der Erkrankung angemessene zahnärztliche Behandlung **2.** ausreichende zahnärztliche Versorgung *f*

ambulatory care: ambulante Betreuung *f*, ambulante Behandlung *f*

ambulatory hospital care: ambulante Betreuung *f*, ambulante Behandlung *f*

antenatal care: Mutterschaftsvorsorge *f*, Schwangerenvorsorge *f*

burn care: Verbrennungsversorgung *f*, -behandlung *f*

community care: Gemeindepflege *f*

comprehensive dental care: umfassende zahnärztliche Behandlung *f*

dental care: Zahnpflege *f*, Mundpflege *f*, zahnärztliche Behandlung *f*, zahnärztliche Versorgung *f*

emergency dental care: zahnärztliche Notfallbehandlung *f*, zahnärztliche Erstversorgung *f*

emergeny care: Notbehandlung *f*, Notversorgung *f*

end-of-life care: palliative Sterbebegleitung *f*, reine Sterbehilfe *f*, Palliativmedizin *f*, Hilfe *f* beim/im Sterben

family care: Angehörigenbetreuung *f*

health care: medizinische Versorgung *f*, Gesundheitsfürsorge *f*

home care: häusliche Krankenpflege *f*

initial dental care: zahnärztliche Primärbehandlung *f*, zahnärztliche Primärversorgung *f*

intensive care: Intensivpflege *f* **be in intensive care** auf der Intensivstation sein

interdisciplinary care: interdisziplinäre Behandlung *f*

interdisciplinary primary care: interdisziplinäre Primärversorgung *f*, interdisziplinäre Primärbehandlung *f*

long term care: Langzeitbehandlung *f*

maintenance dental care: zahnärztliche Erhaltungsbehandlung *f*

maternity care: Schwangeren-, Schwangerschaftsbetreuung *f*

medical care: ärztliche Behandlung/Betreuung/Versorgung *f*

minimal dental care: zahnärztliche Minimalbehandlung *f*, zahnärztliche Minimalversorgung *f*

nursing care: Krankenpflege *f*

outpatient care: ambulante Behandlung *f*

outpatient hospital care: ambulante Behandlung *f*

prenatal care: Schwangerschaftsvorsorge *f*

primary care: Primärversorgung *f*, Primärbehandlung *f*

primary dental care: zahnärztliche Primärbehandlung *f*, zahnärztliche Primärversorgung *f*

secondary care: Sekundärversorgung *f*, Sekundärbehandlung *f*

skin care: Hautpflege *f*

terminal care: Sterbebegleitung *f*

tertiary care: Tertiärversorgung *f*, Tertiärbehandlung *f*

total care: Total Care *nt*

wound care: Wundversorgung *f*, Wundbehandlung *f*

ca|reer [kə'riːr] *noun*: Karriere *f*

nursing careers: Krankenpflegeberufe *pl*

patient career: Patientenkarriere *f*

care|ful ['keərfəl] *adj*: **1.** vorsichtig, achtsam **2.** gründlich, gewissenhaft, sorgfältig **3.** achtsam, behutsam, umsichtig, rücksichtsvoll (*of, about, in*)

care|ful|ness ['keərfəlnəs] *noun*: Vorsicht *f*; Gründlichkeit *f*, Sorgfalt *f*; Sorgsamkeit *f*, Umsichtigkeit *f*

care|giv|er ['keərgɪvər] *noun*: Betreuer(in *f*) *m*, Vormund *m*, (Für-)Sorgeberechtigte(r *f*) *m*

car|i|cin ['keərəsɪn] *noun*: Papain *nt*

car|ies ['keərɪiːz, -riːz] *noun*: **1.** Knochenkaries *f*, -fraß *m*, -schwund *m*, Karies *f* **2.** (Zahn-)Karies *f*, Zahnfäule *f*, Caries dentium

active caries: aktive Karies *f*, aktive Zahnkaries *f*

acute caries: akut-verlaufende Karies *f*, akut-verlaufende Zahnkaries *f*, Caries (dentium) acuta

acute dental caries: →*acute caries*

arrested caries: arretierte Karies *f*, arretierte Zahnkaries *f*, stationäre Karies *f*, Caries (dentium) insistens

arrested dental caries: →*arrested caries*

backward caries: rückläufige Karies *f*, rückläufige Zahnkaries *f*, innere Karies *f*, innere Zahnkaries *f*

buccal caries: Bukkalkaries *f*, Karies *f* der Bukkalfläche

caries carnosa: Caries carnosa

caries caseosa: Caries caseosa

cemental caries: Zementkaries *f*, Zahnzementkaries *f*

cementum caries: →*cemental caries*

central caries: zentrale Karies *f*, zentrale Zahnkaries *f*, Zentralkaries *f*

cervical caries: Zahnhalskaries *f*, Zervikalkaries *f*

chronic caries: chronische Karies *f*, chronische Zahnkaries *f*, Caries (dentium) chronica

chronic dental caries: →*chronic caries*

contact caries: Kontaktkaries *f*

dental caries: (Zahn-)Karies *f*, Zahnfäule *f*, Caries dentium

dentinal caries: Dentinkaries *f*

distal caries: distale Karies *f*, distale Zahnkaries *f*

dry caries: trockener Knochenfraß/Knochenschwund *m*, trockene Knochenkaries *f*, Caries sicca

enamel caries: Schmelzkaries *f*, Zahnschmelzkaries *f*

fissure caries: Fissurenkaries *f*, Karies der Zahnfurchen

caries fungosa: Caries fungosa

healed caries: arretierte Karies *f*, arretierte Zahnkaries *f*, stationäre Karies *f*, Caries (dentium) insistens

healed dental caries: →*healed caries*

caries humida: Caries humida

incipient caries: beginnende Karies *f*, beginnende Zahnkaries *f*, kariöse Läsion *f*

incipient dental caries: →*incipient caries*
initial dental caries: Primärkaries *f*
interdental caries: Interdentalkaries *f*
internal caries: rückläufige Karies *f*, rückläufige Zahnkaries *f*, innere Karies *f*, innere Zahnkaries *f*
interproximal caries: Interproximalkaries *f*
mesial caries: mesiale Karies *f*, mesiale Zahnkaries *f*
milk tooth caries: Milchzahnkaries *f*
necrotic caries: nekrotischer Knochenfraß *m*
occlusal caries: Okklusalkaries *f*
pit caries: Fissurenkaries *f*, Karies der Zahnfurchen
pit and fissure caries: →*pit caries*
postirradiation dental caries: Strahlenkaries *f*
Pott's caries: Wirbelkaries *f*
primary caries: Primärkaries *f*
primary dental caries: Primärkaries *f*
caries prophylaxis: Kariesprophylaxe *f*
proximal caries: proximale Karies *f*, proximale Zahnkaries *f*
proximal dental caries: Proximalflächenkaries *f*
radiation caries: Strahlenkaries *f*
rampant caries: akut-verlaufende Karies *f*, akutverlaufende Zahnkaries *f*, Caries (dentium) acuta
recurrent caries: Kariesrezidiv *nt*
recurrent dental caries: Kariesrezidiv *nt*
residual dental caries: residuale Karies *f*
root caries: Wurzelkaries *f*, Zahnwurzelkaries *f*
secondary caries: Sekundärkaries *f*
secondary dental caries: Sekundärkaries *f*
senile caries: senile Karies *f*, senile Zahnkaries *f*, Alterskaries *f*
senile dental caries: →*senile caries*
smooth surface caries: Glattflächenkaries *f*
spinal caries: Wirbelsäulentuberkulose *f*, Spondylitis tuberculosa
stationary caries: arretierte Karies *f*, arretierte Zahnkaries *f*, stationäre Karies *f*, Caries (dentium) insistens
stationary dental caries: →*stationary caries*

ca|ri|na [kə'raɪnə, -'riː-] *noun, plural* **-nae, -nas** [-niː]: Carina *f*, Karina *f*
carina of trachea: Karina *f*, Carina tracheae
urethral carina of vagina: Carina urethralis vaginae

car|i|o|gen|e|sis [ˌkeərɪə'dʒenəsɪs] *noun*: Kariesentstehung *f*, -bildung *f*, Kariogenese *f*

car|i|o|gen|ic [ˌkeərɪə'dʒenɪk] *adj*: eine Kariesbildung fördernd *oder* auslösend, kariogen

ca|ri|o|ge|nic|i|ty [ˌkeərɪədʒə'nɪsətiː] *noun*: Kariogenität *f*

car|i|ous ['keərɪəs] *adj*: von Karies betroffen *oder* befallen, angefault, zerfressen, kariös

car|i|so|pro|date [kaːrˌaɪsə'prəʊdeɪt] *noun*: →*carisoprodol*

car|i|so|pro|dol [kaːrˌaɪsə'prəʊdɑl, -dɔl] *noun*: Carisoprodol *nt*

car|min|a|tive [kaːr'mɪnətɪv, 'kaːrməˌneɪtɪv]: I *noun* Mittel *nt* gegen Blähungen, Karminativum *nt*, Carminativum *nt* II *adj* gegen Blähungen wirkend, karminativ

car|mine ['kaːrmɪn, -maɪn] *noun*: Karmin *nt*, Carmin *nt*

car|min|o|phil [kaːr'mɪnəfɪl]: I *noun* karminophile Substanz *f*, karminophile Struktur *f*, karminophile Zelle *f* II *adj* mit Karmin färbend, karminophil

car|min|o|phile [kaːr'mɪnəfaɪl] *adj*: mit Karmin färbend, karminophil

car|mi|noph|i|lous [kaːrmɪ'nɑfɪləs] *adj*: mit Karmin färbend, karminophil

car|mi|num [kaːr'maɪnəm] *noun*: →*carmine*

car|mus|tine ['kaːrməstiːn] *noun*: Carmustin *nt*

CARNA *Abk.*: computer-assisted radionuclide angiography

car|ne|ous ['kaːrnɪəs] *adj*: fleischig

car|ni|fi|ca|tion [ˌkaːrnəfɪ'keɪʃn] *noun*: Karnifikation *f*

car|ni|tine ['kaːrnɪtiːn] *noun*: Carnitin *nt*, Karnitin *nt*

Car|niv|o|ra [kaːr'nɪvərə] *plural*: Fleischfresser *pl*, Karnivoren *pl*, Carnivora *pl*

car|ni|vore ['kaːrnəvɔːr, -vəʊr] *noun*: Fleischfresser *m*, Karnivor(e) *m*, Kreophage *m*

car|niv|o|rous [kaːr'nɪvərəs] *adj*: fleischfressend, karnivor

car|no|si|nae|mi|a [ˌkaːrnəsɪn'iːmiːə] *noun*: (*brit.*) →*carnosinemia*

car|no|si|nase ['kaːrnəsɪneɪz] *noun*: Aminoacylhistidin-(di)peptidase *f*, Carnosinase *f*

car|no|sine ['kaːrnəsiːn, -sɪn] *noun*: Karnosin *nt*, Carnosin *nt*, β-Alanin-L-Histidin *nt*

car|no|si|ne|mi|a [ˌkaːrnəsɪn'iːmiːə] *noun*: Karnosinämie *f*
hyper-beta carnosinemia: Karnosinämie-, Carnosinämie-Syndrom *nt*

car|no|si|nu|ri|a [ˌkaːrnəsɪ'n(j)ʊəriːə] *noun*: Karnosinurie *f*, Carnosinurie *f*

car|o|te|nae|mi|a [kærətɪn'iːmiːə] *noun*: (*brit.*) →*carotenemia*

car|o|ten|ase ['kærəʊtneɪz] *noun*: Karotinase *f*

car|o|tene ['kærətiːn] *noun*: Karotin *nt*, Carotin *nt*
α-carotene: α-Karotin *nt*
β-carotene: β-Karotin *nt*
γ-carotene: γ-Karotin *nt*

car|o|te|ne|mi|a [kærətɪn'iːmiːə] *noun*: Karotinämie *f*, Carotinämie *f*

ca|rot|e|no|der|ma [kəˌrɑtnəʊ'dɜrmə] *noun*: Karotingelbsucht *f*, -ikterus *m*, Carotingelbsucht *f*, -ikterus *m*, Karotinodermie *f*, Carotinodermia *f*, Xanthodermie *f*, Aurantiasis cutis

ca|rot|e|no|der|mi|a [kəˌrɑtnəʊ'dɜrmɪə] *noun*: →*carotenoderma*

ca|rot|e|noid [kə'rɑtnɔɪd]: I *noun* Karotinoid *nt*, Carotinoid *nt* II *adj* karotinoid

car|o|te|no|sis [kærətɪ'nəʊsɪs] *noun*: →*carotenemia*

ca|rot|ic [kə'rɑtɪk] *adj*: Stupor betreffend, von ihm gekennzeichnet, stuporös

ca|rot|id [kə'rɑtɪd]: I *noun* Halsschlagader *f*, Karotis *f*, Arteria carotis II *adj* Karotis betreffend, Karotis-
common carotid: Arteria carotis communis
external carotid: Arteria carotis externa
internal carotid: Arteria carotis interna

ca|rot|i|dyn|i|a [kəˌrɑtɪ'diːnɪə] *noun*: Karotidodynie *f*

car|o|tin ['kærətɪn] *noun*: →*carotene*

car|o|ti|nae|mia [ˌkærətɪn'iːmiːə] *noun*: (*brit.*) →*carotinemia*

car|o|ti|ne|mia [ˌkærətɪn'iːmiːə] *noun*: →*carotenemia*

car|o|ti|no|sis [ˌkærətɪ'nəʊsɪs] *noun*: →*carotenemia*

ca|rot|o|dyn|i|a [kəˌrɑtə'diːnɪə] *noun*: Karotidodynie *f*

car|pal ['kaːrpəl]: I *noun* →*carpals* II *adj* Handwurzel(knochen) betreffend, karpal, Handwurzel(knochen)-, Karpal-, Karpo-

car|pa|le [kaːr'peɪlɪ] *noun, plura* **-lia** [-lɪə]: →*carpals*

car|pals ['kaːrpəlz] *plural*: Handwurzelknochen *pl*, Karpalknochen *pl*, Carpalia *pl*, Ossa carpi, Ossa carpalia

car|pec|to|my [kaːr'pektəmiː] *noun*: Karpalknochenresektion *f*, Karpektomie *f*

car|pho|lo|gia [ˌkaːrfə'ləʊdʒ(ɪ)ə] *noun*: →*carphology*

car|phol|o|gy [kaːr'fɑlədʒiː] *noun*: Flockenlesen *nt*, Floccilatio *f*, Floccilegium *nt*, Karphologie *f*, Krozidismus *m*

carpo- *präf.*: Handwurzel(knochen)-, Karpal-, Karpo-

car|po|car|pal [ˌkaːrpə'kaːrpəl] *adj*: zwischen den Hand-

wurzelknochen/Karpalknochen (liegend), die Karpalknochen verbindend, interkarpal
car|po|go|ni|um [ˌkɑːrpəˈɡəʊnɪəm] *noun*: Karpogon *nt*
car|po|met|a|car|pal [ˌkɑːrpəˌmetəˈkɑːrpl] *adj*: Handwurzel und Mittelhand/Metakarpus betreffend, karpometakarpal
car|po|pha|lan|ge|al [ˌkɑːrpəfəˈlændʒɪəl] *adj*: Handwurzel und Fingerglieder/Phalanges betreffend, karpophalangeal
car|pop|to|sis [ˌkɑːrpɑpˈtəʊsɪs] *noun*: Fallhand *f*
car|po|spore [ˈkɑːrpəspəʊər] *noun*: Karpospore *f*
car|pro|fen [kɑːrˈprəʊfen] *noun*: Carprofen *nt*
car|pus [ˈkɑːrpəs] *noun, plural* **-pi** [-paɪ]: Karpus *m*, Carpus *m*
car|ri|er [ˈkærɪər] *noun*: **1.** (*biochem.*) Träger(substanz *f*) *m*, Carrier *m* **2.** (*genet.*) Träger *m* **3.** (*zahnmed.*) Halter *m*, Träger *m*
active carrier: aktiver Krankheitsüberträger *m*
α-ketoglutarate-malate carrier: α-Ketoglutarat-Malat-Carrier *m*
amalgam carrier: Amalgamträger *m*
aspartate-glutamate carrier: Aspartat-Glutamat-Carrier *m*
ATP-ADP carrier: ATP-ADP-Carrier *m*
chronic carrier: Dauerträger *m*, Dauerausscheider *m*
convalescent carrier: Dauerausscheider *m*
dicarboxylate carrier: Dicarboxylatcarrier *m*
electron carrier: Elektronen(über)träger *m*
foil carrier: Folienträger *m*, Goldfolienträger *m*
germ carrier: Bazillenträger *m*, Keimträger *m*
glucose carrier: Glucosecarrier *m*
HBV carrier: HBV-Träger *m*
ketoglutarate-malate carrier: Ketoglutarat-Malat-Carrier *m*, Malat-Ketoglutarat-Carrier *m*
lentula carrier: Lentulo *m*, Lentulo-Pastenstopfer *m*, Lentulo-Wurzelfüller *m*, Lentulo-Spirale *f*
lentulo paste carrier: →*lentula carrier*
malate-ketoglutarate carrier: Malat-Ketoglutarat-Carrier *m*, Ketoglutarat-Malat-Carrier *m*
miniature carrier: Miniaturträger *m*
passive carrier: passiver Krankheitsüberträger *m*
paste carrier: →*lentula carrier*
permanent carrier: Dauerausscheider *m*
permanent convalescent carrier: permanenter Dauerausscheider *m*, chronischer Dauerausscheider *m*
phosphate carrier: Phosphatcarrier *m*
sugar carrier: Zucker-Carrier *m*
temporary convalescent carrier: temporärer Dauerausscheider *m*
tricarboxylate carrier: Tricarboxylatcarrier *m*
carrier-free *adj*: (*Radioisotop*) rein, pur
car|ri|on [ˈkærɪən]: **I** *noun* Aas *nt*, Kadaver *m*; faules/verdorbenes Fleisch *nt* **II** *adj* **1.** faulig, aasig **2.** aasfressend
car|rot [ˈkærət] *noun*: Karotte *f*, Möhre *f*, Mohrrübe *f*, Gelbe Rübe *f*
car|ry [ˈkæriː] *vt*: **1.** tragen, (über-)bringen **2.** transportieren, befördern; mitführen; (*Schall*) (weiter-)leiten, übertragen (*to* zu); (*Krankheit*) weiter-, übertragen, verbreiten **3.** (*Belastung*) (aus-)halten, tragen **4.** (*gynäkol.*) schwanger sein, ein Kind austragen
carry out *vt* aus-, durchführen **carry out an analysis/a diagnosis/an examination** eine Analyse/Diagnose/Untersuchung durchführen
carry over *vi* bleiben, fort-, andauern, weiterbestehen, anhalten
carry through *vt* **1.** (*Aufgabe*) vollenden, -bringen, ausführen **2.** jdm. durchhelfen, jdn. durchbringen
car|ry|cot [ˈkærɪkɑt] *noun*: (Baby-)Tragetasche *f*
car|ry|ing [ˈkærɪɪŋ]: **I** *noun* Tragen *nt*; Beförderung *f*, Transport *m* **II** *adj* tragend, Trage-
carry-over *noun*: (*Wirkung, Zustand*) Fortdauer *f oder* Weiterbestehen *nt*
cart [kɑːrt] *noun*: Wagen *m*
crash cart: Notfall-, Reanimationswagen *m*
dressing cart: Verbandswagen *m*
resuscitation cart: Notfall-, Reanimationswagen *m*
car|te|o|lol [ˈkɑːrtɪələʊl] *noun*: Carteolol *nt*
car|ti|caine [ˌkɑːrtɪˈkeɪn] *noun*: Carticain *nt*, Articain *nt*
car|ti|lage [ˈkɑːrtlɪdʒ] *noun*: Knorpel *m*, Knorpelgewebe *nt*; (*anatom.*) Cartilago *f* **beneath a cartilage** unter(halb) eines Knorpels (liegend)
accessory nasal cartilages: akzessorische Nasenknorpel *pl*, Cartilagines nasi accessoriae
accessory cartilages of nose: →*accessory nasal cartilages*
cartilage of acoustic meatus: Gehörgangsknorpel *m*, Cartilago meatus acustici
alar cartilage (of nose): Nasenflügelknorpel *m*, Cartilago alaris
annular cartilage: Ringknorpel *m*, Krikoidknorpel *m*, Cartilago cricoidea
arthrodial cartilage: →*articular cartilage*
articular cartilage: Gelenk(flächen)knorpel *m*, gelenkfächenüberziehender Knorpel *m*, Cartilago articularis
arytenoid cartilage: Aryknorpel *m*, Cartilago arytenoidea
cartilage of auditory tube: Tuben-, Ohrtrompetenknorpel *m*, Cartilago tubae auditivae/auditoriae
cartilage of auricle: Ohrmuschelknorpel, Knorpelgerüst *nt* der Ohrmuschel, Cartilago auricularis
auricular cartilage: Ohrmuschelknorpel *m*, Cartilago auriculae
calcified cartilage: verkalkter/kalzifizierter Knorpel *m*
cellular cartilage: parenchymatöser/zellulärer Knorpel *m*
ciliary cartilage: Lidknorpel *m*, Tarsus *m*
circumferential cartilage: **1.** Labrum glenoidale **2.** Labrum acetabulare
columnar cartilage: Säulenknorpel *m*
conchal cartilage: Ohrmuschelknorpel *m*, Knorpelgerüst *nt* der Ohrmuschel, Concha auriculae
corniculate cartilage: Santorini-Knorpel *m*, Cartilago corniculata
costal cartilage: Rippenknorpel *m*, Cartilago costalis
cricoid cartilage: Ringknorpel *m*, Cartilago cricoidea
cuneiform cartilage: Wrisberg-Knorpel *m*, Cartilago cuneiformis
dentinal cartilage: Dentinknorpel *m*
diarthrodial cartilage: →*articular cartilage*
elastic cartilage: elastischer Knorpel *m*, Cartilago elastica
ensiform cartilage: →*ensiform appendix*
epactal cartilages: akzessorische Nasenknorpel *pl*, Cartilagines nasi accessoriae
epiglottic cartilage: **1.** Kehldeckel *m*, Epiglottis *f* **2.** knorpeliges Kehldeckelskelett *nt*, Cartilago epiglottica
epiphyseal cartilage: Epiphysen(fugen)knorpel *m*, epiphysäre Knorpelzone *f*, Cartilago epiphysialis
eustachian cartilage: Tuben-, Ohrtrompetenknorpel *m*, Cartilago tubae auditivae/auditoriae
falciform cartilage: Innenmeniskus *m*, Meniscus medialis
fetal cartilage: embryonaler/fetaler Knorpel *m*
fibrous cartilage: fibröser Knorpel *m*, Faserknorpel *m*, Bindegewebsknorpel *m*, Cartilago fibrosa/collagenosa

glasslike cartilage: hyaliner Knorpel *m*, Hyalinknorpel *m*, Cartilago hyalina
greater alar cartilage: großer Nasenflügelknorpel *m*, Cartilago alaris major
guttural cartilage: Stell-, Gießbecken-, Aryknorpel *m*, Cartilago arytenoidea
hyaline cartilage: hyaliner Knorpel *m*, Hyalinknorpel *m*, Cartilago hyalina
hypophysial cartilage: Hypophysenknorpel *m*
hypsiloid cartilage: Y-Fuge *f*, Y-Knorpel *m*
inferior cartilage of nose: Cartilago alaris major
innominate cartilage: Ring-, Krikoidknorpel *m*, Cartilago cricoidea
interarticular cartilage: Gelenkzwischenscheibe *f*, Discus articularis
interosseous cartilage: Zwischenknorpel *m* von fibrösen Verbindungen *oder* Symphysen
intervertebral cartilage: Intervertebral-, Zwischenwirbelscheibe *f*, Bandscheibe *f*, Discus intervertebralis
investing cartilage: Gelenkknorpel *m*, Cartilago articularis
Jacobson's cartilage: Jacobson-Knorpel *m*, Cartilago vomeronasalis
joint cartilage: Gelenk(flächen)knorpel *m*, Cartilago articularis
laryngeal cartilages: Kehlkopfknorpel *pl*, Cartilagines laryngis
laryngeal cartilage of Luschka: Sesamknorpel *m* des Stimmbandes, Cartilago sesamoidea
cartilages of larynx: Kehlkopfknorpel *pl*, Cartilagines laryngis
lateral nasal cartilage: Cartilago nasi lateralis
lateral semilunar cartilage of knee joint: Außenmeniskus *m*, Meniscus lateralis
lesser alar cartilages: kleine Nasenflügelknorpel *pl*, Cartilagines alares minores
Luschka's cartilage: Luschka-Knorpel *m*, Sesamknorpel *m* des Stimmbandes, Cartilago sesamoidea
mandibular cartilage: →*Meckel's cartilage*
meatal cartilage: Gehörgangsknorpel *m*, Cartilago meatus acustici
Meckel's cartilage: Meckel-Knorpel *m*
medial semilunar cartilage of knee joint: Innenmeniskus *m*, Meniscus medialis
minor cartilages: Cartilagines nasi accessoriae
Morgagni's cartilage: Morgagni-Knorpel *m*, Wrisberg-Knorpel *m*, Cartilago cuneiformis
nasal cartilages: Nasenknorpel *pl*, Cartilagines nasi
cartilage of nasal septum: Septumknorpel *m*, Scheidewandknorpel *m*, Cartilago septi nasi
obducent cartilage: Gelenkknorpel *m*, Cartilago articularis
ossifying cartilage: Vorläuferknorpel *m*, verknöchernder Knorpel *m*
palpebral cartilage: Lidknorpel *m*, Tarsus *m*
parachordal cartilage: parachordaler Knorpel *m*
parenchymatous cartilage: parenchymatöser/zellulärer Knorpel *m*
permanent cartilage: permanenter/nicht-verknöchernder Knorpel *m*
cartilage of pharyngotympanic tube: →*cartilage of auditory tube*
precursory cartilage: Vorläuferknorpel *m*, verknöchernder Knorpel *m*
pyramidal cartilage: Stell-, Gießbecken-, Aryknorpel *m*, Cartilago arytenoidea
quadrangular cartilage: Nasenseptumknorpel *m*, Cartilago septi nasi
Reichert's cartilage: Reichert-Knorpel *m*
reticular cartilage: elastischer Knorpel *m*, Cartilago elastica
rib cartilage: Rippenknorpel *m*, Cartilago costalis
Santorini's cartilage: Santorini-Knorpel *m*, Cartilago corniculata
scutiform cartilage: Schildknorpel *m*, Cartilago thyroidea
septal cartilage of nose: Scheidewandknorpel *m*, Septumknorpel *m*, Cartilago septi nasi
sesamoid cartilage of larynx: Weizenknorpel *m*, Cartilago triticea
sesamoid cartilages of nose: akzessorische Nasenknorpel *pl*, Cartilagines nasi accessoriae
sesamoid cartilage of vocal ligament: Sesamknorpel *m* des Stimmbandes, Cartilago sesamoidea ligamenti vocalis
slipping rib cartilage: Subluxation *f* eines Rippenknorpels
sternal cartilage: Rippenknorpel *m* einer echten Rippe
stratified cartilage: fibröser Knorpel *m*, Faserknorpel *m*, Bindegewebsknorpel *m*, Cartilago fibrosa/collagenosa
supra-arytenoid cartilage: Cartilago corniculata
tarsal cartilage: Lidknorpel *m*, Lidplatte *f*, Tarsalplatte *f*, Tarsus *m*
temporary cartilage: Vorläuferknorpel *m*, verknöchernder Knorpel *m*
thyroid cartilage: Schildknorpel *m*, Cartilago thyroidea
tracheal cartilages: Knorpelspangen *pl* der Luftröhre, Trachealknorpel *pl*, Cartilagines tracheales
triangular cartilage of nose: Cartilago nasi lateralis
triquetral cartilage: Aryknorpel *m*, Cartilago arytenoidea
triquetrous cartilage: →*triquetral cartilage*
triticeal cartilage: Weizenknorpel *m*, Cartilago triticea
triticeous cartilage: Weizenknorpel *m*, Cartilago triticea
tubal cartilage: Tuben-, Ohrtrompetenknorpel *m*, Cartilago tubae auditivae/auditoriae
tympanomandibular cartilage: Meckel-Knorpel *m*
uniting cartilage: Zwischenknorpel *m* von fibrösen Verbindungen *oder* Symphysen
vesicular cartilage: Blasenknorpel *m*
vomeronasal cartilage: Jacobson-Knorpel *m*, Cartilago vomeronasalis
Weitbrecht's cartilage: Weitbrecht-Knorpel *m*, Discus articularis articiculationis acromioclavicularis
Wrisberg's cartilage: Wrisberg-Knorpel *m*, Cartilago cuneiformis
xiphoid cartilage: Schwertfortsatz *m*, Processus xiphoideus
Y cartilage: Y-Knorpel *m*, Y-Fuge *f*
Y-shaped cartilage: Y-Fuge *f*, Y-Knorpel *m*
yellow cartilage: elastische Faser *f*

carltilagin [ˈkɑːrtlædʒɪn] *noun*: Chondrogen *nt*
carltilaginleous [kɑːrtlə'dʒɪnɪəs, -njəs] *adj*: kartilaginär, knorpelig, knorplig, verknorpelt, chondral
carltilaginlifilcaltion [ˌkɑːrtləˌdʒɪnɪfɪ'keɪʃn] *noun*: Verknorpeln *nt*, Knorpelbildung *f*
carltilaginliform [ˌkɑːrtlə'dʒɪnəfɔːrm] *adj*: knorpelförmig, knorpelähnlich, chondroid
carltilaglilnoid [ˌkɑːrtə'lædʒənɔɪd] *adj*: →*cartilaginiform*
carltilaglilnous [ˌkɑːrtlə'lædʒɪnəs] *adj*: Knorpel betref-

fend, aus Knorpel bestehend, knorpelig, knorplig, chondral, kartilaginär

car|ti|la|go [ˌkɑːrtə'leɪgəʊ] *noun, plura* **-la|gi|nes** [-'lædʒəniːz]: →*cartilage*

car|un|cle ['kærəŋkl, kə'rʌŋkl] *noun*: Karunkel *f*, Caruncula *f*
hymenal caruncles: Fleischwärzchen *pl* (der Scheide), Hymenalkarunkeln *pl*, Carunculae hymenales
lacrimal caruncle: Tränenwärzchen *nt*, Karunkel *f*, Caruncula lacrimalis
major caruncle of Santorini: Papilla duodeni major
Morgagni's caruncle: Lobus medius prostatae
morgagnian caruncle: →*Morgagni's caruncle*
myrtiform caruncles: →*hymenal caruncles*
Santorini's major caruncle: Papilla duodeni major
Santorini's minor caruncle: Papilla duodeni minor
sublingual caruncle: Karunkel *f*, Caruncula sublingualis
urethral caruncle: Harnröhrenkarunkel *f*

ca|run|cu|la [kə'rʌŋkjələ] *noun, plura* **-lae** [-liː, -laɪ]: →*caruncle*

car|ver ['kɑːrvər] *noun*: Modellierinstrument *nt*
amalgam carver: Amalgammodellierinstrument *nt*
Beale carver: Beale-Modellierinstrument *nt*
Frahm carvers: Frahm-Modellierinstrument *nt*
Gritmann carver: Gritmann-Modellierinstrument *nt*
Hollenback carver: Hollenback-Modellierinstrument *nt*
LeCron carver: Le Cron-Modellierinstrument *nt*
Martin carver: Martin-Modellierinstrument *nt*
porcelain carver: Porzellanmodellierinstrument *nt*
Roach carver: Roach-Modellierinstrument *nt*
Shooshan carver: Shooshan-Modellierinstrument *nt*
Vehe carver: Vehe-Modellierinstrument *nt*
wax carver: Wachsmodellierinstrument *nt*
Zahle carver: Zahle-Modellierinstrument *nt*

car|vone ['kɑːrvəʊn] *noun*: Carvon *nt*, Carvol *nt*

caryo- *präf.*: (Zell-)Kern-, Kary(o)-, Nukle(o)-, Nucle(o)-

car|y|o|chrome ['keərɪəkrəʊm] *adj*: karyochrom

car|ze|nide ['kɑːrzɪnaɪd] *noun*: Carzenid *nt*

CAS *Abk.*: coronary artery stenosis

cas|cade [kæs'keɪd] *noun*: mehrstufiger Prozess *m*, Kaskade *f*
amplification cascade: Verstärkungskaskade *f*
coagulation cascade: Gerinnungs-, Koagulationskaskade *f*
electron cascade: Elektronenkaskade *f*

case [keɪs]: I *noun* **1.** (Krankheits-)Fall *m*; Patient(in *f*) *m* **2.** (*Person*) Fall *m*; Angelegenheit *f*, Sache *f* **a typical case** ein typischer Fall (*of* von) **3.** Fall *m*, Tatsache *f* **4.** Fall *m*, Lage *f*, Umstand *m* **in case of emergency** im Notfall **5.** Behälter *m*; Kiste *f*, Kasten *m*, Kästchen *nt*, Schachtel *f*, Etui *nt*, (Schutz-)Hülle *f*; Überzug *m*; Gehäuse *nt*; Besteckkasten *m* **II** *vt* einhüllen (*in* in), umgeben (*in* mit)
basket case: (*inf.*) **1.** Arm- und Beinamputierte *m/f* **2.** Nervenbündel *nt*
borderline case: Grenzfall *m*, borderline case *nt*
case of conscience: Gewissensfrage *f*
spore case: Fruchtbehälter *m*
stretcher case: nicht gehfähiger Patient *m*
welfare case: Sozialfall *m*

ca|se|ate ['keɪsɪeɪt] *vt*: verkäsen

ca|se|at|ing ['keɪsɪeɪtɪŋ] *adj*: verkäsend, verkäst

ca|se|a|tion [ˌkeɪsɪ'eɪʃn] *noun*: Verkäsung *f*, Verkäsen *nt*

ca|sein ['keɪsiːn, -siːɪn, keɪ'siːn] *noun*: Casein *nt*, Kasein *nt*

ca|sein|o|gen [keɪ'siːnədʒən, ˌkeɪsɪ'ɪn-] *noun*: (*brit.*) Casein *nt*, Kasein *nt*

case|load ['keɪsləʊd] *noun*: Patientenanzahl *f*, -menge *f*, Anzahl/Menge *f* behandelter Patienten

ca|se|og|e|nous [keɪsɪ'ɑdʒənəs] *adj*: (*a. patholog.*) verkäsend

ca|se|ous ['keɪsɪəs] *adj*: (*a. patholog.*) käsig, käseartig, -ähnlich, -förmig, verkäst

case|work ['keɪswɜrk] *noun*: Einzelfallhilfe *f*, -arbeit *f*, soziale Einzelarbeit *f*, Case-work *nt*

case|work|er ['keɪswɜrkər] *noun*: Sozialarbeiter(in *f*) *m*

case|worm ['keɪswɜrm] *noun*: Echinokokkus *m*, Echinococcus *m*

CASHD *Abk.*: coronary atherosclerotic heart disease

cas|ing ['keɪsɪŋ] *noun*: **1.** Gehäuse *nt*; (Schutz-)Hülle *f*, Verkleidung *f*, Mantel *m* **2.** Rahmen *m*, Gerüst *nt*

cas|sette [kə'set, kæ-] *noun*: (Film-, Band-)Kassette *f*

Cas|sia ['kæʃə] *noun*: chinesischer Zimt *m*, Cinnamomum aromaticum, Cinnamomum cassia
Cassia angustifolia: Cassia angustifolia, Tinnevelly-Senna *f*

cast [kæst, kɑːst]: (*v:* **cast; cast**) **I** *noun* **1.** Guss *m*; Gussform *f*; (*a. zahnmed.*) Abguss *m*, Abdruck *m*, Modell *nt*, Form *f* **2.** fester Verband *m*, Stützverband *m*; Gips *m*, Gipsverband *m* **3.** Zylinder *m*, Harnzylinder *m* **4.** (*augenheil.*) (leichtes) Schielen *nt*, Strabismus *m* **have a cast in one eye** schielen **II** *vt* **5.** einen Abguss/Abdruck herstellen **6.** (*Blick*) werfen, (*Auge*) richten (*at, on, upon* auf); (*Licht*) werfen (*on* auf) **III** *vi* sich formen (lassen), geformt werden
above-elbow cast: Oberarmgips(verband) *m*
AE cast: →*above-elbow cast*
bacterial cast: Bakterienzylinder *m*
below-elbow cast: Unterarmgips(verband) *m*
below-knee cast: Unterschenkelgips(verband) *m*
bile cast: Galle(n)zylinder *m*
bilirubin cast: Ikteruszylinder *pl*
BK cast: →*below-knee cast*
blirubin cast: Ikteruszylinder *m*
blood cast: Blutzylinder *m*
bronchial cast: Bronchialausguss *m*
coma cast: Komazylinder *m*
complete cast: zirkulärer Gips(verband) *m*
complete plaster cast: zirkulärer Gips(verband) *m*
Cotrel cast: EDF-Gips *m*, Cotrel-Gips(verband *m*) *m*
dental cast: Modell *nt*, Zahnmodell *nt*, Gebissmodell *nt*
diagnostic cast: Studiermodell *nt*
EDF cast: EDF-Gips *m*, Cotrel-Gips(verband) *m*
epithelial cast: Epithelien-, Epithelzylinder *m*
false cast: Pseudozylinder *m*, Zylindroid *nt*
fatty cast: Fettkörnchenzylinder *m*
fiberglass cast: Fiberglasverband *m*, Kunststoffgips *m*
fibrinous cast: fibrinöser Zylinder *m*
gnathostatic cast: gnathostatisches Modell *nt*
granular casts: granulierte Zylinder *pl*
haemoglobin cast: (*brit.*) →*hemoglobin cast*
hanging cast: →*hanging arm cast*
hanging arm cast: Hänge-, Pendelgips(verband *m*) *m*, hanging cast *nt*
hemoglobin cast: Hämoglobinpräzipitat *nt*, -zylinder *m*
hip spica cast: Becken-Bein-Gips(verband) *m*
Hoke's cast: Hoke-Gipsverband *m*
hyaline casts: hyaline Zylinder *pl*
implant cast: Implantatmodell *nt*
Kite cast: Umstellungsgipsverband *m* nach Kite
Kite corrective cast: Umstellungsgipsverband *m* nach Kite
Külz's cast: Komazylinder *m*

C

leucocyte cast: (*brit.*) →*leukocyte cast*
leukocyte cast: Leukozytenzylinder *m*
long arm cast: Oberarmgips(verband) *m*
long leg cast: Oberschenkelgips(verband) *m*
Lorenz' cast: Lorenz-Reklinationsbett *nt*
master cast: Meistermodell *nt*
Minerva cast: Minerva-Gips *m*, Thoraxhals-Gipsverband *m*
mucous cast: Pseudozylinder *m*, Zylindroid *nt*
myoglobin cast: Myoglobinpräzipitat *nt*, -zylinder *m*
plaster cast: **1.** Gips(verband *m*) *m* **2.** Gipsabdruck *m*, -abguss *m*
plastizote cast: Hartschaumverband *m*
preextraction cast: Studiermodell *nt*
preoperative cast: Studiermodell *nt*
protein cast: Protein-, Eiweißzylinder *m*
pus cast: Leukozytenzylinder *m*
red cell cast: Erythrozytenzylinder *m*
renal cast: **1.** Harnzylinder *m* **2.** Nierenzylinder *m*
scaphoid cast: Navikularegips *m*
short-arm cast: Unterarmgips(verband) *m*
short leg cast: Unterschenkelgips(verband) *m*
spurious cast: Pseudozylinder *m*, Zylindroid *nt*
spurious tube cast: Zylindroid *nt*
study cast: Studiermodell *nt*
tube cast: **1.** Harnzylinder *m* **2.** Nierenzylinder *m*
tubular cast: **1.** Harnzylinder *m* **2.** Nierenzylinder *m*
urinary cast: Harnzylinder *m*
walking cast: Gehgips *m*
waxy cast: Wachszylinder *m*
working cast: Arbeitsmodell *nt*

castling ['kæstɪŋ, 'kɑːstɪŋ] *noun*: **1.** Guss *m*, Gießen *nt* **2.** (*a. zahnmed.*) Abguss *m*, Gussstück *nt*; Form *f*, Modell *nt* **3.** (*Haut, Schuppen*) Abwerfen *nt*; (*Haare*) Ausfallen *nt*
centrifugal casting: Zentrifugalguss *m*
gold casting: Goldguss *m*
pressure casting: Druckguss *m*
pressure-vacuum casting: Vakuum-Druckguss *m*
vacuum casting: Vakuumguss *m*, Unterdruckguss *m*

casltrate ['kæstreɪt]: **I** *noun* Kastrat *m* **II** *vt* kastrieren, entmannen

casltraltion [kæs'treɪʃn] *noun*: Kastration *f*
chemical castration: chemische Kastration *f*, pharmakologische Kastration *f*
female castration: beidseitige Eierstockentfernung/Oophorektomie/Ovariektomie *f*
male castration: Kastration *f*, bilaterale Orchi(d)ektomie *f*
medical castration: chemische Kastration *f*, pharmakologische Kastration *f*
pharmacologic castration: chemische Kastration *f*, pharmakologische Kastration *f*
radiation castration: Röntgenkastration *f*, Strahlenkastration *f*
surgical castration: operative Kastration *f*
voluntary castration: freiwillige Kastration *f*

caslulallty ['kæʒəltiː, 'kæʒjuəl-] *noun*: **1.** Unfall *m* **2.** (Unfall-)Verletzung *f* **3.** Verletzte *m/f*, Verwundete *m/f*, Opfer *nt* **4.** (*brit.*) Unfallstation *f*, Notaufnahme *f*

caslulislics [kæʒʊ'ɪstɪks] *plural*: Kasuistik *f*

caslulistlry ['kæʒʊəstriː] *plural*: Kasuistik *f*

cat [kæt] *noun*: Katze *f*

CAT *Abk.*: **1.** catecholamines **2.** chloramphenicol acetyl transferase **3.** choline acetyltransferase **4.** classical anaphylatoxin **5.** coli antibody titer **6.** computed axial tomography **7.** computer assisted tomography **8.** computer axial tomography **9.** computerized axial tomography

caltablalsis [kə'tæbəsɪs] *noun*: (*Krankheit*) Nachlassen *nt*, Abklingen *nt*, Katabasis *f*

catlalbatlic [kætə'bætɪk] *adj*: (*Krankheit*) nachlassend, zurückgehend, abklingend

catlalbilolsis [ˌkætəbaɪ'əʊsɪs] *noun*: Katabiose *f*

catlalbilotlic [ˌkætəbaɪ'ɑtɪk] *adj*: katabiotisch, katabiot

catlalbollic [ˌkətæ'bɑlɪk] *adj*: den Abbaustoffwechsel/Katabolismus betreffend, katabol, katabolisch

caltablollin [kə'tæbəlɪn] *noun*: →*catabolite*

caltablollism [kə'tæbəlɪzəm] *noun*: Abbaustoffwechsel *m*, Katabolismus *m*, Katabolie *f*
carbohydrate catabolism: Kohlenhydratkatabolismus *m*
fatty acid catabolism: Fettsäurekatabolismus *m*
glucose catabolism: Glucosekatabolismus *m*

caltablollite [kə'tæbəlaɪt] *noun*: Katabolit *m*

caltablollize [kə'tæbəlaɪz] *vt, vi*: abbauen, katabolisieren

catlalcrotlic [ˌkætə'krɑtɪk] *adj*: (*Pulswelle*) katakrot

caltaclroltism [kə'tækrətɪzəm] *noun*: (*Pulswelle*) Katakrotie *f*

catlaldilcrotlic [ˌkætədaɪ'krɑtɪk] *adj*: (*Pulswelle*) katadikrot

catlaldilcroltism [ˌkætə'daɪkrətɪzəm] *noun*: (*Pulswelle*) Katadikrotie *f*

catlaldidlylmus [ˌkətæ'dɪdəməs] *noun*: Katadidymus *m*

catlaldiloplric [ˌkætədaɪ'ɑptrɪk] *adj*: katadioptrisch

catlalgen ['kætədʒən] *noun*: Katagenphase *f*

catlalgenlelsis [ˌkætə'dʒenəsɪs] *noun*: Involution *f*, Re(tro)gression *f*

catlallase ['kætleɪz] *noun*: Katalase *f*

catalase-negative *adj*: katalasenegativ

catalase-positive *adj*: katalasepositiv

catlalleplsis [ˌkætə'lepsɪs] *noun*: →*catalepsy*

catlalleplsy ['kətælepsiː] *noun*: Katalepsie *f*

catlalleplic [ˌkətæ'leptɪk]: **I** *noun* Kataleptiker(in *f*) *m* **II** *adj* Katalepsie betreffend, von Katalepsie betroffen, kataleptisch

catlalleptilform [ˌkætə'leptɪfɔːrm] *adj*: kataleptiform, kataleptoid

catlallepltoid [ˌkætə'leptɔɪd] *adj*: →*cataleptiform*

catlallolgia [ˌkætə'ləʊdʒ(ɪ)ə] *noun*: Verbigeration *f*

caltallylsis [kə'tælɪsɪs] *noun, plural* **-ses** [-siːz]: Katalyse *f*
acid catalysis: Säurekatalyse *f*
acid-base catalysis: Säure-Basen-Katalyse *f*
base catalysis: Basenkatalyse *f*
contact catalysis: heterogene Katalyse *f*, Kontaktkatalyse *f*
covalent catalysis: kovalente Katalyse *f*
general base catalysis: allgemeine Basenkatalyse *f*
heterogeneous catalysis: heterogene Katalyse *f*, Kontaktkatalyse *f*
specific base catalysis: spezifische Basenkatalyse *f*
surface catalysis: Oberflächenkatalyse *f*

catlallyst ['kætlɪst] *noun*: Katalysator *m*, Akzelerator *m*
metal catalyst: Metallkatalysator *m*

catlallytlic [ˌkætə'lɪtɪk] *adj*: Katalyse betreffend, katalytisch

catlallylzaltor [kætlɪ'zeɪtər] *noun*: →*catalyst*

catlallyze ['kætlaɪz] *vt*: katalysieren, beschleunigen

catlallyzler ['kætlaɪzər] *noun*: →*catalyst*

catlalmelnila [kætə'miːnɪə] *noun*: Regelblutung *f*, Menstruation *f*, Menses *pl*

catlalmelnilal [ˌkətæ'miːnɪəl, -njəl] *adj*: Menstruation betreffend, während der Menstruation, menstrual

catlalmenlolgenlic [ˌkætəˌmenə'dʒenɪk] *adj*: menstruationsauslösend

catlamlnelsis [ˌkætæm'niːsɪs] *noun*: Katamnese *f*

C

cat|am|nes|tic [ˌkætə'nestɪk] *adj*: katamnestisch
cat|a|pha|sia [kætə'feɪʒ(ɪ)ə] *noun*: →*catalogia*
cat|a|pho|re|sis [ˌkətæfə'riːsɪs] *noun*: Kataphorese *f*
cat|a|pho|ret|ic [ˌkætəfə'retɪk] *adj*: kataphoretisch
cat|a|pho|ria [ˌkætə'fəʊrɪə] *noun*: Kataphorie *f*
cat|a|phyl|lax|is [ˌkætəfɪ'læksɪs] *noun*: Kataphylaxie *f*
cat|a|pla|sia [ˌkətæ'pleɪʒ(ɪ)ə] *noun*: Kataplasie *f*
ca|tap|la|sis [kə'tæpləsɪs] *noun*: →*cataplasia*
cat|a|plasm ['kætəplæzəm] *noun*: Breiumschlag *m*, -packung *f*, Kataplasma *nt*
cat|a|plas|ma [ˌkætə'plæzmə] *noun*: →*cataplasm*
cat|a|plec|tic [ˌkætə'plektɪk] *adj*: kataplektisch
cat|a|plex|is [ˌkætə'pleksɪs] *noun*: →*cataplexy*
cat|a|plex|y ['kætəpleksiː] *noun*: Lachschlag *m*, Schrecklähmung *f*, Tonusverlustsyndrom *nt*, Kataplexie *f*, Gelolepsie *f*, Geloplegie *f*
cat|a|ract ['kætərækt] *noun*: grauer Star *m*, Katarakt *f*, Cataracta *f*
annular cataract: ringförmige/scheibenförmige Katarakt *f*
atopic cataract: Ekzemstar *m*, Cataracta neurodermitica
axial cataract: Spindelstar *m*, Cataracta fusiformis
axial fusiform cataract: →*axial cataract*
black cataract: schwarzer Altersstar *m*, Cataracta nigra
blue cataract: Cataracta coerulea
blue dot cataract: →*blue cataract*
brown cataract: brauner Altersstar *m*, Cataracta brunescens
brunescent cataract: Cataracta brunescens
calcareous cataract: Kalkstar *m*, Cataracta calcarea
capsular cataract: Kapselstar *m*, Cataracta capsularis
central cataract: Zentralstar *m*, Cataracta centralis
cerulean cataract: Cataracta coerulea
choroidal cataract: Uveitiskatarakt *f*, Cataracta chorioidealis
complete cataract: kompletter/vollständiger Star *m*, Totalstar *m*, Cataracta totalis
complicated cataract: komplizierter Star *m*, Cataracta complicata
congenital cataract: angeborener Star *m*, Cataracta congenita
contusion cataract: Kontusionskatarakt *f*, -star *m*
copper cataract: Kupferstar *m*, Chalcosis lentis
coralliform cataract: Korallenstar *m*, Cataracta coralliformis
coronary cataract: Kranzstar *m*, Cataracta coronaria
cortical cataract: Rindenstar *m*, Cataracta corticalis
corticosteroid-induced cataract: Cortisonstar *m*, Kortisonstar *m*, Steroidkatarakt *f*
cortison cataract: Cortisonstar *m*, Kortisonstar *m*, Steroidkatarakt *f*
cuneiform cataract: periphere Speichentrübungen *pl*, Cataracta cuneiformis
dermatogenic cataract: Katarakt *f* bei Dermatosen, Cataracta syndermatotica
diabetic cataract: Zuckerstar *m*, Cataracta diabetica
disc-shaped cataract: (*brit.*) →*disk-shaped cataract*
disk-shaped cataract: ringförmige/scheibenförmige Katarakt *f*
electric cataract: Blitzstar *m*, Cataracta electrica
embryonal cataract: Fetalnahtkatarakt *f*
embryonal nuclear cataract: Cataracta centralis pulverulenta
embryopathic cataract: Katarakt *f* bei Embryopathie
floriform cataract: Blütenstar *m*, Cataracta floriformis
furnacemen's cataract: Feuer-, Glasbläserstar *m*, Infrarotkatarakt *f*, Cataracta calorica
fusiform cataract: Spindelstar *m*, Cataracta fusiformis
galactosaemic cataract: (*brit.*) →*galactosemic cataract*
galactose cataract: Katarakt *f* bei Galaktosämie
galactosemic cataract: →*galactose cataract*
glassblower's cataract: Feuer-, Glasbläserstar *m*, Infrarotkatarakt *f*, Cataracta calorica
glassworker's cataract: →*glassblower's cataract*
glaucomatous cataract: Glaukomflecken *pl*
hard cataract: harte Katarakt *f*, Cataracta dura
heat cataract: Feuer-, Glasbläserstar *m*, Infrarotkatarakt *f*, Cataracta calorica
hypermature cataract: Cataracta provecta
immature cataract: beginnender Star *m*, Cataracta incipiens
incipient cataract: beginnender Star *m*, Cataracta incipiens
infrared cataract: Feuer-, Glasbläserstar *m*, Infrarotkatarakt *f*, Cataracta calorica
intumescent cataract: Cataracta intumescentia
iron cataract: Eisenstar *m*, Siderosis lentis
juvenile cataract: juvenile Katarakt *f*, Cataracta juvenilis
lamellar cataract: Schichtstar *m*, Cataracta zonularis
lenticular cataract: Linsenstar *m*
life-belt cataract: ringförmige/scheibenförmige Katarakt *f*
mature cataract: Cataracta matura
membranous cataract: Cataracta membranacea
metabolic cataract: metabolische/stoffwechselbedingte Katarakt *f*
Morgagni's cataract: Morgagni-Katarakt *f*, Cataracta liquida/fluida
morgagnian cataract: →*Morgagni's cataract*
myotonic cataract: Katarakt *f* bei Muskeldystrophie, Cataracta myotonica
nuclear cataract: Kernstar *m*, Cataracta nuclearis
nutritional cataract: nutritive Katarakt *f*
nutritional deficiency cataract: nutritive Katarakt
overripe cataract: überreifer Altersstar *m*, Cataracta hypermatura, hypermature Katarakt *f*
perinuclear cataract: perinukleäre Katarakt *f*
pisciform cataract: Fischflossenstar *m*, Cataracta pisciformis
polar cataract: Polstar *m*, Cataracta polaris
postinflammatory cataract: postentzündliche Katarakt *f*
presenile cataract: präsenile Katarakt *f*
punctate cataract: punktförmige Linsentrübung *f*, Cataracta punctata
pyramidal cataract: Pyramidenstar *m*, Cataracta pyramidalis
radiation cataract: Strahlenstar *m*, Cataracta radiationis
ripe cataract: reifer Star *m*, Cataracta matura
rosette cataract: Rosettenstar *m*
rubella cataract: Katarakt *f* bei Rötelnembryopathie
secondary cataract: **1.** komplizierter Star *m*, Cataracta complicata **2.** Nachstar *m*, Cataracta secundaria
sedimentary cataract: Morgagni-Katarakt *f*, Cataracta liquida/fluida
senile cataract: Altersstar *m*, Cataracta senilis
snowflake cataract: Schneeflockenkatarakt *f*
snowstorm cataract: →*snowflake cataract*
spindle cataract: Spindelstar *m*, Cataracta fusiformis
stellate cataract: sternförmige Katarakt *f*, Cataracta stellata

steroid-induced cataract: Steroidkatarakt *f*
subcapsular cataract: subkapsuläre Katarakt *f*
sunflower cataract: Sonnenblumenstar *m*
syndermatotic cataract: Katarakt *f* bei Dermatosen, Cataracta syndermatotica
tetanic cataract: tetanische Katarakt *f*
tetany cataract: Tetaniestar *m*, Cataracta tetanica
thermal cataract: Feuer-, Glasbläserstar *m*, Infrarotkatarakt *f*, Cataracta calorica
total cataract: kompletter/vollständiger Star *m*, Totalstar *m*, Cataracta totalis
toxic cataract: toxische Katarakt *f*
traumatic cataract: (post-)traumatischer Star *m*, Wundstar *m*, Cataracta traumatica
umbilicated cataract: ringförmige/scheibenförmige Katarakt *f*
x-ray cataract: Röntgenstar *m*
zonular cataract: Schichtstar *m*, Cataracta zonularis

cat|a|rac|ta [ˌkætə'ræktə] *noun*: →*cataract*

cat|a|rac|to|gen|ic [kætəˌræktə'dʒenɪk] *adj*: die Starentwicklung fördernd *oder* auslösend, kataraktogen

cat|a|rac|tous [ˌkætə'ræktəs] *adj*: Katarakt betreffend, von Katarakt betroffen, Katarakt-, Star-

ca|tarrh [kə'tɑːr] *noun*: katarrhalische/katarralische Entzündung *f*, Katarrh *m*, Katarr *m*
autumnal catarrh: Heuschnupfen *m*, Heufieber *nt*
Bostock's catarrh: Heuschnupfen *m*, Heufieber *nt*
mucosal catarrh: Schleimhautkatarrh *m*
nasal catarrh: Rhinitis *f*, Nasenschleimhautentzündung *f*, Schnupfen *m*, Nasenkatarrh *m*, Koryza *f*, Coryza *f*
postnasal catarrh: chronische Rhinopharyngitis *f*
purulent catarrh: eitriger Katarrh *m*
seromucous catarrh: seromuköser Katarrh *m*
sinus catarrh: Sinuskatarrh *m*, -histiozytosis *f*, akute unspezifische Lymphadenitis *f*
suffocative catarrh: anfallsweise Atemnot *m*, Asthma *nt*
tracheal catarrh: Luftröhrenentzündung *f*, Tracheaentzündung *f*, Tracheitis *f*
vernal catarrh: Frühjahrskonjunktivitis *f*, -katarrh *m*, Conjunctivitis vernalis

ca|tarrh|al [kə'tɑːrəl] *adj*: Katarrh betreffend, mit einem Katarhh, katarrhalisch, katarralisch

cat|a|stal|sis [ˌkætə'stɔːlsɪs, -stæl-] *noun*: Katastaltik *f*, Katastalsis *f*

cat|a|stal|tic [ˌkætə'stɔːltɪk, -stæl-]: I *noun* Hemmer *m*, Hemmstoff *m*, Inhibitor *m* II *adj* hemmend, inhibitorisch

cat|a|state ['kætəsteɪt] *noun*: →*catabolite*

cat|a|stat|ic [ˌkætə'stætɪk] *adj*: den Abbaustoffwechsel/Katabolismus betreffend, katabol, katabolisch

cat|a|thy|mi|a [ˌkætə'θaɪmɪə] *noun*: Katathymie *f*

cat|a|thy|mic [ˌkætə'θaɪmɪk] *adj*: katathym

cat|a|to|ni|a [ˌkætə'təʊnɪə] *noun*: Katatonie *f*
acute lethal catatonia: akute tödliche Katatonie *f*, perniziöse Katatonie *f*
catatonia with mannerism: manierierte Katatonie *f*
catatonia with mutism: sprechbereite Katatonie *f*
catatonia with slow speech: sprachträge Katatonie *f*

cat|a|ton|ic [ˌkætə'tɑnɪk]: I *noun* Katatoniker(in *f*) *m*, Patient(in *f*) *m* mit Katatonie II *adj* kataton

cat|a|tri|crot|ic [ˌkætətraɪ'krɑtɪk] *adj*: (*Pulswelle*) katatrikrot

cat|a|tri|cro|tism [ˌkætə'traɪkrətɪzəm] *noun*: (*Pulswelle*) Katatrikrotie *f*

cat|e|chin ['kætɪtʃɪn, -kɪn] *noun*: Katechin *nt*, Catechin *nt*, Katechol *nt*, Catechol *nt*

cat|e|chol ['kætɪkɔl, -kɑl] *noun*: Katechin *nt*, Catechin *nt*, Katechol *nt*, Catechol *nt*

cat|e|chol|a|mine [ˌkætə'kɑləmiːn, -'kəʊl-] *noun*: Katecholamin *nt*, (Brenz-)Katechinamin *nt*

catecholamine-O-methyltransferase *noun*: Catecholamin-O-methyltransferase *f*

cat|e|chol|a|min|er|gic [ˌkætəˌkɑləmɪ'nɜrdʒɪk] *adj*: auf Katecholamine als Transmitter ansprechend, katecholaminerg, katecholaminergisch

cat|e|go|ri|za|tion [ˌkætɪgərɪ'zeɪʃn, -gəʊ-] *noun*: Klassifizierung *f*, Kategorisierung *f*

cat|e|go|rize ['kætɪgəraɪz] *vt*: kategorisieren, klassifizieren, nach Kategorien einteilen *oder* ordnen

cat|e|go|ry ['kætɪgərɪ, -ˌgəʊriː] *noun, plura* **-ries**: Kategorie *f*, Gruppe *f*, Art *f*, Klasse *f* **fall into the high-risk category** zur Risikogruppe gehören

cat|e|lec|trot|o|nus [ˌkætəlek'trɑtnəs] *noun*: Katelektrotonus *m*

cat|e|nate ['kætɪneɪt] *vt*: verketten, aneinanderreihen, -knüpfen

cat|e|noid ['kætənɔɪd] *adj*: kettenförmig, -ähnlich, Ketten-

ca|ten|u|late [kə'tenjəlɪt, -leɪt] *adj*: →*catenoid*

cat|gut ['kætgət] *noun*: Katgut *nt*, Catgut *nt*
chromic catgut: Chromcatgut *nt*
chromicized catgut: Chromcatgut *nt*

ca|thae|re|sis [kə'θeriːsɪs] *noun*: →*catheresis*

ca|thar|sis [kə'θɑːrsɪs] *noun, plural* **-ses** [-siːz]: Katharsis *f*

ca|thar|tic [kə'θɑːrtɪk]: I *noun* (*pharmakol.*) Abführmittel *nt*, Kathartikum *nt*, Laxans *nt*, Purgans *nt*, Purgativ(um) *nt* II *adj* (*pharmakol.*) abführend, kathartisch, purgierend, Abführ- **2.** (*psychiat.*) Katharsis betreffend, kathartisch

ca|thar|ti|cal [kə'θɑːrtɪkl] *adj*: Katharsis betreffend, kathartisch

ca|thep|sin [kə'θepsɪn] *noun*: Kathepsin *nt*, Cathepsin *nt*

ca|ther|e|sis [kə'θeriːsɪs] *noun*: (arzneimittelbedingte) Schwäche *f*

cath|e|ret|ic [ˌkæθɪ'retɪk] *adj*: **1.** schwächend **2.** schwach ätzend

cath|e|ter ['kæθətər] *noun*: Katheter *m*
angiographic catheter: Angiografiekatheter *m*
aortic catheter: Aortenkatheter *m*
arterial catheter: Arterienkatheter *m*
balloon catheter: Ballonkatheter *m*, Ballonsonde *f*
balloon-tipped catheter: Ballonkatheter *m*, Ballonsonde *f*
Bozeman's catheter: →*Bozeman-Fritsch catheter*
Bozeman-Fritsch catheter: Bozeman-Fritsch-Katheter *m*
Broviac catheter: Broviac-Katheter *m*
cardiac catheter: Herzkatheter *m*
Carlens' catheter: Carlens-Tubus *m*
Casper catheter: Casper-Katheter *m*
cava catheter: Cavakatheter *m*
central venous catheter: zentraler Venenkatheter *m*, zentraler Venenkatheter *m*
Chevassu's catheter: Chevassu-Katheter *m*
cholangiography catheter: Cholangiografiekatheter *m*
de Pezzer catheter: Pezzer-Katheter *m*
dialysis catheter: Dialysekatheter *m*
dilatation catheter: Dilatationskatheter *m*
dilating catheter: Dilatationskatheter *m*
dilation catheter: Dilatationskatheter *m*
double-channel catheter: doppelläufiger Katheter *m*
double-current catheter: doppelläufiger Katheter *m*
double-lumen catheter: doppelläufiger Katheter *m*
elbowed catheter: gebogener (Blasen-)Katheter *m*

C

embolectomy catheter: Embolektomiekatheter *m*
endobronchial catheter: Endobronchialkatheter *m*
endotracheal catheter: Endotrachealkatheter *m*
eustachian catheter: Tubenkatheter *m*
feeding catheter: Ernährungs-, Nahrungskatheter *m*
flow-directed catheter: Einschwemmkatheter *m*
Fogarty catheter: Fogarty-Ballonkatheter *m*
Foley catheter: Foley-Katheter *m*
Fritsch's catheter: Bozeman-Fritsch-Katheter *m*
Gruentzig catheter: Grüntzig-Katheter *m*
Hickman catheter: Hickman-Katheter *m*
indwelling catheter: Verweil-, Dauerkatheter *m*
intracardiac catheter: Herzkatheter *m*
large-bore catheter: großlumiger Katheter *m*
left cardiac catheter: Linksherzkatheter *m*
Malecot's catheter: Malecot-Katheter *m*
Metras catheter: Metras-Katheter *m*
Métras catheter: Métras-Katheter *m*
multi-lumen catheter: Mehrlumenkatheter *m*
Nélaton's catheter: Nélaton-Katheter *m*
nephrostomy catheter: Nierenfistelkatheter *m*
Pezzer's catheter: Pezzer-Katheter *m*
Pflaumer's catheter: Pflaumer-Katheter *m*
pigtail catheter: Pigtail-Katheter *m*
prostatic catheter: gebogener (Harn-)Blasenkatheter *m*
pulmonary catheter: Arteria-pulmonalis-Katheter *m*
pulmonary artery catheter: Pulmonaliskatheter *m*, Pulmonalarterienkatheter *m*
right heart catheter: Rechtsherzkatheter *m*
Shaldon's catheter: Shaldon-Katheter *m*
suction catheter: Saugkatheter *m*
Swan-Ganz catheter: Swan-Ganz-Katheter *m*
Tenckhoff catheter: Tenckhoff-Katheter *m*
Thompson bronchial catheter: Thompson-Tubus *m*
thrombectomy catheter: Thrombektomiekatheter *m*
Tiemann's catheter: Tiemann-Katheter *m*
T tube catheter: T-Katheter *m*
Ultzmann catheter: Ultzmann-Katheter *m*
umbilical vessel catheter: Nabelschnur-, Nabelvenenkatheter *m*
ureteral catheter: Ureterkatheter *m*, Harnleiterkatheter *m*
urethral catheter: intraurethraler Blasenkatheter *m*
urinary catheter: **1.** (Harn-)Blasenkatheter *m* **2.** Katheter *m* zur Harnableitung
vena caval catheter: Vena-cava-Katheter *m*
venous catheter: Venenkatheter *m*

cath|e|ter|ism ['kæθətərɪzəm] *noun*: →*catheterization*

cath|e|ter|i|za|tion [kæθɪtəraɪ'zeɪʃn] *noun*: Katheterisierung *f*, Katheterismus *m*
ureteral catheterization: Ureterenkatheterisierung *f*
biliary catheterization: Gallengangskatheterisierung *f*
bladder catheterization: Blasendrainage *f*
cardiac catheterization: Herzkatheterismus *m*, -katheterisierung *f*
retrourethral catheterization: posteriore/retrourethrale (Blasen-)Katheterisierung *f*
transhepatic biliary catheterization: transhepatische Gallengangskatheterisierung *f*
tubal catheterization: (*Ohr*) Tubenkatheterismus *m*

cath|e|ter|ize ['kæθɪtəraɪz] *vt*: einen Katheter einführen/legen, katheterisieren, kathetern

cath|e|ter|o|stat ['kæθɪtərəstæt, kæ'θiːtərəʊ-] *noun*: Katheterständer *m*

cath|e|to|stat ['kæθətəʊstæt] *noun*: Katheterständer *m*

ca|thex|is [kə'θeksɪs] *noun, plura* **-thex|es** [-'θeksiːz]: Kathexis *f*

cath|i|so|pho|bi|a [ˌkæθɪsəʊ'fəʊbɪə] *noun*: Akathisie *f*

cath|o|dal ['kæθədl] *adj*: Kathode betreffend, kathodisch, katodisch, Kathoden-

cath|ode ['kæθəʊd] *noun*: Kathode *f*

ca|thod|ic [kæ'θɑdɪk, -'θəʊ-, kə-] *adj*: →*cathodal*

cath|o|lyte ['kæθəlaɪt] *noun*: Katholyt *m*

cat|i|on ['kætˌaɪən, -ɑn] *noun*: Kation *nt*

cat|i|on|ic [ˌkætaɪ'ɑnɪk] *adj*: kationisch

cat|lin ['kætlɪn] *noun*: zweischneidiges Amputationsmesser *nt*

cat|ling ['kætlɪŋ] *noun*: →*catlin*

ca|top|tric [kə'tɑptrɪk] *adj*: katoptrisch

ca|top|trics [kə'tɑptrɪks] *plural*: Katoptrik *f*

CATT *Abk.*: computerized axial transmission tomography

caud. *Abk.*: caudal

cau|da ['kaʊdə, 'kɔːdə] *noun, plural* **-dae** [-diː]: Schwanz *m*, Schweif *m*, Kauda *f*, Cauda *f*
cauda equina: Cauda equina, Pferdeschweif *m*

cau|dal ['kɔːdl] *adj*: **1.** fuß-, schwanzwärts (gelegen), kaudal, caudal **2.** Cauda equina betreffend, Kauda-, Kaudal-

cau|date ['kɔːdeɪt] *adj*: einen Schwanz besitzend, geschwänzt; schwanzförmig

cau|dat|ed ['kɔːdeɪtɪd] *adj*: →*caudate*

cau|da|to|len|tic|u|lar [kɔːˌdeɪtəʊlen'tɪkjələr] *adj*: Nucleus caudatus und Nucleus lenticularis betreffend, kaudatolentikulär

cau|da|tum [kɔː'deɪtəm] *noun*: Schweifkern *m*, Nucleus caudatus

cau|dec|to|my [kɔː'dektəmiː] *noun*: Kaudektomie *f*

cau|do|ceph|al|ad [ˌkɔːdəʊ'sefəlæd] *adj*: kaudokephal, kaudozephal

cau|do|len|tic|u|lar [ˌkɔːdəʊ'len'tɪkjələr] *adj*: →*caudatolenticular*

caus|al ['kɔːzl] *adj*: Ursache betreffend, auf die Ursache gerichtet, ursächlich, kausal, Kausal-; verursachend

cau|sal|gia [kɔː'zældʒ(ɪ)ə] *noun*: Kausalgie *f*

caus|a|tive ['kɔːzətɪv] *adj*: verursachend, begründend, kausal (*of*)

cause [kɔːz]: **I** *noun* **1.** Ursache *f*, Grund *m*, Anlass *m*, Veranlassung *f* (*for* zu) **2.** Sache *f*, Angelegenheit *f*, Frage *f* **II** *vt* **3.** verursachen, hervorrufen, bewirken **4.** veranlassen **without apparent cause** ohne ersichtlichen Grund **cause of death** Todesart *f*, Todesursache *f*

caus|tic ['kɔːstɪk]: **I** *noun* Ätzmittel *nt*, Beizmittel *nt*, Kaustikum *nt* **II** *adj* kaustisch, ätzend, beißend, brennend
lunar caustic: Lapis infernalis, Höllenstift *m*

caus|tic|i|ty [kɔːs'tɪsətiː] *noun*: Ätz-, Beizkraft *f*

cau|ter|ant ['kɔːtərənt] *noun, adj*: →*caustic*

cau|ter|i|za|tion [ˌkɔːtəraɪ'zeɪʃn] *noun*: (Aus-)Brennen *nt*, Kauterisation *f*, Kauterisieren *nt*, Kaustik *f*

cau|ter|ize ['kɔːtəraɪz] *vt*: (aus-)brennen, (ver-)ätzen, kauterisieren

cau|ter|y ['kɔːtəriː] *noun*: **1.** (Aus-)Brennen *nt*, Kauterisation *f*, Kauterisieren *nt*, Kaustik *f* **2.** Brenneisen *nt*, Kauter *m* **3.** Ätzmittel *nt*, Beizmittel *nt*, Kaustikum *nt*
chemical cautery: →*chemocautery*
cold cautery: Kryokauter *m*
electric cautery: Elektrokauterisation *f*
galvanic cautery: Elektrokauterisation *f*

CAV *Abk.*: **1.** congenital absence of vagina **2.** congentinal adrenal virilism **3.** cusp of the aortic valve **4.** cyclophosphamide, alexan, vincristine

ca|va ['kɑːvə, 'keɪ-] *noun*: Kava *f*, Vena cava

ca|val ['keɪvəl, 'kɑː-] *adj*: Vene cava betreffend, Kava-

cav|a|scope ['kævəskəʊp] *noun*: Kavernoskop *nt*

CAVB *Abk.*: **1.** complete atrioventricular block **2.** coronary

artery venous bypass
CAVC *Abk.*: complete atrioventricular canal
cave [keɪv]: I *noun* Höhle *f* II *vt* aushöhlen
cav|ern ['kævərn]: I *noun* **1.** (pathologischer) Hohlraum *m*, Kaverne *f*, Caverna *f* **2.** Hohlraum *m*, Höhle *f*, Kaverne *f*, Caverna *f* II *vt* aushöhlen
cavern out *vt* aushöhlen
caverns of cavernous bodies: Schwellkörperkavernen *pl*, Cavernae corporum cavernosorum
caverns of corpora cavernosa: →*caverns of cavernous bodies*
caverns of corpus spongiosum: →*caverns of spongy body*
early cavern: Frühkaverne *f*
caverns of spongy body: Kavernen *pl* des Harnröhrenschwellkörpers, Cavernae corporis spongiosi
ca|ver|na [kə'vɜrnə] *noun, plura* **-nae** [-niː]: →*cavern*
cav|er|nit|ic [kævər'nɪtɪk] *adj*: Kavernitis betreffend, kavernitisch
cav|er|ni|tis [kævər'naɪtɪs] *noun*: Entzündung *f* der Penisschwellkörper, Kavernitis *f*, Cavernitis *f*
fibrous cavernitis: Peyronie-Krankheit *f*, Penisfibromatose *f*, Induratio penis plastica, Sclerosis fibrosa penis
cav|er|no|ma [kævər'nəʊmə] *noun*: kavernöses Hämangiom *nt*, Kavernom *nt*
cav|er|no|scope ['kævərnəskəʊp] *noun*: Kavernoskop *nt*
cav|er|nos|co|py [ˌkævər'nɑskəpiː] *noun*: Kavernoskopie *f*
cav|er|no|si|tis [ˌkævərnə'saɪtɪs] *noun*: →*cavernitis*
cav|er|no|sog|ra|phy [ˌkævərnə'sɑɡræfiː] *noun*: Kavernosographie *f*, Kavernosografie *f*
cav|er|no|som|e|try [ˌkævərnə'sɑmətriː] *noun*: Kavernosometrie *f*
cav|er|nos|to|my [ˌkævər'nɑstəmɪ] *noun*: Kavernostomie *f*
cav|er|not|o|my [ˌkævər'nɑtəmɪ] *noun*: Kaverneneröffnung *f*, Speleo-, Kavernotomie *f*
cav|ern|ous ['kævərnəs] *adj*: Kavernen enthaltend, porös, schwammig, kavernös
CAVH *Abk.*: continuous arteriovenous hemofiltration
ca|vil|la [kə'vɪlə] *noun*: Keilbein *nt*, Os sphenoidale
cav|i|ta|ry ['kævɪteriː] *adj*: Kavernen enthaltend, porös, schwammig, kavernös
cav|i|tas ['kævɪtæs] *noun, plura* **cav|i|ta|tes** [kævɪ'teɪtiːz]: Höhle *f*, Höhlung *f*, Raum *m*, Cavitas *f*, Cavum *nt*
cav|i|tate ['kævɪteɪt] *vi*: aushöhlen
cav|i|ta|tion [ˌkævɪ'teɪʃn] *noun*: **1.** (*patholog.*) Höhlen-, Hohlraum-, Kavernenbildung *f*, Aushöhlung *f* **2.** (*anatom.*) Höhle *f*, Höhlung *f*, Raum *m*, Cavitas *f*, Cavum *nt*
ca|vi|tis [keɪ'vaɪtɪs] *noun*: Entzündung *f* der Vena cava inferior *oder* superior
cav|i|ty ['kævətiː] *noun*: **1.** Hohlraum *m*, (Aus-)Höhlung *f* **2.** Höhle *f*, Höhlung *f*, Raum *m*, Cavitas *f*, Cavum *nt* **3.** Kavität *f*, kariöse Höhle *f*, kariöse Höhlung *f*, Loch *nt* **4.** Kavität *f* präparierte Kavität *f*, vorbereitete Kavität *f*
abdominal cavity: Bauchraum *m*, -höhle *f*, Cavitas abdominis/abdominalis
abdominopelvic cavity: Bauch- und Beckenhöhle *f*, Cavitas abdominis et pelvis
abscess cavity: Abszesshöhle *f*
acetabular cavity: Hüft(gelenks)pfanne *f*, Azetabulum *nt*, Acetabulum *nt*
alveolar cavities: Zahnfächer *pl*, Alveoli dentales
amnionic cavity: →*amniotic cavity*
amniotic cavity: Amnionhöhle *f*
approximal cavity: Approximalkavität *f*, approximale Kavität *f*, Kavität *f* der Approximalfläche
cavity in the approximal surface: Approximalkavität *f*, approximale Kavität *f*, Kavität *f* der Approximalfläche
cavity in the approximal surface of biscuspids: approximale Kavität *f* an Prämolaren, Kavität *f* der Approximalfläche von Prämolaren
cavity in the approximal surface of cuspids: approximale Kavität *f* an Eckzähnen, Kavität *f* der Approximalfläche von Eckzähnen
cavity in the approximal surface of incisors: approximale Kavität *f* an Schneidezähnen, Kavität *f* der Approximalfläche von Schneidezähnen
cavity in the approximal surface of molars: approximale Kavität *f* an Molaren, Kavität *f* der Approximalfläche von Molaren
articular cavity: Gelenkhöhle *f*, Gelenkraum *m*, Gelenkspalt *m*, Cavitas articularis
axial surface cavity: Kavität *f* einer achsenparallelen Fläche
axillary cavity: Axilla *f*, Fossa axillaris
Baer's cavity: von Baer-Höhle *f*, -Spalte *f*
blastocyst cavity: Furchungs-, Keimhöhle *f*, Blastozöl *nt*
body cavity: Körperhöhle *f*
bone marrow cavity: Markhöhle *f*, Cavitas medullaris
bony cavity of nose: knöcherne Nasenhöhle *f*, Cavitas nasalis ossea
bronchiectatic cavity: Bronchiektase(n)höhle *f*
buccal cavity: **1.** Kavität *f* an der bukkalen Zahnfläche **2.** Vestibulum oris
carious cavity: Kavität *f*, kariöse Höhle *f*, kariöse Höhlung *f*, Loch *nt*
chorionic cavity: Chorionhöhle *f*, extraembryonales Zölom *nt*
cleavage cavity: Furchungs-, Keimhöhle *f*, Blastozöl *nt*
coelomic cavity: Zölom *nt*, Zölomhöhle *f*, Coeloma *nt*
complex cavity: komplizierte Kavität *f*, gemischte Kavität *f*, Kavität *f* an zwei *oder* mehreren Zahnflächen
compound cavity: →*complex cavity*
concave cavity of temporal bone: Fossa mandibularis (ossis temporalis)
cavity of concha: Cavitas conchae, Cavum conchae
coronal cavity: Kronenabschnitt *m* der Zahnhöhle, Cavitas coronae
cavities of corpora cavernosa: Schwellkörperkavernen *pl*, Cavernae corporum cavernosorum
cavities of corpus spongiosum: Kavernen *pl* des Harnröhrenschwellkörpers, Cavernae corporis spongiosi
cotyloid cavity: Hüft(gelenks)pfanne *f*, Azetabulum *nt*, Acetabulum *nt*
cranial cavity: Schädel-, Hirnhöhle *f*, Cavitas cranii
crown cavity: Kronenabschnitt *m*, Cavitas coronae
dental cavity: Zahnhöhle *f*, Pulpahöhle *f*, Cavitas dentis
distal cavity: Kavität *f* an einer distalen Zahnfläche
distal-occlusal cavity: Kavität *f* an der distal-okklusalen Zahnfläche
DO cavity: Kavität *f* an der distal-okklusalen Zahnfläche
empyaemic residual cavity: (*brit.*) →*empyemic residual cavity*
empyemic residual cavity: Empyemresthöhle *f*
epidural cavity: Epiduralraum *m*, Epiduralspalt *m*, Spatium epidurale
exocoelomic cavity: primärer Dottersack *m*
external oral cavity: Mundvorhof *m*, Cavum oris externum, Vestibulum oris
faucial cavity: Schlundhöhle *f*, Rachenhöhle *f*, Cavitas pharyngis
fissure cavity: Fissurenkavität *f*
gastrovascular cavity: Gastrovaskularraum *m*, -system

nt
gingival cavity: Zahnhalskavität *f*, Kavität *f* des gingivalen Drittels einer Zahnfläche
gingival third cavity: →*gingival cavity*
glenoid cavity: Gelenkpfanne *f* der Skapula, Cavitas glenoidalis scapulae
greater peritoneal cavity: →*peritoneal cavity*
hypophysial cavity: Hypophysenhöhle *f*
idiopathic bone cavity: solitäre Knochenzyste *f*, hämorrhagische Knochenzyste *f*, Hämatomzyste *f*, progressive Knochenzyste *f*, hämorrhagische Extravasationszyste *f*, einfache Knochenzyste *f*, Solitärzyste *f*, traumatische Knochenzyste *f*
incisal cavity: Schneidekantenkavität *f*
infraglottic cavity: infraglottischer Raum *m*, Cavitas infraglottica
cavity in the cervical third of the surface of a tooth: Zahnhalskavität *f*, Kavität *f* des gingivalen Drittels einer Zahnfläche
cavity in the gingival third of the surface of a tooth: →*gingival cavity*
intracranial cavity: Schädelhöhle *f*, Cavitas cranii
ischiorectal cavity: Fossa ischioanalis
joint cavity: Gelenkhöhle *f*, -raum *m*, -spalt *m*, Cavitas articularis
labial cavity: Kavität *f* an der labialen Zahnfläche
laryngeal cavity: Kehlkopfinnenraum *m*, Cavitas laryngis
laryngopharyngeal cavity: Hypo-, Laryngopharynx *m*, Pars laryngea pharyngis
lesser peritoneal cavity: Netzbeutel *m*, Bauchfelltasche *f*, Bursa omentalis
lesser sac of peritoneal cavity: Netzbeutel *m*, Bauchfelltasche *f*, Bursa omentalis
lingual cavity: Kavität *f* an der lingualen Zahnfläche
lingual mandibular bone cavity: Unterkieferknochenhöhle *f*, Stafne-Zyste *f*, Stafne idiopathische Knochenhöhle *f*, latente Knochenzyste *f*, statische Knochenzyste *f*, latente Knochenhöhle *f* des Unterkiefers, stationäre Knochenhöhle *f*, embryonaler Mandibuladefekt *m*, kongenitaler Unterkieferdefekt *m*, latente hämorrhagische Knochenzyste *f*, linguale Unterkieferknochenhöhle *f*, linguale Knocheneindellung *f*
lower cavity: diskomandibulare Kammer *f*
marrow cavity: Markhöhle *f*, Cavitas medullaris
mastoid cavity: Warzenfortsatzhöhle *f*, Antrum mastoideum
Meckel's cavity: Meckel-Raum *m*, Cavum trigeminale, Cavitas trigeminalis
mediastinal cavity: Mittelfell-, Mediastinalraum *m*, Mediastinum *nt*
medullary cavity: Markraum *m*, -höhle *f*, Cavitas medullaris
mesial cavity: Kavität *f* an der mesialen Zahnfläche
mesio-occlusal cavity: Kavität *f* an der mesio-okklusalen Zahnfläche
mesio-occlusodistal cavity: Kavität *f* an der mesio-okklusal-distalen Zahnfläche
cavity of middle ear: Paukenhöhle *f*, Cavum tympani, Cavitas tympanica
MO cavity: Kavität *f* an der mesio-okklusalen Zahnfläche
MOD cavity: Kavität *f* an der mesio-okklusal-distalen Zahnfläche
nasal cavity: Nasenhöhle *f*, Cavitas nasi
nerve cavity: (*Zahn*) Pulpahöhle *f*, Cavitas dentis/pulparis
occlusal cavity: Kavität *f* an der oklusalen Zahnfläche
open cavity: offene Kavität *f*
opening of orbital cavity: Aditus orbitalis
oral cavity: Mundhöhle *f*, Cavitas oris
orbital cavity: Augenhöhle *f*, Orbita *f*, Cavitas orbitalis
pectoral cavity: Brusthöhle *f*, Brustkorbinnenraum *m*, Cavitas thoracica/thoracis
pelvic cavity: Beckenhöhle *f*, Cavitas pelvis
pericardial cavity: Perikardhöhle *f*, Cavitas pericardiaca/pericardialis
peritoneal cavity: Peritoneal-, Bauchfellhöhle *f*, Cavitas peritonealis
pharyngeal cavity: Schlundhöhle *f*, Rachenhöhle *f*, Cavitas pharyngis
pharyngolaryngeal cavity: Hypo-, Laryngopharynx *m*, Pars laryngea pharyngis
pharyngonasal cavity: Nasenrachen(raum *m*) *m*, Epi-, Naso-, Rhinopharynx *m*, Pars nasalis pharyngis
pharyngooral cavity: Meso-, Oropharynx *m*, Pars oralis pharyngis
pit cavity: Fissurenkavität *f*
pit and fissure cavity: Fissurenkavität *f*
pleural cavity: Pleurahöhle *f*, Pleuraspalt *m*, Pleuraraum *m*, Cavitas pleuralis
pleuroperitoneal cavity: Pleuroperitonealhöhle *f*
popliteal cavity: Kniekehle *f*, Fossa poplitea
prepared cavity: Kavität *f*, präparierte Kavität *f*, vorbereitete Kavität *f*
primary marrow cavity: primäre Markhöhle *f*
primitive oral cavity: primitive Mundhöhle *f*
primitive pleural cavities: primitive (Ur-)Pleurahöhlen *pl*
primitive tympanic cavity: Paukenhöhlenanlage *f*
proper oral cavity: (eigentliche) Mundhöhle *f*, Cavitas oris propria
proximal cavity: Kavität *f* an einer proximalen Zahnfläche
proximo-occlusal cavity: proximo-okklusale Kavität *f*
pulmonary cavity: Lungenkaverne *f*
pulp cavity: Zahnhöhle *f*, Pulpahöhle *f*, Cavitas dentis/pulparis
Retzius' cavity: Retzius-Raum *m*, Spatium retropubicum
Rosenmüller's cavity: →*pharyngeal recess*
secondary marrow cavity: sekundäre Markhöhle *f*
segmentation cavity: Furchungs-, Keimhöhle *f*, Blastozöl *nt*
cavity of septum pellucidum: Cavum septi pellucidi
serous cavity: seröse Höhle *f*
simple cavity: einfache Kavität *f*, Kavität *f* an einer Zahnfläche
smoke cavity: Schmauchhöhle *f*
smooth surface cavity: Glattlächenkavität *f*, Kavität *f* der Glattflächen
Stafne's cavity: Unterkieferknochenhöhle *f*, Stafne-Zyste *f*, Stafne idiopathische Knochenhöhle *f*, latente Knochenzyste *f*, statische Knochenzyste *f*, latente Knochenhöhle *f* des Unterkiefers, stationäre Knochenhöhle *f*, embryonaler Mandibuladefekt *m*, kongenitaler Unterkieferdefekt *m*, latente hämorrhagische Knochenzyste *f*, linguale Unterkieferknochenhöhle *f*, linguale Knocheneindellung *f*
Stafne's idiopathic bone cavity: →*Stafne's cavity*
static bone cavity: →*Stafne's cavity*
subarachnoid cavity: Subarachnoidalraum *m*, -spalt *m*, Spatium subarachnoideum
subdural cavity: Subduralraum *m*, -spalt *m*, Spatium

subdurale
subgerminal cavity: Furchungs-, Keimhöhle *f*, Blastozöl *nt*
tension cavity: Spannungsblase *f*
thoracic cavity: Brusthöhle *f*, Thoraxhöhle *f*, Brustkorbinnenraum *m*, Cavitas thoracis/thoracica
trigeminal cavity: Meckel-Raum *m*, Cavum trigeminale, Cavitas trigeminalis
tuberculous cavity: tuberkulöse Kaverne *f*
tympanic cavity: Paukenhöhle *f*, Tympanon *nt*, Tympanum *nt*, Cavum tympani, Cavitas tympani **above the tympanic cavity** oberhalb der Paukenhöhle (liegend), supratympanal
upper cavity: diskotemporale Kammer *f*
uterine cavity: Gebärmutter-, Uterushöhle *f*, Cavitas uteri
ca|vo|gram [kæ'vəʊgræm] *noun*: Kavogramm *nt*
ca|vog|ra|phy [kæ'vɒgrəfiː] *noun*: Kontrastdarstellung *f* der Vena cava, Kavographie *f*, Kavografie *f*
inferior cavography: untere Kavografie *f*
superior cavography: obere Kavografie *f*
ca|vum ['k[vəm] *noun*: →*cavity*
cavum of septum pellucidum: Cavum septi pellucidi
cav|us ['kævəs] *noun*: Hohlfuß *m*, Pes cavus
C_{aw} *Abk.*: airway conductance
CBA *Abk.*: chronic bronchitis and asthma
CBC *Abk.*: **1.** carbenicillin **2.** complete blood count **3.** cortisol binding capacity
CBD *Abk.*: **1.** cannabidiole **2.** closed bladder drainage **3.** common bile duct
CBF *Abk.*: **1.** calcium binding fragment **2.** cerebral blood flow **3.** coronary blood flow
CBFP *Abk.*: chronic biological false-positive
CBG *Abk.*: **1.** corticosteroid binding globulin **2.** cortisol-binding globulin
CBHo *Abk.*: chlorobenzene homologues
C3b-INA *Abk.*: C3b inactivator
CBL *Abk.*: carbenoxolone
CBl *Abk.*: citrate blood
Cbl *Abk.*: cobalamin
CBP *Abk.*: chronic bacterial pancreatitis
CBR *Abk.*: crude birth rate
CBS *Abk.*: **1.** chronic brain syndrome **2.** p-chlorobenzene sulfonamide
CBV *Abk.*: **1.** cerebral blood volume **2.** circulating blood volume
CBW *Abk.*: chemical and biological warfare
CBZ *Abk.*: carbamazepine
CC *Abk.*: **1.** cardiac catheter **2.** cardiac cycle **3.** cervical carcinoma **4.** chief complaint **5.** cholecalciferol **6.** citrate cycle **7.** clinical course **8.** cloxacillin **9.** coefficient of correlation **10.** common cold **11.** computer calculated **12.** corpora cardiaca **13.** corpus callosum **14.** critical condition **15.** current complaints
Cc *Abk.*: concave
c.c. *Abk.*: constant current
CCA *Abk.*: **1.** centro-central anastomosis **2.** cephalin cholesterol antigen **3.** chick cell agglutination **4.** chimpanzee coryza agent **5.** chondrocalcinosis articularis **6.** circumflex coronary artery **7.** clear-cell acanthoma **8.** colonic carcinoma antigen
CCAT *Abk.*: conglutinating complement absorption test
CCAVC *Abk.*: common complete atrioventricular canal
CCB *Abk.*: cytochalasin B
CCBV *Abk.*: central circulating blood volume
CCC *Abk.*: **1.** calcium cyanamide citrated **2.** ciclacillin **3.** comprehensive cardiac care
CCCP *Abk.*: carbonylcyanide-m-chlorphenylhydrazone
CCCR *Abk.*: closed chest cardiac resuscitation
CCE *Abk.*: citrate cleavage enzyme
C-cell *Abk.*: calcitonin cell
CCF *Abk.*: **1.** cancer coagulative factor **2.** carotid cavernous fistula **3.** cephalin cholesterol flocculation **4.** congestive cardiac failure
Cch *Abk.*: carbamylcholine
CCHB *Abk.*: congenital complete heart block
CCI *Abk.*: **1.** chronic coronary insufficiency **2.** collateral circulation index
CCIE *Abk.*: countercurrent immunoelectrophoresis
CCIM *Abk.*: coronary care intensive medicine
CCK *Abk.*: cholecystokinin
CCK-PZ *Abk.*: cholecystokinin-pancreozymin
CCL *Abk.*: centrocystic lymphoma
CCM *Abk.*: congestive cardiomyopathy
CCMT *Abk.*: catechol-o-methyl transferase
CCNU *Abk.*: 1-(2-chloroethyl)-3-cyclohexyl-1-nitrosourea
CCP *Abk.*: **1.** chronic calcified pancreatitis **2.** critical closing pressure
CCPD *Abk.*: continuous cyclic peritoneal dialysis
CCR *Abk.*: carcinoma chrome reaction
C_{cr} *Abk.*: creatinine clearance
CCT *Abk.*: **1.** central conduction time **2.** combined cortical thickness **3.** congenitally corrected transposition **4.** cranial computerized tomography
CCU *Abk.*: **1.** coronary care unit **2.** critical care unit
C_{CW} *Abk.*: chest wall compliance
CD *Abk.*: **1.** cadaver donor **2.** cardiac diameter **3.** cardiac disease **4.** cardiac dullness **5.** cardiovascular disease **6.** celiac disease **7.** cesarian delivered **8.** chronotropic dose **9.** cluster of differentiation **10.** coli dyspepsia **11.** communicable disease **12.** computer diagnosis **13.** contact dermatitis **14.** contagious disease **15.** contrast density **16.** convulsive disorder **17.** convulsive dose **18.** Crohn's disease **19.** cystic duct
C.D. *Abk.*: curative dose
Cd *Abk.*: cadmium
cd *Abk.*: candela
CD4 *Abk.*: cluster of differentiation 4
$C.D._{50}$ *Abk.*: median curative dose
CD8 *Abk.*: cluster of differentiation 8
CDA *Abk.*: congenital dyserythropoietic anemia
CDAA *Abk.*: chloro-diallylacetamide
CDAI *Abk.*: Crohn's disease activity index
CDC *Abk.*: **1.** Centers for Disease Control **2.** chenodeoxycholic acid
CDD *Abk.*: chemically defined diet
CDDP *Abk.*: cisplatin
CDE *Abk.*: canine distemper encephalitis
CDF *Abk.*: cardiac depression factor
CDG *Abk.*: central developmental groove
CDH *Abk.*: congenital dislocation of the hip
CDLE *Abk.*: chronic discoidal lupus erythematosus
cDNA *Abk.*: complementary DNA
CDNB *Abk.*: 1-chloro-2,4-dinitro-benzene
CDO *Abk.*: chlordiazepoxide
CDP *Abk.*: **1.** cytidine diphosphate **2.** cytidine-5'-diphosphate
CDPC *Abk.*: cytidine diphosphate choline
CDR *Abk.*: complementarity determining region
CDSA *Abk.*: conventional digital subtraction angiography
CDT *Abk.*: **1.** carbohydrate deficient transferrin **2.** carbon dioxide therapy
CDTA *Abk.*: 1,2-cyclohexane diamine tetraacetate
CDVR *Abk.*: coronary diastolic vascular resistance

C_{dyn} *Abk.*: dynamic compliance
CDZ *Abk.*: chlordiazepoxide
CE *Abk.*: **1.** California encephalitis **2.** cardiac enlargement **3.** cerebral elastance **4.** chemical energy **5.** chick embryo **6.** cholesterol ester **7.** condensing enzyme **8.** constant error **9.** contractile element **10.** converting enzyme **11.** cytopathic effect
Ce *Abk.*: cerium
CEA *Abk.*: **1.** carcinoembryonic antigen **2.** carotid endarterectomy **3.** chronic exogenous allergic alveolitis
CEAN *Abk.*: computed EEG analysis
ce|bo|ceph|a|lus [ˌsiːbəʊ'sefələs] *noun*: Kebo-, Zebo-, Cebozephalus *m*
ce|bo|ceph|a|ly [ˌsiːbəʊ'sefəliː] *noun*: Affenkopf *m*, Kebo-, Zebo-, Cebozephalie *f*
cec- *präf.*: Blinddarm-, Zäko-, Zäkum-
ce|cal ['siːkəl] *adj*: Zäkum, zum Zäkum gehörend, zäkal, zökal
ce|cec|to|my [sɪ'sektəmiː] *noun*: Blinddarm-, Zäkumresektion *f*, Zäkektomie *f*, Typhlektomie *f*
ce|ci|tis [sɪ'saɪtɪs] *noun*: Entzündung *f* des Blinddarms/Zäkums, Typhlitis *f*, Zäkumentzündung *f*, Blinddarmentzündung *f*
ceco- *präf.*: Blinddarm-, Zäko-, Zäkum-
ce|co|cele ['siːkəʊsiːl] *noun*: Zäkozele *f*
ce|co|cen|tral [ˌsiːkəʊ'sentrəl] *adj*: →*centrocecal*
ce|co|col|ic [ˌsiːkə'kɑlɪk] *adj*: Zäkum und Kolon betreffend, zäkokolisch
ce|co|co|lon [ˌsiːkə'kəʊlən] *noun*: Zäkokolon *nt*
ce|co|co|lo|pex|y [ˌsiːkə'kəʊləpeksiː] *noun*: Zäkokolopexie *f*
ce|co|co|los|to|my [ˌsiːkəkəʊ'lɑstəmiː] *noun*: Zäkum-Kolon-Fistel *f*, Zäkokolostomie *f*, Kolozäkostomie *f*
ce|co|fix|a|tion [ˌsiːkəʊfɪk'seɪʃn] *noun*: →*cecopexy*
ce|co|il|e|os|to|my [ˌsiːkəɪlɪ'ɑstəmiː] *noun*: Zäkum-Ileum-Fistel *f*, Zäkoileostomie *f*, Ileozäkostomie *f*
ce|co|pex|y ['siːkəpeksiː] *noun*: Zäkumfixation *f*, -anheftung *f*, Zäkopexie *f*, Typhlopexie *f*
ce|co|pli|ca|tion [ˌsiːkəʊplɪ'keɪʃn] *noun*: Zäkoplikation *f*
ce|co|rec|tos|to|my [ˌsiːkərek'tɑstəmiː] *noun*: Zäkum-Rektum-Fistel *f*, Zäkorektostomie *f*
ce|cor|rha|phy [sɪ'kɔrəfiː] *noun*: Zäkumnaht *f*, Zäkorrhaphie *f*
ce|co|sig|moi|dos|to|my [ˌsiːkəʊˌsɪgˌmɔɪ'dɑstəmiː] *noun*: Zäkum-Sigma-Fistel *f*, Zäkosigmoidostomie *f*
ce|cos|to|my [sɪ'kɑstəmiː] *noun*: Zäkumfistel *f*, -fistelung *f*, Zäko-, Typhlostomie *f*
ce|cot|o|my [sɪ'kɑtəmiː] *noun*: Zäkumeröffnung *f*, Zäko-, Typhlotomie *f*
ce|cum ['siːkəm] *noun, plural* **-ca** [-kə]: **1.** blind endende Aussackung *f*, Blindsack *m* **2.** Blinddarm *m*, Zäkum *nt*, Zökum *nt*, Caecum *nt*, Intestinum caecum **behind the cecum** hinter dem Blinddarm/Zäkum (liegend)
congenital high cecum: Caecum altum congenitum
cupular cecum: Caecum cupulare
cecum liberum: Caecum liberum
mobile cecum: Caecum mobile
vestibular cecum: Caecum vestibulare
CED *Abk.*: cephaloridin
Ce|de|cea [sɪ'diːsɪə] *noun*: Cedecea *f*
CEE *Abk.*: Central European Encephalitis
CEEG *Abk.*: computer-analyzed electroencephalogram
CEF *Abk.*: cycle efficiency
cef|a|clor ['siːfəklɔːr, -kləʊr] *noun*: Cefaclor *nt*
cef|a|drox|il [ˌsefə'drɑksɪl] *noun*: Cefadroxil *nt*
cef|a|lex|in [ˌsefə'leksɪn] *noun*: Cefalexin *nt*
cef|a|lo|tin [ˌsefə'lətɪn] *noun*: Cefalotin *nt*
cef|a|man|dole [ˌsefə'mændəʊl] *noun*: Cefamandol *nt*
ce|faz|e|done [ˌsefəz'ədəʊn] *noun*: Cefazedon *nt*
ce|faz|o|lin [sə'fæzəlɪn] *noun*: Cefazolin *nt*
ce|fe|pime [ˌsefə'piːm] *noun*: Cefepim *nt*
C_{eff} *Abk.*: effective compliance
ce|fix|ime [ˌsefɪk'siːm] *noun*: Cefixim *nt*
cef|men|ox|ime [ˌsef'mənɑksiːm] *noun*: Cefmenoxim *nt*
ce|fo|per|a|zone [ˌsiːfəʊ'perəzəʊn] *noun*: Cefoperazon *nt*
ce|fo|tax|ime [ˌsiːfə'tæksiːm] *noun*: Cefotaxim *nt*
cef|o|te|tan ['sefəˌtetən] *noun*: Cefotetan *nt*
cef|o|tiam ['sefəˌtiːəm] *noun*: Cefotiam *nt*
ce|fox|i|tin [sə'fɑksətɪn] *noun*: Cefoxitin *nt*
cef|ta|zi|dime ['seftəzɪdiːm] *noun*: Ceftazidim *nt*
cef|ti|zox|ime [ˌseftɪ'zɑksiːm] *noun*: Ceftizoxim *nt*
cef|tri|a|xone [ˌseftraɪ'æksəʊn] *noun*: Ceftriaxon *nt*
cef|u|rox|ime [sefə'rɑksiːm] *noun*: Cefuroxim *nt*
CEI *Abk.*: cardiac effort index
cel|an|dine ['selənˌdaɪn] *noun*: Schöllkraut *nt*, Chelidonium majus
greater celandine: Herba Chelidonii
ce|la|ri|um [sə'leəriːəm] *noun*: Mesothel *nt*
cele [siːl] *noun*: Zele *f*, Cele *f*, Kele *f*; Hernie *f*
-cele *suf*: Bruch, Hernie; Geschwulst, -cele, -zele
cel|er|y ['seləriː] *noun*: Sellerie *m*, Apium graveolens
celi- *präf.*: Bauch(höhlen)-, Abdominal-, Zölio-
ce|li|ac ['siːlɪæk] *adj*: Bauch(höhle) betreffend, Bauch(höhlen)-
ce|li|al|gia [siːlɪ'ældʒ(ɪ)ə] *noun*: Abdominal-, Bauch-, Leibschmerzen *pl*, Abdominalgie *f*
ce|li|ec|to|my [ˌsiːlɪ'ektəmiː] *noun*: (Teil-)Entfernung *f* eines Bauchorgans
celio- *präf.*: Bauch(höhlen)-, Abdominal-, Zölio-
ce|li|o|cen|te|sis [ˌsiːlɪəsen'tiːsɪs] *noun*: Bauchpunktion *f*, Bauchhöhlenpunktion *f*, Zöliozentese *f*, Zöliocentese *f*
ce|li|o|col|pot|o|my [ˌsiːlɪəkɑl'pɑtəmiː] *noun*: Kolpozöliotomie *f*
ce|li|o|dyn|i|a [ˌsiːlɪə'diːnɪə] *noun*: Abdominalschmerzen, Bauchschmerzen, Leibschmerzen, Abdominalgie *f*
ce|li|o|en|ter|ot|o|my [siːlɪəˌentə'rɑtəmiː] *noun*: (trans-)abdominale Enterotomie *f*, Laparoenterotomie *f*
ce|li|o|gas|tros|to|my [ˌsiːlɪəgæs'trɑstəmiː] *noun*: Zölio-, Laparogastrostomie *f*
ce|li|o|gas|trot|o|my [ˌsiːlɪəgæs'trɑtəmiː] *noun*: (trans-)abdominelle Gastrotomie *f*, Zölio-, Laparogastrotomie *f*
ce|li|o|hys|ter|ec|to|my [ˌsiːlɪəˌhɪstə'rektəmiː] *noun*: **1.** transabdominelle Hysterektomie *f*, Laparohysterektomie *f*, Hysterectomia abdominalis **2.** Hysterectomia caesarea
ce|li|o|hys|ter|ot|o|my [ˌsiːlɪəˌhɪstə'rɑtəmiː] *noun*: transabdominelle Hysterotomie *f*, Abdomino-, Laparo-, Zöliohysterotomie *f*
ce|li|o|ma [siːlɪ'əʊmə] *noun*: Bauchhöhlentumor *m*
ce|li|o|my|o|mec|to|my [ˌsiːlɪəˌmaɪə'mektəmiː] *noun*: (trans-)abdominale Myomektomie *f*, Laparomyomektomie *f*
ce|li|o|my|o|mot|o|my [ˌsiːlɪəˌmaɪə'mɑtəmiː] *noun*: transabdominelle Myomotomie *f*, Laparomyomotomie *f*
ce|li|o|my|o|si|tis [ˌsiːlɪəmaɪə'saɪtɪs] *noun*: Bauchmuskelentzündung *f*
ce|li|o|par|a|cen|te|sis [ˌsiːlɪəˌpærəsen'tiːsɪs] *noun*: Stichinzision/Parazentese *f* der Bauchhöhle; Zöliozentese *f*
ce|li|or|rha|phy [siːlɪ'ɔrəfiː] *noun*: Bauchdecken-, Bauchwandnaht *f*, Zöliorrhaphie *f*
ce|li|o|sal|pin|gec|to|my [ˌsiːlɪəˌsælpɪn'dʒektəmiː] *noun*: transabdominelle Salpingektomie *f*, Zölio-, Laparosalpingektomie *f*
ce|li|o|sal|pin|got|o|my [ˌsiːlɪəˌsælpɪn'gɑtəmiː] *noun*:

transabdominelle Salpingotomie *f*, Zölio-, Laparosalpingotomie *f*
vaginal celiosalpingotomy: transvaginale Zöliotomie *f*, Coeliotomia vaginalis, Kolpozöliotomie *f*
celliloslscope ['siːlɪəskəʊp] *noun*: Zölioskop *nt*, Laparoskop *nt*
celliloslcolpy [ˌsiːlɪ'ɑskəpiː] *noun*: Bauchspiegelung *f*, Bauchhöhlenspiegelung *f*, Zölioskopie *f*, Laparoskopie *f*
celliloltolmy [ˌsiːlɪ'ɑtəmiː] *noun*: **1.** Bauchspiegelung *f*, Bauchhöhlenspiegelung *f*, Zöliotomie *f*, Laparotomie *f* **2.** Bauchschnitt *m*, Bauchdeckenschnitt *m*
vaginal celiotomy: Kolpozöliotomie *f*, Coeliotomia vaginalis
celliltis [sɪ'leɪtɪs] *noun*: (intra-)abdominelle Entzündung *f*
cell [sel] *noun*: **1.** (*biolog., histolog.*) Zelle *f* **2.** (*physik.*) (Speicher-)Zelle *f*, Element *nt*; (*techn.*) Schaltzelle *f* **3.** Zelle *f*, Kammer *f*; Fach *nt*
through or across the cell durch die Zelle **without cells** ohne Zellen
A cells: **1.** (*Pankreas*) A-Zellen *pl*, α-Zellen *pl* **2.** (*Adenohypophyse*) azidophile Zellen *pl*, α-Zellen *pl* **3.** amakrine Zellen *pl*
Abbé-Zeiss counting cell: Abbé-Zählkammer *f*, Thoma-Zeiss-Zählkammer *f*
acid cell: (*Magen*) Belegzelle *f*, Parietalzelle *f*
acidophil cell: →*acidophilic cell*
acidophile cell: →*acidophilic cell*
acidophilic cell: azidophile Zelle *f*, α-Zelle *f*
acinar cell: Azinus-, Acinuszelle *f*
acinous cell: →*acinar cell*
acoustic cells: akustische Haarzellen *pl*
acoustic hair cells: akustische Haarzellen *pl*
ACTH cells: ACTH-bildende-Zellen *pl*, ACTH-Zellen *pl*
adipose cell: Fett(speicher)zelle *f*
adult stem cells: AS-Zellen *pl*, adulte Stammzellen *pl*
adventitial cells: Adventitialzellen *pl*, Makrophagen *pl* der Gefäßwand
air cell: lufthaltiger Hohlraum *m* in Knochen *oder* Geweben, lufthaltige Zelle *f*
air cells of auditory tube: Tubenbuchten *pl*, -zellen *pl*, Cellulae pneumaticae
albuminous cell: seröse Drüsenzelle *f*
allergen-specific B cells: allergen-spezifische B-Zellen *pl*
alpha cells: **1.** (*Pankreas*) A-Zellen *pl*, α-Zellen *pl* **2.** (*Adenohypophyse*) azidophile Zellen *pl*, α-Zellen *pl*
alveolar cell: Alveolarzelle *f*, Pneumozyt *m*
alveolar epithelial cell: Alveolarzelle *f*, Pneumozyt *m*
Alzheimer's cells: Alzheimer-Zellen *pl*
amacrine cell: amakrine Zelle *f*, Neurocytus amacrinus
ameboid cell: amöboide Zelle *f*
amine precursor uptake and decarboxylation cell: APUD-Zelle *f*, Apud-Zelle *f*
amoeboid cell: (*brit.*) →*ameboid cell*
amphophilic cell: amphochromatophile Zelle *f*, amphophile Zelle *f*
anabiotic cell: anabiotische Zelle *f*
anaplastic cell: anaplastische Zelle *f*
aneuploid cell: aneuploide Zelle *f*
angioblastic cells: angioblastische Zellen *pl*
animal cell: tierische/animalische Zelle *f*
Anitschkow's cell: Anitschkow-Zelle *f*, -Myozyt *m*, Kardiohistiozyt *m*
anterior cells: vordere Siebbeinzellen *pl*, Cellulae ethmoidales anteriores
anterior horn cell: Vorderhornzelle *f*
antigen-presenting cells: antigenpräsentierende Zellen *pl*
antigen-reactive cell: antigen-reaktive Zelle *f*, antigenreaktiver Lymphozyt *m*
antigen-responsive cell: →*antigen-reactive cell*
antigen-sensitive cell: →*antigen-reactive cell*
apical cells of the petrous pyramid: Pyramidenspitzenzellen *pl*
apocrine cell: apokrin-sezernierende/apokrine Zelle *f*
apolar cell: apolare Nervenzelle *f*, apolarer Neurozyt *m*
APUD cell: APUD-, Apud-Zelle *f*
argentaffine cells: **1.** argentaffine Zellen *pl* **2.** enterochromaffine/gelbe/argentaffine/enteroendokrine Zellen *pl*, Kultschitzky-Zellen *pl*
argyrophilic cell: argyrophile Zelle *f*
Arias-Stella cells: Arias-Stella-Zellen *pl*
Armanni-Ebstein cells: Armanni-Ebstein-Zellen *pl*
Aschoff's cells: Aschoff-Zellen *pl*
Askanazy's cells: Hürthle-Zellen *pl*
association cells: Assoziationszellen *pl*
astroglia cell: Sternzelle *f*, Astrozyt *m*
auditory cells: akustische Haarzellen *pl*
auditory hair cells: akustische Haarzellen *pl*
autotrophic cell: autotrophe Zelle *f*, Autotroph *m*
auxotrophic cell: Auxotroph *m*
B cell: **1.** (*Pankreas*) β-Zelle *f*, B-Zelle *f* **2.** (*Adenohypophyse*) basophile Zelle *f*, β-Zelle *f* **3.** B-Lymphozyt *m*, B-Zelle *f*
bacterial cell: Bakterienzelle *f*
balloon cells: **1.** Ballonzellen *pl* **2.** (*dermatol.*) ballonierte Naevuszellen *pl*
band cell: stabkerniger Granulozyt *m*, Stabkerniger *m*
basal cells: Basalzellen *pl*
basal granular cells: basalgekörnte Zellen *pl*
basilar cells: →*basal cells*
basket cell: Korbzelle *f*
basophil cell: →*basophilic cell*
basophilic cell: **1.** basophile Zelle *f* **2.** (*Adenohypophyse*) basophile Zelle *f*, β-Zelle *f*
beaker cell: Becherzelle *f*
Beale's cells: Beale-Ganglienzellen *pl*
Beale's ganglion cells: Beale-Ganglienzellen *pl*
Berger's cell: Berger-Zelle *f*, Hiluszelle *f*
Bergmann's cells: Bergmann-Stützzellen *pl*
Bergmann's supporting cells: →*Bergmann's cells*
berry cell: Morulazelle *f*, Traubenzelle *f*
beta cell: **1.** (*Pankreas*) β-Zelle *f*, B-Zelle *f* **2.** (*Adenohypophyse*) basophile Zelle *f*, β-Zelle *f*
Betz's cells: Betz-Riesenzellen *pl*
Bevan-Lewis cells: Bevan-Lewis-Zellen *pl*
bipolar cell: bipolare Nervenzelle *f*, bipolares Neuron *nt*
bipolar ganglion cell: bipolare Ganglienzellen *pl*
Bizzozero's cells: Blutplättchen *pl*, Thrombozyten *pl*
Bizzozero red cells: Bizzozero-Erythrozyten *pl*
bladder cells: Zander-Zellen *pl*
blast cell: Blastenzelle *f*, Blastozyt *m*, Blast *m*
blood cells: Blutkörperchen *pl*, -zellen *pl*, Hämozyten *pl*
blood mast cells: Blutmastzellen *f*
B memory cell: B-Gedächtniszelle *f*
body cell: Körper-, Somazelle *f*
Boll's cells: Boll-Zellen *pl*
bone cell: Knochenzelle *f*, Osteozyt *m*
bone marror stem cells: Stammzellen *pl* des Knochenmarks
bone marrow giant cell: Knochenmarksriesenzelle *f*, Megakaryozyt *m*
border cells: **1.** Grenzzellen *pl* **2.** (*Magen*) Beleg-, Parietalzellen *pl*

Böttcher's cells: Böttcher-Zellen *pl*
brain cell: Nervenzelle *f*, Neuron *nt*
bronchic cells: Lungenalveolen *pl*, Alveoli pulmonis
brood cell: Mutterzelle *f*
bundle-sheath cells: Zellen *pl* der Bündelschicht
Bürker's counting cell: Bürker-Zählkammer *f*
burr cell: Stechapfelform *f*, Echinozyt *m*
C cells: **1.** (*Pankreas*) γ-Zellen *pl*, C-Zellen *pl* **2.** (*Schilddrüse*) parafollikuläre Zellen *pl*, C-Zellen *pl* **3.** chromophobe Zellen *pl*
Cajal's cells: Cajal-Zellen *pl*
caliciform cell: Becherzelle *f*
cameloid cell: Elliptozyt *m*, Ovalozyt *m*
cancer cell: Krebszelle *f*, Tumorzelle *f*
candelabrum cell: Armleuchterzelle *f*
capsule cell: Mantelzelle *f*, Amphizyt *m*
carrier cell: Fresszelle *f*, Phagozyt *m*, Phagocyt *m*
cartilage cell: Knorpelzelle *f*, Chondrozyt *m*
caryochrome cells: karyochrome (Nerven-)Zelle *f*
castrate cell: Kastrationszelle *f*
castration cell: Kastrationszelle *f*
caterpillar cell: Anitschkow-Zelle *f*, -Myozyt *m*, Kardiohistiozyt *m*
CD4 cell: CD4-Zelle *f*, CD4-Lymphozyt *m*, $T4^+$-Zelle *f*, $T4^+$-Lymphozyt *m*
CD8 cell: CD8-Zelle *f*, CD8-Lymphozyt *m*, $T8^+$-Zelle *f*, $T8^+$-Lymphozyt *m*
cement cell: Zementzelle *f*, Zementozyt *m*
central cell: Hauptzelle *f*
centroacinar cells: (*Pankreas*) zentroazinäre Zellen *pl*
chalice cell: Becherzelle *f*
chemo-organotrophic cell: chemoorganotrophe Zelle *f*
chemolithotrophic cell: chemolithotrophe Zelle *f*
chemoreceptive cell: chemorezeptive Zelle *f*
chemosynthetic cell: chemosynthetische Zelle *f*
chemotrophic cell: chemotrophe Zellen *pl*
chief cell: **1.** Hauptzelle *f* **2.** Pinealozyt *m* **3.** chromaffine Zelle *f* **4.** chromophobe Zelle *f*
chief cell of pineal: Pinealozyt *m*
chromaffin cells: chromaffine/phäochrome Zellen *pl*
chromophobe cell: chromophobe Zelle *f*
chromophobic cells: chromophobe Zellen *pl*, γ-Zellen *pl*
ciliated cell: zilientragende Zelle *f*
Clara cells: Clara-Zellen *pl*
Clarke's cells: Clarke-Zellen *pl*
cells of Claudius: Claudius-Zellen *pl*, -Stützzellen *pl*
clear cells: Helle-Zellen *pl*, Hell-, Klarzellen *pl*
cleavage cell: Furchungszelle *f*, Blastomere *f*
cleaved follicular center cell: Germino-, Zentrozyt *m*
cleaved follicular centre cell: (*brit.*) →*cleaved follicular center cell*
clue cells: Clue-Zellen *pl*
cochlear hair cells: Corti-Haarzellen *pl*
cold sensitive cells: kaltsensitive Zellen *pl*
collar cell: Choanozyt *m*, -zyte *f*
colony forming cell: koloniebildende Zelle *f*, colony forming cell
color cell: pigmenthaltige/pigmentierte Zelle *f*, Chromozyt *m*
colour cell: (*brit.*) →*color cell*
columnar cell: hochprismatische Epithelzelle *f*
columnar basket cell: säulenartige Korbzelle *f*
commissural cells: Kommissurenzellen *pl*
commited stem cell: determinierte Stammzelle *f*
compound granular cell: Gitterzelle *f*
cone cells: (*Auge*) Zapfen(zellen *pl*) *pl*
connective tissue cell: Bindegewebszelle *f*
contrasuppressor cell: Kontrasuppressorzelle *f*
cord cells: Strangzellen *pl*
coronal cells: →*corona radiata cells*
corona radiata cells: Corona-radiata-Zellen *pl*
Corti's cells: Corti-Haarzellen *pl*
corticotroph cell: ACTH-produzierende Zelle *f* der Adenohypophyse
corticotroph-lipotroph cell: →*corticotroph cell*
counting cell: →*counting chamber*
cover cells: Deckzellen *pl*
covering cell: Hüll-, Mantel-, Deckzelle *f*
crescent cell: Sichelzelle *f*
Crooke's cells: Crooke-Zellen *pl*
cuboid cell: isoprismatische Epithelzelle *f*, kubische Epithelzelle *f*
cumulus cells: Cumulus-oophorus-Zellen *pl*, Cumuluszellen *pl*
cumulus oophorus cells: →*cumulus cells*
Custer cells: Custer-Zellen *pl*
cylindric cell: hochprismatische Epithelzelle *f*
cytomegalic inclusion cell: Zytomegaliezelle *f*
cytotoxic T cell: zytotoxische T-Zelle *f*
D cells: D-Zellen *pl*, δ-Zellen *pl*
daughter cell: Tochterzelle *f*
Davidoff's cell: Paneth-(Körner-)Zelle *f*, Davidoff-Zelle *f*
decidual cells: Deziduazellen *pl*
Deiters' cells: **1.** Deiters-Stützzellen *pl*, äußere Phalangenzellen *pl* **2.** (*ZNS*) Deiters-Zellen *pl*
Deiters' supporting cells: Deiters-Stützzellen *pl*, äußere Phalangenzellen *pl*
delomorphous cells: delomorphe Zellen *pl*
delta cells: **1.** (*Pankreas*) D-Zellen *pl*, δ-Zellen *pl* **2.** (*Adenohypophyse*) basophile Zellen *pl*, β-Zellen *pl*
demilune cells: (von) Ebner-Halbmond *m*, Giannuzzi-Halbmond *m*, Heidenhain-Halbmond *m*, seröser Halbmond *m*
dendritic cell: dendritische Retikulumzelle *f*, dendritische Zelle *f*
dendritic reticular cell: dendritische Retikulumzelle *f*, dendritische Zelle *f*
dentin cell: Zahnbeinbildner *m*, Dentinoblast *m*, Odontoblast *m*
dentinoblastic cell: →*dentin cell*
dentin-producing cell: →*dentin cell*
denture cell: →*dentin cell*
diploid cell: diploide Zelle *f*
Dogiel's cells: Dogiel-Körperchen *pl*, Corpuscula nervosa genitalis, Corpuscula genitalia
donor cell: Spenderzelle *f*
dormant cells: Dormant cells *pl*
Dorothy Reed cell: Sternberg-Riesenzelle *f*, Sternberg-Reed-Riesenzelle *f*
double giant cells: Zwillingszellen *pl*
Downey's cells: Downey-Zellen *pl*, monozytoide Zellen *pl*, Pfeiffer-Drüsenfieber-Zellen *pl*
dust cell: Staub-, Körnchen-, Rußzelle *f*, Alveolarmakrophage *m*, Phagozyt *m*
E cells: E-Zellen *pl*
EC cells: EC-Zellen *pl*, enterochromaffine/argentaffine/gelbe/enteroendokrine Zellen *pl*, Kultschitzky-Zellen *pl*
effector cell: Effektorzelle *f*
egg cell: Eizelle *f*, Oozyt *m*, Ovozyt *m*, Ovum *nt*
electrochemical cell: elektrochemische Zelle *f*
electrolytic cell: Elektrolysezelle *f*
elementary cell: Furchungszelle *f*, Blastomere *f*
embryoid body derived cells: EBD-Zellen *pl*, embryoid

body derived cells *pl*
embryonic cell: Furchungszelle *f*, Blastomere *f*
embryonic germ cells: embryonale Keimzellen *pl*, EG-Zellen *pl*
embryonic stem cells: ES-Zellen *pl*, embryonale Stammzellen *pl*
enamel cell: Zahnschmelzbildner *m*, Adamantoblast *m*, Ameloblast *m*, Ganoblast *m*
encasing cell: Deck-, Mantel-, Hüllzelle *f*
endocrine cells of gut: basalgekörnte Zellen *pl*
endodermal cell: endodermale Zelle *f*
endothelial cell: Endothelzelle *f*, Endothelialzelle *f*
endothelioid cells: Endothelioidzellen *pl*
enterochromaffin cells: enterochromaffine/argentaffine/gelbe/enteroendokrine Zellen *pl*, Kultschitzky-Zellen *pl*
enteroendocrine cells: →*enterochromaffin cells*
enteroglucagon-producing cells: Enteroglucagon-Zellen *pl*, Enteroglukagon-Zellen *pl*
entodermal cell: endodermale Zelle *f*
ependymal cell: Ependymzelle *f*, Ependymozyt *m*
epiblast cell: epiblastische Ektodermzelle *f*
epidermic cell: Epidermiszelle *f*
epithelial cell: Epithelzelle *f*
epithelioid cells: epitheloide Zellen *pl*, Epitheloidzellen *pl*
epsilon cells: Epsilonzellen *pl* der Hypophyse
epsilon acidophilic cells: Epsilon-Zellen *pl*, E-Zellen *pl*
erythroid cell: Zelle *f* der erythrozytären Reihe
erythroid stem cell: erythroid determinierte Stammzelle *f*
ethmoidal cells: Siebbeinzellen *pl*, Cellulae ethmoidales
ethmoidal air cells: Siebbeinzellen *pl*, Cellulae ethmoidales
eukaryotic cell: eukaryontische Zelle *f*
excitable cell: erregbare Zelle *f*
external pillar cells: äußere Pfeilerzellen *pl*
external pillar cells of Corti: äußere Pfeilerzellen *pl*
F cells: F-Zellen *pl*
Fañanas cells: Fañanas-Zellen *pl*
fat cell: Fettzelle *f*, Adipo-, Lipozyt *m*
fat-storing cell: Fettspeicherzelle *f*
fatty granular cell: Fettkörnchenzelle *f*
fatty granule cell: Fettkörnchenzelle *f*, Gitterzellen *pl*
Ferrata's cell: Ferrata-Zelle *f*, Hämohistioplast *m*
filtert red cells: gefilterte Erythrozytenkonzentrate *pl*
fisheye cell: Fischaugenzelle *f*
fixed cells of connective tissue: fixe Bindegewebszellen *pl*, fixe Bindegewebszellen *pl*
flat cell: platte Epithelzelle *f*
foam cell: **1.** Schaumzelle *f*, Xanthomzelle *f* **2.** Mikulicz-Zelle *f*
follicle cell: →*follicular cell*
follicular cell: Follikelzelle *f*
follicular cells: Follikelepithel *nt*, Granulosazellen *pl*
follicular dendritic cell: dendritische Retikulumzelle *f*, dendritische Zelle *f*
follicular epithelial cell: →*follicular cell*
foot cells: **1.** Sertoli-Zellen *pl*, Stütz-, Ammen-, Fußzellen *pl* **2.** (*Nase*) Basal-, Ersatzzellen *pl*
foreign body giant cells: Fremdkörperriesenzellen *pl*
free cells of connective tissue: freie Bindegewebszellen *pl*
fuchsinophil cell: fuchsinophile Zelle *f*
fungus cell: Pilzzelle *f*
fusiform cell: spindelförmige Zelle *f*
G cell: **1.** (*Pankreas*) G-Zelle *f*, Gastrinzelle *f* **2.** (*Hypophyse*) G-Zelle *f*, Gammazelle *f*
gamma cells of hypophysis: (*Hypophyse*) chromophobe Zellen *pl*, γ-Zellen *pl*
gamma cells of pancreas: (*Pankreas*) C-Zellen *pl*, γ-Zellen *pl*
ganglion cell: **1.** Ganglienzelle *f*, Gangliozyt *m* **2.** (*Auge*) retinale Ganglienzelle *f*
gas cell: Gaszelle *f*
Gaucher's cell: Gaucher-Zelle *f*
Gegenbaur's cell: Osteoblast *m*, -plast *m*
gemistocytic cell: gemistozytischer Astrozyt *m*, Gemistozyt *m*
generative cell: reife Keimzelle *f*, Geschlechtszelle *f*, Gamet *m*, Gamozyt *m*
geniculate cells: Geniculatumzellen *pl*, Zellen *pl* des Kniehöckers
germ cells: Keimzellen *pl*
ghost cell: Erythrozytenghost *m*, Schattenzelle *f*, Blutkörperchenschatten *m*, Ghost *m*
Giannuzzi's cell: (von) Ebner-Halbmond *m*, Giannuzzi-Halbmond *m*, Heidenhain-Halbmond *m*, seröser Halbmond *m*
giant cell: Riesenzelle *f*
giant cells of bone marrow: Knochenmarkriesenzellen *pl*
giant pyramidal cells: Betz-Riesen(pyramiden)zellen *pl*
giant stellate cells: Meynert-Zellen *pl*, Riesensternzellen *pl*
giant cell tumor of bone: Riesenzelltumor *m* des Knochens, Osteoklastom *nt*
giant cell tumor of tendon sheath: Riesenzelltumor *m* der Sehnenscheide, pigmentierte villonoduläre Synovitis *f*, benignes Synovialom *nt*, Tendosynovitis nodosa
giant cell tumour of bone: (*brit.*) →*giant cell tumor of bone*
giant cell tumour of tendon sheath: (*brit.*) →*giant cell tumor of tendon sheath*
Gierke's cells: Gierke-Zellen *pl*
gitter cell: Gitterzelle *f*
gland cell: Drüsenzelle *f*
Gley's cells: Gley-Zellen *pl*, Interstitialzellen *pl* des Hodens
glia cell: Gliazelle *f*, Gliozyt *m*
glial cell: →*gliacyte*
globoid cells: Globoidzellen *pl*
glomerular cell: Glomuszelle *f*
glomerulosa cell: Zona-glomerulosa-Zelle *f*
glomus cell: Glomuszelle *f*
goblet cell: Becherzelle *f*
Golgi's cell: Golgi-Zelle *f*
Golgi type cell: Golgi-Typ *m*
gonadotroph cell: gonadotrope Zelle *f*
Goormaghtigh cells: Goormaghtigh-Zellen *pl*
granular cell: Körnerzelle *f*
granule cells: Granulazellen *pl*
granulosa cells: Follikelepithel *nt*, Granulosazellen *pl*
granulosa-lutein cells: Granulosaluteinzellen *pl*
grape cell: Morulazelle *f*, Traubenzelle *f*
great alveolar cell: Nischenzelle *f*, Alveolarzelle/Pneumozyt Typ II
guanine cell: Zelle *f* mit Guaninkristallen
gustatory cells: Geschmackssinneszellen *pl*, Schmeckzellen *pl*
gustatory sense cells: Geschmackssinneszellen *pl*, Schmeckzellen *pl*
H cell: H-Zelle *f*, Hortega-Zelle *f*, Mikrogliazelle *f*
haemopoietic stem cell: (*brit.*) →*hemopoietic stem cell*
hair cells: Haarzellen *pl*
hairy cell: Haarzelle *f*

heart-disease cell: →*heart-failure cell*
heart-failure cell: Herzfehlerzelle *f*
heart-lesion cell: →*heart-failure cell*
heckle cells: Stachelzellen *pl*
Heidenhain's cell: (*Magen*) Beleg-, Parietalzelle *f*
HeLa cells: HeLa-Zellen *pl*
helmet cell: Fragmentozyt *m*, Schistozyt *m*, Schizozyt *m*
helper cells: Helferzellen *pl*
hemopoietic stem cell: (Blut-)Stammzelle *f*, Hämozytoblast *m*
HEMPAS cell: HEMPAS-Zelle *f*
Hensen's cells: Hensen-Zellen *pl*
hepatic cell: Leber(epithel)zelle *f*, Hepatozyt *m*, Leberparenchymzelle *f*
heteromeral cell: Kommissurenzelle *f*
heteromeric cell: →*heteromeral cell*
heterotrophic cell: heterotrophe Zelle *f*
Hfr cell: Hfr-Zelle *f*
hilar cells: Berger-Zellen *pl*, Hiluszellen *pl*
hilus cells: Berger-Zellen *pl*, Hiluszellen *pl*
Hodgkin cell: Hodgkin-Zelle *f*
Hofbauer cell: Hofbauer-Zelle *f*
horizontal cells: Horizontalzellen *pl*
horizontal cells of Cajal: →*Cajal's cells*
horn cell: 1. (*Epidermis*) Hornzelle *f* **2.** (*ZNS*) Vorder- *oder* Hinterhornzelle *f*
Hortega cell: Hortega-Zelle *f*, H-Zelle *f*, Mikrogliazelle *f*
host cell: Wirtszelle *f*
Hurler's cells: Hurler-Zellen *pl*
Hürthle's cells: Hürthle-Zellen *pl*
hybrid cells: Hybridzellen *pl*, Doppelzellen *pl*
hyperchromatic cell: hyperchromatische/hyperchrome Zelle *f*
I cells: I-Zellen *pl*, Inklusionszellen *pl*
immortalized cells: immortalisierte Zellen *pl*
immunocompetent cell: Immunozyt *m*, immunkompetente Zelle *f*
immunologically competent cell: →*immunocyte*
inclusion cells: Inklusionszellen *pl*, I-Zellen *pl*
inflammatory cells: Entzündungszellen *pl*
initial cell: Germinal-, Keimzelle *f*
inner hair cells: (*Ohr*) innere Haarzellen *pl*
inner phalangeal cells: innere Phalangenzellen *pl*, innere Pfeilerzellen *pl*
inner stellate cell: Korbzelle *f*
integrator cell: Zwischenneuron *nt*, Schaltneuron *nt*, Interneuron *nt*
intercapillary cell: Mesangial-, Mesangiumzelle *f*
interdigitating cell: interdigitierende Zelle *f*, interdigitierende Retikulumzelle *f*
interdigitating reticular cell: interdigitierende Zelle *f*, interdigitierende Retikulumzelle *f*
interfollicular cells: Hürthle-Zellen *pl*
intermediary cells: Intermediärzellen *pl*
intermediate cell: (*ZNS*) Binnenzelle *f*
internal pillar cells: innere Pfeilerzellen *pl*
internal pillar cells of Corti: innere Pfeilerzellen *pl*
internuncial cells: (*ZNS*) Schaltzellen *pl*
interphase cell: Interphasenzelle *f*
interplexiform cells: interplexiforme Zellen *pl*
interstitial cells: 1. Leydig-(Zwischen-)Zellen *pl*, Interstitialzellen *pl*, interstitielle Drüsen *pl* **2.** (*Leber*) interstitielle Fettspeicherzellen *pl* **3.** Interstitialzellen *pl* des Corpus pineale **4.** interstitielle Eierstockzellen *pl*, -drüsen *pl*
interstitial cells of testis: Gley-Zellen *pl*, Interstitialzellen *pl* des Hodens
intraspinal intrinsic cells: intraspinale Binnenzellen *pl*, Binnenzellen *pl* des Eigenapparates
intrinsic cells of spinal cord: →*intraspinal intrinsic cells*
irritation cells: Türk-Reizformen *pl*
islet cells: Inselzellen *pl*, Zellen *pl* der Langerhans-Inseln
Ito's cells: Ito-Zellen *pl*
juvenile cell: jugendlicher Granulozyt *m*, Metamyelozyt *m*; Jugendlicher *m*
juxtaglomerular cell: Goormaghtigh-Zelle *f*
K cells: 1. K-Zellen *pl*, Killerzellen *pl* **2.** zytotoxische T-Lymphozyten *oder* T-Zellen *pl*
karyochrome cell: karyochrome (Nerven-)Zelle *f*
killer cells: 1. Killer-Zellen *pl*, K-Zellen *pl* **2.** zytotoxische T-Zellen *pl*, zytotoxische T-Lymphozyten *pl*
killer T cells: zytotoxische T-Zellen *pl*, zytotoxische T-Lymphozyten *pl*
Kulchitsky's cells: enterochromaffine/gelbe/argentaffine/enterendokrine Zellen *pl*, Kultschitzky-Zellen *pl*
Kupffer's cells: (von) Kupffer-Zellen *pl*
L cells: L-Zellen *pl*, Enteroglucagon-Zellen *pl*
lactotroph cell: Prolactin-Zelle *f*, mammotrope Zelle *f*
lactotropic cell: Prolactin-Zelle *f*, mammotrope Zelle *f*
lacunar cells: Lakunenzellen *pl*
LAK cell: lymphokin-aktivierte Killerzelle *f*, LAK-Zelle *f*
Langerhans' cells: Langerhans-Zellen *pl*
Langhans' cell: Langhans-Zelle *f*
Langhans' giant cells: Langhans-Riesenzellen *pl*
large alveolar cell: →*great alveolar cell*
large granule cells: L-Zellen *pl*
LE cells: L.e.-Zellen *pl*, L.E.-Zellen *pl*, Lupus erythematodes-Zellen *pl*
Leishman's chrome cells: Leishman-Zellen *pl*
lepra cell: Virchow-Leprazelle *f*, Leprazelle *f*
leucocyte-depleted red cells: (*brit.*) →*leukocyte-depleted red cells*
leucocyte-free red cells: (*brit.*) →*leukocyte-free red cells*
leukocyte-depleted red cells: leukozytendepletierte Erythrozytenkonzentrate *pl*
leukocyte-free red cells: leukozytenfreie Erythrozytenkonzentrate *pl*
Leydig's cells: Leydig-Zellen *pl*, Leydig-Zwischenzellen *pl*, Interstitialzellen *pl*, interstitielle Drüsen *pl*
light cells: (*Schilddrüse*) parafollikuläre Zellen *pl*, C-Zellen *pl*
lining cell: 1. →*lining cell of alveoli* **2.** wandständiger Makrophage *m* von Blut- und Lymphsinus
lining cell of alveoli: Deckzelle *f*, Alveolarzelle *f* Typ I, Pneumozyt *m* Typ I
Lipschütz's cell: Zentrozyt *m*
littoral cell: wandständiger Makrophage *m* von Blut- und Lymphsinus
liver cell: Leber(epithel)zelle *f*, (Leber-)Parenchymzelle *f*, Hepatozyt *m*
long tract cells: (*ZNS*) Strangzellen *pl*
lupus erythematosus cells: L.e.-Zellen *pl*, L.E.-Zellen *pl*, Lupus-erythematodes-Zellen *pl*
luteal cells: Corpus-luteum-Zellen *pl*
lutein cells: Luteinzellen *pl*, Lutealzellen *pl*
lymph cell: Lymphzelle *f*, Lymphozyt *m*, Lymphocyt *m*
lymphadenoma cells: Sternberg-Riesenzelle *f*, Sternberg-Reed-Riesenzelle *f*
lymphatic stem cell: lymphatische Stammzelle *f*
lymphoid cell: 1. Lymphoidzelle *f* **2.** Lymphozyt *m*
lymphokine-activated killer cell: lymphokin-aktivierte Killerzelle *f*, LAK-Zelle *f*

M cells: M-Zellen *pl*
macroglia cell: Makrogliazelle *f*, Astrozyt *m*
malpighian cell: Keratinozyt *m*, Hornzelle *f*, Malpighi-Zelle *f*
manifest tumor cell: manifeste Tumorzelle *f*
manifest tumour cell: (*brit.*) →*manifest tumor cell*
Marchand's cells: Adventitialzellen *pl*, Makrophagen *pl* der Gefäßwand
marginal cells: (von) Ebner-Halbmond *m*, Giannuzzi-Halbmond *m*, seröser Halbmond *m*, Heidenhain-Halbmond *m*
marrow cell: Knochenmark(s)zelle *f*
Martinotti's cells: Martinotti-Zellen *pl*
mast cell: Mastzelle *f*, Mastozyt *m*
mastoid cells: →*mastoid air cells*
mastoid air cells: Warzenfortsatzzellen *pl*, Cellulae mastoideae
matrix cell: Matrixzelle *f*
mature germ cell: reife Keimzelle *f*, Geschlechtszelle *f*, Gamet *m*, Gamozyt *m*
memory cell: Gedächtniszelle *f*, memory-cell
Merkel's cells: **1.** Merkel-Tastzellen *pl*, -Tastscheibe *f*, Meniscus tactus **2.** Merkelzellen *pl*
Merkel-Ranvier cells: →*Merkel's cells*
Merkel's tactile cells: Merkel-Tastzellen *pl*, -Tastscheibe *f*, Meniscus tactus
Merkel's touch cell: Merkel-Tastzelle *f*, Merkel-Tastscheibe *f*, Meniscus tactus
mesangial cell: Mesangial-, Mesangiumzelle *f*
mesenchymal cell: Mesenchymzelle *f*
mesodermal cell: Mesodermzelle *f*
mesoglial cells: Mesoglia *f*, Hortega-Glia *f*, -Zellen *pl*
mesophyll cells: Mesophyllzellen *pl*
mesothelial cell: Mesothelzelle *f*
mesothelium cell: Mesothelzelle *f*
Mexican hat cells: Schießscheibenzellen *pl*, Targetzellen *pl*
Meynert's cells: Meynert-Zellen *pl*, Riesensternzellen *pl*
microglia cell: →*microglial cell*
microglial cell: Mikrogliazelle *f*, Hortega-Zelle *f*, H-Zelle *f*
middle cells: mittlere Siebbeinzellen *pl*, Cellulae ethmoidales mediae, Sinus medii
migratory cell: **1.** amöboid-bewegliche Zelle *f* **2.** Wanderzelle *f*
Mikulicz's cells: Mikulicz-Zellen *pl*
milk-glass cell: Milchglaszelle *f*
mitral cell: Mitralzelle *f*
mononuclear cell: einkernige Zelle *f*
morula cell: Morulazelle *f*, Traubenzelle *f*
mossy cell: **1.** protoplasmatischer/fibrillenarmer Astrozyt *m* **2.** Mikrogliazelle *f*, Oligodendrogliazelle *f*
mother cell: Mutterzelle *f*
motor cell: motorische Nervenzelle *f*, Motoneuron *nt*
Mott cells: Mott-Zellen *pl*, Morulazellen *pl*
MSH cells: MSH-Zellen *pl*, MSH-bildende-Zellen *pl*
muciferous cell: mukoseröse Zelle *f*
mucoalbuminous cell: mukoseröse Zelle *f*
mucosal cell: Schleimhaut-, Mukosazelle *f*
mucous cell: muköse/schleimsezernierende Zelle *f*
mucous neck cell: (*Magen*) Nebenzelle *f*
mucous-secretory cell: →*mucous cell*
mulberry cell: Maulbeerzelle *f*
cells of Müller: Müller-Stützzellen *pl*, -Stützfasern *pl*
multipolar cell: multipolare Nervenzelle *f*, multipolares Neuron *nt*
multipotent adult progenitor cells: MAP-Zellen *pl*, multipotente adulte Progenitorzellen *pl*
muscle cell: Muskelzelle *f*, (einzelne) Muskelfaser *f*
muscle giant cell: Muskelriesenzelle *f*
mycosis cell: Mycosis-fungoides-Zelle *f*
mycosis fungoides cell: Mycosis-fungoides-Zelle *f*
myeloic stem cell: myeloische Stammzelle *f*
myeloid cell: (hämopoetische) Knochenmark(s)zelle *f*
myeloma cells: flammende Myelomzellen *pl*
myoblasts sarcogenic cells: Myoblasten *pl*
myocardial cell: Herzmuskel-, Myokardzelle *f*
myoepithelial cell: Myoepithelzelle *f*
myoepithelioid cell: epitheloide/myoepitheloide Zelle *f*
myoid cells: Myoidzellen *pl*
N cells: N-Zellen *pl*
naevus cell: (*brit.*) →*nevus cell*
Nageotte's cells: Nageotte-Zellen *pl*
natural killer cells: NK-Zellen *pl*, natürliche Killerzellen *pl*, Natural-Killer-Zellen *pl*
nerve cell: Nervenzelle *f*, Neuron *nt*
nettle cell: Nesselkapsel *f*, Nematozyste *f*, Knide *f*
Neumann's cells: Neumann-Zellen *pl*
neural crest cell: Neuralleistenzelle *f*
neurilemma cell: Schwann-Zelle *f*
neuroendocrine cell: neuroendokrine Zelle *f*
neuroepithelial cell: **1.** Neuroepithelzelle *f* **2.** →*neuroglia cell*
neuroglia cell: Neurogliazelle *f*, Neurogliozyt *m*
neuroglial cell: →*neuroglia cell*
neurogliform cell: Neurogliformzelle *f*
neurolemma cell: Schwann-Zelle *f*
neurosecretory cell: neurosekretorische (Nerven-)Zelle *f*, neurosekretorisches Neuron *nt*
neurosecretory nerve cell: neurosekretorische Nervenzelle *f*, neurosekretorisches Neuron
neurotensin cells: Neurotensinzellen *pl*
neutrophilic cell: neutrophiler/polymorphkerniger Granulozyt *m*, neutrophiler Leukozyt *m*; Neutrophiler *m*
nevus cell: Nävuszelle *f*, Nävozyt *m*
niche cell: Nischenzelle *f*, Alveolarzelle *f* Typ II, Pneumozyt *m* Typ II
Niemann-Pick cells: Niemann-Pick-Zellen *pl*
NK cells: NK-Lymphozyten *pl*, NK-Zellen *pl*, Natural-Killer-Zellen *pl*
noncleaved follicular center cell: Germinoblast *m*, Zentroblast *m*
noncleaved follicular centre cell: (*brit.*) →*noncleaved follicular center cell*
nucleated cell: kernhaltige Zelle *f*
nucleated red cell: kernhaltige Erythrozytenvorläuferzelle *f*
nucleated red blood cell: kernhaltige Erythrozytenvorläuferzelle *f*
null cells: Nullzellen *pl*
nurse cells: Sertoli-Zellen *pl*, Stütz-, Ammen-, Fußzellen *pl*
nursing cells: →*nurse cells*
oat cells: Haferzellen *pl*, Oat-cells *pl*
oat-shaped cells: →*oat cells*
off-bipolar cells: Off-Bipolarzellen *pl*
off-center ganglion cell: Off-Zentrum-Ganglienzelle *f*
off-centre ganglion cell: (*brit.*) →*off-center ganglion cell*
olfactory cells: Riechzellen *pl*
olfactory receptor cells: Riechsinneszellen *pl*
oligodendroglia cell: Oligodendrogliazelle *f*
oligodendroglial cell: →*oligodendroglia cell*
on-bipolar cells: On-Bipolarzellen *pl*
on-center ganglion cell: On-Zentrum-Ganglienzelle *f*

on-centre ganglion cell: (*brit.*) →*on-center ganglion cell*
on-off ganglion cell: On-Off-Ganglienzelle *f*
osseous cell: Osteozyt *m*, Osteocytus *m*
outer hair cells: äußere Haarzellen *pl*
outer phalangeal cells: Deiters-Stützzellen *pl*
outer stellate cells: äußere Sternzellen *pl*
owl's eye cells: Eulenaugenzellen *pl*
oxyntic cell: Beleg-, Parietalzelle *f*
oxyphil cells: Welsh-Zellen *pl*, oxyphile Zellen *pl*
oxyphilic cells: →*oxyphil cells*
pacemaker cell: Schrittmacherzelle *f*
packed blood cells: Erythrozytenkonzentrat *nt*, Blutkörperchenkonzentrat *nt*, Erythrozytenkonserve *f*
packed human blood cells: →*packed blood cells*
packed human red cells: →*packed blood cells*
packed red cells: Erythrozytenkonzentrat *nt*, Blutkörperchenkonzentrat *nt*, Erythrozytenkonserve *f*
Paget's cell: Paget-Zelle *f*
pagetoid cell: pagetoide Zelle *f*
palisade cells: Palisadenzellen *pl*
pancreatic polypeptide cells: (*Pankreas*) F-Zellen *pl*
Paneth's cells: Paneth-Körnerzellen *pl*, Paneth-Zellen *pl*, Davidoff-Zellen *pl*
Paneth's granular cells: Paneth-Körnerzellen *pl*, Paneth-Zellen *pl*, Davidoff-Zellen *pl*
parafollicular cells: (*Schilddrüse*) parafollikuläre Zellen *pl*, C-Zellen *pl*
paralabyrinthine cells: paralabyrinthäre Zellen *pl*
paraluteal cell: Thekaluteinzelle *f*
paralutein cell: Thekaluteinzelle *f*
parasympathetic root cell: Parasympathikuswurzelzelle *f*
parenchymal cells: Parenchymzellen *pl*
parenchymal hepatic cell: →*parenchymal liver cell*
parenchymal liver cell: Leberzelle *f*, Hepatozyt *m*, Leberepithelzelle *f*, Leberparenchymzelle *f*
parent cell: Mutterzelle *f*
parietal cell: (*Magen*) Beleg-, Parietalzelle *f*
pavement cells: Plattenepithelzellen *pl*
peptic cells: (*Magen*) Hauptzellen *pl*
pericapillary cell: Perizyt *m*, Adventitiazelle *f*
periglomerular cells: periglomeruläre Zellen *pl*
peripolar cell: (*Glomerulum*) peripolare Zelle *f*
perithelial cells: Adventitialzellen *pl*, Makrophagen *pl* der Gefäßwand
peritubular contractile cells: Myoidzellen *pl*
pessary cell: Ringform *f*, Pessarform *f*
phalangeal cells: Phalangenzellen *pl*
pheochrome cells: phäochrome/chromaffine Zellen *pl*
photoelectric cell: Photozelle *f*
photoreceptor cell: Photorezeptor-, Sehzelle *f*
photosynthetic cell: photosynthetisch-aktive Zelle *f*
Pick's cells: Niemann-Pick-Zellen *pl*
pigment cell: pigmenthaltige Zelle *f*
pigmentary cells: Pigmentzellen *pl*
pigmented cells of the skin: Melanozyten *pl*
pillar cells: Pfeilerzellen *pl*
pillar cells of Corti: Pfeilerzellen *pl*, Corti-Pfeilerzellen *pl*
pineal cell: Pinealozyt *m*, Pinealzelle *f*
placental giant cell: Plazentariesenzelle *f*
plant cell: Pflanzenzelle *f*
plaque-forming cells: plaque-bildende Zellen *pl*
plasma cell: Plasmazelle *f*, Plasmozyt *m*
plasmocytic giant cells: plasmazelluläre Riesenzellen *pl*
pluripotent cell: omnipotente/pluripotente Zelle *f*
pluripotent stem cell: pluripotente Stammzelle *f*, Blutstammzelle *f*
PNH cells: PNH-Erythrozyten *pl*
polar cell: Polkörper *m*, -körperchen *nt*, -körnchen *nt*
polychromatic cells: polychromatische Erythrozyten *pl*
polychromatophil cells: polychromatische Erythrozyten *pl*
POMC cells: →*proopiomelanocortin cells*
posterior cells: Sinus posteriores, Cellulae ethmoidales posteriores
posterior horn cell: (*ZNS*) Hinterhornzelle *f*
potential tumor cell: potentielle Tumorzelle *f*
potential tumour cell: (*brit.*) →*potential tumor cell*
PP cells: PP-Zellen *pl*
pre-B cells: Prä-B-Lymphozyten *pl*
precursor cell: Vorläuferzelle *f*
predecidual cells: Prädezidualzellen *pl*
prefollicle cells: →*prefollicular cells*
prefollicular cells: präfollikuläre Zellen *pl*, primitive Granulosazellen *pl*
pregnancy cells: (*Hypophyse*) Schwangerschaftszellen *pl*
pre-T cells: prä-T-Lymphozyten *pl*
prickle cells: Stachelzellen *pl*
primary sensory cell: primäre Sinneszelle *f*
primitive granulosa cells: präfollikuläre Zellen *pl*, primitive Granulosazellen *pl*
primitive nerve cell: Neuroblast *m*
primodial germ cells: primordiale Keimzellen *pl*
primordial germ cells: Urkeimzellen *pl*
principal cell: Hauptzelle *f*
prokaryotic cell: prokaryo(n)tische Zelle *f*
prolactin cell: (*Adenohypophyse*) Prolactin-Zelle *f*, mammotrope Zelle *f*
proopiomelanocortin cells: Proopiomelanocortinzellen *pl*, POMC-Zellen *pl*
prop cell: →*Purkinje's cell*
pseudounipolar cell: pseudounipolare Nervenzelle *f*, pseudounipolare Ganglienzelle *f*, pseudounipolarer Neurozyt/Gangliozyt *m*, pseudounipolares Neuron *nt*
pseudounipolar ganglion cell: →*pseudounipolar cell*
pseudounipolar nerve cell: →*pseudounipolar cell*
pseudoxanthoma cell: Pseudoxanthomzelle *f*
pulpal cells: (*Milz*) Pulpazellen *pl*
Purkinje's cell: Purkinje-Zelle *f*
pus cells: Eiterzellen *pl*, Eiterkörperchen *pl*
pyramidal cells: Pyramidenzellen *pl*
pyroninophilic cells: pyroninophile Zellen *pl*
RA cell: RA-Zelle *f*, Ragozyt *m*, Rhagozyt *m*
radial cells of Müller: →*cells of Müller*
Raji cells: Raji-Zellen *pl*
recipient cell: Empfängerzelle *f*
red cells: →*red blood cells*
red blood cells: rote Blutkörperchen *pl*, rote Blutzellen *pl*, Erythrozyten *pl*
Reed's cell: Sternberg-Riesenzelle *f*, Sternberg-Reed-Riesenzelle *f*
Reed-Sternberg cell: Sternberg-Riesenzelle *f*, Sternberg-Reed-Riesenzelle *f*
reference cell: Referenz-, Bezugszelle *f*
regulatory cell: Regulatorzelle *f*
Renshaw cell: Renshaw-Zelle *f*
resting wandering cell: ruhende Wanderzelle *f*; Histiozyt *m*
reticular cell: Retikulumzelle *f*
reticuloendothelial cell: Zelle *f* des retikuloendothelialen Systems
reticulum cell: Retikulumzelle *f*
retinal ganglion cell: retinale Ganglienzelle *f*
retothelial cells: Retothelzellen *pl*

rhagiocrine cell: →*reticuloendothelial cell*
Rieder's cells: Rieder-Formen *pl*
Rindfleisch's cells: Rindfleischzellen *pl*, Typhuszellen *pl*
rod cells: (*Auge*) Stäbchen(zellen *pl*) *pl*
rod nuclear cell: stabkerniger Granulozyt *m*; Stabkerniger *m*
Rolando's cells: Rolando-Zellen *pl*
root cell: (*ZNS*) Wurzelzelle *f*
Rouget's cells: Rouget-Zellen *pl*
round cells: Rundzellen *pl*
Sala's cells: Sala-Zellen *pl*
sarcogenic cell: Myoblast *m*
satellite cell: **1.** Satelliten-, Mantel-, Hüllzelle *f*, Amphizyt *m*, Lemnozyt *m* **2.** (*Muskel*) Satellitenzelle *f*
scavenger cell: Abraumzelle *f*
Schilling's band cell: stabkerniger Granulozyt *m*, Stabkerniger *m*
Schultze's cells: Riechzellen *pl*
Schwann cell: Schwann-Zelle *f*
sclerotome cells: Sklerotomzellen *pl*
secondary sensory cell: sekundäre Sinneszelle *f*
secretory cell: sezernierende Zelle *f*, Drüsenzelle *f*
segmented cell: segmentkerniger Granulozyt *m*
semilunar cell: (von) Ebner-Halbmond *m*, Giannuzzi-Halbmond *m*, Heidenhain-Halbmond *m*, seröser Halbmond *m*
seminal cell: Epithelzelle *f* der Tubuli seminiferi
seminoma cell: Seminom-Zelle *f*
sense cell: Sinneszelle *f*
sensory cell: sensible Zelle *f*, Sinneszelle *f*
sentinel cell: Goormaghtigh-Zelle *f*
septal cells: Septumzellen *pl*, Makrophagen *pl* des Lungenbindegewebes
seromucous cell: seromuköse Zelle *f*
serous cell: seröse Drüsenzelle *f*
serous secretory cell: seröse Drüsenzelle *f*
Sertoli's cells: Sertoli-Zellen *pl*, Stütz-, Ammen-, Fußzellen *pl*
sex cell: Germinal-, Keimzelle *f*
sexual cell: Germinal-, Keimzelle *f*
Sézary cell: Sézary-Zelle *f*
shadow cell: Halbmondkörper *m*, Achromozyt *m*, Achromoretikulozyt *m*
sheath cells: Hüll-, Scheidenzellen *pl*
sheep red blood cell: Schaferythrozyt *m*
sickle cell: Sichelzelle *f*
signet-ring cells: Siegelringzellen *pl*
silver cell: argentaffine Zelle *f*
skein cell: Retikulozyt *m*
skeletal muscle cell: Skelettmuskelzelle *f*, quergestreifte Muskelzelle *f*
skeletogenous cell: Osteoblast *m*
small alveolar cell: Deckzelle *f*, Alveolarzelle *f* Typ I, Pneumozyt Typ I *m*
smooth muscle cell: glatte Muskelzelle *f*
smudge cell: Gumbrecht-Schatten *pl*, Gumbrecht-Kernschatten *pl*
somatic cell: Körperzelle *f*, somatische Zelle *f*
somatic stem cells: somatische Stammzellen *pl*, adulte Stammzellen *pl*, AS-Zellen *pl*
somatomotor root cell: motorische Nervenzelle *f*, Motoneuron *nt*
somatotroph cell: (*Adenohypophyse*) somatotrophe Zelle *f*
somatotropic cell: →*somatotroph cell*
sperm cell: männliche Keimzelle *f*, Spermium *nt*, Spermie *f*, Samenfaden *m*, Spermatozoon *nt*
spermatogonial cell: Ursamenzelle *f*, Spermatogonie *f*, Spermatogonium *nt*
spider cell: **1.** Astrozyt *m*, fibrillärer Astrozyt *m* **2.** Rouget-Zelle *f* **3.** Spinnenzelle *f*
spinal ganglion cells: Spinalganglienzellen *pl*
spindle cell: Spindelzelle *f*
spine cells: Stachelzellen *pl*
squamous cell: Plattenepithelzelle *f*
squamous alveolar cell: →*small alveolar cell*
stab cell: stabkerniger Granulozyt *m*, Stabkerniger *m*
staff cell: stabkerniger Granulozyt *m*, Stabkerniger *m*
star cell: Sternzelle *f*
starry sky cells: Sternhimmelzellen *pl*, Kerntrümmermakrophagen *pl*
stellate cell: Sternzelle *f*
stellate cells of liver: (von) Kupffer-Zellen *pl*
stem cell: **1.** Stammzelle *f*, Vorläuferzelle *f* **2.** (Blut-) Stammzelle *f*
Sternberg's giant cell: Sternberg-Riesenzelle *f*, Sternberg-Reed-Riesenzelle *f*
Sternberg-Reed cell: Sternberg-Riesenzelle *f*, Sternberg-Reed-Riesenzelle *f*
Sternheimer-Malbin cells: Malbin-Zellen *pl*, Sternheimer-Malbin-Zellen *pl*, Sternheimer-Zellen *pl*
stipple cell: getüpfelter Erythrozyt *m*
storage cell: Speicherzelle *f*
stroma cells: Stromazellen *pl*
supporting cell: Stützzelle *f*
supporting cells of Claudius: Claudius-Zellen *pl*, -Stützzellen *pl*
supporting cells of Hensen: Hensen-Zellen *pl*, -Stützzellen *pl*
supporting cells of Müller: Müller-Stützzellen *pl*, Müller-Stützfasern *pl*
suppressor cells: (T-)Suppressor-Zellen *pl*
sustentacular cells: **1.** Sertoli-Zellen *pl*, Stütz-, Ammen-, Fußzellen *pl* **2.** Stützzellen *pl*
swarm cell: Schwärmspore *f*, Schwärmzelle *f*, Schwärmer *m*, Plano-, Zoospore *f*
sympathetic root cell: Sympathikuswurzelzelle *f*
syncytial cells: Synzytiumzellen *pl*
synovial cell: Synovial(is)zelle *f*
T cell: T-Zelle *f*, T-Lymphozyt *m*
$T4^+$ cell: CD4-Zelle *f*, CD4-Lymphozyt *m*, $T4^+$-Zelle *f*, $T4^+$-Lymphozyt *m*
$T8^+$ cell: CD8-Zelle *f*, CD8-Lymphozyt *m*, $T8^+$-Zelle *f*, $T8^+$-Lymphozyt *m*
tactile cells: Meissner-(Tast-)Körperchen *pl*, Corpuscula tactus
target cell: **1.** Targetzelle *f*, Schießscheibenzelle *f*, Kokardenzelle *f* **2.** Zielzelle *f*
tart cells: Tart-Zellen *pl*
taste cells: Geschmackssinneszellen *pl*, Schmeckzellen *pl*
T_{DTA} cell: T_{DTA}-Zelle *f*, T_{DTA}-Lymphozyt *m*
T effector cell: T-Effektorzelle *f*
tendon cells: Flügel-, Sehnenzellen *pl*
T_H cells: T_H-Zellen *pl*
T_H0 cells: T_H0-Zellen *pl*
T_H1 cells: T_H1-Zellen *pl*, T-Helfer 1-Zellen *pl*
T_H2 cells: T_H2-Zellen *pl*, T-Helfer 2-Zellen *pl*
theca cells: Thekazellen *pl*
theca-lutein cell: Thekaluteinzelle *f*
T helper cell: T-Helferzelle *f*
T helper/inductor cell: T-Helfer/Induktor-Zelle *f*
T helper subset 1 cells: T-Helfer 1-Zellen *pl*, T_H1-Zellen *pl*
T helper subset 2 cells: T-Helfer 2-Zellen *pl*, T_H2-Zellen *pl*
thermoinsensitive cells: thermoinsensitive Zellen *pl*

thermoresponsive cells: thermoresponsive Zellen *pl*
thermosensitive cells: thermosensitive Zellen *pl*
Thoma-Zeiss counting cell: Thoma-Zeiss-Zählkammer *f*, Abbé-Zählkammer *f*
thyroidectomy cell: Thyreoidektomiezelle *f*
thyrotroph cell: thyrotrope Zelle *f*, thyreotrope Zelle *f*
thyrotropic cell: thyrotrope Zelle *f*, thyreotrope Zelle *f*
T inductor cell: T-Induktorzelle *f*
tissue cell: Gewebe-, Gewebszelle *f*
tissue mast cell: Gewebsmastzelle *f*
T killer cells: T-Killerzellen *pl*
T lymphokine cell: T-Lymphokinzelle *f*
T memory cell: T-Gedächtniszelle *f*
totipotent cell: omnipotente/totipotente Zelle *f*
totipotential cell: omnipotente Zelle *f*
touch cells: Meissner-(Tast-)Körperchen *pl*, Corpuscula tactus
Touton's giant cells: Touton-Riesenzellen *pl*
transitional cell: Übergangszelle *f*
trophoblast giant cells: Trophoblastriesenzellen *pl*
trophoblastic cells: Trophoblastenzellen *pl*
tropochrome cell: mukoseröse Zelle *f*
T suppressor cell: T-Suppressorzelle *f*
tubal air cells: Cellulae pneumaticae
tubular cells: (*Niere*) Tubuluszellen *pl*, -epithelien *pl*
tumor cell: Tumorzelle *f*
tumor giant cell: Tumorriesenzelle *f*
tumour cell: (*brit.*) →*tumor cell*
tumour giant cell: (*brit.*) →*tumor giant cell*
tunnel cells: Corti-Pfeilerzellen *pl*, Pfeilerzellen *pl*
Türk's cells: Türk-Reizformen *pl*
twin cells: Zwillingszellen *pl*
tympanic cells: Cellulae tympanicae
type I alveolar cell: Deckzelle *f*, Alveolarzelle *f* Typ I, Pneumozyt *m* Typ I, kleine Alveolarepithelzelle *f*
type I alveolar epithelial cell: →*type I alveolar cell*
type II alveolar cell: Nischenzelle *f*, Alveolarzelle *f* Typ II, Pneumozyt *m* Typ II, große Alveolarepithelzelle *f*
type II alveolar epithelial cell: →*type II alveolar cell*
Tzanck cell: Tzanck-Zelle *f*
ultimobranchial cells: (*Schilddrüse*) parafollikuläre Zellen *pl*, C-Zellen *pl*
unipolar cell: →*unipolar neuron*
V cells: Typ-V-Zellen *pl*, V-Zellen *pl*
vacuolated cell: vakuolenhaltige/vakuoläre Zelle *f*
cell of van Gehuchten: Neuron *nt* vom Golgi-Typ
vasofactive cell: →*vasoformative cell*
vasoformative cell: Angioblast *m*
veil cells: Schleierzellen *pl*
veiled cells: →*veil cells*
vestibular hair cells: vestibuläre Haarzellen *pl*
veto cells: Veto-Zellen *pl*
Virchow's cells: Hornhautkörperchen *pl*
visual cell: Photorezeptor-, Sehzelle *f*
von Kupffer's cells: (von) Kupffer-Zellen *pl*
wandering cell: **1.** Wanderzelle *f* **2.** amöboid-bewegliche Zelle *f*
warm-sensitive cells: warmsensitive Zellen *pl*
Warthin-Finkeldey cells: Warthin-Finkeldey-Riesenzellen *pl*
washed red cells: gewaschene Erythrozytenkonzentrate *pl*
wasserhelle cells: wasserhelle Zellen *pl*
water-clear cells: wasserhelle Zellen *pl*
wet cell: Nasselement *nt*, nasse Zelle *f*
white cell: →*white blood cell*
white blood cell: weiße Blutzelle *f*, weißes Blutkörperchen *nt*, Leukozyt *m*
wing cells: Flügelzellen *pl*
working cell: Interphasenzelle *f*
xanthoma cell: Schaum-, Xanthomzelle *f*
Zander's cells: Zander-Zellen *pl*
zymogenic cells: (*Magen*) Hauptzellen *pl*

cell-free *adj*: zellfrei

Cel|lia ['siːlɪə] *noun*: Malaria-, Gabel-, Fiebermücke *f*, Anopheles *f*

cel|li|form ['selɪfɔːrm] *adj*: zellähnlich, -förmig

cel|lif|u|gal [se'lɪf(j)əgəl] *adj*: →*cellulifugal*

cel|lip|e|tal [se'lɪpətəl] *adj*: →*cellulipetal*

cell-like *adj*: zellähnlich, -förmig

cell-mediated *adj*: zellvermittelt

cel|lo|bi|ase [ˌseləʊ'baɪeɪs] *noun*: β-Glucosidase *f*

cel|lo|bi|ose [ˌseləʊ'baɪəʊs] *noun*: Cellobiose *f*, Cellose *f*, Zellose *f*, Zellobiose *f*

cel|lo|hex|ose [ˌseləʊ'heksəʊs] *noun*: Cellohexose *f*

cel|loi|din [sə'lɔɪdɪn] *noun*: Zelloidin *nt*, Celloidin *nt*

cel|lo|phane ['seləfeɪn] *noun*: Zello-, Cellophan *nt*

cel|lose ['seləʊs] *noun*: →*cellobiose*

cel|lo|tet|rose [ˌseləʊ'tetrəʊs] *noun*: Cellotetrose *f*

cel|lo|tri|ose [ˌseləʊ'traɪəʊs] *noun*: Cellotriose *f*

cel|lu|la ['seljələ] *noun, plura* **-lae** [-liː]: kleine Zelle *f*, Cellula *f*
tympanic cellulae: Cellulae tympanicae

cel|lu|lar ['seljələr] *adj*: Zelle(n) betreffend, aus Zellen bestehend, zellig, zellulär, zellular, Zell-, Zyto-, Cyto-

cel|lu|lar|i|ty [seljə'leərətiː] *noun*: Zellreichtum *m*

cel|lu|lase ['seljəleɪs] *noun*: Cellulase *f*, Zellulase *f*

cel|lule ['seljuːl] *noun*: Cellula *f*

cel|lu|lic|i|dal [ˌseljə'lɪsɪdl] *adj*: zell(en)zerstörend, -abtötend, zytozoid

cel|lu|lif|u|gal [ˌseljə'lɪf(j)əgəl] *adj*: vom Zellleib weg(führend)

cel|lu|lin ['seljəlɪn] *noun*: →*cellulose*

cel|lu|lip|e|tal [ˌseljə'lɪpətəl] *adj*: zum Zelleib hin(führend)

cel|lu|lite ['seljəˌlaɪt] *noun*: Zellulitis *f*, Dermopanniculosis deformans, Cellulitis *f*, Cellulite *nt*

cel|lu|lit|ic [seljə'lɪtɪk] *adj*: zellulitisch

cel|lu|li|tis [seljə'laɪtɪs] *noun*: Zellulitis *f*, Cellulitis *f*
abdominal cellulitis: Bauchdeckenphlegmone *f*
clostridial cellulitis: Clostridien-Cellulitis *f*
dissecting cellulitis of scalp: profunde dekalvitierende Follikulitis *f*, Perifolliculitis capitis abscedens et suffodiens
finger cellulitis: eitrige Fingerspitzenerkrankung *f*; tiefes Fingerpanaritium *nt*
gangrenous cellulitis: Erysipelas gangraenosum
indurated cellulitis: Hypodermitis *f*
indurating phlegmonous cellulitis: Holzphlegmone *f*
necrotizing cellulitis: nekrotisierende Fasziitis *f*, Streptokokkengängrän *f*
palmar phlegmonous cellulitis: Hohlhandphlegmone *f*
pelvic cellulitis: Parametritis *f*
peritonsillar cellulitis: Peritonsillitis *f*
periurethral cellulitis: periurethrale Phlegmone *f*
phlegmonous cellulitis: Phlegmone *f*
subpectorel phlegmonous cellulitis: Subpektoralphlegmone *f*

cel|lu|lo|neu|ri|tis [ˌseljələʊnjʊə'raɪtɪs, -nʊ-] *noun*: Nervenzell-, Neuronenentzündung *f*, Neuronitis *f*

cel|lu|lo|san ['seljələʊsæn] *noun*: Hemizellulose *f*, -cellulose *f*

cel|lu|lose ['seljələʊs] *noun*: Zellulose *f*, Cellulose *f*
cellulose dinitrate: Zellulosedinitrat *nt*

ethyl cellulose: Äthyl-, Ethylcellulose *f*
methyl cellulose: Methylcellulose *f*, Cellulosemethylether *m*
cel|lu|lo|tox|ic [ˌseljələʊ'tɑksɪk] *adj*: **1.** zellschädigend, zytotoxisch **2.** durch Zytotoxin(e) hervorgerufen, zytotoxisch
cel|lu|lous ['seljələs] *adj*: aus Zellen bestehend, zellulär
CELO *Abk.*: chicken embryo lethal orphan
ce|lom ['siː ləʊm] *noun*: →*celoma*
extraembryonic celom: →*exocoelom*
ce|lo|ma [siː'ləʊmə] *noun*: Leibeshöhle *f*, Zölom *nt*, Coeloma *nt*
ce|lom|ic [sɪ'lɑmɪk, -'ləʊ-] *adj*: Zölom betreffend, Zölom-
ce|lo|nych|ia [ˌsiːləʊ'nɪkɪə] *noun*: Löffel-, Hohlnagel *m*, Koilonychie *f*
ce|lo|phle|bi|tis [ˌsiːləʊflɪ'baɪtɪs] *noun*: Entzündung *f* der Vena cava inferior *oder* superior
ce|los|chi|sis [sɪ'lɑskəsɪs] *noun*: Bauchwandspalte *f*, Zeloschisis *f*, Gastroschisis *f*
ce|lo|scope ['siːləskəʊp] *noun*: **1.** Kavernoskop *nt* **2.** Zölio-, Laparoskop *nt*
ce|los|co|py [sɪ'lɑskəpiː] *noun*: **1.** Kavernoskopie *f* **2.** Bauch(höhlen)spiegelung *f*, Zölio-, Laparoskopie *f*
ce|lo|so|mia [ˌsiːlə'səʊmɪə] *noun*: Zelosomie *f*
ce|lo|thel ['siːləʊθel] *noun*: Mesothel *nt*
ce|lo|the|li|o|ma [ˌsiːləʊθiːlɪ'əʊmə] *noun*: Mesotheliom(a) *nt*
ce|lo|the|li|um [ˌsiːləʊ'θiːlɪəm] *noun*: Mesothel *nt*
ce|lot|o|my [sɪ'lɑtəmiː] *noun*: Hernien-, Bruchoperation *f*, Herniotomie *f*
ce|lo|vi|rus [ˌsiːləʊ'vaɪrəs] *noun*: CELO-Virus *nt*
CEM *Abk.*: **1.** channel electron multiplier **2.** conventional-transmission electron microscope
CEMAP *Abk.*: cortically evoked motor action potential
ce|ment [sɪ'ment]: I *noun* **1.** Zahnzement *nt*, Zement *nt*, Cementum *nt*, Substantia ossea dentis **2.** Zement *m* **3.** (*zahnmed.*) Präparat *nt* für Zahnfüllungen, Zement *m* II *vt* zementieren; (ein-, ver-)kitten, leimen
acrylic resin cement: Polyakrylsäurezement *m*, Polyakrylatzement *m*
acrylic resin dental cement: Polyakrylsäurezement *m*, Polyakrylatzement *m*
ASPA cement: ASPA-Zement *m*, Alumium-Silikat-Poly-Akrylsäure-Zement *m*
black copper cement: schwarzer Kupferzement *m*
bone cement: Knochenzement *nt*
calcium hydroxide cement: Calciumhydroxidzement *m*
Cavitec cement: Cavitec-Zement *m*, Cavitec *nt*
combination cement: Silikophosphatzement *m*, Steinzement *m*
composite dental cement: Mehrkomponentenzement *m*, Kompositzement *m*, Komposit *nt*, Composite *nt*
copper cement: Kupferzement *m*
copper dental cement: Kupferzement *m*
dental cement: (Zahn-)Zement *nt*, Cementum *nt*, Substantia ossea dentis
dimethacrylate cement: Dimethacrylat-Zement *m*
Durelon cement: Durelonzement *m*
EBA cement: EBA-Zement *m*
Elite cement: Elite-Zement *m*
endodontic cement: Wurzelfüllmaterial *nt*
Flecks cement: Flecks-Zement *m*
Fluoro Thin cement: Fluoro-Thin-Zement *m*
fortified zinc oxide-eugenol cement: modifizierter Zinkoxid-Eugenol-Zement *m*
glass cermet cement: Glas-Cermet-Zement *m*
glass ionomer cement: Glasionomer-Zement *m*
Grip cement: Grip-Zement *m*
improved zinc oxide-eugenol cement: modifizierter Zinkoxid-Eugenol-Zement *m*
inorganic cement: anorganischer Zement *m*
inorganic dental cement: anorganischer Zement *m*
Kirkland cement: Kirkland-Zement *m*
modified zinc oxide-eugenol cement: modifizierter Zinkoxid-Eugenol-Zement *m*
modified zinc phosphate cement: modifizierter Zinkphosphatzemen *m*
muscle cement: Myoglia *f*
nerve cement: Neuroglia *f*
organic cement: organischer Zement *m*, Kunststoffzement *m*
organic dental cement: organischer Zement *m*, Kunststoffzement *m*
periodontal cement: Zahnfleischverband *m*, Heilverband *m*, Schutzverband *m*
PMMA cement: Polymethylmethacrylatzement *m*, PMMA-Zement *m*
polycarboxylate cement: Polykarboxylatzement *m*, Zinkpolykarboxylatzement *m*
polymethyl methacrylate cement: Polymethylmethacrylatzement *m*, PMMA-Zement *m*
porcelain cement: Silikatzement *m*, Porzellanzement *m*, Füllungsporzellan *m*, Porzellan *m*
pseudocopper cement: roter Kupferzement *m*
red copper cement: roter Kupferzement *m*
reinforced zinc oxide-eugenol cement: modifizierter Zinkoxid-Eugenol-Zement *m*
resin cement: Resinzement *m*, Akrylatzement *m*
root canal cement: Wurzelfüllmaterial *nt*
sealer cement: Versiegelungszement *m*
silicate cement: Silikatzement *m*, Porzellanzement *m*, Füllungsporzellan *m*, Porzellan *m*
silicate zinc cement: Silikophosphatzement *m*, Steinzement *m*
silicophosphate cement: Silikophosphatzement *m*, Steinzement *m*
silver cermet cement: Silber-Cermet-Zement *m*
temporary cement: Temporärzemen *m*, Interimszement *m*
tooth cement: Zahnzement *nt*, Zement *nt*, Cementum *nt*, Substantia ossea dentis
zinc cement: Zinkzement *m*, zinkhaltiger Zement *m*
zinc oxide cement: Zinkoxidzement *m*, Zinkoxidchlorid-Zement *m*
zinc oxide-eugenol cement: Zinkoxid-Eugenol-Zement *m*
zinc oxide-eugenol dental cement: Zinkoxid-Eugenol-Zement *m*
zinc oxyphosphate cement: Zinkoxid-Phosphatzement *m*
zinc phosphate cement: Zinkphosphatzement *m*, Zinkoxidphosphatzement *m*
zinc polyacrylate cement: Polykarboxylatzement *m*, Zinkpolykarboxylatzement *m*
zinc polycarboxylate cement: Polykarboxylatzement *m*, Zinkpolykarboxylatzement *m*
zinc silicophosphate cement: Silikophosphatzement *m*, Steinzement *m*
ZOE cement: Zinkoxid-Eugenol-Zement *m*
ce|men|tal [sɪ'mentəl] *adj*: Zement-
ce|men|ta|tion [ˌsɪmən'teɪʃn] *noun*: (Ein-)Zementieren *nt*, (Ver-)Kitten *nt*, (Ein-)Zementierung *f*
ce|ment|ed [sɪ'mentɪd] *adj*: einzementiert
ce|men|ti|cle [sɪ'mentɪkl] *noun*: Zementikel *nt*
adherent cementicle: adhärentes Zementikel *nt*

attached cementicle: adhärentes Zementikel *nt*
embedded cementicle: interstitielles Zementikel *nt*
free cementicle: freies Zementikel *nt*
interstitial cementicle: interstitielles Zementikel *nt*

ce|ment|i|fi|ca|tion [sɪˌmentɪfɪ'keɪʃn] *noun*: →*cementogenesis*

C

ce|men|ti|tis [ˌsɪmen'taɪtɪs] *noun*: Zementitis *f*

ce|ment|o|blast [sɪ'mentəblæst] *noun*: Zementbildner *m*, Zementzelle *f*, Zementoblast *m*

ce|men|to|blas|to|ma [sɪˌmentəblæs'təʊmə] *noun*: periapikale Zahnzementdysplasie *f*, Zementom *nt*, periapikales Osteofibrom *nt*, periapikale Osteofibrose *f*, lokales Fibroosteom *nt*, periapikale Zementdysplasie *f*, periapikale fibröse Dysplasie *f*, zementbildendes Fibrom *nt*
benign cementoblastoma: echtes Zementom *nt*, benignes Zementoblastom *nt*

ce|men|to|cla|sia [sɪˌmentə'kleɪʒ(ɪ)ə] *noun*: Zementoklasie *f*

ce|men|to|clast [sɪ'mentəklæst] *noun*: Zementoklast *m*, Odontoklast *m*, Odontoclast *m*

ce|men|to|cyte [sɪ'mentəsaɪt] *noun*: Zementzelle *f*, Zementozyt *m*

cemento-enamel *adj*: Zement-Schmelz-

ce|men|to|gen|e|sis [sɪ'mentə'dʒenəsɪs] *noun*: Zementbildung *f*, Zementogenese *f*

ce|men|toid [sɪ'mentɔɪd]: **I** *noun* unverkalktes Zement *nt*, unverkalktes Zahnzement *nt*, Zementoid *nt* **II** *adj* zementartig, zementähnlich, zementoid

ce|men|to|ma [sɪˌmen'təʊmə] *noun*: periapikale Zahnzementdysplasie *f*, Zementom *nt*, periapikales Osteofibrom *nt*, periapikale Osteofibrose *f*, lokales Fibroosteom *nt*, periapikale Zementdysplasie *f*, periapikale fibröse Dysplasie *f*, zementbildendes Fibrom *nt*
benign cementoma: benignes Zementom *nt*
true cementoma: echtes Zementom *nt*, benignes Zementoblastom *nt*

ce|men|to|path|ia [sɪ'mentəʊ'pæθɪə] *noun*: Zementopathie *f*

ce|men|to|per|i|os|ti|tis [sɪˌmentəˌperɪɑs'taɪtɪs] *noun*: Entzündung *f* der Zahnwurzelhaut, Wurzelhautentzündung *f*, Periodontitis *f*; Entzündung *f* des Zahnhalteapparates/Parodontium, Parodontitis *f*

ce|men|to|sis [sɪmən'təʊsɪs] *noun*: Zementhypertrophie *f*, Zementose *f*, Zementostose *f*
aberrant cementosis: aberrantes Zahnzement *nt*, aberrantes Zement *nt*, aberrante Zementose *f*, aberrante Hyperzementose *f*

ce|men|tum [sɪ'mentəm] *noun*: Zahnzement *nt*, Zement *nt*, Cementum *nt*, Substantia ossea dentis
aberrant cementum: aberrantes Zahnzement *nt*, aberrantes Zement *nt*, aberrante Zementose *f*, aberrante Hyperzementose *f*
acellular cementum: zellfreies Zahnzement *nt*, zellfreies Zement *nt*, primäres Zahnzement *nt*, promäres Zement *nt*
afibrillar cementum: afibrilläres Zahnzement *nt*, afibrilläres Zement *nt*
apical cementum: Wurzelspitzenzement *nt*, Zahnwurzelspitzenzement *nt*
calcified cementum: verkalktes Zahnzement *nt*, verkalktes Zement *nt*
cell-free cementum: zellfreies Zahnzement *nt*, zellfreies Zement *nt*, primäres Zahnzement *nt*, promäres Zement *nt*
cellular cementum: zellhaltiges Zahnzement *nt*, zellhaltiges Zement *nt*, sekundäres Zahnzement *nt*, sekundäres Zement *nt*
coronal cementum: Kronenzement *nt*, Zahnkronenzement *nt*
fibrillar cementum: fibrilläres Zahnzement *nt*, fibrilläres Zement *nt*, Fibrillenzement *nt*
hyperplastic cementum: Zahnzementhypertrophie *f*, Zementhypertrophie *f*, Zementose *f*, Zementostose *f*
hypertrophic cementum: Zahnzementhypertrophie *f*, Zementhypertrophie *f*, Zementose *f*, Zementostose *f*
intermediary cementum: Intermediärzement *nt*
intermediate cementum: intermediäres Zement *nt*
lamellar cementum: lamelläres Zahnzement *nt*, lamelläres Zement *nt*, Lamellenzement *nt*
periapical cementum: periapikales Wurzelzement *nt*, periapikales Zahnwurzelzement *nt*
primary cementum: zellfreies Zahnzement *nt*, zellfreies Zement *nt*, primäres Zahnzement *nt*, promäres Zement *nt*
root cementum: Wurzelzement *nt*, Zahnwurzelzement *nt*
secondary cementum: zellhaltiges Zahnzement *nt*, zellhaltiges Zement *nt*, sekundäres Zahnzement *nt*, sekundäres Zement *nt*
uncalcified cementum: unverkalktes Zement *nt*, unverkalktes Zahnzement *nt*, Zementoid *nt*

ce|naes|the|sia [ˌsɪnes'θiːʒ(ɪ)ə] *noun*: (*brit.*) →*cenesthesia*

ce|naes|the|sic [ˌsɪnes'θiːsɪk] *adj*: (*brit.*) →*cenesthesic*

ce|naes|the|si|op|a|thy [ˌsɪnesθiːzɪ'ɑpəθiː] *noun*: (*brit.*) →*cenesthesiopathy*

ce|naes|thet|ic [ˌsɪnes'θetɪk] *adj*: (*brit.*) →*cenesthesic*

ce|naes|thop|a|thy [ˌsɪnes'θɑpəθiː] *noun*: (*brit.*) →*cenesthesiopathy*

ce|nen|ceph|a|lo|cele [ˌsɪnən'sefələʊsiːl] *noun*: Zönenzephalozele *f*

ce|nes|the|sia [ˌsɪnes'θiːʒ(ɪ)ə] *noun*: Zönästhesie *f*

ce|nes|the|sic [ˌsɪnes'θiːsɪk] *adj*: zonästhetisch

ce|nes|the|si|op|a|thy [ˌsɪnesθiːzɪ'ɑpəθiː] *noun*: Zönästhesiopathie *f*

ce|nes|thet|ic [ˌsɪnes'θetɪk] *adj*: →*cenesthesic*

ce|nes|thop|a|thy [ˌsɪnes'θɑpəθiː] *noun*: →*cenesthesiopathy*

ce|no|bi|um [sɪ'nəʊbɪəm] *noun*: Schleimkolonie *f*, Zönobium *nt*

cen|o|cyte ['senəsaɪt] *noun*: Zönozyt *m*, -zyte *f*

cen|sor ['sensər] *noun*: Zensor *m*

cent. *Abk.*: centigrade

cen|ter ['sentər]: **I** *noun* **1.** Zentrum *nt*, Mittelpunkt *m*; Dreh-, Angelpunkt *m*, Achse *f* **2.** (*physiolog.*) (ZNS-) Zentrum *nt*, Centrum *nt* **II** *vt* **3.** (*a. fig.*) in den Mittelpunkt stellen **4.** (*techn.*) zentrieren, auf den Mittelpunkt *oder* das Zentrum ausrichten/einstellen **III** *vi* **5.** im Mittelpunkt stehen **6.** sich konzentrieren *oder* richten (*in, on* auf), sich drehen (*round* um) **7.** sich (an einer Stelle) ansammeln *oder* aufhäufen, (ver-)sammeln (*at, about, around, on* um)
acoustic center: Hörzentrum *nt*
anospinal center: anospinales Zentrum *nt*, Centrum anospinale
center of attraction: Anziehungsmittelpunkt *m*
auditory center: Hörzentrum *nt*
automatism centers: Automatiezentren *pl*
autonomic center: vegetatives Zentrum *nt*
brain center: Hirnzentrum *nt*
brain-stem center: Hirnstammzentrum *nt*
brain stem center: Hirnstammzentrum *nt*
Broca's center: motorisches Sprachzentrum *nt*, motorische/frontale Broca-(Sprach-)Region *f*, Broca-Feld *nt*
Broca's motor speech center: motorisches Sprachzen-

trum *nt*, Broca-Sprachzentrum *nt*
Budge's center: **1.** Budge-Zentrum *nt*, ziliospinales Zentrum *nt*, Centrum ciliospinale **2.** Centrum genitospinale
cardiac center: (Herz-)Kreislaufzentrum *nt*, kreislaufregulatorisches Zentrum *nt*
cardiovascular center: (Herz-)Kreislaufzentrum *nt*, kreislaufregulatorisches Zentrum *nt*
cell center: Zentrosom *nt*, Zentriol *nt*, Zentralkörperchen *nt*
central speech center: →*Wernicke's speech center*
center of cerebellum: Kleinhirnmark *nt*, Corpus medullare cerebelli
ciliospinal center: Budge-Zentrum *nt*, ziliospinales Zentrum *nt*, Centrum ciliospinale
circulatory center: Kreislaufzentrum *nt*
community center: Gemeindezentrum *nt*
cortical reading center: Naunyn-Zentrum *nt*
coughing center: Hustenzentrum *nt*
day-care center: Tagesstätte *f*, -heim *nt*
deglutition center: Schluckzentrum *nt*
depressor center: Depressorenzentrum *nt*
diaphysial center: diaphysärer Knochenkeim *m*
Centers for Disease Control: Centers for Disease Control *pl*
ectopic center: ektopes Zentrum *nt*, ektopischer Fokus *m*
ejaculation center: Erektions-, Ejakulationszentrum *nt*
epiphysial center: epiphysärer Knochenkeim *m*
erection center: Erektions-, Ejakulationszentrum *nt*
expiration center: Exspirationszentrum *nt*
Flemming center: Keim-, Reaktionszentrum *nt*
gaze center: Blickzentrum *nt*
genital center: genitospinales Zentrum *nt*, Centrum genitospinale
genitospinal center: genitospinales Zentrum *nt*, Centrum genitospinale
germinal center: Keim-, Reaktionszentrum *nt*
center of gravity: **1.** Schwerpunkt *m* **2.** Gleichgewichtspunkt *m*
greater oval center: Centrum semiovale
gustatory center: Geschmackszentrum *nt*
center of gyration: Drehpunkt *m*
health center: Ärzte-, Gesundheitszentrum *nt*
hearing center: Hörzentrum *nt*
heat-regulatory center: thermoregulatorisches Zentrum *nt*
heat-control center: Temperaturzentrum *nt*, Wärmezentrum *nt*
center for horizontal gaze movements: Zentrum *nt* für horizontale Blickbewegungen
hypothalamic centers: hypothalamische Zentren *pl*
inhibitory center: hemmendes/inhibierendes/inhibitorisches Zentrum *nt*
inspiratory center: Einatem-, Inspirationszentrum *nt*
integration center: Integrationsorgan *nt*, -zentrum *nt*
iron-sulfur center: Eisen-Schwefel-Zentrum *nt*
iron-sulphur center: (*brit.*) →*iron-sulfur center*
Kerckring's center: Kerckring-Knochenkern *m*
Kupressoff's center: spinales Blasenzentrum *nt*
center of mass: Massenträgheitszentrum *nt*
medullary center: Centrum semiovale
medullary center of cerebellum: Corpus medullare cerebelli
micturition center: spinales Blasenzentrum *nt*
center of motion: Drehpunkt *m*
motor center: motorisches Zentrum *nt*
motor speech center: motorisches Sprachzentrum *nt*
nerve center: Nervenzentrum *nt*
occipital eye center: okzipitales Blickzentrum *nt*
oculomotor center: blickmotorisches/okulomotorisches Zentrum *nt*
olfactory centers: Riechzentren *pl*
oncologic center: Tumorzentrum *nt*
ossification center: Verknöcherungs-, Knochenkern *m*, Centrum ossificationis
ovulation center: Ovulationszentrum *nt*
phrenic center: Centrum tendineum diaphragmatis
primary ossification center: diaphysärer/primärer Knochenkern *m*, Centrum ossificationis primarum
reaction center: Keimzentrum *nt*, Reaktionszentrum *nt*
read-write center: Lese-Schreib-Zentrum *nt*, Schreibzentrum *nt*
recreation center: Freizeit-, Erholungszentrum *nt*
rectovesical center: rektovesikales Reflexzentrum *nt*, Centrum rectovesicale
reflex center: Reflexzentrum *nt*
rehabilitation center: Rehabilitationszentrum *nt*
research center: Forschungszentrum *nt*
respiratory center: Atemzentrum *nt*
respiratory and circulatory center: Atem- und Kreislaufzentrum *nt*
secondary ossification center: epiphysärer/sekundärer Knochenkern *m*, Centrum ossificationis secundarium
semioval center: Centrum semiovale
sense center: Sinneszentrum *nt*
sensory center: sensibles/sensorisches Zentrum *nt*
sex-behavior center: Sexualzentrum *nt*
sex-behaviour center: (*brit.*) →*sex-behavior center*
sleep center: Schlafregulationszentrum *nt*
speech center: Sprachzentrum *nt*, -region *f*
superimposed synaptic center: übergeordnete Schaltstelle *f*
swallowing center: Schluckzentrum *nt*
synaptic center: Schaltzentrum *nt*
taste center: Geschmackszentrum *nt*
temperature-control center: Temperaturzentrum *nt*, Wärmezentrum *nt*
tendinous center: Centrum tendineum diaphragmatis
tendinous center of perineum: Sehnenplatte *f* des Damms, Centrum perinei
thermoregulatory center: thermoregulatorisches Zentrum *nt*
vasoconstrictor center: vasokonstriktorisches Zentrum *nt*
vasodilator center: vasodilatatorisches Zentrum *nt*
vasomotor center: Vasomotorenzentrum *nt*
center for vertical gaze movements: Zentrum *nt* für vertikale Blickbewegungen
vesical center: Blasenzentrum *nt*
vesicospinal center: vesikospinales Zentrum *nt*, Centrum vesicospinale
visual center: Sehzentrum *nt*
vomiting center: Brechzentrum *nt*
Wernicke's center: →*Wernicke's speech center*
Wernicke's speech center: Wernicke-Sprachzentrum *nt*, akustisches/sensorisches Sprachzentrum *nt*

cen|ter|ing ['sentərɪŋ] *noun*: Zentrieren *nt*, Einmitten *nt*
cen|tes|i|mal [sen'tesəməl] *adj*: hundertste(r, s), hundertteilig, zentesimal, Zentesimal-
cen|te|sis [sen'ti:sɪs] *noun*: Punktion *f*, Zentese *f*
centi- *präf.*: Zenti-, Centi-
cen|ti|grade ['sentɪgreɪd] *adj*: hundertgradig, -teilig
cen|ti|gram ['sentɪgræm] *noun*: Zentigramm *nt*
cen|ti|gramme ['sentɪgræm] *noun*: (*brit.*) →*centigram*

cen|ti|gray ['sentɪgreɪ] *noun*: Centigray *nt*
cen|ti|li|ter ['sentɪliːtər] *noun*: Zentiliter *m/nt*
cen|ti|li|tre ['sentɪliːtər] *noun*: (*brit.*) →*centiliter*
cen|ti|me|ter ['sentɪmiːtər] *noun*: Zentimeter *m/nt*, Centimeter *m/nt*
cen|ti|me|tre ['sentɪmiːtər] *noun*: (*brit.*) Zentimeter *m/nt*, Centimeter *m/nt*
centr- *präf.*: →*centri-*
cen|tral ['sentrəl] *adj*: **1.** zentral *oder* in der Mitte (liegend), zentrisch, Zentral-, Mittel-, Haupt- **2.** (*anatom.*) das ZNS betreffend; zentral **3.** (*physik.*) (*Kraft*) von einem Punkt ausgehend, auf einen Punkt gerichtet
cen|tre ['sentər] *noun*: (*brit.*) →*center*
cen|tren|ce|phal|ic [ˌsentrənsɪ'fælɪk] *adj*: zentrenzephal
centri- *präf.*: Zentrum-, Zentri-, Zentro-, Zentral-
cen|tri|ac|i|nar [ˌsentrɪ'æsɪnər] *adj*: zentroazinär, zentriazinär
cen|tric ['sentrɪk]: **I** *noun* Zentrik *f* **II** *adj* **1.** zum Zentrum gehörend, im Zentrum/Mittelpunkt befindlich, zentral, zentrisch **2.** zu einem Nervenzentrum gehörend, vom Nervenzentrum stammend *oder* kommend
acquired centric: zentrische Okklusion *f*, stabile Okklusion *f*, maximale Interkuspidation *f*
habitual centric: →*acquired centric*
point centric: Punktzentrik *f*
retruded centric: →*true centric*
true centric: zentrale Relation *f*, terminale Scharnierachsenposition *f*, retrale Scharnierachsenposition *f*
cen|tri|cal ['sentrɪkl] *adj*: **1.** zum Zentrum gehörend, im Zentrum/Mittelpunkt befindlich, zentral, zentrisch **2.** zu einem Nervenzentrum gehörend, vom Nervenzentrum stammend *oder* kommend
cen|trif|u|gal [sen'trɪfjəgl]: **I** *noun* Zentrifuge *f*, (Trenn-) Schleuder *f* **II** *adj* **1.** vom Zentrum wegstrebend, vom Zentrum wegleitend *oder* -gerichtet, zentrifugal **2.** vom ZNS wegführend, zentrifugal, ableitend, efferent
cen|trif|u|gal|i|za|tion [senˌtrɪfjəgəlɪ'zeɪʃn] *noun*: →*centrifugation*
cen|trif|u|gal|ize [sen'trɪfjəgəlaɪz] *vt*: zentrifugieren, schleudern
cen|trif|u|gate [sen'trɪfjəgɪt, -geɪt] *vt*: zentrifugieren, schleudern
cen|trif|u|ga|tion [senˌtrɪfjə'geɪʃn] *noun*: Zentrifugierung *f*, Zentrifugieren *nt*
density-gradient centrifugation: Dichtegradienten-, Zonenzentrifugation *f*
differential centrifugation: Differenzialzentrifugation *f*, Differentialzentrifugation *f*
rate-zonal centrifugation: Zonenzentrifugation *f*
zonal centrifugation: Dichtegradienten-, Zonenzentrifugation *f*
cen|tri|fuge ['sentrɪfjuːdʒ]: **I** *noun* Zentrifuge *f*, (Trenn-) Schleuder *f* **II** *vt* zentrifugieren, schleudern
cen|tri|lob|u|lar [ˌsentrɪ'lɑbjələr] *adj*: zentrilobulär
cen|tri|ole ['sentrɪəʊl] *noun*: Zentriol *nt*, Zentrosom *nt*
cen|trip|e|tal [sen'trɪpɪtl] *adj*: zum Zentrum *oder* ZNS hinstrebend, zentripetal; afferent
centro- *präf.*: Zentrum-, Zentri-, Zentro-, Zentral-
cen|tro|ac|i|nar [ˌsentrəʊ'æsɪnər] *adj*: zentroazinär
cen|tro|blast ['sentrəʊblæst, sentrəʊblɑːst] *noun*: Germino-, Zentroblast *m*
cen|tro|blas|tic [ˌsentrəʊ'blæstɪk] *adj*: zentroblastisch
cen|tro|cae|cal [ˌsentrəʊ'siːkl] *adj*: (*brit.*) →*centrocecal*
cen|tro|ce|cal [ˌsentrəʊ'siːkl] *adj*: zentrozäkal
cen|tro|cyte ['sentrəʊsaɪt] *noun*: Germino-, Zentrozyt *m*
cen|tro|cyt|ic [ˌsentrəʊ'sɪtɪk] *adj*: zentrozytisch
cen|tro|des|mose [ˌsentrəʊ'dezməʊs] *noun*: Zentrodesmose *f*
cen|tro|des|mus [ˌsentrəʊ'dezməs] *noun*: →*centrodesmose*
cen|tro|lec|i|thal [ˌsentrəʊ'lesɪθəl] *adj*: zentrolezithal
cen|tro|lob|u|lar [ˌsentrəʊ'lɑbjələr] *adj*: →*centrilobular*
cen|tro|mere ['sentrəʊmɪər] *noun*: Zentromer *nt*, Kinetochor *nt*
cen|tro|mer|ic [ˌsentrəʊ'merɪk, -'mɪər-] *adj*: Zentromer betreffend, zentromer
cen|tro|nu|cle|ar [ˌsentrəʊ'n(j)uːklɪər] *adj*: zentronukleär
centro-osteosclerosis *noun*: →*centrosclerosis*
cen|tro|phe|nox|ine [ˌsentrəʊfə'nɑksiːn] *noun*: Centrophenoxin *nt*
cen|tro|plasm ['sentrəʊplæzəm] *noun*: Zentroplasma *nt*
cen|tro|plast ['sentrəʊplæst] *noun*: Zentroplast *m*
cen|tro|scle|ro|sis [ˌsentrəʊsklɪ'rəʊsɪs] *noun*: (*Knochen*) Markhöhlensklerose *f*
cen|tro|some ['sentrəʊsəʊm] *noun*: **1.** Zentrosom *nt*, Zentriol *nt*, Zentralkörperchen *nt* **2.** Mikrozentrum *nt*, Zentrosphäre *f*
cen|tro|sphere ['sentrəʊsfɪər] *noun*: **1.** Zentroplasma *nt*, Zentrosphäre *f* **2.** →*centrosome 1.*
cen|tro|stal|tic [ˌsentrəʊ'stæltɪk] *adj*: zentrostaltisch
cen|tro|stri|a|tal [ˌsentrəʊˌstraɪ'eɪtl] *adj*: zentrostriatal
CEP *Abk.*: **1.** cephradin **2.** congenital erythropoietic porphyria **3.** countercurrent electrophoresis
ceph|ae|line ['sefəlɪn] *noun*: Cephaelin *nt*
cephal- *präf.*: Kopf-, Schädel-, Kephal(o)-, Zephal(o)-
ceph|a|lad ['sefəlæd] *adj*: kopfwärts
ceph|a|lal|gia [ˌsefə'lældʒ(ɪ)ə] *noun*: Kopfschmerz(en *pl*) *m*, Kephalgie *f*, Zephalgie *f*, Cephalgia *f*, Cephalalgia *f*, Cephal(a)ea *f*, Kephal(a)ea *f*, Kephalalgie *f*, Kephalodynie *f*
histamine cephalalgia: Histaminkopfschmerz *m*, Histaminkephalgie *f*, Bing-Horton-Syndrom *nt*, Horton-Syndrom *nt*, Bing-Horton-Neuralgie *f*, Horton-Neuralgie *f*, Cephalaea histaminica, Kephalgie *f*, Erythroprosopalgie *f*, cluster headache
pharyngotympanic cephalalgia: Cephalalgia/Cephalgia pharyngotympanica
ceph|a|lea [ˌsefə'lɪə] *noun*: →*Cephalalgia*
ceph|a|le|de|ma [ˌsefəlɪ'diːmə] *noun*: Kephal-, Zephalödem *nt*
ceph|a|le|mat|o|cele [ˌsefəlɪ'mætəsiːl] *noun*: Kephalohydrozele *f*
ceph|a|lem|a|to|ma [ˌsefəlˌemə'təʊmə] *noun*: →*cephalhematoma*
ceph|a|lex|in [ˌsefə'leksɪn] *noun*: Cefalexin *nt*
ce|phal|gi|a [sɪ'fældʒ(ɪ)ə] *noun*: →*Cephalalgia*
Horton's cephalgia: →*histamine cephalalgia*
ceph|al|hae|mat|o|cele [ˌsefəl'hiːmətəsiːl] *noun*: (*brit.*) →*cephalhematocele*
ceph|al|hae|ma|to|ma [ˌsefəlˌhiːmə'təʊmə] *noun*: (*brit.*) →*cephalhematoma*
ceph|al|he|mat|o|cele [ˌsefəl'hiːmətəsiːl] *noun*: Kephalhämatozele *f*
ceph|al|he|ma|to|ma [ˌsefəlˌhiːmə'təʊmə] *noun*: Kopfblutgeschwulst *f*, Kephalhämatom *nt*
ceph|al|hy|dro|cele [ˌsefəl'haɪdrəsiːl] *noun*: Kephalohydrozele *f*
ce|phal|ic [sɪ'fælɪk] *adj*: Kopf *oder* Kopfregion betreffend; kopfwärts (liegend), kephalisch
ceph|a|lin ['sefəlɪn] *noun*: Kephalin *nt*, Cephalin *nt*
ceph|a|li|tis [sefə'laɪtɪs] *noun*: Gehirnentzündung *f*, Enzephalitis *f*, Encephalitis *f*
ceph|a|li|za|tion [ˌsefəlɪ'zeɪʃn] *noun*: Zephalization *f*, Kephalisation *f*

cephalo- *präf.*: Kopf-, Schädel-, Kephal(o)-, Zephal(o)-

ceph|a|lo|cau|dal [ˌsefələʊ'kɔːdl] *adj*: Kopf und Cauda betreffend, kraniokaudal

ceph|a|lo|cele ['sefələʊsiːl] *noun*: Kephalo-, Zephalozele *f*

ceph|a|lo|cen|te|sis [ˌsefələʊsen'tiːsɪs] *noun*: Zephalozentese *f*

ceph|a|lo|dac|ty|ly [ˌsefələʊ'dæktəliː] *noun*: Zephalodaktylie *f*

Vogt's cephalodactyly: Apert-Crouzon-Syndrom *nt*, Akrozephalosyndaktylie *f* Typ IIa

ceph|a|lo|dym|ia [ˌsefələʊ'dɪmɪə] *noun*: Kephalo-, Zephalodymie *f*

ceph|a|lod|y|mus [sefə'lɑdɪməs] *noun*: Kephalo-, Zephalodymus *m*

ceph|a|lo|dyn|i|a [ˌsefələʊ'dɪnɪə] *noun*: Kephalodynie *f*

ceph|a|loe|de|ma [ˌsefəlɪ'diːmə] *noun*: (*brit.*) →*cephaledema*

ceph|a|lo|gen|e|sis [ˌsefələʊ'dʒenəsɪs] *noun*: Kopfentwicklung *f*, Kephalo-, Kraniogenese *f*

ceph|a|lo|gram ['sefələʊgræm] *noun*: Kephalogramm *nt*

ceph|a|lo|hae|mat|o|cele [ˌsefələ'hiːmətəsiːl] *noun*: (*brit.*) →*cephalohematocele*

ceph|a|lo|hae|ma|to|ma [ˌsefələʊˌhiːmə'təʊmə] *noun*: (*brit.*) →*cephalhematoma*

ceph|a|lo|he|mat|o|cele [ˌsefələʊ'hiːmətəsiːl] *noun*: Kephalohydrozele *f*

ceph|a|lo|he|ma|to|ma [ˌsefələʊˌhiːmə'təʊmə] *noun*: →*cephalhematoma*

ceph|a|lo|ma [sefə'ləʊmə] *noun*: medulläres Karzinom *nt*, Carcinoma medullare

ceph|a|lo|meg|a|ly [ˌsefələʊ'megəliː] *noun*: Kopfvergrößerung *f*, Kephalomegalie *f*

ceph|a|lom|e|lus [sefə'lɑmɪləs] *noun*: Zephalo-, Kephalomelus *m*

ceph|a|lo|men|in|gi|tis [ˌsefələʊˌmenɪn'dʒaɪtɪs] *noun*: Hirnhautentzündung *f*

ceph|a|lom|e|ter [sefə'lɑmɪtər] *noun*: Schädelmesser *m*, Kephalometer *nt*

ceph|a|lom|e|try [sefə'lɑmətriː] *noun*: Kephalometrie *f*

intrauterine cephalometry: intrauterine Kephalometrie *f*

teleradiographic cephalometry: Schädelfernaufnahme *f*

ultrasonographic cephalometry: Ultraschallkephalometrie *f*, sonographische Kephalometrie *f*

ceph|a|lo|mo|tor [ˌsefələʊ'məʊtər] *adj*: Kopfbewegungen betreffend, den Kopf bewegend, kephalomotorisch

ceph|a|lo|ni|a [ˌsefə'ləʊniːə] *noun*: Kephalonie *f*, Makroenzephalie *f*, Makrenzephalie *f*, Megalenzephalie *f*, Enzephalomegalie *f*, Gehirnvergrößerung *f*

ceph|a|lop|a|gus [sefələʊ'lɑpəgəs] *noun*: Kranio-, Kephalopagus *m*

ceph|a|lop|a|thy [ˌsefə'lɑpəθiː] *noun*: Kopferkrankung *f*, Kephalopathie *f*

ceph|a|lo|pha|ryn|ge|us [ˌsefələʊfə'rɪndʒɪəs] *noun*: Musculus constrictor pharyngis superior

ceph|a|lo|ple|gia [ˌsefələʊ'pliːdʒ(ɪ)ə] *noun*: Kephaloplegie *f*

ceph|a|lo|spor|in [ˌsefələʊ'spɔːrɪn] *noun*: Cephalosporin *nt*, Zephalosporin *nt*, Kephalosporin *nt*

basis cephalosporins: Basis-Cephalosporine *pl*

broad-spectrum cephalosporins: Breitspektrum-Cephalosporine *pl*

cephalosporin C: Cephalosporin C *nt*

intermediate cephalosporins: Intermediär-Cephalosporine *pl*

cephalosporin N: Adicillin *nt*, Cephalosporin N *nt*, Penicillin N *nt*

ceph|a|lo|spor|i|nase [ˌsefələʊ'spəʊrɪneɪz] *noun*: Cephalosporinase *f*

ceph|a|lo|spo|ri|o|sis [ˌsefələʊspəʊrɪ'əʊsɪs] *noun*: Cephalosporiose *f*, Cephalosporium-Mykose *f*, Acremonium-Infektion *f*, Akremoniose *f*, Acremoniose *f*

Ceph|a|lo|spo|rium [ˌsefələʊ'spəʊriːəm] *noun*: Cephalosporium *nt*

Cephalosporium acremonium: Cephalosporium acremonium

Cephalosporium falciforme: Cephalosporium falciforme, Acremonium kiliense

Cephalosporium granulomatis: Cephalosporium granulomatis

ceph|a|lo|stat ['sefələstæt] *noun*: →*cephalometer*

ceph|a|lo|tet|a|nus [ˌsefələʊ'tetənəs] *noun*: Kopftetanus *m*, Tetanus capitis

ceph|a|lo|thin ['sefələʊθɪn] *noun*: Kephalothin *nt*, Cephalotin *nt*

ceph|a|lo|tho|rac|ic [ˌsefələʊθə'ræsɪk] *adj*: kephalothorakal, thorakokranial

ceph|a|lo|tho|ra|co|il|i|op|a|gus [ˌsefələʊˌθɔːrəkəʊɪlɪ'ɑpəgəs] *noun*: Kephalothorakoiliopagus *m*

ceph|a|lo|tho|ra|cop|a|gus [ˌsefələʊθɔːrə'kɑpəgəs] *noun*: Kephalothorakopagus *m*

ceph|a|lo|tome ['sefələʊtəʊm] *noun*: Kephalotom *nt*

ceph|a|lot|o|my [sefə'lɑtəmiː] *noun*: Kephalotomie *f*

ceph|a|lo|tribe ['sefələʊtraɪb] *noun*: Kephalotrib *m*, -tripter *m*

ceph|a|lo|trip|sy ['sefələʊtrɪpsiː] *noun*: Kephalotripsie *f*, -thrypsie *f*

ceph|a|pi|rin [sefə'paɪrɪn] *noun*: Cefapirin *nt*

ceph|ra|dine ['sefrədiːn] *noun*: Cefradin *nt*

-ceps *suf*: Kopf, -ceps

CER *Abk.*: cephaloridin

ce|ra ['sɪərə] *noun*: Wachs *nt*, Cera *f*

CERA *Abk.*: cardiac-evoked response audiometry

ce|ra|ceous [sɪ'reɪʃəs] *adj*: wachsähnlich, wachsartig

ce|ram|ic [sə'ræmɪk]: **I** *noun* **1.** (*chem.*) Metalloxid *nt* **2.** keramisches Material *nt*, Keramik *f* **II** *adj* keramisch

dental ceramic: keramische Masse *f*, zahnkeramische Masse *f*, dentalkeramische Masse *f*

cer|am|i|dase [sə'ræmɪdeɪz] *noun*: Acylsphingosindeacylase *f*, Ceramidase *f*

lactosyl ceramidase: Lactosylceramidase *f*

lactosyl ceramidase I: Galaktosylceramidase *f*, Galaktocerebrosid-β-galaktosidase *f*

lactosyl ceramidase II: β-Galaktosidase *f*, Lactase *f*

cer|a|mide ['serəmaɪd] *noun*: Zeramid *nt*, Ceramid *nt*

ceramide trihexoside: Trihexosylceramid *nt*

ce|ram|o|don|tics [sɪ'ræməʊ'dɑntɪks] *plural*: Verwendung *f* dentalkeramischer Massen

ce|rane ['sɪəreɪn, 'ser-] *noun*: Hexacosan *nt*

cer|a|sin ['serəsɪn] *noun*: Zerasin *nt*, Cerasin *nt*

ce|rate ['sɪəreɪt] *noun*: Wachssalbe *f*, Cerat *nt*, Ceratum *nt*

cer|a|tec|to|my [serə'tektəmiː] *noun*: Keratektomie *f*

cer|a|tin ['serətɪn] *noun*: Hornstoff *m*, Keratin *nt*

cer|a|to|glos|sus [ˌserətəʊ'glɑsəs] *noun*: Musculus chondroglossus

Cer|a|to|po|gon|i|dae [ˌserətəʊpə'gɑnədiː] *plural*: Gnitzen *pl*, Ceratopogonidae *pl*

ce|ra|tum [sə'reɪtəm] *noun*: →*cerate*

cer|car|ia [sər'keərɪə] *noun*, *plural* **-iae** [sər'keərɪˌiː]: Schwanzlarve *f*, Zerkarie *f*, Cercaria *f*

cer|car|i|al [sər'keərɪəl] *adj*: Zerkarien betreffend, durch Zerkarien hervorgerufen, Zerkarien-

cer|ca|ri|ci|dal [sərˌkærə'saɪdl] *adj*: zerkarienabtötend, zerkarizid

cer|ca|ri|en|hul|len|re|ak|tion [sər,kærɪən,hʌlənrɪ'ækʃn] *noun*: Zerkarienhüllenreaktion *f*, Cercarien-Hüllen-Reaktion *f*
cer|clage [sɛr'klaːʒ] *noun*: Zerklage *f*, Cerclage *f*
cervical cerclage: Zervixumschlingung *f*
cerclage of fractured bone: Knochencerclage *f*
cer|co|cys|tis [,sɜrkəʊ'sɪstɪs] *noun*: Zystizerkoid *nt*, Cysticercoid *nt*
cer|coid ['sɜrkɔɪd] *noun*: Zerkoid *nt*
Cer|com|o|nas [sɜr'kɑmənəs] *noun*: Cercomonas *f*
Cer|cos|po|ra [sɜr'kɑspərə] *noun*: Cercospora *f*
ce|re|al ['sɪərɪəl]: I *noun* Getreidepflanze *f*, Kornfrucht *f*, Zerealien *pl*; Getreide *nt* II *adj* Getreide-
cerebell- *präf.*: →*cerebello-*
cer|e|bel|lar [serə'belər] *adj*: Kleinhirn/Cerebellum betreffend, zum Kleinhirn gehörend, aus dem Kleinhirn stammend, cerebellar, zerebellar, zerebellär, Kleinhirn-, Cerebello-
cer|e|bel|lif|u|gal [,serəbə'lɪfjəgəl] *adj*: →*cerebellofugal*
cer|e|bel|lip|e|tal [,serəbə'lɪpətəl] *adj*: →*cerebellopetal*
cer|e|bel|lit|ic [,serəbə'lɪtɪk] *adj*: Kleinhirnentzündung/Zerebellitis betreffend, erebellitisch
cer|e|bel|li|tis [,serəbə'laɪtɪs] *noun*: Kleinhirnentzündung *f*, Zerebellitis *f*, Cerebellitis *f*
cerebello- *präf.*: Kleinhirn-, Zerebello-, Cerebello-
cer|e|bel|lof|u|gal [,serə,beləʊ'lɑfjəgəl] *adj*: zerebellofugal
cer|e|bel|lo|med|ul|lar|y [serə,beləʊ'medə,leriː, -'medʒə-] *adj*: Kleinhirn/Cerebellum und Medulla oblongata betreffend, zerebellomedullär
cerebello-olivary *adj*: zerebello-olivär
cer|e|bel|lop|e|tal [serəbə'lɑpətəl] *adj*: zerebellopetal
cer|e|bel|lo|pon|tile [serə,beləʊ'pɑntiːl] *adj*: Kleinhirn und Brücke/Pons betreffend, zerebellopontin
cer|e|bel|lo|pon|tine [,serə,beləʊ'pɑntiːn] *adj*: Kleinhirn und Brücke/Pons betreffend, zerebellopontin
cer|e|bel|lo|ru|bral [,serə,beləʊ'ruːbrəl] *adj*: zerebellorubral
cer|e|bel|lo|ru|bro|spi|nal [,serə,beləʊ,ruːbrəʊ'spaɪnl] *adj*: zerebellorubrospinal
cer|e|bel|lo|spi|nal [,serə,beləʊ'spaɪnl] *adj*: Kleinhirn/Cerebellum und Rückenmark/Medulla spinalis betreffend, zerebellospinal
cer|e|bel|lum [serə'beləm] *noun, plural* **-lums, -la** [-lə]: Kleinhirn *nt*, Zerebellum *nt*, Cerebellum *nt*
cerebr- *präf.*: (Ge-)Hirn-, Zerebral-, Zerebro-, Cerebro-
ce|re|bral [sə'riːbrəl, 'serə-] *adj*: Großhirn/Cerebrum betreffend, zum Großhirn gehörend, aus dem Großhirn stammend, cerebral, zerebral
cer|e|bral|gia [serə'brældʒ(ɪ)ə] *noun*: →*Cephalalgia*
ce|re|bri|form [sə'riːbrəfɔːrm] *adj*: hirnähnlich
cer|e|brif|u|gal [,serə'brɪfjəgəl] *adj*: cerebrifugal
cer|e|brip|e|tal [,serə'brɪpətəl] *adj*: cerebripetal
cer|e|brit|ic [,serə'brɪtɪk] *adj*: Großhirnentzündung/Zerebritis betreffend, zerebritisch
cer|e|bri|tis [,serə'braɪtɪs] *noun*: Großhirnentzündung *f*, Zerebritis *f*, Cerebritis *f*
saturnine cerebritis: Enzephalitis *f* bei Bleivergiftung
suppurative cerebritis: phlegmonöse Enzephalitis *f*
cerebro- *präf.*: (Ge-)Hirn-, Zerebral-, Zerebro-, Cerebro-
cer|e|bro|car|di|ac [,serəbrəʊ'kɑːrdɪ,æk] *adj*: Großhirn/Cerebrum und Herz betreffend, zerebrokardial
cer|e|bro|cer|e|bel|lar [,serəbrəʊ,serə'belər] *adj*: Großhirn/Cerebrum und Kleinhirn/Cerebellum betreffend, zerebrozerebellär, zerebrozerebellar
cer|e|bro|ga|lac|tose [,serəbrəʊgə'læktəʊs] *noun*: Cerebrogalaktose *f*
cer|e|bro|ga|lac|to|side [,serəbrəʊgə'læktəsaɪd] *noun*: Cerebrogalaktosid *nt*
cer|e|bro|hep|a|to|re|nal [,serəbrəʊ,hepətəʊ'riːnl] *adj*: zerebrohepatorenal
cer|e|bro|hy|phoid [,serəbrəʊ'haɪfɔɪd] *adj*: hirngewebsähnlich, -artig
cer|e|broid ['serəbrɔɪd, sə'riː-] *adj*: zerebroid
cer|e|bro|ma [,serə'brəʊmə] *noun*: Hirntumor *m*, Hirngeschwulst *f*, Enzephalom *nt*
cer|e|bro|mac|u|lar [,serəbrəʊ'mækjələr] *adj*: zerebromakulär
cer|e|bro|ma|la|cia [,serə'brəʊmə'leɪʃ(ɪ)ə] *noun*: Hirnerweichung *f*, Zerebromalazie *f*, Cerebromalacia *f*
cer|e|bro|med|ul|lar|y [,serəbrəʊ'medə,leriː, -'medʒə-] *adj*: Gehirn und Rückenmark/Medulla spinalis betreffend, zerebrospinal, cerebrospinal, spinozerebral, enzephalospinal
cer|e|bro|me|nin|ge|al [,serəbrəʊmɪ'nɪndʒɪəl] *adj*: Hirnhäute und Gehirn/Zerebrum betreffend, meningozerebral, zerebromeningeal
cer|e|bro|men|in|gi|tis [,serə'brəʊ,menɪn'dʒaɪtɪs] *noun*: Entzündung *f* von Gehirn und Hirnhäuten, Meningoenzephalitis *f*, Encephalomeningitis *f*, Meningoencephalitis *f*, Enzephalomeningitis *f*
cer|e|bron ['serəbrɑn] *noun*: Zerebron *nt*, Phrenosin *nt*
cerebro-ocular *adj*: Großhirn/Cerebrum und Auge betreffend, zerebro-okular
cer|e|bro|path|ia [,serəbrəʊ'pæθɪə] *noun*: Enzephalopathie *f*
cer|e|brop|a|thy [serə'brɑpəθiː] *noun*: Enzephalopathie *f*
cer|e|bro|pon|tile [,serəbrəʊ'pɑntaɪl, -tl] *adj*: Großhirn/Cerebrum und Brücke/Pons betreffend, zerebropontin
cer|e|bro|ra|chid|i|an [,serəbrəʊrə'kɪdɪən] *adj*: Gehirn und Rückenmark/Medulla spinalis betreffend, cerebrospinal, zerebrospinal, spinozerebral, enzephalospinal
cer|e|bro|scle|ro|sis [,serəbrəʊsklɪ'rəʊsɪs] *noun*: Hirn-, Zerebralsklerose *f*
cer|e|bro|scope ['serəbrəʊskəʊp] *noun*: Enzephaloskop *nt*
cer|e|bros|co|py [,serə'brɑskəpiː] *noun*: Enzephaloskopie *f*
cer|e|brose ['serəbrəʊz] *noun*: Zerebrose *f*, D-Galaktose *f*
cer|e|bro|si|dase ['serəbrəʊsɪdeɪz] *noun*: Cerebrosidase *f*
lactosyl cerebrosidase: Lactosylcerebrosidase *f*
cer|e|bro|side ['serəbrəʊsaɪd] *noun*: Zerebrosid *nt*, Cerebrosid *nt*
cer|e|bro|si|do|sis [serə,brəʊsaɪ'dəʊsɪs] *noun*: **1.** Zerebrosidspeicherkrankheit *f*, Zerebrosidose *f*, Cerebrosidose *f* **2.** Gaucher-Erkrankung *f*, -Krankheit *f*, -Syndrom *nt*, Morbus Gaucher *m*, Glucozerobrosidose *f*, Zerebrosidlipidose *f*, Glykosylzeramidlipidose *f*, Lipoidhistiozytose *f* vom Kerasintyp
cer|e|bro|sis [,serə'brəʊsɪs] *noun*: organische/degenerative Hirnerkrankung *f*, Enzephalose *f*
cer|e|bro|spi|nal [,serəbrəʊ'spaɪnl] *adj*: Gehirn und Rückenmark/Medulla spinalis betreffend, zerebrospinal, cerebrospinal, spinozerebral, enzephalospinal
cer|e|bro|spi|nant [,serəbrəʊ'spaɪnənt]: I *noun* auf Gehirn und Rückenmark einwirkende Substanz *f* II *adj* auf Gehirn und Rückenmark einwirkend
cer|e|bros|to|my [,serə'brɑstəmiː] *noun*: Zerebrostomie *f*
cer|e|bro|su|ria [,serəbrəʊ's(j)ʊəriːə] *noun*: Cerebroseausscheidung *f* im Harn
cer|e|brot|o|my [serə'brɑtəmiː] *noun*: Hirnschnitt *m*, Zerebrotomie *f*
cer|e|bro|vas|cu|lar [,serəbrəʊ'væskjələr] *adj*: Hirngefäße betreffend, zerebrovaskulär
cer|e|brum ['serəbrəm, sə'riːbrəm] *noun, plural* **-brums,**

-bra [-brə]: Großhirn *nt*, Zerebrum *nt*, Cerebrum *nt*
cere|cloth ['sɪərklɔθ, -klɑθ] *noun*: Wachstuch *nt*
cer|e|sin ['serəsɪn] *noun*: Zeresin *nt*, Ceresinum *nt*, hartes Paraffin *nt*
ce|ri|um ['sɪəriːəm] *noun*: Cer *nt*
ce|roid ['sɪrɔɪd] *noun*: Zeroid *nt*, Ceroid *nt*
ce|ro|tin ['serətɪn] *noun*: →*ceryl alcohol*
cer|ti|fi|a|ble [sɜrtə'faɪəbl] *adj*: **1.** (*Krankheit*) meldepflichtig **2.** (*psychiat.*) in einem Zustand, der die Zwangseinweisung in eine Anstalt rechtfertigt; (*inf.*) verrückt
cer|tif|i|cate [*n* sər'tɪfɪkɪt; *v* -keɪt]: **I** *noun* **1.** Bescheinigung *f*, Attest *nt*, Schein *m*, Zertifikat *nt* **2.** Gutachten *nt* **II** *vt* etw. bescheinigen; (*Bescheinigung, Zeugnis*) ausstellen *oder* geben
birth certificate: Geburtsurkunde *f*
corpse certificate: Leichenpass *m*
death certificate: Totenschein *m*, Sterbeurkunde *f*
health certificate: ärztliches Attest *nt*, Gesundheitszeugnis *nt*
health insurance certificate: Krankenschein *m*
international inoculation certificate: internationales Impfzertifikat *nt*
medical certificate: ärztliches Attest *nt*
sick certificate: Krankheitsattest *nt*, Krankmeldung *f*, Krankschreibung *f*
cer|ti|fi|ca|tion [ˌsɜrtəfɪ'keɪʃn, sərˌtɪfə-] *noun*: **1.** Ausstellen *nt* einer Bescheinigung, Bescheinigen *nt* **2.** (*Krankheit*) Meldung *f* **3.** Zwangseinweisung *f* in eine Anstalt **4.** Bescheinigung *f*, Attest *nt*, Schein *m*, Zertifikat *nt*
cer|ti|fied ['sɜrtəfaɪd] *adj*: **1.** (*Patient*) für geisteskrank erklärt **2.** bescheinigt, beglaubigt
cer|ti|fy ['sɜrtəfaɪ]: **I** *vt* **1.** bescheinigen, versichern, attestieren; beglaubigen, beurkunden **2.** (*Krankheit*) (an-)melden **3.** (*Patient*) für geisteskrank erklären **4.** (*Patient*) zwangseinweisen **II** *vi* **certify to** etw. bezeugen, attestieren
ce|ru|le|an [sə'ruːlɪən] *adj*: blau
ce|ru|lo|plas|min [səˌruːlə'plæzmɪn] *noun*: Zörulo-, Zärulo-, Caeruloplasmin *nt*, Ferroxidase I *f*
ce|ru|men [sɪ'ruːmən] *noun*: Ohr(en)schmalz *nt*, Zerumen *nt*, Cerumen *nt*
hard cerumen: angetrockneter/verkeilter Zeruminalpfropf *m*
impacted cerumen: Ohrschmalz-, Zeruminalpfropf *m*, Cerumen obturans
inspissated cerumen: angetrockneter/eingetrockneter/verhärteter Zeruminalpfropf *m*
ce|ru|mi|nal [sɪ'ruːmɪnl] *adj*: Ohr(en)schmalz/Cerumen betreffend, Zeruminal-, Ceruminal-
ce|ru|mi|no|ly|sis [sɪˌruːmɪ'nɑlɪsɪs] *noun*: Zeruminolyse *f*
ce|ru|mi|no|lyt|ic [sɪˌruːmɪnə'lɪtɪk]: **I** *noun* zerumenauflösendes Mittel *nt* **II** *adj* zerumenauflösend, zeruminolytisch
ce|ru|mi|no|ma [sɪˌruːmɪ'nəʊmə] *noun*: Tumor *m* der Ohrschmalzdrüsen, Zeruminom *nt*
ce|ru|mi|no|sis [sɪˌruːmɪ'nəʊsɪs] *noun*: übermäßige Ohrschmalzabsonderung *f*
ce|ru|mi|nous [sɪ'ruːmɪnəs] *adj*: →*ceruminal*
cer|vi|cal ['sɜrvɪkl, -viːk-; *brit.* ˌsɜr'vaɪkl] *adj*: **1.** Hals/Cervix betreffend, zervikal, Hals-, Zervikal-, Nacken- **2.** Gebärmutterhals/Cervix uteri betreffend, zervikal, Gebärmutterhals-, Zervix-, Cervix-
cer|vi|cec|to|my [ˌsɜrvɪ'sektəmiː] *noun*: Zervixresektion *f*
cer|vi|cit|ic [ˌsɜrvɪ'sɪtɪk] *adj*: Zervixentzündung/Zervizitis betreffend, zervizitisch
cer|vi|ci|tis [ˌsɜrvɪ'saɪtɪs] *noun*: Entzündung (der Schleimhaut) der Cervix uteri, Cervicitis *f*, Zervixentzündung *f*, Zervizitis *f*, Endometritis *f* cervicis uteri
chlamydial cervicitis: Chlamydienzervizitis *f*
gonococcal cervicitis: Gonokokkenzervizitis *f*
cer|vi|co|ax|il|lar|y [ˌsɜrvɪkəʊ'æksɪleriː, -æk'sɪləriː] *adj*: zervikoaxillär
cer|vi|co|bra|chi|al [ˌsɜrvɪkəʊ'breɪkɪəl, -'bræ-] *adj*: Hals/Cervix und Arm/Brachium betreffend, zervikobrachial
cer|vi|co|bra|chi|al|gia [ˌsɜrvɪkəʊˌbrækɪ'ældʒɪə] *noun*: Zervikobrachialgie *f*
cer|vi|co|col|pi|tis [ˌsɜrvɪkəʊkɑl'paɪtɪs] *noun*: Entzündung *f* von Zervix und Scheide/Vagina, Zervikokolpitis *f*, Zervikovaginitis *f*
cer|vi|co|dor|sal [ˌsɜrvɪkəʊ'dɔːrsl] *adj*: zervikodorsal
cer|vi|co|dyn|i|a [ˌsɜrvɪkəʊ'diːnɪə] *noun*: Nacken-, Halsschmerz(en *pl*) *m*, Zervikodynie *f*
cer|vi|co|fa|cial [ˌsɜrvɪkəʊ'feɪʃl] *adj*: Hals/Cervix und Gesicht betreffend, zervikofazial
cervico-occipital *adj*: zerviko-okzipital
cer|vi|co|pex|y ['sɜrvɪkəʊpeksiː] *noun*: Zervikopexie *f*
cer|vi|co|plas|ty ['sɜrvɪkəʊplæstiː] *noun*: **1.** (plastische) Hals-/Nackenchirurgie *f* **2.** (*gynäkol.*) Zervixplastik *f*
cer|vi|co|scap|u|lar [ˌsɜrvɪkəʊ'skæpjələr] *adj*: zervikoskapular
cer|vi|cot|o|my [ˌsɜrvɪ'kɑtəmiː] *noun*: Zervixschnitt *m*, Zervixdurchtrennung *f*, Zerviko-, Trachelotomie *f*
cer|vi|co|vag|i|nal [ˌsɜrvɪkəʊ'vædʒənl, sɜrvɪkəʊvə'dʒaɪnl] *adj*: Gebärmutterhals/Cervix uteri und Scheide/Vagina betreffend, zervikovaginal, vaginozervikal
cer|vi|co|vag|i|ni|tis [ˌsɜrvɪkəʊˌvædʒə'naɪtɪs] *noun*: Entzündung *f* von Zervix und Scheide/Vagina, Zervikokolpitis *f*, Zervikovaginitis *f*
cer|vi|co|ves|i|cal [ˌsɜrvɪkəʊ'vesɪkl] *adj*: Gebärmutterhals/Cervix uteri und Harnblase betreffend, zervikovesikal, vesikozervikal
cer|vix ['sɜrvɪks] *noun, plural* **-vix|es, -vi|ces** [-vɪksɪz, 'sɜrvəˌsiːz, sər'vaɪ-]: **1.** Hals *m*, halsförmige Struktur *f*, Nacken *m*, Zervix *f*, Cervix *f*, Kollum *nt*, Collum *nt* **2.** Gebärmutter-, Uterushals *m*, Zervix *f*, Cervix uteri
barrel cervix: Tonnenkarzinom *nt*
incompetent cervix: Zervixinsuffizienz *f*
cervix of uterus: Gebärmutter-, Uterushals *m*, Zervix *f*, Cervix uteri **behind the cervix** hinter der Zervix (liegend) **through the cervix** durch die Zervix
CES *Abk.*: central excitatory state
CESD *Abk.*: cholesterol ester storage disease
ce|si|um ['siːzɪəm] *noun*: Cäsium *nt*, Caesium *nt*
cesium chloride: Cäsiumchlorid *nt*
ces|sa|tion [se'seɪʃn] *noun*: Einstellung *f*, Einstellen *nt*; Ende *nt*, Stillstand *m*
abnormal cessation of menses: Amenorrhoe *f*, Amenorrhoea *f*
cessation of breathing: Atmungsstillstand *m*, Apnoe *f*
cessation of growth: Wachstumsstillstand *m*
ces|to|ci|dal [ˌsestəʊ'saɪdl] *adj*: gegen Bandwürmer wirkend, cestoden(ab)tötend, cestocid, zestozid
ces|to|cide [ˌsestəʊ'saɪd] *noun*: Zestozid *nt*, Cestocid *nt*
Ces|to|da [ses'təʊdə] *plural*: Bandwürmer *pl*, Zestoden *pl*, Cestoda *pl*, Cestodes *pl*
ces|tode ['sestəʊd]: **I** *noun* Bandwurm *m*, Zestode *f* **II** *adj* →*cestoid*
ces|to|di|a|sis [ˌsestə'daɪəsɪs] *noun*: Bandwurminfektion *f*, Zestodeninfektion *f*
ces|toid ['sestɔɪd] *adj*: bandwurmähnlich, bandwurmartig, zestodenartig
Ces|toi|dea [ses'tɔɪdɪə] *plural*: Cestoidea *pl*

CET *Abk.*: **1.** cefalotin **2.** cerebral electrotherapy
ce|ta|ce|um [sɪ'teɪʃɪəm, -sɪəm] *noun*: Cetaceum *nt*, Walrat *nt*
cetalkonium chloride: Cetalkoniumchlorid *nt*, Benzylhexadecyldimethylammoniumchlorid *nt*
ce|ta|nol ['setənɑl, -nɔl] *noun*: Cetylalkohol *m*
ce|tri|mide ['si:trɪmaɪd] *noun*: →*cetrimonium bromide*
cetrimonium bromide: Cetrimoniumbromid *nt*, Hexadecyltrimethylammoniumbromid *nt*
CEV *Abk.*: California encephalitis virus
CEX *Abk.*: cephalexin
CEZ *Abk.*: cephazolin
CF *Abk.*: **1.** cancer-free **2.** carbolfuchsin **3.** cardiac failure **4.** cefalotin **5.** central fossa **6.** chemotactic factor **7.** Christmas factor **8.** citrovorum factor **9.** colicin factor **10.** complement fixation **11.** coronary flow **12.** coupling factor **13.** cystic fibrosis **14.** cytotoxic factor
Cf *Abk.*: **1.** californium **2.** colicinogenic factor
c.f. *Abk.*: carrier-free
CFA *Abk.*: **1.** complement-fixation antibody **2.** complement fixing antibody titer **3.** complete Freund adjuvant
CFC *Abk.*: **1.** capillary filtration coefficient **2.** colony forming capacity **3.** colony forming cells
CFGA *Abk.*: carcinofetal glia antigen
CFI *Abk.*: complement fixation inhibition
CFICA *Abk.*: complement-fixing islet cell antibody
CFL *Abk.*: clearing factor lipase
CFM *Abk.*: **1.** cerebral function monitor **2.** chemotactic factor for macrophage **3.** chlorofluoromethane
CFPS *Abk.*: continuous flow plasmapheresis system
CFR *Abk.*: **1.** complement fixation reaction **2.** coronary flow reserve
CFS *Abk.*: chronic fatigue syndrome
CFSE *Abk.*: crystal field stabilisation energy
CFT *Abk.*: **1.** cardiolipin flocculation test **2.** complement fixation test
CFTR *Abk.*: cystic fibrosis transmembrane regulator
CFU *Abk.*: colony forming unit
CFU-C *Abk.*: colony forming unit in culture
CFU-GEMM *Abk.*: colony forming unit - granulocte, erythrocyte, macrophage, megakaryocyte
CFU-GM *Abk.*: colony forming unit - granulocyte, macrophage
CFU-Mk *Abk.*: colony forming unit - megakaryocyte
CFU-S *Abk.*: colony-forming unit-spleen
CFX *Abk.*: cefoxitin
CG *Abk.*: **1.** chorionic gonadotrophin **2.** chorionic gonadotropin **3.** control group
cg *Abk.*: centigram
CGA *Abk.*: catabolite gene activator
CGCF *Abk.*: central groove of central fossa
CGD *Abk.*: chronic granulomatous disease
CGH *Abk.*: chorionic gonadotrophic hormone
CGI *Abk.*: clinical global impression
CGIS *Abk.*: clinical global impression scale
CGL *Abk.*: chronic granulocytic leukemia
CGM *Abk.*: central grey matter
cGMP *Abk.*: **1.** cyclic GMP **2.** cyclic guanosine 3',5'-monophosphate
CGN *Abk.*: chronic glomerulonephritis
CGP *Abk.*: **1.** chorionic growth hormone-prolactin **2.** circulating granulocyte pool
CGRP *Abk.*: calcitonin gene-related peptide
CGS *Abk.*: **1.** catgut suture **2.** centimeter-gram-second
CGT *Abk.*: **1.** chorionic gonadotrophin **2.** chorionic gonadotropin
CGTT *Abk.*: cortison glucose tolerance test
CGU *Abk.*: chronic gastric ulcer
cGy *Abk.*: centigray
CH *Abk.*: **1.** Christchurch chromosome **2.** complement hemolysis **3.** crown-heel length
Ch *Abk.*: choline
C_{H2O} *Abk.*: free water clearance
CH_4 *Abk.*: methane
CHA *Abk.*: **1.** candida hemagglutination **2.** chlorambucil **3.** congenital hypoplastic anemia **4.** cyclohexylamine
ChA *Abk.*: choline acetylase
ChAc *Abk.*: choline acetylase
chafe [tʃeɪf]: I *noun* wunde/aufgeriebene (Haut-)Stelle *f* II *vt* (*Haut*) auf-, durchreiben, auf-, durchscheuern, wundreiben III *vi* (sich) durchreiben, (sich) wundreiben
cha|go|ma [ʃə'gəʊmə] *noun*: Chagom *nt*
CHAI *Abk.*: cytopathic human autointerfering
chain [tʃeɪn]: I *noun* Kette *f*; Kette *f*, Reihe *f* II *vi* eine Kette bilden
A chain: A-Kette *f*
α chain: α-Kette *f*
B chain: B-Kette *f*
β chain: β-Kette *f*
branched chain: verzweigte Kette *f*
closed chain: geschlossene Kette *f*, Ringform *f*
δ chain: δ-Kette *f*
ε chain: ε-Kette *f*
electron-transport chain: Elektronentransportkette *f*, elektronenübertragende Kette *f*
endless chain: geschlossene *oder* endlose Kette *f*
fatty acid chain: Fettsäurekette *f*
food chain: Nahrungskette *f*
γ chain: γ-Kette *f*
gene activity chain: Genwirkkette *f*
glucan chain: Glucankette *f*
glycyl chain: (*Insulin*) A-Kette *f*
golden chain: Goldregen *nt*
H chains: H-Ketten *pl*
heavy chain: schwere Kette *f*, H-Kette *f*
heterogenous chain of infection: heterogene Infektkette *f*
homogeneous chain of infection: homogene Infektkette *f*
hydrocarbon chain: Kohlenwasserstoffkette *f*
immune globulin chain: Immunglobulinkette *f*
chain of infection: Infektionskette *f*
J chain: J-Kette *f*
joining chain: J-Kette *f*
κ chain: kappa-Kette *f*, κ-Kette *f*
kappa chain: kappa-Kette *f*, κ-Kette *f*
L chains: L-Ketten *pl*
λ chain: lambda-Kette *f*, λ-Kette *f*
lambda chain: lambda-Kette *f*, λ-Kette *f*
lateral chain: Seitenkette *f*
light chains: Leichtketten *pl*, L-Ketten *f*
μ chain: μ-Kette *f*
minor chain: schwere Kette *f*, H-Kette *f*
neuron chain: Neuronenkette *f*
neurovascular chain: neurovaskuläre Kette *f*
O-specific chain: O-spezifische Kette *f*
open chain: offene Kette *f*; offene Form *f*
ossicular chain: Gehörknöchelchenkette *f*
peptide chain: Peptidkette *f*
phenylalanyl chain: (*Insulin*) B-Kette *f*
polynucleotide chain: Polynucleotidkette *f*
polypeptide chain: Polypeptidkette *f*
radical chain: Radikalkette *f*

radioactive chain: Zerfallsreihe *f*
respiratory chain: Atmungskette *f*
side chain: Seitenkette *f*
sympathetic chain: Grenzstrang *m*, Truncus sympathicus
ζ chain: ζ-Kette *f*

chain-react *vi*: eine Kettenreaktion durchlaufen
chain-smoke *vi*: kettenrauchen
chain-smoker *noun*: Kettenraucher(in *f*) *m*
chair [tʃeər] *noun*: **1.** Stuhl *m*, Sessel *m* **2.** Lehrstuhl (*of* für); Vorsitz *m*
dental chair: zahnärztlicher Behandlungsstuhl *m*
night chair: Nachtstuhl *m*

challalsia [kə'leɪzɪə] *noun*: **1.** Chalasie *f*, Chalasia *f* **2.** gastroösophagealer Reflux *m*
challalsis [kə'leɪsɪs] *noun*: Chalasie *f*, Chalasia *f*
challasltolderlmia [ˌkəˌlæstə'dɜrmɪə] *noun*: →*chalazodermia*
challalza [kə'leɪzə] *noun*: →*chalazion*
challalzilon [kə'leɪzɪən, keɪ'leɪ-] *noun, plural* **-zia** [-zɪə]: Hagelkorn *nt*, Chalazion *nt*
challalzolderlmila [kəˌleɪzəʊ'dermɪə] *noun*: Fall-, Schlaffhaut *f*, Cutis-laxa-Syndrom *nt*, generalisierte Elastolyse *f*, Zuviel-Haut-Syndrom *nt*, Dermatochalasis *f*, Dermatolysis *f*, Dermatomegalie *f*, Chalazodermie *f*, Chalodermie *f*
challciltis [kæl'saɪtɪs] *noun*: Chalkitis *f*
challcolsis [kæl'kəʊsɪs] *noun*: Chalkose *f*
challice ['tʃælɪs] *noun*: Becher *m*, Kelch *m*
challilcolsis [ˌkælə'kəʊsɪs] *noun*: Kalkstaublunge *f*, Chalikose *f*, Chalicosis *f* (pulmonum)
chalk [tʃɔːk] *noun*: Kreide *f*, Kalk(stein *m*) *m*
French chalk: Talkum *nt*, Talcum *nt*

challkitlic [kæl'kɪtɪk] *adj*: Chalkitis betreffend, chalkitisch
challkiltis [kæl'kaɪtɪs] *noun*: Chalkitis *f*
chalkly ['tʃɔːkiː] *adj*: Kreide/Kalk enthaltend, wie Kreide, kreidig, kalkig, kalkhaltig, Kalk-
challone ['kæləʊn] *noun*: Chalon *nt*, Statin *nt*
challyblelate [kə'lɪbɪət]: **I** *noun* eisenhaltiges Medikament *nt* **II** *adj* eisen-, stahlhaltig
chamlaelcelphallic [ˌkæmɪsɪ'fəlɪk] *adj*: flachköpfig, chamäzephal, -kranial
chamlaelcephlally [ˌkæmɪ'sefəliː] *noun*: Flachköpfigkeit *f*, Chamäzephalie *f*, Chamäkranie *f*
chamlaelproslolpy [ˌkæmɪ'prɑsəpiː] *noun*: Breitgesichtigkeit *f*, Chamäprosopie *f*
chamlber ['tʃeɪmbər] *noun*: Kammer *f*, Camera *f*
Abbé-Zeiss counting chamber: Thoma-Zeiss-Zählkammer *f*, Zeiss-Zählkammer *f*
acoustic chamber: schalldichter Raum *m*, schalldichte Kammer *f*
anechoic chamber: schalltoter Raum *m*
anterior chamber of eyeball: vordere Augenkammer *f*, Camera anterior bulbi oculi
aqueous chamber: (*Auge*) mit Kammerwasser gefüllter Augenraum
climate chamber: Klimakammer *f*
cloud chamber: Nebelkammer *f*
counting chamber: Zählkammer *f*
decompression chamber: Dekompressionskammer *f*
expansion chamber: Nebelkammer *f*
Fuchs-Rosenthal counting chamber: Fuchs-Rosenthal-Kammer *f*
Haldane chamber: Haldane-Apparat *m*
chamber of (the) heart: Herzkammer *f*, Ventrikel *m*
high-altitude chamber: Höhenkammer *f*
hyperbaric chamber: Überdruck-, Dekompressionskammer *f*
ionization chamber: Ionisationskammer *f*
nasal chamber: →*nasal cavity*
Neubauer's counting chamber: Neubauer-Zählkammer *f*
posterior chamber of eyeball: Hinterkammer *f*, hintere Augenkammer *f*, Camera posterior bulbi oculi
pressure chamber: Druckkammer *f*
primitive nasal chamber: primitive Nasenhöhle *f*
pulp chamber: Kronenabschnitt *m* der Zahn-/Pulpahöhle, Cavitas coronalis
Schilling's counting chamber: Schilling-Zählkammer *f*
spark chamber: Funkenkammer *f*
Thoma-Zeiss counting chamber: Abbé-Zählkammer *f*, Thoma-Zeiss-Kammer *f*
vitreous chamber: Glaskörperraum *m*, Camera vitrea bulbi oculi
wet chamber: feuchte Kammer *f*
Zappert's counting chamber: Zappert-Zählkammer *f*

chamlelcelphallic [ˌkæmɪsɪ'fəlɪk] *adj*: chamäzephal, chamäkranial
chamlelcephlally [ˌkæmɪ'sefəliː] *noun*: Flachköpfigkeit *f*, Chamäzephalie *f*, Chamäkranie *f*
chamlelproslolpy [ˌkæmɪ'prɑsəpiː] *noun*: Breitgesichtigkeit *f*, Chamäprosopie *f*
chamlelstaphlylline [kæmɪ'stæfəlaɪn] *adj*: chamästaphylin
chamlolmile ['kæməmaɪl, -miːl] *noun*: echte Kamille *f*, Chamomilla *f*, Matricaria chamomilla/officinalis
English chamomile: echte Kamille *f*, Chamomilla *f*, Matricaria chamomilla/officinalis
Roman chamomile: römische Kamille *f*, Chamaemelum nobile, Anthemis nobilis
by chance: akzidentell, akzidentiell

chanlcre ['ʃæŋkər] *noun*: **1.** primäres Hautgeschwür *nt* (*bei Geschlechtskrankheiten*), Schanker *m* **2.** →*hard chancre*
dwarf chancre: Zwergschanker *m*
giant chancre: Riesenschanker *m*
hard chancre: harter Schanker *m*, Hunter-Schanker *m*, syphilitischer Primäraffekt *m*, Ulcus durum
hunterian chancre: →*hard chancre*
Nisbet's chancre: Bubonulus *m*, Lymphangiitis dorsalis penis
soft chancre: Ulcus molle
true chancre: →*hard chancre*
trypanosomal chancre: Trypanosomen-Schanker *m*
tuberculous chancre: tuberkulöser Schanker *m*

chanlcrilform ['ʃæŋkrɪfɔːrm] *adj*: schankerähnlich, schankerförmig, schankrös
chanlcroid ['ʃæŋkrɔɪd] *noun*: Chankroid *nt*, weicher Schanker *m*, Ulcus molle
chanlcroildal [ʃæŋ'krɔɪdl] *adj*: Chankroid betreffend, Chankroid-
chanlcrous ['ʃæŋkrəs] *adj*: schankerähnlich, schankerförmig, schankrös
change [tʃeɪndʒ]: **I** *noun* **1.** (Ver-)Änderung *f*; (*a. chem.*) Wandel *m*, (Ver-, Um-)Wandlung *f*; Wechsel *m* **change for the better** Fortschritt *m*, (Ver-)Besserung *f* **change for the worse** Rückschritt *m*, Verschlechterung *f*, Verschlimmerung *f* **2.** (Aus-)Tausch *m* **II** *vt* **3.** (ver-, um-)ändern; (*a. chem.*) umwandeln (*in, into* in); umformen, verwandeln (*in, into* zu) **make changes Änderungen vornehmen** **4.** (aus-)wechseln, aus-, vertauschen **5.** sich (ver-)ändern, wechseln **change for the better** besser werden, sich bessern **change for the worse** schlimmer

werden, sich verschlimmern, sich verschlechtern **6.** sich verwandeln (*into* in); übergehen (*to, into* in)
change of air: Luftveränderung *f*
Armanni-Ebstein change: Armanni-Ebstein-Läsion *f*
Crooke's change: Crooke-Degeneration *f*
Crooke's hyaline change: →*Crooke's change*
Crooke-Russell change: Crooke-Degeneration *f*
change of dressing: Verbandswechsel *m*
entropy change: Entropieänderung *f*
fatty change: fettige Metamorphose/Degeneration *f*
free-energy change: Änderung *f* der freien Energie
Friedreich's change of note: Friedreich-Schallwechsel *m*, Kavernenzeichen *nt*, Friedreich-Zeichen *nt*
hair changes: Haarveränderungen *pl*
Hegglin's change in neutrophils and platelets: →*Hegglin's anomaly*
hypoxic change in enzyme pattern: hypoxische Enzymentgleisung *f*
change of life: **1.** Menopause *f* **2.** Klimakterium *nt*
organ change: Organwechsel *m*
change of personality: Persönlichkeits-, Wesensveränderung *f*
change of position: Lageveränderung *f*
puberty vocal change: Stimmwechsel *m*, Stimmbruch *m*, Mutatio(n) *f*
sex change: Geschlechtsumwandlung *f*
change of sound: Biermer-, Gerhardt-Schallwechsel *m*
standard-free-energy change: Änderung *f* der freien Energie unter Standardbedingungen
threshold change: Funktionswandel *m*
valence change: Valenzwechsel *m*
change of voice: Stimmbruch *m*, -wechsel, Mutatio(n) *f*

change|a|bil|ity [ˌtʃeɪndʒəˈbɪlətiː] *noun*: **1.** Unbeständigkeit *f*, Veränderlichkeit *f* **2.** Wankelmut *m*, Wechselhaftigkeit *f*

change|a|ble [ˈtʃeɪndʒəbl] *adj*: **1.** (*Person*) unbeständig, schwankend, wankelmütig **2.** veränderlich, wechselhaft, wechselnd

change|a|ble|ness [ˈtʃeɪndʒəblnəs] *noun*: →*changeability*

change|ful [ˈtʃeɪndʒfəl] *adj*: veränderlich, unbeständig, inkonstant

change|less [ˈtʃeɪndʒləs] *adj*: unveränderlich, beständig, konstant

change-over *noun*: Umstellung (*from...to* von...auf), vollständiger Wechsel (*to* zu)

chang|ing [ˈtʃeɪndʒɪŋ]: **I** *noun* Wechsel *m*, Veränderung *f* **II** *adj* wechselnd, veränderlich

chan|nel [ˈtʃænl]: (*v* **channel(l)ed**) **I** *n* **1.** Kanal *m*, Rinne *f*, Röhre *f*, (röhrenförmiger) Gang *m* (*physik.*) Kanal *m*, Frequenz *f* **3.** (*biolog.*) (*Protein*) Tunnel *m*, Kanal *m* **4.** (*techn.*) Nut *f*, Furche *f* **5.** (*fig.*) Weg *f*, Bahn *f*; Richtung *f*, Kurs *m* **II** *vt* **6.** rinnenförmig aushöhlen, furchen, bahnen **7.** (*techn.*) nuten, furchen
aortic channel: Aortenkanal *m*
calcium channel: Calciumkanal *m*, Ca-Kanal *m*
chloride channel: Chloridkanal *m*, Cl-Kanal *m*
Cl^- channel: Chloridkanal *m*, Cl-Kanal *m*
hepatocardiac channel: Leber-Herz-Kanal *m*
ion channel: Ionenkanal *m*
K channel: Kaliumkanal *m*, K-Kanal *m*
membrane channel: Membrankanal *m*, -tunnel *m*
Na channel: Natriumkanal *m*, Na^+-Kanal *m*
potassium channel: Kalium-Kanal *m*, K-Kanal *m*
pulmonary channel: Pulmonalkanal *m*
sodium channel: Natriumkanal *m*, Na^+-Kanal *m*

CHAP *Abk.*: cyclophosphamide, hexamethylmelamine, doxorubicin (Adriamycin), cisplatin

cha|pe|rones [ˈʃæpəˌrəʊns] *plural*: Chaperone *pl*

chapped [tʃæpt] *adj*: (*Haut*) rissig, schrundig, aufgesprungen

char|ac|ter [ˈkærɪktər] *noun*: **1.** Charakter *m*, Wesen *nt*, Art *f* **2.** Charakteristikum *nt*, Merkmal *nt*, (charakteristisches) Kennzeichen *nt*, Eigenschaft *f* **3.** Persönlichkeit *f*, Charakter *m*
aromatic character: aromatischer Charakter *m*
double-bond character: Doppelbindungscharakter *m*
Gram-stain character: Gram-Verhalten *nt*
IMViC character: IMViC-Eigenschaften *pl*
primary sex characters: primäre Geschlechtsmerkmale *pl*
secondary sex characters: sekundäre Geschlechtsmerkmale *pl*
sex characters: Geschlechtsmerkmale *pl*, geschlechtsspezifische Charakteristika *pl*
single-bond character: Einfachbindungscharakter *m*
specific character: Artmerkmal *nt*

char|ac|ter|is|tic [ˌkærɪktəˈrɪstɪk]: **I** *noun* Charakteristikum *nt*, Merkmal *nt*, (charakteristisches) Kennzeichen *nt*, Eigenschaft *f* **II** *adj* für eine Krankheit kennzeichnend, krankheitskennzeichnend, pathognomonisch, pathognostisch (*of* für); Symptom(e) betreffend, auf Symptomen beruhend, kennzeichnend, bezeichnend, symptomatisch (*of* für)
primary sexual characteristics: →*primary sex characters*
secondary sexual characteristics: →*secondary sex characters*
sexual characteristics: →*sex characters*
threshold characteristics: Schwellencharakteristik *f*

char|ac|ter|is|ti|cal [ˌkærɪktəˈrɪstɪkl] *adj*: →*characteristic II*

char|ac|ter|i|za|tion [ˌkærɪkt(ə)rəˈzeɪʃn, -raɪ-] *noun*: Charakterisierung *f*

char|ac|ter|ize [ˈkærɪktəraɪz] *vt*: charakterisieren, kennzeichnen, beschreiben, schildern

char|ac|ter|less [ˈkærɪktərləs] *adj*: **1.** (*psychol.*) charakterlos, ohne Charakter **2.** (*Symptom*) nichtssagend, verschwommen, uncharakteristisch

char|bon [ʃarˈbɔn] *noun*: Milzbrand *m*, Anthrax *m*

char|coal [ˈtʃɑːrkəʊl] *noun*: Holzkohle *f*
activated charcoal: Aktivkohle *f*, Carbo activatus
coffee charcoal: Coffeae carbo *f*, Kaffeekohle *f*

charge [tʃɑːrdʒ]: **I** *noun* **1.** (*elektr.*) Ladung *f* **2.** Gebühr *f*, Unkosten *pl* **3.** (*fig.*) Last *f*, Belastung *f* **4.** Verantwortung *f*, Leitung *f*, Aufsicht *f* (*of* für) **be in charge of** die Verantwortung haben für; leiten **person in charge** Verantwortliche *m/f*, die verantwortliche Person **take charge** die Leitung/Aufsicht übernehmen **5.** Mündel *nt*, Schützling *m*; Patient(in *f*) *m* **the patient in/under his charge** der ihm anvertraute Patient **II** *vt* **6.** (*Batterie*) (auf-)laden **7.** (*chem.*) sättigen (*with* mit) **8.** anklagen, beschuldigen
electrical charge: elektrische Ladung *f*
elementary charge: Elementarladung *f*
energy charge: Energiegehalt *m*, -inhalt *m*, -ladung *f*
membrane charge: Membranladung *f*
negative charge: negative Ladung *f*
nuclear charge: Kernladung *f*
partial charge: Teil-, Partialladung *f*
positive charge: positive Ladung *f*
surface charge: Oberflächenladung *f*

charged [ˈtʃɑːrdʒt] *adj*: (*a. fig.*) geladen; (*Batterie*) (auf-)geladen

charg|er [ˈtʃɑːrdʒər] *noun*: Ladegerät *nt*

charg|ing [ˈtʃɑːrdʒɪŋ] *noun*: **1.** (*techn.*) Beschickung *f* **2.**

(*elektr.*) (Auf-)Ladung *f* **3.** Beladung *f*
charlaltan [ˈʃɑrlətn] *noun*: Quacksalber *m*, Kurpfuscher *m*
charlaltanlism [ˈʃɑrlətnɪzəm] *noun*: Kurpfuscherei *f*, Quacksalberei *f*
charlaltanlry [ˈʃɑrlətnriː] *noun*: →*charlatanism*
Charlrière [ˌʃɑːriːˈeɪr] *noun*: Charrière *nt*, French *nt*
chart [tʃɑːrt]: **I** *noun* **1.** Tabelle *f*; graphische Darstellung *f*, Skala *f*, Diagramm *nt* **2.** (Fieber-)Kurve *f*, Kurve(nblatt *nt*) *f* **II** *vt* **3.** graphisch darstellen, eintragen **4.** in eine Kurve einzeichnen *oder* auftragen
alignment chart: Nomogramm *nt*
Amsler's chart: Amsler-Gitter *nt*
Birkhäuser charts: Birkhäuser-Tafeln *pl*
dental chart: **1.** Zahnschema *nt*, Gebissschema *nt* **2.** Krankenakte *f*, Krankengeschichte *f*, Patientenunterlagen *pl*, Falldokumentation *f*
eye chart: Seh(proben)tafel *f*
flow chart: Fließschema *nt*
performance chart: Leistungsdiagramm *nt*
periodontal chart: Parodontalstatus *m*
reading chart: Lese(proben)tafel *f*
Snellen's charts: Snellen-Tabellen *pl*, -Sehprobentafeln *pl*
vision-testing chart: Sehproben-, Sehprüftafel *f*
chaslma [ˈkæzmə] *noun*: Riss *m*, Spalte *f*, Kluft *f*
chaslmus [ˈkæzməs] *noun*: →*chasma*
ChAT *Abk.*: choline acetyltransferase
CHB *Abk.*: **1.** complete heart block **2.** congenital heart block
CHD *Abk.*: **1.** Chédiak-Higashi disease **2.** chronic heart disease **3.** congenital heart disease **4.** constitutional hepatic dysfunction **5.** coronary heart disease
CHE *Abk.*: **1.** cholesterol esterase **2.** cholinesterase
ChE *Abk.*: cholinesterase
check [tʃek]: **I** *noun* **1.** Check *m*, Untersuchung *f*, (Über-, Nach-)Prüfung *f*, Kontrolle *f* **keep a check (up)on sth./sb.** jdn./etw. unter Kontrolle halten/kontrollieren/überwachen **make a check on sth./sb.** jdn./etw. überprüfen **give sth. a check** etw. nachsehen, überprüfen **2.** (*Person, Sache*) Hindernis *nt*, Hemmnis *nt* (*on* für) **act as a check (up)on sth.** etw. unter Kontrolle halten **without a check** ungehindert **3.** (plötzlicher) Stillstand *m*, (An-)Halten *nt*; Einhalt *m*; Rückschlag *m* **II** *vt* **4.** checken, kontrollieren, (über-, nach-)prüfen; vergleichen (*against* mit) **5.** stoppen, auf-, anhalten, zum Halten *oder* Stillstand *oder* Stehen bringen, hemmen **7.** in Schranken halten, unter Kontrolle bringen, zügeln **8.** reduzieren, herabsetzen, verringern, drosseln **III** *vi* **9.** genau entsprechen, übereinstimmen (*with* mit) **10.** etw. nach-, überprüfen (*upon*)
check on *vi* →*check upon*
check out *vt* **1.** checken, kontrollieren, (über-, nach-)prüfen; vergleichen (*against* mit); (*Liste*) abhaken, ankreuzen **2.** sich erkundigen nach, sich informieren über
check over *vt* checken, kontrollieren, (über-, nach-)prüfen
check upon *vi* über-, nachprüfen, untersuchen; recherchieren
random check: Stichprobe *f*
spot check: Stichprobe *f*
checklalble [ˈtʃekəbl] *adj*: kontrollier-, nachprüfbar
check-bite *noun*: Checkbiss *m*
centric check-bite: zentrischer Checkbiss *m*, zentraler Checkbiss *m*
eccentric check-bite: ekzentrischer Checkbiss *m*
lateral check-bite: seitlicher Checkbiss *m*, laterales interokklusales Registrat *nt*, laterale interokklusale Registration *f*
checklbite [ˈtʃekbaɪt] *noun*: →*check-bite*
checkllist [ˈtʃeklɪst] *noun*: Kontroll-, Vergleichs-, Checkliste *f*
check-over *noun*: (gründliche) Untersuchung *f*, Überprüfung *f*, Kontrolle *f*
check-up *noun*: **1.** (gründliche) Untersuchung *f*, Überprüfung *f*, Kontrolle *f* **2.** Check-up *m*; (umfangreiche) Vorsorgeuntersuchung *f* **have a check-up/go for a check-up** einen Check-up machen lassen
cancer check-up: Krebsvosorgeuntersuchung *f*
medical check-ups: Vorsorgeuntersuchungen *pl*
neonatal check-ups: Neugeborenen-Screening *nt*
cheek [tʃiːk] *noun*: **1.** Backe *f*, Wange *f*; (*anatom.*) Bucca *f*, Mala *f* **2.** (*inf.* (Po-)Backe *f*
cheeklbone [ˈtʃiːkbəʊn] *noun*: Joch-, Wangenbein *nt*, Os zygomaticum
cheese [tʃiːz] *noun*: Käse *m*
cheesly [ˈtʃiːziː] *adj*: käsig, käseartig, verkäsend
CHEI *Abk.*: cholinesterase inhibitor
cheil- *präf.*: Lippe(n)-, Cheil(o)-
cheillallgia [kaɪˈlældʒ(ɪ)ə] *noun*: Lippenschmerz(en *pl*) *m*, Ch(e)ilalgie *f*
cheillecltolmy [kaɪˈlektəmiː] *noun*: **1.** Lippenexzision *f*, Cheilektomie *f* **2.** Cheilektomie *f*
cheillecltrolpilon [ˌkaɪlekˈtrəʊpɪɑn] *noun*: Cheilektropion *nt*
cheillilon [ˈkaɪlɪɑn] *noun*: Mundwinkelpunkt *m*, Cheilion *nt*
cheillitlic [kaɪˈlɪtɪk] *adj*: Cheilitis betreffend, cheilitisch
cheillitis [kaɪˈlaɪtɪs] *noun*: Lippenentzündung *f*, Cheilitis *f*
cheilitis abrasiva precancerosa: Cheilitis abrasiva praecancerosa
actinic cheilitis: Cheilitis actinica
angular cheilitis: Perlèche *f*, Faulecken *pl*, Mundwinkelcheilitis *f*, -rhagaden *pl*, Angulus infectiosus oris/candidamycetica, Cheilitis/Stomatitis angularis
apostematous cheilitis: Volkmann-Cheilitis *f*, -Krankheit *f*, Cheilitis glandularis apostematosa
commissural cheilitis: →*angular cheilitis*
cheilitis exfoliativa: Cheilitis exfoliativa
exfoliative cheilitis: Cheilitis exfoliativa
cheilitis glandularis: Cheilitis glandularis
impetiginous cheilitis: Lippenimpetigo *f*
migrating cheilitis: →*angular cheilitis*
solar cheilitis: Cheilitis actinica
superficial suppurative type cheilitis glandularis: Baelz-Krankheit *f*, Cheilitis glandularis purulenta superficialis, Myxadenitis labialis
Volkmann's cheilitis: Volkmann-Cheilitis *f*, -Krankheit *f*, Cheilitis glandularis apostematosa
cheilo- *präf.*: Lippe(n)-, Cheil(o)-
cheillolanlgiloslcolpy [ˌkaɪləʊˌændʒɪˈɑskəpiː] *noun*: Cheiloangioskopie *f*
cheillolcarlcilnolma [kaɪləʊˌkɑːrsəˈnəʊmə] *noun*: Lippenkrebs *m*, Lippenkarzinom *nt*
cheillolgnalthopallatoslchilsis [ˌkaɪləʊˌneɪθəˌpæləˈtɑskəsɪs] *noun*: Wolfsrachen *m*, Lippen-Kiefer-Gaumen-Spalte *f*, Cheilognathopalatoschisis *f*
cheillolgnalthol prosloposlchilsis [ˌkaɪləʊˌneɪθəˌprɑsəˈpɑskəsɪs] *noun*: →*cheilognathopalatoschisis*
cheillolgnalthoslchilsis [ˌkaɪləʊneɪˈθɑskəsɪs] *noun*: Lippen-Kiefer-Spalte *f*, Cheilognathoschisis *f*
cheillolgnaltholulralnoslchilsis [ˌkaɪləʊˌneɪθəˌjʊərəˈnɑskəsɪs] *noun*: →*cheilognathopalatoschisis*
cheillolphalgia [ˌkaɪləʊˈfeɪdʒ(ɪ)ə] *noun*: Lippenbeißen *nt*, Cheilophagie *f*, Morsicatio labiorum

C

chei|lo|plas|ty ['kaɪləʊplæstiː] *noun*: Lippenplastik *f*, Cheiloplastik *f*
chei|lor|rha|phy [kaɪ'lɑrəfiː] *noun*: Lippennaht *f*, Cheilorrhaphie *f*
chei|los|chi|sis [kaɪ'lɑskəsɪs] *noun*: Lippenspalte *f*, Hasenscharte *f*, Cheiloschisis *f*
chei|lo|sis [kaɪ'ləʊsɪs] *noun*: (Lippen-)Rhagaden *pl*, Cheilosis *f*
angular cheilosis: Perlèche *f*, Faulecken *pl*, Mundwinkelcheilitis *f*, Mundwinkelrhagaden *pl*, Angulus infectiosus oris/candidamycetica, Cheilitis/Stomatitis angularis
migrating cheilosis: →*angular cheilosis*
chei|lo|sto|mat|o|plas|ty [ˌkaɪləʊ'stəʊmætəplæstiː] *noun*: Lippen-Mund-Plastik *f*, Cheilostomatoplastik *f*
chei|lot|o|my [kaɪ'lɑtəmiː] *noun*: Lippeninzision *f*, Cheilotomie *f*
cheir- *präf.*: Hand-, Cheir(o)-, Chir(o)-
chei|rag|ra [kaɪ'rægrə] *noun*: Chiragra *nt/f*
chei|ral|gia [kaɪ'ræld3(ɪ)ə] *noun*: Handschmerz *m*, Ch(e)iralgie *f*, Ch(e)iralgia *f*
cheiralgia paresthetica: (*brit.*) →*cheiralgia paresthetica*
cheiralgia paresthetica: Cheiralgia paraesthetica, Chiralgia paraesthetica
chei|rar|thri|tis [ˌkaɪrɑːr'θraɪtɪs] *noun*: Entzündung *f* von Hand- und Fingergelenken
cheiro- *präf.*: Hand-, Cheir(o)-, Chir(o)-
chei|ro|bra|chi|al|gia [kaɪrəʊˌbrækɪ'æld3(ɪ)ə] *noun*: Ch(e)irobrachialgie *f*
chei|ro|cin|aes|the|sia [ˌkaɪrəʊsɪnəs'θiː3(ɪ)ə] *noun*: (*brit.*) →*cheirokinesthesia*
chei|ro|cin|es|the|sia [ˌkaɪrəʊsɪnəs'θiː3(ɪ)ə] *noun*: →*cheirokinesthesia*
chei|ro|kin|aes|the|sia [ˌkaɪrəʊkɪnəs'θiː3(ɪ)ə] *noun*: (*brit.*) →*cheirokinesthesia*
chei|ro|kin|aes|thet|ic [ˌkaɪrəʊkɪnəs'θetɪk] *adj*: (*brit.*) →*cheirokinesthetic*
chei|ro|kin|es|the|sia [ˌkaɪrəʊkɪnəs'θiː3(ɪ)ə] *noun*: Cheirokinästhesie *f*, Chirokinästhesie *f*
chei|ro|kin|es|thet|ic [ˌkaɪrəʊkɪnəs'θetɪk] *adj*: Cheirokinästhesie betreffend, cheirokinästhetisch, chirokinästhetisch
chei|rol|o|gy [kaɪ'rɑləd3iː] *noun*: Daktylologie *f* (*Finger- u. Gebärdensprache der Taubstummen*)
chei|ro|meg|a|ly [ˌkaɪrəʊ'megəliː] *noun*: Tatzenhand *f*, Cheiromegalie *f*, Chiromegalie *f*
chei|ro|plas|ty ['kaɪrəʊplæstiː] *noun*: (plastische) Handchirurgie *f*, Cheiroplastik *f*, Chiroplastik *f*
chei|ro|po|dal|gia [ˌkaɪrəʊpəʊ'dæld3(ɪ)ə] *noun*: Schmerzen *pl* in Händen und Füßen, Chiropodalgie *f*, -podalgia *f*, Cheiropodalgie *f*, -podalgia *f*
chei|ro|po|do|pom|pho|lyx [ˌkaɪrəʊˌpəʊdəʊ'pɑm(p)fəlɪks] *noun*: Cheiropodopompholyx *f*, Chiropodopompholyx *f*
chei|ro|pom|pho|lyx [ˌ-'pɑm(p)fəlɪks] *noun*: Cheiropompholyx *f*, Chiropompholyx *f*
chei|ro|scope [ˌkaɪrəʊ'pɑm(p)fəlɪks] *noun*: Cheiroskop *nt*
chei|ro|spasm ['kaɪrəʊspæzəm] *noun*: Schreibkrampf *m*
che|late ['kiːleɪt]: **I** *noun* Chelat *nt* **II** *vt* ein Chelat bilden
che|la|tion [kiː'leɪʃn] *noun*: Chelatbildung *f*, Chelation *f*
chel|i|don ['kelɪdɑn] *noun*: Ellenbogengrube *f*, Fossa cubitalis
che|loid ['kiːlɔɪd] *noun*: Wulstnarbe *f*, Keloid *nt*
che|lo|ma [kɪ'ləʊmə] *noun*: →*cheloid*
CHEM *Abk.*: chemotherapy
chem- *präf.*: Chemie-, Chemo-
chem|a|bra|sion [ˌkemə'breɪ3n] *noun*: Chemoabrasion *f*, Chemoabradierung *f*
chem|ex|fo|li|a|tion [ˌkemeksˌfəʊlɪ'eɪʃn] *noun*: Chemoabrasion *f*, Chemoabradierung *f*
chemi- *präf.*: Chemie-, Chemo-
chem|i|a|try ['kemɪətriː] *noun*: Iatrochemie *f*, Chemiatrie *f*
chem|i|cal ['kemɪkl]: **I** *noun* **1.** Chemikalie *f*, chemische Substanz *f* **2.** →*chemicals* **II** *adj* Chemie betreffend, chemisch, Chemo-
chem|i|cals ['kemɪkls] *plural*: Rauschgifte *pl*, bewusstseinsverändernde Drogen *pl*
chemico- *präf.*: Chemie-, Chemo-
chem|i|co|bi|o|log|i|cal [ˌkemɪkəʊˌbaɪə'lɑd3ɪkl] *adj*: Biochemie betreffend, biochemisch
chem|i|co|cau|ter|y [ˌkemɪkəʊ'kɔːtəriː] *noun*: →*chemocautery*
chem|i|co|phys|i|cal [ˌkemɪkəʊ'fɪzɪkl] *adj*: Chemie und Physik betreffend, physikalische Chemie betreffend, physikochemisch, chemisch-physikalisch
chem|i|co|phys|i|o|log|ic [ˌkemɪkəʊˌfɪzɪə'lɑd3ɪk] *adj*: Chemie und Physiologie betreffend, chemophysiologisch
chem|i|lum|i|nes|cence [ˌkemɪˌluːmə'nesəns] *noun*: Chemilumineszenz *f*
chem|i|os|mo|sis [ˌkemɪɑz'məʊsɪs] *noun*: Chemiosmose *f*, Chemosmose *f*
chem|i|os|mot|ic [ˌkemɪɑz'mɑtɪk] *adj*: chemiosmotisch, chemosmotisch
chem|i|o|tax|is [ˌkemɪəʊ'tæksɪs] *noun*: →*chemotaxis*
chem|i|o|ther|a|py [ˌkemɪəʊ'θerəpiː] *noun*: →*chemotherapy*
chem|ism ['kemɪzəm] *noun*: Chemismus *m*
chem|i|sorp|tion [ˌkemə'zɔːrpʃn] *noun*: Chemosorption *f*
chem|ist ['kemɪst] *noun*: **1.** Chemiker(in *f*) *m* **2.** (*brit.*) Apotheker(in *f*) *m*, Drogist(in *f*) *m*
dispensing chemist: (*brit.*) Apotheker(in *f*) *m*
chem|is|try ['keməstriː] *noun, plural* **-tries**: **1.** Chemie *f* **2.** chemische Eigenschaften/Reaktionen *pl*
analytic chemistry: analytische Chemie *f*, (*inf.*) Analytik *f*
analytical chemistry: →*analytic chemistry*
applied chemistry: angewandte Chemie *f*
biological chemistry: →*biochemistry*
clinical chemistry: klinische Chemie *f*
colloid chemistry: Kolloidchemie *f*
ecological chemistry: Ökochemie *f*
forensic chemistry: forensische/gerichtliche Chemie *f*, Gerichtschemie *f*
hormone chemistry: Chemie *f* der Hormone
industrial chemistry: angewandte Chemie *f*
inorganic chemistry: anorganische Chemie *f*
medical chemistry: medizinische Chemie *f*
medicinal chemistry: pharmazeutische Chemie *f*
metabolic chemistry: physiologische Chemie *f*, Biochemie *f*
mineral chemistry: anorganische Chemie *f*
nuclear chemistry: Kernchemie *f*
organic chemistry: organische Chemie *f*
pharmaceutical chemistry: pharmazeutische Chemie *f*
physical chemistry: physikalische Chemie *f*, Physikochemie *f*
physiological chemistry: physiologische Chemie *f*, Biochemie *f*
practical chemistry: angewandte Chemie *f*
radiation chemistry: Strahlenchemie *f*
solid chemistry: Festkörperchemie *f*
che|mo ['kiːməʊ, 'keməʊ] *noun*: →*chemotherapy*
chemo- *präf.*: Chemie-, Chemo-

che|mo|ar|chi|tec|ton|ics [ˌkiːməʊˌɑːrkɪtekˈtɑnɪks, ˌkeməʊ-] *plural*: Chemoarchitektonik *f*
che|mo|at|trac|tant [ˌkiːməʊəˈtræktənt] *noun*: Chemotaktin *nt*, chemotaktischer Faktor *m*
che|mo|au|to|troph [ˌkiːməʊˈɔːtətrɑf, -trəʊf] *noun*: chemoautotropher Organismus *m*, Chemoautotroph *m*
che|mo|au|to|troph|ic [ˌkiːməʊˌɔːtəˈtrɑfɪk, -ˈtrəʊ-] *adj*: chemoautotroph
che|mo|bi|ot|ic [ˌkiːməʊbaɪˈɑtɪk, ˌkiːm-] *noun*: Kombination *f* von Antibiotikum und Chemotherapeutikum
che|mo|cau|ter|y [ˌkiːməʊˈkɔːtəriː] *noun*: Chemokauterisation *f*, Chemokaustik *f*
che|mo|ce|pha|lia [ˌkiːməʊsɪˈfeɪlɪə] *noun*: →*chamaecephaly*
che|mo|ceph|al|y [ˌkiːməʊˈsefəliː] *noun*: →*chamaecephaly*
che|mo|cep|tor [ˌkiːməʊˈseptər] *noun*: →*chemoreceptor*
che|mo|co|ag|u|la|tion [ˌkiːməʊkəʊˌægjəˈleɪʃn] *noun*: Chemokoagulation *f*
che|mo|cys|ti|tis [ˌkiːməʊsɪsˈtaɪtɪs] *noun*: Chemozystitis *f*
che|mo|dec|to|ma [ˌkiːməʊdekˈtəʊmə, ˌkiːm-] *noun*: Chemodektom *nt*, nicht-chromaffines Paragangliom *nt*
che|mo|dif|fer|en|ti|a|tion [ˌkiːməʊdɪfəˌrentʃɪˈeɪʃn] *noun*: Chemodifferenzierung *f*
che|mo|em|bo|li|za|tion [ˌkiːməʊˌembəlɪˈzeɪʃn] *noun*: Embolisation *f* durch Chemikalien, Chemoembolisation *f*
che|mo|het|er|o|troph [ˌkiːməʊˈhetərətrɑf, -trəʊf] *noun*: chemoheterotropher Organismus *m*, Chemoheterotroph *m*
che|mo|het|er|o|troph|ic [ˌkiːməˌhetərəˈtrɑfɪk, -ˈtrəʊf-] *adj*: chemoheterotroph
che|mo|hor|mo|nal [ˌkiːməʊhɔːrˈməʊnl] *adj*: chemohormonal
che|mo|im|mu|no|lo|gy [ˌkiːməʊˌɪmjəˈnɑlədʒiː] *noun*: Immunchemie *f*, Immunochemie *f*
che|mo|kine [ˈkiːməʊkɪn] *noun*: Chemokin *nt*
che|mo|ki|ne|sis [ˌkiːməʊkɪˈniːsɪs, -kaɪ-] *noun*: Chemokinese *f*
che|mo|ki|net|ic [ˌkiːməʊkɪˈnetɪk, -kaɪ-] *adj*: chemokinetisch
che|mo|lith|o|ly|sis [ˌkiːmɑlɪtəˈlɪsɪs] *noun*: Chemolitholyse *f*, medikamentöse Steinauflösung *f*
che|mo|lith|o|troph [ˌkiːməʊˈlɪθətrɑf, -trəʊf] *noun*: chemolithotropher Organismus *m*, Chemolithotroph *m*
che|mo|lith|o|troph|ic [ˌkiːməʊˌlɪθəˈtrɑfɪk, -ˈtrəʊ-] *adj*: chemolithotroph
che|mo|lu|mi|nes|cence [ˌkiːməʊˌluːmɪˈnesəns] *noun*: Chemolumineszenz *f*, Chemilumineszenz *f*
che|mo|ly|sis [kɪˈmɑlɪsɪs] *noun*: Chemolyse *f*
che|mo|me|chan|i|cal [ˌkiːməʊməˈkænɪkl, ˌkem-] *adj*: chemomechanisch
che|mo|mor|pho|sis [ˌkiːməʊmɔːrˈfəʊsɪs] *noun*: Chemomorphose *f*
che|mo|nu|cle|o|ly|sis [ˌkiːməʊˌn(j)uːklɪˈɑlɪsɪs] *noun*: Chemonukleolyse *f*
chemo-organotroph *noun*: chemoorganotropher Organismus *m*, Chemoorganotroph *m*
chemo-organotrophic *adj*: chemoorganotroph
che|mo|pal|li|dec|to|my [ˌkiːməʊpælɪˈdektəmiː] *noun*: Chemopallidektomie *f*
che|mo|pal|li|do|thal|a|mec|to|my [ˌkiːməʊˌpælɪdəʊˌθæləˈmektəmiː] *noun*: Chemopallidothalamektomie *f*
che|mo|phys|i|ol|o|gy [ˌkiːməʊˌfɪzɪˈɑlədʒiː] *noun*: physiologische Chemie *f*, Biochemie *f*
che|mo|pro|phy|lax|is [kiːməʊˌprəʊfɪˈlæksɪs, ˌkiːm-] *noun*: Chemoprophylaxe *f*, Infektionsprophylaxe *f* durch Chemotherapeutika
che|mo|re|cep|tion [ˌkiːməʊrɪˈsepʃn] *noun*: Chemo(re)zeption *f*
che|mo|re|cep|tive [ˌkiːməʊrɪˈseptɪv] *adj*: Chemorezeption *oder* Chemorezeptor betreffend, chemische Reize aufnehmend, chemorezeptiv
che|mo|re|cep|tor [ˌkiːməʊrɪˈseptər] *noun*: Chemo(re)zeptor *m*
arterial chemoreceptor: arterieller Chemorezeptor *m*
central chemoreceptor: zentraler Chemorezeptor *m*
che|mo|re|flex [ˌkiːməʊˈriːfleks] *noun*: Chemoreflex *m*
coronary chemoreflex: koronarer Chemoreflex *m*
che|mo|re|sist|ance [ˌkiːməʊrɪˈzɪstəns, ˌkiːm-] *noun*: Chemoresistenz *f*
che|mo|sen|si|tive [ˌkiːməʊˈsensətɪv] *adj*: chemosensibel, chemosensitiv
che|mo|sen|si|tiv|i|ty [ˌkiːməʊˌsensəˈtɪvətiː] *noun*: Chemosensibilität *f*
che|mo|sen|sor [ˌkiːməʊˈsensɔr, -sər] *noun*: Chemosensor *m*
che|mo|sen|so|ry [ˌkiːməʊˈsensəriː] *adj*: chemosensorisch
che|mo|se|ro|ther|a|py [ˌkiːməʊˌsɪərəʊˈθerəpɪ, ˌkiːm-] *noun*: kombinierte Chemo- und Serumtherapie *f*
che|mo|sis [kɪˈməʊsɪs] *noun*: Chemosis *f*
che|mos|mo|sis [ˌkiːmɑzˈməʊsɪs, ˌkem-] *noun*: Chemiosmose *f*, Chemosmose *f*
che|mos|mot|ic [ˌkiːmɑzˈmɑtɪk] *adj*: Chemosmose betreffend, chemiosmotisch, chemosmotisch
chem|o|sorp|tion [ˌkiːməʊˈsɔːrpʃn, ˌkem-] *noun*: →*chemisorption*
che|mo|sphere [ˈkiːməʊsfɪər] *noun*: Chemosphäre *f*
che|mo|stat [ˈkiːməʊstæt] *noun*: Chemostat *m*
che|mo|sup|pres|sion [ˌkiːməʊsəˈpreʃn] *noun*: Chemosuppression *f*
che|mo|sur|ger|y [ˌkiːməʊˈsərdʒəriː] *noun*: Chemochirurgie *f*
che|mo|syn|the|sis [ˌkiːməʊˈsɪnθəsɪs] *noun*: Chemosynthese *f*
che|mo|syn|thet|ic [ˌkiːməʊsɪnˈθetɪk] *adj*: Chemosynthese betreffend, chemosynthetisch
che|mo|tac|tic [ˌkiːməʊˈtæktɪk] *adj*: Chemotaxis betreffend, auf ihr beruhend, chemotaktisch
che|mo|tac|tin [ˌkiːməʊˈtæktɪn] *noun*: Chemotaktin *nt*, chemotaktischer Faktor *m*, Chemotaxin *nt*
che|mo|tax|in [ˌkiːməʊˈtæksɪn] *noun*: →*chemotactin*
che|mo|tax|is [ˌkiːməʊˈtæksɪs] *noun*: Chemotaxis *f*
che|mo|thal|a|mec|to|my [ˌkiːməʊθæləˈmektəmiː] *noun*: Chemothalamektomie *f*
che|mo|ther|a|peu|tic [kiːməʊˌθerəˈpjuːtɪk, ˌkiːm-] *adj*: Chemotherapie betreffend, mittels Chemotherapie, chemotherapeutisch
che|mo|ther|a|peu|ti|cal [ˌkiːməʊˌθerəˈpjuːtɪkl] *adj*: →*chemotherapeutic*
che|mo|ther|a|peu|tics [kiːməʊˌθerəˈpjuːtɪks, ˌkiːm-] *plural*: →*chemotherapy*
che|mo|ther|a|py [kiːməʊˈθerəpɪ, ˌkiːm-] *noun*: Chemotherapie *f*
adjuvant chemotherapy: adjuvante Chemotherapie *f*
antibacterial chemotherapy: antibakterielle Chemotherapie *f*
antimicrobial chemotherapy: antimikrobielle Chemotherapie *f*
cancer chemotherapy: zytostatische/antineoplastische Chemotherapie *f*
combination chemotherapy: kombinierte Chemotherapie *f*

C

C

cytostatic chemotherapy: zytostatische Chemotherapie *f*
cytotoxic chemotherapy: zytotoxische Chemotherapie *f*
high dosage chemotherapy with autologous stem cell transfusion: Hochdosistherapie *f* mit Gabe autologer Blutstammzellen
infusion chemotherapy: Infusionschemotherapie *f*
intra-arterial chemotherapy: intraarterielle Chemotherapie *f*
intracavitary chemotherapy: intrakavitäre Chemotherapie *f*
intralimunal chemotherapy: intraluminale Chemotherapie *f*
neoadjuvant chemotherapy: neoadjuvante Chemotherapie *f*
palliative chemotherapy: palliative Chemotherapie *f*
perfusion chemotherapy: Perfusionschemotherapie *f*
regional chemotherapy: lokale Chemotherapie *f*, regionale Chemotherapie *f*

che|mot|ic [kɪ'mɑtɪk] *adj*: Chemosis betreffend, chemotisch
che|mo|trans|mit|ter [ˌkiːməʊtrænz'mɪtər, ˌkem-] *noun*: chemischer Bote *m*, chemische Botensubstanz *f*, Chemotransmitter *m*
che|mo|troph ['kiːmətrɑf, -trəʊf] *noun*: chemotropher Organismus *m*, Chemotroph *m*
che|mo|troph|ic [ˌkiːmə'trɑfɪk, -'trəʊf-] *adj*: chemotroph
che|mot|ro|phy [kiː'mɑtrəfiː] *noun*: Chemotrophie *f*
che|mo|trop|ic [ˌkiːmə'trɑpɪk] *adj*: Chemotropismus betreffend, chemotrop
che|mot|ro|pism [kɪ'mɑtrəpɪzəm] *noun*: Chemotropismus *m*
che|mo|type ['kiːməʊtaɪp] *noun*: Chemotyp *m*, -var *m*
che|mo|var ['kiːməʊvɑːr] *noun*: →*chemotype*
che|no|de|oxy|cho|late [ˌkiːnəʊdɪˌɑksɪ'kəʊleɪt, ˌken-] *noun*: Chenodesoxycholat *nt*
che|no|de|oxy|cho|lyl|gly|cine [ˌkiːnəʊdɪˌɑksɪˌkəʊlɪl'glaɪsiːn] *noun*: Glykochenodesoxycholsäure *f*
che|no|de|oxy|cho|lyl|tau|rine [ˌkiːnəʊdɪˌɑksɪˌkɑlɪl'tɔːriːn, -rɪn] *noun*: Taurochenodesoxycholsäure *f*
che|no|di|ol [ˌkiːnəʊ'daɪɔl, -ɑl] *noun*: Chenodesoxycholsäure *f*
che|ru|bic [tʃə'ruːbɪk] *adj*: cherubinisch
cher|ub|ism ['tʃerəbɪzəm] *noun*: Cherubismus *m*
ChES *Abk.*: cholinergic excitatory system
CHESS *Abk.*: chemical shift selection imaging
chest [tʃest] *noun*: Brust *f*, Brustkorb *m*, Thorax *m*; Oberkörper *m*, Brustteil *nt*
alar chest: langer flacher Thorax *m*
barrel chest: Fassthorax *m*, fass-/tonnenförmiger Thorax *m*
bell-shaped chest: Glockenthorax *m*
cobbler's chest: Schusterbrust *f*
crushed chest: Crushed chest *m*
flail chest: Brustwand-, Thoraxwandflattern *nt*, flail chest *nt*
flat chest: flacher langer Thorax *m*
foveated chest: →*funnel chest*
funnel chest: Trichterbrust *f*, Pectus excavatum, Pectus infundibulum, Pectus recurvatum
keeled chest: Kiel-, Hühnerbrust *f*, Pectus gallinatum, Pectus carinatum
medicine chest: Arzneischränkchen *nt*, Hausapotheke *f*
paralytic chest: Thorax paralyticus
phthinoid chest: langer flacher Thorax *m*
pigeon chest: Kiel-, Hühnerbrust *f*, Pectus gallinatum, Pectus carinatum
pterygoid chest: flacher langer Thorax *m*
chest|nut ['dʒesˌnʌt] *noun*: Edelkastanie *f*, Castanea sativa, Castanea vesca, Castanea vulgaris
horse chestnut: **1.** Rosskastanie *f*, Aesculus hippocastanum **2.** Rosskastanie *f*, Hippocastani semen
chest|y ['tʃestiː] *adj*: Bronchitis betreffend, mit Bronchitis verbunden, bronchitisch
chew [tʃuː]: **I** *noun* Kauen *nt* **II** *vt* (zer-)kauen **III** *vi* kauen
chew|ing [tʃuːɪŋ] *noun*: Kauen *nt*, Kauvorgang *m*
CHF *Abk.*: **1.** central Asian hemorrhagic fever **2.** chemotactic factor **3.** chronic heart failure **4.** congestive heart failure
CHFD *Abk.*: controlled high flux dialysis
CHF-DC *Abk.*: congestive heart failure due to dilated cardiomyopathy
CHF-MI *Abk.*: congestive heart failure due to myocardial infarction
ChFR *Abk.*: Chédiak flocculation reaction
ChG *Abk.*: chymotrypsinogen
CHI *Abk.*: **1.** chemotherapeutic index **2.** closed head injury **3.** creatinine height index
chi|asm ['kaɪæzəm] *noun*: →*chiasma*
Camper's chiasm: Camper-Kreuzung *f*, Chiasma tendinum digitorum manus
chiasm of digits of hand: Camper-Kreuzung *f*, Chiasma tendinum digitorum manus
optic chiasm: Sehnervenkreuzung *f*, Chiasma opticum
chi|as|ma [kaɪ'æzmə] *noun, plural* **-mas, -ma|ta** [-mətə]: **1.** (*anatom.*) (x-förmige) (Über-)Kreuzung *f*, Chiasma *nt* **2.** (*genet.*) Überkreuzung *f* von Chromosomen, Chiasma *nt*
optic chiasma: Sehnervenkreuzung *f*, Chiasma opticum
chi|as|mal [kaɪ'æzməl] *adj*: →*chiasmatic*
chi|as|mat|ic [ˌkaɪəz'mætɪk, kaɪˌæz-] *adj*: kreuzförmig
chi|as|ma|ty|py [kaɪ'æzmətaɪpiː] *noun*: Chiasmabildung *f*, Faktorenaustausch *m*, Crossing-over *nt*
chi|as|mic [kaɪ'æzmɪk] *adj*: →*chiasmatic*
chi|as|mom|e|ter [kaɪæz'mɑmɪtər] *noun*: →*chiastometer*
chi|as|tom|e|ter [kaɪæz'tɑmɪtər] *noun*: Chiasmo-, Chiastometer *nt*
chick [tʃɪk] *noun*: Küken *nt*, junger Vogel *m*
chick|en ['tʃɪkɪn] *noun*: Huhn *nt*; Hühnchen *nt*, Küken *nt*; Hühnerfleisch *nt*
chicken-breasted *adj*: hühnerbrüstig, mit Hühnerbrust
chick|en|pox ['tʃɪkənˌpɑks] *noun*: Windpocken *pl*, Wasserpocken *pl*, Varizellen *pl*, Varicella *f*
chick|pea ['tʃɪkpiː] *noun*: Kichererbse *f*
chic|o|ry ['dʒɪkəriː] *noun*: Wegwarte *f*, Zichorie *f*, Cichorium intybus var. intybus
chief [tʃiːf]: **I** *noun* **1.** Hauptteil *m* **2.** Chef(in *f*) *m*, Vorgesetzte *m/f*, Leiter(in *f*) *m* **II** *adj* oberste(r, s), höchste(r, s), erste(r, s), wichtigste(r, s), Haupt-, Ober-
chig|ger ['tʃɪgər] *noun*: Trombicula-Larve *f*, Chigger *m*
chig|o ['tʃɪgəʊ, -gə] *noun*: →*chigoe*
chig|oe ['tʃɪgəʊ, -gə] *noun*: Sandfloh *m*, Tunga/Dermatophilus penetrans
chik|un|gun|ya [ˌtʃɪkən'gʌnjə] *noun*: Chikungunya-Fieber *nt*, Chicungunya-Fieber *nt*
chil- *präf.*: Lippe(n)-, Cheil(o)-
chi|lal|gia [kaɪ'lældʒ(ɪ)ə] *noun*: Lippenschmerz *m*, Cheilalgie *f*, Chilalgie *f*
chil|blain ['tʃɪlbleɪn] *noun*: Frostbeule *f*, Erythema pernio, Pernio *m*
child [tʃaɪld] *noun, plural* **chil|dren** ['tʃɪldrən]: Kind *nt*;

Säugling *m* **from a child** von Kind an, von Kindheit an
biological child: leibliches Kind *nt*
male child: Junge *m*
nurse child: Pflege-, Ziehkind *nt*
one-parent child: Kind, das mit nur einem Elternteil aufwächst
premature child: Frühgeborene *nt*, Frühgeburt *f*, Frühchen *nt*
preschool child: Kind *nt* im Vorschulalter
school child: Kind *nt* im Grundschulalter
step child: Stiefkind *nt*
young child: Kleinkind *nt*
child-battering *noun*: (körperliche) Kindesmisshandlung *f*
child|bear|ing ['tʃaɪldˌbeərɪŋ]: **I** *noun* Schwangerschaft und Geburt *f*; Gebären *nt*, Niederkunft *f* **II** *adj* gebärfähig **of childbearing age** im gebärfähigen Alter
child|bed ['tʃaɪldbed] *noun*: Kind-, Wochenbett *nt*, Puerperium *nt*
early childbed: Frühwochenbett *nt*
child|birth ['tʃaɪldbɜrθ] *noun*: Geburt *f*, Niederkunft *f*, Entbindung *f*
difficult childbirth: Dystokie *f*
natural childbirth: natürliche Geburt *f*
child|care ['tʃaɪldkeər] *noun*: Kinderbetreuung *f*, -fürsorge *f*
child|free ['tʃaɪldfriː] *adj*: kinderlos (*aus freier Entscheidung*)
child|hood ['tʃaɪldˌhʊd] *noun*: Kindheit *f* **from childhood** von Kind an, von Kindheit an
child|ish ['tʃaɪldɪʃ] *adj*: pueril
child|ish|ness ['tʃaɪldɪʃnəs] *noun*: **1.** Kindlichkeit *f* **2.** kindisches Gehabe *nt*, Kinderei *f*
child|less ['tʃaɪldles] *adj*: kinderlos
child|less|ness ['tʃaɪldlesnəs] *noun*: Kinderlosigkeit *f*
child|like ['tʃaɪldlaɪk] *adj*: kindlich
child|proof ['tʃaɪldpruːf] *adj*: kindersicher
child-resistant *adj*: kindersicher
chi|lec|to|my [kaɪ'lektəmiː] *noun*: →*cheilectomy*
chi|lec|tro|pi|on [ˌkaɪlek'trəʊpɪɑn] *noun*: →*cheilectropion*
chi|li|tis [kaɪ'laɪtɪs] *noun*: Cheilitis *f*
chill [tʃɪl]: **I** *noun* **1.** Frösteln *nt*, Kältegefühl *nt*, (Fieber-)Schauer *m* **2.** Kühle *f*, Kälte *f* **3.** (*auch* **chills** *plural*) Schüttelfrost *m* **II** *vt* (ab-)kühlen, kalt machen
brass chill: Bronzegieß(er)fieber *nt*
brazier's chill: →*brass chill*
death chill: Algor mortis
nervous chill: nervöses Zittern *nt*
shaking chills: Schüttelfrost *m*
spelter's chill: Gießerfieber *nt*
zinc chill: →*spelter's chill*
zinc fume chill: →*spelter's chill*
chill|y [tʃɪliː] *adj*: (*a. fig.*) kalt, frostig, kühl; fröstelnd **feel chilly** frösteln
chilo- *präf.*: Lippe(n)-, Cheil(o)-
chi|lo|gna|tho|pal|a|tos|chi|sis [ˌkaɪləʊˌneɪθəˌpælə'tɑskəsɪs] *noun*: →*cheilognathopalatoschisis*
chi|lo|gna|tho|pros|o|pos|chi|sis [ˌkaɪləʊˌneɪθəˌprɑsə'pɑskəsɪs] *noun*: →*cheilognathopalatoschisis*
chi|lo|gna|thos|chi|sis [ˌkaɪləʊneɪ'θɑskəsɪs] *noun*: →*cheilognathoschisis*
chi|lo|gna|tho|u|ra|nos|chi|sis [ˌkaɪləʊˌneɪθəˌjʊərə'nɑskəsɪs] *noun*: →*cheilognathopalatoschisis*
chi|lo|mas|ti|gi|a|sis [ˌkaɪləʊˌmæstɪ'gaɪəsɪs] *noun*: Chilomastixinfektion *f*, Chilomastosis *f*, Chilomastigiasis *f*
Chi|lo|mas|tix [ˌkaɪləʊ'mæstɪks] *noun*: Chilomastix *f*
Chilomastix mesnili: Chilomastix mesnili, Cercomonas intestinalis
chi|lo|mas|tix|i|a|sis [ˌkaɪləʊˌmæstɪk'saɪəsɪs] *noun*: →*chilomastigiasis*
chi|lo|pha|gia [ˌkaɪləʊ'feɪdʒ(ɪ)ə] *noun*: Lippenbeißen *nt*, Cheilophagie *f*, Morsicatio labiorum
chi|lo|plas|ty ['kaɪləʊplæstiː] *noun*: Cheiloplastik *f*, Lippenplastik *f*
Chi|lop|o|da [kaɪ'lɑpədə] *plural*: Chilopoda *pl*
chi|lo|po|di|a|sis [kaɪləpə'daɪəsəs] *noun*: Chilopodainfektion *f*, Chilopodiasis *f*
chi|lor|rha|phy [kaɪ'lɑrəfiː] *noun*: Lippennaht *f*, Cheilorrhaphie *f*
chi|los|chi|sis [kaɪ'lɑskəsɪs] *noun*: Hasenscharte *f*, Lippenspalte *f*, Labium fissum, Cheiloschisis *f*
chi|lo|sis [kaɪ'ləʊsɪs] *noun*: Cheilose *f*
chi|lo|sto|mat|o|plas|ty [ˌkaɪləʊ'stəʊmætəplæstiː] *noun*: Lippen-Mund-Plastik *f*, Cheilostomatoplastik *f*
chi|lot|o|my [kaɪ'lɑtəmiː] *noun*: Lippeninzision *f*, Cheilotomie *f*
chi|mae|ra [kaɪ'mɪərə] *noun*: →*chimera*
chi|me|ra [kaɪ'mɪərə] *noun*: Chimäre *f*
Baculovirus/AAV chimera: Baculovirus/AAV-Chimäre *f*
HSV/AAV chimera: HSV/AAV-Chimäre *f*
chim|ney ['tʃɪmniː] *noun*: Kamin *m*, Schornstein *m*
chin [tʃɪn] *noun*: Kinn *nt*, Kinnvorsprung *m*, Mentum *nt*
below the chin unterhalb des Kinns (liegend)
double chin: Doppelkinn *nt*
chin|a|crine ['kɪnəkriːn, 'krɪn-] *noun*: Quinacrin *nt*, Chinacrin *nt*
chin|cap ['tʃɪnkæp] *noun*: Kinnkappe *f*
chi|on|a|blep|sia [kaɪˌɑnə'blepsɪə] *noun*: Schneeblindheit *f*
chip [tʃɪp]: **I** *noun* **1.** (Metall-, Holz-)Splitter *m*, Span *m* **2.** (Knochen-, Knorpel-)Span *m*, (Knochen-, Knorpel-)Chip *m* **3.** (Mikro-, Computer-)Chip *m* **II** *vt* **4.** (mit einem Meißel) behauen **5.** (*Splitter*) abraspeln **III** *vi* abbröckeln, abbrechen
bone chip: Knochenspan *m*, Knochenchip *m*
cartilage chip: Knorpelspan *m*, Knorpelchip *m*
cortical bone chip: Kortikalisspan *m*, Kortikalistransplantat *nt*
cortical-spongy bone chip: Kortikalis-Spongiosaspan *m*
Lexer chip: Lexer-Spantransplantation *f*
chir- *präf.*: Hand-, Cheir(o)-, Chir(o)-
chi|ra|gra [kaɪ'rægrə] *noun*: Chiragra *nt/f*
chi|ral ['kaɪrəl] *adj*: chiral
chi|ral|i|ty [kaɪ'rælətiː] *noun*: Händigkeit *f*, Chiralität *f*; Stereoisomerie *f*
chi|rar|thri|tis [kaɪrɑːr'θraɪtɪs] *noun*: →*cheirarthritis*
chiro- *präf.*: Hand-, Cheir(o)-, Chir(o)-
chi|ro|bra|chi|al|gia [kaɪrəʊˌbrækɪ'ældʒ(ɪ)ə] *noun*: Chirobrachialgie *f*, Cheirobrachialgie *f*
chi|ro|cin|aes|the|sia [ˌkaɪrəʊsɪnəs'θiːʒ(ɪ)ə] *noun*: (*brit.*) →*cheirokinesthesia*
chi|ro|cin|es|the|sia [ˌkaɪrəʊsɪnəs'θiːʒ(ɪ)ə] *noun*: →*cheirokinesthesia*
chi|ro|kin|aes|the|sia [ˌkaɪrəʊkɪnəs'θiːʒ(ɪ)ə] *noun*: (*brit.*) →*cheirokinesthesia*
chi|ro|kin|es|the|sia [ˌkaɪrəʊkɪnəs'θiːʒ(ɪ)ə] *noun*: →*cheirokinesthesia*
chi|rol|o|gy [kaɪ'rɑlədʒiː] *noun*: Daktylologie *f* (*Finger- u. Gebärdensprache der Taubstummen*)
chi|ro|meg|a|ly [ˌkaɪrəʊ'megəlɪ] *noun*: →*cheiromegaly*
chi|ro|plas|ty ['kaɪrəʊplæstiː] *noun*: →*cheiroplasty*
chi|ro|po|dal|gia [ˌkaɪrəʊpəʊ'dældʒ(ɪ)ə] *noun*: →*cheiropodalgia*
chi|rop|o|dist [kɪ'rɑpədɪst, kaɪ-, ʃɪ-] *noun*: Fußpfleger(in *f*) *m*, Pediküre *f*, Podologe *m*, -login *f*

chi|ro|po|dy [kɪ'rɑpədiː] *noun*: Fußpflege *f*, Pediküre *f*
chi|ro|pom|pho|lyx *noun*: →*cheiropompholyx*
chi|ro|prac|tic [ˌkaɪrəʊ'præktɪk] *noun*: Chirotherapie *f*, Chiropraktik *f*, Manipulationstherapie *f*, manuelle Medizin *f*, Manualtherapie *f*, Osteopathie *f*
chi|ro|prac|tor [ˌkaɪrəʊ'præktər] *noun*: Chiropraktiker(in *f*) *m*, -praktor *m*
chi|ro|prax|is [ˌkaɪrəʊ'præksɪs] *noun*: →*chiropractic*
chi|ro|scope ['kaɪrəʊskəʊp] *noun*: Cheiroskop *nt*
chi|ro|spasm ['kaɪrəʊspæzəm] *noun*: Chirospasmus *m*, Cheirismus *m*
chi|rur|geon [kaɪ'rɜrdʒən] *noun*: →*surgeon*
chi|rur|ger|y [kaɪ'rɜrdʒəriː] *noun*: →*surgery*
chi|rur|gic [kaɪ'rɜrdʒɪk] *adj*: →*surgical*
chis|el ['tʃɪzəl]: **I** *noun* Meißel *m* **II** *vt* (aus-)meißeln, mit einem Meißel bearbeiten **III** *vi* meißeln
blunt chisel: stumpfer Meißel *m*
bone chisel: Knochenmeißel *m*
Chandler chisel: Chandler-Meißel *m*
curved chisel: gebogener Meißel *m*, abgebogener Meißel *m*
enamel chisel: Schmelzmeißel *m*, Schmelzmesser *nt*
hollow chisel: Hohlmeißel *m*
Kirkland chisel: Kirkland-Meißel *m*
Ochsenbein chisel: Ochsenbein-Meißel *m*
periodontal chisel: meißelförmiger Zahnreiniger *m*
septal chisel: Septummeißel *m*
sharp chisel: scharfer Meißel *m*
Sorensen chisel: Sorensen-Meißel *m*, Sorensen-Knochenmeißel *m*
straight chisel: gerader Meißel *m*
Wedelstaedt chisel: Wedelstaedt-Meißel *m*
chis|eled ['tʃɪzəld] *adj*: **1.** (aus-)gemeißelt, geformt **2.** (*Gesichtszüge*) scharfgeschnitten
chi|tin ['kaɪtɪn] *noun*: Chitin *nt*
chi|tin|ase ['kaɪtɪneɪz] *noun*: Chitinase *f*, Chitodextrinase *f*
chi|tin|ous ['kaɪtnəs] *adj*: chitinhaltig, -ähnlich
chi|to|bi|ose [ˌkaɪtəʊ'baɪəʊs] *noun*: Chitobiose *f*
chi|to|dex|trin|ase [ˌkaɪtəʊ'dekstrɪneɪz] *noun*: →*chitinase*
chi|to|sa|mine [kaɪ'təʊsəmiːn] *noun*: Glucosamin *nt*, Aminoglucose *f*
chi|tose ['kaɪtəʊz] *noun*: Chitose *f*
chi|to|tri|ose [ˌkaɪtəʊ'traɪəʊz] *noun*: Chitotriose *f*
CHL *Abk.*: **1.** chloroform **2.** crown-heel length
ChLA *Abk.*: chimpanzee leukocyte antigen
chla|my|dae|mi|a [ˌkləmɪd'iːmiːə] *noun*: (*brit.*) →*chlamydemia*
chla|my|de|mi|a [ˌkləmɪd'iːmiːə] *noun*: Chlamydämie *f*
Chla|myd|ia [klə'mɪdɪə] *noun*: Chlamydie *f*, Chlamydia *f*, PLT-Gruppe *f*
Chlamydia pneumoniae: Chlamydia pneumoniae
Chlamydia psittaci: Chlamydia psittaci/ornithosis
Chlamydia trachomatis: Chlamydia trachomatis, TRIC-Gruppe *f*
TWAR chlamydiae: TWAR-Chlamydien *pl*, TWAR-Stämme *pl*, Chlamydia pneumoniae
Chla|myd|i|a|ce|ae [kləˌmɪdɪ'eɪsiː] *plural*: Chlamydiaceae *pl*
chla|myd|i|al [klə'mɪdɪəl] *adj*: Chlamydien betreffend, durch Chlamydien bedingt *oder* hervorgerufen, Chlamydien-
Chla|myd|i|a|les [klə'mɪdɪæliːz] *plural*: Chlamydiales *pl*
chla|myd|i|o|sis [kləˌmɪdɪ'əʊsɪs] *noun*: Chlamydienerkrankung *f*, Chlamydieninfektion *f*, Chlamydiose *f*
chla|myd|o|spore [klə'mɪdəspəʊər] *noun*: Chlamydospore *f*
Chlam|y|do|zo|a|ce|ae [ˌklæmɪdəʊˌzəʊ'eɪsɪiː] *plural*: →*Chlamydiaceae*
Chlam|y|do|zo|on [ˌklæmɪdəʊ'zəʊɑn] *noun*: →*Chlamydia*
ChlB *Abk.*: chlorobutanol
Chlf. *Abk.*: chloroform
chlo|as|ma [kləʊ'æzmə] *noun*: Chloasma *nt*
chloasma cosmeticum: Chloasma cosmeticum
chloasma gravidarum: Chloasma gravidarum
chloasma hepaticum: Chloasma hepaticum, Masque biliaire
chloasma hormonale: Chloasma hormonale
chloasma medicamentosum: Chloasma medicamentosum
chloasma traumaticum: Chloasma traumaticum
chlor- *präf.*: Chlor(o)-
chlor|ac|ne [klɔːr'æknɪ, klɔːr-] *noun*: Chlorakne *f*
chlor|ae|mi|a [kləʊr'iːmiːə] *noun*: (*brit.*) →*chloremia*
chlo|ral ['klɔːrəl, 'kləʊr-] *noun*: Chloral *nt*, Chloralanhydrat *nt*, Trichloracetaldehyd *m*
chloral hydrate: Chloralhydrat *nt*, Trichloracetaldehydmonohydrat *nt*, Chloralum hydratum *nt*, 2,2,2-Trichlor-1,1-ethandiol *nt*
chlo|ral|ism ['klɔːrəlɪzəm, 'klɔːr-] *noun*: Chloralismus *m*
chlo|ral|i|za|tion [ˌklɔːrəlɪ'zeɪʃn, ˌklɔːr-] *noun*: **1.** →*chloralism* **2.** Chloralnarkose *f*, -betäubung *f*
chlor|am|bu|cil [klɔːr'æmbjəsɪl, klɔːr-] *noun*: Chlorambucil *nt*
chlo|ra|mine ['klɔːrəmiːn] *noun*: Chloramin *nt*
chloramine T: Chloramin T *nt*
chlor|am|phen|i|col [ˌklɔːræm'fenɪkɔl] *noun*: Chloramphenicol *nt*
chlor|a|nae|mia [ˌklɔːrən'iːmiːə] *noun*: (*brit.*) →*chloranemia*
chlor|a|ne|mia [ˌklɔːrən'iːmiːə] *noun*: →*chlorosis*
chlo|rate ['klɔːreɪt, -ɪt, 'kləʊ-] *noun*: Chlorat *nt*
chlor|a|za|nil [kləʊ'ræzənɪl, klɔː-] *noun*: Chlorazanil *nt*
chlor|benz|ox|a|mine [ˌklɔːrˌben'zɑksəmɪn, -miːn, ˌklɔːr-] *noun*: Chlorbenzoxamin *nt*
chlor|benz|ox|y|eth|a|mine [ˌklɔːrbenˌzɑksɪ'eθəmiːn] *noun*: →*chlorbenzoxamine*
chlor|bu|tol [ˌklɔːr'bjuːtɔl] *noun*: →*chlorobutanol*
chlor|dan ['klɔːrdæn] *noun*: →*chlordane*
chlor|dane ['klɔːrdeɪn] *noun*: Chlordan *nt*
chlor|di|az|e|pox|ide [ˌklɔːrdaɪæzə'pɑksaɪd, ˌklɔːr-] *noun*: Chlordiazepoxid *nt*, Methaminodiazepoxid *nt*
chlor|e|mi|a [kləʊr'iːmiːə] *noun*: **1.** →*chlorosis* **2.** erhöhter Chloridgehalt *m* des Blutes, Hyperchlorämie *f*
chlor|gua|nide [ˌklɔːr'gwændaɪd, ˌklɔːr-] *noun*: Proguanil *nt*
chlor|hex|i|dine [ˌklɔːr'heksədiːn] *noun*: Chlorhexidin *nt*
chlorhexidine gluconate: Chlorhexidingluconat *nt*
chlor|hy|dria [ˌkləʊər'haɪdrɪə] *noun*: (Hyper-)Chlorhydrie *f*
chlo|ric ['klɔːrɪk, 'klɔː-] *adj*: Chlor betreffend *oder* enthaltend, Chlor-
chlo|ride ['klɔːraɪd] *noun*: Chlorid *nt*
acriflavinium chloride: Acriflaviniumchlorid *nt*
benzylhexadecyldimethylammonium chloride: Cetalkoniumchlorid *nt*
dimethyl tubocurarine chloride: Dimethyltubocurarinium-chlorid *nt*
ferrihaeme chloride: (*brit.*) →*ferriheme chloride*
ferriheme chloride: Teichmann-Kristalle *pl*, salzsaures Hämin *nt*, Hämin(kristalle *pl*) *nt*, Chlorhämin(kristalle *pl*) *nt*, Chlorhämatin *nt*
ferriporphyrin chloride: Teichmann-Kristalle *pl*, salz-

saures Hämin *nt*, Hämin *nt*, Häminkristalle *pl*, Chlorhämin *nt*, Chlorhäminkristalle *pl*, Chlorhämatin *nt*
mercuric chloride: Sublimat *nt*, Quecksilber-II-chlorid *nt*
mercurous chloride: Kalomel *nt*, Calomel *nt*, Quecksilber-I-Chlorid *nt*

chlo|ri|dim|e|ter [ˌklɔːrɪ'dɪmɪtər] *noun*: Chloridimeter *nt*, Chloridometer *nt*

chlo|ri|dim|e|try [klɔːrɪ'dɪmətriː] *noun*: Chloridbestimmung *f*, Chloridimetrie *f*, Chloridometrie *f*

chlo|ri|dom|e|ter [ˌklɔːrɪ'dɑmɪtər] *noun*: →*chloridimeter*

chlor|id|or|rhe|a [ˌklɔːraɪdə'rɪə] *noun*: Chlorverlustdiarrhoe *f*, Chlorid-Diarrhoe *f*
familial chloridorrhea: familiäre Chlorverlustdiarrhö *f*, Chlorid-Diarrhö-Syndrom *nt*

chlor|id|or|rhoe|a [ˌklɔːraɪdə'rɪə] *noun*: (*brit.*) →*chloridorrhea*

chlo|ri|du|ri|a [ˌklɔːrɪ'd(j)ʊəriːə] *noun*: übermäßige Chloridausscheidung *f* im Harn, Chloridurie *f*, Chlorurese *f*

chlo|ri|nat|ed ['klɔːrɪneɪtɪd, 'klɔː-] *adj*: chlorhaltig

chlo|rine ['klɔːriːn, -ɪn, 'kləʊr-] *noun*: Chlor *nt*

chlo|rite ['kləʊəraɪt] *noun*: Chlorit *nt*

chlor|mad|i|none [ˌklɔːr'mædɪnəʊn] *noun*: Chlormadinon *nt*

chlor|meth|az|a|none [ˌklɔːrmeθ'æzənəʊn] *noun*: →*chlormezanone*

chlor|meth|yl [ˌklɔːr'meθl] *noun*: Methylchlorid *nt*, (Mono-)Chlormethan *nt*

chlor|mez|a|none [ˌklɔːr'mezənəʊn] *noun*: Chlormezanon *nt*, Chlormethazanon *nt*

chloro- *präf.*: Chlor(o)-

chlo|ro|an|ae|mi|a [ˌklɔːrəʊən'iːmiːə] *noun*: (*brit.*) →*chloroanemia*

chlo|ro|an|e|mi|a [ˌklɔːrəʊən'iːmiːə] *noun*: →*chlorosis*

Chlo|ro|bac|te|ri|a|ce|ae [ˌklɔːrəʊbækˌtɪərɪ'eɪsiiː] *plural*: Chlorobacteriaceae *pl*

Chlo|ro|bi|a|ce|ae [ˌklɔːrəʊbaɪ'eɪsiiː] *plural*: →*Chlorobacteriaceae*

chlo|ro|blast ['klɔːrəʊblæst] *noun*: Erythroblast *m*, Erythrozytoblast *m*

chlo|ro|bu|ta|nol [ˌklɔːrəʊ'bjuːtnɔl, -nəʊl] *noun*: Chlorobutanol *nt*, Chlorbutanol *nt*, Chlorbutol *nt*, Chloreton *nt*, Acetonchloroform *nt*

chlo|ro|cre|sol [ˌklɔːrəʊ'kriːsəʊl, -sɔl] *noun*: Chlorocresol *nt*, 4-Chlor-3-methylphenol *nt*, Chlorkresol *nt*

chlo|ro|cyte [klɔːrəsaɪt] *noun*: Chlorozyt *m*

chlo|ro|eth|ane [ˌklɔːrəʊ'eθeɪn] *noun*: Äthyl-, Ethylchlorid *nt*, Monochloräthan *nt*, -ethan *nt*

chlo|ro|eth|yl|ene [ˌklɔːrəʊ'eθəliːn] *noun*: Vinylchlorid *nt*

chlo|ro|form ['klɔːrəʊfɔːrm] *noun*: Chloroform *nt*, Trichlormethan *nt*

chlo|ro|form|ism ['klɔːrəʊfɔːrmɪzəm] *noun*: Chloroformnarkose *f*, Chloroformismus *m*

chlo|ro|gua|nide [ˌklɔːrəʊ'gwænaɪd] *noun*: Proguanil *nt*

chlo|ro|hae|min [ˌklɔːrəʊ'hiːmɪn] *noun*: (*brit.*) →*chlorohemin*

chlo|ro|he|min [ˌklɔːrəʊ'hiːmɪn] *noun*: Teichmann-Kristalle *pl*, salzsaures Hämin *nt*, Hämin(kristalle *pl*) *nt*, Chlorhämin(kristalle *pl*) *nt*, Chlorhämatin *nt*

chlo|ro|leu|kae|mi|a [ˌklɔːrəʊluː'kiːmiːə] *noun*: (*brit.*) →*chloroleukemia*

chlo|ro|leu|ke|mi|a [ˌklɔːrəʊluː'kiːmiːə] *noun*: →*chloroma*

chlo|ro|lym|pho|sar|co|ma [klɔːrəʊˌlɪmfəsɑːr'kəʊmə] *noun*: Chlorolymphosarkom *nt*, Chlorolymphom *nt*

chlo|ro|ma [klə'rəʊmə] *noun*: Chlorom *nt*, Chloroleukämie *f*, Chlorosarkom *nt*

chlo|rom|e|try [kləʊ'rɑmətriː] *noun*: Chlorbestimmung *f*, -messung *f*, Chlorometrie *f*

chlo|ro|my|e|lo|ma [ˌklɔːrəmaɪə'ləʊmə] *noun*: **1.** Chloromyelom *nt*, Chloromyelose *f*, Chloromyeloblastom *nt* **2.** →*chloroma*

chlo|ro|pe|ni|a [ˌklɔːrəʊ'piːnɪə] *noun*: Chloridmangel *m*, Hypochlorämie *f*, Chloropenie *f*

chlo|ro|per|cha [ˌklɔːrəʊ'pɜrtʃə]: Chloropercha *f*, in Chloroform gelöste Guttapercha

chlo|ro|pex|ia [ˌklɔːrəʊ'peksɪə] *noun*: Chloropexie *f*

chlo|ro|phe|nol [ˌklɔːrəʊ'fiːnɔl, -nɑl] *noun*: Chlorphenol *nt*, Chlorophenol *nt*
p-chlorophenol: p-Chlorphenol *nt*, p-Chlorophenol *nt*

chlo|ro|phen|o|thane [ˌklɔːrəʊ'fenəθeɪn] *noun*: Chlorophenothan *nt*, Penticidum *nt*, Dichlordiphenyltrichloräthan *nt*

chlo|ro|phyl ['klɔːrəfɪl, 'kləʊ-] *noun*: Blattgrün *nt*, Chlorophyll *nt*

chlo|ro|phyll ['klɔːrəfɪl, 'kləʊ-] *noun*: Blattgrün *nt*, Chlorophyll *nt*

chlo|ro|phyl|lase [ˌklɔːrəʊ'fɪleɪs] *noun*: Chlorophyllase *f*

chlo|ro|phyl|lin [klɔːr'əʊfɪlɪn] *noun*: Chlorophyllin *nt*

chlo|ro|pia [kləʊ'rəʊpɪə] *noun*: Grünsehen *nt*, Chloropsie *f*, Chloropie *f*

chlo|ro|plast ['klɔːrəʊplæst, 'kləʊ-] *noun*: Chloroplast *m*

chlo|ro|plas|tid [ˌklɔːrəʊ'plæstɪd] *noun*: →*chloroplast*

chlo|ro|pri|vic [ˌklɔːrəʊ'praɪvɪk] *adj*: durch Chlor- *oder* Chloridmangel bedingt, chloropriv

chlo|rop|sia [kləʊ'rɑpsɪə] *noun*: Grünsehen *nt*, Chlorop(s)ie *f*

chlo|ro|quine ['klɔːrəʊkwaɪn] *noun*: Chloroquin *nt*

chlo|ro|sis [klə'rəʊsɪs] *noun*: Chlorose *f*, Chlorosis *f*
Egyptian chlorosis: Anämie *f* bei Ankylostomabefall, ägyptische/tropische Chlorose *f*

chlo|ro|thi|a|zide [ˌklɔːrəʊ'θaɪəzaɪd, ˌklɔːr-] *noun*: Chlorothiazid *nt*

chlo|ro|thy|mol [ˌklɔːrəʊ'θaɪmɔl, -məʊl] *noun*: (4-)Chlorthymol *nt*

chlo|rot|ic [klə'rɑtɪk] *adj*: Chlorose betreffend, chlorotisch

chlo|ro|tri|an|i|sene [ˌklɔːrəʊtraɪ'ænɪsiːn, ˌklɔːr-] *noun*: Chlorotrianisen *nt*, Chlor-tris-(4-methoxyphenyl)-ethylen *nt*

chlo|rous ['klɔːrəs, 'kləʊ-] *adj*: chlorig

chlo|ro|vin|yl|di|chlo|ro|ar|sine [ˌklɔːrəʊˌvaɪnɪldaɪˌklɔːrəʊ'ɑːrsiːn, ˌklɔːr-] *noun*: Lewisit *nt*

chlor|phen|a|mine [klɔːrfen'əmiːn] *noun*: Chlorphenamin *nt*, Chlorpheniramin *nt*

chlor|phen|ox|a|mine [klɔːrfe'nɑksəmiːn] *noun*: Chlorphenoxamin *nt*

chlor|phen|ter|mine [ˌklɔːr'fentərmiːn] *noun*: Chlorphentermin *nt*

chlor|prom|a|zine [ˌklɔːr'prəʊməziːn] *noun*: Chlorpromazin *nt*, 2-Chlor-10-(3-dimethylaminopropyl)-phenothiazin *nt*

chlor|prop|a|mide [ˌklɔːr'prɑpəmaɪd, -'prəʊ-] *noun*: Chlorpropamid *nt*

chlor|pro|thix|ene [ˌklɔːrprəʊ'θɪksiːn] *noun*: Chlorprothixen *nt*, cis-2-Chlor-9-(3-dimethylaminopropyliden)-thioxanthen *nt*

chlor|quin|al|dol [ˌklɔːr'kwɪnældɔl, -dəʊl] *noun*: Chlorquinaldol *nt*, 5,7-Dichlor-2-methyl-8-chinolinol *nt*, Chlorchinaldol *nt*, Hydroxydichlorquinaldin *nt*

chlor|tet|ra|cy|cline [ˌklɔːrˌtetrə'saɪklaɪn, -klɪn] *noun*: Chlortetracyclin *nt*

chlor|thal|i|done [ˌklɔːr'θælɪdəʊn] *noun*: Chlortalidon *nt*, 2-Chlor-5-(1-hydroxy-3-oxo-isoindolin-1-yl)benzol-

sulfonamid *nt*
chlor|then|ox|a|zin [ˌklɔːrθeˈnɑksəziːn] *noun*: Chlorthenoxazin *nt*
chlor|then|ox|a|zine [ˌklɔːrθeˈnɑksəziːn] *noun*: Chlorthenoxazin *nt*
chlor|thy|mol [ˌklɔːrˈθaɪmɔl, -məʊl] *noun*: →*chlorothymol*
chlo|rum [ˈklɔːrəm, ˈklɔːr-] *noun*: →*chlorine*
chlor|u|re|sis [ˌklɔːrjəˈriːsɪs] *noun*: Chloridurie *f*, Chlorurese *f*
chlor|u|ret|ic [ˌklɔːrjəˈretɪk] *adj*: Chloridurie betreffend, chloriduretisch, chloruretisch
chlor|u|ri|a [ˌklɔːrˈ(j)ʊəriːə] *noun*: Chloridurie *f*, Chlorurese *f*
chlor|zox|a|zone [ˌklɔːrˈzɑksəzəʊn] *noun*: Chlorzoxazon *nt*
CHO *Abk.*: carbohydrate
CH_2O *Abk.*: monosaccharide
cho|a|na [ˈkəʊənə] *noun, plural* **-nae** [-niː]: Trichter *m*, Choane *f*, Choana *f*
definitive choanae: definitive Choanen *pl*
primitive choanae: primitive Choanen *pl*
cho|a|nal [ˈkəʊənəl] *adj*: Choane(n) betreffend, Choanal-
cho|a|no|cyte [ˈkəʊənəʊsaɪt] *noun*: Choanozyt *m*, -zyte *f*
cho|a|noid [ˈkəʊənɔɪd] *adj*: trichterförmig
cho|a|no|mas|ti|gote [ˈkəʊənəʊˈmæstɪgəʊt] *noun*: choanomastigote Form *f*, jugendliche Crithidia-Form *f*
choc|o|late [ˈtʃɑk(ə)lət]: **I** *noun* **1.** Schokolade(ngetränk *nt*) *f* **2.** Schokoladenbraun *nt* **II** *adj* **3.** Schokoladen- **4.** schokoladen-, dunkelbraun
choice [tʃɔɪs] *noun*: **1.** Wahl *f*, Auswahl *f* **have the choice** die Wahl haben **have no choice but** keine andere Wahl haben als **make a choice** wählen, eine Wahl treffen **2.** (das) Beste *oder* Bessere **drug of choice** das bevorzugte Medikament; das Mittel der Wahl **treatment of choice** die bevorzugte Behandlung, die Behandlung der Wahl
object choice: Objektwahl *f*
choice of words: Ausdrucksweise *f*
choke [tʃəʊk]: **I** *noun* **1.** Würgen *nt*, Ersticken *nt* **2. the chokes** *pl* (*Caissonkrankheit*) Chokes *pl* **3.** Erdrosseln *nt* **II** *vt* **4.** (er-, ab-)würgen, den Hals einschnüren; ersticken, erdrosseln **5.** (*Tränen*) zurückhalten **6.** (*Strom*) drosseln **7.** verstopfen **III** *vi* **8.** ersticken (*on* an) **9.** würgen **10.** einen Erstickungsanfall haben
choke off *vt* abwürgen, stoppen, drosseln
choke up *vt* verstopfen; (*Stimme*) ersticken
choke|damp [ˈtʃəʊkdæmp] *noun*: Grubengas *nt*, Kohlendioxid *nt*
chok|ing [ˈtʃəʊkɪŋ] *adj*: erstickend
chol- *präf.*: Galle(n)-, Chole-, Chol(o)-
cho|lae|mi|a [kəʊlˈiːmiːə] *noun*: (*brit.*) →*cholemia*
cho|laem|ic [kəʊˈliːmɪk] *adj*: (*brit.*) →*cholemic*
cho|la|gog|ic [ˌkəʊləˈgɑdʒɪk, ˌkɑlə-] *adj*: den Gallefluss anregend, galletreibend, cholagog
cho|la|gogue [ˈkəʊləgɑg]: **I** *noun* **1.** galletreibendes Mittel *nt*, Cholagogum *nt* **2.** →*cholecystagogue* **II** *adj* →*cholagogic*
cho|la|lic [kəʊˈlælɪk, -ˈleɪ-] *adj*: Galle betreffend, Gallen-, Chol-
cho|lane [ˈkəʊleɪn, ˈkɑl-] *noun*: Cholan *nt*
cho|lan|e|re|sis [kəʊˌlænəˈriːsɪs] *noun*: Cholanerese *f*
cho|lan|gei|tis [ˌkəʊlænˈdʒaɪtɪs] *noun*: Entzündung *f* der Gallenwege/Gallengänge, Cholangitis *f*, Gallengangsentzündung *f*, Cholangiitis *f*, Angiocholitis *f*
cholangi- *präf.*: Gallengangs-, Cholangi(o)-
cho|lan|gi|ec|ta|sis [kəˌlændʒɪˈektəsɪs] *noun*: Gallengangserweiterung *f*, -dilatation *f*, Cholangioektasie *f*
cholangio- *präf.*: Gallengangs-, Cholangi(o)-
cho|lan|gi|o|ad|e|no|ma [kəʊˌlændʒɪəʊˌædɪˈnəʊmə] *noun*: Gallengangsadenom *nt*, benignes Cholangiom *nt*
cho|lan|gi|o|car|ci|no|ma [kəʊˌlændʒɪəʊˌkɑːrsəˈnəʊmə] *noun*: Gallengangskarzinom *nt*, malignes Cholangiom *nt*, cholangiozelluläres Karzinom *nt*, Carcinoma cholangiocellulare
hilar cholangiocarcinoma: Klatskin-Tumor *m*
cho|lan|gi|o|cho|le|cys|to|cho|le|doch|ec|to|my [kəʊˌlændʒɪəʊˌkəʊləˌsɪstəʊˌkəʊledəˈkektəmiː] *noun*: Cholangiocholezystocholedochektomie *f*
cho|lan|gi|o|du|o|de|nos|to|my [kəʊˌlændʒɪəʊd(j)uːədɪˈnɑstəmiː] *noun*: Gallengang-Duodenum-Fistel *f*, Cholangioduodenostomie *f*
cho|lan|gi|o|en|ter|os|to|my [kəʊˌlændʒɪəʊentəˈrɑstəmiː] *noun*: Gallengang-Darm-Fistel *f*, Cholangioenterostomie *f*
cho|lan|gi|o|fi|bro|sis [kəʊˌlændʒɪəʊfaɪˈbrəʊsɪs] *noun*: Gallengangsfibrose *f*, Cholangiofibrose *f*
cho|lan|gi|o|gas|tros|to|my [kəʊˌlændʒɪəʊgæsˈtrɑstəmiː] *noun*: Gallen-Magen-Fistel *f*, Cholangiogastrostomie *f*
cho|lan|gi|og|e|nous [kəʊˌlændʒɪˈɑdʒənəs] *adj*: von den Gallengängen ausgehend, cholangiogen, cholangogen
cho|lan|gi|o|gram [kəˈlændʒɪəʊgræm] *noun*: Cholangiogramm *nt*
T tube cholangiogram: Cholangiogramm *nt* über einen T-Drain
cho|lan|gi|o|graph|ic [kəˌlændʒɪˈɑgrəfɪk] *adj*: Cholangiografie betreffend, mittels Cholangiografie, cholangiographisch, cholangiografisch
cho|lan|gi|og|ra|phy [kəˌlændʒɪˈɑgrəfiː] *noun*: Kontrastdarstellung *f* der Gallengänge, Cholangiographie *f*, Cholangiografie *f*
direct cholangiography: direkte Cholangiografie *f*
endoscopic retrograde cholangiography: endoskopische retrograde Cholangiographie *f*, endoskopische retrograde Cholangiografie *f*
fine-needle transhepatic cholangiography: transhepatische Feinnadelcholangiografie *f*
fine-needle cholangiography: Feinnadelcholangiographie *f*, Feinnadelcholangiografie *f*
indirect cholangiography: indirekte Cholangiografie *f*
infusion cholangiography: Infusionscholangiographie *f*, Infusionscholangiografie *f*
laparoscopic transhepatic cholangiography: laparoskopische transhepatische Cholangiografie *f*
operative cholangiography: intraoperative Cholangiografie *f*
percutaneous transhepatic cholangiography: perkutane transhepatische Cholangiographie *f*, perkutane transhepatische Cholangiografie *f*
percutaneous transjugular cholangiography: perkutane transjugulare Cholangiographie *f*, perkutane transjugulare Cholangiografie *f*
cho|lan|gi|o|hep|a|tit|ic [kəʊˌlændʒɪəʊˌhepəˈtɪtɪk] *adj*: Cholangiohepatitis betreffend, cholangiohepatitisch
cho|lan|gi|o|hep|a|ti|tis [kəʊˌlændʒɪəʊˌhepəˈtaɪtɪs] *noun*: Entzündung *f* der intrahepatischen Gallengänge, Cholangiohepatitis *f*
Oriental cholangiohepatitis: rezidivierende pyogene Cholangitis *f*
cho|lan|gi|o|he|pa|to|ma [kəʊˌlændʒɪəʊˌhepəˈtəʊmə] *noun*: Cholangiohepatom *nt*, Hepatocholangiokarzinom *nt*
cho|lan|gi|o|je|ju|nos|to|my [kəʊˌlændʒɪəʊdʒɪdʒuːˈnɑstəmiː] *noun*: Gallengang-Jejunum-Fistel *f*, Cholangiojejunostomie *f*
intrahepatic cholangiojejunostomy: Hepato(porto)en-

terostomie *f*, intrahepatische Cholangiojejunostomie *f*

chol|an|gi|o|lar [kəʊlæn'dʒɪələr] *adj*: Cholangiole betreffend, Cholangiolen-

chol|an|gi|ole [kəʊ'lændʒɪəʊl] *noun*: Cholangiole *f*

chol|an|gi|o|lit|ic [kəʊˌlændʒɪəʊ'lɪtɪk] *adj*: Cholangiolitis betreffend, cholangiolitisch, angiocholitisch

chol|an|gi|o|li|tis [kəʊˌlændʒɪəʊ'laɪtɪs] *noun*: Entzündung *f* der Gallenkapillaren und intrahepatischen Gallengänge, Cholangiolitis *f*, Cholangiolenentzündung *f*, Angiocholitis *f*

chol|an|gi|o|ma [kəʊˌlændʒɪ'əʊmə] *noun*: Gallengangstumor *m*, Cholangiom *nt*

benign cholangioma: Gallengangsadenom *nt*, benignes Cholangiom *nt*

malignant cholangioma: Gallengangskarzinom *nt*, malignes Cholangiom *nt*, chlorangiozelluläres Karzinom *nt*, Carcinoma cholangiocellulare

chol|an|gi|o|pan|cre|a|to|gram [kəʊˌlændʒɪəʊˌpæŋkrɪətæ'grəm] *noun*: Cholangiopankreatogramm *nt*

chol|an|gi|o|pan|cre|a|to|graph|ic [kəʊˌlændʒɪəʊˌpæŋkrɪətæ'grəfɪk] *adj*: Cholangiopankreatikografie betreffend, mittels Cholangiopankreatikografie, cholangiopankreatikographisch, cholangiopankreatikografisch

chol|an|gi|o|pan|cre|a|tog|ra|phy [kəʊˌlændʒɪəʊˌpæŋkrɪə'tægrəfiː] *noun*: Cholangiopankreatographie *f*, Cholangiopankreatografie *f*, Cholangiopankreatikographie *f*, Cholangiopankreatikografie *f*

endoscopic retrograde cholangiopancreatography: endoskopische retrograde Cholangiopankreatographie *f*, endoskopische retrograde Cholangiopankreatografie *f*

chol|an|gi|op|a|thy [kəʊˌlænd'ʒɪɑpəθiː] *noun*: Cholangiopathie *f*

chol|an|gi|o|scope [kəʊˌlændʒɪəʊskəʊp] *noun*: Cholangioskop *nt*

chol|an|gi|o|scop|ic [kəʊˌlændʒɪɑ'skɑpɪk] *adj*: Cholangioskopie betreffend, mittels Cholangioskopie, cholangioskopisch

chol|an|gi|os|co|py [kəʊˌlændʒɪ'ɑskəpiː] *noun*: Gallenwegsendoskopie *f*, Cholangioskopie *f*

endoscopic retrograde cholangioscopy: endoskopische retrograde Cholangioskopie *f*

intraoperative cholangioscopy: intraoperative Cholangioskopie *f*

percutaneous transhepatic cholangioscopy: perkutane transhepatische Cholangioskopie *f*

chol|an|gi|os|to|my [ˌkəʊˌlændʒɪ'ɑstəmiː] *noun*: **1.** Gallengangsfistelung *f*, Cholangiostomie *f* **2.** Gallengangsfistel *f*, Cholangiostomie *f*

chol|an|gi|ot|o|my [ˌkəʊˌlændʒɪ'ɑtəmiː] *noun*: Gallengangseröffnung *f*, Cholangiotomie *f*

chol|an|git|ic [ˌkəʊlæn'dʒɪtɪk] *adj*: Gallengangsentzündung/Cholangitis betreffend, cholangitisch, angiocholangitisch, cholangiitisch

chol|an|gi|tis [kəʊlæn'dʒaɪtɪs] *noun*: Entzündung *f* der Gallenwege/Gallengänge, Cholangiitis *f*, Gallengangsentzündung *f*, Cholangitis *f*, Angiocholitis *f*

acute cholangitis: akute Cholangitis *f*

chronic nonsuppurative destructive cholangitis: primär biliäre Zirrhose *f*, nicht-eitrige destruierende Cholangitis *f*

nonsuppurative cholangitis: akute Cholangitis *f*

primary sclerosing cholangitis: primär-sklerosierende Cholangitis *f*

progressive nonsuppurative cholangitis: →*chronic nonsuppurative destructive cholangitis*

recurrent pyogenic cholangitis: rezidivierende pyogene Cholangitis *f*

sclerosing cholangitis: primär-sklerosierende Cholangitis *f*

suppurative cholangitis: eitrige Cholangitis *f*

toxic cholangitis: eitrige Cholangitis *f*

chol|a|no|poi|e|sis [ˌkəʊlənəʊpɔɪ'iːsɪs] *noun*: Gallen(säuren)bildung *f*

chol|as|cos [kəʊ'læskəs] *noun*: **1.** Cholaskos *nt*, Choleperitoneum *nt* **2.** biliärer Aszites *m*

chol|ate ['kəʊleɪt] *noun*: Cholat *nt*

chole- *präf.*: Galle(n)-, Chole-, Chol(o)-

chol|e|bil|i|ru|bin [ˌkəʊləˌbɪlə'ruːbɪn, ˌkɑlə-] *noun*: Cholebilirubin *nt*

chol|e|cal|cif|er|ol [ˌkəʊləkæl'sɪfərəl, -rɑl] *noun*: Cholecalciferol *nt*, Cholekalziferol *nt*, Colecalciferol *nt*, Vitamin D_3 *nt*

chol|e|chrome ['kəʊləkrəʊm] *noun*: Gallenpigment *nt*, -farbstoff *m*

chol|e|chro|mo|poi|e|sis [ˌkəʊləˌkrəʊməpɔɪ'iːsɪs] *noun*: Gallenpigmentbildung *f*, -synthese *f*

chol|e|cy|a|nin [ˌkəʊlə'saɪənɪn] *noun*: Bili-, Cholezyanin *nt*

chol|e|cyst ['kəʊləsɪst] *noun*: Gallenblase *f*, Galle *f*, Vesica fellea/biliaris

chol|e|cys|ta|gog|ic [ˌkəʊləˌsɪstə'gɑdʒɪk] *adj*: die Gallenentleerung fördernd, Gallenblase und Gallenwege anregend, cholekinetisch

chol|e|cys|ta|gogue [ˌkəʊlə'sɪstəgɑg] *noun*: Cholekinetikum *nt*, Cholezystagogum *nt*

chol|e|cys|tal|gia [ˌkəʊləsɪs'tældʒ(ɪ)ə] *noun*: Gallenblasenschmerz *m*, Cholezystalgie *f*

chol|e|cys|tat|o|ny [ˌkəʊləsɪs'tætəniː] *noun*: Cholezystatonie *f*

chol|e|cys|tec|ta|sia [ˌkəʊləˌsɪstek'teɪʒ(ɪ)ə] *noun*: Gallenblasenausweitung *f*, -ektasie *f*, Cholezystektasie *f*

chol|e|cys|tec|to|my [ˌkəʊləsɪs'tektəmiː] *noun*: Cholezystektomie *f*

chol|e|cys|ten|dy|sis [ˌkəʊləsɪs'tendəsɪs] *noun*: →*cholecystotomy*

chol|e|cys|ten|ter|ic [ˌkəʊləˌsɪsten'terɪk] *adj*: Gallenblase und Darm/Intestinum betreffend, cholezystointestinal

chol|e|cys|ten|ter|o|a|nas|to|mo|sis [ˌkəʊləsɪsˌtentərəʊəˌnæstə'məʊsɪs] *noun*: Cholezystenteroanastomose *f*

chol|e|cys|ten|ter|or|rha|phy [ˌkəʊləsɪsˌtentə'rɔrəfiː] *noun*: Cholezyst(o)entero(r)rhaphie *f*

chol|e|cys|ten|ter|os|to|my [ˌkəʊləsɪsˌtentə'rɑstəmiː] *noun*: Cholezystenteroanastomose *f*

chol|e|cyst|gas|tros|to|my [ˌkəʊləsɪstgæs'trɑstəmiː] *noun*: Cholezystogastroanastomose *f*

chol|e|cys|tic [ˌkəʊlə'sɪstɪk] *adj*: Gallenblase betreffend, Gallenblasen-, Cholezyst(o)-

chol|e|cys|tis [ˌkəʊlə'sɪstɪs] *noun*: →*cholecyst*

chol|e|cys|tit|ic [ˌkəʊləsɪs'tɪtɪk] *adj*: Gallenblasenentzündung/Cholezystitis betreffend, cholecystitisch, cholezystitisch

chol|e|cys|ti|tis [ˌkəʊləsɪs'taɪtɪs] *noun*: Cholezystitis *f*, Gallenblasenentzündung *f*, Gallenentzündung *f*, Cholecystitis *f*

acalculous cholecystitis: alkalkuläre Cholezystitis *f*

acute cholecystitis: akute Cholezystitis *f*

cholecystitis agyrophilica: Cholecystitis agyrophilica

ascending cholecystitis: aufsteigende/aszendierende Cholezystitis *f*

autodigestive cholecystitis: autodigestive Cholezystitis *f*

catarrhal cholecystitis: katarrhalische Cholezystitis *f*

chronic cholecystitis: chronische Cholezystitis *f*

descending cholecystitis: absteigende/deszendierende

C

Cholezystitis *f*
emphysematous cholecystitis: Cholecystitis emphysematosa
eosinophilic cholecystitis: eosinophile Cholezystitis *f*
gangrenous cholecystitis: gangränöse Cholezystitis *f*, Cholecystitis gangraenosa
gaseous cholecystitis: emphysematöse Cholezystitis *f*, Cholecystitis emphysematosa
cholle|cyst|ne|phros|to|my [ˌkəʊləˌsɪstne'frɑstəmiː] *noun*: →*cholecystopyelostomy*
cholecysto- *präf.*: Gallenblasen-, Cholezyst(o)-
cholle|cys|to|chol|an|gi|o|gram [kəʊlɪˌsɪstəkəʊ'lændʒɪəʊgræm] *noun*: Cholezystcholangiogramm *nt*, Cholezystocholangiogramm *nt*
cholle|cys|to|chol|an|gi|o|graph|ic [kəʊlɪˌsɪstəkəʊˌlændʒɪɑ'grəfɪk] *adj*: Cholezystocholangiografie betreffend, mittels Cholezystocholangiografie, cholezystcholangiographisch, cholezystcholangiografisch
cholle|cys|to|chol|an|gi|og|ra|phy [kəʊlɪˌsɪstəkəʊˌlændʒɪ'ɑgrəfiː] *noun*: Cholezystcholangiographie *f*, Cholezystcholangiografie *f*, Cholezystocholangiographie *f*, Cholezystocholangiografie *f*
infusion cholecystocholangiography: →*i.v. cholecystocholangiography*
i.v. cholecystocholangiography: Infusionscholezystocholangiographie *f*, Infusionscholezystocholangiografie *f*
cholle|cys|to|chol|an|gi|op|a|thy [kəʊlɪˌsɪstəkəʊˌlændʒɪ'ɑpəθiː] *noun*: Cholezystocholangiopathie *f*
cholle|cys|to|col|on|ic [ˌkəʊləˌsɪstəkəʊ'lɑnɪk] *adj*: Gallenblase und Kolon betreffend, Gallenblasen-Kolon-, Cholecystokolo-
cholle|cys|to|col|os|to|my [ˌkəʊləˌsɪstəkə'lɑstəmiː] *noun*: Gallenblasen-Kolon-Fistel *f*, Cholezystokolostomie *f*
cholle|cys|to|du|o|de|nos|to|my [ˌkəʊləˌsɪstəˌd(j)uːədɪ'nɑstəmiː] *noun*: Gallenblasen-Duodenum-Fistel *f*, Cholezystoduodenostomie *f*
cholle|cys|to|en|ter|ic [ˌkəʊləˌsɪstəen'terɪk] *adj*: Gallenblase und Darm/Intestinum betreffend, cholezystointestinal
cholle|cys|to|en|te|ros|to|my [ˌkəʊləˌsɪstəˌentə'rɑstəmiː] *noun*: Cholezystenteroanastomose *f*
cholle|cys|to|gas|tric [ˌkəʊləˌsɪstə'gæstrɪk] *adj*: Gallenblase und Magen betreffend, Gallenblasen-Magen-
cholle|cys|to|gas|tros|to|my [ˌkəʊləˌsɪstəgæs'trɑstəmiː] *noun*: Cholezystogastroanastomose *f*
cholle|cys|to|gog|ic [ˌkəʊləˌsɪstə'gɑdʒɪk] *adj*: die Gallenentleerung fördernd, Gallenblase und Gallenwege anregend, cholekinetisch
cholle|cys|to|gram [ˌkəʊlə'sɪstəgræm] *noun*: Cholezystogramm *nt*
intravenous cholecystogram: intravenöses Cholezystogramm *nt*, i.v.-Galle *f*
oral cholecystogram: orales Cholezystogramm *nt*, orale Galle *f*
cholle|cys|to|graph|ic [ˌkəʊləsɪstɑ'grəfɪk] *adj*: Cholezystografie betreffend, mittels Cholezystografie, cholezystographisch, cholezystografisch
cholle|cys|tog|ra|phy [ˌkəʊləsɪs'tɑgrəfiː] *noun*: Cholezystographie *f*, Cholezystografie *f*
cholle|cys|to|il|e|os|to|my [ˌkəʊləˌsɪstəˌɪlɪ'ɑstəmiː] *noun*: Gallenblasen-Ileum-Fistel *f*, Cholezystoileostomie *f*
cholle|cys|to|in|tes|ti|nal [ˌkəʊləˌsɪstəɪn'testənl] *adj*: Gallenblase und Darm/Intestinum betreffend, cholezystointestinal
cholle|cys|to|je|ju|nos|to|my [ˌkəʊləˌsɪstədʒɪdʒuː'nɑstəmiː] *noun*: Gallenblasen-Jejunum-Fistel *f*, Cholezystojejunostomie *f*
cholle|cys|to|ki|net|ic [ˌkəʊləˌsɪstəkɪ'netɪk] *adj*: die Gallenentleerung fördernd, Gallenblase und Gallenwege anregend, cholekinetisch
cholle|cys|to|ki|nin [ˌkəʊləˌsɪstə'kaɪnɪn] *noun*: Cholezystokinin *nt*, Pankreozymin *nt*
cholle|cys|to|li|thi|a|sis [ˌkəʊləˌsɪstəlɪ'θaɪəsɪs] *noun*: Cholezystolithiasis *f*
cholle|cys|to|li|thot|o|my [ˌkəʊləˌsɪstəlɪ'θɑtəmiː] *noun*: Cholezystolithotomie *f*
cholle|cys|to|lith|o|trip|sy [ˌkəʊləˌsɪstə'lɪθətrɪpsiː] *noun*: Cholezystolithotripsie *f*
cholle|cys|to|my [ˌkəʊlə'sɪstəmiː] *noun*: Gallenblasenereröffnung *f*, Cholezystotomie *f*
cholle|cys|to|ne|phros|to|my [ˌkəʊləˌsɪstəne'frɑstəmiː] *noun*: Gallenblasen-Nierenbecken-Fistel *f*, Cholezystonephrostomie *f*, Cholezystopyelostomie *f*
cholle|cys|top|a|thy [ˌkəʊləsɪs'tɑpəθiː] *noun*: Cholezystopathie *f*
cholle|cys|to|pex|y [ˌkəʊlə'sɪstəpeksiː] *noun*: Gallenblasenanheftung *f*, -fixierung *f*, Cholezystopexie *f*
cholle|cys|top|to|sis [ˌkəʊləˌsɪstə'təʊsɪs] *noun*: Gallenblasensenkung *f*, Cholezystoptose *f*, Choloptose *f*
cholle|cys|to|py|e|los|to|my [ˌkəʊləˌsɪstəpaɪə'lɑstəmiː] *noun*: Gallenblasen-Nierenbecken-Fistel *f*, Cholezystopyelostomie *f*, -nephrostomie *f*
cholle|cys|tor|rha|phy [ˌkəʊləsɪs'tɔrəfiː] *noun*: Gallenblasennaht *f*, Cholezysto(r)rhaphie *f*
cholle|cys|to|so|nog|ra|phy [ˌkəʊləˌsɪstəsə'nɑgrəfiː] *noun*: Gallenblasensonographie *f*, Gallenblasensonografie *f*
cholle|cys|tos|to|my [ˌkəʊləsɪs'tɑstəmiː] *noun*: Cholezystostomie *f*
cholle|cys|tot|o|my [ˌkəʊləsɪs'tɑtəmiː] *noun*: Gallenblaseneröffnung *f*, Cholezystotomie *f*
cholle|doch ['kəʊlɪdɑk]: I *noun* →*choledochus* II *adj* →*choledochal*
cholle|doch|al ['kəʊləˌdɑkl, kə'ledəkl] *adj*: Choledochus betreffend, Choledocho-, Choledochus-
cholle|o|chec|to|my [kəʊˌledəʊ'kektəmiː] *noun*: Choledochusresektion *f*, -exzision *f*, Choledochektomie *f*
cholled|o|chen|dy|sis [kəʊˌledəʊ'kendəsɪs] *noun*: →*choledochotomy*
cholle|do|chi|arc|tia [kəˌledəkaɪ'ærktɪə] *noun*: Choledochusstenose *f*
cholle|do|chit|ic *adj*: Choledochitis betreffend, choledochitisch
cholle|do|chi|tis [kəˌledə'kaɪtɪs] *noun*: Entzündung *f* des Ductus cheledochus, Choledochitis *f*, Choledochusentzündung *f*
choledocho- *präf.*: Choledochus-, Choledocho-
cholled|o|cho|cele [kə'ledəkəsiːl] *noun*: intraduodenale Papillenzyste *f*, Choledochozele *f*
cholled|o|cho|chol|e|do|chos|to|my [ˌkəʊˌledəʊkəˌledə'kɑstəmiː] *noun*: Choledochocholedochostomie *f*, -anastomose *f*
cholled|o|cho|du|o|de|nos|to|my [ˌkəʊˌledəʊd(j)uːədɪ'nɑstəmiː] *noun*: Choledochoduodenostomie *f*
cholled|o|cho|en|ter|os|to|my [kəʊˌledəʊˌentə'rɑstəmiː] *noun*: Choledochus-Darm-Fistel *f*, Choledochoenterostomie *f*, -enteroanastomose *f*
cholled|o|cho|gas|tros|to|my [kəʊˌledəʊgæs'trɑstəmiː] *noun*: Choledochus-Magen-Fistel *f*, Choledochogastrostomie *f*
cholled|o|cho|gram ['kəʊˌledəʊgræm] *noun*: Choledochogramm *nt*
cholled|o|cho|graph|ic [kəˌledəkɑ'grəfɪk] *adj*: Choledochografie betreffend, mittels Choledochografie, chole-

dochographisch, choledochografisch
cho|le|do|chog|ra|phy [kə,ledə'kɑgrəfiː] *noun*: Choledochographie *f*, Choledochografie *f*
cho|le|do|cho|he|pa|tos|to|my [kə,ledəkə,hepə'tɑstəmiː] *noun*: Choledochus-Leber-Fistel *f*, Choledochohepatostomie *f*
cho|le|do|cho|il|e|os|to|my [kə,ledəkəɪlɪ'ɑstəmiː] *noun*: Choledochus-Ileum-Fistel *f*, Choledochoileostomie *f*
cho|le|do|cho|je|ju|nos|to|my [kə,ledədʒɪ,dʒuː'nɑstəmiː] *noun*: Choledochojejunostomie *f*
Roux-en-Y choledochojejunostomy: Choledochojejunostomie *f* mit Roux-Y-Anastomose
cho|le|do|cho|lith [kə'ledəkəlɪθ] *noun*: Choledochusstein *m*, Choledocholith *m*
cho|le|do|cho|li|thi|a|sis [kə,ledəlɪ'θaɪəsɪs] *noun*: Choledocholithiasis *f*
cho|le|do|cho|li|thot|o|my [kə,ledəlɪ'θɑtəmiː] *noun*: Choledochussteinentfernung *f*, Choledocholithotomie *f*
cho|le|do|cho|lith|o|trip|sy [kə,ledə'lɪθətrɪpsiː] *noun*: Choledocholithotripsie *f*
cho|le|do|cho|li|thot|ri|ty [kə,ledəlɪ'θɑtrətiː] *noun*: Choledocholithotripsie *f*
cho|le|do|cho|plas|ty [kə,ledə'plæstiː] *noun*: Choledochusplastik *f*
cho|le|do|chor|rha|phy [kə,ledə'kɔrəfiː] *noun*: Choledocho(r)rhaphie *f*, Choledochusnaht *f*
cho|le|do|cho|scope [kə'ledəkəskəʊp] *noun*: Choledochoskop *nt*
cho|le|do|cho|scop|ic [kə,ledəkə'skɑpɪk] *adj*: Choledochoskopie betreffend, mittels Choledochoskopie, choledochoskopisch
cho|le|do|chos|co|py [kə,ledə'kɑskəpiː] *noun*: Choledochoskopie *f*
endoscopic retrograde choledochoscopy: endoskopische retrograde Choledochoskopie *f*
intraoperative choledochoscopy: intraoperative Choledochoskopie *f*
cho|le|do|chos|to|my [,kə,ledə'kɑstəmiː] *noun*: Choledochostomie *f*
cho|le|do|chot|o|my [,kə,ledə'kɑtəmiː] *noun*: Choledochuseröffnung *f*, Choledochotomie *f*
cho|le|do|chous [kə'ledəkəs] *adj*: galle(n)haltig, -führend
cho|le|do|chus [kə'ledəkəs] *noun, plural* **-chi** [-kaɪ, -kiː]: Hauptgallengang *m*, Choledochus *m*, Ductus choledochus/biliaris
cho|le|glo|bin [,kəʊlə'gləʊbɪn, ,kɑl-] *noun*: Choleglobin *nt*, Verdohämoglobin *nt*
cho|le|hae|mi|a [,kəʊlə'hiːmiːə] *noun*: (*brit.*) →*cholehemia*
cho|le|he|mi|a [,kəʊlə'hiːmiːə] *noun*: Cholämie *f*
cho|le|ic [kə'liːɪk, kəʊ-] *adj*: Galle betreffend, Galle(n)-, Chol(e)-
cho|le|lith ['kəʊləlɪθ, 'kɑl-] *noun*: Gallenstein *m*, Calculus felleus
cho|le|li|thi|a|sis [,kəʊləlɪ'θaɪəsɪs] *noun*: Cholelithiasis *f*
cho|le|lith|ic [,kəʊlə'lɪθɪk] *adj*: Gallenstein(e) betreffend, Gallenstein-, Cholelith(o)-
cho|le|li|thol|y|sis [,kəʊləlɪ'θɑlɪsəs] *noun*: Cholelitholyse *f*, Gallensteinauflösung *f*
cho|le|li|tho|lyt|ic [,kəʊləlɪθə'lɪtɪk] *noun*: Cholelitholytikum *nt*
cho|le|li|thot|o|my [,kəʊləlɪ'θɑtəmiː] *noun*: Gallensteinentfernung *f*, Cholelithotomie *f*
cho|le|lith|o|trip|sy [,kəʊlə'lɪθətrɪpsiː] *noun*: Gallensteinzertrümmerung *f*, Cholelithotripsie *f*
cho|le|li|thot|ri|ty [,kəʊləlɪ'θɑtrətiː] *noun*: Cholelithotripsie *f*, Gallensteinzertrümmerung *f*
cho|lem|e|sis [kə'leməsɪs] *noun*: Galleerbrechen *nt*, Cholemesis *f*
cho|le|mi|a [kəʊl'iːmiːə] *noun*: Cholämie *f*
familial cholemia: intermittierende Hyperbilirubinämie Meulengracht *f*, Meulengracht-Krankheit *f*, -Syndrom *nt*, Meulengracht-Gilbert-Krankheit *f*, -Syndrom *nt*, Icterus juvenilis intermittens Meulengracht
Gilbert's cholemia: →*familial cholemia*
cho|le|mic [kəʊ'liːmɪk] *adj*: Cholämie betreffend, cholämisch
cho|le|mim|e|try [,kəʊlə'mɪmətrɪ, ,kɑl-] *noun*: Cholämimetrie *f*
cho|le|path|i|a [,kəʊlə'pæθɪə] *noun*: Gallenwegserkrankung *f*, -leiden *nt*, Cholepathie *f*
cho|le|per|i|to|ne|um [,kəʊlə,perɪtə'niːəm] *noun*: galliger Aszites *m*, Choleperitoneum *nt*, Cholaskos *nt*
cho|le|per|i|to|nit|ic [,kəʊlə,perɪtə'nɪtɪk] *adj*: Choleperitonitis betreffend, choleperitonitisch
cho|le|per|i|to|ni|tis [,kəʊlə,perɪtə'naɪtɪs] *noun*: gallige Peritonitis *f*, Choleperitonitis *f*
cho|le|poi|e|sis [,kəʊləpɔɪ'iːsɪs] *noun*: Galle(n)bildung *f*, Cholepoese *f*
cho|le|poi|et|ic [,kəʊləpɔɪ'etɪk] *adj*: Cholepoese betreffend *oder* fördernd, cholepoetisch
cho|le|pra|sin [,kəʊlə'præsɪn] *noun*: Choleprasin *nt*
chol|er|a ['kɑlərə] *noun*: Cholera *f*
Asiatic cholera: klassische Cholera *f*, Cholera asiatica/indica/orientalis/epidemica
classic cholera: klassische Cholera *f*, Cholera asiatica/indica/orientalis/epidemica
dry cholera: Cholera sicca
El tor cholera: El-Tor-Cholera *f*
cholera gravis: Cholera gravis
cholera infantum: Cholera infantum
cholera morbus: Sommercholera *f*, Cholera aestiva
cholera nostras: Brechdurchfall *m*, -ruhr *f*, einheimische/unechte Cholera *f*, Cholera nostras
pancreatic cholera: Verner-Morrison-Syndrom *nt*, pankreatische Cholera *f*
summer cholera: Sommercholera *f*, Cholera aestiva
typhoid cholera: Choleratyphoid *nt*
chol|er|a|gen ['kɑlərədʒən] *noun*: Choleraenterotoxin *nt*, Choleragen *nt*
chol|e|ra|ic [,kɑlə'reɪɪk] *adj*: Cholera betreffend, Cholera-
chol|er|a|phage ['kɑlərəfeɪdʒ] *noun*: Choleraphage *m*
cho|le|re|sis [,kɑlə'riːsɪs, ,kəʊ-] *noun*: Gallensekretion *f*, Cholerese *f*
cho|le|ret|ic [,kɑlə'retɪk]: **I** *noun* Choleretikum *nt* **II** *adj* die Cholerese betreffend *oder* stimmulierend, choleretisch
chol|er|ic ['kɑlərɪk, kə'lerɪk] *adj*: aufbrausend, jähzornig, cholerisch
chol|er|i|form ['kɑlərɪfɔːrm, kə'lerɪ-] *adj*: choleraähnlich, choleraartig, an eine Cholera erinnernd, choleriform
chol|er|i|gen|ic [,kɑlərɪ'dʒenɪk] *adj*: Cholera verursachend, Cholera-
chol|er|ig|e|nous [kɑlə'rɪdʒənəs] *adj*: →*cholerigenic*
chol|er|ine ['kɑləriːn] *noun*: Cholerine *f*
chol|er|oid ['kɑlərɔɪd] *adj*: choleraähnlich, choleraartig, an eine Cholera erinnernd, choleriform
chol|er|rha|gia [kəʊlə'rædʒ(ɪ)ə] *noun*: (übermäßiger) Gallenfluss *m*, Cholerrhagie *f*
cho|le|scin|ti|gram [kəʊlə'sɪntəgræm, kɑlə-] *noun*: Choleszintigramm *nt*, Gallenwegsszintigramm *nt*
cho|le|scin|ti|graph|ic [,kəʊlɪsɪntɪ'græfɪk] *adj*: Choleszin-

tigrafie betreffend, mittels Choleszintigrafie, choleszintigraphisch, choleszintigrafisch

chollelscinltiglralphy [ˌkəʊlɪsɪn'tɪɡrəfiː] *noun*: Gallenwegsszintigraphie *f*, Gallenwegsszintigrafie *f*, Choleszintigraphie *f*, Choleszintigrafie *f*

chollesltane [kə'lesteɪn, kəʊ'lesteɪn] *noun*: Cholestan *nt*

chollesltalnol [kə'lestənɔl, -nəʊl] *noun*: Cholestanol *nt*, Dihydrocholesterin *nt*

chollelstalsia [ˌkəʊlə'steɪʒ(ɪ)ə, -ʃɪə, ˌkɑl-] *noun*: →*cholestasis*

chollelstalsis [kəʊlə'steɪsɪs] *noun*: Gallestauung *f*, Gallenstauung *f*, Cholestase *f*, Cholostase *f*

extrahepatic cholestasis: extrahepatische Cholestase *f*

familial intrahepatic cholestasis: benigne rekurrierende intrahepatische Cholestase *f*, Summerskill-Syndrom *nt*, Summerskill-Tygstrup-Syndrom *nt*, Tygstrup-Syndrom *nt*

hepatocellular cholestasis: hepatozelluläre/intrahepatische Gallestauung/Cholestase *f*

intrahepatic cholestasis: intrahepatische Cholestase *f*

obstructive cholestasis: Stauungscholestase *f*

posthepatic cholestasis: posthepatische Gallestauung/Cholestase *f*

prehepatic cholestasis: prähepatische Gallestauung/Cholestase *f*

chollelstatlic [kəʊlə'stætɪk] *adj*: Cholestase betreffend, cholestatisch

chollesltelaltolma [kəˌlestɪə'təʊmə] *noun*: Perlgeschwulst *f*, Cholesteatom *nt*

congenital cholesteatoma: okkultes/kongenitales Cholesteatom *nt*

flaccida cholesteatoma: Flaccidacholesteatom *nt*, primäres Kuppelraumcholesteatom *nt*

in-growing cholesteatoma: Immigrationscholesteatom *nt*

meatal cholesteatoma: Gehörgangscholesteatom *nt*

middle ear cholesteatoma: Mittelohrcholesteatom *nt*

occult cholesteatoma: okkultes/kongenitales Cholesteatom *nt*

post-traumatic cholesteatoma: posttraumatisches Cholesteatom *nt*

primary cholesteatoma: primäres Cholesteatom *nt*

primary attic cholesteatoma: primäres Kuppelraumcholesteatom *nt*, Flaccidacholesteatom *nt*

primary epitympanic cholesteatoma: →*primary attic cholesteatoma*

retraction cholesteatoma: Retraktionscholesteatom *nt*

secondary cholesteatoma: sekundäres Cholesteatom *nt*

secondary middle ear cholesteatoma: Tensacholesteatom *nt*, sekundäres Mittelohrcholesteatom *nt*

tensa cholesteatoma: Tensacholesteatom *nt*, sekundäres Mittelohrcholesteatom *nt*

traumatic cholesteatoma: traumatisches Cholesteatom *nt*

chollesltelaltomlaltous [kəˌlestɪə'tɑmətəs] *adj*: Cholesteatom betreffend, von ihr betroffen, in der Art eines Cholesteatoms, cholesteatomatös

chollelstelaltolsis [kəˌlestɪə'təʊsɪs] *noun*: Cholesteatose *f*

gallbladder cholesteatosis: Stippchengallenblase *f*, Gallenblasencholesteatose *f*, Cholesteatosis vesicae/vesicularis

chollesltерlaelmila [kəˌlestər'iːmiːə] *noun*: (*brit.*) →*cholesteremia*

chollesltерlelmila [kəˌlestər'iːmiːə] *noun*: Hypercholesterinämie *f*

chollesltеrlin [kə'lestərɪn] *noun*: →*cholesterol*

chollesltеrlinlaelmila [kə'lestərɪn'iːmiːə] *noun*: (*brit.*) →*cholesterinemia*

chollesltеrlinlelmila [kə'lestərɪn'iːmiːə] *noun*: Hypercholesterinämie *f*

chollesltеrlilnolsis [kəˌlestərɪ'nəʊsɪs] *noun*: Cholesterinose *f*

chollesltеrlilnulrila [kəˌlestərɪ'n(j)ʊəriːə] *noun*: Cholesterinausscheidung im Harn, Cholesterinurie *f*

chollesltеrloldermа [kəˌlestərəʊ'dɜrmə] *noun*: Xanthosis *f*, Xanthodermie *f*

chollesltеrlolgenlelsis [kəˌlestərəʊ'dʒenəsɪs] *noun*: Cholesterinbildung *f*, -synthese *f*

chollesltеrlol [kə'lestərəʊl, -rɔl] *noun*: Cholesterin *nt*, Cholesterol *nt*

endogenous cholesterol: endogenes Cholesterin *nt*

exogenous cholesterol: exogenes Cholesterin *nt*

chollesltеrlollaelmila [kəˌlestərəl'iːmiːə] *noun*: (*brit.*) →*cholesterolemia*

chollesltеrlollase [kəʊ'lestərəʊleɪz] *noun*: Cholesterinase *f*, Cholesterinesterase *f*, Cholesterase *f*, Cholesterinesterhydrolase *f*

chollesltеrlollelmila [kəˌlestərəl'iːmiːə] *noun*: Hypercholesterinämie *f*

chollesltеrlollerlelsis [kəˌlestərəʊl'erəsɪs] *noun*: (verstärkte) Cholesterinausscheidung *f*

chollesltеrlollesltеrlsturz [kəˌlestərəʊl'estərsturz] *noun*: Cholesterinestersturz *m*, Estersturz *m*

chollesltеrlollolpoilelsis [kəˌlestərɔləʊpɔɪ'iːsɪs] *noun*: (*Leber*) Cholesterinbildung *f*, -synthese *f*

chollesltеrlollolsis [kəˌlestərə'ləʊsɪs] *noun*: Cholesterinose *f*

extracellular cholesterolosis: Erythema elevatum diutinum

gallbladder cholesterolosis: →*gallbladder cholesteatosis*

chollesltеrlollulrila [kəˌlestərə'l(j)ʊəriːə] *noun*: Cholesterinausscheidung *f* im Harn, Cholesterinurie *f*

chollesltеrlolsis [kəˌlestə'rəʊsɪs] *noun*: Cholesterinose *f*

extracellular cholesterosis: Erythema elevatum diutinum

chollеtlеllin [kə'letlɪn] *noun*: Choletelin *nt*, Bilixanthin *nt*

chollelthеrlalpy [ˌkəʊlə'θerəpɪ, ˌkɑl-] *noun*: Behandlung *f* mit Gallensalzen

chollelulrila [ˌkəʊlə'(j)ʊəriːə] *noun*: Cholurie *f*

chollelverldin [ˌkəʊlə'vɜrdɪn] *noun*: Biliverdin *nt*

chollinе ['kəʊliːn, 'kɑl-] *noun*: Cholin *nt*, Bilineurin *nt*, Sinkalin *nt*

acetyl glyceryl ether phosphoryl choline: Plättchenaktivierender Faktor *m*, platelet activating factor *m*, platelet aggregating factor *m*

cytidine diphosphate choline: Cytidindiphosphatcholin *nt*, Zytidindiphosphatcholin *nt*

choline phosphoglyceride: Phosphatidylcholin *nt*, Cholinphosphoglycerid *nt*, Lecithin *nt*, Lezithin *nt*

choline salicylate: Cholinsalicylat *nt*, 2-Hydroxyethyltrimethylammoniumsalicylat *nt*

choline theophyllinate: Cholintheophyllinat *nt*

choline esterase I: Azetyl-, Acetylcholinesterase *f*, echte Cholinesterase *f*

choline esterase II: →*cholinesterase*

chollinelphoslpholtransiferlase [ˌkəʊliːnˌfɑsfəʊ'trænsfəreɪz, ˌkɑl-] *noun*: Cholinphosphotransferase *f*

ceramide cholinephosphotransferase: Ceramidcholinphosphotransferase *f*

chollinlerlgic [ˌkəʊlə'nɜrdʒɪk, ˌkɑ-]: **I** *noun* Parasympathikomimetikum *nt*, Cholinergikum *nt* **II** *adj* durch Acetylcholin wirkend, auf Acetylcholin ansprechend, cholinerg, cholinergisch

cho|lin|es|ter [ˈkəʊlɪnestər] *noun*: Cholinester *m*
cho|lin|es|ter|ase [ˌkəʊlɪˈnestəreɪz] *noun*: Cholinesterase *f*
nonspecific cholinesterase: unspezifische/unechte Cholinesterase *f*, Pseudocholinesterase *f*, Typ II-Cholinesterase *f*, β-Cholinesterase *f*, Butyrylcholinesterase *f*
serum cholinesterase: →*nonspecific cholinesterase*
specific cholinesterase: →*true cholinesterase*
true cholinesterase: Acetylcholinesterase *f*, echte Cholinesterase *f*
unspecific cholinesterase: →*nonspecific cholinesterase*
cho|li|no|cep|tive [ˌkəʊlɪnəʊˈseptɪv] *adj*: cholino(re)zeptiv
cho|li|no|cep|tor [ˌkəʊlɪnəʊˈseptər] *noun*: Cholino(re)zeptor *m*, cholinerger Rezeptor *m*
cho|li|no|lyt|ic [ˌkəʊlɪnəʊˈlɪtɪk]: I *noun* Cholinolytikum *nt* II *adj* die Wirkung von Acetylcholin aufhebend, cholinolytisch
cho|li|no|mi|met|ic [ˌkəʊlɪnəʊmɪˈmetɪk, -maɪ-] *adj*: mit aktivierender Wirkung auf das parasympathische Nervensystem, parasympathomimetisch, vagomimetisch
cho|li|no|re|cep|tor [ˌkəʊlɪnəʊrɪˈseptər] *noun*: Cholino(re)zeptor *m*, cholinerger Rezeptor *m*
cholo- *präf.*: Galle(n)-, Chole-, Chol(o)-
cho|lo|chrome [ˈkəʊləkrəʊm, ˈkɑl-] *noun*: Gallenpigment *nt*
cho|lo|cy|a|nin [ˌkəʊləˈsaɪənɪn] *noun*: Bili-, Cholezyanin *nt*
cho|lo|cyst [ˈkəʊləsɪst] *noun*: Cisterna chyli
cho|lo|ge|net|ic [ˌkəʊlədʒəˈnetɪk] *adj*: →*cholepoietic*
cho|lo|gen|ic [ˌkəʊləˈdʒenɪk] *adj*: →*cholepoietic*
cho|lo|hae|mo|tho|rax [ˌkəʊləˌhiːməˈθəʊræks, -ˌhem-] *noun*: (*brit.*) →*cholohemothorax*
cho|lo|he|mo|tho|rax [ˌkəʊləˌhiːməˈθəʊræks, -ˌhem-] *noun*: Cholehämothorax *m*
cho|lo|lith [ˈkəʊləlɪθ] *noun*: Gallenstein *m*, Calculus felleus
cho|lo|li|thi|a|sis [ˌkəʊləlɪˈθaɪəsɪs] *noun*: Cholelithiasis *f*
cho|lo|lith|ic [ˌkəʊləˈlɪθɪk] *adj*: →*cholelithic*
cho|lo|poi|e|sis [ˌkəʊləpɔɪˈiːsɪs] *noun*: →*cholepoiesis*
cho|lor|rhe|a [ˌkəʊləˈriːə] *noun*: übermäßiger Gallefluss *m*, Cholorrhoe *f*
cho|lor|rhoe|a [ˌkəʊləˈriːə] *noun*: (*brit.*) →*cholorrhea*
cho|los|co|py [kəˈlɑskəpiː] *noun*: Cholangioskopie *f*
cho|lo|tho|rax [ˌkəʊləˈθəʊræks, ˌkɑl-] *noun*: Cholethorax *m*
cho|lu|ri|a [kəʊˈl(j)ʊəriːə] *noun*: Cholurie *f*
cho|lur|ic [kəʊˈlʊərɪk] *adj*: Cholurie betreffend, cholurisch
cho|lyl|gly|cine [ˌkəʊlɪlˈglaɪsiːn] *noun*: Glykocholsäure *f*
cho|lyl|tau|rine [ˌkəʊlɪlˈtɔːriːn] *noun*: Taurocholsäure *f*
chondr- *präf.*: Knorpel-, Chondr(o)-
chon|dral [ˈkɑndrəl] *adj*: Knorpel betreffend, aus Knorpel bestehend, knorpelig, knorplig, chondral, kartilaginär
chon|dral|gia [kɑnˈdrældʒ(ɪ)ə] *noun*: Knorpelschmerz *m*, Chondrodynie *f*, Chondralgie *f*
chon|dral|lo|pla|sia [ˌkɑndræləʊˈpleɪʒ(ɪ)ə, -zɪə] *noun*: Chondr(o)alloplasie *f*, Chondrodystrophie *f*
chon|drec|to|my [kɑnˈdrektəmiː] *noun*: Knorpelresektion *f*, Chondrektomie *f*
chon|dric [ˈkɑndrɪk] *adj*: →*chondral*
chon|dri|fi|ca|tion [ˌkɑndrəfɪˈkeɪʃn] *noun*: Knorpelbildung *f*, Chondrogenese *f*; Verknorpeln *nt*
chon|dri|fy [ˈkɑndrəfaɪ] *vi*: verknorpeln, sich in Knorpel umwandeln
chon|dri|gen [ˈkɑndrɪdʒən] *noun*: →*chondrogen*
chon|drin [ˈkɑndrɪn] *noun*: Knorpelleim *m*, Chondrin *nt*
chon|dri|o|some [ˈkɑndrɪəʊsəʊm] *noun*: Mitochondrie *f*, -chondrion *nt*, -chondrium *nt*, Chondriosom *nt*
chon|drit|ic [kɑnˈdrɪtɪk] *adj*: Knorpelentzündung/Chondritis betreffend, chondritisch
chon|dri|tis [kɑnˈdraɪtɪs] *noun*: Knorpelentzündung *f*, Chondritis *f*
costal chondritis: **1.** Rippenknorpelentzündung *f*, Kostochondritis *f* **2.** Tietze-Syndrom *nt*
chondro- *präf.*: Knorpel-, Chondr(o)-
chon|dro|ad|e|no|ma [ˌkɑndrəʊˌædəˈnəʊmə] *noun*: Chondroadenom *nt*
chon|dro|an|gi|o|ma [ˌkɑndrəʊˌændʒɪˈəʊmə] *noun*: Chondroangiom *nt*
chon|dro|blast [ˈkɑndrəʊblæst] *noun*: knorpelbildende Zelle *f*, Chondroblast *m*, Chondroplast *m*
chon|dro|blas|to|ma [ˌkɑndrəʊblæsˈtəʊmə] *noun*: Chondroblastom *nt*, Codman-Tumor *m*
benign chondroblastoma: Chondroblastom *nt*, Codman-Tumor *m*
chon|dro|cal|ci|no|sis [ˌkɑndrəʊˌkælsəˈnəʊsɪs] *noun*: Chondrokalzinose *f*, Pseudogicht *f*, CPPD-Ablagerung *f*, Calciumpyrophosphatdihydratablagerung *f*, Chondrocalcinosis *f*
articular chondrocalcinosis: Pseudogicht *f*, Chondrokalzinose *f*, Chondrocalcinosis *f*
chon|dro|car|ci|no|ma [ˌkɑndrəʊˌkɑːrsəˈnəʊmə] *noun*: Chondrokarzinom *nt*
chon|dro|clast [ˈkɑndrəʊklæst] *noun*: Knorpelfresszelle *f*, Chondroklast *m*
chon|dro|cos|tal [ˌkɑndrəʊˈkɑstl] *adj*: Rippenknorpel/Cartilago costalis betreffend, kostochondral, chondrokostal
chon|dro|cra|ni|um [ˌkɑndrəʊˈkreɪnɪəm] *noun, plural* **-niums, -nia** [-nɪə]: Knorpelschädel *m*, Primordialkranium *nt*, Chondrokranium *nt*, Chondrocranium *nt*
chon|dro|cyte [ˈkɑndrəʊsaɪt] *noun*: Knorpelzelle *f*, Chondrozyt *m*, Chondrocyt *m*
chon|dro|der|ma|tit|ic [ˌkɑndrəˌdɜrməˈtɪtɪk] *adj*: Chondrodermatitis betreffend, chondrodermatitisch
chon|dro|der|ma|ti|tis [ˌkɑndrəˌdɜrməˈtaɪtɪs] *noun*: Entzündung *f* von Haut und Knorpel, Chondrodermatitis *f*, Dermatochondritis *f*
chon|dro|dyn|i|a [ˌkɑndrəˈdiːnɪə] *noun*: Knorpelschmerz *m*, Chondrodynie *f*, -dynia *f*, Chondralgie *f*
chon|dro|dys|pla|sia [ˌkɑndrədɪsˈpleɪʒ(ɪ)ə] *noun*: **1.** Knorpelbildungsstörung *f*, Chondrodysplasie *f*, -dysplasia *f* **2.** Chondrodystrophie *f*, -dystrophia *f*, Chondr(o)alloplasie *f*
embryopathic chondrodysplasia punctata: Chondrodysplasia punctata embryopathica
fetal chondrodysplasia: Achondroplasie *f*, Chondrodystrophie *f*, Chondrodysplasia/Chondrodystrophia fetalis (Kaufmann)
hereditary deforming chondrodysplasia: Ollier-Erkrankung *f*, -Syndrom *nt*, Enchondromatose *f*, multiple kongenitale Enchondrome *pl*, Hemichondrodystrophie *f*
McKusick type metaphyseal chondrodysplasia: Chondrodysplasia metaphysaria Typ McKusick, Knorpel-Haar-Hypoplasie *f*, McKusick-Syndrom *nt*
metaphyseal chondrodysplasia: Chondrodysplasia metaphysaria
rhizomelic chondrodysplasia punctata: rhizomele Chondrodysplasia punctata
chon|dro|dys|tro|phia [ˌkɑndrədɪsˈtrəʊfɪə] *noun*: Chondrodystrophie *f*, -dystrophia *f*, Chondr(o)alloplasie *f*
fetal chondrodystrophia: Achondroplasie *f*, Chondrodystrophie *f*, Chondrodysplasia/Chondrodystrophia

fetalis (Kaufmann)
hypoplastic fetal chondrodystrophia: Conradi-Syndrom *nt*, Conradi-Hünermann(-Raap)-Syndrom *nt*, Chondrodysplasia/Chondrodystrophia calcificans congenita

chon|dro|dys|troph|ic [ˌkɑndrədɪsˈtrɑfɪk, -ˈtrəʊ-] *adj*: Chondrodystrophie betreffend, chondrodystroph, chondrodystrophisch

chon|dro|dys|tro|phy [ˌkɑndrəˈdɪstrəfiː] *noun*: Chondrodystrophie *f*, -dystrophia *f*, Chondr(o)alloplasie *f*
asphyxiating thoracic chondrodystrophy: Jeune-Krankheit *f*, asphyxierende Thoraxdysplasie *f*
asymmetrical chondrodystrophy: Ollier-Erkrankung *f*, -Syndrom *nt*, Enchondromatose *f*, Hemichondrodystrophie *f*, multiple kongenitale Enchondrome *pl*
hereditary deforming chondrodystrophy: multiple kartilaginäre Exostosen *pl*, hereditäre multiple Exostosen *pl*, multiple Osteochondrome *pl*, Ecchondrosis ossificans
hyperplastic chondrodystrophy: hyperplastische Chondrodystrophie *f*
hypoplastic chondrodystrophy: hypoplastische Chondrodystrophie *f*
hypoplastic fetal chondrodystrophy: Chondrodysplasia/Chondrodystrophia calcificans congenita, Conradi-Syndrom *nt*, Conradi-Hünermann(-Raap)-Syndrom *nt*

chon|dro|ec|to|der|mal [ˌkɑndrəʊˌektəˈdɜrml] *adj*: chondroektodermal

chon|dro|en|do|the|li|o|ma [ˌkɑndrəʊˌendəʊˌθiːlɪˈəʊmə] *noun*: Chondroendotheliom *nt*

chon|dro|ep|i|phys|e|al [ˌkɑndrəʊˌepɪˈfiːzɪəl, -ɪˌpɪfəˈsiːəl] *adj*: Epiphysen(fugen)knorpel/Cartilago epiphysialis betreffend, chondroepiphysär

chon|dro|e|piph|y|sit|ic [ˌkɑndrəɪˌpɪfəˈsɪtɪk] *adj*: Chondroepiphysitis betreffend, chondroepiphysitisch

chon|dro|e|piph|y|si|tis [ˌkɑndrəɪˌpɪfəˈsaɪtɪs] *noun*: Entzündung *f* des Epiphysenknorpels, Chondroepiphysitis *f*

chon|dro|fi|bro|ma [ˌkɑndrəʊfaɪˈbrəʊmə] *noun*: Chondrofibrom *nt*, chondromyxoides Fibrom *nt*

chon|dro|gen [ˈkɑndrəʊdʒən] *noun*: Chondrogen *nt*

chon|dro|gen|e|sis [ˌkɑndrəʊˈdʒenəsɪs] *noun*: Knorpelbildung *f*, Chondrogenese *f*

chon|dro|gen|ic [ˌkɑndrəʊˈdʒenɪk] *adj*: Chondrogenese betreffend, knorpelbildend, knorpelformend, chondrogen

chon|drog|e|nous [kɑnˈdrɑdʒənəs] *adj*: →*chondrogenic*

chon|drog|e|ny [kɑndrəʊˈdrɑdʒəniː] *noun*: Knorpelbildung *f*, Chondrogenese *f*

chon|dro|hy|po|pla|sia [ˌkɑndrəʊˌhaɪpəˈpleɪʒ(ɪ)ə] *noun*: Chondrohypoplasie *f*

chon|droid [ˈkɑndrɔɪd]: I *noun* Knorpelgrundsubstanz *f*, Chondroid *nt* II *adj* knorpelähnlich, knorpelförmig, chondroid

chon|dro|it|ic [ˌkɑndrəˈwɪtɪk] *adj*: wie Knorpel, knorpelartig, knorpelähnlich, knorpelförmig, knorpelig, knorplig, chondroid

chon|dro|i|tin [kɑnˈdrəʊɪtɪn] *noun*: Chondroitin *nt*
chondroitin sulfates: Chondroitinsulfate *pl*
chondroitin-4-sulfate: →*chondroitin sulfate A*
chondroitin-6-sulfate: →*chondroitin sulfate C*
chondroitin sulfate A: Chondroitinsulfat A *nt*, Chondroitin-4-Sulfat *nt*
chondroitin sulfate B: Chondroitinsulfat B *nt*, Dermatansulfat *nt*
chondroitin sulfate C: Chondroitinsulfat C *nt*, Chondroitin-6-Sulfat *nt*
chondroitin sulphates: (*brit.*) →*chondroitin sulfates*
chondroitin-4-sulphate: (*brit.*) →*chondroitin sulfate A*
chondroitin-6-sulphate: (*brit.*) →*chondroitin sulfate C*
chondroitin sulphate A: (*brit.*) →*chondroitin sulfate A*
chondroitin sulphate B: (*brit.*) →*chondroitin sulfate B*
chondroitin sulphate C: (*brit.*) →*chondroitin sulfate C*

chon|dro|li|po|ma [ˌkɑndrəʊlɪˈpəʊmə] *noun*: Chondrolipom *nt*

chon|drol|y|sis [kɑnˈdrɑlɪsɪs] *noun*: Knorpelauflösung *f*, Chondrolyse *f*

chon|dro|ma [kɑnˈdrəʊmə] *noun*: Knorpelgeschwulst *f*, Knorpeltumor *m*, Chondrom(a) *nt*
central chondroma: echtes/zentrales Chondrom *nt*, Enchondrom *nt*
cystic chondroma: zystisches Chondrom *nt*
juxtacortical chondroma: juxtakortikales/periostales/perossales Chondrom *nt*
multiple chondromas: multiple Chondrome *pl*, Chondromatose *f*
ossifying chondroma: ossifizierendes Chondrom *nt*
paraosseous chondroma: juxtakortikales/periostales/paraossales Chondrom *nt*
periosteal chondroma: juxtakortikales/periostales/parossales Chondrom *nt*
peripheral chondroma: peripheres Chondrom *nt*, Ekchondrom *nt*
true chondroma: echtes/zentrales Chondrom *nt*, Enchondrom *nt*

chon|dro|ma|la|cia [ˌkɑndrəʊməˈleɪʃ(ɪ)ə] *noun*: Knorpelerweichung *f*, Chondromalazie *f*, Chondromalacia *f*
generalized chondromalacia: (von) Meyenburg-Altherr-Uehlinger-Syndrom *nt*, rezidivierende Polychondritis *f*, systematisierte Chondromalazie *f*
chondromalacia of the patella: →*chondromalacia patellae*
chondromalacia patellae: Büdinger-Ludloff-Läwen-Syndrom *nt*, Chondromalacia patellae
systemic chondromalacia: →*generalized chondromalacia*

chon|dro|ma|to|sis [ˌkɑndrəʊməˈtəʊsɪs] *noun*: multiple Chondrome *pl*, Chondromatose *f*
articular chondromatosis: →*synovial chondromatosis*
joint chondromatosis: →*synovial chondromatosis*
synovial chondromatosis: synoviale Chondromatose *f*, Gelenkchondromatose *f*, artikuläre Chondromatose *f*

chon|drom|a|tous [kɑnˈdrɑmətəs] *adj*: Knorpelgeschwulst/Chondrom betreffend, in der Art eines Chondroms (wachsend), chondromatös, chondromartig

chon|dro|mere [ˈkɑndrəmɪər] *noun*: Chondromer *m*

chon|dro|met|a|pla|sia [ˌkɑndrəʊˌmetəˈpleɪʒ(ɪ)ə] *noun*: Chondrometaplasie *f*
synovial chondrometaplasia: →*synovial chondromatosis*

chon|dro|mu|cin [ˌkɑndrəʊˈmjuːsɪn] *noun*: →*chondromucoid*

chon|dro|mu|coid [ˌkɑndrəʊmjuːkɔɪd] *noun*: Chondromukoid *nt*

chon|dro|mu|co|pro|tein [ˌkɑndrəʊˌmjuːkəˈprəʊtiːn, -tiːɪn] *noun*: Chondromukoprotein *nt*, Chondroglycoprotein *nt*

chon|dro|my|o|ma [ˌkɑndrəʊmaɪˈəʊmə] *noun*: Chondromyom *nt*

chon|dro|myx|o|fi|bro|sar|co|ma [ˌkɑndrəʊˌmɪksəˌfaɪbrəʊsɑːrˈkəʊmə] *noun*: Chondromyxofibrosarkom *nt*

chon|dro|myx|o|ma [ˌkɑndrəʊmɪkˈsəʊmə] *noun*: Chondromyxom *nt*

chon|dro|myx|o|sar|co|ma [ˌkɑndrəʊˌmɪksəsɑːrˈkəʊmə]

noun: Chondromyxosarkom *nt*
chon|drone [kɑn'drəʊn] *noun*: Chondron *nt*
chon|dro|ne|cro|sis [ˌkɑndrəʊnɪ'krəʊsɪs] *noun*: Knorpel-, Chondronekrose *f*
chondro-osseous *adj*: aus Knochengewebe und Knorpelgewebe bestehend, osteochondral, chondro-ossär, osteokartilaginär
chondro-osteoarthritis *noun*: Chondroosteoarthritis *f*
chondro-osteodystrophy *noun*: Chondroosteodystrophie *f*, Osteochondrodystrophie *f*
chondro-osteoma *noun*: Osteochondrom *nt*, osteokartilaginäre Exostose *f*, kartilaginäre Exostose *f*
chondro-osteosarcoma *noun*: Chondroosteosarkom *nt*
chon|dro|path|ia [ˌkɑndrəʊ'pæθɪə] *noun*: →*chondropathy*
chon|drop|a|thy [kɑn'drɑpəθiː] *noun*: (degenerative) Knorpelerkrankung *f*, Chondropathie *f*, -pathia *f*
retropatellar chondropathy: Büdinger-Ludloff-Läwen-Syndrom *nt*, Chondromalacia patellae
chon|dro|phyte ['kɑndrəʊfaɪt] *noun*: Chondrophyt *m*
chon|dro|pla|sia [ˌkɑndrəʊ'pleɪʒ(ɪ)ə, -zɪə] *noun*: Chondroplasie *f*, Chondrogenese *f*
chon|dro|plast ['kɑndrəʊˌplæst] *noun*: →*chondroblast*
chon|dro|plas|ty ['kɑndrəʊplæstiː] *noun*: Knorpel-, Chondroplastik *f*
chon|dro|po|ro|sis [ˌkɑndrəʊpə'rəʊsɪs] *noun*: Chondroporose *f*
chon|dro|pro|teid [ˌkɑndrəʊ'prəʊtiːd, -tiːɪd] *noun*: →*chondroprotein*
chon|dro|pro|tein [ˌkɑndrəʊ'prəʊtiːn, -tiːɪn] *noun*: Chondroprotein *nt*
chon|dro|sa|mine [kɑn'drəʊsəmiːn, -mɪn] *noun*: Chondrosamin *nt*, D-Galaktosamin *nt*
chon|dro|sar|co|ma [ˌkɑndrəsɑːr'kəʊmə] *noun*: Knorpelsarkom *nt*, Chondrosarkom *nt*, Chondroma sarcomatosum, Enchondroma malignum
central chondrosarcoma: zentrales Chondrosarkom *nt*
clear cell chondrosarcoma: hellzelliges Chondrosarkom *nt*
mesenchymal chondrosarcoma: mesenchymales Chondrosarkom *nt*
peripheral chondrosarcoma: peripheres Chondrosarkom *nt*
primary chondrosarcoma: primäres Chondrosarkom *nt*
secondary chondrosarcoma: sekundäres Chondrosarkom *nt*
chon|dro|sar|co|ma|to|sis [ˌkɑndrəʊsɑːrˌkəʊmə'təʊsɪs] *noun*: Chondrosarkomatose *f*
chon|dro|sar|co|ma|tous [ˌkɑndrəʊsɑːr'kɑmətəs] *adj*: Chondrosarkom betreffend, chondrosarkomatös
chon|dro|sep|tum [ˌkɑndrəʊ'septəm] *noun*: knorpeliger Abschnitt *m* des Nasenseptums, Pars cartilaginea septi nasi
chon|dro|sin ['kɑndrəsɪn] *noun*: Chondrosin *nt*
chon|dro|sis [kɑn'drəʊsɪs] *noun*: Chondrose *f*, Chondrosis *f*
intervertebral chondrosis: Chondrosis intervertebralis, Bandscheibendegeneration *f*, regressiver Bandscheibenschaden *m*, Diskose *f*
chon|dro|skel|e|ton [ˌkɑndrə'skelətən] *noun*: Knorpelskelett *nt*
chon|dro|some ['kɑndrəʊsəʊm] *noun*: →*chondriosome*
chon|dros|te|o|ma [kɑnˌdrɑstɪ'əʊmə] *noun*: →*chondroosteoma*
chon|dro|ster|nal [ˌkɑndrəʊ'stɜrnl] *adj*: Sternum und Rippen/Costae betreffend, sternokostal, kostosternal; Brustbein/Sternum und Rippenknorpel betreffend, sternochondral
chon|dro|ster|no|plas|ty [ˌkɑndrəʊ'stɜrnəplæstiː] *noun*: Chondrosternoplastik *f*
chon|dro|tome ['kɑndrəʊtəʊm] *noun*: Knorpelmesser *nt*, Chondrotom *nt*
chon|drot|o|my [kɑn'drɑtəmiː] *noun*: Knorpeldurchtrennung *f*, Knorpeldurchschneidung *f*, Knorpeleinschnitt *m*, Chondrotomie *f*
chon|dro|xiph|oid [ˌkɑndrəʊ'zɪfɔɪd, -zaɪ-] *adj*: Schwertfortsatz/Processus xiphoideus betreffend, chondroxiphoid
cho|ne|chon|dro|ster|non [ˌkəʊnɪˌkɑndrəʊ'stɜrnən] *noun*: Trichterbrust *m*, Pectus excavatum/infundibulum/recurvatum
CHOP *Abk.*: cyclophosphamide, hydroxydaunomycin, Oncovin, prednisolone
cho|ran|gi|o|ma [kəˌrændʒɪ'əʊmə] *noun*: →*chorioangioma*
chord [kɔːrd] *noun*: →*chorda*
Bergmann's chords: Striae medullares (ventriculi quarti)
rete chords: Hodenstränge *pl*
chor|da ['kɔːrdə] *noun, plural* **-dae** [-diː]: Schnur *f*, Strang *m*, Band *nt*, Chorda *f*
chorda dorsalis: Chorda dorsalis
chorda tympani: Paukensaite *f*, Chorda tympani
chor|dal ['kɔːrdl] *adj*: **1.** Chorda betreffend, chordal **2.** Chorda dorsalis betreffend
Chor|da|ta [kɔːr'deɪtə, -'dɑː-] *plural*: Achsentiere *pl*, Chordata *pl*
chor|dec|to|my [kɔːr'dektəmiː] *noun*: Chordektomie *f*
chor|dee [kɔːr'diː, kəʊr-] *noun*: **1.** Gryposis penis **2.** Penis lunatus
chor|dit|ic [kɔːr'dɪtɪk] *adj*: Stimmbandentzündung/Chorditis betreffend, chorditisch
chor|di|tis [kɔːr'daɪtɪs] *noun*: Chorditis *f*, Stimmbandentzündung *f*, Chorditis *f* vocalis
chor|do|blas|to|ma [ˌkɔːrdəʊblæs'təʊmə] *noun*: Chordoblastom *nt*
chor|do|car|ci|no|ma [kɔːrdəʊˌkɑːrsɪ'nəʊmə] *noun*: →*chordoma*
chor|do|cen|te|sis [ˌkɔːrdəʊsen'tiːsɪs] *noun*: Nabelschnurpunktion *f*, Chordozentese *f*
chor|do|ep|i|the|li|o|ma [ˌkɔːrdəʊepəˌθiːlɪ'əʊmə] *noun*: →*chordoma*
chor|do|ma [kɔːr'dəʊmə] *noun*: Chordom *nt*, Notochordom *nt*
chondroid chordoma: chondroides Chordom *nt*
chor|do|pex|y ['kɔːrdəpeksiː] *noun*: Stimmbandfixierung *f*, Chordopexie *f*
chor|do|sar|co|ma [ˌkɔːrdəʊsɑːr'kəʊmə] *noun*: →*chordoma*
chor|dot|o|my [kɔːr'dɑtəmiː] *noun*: Chordotomie *f*
direct chordotomy: direkte Chordotomie *f*
open chordotomy: offene Chordotomie *f*
percutaneous chordotomy: perkutane Chordotomie *f*
cho|rea [kə'rɪə, kɔː-, kəʊ-] *noun*: Chorea *f*
acute chorea: →*Sydenham's chorea*
Bergeron's chorea: Bergeron-Krankheit *f*
chronic chorea: →*Huntington's chorea*
chronic progressive hereditary chorea: →*Huntington's chorea*
chronic progressive nonhereditary chorea: senile Chorea *f*, nicht-hereditäre Chorea *f*
dancing chorea: Chorea festinans
degenerative chorea: →*Huntington's chorea*
Dubini's chorea: Dubini-Syndrom *nt*, Chorea electrica
electric chorea: Dubini-Syndrom *nt*, Chorea electrica

C

hemilateral chorea: Hemichorea *f*
hereditary chorea: →*Huntington's chorea*
Huntington's chorea: Erbchorea *f*, Chorea Huntington, Chorea chronica progressiva hereditaria
juvenile chorea: →*Sydenham's chorea*
limp chorea: Chorea mollis
chorea minor: →*Sydenham's chorea*
one-sided chorea: Hemichorea *f*
chorea in pregnancy: Schwangerschaftschorea *f*, Chorea gravidarum
procursive chorea: Chorea festinans
rheumatic chorea: →*Sydenham's chorea*
senile chorea: senile Chorea *f*, nicht-hereditäre Chorea *f*
simple chorea: →*Sydenham's chorea*
Sydenham's chorea: Sydenham-Chorea *f*, Chorea minor (Sydenham), Chorea juvenilis/rheumatica/infectiosa/simplex

cho|re|al [kə'rɪəl, kɔː-, kəʊ-] *adj*: →*choreic*

cho|re|at|ic [ˌkɔːrɪ'ætɪk, ˌkəʊ-] *adj*: →*choreic*

cho|re|ic [kə'riːɪk, kɔː-, kəʊ-] *adj*: Chorea betreffend, von Chorea betroffen, choreaartig, choreatisch, Chorea-, Choreo-

cho|re|i|form [kə'rɪəfɔːrm] *adj*: choreaähnlich, in der Art einer Chorea, choreatiform, choreiform

choreo- *präf.*: Choreo-, Chorea-

cho|re|o|ath|e|toid [ˌkɔːrɪə'æθətɔɪd] *adj*: choreoathetoid *nt*

cho|re|o|ath|e|to|sis [ˌkɔːrɪəæθə'təʊsɪs] *noun*: Choreoathetose *f*

cho|re|oid ['kəʊrɪɔɪd] *adj*: choreaähnlich, in der Art einer Chorea, choreatiform, choreiform

cho|re|o|phre|ni|a [ˌkɔːrɪəʊ'friːnɪə] *noun*: Choreophrenie *f*

cho|ri|al ['kəʊrɪəl] *adj*: die mittlere Eihaut/Chorion betreffend, chorial, chorional

cho|ri|o|ad|e|no|ma [ˌkɔːrɪəʊædə'nəʊmə] *noun*: Chorioadenom *nt*

cho|ri|o|al|lan|to|is [ˌkɔːrɪəʊə'læntəʊɪs, -tɔɪs] *noun*: Chorioallantois *f*, Chorioallantoismembran *f*

cho|ri|o|am|ni|o|nit|ic [ˌkɔːrɪəˌæmnɪə'nɪtɪk] *adj*: Chorioamnionitis betreffend, chorioamnionitisch

cho|ri|o|am|ni|o|ni|tis [ˌkɔːrɪəˌæmnɪə'naɪtɪs] *noun*: Entzündung *f* von Chorion und Amnion, Chorioamnionitis *f*

cho|ri|o|an|gi|o|fi|bro|ma [ˌkɔːrɪəʊˌændʒɪəʊfaɪ'brəʊmə] *noun*: Chorioangiofibrom *nt*

cho|ri|o|an|gi|o|ma [ˌkɔːrɪəʊˌændʒɪ'əʊmə] *noun*: Chorioangiom *nt*

cho|ri|o|blas|to|ma [ˌkɔːrɪəʊblæs'təʊmə] *noun*: →*choriocarcinoma*

cho|ri|o|blas|to|sis [ˌkɔːrɪəʊblæs'təʊsɪs] *noun*: Chorioblastose *f*

cho|ri|o|cap|il|la|ris [ˌkɔːrɪəʊˌkæpɪ'leərɪs] *noun*: Choriocapillaris *f*, Lamina choroidocapillaris

cho|ri|o|car|ci|no|ma [kɔːrɪəʊˌkɑːrsɪ'nəʊmə] *noun*: Chorioblastom *nt*, Chorioepitheliom *nt*, Chorionepitheliom *nt*, malignes Chorioepitheliom *nt*, malignes Chorionepitheliom *nt*, Chorionkarzinom *nt*, fetaler Zottenkrebs *m*

cho|ri|o|ep|i|the|li|o|ma [ˌkɔːrɪəʊepɪˌθɪlɪ'əʊmə] *noun*: →*choriocarcinoma*

cho|ri|o|gen|e|sis [ˌkɔːrɪəʊ'dʒenəsɪs] *noun*: Chorionentwicklung *f*, Choriogenese *f*

cho|ri|o|go|na|do|tro|pin [ˌkɔːrɪəʊgəʊˌnædə'trəʊpɪn] *noun*: Choriongonadotropin *nt*, Choriongonadotrophin *nt*, Humanchoriongonadotropin *nt*, humanes Choriongonadotropin *nt*

cho|ri|oid ['kɔːrɪɔɪd, 'kəʊr-] *noun*: Aderhaut *f*, Chor(i)oidea *f*

cho|ri|oi|dal [kɔːrɪ'ɔɪdl, kəʊr-] *adj*: Aderhaut/Choroidea betreffend, Aderhaut-

cho|ri|oi|dea [kɔːrɪ'ɔɪdɪə, kəʊr-] *noun*: Aderhaut *f*, Chor(i)oidea *f*

cho|ri|o|ma [kəʊrɪ'əʊmə] *noun*: Choriom *nt*

cho|ri|o|mam|mo|tro|pin [ˌkəʊrɪəʊˌmæmə'trəʊpɪn] *noun*: humanes Plazenta-Lactogen *nt*, Chorionsomatotropin *nt*

cho|ri|o|men|in|git|ic [ˌkɔːrɪəʊˌmenɪn'dʒɪtɪk] *adj*: Choriomeningitis betreffend, choriomeningitisch

cho|ri|o|men|in|gi|tis [ˌkɔːrɪəʊˌmenɪn'dʒaɪtɪs] *noun*: Entzündung *f* von Hirnhaut und Plexus choroideus, Choriomeningitis *f*
lymphocytic choriomeningitis: Armstrong-Krankheit *f*, lymphozytäre Choriomeningitis *f*

cho|ri|on ['kɔːrɪɑn, 'kəʊ-] *noun*: Zottenhaut *f*, mittlere Eihaut *f*, Chorion *nt* **beneath the chorion** unter dem Chorion (liegend)
bushy chorion: Zotten-, Chorionplatte *f*, Chorion frondosum
chorion laeve: Chorion laeve
previllous chorion: primitives Chorion *nt*
primitive chorion: primitives Chorion *nt*
shaggy chorion: Chorion frondosum
smooth chorion: Zottenglatze *f*, Chorion laeve

cho|ri|on|ep|i|the|li|o|ma [ˌkəʊrɪɑnˌepəˌθɪlɪ'əʊmə] *noun*: →*choriocarcinoma*

cho|ri|on|ic [kɔːrɪ'ɑnɪk, kəʊ-] *adj*: die mittlere Eihaut/Chorion betreffend, chorial, chorional

cho|ri|o|nit|ic [kɔːrɪə'nɪtɪk, kəʊ-] *adj*: Chorionitis betreffend, chorionitisch

cho|ri|o|ni|tis [kɔːrɪə'naɪtɪs, kəʊ-] *noun*: Entzündung *f* des Chorions, Chorionitis *f*, Chorionentzündung *f*

cho|ri|o|ret|i|nal [ˌkəʊrɪəʊ'retnəl, ˌkɔː-] *adj*: Aderhaut und Netzhaut/Retina betreffend, chorioretinal

cho|ri|o|re|ti|nit|ic [ˌkəʊrɪəʊretə'nɪtɪk, ˌkɔː-] *adj*: Chorioretinitis betreffend, chorioretinitisch

cho|ri|o|ret|i|ni|tis [ˌkəʊrɪəʊretə'naɪtɪs, ˌkɔː-] *noun*: Entzündung *f* von Aderhaut und Netzhaut, Retinochorioiditis *f*, Chorioretinitis *f*
central chorioretinitis: Chorioretinitis centralis
toxoplasmic chorioretinitis: Toxoplasmose-Chorioretinitis *f*

cho|ri|o|ret|i|nop|a|thy [ˌkəʊrɪəʊˌretə'nɑpəθiː, ˌkɔː-] *noun*: Chorioretinopathie *f*

cho|ris|ta [kə'rɪstə] *noun*: Choristie *f*

cho|ris|to|blas|to|ma [kəˌrɪstəʊblæs'təʊmə, kɔː-] *noun*: **1.** Choristoblastom *nt* **2.** →*choristoma*

cho|ris|to|ma [ˌkɔːrɪ'stəʊmə] *noun*: Choristom *nt*, Chorestom *nt*

cho|roid ['kɔːrɔɪd, 'kəʊr-]: **I** *noun* Aderhaut *f*, Chor(i)oidea *f* **II** *adj* Chorion *oder* Corium betreffend, Chorion-

cho|roi|dal [kɔː'rɔɪdl, 'kəʊ-] *adj*: Aderhaut/Choroidea betreffend, Aderhaut-

cho|roi|de|a [kɔː'rɔɪdɪə, 'kəʊ-] *noun*: Aderhaut *f*, Chorioidea *f*, Choroidea *f*

cho|roi|dec|to|my [ˌkɔːrɔɪ'dektəmiː, 'kəʊ-] *noun*: Choroidektomie *f*

cho|roid|e|rae|mi|a [ˌkɔːrɔɪdə'riːmiːə, ˌkəʊ-] *noun*: (*brit.*) →*choroideremia*

cho|roid|e|re|mi|a [ˌkɔːrɔɪdə'riːmiːə, ˌkəʊ-] *noun*: Chorioideremie *f*

cho|roid|it|ic [ˌkɔːrɔɪ'dɪtɪk, ˌkəʊ-] *adj*: Chorioiditis betreffend, chorioiditisch

cho|roid|i|tis [ˌkɔːrɔɪ'daɪtɪs, ˌkəʊ-] *noun*: Entzündung *f* der Aderhaut, Chorioiditis *f*, Aderhautentzündung *f*, Choroiditis *f*
acute diffuse serous choroiditis: Harada-Syndrom *nt*

C

anterior choroiditis: vordere Chorioiditis *f*, Chorioiditis anterior
areolar choroiditis: Förster-Chorioiditis *f*, Areolarchorioiditis *f*, Chorioiditis areolaris
areolar central choroiditis: Förster-Chorioiditis *f*, Areolarchorioiditis *f*, Chorioiditis areolaris
central choroiditis: zentrale Chorioiditis *f*, Chorioiditis centralis
diffuse choroiditis: diffuse Chorioiditis *f*, Chorioiditis diffusa
disseminated choroiditis: hintere/disseminierte Chorioiditis *f*, Chorioiditis disseminata
Doyne's familial honeycomb choroiditis: Altersdrusen *pl*, Chorioiditis guttata senilis
exudative choroiditis: exsudative Chorioiditis *f*
focal choroiditis: herdförmige/fokale/lokalisierte Chorioiditis *f*
Förster's choroiditis: Förster-Chorioiditis *f*, Areolarchorioiditis *f*, Chorioiditis areolaris
juxtapapillary choroiditis: juxtapapilläre Chorioiditis *f*, Chorioiditis juxtapapillaris
macular choroiditis: Chorioiditis macularis
metastatic choroiditis: metastatische Chorioiditis *f*, Chorioiditis metastatica
senile macular exudative choroiditis: Kuhnt-Junius-Krankheit *f*, scheibenförmige/disziforme senile feuchte Makuladegeneration *f*
suppurative choroiditis: eitrige Chorioiditis *f*, Chorioiditis purulenta/suppurativa
Tay's choroiditis: Chorioiditis gutta senilis, Altersdrusen *pl*

cho|roi|do|cap|il|la|ris [kɔːˌrɔɪdəʊˌkæpɪ'leərɪs, kəʊ-] *noun*: Choriocapillaris *f*, Lamina choroidocapillaris

cho|roi|do|cy|clit|ic [kɔːˌrɔɪdəʊsɪk'lɪtɪk, kəʊ-] *adj*: Chorioidozyklitis betreffend, chorioidozyklitisch

cho|roi|do|cy|cli|tis [kɔːˌrɔɪdəʊsɪk'laɪtɪs, kəʊ-] *noun*: Entzündung *f* von Aderhaut und Ziliarkörper, Chorioidozyklitis *f*, Chorioidozyklitis *f*, Choroidocyclitis *f*, Chorioidocyclitis *f*

cho|roi|do|i|rit|ic [kɔːˌrɔɪdəʊaɪ'rɪtɪk, kəʊ-] *adj*: Chorioidoiritis betreffend, chorioidoiritisch, chorioiritisch

cho|roi|do|i|ri|tis [kɔːˌrɔɪdəʊaɪ'raɪtɪs, kəʊ-] *noun*: Entzündung *f* von Aderhaut und Regenbogenhaut, Chorioiritis *f*, Chorioidoiritis *f*

cho|roi|dop|a|thy [ˌkɔːrɔɪ'dɑpəθiː, ˌkəʊ-] *noun*: **1.** Aderhautentzündung *f*, Chor(i)oiditis *f* **2.** (degenerative) Aderhauterkrankung *f*, Chorioidose *f*
Doyne's honeycomb choroidopathy: →*Doyne's familial honeycomb choroiditis*
guttate choroidopathy: Altersdrusen *pl*, Chorioiditis guttata senilis

cho|roi|do|ret|i|ni|tis [kɔːˌrɔɪdəʊretə'naɪtɪs, kəʊ-] *noun*: Entzündung *f* von Aderhaut und Netzhaut, Chorioretinitis *f*, Retinochorioiditis *f*

cho|roi|do|sis [ˌkɔːrɔɪ'dəʊsɪs, ˌkəʊ-] *noun*: (degenerative) Aderhauterkrankung *f*, Chorioidose *f*

CHP *Abk.*: **1.** chemoprevention **2.** chronic hepatic porphyria

chrom- *präf.*: Farb(en)-, Chrom(o)-

-chrom *suf*: Farbe, Farbstoff, -chrom

chrom|aes|the|sia [ˌkrəʊmes'θiːʒ(ɪ)ə] *noun*: (*brit.*) →*chromesthesia*

chro|maf|fin [krəʊ'mæfɪn, 'krəʊmə-] *adj*: leicht mit Chromsalzen färbbar, phäochrom, chromaffin, chromaphil

chro|maf|fine [krəʊ'mæfiːn, 'krəʊmə-] *adj*: →*chromaffin*

chro|maf|fin|i|ty [ˌkrəʊmə'fɪnətiː] *noun*: Chromaffinität *f*

chro|maf|fi|no|blas|to|ma [krəʊˌmæfɪnəʊblæs'təʊmə] *noun*: Chromaffinoblastom *nt*, Argentaffinom *nt*

chro|maf|fi|no|ma [ˌkrəʊməfɪ'nəʊmə] *noun*: chromaffiner Tumor *m*, Chromaffinom *nt*
medullary chromaffinoma: Phäochromozytom *nt*

chro|maf|fi|nop|a|thy [ˌkrəʊməfɪ'nɑpəθiː] *noun*: Erkrankung *f* des chromaffinen Systems, Chromaffinopathie *f*

chro|ma|phil ['krəʊməfɪl] *adj*: leicht mit Chromsalzen färbbar, phäochrom, chromaffin, chromaphil

chrom|ar|gen|taf|fin [ˌkrəʊmɑːr'dʒentəfɪn] *adj*: mit Chrom- und Silbersalzen färbbar, chromargentaffin

chromat- *präf.*: Farb-, Chromat(o)-

chro|mate ['krəʊmeɪt]: **I** *noun* Chromat *nt* **II** *vt* chromieren, verchromen; mit Chromsalzlösung behandeln

chro|mat|ic [krəʊ'mætɪk] *adj*: **1.** Farbe betreffend, chromatisch, Farben- **2.** Chromatin-

chro|ma|tid ['krəʊmətɪd] *noun*: Chromatid *nt*, Chromatide *f*
daughter chromatid: Tochterchromatide *f*
sister chromatids: Schwesterchromatiden *pl*

chro|ma|tin ['krəʊmətɪn] *noun*: **1.** Chromatin *nt* **2.** Heterochromatin *nt*
oxyphil chromatin: Oxychromatin *nt*
sex chromatin: Barr-Körper *m*, Sex-, Geschlechtschromatin *nt*
X chromatin: X-Chromatin *nt*
Y chromatin: Y-Chromatin *nt*

chro|ma|tin|ic [ˌkrəʊmə'tɪnɪk] *adj*: Chromatin betreffend, aus Chromatin bestehend, Chromatin-

chromatin-negative *adj*: chromatinnegativ

chro|ma|ti|nol|y|sis [krəʊmətɪ'nɑlɪsɪs] *noun*: Chromatolyse *f*

chro|mat|i|nor|rhex|is [krəʊˌmætɪnə'reksɪs] *noun*: Chromatinauflösung *f*, -fragmentation *f*, Chromatorrhexis *f*, Chromatinorrhexis *f*

chromatin-positive *adj*: chromatinpositiv

chro|ma|tism ['krəʊmətɪzəm] *noun*: **1.** pathologische Pigmentablagerung/Pigmentierung *f* **2.** chromatische Aberration *f*

chromato- *präf.*: Farb-, Chromat(o)-

chro|mat|o|blast [krə'mætəblæst] *noun*: Chromatoblast *m*, Chromoblast *m*

chro|ma|to|ci|ne|sis [ˌkrəʊmətəʊsɪ'niːsɪs] *noun*: →*chromatokinesis*

chro|ma|to|der|ma|to|sis [ˌkrəʊmətəʊˌdɜrmə'təʊsɪs] *noun*: Chromatodermatose *f*, -dermatosis *f*, Chromatose *f*, Pigmentanomalie *f*

chro|ma|tog|e|nous [krəʊmə'tɑdʒənəs] *adj*: farbstoffbildend, farbstoffbildend, chromatogen, chromogen

chro|mat|o|gram [krə'mætəgræm, 'krəʊmətə-] *noun*: Chromatogramm *nt*

chro|mat|o|graph [krə'mætəgræf]: **I** *noun* Chromatograph *m*, Chromatograf *m* **II** *vt* chromatographieren, chromatografieren

chro|mat|o|graph|ic [krəˌmætə'græfɪk, ˌkrəʊmətə-] *adj*: Chromatografie betreffend, mittels Chromatografie, chromatographisch, chromatografisch

chro|ma|tog|ra|phy [ˌkrəʊmə'tɑgrəfiː] *noun*: Chromatographie *f*, Chromatografie *f*
adsorption chromatography: Adsorptionschromatographie *f*, Adsorptionschromatografie *f*
affinity chromatography: Affinitätschromatographie *f*, Affinitätschromatografie *f*
column chromatography: Säulenchromatographie *f*, Säulenchromatografie *f*
exclusion chromatography: Ausschlusschromatografie *f*, Gelfiltration *f*

filter-paper chromatography: Papierchromatographie *f*, Papierchromatografie *f*
gas chromatography: Gaschromatographie *f*, Gaschromatografie *f*
gas-liquid chromatography: Gas-Flüssigkeitschromatographie *f*, Gas-Flüssigkeitschromatografie *f*
gas-solid chromatography: Gas-Adsorptionschromatographie *f*, Gas-Adsorptionschromatografie *f*
gel-permeation chromatography: →*gel-filtration chromatography*
gel-filtration chromatography: Gelchromatografie *f*, Gelfiltration *f*, Gelfiltrationschromatografie *f*, Ausschlusschromatografie *f*
high-performance liquid chromatography: →*high-pressure liquid chromatography*
high-pressure liquid chromatography: Hochdruckflüssigkeitschromatographie *f*, Druckflüssigkeitschromatographie *f*, Hochdruckflüssigkeitschromatografie *f*, Druckflüssigkeitschromatografie *f*
ion-exchange chromatography: Ionenaustauscherchromatographie *f*, Ionenaustauscherchromatografie *f*
liquid chromatography: Flüssigkeitschromatographie *f*, Flüssigkeitschromatografie *f*
liquid-liquid chromatography: Flüssigkeits-Flüssigkeitschromatographie *f*, Flüssigkeits-Flüssigkeitschromatografie *f*
molecular-exclusion chromatography: →*molecular-sieve chromatography*
molecular-sieve chromatography: Molekularsiebchromatographie *f*, Gelfiltrationschromatographie *f*, Gelfiltration *f*, Ausschlusschromatographie *f*, Gelfiltrationschromatografie *f*, Ausschlusschromatografie *f*, Gelchromatografie *f*, Gelchromatographie *f*, Molekularsiebchromatografie *f*
paper chromatography: Papierchromatographie *f*, Papierchromatografie *f*
partition chromatography: Verteilungschromatographie *f*, Verteilungschromatografie *f*, Flüssigkeits-Flüssigkeitschromatographie *f*, Flüssigkeits-Flüssigkeitschromatografie *f*
thin-layer chromatography: Dünnschichtchromatographie *f*, Dünnschichtchromatografie *f*
two-dimensional chromatography: zweidimensionale Chromatografie *f*

chro|ma|toid ['krəʊmətɔɪd]: **I** *noun* Chromatoid *nt* **II** *adj* sich wie Chromatin färbend, chromatinartig, chromatoid

chro|ma|toid|al [krəʊmə'tɔɪdl] *adj*: sich wie Chromatin färbend, chromatinartig, chromatoid

chro|ma|to|ki|ne|sis [ˌkrəʊmətəʊkɪ'niːsɪs, -kaɪ-] *noun*: Chromatokinese *f*

chro|ma|tol|y|sis [ˌkrəʊmə'tɑlɪsɪs] *noun*: Chromatinauflösung *f*, Chromatino-, Chromatolyse *f*, Tigrolyse *f*
central chromatolysis: zentrale/retrograde Chromatolyse *f*
retrograde chromatolysis: retrograde/zentrale Chromatolyse *f*
transsynaptic chromatolysis: transneuronale/transsynaptische Degeneration *f*

chro|ma|to|lyt|ic [ˌkrəʊmətəʊ'lɪtɪk] *adj*: chromatolytisch

chro|ma|tom|e|ter [ˌkrəʊmə'tɑmɪtər] *noun*: **1.** Chromometer *nt*, Kolorimeter *nt* **2.** Chromatoptometer *nt*, Chromoptometer *nt*

chro|ma|top|a|thy [ˌkrəʊmə'tɑpəθiː] *noun*: Chromatose *f*, Pigmentanomalie *f*

chro|ma|to|pec|tic [ˌkrəʊmətə'pektɪk] *adj*: →*chromopectic*

chro|ma|to|pex|is [ˌkrəʊmətəʊ'peksɪs] *noun*: Pigmentfixierung *f*, Pigmentbindung *f*, Chromopexie *f*

chro|ma|to|phil ['krəʊmətəʊfɪl] *noun, adj*: →*chromophil*

chro|ma|to|phile ['krəʊmətəʊfɪl] *noun, adj*: →*chromophil*

chro|ma|to|phil|i|a [ˌkrəʊmətəʊ'fɪlɪə] *noun*: Chromatophilie *f*

chro|ma|to|phil|ic [ˌkrəʊmətəʊ'fɪlɪk] *adj*: →*chromophilic*

chro|ma|toph|i|lous [ˌkrəʊmə'tɑfɪləs] *adj*: →*chromophilic*

chro|ma|to|pho|bi|a [ˌkrəʊmətə'fəʊbɪə] *noun*: Chromophobie *f*

chro|ma|to|phore ['krəʊmətəʊfɔːr, krəʊmətəʊfəʊr] *noun*: **1.** Chromatophor *nt* **2.** →*chromophore*

chro|ma|to|phor|o|trop|ic [ˌkrəʊmətəʊˌfɔːrə'trɑpɪk, -'trəʊp-] *adj*: chromatophorotrop

chro|ma|to|plasm ['krəʊmətəʊplæzəm] *noun*: Chromatoplasma *nt*

chro|ma|top|sia [ˌkrəʊmə'tɑpsɪə] *noun*: Farbensehen *nt*, Chromatop(s)ie *f*, Chromopsie *f*

chro|ma|top|tom|e|ter [ˌkrəʊmətɑp'tɑmɪtər] *noun*: Chromatoptometer *nt*, Chromoptometer *nt*

chro|ma|top|tom|e|try [ˌkrəʊmətɑp'tɑmətriː] *noun*: Chromatoptometrie *f*, Chromoptometrie *f*

chro|mat|o|scope [krə'mætəskəʊp] *noun*: Chromatoskop *nt*, Chromoskop *nt*

chro|ma|tos|co|py [ˌkrəʊmə'tɑskəpiː] *noun*: **1.** (*augenheil.*) Chromatoskopie *f*, Chromoskopie *f* **2.** Chromodiagnostik *f*, Chrom(at)oskopie *f*

chro|ma|to|sis [ˌkrəʊmə'təʊsɪs] *noun*: Pigmentierung *f*

chro|ma|tot|ro|pism [ˌkrəʊmə'tɑtrəpɪzəm] *noun*: Chromatotropismus *m*

chro|ma|tu|ri|a [ˌkrəʊmə't(j)ʊəriːə] *noun*: Chromurie *f*

chrome [krəʊm]: **I** *noun* **1.** →*chromium* **2.** Kaliumdichromat *nt*; Natriumdichromat *nt* **II** *vt* →*chromate II*

chrom|es|the|sia [ˌkrəʊmes'θiːʒ(ɪ)ə] *noun*: Chromästhesie *f*

chrom|hi|dro|sis [krəʊmɪ'drəʊsɪs] *noun*: Chromhidrose *f*

chrom|hi|drot|ic [krəʊmɪ'drɑtɪk] *adj*: Chromhidrose betreffend, chromhidrotisch

chro|mic ['krəʊmɪk] *adj*: Chrom betreffend, Chrom-

chro|mid|i|um [krəʊ'mɪdɪəm] *noun, plural* **-dia** [-dɪə]: Chromidium *nt*, Chromidie *f*

chro|mi|dro|sis [krəʊmɪ'drəʊsɪs] *noun*: →*chromhidrosis*

chro|mi|um ['krəʊmɪəm] *noun*: Chrom *nt*

chromo- *präf.*: Farb(en)-, Chrom(o)-

Chro|mo|bac|te|ri|um [ˌkrəʊməʊbæk'tɪəriːəm] *noun*: Chromobacterium *nt*
Chromobacterium violaceum: Chromobacterium violaceum

chro|mo|blast ['krəʊməʊblæst] *noun*: Chromoblast *m*

chro|mo|blas|to|my|co|sis [ˌkrəʊməʊˌblæstəʊmaɪ'kəʊsɪs] *noun*: Chromoblastomykose *f*, Chromomykose *f*

chro|mo|cen|ter ['krəʊməʊsentər] *noun*: Karyosom *nt*

chro|mo|cen|tre ['krəʊməʊsentər] *noun*: (*brit.*) →*chromocenter*

chro|mo|cho|los|co|py [ˌkrəʊməʊkə'lɑskəpiː] *noun*: Chromocholoskopie *f*

chro|mo|cys|tos|co|py [ˌkrəʊməʊsɪs'tɑskəpiː] *noun*: Chromozystoskopie *f*

chro|mo|cyte ['krəʊməʊsaɪt] *noun*: pigmenthaltige/pigmentierte Zelle *f*, Chromozyt *m*

chro|mo|di|ag|no|sis [krəʊməʊˌdaɪəg'nəʊsɪs] *noun*: Chromodiagnostik *f*

chro|mo|gen ['krəʊməʊdʒən] *noun*: Chromogen *nt*

chro|mo|gen|e|sis [ˌkrəʊməʊ'dʒenəsɪs] *noun*: Farbstoffbildung *f*, Chromogenese *f*

chro|mo|gen|ic [ˌkrəʊməʊ'dʒenɪk] *adj*: farbstoffbildend, chromogen

chro|mo|i|som|er|ism [ˌkrəʊməʊɪ'sɑmərɪzəm] *noun*: Chromoisomerie *f*
chro|mo|li|poid [ˌkrəʊməʊ'lɪpɔɪd, -'laɪ-] *noun*: Lipochrom *nt*, Lipoidpigment *nt*
chro|mo|lym|phog|ra|phy [ˌkrəʊməʊlɪm'fɑgrəfiː] *noun*: Chromolymphographie *f*, Chromolymphografie *f*
chro|mol|y|sis [krəʊ'mɑlɪsɪs] *noun*: Chromatinauflösung *f*, Chromatino-, Chromatolyse *f*, Tigrolyse *f*
chro|mo|mere ['krəʊməmɪər] *noun*: Chromomer *nt*
chro|mom|e|ter [krəʊ'mɑmɪtər] *noun*: Chromometer *nt*, Kolorimeter *nt*
chro|mo|my|co|sis [ˌkrəʊməmaɪ'kəʊsɪs] *noun*: Chromo(blasto)mykose *f*
chro|mo|nar ['krəʊmənɑːr] *noun*: Carbocromen *nt*
chro|mone ['krəʊməʊn] *noun*: **1.** Kumarin *nt*, Cumarin *nt* **2.** Kumarinderivat *nt*
chro|mo|ne|ma [ˌkrəʊməʊ'niːmə] *noun, plura* **-ne|ma|ta** [-'niːmətə]: Chromonema *f*
chro|mo|neme ['krəʊməʊniːm] *noun*: →*chromonema*
chro|mo|par|ic [ˌkrəʊməʊ'pærɪk] *adj*: →*chromogenic*
chro|mop|a|thy [krəʊ'mɑpəθiː] *noun*: →*chromatodermatosis*
chro|mo|pec|tic [ˌkrəʊməʊ'pektɪk] *adj*: Chromopexie betreffend *oder* fördernd, pigmentbindend, -fixierend
chro|mo|per|tu|ba|tion [ˌkrəʊməʊˌpɜrtjuː'beɪʃn] *noun*: Chromopertubation *f*
chro|mo|pex|ic [ˌkrəʊməʊ'peksɪk] *adj*: →*chromopectic*
chro|mo|pex|is [ˌkrəʊməʊ'peksɪs] *noun*: →*chromopexy*
chro|mo|pex|y ['krəʊməʊpeksiː] *noun*: Pigmentfixierung *f*, -bindung *f*, Chromopexie *f*
chro|mo|phage ['krəʊməʊfeɪdʒ] *noun*: Chromophage *m*, Pigmentophage *m*
chro|mo|phil ['krəʊməfɪl]: I *noun* chromophile Zelle *f* II *adj* leicht färbbar, chromophil, chromatophil
chro|mo|phile ['krəʊməfaɪl, -fɪl] *noun, adj*: →*chromophil*
chro|mo|phil|ic [ˌkrəʊmə'fɪlɪk] *adj*: leicht färbbar, chromophil, chromatophil
chro|moph|i|lous [krəʊ'mɑfɪləs] *adj*: →*chromophilic*
chro|mo|phobe ['krəʊməfəʊb]: I *noun* (*Adenohypophyse*) chromophobe Zelle *f*, γ-Zelle *f* II *adj* schwer anfärbbar, chromophob
chro|mo|pho|bi|a [krəʊmə'fəʊbɪə] *noun*: Chromophobie *f*
chro|mo|pho|bic [ˌkrəʊmə'fəʊbɪk] *adj*: schwer anfärbbar, chromophob
chro|mo|phore ['krəʊməʊfɔːr] *noun*: Farbradikal *nt*, Chromophor *nt*
chro|mo|phor|ic [krəʊməʊ'fɔːrɪk] *adj*: **1.** farbgebend, chromophor **2.** farbtragend, chromophor
chro|moph|o|rous [krəʊ'mɑfərəs] *adj*: →*chromophoric*
chro|mo|pho|to|ther|a|py [ˌkrəʊməˌfəʊtə'θerəpiː] *noun*: Chromophototherapie *f*, Buntlichttherapie *f*
chro|mo|plasm ['krəʊməplæzəm] *noun*: →*chromatin*
chro|mo|plast ['krəʊməplæst] *noun*: Chromoplast *m*
chro|mo|plas|tid [ˌkrəʊmə'plæstɪd] *noun*: Chromoplastid *m*
chro|mo|pro|tein [ˌkrəʊmə'prəʊtiːn, -tiːɪn] *noun*: Chromoprotein *nt*, Chromoproteid *nt*
chro|mo|pro|tein|u|ri|a [ˌkrəʊməˌprəʊtɪ'n(j)ʊəriːə] *noun*: Chromoproteinurie *f*
chro|mo|pro|tein|u|ric [ˌkrəʊməˌprəʊtɪ'n(j)ʊərɪk] *adj*: Chromoproteinurie betreffend, chromoproteinurisch
chro|mop|sia [krəʊ'mɑpsɪə] *noun*: →*chromatopsia*
chrom|op|tom|e|ter [ˌkrəʊmɑp'tɑmɪtər] *noun*: Chromatoptometer *nt*, Chromoptometer *nt*
chro|mo|ret|i|nog|ra|phy [ˌkrəʊməretɪ'nɑgrəfiː] *noun*: Chromoretinographie *f*, Chromoretinografie *f*
chro|mo|scope ['krəʊməskəʊp] *noun*: →*chromatoscope*
chro|mos|co|py [krəʊ'mɑskəpiː] *noun*: Chromodiagnostik *f*, Chromoskopie *f*, Chromatoskopie *f*
chro|mo|so|mal [ˌkrəʊmə'səʊməl] *adj*: Chromosom(en) betreffend, durch die Chromosomen bedingt, chromosomal, Chromosomen-
chro|mo|some ['krəʊməsəʊm] *noun*: **1.** Chromosom *nt* **2.** (Bakterien-)Chromosom *nt*, Nukleoid *m*, Karyoid *m*
accessory chromosome: überzähliges Chromosom *nt*
acentric chromosome: azentrisches Chromosom *nt*
acrocentric chromosome: akrozentrisches Chromosom *nt*
B chromosome: überzähliges Chromosom *nt*
bacterial chromosome: Bakterienchromosom *nt*
daughter chromosome: Tochterchromosom *nt*
dicentric chromosome: dizentrisches Chromosom *nt*
giant chromosome: **1.** Riesenchromosom *nt* **2.** Lampenbürstenchromosom *nt*
heterocentric chromosome: heterozentrisches Chromosom *nt*
heterologous chromosomes: Geschlechtschromosomen *pl*, Heterosomen *pl*, Gonosomen *pl*
homologous chromosome: Autosom *nt*
hybrid chromosome: hybrides Chromosom *nt*
lampbrush chromosome: Lampenbürstenchromosom *nt*
metacentric chromosome: metazentrisches Chromosom *nt*
mitochondrial chromosome: Mitochondrienchromosom *nt*
Ph[1] chromosome: →*Philadelphia chromosome*
Philadelphia chromosome: Philadelphia-Chromosom *nt*
polycentric chromosome: polyzentrisches Chromosom *nt*
polytene chromosome: Riesenchromosom *nt*
ring chromosome: Ringchromosom *nt*
satellite chromosomes: Trabantenchromosomen *pl*, Satellitenchromosomen *pl*
sex chromosomes: Geschlechtschromosomen *pl*, Heterosomen *pl*, Gonosomen *pl*
subacrocephalic chromosome: subakrozephales Chromosom *nt*
submetacentric chromosome: submetazentrisches Chromosom *nt*
supernumerary chromosome: überzähliges Chromosom *nt*
telocentric chromosome: telozentrisches Chromosom *nt*
trivalent chromosome: trivalentes Chromosom *nt*
unpaired chromosome: einzelnes Chromosom *nt* bei Monosomie, Monosom *nt*
viral chromosome: Viruschromosom *nt*
W chromosome: W-Chromosom *nt*
X chromosome: X-Chromosom *nt*
Y chromosome: Y-Chromosom *nt*
Z chromosome: Z-Chromosom *nt*
chro|mo|tox|ic [ˌkrəʊmə'tɑksɪk] *adj*: Hämoglobin zerstörend; durch Hämoglobinzerstörung hervorgerufen, chromotoxisch
chro|mo|trich|ia [ˌkrəʊmə'trɪkɪə] *noun*: Haarfarbe *f*, -färbung *f*, pigmentiertes Haar *nt*, Chromotrichie *f*, -trichia *f*
chro|mo|trop|ic [ˌkrəʊmə'trɑpɪk] *adj*: chromotrop
chro|mo|u|re|ter|os|co|py [ˌkrəʊməjəˌriːtə'rɑskəpiː] *noun*: Chromozystoskopie *f*
chron- *präf.*: Zeit-, Chron(o)-
chro|nax|i|a [krəʊ'næksɪə] *noun*: →*chronaxy*
chro|nax|ie [krəʊ'næksɪ] *noun*: →*chronaxy*
chro|nax|im|e|ter [ˌkrəʊnæk'sɪmətər] *noun*: Chronaxi(e)meter *nt*
chro|nax|im|e|try [ˌkrəʊnæk'sɪmətriː] *noun*: Chrona-

xi(e)metrie *f*
chro|nax|is [krəʊ'næksɪs] *noun*: →*chronaxy*
chro|nax|y ['krəʊnæksɪ, krəʊ'næk-] *noun*: Kennzeit *f*, Chronaxie *f*
chron|ic ['krɑnɪk] *adj*: sich langsam entwickelnd, langsam verlaufend, (an-)dauernd, anhaltend, langwierig, chronisch; (*Krankheit*) lange bestehend, hartnäckig, verschleppt, inveteriert
chron|i|cal ['krɑnɪkl] *adj*: →*chronic*
chro|nic|i|ty [krɑ'nɪsəti:] *noun*: langsamer schleichender Verlauf *m*; chronischer Zustand *m*, Chronizität *f*
chrono- *präf.*: Zeit-, Chron(o)-
chron|o|bi|o|log|ic [,krɑnəʊ,baɪə'lɑdʒɪk, ,krəʊn-] *adj*: chronobiologisch
chron|o|bi|o|log|i|cal [,krɑnəʊ,baɪə'lɑdʒɪkl] *adj*: →*chronobiologic*
chron|o|bi|ol|o|gy [,krɑnəʊbaɪ'ɑlədʒi:] *noun*: Chronobiologie *f*
chron|og|no|sis [,krɑnəg'nəʊsɪs] *noun*: Chronognosie *f*
chron|o|graph ['krɑnəgræf] *noun*: Chronograph *m*
chron|o|log|i|cal [,krɑnə'lɑdʒɪkl] *adj*: chronologisch; zeitlich; kalendarisch
chro|nol|o|gize [krə'nɑlədʒaɪz] *vt*: chronologisieren, nach dem zeitlichen Verlauf ordnen
chro|nom|e|ter [krə'nɑmɪtər] *noun*: Zeitmesser *m*, Chronometer *nt*
chron|o|met|ric [,krɑnə'metrɪk] *adj*: chronometrisch
chron|o|met|ri|cal [,krɑnə'metrɪkl] *adj*: →*chronometric*
chro|nom|e|try [krə'nɑmətri:] *noun*: Chronometrie *f*
chron|o|pa|thol|o|gy [,krɑnəpə'θɑlədʒi:] *noun*: Chronopathologie *f*
chron|o|phar|ma|col|o|gy [,krɑnə,fɑ:rmə'kɑlədʒi:] *noun*: Chronopharmakologie *f*
chron|o|pho|bi|a [,krɑnə'fəʊbɪə] *noun*: Zeitfurcht *f*, Chronophobie *f*
chron|o|pho|to|graph [,krɑnə'fəʊtəgræf] *noun*: Chronophotografie *f*
chron|o|phys|i|ol|o|gy [,krɑnəfɪzɪ'ɑlədʒi:] *noun*: Chronophysiologie *f*
chron|o|scope ['krɑnəskəʊp] *noun*: Chronoskop *nt*
chron|o|trop|ic [,krɑnə'trɑpɪk, -'trəʊ-] *adj*: den zeitlichen Ablauf beeinflussend; (*Herz*) die Schlagrequenz beeinflussend, chronotrop
chro|not|ro|pism [krə'nɑtrəpɪzəm] *noun*: Chronotropie *f*, -tropismus *m*, chronotrope Wirkung *f*
chrys- *präf.*: →*chryso-*
chrys|a|ro|bin [,krɪsə'rəʊbɪn] *noun*: Chrysarobin *nt*
chry|si|a|sis [krɪ'saɪəsɪs] *noun*: **1.** Chrysiasis *f*, Auriasis *f* **2.** Chrysoderma *nt*, Chrysosis *f*
chryso- *präf.*: Gold-, Chrys(o)-, Aur(o)-
chrys|o|der|ma [krɪsə'dɜrmə] *noun*: Chrysoderma *nt*, Chrysosis *f*
chrys|oi|din ['krɪsɔɪdɪn] *noun*: Chrysoidin *nt*
Chrys|o|my|ia [krɪsə'maɪ(j)ə] *plural*: Chrysomyia *f*, Chrysomia *pl*
Chrys|ops ['krɪsɑps] *noun*: Blindbremse *f*, Chrysops *f*
Chrysops dimidiata: Chrysops dimidiata, Mangrovefliege *f*
Chrysops discalis: Chrysops discalis, amerikanische Pferdebremse *f*
Chrys|o|spor|i|um [,krɪsə'spəʊri:əm] *noun*: Chrysosporium *nt*
chrys|o|ther|a|py [krɪsə'θerəpi:] *noun*: Goldtherapie *f*, Chrysotherapie *f*, Aurotherapie *f*
CHS *Abk.*: **1.** Chédiak-Higashi syndrome **2.** cholinesterase **3.** cyclohexasulfonamide
CHT *Abk.*: chemotherapy
chthon|o|pha|gia [,θɑnə'feɪdʒ(ɪ)ə] *noun*: Erdeessen *nt*, Geophagie *f*
chtho|noph|a|gy [θə'nɑpədʒi:] *noun*: →*chthonophagia*
ChTr *Abk.*: chymotrypsin
CHX *Abk.*: chlorhexidene gluconate
chy|lae|mi|a [kaɪl'i:mi:ə] *noun*: (*brit.*) →*chylemia*
chy|l|an|gi|ec|ta|sia [kaɪ,lændʒɪek'teɪʒ(ɪ)ə] *noun*: Chyluszyste *f*, Chylektasie *f*, Chylangiektasie *f*
chy|l|an|gi|o|ma [kaɪ,lændʒɪ'əʊmə] *noun*: Chylangiom(a) *nt*
chy|la|que|ous [kaɪ'lækwɪəs] *adj*: wässrig-chylös
chyle [kaɪl] *noun*: Milchsaft *m*, Chylus *m*
chy|l|ec|ta|sia [kaɪlek'teɪʒ(ɪ)ə] *noun*: Chyluszyste *f*, Chyl(angi)ektasie *f*
chy|le|mi|a [kaɪl'i:mi:ə] *noun*: Chylämie *f*
chy|li|fa|cient [,kaɪlə'feɪʃənt] *adj*: Chylopoese betreffend, chylusbildend, chylopoetisch
chy|li|fac|tion [,kaɪlə'fækʃn] *noun*: Chylusbildung *f*, primäre Fettassimilation *f*
chy|li|fac|tive [,kaɪlə'fæktɪv] *adj*: →*chylifacient*
chy|lif|er|ous [kaɪ'lɪf(ə)rəs] *adj*: **1.** →*chylifacient* **2.** chylus(ab)führend
chy|li|fi|ca|tion [,kaɪləfɪ'keɪʃn] *noun*: Chylusbildung *f*, primäre Fettassimilation *f*
chy|li|form ['kaɪləfɔ:rm] *adj*: Chylus betreffend, aus Chylus bestehend; chylusähnlich, chylusartig, chylös
chy|lo|cele ['kaɪləsi:l] *noun*: Chylozele *f*
parasitic chylocele: Elephantiasis scroti
chy|lo|cyst ['kaɪləsɪst] *noun*: Cisterna chyli
chy|lo|der|ma [,'kaɪlə'dɜrmə] *noun*: Elephantiasis *f*, Chyloderma *nt*
chy|loid ['kaɪlɔɪd] *adj*: chylusähnlich, chylös
chy|lo|me|di|as|ti|num [,kaɪlə,mɪdɪə'staɪnəm] *noun*: Chylomediastinum *nt*
chy|lo|mi|cron [,kaɪlə'maɪkrɑn] *noun, plural* **-crons, -cra** [-krə]: Chylomikron *nt*, Lipomikron *nt*, Chyluströpfchen *nt*
chy|lo|mi|cro|nae|mi|a [,kaɪlə,maɪkrən'i:mi:ə] *noun*: (*brit.*) →*chylomicronemia*
chy|lo|mi|cro|nae|mic [,kaɪlə,maɪkrə'ni:mɪk] *adj*: (*brit.*) →*chylomicronemic*
chy|lo|mi|cro|ne|mi|a [,kaɪlə,maɪkrən'i:mi:ə] *noun*: Hyperchylomikronämie *f*, Chylomikronämie *f*
chy|lo|mi|cro|ne|mic [,kaɪlə,maɪkrə'ni:mɪk] *adj*: Chylomikronämie betreffend, chylomikronämisch, hyperchylomikronämisch
chy|lo|per|i|car|dit|ic [,kaɪləperɪkɑ:r'dɪtɪk] *adj*: Chyloperikarditis betreffend, chyloperikarditisch
chy|lo|per|i|car|di|tis [,kaɪləperɪkɑ:r'daɪtɪs] *noun*: Chyloperikarditis *f*
chy|lo|per|i|car|di|um [,kaɪləperɪ'kɑ:rdɪəm] *noun*: Chyloperikard *nt*
chy|lo|per|i|to|ne|um [,kaɪlə,perɪtə'nɪəm] *noun*: Chyloperitoneum *nt*, Chylaskos *m*, Chylaszites *m*
chy|lo|phor|ic [,kaɪlə'fɔ:rɪk] *adj*: chylus(ab)führend
chy|lo|pleu|ra [,kaɪlə'plʊərə] *noun*: Chylothorax *m*
chy|lo|pneu|mo|tho|rax [,kaɪlə,n(j)u:mə'θəʊræks] *noun*: Chylopneumothorax *m*
chy|lo|poi|e|sis [,kaɪləpɔɪ'i:sɪs] *noun*: Chylusbildung *f*, Chylopoese *f*
chy|lo|poi|et|ic [,kaɪləpɔɪ'etɪk] *adj*: Chylopoese betreffend, chylusbildend, chylopoetisch
chy|lor|rhe|a [,kaɪlə'rɪə] *noun*: **1.** Chylorrhö *f*, Chylorrhoe *f* **2.** chylöser Durchfall *m*, Chylorrhö *f*, Chylorrhoe *f*
chy|lor|rhoe|a [,kaɪlə'rɪə] *noun*: (*brit.*) →*chylorrhea*
chy|lo|tho|rax [,kaɪlə'θəʊræks] *noun*: Chylothorax *m*
chy|lous ['kaɪləs] *adj*: Chylus betreffend, aus Chylus bestehend; chylusähnlich, chylusartig, chylös
chy|lu|ri|a [kaɪ'l(j)ʊəri:ə] *noun*: Chylurie *f*

European chyluria: europäische Chylurie *f*
parasitic chyluria: parasitäre Chylurie *f*
tropical chyluria: tropische Chylurie *f*
chy|lus ['kaɪləs] *noun*: Chylus *m*
chy|mase ['kaɪmeɪz] *noun*: Chymase *f*
chyme [kaɪm] *noun*: Speisebrei *m*, Chymus *m*
chy|mi|fi|ca|tion [ˌkaɪməfɪ'keɪʃn] *noun*: Chymifikation *f*, Chymusbildung *f*
chy|mo|pa|pa|in [ˌkaɪməʊpə'peɪɪn] *noun*: Chymopapain *nt*
chy|mo|poi|e|sis [ˌkaɪməpɔɪ'iːsɪs] *noun*: Chymusbildung *f*, Chymopoese *f*
chy|mo|poi|e|tic [ˌkaɪməpɔɪ'ətɪk] *adj*: Chymopoese betreffend, chymusbildend, chymopoetisch
chy|mo|sin ['kaɪməsɪn] *noun*: Chymosin *nt*, Labferment *nt*, Rennin *nt*
chy|mo|sin|o|gen [ˌkaɪmə'sɪnədʒən] *noun*: Prochymosin *nt*, Prorennin *nt*
chy|mo|tryp|sin [ˌkaɪmə'trɪpsɪn] *noun*: Chymotrypsin *nt*
chy|mo|tryp|sin|o|gen [ˌkaɪmətrɪp'sɪnədʒən] *noun*: Chymotrypsinogen *nt*
chy|mous ['kaɪməs] *adj*: Chymus betreffend, chymusartig, chymös
chy|mus ['kaɪməs] *noun*: →*chyme*
CI *Abk.*: **1.** calculus index **2.** capsula interna **3.** cardiac index **4.** cardiac infarction **5.** cardiac insufficiency **6.** chemotherapeutic index **7.** color index **8.** confidence interval **9.** contamination index **10.** contractility index **11.** coronary insufficiency **12.** cortical index **13.** crystalline insulin
Ci *Abk.*: Curie
C.I. *Abk.*: color index
CIBHA *Abk.*: congenital inclusion body hemolytic anemia
ci|bo|pho|bi|a [ˌsɪbə'fəʊbɪə] *noun*: Zibophobie *f*, Cibophobie *f*
ci|bo|pho|bic [ˌsɪbə'fəʊbɪk] *adj*: cibophob, sitophob
CIC *Abk.*: **1.** cardiac inhibitor center **2.** circulating immune complex **3.** clean intermittent catheterization
cic|a|trec|to|my [ˌsɪkə'trektəmiː] *noun*: Narbenausschneidung *f*, -exzision *f*
cic|a|tri|cial [ˌsɪkə'trɪʃl] *adj*: Narbe betreffend, narbig, vernarbend, zikatriziell, Narben-
cic|a|tri|cle ['sɪkətrɪkl] *noun*: Cicatricula *f*
cic|a|tri|cot|o|my [ˌsɪkətrɪ'kɑtəmiː] *noun*: Narbendurchtrennung *f*, -revision *f*
cic|a|tri|sot|o|my [ˌsɪkətrɪ'sɑtəmiː] *noun*: →*cicatricotomy*
cic|a|trix ['sɪkətrɪx] *noun, plural* **-tri|ces** [sɪkə'traɪsiːz]: Narbe *f*, Narbengewebe *nt*, Cicatrix *f*
cic|a|tri|zant [ˌsɪkə'traɪzənt]: **I** *noun* die Narbenbildung förderndes Mittel *nt* **II** *adj* die Narbenbildung fördernd *oder* auslösend
cic|a|tri|za|tion [ˌsɪkətrɪ'zeɪʃn] *noun*: Narbenbildung *f*, Vernarben *nt*, Synulosis *m*
cic|a|trize ['sɪkətraɪz]: **I** *vt* vernarben lassen **II** *vi* vernarben, mit Narbenbildung verheilen
ci|clo|pi|rox [ˌsaɪkləʊ'pɪərɑks] *noun*: Ciclopirox *nt*
ci|clo|pi|rox o|la|mine [ˌsaɪkləʊ'pɪərɑksˌəʊləmiːn]: Ciclopiroxolamin *nt*, 6-Cyclohexyl-1-hydroxy-4-methyl-2-pyridon *pl*
ci|clo|spo|rin [ˌsaɪkləʊ'spəʊriːn] *noun*: Ciclosporin *nt*, Cyclosporin *nt*
ciclosporin A: Ciclosporin A *nt*
CICU *Abk.*: **1.** cardiology intensive care unit **2.** coronary intensive care unit
cic|u|tine ['sɪkjətiːn] *noun*: Cicutin *nt*, Cicutinum *nt*
cic|u|tism ['sɪkjətɪzəm] *noun*: Wasserschierlingvergiftung *f*, Cicutismus *m*
cic|u|tox|in [ˌsɪkjə'tɑksɪn] *noun*: Cicutoxin *nt*
CID *Abk.*: cytomegalic inclusion disease
-cide *suf*: (ab)tötend, -zid
CIDP *Abk.*: chronic inflammatory demyelinating polyneuropathy
CIE *Abk.*: **1.** cellulose ion exchanger **2.** counterimmunoelectrophoresis
CIF *Abk.*: **1.** cellular interfering factor **2.** cloning inhibitory factor **3.** colony inhibiting factor
CIG *Abk.*: cold-insoluble globulin
ci|gua|te|ra [ˌsiːgwə'terə] *noun*: Ciguatera *f*
ci|gua|tox|in [ˌsiːgwə'tɑksɪn] *noun*: Ciguatoxin *nt*
CIH *Abk.*: carbohydrate-induced hypertriglyceridemia
CIHD *Abk.*: chronic ischemic heart disease
CIIS *Abk.*: Cardiac Infarction Injury Score
cil|ia ['sɪlɪə] *plural*: (Augen-)Wimpern *pl*, Zilien *pl*, Cilia *pl*
olfactory cilia: Riechhäarchen *pl*, -geißeln *pl*
sensory cilia: Sinnesgeißeln *pl*
cil|i|a|rot|o|my [ˌsɪlɪə'rɑtəmiː] *noun*: Ziliarkörperdurchtrennung *f*, Ziliarotomie *f*
cil|i|ar|y ['sɪlɪeriː, 'sɪlɪəriː] *adj*: ziliar, ciliar, Ziliar-, Cilio-
Cil|i|a|ta [ˌsɪlɪ'eɪtə] *plural*: Ziliaten *pl*, Wimpertierchen *pl*
cil|i|ate ['sɪlɪeɪt]: **I** *noun* Wimpertierchen *nt*, Wimperinfusorium *nt*, Ziliat *m*, Ciliat *m* **II** *adj* →*ciliated*
cil|i|at|ed ['sɪlɪeɪtɪd] *adj*: mit Zilien/Wimpern(haaren) versehen, zilientragend, bewimpert
cil|i|ec|to|my [sɪlɪ'ektəmiː] *noun*: **1.** operative (Teil-)Entfernung *f* des Ziliarkörpers, Ziliektomie *f*, Zyklektomie *f* **2.** Lidrandresektion *f*, Ziliektomie *f*
cil|i|o|gen|e|sis [ˌsɪlɪəʊ'dʒenəsɪs] *noun*: Zilienbildung *f*, -entwicklung *f*
cil|i|o|late ['sɪlɪəlɪt, -leɪt] *adj*: mit Zilien/Wimpern(haaren) versehen, zilientragend, bewimpert
Cil|i|oph|o|ra [sɪlɪ'ɑfərə] *plural*: Ciliophora *pl*, Ziliaten *pl*, Wimpertierchen *pl*
cil|i|o|ret|i|nal [ˌsɪlɪə'retɪnl] *adj*: Ziliarkörper/Corpius ciliare und Netzhaut/Retina betreffend, zilioretinal
cil|i|o|scle|ral [ˌsɪlɪə'sklɪərəl] *adj*: Ziliarkörper/Corpius ciliare und Lederhaut/Sklera betreffend, zilioskleral
cil|i|o|spi|nal [ˌsɪlɪə'spaɪnl] *adj*: Ziliarkörper/Corpius ciliare und Rückenmark betreffend, ziliospinal
cil|i|ot|o|my [sɪlɪ'ɑtəmiː] *noun*: Ziliarnervendurchtrennung *f*, Ziliotomie *f*
cil|i|um ['sɪlɪəm] *noun, plural* **-i|a, - i|ums** ['sɪlɪə]: **1.** Augenlid *nt* **2.** (Kino-)Zilie *f*
cil|lo ['sɪləʊ] *noun*: spastisches Oberlidzittern *nt*, Cillosis *f*
cil|lo|sis [sɪ'ləʊsɪs] *noun*: spastisches Oberlidzittern *nt*, Cillosis *f*
CIM *Abk.*: **1.** Center for International Migration and Development **2.** cortically induced movement
ci|met|i|dine [sə'metədiːn] *noun*: Cimetidin *nt*
Ci|mex ['saɪmeks] *noun*: Bettwanze *f*, Cimex *m*
Cimex hemipterus: tropische Bettwanze *f*, Cimex hemipterus
Cimex lectularius: gemeine Bettwanze *f*, Cimex lectularius
Cimex pipistrella: Fledermauswanze *f*, Cimex pipistrella
Cimex rotundatus: →*Cimex hemipterus*
CIMI *Abk.*: continuous intramuscular insulin infusion
Ci|mic|i|dae [saɪ'mɪsədiː] *plural*: Cimicidae *pl*
cim|i|co|sis [sɪmə'kəʊsɪs] *noun*: Cimicosis *f*
cIMP *Abk.*: cyclic inosine-3',5'-monophosphate
CIN *Abk.*: **1.** cervical intraepithelial neoplasia **2.** cinnarizin
C_{In} *Abk.*: inulin clearance
cin|an|aes|the|sia [ˌsɪnænəs'θiːʒə] *noun*: (*brit.*) →*cinanesthesia*

C

cin|an|es|the|sia [ˌsɪnænəs'θiːʒə] *noun*: Kinanästhesie *f*
cin|cho|caine [sɪŋ'kəʊkeɪn] *noun*: Cinchocain *nt*, 2-Butoxy-N-(2-diethylaminoethyl)-cinchoninamid *nt*
cin|cho|na [sɪŋ'kəʊnə] *noun*: Chinarinde *f*
cin|chon|i|dine [sɪŋ'kɑnədiːn] *noun*: Cinchonidin *nt*
cin|cho|nine ['sɪŋkəniːn] *noun*: Cinchonin *nt*
cin|cho|nism ['sɪŋkənɪzəm] *noun*: Chininvergiftung *f*, Cinchonismus *m*, Chinismus *m*
cin|cho|phen ['sɪŋkəfen] *noun*: Cinchophen *nt*
cin|cli|sis [sɪŋ'klaɪsɪs] *noun*: Cinclisis *f*
cine- *präf.*: Cine-, Kine-
cin|e|an|gi|o|car|di|og|ra|phy [ˌsɪnəˌændʒɪəʊˌkɑːrdɪ'ɑgrəfiː] *noun*: Kineangiokardiographie *f*, Kineangiokardiografie *f*
cin|e|an|gi|o|graph [ˌsɪnə'ændʒɪəʊgræf] *noun*: Kineangiograph *m*, Kineangiograf *m*
cin|e|an|gi|og|ra|phy [ˌsɪnəændʒɪ'ɑgrəfiː] *noun*: Kineangiographie *f*, Kineangiografie *f*
cin|e|car|di|og|ra|phy [ˌsɪnəˌkɑːrdɪ'ɑgrəfiː] *noun*: Kinekardiographie *f*, Kinekardiografie *f*
cin|e|den|sig|ra|phy [ˌsɪnəden'sɪgrəfiː] *noun*: Kinedensigrafie *f*
cin|e|den|si|tom|e|try [ˌsɪnədensɪ'tɑmətriː] *noun*: Kinedensitometrie *f*
cine-esophagography *noun*: Kinematografie *f* der Speiseröhre, Kineösophagographie *f*, Kineösophagografie *f*
cin|e|flu|o|rog|ra|phy [ˌsɪnəflʊə'rɑgrəfiː] *noun*: Röntgenkinematographie *f*, Röntgenkinematografie *f*
cin|e|gas|tros|co|py [ˌsɪnəgæs'trɑskəpiː] *noun*: Kinegastroskopie *f*
cin|e|mat|ics [ˌsɪnə'mætɪks] *plural*: Bewegungslehre *f*, Kinematik *f*
cin|e|mat|i|za|tion [ˌsɪnəmætɪ'zeɪʃn] *noun*: plastische Amputation *f*, Kineplastik *f*
cin|e|ma|tog|ra|phy [ˌsɪnəmə'tɑgrəfiː] *noun*: Röntgenkinematographie *f*, Röntgenkinematografie *f*
cin|e|mat|o|ra|di|og|ra|phy [ˌsɪnəmætəˌreɪdɪ'ɑgrəfiː] *noun*: Röntgenkinematographie *f*, Röntgenkinematografie *f*
cin|e|mi|crog|ra|phy [ˌsɪnəmaɪ'krɑgrəfiː] *noun*: Kinemikrografie *f*
cin|ene ['sɪniːn] *noun*: Limonen *nt*
cine-oesophagography *noun*: (*brit.*) →*cine-esophagography*
cin|e|ol ['sɪnɪɔl, -əʊl] *noun*: Cineol *nt*, Zineol *nt*
cin|e|pha|ryn|go|e|soph|a|go|gram [ˌsɪnəfəˌrɪŋgəʊɪ'sɑfəgəgræm] *noun*: Kinematogramm *nt* von Pharynx und Ösophagus
cin|e|pha|ryn|go|oe|soph|a|go|gram [ˌsɪnəfəˌrɪŋgəʊɪ'sɑfəgəgræm] *noun*: (*brit.*) →*cinepharyngoesophagogram*
cin|e|phle|bog|ra|phy [ˌsɪnəflɪ'bɑgrəfiː] *noun*: Kinephlebographie *f*, Kinephlebografie *f*
cin|e|pho|to|mi|crog|ra|phy [ˌsɪnəˌfəʊtəmaɪ'krɑgrəfiː] *noun*: →*cinemicrography*
cin|e|plas|tics [ˌsɪnə'plæstɪks] *plural*: plastische Amputation *f*, Kineplastik *f*
cin|e|plas|ty ['sɪnəplæstiː] *noun*: plastische Amputation *f*, Kineplastik *f*
cin|e|ra|di|og|ra|phy [sɪnəˌreɪdɪ'ɑgrəfiː] *noun*: Röntgenkinematographie *f*, Röntgenkinematografie *f*, Kinematographie *f*, Kinematografie *f*, Kineradiographie *f*, Kineradiografie *f*
ci|ne|rea [sɪ'nɪərɪə] *noun*: graue Gehirn- und Rückenmarkssubstanz *f*, graue Substanz *f*, Substantia grisea
ci|ne|re|al [sɪ'nɪərɪəl] *adj*: **1.** aschfarben, grau **2.** (*anatom.*) graue Substanz betreffend
cin|e|roent|gen|o|flu|o|rog|ra|phy [sɪnəˌrentgənəflʊə'rɑgrəfiː] *noun*: →*cineradiography*
cin|e|roent|gen|og|ra|phy [sɪnəˌrentgə'nɑgrəfiː] *noun*: →*cineradiography*
cin|es|al|gia [sɪnəs'ældʒ(ɪ)ə] *noun*: Muskelschmerzen *pl* bei Bewegung, Kinesalgie *f*, Kinesialgie *f*
ci|net|o|plasm [sɪ'netəplæzəm] *noun*: Kinetoplasma *nt*
cin|et|o|plas|ma [ˌsɪnətəʊ'plæzmə] *noun*: →*cinetoplasm*
cin|e|u|rog|ra|phy [sɪnəjə'rɑgrəfiː] *noun*: Kineurographie *f*, Kineurografie *f*
cin|gule ['sɪŋgjuːl] *noun*: →*cingulum*
cin|gu|lec|to|my [ˌsɪŋgjə'lektəmiː] *noun*: Zingulektomie *f*
cin|gu|lot|o|my [ˌsɪŋgjə'lɑtəmiː] *noun*: Zingulotomie *f*
cin|gu|lum ['sɪŋgjələm] *noun, plural* **-la** [-lə]: **1.** Gürtel *m*, gürtelförmige Struktur *f*, Cingulum *nt* **2.** (*ZNS*) Cingulum *nt* cerebri
cingulum of tooth: Cingulum basale, Cingulum dentis
cin|gu|lum|ot|o|my [ˌsɪŋgələm'ɑtəmiː] *noun*: Zingulotomie *f*
C1-INH *Abk.*: C1 inhibitor
cin|na|mene ['sɪnəmiːn] *noun*: Styrol *nt*, Vinylbenzol *nt*
cin|na|mon ['sɪnəmən]: **I** *noun* **1.** Zimt *m*, Kaneel *m*, Cinnamomum *nt* **2.** Zimtfarbe *f* **II** *adj* zimtfarben, -braun, -farbig
Ceylon cinnamon: Ceylon-Zimt *m*, Cinnamomum verum, Cinnamomum ceylanicum
cin|nar|i|zine [sɪ'nærɪziːn] *noun*: Cinnarizin *nt*
cin|nip|i|rine [sɪ'nɪpɪriːn] *noun*: →*cinnarizine*
ci|nol|o|gy [sɪ'nɑlədʒiː] *noun*: Bewegungslehre *f*, Kinesiologie *f*
ci|nom|e|ter [sɪ'nɑmɪtər] *noun*: Bewegungsmesser *m*, Kinesi(o)meter *nt*
cin|o|plasm ['sɪnəplæzəm] *noun*: Kinetoplasma *nt*
ci|nox|a|cin [sɪ'nɑksəsɪn] *noun*: Cinoxacin *nt*
ci|o|nec|to|my [ˌsaɪə'nektəmiː] *noun*: Zäpfchenentfernung *f*, Uvularesektion *f*, Uvulektomie *f*
ci|o|nit|ic [ˌsaɪə'nɪtɪk] *adj*: Cionitis betreffend, kionitisch
ci|o|ni|tis [ˌsaɪə'naɪtɪs] *noun*: Entzündung *f* des Gaumenzäpfchens, Cionitis *f*, Zäpfchenentzündung *f*, Uvulitis *f*, Staphylitis *f*, Kionitis *f*
ci|on|op|to|sis [ˌsaɪənɑp'təʊsɪs] *noun*: Zäpfchensenkung *f*, Uvuloptose *f*
ci|o|nor|rha|phy [ˌsaɪə'nɔrəfiː] *noun*: Zäpfchennaht *f*, Uvulo-, Staphylorrhaphie *f*
ci|on|o|tome [saɪ'ɑnətəʊm] *noun*: Zäpfchenmesser *nt*, Uvulotom *nt*
ci|o|not|o|my [saɪə'nɑtəmiː] *noun*: Zäpfchenspaltung *f*, Uvulotomie *f*
CIP-F *Abk.*: classical interstitial pneumonitis-fibrosis
cip|ro|flox|a|cin [ˌsɪprəʊ'flɑksəsɪn] *noun*: Ciprofloxacin *nt*
cir|ca ['sɜrkə] *adv*: zirka, ungefähr, etwa, circa
cir|ca|di|an [sɜr'keɪdɪən, -'kæ-, ˌsɜrkə'diːən] *adj*: über den ganzen Tag (verteilt), ungefähr 24 Stunden dauernd *oder* umfassend, tagesrhythmisch, circadian, zirkadian
cir|ci|nate ['sɜrsəneɪt] *adj*: rund, ringförmig, kreisförmig, zirkulär, zirkular
cir|cle ['sɜrkl]: **I** *noun* **1.** Kreis *m*, Ring *m*, (*anatom.*) Circulus *m* **2.** (*fig.*) Zyklus *m*, Kreislauf *m* **3.** Zirkel *m*, (Personen-)Kreis *m* **II** *vt* umringen, umgeben; um-, einkreisen
arterial circle: arterieller Anastomosenring *m*, Circulus arteriosus
arterial circle of cerebrum: Willis-Anastomosenkranz *m*, Circulus arteriosus cerebri
arterial circle of iris: Circulus arteriosus iridis
arterial circle of Willis: Willis-Anastomosenkranz *m*, Circulus arteriosus cerebri
Cabrera's circle: Cabrera-Kreis *m*
Carus' circle: Carus-Krümmung *f*

greater arterial circle of iris: äußeres/ziliares Arteriengeflecht *nt* der Iris, Circulus arteriosus iridis major
greater circle of iris: Ziliarabschnitt *m* der Iris, Anulus iridis major
circle of Haller: Haller-Gefäßkranz *m*, Zinn-Gefäßkranz *m*, Circulus vasculosus nervi optici
horopter circle: Horopterkreis *m*
lesser arterial circle of iris: inneres/pupilläres Arteriengeflecht *nt* der Iris, Circulus arteriosus iridis minor
lesser circle of iris: Pupillarabschnitt *m* der Iris, Anulus iridis minor
major arterial circle of iris: →*greater arterial circle of iris*
marginal circle of cornea: Randschlingennetz *nt*
minor arterial circle of iris: →*lesser arterial circle of iris*
Ridley's circles: Sinus intercavernosi
vascular circle: Circulus vasculosus
vascular circle of optic nerve: Haller-Gefäßkranz *m*, Zinn-Gefäßkranz *m*, Circulus vasculosus nervi optici
vicious circle: Teufelskreis *m*, Circulus vitiosus
Vieth-Müller circle: Vieth-Müller-Kreis *m*
circle of Willis: Willis-Anastomosenkranz *m*, Circulus arteriosus cerebri
circle of the year: Jahreszyklus *m*
circle of Zinn: Haller-Gefäßkranz *m*, Zinn-Gefäßkranz *m*, Circulus vasculosus nervi optici

cir|clet ['sɜrklɪt] *noun*: kleiner Kreis *m*; Ring *m*, Reif *m*

cir|cuit ['sɜrkɪt]: **I** *noun* **1.** Kreislauf *m*, Umlauf *m*; Kreisbewegung *f* (*techn.*) elektrischer Strom-/Schaltkreis *m* **in circuit** angeschlossen **open/close the circuit** den Stromkreis öffnen/schließen **put in circuit** anschließen **3.** magnetischer Kreis *m* **4.** Umfang *m*, Umkreis **II** *vt* umkreisen
control circuit: Kontroll-, Regler-, Steuerkreis *m*
electric circuit: elektrischer Strom-, Schaltkreis *m*
feedback circuit: Feedback-, Rückkopplungskreis *m*
functional circuit: Funktionskreis *nt*
integrated circuit: integrierter Schaltkreis *m*
micro reentry circuits: mikro-reentry-Kreisläufe *pl*
multineuronal circuit of Papez: Neuronenkreis *m* von Papez
neuron circuit: →*neuronal circuit*
neuronal circuit: Neuronenschaltung *f*, -kreis *m*
oscillating circuit: Schwingkreis *m*
reflex circuit: Reflexbogen *m*
regulatory circuit: Regelkreis *m*
resonant circuit: Resonanz-, Schwingkreis *m*
reverberatory circuit: Erregungskreis *m*
short circuit: Kurzschluss *m*, (*inf.*) Kurzer *m*

cir|cu|lar ['sɜrkjələr] *adj*: **1.** rund, ring-, kreisförmig, zirkulär, Kreis-, Rund- **2.** zyklisch, periodisch, wiederkehrend

cir|cu|late ['sɜrkjəleɪt]: **I** *vt* in Umlauf setzen *oder* bringen, zirkulieren lassen **II** *vi* zirkulieren, umlaufen

cir|cu|lat|ing ['sɜrkjəleɪtɪŋ] *adj*: zirkulierend, umlaufend, im Umlauf/Kreislauf befindlich, in Umlauf

cir|cu|la|tion [ˌsɜrkjə'leɪʃn] *noun*: **1.** Zirkulation *f*, Kreislauf *m* **2.** (Blut-)Kreislauf *m*, Zirkulation *f* **release into the circulation** ins Blut/in den Blutkreislauf abgeben
allantoic circulation: Umbilikal-, Nabelschnur-, Allantoiskreislauf *m*
assisted circulation: assistierte Zirkulation *f*
capillary circulation: Kapillarkreislauf *m*, -zirkulation *f*
cerebral circulation: Gehirnkreislauf *m*, -durchblutung *f*
collateral circulation: Kollateralkreislauf *m*
compensatory circulation: Kollateralkreislauf *m*
coronary circulation: Koronarkreislauf *m*
CSF circulation: Liquorpassage *f*
enterohepatic circulation: enterohepatischer Kreislauf *m*
extracorporeal circulation: extrakorporale Zirkulation *f*, extrakorporaler Kreislauf *m*
fetal circulation: fetaler Kreislauf *m*
greater circulation: großer Kreislauf *m*, Körperkreislauf *m*
hepatic circulation: Leberkreislauf *m*
hypophyseoportal circulation: hypophysärer Pfortader-/Portalkreislauf *m*, hypophysäres Pfortader-/Portalsystem *nt*
hypophysioportal circulation: →*hypophyseoportal circulation*
impaired circulation: Zirkulationsstörungen *pl*
intraembryonic circulation: intraembryonaler Kreislauf *m*
lesser circulation: kleiner Kreislauf *m*, Lungenkreislauf *m*
lymph circulation: Lymphkreislauf *m*, -zirkulation *f*
major circulation: großer Kreislauf *m*, Körperkreislauf *m*
maternal circulation: mütterlicher/maternaler Kreislauf *m*
minor circulation: kleiner Kreislauf *m*, Lungenkreislauf *m*
nutrient circulation: Nährstoffkreislauf *m*
omphalomesenteric circulation: Dottersackkreislauf *m*
persistent fetal circulation: persistierende pulmonale Hypertension *f* des Neugeborenen, Syndrom *nt* der persistierenden fetalen Zirkulation, PFC-Syndrom *nt*
placental circulation: Plazentakreislauf *m*
portal circulation: Pfortader-, Portalkreislauf *m*, Pfortader-, Portalsystem *nt*
portoumbilical circulation: Cruveilhier-von Baumgarten-Syndrom *nt*, Cruveilhier-Baumgarten-Syndrom *nt*
prenatal circulation: pränataler Kreislauf *m*
pulmonary circulation: kleiner Kreislauf *m*, Lungenkreislauf *m*
renal circulation: Nierenkreislauf *m*, -durchblutung *f*
sinusoidal circulation: Sinusoidalkreislauf *m*, -zirkulation *f*
systemic circulation: großer Kreislauf *m*, Körperkreislauf *m*
umbilical circulation: Umbilikalkreislauf *m*, Nabel(schnur)kreislauf *m*
uterine circulation: Uteruskreislauf *m*
uteroplacental circulation: uteroplazentärer Kreislauf *m*
vitelline circulation: Dottersackkreislauf *m*

cir|cu|la|tive ['sɜrkjəleɪtɪv, -lətɪv] *adj*: →*circulatory*

cir|cu|la|to|ry ['sɜrkjələtəʊrɪ, -tɔː-] *adj*: (Blut-)Kreislauf betreffend, zirkulatorisch

cir|cum|a|nal [ˌsɜrkəm'eɪnl] *adj*: in der Umgebung des Afters/Anus (liegend), um den After herum (liegend), zirkumanal, perianal

cir|cum|a|re|o|lar [ˌsɜrkəmə'rɪələr] *adj*: um den Warzenvorhof herum (liegend), periareolar

cir|cum|ar|tic|u|lar [ˌsɜrkəmɑːr'tɪkjələr] *adj*: um ein Gelenk herum (liegend), in der Umgebung eines Gelenks, periartikulär, zirkumartikulär

cir|cum|ax|il|la|ry [ˌsɜrkəm'æksəleriː, -æk'sɪləriː] *adj*: zirkumaxillär, periaxillär

cir|cum|bul|bar [ˌsɜrkəm'bʌlbɑːr, -bər] *adj*: um einen Bulbus herum (liegend), insbesondere den Augapfel/Bulbus oculi, zirkumbulbär, peribulbär

cir|cum|cise ['sɜrkəmsaɪz] *vt*: **1.** (*urolog.*) eine Beschneidung durchführen, beschneiden **2.** (*chirurg.*) umschneiden

cir|cum|ci|sion [ˌsɜrkəm'sɪʒn] *noun*: **1.** (*urolog.*) Be-

schneidung *f*, Zirkumzision *f* **2.** (*chirurg.*) Umschneidung *f*, Zirkumzision *f*, Circumcisio *f*
female circumcision: weibliche Beschneidung *f*, Klitorisektomie *f*, Klitoridektomie *f*, Klitoridotomie *f*
pharaonic circumcision: →*female circumcision*
plastibell circumcision: Plastic-bell-Methode *f*

C

cir|cum|cor|ne|al [ˌsɜrkəm'kɔːrnɪəl] *adj*: (*Auge*) um die Hornhaut/Kornea herum (liegend), zirkumkorneal, perikorneal

cir|cum|duc|tion [ˌsɜrkəm'dʌkʃn] *noun*: Kreisbewegung *f*, Zirkumduktion *f*

cir|cum|fer|ence [sɜr'kʌmfərəns] *noun*: Umkreis *m*, (Kreis-)Umfang *m*; Ausdehnung *f*, Peripherie *f*, Zirkumferenz *f*, (*anatom.*) Circumferentia *f*
articular circumference: Circumferentia articularis
articular circumference of head of radius: Circumferentia articularis capitis radii
articular circumference of head of ulna: Circumferentia articularis capitis ulnae
articular circumference of radius: Circumferentia articularis capitis radii
articular circumference of ulna: Circumferentia articularis capitis ulnae
chest circumference: kindlicher Brustumfang *m*
head circumference: kindlicher Kopfumfang *m*
circumference of head of radius: Circumferentia articularis capitis radii

cir|cum|fer|en|tial [sərˌkʌmfə'renʃl] *adj*: Umfang/Peripherie betreffend, peripher(isch), Umfangs-

cir|cum|flex ['sɜrkəmfleks] *adj*: (*Nerv, Blutgefäß*) gekrümmt, gebogen

cir|cum|flu|ent [sər'kʌmfluːənt] *adj*: umgebend, umfließend

cir|cum|gem|mal [ˌsɜrkəm'dʒeməl] *adj*: zirkumgemmal, perigemmal

cir|cum|in|su|lar [ˌsɜrkəm'ɪns(j)ələr] *adj*: (*ZNS*) periinsular

cir|cum|in|tes|ti|nal [ˌsɜrkəmɪn'testənl, sɜrkəmˌɪntes'taɪnl] *adj*: um den Darm/das Intestinum herum (liegend), zirkumintestinal, perienteral, periintestinal

cir|cum|ja|cent [ˌsɜrkəm'dʒeɪsnt] *adj*: umgebend, umliegend

cir|cum|len|tal [ˌsɜrkəm'lentəl] *adj*: um die Linse/Lens cristallina herum (liegend), zirkumlental, perilental, perilentikulär, zirkumlentikulär

cir|cum|neu|tral [ˌsɜrkəm'n(j)uːtrəl] *adj*: (*PH-Wert*) fast neutral

cir|cum|nu|cle|ar [ˌsɜrkəm'n(j)uːklɪər] *adj*: um einen Kern/Nukleus herum (liegend), insbesondere den Zellkern, zirkumnukleär, perinukleär

cir|cum|oc|u|lar [ˌsɜrkəm'ɑkjələr] *adj*: um das Auge/den Oculus herum (liegend), periokular, periokulär, zirkumokulär, periophthalmisch

cir|cum|o|ral [ˌsɜrkəm'ɔːrəl, -'əʊr-] *adj*: um den Mund/Os herum (liegend), in der Umgebung der Mundöffnung, perioral, zirkumoral

cir|cum|or|bit|al [ˌsɜrkəm'ɔːrbɪtl] *adj*: um die Augenhöhle/Orbita herum (liegend), zirkumorbital, periorbital

cir|cum|re|nal [ˌsɜrkəm'riːnl] *adj*: um die Niere/Ren herum (liegend), perirenal, zirkumrenal

cir|cum|scribe ['sɜrkəmskraɪb] *vt*: **1.** umfahren, umschreiben, eine Linie ziehen um **2.** ein-, beschränken

cir|cum|scribed ['sɜrkəmskraɪbd] *adj*: auf einen Bereich beschränkt, umschrieben, begrenzt, zirkumskript

cir|cum|stance ['sɜrkəmstæns] *noun*: **1.** Umstand *m* **2.** **circumstances** *pl* Umstände *pl*, Verhältnisse *pl*, (Sach-)Lage *f* **in/under no circumstances** auf keinen Fall, unter keinen Umständen **in certain circumstances** unter Umständen, eventuell **in/under the circumstances** unter diesen Umständen **in/under difficult circumstances** unter schwierigen Bedingungen **3.** **circumstances** *pl* (Lebens-)Verhältnisse *pl*, (-)Lage *f* **in easy/poor/reduced circumstances** in gesicherten/ärmlichen/bescheidenen Verhältnissen **the social circumstances** die sozialen Verhältnisse

cir|cum|stan|tial [ˌsɜrkəm'stænʃl] *adj*: **1.** (*Bericht*) ausführlich, detailliert **2.** nebensächlich, von untergeordneter Bedeutung **3.** durch die Umstände bedingt

cir|cum|stan|ti|al|i|ty [ˌsɜrkəmˌstænʃɪ'ælətiː] *noun*: **1.** Ausführlichkeit *f* **2.** Detail *nt*, Einzelheit *f*

cir|cum|stan|ti|ate [ˌsɜrkəm'stænʃɪeɪt] *vt*: genau und ausführlich beschreiben; (*Theorie*) mit Beweisen untermauern *oder* belegen

cir|cum|vas|cu|lar [ˌsɜrkəm'væskjələr] *adj*: um ein Gefäß herum (liegend), zirkumvaskulär, perivasal, perivaskulär

cir|cum|ven|tric|u|lar [ˌsɜrkəmven'trɪkjələr] *adj*: um einen Ventrikel herum (liegend), zirkumventrikulär

cir|cum|vo|lute [sɜr'kəmvəluːt, ˌsɜrkəm'vəʊluːt] *adj*: gewunden, verdreht

cir|rho|gen|ic [sɪrəʊ'dʒenɪk] *adj*: die Zirrhoseentstehung fördernd *oder* auslösend, zirrhogen

cir|rhog|e|nous [sɪ'rɑdʒənəs] *adj*: die Zirrhoseentstehung fördernd *oder* auslösend, zirrhogen

cir|rhon|o|sus [sɪ'rɑnəsəs] *noun*: Cirrhonosis *f*

cir|rho|sis [sɪ'rəʊsɪs] *noun, plural* **-ses** [sɪ'rəʊsiːz]: **1.** Zirrhose *f*, Cirrhosis *f* **2.** →*cirrhosis of liver*
acute juvenile cirrhosis: chronisch-aktive/chronisch-aggressive Hepatitis *f*
alcoholic cirrhosis: Alkoholzirrhose *f*, Cirrhosis alcoholica
atrophic cirrhosis: atrophische Leberzirrhose *f*
biliary cirrhosis: biliäre Leberzirrhose *f*, biliäre Zirrhose *f*, Hanot-Zirrhose *f*, Cirrhosis biliaris
Budd's cirrhosis: Budd-Zirrhose *f*
calculus cirrhosis: sekundär biliäre Leberzirrhose *f* bei Cholilithiasis
capsular cirrhosis: Glisson-Zirrhose *f*
capsular cirrhosis of liver: Glisson-Zirrhose *f*
cardiac cirrhosis: Stauungsinduration *f* der Leber, Cirrhose cardiaque
Charcot's cirrhosis: primär biliäre Zirrhose *f*, nicht-eitrige destruierende Cholangitis *f*
congestive cirrhosis: Stauungsinduration *f* der Leber, Cirrhose cardiaque
congestive cirrhosis of liver: Stauungsinduration *f* der Leber, Cirrhose cardiaque
Cruveilhier-Baumgarten cirrhosis: Cruveilhier-Baumgarten-Syndrom *nt*
cryptogenic cirrhosis: kryptogene (Leber-)Zirrhose *f*
fatty cirrhosis: Fettzirrhose *f*
gastric cirrhosis: entzündlicher Schrumpfmagen *m*, Magenszirrhus *m*, Brinton-Krankheit *f*, Linitis plastica
Glisson's cirrhosis: Glisson-Zirrhose *f*
Hanot's cirrhosis: **1.** biliäre (Leber-)Zirrhose *f*, Hanot-Zirrhose *f*, Cirrhosis biliaris **2.** primär biliäre (Leber-)Zirrhose *f*
hepatic cirrhosis: Leberzirrhose *f*, Cirrhosis hepatis
hypertrophic cirrhosis: primär biliäre Zirrhose *f*, nicht-eitrige destruierende Cholangitis *f*
hypertrophic hepatic cirrhosis: primär biliäre Zirrhose *f*, nicht-eitrige destruierende Cholangitis *f*
infantile hepatic cirrhosis: infantile Leberzirrhose *f*
juvenile cirrhosis: chronisch-aktive/chronisch-aggres-

sive Hepatitis *f*
Laennec's cirrhosis: mikronoduläre/kleinknotige/organisierte Leberzirrhose *f*
cirrhosis of liver: Leberzirrhose *f*, Cirrhosis hepatis
cirrhosis of lung: Lungenzirrhose *f*, diffuse interstitielle Lungenfibrose *f*
metabolic cirrhosis: metabolische Leberzirrhose *f*, Leberzirrhose *f* bei Stoffwechseldefekt
micronodular cirrhosis: mikronoduläre/kleinknotige/organisierte Leberzirrhose *f*
multilobular cirrhosis: postnekrotische/ungeordnete/großknotige Leberzirrhose *f*
necrotic cirrhosis: postnekrotische/ungeordnete/großknotige Leberzirrhose *f*
nutritional cirrhosis: nutritive/ernährungsbedingte Leberzirrhose *f*
organized cirrhosis: mikronoduläre/kleinknotige/organisierte Leberzirrhose *f*
pancreatic cirrhosis: Pankreaszirrhose *f*, -fibrose *f*
periportal cirrhosis: postnekrotische/ungeordnete/großknotige Leberzirrhose *f*
Pick's cirrhosis: Pick-Zirrhose *f*, perikarditische Pseudoleberzirrhose *f*
pigment cirrhosis: Cirrhosis pigmentosa, Pigmentzirrhose *f*
pigmentary cirrhosis: Pigmentzirrhose *f*, Cirrhosis pigmentosa
portal cirrhosis: mikronoduläre/kleinknotige/organisierte Leberzirrhose *f*
posthepatic cirrhosis: chronisch-persistierende Hepatitis *f*
postnecrotic cirrhosis: postnekrotische/ungeordnete/großknotige Leberzirrhose *f*
primary biliary cirrhosis: primär biliäre Zirrhose *f*, nicht-eitrige destruierende Cholangitis *f*
pulmonary cirrhosis: Lungenzirrhose *f*, diffuse interstitielle Lungenfibrose *f*
secondary biliary cirrhosis: sekundär biliäre Zirrhose *f*
septal cirrhosis: mikronoduläre/kleinknotige/organisierte Leberzirrhose *f*
stasis cirrhosis: Stauungsinduration *f* der Leber, Cirrhose cardiaque
stasis cirrhosis of liver: Stauungsinduration *f* der Leber, Cirrhose cardiaque
cirrhosis of stomach: Magenszirrhus *m*, entzündlicher Schrumpfmagen *m*, Brinton-Krankheit *f*, Linitis plastica
Todd's cirrhosis: primär biliäre Zirrhose *f*, nicht-eitrige destruierende Cholangitis *f*
toxic cirrhosis: **1.** toxische Leberzirrhose *f* **2.** postnekrotische/ungeordnete/großknotige Leberzirrhose *f*
unilobular cirrhosis: primär biliäre Zirrhose *f*, nichteitrige destruierende Cholangitis *f*

cir|rhot|ic [sɪ'rɑtɪk]: I *noun* Patient(in *f*) *m* mit Zirrhose, Zirrhotiker(in *f*) *m* II *adj* Zirrhose betreffend, von Zirrhose betroffen, zirrhös, zirrhotisch, Zirrhose(n)-

cir|rus ['sɪrəs] *noun, plura* **-ri** [-raɪ]: Zirrus *m*

cir|sec|to|my [sər'sektəmiː] *noun*: Varizen(teil)entfernung *f*, -resektion *f*, -exzision *f*, Cirsektomie *f*

cir|so|cele ['sɜrsəsiːl] *noun*: Krampfaderbruch *m*, Cirsozele *f*, -cele *f*, Varikozele *f*, Hernia varicosa

cir|sod|e|sis [sər'sɑdəsɪs] *noun*: Varizenumstechung *f*, -ligatur *f*, Cirsodesis *f*

cir|soid ['sɜrsɔɪd] *adj*: trauben-, knotenförmig, krampfaderknotenähnlich

cir|som|phal|os [sər'sɑmfələs] *noun*: Medusenhaupt *nt*, Cirsomphalus *m*, Caput medusae

cis [sɪs] *adj*: diesseits, cis

CI-S *Abk.*: calculus index, simplified

CIS *Abk.*: **1.** carcinoma in situ **2.** central inhibitory state

cis- *präf.*: cis-

cis-anethole *noun*: cis-Anethol *nt*

cis|pla|tin ['sɪsplətɪn] *noun*: Cisplatin *nt*

cis-platinum *noun*: →*cisplatin*

cis|sa ['sɪsə] *noun*: →*citta*

cis|tern ['sɪstərn] *noun*: Zisterne *f*, Cisterna *f*
ambient cistern: Cisterna ambiens
basal cistern: Cisterna interpeduncularis
cerebellomedullary cistern: Cisterna magna/cerebellomedullaris
cistern of chiasma: Cisterna chiasmatica
chiasmatic cistern: Cisterna chiasmatica
chyle cistern: Cisterna chyli
cistern of fossa of Sylvius: →*cistern of lateral cerebral fossa*
great cistern: Cisterna magna/cerebellomedullaris
interpeduncular cistern: Cisterna interpeduncularis
interventricular cistern: Cisterna interventricularis
lateral cerebellomedullary cistern: Cisterna cerebromedullaris lateralis
cistern of lateral cerebral fossa: Inselzisterne *f*, Cisterna fossa lateralis cerebri
cistern of lateral fossa of cerebrum: Inselzisterne *f*, Cisterna fossae lateralis cerebri
lumbal cistern: Cisterna lumbalis
marginal cistern: marginale Zisterne *f*, Randzisterne *f*
cistern of nuclear envelope: perinukleäre Zisterne *f*, perinukleärer Spaltraum *m*, Cisterna caryothecae/nucleolemmae
Pecquet's cistern: Cisterna chyli
pericallosal cistern: Cisterna pericallosa
perinuclear cistern: perinukleäre Zisterne *f*, perinukleärer Spaltraum *m*, Cisterna caryothecae/nucleolemmae
pontine cistern: Cisterna pontocerebellaris
pontocerebellar cistern: Cisterna pontocerebellaris
posterior cistern: Cisterna magna
posterior cerebellomedullary cistern: Cisterna cerebellomedullaris posterior, Cisterna magna
quadrigeminal cistern: Cisterna quadrigeminalis, Cisterna venae magnae cerebri
subarachnoid cisterns: Subarachnoidalzisternen *pl*, Subarachnoidalliquorräume *pl*, Cisternae subarachnoideae
subarachnoidal cisterns: Subarachnoidalzisternen *pl*, Subarachnoidalliquorräume *pl*, Cisternae subarachnoideae
suprasellar cistern: suprasellärer Liquorraum *m*
cistern of Sylvius: Cisterna fossa lateralis cerebri
terminal cisterns: (*Muskel*) Terminalzisternen *pl*
trigeminal cisterns: Cisterna trigemini

cis|ter|na [sɪs'tɜrnə] *noun, plura* **-nae** [-niː]: →*cistern*
ambient cisterna: Cisterna ambiens

cis|ter|nal [sɪs'tɜrnl] *adj*: Zisterne(n) betreffend, Zisternen-

cis|ter|no|graph|ic [ˌsɪstərnəʊ'græfɪk] *adj*: Zisternografie betreffend, mittels Zisternografie, zisternographisch, zisternografisch

cis|ter|nog|ra|phy [ˌsɪstər'nɑgrəfiː] *noun*: Zisternographie *f*, Zisternografie *f*
CT cisternography: CT-Zisternografie *f*, CT-Zisternographie *f*

cis|tron ['sɪstrɑn] *noun*: Cistron *nt*

cis|ves|tism [sɪs'vestɪzəm] *noun*: Cisvestismus *m*

cis|ves|ti|tism [sɪs'vestɪtɪzəm] *noun*: →*cisvestism*
CIT *Abk.*: **1.** characterological intelligence test **2.** conventional insulin therapy
cit|rase ['sɪtreɪz] *noun*: Zitrataldolase *f*, Zitratlyase *f*, Citrataldolase *f*, Citratlyase *f*
cit|ra|tase ['sɪtrəteɪz] *noun*: →*citrase*
cit|rate ['sɪtreɪt, 'saɪ-] *noun*: Zitrat *nt*, Citrat *nt*
carbetapentane citrate: Pentoxyverin *nt*
cit|rat|ed ['sɪtreɪtɪd, 'saɪ-] *adj*: zitrathaltig
cit|re|ous ['sɪtrɪəs] *adj*: zitronengelb
cit|ri|des|mo|lase [ˌsɪtrə'dezməleɪz] *noun*: →*citrase*
Cit|ro|bac|ter [ˌsɪtrə'bæktər] *noun*: Citrobacter *f*
Citrobacter amalonaticus: Citrobacter amalonaticus
Citrobacter diversus: Citrobacter diversus
Citrobacter freundii: Citrobacter freundii
ci|trog|e|nase [sɪ'trɑdʒəneɪz] *noun*: →*citrate (si-)synthase*
cit|ron|el|la [ˌsɪtrə'nelə] *noun*: Citronellgras *nt*, Cymbopogon winterianus
cit|rul|lin|ae|mi|a [ˌsɪtrəlɪn'iːmiːə] *noun*: (*brit.*) →*citrullinemia*
cit|rul|line ['sɪtrəliːn] *noun*: Zitrullin *nt*, Citrullin *nt*
cit|rul|lin|e|mi|a [ˌsɪtrəlɪn'iːmiːə] *noun*: Citrullinämie *f*
cit|rul|lin|u|ri|a [ˌsɪtrəlɪ'n(j)ʊəriːə] *noun*: Citrullinämie *f*
cit|ta ['sɪtə] *noun*: Heißhunger *m* der Schwangeren
cit|to|sis [sɪ'təʊsɪs] *noun*: →*citta*
CIVD *Abk.*: cold-induced vasodilation
CJD *Abk.*: Creutzfeldt-Jakob disease
CK *Abk.*: creatine kinase
CKG *Abk.*: cardiokymography
CK-MB *Abk.*: creatine kinase muscle-brain
CL *Abk.*: **1.** cholesterol-lecithin **2.** chronic leukemia **3.** chronic lymphadenosis **4.** citrate lyase **5.** compliance of the lungs **6.** corpus luteum **7.** critical list **8.** cycle length
Cl *Abk.*: **1.** chlorine **2.** clearance
cl *Abk.*: centiliter
CLA *Abk.*: **1.** cationic leukocyte antigen **2.** cervicolinguoaxial **3.** chimpanzee leukocyte antigen
ClAc *Abk.*: chloroacetyl
clad|i|o|sis [klædɪ'əʊsɪs] *noun*: Kladiose *f*, Cladiosis *f*
clad|o|spo|ri|o|sis [ˌklædəˌspəʊrɪ'əʊsɪs] *noun*: Cladosporiumerkrankung *f*, Cladosporiose *f*, -sporiosis *f*
cladosporiosis epidemica: Cladosporiosis epidemica, Pityriasis nigra, Tinea nigra
Clad|o|spo|ri|um [ˌklædə'spəʊriːəm] *noun*: Cladosporium *nt*
Cladosporium carrionii: Cladosporium carrionii
Cladosporium mansoni: Cladosporium mansoni
Cladosporium werneckii: Cladosporium werneckii
clad|ri|bine [ˌklædrɪbiːn] *noun*: Cladribin *nt*, 2-Chlor-2-deoxyadenosin *nt*
clair|voy|ance [kleər'vɔɪəns] *noun*: Hellsehen *nt*, Präkognition *f*
clam|my ['klæmiː] *adj*: (*Haut*) feuchtkalt, klamm
clamp [klæmp]: **I** *noun* Klemme *f*, Klammer *f* **II** *vt* (ein-)spannen, (fest-, ab-)klemmen, mit Klammer(n) befestigen, (ver-, an-)klammern
Allis clamp: Allis-Klemme *f*
atraumatic clamp: atraumatische Klemme *f*
blood vessel clamp: (Blut-)Gefäßklemme *f*, (Blut-)Gefäßklammer *f*
bone-holding clamp: Knochenhaltezange *f*, Knochenfasszange *f*
cartilage clamp: Knorpelfasszange *f*
catheter clamp: Katheterklemme *f*
cervical clamp: Zahnhalsklammer *m*, Zervikalklammer *f*
chalazion clamp: Chalazionpinzette *f*
Cope's clamp: Cope-Klemme *f*
Crafoord's clamp: Crafoord-Klemme *f*
Crile's clamp: Crile-Arterienklemme *f*, Crile-Klemme *f*
Crutchfield clamp: Crutchfield-Zange *f*, -Klammer *f*
gingival clamp: Zahnhalsklammer *m*, Zervikalklammer *f*
Gomco's clamp: Gomco-Klemme *f*
Hatch clamp: Hatch-Klammer *f*
Hatch gingival clamp: Hatch-Klammer *f*
intestinal clamp: Darmklemme *f*
Ivory clamp: Ivory-Klammer *f*
Joseph's clamp: Joseph-Klammer *f*
kidney clamp: Nierenfasszange *f*
kidney pedicle clamp: Nierenstielklemme *f*
Kocher's clamp: Kocher-Klemme *f*
membrane patch clamp: Membranfleckklemme *f*, Patchclamp *f*
meniscal clamp: Meniskusfasszange *f*
Mikulicz's clamp: Mikulicz-Klemme *f*
Mikulicz's peritoneal clamp: Mikulicz-Klemme *f*
mosquito clamp: Moskitoklemme *f*
muscle clamp: Muskelklemme *f*
noncrushing clamp: atraumatische Klemme *f*
Payr's clamp: Payr-Darmkompressorium *nt*
Péan's clamp: Péan-Klemme *f*
pedicle clamp: Stielklemme *f*
renal clamp: Nierenfasszange *f*
renal pedicle clamp: Nierenstielklemme *f*
rubber dam clamp: Kofferdamklammer *f*
S.S. White clamp: S.S.W.-Kofferdamklammer *f*
spur crushing clamp: Hohlmeißelzange *f*
S.S.W. clamp: S.S.W.-Kofferdamklammer *f*
stomach clamp: Magenklemme *f*
stone clamp: Steinfasszange *f*
towel clamp: Tuchklemme *f*
vas clamp: Gefäßklemme *f*, Gefäßklammer *f*
vascular clamp: Gefäßklemme *f*, Gefäßklammer *f*
vessel clamp: Gefäßklemme *f*, Gefäßklammer *f*
voltage clamp: Spannungsklemme *f*, Voltage-Clamp *nt*
Wertheim clamp: Wertheim-Klemme *f*
clap [klæp] *noun*: (*brit.*) →*gonorrhea*
cla|po|tage [klæpɔ'tɑːʒ] *noun*: Plätschergeräusch *nt*, Clapotement *nt*
cla|pote|ment [klapɔt'mənt] *noun*: Plätschergeräusch *nt*, Clapotement *nt*
cla|rif|i|cant [klæ'rɪfɪkənt] *noun*: Klärsubstanz *f*, Klär(ungs)mittel *nt*
clar|i|fi|ca|tion [ˌklærəfɪ'keɪʃn] *noun*: **1.** (*chem.*) (Ab-)Klären *nt*, (Ab-)Klärung *f* **2.** (*fig.*) (Er-, Auf-)Klärung *f*, Klarstellung *f*
clar|i|fi|er ['klærɪfaɪər] *noun*: →*clarificant*
clar|i|fy ['klærɪfaɪ]: **I** *vt* **1.** (*chem.*) (ab-)klären, reinigen **2.** (*fig.*) (auf-, er-)klären, klarstellen **II** *vi* **3.** (*chem.*) sich klären, klar werden; sich absetzen **4.** (*fig.*) sich (auf-)klären
cla|rith|ro|my|cin [kləˌrɪθrə'maɪsiːn] *noun*: Clarithromycin *nt*, 6-O-Methylerythromycin *nt*
clar|i|ty ['klærətiː] *noun*: Klarheit *f*
CLAS *Abk.*: clinical laboraty automation system
clas|mat|o|cyte [klæz'mætəsaɪt] *noun*: Makrophag(e) *m*
clas|ma|to|sis [ˌklæzmə'təʊsɪs] *noun*: Klasmatose *f*
clas|mo|cy|to|ma [ˌklæzməsaɪ'təʊmə] *noun*: Retikulosarkom *nt*, Retikulumzell(en)sarkom *nt*, Retothelsarkom *nt*
clasp [klæsp, klɑːsp]: **I** *noun* **1.** Klammer *f*, Klemme *f*; Haken *m*, Spange *f* **2.** Umklammerung *f*, fester (Hand-)Griff *m* **II** *vt* (um-)klammern, ein-, zuhaken, mit Haken befestigen *oder* schließen; festschnallen, fassen

Adams clasp: Adams-Klammer *f*, Adamsklammer *f*
Aderer No. 20 clasp: Aderer-Klammer *f*
arrow clasp: Pfeilklammer *f*
arrowhead clasp: Pfeilklammer *f*
back-action clasp: Back-action-Klammer *f*
ball clasp: Kugelklammer *f*
bar clasp: Roach-Klammer *f*, geteilte Klammer *f*
Bonwill clasp: Überfallklammer *f*, Bonwill-Klammer *f*
cast clasp: gegossene Klammer *f*, Gussklammer *f*
circumferential clasp: E-Klammer *f*, Akers-Klammer *f*
combination clasp: Komninationsklammer *f*
continuous clasp: **1.** fortlaufende Klammer *f*, Schienungsklammer *f* **2.** Lingualbügel *m*, Unterzungenbügel *m*, Kennedy-Bügel *m*
continuous lingual clasp: →*continuous clasp*
Crisp clasp: Überfallklammer *f*, Bonwill-Klammer *f*
Crozat clasp: Crozat-Klammer *f*
embrassure clasp: Überfallklammer *f*, Bonwill-Klammer *f*
hairpin clasp: Reverse-action-Klammer *f*
half-and-half clasp: Halbringklammer *f*
mesiodistal clasp: Mesiodistalklammer *f*
molar clasp: Molarenklammer *f*
movable clasp: Klammer *f* mit beweglichem Arm
movable-arm clasp: Klammer *f* mit beweglichem Arm
multiple clasp: Doppelklammer *f*
reverse-action clasp: Reverse-action-Klammer *f*
ring clasp: Ringklammer *f*
Roach clasp: Roach-Klammer *f*, geteilte Klammer *f*
wire clasp: Drahtklammer *f*

class [klæs, klɑːs]: I *noun* **1.** Gruppe *f*, Kategorie *f*, Klasse *f* (*soziol.*) (Gesellschafts-)Klasse *f*, (Bevölkerungs-) Schicht *f* **3.** (*biolog.*) Klasse *f*, Gruppe *f*, Art *f* **II** *vt* klassifizieren, (in Klassen) einteilen *oder* einordnen *oder* einstufen
age class: Jahrgang *m*, Altersstufe *f*, -klasse *f*, -gruppe *f*
immunoglobulin classes: Immunglobulinklassen *pl*
social class: soziale Schicht *f*

class. *Abk.*: **1.** classic **2.** classification **3.** classified

clas|sic ['klæsɪk]: I *noun* Klassiker *m*; Standardwerk *nt* **II** *adj* **1.** erstklassig, ausgezeichnet **2.** klassisch, maßgeblich, als Standard/Maßstab/Richtlinie/Norm geltend *oder* dienend **3.** klassisch, traditionell, konventionell, herkömmlich **the classic method** die klassische *oder* konventionelle Methode **4.** elementar, grundlegend, wesentlich; typisch

clas|si|cal ['klæsɪkl] *adj*: →*classic II*

clas|si|fi|a|ble ['klæsɪfaɪəbl] *adj*: klassifizierbar

clas|si|fi|ca|tion [ˌklæsəfɪ'keɪʃn] *noun*: **1.** Klassifizieren *nt* **2.** Klassifikation *f*, Klassifizierung *f*, Einordnung *f*, Einteilung *f* **3.** (*biolog.*) Einordnung *f*, Taxonomie *f*
Ackerman-Proffitt classification of malocclusion: →*Ackerman-Proffit classification*
Ackerman-Proffit classification: Ackerman-Proffit-Einteilung *f* der Gebissanomalien, Ackerman-Proffit-Einteilung *f* der Malokklusion, Ackerman-Proffit-Klassifizierung *f*, Ackerman-Proffit-Einteilung *f* der Okklusionsanomalien
adansonian classification: numerische Taxonomie *f*
Aitken classification: Aitken-Klassifikation *f*
Angle's classification: Angle-Klassifizierung *f*, Angle-Einteilung *f* der Gebissanomalien, Angle-Klassifikation *f*
Angle classification of malocclusion: →*Angle's classification*
Ann-Arbor classification: Ann-Arbor-Klassifikation *f*
Arneth's classification: Arneth-Leukozytenschema *nt*
bacterial classification: Bakterienklassifikation *f*
Bailyn's classification: Bailyn-Einteilung *f*, Bailyn-Klassen *pl*
Bailyn's classification for partially edentulous arches: →*Bailyn's classification*
Bergey's classification: Bergey-Klassifikation *f*
Binet's classification of chronic lymphatic leukaemia: (*brit.*) →*Binet's classification of chronic lymphatic leukemia*
Binet's classification of chronic lymphatic leukemia: Stadienteilung *f* der chronischen lymphatischen Leukämie nach Binet
Black's classification: Black-Klassen *pl*, Kavitätenklassen *pl* nach Black, Kavitätenklassen *pl*
Black's cavity classification: →*Black's classification*
Borrmann's classification: Klassifikation *f* nach Borrmann
Breitner classification: Einteilung *f* der Klavikulafrakturen nach Breitner
Broders' classification: Broders-Index *m*
Broders' classification for malignancy: →*Broders' classification*
Caldwell-Moloy classification: Caldwell-Moloy-Einteilung *f*, -Klassifikation *f*
caries classification: →*Black's classification*
cavity classification: →*Black's classification*
Chicago classification: Chicago-Einteilung *f*, Chicago-Klassifikation *f*
Child's classification: Child-Klassifikation *f*
chromosome classification: Chromosomenklassifikation *f*
cleft palate classification: Gaumenspalteneinteilung *f*, Gaumenspaltenklassifizierung *f*
DeBakey's classification: DeBakey-Klassifikation *f*
denture classification: Gebisseinteilung *f*
Denver classification: Denver-System *nt*, -Klassifikation *f*
Dukes' classification: Dukes-Klassifikation *f*, Dukes-Einteilung *f*
Durie and Salmon classification: Einteilung *f* nach Durie und Salmon
Erlanger-Gasser classification: Erlanger-Gasser-Einteilung *f*, -Klassifikation *f*
FAB classification: FAB-Klassifikation *f*
Fontaine's classification: Fontaine-Stadien *pl*, Fontaine-Ratschow-Stadien *pl*
Forrest classification: Forrest-Klassifikation *f*
fracture classification: Fraktureinteilung *f*
French-American-British classification: FAB-Klassifikation *f*
Garden's classification of femoral neck fractures: Garden-Klassifikation *f*
Gell and Coombs classification: Gell-Coombs-Klassifikation *f*
ILO classification: ILO-Klassifikation *f*
International Classification of Diseases: Internationale Klassifikation *f* der Krankheiten
international tumor classification: internationale Tumorklassifikation *f*
international tumour classification: (*brit.*) →*international tumor classification*
Jansky's classification: Jansky-Klassifikation *f*
Kauffmann-White classification: Kauffmann-White-Schema *nt*
Kennedy classification: Kennedy-Klassen *pl*, Einteilung *f* von Lückengebissen nach Kennedy
Kennedy classification for partially edentulous arches: →*Kennedy classification*

C

Kiel classification: Kiel-Klassifikation maligner Lymphome *f*
Lancefield classification: Lancefield-Einteilung *f*, Lancefield-Klassifikation *f*
Laurén's classification: Laurén-Klassifikation *f*
LeFort classification: Fraktureinteilung nach LeFort
Lloyd-Hunter classification: Lloyd-Hunter-Einteilung *f*, -Klassifikation *f*
Lown classification: Lown-Klassifizierung *f*
Neer's classification: Neer-Klassifikation *f* der proximalen Humerusfrakturen
numerical classification: numerische Taxonomie *f*
NYHA classification: NYHA-Einteilung *f*, -Klassifikation *f*
Nyhus classification: Klassifizierung der Leistenhernien nach Nyhus
Paris classification: Paris-Einteilung *f*, -Klassifikation *f*
Pauwels' classification: Klassifikation *f* nach Pauwels
postoperative TNM classification: pTNM-Klassifikation *f*
pTNM classification: pTNM-Klassifikation *f*
Rappaport classification: Rappaport-Klassifikation *f*
Revised European-American Lymphoma Classification: revidierte europäisch-amerikanische Lymphom-Klassifikation *f*
Runyon classification: Runyon-Einteilung *f*, -Klassifikation *f*
salivary tumor classification: Einteilung *f* der Speicheldrüsentumoren
salivary tumour classification: (*brit.*) →*salivary tumor classification*
Salter classification: Einteilung *f* der Epiphysenfrakturen nach Salter und Harris
Salter and Harris classification: Einteilung *f* der Epiphysenfrakturen nach Salter und Harris
Salter-Harris classification: Salter-Harris-Klassifikation *f*
Schwarz classification: Schwarz-Einteilung *f*
Schwarz's classification of orthodontic systems: →*Schwarz classification*
secretor classification: Sekretorsystem *nt*
Sibbald's classification: Sibbald-Stadieneinteilung *f*
Skinner's classification: Skinner-Klassen *pl*, Einteilung *f* von Lückengebissen nach Skinner
Skinner's classification for partially edentulous arches: →*Skinner's classification*
Stanford classification: Stanford-Klassifikation *f*
Stark classification: Stark-Einteilung *f* der Gaumenspalten
Stark classification for cleft palate: →*Stark classification*
TNM classification: TNM-Klassifikation *f*
Tossy's classification: Tossy-Einteilung *f*
tumor classification: Tumoreinteilung *f*
tumour classification: (*brit.*) →*tumor classification*
Veau classification: Veau-Einteilung *f* der Gaumenspalten
Veau classification for cleft palate: →*Veau classification*
Vidal's classification: Vidal-Einteilung *f*
virus classification: Virusklassifikation *f*
Weber's classification: Einteilung *f* der Knöchelfrakturen nach Weber
White's classification: White-Schema *nt*
Winter's classification: Winter-Einteilung *f*

clas|si|fi|ca|to|ry [klæ'sɪfɪkəˌtɔːriː, -ˌtəʊ-, 'klæsə-] *adj*: klassifizierend, Klassifikations-
clas|si|fied ['klæsɪfaɪd] *adj*: klassifiziert, (in Klassen *oder* Gruppen) eingeteilt
clas|si|fy ['klæsɪfaɪ] *vt*: klassifizieren, einteilen (*into* in); (ein-)gruppieren, kategorisieren; einstufen (*into* in)
-clast *suf*: Zerbrechen, Spalten, Aufspaltung *f*, -klast
clas|tic ['klæstɪk] *adj*: **1.** (in Fragmente) zerfallend, brüchig **2.** (*Modell*) zerlegbar
clas|to|gen ['klæstədʒən] *noun*: Klastogen *nt*
clas|to|gen|ic [ˌklæstə'dʒenɪk] *adj*: Spaltung/Zerstörung bewirkend, klastogen
clas|to|thrix ['klæstəθrɪks] *noun*: Trichorrhexis nodosa
clath|rate ['klæθreɪt] *noun*: Klathrat *nt*
clau|di|cant ['klɔːdɪkənt]: **I** *noun* Patient(in *f*) *m* mit Claudicatio **II** *adj* Claudicatio betreffend, von ihr betroffen; hinkend
clau|di|ca|tion [ˌklɔːdɪ'keɪʃn] *noun*: Hinken *nt*, Claudikation *f*, Claudicatio *f*
cerebral claudication: Claudicatio intermittens cerebralis
intermittent claudication: Claudicatio intermittens, intermittierendes Hinken *nt*, Schaufensterkrankheit *f*, Angina cruris, Dysbasia angiospastica, Dysbasia intermittens, Charcot-Syndrom *nt*
intermittent claudication of the cauda equina: Claudicatio intermittens der Cauda equina
intermittent claudication of the leg: →*intermittent claudication*
intermittent claudication of the spinal cord: Claudicatio intermittens des Rückenmarks/der Cauda equina
jaw claudication: Claudicatio masseterica
venous claudication: Claudicatio venosa
clau|di|ca|to|ry ['klɔːdɪkətɔːriː, -təʊ-] *adj*: Claudicatio (intermittens) betreffend
claus|tral ['klɔːstrəl] *adj*: Claustrum betreffend
claus|tro|phil|i|a [ˌklɔːstrə'fɪlɪə] *noun*: Klaustrophilie *f*
claus|tro|pho|bi|a [ˌklɔːstrə'fəʊbɪə] *noun*: Angst *f* vor geschlossenen Räumen, Platzangst *f*, Klaustro-, Claustrophobie *f*
claus|tro|pho|bic [ˌklɔːstrə'fəʊbɪk] *adj*: Klaustrophobie betreffend, klaustrophob, klaustrophobisch
claus|trum ['klɔːstrəm, 'kləʊ-] *noun, plural* **-tra** [-trə]: Claustrum *nt*, Vormauer *f*
clau|su|ra [klɔː'sʊərə] *noun*: Atresie *f*, Atresia *f*
C-LAV *Abk.*: Cambridge isolate of LAV
cla|va ['kleɪvə, 'klɑː-] *noun, plura* **-vae** ['kleɪviː, 'klɑːvaɪ]: Tuberculum gracile
cla|vate ['kleɪveɪt] *adj*: keulenförmig
Clav|i|ceps ['klævɪseps] *noun*: Claviceps
Claviceps purpurea: Claviceps purpurea, Mutterkornpilz *m*
Clav|i|cip|i|ta|ce|ae [ˌklævɪˌsɪpɪ'teɪsɪiː] *plural*: Clavicipitaceae *pl*
Clav|i|cip|i|ta|les [ˌklævɪˌsɪpɪ'teɪliːz] *plural*: Clavicipitales *pl*
clav|i|cle ['klævɪkl] *noun*: Schlüsselbein *nt*, Klavikel *f*, Klavikula *f*, Clavicula *f* **above the clavicle** oberhalb des Schlüsselbeins/der Klavikula (liegend)
fractured clavicle: Schlüsselbeinbruch *m*, -fraktur *f*, Klavikulafraktur *f*
clav|i|cot|o|my [klævɪ'kɑtəmiː] *noun*: Schlüsselbeindurchtrennung *f*, -resektion *f*, Clavikotomie *f*, Kleidotomie *f*
cla|vic|u|la [klə'vɪkjələ] *noun*: →*clavicle*
cla|vic|u|lar [klə'vɪkjələr] *adj*: Schlüsselbein/Klavikula betreffend, klavikular, Schlüsselbein-
cla|vic|u|lus [klə'vɪkjələs] *noun, plura* **-li** [-laɪ]: Sharpey-Faser *f*
clav|i|form ['klævɪfɔːrm] *adj*: keulenförmig

clav|i|pec|to|ral [ˌklævɪ'pektərəl] *adj*: Schlüsselbein/Klavikula und Thorax *oder* Brust betreffend
cla|vus ['kleɪvəs, 'klɑ-] *noun, plural* **-vi** [-vaɪ, -viː]: Hühnerauge *nt*, Leichdorn *m*, Klavus *m*, Clavus *m*
syphilitic clavi: Clavi syphilitici
claw ['klɔː] *noun*: **1.** (*biolog.*) Kralle *f*, Klaue *f*; (Krebs) Schere *f* **2.** Kratzwunde *f* **3.** (*techn.*) Haken *m*, Greifer *m*
griffin claw: Klauenhand *f*, Krallenhand *f*
claw|foot ['klɔːfʊt] *noun*: Klauenfuß *m*, Klauenhohlfuß *m*, Krallenhohlfuß *m*
claw|hand ['klɔːhænd] *noun*: Klauenhand *f*, Krallenhand *f*
clay [kleɪ] *noun*: Ton(erde *f*) *m*, Lehm *m*, Mergel *m*
China clay: Kaolin *nt*, Bolus alba
clay|bank ['kleɪbæŋk] *adj*: lehmfarben, gelblich-braun
clay-colored *adj*: →*claybank*
clay-coloured *adj*: (*brit.*) →*clay-colored*
clay|ey ['kleɪiː] *adj*: lehmig, tonig, Ton-, Lehm-
clay|ey|ness ['kleɪiːnəs] *noun*: →*clayiness*
clay|i|ness ['kleɪiːnəs] *noun*: (*lehmartige*) Klebrigkeit *f*
cla|zo|ma|ni|a [ˌklæzəʊ'meɪnɪə, -njə] *noun*: Klazomanie *f*
CLBA *Abk*.: competitive ligand-binding assay
CLBBB *Abk*.: complete left bundle branch block
clean [kliːn]: **I** *adj* **1.** sauber, rein; frisch **2.** (*Wunde*) sauber, rein; aseptisch, keimfrei; sterilisiert **3.** unverfälscht; (*Substanz*) unvermischt, rein **4.** (*Schnitt*) glatt, eben **II** *adv* sauber, rein(lich) **III** *vt* säubern, reinigen, putzen; waschen
clean down *vt* abwaschen, gründlich waschen
clean|a|bil|i|ty [ˌkliːnə'bɪlətiː] *noun*: Waschbarkeit *f*
clean|a|ble ['kliːnəbl] *adj*: waschbar, gut zu reinigen
clean-cut *adj*: **1.** scharfgeschnitten, klar **2.** klar umrissen, deutlich **3.** eindeutig, klar **a clean-cut case** ein klarer Fall
clean|er ['kliːnər] *noun*: Reiniger *m*; Reinemachefrau *f*; Reinigungsmittel *nt*; Reinigungsmaschine *f*
abrasive denture cleaner: Gebissreinigungspulver *nt*
air cleaner: Luftreiniger *m*, -filter *m*
cavity cleaner: Kavitätenreiniger *m*
dentin cleaner: Schmelzreiniger *m*, Zahnconditioner *m*, Ätzsäure *f*
denture cleaner: Gebissreiniger *m*
enamel cleaner: Schmelzreiniger *m*, Ätzsäure *f*, Zahnconditioner *m*
clean|ing ['kliːnɪŋ] *noun*: Reinigen *nt*, Reinigung *f* **do the cleaning** saubermachen, reinigen, putzen
ultrasonic cleaning: Ultraschallreinigung *f*, Zahnreinigung *f* mit Uktraschallwellen
clean|li|ness ['klenlɪnəs] *noun*: Sauberkeit *f*, Reinlichkeit *f*
clean|ly [*adj* 'klenlɪ; adv 'kliːnliː]: **I** *adj* reinlich, sauber **II** *adv* reinlich
clean|ness ['kliːnnəs] *noun*: Sauberkeit *f*, Reinheit *f*
cleanse [klenz] *vt*: säubern, reinigen (*of, from* von; *with* mit)
cleans|er ['klenzər] *noun*: Reiniger *m*; Reinigungsmittel *nt*
denture cleanser: Gebissreiniger *m*
immersion cleanser: Reinigungsbad *nt*
immersion denture cleanser: Reinigungsbad *nt*
ultrasonic denture cleanser: Ultraschallgebissreiniger *m*
clean-shaven *adj*: glattrasiert
cleans|ing ['klenzɪŋ] *noun*: Reinigung *f*
bowel cleansing: Darmreinigung *f*
interdental cleansing: Reinigung *f* des Interdentalraums
mechanical cleansing: mechanische Reinigung *f*
mechanical bowel cleansing: mechanische Darmreinigung *f*
clear [klɪər]: **I** *adj* **1.** (licht-)durchlässig, durchsichtig, transparent; (*Licht, Augen*) klar, hell; (*Stimme*) rein, hell; (*Lunge*) frei; (*Farbe*) unvermischt **2.** (*Zugang*) offen, frei, unbehindert (*of* von) **3.** klar, offensichtlich **a clear case of** ein klarer/eindeutiger Fall von **II** *adv* **4.** hell, klar; deutlich **5.** gänzlich, völlig, glatt, ganz **III** *vt* **6.** (weg-, ab-)räumen, wegschaffen, beseitigen; freimachen **7.** (*Flüssigkeit*) klären, klarmachen **8.** sich räuspern **clear one's throat. 9.** abbauen, ausscheiden, reinigen; (*Darm*) entleeren **IV** *vi* **10.** sich klären, klar *oder* heller werden **11.** heilen
clear away *vt* wegschaffen, -räumen, Platz schaffen
clear off *vt* →*clear away*
clear up *vt* **1.** (auf-, er-)klären **2.** aufräumen **3.** weggehen, verschwinden
clear|age ['klɪərɪdʒ] *noun*: Verschwinden *nt*, Schwund *m* **3.** Beseitigung *f*, Freimachung *f*, Räumung *f*; Reinigung *f*, Klärung *f*
clear|ance ['klɪərəns] *noun*: **1.** (*physiolog.*) Clearance *f* **2.** Verschwinden *nt*, Schwund *m* **3.** Beseitigung *f*, Freimachung *f*, Räumung *f*; Reinigung *f*, Klärung *f*
creatinine clearance: Kreatinin-, Creatininclearance *f*
interocclusal clearance: Interokklusalabstand *m*, Interokklusalspalt *m*, Interokklusalraum *m*, interokklusaler Zwischenraum *m*, interokklusaler Raum *m*, Freeway space *m*
inulin clearance: Inulinclearance *f*
iodine-131 hippuric acid clearance: Iod-131-Hippursäure-Clearance *f*
iron clearance: (Plasma-)Eisenclearance *f*
isotope clearance: Radioisotopenclearance *f*
mucociliary clearance: mukoziliäre Clearance *f*, mukoziliäre Klärfunktion *f*
occlusal clearance: okklusaler Freiraum *m*
osmolal clearance: osmolale Clearance *f*
osmotic clearance: osmotische Clearance *f*
PAH clearance: PAH-Clearance *f*
p-aminohippurate clearance: PAH-Clearance *f*
plasma iron clearance: (Plasma-)Eisenclearance *f*
renal clearance: renale Clearance *f*, Nierenclearance *f*
urea clearance: Harnstoffclearence *f*
clear-cut *adj*: **1.** scharfgeschitten, klar umrissen **2.** eindeutig, deutlich **a clear-cut case of** ein klarer Fall von
clear|er ['klɪərər] *noun*: Klärmittel *nt*, -substanz *f*; Reinigungs-, Klärapparat *m oder* -gerät *nt*
clear-eyed *adj*: **1.** mit scharfen Augen **2.** (*fig.*) klar-, scharfsichtig
clear|head|ed ['klɪərhedɪd] *adj*: klardenkend
clear|ing ['klɪərɪŋ] *noun*: **1.** Verschwinden *nt*, Schwund *m* **2.** (Aus-, Auf-)Räumen *nt*, Säuberung *f*
clear|ness ['klɪərnəs] *noun*: Klarheit *f*, Deutlichkeit *f*; Reinheit *f*; (Bild-)Schärfe *f*
clear-sighted *adj*: →*clear-eyed*
cleav|a|ble ['kliːvəbl] *adj*: teilbar, spaltungs-, teilungsfähig
cleav|age ['kliːvɪdʒ] *noun*: **1.** (Zell-)Teilung *f*, Furchung (-steilung *f*) *f* **2.** (*chem.*) Spaltung *f*
determinate cleavage: determinierte Furchung(steilung) *f*
enzymatic cleavage: enzymatische Spaltung *f*
holoblastic cleavage: holoblastische Furchung(steilung) *f*
incomplete cleavage: partielle/meroblastische Furchung(steilung) *f*
indeterminate cleavage: nicht-determinierte Furchung *f*
meridional cleavage: meridionale Furchung(steilung) *f*
meroblastic cleavage: partielle/meroblastische Furchung(steilung) *f*
orthophosphate cleavage: Orthophosphatspaltung *f*

partial cleavage: partielle/meroblastische Furchung (-steilung) *f*
phosphoroclastic cleavage: phosphorolytische Spaltung *f*
phosphorolytic cleavage: phosphorolytische Spaltung *f*
pudendal cleavage: Schamspalte *f*, Rima pudendi
superficial cleavage: superfizielle Furchung(steilung) *f*
thioclastic cleavage: thioklastische Spaltung *f*
thiolytic cleavage: thioklastische Spaltung *f*
total cleavage: totale/holoblastische Furchung(steilung) *f*
unequal cleavage: inäquale Furchung(steilung) *f*

cleave [kliːv]: (*v* **cleft, cleaved, clove; cleft, cleaved, cloven**) **I** *vt* **1.** (zer-)spalten, (zer-)teilen **2.** (*Luft, Wasser*) durchdringen, -schneiden **3.** (ab-, zer-, durch-)trennen **II** *vi* **4.** sich teilen, sich (auf-)spalten **5.** durchschneiden (*through*)

cleav|er [ˈkliːvər] *noun*: Beil *nt*, Hackbeil *nt*, Hackmesser *nt*
Case's enamel cleaver: Case-Schmelzbeil *nt*
Orton's enamel cleaver: Orton-Schmelzbeil *nt*

cleft [kleft]: **I** *noun* Spalt(e *f*) *m*, Spaltenbildung *f*, Furche *f*, Fissur *f* **II** *adj* gespalten, geteilt, (auseinander-)klaffend
alveolar cleft: Alveolenspalte *f*, Alveolenspalt *m*
anal cleft: Gesäßspalte *f*, Afterfurche *f*, Crena analis/ani, Rima ani
bilateral cleft: beidseitige Spaltbildung *f*, beidseitige Spalte *f*
branchial clefts: Kiemengänge *pl*, Kiemenspalten *pl*, Viszeralspalten *pl*, Schlundfurchen *pl*
cluneal cleft: Gesäßspalte *f*, Afterfurche *f*, Crena analis/ani, Rima ani
connective tissue cleft: Bindegewebsspalt *m*
diaphragmatic clefts: Zwerchfellspalten *pl*
facial cleft: Gesichtsspalte *f*, Fissura facialis, Prosoposchisis *f*
fluid cleft: Saftspalte *f*
genital cleft: Genitalspalte *f*
gill clefts: →*branchial clefts*
gingival cleft: Zahnfleischspalte *f*, Zahnfleischfissur *f*
gluteal cleft: Gesäßspalte *f*, Afterfurche *f*, Crena analis/ani, Rima ani
hyobranchial cleft: Hyobranchialspalt *m*, -furche *f*
hyoid cleft: →*hyomandibular cleft*
hyomandibular cleft: Hyomandibularspalt *m*, -furche *f*
intercellular cleft: Interzellulärspalt *m*
interdental cleft: Diastema *nt*
intermammary cleft: Sulcus intermammarius
Lanterman's clefts: Schmidt-Lanterman-Einkerbungen *pl*, -Inzisuren *pl*
Lanterman-Schmidt's clefts: →*Lanterman's clefts*
laryngotracheoesophageal cleft: Larynx-Trachea-Ösophagus-Spalte *f*
laryngotracheooesophageal cleft: (*brit.*) →*laryngotracheoesophageal cleft*
lateral facial cleft: laterale Gesichtsspalte *f*
Maurer's clefts: Maurer-Fleckung *f*, Maurer-Körnelung *f*, Maurer-Tüpfelung *f*
median facial cleft: mediane Gesichtsspalte *f*
natal cleft: Gesäßspalte *f*, Afterfurche *f*, Crena analis/ani, Rima ani
oblique facial cleft: schräge Gesichtsspalte/Wangenspalte *f*, Meloschisis *f*
olfactory cleft: Riechspalte *f*
periaxonal cleft: Periaxonalspalt *m*
pharyngeal clefts: →*branchial clefts*
posthyoidean cleft: Hyobranchialspalt *m*, -furche *f*
Santorini's clefts: Spalten *pl* des Gehörgangsknorpels, Incisurae cartilaginis meatus acustici
Schmidt-Lanterman clefts: Schmidt-Lanterman-Einkerbungen *pl*, -Inzisuren *pl*
soft palate cleft: Gaumenspalte *f* des weichen Gaumens, Velumspalte *f*
sternal cleft: Brustbein-, Sternumspalte *f*, Sternoschisis *f*
Stillman's cleft: Stillman-Spalte *f*
synaptic cleft: synaptischer Spalt *m*, Synapsenspalt *m*
transverse facial cleft: quere Gesichtsspalte *f*
transverse oblique facial cleft: quere Gesichtsspalte *f*
urogenital cleft: Schamspalte *f*, Rima pudendi
vulval cleft: Schamspalte *f*, Rima pudendi

cleid- *präf.*: Schlüsselbein-, Klavikula(r)-, Kleido-

clei|dag|ra [klaɪˈdægrə] *noun*: Schlüsselbeingicht *f*, Kleidagra *f*, Cleidagra *f*

clei|dal [ˈklaɪdəl] *adj*: Schlüsselbein/Klavikula betreffend, klavikular, Schlüsselbein-

cleido- *präf.*: Schlüsselbein-, Klavikula(r)-, Kleido-

clei|do|cos|tal [ˌklaɪdəʊˈkɑstl] *adj*: Rippen und Schlüsselbein/Klavikula betreffend, kostoklavikulär, kostoklavikular

clei|do|cra|ni|al [ˌklaɪdəʊˈkreɪnɪəl] *adj*: Schlüsselbein und Kopf betreffend, kleidokranial

clei|do|mas|toid [ˌklaɪdəʊˈmæstɔɪd] *adj*: Schlüsselbein und Processus mastoideus betreffend

clei|dor|rhex|is [ˌklaɪdəʊˈreksɪs] *noun*: →*clavicotomy*

clei|dot|o|my [klaɪˈdɑtəmiː] *noun*: Schlüsselbeindurchtrennung *f*, Clavikotomie *f*, Kleidotomie *f*

clei|sag|ra [klaɪˈsægrə] *noun*: →*cleidagra*

clei|si|o|pho|bi|a [ˌklaɪsɪəˈfəʊbɪə] *noun*: →*claustrophobia*

clei|thro|pho|bi|a [ˌklaɪθrəˈfəʊbɪə] *noun*: →*claustrophobia*

clem|a|stine [ˈkleməstiːn] *noun*: Clemastin *nt*, Meclaston *nt*, Mecloprodin *nt*

clem|i|zole [ˈklemɪzəʊl] *noun*: Clemizol *nt*

clen|bu|ter|ol [ˈklenɪzbjuːtərɔl, -əʊl] *noun*: Clenbuterol *nt*

clench [klentʃ]: **I** *noun* Zusammenpressen *nt*; fester Griff *m* **II** *vt* **1.** (*Fäuste*) ballen; (*Lippen*) fest zusammenpressen; (*Zähne*) zusammenbeißen; (*Nerven*) anspannen **2.** (fest) zugreifen *oder* -packen **III** *vi* sich fest zusammenpressen; sich anspannen

clench|ing [ˈklentʃɪŋ] *noun*: **1.** Zusammenpressen *nt* der Zähne, Zähnepressen *nt* **2.** (*Kiefer, Lippen*) Zusammenpressen *nt*
habitual clenching: habituelles Zähnepressen *nt*

clep|to|ma|ni|a [ˌkleptəˈmeɪnɪə, -njə] *noun*: Kleptomanie *f*

clep|to|ma|ni|ac [ˌkleptəˈmeɪnɪˌæk]: **I** *noun* Kleptomane *m*, -manin *f* **II** *adj* an Kleptomanie leidend, kleptoman, kleptomanisch

clew [kluː] *noun*: →*clue*

CLH *Abk.*: corpus luteum hormone

CLI *Abk.*: corpus luteum insufficiency

click [klɪk]: **I** *noun* **1.** Klicken *nt*, Knacken *nt*, Knipsen *nt*, Ticken *nt* (*kardiol.*) Click *m*, Klick *m* **3.** (*Zunge*) Schnalzlaut *m*, Schnalzer *m* **4.** Einschnappen *nt*, Einrasten *nt* **II** *vt* **5.** klicken *oder* knacken lassen; einschnappen lassen **6.** schnalzen **III** *vi* **7.** klicken, knacken, ticken; zu-, einschnappen, einrasten **8.** schnalzen
ejection click: Austreibungsgeräusch *nt*, Ejektionsklick *m*
midsystolic click: spätsystolischer Klick *m*, spätsystolischer Click *m*
Ortolani's click: Ortolani-Zeichen *nt*, -Click *m*
systolic click: systolischer Klick *m*, systolischer Click *m*
temporomandibular joint click: Kiefergelenkknacken *nt*

clid- *präf.*: Schlüsselbein-, Klavikula(r)-, Kleido-

cli|dag|ra [klaɪ'dægrə] *noun*: →*cleidagra*
cli|dal ['klaɪdəl] *adj*: Schlüsselbein/Klavikula betreffend, klavikular
clido- *präf.*: Schlüsselbein-, Klavikula(r)-, Kleido-
cli|do|cos|tal [ˌklaɪdəʊ'kɑstl] *adj*: Rippen und Schlüsselbein/Klavikula betreffend, kostoklavikulär, kostoklavikular
cli|do|cra|ni|al [ˌklaɪdəʊ'kreɪnɪəl] *adj*: Schlüsselbein und Kopf betreffend, kleidokranial
cli|en|tele [ˌklaɪən'tel, ˌkliːən'tel] *noun*: Klientel *f*, Klienten *pl*; Patienten(kreis *m*) *pl*; Kunden *pl*
cli|mac|te|ri|al [klaɪˌmæk'tɪərɪəl] *adj*: Wechseljahre/Klimakterium betreffend, in den Wechseljahren auftretend, klimakterisch
cli|mac|ter|ic [klaɪ'mæktərɪk, ˌklaɪmæk'terɪk]: **I** *noun* **1.** Klimakterium *nt*, Klimax *f*, Wechseljahre *pl* **2.** kritische *oder* entscheidende Phase *f*; Krise *f* **II** *adj* **3.** kritisch, entscheidend, Krisen- **4.** sich steigernd *oder* zuspitzend **5.** →*climacterial*
delayed climacteric: Klimakterium tardum
male climacteric: Klimakterium virile
precocious climacteric: Klimakterium praecox
cli|mac|ter|i|cal [ˌklaɪmæk'terɪkl] *adj*: kritisch, entscheidend, Krisen-
cli|mac|te|ri|um [ˌklaɪmæk'tɪəriːəm] *noun*, *plura* **-ria** [-rɪə]: Klimakterium *nt*, Klimax *f*, Wechseljahre *pl*
cli|mate ['klaɪmɪt] *noun*: **1.** Klima *nt* **2.** (*fig.*) Klima *nt*, Atmosphäre *f*
bracing climate: Reizklima *nt*
high-altitude climate: Höhenklima *nt*
maritime climate: Seeklima *nt*, maritimes Klima *nt*
tropical climate: Tropenklima *nt*
cli|mat|ic [klaɪ'mætɪk] *adj*: klimatisch, Klima-
cli|ma|to|log|ic [ˌklaɪmətə'lɑdʒɪk] *adj*: klimatologisch
cli|ma|to|log|i|cal [ˌklaɪmətə'lɑdʒɪkl] *adj*: →*climatologic*
cli|ma|tol|o|gy [ˌklaɪmə'tɑlədʒiː] *noun*: Klimatologie *f*, Klimakunde *f*
medical climatology: medizinische Klimatologie *f*
cli|ma|to|ther|a|peu|tics [ˌklaɪmətəʊˌθerə'pjuːtɪks] *plural*: →*climatotherapy*
cli|ma|to|ther|a|py [ˌklaɪmətəʊ'θerəpiː] *noun*: Klimatherapie *f*, -behandlung *f*
cli|max ['klaɪmæks]: **I** *noun* **1.** Höhepunkt *m*, Gipfel *m*, Akme *f* **2.** Höhepunkt *m*, Orgasmus *m*, Klimax *f* **II** *vt* auf den Höhepunkt bringen, steigern **III** *vi* den Höhepunkt erreichen, sich steigern
climb [klaɪm]: **I** *noun* (*a. fig.*) (An-)Steigen *nt*, Anstieg *m* **II** *vt* (*a. fig.*) klettern auf **III** *vi* (*a. fig.*) ansteigen, klettern
clime [klaɪm] *noun*: →*climate*
clin. *Abk.*: clinical
clin|da|my|cin [ˌklɪndə'maɪsɪn] *noun*: Clindamycin *nt*, 7-Chlor-7-desoxy-Lincomycin *nt*
clin|ic ['klɪnɪk]: **I** *noun* **1.** Poliklinik *f*, Ambulanz *f*, Ambulatorium *nt* **2.** Sprechstunde *f*; Beratungsgruppe *f oder* Therapiegruppe *f* **have a clinic** eine Sprechstunde abhalten **3.** Krankenhaus *nt*, spezialisiertes Krankenhaus *nt*, Klinik *f* **4.** Bedside-Teaching *nt*, Unterweisung *f* (von Studenten) am Krankenbett **II** *adj* →*clinical*
antenatal clinic: Schwangerensprechstunde *f*
dental clinic: Zahnklinik *f*
drug clinic: Drogenklinik *f*
eye clinic: Augenklinik *f*
outpatient clinic: Poliklinik *f*, Ambulanz *f*, Ambulatorium *nt*
prenatal clinic: Schwangerenberatungsstelle *f*
speech clinic: Sprachklinik *f*
clin|i|cal ['klɪnɪkl] *adj*: Klinik/Krankenhaus betreffend, klinisches (Krankheits-)Bild betreffend, klinisch
clinical-diagnostic *adj*: klinisch-diagnostisch
cli|ni|cian [klɪ'nɪʃn] *noun*: Kliniker *m*, Klinikerin *f*
clin|i|co|an|a|tom|i|cal [ˌklɪnɪkəʊænə'tɑmɪkl] *adj*: klinisch-anatomisch
clin|i|co|path|o|log|ic [klɪnɪkəʊˌpæθə'lɑdʒɪk] *adj*: klinisch-pathologisch
clin|i|co|path|o|log|i|cal [klɪnɪkəʊˌpæθə'lɑdʒɪkl] *adj*: klinisch-pathologisch
clin|i|co|pa|thol|o|gy [ˌklɪnɪkəʊpə'θɑlədʒiː] *noun*: klinische Pathologie *f*
cli|no|ceph|a|lism [ˌklaɪnə'sefəlɪzəm] *noun*: Klinokephalie *f*, Kreuzkopf *m*, Sattelkopf *m*
cli|no|ceph|a|ly [ˌklaɪnə'sefəliː] *noun*: Klinokephalie *f*, Sattelkopf, Klinozephalie *f*
cli|no|dac|tyl|ism [ˌklaɪnə'dæktəlɪzəm] *noun*: →*clinodactyly*
cli|no|dac|tyl|y [ˌklaɪnə'dæktəliː] *noun*: Klinodaktylie *f*
cli|nog|ra|phy [klaɪ'nɑgrəfiː] *noun*: graphische Darstellung *f* klinischer Befunde
cli|noid ['klaɪnɔɪd] *adj*: klinoid
cli|nom|e|ter [klaɪ'nɑmɪtər] *noun*: →*clinoscope*
cli|no|scope ['klaɪnəskəʊp] *noun*: Klinoskop *nt*
cli|no|stat|ic [ˌklaɪnə'stætɪk] *adj*: im Liegen (auftretend), klinostatisch
cli|no|ther|a|py [ˌklaɪnə'θerəpiː] *noun*: Behandlung *f* durch Bettruhe, Klinotherapie *f*
cli|o|quin|ol [klaɪə'kwɪnɑl] *noun*: Clioquinol *nt*, 5-Chlor-7-iod-8-chinolinol *nt*, Chinoform *nt*
clip [klɪp]: **I** *noun* Klemme *f*, Klammer *f*; Spange *f*; Klipp *m*, Clip *m* **II** *vt* (an-)klammern, (mit einer Klammer *oder* Klemme) befestigen, einen Clip befestigen *oder* anbringen
towel clip: Tuchklemme *f*
vena caval clip: Vena-cava-Clip *m*, Kavaklip *m*
CLIP *Abk.*: corticotrophin-like intermediate lobe peptide
clip|ping [ˌklɪpɪŋ] *noun*: Clipping *nt*
clis|e|om|e|ter [ˌklɪsɪ'ɑmɪtər] *noun*: Klisiometer *nt*
cli|sis ['klaɪsɪs] *noun*: Neigung *f*, Tendenz *f*
cli|tel|lum [klaɪ'teləm] *noun*, *plura* **-la** [-lə]: Clitellum *nt*
clith|ro|pho|bi|a [ˌklɪθrə'fəʊbɪə] *noun*: →*claustrophobia*
clit|o|ral ['klɪtərəl, 'klaɪ-] *adj*: Klitoris betreffend, Klitoris-
clit|o|rec|to|my [klɪtə'rektəmiː] *noun*: Klitoridektomie *f*
clit|o|ri|dauxe [ˌklɪtərɪ'dɔːksiː] *noun*: Klitorishypertrophie *f*
clit|o|rid|e|an [klɪtə'rɪdɪən, klaɪ-] *adj*: Klitoris betreffend, Klitoris-
clit|o|ri|dec|to|my [ˌklɪtərɪ'dektəmiː] *noun*: Klitoridektomie *f*
clit|o|ri|dit|ic [ˌklɪtərɪ'dɪtɪk] *adj*: Clitoritis betreffend, clitoritisch
clit|o|ri|di|tis [ˌklɪtərɪ'daɪtɪs] *noun*: Clitoritis *f*, Klitorisentzündung *f*, Klitoritis *f*
clit|o|ri|dot|o|my [ˌklɪtərɪ'dɑtəmiː] *noun*: **1.** Klitorisinzision *f*, -spaltung *f*, Klitorotomie *f* **2.** weibliche Beschneidung *f*, Klitoridotomie *f*
clit|o|ri|meg|a|ly [ˌklɪtərɪ'megəliː] *noun*: Klitorisvergrößerung *f*
clit|o|ris ['klɪtərɪs] *noun*: Kitzler *m*, Klitoris *f*, Clitoris *f*
clit|o|rism ['klɪtərɪzəm] *noun*: Klitorishypertrophie *f*
clit|o|rit|ic [klɪtə'rɪtɪk] *adj*: Klitoritis betreffend, klitoritisch
clit|o|ri|tis [klɪtə'raɪtɪs] *noun*: Clitoritis *f*, Klitorisentzündung *f*, Klitoritis *f*
clit|o|ro|meg|a|ly [ˌklɪtərəʊ'megəlɪ, ˌklaɪ-] *noun*: →*clit-*

C

orimegaly
clit|o|ro|plas|ty [ˌklɪtərəʊplæstiː] *noun*: Klitorisplastik *f*
clit|o|rot|o|my [klɪtə'rɑtəmiː] *noun*: Klitorisinzision *f*, -spaltung *f*, Klitorotomie *f*
cli|val ['klaɪvæl] *adj*: Klivus betreffend, Klivus-
cli|vus ['klaɪvəs] *noun, plural* **-vi** [-vaɪ]: Abhang *m*, Klivus *m*, Clivus *m*
basilar clivus: Clivus ossis occipitalis
Blumenbach's clivus: Clivus Blumenbachii

C

CLL *Abk.*: **1.** cholesterol lowering lipid **2.** chronic lymphatic leukemia **3.** chronic lymphocytic leukemia
CLM *Abk.*: clindamycin
Cl_2MDP *Abk.*: dichlormethylene diphosphonate
CLML *Abk.*: Current List of Medical Literature
CLO *Abk.*: **1.** campylobacter-like organisms **2.** cod liver oil
clo|a|ca [kləʊ'eɪkə] *noun, plural* **-cae** [-siː]: **1.** (*embryolog.*) Kloake *f*, Cloaca *f* **2.** Kloake *f*, Fistelgang *m* bei Osteomyelitis
congenital cloaca: Cloaca congenitalis/persistens
persistent cloaca: Cloaca congenitalis/persistens
clo|a|cal [kləʊ'eɪkl] *adj*: Kloake betreffend, Kloaken-
clo|a|co|gen|ic [ˌkləʊeɪkəʊ'dʒenɪk] *adj*: kloakogen
clo|ba|zam ['kləʊbəzæm] *noun*: Clobazam *nt*
clo|be|ta|sol [kləʊ'bætəsəʊl] *noun*: Clobetasol *nt*
clo|bu|ti|nol [kləʊ'bjuːtənəʊl] *noun*: Clobutinol *nt*
clock [klɑk] *noun*: Uhr *f* **(a)round the clock** rund um die Uhr; 24 Stunden (lang)
biological clock: biologische Uhr *f*, innere Uhr *f*
body clock: →*biological clock*
internal clock: →*biological clock*
clock|wise ['klɑkwaɪz] *adj*: im Uhrzeigersinn, rechtsläufig, -drehend
clo|cor|to|lone [klə'kɔːrtələʊn] *noun*: Clocortolon *nt*
clo|faz|i|mine [kləʊ'fæzɪmiːn] *noun*: Clofazimin *nt*
clo|fi|brate [kləʊ'faɪbreɪt] *noun*: Clofibrat *nt*, Ethyl[2-(4-chlorphenoxy)-2-methylpropionat] *nt*
etofylline clofibrate: Etofyllinclofibrat *nt*
clog [klɑg]: **I** *vt* **1.** verstopfen **2.** hemmen, hindern **II** *vi* sich verstopfen; klumpig werden, sich zusammenballen
clog up *vt* verstopfen
clo|me|thi|a|zole [kləʊmeθ'aɪəzəʊl] *noun*: Clomethiazol *nt*, Chlormethiazol *nt*, Chlorethiazol *nt*, 5-(2-Chlorethyl)-4-methylthiazol *nt*
clo|mi|phene ['kləʊmɪfiːn] *noun*: Clomifen *nt*
clo|mip|ra|mine [kləʊ'mɪprəmiːn] *noun*: Clomipramin *nt*, Chlorimipramin *nt*
clon|al ['kləʊnl] *adj*: Klon betreffend, von einem Klon stammend, klonal
clo|nal|i|ty [kləʊ'nælətiː] *noun*: Fähigkeit *f* zur Klonierung/Klonbildung
clo|na|ze|pam [kləʊ'neɪzəpæm] *noun*: Clonazepam *nt*
clone [kləʊn]: **I** *noun* Klon *m*, Clon *m* **II** *vt* klonen
cell clone: Zellklon *m*
clon|ic ['klɑnɪk, 'kləʊ-] *adj*: Klonus betreffend, in der Art eines Klonus, klonisch
clon|i|co|ton|ic [ˌklɑnɪkəʊ'tɑnɪk] *adj*: abwechselnd klonisch und tonisch, klonisch-tonisch
clon|i|dine ['klɑnɪdiːn, 'kləʊ-] *noun*: Clonidin *nt*
clon|ing ['kləʊnɪŋ] *noun*: Klonierung *f*, Klonbildung *f*
DNA cloning: DNA-Klonierung *f*
reproductive cloning: reproduktives Klonen *nt*, genetisch identische Mehrlingsherstellung *f*, reproduktives Klonieren *nt*, reproduktive Klonierung *f*
therapeutic cloning: therapeutische Klonierung *f*, therapeutisches Klonen *nt*, therapeutisches Klonieren *nt*
clo|no|gen|ic [ˌkləʊnəʊ'dʒenɪk] *adj*: die Klonbildung anregend, klonogen
clo|nor|chi|a|sis [ˌkləʊnɔːr'kaɪəsɪs] *noun*: Klonorchiasis *f*, Clonorchiose *f*, Clonorchiasis *f*, Opisthorchiasis *f*
clo|nor|chi|o|sis [kləʊˌnɔːrkaɪ'əʊsɪs] *noun*: →*clonorchiasis*
Clo|nor|chis [kləʊ'nɔːrkɪs, klɑn-] *noun*: Clonorchis *m*
Clonorchis sinensis: chinesischer Leberegel *m*, Clonorchis/Opisthorchis sinensis
clon|o|spasm ['klɑnəspæzəm, 'kləʊn-] *noun*: →*clonus*
clo|no|type ['kləʊnəʊtaɪp] *noun*: Klonotyp *m*
clo|no|typ|ic [kləʊnəʊ'tɪpɪk] *adj*: klonotypisch
clo|nus ['kləʊnəs] *noun*: Klonus *m*, Clonus *m*
ankle clonus: Fußklonus *m*
anodal closure clonus: Anodenschließungsklonus *m*
anodal opening clonus: Anodenöffnungsklonus *m*
cathodal closure clonus: Kathodenschließungsklonus *m*
cathodal opening clonus: Kathodenöffnungsklonus *m*
foot clonus: Fußklonus *m*
jaw clonus: Masseterklonus *m*
masseter clonus: Masseterklonus *m*
patellar clonus: Patellarklonus *m*
toe clonus: Zehenklonus *m*
uterine clonus: Clonus uteri
wrist clonus: Handklonus *m*
clo|pa|mide [kləʊ'pæmaɪd] *noun*: Clopamid *nt*, 4-Chlor-N-(cis-2,6-dimethylpiperidino)-3-sulfamoylbenzamid *nt*
clo|pen|thix|ol [ˌkləʊpən'θɪksəʊl] *noun*: Clopenthixol *nt*
clo|pred|nol [kləʊ'prednəʊl] *noun*: Cloprednol *nt*
clor|az|e|pate [klɔːr'æzɪpeɪt] *noun*: Clorazepat *nt*
dipotassium clorazepate: Dikaliumclorazepat *nt*
close [*n, v* kləʊz; *adj* kləʊs]: **I** *noun* **1.** Ende *nt*, (Ab-)Schluss *m* **2.** Schließen *nt*, Schließung *f* **II** *adj* **3.** (*Struktur*) fest, dicht **4.** dicht, nah **from close up** aus der Nähe **close together** nah(e) beieinander **close to** in der Nähe von, nahe *oder* dicht bei; (*zeitlich*) nahe bevorstehend; (*fig.*) (jdm.) nahestehend **5.** (*Person*) vertraut, eng, nah; (*Ähnlichkeit*) stark, groß **6.** eingehend, genau, gründlich **7.** geschlossen, zu; eingeschlossen *oder* umgeben von **8.** fest-, engsitzend, enganliegend **9.** (*Person*) verschlossen, verschwiegen **III** *vt* **10.** (ab-, zu-, ver-)schließen, zumachen **close in layers** (*Wunde*) schichtweise verschließen **11.** verstopfen, blockieren; versperren **12.** (*psychol.*) sich verschließen **13.** (*Stromkreis*) schließen **14.** beenden, (ab-)schließen **IV** *vi* **15.** geschlossen werden **16.** (*allg.*) sich schließen; (*Wunde*) heilen, zugehen **17.** aufhören, enden, zu Ende gehen
close about *vi* umgeben, -schließen, sich schließen um
close up *vi* (*Wunde*) sich schließen, zugehen, heilen
close-by *adj*: in der Nähe, nahe, angrenzend, benachbart
closed [kləʊzd] *adj*: **1.** geschlossen, zu **2.** (*Person*) verschlossen; verschwiegen, schweigsam **3.** ge-, versperrt **4.** in sich geschlossen, autark
close-fitting *adj*: eng-, festsitzend, enganliegend
close-lipped *adj*: →*close-mouthed*
close-mouthed *adj*: (*fig.*) verschlossen, verschwiegen, schweigsam
close|ness ['kləʊsnəs] *noun*: **1.** Dichte *f*, Festigkeit *f* **2.** Nähe *f*; (*fig.*) Vertrautheit *f* **3.** Gründlich-, Genauigkeit *f* **4.** Schwüle *f*, stickige Luft *f* **5.** Verschlossenheit *f*, Verschwiegenheit *f*
clos|et ['klɑzɪt] *noun*: **1.** (Wand-)Schrank *m* **2.** (Wasser-)Klosett *nt*
water closet: (Wasser-)Klosett *nt*
clos|te|bol [klɑ'stəbəʊl] *noun*: Clostebol *nt*, 4-Chlor-17β-hydroxy-4-androsten-3-on
clos|trid|i|al [klɑ'strɪdɪəl] *adj*: Clostridien betreffend, durch sie verursacht, Clostridien-

clos|trid|i|o|pep|ti|dase [klɑˌstrɪdɪəʊ'peptɪdeɪz] *noun*: Clostridiopeptidase *f*
clostridiopeptidase A: Clostridium-histolyticum-kollagenase *f*, Clostridiopeptidase A *f*
clostridiopeptidase B: Clostridium-histolyticum-proteinase B *f*, Clostridiopeptidase B *f*, Clostripain *nt*
Clos|trid|i|um [klɑ'strɪdɪəm] *noun*: Clostridium *nt*
Clostridium botulinum: Botulinusbazillus *m*, Clostridium botulinum
Clostridium butyricum: Clostridium butyricum
Clostridium chauvoei: Clostridium chauvoei
Clostridium difficile: Clostridium difficile
Clostridium haemolyticum: Clostridium haemolyticum
Clostridium histolyticum: Clostridium histolyticum
Clostridium novyi: Clostridium novyi, Clostridium oedematiens
Clostridium novyi type B: Bacillus gigas Zeissler, Clostridium novyi typ B
Clostridium novyi type C: Clostridium bubalorum Prévot, Clostridium novyi typ C
Clostridium novyi type D: →*Clostridium haemolyticum*
Clostridium oedematiens: →*Clostridium novyi*
Clostridium perfringens: Welch-Fränkel-Bazillus *m*, Welch-Fränkel-Gasbrandbazillus *m*, Clostridium perfringens
Clostridium septicum: Pararauschbrandbazillus *m*, Clostridium septicum
Clostridium tetani: Tetanusbazillus *m*, Tetanuserreger *m*, Wundstarrkrampfbazillus *m*, Wundstarrkrampferreger *m*, Clostridium tetani, Plectridium tetani
Clostridium welchii: (*brit.*) →*Clostridium perfringens*
clo|sure ['kləʊʒər] *noun*: **1.** (*allg.*) Schließung *f*, (Zu-, Ab-) Schließen *nt*; Stillegung *f* **2.** (*Wunde*) Verschließen *nt*, Verschluss *m* **3.** Verschluss *m*
anodal closure: Anodenschluss *m*, -schließung *f*
child-resistant closure: kindersicherer Verschluss *m*
delayed primary wound closure: verzögerter primärer Wundverschluss *m*, verzögerte primäre Wundnaht *f*, aufgeschobene Primärversorgung *f*
epiphysial closure: Epiphysenschluss *m*
fascial closure: Faszienverschluss *m*, -naht *f*
closure in anatomic layers: schichtweiser Wundverschluss *m*, Etagennaht *f*
closure in layers: →*closure in anatomic layers*
maxillary antrum closure: Antrumverschluss *m*, Verschluss *m* einer Antrumperforation *f*
omental patch closure: Deckung *f* mit einem Netzzipfel, Netzdeckung *f*
palatal closure: Gaumenverschluss *m*
palatopharyngeal closure: Nasenrachenraumverschluss *m*
primary wound closure: primäre Wundnaht *f*, primärer Wundverschluss *m*
secondary wound closure: sekundäre Wundnaht *f*, sekundärer Wundverschluss *m*
sinus closure: Antrumverschluss *m*, Verschluss *m* einer Antrumperforation *f*
skin closure: Hautverschluss *m*, -naht *f*
von Langenbeck palatal closure: Brückenlappenplastik *f*, von Langenbeck-Brückenlappenplastik *f*, von Langenbeck-Ernst-Veau-Axhausen-Brückenlappenplastik *f*
wound closure: Wundnaht *f*, Wundverschluss *m*
clot [klɑt]: **I** *noun* **1.** Klumpen *m*, Klümpchen *nt* **2.** (Blut-, Fibrin-)Gerinnsel *nt* **II** *vt* zum Gerinnen bringen **III** *vi* gerinnen; (*Blut*) koagulieren
bacon-rind clot: Speckhautgerinnsel *nt*
blood clot: Kruorgerinnsel *nt*, Cruor sanguinis *m*, Blutgerinnsel *nt*, Kruor *m*, Blutkoagulum *nt*, Gerinnsel *nt*
chicken fat clot: Speckhautgerinnsel *nt*
currant jelly clot: Kruorgerinnsel *nt*, Cruor sanguinis
fibrin clot: Fibringerinnsel *nt*
mixed clot: gemischter Thrombus *m*, Kombinationsthrombus *m*
mucin clot: Muzingerinnsel *nt*
postmortem clot: Leichengerinnsel *nt*
quickly formed clot: Kruorgerinnsel *nt*
red blood clot: roter Abscheidungsthrombus *m*
retroplacental clot: retroplazentares Hämatom *nt*
spider-web clot: Spinnengewebegerinnsel *nt*
washed clot: Abscheidungsthrombus *m*, Konglutinationsthrombus *m*, weißer/grauer Thrombus *m*
white clot: →*washed clot*
cloth [klɔθ, klɑθ] *noun, plura* **cloths**: Tuch *nt*, Gewebe *nt*; Lappen *m*
oil cloth: **1.** Wachstuch *nt* **2.** Öltuch *nt*, Ölhaut *f*
split cloth: Binde *f* mit mehreren Enden
clothes [kləʊ(ð)z] *plural*: Kleider *pl*, Kleidung *f*; (Bett-) Wäsche *f*
working clothes: Arbeitskleidung *f*, Arbeitsanzug *m*
cloth|ing ['kləʊðɪŋ] *noun*: (Be-)Kleidung *f*
protective clothing: Schutzkleidung *f*
radioprotective clothing: Strahlenschutzkleidung *f*
clo|ti|az|e|pam [kləʊtaɪ'æzəpæm] *noun*: Clotiazepam *nt*
clo|trim|a|zole [kləʊ'trɪməzəʊl] *noun*: Clotrimazol *nt*
clot|ta|ble ['klɑtəbl] *adj*: gerinnbar, gerinnungsfähig
clot|ted ['klɑtɪd] *adj*: **1.** geronnen **2.** klumpig **3.** (*Haar*) verklebt
clot|ting ['klɑtɪŋ] *noun*: (Blut-, Fibrin-)Gerinnung *f*, Koagulation *f*; Klumpenbildung *f*
blood clotting: Blutgerinnung *f*, Koagulation *f*
clot|ty ['klɑtiː] *adj*: klumpig
cloud [klaʊd]: **I** *noun* **1.** (Staub-, Rauch-)Wolke *f* **2.** dunkle *oder* trübe Stelle *f*, Schatten *m*; (*Flüssigkeit*) Trübung *f*, Wolke *f* **II** *vt* (*a. fig.*) trüben **III** *vi* (*a. fig.*) sich trüben, sich verdunkeln; (*Glas*) sich beschlagen
cloud of electrons: Elektronenwolke, -schwarm *m*
cloud|ed ['klaʊdɪd] *adj*: **1.** trübe, bewölkt; (*Flüssigkeit*) trübe, getrübt, wolkig; (*Glas*) beschlagen **2.** (*fig., Verstand*) getrübt, verwirrt, konfus, wirr
cloud|i|ness ['klaʊdɪnəs] *noun*: Trübung *f*; Undeutlichkeit *f*, Verschwommenheit *f*; Schleier *m*
cloud|ing ['klaʊdɪŋ] *noun*: Verschwommenheit *f*, Verschattung *f*; (*Verstand*) (Ein-)Trübung *f*, Umwölkung *f*
clouding of consciousness: Bewusstseinseintrübung *f*
clouding of the lense: Linsentrübung *f*
cloud|y ['klaʊdiː] *adj*: **1.** bewölkt, trübe; (*Flüssigkeit*) wolkig, trübe, unklar **2.** (*fig.*) unscharf, undeutlich, verschwommen
clove [kləʊv] *noun*: Gewürznelken *pl*, Flores Caryophylli
mother clove: Flores Caryophylli
clo|ver|leaf ['kləʊvərˌliːf] *noun*: Kleeblatt *nt*
clown|ism ['klaʊnɪzəm] *noun*: Clownismus *m*
clox|a|cil|lin [klɑksə'sɪlɪn] *noun*: Cloxacillin *nt*
clox|y|quin ['klɑksəkwɪn] *noun*: Cloxiquin *nt*
clo|za|pine [klɑ'zəpiːn] *noun*: Clozapin *nt*
CLP *Abk.*: collagen-like protein
CLR *Abk.*: chloride test
CLS *Abk.*: calcium lignosulfonate
CLT *Abk.*: **1.** cephalotin **2.** clot lysis time
clubbed ['klʌbt] *adj*: **1.** keulenförmig **2.** klumpig, Klump- **3.** (*Finger*) schlegelförmig; (*Fuß*) klumpfüßig

club|bing ['klʌbɪŋ] *noun*: (*Finger, Zehe*) Trommelschlegelbildung *f*
club|foot ['klʌbfʊt] *noun*: (angeborener) Klumpfuß *m*, Pes equinovarus (excavatus et adductus)
 congenital clubfoot: angeborener Klumpfuß *m*, Pes equinovarus (excavatus et adductus)
 muscular clubfoot: muskulärer Klumpfuß *m*
 neurogenic clubfoot: neurogener Klumpfuß *m*
 paralytic clubfoot: paralytischer Klumpfuß *m*
 postinflammatory clubfoot: entzündungsbedingter Klumpfuß *m*
 post-traumatic clubfoot: posttraumatischer Klumpfuß *m*
 recurrent clubfoot: rebellischer Klumpfuß *m*
 spastic clubfoot: spastischer Klumpfuß *m*
 traumatic clubfoot: posttraumatischer Klumpfuß *m*
club|foot|ed ['klʌbfʊtɪd] *adj*: klumpfüßig
club|hand ['klʌbhænd] *noun*: Klumphand *f*
 radial clubhand: Manus valga
 ulnar clubhand: Manus vara, Klumphand *f*
club-shaped *adj*: keulenförmig
clue [klu:] *noun*: **1.** Hinweis *m* (*for, to* auf); Anhaltspunkt *m* (*for, to* für) **2.** Knäuel *m/nt*
clump [klʌmp]: **I** *noun* Klumpen *m*; Haufen *m*, Masse *f*, (*immunolog.*) Verklumpung *f*, Zusammenballung *f*, Agglutination *f* **II** *vi* sich zusammenballen, verklumpen, verkleben, agglutinieren
clump|ing ['klʌmpɪŋ] *noun*: **1.** Verklumpen *nt*, Zusammenballen *nt*, Agglutination *f* **2.** (*immunolog.*) Verklumpung *f*, Zusammenballung *f*, Agglutination *f*
clump|y ['klʌmpi:] *adj*: verklumpt, verklebt, agglutiniert
clu|nes ['klu:ni:z] *plural*: Gesäß(backen *pl*) *nt*, Hinterbacken *pl*, Clunes *pl*, Nates *pl*
clus|ter ['klʌstər]: **I** *noun* **1.** (*biolog.*) Traube *f*, Büschel *nt* **2.** Haufen *m*, Anhäufung *f*, Ansammlung *f* **II** *vi* **3.** sich versammeln, eine Gruppe *oder* Gruppen bilden, sich (zusammen-)drängen (*around* um) **4.** trauben- *oder* büschelartig wachsen
clus|tered ['klʌstərd] *adj*: büschel- *oder* traubenförmig, gebündelt
clut|ter|ing ['klʌtərɪŋ] *noun*: nervöses verwirrtes Sprechen *nt*
CLV *Abk.*: cholera-like vibrios
cly|sis ['klaɪsɪs] *noun, plura* **-ses** [-si:z]: Infusionslösung *f*, -flüssigkeit *f*, Nährlösung *f*, -flüssigkeit *f*
clys|ma ['klɪzmə] *noun, plural* **-ma|ta** [-mətə]: Einlauf *m*, Klistier *nt*, Klysma *nt*, Clysma *nt*
clys|ter ['klɪstər]: **I** *noun* →*clysma* **II** *vt* →*clysterize*
clys|ter|ize ['klɪstəraɪz] *vt*: jdm. einen Einlauf geben
CM *Abk.*: **1.** capreomycin **2.** carboxymethyl **3.** cardiomegaly **4.** cardiomyopathy **5.** carpometacarpal **6.** cochlear microphonics **7.** congenital malformation **8.** contrast medium **9.** costal margin
Cm *Abk.*: **1.** clearance maximum **2.** curium
CMA *Abk.*: candida microagglutination
CMAP *Abk.*: **1.** clinical monophasic action potential **2.** contrast medium appearance picture
CMB *Abk.*: **1.** carboxylic methylene blue **2.** chloromercuribenzoate
CMC *Abk.*: **1.** carboxymethyl cellulose **2.** carpometacarpal **3.** closed mitral commissurotomy
cmc *Abk.*: critical micelle concentration
CM-cellulose: →*carboxymethylcellulose*
CMCJ *Abk.*: carpometacarpal joint
CMD *Abk.*: cerebromacular degeneration
CME *Abk.*: cystoid macular edema
CMF *Abk.*: **1.** chondromyxoid fibroma **2.** cyclophosphamide, methotrexate, 5-fluorouracil
CMFP *Abk.*: cyclophosphamide, methotrexate, 5-fluorouracil, prednisone
CMFT *Abk.*: cardiolipin microflocculation test
CMFV *Abk.*: cyclophosphamide, methotrexate, 5-fluorouracil, vincristine
CMFVP *Abk.*: cyclophosphamide, methotrexate, 5-fluorouracil, vincristine, prednisone
CMG *Abk.*: cystometrogram
CMGS *Abk.*: ^{11}C-labelled methyl-D-glucose scanning
CMH *Abk.*: congenital malformation of the heart
CMI *Abk.*: **1.** carbohydrate metabolism index **2.** cell-mediated immunity **3.** cytomegalic inclusion
CML *Abk.*: **1.** cell-mediated lymphocytotoxicity **2.** cell-mediated lympholysis **3.** chronic myelocytic leukemia **4.** chronic myelogenous leukemia **5.** chronic myeloid leukemia
CMML *Abk.*: chronic myelomonocytic leukemia
CMN *Abk.*: cystic medial necrosis
CMO *Abk.*: **1.** calculated mean organism **2.** cardiac minute output
C-MOPP *Abk.*: cyclophosphamide, vincristine, procarbazine, prednisone
CMP *Abk.*: **1.** cardiomyopathy **2.** cytidine monophosphate **3.** cytidine-5'-monophosphate
CMPS *Abk.*: chronic myeloproliferative syndrome
cmps *Abk.*: centimeters per second
CMPU *Abk.*: 3-chloromercuri-2-methoxypropyl-ureide
CMR *Abk.*: **1.** carpometacarpal ratio **2.** cerebral metabolic rate
CMRF *Abk.*: conditioned medium reconstituting factor
CMRG *Abk.*: cerebral metabolic rate of glucose
CMRO$_2$ *Abk.*: cerebral metabolic rate of oxygen
CMT *Abk.*: **1.** California mastitis test **2.** cardiolipin microflocculation test **3.** catechol-o-methyl transferase **4.** Charcot-Marie-Tooth atrophy **5.** circus movement tachycardia
CMU *Abk.*: complex motor unit
CMV *Abk.*: **1.** cerebral minute volume **2.** cisplatin, methotrexate, vinblastine **3.** controlled mechanical ventilation **4.** cytomegalovirus
CMVIG *Abk.*: cytomegalovirus immune globulin
cmW *Abk.*: centimeter wave
CN *Abk.*: **1.** caudate nucleus **2.** cellulose nitrate **3.** chloroacetophenone **4.** cranial nerve **5.** cyanogen
CNDC *Abk.*: chronic non-purulent destructive cholangitis
CNE *Abk.*: chronic nervous exhaustion
cne|mi|al ['ni:mi:əl] *adj*: Schienbein betreffend, tibial, Schienbein-
Cne|mi|do|cop|tes [ˌni:mɪdəʊ'kɑpti:z] *plural*: Knemidokoptes *pl*
cne|mis ['ni:mɪs] *noun*: Unterschenkel *m*; Schienbein *nt*, Tibia *f*; Schienbeinregion *f*
cne|mi|tis [ni:'maɪtɪs] *noun*: Schienbein-, Tibiaentzündung *f*
cni|da ['naɪdə] *noun, plura* **-dae** [-di:]: Nesselkapsel *f*, Nematozyste *f*, Knide *f*
cni|do|blast ['naɪdəblæst] *noun*: Nesselzelle *f*
cni|do|cil ['naɪdəsɪl] *noun*: Knidozil *nt*
cni|do|cyst ['naɪdəsɪst] *noun*: →*cnida*
CNN *Abk.*: congenital nevomelanocytic nevus
CNO *Abk.*: chronic non-infectious orchitis
CNP *Abk.*: continuous negative pressure
CNR *Abk.*: chronic non-responder
CNS *Abk.*: central nervous system
CNSD *Abk.*: chronic non-specific duodenitis
CNSHA *Abk.*: congenital non-spherocytic hemolytic anemia

CNSLD *Abk.*: chronic non-specific lung disease
CNSRD *Abk.*: chronic non-specific respiratory disease
CNV *Abk.*: contingent negative variation
CO *Abk.*: **1.** carbon monoxide **2.** cardiac output **3.** crossing-over **4.** crossover
Co *Abk.*: cobalt
CO_2 *Abk.*: carbon dioxide
^{57}Co *Abk.*: cobalt-57
^{58}Co *Abk.*: cobalt-58
^{60}Co *Abk.*: cobalt-60
Co I *Abk.*: codehydrase I
Co II *Abk.*: codehydrase II
COA *Abk.*: coarctation of the aorta
CoA *Abk.*: coenzyme A
co|ac|er|vate [kəʊ'æsərvɪt, -veɪt, ˌkəʊə'sɜrvɪt] *noun*: Koazervat *nt*
co|ac|er|va|tion [kəʊˌæsər'veɪʃn] *noun*: Koazervatbildung *f*
co|act [kəʊ'ækt] *vt*: zusammenarbeiten, -wirken
co|ac|tion [kəʊ'ækʃn] *noun*: Zusammenarbeit *f*, -wirken *nt*
co|ac|tive [kəʊ'æktɪv] *adj*: zusammenwirkend
co|ad|ap|ta|tion [kəʊˌædəp'teɪʃn] *noun*: Koadaptation *f*
co|ag|glu|ti|na|tion [kəʊəˌgluːtə'neɪʃn] *noun*: Koagglutination *f*
co|ag|glu|ti|nin [kəʊə'gluːtnɪn] *noun*: Koagglutinin *nt*
co|ag|u|la|bil|i|ty [kəʊˌægjələ'bɪlətiː] *noun*: Gerinnbarkeit *f*, Koagulierbarkeit *f*, Koagulabilität *f*
co|ag|u|la|ble [kəʊ'ægjələbl] *adj*: gerinnbar, gerinnungsfähig, koagulabel, koagulierbar
co|ag|u|lant [kəʊ'ægjələnt]: **I** *noun* gerinnungsförderndes Mittel *nt*, Koagulans *nt* **II** *adj* Koagulation bewirkend *oder* beschleunigend, gerinnungsfördernd, koagulationsfördernd
co|ag|u|lase [kəʊ'ægjəleɪz] *noun*: Koagulase *f*, Coagulase *f*
coagulase-negative *adj*: koagulasenegativ
coagulase-positive *adj*: koagulasepositiv
co|ag|u|late [kəʊ'ægjəleɪt]: **I** *vt* gerinnen *oder* koagulieren lassen **II** *vi* gerinnen, koagulieren
co|ag|u|lat|ed [kəʊ'ægjəleɪtɪd] *adj*: koaguliert, geronnen
co|ag|u|la|tion [kəʊˌægjə'leɪʃn] *noun*: **1.** Gerinnung *f*, Koagulation *f* **2.** Blutgerinnung *f* **3.** →*coagulum*
blood coagulation: Blutgerinnung *f*
diffuse intravascular coagulation: →*disseminated intravascular coagulation*
disseminated intravascular coagulation: **1.** disseminierte intravasale Koagulation *f*, disseminierte intravasale Gerinnung *f* **2.** Verbrauchskoagulopathie *f*
electric coagulation: Elektrokoagulation *f*, Kaltkaustik *f*
endoscopic coagulation: Endokoagulation *f*
infrared coagulation: Infrarotkoagulation *f*
massive coagulation: Froin-Symptom *nt*
milk coagulation: Milchgerinnung *f*
co|ag|u|la|tive [kəʊ'ægjəleɪtɪv, -lətɪv] *adj*: gerinnungsfördernd, -verursachend, koagulationsfördernd
co|ag|u|la|tor [kəʊ'ægjəleɪtər] *noun*: Koagulator *m*
co|ag|u|lop|a|thy [kəʊˌægjə'lɑpəθiː] *noun*: Blutgerinnungsstörung *f*, Gerinnungsstörung *f*, Koagulopathie *f*
consumption coagulopathy: **1.** Verbrauchskoagulopathie *f* **2.** disseminierte intravasale Koagulation *f*, disseminierte intravasale Gerinnung *f*
deficiency coagulopathy: Defektkoagulopathie *f*
dilution coagulopathy: Verdünnungskoagulopathie *f*
septic coagulopathy: septische (Verbrauchs-)Koagulopathie *f*
co|ag|u|lum [kəʊ'ægjələm] *noun, plural* **-la** [-lə]: Blutgerinnsel *nt*, Gerinnsel *nt*, Koagel *nt*, Koagulum *nt*
fibrin coagulum: Fibringerinnsel *nt*

coal [kəʊl] *noun*: Kohle *f*
gas coal: Gaskohle *f*
coal-black *adj*: kohl(raben)schwarz
co|al|esce [ˌkəʊə'les]: **I** *vt* verbinden, verschmelzen, vereinigen **II** *vi* zusammenwachsen, verschmelzen (*into* in), sich verbinden *oder* vereinigen
co|al|es|cence [ˌkəʊə'lesn(t)s] *noun*: Koaleszenz *f*
co|al|es|cent [ˌkəʊə'lesnt] *adj*: verschmelzend, zusammenwachsend, sich vereinigend
COAP *Abk.*: cyclophosphamide, Oncovin, ara-C, prednisone
co|apt [kəʊ'æpt] *vt*: (*Wundränder*) annähern; (*Frakturenden*) annähern, einrichten
co|ap|ta|tion [ˌkəʊæp'teɪʃn] *noun*: (*Wundränder*) Annähern *nt*; (*Frakturenden*) Einrichten *nt*
co|arct [kəʊ'ɑːrkt] *vt*: zusammen-, aneinanderpressen
co|arc|tate [kəʊ'ɑːrkteɪt, -tɪt]: **I** *adj* zusammen-, aneinandergepresst **II** *vt* →*coarct*
co|arc|ta|tion [ˌkəʊɑːrk'teɪʃn] *noun*: Koarktation *f*
adult type aortic coarctation: Erwachsenenform *f* der Aortenisthmusstenose, infaduktale Aortenisthmusstenose *f*
coarctation of aorta: Aortenisthmusstenose *f*, Coarctatio aortae
aortic coarctation: Aortenisthmusstenose *f*, Coarctatio aortae
infantile type aortic coarctation: infantile/präduktale Aortenisthmusstenose *f*
reversed coarctation: Pulslos-Krankheit *f*, Martorell-Krankheit *f*, Martorell-Syndrom *nt*, Takayasu-Krankheit *f*, Takayasu-Syndrom *nt*, Arteriitis brachiocephalica
co|arc|tot|o|my [ˌkəʊɑːrk'tɑtəmiː] *noun*: Strikturendurchtrennung *f*, Koarktotomie *f*
coarse [kɔːrs, kəʊərs] *adj*: **1.** grob, grobkörnig **2.** (*Haut, Stimme*) rauh **3.** (*Tremor*) grobschlägig **4.** (*Einstellung*) grob, ungenau
coarse-grained *adj*: grobfaserig, -körnig
coarse|ness ['kɔːrsnɪs, kəʊərs-] *noun*: **1.** Rauheit *f*, Grobfaserig-, Grobkörnigkeit *f* **2.** (*fig.*) Derb-, Grob-, Roheit *f*
CoA-SH *Abk.*: coenzyme A
coat [kəʊt]: **I** *noun* **1.** Haut *f*, Fell *nt*, Hülle *f* **2.** Überzug *m*, Beschichtung *f*, Schicht *f*, Decke *f* **3.** Mantel *m*, (Arzt-)Kittel *m* **II** *vt* beschichten, überziehen (*with* mit); bedecken, umhüllen (*with* mit)
adventitial coat: Tunica adventitia, Adventitia *f*
adventitial coat of uterine tube: Tela subserosa tubae uterinae
albugineous coat: Tunica albuginea
buffy coat: Leukozytenmanschette *f*, buffy coat *nt*
cell coat: Zellhülle *f*
cremasteric coat of testis: Hodenheber *m*, Kremaster *m*, Musculus cremaster
external coat: Tunica adventitia
external coat of capsule of graafian follicle: Theka *f* externa, Tunica externa thecae folliculi
external coat of esophagus: Tunica adventitia oesophagi
external coat of oesophagus: (*brit.*) →*external coat of esophagus*
external coat of theca folliculi: Tunica externa thecae folliculi, Theca externa
external coat of ureter: Tunica adventitia ureteris
fibrous coat: Tunica fibrosa
fibrous coat of corpus cavernosum: Tunica albuginea corporum cavernosum
fibrous coat of eyeball: Tunica fibrosa bulbi, äußere

Augenhaut *f*
fibrous coat of liver: Tunica fibrosa hepatis, Tunica fibrosa hepatis
fibrous coat of ovary: Theca folliculi
fibrous coat of testis: Tunica albuginea testis
fleawort seed coat: Psyllii testae, Flohsamenschalen *pl*
Indian fleawort seed coats: Plantaginis ovatae testae
internal coat of capsule of graafian follicle: Tunica interna thecae folliculi
internal coat of pharynx of Luschka: Tela submucosa pharyngea
mucous coat: Schleimhaut *f*, Mukosa *f*, Tunica mucosa
muscular coat: Muskelschicht *f*, Tunica muscularis
muscular coat of esophagus: Tunica muscularis oesophageae
muscular coat of oesophagus: (*brit.*) →*muscular coat of esophagus*
muscular coat of pharynx: Muskelschicht *f* der Pharynxwand, Tunica muscularis pharyngis
nervous coat of eye: Netzhaut *f*, Retina *f*
phage coat: Phagenhülle *f*
pharyngobasilar coat: Fascia pharyngobasilaris
proper coat: Propria *f*, Tunica propria
proper coat of corium: Geflechtschicht *f*, Stratum reticulare corii/dermidis
proper coat of dermis: Geflechtschicht *f*, Stratum reticulare corii/dermidis
protein coat: Proteinhülle *f*
sclerotic coat: Lederhaut *f*, Sklera *f*
serous coat: seröse Haut *f*, Serosa *f*, Tunica serosa
serous coat of bladder: Tunica serosa vesicae
serous coat of esophagus: Tunica serosa oesophageae
serous coat of gallbladder: Tunica serosa vesicae biliaris/felleae
serous coat of large intestine: Tunica serosa intestini crassi
serous coat of liver: Tunica serosa hepatis
serous coat of oesophagus: (*brit.*) →*serous coat of esophagus*
serous coat of peritonuem: Tunica serosa peritonei
serous coat of serous pericard: Tunica serosa pericardii
serous coat of small intestine: Tunica serosa intestini tenuis
serous coat of stomach: Tunica serosa gastrici
serous coat of uterine tube: Tunica serosa tubae uterina, Perisalpinx *f*
serous coat of uterus: Tunica serosa uteri, Perimetrium *nt*
submucosal coat: Submukosa *f*, Tela *f* submucosa
submucous coat: Submukosa *f*, Tela *f* submucosa
subserous coat: subseröse Bindegewebsschicht *f*, Subserosa *f*, Tela subserosa
uveal coat: mittlere Augenhaut *f*, Uvea *f*, Tunica vasculosa bulbis
vaginal coat of testis: Tunica vaginalis testis
vascular coat of eye: mittlere Augenhaut *f*, Uvea *f*, Tunica vasculosa bulbis
vascular coat of stomach: Tela submucosa gastricae
white coat: Tunica albuginea

coatled ['kəʊtɪd] *adj*: **1.** beschichtet, überzogen (*with* mit); (*pharmakol.*) dragiert **2.** (*Zunge*) belegt **3.** imprägniert; gestrichen

coatling ['kəʊtɪŋ] *noun*: Schicht *f*, Beschichtung *f*, Deckschicht *f*; (*Zunge*) Belag *m*; (*pharmakol.*) Überzug *m*

CoA-transferase *noun*: Coenzym A-Transferase *f*, CoA-Transferase *f*

colballalmin [kəʊ'bæləmɪn] *noun*: Kobalamin *nt*, Cobalamin *nt*

colbalt ['kəʊbɔːlt] *noun*: Kobalt *nt*, Cobalt *nt*
cobalt 60: Kobalt 60 *nt*
cobaltous chloride: Kobalt-II-chlorid *nt*

colbamlide [kəʊ'bæmaɪd] *noun*: Cobamid *nt*

colbinlamlide [kəʊ'bɪnəmaɪd] *noun*: Cobinamid *nt*

COBP *Abk.*: chronic obstructive bronchial pneumopathy

COBT *Abk.*: chronic obstruction of biliary tract

colbyrlinlalmide [kəʊbɪ'rɪnəmaɪd] *noun*: Cobyrsäure *f*

COC *Abk.*: **1.** cerebral oxygen consumption **2.** oral contraceptive, combination type

CoC *Abk.*: coenzyme C

colca ['kəʊkə] *noun*: **1.** Koka *f*, Coca *f* **2.** Kokablätter *pl*, Folia cocae

colcain [kəʊ'keɪn, 'kəʊ-] *noun*: →*cocaine*

colcaine [kəʊ'keɪn, 'kəʊ-] *noun*: Cocain *nt*, Kokain *nt*

colcainlism [kəʊ'keɪnɪzəm, 'kəʊkə-] *noun*: Cocainismus *m*, Kokainismus *m*

colcainlilzaltion [kəʊˌkəɪnɪ'zeɪʃn, -naɪ-] *noun*: Cocainisierung *f*, Kokainisierung *f*

colcainlize [kəʊ'kəɪnaɪz, 'kəʊkə-] *vt*: mit Kokain(lösung) betäuben, kokainisieren

colcalism [kəʊ'kəɪzəm, 'kəʊkə-] *noun*: Cocainismus *m*, Kokainismus *m*

colcarlboxlyllase [kəʊkɑːr'bɑksəleɪz] *noun*: Thiaminpyrophosphat *nt*

colcarlcinlolgen [kəʊkɑːr'sɪnədʒən] *noun*: Kokarzinogen *nt*

colcarlcilnolgenlelsis [kəʊˌkɑːrsnəʊ'dʒenəsɪs] *noun*: Kokarzinogenese *f*

coclcal ['kɑkəl] *adj*: Kokken betreffend, kokkenähnlich, kokkenförmig, Kokken-

Coclcidlia [kɑk'sɪdɪə] *plural*: Kokzidien *pl*, Coccidia *pl*

coclcidlilal [kɑk'sɪdɪəl] *adj*: Kokzidien betreffend, durch sie verursacht, Kokzidien-

coclcidlilan [kɑk'sɪdɪən]: **I** *noun* →*coccidium* **II** *adj* →*coccidial*

coclcidliloildal [kɑkˌsɪdɪ'ɔɪdl] *adj*: Kokzidioido-, Kokzidioiden-

Coclcidliloildes [kɑkˌsɪdɪ'ɔɪdiːz] *noun*: Kokzidioidespilz *m*, Coccidioides *m*
Coccidioides immitis: Coccidioides/Blastomycoides immitis

coclcidliloildin [kɑkˌsɪdɪ'ɔɪdɪn] *noun*: Kokzidioidin *nt*, Coccidioidin *nt*

coclcidliloildolma [kɑkˌsɪdɪɔɪ'dəʊmə] *noun*: Kokzidioidom *nt*

coclcidliloildolmylcolsis [kɑkˌsɪdɪˌɔɪdəmaɪ'kəʊsɪs] *noun*: Wüstenfieber *nt*, Posadas-Mykose *f*, Kokzidioidomykose *f*, Coccidioidomycose *f*, Granuloma coccidioides
primary coccidioidomycosis: Wüsten-, Talfieber *nt*, San Joaquin-Valley-Fieber *nt*, Primärform *f* der Kokzidioidomykose
primary extrapulmonary coccidioidomycosis: primär-extrapulmonale Kokzidioidomykose *f*
progressive coccidioidomycosis: sekundäre/progressive Kokzidioidomykose *f*, Sekundärform *f* der Kokzidioidomykose
secondary coccidioidomycosis: sekundäre/progressive Kokzidioidomykose *f*, Sekundärform *f* der Kokzidioidomykose

coclcidliloidolsis [kɑkˌsɪdɪɔɪ'dəʊsɪs] *noun*: →*coccidioidomycosis*

coclcidlilolsis [kɑkˌsɪdɪ'əʊsɪs] *noun*: Kokzidienbefall *m*, -erkrankung *f*, Kokzidiose *f*, Coccidiosis *f*

coclcidlilum [kɑk'sɪdɪəm] *noun, plural* **-dia** [kɑk'sɪdɪə]: Kokzidie *f*, Coccidium *nt*

coclcilgenlic [ˌkɑksɪ'dʒenɪk] *adj*: durch Kokken bedingt *oder* hervorgerufen, kokkenbedingt, Kokken-

coc|ci|nel|la [ˌkɑksɪ'nelə] *noun*: →*cochineal*

coc|ci|nel|lin [ˌkɑksɪ'nelɪn] *noun*: Karmin *nt*

cocco- *präf.*: Beeren-, Trauben-, Kokken-

coc|co|gen|ic [ˌkɑkə'dʒenɪk] *adj*: durch Kokken bedingt *oder* hervorgerufen, kokkenbedingt, Kokken-

coc|cog|e|nous [kə'kɑdʒənəs] *adj*: →*coccigenic*

coc|coid ['kɑkɔɪd] *adj*: kokkenähnlich, kokkenartig, kokkoid

coc|cu|lin ['kɑkjəlɪn] *noun*: Pikrotoxin *nt*, Cocculin *nt*

coc|cus ['kɑkəs] *noun, plural* **-ci** ['kɑksaɪ]: Kokke *f*, Kokkus *m*, Coccus *m*

Neisser's coccus: Gonokokkus *m*, Gonococcus *m*, Neisseria gonorrhoeae

pus-forming cocci: Pyokokken *pl*

Weichselbaum's coccus: Meningokokkus *m*, Neisseria meningitidis

coc|cy|al|gia [ˌkɑksə'ældʒ(ɪ)ə] *noun*: →*coccygodynia*

coc|cy|dyn|i|a [ˌkɑksə'dɪnɪə] *noun*: Kokzygodynie *f*, Steißschmerz *m*

coc|cy|gal|gia [ˌkɑksə'gældʒ(ɪ)ə] *noun*: Kokzygodynie *f*, Steißschmerz *m*

coc|cyg|e|al [kɑk'sɪdʒɪəl] *adj*: Steißbein/Os coccygis betreffend, coccygeal, kokzygeal

coc|cy|gec|to|my [ˌkɑksə'dʒektəmiː] *noun*: Steißbeinresektion *f*, Kokzygektomie *f*

coc|cy|go|dyn|i|a [ˌkɑksɪgəʊ'dɪnɪə] *noun*: Steißbeinschmerz *m*, Kokzygodynie *f*, Coccygodynie *f*

coc|cy|got|o|my [ˌkɑksə'gɑtəmiː] *noun*: Steißbeinlösung *f*, Kokzygotomie *f*

coc|cy|o|dyn|ia [ˌkɑksɪəʊ'dɪnɪə] *noun*: →*coccygodynia*

coc|cyx ['kɑksɪks] *noun, plural* **-cy|ges** [-'saɪdʒiːz, -sɪdʒiːz]: Steißbein *nt*, Coccyx *f*, Os coccygis

fractured coccyx: Steißbeinbruch *m*, -fraktur *f*

coch|i|neal [ˌkɑtʃə'niːl, 'kɑtʃəniːl] *noun*: Koschenille(rot *nt*) *f*, Cochenille(rot *nt*) *f*

coch|le|a ['kɑklɪə, 'kəʊ-] *noun, plural* **-le|ae** [-lɪiː, -lɪaɪ]: (Gehörgangs-, Innenohr-)Schnecke *f*, Kochlea *f*, Cochlea *f* **behind the cochlea** hinter der Gehörgangsschnecke/Kochlea (liegend)

membranous cochlea: (häutiger) Schneckengang *m*, Ductus cochlearis

coch|le|ar ['kɑklɪər, 'kəʊ-] *adj*: Gehörgangsschnecke/Cochlea betreffend, kochlear; schneckenförmig

coch|le|ar|i|form [kɑklɪ'ærəfɔːrm, kəʊ-] *adj*: löffelförmig

coch|le|it|ic [kɑklɪ'ɪtɪk] *adj*: Kochleitis betreffend, kochleitisch

coch|le|i|tis [kɑklɪ'aɪtɪs] *noun*: Entzündung *f* der Innenohrschnecke, Cochlitis *f*, Kochleitis *f*, Cochleitis *f*

coch|le|o|neu|ral [ˌkɑklɪəʊ'njʊərəl] *adj*: kochleoneural

coch|le|o|top|ic [ˌkɑklɪəʊ'tɑpɪk] *adj*: kochleotop

coch|le|o|ves|tib|u|lar [ˌkɑklɪəʊve'stɪbjələr] *adj*: Gehörgangsschnecke und Innenohrvorhof/Vestibulum auris betreffend, kochleovestibulär

coch|lit|ic [kɑk'lɪtɪk] *adj*: Cochlitis betreffend, cochlitisch

coch|li|tis [kɑk'laɪtɪs] *noun*: Entzündung *f* der Innenohrschnecke, Cochlitis *f*, Kochleitis *f*, Cochleitis *f*

cock [kɑk] *noun*: **1.** (*biolog.*) Hahn *m*; Männchen *nt* **2.** (*techn.*) (Wasser-, Gas-, Absperr-)Hahn *m* **3.** (*inf.*) Penis *m*

corn cockle: Kornrade *f*

Indian cockle: Schlingstrauch *m*, Anamirta cocculus

cock|roach ['kɑkrəʊtʃ] *noun*: Küchenschabe *f*, Schabe *f*, Kakerlake *f*, Kakerlak *m*

cock|tail ['kɑkteɪl] *noun*: Cocktail *m*, Mixgetränk *nt*

lytic cocktail: lytischer Cocktail *m*

COCM *Abk.*: congestive cardiomyopathy

co|coa ['kəʊkəʊ]: **I** *noun* **1.** Theobroma cacao, Kakaobaum *m* **2.** Kakao *m*, Kakaopulver *nt*, -getränk *nt*, -bohne *f* **3.** Mittelbraun *nt* **II** *adj* kakaofarben, mittelbraun; kakao-, Kakao-

co|con|scious [kəʊ'kɑntʃəs] *adj*: nebenbewusst

co|con|scious|ness [kəʊ'kɑntʃəsnəs] *noun*: Nebenbewusstsein *nt*

co|con|trac|tion [kəʊkən'trækʃn] *noun*: Kokontraktion *f*

coc|tion ['kɑkʃn] *noun*: Kochen *nt*, Sieden *nt*

coc|to|la|bile [ˌkɑktəʊ'leɪbl, -baɪl] *adj*: kochlabil, kochunbeständig, siedelabil, siedeunbeständig

coc|to|sta|bile [ˌkɑktəʊ'steɪbl, -baɪl] *adj*: kochfest, kochstabil, siedestabil, siedefest

coc|to|sta|ble [ˌkɑktəʊ'steɪbl] *adj*: →*coctostabile*

co|cul|ti|va|tion [kəʊˌkʌltə'veɪʃn] *noun*: Kokultivation *f*, Kokultivierung *f*

COD *Abk.*: **1.** cause of death **2.** chemical oxygen demand

code [kəʊd]: **I** *noun* Code *m*, Kode *m* **II** *vt* codieren, kodieren

amino acid code: Aminosäurecode *m*

genetic code: genetischer Code *m*

co|deine ['kəʊdiːn] *noun*: Kodein *nt*, Codein *nt*, Methylmorphin *nt*

codeine phosphate: Codeinum phosphoricum

cod|ing ['kəʊdɪŋ]: **I** *noun* Verschlüsseln *nt*, Codieren *nt*, Codierung *f*; (*statist.*) Chiffrieren *nt* **II** *adj* kodierend

sound frequency coding: Schallfrequenzkodierung *f*

sound intensity coding: Schallintensitätskodierung *f*

co|dom|i|nance [kəʊ'dɑmɪnəns] *noun*: Kodominanz *f*

co|dom|i|nant [kəʊ'dɑmɪnənt] *adj*: Kodominanz betreffend, sich gleichzeitig ausprägend, kodominant, kombinant

co|don ['kəʊdɑn] *noun*: Kodon *nt*, Codon *nt*

chain-initiation codon: Initial-, Initiations-, Starterkodon *nt*

chain-termination codon: (Ketten-)Abbruchs-, Terminationskodon *nt*

initiation codon: Initial-, Initiations-, Starterkodon *nt*

nonsense codon: nonsense-Kodon *nt*

termination codon: Abbruchskodon *nt*, Abbruchkodon *nt*

CoE *Abk.*: coenzyme E

COEB *Abk.*: chronic obstructive emphysematous bronchitis

coe|cum ['siːkəm] *noun, plura* **-ca** [-kə]: →*cecum*

co|ef|fi|cient [ˌkəʊə'fɪʃənt]: **I** *noun* **1.** (*physik.*) Koeffizient *m* **2.** mitwirkende Kraft *f*, Faktor *m* **II** *adj* mit-, zusammenwirkend

absorption coefficient: **1.** Extinktionskoeffizient *f* **2.** Bunsen-Löslichkeitskoeffizient *m*

adsorption coefficient: Adsorptionskoeffizient *m*

binomial coefficient: Binomialkoeffizient *m*

blood-gas partition coefficient: Blut-Gas-Verteilungskoeffizient *m*

Bouchard's coefficient: Bouchard-Index *m*

Bunsen coefficient: Bunsen-Löslichkeitskoeffizient *m*

convective heat transfer coefficient: konvektive Wärmeübergangszahl *f*

coefficient of correlation: Korrelationskoeffizient *m*

creatinine coefficient: Creatinin-, Kreatininkoeffizient *m*

diffusion coefficient: Diffusionskoeffizient *m*

dilution coefficient: Verdünnungskoeffizient *m*

distribution coefficient: Verteilungskoeffizient *m*, Partitionskoeffizient *m*, Verteilungsquotient *m*, Öl-Gas-Verteilungskoeffizient *m*

dynamic coefficient: Viskositätskoeffizient *m*

coefficient of elasticity: Elastizitätskoeffizient *m*
erythrocyte color coefficient: Erythrozytenfärbekoeffizient *m*, Färbekoeffizient *m*
erythrocyte colour coefficient: (*brit.*) →*erythrocyte color coefficient*
evaporation heat transfer coefficient: Wärmeübergangszahl *f* für Evaporation
extinction coefficient: Extinktionskoeffizient *m*
filtration coefficient: Filtrationskoeffizient *m*
coefficient of friction: Reibungskoeffizient *m*
homogeneity coefficient: Homogenitätsgrad *m*
Krogh's diffusion coefficient: Krogh-Diffusionskoeffizient *m*
linear attenuation coefficient: Schwächungskoeffizient *m*
linear coefficient of thermal expansion: linearer Ausdehnungskoeffizient *m*
mass absorption coefficient: Massenabsorptionskoeffizient *m*
molar absorption coefficient: molarer Extinktionskoeffizient *m*
molar extinction coefficient: molarer Extinktionskoeffizient *m*
oxygen utilization coefficient: Sauerstoffausnutzungskoeffizient *m*, Sauerstoffutilisationskoeffizient *m*
partition coefficient: Verteilungskoeffizient *m*
radiation heat transfer coefficient: Wärmeübergangszahl *f* für Strahlung
reflection coefficient: Reflektionskoeffizient *m*, Reflektanz *f*, Reflexion *f*
respiratory coefficient: respiratorischer Austauschquotient *m*; respiratorischer Quotient *m*
sedimentation coefficient: Sedimentationskoeffizient *m*
solubility coefficient: Bunsen-Löslichkeitskoeffizient *m*
specific absorption coefficient: spezifischer Extinktionskoeffizient *m*
specific extinction coefficient: spezifischer Extinktionskoeffizient *m*
temperature coefficient: Temperaturkoeffizient *m*
coefficient of thermal conductivity: spezifische Wärmeleitfähigkeit *f*
coefficient of thermal expansion: thermischer Ausdehnungskoeffizient *m*
coefficient of variation: Variationskoeffizient *m*
coefficient of velocity: Geschwindigkeitskoeffizient *m*
ventilation coefficient: Ventilationskoeffizient *m*
coefficient of viscosity: Viskositätskoeffizient *m*
volume elasticity coefficient: Volumenelastizitätskoeffizient *m*

coe|len|ter|on [sɪ'lentərɑn] *noun*: Urdarm *m*, Archenteron *nt*

coeli- *präf.*: (*brit.*) Bauch(höhlen)-, Abdominal-, Zölio-

coe|li|ac ['siːliːæk] *adj*: (*brit.*) Bauch(höhle) betreffend, Bauch(höhlen)-

coe|li|al|gia [siːlɪ'ældʒ(ɪ)ə] *noun*: (*brit.*) Abdominal-, Bauch-, Leibschmerzen *pl*, Abdominalgie *f*

coe|li|ec|to|my [ˌsiːlɪ'ektəmiː] *noun*: (*brit.*) (Teil-)Entfernung *f* eines Bauchorgans

coelio- *präf.*: (*brit.*) Bauch(höhlen)-, Abdominal-, Zölio-

coe|li|o|cen|te|sis [ˌsiːlɪəsen'tiːsɪs] *noun*: (*brit.*) Bauchpunktion *f*, Bauchhöhlenpunktion *f*, Zöliozentese *f*, Zöliocentese *f*

coe|li|o|col|pot|o|my [ˌsiːlɪəkɑl'pɑtəmiː] *noun*: (*brit.*) Kolpozöliotomie *f*

coe|li|o|dyn|i|a [ˌsiːlɪə'diːnɪə] *noun*: (*brit.*) Abdominalschmerzen, Bauchschmerzen, Leibschmerzen, Abdominalgie *f*

coe|li|o|en|ter|ot|o|my [siːlɪəˌentə'rɑtəmiː] *noun*: (*brit.*) (trans-)abdominale Enterotomie *f*, Laparoenterotomie *f*

coe|li|o|gas|tros|to|my [ˌsiːlɪəgæs'trɑstəmiː] *noun*: (*brit.*) Zölio-, Laparogastrostomie *f*

coe|li|o|gas|trot|o|my [ˌsiːlɪəgæs'trɑtəmiː] *noun*: (*brit.*) (trans-)abdominelle Gastrotomie *f*, Zölio-, Laparogastrotomie *f*

coe|li|o|hys|ter|ec|to|my [ˌsiːlɪəˌhɪstə'rektəmiː] *noun*: (*brit.*) **1.** transabdominelle Hysterektomie *f*, Laparohysterektomie *f*, Hysterectomia abdominalis **2.** Hysterectomia caesarea

coe|li|o|hys|ter|ot|o|my [ˌsiːlɪəˌhɪstə'rɑtəmiː] *noun*: (*brit.*) transabdominelle Hysterotomie *f*, Abdomino-, Laparo-, Zöliohysterotomie *f*

coe|li|o|ma [siːlɪ'əʊmə] *noun*: (*brit.*) Bauchhöhlentumor *m*

coe|li|o|my|o|mec|to|my [ˌsiːlɪəˌmaɪə'mektəmiː] *noun*: (*brit.*) (trans-)abdominale Myomektomie *f*, Laparomyomektomie *f*

coe|li|o|my|o|mot|o|my [ˌsiːlɪəˌmaɪə'mɑtəmiː] *noun*: (*brit.*) transabdominelle Myomotomie *f*, Laparomyomotomie *f*

coe|li|o|my|o|si|tis [ˌsiːlɪəmaɪə'saɪtɪs] *noun*: (*brit.*) Bauchmuskelentzündung *f*

coe|li|o|par|a|cen|te|sis [ˌsiːlɪəˌpærəsen'tiːsɪs] *noun*: (*brit.*) Stichinzision/Parazentese *f* der Bauchhöhle; Zöliozentese *f*

coe|li|or|rha|phy [siːlɪ'ɔrəfiː] *noun*: (*brit.*) Bauchdecken-, Bauchwandnaht *f*, Zöliorrhaphie *f*

coe|li|o|sal|pin|gec|to|my [ˌsiːlɪəˌsælpɪn'dʒektəmiː] *noun*: (*brit.*) transabdominelle Salpingektomie *f*, Zölio-, Laparosalpingektomie *f*

coe|li|o|sal|pin|got|o|my [ˌsiːlɪəˌsælpɪn'gɑtəmiː] *noun*: (*brit.*) transabdominelle Salpingotomie *f*, Zölio-, Laparosalpingotomie *f*
vaginal coeliosalpingotomy: transvaginale Zöliotomie *f*, Coeliotomia vaginalis, Kolpozöliotomie *f*

coe|li|o|scope ['siːlɪəskəʊp] *noun*: (*brit.*) Zölioskop *nt*, Laparoskop *nt*

coe|li|os|co|py [ˌsiːlɪ'ɑskəpiː] *noun*: (*brit.*) Bauchspiegelung *f*, Bauchhöhlenspiegelung *f*, Zölioskopie *f*, Laparoskopie *f*

coe|li|ot|o|my [ˌsiːlɪ'ɑtəmiː] *noun*: (*brit.*) **1.** Bauchspiegelung *f*, Bauchhöhlenspiegelung *f*, Zöliotomie *f*, Laparotomie *f* **2.** Bauchschnitt *m*, Bauchdeckenschnitt *m*
vaginal coeliotomy: Kolpozöliotomie *f*, Coeliotomia vaginalis

coe|li|tis [sɪ'leɪtɪs] *noun*: (*brit.*) (intra-)abdominelle Entzündung *f*

coe|lo|blas|tu|la [siːlə'blæstʃələ] *noun*: Zöloblastula *f*

coe|lom ['siːləm] *noun, plura* **-loms, coe|lo|ma|ta** [sɪ'ləʊmətə]: (*brit.*) Zölom *nt*, Zölomhöhle *f*, Coeloma *nt*
extraembryonic coelom: extraembryonales Zölom *nt*, Chorionhöhle *f*, Exozölom *nt*
intraembryonic coelom: intraembryonale Zölomhöhle *f*

coe|lo|ma ['siːləʊmə] *noun*: (*brit.*) →*coelom*

coe|lom|ic [sɪ'lɑmɪk, -'ləʊ-] *adj*: (*brit.*) Zölom betreffend, Zölom-

coe|lo|nych|ia [ˌsiːləʊ'nɪkɪə] *noun*: (*brit.*) Löffel-, Hohlnagel *m*, Koilonychie *f*

coe|lo|phle|bi|tis [ˌsiːləʊflɪ'baɪtɪs] *noun*: (*brit.*) Entzündung *f* der Vena cava inferior *oder* superior

coe|los|chi|sis [sɪ'lɑskəsɪs] *noun*: (*brit.*) Bauchwandspalte *f*, Zeloschisis *f*, Gastroschisis *f*

coe|lo|scope ['siːləskəʊp] *noun*: (*brit.*) **1.** Kavernoskop *nt* **2.** Zölio-, Laparoskop *nt*

coe|los|co|py [sɪ'lɑskəpiː] *noun*: (*brit.*) **1.** Kavernoskopie *f* **2.** Bauch(höhlen)spiegelung *f*, Zölio-, Laparoskopie *f*

coe|lo|so|mia [ˌsiːlə'səʊmɪə] *noun*: (*brit.*) Zelosomie *f*

coe|lo|thel ['siːləθel] *noun*: (*brit.*) Mesothel *nt*

coe|lo|the|li|o|ma [ˌsiːləʊθiːlɪ'əʊmə] *noun*: (*brit.*) Mesotheliom(a) *nt*
coe|lo|the|li|um [ˌsiːləʊ'θiːlɪəm] *noun*: (*brit.*) Mesothel *nt*
coe|lot|o|my [sɪ'lɑtəmiː] *noun*: (*brit.*) Hernien-, Bruchoperation *f*, Herniotomie *f*
coe|naes|the|sia [ˌsɪnes'θiːʒ(ɪ)ə] *noun*: (*brit.*) →*cenesthesia*
coe|nes|the|sia [ˌsɪnes'θiːʒ(ɪ)ə] *noun*: →*cenesthesia*
coe|no|cyte ['senəsaɪt] *noun*: →*cenocyte*
coe|nu|rus [sɪ'n(j)ʊərəs] *noun, plura* **-ri** [-raɪ, -riː]: Zönurus *m*, Coenurus *m*
co|en|zyme [kəʊ'enzaɪm] *noun*: Koenzym *nt*, Coenzym *nt*
coenzyme A: Coenzym A *nt*
acetoacetyl coenzyme A: Azetoazetyl-, Acetoacetylcoenzym A *nt*, Azetoazetyl-CoA *nt*
acetyl coenzyme A: Acetylcoenzym A *nt*, Acetyl-CoA *nt*
acyl coenzyme A: Acylcoenzym A *nt*, Acyl-CoA *nt*
coenzyme B_{12}: Coenzym B_{12} *nt*, 5-Desoxyadenosylcobalamin *nt*
coenzyme I: Nicotinamid-adenin-dinucleotid *nt*, Diphosphopyridinnucleotid *nt*, Cohydrase I *f*, Coenzym I *nt*
coenzyme II: Nicotinamid-adenin-dinucleotid-phosphat *nt*, Triphosphopyridinnucleotid, Cohydrase II *f*, Coenzym II *nt*
malonyl coenzyme A: Malonyl-Coenzym A *nt*, Malonyl-CoA *nt*
nucleotide coenzyme: Nucleotidcoenzym *nt*
pyridine coenzyme: Pyridincoenzym *nt*
pyridoxine coenzyme: Pyridoxincoenzym *nt*
coenzyme Q: Coenzym Q *nt*
coenzyme R: Biotin *nt*, Vitamin H *nt*
Warburg's coenzyme: Nicotinamid-adenin-dinucleotid-phosphat *nt*, Triphosphopyridinnucleotid, Cohydrase II *f*, Coenzym II *nt*
COEPS *Abk.*: cortically originating extrapyramidal system
co|erce [kəʊ'ɜrs] *vt*: **1.** einschränken **2.** zwingen, nötigen (*into doing* zu tun); erwingen
co|er|cion [kəʊ'ɜrʃn] *noun*: **1.** Einschränkung *f* **2.** Zwang *m*; Nötigung *f*
co|er|cive [kəʊ'ɜrsɪv]: **I** *noun* Zwangsmittel *nt* **II** *adj* Zwangs-, zwingend, nötigend; (*physik.*) koerzitiv
co|ex|ist [ˌkəʊɪg'zɪst] *vi*: gleichzeitig/nebeneinander auftreten *oder* bestehen *oder* leben, koexistieren
co|ex|ist|ance [ˌkəʊɪg'zɪstəns] *noun*: Koexistenz *f*
co|ex|ist|ent [ˌkəʊɪg'zɪstənt] *adj*: koexistent
CoF *Abk.*: **1.** cobra factor **2.** coenzyme F
co|fac|tor ['kəʊfæktər] *noun*: Kofaktor *m*, Cofaktor *m*
cobra venom cofactor: C3-Proaktivator *m*, Faktor B *m*
heparin cofactor: Heparincofaktor *m*
platelet cofactor I: antihämophiles Globulin *nt*, Antihämophiliefaktor *m*, Faktor VIII *m*
platelet cofactor II: Faktor IX *m*, Christmas-Faktor *m*, Autothrombin II *nt*
cofactor of thromboplastin: Proakzelerin *nt*, Proaccelerin *nt*, Acceleratorglobulin *nt*, labiler Faktor *m*, Faktor V *m*
cofactor V: Prokonvertin *nt*, -convertin *nt*, Faktor VII *m*, Autothrombin I *nt*, Serum-Prothrombin-Conversion-Accelerator *m*, stabiler Faktor *m*
COFAL *Abk.*: complement fixation avian leukosis
co|fer|ment ['kəʊfɜrment] *noun*: →*coenzyme*
cof|fee ['kɑfiː]: **I** *noun* **1.** Kaffee *m*; Kaffeegetränk *nt*, -bohne *f* **2.** eine Tasse Kaffee **3.** Kaffeebraun *nt*, Mittelbis Dunkelbraun *nt* **II** *adj* kaffeebraun, -farben
coffee-colored *adj*: →*coffee II*
coffee-coloured *adj*: (*brit.*) →*coffee-colored*
cof|fin ['kɑfɪn] *noun*: Sarg *m*
cog|ni|tion [kɑg'nɪʃn] *noun*: Kognition *f*
cog|ni|tive ['kɑgnɪtɪv] *adj*: auf Erkenntnis beruhend, erkenntnismäßig, kognitiv
cog|nize ['kɑgnaɪz] *vt*: erkennen, verstehen, begreifen
COGTT *Abk.*: cortisone oral glucose tolerance test
cog|wheel ['kɑg(h)wiːl] *noun*: Zahnrad *nt*
COH *Abk.*: carbohydrate
co|hab|it [kəʊ'hæbɪt] *vi*: (unverheiratet) zusammenleben
co|hab|it|ant [kəʊ'hæbɪtənt] *noun*: Lebensgefährte *m*, -gefährtin *f*
co|hab|i|ta|tion [kəʊˌhæbɪ'teɪʃn] *noun*: **1.** Zusammenleben *nt* **2.** Beischlaf *m*, Koitus *m*, Geschlechtsverkehr *m*, Kohabitation *f*, Cohabitatio *f*
CO-Hb *Abk.*: **1.** carbon monoxide hemoglobin **2.** carboxyhemoglobin
co|here [kəʊ'hɪər] *vi*: **1.** zusammenhängen, -kleben, verbunden sein **2.** (*physik.*) kohärent sein
co|her|ence [kəʊ'hɪərəns, -'her-] *noun*: **1.** (*a. fig.*) Zusammenhalt *m* **2.** (*physik.*) Kohärenz *f* **3.** Übereinstimmung (*with* mit) **4.** (logischer) Zusammenhang *m*
co|her|en|cy [kəʊ'hɪərənsiː] *noun*: →*coherence*
co|her|ent [kəʊ'hɪərənt, -'her-] *adj*: **1.** zusammenhängend, -klebend, verbunden **2.** kohärent **3.** übereinstimmend **4.** (logisch) zusammenhängend
co|he|sion [kəʊ'hiːʒn] *noun*: Kohäsion *f*
co|he|sive [kəʊ'hiːsɪv] *adj*: kohäsiv
co|he|sive|ness [kəʊ'hiːsɪvnəs] *noun*: **1.** Kohäsions-, Bindekraft *f* **2.** Festigkeit *f*
co|ho|ba|tion [ˌkəʊhəʊ'beɪʃn] *noun*: Redestillieren *nt*, Redestillation *f*
co|hort ['kəʊhɔːrt] *noun*: Kohorte *f*
coil [kɔɪl]: **I** *noun* **1.** (*gynäkol.*) Spirale *f*, (Intrauterin-)Pessar *nt*; (*techn.*) Spirale *f*, Spule *f*, Rolle *f*; (elektrische) Wicklung *f* **II** *vt* aufrollen, (auf-)wickeln; spiralenförmig winden *oder* umschlingen **coil o.s. up** sich zusammenrollen **III** *vi* →*coil up*
coil up *vi* sich winden, sich zusammenrollen
spark coil: Funkeninduktor *m*
coil of sweat gland: Schweißdrüsenkörper *m*, Corpus glandulae sudoriferae
co|in|cide [ˌkəʊɪn'saɪd] *vi*: **1.** (*zeitlich oder räumlich*) zusammenfallen, -treffen (*with* mit) **2.** übereinstimmen (*with* mit)
co|in|ci|dence [kəʊ'ɪnsɪdəns] *noun*: **1.** (*räumliches oder zeitliches*) Zusammenfallen *nt*, -treffen *nt* **2.** Übereinstimmung *f* **3.** Zufall *m*
co|in|ci|dent [kəʊ'ɪnsɪdənt] *adj*: **1.** (*räumlich oder zeitlich*) zusammenfallend, -treffend (*with* mit) **2.** übereinstimmend
co|in|ci|den|tal [kəʊˌɪnsɪ'dentəl] *adj*: zufällig
coin-counting [kɔɪn] *noun*: Münzenzählen *nt*, Pillendrehen *nt*
coi|no|ni|pho|bi|a [ˌkɔɪnəʊ'fəʊbɪə] *noun*: Koinoniphobie *f*
coi|no|ni|pho|bic [ˌkɔɪnəʊ'fəʊbɪk] *adj*: Koinoniphobie betreffend, koinoniphob
co|in|stan|ta|ne|ous [ˌkəʊɪnstən'teɪnɪəs] *adj*: gleichzeitig, simultan
co|i|tal ['kəʊɪtəl] *adj*: Beischlaf/Koitus betreffend, koital
co|i|tion [kəʊ'ɪʃn] *noun*: →*coitus*
co|i|to|pho|bi|a [ˌkəʊɪtə'fəʊbɪə] *noun*: Angst *f* vorm Beischlaf, Koitophobie *f*
co|i|to|pho|bic [ˌkəʊɪtə'fəʊbɪk] *adj*: Koitophobie betreffend, koitophob
co|i|tus ['kəʊɪtəs] *noun*: Geschlechtsverkehr *m*, Beischlaf *m*, Koitus *m*, Coitus *m*

coitus interruptus: Coitus interruptus
oral coitus: Oralverkehr *m*, Fellatio *f*, Coitus oralis
CoL *Abk.*: coenzyme L
co|la|mine ['kəʊləmiːn, kəʊ'læmɪn] *noun*: Colamin *nt*, Ethanolamin *nt*, 2-Aminoethanol *nt*, 2-Hydroxyethylamin *nt*, Äthanolamin *nt*, Monoethanolamin *nt*, Monoäthanolamin *nt*
col|chi|cine ['kɑltʃəsiːn] *noun*: Kolchizin *nt*, Colchicin *nt*
cold [kəʊld]: I *noun* **1.** Kälte *f* **2.** Erkältung *f*, Schnupfen *m* **have a cold** erkältet sein; (einen) Schnupfen haben **a heavy/bad cold** eine schwere Erkältung **get/catch/take (a) cold** sich eine Erkältung zuziehen, sich erkälten II *adj* **3.** kalt, kühl **4.** frierend
allergic cold: Heuschnupfen *m*, Heufieber *nt*
common cold: (banale) Erkältung *f*, Erkältungskrankheit *f*, Schnupfen *m*
cold in the head: akuter Nasenkatarrh *m*, Coryza *f*, Rhinitis acuta
June cold: Heuschnupfen *m*, -fieber *nt*
running cold: schwerer Schnupfen *m*
symptomatic cold: Begleitschnupfen *m*
COLD *Abk.*: chronic obstructive lung disease
cold-blooded *adj*: **1.** (*biolog.*) wechselwarm, kaltblütig, poikilo-, hetero-, allotherm **2.** (*inf.*) kälteempfindlich; kaltblütig, gefühllos
cold|ness ['kəʊldnəs] *noun*: Kälte *f*
cold-pack *vt*: einen kalten Wickel *oder* Umschlag machen
cold-turkey: I *adj* abrupt und vollständig **cold-turkey withdrawal from drugs** II *vt, vi* (radikal) entziehen
cole- *präf.*: →*coleo-*
col|ec|ta|sia [ˌkəʊlek'teɪʒ(ɪ)ə] *noun*: Dickdarm-, Kolonerweiterung *f*, Kolektasie *f*
col|ec|to|my [kə'lektəmɪ, kəʊ-] *noun*: Dickdarmentfernung *f*, -exstirpation *f*, Kolonentfernung *f*, -exstirpation *f*, Kolektomie *f*
complete colectomy: totale Kolektomie *f*
partial colectomy: partielle Kolektomie *f*
subtotal colectomy: subtotale Kolonresektion/Kolektomie *f*
total colectomy: totale Kolektomie *f*, Pankolektomie *f*
transverse colectomy: Transversumresektion *f*
col|e|i|tis [kɑlɪ'aɪtɪs, kəʊlɪ-] *noun*: Colpitis *f*, Scheidenentzündung *f*, Kolpitis *f*, Vaginitis *f*
coleo- *präf.*: Scheiden-, Kolpo-, Vaginal-, Vagino-
col|e|o|cele ['kəʊlɪəsiːl] *noun*: Scheidenbruch *m*, Kolpozele *f*, Hernia vaginalis
col|e|o|cys|ti|tis [ˌkəʊlɪəsɪs'taɪtɪs] *noun*: Entzündung *f* von Scheide/Vagina und Harnblase, Kolpozystitis *f*
col|e|op|to|sis [kəʊlɪɑp'təʊsɪs] *noun*: Koloptose *f*
col|e|ot|o|my [kəʊlɪ'ɑtəmiː] *noun*: Scheiden-, Vaginalschnitt *m*, Kolpo-, Vaginotomie *f*
co|les ['kəʊliːz] *noun*: (männliches) Glied *nt*, Penis *m*, Phallus *m*, Membrum virile
co|les|ti|pol [kəʊ'lestɪpəʊl] *noun*: Colestipol *nt*
co|li|bac|il|lae|mi|a [kəʊlɪˌbæsɪ'liːmiːə] *noun*: (*brit.*) →*colibacillemia*
co|li|bac|il|le|mi|a [kəʊlɪˌbæsɪ'liːmiːə] *noun*: Kolibakteriämie *f*, -bazillämie *f*
co|li|bac|il|lo|sis [ˌkəʊlɪˌbæsɪ'ləʊsɪs] *noun*: Infektion *f* mit Escherichia coli, Kolibazillose *f*, -bazilleninfektion *f*
co|li|bac|il|lu|ri|a [ˌkəʊlɪˌbasɪ'l(j)ʊəriːə] *noun*: Koliurie *f*
co|li|ba|cil|lus [ˌkəʊlɪbə'sɪləs] *noun*: Escherich-Bakterium *nt*, Colibakterium *nt*, Colibazillus *m*, Kolibazillus *m*, Escherichia coli
col|ic ['kɑlɪk]: I *noun* Kolik *f* II *adj* das Kolon betreffend, kolisch
appendicular colic: Kolik *f oder* kolikartiger Schmerz *m* bei Appendizitis
biliary colic: Gallenkolik *f*, Colica hepatica
bilious colic: kolikartige Oberbauchschmerzen *pl* mit Galleerbrechen
copper colic: Darmkolik *f* bei Kupfervergiftung
Devonshire colic: Bleikolik *f*, Colica saturnina
flatulent colic: Tympanie *f*, Tympania *f*
gallstone colic: Gallenkolik *f*, Colica hepatica
gastric colic: Magenkrampf *m*, -kolik *f*, Gastrospasmus *m*, Colica gastrica
hepatic colic: Gallenkolik *f*, Colica hepatica
intestinal colic: Darmkolik *f*, Colica intestinalis
lead colic: Bleikolik *f*, Colica saturnina
menstrual colic: Dysmenorrhoe *f*, Dysmenorrhoea *f*
nephric colic: Nierenkolik *f*, Colica renalis
ovarian colic: Ovarialkolik *f*
painter's colic: Bleikolik *f*, Colica saturnina
pancreatic colic: Pankreaskolik *f*, Colica pancreatica
Poitou colic: Bleikolik *f*, Colica saturnina
renal colic: Nierenkolik *f*, Colica renalis
saturnine colic: Colica saturnina, Bleikolik *f*
three month colics: Dreimonatskolik *f*
tubal colic: Tubenkolik *f*
ureteral colic: Harnleiterkolik *f*
uterine colic: Gebärmutter-, Uteruskolik *f*, Colica uterina
vermicular colic: Kolik *f oder* kolikartiger Schmerz *m* bei Appendizitis
verminous colic: Darmkolik *f* bei Wurmbefall
worm colic: Darmkolik *f* bei Wurmbefall
zinc colic: Zinkkolik *f*, Darmkolik *f* bei Zinkvergiftung
co|li|cin ['kɑləsɪn, 'kəʊl-] *noun*: Kolizin *nt*, Colicin *nt*
co|li|cin|o|gen [kɑlɪ'sɪnədʒən, kəʊl-] *noun*: Kolizinogen *nt*, Colicinogen *nt*
co|li|ci|nog|e|ny [ˌkɑlɪsɪ'nɑdʒəniː] *noun*: Kolizinogenie *f*, Colicinogenie *f*
col|ick|y ['kɑlɪkiː] *adj*: **1.** kolikartig, Kolik- **2.** Kolik verursachend *oder* auslösend
co|li|co|ple|gia [ˌkɑlɪkəʊ'pliːdʒ(ɪ)ə] *noun*: Kolikoplegie *f*
co|li|cys|tit|ic [ˌkɑlɪsɪs'tɪtɪk] *adj*: Kolizystitis betreffend, kolizystitisch
co|li|cys|ti|tis [ˌkɑlɪsɪs'taɪtɪs] *noun*: Blasenentzündung/Zystitis *f* durch Escherichia coli, Kolizystitis *f*
co|li|cys|to|py|e|li|tis [ˌkɑlɪˌsɪstəˌpaɪə'laɪtɪs] *noun*: Kolizystopyelitis *f*
co|li|form ['kɑlɪfɔːrm]: I *noun* coliforme Bakterien *pl*, Kolibakterien *pl*, Colibakterien *pl* II *adj* koliähnlich, koliform, coliform
co|li|my|cin [ˌkɑlə'maɪsɪn] *noun*: →*colistin*
co|lin|e|ar|i|ty [kəʊˌlɪnɪ'ærətiː] *noun*: Kolinearität *f*, Colinearität *f*
co|li|ne|phrit|ic [ˌkɑlɪne'frɪtɪk] *adj*: Kolinephritis betreffend, kolinephritisch
co|li|ne|phri|tis [ˌkɑlɪne'fraɪtɪs] *noun*: Kolinephritis *f*
co|li|pase [kɔ'lɪpeɪz, -'laɪpeɪz] *noun*: Colipase *f*
co|li|phage ['kəʊləfeɪdʒ] *noun*: Koliphage *m*, Coliphage *m*
co|li|pli|ca|tion [ˌkəʊlɪplaɪ'keɪʃn] *noun*: →*coloplication*
co|li|punc|ture [ˌkəʊlɪ'pʌŋktʃər] *noun*: →*colocentesis*
co|lis|tin [kə'lɪstɪn] *noun*: Colistin *nt*, Polymyxin E *nt*
co|lit|ic [kə'lɪtɪk] *adj*: Dickdarmentzündung/Colitis betreffend, colitisch, kolitisch
co|li|tis [kə'laɪtɪs] *noun*: Dickdarmentzündung *f*, Kolonentzündung *f*, Kolitis *f*, Colitis *f*
amebic colitis: Amöbenruhr *f*
amoebic colitis: (*brit.*) →*amebic colitis*
antibiotic-associated colitis: Antibiotika-assoziierte Colitis *f*, Antibiotika-assoziierte Kolitis *f*

balantidial colitis: Balantidenkolitis *f*, Kolitis/Colitis *f* durch Balantidium coli; Balantidiasis *f*, Balantidiosis *f*
granulomatous colitis: granulomatöse Kolitis *f*, Colitis granulomatosa
haemorrhagic colitis: (*brit.*) →*hemorrhagic colitis*
hemorrhagic colitis: Colitis haemorrhagica
colitis indeterminata: Colitis indeterminata
ischaemic colitis: (*brit.*) →*ischemic colitis*
ischemic colitis: ischämische Kolitis *f*
mucous colitis: Schleimkolik *f*, Colica mucosa, Colitis mucosa
myxomembranous colitis: →*mucocolitis*
pseudomembranous colitis: pseudomembranöse Enterokolitis/Enteritis/Kolitis *f*, Colitis pseudomembranacea
radiation colitis: Strahlenkolitis *f*, aktinische Kolitis *f*
regional colitis: Colitis regionalis, Enteritis regionalis des Dickdarms
segmental colitis: Colitis regionalis, Enteritis regionalis des Dickdarms
ulcerative colitis: Colitis ulcerosa/gravis
uraemic colitis: (*brit.*) →*uremic colitis*
uremic colitis: urämische Kolitis *f*

co|li|tose ['kɑlɪtəʊs] *noun*: Kolitose *f*, Colitose *f*

co|li|tox|ae|mi|a [ˌkəʊlɪtɑks'iːmiːə] *noun*: (*brit.*) →*colitoxemia*

co|li|tox|e|mi|a [ˌkəʊlɪtɑks'iːmiːə] *noun*: Kolitoxämie *f*

co|li|tox|i|co|sis [kɑlɪˌtɑksɪ'kəʊsɪs] *noun*: Kolitoxikose *f*

co|li|tox|in [kɑlɪ'tɑksɪn] *noun*: Kolitoxin *nt*, Colitoxin *nt*

co|li|u|ri|a [ˌkɑlɪ'(j)ʊəriːə] *noun*: Koliurie *f*

col|lab|o|rate [kə'læbəreɪt] *vi*: zusammen-, mitarbeiten (*on* bei; *with s.o.* mit jdm.)

col|lab|o|ra|tion [kəˌlæbə'reɪʃn] *noun*: Zusammenarbeit *f* **in collaboration with** gemeinsam mit, in Zusammenarbeit mit **work in collaboration** zusammenarbeiten

col|lab|o|ra|tive [kə'læbəreɪtɪv, -rətɪv] *adj*: zusammenarbeitend, Gemeinschafts-

col|lab|o|ra|tor [kə'læbəreɪtər] *noun*: Mitarbeiter(in *f*) *m*

col|la|cin ['kɑləsɪn] *noun*: Kollazin *nt*

col|la|gen ['kɑlədʒən] *noun*: Kollagen *nt*
dentin collagen: Dentinkollagen *nt*
fibrous long-spacing collagen: fibrous long-spacing collagen *nt*
pulp collagen: Pulpakollagen *nt*
pulpal collagen: Pulpakollagen *nt*
segment long-spacing collagen: segment long spacing collagen *nt*

col|la|gen|ase [kə'lædʒəneɪz] *noun*: Kollagenase *f*

col|la|ge|na|tion [ˌkɑlədʒə'neɪʃn] *noun*: Kollagenbildung *f*, Kollagensynthese *f*

col|la|gen|ic [ˌkɑlə'dʒenɪk] *adj*: aus Kollagen bestehend, kollagen

col|lag|e|ni|za|tion [kəˌlædʒɪnaɪ'zeɪʃn] *noun*: **1.** Kollagenbildung *f*, -synthese *f* **2.** Kollagenisierung *f*

col|lag|e|no|blast [kə'lædʒənəʊblæst] *noun*: kollagenproduzierender Fibroblast *m*

col|lag|e|no|cyte [kə'lædʒənəʊsaɪt] *noun*: →*collagenoblast*

col|lag|e|no|gen|ic [kəˌlædʒənəʊ'dʒenɪk] *adj*: Kollagensynthese betreffend; kollagenproduzierend

col|lag|e|no|ly|sis [kəˌlædʒə'nɑlɪsɪs] *noun*: Kollagenabbau *m*, -auflösung *f*, Kollagenolyse *f*

col|lag|e|no|ly|tic [kəˌlædʒənəʊ'lɪtɪk] *adj*: Kollagenolyse betreffend, mittels Kollagenolyse, kollagenauflösend, kollagenabbauend, kollagenolytisch

col|la|gen|o|sis [ˌkɑlədʒə'nəʊsɪs] *noun*: Kollagenkrankheit *f*, Kollagenose *f*, Kollagenopathie *f*

col|la|gen|ot|ic [ˌkɑlədʒə'nɑtɪk] *adj*: Kollagenose betreffend, kollagenotisch

col|lag|e|nous [kə'lædʒənəs] *adj*: aus Kollagen bestehend, kollagen

col|lapse [kə'læps]: **I** *noun* **1.** (physischer *oder* psychischer) Zusammenbruch *m*, Kollaps *m* **2.** (*a. fig.*) Einsturz *m*, Zusammenbruch *m*; Fehlschlag *m* **II** *vt* (*Organ*) kollabieren lassen **III** *vi* **5.** (psychisch *oder* physisch) zusammenbrechen, einen Kollaps erleiden, kollabieren **6.** (*Organ*) kollabieren **7.** (*a. fig.*) zusammenbrechen, einstürzen
bronchiolar collapse: Bronchiolenkollaps *m*
cardiovascular collapse: Herz-Kreislauf-Kollaps *m*, kardiovaskulärer Kollaps *m*
circulatory collapse: Kreislaufkollaps *m*
heat collapse: Hitzeerschöpfung *f*
high-altitude collapse: Höhenkollaps *m*
lobar collapse: kollabierter Lappen *m*; Lappenatelektase *f*
nervous collapse: Nervenzusammenbruch *m*
pulmonary collapse: Lungenkollaps *m*

col|lar ['kɑlər] *noun*: Kragen *m*; Halsband *nt*; Halskrause *f*
Casal's collar: Casal-Halsband *nt*, -Kragen *m*, -Kollier *nt*
cervical collar: Halskrawatte *f*
gingival collar: Epithelansatz *m*, Attachment *nt*
collar of pearls: syphilitisches Leukoderm *nt*, Halsband *nt* der Venus
Spanish collar: Paraphimose *f*, Capistratio *f*
collar of Stokes: Stokes-Kragen *m*
venereal collar: →*collar of pearls*
collar of venus: →*collar of pearls*

col|las|tin [kə'læstɪn] *noun*: Kollastin *nt*

col|lat|er|al [kə'lætərəl]: **I** *noun* Kollaterale *f* **II** *adj* **1.** seitlich, außen, kollateral, Seiten-, Kollateral- **2.** nebeneinander, benachbart, parallel, kollateral **3.** zusätzlich, Zusatz-; begleitend, Begleit-, Neben-
axon collateral: Axonkollaterale *f*
preformed collaterals: präformierte Kollateralen *pl*
recurrent collaterals: rekurrente Kollateralen *pl*
Schaffer's collaterals: Schaffer-Kollateralen *pl*

col|lect [kə'lekt]: **I** *vt* **1.** (ein-, an-, auf-)sammeln, zusammentragen **2.** (*fig.*) (**collect o.s.**) sich sammeln *oder* fassen **II** *vi* **3.** sich (ver-)sammeln, zusammenkommen **4.** sich (an-)sammeln, sich (an-)häufen **5.** sammeln

col|lect|ed [kə'lektɪd] *adj*: **1.** gesammelt **2.** (*fig.*) gesammelt, gefasst, ruhig

col|lect|ing [kə'lektɪŋ]: **I** *noun* Sammeln *nt* **II** *adj* Sammel-

col|lec|tion [kə'lekʃn] *noun*: **1.** (Ein-, An-)Sammeln *nt*; Beschaffung *f*, Zusammentragen *nt* **2.** (An-)Sammlung *f* **3.** (*fig.*) Fassung *f*, Gefasstheit *f*
data collection: Datenerfassung *f*
collection of statistics: statistische Erhebung(en *pl*) *f*
urine specimen collection: Harngewinnung *f*

col|lic|u|lec|to|my [kəˌlɪkjə'lektəmiː] *noun*: Resektion *f* des Samenhügels, Kollikulektomie *f*

col|lic|u|lit|ic [kəˌlɪkjə'lɪtɪk] *adj*: Kollikulitis betreffend, kollikulitisch

col|lic|u|li|tis [kəˌlɪkjə'laɪtɪs] *noun*: Kollikulitis *f*, Samenhügelentzündung *f*, Colliculitis *f*

col|lic|u|lus [kə'lɪkjələs] *noun*, *plural* **-li** [-laɪ, -liː]: Colliculus *m*
colliculus of arytenoid cartilage: Colliculus cartilaginis arytenoideae
bulbar colliculus: Harnröhrenschwellkörper *m*, Corpus spongiosum penis
caudal colliculus: unterer/hinterer Hügel *m* der Vier-

hügelplatte, Colliculus inferior
cervical colliculus of Barkow: Crista urethralis femininae
cervical colliculus of female urethra: →*cervical colliculus of Barkow*
cranial colliculus: oberer/vorderer Hügel *m* der Vierhügelplatte, Colliculus superior
facial colliculus: Colliculus facialis
inferior colliculus: unterer/hinterer Hügel *m* der Vierhügelplatte, Colliculus inferior
rostral colliculus: oberer/vorderer Hügel *m* der Vierhügelplatte, Colliculus superior
seminal colliculus: Samenhügel *m*, Colliculus seminalis
superior colliculus: Colliculus superior

colllilgaltive ['kɑlɪgeɪtɪv] *adj*: kolligativ

colllilmaltion [kɑlɪ'meɪʃn] *noun*: Kollimation *f*

colllilmaltor ['kɑlɪmeɪtər] *noun*: Kollimator *m*, Kollineator *m*

colllilqualtion [ˌkɑlɪ'kweɪʒn, -ʃn] *noun*: Kolliquation *f*
ballooning colliquation: Ballonierung *f*, ballonierende Degeneration *f*

collliqlualtive ['kɑlɪkweɪtɪv, kə'lɪkwətɪv] *adj*: mit Verflüssigung einhergehend, kolliquativ

colllilsion [kə'lɪʒn] *noun*: Kollision *f*; Aufprall *m*

colllolchemlislstry [kɑlə'keməstriː] *noun*: Kolloidchemie *f*

collloldilalphyslelal [ˌkɑləˌdaɪə'fiːzɪəl] *adj*: Oberschenkelhals und Schaft/Diaphyse betreffend, kollodiaphysär

colllodilon [kə'ləʊdɪən] *noun*: Kollodium *nt*, Collodium *nt*, Zellulosedinitrat *nt*

collloid ['kɑlɔɪd]: **I** *noun* **1.** (*chem.*) Kolloid *nt*, kolloiddisperses System *nt* **2.** (*histolog.*) Kolloid *nt* **II** *adj* →*colloidal*
dispersion colloid: Dispersionskolloid *nt*
emulsion colloid: Emulsionskolloid *nt*
hydrophilic colloid: hydrophiles Kolloid *nt*
hydrophobic colloid: hydrophobes Kolloid *nt*
irreversible colloid: instabiles/irreversibles Kolloid *nt*
lyophilic colloid: lyophiles Kolloid *nt*
lyophobic colloid: lyophobes Kolloid *nt*
lyotropic colloid: lyotropes Kolloid *nt*
reversible colloid: stabiles Kolloid *nt*
stable colloid: stabiles Kolloid *nt*
suspension colloid: Suspensionskolloid *nt*, Suspensoid *nt*
thyroid colloid: Schilddrüsenkolloid *nt*
unstable colloid: instabiles/irreversibles Kolloid *nt*

colllolildal [kə'lɔɪdl, kɑ-] *adj*: im Kolloidzustand, kolloidal, kolloid

colllolildin [kə'lɔɪdɪn] *noun*: Kolloidin *nt*, Colloidin *nt*

colllolildolclalsia [kəˌlɔɪdəʊ'kleɪʒ(ɪ)ə] *noun*: →*colloidoclasis*

colllolildolclalsis [ˌkəˌlɔɪdəʊ'kleɪsɪs] *noun*: Kolloidoklasie *f*

colllloxlyllin [kə'lɑksəlɪn] *noun*: Schießbaumwolle *f*, Nitrozellulose *f*

colllum ['kɑləm] *noun, plural* **-la** [-lə]: **1.** Hals *m*, Collum *nt* **2.** halsförmige Struktur *f*, Hals *m*, Kollum *nt*, Collum *nt*, Cervix *f*, Zervix *f*

colllulnarlilum [ˌkɑljə'neəriːəm] *noun, plural* **-narlia** [-'neərɪə]: Nasendusche *f*, Nasenspülung *f*, Collunarium *nt*

colllultolrilum [ˌkɑlə'tɔːrɪəm, -'təʊr-] *noun, plural* **-riums, -ria** [-rɪə]: →*collutory*

colllultolry ['kɑlətɔːriː] *noun*: Mundwasser *nt*, Collutorium *nt*

colllyrlilum [kə'lɪəriːəm] *noun, plural* **-riums, -ria** [-rɪə]: Collyrium *nt*

collolbolma [ˌkɑlə'bəʊmə] *noun, plural* **-mas, -malta** [-mətə]: Kolobom *nt*
atypical coloboma: atypisches Kolobom *nt*
bridge coloboma: Brückenkolobom *nt*
coloboma of choroid: Aderhautkolobom *nt*
coloboma of ciliary body: Kolobom *nt* des Ziliarkörpers
complete coloboma: totales Kolobom *nt*
Fuchs' coloboma: Fuchs-Fleck *f*
coloboma of fundus: Funduskolobom *nt*
coloboma of iris: Iriskolobom *nt*
coloboma of lens: Linsenkolobom *nt*
macular coloboma: Makulakolobom *nt*
coloboma of optic disc: (*brit.*) →*coloboma of optic disk*
coloboma of optic disk: Sehnervenkolobom *nt*
coloboma of optic nerve: →*coloboma of optic disk*
coloboma at optic nerve entrance: Kolobom *nt* am Sehnerveneintritt
palpebral coloboma: Lidkolobom *nt*
pericapillary coloboma: perikapilläres Kolobom *nt*
coloboma of retina: Netzhautkolobom *nt*
retinochoroidal coloboma: Funduskolobom *nt*
typical coloboma: typisches Kolobom *nt*
coloboma of vitreous: Glaskörperkolobom *nt*

collolbolmaltous [ˌkɑlə'bəʊmətəs] *adj*: Kolobom betreffend, kolobomartig, kolobomatös

collolcaelcosltolmy [ˌkəʊləsɪ'kɑstəmiː] *noun*: (*brit.*) →*colocecostomy*

collolcelcosltolmy [ˌkəʊləsɪ'kɑstəmiː] *noun*: Zäkum-Kolon-Fistel *f*, Zäkokolostomie *f*, Kolozäkostomie *f*

collolcenltelsis [ˌkɑləsen'tiːsɪs] *noun*: Kolonpunktion *f*, Kolozentese *f*

collolchollelcysltosltolmy [ˌkɑləˌkəʊləsɪs'tɑstəmiː] *noun*: Gallenblasen-Kolon-Fistel *f*, Cholezystokolostomie *f*

collolclylsis [ˌkɑlə'klaɪsɪs] *noun*: Kolonspülung *f*

collolclysIter [ˌkɑlə'klɪstər] *noun*: Dickdarm-, Koloneinlauf *m*, Kolonklysma *nt*

collolcollosltolmy [ˌkɑləkə'lɑstəmiː] *noun*: Kolokolostomie *f*
transverse-sigmoid colocolostomy: Transversosigmoideostomie *f*

collolcultalnelous [ˌkɑləkjuː'teɪnɪəs] *adj*: Kolon und Haut/Cutis betreffend, kolokutan

collolcynth ['kɑləsɪnθ] *noun*: **1.** Koloquinthe *f*, Citrullus colocynthis **2.** Koloquinthe *f*, Colocynthidis fructus

collolcynlthildism [ˌkɑlə'sɪnθɪdɪzəm] *noun*: Colocynthidismus *m*

collolcynlthin [ˌkɑlə'sɪnθɪn] *noun*: Colocynthin *nt*

collolcynlthis [ˌkɑlə'sɪnθɪs] *noun*: →*colocynth*

collolenlterlilitis [ˌkɑləˌentə'raɪtɪs] *noun*: Entzündung *f* von Dünn- und Dickdarm, Enterokolitis *f*, Enterocolitis *f*

collolfixlaltion [ˌkɑləfɪk'seɪʃn] *noun*: Kolonanheftung *f*, -fixation *f*, Kolo-, Colofixation *f*

collolhelpaltolpexly [ˌkɑlə'hepətəpeksiː] *noun*: Kolohepatopexie *f*

collolillelal [ˌkəʊlə'ɪlɪəl] *adj*: Ileum und Kolon betreffend, ileokolisch

collollylsis [kə'lɑlɪsɪs] *noun*: Kolonlösung *f*, Kololyse *f*

collon ['kəʊlən] *noun*: Grimmdarm *m*, Kolon *nt*, Colon *nt*, Intestinum colon **behind the colon** hinter dem Kolon (liegend)
ascending colon: aufsteigendes Kolon *nt*, Colon ascendens
brown colon: Dickdarmmelanose *f*, braunes Kolon *nt*, Melanosis coli
descending colon: absteigendes Kolon *nt*, Colon des-

cendens
giant colon: Megakolon *nt*, -colon *nt*
iliac colon: absteigendes Kolon *nt*, Colon descendens
irritable colon: irritables Kolon *nt*, spastisches Kolon *nt*, Reizkolon *nt*, Colon irritabile, Colon spasticum
lead pipe colon: (*Colitis ulcerosa*) glattes Kolon *nt*, Fahrradschlauch *m*
pelvic colon: Sigma *nt*, Sigmoid *nt*, Colon sigmoideum
sigmoid colon: Sigma *nt*, Sigmoid *nt*, Colon sigmoideum
spastic colon: Reizkolon *nt*, irritables/spastisches Kolon *nt*, Kolonneurose *f*, Colon irritabile/spasticum
transverse colon: Querkolon *nt*, Colon transversum
co|lon|al|gia [ˌkəʊləˈnældʒ(ɪ)ə] *noun*: Dickdarm-, Kolonschmerz *m*, Kolonalgie *f*
co|lon|ic [kəʊˈlɑnɪk] *adj*: Kolon betreffend, Kolon-, Dickdarm-
co|lo|ni|tis [ˌkəʊləˈnaɪtɪs, ˌkɑl-] *noun*: Colitis *f*, Dickdarmentzündung *f*, Kolitis *f*
col|o|ni|za|tion [ˌkɑlənɪˈzeɪʃn] *noun*: **1.** Kolonisierung *f*, Besiedlung *f* **2.** Einnisten *nt*, Innidation *f*
co|lo|nop|a|thy [ˌkəʊləˈnɑpəθɪ, ˌkɑl-] *noun*: Dickdarm-, Kolonerkrankung *f*
co|lon|or|rha|gia [ˌkəʊlənəˈrædʒ(ɪ)ə] *noun*: Dickdarm-, Kolonblutung *f*, Kolorrhagie *f*
co|lo|nor|rhe|a [ˌkəʊlənəˈrɪə] *noun*: →*colorrhea*
co|lo|nor|rhoe|a [ˌkəʊlənəˈrɪə] *noun*: (*brit.*) →*colorrhea*
co|lon|o|scope [kəʊˈlɑnəskəʊp] *noun*: Kolo-, Kolonoskop *nt*
co|lon|os|co|py [kəʊləˈnɑskəpiː] *noun*: Dickdarmspiegelung *f*, Dickdarmendoskopie *f*, Kolonspiegelung *f*, Kolonendoskopie *f*, Koloskopie *f*, Kolonoskopie *f*
col|o|ny [ˈkɑləniː] *noun, plural* **-nies**: Kolonie *f*
bacterial colony: Bakterienkolonie *f*
daughter colony: Tochterkolonie *f*
filamentous colony: filamentöse/myzeliale Kolonie *f*
H colony: H-Form *f*, Hauchform *f*
M colony: M-Kolonie *f*, M-Form *f*, mukoide Form *f*
mucoid colony: M-Kolonie *f*, M-Form *f*, mukoide Form *f*
O colony: (*Kolonie*) O-Form *f*
R colony: (*Kolonie*) R-Form *f*
rough colony: (*Kolonie*) R-Form *f*
S colony: (*Kolonie*) S-Form *f*
satellite colony: Satellitenkolonie *f*
single colony: Einzelkolonie *f*
smooth colony: (*Kultur*) S-Form *f*
co|lop|a|thy [kəˈlɑpəθiː] *noun*: →*colonopathy*
co|lo|pex|ia [kəʊləˈpeksɪə] *noun*: Kolopexie *f*
co|lo|pex|ot|o|my [ˌkɑləpekˈsɑtəmiː] *noun*: Kolopexotomie *f*
co|lo|pex|y [ˌkɑləˈpeksiː] *noun*: Kolopexie *f*
co|loph|o|ny [kəˈlɑfəniː] *noun*: Colophonium *nt*, Terebinthinae resina
co|lo|pli|ca|tion [ˌkəʊləplaɪˈkeɪʃn] *noun*: Koloplikation *f*, Coloplicatio *f*
co|lo|proc|tec|to|my [ˌkɑləprɑkˈtektəmiː] *noun*: Resektion *f* von Kolon und Rektum, Koloproktektomie *f*, Proktokolektomie *f*
co|lo|proc|tit|ic [ˌkɑləprɑkˈtɪtɪk] *adj*: Koloproktitis betreffend, koloproktitisch, proktokolitisch, rektokolitisch
co|lo|proc|ti|tis [ˌkɑləprɑkˈtaɪtɪs] *noun*: Entzündung *f* von Mastdarm und Dickdarm/Kolon, Proktokolitis *f*, Koloproktitis *f*, Rektokolitis *f*
co|lo|proc|tos|to|my [ˌkɑləprɑkˈtɑstəmiː] *noun*: Kolorektostomie *f*, Kolon-Rektum-Fistel *f*
co|lop|to|sia [ˌkəʊləpˈtəʊsɪə] *noun*: →*coloptosis*
co|lop|to|sis [ˌkɑləˈtəʊsɪs] *noun*: Koloptose *f*
co|lo|punc|ture [kəʊləˈpʌŋkʃər] *noun*: →*colocentesis*
col|or [ˈkʌlər]: **I** *noun* **1.** Farbe *f*, Farbstoff *m* **2.** Hautfarbe *f*, Gesichtsfarbe *f*, Teint *m*; **change color** erröten; blass werden **have color** gesund aussehen **have little color** blass aussehen **lose color** erbleichen, blass werden **II** *vt* färben **III** *vi* sich (ver-)färben
complementary colors: Komplementärfarben *pl*, Gegenfarben *pl*
confusion colors: Verwechslungsfarben *pl*
contrast colors: kontrastierende Farben *pl*, Kontrastfarben *pl*
contrasting colors: kontrastierende Farben *pl*, Kontrastfarben *pl*
extrinsic color: extrinsischer Färbung *f*, Färbung *f* von außen
gingival color: Zahnfleischverfärbung *f*, Zahnfleischfärbung *f*
intrinsic color: intrinsische Färbung *f*, Färbung *f* von innen
primary color: Primärfarbe *f*, Grundfarbe *f*
prismatic colors: Spektralfarben *pl*
pseudoisochromatic color: pseudoisochromatische Farbe *f*
pure color: reine Farbe *f*, reiner Farbton *m*, Farbton *m* einer Wellenlänge
skin color: Hautfarbe *f*, Hautfärbung *f*
spectral color: Spektralfarbe *f*
tooth color: Zahnverfärbung *f*, Zahnfärbung *f*
urine color: Harnfarbe *f*
col|or|a|bil|i|ty [ˌkʌlərəˈbɪlətiː] *noun*: Färbbarkeit *f*
col|or|a|ble [ˈkʌlərəbl] *adj*: färbbar
col|or|ant [ˈkʌlərənt] *noun*: Farbe *f*, Farbstoff *m*, Färbemittel *nt*
col|or|a|tion [ˌkʌləˈreɪʃn] *noun*: **1.** Färben *nt*, Kolorieren *nt* **2.** Farbgebung *f*, -zusammenstellung *f*
color-blind *adj*: farbenblind
co|lo|rec|tal [ˌkɑləˈrektl, ˌkəʊ-] *adj*: Kolon und Mastdarm/Rektum betreffend, kolorektal
co|lo|rec|ti|tis [ˌkɑlərekˈtaɪtɪs] *noun*: Entzündung *f* von Mastdarm und Dickdarm/Kolon, Proktokolitis *f*, Koloproktitis *f*, Rektokolitis *f*
co|lo|rec|tos|to|my [ˌkɑlərekˈtɑstəmiː] *noun*: Kolon-Rektum-Anastomose *f*, -Fistel *f*, Kolorektostomie *f*
co|lo|rec|tum [ˌkɑləˈrektəm] *noun*: Kolon und Rektum, Kolorektum *nt*
col|ored [ˈkʌlərd]: **I** *noun* Farbige *m/f* **the colored** die Farbigen *pl* **II** *adj* **1.** bunt, farbig, Bunt-, Farb- **2.** (*Person*) farbig, dunkelhäutig
col|or|if|ic [ˌkʌləˈrɪfɪk] *adj*: farbgebend, Farb-
col|or|im|e|ter [ˌkʌlərˈrɪmɪtər] *noun*: Farb(en)messer *m*, Kolorimeter *nt*, Chromatometer *nt*
col|or|i|met|ric [ˌkʌlərɪˈmetrɪk] *adj*: Kolorimetrie betreffend, mittels Kolorimetrie, kolorimetrisch
col|or|i|met|ri|cal [ˌkʌlərɪˈmetrɪkl] *adj*: Kolorimetrie betreffend, kolorimetrisch
col|or|im|e|try [ˌkʌləˈrɪmətriː] *noun*: Farbvergleich *m*, -messung *f*, Kolori-, Colorimetrie *f*
col|or|ing [ˈkʌlərɪŋ] *noun*: **1.** (Ein-)Färben *nt* **2.** Färbemittel *nt*, Farbstoff *m*, Farbe *f* **3.** Gesichtsfarbe *f*, Hautfarbe *f*, Teint *m*
extrinsic coloring: extrinsischer Färbung *f*, Färbung *f* von außen
food coloring: Lebensmittelfarbstoff *m*
gingival coloring: Zahnfleischverfärbung *f*, Zahnfleischfärbung *f*
healthy coloring: gesunde Hautfarbe *f*
intrinsic coloring: intrinsische Färbung *f*, Färbung *f*

C

von innen
tooth coloring: Zahnverfärbung *f*, Zahnfärbung *f*
co|lor|less [ˈkʌlərləs] *adj*: **1.** farblos **2.** (*fig.*) neutral, unparteiisch
co|lor|less|ness [ˈkʌlərləsnəs] *noun*: Farblosigkeit *f*; (*fig.*) Neutralität *f*
C
co|lor|rha|gia [ˌkəʊləˈrædʒ(ɪ)ə] *noun*: Dickdarmblutung *f*, Kolonblutung *f*, Kolorrhagie *f*
co|lor|rha|phy [kəʊˈlɔrəfiː] *noun*: Dickdarm-, Kolonnaht *f*, Kolorrhaphie *f*
co|lor|rhe|a [ˌkəʊləˈrɪə] *noun*: Schleimabgang *m* aus dem Kolon
co|lor|rhoe|a [ˌkəʊləˈrɪə] *noun*: (*brit.*) →*colorrhea*
color-specific *adj*: farbspezifisch
co|lo|scope [ˈkɑləskəʊp] *noun*: Koloskop *nt*, Kolonoskop *nt*
co|lo|scop|ic [ˌkɑləˈskəʊpɪk] *adj*: Koloskopie betreffend, mittels Koloskopie, koloskopisch
co|los|co|py [kəˈlɑskəpiː] *noun*: Kolonoskopie *f*, Koloskopie *f*
co|lo|sig|moi|dos|to|my [ˌkəʊləˌsɪgmɔɪˈdɑstəmiː] *noun*: Kolon-Sigma-Fistel *f*, -Anastomose *f*, Kolosigmoidostomie *f*
co|los|to|my [kəˈlɑstəmiː] *noun*: Kolostomie *f*
double-barrel colostomy: doppelläufiger Dickdarmafter *m*
dry colostomy: trockene Kolostomie *f*
end colostomy: endständiger Dickdarmafter *m*, endständiges Kolostoma *nt*
Hartmann's colostomy: Hartmann-Operation *f*
ileotransverse colostomy: Ileotransversostomie *f*
loop colostomy: doppelläufiges Kolostoma *nt*
Mikulicz's colostomy: Mikulicz-Operation *f*
transverse colostomy: Transversokolostomie *f*
wet colostomy: feuchte Kolostomie *f*
co|los|tric [kəˈlɑstrɪk] *adj*: Kolostrum betreffend, Kolostrum-
co|los|tror|rhe|a [kəˌlɑstrəˈrɪə] *noun*: Kolostrumdiarrhoe *f*
co|los|tror|rhoe|a [kəˌlɑstrəˈrɪə] *noun*: (*brit.*) →*colostrorrhea*
co|los|trous [kəˈlɑstrəs] *adj*: kolostrumhaltig
co|los|trum [kəˈlɑstrəm] *noun*: Vormilch *f*, Kolostrum *nt*, Colostrum *nt*
co|lot|o|my [kəˈlɑtəmiː] *noun*: Dickdarmeröffnung *f*, -durchtrennung *f*, Koloneröffnung *f*, -durchtrennung *f*, Kolotomie *f*
co|lour [ˈkʌlər] *noun, v*: (*brit.*) →*color*
co|lour|a|bil|i|ty [ˌkʌlərəˈbɪlətiː] *noun*: (*brit.*) →*colorability*
co|lour|a|ble [ˈkʌlərəbl] *adj*: (*brit.*) →*colorable*
co|lour|ant [ˈkʌlərənt] *noun*: (*brit.*) →*colorant*
co|lour|a|tion [ˌkʌləˈreɪʃn] *noun*: (*brit.*) →*coloration*
colour-blind *adj*: (*brit.*) →*color-blind*
co|loured [ˈkʌlərd] *noun, adj*: (*brit.*) →*colored*
co|lour|if|ic [ˌkʌləˈrɪfɪk] *adj*: (*brit.*) →*colorific*
co|lour|im|e|ter [ˌkʌlərˈrɪmɪtər] *noun*: (*brit.*) →*colorimeter*
co|lour|i|met|ric [ˌkʌlərɪˈmetrɪk] *adj*: (*brit.*) →*colorimetric*
co|lour|i|met|ri|cal [ˌkʌlərɪˈmetrɪkl] *adj*: (*brit.*) →*colorimetrical*
co|lour|im|e|try [ˌkʌləˈrɪmətriː] *noun*: (*brit.*) →*colorimetry*
co|lour|ing [ˈkʌlərɪŋ] *noun*: (*brit.*) →*coloring*
co|lour|less [ˈkʌlərləs] *adj*: (*brit.*) →*colorless*
co|lour|less|ness [ˈkʌlərləsnəs] *noun*: (*brit.*) →*colorlessness*
colour-specific *adj*: (*brit.*) →*color-specific*
co|lo|vag|i|nal [ˌkəʊləˈvædʒɪnl] *adj*: Kolon und Scheide/Vagina betreffend, kolovaginal
co|lo|ves|i|cal [ˌkəʊləˈvesɪkl] *adj*: Kolon und Harnblase/Vesica urinaria betreffend, kolovesikal
colp- *präf.*: Scheiden-, Kolpo-, Vaginal-, Vagino-
col|pal|gia [kɑlˈpældʒ(ɪ)ə] *noun*: Scheidenschmerz *m*, Kolpalgie *f*, Vaginodynie *f*
col|pa|tre|sia [ˌkɑlpəˈtriːʒ(ɪ)ə] *noun*: Scheidenatresie *f*, Vaginalatresie *f*, Atresia vaginalis
col|pec|ta|sia [kɑlpekˈteɪʒ(ɪ)ə] *noun*: Scheidenerweiterung *f*, Kolpektasie *f*
col|pec|ta|sis [kɑlˈpektəsɪs] *noun*: Scheidenerweiterung *f*, Kolpektasie *f*
col|pec|to|my [kɑlˈpektəmiː] *noun*: Exzision *f* der Scheidenwand, Kolpektomie *f*
col|peu|rys|is [kɑlˈpjʊərəsɪs] *noun*: →*colpectasis*
col|pis|mus [kɑlˈpɪzməs] *noun*: Scheidenkrampf *m*, Vaginalkrampf *m*, Vaginismus *m*
col|pit|ic [kɑlˈpɪtɪk] *adj*: Scheidenentzündung/Vaginitis betreffend, vaginitisch, kolpitisch
col|pi|tis [kɑlˈpaɪtɪs] *noun*: Colpitis *f*, Scheidenentzündung *f*, Kolpitis *f*, Vaginitis *f*
colpo- *präf.*: Scheiden-, Kolp(o)-, Vaginal-
col|po|cele [ˈkɑlpəsiːl] *noun*: Scheidenvorfall *m*
col|po|ce|li|o|cen|te|sis [ˌkɑlpəˌsiːlɪəsenˈtiːsɪs] *noun*: transvaginale Bauch(höhlen)punktion *f*, Kolpozöliozentese *f*
col|po|ce|li|ot|o|my [ˌkɑlpəsɪlɪˈɑtəmiː] *noun*: Kolpozöliotomie *f*
col|po|clei|sis [ˌkɑlpəˈklaɪsɪs] *noun*: Kolpokleisis *f*
col|po|coe|li|o|cen|te|sis [ˌkɑlpəˌsiːlɪəsenˈtiːsɪs] *noun*: (*brit.*) →*colpoceliocentesis*
col|po|coe|li|ot|o|my [ˌkɑlpəsɪlɪˈɑtəmiː] *noun*: (*brit.*) →*colpoceliotomy*
col|po|cys|tit|ic [ˌkɑlpəsɪsˈtɪtɪk] *adj*: Kolpozystitis betreffend, kolpozystitisch
col|po|cys|ti|tis [ˌkɑlpəsɪsˈtaɪtɪs] *noun*: Entzündung *f* von Scheide/Vagina und Harnblase, Kolpozystitis *f*
col|po|cys|to|cele [ˌkɑlpəˈsɪstəsiːl] *noun*: Kolpozystozele *f*
col|po|cys|to|plas|ty [ˌkɑlpəˈsɪstəplæstiː] *noun*: Kolpozystoplastik *f*
col|po|cys|tot|o|my [ˌkɑlpəsɪsˈtɑtəmiː] *noun*: transvaginale Zystotomie *f*, Scheiden-Blasen-Schnitt *m*, Kolpozystotomie *f*
col|po|cys|to|u|re|ter|o|cys|tot|o|my [ˌkɑlpəˌsɪstəjʊəˌriːtərəʊsɪsˈtɑtəmiː] *noun*: Kolpozystoureterozystotomie *f*
col|po|cys|to|u|re|ter|ot|o|my [ˌkɑlpəˌsɪstəjʊərɪːtəˈrɑtəmiː] *noun*: Kolpozystoureterotomie *f*
col|po|cy|to|gram [ˌkɑlpəˈsaɪtəgræm] *noun*: Kolpozytogramm *nt*
col|po|cy|tol|o|gy [ˌkɑlpəsaɪˈtɑlədʒiː] *noun*: Vaginal-, Kolpozytologie *f*
col|po|dyn|ia [ˌkɑlpəˈdiːnɪə] *noun*: →*colpalgia*
col|po|hy|per|pla|sia [ˌkɑlpəˌhaɪpərˈpleɪʒ(ɪ)ə] *noun*: Scheiden(schleimhaut)hyperplasie *f*, Kolpohyperplasie *f*
col|po|hys|ter|ec|to|my [ˌkɑlpəhɪstəˈrektəmiː] *noun*: transvaginale Hysterektomie *f*, Hysterectomia vaginalis
col|po|hys|ter|o|pex|y [ˌkɑlpəˈhɪstərəʊpeksiː] *noun*: transvaginale Hysteropexie *f*, Kolpohysteropexie *f*
col|po|mi|cro|scope [ˌkɑlpəˈmaɪkrəskəʊp] *noun*: Kolpomikroskop *nt*
col|po|mi|cros|co|py [ˌkɑlpəmaɪˈkrɑskəpiː] *noun*: Kolpomikroskopie *f*
col|po|my|co|sis [ˌkɑlpəmaɪˈkəʊsɪs] *noun*: Scheiden-, Vaginalmykose *f*
col|po|my|cot|ic [ˌkɑlpəmaɪˈkɑtɪk] *adj*: Kolpomyomekto-

mie betreffend, kolpomykotisch
col|po|my|o|mec|to|my [ˌkɑlpəmaɪə'mektəmiː] *noun*: transvaginale Myomektomie *f*, Kolpomyomektomie *f*
col|pop|a|thy [kɑl'pɑpəθiː] *noun*: Scheiden-, Vaginalerkrankung *f*, Kolpopathie *f*, Vaginopathie *f*
col|po|per|i|ne|o|plas|ty [ˌkɑlpəˌperɪ'nɪəplæstiː] *noun*: Kolpoperineoplastik *f*
col|po|per|i|ne|or|rha|phy [ˌkɑlpəˌperənɪ'ɔrəfiː] *noun*: Scheidendammnaht *f*, Kolpoperineorrhaphie *f*, Vaginoperineorrhaphie *f*
posterior colpoperineorrhaphy: hintere Kolpoperineorrhaphie *f*
col|po|pex|y [kɑl'pɔpeksiː] *noun*: Scheidenanheftung *f*, Kolpo-, Vaginopexie *f*
col|po|plas|ty [kɑlpə'plæstiː] *noun*: Scheiden-, Kolpo-, Vaginoplastik *f*
col|po|poi|e|sis [ˌkɑlpəpɔɪ'iːsɪs] *noun*: Kolpopoese *f*
col|pop|to|sis [ˌkɑlpə(p)'təʊsɪs] *noun*: Scheidenvorfall *m*
col|po|rec|to|pex|y [ˌkɑlpə'rektəpeksiː] *noun*: Kolporektopexie *f*
col|por|rha|gia [ˌkɑlpə'rædʒ(ɪ)ə] *noun*: vaginale Blutung *f*, Scheidenblutung *f*, Kolporrhagie *f*
col|por|rha|phy [kɑl'pɔrəfiː] *noun*: Kolporrhaphie *f*
col|por|rhex|is [ˌkɑlpə'reksɪs] *noun*: Scheidenriss *m*, Kolporrhexis *f*
col|po|scope ['kɑlpəskəʊp] *noun*: Kolposkop *nt*
col|po|scop|ic [ˌkɑlpə'skɑpɪk] *adj*: kolposkopisch
col|pos|co|py [kɑl'pɑskəpiː] *noun*: Kolposkopie *f*
col|po|spasm ['kɑlpəspæzəm] *noun*: Scheidenkrampf *m*
col|po|stat ['kɑlpəstæt] *noun*: Kolpostat *m*
col|po|ste|no|sis [ˌkɑlpəstɪ'nəʊsɪs] *noun*: Scheidenverengerung *f*, Kolpostenose *f*
col|po|ste|not|o|my [ˌkɑlpəstɪ'nɑtəmiː] *noun*: Kolpostenotomie *f*
col|po|sus|pen|sion [ˌkɑlpəsə'spenʃn] *noun*: Kolposuspension *f*
col|pot|o|my [kɑl'pɑtəmiː] *noun*: Scheiden-, Vaginalschnitt *m*, Kolpotomie *f*, Vaginotomie *f*
posterior colpotomy: Kuldotomie *f*
col|po|u|re|ter|o|cys|tot|o|my [ˌkɑlpəjʊəˌriːtərəʊsɪs'tɑtəmiː] *noun*: Kolpoureterozystotomie *f*
col|po|u|re|ter|ot|o|my [ˌkɑlpəjʊəˌrɪtə'rɑtəmiː] *noun*: Kolpoureterotomie *f*
col|po|xe|ro|sis [ˌkɑlpəzɪ'rəʊsɪs] *noun*: Scheidenxerose *f*
colts|foot ['kəʊtsˌfʊt] *noun*: Huflattich *m*, Tussilago farfara
col|u|mel|la [ˌkɑl(j)ə'melə] *noun, plural* **-lae** [-liː, -laɪ]: kleine Säule *f*, Columella *f*
central columella of cochlea: Schneckenachse *f*, -spindel *f*, Modiolus *f*
col|umn ['kɑləm] *noun*: **1.** Säule *f*, Pfeiler *m* **2.** säulenförmige Struktur *f*, Columna *f*; (Rauch-, Quecksilber-, Luft-, Wasser-)Säule *f*
anal columns: Analsäulen *pl*, -papillen *pl*, Morgagni-Papillen *pl*, Columnae anales
anterior column: Columna anterior medullae spinalis
anterior column of fauces: vorderer Gaumenbogen *m*, Arcus palatoglossus
anterior gray column: Columna anterior medullae spinalis
anterior gray column of spinal cord: Vordersäule *f* (des Rückenmarks), Columna anterior
anterior grey column: (*brit.*) →*anterior gray column*
anterior grey column of spinal cord: (*brit.*) →*anterior gray column of spinal cord*
anterior column of medulla oblongata: Pyramis medullae oblongatae
anterior column of rugae of vagina: Columna rugarum anterior
anterior column of spinal cord: Vordersäule *f* (des Rückenmarks), Columna anterior
anterolateral column of spinal cord: Seitenstrang *m* (des Rückenmarks), Funiculus lateralis medullae spinalis
autonomic column of spinal cord: intermediolaterale (Rückenmarks-)Säule *f*, Columna autonomica/intermediolateralis medullae spinalis
columns of Bertin: Bertin-Säulen *pl*, Columnae renales
column of Burdach: Burdach-Strang *m*, Fasciculus cuneatus medullae spinalis
Clarke's column: Clarke-Säule *f*, -Kern *m*, Columna thoracica, Nucleus thoracicus
dorsal column: Hintersäule *f* (der grauen Substanz), Columna grisea posterior medullae spinalis
dorsal column of spinal cord: →*dorsal column*
enamel columns: Schmelzprismen *pl*, Zahnschmelzprismen *pl*
fleshy columns of heart: Herztrabekel *pl*, Herzmuskelbälkchen *pl*, Trabeculae carneae cordis
fornix column: Gewölbesäule *f*, -pfeiler *m*, Fornixsäule *f*, -pfeiler *m*, Columna fornicis
fundamental columns: Grundbündel *pl*, Fasciculi proprii
Goll's column: Goll-Strang *m*, Fasciculus gracilis medullae spinalis
Gowers' column: Gowers-Bündel *nt*, Tractus spinocerebellaris anterior
gray columns: Säulen *pl* der grauen (Rückenmarks-) Substanz, Columnae griseae medullae spinalis
grey columns: (*brit.*) →*gray columns*
intermediate column: Columna intermedia, Seitensäule *f*
intermediolateral column of spinal cord: intermediolaterale (Rückenmarks-)Säule *f*, Columna autonomica/intermediolateralis medullae spinalis
lateral column: →*lateral gray column of spinal cord*
lateral gray column: →*lateral gray column of spinal cord*
lateral gray column of spinal cord: Seitensäule *f* (des Rückenmarks), Columna lateralis medullae spinalis
lateral grey column: (*brit.*) →*lateral gray column of spinal cord*
lateral grey column of spinal cord: (*brit.*) →*lateral gray column of spinal cord*
lateral column of spinal cord: →*lateral gray column of spinal cord*
column of Lissauer: Lissauer-(Rand-)Bündel *nt*, Tractus dorsolateralis
column of mercury: Quecksilbersäule *f*
columns of Morgagni: Analsäulen *pl*, -papillen *pl*, Morgagni-Papillen *pl*, Columnae anales
posterior column: →*posterior gray column of spinal cord*
posterior column of fauces: hinterer Gaumenbogen *m*, Arcus palatopharyngeus
posterior gray column: →*posterior gray column of spinal cord*
posterior gray column of spinal cord: Hintersäule *f* (des Rückenmarks), Columna dorsalis/posterior (medullae spinalis)
posterior grey column: (*brit.*) →*posterior gray column of spinal cord*
posterior grey column of spinal cord: (*brit.*) →*posterior gray column of spinal cord*

C

posterior column of rugae of vagina: Columna rugarum posterior
posterior column of spinal cord: →*posterior gray column of spinal cord*
posteromedian column of medulla oblongata: Fasciculus gracilis medullae oblongatae
posteromedian column of spinal cord: Goll-Strang *m*, Fasciculus gracilis (medullae spinalis)
rectal columns: Morgagni-Papillen *pl*, Analsäulen *pl*, -papillen *pl*, Columnae anales
renal columns: Bertin-Säulen *pl*, Columnae renales
columns of rugae of vagina: Längswülste *pl* der Vaginawand, Columnae rugarum
spinal column: Wirbelsäule *f*, Rückgrat *nt*, Columna vertebralis
columns of spinal cord: Rückenmarkssäulen *pl*
column of Spitzka-Lissauer: Lissauer-Randbündel *nt*, Lissauer-Bündel *nt*, Tractus dorsolateralis
Stilling's column: Clarke-Säule *f*, Clarke-Stilling-Säule *f*, Stilling-Kern, Nucleus thoracicus, Columna thoracica
thoracic column: Clarke-Säule *f*, Clarke-Stilling-Säule *f*, Stilling-Kern *m*, Nucleus thoracicus, Columna thoracica
Türck's column: Pyramidenvorderstrangbahn *f*, Tractus corticospinalis anterior
vaginal columns: Längswülste *pl* der Vagina(l)wand, Columnae rugarum
columns of vaginal rugae: Längswülste *pl* der Vaginawand, Columnae rugarum
ventral column of spinal cord: Vordersäule *f* (der grauen Substanz), Columna anterior medullae spinalis
vertebral column: Wirbelsäule *f*, Rückgrat *nt*, Columna vertebralis

co|lum|na [kə'lʌmnə] *noun, plura* **-nas, -nae** [-niː, -naɪ]: säulenförmige Struktur *f*, Columna *f*

co|lum|nal [kə'lʌmnəl] *adj*: →*columnar*

co|lum|nar [kə'lʌmnər] *adj*: säulenförmig, säulenartig, zylindrisch, Säulen-

co|ly|pep|tic [ˌkəʊlɪ'peptɪk] *adj*: verdauungshemmend, kolypeptisch

co|ma ['kəʊmə] *noun, plural* **-mas, -mae** ['kəʊmiː]: tiefe Bewusstlosigkeit *f*, Koma *nt*, Coma *nt* **be in a coma** im Koma liegen **fall/go into (a) coma** ins Koma fallen, komatös werden
agrypnodal coma: akinetischer Mutismus *m*, vigiles Koma *nt*, Coma vigile
alcoholic coma: Koma *nt* bei Alkoholintoxikation, Coma alcoholicum
apoplectic coma: Coma apoplecticum
cerebral coma: Coma cerebrale, zerebrales Koma *nt*
diabetic coma: diabetisches/hyperglykämisches Koma *nt*, Kussmaul-Koma *nt*, Coma diabeticum/hyperglycaemicum
drug-induced coma: arzneimittelinduziertes Koma *nt*
dyspeptic coma: dyspeptisches Koma *nt*
electrolyte coma: Elektrolytkoma *nt*
endogenous hepatic coma: Leberzerfallskoma *nt*, endogenes Leberkoma *nt*
exogenous hepatic coma: Leberausfallskoma *nt*, exogenes Leberkoma *nt*
hepatic coma: Leberkoma *nt*, hepatisches Koma *nt*, Coma hepaticum
hyperosmolar nonketotic coma: hyperosmolares Koma *nt*
hypoglycaemic coma: (*brit.*) →*hypoglycemic coma*
hypoglycemic coma: hypoglykämisches Koma *nt*, hypoglykämischer Schock *m*, Coma hypoglycaemicum
hypophyseal coma: hypophysäres Koma *nt*
hypophysioprivic coma: hypophysäres Koma *nt*
hypothermic coma: Kältekoma *nt*
hypothyroid coma: Myxödemkoma *nt*
irreversible coma: Hirntod *m*, biologischer Tod *m*
ketoacidotic coma: ketoazidotisches Koma *nt*
Kussmaul's coma: Kussmaul-Koma *nt*, diabetisches/hyperglykämisches Koma *nt*, Coma diabeticum/hyperglycaemicum
lactic acidotic coma: laktatazidotisches Koma *nt*
metabolic coma: metabolisches Koma *nt*
myxedematous coma: Myxödemkoma *nt*
myxoedematous coma: (*brit.*) →*myxedematous coma*
pyloric coma: pylorisches Koma *nt*
thyrotoxic coma: thyreotoxisches Koma *nt*, Coma basedowicum
uraemic coma: (*brit.*) →*uremic coma*
uremic coma: urämisches Koma *nt*, Coma uraemicum
wakeful coma: Agrypnocoma *nt*

com|a|tose ['kɑmətəʊs, 'kəʊmə-] *adj*: **1.** im Koma, in tiefer Bewusstlosigkeit, komatös **2.** teilnahmslos, leidenschaftslos, apathisch; träge, schlaff, ohne Aktivität, langsam, apathisch, stumpf, starr

COMB *Abk.*: cyclophosphamide, Oncovin, methyl-CCNU, bleomycin

com|bat [*n* 'kɑmbæt, 'kʌm-; *v* kəm'bæt]: **I** *noun* Kampf *m* **II** *vt* bekämpfen **III** *vi* kämpfen

com|bi|na|tion [ˌkɑmbə'neɪʃn]: **I** *noun* **1.** Verbinden *nt*, Vereinigung *f*; Verbindung *f*, Kombination *f*; Zusammenstellung *f* **in combination with** zusammen *oder* gemeinsam mit **2.** (*chem.*) Verbindung *f* **II** *adj* Kombinations-
anti-inflammatory-antibiotic combination: Kombinationsbehandlung *f* mit Antibiotika und Entzündungshemmern
corticosteroid-antibiotic combination: Kortikoid-Antibiotika-Kombinationstherapie *f*, Kombinationsbehandlung *f* mit Kortikoiden und Antibiotika
gene combination: Genkombination *f*

com|bi|na|tive ['kɑmbəneɪtɪv, kəm'baɪnə-] *adj*: verbindend, Verbindungs-

com|bine [*n* kəm'baɪn; *v* kəm-, 'kɑmbaɪn]: **I** *noun* (*a. fig.*) Vereinigung *f*, Verbindung *f* **II** *vt* kombinieren, vereinigen, zusammensetzen; (*chem.*) verbinden **III** *vi* sich zusammenschließen; (*a. chem.*) sich verbinden

com|bined [kəm'baɪnd] *adj*: vereinigt, kombiniert; (*chem.*) verbunden

com|bus|ti|bil|i|ty [kəmˌbʌstə'bɪləti:] *noun*: Brennbarkeit *f*, Entzündlichkeit *f*

com|bus|ti|ble [kəm'bʌstɪbl]: **I** *noun* Brennstoff *m*, Brennmaterial *nt* **II** *adj* brennbar, entflammbar, (leicht) entzündbar

com|bus|tion [kəm'bʌstʃn] *noun*: Verbrennung *f*
complete combustion: vollständige Verbrennung *f*

COMC *Abk.*: carboxymethyl cellulose

come [kʌm]: **I** *noun* Kommen *nt* **II** *vi* **1.** kommen; erscheinen, auftreten **come and go** kommen und gehen **2.** (her-)kommen, abstammen (*of, from* von) **3.** kommen, sich entwickeln, sich ereignen
come about *vi* geschehen, passieren
come across *vi* (zufällig) stoßen auf, treffen auf
come around *vi* das Bewusstsein wiedererlangen, wieder zu sich kommen
come back *vi* **1.** wieder einfallen (*to s.o.* jdm.), sich wieder erinnern **2.** zurückkommen, -gehen
come down *vi* **1.** erkranken, krank werden (*with* an) **2.** (*Temperatur*) sinken, (he-)runtergehen

come on *vi* **1.** Fortschritte machen, vorankommen; wachsen **2.** (*Schmerzen, Symptome*) anfangen, beginnen, einsetzen
come out *vi* **1.** sich zeigen, herauskommen, zum Vorschein kommen, (*Ausschlag*) ausbrechen **come out in a sweat** in Schweiß ausbrechen **come out in a rash** einen Ausschlag bekommen **2.** (*Haare*) ausfallen, ausgehen **3.** (*Fakten*) bekanntwerden, ans Licht kommen
come over *vi* (*Übelkeit*) befallen, überkommen
come round *vi* **1.** →*come around* **2.** sich wieder beruhigen, wieder vernünftig werden
come through *vi* (*Patient*) durchkommen; (*Krankheit*) überstehen
come to *vi* →*come around*
come up *vi* (*Essen*) wieder hochkommen, erbrochen werden
come upon *vi* **1.** →*come on* **2.** →*come across*
com|e|do ['kɑmɪdəʊ] *noun, plural* **-dos, -do|nes** [-'dəʊni:z]: Komedo *m*, Comedo *m*; Mitesser *m*
com|e|do|car|ci|no|ma [kɑmɪdəʊˌkɑ:rsə'nəʊmə] *noun*: Komedokarzinom *nt*
com|e|do|mas|ti|tis [ˌkɑmɪdəʊmæs'taɪtɪs] *noun*: Komedomastitis *f*
co|mes ['kəʊmɪz] *noun, plura* **com|i|tes** ['kɑmɪti:z]: Begleitgefäß *nt*, Begleitvene *f*
co|mes|ti|ble [kə'mestɪbl]: **I** →*comestibles* **II** *adj* ess-, genießbar
co|mes|ti|bles [kə'mestɪbls] *plural*: Lebens-, Nahrungsmittel *pl*
com|fort ['kʌmfərt]: **I** *noun* **1.** Trost *m*, Beruhigung *f* **give comfort to** Trost zusprechen *oder* spenden **2.** Komfort *m*, Bequemlichkeit *f* **II** *vt* trösten
com|fort|a|ble ['kʌmftəbl, 'kʌmfərtəbl] *adj*: **1.** bequem, komfortabel **make s.o./o.s. comfortable** es jdm./sich bequem machen **her condition is comfortable** sie ist wohlauf **feel comfortable** sich wohl fühlen **2.** wohltuend, angenehm
com|fort|er ['kʌmfərtər] *noun*: **1.** Steppdecke *f* **2.** (*brit.*) Schnuller *m*
com|fort|less ['kʌmfərtləs] *adj*: unbequem
com|frey ['kʌmfri:] *noun*: Beinwell *m*, Symphytum officinale
com|mence [kə'mens] *vt, vi*: beginnen, anfangen
com|mence|ment [kə'mensmənt] *noun*: Anfang *m*, Beginn *m*
com|men|sal [kə'mensəl]: **I** *noun* Kommensale *m*, Paraphage *m* **II** *adj* kommensal
com|men|sal|ism [kə'mensəlɪzəm] *noun*: Mitessertum *nt*, Kommensalismus *m*
com|men|su|ra|bil|i|ty [kəˌmens(j)ərə'bɪləti:] *noun*: **1.** Vergleichbarkeit *f*, Kommensurabilität *f* **2.** richtiges Verhältnis *nt*
com|men|su|ra|ble [kə'mensərəbl] *adj*: (*a. mathemat., physik.*) **1.** vergleichbar, kommensurabel (*with* mit) **2.** im richtigen Verhältnis (zueinander stehend), angemessen
com|men|su|rate [kə'mensərɪt, -ʃər-] *adj*: **1.** entsprechend (*to, with* mit); angemessen **2.** gleich groß, von gleichem Umfang, von gleicher Dauer **3.** →*commensurable*
com|ments [kə'ments] *plural*: kommentierende Stimmen *pl*
com|mer|cial [kə'mɜrʃl] *adj*: **1.** kommerziell, Handels-, Geschäfts-; kaufmännisch **2.** für den Handel bestimmt, Handels-; (*Präparat*) handelsüblich **3.** (*chem.*) nicht ganz rein, technisch, kommerziell
com|mi|nute ['kɑmən(j)u:t]: **I** *adj* →*comminuted* **II** *vt* **1.** pulverisieren, zermahlen, zerstoßen, zerreiben **2.** zerkleinern, zersplittern
com|mi|nut|ed ['kɑmən(j)u:tɪd] *adj*: **1.** zerkleinert, zersplittert **2.** zerrieben, gemahlen, pulverisiert
com|mi|nu|tion [kɑmə'n(j)u:ʃn] *noun*: **1.** (*orthopäd.*) Zersplitterung *f*, Zertrümmerung *f*, Zerkleinerung *f* **2.** Zerreibung *f*, Pulverisierung *f* **3.** Abnutzung *f*
com|mis|su|ra [ˌkɑmɪ'ʃʊərə, -s(j)ʊərə] *noun, plura* **-rae** [-ri:]: →*commissure*
com|mis|su|ral [kə'mɪʃərəl, ˌkɑmə'ʃʊərəl] *adj*: Kommissur betreffend, kommissural
com|mis|sure ['kɑməʃʊər] *noun*: Naht *f*, Verbindung(sstelle *f*) *f*; (*anatom.*) Kommissur *f*, Commissura *f*
anterior commissure: vordere Kommissur *f*, Commissura anterior
anterior commissure of cerebrum: →*anterior commissure*
anterior gray commissure: Commissura grisea anterior medullae spinalis
anterior grey commissure: (*brit.*) →*anterior gray commissure*
anterior commissure of labia: vordere Verbindung *f* der großen Schamlippen, Commissura labiorum anterior
anterior white commissure: Commissura alba anterior medullae spinalis
commissure of caudal colliculi: Commissura colliculi inferioris
commissure of cranial colliculi: →*commissure of rostral colliculi*
dorsal supraoptic commissure: Ganser-Kommissur *f*, Commissura supraoptica dorsalis
epithalamic commissure: hintere Kommissur *f*, Commissura epithalamica, Commissura posterior
commissure of epithalamus: →*epithalamic commissure*
commissure of fornix: Fornixkommissur *f*, Commissura fornicis
Ganser's commissure: Ganser-Kommissur *f*, Commissura supraoptica dorsalis
gray commissure: Commissura grisea
grey commissure: (*brit.*) →*gray commissure*
Gudden's commissure: Gudden-Kommissur *f*, Commissura supraoptica ventralis
commissure of habenula: Commissura habenularum
habenular commissure: Commissura habenularum
hippocampal commissure: Hippocampuskommissur *f*, Commissura hippocampi
commissure of inferior colliculi: Commissura colliculi inferioris
inferior supraoptic commissure: Gudden-Kommissur *f*, Commissura supraoptica ventralis
interthalamic commissure: Adhesio interthalamica *f*, Massa intermedia
lateral commissure of eyelid: seitliche/äußere Augenlidkommissur *f*, Commissura lateralis palpebrarum
lateral palpebral commissure: äußere/seitliche Augenlidkommissur *f*, Commissura lateralis palpebrarum
lateral white commissure of spinal cord: Seitenstrang *m* (des Rückenmarks), Funiculus lateralis (medullae spinalis)
commissure of lips: Commissura labiorum oris
medial commissure of eyelid: innere/mediale Augenlidkommissur *f*, Commissura medialis palpebrarum
medial palpebral commissure: innere/mediale Augenlidkommissur *f*, Commissura medialis palpebrarum
Meynert's commissures: Meynert-Kommissuren *pl*, Commissurae supraopticae

C

C

middle commissure of cerebrum: Adhesio interthalamica
nasal commissure of eyelid: mediale Augenlidkommissur *f*, Commissura medialis palpebrarum
posterior commissure: hintere Kommissur *f*, Commissura posterior, Commissura epithalamica
posterior cerebral commissure: →*posterior commissure*
posterior commissure of cerebrum: →*posterior commissure*
posterior gray commissure: Commissura grisea posterior medullae spinalis
posterior grey commissure: (*brit.*) →*posterior gray commissure*
posterior commissure of labia: hintere Verbindung *f* der großen Schamlippen, Commissura labiorum posterior
posterior white commissure: Commissura alba posterior medullae spinalis
Probst's commissure: Probst-Kommissur *f*
rostral commissure: Commissura anterior
rostral commissure of cerebrum: Commissura anterior
commissure of rostral colliculi: Commissura colliculi superioris
commissure of semilunar valves of aortic valve: Commissura valvularum semilunarium valvae aortae, Klappenkommissur *f* der Aortenklappe
commissure of semilunar valves of pulmonary valve: Klappenkommissur *f* der Pulmonalklappe, Commissura valvularum semilunarium valvae trunci pulmonalis
commissure of superior colliculi: →*commissure of rostral colliculi*
superior supraoptic commissure: Commissura supraoptica dorsalis
supramamillary commissure: supramamilläre Kommissur *f*, Commissura supramammillaris
supraoptic commissures: Commissurae supraopticae
temporal commissure of eyelid: seitliche Augenlidkommissur *f*, Commissura lateralis palpebrarum
ventral supraoptic commissure: Commissura supraoptica ventralis
white commissure: Commissura alba
white commissure of spinal cord: Commissura alba medullae spinalis

com|mis|sur|or|rha|phy [ˌkɑmɪʃʊrəˌrɑfiː] *noun*: Kommissurenraffung *f*, Kommissurorrhaphie *f*

com|mis|sur|ot|o|my [ˌkɑmɪˌʃʊə'rɑtəmiː] *noun*: Kommissurotomie *f*
Brock commissurotomy: Brock-Sprengung *f*, transventrikuläre Kommissurotomie *f*
transventricular commissurotomy: transventrikuläre Kommissurotomie *f*, Brock-Sprengung *f*

com|mit [kə'mɪt] *vt*: **1.** jdn. einweisen (*to* in) **2.** (*Verbrechen*) begehen, verüben **commit suicide** Selbstmord begehen **3.** jdn. verpflichten (*to* zu); **commit o.s.** sich verpflichten (*to* zu) **4.** anvertrauen, übergeben (*to*)

com|mit|ment [kə'mɪtmənt] *noun*: **1.** Einlieferung *f*, Einweisung *f* (*to* in); (Zwangs-)Einweisung *f* in eine Heilanstalt **2.** Begehung *f*, Verübung *f* **3.** Verpflichtung *f* (*to* zu) **undertake a commitment** eine Verpflichtung eingehen **4.** Überantwortung *f*, Übertragung (*to* an)

com|mit|tal [kə'mɪtl] *noun*: Einlieferung *f*, Einweisung *f* (*to* in); (Zwangs-)Einweisung *f* in eine Heilanstalt

com|mon ['kɑmən] *adj*: **1.** häufig (anzutreffend), weitverbreitet, geläufig, normal, gewöhnlich **2.** gemeinsam, gemeinschaftlich; öffentlich, allgemein, Gemein- **3.** (*biolog.*) gemein **4.** üblich, allgemein (gebräuchlich)

common-sense *adj*: vernünftig, verständig; (*Meinung*) gesund

com|mo|tion [kə'məʊʃn] *noun*: **1.** kontinuierliche *oder* wiederkehrende *oder* andauernde Erschütterung *f* **2.** (*psychol.*) seelische/innere Erregung/Verwirrung/Aufregung *f* **3.** Gehirnerschütterung *f*, Kommotionssyndrom *nt*, Commotio cerebri

com|mu|ni|ca|bil|i|ty [kəˌmjuːnɪkə'bɪləti:] *noun*: **1.** Übertragbarkeit *f* **2.** Mitteilbarkeit *f* **3.** Mitteilsamkeit *f*, Redseligkeit *f*

com|mu|ni|ca|ble [kə'mjuːnɪkəbl] *adj*: **1.** (*Krankheit*) übertragbar, ansteckend **2.** mitteilbar **3.** kommunikativ, mitteilsam, redselig

com|mu|ni|ca|ble|ness [kə'mjuːnɪkəblnəs] *noun*: →*communicability*

com|mu|ni|cate [kə'mjuːnɪkeɪt]: **I** *vt* **1.** mitteilen (*sth. to s.o.* jdm. etw.); über-, vermitteln **2.** (*Krankheit*) übertragen (*to* auf) **II** *vi* kommunizieren, sich austauschen, in Verbindung stehen (*with* mit); sich in Verbindung setzen (*with* mit)

com|mu|ni|cat|ing [kə'mjuːnɪkeɪtɪŋ] *adj*: Verbindungs-

com|mu|ni|ca|tion [kəˌmjuːnɪ'keɪʃn] *noun*: **1.** Übertragung *f* (*to* auf) **2.** Mitteilung *f* (*to* an); Verbindung *f*, (Meinungs-, Gedanken-)Austausch *m*, Verständigung *f*, Kommunikation *f* **in communication with** in Verbindung stehen mit
communication of power: Kraftübertragung *f*

com|mu|ni|ty [kə'mjuːnəti:] *noun, plura* **-ties**: **1.** (soziale, politische etc.) Gemeinschaft *f* **2. the community** die Öffentlichkeit, die Gesellschaft, die Allgemeinheit **3.** Gemeinde *f*

com|pact [kəm'pækt, kɑm-; *v* kəm'pækt]: **I** *noun* kompakte Masse *f* **II** *adj* kompakt, dicht, fest, hart, geballt, massiv **III** *vt* kompakt machen, zusammendrücken, -pressen, verdichten

com|pac|ta [kəm'pæktə] *noun*: Pars compacta, Compacta *f*

com|pact|ed|ness [kəm'pæktədnəs] *noun*: →*compactness*

com|pac|tion [kəm'pækʃn] *noun*: Zusammenstauchen *nt*, Zusammenpressen *nt*
direct filling gold compaction: Goldklopffüllung *f*, Goldstopffüllung *f*, Goldhämmerfüllung *f*, gestopfte Goldfüllung *f*
gold foil compaction: gehämmerte Goldfüllung *f*, Goldhämmerfüllung *f*

com|pact|ness [kəm'pæktnəs] *noun*: Kompaktheit *f*

com|pa|ra|bil|i|ty [ˌkɑmpərə'bɪləti:] *noun*: Vergleichbarkeit *f*

com|pa|ra|ble ['kɑmpərəbl, kəm'peər-] *adj*: vergleichbar (*to, with* mit); gleichartig, entsprechend

com|pa|ra|ble|ness ['kɑmpərəblnəs] *noun*: →*comparability*

com|par|a|scope [kəm'pærəskəʊp] *noun*: Vergleichsmikroskop *nt*

com|par|a|tive [kəm'pærətɪv] *adj*: vergleichend, Vergleichs-; verhältnismäßig, relativ

com|pare [kəm'peər]: **I** *noun* Vergleich *m* **beyond/without compare** unvergleichlich **II** *vt* vergleichen (*with, to* mit); gleichsetzen, -stellen (*to* mit) **compared with** im Vergleich zu, verglichen mit **III** *vi* sich vergleichen (lassen) (*with* mit)

com|par|i|son [kəm'pærɪsən] *noun*: Vergleich *m* (*to* mit) **by comparison** vergleichsweise, im Vergleich dazu **in comparison** im Vergleich (*with* mit, zu) **make/draw a comparison** einen Vergleich ziehen **stand/bear comparison** einen Vergleich standhalten (*with* mit)
between-drug comparison: Vergleich *m* zwischen zwei

Medikamenten

com|par|o|scope [kəm'pærəskəʊp] *noun*: Vergleichsmikroskop *nt*

com|part|ment [kəm'pɑːrtmənt]: I *noun* Kompartiment *nt*, Abteilung *f*, Abschnitt *m*, Fach *nt*, Kammer *f*, Raum *m* II *vt* auf-, unterteilen

anterior compartment of arm: Compartimentum brachii flexorum, Compartimentum brachii anterius

anterior compartment of thigh: Compartimentum femoris anterius, Compartimentum femoris extensorum

blood compartment: Blutkompartiment *nt*

extensor compartment of arm: Compartimentum antebrachii extensorum, Compartimentum antebrachii posterius

extensor compartment of leg: Extensorenloge *f*, Compartimentum cruris extensorum, Compartimentum cruris anterius

flexor compartment of arm: Compartimentum antebrachii flexorum, Compartimentum antebrachii anterius

fluid compartment: Flüssigkeitsraum *m*, -kompartiment *nt*

lateral compartment of leg: Compartimentum cruris laterale, Compartimentum cruris peroneorum, Compartimentum cruris fibularium

medial compartment of thigh: Compartimentum femoris mediale, Compartimentum femoris adductorum

muscular compartment: Lacuna musculorum retroinguinalis

neuromuscular compartment: Lacuna musculorum

peroneal compartment: Peronäusloge *f*, Compartimentum cruris fibularium/peroneorum/laterale

posterior compartment of arm: Compartimentum brachii extensorum, Compartimentum brachii posterius

posterior compartment of leg: Compartimentum cruris posterius, Compartimentum cruris flexorum

posterior compartment of thigh: Compartimentum femoris posterius, Compartimentum femoris flexorum

superficial peroneal compartment: Compartimentum superficiale perinei, Spatium superficiale perinei

vascular compartment: Lacuna vasorum retroinguinalis

com|part|men|tal [ˌkəmpɑːrt'mentl, kɑm-] *adj*: aufgeteilt; fach-, felderartig

com|part|men|tal|i|za|tion [kəmpɑːrtˌmentlaɪ'zeɪʃn] *noun*: →*compartmentation*

com|part|men|ta|tion [kəmˌpɑːrtmən'teɪʃn] *noun*: Kompartmentbildung *f*, Kompartimentierung *f*

intracellular compartmentation: intrazelluläre Kompartimentierung *f*

com|pat|i|bil|i|ty [kəmˌpætə'bɪlətiː] *noun*: Verträglichkeit *f*, Vereinbarkeit *f*, Kompatibilität *f* (*with* mit)

ABO compatibility: ABO-Verträglichkeit *f*, ABO-Kompatibilität *f*

com|pat|i|ble [kəm'pætɪbl] *noun*: vereinbar, verträglich, zusammenpassend, austauschbar, kompatibel (*with* mit)

com|pat|i|ble|ness [kəm'pætɪblnəs] *noun*: →*compatibility*

com|pen|sate ['kɑmpenseɪt]: I *vt* **1.** (*a. psychol., techn.*) ausgleichen, aufheben, kompensieren **2.** (finanziell) entschädigen (*for* für) II *vi* (*psychol.*) kompensieren

com|pen|sat|ed ['kɑmpənseɪtɪd] *adj*: kompensiert

com|pen|sat|ing ['kɑmpənseɪtɪŋ] *adj*: ausgleichend, kompensierend, Ausgleichs-, Kompensations-

com|pen|sa|tion [ˌkɑmpən'seɪʃn] *noun*: Kompensation *f*

dosage compensation: Dosiskompensation *f*

spin compensation: Spinkompensation *f*

com|pen|sa|tion|al [ˌkɑmpən'seɪʃənl] *adj*: Kompensations-, Ausgleichs-, Ersatz-

com|pen|sa|tive ['kɑmpənˌseɪtɪv, kəm'pensə-] *adj*: **1.** ausgleichend, kompensierend, kompensatorisch **2.** entschädigend, Entschädigungs-

com|pen|sa|to|ry [kəm'pensətɔːriː, -ˌtəʊ-] *adj*: kompensatorisch

com|pete [kəm'piːt] *vi*: sich gegenseitig Konkurrenz machen (*for* um); konkurrieren (*with* mit); kämpfen (*for* um, *against* gegen)

com|pe|tence ['kɑmpətəns] *noun*: Kompetenz *f*; (*immunolog.*) Immunkompetenz *f*

immunologic competence: Immunkompetenz *f*

com|pe|ten|cy ['kɑmpətənsiː] *noun*: →*competence*

com|pe|tent ['kɑmpətənt] *adj*: kompetent

immunologically competent: immunologisch kompetent, immunkompetent

com|pe|ti|tion [ˌkɑmpɪ'tɪʃn] *noun*: **1.** (*biolog.*) Existenzkampf *m* **2.** Konkurrenz(kampf *m*) *f*, Wettstreit *m*, -kampf *m*, Wettbewerb *m* (*for* um)

com|pet|i|tive [kəm'petɪtɪv] *adj*: kompetitiv

com|pla|cence [kəm'pleɪsəns] *noun*: →*complacency*

com|pla|cen|cy [kəm'pleɪsənsiː] *noun, plura* **-cies**: Selbstzufriedenheit *f*, Selbstgefälligkeit *f*

com|pla|cent [kəm'pleɪsənt] *adj*: selbstzufrieden, selbstgefällig

com|plain [kəm'pleɪn] *vi*: sich beklagen, sich beschweren (*of, about* über); klagen (*of* über)

com|plaint [kəm'pleɪnt] *noun*: Erkrankung *f*, Leiden *nt*

bilious complaint: Gallenleiden *nt*, -beschwerden *nt*

chief complaint: Primär-, Haupt-, Leitsymptom *nt*, führendes Symptom *nt*

functional abdominal complaints: funktionelle Abdominalbeschwerden, funktionelles Magen-Darm-Syndrom *nt*

intestinal complaints: Darmbeschwerden *pl*

liver complaint: Hepatopathie *f*

nervous stomach complaint: Gastropathia nervosa

psychogenic gastrointestinal complaints: Magenneurosen *pl*

summer complaint: Sommerdiarrhoe *f*

com|ple|ment [kɑmpləmənt]: I *noun* **1.** Ergänzung *f* (*to*), Vervollkommnung *f* (*to*) **2.** Komplementär-, Gegenfarbe *f* (*to* zu) **3.** (*immunolog.*) Komplement *nt*, Complement *nt* II *vt* ergänzen, vervollkommnen

aneuploid chromosome complement: aneuploider Chromosomensatz *m*

chromosome complement: Chromosomensatz *m*

diploid chromosome complement: diploider Chromosomensatz *m*

genetic complement: Genbestand *m*

haploid chromosome complement: haploider Chromosomensatz *m*

polyploid chromosome complement: polyploider Chromosomensatz *m*

com|ple|men|tal [ˌkɑmplə'mentəl] *adj*: →*complementary*

com|ple|men|ta|ry [ˌkɑmplə'ment(ə)riː] *adj*: ergänzend, komplementär

com|ple|men|ta|tion [ˌkɑmpləmən'teɪʃn] *noun*: Komplementation *f*

complement-fixing *adj*: komplementbindend

com|plete [kəm'pliːt]: I *adj* **1.** vollständig, komplett, völlig, vollzählig, total, ganz, Gesamt- **2.** fertig, abgeschlossen, beendet II *vt* **3.** vervollständigen, komplettieren **4.**

abschließen, beenden, zu Ende bringen, fertigstellen
com|plete|ness [kəm'pli:tnəs] *noun*: Vollständigkeit *f*, Vollkommenheit *f*, Komplettheit *f*
com|ple|tion [kəm'pli:ʃn] *noun*: **1.** Vervollständigung *f*, Komplettierung *f* **2.** Beendigung *f*, Vollendung *f*, Fertigstellung *f*, Abschluss *m*

C

com|plex [*n* 'kɑmpleks; *adj, v* kəm'pleks]: **I** *noun* **1.** Komplex *m*, Gesamtheit *f*, (das) Gesamte **2.** (*biochem.*) Komplex *m* **II** *adj* **3.** zusammengesetzt **4.** komplex, vielschichtig, kompliziert, differenziert **III** *vt, vi* (*chem.*) einen Komplex bilden (*with* mit)
aberrant complex: (*EKG*) aberrierende Überleitung *f*
AIDS-related complex: AIDS-related-Complex *m*
AIDS dementia complex: HIV-assoziierter kognitiv-motorischer Komplex *m*, HIV-assoziierte Enzephalopathie *f*, AIDS-Demenz-Komplex *m*
AIDS-related complex: AIDS-related-Complex *m*
amygdaloid complex: Mandelkern(komplex *m*) *m*, Mandelkörper *m*, Nucleus amygdalae, Corpus amygdaloideum
anomalous complex: (*EKG*) abnormaler/pathologischer Komplex *m*
antigen-antibody complex: Antigen-Antikörper-Komplex *m*, Immunkomplex *m*
apical complex: Apikalkomplex *m*
atrial complex: (*EKG*) Vorhofkomplex *m*, P-Welle *f*, P-Zacke *f*
auricular complex: (*EKG*) Vorhofkomplex *m*, P-Welle *f*, P-Zacke *f*
basal complex of choroid: Bruch-Membran *f*, Lamina basalis choroideae
Behçet's triple symptom complex: Behçet-Krankheit *f*, Behçet-Syndrom *nt*, bipolare/große/maligne Aphthose *f*, Gilbert-Syndrom *nt*, Aphthose Touraine/Behçet
binary complex: binärer Komplex *m*
brother complex: Bruder-, Kainkomplex *m*
cain complex: Bruder-, Kainkomplex *m*
calcarine complex: Calcar avis
castration complex: Kastrationsangst *f*
central complex: zentraler/ternärer Komplex *m*
chelate complex: Chelatkomplex *m*
codon-anticodon complex: Codon-Anticodon-Komplex *m*
composite complex: Mehrkomponentenkomplex *m*, Mehrkompenentenmaterial *nt*
craniofacial complex: Crouzon-Syndrom *nt*, Dysostosis cranio-facialis
dentofacial complex: dentofaziales Syndrom *nt*, Weyers-Fülling-Syndrom *nt*, Dysplasia dentofacialis
Diana complex: Diana-Komplex *m*
diphasic complex: (*EKG*) diphasischer Komplex *m*
EAHF complex: EAHF-Komplex *m*, Ekzem-Asthma-Heufieber-Komplex *m*
Eisenmenger's complex: Eisenmenger-Komplex *m*, Eisenmenger-Syndrom *nt*, Eisenmenger-Tetralogie *f*
Electra complex: Elektra-Komplex *m*
electrocardiographic complex: EKG-Komplex *m*
enzyme-cofactor complex: Enzym-Cofaktor-Komplex *m*, Holoenzym *nt*
enzyme-inhibitor complex: Enzym-Inhibitor-Komplex *m*
enzyme-substrate complex: Enzym-Substrat-Komplex *m*
enzyme-substrate-inhibitor complex: Enzym-Substrat-Inhibitor-Komplex *m*
factor IX complex: Faktor IX-Komplex *m*
father complex: Elektra-Komplex *m*
fatty acid synthase complex: Fettsäuresynthase *f*, Fettsäuresynthasekomplex *m*
gene complex: Genkomplex *m*
Ghon complex: Ghon-Primärkomplex *m*, Ghon-Herd *m*
glomerulus-like synaptic complex: glomerulusartige Synapse *f*
Golgi complex: Golgi-Apparat *m*, Golgi-Komplex *m*, Binnennetz *nt*
hapten carrier complex: Hapten-Carrier-Komplex *m*
histocompatibility complex: Histokompatibilitätsantigene *pl*, HLA-Antigene *pl*
HLA complex: Histokompatibilitätsantigene *pl*, Transplantationsantigene *pl*, HLA-Antigene *pl*, humane Leukozytenantigene *pl*
hormone-receptor complex: Hormonrezeptorkomplex *m*
hyperkeratosis complex: orale Leukoplakie *f*, Leukoplakie der Mundschleimhaut, prämaligne Leukoplakie *f*, Leukoplakie *f*
immune complex: Immunkomplex *m*, Antigen-Antikörper-Komplex *m*
inferiority complex: Minderwertigkeitskomplex *m*
inferior olivary complex: Complexus olivaris inferior, Nuclei olivares inferiores
initiation complex: Initial-, Initiations-, Starterkomplex *m*
interdigestive myoelectric motor complex: interdigestiver myoelektrischer Motorkomplex *m*
j-g complex: →*juxtaglomerular complex*
Jocasta complex: Jokaste-Komplex *m*
junctional complex: Haftkomplex *m*, junctional complex *nt*
juxtaglomerular complex: juxtaglomerulärer Apparat *m*
K complexes: K-Komplexe *pl*
Lear complex: Lear-Komplex *m*
Lutembacher's complex: Lutembacher-Komplex *m*, -Syndrom *nt*
major histocompatibility complex: **1.** Haupthistokompatibilitätskomplex *m*, major Histokompatibilitätskomplex *m* **2.** Histokompatibilitätsantigene *pl*, Transplantationsantigene *pl*, HLA-Antigene *pl*, humane Leukozytenantigene *pl*
membrane attack complex: terminaler Komplex *m*, C5b-9-Komplex *m*, Membranangriffskomplex *m*
Meyenburg's complexes: Meyenburg-Komplexe *pl*
minor histocompatibility complex: minor Histokompatibilitätsantigene *pl*
monophasic complex: (*EKG*) monophasischer Komplex *m*, monophasische Deflektion *f*
multienzyme complex: Multienzymkomplex *m*
Oedipus complex: Ödipus-Komplex *m*
periodontitis complex: Parodontose *f*, Parodontosis *f*
periodontosis complex: Parodontose *f*, Parodontosis *f*
persecution complex: persekutorischer Wahn *m*, Verfolgungswahn *m*
primary complex: Ghon-Primärkomplex *m*, -Herd *m*
progesterone-receptor complex: Progesteronrezeptor-Komplex *m*
prothrombin complex: Prothrombinkomplex *m*
prothrombinase complex: Prothrombinasekomplex *m*
pyruvate dehydrogenase complex: Pyruvatdehydrogenasekomplex *m*
QRS complex: QRS-Komplex *m*
Ranke complex: Ghon-Primärkomplex *m*, -Herd *m*
Robin's complex: Robin-Syndrom *nt*, Pierre Robin-Syndrom *nt*
spike and waves complex: Spike-and-waves-Komplex *m*, Spitze-Wellen-Komplex *m*
superiority complex: Überlegenheits-, Superioritäts-

komplex *m*
supramolecular complex: supramolekularer Komplex *m*
SW complex: SW-Komplex *m*
symptom complex: Symptomenkomplex *m*; Syndrom *nt*
synaptic complex: Synapsenkomplex *m*
ternary complex: ternärer/zentraler Komplex *m*
triple symptom complex: Behçet-Krankheit *f*, -Syndrom *nt*, bipolare/große/maligne Aphthose *f*, Gilbert-Syndrom *nt*, Aphthose Touraine/Behçet
VACTERL complex: VACTERL-Assoziation *f*
VACTERL complex plus: VACTERL-Assoziation plus *f*
varicosis complex: variköser Symptomenkomplex *m*
VATER complex: VATER-Assoziation *f*
ventricular complex: Kammerkomplex *m*
vitamin B complex: Vitamin B-Komplex *m*
com|plex|ion [kəm'plekʃn] *noun*: (Haut-, Gesichts-)Farbe *f*, Teint *m*
com|plex|i|ty [kəm'pleksəti:] *noun, plura* **-ties**: **1.** Komplexität *f*, Kompliziertheit *f*, Vielschichtigkeit *f* **2.** (das) Komplexe
com|pli|ance [kəm'plaɪəns] *noun*: **1.** Weitbarkeit *f*, Dehnbarkeit *f*, Compliance *f* **2.** Einverständnis *nt* (*with* in); Befolgung *f*, Einhaltung *f*, Compliance *f*
delayed compliance: Stressrelaxation *f*, delayed-Compliance *f*
dynamic compliance: dynamische Compliance *f*
dynamic compliance (of lung): dynamische Compliance *f*
lung compliance: Lungencompliance *f*
pulmonary compliance: pulmonale Compliance *f*, Compliance *f*
reverse delayed compliance: reverse Stressrelaxation *f*, reverse delayed-Compliance *f*
specific compliance: spezifische Compliance *f*
specific compliance (of lung): spezifische Compliance *f*
static compliance: statische Compliance *f*
static compliance (of lung): statische Compliance *f*
thoracic compliance: Thoraxcompliance *f*
com|pli|ca|cy ['kɑmplɪkəsi:] *noun, plura* **-cies**: **1.** Kompliziertheit *f* **2. complicacies** *pl* Komplicationen *pl*
com|pli|cate ['kɑmplɪkeɪt]: **I** *adj* kompliziert, komplex, mit anderen Erkrankungen/Verletzungen assoziiert **II** *vt* komplizieren
com|pli|cat|ed ['kɑmplɪkeɪtɪd] *adj*: kompliziert, komplex, mit anderen Erkrankungen/Verletzungen assoziiert
com|pli|ca|tion [ˌkɑmplɪ'keɪʃn] *noun*: Komplikation *f*; Kompliziertheit *f* **experience/encounter complications** auf Komplikationen stoßen
delayed complication: Spätkomplikation *f*
late complication: Spätkomplikation *f*
com|ply [kəm'plaɪ] *vi*: **1.** (*eine Anordnung*) einhalten, befolgen (*with*) **2.** (*einem Wunsch*) nachkommen; erfüllen (*with*)
com|po|nent [kəm'pəʊnənt, kɑm-]: **I** *noun* Bestandteil *m*, Teil *m*, Komponente *f* **II** *adj* einen (Bestand-)Teil bildend, zusammensetzend, Teil-
antigenic component: antigene Komponente *f*
component A of prothrombin: Proakzelerin *nt*, Proaccelerin *nt*, Acceleratorglobulin *nt*, labiler Faktor *m*, Faktor V *m*
components of complement: Komplementkomponenten *pl*, -faktoren *pl*
female component: Matrize *f*
fetal component of placenta: fötale Plazenta *f*, kindlicher Teil *m* der Plazenta, Placenta foetalis, Pars foetalis placentae
labial component of intermaxillary segment: Lippenanteil *m* des Zwischenkiefersegmentes
M component: M-Gradient *m*, Myelom-Gradient *m*
major component: Hauptbestandteil *m*
male component: Patrize *f*
maternal component of placenta: maternale Plazenta *f*, mütterlicher Teil *m* der Plazenta, Pars uterina/materna placentae
membrane component: Membrankomponente *f*
palatal component of intermaxillary segment: Gaumenanteil *m* des Zwischenkiefersegments
plasma thromboplastin component: Faktor IX *m*, Christmas-Faktor *m*, Autothrombin II *nt*
primary component: Grund-, Hauptbestandteil *m*
secretory component: Sekretstück *nt*, Transportstück *nt*
thromboplastic plasma component: antihämophiles Globulin *nt*, Antihämophiliefaktor *m*, Faktor VIII *m*
upper jaw component of intermaxillary segment: Oberkieferanteil *m* des Zwischenkiefersegments
com|pose [kəm'pəʊz] *vt*: **1. compose o.s.** sich beruhigen, sich sammeln, sich fassen **2.** zusammenstellen, -setzen **be composed of** zusammengesetzt/bestehend aus **3.** ver-, abfassen, entwerfen
com|posed [kəm'pəʊzd] *adj*: ruhig, gefasst, gelassen
com|pos|ed|ness [kəm'pəʊzɪdnɪs, -z(d)nəs] *noun*: Ruhe *f*, Gelassenheit *f*
com|pos|ing [kəm'pəʊzɪŋ] *adj*: beruhigend, Beruhigungs-
com|pos|ite [kəm'pɑzɪt]: **I** *noun* **1.** Zusammensetzung *f*, Mischung *f*, Kompositum *nt* **2.** Komposit *nt*, Composite *nt*, Composite-Material *nt*, Mehrkomponentenwerkstoff *m* **II** *adj* zusammengesetzt (*of* aus); gemischt
Concise composite: Concise-Composite *nt*
fine particle composite: Mikrofüllerkomposit *nt*, Mikrofüller *m*
hybrid-based composite: Hybridkomposit *nt*
microfilled composite: Mikrofüllerkomposit *nt*, Mikrofüller *m*
com|po|si|tion [ˌkɑmpə'zɪʃn] *noun*: Zusammensetzung *f*, Aufbau *m*, Struktur *f*; Beschaffenheit *f*, Komposition *f*
base composition: Basenzusammensetzung *f*
chemical composition: chemische Zusammensetzung *f*; chemisches Präparat *nt*
modeling composition: Impression-Compound *nt*
com|po|sure [kəm'pəʊʒər] *noun*: →*composedness*
com|pound [*n* 'kɑmpaʊnd; *adj* 'kɑm-, kɑm'paʊnd; *v* kəm'paʊnd, 'kɑm-]: **I** *noun* **1.** Zusammensetzung *f*, Mischung *f* **2.** (*chem.*) Verbindung *f* **3.** (*pharmakol.*) Kombination(spräparat *nt*) *f*, Kompositum *nt*, Compositum *nt* **II** *adj* zusammengesetzt, aus mehreren Komponenten bestehend; (*Fraktur*) kompliziert **III** *vt* **4.** zusammensetzen, zusammenstellen, kombinieren, verbinden, (ver-)mischen **5.** herstellen, bilden **6.** verstärken, intensivieren, verschlimmern, vergrößern
compound A: 11-Dehydrocorticosteron *nt*, Kendall-Substanz A *f*
acyclic compound: offene Kette *f*
alicyclic compound: alizyklische Verbindung *f*
aliphatic compound: aliphatische Verbindung *f*
aromatic compound: Aromat *m*
azo compound: Azoverbindung *f*
compound B: Kortiko-, Corticosteron *nt*, Compound B Kendall
benzene compound: aromatische Verbindung *f*
binary compound: binäre Verbindung *f*
calcium compounds: Calciumverbindungen *pl*
carbon compound: Kohlenstoffverbindung *f*
chemical compound: chemische Verbindung *f*

C

clathrate compound: Klathrat *nt*
closed-chain compound: Ringverbindung *f*
composite compound: Komposit *nt*, Composite *nt*, Composite-Material *nt*, Mehrkomponentenwerkstoff *m*
condensed ring compounds: kondensierte Ringsysteme *pl*
cyclic compound: Ringverbindung *f*
diazo compound: Diazoverbindung *f*
duplicating compound: Dubliermasse *f*
compound E: Kortison *nt*, Cortison *nt*
energy-rich compound: energiereiche Verbindung *f*
compound F: Kortisol *nt*, Cortisol *nt*, Hydrocortison *nt*
fatty compound: offene Kette(nverbindung) *f*
heterocyclic compound: heterozyklische Verbindung *f*
high-energy compound: energiereiche Verbindung *f*
homocyclic compound: isozyklische Verbindung *f*
Hurler-Scheie compound: Hurler-Scheie-Variante *f*, Mukopolysaccharidose I-H/S *f*
impression compound: Impression-Compound *nt*
inorganic compound: anorganische Verbindung *f*
ionic compound: ionische Verbindung *f*
iron compound: eisenhaltige Verbindung *f*, Eisenverbindung *f*
isocyclic compound: isozyklische Verbindung *f*
isoprenoid compounds: Isoprenderivate *pl*, Isoprenlipide *pl*
Kendall's compound A: Kendall-Substanz A *f*, 11-Dehydrocorticosteron *nt*
Kendall's compound B: Kortiko-, Corticosteron *nt*, Compound B Kendall
Kendall's compound E: Kortison *nt*, Cortison *nt*
Kendall's compound F: Kortisol *nt*, Cortisol *nt*, Hydrocortison *nt*
low-energy compound: energiearme Verbindung *f*
modeling compound: Impression-Compound *nt*
nitro compounds: Nitroverbindungen *pl*
nitroso compounds: Nitrosoverbindungen *pl*
N-nitroso compounds: N-Nitrosoverbindungen *pl*
nonpolar compound: apolare Verbindung *f*
occlusion compound: Klathrat *nt*
open-chain compound: offene Kette *f*; offene Form *f*
organic compound: organische Verbindung/Komponente *f*
organometallic compound: metallorganische Verbindung *f*
para compounds: Parastoffe *pl*
paraffin compound: aliphatische Verbindung *f*
polar compound: polare Verbindung *f*
quaternary compound: quartäre/quaternäre Verbindung *f*
ring compound: Ringverbindung *f*
saturated compound: gesättigte Verbindung *f*
ternary compound: ternäre Verbindung *f*
tertiary compound: →*ternary compound*
tetrapyrrole compound: Tretrapyrrolverbindung *f*
tray impression compound: Impression-Compound *nt* Typ II
true impression compound: Impression-Compound *nt* Typ I
type I impression compound: Impression-Compound *nt* Typ I
type II impression compound: Impression-Compound *nt* Typ II
unsaturated compound: ungesättigte Verbindung *f*
Wintersteiner's F compound: Kortison *nt*, Cortison *nt*

com|pre|hend [ˌkɑmprɪ'hend] *vt*: **1.** begreifen, erfassen, verstehen **2.** umfassen, einschließen

com|pre|hen|si|ble [ˌkɑmprɪ'hensɪbl] *adj*: begreiflich, verständlich, fassbar

com|pre|hen|sion [ˌkɑmprɪ'henʃn] *noun*: **1.** Begriffs-, Wahrnehmungsvermögen *nt*, Fassungskraft *f*, Auffassungsgabe *f*, Verstand *m*, Verständnis *nt* (*of* für) **2.** Begreifen *nt*, Verstehen *nt* (*of*) **be quick/slow of comprehension** schnell/langsam begreifen **3.** bewusste Wahrnehmung *f*, Apperzeption *f*
number comprehension: Zahlenverständnis *nt*
one-syllable comprehension: Einsilbenverständnis *nt*
speech comprehension: Sprachverständnis *nt*
total word comprehension: Gesamtwortverstehen *nt*
word comprehension: Wortverständnis *nt*, -verstehen *nt*

com|press [*n* 'kɑmpres; *v* kəm'pres]: **I** *noun* Kompresse *f*; (feuchter) Umschlag *m* **II** *vt* **1.** zusammendrücken, zusammenpressen **2.** (*Arterie*) stauen **3.** (*physik.*) komprimieren, verdichten
Prießnitz compress: Prießnitz-Umschlag *m*

com|pressed [kəm'prest] *adj*: **1.** zusammengedrückt, -gepresst, -gedrängt **2.** komprimiert, verdichtet

com|press|i|bil|i|ty [kəmˌpresə'bɪlətiː] *noun, plura* **-ties**: Zusammendrückbarkeit *f*; (*physik.*) Komprimier-, Verdichtbarkeit *f*

com|press|i|ble [kəm'presɪbl] *adj*: komprimierbar

com|pres|sion [kəm'preʃn] *noun*: Zusammenpressen *nt*, Zusammendrücken *nt*; (*physik.*) Kompression *f*, Verdichtung *f*; Druck *m*; Druckkraft *f*
airway compression: Atemwegskompression *f*
compression of the brain: →*cerebral compression*
cerebral compression: Hirnkompression *f*, Hirnquetschung *f*
digital compression: digitale Kompression *f*, Digitalkompression *f*
external pneumatic compression: (externe) pneumatische Kompression *f*
instrumental compression: instrumentelle Kompression *f*
nerve compression: Nervenkompression *f*
spinal compression: Rückenmark(s)kompression *f*, -quetschung *f*
spinal cord compression: →*spinal compression*
tissue compression: Gewebekompression *f*
compression of the trachea: Luftröhren-, Trachea(l)-kompression *f*
vascular compression: Gefäßkompression *f*
vessel compression: Gefäßkompression *f*

com|pres|sive [kəm'presɪv] *adj*: zusammendrückend, -pressend, Press-, Druck-

com|pres|sor [kəm'presər] *noun*: **1.** (*anatom.*) Press-, Schließmuskel *m*, Kompressor *m*, Musculus compressor **2.** Kompressorium *nt*; Gefäßklemme *f*, Arterienklemme *f* **3.** (*techn.*) Kompressor *m*, Verdichter *m*
tonsillar compressor: Tonsillenschnürer *m*

com|pres|so|ri|um [ˌkɑmpre'sɔːriːəm] *noun, plural* **-ria** [-rɪə]: Kompressorium *nt*; Gefäß-, Arterienklemme *f*, Arterienklammer *f*

com|prise [kəm'praɪz] *vt*: **1.** sich zusammensetzen *oder* bestehen aus **2.** umfassen

com|pro|mise ['kɑmprəmaɪz]: **I** *noun* Kompromiss *m*; Zugeständnis *nt* **make a compromise** einen Kompromiss schließen **II** *vt* **1.** (*Gesundheit*) gefährden, beeinträchtigen **2.** durch einen Kompromiss beilegen *oder* schlichten **III** *vi* einen Kompromiss schließen, sich vergleichen (*on* über)

com|pul|sion [kəm'pʌlʃn] *noun*: (innerer) Zwang *m*, unwiderstehlicher Drang *m* **under compulsion** unter Zwang *oder* Druck, gezwungen, zwangsweise

repetition compulsion: Wiederholungszwang *m*
com|pul|sive [kəm'pʌlsɪv] *adj*: zwanghaft, zwingend, kompulsiv
com|pul|so|ry [kəm'pʌlsəriː] *adj*: **1.** zwangsweise, gezwungen, Zwangs- **2.** obligatorisch, verbindlich, zwingend vorgeschrieben, Pflicht-
com|pu|ta|tion [ˌkɑmpjuː'teɪʃn] *noun*: **1.** (Be-, Aus-, Er-) Rechnen *nt*, Kalkulieren *nt* **2.** Berechnung *f*, Kalkulation *f*, Schätzung *f*
com|pute [kəm'pjuːt]: I *noun* →*computation* II *vt* (be-, aus-, er-)rechnen; schätzen, veranschlagen (*at* auf) III *vi* rechnen
com|put|er [kəm'pjuːtər] *noun*: Computer *m*, Rechner *m*; Kalkulator *m*
computer-controlled *adj*: computergesteuert
com|put|er|ize [kəm'pjuːtəraɪz] *vt*: mit Hilfe eines Computers errechnen, mit Hilfe eines Computers durchführen
com|put|er|ized [kəm'pjuːtəraɪzd] *adj*: mit Hilfe eines Computers, unter Einsatz eines Computers, computergestützt
computer-operated *adj*: computergesteuert
computer-supported *adj*: computergestützt
COMT *Abk.*: **1.** catecholamine-o-methyltransferase **2.** catechol-o-methyl transferase
CON *Abk.*: cyclopropane-oxygen-nitrogen
ConA *Abk.*: concanavalin A
co|nar|i|um [kəʊ'neəriːəm] *noun, plural* **-ria** [-rɪə]: Zirbeldrüse *f*, Corpus pineale
co|na|tion [kəʊ'neɪʃn] *noun*: Willenstrieb *m*, Antrieb *m*, Begehren *nt*
co|na|tive ['kəʊnətɪv] *adj*: triebhaft, Willens-, Begehrens-, Trieb-
con|ca|na|va|lin A [ˌkɑnkə'nævəlɪn] *noun*: Concanavalin A *nt*
con|cat|e|nate [kɑn'kætənɪt]: I *adj* (*kettenartig*) verknüpft, Kaskaden- II *vt* verketten, verknüpfen
con|cat|e|na|tion [kɑnˌkætə'neɪʃn] *noun*: Verkettung *f*, Verknüpfung *f*; Kette *f*
con|cave [kɑn'keɪv]: I *noun* konkave Fläche *f*, (Aus-) Höhlung *f* II *adj* nach innen gewölbt, vertieft, hohl, konkav, Konkav-, Hohl- III *vt* konkav formen, aushöhlen
con|cav|i|ty [kɑn'kævətiː] *noun*: Konkavität *f*
con|ca|vo|con|cave [kɑnˌkeɪvəʊkɑn'keɪv] *adj*: konkavo-konkav, bikonkave
con|ca|vo|con|vex [ˌkɑnˌkeɪvəʊkɑn'veks] *adj*: konkavo-konvex
con|cealed [kən'siːld] *adj*: versteckt, verkappt, maskiert, larviert; verborgen, okkult; nicht-palpierbar
con|ceive [kən'siːv]: I *vt* **1.** (*Kind*) empfangen, schwanger werden **2.** begreifen, sich vorstellen, sich denken II *vi* schwanger werden, empfangen
con|cen|trate ['kɑnsəntreɪt]: I *noun* (*chem.*) Konzentrat *nt* II *adj* (*chem.*) konzentriert III *vt* (*Lösung*) konzentrieren, anreichern IV *vi* sich konzentrieren, sich anreichern
cytoplasm-DNA concentrate: Zytoplasma-DNA-Konzentrat *nt*
leucocyte concentrate: (*brit.*) →*leukocyte concentrate*
leukocyte concentrate: Granulozytenkonzentrat *nt*, Leukozytenkonzentrat *nt*
platelet concentrate: Thrombozytenkonzentrat *nt*
vitamin concentrate: Vitaminkonzentrat *nt*
con|cen|trat|ed ['kɑnsəntreɪtɪd] *adj*: konzentriert
con|cen|tra|tion [ˌkɑnsən'treɪʃn] *noun*: **1.** Konzentration *f*, Anreicherung *f* **at/in a high concentration** in hoher Konzentration **at/in a low concentration** in niedriger Konzentration **a fall/rise in concentration** Konzentrationsabfall bzw. Konzentrationsanstieg **2.** Konzentration *f*, Konzentrierung *f*, angespannte Aufmerksamkeit *f*, (geistige) Sammlung *f* **3.** Zusammenballung *f*, -drängung *f*, (An-)Sammlung *f*, Konzentration *f*, Konzentrierung *f*
biomass concentration: Biomassenkonzentration *f*
blood concentration: Blutspiegel *m*
blood alcohol concentration: Blutalkoholkonzentration *f*
critical micelle concentration: kritische Mizellenkonzentration *f*
hydrogen ion concentration: Wasserstoffionenkonzentration *f*
ion concentration: Ionenkonzentration *f*
ionic concentration: →*ion concentration*
mass concentration: Massenkonzentration *f*
maximal allowance concentration: maximal zulässige Konzentration *f*
maximal work place concentration: maximale Arbeitsplatzkonzentration *f*
mean corpuscular haemoglobin concentration: (*brit.*) →*mean corpuscular hemoglobin concentration*
mean corpuscular hemoglobin concentration: mittlere Hämoglobinkonzentration *f* der Erythrozyten, mittlere korpuskuläre Hämoglobinkonzentration *f*
microbial concentration: Mikrobenkonzentration *f*
minimal alveolar concentration: minimale alveoläre Konzentration *f*
minimal bactericidal concentration: minimale bakterizide Konzentration *f*
minimal inhibitory concentration: minimale Hemmkonzentration *f*
minimal lethal concentration: →*minimal bactericidal concentration*
molar concentration: molare Konzentration *f*
steady state concentration: Steady-state-Konzentration *f*
substance concentration: molare Konzentration *f*
substrate concentration: Substratkonzentration *f*
threshold concentration: Schwellenkonzentration *f*
con|cen|tra|tive ['kɑnsəntreɪtɪv, kən'sentrə-] *adj*: konzentrierend
con|cen|tric [kən'sentrɪk] *adj*: konzentrisch
con|cen|tri|cal [kən'sentrɪkl] *adj*: →*concentric*
con|cen|tric|i|ty [ˌkɑnsən'trɪsətiː] *noun*: Konzentrität *f*
con|cept ['kɑnsept] *noun*: Auffassung *f*, Begriff *m*, Konzeption *f*
Brönsted-Lowry concept: Brönstedt-Lowry-Konzept *nt*
con|cep|tion [kən'sepʃn] *noun*: Empfängnis *f*, Befruchtung *f*, Konzeption *f*, Conceptio *f*
con|cep|tive [kən'septɪv] *adj*: Konzeption betreffend, konzeptions-, empfängnisfähig, Empfängnis-, Konzeptions-
con|cep|tu|al [kən'septʃəwəl] *adj*: begrifflich, Begriffs-
con|cern [kən'sɜrn]: I *noun* **1.** Angelegenheit(en *pl*) *f*, Sache *f*, Anliegen *nt* **2.** Sorge *f*, Besorgnis *f* (*at, about, for* wegen, um) **3.** Interesse *nt* (*about, for, in*, für); Teilnahme *f* (*about, for, in*, an) II *vt* **4.** betreffen, angehen **5.** beschäftigen **6.** beunruhigen **be concernd about/at** sich Sorgen machen um/wegen
con|cerned [kən'sɜrnt] *adj*: **1.** besorgt (*at, about, for* um); beunruhigt (*at, about, for* wegen) **2.** betroffen **3.** verwickelt (*in* in); beteiligt (*in* an) **4.** beschäftigt (*with* mit)
con|cert|ed [kən'sɜrtɪd] *adj*: (aufeinander) abgestimmt, gemeinsam, konzertiert

C

con|cha ['kɑŋkə] *noun, plural* **-chae** [-kiː]: Muschel *f*, muschelförmige Struktur *f*, Concha *f*
concha of auricle: Ohrmuschelhöhlung *f*, Concha auriculae
bullous concha: Concha bullosa
concha of cranium: knöchernes Schädeldach *nt*, Kalotte *f*, Calvaria *f*
ear concha: Ohrmuschel *f*, Concha auriculae
fourth concha: oberste Nasenmuschel *f*, Concha nasalis suprema
highest concha: oberste Nasenmuschel *f*, Concha nasalis suprema
inferior concha: untere Nasenmuschel *f*, Concha nasalis inferior
inferior ethmoidal concha: →*middle nasal concha*
inferior nasal concha: untere Nasenmuschel *f*, Concha nasalis inferior
middle concha: →*middle nasal concha*
middle nasal concha: mittlere Nasenmuschel *f*, Concha nasalis media
nasal concha: Nasenmuschel *f*, Concha nasalis
nasoturbinal concha: Agger nasi
Santorini's concha: oberste Nasenmuschel *f*, Concha nasalis suprema
sphenoidal concha: 1. kleiner Keilbeinflügel *m*, Ala minor ossis sphenoidalis **2.** Concha sphenoidalis
superior concha: →*superior nasal concha*
superior ethmoidal concha: →*superior nasal concha*
superior nasal concha: obere Nasenmuschel *f*, Concha nasi superior
supreme concha: oberste Nasenmuschel *f*, Concha nasalis suprema
supreme ethmoidal concha: →*supreme concha*
supreme nasal concha: →*supreme concha*

con|chal ['kɑŋkəl] *adj*: Concha betreffend, muschelförmig

con|chec|to|my [kɑŋ'kektəmiː] *noun*: Konchektomie *f*, Muschelentfernung *f*, Nasenmuschelentfernung *f*, Turbinektomie *f*

con|chit|ic [kɑŋ'kɪtɪk] *adj*: Conchaentzündung/Konchitis betreffend, konchitisch

con|chi|tis [kɑŋ'kaɪtɪs] *noun*: Conchitis *f*, Conchaentzündung *f*, Konchitis *f*

con|cho|scope ['kɑŋkəskəʊp] *noun*: Konchoskop *nt*

con|cho|tome ['kɑŋkətəʊm] *noun*: Konchotom *nt*

con|chot|o|my [kɑŋ'kɑtəmiː] *noun*: Konchotomie *f*

con|cli|na|tion [ˌkɑŋklɪ'neɪʃn] *noun*: Konklination *f*, Inzyklovergenz *f*

con|clude [kən'kluːd]: **I** *vt* **1.** be- *oder* abschließen (*with* mit); beenden **2.** folgern, schließen (*from* aus); zu dem Schluss kommen **II** *vi* **3.** enden, aufhören (*with* mit) **4.** sich entschließen (*to do* zu tun)

con|clu|sion [kən'kluːʒn] *noun*: **1.** Abschluss *m*, Schluss *m*, Ende *nt* **2.** (Schluss-)Folgerung *f* **come to the conclusion** zu dem Schluss gelangen (*that* dass) **draw a conclusion** einen Schluss ziehen **in conclusion** zusammenfassend **make a conclusion** Schlüsse ziehen (*about, from, on* aus) **3.** Entscheidung *f*, Beschluss *m* **reach a conclusion** eine Entscheidung treffen

con|clu|sive [kən'kluːsɪv] *adj*: **1.** überzeugend, schlüssig **conclusive evidence** eindeutiger Beweis **2.** abschließend

con|com|i|tance [kən'kɑmɪtəns] *noun*: **1.** Begleiterscheinung *f* **2.** Zusammenbestehen *nt*, gleichzeitiges Vorhandensein *nt*

con|com|i|tan|cy [kən'kɑmɪtənsiː] *noun*: →*concomitance*

con|com|i|tant [kən'kɑmɪtənt]: **I** *noun* Begleiterscheinung *f* **II** *adj* begleitend, gleichzeitig, konkomitierend, Begleit-

con|cord|ance [kɑn'kɔːrdns, kən-] *noun*: Konkordanz *f*

con|cord|ant [kɑn'kɔːrdnt] *adj*: konkordant

con|cre|ment ['kɑnkrəmənt] *noun*: Stein *m*, Konkrement *nt*
calculous concrement: Gelenkstein *m*, -konkrement *nt*
nasal concrement: Nasenstein *m*, Rhinolith *m*
prostatic concrement: Prostatastein *m*, -konkrement *nt*, Prostatolith *m*

con|cres|cence [kən'kresns] *noun*: Verwachsen *nt*, Zusammenwachsen *nt*, Verschmelzung *f*; Verwachsung *f*

con|crete ['kɑnkriːt, 'kɑŋ-, kən'kriːt]: **I** *adj* **1.** fest, dicht, kompakt **2.** konkret, fassbar, wahrnehmbar, fest umrissen **II** *vt* **3.** zu einer kompakten Masse formen *oder* verbinden **4.** konkretisieren, verdeutlichen, veranschaulichen **III** *vi* sich zu einer kompakten Masse vereinigen, fest werden

con|cre|tio [kɑn'kriːʃɪəʊ] *noun*: Verschmelzung *f*, Vereinigung *f*

con|cre|tion [kɑ'kriːʃn] *noun*: **1.** Verschmelzung *f*, Vereinigung *f* **2.** Zusammenwachsen *nt*, Verwachsung *f*, Concretio *f* **3.** Verhärtung *f*, Häufung *f*, Knoten *m* **4.** Stein *m*, Konkrement *nt*
pericardial concretion: Concretio pericardii
preputial concretion: Vorhaut-, Präputialstein *m*, Postholith *m*, Balanolith *m*, Smegmolith *m*
prostatic concretions: Amyloidkörperchen *pl*, Corpora amylacea

con|cur [kən'kɜr] *vi*: **1.** zusammenwirken **2.** zusammenfallen, -treffen **3.** übereinstimmen (*with s.o.* mit jdm.; *in sth.* in etw.)

con|cur|rence [kən'kɜrəns, -'kʌr-] *noun*: **1.** Mitwirkung *m*; Zusammenwirken *nt* **2.** Zusammentreffen *nt* **3.** Übereinstimmung *f* **4.** (*mathemat.*) Schnittpunkt *m*

con|cur|ren|cy [kən'kɜrənsiː] *noun*: →*concurrence*

con|cur|rent [kən'kɜrənt]: **I** *noun* Begleitumstand *m* **II** *adj* **1.** gemeinsam, vereint; mit-, zusammenwirkend **2.** übereinstimmend (*with* mit) **3.** gleichzeitig *oder* nebeneinander (bestehend) (*with* mit); zusammenfallend (*with* mit)

con|cus|sion [kən'kʌʃn] *noun*: Erschütterung *f*, Kommotion *f*, Commotio *f*
brain concussion: →*cerebral concussion*
cerebral concussion: Gehirnerschütterung *f*, Kommotionssyndrom *nt*, Commotio cerebri
concussion of the labyrinth: Labyrintherschütterung *f*, Commotio labyrinthi
concussion on the brain: →*cerebral concussion*
concussion of the retina: Commotio retinae
spinal concussion: Rückenmark(s)erschütterung *f*, Commotio spinalis, Commotio medullae spinalis
concussion of the spinal cord: →*spinal concussion*

con|cus|sive [kən'kʌsɪv] *adj*: erschütternd

con|demn [kən'dem] *vt*: **1.** (*a. juristisch*) verurteilen (*as* als; *for* wegen); verdammen, missbilligen **2.** für ungeeignet *oder* (gesundheits-)schädlich erklären **3.** für unheilbar (krank) erklären

con|den|sa|bil|i|ty [kənˌdensə'bɪlətiː] *noun*: Kondensierbarkeit *f*

con|den|sa|ble [kən'densəbl] *adj*: kondensierbar

con|den|sate [kən'denseɪt, 'kɑndən-] *noun*: Kondensat *nt*, Kondensationsprodukt *nt*

con|den|sa|tion [ˌkɑnden'seɪʃn] *noun*: **1.** (*chem.*) Kondensation *f*, Verdichtung *f*; (*physik.*) Kondensation *f*, Verflüssigung *f*; (*physik.*) Kondensat *nt*, Kondensationsprodukt *nt* **2.** Kondensieren *nt*, Verdichten *nt*, Kondensation *f*

aldol condensation: Aldolkondensation *f*
amalgam condensation: Amalgamkondensation *f*
brush condensation: Bürstenkondensation *f*
filling material condensation: Füllstoffkondensierung *f*
gold foil condensation: Goldfolienkondensierung *f*
hand amalgam condensation: manuelle Amalgamkondensation *f*
mechanical amalgam condensation: mechanische Amalgamkondensation *f*
pressure condensation: Druckkondensieren *nt*
vibration condensation: Vibrationskondensation *f*

conldense [kən'dens]: I *vt* **1.** (*chem., techn.*) kondensieren, komprimieren, verdichten **2.** (*physik.*) kondensieren, niederschlagen II *vi* kondensieren, sich niederschlagen, sich verflüssigen, sich verdichten

conldensed [kən'denst] *adj*: kondensiert

conldensler [kən'densər] *noun*: **1.** (*physik.*) Kondensator *m*; Verflüssiger *m*; Verdichter *m* **2.** Kondensor(linse *f*) *m*, Sammellinse *f* **3.** (*zahnmed.*) Stopfer *m*, Kondensierer *m*
Abbé's condenser: Abbé-Kondensator *m*
amalgam condenser: Amalgamkondensierer *m*, Amalgamstopfer *m*, Bergendahl-Kondensierer *m*
automatic condenser: mechanischer Kondensierer *m*, mechanischer Stopfer *m*
back-action condenser: Back-action-Kondensierer *m*, Back-action-Stopfer *m*
bayonet condenser: Bajonettstopfer *m*
dark-field condensers: Dunkelfeldkondensatoren *pl*
electromallet condenser: McShirley-Elektrokondensierer *m*, McShirley-Elektrohammer *m*
foil condenser: Goldstopfer *m*, Goldkondensierer *m*
foot condenser: fußförmiger Stopfer *m*, fußförmiger Kondensierer *m*
gold condenser: Goldstopfer *m*, Goldkondensierer *m*
hand condenser: Handstopfer *m*
Hollenback condenser: Hollenback-Stopfer *m*, Hollenback-Kondensierer *m*, pneumatischer Stopfer *m*, pneumatischer Kondensierer *m*
McShirley electromallet condenser: McShirley-Elektrokondensierer *m*, McShirley-Elektrohammer *m*
mechanical condenser: mechanischer Kondensierer *m*, mechanischer Stopfer *m*
mechanical gold condenser: mechnischer Goldstopfer *m*
pneumatic condenser: Hollenback-Stopfer *m*, Hollenback-Kondensierer *m*, pneumatischer Stopfer *m*, pneumatischer Kondensierer *m*
reverse condenser: Back-action-Kondensierer *m*, Back-action-Stopfer *m*
root canal filling condenser: Wurzelkanalstopfer *m*
round condenser: kugelförmiger Stopfer *m*, kugelförmiger Kondensierer *m*

conldilment ['kɑndɪmənt] *noun*: Gewürz(stoff *m*) *nt*, Würze *f*

conldiltion [kən'dɪʃn]: I *noun* **1.** Bedingung *f*, Voraussetzung *f* **on condition that** vorausgesetzt, dass; unter der Bedingung, dass **under no condition** keinesfalls, auf keinen Fall **2. conditions** *plural* Verhältnisse *pl*, Bedingungen *pl*, Umstände *pl* **3.** (physischer *oder* psychischer) Zustand *m*, Verfassung *f*, Befinden *nt*; Kondition *f*, Form *f* **in (a) good condition** in guter Verfassung, gesund **in (a) bad/poor condition** in schlechter Verfassung, krank **4.** Leiden *nt*, Beschwerden *pl* II *vt* **5.** in Form bringen **6.** (*a. psychol.*) konditionieren (*to, for* auf)
ATPS conditions: ATPS-Bedingungen *pl*
BTPS condition: BTPS-Bedingungen *pl*
critical condition: kritischer Zustand *m*
degenerative condition: degenerative Erkrankung *f*
environmental conditions: Umweltbedingungen *pl*
food conditions: Ernährungslage *f*
general condition: Allgemeinzustand *m*, -befinden *nt*
kidney condition: Nierenleiden *nt*
living conditions: Wohnverhältnisse *pl*
mental condition: geistige/psychische Verfassung *f*, Geisteszustand *m*
conditions of milieu: Milieubedingungen *pl*
nascent condition: Status nascendi
nonpermissive conditions: nicht-permissive Bedingungen *pl*
permanent condition: Dauerzustand *m*
permissive conditions: permissive Bedingungen *pl*
physical condition: körperliche/physische Verfassung *f*, Gesundheitszustand *m*
precancerous condition: Präkanzerose *f*, prämaligne Läsion *f*
resting conditions: Ruhebedingungen *pl*
standard conditions: Standardbedingungen *pl*
STPD conditions: STPD-Bedingungen *pl*
varicose condition: Varikose *f*
working conditions: Arbeitsbedingungen *pl*

conldiltionlal [kən'dɪʃənl] *adj*: bedingt (*on, upon* durch); abhängig (*on, upon* von); vorbehaltlich, mit Vorbehalt

conldiltioned [kən'dɪʃənd] *adj*: **1.** bedingt, abhängig **2.** in gutem Zustand, in guter Verfassung

conldiltionling [kən'dɪʃənɪŋ] *noun*: Konditionierung *f*
aversive conditioning: Aversionstherapie *f*
classic conditioning: klassischen Konditionierung *f*
classical conditioning: klassische Konditionierung *f*
instrumental conditioning: →*operant conditioning*
operant conditioning: operante Konditionierung *f*, instrumentelle Konditionierung *f*
skinnerian conditioning: →*operant conditioning*

conldom ['kʌndəm, 'kɑn-] *noun*: Kondom *m/nt*, Präservativ *nt*

conlduce [kən'd(j)uːs] *vi*: dienlich *oder* förderlich sein, beitragen (*towards, to* zu)

conldulcive [kən'd(j)uːsɪv] *adj*: dienlich, förderlich (*to*); nützlich (*to* für) **conducive to health** gesundheitsfördernd **conducive to conception** empfängsfördernd

conlduct [*n* 'kɑndʌkt; *v* kən'dʌkt]: I *noun* (*fig.*) Benehmen *nt*, Betragen *nt*, Verhalten *nt*, Führung *f* II *vt* **1.** führen, geleiten, begleiten **2.** leiten, verwalten **3. conduct o.s.** sich benehmen, sich verhalten, sich betragen **4.** (*physik.*) leiten III *vi* (*physik.*) leiten, als Leiter wirken

conlductlance [kən'dʌktəns] *noun*: elektrische Leitfähigkeit *f*, Wirkleitwert *m*, Konduktanz *f*
membrane conductance: Membranleitfähigkeit *f*
thermal conductance: Wärmedurchgangszahl *f*

conlductlilbillilty [kən,dʌktə'bɪlətiː] *noun*: →*conductivity*

conlductlible [kən'dʌktɪbl] *adj*: leitfähig, leitend, Leit-, Leitungs-

conductling [kən'dʌktɪŋ] *adj*: →*conductible*

conlducltion [kən'dʌkʃn] *noun*: Leitung *f*; Leitvermögen *nt*
aberrant ventricular conduction: aberrierende intraventrikuläre Erregungsleitung *f*
aerial conduction: Luftleitung *f*
air conduction: Luftleitung *f*
anterograde conduction: anterograde Erregungsleitung *f*
atrial conduction: intra-atriale Erregungsleitung/Erregungsausbreitung *f*
atrioventricular conduction: atrioventrikuläre (Erre-

gungs-)Überleitung *f*
A-V conduction: atrioventrikuläre (Erregungs-)Überleitung *f*
bone conduction: Knochenschall *m*, Körperschall *m*, Knochenleitung *f*, Osteoakusis *f*, Osteophonie *f*
cranial conduction: kraniale Knochenleitung *f*
cranial bone conduction: kraniale Knochenleitung *f*
craniotympanic bone conduction: osteo-/kraniotympanale Knochenleitung *f*
delayed conduction: AV-Block I. Grades *m*
forward conduction: anterograde Erregunsleitung *f*
heat conduction: Wärmeleitung *f*, Konduktion *f*
intra-atrial conduction: intraatriale Erregungsleitung/Erregungsausbreitung *f*
intraventricular conduction: intraventrikuläre Erregungsleitung/Erregungsausbreitung *f*
osseotympanic conduction: →*craniotympanic bone conduction*
osteal conduction: Knochenleitung *f*
osteotympanic conduction: →*craniotympanic bone conduction*
osteotympanic bone conduction: →*craniotympanic bone conduction*
pain conduction: Schmerzleitung *f*
Purkinje's conduction: Erregungsleitung *f* in den Purkinje-Fasern
retrograde conduction: retrograde Erregungsleitung *f*
saltatory conduction: saltatorische Erregungsleitung/-fortleitung *f*
sound conduction: Schallleitung *f*
synaptic conduction: synaptische Erregungsleitung/Erregungsübertragung *f*
tissue conduction: Knochenschall *m*, Körperschall *m*, Knochenleitung *f*, Osteoakusis *f*, Osteophonie *f*
V-A conduction: retrograde Erregungsleitung *f*
ventricular conduction: intraventrikuläre Erregungsleitung/Erregungsausbreitung *f*
ventriculoatrial conduction: retrograde Erregungsleitung *f*
volume conduction: Volumenleitung *f*

con|duc|tive [kən'dʌktɪv] *adj*: leitfähig, leitend, Leit-, Leitungs-

con|duc|tiv|i|ty [ˌkɑndʌk'tɪvətiː] *noun*: Leitfähigkeit *f*, Leitvermögen *nt*, Konduktivität *f*
diffusion conductivity: Diffusionsleitfähigkeit *f*
electrical conductivity: elektrische Leitfähigkeit/Konduktivität *f*
heat conductivity: Wärmeleitfähigkeit *f*
ionic conductivity: Ionenleitfähigkeit *f*
sound conductivity: Schallleitfähigkeit *f*
thermal conductivity: **1.** Wärmeleitfähigkeit **2.** spezifische Wärmeleitfähigkeit *f*

con|duc|tor [kən'dʌktər] *noun*: **1.** (*physik., elektr.*) Leiter *m* **2.** (*chirurg.*) (Führungs-)Hohlsonde *f*
zero conductor: Nullleiter *m*

con|duit ['kɑnd(w)ɪt, -d(j)uːɪt] *noun*: **1.** Rohr *nt*, Röhre *f*, Kanal *m* **2.** Conduit *m/nt*
Bricker's ileal conduit: Bricker-Blase *f*, Dünndarmblase *f*, Ileum-Conduit *m*, Ileumblase *f*
colon conduit: Kolon-Conduit *m*
colonic conduit: Kolon-Conduit *m*
ileal conduit: Ileumblase *f*, -conduit *m*
rectal conduit: Rektumblase *f*

con|du|ran|gin [ˌkɑndə'ræŋgɪn] *noun*: Condurangin *nt*

con|du|ran|go [ˌkɑndə'ræŋgəʊ] *noun*: Condurangorinde *f*, Condurango cortex

con|dy|lar ['kɑndɪlər] *adj*: Kondyle betreffend, kondylär

con|dy|lar|thro|sis [ˌkɑndəlɑːr'θrəʊsɪs] *noun*: Ellipsoid-, Eigelenk *nt*, Articulatio ellipsoidea/condylaris

con|dyle ['kɑndaɪl] *noun*: Gelenkkopf *m*, Knochenende *nt*, Kondyle *f*, Condylus *m* **above a condyle** oberhalb einer Kondyle (liegend) **through the condyles** durch die Kondylen
articular condyle: Gelenkkondyle *f*, Gelenkkopf *m*
articular condyle of mandible: Gelenkkopf *m* des Unterkiefers, Caput mandibulae
epicondyle of femur: Femurepikondyle *f*, Epicondylus femoris
epicondyle of humerus: Humerusepikondyle *f*, Epicondylus humeri
condyle of femur: Femurkondyle *f*, Condylus femoris
condyle of humerus: Humeruskondyle *f*, Condylus humeri
lateral condyle of femur: äußere/laterale/fibulare Femurkondyle *f*, Condylus lateralis femoris
lateral condyle of tibia: äußere/laterale Tibiakondyle *f*, Condylus lateralis tibiae
condyle of mandible: →*mandibular condyle*
mandibular condyle: Unterkieferköpfchen *nt*, Processus condylaris mandibulae
medial condyle of femur: innere/mediale/tibiale Femurkondyle *f*, Condylus medialis femoris
medial condyle of tibia: Condylus medialis tibiae, mediale Tibiakondyle *f*
occipital condyle: Hinterhauptskondyle *f*, Condylus occipitalis
condyle of tibia: Tibiakondyle *f*, Condylus tibiae

con|dy|lec|to|my [kɑndə'lektəmiː] *noun*: Kondylenresektion *f*, Kondylektomie *f*

con|dy|loid ['kɑndlɔɪd] *adj*: knöchelähnlich, -förmig, kondylenähnlich, -förmig

con|dy|lo|ma [ˌkɑndə'ləʊmə] *noun, plural* **-mas, -ma|ta** [ˌkɑndə'ləʊmətə]: **1.** Kondylom *nt*, Condyloma *nt* **2.** →*acuminate condyloma* **3.** →*flat condyloma*
acuminate condyloma: Feigwarze *f*, Feuchtwarze *f*, spitzes Kondylom *nt*, Condyloma acuminatum, Papilloma acuminatum, Papilloma venereum
broad condyloma: →*flat condyloma*
flat condyloma: breites Kondylom *nt*, Condyloma syphiliticum, Condyloma latum
giant condyloma: Buschke-Löwenstein-Tumor *m*, -Kondylom *nt*, Condylomata gigantea
giant condyloma acuminatum: Buschke-Löwenstein-Tumor *m*, -Kondylom *nt*, Condylomata gigantea
pointed condyloma: →*acuminate condyloma*
syphilitic condyloma: →*flat condyloma*

con|dy|lo|ma|toid [ˌkɑndə'ləʊmətɔɪd] *adj*: kondylomähnlich

con|dy|lo|ma|to|sis [ˌkɑndəˌləʊmə'təʊsɪs] *noun*: Kondylomatose *f*

con|dy|lom|a|tous [ˌkɑndə'lɑmətəs] *adj*: in der Art eines Kondyloms, kondylomatös

con|dy|lot|o|my [ˌkɑndə'lɑtəmiː] *noun*: Kondylendurchtrennung *f*, -spaltung *f*, Kondylotomie *f*

cone [kəʊn] *noun*: **1.** kegel-, zapfenförmiges Gebilde *nt*, Zapfen *m*, Konus *m*, Conus *m* **2. cones** *plural* Zapfen *pl*, Zapfenzellen *pl* **3.** Wurzelkanalstift *m* **4.** (*radiolog.*) Strahlenkegel *m* **5.** Kegel *m*; (*techn.*) Konus *m*
arterial cone: Infundibulum *nt*, Conus arteriosus
circular cone: Kreiskegel *m*
elastic cone: Conus elasticus, Membrana cricovocalis
felt cone: Filzkegel *m*
gutta-percha cone: Guttaperchastift *m*, Wurzelkanalstift *m* aus Guttapercha

Haller's cones: Coni epididymidis
implantation cone: Axonhügel *m*, Ursprungskegel *m*
long cone: **1.** Langkonus *m* **2.** Langkonusechnik *f*
medullary cone: Conus medullaris
ocular cone: Sehkegel *m*
Politzer's cone: Trommelfell-, Lichtreflex *m*
Politzer's luminous cone: →*Politzer's cone*
pressure cone: Druckkonus *m*
pulmonary cone: Conus arteriosus, Infundibulum *nt*
retinal cones: Zapfen *pl*, Zapfenzellen *pl*
short cone: Kurzkonus *m*
silver cone: Silberstift *m*, Wurzelkanalstift *m* aus Silber
terminal cone of spinal cord: Conus medullaris
vascular cones: Coni/Lobuli epididymidis
visual cone: Sehkegel *m*

coned [kəʊnd] *adj*: kegel-, zapfenförmig; zapfentragend

cone-shaped *adj*: zapfenförmig, kegelförmig

co|nex|us [kə'neksəs, kɑ-] *noun*: Connexus *m*, Conexus *m*

con|fab|u|la|tion [kən,fæbjə'leɪʃn, kɑn-] *noun*: Konfabulation *f*, Confabulatio *f*

con|fec|tion [kən'fekʃn] *noun*: **1.** Zuckerwerk *nt*, Konfekt *nt* **2.** (*pharmakol.*) Latwerge *f*

con|fer [kən'fɜr] *vt*: weiter-, übertragen, verleihen

con|fig|u|ra|tion [kən,fɪgjə'reɪʃn] *noun*: **1.** (*chem.*) Konfiguration *f*, räumliche Anordnung *f* **2.** Konfiguration *f*, (Auf-)Bau *m*, Form *f*, Gestalt *f*; Struktur *f*
absolute configuration: absolute Konfiguration *f*
cis configuration: cis-Konfiguration *f*, cis-Form *f*
electronic configuration: Elektronenkonfiguration *f*
hair-on-end configuration: Bürstenschädel *m*
heart configuration: Herzkonfiguration *f*
honeycomb configuration: Bienenwaben-, Honigwabenstruktur *f*
mitral configuration: Mitralkonfiguration *f*
trans configuration: trans-Konfiguration *f*, trans-Form *f*

con|fig|u|ra|tion|al [kən,fɪgjə'reɪʃnəl] *adj*: Konfiguration betreffend, Konfigurations-

con|fig|u|ra|tive [kən'fɪgjərətɪv, -jə,reɪt-] *adj*: →*configurational*

con|fine [kən'faɪn] *vt*: **1.** begrenzen, be-, einschränken (*to* auf) **confine o.s. to** sich beschränken auf **2.** (*Bewegungsfreiheit*) einschränken **3. be confined of (a child)** entbinden, entbunden werden (von), niederkommen (mit)

con|fined [kən'faɪnd] *adj*: **1.** begrenzt, beschränkt (*to* auf); beengt **2.** in den Wehen liegen **3.** gebunden *oder* gefesselt sein (*to* an) **confined to bed** ans Bett gefesselt, bettlägerig **confined to a wheelchair** an den Rollstuhl gefesselt

con|fine|ment [kən'faɪnmənt] *noun*: **1.** Ein-, Beschränkung *f* (*to* auf); Ein-, Beengung *m*; Beengtheit *f* **2.** Gefesseltsein *nt* (*to* an) **confinement to bed** Bettlägerigkeit *f* **3.** Niederkunft *f*, Entbindung *f*
patella confinement: Patellafesselung *f*

con|firm [kən'fɜrm] *vt*: **1.** bestätigen **2.** jdn. in etw. bestärken *oder* bestätigen (*s.o. in sth.*)

con|fir|ma|tion [,kɑnfər'meɪʃn] *noun*: Bestätigung *f*; (Be-)Stärkung *f*, Bekräftigung *f*

con|firm|a|tive [kən'fɜrmətɪv] *adj*: bestätigend, Bestätigungs-

con|firm|a|to|ry [kən'fɜrmətɔːriː, -təʊ-] *adj*: →*confirmative*

con|firmed [kən'fɜrmd] *adj*: **1.** bestätigt, genehmigt **2.** bestärkt, bekräftigt **3.** chronisch

con|flict [*n* 'kɑnflɪkt; *v* kən'flɪkt]: **I** *noun* **1.** (innerer/seelischer) Konflikt *m* **2.** Konflikt *m*, Auseinandersetzung *f*, Kontroverse *f* **II** *vi* in Konflikt *oder* im Widerspruch/Gegensatz stehen (*with* zu); kollidieren (*with* mit)
approach-approach conflict: Appetenz-Appetenz-Konflikt *m*
approach-avoidance conflict: Appetenz-Aversions-Konflikt *m*
avoidance-avoidance conflict: Aversions-Aversions-Konflikt *m*
extrapsychic conflict: extrapsychischer Konflikt *m*
generational conflict: Generationskonflikt *m*, -unterschied *m*
inner conflict: (innerer/seelischer) Konflikt *m*
intrapersonal conflict: intrapsychischer Konflikt *m*
intrapsychic conflict: intrapsychischer Konflikt *m*
role conflict: Rollenkonflikt *m*

con|flict|ing [kən'flɪktɪŋ] *adj*: widersprüchlich

con|flu|ence ['kɑnfluːəns] *noun*: Konflux *m*, Konfluenz *f*, Confluens *m*
confluence of sinuses: Confluens sinuum

con|flu|ent ['kɑnfluːənt] *adj*: zusammenfließend, zusammenlaufend, konfluierend

con|fo|cal [kɑn'fəʊkl] *adj*: konfokal

con|form [kən'fɔːrm]: **I** *vt* angleichen, anpassen (*to* an) **II** *vi* sich angleichen, sich anpassen (*to* an); sich richten (*to* nach); übereinstimmen (*to* mit)

con|for|ma|tion [,kɑnfɔːr'meɪʃn] *noun*: **1.** (*chem.*) räumliche Anordnung *f*, Konformation *f* **2.** Bau *m*, Form *f*, Gestalt *f*, Struktur *f*; Gestaltung *f*
β-conformation: β-Konformation *f*
eclipsed conformation: ekliptische Konformation *f*
enzyme conformation: Enzymkonformation *f*
native conformation: native Konformation *f*
pleated sheets conformation: Faltblatt *nt*, Faltblattstruktur *f*
staggered conformation: gestaffelte Konformation *f*

con|for|ma|tion|al [,kɑnfɔːr'meɪʃnl] *adj*: Konformation betreffend, Konformations-

con|for|mer [kən'fɔːrmər] *noun*: Konformationsisomer *nt*

con|form|i|ty [kən'fɔːrmətiː] *noun*: **1.** Übereinstimmung *f* (*with* mit) **in conformity with** in Übereinstimmung mit, übereinstimmend mit **2.** Anpassung *f* (*to* an)

con|front [kən'frʌnt] *vt*: **1.** gegenüberstellen, konfrontieren (*with* mit) **2.** vergleichen **3.** (*Schwierigkeiten*) gegenübertreten, begegnen, sich stellen

con|fron|ta|tion [,kɑnfrən'teɪʃn] *noun*: Gegenüberstellung *f*; Auseinandersetzung *f*, Konfrontation *f*

con|fuse [kən'fjuːz] *vt*: **1.** jdn. konfus machen *oder* verwirren *oder* durcheinander bringen **2.** (miteinander) verwechseln (*with* mit)

con|fused [kən'fjuːzd] *adj*: (*Person, Gedanken*) verworren, wirr; (*Sprache*) undeutlich, konfus

con|fu|sion [kən'fjuːʒn] *noun*: **1.** (geistige) Verwirrung *f*, Desorientierung *f*, Desorientiertheit *f* **2.** Wirrwarr *m*, Unklarheit *f*; Durcheinander *nt*, Unordnung *f* **3.** Bestürzung *f*, Verlegenheit *f* **in (a state of) confusion** verwirrt, bestürzt, verlegen
mental confusion: geistige Verwirrung *f*, Desorientierung *f*, Desorientiertheit *f*

con|fu|sion|al [kən'fjuːʒnəl] *adj*: Verwirrung/Konfusion betreffend *oder* verursachend, verwirrend, Konfusions-

con|geal [kən'dʒiːl]: **I** *vt* gerinnen lassen **II** *vi* gerinnen

con|geal|a|ble [kən'dʒiːləbl] *adj*: gerinnbar, gefrierbar

con|geal|ment [kən'dʒiːlmə] *noun*: **1.** Erstarren *nt*, Fest-, Hartwerden *nt*, Gefrieren *nt*, Gerinnen *nt* **2.** erstarrte *oder* geronnene Masse *f*

con|gel|a|tion [,kɑndʒə'leɪʃn] *noun*: **1.** (*patholog.*) Erfrie-

rung(serscheinung *f*) *f*, Kongelation *f*, Congelatio *f* **2.** Erstarren *nt*, Fest-, Hartwerden *nt*, Gefrieren *nt*, Gerinnen *nt* **3.** erstarrte *oder* geronnene Masse *f*
con|ge|ner ['kɑndʒənər] *noun*: Gattungsverwandte *m/f*; Art-, Stammverwandte *m/f*, Artgenosse *m*, Artgenossin *f*
con|ge|ner|ic [ˌkɑndʒə'nerɪk] *adj*: →*congenerous*
con|gen|er|ous [kən'dʒenərəs] *adj*: **1.** (*Funktion*) gleichartig **2.** (*biolog.*) art-, gattungs-, stammverwandt (*to* with)
con|gen|ial [kən'dʒiːnɪəl] *adj*: gleichartig, (geistes-)verwandt, kongenial
con|gen|ic [kɑn'dʒenɪk] *adj*: kongen
con|gen|i|tal [kən'dʒenɪtl, kɑn-] *adj*: angeboren, durch genetische Anlagen bedingt, kongenital
con|gest [kən'dʒest]: **I** *vt* ansammeln, anhäufen, zusammendrängen, stauen; verstopfen, blockieren; (mit Blut) überfüllen **II** *vi* sich ansammeln, sich stauen; verstopfen
con|gest|ed [kən'dʒestɪd] *adj*: blutüberfüllt, injiziert
con|ges|tion [kən'dʒestʃn] *noun*: **1.** Stau(ung *f*) *m*, Stockung *f*; Ansammlung *f*, Anhäufung *f*, Andrang *m* **2.** (Blut-)Stauung *f*, Kongestion *f*, Congestio *f*; Hyperämie *f*
active congestion: aktive/arterielle Hyperämie *f*
fluxionary congestion: fluxionäre Hyperämie *f*
functional congestion: funktionelle Hyperämie *f*
hypostatic congestion: hypostatische Blutstauung/Hyperämie *f*
congestion of liver: Leberstauung *f*
passive congestion: venöse/passive (Blut-)Stauung *f*, venöse/passive Hyperämie *f*
physiologic congestion: physiologische Hyperämie *f*
pulmonary congestion: Lungenstauung *f*
renal congestion: Nierenstauung *f*
upper venous congestion: obere Einflussstauung *f*
venous congestion: Einflussstauung *f*
con|ges|tive [kən'dʒestɪv] *adj*: Kongestion betreffend, durch eine Stauung hervorgerufen, kongestiv
con|glo|bate [kɑn'gləʊbeɪt, 'kɑŋ-]: **I** *adj* zusammengeballt, kugelig, konglobiert **II** *vt* zusammenballen, konglobieren (*into* zu) **III** *vi* sich zusammenballen, konglobieren (*into* zu)
con|glo|ba|tion [ˌkɑngləʊ'beɪʃn, ˌkɑŋ-] *noun*: Zusammenballung *f*, Konglobation *f*
con|globe [kɑn'gləʊb, kɑŋ-] *vt, vi*: →*conglobate II, III*
con|glom|er|ate [*n, adj* kən'glɑmərɪt, kəŋ-; *v* -reɪt]: **I** *noun* Konglomerat *nt* **II** *adj* zusammengeballt, geknäuelt **III** *vt* zusammenballen, anhäufen, ansammeln **VI** *vi* sich zusammenballen, sich anhäufen *oder* ansammeln
con|glom|er|at|ic [kənˌglɑmə'rætɪk] *adj*: Konglomerat betreffend, konglomeratisch, Konglomerat-
con|glom|er|a|tion [kənˌglɑmə'reɪʃn] *noun*: Konglomeration *f*
con|glom|er|it|ic [kənˌglɑmə'rɪtɪk] *adj*: →*conglomeratic*
con|glu|ti|nant [kən'gluːtnənt, kəŋ-] *adj*: (*Wundränder*) zusammenklebend, (an-)haftend
con|glu|ti|na|tion [kənˌgluːtə'neɪʃn] *noun*: Konglutination *f*, Conglutinatio *f*
con|glu|ti|nin [kən'gluːtnɪn] *noun*: Konglutinin *nt*
immune conglutinin: Immunkonglutinin *nt*
con|glu|ti|no|gen [kən'gluːtɪnədʒən] *noun*: Konglutinogen *nt*
con|gru|ence ['kɑŋgruːəns, kən'gruː-] *noun*: Kongruenz *f*, Deckungsgleichheit *f*, Übereinstimmung *f* (*with* mit)
con|gru|en|cy ['kəngruːənsiː] *noun*: →*congruence*
con|gru|ent ['kəngruːənt] *adj*: kongruent
con|gru|i|ty [kən'gruːətɪ, kəŋ-, kɑŋ-] *noun*: →*congruence*
con|gru|ous ['kɑŋgrəwəs] *adj*: →*congruent*
con|ic ['kɑnɪk] *adj*: konisch, zapfenförmig, kegelförmig
con|i|cal ['kɑnɪkl] *adj*: konisch, zapfenförmig, kegelförmig
con|i|cal|ness ['kɑnɪklnəs] *noun*: →*conicity*
co|nic|i|ty [kɑ'nɪsətiː] *noun*: Kegelform *f*, Konizität *f*
co|nid|i|al [kə'nɪdɪəl] *adj*: Konidien betreffend, konidientragend, Konidien-
Co|nid|i|o|bo|lus *noun*: Conidiobolus *m*
Conidiobolus coronatus: Conidiobolus coronatus
Conidiobolus incongruus: Conidiobolus incongruus
co|nid|i|o|phore [kə'nɪdɪəfəʊər] *noun*: Konidienträger *m*, Konidiophor *nt*
co|nid|i|o|spore [kə'nɪdɪəspəʊər, -spɔːr] *noun*: Konidiospore *f*
co|nid|i|um [kə'nɪdɪəm] *noun, plural* **-dia** [kə'nɪdɪə]: Konidie *f*, Conidium *nt*
co|ni|form ['kəʊnɪfɔːrm, 'kɑn-] *adj*: kegelförmig
co|ni|ine ['kəʊnɪiːn] *noun*: Coniin *nt*, Coniinum *nt*, Koniin *nt*
co|ni|o|fi|bro|sis [ˌkəʊnɪəʊfaɪ'brəʊsɪs] *noun*: Koniofibrose *f*, Coniofibrosis *f*
co|ni|om|e|ter [ˌkəʊnɪ'ɑmɪtər] *noun*: Konio-, Konimeter *nt*
co|ni|o|phage ['kəʊnɪəʊfeɪdʒ] *noun*: **1.** Staubfresszelle *f*, Koniophage *m* **2.** Alveolarmakrophage *m*, -phagozyt *m*
co|ni|o|sis [kəʊnɪ'əʊsɪs] *noun*: Koniose *f*
Co|ni|o|spor|i|um [ˌkəʊnɪəʊ'spəʊriːəm] *noun*: Coniosporium *nt*
co|ni|o|spo|ro|sis [ˌkəʊnɪəʊspə'rəʊsɪs] *noun*: Koniosporose *f*
co|ni|ot|o|my [kəʊnɪ'ɑtəmiː] *noun*: Koniotomie *f*, Konikotomie *f*, (Inter-)Krikothyreotomie *f*
co|ni|o|tox|i|co|sis [ˌkəʊnɪəʊˌtɑksɪ'kəʊsɪs] *noun*: Koniotoxikose *f*
con|i|za|tion [kəʊnɪ'zeɪʃn, kɑn-] *noun*: **1.** (*chirurg.*) Konisation *f* **2.** (*gynäkol.*) Zervixkonisation *f*, Portiokonisation *f*
cervix conization: Zervixkonisation *f*, Portiokonisation *f*
con|join [kən'dʒɔɪn]: **I** *vt* verbinden, vereinigen **II** *vi* sich verbinden, sich vereinigen
con|joined [kən'dʒɔɪnd] *adj*: verbunden, verknüpft, vereinigt; gemeinsam
con|joint [kən'dʒɔɪnt] *adj*: verbunden, verknüpft, vereinigt; gemeinsam
con|ju|gal ['kɑndʒəgəl] *adj*: Ehe(gatten) betreffend, ehelich, konjugal
con|ju|gant ['kɑndʒəgənt] *noun*: Konjugant *m*
con|ju|gate ['kɑndʒəˌgeɪt]: **I** *noun* **1.** Conjugata *f* **2.** (*chem.*) Konjugat *nt* **II** *adj* **3.** gepaart, (paarweise) verbunden, paarig **4.** (*chem.*) konjugiert
anatomic conjugate: Conjugata anatomica
diagonal conjugate: Conjugata diagonalis
external conjugate: Conjugata externa, Diameter Baudelocque
internal conjugate: Conjugata anatomica
median conjugate: Conjugata mediana, Diameter mediana
obstetric conjugate: Conjugata anatomica vera obstetrica
conjugate of pelvis: Conjugata *f*
straight conjugate: Conjugata recta
true conjugate: Conjugata vera, Conjugata obstetrica
con|ju|gat|ed ['kɑndʒəgeɪtɪd] *adj*: konjugiert
con|ju|ga|tion [ˌkɑndʒə'geɪʃn] *noun*: **1.** Verbindung *f*, Vereinigung *f*, Verschmelzung *f* **2.** (*genet., chem.*) Konjugation *f*

chromosome conjugation: Chromosomenkonjugation *f*, Synapsis *f*, Konjugation *f*
sexual conjugation: sexuelle Konjugation *f*
con|junc|tion [kən'dʒʌŋkʃn] *noun*: **1.** Verbindung *f*, Vereinigung *f* **in conjunction with** in Verbindung mit **2.** Zusammentreffen *nt*
con|junc|ti|va [ˌkɑndʒʌŋk'taɪvə] *noun, plural* **-vas, -vae** [-viː]: (Augen-)Bindehaut *f*, Konjunktiva *f*, Conjunctiva *f*, Tunica conjunctiva **beneath the conjunctiva** unter der Bindehaut/Konjunktiva (liegend)
bulbar conjunctiva: Bindehaut *f* des Augapfels, Tunica conjunctiva bulbi
ocular conjunctiva: Bindehaut *f* des Augapfels, Tunica conjunctiva bulbi
palpebral conjunctiva: Bindehaut *f* des Augenlids, Tunica conjunctiva palpebrarum
con|junc|ti|val [ˌkɑndʒʌŋk'taɪvl] *adj*: Bindehaut/Conjunctiva betreffend, konjunktival
con|junc|tive [kən'dʒʌŋktɪv] *adj*: **1.** verbunden, verknüpft **2.** verbindend, Verbindungs-, Binde- **3.** (*mathemat.*) konjunktiv
con|junc|ti|vi|plas|ty [kən'dʒʌŋktəvɪplæstiː] *noun*: →*conjunctivoplasty*
con|junc|ti|vit|ic [kənˌdʒʌŋktə'vɪtɪk] *adj*: Bindehautentzündung/Conjunctivitis betreffend, conjunctivitisch, konjunktivitisch
con|junc|ti|vi|tis [kənˌdʒʌŋktə'vaɪtɪs] *noun*: Entzündung *f* der Bindehaut/Conjunctiva, Conjunctivitis *f*, Bindehautentzündung *f*, Konjunktivitis *f*
acne rosacea conjunctivitis: Rosazea-Konjunktivitis *f*, Acne-rosacea-Konjunktivitis *f*, Akne-rosacea-Konjunktivitis *f*
actinic conjunctivitis: Conjunctivitis actinica/photoelectrica, Keratoconjunctivitis/Ophthalmia photoelectrica
acute catarrhal conjunctivitis: Conjunctivitis catarrhalis acuta, akuter Bindehautkatarrh *m*
acute contagious conjunctivitis: Koch-Weeks-Konjunktivitis *f*, Konjunktivitis *f* durch Haemophilus aegyptius, akute kontagiöse Konjunktivitis *f*
acute epidemic conjunctivitis: →*acute contagious conjunctivitis*
acute follicular conjunctivitis: akute follikuläre Konjunktivitis *f*
acute haemorrhagic conjunctivitis: (*brit.*) →*acute hemorrhagic conjunctivitis*
acute hemorrhagic conjunctivitis: akute hämorrhagische Konjunktivitis *f*
allergic conjunctivitis: allergische Konjunktivitis *f*, atopische Konjunktivitis *f*, Conjunctivitis allergica; Heuschnupfen *m*, Heufieber *nt*
anaphylactic conjunctivitis: →*allergic conjunctivitis*
angular conjunctivitis: Diplobazillenkonjunktivitis *f*, Conjunctivitis/Blepharoconjunctivitis angularis
arc-flash conjunctivitis: Conjunctivitis actinica/photoelectrica, Keratoconjunctivitis/Ophthalmia photoelectrica
atopic conjunctivitis: →*allergic conjunctivitis*
bacterial conjunctivitis: bakterielle Konjunktivitis *f*
blennorrheal conjunctivitis: Gonoblennorrhö *f*, Conjunctivitis gonorrhoica
blennorrhoeal conjunctivitis: (*brit.*) →*blennorrheal conjunctivitis*
catarrhal conjunctivitis: Bindehautkatarrh *m*, Conjunctivitis catarrhalis
chemical conjunctivitis: chemische Konjunktivitis *f*
chlamydial conjunctivitis: Chlamydienblennorrhoe *f*, Chlamydienkonjunktivitis *f*
chronic catarrhal conjunctivitis: chronische katarrhalische Konjunktivitis *f*, Conjunctivitis catarrhalis chronica
croupous conjunctivitis: kruppöse/pseudomembranöse Konjunktivitis *f*, Bindehautkrupp *m*, Conjunctivitis pseudomembranacea
diphtheric conjunctivitis: Conjunctivitis diphtherica
diphtheritic conjunctivitis: Conjunctivitis diphtherica
diplobacillary conjunctivitis: Diplobakterienkonjunktivitis *f*
dipththeritic conjunctivitis: diphtherische Konjunktivitis *f*, Conjunctivitis diphtherica
dry conjunctivitis: Conjunctivitis sicca
eczematous conjunctivitis: Conjunctivitis scrofulosa/phlyctaenulosa, Keratoconjunctivitis scrofulosa/phlyctaenulosa
Egyptian conjunctivitis: →*granular conjunctivitis*
epidemic conjunctivitis: Koch-Weeks-Konjunktivitis *f*, Konjunktivitis *f* durch Haemophilus aegyptius, akute kontagiöse Konjunktivitis *f*
follicular conjunctivitis: follikuläre Konjunktivitis *f*, Follikularkatarrh *m*, Conjunctivitis follicularis
gonococcal conjunctivitis: Gonoblennorrhoe *f*, Conjunctivitis gonorrhoica
gonorrheal conjunctivitis: →*gonococcal conjunctivitis*
gonorrhoeal conjunctivitis: (*brit.*) →*gonococcal conjunctivitis*
granular conjunctivitis: Trachom *nt*, Trachoma *nt*, ägyptische Körnerkrankheit *f*, trachomatöse Einschlusskonjunktivitis *f*, Conjunctivitis (granulosa) trachomatosa
inclusion conjunctivitis: Einschluss-, Schwimmbadkonjunktivitis *f*
infantile purulent conjunctivitis: bakterielle Konjunktivitis *f* der Neugeborenen
Koch-Weeks conjunctivitis: Koch-Weeks-Konjunktivitis *f*, akute kontagiöse Konjunktivitis *f*, Konjunktivitis *f* durch Haemophilus aegyptius
larval conjunctivitis: Myiasis *f* der Bindehaut
lithiasis conjunctivitis: Conjunctivitis petrificans
meibomian conjunctivitis: Conjunctivitis meibomiana
membranous conjunctivitis: Conjunctivitis diphtherica
meningococcus conjunctivitis: Meningokokkenkonjunktivitis *f*
molluscum conjunctivitis: Konjunktivitis *f* bei Molluscum contagiosum
Morax-Axenfeld conjunctivitis: Diplobazillenkonjunktivitis *f*, Conjunctivitis/Blepharoconjunctivitis angularis
mucopurulent conjunctivitis: akute Konjunktivitis *f*, Conjunctivitis acuta
necrotic infectious conjunctivitis: Pascheff-Konjunktivitis *f*, Conjunctivitis necroticans infectiosa
nodular conjunctivitis: Raupenhaarkonjunktivitis *f*, Conjunctivitis/Ophthalmia nodosa
Parinaud's conjunctivitis: Parinaud-Konjunktivitis *f*, okuloglanduläres Syndrom *nt*
Pascheff's conjunctivitis: Pascheff-Konjunktivitis *f*, Conjunctivitis necroticans infectiosa
phlyctenular conjunctivitis: Conjunctivitis eccematosa/eczematosa/scrufulosa/phlyctaenulosa, Keratitis eccematosa/eczematosa/scrufulosa/phlyctaenulosa, Keratoconjunctivitis eccematosa/eczematosa/scrufulosa/phlyctaenulosa

pseudomembranous conjunctivitis: Bindehautkrupp *m*, kruppöse/pseudomembranöse Konjunktivitis *f*, Conjunctivitis pseudomembranacea
purulent conjunctivitis: eitrige Konjunktivitis *f*, Conjunctivitis purulenta
rosacea conjunctivitis: Rosazea-Konjunktivitis *f*, Akne-rosacea-Konjunktivitis *f*, Acne-rosacea-Konjunktivitis *f*
scrofular conjunctivitis: Keratoconjunctivitis phlyktaenulosa
silver conjunctivitis: Argentumkatarrh *m*
simple conjunctivitis: →*simple acute conjunctivitis*
simple acute conjunctivitis: akute Konjunktivitis *f*, Conjunctivitis acuta
snow conjunctivitis: Conjunctivitis actinica/photoelectrica, Keratoconjunctivitis/Ophthalmia photoelectrica
spring conjunctivitis: Frühjahrskonjunktivitis *f*, -katarrh *m*, Conjunctivitis vernalis
squirrel plague conjunctivitis: Conjunctivitis tularensis
swimming pool conjunctivitis: Einschlussblennorrhoe *f*, Einschlusskonjunktivitis *f*, Schwimmbadkonjunktivitis *f*
trachomatous conjunctivitis: →*granular conjunctivitis*
tularaemic conjunctivitis: (*brit.*) →*tularemic conjunctivitis*
tularemic conjunctivitis: Conjunctivitis tularensis
uratic conjunctivitis: Conjunctivitis petrificans
vernal conjunctivitis: Conjunctivitis vernalis
welder's conjunctivitis: Conjunctivitis actinica/photoelectrica, Keratoconjunctivitis/Ophthalmia photoelectrica

con|junc|ti|vo|dac|ry|o|cys|to|rhi|nos|tomy [kən,dʒʌŋktɪvəʊ,dækrɪəʊ,sɪstərаɪ'nɑstəmiː] *noun*: Konjunktivodakryozystorhinostomie *f*

con|junc|ti|vo|dac|ry|o|cys|tos|to|my [,kən,dʒʌŋktɪvəʊ,dækrɪəʊ,sɪs'tɑstəmiː] *noun*: Konjunktivodakryozystostomie *f*

con|junc|ti|vo|ma [kən,dʒʌŋktɪ'vəʊmə] *noun*: Bindehaut-, Konjunktivaltumor *m*, Conjunctivoma *nt*

con|junc|ti|vo|plas|ty [,kəndʒʌŋk'taɪvəplæstiː] *noun*: Bindehautplastik *f*

con|junc|ti|vo|rhi|nos|to|my [kən,dʒʌŋktɪvəʊraɪ'nɑstəmiː] *noun*: Konjunktivorhinostomie *f*

con|na|tal ['kɑneɪtl, kə'n-] *adj*: bei der Geburt vorhanden, angeboren, konnatal

con|nate ['kɑneɪt, kə'neɪt] *adj*: →*connatal*

con|nect [kə'nekt]: **I** *vt* **1.** (*a. fig.*) verbinden, verknüpfen (*to, with* mit); (*fig.*) in Verbindung *oder* Zusammenhang bringen **2.** (*techn.*) (an-)koppeln, anschließen (*to* an); verbinden, anhängen **II** *vi* eine Verbindung haben (*to, with* zu); in Verbindung treten *oder* stehen

con|nect|ed [kə'nektɪd] *adj*: **1.** verbunden, in Verbindung stehen (*with* zu); eine Beziehung haben (*with* zu); verknüpft **2.** verwandt (*with* mit) **3.** (*techn.*) ver-, gekoppelt; angeschlossen

con|nect|ing [kə'nektɪŋ] *adj*: verbindend, Verbindungs-, Anschluss-, Binde-

con|nec|tion [kə'nekʃn] *noun*: Verbindung *f* (*with* mit); Verbindung(sstück *nt*) *f*, Bindeglied *nt* (*with* mit); Zusammenhang *m*, Beziehung *f*
bolted connection: Schraubverbindung *f*, Verschraubung *f*
intertendinous connection: Connexus intertendineus
total cavopulmonary connection: totale cavopulmonale Konnektion *f*

con|nec|tive [kə'nektɪv]: **I** *noun* Bindung *f*, Verbindung(sstück *nt*) *f* **II** *adj* verbindend, Verbindungs-, Binde-

con|nec|tor [kə'nektər] *noun*: **1.** (*Teilprothese*) Verbindungselement *nt* **2.** (*Vollprothese*) Versteifungselement *nt*, Stabilisierungslement *nt*
anterior major palatal connector: vorderer Gaumenbügel *m*
fixed bridge with rigid connector: festsitzende Brücke *f* mit starren Verbindungselementen
major connector: Prothesensattel *m*, Sattelteil *m* der Prothese
major palatal connector: Gaumenplatte *f*
minor connector: Verbinder *m*, Ankerteil *m* der Prothese, Verbindungselement *nt*, Prothesenanker *m*
nonrigid connector: bewegliches Verbindungselement *nt*
palatal connector: Gaumenband *nt*, Gaumentransversalband *nt*
palatal major connector: Gaumenband *nt*, Gaumentransversalband *nt*
posterior major palatal connector: hinterer Gaumenbügel *m*
rigid connector: starres Verbindungselement *nt*
saddle connector: Prothesensattel *m*, Sattelteil *m* der Prothese
Steiger's connector: Steiger-Gelenk *nt*, Steiger-Gelenkverbindung *f*, Steiger-Geschiebe *nt*
fixed bridge with rigid and nonrigid connectors: festsitzende Brücke *f* mit starren und beweglichen Verbindungselementen

con|nex|on [kə'neksɑn] *noun*: Connexon *nt*

con|nex|us [kə'neksəs] *noun*: Connexus *m*, Conexus *m*
interthalamic connexus: Adhesio interthalamica *f*, Massa intermedia

con|nu|bi|al [kə'n(j)uːbɪəl] *adj*: ehelich, Ehe-

co|noid ['kəʊnɔɪd]: **I** *noun* (*biolog.*) Konoid *nt* **II** *adj* kegelförmig

co|noi|dal [kəʊ'nɔɪdl] *adj*: →*conoid II*

con|oph|thal|mus [,kəʊnɑf'θælməs] *noun*: Hornhautstaphylom *nt*, Konophthalmus *m*

con|qui|nine ['kɑŋkwəniːn, -nɪn] *noun*: Chinidin *nt*, Quinidin *nt*

con|san|guine [kɑn'sæŋgwɪn] *adj*: →*consanguineous*

con|san|guin|e|al [,kɑnsæŋ'gwɪnɪəl] *adj*: →*consanguineous*

con|san|guin|e|ous [,kɑnsæŋ'gwɪnɪəs] *adj*: blutsverwandt

con|san|guin|i|ty [,kɑnsæŋ'gwɪnətiː] *noun*: Blutsverwandtschaft *f*, Konsanguinität *f*

con|science ['kɑnʃəns] *noun*: Gewissen *nt*

con|sci|en|tious [,kɑnʃɪ'enʃəs, ,kɑnsɪ-] *adj*: **1.** gewissenhaft **2.** Gewissens- **on conscientious grounds** aus Gewissensgründen

con|scious ['kɑnʃəs] *adj*: **1.** (*Patient*) bei Bewusstsein **2.** bewusst, dem Bewusstsein gegenwärtig **diet-conscious** ernährungsbewusst **weight-conscious** gewichtsbewusst **be/become conscious of** sich einer Sache bewusst sein/werden **3.** bewusst, absichtlich, wissentlich

con|scious|ness ['kɑnʃəsnəs] *noun*: Bewusstsein *nt*
disordered consciousness: Zerfahrenheit *f*
ego consciousness: Ich-Bewusstsein *nt*
group consciousness: Gruppenbewusstsein *nt*

con|sec|u|tive [kən'sekjətɪv] *adj*: aufeinanderfolgend, Folge-; (*Zahlen*) fortlaufend

con|sec|u|tive|ness [kən'sekjətɪvnəs] *noun*: Aufeinanderfolge *f*

con|sen|su|al [kən'senʃʊəl, -'senʃəwəl, -'senʃəl] *adj*: **1.**

gleichsinnig, übereinstimmend, konsensuell **2.** unwillkürlich, Reflex-

con|sen|sus [kən'sensəs] *noun, plura* **-sus|es:** (allgemeine) Übereinstimmung *f*

con|sent [kən'sent]: I *noun* Zustimmung *f* (*to* zu); Einwilligung *f* (*to* in); Einverständnis(erklärung *f*) *f* (*to* zu) **by mutual consent** in gegenseitigem Einverständnis **give (written) consent** (schriftliche) Einwilligung geben/erteilen **obtain consent** Einverständnis einholen II *vi* zustimmen (*to* zu); einwilligen (*to* in); sich bereit erklären (*to do* zu tun)

informed consent: informierte Einwilligung *f*, informed consent *nt*

parental consent: Einverständniserklärung *f* der Eltern

verbal consent: mündliche Einverständniserklärung *f*, mündliche Einwilligung *f*

written consent: schriftliche Einverständniserklärung *f*, schriftliche Einwilligung *f*

con|se|quence ['kɑnsɪkwens] *noun*: **1.** Konsequenz *f*, Folge *f*, Resultat *nt*, Auswirkung *f* (*of*) **in consequence of** infolge (von) **take the consequences** die Folgen tragen **2.** Tragweite *f*, Wichtigkeit *f* **of consequences** wichtig (*to* für) **of no consequences** ohne Bedeutung, unbedeutend (*to* für)

con|se|quent ['kɑnsɪkwent]: I *noun* Folge *f* II *adj* **1.** resultierend *oder* sich ergebend (*on, upon* aus) **2.** konsequent, logisch richtig

con|se|quent|ly ['kɑnsɪkwentliː] *adv*: folglich, daher, infolgedessen; als Folge

con|serv|a|tive [kən'sɜrvətɪv] *adj*: erhaltend, bewahrend, konservierend, konservativ; (*Therapie*) zurückhaltend, vorsichtig, konservativ

con|serve [kən'sɜrv] *vt*: konservieren; erhalten, bewahren

con|sol|i|dant [kən'sɑlɪdənt]: I *noun* (*pharmakol.*) Konsolidierungsmittel *nt* II *adj* (*Heilung*) fördernd, festigend, konsolidierend

con|sol|i|da|tion [kən,sɑlɪ'deɪʃn] *noun*: Konsolidierung *f*

con|so|lute ['kɑnsəluːt] *adj*: (vollständig) mischbar

con|so|nant ['kɑnsənənt] *noun*: Konsonant *m*, Mitlaut *m*

stop consonant: Explosions-, Plosiv-, Verschlusslaut *m*, Plosiv *m*

con|so|nan|tal [,kɑnsə'næntl] *adj*: konsonantisch, Konsonanten-

con|so|na|ting ['kɑnsəneɪtɪŋ] *adj*: mitklingend, konsonierend

con|stan|cy ['kɑnstənsiː] *noun*: Konstanz *f*, Beständigkeit *f*, Unveränderlichkeikt *f*; Bestand *m*, Dauer *f*

color constancy: Farb(en)konstanz *f*

colour constancy: (*brit.*) →*color constancy*

shape constancy: Formkonstanz *f*

size constancy: Größenkonstanz *f*

con|stant ['kɑnstənt]: I *noun* Konstante *f*, konstante *oder* feste Größe *f* II *adj* unveränderlich, konstant, gleichbleibend; (an-)dauernd, ständig, stetig, konstant

absorption constant: 1. Extinktionskoeffizient *f* **2.** Bunsen-Löslichkeitskoeffizient *m*

adsorption constant: Adsorptionskoeffizient *m*

apparent dissociation constant: apparente Dissoziationskonstante *f*

association constant: Assoziationskonstante *f*

Avogadro's constant: Avogadro-Zahl *f*, Loschmidt-Zahl *f*

basic dissociation constant: basische Dissoziationskonstante *f*

binding constant: Assoziationskonstante *f*

concentration dissociation constant: →*apparent dissociation constant*

critical constants: kritische Konstanten *pl*

decay constant: Zerfallskonstante *f*

dielectric constant: Dielektrizitätskonstante *f*, Dielektrizitätszahl *f*

diffusion constant: →*diffusion coefficient*

disintegration constant: Zerfallskonstante *f*

dissociation constant: Dissoziationskonstante *f*

equilibrium constant: Gleichgewichtskonstante *f*

Faraday's constant: Faraday-Konstante *f*

constant of friction: Reibungskoeffizient *m*

gas constant: Gaskonstante *f*

constant of gravitation: Gravitationskonstante *f*

gravitational constant: Gravitationskonstante *f*

inhibitor constant: Inhibitorkonstante *f*

lattice constant: Gitterkonstante *f*

mass-action constant: Massenwirkungskonstante *f*

membrane length constant: Membranlängenkonstante *f*

Michaelis constant: Michaelis-Konstante *f*, Michaelis-Menten-Konstante *f*

Michaelis-Menten constant: →*Michaelis constant*

Newtonian constant of gravitation: Gravitationskonstante *f*

Planck's constant: Planck-Wirkungsquantum *nt*

proportionality constant: Proportionalitätskonstante *f*

proton dissociation constant: Protonendissoziationskonstante *f*

quantum constant: Planck-Wirkungsquantum *nt*

radioactive constant: Zerfallskonstante *f*

rate constant: Geschwindigkeitskonstante *f*

reaction rate constant: Reaktionsgeschwindigkeitskonstante *f*

sedimentation constant: →*sedimentation coefficient*

specific gamma-ray constant: spezifische Gammastrahlenkonstante *f*

substrate constant: Substratkonstante *f*

thermodynamic dissociation constant: thermodynamische/wahre Dissoziationskonstante *f*

true dissociation constant: thermodynamische/wahre Dissoziationskonstante *f*

con|sti|pate ['kɑnstəpeɪt] *vt*: verstopfen, konstipieren, obstipieren

con|sti|pat|ed ['kɑnstəpeɪtɪd] *adj*: an Verstopfung leidend, verstopft, obstipiert

con|sti|pa|tion [,kɑnstə'peɪʃn] *noun*: (*Stuhl*) Verstopfung *f*, Obstipation *f*, Konstipation *f*

acute constipation: akute Obstipation *f*

chronic constipation: chronische Obstipation *f*, habituelle Obstipation *f*

habitual constipation: habituelle Obstipation *f*, chronische Obstipation *f*

severe constipation: Obstipation *f*, Obstructio alvi

temporary constipation: passagere Obstipation *f*

con|stit|u|ent [kən'stɪtʃuːənt]: I *noun* Bestandteil *m*; (*chem., physik.*) Komponente *f* II *adj* einzeln, einen Teil bildend, Teil-

con|sti|tu|tion [,kɑnstɪ't(j)uːʃn] *noun*: Konstitution *f*

con|sti|tu|tion|al [,kɑnstɪ't(j)uːʃənl]: I *noun* (*inf.*) Spaziergang *m* II *adj* **1.** konstitutionell, anlagebedingt, körperlich bedingt, naturgegeben **2.** gesundheitsfördernd **3.** grundlegend, wesentlich; Struktur-, Konstitutions-

con|sti|tu|tive ['kɑnstɪt(j)uːtɪv, kən'stɪtʃətɪv] *adj*: **1.** →*constituent II* **2.** grundlegend, wesentlich, bestimmend, konstitutiv **3.** (*physik., chem.*) konstitutiv **4.** gestaltend, aufbauend

con|strict [kən'strɪkt] *vt*: **1.** (*Muskel*) zusammenziehen; verengen, einschnüren **2.** (*a. fig.*) behindern, be-, ein-

C

schränken; einengen

con|strict|ed [kən'strɪktɪd] *adj*: zusammengezogen; (*a. fig.*) ver-, eingeengt, be-, eingeschränkt

con|stric|tion [kɑn'strɪkʃn] *noun*: **1.** Zusammenziehen *nt*, Einschnüren *nt*, Verengen *nt* **2.** Einengung *f*, Einschnürung *f*, Konstriktion *f*, Striktur *f* **3.** Beschränkung *f*, Beengtheit *f*, Enge *f*
bronchial constriction: Bronchokonstriktion *f*, Bronchuskonstriktion *f*
diaphragmatic constriction of esophagus: Constrictio phrenica oesophageae, Constrictio phrenica oesophageae, Constrictio diaphragmatica oesophageae
diaphragmatic constriction of oesophagus: (*brit.*) →*diaphragmatic constriction of esophagus*
lower esophageal constriction: untere Ösophagusenge *f*, Constrictio diaphragmatica oesophageae, Constrictio phrenica oesophageae
lower oesophageal constriction: (*brit.*) →*lower esophageal constriction*
pharyngoesophageal constriction: Constrictio pharyngooesophagealis, obere Ösophagusenge *f*
pharyngooesophageal constriction: (*brit.*) →*pharyngoesophageal constriction*
primary constriction: Zentromer *nt*, Kinetochor *nt*
thoracic constriction of esophagus: Aortenenge *f*, Constrictio bronchoaortica oesophageae, Constrictio partis thoracicae oesophageae
thoracic constriction of oesophagus: (*brit.*) →*thoracic constriction of esophagus*
upper esophageal constriction: obere Ösophagusenge *f*, Constrictio pharyngooesophagealis
upper oesophageal constriction: (*brit.*) →*upper esophageal constriction*

con|stric|tive [kən'strɪktɪv] *adj*: konstriktiv

con|stric|tor [kɑn'strɪktər] *noun*: Konstriktor *m*, Constrictor *m*, Musculus constrictor
constrictor pharyngis: Schlundschnürer *m*, Konstriktor/Constrictor *m* pharyngis, Musculus constrictor pharyngis
constrictor of pharynx: →*constrictor pharyngis*

con|struc|tion|al [kən'strʌkʃənl] *adj*: konstruktiv

con|struc|tive [kən'strʌktɪv] *adj*: konstruktiv

con|sult [kən'sʌlt]: **I** *vt* **1.** konsultieren, zu Rate ziehen, um Rat fragen (*about* um) **2.** (*in einem Buch*) nachschlagen **II** *vi* (sich) beraten, beratschlagen (*about* über)

con|sult|ant [kən'sʌltənt] *noun*: Konsiliararzt *m*, Konsiliarius *m*

con|sul|ta|tion [ˌkɑnsəl'teɪʃn] *noun*: ärztliche Beratung *f*, Konsultation *f*, Konsilium *nt*

con|sump|tion [kən'sʌmpʃn] *noun*: **1.** Verbrauch *m*, Konsumption *f* **2.** Auszehrung *f*, Konsumption *f*
basal oxygen consumption: Ruhesauerstoffverbrauch *m*, Sauerstoffverbrauch *m* in Ruhe
diminished food consumption: Exokarenz *f*
energy consumption: Energieverbrauch *m*
fluid consumption: Flüssigkeitsverbrauch *m*
food consumption: Nahrungsaufnahme *f*, -verbrauch *m*
galloping consumption: galoppierende (Lungen-) Schwindsucht *f*
nutrient consumption: Nährstoffverbrauch *m*
oxygen consumption: Sauerstoffverbrauch *m*
resting oxygen consumption: Ruhesauerstoffverbrauch *m*, Sauerstoffverbrauch *m* in Ruhe

con|sump|tive [kən'sʌmptɪv]: **I** *noun* Schwindsüchtige *m/f* **II** *adj* verbrauchend, verzehrend, konsumptiv, Verbrauchs-; auszehrend

cont. *Abk.*: contra

con|tact ['kɑntækt]: **I** *noun* **1.** (*a. fig.*) Kontakt *m*, Fühlung *f*, Berührung *f*, Verbindung *f* **come into contact with** in Berührung kommen mit **make contact with** berühren; in Kontakt kommen mit; Verbindung herstellen mit **2.** Kontaktfläche *f*, Berührungsfläche *f*, Approximalfläche *f*, Facies contactus dentis **3.** (*elektr.*) Kontakt *m*, Anschluss *m* **II** *vt* sich in Verbindung setzen mit, Kontakt aufnehmen mit, sich wenden an
balancing contact: Balancekontakt *m*
cell contact: Zellkontakt *m*, Junktion *f*
centric contact: zentrischer Kontakt *m*
complete contact: kompletter Kontakt *m*, Vollkontakt *m*
deflective contact: Höckerinterferenz *f*
deflective occlusal contact: Höckerinterferenz *f*
faulty contact: fehlerhafter Interproximalkontakt *m*
faulty interproximal contact: fehlerhafter Interproximalkontakt *m*
immediate direct contact: unmittelbarer Direktkontakt *m*
indirect contact: indirekter Kontakt *m*
initial contact: Initialkontakt *m*
initial occlusal contact: initialer Okklusionskontakt *m*, Initialkontakt *m*
initial occlusive contact: →*initial occlusal contact*
interceptive occlusal contact: anomaler Kauflächenkontakt *m*
interproximal contact: Interproximalkontakt *m*
mediate contact: indirekter Kontakt *m*
occlusal contact: Kauflächenkontakt *m*, Okklusalkontakt *m*
premature contact: Frühkontakt *m*
primary contact: Primärkontakt *m*
proximal contact: proximaler Kontakt *m*
proximate contact: proximaler Kontakt *m*
rest contact: Ruhekontakt *m*
secondary contact: Sekundärkontakt *m*
working contact: Arbeitskontakt *m*

con|tac|tant [kən'tæktənt] *noun*: Kontaktallergen *nt*

con|ta|gion [kən'teɪdʒən] *noun*: **1.** Übertragung *f* durch Kontakt **2.** übertragbare Krankheit *f*, kontagiöse Krankheit *f* **3.** kontagiöses Partikel *nt*, Kontagion *nt*, Kontagium *nt*

con|ta|gi|os|i|ty [kənˌteɪdʒɪ'ɑsətiː] *noun*: Übertragbarkeit *f*, Ansteckungsfähigkeit *f*, Kontagiosität *f*

con|ta|gious [kən'teɪdʒəs] *adj*: (direkt) übertragbar, ansteckend, kontagiös; ansteckungsfähig, ansteckend; übertragbar, infektiös

con|ta|gium [kən'teɪdʒ(ɪ)əm] *noun, plural* **-gia** [kən'teɪdʒ(ɪ)ə]: kontagiöses Partikel *nt*, Kontagion *nt*, Kontagium *nt*

con|tam|i|nant [kən'tæmɪnənt] *noun*: verschmutzende/verunreinigende Substanz *f*; (*physik.*) Verseuchungsstoff *m*

con|tam|i|nate [kən'tæmɪneɪt] *vt*: verunreinigen, verschmutzen, vergiften, infizieren, verseuchen, kontaminieren

con|tam|i|nat|ed [kən'tæmɪneɪtɪd] *adj*: verschmutzt, verseucht, vergiftet, kontaminiert

con|tam|i|na|tion [kənˌtæmɪ'neɪʃn] *noun*: **1.** Verseuchung *f*, Verunreinigung *f*; Vergiftung *f*, Kontamination *f* **2.** (*neurol., psychiat.*) Verschmelzung *f*, Kontamination *f*
bacterial contamination: bakterielle Verseuchung/Kontamination *f*
faecal contamination: (*brit.*) →*fecal contamination*
fecal contamination: fäkale Kontamination *f*, Kontamination *f* durch Faeces

con|tent ['kɑntent] *noun*: (*a.* **contents** *pl*) (Raum-)Inhalt *m*, Fassungsvermögen *nt*, Volumen *nt*; Gehalt *m* (*of* an); Inhalt *m*
aerosol content: Nebelgehalt *m*
cubic content: Kubik-, Rauminhalt *m*
enteral contents: Darminhalt *m*
fluid content: Flüssigkeitsgehalt *m*
heat content: Enthalpie *f*
lead content: Bleigehalt *m*
nicotine content: Nikotingehalt *m*
nutrient content: Nährstoffgehalt *m*
oxygen content: Sauerstoffcontent *nt*, Sauerstoffgehalt *m*
water content: Wassergehalt *m*

con|ti|gu|i|ty [ˌkɑntɪ'gjuːətiː] *noun*, *plural* **-ties**: Kontiguität *f*

con|tig|u|ous [kən'tɪgjəwəs] *adj*: angrenzend, anstoßend (*to* an); berührend; nahe (*to* an); benachbart

con|ti|nence ['kɑntnəns] *noun*: **1.** Kontinenz *f* **2.** (sexuelle) Enthaltsamkeit *f*, Zurückhaltung *f*, Mäßigung *f*
faecal continence: (*brit.*) →*fecal continence*
fecal continence: Darmkontinenz *f*, Stuhlkontinenz *f*
rectal continence: Darmkontinenz *f*, Stuhlkontinenz *f*
urinary continence: Blasen-, Harnkontinenz *f*

con|ti|nen|cy ['kɑntnənsiː] *noun*: →*continence*

con|ti|nent ['kɑntnənt] *adj*: **1.** kontinent **2.** (sexuell) enthaltsam, zurückhaltend

con|tin|ued [kən'tɪnjuːd] *adj*: anhaltend, fortgesetzt, fortlaufend, stetig, unaufhörlich, kontinuierlich

con|ti|nu|i|ty [ˌkɑntə'n(j)uːətiː] *noun*: Continuitas *f*, Kontinuität *f*
genetic continuity: genetische Kontinuität *f*

con|tin|u|ous [kən'tɪnjəwəs] *adj*: kontinuierlich

con|tor|sion [kɑn'tɔːrʃn] *noun*: Kontorsion *f*

con|tour ['kɑntʊər]: **I** *noun* Umriss *m*, Umrisslinie *f*, Kontur *f* **II** *vt* **1.** die Konturen zeichnen *oder* andeuten, konturieren **2.** (*Zahn, Knochen*) remodellieren
aortic contour: Aortenkontur *f*
buccal contour: bukkale Zahnkontur *f*
gingival contour: Zahnfleischkontur *f*
gum contour: Zahnfleischkontur *f*
proximal contour: proximale Zahnkontur *f*
tooth contour: Zahnform *m*, Zahnkontur *f*

con|tour|ing [kən'tʊərɪŋ] *noun*: (*Zahn, Knochen*) Konturieren *nt*, Konturierung *f*, (Re-)Modellieren *nt*
occlusal contouring: Okklusionskorrektur *f*, Korrektur *f* von Okklusionsanomalien

contra- *präf.*: Kontra-, Gegen-, Wider-

con|tra|cep|tion [ˌkɑntrə'sepʃn] *noun*: Empfängnisverhütung *f*, Konzeptionsverhütung *f*, Antikonzeption *f*, Kontrazeption *f*
chemical contraception: chemische Kontrazeption *f*
hormonal contraception: hormonale Kontrazeption *f*
natural contraception: natürliche Kontrazeption *f*
postcoital contraception: postkoitale Kontrazeption *f*

con|tra|cep|tive [ˌkɑntrə'septɪv]: **I** *noun* empfängnisverhütendes Mittel *nt*, Verhütungsmittel *nt*, Kontrazeptivum *nt* **II** *adj* empfängnisverhütend, kontrazeptiv, antikonzeptionell
combination oral contraceptive: Einphasenpille *f*, Kombinationspräparat *nt*
one-stage oral contraceptives: Einphasenpräparate *pl*, 1-Phasenpräparate *pl*
oral contraceptive: orales Verhütungsmittel *nt*, orales Kontrazeptivum *nt*, Anti-Baby-Pille *f*, Pille *f*
phased contraceptives: Mehrstufenpräparate *pl*
phased oral contraceptive: Dreistufenpille *f*
sequential contraceptive: Sequenzpräparat *nt*
sequential oral contraceptive: Sequenzpräparat *nt*
three-stage oral contraceptive: Dreistufenpräparat *nt*
two-stage oral contraceptive: Zweistufenpräparat *nt*, 2-Phasenpräparate *pl*

con|tra|clock|wise [ˌkɑntrə'klɑkwaɪz] *adj*: gegen den Uhrzeigersinn/die Uhrzeigerrichtung, nach links

con|tract [kən'trækt]: **I** *vt* (*Muskel*) zusammenziehen, verkürzen, verringern, kontrahieren; (*Pupille*) verengen; verkleinern **II** *vi* (*Muskel*) sich zusammenziehen, (sich) kontrahieren; (*Pupille*) sich verengen; sich verkleinern, (ein-)schrumpfen

con|tract|ed [kən'træktɪd] *adj*: kontrahiert

con|tract|i|bil|i|ty [kənˌtræktə'bɪlətɪ, kɑn-] *noun*: →*contractility*

con|tract|i|ble [kən'træktɪbl] *adj*: →*contractile*

con|trac|tile [kən'træktl, -tɪl] *adj*: kontraktil

con|trac|til|i|ty [ˌkɑntræk'tɪlətiː] *noun*: Kontraktilität *f*

con|tract|ing [kən'træktɪŋ] *adj*: (sich) zusammenziehend

con|trac|tion [kən'trækʃn] *noun*: Kontraktion *f*, Zusammenziehung *f*; (Muskel-)Kontraktion *f*, Zuckung *f*; Kontrahieren *nt*; (*Pupille*) Verengen *nt*; Schrumpfen *nt*
afterloaded contraction: Unterstützungskontraktion *f*
Alvarez' contractions: Alvarez-Wellen *pl*
anodal closure contraction: Anodenschließungszuckung *f*
anodal opening contraction: Anodenöffnungszuckung *f*
atrial contraction: Vorhofkontraktion *f*
atrial premature contraction: Vorhofextrasystole *f*, atriale Extrasystole *f*
auxotonic contraction: auxotonische Muskelkontraktion *f*, auxotonische Kontraktion *f*
Braxton-Hicks contractions: Braxton-Hicks-Kontraktionen *pl*
carpopedal contractions: Karpopedalspasmen *pl*
cathodal closure contraction: Kathodenschließungszuckung *f*
cathodal opening contraction: Kathodenöffnungszuckung *f*
cervical muscle contraction: Halsmuskelkontraktion *f*
clonic contraction: klonische Kontraktion *f*
closing contraction: Schließungskontraktion *f*
Dupuytren's contraction: Dupuytren-Kontraktur *f*, -Erkrankung *f*
escape contraction: Ersatzsystole *f*
escaped contraction: Ersatzsystole *f*
fibrillary contraction: fibrilläre/faszikuläre Kontraktion *f*
futile contraction: frustrane Herzkontraktion *f*
hypertonic contractions: Krampfwehen *pl*
idiomuscular contraction: idiomuskuläre Kontraktion *f*
isometric contraction: isometrische Muskelkontraktion *f*, isometrische Kontraktion *f*
isotonic contraction: isotonische Muskelkontraktion *f*, isotonische Kontraktion *f*
isovolumetric contraction: isovolumetrische Kontraktion *f*
muscle contraction: Muskelkontraktion *f*
myotatic contraction: myotatische (Muskel-)Kontraktion *f*
opening contraction: Öffnungskontraktion *f*
painless contractions: Schwangerschaftswehen *pl*
palmar contraction: Dupuytren-Kontraktur *f*, -Erkrankung *f*
peristaltic contractions: peristaltische Kontraktionswellen *pl*
premature contraction: Extrasystole *f*

premature atrial contraction: Vorhofextrasystole *f*, atriale Extrasystole *f*
premature ventricular contraction: Kammerextrasystole *f*, ventrikuläre Extrasystole *f*
prolonged uterine contractions: Wehensturm *m*, Tetanus uteri
pseudomotor contraction: pseudomotorische Kontraktion *f*
tetanic contraction: tetanische (Muskel-)Kontraktion *f*, Tetanus *m*
tonic contraction: **1.** tonische (An-)Spannung/Kontraktion *f*; Tonus *m* **2.** tetanische Kontraktur *f*, Tetanus *m*
tonic-clonic contraction: tonisch-klonische Kontraktion *f*
twitch contraction: Muskelzuckung *f*
uterine contractions: Wehen *pl*
ventricular contraction: Kammersystole *f*
wound contraction: Wundzusammenziehung *f*, -kontraktion *f*

con|trac|ture [kən'træktʃər] *noun*: Kontraktur *f*
abduction contracture: Abduktionskontraktur *f*
acquired contracture: erworbene Kontraktur *f*
adduction contracture: Adduktionskontraktur *f*
arthrogenic contracture: arthrogene Kontraktur *f*
caffeine contracture: Koffeinkontraktur *f*
capsular contracture: kapsuläre Kontraktur *f*
capsuloligamental contracture: kapsulär-ligamentäre Kontraktur *f*
cicatricial contracture: Narbenkontraktur *f*
congenital contracture: kongenitale/angeborene Kontraktur *f*
dermatogenic contracture: dermatogene Kontraktur *f*
Dupuytren's contracture: Dupuytren-Kontraktur *f*
extension contracture: Streckkontraktur *f*
external rotation contracture: Außenrotationskontraktur *f*
facial contracture: Fazialiskontraktur *f*
contracture of facial muscles: Fazialiskontraktur *f*
fasciogenic contracture: fasziogene Kontraktur *f*
flexion contracture: Flexions-, Beugekontraktur *f*
hip contracture: Hüftgelenkkontraktur *f*
hysteric contracture: →*hysterical contracture*
hysterical contracture: hysterische/psychogene Kontraktur *f*
internal rotation contracture: Innenrotationskontraktur *f*
ischaemic contracture: (*brit.*) →*ischemic contracture*
ischaemic muscular contracture: (*brit.*) →*ischemic muscular contracture*
ischemic contracture: ischämische/ischämie-bedingte Kontraktur *f*
ischemic muscular contracture: ischämische Muskelkontraktur *f*
joint contracture: Gelenkkontraktur *f*
muscular contracture: muskuläre/myogene Kontraktur *f*
myogenic contracture: muskuläre/myogene Kontraktur *f*
neurogenic contracture: neurogene Kontraktur *f*
ontogenetic contracture: ontogenetische Kontraktur *f*
organic contracture: organisch-bedingte Kontraktur *f*
pain-induced reflex contracture: schmerzbedingt-reflektorische Kontraktur *f*
pain-induced contracture: dologene Kontraktur *f*, Schmerzkontraktur *f*
potassium contracture: Kaliumkontraktur *f*
pronation contracture: Pronationskontraktur *f*
stump contracture: Stumpfkontraktur *f*
suppination contracture: Suppinationskontraktur *f*
tendomyogenic contracture: tendomyogene Kontraktur *f*
Volkmann's contracture: Volkmann ischämische Kontraktur *f*, Volkmann-Kontraktur *f*, -Lähmung *f*
Volkmann's ischaemic contracture: (*brit.*) →*Volkmann's ischemic contracture*
Volkmann's ischemic contracture: Volkmann-Kontraktur *f*

con|tra|fis|sure [ˌkɑntrə'fɪʃər] *noun*: Contre-coup-Fraktur *f*

con|tra|in|ci|sion [ˌkɑntrəɪn'sɪʒn] *noun*: Gegenöffnung *f*, Kontrainzision *f*

con|tra|in|di|cant [ˌkɑntrə'ɪndɪkənt] *adj*: kontraindizierend

con|tra|in|di|cat|ed [ˌkɑntrə'ɪndɪkeɪtɪd] *adj*: nicht anwendbar, nicht zur Anwendung empfohlen, kontraindiziert

con|tra|in|di|ca|tion [kɑntrəˌɪndɪ'keɪʃn] *noun*: Gegenanzeige *f*, Gegenindikation *f*, Kontraindikation *f*

con|tra|lat|er|al [ˌkɑntrə'lætərəl] *adj*: kontralateral, heterolateral

con|trast [*n* 'kɑntræst; *v* kən'træst]: **I** *noun* **1.** Kontrast *m*, (starker) Gegensatz *m*, (auffallender) Unterschied *m* (*between* zwischen; *to, with* zu) **in contrast to/with** im Gegensatz zu **2.** (*radiolog.*) (Bild-)Kontrast *m* **II** *vi* kontrastieren (*with* mit); im Gegensatz/in Kontrast stehen (*with* zu)
border contrast: Grenzkontrast *m*
film contrast: Filmkontrast *m*
light-dark contrast: Hell-Dunkel-Kontrast *m*
objective contrast: objektiver Kontrast *m*
simultaneous contrast: Simultankontrast *m*

con|tra|stim|u|lant [ˌkɑntrə'stɪmjələnt]: **I** *noun* Beruhigungsmittel *nt* **II** *adj* kontrastimulierend; beruhigend

con|trast|ing [kən'træstɪŋ] *adj*: kontrastierend, kontrastiv, Kontrast-

con|tras|tive [kən'træstɪv] *adj*: →*contrasting*

con|trast|y [kən'træstɪ, 'kɑn-] *adj*: kontrastreich, reich an Kontrasten

con|tre|coup ['kɑntrəkuː] *noun*: Contre-coup *m*, Contre-coup-Verletzung *f*, -Mechanismus *m*

con|trol [kən'trəʊl]: **I** *noun* **1.** Kontrolle *f* (*of, over* über) **be in control of/have control of** etwas leiten **bring/get under control** unter Kontrolle bringen **be/get out of control** außer Kontrolle sein/geraten **have control over** beherrschen, die Kontrolle haben über **lose control over/of** die Kontrolle *oder* Gewalt verlieren über **lose control of oneself** die (Selbst-)Beherrschung verlieren **2.** Selbstbeherrschung *f*; Körperhaltung *f* **II** *vt* **3.** beherrschen, unter Kontrolle haben/bringen; bändigen **4.** leiten, lenken, führen, verwalten; regeln, steuern, regulieren
acceptor control: Akzeptorkontrolle *f*
birth control: Empfängnisverhütung *f*, Geburtenkontrolle *f*, Geburtenregelung *f*
blood pressure control: Blutdruckregelung *f*
functional control: Funktionskontrolle *f*
noise control: Lärmbekämpfung *f*
optomotor control: blickmotorische/optomotorische Kontrolle *f*
plaque control: Plaquekontrolle *f*, Plaquebekämpfung *f*
quality control: Qualitätskontrolle *f*
relaxed control: entspannte Kontrolle *f*, relaxed control *nt*
remote control: Fernbedienung *f*, Fernsteuerung *f*, Fernlenkung *f*

stress control: Belastungsminimierung *f*, Belastungseinschränkung *f*
stringent control: stringente Kontrolle *f*, stringent control *nt*
temperature control: Wärmeregulation *f*, Wärmehaushalt *m*
transcriptional control: Transkriptionskontrolle *f*
translational control: Translationskontrolle *f*
con|trol|la|ble [kən'trəʊləbl] *adj*: **1.** kontrollierbar, zu kontrollieren **2.** (*techn.*) regulier-, steuerbar
con|trolled [kən'trəʊld] *adj*: beherrscht, kontrolliert; (*techn.*) geregelt
con|tund [kən'tʌnd] *vt*: →*contuse*
con|tuse [kən't(j)uːz] *vt*: quetschen, Prellungen zufügen, jdn. grün und blau schlagen
con|tu|sion [kən't(j)uːʒn] *noun*: Prellung *f*, Quetschung *f*, Kontusion *f*, Contusio *f*
brain contusion: Hirnprellung *f*, -kontusion *f*, Contusio cerebri
brain stem contusion: Hirnstammkontusion *f*
cardiac contusion: Herzprellung *f*, Contusio cordis
cerebral contusion: Hirnprellung *f*, -kontusion *f*, Contusio cerebri
contrecoup contusion: Contre-coup-Hirnprellung *f*
contusion of the eyeball: Augapfelprellung *f*, Contusio bulbi
joint contusion: Gelenkkontusion *f*
lung contusion: Kontusionslunge *f*, Lungenkontusion *f*, -quetschung *f*
myocardial contusion: Herzmuskel-, Myokardprellung *f*
pancreatic contusion: Pankreaskontusion *f*
pulmonary contusion: Kontusionslunge *f*, Lungenkontusion *f*, -quetschung *f*
contusion of the spinal cord: Contusio spinalis, Rückenmarkprellung *f*, Rückenmarkquetschung *f*, Contusio medullae spinalis
con|u|lar ['kɑnjələr] *adj*: konusförmig
co|nus ['kəʊnəs] *noun, plural* **-ni** [-niː, -naɪ]: kegel-, zapfenförmiges Gebilde *nt*, Zapfen *m*, Konus *m*, Conus *m*
conus circumpapillaris: Conus circumpapillaris
congenital conus: Fuchs-Kolobom *nt*
conus cordis: Conus cordis
myopic conus: Conus myopicus
conus temporalis: Conus temporalis
con|va|lesce [ˌkɑnvə'les] *vi*: genesen, gesund werden
con|va|les|cence [ˌkɑnvə'lesəns] *noun*: Genesung *f*, Rekonvaleszenz *f*
con|va|les|cent [ˌkɑnvə'lesənt]: **I** *noun* Genesende *m/f*, Rekonvaleszent(in *f*) *m* **II** *adj* Genesung betreffend, genesend, rekonvaleszent, Genesungs-, Rekonvaleszenten-
con|vec|tion [kən'vekʃn] *noun*: Konvektion *f*
con|vec|tion|al [kən'vekʃnəl] *adj*: mittels Konvektion, Konvektions-
con|vec|tive [kən'vektɪv] *adj*: Konvektion betreffend, mittels Konvektion, konvektiv, Konvektions-
con|verge [kən'vɜrdʒ] *vi*: (*a. mathemat.*) zusammenlaufen, -streben (*at* in, an); sich (einander) nähern (*to, towards*); konvergieren (*at* in); konvergent verlaufen
con|ver|gence [kən'vɜrdʒəns] *noun*: Konvergenz *f*
cervical convergence: Zahnhalswinkel *m*
negative convergence: Auswärtsdrehung *f* der Sehachse
positive convergence: Einwärtsdrehung *f* der Sehachse
signal convergence: Signalkonvergenz *m*
con|ver|gen|cy [kən'vɜrdʒənsiː] *noun*: →*convergence*
con|ver|gent [kən'vɜrdʒənt] *adj*: konvergent, konvergierend
con|ver|ging [kən'vɜrdʒɪŋ] *adj*: →*convergent*
con|ver|sion [kən'vɜrʒn, -ʃn] *noun*: Konversion *f*
energy conversion: Energieumwandlung *f*
gene conversion: Genkonversion *f*
lysogenic conversion: lysogene Konversion *f*, Phagenkonversion *f*
con|vert [kən'vɜrt]: **I** *vt* **1.** (*a. chem., physiolog.*) um-, verwandeln (*into* in); umstellen (*to* auf); konvertieren **2.** umformen (*into* zu); verwandeln (*into* in); umrechnen, konvertieren (*into* in) **II** *vi* sich verwandeln (lassen) (*into* in); umgewandelt werden
con|ver|tase [kən'vɜrteɪz] *noun*: Convertase *f*
C3 convertase: C3-Konvertase *f*, 4-2-Enzym *nt*
C3PA convertase: →*C3 proactivator convertase*
C3 proactivator convertase: C3-Proaktivatorkonvertase *f*, Faktor D *m*
C5 convertase: C5-Konvertase *f*
con|vert|i|bil|i|ty [kənˌvɜrtə'bɪlətiː] *noun*: (*a. physiolog.*) Umwandelbarkeit *f*, Konvertibilität *f*
con|vert|i|ble [kən'vɜrtɪbl] *adj*: um-, verwandelbar, konvertibel; (*mathemat.*) umrechenbar
con|vert|i|ble|ness [kən'vɜrtɪblnəs] *noun*: →*convertibility*
con|ver|tin [kən'vɜrtɪn] *noun*: Prokonvertin *nt*, -convertin *nt*, Faktor VII *m*, Autothrombin I *nt*, Serum-Prothrombin-Conversion-Accelerator *m*, stabiler Faktor *m*
con|vex [kɑn'veks, kən-]: **I** *noun* konvexer Körper *m*, konvexe Fläche *f* **II** *adj* nach außen gewölbt, konvex
con|vex|i|ty [kən'veksətiː] *noun*: Konvexität *f*
con|vex|o|ba|sia [kənˌveksəʊ'beɪsɪə] *noun*: Konvexobasie *f*, basiläre Impression *f*, Basilarimpression *f*
convexo-concave *adj*: konvex-konkav, Konvexokonkav-
con|vo|lute ['kɑnvəluːt]: **I** *adj* (zusammen-, übereinander-)gerollt **II** *vt* aufrollen, (auf-)wickeln, zusammenrollen **III** *vi* sich aufrollen, sich (auf-)wickeln, sich zusammenrollen
con|vo|lut|ed ['kɑnvəluːtɪd] *adj*: (ein-)gerollt, gewunden, spiralig, knäuelig, knäuelförmig
con|vo|lu|tion [ˌkɑnvə'luːʃn] *noun*: **1.** (Gehirn-)Windung *f*, Gyrus *m* **2.** Knäuel *nt*, Konvolut *nt*
angular convolution: Gyrus angularis
anterior central convolution: Gyrus precentralis
ascending frontal convolution: vordere Zentralwindung *f*, Gyrus precentralis
ascending parietal convolution: Gyrus postcentralis
Broca's convolution: Broca-Windung *f*, -Gyrus *m*
callosal convolution: Gyrus cinguli/cingulatus
convolutions of cerebellum: Kleinhirnwindungen *pl*, Folia cerebelli
convolutions of cerebrum: (Groß-)Hirnwindungen *pl*, Gyri cerebri
cingulate convolution: Gyrus cinguli/cingulatus
distal convolution: distales Konvolut *nt*, Pars convoluta distalis
first temporal convolution: obere Schläfenwindung *f*, Gyrus temporalis superior
Heschl's convolution: Heschl-Querwindung *f*, Gyrus temporalis transversus anterior
hippocampal convolution: Gyrus hippocampi/parahippocampalis
inferior frontal convolution: untere Stirnhirnwindung *f*, Gyrus frontalis inferior
inferior temporal convolution: untere Schläfenwindung *f*, Gyrus temporalis inferior
medial frontal convolution: →*middle frontal convolution*
middle frontal convolution: mittlere Stirnhirnwindung *f*, Gyrus frontalis medius

C

middle temporal convolution: mittlere Schläfenwindung *f*, Gyrus temporalis medialis
occipitotemporal convolution: Gyrus occipitotemporalis lateralis
posterior central convolution: Gyrus postcentralis
proximal convolution: proximales Konvolut *nt*, Pars convoluta proximalis
second temporal convolution: →*middle temporal convolution*
superior frontal convolution: obere Stirnhirnwindung *f*, Gyrus frontalis superior
superior temporal convolution: →*first temporal convolution*
third temporal convolution: →*inferior temporal convolution*
transverse temporal convolutions: Heschl-Querwindungen *pl*, Gyri temporales transversi
Zuckerkandl's convolution: Gyrus paraterminalis

con|vo|lu|tion|al [ˌkɑnvə'luːʃənl] *adj*: (Gehirn-)Windung betreffend, Konvolutions-

con|vo|lu|tion|ar|y [ˌkɑnvə'luːʃəneriː] *adj*: →*convolutional*

con|vul|sant [kən'vʌlsənt]: I *noun* krampfauslösendes Mittel *nt*, Konvulsivum *nt* II *adj* krampf-, konvulsionsauslösend

con|vul|sion [kən'vʌlʃn] *noun*: Krampf *m*, Zuckung *f*, Konvulsion *f*
central convulsion: zentrale Konvulsion *f*
clonic convulsion: klonische Konvulsion *f*
complicated febrile convulsions: komplizierte Fieberkrämpfe *pl*
crowing convulsion: falscher Krupp *m*, Pseudokrupp *m*, subglottische Laryngitis *f*, Laryngitis subglottica
epileptiform convulsion: epileptiformer Krampf(anfall) *m*
essential convulsion: zentralbedingte Konvulsion *f*
febrile convulsion: Fieberkrampf *m*
hysterical convulsion: hysterische/psychogene Konvulsion *f*
hysteroid convulsion: →*hysterical convulsion*
incidental convulsion: Gelegenheitskrämpfe *pl*, Okkasionskrämpfe *pl*
induced convulsion: Gelegenheitskrämpfe *pl*, Okkasionskrämpfe *pl*
mimetic convulsion: →*facial spasm*
mimic convulsion: mimischer Gesichtskrampf *m*, Bell-Spasmus *m*, Fazialiskrampf *m*, Gesichtszucken *nt*, Fazialis-Tic *m*, Tic convulsif/facial
nonspecific neonatal convulsions: amorphe Neugeborenenkrämpfe *pl*
puerperal convulsions: Spätgestose *f* im Wochenbett
salaam convulsion: Blitz-Nick-Salaam-Krämpfe *pl*, BNS-Krämpfe *pl*, Nickkrämpfe *pl*, Propulsiv-petit-mal *nt*, Spasmus nutans, Salaam-Krämpfe *pl*, West-Syndrom *nt*
simple febrile convulsions: einfache Fieberkrämpfe *pl*
spontaneous convulsion: zentralbedingte Konvulsion *f*
tonic convulsion: tonische Konvulsion *f*

con|vul|si|vant [kən'vʌlsɪvənt] *noun*: krampfauslösendes Mittel *nt*, Konvulsivum *nt*

con|vul|sive [kən'vʌlsɪv] *adj*: Konvulsion betreffend, krampfartig, krampfend, konvulsiv, konvulsivisch

cool [kuːl]: I *noun* Kühle *f*, Frische *f* II *adj* **1.** kühl, frisch; kühl(end), Kühle ausstrahlend; erfrischend **2.** (*fig.*) kühl, ruhig, beherrscht, gelassen; kalt, abweisend III *vt* **3.** (ab-)kühlen, kalt werden lassen **4.** abkühlen, erfrischen IV *vi* kühl werden, sich abkühlen

cool|ant ['kuːlənt] *noun*: Kühlmittel *nt*
tooth coolant: Spraykühlung *f*

cool|ing ['kuːlɪŋ]: I *noun* Kühlung *f*, Abkühlung *f* II *adj* abkühlend; kühlend, erfrischend, Kühl-

Coombs-negative *adj*: Coombs-negativ

Coombs-positive *adj*: Coombs-positiv

co|op|er|ate [kəʊ'ɑpəreɪt] *vi*: kooperieren, zusammenarbeiten, -wirken (*with* mit jdm.; *in sth.* bei etw.)

co|op|er|a|tion [kəʊˌɑpə'reɪʃn] *noun*: Kooperation *f*, Zusammenarbeit *f*, Mitwirkung *f*

co|op|er|a|tive [kəʊ'ɑpərətɪv, -'ɑprə-, -reɪtɪv-] *adj*: kooperativ

co|op|er|a|tiv|i|ty [kəʊˌɑpərə'tɪvətiː] *noun*: Kooperativität *f*

co|or|di|nate [*n, adj* kəʊ'ɔːrdnɪt; *v* -neɪt]: I *noun* (*mathemat.*) Koordinate *f* II *adj* koordiniert, (aufeinander) abgestimmt; bei-, nebengeordnet, gleichrangig, -wertig; (*mathemat.*) Koordinaten- III *vt* koordinieren, aufeinander abstimmen; bei-, nebenordnen, gleichschalten IV *vi* sich aufeinander abstimmen
polar coordinates: Polarkoordinaten(system *nt*) *pl*
tangential coordinate: Linienkoordinate *f*

co|or|di|nat|ed [kəʊ'ɔːrdɪneɪtɪd] *adj*: koordiniert

co|or|di|na|tion [kəʊ'ɔːrdə'neɪʃn] *noun*: Koordination *f*
binocular coordination: binokuläre Koordination *f*

COP *Abk.*: **1.** capillary osmotic pressure **2.** chronic obstructive parotitis **3.** colloid osmotic pressure **4.** cyclophosphamide, oncovin, prednisone

COPA *Abk.*: cyclophosphamide, vincristine, prednisone, doxorubicin

co|pai|ba [kəʊ'peɪbə, -'paɪ-] *noun*: Kopaivabalsam *nt*, Balsamum copaivae

co|pal ['kəʊpəl, 'kəʊpæl] *noun*: Kopal *m*
gum copal: Kopal *m*
hard copal: Hartkopal *m*
Kaurie copal: Kaurikopal *m*
resin copal: Kopal *m*
soft copal: Weichkopal *m*

COPD *Abk.*: chronic obstructive pulmonary disease

COPE *Abk.*: chronic obstructive pulmonary emphysema

cope [kəʊp] *noun*: Primäranker *m*, Coping *nt*, Primärkrone *f*

cope [kəʊp] *vi*: **1.** kämpfen, sich messen, es aufnehmen (*with* mit) **2.** gewachsen sein; fertig werden (*with* mit); bewältigen, meistern

co|pe|pod ['kəʊpəpɑd] *noun*: Kopepod *m*

Co|pep|o|da [kəʊ'pepədə] *plural*: Ruderfußkrebse *pl*, Kopepoden *pl*, Copepoda *pl*

cop|ing ['kəʊpɪŋ] *noun*: Primäranker *m*, Coping *nt*, Primärkrone *f*
paralleling coping: Parallelpasung *f*
primary coping: Primäranker *m*, Coping *nt*, Primärkrone *f*
secondary coping: Sekundäranker *m*, Sekundärkrone *f*
telescopic coping: Sekundäranker *m*, Sekundärkrone *f*
transfer coping: Transferkappe *f*, Übertragungskappe *f*, Transfercoping *nt*

cop|ing ['kəʊpɪŋ] *noun*: Bewältigung *f*, Coping *nt*

co|pi|ous ['kəʊpɪəs] *adj*: reichlich, ausgiebig, massenhaft, kopiös

co|pi|ous|ness ['kəʊpɪəsnəs] *noun*: Reichtum *m*, Fülle *f*, Überfluss *m*

co|pol|y|mer [kəʊ'pɑlɪmər] *noun*: Copolymer *nt*, Kopolymer *nt*

co|pol|ym|er|ase [ˌkəʊpə'lɪməreɪz, kəʊ'pɑlɪmə-] *noun*: Copolymerase *f*

COPP *Abk.*: cyclophosphamide, Oncovin, procarbazine,

prednisone
cop|per ['kɑpər]: I *noun* Kupfer *nt*, (*chem.*) Cuprum *nt* II *adj* **1.** kupfern, Kupfer- **2.** kupferrot III *vi* (*techn.*) verkupfern
copper alum: Kupferalaun *nt*, Cuprum aluminatum
copper sulfate: Kupfersulfat *nt*, Kupfervitriol *nt*
copper sulphate: (*brit.*) →*copper sulfate*
cop|per|y ['kɑpəriː] *adj*: kupferig, kupferhaltig-, artig, -farbig
copr- *präf.*: Kot-, Fäkal-, Kopro-, Stuhl-, Sterko-
cop|ra|cra|sia [ˌkɑprə'kreɪsɪə] *noun*: Stuhl-, Darminkontinenz *f*, Incontinentia alvi
cop|ra|gogue ['kɑprəgɔg] *noun*: Kopragogum *nt*
co|pre|cip|i|tin [ˌkəʊpre'sɪpətɪn] *noun*: Kopräzipitin *nt*
cop|rem|e|sis [kɑp'reməsɪs] *noun*: Koterbrechen *nt*, Kopremesis *f*
copro- *präf.*: Kot-, Fäkal-, Kopro-, Stuhl-, Sterko-
cop|ro|an|ti|bod|y [ˌkɑprə'æntɪbɑdiː] *noun*: Koproantikörper *m*
cop|ro|cul|ture [ˌkɑprə'kʌltʃər] *noun*: Koprokultur *f*
cop|ro|lag|nia [ˌkɑprə'lægnɪə] *noun*: Koprolagnie *f*
cop|ro|la|li|a [ˌkɑprə'leɪlɪə] *noun*: Koprolalie *f*
cop|ro|lith ['kɑprəlɪθ] *noun*: Kotstein *m*, Koprolith *m*
cop|ro|ma [kɑp'rəʊmə] *noun*: Kotgeschwulst *f*, Fäkulom *nt*, Koprom *nt*, Sterkorom *nt*
cop|ro|ma|ni|a ['kɑprə'meɪnɪə, -jə] *noun*: Kopromanie *f*
cop|ro|pha|gia [ˌkɑprə'feɪdʒ(ɪ)ə] *noun*: →*coprophagy*
co|proph|a|gous [kə'prɑfəgəs] *adj*: Koprophagie betreffend, koprophag
co|proph|a|gy [kə'prɑfədʒiː] *noun*: **1.** (*biolog.*) Kotfressen *nt*, Koprophagie *f* **2.** (*psychiat.*) Kotessen *nt*, Koprophagie *f*
cop|ro|phil ['kɑprəfɪl] *noun*: koprophiler Organismus *m*
cop|ro|phile ['kɑprəfɪl]: I *noun* →*coprophil* II *adj* →*coprophilic*
cop|ro|phil|i|a [ˌkɑprə'fɪlɪə] *noun*: Koprophilie *f*
cop|ro|phil|ic [ˌkɑprə'fɪlɪk] *adj*: Koprophilie betreffend, koprophil
co|proph|i|lous [kə'prɑfɪləs] *adj*: →*coprophilic*
cop|ro|pho|bi|a [ˌkɑprə'fəʊbɪə] *noun*: Kotangst *f*, Koprophobie *f*
copro|pho|bic [ˌkɑprə'fəʊbɪk] *adj*: Koprophobie betreffend, koprophob
cop|ro|phra|sia [ˌkɑprə'freɪʒ(ɪ)ə, -zɪə] *noun*: Koprolalie *f*
cop|ro|por|phyr|ia [ˌkɑprəpɔːr'fɪərɪə] *noun*: Koproporphyrie *f*
cop|ro|por|phy|rin [ˌkɑprə'pɔːrfərɪn] *noun*: Koproporphyrin *nt*
cop|ro|por|phy|rin|o|gen [ˌkɑprəˌpɔːrfɪ'rɪnədʒən] *noun*: Koproporphyrinogen *nt*
cop|ro|por|phy|rin|u|ri|a [ˌkɑprəˌpɔːrfərɪ'n(j)ʊəriːə] *noun*: Koproporphyrinurie *f*
co|pros|ta|nol [kə'prɑstənɑl, -nəʊl] *noun*: Koprostanol *nt*, -sterin *nt*
co|pros|ta|sis [kə'prɑstəsɪs] *noun*: Koprostase *f*
co|pros|ter|in [kə'prɑstərɪn] *noun*: →*coprostanol*
co|pros|ter|ol [kə'prɑstərɔl, -rəʊl] *noun*: →*coprostanol*
cop|ro|zo|ic [ˌkɑprə'zəʊɪk] *adj*: koprozoisch
cop|u|late ['kɑpjəleɪt] *vi*: **1.** koitieren **2.** (*biolog.*) sich paaren, sich begatten, kopulieren
cop|u|la|tion [ˌkɑpjə'leɪʃn] *noun*: **1.** Geschlechtsverkehr *m*, Beischlaf *m*, Koitus *m*, Coitus *m* **2.** (*biolog.*) Paarung *f*, Begattung *f*, Kopulation *f*
cop|y ['kɑpiː]: I *noun* Kopie *f* II *vt* kopieren, eine Kopie machen; nachahmen, -machen, imitieren, kopieren
afference copy: Afferenzkopie *f*
efference copy: Efferenzkopie *f*
CoQ *Abk.*: coenzyme Q
cor [kɔːr] *noun*: Herz *nt*; (*anatom.*) Cor *nt*, Cardia *f*
cor asthenicum: Cor asthenicum
cor bilaterale: Cor bilaterale
cor biloculare: Cor biloculare
cor pulmonale: Cor pulmonale
acute cor pulmonale: akutes Cor pulmonale, Cor pulmonale acutum
chronic cor pulmonale: chronisches Cor pulmonale, Cor pulmonale acutum
parenchymal cor pulmonale: Cor pulmonale parenchymale
vascular cor pulmonale: Cor pulmonale vasculare
cor triloculare biatriatum: singulärer Ventrikel *m*
cor villosum: Zottenherz *nt*, Cor villosum
CoR *Abk.*: Congo red
cor|a|cid|i|um [ˌkɔːrə'sɪdɪəm] *noun*, *plural* **-dia** [ˌkɔːrə'sɪdɪə]: Wimperlarve *f*, Flimmerlarve *f*, Korazidium *nt*, Coracidium *nt*
coraco- *präf.*: Korako-
cor|a|co|a|cro|mi|al [ˌkɔːrəkəʊə'krəʊmɪəl] *adj*: Processus coracoideus und Akromion betreffend, korakoakromial
cor|a|co|bra|chi|al [ˌkɔːrəkəʊə'breɪkɪəl] *adj*: Processus coracoideus und Oberarm/Brachium betreffend, korakobrachial
cor|a|co|cla|vic|u|lar [ˌkɔːrəkəʊəklə'vɪkjələr] *adj*: Processus coracoideus und Schlüsselbein/Klavikula betreffend, korakoklavikulär
cor|a|co|hu|mer|al [ˌkɔːrəkəʊə'(h)juːmərəl] *adj*: Processus coracoideus und Oberarmknochen/Humerus betreffend, korakohumeral
cor|a|coid ['kɔːrəkɔɪd, 'kɑr-]: I *noun* Processus coracoideus II *adj* rabenschnabelförmig, korakoid; Processus coracoideus betreffend
cor|a|coi|dit|ic [ˌkɔːrəkɔɪ'dɪtɪk] *adj*: Korakoiditis betreffend, korakoiditisch
cor|a|coi|di|tis [ˌkɔːrəkɔɪ'daɪtɪs] *noun*: Entzündung *f* des Processus coracoideus, Korakoiditis *f*
cor|a|co|ra|di|a|lis [ˌkɔːrəkəʊˌreɪdɪ'eɪlɪs] *noun*: Caput breve musculi bicipitis brachii
cor|asth|ma [kɔːr'æzmə] *noun*: Heufieber *nt*, Heuschnupfen *m*
cord [kɔːrd] *noun*: **1.** (*anatom.*) Strang *m*, Band *nt*, Chorda *f* **2.** Leine *f*, Kordel *f*, Strang *m*, Schnur *f*
Billroth's cords: Milztrabekel *pl*, Milzstränge *pl*, Trabeculae splenicae
cervical cord: Halssegemente *pl*, Zervikalsegmente *pl*, Halsmark *nt*, Halsabschnitt *m* des Rückenmarks, Cervicalia *pl*, Pars cervicalis medullae spinalis
condylar cord: Kondylenachse *f*
cortical cords: Rindenstränge *pl*
dental cord: Zahnleiste *f*
enamel cord: **1.** Schmelzstrang *m* **2.** Schmelzseptum *nt*
false vocal cord: Taschenfalte *f*, Plica vestibularis
Ferrein's cords: Stimmfalten *pl*, Plicae vocalis
gangliated cord: Grenzstrang *m*, Truncus sympatheticus/sympathicus
ganglionated cord: →*gangliated cord*
hepatic cords: Leber(zell)bälkchen *pl*
lateral cord of brachial plexus: laterales Bündel *nt* des Plexus brachialis, Fasciculus lateralis plexus brachialis
lumbosacral cord: Truncus lumbosacralis
lymph cords: (*Lymphknoten*) Markstränge *pl*
medial cord of brachial plexus: mittleres Bündel *nt* des Plexus brachialis, Fasciculus medialis plexus brachialis
medullary cords: **1.** Hodenstränge *pl* **2.** (*Lymphknoten*) Markstränge *pl*

nephrogenic cord: nephrogener Strang *m*
nerve cord: Nervenstrang *m*
nuchal cord: Nabelschnurumschlingung *f*
cord of Nuck: Processus vaginalis peritonei, Processus vaginalis testis
oblique cord (of elbow joint): Chorda obliqua membranae interosseae antebrachii
oblique cord of interosseous membrane of forearm: Chorda obliqua membranae interossei antebrachii
posterior cord of brachial plexus: hinteres Bündel *nt* des Plexus brachialis, Fasciculus posterior plexus brachialis
psalterial cord: Stria vascularis (ductus cochlearis)
red pulp cords: Milzstränge *pl*
sacral cord: Sakralabschnitt *m* des Rückenmarks, Sakralmark *nt*, Kreuzbein-, Sakralsegmente *pl*, Pars sacralis medullae spinalis, Sacralia *pl*
secondary cord of cervical plexus: Sekundärstrang *m* des Halsgeflechts, Fasciculus plexus brachialis
sex cords: Keim-, Hodenstränge *pl*
spermatic cord: Samenstrang *m*, Funiculus spermaticus
spinal cord: Rückenmark *nt*, Medulla spinalis **without spinal cord** ohne Rückenmark
splenic cords: Milzstränge *pl*
tendinous cords of heart: Sehnenfäden *pl* der Papillarmuskeln, Chordae tendineae cordis
testicular cord: Samenstrang *m*, Funiculus spermaticus
testis cords: Hodenstränge *pl*
cord of tympanum: Chorda tympani
umbilical cord: Nabelstrang *m*, -schnur *f*, Chorda/Funiculus umbilicalis
vocal cord: Stimmlippe *f*, Stimmfalte *f*, Plica vocalis; Stimmband *nt*
Weitbrecht's cord: Chorda obliqua

cor|date ['kɔːrdeɪt] *adj*: herzförmig
cor|dec|to|my [kɔːr'dektəmiː] *noun*: Chordektomie *f*
cor|dial ['kɔːrdʒəl, -dɪəl]: **I** *noun* (*pharmakol.*) belebendes Mittel *nt*, Stärkungsmittel *nt* **II** *adj* **1.** belebend, stärkend **2.** herzlich, freundlich, warm, aufrichtig
cor|di|form ['kɔːrdəfɔːrm] *adj*: herzförmig
cor|di|tis [kɔːr'daɪtɪs] *noun*: Samenstrangentzündung *f*, Funikulitis *f*, Funiculitis *f*
cor|do|pex|y ['kɔːrdəpeksiː] *noun*: Chordopexie *f*
cor|dot|o|my [kɔːr'dɑtəmiː] *noun*: **1.** Stimmlippendurchtrennung *f*, Chordotomie *f* **2.** Durchschneidung/Durchtrennung *f* der Schmerzbahn im Rückenmark, Chordotomie *f*
anterolateral cordotomy: Durchtrennung *f* des Tractus spinothalamicus
spinothalamic cordotomy: Durchtrennung *f* des Tractus spinothalamicus

core [kɔːr, kəʊr] *noun*: **1.** (*a. fig.*) Kern *m*; das Innerste; Mark *nt* **2.** (Eiter-)Pfropf *m* **3.** (*Elektromagnet*) Kern *m*
atomic core: Atomkern *m*
cast core: Metallkern *m*, Gussmetallkern *m*
composite core: Composite-Kern *m*
disappearing core: Wachsausschmelzverfahren *nt*
magnetic core: Magnetkern *m*
nucleic acid core: Nucleinsäure-haltiger Innenkörper *m*, Nucleinsäure-haltiger Kern *m*, Core *m*
post and core: Stiftaufbau *m*
pulp core: Innenzone *f* der Pulpa, Pulpakern *m*

core- *präf.*: Pupillen-, Iris-, Irido-, Kore(o)-
cor|e|clei|sis [kəʊrɪ'klaɪsɪs] *noun*: Iridenkleisis *f*
cor|e|cli|sis [kəʊrɪ'klaɪsɪs] *noun*: **1.** Pupillenverschluss *m*, -okklusion *f* **2.** Iriseinklemmung *f*, Korenklisis *f*, Iridenkleisis *f*, Iridenklisis *f*
cor|ec|ta|sia [ˌkəʊrek'teɪʒ(ɪ)ə] *noun*: →*corectasis*
cor|ec|ta|sis [kəʊr'ektəsɪs] *noun*: (pathologische) Pupillenerweiterung *f*, -dilatation *f*, Korektasie *f*
cor|ec|tome [kəʊr'ektəʊm] *noun*: Iridektomiemesser *nt*, Korektom *nt*, Iridektom *nt*
cor|ec|to|me|di|al|y|sis [kəʊrˌektəʊmɪdɪ'æləsɪs] *noun*: periphere Iridektomie *f*
cor|ec|to|my [kəʊr'ektəmiː] *noun*: Iridektomie *f*
cor|ec|to|pia [kəʊrek'təʊpɪə] *noun*: Korektopie *f*, Ektopia pupillae
cor|e|di|al|y|sis [ˌkəʊrɪdaɪ'ælɪsɪs] *noun*: Irisablösung *f*, Iridodialyse *f*, -dialysis *f*
cor|e|di|as|ta|sis [ˌkəʊrɪdaɪ'æstəsɪs] *noun*: Mydriasis *f*
co|re|duc|tant [kəʊrɪ'dʌktənt] *noun*: Ko-, Coreduktant *m*
co|rel|y|sis [kəʊ'relɪsɪs] *noun*: Korelyse *f*
co|re|mi|um [kəʊ'riːmiːəm] *noun, plura* **-mia** [-mɪə]: Koremium *nt*
cor|e|mor|pho|sis [ˌkəʊrɪmɔːr'fəʊsɪs] *noun*: operative Pupillenbildung *f*, Koremorphose *f*
cor|en|cli|sis [ˌkəʊren'klaɪsɪs] *noun*: Iridenkleisis *f*
coreo- *präf.*: Pupillen-, Iris-, Irido-, Kore(o)-
cor|e|om|e|ter [ˌkəʊrɪ'ɑmɪtər] *noun*: Pupillenmesser *m*, Pupillo-, Koriometer *nt*
cor|e|om|e|try [ˌkəʊrɪ'ɑmətriː] *noun*: Koriometrie *f*, Pupillometrie *f*, Pupillenmessung *f*
cor|e|o|plas|ty ['kəʊrɪəʊplæstiː] *noun*: Pupillen-, Irisplastik *f*
cor|e|pex|y [ˌkəʊrɪ'peksiː] *noun*: Koreopraxie *f*
cor|e|prax|y [ˌkəʊrɪ'præksiː] *noun*: Koreopraxie *f*
co|re|press|or [ˌkəʊrɪ'presər] *noun*: Ko-, Corepressor *m*
cor|e|ste|no|ma [ˌkəʊrɪstɪ'nəʊmə] *noun*: (pathologische) Pupillenverengung *f*, -konstriktion *f*
co|re|to|me|di|al|y|sis [ˌkəʊrətəʊmɪdɪ'æləsɪs] *noun*: →*corectomedialysis*
co|ret|o|my [kəʊ'retəmiː] *noun*: Iridotomie *f*
co|ri|an|der ['kɔːriːˌændər] *noun*: Koriander *m*, Coriandrum sativum
co|ri|um ['kɔːrɪəm, 'kəʊr-] *noun, plural* **-ria** [-rɪə]: Lederhaut *f*, Korium *nt*, Corium *nt*, Dermis *f*
corn [kɔːrn] *noun*: **1.** Hühnerauge *nt*, Leichdorn *m*, Klavus *m*, Clavus *m* **2.** (Samen-, Getreide-)Korn *nt*
dorsal corns: dorsale Klavi *pl*, dorsale Clavi *pl*
interdigital corns: interdigitale Klavi *pl*, interdigitale Clavi *pl*
plantar corns: plantare Clavi *pl*, plantare Klavi *pl*
cor|ne|a ['kɔːrnɪə] *noun*: (Augen-)Hornhaut *f*, Kornea *f*, Cornea *f* **beneath the cornea** unter der Hornhaut/Kornea (liegend)
conical cornea: Hornhautkegel *m*, Keratokonus *m*
flat cornea: Cornea plana
floury cornea: Cornea farinata
cornea guttata: Cornea guttata
cor|ne|al ['kɔːrnɪəl] *adj*: (*Auge*) Hornhaut/Kornea betreffend, korneal
cor|ne|i|tis [kɔːrnɪ'aɪtɪs] *noun*: Entzündung *f* der Augenhornhaut, Keratitis *f*, Hornhautentzündung *f*
cor|ne|o|bleph|a|ron [ˌkɔːrnɪəʊ'blefərən] *noun*: Verwachsung/Verklebung *f* von Hornhaut und Lid(rand)
cor|ne|o|i|ri|tis [ˌkɔːrnɪəʊaɪ'raɪtɪs] *noun*: Entzündung *f* von Hornhaut/Kornea und Regenbogenhaut/Iris, Korneoiritis *f*, Iridokeratitis *f*, Keratoiritis *f*
cor|ne|om|e|try [ˌkɔːrnɪ'ɑmətriː] *noun*: Korneometrie *f*
cor|ne|o|scle|ra [ˌkɔːrnɪəʊ'sklɪərə] *noun*: Kornea und Sklera, Korneosklera *f*
cor|ne|o|scle|ral [ˌkɔːrnɪəʊ'sklɪərəl] *adj*: (*Auge*) Horn-

haut/Kornea und Lederhaut/Sklera betreffend, korneoskleral, sklerokorneal
cor|ne|ous ['kɔːrnɪəs] *adj*: hornartig, hornig
corn|flow|er ['kɔːrnˌflaʊər] *noun*: Kornblume *f*
cornflower florets: Cyani flos
cor|nic|u|late [kɔːr'nɪkjəlɪt, -leɪt] *adj*: hornförmig, gehörnt
cor|nic|u|lum [kɔːr'nɪkjələm] *noun*: Santorini-Knorpel *m*, Cartilago corniculata
cor|ni|fi|ca|tion [ˌkɔːrnəfɪ'keɪʃn] *noun*: Verhornung *f*, Verhornen *nt*, Keratinisation *f*
cor|ni|fied ['kɔːrnəfaɪd] *adj*: verhornt, verhornend
corn|meal ['kɔːrnmiːl] *noun*: Maismehl *nt*
cor|noid ['kɔːrnɔɪd] *adj*: hornartig, -förmig
cor|nu ['kɔːrn(j)uː] *noun, plural* **-nua** [-n(j)uːə]: Horn *nt*, hornförmige Struktur *f*, Cornu *nt*
cornu of coccyx: Cornu coccygeum
ethmoid cornu: mittlere Nasenmuschel *f*, Concha nasalis media
cornu of sacrum: Cornu sacrale
cor|nu|al ['kɔːrn(j)əwəl] *adj*: Horn/Cornu betreffend
cor|nu|late ['kɔːrn(j)əweɪt] *adj*: →*cornual*
co|ro|di|as|ta|sis [ˌkəʊrədaɪ'æstəsɪs] *noun*: →*corediastasis*
co|ro|na [kə'rəʊnə] *noun, plural* **-nas, -nae** [-niː]: Kranz *m*, kranzförmige Struktur *f*, Corona *f*
dental corona: (Zahn-)Krone *f*, Corona dentis
corona of glans (penis): Randwulst *m* der Eichel, Peniskorona *f*, Corona glandis penis
corona mortis: Corona mortis
corona phlebectatica: Corona phlebectatica
corona radiata: **1.** (*ZNS*) Stabkranz *m*, Corona radiata **2.** (*Ovum*) von Bischoff-Korona *f*, Corona radiata folliculi ovarici
Sahli's corona: Sahli-Venenkranz *m*
corona veneris: Corona veneris
Zinn's corona: Zinn-Gefäßkranz *m*, Haller-Gefäßkranz *m*, Circulus vasculosus nervi optici
co|ro|nal [kə'rəʊnl, 'kɔːrənl, 'kɑr-] *adj*: **1.** Schädelkranz *oder* Kranznaht betreffend, koronal, Kranz- **2.** Zahnkrone betreffend, koronal, Kronen-
co|ro|na|le [ˌkɔːrə'nælɪ, -'neɪ-] *noun*: Stirnbein *nt*, Os frontale
co|ro|na|ria [kɔːrə'neərɪə] *noun*: Koronararterie *f*, (Herz-)Kranzarterie *f*, (Herz-)Kranzgefäß *nt*, Koronarie *f*, Arteria coronaria
co|ro|na|rism ['kɔːrənærɪzəm] *noun*: **1.** Koronarinsuffizienz *f* **2.** Stenokardie *f*, Angina pectoris
co|ro|na|rit|ic [ˌkɔːrənə'rɪtɪk] *adj*: Koronaritis betreffend, koronaritisch, koronarangiitisch, koronariitisch
co|ro|na|ri|tis [ˌkɔːrənə'raɪtɪs] *noun*: Entzündung *f* der Herzkranzgefäße, Koronaritis *f*, Koronararterienentzündung *f*, Koronariitis *f*, Koronarangiitis *f*
co|ro|nar|y ['kɔːrənerɪ, 'kɑr-]: **I** *noun, plural* **-naries** Koronararterie *f*, (Herz-)Kranzarterie *f*, (Herz-)Kranzgefäß *nt*, Koronarie *f*, Arteria coronaria **II** *adj* **1.** kranz-, kronenähnlich *oder* -förmig **2.** Kranz-/Koronararterien betreffend, koronar, Koronar(arterien)-
Co|ro|na|vir|i|dae [ˌkɔːrənə'vɪrədiː, -'vaɪr-] *plural*: Coronaviridae *pl*
co|ro|na|vi|rus [ˌkɔːrənə'vaɪrəs] *noun*: Coronavirus *nt*
human coronavirus: humanes Coronavirus *nt*
human enteric coronavirus: humanes enterisches Coronavirus *nt*, human enteric coronavirus *nt*
co|ro|ne [kə'rəʊniː] *noun*: Kronenfortsatz *m* des Unterkiefers, Processus coronoideus mandibulae
cor|o|ner ['kɔrənər, 'kɑr-] *noun*: Coroner *m*
cor|o|noid ['kɔːrənɔɪd] *adj*: kronenförmig
cor|o|noi|dec|to|my [ˌkɔːrənɔɪ'dektəmiː] *noun*: Resektion *f* des Processus coronoideus mandibulae
co|ro|plas|ty ['kɔːrəplæstiː] *noun*: →*coreoplasty*
co|ros|co|py [kə'rɑskəpiː] *noun*: Retinoskopie *f*, Skiaskopie *f*
co|rot|o|my [kə'rɑtəmiː] *noun*: Iridektomie *f*
cor|po|ral ['kɔːrp(ə)rəl] *adj*: →*corporeal*
cor|po|re|al [kɔːr'pɔːrɪəl, -'pəʊr-] *adj*: den Körper/die Physis betreffend, physisch, körperlich, leiblich, Körper-, Korpus-, Corpus-
corps [kɔːr, kəʊr] *noun, plura* **corps** [kɔːrz, kəʊrz]: **1.** Körperschaft *f*, Corps *nt*, Korporation *f* **2.** →*corpus*
corpse [kɔːrps] *noun*: Leiche *f*, Leichnam *m*
cor|pul|lence ['kɔːrpjələns] *noun*: Beleibtheit *f*, Korpulenz *f*
cor|pul|len|cy ['kɔːrpjələnsiː] *noun*: →*corpulence*
cor|pul|lent ['kɔːrpjələnt] *adj*: beleibt, füllig, korpulent
cor|pus ['kɔːrpəs] *noun, plural* **-po|ra** [-pərə]: Körper *m*, Corpus *nt*
corpus albicans: Corpus albicans
corpus callosum: Balken *m*, Commissura magna cerebri, Corpus callosum
corpus of caudate nucleus: Caudatuskörper *m*, Corpus nuclei caudati
cystic corpus luteum: zystisches Corpus luteum
corpus fibrosum: Corpus albicans
corpus luteum: Gelbkörper *m*, Corpus luteum
Oken's corpus: Urniere *f*, Wolff-Körper *m*, Mesonephron *nt*, Mesonephros *m*
corpus of uterus: Gebärmutter-, Uteruskörper *m*, Corpus uteri
cor|pus|cle ['kɔːrpəsl, -pʌsl] *noun*: **1.** Körperchen *nt*, Korpuskel *nt*, Corpusculum *nt* **2.** (*physik.*) Masseteilchen *nt*, Elementarteilchen *nt*, Korpuskel *nt*
Alder-Reilly corpuscles: Alder-Reilly-Körperchen *pl*
amniotic corpuscles: Amyloidkörperchen *pl*, Corpora amylacea
amylaceous corpuscles: →*amyloid corpuscles*
amyloid corpuscles: Amyloidkörperchen *pl*, Corpora amylacea
articular corpuscles: Nervenendigungen *pl* im Gelenk, Corpuscula nervorum articularia
basal corpuscle: Basalkörperchen *nt*, -körnchen *nt*, Kinetosom *nt*
Bennett's large corpuscles: Nunn-Körperchen *pl*
Bennett's small corpuscles: Drysdale-Körperchen *pl*
Bizzozero's corpuscles: Blutplättchen *pl*, Thrombozyten *pl*
blood corpuscles: Blutkörperchen *pl*, -zellen *pl*, Hämozyten *pl*
bone corpuscles: Knochenkörperchen *pl*
bridge corpuscle: Haftplatte *f*, Desmosom *nt*
bulboid corpuscles: Corpuscula bulboidea, Krause-Endkolben *pl*
cartilage corpuscle: Knorpelzelle *f*, Chondrozyt *m*
cement corpuscle: Zementkörperchen *nt*
chromophil corpuscles: Nissl-Schollen *pl*, -Substanz *f*, -Granula *pl*, Tigroidschollen *pl*
colloid corpuscles: Amyloidkörper *pl*, Corpora amylacea
colored corpuscles: rote Blutzellen *pl*, -körperchen *pl*, Erythrozyten *pl*
colorless corpuscle: weiße Blutzelle *f*, weißes Blutkörperchen *nt*, Leukozyt *m*
colostrum corpuscles: Donné-Körperchen *pl*, Kolostrumkörperchen *pl*
coloured corpuscles: (*brit.*) →*colored corpuscles*

colourless corpuscle: (*brit.*) →*colorless corpuscle*
concentric corpuscles: Hassall-Körperchen *pl*
Dogiel's corpuscles: Dogiel-Körperchen *pl*
Donné's corpuscles: Donné-Körperchen *pl*, Kolostrumkörperchen *pl*
Drysdale's corpuscles: Drysdale-Körperchen *pl*
dust corpuscles: Blutstäubchen *pl*, Hämokonien *pl*, Hämokonia *pl*
genital corpuscles: Nervenendkörperchen *pl* der Genitalregion, Corpuscula genitalia
Golgi's corpuscle: Golgi-Sehnenorgan *nt*, Sehnenorgan *nt*, Sehnenspindel *f*
Golgi-Mazzoni corpuscle: Golgi-Mazzoni-Körperchen *nt*
Grandry's corpuscles: →*Merkel's corpuscles*
Grandry-Merkel corpuscles: →*Merkel's corpuscles*
Guarnieri's corpuscles: Guarnieri-Körperchen *pl*, Guarnieri-Einschlusskörperchen *pl*
Hassall's corpuscles: Hassall-Körperchen *pl*
Jaworski's corpuscles: Jaworski-Körperchen *pl*
Krause's corpuscles: Krause-Endkolben *pl*, Corpuscula bulboidea
lamellar corpuscles: Vater-Pacini-(Lamellen-)Körperchen *pl*, Corpuscula lamellosa
lamellated corpuscles: →*lamellar corpuscles*
Leber's corpuscles: Hassall-Körperchen *pl*
light corpuscle: Lichtkorpuskel *nt*
Lisch corpuscles: Lisch-Knötchen *pl*
Lostorfer's corpuscles: Lostorfer-Körperchen *pl*
malpighian corpuscle of kidney: →*renal corpuscle*
malpighian corpuscles of spleen: →*splenic corpuscles*
Mazzoni's corpuscles: Mazzoni-Lamellenkörperchen *pl*
meconium corpuscles: Mekoniumkörperchen *pl*
Meissner's oval corpuscles: →*Meissner's tactile corpuscles*
Meissner's tactile corpuscles: Meissner-Tastkörperchen *pl*, Meissner-Körperchen *pl*, Corpuscula tactus
Meissner's touch corpuscles: →*Meissner's tactile corpuscles*
Merkel's corpuscles: Merkel-Tastzellen *pl*, -Tastscheibe *f*, Meniscus tactus
milk corpuscles: Milchkügelchen *pl*, -partikel *pl*
molluscum corpuscles: Molluskumkörperchen *pl*
mucous corpuscles: Schleimkörperchen *pl*
Negri corpuscles: Negri-Körperchen *pl*
nerve end corpuscles: Nervenendkörperchen *pl*
Nunn's gorged corpuscles: Nunn-Körperchen *pl*
Pacini's corpuscles: Vater-Pacini-Körperchen *pl*, Vater-Pacini-Lamellenkörperchen *pl*, Corpuscula lamellosa
pacinian corpuscles: →*Pacini's corpuscles*
Paschen corpuscles: Paschen-Körperchen *pl*
pessary corpuscle: Ringform *f*, Pessarform *f*
phantom corpuscle: Halbmondkörper *m*, Achromozyt *m*, Achromoretikulozyt *m*
Purkinje's corpuscle: Purkinje-Zelle *f*
pus corpuscles: Eiterzellen *pl*, Eiterkörperchen *pl*
Rainey's corpuscles: Rainey-Körperchen *pl*, Miescher-schläuche *pl*
red corpuscles: rote Blutkörperchen/-zellen *pl*, Erythrozyten *pl*
red blood corpuscles: rote Blutkörperchen/-zellen *pl*, Erythrozyten *pl*
renal corpuscle: Nierenkörperchen *nt*, Malpighi-Körperchen *nt*, Corpusculum renalis
residual corpuscle: Residualkörperchen *nt*, Telolysosom *nt*
Ruffini's corpuscle: Ruffini-Körperchen *pl*
salivary corpuscle: Speichelkörperchen *nt*
salivatory corpuscle: Speichelkörperchen *nt*
Schwalbe's corpuscle: Geschmacksknospe *f*, Caliculus gustatorius, Gemma gustatoria
shadow corpuscle: Halbmondkörper *m*, Achromozyt *m*, Achromoretikulozyt *m*
splenic corpuscles: Malpighi-Milzknötchen *pl*, Noduli lymphoidei splenici
tactile corpuscles: Meissner-(Tast-)Körperchen *pl*, Corpuscula tactus
taste corpuscle: Geschmacksknospe *f*, Caliculus gustatorius, Gemma gustatoria
tendon corpuscles: Flügel-, Sehnenzellen *pl*
terminal nerve corpuscles: sensible Endorgane *pl*, Terminal-, Nervenendkörperchen *pl*, Corpuscula nervosa terminalia
thymic corpuscles: Corpuscula thymi, Hassall-Körperchen *pl*
thymus corpuscles: Corpuscula thymi, Hassall-Körperchen *pl*
touch corpuscles: Meissner-(Tast-)Körperchen *pl*, Corpuscula tactus
Toynbee's corpuscles: Hornhautkörperchen *pl*
Traube's corpuscle: Halbmondkörper *m*, Achromozyt *m*, Achromoretikulocyt *m*
typhic corpuscles: Typhuszellen *pl*
Vater's corpuscles: → *Vater-Pacini corpuscles*
Vater-Pacini corpuscles: Vater-Pacini-Körperchen *pl*, Vater-Pacini-Lamellenkörperchen *pl*, Corpuscula lamellosa
Virchow's corpuscles: Hornhautkörperchen *pl*
Wagner's corpuscles: Meissner-(Tast-)Körperchen *pl*, Corpuscula tactus
Weber's corpuscle: Utriculus prostaticus
malpighian corpuscles of spleen: Malpighi-Milzknötchen *pl*, Noduli lymphoidei splenici
pus corpuscles: Eiterzellen *pl*, Eiterkörperchen *pl*

cor|pus|cu|lar [kɔːr'pʌskjələr] *adj*: Teilchen/Korpuskeln betreffend, aus Korpuskeln bestehend, korpuskular

cor|pus|cu|lum [kɔːr'pʌskjələm] *noun, plura* **-la** [-lə]: Körperchen *nt*, Korpuskel *nt*, Corpusculum *nt*

cor|rect [kə'rekt]: **I** *adj* **1.** korrekt, richtig, zutreffend, wahr **2.** genau **II** *vt* **3.** korrigieren, verbessern, berichtigen **4.** (*chem., physik.*) ausgleichen, neutralisieren

cor|rec|tion [kə'rekʃn] *noun*: **1.** Korrektur *f*, Korrektion *f*, (Fehler-)Verbesserung *f*, Richtigstellung *f* **2.** (*mathemat., physik.*) Korrektionskoeffizient *m* **3.** (*chem., physik.*) Ausgleich *m*, Neutralisierung *f*
occlusal correction: Korrektur *f* von Okklusionsanomalien *oder* Okklusionsstörungen

cor|rec|tive [kə'rektɪv]: **I** *noun* Korrektiv *nt*, Geschmacksverbesserer *m* **II** *adj* korrektiv

cor|rect|ness [kə'rektnəs] *noun*: Korrektheit *f*, Richtigkeit *f*

cor|re|late ['kɔːrəleɪt, 'kɑr-]: **I** *adj* korrelativ, übereinstimmend, aufeinander bezüglich, einander bedingend **II** *vt* korrelieren, zueinander in Beziehung setzen, in Übereinstimmung bringen (*with* mit); aufeinander abstimmen **III** *vi* korrelieren, (sich) entsprechen, übereinstimmen (*with* mit); sich aufeinander beziehen, miteinander in Wechselbeziehung stehen

cor|re|lat|ed ['kɔːrəleɪtɪd] *adj*: →*correlate I*

cor|re|la|tion [ˌkɔːrə'leɪʃn, 'kɑr-] *noun*: Korrelation *f*, Wechselbeziehung *f*, Wechselwirkung *f*, Zusammenhang *m*; Übereinstimmung (*with* mit)
rank correlation: Rangkorrelation *f*

cor|rel|a|tive [kə'relətɪv] *adj*: korrelativ

cor|re|spond|ence [ˌkɔːrə'spɑndəns] *noun*: Übereinstim-

mung *f* (*to, with* mit); (*Netzhaut*) Korrespondenz *f*
anomalous retinal correspondence: anomale Korrespondenz *f* der Netzhaut
normal retinal correspondence: normale Korrespondenz *f* der Netzhaut
retinal correspondence: Korrespondenz *f* der Netzhaut
cor|re|spond|ing [ˌkɔːrəˈspɑndɪŋ] *adj*: korrespondierend
cor|ri|gent [ˈkɔːrɪdʒənt]: **I** *noun* (Geschmacks-)Korrigens *nt*, Corrigentium *nt* **II** *adj* korrigierend, verbessernd, mildernd
olfactory corrigents: Geruchskorrigenzien *pl*
cor|rin [ˈkɑrɪn, ˈkəʊ-] *noun*: Corrin *nt*
cor|rode [kəˈrəʊd]: **I** *vt* (*chem., techn.*) anfressen, zerfressen, angreifen, ätzen, korrodieren **II** *vi* (*chem., techn.*) korrodieren, korrodierend wirken, ätzen, fressen (*into* an); rosten
cor|roid [kəˈrɔɪd] *noun*: Corroid *nt*, Corrinoid *nt*
cor|ro|sion [kəˈrəʊʒn] *noun*: **1.** (*chem., techn.*) Korrosion *f* **2.** (*chem., techn.*) Korrosionsprodukt *nt*; Rost *m*
cor|ro|sive [kəˈrəʊsɪv]: **I** *noun* (*chem., techn.*) Ätzmittel *nt*, Korrosionsmittel *nt* **II** *adj* (*chem., techn.*) korrodierend, zerfressend, angreifend, ätzend, Korrosions-; (*fig.*) nagend, quälend; ätzend
cor|set [ˈkɔːrsɪt] *noun*: (Stütz-)Korsett *nt*
Hessing's corset: Hessing-Korsett *nt*
Hohmann's corset: Hohmann-Überbrückungsmieder *nt*
Lindemann's corset: Lindemann-Mieder *nt*
three point corset: Dreipunktkorsett *nt*
cort. *Abk.*: **1.** cortex **2.** cortical
cor|tex [ˈkɔːrteks] *noun, plural* **-ti|ces** [-tɪsiːz]: Rinde *f*, äußerste Schicht *f*, Kortex *m*, Cortex *m* **beneath a cortex** unterhalb der Rinde/des Kortex (liegend) **near the cortex** in der Nähe der Rinde/des Kortex (liegend) **through the cortex** durch die Rinde/den Kortex
acoustic cortex: Hörrinde *f*, akustischer Cortex *m*
adrenal cortex: Nebennierenrinde *f*, Cortex glandulae suprarenalis
agranular cortex: agranuläre Rinde *f*, agranulärer Kortex *m*
associative cortex: assoziativer Cortex *m*, assoziative Rinde *f*
auditory cortex: Hörrinde *f*, akustischer Cortex *m*
cerebellar cortex: Kleinhirnrinde *f*, Cortex cerebelli
cerebral cortex: Hirnrinde *f*, -mantel *m*, Kortex *m*, Cortex cerebri
deep cortex: (*Lymphknoten*) thymusabhängiges Areal *nt*, T-Areal *nt*, thymusabhängige/parakortikale Zone *f*
definitive adrenal cortex: definitive Nebennierenrinde *f*
fetal adrenal cortex: fetale Nebennierenrinde *f*
frontal cortex: frontaler Kortex *m*, Stirnlappenrinde *f*, -kortex *m*
granular cortex: granuläre Rinde *f*, Koniokortex *m*
heterotypical cortex: Archicortex *m*, Archipallium *nt*, Cortex medialis pallii, Archeocortex *m*, Archaeocortex *m*
hippocampal cortex: Hippokampusrinde *f*
homogenetic cortex: Neokortex *m*, Neocortex *m*
homotypical cortex: hom(ö)otyper/hom(ö)otypischer Isocortex *m*
insular cortex: Insel *f*, Inselrinde *f*, Insula *f*, Lobus insularis
cortex of lens: Linsenrinde *f*, Cortex lentis
limbic cortex: limbische Rinde *f*, limbischer Cortex *m*
cortex of lymph node: Lymphknotenrinde *f*, Cortex nodi lymphoidei
motor cortex: motorischer Cortex *m*, motorischer Kortex *m*, motorische Rinde(nregion *f*) *f*, Motokortex *m*, -cortex *m*
nonolfactory cortex: Neokortex *m*, Neocortex *m*
olfactory cortex: **1.** Riechhirn *nt*, Rhinencephalon *nt* **2.** Archäo-, Archaeo-, Archicortex *m*
optic cortex: Sehrinde *f*, visueller Kortex *m*
orbital cortex: orbitale Rinde *f*
orbitofrontal cortex: orbitofrontaler Kortex *m*
cortex of ovari: Eierstockrinde *f*, Cortex ovarii
periamygdaloid cortex: periamygdaläre Rinde *f*, periamygdalärer Cortex *m*
piriform cortex: piriforme Rinde *f*, piriformer Kortex *m*
polar cortex: polare Rinde *f*
precentral cortex: präzentrale Rinde *f*, präzentraler Kortex *m*, Rinde *f* des Gyrus precentralis
prefrontal cortex: präfrontale Rinde *f*, präfrontaler Kortex *m*, Präfrontalkortex *m*
premotor cortex: prämotorische Rinde *f*, prämotorischer Kortex *m*
prepiriform cortex: präpiriforme Rinde *f*, präpiriformer Kortex *m*
primary auditory cortex: primäre Hörrinde *f*
primary visual cortex: primäre Sehrinde *f*, Area striata
primitive adrenal cortex: fetale Nebennierenrinde *f*
renal cortex: Nierenrinde *f*, Cortex renis
secondary auditory cortex: sekundäre Hörrinde *f*
secondary visual cortex: sekundäre Sehrinde *f*
sensorimotor cortex: sensorisch-motorische (Rinden-) Region *f*
sensory cortex: sensibler/sensorischer Cortex *m*, sensible/sensorische Rinde *f*
somaesthetic cortex: (*brit.*) →*somatosensory cortex*
somatic sensory cortex: →*somatosensory cortex*
somatosensory cortex: somatosensorische Rinde *f*, somatosensorischer Kortex *m*
somesthetic cortex: →*somatosensory cortex*
spore cortex: Sporenrinde *f*
striate cortex: primäre Sehrinde *f*, Area striata
suprarenal cortex: Nebennierenrinde *f*, Cortex glandulae suprarenalis
cortex of suprarenal gland: Nebennierenrinde *f*, Cortex glandulae suprarenalis
tactosensory cortex: taktilsensible Rinde *f*
tertiary cortex: (*Lymphknoten*) thymusabhängiges Areal *nt*, T-Areal *nt*, thymusabhängige/parakortikale Zone *f*
thymic cortex: Thymusrinde *f*, Cortex thymi
transitional cortex: Übergangs-, Mesocortex *m*
visual cortex: Sehrinde *f*, visueller Kortex *m*
cor|tex|ol|one [kɔːrˈteksələʊn] *noun*: Cortexolon *nt*, Cortodoxon *nt*, Desoxycortisol *nt*
cor|tex|one [kɔːrˈteksəʊn] *noun*: Desoxycorticosteron *nt*, Desoxykortikosteron *nt*, Cortexon *nt*
cor|ti|ad|re|nal [ˌkɔːrtɪəˈdriːnl] *adj*: Nebennierenrinde betreffend, von ihr ausgehend, adrenokortikal, adrenocortical
cortic- *präf.*: →*cortico-*
cor|ti|cal [ˈkɔːrtɪkl] *adj*: Rinde/Kortex betreffend, kortikal
cor|ti|cec|to|my [kɔːrtɪˈsektəmiː] *noun*: Kortikektomie *f*, Tupektomie *f*
cor|ti|cif|u|gal [ˌkɔːrtɪˈsɪfjəgl] *adj*: →*corticofugal*
cor|ti|cip|e|tal [ˌkɔːrtɪˈsɪpətl] *adj*: →*corticopetal*
cortico- *präf.*: Rinden-, Kortex-, Kortik(o)-
cor|ti|co|ad|re|nal [ˌkɔːrtɪkəʊəˈdriːnl] *adj*: Nebennierenrinde betreffend, von ihr ausgehend, adrenokortikal, adrenocortical
cor|ti|co|af|fer|ent [ˌkɔːrtɪkəʊˈæfərənt] *adj*: kortikoafferent, kortikopetal

cor|ti|co|bul|bar [ˌkɔːrtɪkəʊ'bʌlbər, -bɑːr] *adj*: Hirnrinde und Medulla oblongata und/oder Hirnstamm betreffend, kortikobulbär
cor|ti|co|cer|e|bel|lar [ˌkɔːrtɪkəʊˌserə'belər] *adj*: Hirnrinde und Kleinhirn/Zerebellum betreffend, kortikozerebellar
cor|ti|co|cer|e|bral [ˌkɔːrtɪkəʊ'serəbrəl] *adj*: (Groß-) Hirnrinde betreffend, Großhirnrinden-, Kortiko-
cor|ti|co|di|en|ce|phal|ic [ˌkɔːrtɪkəʊˌdaɪənsə'fælɪk] *adj*: Hirnrinde und Zwischenhirn/Diencephalon betreffend, kortikodienzephal
cor|ti|co|ef|fer|ent [ˌkɔːrtɪkəʊ'efərənt] *adj*: kortikoefferent, kortikofugal
cor|ti|co|fu|gal [ˌkɔːrtɪkəʊ'fjuːgl] *adj*: kortikofugal, kortikoefferent
cor|ti|coid ['kɔːrtɪkɔɪd] *noun*: Kortikoid *nt*, Corticoid *nt*
cor|ti|co|lib|er|in [ˌkɔːrtɪkəʊ'lɪbərɪn] *noun*: Kortikoliberin *nt*, Corticoliberin *nt*, corticotropin releasing factor *nt*, corticotropin releasing hormone *nt*
cor|ti|co|med|ul|lar|y [ˌkɔːrtɪkəʊmə'dʌlərɪ, kɔːrtɪkəʊ-'medəˌleriː] *adj*: Rinde und Mark/Medulla betreffend, kortikomedullär
cor|ti|co|mes|en|ce|phal|ic [ˌkɔːrtɪkəʊˌmesənsə'fælɪk] *adj*: Hirnrinde und Mittelhirn/Mesencephalon betreffend, kortikomesencephal
cor|ti|co|ni|gral [ˌkɔːrtɪkəʊ'naɪgrəl] *adj*: kortikonigrär
cor|ti|co|nu|cle|ar [ˌkɔːrtɪkəʊ'n(j)uːklɪər] *adj*: Hirnrinde und Medulla oblongata und/oder Hirnstamm betreffend, kortikobulbär
cor|ti|cop|e|tal [kɔːrtɪ'kɑpətəl] *adj*: kortikopetal, kortikoafferent
cor|ti|co|pon|tine [ˌkɔrtɪkəʊ'pɑntaɪn, -tiːn] *adj*: Hirnrinde und Brücke/Pons cerebri betreffend, kortikopontin
cor|ti|co|pon|to|cer|e|bel|lar [ˌkɔːrtɪkəʊˌpɑntəʊˌserə-'belər] *adj*: kortikopontozerebellär
cor|ti|co|re|tic|u|lar [ˌkɔːrtɪkəʊrɪ'tɪkjələr] *adj*: kortikoretikulär
cor|ti|co|ru|bral [ˌkɔːrtɪkəʊ'ruːbrəl] *adj*: kortikorubral
cor|ti|co|spi|nal [ˌkɔːrtɪkəʊ'spaɪnl] *adj*: Hirnrinde und Rückenmark/Medulla spinalis betreffend, kortikospinal
cor|ti|co|ster|oid [ˌkɔːrtɪkəʊ'sterɔɪd, -'stɪər-] *noun*: Kortiko-, Corticosteroid *nt*
  flourine corticosteroide: Fluorcorticoide *pl*
cor|ti|cos|ter|one [ˌkɔːrtɪ'kɑstərəʊn] *noun*: Kortiko-, Corticosteron *nt*
cor|ti|co|stri|a|tal [ˌkɔːrtɪkəʊstraɪ'eɪtl] *adj*: kortikostriatal
cor|ti|co|tec|tal [ˌkɔːrtɪkəʊ'tektəl] *adj*: kortikotektal
cor|ti|co|teg|men|tal [ˌkɔːrtɪkəʊteg'mentəl] *adj*: kortikotegmental
cor|ti|co|thal|am|ic [ˌkɔːrtɪkəʊθə'læmɪk] *adj*: Hirnrinde und Thalamus betreffend, kortikothalamisch
cor|ti|co|trope ['kɔːrtɪkəʊtrəʊp] *noun*: →*corticotroph*
cor|ti|co|troph ['kɔːrtɪkəʊtrəʊf] *noun*: kortikotrope Zelle *f*
cor|ti|co|troph|ic [ˌkɔːrtɪkəʊ'trɑfɪk] *adj*: auf die Nebennierenrinde einwirkend, kortikotrop, corticotrop, corticotroph, adrenocorticotrop, adrenocorticotroph, kortikotroph, adrenokortikotrop, adrenokortikotroph
cor|ti|co|tro|phin [ˌkɔːrtɪkəʊ'trɑfɪn] *noun*: →*corticotropin*
cor|ti|co|trop|ic [ˌkɔːrtɪkəʊ'trɑpɪk] *adj*: auf die Nebennierenrinde einwirkend, kortikotrop, corticotrop, corticotroph, adrenocorticotrop, adrenocorticotroph, kortikotroph, adrenokortikotrop, adrenokortikotroph
cor|ti|co|tro|pin [ˌkɔːrtɪkəʊ'trəʊpɪn] *noun*: Kortikotropin *nt*, -trophin *nt*, Corticotrophin(um) *nt*, (adreno-)corticotropes Hormon *nt*, Adrenokortikotropin *nt*
cor|ti|lymph ['kɔːrtɪlɪmf] *noun*: Tunnellymphe *f*
cor|ti|sol ['kɔːrtɪsɔl, -səʊl] *noun*: Kortisol *nt*, Cortisol *nt*, Hydrocortison *nt*
cor|ti|sone ['kɔːrtɪzəʊn] *noun*: Kortison *nt*, Cortison *nt*
cortisone-sensitive *adj*: cortisonempfindlich, kortisonempfindlich
co|run|dum [kə'rʌndəm] *noun*: Korund *m*
cor|us|ca|tion [ˌkɔːrə'skeɪʃn, ˌkɑr-] *noun*: (Auf-)Blitzen *nt*; Funkeln *nt*
co|rym|bi|form [kə'rɪmbəfɔːrm] *adj*: korymbiform
co|rym|bose ['kɔːrɪmbəʊs, kə'rɪm-] *adj*: →*corymbiform*
Co|ry|ne|bac|te|ri|a|ce|ae [ˌkɔːrənɪbækˌtɪərɪ'eɪsɪˌiː] *plural*: Corynebacteriaceae *pl*
Co|ry|ne|bac|te|ri|um [ˌkɔːrənɪbæk'tɪəriːəm] *noun*: Corynebacterium *nt*
  Corynebacterium acnes: Corynebacterium acnes
  Corynebacterium diphtheriae: Diphtheriebazillus *m*, Diphtheriebakterium *nt*, Klebs-Löffler-Bazillus *m*, Löffler-Bazillus *m*, Corynebacterium diphtheriae, Bacterium diphtheriae
  group JK corynebacterium: Corynebacterium *nt* der Gruppe JK
  Corynebacterium haemolyticum: Corynebacterium/Arcanobacterium haemolyticum
  Corynebacterium hofmannii: Corynebacterium pseudodiphtheriticum
  Corynebacterium infantisepticum: Listeria monocytogenes
  Corynebacterium minutissimum: Corynebacterium minutissimum
  Corynebacterium parvulum: Listeria monocytogenes
  Corynebacterium pseudodiphtheriticum: Löffler-Pseudodiphtheriebazillus *m*, Corynebacterium pseudodiphtheriticum
  Corynebacterium pseudotuberculosis: Preisz-Nocard-Bazillus *m*, Corynebacterium pseudotuberculosis
  Corynebacterium xerosis: Corynebacterium xerosis
co|ryn|e|form [kə'rɪnəfɔːrm] *adj*: keulenförmig, koryneform
co|ry|za [kə'raɪzə] *noun*: Virusschnupfen *m*, Schnupfen *m*, Nasenkatarrh *m*, Nasenkatarr *m*, Koryza *f*, Coryza *f*, Rhinitis acuta
  allergic coryza: Heuschnupfen *m*, Heufieber *nt*
  pollen coryza: allergische Rhinitis *f*, Rhinopathia vasomotorica allergica
  syphilitic coryza: Coryza syphilitica
C_{osm} *Abk.*: osmolal clearance
cos|met|ic [kɑz'metɪk]: **I** *noun* kosmetisches Mittel *nt*, Kosmetikum *nt* **II** *adj* **1.** kosmetisch, Schönheits- **2.** (*fig.*) kosmetisch, (nur) oberflächlich
cos|mic ['kɑzmɪk] *adj*: das Weltall betreffend, kosmisch
cos|mi|cal ['kɑzmɪkl] *adj*: →*cosmic*
C_{osmol} *Abk.*: osmolar clearance
cos|ta ['kɑstə] *noun, plura* **-tae** [-tiː]: **1.** (*anatom.*) Rippe *f*, Costa *f*, Os costale **2.** (*mikrobiolog.*) Randfaden *m*
cos|tal ['kɑstl, 'kɔstl] *adj*: Rippe(n)/Costa(e) betreffend, zu den Rippen gehörend, kostal
cos|tal|gia [kɑs'tældʒ(ɪ)ə] *noun*: Rippenschmerz *m*, Kostalgie *f*
cos|ta|tec|to|my [ˌkɑstə'tektəmiː] *noun*: →*costectomy*
cos|tec|to|my [kɑs'tektəmiː] *noun*: Rippenresektion *f*
cos|ti|car|ti|lage [ˌkɑstɪ'kɑːrtlɪdʒ] *noun*: Rippenknorpel *m*, Cartilago costalis
cos|ti|cer|vi|cal [ˌkɑstɪ'sɜrvɪkəl] *adj*: kostozervikal
cos|ti|form ['kɑstɪfɔːrm] *adj*: rippenförmig
co|stim|u|la|tor [kəʊ'stɪmjəleɪtər] *noun*: Kostimulator *m*

cos|ti|spi|nal [ˌkɑstɪˈspaɪnl] *adj*: Rippe(n) und Wirbelsäule/Columna vertebralis betreffend, kostospinal, spinokostal
cos|tive [ˈkɑstɪv, ˈkɔs-] *adj*: an Verstopfung leidend, verstopft, obstipiert
cos|tive|ness [ˈkɑstɪvnəs] *noun*: Verstopfung *f*, Obstipation *f*, Obstructio alvi
costo- *präf.*: Rippen-, Kosto-
cos|to|cen|tral [ˌkɑstəˈsentrəl] *adj*: Rippen und Wirbelkörper betreffend, kostozentral, kostovertebral
cos|to|chon|dral [ˌkɑstəˈkɑndrəl] *adj*: Rippenknorpel/Cartilago costalis betreffend, kostochondral, chondrokostal
cos|to|chon|drit|ic [ˌkɑstəkɑnˈdrɪtɪk] *adj*: Rippenknorpelentzündung/Kostochondritis betreffend, kostochondritisch
cos|to|chon|dri|tis [ˌkɑstəkɑnˈdraɪtɪs] *noun*: Rippenknorpelentzündung *f*, Kostochondritis *f*
cos|to|cla|vic|u|lar [ˌkɑstəkləˈvɪkjələr] *adj*: Rippen und Schlüsselbein/Klavikula betreffend, kostoklavikulär, kostoklavikular
cos|to|cor|a|coid [ˌkɑstəˈkɔːrəkɔɪd] *adj*: Rippen und Processus coracoideus betreffend, kostokorakoid
cos|to|di|a|phrag|mat|ic [ˌkɑstəˌdaɪəfræɡˈmætɪk] *adj*: Rippen und Zwerchfell/Diaphragma betreffend, kostodiaphragmal, kostophrenisch, phrenikokostal
cos|to|gen|ic [ˌkɑstəˈdʒenɪk] *adj*: von einer Rippe (ab-) stammend
cos|to|in|fe|ri|or [ˌkɑstəɪnˈfɪərɪər] *adj*: die unteren Rippen betreffend
cos|to|phren|ic [ˌkɑstəˈfrenɪk] *adj*: Rippen/Costae und Zwerchfell betreffend, kostophrenisch, kostodiaphragmal
cos|to|pleu|ral [ˌkɑstəˈplʊərəl] *adj*: Rippen und Brustfell/Pleura betreffend, kostopleural
cos|to|scap|u|lar [ˌkɑstəˈskæpjələr] *adj*: Rippen und Schulterblatt/Skapula betreffend, kostoskapular, skapulokostal
cos|to|scap|u|la|ris [ˌkɑstəˌskæpjəˈleərɪs] *noun*: Musculus serratus anterior
cos|to|ster|nal [ˌkɑstəˈstɜrnl] *adj*: Rippen und Brustbein/Sternum betreffend, kostosternal, sternokostal
cos|to|ster|no|plas|ty [ˌkɑstəˈstɜrnəplæstiː] *noun*: Rippen-Sternum-Plastik *f*, Kostosternoplastik *f*
cos|to|su|pe|ri|or [ˌkɑstəsuːˈpɪərɪər] *adj*: die oberen Rippen betreffend
cos|to|tome [ˈkɑstətəʊm] *noun*: Kostotom *nt*
cos|tot|o|my [kɑsˈtɑtəmiː] *noun*: Rippendurchtrennung *f*, Kostotomie *f*
cos|to|trans|verse [ˌkɑstətrænsˈvɜrs, -ˈtrænsvɜrs] *adj*: kostotransversal
cos|to|trans|ver|sec|to|my [ˌkɑstəˌtrænzvərˈsektəmiː] *noun*: Kostotransversektomie *f*
cos|to|ver|te|bral [ˌkɑstəˈvɜrtəbrəl] *adj*: Rippe(n) und Wirbel/Vertebra(e) betreffend, kostovertebral, kostozentral, vertebrokostal
cos|to|xiph|oid [ˌkɑstəˈzɪfɔɪd] *adj*: Rippen und Processus xiphoideus betreffend
co|sub|strate [kəʊˈsʌbstreɪt] *noun*: Co-, Kosubstrat *nt*
co|syn|tro|pin [kəʊsɪnˈtrəʊpɪn] *noun*: Kosyntropin *nt*, Tetracosactid *nt*, β_1-24-Kortikotropin *nt*
cot [kɑt] *noun*: Kinderbett(chen) *nt*
co|throm|bo|plas|tin [kəʊˌθrɑmbəʊˈplæstɪn] *noun*: Prokonvertin *nt*, Proconvertin *nt*, Faktor VII *m*, Autothrombin I *nt*, Serum-Prothrombin-Conversion-Accelerator *m*, stabiler Faktor *m*
co|ti|nine [ˈkɑtəniːn] *noun*: Cotinin *nt*
co|trans|duc|tion [ˌkəʊtrænzˈdʌkʃn] *noun*: Ko-, Cotransduktion *f*
co|trans|mit|ter [ˌkəʊtrænsˈmɪtər] *noun*: Cotransmitter *m*
co|trans|port [kəʊˈtrænspɔːrt, -pəʊrt] *noun*: gekoppelter Transport *m*, Cotransport *m*, Symport *m*
co-trimoxazole *noun*: Cotrimoxazol *nt*
cot|ton [ˈkɑtn]: I *noun* Baumwolle *f* II *adj* baumwollen, Baumwoll-
absorbent cotton: (Verbands-)Watte *f*, Tupfer *m*
medicated cotton: medizinische Watte *f*
purified cotton: gereinigte Baumwolle *f*, Gossypium depuratum
surgical cotton: (Verbands-)Watte *f*, Tupfer *m*
cot|ton|pox [ˈkɑtnpɑks] *noun*: Alastrim *nt*, weiße Pocken *pl*, Variola minor
cot|y|le|don [ˌkɑtəˈliːdn] *noun*: Zottenbaum *m*, -büschel *nt*, Plazentalappen *m*, Cotyledo *f*, Kotyledo *f*, Kotyledone *f*
cot|y|loid [ˈkɑtlɔɪd] *adj*: Hüftgelenkspfanne/Azetabulum betreffend, azetabulär, azetabular
cough [kɔf, kɑf]: I *noun* **1.** Husten *m*; Tussis *f* **have a cough** Husten haben **2.** Husten *nt* II *vt* husten, abhusten, aushusten III *vi* husten
cough up *vt* (ab-, aus-)husten **cough up blood** Blut husten
aneurysmal cough: Husten *m* bei Aortenaneurysma
barking cough: Krupphusten *m*
brassy cough: blecherner Husten *m*
dry cough: trockener Husten *m*
hacking cough: abgehackter Husten *m*
hepatic cough: Tussis hepatica
nonproductive cough: unproduktiver/nichtproduktiver Husten *m*
productive cough: produktiver Husten *m*, Husten *m* mit Auswurf
reflex cough: Reflexhusten *m*
trigeminal cough: Husten *m* durch Trigeminusreizung
two-toned cough: bitonaler Husten *m*
wet cough: Husten *m* mit Auswurf
whooping cough: Keuchhusten *m*, Pertussis *f*, Tussis convulsiva
cough|ing [ˈkɔfɪŋ, ˈkɑf-] *adj*: hustend
cou|lomb [ˈkuːlɑm, kuːˈlɑm] *noun*: Coulomb *nt*
cou|ma|rin [ˈkuːmərɪn] *noun*: **1.** Kumarin *nt*, Cumarin *nt* **2.** Kumarinderivat *nt*
coun|sel [ˈkaʊnsəl]: I *noun* **1.** Rat(schlag) *m*; Beratung *f*, Beratschlagung *f*, Entschluss *m*, Absicht *f*, Plan *m* **2.** (Rechts-)Anwalt *m*, (-)Berater *m*, (-)Beistand *m* II *vt* jdn. raten, jdm. einen Rat geben *oder* erteilen
coun|sel|ling [ˈkaʊnsəlɪŋ] *noun*: Beratung *f*
empiric genetic counseling: empirische Erbprognose *f*
genetic counseling: genetische Beratung *f*
marital counseling: Eheberatung *f*
count [kaʊnt]: I *noun* Zählung *f*, Zählen *nt*, Berechnung *f*, Rechnung *f* II *vt* zählen, auszählen, rechnen, berechnen III *vi* rechnen
Addis count: Addis-Count *m*, Addis-Hamburger-Count *m*, Addis-Test *m*
Arneth's count: Arneth-Leukozytenschema *nt*
bacteria count: Keimzahl *f*
bacterial count: Keimzahlbestimmung *f*
blood count: Blutbild *nt*
CD4/CD8 count: CD4/CD8-Quotient *m*, T4/T8-Quotient *m*
cell count: Zellzählung *f*
colony count: Plattenzählverfahren *nt*
complete blood count: großes Blutbild *nt*

differential count: Differenzialblutbild *nt*
differential blood count: Differenzialblutbild *nt*, Differentialblutbild *nt*
differential white cell count: Differenzialblutbild *nt*, weißes Blutbild *nt*
erythrocyte count: Erythrozytenzahl *f*, Erythrozytenzählung *f*
full blood count: großes Blutbild *nt*
gene count: Genzählung *f*
germ count: Keimzahlbestimmung *f*
gingival-bone count: Dunning-Leach-Index *m*, Gingiva-Knochenindex *m*
granulocyte count: Granulozytenzahl *f*
leucocyte count: (*brit.*) →*leukocyte count*
leukocyte count: Leukozytenzahl *f*
platelet count: Thrombozytenzahl *f*
red blood count: Erythrozytenzahl *f*, Erythrozytenzählung *f*
red cell count: →*red blood count*
sperm count: Spermatozoenzahl *f*, Spermienzahl *f*
Stansfeld-Webb count: Stansfeld-Webb-Verfahren *nt*
white blood count: weißes Blutbild *nt*, Leukozytenzahl *f*
white cell count: →*white blood count*

coun|ter ['kaʊntər] *noun*: Zähler *m*, Zählvorrichtung *f*, Zählgerät *nt*
blood cell counter: Blutkörperchenzählgerät *m*
Coulter counter: Coulter-Counter *m*
Geiger counter: Geiger-Zählrohr *nt*, -Zähler *m*, Geiger-Müller-Zählrohr *nt*, -Zähler *m*
Geiger-Müller counter: →*Geiger counter*
proportional counter: Proportionalzähler *m*
scintillation counter: Szintillationszähler *m*, Szintillationsdetektor *m*, Szintillator *m*
whole-body counter: Ganzkörperzähler *m*

coun|ter ['kaʊntər]: **I** *noun* Gegenteil *nt* **II** *adj* entgegengesetzt, Gegen- **III** *vt* entgegenwirken

coun|ter|act [ˌkaʊntər'ækt] *vt*: entgegenwirken, -arbeiten; kompensieren, neutralisieren; bekämpfen

coun|ter|ac|tion [ˌkaʊntər'ækʃn] *noun*: Gegenwirkung *f*; Neutralisierung *f*; Bekämpfung *f*, Gegenmaßnahme *f*

coun|ter|ac|tive [ˌkaʊntər'æktɪv] *adj*: entgegenwirkend, Gegen-

coun|ter|at|trac|tion [ˌkaʊntərə'trækʃn] *noun*: entgegengesetzte Anziehungskraft *f*

coun|ter|bal|ance [*n* 'kaʊntərˌbæləns; *v* ˌkaʊntər'bæləns]: (*a. fig., techn.*) **I** *n* Gegengewicht (*to* zu) **II** *vt* ein Gegengewicht bilden zu, ausgleichen, aufwiegen

coun|ter|blow ['kaʊntərbləʊ] *noun*: (*a. fig.*) Gegenschlag *m*

coun|ter|check [*n* 'kaʊntərtʃek; *v* ˌkaʊntər'tʃek]: **I** *noun* **1.** Gegenwirkung *f* **2.** Gegen-, Nachkontrolle *f* **II** *vt* **3.** entgegenwirken **4.** gegen-, nachprüfen, kontrollieren

coun|ter|clock|wise [ˌkaʊntər'klɑkwaɪz] *adj*: gegen den Uhrzeigersinn/die Uhrzeigerrichtung, nach links

coun|ter|cur|rent ['kaʊntərkɜrənt] *noun*: Gegenstrom *m*, -strömung *f*

coun|ter|ef|fect [ˌkaʊntərɪ'fekt] *noun*: Gegenwirkung *f*

coun|ter|e|lec|tro|pho|re|sis [ˌkaʊntərɪˌlektrəʊfə'riːsɪs] *noun*: →*counterimmunoelectrophoresis*

coun|ter|ex|ten|sion [ˌkaʊntərɪk'stenʃn] *noun*: →*countertraction*

coun|ter|im|mu|no|e|lec|tro|pho|re|sis [ˌkaʊntərˌɪmjənəʊɪˌlektrəʊfə'riːsɪs] *noun*: Gegenstromelektrophorese *f*, Gegenstromimmunoelektrophorese *f*

coun|ter|in|ci|sion [ˌkaʊntərɪn'sɪʒn] *noun*: Gegenschnitt *m*, -inzision *f*

coun|ter|ir|ri|tant [ˌkaʊntər'ɪrətənt]: **I** *noun* (*pharmakol.*) Gegenreizmittel *nt* **II** *adj* einen Gegenreiz hervorrufend

coun|ter|ir|ri|ta|tion [ˌkaʊntərɪrə'teɪʃn] *noun*: Gegenreiz *m*, -reizung *f*

coun|ter|meas|ure ['kaʊntərmeʒər] *noun*: Gegenmaßnahme *f*

coun|ter|o|pen|ing [ˌkaʊntər'əʊp(ə)nɪŋ] *noun*: Gegenöffnung *f*, -punktion *f*

coun|ter|poi|son ['kaʊntər pɔɪzən] *noun*: Antidot *nt*

coun|ter|pres|sure ['kaʊntərpreʃər] *noun*: Gegendruck *m*

coun|ter|pul|sa|tion [ˌkaʊntərpʌl'seɪʃn] *noun*: Gegenpulsation *f*
intra-aortic balloon counterpulsation: intraaortale Ballonpulsation *f*, intraaortale Ballongegenpulsation *f*

coun|ter|punc|ture ['kaʊntərpʌŋ(k)tʃər] *noun*: →*counteropening*

coun|ter|stain ['kaʊntərsteɪn]: **I** *noun* Gegen-, Kontrastfärbung *f* **II** *vt* gegenfärben

coun|ter|trac|tion [ˌkaʊntər'trækʃn] *noun*: Gegenzug *m*, -extension *f*

coun|ter|trans|fer|ence [ˌkaʊntərtrænz'fɜrəns] *noun*: Gegenübertragung *f*

coun|ter|trans|port [ˌkaʊntər'trænspɔːrt] *noun*: Austauschtransport *m*, Gegentransport *m*, Countertransport *m*, Antiport *m*

coun|ter|weigh [ˌkaʊntər'weɪ] *vt*: →*counterbalance II*

coun|ter|weight ['kaʊntərweɪt] *noun*: (*a. fig.*) Gegengewicht *nt* (*to* zu)

coup [kuː] *noun*: Schlag *m*, Stoß *m*, Hieb *m*

cou|ple ['kʌpəl]: **I** *noun* Paar *nt*; Ehepaar *nt* **a couple of** zwei; ein paar, einige **a couple of times** ein paarmal **II** *vt* **1.** (*biolog.*) paaren **2.** (zusammen-)koppeln, verbinden; (*techn.*) (ver-, an-)kuppeln **III** *vi* (*biolog.*) sich paaren
redox couple: Redoxpaar *nt*

cou|pled ['kʌpəld] *adj*: **1.** (*a. fig.*) gepaart, verbunden (*with* mit) **2.** (*techn.*) gekuppelt; ge-, verkoppelt

cou|pling ['kʌplɪŋ] *noun*: **1.** Verbindung *f*, Vereinigung *f* **2.** (*biolog.*) Paarung *f* **3.** (*techn.*) Kopplung *m*; Kupplung *f*
arteriovenous coupling: arteriovenöse Koppelung *f*
chemical coupling: chemische Kopplung *f*
chemiosmotic coupling: chemiosmotische Kopplung *f*
conformational coupling: Konformationskopplung *f*
electro-secretion coupling: Elektrosekretionskopplung *f*
electrotonic coupling: elektrotonische Kopplung *f*
energy coupling: Energiekopplung *f*
excitation-contraction coupling: Erregung-Kontraktionskopplung *f*, Kopplung *f* von Erregung und Kontraktion, elektromechanische Kopplung *f*
genetic coupling: Genkopplung *f*, Faktorenkopplung *f*
stimulus-secretion coupling: Stimulus-Sekretionskopplung *f*

cour|ba|ture ['kʊrbətʊər; *franz.* kurba'tyːr] *noun*: **1.** Muskelziehen *nt*, -schmerz(en *pl*) *m* **2.** Druckluft-, Caissonkrankheit *f*

cou|rie ['kaʊriː] *noun*: Kopal *m*

course [kɔːrs, kəʊrs] *noun*: **1.** (natürlicher) (Ver-)Lauf *m*, Ablauf *m*, (Fort-)Gang *m* **in the course of** im (Ver-)Lauf, während **in (the) course of time** im Laufe der Zeit **2.** Monatsblutung *f*, Periode *f*, Regel *f*, Menses *pl*, Menstruation *f*
course of action: Vorgehen(sweise *f*) *nt*
clinical course: klinischer Verlauf *m*, Befund *m*
course of instruction: Ausbildungskurs *m*, Ausbildungkursus *m*, Ausbildungslehrgang *m*
time course: Zeitverlauf *m*, zeitlicher Ab-/Verlauf *m*
training course: Ausbildungskurs *m*

cou|ver|cle [kuː'vɜrkl] *noun*: extraversales Blutgerinnsel *nt*
co|va|lence [kəʊ'veɪləns] *noun*: Kovalenz *f*
co|va|len|cy [kəʊ'veɪlənsiː] *noun*: →*covalence*
co|va|lent [kəʊ'veɪlənt] *adj*: kovalent
co|var|i|ance [kəʊ'veərɪəns] *noun*: Kovarianz *f*
cov|er ['kʌvər]: **I** *noun* **1.** (*a. fig.*) Decke *f*; Ab-, Bedeckung *f*; Deckel *m*; Hülle *f*, Umhüllung *f*, Mantel *m*; Überzug *m* **2.** →*coverage* **3.** Schutz *m* (*from* vor, gegen); (*techn.*) Schutzmantel *m*, -haube *f*, -kappe *f* **II** *vt* **4.** zu-, bedecken (*with* mit) **covered with** voll mit **5.** um-, einhüllen, bedecken, überziehen (*in, with*); einwickeln **6. cover o.s.** (*a. fig.*) (sich) schützen (*from, against* vor, gegen) **7.** (*statist.*) erfassen
metal cover: Metallüberzug *m*
cov|er|age ['kʌv(ə)rɪdʒ] *noun*: **1.** Abdeckung *f*, Bedeckung *f* **2.** (*pharmakol.*) (antibiotische) Abdeckung *f*
aerobic coverage: antibiotische Abdeckung *f* gegen aerobe Erreger
anaerobic coverage: antibiotische Abdeckung *f* gegen anaerobe Erreger
denture coverage: Prothesenlager *nt*
wound coverage: Wundabdeckung *f*
cov|ered ['kʌvərd] *adj*: be-, gedeckt, überzogen
cov|er|glass ['kʌvərglæs] *noun*: Deckglas *nt*
cov|er|ing ['kʌvərɪŋ]: **I** *noun* Umhüllung *f* **II** *adj* (be-)deckend, Deck-, Schutz-, Hüll-
cov|er|slip ['kʌvərslɪp] *noun*: →*coverglass*
cow|per|i|tis [kaʊpə'raɪtɪs] *noun*: Entzündung *f* der Cowper-Drüse, Cowperitis *f*
cow|pox ['kaʊpɑks] *noun*: Kuhpocken *pl*
cox|a ['kɑksə] *noun*, *plural* **-ae** ['kɑksiː]: Hüfte *f*, Hüftregion *f*, Coxa *f*, Regio coxalis
coxa adducta: →*coxa vara*
adolescent coxa vara: Lösung *f* der Femurepiphyse, Epiphyseolysis/Epiphysiolysis capitis femoris, Coxa vara adolescentium
coxa flexa: →*coxa vara*
coxa plana: Perthes-Krankheit *f*, Morbus Perthes *m*, Perthes-Legg-Calvé-Krankheit *f*, Legg-Calvé-Perthes (-Waldenström)-Krankheit *f*, Osteochondropathia deformans coxae juvenilis, Coxa plana (idiopathica)
coxa valga: Coxa valga
coxa vara: Coxa vara
cox|al|gia [kɑk'sældʒ(ɪ)ə] *noun*: **1.** Hüft(gelenk)schmerz *m*, Koxalgie *f*, Coxalgia *f* **2.** Koxarthrose *f*, Coxarthrosis *f*, Arthrosis deformans coxae, Malum coxae senile **3.** Hüftgelenksentzündung *f*, Koxitis *f*, Coxitis *f*, Kox-, Coxarthritis *f*
cox|ar|thri|a [kɑks'ɑːrθrɪə] *noun*: →*coxitis*
cox|ar|thrit|ic [ˌkɑksɑːr'θrɪtɪk] *adj*: Hüftgelenksentzündung/Koxitis betreffend, koxitisch, koxarthritisch
cox|ar|thri|tis [ˌkɑksɑːr'θraɪtɪs] *noun*: Koxitis *f*, Hüftgelenksentzündung *f*, Coxitis *f*, Koxarthritis *f*, Coxarthritis *f*
cox|ar|throp|a|thy [kɑksɑːr'θrɑpəθiː] *noun*: Hüftgelenk(s)erkrankung *f*, Koxarthropathie *f*
cox|ar|thro|sis [kɑksɑːr'θrəʊsɪs] *noun*: Koxarthrose *f*, Coxarthrosis *f*, Arthrosis deformans coxae, Malum coxae senile
Cox|i|el|la [kɑksɪ'elə] *noun*: Coxiella *f*
Coxiella burnetii: Coxiella burnetii
cox|it|ic [kɑk'sɪtɪk] *adj*: Hüftgelenksentzündung/Koxitis betreffend, koxitisch, koxarthritisch
cox|i|tis [kɑk'saɪtɪs] *noun*: Koxitis *f*, Hüftgelenksentzündung *f*, Coxitis *f*, Koxarthritis *f*, Coxarthritis *f*
bacterial coxitis: bakterielle Koxitis *f*
gonorrheal coxitis: Coxitis gonorrhoica, gonorrhoische Koxitis *f*
gonorrhoeal coxitis: (*brit.*) →*gonorrheal coxitis*
infantile coxitis: Säuglingskoxitis *f*, Neugeborenenkoxitis *f*
rheumatic coxitis: rheumatische Koxitis *f*
senile coxitis: Koxarthrose *f*, Coxarthrosis *f*, Arthrosis deformans coxae, Malum coxae senile
suppurative coxitis: Coxitis purulenta
syphilitic coxitis: Coxitis syphilitica
transient coxitis: flüchtige Koxitis *f*, Coxitis fugax
tuberculous coxitis: Coxitis tuberculosa, tuberkulöse Koxitis *f*
cox|o|dyn|i|a [ˌkɑksəʊ'diːnɪə] *noun*: Hüft(gelenk)schmerz *m*, Koxalgie *f*, Coxalgia *f*
cox|o|fem|o|ral [ˌkɑksəʊ'femərəl] *adj*: Hüfte und Oberschenkel/Femur betreffend, koxofemoral
cox|o|tu|ber|cu|lo|sis [ˌkɑksəʊt(j)ʊˌbɜrkjə'ləʊsɪs] *noun*: **1.** Hüftgelenktuberkulose *f* **2.** tuberkulöse Hüftgelenkentzündung/Koxitis *f*, Coxitis tuberculosa
cox|sack|ie|vi|rus [kɑk'sækɪvaɪrəs] *noun*: Coxsackievirus *nt*
co|zy|mase [kəʊ'zaɪmeɪs] *noun*: Nicotinamid-adenin-dinucleotid *nt*, Diphosphopyridinnucleotid *nt*, Cohydrase I *f*, Coenzym I *nt*
CP *Abk.*: **1.** capillary pressure **2.** central pit **3.** cerebellopontine **4.** cerebral palsy **5.** ceruloplasmin **6.** chloroquine-primaquine **7.** chromosomal protein **8.** chronic pancreatitis **9.** clearance period **10.** cleft palate **11.** closing pressure **12.** cochlear potential **13.** constant pressure **14.** coproporphyrin **15.** cor pulmonale **16.** creatine phosphate **17.** culture proven
cP *Abk.*: **1.** centipoise **2.** chronic polyarthritis
C/P *Abk.*: cholesterol-phosphatide ratio
CPA *Abk.*: **1.** carboxypeptidase A **2.** cerebellopontine angle **3.** chlorophenylalanine **4.** cyproterone acetate
C3PA *Abk.*: C3 proactivator
C3PAase *Abk.*: C3 proactivator convertase
C_{PAH} *Abk.*: p-aminohippuric acid clearance
$C_{PA}O_2$ *Abk.*: oxygen content of pulmonary arterial blood
CPB *Abk.*: **1.** carboxypeptidase B **2.** cardiopulmonary bypass **3.** cetylpyridinium bromide **4.** competitive protein-binding
CPBA *Abk.*: competitive protein-binding assay
CPBP *Abk.*: cardiopulmonary bypass
CPC *Abk.*: **1.** carotid pulse curve **2.** central posterior curve **3.** cetylpyridinium chloride **4.** chronic cor pulmonale **5.** chronic passive congestion **6.** cold potassium cardioplegia
CPD *Abk.*: **1.** citrate phosphate dextrose **2.** contact potential difference **3.** contagious pustular dermatitis **4.** cyclopentadiene
CPDS *Abk.*: carboxypyridine disulfide
CPE *Abk.*: **1.** cytopathic effect **2.** cytopathogenetic effect
CPEO *Abk.*: chronic progressive external ophthalmoplegia
CPF *Abk.*: competence provoking factor
CPH *Abk.*: **1.** chronic paroxysmal hemicrania **2.** chronic persistent hepatitis
cph *Abk.*: counts per hour
CPI *Abk.*: coronary prognostic index
CPIB *Abk.*: α-(p-chlorphenoxy)-isobutyrate
CPIP *Abk.*: chronic pulmonary insufficiency of prematurity
CPK *Abk.*: **1.** creatine phosphokinase **2.** creatinine phosphokinase
CPK-MB *Abk.*: creatine phosphokinase isoenzyme muscle-brain
c_{Pl} *Abk.*: plasma concentration

CPLM *Abk.*: cysteine peptone liver methylene blue
CPM *Abk.*: **1.** capreomycin **2.** cyclophosphamide
cpm *Abk.*: counts per minute
c.p.m. *Abk.*: counts per minute
CPN *Abk.*: chronic pyelonephritis
CPP *Abk.*: **1.** cerebral perfusion pressure **2.** chronic progressive polyarthritis **3.** coronary perfusion pressure **4.** cyclopentophenanthrene
CPPB *Abk.*: continuous positive pressure breathing
CPPC *Abk.*: corrected postpacing cycle
CPPD *Abk.*: calcium pyrophosphate dihydrate
CPQ *Abk.*: cholesterol-phosphatide quotient
CPR *Abk.*: **1.** cardiac pulmonary reserve **2.** cardiopulmonary resuscitation **3.** chlorphenol red
C-protein *noun*: C-Protein *nt*
CPRT *Abk.*: corrected pacemaker recovery time
CPS *Abk.*: carbamylphosphate synthetase
cps *Abk.*: counts per second
c.p.s. *Abk.*: counts per second
CPT *Abk.*: **1.** carotid pulse tracing **2.** choline phosphotransferase **3.** cold pressure test
CPTPP *Abk.*: continuous positive transpulmonary pressure
CPVC *Abk.*: common pulmonary venous chamber
$C_{pv}O_2$ *Abk.*: oxygen content of pulmonary venous blood
CPZ *Abk.*: chlorpromazine
CQ *Abk.*: conceptual quotient
CR *Abk.*: **1.** cardiorespiratory **2.** cathode ray **3.** central ray **4.** clinical records **5.** clot retraction **6.** colon resection **7.** complement receptor **8.** complete remission **9.** computerized radiology **10.** conditioned reflex **11.** corneal reflex **12.** coronary reserve **13.** coronary resistance **14.** cremasteric reflex **15.** cresyl red **16.** crown **17.** crown-rump length
Cr *Abk.*: **1.** chromium **2.** creatine **3.** creatinine
CRA *Abk.*: **1.** central retinal artery **2.** cerebral radioisotope angiography **3.** chronic rheumatoid arthritis
CRABP *Abk.*: cellular retinoic acid binding protein
crack [kræk]: I *noun* **1.** Krach *m*, Knacks *m*, Knacken *nt* **2.** Sprung *m*, Riss *m* **3.** (*orthopäd.*) Haarbruch *m*, Knochenfissur *f* **4.** Spalt(e *f*) *m*, Schlitz *m*, Ritz(e *f*) *m* **5.** (*rechtsmed.*) Crack *nt* II *vt* zerbrechen, (zer-)spalten, (zer-)sprengen III *vi* **6.** krachen, knacken **7.** (zer-)springen, (zer-)platzen, (zer-)bersten, (zer-)brechen, rissig werden, (auf-)reißen, einen Sprung bekommen
lacquer crack: Lacksprung *m*
crack|le ['krækl]: I *noun* Knistern *nt*, Rasseln *nt*, Krachen *nt*, Prasseln *nt*, Knattern *nt* II *vt* knistern *oder* rasseln *oder* krachen lassen III *vi* knistern, rasseln, prasseln, krachen, knattern
pleural crackles: Lederknarren *nt*
cra|dle ['kreɪdl] *noun*: **1.** Wiege *f* **2.** Bett-, Drahtbügel *m*, Reifenbahre *f*
cramp [kræmp]: I *noun* (Muskel-)Krampf *m*, Crampus *m*, Krampus *m*; Spasmus *m* II *vt* Krämpfe verursachen *oder* auslösen
abdominal cramps: Bauchkrämpfe *pl*
accessory cramp: Schiefhals/Torticollis *m* bei Akzessoriuslähmung *f*
cane-cutter's cramp: Heizerkrampf *m*
heat cramps: Hitzekrämpfe *pl*
cramp in the calf muscles: Wadenkrampf *m*
intermittent cramp: **1.** Tetanus *m*, Tetanie *f* **2.** neuromuskuläre Übererregbarkeit *f*, Tetanie *f*
miner's cramp: Heizerkrampf *m*
muscle cramp: Spasmus *m*
recumbency cramps: Krampussyndrom *nt*
stoker's cramp: Heizerkrampf *m*
watchmaker's cramp: Uhrmacherkrampf *m*
writer's cramp: Schreibkrampf *m*, Graphospasmus *m*, Mogigraphie *f*, Mogigrafie *f*
cramp|ing ['kræmpɪŋ] *adj*: krampfartig, krampfend
cran. *Abk.*: cranial
crani- *präf.*: Schädel-, Kranio-
cra|ni|al ['kreɪnɪəl] *adj*: den (knöchernen) Schädel betreffend; kopfwärts (liegend), kranial
Cra|ni|a|ta [ˌkreɪnɪ'eɪtə] *plural*: Wirbeltiere *pl*, Vertebraten *pl*, Vertebrata *pl*
cra|ni|ec|to|my [kreɪnɪ'ektəmiː] *noun*: Kraniektomie *f*
cranio- *präf.*: Schädel-, Kranio-
cra|ni|o|au|ral [ˌkreɪnɪəʊ'ɔːrəl] *adj*: kranioaural
cra|ni|o|car|di|ac [ˌkreɪnɪəʊ'kɑːrdɪæk] *adj*: kraniokardial
cra|ni|o|car|po|tar|sal [ˌkreɪnɪəʊˌkɑːrpəʊ'tɑːrsl] *adj*: kranio-karpo-tarsal
cra|ni|o|cau|dal [ˌkreɪnɪəʊ'kɔːdl] *adj*: kraniokaudal
cra|ni|o|cele ['kreɪnɪəʊsiːl] *noun*: Enzephalozele *f*
cra|ni|o|cer|e|bral [ˌkreɪnɪəʊ'serəbrəl] *adj*: Schädel und Großhirn/Zerebrum betreffend, kraniozerebral
cra|ni|o|cla|sis [kreɪnɪ'ɑklɪsɪs] *noun*: Kranioklasie *f*, Kraniotomie *f*; Enzephalotomie *f*
cra|ni|o|clast ['kreɪnɪəklæst] *noun*: Kranioklast *m*
cra|ni|o|clas|ty ['kreɪnɪəʊklæstiː] *noun*: →*cranioclasis*
cra|ni|o|clei|do|dys|os|to|sis [ˌkreɪnɪəʊˌklaɪdəʊdɪsɑs'təʊsɪs] *noun*: Klavikuladefekt *m*, Scheuthauer-Marie-Sainton-Syndrom *nt*, Dysostosis cleidocranialis
cra|ni|o|di|a|phys|e|al [ˌkreɪnɪəʊˌdaɪə'fiːzɪəl] *adj*: kraniodiaphysär
cra|ni|o|did|y|mus [ˌkreɪnɪəʊ'dɪdəməs] *noun*: Kraniodidymus *m*
cra|ni|o|fa|cial [ˌkreɪnɪəʊ'feɪʃl] *adj*: Schädel und Gesicht/Facies betreffend, kraniofazial
cra|ni|og|ra|phy [kreɪnɪ'ɑgrəfiː] *noun*: Kraniografie *f*
cra|ni|ol|o|gy [kreɪnɪ'ɑlədʒiː] *noun*: Schädellehre *f*, Kraniologie *f*
cra|ni|o|ma|la|cia [ˌkreɪnɪəmə'leɪʃ(ɪ)ə] *noun*: Schädel(knochen)erweichung *f*, Kraniomalazie *f*
cra|ni|o|man|dib|u|lar [ˌkreɪnɪəʊmæn'dɪbjələr] *adj*: kraniomandibulär
cra|ni|o|me|nin|go|cele [ˌkreɪnɪəʊmɪ'nɪŋgəsiːl] *noun*: Kraniomeningozele *f*
cra|ni|o|me|taph|y|se|al [ˌkreɪnɪəʊmɪ'tæfəsɪəl] *adj*: kraniometaphysär
cra|ni|om|e|ter [ˌkreɪnɪ'ɑmɪtər] *noun*: Kraniometer *nt*, Schädelmesser *m*
cra|ni|o|met|ric [ˌkreɪnɪə'metrɪk] *adj*: Kraniometrie betreffend, mittels Kraniometrie, kraniometrisch
cra|ni|o|met|ri|cal [ˌkreɪnɪəʊ'metrɪkl] *adj*: →*craniometric*
cra|ni|om|e|try [ˌkreɪnɪ'ɑmətriː] *noun*: Schädelmessung *f*, Kraniometrie *f*
cra|ni|op|a|gus [ˌkreɪnɪəʊ'ɑpəgəs] *noun, plural* **-gi** [-gaɪ, -dʒaɪ]: Kephalo-, Zephalo-, Kraniopagus *m*
cra|ni|op|a|thy [ˌkreɪn'ɑpəθiː] *noun*: Schädel(knochen)-erkrankung *f*, Kraniopathie *f*
cra|ni|o|pha|ryn|gi|o|ma [ˌkreɪnɪəʊfəˌrɪndʒɪ'əʊmə] *noun*: Kraniopharyngiom *nt*, Erdheim-Tumor *m*
cra|ni|o|plas|ty ['kreɪnɪəʊplæstiː] *noun*: Schädelplastik *f*, Kranioplastik *f*
cra|ni|o|punc|ture ['kreɪnɪəʊpʌŋ(k)tʃər] *noun*: Schädelpunktur *f*
cra|ni|o|r|rha|chid|i|an [ˌkreɪnɪəʊrə'kɪdɪən] *adj*: →*craniospinal*
cra|ni|o|r|rha|chis|chi|sis [ˌkreɪnɪəʊrə'kɪskəsɪs] *noun*: Schädel- und Wirbelsäulenspalte *f*, Kraniorrhachischisis *f*

cra|ni|o|sa|cral [ˌkreɪnɪəʊˈseɪkrəl] *adj*: **1.** kraniosakral **2.** parasympathisches (Nerven-)System betreffend
cra|ni|os|chi|sis [ˌkreɪnɪˈɑskəsɪs] *noun, plural* **-ses** [-siːz]: Schädelspalte *f*, Kranioschisis *f*, Cranium bifidum
cra|ni|o|scle|ro|sis [ˌkreɪnɪəʊsklɪˈrəʊsɪs] *noun*: Kraniosklerose *f*
cra|ni|os|co|py [kreɪnɪˈɑskəpiː] *noun*: Kranioskopie *f*
cra|ni|o|spi|nal [ˌkreɪnɪəʊˈspaɪnl] *adj*: Schädel und Wirbelsäule/Columna vertebralis betreffend, kraniospinal
cra|ni|o|ste|no|sis [ˌkreɪnɪəʊstɪˈnəʊsɪs] *noun*: Kraniostenose *f*
cra|ni|os|to|sis [ˌkreɪnɪˈɑstəsɪs] *noun, plural* **-ses** [-siːz]: kongenitale (Schädel-)Nahtverknöcherung *f*, Kraniostose *f*
cra|ni|o|syn|os|to|sis [ˌkreɪnɪəʊˌsɪnɑsˈtəʊsɪs] *noun, plural* **-ses** [-siːz]: vorzeitiger (Schädel-)Nahtverschluss *m*, Kraniosynostose *f*
cra|ni|o|ta|bes [ˌkreɪnɪəʊˈteɪbiːz] *noun*: Kraniotabes *f*
rachitic craniotabes: rachitische Kraniotabes *f*
cra|ni|o|tome [ˈkreɪnɪəʊtəʊm] *noun*: Kraniotom *nt*
cra|ni|o|to|my [ˌkreɪnɪˈɑtəmiː] *noun*: Trepanation *f*
attached craniotomy: osteoplastische Schädeltrepanation/Kraniotomie *f*
detached craniotomy: osteoklastische Schädeltrepanation *f*; Kraniektomie *f*
osteoclastic craniotomy: osteoklastische Kraniotomie *f*
osteoplastic craniotomy: osteoplastische Kraniotomie *f*
cra|ni|o|to|nos|co|py [ˌkreɪnɪətəˈnɑskəpiː] *noun*: auskultatorische Schädelperkussion *f*
cra|ni|o|to|pog|ra|phy [ˌkreɪnɪəʊtəˈpɑgrəfiː] *noun*: Schädel-, Kraniotopografie *f*
cra|ni|o|try|pe|sis [ˌkreɪnɪəʊtrəˈpiːsɪs] *noun*: Schädeltrepanation *f*
cra|ni|o|tym|pan|ic [ˌkreɪnɪəʊtɪmˈpænɪk] *adj*: Schädel und Paukenhöhle/Tympanum betreffend, kraniotympanal
cra|ni|o|ver|te|bral [ˌkreɪnɪəʊˈvɜrtəbrəl] *adj*: Kopf und Wirbel/Vertebra(e) betreffend, kraniovertebral
cra|ni|tis [kreɪˈnaɪtɪs] *noun*: Schädelknochenentzündung *f*
cra|ni|um [ˈkreɪnɪəm] *noun, plural* **-nia** [-nɪə]: Schädel *m*, Kranium *nt*, Cranium *nt* **below the cranium** unterhalb des Schädels (liegend)
cranium bifidum: Spaltschädel *m*, Kranioschisis *f*, Cranium bifidum
cranium bifidum occultum: Cranium bifidum occultum
cerebral cranium: Hirnschädel *m*, Neurocranium *nt*, Cranium cerebrale
visceral cranium: Eingeweideschädel *m*, Viszerocranium *nt*, Splanchnocranium *nt*, Cranium viscerale
CRAO *Abk.*: central retinal artery occlusion
crap|u|lence [ˈkræpjələns] *noun*: Unmäßigkeit *f*, übermäßiger Nahrungs- *oder* Alkoholgenuss *m*
crap|u|len|cy [ˈkræpjələnsiː] *noun*: →*crapulence*
crap|u|lent [ˈkræpjələnt] *adj*: durch übermäßige Nahrungs-/Alkohlaufnahme bedingt *oder* hervorgerufen; betrunken; unmäßig
crap|u|lous [ˈkræpjələs] *adj*: →*crapulent*
crash [kræʃ]: **I** *noun* **1.** Unfall *m*, Zusammenstoß *m* **2.** Krachen *nt* **II** *vt* **3.** zertrümmern, zerschmettern **4.** einen Unfall haben (mit) **III** *vi* (krachend) zerbersten, zerbrechen, zerschmettert werden
cras|sa|men|tum [kræsəˈmentəm] *noun*: **1.** Blutgerinnsel *nt*, -kuchen *m* **2.** (Blut-)Gerinnsel *nt*, Koagel *nt*, Koagulum *nt*
cra|ter [ˈkreɪtər] *noun*: (*Ulkus*) Krater *m*, Nische *f*; Zahnfleischnische *f*
alveolar process crater: →*bony crater*
bone crater: →*bony crater*
bony crater: Knochenkrater *m*, Alveolarknochenkrater *m*, zweiwandiger Knochendefekt *m*
gingival crater: Zahnfleischnische *f*
interalveolar bone crater: interalveolärer Knochenkrater *m*
cra|ter|i|form [ˈkreɪtərɪfɔːrm] *adj*: krater-, trichterförmig
cra|ter|i|za|tion [kreɪtəraɪˈzeɪʃn] *noun*: kraterförmige Ausschneidung *f*, Kraterbildung *f*
cra|vat [krəˈvæt] *noun*: Krawatte(nverband *m*) *f*
CRBBB *Abk.*: complete right bundle branch block
CRCL *Abk.*: corrected forced cycle length
CRD *Abk.*: **1.** cerebroretinal degeneration **2.** chronic renal disease **3.** chronic respiratory disease **4.** complete reaction of degeneration
CRE *Abk.*: cumulative radiation effect
cream [kriːm]: **I** *noun* Creme *f*, Krem *f*, Kreme *f* **II** *adj* creme, cremefarben, krem, kremfarben
depilatory cream: Enthaarungscreme *f*
leucocyte cream: (*brit.*) →*leukocyte cream*
leukocyte cream: Leukozytenmanschette *f*
moisturizing cream: Feuchtigkeitscreme *f*
cream of tartar: Weinstein *m*
cream-colored *adj*: creme(farben)
cream-coloured *adj*: (*brit.*) →*cream-colored*
cream-faced *adj*: bleich, blass
crease [kriːs] *noun*: (Haut-)Falte *f*
flexion crease: Querfurche *f* der Handflächen
palmar crease: Querfurche *f* der Handfläche
simian crease: Vierfingerfurche *f*
cre|a|sote [ˈkrɪəsəʊt] *noun*: →*creosote*
cre|a|tin|ae|mi|a [krɪətɪnˈiːmiːə] *noun*: (*brit.*) →*creatinemia*
cre|a|tine [ˈkriːətiːn, -tɪn] *noun*: Kreatin *nt*, Creatin *nt*, α-Methylguanidinoessigsäure *f*
creatine phosphate: Kreatin-, Creatinphosphat *nt*, Phosphokreatin *nt*
cre|a|tin|e|mi|a [krɪətɪnˈiːmiːə] *noun*: vermehrter Kreatingehalt *m* des Blutes, Kreatinämie *f*, Creatinämie *f*
cre|at|i|nine [krɪˈætəniːn, -nɪn] *noun*: Kreatinin *nt*, Creatinin *nt*
serum creatinine: Serumkreatinin *nt*
cre|a|tin|u|ri|a [ˌkrɪətɪˈn(j)ʊəriːə] *noun*: Kreatinurie *f*
cre|a|tor|rhe|a [ˌkrɪətəˈrɪə] *noun*: Kreatorrhö *f*
cre|a|tor|rhoe|a [ˌkrɪətəˈrɪə] *noun*: (*brit.*) →*creatorrhea*
cre|a|to|tox|ism [ˌkrɪətəˈtɑksɪzəm] *noun*: Fleischvergiftung *f*
crèche [kreʃ, kreɪʃ] *noun*: (Kinder-)Krippe *f*
creep|ing [ˈkriːpɪŋ]: **I** *noun* Kriechen *nt*, Wandern *nt* **II** *adj* (*a. fig.*) kriechend, schleichend; kribbelnd
cre|mas|ter [krɪˈmæstər] *noun*: Hodenheber *m*, Kremaster *m*, Musculus cremaster
cre|mas|ter|ic [ˌkreməˈsterɪk] *adj*: Musculus cremaster betreffend, Kremaster-
cre|mate [ˈkriːmeɪt] *vt*: (*Leichnam*) verbrennen, einäschern
cre|ma|tion [krɪˈmeɪʃn] *noun*: (*Leichnam*) Verbrennung *f*, Einäscherung *f*, Feuerbestattung *f*
cre|ma|to|ri|um [ˌkriːməˈtɔːrɪəm, -ˈtəʊ-, ˌkrem-] *noun, plura* **-riums, -ria** [-rɪə]: Krematorium *nt*
crem|no|cele [ˈkremnəsiːl] *noun*: Hernia labialis
cre|mor [ˈkriːmər] *noun*: Creme *f*, Cremor *m*
cre|na [ˈkriːnə, ˈkrenə] *noun, plural* **-nae** [-niː]: Furche *f*, Spalte *f*, Rinne *f*, Crena *f*
cre|nate [ˈkriːneɪt] *adj*: gekerbt, gefurcht

cre|nat|ed ['kri:neɪtɪd] *adj*: gekerbt, gefurcht
cre|na|tion [krɪ'neɪʃn] *noun*: **1.** Kerbung *f*, Furchung *f* **2.** Stechapfelform *f*, Echinozyt *m*
cren|a|ture ['krenətʃər, 'kri:-] *noun*: Kerbung *f*, Furchung *f*
cren|o|cyte ['kri:nəsaɪt] *noun*: Stechapfelform *f*, Echinozyt *m*
cre|o|sol ['kri:əsɔl, -sɑl] *noun*: Kreosol *nt*, Creosol *nt*
cre|o|sote ['krɪəsəʊt] *noun*: Kreosot *nt*, Kreosotum *nt*
crep|i|tant ['krepɪtənt] *adj*: **1.** (*Lunge*) knisternd, rasselnd; knarrend **2.** knisternd, knackend
crep|i|tate ['krepɪteɪt] *vt*: knacken, knistern, rasseln, knarren
crep|i|tate ['krepɪteɪt] *vt*: knacken, knistern, rasseln, knarren
crep|i|ta|tion [krepɪ'teɪʃn] *noun*: →*crepitus*
cavernous crepitation: Kavernenknarren *nt*
crep|i|tus ['krepɪtəs] *noun*: **1.** Knistern *nt*, Knarren *nt* **2.** (*Lunge*) Knistern *nt*, Knisterrasseln *nt*, Krepitation *f*, Crepitatio *f*, Crepitus *m* **3.** (*Fraktur*) Reiben *nt*, Reibegeräusch *nt*, Krepitation *f*, Crepitatio *f*, Crepitus *m*
articular crepitus: Gelenkreiben *nt*
bony crepitus: Knochenreiben *nt*, Crepitus *m*
false crepitus: Gelenkreiben *nt*
crepitus indux: Crepitatio indux
joint crepitus: Gelenkreiben *nt*
crepitus redux: Crepitatio redux
silken crepitus: Schneeballknirschen *nt*
cres|cent ['kresənt]: **I** *noun* Halbmond *m*, halbmondförmige Struktur *f* **II** *adj* halbmond-, (mond-)sichelförmig
articular crescent: Meniskus *m*, Meniscus articularis
crescent of Giannuzzi: →*serous crescent*
malarial crescents: (*Malaria*) Sichelkeime *pl*
myopic crescent: Conus myopicus
serous crescent: (von) Ebner-Halbmond *m*, seröser Halbmond *m*, Giannuzzi-Halbmond *m*, Heidenhain-Halbmond *m*
cres|cen|tic [krɪ'sentɪk] *adj*: semilunar, halbmondförmig, (mond-)sichelförmig
crescent-shaped *adj*: semilunar, halbmondförmig, (mond-)sichelförmig
cre|sol ['kri:sɔl, -sɑl] *noun*: Kresol *nt*
crest [krest] *noun*: **1.** Leiste *f*, Kamm *m*, Grat *m* **2.** (Knochen-)Leiste *f*, (Knochen-)Kamm *m*, Crista *f*
acoustic crest: Crista ampullaris
alveolar crest: Alveolarlimbus *m*, Alveolenrand *m*
ampullar crest: Crista ampullaris
ampullary crest: Crista ampullaris
anterior crest of fibula: Wadenbein-, Fibulavorderkante *f*, Margo anterior fibulae
anterior lacrimal crest: Crista lacrimalis anterior
anterior tibial crest: Schienbein-, Tibiavorderkante *f*, Margo anterior tibiae
arched crest: Crista arcuata
arcuate crest: Crista arcuata
arcuate crest of arytenoid cartilage: Crista arcuata
articular sacral crest: →*intermediate sacral crest*
basilar crest: Crista basilaris ductus cochlearis
bone crest: Knochenleiste *f*, Knochenkamm *m*
buccinator crest: Crista buccinatoria
crest of cochlear window: Crista fenestrae cochleae
conchal crest: Crista conchalis
conchal crest of maxilla: Crista conchalis corporis maxillae
conchal crest of palatine bone: Crista conchalis corporis ossis palatini
costal crest: Crista costae, Rippenoberkante *f*
deltoid crest: Tuberositas deltoidea
dental crest: Crista dentalis
ethmoid crest: Crista ethmoidalis
ethmoidal crest of maxilla: Crista ethmoidalis maxillae
ethmoidal crest of palatine bone: Crista ethmoidalis ossis palatinii
ethmoidal crest of the maxilla: Crista ethmoidalis maxillae
ethmoid crest of palatine bone: Crista ethmoidalis ossis palatini
external occipital crest: Crista occipitalis externa
external sacral crest: →*lateral sacral crest*
female urethral crest: Crista urethralis feminiae
femoral crest: Linea aspera
fimbriated crest: Plica fimbriata
frontal crest: Crista frontalis
ganglionic crest: Neuralleiste *f*
glandular crest of larynx: Ligamentum vestibulare
gluteal crest: Tuberositas glutealis
crest of greater tubercle: Crista tuberculi majoris
iliac crest: Becken-, Darmbeinkamm *m*, Crista iliaca
iliopectineal crest of iliac bone: Linea arcuata ossis ilii
iliopectineal crest of pelvis: Linea terminalis
iliopectineal crest of pubis: Eminentia iliopubica
crest of ilium: Darmbeinkamm *m*, Crista iliaca
inferior turbinal crest of maxilla: Crista conchalis corporis maxillae
inferior turbinal crest of palatine bone: Crista conchalis corporis ossis palatini
infratemporal crest: Crista infratemporalis
infundibuloventricular crest: supraventrikuläre Muskelleiste *f*, Crista supraventricularis
intermediate line of iliac crest: Linea intermedia cristae iliacae
intermediate sacral crest: Crista sacralis intermedia
internal occipital crest: Crista occipitalis interna
interosseous crest of fibula: Margo interosseus fibulae
interosseous crest of radius: Margo interosseus radii
interosseous crest of tibia: Margo interosseus tibiae
interosseous crest of ulna: Margo interosseus ulnae
intertrochanteric crest: Crista intertrochanterica
Kölliker's dental crest: Os incisivum
Kölliker's dental crest: Os incisivum
lacrimal crests: Cristae lacrimales
lateral epicondylar crest: Crista supracondylaris lateralis
lateral crest of fibula: Margo posterior fibulae
lateral sacral crest: Crista sacralis lateralis
lateral supracondylar crest: Crista supracondylaris lateralis, Crista supraepicondylaris lateralis
crest of lesser tubercle: Crista tuberculi minoris
crest of little head of rib: Crista capitis costae
male urethral crest: Crista urethralis masculinae
marginal crest: Randleiste *f*, Seitenkante *f*, Crista marginalis
marginal crest of tooth: Randleiste *f* von Schneide- und Eckzähnen, Crista marginalis dentis
medial epicondylar crest: Crista supracondylaris medialis
medial crest of fibula: Margo medialis fibulae
medial sacral crest: Crista sacralis mediana
medial supracondylar crest: Crista supracondylaris medialis, Crista supraepicondylaris medialis
mitochondrial crests: Cristae mitochondriales
crests of nail matrix: Nagelbettleisten *pl*, Cristae ma-

tricis unguis
nasal crest: Crista nasalis
nasal crest of horizontal plate of palatine bone: Crista nasalis laminae horizontalis ossis palatini
nasal crest of maxilla: Crista nasalis maxillae
nasal crest of palatine bone: Crista nasalis laminane horizontalis ossis palatini, Crista nasalis ossis palatini
crest of neck of rib: Crista colli costae
neural crest: Neuralleiste *f*
obturator crest: Crista obturatoria
orbital crest: Margo orbitalis
outer lip iliac crest: äußere Darmbeinlippe *f*
palatine crest: Gaumenleiste *f*, Crista palatina laminane horizontalis ossis palatini
crest of palatine bone: →*palatine crest*
palatine crest of horizontal plate of palatine bone: →*palatine crest*
pectineal crest of femur: Linea pectinea femoris
posterior lacrimal crest: Crista lacrimalis posterior
pubic crest: Crista pubica
radial crest: Margo interosseus radii
rough crest of femur: Linea aspera femoris
sacral crest: Crista sacralis mediana
seminal crest: Samenhügel *m*, Colliculus seminalis
sphenoid crest: Crista sphenoidalis
sphenoidal crest: Crista sphenoidalis
spinal crest of Rauber: Dornfortsatz *m*, Processus spinosus vertebrae
spiral crest: Labium limbi vestibulare laminae spiralis ossei
spiral crest of cochlea: Ligamentum spirale ductus cochlearis, Crista spiralis ductus cochlearis
superior turbinal crest of maxilla: Crista ethmoidalis maxillae
superior turbinal crest of palatine bone: Crista ethmoidalis ossis palatinii
supinator crest: Crista musculi supinatoris
crest of supinator muscle: Crista musculi supinatoris
supracondylar crest: Crista supracondylaris
supramastoid crest: Crista supramastoidea
supravalvular crest: Crista supravalvularis
supraventricular crest: supraventrikuläre Muskelleiste *f*, Crista supraventricularis
terminal crest of right atrium: Crista terminalis atrii dextri
transverse crest: **1.** Crista transversa meati acustici interni **2.** Crista transversalis dentis
transverse crest of internal acoustic meatus: Crista transversa meati acustici interni
triangular crest: Dreiecksleiste *f*, Crista triangularis dentis
trochanteric crest: Crista intertrochanterica
tubercle of iliac crest: Tuberculum iliacum
ulnar crest: Margo interosseus ulnae
urethral crest: Crista urethralis
vertical crest of internal acoustic meatus: Crista verticalis meati acustici interni
vestibular crest: Crista vestibuli
crest of vestibule: Crista vestibuli

CREST *Abk.*: calcinosis, Raynaud's phenomenon, esophageal dysfunction, sclerodactyly, telangiectasia
crest|ed ['krestɪd] *adj*: mit einer Leiste/einem Kamm *etc.* versehen
crest-like *adj*: kammartig, leistenförmig
cre|tin ['kriːtn] *noun*: Kretin *m*
cre|tin|ism ['kriːtnɪzəm] *noun*: Kretinismus *m*
spontaneous cretinism: →*sporadic cretinism*
sporadic cretinism: sporadischer Kretinismus *m*
cre|tin|is|tic [kriːtə'nɪstɪk] *adj*: →*cretinous*
cre|tin|oid ['kriːtnɔɪd] *adj*: kretinoid
cre|tin|ous ['kriːtnəs] *adj*: Kretinismus betreffend, kretinhaft
crev|ice ['krevɪs] *noun*: Spalt(e *f*) *m*, (schmaler) Riss *m*, Ritze *f*
CRF *Abk.*: **1.** chronic renal failure **2.** coagulase-reacting factor **3.** corticotrophin-releasing factor **4.** corticotropin releasing factor
CRH *Abk.*: **1.** corticotrophin-releasing hormone **2.** corticotropin releasing hormone
CRI *Abk.*: chronic respiratory insufficiency
CRIA *Abk.*: competitive radioimmunoassay
crib [krɪb] *noun*: Crib *f*, Gitter *nt*
Jackson crib: Jackson-Apparat *m*, Jackson-Klammer *f*, Oberkieferübergreifklammer *f*
tongue crib: Zungengitter *nt*
crib|rate ['krɪbreɪt, -rɪt] *adj*: siebartig durchlöchert
cri|bra|tion [krɪ'breɪʃn] *noun*: **1.** (Durch-)Sieben *nt* **2.** siebartige Beschaffenheit *f*
crib|ri|form ['krɪbrəfɔːrm] *adj*: siebförmig, siebartig, kribriform, kribrös
crib|rum ['kraɪbrəm, 'krɪb-] *noun, plura* **-rums, -ra** [-brə]: Siebbeinplatte *f*, Lamina cribrosa ossis ethmoidalis
cri|co|ar|y|te|noid [ˌkraɪkəʊˌærɪ'tiːnɔɪd, -ə'rɪtnɔɪd] *adj*: Krikoidknorpel und Aryknorpel betreffend, krikoarytänoid
cri|co|ar|y|te|noi|de|us [ˌkraɪkəʊˌærɪtɪ'nɔɪdɪəs] *noun*: Krikoarytänoideus *m*, Musculus cricoarytenoideus
cri|coid ['kraɪkɔɪd]: **I** *noun* Ring-, Krikoidknorpel *m*, Cartilago cricoidea **II** *adj* ringförmig, krikoid, cricoid, Kriko-
cri|coi|dec|to|my [ˌkraɪkɔɪ'dektəmiː] *noun*: Ringknorpelexzision *f*, Krikoidektomie *f*
cri|co|pha|ryn|ge|al [ˌkraɪkəʊfə'rɪndʒɪəl, kraɪkəʊˌfærɪn'dʒiːəl] *adj*: Ringknorpel und Rachen/Pharynx betreffend, krikopharyngeal
cri|co|thy|re|ot|o|my [ˌkraɪkəʊˌθaɪrɪ'ɑtəmiː] *noun*: Krikothyreotomie *f*
cri|co|thy|roid [ˌkraɪkəʊ'θaɪrɔɪd] *adj*: Ringknorpel und Schilddrüse *oder* Schildknorpel betreffend, krikothyreoid, krikothyroid, krikothyroidal
cri|co|thy|roid|ot|o|my [ˌkraɪkəʊˌθaɪrɔɪ'dɑtəmiː] *noun*: Koniotomie *f*
cri|co|thy|rot|o|my [ˌkraɪkəʊθaɪ'rɑtəmiː] *noun*: Koniotomie *f*
cri|cot|o|my [kraɪ'kɑtəmiː] *noun*: Ringknorpelspaltung *f*, Krikotomie *f*
cri|co|tra|che|al [ˌkraɪkəʊ'treɪkɪəl] *adj*: Ringknorpel und Luftröhre/Trachea betreffend, krikotracheal
cri|co|tra|che|ot|o|my [ˌkraɪkəʊˌtreɪkɪ'ɑtəmiː] *noun*: Krikotracheotomie *f*
CRIE *Abk.*: crossed radioimmunoelectrophoresis
crim|i|nal ['krɪmənl] *adj*: illegal, kriminell
cri|nis ['kraɪnɪs] *noun, plura* **-nes** [-niːz]: Haar *nt*, Crinis *m*
cri|no|cy|to|tic ['kraɪnsaɪ'tɑtɪk] *adj*: krinozytotisch
crip|ple ['krɪpl]: **I** *noun* (Körper-)Behinderter *m*; Krüppel *m* **II** *vt* zum Krüppel machen; lähmen **III** *vi* humpeln, hinken
crip|pled ['krɪpəld] *adj*: verkrüppelt; gelähmt
cri|sis ['kraɪsɪs] *noun, plural* **-ses** ['kraɪsiːz]: Krise *f*, Krisis *f*, Crisis *f*
addisonian crisis: Addison-Krise *f*, akute Nebennniereninsuffizienz *f*
adolescent crisis: Pupertäts-, Adoleszentenkrise *f*
adrenal crisis: Addison-Krise *f*, akute Nebennierenin-

suffizienz *f*
akinetic crisis: akinetische Krise *f*
anaphylactoid crisis: anaphylaktoide Reaktion *f*
aplastic crisis: aplastische Krise *f*
blast crisis: Blastenschub *m*, Blastenkrise *f*
blood crisis: Blutkrise *f*
bronchial crisis: Bronchialkrise *f*
cardiac crisis: Herzkrise *f*
celiac crisis: Zöliakiekrise *f*
cerebral crisis: Schlaganfall *m*, Gehirnschlag *m*, apoplektischer Insult *m*, Apoplexie *f*, Apoplexia (cerebri) *f*
cholinergic crisis: cholinerge/cholinergische Krise *f*
clitoris crisis: Klitoriskrise *f*
coeliac crisis: (*brit.*) →*celiac crisis*
diabetes insipidus crisis: kritischer Diabetes insipidus
Dietl's crisis: Dietl-Krise *f*, -Syndrom *nt*
false crisis: Pseudokrise *f*
febrile crisis: Fieberkrise *f*
gastric crisis: Magenkrise *f*, gastrische Krise
glaucomatocyclitic crisis: glaukomatozyklitische Krise *f*
haemoclastic crisis: (*brit.*) →*hemoclastic crisis*
haemolytic crisis: (*brit.*) →*hemolytic crisis*
hemoclastic crisis: hämoklastische Krise *f*
hemolytic crisis: hämolytische Krise *f*
hepatic crisis: hepatische Krise *f*, Leberkrise *f*
hypercalcaemic crisis: (*brit.*) →*hypercalcemic crisis*
hypercalcemic crisis: hyperkalzämische/hyperparathyreoide Krise *f*, akuter Hyperparathyr(e)oidismus *m*
hyperparathyroid crisis: hyperkalzämische Krise *f*
hypertensive crisis: Blutdruckkrise *f*, Hochdruckkrise *f*, hypertensive Krise *f*, hypertone Krise *f*
identity crisis: Identitätskrise *f*
intestinal crisis: intestinale Krise *f*
laryngeal crisis: Larynxkrise *f*
midlife crisis: Midlife-crisis *f*, Krise *f* in der Lebensmitte
myasthenic crisis: myasthenische Krise *f*
myelocytic crisis: Myelozytenkrise *f*
myoblast crisis: Myeloblastenkrise *f*, Myeloblastenschub *m*
ocular crisis: Augenkrise *f*
oculogyric crisis: Schauanfall *m*, Blickkrampf *m*
organ crises: Organkrisen *pl*
parkinsonian crisis: Parkinsonkrise *f*
Pel's crises: Pel-Krisen *pl*, tabische Augenkrisen *pl*
personality crisis: Persönlichkeitskrise *f*
pharyngeal crisis: Pharynxkrise *f*
phrenic crisis: Zwerchfellkrise *f*
rectal crisis: Mastdarm-, Rektumkrise *f*
renal crisis: Nierenkrise *f*
reticulocyte crisis: Retikulozytenkrise *f*
salt-losing crisis: Salzverlustsyndrom *nt*
salt-depletion crisis: Salzmangelsyndrom *nt*
sickle-cell crisis: Sichelzellkrise *f*
tabetic crisis: tabische (Organ-)Krise *f*
terminal blast crisis: terminale Blastenkrise *f*
therapeutic crisis: therapeutische Krise *f*
thoracic crisis: Thoraxkrise *f*
thyroid crisis: Basedow-Krise *f*, thyreotoxische/hyperthyreote Krise *f*
thyrotoxic crisis: thyreotoxische/hyperthyreote Krise *f*, Basedow-Krise *f*
vesical crisis: Blasenkrise *f*
visceral crisis: Eingeweidekrise *f*, viszerale Krise *f*

cris|pa|tion [krɪs'peɪʃn] *noun*: leichtes Muskelzucken *nt*

cris|ta ['krɪstə] *noun, plura* **-tae** [-tiː]: (Knochen-)Leiste *f*, Kamm *m*, Grat *m*, Crista *f*
crista galli: Crista galli, Hahnenkamm *m*
crista of pubis: Crista pubis

cri|te|ri|on [kraɪ'tɪərɪən] *noun, plural* **-ri|ons, -ria** [-rɪə]: Maßstab *m*, (Unterscheidungs-)Merkmal *nt*, Kriterium *nt*
ARA criteria: ARA-Kriterien *pl*
external criterion: Außenkriterium *nt*
Jones' criteria: Jones-Kriterien *pl*
criterion of malignancy: Malignitätskriterium *nt*
primary test criteria: Hauptgütekriterien *pl*
secondary test criteria: Nebengütekriterien *pl*
Sherman's criteria: Sherman-Kriterien *pl*
test criteria: Testkriterien *pl*, Gütekriterien *pl*

Cri|thid|ia [krɪ'θɪdɪə] *plural*: Crithidien *pl*, Crithidia *pl*

cri|thid|i|al [krɪ'θɪdɪəl] *adj*: crithidial, Crithidien-

crit|i|cal ['krɪtɪkəl] *adj*: unsicher, bedenklich, prekär

CRL *Abk.*: **1.** complement receptor lymphocyte **2.** crown-rump length

CRM *Abk.*: cross-reacting material

cRNA *Abk.*: complementary ribonucleic acid

CRO *Abk.*: **1.** cathode ray oscillograph **2.** cathode ray oscilloscope

cro|ci|dis|mus [krɑsɪ'dɪzməs] *noun*: Flockenlesen *nt*, Floccilatio *f*, Floccilegium *nt*, Karphologie *f*, Krozidismus *m*, Crocidismus *m*

croc|o|dile ['krɑkədaɪl] *noun*: Krokodil *nt*

cro|con|a|zole [ˌkrəʊ'kɑnəzəʊl] *noun*: Croconazol *nt*

cro|mo|gly|cate [ˌkrəʊmə'glaɪkeɪt] *noun*: Cromoglykat *nt*

cro|mo|lyn ['krəʊməlɪn] *noun*: Cromoglicinsäure *f*, Cromoglycinsäure *f*, Cromolyn *nt*

cross [krɔs, krɑs]: **I** *noun* Kreuzung *f*, Kreuzungsprodukt *nt* (*between* zwischen) **II** *adj* Kreuzungs- **III** *vt* kreuzen **III** *vi* sich kreuzen (lassen); Gene austauschen
hair crosses: Cruces pilorum
Maddox cross: Maddox-Kreuz *m*
Ranvier's crosses: Ranvier-Kreuze *pl*
yellow cross: Gelbkreuz *nt*, Senfgas *nt*, Lost *nt*, Dichlordiäthylsulfid *nt*

cross|birth ['krɔsbɜrθ, 'krɑs-] *noun*: Querlage *f*

cross|bite ['krɔsbaɪt, 'krɑs-] *noun*: Kreuzbiss *m*, Mordex tortuosus, Crossbite *m*
anterior crossbite: frontaler Kreuzbiss *m*, Kreuzbiss *m* in der Front, umgekehrter Frontzahnbiss *m*
bilateral crossbite: beidseitiger Kreuzbiss *m*, bilateraler Kreuzbiss *m*
buccal crossbite: bukkaler Kreuzbiss *m*, Scherenbiss *m*
lingual crossbite: lingualer Kreuzbiss *m*
posterior crossbite: seitlicher Kreuzbiss *m*
scissors-bite crossbite: seitlicher Scherenbiss *m*, Vorbeibiss *m*
telescoping crossbite: seitlicher Scherenbiss *m*, Vorbeibiss *m*
unilateral crossbite: einseitiger Kreuzbiss *f*, unilateraler Kreuzbiss *m*

cross|bred ['krɔsbred]: **I** *noun* Hybride *f/m*, Kreuzung *f*, Mischling *m* **II** *adj* gekreuzt, hybrid

cross|breed ['krɔsbriːd]: **I** *noun* Kreuzung *f*, Bastard *m*, Mischling *m* **II** *vt, vi* kreuzen

cross|breed|ing ['krɔsbriːdɪŋ] *noun*: **1.** Hybridisierung *f*, Hybridisation *f* **2.** Hybridisation *f*, Bastardisierung *f*

cross-bridge *noun*: Querbrücke *f*

cross-clamp *vt*: (vollständig) abklemmen

crossed [krɔːst] *adj*: gekreuzt

cross-eye *noun*: Einwärtsschielen *nt*, Esotropie *f*, Strabismus internus, Strabismus convergens

cross-eyed *adj*: (nach innen) schielend **be cross-eyed** schielen

cross-fertilization *noun*: Kreuzbefruchtung *f*

cross-fertilize *vi*: sich kreuzweise befruchten
cross|hatch ['krɔːshætʃ, 'krɑs-] *noun*: Quer-, Kreuzschraffierung *f*
cross-immunity *noun*: Kreuzimmunität *f*
cross|ing ['krɔsɪŋ, 'krɑs-] *noun*: **1.** Kreuzen *nt*, Kreuzung *f* **2.** Durch-, Überquerung *f*
crossing of the tendons: Camper-Kreuzung *f*, Chiasma tendinum digitorum manus
crossing-over *noun*: Chiasmabildung *f*, Faktorenaustausch *m*, Crossing-over *nt*
cross-link *noun*: →*cross linkage*
cross-linker *noun*: Vernetzer *m*
cross|match ['krɔsmætʃ]: I *noun* Kreuzprobe *f* II *vt* eine Kreuzprobe machen *oder* durchführen, kreuzen
ABO cross-match: ABO-Kreuzprobe *f*
lymphocytotoxic cross-match: Zytotoxizitätstest *m*
cross-matching *noun*: Kreuzprobe *f*
ABO cross-matching: →*ABO cross-match*
cross|over ['krɔsəʊvər] *noun*: **1.** Durch-, Überquerung *f* **2.** →*crossing-over*
cross-react *vt*: kreuzreagieren, eine Kreuzreaktion geben
cross-react *vi*: kreuzreagieren, eine Kreuzreaktion geben
cross-reacting *adj*: kreuzreagierend, kreuzreaktiv
cross-reaction *noun*: Kreuzreaktion *f*
cross-reactive *adj*: kreuzreaktiv, -reagierend
cross-reactivity *noun*: Kreuzreaktivität *f*
cross-refer *vt*: (durch einen Querverweis) verweisen (*to* auf)
cross-reference *noun*: Kreuz-, Querverweis *m*
cross-resistance *noun*: Kreuzresistenz *f*
cross-section: I *adj* Querschnitts- II *vt* quer durchschneiden; einen Querschnitt machen durch; im Querschnitt darstellen
cross-sectional *adj*: Querschnitts-
cross-sensitivity *noun*: Kreuzsensibilität *f*
cross-sensitization *noun*: Kreuzsensibilisierung *f*
cross-sensitizing *adj*: kreuzsensibilisierend
cross-stitch *noun*: Kreuzstich *m*
cross-striation *noun*: Querstreifung *f*
cross-tolerance *noun*: Kreuztoleranz *f*
cross|way ['krɔsweɪ] *noun*: (Nerven-)Kreuzung *f*
cro|tal|o|tox|in [ˌkrəʊtləʊ'tɑksɪn] *noun*: Crotalotoxin *nt*
cro|ta|mine ['krəʊtəmiːn] *noun*: Crotamin *nt*
cro|tam|i|ton [krəʊ'tæmɪtən] *noun*: Crotamiton *nt*, N-Ethyl-N-(2-tolyl)-crotonamid *nt*
cro|teth|a|mide [krəʊ'teθəmaɪd] *noun*: Crotethamid *nt*
cro|tin ['krəʊt(ɪ)n] *noun*: Krotin, Crotin *nt*
cro|ton|ism ['krəʊtənɪzəm] *noun*: Krotonölvergiftung *f*, Krotonismus *m*
cro|tox|in [krəʊ'tɑksɪn] *noun*: Crotoxin *nt*
croup [kruːp] *noun*: **1.** Krupp *m*, Croup *m* **2.** echter Krupp *m*, diphtherischer Krupp *m* **3.** falscher Krupp *m*, Pseudokrupp *m*
diphtheritic croup: echter Krupp *m*, diphtherischer Krupp *m*
false croup: falscher Krupp *m*, Pseudokrupp *m*, subglottische Laryngitis *f*, Laryngitis subglottica
membranous croup: echter Krupp *m* bei Diphtherie, Kehlkopfdiphtherie *f*
pseudomembranous croup: echter Krupp *m* bei Diphtherie, Kehlkopfdiphtherie *f*
spasmodic croup: →*false croup*
croup|ous ['kruːpəs] *adj*: **1.** →*croupy* **2.** pseudomembranös, entzündlich-fibrinös
croup|y ['kruːpiː] *adj*: mit kruppartigen Symptomen, kruppartig, kruppähnlich, kruppös
crowd|ing ['kraʊdɪŋ] *noun*: Engstand *m*, Zahnengstand *m*, Engstand *m* der Zähne
false crowding: unechter Engstand *m*, symptomatischer Engstand *m*
hereditary crowding: angeborener Engstand *m*
molar crowding: Engstand *m* der Molaren
premolar crowding: Engstand *m* der Prämolaren
primary crowding: primärer Engstand *m*
secondary crowding: sekundärer Engstand *m*
symptomatic crowding: unechter Engstand *m*, symptomatischer Engstand *m*
crowding of teeth: Engstand *m*, Zahnengstand *m*, Engstand *m* der Zähne
true crowding: echter Engstand *m*
crow|ing ['krəʊɪŋ] *noun*: Reprise *f*
crown [kraʊn]: I *noun* **1.** Scheitel *m*, Wirbel *m* (des Kopfes), Corona *f* **2.** →*anatomical crown* **3.** Krone *f* II *vt* überkronen
acrylic veneer crown: Kunststoffveneerkrone *f*, Kunststoffverblendkrone *f*
alumina-reinforced porcelain crown: Aluminiumoxidkeramikkrone *f*
aluminoceramic crown: Aluminiumoxidkeramikkrone *f*
aluminum crown: Aluminiumhülse *f*
anatomical crown: anatomische (Zahn-)Krone *f*, Corona dentis
anatomical dental crown: →*anatomical crown*
artificial crown: künstliche Krone *f*, (*inf.*) Krone *f*
basket crown: Ringdeckelkrone *f*
bell crown: glockenförmige Krone *f*, Glockenkrone *f*
bell-shaped crown: →*bell crown*
Bonwill crown: Bonwill-Krone *f*
cap crown: Kappenkrone *f*
Carmichael's crown: Carmichael-Krone *f*
cast crown: Gusskrone *f*, Vollgusskrone *f*, Guss-Hülsenkrone *f*
celluloid crown: Zelluloidkrone *f*
ceramed crown: Metallkeramikkrone *f*
ceramic-metal crown: Metallkeramikkrone *f*
ciliary crown: Strahlenkranz *m* des Ziliarkörpers, Corona ciliaris
clinical crown: klinische Zahnkrone *f*, klinische Krone *f*, Corona clinica
clinical dental crown: →*clinical crown*
collar crown: Stiftkrone *f*
complete crown: Vollkrone *f*
Davis crown: Davis-Krone *f*, Düwelkrone *f*
dental crown: →*anatomical crown*
dowel crown: Dübelkrone *f*, Dowelkrone *f*, Düwelkrone *f*
extra-alveolar crown: →*clinical crown*
extra-alveolar clinical crown: →*clinical crown*
full crown: Vollkrone *f*
full veneer crown: Vollkrone *f*
glass ceramic crown: Glaskeramikkrone *f*
gold crown: Goldkrone *f*
gold shell crown: Goldkappenkrone *f*
half crown: Halbkrone *f*
half-cap crown: Vierfünftelkrone *f*
crown of the head: Corona capitis
Ion crown: Ion-Krone *f*
jacket crown: Jacketkrone *f*, Mantelkrone *f*
Lang crown: Lang-Krone *f*
metal crown: Metallkrone *f*
metal-ceramic crown: Metallkeramikkrone *f*
open-face crown: Vierfünftelkrone *f*
overlay crown: Overlay-Krone *f*, Overlay *nt*
partial crown: Teilkrone *f*
partial veneer crown: Dreiviertelkrone *f*

PFM crown: Porzellanschalenverblendkrone *f*
physiological crown: physiologische Zahnkrone *f*, physiologische Krone *f*
pinledge crown: Pinledge-Krone *f*, Pinledge-Halbkrone *f*, Pinledge *nt*
polycarbonate crown: Polykarbonatkrone *f*
porcelain crown: Porzellankrone *f*, Porzellanmassivkrone *f*
porcelain-faced crown: Porzellanschalenverblendkrone *f*
porcelain-faced dowel crown: Richmond-Krone *f*
porcelain-fused-to-metal crown: Porzellanschalenverblendkrone *f*
porcelain veneer crown: Porzellanschalenverblendkrone *f*
porcelain veneer gold crown: Porzellanschalengoldkrone *f*
post crown: Davis-Krone *f*, Düwelkrone *f*
preformed crown: konfektionierte Krone *f*
radiate crown: Corona radiata
restoration crown: Ersatzkrone *f*
Richmond crown: Richmond-Krone *f*
shell crown: Kappenkrone *f*
shoulderless jacket crown: schulterlose Jacketkrone *f*, schulterlose Mantelkrone *f*
stained crown: gefärbte Krone *f*
stainless steel crown: Edelstahlkrone *f*, Stahlkrone *f*
steel crown: Edelstahlkrone *f*, Stahlkrone *f*
tapered crown: Konuskrone *f*
telescopic crown: Teleskopkrone *f*, Doppelkrone *f*
temporary crown: provisorische Krone *f*
temporary acrylic crown: provisorische Kunststoffkrone *f*
crown of the head: Corona capitis
thimble crown: Doppelkrone *f*
three-quarter crown: Dreiviertelkrone *f*
crown of tooth: →*anatomical crown*
veneer crown: Veneer-Krone *f*, Verblendkrone *f*
veneered crown: →*veneer crown*
veneer metal crown: →*veneer crown*
window crown: Fensterkrone *f*

crown|ing [kraʊnɪŋ] *noun*: Einschneiden *nt*
cro|zat ['krəʊzæt] *noun*: Crozat-Gerät *nt*
CRP *Abk.*: **1.** cAMP receptor protein **2.** chronic rheumatoid polyarthritis **3.** complete recovery period **4.** C-reactive protein **5.** cross-reactive protein **6.** cyclic AMP receptor protein
CrP *Abk.*: creatine phosphate
CRPA *Abk.*: C-reactive protein antiserum
CrR *Abk.*: cremasteric reflex
CRS *Abk.*: **1.** Chinese restaurant syndrome **2.** congenital rubella syndrome
CRST *Abk.*: calcinosis cutis, Raynaud's phenomenon, sclerodactylia, telangiectasis
CRT *Abk.*: **1.** capillary resistance test **2.** cardiac resuscitation team **3.** cathode ray tube **4.** complete recovery time **5.** complex reaction time
CR_t *Abk.*: total coronary resistance
cru|cial ['kruːʃl] *adj*: **1.** →*cruciate* **2.** kritisch, entscheidend (*to, vor* für)
cru|ci|ate ['kruːʃɪət, -ʃɪeɪt] *adj*: kreuzförmig
cru|ci|ble ['kruːsəbl] *noun*: (Schmelz-)Tiegel *m*
cru|ci|form ['kruːsəfɔːrm] *adj*: kreuzförmig
crude [kruːd] *adj*: **1.** roh, ungekocht; unbehandelt, -bearbeitet, Roh- **2.** (*fig.*) roh, grob, derb; primitiv; unreif, unfertig
cru|or ['kruːɔːr] *noun*: Blutgerinnsel *nt*, Blutkuchen *m*, Blutklumpen *m*, Kruor *m*, Cruor sanguinis
cru|ral ['krʊərəl] *adj*: Schenkel/Crus betreffend; insbesondere den Unterschenkel, krural
cru|re|us ['krʊərɪəs] *noun*: Musculus vastus intermedius
cruro- *präf.*: Unterschenkel-, Schenkel-
cru|ro|ta|lar [ˌkrʊərəʊ'teɪlər] *adj*: Sprungbein/Talus und Unterschenkel(knochen) betreffend, talokrural
crus [krʌs, kruːs] *noun, plural* **cru|ra** ['krʊərə]: Schenkel *m*, Unterschenkel *m*, schenkelähnliche Struktur *f*, Crus *nt*
ampullary membranous crura of semicircular ducts: Ampullenteil der Bogengangsschenkel, Crura membranacea ampullaria ductus semicircularis
ampullary osseous crura: Crura ossea ampullaria
ampullary crura of semicircular duct: Crura membranacea ampullaria
anterior crus of internal capsule: vorderer Kapselschenkel *m*, Crus anterius capsulae internae
anterior crus of stapes: vorderer Steigbügelschenkel *m*, Crus anterius stapedis
anterior crus of superficial inguinal ring: Crus mediale anuli inguinalis superficialis
crura of anthelix: Antihelixschenkel *pl*, Crura antihelicis
crus of clitoris: Klitoris-, Clitorisschenkel *m*, Crus clitoridis
common membranous crus of semicircular ducts: Crus membranaceum commune ductus semicircularis
common osseous crus: hinterer knöcherner Bogengangsschenkel *m*, Crus osseum commune
crus curvatum: Crus curvatum
diaphragmatic crura: Zwerchfellschenkel *pl*
external crus of superficial inguinal ring: Crus laterale anuli inguinalis superficialis
first crus of ansiform lobule: Crus primum lobuli ansiformis
crura of fornix: Fornixschenkel *pl*, Crura fornicis
crus of helix: Helixanfang *m*, Crus helicis
intermediate crus of diaphragm: Crus intermedium
internal crus of greater alar cartilage: Crus mediale cartilaginis alaris majoris nasi
internal crus of superficial inguinal ring: Crus mediale anuli inguinalis superficialis
lateral crus of diaphragm: Crus laterale
lateral crus of greater alar cartilage: Crus laterale cartilaginis alaris majoris nasi
lateral crus of superficial inguinal ring: Crus laterale anuli inguinalis superficialis
left crus of diaphragm: linker Zwerchfellschenkel *m*, Crus sinistrum diaphragmatis
long crus of incus: langer Ambossschenkel *m*, Crus longum incudis
medial crus of diaphragm: Crus mediale
medial crus of greater alar cartilage: Crus mediale cartilago alaris majoris
medial crus of superficial inguinal ring: Crus mediale anuli inguinalis superficialis
membranous crura: Schenkel *pl* der Bogengänge, Crura membranacea
osseous crura: knöcherne Bogengangsschenkel *pl*, Crura ossea
crus of penis: Schwellkörperschenkel *m*, Crus penis
posterior crus of stapes: hinterer Steigbügelschenkel *m*, Crus posterius stapedis
posterior crus of superficial inguinal ring: Crus laterale anuli inguinalis superficialis
right crus of diaphragm: rechter Zwerchfellschenkel

m, Crus dextrum diaphragmatis
second crus of ansiform lobule: Crus secundum lobuli ansiformis
short crus of incus: kurzer/hinterer Ambossschenkel *m*, Crus breve incudis
simple membranous crus of semicircular duct: Crus membranaceum simplex
simple osseous crus: Crus osseum simplex
sulcus of crus of helix: Sulcus cruris helicis
superior crus of cerebellum: Pedunculus cerebellaris superior
superior crus of subcutaneous inguinal ring: Crus mediale anuli inguinalis superficialis

crush [krʌʃ]: I *noun* (Zer-)Quetschen *nt* II *vt* **1.** zerquetschen, -drücken, -malmen **2.** auspressen, -drücken III *vi* zerquetscht *oder* zerdrückt werden

crust [krʌst]: I *noun* Kruste *f*, Borke *f*, Grind *nt*, Schorf *m*, Crusta *f* II *adj* →*crusted* III *vi* verkrusten, eine Kruste/ein Grind bilden
buffy crust: Leukozytenmanschette *f*, buffy coat *nt*
milk crust: Milchschorf *m*, frühexsudatives Ekzematoid *nt*, konstitutionelles Säuglingsekzem *nt*, Crusta lactea, Eccema infantum

crus|ta ['krʌstə] *noun, plural* **-tae** [-tiː, -taɪ]: Kruste *f*, Borke *f*, Grind *nt*, Schorf *m*, Crusta *f*
crusta petrosa dentis: Zahnzement *nt*, Zement *nt*, Cementum *nt*, Substantia ossea dentis

crust|ed ['krʌstɪd] *adj*: mit einer Kruste überzogen, verkrustet, krustig

crutch ['krʌtʃ] *noun*: Krücke *f* **go/be on crutches** auf/an Krücken gehen

CRV *Abk.*: central retinal vein

CRVO *Abk.*: central retinal vein occlusion

CRVT *Abk.*: chronic recurrent ventricular tachycardia

cry [kraɪ]: I *noun* **1.** Schrei *m*, Ruf *m* **a cry for help** ein Hilferuf **2.** Weinen *nt* II *vt* weinen III *vi* **3.** schreien, (laut) rufen, verlangen (*for* nach) **4.** weinen; heulen, jammern (*for* um; *over* wegen)

cry- *präf.*: Kälte-, Frost-, Kry(o)-, Psychro-

cry|aes|the|sia [ˌkraɪes'θiːʒ(ɪ)ə] *noun*: (*brit.*) →*cryesthesia*

cry|al|ge|sia [ˌkraɪæl'dʒiːzɪə] *noun*: Kälteschmerz *m*, Kryalgesie *f*

cry|an|aes|the|sia [ˌkraɪænəs'θiːʒə] *noun*: (*brit.*) →*cryanesthesia*

cry|an|es|the|sia [ˌkraɪænəs'θiːʒə] *noun*: Kryanästhesie *f*

cry|es|the|sia [ˌkraɪes'θiːʒ(ɪ)ə] *noun*: **1.** Kälteempfindung *f*, Kryästhesie *f* **2.** Kälteüberempfindlichkeit *f*, Kryästhesie *f*

crymo- *präf.*: Kälte-, Frost-, Kry(o)-, Psychro-

cry|mo|an|aes|the|sia [ˌkraɪməʊˌænəs'θiːʒə] *noun*: (*brit.*) →*crymoanesthesia*

cry|mo|an|es|the|sia [ˌkraɪməʊˌænəs'θiːʒə] *noun*: Kälteanästhesie *f*, Kryoanästhesie *f*

cry|mo|dyn|ia [ˌkraɪməʊ'diːnɪə] *noun*: Kälteschmerz *m*, Kryalgesie *f*

cry|mo|phil|ic [ˌkraɪməʊ'fɪlɪk] *adj*: →*cryophilic*

cry|mo|phy|lac|tic [ˌkraɪməʊfɪ'læktɪk] *adj*: →*cryophylactic*

cry|mo|ther|a|peu|tics [ˌkraɪməʊθerə'pjuːtɪks] *plural*: →*cryotherapy*

cry|mo|ther|a|py [ˌkraɪməʊ'θerəpiː] *noun*: Kryotherapie *f*

cryo- *präf.*: Kälte-, Frost-, Kry(o)-, Psychro-

cry|o|an|aes|the|sia [ˌkraɪəʊˌænəs'θiːʒə] *noun*: (*brit.*) →*cryoanesthesia*

cry|o|an|al|ge|sia [ˌkraɪəʊˌænl'dʒiːzɪə, -ʒə] *noun*: Kryoanalgesie *f*

cry|o|an|es|the|sia [ˌkraɪəʊˌænəs'θiːʒə] *noun*: Kälteanästhesie *f*, Kryoanästhesie *f*

cry|o|bank ['kraɪəʊbæŋk] *noun*: Kryobank *f*

cry|o|bi|ol|o|gy [ˌkraɪəʊbaɪ'ɑlədʒiː] *noun*: Kryobiologie *f*

cry|o|car|di|o|ple|gia [ˌkraɪəʊˌkɑːrdɪəʊ'pliːdʒ(ɪ)ə] *noun*: Kryokardioplegie *f*

cry|o|cau|ter|i|za|tion [ˌkraɪəʊkɔːtəraɪ'zeɪʃn] *noun*: Kryokauterisation *f*

cry|o|cau|ter|y [ˌkraɪəʊ'kɔːtəriː] *noun*: Kryokauter *m*

cry|o|con|i|za|tion [ˌkraɪəʊˌkəʊnə'zeɪʃn] *noun*: Kryokonisation *f*

cry|ode ['kraɪəʊd] *noun*: →*cryoprobe*

cry|o|ex|trac|tion [ˌkraɪəʊɪk'strækʃn] *noun*: Kryoextraktion *f*

cry|o|ex|trac|tor [ˌkraɪəʊɪk'stræktər] *noun*: Kryoextraktor *m*

cry|o|fi|brin|o|gen [ˌkraɪəʊfaɪ'brɪnədʒən] *noun*: Kryofibrinogen *nt*

cry|o|fi|brin|o|gen|ae|mi|a [ˌkraɪəʊfaɪˌbrɪnədʒən'iːmiːə] *noun*: (*brit.*) →*cryofibrinogenemia*

cry|o|fi|brin|o|gen|e|mi|a [ˌkraɪəʊfaɪˌbrɪnədʒən'iːmiːə] *noun*: Kryofibrinogenämie *f*

cry|o|gam|ma|glob|u|lin [kraɪəʊˌgæmə'glɑbjəlɪn] *noun*: →*cryoglobulin*

cry|o|gen ['kraɪəʊdʒən] *noun*: Kältemittel *nt*, -mischung *f*

cry|o|gen|ic [kraɪəʊ'dʒenɪk] *adj*: kälteerzeugend, kryogen

cry|o|glob|u|lin [kraɪəʊ'glɑbjəlɪn] *noun*: Kälteglobulin *nt*, Kryoglobulin *nt*

cry|o|glob|u|lin|ae|mi|a [kraɪəʊˌglɑbjəlɪn'iːmiːə] *noun*: (*brit.*) →*cryoglobulinemia*

cry|o|glob|u|lin|e|mi|a [kraɪəʊˌglɑbjəlɪn'iːmiːə] *noun*: Kryoglobulinämie *f*

cry|o|haem|or|rhoid|ec|to|my [ˌkraɪəʊˌhemərɔɪ'dektəmiː] *noun*: (*brit.*) →*cryohemorrhoidectomy*

cry|o|hem|or|rhoid|ec|to|my [ˌkraɪəʊˌhemərɔɪ'dektəmiː] *noun*: Kryohämorrhoidektomie *f*

cry|o|hy|poph|y|sec|to|my [ˌkraɪəʊhaɪˌpɑfə'sektəmiː] *noun*: Kryohypophysektomie *f*

cry|om|e|ter [kraɪ'ɑmɪtər] *noun*: Kryometer *nt*

cry|o|pal|li|dec|to|my [ˌkraɪəʊpælɪ'dektəmiː] *noun*: Kryopallidektomie *f*

cry|op|a|thy [kraɪ'ɑpəθiː] *noun*: Kryopathie *f*

cry|o|pex|y ['kraɪəpeksiː] *noun*: Kryo(retino)pexie *f*

cry|o|phile ['kraɪəfaɪl] *noun*: kälteliebender/psychrophiler Mikroorganismus *m*

cry|o|phil|ic [ˌkraɪə'fɪlɪk] *adj*: kälteliebend, psychrophil

cry|o|phy|lac|tic [ˌkraɪəfɪ'læktɪk] *adj*: kälteresistent, -beständig

cry|o|pre|cip|i|tate [ˌkraɪəprɪ'sɪpətɪt, -teɪt] *noun*: Kryopräzipitat *nt*

cry|o|pre|cip|i|ta|tion [ˌkraɪəʊprɪˌsɪpə'teɪʃn] *noun*: Kryopräzipitation *f*

cry|o|pres|er|va|tion [kraɪəʊˌprezər'veɪʃn] *noun*: Kältekonservierung *f*, Kryokonservierung *f*

cry|o|probe ['kraɪəʊprəʊb] *noun*: Kältesonde *f*, Kältestab *m*, Kryosonde *f*, Kryostab *m*, Kryode *f*

cry|o|pros|ta|tec|to|my [ˌkraɪəʊˌprɑstə'tektəmiː] *noun*: Kryoprostatektomie *f*

cry|o|pro|tec|tive [ˌkraɪəprə'tektɪv] *adj*: vor Kälte(schaden) schützend

cry|o|pro|tein [kraɪəʊ'prəʊtiːn] *noun*: Kälteprotein *nt*, Kryoprotein *nt*

cry|o|re|ti|no|pex|y *noun*: Kryoretinopexie *f*, Kryopexie *f*, Kryoapplikation *f*

cry|o|scope ['kraɪəskəʊp] *noun*: Kryoskop *nt*

cry|o|scop|i|cal [ˌkraɪə'skɑpɪkl] *adj*: kryoskopisch

cry|os|co|py [kraɪ'ɑskəpiː] *noun*: Kryoskopie *f*
cry|o|stat ['kraɪəstæt] *noun*: Kryostat *m*
cry|o|sur|ger|y [ˌkraɪəʊ'sɜrdʒ(ə)riː] *noun*: Kälte-, Kryochirurgie *f*
cry|o|sur|gi|cal [ˌkraɪəʊ'sɜrdʒɪkl] *adj*: Kryochirurgie betreffend, kryochirurgisch
cry|o|thal|a|mec|to|my [ˌkraɪəˌθælə'mektəmiː] *noun*: →*cryothalamotomy*
cry|o|thal|a|mot|o|my [ˌkraɪəˌθælə'mɑtəmiː] *noun*: Kryothalamotomie *f*
cry|o|ther|a|py [ˌkraɪəʊ'θerəpiː] *noun*: Kryotherapie *f*
cry|o|tol|er|ant [ˌkraɪə'tɑlərənt] *adj*: kälteunempfindlich, -widerstandsfähig, -tolerant
crypt [krɪpt] *noun*: seichte (Epithel-)Grube *f*, Krypte *f*, Crypta *f*
anal crypts: Morgagni-Krypten *pl*, Analkrypten *pl*, Sinus anales
colonic crypt: Kolon-, Dickdarmkrypte *f*
dental crypt: Zahnkrypte *f*
enamel crypt: Schmelzmulde *f*
crypts of Fuchs: Iriskrypten *pl*
crypts of Haller: präputiale Talgdrüsen *pl*, Präputialdrüsen *pl*, Glandulae preputiales
crypts of iris: Iriskrypten *pl*
Lieberkühn's crypts: Lieberkühn-Drüsen *pl*, -Krypten *pl*, Darmdrüsen *pl*, Glandulae intestini/intestinales
crypts of Littre: Tyson-Drüsen *f*, Präputialdrüsen *pl*, Glandulae preputiales
crypts of Morgagni: Morgagni-Krypten *pl*, Analkrypten *pl*, Sinus anales
mucous crypts of duodenum: Brunner-Drüsen *pl*, Duodenaldrüsen *pl*, Glandulae duodenales
odoriferous crypts of prepuce: Tyson-Drüsen *f*, Präputialdrüsen *pl*, Glandulae preputiales
crypts of palatine tonsil: Fossulae tonsillares palatini
crypts of pharyngeal tonsil: Fossulae tonsillares pharyngealis
tonsillar crypts of lingual tonsil: Cryptae tonsillares tonsillae lingualis
tonsillar crypts of palatine tonsil: Gaumenmandelkrypten *pl*, Cryptae tonsillares palatinae
tonsillar crypts of pharyngeal tonsil: Rachenmandelkrypten *pl*, Cryptae tonsillares pharyngeae
tonsillar crypts of tubal tonsil: Tubenmandelkrypten *pl*, Cryptae tonsillares tonsillae tubariae
crypts of Tyson: Tyson-Drüsen *f*, Präputialdrüsen *pl*, Glandulae preputiales
cryp|ta ['krɪptə] *noun, plural* **-tae** [-tiː]: →*crypt*
cryp|taes|the|sia [krɪptes'θiːʒ(ɪ)ə] *noun*: (*brit.*) →*cryptesthesia*
crypt|an|am|ne|sia [krɪptˌænəm'niːʒ(ɪ)ə, -zɪə] *noun*: Kryptomnesie *f*
cryp|tec|to|my [krɪp'tektəmiː] *noun*: Kryptenexzision *f*
cryp|tes|the|sia [krɪptes'θiːʒ(ɪ)ə] *noun*: Hellsehen *nt*, Präkognition *f*
cryp|tic ['krɪptɪk] *adj*: verborgen, versteckt; okkult, kryptisch
cryp|ti|tis [krɪp'taɪtɪs] *noun*: Entzündung *f* einer Krypte, Kryptitis *f*
anal cryptitis: Entzündung der Morgagni-Krypten, anale Kryptitis *f*
cryp|to|ceph|a|lus [ˌkrɪptəʊ'sefələs] *noun*: Kryptozephalus *m*
Cryp|to|coc|ca|ce|ae [ˌkrɪptəkə'keɪsɪˌiː] *plural*: Cryptococcaceae *pl*
cryp|to|coc|cal [krɪptə'kɑkəl] *adj*: Kryptokokken betreffend, durch Kryptokokken hervorgerufen, Kryptokokken-, Cryptococcus-
cryp|to|coc|co|ma [ˌkrɪptəkɑ'kəʊmə] *noun*: Kryptokokkengranulom *nt*, Torulom *nt*
cryp|to|coc|co|sis [ˌkrɪptəkɑ'kəʊsɪs] *noun*: europäische Blastomykose *f*, Busse-Buschke-Krankheit *f*, Cryptococcus-Mykose *f*, Kryptokokkose *f*, Cryptococcose *f*, Torulose *f*
oral cryptococcosis: Kryptokokkose der Mundhöhle
pulmonary cryptococcosis: pulmonale Kryptokokkose *f*
Cryp|to|coc|cus [krɪptə'kɑkəs] *noun*: Kryptokokkus *m*, Cryptococcus *m*
Cryptococcus capsulatus: Histoplasma capsulatum
Cryptococcus gilchristi: Cryptococcus gilchristi, Endomyces capsulatus/epidermatidis/epidermidis, Blastomyces dermatitidis
Cryptococcus histolyticus: Cryptococcus neoformans
Cryptococcus hominis: Cryptococcus neoformans
Cryptococcus meningitidis: Cryptococcus neoformans
Cryptococcus neoformans: Cryptococcus neoformans
cryp|to|crys|tal|line [ˌkrɪptə'krɪstlɪn, -laɪn] *adj*: kryptokristallin
cryp|to|did|y|mus [ˌkrɪptə'dɪdəməs] *noun*: Kryptodidymus *m*
cryp|to|gam ['krɪptəgæm] *noun*: Sporenpflanze *f*, Kryptogame *f*
cryp|to|gam|ic [ˌkrɪptə'gæmɪk] *adj*: kryptogam, kryptogamisch
cryp|tog|a|mous [krɪp'tɑgəməs] *adj*: →*cryptogamic*
cryp|tog|a|my [krɪp'tɑgəmiː] *noun*: Kryptogamie *f*
cryp|to|ge|net|ic [ˌkrɪtpədʒə'netɪk] *adj*: →*cryptogenic*
cryp|to|gen|ic [krɪptə'dʒenɪk] *adj*: verborgen, versteckt, aus unbekannter Ursache entstanden; idiopathisch, essentiell, genuin, kryptogen, kryptogenetisch
cryp|to|lith ['krɪptəlɪθ] *noun*: Kryptenstein *m*, Kryptolith *m*
cryp|to|men|or|rhe|a [ˌkrɪptəmenə'rɪə] *noun*: Kryptomenorrhoe *f*
cryp|to|men|or|rhoe|a [ˌkrɪptəmenə'rɪə] *noun*: (*brit.*) →*cryptomenorrhea*
cryp|to|mer|ic [ˌkrɪptə'merɪk] *adj*: kryptomer
cryp|tom|e|rism [krɪp'tɑmərɪzəm] *noun*: Kryptomerie *f*
cryp|to|mer|o|ra|chis|chi|sis [ˌkrɪptəˌmerərə'kɪskəsɪs] *noun*: Spina bifida occulta
cryp|tom|ne|sia [krɪpˌtɑm'niːʒə] *noun*: Kryptomnesie *f*
cryp|tom|o|nad [krɪp'tɑmənæd] *noun*: Kryptomonade *f*
Cryp|tom|o|nas [krɪp'tɑmənəs, -næs] *noun*: Cryptomonas *f*
cryp|toph|thal|mia [krɪptɑf'θælmɪə] *noun*: →*cryptophthalmos*
cryp|toph|thal|mos [krɪptətɑf'θælməs] *noun*: Kryptophthalmus *m*
cryp|toph|thal|mus [krɪptɑf'θælməs] *noun*: →*cryptophthalmos*
cryp|tor|chid [krɪp'tɔːrkɪd]: **I** *noun* Patient *m* mit Kryptorchismus **II** *adj* Kryptorchismus betreffend, kryptorchid
cryp|tor|chi|dec|to|my [krɪpˌtɔːrkɪ'dektəmiː] *noun*: Hodenentfernung/Orchidektomie *f* bei Kryptorchismus
cryp|tor|chi|dism [krɪp'tɔːrkədɪzəm] *noun*: Hodenretention *f*, Kryptorchismus *m*, Retentio/Maldescensus testis
cryp|tor|chi|do|pex|y [krɪpˌtɔːrkɪdə'peksiː] *noun*: Orchidopexie *f*
cryp|tor|chi|dy [krɪp'tɔːrkədiː] *noun*: →*cryptorchidism*
cryp|tor|chism [krɪp'tɔːrkɪzəm] *noun*: →*cryptorchidism*
cryp|to|scope ['krɪptəskəʊp] *noun*: Fluoroskop *nt*
cryp|tos|co|py [krɪp'tɑskəpiː] *noun*: (Röntgen-)Durch-

leuchtung *f*, Fluoroskopie *f*
cryp|to|spo|rid|i|o|sis [ˌkrɪptəspəˌrɪdɪ'əʊsɪs, -spəʊ-] *noun*: Kryptosporidiose *f*
Cryp|to|spo|rid|i|um [ˌkrɪptəspə'rɪdɪəm, -spəʊ-] *noun*: Cryptosporidium *nt*
Cryptosporidium parvum: Cryptosporidium parvum
cryp|to|tia [krɪp'təʊʃɪə] *noun*: Kryptotie *f*
cryp|to|xan|thin [ˌkrɪptə'zænθiːn, -θɪn] *noun*: Kryptoxanthin *nt*
cryp|to|zo|o|sper|mi|a [ˌkrɪptəzəʊə'spɜrmɪə] *noun*: Kryptozoospermie *f*, Kryptospermie *f*
tonsillar crypts: Tonsillenkrypten *pl*, Mandelkrypten *pl*, Cryptae/Fossulae tonsillares
crys|tal ['krɪstl]: I *noun* Kristall *m*; Kristall(glas *nt*) *nt* II *adj* →*crystalline* III *vt* kristallisieren
apatite crystal: Apatitkristall *m*, Hydroxylapatitkristall *m*
asthma crystals: Charcot-Leyden-Kristalle *pl*, Asthmakristalle *pl*
blood crystals: Hämatoidin(kristalle *pl*) *nt*
Böttcher's crystals: Böttcher-Kristalle *pl*
calcium tungstate crystal: Calciumwolframat *m*
cementum crystal: Zementkristall *m*, Zahnzementkristall *m*
Charcot-Leyden crystals: Charcot-Leyden-Kristalle *pl*, Asthmakristalle *pl*
Charcot-Neumann crystals: →*Charcot-Leyden crystals*
Charcot-Rubin crystals: →*Charcot-Leyden crystals*
coffin lid crystals: Sargdeckelkristalle *pl*
dentin crystal: Dentinkristall *m*
desiccating crystal: Trockenmittel *nt*, Exsikkatorkristall *m*
dihydrate crystal: Dihydrat *nt*, Dihydratgips *m*
dumbbell crystal: Hantelform *f*
ear crystals: Ohrkristalle *pl*, Otokonien *pl*, -lithen *pl*, -conia *pl*, Statokonien *pl*, -lithen *pl*, -conia *pl*
Florence's crystals: Florence-Kristalle *pl*
gouty crystals: Gichtkristalle *pl*
gypsum crystal: Gipskristall *m*
haematoidin crystals: (*brit.*) →*hematoidin crystals*
haemin crystals: (*brit.*) →*hemin crystals*
hematoidin crystals: Hämatoidin *nt*, Hämatoidinkristalle *pl*
hemihydrate crystal: Halbhydrat *nt*, Halbhydratgips *m*, Stuckgips *m*, Hemihydrat *nt*
hemin crystals: Teichmann-Kristalle *pl*, salzsaures Hämin *nt*, Hämin(kristalle *pl*) *nt*, Chlorhämin(kristalle *pl*) *nt*, Chlorhämatin *nt*
hydroxyapatite crystal: Apatitkristall *m*, Hydroxylapatitkristall *m*
knife rest crystals: Sargdeckelkristalle *pl*
leucocytic crystals: (*brit.*) →*leukocytic crystals*
leukocytic crystals: Charcot-Leyden-Kristalle *pl*, Asthmakristalle *pl*
Leyden's crystals: Asthmakristalle *pl*, Charcot-Leyden-Kristalle *pl*
liquid crystal: Flüssigkristall *m*, flüssiger Kristall *m*
Lubarsch's crystals: Lubarsch-Kristalle *pl*
needle shape crystal: nadelförmiger Kristall *m*
Platner's crystals: Platner-Kristalle *pl*
quartz crystal: Quarzkristall *m*
Reinke's crystals: Reinke-Kristalle *pl*
rhomboidal crystal: rautenförmiger Kristall *m*, rhomboider Kristall *m*
rock crystal: Bergkristall *nt*
scintillation crystal: Szintillationskristall *m*
sperm crystals: Sperminkristalle *pl*
spermine crystals: →*sperm crystals*
sulfate crystals: Sulfatkristalle *pl*
sulphate crystals: (*brit.*) →*sulfate crystals*
Teichmann's crystals: Chlorhämin(kristalle *pl*) *nt*, Chlorhämatin *nt*, Hämin(kristalle *pl*) *nt*, Teichmann-Kristalle *pl*, salzsaures Hämin *nt*
thorn apple crystal: Stechapfelform *f*
Virchow's crystals: Virchow-Kristalle *pl*
whetstone crystals: wetzsteinförmige Kristalle *pl*
crys|tal|lin ['krɪstəlɪn] *noun*: Kristallin *nt*
crys|tal|line ['krɪstliːn, -laɪn] *adj*: kristallartig, kristallinisch, kristallin, kristallen, Kristall-
crys|tal|liz|a|ble ['krɪstlaɪzəbl] *adj*: kristallisierbar
crys|tal|li|za|tion [ˌkrɪstlə'zeɪʃn, -laɪ-] *noun*: Kristallisierung *f*, Kristallisieren *nt*, Kristallisation *f*, Kristallbildung *f*
crys|tal|lize ['krɪstlaɪz] *vt*, *vi*: (aus-)kristallisieren
crys|tal|lo|graph|ic [ˌkrɪstlə'græfɪk] *adj*: kristallographisch
crys|tal|log|ra|phy [ˌkrɪstə'lɑgrəfiː] *noun*: Kristallografie *f*
crys|tal|loid ['krɪstəlɔɪd]: I *noun* Kristalloid *nt* II *adj* kristallähnlich, kristalloid
Charcot-Böttcher crystalloids: Boettcher-Kristalle *pl*
Reinke's crystalloids: Reinke-Kristalle *pl*
crys|tal|lu|ri|a [krɪstə'l(j)ʊəriːə] *noun*: Kristallurie *f*
CS *Abk.*: **1.** cerebrospinal **2.** cesarean section **3.** chondroitin sulfate **4.** citrate synthetase **5.** clinical staging **6.** completed stroke **7.** conditioned stimulus **8.** congenital syphilis **9.** coronary sclerosis **10.** corticosteroid **11.** current strength **12.** Cushing syndrome **13.** cycloserine
Cs *Abk.*: cesium
17-CS *Abk.*: 17-ketosteroids
cS *Abk.*: centistokes
C-4-S *Abk.*: chondroitin-4-sulfate
C-6-S *Abk.*: chondroitin-6-sulfate
CSA *Abk.*: **1.** chondroitin sulfate A **2.** colony stimulating activity **3.** cross-sectional area
CSB *Abk.*: **1.** chondroitin sulfate B **2.** convertin, Stuart-Prower factor, AHG B
CSBF *Abk.*: coronary sinus blood flow
CSC *Abk.*: **1.** chondroitin sulfate C **2.** cornea-sclera-conjunctiva
CSD *Abk.*: **1.** chronic specific duodenitis **2.** conduction system disease
CSDH *Abk.*: chronic subdural hematoma
CSF *Abk.*: **1.** cerebrospinal fluid **2.** colony stimulating factor **3.** coronary sinus flow
CSFP *Abk.*: cerebrospinal fluid pressure
CSF-WR *Abk.*: cerebrospinal fluid Wassermann reaction
CSH *Abk.*: carotid sinus hypersensitivity
CSHG *Abk.*: cardioscatter histography
CSI *Abk.*: **1.** calculus surface index **2.** chemical shift imaging
CSII *Abk.*: continuous subcutaneous insulin infusion
CSM *Abk.*: **1.** cerebrospinal meningitis **2.** computer sonometry
CSMC *Abk.*: chronic scalp muscle contraction
CSMI *Abk.*: cardiogenic shock after myocardial infarction
CSN *Abk.*: carotid sinus nerves
CSNRT *Abk.*: corrected sinus node recovery time
CSNS *Abk.*: cardiac sympathetic nerve stimulation
CSOM *Abk.*: chronic suppurative otitis media
CSP *Abk.*: **1.** cavum septi pellucidi **2.** cell surface protein **3.** chondroitin sulfate protein
C_{spec} *Abk.*: specific compliance
CSR *Abk.*: **1.** cadmium sulfate reaction **2.** caprine syncytial retrovirus **3.** Cheyne-Stokes respiration **4.** corrected sedimentation rate **5.** cortical secretion rate

CSRT *Abk.*: corrected sinus node recovery time
CSS *Abk.*: carotid sinus syndrome
CST *Abk.*: convulsive shock therapy
C_{st} *Abk.*: static compliance
CSU *Abk.*: catheter specimen urine
C-substance *noun*: C-Substanz *f*
CT *Abk.*: **1.** calcitonin **2.** carboxyltransferase **3.** cardiothoracic **4.** carotid tracing **5.** carpal tunnel **6.** cellular therapy **7.** cerebral thrombosis **8.** cerebral tumor **9.** chemotherapy **10.** circulation time **11.** closed thoracotomy **12.** clotting time **13.** coagulation time **14.** compressed tablet **15.** computed tomography **16.** computerized tomography **17.** connective tissue **18.** Coombs test **19.** corneal transplant **20.** coronary thrombosis **21.** cover test
CTA *Abk.*: **1.** chymotrypsin activity **2.** contingency table analysis **3.** cyanotrimethyl androsterone **4.** cyproterone acetate **5.** cytotoxic assay
CTAB *Abk.*: cetyltrimethylammonium bromide
CTBT *Abk.*: carboxyl tolbutamide
CTC *Abk.*: chlortetracycline
CTCL *Abk.*: cutaneous T cell lymphoma
CTD *Abk.*: **1.** cardiac transverse diameter **2.** carpal tunnel decompression **3.** chlorthalidone **4.** Cushing threshold dose
CTEM *Abk.*: conventional transmission electron microscope
Cte|no|ce|phal|i|des [ˌtenəʊsɪ'fælədiːz, ˌtiː-] *plural*: Ctenocephalides *pl*
Ctenocephalides felis: Katzenfloh *m*, Ctenocephalides felis
Ctenophalides canis: Hundefloh *m*, Ctenophalides canis
C-terminal *adj*: carboxy-terminal, C-terminal
CTF *Abk.*: **1.** chemotactic factor **2.** Colorado tick fever
CTFE *Abk.*: chlorotrifluoro-ethylene
CTG *Abk.*: **1.** cardiotocogram **2.** cardiotocograph
CTGA *Abk.*: corrected transposition of the great arteries
CTH *Abk.*: ceramide trihexoside
CTI *Abk.*: cardiothoracic index
CTL *Abk.*: **1.** clotrimazole **2.** cytolytic T-lymphocyte **3.** cytotoxic T-lymphocyte
CTM *Abk.*: computerized tomography
CTP *Abk.*: **1.** cytidine triphosphate **2.** cytidine-5'-triphosphate
CTR *Abk.*: cardiothoracic ratio
CTS *Abk.*: **1.** carpal tunnel syndrome **2.** computerized topographic scanner
CTs *Abk.*: synthetic calcitonin
CTT *Abk.*: **1.** computerized transaxial tomography **2.** computerized transmission tomography
CTU *Abk.*: centigrade thermal unit
ctu *Abk.*: centigrade thermal unit
CTX *Abk.*: **1.** cardiotoxin **2.** cerebrotendinous xanthomatosis **3.** cyclophosphamide
CTZ *Abk.*: chemoreceptor trigger zone
CU *Abk.*: cusp
Cu *Abk.*: copper
cu *Abk.*: cubic
C_u *Abk.*: urea clearance
cu|bic ['kjuːbɪk] *adj*: **1.** Kubik-, Raum- **2.** kubisch, würfelförmig, gewürfelt
cu|bi|cal ['kjuːbɪkl] *adj*: →*cubic*
cu|bi|cle ['kjuːbɪkl] *noun*: (Umkleide-, Untersuchungs-)Kabine *f*
cu|bi|tal ['kjuːbɪtl] *adj*: **1.** Ell(en)bogen(gelenk) betreffend, kubital, Ell(en)bogen- **2.** Unterarm *oder* Ulna betreffend, ulnar, Unterarm-, Ulna-
cubito- *präf.*: Ell(en)bogen-, Unterarm-, Kubito-
cu|bi|to|ra|di|al [ˌkjuːbɪtəʊ'reɪdɪəl] *adj*: Speiche/Radius und Elle/Ulna betreffend, radioulnar, ulnoradial
cu|bi|to|ul|nar [ˌkjuːbɪtəʊ'ʌlnər] *adj*: Ell(en)bogen und Ulna betreffend, kubitoulnar
cu|bi|tus ['kjuːbɪtəs] *noun*: **1.** Ell(en)bogengelenk *nt*, Ell(en)bogen *m*, Articulatio cubiti/cubitalis **2.** Unterarm *m* **3.** →*ulna*
cubitus valgus: Cubitus valgus
cubitus varus: Cubitus varus
cu|boid ['kjuːbɔɪd]: **I** *noun* Würfelbein *nt*, Kuboid *nt*, Os cuboideum **II** *adj* würfelförmig, kuboid
cu|boi|dal [kjuː'bɔɪdl] *adj*: →*cuboid II*
cuboideo- *präf.*: Würfelbein-
CUC *Abk.*: chronic ulcerative colitis
cuff [kʌf] *noun*: (aufblasbare) Manschette *f*, Scheide *f*, Cuff *m*
attached gingival cuff: Epithelansatz *m*, Attachment *nt*
bone cuff: Knochenmanschette *f*
collar and cuff: Collar-and-Cuff(-Verband) *m*
epithelial cuff: **1.** Epithelansatz *m*, Attachment *nt* **2.** Epithelscheide *f*, Zahnfleischscheide *f*
gingival cuff: Epithelansatz *m*, Attachment *nt*
gum cuff: Epithelscheide *f*, Zahnfleischscheide *f*
low-pressure cuff: Low-pressure-Cuff *m*
musculotendinous cuff: **1.** Muskel-Sehnen-Manschette *f* **2.** (*Schulter*) Rotatorenmanschette *f*
perichondral bone cuff: perichondrale Knochenmanschette *f*
pneumatic cuff: pneumatische Manschette *f*
rotator cuff: (*Schulter*) Rotatorenmanschette *f*
CUG *Abk.*: cysto-urethrogram
tabetic cuirass: Hitzig-Zone *f*
analgesic cuirasse: Hitzig-Zone *f*
cul-de-sac [ˌkʌldɪ'sæk] *noun, plural* **culs-de-sac**: Sackgasse *f*; (*anatom.*) blind endende Aus- *oder* Einbuchtung *f*
Douglas' cul-de-sac: Douglas-Raum *m*, Excavatio rectouterina
greater cul-de-sac: Magenfundus *m*, Fundus gastricus/ventricularis
inferior conjunctival cul-de-sac: Fornix conjunctivae inferior
lesser cul-de-sac: Antrum *nt*, Antrum pyloricum
cul|do|cen|te|sis [ˌkʌldəsen'tiːsɪs] *noun*: Douglas-Punktion *f*
cul|do|scope ['kʌldəskəʊp] *noun*: Kuldoskop *nt*
cul|dos|co|py [kʌl'dɑskəpiː] *noun*: Kuldoskopie *f*, Douglas(s)kopie *f*
cul|dot|o|my [kʌl'dɑtəmiː] *noun*: Kuldotomie *f*
Cu|lex ['kjuːleks] *noun, plural* **-li|ces** [-ləsiːz]: Culex *m*
Culex molestus: Hausmücke *f*, Culex molestus
cu|lic|i|cide [kjuː'lɪsəsaɪd] *noun*: →*culicide*
Cu|lic|i|dae [kjuː'lɪsədiː] *plural*: Culicidae *pl*, Stechmücken *pl*, Moskitos *pl*
cu|li|ci|dal [kjuːlɪ'saɪdl] *adj*: Stechmücken/Culicidae abtötend
cu|li|cide ['kjuːlɪsaɪd] *noun*: Stechmücken-abtötendes Mittel *nt*
Cu|li|ci|nae [ˌkjuːlɪ'saɪniː] *plural*: Culicinae *pl*
Cu|li|ci|ni [ˌkjuːlɪ'saɪnaɪ] *plural*: Culicini *pl*
Cu|li|coi|des [ˌkjuːlɪ'kɔɪdiːz] *plural*: Bartmücken *pl*, Culicoides *pl*
Cu|li|se|ta [ˌkjuːlɪ'siːtə] *noun*: Culiseta *f*
cul|men ['kʌlmən] *noun*: Culmen *nt*
culmen of cerebellum: Gipfel *m* des Kleinhirnwurms, Culmen

cul|ti|va|tion [ˌkʌltə'veɪʃn] *noun*: Züchtung *f*, Kultivierung *f*
cul|tur|a|ble ['kʌltʃ(ə)rəbl] *adj*: in einer Kultur züchtbar, kultivierbar, kulturfähig
cul|tu|ral ['kʌltʃ(ə)rəl] *adj*: Kultur betreffend, kulturell; (*biolog.*) Kultur-
cul|ture ['kʌltʃər]: I *noun* **1.** Kultur *f* **2.** Züchtung *f*, Zucht *f*, Kultur *f* II *vt* züchten, eine Kultur anlegen von
aerobic culture: aerobe Kultur *f*
agar slant culture: Schräg(agar)kultur *f*
amnion culture: Ei-Amnionkultur *f*
anaerobic culture: anaerobe Kultur *f*
asynchronous culture: asynchrone Kultur *f*
attenuated culture: attenuierte Kultur *f*
axenic culture: Reinkultur *f*
bacterial culture: Bakterienkultur *f*
bile culture: Galle(n)kultur *f*
blood culture: Blutkultur *f*
bone marrow culture: Knochenmarkskultur *f*
broth culture: Bouillonkultur *f*
Burri's culture: Burri-Einzellkultur *f*, Einzellkultur *f*
cell culture: Zellkultur *f*
chorioallantoic culture: Eihautkultur *f*
concentration culture: Anreicherungskultur *f*
coverglass culture: Deckglaskultur *f*
direct culture: direkte Kultur *f*
elective culture: Elektivkultur *f*; Anreicherungskultur *f*
embryonated chicken culture: Eikultur *f*
endodontic culture: endodontische Kultur *f*, Pulpakultur *f*
endodontic medium culture: endodontische Kultur *f*, Pulpakultur *f*
enrichment culture: Anreicherungskultur *f*
hanging-block culture: Kultur *f* im hängenden Block
hanging-drop culture: Kultur *f* im hängenden Tropfen
human diploid cell culture: humane diploide Zell(en)-kultur *f*, human diploid cell culture *nt*
laboratory culture: Laboratoriums-, Laborkultur *f*
long-term culture: Dauerkultur *f*
lymphocyte culture: Lymphozytenkultur *f*
mixed culture: gemischte Kultur *f*, Mischkultur *f*
mixed lymphocyte culture: gemischte Lymphozytenkultur *f*, Lymphozytenmischkultur *f*, mixed lymphocyte culture *nt*, MLC-Assay *m*, MLC-Test *m*
monkey kidney cell culture: Affennierenzellkultur *f*
needle culture: Stabkultur *f*
negative culture: Kultur ohne Erregerwachstum
organ culture: Organkultur *f*
plate culture: Plattenkultur *f*
positive culture: Kultur mit Erregerwachstum
primary culture: Primärkultur *f*
pure culture: Reinkultur *f*
resting culture: ruhende Kultur *f*
secondary culture: Sekundärkultur *f*
selective culture: Selektivkultur *f*
shake culture: Schüttelkultur *f*
single-cell culture: Einzellkultur *f*
slant culture: Schrägkultur *f*
slide culture: Objektträgerkultur *f*
slope culture: Schrägkultur *f*
smear culture: Ausstrich-, Abstrichkultur *f*
stab culture: Stich-, Stabkultur *f*
stool culture: Stuhlkultur *f*
streak culture: (Aus-)Strichkultur *f*
submersed culture: Submerskultur *f*
surface culture: Oberflächenkultur *f*
synchronized culture: synchrone/synchronisierte Kultur *f*, Synchronkultur *f*
tissue culture: Gewebekultur *f*
urine culture: Urinkultur *f*
yolk culture: Eidotterkultur *f*
yolk sac culture: Dottersackkultur *f*
cul|tured ['kʌltʃərd] *adj*: kultiviert
cu|ma|rin ['k(j)uːmərɪn] *noun*: →*coumarin*
cUMP *Abk.*: cyclic uridine-3',5'-monophosphate
cu|mu|late [*adj* 'kjuːmjəlɪt, -leɪt; *v* -leɪt]: I *adj* (an-, auf-) gehäuft, kumuliert II *vt* kumulieren, (an-, auf-)häufen, ansammeln III *vi* kumulieren, sich (an-, auf-)häufen, sich ansammeln
cu|mu|la|tion [ˌkjuːmjə'leɪʃn] *noun*: (An-)Häufung *f*, Kumulation *f*, Anreicherung *f*
cu|mu|la|tive ['kjuːmjələtɪv, -leɪtɪv] *adj*: kumulativ
cu|mu|lus ['kjuːmjələs] *noun, plural* **-li** [-laɪ, -liː]: kleiner Hügel *m*, Cumulus *m*
ovarian cumulus: Eihügel *m*, Discus proligerus/oophorus, Cumulus oophorus
cu|ne|ate ['kjuːnɪət, -nɪeɪt] *adj*: keilförmig
cu|ne|i|form [kjʊ'nɪ(ə)fɔːrm]: I *noun* Keilbein *nt*, Os cuneiforme II *adj* keilförmig
cuneo- *präf.*: Keilbein-
cu|ne|o|cu|boid [ˌkjuːnɪəʊ'kjuːbɔɪd] *adj*: Keilbein/Os cuneiforme und Würfelbein/Os cuboideum betreffend, kuneokuboid
cu|ne|o|na|vic|u|lar [ˌkjuːnɪəʊnə'vɪkjələr] *adj*: Keilbein/Os cuneiforme und Kahnbein/Os naviculare betreffend, kuneonavikular
cu|ne|o|scaph|oid [ˌkjuːnɪəʊ'skæfɔɪd] *adj*: Keilbein/Os cuneiforme und Kahnbein/Os naviculare betreffend, kuneonavikular
cu|ne|us ['kjuːnɪəs] *noun, plural* **-nei** [-nɪaɪ]: Keil *m*, Cuneus *m*
cu|nic|u|lus [kjuː'nɪk(j)ələs] *noun, plural* **-li** [-liː, -laɪ]: Milbenhügel *m*
cu|ni|form ['kjuːnəfɔːrm] *noun, adj*: →*cuneiform*
cun|ni|linc|tion [ˌkʌnɪ'lɪŋkʃn] *noun*: →*cunnilingus*
cun|ni|linc|tus [ˌkʌnɪ'lɪŋktəs] *noun*: →*cunnilingus*
cun|ni|lin|gus [ˌkʌnə'lɪŋgəs] *noun*: Cunnilingus *m*
cun|nus ['kʌnəs] *noun*: weibliche Scham *f*, Vulva *f*, Cunnus *m*, Pudendum femininum
cup [kʌp]: I *noun* Tasse *f*; Becher *m*, Napf *m*, Schale *f*, Kelch *m* II *vt* schröpfen
death cup: Grüner Knollenblätterpilz *m*, Amanita phalloides
extractor cup: Portioadapter *m*
feeding cup: Schnabeltasse *f*
glaucomatous cup: Glaukomexkavation *f*
ocular cup: Augenbecher *m*, Caliculus ophthalmicus
ophthalmic cup: Augenbecher *m*, Caliculus ophthalmicus
optic cup: **1.** Papillenexkavation *f*, Excavatio disci **2.** Augenbecher *m*, Caliculus ophthalmicus
physiologic cup: →*physiological cup*
physiological cup: Pupillenexkavation *f*, Excavatio disci
spout cup: Schnabeltasse *f*
suction cup: Saugglocke *f*
cup|board ['kʌpbərd] *noun*: Schrank *m*
cup|ful ['kʌpfʊl] *adj*: eine Tasse(voll)
cu|po|la ['kjuːpələ] *noun*: →*cupula*
cupped [kʌpt] *adj*: ausgehöhlt, hohl
cup|ping ['kʌpɪŋ] *noun*: Schröpfen *nt*
cu|prae|mi|a [k(j)u'priːmiːə] *noun*: (*brit.*) →*cupremia*
cu|pre|mi|a [k(j)u'priːmiːə] *noun*: Kuprämie *f*
cu|pric ['k(j)uːprɪk] *adj*: zweiwertiges Kupfer enthaltend,

C

Cupri-, Kupfer-II-
cupric sulfate: →*copper sulfate*
cupric sulphate: (*brit.*) →*copper sulfate*
cu|pri|u|ri|a [ˌk(j)uprɪ'(j)ʊəriːə] *noun*: Kupriurie *f*
cu|prous ['k(j)uːprəs] *adj*: einwertiges Kupfer enthaltend, Cupro-, Kupfer-I-
cu|pru|re|sis [ˌk(j)uprə'riːsɪs] *noun*: Kuprurese *f*
cu|pru|ret|ic [ˌk(j)uprə'retɪk] *adj*: Kuprurese betreffend, kupruretisch
cu|pu|la ['kjuːp(j)ulə] *noun, plural* **-lae** [-liː]: Kuppel *f*, Cupula *f*
cupula of ampullary crest: Ampullenkuppel *f*, Cupula cristae ampullais
cupula of cochlea: Schneckenspitze *f*, Cupula cochleae
cupula of pleura: Pleurakuppel *f*, Cupula pleurae
cu|pu|lar ['kjuːp(j)ulər] *adj*: becher-, kelchförmig, -artig
cu|pu|late ['kjuːp(j)uleɪt, -lɪt] *adj*: →*cupular*
cu|pu|li|form ['kjuːp(j)ulɪfɔːrm] *adj*: →*cupular*
cu|pu|lo|gram ['kjuːp(j)uləgræm] *noun*: Kupulogramm *nt*
cu|pu|lo|li|thi|a|sis [ˌkjuːp(j)ulәlɪ'θaɪəsɪs] *noun*: Kupulolithiasis *f*
cu|pu|lom|e|try [ˌkjup(j)u'lɑmətriː] *noun*: Kupulometrie *f*
cur|a|bil|i|ty [ˌkjʊərə'bɪlətiː] *noun*: Heilbarkeit *f*, Kurabilität *f*
cur|a|ble ['kjʊərəbl] *adj*: heilbar, kurabel
cu|ra|re [k(j)ʊə'rɑːriː] *noun*: Kurare *nt*, Curare *nt*
calabash curare: Calebassencurare *nt*
cu|ra|re|mi|met|ic [k(j)ʊəˌrɑːrɪmɪ'metɪk, -maɪ-] *adj*: curareähnlich wirkend, mit curareähnlicher Wirkung, curaremimetisch
cu|ra|ri [k(j)ʊə'rɑːriː] *noun*: →*curare*
cu|ra|ri|form [k(j)ʊə'rɑːrɪfɔːrm] *adj*: curareähnlich
cu|ra|ri|za|tion [k(j)uːˌrɑːrɪ'zeɪʃn] *noun*: Behandlung *f* mit Curare, Kurarisierung *f*
cu|ra|rize [k(j)uː'rɑːraɪz] *vt*: mit Curare behandeln, kurarisieren
cur|a|tive ['kjʊərətɪv]: **I** *noun* Heilmittel *nt* **II** *adj* heilend, auf Heilung ausgerichtet, heilungsfördernd, kurativ, Heil-, Heilungs-
Cur|cu|ma ['kɜrkjʊmə] *noun*: Gelbwurz *f*, Kurkume *f*, Curcuma *f*
Curcuma zedoaria: Zitwer *m*, Curcuma zedoaria
cur|cu|min ['kɜrkjəmɪn] *noun*: Curcumin *nt*, Kurkumin *nt*, Kurkumagelb *nt*
curd [kɜrd] *noun*: geronnene/dicke Milch *f*, Quark *m*
cure [kjʊər]: **I** *noun* **1.** Kur *f*, Heilverfahren *nt*, Behandlung *f* (*for* gegen) **2.** Behandlungsverfahren *nt*, Behandlungsschema *nt*, Therapie *f* **3.** (*Krankheit*) Heilung *f* **4.** (Heil-)Mittel *nt* (*for* gegen) **5.** Haltbarmachung *f* **6.** →*curing* **II** *vt* **7.** jdn. heilen, kurieren (*of* von); (*Krankheit*) heilen **8.** aushärten; vulkanisieren **III** *vi* Heilung bringen, heilen
dietary cure: Diätkur *f*
fasting cure: Hungerkur *f*, Nulldiät *f*
milk cure: Milchdiät *f*, -kur *f*
nature cure: Naturheilverfahren *nt*
radical cure: Ross-, Radikalkur *f*
rest cure: Erholung *f*; Ruhe-, Liegekur *f*
water cure: Wasserkur *f*; Wasserheilkunde *f*, -verfahren *nt*, Hydriatrie *f*, Hydrotherapie *f*
withdrawal cure: Entziehungskur *f*, Entwöhnung *f*
cu|ret [kjʊə'ret]: **I** *noun* Kürette *f* **II** *vt* (*mit einer Kürette*) ausschaben, auskratzen, kürettieren
Barnhart curet: Barnhart-Kürette *f*
blunt curet: stumpfe Kürette *f*
Columbia curet: Columbia-Kürette *f*
double-ended curet: doppelendige Kürette *f*
Goldman curet: Goldman-Fox-Kürette *f*
Goldman-Fox curet: Goldman-Fox-Kürette *f*
Gracey curets: Gracey-Küretten *pl*
Implacare curet: Implacare-Kürette *f*
Kirkland curet: Kirkland-Kürette *f*
Lucas curet: Lucas-Kürette *f*
McCall curet: McCall-Kürette *f*
Mead curet: Mead-Kürette *f*
Miller curet: Miller-Kürette *f*
Miller-Colburn curet: Miller-Colburn-Kürette *f*
Molt curet: Molt-Kürette *f*
periodontal curet: Parodontalkürette *f*
Prichard curet: Prichard-Kürette *f*
root planing curet: Root-planing-Kürette *f*
scaling curet: Scaling-Kürette *f*, Scaler *m*
sharp curet: scharfe Kürette *f*
single-ended curet: einendige Kürette *f*
surgical curet: scharfer Löffel *m*
universal curet: Universalkürette *f*
wax curet: Wachsmodelliermesser *nt*
Younger-Goode curet: Younger-Goode-Kürette *f*
cu|ret|ment [kjʊə'retmənt] *noun*: →*curettage*
cu|ret|tage [kjʊə'retɪdʒ, ˌkjʊərə'tɑːʒ] *noun*: **1.** Ausschabung *f*, Auskratzung *f*, Kürettage *f*, Kürettement *nt*, Curettage *f* **2.** subgingivale Kürettage *f*, Kürettage *f* der Zahnfleischtasche
apical curettage: Kürettage *f* der Zahnwurzel, periapikale Kürettage *f*
fractional curettage: fraktionierte Kürettage *f*
gingival curettage: subgingivale Kürettage *f*, Kürettage *f* der Zahnfleischtasche
periapical curettage: Kürettage *f* der Zahnwurzel, periapikale Kürettage *f*
soft tissue curettage: Weichgewebskürettage *f*
subgingival curettage: Kürettage *f* der Zahnfleischtasche, subgingivale Kürettage *f*
suction curettage: Saug-, Vakuumkürettage *f*
ultrasonic curettage: Ultraschallkürettage *f*
uterine curettage: Abrasio uteri
vacuum curettage: Vakuumkürettage *f*, Saugkürettage *f*
cu|rette [kjʊə'ret]: **I** *noun* Kürette *f* **II** *vt* (mit einer Kürette) ausschaben, auskratzen, kürettieren
Barnhart curette: Barnhart-Kürette *f*
double-ended curette: doppelendige Kürette *f*
Goldman curette: Goldman-Fox-Kürette *f*
Goldman-Fox curette: Goldman-Fox-Kürette *f*
Miller curette: Miller-Kürette *f*
Molt curette: Molt-Kürette *f*
periodontal curette: Parodontalkürette *f*
root planing curette: Root-planing-Kürette *f*
scaling curette: Scaling-Kürette, Scaler *f*
single-ended curette: einendige Kürette *f*
surgical curette: scharfer Löffel *f*
universal curette: Universalkürette *f*
wax curette: Wachsmodelliermesser *f*
Younger-Goode curette: Younger-Goode-Kürette *f*
cu|rette|ment [kjʊə'retmənt] *noun*: →*curettage*
cu|rie ['kjʊərɪ, kjʊə'ri] *noun*: Curie *nt*
cur|ing ['kjʊərɪŋ] *noun*: Tempern *nt*, Aushärten *nt*
denture curing: Tempern *nt* von Kunststoffprothesen
rubber curing: Vulkanisieren *nt*, Vulkanisation *f*
cu|ri|um ['kʊəriːəm] *noun*: Curium *nt*
cur|rant ['kɜrənt, 'kʌrənt] *noun*: Johannisbeere *f*
black currant: **1.** schwarze Johannisbeere *f*, Ribes nigrum **2.** schwarze Johannisbeere *f*, Ribis nigri fructus
red currant: **1.** rote Johannisbeere *f*, Ribes rubrum **2.** rote Johannisbeere *f*, Ribis rubri fructus

cur|rent ['kɜrənt, 'kʌr-]: I *noun* (*a. fig.*) Strom *m*, Strömung *f*; elektrischer Strom *m* **against/with the current** gegen den/mit dem Strom **II** *adj* **1.** gegenwärtig, aktuell, jetzig, laufend **2.** üblich, gebräuchlich, verbreitet
action current: Aktionsstrom *m*
alternating current: Wechselstrom *m*
anodal current: Anodenstrom *m*
ascending current: aufsteigender/zentripetaler Strom *m*
breaking current: Öffnungs(induktions)strom *m*
capacitive current: kapazitiver Strom *m*
centrifugal current: absteigender/zentrifugaler Strom *m*
centripetal current: aufsteigender/zentripetaler Strom *m*
clamp current: Klemmstrom *m*
constant current: konstanter Gleichstrom *m*
continuous current: konstanter Gleichstrom *m*
d'Arsonval current: Tesla-Strom *m*, Hochfrequenzstrom *m*
delta current: Dreieckstrom *m*
demarcation current: Verletzungsstrom *m*
descending current: absteigender/zentrifugaler Strom *m*
diadynamic current: diadynamischer Strom *m*
direct current: Gleichstrom *m*
electric current: elektrischer Strom *m*
electrotonic current: elektrotonischer Strom *m*
end-plate current: Endplattenstrom *m*
excitatory postsynaptic current: erregender postsynaptischer Strom *m*, excitatory postsynaptic current *nt*
exponential current: Exponenzialstrom *m*
faradic current: faradischer Strom *m*
galvanic current: galvanischer Strom *m*, konstanter Gleichstrom *m*
gating current: Torstrom *m*
heavy current: Starkstrom *m*
high-frequency current: Hochfrequenzstrom *m*, Tesla-Strom *m*
induced current: Induktionsstrom *m*, faradischer Strom *m*
inhibitory postsynaptic current: inhibitorischer postsynaptischer Strom *m*, inhibitory postsynaptic current *nt*
current of injury: Verletzungsstrom *m*
low intensity current: Reizstrom *m*
membrane current: Membranstrom *m*
neo-faradic current: neofaradischer Strom *m*
nerve-action current: (Nerven-)Aktionsstrom *m*
net current: Nettostrom *m*
nominal current: Nennstrom *m*
oscillating current: oszillierender Strom *m*, Schwingstrom *m*
postsynaptic current: postsynaptischer Strom *m*
pump current: Pumpstrom *m*
quadrangular current: Rechteckstrom *m*
quantal current: Quantenstrom *m*
rotary current: Drehstrom *m*
suctectorial endolymph current: subtektoriale Endolymphströmung *f*
swell current: Schwellstrom *m*
Tesla current: Tesla-Strom *m*, Hochfrequenzstrom *m*
thermoelectric current: thermoelektrischer Strom *m*
useful current: Wirkstrom *m*

cur|ric|u|lum [kə'rɪkjələm] *noun*, *plura* **-lums, -la** [-lə]: Studien-, Lehrplan *m*, Kurrikulum *nt*, Curriculum *nt*
curriculum vitae: Lebenslauf *m*

CURS *Abk.*: chronic unspecific respiratory syndrome

cur|va|tu|ra [ˌkɜrvə'tjʊərə] *noun*, *plura* **-rae** [-riː]: →*curvature*

cur|va|ture ['kɜrvətʃər, -ˌtʃʊ(ə)r, -ˌtjʊər] *noun*: Krümmung *f*, Wölbung *f*; (*anatom.*) Kurvatur *f*, Curvatura *f*
angular curvature: Pott-Buckel *m*, Pott-David-Syndrom *nt*
anterior curvature: Kyphose *f*
backward curvature: Lordose *f*
compensation curvature: Kompensationskurve *f*, Ausgleichskurve *f*
gastric curvature: Magenkrümmung *f*, -kurvatur *f*, Curvatura gastrica/ventricularis
greater gastric curvature: große Magenkurvatur *f*, Curvatura gastrica/ventricularis major
greater curvature of stomach: große Magenkurvatur *f*, Curvatura gastrica/ventricularis major
lateral curvature: Skoliose *f*
lesser gastric curvature: kleine Magenkurvatur *f*, Curvatura gastrica/ventricularis minor
lesser curvature of stomach: kleine Magenkurvatur *f*, Curvatura minor gastricae
occlusal curvature: Okklusionskurve *f*
Pott's curvature: Pott-Buckel *m*, Pott-David-Syndrom *nt*
primary curvature: Curvatura primaria, Primärkrümmung *f*
secondary curvatures: Curvaturae secundariae
curvature of Spee: Spee-Kurve *f*, Spee-Kompensationskurve *f*, sagittale Kompensationskurve *f*
spinal curvature: Wirbelsäulenverkrümmung *f*, -kurvatur *f*
curvature of stomach: Magenkrümmung *f*, -kurvatur *f*, Curvatura gastrica/ventricularis

curve [kɜrv]: I *noun* (*a. mathemat.*) Kurve *f*; Krümmung *f*, Biegung *f*, Bogen *m*, Rundung *f*, Wölbung *f* **II** *vt* biegen, wölben, krümmen **III** *vi* einen Bogen/eine Biegung machen, sich wölben, sich biegen, sich runden
air conduction curve: Luftleitungskurve *f*
anti-Monson curve: Anti-Monson-Kurve *f*, Pleasure-Kurve *f*
aortic pressure curve: Aortendruckkurve *f*
apical curve: apikale Wurzelbiegung *f*, apikale Abbiegung *f*
Barnes's curve: Barnes-Krümmung *f*
basal temperature curve: Basaltemperaturkurve *f*
bayonet curve: Bajonettbiegung *f* des Wurzelkanals
bell curve: Glockenkurve *f*, Gauss-Kurve *f*
bell-shaped curve: Glockenkurve *f*, Gauss-Kurve *f*
bone conduction curve: Knochenleitungskurve *f*
buccal curve: bukkaler Abschnitt *m* der Okklusionskurve
buccolingual curve: transversale Zahnkurve *f*
carotid pulse curve: Carotis-, Karotispulskurve *f*
Carus' curve: Carus-Krümmung *f*
caustic curve: kaustische Kurve *f*, Brennlinie *f*
compensation curve: Kompensationskurve *f*, Ausgleichskurve *f*
control curve: Kontrollkurve *f*
current-voltage curve: Stromspannungskurve *f*
Damoiseau's curve: Ellis-Damoiseau-Linie *f*
defalcated curve: sichelförmige Biegung *f* des Wurzelkanals
dental curve: Zahnkurve *f*
discrimination curve: (*Gehör*) Diskriminationskurve *f*
dissociation curve: Dissoziations-, Bindungskurve *f*
distribution curve: Verteilungskurve *f*
diurnal intraocular pressure curve: Tagesdruckkurve *f*
dose-effect curve: Dosis-Wirkungs-Kurve *f*
dose-response curve: Dosis-Wirkungs-Kurve *f*
double curve: Bajonettbiegung *f* des Wurzelkanals, bajonett-förmiger Wurzelkanal *m*
dromedary curve: Dromedakurve *f*, zweigipf(e)lige

Kurve *f*
dye-dilution curve: Indikator-, Farbstoffverdünnungskurve *f*
elastic curve: Elastizitätskurve *f*, Spannungs-Dehnungsdiagramm *nt*
Ellis' curve: Ellis-Damoiseau-Linie *f*
curve of Ellis and Garland: →*Ellis' curve*
elution curve: Auswasch-, Elutionskurve *f*
exponential curve: Exponenzialkurve *f*
Frank-Starling's curve: Frank-Starling-Kurve *f*, Druck-Volumendiagramm *nt*
frequency curve: **1.** Häufigkeitskurve *f* **2.** (*biolog.*) Variationskurve *f*
Garland's curve: Ellis-Damoiseau-Linie *f*
gaussian curve: Glockenkurve *f*, Gauss-Kurve *f*
gradual curve: leichte Biegung *f* des Wurzelkanals
growth curve: Wachstumskurve *f*
Harrison's curve: Harrison-Furche *f*
Heidelberg curve: Heidelberger-Kurve *f*
indicator-dilution curve: Indikator-, Farbstoffverdünnungskurve *f*
isodose curve: Isodose(nkurve) *f*
labial curve: labialer Abschnitt *m* der Okklusionskurve
liquidus curve: Liquiduskurve *f*
major curve: Hauptkrümmung *f*
meningitis curve: Meningitiskurve *f*
minor curve: (*Skoliose*) Neben-, Minorkrümmung *f*, Minorkurve *f*
Monson curve: Monson-Kurve *f*
muscle curve: Myogramm *nt*
nonstructural curve: (*Skoliose*) nicht-strukturelle Krümmung *f*
normal curve: Glockenkurve *f*, Gauss-Kurve *f*
normal curve (of distribution): Glockenkurve *f*, Gauss-Kurve *f*
occlusal curve: Okklusionskurve *f*
curve of occlusion: →*occlusal curve*
oxygen dissociation curve: Sauerstoffdissoziationskurve *f*, Sauerstoffbindungskurve *f*
oxygen-haemoglobin dissociation curve: (*brit.*) →*oxygen-hemoglobin dissociation curve*
oxygen-hemoglobin dissociation curve: Sauerstoffdissoziationskurve *f*, Sauerstoffbindungskurve *f*
oxyhaemoglobin dissociation curve: (*brit.*) →*oxygen dissociation curve*
oxyhemoglobin dissociation curve: →*oxygen dissociation curve*
passive-tension curve: Ruhe-Dehnungs-Kurve *f*
Pleasure curve: Anti-Monson-Kurve *f*, Pleasure-Kurve *f*
polar curve: Polarkurve *f*
Price-Jones curve: Price-Jones-Kurve *f*
probability curve: Kurve *f* der Wahrscheinlichkeitsverteilung, Wahrscheinlichkeitskurve *f*
pulse curve: Pulskurve *f*, Sphygmogramm *nt*
resisitance curve: Druck-Strömungsdiagramm *nt*
resting tension curve: Ruhedehnungskurve *f*
reverse curve: Anti-Monson-Kurve *f*, Pleasure-Kurve *f*
saturation curve: Sättigungskurve *f*
sickle-shaped curve: sichelförmige Biegung *f* des Wurzelkanals
solidus curve: Soliduskurve *f*
curve of Spee: Spee-Kurve *f*, Spee-Kompensationskurve *f*, sagittale Kompensationskurve *f*
Starling's curve: (*Herz*) Starling-Kurve *f*, Druck-Volumendiagramm *nt*
stress-strain curve: Zugfestigkeitskurve *f*
structural curve: (*Skoliose*) strukturelle Krümmung *f*
temperature curve: Temperaturkurve *f*, Fieberkurve *f*
tension curves: Spannungslinien *pl*
titration curve: Titrationskurve *f*
tuning curve: Tuning-, Abstimmungskurve *f*
curve of Wilson: Wilson-Kurve *f*

curved [kɜrvd] *adj*: gekrümmt, gebogen, geschwungen, gewölbt, Bogen-

cushlinlgoid [ˈkʊʃɪŋgɔɪd] *adj*: Cushing-ähnlich, mit Cushing-ähnlicher Symptomatik, cushingoid

cushlion [ˈkʊʃn]: **I** *noun* **1.** Kissen *nt*; (*a. fig.*) Polster *nt* **2.** (*techn.*) Puffer *m*, Dämpfer *m*, Polster *nt* **II** *vt* polstern, dämpfen, puffern, abfedern
atrioventricular cushion: →*atrioventricular endocardial cushion*
atrioventricular endocardial cushion: Atrioventrikularkissen *nt*
conus cushion: Conuswulst *m*
endocardial cushion: Endokardkissen *nt*
eustachian cushion: Torus tubarius
levator cushion: Torus levatorius
major truncus cushion: großer Trunkuswulst
minor truncus cushion: kleiner Trunkuswulst
Passavant's cushion: Passavant-(Ring-)Wulst *m*
sucking cushion: Bichat-Wangenfettpfropf *m*, Corpus adiposum buccae
truncoconal cushion: Trunkokonalkissen *nt*
truncoconal endocardial cushion: Trunkoconalkissen *nt*
truncus cushion: Trunkuswulst *m*

cusp [kʌsp] *noun*: **1.** Spitze *f*, Zipfel *m*; (*anatom.*) Cuspis *f* **2.** Herzklappenzipfel *m*, Klappensegel *nt*, Cuspis *f* **3.** →*dental cusp*
accessory cusp: akzessorischer Molar *m*, Cuspis accessoria dentis
accessory buccal cusp: →*accessory cusp*
anterior cusp of left atrioventricular valve: Cuspis anterior valvae atrioventricularis sinistri
anterior cusp of right atrioventricular valve: Cuspis anterior valvae atrioventricularis dextrae
anterior semilunar cusp: vordere Semilunarklappe *f*, Valvula semilunaris anterior
antertior cusp: Cuspis anterior valvae atrioventricularis
aortic semilunar cusp: Semilunarklappe *f* der Aortenklappe, Valvula semilunaris aortae
buccal cusp: bukkaler Höcker *m*, Cuspis buccalis
Carabelli cusp: Carabelli-Höcker *m*, Tuberculum Carabelli, Tuberculum anomale
central cusp: Zentralhöcker *m*
centric cusp: →*central cusp*
dental cusp: Zahnhöcker *m*, Cuspis dentis
distal cusp: distaler Höcker *m*, Cuspis dentis distalis
distobuccal cusp: distobukkaler Höcker *m*, bukkodistal Höcker *m*, Cuspis dentis distobuccalis
distolingual cusp: distolingualer Höcker *m*, Cuspis dentis distolingualis
distopalatal cusp: Cuspis dentis distopalatinalis
interstitial cusp: →*central cusp*
left semilunar cusp: linke Semilunarklappe *f*, Valvula semilunaris sinistra
lingual cusp: Zungenhöcker *m*, Cuspis dentis lingualis
mesiobuccal cusp: mesiobukkaler Höcker *m*, Cuspis dentis mesiobuccalis
mesiolingual cusp: mesiolingualer Höcker *m*, Cuspis dentis mesiolingualis
mesiopalatal cusp: Cuspis dentis mesiopalatalis
noncentric cusp: →*nonsupporting cusp*
nonsupporting cusp: Scherhöcker *m*, nicht-tragender

Höcker *m*
palatal cusp: Cuspis dentis palatinalis
paramolar cusp: Paramolar *m*, Cuspis dentis paramolaris
posterior cusp: Cuspis posterior valvae atrioventricularis
posterior cusp of left atrioventricular valve: Cuspis posterior valvae atrioventricularis sinistri
posterior cusp of right atrioventricular valve: Cuspis posterior valvae atrioventricularis dextrae
posterior semilunar cusp: hintere Semilunarklappe *f*, Valvula semilunaris posterior
pulmonary semilunar cusp: Semilunarklappe *f* der Pulmonal(is)klappe, Valvula semilunaris trunci pulmonalis
right semilunar cusp: rechte Semilunarklappe *f*, Valvula semilunaris dextra
semilunar cusp: (halbmondförmige) Taschenklappe *f*, Semilunarklappe *f*, Valvula semilunaris
septal cusp: septales Klappensegel *nt*, Cuspis septalis valvae atrioventricularis dextrae
shearing cusp: →*nonsupporting cusp*
shoeing cusp: Höckerrestauration *f*, Höckerschutz *m*
supporting cusp: Stützhöcker *m*, tragender Höcker *m*
valve cusp: Klappentasche *f*

cus|pate [ˈkʌspeɪt, -pɪt] *adj*: →*cuspid II*
cus|pat|ed [ˈkʌspeɪtɪd] *adj*: →*cuspid II*
cusped [kʌspt] *adj*: →*cuspid II*
cus|pid [ˈkʌspɪd]: I *noun* Eckzahn *m*, Reißzahn *m*, Dens caninus II *adj* mit Zipfel(n) *oder* Höcker(n) versehen, spitz (zulaufend)
mandibular cuspid: mandibulärer Eckzahn *m*, unterer Eckzahn *m*
maxillary cuspid: maxillärer Eckzahn *m*, oberer Eckzahn *m*, Oberkiefereckzahn *m*, Augenzahn *m*

cus|pi|date [ˈkʌspədeɪt] *adj*: →*cuspid II*
cus|pi|dat|ed [ˈkʌspədeɪtɪd] *adj*: →*cuspid II*
cus|pis [ˈkʌspɪs] *noun, plura* **-pi|des** [-pɪdiːz]: →*cusp*
cut [kʌt]: I *noun* **1.** Schnitt *m* **2.** Schnittwunde *f*, -verletzung *f* II *vt* (an-, be-, zer-)schneiden, ab-, durchschneiden, einen Schnitt machen in **cut one's hand** sich in die Hand schneiden **cut to pieces** zerstückeln, -trennen
circular cut: Zirkelschnitt *m*
lengthways cut: Längsschnitt *m*
racket cut: Racketschnitt *m*

Cu-T *Abk.*: copper T
cu|ta|ne|ous [kjuːˈteɪnɪəs] *adj*: Haut/Cutis betreffend, zur Haut gehörend, kutan, dermal, Haut-, Derm(a)-
cu|ti|cle [ˈkjuːtɪkl] *noun*: **1.** Häutchen *nt*, Kutikula *f*, Cuticula *f* **2.** Nagelhäutchen *nt*, Eponychium *nt*
acquired cuticle: tertiäres Schmelzoberhäutchen *nt*, erworbenes Schmelzoberhäutchen *nt*, posteruptives Schmelzoberhäutchen *nt*
acquired enamel cuticle: →*acquired cuticle*
attachment cuticle: sekundäres Schmelzoberhäutchen *nt*, sekundäres Schmelzhäutchen *nt*
dental cuticle: **1.** Schmelzoberhäutchen *nt*, Cuticula dentis **2.** sekundäres Schmelzoberhäutchen *nt*, sekundäres Schmelzhäutchen *nt*
enamel cuticle: primäres Schmelzoberhäutchen *nt*, primäres Schmelzhäutchen *nt*
hair cuticle: Haarkutikula *f*, Kutikula *f*
posteruption cuticle: tertiäres Schmelzoberhäutchen *nt*, erworbenes Schmelzoberhäutchen *nt*, posteruptives Schmelzoberhäutchen *nt*
primary cuticle: primäres Schmelzoberhäutchen *nt*, primäres Schmelzhäutchen *nt*
primary enamel cuticle: →*primary cuticle*
secondary cuticle: **1.** Schmelzoberhäutchen *nt*, Cuticula dentis **2.** sekundäres Schmelzoberhäutchen *nt*, sekundäres Schmelzhäutchen *nt*
sheath cuticle: Scheidenkutikula *f*
transposed crevicular cuticle: sekundäres Schmelzoberhäutchen *nt*, sekundäres Schmelzhäutchen *nt*

cu|tic|u|la [kjuːˈtɪkjulə] *noun*: Häutchen *nt*, Kutikula *f*, Cuticula *f*
cuticula dentis: **1.** Cuticula dentis, Cuticula dentalis, Schmelzhäutchen *nt* **2.** Schmelzoberhäutchen *nt*, Zahnschmelzoberhäutchen *nt*, Zahnoberhäutchen *nt*, Nasmyth-Membran *f*

cu|tic|u|lar [kjuːˈtɪkjulər] *adj*: Kutikula betreffend, kutikular
cu|ti|re|ac|tion [ˌkjuːtɪrɪˈækʃn] *noun*: Hautreaktion *f*, Kutireaktion *f*, Dermoreaktion *f*
Pirquet's cutireaction: Pirquet-Reaktion *f*, Pirquet-Tuberkulinprobe *f*

cu|tis [ˈkjuːtɪs] *noun, plural* **-tis|es, -tes** [-tiːz]: Haut *f*, Kutis *f*, Cutis *f*
cutis hyperelastica: Cutis hyperelastica, Gummihaut *f*
cutis laxa: Fall-, Schlaffhaut *f*, Cutis-laxa-Syndrom *nt*, generalisierte Elastolyse *f*, Zuviel-Haut-Syndrom *nt*, Dermatolysis *f*, Dermatochalasis *f*, Dermatomegalie *f*, Chalazodermie *f*, Chalodermie *f*
cutis marmorata teleangiectatica: Cutis marmorata teleangiectatica congenita
cutis rhomboidalis nuchae: Cutis rhomboidalis nuchae

cut|ter [kʌtər] *noun*: Schneider *m*, Schneideinstrument *nt*; Schneidewerkzeug *nt*, -maschine *f*; Fräser *m*, Fräsbohrer *m*
ligature cutter: Ligaturschneider *m*, Ligaturschneidezange *f*
pin and ligature cutter: Lock-Pin und Ligaturschneider *m*
wire cutter: Drahtschneider *m*, Drahtschneidezange *f*

cut|ting [ˈkʌtɪŋ]: I *noun* **1.** (Aus-, Ab-, Be-)Schneiden *nt* **2.** Herabsetzung *f*, (Ver-)Minderung *f*, Senkung *f*, Reduzierung *f* II *adj* **3.** schneidend, Schnitt-, Schneide- **4.** scharf; (*a. fig.*) beißend, spitz
cutting of the cord: Abnabelung *f*

cu|vet [k(j)uːˈvet] *noun*: →*cuvette*
cu|vette [k(j)uːˈvet] *noun*: Küvette *f*
CV *Abk.*: **1.** cardiovascular **2.** cardioversion **3.** cavum vergae **4.** cell volume **5.** cerebrovascular **6.** closing volume **7.** coefficient of variation **8.** collecting vein **9.** color vision **10.** constant voltage **11.** corpuscular volume **12.** cresyl violet
cv *Abk.*: **1.** cardiovascular **2.** constant voltage
CVA *Abk.*: **1.** cerebrovascular accident **2.** costovertebral angle
CVBF *Abk.*: coronary venous blood flow
CVD *Abk.*: **1.** cardiovascular disease **2.** cerebrovascular disease
CVG *Abk.*: cineventriculography
CVI *Abk.*: **1.** cerebrovascular insufficiency **2.** chronic venous insufficiency **3.** common variable immunodeficiency
CVLP *Abk.*: corona-virus-like particles
CVN *Abk.*: central venous nutrition
CVP *Abk.*: **1.** cell volume profile **2.** central venous pressure **3.** cytoxan, vincristine, prednisone
CVPP *Abk.*: cyclophosphamide, vinblastine, procarbazine, prednisone

C

CVR *Abk.*: **1.** cardiovascular renal disease **2.** cardiovascular respiratory disease **3.** cerebral vascular resistance **4.** coronary vascular resistance
CVS *Abk.*: **1.** cardiovascular surgery **2.** cardiovascular system **3.** clean voided specimen
CW *Abk.*: **1.** cardiac work **2.** chemical warfare **3.** chest lead of Wilson **4.** chest wall **5.** continuous wave
CWBTS *Abk.*: capillary whole blood true sugar
CWHB *Abk.*: citrated whole human blood
CWI *Abk.*: cardiac work index
CWO *Abk.*: carrier wave oscillator
CWOP *Abk.*: childbirth without pain
CWP *Abk.*: childbirth without pain
CWS *Abk.*: circumferential wall stress
cwt *Abk.*: centweight
CX *Abk.*: cefoxitin
Cx *Abk.*: cervix
CXR *Abk.*: chest x-ray
Cy *Abk.*: cyanogen
CyA *Abk.*: cyclosporin A
cyan- *präf.*: Zyan(o)-, Cyan(o)-, Blau-
cy|an|al|co|hol [saɪən'ælkəhɑl] *noun*: →*cyanohydrin*
cy|an|a|mide [saɪ'ænəmaɪd, -mɪd] *noun*: Cyanamid *nt*, Zyanamid *nt*
cy|a|nate ['saɪəneɪt, -nɪt] *noun*: Zyanat *nt*, Cyanat *nt*
cy|an|eph|i|dro|sis [ˌsaɪənˌefɪ'drəʊsɪs] *noun*: Blaufärbung *f* des Schweißes, Zyanhidrosis
cy|an|hae|mo|glo|bin [ˌsaɪən'hiːməgləʊbɪn, -'hemə-] *noun*: (*brit.*) →*cyanhemoglobin*
cy|an|he|mo|glo|bin [ˌsaɪən'hiːməgləʊbɪn, -'hemə-] *noun*: Zyan-, Cyanhämoglobin *nt*, Hämoglobincyanid *nt*
cy|an|hi|dro|sis [ˌsaɪənhaɪ'drəʊsɪs] *noun*: Blaufärbung *f* des Schweißes, Zyanhidrosis *f*
cy|an|hi|drot|ic [ˌsaɪənhaɪ'drɑtɪk] *adj*: Zyanhidrosis betreffend, zyanhidrotisch
cy|a|nid ['saɪənɪd] *noun*: →*cyanide*
cy|a|nide ['saɪənaɪd, -nɪd] *noun*: Zyanid *nt*, Cyanid *nt*
cy|an|met|hae|mo|glo|bin [ˌsaɪənmet'hiːməgləʊbɪn] *noun*: (*brit.*) →*cyanmethemoglobin*
cy|an|met|he|mo|glo|bin [ˌsaɪənmet'hiːməgləʊbɪn] *noun*: Zyan-, Cyanmethämoglobin *nt*, Methämoglobinzyanid *nt*
cy|an|met|my|o|glo|bin [ˌsaɪənmetˌmaɪə'gləʊbɪn] *noun*: Zyan-, Cyanmetmyoglobin *nt*, Metmyoglobinzyanid *nt*
cyano- *präf.*: Zyan(o)-, Cyan(o)-, Blau-
cy|a|no|a|cet|y|lene [ˌsaɪənəʊə'setliːn, -ɪn] *noun*: Cyanoacetylen *nt*
β-cy|a|no|al|a|nine [ˌsaɪənəʊ'æləniːn, -nɪn] *noun*: β-Cyanoalanin *nt*
cy|a|no|al|co|hol [ˌsaɪənəʊ'ælkəhɑl] *noun*: →*cyanohydrin*
Cy|a|no|bac|te|ria [ˌsaɪənəʊbæk'tɪərɪə] *plural*: blaugrüne Algen *pl*, Cyanobacteria *pl*
cy|an|o|chro|ic [ˌsaɪənəʊ'krəʊɪk] *adj*: Zyanose betreffend, zyanotisch
cy|an|och|rous [saɪə'nɑkrəs] *adj*: Zyanose betreffend, zyanotisch
cy|a|no|co|bal|a|min [ˌsaɪənəʊkəʊ'bæləmɪn] *noun*: Zyano-, Cyanocobalamin *nt*, Vitamin B_{12} *nt*
cy|a|no|der|ma [ˌsaɪənəʊ'dɜrmə] *noun*: →*cyanosis*
cy|an|o|form [saɪ'ænəfɔːrm] *noun*: Zyano-, Cyanoform *nt*
cy|an|o|gen [saɪ'ænədʒən] *noun*: Zyanogen *nt*
cyanogen bromide: Bromcyan *nt*
cyanogen chloride: Chlorcyan *nt*
cy|a|no|guan|i|din [ˌsaɪənəʊ'gwænɪdiːn, -dɪn, -'gwɑːnɪ-, saɪˌænəʊ-] *noun*: Zyano-, Cyanoguanidin *nt*, Dicyandiamid *nt*
cy|a|no|hy|drin [ˌsaɪənəʊ'haɪdrɪn] *noun*: Zyan(o)alkohol *m*
cy|an|o|phil [saɪ'ænəfɪl]: I *noun* zyanophile Zelle *f oder* Struktur *f* II *adj* →*cyanophilous*
cy|an|o|phile ['saɪənəʊfaɪl] *noun*: →*cyanophil I*
cy|a|noph|i|lous [saɪə'nɑfɪləs] *adj*: zyanophil
Cy|a|no|phy|ce|ae [ˌsaɪənə'faɪsɪˌiː] *plural*: →*Cyanobacteria*
cy|a|no|pia [ˌsaɪə'nəʊpɪə] *noun*: →*cyanopsia*
cy|a|nop|sia [ˌsaɪ'nɑpsɪə] *noun*: Blausehen *nt*, Zyanopsie *f*, Zyanopie *f*
cy|a|nop|sin [ˌsaɪənəʊ'nɑpsɪn] *noun*: Zyanopsin *nt*
cy|a|nose ['saɪənəʊs] *noun*: →*cyanosis*
cy|a|nosed ['saɪənəʊsd] *adj*: Zyanose betreffend, zyanotisch
cy|a|no|sis [ˌsaɪə'nəʊsɪs] *noun*: Blausucht *f*, Zyanose *f*, Cyanosis *f* **without cyanosis** ohne Zyanose (verlaufend), azyanotisch
autotoxic cyanosis: autotoxische Zyanose *f*, Stokvis-Talma-Syndrom *nt*
central cyanosis: zentrale Zyanose *f*
circumoral cyanosis: zirkumorale/periorale Zyanose *f*
enterogenous cyanosis: autotoxische Zyanose *f*, Stokvis-Talma-Syndrom *nt*
false cyanosis: Pseudozyanose *f*, falsche Zyanose *f*
hereditary methaemoglobinaemic cyanosis: (*brit.*) →*hereditary methemoglobinemic cyanosis*
hereditary methemoglobinemic cyanosis: enzymopathische/hereditäre Methämoglobinämie *f*
peripheral cyanosis: periphere Zyanose *f*
pulmonary cyanosis: pulmonale/pulmonal-bedingte Zyanose *f*
shunt cyanosis: Shunt-Zyanose *f*
tardive cyanosis: Cyanose tardive
cy|a|not|ic [ˌsaɪə'nɑtɪk] *adj*: Zyanose betreffend, zyanotisch
cy|a|nu|ri|a [ˌsaɪ'n(j)ʊəriːə] *noun*: Zyanurie *f*
cy|ber|net|ic [ˌsaɪbər'netɪk] *adj*: kybernetisch
cy|ber|net|ics [ˌsaɪənəʊ'netɪks] *plural*: Kybernetik *f*
CYC *Abk.*: **1.** cyclophosphamide **2.** cyclotron
cycl- *präf.*: Kreis-, Zykl(o)-, Cycl(o)-; Ziliarkörper-
cyc|la|mate ['saɪkləmeɪt, 'sɪk-] *noun*: Zyklamat *nt*, Cyclamat *nt*
cyc|la|min ['sɪkləmɪn] *noun*: Cyclamin *nt*
cy|clan|de|late [saɪ'klændɪleɪt] *noun*: Cyclandelat *nt*, 3,3,5-Trimethylcyclohexylmandelat *nt*
cy|clase ['saɪkleɪs] *noun*: Zyklase *f*, Cyclase *f*
adenyl cyclase: →*adenylate cyclase*
adenylate cyclase: Adenylatcyclase *f*
adenylyl cyclase: →*adenylate cyclase*
guanidylate cyclase: Guanidylatcyclase *f*
guanylate cyclase: Guanylatcyclase *f*
membrane-fixed guanylate cyclase: membrangebunde Guanylatcyclase *f*
nucleotide cyclase: Nucleotidcyclase *f*, Nucleotidylcyclase *f*
nucleotidyl cyclase: →*nucleotide cyclase*
soluble guanylate cyclase: lösliche Guanylatcyclase *f*
squalene epoxide lanosterol-cyclase: Squalenepoxid-Lanosterincyclase *f*
cy|cle ['saɪkl]: I *noun* **1.** Zyklus *m*, Kreis(lauf *m*) *m*; (*a. physik.*) Periode *f* **in cycles** periodisch **2.** (*chem.*) Ring *m* II *vt* periodisch wiederholen III *vi* periodisch wiederkehren
abortive cycle: abortiver Zyklus *m*
N-acetylornithine cycle: N-Acetylornithin-Zyklus *m*
alanine cycle: Alaninzyklus *m*
anovulatory cycle: anovulatorischer Zyklus *m*
asexual cycle: asexueller Zyklus *m*
aspartate cycle: Aspartatzyklus *m*

ATP cycle: ATP-Zyklus *m*
ATP-ADP cycle: ATP-Zyklus *m*
basic-rest-activity cycle: Basic-Rest-Activity-Cycle *nt*
biliary cycle: (*Gallensäuren*) enterohepatischer Kreislauf *m*
biphasic cycle: biphasischer Zyklus *m*
2,3-bisphosphoglycerate cycle: 2,3-Bisphosphoglycerat-Zyklus *m*, 2,3-Diphosphoglycerat-Zyklus *m*
breathing cycle: Atmungszyklus *m*
C_4-cycle: C_4-Zyklus *m*, Hatch-Slack-Zyklus *m*
Calvin cycle: Calvin-Zyklus *m*
carbon cycle: Kohlenstoffkreislauf *m*
carbon dioxide cycle: →*carbon cycle*
cardiac cycle: Herzzyklus *m*
cell cycle: Zellzyklus *m*
chewing cycle: Kauvorgang *m*, Kauzyklus *m*
citrate-pyruvate cycle: Zitrat-Pyruvat-Zyklus *m*, Citrat-Pyruvat-Zyklus *m*
citric acid cycle: Zitronensäurezyklus *m*, Citratzyklus *m*, Tricarbonsäurezyklus *m*, Krebs-Zyklus *m*
Cori cycle: Cori-Zyklus *m*
cytoplasmic cycle: zytoplasmatischer Zyklus *m*
electron-transport cycle: Elektronentransportzyklus *m*
endogenous cycle: endogener Zyklus *m*
energy cycle: Energiekreislauf *m*
erythrocytic cycle: erythrozytärer Zyklus *m*, erythrozytäre Phase *f*
exoerythrocytic cycle: exoerythrozytärer Zyklus *m*, exoerythrozytäre Phase *f*
exogenous cycle: exogener Zyklus *m*
fatty acid oxidation cycle: Zyklus *m* der Fettsäureoxidation, Fettsäurezyklus *m*
futile cycle: sinnloser/futiler Zyklus *m*
gastric cycle: Magenzyklus *m*
genital cycle: Genital-, Monats-, Sexual-, Menstrual-, Menstruationszyklus *m*
γ-glutamyl cycle: γ-Glutaminsäurezyklus *m*
glucose-alanine cycle: Glucose-Alanin-Zyklus *m*
glucose-fatty acid cycle: Glucose-Fettsäure-Zyklus *m*, Randle-Zyklus *m*
glucose-lactate cycle: Cori-Zyklus *m*
glyoxylate cycle: Glyoxalatzyklus *m*
growth cycle: Wachstumszyklus *m*
hair cycle: Haarzyklus *m*
Hatch-Slack cycle: Hatch-Slack-Zyklus *m*, C_4-Zyklus *m*
Hodgkin cycle: Hodgkin-Zyklus *m*
isohydric cycle: isohydrischer Zyklus *m*
Krebs cycle: **1.** Zitronensäurezyklus *m*, Citratzyklus *m*, Tricarbonsäurezyklus *m*, Krebs-Zyklus *m* **2.** →*Krebs-Henseleit cycle*
Krebs-Henseleit cycle: Harnstoff-, Ornithinzyklus *m*, Krebs-Henseleit-Zyklus *m*
Krebs ornithine cycle: →*Krebs-Henseleit cycle*
Krebs urea cycle: →*Krebs-Henseleit cycle*
life cycle: Lebenszyklus *m*, Lebens-, Entwicklungsphase *f*
malaria cycle: Malariazyklus *m*
malate cycle: Malatzyklus *m*
mammary cycle: Brustzyklus *m*, zyklische Brustveränderungen *pl*
masticating cycle: Kauvorgang *m*, Kauzyklus *m*
masticatory cycle: Kauvorgang *m*, Kauzyklus *m*
menstrual cycle: Genital-, Monats-, Sexual-, Menstrual-, Menstruationszyklus *m*
nitrogen cycle: Stickstoffkreislauf *m*, -zyklus *m*
normal menstrual cycle: biphasischer Zyklus *m*
nutrition cycle: Nahrungskreislauf *m*
oogenetic cycle: →*ovarian cycle*
ornithine cycle: Harnstoff-, Ornithinzyklus *m*, Krebs-Henseleit-Zyklus *m*
ovarian cycle: ovarieller Zyklus *m*
ovulatory cycle: ovulatorischer Zyklus *m*
oxygen cycle: Sauerstoffkreislauf *m*
preerythrocytic cycle: präerythrozytärer Zyklus *m*, präerythrozytäre Phase *f*
purine nucleotide cycle: Purinnucleotidzyklus *m*
Randle cycle: Glucose-Fettsäure-Zyklus *m*, Randle-Zyklus *m*
replicative cycle: Replikations-, Vermehrungszyklus *m*
response cycle: Reaktionszyklus *m*
rhodopsin-retinin cycle: Rhodopsin-Retinin-Zyklus *m*
Schiff's biliary cycle: (*Gallensäuren*) enterohepatischer Kreislauf *m*
schizogenic cycle: (*Protozoen*) asexueller/schizogamer Vermehrungszyklus *m*
schizogenous cycle: →*schizogenic cycle*
sex cycle: Monats-, Genital-, Sexual-, Menstruationszyklus *m*
sexual cycle: →*sex cycle*
sexual response cycle: sexueller Reaktionszyklus *m*
sleep cycle: Schlafzyklus *m*
sporogenic cycle: (*Protozoen*) sexueller/sporogoner Vermehrungszyklus *m*
sporogenous cycle: →*sporogenic cycle*
succinate-glycine cycle: Succinat-Glycin-Zyklus *m*
tricarboxylic acid cycle: Zitronensäurezyklus *m*, Citratzyklus *m*, Tricarbonsäurezyklus *m*, Krebs-Zyklus *m*
urea cycle: Harnstoff-, Ornithinzyklus *m*, Krebs-Henseleit-Zyklus *m*
uterine cycle: Uteruszyklus *m*, zyklische Uterusveränderungen *pl*
vaginal cycle: Vaginazyklus *m*, zyklische Vaginaveränderungen *pl*
visual cycle: Sehzyklus *m*, -vorgang *m*
working cycle: Arbeitsgang *m*

cy|clec|to|my [sɪk'lektəmiː] *noun*: **1.** Ziliarkörperentfernung *f*, Ziliektomie *f*, Zyklektomie *f* **2.** operative Teilentfernung *f* des Lidrandes, Ziliektomie *f*

cy|clen|ce|pha|lia [ˌsaɪklənsɪ'feɪljə, ˌsɪk-] *noun*: →*cyclencephaly*

cy|clen|ceph|a|lus [ˌsaɪklən'sefələs] *noun*: Zyklenzephalus *m*

cy|clen|ceph|a|ly [ˌsaɪklən'sefəliː] *noun*: Zyklenzephalie *f*, Zykloenzephalie *f*

cy|clic ['saɪklɪk, 'sɪk-] *adj*: **1.** zyklisch, periodisch, Kreislauf- **2.** (*chem.*) zyklisch, ringförmig, Ring-, Zyklo-

cy|cli|cal ['saɪklɪkl, 'sɪk-] *adj*: →*cyclic*

cy|cli|cot|o|my [ˌsaɪklɪ'kɑtəmiː] *noun*: →*cyclotomy*

cy|clit|ic [saɪk'lɪtɪk, sɪk'lɪtɪk] *adj*: Ziliarkörperentzündung/Zyklitis betreffend, zyklitisch

cy|cli|tis [saɪk'laɪtɪs, sɪk'laɪtɪs] *noun*: Cyclitis *f*, Ziliarkörperentzündung *f*, Zyklitis *f*
heterochromic cyclitis: Heterochromiezyklitis Fuchs *f*
purulent cyclitis: eitrige/purulente Zyklitis *f*
serous cyclitis: seröse Zyklitis *f*

cy|cli|za|tion [ˌsaɪklə'zeɪʃn, ˌsɪk-] *noun*: Ringschluss *m*, -bildung *f*, Zyklisierung *f*

cy|clize ['saɪklaɪz, 'sɪ-] *vt*: zyklisieren, cyclisieren

cyclo- *präf.*: **1.** Kreis-, Zykl(o)-, Cycl(o)- **2.** Ziliarkörper-

cy|clo|bar|bital [ˌsaɪkləʊ'bɑːrbətɔl] *noun*: Cyclobarbital *nt*

cy|clo|bar|bi|tone [ˌsaɪkləʊ'bɑːrbətəʊn] *noun*: →*cyclobarbital*

cy|clo|ceph|a|li|a [ˌsaɪkləsɪ'feɪljə] *noun*: Zyklopie *f*

cy|clo|ceph|a|lus [ˌsaɪkləʊ'sefələs] *noun*: Zyklozephalus

m, Zyklop m, Synophthalmus m
cy|clo|ceph|aly [,saɪkləʊ'sefəliː] noun: →cyclopia
cy|clo|cer|a|ti|tis [,saɪkləserə'taɪtɪs] noun: Entzündung f von Ziliarkörper und Hornhaut/Kornea, Zyklokeratitis f
cy|clo|cho|roid|it|ic [,saɪkləkəʊrɔɪ'dɪtɪk] adj: Zyklochorioiditis betreffend, zyklochorioiditisch

C

cy|clo|cho|roid|i|tis [,saɪkləkəʊrɔɪ'daɪtɪs] noun: Entzündung f von Ziliarkörper und Aderhaut/Choroidea, Zyklochorioiditis f
cy|clo|cry|o|ther|a|py [,saɪkləʊ,kraɪə'θerəpiː] noun: Zyklokryotherapie f
cy|clo|di|a|ly|sis [,saɪklədaɪ'ælɪsɪs] noun: Zyklodialyse f
cy|clo|di|a|ther|my [,saɪkləʊ'daɪəθɜrmiː] noun: Zyklodiathermie f
cy|clo|duc|tion [,saɪklə'dʌkʃn] noun: Zykloduktion f
cy|clo|e|lec|trol|y|sis [,saɪkləʊɪlek'trɑləsɪs] noun: Zykloelektrolyse f
cy|clo|hex|ane|hex|ol [,saɪkləʊ,heksem'heksɔl, -səʊl] noun: Inosit nt, Inositol nt
cy|clo|hex|a|nol [,saɪkləʊ'heksənɔl, -nəʊl] noun: Zyklohexanol nt, Cyclohexanol nt
cy|clo|hex|ene [,saɪkləʊ'heksiːn] noun: Zyklo-, Cyclohexen nt
cy|clo|hex|i|mide [,saɪkləʊ'heksəmaɪd, -mɪd] noun: Cycloheximid nt, Actidion nt
cy|clo|hy|dro|lase [,saɪkləʊ'haɪdrəʊleɪz] noun: Cyclohydrolase f
  GTP cyclohydrolase: GTP-cyclohydrolase f
  IMP cyclohydrolase: IMP-Cyclohydrolase f, Inosinsäurecyclohydrolase f
  inosinic acid cyclohydrolase: →IMP cyclohydrolase
cy|cloid ['saɪklɔɪd]: I noun zykloider Patient m II adj abwechselnd manisch und depressiv, zykloid
cy|clo|i|som|er|ase [,saɪkləʊaɪ'sɑməreɪz] noun: Zyklo-, Cycloisomerase f
cy|clo|ker|a|tit|ic [,saɪkləʊ,kerə'tɪtɪk] adj: Zyklokeratitis betreffend, zyklokeratitisch
cy|clo|ker|a|ti|tis [,saɪkləʊ,kerə'taɪtɪs] noun: Entzündung f von Ziliarkörper und Hornhaut/Kornea, Zyklokeratitis f
cy|clo|li|gase [,saɪkləʊ'laɪgeɪz] noun: Zyklo-, Cycloligase f
cy|clo|mas|top|a|thy [,saɪkləʊmæs'tɑpəθiː] noun: Zystenmamma f
cy|clo|ox|y|gen|ase [,saɪkləʊ'ɑksɪdʒəneɪz] noun: Zyklo-, Cyclooxigenase f
  fatty-acid cyclooxygenase: Fettsäurezyklooxygenase f
cy|clo|pen|ta|mine [,saɪkləʊ'pentəmiːn] noun: Cyclopentamin nt
cy|clo|pen|tane [,saɪkləʊ'penteɪn] noun: Zyklo-, Cyclopentan nt
cy|clo|pen|ta|none [,saɪkləʊ'pentənəʊn] noun: Zyklo-, Cyclopentanon nt
cy|clo|pen|ta|no|per|hy|dro|phen|an|threne [,saɪkləʊpen,tənəʊper,haɪdrəfɪ'nænθriːn] noun: Perhydrocyclopentanophenanthren nt
cy|clo|pen|ten|o|phen|an|threne [,saɪkləʊpen,tiːnəʊfɪ'nænθriːn] noun: Cyclopentanophenanthren nt
cy|clo|pen|thi|a|zide [,saɪkləpen'θaɪəzaɪd] noun: Cyclopenthiazid nt
cy|clo|pen|to|late [,saɪkləʊ'pentəleɪt] noun: Cyclopentolat nt, 2-Dimethylaminoethyl-2-(1-hydroxycyclopentyl)-2-phenylacetat nt
cy|clo|pho|ria [,saɪkləʊ'fəʊrɪə] noun: Zyklophorie f
  minus cyclophoria: Inzyklophorie f
  negative cyclophoria: Inzyklophorie f
  plus cyclophoria: Exzyklophorie f
  positive cyclophoria: Exzyklophorie f
cy|clo|pho|rom|e|ter [,saɪkləʊfə'rɑmɪtər] noun: Zyklophorometer nt
cy|clo|phos|pha|mide [,saɪkləʊ'fɑsfəmaɪd] noun: Cyclophosphamid nt
cy|clo|pho|to|co|ag|u|la|tion [,saɪkləʊ,fəʊtəʊkəʊ,ægjə'leɪʃn] noun: Zyklophotokoagulation f
cy|clo|phre|ni|a [,saɪkləʊ'friːnɪə] noun: manisch-depressive Psychose f, Zyklophrenie f
Cy|clo|phyl|li|dea [,saɪkləʊ'fɪlədiː] plural: Cyclophyllidea pl
cy|clo|pia [saɪ'kləʊpɪə] noun: Zyklopie f, Zyklozephalie f
cy|clo|ple|gia [,saɪkləʊ'pliːdʒ(ɪ)ə] noun: Akkommodationslähmung f, Zykloplegie f
cy|clo|ple|gic [,saɪkləʊ'pliːdʒɪk]: I noun (pharmakol.) Zykloplegie-verursachende Substanz f II adj Zykloplegie betreffend oder verursachend, zykloplegisch
cy|clo|pro|pane [,saɪkləʊ'prəʊpeɪn] noun: Cyclopropan nt
cy|clops ['saɪklɑps] noun: Zyklop m, Zyklozephalus m, Synophthalmus m
cy|clo|ro|ta|to|ry [,saɪkləʊ'rəʊtə,tɔːriː, -təʊ-] adj: zyklorotatorisch
cy|clo|ser|ine [,saɪkləʊ'seriːn] noun: Cycloserin nt
cy|clo|sis [saɪ'kləʊsɪs] noun, plural **-ses** [-siːz]: Zyklosis f
cy|clo|spasm ['saɪkləspæzəm] noun: Akkommodationskrampf m
cy|clo|spor|ine [,saɪkləʊ'spəʊriːn] noun: Cyclosporin nt, Cyclosporin A nt
  cyclosporine A: →cyclosporine
cy|clo|thi|a|zide [,saɪkləʊ'θaɪəzaɪd] noun: Cyclothiazid nt
cy|clo|thyme ['saɪkləʊθaɪm] noun: zyklothymer Patient(in f) m, Zyklothyme m/f
cy|clo|thy|mi|a [,saɪkləʊ'θaɪmɪə] noun: Zyklothymie f
cy|clo|thym|i|ac [,saɪkləʊ'θaɪmɪæk] adj: Zyklothymie betreffend, mit Symptomen der Zyklothymie, zyklothym
cy|clo|thy|mic [,saɪkləʊ'θaɪmɪk] adj: Zyklothymie betreffend, mit Symptomen der Zyklothymie, zyklothym
cy|clo|tome ['saɪkləʊtəʊm] noun: Zyklotom nt
cy|clot|o|my [saɪ'klɑtəmiː] noun: Ziliarmuskeldurchtrennung f, Zyklotomie f
cy|clo|tron ['saɪklətrɑn] noun: Zyklotron nt
cy|clo|tro|pia [,saɪkləʊ'trəʊpɪə] noun: Zyklotropie f, Strabismus rotatorius
  minus cyclotropia: Inzyklotropie f
  negative cyclotropia: Inzyklotropie f
  plus cyclotropia: Exzyklotropie f
  positive cyclotropia: Exzyklotropie f
cy|clo|zo|on|o|sis [,saɪkləʊzəʊ'ɑnəsɪs, ,zəʊə'nəʊsɪs] noun: Zyklozoonose f
Cyd Abk.: cytidine
cy|e|si|og|no|sis [saɪ,ɪsɪəg'nəʊsɪs] noun: Schwangerschaftsnachweis m, -feststellung f
cy|e|sis [saɪ'iːsɪs] noun, plural **-ses** [-siːz]: Schwangerschaft f, Gravidität f, Graviditas f
cyl|i|cot|o|my [sɪlə'kɑtəmiː] noun: →cyclotomy
cyl|in|der ['sɪlɪndər] noun: Zylinder m; Walze f, Rolle f
  axis cylinder: Achsenzylinder m, Axon nt, Neuraxon nt
  Bence-Jones cylinders: Sekretkörnchen pl der Samenbläschen
  chromoprotein cylinders: Chromoproteinzylinder pl
  foil cylinder: →gold cylinder
  gold cylinder: Goldzylinder m, Goldfolienzylinder m
  gold foil cylinder: →gold cylinder
  Jones' cylinder: Sekretkörnchen nt der Samenbläschen
  Külz's cylinder: Komazylinder m
  Leydig's cylinders: Leydig-Zylinder pl
  Ruffini's cylinders: Ruffini-Endorgane pl
  terminal cylinders: Ruffini-Endorgane pl
  urinary cylinder: Harnzylinder pl

cyllinldric [sɪ'lɪndrɪk] *adj*: walzenförmig, zylinderförmig, zylindrisch, Zylinder-
cyllinldrilcal [sɪ'lɪndrɪkl] *adj*: →*cylindric*
cyllinldrilform [sɪ'lɪndrəfɔːrm] *adj*: →*cylindric*
cyllinldroladlelnolma [ˌsɪlɪndrəʊˌædə'nəʊmə] *noun*: →*cylindroma*
cyllinldroid ['sɪlɪndrɔɪd]: **I** *noun* (*urolog.*) Zylindroid *nt*, Pseudozylinder *m* **II** *adj* zylinderähnlich, zylinderartig, zylinderförmig, zylindroid
cyllinldrolma [sɪlɪn'drəʊmə] *noun*: **1.** Zylindrom *nt*, Cylindroma *nt*, Spiegler-Tumor *m*; (*Kopfhaut*) Turbantumor *m* **2.** adenoidzystisches Karzinom *nt*, Carcinoma adenoides cysticum
bronchial cylindroma: Bronchialzylindrom *nt*
sweat gland cylindroma: Schweißdrüsenzylindrom *nt*
cyllinldrulrila [ˌsɪlɪn'drʊərɪə] *noun*: Zylindrurie *f*
cylllolsis [sɪ'ləʊsɪs] *noun*: **1.** Fußdeformität *f* **2.** (angeborener) Klumpfuß *m*, Pes equinovarus (excavatus et adductus)
cylmarlin [saɪ'mɑːrɪn, 'sɪ-] *noun*: Cymarin *nt*
cylmarlose [saɪ'mærəʊz] *noun*: Cymarose *f*
cymlba ['sɪmbə] *noun*: bootförmige Struktur *f*, Cymba *f*
cymlbilform ['sɪmbɪfɔːrm] *adj*: bootförmig
cymlbolcelphallia [ˌsɪmbəʊsɪ'feɪljə] *noun*: →*cymbocephaly*
cymlbolcelphallic [ˌsɪmbəʊsɪ'fælɪk] *adj*: zymbozephal, skaphozephal, skaphokephal
cymlbolcephlallous [ˌsɪmbəʊ'sefələs] *adj*: →*cymbocephalic*
cymlbolcephlally [ˌsɪmbəʊ'sefəliː] *noun*: Kahn-, Leistenschädel *m*, Skaphokephalie *f*, -zephalie *f*, Zymbozephalie *f*
cylmolgraph ['saɪməgræf] *noun*: Kymograph *m*
cylnanlche [sə'næŋkɪ] *noun*: Halsentzündung *f*; Angina *f*
cylnanlthrolpy [sə'nænθrəpɪ, sɪ-] *noun*: Kynanthropie *f*
cylnalrine [saɪ'nɑːriːn], sɪ-] *noun*: Cynarin *nt*
cylnoldont ['saɪnədɑnt] *noun*: Eckzahn *m*, Reißzahn *m*, Dens caninus, Dens angularis, Dens cuspidatus
cylnolpholbila [ˌsaɪnə'fəʊbɪə] *noun*: krankhafte Angst *f* vor Hunden, Kynophobie *f*
cylnolpholbic [ˌsaɪnə'fəʊbɪk] *adj*: Kynophobie betreffend, kynophob
cylolpholria [saɪə'fɔːrɪə] *noun*: Schwangerschaft *f*, Gravidität *f*, Graviditas *f*
cylpilolnate ['saɪpɪəneɪt] *noun*: Zyklopentanpropionat *nt*
cylprolheptaldine [ˌsaɪprəʊ'heptədiːn, ˌsɪ-] *noun*: Cyproheptadin *nt*
cylprolterlone [saɪ'prəʊtərəʊn] *noun*: Cyproteron *nt*
cyrltolsis [sɜr'təʊsɪs] *noun*: **1.** Kyphose *f* **2.** Knochendeformierung *f*, -verdrehung *f*
CYS *Abk.*: cystoscopy
Cys *Abk.*: cysteine
Cys-Cys *Abk.*: cystine
Cys-SH *Abk.*: cysteine
Cys-SO_3H *Abk.*: cysteic acid
cyst [sɪst] *noun*: **1.** (*patholog.*) sackartige Geschwulst *f*, Zyste *f*, Cyste *f*, Kyste *f*, Kystom *nt* **2.** (*mikrobiolog.*) Zyste *f* **3.** (*biolog.*) Zyste *f*, Ruhezelle *f*; Kapsel *f*, Hülle *f*
adventitious cyst: Pseudozyste *f*, falsche Zyste *f*
allantoic cyst: Urachuszyste *f*
alveolar cyst: Alveolar-, Alveolenzyste *f*
alveolar hydatid cyst: multilokuläre Echinokokkuszyste/Hydatidenzyste *f*
aneurysmal bone cyst: aneurysmatische Knochenzyste *f*, benignes Knochenaneurysma *nt*, hämangiomatöse Knochenzyste *f*, hämorrhagische Knochenzyste *f*
angioblastic cyst: angioblastische Zyste *f*
antral mucosal cyst: Mukozele *f* der Kieferhöhle, Retentionszyste *f* der Kieferhöhlenschleimhaut
apical cyst: Wurzelspitzenzyste *f*, apikale Zyste *f*
apical periodontal cyst: radikuläre Zyste *f*, Wurzelzyste *f*, periapikale Zyste *f*
apical radicular cyst: radikuläre Zyste *f*, Wurzelzyste *f*, periapikale Zyste *f*
apoplectic cyst: apoplektische Zyste *f*
arachnoid cyst: Arachnoidalzyste *f*
atheromatous cyst: (echtes) Atherom *nt*, Grützbeutel *m*, Epidermoid *nt*
Baker's cyst: Baker-Zyste *f*
Bartholin's cyst: Bartholin-Zyste *f*
benign cyst of ovary: (*Ovar*) Dermoid(zyste *f*) *nt*, Teratom *nt*
bile cyst: Gallenblase *f*, Galle *f*, Vesica fellea/biliaris
Blandin-Nuhn cyst: Blandin-Nuhn-Zyste *f*, Retentionszyste *f* der Zungenspitzendrüse
Blessig's cysts: Blessig-Zysten *pl*
blood cyst: hämorrhagische Zyste *f*
Bochdalek's cyst: Bochdalek-Zyste *f*
bone cyst: Knochenzyste *f*
Boyer's cyst: Boyer-Zyste *f*
branchial cyst: →*branchial cleft cyst*
branchial cleft cyst: laterale Halszyste *f*, branchiogene Zyste *f*, Kiemengangszyste *f*
branchiogenetic cyst: →*branchial cleft cyst*
branchiogenous cyst: →*branchial cleft cyst*
bronchial cyst: bronchogene Zyste *f*
bronchogenic cyst: bronchogene Zyste *f*
bronchopulmonary cyst: bronchopulmonale Zyste *f*
buccal cyst: Wangenzyste *f*, bukkale Zyste *f*
bursal cyst: Schleimbeutel(retentions)zyste *f*
calcified radicular cyst: verkalkte radikuläre Zyste *f*
calcifying cyst: verkalkende odontogene Zyste *f*
calcifying odontogenic cyst: verkalkende odontogene Zyste *f*
central calcifying odontogenic cyst: zentral verkalkende odontogene Zyste *f*
cerebellar cyst: Kleinhirnzyste *f*
cervical cyst: Halszyste *f*
chocolate cyst: Schokoladen-, Teerzyste *f*
choledochal cyst: Choledochuszyste *f*
choledochus cyst: →*choledochal cyst*
chyle cyst: Chyluszyste *f*, Chylektasie *f*, Chylangiektasie *f*
colloid cyst: Kolloidzyste *f*
compound cyst: multilokuläre Zyste *f*
corpus luteum cyst: Corpus-luteum-Zyste *f*
Cowper's cyst: Cowper-Zyste *f*, Retentionszyste *f* der Glandula bulbourethralis
craniobuccal cyst: Zyste *f* der Rathke-Tasche
craniopharyngeal duct cyst: Zyste *f* der Rathke-Tasche
cutaneous cyst: dermale/kutane Zyste *f*, Hautzyste *f*
daughter cyst: Tochterzyste *f*, sekundäre Zyste *f*
dental cyst: odontogene Zyste *f*
dental root cyst: radikuläre Zyste *f*, Wurzelzyste *f*, periapikale Zyste *f*
dentigerous cyst: follikuläre Zyste *f*, Follikularzyste *f*
dentoalveolar cyst: parodontale Zyste *f*, desmodontale Zyste *f*, marginale Zyste *f*
dermal cyst: dermale/kutane Zyste *f*, Hautzyste *f*
dermoid cyst: **1.** Dermoid *nt*, Dermoidzyste *f* **2.** (*Ovar*) Dermoid *nt*, Dermoidzyste *f*, Teratom *nt*
dermoid inclusion cyst: Dermoidzyste *f*, Dermoid *nt*
developmental cyst: Einschlusszyste *f*
distention cyst: Retentionszyste *f*
echinococcus cyst: Echinokokkenblase *f*, Echinokok-

kenzyste *f*, Hydatide *f*
endometrial cyst: Endometriumzyste *f*
endothelial cyst: endotheliale Zyste *f*
end root cyst: radikuläre Zyste *f*, Wurzelzyste *f*, periapikale Zyste *f*
enteric cyst: →*enterogenous cyst*
enterogenous cyst: enterogene Zyste *f*, Dottergangszyste *f*, Enterozyste *f*, Enterozystom *f*, Enterokystom *f*
ependymal cyst: Ependymzyste *f*, ependymale Zyste *f*
epidermal cyst: Epidermoid *nt*, Epidermal-, Epidermis-, Epidermoidzyste *f*, (echtes) Atherom *nt*, Talgretentionszyste *f*
epidermal inclusion cyst: epidermale Einschlusszyste *f*
epidermoid cyst: Epidermoid *nt*, Epidermal-, Epidermis-, Epidermoidzyste *f*, (echtes) Atherom *nt*, Talgretentionszyste *f*
epidermoid inclusion cyst: epidermale Einschlusszyste *f*
epithelial cyst: 1. epitheliale Zyste *f* **2.** Epidermoid *nt*, Epidermal-, Epidermis-, Epidermoidzyste *f*, (echtes) Atherom *nt*, Talgretentionszyste *f*
eruption cyst: Eruptionszyste *f*, Follikularzyste *f*, Dentitionszyste *f*
exocoelomic cyst: Exozölomzyste *f*
extravasation cyst: Extravasationszyste *f*, Extravasatzyste *f*, Exsudationszyste *f*
exudation cyst: →*extravasation cyst*
exudative cyst: →*extravasation cyst*
false cyst: Pseudozyste *f*, falsche Zyste *f*
fissural cyst: fissurale Zyste *f*
follicular cyst: Follikelzyste *f*, follikuläre Zyste *f*, Follikularzyste *f*
follicular odontogenic cyst: →*follicular cyst*
ganglionic cyst: (*Knochen*) Geröll-, Trümmerzyste *f*
Gartner's cyst: Gartner-Zyste *f*, Gartner-Gangzyste *f*
gartnerian cyst: Gartner-Zyste *f*, Gartner-Gangzyste *f*
gas cyst: Gaszyste *f*, gashaltige Zyste *f*
gingival cyst: gingivale Zyste *f*, Gingivalzyste *f*, Zahnfleischzyste *f*
gingival cyst of the adult: Zahnfleischzyste *f* des Erwachsenen, Gingivalzyste *f* des Erwachsenen, gingivale Zyste *f* des Erwachsenen
gingival cyst of the newborn: Zahnfleischzyste *f* des Neugeborenen, Gingivalzyste *f* des Neugeborenen, gingivale Zyste *f* des Neugeborenen
globulomaxillary cyst: globulomaxilläre Zyste *f*, globulomaxilläre Fissurenzyste *f*
Gorlin's cyst: Gorlin-Zyste *f*
granddaughter cyst: Enkelzyste *f*, tertiäre Zyste *f*
haemangiomatous bone cyst: (*brit.*) →*aneurysmal bone cyst*
haemorrhagic cyst: (*brit.*) →*hemorrhagic cyst*
haemorrhagic bone cyst: (*brit.*) →*hemorrhagic bone cyst*
hair-follicle cyst: piläre Hautzyste *f*
hemangiomatous bone cyst: →*aneurysmal bone cyst*
hemorrhagic cyst: hämorrhagische Zyste *f*
hemorrhagic bone cyst: solitäre Knochenzyste *f*, hämorrhagische Knochenzyste *f*, Hämatomzyste *f*, progressive Knochenzyste *f*, hämorrhagische Extravasationszyste *f*, einfache Knochenzyste *f*, Solitärzyste *f*, traumatische Knochenzyste *f*
hepatic cyst: Leberzyste *f*
hydatid cyst: Echinokokkenblase *f*, -zyste *f*, Hydatide *f*
implantation cyst: Implantationszyste *f*
incisive canal cyst: →*nasopalatine cyst*
inclusion cyst: Einschlusszyste *f*
inflammatory cyst: entzündliche Zyste *f*
intraepithelial cyst: intraepitheliale Zyste *f*
intraluminal cyst: intraluminale Zyste *f*
intraoral cyst: intraorale Zyste *f*
intraosseous cyst: intraossäre Zyste *f*
intraosseous ganglionic cyst: intraossäres Ganglion *nt*, juxtaartikuläre Knochenzyste *f*
intrapituitary cyst: Rathke-Zyste *f*
involution cyst: Involutionszyste *f*
iris cyst: Iriszyste *f*
Iwanoff's cysts: Blessig-Zysten *pl*
jaw cysts: Kieferzysten *pl*
junctional cyst: Junktionszyste *f*
juvenile bone cyst: Mikulicz-Krankheit II *f*
keratinizing epithelial odontogenic cyst: Keratozyste *f*, verhornende Epithelzyste *f*, Kieferepidermoid *nt*
keratinous cyst: Hornzyste *f*
Klestadt's cyst: →*nasoalveolar cyst*
lacteal cyst: Laktations-, Milchzyste *f*
latent bone cyst: →*Stafne's cyst*
lateral cyst: seitliche parodontale Zyste *f*, laterale Parodontalzyste *f*
lateral cervical cyst: seitliche Halszyste *f*
lateral periodontal cyst: →*lateral cyst*
leptomeningeal cyst: Arachnoidalzyste *f*
lingual cyst: Zungenzyste *f*
liquefaction cyst: Erweichungszyste *f*
liver cyst: Leberzyste *f*
lutein cyst: Luteinzyste *f*
lymphoepithelial cyst: branchiogene Zyste *f*, laterale Halszyste *f*
mandibular cyst: Unterkieferzyste *f*
mandibular median cyst: mediane Unterkieferzyste *f*
marginal cyst: (*Gelenk*) Randzyste *f*
marginal bone cyst: (*Gelenk*) Randzyste *f*
maxillary cyst: Oberkieferzyste *f*
maxillary median anterior cyst: →*nasopalatine cyst*
maxillary sinus cyst: Kieferhöhlenzyste *f*
maxillary sinus retention cyst: Mukozele *f* der Kieferhöhle, Retentionszyste *f* der Kieferhöhlenschleimhaut
meconium cyst: Mekoniumzyste *f*
median alveolar cyst: mediane alveoläre Zyste *f*
median anterior maxillary cyst: →*nasopalatine cyst*
median cervical cyst: mediane Halszyste *f*
median mandibular cyst: mediane Unterkieferzyste *f*
median palatal cyst: mediane Gaumenzyste *f*
meibomian cyst: Hagelkorn *nt*, Chalazion *nt*
meniscal cyst: Meniskuszyste *f*, Meniskusganglion *nt*
mesenteric cyst: Mesenterialzyste *f*
milk cyst: Laktations-, Milchzyste *f*
Monro's cyst: Monro-Zyste *f*
morgagnian cyst: 1. Morgagni-Hydatide *f*, Appendix testis **2.** Morgagni-Hydatiden *pl*, Appendices vesiculosae epoophori
mother cyst: Elternzyste *f*, Mutterzyste *f*, primäre Zyste *f*
mucoid dorsal cysts: Dorsalzysten *pl*
mucous cyst: Schleimretentionszyste *f*
mucous retention cyst: Schleimretentionszyste *f*
Müller's cyst: Müller-Gangzyste *f*, Müller-Epithelzyste *f*
multilocular cyst: multilokuläre Zyste *f*
multilocular hydatid cyst: multilokuläre Echinokokkuszyste/Hydatidenzyste *f*
multiloculate cyst: →*multilocular cyst*
multiloculate hydatid cyst: →*multilocular hydatid cyst*
myxoid cyst: Synovialzyste *f*, Ganglion *nt*, Überbein *nt*
Naboth's cysts: Naboth-Eier *pl*, Ovula Nabothi
nabothian cysts: Naboth-Eier *pl*, Ovula nabothi

naevoid cyst: (*brit.*) →*nevoid cyst*
nasoalveolar cyst: Klestadt-Zyste *f*, Nasenvorhofzyste *f*, Gesichtsspaltenzyste *f*, nasolabiale Zyste *f*, Nasolabialzyste *f*, nasoalveoläre Zyste *f*, Naseneingangszyste *f*
nasolabial cyst: →*nasoalveolar cyst*
nasopalatine cyst: Canalis-incisivus-Zyste *f*, nasopalatinale Zyste *f*, Duktuszyste *f*, Inzisivuskanalzyste *f*, Nasopalatinusgangzyste *f*
nasopalatine duct cyst: →*nasopalatine cyst*
necrotic cyst: nekrotische Zyste *f*
neural cyst: Neuralzyste *f*
nevoid cyst: nävoide Zyste *f*
non-odontogenic cyst: dysontogenetische Zyste *f*, nicht-odontogene Zyste *f*
odontogenic cyst: odontogene Zyste *f*, vom Schmelzepithel ausgehende Zyste *f*, odontogenetische Zyste *f*
oil cyst: Ölzyste *f*
omental cyst: Netz-, Omentalzyste *f*
oophoritic cyst: →*ovarian cyst*
orthokeratinized cyst: orthokeratotische Keratozyste *f*
orthokeratinized odontogenic cyst: orthokeratotische Keratozyste *f*
osseous hydatid cyst: verkalkte Echinokokkuszyste/Hydatidenzyste *f*
ovarian cyst: Ovarialzyste *f*, Eierstockzyste *f*
palatine papilla cyst: Papilla palatina-Zyste *f*, Zyste *f* der Papilla palatina
pancreatic cyst: Pankreaszyste *f*
paradental cyst: paradentale Zyste *f*
parakeratinized cyst: parakeratotische Keratozyste *f*
parakeratinized odontogenic cyst: parakeratotische Keratozyste *f*
parasitic cyst: Parasitenzyste *f*, parasitäre Zyste *f*
parathyroid cyst: Nebenschilddrüsen-, Epithelkörperchenzyste *f*
parent cyst: Elternzyste *f*, Mutterzyste *f*, primäre Zyste *f*
parovarian cysts: Parovarialzysten *pl*
cyst of pellucid septum: Septum-pellucidum-Zyste *f*
periapical cyst: radikuläre Zyste *f*, Wurzelzyste *f*, periapikale Zyste *f*
perineurial cyst: Perineuralzyste *f*
periodontal cyst: parodontale Zyste *f*, desmodontale Zyste *f*, marginale Zyste *f*
pilar cyst: piläre Hautzyste *f*
piliferous cyst: Pilonidalzyste *f*
pilonidal cyst: Pilonidalzyste *f*
placental cyst: Plazentazyste *f*
porencephalic cyst: Zyste *f* bei Porenzephalie
premaxillary-maxillary cyst: globulomaxilläre Zyste *f*, globulomaxilläre Fissurenzyste *f*
primordial cyst: Primordialzyste *f*, embryoblastische Follikelzyste *f*, dysontogenetische Zahnzyste *f*, zahnlose Follikelcyste *f*
proliferation cyst: proliferierende Zyste *f*
proliferative cyst: →*proliferation cyst*
proliferous cyst: →*proliferation cyst*
protozoan cyst: Protozoenzyste *f*
pseudomucinous cyst: pseudomuzinöse Zyste *f*
pulmonary cyst: Lungenzyste *f*
radicular cyst: radikuläre Zyste *f*, Wurzelzyste *f*, periapikale Zyste *f*
Rathke's cyst: Rathke-Zyste *f*
renal cyst: Nierenzyste *f*
residual cyst: Residualzyste *f*, Restzyste *f*
retention cyst: Retentionszyste *f*
root cyst: Wurzelzyste *f*, radikuläre Zyste *f*, Zahnwurzelzyste *f*
salivary gland cyst: Speicheldrüsenretentionszyste *f*, Retentionszyste *f* der Speicheldrüse
sanguineous cyst: hämorrhagische Zyste *f*
sarcosporidian cysts: Rainey-Körperchen *pl*, Miescher-Schläuche *pl*
sebaceous cyst: **1.** Epidermiszyste *f*, epidermale Zyste *f*, Epidermoid *nt*, Atherom *nt* **2.** piläre Hautzyste *f*
secondary cyst: Tochterzyste *f*, sekundäre Zyste *f*
secretory cyst: Retentionszyste *f*
secretory cyst of maxillary antrum: Mukozele *f* der Kieferhöhle, Retentionszyste *f* der Kieferhöhlenschleimhaut
serosal cyst: Serosazyste *f*
serous cyst: seröse Zyste *f*
simple bone cyst: einfache Knochenzyste *f*, juvenile Knochenzyste *f*, solitäre Knochenzyste *f*
soft tissue cyst: Weichteilzyste *f*
solitary bone cyst: solitäre Knochenzyste *f*, hämorrhagische Knochenzyste *f*, Hämatomzyste *f*, progressive Knochenzyste *f*, hämorrhagische Extravasationszyste *f*, einfache Knochenzyste *f*, Solitärzyste *f*, traumatische Knochenzyste *f*
splenic cyst: Milzzyste *f*
Stafne's cyst: Unterkieferknochenhöhle *f*, Stafne-Zyste *f*, Stafne idiopathische Knochenhöhle *f*, latente Knochenzyste *f*, statische Knochenzyste *f*, stationäre Knochenhöhle *f*, embryonaler Mandibuladefekt *m*, kongenitaler Unterkieferdefekt *m*, latente hämorrhagische Knochenzyste *f*, latente Knochenhöhle *f* des Unterkiefers, linguale Unterkieferknochenhöhle *f*, linguale Knocheneindellung *f*
Stafne's lateral bone cyst: →*Stafne's cyst*
static bone cyst: →*Stafne's cyst*
sterile cyst: sterile Zyste *f*
subchondral cyst: subchondrale (Geröll-)Zyste *f*, Trümmerzyste *f*
subchondral bone cyst: subchondrale (Geröll-)Zyste *f*, Trümmerzyste *f*
sublingual cyst: Ranula *f*
subsynovial cyst: subsynoviale Zyste *f*
suprasellar cyst: Erdheim-Tumor *m*, Kraniopharyngiom *nt*
sweat retention cyst: Schweißdrüsenretentionszyste *f*, Schweißretentionszyste *f*
synovial cyst: Synovialzyste *f*, Ganglion *nt*, Überbein *nt*
synovial cyst of popliteal space: Baker-Zyste *f*
Tarlov's cyst: Tarloff-Zyste *f*
tarry cyst: Teerzyste *f*
tarsal cyst: Hagelkorn *nt*, Chalazion *nt*
thecal cyst: Synovialzyste *f*, Ganglion *nt*, Überbein *nt*
theca-lutein cyst: Theka-Lutein-Zyste *f*
cyst of the soft tissue: Weichteilzyste *f*
Thornwaldt's cyst: Tornwaldt-Zyste *f*, -Bursa *f*, Bursa pharyngea
thyroglossal cyst: mediane Halszyste *f*, Thyreoglossuszyste *f*, Duktuszyste *f*, Zyste *f* des Ductus thyreoglossus
thyroglossal duct cyst: →*thyroglossal cyst*
thyroglossal tract cyst: →*thyroglossal cyst*
thyrolingual cyst: →*thyroglossal cyst*
Tornwaldt's cyst: Tornwaldt-Bursa *f*, Bursa pharyngealis
traumatic cyst: traumatische Zyste *f*
traumatic bone cyst: solitäre Knochenzyste *f*, hämorrhagische Knochenzyste *f*, Hämatomzyste *f*, progressive Knochenzyste *f*, hämorrhagische Extravasationszyste *f*, einfache Knochenzyste *f*, Solitärzyste *f*, traumatische Knochenzyste *f*

traumatic epidermal cysts: traumatische Epidermiszysten *pl*
trichilemmal cyst: **1.** trichilemmale Zyste *f*, Trichilemmal-, Trichilemmzyste *f* **2.** piläre Hautzyste *f*
true cyst: echte Zyste *f*
tubo-ovarian cyst: Tuboovarialzyste *f*
tubular cyst: (*Niere*) Tubuluszyste *f*
type III choledochal cyst: intraduodenale Papillenzyste *f*, Choledochozele *f*
type IV choledochal cyst: polyzystische Choledochuszyste *f*
umbilical cyst: Nabelzyste *f*
unicameral cyst: einkammrige/unikamerale/unilokuläre Zyste *f*
unicameral bone cyst: solitäre Knochenzyste *f*, hämorrhagische Knochenzyste *f*, Hämatomzyste *f*, progressive Knochenzyste *f*, hämorrhagische Extravasationszyste *f*, einfache Knochenzyste *f*, Solitärzyste *f*, traumatische Knochenzyste *f*
unilocular cyst: →*unicameral cyst*
cyst of upper jaw: nasopalatinale Zyste *f*, Oberkieferzyste *f*
urachal cyst: Urachuszyste *f*
ureteral cyst: Ureterzyste *f*
urinary cyst: Harnzyste *f*
utricle cyst: Utrikuluszyste *f*, Utriculuszyste *f*
vaginal cyst: Vaginalzyste *f*
vitelline cyst: Dottergangszyste *f*, Enterozyste *f*, Enterokystom *nt*
vitellointestinal cyst: Nabelzyste *f*

cyst- *präf.*: Harnblasen-, Blasen-, Zyst(o)-

cystladlelnolcarlcilnolma [sɪst,ædnəʊ,kɑːrsɪ'nəʊmə] *noun*: Cystadenokarzinom *nt*, Kystadenokarzinom *nt*, Zystadenokarzinom *nt*, Cystadenocarcinoma *nt*
ovarian cystadenocarcinoma: verkrebstes Ovarialkystom *f*, Cystadenocarcinoma ovarii

cystladlelnolfilbrolma [sɪst,ædnəʊfaɪ'brəʊmə] *noun*: Cystadenofibrom *nt*, Kystadenofibrom *nt*, Zystadenofibrom *nt*, Cystadenofibroma *nt*

cystladlelnolma [sɪstædə'nəʊmə] *noun*: Cystadenom *nt*, Kystadenom *nt*, Zystadenom *nt*, Adenokystom *nt*, zystisches Adenom *nt*, Zystom *nt*, Kystom *nt*, Cystadenoma *nt*
cystadenoma lymphomatosum: Kystadenolymphom *nt*, Zystadenolymphom *nt*
mucinous cystadenoma: muzinöses Zystadenom/Kystadenom *nt*
mucinous ovarian cystadenoma: muzinöses Ovarialkystom *nt*
papillary cystadenoma: papilläres Zystadenom *nt*, papilläres Kystadenom *nt*, papilläres Adenokystom *nt*
papillary cystadenoma lymphomatosum: Whartin-Tumor *m*, Whartin-Albrecht-Arzt-Tumor *m*, Adenolymphom *nt*, Cystadenoma lymphomatosum, Cystadenolymphoma papilliferum
pseudomucinous ovarian cystadenoma: →*mucinous ovarian cystadenoma*
serous ovarian cystadenoma: seröses Ovarialkystom *nt*

cystladlelnolsarlcolma [sɪst,ædnəʊsɑːr'kəʊmə] *noun*: Cystadenosarkom *nt*, Kystadenosarkom *nt*, Zystadenosarkom *nt*, Cystadenosarcoma *nt*

cyslталlgia [sɪs'tældʒ(ɪ)ə] *noun*: Zystalgie *f*

cysltalthilolnase [,sɪstə'θaɪəneɪz] *noun*: Cystathionin-γ-Lyase *f*, Cystathionase *f*

cysltalthilolnine [,sɪstə'θaɪəniːn, -nɪn] *noun*: Zysta-, Cystathionin *nt*

cysltalthilolninlulrila [,sɪstə,θaɪənɪ'n(j)ʊəriːə] *noun*: Cystathioninurie *f*

cysltaltrolphia [,sɪstə'trəʊfɪə] *noun*: (Harn-)Blasenatrophie *f*, Zystatrophie *f*

cysltaulchelnitlic [,sɪstɔːkɪ'nɪtɪk] *adj*: Blasenhalsentzündung/Zystokollitis betreffend, zystokollitisch

cysltaulchelniltis [,sɪstɔːkɪ'naɪtɪs] *noun*: Blasenhalsentzündung *f*, Zystokollitis *f*, Cystitis colli

cysltaulchelnotlolmy [,sɪstɔːkɪ'nɑtəmiː] *noun*: (Harn-)Blasenhalsinzision *f*

cystldulolde|noslto|my [sɪst,d(j)uːədɪ'nɑstəmiː] *noun*: Zystoduodenostomie *f*, Zystduodenostomie *f*

cyslte|am|ine [,sɪstɪ'æmɪn, 'sɪstɪəmiːn] *noun*: Cysteamin *nt*

cyslteclta|sia [sɪstek'teɪʒ(ɪ)ə] *noun*: Zystektasie *f*

cyslteclta|sy [sɪs'tektəsiː] *noun*: Zystektasie *f*

cyslteclto|my [sɪs'tektəmiː] *noun*: **1.** (*chirurg.*) Zystenentfernung *f*, -ausschneidung *f*, Zystektomie *f* **2.** (*urolog.*) (Harn-)Blasenentfernung *f*, Zystektomie *f*

cyslte|ine ['sɪstiːɪn] *noun*: Zystein *nt*, Cystein *nt*

cyslte|in|yl [,sɪstɪ'ɪnl] *noun*: Cysteinyl-(Radikal *nt*)

cysltenlcephlallus [,sɪstən'sefələs] *noun*: Zystenzephalus *m*

cystlgasltrosltolmy [sɪstgæs'trɑstəmiː] *noun*: Zystgastrostomie *f*, Zystogastrostomie *f*

cysltic ['sɪstɪk] *adj*: Zyste betreffend, zystenartig, blasenartig, zystisch, Zysten-

cysltilcerlcoid [,sɪstə'sɜrkɔɪd] *noun*: Zystizerkoid *nt*, Cysticercoid *nt*

cysltilcerlcolsis [,sɪstɪsər'kəʊsɪs] *noun*: Zystizerkose *f*
ocular cysticercosis: Augenzystizerkose *f*

Cysltilcerlcus [sɪstɪ'sɜrkəs] *noun*: Cysticercus *m*
Cysticercus bovis: Cysticercus bovis, Finne *f* des Rinderfinnenbandwurms
Cysticercus cellulosae: Cysticercus cellulosae, Finne *f* des Schweinefinnenbandwurms

cysltilcollilthecltolmy [,sɪstɪkəʊlɪ'θektəmiː] *noun*: Zystikussteinentferung *f*, Zystikolithektomie *f*

cysltilcollithloltriplsy [,sɪstɪkəʊ'lɪθətrɪpsiː] *noun*: Zystikolithotripsie *f*

cysltilcorlrhalphy [sɪstɪ'kɔrəfiː] *noun*: Zystikusnaht *f*, Zystikorrhaphie *f*

cysltilcotlolmy [sɪstə'kɑtəmiː] *noun*: Zystikuseröffnung *f*, Zystikotomie *f*

cysltildolcellilotlolmy [,sɪstɪdəʊ,sɪlɪ'ɑtəmiː] *noun*: →*cystidolaparotomy*

cysltildolcoelliloltolmy [,sɪstɪdəʊ,sɪlɪ'ɑtəmiː] *noun*: (*brit.*) →*cystidolaparotomy*

cysltildollaplalrotlolmy [,sɪstɪdəʊ,læpə'rɑtəmiː] *noun*: transabdomineller Blasenschnitt *m*

cysltildoltralchellotlolmy [,sɪstɪdəʊ,trækə'lɑtəmɪ, -,treɪ-] *noun*: →*cystauchenotomy*

cysltilfellelotlolmy [sɪstəfelɪ'ɑtəmiː] *noun*: Gallenblaseneröffnung *f*, Cholezystotomie *f*

cysltiflerlous [sɪs'tɪfərəs] *adj*: →*cystigerous*

cysltilform ['sɪstəfɔːrm] *adj*: zystenähnlich, zystenartig, zystoid

cysltiglerlous [sɪs'tɪdʒərəs] *adj*: zystenhaltig, zystisch

cysltilnaelmila [sɪstɪ'niːmiːə] *noun*: (*brit.*) →*cystinemia*

cysltine ['sɪstiːn, -tɪn] *noun*: Zystin *nt*, Cystin *nt*, Dicystein *nt*

cysltilnelmila [sɪstɪ'niːmiːə] *noun*: Zystin-, Cystinämie *f*

cysltilnolsis [,sɪstɪ'nəʊsɪs] *noun*: Zystinspeicherkrankheit *f*, Zystinose *f*, Cystinose *f*, Lignac-Syndrom *nt*, Aberhalden-Fanconi-Syndrom *nt*

cysltilnulrila [,sɪstɪ'n(j)ʊəriːə] *noun*: Cystinurie *f*, Zystinurie *f*

cysltilnulric [,sɪstɪ'n(j)ʊərɪk] *adj*: cystinurisch, zystinurisch

cys|tiph|or|ous [sɪs'tɪfərəs] *adj*: →*cystigerous*
cys|tir|rha|gia [ˌsɪstɪ'rædʒ(ɪ)ə] *noun*: →*cystorrhagia*
cys|tir|rhe|a [ˌsɪstɪ'rɪə] *noun*: →*cystorrhea*
cys|tir|rhoe|a [ˌsɪstɪ'rɪə] *noun*: (*brit.*) →*cystorrhea*
cys|tis ['sɪstɪs] *noun, plura* **-ti|des** [-tədiːz]: Zyste *f*, Blase *f*; (*anatom.*) blasenförmiges (Hohl-)Organ *nt*
cys|ti|stax|is [ˌsɪstə'stæksɪs] *noun*: Sickerblutung *f* aus der (Harn-)Blasenschleimhaut
cys|tit|ic [sɪs'tɪtɪk] *adj*: Blasenentzündung/Cystitis betreffend, cystitisch, zystitisch
cys|ti|tis [sɪs'taɪtɪs] *noun*: Cystitis *f*, Harnblasenentzündung *f*, Blasenentzündung *f*, Zystitis *f*
acute catarrhal cystitis: akute katarrhalische Zystitis *f*, akuter (Harn-)Blasenkatarrh *m*
bacterial cystitis: bakterielle Zystitis *f*
catarrhal cystitis: Desquamationskatarrh *m*, Cystitis catarrhalis
chronic cystitis: chronische Zystitis *f*, Cystitis chronica
chronic interstitial cystitis: chronisch interstitielle Zystitis *f*, Cystitis intermuralis/interstitialis
croupous cystitis: diphtherische/kruppöse Zystitis *f*
cystic cystitis: zystische Zystitis *f*, Cystitis cystica
cystitis desquamativa: Cystitis desquamativa
desquamative catarrhal cystitis: Desquamationskatarrh *m*, Cystitis catarrhalis
diphtheritic cystitis: diphtherische/kruppöse Zystitis *f*
fibrinous cystitis: fibrinöse Zystitis *f*, Cystitis fibrinosa
follicular cystitis: Cystitis follicularis/nodularis
gangrenous cystitis: gangränöse Zystitis *f*, Cystitis gangraenosa
granular cystitis: Cystitis granularis
haemorrhagic cystitis: (*brit.*) →*hemorrhagic cystitis*
hemorrhagic cystitis: hämorrhagische Zystitis *f*, Cystitis haemorrhagica
interstitial cystitis: interstitielle Zystitis *f*, Hunner-Zystitis *f*, Cystitis intermuralis, chronisch interstitielle Zystitis *f*, Cystitis interstitialis
mechanical cystitis: mechanische Zystitis *f*
necrotizing cystitis: nekrotisierende Zystitis *f*, Cystitis necroticans
panmural cystitis: chronisch interstitielle Zystitis *f*, Cystitis intermuralis/interstitialis
cystitis of pregnancy: Cystitis gravidarum
submucous cystitis: chronisch interstitielle Zystitis *f*, Cystitis intermuralis/interstitialis
tuberculous cystitis: Cystitis tuberculosa
ulcerative cystitis: ulzerierende Zystitis *f*, Cystitis ulcerosa
cys|ti|tome ['sɪstətəʊm] *noun*: Kapselfliete *f*, Zystitom *nt*
cys|tit|o|my [sɪs'tɪtəmiː] *noun*: (Linsen-)Kapselinzision *f*, Zystitomie *f*
cysto- *präf.*: Harnblasen-, Blasen-, Zyst(o)-
cys|to|ad|e|no|ma [sɪstəʊˌædə'nəʊmə] *noun*: →*cystadenoma*
cys|to|car|ci|no|ma [sɪstəʊˌkɑːrsɪ'nəʊmə] *noun*: Zystokarzinom *nt*, Cystocarcinoma *nt*
cys|to|cele ['sɪstəsiːl] *noun*: (Harn-)Blasenhernie *f*, -bruch *m*, -vorfall *m*, Zystozele *f*, Cystocele *f*
cys|to|chro|mos|co|py [ˌsɪstəʊkrəʊ'mɑskəpiː] *noun*: Chromozystoskopie *f*
cys|to|co|los|to|my [ˌsɪstəʊkə'lɑstəmiː] *noun*: **1.** (*urolog.*) Blasen-Kolon-Fistel *f*, Zystokolostomie *f* **2.** (*chirurg.*) Gallenblasen-Kolon-Fistel *f*, Cholezystokolostomie *f*
cys|to|di|aph|a|nos|co|py [ˌsɪstəʊdaɪˌæfə'nɑskəpiː] *noun*: Zystodiaphanoskopie *f*
cys|to|di|ver|tic|u|lum [ˌsɪstəʊˌdaɪvər'tɪkjələm] *noun*: (Harn-)Blasendivertikel *nt*
cyst|o|du|o|de|nos|to|my [ˌsɪstəd(j)uːədɪ'nɑstəmiː] *noun*: Zystendrainage *f* ins Duodenum, Zyst(o)duodenostomie *f*
cys|to|dyn|i|a [ˌsɪstə'diːnɪə] *noun*: Zystalgie *f*
cys|to|e|lyt|ro|plas|ty [ˌsɪstəʊiː'lɪtrəplæstiː] *noun*: operative Blasen-Scheiden-Versorgung *f*, -Naht *f*
cys|to|en|ter|ic [ˌsɪstəʊen'terɪk] *adj*: Harnblase und Darm/Intestinum betreffend, vesikointestinal, zystoenterisch
cys|to|en|ter|o|cele [ˌsɪstəʊ'entərəsiːl] *noun*: Zystoenterozele *f*
cys|to|en|ter|os|to|my [ˌsɪstəʊentə'rɑstəmiː] *noun*: Zystendrainage *f* in den Darm, Zystoenterostomie *f*
cys|to|e|pip|lo|cele [ˌsɪstəʊɪ'pɪpləsiːl] *noun*: Zystoepiplozele *f*
cys|to|ep|i|the|li|o|ma [ˌsɪstəʊepəˌθiːlɪ'əʊmə] *noun*: Zystoepitheliom *nt*, Cystoepithelioma *nt*
cys|to|fi|bro|ma [ˌsɪstəʊfaɪ'brəʊmə] *noun*: Zystofibrom *nt*, Cystofibroma *nt*
cys|to|gas|tros|to|my [ˌsɪstəʊgæs'trɑstəmiː] *noun*: Zystendrainage *f* in den Magen, Zyst(o)gastrostomie *f*
cys|to|gram ['sɪstəʊgræm] *noun*: Zystogramm *nt*
cys|to|graph|ic [ˌsɪstə'grəfɪk] *adj*: Zystografie betreffend, mittels Zystografie, zystographisch, zystografisch
cys|tog|ra|phy [sɪs'tɑgrəfiː] *noun*: Zystographie *f*, Zystografie *f*
voiding cystography: Ausscheidungszystographie *f*, Miktionszystographie *f*, Ausscheidungszystografie *f*, Miktionszystografie *f*
cys|toid ['sɪstɔɪd]: **I** *noun* zystenähnliche Struktur *f*, Pseudozyste *f* **II** *adj* zystenähnlich, zystenartig, zystoid
cys|to|je|ju|nos|to|my [ˌsɪstəʊdʒɪˌdʒuː'nɑstəmiː] *noun*: Zystojejunostomie *f*
Roux-en-Y cystojejunostomy: Zystojejunostomie *f* mit Roux-Y-Schlinge
cys|to|lith ['sɪstəlɪθ] *noun*: Blasenstein *m*, Zystolith *m*, Calculus vesicae
cys|to|li|thec|to|my [ˌsɪstəʊlɪ'θektəmiː] *noun*: Blasensteinschnitt *m*, -operation *f*, -entfernung *f*, Zystolithektomie *f*
cys|to|li|thi|a|sis [ˌsɪstəʊlɪ'θaɪəsɪs] *noun*: Blasensteinleiden *nt*, Zystolithiasis *f*
cys|to|li|thot|o|my [ˌsɪstəʊlɪ'θɑtəmiː] *noun*: →*cystolithectomy*
cys|to|ma [sɪs'təʊmə] *noun*: →*cystadenoma*
glandular cystoma: glanduläres Kystom/Zystom *nt*
multilocular cystoma: multilokuläres Kystom/Cystom *nt*
ovarian cystoma: Ovarialkystom *nt*, Cystadenoma ovarii
papillary cystoma: papilläres Kystom/Cystom *nt*
pseudomucinous cystoma: pseudomuzinöses Kystom/Zystom *nt*, Pseudomuzinkystom *nt*
serous cystoma: seröses Kystom/Zystom *nt*
unilocular cystoma: unilokuläres Kystom/Zystom *nt*
cys|tom|e|ter [sɪs'tɑmɪtər] *noun*: Zysto(mano)meter *nt*
cys|to|met|ro|gram [ˌsɪstəʊ'metrəgræm] *noun*: Zystometrogramm *nt*
cys|to|me|trog|ra|phy [ˌsɪstəʊmə'trɑgrəfiː] *noun*: Zystometrographie *f*, Zystometrografie *f*
cys|tom|e|try [sɪs'tɑmətriː] *noun*: Zysto(mano)metrie *f*
cys|to|mor|phous [ˌsɪstə'mɔːrfəs] *adj*: zysten-, blasenförmig
cys|to|my|o|ma [ˌsɪstəʊmaɪ'əʊmə] *noun*: zystisches Myom *nt*, Cystomyoma *nt*
cys|to|myx|o|ad|e|no|ma [sɪstəʊˌmɪksəædə'nəʊmə] *noun*: Cystomyxoadenoma *nt*
cys|to|myx|o|ma [ˌsɪstəmɪk'səʊmə] *noun*: muzinöses

Zystadenom *nt*, Cystomyxoma *nt*

cys|to|ne|phro|sis [ˌsɪstəʊnɪ'frəʊsɪs] *noun*: Zystenniere *f*, Zystonephrose *f*

cys|to|neu|ral|gia [ˌsɪstəʊnjʊə'rældʒ(ɪ)ə, -nʊ-] *noun*: Blasenneuralgie *f*

cys|to|pa|ral|y|sis [ˌsɪstəʊpə'rælɪsɪs] *noun*: Blasenlähmung *f*

cys|to|pex|y ['sɪstəpeksiː] *noun*: Blasenanheftung *f*, Zystopexie *f*

cys|toph|o|rous [sɪs'tɑfərəs] *adj*: Zyste betreffend, zystenartig, blasenartig, zystisch

cys|toph|thi|sis [sɪs'tɑfθəsɪs] *noun*: Harnblasentuberkulose *f*

cys|to|plas|ty ['sɪstəplæstiː] *noun*: Blasenplastik *f*, Zystoplastik *f*

cys|to|ple|gia [ˌsɪstə'pliːdʒ(ɪ)ə] *noun*: Blasenlähmung *f*

cys|to|proc|tos|to|my [ˌsɪstəʊprɑk'tɑstəmiː] *noun*: Blasen-Enddarm-Fistel *f*, Zystorektostomie *f*, Vesikorektostomie *f*

cys|top|to|sis [ˌsɪstɑp'təʊsɪs] *noun*: Blasenvorfall *m* in die Harnröhre

cys|to|py|e|lit|ic [ˌsɪstəʊpaɪə'lɪtɪk] *adj*: Zystopyelitis betreffend, zystopyelitisch

cys|to|py|e|li|tis [ˌsɪstəʊpaɪə'laɪtɪs] *noun*: Entzündung *f* von Harnblase und Nierenbecken, Zystopyelitis *f*, Pyelozystitis *f*

cys|to|py|e|log|ra|phy [ˌsɪstəʊpaɪə'lɑgrəfiː] *noun*: Zystopyelographie *f*, Zystopyelografie *f*

cys|to|py|e|lo|ne|phrit|ic [ˌsɪstəʊˌpaɪələʊnɪ'frɪtɪk] *adj*: Zystopyelonephritis betreffend, zystopyelonephritisch

cys|to|py|e|lo|ne|phri|tis [ˌsɪstəʊˌpaɪələʊnɪ'fraɪtɪs] *noun*: Entzündung *f* von Harnblase, Nierenbecken und Nierenparenchym, Zystopyelonephritis *f*

cys|to|ra|di|og|ra|phy [ˌsɪstəʊreɪdɪ'ɑgrəfiː] *noun*: Kontrastdarstellung *f* der Harnblase, Zystoradiographie *f*

cys|to|rec|tos|to|my [ˌsɪstəʊrek'tɑstəmiː] *noun*: Blasen-Enddarm-Fistel *f*, Zystorektostomie *f*, Vesikorektostomie *f*

cys|tor|rha|gia [ˌsɪstə'rædʒ(ɪ)ə] *noun*: Blasenblutung *f*, Blutung *f* aus der Harnblase, Zystorrhagie *f*

cys|tor|rha|phy [sɪs'tɑrəfiː] *noun*: Blasennaht *f*, Zystorrhaphie *f*

cys|tor|rhe|a [ˌsɪstə'rɪə] *noun*: Schleimabsonderung *f* aus der Harnblase

cys|tor|rhoe|a [ˌsɪstə'rɪə] *noun*: (*brit.*) →*cystorrhea*

cys|to|sar|co|ma [ˌsɪstəʊsɑːr'kəʊmə] *noun*: Phylloidestumor *m*, Cystosarcoma phyllodes, Cystosarcoma phylloides

cystosarcoma phyllodes: →*cystosarcoma phylloides*

cystosarcoma phylloides: Phylloidestumor *m*, Cystosarcoma phyllodes, Cystosarcoma phylloides

telangiectatic cystosarcoma: →*cystosarcoma phylloides*

cys|tos|chi|sis [sɪs'tɑskəsɪs] *noun*: Blasenspalte *f*, Zystoschisis *f*

cys|to|scope ['sɪstəskəʊp] *noun*: Blasenspiegel *m*, Zystoskop *nt*

cys|to|scop|ic [ˌsɪstə'skɑpɪk] *adj*: Zystoskopie betreffend, mittels Zystoskopie, zystoskopisch

cys|tos|co|py [sɪs'tɑskəpiː] *noun*: Blasenspiegelung *f*, Zystoskopie *f*

cys|to|spasm ['sɪstəspæzəm] *noun*: Blasenkrampf *m*, Zystospasmus *m*

cys|to|sper|mi|tis [ˌsɪstəʊspɜr'maɪtɪs] *noun*: Spermatozystitis *f*, Samenblasenentzündung *f*, Spermatozystitis *f*, Vesikulitis *f*, Vesiculitis *f*

cys|to|stax|is [ˌsɪstə'stæksɪs] *noun*: →*cystistaxis*

cys|tos|to|my [sɪs'tɑstəmiː] *noun*: Blasenfistel *f*, Blasenfistelung *f*, Zystostomie *f*

percutaneous cystostomy: perkutane Blasenfistel/Zystostomie *f*

cys|to|tome ['sɪstətəʊm] *noun*: **1.** (*urolog.*) Blasenmesser *nt*, Zystotom *nt* **2.** (*augenheil.*) Kapselfliete *f*, Zystitom *nt*

cys|tot|o|my [sɪs'tɑtəmiː] *noun*: Blasenschnitt *m*, Zystotomie *f*

suprapubic cystotomy: suprapubischer Blasenschnitt *m*, suprapubische Zystotomie *f*, Epizystotomie *f*

transvaginal cystotomy: transvaginaler Blasenschnitt, Kolpozystotomie *f*, Scheiden-Blasen-Schnitt *m*, transvaginale Zystotomie *f*

cys|to|tra|che|lot|o|my [ˌsɪstəʊˌtrækə'lɑtəmɪ, -ˌtreɪ-] *noun*: →*cystauchenotomy*

cys|to|u|re|ter|i|tic [ˌsɪstəʊjʊəˌriːtə'rɪtɪk] *adj*: Zystoureteritis betreffend, zystoureteritisch

cys|to|u|re|ter|i|tis [ˌsɪstəʊjʊəˌriːtə'raɪtɪs] *noun*: Entzündung *f* von Harnblase und Harnleiter, Zystoureteritis *f*

vaginal cystoureterocystotomy: transvaginale Zystoureterozystotomie *f*, Kolpozystoureterozystotomie *f*

cys|to|u|re|ter|o|gram [ˌsɪstəʊjʊə'riːtərəgræm] *noun*: Zystoureterogramm *nt*

cys|to|u|re|ter|o|graph|ic [ˌsɪstəʊjʊə'riːtərəgrəfɪk] *adj*: Zystoureterografie betreffend, mittels Zystoureterografie, zystoureterographisch, zystoureterografisch

cys|to|u|re|ter|og|ra|phy [ˌsɪstəʊjʊəˌriːtə'rɑgrəfiː] *noun*: Zystoureterographie *f*, Zystoureterografie *f*

cys|to|u|re|te|ro|py|e|lit|ic [ˌsɪstəʊjʊəˌriːtərəˌpaɪə'lɪtɪk] *adj*: Zystoureteropyelitis betreffend, zystoureteropyelitisch

cys|to|u|re|ter|o|py|e|li|tis [ˌsɪstəʊjʊəˌriːtərəˌpaɪə'laɪtɪs] *noun*: Entzündung *f* von Harnblase, Harnleiter und Nierenbecken, Zystoureteropyelitis *f*

cys|to|u|re|ter|o|py|e|lo|ne|phri|tic [ˌsɪstəʊjʊəˌriːtərəˌpaɪələʊnɪ'frɪtɪk] *adj*: Zystoureteropyelonephritis betreffend, zystoureteropyelonephritisch

cys|to|u|re|ter|o|py|e|lo|ne|phri|tis [ˌsɪstəʊjʊəˌriːtərəˌpaɪələʊnɪ'fraɪtɪs] *noun*: Entzündung *f* von Harnblase, Harnleiter, Nierenbecken und Nierenparenchym, Zystoureteropyelonephritis *f*

cys|to|u|re|thrit|ic [ˌsɪstəʊˌjʊərə'θrɪtɪk] *adj*: Zystourethritis betreffend, zystourethritisch

cys|to|u|re|thri|tis [ˌsɪstəʊˌjʊərə'θraɪtɪs] *noun*: Entzündung *f* von Harnblase und Harnröhre, Zystourethritis *f*

cys|to|u|re|thro|cele [ˌsɪstəʊjə'riːθrəsiːl] *noun*: Zystourethrozele *f*

cys|to|u|re|thro|gram [ˌsɪstəʊjə'riːθrəgræm] *noun*: Zystourethrogramm *nt*

cys|to|u|re|thro|graph|ic [ˌsɪstəʊˌjʊərə'θrɑgrəfiː] *adj*: Zystourethrografie betreffend, mittels Zystourethrografie, zystourethrographisch, urethrozystographisch, urethrozystografisch, zystourethrografisch

cys|to|u|re|throg|ra|phy [ˌsɪstəˌjʊərəθrɑ'græfɪk] *noun*: Zystourethrographie *f*, Zystourethrografie *f*, Urethrozystographie *f*, Urethrozystografie *f*

voiding cystourethrography: Miktionszystourethrographie *f*, Miktionszystourethrografie *f*

cys|to|u|re|thro|scope [ˌsɪstəju'riːθrəskəʊp] *noun*: Zystourethroskop *nt*, Urethrozystoskop *nt*

cys|to|u|re|thro|scop|ic [ˌsɪstəˌjʊərə'θrɑ'skɑpɪk] *adj*: Zystourethroskopie betreffend, mittels Zystourethroskopie, zystourethroskopisch, urethrozystoskopisch

cys|to|u|re|thros|co|py [ˌsɪstəˌjʊərə'θrɑskəpiː] *noun*: Zystourethroskopie *f*, Urethrozystoskopie *f*

cys|tous ['sɪstəs] *adj*: Zyste betreffend, zystenartig, blasenartig, zystisch, Zysten-

cys|to|zoid ['sɪstəzɔɪd] *noun*: Zystozoit *m*

Cyt *Abk.*: **1.** cytochrome **2.** cytosine
cyt- *präf.*: Zell-, Zyt(o)-, Cyt(o)-
cyt|ar|a|bine ['sɪtærəbiːn] *noun*: Cytarabin *nt*
-cyte *suf.*: Zelle, -zyt
Cyt-Fe$_2$ *Abk.*: reduced cytochrome
cyth|e|mol|y|sis [ˌsɪθɪ'mɑlɪsɪs] *noun*: (*brit.*) →*cythemolysis*
cyth|e|mol|y|sis [ˌsɪθɪ'mɑlɪsɪs] *noun*: Erythrozytenauflösung *f*, Erythrozytenzerstörung *f*, Erythrozytenabbau *m*, Hämolyse *f*, Hämatozytolyse *f*
cyth|er|o|ma|ni|a [ˌsɪθərəʊ'meɪnɪə, -jə] *noun*: Kytheromanie *f*, Nymphomanie *f*, Hysteromanie *f*, Mannstollheit *f*, Metromanie *f*, Andromanie *f*
-cytic *suf.*: Zelle, -zytisch
cyt|i|dine ['sɪtɪdiːn, -dɪn] *noun*: Zytidin *nt*, Cytidin *nt*
cytidine diphosphate: Cytidin-5-diphosphat *nt*, Cytidindiphosphat *nt*, Zytidin-5-diphosphat *nt*, Zytidindiphosphat *nt*
cytidine 5'-diphosphate: Cytidin-5-diphosphat *nt*, Cytidindiphosphat *nt*, Zytidin-5-diphosphat *nt*, Zytidindiphosphat *nt*
cytidine monophosphate: Zytidinmonophosphat *nt*, Cytidinmonophosphat *nt*, Cytidylsäure *f*
cytidine triphosphate: Zytidin-5-triphosphat *nt*, Zytidintriphosphat *nt*, Cytidin-5-triphosphat *nt*, Cytidintriphosphat *nt*
cytidine 5'-triphosphate: Zytidin-5-triphosphat *nt*, Zytidintriphosphat *nt*, Cytidin-5-triphosphat *nt*, Cytidintriphosphat *nt*
cy|ti|dyl|ate [ˌsaɪtə'dɪleɪt, ˌsɪtə-] *noun*: Cytidylat *nt*
cyt|i|sine ['sɪtəsiːn, -sɪn] *noun*: Zytisin *nt*, Cytisin *nt*
cyt|i|sism ['sɪtəsɪzəm] *noun*: Cytisinvergiftung *f*, Vergiftung *f* durch Goldregen, Zytisismus *m*
cyto- *präf.*: Zell-, Zyt(o)-, Cyt(o)-
cy|to|an|a|lyz|er [ˌsaɪtəʊ'ænlaɪzər] *noun*: Zellanalysator *m*, Zytoanalysator *m*
cy|to|ar|chi|tec|ton|ic [ˌsaɪtəʊˌɑːrkɪtek'tɑnɪk] *adj*: Zytoarchitektur *oder* -architektonik betreffend, zytoarchitektonisch
cy|to|ar|chi|tec|ton|ics [ˌsaɪtəʊˌɑːrkɪtek'tɑnɪks] *plural*: →*cytoarchitecture*
cy|to|ar|chi|tec|tu|ral [ˌsaɪtəʊˌɑːrkɪ'tektʃərəl] *adj*: →*cytoarchitectonic*
cy|to|ar|chi|tec|ture [ˌsaɪtəʊ'ɑːrkɪtektʃər] *noun*: Zytoarchitektur *f*, -architektonik *f*
cy|to|bi|ol|o|gy [ˌsaɪtəʊbaɪ'ɑlədʒiː] *noun*: Zell-, Zytobiologie *f*
cy|to|blast ['saɪtəʊblæst, -blɑːst] *noun*: **1.** Zellkern *m*, Zyto-, Cytoblast *m* **2.** →*cytotrophoblast*
cy|to|cen|trum [ˌsaɪtəʊ'sentrəm] *noun*: **1.** Zentrosom *nt*, Zentriol *nt*, Zentralkörperchen *nt* **2.** Mikrozentrum *nt*, Zentrosphäre *f*
cy|to|chem|ism [ˌsaɪtəʊ'kemɪzəm] *noun*: Zytochemismus *m*
cy|to|chem|is|try [ˌsaɪtəʊ'keməstriː] *noun*: Zytochemie *f*, Histopochemie *f*
cy|to|chrome ['saɪtəʊkrəʊm] *noun*: Zyto-, Cytochrom *nt*
cytochrome a: Cytochrom a *nt*
cytochrome a$_3$: Cytochrom a$_3$ *nt*, Cytochromoxidase *f*, Cytochromcoxidase *f*, Ferrocytochrom-c-Sauerstoff-Oxidoreduktase *f*
cytochrome aa$_3$: →*cytochrome c oxidase*
cytochrome aa$_5$: Indophenoloxidase *f*
cytochrome b: Cytochrom b *nt*
cytochrome c: Cytochrom c *nt*
cytochrome c$_1$: Cytochrom c$_1$ *nt*
cytochrome P$_{450}$: Cytochrom-P-450 *nt*
plant cytochrome: pflanzliches Cytochrom *nt*, Pflanzencytochrom *nt*
cy|to|ci|dal [ˌsaɪtəʊ'saɪdl] *adj*: zellenzerstörend, zellenabtötend, zytozid
cy|to|cide ['saɪtəʊsaɪd] *noun*: zytozides Mittel *nt*
cy|to|ci|ne|sis [ˌsaɪtəʊsɪ'niːsɪs, -saɪ-] *noun*: →*cytokinesis*
cy|toc|la|sis [saɪ'tɑkləsɪs] *noun*: Zellzerstörung *f*, -fragmentierung *f*, Zytoklasis *f*
cy|to|clas|tic [ˌsaɪtə'klæstɪk] *adj*: Zytoklasis betreffend, zytoklastisch
cy|to|cu|pre|in [ˌsaɪtəʊ'kuːprɪən] *noun*: Hyperoxid-, Superoxiddismutase *f*, Hämocuprein *nt*, Erythrocuprein *nt*
cy|tode ['saɪtəʊd] *noun*: Zytode *f*
cy|to|den|drite [saɪtə'dendraɪt] *noun*: Dendrit *m*
cy|to|di|ag|no|sis [saɪtəʊˌdaɪəg'nəʊsɪs] *noun*: Zelldiagnostik *f*, Zytodiagnostik *f*
exfoliative cytodiagnosis: Exfoliativzytologie *f*, exfoliative Zytodiagnostik *f*
cy|to|di|ag|nos|tic [saɪtəʊˌdaɪəg'nɑstɪk] *adj*: Zytodiagnostik betreffend, zytodiagnostisch
cy|to|di|er|e|sis [ˌsaɪtəʊdaɪ'erəsɪs] *noun*: Zellteilung *f*, Zytodiärese *f*
cy|to|dif|fer|en|ti|a|tion [ˌsaɪtəʊˌdɪfəˌrentʃɪ'eɪʃn] *noun*: Zell-, Zytodifferenzierung *f*
cy|to|fla|vin [ˌsaɪtəʊ'fleɪvɪn, -'flæ-] *noun*: Zytoflavin *nt*
cy|to|flu|o|rom|e|try [ˌsaɪtəʊfluə'rɑmətriː] *noun*: Zytofluorometrie *f*
cy|tog|a|my [saɪ'tɑgəmiː] *noun*: Zytogamie *f*
cy|to|gene ['saɪtədʒiːn] *noun*: Zytogen *nt*, Plasmagen *nt*
cy|to|gen|e|sis [ˌsaɪtəʊ'dʒenəsɪs] *noun*: Zellbildung *f*, -entwicklung *f*, Zytogenese *f*
cy|to|ge|net|ic [ˌsaɪtəʊdʒə'netɪk] *adj*: Zytogenetik betreffend, mittels Zytogenetik, zytogenetisch, zytogen
cy|to|ge|net|i|cal [ˌsaɪtəʊdʒə'netɪkl] *adj*: →*cytogenetic*
cy|to|ge|net|ics [ˌsaɪtəʊdʒə'netɪks] *plural*: Zell-, Zytogenetik *f*
cy|to|gen|ic [ˌsaɪtəʊ'dʒenɪk] *adj*: **1.** Zytogenese betreffend, zytogen **2.** zell(en)bildend, zytogen
cy|tog|e|nous [saɪ'tɑdʒənəs] *adj*: zell(en)bildend, zytogen
cy|tog|e|ny [saɪ'tɑdʒəniː] *noun*: →*cytogenesis*
cy|to|glu|co|pe|nia [ˌsaɪtəˌgluːkəʊ'piːnɪə] *noun*: →*cytoglycopenia*
cy|to|gly|co|pe|nia [ˌsaɪtəʊˌglaɪkəʊ'piːnɪə] *noun*: intrazellulärer Glucosemangel *m*
cy|tog|o|ny [saɪ'tɑgəniː] *noun*: Zytogonie *f*
cy|to|gram ['saɪtəgræm] *noun*: Zytogramm *nt*
cy|to|his|to|gen|e|sis [ˌsaɪtəʊˌhɪstə'dʒenəsɪs] *noun*: Zytohistogenese *f*
cy|to|his|to|log|ic [ˌsaɪtəʊˌhɪstə'lɑdʒɪk] *adj*: zytohistologisch
cy|to|his|tol|o|gy [ˌsaɪtəʊhɪs'tɑlədʒiː] *noun*: Zytohistologie *f*
cy|to|hor|mone [ˌsaɪtəʊ'hɔːrməʊn] *noun*: Zell-, Zytohormon *nt*
cy|to|hy|a|lo|plasm [ˌsaɪtəʊ'haɪələplæzəm] *noun*: zytoplasmatische Matrix *f*, Grundzytoplasma *nt*, Hyaloplasma *nt*
cy|toid ['saɪtɔɪd] *adj*: zellähnlich, -artig, -förmig
cy|to|ka|li|pe|nia [ˌsaɪtəˌkælɪ'piːnɪə] *noun*: intrazellulärer Kaliummangel *m*
cy|to|kines ['saɪtəʊkaɪnz] *plural*: Zytokine *pl*
antiinflammatory cytokines: antiinflammatorische Zytokine *pl*
proinflammatory cytokines: proinflammatorische Zytokine *pl*, Alarmzytokine *pl*
cy|to|ki|ne|sis [ˌsaɪtəʊkɪ'niːsɪs, kaɪ-] *noun*: Zell(leib)tei-

C

lung *f*, Zyto-, Cytokinese *f*
cy|to|ki|nin [ˌsaɪtəʊ'kaɪnɪn] *noun*: Zyto-, Cytokinin *nt*
cy|to|lem|ma [ˌsaɪtəʊ'lemə] *noun*: äußere Zellmembran *f*, Zytolemm *nt*
cy|to|log|ic [ˌsaɪtɑ'lɑdʒɪk] *adj*: zytologisch
cy|to|log|i|cal [ˌsaɪtɑ'lɑdʒɪkl] *adj*: →*cytologic*
cy|to|lo|gist [saɪ'tɑlədʒɪst] *noun*: Zytologe *m*, Zytologin *f*
cy|to|lo|gy [saɪ'tɑlədʒiː] *noun*: **1.** Zell(en)lehre *f*, Zell(en)forschung *f*, Zytologie *f*, Cytologie *f* **2.** Zelldiagnostik *f*, Zytodiagnostik *f*
abrasion cytology: Abrasionszytologie *f*
aspiration biopsy cytology: Aspirationszytologie *f*
breast cytology: Mammazytologie *f*
cervical cytology: Zervixzytologie *f*
CSF cytology: Liquorzytologie *f*
exfoliative cytology: Exfoliativzytologie *f*, exfoliative Zytodiagnostik *f*
lavage cytology: Lavagezytologie *f*
needle aspiration cytology: Nadelaspirationszytologie *f*, Nadelpunktionszytologie *f*
prostatic cytology: Prostatazytologie *f*
puncture cytology: Punktionszytologie *f*
scraping cytology: Abrasionszytologie *f*
sputum cytology: Sputumzytologie *f*
urine cytology: Harnzytologie *f*
cy|to|lymph ['saɪtəlɪmf] *noun*: zytoplasmatische Matrix *f*, Grundzytoplasma *nt*, Hyaloplasma *nt*
cy|to|ly|sate [saɪ'tɑlɪseɪt] *noun*: Zytolysat *nt*
cy|to|ly|sin [saɪ'tɑləsɪn] *noun*: Zytolysin *nt*
cy|to|ly|sis [saɪ'tɑlɪsɪs] *noun*: Zellauflösung *f*, -zerfall *m*, Zytolyse *f*
cy|to|ly|so|some [ˌsaɪtə'laɪsəsəʊm] *noun*: **1.** autophagische Vakuole *f*, Autophagosom *nt* **2.** Zytolysosom *nt*
cy|to|lyt|ic [ˌsaɪtəʊ'lɪtɪk] *adj*: Zytolyse betreffend, Zytolyse auslösend, zytolytisch
cy|to|ma [saɪ'təʊmə] *noun*: Zelltumor *m*, Zytom *nt*
cy|to|meg|a|lo|vi|rus [saɪtəʊˌmegələ'vaɪrəs] *noun*: Zytomegalievirus *nt*, Cytomegalievirus *nt*
cy|to|mem|brane [ˌsaɪtəʊ'membreɪn] *noun*: Zell-, Zytomembran *f*, Zellwand *f*, Plasmalemm *nt*
cy|to|mere ['saɪtəʊmɪər] *noun*: Zytomer *nt*
cy|to|met|a|pla|sia [ˌsaɪtəʊˌmetə'pleɪʒ(ɪ)ə, -zɪə] *noun*: Zell-, Zytometaplasie *f*
cy|tom|e|ter [saɪ'tɑmɪtər] *noun*: Zytometer *nt*
cy|tom|e|try [saɪ'tɑmətriː] *noun*: Zellmessung *f*, Zytometrie *f*
flow cytometry: Durchflusszytometrie *f*
impedance cytometry: Impedanzzytometrie *f*
cy|to|mor|phol|o|gy [ˌsaɪtəmɔːr'fɑlədʒiː] *noun*: Zell-, Zytomorphologie *f*
cy|to|mor|pho|sis [ˌsaɪtəʊmɔːr'fəʊsɪs, -'mɔːrfə-] *noun*: Zytomorphose *f*
cy|to|ne|cro|sis [ˌsaɪtəʊnɪ'krəʊsɪs, -ne-] *noun*: Zelltod *m*, Zelluntergang *m*, Zellnekrose *f*, Zytonekrose *f*
cy|to|ne|crot|ic [ˌsaɪtənɪ'krɑtɪk] *adj*: Zytonekrose betreffend, zytonekrotisch
cy|to|path|ic [saɪtəʊ'pæθɪk] *adj*: zellschädigend, zytopathisch, zytopathogen
cy|to|path|o|gen|e|sis [ˌsaɪtəʊˌpæθə'dʒenəsɪs] *noun*: Zytopathogenese *f*
cy|to|path|o|ge|net|ic [ˌsaɪtəʊˌpæθədʒə'netɪk] *adj*: Zytopathogenese betreffend, zytopathogenetisch
cy|to|path|o|gen|ic [saɪtəʊˌpæθə'dʒenɪk] *adj*: zellschädigend, zytopathisch, zytopathogen
cy|to|path|o|ge|nic|i|ty [saɪtəʊˌpæθədʒə'nɪsətiː] *noun*: Zytopathogenität *f*
cy|to|path|o|log|ic [ˌsaɪtəʊpæθə'lɑdʒɪk] *adj*: zytopathologisch
cy|to|path|o|log|i|cal [ˌsaɪtəʊpæθə'lɑdʒɪkl] *adj*: →*cytopathologic*
cy|to|pa|thol|o|gist [ˌsaɪtəʊpə'θɑlədʒɪst] *noun*: Zellpathologe *m*, -login *f*, Zytopathologe *m*, -login *f*
cy|to|pa|thol|o|gy [ˌsaɪtəʊpə'θɑlədʒiː] *noun*: Zellpathologie *f*, Zytopathologie *f*
cy|to|pem|phis [ˌsaɪtəʊ'pemfɪs] *noun*: →*cytopempsis*
cy|to|pem|psis [ˌsaɪtəʊ'pempsɪs] *noun*: Zytopempsis *f*, Vesikulartransport *m*
cy|to|pe|ni|a [saɪtəʊ'piːnɪə] *noun*: Zellverminderung *f*, Zellzahlverminderung *f*, Zytopenie *f*
cy|to|phag|o|cy|to|sis [ˌsaɪtəʊˌfægəsaɪ'təʊsɪs] *noun*: →*cytophagy*
cy|toph|a|gous [saɪ'tɑfəgəs] *adj*: zellfressend, zytophag
cy|toph|a|gy [saɪ'tɑfədʒiː] *noun*: Zytophagie *f*
cy|to|phil|ic [ˌsaɪtə'fɪlɪk] *adj*: mit besonderer Affinität zu Zellen, zytophil
cy|to|pho|tom|e|ter [ˌsaɪtəʊfəʊ'tɑmɪtər] *noun*: Zytophotometer *nt*, Zytofotometer *nt*
cy|to|pho|to|met|ric [ˌsaɪtəʊˌfəʊtə'metrɪk] *adj*: Zytophotometrie betreffend, mittels Zytophotometrie, zytophotometrisch
cy|to|pho|tom|e|try [ˌsaɪtəʊfəʊ'tɑmətriː] *noun*: Zytophotometrie *f*, Zytofotometrie *f*, Mikrospektrophotometrie *f*, Mikrospektrofotometrie *f*
DNA cytophotometry: DNA-Zytophotometrie *f*, DNS-Zytofotometrie *f*, DNS-Zytophotometrie *f*, DNA-Zytofotometrie *f*
cy|to|phy|lac|tic [ˌsaɪtəʊfɪ'læktɪk] *adj*: zytophylaktisch
cy|to|phy|lax|is [ˌsaɪtəʊfɪ'læksɪs] *noun*: Zytophylaxie *f*
cy|to|phys|ics [ˌsaɪtəʊ'fɪzɪks] *plural*: Zytophysik *f*, Zellphysik *f*
cy|to|phys|i|ol|o|gy [ˌsaɪtəʊfɪzɪ'ɑlədʒiː] *noun*: Zell-, Zytophysiologie *f*
cy|to|pig|ment ['saɪtəʊpɪgmənt] *noun*: Zytopigment *nt*
cy|to|plasm ['saɪtəʊplæzəm] *noun*: (Zell-)Protoplasma *nt*, Zyto-, Cytoplasma *nt*
perinuclear cytoplasm: perinukleäres Zytoplasma *nt*
cy|to|plas|mic [ˌsaɪtəʊ'plæzmɪk] *adj*: Zytoplasma betreffend, aus Zytoplasma bestehend, im Zytoplasma ablaufend, zytoplasmatisch
cy|to|poi|e|sis [ˌsaɪtəʊpɔɪ'iːsɪs] *noun*: Zellbildung *f*, Zytopoese *f*
cy|to|poi|et|ic [ˌsaɪtəʊpɔɪ'ətɪk] *adj*: Zytopoese betreffend, zellenbildend, zytopoetisch
cy|to|proct ['saɪtəʊprɑkt] *noun*: Zellafter *m*, Zytopyge *nt*
cy|to|py|ge [ˌsaɪtəʊ'paɪdʒiː] *noun*: Zytopyge *nt*
cy|tor|rhex|is [ˌsaɪtəʊ'reksɪs] *noun*: Zytorrhexis *f*
cy|tos|co|py [saɪ'tɑskəpiː] *noun*: Zytoskopie *f*
cy|to|sine ['saɪtəsiːn, -sɪn] *noun*: Zytosin *nt*, Cytosin *nt*
5-hydroxymethyl cytosine: 5-Hydroxymethylcytosin *nt*
cytosine arabinoside: Cytarabin *nt*, Zytosinarabinosid *nt*, Cytosinarabinosid *nt*, Ara-C *nt*
cytosine ribonucleoside: Cytidin *nt*
cy|to|skel|e|ton [ˌsaɪtə'skelɪtn] *noun*: Zell-, Zytoskelett *nt*
cy|to|sol ['saɪtəsɔl, -sɑl] *noun*: Zytosol *nt*
cy|to|some ['saɪtəsəʊm] *noun*: **1.** Zellkörper *m*, Zytosoma *nt* **2.** Zytosom *nt*
cy|tos|ta|sis [saɪ'tɑstəsɪs] *noun*: Zytostase *f*
cy|to|stat|ic [ˌsaɪtə'stætɪk]: **I** *noun* Zytostatikum *nt* **II** *adj* zytostatisch
cy|to|stome ['saɪtəstəʊm] *noun*: Zytostom *nt*
cy|to|tac|tic [ˌsaɪtə'tæktɪk] *adj*: zytotaktisch
cy|to|tax|is [ˌsaɪtə'tæksɪs] *noun*: Zytotaxis *f*
cy|to|tox|ic [ˌsaɪtə'tɑksɪk] *adj*: zellschädigend, zellvergiftend, zytotoxisch

cy|to|tox|ic|i|ty [ˌsaɪtətɑk'sɪsətiː] *noun*: Zytotoxizität *f*
antibody-dependent cell-mediated cytotoxicity: antikörper-abhängige zellvermittelte Zytotoxizität *f*
antibody-dependent cellular cytotoxicity: →*antibody-dependent cell-mediated cytotoxicity*
cy|to|tox|in [ˌsaɪtə'tɑksɪn] *noun*: Zytotoxin *nt*
cy|to|troph|o|blast [ˌsaɪtə'trɑfəblæst, -'trəʊf-] *noun*: Zytotrophoblast *m*, Langhans-Zellschicht *f*, Zytoblast *m*
cy|to|trop|ic [ˌsaɪtə'trɑpɪk, -'trəʊp-] *adj*: zytotrop
cy|tot|ro|pism [saɪ'tɑtrəpɪzəm] *noun*: Zytotropismus *m*
cy|tu|ri|a [saɪ'tʊərɪə] *noun*: Zyturie *f*
Cyx-S *Abk.*: cystine
CZ *Abk.*: cephazotine
CZE *Abk.*: capillary zone electrophoresis
CZI *Abk.*: crystalline zinc insulin

C

D

D *Abk.*: **1.** darcy **2.** dead air space **3.** debye **4.** density **5.** dentin **6.** dentine **7.** deoxy- **8.** deuterium **9.** deviation **10.** diameter **11.** diastole **12.** dielectric constant **13.** difference **14.** diffusing capacity **15.** diffusion capacity **16.** dihydrouridine **17.** diopter **18.** distal **19.** donor **20.** dopamine **21.** dorsal segment **22.** dose

d *Abk.*: **1.** darcy **2.** day **3.** deci- **4.** density **5.** deoxy- **6.** diameter

D+ *Abk.*: rhesus-positive

d- *Abk.*: rhesus-negative

D. *Abk.*: diopter

2,4-D *Abk.*: 2,4-dichlorophenoxy acetic acid

DA *Abk.*: **1.** degenerative arthritis **2.** deoxyadenosine **3.** developmental age **4.** diagnostic arthrotomy **5.** diphenylchlorarsine **6.** dopamine **7.** drug abuser

D.A. *Abk.*: developmental age

Da *Abk.*: dalton

dA *Abk.*: deoxyadenosine

D4A *Abk.*: 2',3'-didehydro-2',3'-dideoxyadenosinene

DAA *Abk.*: dihydroxyaluminum aminoacetate

DAAO *Abk.*: d-amino-acid oxidase

DAB *Abk.*: **1.** α,γ-diaminobutyric acid **2.** 4-dimethylamino-azobenzene

DABA *Abk.*: p-dimethylaminobenzaldehyde

DAC *Abk.*: **1.** digital analog compiler **2.** digital analog converter

da|car|ba|zine [dəˈkaːrbəˌziːn] *noun*: Dacarbazin *nt*, Imidazolcarboxamid *nt*, 5-(3,3-Dimethyltriazeno)-4-imidazolcarboxamid *nt*

dacry- *präf.*: Tränen-, Dakry(o)-, Dacry(o)-

dac|ry|ad|e|nal|gia [ˌdækrɪˌædɪˈnældʒ(ɪ)ə] *noun*: Tränendrüsenschmerz *m*, Dakryoadenalgie *f*

dac|ry|ad|e|ni|tis [ˌdækrɪˌædəˈnaɪtɪs] *noun*: Entzündung *f* der Tränendrüse(n), Dakryoadenitis *f*, Tränendrüsenentzündung *f*

dac|ry|ag|o|ga|tre|sia [dækrɪˌægəʊgəˈtriːʒ(ɪ)ə] *noun*: Tränenröhrchenverschluss *m*, -atresie *f*

dac|ry|a|gogue [ˈdækrɪəgɔg, -gɑg]: **I** *noun* **1.** tränentreibende Substanz *f*, Dakryagogum *nt* **2.** Tränenröhrchen *nt*, Canaliculus lacrimalis **II** *adj* tränentreibend

dac|ry|cys|tal|gia [ˌdækrɪsɪsˈtældʒ(ɪ)ə] *noun*: →*dacryocystalgia*

dac|ry|cys|ti|tis [ˌdækrɪ sɪsˈtaɪtɪs] *noun*: Dakryozystitis *f*, Tränensackentzündung *f*, Dakryocystitis *f*

dac|ry|el|co|sis [ˌdækrɪ elˈkəʊsɪs] *noun*: Dakryohelkose *f*, Dakryoelkose *f*

dacryo- *präf.*: Tränen-, Dakry(o)-, Dacry(o)-

dac|ry|o|ad|e|nal|gia [ˌdækrɪəʊˌædɪˈnældʒ(ɪ)ə] *noun*: Tränendrüsenschmerz *m*, Dakryoadenalgie *f*

dac|ry|o|ad|e|nec|to|my [ˌdækrɪəʊædəˈnektəmiː] *noun*: Tränendrüsenentfernung *f*, Dakry(o)adenektomie *f*

dac|ry|o|ad|e|nit|ic [ˌdækrɪəʊˌædəˈnɪtɪk] *adj*: Dakryoadenitis betreffend, dakryoadenitisch

dac|ry|o|ad|e|ni|tis [ˌdækrɪəʊˌædəˈnaɪtɪs] *noun*: Dakryoadenitis *f*, Tränendrüsenentzündung *f*

acute dacryoadenitis: akute Dakryoadenitis *f*

chronic dacryoadenitis: chronische Dakryoadenitis *f*

dac|ry|o|blen|nor|rhe|a [ˌdækrɪəʊˌblenəˈrɪə] *noun*: chronischer Tränenfluss *m* bei Tränendrüsenentzündung, Dakryoblennorrhoe *f*

dac|ry|o|blen|nor|rhoe|a [ˌdækrɪəʊˌblenəˈrɪə] *noun*: (*brit.*) →*dacryoblennorrhea*

dac|ry|o|can|a|li|cu|lit|ic [ˌdækrɪəʊkænəˌlɪkjəˈlɪtɪk] *adj*: Dakryokanalikulitis betreffend, dakryokanalikulitisch

dac|ry|o|can|a|lic|u|li|tis [ˌdækrɪəʊkænəˌlɪkjəˈlaɪtɪs] *noun*: Dakryokanalikulitis *f*, Tränenröhrchenentzündung *f*, Dakryocanaliculitis *f*

dac|ry|o|cele [ˈdækrɪəʊsiːl] *noun*: Tränensackbruch *m*, Dakryozele *f*, Dakryozystozele *f*

dac|ry|o|cyst [ˈdækrɪəʊsɪst] *noun*: Tränensack *m*, Saccus lacrimalis

dac|ry|o|cys|tal|gia [ˌdækrɪəʊsɪsˈtældʒ(ɪ)ə] *noun*: Tränensackschmerz *m*, Dakryozystalgie *f*

dac|ry|o|cys|tec|ta|sia [ˌdækrɪəʊˌsɪstekˈteɪʒ(ɪ)ə] *noun*: Tränensackdilatation *f*, -erweiterung *f*, Dakryozystektasie *f*

dac|ry|o|cys|tec|to|my [ˌdækrɪəʊsɪsˈtektəmiː] *noun*: Tränensackentfernung *f*, -resektion *f*, Dakryozystektomie *f*

dac|ry|o|cys|tis [ˌdækrɪəʊˈsɪstɪs] *noun*: →*dacryocyst*

dac|ry|o|cys|tit|ic [ˌdækrɪəʊsɪsˈtɪtɪk] *adj*: Dakryozystitis betreffend, dakryozystitisch

dac|ry|o|cys|ti|tis [ˌdækrɪəʊsɪsˈtaɪtɪs] *noun*: Dakryozystitis *f*, Tränensackentzündung *f*, Dakryocystitis *f*

acute dacryocystitis: akute Dakryozystitis *f*

chronic dacryocystitis: chronische Dakryozystitis *f*

congenital dacryocystitis: Dakryocystitis congenita

phlegmonous dacryocystitis: Dakryophlegmone *f*

dac|ry|o|cys|ti|tome [ˌdækrɪəʊˈsɪstətəʊm] *noun*: Dakryozystitom *nt*

dac|ry|o|cys|ti|to|my [ˌdækrɪəʊsɪsˈtɪtəmiː] *noun*: Tränenröhrcheninzision *f*, -schnitt *m*, Dakryozystitomie *f*

dac|ry|o|cys|to|blen|nor|rhe|a [ˌdækrɪəʊˌsɪstəˌblenəˈrɪə] *noun*: chronisch exsudative/eitrige Tränensackentzündung *f*, Tränensackeiterung *f*, Dakryozystoblennorrhoe *f*

dac|ry|o|cys|to|blen|nor|rhoe|a [ˌdækrɪəʊˌsɪstəˌblenəˈrɪə] *noun*: (*brit.*) →*dacryocystoblennorrhea*

dac|ry|o|cys|to|cele [ˌdækrɪəʊˈsɪstəsiːl] *noun*: Tränensackbruch *m*, Dakryo(zysto)zele *f*

dac|ry|o|cys|to|eth|moi|dos|to|my [ˌdækrɪəʊˌsɪstəeθmɔɪˈdɑstəmiː] *noun*: Dakryozystoethmoidostomie *f*

dac|ry|o|cys|to|gram [ˌdækrɪəʊˈsɪstəgræm] *noun*: Dakryozystogramm *nt*

dac|ry|o|cys|to|graph|ic [ˌdækrɪəʊsɪstəˈgræfɪk] *adj*: Dakryozystografie betreffend, mittels Dakryozystografie, dakryozystographisch, dakryozystografisch

dac|ry|o|cys|tog|ra|phy [ˌdækrɪəʊsɪsˈtɑgrəfiː] *noun*: Dakryozystographie *f*, Dakryozystografie *f*

dac|ry|o|cys|top|to|sis [ˌdækrɪəʊsɪstɑpˈtəʊsɪs] *noun*: Dakryozystoptose *f*

dac|ry|o|cys|to|rhi|no|ste|no|sis [ˌdækrɪəʊˌsɪstəˌraɪnəstɪˈnəʊsɪs] *noun*: Dakryozystorhinostenose *f*

dac|ry|o|cys|to|rhi|nos|to|my [ˌdækrɪəʊˌsɪstəraɪˈnɑstəmiː] *noun*: Toti-Operation *f*, Dakryorhinostomie *f*, Dakryozystorhinostomie *f*

internal dacryocystorhinostomy: West-Operation *f*

dac|ry|o|cys|to|ste|no|sis [ˌdækrɪəʊˌsɪstəstɪˈnəʊsɪs] *noun*: Tränensackschrumpfung *f*, -stenose *f*, Dakryozystostenose *f*

dac|ry|o|cys|tos|to|my [ˌdækrɪəʊsɪsˈtɑstəmiː] *noun*: Dakryozystostomie *f*

dac|ry|o|cys|to|tome [ˌdækrɪəʊˈsɪstətəʊm] *noun*: Tränensackmesserchen *nt*, Dakryozystotom *nt*

dac|ry|o|cys|tot|o|my [ˌdækrɪəʊsɪs'tɑtəmiː] *noun*: Dakryozystotomie *f*
dac|ry|o|gen|ic [ˌdækrɪəʊ'dʒenɪk] *adj*: tränenflussanregend
dac|ry|og|ra|phy [ˌdækrɪə'grəfiː] *noun*: Dakryographie *f*, Dakryografie *f*
dac|ry|o|haem|or|rhoe|a [ˌdækrɪəʊhemə'rɪə] *noun*: (*brit.*) →*dacryohemorrhea*
dac|ry|o|hel|co|sis [ˌdækrɪəʊhel'kəʊsɪs] *noun*: Dakryohelkose *f*, Dakryoelkose *f*
dac|ry|o|hem|or|rhe|a [ˌdækrɪəʊhemə'rɪə] *noun*: blutiger Tränenfluss *m*, Dakryohämorrhoe *f*
dac|ry|o|lith ['dækrɪəlɪθ] *noun*: Dakryolith *m*
dac|ry|o|li|thi|a|sis [ˌdækrɪəʊlɪ'θaɪəsɪs] *noun*: Dakryolithiasis *f*
dac|ry|o|ma [dækrɪ'əʊmə] *noun*: Dakryom *nt*
dac|ry|ops ['dækrɪɑps] *noun*: Dakryops *m*
dac|ry|o|py|or|rhe|a [ˌdækrɪəʊˌpaɪə'rɪə] *noun*: eitriger Tränenfluss *m*, Dakryopyorrhoe *f*
dac|ry|o|py|or|rhoe|a [ˌdækrɪəʊˌpaɪə'rɪə] *noun*: (*brit.*) →*dacryopyorrhea*
dac|ry|o|py|o|sis [ˌdækrɪəʊpaɪ'əʊsɪs] *noun*: Eiterung *f* der Tränenwege, Dakryopyosis *f*
dac|ry|o|rhi|no|cys|tot|o|my [ˌækrɪəʊˌraɪnəsɪs'tɑtəmiː] *noun*: Toti-Operation *f*, Dakryorhinostomie *f*, Dakryozystorhinostomie *f*
dac|ry|or|rhe|a [ˌdækrɪəʊ'riːə] *noun*: übermäßiger Tränenfluss *m*, Tränenträufeln *nt*, Dakryorrhoe *f*, Epiphora *f*
dac|ry|or|rhoe|a [ˌdækrɪəʊ'riːə] *noun*: (*brit.*) →*dacryorrhea*
dac|ry|o|scin|ti|graph|ic [ˌdækrɪəʊsɪntɪ'græfɪk] *adj*: Dakryoszintigrafie betreffend, mittels Dakryoszintigrafie, dakryoszintigraphisch, dakryoszintigrafisch
dac|ry|o|scin|tig|ra|phy [ˌdækrɪəʊsɪn'tɪgrəfiː] *noun*: Tränenwegs-, Dakryoszintigraphie *f*, Dakryoszintigrafie *f*
dac|ry|o|si|nus|it|ic [ˌdækrɪəʊsaɪnə'sɪtɪk] *adj*: Dakryosinusitis betreffend, dakryosinusitisch
dac|ry|o|si|nus|i|tis [ˌdækrɪəʊsaɪnə'saɪtɪs] *noun*: Entzündung *f* von Tränenröhrchen und Sinus ethmoidalis, Dakryosinusitis *f*
dac|ry|o|so|le|nit|ic [ˌdækrɪəʊsəʊlə'nɪtɪk] *adj*: Dakryosolenitis betreffend, dakryosolenitisch
dac|ry|o|so|le|ni|tis [ˌdækrɪəʊsəʊlə'naɪtɪs] *noun*: Dakryosolenitis *f*, Tränenröhrchenentzündung *f*
dac|ry|o|ste|no|sis [ˌdækrɪəʊstɪ'nəʊsɪs] *noun*: Dakryostenose *f*
dac|ry|o|syr|inx [ˌdækrɪəʊ'sɪrɪŋks] *noun*: **1.** Tränenröhrchen *nt*, Canaliculus lacrimalis **2.** Tränengang(s)fistel *f*
DACT *Abk.*: actinomycin D
dac|ti|no|my|cin [ˌdæktɪnə'maɪsn] *noun*: Dactinomycin *nt*, Actinomycin D *nt*
dac|tyl ['dæktl] *noun*: Digitus *m*, Zehe *f*, Finger *m*
dactyl- *präf.*: Finger-, Zehen-, Daktyl(o)-
dac|tyl|al|gia [dæktə'lældʒ(ɪ)ə] *noun*: Fingerschmerz *m*, Daktylalgie *f*, Daktylodynie *f*
dac|tyl|e|de|ma [ˌdæktlɪ'diːmə] *noun*: **1.** Fingerschwellung *f*, -ödem *nt* **2.** Zehenschwellung *f*, -ödem *nt*
dac|tyl|ia [dæk'tɪlɪə, -jə] *noun*: →*dactylium*
dac|tyl|i|on [dæk'tɪlɪɑn] *noun*: →*dactylium*
dac|tyl|it|ic [dæktə'lɪtɪk] *adj*: Daktylitis betreffend, daktylitisch
dac|tyl|i|tis [dæktə'laɪtɪs] *noun*: Daktylitis *f*, Dactylitis *f*; Fingerentzündung *f*; Zehenentzündung *f*
sickle cell dactylitis: Hand-Fuß-Syndrom *nt*, Sichelzelldaktylitis *f*
tuberculous dactylitis: Dactylitis tuberculosa
dac|tyl|i|um [dæk'tɪlɪəm] *noun*: Syndaktylie *f*
dactylo- *präf.*: Finger-, Zehen-, Daktyl(o)-
dac|tyl|o|camp|so|dyn|i|a [ˌdæktɪləʊˌkæmpsə'diːnɪə] *noun*: Daktylokampsodynie *f*
dac|tyl|o|dyn|i|a [ˌdæktɪləʊ'diːnɪə] *noun*: Daktylodynie *f*, Daktylalgie *f*
dac|tyl|oe|de|ma [ˌdæktlɪ'diːmə] *noun*: (*brit.*) →*dactyledema*
dac|tyl|o|gram ['dæktɪləʊgræm] *noun*: Fingerabdruck *m*, Daktylogramm *nt*
dac|tyl|og|ra|phy [dæktɪ'lɑgrəfiː] *noun*: Daktylografie *f*
dac|tyl|o|gry|po|sis [ˌdæktɪləgraɪ'pəʊsɪs] *noun*: (permanente) Finger- *oder* Zehenverkrümmung *f*, Daktylogrypose *f*
dac|tyl|ol|o|gy [ˌdæktɪ'lɑlədʒiː] *noun*: Daktylologie *f*
dac|tyl|ol|y|sis [ˌdæktɪ'lɑləsɪs] *noun*: Finger- *oder* Zehenamputation *f*
dac|tyl|o|meg|a|ly [ˌdæktɪlə'megəliː] *noun*: übermäßige Größe *f* von Fingern *oder* Zehen, Daktylomegalie *f*, Makrodaktylie *f*, Megalodaktylie *f*
dac|tyl|o|pha|sia [ˌdæktɪlə'feɪʒ(ɪ)ə] *noun*: Daktylologie *f*
dac|tyl|os|co|py [dæktə'lɑskəpiː] *noun*: Daktyloskopie *f*
dac|tyl|o|spasm ['dæktɪləspæzəm] *noun*: Fingerkrampf *m*, -spasmus *m*, Zehenkrampf *m*, -spasmus *m*, Daktylospasmus *m*
dac|tyl|us ['dæktɪləs] *noun*: →*dactyl*
DADA *Abk.*: di-isopropylamine dichloro-acetate
DADDS *Abk.*: diacetyl diaminodiphenylsulfone
dAdo *Abk.*: deoxyadenosine
dADP *Abk.*: deoxyadenosine diphosphate
DADPS *Abk.*: diamino-diphenylsulfone
DAE *Abk.*: dimethylacetamide, acetone, ethanol
DAF *Abk.*: **1.** decay accelerating factor **2.** decay antibody accelerating factor
DAG *Abk.*: **1.** diacylglycerin **2.** diacylglycerol
DAGT *Abk.*: direct antiglobulin test
DAH *Abk.*: disordered action of heart
dah|lin ['dɑːlɪn] *noun*: Inulin *nt*
DAI *Abk.*: death from accidental injuries
dai|ly ['deɪliː] *adj*: täglich, Tages-
DAL *Abk.*: delta-aminolevulinic acid
DALA *Abk.*: delta-aminolevulinic acid
DALD *Abk.*: delta-aminolevulinic acid dehydrase
DALS *Abk.*: delta-aminolevulinic acid synthetase
dal|ton ['dɔːltn] *noun*: Dalton *nt*, Atommasseneinheit *f*
dal|ton|ism ['dɔːltnɪzəm] *noun*: **1.** Farbenblindheit *f*, Daltonismus *m* **2.** Rot-Grün-Blindheit *f*, Daltonismus *m*
DAM *Abk.*: **1.** diacetylmonoxime **2.** diacetylmorphine **3.** diethyl-aminomethyl
dam|age ['dæmɪdʒ]: **I** *noun* Schaden *m*, Schädigung *f*, Beschädigung *f* (*to* an) **II** *vt* beschädigen **III** *vi* Schaden nehmen, beschädigt werden
brain damage: Hirnschaden *m*, Hirnschädigung *f*, Enzephalopathie *f*
brain stem damage: Hirnstammschädigung *f*
epiphyseal damage: Epiphysenschädigung *f*
genetic damage: Genschaden *m*, -schädigung *f*, genetische Schädigung *f*
germ damage: Keimschädigung *f*
infantile brain damage: frühkindlicher Hirnschaden *m*
intimal damage: Intimaschaden *m*, -schädigung *f*
nerve damage: Nervenschädigung *f*, -schaden *m*
occupational tooth damage: berufliche Zahnschäden *pl*
parenchymal damage: Parenchymschaden *m*, -schädigung *f*
personal damage: Körperverletzung *f*
radiation damage: Strahlenschaden *m*

UV damages: UV-Schäden *pl*
vestibular damage: Vestibularisschädigung *f*
dam|aged ['dæmɪdʒd] *adj*: beschädigt, defekt
dam|ag|ing ['dæmədʒɪŋ] *adj*: schädlich, schädigend, nachteilig (*to* für)
damp [dæmp]: I *noun* Feuchtigkeit *f* II *adj* feucht III *vt* **1.** be-, anfeuchten **2.** (*physik.*) dämpfen IV *vi* feucht werden
dAMP *Abk.*: **1.** deoxyadenosine monophosphate **2.** deoxyadenylic acid
damped [dæmpt] *adj*: (*a. physik.*) gedämpft
damp|er ['dæmpər] *noun*: (*a. fig., techn.*) Dämpfer *m*
damp|ing ['dæmpɪŋ] *noun*: Dämpfung *f*
damp|ish ['dæmpɪʃ] *adj*: etw. feucht
damp|ness ['dæmpnəs] *noun*: Feuchtigkeit *f*
damp-proof *adj*: feuchtigkeitsbeständig
DAN *Abk.*: diabetic autonomic neuropathy
da|na|zol ['deɪnəzɔl, -zɑl] *noun*: Danazol *nt*
dan|de|li|on ['dændlˌaɪən] *noun*: Löwenzahn *nt*, Taraxacum officinale
dan|driff ['dændrɪf] *noun*: →*dandruff*
dan|druff ['dændrəf] *noun*: **1.** (Kopf-, Haar-)Schuppe(n *pl*) *f* **2.** (*dermatol.*) Pityriasis simplex capitis
dan|ger ['deɪndʒər]: I *noun* Gefahr *f* (*to* für) **be in danger of one's life** in Lebensgefahr schweben **be out of danger** außer Gefahr sein; über dem Berg sein **without danger** ohne Gefahr II *adj* Gefahren-
danger of infection: Infektionsgefahr *f*
dan|ger|ous ['deɪndʒ(ə)rəs] *adj*: gefährlich (*to, for* für), gefahrvoll
dangerous to life lebensgefährlich
DANS *Abk.*: 1-dimethylaminonaphthalene-5-sulfonic acid
dan|tro|lene ['dæntrəliːn] *noun*: Dantrolen *nt*
DAO *Abk.*: diaminoxidase
DA-β-OH *Abk.*: dopamine β-hydroxylase
DAP *Abk.*: **1.** diabetes-associated peptide **2.** diallyl phthalate **3.** diaminopimelic acid **4.** diastolic aortic pressure **5.** dihydrazinophthalazine **6.** dihydroxy-acetone phosphate **7.** diphenylaminopropane **8.** direct latex agglutination
daph|nism ['dæfnɪzəm] *noun*: Daphnismus *m*
DAPI *Abk.*: 4,6-diamidino-2-phenylindole
DAPS *Abk.*: diazo-aminopolystyrene
dap|sone ['dæpsəʊn] *noun*: Dapson *nt*, Diaminodiphenylsulfon *nt*, 4,4-Sulfonyldianilin *nt*, Diphenason *nt*
DAPT *Abk.*: 2,4-diamino-5-phenylthiazole
DAR *Abk.*: differential absorption ratio
dark [dɑːrk]: I *noun* Dunkel *nt*, Dunkelheit *f*; dunkle Farbe *f*; Schatten *m* II *adj* dunkel
dark-blue *adj*: dunkelblau
dark|en ['dɑːrkn]: I *vt* **1.** verdunkeln, dunkel machen **2.** dunkel *oder* dunkler färben; schwärzen **3.** (*fig.*) (*Sinn*) trüben, verdunkeln **4.** (*Augen*) blind machen; (*Sehkraft*) vermindern II *vi* **5.** dunkel werden, sich verdunkeln **6.** sich dunkel *oder* dunkler färben **7.** (*a. fig.*) sich trüben
dark-eyed *adj*: dunkeläugig
dark-field *adj*: Dunkelfeld-
dark-haired *adj*: dunkelhaarig
dark|ish ['dɑːrkɪʃ] *adj*: etw. dunkel; schwärzlich
dark|ness ['dɑːrknəs] *noun*: **1.** Dunkelheit *f*, Finsternis *f* **2.** Blindheit *f*
dark|room ['dɑːrkruːm, -rʊm] *noun*: Dunkelkammer *f*
dark|skinned ['dɑːrkskɪnd] *adj*: dunkelhäutig
dar|tos ['dɑːrtɑs] *noun*: Muskelhaut *f* des Skrotums, Musculus dartos
Dar|wi|nism ['dɑːrwənɪzəm] *noun*: Darwinismus *m*, Evolutionslehre *f*
DAS *Abk.*: **1.** depressory active substance **2.** dextroamphetamine sulfate
DASC *Abk.*: dehydroascorbic acid
DASPMI *Abk.*: dimethylaminostyrene methylpyridine iodine
DASS *Abk.*: defined antigen-substrate system
DAT *Abk.*: **1.** daunorubicin, cytarabine, 6-thioguanine **2.** dementia of Alzheimer type **3.** diacetylthiamine **4.** differential agglutination test **5.** differential aptitude test **6.** direct antiglobulin test
da|ta ['deɪtə, 'dætə] *plural*: **1.** Daten *pl*, Angaben *pl*, Unterlagen *pl*, Einzelheiten *pl* **2.** (*physik., techn.*) Mess-, Versuchswerte *pl*, Mess-, Versuchsdaten *pl* **3.** (Computer-)Daten *pl*
personal data: Personalien *pl*
DATC *Abk.*: diisoamyl oxythiocarbanilide
date [deɪt]: I *noun* **1.** Datum *nt*, Tag *m*; Zeitpunkt *m* **fix/set a date** (*Termin*) ansetzen **2. out of date** veraltet, überholt **up to date** zeitgemäß, modern **bring up to date** auf den neuesten Stand bringen II *vt* datieren
date of birth: Geburtsdatum
expected date of delivery: Geburtstermin *m*, Geburtstermin *m*
dATP *Abk.*: deoxyadenosine triphosphate
da|tu|ra [də't(j)ʊərə] *noun*: Stechapfel *m*, Datura stramonium
da|tu|rine [də't(j)ʊəriːn, -rɪn] *noun*: Hyoscyamin *nt*, Hyoszyamin *nt*
da|tu|rism [də't(j)ʊərɪzəm] *noun*: Stechapfelvergiftung *f*, Daturismus *m*
daugh|ter ['dɔːtər] *noun*: (*a. fig.*) Tochter *f*
dau|no|my|cin [dɔːnə'maɪsɪn] *noun*: →*daunorubicin*
dau|no|ru|bi|cin [dɔːnə'ruːbəsɪn] *noun*: Daunorubicin *nt*, Daunomycin *nt*, Rubidomycin *nt*
Dav|ai|nei|i|dae [ˌdævə'nɪədiː] *plural*: Davaineidae *pl*
DAVN *Abk.*: dual AV-node pathway
day [deɪ] *noun*: Tag *m*; Termin *m* **all day** den ganzen Tag **the day before** tags zuvor, der vorhergehende Tag **from day to day** von Tag zu Tag, zusehends **twice a day** zweimal täglich/am Tage **from day to day** von Tag zu Tag
day|dream ['deɪdriːm]: I *noun* Tag-, Wachtraum *m* II *vi* (mit offenen Augen) träumen
day|dream|er ['deɪdriːmər] *noun*: Träumer(in *f*) *m*
day|lamp ['deɪlæmp] *noun*: Tageslichtlampe *f*
day|light ['deɪlaɪt] *noun*: **1.** Tageslicht *nt* **by/in daylight** bei Tag(eslicht) **2.** Tagesanbruch *m* **at daylight** bei Tagesanbruch
day|time ['deɪtaɪm]: I *noun* Tag *m* **in the daytime** tagsüber, während des Tages II *adv* am Tag(e), Tages-
day-to-day *adj*: (all-)täglich, Alltags- **on a day-to-day basis** tageweise
daze [deɪz]: I *noun* (*a. fig.*) Betäubung *f*, Lähmung *f*, Benommenheit *f* II *vt* **1.** (*a. fig.*) betäuben, lähmen **2.** blenden, verwirren
dazed [deɪzd] *adj*: **1.** betäubt, benommen **2.** geblendet, verwirrt
daz|zle ['dæzl]: I *noun* Blenden *nt*; Leuchten *nt*, blendender Glanz *m* II *vt* **1.** blenden **2.** (*fig.*) verwirren, verblüffen
daz|zling ['dæzlɪŋ] *adj*: **1.** (*a. fig.*) blendend, glänzend; strahlend **2.** verwirrend
DB *Abk.*: **1.** Baudelocque's diameter **2.** dead space breathing
dB *Abk.*: decibel
db *Abk.*: decibel
DBA *Abk.*: **1.** dibenzamine **2.** dibenzanthracene

DBC *Abk.*: differential blood count
DBCP *Abk.*: dibromochloropropane
DBED *Abk.*: dibenzethylene diamine
DBH *Abk.*: dopamine β-hydroxylase
DBI *Abk.*: diazepam binding inhibitor
DBM *Abk.*: 1,6-dibromo-1,6-dideoxy-D-mannitol
DBMA *Abk.*: dibenzylmethylamine
DBP *Abk.*: **1.** diastolic blood pressure **2.** dibutylphthalate **3.** vitamin D-binding protein
DBPC *Abk.*: ditertiary butyl paracresol
DBS *Abk.*: **1.** despeciated bovine serum **2.** dibromosalicylate **3.** dibromosulfanilide **4.** double-blind study
DBT *Abk.*: double-blind trial
DBW *Abk.*: desirable body weight
DC *Abk.*: **1.** death certificate **2.** decarboxylase **3.** diphenylcyanoarsine **4.** direct current **5.** donor cell **6.** doxycycline
dC *Abk.*: deoxycytidine
D.C. *Abk.*: direct current
dc *Abk.*: direct current
D4C *Abk.*: 2',3'-didehydro-2',3'-dideoxycytidinene
DCA *Abk.*: deoxycorticosterone acetate
DCAI *Abk.*: 2-(2,6-dichlorophenylamino)-2-imidazoline
DCBE *Abk.*: double-contrast barium enema
DCC *Abk.*: **1.** dicloxacillin **2.** dicycloamino-hydrochloride **3.** dicyclohexyl carbodiimide
DCCK *Abk.*: dihydroergocristine, dihydroergocornin, and dihydroergokryptin methane sulfonate
DCCV *Abk.*: direct current cardioversion
dCDP *Abk.*: deoxycytidine diphosphate
DCF *Abk.*: direct centrifugal flotation
DCG *Abk.*: **1.** dacryocystography **2.** deoxycorticosterone glucoside **3.** dichloroglyoxin
DCHN *Abk.*: dicyclohexylamine nitrite
DCI *Abk.*: **1.** decompression illness **2.** dichloro-isoprenaline
DCIP *Abk.*: 2,6-dichlorophenolindophenol
DCL *Abk.*: diflucortolone
DCM *Abk.*: **1.** dilated cardiomyopathy **2.** dilative cardiomyopathy
dCMP *Abk.*: **1.** deoxycytidine monophosphate **2.** deoxycytidylic acid
DCMX *Abk.*: 2,4-dichloro-3,5-m-xylenol
DCP *Abk.*: **1.** dicalcium phosphate **2.** dicaprylphthalate
DCPA *Abk.*: dichlorphenamide
DCPIP *Abk.*: 2,6-dichlorophenolindophenol
DCPM *Abk.*: di-(4-chlorophenoxy)-methane
DCR *Abk.*: **1.** dacryocystorhinostomy **2.** direct cortical response
dCR *Abk.*: deoxycytidine, cytosine deoxyriboside
DCRV *Abk.*: double-chambered right ventricle
DCS *Abk.*: **1.** decompression sickness **2.** distal coronary sinus **3.** dorsal column stimulation
DCT *Abk.*: distal convoluted tubule
DCTMA *Abk.*: deoxycorticosterone trimethylacetate
dCTP *Abk.*: deoxycytidine triphosphate
DCTPA *Abk.*: deoxycorticosterone triphenylacetate
DCV *Abk.*: desciclovir
DCX *Abk.*: dicloxacillin
dCyd *Abk.*: deoxycytidine
DD *Abk.*: **1.** dependent drainage **2.** designer drugs **3.** diastolic diameter **4.** diastolic duration **5.** differential diagnosis **6.** double diffusion **7.** duodenal diverticulum
DDA *Abk.*: 2',3'-dideoxyadenosine
ddAdo *Abk.*: 2',3'-dideoxyadenosine
DDAVP *Abk.*: **1.** 1-deamino-D-arginine vasopressin **2.** desmopressin
DDC *Abk.*: **1.** 2',3'-dideoxycytidine **2.** diethyldithiocarbamate
DDCT *Abk.*: 2',3'-dideoxycytidine
ddCyd *Abk.*: dideoxycytidine
DDD *Abk.*: **1.** defined daily dose **2.** 5,5-dichloro-2,2-dihydroxy-diphenylsulfide **3.** dichloro-diphenyl-dichloroethane **4.** diet-digitalis-diuretics **5.** dihydroxy-dinaphthyl-disulfide
ddDAPR *Abk.*: 2',3'-dideoxy-2,6-diaminopurine
DDE *Abk.*: 1,1-dichloro-2,2-dichlorophenylethylene
ddeAdo *Abk.*: 2',3'-didehydro-2',3'-dideoxyadenosinene
ddeCyd *Abk.*: 2',3'-didehydro-2',3'-dideoxycytidinene
ddeN *Abk.*: 2',3'-didehydro-2',3'-dideoxyribonucleoside
ddeThd *Abk.*: 2',3'-didehydro-2',3'-dideoxythymidinene
ddeUrd *Abk.*: 2',3'-didehydro-2',3'-dideoxyuridinene
dDI *Abk.*: dideoxyinosine
DDMP *Abk.*: diamino-dichlorophenyl-methylpyrimidine
DDN *Abk.*: 2',3'-didehydro-2',3'-dideoxyribonucleoside
dDNA *Abk.*: denaturated deoxyribonucleic acid
DDP *Abk.*: dichloro-diamine-platinum
DDPTI *Abk.*: distal diastolic pressure-time index
DDS *Abk.*: **1.** dialysis disequilibrium syndrome **2.** diaminodiphenylsulfone **3.** directional Doppler sonography **4.** doctor of dental surgery
D.D.S. *Abk.*: Doctor of Dental Surgery
DDSc *Abk.*: Doctor of Dental Science
D.D.Sc. *Abk.*: Doctor of Dental Science
DDSO *Abk.*: diamino-diphenyl-sulfoxide
DDT *Abk.*: **1.** dichlor-diphenyl-trichloro-ethane **2.** 2',3'-dideoxythymidine
DDTC *Abk.*: diethyldithiocarbamate
DDVP *Abk.*: O,O-dimethyl-O-(2,2-dichlorovinyl)-phosphate
DEA *Abk.*: **1.** dehydroepiandrosterone **2.** diethanolamine
deA *Abk.*: deoxyadenosine
de|a|ce|tyl|la|nat|o|side [dɪˌæsətɪllə'nætəsaɪd] *noun*: Desacetyllanatosid *nt*
deacetyllanatoside C: →*deslanoside*
de|a|cid|i|fi|ca|tion [dɪəˌsɪdəfɪ'keɪʃn] *noun*: Entsäuern *nt*, Entsäuerung *f*; Neutralisieren *nt*, Neutralisierung *f*
de|a|cid|i|fy [dɪə'sɪdəfaɪ] *vt*: entsäuern; neutralisieren
de|ac|ti|va|tion [dɪˌæktɪ'veɪʃn] *noun*: Inaktivieren *nt*, Inaktivierung *f*
de|ac|yl|ase [dɪ'æsɪleɪz] *noun*: Deacylase *f*
acylsphingosine deacylase: Acylsphingosindeacylase *f*, Ceramidase *f*
de|ac|yl|ate [dɪ'æsɪleɪt] *vt*: deacylieren
de|ac|yl|a|tion [dɪˌæsɪ'leɪʃn] *noun*: Deacylierung *f*
dead [ded]: I *plural* **the dead** die Toten II *adj* **1.** tot, gestorben; leblos **go dead** absterben **2.** totenähnlich, tief **a dead sleep 3.** abgestorben, nekrotisch; gefühllos, taub **4.** (*techn.*) außer Betrieb; (*Batterie*) leer
dead|en ['dedn] *vt*: **1.** dämpfen, (ab-)schwächen; (*Schmerz*) mildern **2.** (*Nerv*) abtöten; (*Gefühl*) abstumpfen (*to* gegenüber) **3.** schalldicht machen
dead-end *adj*: ohne Ausgang, blind (endend)
de|a|den|yl|ate [dɪə'denlɪt, -eɪt, -'ædnl-] *vt*: deadenylieren
dead|house ['dedhaʊs] *noun*: Leichenschauhaus *nt*; Leichenhalle *f*
dead|li|ness ['dedlɪnəs] *noun*: tötliche Wirkung *f*; (*fig.*) vernichtende Wirkung *f*
dead|ly ['dedliː] *adj*: tödlich, todbringend, zum Tode führend; totenähnlich, Todes-
dead|ness ['dednəs] *noun*: **1.** Leblosigkeit *f* **2.** (*a. fig.*) Gefühllosigkeit *f*, Gleichgültigkeit *f*, Taubheit *f* (*to* gegenüber)

deADO *Abk.*: deoxyadenosine
DEAE *Abk.*: diethylaminoethanol
DEAEC *Abk.*: diethylaminoethyl cellulose
DEAE-cellulose *noun*: DEAE-Cellulose *f*, Diethylaminoethylcellulose *f*, Diäthylaminoäthylcellulose *f*
DEAED *Abk.*: diethylaminoethyl dextrane
deaf [def]: I *plural* **the deaf** die Tauben II *adj* taub, gehörlos; schwerhörig, hörgeschädigt **deaf in one ear** taub auf einem Ohr
deaf-and-dumb *adj*: taubstumm, Taubstummen-
deaflen ['defən] *vi*: **1.** taub machen **2.** (*fig.*) betäuben (*with* durch) **3.** (*Schall*) (ab-)dämpfen
deaflenling ['defənɪŋ] *noun*: Ertaubung *f*, Taubwerden *nt*, Ertauben *nt*
delaflferlenltaltion [dɪˌæfərenˈteɪʃn] *noun*: Deafferenzierung *f*
deaf-mute: I *noun* Taubstumme *m/f* II *adj* taubstumm, Taubstummen-
deaf-muteness *noun*: Taubstummheit *f*, Mutisurditas *f*, Surdomutitas *f*
deaf-mutism *noun*: Taubstummheit *f*, Mutisurditas *f*, Surdomutitas *f*
sensory deaf-mutism: Seelentaubheit *f*, psychogene/sensorische Hörstummheit *f*, akustische Agnosie *f*
deaflness ['defnəs] *noun*: Taubheit *f*, Gehörlosigkeit *f*, Surditas *f*, Kophosis *f*; Schwerhörigkeit *f*
acquired deafness: erworbene Taubheit *f*
apicocochlear deafness: apikokochleäre Schwerhörigkeit *f*
apoplectiform deafness: Hörsturz *m*, akute Ertaubung *f*
basocochlear deafness: basokochleäre Schwerhörigkeit *f*, Hochtonschwerhörigkeit *f*
bass deafness: Schwerhörigkeit *f* für niedrige Frequenzen
bilateral deafness: beidseitige/bilaterale Schwerhörigkeit *f*
central deafness: zentrale Hörstörung/Schwerhörigkeit *f*
cochleoneural deafness: kochleoneurale Schwerhörigkeit *f*
conduction deafness: Schallleitungsstörung *f*, -schwerhörigkeit *f*, Mittelohrschwerhörigkeit *f*, -taubheit *f*
conductive deafness: →*conduction deafness*
congenital deafness: angeborene Taubheit *f*
cortical deafness: kortikale Schwerhörigkeit *f*
dominant heredodegenerative deafness: dominant hereditär-degenerative Schwerhörigkeit *f*
fluctuation deafness: fluktuierende Schwerhörigkeit *f*
functional deafness: psychogene Schwerhörigkeit *f*
hereditary deafness: hereditäre Schwerhörigkeit *f*
high frequency deafness: Hochtonschwerhörigkeit *f*, basokochleäre Schwerhörigkeit *f*
hysterical deafness: psychogene Schwerhörigkeit *f*
industrial deafness: chronische Lärmschwerhörigkeit *f*
inner ear deafness: Innenohrtaubheit *f*
isiopathic sudden deafness: idiopathischer Hörsturz *m*
labyrinthine deafness: Innenohrtaubheit *f*
loud noise deafness: Lärmschwerhörigkeit *f*
low-tone deafness: Gehörverlust *m* für niedrige Frequenzen
measles deafness: Masernschwerhörigkeit *f*
mediocochlear deafness: mediokochleäre Schwerhörigkeit *f*
Michel's deafness: Michel-Schwerhörigkeit *f*, Michel-Typ *m* der angeborenen Taubheit
middle ear deafness: Schallleitungsstörung *f*, -schwerhörigkeit *f*, Mittelohrschwerhörigkeit *f*, -taubheit *f*
mitochondrial deafness: mitochondriale Schwerhörigkeit *f*
moderate deafness: mittelgradige Schwerhörigkeit *f*
Mondini's deafness: Mondini-Schwerhörigkeit *f*, Mondini-Typ *m* der angeborenen Taubheit
nerve deafness: retrokochleäre Schwerhörigkeit *f*
neural deafness: Nervenschwerhörigkeit *f*, neurale Schwerhörigkeit *f*, retrokochleäre Schwerhörigkeit *f*
noise deafness: (chronische) Lärmschwerhörigkeit *f*
non-syndromic deafness: nicht-syndromale Schwerhörigkeit *f*
occupational deafness: chronische Lärmschwerhörigkeit *f*
organic deafness: organisch-bedingte Schwerhörigkeit *f*
pagetoid deafness: Schwerhörigkeit *f* bei Osteitis deformans
pancochlear deafness: pankochleärer Gehörverlust *m*, pankochleäre Taubheit *f*
pantonal deafness: pantonale Schwerhörigkeit *f*
perceptive deafness: Schallempfindungsstörung *f*, Schallempfindungsschwerhörigkeit *f*
postlingual deafness: postlinguale Taubheit *f*
prelingual deafness: prälinguale Taubheit *f*
progressive deafness: progressive Schwerhörigkeit *f*, dominante Schwerhörigkeit *f*
psychic deafness: psychogene Schwerhörigkeit *f*
psychogenic deafness: psychogene Schwerhörigkeit *f*
recessive deafness: rezessive Schwerhörigkeit *f*, sporadische Schwerhörigkeit *f*
retrochochlear deafness: retrokochleäre Schwerhörigkeit *f*
retrocochlear deafness: retrokochleäre Schwerhörigkeit *f*, neurale Schwerhörigkeit *f*
Scheibe's deafness: Scheibe-Schwerhörigkeit *f*, Scheibe-Typ *m* der angeborenen Taubheit
sensorineural deafness: Schallempfindungsschwerhörigkeit *f*, sensineurale Schwerhörigkeit *f*
sensory deafness: →*sensorineural deafness*
severe deafness: hochgradige Schwerhörigkeit *f*
slight deafness: geringgradige Schwerhörigkeit *f*
sporadic deafness: sporadische Schwerhörigkeit *f*, rezessive Schwerhörigkeit *f*
sporadic-recessive deafness: sporadisch-rezessive Schwerhörigkeit *f*
sudden deafness: Hörsturz *m*, akute Ertaubung *f*
symptomatic sudden deafness: symptomatischer Hörsturz *m*
syndromic deafness: syndromale Schwerhörigkeit *f*
tone deafness: Tontaubheit *f*, sensorische Amusie *f*
total deafness: völlige Taubheit *f*, Anakusis *f*
toxic deafness: toxische/toxisch-bedingte Schwerhörigkeit *f*
transmission deafness: →*conduction deafness*
unilateral deafness: einseitige Schwerhörigkeit *f*
word deafness: Worttaubheit *f*, akustische Aphasie *f*
X-linked deafness: X-chromosomale Schwerhörigkeit *f*
delallbaltion [dɪælˈbeɪʃn] *noun*: Bleichen *nt*, Ausbleichen *nt*
delallcolhollilzaltion [dɪˌælkəˌhɔlɪˈzeɪʃn] *noun*: Dealkoholisierung *f*
delallkyllaltion [dɪˌælkəˈleɪʃn] *noun*: Dealkylierung *f*
delallerlgilzaltion [dɪˌælərdʒɪˈzeɪʃn] *noun*: Deallergisierung *f*, Hyposensibilisierung *f*, Desallergisierung *f*, Desensibilisierung *f*
delamlildase [dɪˈæmɪdeɪz] *noun*: Desamidase *f*, Amidohydrolase *f*
delamlildaltion [dɪˌæmɪˈdeɪʃn] *noun*: Desamidierung *f*
delamlildilzaltion [dɪˌæmɪdaɪˈzeɪʃn] *noun*: Desamidie-

D

rung *f*
de|am|i|nase [dɪ'æmɪneɪz] *noun*: Desaminase *f*, Aminohydrolase *f*
adenine deaminase: Adenindesaminase *f*
adenosine deaminase: Adenosindesaminase *f*
adenylate deaminase: AMP-Desaminase *f*
adenylic acid deaminase: AMP-Desaminase *f*
AMP deaminase: AMP-Desaminase *f*
cytidine deaminase: Zytidin-, Cytidindesaminase *f*
cytosine deaminase: Cytosindesaminase *f*
guanine deaminase: Guanindesaminase *f*, Guanase *f*
homoserine deaminase: Cystathionin-γ-lyase *f*
muscle adenylate deaminase: →*myoadenylate deaminase*
myoadenylate deaminase: Myoadenylatdesaminase *f*, Muskeladenylatdesaminase *f*
porphobilinogen deaminase: Porphobilinogendesaminase *f*
purine deaminases: Purindesaminasen *pl*
de|am|i|na|tion [dɪˌæmɪ'neɪʃn] *noun*: Desaminierung *f*
oxidative deamination: oxidative Desaminierung *f*
de|am|i|ni|za|tion [dɪˌæmɪnə'zeɪʃn] *noun*: Desaminierung *f*
de|a|nol ['dɪənɑl] *noun*: Deanol *nt*, 2-Dimethylaminoethanol *nt*
de-antigenation *noun*: Desantigenisierung *f*
de|a|qua|tion [dɪə'kweɪʃn] *noun*: Wasserentzug *m*, -entfernung *f*, Dehydrierung *f*
de|ar|te|ri|al|i|za|tion [dɪɑːrˌtɪərɪəlaɪ'zeɪʃn] *noun*: Dearterialisation *f*
death [deθ] *noun*: Tod *m*, Exitus *m*; Todesfall *m*; (Ab-)Sterben *nt* **after death** postmortal, post mortem **before death** prämortal, ante mortem
accidental death: Unfalltod *m*
apparent death: Scheintod *m*, Vita reducta
biological death: biologischer Tod *m*
black death: **1.** Pest *f*, Pestis *f*; schwarzer Tod *m* **2.** Beulen-, Bubonenpest *f*, Pestis bubonica/fulminans/major
bolus death: Bolustod *m*
brain death: Hirntod *m*, biologischer Tod *m*
death by accident: Tod durch Unfall, Unfalltod *m*
death by asphyxia: Tod durch Ersticken, Ersticken *nt*, Erstickungstod *m*
cardiac death: Herztod *m*
cell death: Zelltod *m*, -untergang *m*, Zytonekrose *f*
cerebral death: Hirntod *m*, biologischer Tod *m*
clinical death: klinischer Tod *m*
cot death: plötzlicher Kindstod *m*, Krippentod *m*, sudden infant death syndrome *nt*, Mors subita infantum
crib death: →*cot death*
dissociated brain death: dissoziierter Hirntod *m*
easy death: leichter/schmerzloser Tod *m*, Euthanasie *f*
fetal death: intrauteriner Fruchttod *m*; Todgeburt *f*
death from cold: Kältetod *m*, Erfrieren *nt*
death from drowning: Tod durch Ertrinken, Ertrinken *nt*
infant death: Säuglingstod *m*, Tod *m* im ersten Lebensjahr
death in utero: intrauteriner Fruchttod *m*
natural death: natürlicher Tod *m*
neonatal death: Neugeborenentod *m*, Tod *m* in der Neugeborenenperiode
painless death: leichter/schmerzloser Tod *m*, Euthanasie *f*
perinatal death: perinataler Tod *m*, Tod *m* in der Perinatalperiode
premature death: frühzeitiger Tod *m*
pulp death: Pulpatod *m*, Pulpentod *m*
sudden cardiac death: akuter Herztod *m*
voluntary death: Freitod *m*, Selbstmord *m*, Suizid *m*
death|bed ['deθbed] *noun*: Sterbe-, Totenbett *nt* **be on one's deathbed** im Sterben liegen
death|day ['deθdeɪ] *noun*: Todestag *m*
death|like ['deθlaɪk] *adj*: →*deadly*
death|ly ['deθliː] *adj*: →*deadly*
death|place ['deθpleɪs] *noun*: Sterbeort *m*
death|watch ['deθwɑtʃ] *noun*: Totenwache *f*
DEB *Abk.*: diethylbutanediol
De|bar|y|o|my|ces [ˌdɪbærɪə'maɪsiːz] *noun*: Debaryomyces *m*
de|bil|i|tate [dɪ'bɪləteɪt] *vt*: schwächen, entkräften
de|bil|i|ta|tion [dɪˌbɪlə'teɪʃn] *noun*: Schwächung *f*, Entkräftung *f*
de|bil|i|ty [dɪ'bɪlətiː] *noun*: Debilität *f*
borderline debility: Grenzdebilität *f*
de|bouch [dɪ'buːʃ, -'baʊtʃ] *vi*: (ein-)münden (*into* in); sich ergießen
de|bouch|ment [dɪ'buːʃmənt] *noun*: (Ein-)Mündung *f*
de|bride [dɪ'briːd, deɪ-] *vt*: (*Wunde*) reinigen, eine Wundtoilette durchführen
de|bride|ment [dɪ'briːdmənt, deɪ-] *noun*: Wundtoilette *f*, -reinigung *f*, Débridement *nt*
debridement of bruised tissue: Friedrich-Wundausschneidung *f*
canal debridement: Wurzelkanaldébridement *nt*, Wurzelkanalausräumung *f*, Wurzelkanalaufbereitung *f*
cavity debridement: Kavitätenpräparation *f*
enzymatic débridement: enzymatisches Débridement *nt*
epithelial debridement: Epithelentfernung *f*
root canal debridement: Wurzelkanaldébridement *nt*, Wurzelkanalausräumung *f*, Wurzelkanalaufbereitung *f*
surgical debridement: Débridement *nt*, chirurgische Wundtoilette/Wundausschneidung *f*
wound debridement: Wundtoilette *f*, Débridement *nt*
de|bris [də'bri; 'deɪbrɪ, 'deb-] *noun*: (nekrotische) Zelltrümmer *pl*, Zellreste *pl*, Gewebstrümmer *pl*, Gewebsreste *pl*
food debris: Speisereste *pl*, Nahrungsmittelreste *pl*
Malassez' debris: Malassez-Epithelreste *pl*, Malassez-Epithelnester *pl*, Débris épithéliaux
de|bulk|ing [dɪ'bʌlkɪŋ] *noun*: partielle Geschwulstverkleinerung *f*, Debulking *nt*
de|bye [dɪ'baɪ] *noun*: Debye *nt*
DEC *Abk.*: **1.** dendritic epidermal cell **2.** diethylcarbamazine
deca- *präf.*: Deka-, Deca-
de|cal|ci|fi|ca|tion [dɪˌkælsəfɪ'keɪʃn] *noun*: **1.** (*patholog.*) Dekalzifikation *f*, Dekalzifizierung *f* **2.** Entkalkung *f*, Entkalken *nt*
de|cal|ci|fy [dɪ'kælsəfaɪ] *vt*: **1.** dekalzifizieren **2.** entkalken
dec|a|me|tho|ni|um [ˌdekəmɪ'θəʊnɪəm] *noun*: Dekamethonium *nt*, Decamethonium *nt*
decamethonium bromide: Decamethoniumbromid *nt*
decamethonium iodide: Decamethoniumjodid *nt*
dec|ane ['dekeɪn] *noun*: Dekan *nt*, Decan *nt*
de|can|nul|a|tion [dɪˌkænjə'leɪʃn] *noun*: Kanülenentfernung *f*, Dekanülierung *f*, Décanulement *nt*
de|cant [dɪ'kænt] *vt*: dekantieren
de|can|ta|tion [ˌdɪkæn'teɪʃn] *noun*: Dekantieren *nt*, Dekantation *f*
de|ca|pac|i|ta|tion [dɪkəˌpæsɪ'teɪʃn] *noun*: Dekapazitation *f*
dec|a|pep|tide [ˌdekə'peptaɪd] *noun*: Decapeptid *nt*, Dekapeptid *nt*

de|ca|pi|ta|tion [dɪˌkæpɪ'teɪʃn] *noun*: Dekapitation *f*, Dekapitierung *f*

de|ca|pi|ta|tor [dɪ'kæpɪteɪtər] *noun*: Dekapitationsinstrument *nt*, -haken *m*

de|cap|su|la|tion [dɪˌkæps(j)ə'leɪʃn] *noun*: Dekapsulation *f*

de|car|box|y|lase [ˌdɪkɑːr'bɑksəleɪz] *noun*: Dekarboxylase *f*, Decarboxylase *f*
arginine decarboxylase: Argindecarboxylase *f*
branched-chain α-keto acid decarboxylase: branched-chain-2-Ketosäuredehydrogenase *f*, verzweigtkettige α-Ketosäuredehydrogenase *f*, verzweigtkettige α-Ketosäuredecarboxylase *f*
diaminopimelate decarboxylase: Diaminopimelatdecarboxylase *f*
dopa decarboxylase: Dopadecarboxylase *f*, DOPA-decarboxylase *f*
glutamate decarboxylase: Glutamatdecarboxylase *f*
histidine decarboxylase: Histidindecarboxylase *f*
keto acid decarboxylase: →*branched-chain α-keto acid decarboxylase*
ornithine decarboxylase: Ornithindecarboxylase *f*
orotidine-5'-phosphate decarboxylase: Orotidylsäuredecarboxylase *f*
orotidylate decarboxylase: Orotidylsäuredecarboxylase *f*
orotidylic acid decarboxylase: Orotidylsäuredecarboxylase *f*
pyrophosphomevalonate decarboxylase: Pyrophosphomevalonatdecarboxylase *f*
pyruvate decarboxylase: **1.** Pyruvatdecarboxylase *f* **2.** Pyruvatdehydrogenase (Lipoamid) *f*
S-adenosylmethionine decarboxylase: S-Adenosylmethionindecarboxylase *f*
uroporphyrinogen decarboxylase: Uroporphyrinogendecarboxylase *f*

de|car|box|y|late [ˌdɪkɑːr'bɑksəleɪt] *vt*: dekarboxylieren, decarboxylieren

de|car|box|y|la|tion [ˌdɪkɑːrˌbɑksə'leɪʃn] *noun*: Decarboxylierung *f*, Dekarboxylierung *f*
nonoxidative decarboxylation: nicht-oxidative Decarboxylierung *f*
oxidative decarboxylation: oxidative Decarboxylierung *f*

de|cay [dɪ'keɪ]: **I** *noun* **1.** Zerfall *m*; Verwesung *f*, Auflösung *f*, Zersetzung *f*; Fäule *f*, Fäulnis *f*; (*Zähne*) Karies *f*, Zahnfäule *f*, Caries dentium **2.** Verfall *m*, Zerfall *m*, Verschlechterung *f*; Schwäche *f*, Altersschwäche *f* **3.** (*Radium*) Zerfall *m* **II** *vi* zerfallen; verwesen, sich auflösen, sich zersetzen, (ver-)faulen; (*Zähne*) kariös werden
alpha decay: α-Zerfall *m*, alpha-Zerfall *m*
bakers' decay: Bäckerkaries *f*
beta decay: β-Zerfall *m*, beta-Zerfall *m*
dental decay: (Zahn-)Karies *f*, Zahnfäule *f*, Caries dentium
nuclear decay: Kernzerfall *m*, radioaktiver Zerfall *m*
radioactive decay: radioaktiver Zerfall *m*
senile decay: senile Karies *f*, senile Zahnkaries *f*, Alterskaries *f*
tooth decay: Zahnfäule *f*, (Zahn-)Karies *f*, Caries dentium

de|cayed [dɪ'keɪt] *adj*: von Karies betroffen *oder* befallen, angefault, zerfressen, kariös

deCDP *Abk.*: deoxycytidine diphosphate

de|cease [dɪ'siːs]: **I** *noun* Tod *m*, Ableben *nt* **II** *vi* versterben, verscheiden

de|ceased [dɪ'siːst]: **I** *plural* **the deceased** Verstorbene *m/f*, Tote *m/f*; die Verstorbenen *oder* Toten **II** *adj* ver-, gestorben

de|cel|er|ate [dɪ'seləreɪt]: **I** *vt* **1.** verzögern, verlangsamen **2.** (*Geschwindigkeit*) herabsetzen, abbremsen **II** *vi* **3.** sich verlangsamen **4.** abbremsen, seine Geschwindigkeit verringern

de|cel|er|a|tion [dɪˌselə'reɪʃn] *noun*: Dezeleration *f*
early deceleration: Frühtief *nt*, frühe Dezeleration *f*, Typ-I-Dezeleration *f*, Dip I
late deceleration: späte Dezeleration *f*, Typ-II-Dezeleration *f*, Dip II
periodic deceleration: wehenabhängige Dezeleration *f*, periodische Dezeleration *f*
prolonged decelerations: prolongierte Dezelerationen *pl*
sporadic deceleration: wehenunabhängige Dezeleration *f*, sporadische Dezeleration *f*
deceleration type 0: Typ-0-Dezeleration *f*, Dip 0
variable decelerations: variable Dezelerationen *pl*

de|cen|ter [dɪ'sentər] *vt*: dezentrieren

de|cer|e|bra|tion [dɪˌserə'breɪʃn] *noun*: Enthirnung *f*, Dezerebration *f*, Decerebration *f*, Dezerebrierung *f*

de|cer|e|brize [dɪ'serəbraɪz] *vt*: enthirnen, dezerebrieren

de|chlo|ri|da|tion [dɪˌklɔːrɪ'deɪʃn, -ˌkləʊr-] *noun*: Dechloridation *f*, Chloridentzug *m*

de|chlo|ri|na|tion [dɪˌklɔːrɪ'neɪʃn, -ˌkləʊr-] *noun*: →*dechloridation*

deci- *präf.*: Zehntel-, Dezi-, Deci-

dec|i|bel ['desəbel] *noun*: Dezibel *nt*

de|cid|ua [dɪ'sɪdʒəwə] *noun, plural* **-uas, -uae** [-dʒəwiː]: Schwangerschaftsendometrium *nt*, Dezidua *f*, Decidua *f*, Caduca *f*, Decidua membrana, Membrana deciduae
basal decidua: Decidua basalis, Decidua serotina
capsular decidua: Decidua capsularis, Decidua reflexa
compact decidua: Decidua compacta
menstrual decidua: Decidua menstrualis
parietal decidua: Decidua parietalis, Decidua vera
reflex decidua: Decidua capsularis, Decidua reflexa
spongious decidua: Decidua spongiosa
true decidua: Decidua parietalis, Decidua vera

de|cid|u|al [dɪ'sɪdʒəwəl] *adj*: Dezidua betreffend, dezidual, decidual

de|cid|u|a|tion [dɪˌsɪdʒə'weɪʃn] *noun*: Abstoßung/Desquamation *f* der Lamina functionalis

de|cid|u|it|ic [dɪˌsɪdʒə'wɪtɪk] *adj*: Deziduaentzündung/Deziduitis betreffend, deciduitisch, decidualitisch, deziduitisch

de|cid|u|i|tis [dɪˌsɪdʒə'waɪtɪs] *noun*: Deciduitis *f*, Deziduaentzündung *f*, Deziduitis *f*, Decidualitis *f*, Endometritis decidualis

de|cid|u|o|ma [dɪˌsɪdʒə'wəʊmə] *noun*: Deziduom *nt*

de|cid|u|o|sar|co|ma [dɪˌsɪdʒəwəʊsɑːr'kəʊmə] *noun*: Chorioblastom *nt*, (malignes) Chorionepitheliom *nt*, fetaler Zottenkrebs *m*, Chorionkarzinom *nt*

de|cid|u|ous [dɪ'sɪdʒəwəs] *adj*: nicht bleibend, ausfallend, abfallend; (*fig.*) vergänglich

dec|i|gram ['desɪɡræm] *noun*: Dezigramm *nt*

dec|i|li|ter ['desɪliːtər] *noun*: Deziliter *m/nt*

dec|i|li|tre ['desɪliːtər] *noun*: (*brit.*) →*deciliter*

dec|i|mal ['desɪml]: **I** *noun* **1.** Dezimalbruch *m* **2.** Dezimalzahl *f* **II** *adj* auf der Zahl 10 beruhend, dezimal, Dezimal-

dec|i|mal|i|za|tion [ˌdesɪməlaɪ'zeɪʃn] *noun*: Dezimalisierung *f*

dec|i|mal|ize ['desɪməlaɪz] *vt*: dezimalisieren, auf das Dezimalsystem umstellen

dec|i|me|ter ['desɪmiːtər] *noun*: Dezimeter *m/nt*

dec|i|me|tre ['desɪmiːtər] *noun*: (*brit.*) Dezimeter *m/nt*

deck|plat|te ['dɛkplatə] *noun*: Deckplatte *f*
de|clar|a|tive [dɪ'klærətɪv] *adj*: deklarativ
dec|li|na|tion [ˌdeklɪ'neɪʃn] *noun*: **1.** Neigung *f*, Schräglage *f* **2.** Abweichung *f* (*from* von) **3.** Verfall *m*, Niedergang *m* **4.** (*augenheil.*) Deklination *f*
negative declination: Inzyklovergenz *f*, Konklination *f*
de|cline [dɪ'klaɪn]: **I** *noun* **1.** Neigung *f*, Senkung *f* **2.** Niedergang *m*, Verfall *m* **3.** Verschlechterung *f*, Abnahme *f*, Rückgang *m*, Verfall *m* (*of, in*) **II** *vt* neigen, senken **III** *vi* **4.** sich neigen, sich senken, abfallen **5.** sich neigen, zur Neige gehen **6.** verfallen, in Verfall geraten **7.** sich verschlechtern, abnehmen, zurückgehen; (*körperlich*) verfallen

D

de|clive [dɪ'klaɪv] *noun*: Declive *nt*
de|cli|vis [dɪ'klaɪvɪs] *noun*: →*declive*
deCMP *Abk.*: deoxycytidine monophosphate
de|coct [dɪ'kɑkt] *vt*: abkochen, absieden
de|coc|tion [dɪ'kɑkʃn] *noun*: **1.** (Ab-)Kochen *nt*, Absieden *nt* **2.** (*pharmakol.*) Absud *m*, Dekokt *nt*, Decoctum *nt*, Decoctio *f*
de|coc|tum [dɪ'kɑktəm] *noun*: →*decoction 2.*
de|code [dɪ'kəʊd] *vt*: entschlüsseln, dechiffrieren, dekodieren, decodieren
de|cod|ing [dɪ'kəʊdɪŋ] *noun*: Entschlüsseln *nt*, Ablesen *nt*, Dechiffrieren *nt*, Dekodieren *nt*, Dekodierung *f*
de|col|la|tion [ˌdɪkə'leɪʃn] *noun*: Dekapitation *f*, Dekapitierung *f*
dé|colle|ment [dɪ'kəʊlmənt, deɪ-] *noun*: Décollement *nt*
de|col|or [dɪ'kʌlər] *vt*: →*decolorize*
de|col|or|ant [dɪ'kʌlərənt]: **I** *noun* Bleichmittel *nt* **II** *adj* entfärbend, bleichend
de|col|or|a|tion [ˌdɪkʌlə'reɪʃn] *noun*: Entfärben *nt*, Bleichen *nt*
de|col|or|i|za|tion [dɪˌkʌlərɪ'zeɪʃn] *noun*: →*decoloration*
de|col|or|ize [dɪ'kʌləraɪz] *vt*: entfärben, bleichen, dekolorieren
de|col|our [dɪ'kʌlər] *vt*: (*brit.*) →*decolor*
de|col|our|ant [dɪ'kʌlərənt] *noun, adj*: (*brit.*) →*decolorant*
de|col|our|a|tion [ˌdɪkʌlə'reɪʃn] *noun*: (*brit.*) →*decoloration*
de|col|our|i|za|tion [dɪˌkʌlərɪ'zeɪʃn] *noun*: (*brit.*) →*decolorization*
de|col|our|ize [dɪ'kʌləraɪz] *vt*: (*brit.*) →*decolorize*
de|com|pen|sate [dɪ'kɑmpənseɪt] *vi*: entgleisen, dekompensieren
de|com|pen|sat|ed [dɪ'kɑmpənseɪtɪd] *adj*: nicht ausgeglichen, entgleist, dekompensiert
de|com|pen|sa|tion [ˌdɪkɑmpən'seɪʃn] *noun*: **1.** Dekompensation *f* **2.** Herzdekompensation *f*, kardiale Dekompensation *f*
cardiac decompensation: Herzdekompensation *f*, kardiale Dekompensation *f*
de|com|pose [ˌdɪkəm'pəʊz]: **I** *vt* **1.** (*chem., physik.*) spalten, scheiden, zerlegen **2.** zersetzen **II** *vi* **3.** zerfallen, sich auflösen (*into* in) **4.** sich zersetzen, verwesen, zer-, verfallen
de|com|posed [ˌdɪkəm'pəʊst] *adj*: verfallen, verfault, verwest, schlecht
de|com|po|si|tion [dɪˌkɑmpə'zɪʃn] *noun*: **1.** (*chem.*) Zerlegung *f*, (Auf-)Spaltung *f*, Zerfall *m*, Abbau *m* **2.** Verwesung *f*, Fäulnis *f*, Zersetzung *f*, Auflösung *f*
de|com|press [ˌdɪkəm'pres] *vt*: von (hohem) Druck entlasten, dekomprimieren
de|com|pres|sion [ˌdɪkəm'preʃn] *noun*: Dekompression *f*
cardiac decompression: Herzdekompression *f*
cerebral decompression: Schädeldekompression *f*; Entlastungstrepanation *f*
explosive decompression: explosive/rapide Dekompression *f*
facial nerve decompression: Fazialisdekompression *f*
decompression of heart: Herzdekompression *f*
nerve decompression: Nervendekompression *f*
orbital decompression: Orbitadekompression *f*
pericardial decompression: Herzdekompression *f*
decompression of pericardium: Herzdekompression *f*
rapid decompression: explosive/rapide Dekompression *f*
spinal decompression: Rückenmark(s)dekompression *f*
decompression of spinal cord: Rückenmark(s)dekompression *f*
suboccipital decompression: subokzipitale Schädeldekompression/Entlastungstrepanation *f*
subtemporal decompression: subtemporale Schädeldekompression/Entlastungstrepanation *f*
de|con|ges|tant [ˌdɪkən'dʒestənt]: **I** *noun* abschwellendes Mittel *nt*, Dekongestionsmittel *nt* **II** *adj* abschwellend
de|con|ges|tive [ˌdɪkən'dʒestɪv] *adj*: abschwellend
de|con|ju|ga|tion [dɪˌkɑndʒə'geɪʃn] *noun*: Dekonjugation *f*
de|con|tam|i|nate [ˌdɪkən'tæmɪneɪt] *vt*: entgiften, entgasen, entseuchen, entstrahlen, dekontaminieren
de|con|tam|i|na|tion [ˌdɪkənˌtæmɪ'neɪʃn] *noun*: Entgiftung *f*, Entgasung *f*, Entseuchung *f*, Entstrahlung *f*, Dekontamination *f*, Dekontaminierung *f*
de|cor|ti|ca|tion [dɪˌkɔːrtɪ'keɪʃn] *noun*: Dekortikation *f*
decortication of lung: Dekortikation von Pleuraschwarten
renal decortication: Nierenkapselentfernung *f*, Dekapsulation *f*
de|crease [*n* 'dɪkriːs; *v* dɪ'kriːs]: **I** *noun* Abnahme *f*, Verminderung *f*, Verringerung *f*, Verkleinerung *f*, Verkürzung *f*, Reduzierung *f*, Rückgang *m*; Nachlassen *nt*, Abnehmen *nt* **II** *vt* vermindern, verringern, verkleinern, verkürzen, herabsetzen, reduzieren **III** *vi* abnehmen, nachlassen, zurückgehen, sich vermindern, sich verringern, sich verkleinern, sich verkürzen, sich reduzieren
dec|re|ment ['dekrəmənt] *noun*: Decrementum *nt*
de|crep|it [dɪ'krepɪt] *adj*: (alters-)schwach, (körperlich) heruntergekommen, hinfällig, dekrepit
de|crep|i|tate [dɪ'krepɪteɪt]: **I** *vt* (*Salz*) verknistern **II** *vi* dekrepitieren
de|crep|i|ta|tion [dɪˌkrepɪ'teɪʃn] *noun*: **1.** Verknistern *nt* **2.** Dekrepitation *f*
de|crep|i|tude [dɪ'krepɪt(j)uːd] *noun*: Altersschwäche *f*, Hinfälligkeit *f*
de|cru|des|cence [dɪkrə'desəns] *noun*: (*Symptom*) Abnahme *f*, Dekrudeszenz *f*
de|crus|ta|tion [dɪkrə'steɪʃn] *noun*: Krustenentfernung *f*, -beseitigung *f*, Dekrustieren *nt*
deCTP *Abk.*: deoxycytidine triphosphate
de|cu|ba|tion [dɪkjə'beɪʃn] *noun*: Dekubation *f*, Dekubationsperiode *f*
de|cu|bi|tal [dɪ'kjuːbɪtl] *adj*: Dekubitus betreffend, dekubital
de|cub|i|tus [dɪ'kjuːbɪtəs] *noun*: **1.** Wundliegen *nt*, Dekubitalulkus *nt*, -geschwür *nt*, Dekubitus *m*, Decubitus *m* **2.** Hinlegen *nt*; Liegen *nt*
Andral's decubitus: Andral-Zeichen *nt*
dorsal decubitus: Rückenlage *f*
lateral decubitus: Seitenlage *f*
ventral decubitus: Bauchlage *f*

de|cus|sate [*adj* dɪ'kʌseɪt, -ɪt, 'dekə-; *v* -seɪt]: I *adj* sich (über-)kreuzend, sich schneidend; gekreuzt II *vt* (über-)kreuzen III *vi* sich (über-)kreuzen, sich schneiden

de|cus|sa|tio [ˌdekə'seɪʃɪəʊ, ˌdiːkə-] *noun, plura* **-ti|o|nes** [-saɪʃɪ'əʊniːz]: →*decussation*

de|cus|sa|tion [ˌdekə'seɪʃn] *noun*: (Über-)Kreuzung *f*; (*anatom.*) Decussatio *f*

anterior tegmental decussation: Decussatio tegmentalis anterior, vordere Haubenkreuzung *f*, Forel-Haubenkreuzung *f*

decussation of cranial cerebellar peduncles: →*decussation of superior cerebellar peduncles*

dorsal tegmental decussations: Meynert-Haubenkreuzung *f*, hintere Haubenkreuzung *f*

decussation of fillet: →*decussation of medial lemnisci*

Forel's decussation: Forel-Haubenkreuzung *f*, vordere Haubenkreuzung *f*, Decussatio tegmentalis anterior

Forel's tegmental decussation: Forel-Haubenkreuzung *f*, vordere Haubenkreuzung *f*, Decussatio tegmentalis anterior

decussation of medial lemnisci: mediale Schleifenkreuzung *f*, Decussatio lemnisci medialis, Decussatio sensoria

Meynert's decussation: Decussatio tegmentalis posterior, Meynert-Haubenkreuzung *f*, hintere Haubenkreuzung *f*

motor decussation: →*pyramidal decussation*

optic decussation: Sehnervenkreuzung *f*, Chiasma opticum

decussation of optic nerve: Sehnervenkreuzung *f*, Chiasma opticum

posterior tegmental decussation: Decussatio tegmentalis posterior, Meynert-Haubenkreuzung *f*, hintere Haubenkreuzung *f*

pyramidal decussation: Pyramidenbahnkreuzung *f*, Pyramidenkreuzung *f*, Decussatio pyramidum

decussation of pyramids: →*pyramidal decussation*

sensory decussation: mediale Schleifenkreuzung *f*, Decussatio lemnisci medialis, Decussatio sensoria

decussation of superior cerebellar peduncles: große Haubenkreuzung *f*, Wernekinck-Kreuzung *f*, Decussatio pedunculorum cerebellarium superiorum

tegmental decussations: Haubenkreuzungen *pl*, Decussationes tegmentales

decussations of tegmentum: Haubenkreuzungen *pl*, Decussationes tegmenti/tegmentales

trochlear decussation: Decussatio fibrarum nervorum trochlearium, Decussatio trochlearis

decussation of trochlear nerves: Decussatio fibrarum nervorum trochlearium, Decussatio trochlearis

ventral tegmental decussation: vordere Haubenkreuzung *f*, Forel-Haubenkreuzung *f*, Decussatio tegmentalis anterior

DED *Abk.*: delayed erythema dose

de|den|ti|tion [dɪden'tɪʃn] *noun*: Zahnverlust *m*, Zahnausfall *m*

de|dif|fer|en|ti|a|tion [dɪˌdɪfəˌrenʃɪ'eɪʃn] *noun*: Entdifferenzierung *f*

deep [diːp] *adj*: **1.** (*Wunde*) tief; breit; niedrig (gelegen) **2.** (*Stimme*) dunkel; (*Schlaf*) tief; (*Atemzug*) tief; (*Interesse*) groß, stark; (*Wissen*) fundiert; (*Farben*) satt, dunkel; (*Forschung*) eingehend, gründlich **3.** (*psychol.*) unbewusst **4.** vertieft, versunken **deep in thought** in Gedanken versunken

deep|en ['diːpən]: I *vt* **1.** tief(er) machen, vertiefen; verbreitern **2.** (*fig.*) verstärken, steigern, vergrößern, vertiefen **3.** (*Farben*) dunkler machen; (*Stimme*) senken II *vi* **4.** tiefer werden, sich vertiefen; sich verbreitern **5.** (*fig.*) sich steigern, sich verstärken **6.** (*Farben*) dunkler werden, (nach-)dunkeln; (*Stimme*) tieferwerden

deep-freeze *vt*: tiefkühlen, einfrieren

deep-seated *adj*: (*a. fig.*) tiefsitzend

deep-set *adj*: tiefliegend

deep-voiced *adj*: kehlig

de|fae|cate ['defɪkeɪt] *vt, vi*: (*brit.*) →*defecate*

de|fae|ca|tion [ˌdefɪ'keɪʃn] *noun*: (*brit.*) →*defecation*

de|fal|ca|tion [dɪfæl'keɪʃn] *noun*: C-förmiger Wurzelkanal *m*, sichelförmiger Wurzelkanal *m*

de|fat|i|ga|tion [dɪˌfætɪ'geɪʃn] *noun*: (extreme) Ermüdung *f*, Übermüdung *f*, Erschöpfung *f*

de|fat|ted [dɪ'fætɪd] *adj*: fettarm, fettfrei, entfettet

def|e|cate ['defɪkeɪt]: I *vt* (*Flüssigkeit*) klären, reinigen II *vi* **1.** Stuhl(gang) haben, den Darm entleeren, defäkieren, defäzieren **2.** sich klären, sich reinigen

def|e|ca|tion [ˌdefɪ'keɪʃn] *noun*: Darmentleerung *f*, Stuhlgang *m*, Defäkation *f*

de|fect ['dɪfekt] *noun*: **1.** Defekt *m*, Fehler *m*, Schaden *m* (*in* an) **2.** Mangel *m*, Schwäche *f*, Unvollkommenheit *f*

acquired defect: erworbener Defekt *m*

alveolar bone defect: →*bone defect*

aorticopulmonary septal defect: →*aortic septal defect*

aortic septal defect: Aortikopulmonalfenster *nt*, aortopulmonaler Septumdefekt *m*

aortic valve defects: Aortenvitien *pl*

atrial septal defect: Vorhofseptumdefekt *m*, Atriumseptumdefekt *m*

atrioseptal defect: Vorhofseptumdefekt *m*

atrioventricular canal defect: Canalis atrioventricularis, Atrioventrikularkanal *m*, AV-Kanal *m*

auditory defect: Hörstörung *f*, -defekt *m*

birth defect: bei der Geburt vorhandener Defekt *m*, konnataler Defekt *m*

bone defect: Alveolarknochenverlust *m*, Alveolarknochendefekt *m*

coagulation defects: Gerinnungsstörungen *pl*

combined mitral valve defect: kombiniertes Mitralvitium *nt*

congenital defect: Geburtsfehler *m*, kongenitaler Defekt *m*

congenital ectodermal defect: anhidrotisch ektodermale Dysplasie *f*, ektodermale (kongenitale) Dysplasie *f*, Christ-Siemens-Syndrom *nt*, Guilford-Syndrom *nt*, Jacquet-Syndrom *nt*, Anhidrosis hypotrichotica/congenita

congenital heart defect: angeborener/kongenitaler Herzfehler *m*

congenital muscular defects: angeborene Muskeldefekte *pl*

coronary sinus defect: Sinus-coronarius-Defekt *m*, Koronarsinus-Defekt *m*

diaphragmatic defect: Zwerchfelldefekt *m*

endocardial cushion defect: Endokardkissendefekt *m*

enzymatic defect: Enzymdefekt *m*

enzyme defect: Enzymdefekt *m*

fibrous cortical defect: →*metaphyseal fibrous cortical defect*

filling defect: Füllungsdefekt *m*

ganglionic cystic defect of bone: intraossäres Ganglion *nt*, juxtaartikuläre Knochenzyste *f*

heart defect: Herzfehler *m*, (Herz-)Vitium *nt*, Vitium cordis

high ventricular septal defect: hochsitzender Ventrikelseptumdefekt *m*

inferior sinus venosus defect: inferiorer/unterer Sinus-venosus-Defekt *m*
inlet defect: Inlet-Defekt *m*, Einlass-Defekt *m*
intraoral mucosal defect: intraoraler Schleimhautdefekt *m*
intraventricular conduction defect: intraventrikuläre Leitungsstörung *f*
luteal phase defect: (dysfunktioneller) Lutealphasendefekt *m*, Lutealinsuffizienz *f*, Luteal(phase)defekt *m*
material defect: Materialfehler *m*
memory defect: Gedächtnisstörung *f*
metaphyseal fibrous cortical defect: nicht-ossifizierendes Fibrom *nt*, fibröser Kortikalisdefekt *m*, fibröser metaphysärer Defekt *m*, benignes fibröses Histiozytom *nt* des Knochens
mitral valve defect: Mitralklappenfehler *m*, Mitralvitium *nt*
mucous membrane defect: Schleimhautdefekt *m*
muscular ventricular septal defect: muskulärer Ventrikelseptumdefekt *m*, tiefsitzender Ventrikelseptumdefekt *m*
neural tube defects: Neuralrohrdefekte *pl*, Dysrhaphiesyndrome *pl*, dysrhaphische Störungen *pl*
organic heart defect: →*heart defect*
osseous defect: →*bone defect*
ostium primum defect: Foramen-primum-Defekt *m*, Ostium-primum-Defekt *m*, Primum-Defekt *m*, tiefsitzender Vorhofseptumdefekt *m*, Atriumseptumdefekt I *m*, Vorhofseptumdefekt *m* vom Primumtyp
ostium secundum defect: Foramen-secundum-Defekt *m*, Ostium-secundum-Defekt *m*, Secundum-Defekt *m*, Fossa-ovalis-Defekt *m*, hochsitzender Vorhofseptumdefekt *m*, Atriumseptumdefekt II *m*, Vorhofseptumdefekt *m* vom Sekundumtyp
outlet defect: Auslass-Defekt *m*, Outlet-Defekt *m*
perimembranous ventricular septal defect: perimembranöser Ventrikelseptumdefekt *m*, hochsitzender Ventrikelseptumdefekt *m*
periodontal defect: →*bone defect*
periodontal bone defect: →*bone defect*
periodontal bony defect: →*bone defect*
ray defects: Strahldefekte *pl*
resorption defect: Resorptionsdefekt *m*
salt-losing defect: Salzverlustsyndrom *nt*
septal defect: Septumdefekt *m*
sinus venosus defect: Sinus-venosus-Defekt *m*
sinus venosus atrial septal defect: Sinus-venosus-Defekt *m*
skin defect: Hautdefekt *m*
speech defect: Sprachfehler *m*
Stafne's mandibular defect: Unterkieferknochenhöhle *f*, Stafne-Zyste *f*, Stafne idiopathische Knochenhöhle *f*, latente Knochenzyste *f*, statische Knochenzyste *f*, stationäre Knochenhöhle *f*, embryonaler Mandibuladefekt *m*, kongenitaler Unterkieferdefekt *m*, latente hämorrhagische Knochenzyste *f*, latente Knochenhöhle *f* des Unterkiefers, linguale Unterkieferknochenhöhle *f*, linguale Knocheneindellung *f*
StAR protein defect: StAR-Protein-Defekt *m*
superior sinus venosus defect: superiorer/oberer Sinus-venosus-Defekt *m*
Swiss cheese defect: Schweizer Käse-Defekt *m*
ureteral orifice defect: Uretermündungsdefekt *m*
valvular defect: (Herz-)Klappenfehler *m*, -defekt *m*
ventricular septal defect: Kammerseptumdefekt *m*, Ventrikelseptumdefekt *m*
visual-field defect: Gesichtsfeldausfall *m*, -defekt *m*

de|fec|tive [dɪ'fektɪv]: I *noun* Kranke *m/f*; Krüppel *m*; Schwachsinnige *m/f* II *adj* **1.** mangelhaft, unzulänglich **2.** schadhaft, defekt **3.** (*geistig oder psychisch*) defekt; schwachsinnig
mental defective: Geistesgestörte *m/f*
de|fec|tive|ness ['dɪ'fektɪvnəs] *noun*: Mangelhaftigkeit *f*, Unzulänglichkeit *f*; Schadhaftigkeit *f*
de|fem|i|ni|za|tion [dɪˌfemənaɪ'zeɪʃn] *noun*: Defeminisierung *f*
de|fence [dɪ'fens] *noun*: (*brit.*) →*defense*
de|fend [dɪ'fend] *vt*: verteidigen (*from, against* gegen); schützen (*from, against* vor)
de|fense [dɪ'fens] *noun*: Verteidigung *f*, Schutz *m*, Abwehr *f* **in defense of** zum Schutze von **in defense of life** in Notwehr
cellular defense: zelluläre Abwehr *f*, zelluläres Abwehrsystem *nt*
infection defense: Infektionsabwehr *f*
de|fense|less [dɪ'fensləs] *adj*: schutz-, wehr-, hilflos
de|fen|sive [dɪ'fensɪv] *adj*: schützend, abwehrend, Abwehr-, Schutz-
def|er|ent ['defərənt] *adj*: ableitend, (hin-)abführend, deferens
def|er|en|tec|to|my [defərən'tektəmiː] *noun*: (Teil-)Entfernung *f* des Samenleiters, Deferentektomie *f*, Vasektomie *f*, Vasoresektion *f*
def|er|en|tial [ˌdefə'renʃl] *adj*: Samenleiter betreffend, Samenleiter-, Ductus-deferens-
def|er|en|tit|ic [defərən'tɪtɪk] *adj*: Samenleiterentzündung/Deferentitis betreffend, deferentitisch, spermatitisch
def|er|en|ti|tis [defərən'taɪtɪs] *noun*: Deferentitis *f*, Samenleiterentzündung *f*, Spermatitis *f*, Funiculitis *f*
de|fer|ox|a|mine [ˌdɪfɜr'ɑksəmiːn] *noun*: Deferoxamin *nt*, Desferrioxamin *nt*
de|ferred [dɪ'fɛrd] *adj*: verzögert
def|er|ves|cence [ˌdɪfər'vesəns] *noun*: Deferveszenz *f*
def|er|ves|cent [ˌdɪfər'vesənt]: I *noun* Antipyretikum *nt* II *adj* fiebersenkend, antipyretisch, antifebril
de|fi|bril|la|tion [dɪˌfɪbrə'leɪʃn] *noun*: Defibrillation *f*
direct defibrillation: direkte Defibrillation *f*
electric defibrillation: Elektrodefibrillation *f*, elektrische Defibrillation *f*
external defibrillation: externe Defibrillation *f*
internal defibrillation: interne Defibrillation *f*
de|fi|bril|la|tor [dɪˌfɪbrɪ'leɪtər] *noun*: Defibrillator *m*
de|fi|bri|nat|ed [dɪ'faɪbrɪneɪtɪd] *adj*: fibrinfrei, ohne Fibrin, defibriniert
de|fi|bri|na|tion [dɪˌfaɪbrɪ'neɪʃn] *noun*: Defibrination *nt*, Defibrinieren *nt*
de|fi|cien|cy [dɪ'fɪʃənsiː] *noun*: **1.** Mangel *m*, Defizit *nt* (*of* an); Fehlen *nt* (*of* von) **2.** Unzulänglichkeit *f*, Mangelhaftigkeit *f*
acid-maltase deficiency: Pompe-Krankheit *f*, generalisierte maligne Glykogenose *f*, Glykogenose Typ II *f*
ADA deficiency: Adenosindesaminasemangel *m*
adenosine deaminase deficiency: Adenosindesaminasemangel *m*
α-glucosidase deficiency: Maltasemangel *m*
aldolase deficiency: Aldolasemangel *m*
alpha$_1$-antitrypsin deficiency: alpha$_1$-Antitrypsinmangel *m*, Antitrypsinmangelkrankheit *f*
amylo-1,6-glucosidase deficiency: Cori-Krankheit *f*, Forbes-Syndrom *nt*
amylo-1:4,1:6-transglucosidase deficiency: Amylopektinose *f*
antibody deficiency: Antikörpermangel *m*

α_2-antiplasmin deficiency: Miyasato-Krankheit *f*
antithrombin III deficiency: Antithrombin III-Mangel *m*, AT III-Mangel *m*
α_1-antitrypsin deficiency: alpha$_1$-Antitrypsinmangel *m*, Antitrypsinmangelkrankheit *f*
apolipoprotein C-II deficiency: (primäre/essentielle) Hyperlipoproteinämie Typ V *f*, fett- und kohlenhydratinduzierte Hyperlipidämie/Hyperlipoproteinämie *f*, exogen-endogene Hyperlipoproteinämie *f*, kalorisch-induzierte Hyperlipoproteinämie *f*, Hyperchylomikronämie und Hyperpräbetalipoproteinämie
arch length deficiency: Zahnbogenverkürzung *f*
arginase deficiency: Argininämie *f*
argininosuccinase deficiency: →*ASL deficiency*
argininosuccinate lyase deficiency: Argininbernsteinsäure-Krankheit *f*, -Schwachsinn *m*, Argininosukzinoazidurie *f*, -sukzinurie *f*, -succinurie *f*
argininosuccinate synthase deficiency: Argininbernsteinsäuresynthetasemangel *m*, Argininosukzinatsynthetasemangel *f*
ARSB deficiency: →*arylsulfatase B deficiency*
arylsulfatase B deficiency: Maroteaux-Lamy-Syndrom *nt*, Morbus Maroteaux-Lamy *m*, Mukopolysaccharidose VI *f*
arylsulphatase B deficiency: (*brit.*) →*arylsulfatase B deficiency*
ASAL deficiency: →*ASL deficiency*
ASase deficiency: →*ASL deficiency*
ASL deficiency: Argininbernsteinsäure-Krankheit *f*, -Schwachsinn *m*, Argininosukzinoazidurie *f*, -sukzinurie *f*, -succinurie *f*
biotinidase deficiency: Biotinidasedefekt *m*
brancher deficiency: Andersen-Krankheit *f*, Amylopektinose *f*, leberzirrhotische retikuloendotheliale Glykogenose *f*, Glykogenose Typ IV *f*
calcium deficiency: Calciummangel *m*
CAPS deficiency: Carbamylphosphatsynthetase-Mangel *m*
carbamoyl phosphate synthetase deficiency: Carbam(o)ylphosphatsynthetasemangel *m*, kongenitale Hyperammonämie Typ I *f*
carnitine deficiency: Karnitin-, Carnitinmangel *m*, Karnitin-, Carnitinmangelkrankheit *f*
carnitine palmitoyl transferase deficiency: Carnitinpalmitoyltransferasemangel *m*
carnosinase deficiency: Karnosinämie *f*, Carnosinämie *f*, Karnosinämie-Syndrom *nt*, Carnosinämie-Syndrom *nt*
ceramidase deficiency: Farber-Krankheit *f*, disseminierte Lipogranulomatose *f*
ceramide trihexosidase deficiency: Fabry-Syndrom *nt*, Morbus Fabry *m*, hereditäre Thesaurismose Ruiter-Pompen-Weyers *f*, Ruiter-Pompen-Weyers-Syndrom *nt*, Thesaurismosis hereditaria lipoidica, Angiokeratoma corporis diffusum (Fabry), Angiokeratoma universale
ceruloplasmin deficiency: Acaeruloplasminämie *f*
C1-INH deficiency: →*C1 inhibitor deficiency*
C1 inhibitor deficiency: hereditäres Angioödem *nt*, hereditäres Quincke-Ödem *nt*
congenital sucrase-isomaltase deficiency: Saccharase-Isomaltase-Mangel *m*
debrancher deficiency: Cori-Krankheit *f*, Forbes-Syndrom *nt*, hepatomuskuläre benigne Glykogenose *f*, Glykogenose *f* Typ III
DHPR deficiency: →*dihydropteridine reductase deficiency*
dihydrobiopterin reductase deficiency: atypische Phenylketonurie *f*, Dihydrobiopterinreduktasemangel *m*, Hyperphenylalaninämie Typ V *f*
dihydrobiopterin synthetase deficiency: →*dihydrobiopterin reductase deficiency*
dihydrofolate reductase deficiency: Dihydrofolatreduktasemangel *m*, DHFR-Mangel *m*
dihydropteridine reductase deficiency: Dihydropteridinreduktasemangel *m*, DHPR-Mangel *m*
disaccharidase deficiency: Disaccharidasemangel *m*
D[1]-pyrroline-5-carboxylate dehydrogenase deficiency: Hyperprolinämie Typ II *f*, Pyrrolin-5-carboxylatdehydrogenasemangel *m*
erythrocyte pyruvate kinase deficiency: Pyruvatkinasemangel *m*
factor I deficiency: Fibrinogenmangel *m*, Hypofibrinogenämie *f*; Afibrinogenämie *f*
factor II deficiency: Faktor II-Mangel *m*, Hypoprothrombinämie *f*
factor V deficiency: Parahämophilie *f*, Parahämophilie A *f*, Owren-Syndrom *nt*, Faktor V-Mangel *m*, Faktor V-Mangelkrankheit *f*, Hypoproakzelerinämie *f*, Hypoproaccelerinämie *f*
factor VII deficiency: Faktor VII-Mangel *m*, Hypoproconvertinämie *f*, Hypoprokonvertinämie *f*, Parahämophilie B *f*
factor IX deficiency: Hämophilie B *f*, Christmas-Krankheit *f*, Faktor IX-Mangel *m*, Faktor IX-Mangelkrankheit *f*
factor X deficiency: Faktor-X-Mangel *m*, Stuart-Prower-Syndrom *nt*
factor XI deficiency: Faktor XI-Mangel *m*, PTA-Mangel *m*
factor XII deficiency: Hageman-Syndrom *nt*, Faktor XII-Mangel *m*, Faktor XII-Mangelkrankheit *f*
factor XIII deficiency: Faktor-XIII-Mangel *m*
familial apolipoprotein C-II deficiency: Bürger-Grütz-Syndrom *nt*, (primäre/essentielle) Hyperlipoproteinämie Typ I *f*, fettinduzierte/exogene Hypertriglyzeridämie *f*, fettinduzierte/exogene Hyperlipämie *f*, Hyperchylomikronämie *f*, familiärer C-II-Apoproteinmangel *m*
familial HDL deficiency: Tangier-Krankheit *f*, Analphalipoproteinämie *f*, Hypo-Alpha-Lipoproteinämie *f*
familial high density lipoprotein deficiency: →*familial HDL deficiency*
familial LCAT deficiency: Norum-Krankheit *f*, familiärer primärer LCAT-Mangel *m*
familial lecithin-cholesterol acyltransferase deficiency: Norum-Krankheit *f*, familiärer primärer LCAT-Mangel *m*
familial lipoprotein lipase deficiency: →*familial LPL deficiency*
familial LPL deficiency: **1.** Bürger-Grütz-Syndrom *nt*, (primäre/essentielle) Hyperlipoproteinämie Typ I *f*, fettinduzierte/exogene Hypertriglyzeridämie *f*, fettinduzierte/exogene Hyperlipämie *f*, Hyperchylomikronämie *f*, familiärer C-II-Apoproteinmangel *m* **2.** (primäre/essentielle) Hyperlipoproteinämie Typ V *f*, fett- und kohlenhydratinduzierte Hyperlipidämie/Hyperlipoproteinämie *f*, exogen-endogene Hyperlipoproteinämie *f*, kalorisch-induzierte Hyperlipoproteinämie *f*, Hyperchylomikronämie *f* und Hyperpräbetalipoproteinämie
fibrinogen deficiency: Fibrinogenmangel *m*, Hypofibrinogenämie *f*
folate deficiency: Folsäuremangel *m*
folic acid deficiency: Folsäuremangel *m*
fructose bisphosphate aldolase deficiency: Fructose-

1,6-Bisphosphatasemangel *m*
fructose diphosphate aldolase deficiency: Fructose-1,6-Bisphosphatasemangel *m*
galactokinase deficiency: Galaktokinasemangel *m*
galactose epimerase deficiency: Galaktowaldenase-Mangel *m*, benigne Galaktosämie *f*
α-(D)-galactosidase A deficiency: Fabry-Syndrom *nt*, Angiokeratoma corporis diffusum
α-galactosidase A deficiency: Fabry-Syndrom *nt*, Morbus Fabry *m*, hereditäre Thesaurismose *f* Ruiter-Pompen-Weyers, Ruiter-Pompen-Weyers-Syndrom *nt*, Thesaurismosis hereditaria lipoidica, Angiokeratoma corporis diffusum (Fabry), Angiokeratoma universale
β-galactosidase deficiency: Morquio-Syndrom Typ B *nt*
galactosylceramide β-galactosidase deficiency: Krabbe-Syndrom *nt*, Globoidzellen-Leukodystrophie *f*, Galaktozerebrosidlipidose *f*, Galaktozerebrosidose *f*, Angiomatosis encephalo-cutanea, Leukodystrophia cerebri progressiva hereditaria
glucose-6-phosphatase deficiency: (von) Gierke-Krankheit *f*, van Creveld-von Gierke-Krankheit *f*, hepatorenale Glykogenose *f*, Glykogenose Typ I *f*
glucose-6-phosphate dehydrogenase deficiency: Glucose-6-Phosphatdehydrogenasemangel *m*, Glucose-6-Phosphatdehydrogenasemangelkrankheit *f*, G-6-PDH-Mangel *m*, G-6-PDH-Mangelkrankheit *f*
glucosephosphate isomerase deficiency: Glucosephosphatisomerase-Mangel *m*, Glucosephosphatisomerase-Defekt *m*
α-1,4-glucosidase deficiency: Pompe-Krankheit *f*, generalisierte maligne Glykogenose *f*, Glykogenose Typ II *f*
β-glucuronidase deficiency: Sly-Syndrom *nt*, Mukopolysaccharidose VII *f*
γ-glutamyl transpeptidase deficiency: γ-Glutamyltransferasemangel *m*, Glutathionurie *f*
glutathione synthetase deficiency: Glutathionsynthetasemangel *m*
GTP cyclohydrolase I deficiency: GTP-Cyclohydrolase-1-Mangel *m*
guanidinoacetate N-methyltransferase deficiency: Guanidinacetatmethyltransferase-Mangel *m*
Hageman factor deficiency: Hageman-Syndrom *nt*, Faktor XII-Mangel *m*, Faktor XII-Mangelkrankheit *f*
hepatic phosphorylase deficiency: Hers-Erkrankung *f*, Hers-Syndrom *nt*, Hers-Glykogenose *f*, Leberphosphorylaseinsuffizienz *f*, Glykogenose Typ VI *f*
hepatic phosphorylase kinase deficiency: hepatische Glykogenose *f*, Glykogenose Typ VIII *f*, Phosphorylase-b-kinase-Insuffizienz *f*
hexokinase deficiency: Hexokinasemangel *m*
HFR deficiency: Dihydrofolatreduktasemangel *m*, DHFR-Mangel *m*
HGPRT deficiency: Lesch-Nyhan-Syndrom *nt*, Automutilationssyndrom *nt*
homogentisic acid oxidase deficiency: Homogentisinsäureoxigenasemangel *m*, Alkaptonurie *f*
HPRT deficiency: Lesch-Nyhan-Syndrom *nt*, Automutilationssyndrom *nt*
11β-hydroxylase deficiency: adrenogenitales Syndrom mit 11β-Hydroxylasedefekt *m*, 11β-Hydroxylasedefekt *m*
17α-hydroxylase deficiency: adrenogenitales Syndrom mit 17α-Hydroxylasedefekt *m*, 17α-Hydroxylasedefekt *m*
21-hydroxylase deficiency: adrenogenitales Syndrom mit 21-Hydroxylasedefekt *m*, 21-Hydroxylasedefekt *m*
3β-hydroxylase deficiency: adrenogenitales Syndrom mit 3β-Hydroxysteroiddehydrogenase-Defekt *m*, 3β-Hydroxysteroiddehydrogenase-Defekt *m*
4-hydroxy-L-proline oxidase deficiency: Hydroxyprolinämie *f*
hypoxanthine guanine phosphoribosyltransferase deficiency: Lesch-Nyhan-Syndrom *nt*, Automutilationssyndrom *nt*
hypoxanthine phosphoribosyltransferase deficiency: →*hypoxanthine guanine phosphoribosyltransferase deficiency*
idiopathic LCAT deficiency: primärer Lecithin-Cholesterin-Acyltransferase-Mangel *m*, familiärer Serumcholesterinestermangel *m*, primärer LCAT-Mangel *m*
α-L-iduronidase deficiency: Hurler-Krankheit *f*, Hurler-Syndrom *nt*, von Pfaundler-Hurler-Krankheit *f*, von Pfaundler-Hurler-Syndrom *nt*, Lipochondrodystrophie *f*, Dysostosis multiplex, Mukopolysaccharidose I-H *f*
IgA deficiency: IgA-Mangel *m*
immune deficiency: Immundefekt *m*, Immunmangelkrankheit *f*, Defektimmunopathie *f*, Immundefizienz *f*
immunity deficiency: Immundefekt *m*, Immunmangelkrankheit *f*, Defektimmunopathie *f*, Immundefizienz *f*
immunoglobulin deficiency: Immunglobulinmangel *m*
immunological deficiency: →*immune deficiency*
intestinal disaccharidase deficiency: Disaccharidintoleranz *f*
intestinal sucrase-α-dextrinase deficiency: Saccharase-Isomaltase-Mangel *m*
iodine deficiency: Jodmangel *m*
iron deficiency: Eisenmangel *m*, Sideropenie *f*, Asiderosis *f*, Asiderose *f*
isolated IgA deficiency: selektiver IgA-Mangel *m*
isovaleric acid-CoA dehydrogenase deficiency: Isovalerianazidämie *f*
keto acid decarboxylase deficiency: Ahornsirup-Krankheit *f*, -Syndrom *nt*, Valin-Leucin-Isoleucinurie *f*, Verzweigtkettendecarboxylase-Mangel *m*
β-ketothiolase deficiency: 3-Ketothiolase-Defekt *m*
lactase deficiency: Lactasemangel *m*
late-onset 21-hydroxylase deficiency: 21-Hydroxylasedefekt *m* ohne Salzverlustsyndrom *nt*
leucocyte adhesion deficiency: (*brit.*) →*leukocyte adhesion deficiency*
leukocyte adhesion deficiency: Leukozyten-Adhäsionsmangel *m*
luteal phase deficiency: (dysfunktioneller) Lutealphasendefekt *m*, Lutealinsuffizienz *f*, Luteal(phase)defekt *m*
lysine dehydrogenase deficiency: Lysinintoleranz *f*
lysine-ketoglutarate reductase deficiency: Lysinintoleranz *f*
L-lysine:NAD oxidoreductase deficiency: Lysinintoleranz *f*
mandibular deficiency: Unterkieferunterentwicklung *f*
MCAD deficiency: Mittelketten-Acyl-CoA-Dehydrogenase-Defekt *m*
medium-chain acyl-CoA dehydrogenase deficiency: Mittelketten-Acyl-CoA-Dehydrogenase-Defekt *m*
mental deficiency: Geistesschwäche *f*, -störung *f*, mentale Retardierung *f*
β-methylcrotonyl-CoA carboxylase deficiency: β-Methylcrotonyl-CoA-carboxylase-Mangel *m*, β-Methylkrotonylglycinurie *f*, β-Methylcrotonylglycinurie *f*
methylenetetrahydrofolate reductase deficiency: 5,10-Methylentetrahydrofolatreduktase-Defekt *m*

molybdoenzyme deficiency: Molybdän-Cofaktormangel *m*
multiple carboxylase deficiency: multipler Carboxylasedefekt *m*
multiple sulfatase deficiency: Mukosulfatidose *f*
multiple sulphatase deficiency: (*brit.*) →*multiple sulfatase deficiency*
muscle phosphofructokinase deficiency: Tarui-Krankheit *f*, Muskelphosphofructokinaseinsuffizienz *f*, Glykogenose *f* Typ VII
muscle phosphorylase deficiency: McArdle-Krankheit *f*, McArdle-Syndrom *nt*, muskuläre Glykogenose *f*, Muskelphosphorylasemangel *m*, Myophosphorylaseinsuffizienz *f*, Glykogenose *f* Typ V
myoadenylate deaminase deficiency: Myoadenylatdesaminase-Mangel *m*
myophosphorylase deficiency: McArdle-Krankheit *f*, McArdle-Syndrom *nt*, muskuläre Glykogenose *f*, Muskelphosphorylasemangel *m*, Myophosphorylaseinsuffizienz *f*, Glykogenose *f* Typ V
N-acetylgalactosamine-4-sulfatase deficiency: Maroteaux-Lamy-Syndrom *nt*
N-acetylgalactosamine-4-sulphatase deficiency: (*brit.*) →*N-acetylgalactosamine-4-sulfatase deficiency*
N-acetylgalactosamine-6-sulfatase deficiency: Morquio-Syndrom Typ A *nt*
N-acetylgalactosamine-6-sulphatase deficiency: (*brit.*) →*N-acetylgalactosamine-6-sulfatase deficiency*
NADH-methaemoglobin reductase deficiency: (*brit.*) →*NADH-methemoglobin reductase deficiency*
NADH-methemoglobin reductase deficiency: NADH-Methämoglobinreduktase-Mangel *m*
neuraminidase deficiency: Neuraminidasemangel *m*
neutral β-galactosidase deficiency: Lactosylceramidose *f*, neutrale β-Galaktosidase-Defekt *m*
nutrient deficiency: Nährstoffmangel *m*
nutritional deficiency: Nährstoffmangel *m*
nutritive deficiency: Nährstoffmangel *m*
OCT deficiency: Ornithincarbamyltransferase-Mangel *m*
ornithine carbamoyl phosphate deficiency: Hyperammonämie-Typ II *f*, Ornithintranskarbamylasedefekt *m*
ornithine carbamoyltransferase deficiency: Ornithincarbamyltransferase-Mangel *m*
ornithine-transcarbamoylase deficiency: →*ornithine carbamoyl phosphate deficiency*
OTC deficiency: →*ornithine carbamoyl phosphate deficiency*
oxygen deficiency: Sauerstoffmangel *m*, Hypoxie *f*
oxygenation deficiency: mangelhafte Oxygenation *f*
PC deficiency: →*pyruvate carboxylase deficiency*
PDHC deficiency: →*pyruvate dehydrogenase complex deficiency*
phenylalanine hydroxylase deficiency: Phenylbrenztraubensäure-Oligophrenie *f*, Phenylketonurie *f*
6-phosphogluconate dehydrogenase deficiency: 6-Phosphogluconatdehydrogenase-Mangel *m*
phosphoglycerate kinase deficiency: Phosphoglyceratkinasemangel *m*, Phosphoglyceratkinasemangel *m*
phosphohexose deficiency: Glucosephosphatisomerase-Mangel *m*, Glucosephosphatisomerase-Defekt *m*
phosphorylase deficiency: Phosphorylasemangel *m*
PK deficiency: →*pyruvate kinase deficiency*
proein S deficiency: Protein-S-Mangel *m*
prolidase deficiency: Prolidasemangel *m*
proline dehydrogenase deficiency: Hyperprolinämie *f* Typ I, Prolinoxidasemangel *m*
protein deficiency: Proteinmangel *m*, Eiweißdefizit *nt*, Eiweißmangel *m*
protein C deficiency: Protein-C-Mangel *m*
protein S deficiency: Protein-S-Mangel *m*
prothrombin complex deficiency: Prothrombinkomplexmangel *m*
pseudocholinesterase deficiency: Pseudocholinesterasemangel *m*
PTA deficiency: PTA-Mangel *m*, Faktor XI-Mangel *m*
Δ^1-pyrroline-5-carboxylate dehydrogenase deficiency: Hyperprolinämie *f* Typ II, Pyrrolin-5-carboxylat-dehydrogenasemangel *m*
pyruvate carboxylase deficiency: Pyruvatcarboxylasemangel *m*
pyruvate dehydrogenase complex deficiency: Pyruvatdehydrogenasemangel *m*, -defekt *m*
pyruvate kinase deficiency: Pyruvatkinasemangel *m*
6-pyruvoyl tetrahydrobiopterin synthase deficiency: 6-Pyrovoyl-Tetrahydrobiopterinsynthase-Mangel *m*
riboflavin deficiency: Ariboflavinose *f*, Ariboflavinose-Syndrom *nt*
salt-losing 21-hydroxylase deficiency: 21-Hydroxylasedefekt *m* mit Salzverlustsyndrom *nt*
selective IgA deficiency: selektiver IgA-Mangel *m*
small-intestinal disaccharidase deficiency: Disaccharidintoleranz *f*
sphingomyelinase deficiency: Niemann-Pick-Krankheit *f*, Sphingomyelinose *f*, Sphingomyelinlipidose *f*
sucrase-isomaltase deficiency: Saccharoseintoleranz *f*, Saccharase-Isomaltase-Mangel *m*, Saccharose-Isomaltose-Intoleranz *m*
sulfite oxidase deficiency: Sulfitoxidasemangel *m*
sulphite oxidase deficiency: (*brit.*) →*sulfite oxidase deficiency*
tetrahydrobiopterin deficiency: Tetrahydrobiopterin-Mangel *m*, Hyperphenylalaninämie *f* durch Cofaktormangel
thiamine deficiency: Thiaminmangel *m*, Thiaminhypovitaminose *f*, Thiaminmangelkrankheit *f*
thyroid peroxidase deficiency: Peroxidasemangel *m*
tyrosine aminotransferase deficiency: Richner-Hanhart-Syndrom *nt*, TAT-Mangel *m*, Tyrosinaminotransferasemangel *m*
vertical maxillary deficiency: Short-face-Syndrom *nt*, skelettaler tiefer Biss *m*
vitamin deficiency: Vitaminmangel *m*, Vitaminmangelkrankheit *f*
vitamin A deficiency: Vitamin-A-Mangel *m*
vitamin B_1 deficiency: Vitamin B_1-Mangel *m*, Vitamin B_1-Mangelkrankheit *f*
vitamin C deficiency: Vitamin-C-Mangel *m*
vitamin D deficiency: Vitamin D-Mangel *m*
vitamin K deficiency: Vitamin K-Mangel *m*
water deficiency: Wassermangel *m*
xanthine oxidase deficiency: Xanthinoxidasemangel *m*

de|fi|cient [dɪˈfɪʃənt] *adj*: **1.** Mangel leidend (*in* an) **2.** unzulänglich, fehlend, mangelnd, mangelhaft

def|i|cit [ˈdefəsɪt] *noun*: Mangel *m* (*in* an); Defizit *nt*; Verlust *m*, Ausfall *m*
base deficit: Basendefizit *nt*, negativer Basenüberschuss *m*
color-vision deficit: Farbsinnesstörung *f*
colour-vision deficit: (*brit.*) →*color-vision deficit*
electrolyte deficit: Elektrolytmangel *m*, -defizit *nt*
fluid deficit: Flüssigkeitsmangel *m*, -defizit *nt*
nutritional deficit: Nährstoffmangel *m*
oxygen deficit: Sauerstoffdefizit *nt*, -mangel *m*
prolonged reversible ischaemic deficit: (*brit.*) →*pro-*

longed reversible ischemic deficit
prolonged reversible ischemic deficit: prolongiertes reversibles ischämisches neurologisches Defizit *nt*
pulse deficit: Pulsdefizit *nt*
reversible ischaemic neurologic deficit: (*brit.*) →*reversible ischemic neurologic deficit*
reversible ischemic neurologic deficit: reversibles ischämisches neurologisches Defizit *nt*
saturation deficit: Sättigungsdefizit *nt*
water deficit: Wasserdefizit *nt*

D

de|fin|a|ble [dɪ'faɪnəbl] *adj*: definier-, bestimm-, erklärbar

de|fine [dɪ'faɪn] *vt*: **1.** definieren, bestimmen, festlegen, erklären **2.** ab-, be-, umgrenzen, klar *oder* scharf abzeichnen lassen

def|i|nite ['defənɪt] *adj*: **1.** eindeutig, klar, präzise, exakt, fest; genau festgelegt, bestimmt **2.** klar umrissen, festumrissen **3.** definitiv, endgültig, bestimmt

def|i|ni|tion [defə'nɪʃn] *noun*: **1.** Definition *m*; Definierung *f*, genaue Bestimmung *m*; Begriffsbestimmung *f* **2.** Exaktheit *f*, Genauigkeit *f* **3.** Trennschärfe *m*; Bildschärfe *m*; Präzision *f*

de|fin|i|tive [dɪ'fɪnɪtɪv] *adj*: **1.** (*biolog., embryolog.*) voll entwickelt, vollständig ausgeprägt, definitiv **2.** definitiv, endgültig **3.** definierend, beschreibend **4.** maßgeblich (*on* für); Standard-

de|flect [dɪ'flekt]: **I** *vt* ablenken, ableiten; (*Licht*) beugen **II** *vi* abweichen; (*Zeiger*) ausschlagen (*from* von)

de|flec|tion [dɪ'flekʃn] *noun*: Aus-, Ablenkung *f*, Abweichung *f*, Ableitung *f*, Deflexion *f*; (*Zeiger*) Ausschlag *m*; (*Licht*) Beugung *f*

de|flec|tive [dɪ'flektɪv] *adj*: ablenkend; beugend

def|lo|rate ['deflәreɪt] *vt*: →*deflower*

def|lo|ra|tion [ˌdeflә'reɪʃn] *noun*: Defloration *f*

de|flow|er [dɪ'flaʊәr] *vt*: entjungfern, deflorieren

de|flow|er|ing [dɪ'flaʊәrɪŋ] *noun*: Defloration *f*

de|form [dɪ'fɔːrm] *vt*: **1.** (*a. techn.*) deformieren, verformen **2.** deformieren, verunstalten, entstellen **3.** umformen, umgestalten

de|form|a|bil|i|ty [dɪˌfɔːrmә'bɪlәtiː] *noun*: Verformbarkeit *f*

de|form|a|ble [dɪ'fɔːrmәbl] *adj*: verformbar

de|for|ma|tion [dɪˌfɔːr'meɪʃn, ˌdefәr-] *noun*: Deformation *f*, Deformität *f*, Deformierung *f*; (*a. techn.*) Deformation *f*, Verformung *f*
elastic deformation: elastische Verformung *f*, elastische Dehnung *f*
inelastic deformation: plastische Verformung *f*, plastische Dehnung *f*
permanent deformation: **1.** bleibende Verformung *f* **2.** plastische Verformung *f*, plastische Dehnung *f*
plastic deformation: plastische Verformung *f*, plastische Dehnung *f*
spontaneous deformation: Spontanverformung *f*

de|formed [dɪ'fɔːrmd] *adj*: deformiert

de|form|i|ty [dɪ'fɔːrmәtiː] *noun*: **1.** Deformität *f*, Deformation *f*, Verunstaltung *f*, Missbildung *f*, Fehlbildung *f* **2.** Missgestalt *f* **3.** Verdorbenheit *f*, Abartigkeit *f*
angulatory deformity: (*Fraktur*) Abknicken *nt*, Achsenfehlstellung *f*
Arnold-Chiari deformity: Arnold-Chiari-Hemmungsfehlbildung *f*, Arnold-Chiari-Syndrom *nt*
bird face deformity: Vogelgesicht *nt*
bone deformity: Knochendeformität *f*
bony deformity: Knochendeformität *f*
boutonnière deformity: Knopflochdeformität *f*
bucket-handle deformity: (*Meniskus*) Korbhenkelriss *m*
buttonhole deformity: **1.** Knopflochdeformität *f* **2.** (*Mitralis*) Knopflochstenose *f*, Fischmaulstenose *f*
cleft deformity: Spaltenbildung *f*, Spalte *f*, Spalt *m*
cleft lip deformity: Hasenscharte *f*, Lippenspalte *f*, Cheiloschisis *f*
craniofacial deformity: kraniofaziale Dysplasie *f*
Dandy-Walker deformity: Dandy-Walker-Syndrom *nt*, Dandy-Walker-Krankheit *f*
dentofacial deformity: dentofaziales Syndrom *nt*, Weyers-Fülling-Syndrom *nt*, Dysplasia dentofacialis
duckbill deformity: Entenschnabelbruch *f*
Erlenmeyer flask deformity: Erlenmeyer-Kolben-Phänomen *nt*
facial deformity: Gesichtsdeformität *f*
flexion deformity: (*Gelenk*) Beugefehlstellung *f*
foot deformity: Fußdeformität *f*
gunstock deformity: Cubitus varus
Haglund's deformity: Haglund-Ferse *f*, Haglund-Exostose *f*
Hultén's deformity: Hultén-Variante *f*
hyperextension deformity: (*Gelenk*) Hyperextensionsfehlstellung *f*
Madelung's deformity: Madelung-Deformität *f*
mermaid deformity: Sirenenbildung *f*, Sirene *f*, Sirenomelie *f*, Sympodie *f*
physical deformity: körperliche Entstellung *f*
prearthritic deformities: präarthrotische Deformitäten *pl*
rotatory deformity: (*Fraktur*) Rotationsfehlstellung *f*, -deformität *f*
scoliotic deformity: skoliotische Fehlhaltung *f*, Schmerzfehlhaltung *f*, ischiatische Fehlhaltung *f*
shepherd's crook deformity: Hirtenstabdeformität *f*
silver-fork deformity: Bajonettstellung *f*, Fourchettestellung *f*, Gabelrückenstellung *f*
skeletal deformity: Skelettverformung *f*, Skelettdeformierung *f*
Sprengel's deformity: kongenitaler Schulterblatthochstand *m*, Sprengel-Deformität *f*
swan neck deformity: Schwanenhalsdeformität *f*
valgus deformity: Valgusstellung *f*
varus deformity: Varusstellung *f*
Velpeau's deformity: Bajonettstellung *f*, Fourchettestellung *f*, Gabelrückenstellung *f*
Volkmann's deformity: Volkmann-Deformität *f*

de|for|myl|ase [dɪ'fɔːrmɪleɪz] *noun*: Deformylase *f*

DEG *Abk.*: diethylene glycol

deGDP *Abk.*: deoxyguanosine diphosphate

de|gen|er|a|cy [dɪ'dʒenәrәsiː] *noun*: **1.** Degeneration *f*, Degeneriertheit *f*, Entartung *f* **2.** Degenerieren *nt*

de|gen|er|ate [*adj* dɪ'dʒenәrɪt; *v* dɪ'dʒenәreɪt]: **I** *adj* degeneriert, zurückgebildet, verfallen; entartet **II** *vi* degenerieren (*into* zu); sich zurückbilden, verfallen; entarten (*into* zu)

de|gen|er|at|ed [dɪ'dʒenәreɪtɪd] *adj*: zurückgebildet, verfallen; entartet, degeneriert

de|gen|er|ate|ness [dɪ'dʒenәrɪtnәs] *noun*: →*degeneracy*

de|gen|er|a|tion [dɪˌdʒenә'reɪʃn] *noun*: **1.** Degeneration *f*, Entartung *f* **2.** Degeneration *f*, Verfall *m*, Verkümmerung *f*, Rückbildung *f*, Entartung *f*
Abercrombie's degeneration: amyloide Degeneration *f*; Amyloidose *f*
adipose degeneration: degenerative Verfettung *f*, fettige Degeneration *f*, Degeneratio adiposa
adiposogenital degeneration: Babinsky-Fröhlich-Syndrom *nt*, Morbus Fröhlich *m*, Dystrophia adiposogenitalis (Fröhlich)

albuminoid degeneration: albuminöse/albuminoide/albuminoid-körnige Degeneration *f*, trübe Schwellung *f*
albuminoid-granular degeneration: →*albuminoid degeneration*
albuminous degeneration: →*albuminoid degeneration*
Alzheimer's neurofibrillary degeneration: Alzheimer-Fibrillenveränderungen *pl*, Fädchenplaques *pl*
amyloid degeneration: amyloide Degeneration *f*, Amyloidose *f*
asbestiform degeneration of cartilage: asbestartige (Knorpel-)Degeneration *f*
ascending degeneration: aufsteigende Degeneration *f*, retrograde Degeneration *f*
atheromatous degeneration: (*Gefäß*) Atherom *nt*, atherosklerotische Plaque *f*
atrophic pulp degeneration: atrophische Pulpadegeneration *f*, Pulpaatrophie *f*
axonal degeneration: axonale Degeneration *f*
bacony degeneration: amyloide Degeneration *f*, Amyloidose *f*
ballooning degeneration: Ballonierung *f*, ballonierende Degeneration *f*
basic degeneration: basophile Degeneration *f*
basophilic degeneration: basophile Degeneration *f*
blastophthoric degeneration: Keimzelldegeneration *f*, Blastophthorie *f*
calcific degeneration: kalkige Pulpadegeneration *f*, kalkige Degeneration *f*, diffuse Pulpaverkalkung *f*
calcific pulp degeneration: →*calcific degeneration*
degeneration of cardiac muscle: Herzmuskelentartung *f*, Myodegeneratio cordis
caseous degeneration: verkäsende Degeneration *f*, verkäsende Nekrose *f*, Verkäsung *f*
cellulose degeneration: amyloide Degeneration *f*; Amyloidose *f*
cerebellar degeneration: Kleinhirndegeneration *f*
cerebromacular degeneration: zerebromakuläre/zerebroretinale Degeneration *f*
cerebroretinal degeneration: →*cerebromacular degeneration*
cheesy degeneration: verkäsende Degeneration/Nekrose *f*, Verkäsung *f*
chitinous degeneration: amyloide Degeneration *f*; Amyloidose *f*
cobblestone degeneration: Pflastersteindegeneration *f*
cobblestone retinal degeneration: Pflastersteindegeneration *f*
colliquative degeneration: Kolliquationsnekrose *f*
colloid degeneration: kolloide Degeneration *f*
colloid degeneration of choroid: Chorioiditis gutta senilis, Altersdrusen *pl*
congenital macular degeneration: Best-Krankheit *f*
corneal degeneration: Hornhautdegeneration *f*, Keratonose *f*
corticobasal degeneration: kortikobasale Degeneration *f*
cortico-striatal-spinal degeneration: Creutzfeldt-Jakob-Erkrankung *f*, Creutzfeldt-Jakob-Syndrom *nt*, Jakob-Creutzfeldt-Erkrankung *f*, Jakob-Creutzfeldt-Syndrom *nt*
Crooke's hyaline degeneration: Crooke-Degeneration *f*
cystic degeneration: zystische Degeneration *f*
cystic adventitial degeneration: zystische Adventitiadegeneration *f*
cystoid degeneration (of retina): Blessig-Zysten *pl*
descending degeneration: absteigende Degeneration *f*
diffuse calcific pulp degeneration: kalkige Pulpadegeneration *f*, diffuse Pulpaverkalkung *f*
disciform macular degeneration: →*disciform degeneration of macula retinae*
disciform degeneration of macula retinae: Kuhnt-Junius-Krankheit *f*, scheibenförmige/disziforme senile feuchte Makuladegeneration *f*
Doyne's familial honeycomb degeneration: Altersdrusen *pl*, Chorioiditis guttata senilis
Doyne's honeycomb degeneration: →*Doyne's familial honeycomb degeneration*
dry macular degeneration: trockene Makuladegeneration *f*
dystrophic pulp degeneration: dystrophe Pulpadegeneration *f*, Pulpadystrophie *f*
elastoid degeneration: **1.** Elastose *f*, Elastosis *f* **2.** amyloide Degeneration *f* elastischer Fasern
familial colloid degeneration: Altersdrusen *pl*, Chorioiditis guttata senilis
fascicular degeneration: (*Muskel*) Faszikeldegeneration *f*, -atrophie *f*
fascicular corneal degeneration: bandförmige Hornhautdegeneration *f*
fatty degeneration: degenerative Verfettung *f*, fettige Degeneration *f*
fatty degeneration of liver: Leberverfettung *f*, fettige Degeneration *f* der Leber, fettige Metamorphose *f* der Leber, Leberepithelverfettung *f*
fatty degeneration of myocardium: fettige Herzmuskeldegeneration *f*
fatty degeneration of renal cortex: Nierenrindenverfettung *f*
fibrinoid degeneration: fibrinoide Degeneration *f*
fibrinous degeneration: fibrinöse Degeneration *f*
fibroid degeneration: fibröse Degeneration *f*, Fibrose *f*
fibrous degeneration: fibröse Degeneration *f*, Fibrose *f*
fingerprint degeneration: Fingerprintdegeneration *f*
floccular degeneration: hydropische Degeneration *f*
follicular degeneration: Atresia folliculi, Follikelatresie *f*
gelatiniform degeneration: gallertige Degeneration *f*
glassy degeneration: hyaline Degeneration *f*, Hyalinose *f*, Hyalinisierung *f*, Hyalinisation *f*
Gombault's degeneration: Déjérine-Sottas-Krankheit *f*, -Syndrom *nt*, hypertrophische Neuropathie (Déjérine-Sottas) *f*, hereditäre motorische und sensible Neuropathie Typ III *f*
granular degeneration: albuminöse/albuminoide/albuminoid-körnige Degeneration *f*, trübe Schwellung *f*
gray degeneration: graue Degeneration *f*
grey degeneration: (*brit.*) →*gray degeneration*
Grinker degeneration: Grinker-Myelinopathie *f*
hepatolenticular degeneration: Wilson-Krankheit *f*, -Syndrom *nt*, Morbus Wilson *m*, hepatolentikuläre/hepatozerebrale Degeneration *f*
heredomacular degeneration: hereditäre Makuladegeneration *f*
Holmes's degeneration: zerebellooliväre Atrophie Typ Holmes *f*
hyaline degeneration: hyaline Degeneration *f*, Hyalinose *f*; Hyalinisierung *f*, Hyalinisation *f*
hyaloid degeneration: amyloide Degeneration *f*; Amyloidose *f*
hyaloideoretinal degeneration: vitreoretinale Degeneration *f*, Wagner-Krankheit *f*
hydropic degeneration: hydropische Degeneration *f*
intervertebral disc degeneration: (*brit.*) →*intervertebral disk degeneration*
intervertebral disk degeneration: Diskose *f*, Band-

scheibendegeneration *f*, regressiver Bandscheibenschaden *m*
Kuhnt-Junius degeneration: Kuhnt-Junius-Krankheit *f*, scheibenförmige/disziforme senile feuchte Makuladegeneration *f*
lardaceous degeneration: amyloide Degeneration *f*; Amyloidose *f*
lenticular progressive degeneration: hepatolentikuläre/hepatozerebrale Degeneration *f*, Wilson-Krankheit *f*, -Syndrom *nt*, Morbus Wilson *m*
lipoidal degeneration: lipoide Degeneration *f*
liquefaction degeneration: Kolliquationsnekrose *f*
macular degeneration: Makuladegeneration *f*
macular disciform degeneration: →*disciform degeneration of macula retinae*
Mönckeberg's degeneration: Mönckeberg-Sklerose *f*, -Mediaverkalkung *f*, -Mediasklerose *f*
mucinoid degeneration: →*mucinous degeneration*
mucinous degeneration: muzinöse Degeneration *f*
mucocystic degeneration of cartilage: mukoidzystische (Knorpel-)Degeneration *f*
mucoid degeneration: mukoide Degeneration *f*
mucoid medial degeneration: Erdheim-Gsell-Syndrom *nt*, Gsell-Erdheim-Syndrom *nt*, Medionecrosis *f* Erdheim-Gsell
mucous degeneration: muköse Degeneration *f*
multiple systemic degeneration: Multisystemdegeneration *f*
myelinic degeneration: Myelinscheidenzerfall *m*
myocardial degeneration: Herzmuskel-, Myokarddegeneration *f*
myxomatous degeneration: myxomatöse Degeneration *f*
Nissl degeneration: Nissl-Degeneration *f*
olivopontocerebellar degeneration: olivopontozerebelläre Atrophie *f*, Nonne-Marie-Krankheit *f*
orthograde degeneration: Waller-Degeneration *f*, orthograde/sekundäre Degeneration *f*
pallidal degeneration: Pallidumatrophie *f*, Globus-pallidus-Atrophie *f*
paraneoplastic cerebellar degeneration: paraneoplastische zerebellare Degeneration *f*
parenchymatous degeneration: albuminöse/albuminoide/albuminoid-körnige Degeneration *f*, trübe Schwellung *f*
pigmental degeneration: →*pigmentary degeneration*
pigmentary degeneration: Pigmentdegeneration *f*
primary pigmentary degeneration of retina: tapetoretinale Degeneration *f*
primary progressive cerebellar degeneration: zerebellooliväre Atrophie *f* Typ Holmes
pseudotubular degeneration: (*Nebenniere*) pseudotubuläre Degeneration *f*
pulp degeneration: Pulpadegeneration *f*
renal cortical fatty degeneration: Nierenrindenverfettung *f*
retinal degeneration: periphere Netzhautdegeneration *f*
retrograde degeneration: retrograde/aufsteigende Degeneration *f*
secondary degeneration: Waller-Degeneration *f*, sekundäre/orthograde Degeneration *f*
senile degeneration: senile Degeneration *f*, Altersdegeneration *f*
senile disciform degeneration: Kuhnt-Junius-Krankheit *f*, scheibenförmige/disziforme senile feuchte Makuladegeneration *f*
senile exudative disciform degeneration: →*senile disciform degeneration*
senile macular degeneration: altersbezogene Makuladegeneration *f*, senile Makuladegeneration *f*
spongy degeneration: Canavan-Syndrom *nt*, (Canavan-)van Bogaert-Bertrand-Syndrom *nt*, frühinfantile spongiöse Dystrophie *f*
spongy degeneration of central nervous system: →*spongy degeneration*
spongy degeneration of white matter: →*spongy degeneration*
Stargardt's macular degeneration: juvenile Makuladegeneration *f*, Morbus Stargardt, Stargardt-Krankheit *f*, Fundus flavimaculatus
striatonigral degeneration: striatonigrale Degeneration *f*
subacute combined degeneration of the spinal cord: Lichtheim-Syndrom *nt*, Dana-Lichtheim-Krankheit *f*, Dana-Syndrom *nt*, Dana-Lichtheim-Putnam-Syndrom *nt*, funikuläre Spinalerkrankung/Myelose *f*
tapetoretinal degeneration: tapetoretinale Dystrophie *f*, tapetoretinale Degeneration *f*
transneuronal degeneration: transneuronale Degeneration *f*
transsynaptic degeneration: transneuronale/transsynaptische Degeneration *f*
traumatic degeneration: (post-)traumatische Degeneration *f*
Türck's degeneration: Waller-Degeneration *f*, sekundäre/orthograde Degeneration *f*
vacuolar degeneration: vakuoläre Degeneration *f*
Virchow's degeneration: amyloide Degeneration *f*; Amyloidose *f*
vitelliform degeneration of Best: →*vitelliform macular degeneration*
vitelliform macular degeneration: vitelliforme Makuladegeneration *f*, Best-Makulopathie *f*, Best-Krankheit *f*
vitelline macular degeneration: →*vitelliform macular degeneration*
vitreous degeneration: Hyalinose *f*
wallerian degeneration: Waller-Degeneration *f*, sekundäre/orthograde Degeneration *f*
waxy degeneration: amyloide Degeneration *f*; Amyloidose *f*
wet macular degeneration: feuchte Makuladegeneration *f*
Wilson's degeneration: Wilson-Krankheit *f*, -Syndrom *nt*, Morbus Wilson *m*, hepatolentikuläre/hepatozerebrale Degeneration *f*
Zenker's degeneration: Zenker-Degeneration *f*, wachsartige Degeneration *f* der Skelettmuskulatur

de|gen|er|a|tive [dɪ'dʒenərətɪv, -reɪt-] *adj*: degenerierend, degenerativ, Degenerations-; entartend
de|germ [dɪ'dʒɜrm] *vt*: →*disinfect*
de|ger|mi|nate [dɪ'dʒɜrməneɪt] *vt*: →*disinfect*
de|glu|ti|ble [dɪ'glʊtɪbl] *adj*: (ver-)schluckbar
de|glu|ti|tion [ˌdɪglʊ'tɪʃn] *noun*: Schluckakt *m*, (Ver-)Schlucken *nt*, Hinunterschlucken *nt*, Deglutition *f*
deGMP *Abk.*: deoxyguanosine monophosphate
deg|ra|da|tion [ˌdegrə'deɪʃn] *noun*: **1.** (*chem.*) Abbau *m*, Zerlegung *f*, Degradierung *f* **2.** (*biolog.*) Degeneration *f*, Entartung *f*
amino acid degradation: Aminosäureabbau *m*
Edman degradation: Edman-Abbau *m*
metabolic degradation: Stoffwechseldegradation *f*, metabolische Degradation *f*
oxidative degradation: oxidativer Abbau *m*
purine degradation: Purinabbau *m*

pyrimidine degradation: Pyrimidinabbau *m*
sequential degradation: sequentieller/schrittweiser Abbau *m*

de|grade [dɪ'greɪd]: I *vt* **1.** schwächen, herabsetzen, vermindern **2.** (*chem.*) zerlegen, abbauen II *vi* **3.** (*chem.*) zerfallen **4.** (*biolog.*) degenerieren, entarten **5.** sich verschlechtern; schwach/schwächer werden, (*Kräfte*) nachlassen

de|gran|u|la|tion [dɪ,grænjə'leɪʃn] *noun*: Degranulation *f*, Degranulierung *f*

de|gree [dɪ'griː] *noun*: **1.** Grad *m*, Stufe *f* **by degrees** nach und nach, stufenweise, allmählich **2.** (*mathemat., physik.*) Grad *m*
degree of dissociation: Dissoziationsgrad *m*
degree of doctor: Doktorwürde *f*, Doktorgrad *m*
degrees of freedom: Freiheitsgrade *pl*
degree of malignancy: Malignitätsgrad *m*
degree of purity: Reinheitsgrad *m*
degree of saturation: Sättigungsgrad *m*
degree of specialization: Spezialisierungsgrad *m*
degree of sufering: Leidensdruck *m*

DEGS *Abk.*: diethylene glycolsuccinate

de|gus|ta|tion [,dɪgʌ'steɪʃn] *noun*: **1.** Geschmackssinn *m* **2.** Schmecken *nt*

de|hal|o|gen|ase [dɪ'hælədʒɪneɪz] *noun*: Dehalogenase *f*
iodotyrosine dehalogenase: →*iodotyrosine deiododinase*

de|hisce [dɪ'hɪs] *vi*: aufspringen, aufplatzen; (auseinander-)klaffen

de|his|cence [dɪ'hɪsəns] *noun*: (*Wunde*) Klaffen *nt*, Auseinanderweichen *nt*, Dehiszenz *f*
abdominal incision dehiscence: Platzbauch *m*
alveolar dehiscence: Knochendehiszenz *f*
root dehiscence: Knochendehiszenz *f*
wound dehiscence: Wunddehiszenz *f*

de|his|cent [dɪ'hɪsənt] *adj*: aufplatzend, aufspringend, (auseinander-)klaffend

DEHP *Abk.*: di-2-ethylhexylphthalate

de|hu|mid|i|fi|er [,dɪ(h)juː'mɪdəfaɪər] *noun*: Entfeuchter *m*

de|hu|mid|i|fy [,dɪ(h)juː'mɪdəfaɪ] *vt*: entfeuchten, Feuchtigkeit entziehen

de|hy|drase [dɪ'haɪdreɪz] *noun*: **1.** →*dehydratase* **2.** →*dehydrogenase*
carbamoylaspartate dehydrase: Dihydroorotase *f*

de|hy|dra|tase [dɪ'haɪdrəteɪz] *noun*: Dehydratase *f*, Hydratase *f*
aminolevulinate dehydratase: Porphobilinogensynthase *f*
carbonate dehydratase: Kohlensäureanhydrase *f*, Karbonatdehydratase *f*, Carboanhydrase *f*
(5-)dehydroquinate dehydratase: (5-)Dehydrochinasäuredehydratase *f*
dihydroxyacid dehydratase: Dihydroxysäuredehydratase *f*
homoserine dehydratase: →*homoserine deaminase*
imidazole glycerol phosphate dehydratase: Imidazolgylzerinphosphat-dehydratase *f*
α-isopropyl malate dehydratase: α-Isopropylmalatdehydratase *f*
prephenate dehydratase: Prephensäuredehydratase *f*
serine dehydratase: Serindehydratase *f*
threonine dehydratase: Threonindehydratase *f*

de|hy|drate [dɪ'haɪdreɪt]: I *vt* Wasser entfernen *oder* entziehen, entwässern, dehydrieren; (vollständig) trocknen II *vi* Wasser verlieren *oder* abgeben, dehydrieren

de|hy|dra|tion [,dɪhaɪ'dreɪʃn] *noun*: **1.** (*chem.*) Dehydrierung *f*, Wasserstoffabspaltung *f* **2.** Dehydration *f*, Wasserentzug *m*; Entwässerung *f*, Entwässerungstherapie *f* **3.** (*patholog.*) Wassermangel *m*, Dehydration *f*, Dehydratation *f*, Hypohydratation *f*
hypertonic dehydration: hypertone Dehydratation *f*
hypotonic dehydration: hypotone Dehydratation *f*
isotonic dehydration: isotone Dehydratation *f*

de|hy|dro|an|dros|ter|one [dɪ,haɪdrəʊæn'drɑstərəʊn] *noun*: →*dehydroepiandrosterone*

de|hy|dro|bil|i|ru|bin [dɪ,haɪdrəʊ'bɪləruːbɪn] *noun*: Biliverdin *nt*

de|hy|dro|cho|late [dɪ,haɪdrəʊ'kəʊleɪt] *noun*: Dehydrocholat *nt*

7-de|hy|dro|cho|les|ter|ol [,dɪhaɪdrəʊkə'lestərəʊl, -rɔl] *noun*: 7-Dehydrocholesterin *nt*, Provitamin D_3 *nt*

11-de|hy|dro|cor|ti|cos|ter|one [dɪ,haɪdrəʊ,kɔːrtɪ'kɑstərəʊn] *noun*: 11-Dehydrocorticosteron *nt*, Kendall-Substanz A

de|hy|dro|ep|i|an|dros|ter|one [,dɪhaɪdrəʊ,epɪæn'drɑstərəʊn] *noun*: Dehydroepiandrosteron *nt*
dehydroepiandrosterone sulfate: Dehydroepiandrosteronsulfat *nt*
dehydroepiandrosterone sulphate: (*brit.*) →*dehydroepiandrosterone sulfate*

de|hy|dro|gen|ase [dɪ'haɪdrəʊdʒəneɪz] *noun*: Dehydrogenase *f*, Dehydrase *f*
acetaldehyde dehydrogenase: Aldehyddehydrogenase *f*
acyl-CoA dehydrogenase: Acyl-CoA-dehydrogenase *f*
alcohol dehydrogenase: Alkoholdehydrogenase *f*
aldehyde dehydrogenase: Aldehyddehydrogenase *f*
aldehyde dehydrogenase (NAD^+): Aldehyddehydrogenase *f*
aminoadipate semialdehyde dehydrogenase: Aminoadipatsemialdehyddehydrogenase *f*
aminoadipic acid semialdehyde dehydrogenase: Aminoadipinsäuresemialdehyddehydrogenase *f*
2-aminomuconic acid semialdehyde dehydrogenase: 2-Aminomuconsäuresemialdehyddehydrogenase *f*
aspartate semialdehyde dehydrogenase: Aspartatsemialdehyddehydrogenase *f*
β-hydroxyisobutyric acid dehydrogenase: β-Hydroxyisobuttersäuredehydrogenase *f*
branched-chain α-keto acid dehydrogenase: verzweigtkettige α-Ketosäuredehydrogenase *f*, verzweigtkettige α-Ketosäuredecarboxylase *f*, branched-chain-2-Ketosäuredehydrogenase *f*
branched-chain 2-keto acid dehydrogenase: →*branched-chain α-keto acid dehydrogenase*
cortisol dehydrogenase: Cortisoldehydrogenase *f*, 11-β-Hydroxysteroiddehydroxygenase *f*
cytosol glycerol-3-phosphate dehydrogenase: →*glycerol-3-phosphate dehydrogenase (NAD^+)*
dihydrolipoamide dehydrogenase: Dihydrolipoyldehydrogenase *f*, Lipoamiddehydrogenase *f*
dihydrolipoyl dehydrogenase: →*dihydrolipoamide dehydrogenase*
dihydrouracil dehydrogenase: Dihydrouracildehydrogenase *f*
flavin-linked dehydrogenase: flavingebundene/flavinabhängige Dehydrogenase *f*
formaldehyde dehydrogenase: Formaldehyddehydrogenase *f*
formate dehydrogenase: Formiatdehydrogenase *f*
glucose-6-phosphate dehydrogenase: Glucose-6-phosphatdehydrogenase *f*
glutamate dehydrogenase: Glutamatdehydrogenase *f*, Glutaminsäuredehydrogenase *f*

D

glyceraldehyde-3-phosphate dehydrogenase: Glycerinaldehyd(-3-)dehydrogenase *f*, 3-Phosphoglycerinaldehyddehydrogenase *f*
glycerol-3-phosphate dehydrogenase: Glycerin-3-phosphatdehydrogenase *f*
glycerol-3-phosphate dehydrogenase (NAD$^+$): zytoplasmatische Glycerin-3-phosphatdehydrogenase *f*, Glycerinphosphatdehydrogenase (NAD$^+$) *f*
histidinol dehydrogenase: Histidinoldehydrogenase *f*
homoserine dehydrogenase: Homoserindehydrogenase *f*
3-hydroxyacyl-CoA dehydrogenase: 3-Hydroxyacyl-CoA-dehydrogenase *f*
α-hydroxybutyrate dehydrogenase: Alphahydroxybutyrat-Dehydrogenase *f*
β-hydroxybutyrate dehydrogenase: β-Hydroxybutyratdehydrogenase *f*, 3-Hydroxybutyratdehydrogenase *f*
β-hydroxybutyric dehydrogenase: →*β-hydroxybutyrate dehydrogenase*
hydroxysteroid dehydrogenase: Hydroxysteroiddehydrogenase *f*
L-iditol dehydrogenase: L-Iditoldehydrogenase *f*, Iditdehydrogenase *f*, Sorbitdehydrogenase *f*
IMP dehydrogenase: IMP-Dehydrogenase *f*, Inosinsäuredehydrogenase *f*
inosinic acid dehydrogenase: →*IMP dehydrogenase*
isocitrate dehydrogenase: Isozitrat-, Isocitratdehydrogenase *f*
isocitrate dehydrogenase (NAD$^+$): NAD-spezifische Isocitratdehydrogenase *f*
isocitrate dehydrogenase (NADP$^+$): NADP-spezifische Isocitratdehydrogenase *f*
isocitric acid dehydrogenase: →*isocitrate dehydrogenase*
α-isopropyl malate dehydrogenase: α-Isopropylmalatdehydrogenase *f*
isovaleric acid-CoA dehydrogenase: →*isovaleryl-CoA dehydrogenase*
isovaleryl-CoA dehydrogenase: Isovaleryl-CoA-dehydrogenase *f*
α-keto acid dehydrogenase: α-Ketosäuredehydrogenase *f*
α-ketoglutarate dehydrogenase: α-Ketoglutaratdehydrogenase *f*
α-ketoisocaproic acid dehydrogenase: α-Ketoisocapronsäuredehydrogenase *f*
α-ketoisovalerate dehydrogenase: α-Ketoisovaleratdehydrogenase *f*, α-Ketoisovaleriansäuredehydrogenase *f*
α-ketoisovaleric acid dehydrogenase: →*α-ketoisovalerate dehydrogenase*
lactate dehydrogenase: Lactatdehydrogenase *f*
lactic acid dehydrogenase: →*lactate dehydrogenase*
lipoamide dehydrogenase: Lipamiddehydrogenase *f*, Lipoamiddehydrogenase *f*, Dihydrolipoyldehydrogenase *f*
lysine dehydrogenase: Lysindehydrogenase *f*
malate dehydrogenase: Malatdehydrogenase *f*, Malatenzym *nt*
malate-NAD dehydrogenase: →*malate dehydrogenase*
malate dehydrogenase (NADP$^+$): Malatdehydrogenase (NADP$^+$) *f*, Malatenzym *nt*
malate-NADPH dehydrogenase: →*malate dehydrogenase (NADP$^+$)*
malic acid dehydrogenase: →*malate dehydrogenase*
mitochondrial NADH dehydrogenase: mitochondriale NADH-Dehydrogenase *f*
NADH dehydrogenase: NADH-Dehydrogenase *f*
NAD-linked dehydrogenase: NAD-abhängige Dehydrogenase *f*
NADP-specific isocitrate dehydrogenase: →*isocitrate dehydrogenase (NADP$^+$)*
NAD-specific isocitrate dehydrogenase: →*isocitrate dehydrogenase (NAD$^+$)*
orotate dehydrogenase: Orotsäuredehydrogenase *f*
oxoglutarate dehydrogenase: α-Ketoglutaratdehydrogenase *f*
2-oxoisovalerate dehydrogenase (lipoamide): α-Ketoisovaleratdehydrogenase *f*
6-phosphogluconate dehydrogenase: 6-Phosphogluconatdehydrogenase *f*
3-phosphoglyceraldehyde dehydrogenase: Glycerinaldehyd(-3-)dehydrogenase *f*, 3-Phosphoglycerinaldehyddehydrogenase *f*
phosphoglycerate dehydrogenase: Phosphoglyceratdehydrogenase *f*
prephenate dehydrogenase: Prephensäuredehydrogenase *f*
proline dehydrogenase: Prolindehydrogenase *f*, Prolin(-5-)oxidase *f*
pyridine-linked dehydrogenase: pyridinabhängige Dehydrogenase *f*
pyridine nucleotide dehydrogenase: Pyridinnucleotiddehydrogenase *f*
Δ^1-pyrroline-5-carboxylate dehydrogenase: Δ^1-Pyrrolin-5-carboxylat-dehydrogenase *f*
pyruvate dehydrogenase: Pyruvatdehydrogenase *f*
pyruvate dehydrogenase lipoamide: Pyruvatdehydrogenase (Lipoamid) *f*
Robison ester dehydrogenase: Glucose-6-phosphatdehydrogenase *f*
saccharopine dehydrogenase: Saccharopindehydrogenase *f*
saccharopine dehydrogenase (NAD$^+$, L-glutamate forming): Saccharopindehydrogenase (NAD$^+$, L-Glutamat-bildend) *f*
saccharopine dehydrogenase (NADP$^+$, L-lysine forming): Saccharopindehydrogenase (NADP$^+$, L-Lysinbildend) *f*
sarcosine dehydrogenase: Sarkosindehydrogenase *f*
sorbitol dehydrogenase: L-Iditoldehydrogenase *f*, Iditdehydrogenase *f*, Sorbitdehydrogenase *f*
succinate dehydrogenase: Succinatdehydrogenase *f*
tetrahydrofolate dehydrogenase: Dihydrofolatreduktase *f*
triosephosphate dehydrogenase: Glycerinaldehyd(-3-) dehydrogenase *f*, 3-Phosphoglycerinaldehyddehydrogenase *f*
ubiquinol dehydrogenase: Ubichinol-Cytochrom c-Reduktase *f*
UDPglucose dehydrogenase: Uridindiphosphatglucose-dehydrogenase *f*, UDPG-dehydrogenase *f*
xylitol dehydrogenase: Xylulosereduktase *f*

de|hy|dro|gen|ate [dɪˈhaɪdrədʒəneɪt] *vt*: Wasserstoff entziehen/abspalten, dehydrogenieren, dehydrieren

de|hy|dro|gen|a|tion [dɪˌhaɪdrəʊdʒəˈneɪʃn] *noun*: Wasserstoffentzug *m*, Wasserstoffabspaltung *f*, Dehydrogenierung *f*, Dehydrierung *f*

de|hy|dro|gen|ize [dɪˈhaɪdrədʒənaɪz] *vt*: →*dehydrogenate*

de|hy|dro|i|so|an|dros|ter|one [dɪˌhaɪdrəʊˌaɪsəænˈdrɑstərəʊn] *noun*: →*dehydroepiandrosterone*

de|hy|dro|mor|phine [dɪˌhaɪdrəʊˈmɔːrfiːn] *noun*: Pseudomorphin *nt*, Dehydromorphin *nt*

de|hy|dro|pep|ti|dase [dɪˌhaɪdrəʊˈpeptɪdeɪz] *noun*: Aminoacylase *f*, Hippurikase *f*

de|hy|dro|ret|i|nal [ˌdɪhaɪdrəʊ'retnəl] *noun*: Dehydroretinal *nt*, Retinal$_2$ *nt*
de|hy|dro|ret|i|nol [ˌdɪhaɪdrəʊ'retnɔl] *noun*: 3-Dehydroretinol *nt*, Vitamin A$_2$ *nt*
3-de|hy|dro|sphin|ga|mine [ˌdɪhaɪdrəʊ'sfɪŋgəmiːn, -mɪn] *noun*: 3-Dehydrosphingamin *nt*
de|hy|drox|y|la|tion [dɪhaɪ'drɑksɪ'leɪʃn] *noun*: Dehydroxylierung *f*
de|i|o|dase [dɪ'aɪədeɪz] *noun*: Dejodase *f*, Dejodinase *f*
de|i|o|din|a|tion [dɪˌaɪədɪ'neɪʃn] *noun*: Dejodierung *f*, Dejodinierung *f*
iodotyrosine deiododinase: Jodtyrosindejododinase *f*
de|i|on|i|za|tion [dɪˌaɪənaɪ'zeɪʃn] *noun*: Entionisierung *f*, Deionisierung *f*
déjà vu [deɪ'ʒa vuː]: Déjà-vu-Erlebnis *nt*
de|jec|ta [dɪ'dʒektə] *plural*: Exkremente *pl*
de|jec|tion [dɪ'dʒekʃn] *noun*: **1.** Niedergeschlagenheit *f*, Mutlosigkeit *f*, Melancholie *f* **2.** Stuhlgang *m*, Defäkation *f* **3.** Stuhl *m*, Kot *m*, Fäzes *pl*
deka- *präf.*: →*deca-*
de|lac|ri|ma|tion [dɪˌlækrə'meɪʃn] *noun*: übermäßige Tränensekretion *f*, übermäßiger Tränenfluss *m*
de|lac|ta|tion [dɪlæk'teɪʃn] *noun*: Abstillen *nt*, Ablaktation *f*, Ablactatio *f*
de|lam|i|na|tion [dɪˌlæmɪ'neɪʃn] *noun*: Delamination *f*
de|lay [dɪ'leɪ]: **I** *noun* Aufschub *m*, Verzögerung *f*; Verspätung *f* **II** *vt* **1.** ver-, aufschieben, verzögern **2.** hemmen, aufhalten
left conduction delay: Linksverspätung *f*
de|layed [dɪ'leɪd] *adj*: verzögert, verschleppt, verspätet; verschoben, aufgeschoben; Spät-
del|e|te|ri|ous [ˌdelɪ'tɪərɪəs] *adj*: (gesundheits-)schädlich, schädigend, zerstörend, deletär
de|le|tion [dɪ'liːʃn] *noun*: Deletion *f*
chromosome deletion: Chromosomendeletion *f*
partial deletion: partielle Deletion *f*
de|lib|er|ate [dɪ'lɪbərɪt] *adj*: absichtlich
de|lim|it [dɪ'lɪmɪt] *vt*: →*delimitate*
de|lim|i|tate [dɪ'lɪmɪteɪt] *vt*: ab-, begrenzen
de|lim|i|ta|tion [dɪˌlɪmɪ'teɪʃn] *noun*: Ab-, Begrenzung *f*
de|lim|i|ta|tive [dɪ'lɪmɪteɪtɪv] *adj*: ab-, begrenzend
de|lin|quent [dɪ'lɪŋkwənt]: **I** *noun* Straffällige *m/f*, Delinquent(in *f*) *m* **II** *adj* straffällig
del|i|quesce [ˌdelɪ'kwes] *vi*: **1.** zerfließen, zergehen **2.** weg-, zerschmelzen
del|i|ques|cence [ˌdelɪ'kwesəns] *noun*: **1.** Zerfließen *nt* **2.** Weg-, Zerschmelzen *nt*
del|i|ques|cent [ˌdelɪ'kwesənt] *adj*: **1.** (*chem.*) zerfließend **2.** zerschmelzend
de|lir|i|ant [dɪ'lɪərɪənt]: **I** *noun* **1.** deliranter Patient *m*, delirante Patientin *f*, Delirende *m/f* **2.** Delirium verursachende *oder* auslösende Substanz *f* **II** *adj* Delirium verursachend *oder* auslösend
de|lir|i|ous [dɪ'lɪərɪəs] *adj*: an Delirium leidend, mit Symptomen des Delirs, delirant, delirös
de|lir|i|um [dɪ'lɪəriːəm] *noun, plural* **-lir|i|ums, -lir|ia** [-'lɪərɪə]: Delir *nt*
acute delirium: akutes Delir *nt*, akutes Delirium *nt*, Delirium acutum
alcoholic delirium: Alkoholdelir *nt*, Delirium tremens/alcoholicum
delirium alcoholicum: Alkoholdelir *nt*, Delirium tremens/alcoholicum
febrile delirium: Fieberdelir *nt*
muttering delirium: mussitierendes Delirium *nt*, Delirium mussitans
post-traumatic delirium: posttraumatisches Delir(ium) *nt*
senile delirium: seniles Delir(ium) *nt*
toxic delirium: toxisches Delir(ium) *nt*
traumatic delirium: posttraumatisches Delir(ium) *nt*
delirium tremens: **1.** Alkoholdelir *nt*, Delirium tremens/alcoholicum **2.** Entzugssyndrom *nt*, -delir *nt*, Delirium tremens
del|i|tes|cence [ˌdelɪ'tesəns] *noun*: **1.** Inkubationszeit *f*, -periode *f* **2.** plötzliches Verschwinden *nt* von Symptomen *oder* Effloreszenzen
de|liv|er [dɪ'lɪvər] *vt*: **1.** (*eine Frau*) entbinden; (*Kind*) gebären, zur Welt bringen **2.** (*Plazenta*) manuell lösen **3.** (*Linse*) entbinden
de|liv|er|y [dɪ'lɪvəriː] *noun*: Geburt *f*, Entbindung *f*, Partus *m*
anethetic-induced delivery: medikamentöse Schnellentbindung *f*
delivery of arm presentation: klassische Armlösung *f*
assisted breech delivery: Manualhilfe *f*
breech delivery: Steißgeburt *f*, Geburt *f* aus Beckenendlage/Steißlage
conduplicato corpore delivery: Conduplicato-corpore-Geburt *f*
delayed delivery: Partus serotinus
Duncan mechanism of placental delivery: Duncan-Modus *m*
forceps delivery: Zangengeburt *f*, -entbindung *f*, -extraktion *f*
high forceps delivery: hohe Zangengeburt *f*
high-risk delivery: Risikogeburt *nt*
late delivery: Spätgeburt *f*
low forceps delivery: tiefe Zangengeburt *f*
midforceps delivery: Zangengeburt *f* aus der Beckenmitte
outlet forceps delivery: tiefe Zangengeburt *f*
postmature delivery: Entbindung *f* eines übertragenen Säuglings
postmortem delivery: Entbindung *f* eines Säuglings aus einer verstorbenen Mutter
post-term delivery: Partus serotinus
premature delivery: Frühgeburt *f*, Entbindung *f* einer Frühgeburt
spontaneous delivery: Spontangeburt *f*, -entbindung *f*
surgical delivery: operative Entbindung *f*
timed delivery: programmierte Geburt *f*
de|lo|mor|phic [ˌdiːləʊ'mɔːrfɪk] *adj*: →*delomorphous*
de|lo|mor|phous [ˌdiːləʊ'mɔːrfəs] *adj*: delomorph
de|louse [dɪ'laʊs] *vt*: entlausen
de|lous|ing [dɪ'laʊsɪŋ] *noun*: Entlausen *nt*, Entlausung *f*
del|ta ['deltə] *noun*: **1.** Delta *nt* **2.** Delta *nt*, Dreieck *nt*
apical delta: apikales Delta *nt*, Delta apicale
del|ta|cor|ti|sone [ˌdeltə'kɔːrtəzəʊn] *noun*: Prednison *nt*
del|toid ['deltɔɪd]: **I** *noun* Deltamuskel *m*, Deltoideus *m*, Musculus deltoideus **II** *adj* **1.** Musculus deltoideus betreffend **2.** deltaförmig, dreieckig
del|toi|dal [del'tɔɪdl] *adj*: deltaförmig, dreieckig
de|lu|sion [dɪ'luːʒn] *noun*: Wahn *m*
depressive delusion: depressiver Wahn *m*
dermatozoic delusion: Dermatozoenwahn *m*, taktile Halluzinose *f*
expansive delusion: expansiver Wahn *m*, Größenwahn *m*, Megalomanie *f*
delusion of grandeur: →*expansive delusion*
grandiose delusion: →*expansive delusion*
hypochondriacal delusion: hypochondrischer Wahn *m*, Krankheitswahn *m*
interpretation delusion: wahnhaftes Bedeutungserleb-

D

nis *nt*
delusion of negation: nihilistischer Wahn *m*
nihilistic delusion: nihilistischer Wahn *m*
paranoid delusion: paranoider Wahn *m*
delusion of persecution: Verfolgungswahn *m*, persekutorischer Wahn *m*
persecutory delusion: persekutorischer Wahn *m*, Verfolgungswahn *m*
delusion of poverty: Verarmungswahn *m*
delusion of reference: Beziehungswahn *m*
residual delusion: Residualwahn *m*
sensitive delusion of reference: sensitiver Beziehungswahn *m*
delusion of sin and guilt: Versündigungswahn *m*
somatic delusion: hypochondrischer Wahn *m*
systematized delusion: systematisierter Wahn *m*

D

de|lu|sion|al [dɪˈluːʒnl] *adj*: eingebildet, wahnhaft, Wahn-
de|lu|sive [dɪˈluːsɪv] *adj*: **1.** →*delusional* **2.** täuschend, irreführend, trügerisch
de|lu|so|ry [dɪˈluːsəriː] *adj*: **1.** →*delusional* **2.** täuschend, irreführend, trügerisch
DEMA *Abk.*: dichloroethylmethylamine
de|mand [dɪˈmænd] *noun*: Anforderung *f*, Bedarf *m*
de|mar|cate [ˈdiːmɑːrkeɪt] *vt*: abgrenzen, trennen, demarkieren (*from* gegen, von)
de|mar|cat|ed [ˈdiːmɑːrkeɪtɪd] *adj*: demarkiert, abgegrenzt
de|mar|ca|tion [ˌdiːmɑːrˈkeɪʃn] *noun*: Abgrenzung *f*, Demarkation *f*; Abgrenzen *nt*, Demarkieren *nt*
de|mar|ka|tion [ˌdiːmɑːrˈkeɪʃn] *noun*: →*demarcation*
de|mas|cu|lin|i|za|tion [dɪˌmæskjələnɪˈzeɪʃn] *noun*: Demaskulinisation *f*
de|mas|cu|lin|iz|ing [dɪˈmæskjəlɪnaɪzɪŋ] *adj*: demaskulinisierend
De|mat|i|a|ce|ae [dɪˌmætiːæˈsɪɪ] *plural*: Dematiazeen *pl*, Schwärzepilze *pl*, Phaeohyphomyzeten *pl*
dem|e|clo|cy|cline [ˌdeməkləʊˈsaɪkliːn] *noun*: Demeclocyclin *nt*, Demethylchlortetracyclin *nt*
dem|e|col|cine [ˌdeməˈkɑlsiːn] *noun*: Demecolcin *nt*, N-desacetyl-N-methylcolchicin *nt*
de|ment|ed [dɪˈmentɪd] *adj*: an Demenz leidend, dement
de|men|tia [dɪˈmenʃ(ɪ)ə] *noun*: Demenz *f*
AIDS-related dementia: AIDS-Demenz *f*, HIV-Enzephalopathie *f*
Binswanger's dementia: Binswanger-Enzephalopathie *f*, subkortikale progressive Enzephalopathie *f*, Encephalopathia chronica progressiva subcorticalis
catatonic dementia: katatone Demenz *f*
cortical dementia: kortikale Demenz *f*
dialysis dementia: chronisch-progressive dialysebedingte Enzephalopathie *f*, Dialyseenzephalopathie *f*
epileptic dementia: epileptische Demenz *f*
hebephrenic dementia: hebephrene Demenz *f*
HIV-related dementia: AIDS-Demenz *f*, HIV-Enzephalopathie *f*
infantile dementia: Heller-Syndrom *nt*, Dementia infantilis
Lewy bodies dementia: Lewy-Körperdemenz *f*
multi-infarct dementia: Multiinfarktenzephalopathie *f*, -demenz *f*
paralytic dementia: progressive Paralyse *f*, Paralysis progressiva
presenile dementia: **1.** präsenile Demenz *f* **2.** Alzheimer-Krankheit *f*, präsenile Alzheimer-Demenz *f*, Demenz *f* vom Alzheimer-Typ
dementia pugilista: Boxerenzephalopathie *f*, Encephalopathia traumatica
senile dementia: senile Demenz *f*, Altersschwachsinn *m*, Dementia senilis
subcortical dementia: subkortikale Demenz *f*
toxic dementia: toxische Demenz *f*
vascular dementia: vaskuläre Demenz *f*
Wernicke's dementia: Presbyophrenie *f*
de|meth|yl|a|tion [dɪˌmeθəˈleɪʃn] *noun*: Demethylierung *f*
de|meth|yl|chlor|tet|ra|cy|cline [dɪˌmeθəlˌklɔːrˌtetrəˈsaɪkliːn] *noun*: →*demeclocycline*
demi- *präf.*: Halb-, Demi-, Semi-
dem|i|lune [ˈdemɪluːn]: **I** *noun* Halbmond *m*, Mondsichel *f* **II** *adj* halbmond-, (mond)sichelförmig
Giannuzzi's demilune: →*demilune of Heidenhain*
demilune of Heidenhain: (von) Ebner-Halbmond *m*, Giannuzzi-Halbmond *m*, Heidenhain-Halbmond *m*, seröser Halbmond *m*
de|min|er|al|i|za|tion [dɪˌmɪn(ə)rəlaɪˈzeɪʃn] *noun*: Demineralisation *f*
de|min|er|al|ize [dɪˈmɪn(ə)rəlaɪz] *vt*: entsalzen, demineralisieren
dem|o|dec|tic [deməˈdektɪk] *adj*: durch Demodex hervorgerufen
Dem|o|dex [ˈdemədeks, ˈdiːm-] *noun*: Demodex *m*
Demodex brevis: Demodex brevis
Demodex folliculorum: Haarbalgmilbe *f*, Demodex folliculorum
Dem|o|dic|i|dae [ˌdemɪˈdɪkɪdiː] *plural*: Demodicidae *pl*, Haarbalgmilben *pl*
dem|o|dic|i|do|sis [ˌdemɪˌdɪsɪˈdəʊsɪs] *noun*: Demodikose *f*
dem|o|di|co|sis [ˌdemədɪˈkəʊsɪs] *noun*: Demodikose *f*
dem|o|gram [ˈdeməgræm, ˈdiːmə-] *noun*: Demogramm *nt*
dem|o|graph|ic [ˌdeməˈgræfɪk] *adj*: Demografie betreffend, mittels Demografie, demographisch
de|mog|ra|phy [dɪˈmɑgrəfiː] *noun*: Demographie *f*, Demografie *f*, Bevölkerungslehre *f*
dem|on|strate [ˈdemənstreɪt] *vt*: demonstrieren, darlegen, zeigen, veranschaulichen, anschaulich machen
dem|on|stra|tion [ˌdemənˈstreɪʃn] *noun*: **1.** Demonstrierung *f*, Demonstration *f*, (anschauliche) Darstellung *f*, Veranschaulichung *f*, praktisches Beispiel *nt* **2.** Beweis *m* (*of* für)
de|mon|stra|tive [dəˈmɑnstrətɪv] *adj*: **1.** beweisend, überzeugend, anschaulich (zeigend) **2.** auffällig, betont, demonstrativ
dem|on|stra|tor [ˈdemənstreɪtər] *noun*: **1.** Assistent(in *f*) *m*, Demonstrator *m* **2.** Beweis(mittel *nt*) *m*
de|mo|pho|bi|a [deməˈfəʊbɪə] *noun*: Angst *f* vor Menschenansammlungen, Demophobie *f*
de|mo|pho|bic [deməˈfəʊbɪk] *adj*: Demophobie betreffend, demophob, ochlophob
de|mor|phin|i|za|tion [dɪˌmɔːrfənaɪˈzeɪʃn] *noun*: schrittweiser Morphinentzug *m*
dem|ox|e|pam [demˈɑksɪpæm] *noun*: Demoxepam *nt*
de|mu|co|sa|tion [ˌdɪmjuːkəˈzeɪʃn] *noun*: Schleimhautentfernung *f*, Schleimhautexzision *f*
de|mul|cent [dɪˈmʌlsənt]: **I** *noun* (*pharmakol.*) Demulcens *nt* **II** *adj* (reiz-)lindernd
de|my|e|li|nate [dɪˈmaɪəlɪneɪt] *vt*: entmarken, demyelinisieren
de|my|e|li|nat|ing [dɪˈmaɪəlɪneɪtɪŋ] *adj*: Entmarkungs-, demyelinisierend
de|my|e|li|na|tion [ˌdɪmaɪəlɪˈneɪʃn] *noun*: Entmarkung *f*, Demyelinisation *f*, Demyelinisierung *f*
de|my|e|lin|i|za|tion [dɪˌmaɪəlɪnəˈzeɪʃn] *noun*: Entmarkung *f*, Demyelinisation *f*, Demyelinisierung *f*
DENA *Abk.*: diethylnitrosamine
de|na|tur|ant [dɪˈneɪtʃərənt] *noun*: denaturierendes Mit-

tel *nt*, Denaturierungsmittel *nt*, Vergällungsmittel *nt*
de|na|tur|a|tion [dɪˌneɪtʃə'reɪʃn] *noun*: **1.** Denaturierung *f*, Denaturieren *nt* **2.** Vergällen *nt*, Denaturieren *nt*
de|na|ture [dɪ'neɪtʃər] *vt*: **1.** denaturieren **2.** vergällen, denaturieren
de|na|tured [dɪ'neɪtʃərd] *adj*: vergällt, denaturiert
den|drax|on [den'dræksɑn] *noun*: Endbäumchen *nt*, Telodendron *nt*
den|dric ['dendrɪk] *adj*: →*dendritic*
den|dri|form ['dendrəfɔːrm] *adj*: verzweigt, verästelt, dendritisch
den|drite ['dendraɪt] *noun*: Dendrit *m*
apical dendrite: Apikaldendrit *m*
primitive dendrite: primitiver Dendrit *m*
transient dendrite: vorläufiger/transienter Dendrit *m*
den|drit|ic [den'drɪtɪk] *adj*: Dendriten betreffend, verästelt, verzweigt, dendritisch
den|drit|i|cal [den'drɪtɪkl] *adj*: →*dendritic*
den|dro|den|drit|ic [ˌdendrəʊden'drɪtɪk] *adj*: dendrodendritisch
den|droid ['dendrɔɪd] *adj*: →*dendriform*
den|dron ['dendrɑn] *noun*: →*dendrite*
de|ner|vate [dɪ'nɜrveɪt] *vt*: denervieren
de|ner|vat|ed [dɪ'nɜrveɪtɪd] *adj*: ohne Nervenversorgung, denerviert, enerviert
de|ner|va|tion [dɪˌnɜr'veɪʃn] *noun*: Denervierung *f*
cardiac denervation: kardiale Denervierung *f*, Herzdenervierung *f*
pulmonary denervation: Lungendenervierung *f*
den|gue ['deŋgeɪ, -gɪ] *noun*: Dengue-Fieber *nt*
haemorrhagic dengue: (*brit.*) →*hemorrhagic dengue*
hemorrhagic dengue: Dengue-hämorrhagisches Fieber *nt*
Philippine dengue: Dengue-hämorrhagisches Fieber *nt*
de|ni|al [dɪ'naɪəl] *noun*: Verleugnung *f*
den|i|da|tion [denɪ'deɪʃn] *noun*: Abstoßung/Desquamation *f* der Lamina functionalis während der Menstruation
de|ni|tra|tion [dɪnaɪ'treɪʃn] *noun*: →*denitrification*
de|ni|tri|fi|ca|tion [dɪˌnaɪtrəfaɪ'keɪʃn] *noun*: Denitrifizierung *f*, Denitrifikation *f*, Denitrierung *f*
de|ni|tri|fy [dɪ'naɪtrəfaɪ] *vt*: denitrifizieren, denitrieren
de|ni|tro|gen|a|tion [dɪˌnaɪtrədʒɪ'neɪʃn] *noun*: Denitrogenisation *f*, Denitrogenisierung *f*
de|nom|i|na|tor [dɪ'nɑməneɪtər] *noun*: Nenner *m*
dens [denz] *noun*, *plural* **den|tes** ['dentiːz]: **1.** Zahn *m*, Dens *m*; zahnähnlicher Teil/Fortsatz *m* **2.** Zahn *m* des II. Halswirbels, Dens axis
dentes acuti: Schneidezähne *pl*, Dentes incisivi
dens acutus: Schneidezahn *m*, Dens incisivus
dentes angulares: Eckzähne *pl*, Dentes angulares, Dentes cuspidati
dens angularis: Eckzahn *m*, Dens caninus, Dens angularis, Dens cuspidatus
dens axis: Zahn *m* des II. Halswirbels, Dens axis
dentes bicuspidi: Prämolaren *pl*, vordere Backenzähne *pl*, Dentes premolares, Dentes bicuspidati
dens bicuspidus: Prämolar *m*, vorderer Backenzahn *m*, Dens premolaris, Dens bicuspidatus
dens caninus: Eckzahn *m*, Dens caninus, Dens angularis, Dens cuspidatus
dentes cuspidati: Eckzähne *pl*, Dentes cuspidati, Dentes angulares
dens cuspidatus: Eckzahn *m*, Dens caninus, Dens angularis, Dens cuspidatus
dentes decidui: Milchzähne *pl*, Milchgebiss *nt*, Dentes decidui, Dentes lactales
dens deciduus: Milchzahn *m*, Dens deciduus
dens evaginatus: Dens evaginatus
dentes incisivi: Schneidezähne *pl*, Dentes incisivi
dens incisivus: Schneidezahn *m*, Dens incisivus
dens incisivus major: großer Schneidezahn *m*, Dens incisivus major
dens incisivus minor: kleiner Schneidezahn *m*, Dens incisivus minor
dens in dente: Zahn im Zahn, Dens in dente
dens invaginatus: Dens invaginatus
dentes lactales: →*dentes decidui*
dentes molares: Molaren *pl*, Mahlzähne *pl*, Backenzähne *pl*, Dentes molares
dens molaris: Molar *m*, Mahlzahn *m*, Backenzahn *m*, Dens molaris
dens permanens: bleibender Zahn *m*, Dens permanens
dentes permanentes: bleibende Zähne *pl*, bleibendes Gebiss *m*, Dauergebiss *nt*, Dentes permanentes
dentes premolares: Prämolaren *pl*, vordere Backenzähne *pl*, Dentes premolares, Dentes bicuspidati
dens premolaris: Prämolar *m*, vorderer Backenzahn *m*, Dens premolaris, Dens bicuspidatus
dens sapiens: Weisheitszahn *m*, dritter Molar *m*, Dens sapiens, Dens serotinus
dentes sapientiae: Weisheitszähne *pl*, dritte Molaren *pl*, Dentes sapientiae
dens serotinus: Weisheitszahn *m*, dritter Molar *m*, Dens sapiens, Dens serotinus
dense [dens] *adj*: dicht
dense|ness ['densnəs] *noun*: Dichte *f*
den|si|fy ['densəfaɪ]: **I** *vt* verdichten **II** *vi* sich verdichten
den|sim|e|ter [den'sɪmɪtər] *noun*: Densitometer *nt*
den|si|tom|e|ter [ˌdensɪ'tɑmɪtər] *noun*: **1.** Densi(to)meter *nt*, Dichtemesser *m* **2.** Densitometer *nt*, Densograph *m*
den|si|tom|e|try [ˌdensɪ'tɑmətriː] *noun*: Dichtemessung *f*, Dichtebestimmung *f*, Densimetrie *f*, Densitometrie *f*
bone densitometry: Osteodensitometrie *f*
den|si|ty ['densətiː] *noun*: Dichte *f*, Dichtheit *f*
absolute density: absolute Dichte *f*
alveolar bone density: Alveolarknochendichte *f*
bone density: Knochendichte *f*
buoyant density: Schwebedichte *f*
capillary density: Kapillardichte *f*, Kapillarisierung *f*
coin-shaped density: Rundherd *m*
current density: Stromdichte *f*
decay density: Zerfallsdichte *f*
electron density: Elektronendichte *f*
flux density: **1.** (*physik.*) (magnetische) Flussdichte *f* **2.** (*elektr.*) Stromdichte *f*
innervation density: Innervationsdichte *f*
nutrient density: Reichhaltigkeit *f* an Nährstoffen
optical density: Absorption *f*
population density: Bevölkerungs-, Populationsdichte *f*
receptor density: Rezeptordichte *f*
relative density: relative Dichte *f*
substance density: Stoffmengendichte *f*
tissue density: Gewebsdichte *f*
volumetric density: Raumdichte *f*
weight density: spezifisches Gewicht *nt*
dent- *präf.*: Zahn-, Dent(i)-, Dent(o)-, Odont(o)-
den|tag|ra [den'tægrə, 'dentəgrə] *noun*: →*dentalgia*
den|tal ['dentəl]: **I** *noun* Dental(laut) *m*; Alveolar(laut) *m* **II** *adj* **1.** Zahn *oder* Zähne betreffend, dental, Zahn- **2.** von den Zähnen ausgehend, dentogen **3.** dental, zahnärztlich, zahnheilkundlich, Zahn-
den|tal|gia [den'tældʒ(ɪ)ə] *noun*: Zahnschmerz(en *pl*) *m*, Dentalgie *f*, Dentalgia *f*, Dentagra *f*

den|tate ['denteɪt] *adj*: mit Zähnen versehen, gezähnt
den|ta|tec|to|my [,dentə'tektəmiː] *noun*: Dentatektomie *f*
den|tat|ed ['denteɪtɪd] *adj*: →*dentate*
den|ta|tum [den'teɪtəm] *noun*: Dentatum *nt*, Nucleus dentatus
den|tes ['dentiːz] *plural*: →*dens*
denti- *präf.*: Zahn-, Dent(i)-, Dent(o)-, Odont(o)-
den|ti|buc|cal [,dentɪ'bʌkl] *adj*: Zähne und Wange/Bucca betreffend, odontobukkal, dentobukkal

D

den|ti|cle ['dentɪkl] *noun*: **1.** kleiner Zahn *m*, Zähnchen *nt*, Denticulus *nt* **2.** →*true denticle*
adherent denticle: adhärenter Dentikel *m*, verwachsener Dentikel *m*
attached denticle: adhärenter Dentikel *m*, verwachsener Dentikel *m*
embedded denticle: interstitieller Dentikel *m*
false denticle: falscher Dentikel *m*, unechter Dentikel *m*, falscher Pulpastein *m*
free denticle: freier Dentikel *m*
interstitial denticle: interstitieller Dentikel *m*
pulp denticle: echter Pulpastein *m*, Pulpaknoten *m*, Dentikel *m*
true denticle: Dentikel *m*, echter Pulpastein *m*, Pulpaknoten *m*, wahrer/echter Dentikel *m*
den|tic|u|late [den'tɪkjəlɪt, -leɪt] *adj*: mit kleinen Zähnchen versehen, gezähnt, gezackt
den|tic|u|lat|ed [den'tɪkjəleɪtɪd] *adj*: →*denticulate*
den|ti|fi|ca|tion [,dentəfɪ'keɪʃn] *noun*: →*dentinogenesis*
den|ti|form ['dentɪfɔːrm] *adj*: zahnförmig, dentiform
den|ti|frice ['dentɪfrɪs] *noun*: Zahnreinigungsmittel *nt*, Zahnreinigungspulver *nt*, Zahnpaste *f*, Dentifricium *nt*
accepted dentifrice: von der American Dental Association anerkanntes Zahnreinigungsmittel *nt*
fluoride dentifrice: fluorid-haltiges Zahnreinigungsmittel *m*, Fluorid-Zahnpaste *f*
monofluorophosphate dentifrice: Monofluorophosphat-haltiges Zahnreinigungsmittel *m*, Monofluorophosphat-Zahnpaste *f*
sodium fluoride dentifrice: Natriumfluorid-haltiges Zahnreinigungsmittel *m*, Natriumfluorid-Zahnpaste *f*
stannous fluoride dentifrice: Zinnfluorid-haltiges Zahnreinigungsmittel *m*, Zinnfluorid-Zahnpaste *f*
den|tig|er|ous [den'ɪdʒərəs] *adj*: zahnhaltig
den|ti|la|bi|al [,dentɪ'leɪbɪəl] *adj*: Zähne und Lippen/Labia betreffend, dentolabial, odontolabial
den|ti|lin|gual [,dentɪ'lɪŋgwəl]: **I** *noun* Dentilingual(laut) *m* **II** *adj* Zähne und Zunge/Lingua betreffend, dentolingual, odontolingual
den|tim|e|ter [den'tɪmɪtər] *noun*: Dentimeter *nt*
den|tin ['dentn, -tɪn] *noun*: Dentin *nt*, Zahnbein *nt*, Dentinum *nt*, Substantia eburnea
adventitious dentin: Tertiärdentin *nt*, irreguläres Dentin *nt*, Irregulärdentin *nt*
apical dentin: Wurzelspitzendentin *nt*, Spitzendentin *nt*, apikales Dentin *nt*
black dentin: schwarzes Dentin *nt*
calcified dentin: transparentes Dentin *nt*, sklerotisches Dentin *nt*, Dentinsklerosierung *f*
carious dentin: kariöses Dentin *nt*
circumpulpal dentin: Zirkumpulpärdentin *nt*, zirkumpulpales Dentin *nt*
circumpulpar dentin: →*circumpulpal dentin*
coronal dentin: Kronendentin *nt*
cover dentin: Manteldentin *nt*
crown dentin: Kronendentin *nt*
developmental dentin: während der Entwicklung gebildetes Dentin
functional dentin: funktionelles Dentin *nt*, reguläres Sekundärdentin *nt*
globular dentin: Globulardentin *nt*, globuläres Dentin *nt*
hereditary opalescent dentin: Capdepont-Zahndysplasie *f*, -Syndrom *nt*, Stainton-Syndrom *nt*, Glaszähne *pl*, Dentinogenesis imperfecta hereditaria
hypersensitive dentin: sensibles Dentin *nt*, überempfindliches Dentin *nt*
infected dentin: infiziertes Dentin *nt*
interglobular dentin: Interglobulardentin *nt*, interglobuläres Dentin *nt*
intermediate dentin: Intermediärdentin *nt*, intermediäres Dentin *nt*
intertubular dentin: Intertubulardentin *nt*, intertubuläres Dentin *nt*
irregular dentin: Tertiärdentin *nt*, irreguläres Dentin *nt*, Irregulärdentin *nt*
irritation dentin: Reizdentin *nt*, Reaktionsdentin *nt*, Sekundärdentin *nt*
mantle dentin: Manteldentin *nt*
mature dentin: reifes Dentin *nt*
opalescent dentin: opaleszierendes Dentin *nt*, opaleszentes Dentin *nt*
peritubular dentin: Peritubulardentin *nt*, peritubuläres Dentin *nt*
postnatal dentin: postnatal-gebildetes Dentin *nt*
prenatal dentin: pränatal-gebildetes Dentin *nt*
primary dentin: Primärdentin *nt*
radicular dentin: Wurzeldentin *nt*
reparative dentin: Tertiärdentin *nt*, irreguläres Dentin *nt*, Irregulärdentin *nt*
residual carious dentin: kariöses Restdentin *nt*, residuales kariöses Dentin *nt*
sclerotic dentin: transparentes Dentin *nt*, sklerotisches Dentin *nt*, Dentinsklerosierung *f*
secondary dentin: Reizdentin *nt*, Reaktionsdentin *nt*, Sekundärdentin *nt*
secondary irregular dentin: Tertiärdentin *nt*, irreguläres Dentin *nt*, Irregulärdentin *nt*
secondary regular dentin: funktionelles Dentin *nt*, reguläres Sekundärdentin *nt*
sensitive dentin: sensibles Dentin *nt*, überempfindliches Dentin *nt*
tertiary dentin: Tertiärdentin *nt*, irreguläres Dentin *nt*, Irregulärdentin *nt*
transparent dentin: transparentes Dentin *nt*, sklerotisches Dentin *nt*, Dentinsklerosierung *f*
vascular dentin: Vasodentin *nt*
den|ti|nal ['dentɪnəl] *adj*: Dentin betreffend, dentinal
den|tin|al|gia [dentɪ'nældʒ(ɪ)ə] *noun*: Dentinschmerz *m*, Dentinalgie *f*
den|tine ['dentiːn] *noun*: →*dentin*
den|tin|i|fi|ca|tion [den,tɪnəfaɪ'keɪʃn] *noun*: Dentinbildung *f*
den|tin|o|blast ['dentɪnəblæst] *noun*: Zahnbeinbildner *m*, Dentinoblast *m*, Odontoblast *m*
den|ti|no|blas|tic [,dentɪnəʊ'blæstɪk] *adj*: dentinoblastisch, odontoblastisch
den|ti|no|blas|to|ma [,dentɪnəblæs'təʊmə] *noun*: →*dentinoma*
den|ti|no|clast ['dentɪnəklæst] *noun*: Odontoklast *m*
den|ti|no|gen|e|sis [,dentɪnə'dʒenəsɪs] *noun*: Zahnbeinbildung *f*, Dentinbildung *f*, Dentinogenese *f*
dentinogenesis hypoplastica hereditaria: →*dentinogenesis imperfecta*
dentinogenesis imperfecta: Capdepont-Syndrom *nt*, hereditär opaleszentes Dentin *nt*, Dentinogenesis im-

perfecta, Dentinogenesis hypoplastica hereditaria, Odontogenesis hypoplastica hereditaria, Capdepont-Zahnhyperplasie *f*, Stainton-Zahnhyperplasie *f*, Stainton-Syndrom *nt*

den|ti|no|gen|ic [ˌdentɪnəˈdʒenɪk] *adj*: Dentinogenese betreffend, Dentin bildend, dentinogen

den|ti|noid [ˈdentɪnɔɪd]: **I** *noun* unverkalkte Dentinmatrix *f*, Prädentin *nt*, Dentinoid *nt* **II** *adj* dentinähnlich, dentinförmig, dentinoid

den|ti|no|ma [dentɪˈnəʊmə] *noun*: Dentinom *nt*

den|tin|os|te|oid [ˌdentɪnˈɑstɪɔɪd] *noun*: benigner Dentin-Osteoid-Mischtumor *m*, Dentinoosteom *nt*

den|ti|num [denˈtaɪnəm] *noun*: →*dentin*

den|tip|a|rous [denˈtɪpərəs] *adj*: mit Zähnen versehen, Zähne tragend, gezähnt

den|tist [ˈdentɪst] *noun*: Zahnarzt *m*, Zahnärztin *f*

den|tis|try [ˈdentɪstriː] *noun*: Zahn(heil)kunde *f*, Zahnmedizin *f*, Dentologie *f*, Odontologie *f*

easthetic dentistry: (*brit.*) →*easthetic dentistry*

ambulatory hospital dentistry: ambulante Versorgung *f*, ambulante Behandlung *f*

ceramic dentistry: Verwendung *f* dentalkeramischer Massen

dentistry for children: Kinderzahnheilkunde *f*, Pädodontie *f*, Kinderzahnmedizin *f*

community dentistry: Gemeindezahnpflege *f*, Gemeindezahnheilkunde *f*

conservative dentistry: konservative Zahnheilkunde *f*, konservierende Zahnheilkunde *f*, Zahnerhaltungskunde *f*

cosmetic dentistry: kosmetische Zahnheilkunde *f*, ästhetische Zahnheilkunde *f*

dry field dentistry: Trockenfeldtechnik *f*, trockene Präparation *f*, Dry-field-Technik *f*

esthetic dentistry: kosmetische Zahnheilkunde *f*, ästhetische Zahnheilkunde *f*

forensic dentistry: forensische Zahnheilkunde *f*, forensische Odonto-Stomatologie *f*

four-handed dentistry: assistierte Zahnheilkunde *f*

geriatric dentistry: Alterszahnheilkunde *f*, Gerodontologie *f*, Gerostomatologie *f*

group dentistry: Gruppenpraxis *f*

hospital dentistry: Krankenhausbehandlung *f*, zahnmedizinische Behandlung *f* in einem Krankenhaus

industrial dentistry: zahnheilkundliche Arbeitsmedizin *f*

interceptive restorative dentistry: prophylaktische restaurative Zahnheilkunde *f*

legal dentistry: forensische Zahnheilkunde *f*, forensische Odonto-Stomatologie *f*

operative dentistry: Zahn- und Kieferchirurgie *f*, chirurgische Zahnheilkunde *f*

outpatient hospital dentistry: ambulante Versorgung *f*, ambulante Behandlung *f*

paediatric dentistry: (*brit.*) →*pediatric dentistry*

pediatric dentistry: Kinderzahnheilkunde *f*, Pädodontie *f*, Kinderzahnmedizin *f*

preventive dentistry: präventive Zahnheilkunde *f*

primary care dentistry: zahnärztliche Primärbehandlung *f*, zahnärztliche Primärversorgung *f*

prophylactic dentistry: prophylaktische Zahnheilkunde *f*

prosthetic dentistry: Prothetik *f*, Zahnersatzkunde *f*, zahnärztliche Prothetik *f*

psychosomatic dentistry: psychosomatische Zahnheilkunde *f*

public health dentistry: öffentliches zahnheilkundliches Gesundheitswesen *nt*

reconstructive dentistry: rekonstruktive Mund-Kiefer-Gesichtschirurgie *f*

restorative dentistry: restaurative Zahnheilkunde *f*

restorative interceptive dentistry: prophylaktische restaurative Zahnheilkunde *f*

solo dentistry: Einzelzahnarztpraxis *f*, Einzelpraxis *f*

TEAM dentistry: Teampraxis *f*

washed-field dentistry: Nassfeldtechnik *f*, Washed-field-Technik *f*

den|ti|tion [denˈtɪʃn] *noun*: **1.** Zahnen *nt*, Zahndurchbruch *m*, Dentition *f*, Dentitio *f* **2.** Zahnreihe *f*, (natürliches) Gebiss *nt*

artificial dentition: (künstliches) Gebiss *nt*, (Teil-)Gebiss *nt*, Zahnersatz *m*, Zahnprothese *f*

deciduous dentition: Milchzähne *pl*, Milchgebiss *nt*, Dentes decidui, Dentes lactales

delayed dentition: verzögerter Zahndurchbruch *m*, verspätete Zahnung *f*, verspäteter Zahndurchbruch *m*, verspätete Dentition *f*, Dentitio tarda, verzögerte Zahnung *f*, Spätzahnung *f*, verzögerte Dentition *f*

difficult dentition: Dentitio difficilis

diphyodont dentition: diphyodontes Gebiss *nt*

first dentition: **1.** erste Dentition *f*, erste Zahnung *f*, erster Zahndurchbruch *m* **2.** Milchzähne *pl*, Milchgebiss *nt*, Dentes decidui, Dentes lactales

heterodont dentition: heterodontes Gebiss *nt*, Gebiss *nt* mit verschiedenen Zahnformen

homodont dentition: homodontes Gebiss *nt*, Gebiss *nt* mit gleichartigen Zähnen

mandibular dentition: Zahnreihe *f* des Unterkiefers, mandibuläre Zahnreihe *f*, Unterkieferzähne *pl*

maxillary dentition: Zahnreihe *f* des Oberkiefers, maxilläre Zahnreihe *f*, Oberkieferzähne *pl*

mixed dentition: Übergangsgebiss *nt*

monophyodont dentition: monophyodontes Gebiss *nt*

natural dentition: natürliches Gebiss *nt*, Gebiss *nt*, natürliche Zähne *pl*

neonatal dentition: während der Neonatalperiode durchbrechende Zähne *pl*, Dentes neonatales

permanent dentition: bleibende/zweite Zähne *pl*, bleibendes Gebiss *m*, Dauergebiss *nt*, Dentes permanentes

polyphyodont dentition: polyphydontes Gebiss *nt*

postpermanent dentition: tertiäre Dentition *f*, dritter Zahndurchbruch *m*, Dentitio tertia

precocious dentition: vorzeitige Zahnung/Dentition *f*, Dentitio precox

predicíduous dentition: angeborene Zähne *pl*, Dentes natales

premature dentition: vorzeitige Zahnung *f*, pathologische Frühzahnung *f*, vorzeitige Dentition *f*, Dentitio praecox

primary dentition: Milchzähne *pl*, Milchgebiss *nt*, Dentes decidui, Dentes lactales

prosthetic dentition: →*artificial dentition*

retarded dentition: →*delayed dentition*

second dentition: zweite Dentition *f*, zweite Zahnung *f*, zweiter Zahndurchbruch *m*

secondary dentition: **1.** zweite Dentition *f*, zweite Zahnung *f*, zweiter Zahndurchbruch *m* **2.** bleibende Zähne *pl*, bleibendes Gebiss *nt*, Dauergebiss *nt*, Dentes permanentes

senile dentition: Dentitio senilis

succedaneous dentition: Ersatzzähne *pl*

temporary dentition: Milchzähne *pl*, Milchgebiss *nt*, Dentes decidui, Dentes lactales

third dentition: tertiäre Dentition *f*, dritter Zahn-

durchbruch *m*, Dentitio tertia
transitional dentition: Übergangsgebiss *nt*
dento- *präf.*: Zahn-, Dent(i)-, Dent(o)-, Odont(o)-
den|to|al|ve|o|lar [ˌdentəʊæl'vɪələr] *adj*: Zahn und Zahnfach/Alveolus betreffend, dentoalveolär, alveolodental
den|to|al|ve|o|li|tis [dentəʊˌælvɪə'laɪtɪs] *noun*: Parodontose *f*
den|to|gen|ic [dentəʊ'dʒenɪk] *adj*: dentogen, odontogen
den|to|gin|gi|val [dentəʊ'dʒɪndʒəvəl] *adj*: dentogingival
den|tog|ra|phy [den'tɑgrəfiː] *noun*: Odontografie *f*
den|toid ['dentɔɪd] *adj*: zahnförmig, zahnartig, dentoid, odontoid
den|to|i|din [den'tɔɪdɪn] *noun*: Dentoidin *nt*
den|to|li|va [ˌdentə'laɪvə] *noun*: (*ZNS*) Olive *f*, Oliva *f*
den|tol|o|gy [den'tɑlədʒiː] *noun*: Dentologie *f*
den|to|ma [den'təʊmə] *noun*: →*dentinoma*
den|to|ru|bral [ˌdentəʊ'ruːbrəl] *adj*: dentorubral
den|to|sur|gi|cal [ˌdentəʊ'sɜrdʒɪkl] *adj*: zahnchirurgisch
den|to|trop|ic [dentəʊ'trɑpɪk] *adj*: dentotrop
den|tu|lous ['dentʃələs] *adj*: mit Zähnen, Zähne tragend
den|ture ['dentʃər] *noun*: (künstliches) Gebiss *nt*, (Teil-) Gebiss *nt*, Zahnersatz *m*, Zahnprothese *f*
acrylic denture: Acrylatprothese *f*, PMMA-Prothese *f*
acrylic resin denture: →*acrylic denture*
easthetic denture: (*brit.*) →*easthetic denture*
articulated partial denture: Teilprothese *f* mit gelenkigem Verbindungselement
bar joint denture: Prothese *f* mit Steggeschiebe
bilateral partial denture: beidseitige Teilprothese *f*
broken-stress partial denture: Teilprothese *f* mit gelenkigem Verbindungselement
cantilever fixed partial denture: Freiendbrücke *f*, Extensionsbrücke *f*, Freiendprothese *f*
clasp denture: Klammerprothese *f*, klammerverankerte Prothese *f*
class III partial denture: Schaltprothese *f*
class II partial denture: Kombinationsprothese *f*
class I partial denture: Prothese *f* mit gingivaler Lagerung
complete denture: Vollprothese *f*, Totalprothese *f*, totale Prothese *f*
conditioning denture: Vorbereitungsprothese *f*
distal extension denture: Freiendprothese *f*, freiendende partielle Prothese *f*, freiendende Teilprothese *f*
distal extension partial denture: →*distal extension denture*
duplicate denture: Prothesenduplikat *nt*, Duplikat *nt*
esthetic denture: kosmetische Prothese *f*
extension partial denture: →*distal extension denture*
fixed cantilever partial denture: Freiendbrücke *f*, Extensionsbrücke *f*, Freiendprothese *f*
fixed partial denture: festsitzende Brücke *f*, festsitzende Prothese *f*, festsitzende Teilprothese *f*, fixe Brücke *f*
full denture: Vollprothese *f*, Totalprothese *f*, totale Prothese *f*
hinge denture: Scharnierdruckbrecher *m*, Scharnier-Stressbreaker *m*
immediate denture: Immediatprothese *f*, Sofortprothese *f*
immediate insertion denture: →*immediate denture*
immediate replacement denture: →*immediate denture*
implant denture: Prothese *f* mit Implantatbefestigung
interim denture: Interimsprothese *f*, vorläufige Prothese *f*
Lee denture: Lee-Prothese *f*
metal base denture: Prothese *f* mit Metallbasis
model wax denture: Probeprothese *f* aus Modellwachs, Modellwachsprothese *f*
mucosa-borne denture: schleimhautgetragene Prothese *f*
onlay denture: →*telescopic denture*
overlay denture: →*telescopic denture*
partial denture: Teilgebiss *nt*, Teilprothese *f*, Teilgebiss *nt*, partielle Prothese *f*
polished surface denture: polierter Teil *m* der Prothese
porcelain denture: Porzellanprothese *f*
precision denture: Prothese *f* mit Präzisionsgeschiebe
precision retained denture: Prothese *f* mit Präzisionsgeschiebe
provisional denture: Interimsprothese *f*, vorläufige Prothese *f*
removable denture: herausnehmbare Prothese *f*
removable partial denture: abnehmbare Brücke *f*, abnehmbare Prothese *f*, abnehmbare Teilprothese *f*
retention denture: Retentionsprothese *f*
sectional partial denture: geteilte Prothese *f*, geteilte Brücke *f*
spoon denture: Oberkieferprothesenplatte *f*
swing-lock denture: Teilprothese *f* mit Schwenkriegel
telescopic denture: teleskopierende Totalprothese *f*, Deckprothese *f*
temporary denture: provisorische Teilprothese *f*
temporary partial denture: provisorische Teilprothese *f*
ticonium denture: Ticoniumprothese *f*
tissue-borne denture: gingivalgetragene Prothese *f*
tissue-borne partial denture: Oberkieferprothesenplatte *f*
tooth and mucosa-borne denture: dental-gingival abgestützte Prothese *f*, Kombinationsprothese *f*
tooth-borne denture: dental abgestütze Prothese *f*
tooth-borne partial denture: dental abgestützte Teilprothese *f*
transitional denture: provosorische Übergangsprothese *f*
trial denture: Probeprothese *f* aus Modellwachs, Modellwachsprothese *f*
unilateral partial denture: unilaterale Teilprothese *f*
de|nu|cle|at|ed [dɪ'n(j)uːklɪeɪtɪd] *adj*: entkernt, kernlos, denukleiert
de|nu|da|tion [ˌdɪnjuː'deɪʃn, ˌdenjə-] *noun*: Denudation *f*
interdental denudation: interdentale Zahnfleischabtragung *f*, interdentale Gingivektomie *f*
de|o|dor|ant [dɪ'əʊdərənt]: **I** *noun* de(s)odorierendes/de(s)odorisierendes Mittel *nt*, Desodorans *nt*, Deodorant *nt* **II** *adj* geruch(s)tilgend, de(s)odorierend, de(s)odorisierend
de|o|dor|ize [dɪ'əʊdəraɪz] *vt, vi*: de(s)odorieren, de(s)odorisieren
de|o|dor|iz|er [dɪ'əʊdəraɪzər] *noun*: →*deodorant I*
de|or|sum|duc|tion [dɪˌɔːrsəm'dʌkʃn] *noun*: Abwärtswendung *f* eines Auges, Infraduktion *f*
de|or|sum|ver|gence [dɪˌɔːrsəm'vɜrdʒəns] *noun*: Infravergenz *f*
de|or|sum|ver|sion [dɪˌɔːrsəm'vɜrʒn] *noun*: Abwärtswendung *f* beider Augen, Infraversion *f*
de|os|si|fi|ca|tion [dɪˌɑsəfɪ'keɪʃn] *noun*: (*Knochen*) Demineralisation *f*
de|ox|i|da|tion [dɪˌɑksə'deɪʃn] *noun*: Sauerstoffentfernung *f*, -entzug *m*, Desoxidation *f*
de|ox|i|dize [dɪ'ɑksədaɪz] *vt*: Sauerstoff entziehen, desoxidieren
deoxy- *präf.*: Desoxy-
de|ox|y|a|den|o|sine [dɪˌɑksɪə'denəsiːn] *noun*: Desoxya-

denosin *nt*, Adenindesoxyribosid *nt*
deoxyadenosine diphosphate: Desoxyadenosindiphosphat *nt*
deoxyadenosine monophosphate: Desoxyadenosinmonophosphat *nt*, Desoxyadenylsäure *f*
deoxyadenosine triphosphate: Desoxyadenosintriphosphat *nt*
5'-de|oxy|a|den|o|syl|co|bal|a|min [dɪˌɑksɪəˌdenəsɪlkəʊ'bæləmɪn] *noun*: Coenzym B_{12} *nt*, 5-Desoxyadenosylcobalamin *nt*
de|oxy|a|den|yl|ate [dɪˌɑksɪə'denlɪt, -eɪt, 'ædnl-] *noun*: Desoxyadenylat *nt*
de|oxy|chol|ate [dɪˌɑksɪ'kəʊleɪt] *noun*: Desoxycholat *nt*
de|oxy|chol|yl|gly|cine [dɪˌɑksɪˌkəʊlɪl'glaɪsiːn] *noun*: Glycindesoxycholat *nt*
de|oxy|chol|yl|tau|rine [dɪˌɑksɪˌkəʊlɪl'tɔːriːn] *noun*: Taurindesoxycholat *nt*
11-de|oxy|cor|ti|co|ster|one [dɪˌɑksɪˌkɔːrtɪ'kɑstərəʊn] *noun*: Desoxycorton *nt*, Desoxycorticosteron *nt*, Cortexon *nt*, 21-Hydroxyprogesteron *nt*, Desoxykortikosteron *nt*
deoxycorticosterone acetate: Desoxycorticosteronacetat *nt*
11-de|oxy|cor|ti|sol [dɪˌɑksɪ'kɔːrtɪsɔl] *noun*: 11-Desoxycortisol *nt*
de|oxy|cor|tone [dɪˌɑksɪ'kɔːrtəʊn] *noun*: Desoxycorton *nt*, Desoxycorticosteron *nt*, Cortexon *nt*, 21-Hydroxyprogesteron *nt*, Desoxykortikosteron *nt*
de|oxy|cy|ti|dine [dɪˌɑksɪ'saɪtədiːn] *noun*: Desoxycytidin *nt*, Cytidin *nt*
deoxycytidine diphosphate: Desoxycytidindiphosphat *nt*
deoxycytidine monophosphate: Desoxycytidinmonophosphat *nt*, Desoxycytidylsäure *f*
deoxycytidine triphosphate: Desoxycytidintriphosphat *nt*
de|oxy|cy|ti|dyl|ate [dɪˌɑksɪˌsaɪtə'dɪleɪt] *noun*: Desoxycytidylat *nt*
de|oxy|gen|ate [dɪ'ɑksɪdʒəneɪt] *vt*: Sauerstoff entziehen, desoxygenieren
de|oxy|ge|nat|ed [dɪ'ɑksɪdʒəneɪtɪd] *adj*: sauerstoffarm
de|oxy|gen|a|tion [dɪˌɑksɪdʒə'neɪʃn] *noun*: Sauerstoffentzug *m*, Desoxygenierung *f*, Desoxygenation *f*
de|oxy|gua|no|sine [dɪˌɑksɪ'gwɑːnəsiːn] *noun*: Desoxyguanosin *nt*
deoxyguanosine diphosphate: Desoxyguanosindiphosphat *nt*
deoxyguanosine monophosphate: Desoxyguanosinmonophosphat *nt*, Desoxyguanylsäure *f*
deoxyguanosine triphosphate: Desoxyguanosintriphosphat *nt*
de|oxy|guan|yl|ate [dɪˌɑksɪ'gwɑnɪleɪt] *noun*: Desoxyguanylat *nt*
de|oxy|hae|mo|glo|bin [dɪˌɑksɪ'hiːməgləʊbɪn] *noun*: (*brit.*) →*deoxyhemoglobin*
de|oxy|he|mo|glo|bin [dɪˌɑksɪ'hiːməgləʊbɪn] *noun*: reduziertes/desoxygeniertes Hämoglobin *nt*, Desoxyhämoglobin *nt*
de|oxy|hex|ose [dɪˌɑksɪ'heksəʊs] *noun*: Desoxyhexose *f*
6-deoxy-L-mannose *noun*: Isodulcit *nt*, (L-)Rhamnose *f*, 6-Desoxy-L-mannose *f*
de|oxy|my|o|glo|bin [dɪˌɑksɪ'maɪəgləʊbɪn] *noun*: Desoxymyoglobin *nt*
de|oxy|pen|tose [dɪˌɑksɪ'pentəʊs] *noun*: Desoxypentose *f*
de|oxy|ri|bo|nu|cle|ase [dɪˌɑksɪˌraɪbəʊ'n(j)uːklɪeɪs] *noun*: Desoxyribonuclease *f*, DNase *f*, DNSase *f*, DNAase *f*
deoxyribonuclease I: Desoxyribonuclease I *f*, DNase I *f*, neutrale Desoxyribonuclease *f*
deoxyribonuclease II: Desoxyribonuclease II *f*, DNase II *f*, saure Desoxyribonuclease *f*
streptococcal deoxyribonuclease: Streptodornase *f*, Streptokokken-Desoxyribonuclease *f*
viral deoxyribonuclease: virale Desoxyribonuclease *f*, virale DNase *f*
de|oxy|ri|bo|nu|cle|o|pro|tein [dɪˌɑksɪˌraɪbəʊˌn(j)uːklɪəʊ'prəʊtiːn] *noun*: Desoxyribonucleoprotein *nt*
de|oxy|ri|bo|nu|cle|o|side [dɪˌɑksɪˌraɪbəʊ'n(j)uːklɪəsaɪd] *noun*: Desoxyribonucleosid *nt*, Desoxyribosid *nt*
deoxyribonucleoside diphosphate: Desoxyribonucleosiddiphosphat *nt*
deoxyribonucleoside monophosphate: Desoxyribonucleosidmonophosphat *nt*
deoxyribonucleoside triphosphate: Desoxyribonucleosidtriphosphat *nt*
de|oxy|ri|bo|nu|cle|o|tide [dɪˌɑksɪˌraɪbəʊ'n(j)uːklɪətaɪd] *noun*: Desoxyribonucleotid *nt*
de|oxy|ri|bose [dɪˌɑksɪ'raɪbəʊs] *noun*: Desoxyribose *f*
de|oxy|thy|mi|dine [dɪˌɑksɪ'θaɪmɪdiːn] *noun*: Desoxythymidin *nt*, Thymidin *nt*
deoxythymidine diphosphate: Desoxythymidindiphosphat *nt*
deoxythymidine monophosphate: Desoxythymidinmonophosphat *nt*, Desoxythymidylsäure *f*
deoxythymidine triphosphate: Desoxythymidintriphosphat *nt*
de|oxy|thy|mi|dyl|ate [dɪˌɑksɪˌθaɪmə'dɪleɪt] *noun*: Desoxythymidylat *nt*
de|oxy|vi|rus [dɪˌɑksɪ'vaɪrəs] *noun*: DNA-Viren *pl*, DNS-Viren *pl*
DEP *Abk.*: diethylpropanediol
DEPA *Abk.*: diethylene phosphoramide
de|part|ment [dɪ'pɑːrtmənt] *adj*: Abteilung *f*, Amt *nt*; Fach *nt*
emergency department: Notaufnahme *f*
out-patients department: Ambulanz *f*, Poliklinik *f*
DEPC *Abk.*: diethylpyrocarbonate
de|pend [dɪ'pend] *vi*: **1.** anhängen, abhängig sein (*on, upon* von); angewiesen sein (*on, upon* auf) **2.** sich verlassen (*on, upon* auf)
de|pend|a|bil|i|ty [dɪˌpendə'bɪlətiː] *noun*: Zuverlässigkeit *f*, Verlässlichkeit *f*
de|pend|a|ble [dɪ'pendəbl] *adj*: zuverlässig, verlässlich
de|pend|ance [dɪ'pendəns] *noun*: →*dependence*
de|pend|an|cy [dɪ'pendənsiː] *noun*: Abängigkeit *f* (*on, upon* von)
de|pend|ant [dɪ'pendənt] *noun, adj*: →*dependent*
de|pend|ence [dɪ'pendəns] *noun*: **1.** Abängigkeit *f* (*on, upon* von) **2.** (*psychiat.*) (Substanz-)Abhängigkeit *f*, Sucht *f*, Dependence *f* **3.** Vertrauen *nt* (*on, upon* auf, in)
alcohol dependence: Alkoholismus *m*, Alkoholkrankheit *f*
amphetamine type dependence: Amphetamin-Typ *m*
barbiturate-alcohol type dependence: Barbiturat-Alkohol-Tranquilizer-Typ *m*
cannabis type dependence: Cannabis-Typ *m*
chemical dependence: Drogenabhängigkeit *f*, -sucht *f*; Alkoholabhängigkeit *f*, -sucht *f*
cocaine dependence: Kokainabhängigkeit *f*, Kokain-Typ *m*
cocaine type dependence: Kokainabhängigkeit *f*, Kokain-Typ *m*
drug dependence: **1.** Drogen-, Rauschgiftabhängigkeit *f* **2.** Arzneimittel-, Medikamentenabhängigkeit *f*
emotional dependence: psychische Abhängigkeit *f*
habituation dependence: psychische Abhängigkeit *f*

hallucinogen type dependence: Halluzinogen-Typ *m*
heroin dependence: Heroinabhängigkeit *f*
khat type dependence: Khat-Typ *m*
marihuana type dependence: Marihuana-Typ *m*
morphine antagonsit type dependence: Morphin-Antagonisten-Typ *m*
morphine type dependence: Morphin-Typ *m*
multiple drug dependence: Polytoxikomanie *f*
physical dependence: körperliche Abhängigkeit *f*
physiological dependence: körperliche Abhängigkeit *f*
psychoactive substance dependence: Substanzabhängigkeit *f*, Abhängigkeit *f* von psychotropen Substanzen
psychological dependence: psychische Abhängigkeit *f*
pyridoxine dependence: Pyridoxinabhängigkeit *f*
substance dependence: Substanzabhängigkeit *f*, Abhängigkeit *f* von psychotropen Substanzen
barbiturate dependence: Barbituratsucht *f*, Abhängigkeit *f* vom Barbiturattyp

de|pend|en|cy [dɪ'pendənsiː] *noun*: →*dependence*

de|pend|ent [dɪ'pendənt]: I *noun* **1.** Abhängige *m/f*; (Familien-)Angehörige *m/f* **2.** (Sucht-)Abhängige *m/f*, Süchtige *m/f* II *adj* **3.** abhängig (*on, upon* von); angewiesen (*on, upon* auf) **4.** vertrauend (*on, upon* auf)
vitamin K-dependent: Vitamin K-abhängig

de|pend|o|vi|rus|es [dɪ'pendəʊvaɪrəsɪs] *plural*: Dependoviren *pl*

de|per|son|al|i|za|tion [dɪˌpɜrsnəlaɪ'zeɪʃn] *noun*: Depersonalisation *f*

de|phos|pho|ryl|ate [dɪ'fɑsfərəleɪt] *vt*: dephosphorylieren

de|phos|pho|ryl|a|tion [dɪˌfɑsfɔːrə'leɪʃn] *noun*: Dephosphorylierung *f*

de|pig|men|ta|tion [dɪˌpɪgmən'teɪʃn] *noun*: Depigmentierung *f*

dep|i|late ['depəleɪt] *vt*: enthaaren, depilieren

dep|i|la|tion [depə'leɪʃn] *noun*: Enthaarung *f*, Depilation *f*

de|pil|a|to|ry [dɪ'pɪlətɔːriː, -təʊ-]: I *noun* Enthaarungsmittel *nt*, Depilatorium *nt* II *adj* enthaarend

de|plete [dɪ'pliːt] *vt*: **1.** leeren, leer machen (*of* von) **2.** Flüssigkeit entziehen

de|ple|tion [dɪ'pliːʃn] *noun*: **1.** Entleerung *f* **2.** Flüssigkeitsentzug *m*, Depletion *f* **3.** Flüssigkeitsarmut *f*, Depletion *f*
potassium depletion: Kaliummangel *m*
salt depletion: Salzverlust *m*, -mangel *m*

de|po|lar|i|za|tion [dɪˌpəʊləraɪ'zeɪʃn] *noun*: Depolarisation *f*, Depolarisierung *f*
primary afferent depolarization: primäre afferente Depolarisation *f*
threshold depolarization: Schwellendepolarisation *f*

de|po|lar|ize [dɪ'pəʊləraɪz] *vt*: depolarisieren

de|po|lar|iz|er [dɪ'pəʊləraɪzər] *noun*: depolarisierendes Muskelrelaxans *nt*

de|po|lar|iz|ing [dɪ'pəʊləraɪzɪŋ] *adj*: depolarisierend

de|po|lym|er|ase [dɪpə'lɪməreɪz, dɪ'pɑlɪmə-] *noun*: Depolymerase *f*

de|po|lym|er|i|za|tion [dɪpə'lɪməraɪ'zeɪʃn, dɪˌpɑlɪmerɪ'zeɪʃn] *noun*: Depolymerisieren *nt*, Depolymerisation *f*

de|po|lym|er|ize [dɪpə'lɪməraɪz, dɪ'pɑlɪmə-] *vt, vi*: depolymerisieren

de|pos|it [dɪ'pɑzɪt]: I *noun* (Boden-)Satz *m*, Niederschlag *m*, Sediment *nt*, Ablagerung *f* II *vi* sich absetzen, sich ablagern, sich niederschlagen
amyloid deposit: Amyloidablagerung *f*
brickdust deposit: Ziegelmehlsediment *nt*
iron-calcium deposits: Eisen-Calciumkrustation *f*

dep|o|si|tion [depə'zɪʃn] *noun*: **1.** →*deposit I* **2.** Sedimentbildung *f*, Ablagerungsbildung *f*
fat deposition: Fetteinlagerung *f*
urate depositions: Uratablagerungen *pl*

de|pot ['depəʊ] *noun*: Depot *nt*, Speicher *m*; Speicherung *f*, Ablagerung *f*
iron depot: Eisendepot *nt*
membrane depot: Membrandepot *nt*
uric acid depot: Harnsäureablagerung *f*, -depot *nt*

dep|ra|va|tion [ˌdeprə'veɪʃn] *noun*: Depravation *f*
alcoholic depravation: Alkoholdepravation *f*

de|prav|i|ty [dɪ'prævətiː] *noun*: →*depravation*

de|press [dɪ'pres] *vt*: **1.** (*Person*) deprimieren, nieder-, bedrücken **2.** (*Taste*) (nieder-, herunter-)drücken **3.** (*Leistungsfähigkeit*) herabsetzen; (*Funktion*) dämpfen; (*Körperkraft*) schwächen

de|pres|sant [dɪ'presənt]: I *noun* Beruhigungsmittel *nt*, Sedativ(um) *nt* II *adj* **1.** dämpfend, hemmend **2.** beruhigend, sedativ
appetite depressant: Appetithemmer *m*, Appetitzügler *m*

de|pressed [dɪ'prest] *adj*: deprimiert, niedergeschlagen

de|press|ing [dɪ'presɪŋ] *adj*: deprimierend, bedrückend

de|pres|sion [dɪ'preʃn] *noun*: **1.** Depression *f*, Niedergeschlagenheit *f*, Schwermut *f*, Tief *nt* **2.** Vertiefung *f*, Mulde *f*, Einsenkung *f*, Eindruck *m* **3.** (Herunter-, Nieder-)Drücken *nt* **4.** Schwächung *f*, Herabsetzung *f*; (*Funktion*) Dämpfung *f*
agitated depression: agitierte Depression *f*
anaclitic depression: anaklitische Depression *f*, Anlehnungsdepression *f*
anancastic depression: Zwangsdepression *f*, anankastische Depression *f*
anxious depression: ängstliche Depression *f*
central respiratory depression: zentrale Atemdepression *f*
depression of consciousness: Bewusstseineintrübung *f*, Bewusstseinsstörung *f*
cyclic depression: zyklothyme Depression *f*
drug-induced depression: pharmakogene Depression *f*
endogenomorphic depression: endogene Depression *f*
endogenous depression: endogene Depression *f*
endogenous-reactive depression: endo-reaktive Depression *f*
exhaustion depression: Erschöpfungsdepression *f*
exogenous depression: somatogene Depression *f*
freezing-point depression: Gefrierpunkterniedrigung *f*
hypochondriacal depression: hypochondrische Depression *f*
hysterical depression: hysterische Depression *f*
involutional depression: Involutionsdepression *f*, Involutionsmelancholie *f*
larvate depression: larvierte Depression *f*
masked depression: larvierte Depression *f*
mesial developmental depression: mesiale Wanderung *f* der Zähne
neurotic depression: depressive Neurose *f*, neurotische Depression *f*
depression of optic disc: (*brit.*) →*depression of optic disk*
depression of optic disk: Pupillenexkavation *f*, Excavatio disci
otic depression: Ohrgrübchen *nt*
pacchionian depressions: Foveolae granulares
post-abortion depression: Abortpsychose *f*
postpartum depression: Wochenbettdepression *f*
post-stress depression: Entlastungsdepression *f*
depression of pregnancy: Schwangerschaftsdepression *f*
psychoneurotic depression: psychogene Depression *f*

psychotic depression: psychotische Depression *f*
pterygoid depression: Fovea pterygoidea
radial depression: Fossa radialis
reactive depression: reaktive Depression *f*, depressive Reaktion *f*
recurring depression: rezidivierende depressive Störungen *pl*
respiratory depression: Atemdepression *f*
retarded depression: gehemmte Depression *f*
retirement depression: Pensionärskrankheit *f*
seasoal depression: saisonale Depression *f*
senile depression: senile Depression *f*
situational depression: reaktive Depression *f*, depressive Reaktion *f*
depression with somatization: Depression mit Somatisierungssyndrom *nt*
ST segment depression: ST-Senkung *f*, ST-Strecken-Senkung *f*
tooth depression: Intrusion *f*, Zahndepression *f*, Zurückstoßen *m*, Eindrücken *nt*
uprooting depression: Entwurzelungsdepression *f*
vapor pressure depression: Dampfdruckerniedrigung *f*
vapour pressure depression: (*brit.*) →*vapor pressure depression*

de|pres|sive [dɪ'presɪv] *adj*: **1.** deprimierend **2.** (*psychol.*) depressiv, schwermütig, an Depression(en) leidend

de|pres|sor [dɪ'presər] *noun*: **1.** Depressor *m*, Musculus depressor **2.** Spatel *m* **3.** Depressor(substanz *f*) *m*
tongue depressor: Mundspatel *m*, Zungenspatel *m*

de|priv|al [dɪ'praɪvl] *noun*: →*deprivation*

dep|ri|va|tion [ˌdeprə'veɪʃn] *noun*: Deprivation *f*
deprivation of legal capacity: Entmündigung *f*
sensory deprivation: sensorische Deprivation *f*
therapeutic sleep deprivation: therapeutischer Schlafentzug *m*
thought deprivation: Gedankenentzug *m*

de|pro|tein|i|za|tion [ˌdɪprəʊˌtɪnə'zeɪʃn] *noun*: Eiweißentfernung *f*, Deproteinierung *f*

de|pro|tein|ize [dɪ'prəʊtɪnaɪz, -tiːɪn-] *vt*: Eiweiß entfernen, deproteinieren

depth [depθ] *noun*: Tiefe *f*
depth of field: →*focal depth*
focal depth: Schärfentiefe *f*, Tiefenschärfe *f*
depth of focus: →*focal depth*
mandibular depth: Unterkiefertiefe *f*, Unterkieferlänge *f*
maxillary depth: Oberkiefertiefe *f*, Oberkieferlänge *f*

dep|u|rant ['depjərənt]: I *noun* **1.** Abführmittel *nt*, Depurans *nt* **2.** Reinigungsmittel *nt*, Depurantium *nt* II *adj* reinigend

dep|u|rate ['depjəreɪt] *vt*: reinigen

dep|u|ra|tive ['depjəreɪtɪv]: I *noun* Reinigungsmittel *nt* II *adj* reinigend

dep|u|ra|tor ['depjəreɪtər] *noun*: Reinigungsmittel *nt*

DeR *Abk.*: reaction of degeneration

der|a|del|phus [ˌderə'delfəs] *noun*: Deradelphus *m*

der|an|en|ce|pha|lia [derˌænensɪ'feɪljə, -lɪə] *noun*: Deranenzephalie *f*

der|an|en|ceph|a|ly [derˌænen'sefəliː] *noun*: →*deranencephalia*

de|range|ment [dɪ'reɪndʒmənt] *noun*: **1.** Unordnung *f*, Durcheinander *nt* **2.** Geistesgestörtheit *f*, -störung *f*
mental derangement: Geistesschwäche *f*, -störung *f*, mentale Retardierung *f*

de|re|al|i|za|tion [dɪˌrɪələ'zeɪʃn] *noun*: Derealisation *f*

de|re|ism [dɪ'riːɪzəm, deɪ'reɪ-] *noun*: dereistisches/autistisches Denken *nt*, Dereismus *m*

de|re|is|tic [ˌdɪrɪ'ɪstɪk] *adj*: Dereismus betreffend, von ihm betroffen *oder* gekennzeichnet, dereistisch

der|en|ce|pha|lia [ˌderensɪ'feɪljə, lɪə] *noun*: →*derencephaly*

der|en|ceph|a|lo|cele [ˌderen'sefələsiːl] *noun*: Derenzephalozele *f*

der|en|ceph|a|lus [ˌderen'sefələs] *noun*: Derenzephalus *m*

der|en|ceph|a|ly [ˌderen'sefəliː] *noun*: Derenzephalie *f*

de|re|pres|sion [ˌdɪərɪ'preʃn] *noun*: Derepression *f*

der|i|vant ['derɪvənt] *noun*: →*derivative*

der|i|va|tion [ˌderə'veɪʃn] *noun*: **1.** Ab-, Herleitung *f* (*from* von) **2.** Herkunft *f*, Abstammung *f*, Ursprung *m*

de|riv|a|tive [dɪ'rɪvətɪv]: I *noun* **1.** (*chem.*) Abkömmling *m*, Derivat *nt* **2.** (*pharmakol.*) Derivantium *nt* II *adj* **3.** abgeleitet (*from* von) **4.** sekundär
anthracycline derivatives: Anthrazyklinderivate *pl*
anthranilic acid derivatives: Anthranilsäurederivate *pl*
anthraquinone derivative: Anthrachinonderivat *nt*
arachidonic acid derivatives: Arachidonsäurederivate *pl*, Eicosanoide *pl*
coumarin derivatives: Cumarinderivate *pl*
indole derivates: Indolderivate *pl*
nitrosourea derivatives: Nitrosoharnstoffderivate *pl*
purine derivative: Purinderivat *nt*
pyrazolone derivatives: Pyrazolonderivate *pl*
pyrimidine derivative: Pyrimidinderivat *nt*
succinimide derivatives: Succinimidderivate *pl*

de|rive [dɪ'raɪv]: I *vt* **1.** herleiten, übernehmen (*from* von) **2.** (*chem., mathemat.*) ableiten II *vi* **3.** (ab-, her-) stammen (*from* von, aus); ausgehen (*from* von) **4.** sich her- *oder* ableiten (*from* von)

de|rived [dɪ'raɪvd] *adj*: →*derivative II*

der|ma ['dɜrmə] *noun*: **1.** Haut *f*, Derma *nt*, Cutis *f* **2.** Lederhaut *f*, Dermis *f*, Corium *nt*

derma- *präf.*: Haut-, Dermat(o)-

-derma *suf.*: -dermie, -derm, -derma, -dermia

der|ma|bra|sion [ˌdɜrmə'breɪʒn] *noun*: Dermabrasion *f*

Der|ma|cen|tor ['dɜrməsentər] *noun*: Dermacentor *m*

der|mag|ra|phy [dɜr'mægrəfiː] *noun*: →*dermatographism*

der|mal ['dɜrməl] *adj*: **1.** Lederhaut/Dermis betreffend, dermal, Dermis- **2.** Haut/Derma betreffend, dermal, kutan, Haut-, Dermal-

der|mal|gia [dɜr'mældʒ(ɪ)ə] *noun*: →*dermatalgia*

der|ma|my|i|a|sis [ˌdɜrməmɪ'aɪəsɪs] *noun*: Dermatomyiasis *f*

Der|ma|nys|si|dae [ˌdɜrmə'nɪsədiː] *plural*: Dermanyssidae *pl*

Der|ma|nys|sus [ˌdɜrmə'nɪsəs] *noun*: Dermanyssus *m*
Dermanyssus gallinae: Vogelmilbe *f*, Dermanyssus avium/gallinae

der|ma|skel|e|ton [ˌdɜrmə'skelɪtn] *noun*: Außen-, Ekto-, Exoskelett *nt*

dermat- *präf.*: Haut-, Dermat(o)-

der|ma|tal|gia [ˌdɜrmə'tældʒ(ɪ)ə] *noun*: Hautschmerz *m*, Dermatalgie *f*, Dermatodynie *f*

der|mat|ic [dɜr'mætɪk] *adj*: Haut/Derma betreffend, zur Haut gehörend, dermal, kutan

der|mat|id [dɜr'mætɪd] *adj*: hautähnlich, hautartig, dermatoid, dermoid

der|ma|tit|ic [ˌdɜrmə'tɪtɪk] *adj*: Hautentzündung/Dermatitis betreffend, dermatitisch

der|ma|ti|tis [ˌdɜrmə'taɪtɪs] *noun*: Hautentzündung *f*, Dermatitis *f*
actinic dermatitis: aktinische Dermatitis *f*, Dermatitis actinica
allergic dermatitis: **1.** →*allergic contact dermatitis* **2.** →*atopic dermatitis*
allergic contact dermatitis: allergische Kontaktderma-

D

titis *f*, allergisches Kontaktekzem *nt*
ammonia dermatitis: Windeldermatitis *f*, posterosives Syphiloid *nt*, Dermatitis ammoniacalis, Dermatitis glutaealis infantum, Erythema glutaeale, Erythema papulosum posterosivum
ashy dermatitis: Erythema dyschromicum perstans, Dermatosis cenicienta, ashy dermatosis *nt*
atopic dermatitis: atopische Dermatitis *f*, atopisches Ekzem *nt*, endogenes Ekzem *nt*, exsudatives Ekzem *nt*, neuropathisches Ekzem *nt*, konstitutionelles Ekzem *nt*, Prurigo Besnier, Morbus *m* Besnier, Ekzemkrankheit *f*, neurogene Dermatose *f*
berlock dermatitis: Berloque-Dermatitis *f*, Kölnisch-Wasser-Dermatitis *f*
berloque dermatitis: →*berlock dermatitis*
blastomycetic dermatitis: Blastomyzetendermatitis *f*, Dermatitis blastomycotica
Bowen precancerous dermatitis: Bowen-Krankheit *f*, Bowen-Dermatose *f*, Morbus *m* Bowen, Dyskeratosis maligna
caterpillar dermatitis: Raupendermatitis *f*
cercarial dermatitis: Schwimmbadkrätze *f*, Weiherhippel *m*, Bade-, Schistosomen-, Zerkariendermatitis *f*
chemical dermatitis: allergische Kontaktdermatitis *f* durch Chemikalien
chronic radiation dermatitis: Radiodermatitis chronica, Radioderm *nt*, chronische Radiodermatitis *f*, Röntgenoderm *nt*, chronischer Strahlenschaden *m*, Radiodermie *f*
chronic superficial dermatitis: Brocq-Krankheit *f*, chronische superfizielle Dermatitis *f*, Parapsoriasis en plaques
contact dermatitis: **1.** Kontaktdermatitis *f*, Kontaktekzem *nt* **2.** →*allergic contact dermatitis*
contagious pustular dermatitis: Ecthyma contagiosum
cosmetic dermatitis: allergische Kontaktdermatitis *f* durch Kosmetika, Dermatitis cosmetica
dhobie mark dermatitis: Wäscherkrätze *f*
diaper dermatitis: Windeldermatitis *f*, Dermatitis pseudosyphilitica papulosa, Dermatitis ammoniacalis, Dermatitis glutaealis infantum, Erythema papulosum posterosivum, Erythema glutaeale
eczematous dermatitis: Ekzem *nt*, Ekzema *nt*, Eczema *nt*, Eccema *nt*
exfoliative dermatitis: Wilson-Krankheit *f*, Dermatitis exfoliativa, Pityriasis rubra Hebra(-Jadassohn)
exudative discoid and lichenoid dermatitis: exsudative diskoide lichenoide Dermatitis *f*, oid-oid-disease *nt*
factitial dermatitis: Dermatitis artefacta
grass dermatitis: Wiesengräserdermatitis *f*, Wiesengrasdermatitis *f*, Pflanzendermatitis *f*, Phyto-, Photodermatitis *f*, Dermatitis (bullosa) pratensis, Photodermatitis phytogenica
dermatitis herpetiformis: Duhring-Krankheit *f*, Dermatitis herpetiformis Duhring, Morbus Duhring-Brocq *m*, Hidroa bullosa/herpetiformis/pruriginosa, Hidroa mitis et gravis
industrial dermatitis: berufsbedingte Kontaktdermatitis *f*
infantile seborrheic dermatitis: Dermatitis seborrhoides infantum, Säuglingsekzem *nt*, seborrhoisches Ekzem *nt* des Säuglings
infantile seborrhoeic dermatitis: (*brit.*) →*infantile seborrheic dermatitis*
infectious eczematoid dermatitis: Engman-Krankheit *f*, infektiöse ekzematoide Dermatitis *f*
insect dermatitis: Insektendermatitis *f*
irritant dermatitis: nicht-allergische Kontaktdermatitis *f*
Jacquet's dermatitis: Windeldermatitis *f*, posterosives Syphiloid *nt*, Dermatitis ammoniacalis, Dermatitis glutaealis infantum, Erythema glutaeale, Erythema papulosum posterosivum
livedoid dermatitis: livedoartige Dermatitis *f*, Dermatitis livedoides, Dermatopathia cyanotica
meadow dermatitis: →*grass dermatitis*
meadow-grass dermatitis: →*grass dermatitis*
moth dermatitis: Schmetterlingsdermatitis *f*
napkin dermatitis: Windeldermatitis *f*, posterosives Syphiloid *nt*, Dermatitis ammoniacalis, Dermatitis glutaealis infantum, Erythema glutaeale, Erythema papulosum posterosivum
nickel dermatitis: Kontaktdermatitis *f* bei Nickelallergie
nummular eczematous dermatitis: nummuläres/mikrobielles/nummulär-mikrobielles/parasitäres/diskoides Ekzem *nt*, bakterielles Ekzematoid *nt*, Dermatitis nummularis, Eccema nummularis
occupational dermatitis: berufsbedingte Kontaktdermatitis *f*
papular dermatitis of pregnancy: papulöse Dermatitis *f* in der Schwangerschaft
pellagrous dermatitis: Pellagrosis *f*
perfume dermatitis: Berloque-Dermatitis *f*, Kölnisch-Wasser-Dermatitis *f*
perianal dermatitis: Analekzem *nt*
periocular dermatitis: periokuläre Dermatitis *f*
perioral dermatitis: perorale Dermatitis *f*, Rosazea-artige Dermatitis *f*, Stewardessen-Krankheit *f*, Dermatitis perioralis
photoallergic contact dermatitis: photoallergische Dermatitis *f*, photoallergische Kontaktdermatitis *f*, photoallergisches Ekzem *nt*, Fotokontaktallergie *f*, Photokontaktallergie *f*, fotoallergische Kontaktdermatitis *f*, fotoallergisches Ekzem *nt*, fotoallergische Dermatitis *f*
photocontact dermatitis: →*photoallergic contact dermatitis*
phototoxic dermatitis: phototoxische Dermatitis *f*, phototoxisches Ekzem *nt*
phytophototoxic dermatitis: →*grass dermatitis*
pigeon tick dermatitis: Taubenzeckendermatitis *f*
pigmented purpuric lichenoid dermatitis: (Gougerot-) Blum-Syndrom *nt*, lichenoide Purpura *f*, Gougerot-Dermatitis *f*, Dermatitis lichenoides purpurica et pigmentosa, Dermatite lichénoide purpurique et pigmentée
dermatitis plantaris sicca: Winterfüße *pl*, Dermatitis plantaris sicca
poison ivy dermatitis: Rhusdermatitis *f*
poison oak dermatitis: →*poison ivy dermatitis*
poison sumac dermatitis: →*poison ivy dermatitis*
pollen dermatitis: Pollendermatitis *f*
precancerous dermatitis: Bowen-Krankheit *f*, Bowen-Dermatose *f*, Morbus *m* Bowen, Dyskeratosis maligna
primary irritant dermatitis: nicht-allergische Kontaktdermatitis *f*, toxische Kontaktdermatitis *f*, toxisches Kontaktekzem *nt*
primrose dermatitis: Primeldermatitis *f*
protein contact dermatitis: Protein-Kontaktdermatitis *f*, Proteindermatitis *f*
radiation dermatitis: Strahlendermatitis *f*, Radiumdermatitis *f*, Radiodermatitis *f*
rhus dermatitis: Rhusdermatitis *f*

roentgen-ray dermatitis: Strahlen-, Radio-, Radiumdermatitis *f*
Schamberg dermatitis: Schamberg-Krankheit *f*, -Syndrom *nt*, Morbus Schamberg *m*, progressive Pigmentpurpura *f*, progressive pigmentöse Dermatose *f*, Purpura pigmentosa progressiva, Purpura Schamberg, Dermatosis pigmentaria progressiva, Capillaritis haemorrhagica maculosa
schistosome dermatitis: Schwimmbadkrätze *f*, Weiherhippel *m*, Bade-, Schistosomen-, Zerkariendermatitis *f*
seborrheic dermatitis: Unna-Krankheit *f*, seborrhoisches Ekzem *nt*, seborrhoische/dysseborrhoische Dermatitis *f*, Morbus Unna *m*, Dermatitis seborrhoides
seborrheic dermatitis of the scalp: (Kopf-)Schuppen *pl*, Pityriasis simplex capitis
seborrhoeic dermatitis: (*brit.*) →*seborrheic dermatitis*
seborrhoeic dermatitis of the scalp: (*brit.*) →*seborrheic dermatitis of the scalp*
solar dermatitis: Sonnenbrand *m*, Dermatitis solaris, Erythema solaris, Dermatitis photoelectrica
stasis dermatitis: Dermatitis varicosa, Dermatitis haemostatica, Dermatitis statica, Dermatitis hypostatica
subcorneal pustular dermatitis: Snedden-Wilkinson-Syndrom *nt*, subkorneale Pustulose *f*, subkorneale pustulöse Dermatose *f*, Pustulosis subcornealis
swimmer dermatitis: Badedermatitis *f*, Zerkariendermatitis *f*
tar phototoxic dermatitis: Teersonnendermatitis *f*
water dermatitis: creeping disease *nt*, Hautmaulwurf *m*, Larva migrans, Myiasis linearis migrans
x-ray dermatitis: →*radiation dermatitis*
zinc deficiency dermatitis: Zinkmangeldermatitis *f*

dermato- *präf.*: Haut-, Dermat(o)-

der|ma|to|al|lo|plas|ty [ˌdɜrmətəʊ'æləplæstiː] *noun*: →*dermatohomoplasty*

der|ma|to|ar|thri|tis [ˌdɜrmətəʊɑːr'θraɪtɪs] *noun*: Hauterkrankung *f* bei gleichzeitiger Arthritis
lipid dermatoarthritis: →*lipoid dermatoarthritis*
lipoid dermatoarthritis: Lipoiddermatoarthritis *f*, multiple Retikulohistiozytome *pl*, multizentrische Retikulohistiozytose *f*, Reticulohistiocytosis disseminata

der|ma|to|au|to|plas|ty [ˌdɜrmətəʊ'ɔːtəplæstiː] *noun*: autologe Hautplastik *f*, Hautlappenplastik *f*, Hautautoplastik *f*, Hautautotransplantation *f*, Dermatoautoplastik *f*

Der|ma|to|bia ho|mi|nis [ˌdɜrmətəʊ'bɪə'hɑmɪnɪs]: Dermatobia hominis, Dasselfliege *f*

der|ma|to|bi|a|sis [ˌdɜrmətəʊ'baɪəsɪs] *noun*: Dasselbeule *f*, furunkuloide Myiasis *f*, Beulenmyiasis *f*, Dermatobiasis *f*

der|ma|to|can|di|di|a|sis [ˌdɜrmətəʊˌkændɪ'daɪəsɪs] *noun*: kutane Kandidose/Candidamykose *f*

der|ma|to|cel|lu|lit|ic [ˌdɜrmətəʊseljə'lɪtɪk] *adj*: Dermatozellulitis betreffend, dermatozellulitisch

der|ma|to|cel|lu|li|tis [ˌdɜrmətəʊseljə'laɪtɪs] *noun*: Entzündung *f* der Haut und des Unterhautbindegewebes, Dermatozellulitis *f*, Dermatocellulitis *f*

der|ma|to|chal|a|sis [ˌdɜrmətəʊ'kælɪsɪs] *noun*: Fall-, Schlaffhaut *f*, Cutis-laxa-Syndrom *nt*, generalisierte Elastolyse *f*, Zuviel-Haut-Syndrom *nt*, Dermatochalasis *f*, Dermatolysis *f*, Dermatomegalie *f*, Chalazodermie *f*, Chalodermie *f*

der|ma|to|cha|la|zia [ˌdɜrmətəʊkə'leɪzɪə] *noun*: →*dermatochalasis*

der|ma|to|co|ni|o|sis [ˌdɜrmətəʊˌkəʊnɪ'əʊsɪs] *noun*: Staubdermatose *f*, Dermatokoniose *f*

der|ma|to|con|junc|ti|vit|ic [ˌdɜrmətəʊkənˌdʒʌŋ(k)tə'vɪtɪk] *adj*: Dermatokonjunktivitis betreffend, dermatokonjunktivitisch

der|ma|to|con|junc|ti|vi|tis [ˌdɜrmətəʊkənˌdʒʌŋ(k)tə'vaɪtɪs] *noun*: Entzündung *f* der Bindehaut und der periokulären Haut, Dermatokonjunktivitis *f*

der|ma|to|cyst ['dɜrmətəʊsɪst] *noun*: dermale/kutane Zyste *f*, Hautzyste *f*

der|ma|to|dyn|ia [ˌdɜrmətəʊ'diːnɪə] *noun*: →*dermatalgia*

der|ma|to|dys|pla|sia [ˌdɜrmətəʊdɪs'pleɪʒ(ɪ)ə, -zɪə] *noun*: Hautdysplasie *f*

der|ma|to|fi|bro|ma [ˌdɜrmətəʊfaɪ'brəʊmə] *noun*: Hautfibrom *nt*, Dermatofibrom *nt*, Dermatofibroma *nt*

der|ma|to|fi|bro|sar|co|ma [ˌdɜrmətəʊˌfaɪbrəsɑːr'kəʊmə] *noun*: Dermatofibrosarkom *nt*, Dermatofibrosarcoma *nt*
dermatofibrosarcoma protuberans: Dermatofibrosarcoma protuberans

der|ma|to|fi|bro|sis [ˌdɜrmətəʊˌfaɪ'brəʊsɪs] *noun*: Dermatofibrosis *f*

der|ma|to|fi|brot|ic [ˌdɜrmətəʊˌfaɪ'brɑtɪk] *adj*: Dermatofibrosis betreffend, dermatofibrotisch

der|ma|to|gen|ic [ˌdɜrmətəʊ'dʒenɪk] *adj*: von der Haut ausgehend, dermatogen

der|mat|o|graph [dɜr'mætəgræf] *noun*: Dermograph *m*, Dermograf *m*

der|ma|to|graph|ic [ˌdɜrmətəʊ'græfɪk] *adj*: Dermographismus betreffend, Dermographismus zeigend, dermographisch, dermografisch

der|ma|tog|ra|phism [dɜrmə'tɑgrəfɪzəm] *noun*: Dermographismus *m*, Dermografismus *m*
black dermatographism: Dermographismus niger, schwarzer Dermographismus *m*
red dermatographism: roter Dermographismus *m*, Dermographismus ruber
urticarial dermatographism: urtikarieller Dermographismus *m*, Urticaria factitia
white dermatographism: weißer Dermographismus *m*, Dermographismus albus

der|ma|tog|ra|phy [dɜrmə'tɑgrəfiː] *noun*: →*dermatographism*

der|ma|to|het|er|o|plas|ty [ˌdɜrmətəʊ'hetərəplæstiː] *noun*: heterologe Hautplastik *f*, heterologe Hautlappenplastik *f*, Dermatoheteroplastik *f*

der|ma|to|ho|mo|plas|ty [ˌdɜrmətəʊ'həʊməplæstiː] *noun*: homologe Hautplastik *f*, homologe Hautlappenplastik *f*, Dermatohomoplastik *f*

der|ma|to|log|ic [ˌdɜrmətəʊ'lɑdʒɪk] *adj*: Dermatologie betreffend, dermatologisch

der|ma|to|log|i|cal [ˌdɜrmətəʊ'lɑdʒɪkl] *adj*: Dermatologie betreffend, dermatologisch

der|ma|tol|o|gist [ˌdɜrmə'tɑlədʒɪst] *noun*: Dermatologe *m*, Dermatologin *f*

der|ma|tol|o|gy [ˌdɜrmə'tɑlədʒiː] *noun*: Dermatologie *f*

der|ma|tol|y|sis [ˌdɜrmə'tɑləsɪs] *noun*: →*dermatochalasis*

der|ma|to|mal [dɜrmə'təuml] *adj*: →*dermatomic*

der|mat|o|mat|ic [ˌdɜrmətə'mætɪk] *adj*: →*dermatomic*

der|ma|tome ['dɜrmətəʊm] *noun*: **1.** (*embryolog.*) Dermatom *nt* **2.** (*neurol.*) Hautsegment *nt* eines Spinalnerven, Dermatom *nt* **3.** (*chirurg.*) Dermatom *nt*
Brown dermatome: Brown-Dermatom *nt*
Padgett's dermatome: Padgett-Dermatom *nt*
Rees dermatome: Rees-Dermatom *nt*

der|ma|to|meg|a|ly [ˌdɜrmətə'megəliː] *noun*: →*dermatochalasis*

der|ma|to|mere [dɜr'mætəmɪər, 'dɜrmətə-] *noun*: Dermatomer *nt*

der|ma|to|mic [dɜrmə'tɑmɪk] *adj*: Dermatom betreffend, Dermatom-

der|ma|to|my|ces [ˌdɜrmətə'maɪsiːz] *noun*: →*dermatophyte*
der|ma|to|my|co|sis [ˌdɜrmətəʊmaɪ'kəʊsɪs] *noun*: Pilzerkrankung *f* der Haut, Dermatomykose *f*, Dermatomycosis *f*
der|ma|to|my|cot|ic [ˌdɜrmətəʊmaɪ'kɑtɪk] *adj*: Dermatomykose betreffend, dermatomykotisch
der|ma|to|my|i|a|sis [ˌdɜrmətəʊmɪ'aɪəsɪs] *noun*: Dermatomyiasis *f*
der|ma|to|my|o|ma [ˌdɜrmətəʊmaɪ'əʊmə] *noun*: Dermatoleiomyom *nt*
der|ma|to|my|o|sit|ic [ˌdɜrmətəʊmaɪə'sɪtɪk] *adj*: Dermatomyositis betreffend, dermatomyositisch
der|ma|to|my|o|si|tis [ˌdɜrmətəʊmaɪə'saɪtɪs] *noun*: Dermatomyositis *f*, Lilakrankheit *f*, Dermatomukomyositis *f*, Wagner-Unverricht-Syndrom *nt*
amyopathic dermatomyositis: amyopathische Dermatomyositis *f*
der|ma|to|neu|ro|sis [ˌdɜrmətəʊnjʊə'rəʊsɪs, -nʊ-] *noun*: Dermato-, Dermoneurose *f*
der|ma|to|path|ia [ˌdɜrmətəʊ'pæθɪə] *noun*: →*dermatopathy*
der|ma|to|path|ic [ˌdɜrmətəʊ'pæθɪk] *adj*: Dermatopathie betreffend, dermatopathisch
der|ma|top|a|thy [ˌdɜrmə'tɑpəθiː] *noun*: Hauterkrankung *f*, Hautleiden *nt*, Dermatopathie *f*, Dermatopathia *f*, Dermatose *f*
Der|ma|toph|a|goi|des [ˌdɜrməˌtɑfə'gɔɪdɪes] *noun*: Dermatophagoides *m*
Dermatophagoides farinae: amerikanische Hausstaubmilbe *f*, Dermatophagoides farinae
Dermatophagoides pteronyssinus: Dermatophagoides pteronyssinus, europäische Hausstaubmilbe *f*
Der|ma|toph|i|lus [ˌdɜrmə'tɑfɪləs] *noun*: Dermatophilus *m*
der|ma|to|pho|bi|a [ˌdɜrmətəʊ'fəʊbɪə] *noun*: krankhafte Angst *f* vor Hautkrankheiten, Dermatophobie *f*
der|ma|to|pho|bic [ˌdɜrmətəʊ'fəʊbɪk] *adj*: Dermatophobie betreffend, dermatophob
der|ma|to|phy|lax|is [ˌdɜrmətəʊfɪ'læksɪs] *noun*: Hautschutz *m*, Dermatoprophylaxe *f*, Dermophylaxie *f*
der|mat|o|phyte [dɜr'mætəfaɪt, 'dɜrmətə-] *noun*: Dermatophyten *pl*, Hautpilze *pl*
anthropophilic dermatophyte: anthropophile Dermatophyten *pl*
zoophilic dermatophyte: zoophile Dermatophyten *pl*
der|ma|to|phyt|ic [ˌdɜrmətə'fɪtɪk] *adj*: durch Dermatophyten hervorgerufen
der|ma|to|phy|tid [dɜrmə'tɑfətɪd] *noun*: Dermatophytid *nt*
der|ma|to|phy|to|sis [ˌdɜrmətəʊfaɪ'təʊsɪs] *noun*: Dermatophytose *f*
der|ma|to|plas|tic [dɜrmətəʊ'plæstɪk] *adj*: Dermatoplastik betreffend, mittels Dermatoplastik, dermatoplastisch
der|ma|to|plas|ty ['dɜrmətəʊplæstiː] *noun*: Hautplastik *f*, Hautlappenplastik *f*, Dermatoplastik *f*
der|ma|to|pol|y|neu|ri|tis [ˌdɜrmətəʊˌpɑlɪnjʊə'raɪtɪs] *noun*: Feer-Krankheit *f*, Rosakrankheit *f*, vegetative Neurose *f* der Kleinkinder, Swift-Syndrom *nt*, Selter-Swift-Feer-Krankheit *f*, Feer-Selter-Swift-Krankheit *f*, Akrodynie *f*, Acrodynia *f*
der|ma|tor|rha|gia [ˌdɜrmətəʊ'rædʒ(ɪ)ə] *noun*: Haut(ein)blutung *f*, Dermatorrhagie *f*, Dermorrhagie *f*
der|ma|tor|rhex|is [ˌdɜrmətəʊ'reksɪs] *noun*: Dermatorrhexis *f*
der|ma|to|scle|ro|sis [ˌdɜrmətəʊsklɪə'rəʊsɪs] *noun*: Darrsucht *f*, Sklerodermie *f*, Skleroderm *nt*, Sklerodermia *f*
der|ma|tos|co|py [ˌdɜrmə'tɑskəpiː] *noun*: Dermatoskopie *f*
der|ma|to|sis [ˌdɜrmə'təʊsɪs] *noun, plural* **-ses** [ˌdɜrmə'təʊsiːz]: Hauterkrankung *f*, Hautkrankheit *f*, krankhafte Hautveränderung *f*, Dermatose *f*, Dermatosis *f*
acute febrile neutrophilic dermatosis: Sweet-Syndrom *nt*, akute febrile neutrophile Dermatose *f*
acute neutrophilic dermatosis: →*acute febrile neutrophilic dermatosis*
ashy dermatosis: ashy dermatosis *nt*, Dermatosis cenicienta, Erythema dyschromicum perstans
ashy dermatosis of Ramirez: Erythema dyschromicum perstans
Bowen's precancerous dermatosis: Bowen-Krankheit *f*, Bowen-Dermatose *f*, Morbus *m* Bowen, Dyskeratosis maligna
dermatosis cenicienta: Dermatosis cenicienta, Erythema dyschromicum perstans, ashy dermatosis *nt*
dermatolytic bullous dermatosis: Epidermolysis bullosa dystrophica
dermolytic bullous dermatosis: Epidermolysis bullosa dystrophica
heat dermatoses: Hitzedermatosen *pl*
industrial dermatosis: →*industrial dermatitis*
lichenoid dermatosis: lichenoide Dermatose *f*
papular dermatosis of pregnancy: papulöse Schwangerschaftsdermatose *f*, papulöse Dermatitis *f* in der Schwangerschaft
persistent acantholytic dermatosis: Morbus Grover *m*, transitorische akantholytische Dermatose *f*
petrolatum dermatosis: Vaselinoderm *nt*
pigmented purpuric lichenoid dermatosis: Dermatitis lichenoides purpurica et pigmentosa, lichenoide Purpura *f*
precancerous dermatosis: präkanzeröse Hautveränderung *f*
dermatoses of pregnancy: Schwangerschaftsdermatosen *pl*
progressive pigmentary dermatosis: →*Schamberg's dermatosis*
radiation dermatosis: Strahlendermatose *f*
Schamberg's dermatosis: Schamberg-Krankheit *f*, Carbamidpurpura *f*, Karbamidpurpura *f*, progressive Pigmentpurpura *f*, Schamberg-Syndrom *nt*, Purpura Schamberg, progressive pigmentöse Dermatose *f*, Purpura pigmentosa progressiva, Morbus Schamberg, Dermatosis pigmentaria progressiva, Capillaritis haemorrhagica maculosa
Schamberg's progressive pigmented purpuric dermatosis: →*Schamberg's dermatosis*
seborrheic dermatosis: Unna-Krankheit *f*, seborrhoisches Ekzem *nt*, seborrhoische/dysseborrhoische Dermatitis *f*, Morbus Unna *m*, Dermatitis seborrhoides
seborrhoeic dermatosis: (*brit.*) →*seborrheic dermatosis*
subcorneal pustular dermatosis: Snedden-Wilkinson-Syndrom *nt*, subkorneale Pustulose *f*, subkorneale pustulöse Dermatose *f*, Pustulosis subcornealis
transient acantholytic dermatosis: Morbus Grover *m*, transitorische akantholytische Dermatose *f*
zinc deficiency dermatosis: Zinkmangeldermatose *f*, Zinkmangeldermatitis *f*
der|ma|to|skel|e|ton [ˌdɜrmətə'skelɪtn] *noun*: Außen-, Ekto-, Exoskelett *nt*
der|ma|to|sto|ma|ti|tis [ˌdɜrmətəˌstəʊmə'taɪtɪs] *noun*: Dermatostomatitis *f*
der|ma|to|ther|a|py [ˌdɜrmətəʊ'θerəpiː] *noun*: Dermatotherapie *f*
der|ma|to|trop|ic [ˌdɜrmətəʊ'trɑpɪk] *adj*: mit besonderer Affinität zur Haut, mit Wirkung auf die Haut, dermotrop, dermatotrop

der|ma|to|zo|i|a|sis [ˌdɜrmətəʊzəʊ'aɪəsɪs] *noun*: Dermatozoonose *f*
der|ma|to|zo|on [ˌdɜrmətəʊ'zəʊɑn] *noun*: Hautparasit *m*, -schmarotzer *m*, Dermatozoon *nt*
der|ma|to|zo|o|no|sis [ˌdɜrmətəʊzəʊə'nəʊsɪs] *noun*: Dermatozoonose *f*
der|ma|tro|phia [dɜrmə'trəʊfɪə] *noun*: →*dermatrophy*
der|ma|troph|ic [dɜrmə'trəʊfɪk] *adj*: Dermatrophie betreffend, zu Dermatrophie führend, dermatrophisch
der|mat|ro|phy [dɜr'mætrəfiː] *noun*: Hautatrophie *f*, Dermatrophie *f*
-dermia *suf.*: Haut, -dermie, -derm, -derma, -dermia
der|mic ['dɜrmɪk] *adj*: Haut/Derma betreffend, zur Haut gehörend, dermal, kutan
der|mis ['dɜrmɪs] *noun*: Lederhaut *f*, Dermis *f*, Corium *nt*
papillary dermis: Leistenhaut *f*
reticular dermis: Felderhaut *f*
der|mi|tis [dɜr'maɪtɪs] *noun*: →*dermatitis*
dermo- *präf.*: Haut-, Dermat(o)-
der|mo|blast ['dɜrməblæst] *noun*: Dermoblast *m*
der|mo|cy|ma [ˌdɜrmə'saɪmə] *noun*: Dermokyema *f*
der|mo|cy|mus [ˌdɜrmə'saɪməs] *noun*: →*dermocyma*
der|mo|graph|ia [ˌdɜrmə'græfɪə] *noun*: →*dermatographism*
der|mog|ra|phism [dɜr'mɑgrəfɪzəm] *noun*: Dermographismus *m*, Dermografismus *m*
der|mog|ra|phy [dɜr'mɑgrəfiː] *noun*: →*dermatographism*
der|moid ['dɜrmɔɪd]: I *noun* **1.** Dermoid *nt*, Dermoidzyste *f* **2.** (*Ovar*) Dermoid *nt*, Dermoidzyste *f*, Teratom *nt* II *adj* hautähnlich, hautartig, dermoid, dermatoid
corneal dermoid: Limbusdermoid *nt*
implantation dermoid: Epidermalzyste *f*, Epidermoidzyste *f*, Epidermiszyste *f*, epidermale Zyste *f*
sacral dermoid: Sakraldermoid *nt*, Steißbeinfistel *f*, Steißbeinzyste *f*, pilonidaler Abszess *m*, Sinus pilonidalis, Pilonidalfistel *f*, Kokzygealfistel *f*, Haarnestfistel *f*, Haarnestgrübchen, Pilonidalzyste *f*, Fistula coccygealis, Fistula pilonidalis
sequestration dermoid: →*implantation dermoid*
der|moi|dec|to|my [dɜrmɔɪ'dektəmiː] *noun*: Dermoidentfernung *f*, -exzision *f*, Dermoidektomie *f*
der|mol|y|sis [dɜr'mɑləsɪs] *noun*: →*dermatochalasis*
der|mom|e|ter [dɜr'mɑmɪtər] *noun*: Dermometer *nt*
der|mom|e|try [dɜr'mɑmətriː] *noun*: Dermometrie *f*
der|mo|my|o|tome [ˌdɜrmə'maɪətəʊm] *noun*: Dermomyotom *nt*
der|mo|ne|crot|ic [ˌdɜrmənɪ'krɑtɪk] *adj*: dermonekrotisch
der|mo|neu|ro|trop|ic [ˌdɜrməˌnjʊərə'trɑpɪk] *adj*: mit besonderer Affinität zu Haut und Nervengewebe, dermoneurotrop
der|mo|path|ic [ˌdɜrmə'pæθɪk] *adj*: Dermatopathie betreffend, dermatopathisch
der|mop|a|thy [dɜr'mɑpəθiː] *noun*: Dermatose *f*, Dermatopathie *f*, Dermopathie *f*
diabetic dermopathy: diabetische Dermopathie *f*, Diabetid *nt*
infiltrative dermopathy: prätibiales Myxödem *nt*, Myxoedema circumscriptum tuberosum, Myxoedema praetibiale symmetricum
livedoid dermopathy: Dermatopathia cyanotica
der|mo|phyte ['dɜrməfaɪt] *noun*: →*dermatophyte*
der|mo|plas|ty ['dɜrməplæstiː] *noun*: Hautplastik *f*
der|mo|re|ac|tion [ˌdɜrmərɪ'ækʃn] *noun*: Haut-, Dermoreaktion *f*
der|mo|skel|e|ton [ˌdɜrmə'skelɪtn] *noun*: →*dermatoskeleton*
der|mo|syn|o|vi|tis [ˌdɜrməsɪnə'vaɪtɪs] *noun*: Dermosynovitis *f*
der|mo|tox|in [ˌdɜrmə'tɑksɪn] *noun*: Dermotoxin *nt*
der|mo|trop|ic [ˌdɜrmə'trɑpɪk, -'trəʊp-] *adj*: mit besonderer Affinität zur Haut, mit Wirkung auf die Haut, dermatotrop, dermotrop
der|mo|vas|cu|lar [ˌdɜrmə'væskjələr] *adj*: Hautgefäße betreffend, dermovaskulär
der|o|di|dy|mus [derə'dɪdəməs] *noun*: Derodidymus *m*
de|ro|ta|tion [dɪrəʊ'teɪʃn] *noun*: Derotation *f*, Derotationsosteotomie *f*, Detorsion *f*
DES *Abk.*: diethylstilbestrol
de|sal|i|nate [dɪ'sælɪneɪt] *vt*: entsalzen
de|sal|i|na|tion [dɪˌsælɪ'neɪʃn] *noun*: Desalination *f*, Salzentzug *m*
de|sal|i|na|tor [dɪ'sælɪneɪtər] *noun*: Entsalzungsanlage *f*
de|sal|i|ni|za|tion [dɪˌsælɪnaɪ'zeɪʃn] *noun*: →*desalination*
de|sal|i|nize [dɪ'sælɪnaɪz] *vt*: →*desalinate*
de|salt [dɪ'sɔːlt] *vt*: →*desalinate*
de|sat|u|rase [dɪsætʃə'reɪz] *noun*: Desaturase *f*
acyl-CoA desaturase: Acyl-CoA-desaturase *f*
stearoyl-CoA desaturase: Acyl-CoA-desaturase *f*
de|sat|u|ra|tion [dɪˌsætʃə'reɪʃn] *noun*: Einführung *f* einer Mehrfachbindung, Desaturierung *f*
des|ce|me|tit|ic [desəmɪ'tɪtɪk] *adj*: Descemetitis betreffend, descemetitisch
des|ce|me|ti|tis [desəmɪ'taɪtɪs] *noun*: Entzündung *f* der Descemet-Membran, Descemetitis *f*
des|ce|met|o|cele [desə'metəsiːl] *noun*: Descemetozele *f*, Keratozele *f*
de|scend [dɪ'send]: I *vt* hinuntergehen, -steigen, heruntergehen, -steigen II *vi* **1.** herab-, herunter-, hinuntergehen, -steigen, -sinken; abfallen **2.** ab-, herstammen (*from* von)
de|scend|ant [dɪ'sendənt] *noun*: Nachkomme *m*, Abkömmling *m*, Deszendent *m*
de|scend|ing [dɪ'sendɪŋ] *adj*: absteigend, nach unten führend, deszendierend
de|scent [dɪ'sent] *noun*: **1.** Herab-, Hinunter-, Heruntergehen *nt*, -steigen *nt*, -sinken *nt*; Senkung *f* **2.** Abstammung *f*, Herkunft *f*
descent of testicle: Hodendeszensus *m*, Descensus testis
descent of testis: Hodendeszensus *m*, Descensus testis
de|scrip|tive [dɪ'skrɪptɪv] *adj*: deskriptiv
de|scrip|tive|ness ['dɪ'skrɪptɪvnəs] *noun*: Anschaulichkeit *f*
de|sen|si|ti|za|tion [dɪˌsensɪtə'zeɪʃn] *noun*: Desensibilisierung *f*, Hyposensibilisierung *f*
de|sen|si|tize [dɪ'sensɪtaɪz] *vt*: **1.** (*immunolog.*) desensibilisieren, hyposensibilisieren, unempfindlich *oder* immun machen (*to* gegen) **2.** (*psychiat.*) desensibilisieren **3.** (*physik.*) lichtunempfindlich machen, desensibilisieren
de|sen|si|tize [dɪ'sensɪtaɪz] *vt*: **1.** desensibilisieren, hyposensibilisieren, unempfindlich *oder* immun machen (*to* gegen) **2.** lichtunempfindlich machen, desensibilisieren
des|fer|ri|ox|a|mine [desˌferɪ'ɑksəmiːn] *noun*: →*deferoxamine*
des|flu|rane ['desflʊəreɪn] *noun*: Desfluran *nt*
des|ic|cant ['desɪkənt]: I *noun* (Aus-)Trockenmittel *nt*, Desikkans *nt*, Exsikkans *nt* II *adj* (aus-)trocknend, exsikkativ
des|ic|cate ['desɪkeɪt] *vt, vi*: (aus-)trocknen, (aus-)dörren
des|ic|ca|tion [ˌdesɪ'keɪʃn] *noun*: (Aus-)Trocknen *nt*,

(Aus-)Trocknung *f*, Exsikkation *f*, Exsikkose *f*
des|ic|ca|tive ['desɪkeɪtɪv] *noun, adj*: →*desiccant*
des|ic|ca|tor ['desɪkeɪtər] *noun*: Exsikkator *m*
des|ip|ra|mine [də'zɪprəmiːn] *noun*: Desipramin *nt*, Dimethylimipramin *nt*
de|sire [dɪ'zaɪər]: **I** *noun* Wunsch *m*, Verlangen *nt*, Drang *m*, Begehren *nt*, Begierde *f* (*for* nach) **II** *vt* wünschen, verlangen, begehren, wollen
sexual desire: Libido *f*, Libido sexualis
de|sired [dɪ'zaɪərd] *adj*: er-, gewünscht; ersehnt
des|lan|o|side [des'lænəsaɪd] *noun*: Deslanosid *nt*, Desacetyllanatosid C *nt*
desm- *präf.*: →*desmo-*
des|mal|gia [dez'mældʒ(ɪ)ə] *noun*: Bandschmerzen *pl*, Desmalgie *f*, Desmodynie *f*
des|mec|ta|sia [dezmek'teɪʒ(ɪ)ə] *noun*: →*desmectasis*
des|mec|ta|sis [dez'mektəsɪs] *noun*: Bänderdehnung *f*, -ektasie *f*, Desmektasie *f*
des|mit|ic [dez'mɪtɪk] *adj*: Desmitis betreffend, desmitisch
des|mi|tis [dez'maɪtɪs] *noun*: Desmitis *f*, Bänderentzündung *f*; Sehnenentzündung *f*
desmo- *präf.*: Bänder-, Desm(o)-
des|mo|cra|ni|um [ˌdezməʊ'kreɪnɪəm] *noun*: Bindegewebsschädel *m*, Desmokranium *nt*, Desmocranium *nt*
des|mo|cyte ['dezməʊsaɪt] *noun*: juvenile Bindegewebszelle *f*, Fibroblast *m*
des|mo|cy|to|ma [ˌdezməʊsaɪ'təʊmə] *noun*: Bindegewebsgeschwulst *f*, Fibrom *nt*
des|mo|dont ['dezmədɑnt] *noun*: →*desmodontium*
des|mo|don|ti|um [ˌdezmə'dɑnʃɪəm] *noun*: Wurzelhaut *f*, Desmodont *nt*, Desmodontium *nt*, Periodontium *nt*, Periost *nt* der Zahnwurzel, Ligamentum alveolodentale, Ligamentum dentoalveolare
des|mo|dyn|ia [ˌdezmə'diːnɪə] *noun*: →*desmalgia*
des|mo|en|zyme [ˌdezmə'enzaɪm] *noun*: Desmoenzym *nt*
des|mog|e|nous [dez'mɑdʒənəs] *adj*: von einem Band ausgehend; auf bindegewebiger Grundlage (entstanden), desmogen
des|mo|hae|mo|blast [ˌdezmə'hiːməblæst] *noun*: (*brit.*) →*desmohemoblast*
des|mo|he|mo|blast [ˌdezmə'hiːməblæst] *noun*: Mesenchym *nt*, embryonales Bindegewebe *nt*
des|moid ['dezmɔɪd]: **I** *noun* Desmoid *nt* **II** *adj* **1.** fibrös, fibroid, desmoid **2.** bindegewebsartig, bandartig, sehnenartig, desmoid
abdominal desmoid: Bauchdeckendesmoid *nt*
extra-abdominal desmoid: extraabdominales Desmoid *nt*, extraabdominelle Fibromatose *f*
intra-abdominal desmoid: intraabdominales Desmoid *nt*, intraabdominelle Fibromatose *f*
periosteal desmoid: periostales Desmoid *nt*
des|mo|lase ['dezməleɪz] *noun*: Desmolase *f*
des|mo|ma [dez'məʊmə] *noun*: Desmoid *nt*
des|mo|ne|o|plasm [ˌdezmə'nɪəplæzəm] *noun*: Bindegewebstumor *m*, Bindegewebsneoplasma *nt*
des|mop|a|thy [dez'mɑpəθiː] *noun*: Sehnen-, Bändererkrankung *f*, Desmopathie *f*
des|mo|pla|sia [ˌdezməʊ'pleɪʒ(ɪ)ə] *noun*: Desmoplasie *f*
des|mo|plas|tic [ˌdezməʊ'plæstɪk] *adj*: Desmoplasie betreffend, fibröses Gewebe bildend, desmoplastisch
des|mo|pres|sin [ˌdezmə'presɪn] *noun*: 1-Desamino-8-D-Arginin-Vasopressin *nt*, Desmopressin *nt*, Minirin *nt*
des|mor|rhex|is [ˌdezməʊ'reksɪs] *noun*: Sehnen-, Bandruptur *f*, Bänderriss *m*, Desmorrhexis *f*
des|mo|sine ['dezməsɪn] *noun*: Desmosin *nt*
des|mo|sis [dez'məʊsɪs] *noun*: Bindegewebserkrankung *f*
des|mo|some ['dezməsəʊm] *noun*: Haftplatte *f*, Desmosom *nt*, Macula adhaerens
half desmosome: Hemidesmosom *nt*, Halbdesmosom *nt*
des|mos|ter|ol [des'mɑstərɔl, -əʊl] *noun*: Desmosterin *nt*
des|mot|o|my [dez'mɑtəmiː] *noun*: Sehnen-, Band-, Bänderdurchtrennung *f*, Desmotomie *f*
des|mot|ro|pism [dez'mɑtrəpɪzəm] *noun*: Tautomerie *f*
des|ob|li|ter|a|tion [ˌdezəˌblɪtə'reɪʃn] *noun*: Desobliteration *f*
des|o|nide ['dezənaɪd] *noun*: Desonid *nt*
de|sorb [dɪ'zɔːrb] *vt*: desorbieren
de|sorp|tion [dɪ'zɔːrpʃn] *noun*: Desorption *f*
des|ox|i|met|a|sone [desˌɑksɪ'metəsəʊn] *noun*: Desoximetason *nt*
desoxy- *präf.*: Desoxy-
des|ox|y|cor|ti|cos|ter|one [ˌdesɑksɪˌkɔːrtɪ'kɑstərəʊn] *noun*: →*11-deoxycorticosterone*
des|ox|y|cor|tone [ˌdesɑksɪ'kɔːrtəʊn] *noun*: →*11-deoxycorticosterone*
des|ox|y|eph|e|drine [ˌdesɑksɪ'efɪdriːn, -ɪ'fedrɪn] *noun*: Methamphetamin *nt*
des|ox|y|phe|no|bar|bi|tal [ˌdesɑksɪˌfiːnə'bɑːrbɪtɔl, -tæl] *noun*: Primidon *nt*
des|ox|y|ri|bo|nu|cle|ase [ˌdesɑksɪˌraɪbəʊ'n(j)uːklɪeɪs] *noun*: →*deoxyribonuclease*
des|ox|y|ri|bose [ˌdesɑksɪ'raɪbəʊs] *noun*: →*deoxyribose*
desoxy-sugar *noun*: Desoxyzucker *m*
de|spi|ral|i|za|tion [dɪˌspaɪrəlɪ'zeɪʃn] *noun*: Entspiralisierung *f*, -spiralisation *f*
des|qua|mate ['deskwəmeɪt] *vi*: sich (ab-)schuppen, sich häuten
des|qua|ma|tion [ˌdeskwə'meɪʃn] *noun*: (Ab-)Schuppung *f*, Abschilferung *f*, Desquamation *f*
branny desquamation: Desquamatio furfuracea
exfoliative desquamation: Desquamatio exfoliativa
ichthyosiform desquamation: ichthyosiforme Schuppung *f*
membranous desquamation: membranöse Schuppung *f*, Desquamatio membranacea
pityriasiform desquamation: Desquamatio pityriasiformis
postnatal desquamation: Desquamativkatarrh *m*
psoriasiform desquamation: Desquamatio psoriasiformis
des|qua|ma|tive ['deskwəmeɪtɪv, dɪ'skwæmətɪv] *adj*: Desquamation betreffend, abschuppend, abschilfernd, desquamativ
des|qua|ma|to|ry ['deskwəməˌtɔːriː, -ˌtəʊ-, dɪ'skwæmə-] *adj*: →*desquamative*
de|stroy [dɪ'strɔɪ] *vt*: **1.** zerstören, zertrümmern, vernichten, ruinieren, unbrauchbar machen **2.** töten, umbringen; (*Tier*) einschläfern
de|struc|tion [dɪ'strʌkʃn] *noun*: **1.** Zerstörung *f*, Destruktion *f* **2.** Tötung *f*; (*Tier*) Einschläferung *f*
graft destruction: Transplantatzerstörung *f*
de|struc|tive [dɪ'strʌktɪv] *adj*: zerstörend, zerstörerisch, schädlich, destruierend, destruktiv
de|sulf|hy|drase [dɪsʌlf'haɪdreɪz] *noun*: Desulfhydrase *f*, Desulfurase *f*
de|sul|fu|rase [dɪ'sʌljəreɪz] *noun*: →*desulfhydrase*
de|sulph|hy|drase [dɪsʌlf'haɪdreɪz] *noun*: (*brit.*) →*desulfhydrase*
de|sul|phu|rase [dɪ'sʌljəreɪz] *noun*: (*brit.*) →*desulfhydrase*
de|syn|chro|nized [dɪ'sɪŋkrənaɪzd] *adj*: desynchronisiert
DET *Abk.*: diethyltryptamine
de|tach [dɪ'tætʃ]: **I** *vt* **1.** (ab-, los-)trennen, (los-)lösen,

losmachen **2.** absondern, freimachen **II** *vi* sich (los-)lösen, sich absondern (*from* von)
de|tach|ment [dɪ'tætʃmənt] *noun*: (Ab-)Trennung *f*, (Los-)Lösung *f* (*from* von)
partial premature detachment of the placenta: Ablatio placentae partialis
posterior detachment of vitreous: hintere Glaskörperabhebung *f*
premature detachment of the placenta: vorzeitige Plazentalösung *f*, Ablatio placentae
primary retinal detachment: primäre Ablatio retinae
PVR detachment: PVR-Ablatio *f*
detachment of retina: →*retinal detachment*
retinal detachment: Netzhautablösung *f*, Ablatio retinae, Amotio retinae
secondary retinal detachment: sekundäre Ablatio retinae
detachment of the choroid: Ablatio chorioideae, Amotio chorioideae
total premature detachment of the placenta: Ablatio placentae totalis
traction detachment: Traktionsablatio *f*
vitreal detachment: Glaskörperabhebung *f*
vitreous detachment: Glaskörperabhebung *f*
de|tect [dɪ'tekt] *vt*: entdecken, feststellen, (heraus-)finden, ermitteln; wahrnehmen
de|tect|a|ble [dɪ'tektəbl] *adj*: →*detectible*
de|tect|i|ble [dɪ'tektɪbl] *adj*: feststellbar
de|tec|tion [dɪ'tekʃn] *noun*: Entdeckung *f*, Feststellung *f*; Wahrnehmung *f*; Aufdeckung *f*
worm detection: Wurmnachweis *m*
worm egg detection: Wurmeiernachweis *m*
de|tec|tor [dɪ'tektər] *noun*: Detektor *m*
flame-ionization detector: Flammenionisationsdetektor *m*
gas detector: Gasspürgerät *nt*
lie detector: Lügendetektor *m*
radiation detectors: Strahlungsdetektoren *pl*
de|terge [dɪ'tɜrdʒ] *vt*: (*Wunde*) reinigen
de|ter|gent [dɪ'tɜrdʒənt]: **I** *noun* **1.** Netzmittel *nt*, Detergens *nt* **2.** (*Wunde*) Reinigungsmittel *nt*, Detergens *nt* **3.** Reinigungsmittel *nt*, Waschmittel *nt*, Detergens *nt* **II** *adj* reinigend
de|te|ri|o|rate [dɪ'tɪərɪəreɪt]: **I** *vt* verschlechtern, verschlimmern, beeinträchtigen **II** *vi* **1.** (*Zustand*) sich verschlechtern, sich verschlimmern, schlechter werden **2.** verfallen, herunterkommen
de|te|ri|o|ra|tion [dɪ,tɪərɪə'reɪʃn] *noun*: (*Zustand*) Verschlechterung *f*, Verschlimmerung *f*, Deterioration *f*, Deteriorisierung *f*
de|ter|mi|nant [dɪ'tɜrmɪnənt]: **I** *noun* Determinante *f* **II** *adj* entscheidend, bestimmend, determinant, determinierend
antigenic determinant: Epitop *nt*, antigene Determinante *f*, Antigendeterminante *f*
idiotypic determinant: Idiotop *nt*, Idiotypendeterminante *f*
idiotypic antigenic determinant: →*idiotypic determinant*
de|ter|mi|nate [dɪ'tɜrmɪnət] *adj*: determiniert, fest(gelegt), bestimmt, entschieden
de|ter|mi|na|tion [dɪ,tɜrmɪ'neɪʃn] *noun*: Determination *f*, Determinierung *f*
chromosomal sex determination: chromosomale Geschlechtsbestimmung *f*, chromosomale Geschlechtsdeterminierung *f*
embryonic determination: embryonale Determination *f*
determination of paternity: Vaterschaftsfeststellung *f*
prenatal sex determination: pränatale Geschlechtsdiagnostik *f*
sex determination: Geschlechtsbestimmung *f*
sexual determination: Geschlechtsbestimmung *f*
de|ter|mi|na|tive [dɪ'tɜrmɪnətɪv, -neɪt-] *adj*: determinativ
de|ter|mine [dɪ'tɜrmɪn]: **I** *vt* **1.** bestimmen, festlegen, -setzen, determinieren **2.** feststellen, bestimmen, ermitteln **3.** beschließen, entscheiden **II** *vi* sich entschließen (*on* zu); sich entscheiden (*on* für)
de|ter|mined [dɪ'tɜrmɪnt] *adj*: determiniert
de|ter|min|ism [dɪ'tɜrmənɪzəm] *noun*: Determinismus *m*
DETM *Abk.*: dihydroergotamine
det|o|nate ['detneɪt]: **I** *vt* detonieren/explodieren lassen, zur Detonation bringen **II** *vi* detonieren, explodieren
det|o|na|tion [detə'neɪʃn] *noun*: Detonation *f*
de|tor|sion [dɪ'tɔːrʃn] *noun*: Detorsion *f*, Derotation *f*
de|tox|i|cate [dɪ'tɑksɪkeɪt] *vt*: →*detoxify*
de|tox|i|ca|tion [dɪ,tɑksɪ'keɪʃn] *noun*: Entgiftung *f*, Detoxikation *f*, Desintoxikation *f*
de|tox|i|fi|ca|tion [dɪ,tɑksəfɪ'keɪʃn] *noun*: Entgiftung *f*, Detoxikation *f*, Desintoxikation *f*
de|tox|i|fy [dɪ'tɑksəfaɪ] *vt*: entgiften
det|ri|ment ['detrəmənt] *noun*: Nachteil *m*, Schaden *m* (*to* für)
det|ri|men|tal [,detrə'mentəl] *adj*: nachteilig, schädlich (*to* für)
de|tri|tion [dɪ'trɪʃn] *noun*: Abreibung *f*, Abnützung *f*, Abnutzung *f*
de|tri|tus [dɪ'traɪtəs] *noun*, *plural* **-tus**: Trümmer *pl*, Gewebstrümmer *pl*, Zelltrümmer *pl*, Geröll *nt*, Schutt *m*, Detritus *m*
de|trun|ca|tion [dɪ,trʌŋ'keɪʃn] *noun*: Dekapitation *f*
de|tru|sor [dɪ'truːsər] *noun*: Detrusor *m*, Musculus detrusor
detrusor vesicae: Detrusor vesicae *m*, Blasenwandmuskulatur *f*, Musculus detrusor vesicae
de|tu|ba|tion [dɪtjə'beɪʃn] *noun*: Extubation *f*
de|tu|mes|cence [,dɪt(j)uː'mesəns] *noun*: Detumeszenz *f*
deut- *präf.*: Desoxy-
deu|ten|ceph|a|lon [d(j)uːtn'sefələn] *noun*: →*diencephalon*
deu|ter|a|nom|al [,d(j)uːtərə'nɑməl] *noun*: Deuteranomale *m/f*
deu|ter|a|nom|a|lous [,d(j)uːtərə'nɑmələs] *adj*: Grünschwäche betreffend, von ihr betroffen, deuteranomal
deu|ter|a|nom|a|ly [,d(j)uːtərə'nɑməliː] *noun*: Grünschwäche *f*, Deuteranomalie *f*
deu|ter|an|ope ['d(j)uːtərənəʊp] *noun*: Deuteranope *m/f*
deu|ter|a|no|pia [,d(j)uːtərə'nəʊpɪə] *noun*: Grünblindheit *f*, Rot-Grün-Dichromasie *f*, Deuteranop(s)ie *f*
deu|ter|a|nop|ic [,d(j)uːtərə'nɑpɪk] *adj*: Grünblindheit betreffend, von ihr betroffen, deuteranop, grünblind
deu|ter|a|nop|sia [,d(j)uːtərə'nɑpsɪə] *noun*: Deuteranopie *f*, Grünblindheit *f*, Rotgrünblindheit *f*
deu|te|ri|on [d(j)uː'tɪərɪɑn] *noun*: →*deuteron*
deu|te|ri|um [d(j)uː'tɪəriːəm] *noun*: schwerer Wasserstoff *m*, Deuterium *nt*
deuterium oxide: Deuteriumoxid *nt*, schweres Wasser *nt*
deutero- *präf.*: Zweite(r, s), Zweit-, Deuter(o)-, Deut(o)-
deu|ter|o|hae|min [,d(j)uːtərə'hiːmɪn, -'hem-] *noun*: (*brit.*) →*deuterohemin*
deu|ter|o|hae|mo|phil|i|a [,d(j)uːtərə,hemə'fɪlɪə] *noun*: (*brit.*) →*deuterohemophilia*
deu|ter|o|he|min [,d(j)uːtərə'hiːmɪn, -'hem-] *noun*: Deuterohämin *nt*
deu|ter|o|he|mo|phil|i|a [,d(j)uːtərə,hemə'fɪlɪə] *noun*:

D

Deuterohämophilie *f*
Deu|ter|o|my|ces [ˌd(j)uːtərəˈmaɪsiːz] *plural*: →*Deuteromycetes*
Deu|ter|o|my|ce|tae [ˌd(j)uːtərəmaɪˈsiːtiː] *plural*: →*Deuteromycetes*
deu|ter|o|my|cete [ˌd(j)uːtərəˈmaɪsiːt] *noun*: unvollständiger Pilz *m*, Deuteromyzet *m*, Deuteromycet *m*
Deu|ter|o|my|ce|tes [ˌd(j)uːtərəmaɪˈsiːtiːz] *plural*: unvollständige Pilze *pl*, Deuteromyzeten *pl*, Deuteromycetes *pl*, Deuteromycotina *pl*, Fungi imperfecti
Deu|ter|o|my|co|ti|na [ˌd(j)uːtərəˌmaɪkəʊˈtaɪnə] *plural*: →*Deuteromycetes*
deu|ter|on [ˈd(j)uːtərɑn] *noun*: Deuteriumkern *m*, Deuteron *nt*, Deuton *nt*
deu|ter|o|path|ic [ˌd(j)uːtərəʊˈpæθɪk] *adj*: Deuteropathie betreffend; (*Krankheit, Symptom*) sekundär, zusätzlich, deuteropathisch
deu|te|rop|a|thy [d(j)uːtəˈrɑpəθiː] *noun*: Sekundärleiden *nt*, -erkrankung *f*, Deuteropathie *f*, zusätzliches/sekundäres Symptom *nt*
deu|ter|o|plasm [ˈd(j)uːtərəplæzəm] *noun*: →*deutoplasm*
deu|ter|o|por|phy|rin [ˌd(j)uːtərəˈpɔːrfərɪn] *noun*: Deuteroporphyrin *nt*
deu|ter|o|some [ˈd(j)uːtərəsəʊm] *noun*: Deuterosom *nt*
Deu|ter|o|sto|mia [ˌd(j)uːtərəˈstəʊmɪə] *plural*: Zweitmünder *pl*, Rückenmarkstiere *pl*, Deuterostomier *pl*, Deuterostomia *pl*
deu|ter|o|to|cia [ˌd(j)uːtərəˈtəʊsɪə] *noun*: Deuterotokie *f*
deu|ter|ot|o|ky [d(j)uːtəˈrɑtəkiː] *noun*: →*deuterotocia*
deu|ti|o|dide [d(j)uːˈtaɪədaɪd] *noun*: Dijodid *nt*, Diiodid *nt*
deuto- *präf.*: Zweite(r, s), Zweit-, Deuter(o)-, Deut(o)-
deu|to|chlo|ride [ˌd(j)uːtəˈklɔːraɪd, -ɪd] *noun*: Bichlorid *nt*
deu|to|i|o|dide [ˌd(j)uːtəˈaɪədaɪd] *noun*: →*deutiodide*
deu|tom|er|ite [d(j)uːˈtɑməraɪt] *noun*: Deutomerit *m*
deu|ton [ˈd(j)uːtɑn] *noun*: →*deuteron*
deu|to|neph|ron [ˌd(j)uːtəˈnefrɑn] *noun*: Urniere *f*, Wolff-Körper *m*, Mesonephron *nt*, Mesonephros *m*
deu|to|plasm [ˈd(j)uːtəplæzəm] *noun*: Nahrungsdotter *m*, Deuto-, Deuteroplasma *nt*
DEV *Abk.*: **1.** duck egg virus **2.** duck embryo vaccine **3.** duck embryo virus
de|vas|a|tion [dɪvəˈseɪʃn] *noun*: →*devascularization*
de|vas|cu|lar|i|za|tion [dɪˌvæskjələrɪˈzeɪʃn] *noun*: Devaskularisation *f*, Devaskularisierung *f*
de|vel|op [dɪˈveləp]: **I** *vt* **1.** (*Theorie, Verfahren etc.*) entwickeln (*into, in* zu) **2.** (*Krankheit*) sich zuziehen **II** *vi* sich entwickeln, sich bilden (*from* aus; *into* zu); entstehen, werden
de|vel|op|a|ble [dɪˈveləpəbl] *adj*: entwicklungsfähig
de|vel|oped [dɪˈveləpd] *adj*: ausgebildet
badly developed: unterentwickelt
fully developed: (voll) ausgebildet, ausgewachsen
de|vel|op|er [dɪˈveləpər] *noun*: **1.** (*foto.*) Entwickler(flüssigkeit *f*) *m* **2.** (*pädiat.*) Spätentwickler *m*
film developer: Entwickler *m*, Entwicklerflüssigkeit *f*, Entwicklerlösung *f*, Filmentwickler *m*
late developer: Spätentwickler *m*
rapid developer: Rapidentwickler *m*, Schnellentwickler *m*
de|vel|op|ing [dɪˈveləpɪŋ] *adj*: wachsend, entstehend, Entwicklungs-
de|vel|op|ment [dɪˈveləpmənt] *noun*: **1.** Entwicklung *f* **2.** Werden *nt*, Entstehen *nt*, Wachstum *nt*, Bildung *f*
absent development of speech: (motorische) Hörstummheit *f*, Audimutitas *f*, fehlende Sprachentwicklung *f*
breast development: Brustentwicklung *f*
cognitive development: geistige Entwicklung *f*
delayed development: Retardierung *f*
delayed development of speech: verzögerte Sprachentwicklung *f*, (motorische) Hörstummheit *f*, Audimutitas *f*
dentofacial development: dentofaziale Entwicklung *f*
drive development: Triebentwicklung *f*
embryonic development: Embryonalentwicklung *f*
film development: Filmentwicklung *f*
force development: Kraftentwicklung *f*
imperfect development: Atelie *f*
incomplete development: Atelie *f*
personality development: Persönlichkeitsentwicklung *f*, -entfaltung *f*
resistance development: Resistenzentwicklung *f*
de|vel|op|men|tal [dɪˌveləpˈmentəl] *adj*: Entwicklungs-
de|vi|ance [ˈdɪvɪəns] *noun*: Devianz *f*
sexual deviance: Abartigkeit *f*
de|vi|ant [ˈdɪvɪənt]: **I** *noun* (*psychol.*) vom normalen Verhalten abweichendes Individuum *nt* **II** *adj* vom normalen Verhalten abweichend, deviant; dissozial
sexually deviant: abartig
de|vi|ate [*n, adj* ˈdɪvɪɪt; *v* -eɪt]: **I** *noun* →*deviant I* **II** *adj* →*deviant II* **III** *vt* ablenken **IV** *vi* abweichen, abgehen (*from* von)
de|vi|a|tion [ˌdɪvɪˈeɪʃn] *noun*: **1.** Abweichung *f*, Abweichen *nt* (*from* von) **2.** (*physik.*) Ablenkung *f*; Abweichung *f*
abnormal left axis deviation: überdrehter Linkstyp *m*
abnormal right axis deviation: überdrehter Rechtstyp *m*
axial deviation: Achsenabweichung *f*
axis deviation: Achsenabweichung *f*
complement deviation: Neisser-Wechsberg-Phänomen *nt*
congenital penis deviation: kongenitale Penisdeviation *f*
conjugate deviation: konjugierte/assoziierte Augenabweichung *f*, Déviation conjuguée
immune deviation: Immundeviation *f*
latent deviation: latentes Schielen *nt*, Heterophorie *f*, Strabismus latens
deviation to the left: Linksverschiebung *f*
left axis deviation: Linkstyp *m*
manifest deviation: Schielen *nt*, Strabismus *m*
pathologic deviation to the left: pathologische Linksverschiebung *f*
penile deviation: Penisdeviation *f*
radial deviation: Radialdeviation *f*, -abduktion *f*
reactive deviation to the left: reaktive Linksverschiebung *f*
deviation to the right: Rechtsverschiebung *f*
right axis deviation: Rechtstyp *m*
septal deviation: Septumdeviation *f*
sexual deviation: sexuelle Deviation *f*, Paraphilie *f*
skew deviation: Magendie-Hertwig-Schielstellung *f*, Magendie-Schielstellung *f*, Magendie-Zeichen *nt*, Hertwig-Magendie-Phänomen *nt*, Hertwig-Magendie-Syndrom *nt*
squint deviation: Schielwinkel *m*, Deviationswinkel *m*
standard deviation: Standardabweichung *f*, Streuung *f*, mittlere (quadratische) Abweichung *f*
ulnar deviation: Ulnardeviation *f*, -abduktion *f*
de|vice [dɪˈvaɪs] *noun*: **1.** Vorrichtung *f*, Einrichtung *f*, Gerät *nt* **2.** Plan *m*, Projekt *nt*, Vorhaben *nt* **3.** Entwurf *m*, Muster *nt*, Zeichnung *f*
central-bearing device: zentraler Stützstift *m*
central-bearing tracing device: Gerät *nt* zur Stützstiftregistrierung
contraceptive device: (mechanisches) Verhütungsmit-

tel *nt*, Kontrazeptivum *nt*
electronic root canal measuring device: elektronischer Wurzelkanalmesser *m*, ERCM-Gerät *nt*
intrauterine device: Intrauterinpessar *nt*
intrauterine contraceptive device: Intrauterinpessar *nt*
multiple-puncture device: Multipunkturstempel *m*
de|vi|om|e|ter [dɪvɪ'ɑmɪtər] *noun*: Schielmesser *m*, Deviometer *nt*
de|vis|cer|a|tion [dɪvɪsə'reɪʃn] *noun*: Eingeweideentfernung *f*, Deviszeration *f*
de|vi|tal|i|za|tion [dɪˌvaɪtəlaɪ'zeɪʃn, -lɪ-] *noun*: **1.** Abtöten *nt*, Devitalisation *f*, Devitalisierung *f* **2.** (*Zahnpulpa*) Devitalisation *f*, Abtöten *nt*, Devitalisierung *f*
pulp devitalization: Pulpadevitalisation *f*
de|vi|tal|ize [dɪ'vaɪtəlaɪz] *vt*: abtöten, devitalisieren; (*fig.*) schwächen
de|vi|tal|ized [dɪ'vaɪtəlaɪzd] *adj*: devital
dev|o|lu|tion [ˌdevə'luːʃn] *noun*: Devolution *f*
DEX *Abk.*: dextrothyroxine
Dex *Abk.*: dexamethasone
dex|a|meth|a|sone [ˌdeksə'meθəzəʊn] *noun*: Dexamethason *nt*
dex|chlor|phen|ir|a|mine [ˌdekskløːrfen'ɪərəmiːn] *noun*: Dexchlorpheniramin *nt*
dex|et|i|mide [dek'setɪmaɪd] *noun*: Dexetimid *nt*
dex|fen|flur|a|mine [ˌdeksfen'flʊərəmiːn] *noun*: Dexfenfluramin *nt*
dex|i|o|car|dia [ˌdeksɪə'kɑːrdɪə] *noun*: →*dextrocardia*
dex|pan|the|nol [deks'pænθɪnəʊl] *noun*: Dexpanthenol *nt*
dex|ter ['dekstər] *adj*: rechts, dexter
dex|ter|i|ty [deks'terətiː] *noun*: →*dextrality*
dex|ter|ous ['dekst(ə)rəs] *adj*: rechtshändig
dextr- *präf.*: Zweite(r, s), Zweit-, Deuter(o)-, Deut(o)-
dex|tral ['dekstrəl]: **I** *noun* Rechtshänder(in *f*) *m* **II** *adj* **1.** rechtshändig **2.** →*dexter*
dex|tral|i|ty [deks'træləti:] *noun*: Rechtshändigkeit *f*, Dextralität *f*, Dexteralität *f*
dex|tran ['dekstrən, -træn] *noun*: Dextran *nt*
low-molecular-weight dextran: niedermolekulares Dextran *nt*
dextran sulfate: Dextransulfat *nt*
dextran sulphate: (*brit.*) →*dextran sulfate*
dex|tran|ase ['dekstrəneɪz] *noun*: Dextranase *f*
dex|trane ['dekstreɪn] *noun*: →*dextran*
dex|tran|o|mer [deks'trænəmər] *noun*: Dextranomer *nt*
dex|trin ['dekstrɪn] *noun*: Dextrin *nt*, Dextrinum *nt*
limit dextrin: Grenzdextrin *nt*
tissue dextrin: Glykogen *nt*, tierische Stärke *f*
dex|trin|ase ['dekstrɪneɪz] *noun*: Dextrinase *f*
α-dextrinase: α-Dextrinase *f*, Oligo-1,6-α-Glucosidase *f*
limit dextrinase: α-Dextrinase *f*, Oligo-1,6-α-Glucosidase *f*
dextrin-1,6-glucosidase *noun*: Amylo-1,6-Glucosidase *f*, Dextrin-1,6-Glucosidase *f*
dex|trin|ose ['dekstrɪnəʊz] *noun*: Isomaltose *f*, Dextrinose *f*
dex|tri|no|sis [ˌdektrɪ'nəʊsɪs] *noun*: Glykogenspeicherkrankheit *f*, Glykogenthesaurismose *f*, Glykogenose *f*
limit dextrinosis: Cori-Krankheit *f*, Forbes-Syndrom *nt*, hepatomuskuläre benigne Glykogenose *f*, Glykogenose Typ III *f*
dex|trin|u|ri|a [ˌdektrɪ'n(j)ʊəriːə] *noun*: Dextrinurie *f*
dex|tro ['dekstrəʊ] *adj*: →*dextrorotatory*
dextro- *präf.*: Rechts-, Dextr(o)-
dex|tro|am|phet|a|mine [ˌdekstrəæm'fetəmiːn, -mɪn] *noun*: Dextroamphetamin *nt*
dex|tro|car|dia [ˌdekstrəʊ'kɑːrdɪə] *noun*: Dextrokardie *f*
dex|tro|car|di|o|gram [ˌdekstrəʊ'kɑːrdɪəgræm] *noun*: Elektrokardiogramm *nt* der rechten Herzhälfte, Dextrokardiogramm *nt*
dex|tro|car|di|og|ra|phy [ˌdekstrəʊˌkɑːrdɪ'ɑgrəfiː] *noun*: Dextrokardiographie *f*, Dextrokardiografie *f*
dex|tro|cer|e|bral [ˌdekstrəʊ'serəbrəl] *adj*: dextrozerebral
dex|tro|cli|na|tion [ˌdekstrəʊklaɪ'neɪʃn] *noun*: Dextroklination *f*
dex|tro|com|pound [ˌdekstrəʊ'kɑmpaʊnd] *noun*: rechtsdrehende Verbindung *f*
dex|tro|cy|clo|duc|tion [ˌdekstrəʊˌsaɪklə'dʌkʃn] *noun*: Dextrozykloduktion *f*
dex|tro|cy|clo|ver|sion [ˌdekstrəʊˌsaɪklə'vɜrʒn] *noun*: Dextrozykloversion *f*
dex|tro|duc|tion [ˌdekstrəʊ'dʌkʃn] *noun*: Dextroduktion *f*
dex|tro|e|le|va|tion [ˌdekstrəʊelə'veɪʃn] *noun*: Dextroelevation *f*
dex|tro|gas|tria [ˌdekstrəʊ'gæstrɪə] *noun*: Dextrogastrie *f*
dex|tro|glu|cose [ˌdekstrəʊ'gluːkəʊz] *noun*: →*dextrose*
dex|tro|gram ['dekstrəʊgræm] *noun*: Dextrogramm *nt*
dex|tro|gy|ral [ˌdekstrəʊ'dʒaɪrəl] *adj*: →*dextrorotatory*
dex|tro|gy|ra|tion [ˌdekstrəʊdʒaɪ'reɪʃn] *noun*: →*dextrorotation*
dex|tro|in|fra|duc|tion *noun*: Dextroinfraduktion *f*
dex|tro|man|u|al [ˌdekstrəʊ'mænjəwəl] *adj*: rechtshändig
dex|tro|meth|or|phan [ˌdekstrəʊmeθ'ɔːrfæn] *noun*: Dextromethorphan *nt*
dex|tro|mor|am|ide [ˌdekstrəʊmɔːr'æmaɪd] *noun*: Dextromoramid *nt*
dex|trop|e|dal [deks'trɑpədəl] *adj*: rechtsfüßig
dex|tro|po|si|tion [ˌdekstrəpə'zɪʃn] *noun*: Dextroposition *f*, Dextropositio *f*
dextroposition of aorta: Rechtsverlagerung der Aorta, Dextropositio aortae
dex|tro|pro|pox|y|phene [ˌdekstrəʊprəʊ'pɑksəfiːn] *noun*: Dextropropoxyphen *nt*
dex|tro|ro|ta|ry [ˌdekstrəʊ'rəʊtəriː] *adj*: →*dextrorotatory*
dex|tro|ro|ta|tion [ˌdekstrəʊrəʊ'teɪʃn] *noun*: Dextrorotation *f*
dex|tro|ro|ta|to|ry [ˌdekstrəʊ'rəʊtətɔːriː, -təʊ-] *adj*: dextrorotatorisch, dextrogyral
dex|trose ['dekstrəʊs] *noun*: Traubenzucker *m*, Glukose *f*, Glucose *f*, Dextrose *f*, Glykose *f*
citrate phosphate dextrose: CPD-Stabilisator *m*
dex|tro|su|pra|duc|tion [ˌdekstrəʊˌsuːprə'dʌkʃn] *noun*: Dextrosupraduktion *f*
dex|tro|su|ria [ˌdekstrə's(j)ʊəriːə] *noun*: →*glucosuria*
dex|tro|thy|rox|ine [ˌdekstrəʊθaɪ'rɑksiːn] *noun*: D-Tetraiodthyronin *nt*, D-Thyroxin *nt*
dextrothyroxine sodium: Dextrothyroxin-Natrium *nt*
dex|tro|tor|sion [ˌdekstrəʊ'tɔːrʃn] *noun*: **1.** (*patholog.*) Verdrehung/Torsion *f* nach rechts, Dextrotorsion *f* **2.** (*augenheil.*) Dextrozykloduktion *f*
dex|tro|trop|ic [ˌdekstrəʊ'trɑpɪk, -'trəʊp-] *adj*: rechtsdrehend, nach rechts drehend
dex|trous ['dekstrəs] *adj*: →*dexterous*
dex|trous|ness ['dekstrəsnəs] *noun*: →*dextrality*
dex|tro|ver|sion [ˌdekstrəʊ'vɜrʒn] *noun*: Rechtsdrehung *f*, Dextroversion *f*
dextroversion of uterus: Dextroversio uteri
dex|tro|vert|ed [ˌdekstrəʊ'vɜrtɪd] *adj*: nach rechts gedreht, dextrovertiert
DF *Abk.*: **1.** decapacitation factor **2.** dialysable fraction **3.** distal fossa **4.** dorsiflexion
D.f. *Abk.*: Dientamoeba fragilis

D

DFA *Abk.*: **1.** difluoroadrenaline **2.** fructose-1,6-diphosphate aldolase
DFDT *Abk.*: difluoro-diphenyl-trichloro-ethane
DFID *Abk.*: dual-flame ionization detector
DFM *Abk.*: decreased fetal movement
DFMO *Abk.*: difluoromethylornithine
DFMR *Abk.*: daily fetal movement recording
DFO *Abk.*: **1.** deferoxamine **2.** desferrioxamine
DFP *Abk.*: **1.** diastolic filling phase **2.** diisopropylfluorophosphate **3.** diisopropyl fluorophosphate
DFPase *Abk.*: dialcylfluorophosphatase
DFS *Abk.*: disease-free survival
DFSP *Abk.*: dermatofibrosarcoma protuberans
DFSS *Abk.*: discrete fibromuscular aortic stenosis
DFT *Abk.*: **1.** defibrillation threshold **2.** difluorodiphenyltrichloromethane
5-DFUR *Abk.*: 5'-deoxy-5-fluorouridine
DG *Abk.*: **1.** diacylglycerin **2.** diastolic gallop **3.** diffuse gastritis **4.** diglyceride
dG *Abk.*: deoxyguanosine
dg *Abk.*: decigram
dGDP *Abk.*: deoxyguanosine diphosphate
DGF *Abk.*: duct growth factor
DGI *Abk.*: disseminated gonococcal infection
dGlc *Abk.*: 2-deoxyglucose
dGMP *Abk.*: **1.** deoxyguanosine monophosphate **2.** deoxyguanylic acid
DGR *Abk.*: duodenogastric reflux
DGSS *Abk.*: Darier-Groenblad-Strandberg syndrome
dGTP *Abk.*: deoxyguanosine triphosphate
dGTPase *Abk.*: deoxyguanosine triphosphatase
dGUO *Abk.*: deoxyguanosine
DH *Abk.*: **1.** dehydrocholic acid **2.** dehydrogenase **3.** delayed hypersensitivity **4.** dorsal hippocampus
DHA *Abk.*: **1.** dehydro-ascorbic acid **2.** dehydroepiandrosterone **3.** 2',3'-didehydro-2',3'-dideoxyadenosinene **4.** docosahexaenoic acid
DHAP *Abk.*: dihydroxyacetone phosphate
DHAS *Abk.*: dehydroepiandrosterone sulfate
DHB *Abk.*: dehydrobenzperidol
DHBP *Abk.*: dehydrobenzperidol
DHC *Abk.*: **1.** 2',3'-didehydro-2',3'-dideoxycytidinene **2.** dihydroheptachlorine
DHCC *Abk.*: 1,25-dihydroxycholecalciferol
DHD *Abk.*: dermatitis herpetiformis Duhring
DHE *Abk.*: **1.** dehydroepiandrosterone **2.** dihydroergotamine
DHEA *Abk.*: dehydroepiandrosterone
DHEAS *Abk.*: dehydroepiandrosterone sulfate
DHF *Abk.*: **1.** dihydrofolic acid **2.** dihydroxyfumaric acid
DHFR *Abk.*: dihydrofolate reductase
DHI *Abk.*: decompensated heart insufficiency
DHIA *Abk.*: dehydroisoandrosterone
DHIC *Abk.*: dihydroisocodeine
DHL *Abk.*: diffuse histiocytic lymphoma
DHMA *Abk.*: dehydroxymandelic acid
dHMCMP *Abk.*: deoxy-5-hydroxymethyl-cytidine monophosphate
DHN *Abk.*: 2',3'-didehydro-2',3'-dide-oxyribonucleoside
DHO *Abk.*: deuterium hydrogen oxide
DHP *Abk.*: **1.** dehydrobenzperidol **2.** dihydropteridine **3.** dihydropyridine **4.** dinonylphthalate
DHPG *Abk.*: **1.** dihydroxyphenylglycol **2.** 9-[(1,3-dihydroxy-2-propoxy)methyl]guanine
DHPR *Abk.*: dihydropteridine reductase
DHR *Abk.*: delayed hypersensitivity reaction
DHS *Abk.*: **1.** delayed-type hypersensitivity **2.** dynamic hip screw
DHSM *Abk.*: dihydrostreptomycin
DHT *Abk.*: **1.** dihydrotachysterol **2.** dihydrotestosterone **3.** dihydrothymine **4.** dihydroxypropyltheophylline **5.** dihydroxytryptamine
DHU *Abk.*: dihydrouridine
DI *Abk.*: **1.** dental index **2.** diabetes insipidus **3.** donor insemination **4.** dosing interval **5.** dyspnea index **6.** indicator dose **7.** initial dose
Di *Abk.*: diphtheria
dI *Abk.*: deoxyinosine
di- *präf.*: Zwei-, Zweifach-, Di-, Bi-
dia- *präf.*: Zwischen-, Dia-
di|a|be|tes [daɪə'biːtɪs] *noun*: **1.** Diabetes *m* **2.** →*diabetes mellitus* **caused by diabetes** durch Diabetes ausgelöst/bedingt/verursacht
adrenogenic diabetes: Nebennierendiabetes *m*
adult-onset diabetes: →*non-insulin-dependent diabetes mellitus*
alimentary diabetes: alimentäre Glykosurie *f*
alloxan diabetes: Alloxandiabetes *m*
amino acid diabetes: Aminosäurediabetes *m*
brittle diabetes: insulinabhängiger Diabetes *m*, insulinabhängiger Diabetes mellitus, Typ 1 Diabetes *m*, Typ 1 Diabetes mellitus, Insulinmangeldiabetes *m*
bronze diabetes: →*bronzed diabetes*
bronzed diabetes: Hämochromatose *f*, Bronzediabetes *m*, Siderophilie *f*, Eisenspeicherkrankheit *f*
calcinuric diabetes: vermehrte Calciumausscheidung *f* im Harn, Hyperkalzurie *f*, Hyperkalziurie *f*
central diabetes insipidus: zentraler Diabetes insipidus, Diabetes insipidus centralis/neurohormonalis
cerebral diabetes: Cerebroseausscheidung *f* im Harn
chemical diabetes: pathologische Glukosetoleranz *f*
drug-induced diabetes mellitus: medikamentöser Diabetes mellitus
endocrine diabetes mellitus: endokriner Diabetes mellitus
galactose diabetes: **1.** (hereditäre/kongenitale) Galaktosämie *f*, Galaktoseintoleranz *f*, -unverträglichkeit *f* **2.** Galaktosediabetes *m*, Galaktokinasemangel *m*
gestational diabetes: Gestationsdiabetes *m*
growth-onset diabetes: →*insulin-dependent diabetes mellitus*
growth-onset diabetes mellitus: →*insulin-dependent diabetes mellitus*
diabetes insipidus: Diabetes insipidus
insulin-dependent diabetes: →*insulin-dependent diabetes mellitus*
insulin-dependent diabetes mellitus: insulinabhängiger Diabetes (mellitus), Typ-I-Diabetes (mellitus), Insulinmangeldiabetes *m*
insulinopenic diabetes: Insulinmangeldiabetes *m*
juvenile diabetes: infantiler Diabetes *m*, Insulinmangeldiabetes *m*
juvenile-onset diabetes of adult: Typ-I-Diabetes mellitus *m* des Erwachsenen, juvenile-onset diabetes of adult
juvenile-onset diabetes: →*insulin-dependent diabetes mellitus*
juvenile-onset diabetes mellitus: →*insulin-dependent diabetes mellitus*
ketosis-prone diabetes: →*insulin-dependent diabetes mellitus*
ketosis-prone diabetes mellitus: →*insulin-dependent diabetes mellitus*
ketosis-resistant diabetes: →*non-insulin-dependent diabetes mellitus*

ketosis-resistant diabetes mellitus: →*non-insulin-dependent diabetes mellitus*
latent diabetes: pathologische Glukosetoleranz *f*
latent autoimmune diabetes in adults: LADA-Diabetes *m*, latent autoimmune diabetes in adults *m*
latent diabetes mellitus: subklinischer Diabetes mellitus, asymptomatischer Diabetes mellitus, latenter Diabetes mellitus
lipoatrophic diabetes: 1. Lawrence-Syndrom *nt*, lipatrophischer Diabetes *m* **2.** →*lipoatrophy 1.*
manifest diabetes: manifester Diabetes mellitus
maturity-onset diabetes: →*non-insulin-dependent diabetes mellitus*
maturity-onset diabetes mellitus: →*non-insulin-dependent diabetes mellitus*
maturity-onset diabetes of the young: →*maturity-onset diabetes of youth*
maturity-onset diabetes of youth: Typ-II-Diabetes mellitus bei Jugendlichen, maturity-onset diabetes of youth, MODY-Diabetes *m*, MODY-Diabetes *m*
diabetes mellitus: Zuckerkrankheit *f*, Zuckerharnruhr *f*, Diabetes mellitus
nephrogenic diabetes insipidus: renaler/nephrogener Diabetes insipidus, Diabetes insipidus renalis
non-insulin-dependent diabetes: →*non-insulin-dependent diabetes mellitus*
non-insulin-dependent diabetes mellitus: nicht-insulinabhängiger Diabetes mellitus, Typ-II-Diabetes mellitus, non-insulin-dependent diabetes (mellitus)
pancreatic diabetes: pankreatischer Diabetes (mellitus) *m*
pancreoprivic diabetes mellitus: pankreatopriver Diabetes mellitus
phloridzin diabetes: Phlorizindiabetes *m*
phlorizin diabetes: Phlorizindiabetes *m*
phosphate diabetes: Phosphatdiabetes *m*
piqûre diabetes: Bernard-Zuckerstich *m*
preclinical diabetes: Prädiabetes *m*
pregnancy diabetes: Gestationsdiabetes *m*
primary diabetes mellitus: primärer Diabetes mellitus
puncture diabetes: Bernard-Zuckerstich *m*
renal diabetes: renale Glukosurie/Glykosurie *f*
secondary diabetes mellitus: sekundärer Diabetes mellitus
starvation diabetes: Hungerdiabetes *m*
steroid diabetes: Steroiddiabetes *m*
steroidogenic diabetes: Steroiddiabetes *m*
stress diabetes: stressbedingte Hyperglykämie *f*, Stressdiabetes *m*
subclinical diabetes: pathologische Glukosetoleranz *f*
thiazide diabetes: Thiaziddiabetes *m*

di|a|bet|ic [daɪə'betɪk]: I *noun* Diabetiker(in *f*) *m* II *adj* **1.** Diabetes betreffend, zuckerkrank, diabetisch, Diabetes- **2.** durch Diabetes bedingt *oder* ausgelöst *oder* verursacht, diabetisch; diabetogen

di|a|be|tid [daɪə'biːtɪd] *noun*: diabetische Dermopathie *f*, Diabetid *nt*

di|a|be|to|gen|ic [daɪə,betə'dʒenɪk] *adj*: Diabetes verursachend *oder* auslösend, diabetogen

di|a|be|tog|e|nous [daɪəbɪ'tɑdʒənəs] *adj*: durch Diabetes bedingt, diabetogen; diabetisch

di|a|be|to|graph [daɪə'biːtəgræf] *noun*: Diabetograph *m*

di|a|be|tom|e|ter [daɪəbɪ'tɑmɪtər] *noun*: Diabetometer *nt*

di|a|bro|sis [daɪə'brəʊsɪs] *noun*: perforierende Ulzeration *f*, Diabrose *f*, Diabrosis *f*

di|a|brot|ic [daɪə'brɑtɪk]: I *noun* korrosives Mittel *nt* II *adj* ulzerierend, korrodierend

DIAC *Abk.*: diiodothyroacetic acid

di|ac|e|tae|mi|a [daɪ,æse'tiːmiːə] *noun*: (*brit.*) →*diacetemia*

di|ac|e|tate [daɪ'æsɪteɪt] *noun*: Diacetat *nt*, Diazetat *nt*
ethynodiol diacetate: Ethynodioldiacetat *nt*

di|ac|e|te|mi|a [daɪ,æse'tiːmiːə] *noun*: Diacetämie *f*, Diazetämie *f*

di|a|cet|ic|ac|i|du|ri|a [,daɪə,setɪk,æsɪ'd(j)ʊəriːə] *noun*: →*diaceturia*

di|ac|e|to|nu|ri|a [daɪ,æsɪtəʊ'n(j)ʊəriːə] *noun*: →*diaceturia*

di|ac|e|tu|ri|a [daɪ,æsə't(j)ʊəriːə] *noun*: Diaceturie *f*, Diazeturie *f*

di|ac|e|tyl [daɪ'æsɪtl] *noun*: Diazetyl *nt*, Diacetyl *nt*

di|ac|e|tyl|cho|line [daɪ,æsɪtl'kəʊliːn, -'kɑl-] *noun*: Succinylcholinchlorid *nt*, Suxamethoniumchlorid *nt*

di|ac|e|tyl|mor|phine [daɪ,æsɪtl'mɔːrfiːn] *noun*: Heroin *nt*, Diamorphin *nt*, Diacetylmorphin *nt*

di|a|cho|re|ma [,daɪəkə'riːmə] *noun*: **1.** Ausscheidung *f*, Exkrement *nt*, Excrementum *nt* **2.** Stuhl *m*, Kot *m*, Exkremente *pl*, Fäzes *pl*, Faeces *pl*

di|a|cho|re|sis [,daɪəkə'riːsɪs] *noun*: Darmentleerung *f*, Stuhlgang *m*, Defäkation *f*

di|ac|id [daɪ'æsɪd]: I *noun* zweibasische Säure *f* II *adj* zweibasisch

di|a|cla|sia [daɪə'kleɪʒ(ɪ)ə] *noun*: →*diaclasis*

di|ac|la|sis [daɪ'ækləsɪs] *noun*: **1.** (*orthopäd.*) Osteoklase *f*, Osteoklasie *f* **2.** (*patholog.*) vermehrte Osteoklastentätigkeit *f*, Osteoklasie *f*, Osteoklase *f*

di|a|con|dy|lar [daɪə'kɑndɪlər] *adj*: transkondylär

di|ac|ri|nous [daɪ'ækrɪnəs] *adj*: diakrin

di|ac|ri|sis [daɪ'ækrəsɪs] *noun*: **1.** Diagnose *f* **2.** Diagnostik *f* **3.** (*patholog.*) Diakrisie *f*, Diacrisis *f*

di|a|crit|ic [daɪə'krɪtɪk] *adj*: Diagnose *oder* Diagnostik betreffend, diagnostisch

di|ac|tin|ic [,daɪæk'tɪnɪk] *adj*: diaktin, diaktinisch

di|acyl|glyc|er|in [,daɪæsɪl'glɪsərɪn] *noun*: Diacylglycerin *nt*, Diglycerid *nt*

di|acyl|glyc|er|ol [,daɪæsɪl'glɪsərəl, -rɑl] *noun*: →*diacylglycerin*

di|ad ['daɪæd] *noun*: Dyade *f*

di|a|der|mic [daɪə'dɜrmɪk] *adj*: durch die Haut hindurch (wirkend), perkutan, transdermal, transkutan

di|ad|o|cho|ci|ne|sia [daɪ,ædəkəʊsɪ'niːʒ(ɪ)ə] *noun*: →*diadochokinesia*

di|ad|o|cho|ci|net|ic [daɪ,ædəkəʊsɪ'netɪk] *adj*: →*diadochokinetic*

di|ad|o|cho|ki|ne|sia [,daɪ,ædəkəʊkɪ'niːʒ(ɪ)ə, -kaɪ-] *noun*: Diadochokinese *f*

di|ad|o|cho|ki|ne|sis [daɪ,ædəkəʊkɪ'niːsɪs, -kaɪ-] *noun*: →*diadochokinesia*

di|ad|o|cho|ki|net|ic [daɪ,ædəkəʊkɪ'netɪk] *adj*: Diadochokinese betreffend, diadochokinetisch

di|ag|nose [daɪəg'nəʊz]: I *vt* diagnostizieren II *vi* eine Diagnose stellen

di|ag|no|sis [,daɪəg'nəʊsɪs] *noun, plural* **-ses** [,daɪəg'nəʊsiːz]: **1.** Diagnose *f* **make a diagnosis** eine Diagnose stellen **2.** Diagnostik *f*
amniotic fluid diagnosis: Fruchtwasserdiagnostik *f*
diagnosis by exclusion: Ausschlussdiagnose *f*
clinical diagnosis: klinische Diagnose *f*
cytohistologic diagnosis: →*cytologic diagnosis*
cytologic diagnosis: zytologische Diagnostik *f*, zytohistologische Diagnostik *f*, Zytodiagnostik *f*
differential diagnosis: Differentialdiagnose *f*, Differenzialdiagnose *f*
early diagnosis: Frühdiagnose *f*

D

emergency diagnosis: Notfalldiagnose *f*
diagnosis by exclusion: Ausschlussdiagnose *f*
final diagnosis: endgültige Diagnose *f*
level diagnosis: Niveaudiagnose *f*, Querschnittdiagnose *f*
niveau diagnosis: Niveaudiagnose *f*, Querschnittdiagnose *f*
physical diagnosis: Diagnose *f* durch körperliche Untersuchung
prenatal diagnosis: pränatale Diagnose *f*
prenatal lung maturity diagnosis: pränatale Lungenreifediagnostik *f*
presumption diagnosis: Verdachtsdiagnose *f*
serum diagnosis: Serodiagnostik *f*, Serumdiagnostik *f*
tissue diagnosis: Gewebsdiagnostik *f*
topographical diagnosis: Topodiagnose *f*
working diagnosis: vorläufige Diagnose *f*

di|ag|nos|tic [ˌdaɪəɡ'nɑstɪk]: I *noun* **1.** Symptom *nt*, charakteristisches Merkmal *nt* **2.** Diagnose *f* II *adj* Diagnose *oder* Diagnostik betreffend, diagnostisch

di|ag|nos|ti|cate [ˌdaɪəɡ'nɑstɪkeɪt] *vt, vi*: →*diagnose*

di|ag|nos|tics [ˌdaɪəɡ'nɑstɪks] *plural*: Diagnostik *f*
computer diagnostics: Computerdiagnostik *f*
enzyme diagnostics: Enzymdiagnostik *f*
fungal diagnostics: Pilzdiagnostik *f*
kidney diagnostics: Nierendiagnostik *f*
lactate diagnostics: Lactatdiagnostik *f*
pancreas diagnostics: Pankreasdiagnostik *f*
preimplantation diagnostics: Präimplantationsdiagnostik *f*
rapid section diagnostics: Schnellschnittdiagnostik *f*
segment diagnostics: Segmentdiagnose *f*
thyroid diagnostics: Schilddrüsendiagnostik *f*
ultrasound diagnostics: Ultraschalldiagnostik *f*
x-ray diagnostics: Röntgendiagnostik *f*

di|ag|o|nal [daɪ'æɡ(ə)nl]: I *noun* (*mathemat.*) Diagonale *f* II *adj* schräg(laufend), diagonal, Diagonal-

di|a|gram ['daɪəɡræm]: I *noun* Diagramm *nt*, graphische Darstellung *f*, Schema *nt*; Schau-, Kurvenbild *nt* II *vt* graphisch darstellen, in ein Diagramm eintragen
block diagram: Blockschaltbild *nt*, -diagramm *nt*
chromaticity diagram: Farbendreieck *nt*
constitutional diagram: Zustandsdiagramm *nt*
dentition diagram: Zahnschema *nt*, Gebissschema *nt*
energy diagram: Energiediagramm *nt*
equilibrium diagram: Zustandsdiagramm *nt*
flow-volume diagram: Fluss-Volumen-Kurve *f*
Frenzel's diagram: Frenzel-Schema *nt*
Guedel's diagram: Guedel-Schema *nt*
ion diagram: Ionogramm *nt*
isodose diagram: Isodosenplan *m*
Kaltenbach's diagram: Kaltenbach-Schema *nt*
length-tension diagram: Längenspannungsdiagramm *nt*
phase diagram: Zustandsdiagramm *nt*
pressure-flow diagram: Druck-Strömungsdiagramm *nt*
pressure-volume diagram: Druck-Volumen-Diagramm *nt*
PV diagram: →*pressure-volume diagram*
scatter diagram: Streuungsdiagramm *nt*
stress-strain diagram: Elastizitätskurve *f*, Spannungs-Dehnungsdiagramm *nt*
vector diagram: Vektordiagramm *nt*
work diagram: Arbeitsdiagramm *nt*

di|a|ki|ne|sis [ˌdaɪəkɪ'niːsɪs, -kaɪ-] *noun*: Diakinese *f*

di|al|de|hyde [daɪ'ældəhaɪd] *noun*: Dialdehyd *m*

di|a|logue ['daɪəˌlɔːɡ] *plural*: dialogische Stimmen *pl*

di|al|u|rate [daɪ'æləreɪt] *noun*: Dialurat *nt*

di|a|ly|sance [daɪə'laɪsəns, daɪ'ælɪsəns] *noun*: Dialysance *f*, Dialysierfähigkeit *f*

di|al|y|sate [daɪ'æləseɪt] *noun*: Dialysat *nt*

di|al|y|sis [daɪ'ælɪsɪs] *noun, plural* **-ses** [-siːz]: Dialyse *f*
continuous ambulatory peritoneal dialysis: kontinuierliche ambulante Peritonealdialyse *f*
continuous cycling peritoneal dialysis: kontinuierliche zyklische Peritonealdialyse *f*
cross dialysis: parabiotische Dialyse *f*
equilibrium dialysis: Gleichgewichtsdialyse *f*
extracorporeal dialysis: extrakorporale Dialyse *f*; Hämodialyse *f*
extracorporeal hepatic dialysis: extrakorporale Leberperfusion *f*
intermittend peritoneal dialysis: intermittierende Peritonealdialyse *f*
intermittend peritoneal dialysis at night: nächtliche intermittierende Peritonealdialyse *f*
intracorporeal dialysis: intrakorporale Dialyse *f*
long-term dialysis: Dauerdialyse *f*
lymph dialysis: Lymphdialyse *f*
peritoneal dialysis: Peritonealdialyse *f*
renal dialysis: (Nieren-)Dialyse *f*

di|a|lyt|ic [ˌdaɪə'lɪtɪk] *adj*: dialytisch

di|a|lyz|a|ble ['daɪəlaɪzəbl] *adj*: dialysierbar, dialysabel

di|al|y|zate [daɪ'æləzeɪt] *noun*: →*dialysate*

di|a|lyze ['daɪəlaɪz] *vt*: mittels Dialyse trennen, dialysieren

di|a|lyz|er ['daɪəlaɪzər] *noun*: Dialysator *m*
capillary dialyzer: Kapillardialysator *m*

di|a|mag|net|ic [daɪəmæɡ'netɪk] *adj*: diamagnetisch

di|a|mag|net|ism [daɪə'mæɡnətɪzəm] *noun*: Diamagnetismus *m*

di|am|e|ter [daɪ'æmɪtər] *noun*: Durchmesser *m*, Diameter *m* **in diameter** im Durchmesser
anatomic conjugate diameter (of pelvis): Conjugata anatomica
anteroposterior diameter: anteroposteriorer Durchmesser *m*
Baudelocque's diameter: Diameter Baudelocque *m*
Baudelocque's conjugate diameter (of pelvis): →*external conjugate diameter (of pelvis)*
biischial diameter: Querdurchmesser *m* des Beckenausgangs, Diameter transversa des Beckenausgangs
biparietal diameter: biparietaler Durchmesser *m*, Diameter biparietalis
bitemporal diameter: bitemporaler Durchmesser *m*, Diameter bitemporalis
buccolingual diameter: bukkolingualer Durchmesser *m*
bucculingual diameter of crown: bukkolingualer Kronendurchmesser *m*, bukkolingualer Zahnkronendurchmesser *m*
bucculingual diameter of crown at the cervix: bukkolingualer Zahnhalsdurchmesser *m*
cervicobregmatic diameter: Diameter cervicobregmatica
coccygeopubic diameter: Distantia pubococcygea
conjugate diameter: Diameter conjugata, Conjugata pelvis
conjugate diameter of pelvis: Beckenlängsdurchmesser *m*, Conjugata *f* (pelvis), Diameter conjugata (pelvis)
cranial diameter: Schädeldurchmesser *m*
diagonal conjugate diameter (of pelvis): Conjugata diagonalis
external conjugate diameter (of pelvis): Conjugata externa, Diameter Baudelocque
first oblique diameter: Diameter obliqua prima

frontooccipital diameter: frontookzipitaler/okzipitofrontaler Durchmesser *m*, Diameter frontooccipitalis/occipitofrontalis
intercristal diameter: Distantia cristarum/intercristalis
internal conjugate diameter (of pelvis): →*anatomic conjugate diameter (of pelvis)*
labiolingual diameter: labiolingualer Durchmesser *m*
labiolingual diameter of crown: labiolingualer Kronendurchmesser *m*, labiolingualer Zahnkronendurchmesser *m*
labiolingual diameter of crown at the cervix: labiolingualer Zahnhalsdurchmesser *m*
mento-occipital diameter: okzipitomentaler/mentookzipitaler Durchmesser *m*, Diameter occipitomentalis/mentooccipitalis
mesiodistal diameter: mesiodistaler Durchmesser *m*
mesiodistal diameter of crown: mesiodistaler Kronendurchmesser *m*, mesiodistaler Zahnkronendurchmesser *m*
mesiodistal diameter of crown at the cervix: mesiodistaler Zahnhalsdurchmesser *m*
oblique diameter (of pelvis): schräger Beckendurchmesser *m*, Diameter obliqua (pelvis)
obstetric conjugate diameter (of pelvis): Conjugata anatomica vera obstetrica
occipitofrontal diameter: frontookzipitaler/okzipitofrontaler Durchmesser *m*, Diameter frontooccipitalis/occipitofrontalis
occipitomental diameter: okzipitomentaler/mentookzipitaler Durchmesser *m*, Diameter occipitomentalis/mentooccipitalis
pelvic diameter: Beckendurchmesser *m*
pubosacral diameter: Conjugata anatomica
pupillary diameter: Pupillenweite *f*
sacropubic diameter: Distantia sacropubica
sagittal diameter: sagittaler Durchmesser *m*, Diameter sagittalis
second oblique diameter: Diameter obliqua secunda
suboccipitobregmatic diameter: Diameter suboccipitobregmatica
transverse diameter: querer/transverser Durchmesser *m*, Querdurchmesser *m*, Diameter transversa
transverse diameter of pelvis: Beckenquerdurchmesser *m*, Diameter transversa pelvis
true conjugate diameter (of pelvis): →*anatomic conjugate diameter (of pelvis)*

di|am|e|tral [daɪ'æmɪtrəl] *adj*: **1.** Diameter betreffend, diametrisch **2.** genau entgegengesetzt, diametral
di|a|met|ric [ˌdaɪə'metrɪk] *adj*: diametrisch
di|a|met|ri|cal [ˌdaɪə'metrɪkl] *adj*: →*diametric*
di|a|mide ['daɪəmaɪd, daɪ'æmɪd] *noun*: **1.** Diamid *nt* **2.** Hydrazin *nt*, Diamid *nt*
tetraethylthioperoxydicarbonic diamide: Tetraäthylthiuramidsulfid *nt*, Tetraethylthiuramidsulfid *nt*, Disulfiram *nt*
di|am|ine ['daɪəmiːn, daɪ'æmɪn] *noun*: Diamin *nt*
di|am|i|no|ac|ri|dine [daɪˌæmɪnəʊ'ækrɪdiːn, -dɪn] *noun*: Proflavin *nt*, Diaminoacridin *nt*
p-di|am|i|no|di|phen|yl [daɪˌæmɪnəʊdaɪ'fenl] *noun*: Benzidin *nt*, Diphenyldiamin *nt*
di|am|i|no|di|phen|yl|sul|fone [daɪˌæmɪnəʊdaɪˌfenl'sʌlfəʊn] *noun*: →*dapsone*
diacetyl diaminodiphenylsulfone: Diacetyldiaminodiphenylsulfon *nt*
di|am|i|no|di|phen|yl|sul|phone [daɪˌæmɪnəʊdaɪˌfenl'sʌlfəʊn] *noun*: (*brit.*) →*dapsone*
diacetyl diaminodiphenylsulphone: (*brit.*) →*diacetyl diaminodiphenylsulfone*
di|am|i|no|pim|e|late [daɪˌæmɪnəʊ'pɪməleɪt, -lɪt] *noun*: Diaminopimelat *nt*
di|am|i|nu|ri|a [ˌdaɪæmɪ'n(j)ʊəriːə] *noun*: Diaminurie *f*
di|am|ni|ot|ic [ˌdaɪæmnɪ'ɑtɪk] *adj*: diamniotisch
di|a|mond ['daɪəmənd]: **I** *noun* **1.** Diamant *m* **2.** Diamant *m*, Glasschneider *m* **3.** Diamantwerkzeug *nt*, Diamantinstrument *nt* **II** *adj* diamanten, Diamanten-
ball diamond: kugelförmiger Diamantschleifer *m*, kugelförmiger Diamantbohrer *m*
cone diamond: konischer Diamantschleifer *m*, konischer Diamantbohrer *m*
cone pointed diamond: konischer Diamantschleifer *m* mit Spitze, konischer Diamantbohrer *m* mit Spitze
cone round head diamond: konischer Diamantschleifer *m* mit runder Spitze, konischer Diamantbohrer *m* mit runder Spitze
contouring diamond: Konturschleifer *m*
cylinder diamond: zylindrischer Diamantschleifer *m*, zylindrischer Diamantbohrer *m*
finishing diamond: Diamantfinierer *m*
flame diamond: flammenförmiger Diamantschleifer *m*, flammenförmiger Diamantbohrer *m*
flame finishing diamond: flammenförmiger Diamantfinierer *m*
flat end cylinder diamond: flacher zylindrischer Diamantschleifer *m*, flacher zylindrischer Diamantbohrer *m*
flat end taper diamond: flacher konischer Diamantschleifer *m*, flacher konischer Diamantbohrer *m*
inverted cone diamond: umgekehrt konischer Diamantschleifer *m*, umgekehrt konischer Diamantbohrer *m*
pointed taper diamond: spitz-konischer Diamantschleifer *m*, spitz-konischer Diamantbohrer *m*
round diamond: runder Diamantschleifer *m*, runder Diamantbohrer *m*
round end taper diamond: abgerundeter konischer Diamantschleifer *m*, abgerundeter konischer Diamantbohrer *m*
straight cylinder flat end diamond: flacher zylindrischer Diamantschleifer *m*, flacher zylindrischer Diamantbohrer *m*
straight cylinder round end diamond: abgerundeter zylindrischer Diamantschleifer *m*, abgerundeter zylindrischer Diamantbohrer *m*
superfine diamond: extrafeiner Diamantschleifer *m*, extrafeiner Diamantbohrer *m*
wheel diamond: radförmiger Diamantbohrer *m*, radförmiger Diamantbohrer *m*
di|a|mor|phine [ˌdaɪə'mɔːrfiːn] *noun*: Diacetylmorphin *nt*, Heroin *nt*
di|a|pause ['daɪəpɔːz] *noun*: Diapause *f*
di|a|pe|de|sis [ˌdaɪəpɪ'diːsɪs] *noun*: Wanderung *f*, Emigration *f*, Diapedese *f*
leucocyte diapedesis: (*brit.*) →*leukocytic diapedesis*
leucocytic diapedesis: (*brit.*) →*leukocytic diapedesis*
leukocyte diapedesis: →*leukocytic diapedesis*
leukocytic diapedesis: Leukopedese *f*, Leukozytendiapedese *f*, Leukodiapedese *f*
di|a|pe|det|ic [ˌdaɪəpɪ'detɪk] *adj*: Diapedese betreffend, Diapedese-
di|a|per ['daɪ(ə)pər] *noun*: Windel *f*
di|aph|a|ne|i|ty [dɪˌæfə'nɪətɪ, ˌdaɪəfə-] *noun*: (Strahlen-, Licht-)Durchlässigkeit *f*, Transparenz *f*, Diaphanie *f*
di|aph|a|nog|ra|phy [daɪˌæfə'nɑgrəfiː] *noun*: Diaphanografie *f*
di|aph|a|nom|e|ter [daɪˌæfə'nɑmɪtər] *noun*: Diaphano-

D

meter *nt*
di|aph|a|nom|e|try [daɪˌæfə'nɑmətriː] *noun*: Diaphanometrie *f*
di|aph|a|no|scope [daɪ'æfənəʊskəʊp] *noun*: Diaphanoskop *nt*
di|aph|a|nos|co|py [daɪˌæfə'nɑskəpiː] *noun*: Diaphanoskopie *f*, Durchleuchten *nt*, Diaphanie *f*, Transillumination *f*
diaphanoscopy of sclera: diasklerale Augendurchleuchtung *f*
di|aph|o|rase [daɪ'æfəreɪz] *noun*: Diaphorase *f*, Lipoamiddehydrogenase *f*
di|a|pho|re|sis [ˌdaɪəfə'riːsɪs] *noun*: Schweißsekretion *f*, Schwitzen *nt*, Diaphorese *f*
di|a|pho|ret|ic [ˌdaɪəfə'retɪk]: **I** *noun* schweißtreibendes Mittel *nt*, Diaphoretikum *nt*, Sudoriferum *nt* **II** *adj* schweißtreibend, diaphoretisch
di|a|phragm ['daɪəfræm] *noun*: **1.** Zwerchfell *nt*, Diaphragma *nt* **beneath the diaphragm** unterhalb des Zwerchfells (liegend) **2.** (halbdurchlässige) Scheidewand/Membran *f*, (*physik.*) Blende *f*
accessory diaphragm: Urogenitaldiaphragma *nt*, Diaphragma urogenitale
Bucky's diaphragm: Bucky-Blende *f*, Streustrahlenraster *nt*
Bucky-Potter diaphragm: →*Bucky's diaphragm*
condenser diaphragm: Kondensorblende *f*
contraceptive diaphragm: Diaphragma(pessar *nt*) *nt*
depth diaphragm: Tiefenblende *f*
light diaphragm: Leuchtfeldblende *f*
diaphragm of mouth: Musculus mylohyoideus
muscular diaphragm: Zwerchfell *nt*, Scheidewand *f*, Diaphragma *nt*
oral diaphragm: Musculus mylohyoideus
pelvic diaphragm: **1.** Diaphragma pelvicum **2.** muskulärer Beckenboden *m*, Diaphragma pelvis
Potter-Bucky diaphragm: Bucky-Blende *f*, Streustrahlenraster *nt*
secondary diaphragm: Urogenitaldiaphragma *nt*, Diaphragma urogenitale
diaphragm of sella turcica: Diaphragma sellae
urogenital diaphragm: Urogenitaldiaphragma *nt*, Diaphragma urogenitale
vaginal diaphragm: Diaphragma(pessar) *nt*
di|a|phrag|ma [daɪə'frægmə] *noun, plura* **-ma|ta** [-mətə]: Zwerchfell *nt*, Diaphragma *nt*
di|a|phrag|mal|gia [ˌdaɪəfræg'mældʒ(ɪ)ə] *noun*: Zwerchfellschmerz *m*, Diaphragmalgie *f*, Diaphragmodynie *f*
di|a|phrag|mat|ic [ˌdaɪəfræg'mætɪk] *adj*: Diaphragma *oder* Zwerchfell betreffend, diaphragmatisch, diaphragmal
di|a|phrag|ma|ti|tis [daɪəˌfrægmə'taɪtɪs] *noun*: Zwerchfellentzündung *f*, Diaphragmatitis *f*, Diaphragmitis *f*
di|a|phrag|mat|o|cele [ˌdaɪəfræg'mætəsiːl] *noun*: Zwerchfellhernie *f*, Hernia diaphragmatica
di|a|phrag|mit|ic [ˌdaɪəfræg'mɪtɪk] *adj*: Zwerchfellentzündung/Diaphragmitis betreffend, diaphragmatitisch, diaphragmitisch
di|a|phrag|mi|tis [ˌdaɪəfræg'maɪtɪs] *noun*: Zwerchfellentzündung *f*, Diaphragmatitis *f*, Diaphragmitis *f*
di|a|phrag|mo|dyn|ia [ˌdaɪəˌfrægmə'diːnɪə] *noun*: →*diaphragmalgia*
di|aph|y|sar|y [daɪ'æfɪzeriː] *noun*: →*diaphyseal*
di|a|phys|e|al [daɪə'fiːzɪəl] *adj*: Knochenschaft/Diaphyse betreffend, diaphysär
di|a|phys|ec|to|my [daɪəfɪz'ektəmiː] *noun*: Diaphysenentfernung *f*, -resektion *f*, Diaphysektomie *f*
di|a|phys|i|al [daɪə'fiːzɪəl] *adj*: Knochenschaft/Diaphyse betreffend, diaphysär
di|aph|y|sis [daɪ'æfəsɪs] *noun, plural* **-ses** [-siːz]: Knochenschaft *m*, -mittelstück *nt*, Diaphyse *f*, Diaphysis *f*
di|aph|y|sit|ic [daɪəfɪ'zɪtɪk] *adj*: Diaphysitis/Diaphysenentzündung betreffend, diaphysitisch
di|aph|y|si|tis [daɪəfɪ'zaɪtɪs] *noun*: Diaphysitis *f*, Diaphysenentzündung *f*
di|a|pi|re|sis [ˌdaɪəpaɪ'riːsɪs] *noun*: →*diapedesis*
di|a|pla|cen|tal [ˌdaɪəplə'sentəl] *adj*: durch die Plazenta hindurch, diaplazentar, diaplazentär
di|a|plex|us [daɪə'pleksəs] *noun*: Plexus choroideus ventriculi tertii
di|a|poph|y|sis [daɪə'pɑfəsɪs] *noun*: Processus articularis superior
di|a|py|e|sis [daɪəpaɪ'iːsɪs] *noun*: Eiterung *f*
DIAR *Abk.*: dextran-induced anaphylactoid reaction
di|ar|rhe|a [daɪə'rɪə] *noun*: Durchfall *m*, Diarrhoe *f*, Diarrhö *f*
acute diarrhea: akute Diarrhö *f*
antibiotic-associated diarrhea: Antibiotika-assoziierte Colitis *f*, Antibiotika-assoziierte Kolitis *f*
bloody diarrhea: blutiger Durchfall *m*, Blutstuhl *m*
choleraic diarrhea: Sommerdiarrhö *f*
chronic diarrhea: chronische Diarrhö *f*
diarrhea chylosa: Diarrhoea chylosa
chylous diarrhea: chylöser Durchfall *m*, Chylorrhö *f*, Chylorrhoe *f*
Cochin-China diarrhea: tropische Sprue *f*
Cochin China diarrhea: tropische Sprue *f*
colliquative diarrhea: profuse/kolliquative Diarrhö *f*
congenital chloride diarrhea: familiäre Chlorverlustdiarrhö *f*, Chlorid-Diarrhö-Syndrom *nt*
dientameba diarrhea: Dientamoeba fragilis-Diarrhö *f*
dientamoeba diarrhea: (*brit.*) →*dientameba diarrhea*
dysenteric diarrhea: dysenterieähnliche Diarrhoe *f*
enteral diarrhea: Diarrhö *f* bei Enteritis, enteritische Diarrhö *f*
epidemic diarrhea of newborn: infektiöse Säuglingsenteritis/Säuglingsdyspepsie *f*
familial chloride diarrhea: familiäre Chloriddiarrhoe *f*
fatty diarrhea: Fettdurchfall *m*, Steatorrhö *f*, Steatorrhoea *f*
gastrogenic diarrhea: gastrogene Diarrhö *f*, Magendiarrhö *f*
gastrogenous diarrhea: →*gastrogenic diarrhea*
infantile diarrhea: Sommerdiarrhö *f*
inflammatory diarrhea: inflammatorische Diarrhö *f*, Dysenteriesyndrom *nt*, invasive-zytotoxische Diarrhö *f*
irritative diarrhea: irritative Diarrhö *f*
lienteric diarrhea: Diarrhoea lienterica
mechanical diarrhea: mechanische/mechanischbedingte Diarrhö *f*
mucous diarrhea: Mukodiarrhoe *f*
neonatal diarrhea: infektiöse Säuglingsenteritis/Säuglingsdyspepsie *f*
nocturnal diarrhea: Diarrhoea nocturna
noninflammatory diarrhea: Choleradiarrhö *f*, nichtinflammatorische Diarrhö *f*, Cholera-Syndrom *nt*, nichtinvasive Diarrhö *f*, sekretorische Diarrhö *f*
osmotic diarrhea: osmotische Diarrhö *f*
pancreatogenous diarrhea: →*pancreatogenous fatty diarrhea*
pancreatogenous fatty diarrhea: pankreatogener Durchfall *m*, pankreatogene Diarrhö *f*
paradoxical diarrhea: Verstopfungsdurchfall *m*, uneigentlicher Durchfall *m*, Diarrhoea paradoxa/stercora-

lis
postvagotomy diarrhea: Postvagotomiesyndrom *nt*
premunition diarrhea: Diarrhoea praemonitoria
serous diarrhea: seröser/wässriger Durchfall *m*, Diarrhoea serosa
stercoral diarrhea: Verstopfungsdurchfall *m*, uneigentlicher Durchfall *m*, Diarrhoea paradoxa/stercoralis
summer diarrhea: Sommerdiarrhö *f*
traveler's diarrhea: Reisediarrhö *f*, Turista *f*, Montezumas Rache *f*
tropical diarrhea: tropische Sprue *f*
virus diarrhea: Virusdiarrhö *f*
diarrhea and vomiting: Brechdurchfall *m*
watery diarrhea: seröser/wässriger Durchfall *m*, Diarrhoea serosa

di|ar|rhe|al [daɪə'rɪəl] *adj*: Diarrhoe betreffend, von ihr betroffen *oder* gekennzeichnet, diarrhoisch, Durchfall-, Diarrhoe-
di|ar|rhe|ic [daɪə'rɪɪk] *adj*: →*diarrheal*
di|ar|rhe|o|gen|ic [daɪəˌrɪə'dʒenɪk] *adj*: Diarrhoe auslösend *oder* verursachend
di|ar|rhoe|a [daɪə'rɪə] *noun*: *(brit.)* →*diarrhea*
di|ar|rhoe|al [daɪə'rɪəl] *adj*: *(brit.)* →*diarrheal*
di|ar|rhoe|ic [daɪə'rɪɪk] *adj*: *(brit.)* →*diarrheal*
di|ar|rhoe|o|gen|ic [daɪəˌrɪə'dʒenɪk] *adj*: *(brit.)* →*diarrheogenic*
di|ar|thric [daɪ'ɑːrθrɪk] *adj*: diarthrisch
di|ar|thro|sis [daɪɑːr'θrəʊsɪs] *noun*: echtes Gelenk *nt*, Diarthrose *f*, Articulatio/Junctura synovialis
di|ar|tic|u|lar [daɪɑːr'tɪkjələr] *adj*: →*diarthric*
di|as|chi|sis [daɪ'æskəsɪs] *noun*: Diaschisis *f*
di|a|scope ['daɪəskəʊp] *noun*: Glasplättchen *nt*, -spatel *m*, Diaskop *nt*
di|as|co|py [daɪ'æskəpiː] *noun*: **1.** *(radiolog.)* Durchleuchtung *f*, Diaskopie *f*, Transillumination *f* **2.** *(dermatol.)* Diaskopie *f*
di|a|sos|tic [daɪə'sɑstɪk] *adj*: **1.** Hygiene betreffend, auf Hygiene beruhend, der Gesundheit dienend, hygienisch **2.** Hygiene betreffend, sauber, frei von Verschmutzung, hygienisch
di|as|pi|ro|nec|ro|bi|o|sis [daɪˌæspɪərəʊˌnekrəbaɪ'əʊsɪs] *noun*: disseminierte Nekrobiose *f*
di|as|pi|ro|ne|cro|sis [daɪˌæspɪərəʊnɪ'krəʊsɪs] *noun*: →*diaspironecrobiosis*
di|a|stal|sis [ˌdaɪə'stælsɪs] *noun*: Diastalsis *f*, Diastaltik *f*
di|a|stal|tic [ˌdaɪə'stæltɪk] *adj*: **1.** Diastalsis betreffend, diastaltisch **2.** reflektorisch, Reflex-
di|a|stase ['daɪəsteɪz] *noun*: Diastase *f*
di|a|sta|sic [ˌdaɪə'steɪsɪk] *adj*: →*diastatic*
di|as|ta|sis [daɪ'æstəsɪs] *noun, plural* **-ses** [-siːz]: Diastase *f*
diastasis recti: Rektusdiastase *f*
di|a|stas|u|ria [daɪəsteɪ's(j)ʊəriːə] *noun*: Amylaseausscheidung *f* im Harn, Amylasurie *f*
di|a|stat|ic [ˌdaɪə'stætɪk] *adj*: diastatisch
di|a|stem ['daɪəstem] *noun*: →*diastema*
di|a|ste|ma [ˌdaɪə'stiːmə] *noun, plural* **-mata** [-mətə]: **1.** Lücke *f*, Spalte *f* **2.** (angeborene) Zahnlücke *f*, Diastema *nt* **3.** *(histolog.)* Diastema *nt*
anterior diastema: Diastema mediale, Trema *nt*
frenum diastema: Diastema mediale mit Lippenbändchen
di|a|ste|ma|to|cra|nia [daɪəˌstɪmətə'kreɪnɪə] *noun*: Diastematocrania *f*, Diastematokranie *f*
di|a|ste|ma|to|my|e|lia [daɪəˌstɪmətəmaɪ'iːlɪə] *noun*: Diastematomyelie *f*
di|a|ste|ma|to|py|e|lia [daɪəˌstɪmətəpaɪ'iːlɪə] *noun*: Diastematopyelie *f*
di|as|ter [daɪ'æstər] *noun*: Diaster *m*, Doppelstern *m*
di|a|ster|e|o|i|so|mer [daɪəˌsterɪəʊ'aɪsəmər, -ˌstɪər-] *noun*: →*diastereomer*
di|a|ster|e|o|i|so|mer|ic [daɪəˌsterɪəʊˌaɪsə'merɪk] *adj*: diastereoisomer, diastereomer
di|a|ster|e|o|i|som|er|ism [daɪəˌsterɪəʊaɪ'sɑmərɪzəm] *noun*: Diastereoisomerie *f*, Diastereomerie *f*, Diastomerie *f*, Spiegelbildisomerie *f*
di|a|ster|e|o|mer [ˌdaɪə'sterɪəmər, -'stɪər-] *noun*: Diastereoisomer *nt*, Diastereomer *nt*, Diastomer *nt*
di|a|ster|e|o|mer|ic [ˌdaɪə'sterɪəmerɪk] *adj*: →*diastereoisomeric*
di|as|to|le [daɪ'æstəliː] *noun*: Diastole *f*
atrial diastole: Vorhofdiastole *f*
cardiac diastole: Diastole *f*
ventricular diastole: Kammer-, Ventrikeldiastole *f*
di|as|tol|ic [ˌdaɪə'stɑlɪk] *adj*: Diastole betreffend, während der Diastole, diastolisch
early diastolic: protodiastolisch
di|as|to|my|e|li|a [daɪˌæstəmaɪ'iːlɪə] *noun*: Diastomyelie *f*, Diastematomyelie *f*
di|a|stroph|ic [daɪə'strɑfɪk] *adj*: diastrophisch
di|as|tro|phism [daɪ'æstrəfɪzəm] *noun*: *(Knochen)* Verkrümmung *f*, Verbiegung *f*
di|a|tax|ia [ˌdaɪə'tæksɪə] *noun*: Diataxie *f*
di|a|te|la [ˌdaɪə'tiːlə] *noun*: Tela choroidea ventriculi tertii
di|a|ther|mal [ˌdaɪə'θɜrml] *adj*: →*diathermic*
di|a|ther|man|ous [ˌdaɪə'θɜrmənəs] *adj*: diatherman
di|a|ther|mic [ˌdaɪə'θɜrmɪk] *adj*: diatherm
di|a|ther|mo|co|ag|u|la|tion [ˌdaɪəˌθɜrməkəʊˌægjə'leɪʃn] *noun*: Elektrokoagulation *f*
di|a|ther|my ['daɪəθɜrmiː] *noun*: Diathermie *f*
high-frequency diathermy: Hochfrequenzkaustik *f*, Diathermie *f*
medical diathermy: Thermopenetration *f*
microwave diathermy: Mikrowellentherapie *f*
short-wave diathermy: Kurzwellendiathermie *f*, Hochfrequenzdiathermie *f*, Hochfrequenzwärmetherapie *f*
surgical diathermy: chirurgische Diathermie *f*, Elektrokoagulation *f*
ultrashort-wave diathermy: Ultrakurzwellen-, Ultrahochfrequenzdiathermie *f*
di|ath|e|sis [daɪ'æθəsɪs] *noun, plural* **-ses** [daɪ'æθəsiːz]: Neigung *f*, Bereitschaft *f*, Disposition *f*, Diathese *f*
allergic diathesis: allergische Diathese *f*
angiospastic diathesis: angiospastische Diathese *f*
atopic diathesis: atopische Hautdiathese *f*
bleeding diathesis: Blutungsneigung *f*, hämorrhagische Diathese *f*
exudative diathesis: exsudative Diathese *f*
gouty diathesis: Gichtdiathese *f*, harnsaure/uratische Diathese *f*, Diathesis urica
haemorrhagic diathesis: *(brit.)* →*hemorrhagic diathesis*
hemorrhagic diathesis: Blutungsneigung *f*, hämorrhagische Diathese *f*
spasmophilic diathesis: Spasmophilie *f*
uric acid diathesis: Gichtdiathese *f*, harnsaure/uratische Diathese *f*, Diathesis urica
di|a|thet|ic [daɪə'θetɪk] *adj*: Diathese betreffend, Diathese-
di|a|tom|ic [ˌdaɪə'tɑmɪk] *adj*: diatomar
di|a|tri|zo|ate [daɪətraɪ'zəʊeɪt] *noun*: Diatrizoat *nt*
di|aux|ie [daɪ'ɔːksiː] *noun*: *(Bakterien)* zweiphasisches Wachstum *nt*, Diauxie *f*
di|az|e|pam [daɪ'æzəpæm] *noun*: Diazepam *nt*
diazo- *präf.*: Diazo-

D

di|az|o|ben|zene [daɪˌæzəʊ'benziːn] *noun*: Diazobenzol *nt*
di|a|zo|ma [daɪə'zəʊmə] *noun, plura* **-ma|ta** [-mətə]: Zwerchfell *nt*, Diaphragma *nt*
di|az|o|ti|za|tion [daɪˌæzətɪ'zeɪʃn] *noun*: Diazotierung *f*
di|az|o|tize [daɪ'æzətaɪz] *vt*: diazotieren, eine Diazogruppe einführen
di|az|ox|ide [ˌdaɪæz'ɑksaɪd] *noun*: Diazoxid *nt*
DIB *Abk.*: dot immunobinding
di|ba|sic [daɪ'beɪsɪk] *adj*: zweibasisch
di|benz|an|thra|cene [daɪˌbenz'ænθrəsiːn] *noun*: Dibenzanthrazen *nt*
di|benz|e|pin [daɪ'benzəpɪn] *noun*: Dibenzepin *nt*
di|ben|zo|thi|a|zine [daɪˌbenzəʊ'θaɪəziːn, -zɪn] *noun*: Phenothiazin *nt*
di|benz|ox|az|e|pine [daɪˌbenzɑks'æzəpiːn] *noun*: Dibenzoxazepin *nt*
di|both|ri|o|ceph|a|li|a|sis [daɪˌbɑθrɪəʊˌsefə'laɪəsɪs] *noun*: →*diphyllobothriasis*
Di|both|ri|o|ceph|a|lus [daɪˌbɑθrɪəʊ'sefələs] *noun*: →*Diphyllobothrium*
di|bra|chia [daɪ'breɪkɪə] *noun*: Dibrachie *f*
di|bra|chi|us [daɪ'breɪkɪəs] *noun*: Dibrachius *m*
di|bro|mide [daɪ'brəʊmaɪd] *noun*: Dibromid *nt*
di|bu|caine [daɪ'bjuːkeɪn] *noun*: Dibucain *nt*
DIC *Abk.*: **1.** diffuse intravascular coagulation **2.** disseminated intravasal coagulation **3.** disseminated intravascular coagulation **4.** disseminated intravascular coagulopathy
di|cac|o|dyl [daɪ'kækədɪl] *noun*: Kakodyl *nt*, Dimethylarsin *nt*
di|car|bon|ate [daɪ'kɑːrbəneɪt, -nɪt] *noun*: Bikarbonat *nt*, Bicarbonat *nt*, Hydrogencarbonat *nt*
di|cen|tric [daɪ'sentrɪk] *adj*: mit zwei Zentren, zwei Zentren betreffend, dizentrisch
di|ceph|a|lous [daɪ'sefələs] *adj*: dizephal, dikephal
di|ceph|a|lus [daɪ'sefələs] *noun*: Dizephalus *m*, Dikephalus *m*, Dicephalus *m*
di|ceph|a|ly [daɪ'sefəliː] *noun*: Dikephalie *f*, Dizephalie *f*, Dicephalie *f*
di|chei|li|a [daɪ'keɪlɪə] *noun*: Dichilie *f*, Dicheilie *f*
di|chei|ri|a [daɪ'keɪrɪə] *noun*: Dichirie *f*, Dicheirie *f*
di|chei|rus [daɪ'kaɪrəs] *noun*: Dichirus *m*, Dicheirus *m*
di|chi|li|a [daɪ'keɪlɪə] *noun*: Dicheilie *f*, Dichilie *f*
di|chi|ri|a [daɪ'keɪrɪə] *noun*: Dichirie *f*, Dicheirie *f*
di|chi|rus [daɪ'kaɪrəs] *noun*: →*dicheirus*
di|chlo|ride [daɪ'klɔːraɪd, -rɪd, -'kləʊr-] *noun*: Dichlorid *nt*
di|chlo|ro|di|fluor|o|meth|ane [daɪˌklɔːrəʊdaɪˌflʊərə'meθeɪn] *noun*: Dichlordifluormethan *nt*
di|chlo|ro|di|phen|yl|tri|chlor|o|eth|ane [daɪˌklɔːrəʊdaɪˌfenltraɪˌklɔːrəʊ'eθeɪn] *noun*: Dichlordiphenyltrichloräthan *nt*
di|chlo|ro|i|so|pro|ter|e|nol [daɪˌklɔːrəʊˌaɪsəprəʊ'terɪnɔl] *noun*: Dichlorisoproterenol *nt*
di|chlo|ro|phen [daɪ'klɔːrəʊfen] *noun*: Dichlorophen *nt*
di|chlo|ro|tet|ra|flu|o|ro|eth|ane [daɪˌklɔːrəʊˌtetrəˌflʊərə'eθeɪn] *noun*: Dichlortetrafluoräthan *nt*
di|chlor|o|vos [daɪ'klɔːrəʊvɑs] *noun*: →*dichlorvos*
di|chlor|vos [daɪ'klɔːrvɑs] *noun*: Dichlorvos *nt*
di|chog|e|ny [daɪ'kɑdʒəniː] *noun*: Dichogenie *f*
di|chot|ic [daɪ'kɑtɪk] *adj*: →*dichotomous*
di|chot|o|mi|za|tion [daɪˌkɑtəmaɪ'zeɪʃn] *noun*: →*dichotomy*
di|chot|o|mize [daɪ'kɑtəmaɪz] *vt*: aufspalten, gabeln
di|chot|o|mous [dɪ'kɑtəməs] *adj*: zweiteilig, zweigeteilt, dichotom, dichotomisch
di|chot|o|my [daɪ'kɑtəmiː] *noun*: Dichotomie *f*
di|chro|ic [daɪ'krəʊɪk] *adj*: **1.** dichroitisch **2.** zweifarbig, dichromatisch
di|chro|ism ['daɪkrəʊɪzəm] *noun*: Dichroismus *m*
circular dichroism: Zirkulardichroismus *m*
di|chro|it|ic [ˌdaɪkrəʊ'ɪtɪk] *adj*: **1.** dichroitisch **2.** zweifarbig, dichromatisch
di|chro|ma|sy [daɪ'krəʊməsiː] *noun*: Di-, Bichromasie *f*, Dichromatopsie *f*
di|chro|mat ['daɪkrəʊmæt] *noun*: Patient(in *f*) *m* mit Dichromasie, Dichromate *m/f*
di|chro|mate [daɪ'krəʊmeɪt] *noun*: Dichromat *nt*
di|chro|mat|ic [ˌdaɪkrə'mætɪk] *adj*: **1.** Dichromasie betreffend, dichromat **2.** zweifarbig, dichromatisch
di|chro|ma|tism [daɪ'krəʊmətɪzəm] *noun*: Zweifarbigkeit *f*, Dichromasie *f*, Dichromie *f*
di|chro|ma|top|sia [daɪˌkrəʊmə'tɑpsɪə] *noun*: Dichromatopsie *f*, Dichromasie *f*, Zweifarbensehen *nt*, Bichromasie *f*
di|chro|mic [daɪ'krəʊmɪk] *adj*: dichrom, dichromisch
di|chro|mo|phil [daɪ'krəʊməfɪl] *adj*: mit zwei Farbstoffen färbbar, dichromophil
di|chro|moph|i|lism [daɪkrə'mɑfəlɪzəm] *noun*: Dichromophilie *f*
di|clo|fen|ac [daɪ'kləʊfənæk] *noun*: Diclofenac *nt*, 2-(2,6-Dichloranilino)-phenylessigsäure *f*
di|clo|fen|a|mide [daɪkləʊ'fənəmaɪd] *noun*: Diclofenamid *nt*, Dichlorphenamid *nt*
di|clox|a|cil|lin [daɪˌklɑksə'sɪlɪn] *noun*: Dicloxacillin *nt*
di|co|ria [daɪ'kəʊrɪə] *noun*: →*diplocoria*
di|cou|ma|rin [daɪ'k(j)uːmərɪn] *noun*: →*dicumarol*
di|cro|cel|i|a|sis [ˌdaɪkrəsɪ'laɪəsɪs] *noun*: Dicrocoeliuminfektion *f*, -befall *m*, Dicrocoeliasis *f*
di|cro|coe|li|a|sis [ˌdaɪkrəsɪ'laɪəsɪs] *noun*: (*brit.*) →*dicroceliasis*
Di|cro|coe|li|um [ˌdaɪkrə'sɪlɪəm] *noun*: Dicrocoelium *nt*
Dicrocoelium dendriticum: →*Dicrocoelium lanceolatum*
Dicrocoelium lanceolatum: kleiner Leberegel *m*, Lanzettegel *m*, Dicrocoelium dendriticum/lanceolatum
di|crot|ic [daɪ'krɑtɪk] *adj*: Dikrotie betreffend, mit zwei Gipfeln, dikrot
di|cro|tism ['daɪkrətɪzəm] *noun*: Dikrotie *f*
dic|ty|o|ki|ne|sis [ˌdɪktɪəkɪ'niːsɪs, -kaɪ-] *noun*: Diktyokinese *f*
dic|ty|o|ma [ˌdɪktɪ'əʊmə] *noun*: →*diktyoma*
dic|ty|o|some ['dɪktɪəsəʊm] *noun*: Diktyosom *nt*
di|cu|ma|rol [daɪ'k(j)uːmərɔl] *noun*: Dicumarol *nt*, Dicoumarol *nt*
di|cy|clic [daɪ'zaɪklɪk] *adj*: dizyklisch, dicyclisch
di|cys|te|ine [daɪ'sɪstɪiːn] *noun*: Zystin *nt*, Cystin *nt*, Dicystein *nt*
DIDA *Abk.*: diisodecyladipinate
di|dac|tyl|ism [daɪ'dæktlɪzəm] *noun*: Didaktylie *f*
di|dac|tyl|ous [daɪ'dæktɪləs] *adj*: didaktyl
di|da|no|sine [daɪ'dənəʊsiːn] *noun*: Didanosin *nt*, Dideoxyinosin *nt*
di|de|hy|dro|di|de|oxy|thy|mi|dine [daɪdɪˌhaɪdrəʊdɪˌɑksɪ'θaɪmɪdiːn] *noun*: Didehydro-dideoxythymidin *nt*, Stavudin *nt*
di|de|oxy|cy|ti|dine [daɪdɪˌɑksɪ'saɪtədiːn] *noun*: Dideoxycytidin *nt*, Zalcitabin *nt*
di|de|oxy|nu|cle|o|side [daɪdɪˌɑksɪ'n(j)uːklɪəsaɪd] *noun*: Didesoxynukleosid *nt*, Didesoxynucleosid *f*, Dideoxynucleosid *f*
DIDMOAD *Abk.*: diabetes insipidus, diabetes mellitus, optic atrophy, deafness
dIDP *Abk.*: **1.** deoxyinosine diphosphate **2.** diisodecylphthalate

did|y|mal|gia [ˌdɪdə'mældʒ(ɪ)ə] *noun*: Hodenschmerz(en *pl*) *m*, Hodenneuralgie *f*, Orchialgie *f*
did|y|mi|tis [ˌdɪdə'maɪtɪs] *noun*: Orchitis *f*, Hodenentzündung *f*, Didymitis *f*
did|y|mo|dyn|ia [ˌdɪdəməʊ'diːnɪə] *noun*: Hodenneuralgie *f*
did|y|mous ['dɪdəməs] *adj*: doppelt, gepaart, Zwillings-, Doppel-
did|y|mus ['dɪdəməs] *noun*: **1.** Hoden *m*, Testis *m*, Didymus *m* **2.** Zwilling *m*, Zwillingsfehlbildung *f*, Didymus *m*
die [daɪ] *vi*: sterben **die of old age** an Altersschwäche sterben **die of hunger** verhungern **die of thirst** verdursten
die [daɪ] *noun*: Gussform *f*, Form *f*
amalgam die: Amalgamform *f*
electroformed die: galvanoplastische Form *f*
electroplated die: galvanoplastische Form *f*
epoxy die: Epoxidharzform *f*
gypsum die: Gipsform *f*
metal-plated die: galvanoplastische Form *f*
plated die: galvanoplastische Form *f*
waxing die: Wachsform *f*
di|echo|scope [daɪ'ekəskəʊp] *noun*: Diechoskop *nt*
di|e|cious [daɪ'iːʃəs] *adj*: diözisch
di|el|drin [daɪ'ɪldrɪn] *noun*: Dieldrin *nt*
di|e|lec|tric [ˌdaɪɪ'lektrɪk]: **I** *noun* Dielektrikum *nt* **I** *adj* dielektrisch
di|e|lec|trol|y|sis [ˌdaɪɪlek'trɑləsɪs] *noun*: Dielektrolyse *f*, Iontophorese *f*
di|en|ce|phal|ic [ˌdaɪensə'fælɪk] *adj*: Zwischenhirn/Diencephalon betreffend, dienzephal, Diencephalo-
di|en|ceph|a|lo|hy|po|phys|i|al [ˌdaɪənˌsefələʊˌhaɪpə'fiːzɪəl] *adj*: Zwischenhirn und Hirnanhangsdrüse/Hypophyse betreffend, dienzephalohypophysial
di|en|ceph|a|lon [ˌdaɪən'sefəlɑn] *noun*: Zwischenhirn *nt*, Dienzephalon *nt*, Diencephalon *nt*
di|en|es|trol [ˌdaɪɪn'estrɑl, -ɔl] *noun*: Dienestrol *nt*
di|en|oes|trol [ˌdaɪɪn'estrɑl, -ɔl] *noun*: (*brit.*) →*dienestrol*
Di|ent|a|moe|ba [daɪˌentə'miːbə] *noun*: Dientamoeba *f*
Dientamoeba fragilis: Dientamoeba fragilis
di|er|e|sis [daɪ'erəsɪs] *noun, plura* **-ses** [-siːz]: (Zer-) Teilen *nt*, Trennen *nt*
di|et ['daɪət]: **I** *noun* **1.** Nahrung *f*, Kost *f*, Ernährung *f*, Diät *f* **2.** Schon-, Krankenkost *f*, Diät *f* **be/go on a diet** eine Diät machen, Diät leben **put sb. on a diet** jdm. eine Diät verordnen, jdn. auf Diät setzen **II** *vt* jdn. auf Diät setzen **III** *vi* Diät halten, Diät leben
addition diet: Additionsdiät *f*
Atkins diet: Atkins-Diät *f*
balanced diet: ausgewogene *oder* balancierte Diät/Ernährung/Kost *f*
cancer diet: Krebsdiät *f*
elemental diet: Elementardiät *f*, bilanzierte synthetische Diät *f*
elementary diet: Basisdiät *f*
formulary diet: Formuladiät *f*
full diet: Voll-, Normalkost *f*
high-fiber diet: Schlackenkost *f*
high-fibre diet: (*brit.*) →*high-fiber diet*
low diet: →*low-energy diet*
low-calorie diet: →*low-energy diet*
low-energy diet: energiearme/kalorienarme Diät *f*, Magerkost *f*; Reduktionsdiät *f*
milk diet: Milchdiät *f*, -kur *f*
reducing diet: Abmagerungskur *f*
space diet: Astronautenkost *f*
starvation diet: Nulldiät *f*
subtraction diet: Auslassdiät *f*
weight reduction diet: Reduktionsdiät *f*
di|e|tar|y ['daɪəteriː]: **I** *noun* Diätzettel *m*, Diätvorschrift *f* **II** *adj* diätetisch, Diät-, Ernährungs-
di|e|tet|ic [daɪə'tetɪk] *adj*: Diät betreffend, auf einer Diät aufbauend, diätetisch
di|e|tet|i|cal [daɪə'tetɪkl] *adj*: →*dietetic*
di|e|tet|ics [daɪə'tetɪks] *plural*: Diät-, Ernährungslehre *f*, Diätetik *f*
di|eth|a|nol|a|mine [daɪˌeθə'nɑləmiːn] *noun*: Diäthanolamin *nt*, Diethanolamin *nt*
di|eth|yl|a|mine [daɪˌeθɪlə'miːn, -'æmɪn] *noun*: Diethylamin *nt*, Diäthylamin *nt*
di|eth|yl|a|mi|no|eth|yl|cel|lu|lose [daɪˌeθɪlə'miːnəʊˌeθl-'seljələʊs] *noun*: Diethylaminoethylcellulose *f*, DEAE-Cellulose *f*, Diäthylaminoäthylcellulose *f*
di|eth|yl|car|bam|a|zine [daɪˌeθɪlkɑːrbə'mæziːn] *noun*: Diethylcarbamazin *nt*, Carbamazin *nt*
di|eth|yl|ene|di|a|mine [daɪˌeθəliːn'daɪəmiːn] *noun*: Piperazin *nt*, Diäthylendiamin *nt*
di|eth|yl|stil|bes|trol [daɪˌeθɪlˌstɪl'bestrɔl, -rəʊl] *noun*: Diethylstilbestrol *nt*, Diäthylstilböstrol *nt*, Stilböstrol *nt*, Diethyldihydroxystilben
diethylstilbestrol diphosphate: Fosfestrol *nt*
di|eth|yl|stil|boes|trol [daɪˌeθɪlˌstɪl'bestrɔl, -rəʊl] *noun*: (*brit.*) →*diethylstilbestrol*
diethylstilboestrol diphosphate: (*brit.*) →*diethylstilbestrol diphosphate*
di|eth|yl|trypt|a|mine [daɪˌeθɪl'trɪptəmiːn] *noun*: Diäthyltryptamin *nt*, Diethyltryptamin *nt*
di|e|ti|cian [daɪɪ'tɪʃn] *noun*: →*dietitian*
di|e|ti|tian [daɪɪ'tɪʃn] *noun*: Diätetiker(in *f*) *m*
di|e|to|ther|a|py [ˌdaɪətəʊ'θerəpiː] *noun*: Ernährungstherapie *f*
DIF *Abk.*: **1.** differentiation inducing factor **2.** direct immunofluorescence
di|fen|ox|in [ˌdaɪfen'ɑksɪn] *noun*: Difenoxin *nt*
diff *Abk.*: difference
dif|fer ['dɪfər] *vi*: **1.** sich unterscheiden, verschieden sein, abweichen (*from* von) **2.** nicht übereinstimmen (*from, with* mit); anderer Meinung sein (*from, with* als)
dif|fer|ence ['dɪf(ə)rəns]: **I** *noun* **1.** Unterschied *m* (*between, in* zwischen) **2.** (*mathemat.*) Differenz *f* **II** *vt* unterscheiden (*from* von; *between* zwischen)
age difference: Altersunterschied *m*
amplitude difference: Amplitudendifferenz *f*
arteriovenous difference: arteriovenöse Differenz *f*
difference in leg length: Beinlängendifferenz *f*
difference in length: Längenunterschied, -differenz *f*
difference of opinion: Meinungsverschiedenheit *f*
phase difference: Phasendifferenz *f*
potential difference: Potenzialdifferenz *f*
vestibular tone difference: zentrale Tonusdifferenz *f*
voltage difference: Spannungsdifferenz *f*, elektrische Spannung *f*
dif|fer|ent ['dɪf(ə)rənt] *adj*: andere(r, s); verschieden (*from, to* von), anders (*from, to* als); verschieden(artig), unterschiedlich
dif|fer|en|tial [dɪfə'renʃl]: **I** *noun* **1.** Unterscheidungsmerkmal *nt* (*mathemat.*) Differenzial *nt* **II** *adj* **3.** unterschiedlich, verschieden; unterscheidend, Unterscheidungs-; charakteristisch **4.** (*mathemat., physik.*) Differenzial-
dif|fer|en|ti|ate [dɪfə'renʃɪeɪt]: **I** *vt* **1.** unterscheiden (*from* von); einen Unterschied machen zwischen **2.** (*mathemat., histolog.*) differenzieren **II** *vi* **3.** sich unterscheiden, sich differenzieren, sich unterschiedlich entwickeln (*from* von) **4.** differenzieren, einen Unter-

D

schied machen, unterscheiden (*between* zwischen)
dif|fer|en|ti|a|tion [dɪfəˌrenʃɪ'eɪʃn] *noun*: Differenzierung *f*, Differenzieren *nt*
cell differentiation: Zelldifferenzierung *f*
invisible differentiation: Chemodifferenzierung *f*
sex differentiation: Geschlechtsdifferenzierung *f*, Sexualdifferenzierung *f*
sexual differentiation: →*sex differentiation*

D

dif|fi|cult ['dɪfɪkʌlt, -kəlt] *adj*: **1.** schwer, schwierig (*for* für) **2.** (*Person*) schwierig
dif|fi|cul|ty ['dɪfɪkʌltɪ, -kəltiː] *noun*: Schwierigkeit *f*; Problem *nt*; Hindernis *nt*; schwierige Lage *f*; Beschwerden *pl*
breathing difficulties: Atembeschwerden *pl*
hearing difficulty: (Ge-)Hörverlust *m*, Hörstörung *f*, Schwerhörigkeit *f*
dif|flu|ence ['dɪfluːəns] *noun*: Verflüssigen *nt*
dif|fract [dɪ'frækt] *vt*: beugen, brechen
dif|frac|tion [dɪ'frækʃn] *noun*: Beugung *f*, Diffraktion *f*
dif|frac|tive [dɪ'fræktɪv] *adj*: beugend
dif|fu|sate [dɪ'fjuːzeɪt] *noun*: Dialysat *nt*
dif|fuse [dɪ'fjuːz]: **I** *adj* **1.** (*chem., physik.*) ver-, zerstreut, unscharf, diffus **2.** (*fig.*) diffus, ungeordnet, verschwommen; weitschweifig **II** *vt* **3.** (*chem., physik.*) zerstreuen, diffundieren, unscharf *oder* diffus reflektieren **4.** (*a. fig.*) verbreiten; ausgießen, ausschütten **III** *vi* **5.** (*chem., physik.*) diffundieren, sich zerstreuen, sich vermischen **6.** (*a. fig.*) sich ver- *oder* ausbreiten
diffuse-infiltrating *adj*: diffus-infiltrierend
dif|fus|i|bil|i|ty [dɪˌfjuːzə'bɪlətiː] *noun*: Diffusionsvermögen *nt*
dif|fus|i|ble [dɪ'fjuːzəbl] *adj*: diffusionsfähig
dif|fu|sion [dɪ'fjuːʒn] *noun*: Diffusion *f*
countercurrent diffusion: Gegenstromdiffusion *f*
double-diffusion in one dimension: Oakley-Fulthorpe-Technik *f*, eindimensionale Immun(o)diffusion *f* nach Oakley-Fulthorpe
double-diffusion in two dimensions: Ouchterlony-Technik *f*, zweidimensionale Immun(o)diffusion *f* nach Ouchterlony
exchange diffusion: Austauschdiffusion *f*
facilitated diffusion: erleichterte/katalysierte/vermittelte Diffusion *f*
free diffusion: freie Diffusion *f*
gaseous diffusion: Gasdiffusion *f*
impaired pulmonary diffusion: pulmonale Diffusionsstörung *f*
passive diffusion: passive Diffusion *f*
radial diffusion: Radialdiffusion *f*
single radial diffusion: radiale Diffusionsmethode *f*, Radialimmundiffusion *f*
thermal diffusion: Thermodiffusion *f*
dif|fu|sive [dɪ'fjuːsɪv] *adj*: (*a. fig.*) sich verbreitend; Diffusions-
dif|fu|sive|ness ['dɪ'fjuːsɪvnəs] *noun*: Diffusionsvermögen *nt*, -fähigkeit *f*
dif|fu|siv|i|ty [dɪfjuː'sɪvətiː] *noun*: Diffusionskoeffizient *m*
di|flor|a|sone [daɪ'flɔːrəsəʊn] *noun*: Diflorason *nt*
di|flu|cor|to|lone [daɪfluː'kɔːrtləʊn] *noun*: Diflucortolon *nt*
di|flu|ni|sal [daɪ'fluːnɪsæl] *noun*: Diflunisal *nt*, 2',4-Difluor-4-hydroxy-3-biphenylcarbonsäure *f*
DIFP *Abk.*: diisopropylfluorophosphate
di|ga|met|ic [daɪgə'metɪk] *adj*: digametisch, heterogametisch
di|gas|tric [daɪ'gæstrɪk]: **I** *noun* Digastrikus *m*, Musculus digastricus **II** *adj* zweibäuchig, digastrisch; Musculus digastricus betreffend, Digastrikus-
di|gen|e|sis [daɪ'dʒenəsɪs] *noun*: Generationswechsel *m*, Digenese *f*, Digenesis *f*
di|ge|net|ic [daɪdʒə'netɪk] *adj*: digen
di|gest [daɪ'dʒest, dɪ'dʒest]: **I** *vt* **1.** verdauen, abbauen, digerieren; verdauen helfen **2.** (*chem.*) digerieren, aufspalten, auflösen **II** *vi* verdauen, digerieren; sich verdauen lassen, verdaulich sein
di|gest|ant [daɪ'dʒestənt] *noun*: Digestionsmittel *nt*, Digestivum *nt*
di|gest|er [daɪ'dʒestər] *noun*: Digestionsmittel *nt*, Digestivum *nt*
di|gest|i|bil|i|ty [daɪˌdʒestə'bɪlətiː] *noun*: Verdaulichkeit *f*
di|gest|i|ble [daɪ'dʒestəbl] *adj*: durch Verdauung abbaubar, verdaulich, verdaubar, digestierbar
di|ges|tion [daɪ'dʒestʃn] *noun*: Verdauung *f*, Digestion *f*
fat digestion: Fettverdauung *f*
gastric digestion: Magenverdauung *f*, peptische Verdauung *f*
gastrointestinal digestion: gastrointestinale/primäre Verdauung *f*, Verdauung *f* im Magen-Darm-Trakt
intestinal digestion: Darmverdauung *f*, intestinale Verdauung *f*
lipid digestion: Fettverdauung *f*, -digestion *f*
peptic digestion: Magenverdauung *f*, peptische Verdauung *f*
tryptic digestion: tryptische Andauung/Verdauung/Spaltung *f*
di|ges|tive [daɪ'dʒestɪv]: **I** *noun* Digestionsmittel *nt*, Digestivum *nt* **II** *adj* Verdauung betreffend, verdauungsfördernd, digestiv, Verdauungs-, Digestions-
dig|it ['dɪdʒɪt] *noun*: **1.** Finger *m*, Zeh(e *f*) *m*, Digitus *m* **2.** Ziffer *f*, Digit *nt*
clubbed digits: Kolbenfinger *pl*, Trommelschlegelfinger *pl*, Digiti hippocratici
dig|it|al ['dɪdʒɪtl] *adj*: **1.** Finger betreffend, mit dem Finger, fingerähnlich, digital, Finger- **2.** in Ziffern dargestellt, mittels Ziffern, diskret, digital, Digital-
dig|i|tal|in [ˌdɪdʒɪ'tælɪn, 'dɪdʒɪtəlɪn] *noun*: **1.** (*pharmakol.*) Digitalin(um) *nt* **2.** (*pharmakol.*) Digitalinum verum
crystalline digitalin: Digitoxin *nt*
Dig|i|tal|is [ˌdɪdʒɪ'tælɪs, -'teɪl-] *noun*: **1.** (*biolog.*) Fingerhut *m*, Digitalis *f* **2.** (*pharmakol.*) Digitalis purpurea folium
Digitalis feruginea: rostfarbener Fingerhut *m*, Digitalis feruginea
Digitalis lanata: wolliger Fingerhut *m*, Digitalis lanata
Digitalis lutea: Digitalis lutea, gelber Fingerhut *m*
Digitalis purpurea: purpurroter Fingerhut *m*, Digitalis purpurea
dig|i|tal|ism ['dɪdʒɪtlɪzəm] *noun*: Digitalisintoxikation *f*
dig|i|tal|i|za|tion [ˌdɪdʒɪˌtælɪ'zeɪʃn] *noun*: Digitalistherapie *f*, Digitalisierung *f*
dig|i|tal|ize ['dɪdʒɪtlaɪz, ˌdɪdʒɪ'tælaɪz] *vt*: **1.** mit Digitalis behandeln, digitalisieren **2.** →*digitize*
dig|i|tal|oid ['dɪdʒɪtælɔɪd] *adj*: digitalisähnlich, mit digitalisähnlicher Wirkung, digitaloid
dig|i|tal|ose [ˌdɪdʒɪ'tæləʊs, -'teɪ-] *noun*: Digitalose *f*
dig|i|tate ['dɪdʒɪteɪt] *adj*: **1.** (*biolog.*) mit Fingern *oder* fingerähnlichen Fortsätzen, gefingert **2.** fingerähnlich, -förmig
dig|i|tat|ed ['dɪdʒɪteɪtɪd] *adj*: →*digitate*
dig|i|ta|tio [dɪdʒɪ'teɪʃɪəʊ] *noun, plura* **-ti|o|nes** [-teɪʃɪ'əʊniːz]: →*digitation*
dig|i|ta|tion [ˌdɪdʒɪ'teɪʃn] *noun*: fingerförmiger Fortsatz *m*, Digitation *f*, Digitatio *f*
hippocampal digitations: Digitationes hippocampi

dig|i|ti|form [ˈdɪdʒɪtəfɔːrm] *adj*: fingerähnlich, -förmig
dig|i|tin [ˈdɪdʒətɪn] *noun*: →*digitonin*
dig|i|tize [ˈdɪdʒɪtaɪz] *vt*: in Ziffern darstellen, digitalisieren
dig|i|tog|e|nin [ˌdɪdʒɪˈtɑdʒənɪn, ˌdɪdʒɪtəʊˈdʒenɪn] *noun*: Digitogenin *nt*
dig|i|to|nin [ˌdɪdʒɪˈtəʊnɪn] *noun*: Digitin *nt*, Digitonin *nt*
dig|i|tox|i|gen|in [ˌdɪdʒəˌtɑksɪˈdʒenɪn] *noun*: Digitoxigenin *nt*
dig|i|tox|in [ˌdɪdʒɪˈtɑksɪn] *noun*: Digitoxin *nt*
dig|i|tox|ose [ˌdɪdʒɪˈtɑksəʊs] *noun*: Digitoxose *f*
di|glos|sia [daɪˈglɑsɪə] *noun*: Lingua bifida
di|glyc|er|ide [daɪˈglɪsəraɪd] *noun*: →*diacylglycerin*
DIGLYME *Abk.*: diethyleneglycoldimethylether
dig|ni|ty [ˈdɪgnɪtiː] *noun*: Dignität *f*
human dignity: Menschenwürde *f*
dig|ox|i|gen|in [dɪdʒˌɑksɪˈdʒenɪn] *noun*: Digoxigenin *nt*
dig|ox|in [dɪdʒˈɑksɪn, daɪˈgɑksɪn] *noun*: Digoxin *nt*
di|het|er|o|zy|gote [daɪˌhetərəˈzaɪgəʊt] *noun*: Dihybride *m*, Dihybrid *m*
di|het|er|o|zy|gous [daɪˌhetərəˈzaɪgəs] *adj*: für zwei Gene heterozygot, dihybrid
DIHPPA *Abk.*: diiohydroxyphenylpyruvic acid
di|hy|brid [daɪˈhaɪbrɪd]: **I** *noun* Dihybrid *m* **II** *adj* dihybrid
di|hy|dral|a|zine [daɪhaɪˈdræləziːn- zɪn] *noun*: Dihydralazin *nt*, 1,4-Dihydrazinophthalazin *nt*
di|hy|drate [daɪˈhaɪdreɪt] *noun*: Dihydrat *nt*
di|hy|dro|bi|op|ter|in [daɪˌhaɪdrəʊbaɪˈɑptərɪn] *noun*: Dihydrobiopterin *nt*
di|hy|dro|cal|cif|er|ol [daɪˌhaɪdrəʊkælˈsɪfərəl, -rɑl] *noun*: Dihydrocalciferol *nt*, Vitamin D_4 *nt*
di|hy|dro|cho|les|ter|ol [daɪˌhaɪdrəʊkəˈlestərəʊl, -rɔl] *noun*: Cholestanol *nt*, Dihydrocholesterin *nt*
di|hy|dro|co|deine [ˌdaɪˌhaɪdrəʊˈkəʊdiːn, -dɪən] *noun*: Dihydrocodein *nt*
di|hy|dro|co|dei|none [ˌdaɪˌhaɪdrəʊkəʊˈdɪənəʊn] *noun*: Hydrocodon *nt*
di|hy|dro|cor|ti|sol [ˌdaɪˌhaɪdrəʊˈkɔːrtəsəl, -səʊl] *noun*: Dihydrokortisol *nt*, Dihydrocortisol *nt*
di|hy|dro|di|pic|o|lin|ate [ˌdaɪˌhaɪdrəʊdaɪˌpɪkəˈlɪneɪt] *noun*: Dihydrodipicolinat *nt*
di|hy|dro|er|go|cor|nine [ˌdaɪˌhaɪdrəʊˌɜrgəʊˈkɔːrniːn, -nɪn] *noun*: Dihydroergocornin *nt*
di|hy|dro|er|go|cris|tine [ˌdaɪˌhaɪdrəʊˌɜrgəˈkrɪstiːn, -tɪn] *noun*: Dihydroergocristin *nt*
di|hy|dro|er|go|cryp|tine [ˌdaɪˌhaɪdrəʊˌɜrgəˈkrɪptiːn] *noun*: Dihydroergocryptin *nt*, Dihydroergocriptin *nt*
di|hy|dro|er|got|a|mine [ˌdaɪˌhaɪdrəʊɜrˈgɑtəmiːn, -mɪn] *noun*: Dihydroergotamin *nt*
di|hy|dro|er|go|tox|ine [ˌdaɪˌhaɪdrəʊˌɜrgəˈtɑksiːn, -sɪn] *noun*: Dihydroergotoxin *nt*, Codergocrin *nt*
di|hy|dro|fol|lic|u|lin [daɪˌhaɪdrəʊfəˈlɪkjəlɪn] *noun*: Estradiol *nt*, Östradiol *nt*
di|hy|dro|mor|phi|none [daɪˌhaɪdrəʊˈmɔːrfɪnəʊn] *noun*: Hydromorphon *nt*, Dihydromorphinon *nt*
di|hy|dro|o|ro|tase [daɪˌhaɪdrəʊˈɔːrəteɪz] *noun*: Dihydroorotase *f*
di|hy|dro|ret|i|nal [daɪˌhaɪdrəʊˈretnæl] *noun*: Dihydroretinal *nt*
di|hy|dro|ret|i|nol [daɪˌhaɪdrəʊˈretnɑl, -əl] *noun*: Dihydroretinol *nt*, Retinol$_2$ *nt*, Vitamin A_2 *nt*
di|hy|dro|strep|to|my|cin [daɪˌhaɪdrəʊˌstreptəʊˈmaɪsɪn] *noun*: Dihydrostreptomycin *nt*
di|hy|dro|ta|chys|te|rol [daɪˌhaɪdrəʊtæˈkɪstərəl] *noun*: Dihydrotachysterin *nt*, Dihydrotachysterol *nt*, A.T. 10 *nt*
di|hy|dro|tes|tos|ter|one [daɪˌhaɪdrəʊtesˈtɑstərəʊn] *noun*: Dihydrotestosteron *nt*
di|hy|dro|the|e|lin [daɪˌhaɪdrəʊˈθiːlɪn] *noun*: Estradiol *nt*, Östradiol *nt*
di|hy|dro|thy|mine [daɪˌhaɪdrəʊˈθɪmiːn] *noun*: Dihydrothymin *nt*
5,6-di|hy|dro|u|ra|cil [daɪˌhaɪdrəʊˈjʊərəsɪl] *noun*: 5,6-Dihydrouracil *nt*
di|hy|dro|u|ri|dine [daɪˌhaɪdrəʊˈjʊərɪdiːn, -dɪn] *noun*: Dihydrouridin *nt*
di|hy|drox|y|ac|e|tone [ˌdaɪhaɪˌdrɑksɪˈæsɪtəʊn] *noun*: Dihydroxyaceton *nt*, Dihydroxyazeton *nt*
dihydroxyacetone phosphate: Phosphodihydroxyaceton *nt*, Dihydroxyacetonphosphat *nt*
1,25-di|hy|drox|y|cho|le|cal|cif|er|ol [daɪˌhaɪdrəʊˌkəʊləkælˈsɪfərəl, -rɑl] *noun*: (1,25-)Dihydroxycholecalciferol *nt*
di|hy|drox|y|flu|o|rane [ˌdaɪhaɪˌdrɑksɪˈflʊəræn] *noun*: Fluorescein *nt*, Fluoreszein *nt*, Resorcinphthalein *nt*
3,4-di|hy|drox|y|phen|yl|al|a|nine [daɪhaɪˌdrɑksɪˌfenɪlˈæləniːn] *noun*: 3,4-Dihydroxyphenylalanin *nt*, Dopa *nt*, DOPA *nt*
2,6-di|hy|drox|y|pu|rine [daɪˌhaɪdrəʊˈpjʊəriːn, -rɪn] *noun*: 2,6-Dihydroxypurin *nt*, Xanthin *nt*
di|i|o|dide [daɪˈaɪədaɪd] *noun*: Dijodid *nt*, Diiodid *nt*
3,5-di|i|o|do|thy|ro|nine [daɪˌaɪədəʊˈθaɪrəniːn, -nɪn] *noun*: Dijodthyronin *nt*, Diiodthyronin *nt*
3,5-di|i|o|do|ty|ro|sine [daɪˌaɪədəʊˈtaɪrəsiːn] *noun*: Dijodtyrosin *nt*, Diiodtyrosin *nt*, Iodgorgosäure *f*
di|kar|y|on [daɪˈkærɪɑn] *noun*: Dikaryon *nt*
di|kar|y|ote [daɪˈkærɪəʊt] *noun*: Dikaryont *m*, Dikaryot
di|ke|tone [daɪˈkiːtəʊn] *noun*: Diketon *nt*
di|ke|to|pi|per|a|zine [daɪˌkiːtəʊpaɪˈperəziːn, -ˈpɪpərəziːn] *noun*: Diketopiperazin *nt*
dik|ty|o|ma [dɪktɪˈəʊmə] *noun*: Diktyom *nt*
di|lac|er|a|tion [daɪˌlæsəˈreɪʃn] *noun*: **1.** Zerreißung *f* **2.** (*augenheil.*) Dilazeration *f*
di|lat|a|bil|i|ty [daɪˌleɪtəˈbɪlətiː] *noun*: Dehnbarkeit *f*, (Aus-)Dehnungsvermögen *nt*
di|lat|a|ble [daɪˈleɪtəbl] *adj*: dilatabel
di|la|tan|cy [daɪˈleɪtnsiː] *noun*: Fließverfestigung *f*, Dilatanz *f*
di|la|tant [daɪˈlætnt] *adj*: dilatant
di|la|ta|tion [ˌdɪləˈteɪʃn, ˌdaɪlə-] *noun*: Dilatation *f*, (Aus-)Dehnung *f*, Erweiterung *f*, Dilatation *f*
Anel's lacrimal dilatation: Anel-Operation *f*
balloon dilatation: Ballondilatation *f*
bladder dilatation: Blasen(über)dehnung *f*
catheter dilatation: Katheterdilatation *f*
colonic dilatation: Kolondilatation *f*
coronary dilatation: Koronardilatation *f*
esophageal dilatation: Speiseröhrendehnung *f*, -dilatation *f*, Ösophagusdehnung *f*, -dilatation *f*
gastric dilatation: Magenüberdehnung *f*, -dilatation *f*
left heart dilatation: Linksherzerweiterung *f*, -dilatation *f*, linksventrikuläre Dilatation *f*, Dilatation *f* des linken Ventrikels
dilatation of the left ventricle: →*left heart dilatation*
left-ventricular dilatation: →*left heart dilatation*
oesophageal dilatation: (*brit.*) →*esophageal dilatation*
pneumatic dilatation: pneumatische Dilatation *f*
poststenotic dilatation: poststenotische Dilatation *f*
right heart dilatation: Rechtsherzerweiterung *f*, -dilatation *f*, rechtsventrikuläre Dilatation *f*, Dilatation *f* des rechten Ventrikels
dilatation of right ventricle: →*right heart dilatation*
right ventricular dilatation: →*right heart dilatation*
sphincter dilatation: Sphinkterdehnung *f*

dilatation of stenosis: Stenosedilatation *f*
toxic colonic dilatation: toxische Kolondilatation *f*, toxisches Megakolon *nt*, akutes Megakolon *nt*
toxic dilatation of the colon: →*toxic colonic dilatation*
ventricular dilatation: Kammer-, Ventrikeldilatation *f*
di|la|ta|tor ['dɪlәteɪtә(r), 'daɪ-] *noun*: →*dilator*
di|late [daɪ'leɪt]: I *vt* dilatieren, (aus-)dehnen, (aus-)weiten, erweitern II *vi* dilatieren, sich (aus-)dehnen, sich (aus-)weiten, sich erweitern

D

di|la|ter [daɪ'leɪtәr, 'daɪ-] *noun*: →*dilator*
di|la|tion [daɪ'leɪʃn, dɪ-] *noun*: →*dilatation*
di|la|tom|e|ter [ˌdɪlә'tɑmɪtәr, ˌdaɪ-] *noun*: Dilatometer *nt*
di|la|tor [daɪ'leɪtәr, dɪ-, 'daɪ-] *noun*: Dilatator *m*, Dilatorium *nt*
coronary dilator: Koronardilatator *m*
Hegar's dilators: Hegar-Stifte *pl*
Hegar's uterine dilators: →*Hegar's dilators*
dilator of naris: Dilatator *m* naris, Pars alaris musculi nasalis, Musculus dilatator naris
dilator of pupil: Pupillenöffner *m*, Dilatator *m* pupillae, Musculus dilatator pupillae
Starck's dilator: Starck-Dilatator *m*
Tubbs' dilator: Tubbs-Dilatator *m*
di|la|zep ['dɪlәzep] *noun*: Dilazep *nt*
DILE *Abk.*: drug induced lupus erythematosus
DILF *Abk.*: diffuse interstitial lung fibrosis
dill [dɪl] *noun*: Dill *m*, Anethum graveolens
dil|ti|a|zem [dɪl'taɪәzem] *noun*: Diltiazem *nt*
di|lu|ent ['dɪljәwәnt, -jʊәnt]: I *noun* Verdünner *m*, Verdünnungsmittel *nt*, Diluens *nt*, Diluent *m* II *adj* verdünnend
di|lute [dɪ'l(j)uːt, daɪ'l(j)uːt]: I *adj* verdünnt II *vt* verdünnen, verwässern, strecken, diluieren
di|lut|ed [dɪ'l(j)uːtɪd, daɪ-] *adj*: verdünnt
di|lu|tion [dɪ'l(j)uːʃn, daɪ-] *noun*: Verdünnung *f*; verdünnte Lösung *f*, Dilution *f*
serial dilution: Reihen-, Serienverdünnung *f*
dim [dɪm]: I *adj* **1.** schwach, trüb; (halb-)dunkel; dämmerig **2.** undeutlich, verschwommen; (*Augen*) matt, trüb; (*Augenlicht*) schwach; (*Erinnerung*) verschwommen II *vt* verdunkeln, abblenden, dämpfen; (*a. fig.*) trüben III *vi* trübe *oder* dunkler *oder* matt werden; (*a. fig.*) sich trüben
Di|mas|tig|a|moe|ba [daɪˌmæstɪgә'miːbә] *noun*: Naegleria *nt*
di|me|li|a [daɪ'miːlɪә] *noun*: Dimelie *f*
di|me|lus [daɪ'miːlәs] *noun*: Dimelus *m*
di|men|hy|dri|nate [daɪˌmen'haɪdrәneɪt] *noun*: Dimenhydrinat *nt*
di|men|sion [daɪ'menʃn, dɪ-] *noun*: Ausdehnung *f*, Maß *nt*, Dimension *f*; Ausmaß *nt*, Größe *f*, Grad *m*, Dimension *f*; **dimensions** *pl* (*physik.*) Dimension *f*
basic dimension: Grunddimension *f*
buccolingual dimension: bukkolingualer Durchmesser *m*
contact vertical dimension: okklusale Vertikaldimension *f*, Vertikaldimension *f* in Schlussbissstellung
head dimensions: Kopfmaße *pl*
increased vertical dimension: Bisshebung *f*
molecular dimension: molekulare Dimension *f*
occlusal vertical dimension: okklusale Vertikaldimension *f*, Vertikaldimension *f* in Schlussbissstellung
pelvic dimensions: Beckenmaße *pl*
quality dimension: Qualitätsdimension *f*
rest vertical dimension: Vertikaldimension *f* in Ruhelage
shortened vertical dimension: Bisssenkung *f*
spatial dimension: Raumdimension *f*
temporal dimension: zeitliche Dimension *f*
vertical dimension: Vertikaldimension *f*
di|men|sion|less [daɪ'menʃnlɪs, dɪ-] *adj*: **1.** (*physik.*) dimensionslos **2.** winzig, klein
di|mer ['daɪmәr] *noun*: Dimer *nt*
catenated dimer: Catena-Dimer *nt*
di|mer|cap|rol [ˌdaɪmɜr'kæprɔl, -rәʊl] *noun*: Dimercaprol *nt*, British antilewisit *nt*, 2,3-Dimercaptopropanol *nt*
di|mer|ic [daɪ'merɪk] *adj*: dimer
di|mer|i|za|tion [ˌdaɪmәraɪ'zeɪʃn] *noun*: Dimerisierung *f*
dim|er|ous ['dɪmәrәs] *adj*: zweiteilig, dimer
di|met|a|crine [daɪ'metәkriːn] *noun*: Dimetacrin *nt*
di|meth|i|cone [daɪ'meθɪkәʊn] *noun*: Dimeticon *nt*, Polydimethylsiloxan *nt*, Dimethylpolysiloxan *nt*
di|meth|in|dene [daɪ'meθɪndiːn] *noun*: Dimetinden *nt*
di|meth|is|ter|one [daɪmeθ'ɪstәrәʊn] *noun*: Dimethisteron *nt*
2,5-dimethoxy-4-methylamphetamine *noun*: 2,5-Dimethoxy-4-methylamphetamin *nt*
3,4-di|me|thox|y|phen|yl|eth|yl|am|ine [daɪmɪˌθɑksɪˌfenlˌeθәl'æmɪn] *noun*: 3,4-Dimethyloxyphenylessigsäure *f*
di|meth|yl|a|cet|a|mide [daɪˌmeθәlә'setәmaɪd, -æsɪ'tæmaɪd] *noun*: Dimethylacetamid *nt*
di|meth|yl|al|lyl|trans|fer|ase [daɪˌmeθәlˌælɪl'trænsfәreɪz] *noun*: Dimethylallyltransferase *f*
di|meth|yl|a|mine [daɪˌmeθәlә'miːn, -'æmɪn] *noun*: Dimethylamin *nt*
di|meth|yl|a|mi|no|phe|nol [daɪˌmeθәlәˌmiːnәʊ'fiːnәʊl, -nɔl] *noun*: Dimethylaminophenol *nt*
1,3-di|meth|yl|am|yl|a|mine [daɪˌmeθәlˌæmɪlә'miːn, -'æmɪn] *noun*: 1,3-Dimethylamylamin *nt*, Methylhexanamin *nt*
7,12-di|meth|yl|benz|an|thra|cene [daɪˌmeθәlˌbenz(ә)'ænθrәsiːn] *noun*: 7,12-Dimethylbenzanthracen *nt*
di|meth|yl|ben|zene [daɪˌmeθәl'benziːn] *noun*: Xylol *nt*, Dimethylbenzol *nt*
5,6-di|meth|yl|ben|zim|id|az|ole [daɪˌmeθәlˌbenzɪmɪ'dæzәʊl, -ˌbenzә'mɪdәzәʊl] *noun*: 5,6-Dimethylbenzimidazol *nt*
di|meth|yl|car|bi|nol [daɪˌmeθәl'kɑːrbɪnәl, -nɑl] *noun*: Isopropanol *nt*, Isopropylalkohol *m*
β,β-di|meth|yl|cys|teine [ˌdaɪˌmeθәl'sɪstiːn] *noun*: D-Penicillamin *nt*, D-β,β-Dimethylcystein *nt*, β-Mercaptovalin *nt*
di|meth|yl|gly|cine [daɪˌmeθәl'glaɪsɪn, -glaɪ'siːn] *noun*: Dimethylglycin *nt*
N^2,N^2-di|meth|yl|gua|nine [daɪˌmeθәl'gwɑniːn] *noun*: N^2,N^2Dimethylguanin *nt*
di|meth|yl|ke|tone [daɪˌmeθәl'kiːtәʊn] *noun*: Azeton *nt*, Aceton *nt*, Dimethylketon *nt*
di|meth|yl|the|tin [daɪˌmeθәl'θiːtn] *noun*: Dimethylthetin *nt*
di|meth|yl|thi|am|bu|tene [daɪˌmeθәlθaɪæm'bjuːtiːn] *noun*: Dimethylthiambuten *nt*
di|meth|yl|tryp|ta|mine [daɪˌmeθәl'trɪptәmiːn, -mɪn] *noun*: Dimethyltryptamin *nt*
di|me|tria [daɪ'miːtrɪә] *noun*: Uterus duplex/didelphys
di|min|ish [dɪ'mɪnɪʃ]: I *vt* **1.** verringern, (ver-)mindern; verkleinern **2.** reduzieren, herabsetzen; (ab-)schwächen II *vi* **3.** sich vermindern, sich verringern, weniger werden **4.** abnehmen
di|min|ished [dɪ'mɪnɪʃd] *adj*: vermindert, verringert
dim|i|nu|tion [ˌdɪmә'n(j)uːʃn] *noun*: (Ver-)Minderung *f*, Verringerung *f*; Verkleinerung *f*; Herabsetzung *f*; Abnahme *f*; Reduktion *f*
dim|ness ['dɪmnәs] *noun*: Trübheit *f*; Undeutlichkeit *f*, Verschwommenheit *f*, Unschärfe *f*

dimness of vision: Amblyopie *f*, Sehschwäche *f*
di|mor|phic [daɪ'mɔːrfɪk] *adj*: in zwei verschiedenen Formen auftretend, zweigestaltig, dimorph
di|mor|phism [daɪ'mɔːrfɪzəm] *noun*: Dimorphismus *m*, Dimorphie *f*
sex dimorphism: →*sexual dimorphism*
sexual dimorphism: Geschlechtsdimorphismus *m*, Sexualdimorphismus *m*
di|mor|phous [daɪ'mɔːrfəs] *adj*: in zwei verschiedenen Formen auftretend, zweigestaltig, dimorph
dIMP *Abk.*: deoxyinosine monophosphate
dim|ple ['dɪmpl] *noun*: Grübchen *nt*; Delle *f*, Vertiefung *f*
coccygeal dimple: Steißbeingrübchen *nt*, Foveola coccygea
postanal dimple: →*coccygeal dimple*
postnatal dimple: →*coccygeal dimple*
dim|pled ['dɪmpld] *adj*: mit Grübchen
di|ni|trate [daɪ'naɪtreɪt] *noun*: Dinitrat *nt*
isosorbide dinitrate: Isosorbiddinitrat *nt*
di|ni|tro|a|mi|no|phe|nol [daɪˌnaɪtrəʊəˌmiːnəʊ'fiːnəʊl, -nɔl] *noun*: Dinitroaminophenol *nt*, Pikraminsäure *f*
di|ni|tro|ben|zene [daɪˌnaɪtrəʊ'benziːn, -ben'ziːn] *noun*: Dinitrobenzol *nt*
di|ni|tro|cel|lu|lose [daɪˌnaɪtrəʊ'seljələʊs] *noun*: Dinitrozellulose *f*, Schießbaumwolle *f*, Nitrozellulose *f*
(2,4-)di|ni|tro|chlo|ro|ben|zene [daɪˌnaɪtrəʊˌklɔːrə'benziːn] *noun*: (2,4-)Dinitrochlorbenzol *nt*
di|ni|tro|cre|sol [daɪˌnaɪtrəʊ'kriːsɔl, -sɑl] *noun*: →*dinitro-o-cresol*
(2,4-)di|ni|tro|fluor|o|ben|zene [daɪˌnaɪtrəʊˌflʊərəʊ'benziːn, -ˌflɔʊr-] *noun*: (2,4-)Dinitrofluorbenzol *nt*, Sanger-Reagenz *nt*
dinitro-o-cresol *noun*: Dinitro-o-Kresol *nt*
di|ni|tro|phe|nol [daɪˌnaɪtrəʊ'fiːnɔl, -nɑl] *noun*: Dinitrophenol *nt*
dIno *Abk.*: deoxyinosine
Di|nob|del|la [daɪnɑb'delə] *noun*: Dinobdella *f*
Dinobdella ferox: Dinobdella ferox
Din|o|flag|el|la|ta [ˌdaɪnəˌflædʒə'leɪtə] *plural*: Dinoflagellaten *pl*, Dinoflagellata *pl*
di|no|flag|el|late [ˌdaɪnə'flædʒəleɪt] *noun*: Dinoflagellat *m*
Di|no|fla|gel|li|da [ˌdaɪnəflə'dʒelɪdə] *plural*: →*Dinoflagellata*
di|no|prost [daɪˌnəʊˌprɑst] *noun*: Dinoprost *nt*, Prostaglandin $F_2\alpha$ *nt*
di|no|pros|tone [daɪˌnəʊ'prɑstəʊn] *noun*: Dinoproston *nt*, Prostaglandin E_2 *nt*
di|nu|cle|o|tide [daɪ'n(j)uːklɪətaɪd] *noun*: Dinucleotid *nt*
Di|oc|to|phy|ma re|na|le [daɪˌɑktə'faɪmə]: Nierenwurm *m*, Riesenpalisadenwurm *m*, Eustrongylus gigas, Dioctophyma renale
di|oe|cious [daɪ'iːʃəs] *adj*: →*diecious*
di|o|la|mine [daɪ'ɑləmiːn] *noun*: →*diethanolamine*
di|op|sim|e|ter [daɪɑp'sɪmɪtər] *noun*: Gesichtsfeldmesser *m*
di|op|ter [daɪ'ɑptər] *noun*: Dioptrie *f*, Brechkrafteinheit *f*
lens diopter: Linsendioptrie *f*
prism diopter: Prismendioptrie *f*
di|op|tom|e|ter [daɪɑp'tɑmɪtər] *noun*: Dioptometer *nt*, Refraktionsmesser *m*, Optometer *nt*
di|op|tom|e|try [daɪɑp'tɑmətriː] *noun*: Refraktionsmessung *f*, Dioptometrie *f*
di|op|tre [daɪ'ɑptər] *noun*: (*brit.*) Dioptrie *f*, Brechkrafteinheit *f*
di|op|tric [daɪ'ɑptrɪk]: **I** *noun* →*diopter* **II** *adj* Dioptrie betreffend, dioptrisch; (licht-)brechend
di|op|tri|cal [daɪ'ɑptrɪkl] *adj*: →*dioptric II*
di|op|trics [daɪ'ɑptrɪks] *plural*: Brechungslehre *f*, Refraktionslehre *f*, Dioptrik *f*
di|op|trom|e|ter [daɪɑp'trɑmɪtər] *noun*: →*dioptometer*
di|op|trom|e|try [daɪɑp'trɑmətriː] *noun*: Refraktionsmessung *f*, Dioptometrie *f*
di|op|try ['daɪɑptriː] *noun*: →*diopter*
di|ose ['daɪəʊs] *noun*: Diose *f*, Glykolaldehyd *m*
di|ox|ane [daɪ'ɑkseɪn] *noun*: (1,4-)Dioxan *nt*, Diäthylendioxid *nt*
di|ox|ide [daɪ'ɑksaɪd, -ɪd] *noun*: Dioxid *nt*
diethylene dioxide: →*dioxane*
hydrogen dioxide: Wasserstoffperoxid *nt*, Wasserstoffsuperoxid *nt*
nitrogen dioxide: Stickstoffdioxid *nt*
cysteine dioxigenase: Cysteindeoxigenase *f*
di|ox|in [daɪ'ɑksɪn] *noun*: Dioxin *nt*
di|ox|y|gen [daɪ'ɑksɪdʒən] *noun*: molekularer Sauerstoff *m*
di|ox|y|gen|ase [daɪ'ɑksɪdʒəneɪz] *noun*: Sauerstofftransferase *f*, Dioxygenase *f*
β-carotene-15,15'-dioxygenase: Karotinase *f*
homogentisic acid 1,2-dioxygenase: Homogentisinsäure(-1,2-)dioxygenase *f*, Homogentisinatoxidase *f*, Homogentisin(säure)oxygenase *f*
3-hydroxyanthranilic acid 3,4-dioxygenase: 3-Hydroxyanthranilsäure-3,4-dioxygenase *f*
4-hydroxyphenylpyruvate dioxygenase: 4-Hydroxyphenylpyruvatdioxygenase *f*, 4-Hydroxyphenylpyruvatoxidase *f*
procollagen-proline 2-oxoglutarate 4-dioxygenase: Prolinhydroxylase *f*, Prolylhydroxylase *f*
tryptophan-2,3-dioxygenase: Tryptophanpyrrolase *f*, Tryptophan-2,3-dioxigenase *f*
dip [dɪp]: **I** *noun* **1.** (Unter-, Ein-)Tauchen *nt* **2.** (Tauch-)Bad *nt*, Lösung *f* **3.** Neigung *f*, Senkung *f*, Gefälle *nt*; Sinken *nt* **4.** (*gynäkol.*) Dip *m* **5.** (*kardiol.*) Dip *m* **II** *vt* **6.** (ein-)tauchen (*in* in) **7.** färben, in eine Farblösung tauchen **III** *vi* **8.** untertauchen, eintauchen; sinken **9.** sich senken, sich neigen
Carhart's dip: Carhart-Senke *f*
early diastolic dip: frühdiastolischer Dip *m*, Dip-Phänomen *nt*
type I dip: Frühtief *nt*, -dezeleration *f*, frühe Dezeleration *f*, Dip I *m*
type II dip: Spättief *nt*, -dezeleration *f*, späte Dezeleration *f*, Dip II *m*
DIP *Abk.*: **1.** desquamative interstitial pneumonia **2.** 2,6-dichlorophenolindophenol **3.** distal interphalangeal
DIPA *Abk.*: diisopropylaminodichloroacetate
DIPC *Abk.*: diffuse interstitial pulmonary calcification
di|pep|ti|dase [daɪ'peptɪdeɪz] *noun*: Dipeptidase *f*
aminoacyl histidine dipeptidase: Aminoacylhistidin(di)peptidase *f*, Carnosinase *f*
proline dipeptidase: Prolidase *f*, Prolindipeptidase *f*
prolyl dipeptidase: Prolinase *f*, Prolyldipeptidase *f*
di|pep|tide [daɪ'peptaɪd] *noun*: Dipeptid *nt*
Di|pet|a|lo|ne|ma [daɪˌpetləʊ'niːmə] *noun*: Dipetalonema *f*
Dipetalonema perstans: Dipetalonema/Mansonella perstans
Dipetalonema streptocerca: Dipetalonema/Mansonella streptocerca
di|pet|a|lo|ne|mi|a|sis [daɪˌpetləʊnɪ'maɪəsɪs] *noun*: Mansonelliasis *f*
DIPG *Abk.*: diphosphoglyceric acid
di|phal|li|a [daɪ'fælɪə] *noun*: Diphallie *f*
di|phal|lus [daɪ'fæləs] *noun*: Diphallus *m*
di|phase ['daɪfeɪz] *adj*: zwei-, diphasisch, Zweiphasen-
di|pha|sic [daɪ'feɪzɪk] *adj*: diphasisch
di|phe|bu|zol [daɪ'febjəzɔl, -əʊl] *noun*: Phenylbutazon *nt*

di|phen|a|di|one [daɪˌfenə'daɪəʊn] *noun*: Diphenadion *nt*
di|phen|hy|dra|mine [ˌdaɪfen'haɪdrəmiːn] *noun*: Diphenhydramin *nt*, 2-Benzhydryloxy-N,N-dimethylethylamin *nt*
diphenhydramine hydrochloride: Diphenhydraminhydrochlorid *nt*
di|phen|ox|y|late [ˌdaɪfen'ɑksɪleɪt] *noun*: Diphenoxylat *nt*
di|phen|yl [daɪ'fenl] *noun*: Bi-, Diphenyl *nt*
di|phen|yl|a|mine [daɪˌfenlə'miːn, -'æmɪn] *noun*: Diphenylamin *nt*
di|phen|yl|a|mine|ar|sine chlo|ride [daɪˌfenələˌmiːn'ɑːrsiːn]: Diphenylaminarsinchlorid *nt*, Adamsit *nt*
di|phen|yl|bu|tyl|pi|per|i|dines [daɪfenəlˌbjuːtlpaɪ'pɪrɪdiːn] *plural*: Diphenylbutylpiperidine *pl*
di|phen|yl|chlor|ar|sine [ˌdaɪfenəlˌklɔː'rɑːrsiːn, -sɪn, -ˌkləʊ-] *noun*: Diphenylarsinchlorid *nt*, Clark I *nt*
di|phen|yl|cy|an|ar|sine [ˌdaɪfenəlˌsaɪən'ɑːrsiːn, -sɪn] *noun*: Diphenylarsincyanid *nt*, Clark II *nt*
di|phen|yl|hy|dan|to|in [ˌdaɪˌfenɪlhaɪ'dæntəwɪn] *noun*: Diphenylhydantoin *nt*, Phenytoin *nt*
di|phen|yl|pyr|a|line [ˌdaɪˌfenɪl'pɪərəliːn] *noun*: Diphenylpyrilen *nt*, Diphenylpyralin *nt*
di|phos|gene [daɪ'fɑzdʒiːn] *noun*: Diphosgen *nt*
di|phos|phate [daɪ'fɑsfeɪt] *noun*: Diphosphat *nt*
di|phos|pha|ti|dyl|glyc|er|ol [daɪˌfɑsfəˌtaɪdl'glɪsərɔl, -rɑl] *noun*: Diphosphatidylglycerin *nt*, Cardiolipin *nt*
1,3-di|phos|pho|glyc|er|ate [daɪˌfɑsfəʊ'glɪsəreɪt] *noun*: 1,3-Diphosphoglycerat *nt*, 3-Phosphoglyceroylphosphat *nt*, Negelein-Ester *m*
2,3-di|phos|pho|glyc|er|ate [daɪˌfɑsfəʊ'glɪsəreɪt] *noun*: 2,3-Diphosphoglycerat *nt*, Greenwald-Ester *m*
di|phos|pho|nates [daɪ'fɑsfəneɪts] *plural*: Diphosphonate *pl*, Bisphosphonate *pl*
di|phos|pho|thi|a|min [daɪˌfɑsfəʊ'θaɪəmɪn] *noun*: Thiaminpyrophosphat *nt*, Cocarboxylase *f*
di|phos|pho|trans|fer|ase [daɪˌfɑsfəʊ'trænsfəreɪz] *noun*: Diphosphotransferase *f*, Pyrophosphokinase *f*, Pyrophosphotransferase *f*
diph|the|ria [dɪf'θɪərɪə, dɪp-] *noun*: Diphtherie *f*, Diphtheria *f*
cutaneous diphtheria: Hautdiphtherie *f*, Diphtheria cutanea
faucial diphtheria: Rachendiphtherie *f*
laryngeal diphtheria: Kehlkopf-, Larynxdiphtherie *f*
laryngotracheal diphtheria: →*laryngeal diphtheria*
malignant diphtheria: maligne Diphtherie *f*
nasal diphtheria: Nasendiphtherie *f*
nasopharyngeal diphtheria: Nasenrachendiphtherie *f*
pharyngeal diphtheria: Rachen-, Pharynxdiphtherie *f*
umbilical diphtheria: Nabeldiphtherie *f*
wound diphtheria: Wunddiphtherie *f*
diph|the|ri|al [dɪf'θɪərɪəl, dɪp-] *adj*: →*diphtheric*
diphtheria-like *adj*: diphtherieähnlich, diphtheroid
diph|ther|ic [dɪf'θerɪk] *adj*: Diphtherie betreffend, diphtherisch, Diphtherie-
diph|the|rit|ic [ˌdɪfθə'rɪtɪk] *adj*: →*diphtheric*
diph|the|roid ['dɪfθərɔɪd]: I *noun* **1.** coryneformes Bakterium *nt* **2.** Pseudodiphtherie *f*, Diphtheroid *nt* II *adj* diphtherieähnlich, diphtheroid
diph|the|ro|tox|in [ˌdɪfθərəʊ'tɑksɪn] *noun*: Diphtherietoxin *nt*
diph|thong ['dɪfθɑŋ, 'dɪp-] *noun*: Doppellaut *m*, Diphthong *m*
diph|thon|gia [dɪf'θɔŋ(g)ɪə, -'θɑŋ-] *noun*: Diplophonie *f*
di|phyl|lo|both|ri|a|sis [daɪˌfɪləʊbɑθ'raɪəsɪs] *noun*: Fischbandwurminfektion *f*, Diphyllobothriose *f*, Diphyllobothriasis *f*, Bothriozephalose *f*, Bothriocephalosis *f*
Di|phyl|lo|both|ri|i|dae [daɪˌfɪləʊbɑθ'raɪədiː] *plural*: Diphyllobothriidae *pl*
Di|phyl|lo|both|ri|um [daɪˌfɪləʊ'bɑθriːəm] *noun*: Diphyllobothrium *nt*, Bothriocephalus *m*, Dibothriocephalus *m*
Diphyllobothrium cordatum: Diphyllobothrium cordatum
Diphyllobothrium latum: Fischbandwurm *m*, breiter Fischbandwurm *m*, Grubenkopfbandwurm *m*, Diphyllobothrium latum, Bothriocephalus latus
Diphyllobothrium mansoni: Spirometra mansoni, Diphyllobothrium mansoni
Diphyllobothrium taenioides: →*Diphyllobothrium latum*
diph|y|o|dont ['dɪfɪədɑnt] *adj*: diphyodont
diph|y|o|don|tia [ˌdɪfɪə'dɑnʃɪə] *noun*: doppelte Zahnung *f*, Zahnwechsel *m*, Diphyodontie *f*
di|pip|a|none [daɪ'pɪpənəʊn] *noun*: Dipipanon *nt*
di|piv|e|frin [dɪ'pɪfəfrɪn, daɪ-] *noun*: Dipivefrin *nt*
DIPJ *Abk.*: **1.** DIP joint **2.** distal interphalangeal joint
dipl- *präf.*: Doppel-, Dipl(o)-
dip|la|cu|sia [ˌdɪplə'k(j)uːzɪə] *noun*: Diplakusis *f*, Doppelthören *nt*
dip|la|cu|sis [ˌdɪplək(j)uːsɪs] *noun*: Diplakusis *f*, Doppelthören *nt*
binaural diplacusis: binaurale Diplakusis *f*, Diplacusis binauralis
disharmonic diplacusis: Diplacusis disharmonica, Parakusis duplicata
echo diplacusis: Echohören *nt*, Echoakusis *f*, Diplacusis echoica
monaural diplacusis: monaurale Diplakusis *f*, Diplacusis monauralis
di|ple|gia [daɪ'pliːdʒ(ɪ)ə] *noun*: doppelseitige Lähmung *f*, Diplegie *f*, Diplegia *f*
atonic astatic diplegia: atonisch-astatische Diplegie *f*
congenital facial diplegia: Möbius-Syndrom *nt*, Möbius-Kernaplasie *f*
facial diplegia: Lähmung *f* beider Gesichtshälften, Diplegia facialis
infantile diplegia: Geburtslähmung *f*, geburtstraumatische Lähmung *f*
masticatory diplegia: Diplegia masticatoria
spastic diplegia: **1.** Erb-Charcot-Syndrom *nt*, spastische Spinalparalyse *f* **2.** Little-Krankheit *f*, Diplegia spastica infantilis
di|ple|gic [daɪ'pliːdʒɪk] *adj*: Diplegie betreffend, diplegisch
diplo- *präf.*: Doppel-, Dipl(o)-
dip|lo|al|bu|min|u|ria [ˌdɪpləælˌbjuːmɪ'n(j)ʊəriːə] *noun*: kombiniert pathologische und physiologische Albuminurie *f*
dip|lo|ba|cil|lus [ˌdɪpləʊbə'sɪləs] *noun, plural* **-cil|li** [-'sɪlaɪ]: Diplobazillus *m*, Diplobakterium *nt*
diplobacillus of Morax-Axenfeld: →*diplococcus of Morax-Axenfeld*
dip|lo|bac|te|ri|um [ˌdɪpləʊbæk'tɪəriːəm] *noun, plural* **-ria** [ˌdɪpləbæk'tɪərɪə]: Diplobakterium *nt*
dip|lo|blas|tic [ˌdɪpləʊ'blæstɪk] *adj*: (*Keimblatt*) zweiblättrig
dip|lo|car|dia [ˌdɪpləʊ'kɑːrdɪə] *noun*: Diplokardie *f*
dip|lo|ceph|a|lus [ˌdɪpləʊ'sefələs] *noun*: →*dicephalus*
dip|lo|ceph|a|ly [ˌdɪpləʊ'sefəliː] *noun*: →*dicephaly*
dip|lo|chei|ri|a [ˌdɪpləʊ'keɪrɪə] *noun*: Dichirie *f*, Dicheirie *f*
dip|lo|chi|ri|a [dɪpləʊ'keɪlɪə] *noun*: Dichirie *f*, Dicheirie *f*
dip|lo|coc|cal [ˌdɪpləʊ'kɑkəl] *adj*: Diplokokken betreffend, durch sie verursacht, Diplokokken-
dip|lo|coc|coid [ˌdɪpləʊ'kɑkɔɪd] *adj*: diplokokkenähnlich

Dip|lo|coc|cus [ˌdɪpləʊ'kɑkəs] *noun*: Diplococcus *m*
Diplococcus gonorrhoeae: Gonokokkus *m*, Gonococcus *m*, Neisseria gonorrhoeae
Diplococcus intracellularis: Meningokokkus *m*, Neisseria meningitidis
Diplococcus lanceolatus: →*Diplococcus pneumoniae*
diplococcus of Morax-Axenfeld: Diplobakterium *nt* Morax-Axenfeld, Moraxella lacunata, Moraxella Moraxella lacunata
diplococcus of Neisser: →*Diplococcus gonorrhoeae*
Diplococcus pneumoniae: Fränkel-Pneumokokkus *m*, Pneumokokkus *m*, Streptococcus pneumoniae, Diplococcus pneumoniae
Weichselbaum's diplococcus: Meningokokkus *m*, Neisseria meningitidis
dip|lo|co|ria [ˌdɪpləʊ'kɔːrɪə, -kəʊ-] *noun*: Dikorie *f*, Diplokorie *f*
dip|lo|ë ['dɪpləʊɪ] *noun*: Diploe
dip|lo|et|ic [ˌdɪpləʊ'etɪk] *adj*: Diploë betreffend, diploisch, Diploë-
dip|lo|gen|e|sis [ˌdɪpləʊ'dʒenəsɪs] *noun*: Diplogenese *f*
Dip|lo|go|nop|o|rus [ˌdɪpləʊgəʊ'nɑpərəs] *noun*: Diplogonoporus *m*
di|plo|ic [dɪ'pləʊɪk] *adj*: doppelt, zweifach
dip|loid ['dɪplɔɪd]: I *noun* diploide Zelle *f* II *adj* mit doppeltem Chromosomensatz, diploid
dip|loi|dy ['dɪplɔɪdiː] *noun*: Diploidie *f*
dip|lo|kar|y|on [ˌdɪpləʊ'kærɪɑn] *noun*: Diplokaryon *nt*
dip|lo|mo|nad [ˌdɪpləʊ'mɑnæd] *noun*: Diplomonade *f*
Dip|lo|mo|nad|i|da [ˌdɪpləʊmə'nædɪdə] *plural*: Diplomonadida *pl*
Dip|lo|mon|a|di|na [ˌdɪpləʊˌmɑnə'daɪnə] *plural*: Diplomonadina *pl*
dip|lo|my|e|li|a [ˌdɪpləʊmaɪ'iːlɪə] *noun*: Diplomyelie *f*
dip|lon ['dɪplɑn] *noun*: →*deuteron*
dip|lo|neu|ral [ˌdɪplə'njʊərəl, -nʊ-] *adj*: diploneural
dip|lop|a|gus [dɪp'lɑpəgəs] *noun*: Diplopagus *m*
dip|lo|phase ['dɪpləfeɪz] *noun*: Diplophase *f*, diploide Phase *f*
dip|lo|pho|ni|a [ˌdɪpləʊ'fəʊnɪə] *noun*: Diplophonie *f*
di|plo|pi|a [dɪ'pləʊpɪə] *noun*: Doppel-, Doppeltsehen *nt*, Diplopie *f*, Diplopia *f*
binocular diplopia: binokuläre Diplopie *f*
crossed diplopia: →*heteronymous diplopia*
direct diplopia: →*homonymous diplopia*
heteronymous diplopia: gekreuzte/heteronyme/temporale Diplopie *f*
homonymous diplopia: direkte/gleichseitige/ungekreuzte/homonyme Diplopie *f*, Diplopia simplex
monocular diplopia: monokuläre Diplopie *f*
paradoxical diplopia: →*heteronymous diplopia*
physiological diplopia: physiologische/stereoskopische Diplopie *f*
simple diplopia: →*homonymous diplopia*
stereoscopic diplopia: physiologische/stereoskopische Diplopie *f*
uncrossed diplopia: →*homonymous diplopia*
di|plo|pi|om|e|ter [dɪˌpləʊpɪ'ɑmɪtər] *noun*: Diplopiemesser *m*
dip|lo|po|dia [ˌdɪpləʊ'pəʊdɪə] *noun*: Diplopodie *f*
dip|lo|scope ['dɪpləskəʊp] *noun*: Diploskop *nt*
dip|lo|so|ma|tia [ˌdɪpləʊsəʊ'meɪʃɪə] *noun*: Diplosomie *f*
dip|lo|some ['dɪpləsəʊm] *noun*: Diplosom *nt*
dip|lo|so|mi|a [ˌdɪpləʊ'səʊmɪə] *noun*: Diplosomie *f*
dip|lo|tene ['dɪplətiːn] *noun*: Diplotän *nt*
di|po|dia [daɪ'pəʊdɪə] *noun*: Diplopodie *f*
di|po|lar [daɪ'pəʊlər] *adj*: mit zwei Polen versehen, bipolar, zweipolig
di|pole ['daɪpəʊl] *noun*: **1.** Dipol *m* **2.** dipolares Molekül *nt*, Dipol *m*
di|pros|o|pus [daɪ'prɑsəpəs] *noun*: Diprosopus *m*
dip|se|sis [dɪp'siːsɪs] *noun*: **1.** Durst *m* **2.** krankhafter/pathologischer Durst *m*, krankhaftes Durstgefühl *nt*
dip|sia ['dɪpsɪə] *noun*: Durst *m*
dip|slides ['dɪpslaɪds] *plural*: Dipslides *pl*
dip|so|gen ['dɪpsədʒən] *noun*: durststeigerndes *oder* -auslösendes Mittel *nt*
dip|so|gen|ic [ˌdɪpsə'dʒenɪk] *adj*: durstverursachend, -auslösend, -steigernd
dip|so|ma|ni|a [ˌdɪpsəʊ'meɪnɪə, -jə] *noun*: Dipsomanie *f*
dip|so|ma|ni|ac [ˌdɪpsəʊ'meɪnɪæk] *noun*: (*inf.*) Quartalsäufer(in *f*) *m*, Dipsomane *m*, Dipsomanin *f*
dip|so|sis [dɪp'səʊsɪs] *noun*: extremer/krankhafter Durst *m*, krankhaftes Durstgefühl *nt*
Dip|ter|a ['dɪptərə, -trə] *plural*: Diptera *pl*
di|py|gus [daɪ'paɪgəs] *noun*: Dipygus *m*
dip|y|li|di|a|sis [ˌdɪpəlɪ'daɪəsɪs] *noun*: Dipylidiasis *f*
Dip|y|lid|i|um [ˌdɪpə'lɪdɪəm] *noun*: Dipylidium *nt*
Dipylidium caninum: Gurkenkernbandwurm *m*, Dipylidium caninum
di|py|rid|a|mole [daɪpaɪ'rɪdəməʊl] *noun*: Dipyridamol *nt*
di|rect [dɪ'rekt, daɪ-]: I *adj* **1.** direkt, gerade; unmittelbar, persönlich **2.** klar, eindeutig; offen, ehrlich II *vt* **3.** richten, lenken (*to* an; *towards* auf) **4.** leiten, führen; anordnen, bestimmen; befehlen
di|rec|tion [dɪ'rekʃn, daɪ-] *noun*: **1.** Richtung *f* **2.** (*fig.*) Tendenz *f*, Strömung *f*, Richtung *f* **3.** Leitung *f*, Führung *f*, Aufsicht *f* **4.** Anweisung *f*, Anleitung *m*; (An-)Weisung *f*, Vorschrift *f*, Anordnung *f* **by/at direction of** auf Anweisung von **directions for use** Gebrauchsanweisung *f*, -anleitung *f*
direction of rotation: Drehrichtung *f*, Drehsinn *m*
di|rec|tion|al [dɪ'rekʃənl, daɪ-] *adj*: gerichtet, Richtungs-
di|rec|tion|al|i|ty [dɪˌrekʃə'nælətɪ, daɪ-] *noun*: Ausrichtung *f*
di|rec|tive [dɪ'rektɪv, daɪ-]: I *noun* (An-)Weisung *f*, Vorschrift *f*, Anordnung *f* II *adj* leitend, lenkend, richtungsgebend
di|rec|tor [dɪ'rektər, daɪ-] *noun*: **1.** Direktor(in *f*) *m*, Leiter(in *f*) *m* **2.** (*chirurg.*) Führungs(hohl)sonde *f*
Di|ro|fil|ar|i|a [ˌdaɪrəʊfɪ'leərɪə] *noun*: Dirofilaria *nt*
Dirofilaria immitis: Herzwurm *m*, Dirofilaria immitis
di|ro|fil|a|ri|a|sis [ˌdaɪrəʊˌfɪlə'raɪəsɪs] *noun*: Dirofilarieninfektion *f*, Dirofilariasis *f*
dirt [dɜrt] *noun*: Schmutz *m*, Dreck *m*; Kot *m*
dirt|y ['dɜrtiː]: I *adj* **1.** schmutzig, verschmutzt, Schmutz- **2.** (*Wunde*) infiziert, septisch II *vt* beschmutzen, verschmutzen III *vi* schmutzig werden
DIS *Abk.*: **1.** diagnostic information system **2.** diagnostic interview schedule **3.** disorientation
dis|a|bil|i|ty [ˌdɪsə'bɪlətiː] *noun*: **1.** Leiden *nt*, Gebrechen *nt*, Behinderung *f* **2.** Arbeitsunfähigkeit *f*, Erwerbsunfähigkeit *f*, Invalidität *f*
learning disability: Lernbehinderung *f*
psychogenic disability: psychische Behinderung *f*
severe disability: Schwerbehinderung *f*
dis|a|ble [dɪs'eɪbl] *vt*: verkrüppeln, behindern
dis|a|ble [dɪs'eɪbl] *vt*: verkrüppeln, behindern
dis|a|bled [dɪs'eɪbəld]: I *noun* Behinderte *m/f*, **the disabled** *pl* die Behinderten II *adj* **1.** (*körperlich oder geistig*) behindert; verkrüppelt **2.** arbeitsunfähig, erwerbsunfähig, invalid(e) **3.** unbrauchbar, untauglich
dis|a|ble|ment [dɪs'eɪbəlmənt] *noun*: **1.** (*körperliche oder geistige*) Behinderung *f* **2.** Leiden *nt*, Gebrechen *nt*, Be-

D

hinderung *f* **3.** Arbeitsunfähigkeit *f*, Erwerbsunfähigkeit *f*, Invalidität *f*
di|sac|cha|ri|dase [daɪ'sækərɪdeɪz] *noun*: Disaccharidase *f*
di|sac|cha|ride [daɪ'sækəraɪd, -rɪd] *noun*: Zweifachzucker *m*, Disaccharid *nt*
di|sac|cha|rid|u|ri|a [daɪˌsækəraɪ'd(j)ʊəriːə] *noun*: Disaccharidurie *f*
di|sac|cha|rose [daɪ'sækərəʊs] *noun*: →*disaccharide*

D

dis|a|cid|i|fy [dɪsə'sɪdəfaɪ] *vt*: (*Säure*) neutralisieren, entfernen
dis|aes|the|sia [dɪses'θiːʒ(ɪ)ə] *noun*: (*brit.*) →*disesthesia*
dis|ar|tic|u|late [dɪsɑːr'tɪkjəleɪt] *vt*: **1.** zergliedern, trennen **2.** (*orthopäd.*) exartikulieren
dis|ar|tic|u|la|tion [dɪsɑːrˌtɪkjə'leɪʃn] *noun*: Exartikulation *f*
Carden's disarticulation: Kniegelenksexartikulation *f* nach Carden
elbow disarticulation: Ellenbogen(gelenk)exartikulation *f*
disarticulation of the knee: Kniegelenk(s)exartikulation *f*
shoulder disarticulation: Schultergelenkexartikulation *f*
wrist disarticulation: Handgelenk(s)exartikulation *f*, Absetzung/Amputation *f* im Handgelenk
dis|as|sim|i|late [dɪsə'sɪməleɪt] *vt*: →*dissimilate*
dis|as|sim|i|la|tion [dɪsəˌsɪmə'leɪʃn] *noun*: →*dissimilation*
disazo- *präf.*: →*diazo-*
disc [dɪsk] *noun*: (*brit.*) →*disk*
DISC *Abk.*: ductal in situ-carcinoma
disc- *präf.*: (*brit.*) →*disk-*
dis|cec|to|my [dɪs'ektəmiː] *noun*: (*brit.*) →*diskectomy*
dis|charge [*n* 'dɪstʃɑːrdʒ; *v* dɪs'tʃɑːrdʒ]: **I** *noun* **1.** (*patholog., physiolog.*) Ausfluss *m*, Absonderung *f*, Ausscheidung *f*, Sekret *nt* **2.** Ausfluss *m*, Abfluss *m*; Abgabe *f*; Freisetzung *f*, Ausstoßen *nt*; (*a. elektr.*) Entladung *f* **II** *vt* **3.** (*patholog., physiolog.*) absondern, ausscheiden **4.** ausströmen; abgeben, ablassen, (*elektr.*) entladen **III** *vi* eitern
aural discharge: Ohr(en)fluss *m*, Ohrenausfluss *m*, Otorrhoe *f*
bloody discharge: **1.** Blutabsonderung *f*, blutige Sekretion *f* **2.** blutiges Sekret *nt*, blutiger Ausfluss *m*
electric discharge: elektrische Entladung *f*
genital discharge: Genitalfluor *m*, Fluor genitalis
genital discharge of the newborn: Fluor neonatalis
nervous discharge: Nervenentladung *f*
nipple discharge: **1.** Ausfluss *m* aus der Brustwarze **2.** Brustwarzensekret *nt*
spark discharge: Funkenentladung *f*
systolic discharge: Schlagvolumen *nt*
urethral discharge: Urethralausfluss *m*, Fluor urethralis
vaginal discharge: Genitalfluor *m*, Fluor genitalis
dis|ci|form ['dɪsɪfɔːrm] *adj*: (*brit.*) →*diskiform*
dis|cis|sion [dɪ'sɪʃn] *noun*: **1.** (*chirurg.*) operative Spaltung/Eröffnung/Durchtrennung *f*, Diszision *f*, Discisio *f* **2.** →*discission of cataract*
discission of cataract: (*augenheil.*) Eröffnung der Linsenkapsel, Diszision *f*, Discisio cataractae
dis|cit|ic [dɪs'kɪtɪk] *adj*: Diskusentzündung/Diszitis betreffend, diszitisch
dis|ci|tis [dɪs'kaɪtɪs] *noun*: (*brit.*) →*diskitis*
dis|cli|na|tion [ˌdɪsklɪ'neɪʃn] *noun*: Disklination *f*
dis|clu|sion [dɪs'kluːʒn] *noun*: Disklusion *f*, gestörte Okklusion *f*, Entriegelungsvorgang *m*
disco- *präf.*: (*brit.*) →*disko-*
dis|co|blas|tic [ˌdɪskəʊ'blæstɪk] *adj*: Diskoblastula betreffend, diskoblastisch
dis|co|blas|tu|la [ˌdɪskəʊ'blæstʃələ] *noun*: Diskoblastula *f*
dis|co|gas|tru|la [ˌdɪskəʊ'gæstrʊlə] *noun*: Diskogastrula *f*
dis|co|ge|net|ic [ˌdɪskəʊdʒə'netɪk] *adj*: →*discogenic*
dis|co|gen|ic [ˌdɪskəʊ'dʒenɪk] *adj*: von den Bandscheiben ausgehend, durch sie verursacht, diskogen
dis|co|gram ['dɪskəgræm] *noun*: (*brit.*) →*diskogram*
dis|co|graph|ic [dɪskə'græfɪk] *adj*: (*brit.*) →*diskographic*
dis|cog|ra|phy ['dɪs'kɑgrəfiː] *noun*: (*brit.*) →*diskography*
dis|coid ['dɪskɔɪd]: **I** *noun* (*pharmakol.*) scheibenförmige Tablette *f* **II** *adj* scheibenförmig, diskoid, diskoidal, disziform
dis|coi|dal [dɪs'kɔɪdl] *adj*: →*discoid II*
dis|coid|ec|to|my [ˌdɪskɔɪd'ektəmiː] *noun*: Nukleotomie *f*
dis|col|or [dɪs'kʌlər]: **I** *vt* **1.** verfärben **2.** entfärben, bleichen, dekolorieren **II** *vi* **3.** sich verfärben **4.** die Farbe verlieren, verblassen
dis|col|or|a|tion [dɪsˌkʌlə'reɪʃn] *noun*: **1.** Verfärbung *f* **2.** Entfärbung *f*, Bleichung *f*, Farbverlust *m* **3.** Fleck *m*
congenital discoloration: angeborene Zahnverfärbung *f*
gingival discoloration: Zahnfleischverfärbung *f*, Zahnfleischfärbung *f*
tetracycline discoloration: Zahnverfärbung *f* durch Tetrazykline
tooth discoloration: Zahnverfärbung *f*
traumatic discoloration: traumatische Zahnverfärbung *f*
dis|col|our [dɪs'kʌlər] *vt, vi*: (*brit.*) →*discolor*
dis|col|our|a|tion [dɪsˌkʌlə'reɪʃn] *noun*: (*brit.*) →*discoloration*
dis|com|fort [dɪs'kʌfərt] *noun*: **1.** (körperliche) Beschwerde *f* **2.** Unannehmlichkeit *f*, Verdruss *m*; Sorge *f*, Qual *f*
dis|con|tin|u|ance [ˌdɪskən'tɪnjuːəns] *noun*: Unterbrechung *f*; Abbruch *m*, Einstellung *f*, Aufgabe *f*, Aufhören *nt*
dis|con|tin|u|a|tion [dɪskənˌtɪnjuː'eɪʃn] *noun*: →*discontinuance*
dis|con|tin|ue [ˌdɪskən'tɪnjuː] *vt*: unterbrechen, aussetzen; abbrechen, einstellen, aufgeben, aufhören
dis|con|ti|nu|i|ty [ˌdɪskɑntn'(j)uːətiː] *noun*: Diskontinuität *f*
dis|con|tin|u|ous [dɪskən'tɪnjəwəs] *adj*: diskontinuierlich
dis|cop|a|thy [dɪs'kɑpəθiː] *noun*: Bandscheibenerkrankung *f*, -schaden *m*, Diskopathie *f*
dis|co|pla|cen|ta [ˌdɪskəplə'sentə] *noun*: diskoidale Plazenta *f*, Placenta discoidalis
dis|cord ['dɪskɔːrd] *noun*: Missklang *m*, Dissonanz *f*
dis|cord|ance [dɪs'kɔːrdəns] *noun*: Diskordanz *f*
dis|cord|ant [dɪs'kɔːrdənt] *adj*: diskordant
dis|co|ria [dɪs'kəʊrɪə] *noun*: Dyskorie *f*
dis|cot|o|my [dɪs'kɑtəmiː] *noun*: (*brit.*) →*diskotomy*
dis|crep|ance [dɪ'skrepəns] *noun*: →*discrepancy*
dis|crep|an|cy [dɪ'skrepənsiː] *noun*: **1.** Widerspruch *m*, Unstimmigkeit *f*, Diskrepanz *f* **2.** Zwiespalt *m*
arch discrepancy: Diskrepanz *f* in der Zahnbogenlänge
arch length discrepancy: Diskrepanz *f* in der Zahnbogenlänge
Bolton discrepancy: Bolton-Diskrepanz *f*
tooth size discrepancy: Zahngrößendiskrepanz *f*
dis|crep|ant [dɪ'skrepənt] *adj*: **1.** sich widersprechend, diskrepant **2.** abweichend
dis|crete [dɪ'skriːt] *adj*: diskret
dis|crim|i|na|bil|i|ty [dɪˌskrɪmənə'bɪlətiː] *noun*: Unterscheidbarkeit *f*, Diskriminierbarkeit *f*
dis|crim|i|nant [dɪ'skrɪmənənt] *noun*: Diskriminante *f*
dis|crim|i|nate [*adj* dɪ'skrɪmənɪt; *v* -neɪt]: **I** *adj* unter-

scheidend, Unterschiede machend **II** *vt* unterscheiden; absondern, abtrennen (*from* von) **III** *vi* unterscheiden, einen Unterschied machen (*between* zwischen) **discriminate against s.o.** jdn. benachteiligen *oder* diskriminieren

dis|crim|i|na|tion [dɪˌskrɪmə'neɪʃn] *noun*: Diskrimination *f*

maximal discrimination: (*Gehör*) maximale Verständlichkeit/Diskrimination *f*

two-point discrimination: Zwei-Punkte-Diskriminierung *f*, Zwei-Punkte-Diskrimination *f*

dis|crim|i|na|tive [dɪ'skrɪmənətɪv, -neɪ-] *adj*: unterscheidend, Unterschiede machend, charakteristisch, diskriminierend

dis|crim|i|na|tor [dɪ'skrɪməneɪtər] *noun*: Diskriminator *m*

dis|crim|i|na|to|ry [dɪ'skrɪmənətɔːriː, -təʊ-] *adj*: →*discriminative*

dis|cus ['dɪskəs] *noun, plural* **-cus|es, dis|ci** ['dɪs(k)aɪ]: Scheibe *f*; Diskus *m*, Discus *m*

articular discus: Gelenkzwischenscheibe *f*, Diskus *m*, Discus articularis

radioulnar articular discus: Discus articularis radioulnaris distalis

sternoclavicular articular discus: Discus articularis sternoclavicularis

temporomandibular articular discus: Discus articularis temporomandibularis

dis|cuss ['dɪskəss] *adj*: (*Thema*) abhandeln

dis|di|ad|o|cho|ki|ne|sia [dɪsdaɪˌædəkəʊkɪ'niːʒ(ɪ)ə, kaɪ-] *noun*: →*dysdiadochokinesia*

dis|ease [dɪ'ziːz]: **I** *noun* Krankheit *f*, Erkrankung *f*, Leiden *nt*; Morbus *m* **II** *vt* krank machen

Abrami's disease: hämolytische Anämie *f*

accumulation disease: Speicherkrankheit *f*, Thesaurismose *f*

Acosta's disease: d'Acosta-Syndrom *nt*, (akute) Bergkrankheit *f*, Mal di Puna

acute respiratory disease: akute Atemwegserkrankung *f*, akute respiratorische Erkrankung *f*

Adams' disease: →*Adams-Stokes disease*

Adams-Stokes disease: Adams-Stokes-Anfall *m*, Adams-Stokes-Synkope *f*, -Syndrom *nt*

adaptation diseases: Adaptationssyndrom *nt*, allgemeines Anpassungssyndrom *nt*

Addison's disease: Addison-Krankheit *f*, Morbus Addison *m*, Bronze(haut)krankheit *f*, primäre chronische Nebennieren(rinden)insuffizienz *f*

Addison-Biermer disease: perniziöse Anämie *f*, Biermer-Anämie *f*, Addison-Anämie *f*, Morbus *m* Biermer, Perniziosa *f*, Perniciosa *f*, Anaemia perniciosa, Vitamin B_{12}-Mangelanämie *f*

adenoid disease: adenoide Vegetationen *pl*, Adenoide *pl*, Rachenmandelhyperplasie *f*

adenovirus disease: Adenoviruserkrankung *f*

adult celiac disease: Erwachsenenform *f* der Zöliakie, einheimische Sprue *f*

adult coeliac disease: (*brit.*) →*adult celiac disease*

Ahlbäck disease: Ahlbäck-Krankheit *f*

akamushi disease: japanisches Fleckfieber *nt*, Scrub-Typhus *m*, Milbenfleckfieber *nt*, Tsutsugamushi-Fieber *nt*

Akureyri disease: epidemische Neuromyasthenie *f*, Encephalomyelitis benigna myalgica

Aland eye disease: okulärer Albinismus (Forsius-Eriksson) *m*

Albarrán's disease: Ausscheidung *f* von Escherichia coli im Harn

Albers-Schönberg disease: Albers-Schönberg-Krankheit *f*, Marmorknochenkrankheit *f*, Osteopetrosis *f*

Albert's disease: Albert-Krankheit *f*, Entzündung *f* der Bursa tendinis calcanei

Albright's disease: Albright-Syndrom *nt*, McCune-Albright-Syndrom *nt*

alcoholic liver disease: Alkohollebersyndrom *nt*

Alexander's disease: Alexander-Syndrom *nt*, -Leukodystrophie *f*

Alibert's disease: Alibert-Krankheit *f*, Alibert-Bazin-Krankheit *f*, (klassische) Mycosis fungoides, Mycosis fungoides Alibert-Bazin-Form

allergic disease: Allergose *f*

Almeida's disease: Lutz-Splendore-Almeida-Krankheit *f*, südamerikanische Blastomykose *f*, Parakokzidioidomykose *f*

Alpers' disease: Alpers-Syndrom *nt*, Poliodystrophia cerebri progressiva infantilis

alpha chain disease: Alpha-Kettenkrankheit *f*, α-Kettenkrankheit *f*, α-Schwere-Kettenkrankheit *f*, Alpha-Schwerekettenkrankheit *f*

altitude disease: (akute) Höhenkrankheit *f*

alveolar/multilocular hydatid disease: alveoläre Echinokokkose *f*

alveolar hydatid disease: alveoläre Echinokokkose *f*

Alzheimer's disease: Alzheimer-Krankheit *f*, präsenile Alzheimer-Demenz *f*, Demenz *f* vom Alzheimer-Typ

Anders' disease: Anders-Krankheit *f*, Adipositas tuberosa simplex

Andersen's disease: Andersen-Krankheit *f*, Amylopektinose *f*, leberzirrhotische retikuloendotheliale Glykogenose *f*, Glykogenose Typ IV *f*

Andes' disease: Monge-Krankheit *f*

antibody deficiency disease: Antikörpermangelsyndrom *nt*

anti-GBM antibody disease: Anti-Glomerulusbasalmembranantikörper-Nephritis *f*

anti-glomerular basement membrane antibody disease: Anti-Glomerulusbasalmembranantikörper-Nephritis *f*

α_1-antitrypsin disease: alpha$_1$-Antitrypsinmangel *m*, alpha$_1$-Antitrypsinmangelkrankheit *f*

aorticoiliac occlusive disease: Leriche-Syndrom *nt*, Aortenbifurkationssyndrom *nt*

Apert's disease: Apert-Syndrom *nt*, Akrozephalosyndaktylie (Typ Ia) *f*

Apert-Crouzon disease: Apert-Crouzon-Syndrom *nt*, Akrozephalosyndaktylie Typ IIa *f*

Aran-Duchenne disease: Aran-Duchenne-Krankheit *f*, Aran-Duchenne-Syndrom *nt*, Duchenne-Aran-Krankheit *f*, Duchenne-Aran-Syndrom *nt*, adult-distale Form *f* der spinalen Muskelatrophie, spinale progressive Muskelatrophie *f*

Armstrong's disease: Armstrong-Krankheit *f*, lymphozytäre Choriomeningitis *f*

arterial obstruction diseases: →*arterial occlusive diseases*

arterial occlusive diseases: arterielle Durchblutungsstörungen *pl*, arterielle Verschlusskrankheiten *pl*

atopic disease: Atopie *f*

Aujeszky's disease: Pseudowut *f*, Pseudolyssa *f*, Pseudorabies *f*, Aujeszky-Krankheit *f*

Australian X disease: Murray-Valley-Enzephalitis *f*, Australian-X Enzephalitis *f*

autoaggressive disease: →*autoimmune disease*

autoimmune disease: Autoimmunerkrankung *f*, Autoimmunkrankheit *f*, Autoimmunopathie *f*, Autoaggressionskrankheit *f*

aviator's disease: (akute) Höhenkrankheit *f*
Ayerza's disease: Ayerza-Krankheit *f*, primäre Pulmonalsklerose *f*
Azorean disease: Machado-Joseph-Syndrom *nt*, Azorenkrankheit *f*
Azorean disease (of the nervous system): Machado-Joseph-Syndrom *nt*, Azorenkrankheit *f*
Baastrup's disease: Baastrup-Zeichen *nt*, Baastrup-Syndrom *nt*, Baastrup-Krankheit *f*, Arthrosis interspinosa
bacterial disease: bakterielle Erkrankung *f*
Baelz's disease: Baelz-Krankheit *f*, Cheilitis glandularis purulenta superficialis, Myxadenitis labialis
Ballet's disease: Ophthalmoplegia externa
Baló's disease: Baló-Krankheit *f*, konzentrische Sklerose *f*, Leucoencephalitis periaxialis concentrica
Bamberger's disease: **1.** (*neurol.*) saltatorischer Reflexkrampf *m*, Bamberger-Krankheit *f* **2.** progressive maligne Polyserositis *f*
Bamberger-Marie disease: Marie-Bamberger-Syndrom *nt*, Bamberger-Marie-Syndrom *nt*, Akropachie *f*, hypertrophische pulmonale Osteoarthropathie *f*
Bang's disease: Bang-Krankheit *f*, Rinderbrucellose *f*
Bannister's disease: Quincke-Ödem *nt*, angioneurotisches Ödem *nt*
Banti's disease: Banti-Krankheit *f*, Banti-Syndrom *nt*
Barclay-Baron disease: Dysphagia vallecularis
Barlow's disease: rachitischer Säuglingsskorbut *m*, Möller-Barlow-Krankheit *f*
Barraquer's disease: Simons-Syndrom *nt*, Lipodystrophia progressiva/paradoxa
Basedow's disease: Basedow-Krankheit *f*, Morbus Basedow
Batten disease: →*Batten-Mayou disease*
Batten-Mayou disease: Stock-Vogt-Spielmeyer-Syndrom *nt*, Batten-Spielmeyer-Vogt-Syndrom *nt*, neuronale/juvenile Zeroidlipofuszinose/Ceroidlipofuscinose *f*, juvenile Form *f* der amaurotischen Idiotie
Battey's disease: Battey-Krankheit *f*
bauxite worker's disease: Korundschmelzerlunge *f*
Bayle's disease: progressive Paralyse *f*, Paralysis progressiva
Bazin's disease: Bazin-Krankheit *f*, nodöses Tuberkulid *nt*, Erythema induratum
Beard's disease: Beard-Syndrom *nt*, Nervenschwäche *f*, nervöse Übererregbarkeit *f*, Neurasthenie *f*, Neurasthenia *f*
Beau's disease: Herzinsuffizienz *f*
Beauvais' disease: rheumatoide Arthritis *f*, progrediente Polyarthritis *f*, primär chronische Polyarthritis *f*
Bechterew's disease: →*Bekhterev's disease*
Béguez César disease: Béguez César-Anomalie *f*, Chédiak-Higashi-Syndrom *nt*, Chédiak-Steinbrinck-Higashi-Syndrom *nt*, Béguez César-Anomalie *f*
Behçet's disease: Behçet-Krankheit *f*, -Syndrom *nt*, bipolare/große/maligne Aphthose *f*, Gilbert-Syndrom *nt*, Aphthose Touraine/Behçet
Behr's disease: Behr-Krankheit *f*, Optikusatrophie *f*
Beigel's disease: Beigel-Krankheit *f*, (weiße) Piedra *f*, Trichomycosis nodosa
Bekhterev's disease: Bechterew-Krankheit *f*, Morbus Bechterew, Bechterew-Strümpell-Marie-Krankheit *f*, Marie-Strümpell-Krankheit *f*, Spondylarthritis/Spondylitis ankylopoetica/ankylosans
Bennett's disease: Leukämie *f*, Leukose *f*
Berger's disease: Berger-Krankheit *f*, Berger-Nephropathie *f*, mesangiale Glomerulonephritis *f*, fokale Glomerulonephritis *f*, fokalbetonte Glomerulonephritis *f*
Bergeron's disease: Bergeron-Krankheit *f*
Berlin's disease: Commotio retinae
Bernard-Soulier disease: Bernard-Soulier-Syndrom *nt*
Bernhardt's disease: →*Bernhardt-Roth disease*
Bernhardt-Roth disease: Bernhardt-Roth-Syndrom *nt*, Meralgia paraesthetica
Besnier-Boeck disease: Sarkoidose *f*, Morbus *m* Boeck, Boeck-Sarkoid *nt*, Besnier-Boeck-Schaumann-Krankheit *f*, Lymphogranulomatosa benigna
Besnier-Boeck-Schaumann disease: →*Besnier-Boeck disease*
Best's disease: Best-Krankheit *f*
Biedl's disease: Bardet-Biedl-Syndrom *nt*
Bielschowsky's disease: Jansky-Bielschowsky-Krankheit *f*, Bielschowsky-Syndrom *nt*, spätinfantile Form *f* der amaurotischen Idiotie
Bielschowsky-Jansky disease: →*Bielschowsky's disease*
Biermer's disease: Biermer-Anämie *f*, Addison-Anämie *f*, Morbus *m* Biermer, perniziöse Anämie *f*, Perniziosa *f*, Perniciosa *f*, Anaemia perniciosa, Vitamin B_{12}-Mangelanämie *f*
Bilderbeck's disease: Feer-Krankheit *f*, Rosakrankheit *f*, vegetative Neurose *f* der Kleinkinder, Swift-Syndrom *nt*, Selter-Swift-Feer-Krankheit *f*, Feer-Selter-Swift-Krankheit *f*, Akrodynie *f*, Acrodynia *f*
Billroth's disease: Lymphknotenschwellung *f*, Lymphknotentumor *m*, Lymphom *nt*
Binswanger's disease: Binswanger-Enzephalopathie *f*, subkortikale progressive Enzephalopathie *f*, Encephalopathia chronica progressiva subcorticalis
blinding disease: →*blinding filarial disease*
blinding filarial disease: Onchozerkose *f*, Onchocercose *f*, Onchocerciasis *f*, Knotenfilariose *f*, Onchocerca-volvulus-Infektion *f*
Bloch-Sulzberger disease: Bloch-Sulzberger-Syndrom *nt*, Incontinentia pigmenti
Blocq's disease: Astasie-Abasie(-Syndrom *nt*) *f*
Bloodgood's disease: zystische/fibrös-zystische Mastopathie *f*, Mammadysplasie *f*, Zystenmamma *f*, Mastopathia chronica cystica
Blount's disease: **1.** Tibia vara **2.** Blount-Krankheit *f*, Osteochondrosis deformans tibiae
Blount-Barber disease: Blount-Krankheit *f*, Osteochondrosis deformans tibiae
blue disease: Felsengebirgsfleckfieber *nt*, amerikanisches Zeckenbissfieber *nt*, Rocky Mountain spotted fever *nt*
blue rubber bleb naevus disease: (*brit.*) →*blue rubber bleb nevus disease*
blue rubber bleb nevus disease: Bean-Syndrom *nt*, Blaue-Gummiblasen-Nävus-Syndrom *nt*, blue rubber bleb nevus syndrome *nt*
Blum's disease: hypochlorämische/chloroprive Azotämie *f*
Blumenthal's disease: Erythroleukämie *f*
Boeck's disease: Sarkoidose *f*, Morbus *m* Boeck, Boeck-Sarkoid *nt*, Besnier-Boeck-Schaumann-Krankheit *f*, Lymphogranulomatosa benigna
Bornholm disease: Bornholmer Krankheit *f*, epidemische Pleurodynie *f*, Myalgia epidemica
Bostock's disease: Heuschnupfen *m*, Heufieber *nt*
Bouchard's disease: myopathische Magendilatation *f*
Bouchet-Gsell disease: Schweinehüterkrankheit *f*, Bouchet-Gsell-Krankheit *f*, Leptospirosis pomona
Bouillaud's disease: Bouillaud-Krankheit *f*, rheumatische Endokarditis *f*

Bourneville's disease: Morbus Bourneville *m*, Bourneville-Syndrom *nt*, tuberöse Sklerose *f*, Epiloia *f*
Bourneville-Pringle disease: Bourneville-Pringle-Syndrom *nt*, Pringle-Bournville-Syndrom *nt*, Pringle-Bournville-Phakomatose *f*
Bouveret's disease: Bouveret-Syndrom *nt*, paroxysmale Tachykardie *f*
bowel disease: Darmerkrankung *f*
Bowen's disease: Bowen-Krankheit *f*, Bowen-Dermatose *f*, Morbus *m* Bowen, Dyskeratosis maligna
Brailsford-Morquio disease: Morquio-Syndrom *nt*, Morquio-Ullrich-Syndrom *nt*, Morquio-Brailsford-Syndrom *nt*, spondyloepiphysäre Dysplasie *f*, Mukopolysaccharidose Typ IV *f*
brancher glycogen storage disease: Andersen-Krankheit *f*, Amylopektinose *f*, leberzirrhotische retikuloendotheliale Glykogenose *f*, Glykogenose Typ IV *f*
Breda's disease: Frambösie *f*, Framboesia tropica, Pian *f*, Parangi *f*, Yaws *f*
Breisky's disease: Breisky-Krankheit *f*, Kraurosis/Craurosis vulvae
Bretonneau's disease: Diphtherie *f*, Diphtheria *f*
Bright's disease: **1.** Nierenerkrankung *f* **2.** Bright-Krankheit *f*, chronische Nephritis *f*, Glomerulonephritis *f*
Brill's disease: Brill-Zinsser-Krankheit *f*
Brill-Symmers disease: Brill-Symmers-Syndrom *nt*, Morbus *m* Brill-Symmers, zentroplastisch-zentrozytisches Lymphom *nt*, großfollikuläres Lymphoblastom *nt*, großfollikuläres Lymphom *nt*
Brill-Zinsser disease: Brill-Zinsser-Krankheit *f*
Brinton's disease: entzündlicher Schrumpfmagen *m*, Brinton-Krankheit *f*, Magenszirrhus *m*, Linitis plastica
Brion-Kayser disease: Paratyphus *m*
broad-beta disease: Hyperlipoproteinämie Typ III *f*, primäre/essentielle/essenzielle Hyperlipoproteinämie Typ III *f*, Hypercholesterinämie *f* mit Hypertriglyzeridämie, Broad-Beta-Disease *nt*, Hyperlipoproteinämie *f* mit breiter Betabande
Brocq's disease: Brocq-Krankheit *f*, Parapsoriasis en plaques, chronische superfizielle Dermatitis *f*
Brodie's disease: **1.** chronische hypertrophische Synovitis *f* des Kniegelenks **2.** hysterische Arthralgie *f*
bronzed disease: Addison-Krankheit *f*, Morbus Addison *m*, Bronze(haut)krankheit *f*, primäre chronische Nebennieren(rinden)insuffizienz *f*
Brooke's disease: **1.** Keratosis follicularis contagiosa (Morrow-Brooke) **2.** Brooke-Krankheit *f*, Trichoepitheliom *nt*, multiple Trichoepitheliome *pl*, Trichoepithelioma papulosum multiplex, Epithelioma adenoides cysticum
Brown-Séquard disease: Brown-Séquard-Lähmung *f*, -Syndrom *nt*
Brown-Symmers disease: Brown-Symmers-Krankheit *f*
Bruns' disease: Bruns-Krankheit *f*
Brushfield-Wyatt disease: Brushfield-Wyatt-Syndrom *nt*
Bruton's disease: Bruton-Typ *m* der Agammaglobulinämie, infantile X-chromosomale Agammaglobulinämie *f*, kongenitale Agammaglobulinämie *f*, kongenitale geschlechtsgebundene Agammaglobulinämie *f*
Budd's disease: Budd-Zirrhose *f*
Budd-Chiari disease: Budd-Chiari-Syndrom *nt*
Buerger's disease: Winiwarter-Buerger-Krankheit *f*, Morbus *m* Winiwarter-Buerger, Endangiitis obliterans, Thrombangiitis obliterans, Thrombendangiitis obliterans
Buhl's disease: Buhl-Krankheit *f*
Bürger-Grütz disease: Bürger-Grütz-Syndrom *nt*, (primäre/essentielle) Hyperlipoproteinämie Typ I *f*, fettinduzierte/exogene Hypertriglyzeridämie *f*, fettinduzierte/exogene Hyperlipämie *f*, Hyperchylomikronämie *f*, familiärer C-II-Apoproteinmangel *m*
Bury's disease: Erythema elevatum diutinum, Erythema microgyratum persistens, Erythema figuratum perstans, Erythema elevatum et diutinum
Buschke's disease: →*Busse-Buschke disease*
Busquet's disease: Busquet-Krankheit *f*
Busse-Buschke disease: Busse-Buschke-Krankheit *f*, europäische Blastomykose *f*, Kryptokokkose *f*, Kryptokokkus-Mykose *f*, Cryptococcus-Mykose *f*, Cryptococcose *f*, Torulose *f*
Byler's disease: Byler-Krankheit *f*
Cacchi-Ricci disease: Cacchi-Ricci-Syndrom *nt*, Schwammniere *f*
Caffey's disease: Caffey-Silverman-Syndrom *nt*, Caffey-de Toni-Syndrom *nt*, Caffey-Smith-Syndrom *nt*, Hyperostosis corticalis infantilis
caisson disease: Druckluft-, Caissonkrankheit *f*
calcium pyrophosphate dihydrate disease: Chondrokalzinose *f*, Pseudogicht *f*, Calciumpyrophosphatdihydratablagerung *f*, CPPD-Ablagerung *f*
calcium pyrophosphate dihydrate crystal deposition disease: →*calcium pyrophosphate dihydrate disease*
California disease: Posadas-Mykose *f*, Wüstenfieber *nt*, Kokzioidomykose *f*, Coccioidomycose *f*, Granuloma coccioides
Calvé's disease: Calvé-Syndrom *nt*, Calvé-Krankheit *f*, Vertebra plana osteonecrotica
Calvé-Perthes disease: Perthes-Krankheit *f*, Perthes-Legg-Calvé-Krankheit *f*, Morbus Perthes *m*, Legg-Calvé-Perthes(-Waldenström)-Krankheit *f*, Osteochondropathia deformans coxae juvenilis, Coxa plana (idiopathica)
Camurati-Engelmann disease: Camurati-Engelmann-Erkrankung *f*, Camurati-Engelmann-Syndrom *nt*, Engelmann-Erkrankung *f*, Engelmann-Syndrom *nt*, Osteopathia hyperostotica multiplex infantilis
Canavan's disease: van Bogaert-Bertrand-Syndrom *nt*, Canavan-van Bogaert-Bertrand-Syndrom *nt*, Canavan-Syndrom *nt*, frühinfantile spongiöse Dystrophie *f*
Canavan-van Bogaert-Bertrand disease: →*Canavan's disease*
Capdepont's disease: Glaszähne *pl*, Capdepont-Zahndysplasie *f*, -Syndrom *nt*, Stainton-Syndrom *nt*, Dentinogenesis imperfecta hereditaria
cardiac disease: Herzerkrankung *f*, -krankheit *f*, -leiden *nt*
cardiac valvular disease: Herzklappenerkrankung *f*
cardiovascular disease: Herz-Kreislauf-Erkrankung *f*, kardiovaskuläre Erkrankung *f*
carnitine deficiency diseases: Carnitinmangelkrankheiten *pl*
Caroli's disease: Caroli-Syndrom *nt*
carotid occlusive disease: Karotisstenose *f*
Carrión's disease: Carrión-Krankheit *f*, Bartonellose *f*
Castellani's disease: Bronchospirochaetosis Castellani *f*, hämorrhagische Bronchitis *f*, Bronchitis haemorrhagica
cat-bite disease: Katzenbissfieber *nt*
cat-scratch disease: Katzenkratzkrankheit *f*, cat scratch disease *nt*, benigne Inokulationslymphoretikulose *f*, Miyagawanellose *f*
Ceelen's disease: Ceelen-Gellerstedt-Syndrom *nt*, primäre/idiopathische Lungenhämosiderose *f*

D

celiac disease: Zöliakie *f*, gluteninduzierte Enteropathie *f*
central core disease (of muscle): Central-Core-Disease *nt*, -Krankheit *f*, Zentralfibrillenmyopathie *f*
cerebrovascular disease: zerebrovaskuläre Verschlusskrankheit *f*
cerebrovascular occlusive disease: →*cerebrovascular disease*
Chagas' disease: Chagas-Krankheit *f*, südamerikanische Trypanosomiasis *f*
Chagas-Cruz disease: →*Chagas' disease*
µ chain disease: M-Ketten-Krankheit *f*
Chandler's disease: idiopathische Hüftkopfnekrose *f* des Erwachsenen, avaskuläre/ischämische Femurkopfnekrose *f* (des Erwachsenen)
Charcot's disease: **1.** (*neurol.*) Charcot-Krankheit *f*, myatrophische/amyotroph(isch)e Lateralsklerose *f* **2.** Charcot-Gelenk *nt*, -Krankheit *f*, tabische Arthropathie *f*, Arthropathia tabica
Charcot-Marie-Tooth disease: →*Charcot-Marie atrophy*
Charlouis' disease: Frambösie *f*, Framboesia tropica, Pian *f*, Parangi *f*, Yaws *f*
Cheadle's disease: rachitischer Säuglingsskorbut *m*, Möller-Barlow-Krankheit *f*
Chédiak-Higashi disease: Béguez César-Anomalie *f*, Chédiak-Higashi-Syndrom *nt*, Chédiak-Steinbrinck-Higashi-Syndrom *nt*
Chester's disease (of bone): →*Chester-Erdheim disease*
Chester-Erdheim disease: Chester-Erdheim-Erkrankung *f*, -Syndrom *nt*, Erdheim-Erkrankung *f*, -Syndrom *nt*, Knochenxanthomatose *f*
Chester-Erdheim disease of bone: →*Chester-Erdheim disease*
Chiari's disease: Budd-Chiari-Syndrom *nt*, Endophlebitis hepatica obliterans
Chiari-Frommel disease: Chiari-Frommel-Syndrom *nt*, Laktationsatrophie *f* des Genitals
Chicago disease: Gilchrist-Krankheit *f*, nordamerikanische Blastomykose *f*
diseases of childhood: Kinderkrankheiten *pl*, Erkrankungen *pl* des Kindesalters
chlamydial disease: Chlamydienerkrankung *f*, Chlamydieninfektion *f*, Chlamydiose *f*
cholesterol ester storage disease: Cholesterinesterspeicherkrankheit *f*
Christian's disease: **1.** Hand-Schüller-Christian-Krankheit *f*, Schüller-Hand-Christian-Krankheit *f*, Schüller-Krankheit *f* **2.** →*Christian-Weber disease*
Christian-Weber disease: (Pfeiffer-)Weber-Christian-Syndrom *nt*, rezidivierende fieberhafte nicht-eitrige Pannikulitis *f*, Panniculitis nodularis nonsuppurativa febrilis et recidivans
Christmas disease: Hämophilie B *f*, Christmas-Krankheit *f*, Faktor IX-Mangel *m*, Faktor IX-Mangelkrankheit *f*
chronic arterial occlusive disease: chronische arterielle Verschlusskrankheit *f*, chronische arterielle Durchblutungsstörung *f*
chronic Chagas' disease: chronische Chagas-Krankheit *f*, Chagas-Leiden *nt*
chronic granulomatous disease: septische Granulomatose *f*, progressive septische Granulomatose *f*, chronische Granulomatose *f*, kongenitale Dysphagozytose *f*
chronic obstructive airways disease: →*chronic obstructive lung disease*
chronic obstructive lung disease: chronisch-obstruktive Lungenerkrankung/Atemwegserkrankung *f*
chronic obstructive pulmonary disease: →*chronic obstructive lung disease*
chronic respiratory disease: chronische Atemwegserkrankung *f*
circling disease: Listeriose *f*
Civatte's disease: Civatte-Krankheit *f*, -Poikilodermie *f*
diseases of civilization: Zivilisationskrankheiten *pl*
C-J disease: Creutzfeldt-Jakob-Erkrankung *f*, Creutzfeldt-Jakob-Syndrom *nt*, Jakob-Creutzfeldt-Erkrankung *f*, Jakob-Creutzfeldt-Syndrom *nt*
CNS disease: ZNS-Erkrankung *f*, Erkrankung *f* des zentralen Nervensystems
Coats' disease: Coats-Syndrom *nt*, Morbus Coats *m*, Retinitis exsudative externa
coccidial disease: Kokzidienbefall *m*, -erkrankung *f*, Kokzidiose *f*, Coccidiosis *f*
Cockayne's disease: Cockayne-Syndrom *nt*
coeliac disease: (*brit.*) →*celiac disease*
Cogan's disease: Cogan-Syndrom *nt*
cold agglutinin disease: Kälteagglutininkrankheit *f*
cold haemagglutinin disease: (*brit.*) →*cold hemagglutinin disease*
cold hemagglutinin disease: Kälteagglutininkrankheit *f*
collagen disease: Kollagenkrankheit *f*, Kollagenose *f*, Kollagenopathie *f*
collagen-vascular disease: Kollagenkrankheit *f*, Kollagenose *f*, Kollagenopathie *f*
colonic disease: Dickdarm-, Kolonerkrankung *f*
combined system disease: Lichtheim-Syndrom *nt*, Dana-Lichtheim-Krankheit *f*, Dana-(Lichtheim-Putnam-)Syndrom *nt*, funikuläre Spinalerkrankung/Myelose *f*
communicable disease: übertragbare Krankheit *f*, ansteckende Krankheit *f*
compressed-air disease: Druckluft-, Caissonkrankheit *f*
Concato's disease: progressive maligne Polyserositis *f*
congenital cystic disease of the lung: kongenitale Zystenlunge *f*
congenital cytomegalic inclusion disease: konnatale Zytomegalie *f*, pränatale Zytomegalie *f*
Conor and Bruch's disease: Boutonneuse-Fieber *nt*, Mittelmeer-Zeckenfleckfieber *nt*
Conradi's disease: Conradi-Syndrom *nt*, Conradi-Hünermann-(Raap-)Syndrom *nt*, Chondrodysplasia/Chondrodystrophia calcificans congenita
constitutional disease: konstitutionelle/anlagebedingte Krankheit *f*, konstitutionelle/anlagebedingte Erkranung *f*
contagious disease: übertragbare Krankheit *f*, ansteckende Krankheit *f*
Cooley's disease: Cooley-Anämie *f*, homozygote β-Thalassämie *f*, Thalassaemia major
Corbus' disease: Corbus-Krankheit *f*, gangränöse Balanitis *f*, Balanitis gangraenosa
Cori's disease: Cori-Krankheit *f*, Forbes-Syndrom *nt*, hepatomuskuläre benigne Glykogenose *f*, Glykogenose Typ III *f*
cork handler's disease: Korkstaublunge *f*, Suberose *f*
coronary artery disease: →*coronary heart disease*
coronary heart disease: koronare Herzkrankheit *f*, koronare Herzerkrankung *f*, stenosierende Koronarsklerose *f*, degenerative Koronarerkrankung *f*
coronary disease of the hip: idiopathische Hüftkopfnekrose *f* des Erwachsenen, avaskuläre/ischämische Femurkopfnekrose *f* (des Erwachsenen)
Corrigan's disease: Aorteninsuffizienz *f*
Corvisart's disease: Fallot-Tetralogie *f* mit Arcus aortae dexter, Corvisart-(Fallot-)Komplex *m*

Cotugno's disease: →*Cotunnius' disease*
Cotunnius' disease: Cotunnius-Syndrom *nt*, Ischias-syndrom *nt*
Cowden's disease: multiple Hamartome-Syndrom *nt*, Cowden-Krankheit *f*, -Syndrom *nt*
CPPD disease: Chrondokalzinose *f*, Pseudogicht *f*, Calciumpyrophosphatdihydratablagerung *f*, CPPD-Ablagerung *f*
CPPD crystal deposition disease: →*CPPD disease*
creeping disease: creeping disease *nt*, Hautmaulwurf *m*, Larva migrans, Myiasis linearis migrans
Creutzfeldt-Jakob disease: Creutzfeldt-Jakob-Erkrankung *f*, Creutzfeldt-Jakob-Syndrom *nt*, Jakob-Creutzfeldt-Erkrankung *f*, Jakob-Creutzfeldt-Syndrom *nt*
Crigler-Najjar disease: Crigler-Najjar-Syndrom *nt*, idiopathische Hyperbilirubinämie *f*
Crohn's disease: Crohn-Krankheit *f*, Morbus *m* Crohn, Enteritis regionalis, Ileocolitis regionalis, Ileocolitis terminalis, Ileitis regionalis, Ileitis terminalis
Crouzon's disease: Crouzon-Syndrom *nt*, Dysostosis cranio-facialis
Cruveilhier's disease: Cruveilhier-Krankheit *f*, spinale progressive Muskelatrophie *f*
Cruveilhier-Baumgarten disease: Cruveilhier-Baumgarten-Krankheit *f*, Baumgarten-Syndrom *nt*
Cruz-Chagas disease: Chagas-Krankheit *f*, amerikanische Trypanosomiasis *f*
Csillag's disease: Weißfleckenkrankheit *f*, White-Spot-Disease *nt*, Lichen sclerosus et atrophicus, Lichen albus
Curschmann's disease: Zuckergussleber *f*, Perihepatitis chronica hyperplastica
Cushing's disease: zentrales Cushing-Syndrom *nt*, Morbus *m* Cushing
cysticercus disease: Zystizerkose *f*
cystic disease of renal medulla: familiäre juvenile Nephronophthisis *f*, hereditäre idiopathische Nephronophthisis *f*
cystic disease of the breast: zystische/fibrös-zystische Mastopathie *f*, Mammadysplasie *f*, Zystenmamma *f*, Mastopathia chronica cystica
cystic disease of the liver: kongenitale Leberzyste(n *pl*) *f*, Zystenleber *f*
cystic disease of the lung: Zystenlunge *f*
cystine disease: →*cystine storage disease*
cystine storage disease: Zystinspeicherkrankheit *f*, Zystinose *f*, Cystinose *f*, Lignac-Syndrom *nt*, Aberhalden-Fanconi-Syndrom *nt*
cytomegalic inclusion disease: Zytomegalie *f*, Zytomegalie-Syndrom *nt*, Zytomegalievirusinfektion *f*, zytomegale Einschlusskörperkrankheit *f*
Daae's disease: Bornholmer Krankheit *f*, epidemische Pleurodynie *f*, Myalgia epidemica
d'Acosta's disease: d'Acosta-Syndrom *nt*, (akute) Bergkrankheit *f*, Mal di Puna
Dalrymple's disease: Entzündung *f* von Ziliarkörper und Hornhaut, Zyklokeratitis *f*
dancing disease: Chorea festinans
Danlos' disease: Ehlers-Danlos-Syndrom *nt*
Darier's disease: Darier-Krankheit *f*, Dyskeratosis follicularis (vegetans), Porospermosis follicularis vegetans, Porospermosis cutanea, Keratosis vegetans
Darier-White disease: Darier-Krankheit *f*, Dyskeratosis follicularis
Darling's disease: Darling-Krankheit *f*, Histoplasmose *f*, retikuloendotheliale Zytomykose *f*
David's disease: Wirbeltuberkulose *f*, Spondylitis tuberculosa
debrancher glycogen storage disease: Cori-Krankheit *f*, Forbes-Syndrom *nt*, hepatomuskuläre benigne Glykogenose *f*, Glykogenose *f* Typ III
deer-fly disease: Tularämie *f*, Hasenpest *f*, Nagerpest *f*, Lemming-Fieber *nt*, Ohara-Krankheit *f*, Francis-Krankheit *f*
deficiency disease: Mangelkrankheit *f*
degenerative joint disease: degenerative Gelenkerkrankung *f*, Osteoarthrose *f*, Gelenkarthrose *f*, Arthrosis deformans
Degos' disease: Köhlmeier-Degos-Syndrom *nt*, Degos-Delort-Tricot-Syndrom *nt*, tödliches kutaneointestinales Syndrom *nt*, Papulosis maligna atrophicans (Degos), Papulosis atrophicans maligna, Thrombangitis cutaneaintestinalis disseminata
Déjérine's disease: →*Déjérine-Sottas disease*
Déjérine-Sottas disease: Déjérine-Sottas-Krankheit *f*, -Syndrom *nt*, hypertrophische Neuropathie (Déjérine-Sottas) *f*, hereditäre motorische und sensible Neuropathie Typ III *f*
demyelinating diseases: Entmarkungskrankheiten *pl*
deprivation disease: →*deficiency disease*
de Quervain's disease: de Quervain-Krankheit *f*, Tendovaginitis stenosans de Quervain
Dercum's disease: Dercum-Krankheit *f*, Lipalgie *f*, Adiposalgie *f*, Adipositas/Lipomatosis dolorosa
Deutschländer's disease: **1.** Deutschländer-Fraktur *f*, Marschfraktur *f* **2.** Metatarsal(knochen)tumor *m*
Devic's disease: Devic-Syndrom *nt*, -Krankheit *f*, Neuromyelitis optica
Dietrich's disease: Dietrich-Krankheit *f*
diffuse arterial disease: Panarteriitis *f*
Di Guglielmo disease: Di Guglielmo-Krankheit *f*, Di Guglielmo-Syndrom *nt*, akute Erythrämie *f*, akute erythrämische Myelose *f*, Erythroblastose *f* des Erwachsenen, akute Erythromyelose *f*
disappearing bone disease: Staut-Erkrankung *f*, Gorham-Staut-Erkrankung *f*
disseminated metastatic disease: disseminierte Metastasierung *f*
diverticular disease: (*Darm*) durch Divertikel *oder* Divertikulitis *oder* Divertikulose hervorgerufener Symptomenkomplex
Döhle's disease: Aortensyphilis *f*, Mesaortitis luetica, Aortitis syphilitica
Döhle-Heller disease: Mesaortitis luica
Donohue's disease: Leprechaunismus *m*, Leprechaunismus-Syndrom *nt*
Down's disease: Down-Syndrom *nt*, Trisomie 21(-Syndrom *nt*) *f*, Mongolismus *m*, Mongoloidismus *m*
drug disease: durch Arzneimittel hervorgerufene Erkrankung/Krankheit *f*
Dubini's disease: Dubini-Syndrom *nt*, Chorea electrica
Dubin-Sprinz disease: →*Dubin-Johnson syndrome*
Dubois' disease: Dubois-Abszesse *pl*
Duchenne's disease: **1.** Aran-Duchenne-Krankheit *f*, -Syndrom *nt*, Duchenne-Aran-Krankheit *f*, -Syndrom *nt*, adult-distale Form *f* der spinalen Muskelatrophie *f*, spinale progressive Muskelatrophie *f* **2.** Duchenne-Syndrom *nt*, progressive Bulbärparalyse *f* **3.** Rückenmark(s)schwindsucht *f*, -darre *f*, Duchenne-Syndrom *nt*, Tabes dorsalis **4.** Duchenne-Krankheit *f*, -Muskeldystrophie *f*, Duchenne-Typ *m* der progressiven Muskeldystrophie, pseudohypertrophe pelvifemorale Form *f*, Dystrophia musculorum progressiva Duchenne
Duchenne-Aran disease: Aran-Duchenne-Krankheit *f*, -Syndrom *nt*, Duchenne-Aran-Krankheit *f*, -Syndrom

D

nt, adult-distale Form *f* der spinalen Muskelatrophie *f*, spinale progressive Muskelatrophie *f*
Duchenne-Griesinger disease: Duchenne-Griesinger-Syndrom *nt*
Duhring's disease: Duhring-Krankheit *f*, Dermatitis herpetiformis Duhring, Morbus Duhring-Brocq *m*, Hidroa bullosa/herpetiformis/pruriginosa, Hidroa mitis et gravis
Dukes' disease: Dukes-Krankheit *f*, Dukes-Filatoff-Krankheit *f*, Filatow-Dukes-Krankheit *f*, vierte Krankheit *f*, Parascarlatina *f*, Rubeola scarlatinosa
Duncan's disease: Duncan-Syndrom *nt*
Duplay's disease: Duplay-Bursitis *f*, Entzündung/Bursitis *f* der Bursa subdeltoidea
Dupré's disease: Meningismus *m*
Dupuytren's disease: Dupuytren-Kontraktur *f*, -Erkrankung *f*
Dupuytren's disease of the foot: Ledderhose-Syndrom *nt*, Morbus Ledderhose *m*, plantare Fibromatose *f*, Plantaraponeurosenkontraktur *f*, Dupuytren-Kontraktur *f* der Plantarfaszie, Fibromatosis plantae
Durand-Nicolas-Favre disease: Morbus Durand-Nicolas-Favre *m*, klimatischer Bubo *m*, vierte Geschlechtskrankheit *f*, Lymphogranuloma inguinale/venereum, Lymphopathia venerea, Poradenitis inguinalis
Duroziez's disease: Duroziez-Syndrom *nt*, -Erkrankung *f*, angeborene Mitralklappenstenose *f*
Dutton's disease: Dutton(-Rückfall)-Fieber *nt*, Rückfallfieber *nt* durch Borrelia duttoni
Eales' disease: Eales-Krankheit *f*, -Erkrankung *f*, Periphlebitis retinae
Ebola disease: Ebolaviruskrankheit *f*, Ebola-Fieber *nt*, Ebola hämorrhagisches Fieber *nt*
Ebola virus disease: →*Ebola disease*
Ebstein's disease: Ebstein-Anomalie *f*, -Syndrom *nt*
echinococcal cystic disease: →*echinococcosis*
echinococcus disease: Echinokokkenkrankheit *f*, Echinokokkeninfektion *f*, Echinokokkose *f*, Hydatidose *f*
Economo's disease: (von) Economo-Krankheit *f*, -Enzephalitis *f*, europäische Schlafkrankheit *f*, Encephalitis epidemica/lethargica
Eddowes' disease: Eddowes-Spurway-Syndrom *nt*, Eddowes-Syndrom *nt*
edematous disease: Ödematose *f*
Edsall's disease: Hitzekrampf *m*, -tetanie *f*
Ehlers-Danlos disease: Ehlers-Danlos-Syndrom *nt*
Eisenmenger's disease: Eisenmenger-Komplex *m*, -Syndrom *nt*, -Tetralogie *f*
embolic disease: Embolie *f*
endemic disease: Endemie *f*
end-stage liver disease: terminale Leberinsuffizienz *f*
end-stage renal disease: terminale Niereninsuffizienz *f*
Engelmann's disease: Engelmann-Erkrankung *f*, -Syndrom *nt*, Camurati-Engelmann-Erkrankung *f*, -Syndrom *nt*, Osteopathia hyperostotica multiplex infantilis
Engel-Recklinghausen disease: Engel-(von) Recklinghausen-Syndrom *nt*, (von) Recklinghausen-Krankheit *f*, Osteodystrophia fibrosa cystica generalisata, Ostitis fibrosa cystica (generalisata)
English disease: Rachitis *f*
Engman's disease: Engman-Krankheit *f*, infektiöse ekzematoide Dermatitis *f*
enzootic disease: Enzoonose *f*
eosinophilic endomyocardial disease: Löffler-Endokarditis *f*, -Syndrom *nt*, Endocarditis parietalis fibroplastica
epidemic disease: epidemische Krankheit *f*, epidemische Erkrankung *f*, Epidemie *f*
epizootic disease: Epizootie *f*
Epstein's disease: Diphtheroid *nt*, diphtheroide Erkrankung *f*
Erb's disease: Erb-Muskelatrophie *f*, -Muskeldystrophie *f*, -Syndrom *nt*, Dystrophia musculorum progressiva Erb
Erb-Charcot disease: Erb-Charcot-Syndrom *nt*, -Krankheit *f*, spastische Spinalparalyse *f*
Erb-Goldflam disease: Erb-Goldflam-Syndrom *nt*, -Krankheit *f*, Erb-Oppenheim-Goldflam-Syndrom *nt*, -Krankheit *f*, Hoppe-Goldflam-Syndrom *nt*, Myasthenia gravis pseudoparalytica
Erb-Landouzy disease: Erb-Landouzy-Déjérine-Syndrom *nt*, fazioskapulohumeraler Typ *m* der Muskeldystrophie
Eulenburg's disease: Eulenburg-Krankheit *f*, -Syndrom *nt*, Paramyotonia congenita
exogenous disease: exogene Krankheit *f*, Exopathie *f*
extramammary Paget's disease: extramammärer Morbus *m* Paget
extrapyramidal disease: extrapyramidales Syndrom *nt*, extrapyramidaler Symptomenkomplex *m*
Fabry's disease: Fabry-Syndrom *nt*, Morbus Fabry *m*, hereditäre Thesaurismose *f* Ruiter-Pompen-Weyers, Ruiter-Pompen-Weyers-Syndrom *nt*, Thesaurismosis hereditaria lipoidica, Angiokeratoma corporis diffusum (Fabry), Angiokeratoma universale
Fahr's disease: Fahr-Krankheit *f*, Fahr-Syndrom *nt*
Fahr-Volhard disease: Fahr-Volhard-Nephrosklerose *f*, maligne Nephrosklerose *f*
Fallot's disease: Fallot-Tetralogie *f*, Fallot-Tetrade *f*, Fallot IV *m*
Fanconi's disease: Fanconi-Anämie *f*, Fanconi-Syndrom *nt*, konstitutionelle infantile Panmyelopathie *f*
Farber's disease: Farber-Krankheit *f*, disseminierte Lipogranulomatose *f*
fatal disease: tödlich verlaufende Erkrankung *f*
Fauchard's disease: Alveolarpyorrhoe *f*, Parodontitis marginalis
Favre-Durand-Nicolas disease: Morbus *m* Durand-Nicolas-Favre, klimatischer Bubo *m*, vierte Geschlechtskrankheit *f*, Lymphogranuloma inguinale/venereum, Lymphopathia venerea, Poradenitis inguinalis
Favre-Nicolas-Durand disease: →*Favre-Durand-Nicolas disease*
Feer's disease: Feer-Krankheit *f*, Rosakrankheit *f*, vegetative Neurose *f* der Kleinkinder, Swift-Syndrom *nt*, Selter-Swift-Feer-Krankheit *f*, Feer-Selter-Swift-Krankheit *f*, Akrodynie *f*, Acrodynia *f*
Fenwick's disease: (chronisch-)atrophische Gastritis *f*
fibrocystic disease of the breast: zystische/fibrös-zystische Mastopathie *f*, Mammadysplasie *f*, Zystenmamma *f*, Mastopathia chronica cystica
fibrocystic disease of the pancreas: Mukoviszidose *f*, zystische (Pankreas-)Fibrose *f*, Fibrosis pancreatica cystica
Fiedler's disease: Weil-Krankheit *f*, Leptospirosis icterohaemorrhagica
fifth disease: Ringelröteln *pl*, Sticker-Krankheit *f*, fünfte Krankheit *f*, Morbus quintus, Erythema infectiosum, Megalerythem *nt*, Megalerythema epidemicum/infectiosum
fifth venereal disease: Morbus Durand-Nicolas-Favre *m*, klimatischer Bubo *m*, vierte Geschlechtskrankheit *f*, Lymphogranuloma inguinale/venereum, Lymphopa-

thia venerea, Poradenitis inguinalis
Filatov's disease: Pfeiffer-Drüsenfieber *nt*, infektiöse Mononukleose *f*, Monozytenangina *f*, Mononucleosis infectiosa
Filatov-Dukes disease: Dukes-Krankheit *f*, Dukes-Filatoff-Krankheit *f*, Filatow-Dukes-Krankheit *f*, vierte Krankheit *f*, Parascarlatina *f*, Rubeola scarlatinosa
fish-skin disease: **1.** Fischschuppenkrankheit *f*, Ichthyosis vulgaris **2.** Saurierhaut, Krokodilhaut, Alligatorhaut, Sauriasis
Flajani's disease: Basedow-Krankheit *f*, Morbus Basedow *m*
Flatau-Schilder disease: Schilder-Krankheit *f*, Encephalitis periaxialis diffusa
Flegel's disease: Morbus Flegel *m*, Hyperkeratosis lenticularis perstans (Flegel)
flint disease: Kalkstaublunge *f*, Chalikose *f*, Chalicosis (pulmonum) *f*
floating-beta disease: (primäre/essentielle) Hyperlipoproteinämie Typ III *f*, Hypercholesterinämie *f* mit Hypertriglyzeridämie, Broad-Beta-Disease *nt*, Hyperlipoproteinämie *f* mit breiter Betabande
Folling's disease: Fölling-Krankheit *f*, -Syndrom *nt*, Morbus Fölling *m*, Phenylketonurie *f*, Brenztraubensäureschwachsinn *m*, Oligophrenia phenylpyruvica
foot-and-mouth disease: (echte) Maul- und Klauenseuche *f*, Febris aphthosa, Stomatitis epidemica, Aphthosis epizootica
Forbes' disease: Cori-Krankheit *f*, Forbes-Syndrom *nt*, hepatomuskuläre benigne Glykogenose *f*, Glykogenose *f* Typ III
Fordyce's disease: **1.** Fordyce-Krankheit *f*, -Drüsen *pl*, -Zustand *m*, freie/ektopische Talgdrüsen *pl* **2.** Fox-Fordyce-Krankheit *f*, apokrine Miliaria *f*, Hidradenoma eruptivum, Apocrinitis sudoripara pruriens, Akanthosis circumporalis pruriens
Forestier's disease: Forestier-Krankheit *f*, -Syndrom *nt*, Morbus Forestier *m*, Hyperostosis vertebralis senilis ankylosans
Förster's disease: Förster-Chorioiditis *f*, Areolarchorioiditis *f*, Chorioiditis areolaris
Fothergill's disease: **1.** Scarlatina anginosa **2.** Trigeminusneuralgie *f*, Neuralgia trigeminalis
Fournier's disease: Fournier-Gangrän *f*, -Krankheit *f*, Skrotalgangrän *f*
fourth disease: Dukes-Krankheit *f*, Dukes-Filatoff-Krankheit *f*, Filatow-Dukes-Krankheit *f*, vierte Krankheit *f*, Parascarlatina *f*, Rubeola scarlatinosa
fourth venereal disease: Morbus Durand-Nicolas-Favre *m*, klimatischer Bubo *m*, vierte Geschlechtskrankheit *f*, Lymphogranuloma inguinale/venereum, Lymphopathia venerea, Poradenitis inguinalis
Fox's disease: →*Fox-Fordyce disease*
Fox-Fordyce disease: Fox-Fordyce-Krankheit *f*, apokrine Miliaria *f*, Hidradenoma eruptivum, Apocrinitis sudoripara pruriens, Akanthosis circumporalis pruriens
Franceschetti's disease: Franceschetti-Erosion *f*
Francis disease: Francis-Krankheit *f*, Ohara-Krankheit *f*, Hasen-, Nagerpest *f*, Lemming-Fieber *nt*, Tularämie *f*
Frankl-Hochwart's disease: Frankl-Hochwart-Syndrom *nt*, Frankl-Hochwart-Pellizzi-Marburg-Syndrom *nt*
Franklin's disease: Franklin-Syndrom *nt*, Schwerekettenkrankheit *f*, H-Krankheit *f*
Frei's disease: Morbus Durand-Nicolas-Favre *m*, klimatischer Bubo *m*, vierte Geschlechtskrankheit *f*, Lymphogranuloma inguinale/venereum, Lymphopathia venerea, Poradenitis inguinalis
Freiberg's disease: Freiberg-Köhler-Krankheit *f*, Morbus Köhler II *m*
Friedländer's disease: Arteritis/Endarteritis obliterans
Friedmann's disease: Narkolepsie *f*
Friedreich's disease: **1.** Friedreich-Ataxie *f*, spinale/spinozerebellare Heredoataxie *f*, Heredoataxia spinalis **2.** Friedreich-Syndrom *nt*, Paramyoclonus multiplex
Friedrich's disease: Friedrich-Syndrom *nt*
Frommel's disease: Chiari-Frommel-Syndrom *nt*, Frommel-Syndrom *nt*, Laktationsatrophie *f*
functional disease: funktionelle Erkrankung/Krankheit/Störung *f*, Funktionsstörung *f*
functional cardiovascular disease: DaCosta-Syndrom *nt*, Effort-Syndrom *nt*, Phrenikokardie *f*, neurozirkulatorische Asthenie *f*, Soldatenherz *nt*
fusospirochaetal disease: (*brit.*) →*fusospirochetal disease*
fusospirochetal disease: Fusospirochätose *f*, Fusoborreliose *f*
Gaisböck's disease: Gaisböck-Syndrom *nt*, Polycythaemia (rubra) hypertonica
gallbladder diseases: Gallenblasenerkrankungen *pl*
gallstone disease: Gallensteinleiden *nt*, Cholelithiasis *f*
gamma chain disease: Gamma-Typ *m* der Schwerekettenkrankheit *f*, γ-Typ *m*, γ-H-Kettenkrankheit *f*
Gamna's disease: Gamna-Krankheit *f*
Gamstorp's disease: Gamstorp-Syndrom *nt*, Adynamia episodica hereditaria
Gandy-Nanta disease: siderotische Splenomegalie *f*
Garré's disease: sklerosierende/nicht-eitrige Osteomyelitis *f*, Garré-Osteomyelitis *f*, Garré-Krankheit *f*, Osteomyelitis sicca Garré
gastroesophageal reflux disease: gastroösophageale Refluxkrankheit *f*
gastrooesophageal reflux disease: (*brit.*) →*gastroesophageal reflux disease*
Gaucher's disease: Gaucher-Erkrankung *f*, -Krankheit *f*, -Syndrom *nt*, Morbus Gaucher *m*, Glucozerebrosidose *f*, Zerebrosidlipidose *f*, Lipoidhistiozytose *f* vom Kerasintyp, Glykosylzeramidlipidose *f*
Gaucher's disease, acute neuronopathic type: →*Gaucher's disease, type 2*
Gaucher's disease, adult type: →*Gaucher's disease, type 1*
Gaucher's disease, chronic non-neuronopathic type: →*Gaucher's disease, type 1*
Gaucher's disease, infantile type: →*Gaucher's disease, type 2*
Gaucher's disease, juvenile type: →*Gaucher's disease, type 3*
Gaucher's disease, subacute neuronopathic type: →*Gaucher's disease, type 3*
Gaucher's disease, type 1: Morbus *m* Gaucher Typ I, Gaucher-Krankheit Typ I *f*, chronische nicht-neuronopathische Form *f*, adulte Form *f*
Gaucher's disease, type 2: Morbus *m* Gaucher Typ II, Gaucher-Krankheit Typ II *f*, akute neuronopathische Form *f*, infantile Form *f*
Gaucher's disease, type 3: Morbus *m* Gaucher Typ III, Gaucher-Krankheit Typ III *f*, subakute neuronopathische Form *f*, juvenile Form *f*
Gee's disease: →*Gee-Herter disease*
Gee-Herter disease: Herter-Heubner-Syndrom *nt*, Gee-Herter-Heubner-Syndrom *nt*, Heubner-Herter-Krankheit *f*, (infantile Form der) Zöliakie *f*, glutenbedingte Enteropathie *f*
Gee-Herter-Heubner disease: →*Gee-Herter disease*
Gee-Thaysen disease: Erwachsenenform *f* der Zöliakie,

einheimische Sprue *f*
general surgical disease: allgemeinchirurgische Erkrankung *f*
genetic disease: genetische/genetisch-bedingte Erkrankung *f*, genetische/genetisch-bedingte Krankheit *f*
genital ulcer disease: genital ulcer disease *nt*, Granuloma inguinale
Gerhardt's disease: Gerhardt-Syndrom *nt*, Mitchell-Gerhardt-Syndrom *nt*, Weir-Mitchell-Krankheit *f*, Erythromelalgie *f*, Erythralgie *f*, Erythermalgie *f*, Akromelalgie *f*
Gerlier's disease: Vertigo epidemica
giant platelet disease: Bernard-Soulier-Syndrom *nt*
Gierke's disease: Gierke-Krankheit *f*, hepatorenale Glykogenose *f*
Gilbert's disease: Gilbert-Meulengracht-Syndrom *f*, Meulengracht-Krankheit *f*, Icterus juvenilis intermittens
Gilchrist's disease: Gilchrist-Krankheit *f*, nordamerikanische Blastomykose *f*
Gilles de la Tourette's disease: Gilles-de-la-Tourette-Syndrom *nt*, Tourette-Syndrom *nt*, Maladie des tics, Tic impulsif
Glanzmann's disease: Glanzmann-Naegeli-Syndrom *nt*, Thrombasthenie *f*
Glisson's disease: Rachitis *f*
glucose-6-phosphate dehydrogenase disease: Glucose-6-Phosphatdehydrogenasemangel *m*, Glucose-6-Phosphatdehydrogenasemangelkrankheit *f*, G-6-PDH-Mangel *m*, G-6-PDH-Mangelkrankheit *f*
glycogen storage disease: Glykogenspeicherkrankheit *f*, Glykogenthesaurismose *f*, Glykogenose *f*
type I glycogen storage disease: (von) Gierke-Krankheit *f*, van Creveld-von Gierke-Krankheit *f*, hepatorenale Glykogenose *f*, Glykogenose Typ I *f*
type II glycogen storage disease: Pompe-Krankheit *f*, generalisierte maligne Glykogenose *f*, Glykogenose Typ II *f*
type III glycogen storage disease: Cori-Krankheit *f*, Forbes-Syndrom *nt*, hepatomuskuläre benigne Glykogenose *f*, Glykogenose Typ III *f*
type IV glycogen storage disease: Andersen-Krankheit *f*, Amylopektinose *f*, leberzirrhotische retikuloendotheliale Glykogenose *f*, Glykogenose Typ IV *f*
type V glycogen storage disease: McArdle-Krankheit *f*, muskuläre Glykogenose *f*, Myophosphorylaseinsuffizienz *f*, Glykogenose Typ V *f*
type VI glycogen storage disease: Hers-Erkrankung *f*, -Syndrom *nt*, -Glykogenose *f*, Leberphosphorylaseinsuffizienz *f*, Glykogenose Typ VI *f*
type VII glycogen storage disease: Tarui-Krankheit *f*, Muskelphosphofructokinaseinsuffizienz *f*, Glykogenose Typ VII *f*
type VIII glycogen storage disease: hepatische Glykogenose *f*, Phosphorylase-b-kinase-Insuffizienz *f*, Glykogenose Typ VIII *f*
Golden's disease: Golden disease *nt*, Ileitis follicularis
Goldflam's disease: →*Goldflam-Erb disease*
Goldflam-Erb disease: Erb-Goldflam-Syndrom *nt*, -Krankheit *f*, Erb-Oppenheim-Goldflam-Syndrom *nt*, -Krankheit *f*, Hoppe-Goldflam-Syndrom *nt*, Myasthenia gravis pseudoparalytica
Goldscheider's disease: Goldscheider-Krankheit *f*, Köbner-Krankheit *f*, Epidermolysis bullosa hereditaria simplex (Köbner), Epidermolysis bullosa simplex Köbner, Pemphigus héréditaire traumatique
Goldstein's disease: hereditäre Teleangiektasie *f*, Morbus Osler *m*, Osler-Rendu-Weber-Krankheit *f*, -Syndrom *nt*, Rendu-Osler-Weber-Krankheit *f*, -Syndrom *nt*, Teleangiectasia hereditaria haemorrhagica
Gorham's disease: Gorham(-Staut)-Erkrankung *f*
Gougerot-Blum disease: Gougerot-Blum-Syndrom *nt*, Blum-Syndrom *nt*, Gougerot-Dermatitis *f*, lichenoide Purpura *f*, Dermatite lichénoide purpurique et pigmentée, Dermatitis lichenoides purpurica et pigmentosa
Gougerot-Sjögren disease: Sjögren-Syndrom *nt*
G6PD disease: Glucose-6-Phosphatdehydrogenasemangel *m*, Glucose-6-Phosphatdehydrogenasemangelkrankheit *f*, G-6-PDH-Mangel *m*, G-6-PDH-Mangelkrankheit *f*
Graefe's disease: (von) Graefe-Syndrom *nt*, obere Bulbärparalyse *f*, Ophthalmoplegia chronica progressiva
graft-versus-host disease: Transplantat-Wirt-Reaktion *f*, Graft-versus-Host-Reaktion *f*, GvH-Reaktion *f*
granulomatous disease: (progressive) septische Granulomatose *f*, kongenitale Dysphagozytose *f*
granulomatous inflammatory disease of the colon: Enteritis regionalis Crohn des Dickdarms, Colitis regionalis
Graves' disease: Basedow-Krankheit *f*, Morbus Basedow *m*
Greenfield's disease: Greenfield-Syndrom *nt*
Greenhow's disease: Vaganten-, Vagabundenhaut *f*, Cutis vagantium
Griesinger's disease: Griesinger-Krankheit *f*
grinder's disease: Quarz-, Kiesel-, Steinstaublunge *f*, Silikose *f*, Silicosis *f*
Grover's disease: Morbus Grover *m*, Grover-Krankheit *f*, transitorische akantholytische Dermatose *f*
Guinea worm disease: Medinawurmbefall *m*, Medinawurminfektion *f*, Guineawurmbefall *m*, Guineawurminfektion *f*, Drakunkulose *f*, Drakontiase *f*, Dracunculosis *f*, Dracontiasis *f*
Guinon's disease: Gilles-de-la-Tourette-Syndrom *nt*, Tourette-Syndrom *nt*, Maladie des tics, Tic impulsif
Gull's disease: Myxödem *nt*, Myxodermia diffusa
Günther's disease: Günther-Krankheit *f*, Morbus Günther *m*, kongenitale erythropoetische Porphyrie *f*, Porphyria erythropo(i)etica congenita, Porphyria congenita Günther
GVH disease: Transplantat-Wirt-Reaktion *f*, Graft-versus-Host-Reaktion *f*, GvH-Reaktion *f*
gynaecologic disease: (*brit.*) →*gynecologic disease*
gynecologic disease: gynäkologische Erkrankung *f*
H disease: →*Hartnup disease*
Habermann's disease: Mucha-Habermann-Syndrom *nt*, Pityriasis lichenoides et varioliformis acuta (Mucha-Habermann)
haemoglobin disease: (*brit.*) →*hemoglobin disease*
haemoglobin C disease: (*brit.*) →*hemoglobin C disease*
haemoglobin C-thalassaemia disease: (*brit.*) →*hemoglobin C-thalassemia disease*
haemoglobin D disease: (*brit.*) →*hemoglobin D disease*
haemoglobin E disease: (*brit.*) →*hemoglobin E disease*
haemoglobin E-thalassaemia disease: (*brit.*) →*hemoglobin E-thalassemia disease*
haemoglobin H disease: (*brit.*) →*hemoglobin H disease*
haemoglobin M disease: (*brit.*) →*hemoglobin M disease*
haemolytic disease of the newborn: (*brit.*) →*hemolytic disease of the newborn*
haemorrhagic disease of the newborn: (*brit.*) →*hemorrhagic disease of the newborn*

Haff disease: Haffkrankheit *f*
Haglund's disease: **1.** Haglund-Krankheit *f*, Apophysitis calcanei **2.** Haglund-Ferse *f*, -Exostose *f*
Hailey-Hailey disease: Hailey-Hailey-Krankheit *f*, -Syndrom *nt*, Morbus Hailey-Hailey *m*, familiärer gutartiger Pemphigus *m*, Gougerot-Hailey-Hailey-Krankheit *f*, Pemphigus chronicus benignus familiaris (Hailey-Hailey), Pemphigus Gougerot-Hailey-Hailey, Dyskeratosis bullosa (hereditaria)
Hallervorden-Spatz disease: Hallervorden-Spatz-Erkrankung *f*, Hallervorden-Spatz-Syndrom *nt*
Hallopeau's disease: Hallopeau-Krankheit *f*, -Eiterflechte *f*, Akrodermatitis suppurativa continua
Hamman's disease: Hamman-Syndrom *nt*, (spontanes) Mediastinalemphysem *nt*, Pneumomediastinum *nt*
Hammond's disease: Hammond-Syndrom *nt*, Athetosis duplex
Hand's disease: →*Hand-Schüller-Christian disease*
hand-foot-and-mouth disease: falsche Maul- und Klauenseuche *f*, Hand-Fuß-Mund-Exanthem *nt*, Hand-Fuß-Mund-Krankheit *f*
Hand-Schüller-Christian disease: Hand-Schüller-Christian-Krankheit *f*, Schüller-Hand-Christian-Krankheit *f*, Schüller-Krankheit *f*
Hanot's disease: **1.** biliäre (Leber-)Zirrhose *f*, Hanot-Zirrhose *f*, Cirrhosis biliaris **2.** primär biliäre (Leber-) Zirrhose *f*
Hansen's disease: Hansen-Krankheit *f*, Morbus Hansen *m*, Aussatz *m*, Lepra *f*, Hansenosis *f*
Harada's disease: Harada-Syndrom *nt*
Harley's disease: intermittierende Hämoglobinurie *f*, Harley-Krankheit *f*
Hartnup disease: Hartnup-Syndrom *nt*, Hartnup-Krankheit *f*, hereditäre Pellagra *f*
Hashimoto's disease: Hashimoto-Thyreoiditis *f*, Immunthyreoiditis *f*, Autoimmunthyroiditis *f*, Immunthyroiditis *f*, Autoimmunthyreoiditis *f*, Struma lymphomatosa
heart disease: Herzerkrankung *f*, -krankheit *f*, -leiden *nt*
heavy-chain disease: Franklin-Syndrom *nt*, Schwerekettenkrankheit *f*, H-Krankheit *f*
Heberden's disease: **1.** Heberden-Polyarthrose *f* **2.** Stenokardie *f*, Angina pectoris
Hebra's disease: Hebra-Krankheit *f*, Kokardenerythem *nt*, Erythema multiforme, Erythema exsudativum multiforme, Hidroa vesiculosa
Heck's disease: fokale epitheliale Hyperplasie *f*, Heck-Krankheit *f*
Heerfordt's disease: Heerfordt-Syndrom *nt*, Febris uveoparotidea
Hegemann's disease: Hegemann-Syndrom *nt*
Heine-Medin disease: (epidemische/spinale) Kinderlähmung *f*, Heine-Medin-Krankheit *f*, Poliomyelitis (epidemica) anterior acuta
Heller-Döhle disease: Aortensyphilis *f*, Mesaortitis luetica, Aortitis syphilitica
helminthic disease: Wurmerkrankung *f*, Helminthiasis *f*, Helminthose *f*
hemoglobin disease: Hämoglobinopathie *f*
hemoglobin C disease: Hämoglobin-C-Krankheit *f*
hemoglobin C-thalassemia disease: Hämoglobin-C-Thalassämie *f*, HbC-Thalassämie *f*
hemoglobin D disease: Hämoglobin-D-Krankheit *f*
hemoglobin E disease: Hämoglobin-E-Krankheit *f*
hemoglobin E-thalassemia disease: Hämoglobin-E-Thalassämie *f*, HbE-Thalassämie *f*
hemoglobin H disease: Hämoglobin-H-Krankheit *f*, HbH-Krankheit *f*, α-Thalassämie *f*
hemoglobin M disease: Hämoglobin-M-Krankheit *f*
hemolytic disease of the newborn: fetale Erythroblastose *f*, Erythroblastosis fetalis, Morbus haemolyticus neonatorum
hemorrhagic disease of the newborn: hämorrhagische Diathese *f* der Neugeborenen, Morbus haemorrhagicus neonatorum, Melaena neonatorum vera
Henderson-Jones disease: Henderson-Jones-Syndrom *nt*, Reichel-Syndrom *nt*, polytope Gelenkchondromatose *f*
Henoch's disease: Schoenlein-Henoch-Syndrom *nt*, Purpura *f* Schoenlein-Henoch, anaphylaktoide Purpura *f* Schoenlein-Henoch, rheumatoide Purpura *f*, athrombopenische Purpura *f*, Immunkomplexpurpura *f*, Immunkomplexvaskulitis *f*, Purpura anaphylactoides (Schoenlein-Henoch), Purpura rheumatica (Schoenlein-Henoch)
hepatolenticular disease: Wilson-Krankheit *f*, -Syndrom *nt*, Morbus Wilson *m*, hepatolentikuläre/hepatozerebrale Degeneration *f*
hepatorenal glycogen storage disease: Gierke-Krankheit *f*, hepatorenale Glykogenose *f*
hereditary disease: hereditäre/erbliche Erkrankung *f*, Erbkrankheit *f*, Erbleiden *nt*
Herlitz's disease: Herlitz-Syndrom *nt*, kongenitaler nicht-syphilitischer Pemphigus *m*, Epidermolysis bullosa (hereditaria) letalis, Epidermolysis bullosa atrophicans generalisata gravis Herlitz
herring-worm disease: Heringswurmkrankheit *f*, Anisakiasis *f*
Hers' disease: Hers-Erkrankung *f*, -Syndrom *nt*, -Glykogenose *f*, Leberphosphorylaseinsuffizienz *f*, Glykogenose *f* Typ VI
Herter's disease: →*Herter-Heubner disease*
Herter-Heubner disease: (Gee-)Herter-Heubner-Syndrom *nt*, Heubner-Herter-Krankheit *f*, (infantile Form der) Zöliakie *f*, glutenbedingte Enteropathie *f*
Herxheimer's disease: Herxheimer-Krankheit *f*, Akrodermatitis chronica atrophicans
Heubner disease: **1.** →*Herter-Heubner disease* **2.** Heubner-Krankheit *f*
Heubner-Herter disease: →*Herter-Heubner disease*
hip-joint disease: **1.** Hüftgelenkserkrankung *f*, Koxarthropathie *f* **2.** Hüftgelenkstuberkulose *f*, Coxitis tuberculosa
Hippel's disease: →*Hippel-Lindau disease*
Hippel-Lindau disease: (von) Hippel-Lindau-Syndrom *nt*, Netzhautangiomatose *f*, Angiomatosis retinae cystica, Angiomatosis cerebelli et retinae
Hirschsprung's disease: aganglionäres/kongenitales Megakolon *nt*, Hirschsprung-Krankheit *f*, Morbus Hirschsprung *m*, Megacolon congenitum
His' disease: Wolhyn-Fieber *nt*, Fünftagefieber *nt*, Wolhynienfieber *nt*, Febris quintana
His-Werner disease: →*His' disease*
HIV disease: HIV-Erkrankung *f*
Hodgkin's disease: Hodgkin-Krankheit *f*, Hodgkin-Lymphom *nt*, Morbus *m* Hodgkin, Hodgkin-Paltauf-Steinberg-Krankheit *f*, Paltauf-Steinberg-Krankheit *f*, (maligne) Lymphogranulomatose *f*, Lymphogranulomatosis maligna
Hoffa's disease: Hoffa-Erkrankung *f*
hoof-and-mouth disease: (echte) Maul- und Klauenseuche *f*, Febris aphthosa, Stomatitis epidemica, Aphthosis epizootica
hookworm disease: Hakenwurmbefall *m*, Hakenwurm-

infektion *f*, Ankylostomiasis *f*, Ankylostomatosis *f*, Ankylostomatidose *f*
Hoppe-Goldflam disease: Erb-Goldflam-Syndrom *nt*, Erb-Goldflam-Krankheit *f*, Erb-Oppenheim-Goldflam-Syndrom *nt*, Erb-Oppenheim-Goldflam-Krankheit *f*, Hoppe-Goldflam-Syndrom *nt*, Myasthenia gravis pseudoparalytica
Horton's disease: **1.** Horton-Riesenzellarteriitis *f*, -Syndrom *nt*, senile Riesenzellarteriitis *f*, Horton-Magath-Brown-Syndrom *nt*, Arteriitis cranialis/gigantocellularis/temporalis **2.** (Bing-)Horton-Syndrom *nt*, -Neuralgie *f*, Histaminkopfschmerz *m*, Kephalgie *f*, Erythroprosopalgie *f*, Cephalaea histaminica, cluster headache *nt*
Huchard's disease: Huchard-Krankheit *f*, Präsklerose *f*
Hunt's disease: **1.** Genikulatumneuralgie *f*, Ramsay Hunt-Syndrom *nt*, Zoster oticus, Herpes zoster oticus, Neuralgia geniculata **2.** Hunt-Syndrom *nt*, Dyssynergia cerebellaris myoclonica
Huntington's disease: Erbchorea *f*, Chorea Huntington, Chorea chronica progressiva hereditaria
Hurler's disease: Hurler-Krankheit *f*, -Syndrom *nt*, Lipochondrodystrophie *f*, von Pfaundler-Hurler-Krankheit *f*, -Syndrom *nt*, Dysostosis multiplex, Mukopolysaccharidose I-H *f*
Hutchinson's disease: **1.** polymorphe Lichtdermatose (Haxthausen) *f*, polymorpher Lichtausschlag *m*, Lichtekzem *nt*, Sommerprurigo *f*, Lupus erythematodes-artige Lichtdermatose *f*, Prurigo aestivalis, Eccema solare, Dermatopathia photoelectrica **2.** Angioma serpiginosum **3.** Chorioiditis gutta senilis, Altersdrusen *pl*
Hutchinson-Gilford disease: Hutchinson-Gilford-Syndrom *nt*, Gilford-Syndrom *nt*, Progerie *f*, greisenhafter Zwergwuchs *m*, Progeria Hutchinson-Gilford, Progeria infantilis
Hutinel's disease: Hutinel-Krankheit *f*, Hutinel-Zirrhose *f*
hyaline membrane disease: Membransyndrom *nt*, Surfactantmangel-Syndrom *nt*
hyaline membrane disease (of the newborn): hyaline Membrankrankheit *f* der Lungen, Membransyndrom *nt* (der Früh- und Neugeborenen)
hydatid disease: Hydatidose *f*, Echinokokkenkrankheit *f*, -infektion *f*, Echinokokkose *f*
Hyde's disease: nodulöse Prurigo *f*, Prurigo nodularis Hyde
hydrocephaloid disease: Hydrozephaloid *nt*, Encephaloenteritis acuta
hydroxyapatite deposition disease: akute kalzifizierende Periarthritis *f*, Hydroxylapatitkristall-Ablagerungskrankheit *f*
iatrogenic diseases: iatrogene Krankheiten *pl*
Iceland disease: epidemische Neuromyasthenie *f*, Encephalomyelitis benigna myalgica
Icelandic disease: →*Iceland disease*
I-cell disease: I-Zellen-Krankheit *f*, Mukolipidose II *f*
idiopathic disease: idiopathische Erkrankung *f*
immune-complex disease: Immunkomplexkrankheit *f*
immunodeficiency disease: Immundefekt *m*, Immunmangelkrankheit *f*, Defektimmunopathie *f*, Immundefizienz *f*
inclusion disease: Einschluss(körperchen)krankheit *f*
inclusion body disease: Zytomegalie *f*, Zytomegalie-Syndrom *nt*, Zytomegalievirusinfektion *f*, zytomegale Einschlusskörperkrankheit *f*
inclusion cell disease: I-Zellen-Krankheit *f*, Mukolipidose II *f*
industrial disease: Berufskrankheit *f*
infantile form of celiac disease: Zöliakie *f*, Herter-Heubner-Syndrom *nt*, Heubner-Herter-Krankheit *f*, Gee-Herter-Heubner-Syndrom *nt*
infantile form of coeliac disease: (*brit.*) →*infantile form of celiac disease*
infectious disease: Infekt *m*, Infektion *f*, Infektionskrankheit *f*
infective disease: →*infectious disease*
inflammatory bowel disease: entzündliche Darmerkrankung *f*
inflammatory joint disease: entzündliche Gelenkerkrankung/Gelenkaffektion *f*
insufficiency disease: Mangelkrankheit *f*
intercurrent disease: interkurrente Erkrankung *f*
interstitial disease: interstitielle Erkrankung *f*
intervertebral disc disease: (*brit.*) →*intervertebral disk disease*
intervertebral disk disease: Bandscheibenschaden *m*
iron storage disease: Eisenspeicherkrankheit *f*, Hämochromatose *f*
Iselin's disease: Iselin-Krankheit *f*
island disease: Milbenfleckfieber *nt*
Itai-Itai disease: Itai-Itai-Krankheit *f*
Jaffé-Lichtenstein disease: Jaffé-Lichtenstein-Krankheit *f*, Jaffé-Lichtenstein-Uehlinger-Syndrom *nt*, fibröse (Knochen-)Dysplasie *f*, nicht-ossifizierendes juveniles Osteofibrom *nt*, halbseitige von Recklinghausen-Krankheit *f*, Osteodystrophia fibrosa unilateralis
Jakob's disease: →*Jakob-Creutzfeldt disease*
Jakob-Creutzfeldt disease: Creutzfeldt-Jakob-Erkrankung *f*, Creutzfeldt-Jakob-Syndrom *nt*, Jakob-Creutzfeldt-Erkrankung *f*, Jakob-Creutzfeldt-Syndrom *nt*
Jaksch's disease: von Jaksch-Hayem-Anämie *f*, -Syndrom *nt*, Anaemia pseudoleucaemica infantum
Janet's disease: Psychasthenie *f*
Jansen's disease: Jansen-Syndrom *nt*, Dysostosis enchondralis metaphysaria
Jansky-Bielschowsky disease: Jansky-Bielschowsky-Krankheit *f*, Bielschowsky-Syndrom *nt*, spätinfantile Form *f* der amaurotischen Idiotie
jeans disease: Jeans-Krankheit *f*
Jensen's disease: Retinochorioiditis juxtapapillaris Jensen
Johnson-Stevens disease: Stevens-Johnson-Syndrom *nt*, Stevens-Johnson-Fuchs-Syndrom *nt*, Fiesinger-Rendu-Syndrom *nt*, Dermatostomatitis Baader *f*, Ectodermose érosive pluriorificielle, Erythema exsudativum multiforme majus
joint disease: Gelenkerkrankung *f*, -affektion *f*, Arthropathie *f*; Arthrose *f*, Arthrosis *f*
Joseph disease: Machado-Joseph-Syndrom *nt*, Azorenkrankheit *f*
jumping disease: Gilles-de-la-Tourette-Syndrom *nt*, Tourette-Syndrom *nt*, Maladie des tics, Tic impulsif
Jüngling's disease: Jüngling-Krankheit *f*, Perthes-Jüngling-Krankheit *f*, Ostitis multiplex cystoides
juvenile Paget's disease: juveniler Morbus Paget, Hyperostosis corticalis deformans juvenilis
Kahler's disease: Kahler-Krankheit *f*, Huppert-Krankheit *f*, Morbus *m* Kahler, Plasmozytom *nt*, multiples Myelom *nt*, plasmozytisches Immunozytom *nt*, plasmozytisches Lymphom *nt*
Kaschin-Beck disease: Kaschin-Beck-Krankheit *f*, Kaschin-Beck-Krankheit *f*
Kashin-Beck disease: Kaschin-Beck-Krankheit *f*, Kashin-Beck-Krankheit *f*

Katayama disease: Katayama-Krankheit *f*, Katayama-Fieber *nt*, Katayama-Syndrom *nt*
Kawasaki disease: Kawasaki-Syndrom *nt*, Morbus Kawasaki *m*, mukokutanes Lymphknotensyndrom *nt*, akutes febriles mukokutanes Lymphadenopathiesyndrom *nt*
Kayser's disease: Wilson-Krankheit *f*, -Syndrom *nt*, Morbus Wilson *m*, hepatolentikuläre/hepatozerebrale Degeneration *f*
kidney disease: Nierenerkrankung *f*, -leiden *nt*, Nephropathie *f*
Kienböck's disease: **1.** Kienböck-Krankheit *f*, Morbus Kienböck *m*, Lunatummalazie *f* **2.** (post-)traumatische Syringomyelie *f*
Kienböck's disease of the lunate: Kienböck-Krankheit *f*, Morbus Kienböck *m*, Lunatummalazie *f*
Kimmelstiel-Wilson disease: Kimmelstiel-Wilson-Syndrom *nt*, diabetische Glomerulosklerose *f*
Kimura's disease: Kimura-Krankheit *f*, Kimura-Syndrom *nt*, Morbus *m* Kimura, papulöse Angioplasie *f*, angiolymphoide Hyperplasie *f* mit Eosinophilie (Kimura)
kinky-hair disease: Menkes-Syndrom *nt*, -Stahlhaarkrankheit *f*, Kraushaarsyndrom *nt*, Trichopoliodystrophie *f*, kinky hair disease *nt*, Pili torti mit Kupfermangel
kissing disease: Pfeiffer-Drüsenfieber *nt*, infektiöse Mononukleose *f*, Monozytenangina *f*, Mononucleosis infectiosa
Klebs' disease: Glomerulonephritis *f*
Klemperer's disease: Banti-Krankheit *f*, Banti-Syndrom *nt*
Köhler's disease: **1.** Köhler-Krankheit *f*, Köhler-Müller-Weiss-Syndrom *nt*, Morbus Köhler I **2.** Freiberg-Köhler-Krankheit *f*, Morbus Köhler II
Köhler's bone disease: **1.** Köhler-Krankheit *f*, Köhler-Müller-Weiss-Syndrom *nt*, Morbus Köhler I **2.** Freiberg-Köhler-Krankheit *f*, Morbus Köhler II
Köhler-Pellegrini-Stieda disease: Stieda-Pellegrini-Schatten *m*, Pellegrini-Schatten *m*
Köhler's second disease: Freiberg-Köhler-Krankheit *f*, Morbus Köhler II
Köhlmeier-Degos disease: Köhlmeier-Degos-Syndrom *nt*, Degos-Delort-Tricot-Syndrom *nt*, tödliches kutaneointestinales Syndrom *nt*, Papulosis maligna atrophicans (Degos), Papulosis atrophicans maligna, Thrombangitis cutaneaintestinalis disseminata
König's disease: Morbus König *m*, Osteochondrosis dissecans am Kniegelenk
Koschewnikow's disease: Kojewnikow-, Koshewnikoff-, Kozevnikov-Syndrom *nt*, Kojewnikow-, Koshewnikoff-, Kozevnikov-Epilepsie *f*, Epilepsia partialis continua
Krabbe's disease: Krabbe-Syndrom *nt*, Globoidzellen-Leukodystrophie *f*, Galaktozerebrosidlipidose *f*, Galaktozerebrosidose *f*, okuloenzephalische/enzephalookuläre Angiomatose *f*, Angiomatosis encephalo-cutanea, Leukodystrophia cerebri progressiva hereditaria
Kufs' disease: Kufs-Syndrom *nt*, Kufs-Hallervorden-Krankheit *f*, Erwachsenenform *f* der amaurotischen Idiotie
Kugelberg-Welander disease: Kugelberg-Welander-Krankheit *f*, -Syndrom *nt*, Atrophia musculorum spinalis pseudomyopathica (Kugelberg-Welander), juvenile Form *f* der spinalen Muskelatrophie
Kuhnt-Junius disease: Kuhnt-Junius-Krankheit *f*, scheibenförmige/disziforme senile feuchte Makuladegeneration *f*
Kümmell's disease: →*Kümmell-Verneuil disease*
Kümmell-Verneuil disease: Kümmell-Verneuil-Krankheit *f*, -Syndrom *nt*, traumatische Kyphose *f*, Spondylopathia traumatica
Kussmaul's disease: →*Kussmaul-Maier disease*
Kussmaul-Maier disease: Kussmaul-Maier-Syndrom *nt*, Panarteriitis nodosa, Periarteriitis nodosa
Kyasanur Forest disease: Kyasanur-Waldfieber *nt*, Kyasanurwald-Fieber *nt*
Kyrle's disease: Kyrle-Krankheit *f*, Morbus Kyrle *m*, Hyperkeratosis follicularis et parafollicularis in cutem penetrans (Kyrle)
Laennec's disease: **1.** dissezierendes Aneurysma *nt*, Aneurysma dissecans **2.** mikronoduläre/kleinknotige/organisierte Leberzirrhose *f*
Lafora's disease: Lafora-Syndrom *nt*, Unverricht-Syndrom *nt*, Myoklonusepilepsie *f*, myoklonische Epilepsie *f*
Lancereaux-Mathieu disease: Weil-Krankheit *f*, Leptospirosis icterohaemorrhagica
Landouzy's disease: Weil-Krankheit *f*, Leptospirosis icterohaemorrhagica
Landry's disease: Landry-Paralyse *f*, Paralysis spinalis ascendens acuta
Lane's disease: Erythema palmare et plantare hereditarium symmetricum
Langerhans' cell disease: Langerhans-Zellhistiozytose *f*
Larrey-Weil disease: Weil-Krankheit *f*, Leptospirosis icterohaemorrhagica
Larsen's disease: Larsen-Johansson-Syndrom *nt*, Sinding-Larsen-Krankheit *f*
Larsen-Johansson disease: Larsen-Johansson-Krankheit *f*, Osteopathia patellae juvenilis
laughing disease: Lach-, Schüttelkrankheit *f*, Kuru *nt*, Kuru-Kuru *nt*
L-chain disease: Bence-Jones-Plasmozytom *nt*, Bence-Jones-Krankheit *f*, L-Kettenkrankheit *f*, Leichte-Kettenkrankheit *f*
Leber's disease: **1.** Leber-Optikusatrophie *f* **2.** kongenitale Amaurose (Leber) *f*
Ledderhose's disease: Ledderhose-Syndrom *nt*, Dupuytren-Kontraktur *f* der Plantarfaszie, plantare Fibromatose *f*, Morbus Ledderhose *m*, Plantaraponeurosenkontraktur *f*, Fibromatosis plantae
Lederer's disease: Lederer-Anämie *f*
Legal's disease: Cephalalgia pharyngotympanica
Legg's disease: →*Legg-Calvé-Perthes disease*
Legg-Calvé disease: →*Legg-Calvé-Perthes disease*
Legg-Calvé-Perthes disease: Perthes-Krankheit *f*, Morbus Perthes *m*, Perthes-Legg-Calvé-Krankheit *f*, Legg-Calvé-Perthes-Krankheit *f*, Legg-Calvé-Perthes-Waldenström-Krankheit *f*, Osteochondropathia deformans coxae juvenilis, Coxa plana (idiopathica)
Legg-Calvé-Waldenström disease: →*Legg-Calvé-Perthes disease*
legionnaires' disease: Legionärskrankheit *f*, Legionellose *f*, Veteranenkrankheit *f*
Leigh's disease: Leigh-Syndrom *nt*, subakute nekrotisierende Enzephalomyelopathie *f*
Leiner's disease: Leiner-Dermatitis *f*, -Erythrodermie *f*, Erythrodermia desquamativa Leiner
Lenègre's disease: Lenègre-Krankheit *f*
leptospiral disease: Leptospirenerkrankung *f*, Leptospirose *f*, Leptospirosis *f*
Leriche's disease: Sudeck-Dystrophie *f*, Sudeck-Syndrom *nt*, Morbus Sudeck *m*
Léri-Weill disease: Léri-Layani-Weill-Syndrom *nt*
Letterer-Siwe disease: Letterer-Siwe-Krankheit *f*, Abt-

D

Letterer-Siwe-Krankheit *f*, maligne Säuglingsretikulose *f*, akute Säuglingsretikulose *f*, maligne generalisierte Histiozytose *f*
Lev's disease: Lev-Krankheit *f*
Lewandowsky-Lutz disease: Lewandowsky-Lutz-Krankheit *f*, Lewandowsky-Lutz-Syndrom *nt*, Epidermodysplasia verruciformis, Verrucosis generalisata (Lewandowsky-Lutz)
Libman-Sacks disease: Libman-Sacks-Syndrom *nt*, Sacks-Krankheit *f*
Lichtheim's disease: Dana-Lichtheim-Krankheit *f*, Dana-Syndrom *nt*, Lichtheim-Syndrom *nt*, Dana-Lichtheim-Putnam-Syndrom *nt*, funikuläre Myelose *f*
Lignac's disease: →*Lignac-Fanconi disease*
Lignac-Fanconi disease: Lignac-Fanconi-Erkrankung *f*, -Krankheit *f*, Lignac-Syndrom *nt*, Aberhalden-Fanconi(-Lignac)-Syndrom *nt*, Zystinspeicherkrankheit *f*, Zystinose *f*, Cystinose *f*
Lindau's disease: (von) Hippel-Lindau-Syndrom *nt*, Netzhautangiomatose *f*, Angiomatosis retinae cystica, Angiomatosis cerebelli et retinae
Lindau-von Hippel disease: →*Lindau's disease*
lipid storage disease: Lipidspeicherkrankheit *f*, Lipidose *f*, Lipoidose *f*
Lipschütz's disease: Ulcus vulvae acutum (Lipschütz)
Little's disease: Little-Krankheit *f*, Diplegia spastica infantilis
liver disease: Lebererkrankung *f*, -leiden *nt*, Hepatopathie *f*
Lobo's disease: Lobo-Krankheit *f*, Lobomykose *f*, Keloidblastomykose *f*, Blastomycosis queloidana
Lobstein's disease: Lobstein-Krankheit *f*, -Syndrom *nt*, Lobstein-Typ *m* der Osteogenesis imperfecta, Osteogenesis imperfecta tarda, Osteogenesis imperfecta Typ Lobstein
Löffler's disease: Löffler-Endokarditis *f*
Lorain's disease: Lorain-Syndrom *nt*, hypophysärer Zwergwuchs *m*, hypophysärer Minderwuchs *m*
Lowe's disease: Lowe-Syndrom *nt*, Lowe-Terrey-MacLachlan-Syndrom *nt*, okulo-zerebro-renales Syndrom *nt*
L-S disease: →*Letterer-Siwe disease*
lung disease: Lungenerkrankung *f*, -krankheit *f*, -leiden *nt*
lung fluke disease: Lungenegelbefall *m*, Paragonimiasis *f*, Paragonimose *f*
Lutembacher's disease: Lutembacher-Komplex *m*, -Syndrom *nt*
Lutz-Splendore-Almeida disease: Lutz-Splendore-Almeida-Krankheit *f*, brasilianische/südamerikanische Blastomykose *f*, Parakokzidioidomykose *f*, Granuloma paracoccidioides
Lyell's disease: (medikamentöses) Lyell-Syndrom *nt*, Syndrom *nt* der verbrühten Haut, Epidermolysis acuta toxica, Epidermolysis necroticans combustiformis
Lyme disease: Lyme-Krankheit *f*, Lyme-Borreliose *f*, Lyme-Disease *nt*, Erythema-migrans-Krankheit *f*
lymph node disease: (*Tumor*) Lymphknotenbefall *m*, Lymphknotenmetastase *f*, Lymphknotenmetastasierung *f*
lymphoproliferative disease: lymphoproliferative Erkrankung *f*
lymphoreticular diseases: lymphoretikuläre Erkrankungen *pl*, Erkrankungen *pl* des lymphoretikulären Systems
lysosomal storage disease: lysosomale Speicherkrankheit *f*
Machado-Joseph disease: Machado-Joseph-Syndrom *nt*, Azorenkrankheit *f*
mad cow disease: bovine spongiforme Enzephalopathie *f*, Rinderwahnsinn *m*
Madelung's disease: **1.** Madelung-Deformität *f* **2.** Madelung-Fetthals *m*
Maher's disease: Parakolpitis *f*, Paravaginitis *f*
Majocchi's disease: Purpura Majocchi *f*, Majocchi-Krankheit *f*, Purpura anularis teleangiectodes, Purpura anularis teleangiectodes atrophicans, Teleangiectasia follicularis anulata
Malassez's disease: Hodenzyste *f*
Malherbe's disease: verkalktes Epitheliom *nt*, Pilomatrixom *nt*, Pilomatricoma *nt*, Epithelioma calcificans (Malherbe)
malignant disease: bösartige Erkrankung *f*, maligne Erkrankung *f*, Malignom *nt*
mandibular disease: Kieferarthropathie *f*
Manson's disease: Manson-Krankheit *f*, Manson-Bilharziose *f*, Schistosomiasis mansoni
maple bark disease: Ahornrindenschälerkrankheit *f*
maple sugar disease: →*maple syrup urine disease*
maple syrup disease: →*maple syrup urine disease*
maple syrup urine disease: Ahornsirup-Krankheit *f*, -Syndrom *nt*, Valin-Leucin-Isoleucinurie *f*, Verzweigtkettendecarboxylase-Mangel *m*
marble bone disease: Albers-Schönberg-Krankheit *f*, Schoenberg-Krankheit *f*, Marmorknochenkrankheit *f*, Osteopetrose *f*, Osteosclerosis congenita diffusa, Hyperostosis diffusa generalisata congenita
Marburg disease: Marburg-Krankheit *f*, -Fieber *nt*
Marburg virus disease: →*Marburg disease*
March's disease: Basedow-Krankheit *f*, Morbus Basedow *m*
Marchiafava-Bignami disease: Marchiafava-Bignami-Syndrom *nt*
Marchiafava-Micheli disease: Marchiafava-Micheli-Anämie *f*, paroxysmale nächtliche Hämoglobinurie *f*
Marfan's disease: Marfan-Syndrom *nt*, Arachnodaktylie-Syndrom *nt*
Marie's disease: **1.** Marie-Krankheit *f*, -Syndrom *nt*, Akromegalie *f* **2.** Marie-Bamberger-Syndrom *nt*, Bamberger-Marie-Syndrom *nt*, hypertrophische pulmonale Osteoarthropathie *f*, Akropachie *f* **3.** Nonne-Marie-Krankheit *f*, -Syndrom *nt*, (Pierre) Marie-Krankheit *f*, -Syndrom *nt*, zerebellare Heredoataxie *f*, Heredoataxia cerbellaris **4.** Bechterew-Krankheit *f*, Morbus Bechterew *m*, Bechterew-Strümpell-Marie-Krankheit *f*, Marie-Strümpell-Krankheit *f*, Spondylarthritis/Spondylitis ankylopoetica/ankylosans
Marie-Bamberger disease: Marie-Bamberger-Syndrom *nt*, Bamberger-Marie-Syndrom *nt*, hypertrophische pulmonale Osteoarthropathie *f*, Akropachie *f*
Marie-Strümpell disease: Bechterew-Krankheit *f*, Morbus Bechterew *m*, Bechterew-Strümpell-Marie-Krankheit *f*, Marie-Strümpell-Krankheit *f*, Spondylarthritis/Spondylitis ankylopoetica/ankylosans
Marion's disease: Marion-Syndrom *nt*
Marsh's disease: Basedow-Krankheit *f*, Morbus Basedow *m*
McArdle's disease: McArdle-Krankheit *f*, -Syndrom *nt*, muskuläre Glykogenose *f*, Muskelphosphorylasemangel *m*, Myophosphorylaseinsuffizienz *f*, Glykogenose *f* Typ V
McArdle-Schmid-Pearson disease: →*McArdle's disease*
McQuarrie's disease: McQuarrie-Krankheit *f*
medical disease: internistische Erkrankung *f*, nicht-

chirurgische Erkrankung *f*
Medina worm disease: Medinawurmbefall *m*, Medinawurminfektion *f*
medullary cystic disease: familiäre juvenile Nephronophthisis *f*, hereditäre idiopathische Nephronophthisis *f*
Meige's disease: Meige-Syndrom *nt*, Trophödem Typ Meige, Lymphödem Typ Meige
Meleda disease: Mal de Meleda
Ménétrier's disease: Ménétrier-Syndrom *nt*, Morbus Ménétrier *m*, Riesenfaltengastritis *f*, Gastropathia hypertrophica gigantea
Ménière's disease: Ménière-Krankheit *f*, Morbus Ménière *m*
Menkes' disease: Menkes-Syndrom *nt*, -Stahlhaarkrankheit *f*, Kraushaarsyndrom *nt*, Trichopoliodystrophie *f*, kinky hair disease *nt*, Pili torti mit Kupfermangel
Merzbacher-Pelizaeus disease: Pelizaeus-Merzbacher-Krankheit *f*, -Syndrom *nt*, orthochromatische Leukodystrophie *f*, sudanophile Leukodystrophie *f* Typ Pelizaeus-Merzbacher
metabolic disease: Stoffwechselerkrankung *f*
metastatic disease: **1.** Metastasierung *f*, Filialisierung *f* **2.** Krankheit *f* durch Metastasierung, Krankheitssymptome *pl* durch Metastasierung
Meyenburg's disease: (von) Meyenburg-Altherr-Uehlinger-Syndrom *nt*, rezidivierende Polychondritis *f*, systematisierte Chondromalazie *f*
Meyer's disease: Adenoide *pl*, adenoide Vegetationen *pl*
Meyer-Betz disease: idiopathische/familiäre Myoglobinurie *f*
Mianeh disease: persisches Rückfallfieber *nt*
Mibelli's disease: Mibelli-Krankheit *f*, Porokeratosis/Parakeratosis Mibelli *f*, Keratoatrophodermie *f*, Hyperkeratosis concentrica, Hyperkeratosis figurata centrifugata atrophicans, Keratodermia excentrica
microdrepanocytic disease: Sichelzellthalassämie *f*, Sichelzellenthalassämie *f*, Mikrodrepanozytenkrankheit *f*, HbS-Thalassämie *f*
micrometastatic disease: Mikrometastasierung *f*
Mikulicz's disease: Mikulicz-Krankheit *f*
Miller's disease: Knochenerweichung *f*, Osteomalazie *f*, Osteomalacia *f*
Mills' disease: Mills-Syndrom *nt*, -Lähmung *f*
Milroy's disease: Lymphödem/Trophödem *nt* Typ Nonne-Milroy
Milton's disease: Quincke-Ödem *nt*, angioneurotisches Ödem *nt*
Minamata disease: Minamata-Krankheit *f*
miner's disease: Hakenwurmbefall *m*, -infektion *f*, Ankylostomiasis *f*, Ankylostomatosis *f*, Ankylostomatidose *f*
Mitchell's disease: Gerhardt-Syndrom *nt*, Mitchell-Gerhardt-Syndrom *nt*, Weir-Mitchell-Krankheit *f*, Erythromelalgie *f*, Erythralgie *f*, Erythermalgie *f*, Akromelalgie *f*
mixed connective tissue disease: Sharp-Syndrom *nt*, Mischkollagenose *f*, gemischte Bindegewebserkrankung *f*, mixed connective tissue disease *nt*
Miyasato's disease: Miyasato-Krankheit *f*
Möbius' disease: **1.** Möbius-Krankheit *f*, ophthalmoplegische Migräne *f* **2.** Möbius-Krankheit *f*, periodische Okulomotoriuslähmung *f* mit Neuralgie
Moeller-Barlow's disease: Moeller-Barlow-Krankheit *f*, rachitischer Säuglingsskorbut *m*
molecular disease: Molekularkrankheit *f*, molekulare Krankheit *f*
Mondor's disease: Mondor-Phlebitis *f*, Endophlebitis obliterans Mondor
Monge's disease: Monge-Krankheit *f*, chronische Höhenkrankheit *f*
monosymptomatic celiac disease: monosymptomatische Zöliakie *f*
monosymptomatic coeliac disease: (*brit.*) →*monosymptomatic celiac disease*
morado disease: Moradokrankheit *f*
Morgagni's disease: **1.** Adams-Stokes-Syndrom *nt*, Adams-Stokes-Synkope *f*, Adams-Stokes-Anfall *m* **2.** Morgagni-Syndrom *nt*, Morgagni-Morel-Stewart-Syndrom *nt*, Hyperostosis frontalis interna
Morquio's disease: Morquio-Brailsford-Syndrom *nt*
Morquio-Brailsford disease: Morquio-Brailsford-Syndrom *nt*
Morquio-Ullrich disease: Morquio-Syndrom *nt*, Morquio-Ullrich-Syndrom *nt*, Morquio-Brailsford-Syndrom *nt*, spondyloepiphysäre Dysplasie *f*, Mukopolysaccharidose *f* Typ IV
Morton's disease: Morton-Syndrom *nt*, Morton-Neuralgie *f*
Morvan's disease: **1.** Syringomyelie *f* **2.** Morvan-Syndrom *nt*, Panaritium analgicum
Moschcowitz disease: Moschcowitz-Syndrom *nt*, thrombotisch-thrombozytopenische Purpura *f*, Moschcowitz-Singer-Symmers-Syndrom *nt*, thrombotische Mikroangiopathie *f*, Purpura thrombotica, Purpura thrombotica thrombocytopenica, Purpura Moschcowitz
motor neuron disease: Motoneuronerkrankung *f*
Mucha's disease: →*Mucha-Habermann disease*
Mucha-Habermann disease: Mucha-Habermann-Syndrom *nt*, Pityriasis lichenoides et varioliformis acuta (Mucha-Habermann)
mu chain disease: µ-Kettenkrankheit *f*, µ-Schwerekettenkrankheit *f*
multilocular hydatid disease: alveoläre Echinokokkose *f*
Münchmeyer's disease: Münchmeyer-Syndrom *nt*
Murray Valley disease: Murray-Valley-Enzephalitis *f*, Australian-X-Enzephalitis *f*
myeloproliferative disease: myeloproliferative Erkrankung *f*, myeloproliferatives Syndrom *nt*
nanukayami disease: Nanukayami *nt*, Nanukayami-Krankheit *f*, japanisches Herbstfieber *nt*, japanisches Siebentagefieber *nt*
Neck's disease: (van) Neck-Odelberg-Syndrom *nt*, Osteochondrosis ischiopubica
neoplastic disease: Tumorleiden *nt*
Nettleship's disease: Nettleship-Erkrankung *f*, Nettleship-Syndrom *nt*, kutane Mastozytose *f*, Mastozytose-Syndrom *nt*, Urticaria pigmentosa
Neumann's disease: Neumann-Krankheit *f*, Pemphigus vegetans, Erythema bullosum vegetans, Pyostomatitis vegetans
Newcastle disease: atypische Geflügelpest *f*, Newcastle disease *nt*
Nicolas-Favre disease: Morbus *m* Durand-Nicolas-Favre, klimatischer Bubo *m*, vierte Geschlechtskrankheit *f*, Lymphogranuloma inguinale, Lymphogranuloma venereum, Lymphopathia venerea, Poradenitis inguinalis
Niemann disease: lipoidzellige Hepatosplenomegalie *f*, Niemann-Pick-Krankheit *f*, Sphingomyelinose *f*
Niemann-Pick disease: Niemann-Pick-Krankheit *f*, Sphingomyelinose *f*, Sphingomyelinlipidose *f*
Niemann-Pick disease type A: Niemann-Pick-Krank-

heit Typ A *f*, Morbus *m* Niemann-Pick Typ A
Niemann-Pick disease type B: Niemann-Pick-Krankheit Typ B *f*, Morbus *m* Niemann-Pick Typ B
Niemann-Pick disease type C: Niemann-Pick-Krankheit Typ C *f*, Morbus *m* Niemann-Pick Typ C
Niemann-Pick disease type D: Niemann-Pick-Krankheit Typ D *f*, Morbus *m* Niemann-Pick Typ D
Niemann-Pick disease type E: Niemann-Pick-Krankheit Typ E *f*, Morbus *m* Niemann-Pick Typ E
nodal disease: (*Tumor*) Lymphknotenbefall *m*, -metastase *f*, -metastasierung *f*
nodular disease: Oesophagostomum-Infektion *f*, Oesophagostomiasis *f*
Nonne-Milroy disease: Lymphödem Typ Nonne-Milroy, Nonne-Milroy-Syndrom *nt*
nonproliferative disease of the breast: einfache nichtproliferative Mastopathie *f*
Norrie's disease: Norrie-Warburg-Syndrom *nt*, Atrophia bulborum hereditaria
Norum-Gjone disease: Norum-Krankheit *f*, primärer Lecithin-Cholesterin-Acyltransferase-Mangel *m*, primärer LCAT-Mangel *m*, familiärer Serumcholesterinestermangel *m*
notifiable disease: anzeigepflichtige/meldepflichtige Erkrankung *f*
notifiable contagious diseases: anzeigepflichtige übertragbare Krankheiten *pl*
oasthouse urine disease: Methioninmalabsorptionssyndrom *nt*
obstruction diseases: Verschlusskrankheiten *pl*
obstructive lung disease: obstruktive Lungenerkrankung *f*
obstructive pulmonary disease: obstruktive Lungenerkrankung *f*
occlusive diseases: Verschlusskrankheiten *pl*
occlusive artery disease: arterielle Verschlusskrankheit *f*
occult disease: okkulte Erkrankung *f*, nicht-manifeste Erkrankung *f*
occupational disease: Berufskrankheit *f*
Ockelbo disease: Ockelbo-Krankheit *f*
oedematous disease: (*brit.*) →*edematous disease*
Oguchi's disease: Oguchi-Syndrom *nt*
Ohara's disease: Francis-Krankheit *f*, Ohara-Krankheit *f*, Hasen-, Nagerpest *f*, Lemming-Fieber *nt*, Tularämie *f*
oid-oid disease: exsudative diskoide lichenoide Dermatitis *f*, oid-oid disease *nt*
diseases of old age: Alterskrankheiten *pl*, Erkrankungen *pl* des Alters
Ollier's disease: Ollier-Erkrankung *f*, -Syndrom *nt*, Enchondromatose *f*, Hemichondrodystrophie *f*, multiple kongenitale Enchondrome *pl*
Opitz's disease: Opitz-Syndrom *nt*, Hypertelorismus-Hypospadie-Syndrom *nt*
Oppenheim's disease: Oppenheim-Krankheit *f*, Oppenheim-Syndrom *nt*, Myotonia congenita (Oppenheim)
organic disease: organische Erkrankung *f*, organisches Leiden *nt*
Ormond's disease: (idiopathische) retroperitoneale Fibrose *f*, Ormond-Syndrom *nt*
Ortner's disease: Ortner-Syndrom II *nt*, Morbus Ortner *m*, Angina abdominalis/intestinalis, Claudicatio intermittens abdominalis
Osgood-Schlatter disease: Osgood-Schlatter-Krankheit *f*, -Syndrom *nt*, Schlatter-Osgood-Krankheit *f*, -Syndrom *nt*, Apophysitis tibialis adolescentium
Osler's disease: **1.** Morbus Vaquez-Osler *m*, Vaquez-Osler-Syndrom *nt*, Osler-Krankheit *f*, Osler-Vaquez-Krankheit *f*, Polycythaemia (rubra) vera, Erythrämie *f* **2.** hereditäre Teleangiektasie *f*, Morbus Osler *m*, Osler-Rendu-Weber-Krankheit *f*, -Syndrom *nt*, Rendu-Osler-Weber-Krankheit *f*, -Syndrom *nt*, Teleangiectasia hereditaria haemorrhagica
Osler-Vaquez disease: Morbus *m* Vaquez-Osler, Vaquez-Osler-Syndrom *nt*, Osler-Krankheit *f*, Osler-Vaquez-Krankheit *f*, Polycythaemia vera, Polycythaemia rubra vera, Erythrämie *f*
Osler-Weber-Rendu disease: hereditäre Teleangiektasie *f*, Morbus Osler *m*, Osler-Rendu-Weber-Krankheit *f*, -Syndrom *nt*, Rendu-Osler-Weber-Krankheit *f*, -Syndrom *nt*, Teleangiectasia hereditaria haemorrhagica
Otto's disease: Otto-Chrobak-Becken *nt*, Protrusionsbecken *nt*, Protrusio acetabuli
Owren's disease: Parahämophilie (A) *f*, Owren-Syndrom *nt*, Faktor-V-Mangel *m*, Hypoproakzelerinämie *f*, -accelerinämie *f*
Paget's disease: **1.** →*Paget's disease of the breast* **2.** →*extramammary Paget's disease*
Paget's disease of bone: Paget-Krankheit *f*, -Syndrom *nt*, Morbus Paget *m*, Knochen-Paget *m*, Osteodystrophia/Ostitis deformans
Paget's disease of the nipple: →*Paget's disease of the breast*
Paget's disease of the breast: Paget-Krebs *m*, Krebsekzem *nt* der Brust, Morbus Paget *m*
pandemic disease: Pandemie *f*
Panner's disease: Panner-Krankheit *f*
parasitic disease: Parasitenerkrankung *f*, Parasitose *f*
parenchymal liver disease: Leberparenchymerkrankung *f*
Parkinson's disease: Parkinson-Krankheit *f*, Morbus Parkinson *m*, Paralysis agitans
Parrot's disease: **1.** Bednar-Parrot-Pseudoparalyse *f*, Parrot-Lähmung *f* **2.** Parrot-Krankheit *f*, -Syndrom *nt*, Parrot-Kaufmann-Syndrom *nt*, Achondroplasie *f* **3.** Marasmus *m*
Parry's disease: hyperthyreote Knotenstruma *f*
Paxton's disease: Trichobacteriosis axillaris, Trichomycosis axillaris/palmellina, Trichonocardiosis *f*
Payr's disease: Payr-Syndrom *nt*
Pel-Ebstein disease: Pel-Ebstein-Krankheit *f*
Pelizaeus-Merzbacher disease: Pelizaeus-Merzbacher-Krankheit *f*
Pellegrini's disease: →*Pellegrini-Stieda disease*
Pellegrini-Stieda disease: Stieda-Pellegrini-Schatten *m*, Pellegrini-Schatten *m*
pelvic inflammatory disease: (aszendierende) Adnexitis *f*
peptic ulcer disease: Ulkuskrankheit *f*
pericardial disease: Perikarderkrankung *f*
perinatal cytomegalic inclusion disease: perinatale Zytomegalie *f*
periodical disease: periodische Krankheit *f*, Krankheit/Erkrankung *f* mit Periodizität
periodontal disease: Parodontose *f*, Parodontopathie *f*
peripheral arterial disease: →*peripheral occlusive disease*
peripheral occlusive disease: periphere arterielle Verschlusskrankheit *f*
peripheral vascular disease: →*peripheral occlusive disease*
perna disease: Perna-Krankheit *f*, -Akne *f*, Perchlornaphthalinkrankheit *f*

Perrin-Ferraton disease: schnappende/schnellende Hüfte *f*, Coxa saltans
Perthes' disease: Perthes-Krankheit *f*, Morbus Perthes *m*, Perthes-Legg-Calvé-Krankheit *f*, Legg-Calvé-Perthes(-Waldenström)-Krankheit *f*, Osteochondropathia deformans coxae juvenilis, Coxa plana (idiopathica)
Pette-Döring disease: Enzephalitis Pette-Döring *f*, einheimische Panenzephalitis *f*
Peyronie's disease: Peyronie-Krankheit *f*, Penisfibromatose *f*, Induratio penis plastica, Sclerosis fibrosa penis
Pfeiffer's disease: Pfeiffer-Drüsenfieber *nt*, infektiöse Mononukleose *f*, Monozytenangina *f*, Mononucleosis infectiosa
phytanic acid storage disease: Refsum-Syndrom *nt*, Heredopathia atactica polyneuritiformis
Pick's disease: **1.** Pick-(Hirn-)Atrophie *f*, -Krankheit *f*, -Syndrom *nt* **2.** Niemann-Pick-Krankheit *f*, Sphingomyelinose *f*, Sphingomyelinlipidose *f* **3.** Pick-Zirrhose *f*, perikarditische Pseudoleberzirrhose *f*
pink disease: Feer-Krankheit *f*, Rosakrankheit *f*, vegetative Neurose *f* der Kleinkinder, Swift-Syndrom *nt*, Selter-Swift-Feer-Krankheit *f*, Feer-Selter-Swift-Krankheit *f*, Akrodynie *f*, Acrodynia *f*
pink spot disease: internes Pulpagranulom *nt*, Rosa-Flecken-Krankheit *f*, Pink-spot-disease *nt*, Endodontoma *nt*, internes Pulpengranulom *nt*, innere Zahnresorption *f*, innere Resorption *f*
plaster-of-Paris disease: Immobilisationsatrophie *f*
Plummer's disease: Plummer-Krankheit *f*
polycystic biliary disease: polyzystische Choledochuszysten *pl*
polycystic kidney disease: polyzystische Nieren *pl*
polycystic disease of kidneys: polyzystische Nieren *pl*
polycystic ovary disease: Stein-Leventhal-Syndrom *nt*, Syndrom *nt* der polyzystischen Ovarien
polycystic renal disease: polyzystische Nieren *pl*
polycystic disease of the liver: Zystenleber *f*
polyendocrine autoimmune disease: Autoimmun-Polyendokrinopathie *f*, polyglanduläres Autoimmunsyndrom *f*, PGA-Syndrom *nt*, pluriglanduläre Insuffizienz *f*
Pompe's disease: Pompe-Krankheit *f*, generalisierte maligne Glykogenose *f*, Glykogenose *f* Typ II
Poncet's disease: Poncet-Krankheit *f*
Portuguese-Azorean disease: Machado-Joseph-Syndrom *nt*, Azorenkrankheit *f*
Posadas' disease: →*Posadas-Wernicke disease*
Posadas-Wernicke disease: Posadas-Mykose *f*, Wüstenfieber *nt*, Kokzidioidomykose *f*, Coccioidomycose *f*, Granuloma coccioides
poststreptococcal diseases: Poststreptokokkenerkrankungen *pl*
Pott's disease: Wirbeltuberkulose *f*, Spondylitis tuberculosa
Potter's disease: Potter-Syndrom I *nt*, reno-faziale Dysplasie *f*
Preiser's disease: Preiser-Krankheit *f*
prenatal diseases: pränatale Erkrankungen *pl*
primary disease: Grundleiden *nt*, Primärerkrankung *f*
Pringle's disease: Pringle-Tumor *m*, Naevus Pringle *m*, Adenoma sebaceum Pringle
Pringle-Bourneville disease: Bourneville-Pringle-Syndrom *nt*, Pringle-Bourneville-Syndrom *nt*, Pringle-Bourneville-Phakomatose *f*
prion diseases: Prionkrankheiten *pl*
Profichet's disease: Profichet-Krankheit *f*, -Syndrom *nt*, Kalkgicht *f*, Calcinosis circumscripta
proliferative disease: proliferative Mastopathie *f*
proliferative disease without atypia: proliferative Mastopathie *f* ohne Atypien
proliferative fibrocystic disease (of the breast): Adenosis Schimmelbusch, Schimmelbusch-Krankheit *f*, proliferierende Mastopathie *f*
proliferative disease of the breast: →*proliferative disease*
pulmonal disease: Lungenerkrankung *f*, -krankheit *f*, -leiden *nt*
pulmonary disease: Lungenerkrankung *f*, -krankheit *f*, -leiden *nt*
pulseless disease: Pulslos-Krankheit *f*, Martorell-Krankheit *f*, Martorell-Syndrom *nt*, Takayasu-Krankheit *f*, Takayasu-Syndrom *nt*, Arteriitis brachiocephalica
Purtscher's disease: Purtscher-Syndrom *nt*, -Netzhautschädigung *f*
Putnam's disease: Dana-Lichtheim-Krankheit *f*, funikuläre Myelose *f*, funikuläre Spinalerkrankung *f*
PVC disease: PVC-Krankheit *f*, Vinylchlorid-Krankheit *f*
Pyle's disease: Pyle-Krankheit *f*, familäre metaphysäre Dysplasie *f*
quiet hip disease: Perthes-Krankheit *f*, Morbus Perthes *m*, Legg-Calvé-Perthes-Krankheit *f*, Perthes-Legg-Calvé-Krankheit *f*, Legg-Calvé-Perthes-Waldenström-Krankheit *f*, Osteochondropathia deformans coxae juvenilis, Coxa plana (idiopathica)
Quincke's disease: Quincke-Ödem *nt*, angioneurotisches Ödem *nt*
Quinquaud's disease: Quinquaud-Krankheit *f*, Folliculitis decalvans/depilans
ragpicker's disease: →*ragsorter's disease*
ragsorter's disease: Wollsortierer-, Lumpensortierer-, Hadernkrankheit *f*, Lungenmilzbrand *m*
Ramsey Hunt disease: Genikulatumneuralgie *f*, Ramsey Hunt-Syndrom *nt*, Zoster oticus, Herpes zoster oticus, Neuralgia geniculata
rat-bite disease: **1.** Rattenbisskrankheit *f*, Rattenbiss-Fieber I *nt*, Sodoku *nt* **2.** Rattenbisskrankheit *f*, Rattenbiss-Fieber II *nt*, atypisches Rattenbiss-Fieber *nt*, Haverhill-Fieber *nt*, Bakterienrattenbissfieber *nt*, Streptobazillenrattenbissfieber *nt*, Erythema arthriticum epidemicum
Raynaud's disease: **1.** echte/essentielle/primäre Raynaud-Krankheit *f* **2.** Raynaud-Syndrom *nt*, sekundäre Raynaud-Krankheit *f*
Recklinghausen's disease: (von) Recklinghausen-Krankheit *f*, Neurofibromatosis generalisata
Recklinghausen-Applebaum disease: (von) Recklinghausen-Appelbaum-Krankheit *f*, idiopathische Hämochromatose *f*
Recklinghausen's disease of bone: Engel-(von) Recklinghausen-Syndrom *nt*, (von) Recklinghausen-Krankheit *f*, Osteodystrophia fibrosa cystica generalisata, Ostitis fibrosa cystica (generalisata)
Reclus' disease: Reclus-Krankheit *f*
recurrent ulcer disease: Rezidivulkus *nt*
Reed-Hodgkin disease: Hodgkin-Krankheit *f*, Hodgkin-Lymphom *nt*, Morbus *m* Hodgkin, Hodgkin-Paltauf-Steinberg-Krankheit *f*, Paltauf-Steinberg-Krankheit *f*, (maligne) Lymphogranulomatose *f*, Lymphogranulomatosis maligna
Refsum disease: Refsum-Syndrom *nt*, Heredopathia atactica polyneuritiformis
regional nodal disease: regionaler Lymphknotenbefall *m*, regionale Lymphknotenmetastasierung *f*
regurgitant disease: Herzklappeninsuffizienz *f*

Reichmann's disease: Reichmann-Syndrom *nt*, Gastrosukorrhoe *f*
Reiter's disease: Reiter-Krankheit *f*, -Syndrom *nt*, Fiessinger-Leroy-Reiter-Syndrom *nt*, venerische Arthritis *f*, Okulourethrosynovitis *f*, urethro-okulosynoviales Syndrom *nt*
renal disease: Nierenerkrankung *f*, -leiden *nt*
Rendu-Osler-Weber disease: hereditäre Teleangiektasie *f*, Morbus Osler *m*, Osler-Rendu-Weber-Krankheit *f*, -Syndrom *nt*, Rendu-Osler-Weber-Krankheit *f*, -Syndrom *nt*, Teleangiectasia hereditaria haemorrhagica
reportable disease: anzeigepflichtige/meldepflichtige Erkrankung *f*, anzeigepflichtige/meldepflichtige Krankheit *f*
reportable contagious diseases: anzeigepflichtige übertragbare Krankheiten *pl*
reportable infectious diseases: meldepflichtige Infektionskrankheiten *pl*
respiratory disease: Atemwegserkrankung *f*
restrictive lung disease: restriktive Lungenerkrankung *f*
restrictive pulmonary disease: restriktive Lungenerkrankung *f*
rheumatic disease: rheumatische Erkrankung *f*, Erkrankung *f* des rheumatischen Formenkreises, Rheumatismus *m*, Rheuma *nt*
rheumatoid disease: Rheumatoid *nt*, rheumatoide Erkrankung *f*
Ribas-Torres disease: Milchpocken *pl*, weiße Pocken/Blattern *pl*, Alastrim *nt*, Variola minor
rice disease: Beriberi *f*, Vitamin B_1-Mangel(krankheit *f*) *m*, Thiaminmangel(krankheit *f*) *m*
rickettsial disease: Rickettsieninfektion *f*, -erkrankung *f*, Rickettsiose *f*
Riedel's disease: eisenharte Struma Riedel *f*, Riedel-Struma *f*, chronische hypertrophische Thyreoiditis *f*
Riga-Fede disease: Riga-Geschwür *nt*, Fede-Riga-Geschwür *nt*
Riggs' disease: Alveolarpyorrhoe *f*, Parodontitis marginalis
Ritter's disease: **1.** Ritter-Krankheit *f*, -Dermatitis *f*, Morbus Ritter von Rittershain *m*, Pemphigoid *nt* der Säuglinge, Syndrom *nt* der verbrühten Haut, staphylogenes Lyell-Syndrom *nt*, Dermatitis exfoliativa neonatorum, Epidermolysis toxica acuta **2.** (medikamentöses) Lyell-Syndrom *nt*, Syndrom *nt* der verbrühten Haut, Epidermolysis acuta toxica, Epidermolysis necroticans combustiformis
Robles' disease: Flussblindheit *f*, Knotenfilariose *f*, Onchozerkose *f*, *f* Sudan-Blindheit *f*
Roger's disease: Roger-Syndrom *nt*, Morbus Roger *m*
Romberg's disease: Romberg-Syndrom *nt*, Romberg-Trophoneurose *f*, Romberg-Parry-Syndrom *nt*, Romberg-Parry-Trophoneurose *f*, progressive halbseitige Gesichtsatrophie *f*, Hemiatrophia progressiva faciei/facialis
rose disease: **1.** Wundrose *f*, Rose *f*, Erysipel *nt*, Erysipelas *nt*, Streptodermia cutanea lymphatica **2.** Rosenbach-Krankheit *f*, Rotlauf *m*, Schweinerotlauf *m*, Erysipeloid *nt*, Pseudoerysipel *nt*, Erythema migrans
Rosenbach's disease: **1.** Heberden-Polyarthrose *f* **2.** Rosenbach-Krankheit *f*, Rotlauf *m*, Schweinerotlauf *m*, Erysipeloid *nt*, Pseudoerysipel *nt*, Erythema migrans
Rot's disease: Inguinaltunnelsyndrom *nt*, Meralgia paraesthetica
Rot-Bernhardt disease: Inguinaltunnelsyndrom *nt*, Meralgia paraesthetica
Roth's disease: Bernhardt-Roth-Syndrom *nt*, Myalgia paraesthetica
Roth-Bernhardt disease: Bernhardt-Roth-Syndrom *nt*, Myalgia paraesthetica
Rougnon-Heberden disease: Stenokardie *f*, Angina pectoris
Roussy-Lévy disease: Roussy-Lévy-Syndrom *nt*, erbliche areflektorische Dysstasie *f*
RS virus disease: RS-Virus-Erkrankung *f*
runt disease: Runt-Krankheit *f*, runt disease *nt*
Rust's disease: Rust-Krankheit *f*
Ruysch's disease: aganglionäres/kongenitales Megakolon *nt*, Hirschsprung-Krankheit *f*, Morbus Hirschsprung *m*, Megacolon congenitum
Sachs' disease: Tay-Sachs-Erkrankung *f*, -Syndrom *nt*, infantile amaurotische Idiotie *f*, GM_2-Gangliosidose *f* Typ I
salivary gland disease: Zytomegalie *f*, Zytomegalie-Syndrom *nt*, Zytomegalievirusinfektion *f*, zytomegale Einschlusskörperkrankheit *f*
salivary gland virus disease: →*salivary gland disease*
Salla disease: Salla-Krankheit *f*, Sialinsäurespeicherkrankheit *f*
Sanders' disease: epidemische Keratokonjunktivitis *f*, Keratoconjunctivitis epidemica
Sandhoff's disease: GM_2-Gangliosidose *f* Typ II, Sandhoff-Jatzekewitz-Syndrom *nt*, -Variante *f*
sandworm disease: creeping disease *nt*, Hautmaulwurf *m*, Larva migrans, Myiasis linearis migrans
Schamberg's disease: Schamberg-Krankheit *f*, -Syndrom *nt*, Morbus Schamberg *nt*, progressive Pigmentpurpura *f*, progressive pigmentöse Dermatose *f*, Purpura pigmentosa progressiva, Purpura Schamberg, Dermatosis pigmentaria progressiva, Capillaritis haemorrhagica maculosa
Schaumann's disease: Sarkoidose *f*, Morbus *m* Boeck, Boeck-Sarkoid *nt*, Besnier-Boeck-Schaumann-Krankheit *f*, Lymphogranulomatosa benigna
Schenck's disease: Sporotrichose *f*, De Beurmann-Gougerot-Krankheit *f*
Scheuermann's disease: Scheuermann-Krankheit *f*, Morbus Scheuermann *m*, Adoleszentenkyphose *f*, Osteochondritis/Osteochondrosis deformans juvenilis
Schilder's disease: Schilder-Krankheit *f*, Encephalitis periaxialis diffusa
Schimmelbusch's disease: Schimmelbusch-Krankheit *f*, proliferierende Mastopathie *f*
Schlatter's disease: →*Schlatter-Osgood disease*
Schlatter-Osgood disease: Osgood-Schlatter-Krankheit *f*, -Syndrom *nt*, Schlatter-Osgood-Krankheit *f*, -Syndrom *nt*, Apophysitis tibialis adolescentium
Scholz's disease: Scholz-Bielschowsky-Henneberg-Sklerosetyp *m*, Scholz-Syndrom *nt*
Schönlein's disease: →*Schönlein-Henoch disease*
Schönlein-Henoch disease: Schoenlein-Henoch-Syndrom *nt*, (anaphylaktoide) Purpura *f* Schoenlein-Henoch, rheumatoide/athrombopenische Purpura *f*, Immunkomplexpurpura *f*, -vaskulitis *f*, Purpura anaphylactoides (Schoenlein-Henoch), Purpura rheumatica (Schoenlein-Henoch)
Schottmüller's disease: Paratyphus *m*
Schüller disease: **1.** Hand-Schüller-Christian-Krankheit *f*, Schüller-Hand-Christian-Krankheit *f*, Schüller-Krankheit *f* **2.** Osteoporosis circumscripta cranii
Schüller-Christian disease: Hand-Schüller-Christian-Krankheit *f*, Schüller-Hand-Christian-Krankheit *f*, Schüller-Krankheit *f*
Schultz's disease: Agranulozytose *f*, perniziöse Neutro-

penie *f*, maligne Neutropenie *f*
Schwediauer's disease: Albert-Krankheit *f*, Entzündung *f* der Bursa tendinis calcanei
secondary disease: **1.** Sekundärerkrankung *f*, Sekundärkrankheit *f*, Zweiterkrankung *f*, Zweitkrankheit *f* **2.** (*hämat.*) Sekundärkrankheit *f*
secondary Raynaud's disease: Raynaud-Syndrom *nt*, sekundäre Raynaud-Krankheit *f*
Selter's disease: Feer-Krankheit *f*, Feer-Selter-Swift-Krankheit *f*, Selter-Swift-Feer-Krankheit *f*, Swift-Syndrom *nt*, Akrodynie *f*, Acrodynia *f*, Rosakrankheit *f*, vegetative Neurose *f* der Kleinkinder
Senear-Usher disease: Senear-Usher-Syndrom *nt*, Pemphigus erythematosus, Pemphigus seborrhoicus, Lupus erythematosus pemphigoides
serum disease: Serumkrankheit *f*
Sever's disease: Entzündung *f* der Fersenbeinapophyse, Sever-Krankheit *f*, Haglund-Syndrom *nt*, Apophysitis calcanei
severe combined immunodeficiency disease: schwerer kombinierter Immundefekt *m*, Schweitzer-Typ *m* der Agammaglobulinämie
sexually transmitted disease: sexuell übertragene Krankheit *f*, venerisch übertragene Krankheit *f*, Geschlechtskrankheit *f*, durch Sexualkontakt übertragbare Krankheit *f*
sexualy transmitted disease: genitale Kontaktinfektion *f*, sexuell übertragbare Krankheit *f*, sexually transmitted infection/disease *nt*
Shaver's disease: Korundschmelzerlunge *f*
shimamushi disease: Milbenfleckfieber *nt*
sickle-cell disease: Sichelzellerkrankung *f*
sickle-cell-haemoglobin C disease: (*brit.*) →*sickle-cell-hemoglobin C disease*
sickle-cell-haemoglobin D disease: (*brit.*) →*sickle-cell-hemoglobin D disease*
sickle-cell-hemoglobin C disease: Sichelzell-Hämoglobin-C-Krankheit *f*, Sichelzellen-Hämoglobin-C-Krankheit *f*, HbS-HbC-Krankheit *f*
sickle-cell-hemoglobin D disease: Sichelzell-Hämoglobin-D-Krankheit *f*, Sichelzellen-Hämoglobin-D-Krankheit *f*, HbS-HbD-Krankheit *f*
sickle-cell-thalassaemia disease: (*brit.*) →*sickle-cell-thalassemia disease*
sickle-cell-thalassemia disease: Sichelzellthalassämie *f*, Sichelzellenthalassämie *f*, Mikrodrepanozytenkrankheit *f*, HbS-Thalassämie *f*
silent celiac disease: silente Zöliakie *f*
silent coeliac disease: (*brit.*) →*silent celiac disease*
Simmonds' disease: **1.** Simmonds-Kachexie *f* **2.** Simmonds-Syndrom *nt*, Hypophysenvorderlappeninsuffizienz *f*, HVL-Insuffizienz *f*, Hypopituitarismus *m*
Simons' disease: Simons-Syndrom *nt*, Lipodystrophia progressiva/paradoxa
Sinding-Larsen disease: Morbus Sinding-Larsen *m*, Osteopathia patellae
sixth disease: Dreitagefieber *nt*, sechste Krankheit *f*, Exanthema subitum, Roseola infantum
sixth venereal disease: Morbus Durand-Nicolas-Favre *m*, klimatischer Bubo *m*, vierte Geschlechtskrankheit *f*, Lymphogranuloma inguinale/venereum, Lymphopathia venerea, Poradenitis inguinalis
Sjögren's disease: Sjögren-Syndrom *nt*
skin disease: Hautkrankheit *f*; Dermatose *f*
sleeping disease: Narkolepsie *f*
slow virus disease: Slow-Virus-Infektion *f*
Smith-Strang disease: Methioninmalabsorptionssyndrom *nt*
Sneddon-Wilkinson disease: Sneddon-Wilkinson-Syndrom *nt*, subkorneale Pustulose *f*, subkorneale pustulöse Dermatose *f*, Pustulosis subcornealis
specific disease: spezifische Erkrankung/Krankheit/Infektion *f*
Spielmeyer-Vogt disease: Stock-Vogt-Spielmeyer-Syndrom *nt*, Batten-Spielmeyer-Vogt-Syndrom *nt*, neuronale/juvenile Zeroidlipofuszinose/Ceroidlipofuscinose *f*, juvenile Form *f* der amaurotischen Idiotie
Spira's disease: Fluorose *f* der Zähne, Zahnfluorose *f*, gefleckter Zahnschmelz *m*
Stargardt disease: Morbus Stargardt, Stargardt-Krankheit *f*
startle disease: Hyperekplexie *f*
Steele-Richardson-Olszewski disease: Steele-Richardson-Olszewski-Syndrom *nt*
Steinert's disease: Curschmann-Batten-Steinert-Syndrom *nt*, myotonische Dystrophie *f*
stenotic valvular disease: (Herz-)Klappenstenose *f*
Sternberg's disease: Morbus Hodgkin *m*, Hodgkin-Krankheit *f*, Hodgkin-Lymphom *nt*, Hodgkin-Paltauf-Steinberg-Krankheit *f*, Paltauf-Steinberg-Krankheit *f*, (maligne) Lymphogranulomatose *f*, Lymphogranulomatosis maligna
steroid-dependent Crohn's disease: steroidabhängiger Verlauf *m*
steroid-refractory Crohn's disease: steroidrefraktärer Verlauf *m*
Sticker's disease: Ringelröteln *pl*, Sticker-Krankheit *f*, fünfte Krankheit *f*, Morbus quintus, Erythema infectiosum, Megalerythem *nt*, Megalerythema epidemicum/infectiosum
Stieda's disease: Stieda-Pellegrini-Schatten *m*, Pellegrini-Schatten *m*
Still's disease: Still-Syndrom *nt*, Chauffard-Ramon-Still-Krankheit *f*, Morbus Still *m*, juvenile Form *f* der chronischen Polyarthritis
Stokes-Adams disease: Adams-Stokes-Anfall *m*, Adams-Stokes-Synkope *f*, -Syndrom *nt*
storage disease: Speicherkrankheit *f*
stress disease: Stress-, Managerkrankheit *f*
Strümpell's disease: **1.** Bechterew-Krankheit *f*, Morbus Bechterew *m*, Bechterew-Strümpell-Marie-Krankheit *f*, Marie-Strümpell-Krankheit *f*, Spondylarthritis/Spondylitis ankylopoetica/ankylosans **2.** Strümpell-Krankheit *f*
Strümpell-Leichtenstern disease: hämorrhagische Enzephalitis *f*, Encephalitis haemorrhagica
Strümpell-Marie disease: Bechterew-Krankheit *f*, Bechterew-Strümpell-Marie-Krankheit *f*, Morbus Bechterew *m*, Marie-Strümpell-Krankheit *f*, Spondylarthritis/Spondylitis ankylopoetica/ankylosans
Strümpell-Westphal disease: Westphal-Strümpell-Syndrom *nt*, -Pseudosklerose *f*
Sturge's disease: →*Sturge-Weber disease*
Sturge-Weber disease: Sturge-Weber(-Krabbe)-Krankheit *f*, -Syndrom *nt*, enzephalofaziale Angiomatose *f*, Neuroangiomatosis encephalofacialis, Angiomatosis encephalo-oculo-cutanea, Angiomatosis encephalotrigeminalis
Stuttgart disease: Stuttgarter-Hundeseuche *f*, Leptospirosis canicola
suboccipital vertebral disease: Rust-Syndrom *nt*, Rust-Krankheit *f*
Sudeck's disease: Sudeck-Dystrophie *f*, Sudeck-Syndrom *nt*, Morbus Sudeck *m*

D

Sulzberger-Garbe disease: exsudative diskoide lichenoide Dermatitis *f*, oid-oid disease *nt*
surgical disease: chirurgische Erkrankung *f*
Sutton's disease: **1.** Sutton-Nävus *m*, Halo-Nävus *m*, perinaevische Vitiligo *f*, Leucoderma centrifugum acquisitum, Vitiligo circumnaevalis **2.** Mikulicz-Aphthen *pl*, habituelle Aphthen *pl*, chronisch-rezidivierende Aphthen *pl*, rezidivierende benigne Aphthosis *f*, Periadenitis mucosa necrotica recurrens **3.** Granuloma fissuratum, Acanthoma fissuratum
Swediaur's disease: Albert-Krankheit *f*, Entzündung *f* der Bursa tendinis calcanei
Sweet's disease: Sweet-Syndrom *nt*, akute febrile neutrophile Dermatose *f*
Swift's disease: Feer-Krankheit *f*, Rosakrankheit *f*, vegetative Neurose *f* der Kleinkinder, Swift-Syndrom *nt*, Selter-Swift-Feer-Krankheit *f*, Feer-Selter-Swift-Krankheit *f*, Akrodynie *f*, Acrodynia *f*
Swift-Feer disease: →*Swift's disease*
swineherd's disease: Schweinehüterkrankheit *f*, Bouchet-Gsell-Krankheit *f*, Leptospirosis pomona
Sylvest's disease: Bornholmer Krankheit *f*, epidemische Pleurodynie *f*, Myalgia epidemica
Symmers' disease: Brill-Symmers-Syndrom *nt*, Morbus *m* Brill-Symmers, zentroplastisch-zentrozytisches (malignes) Lymphom *nt*, großfollikuläres Lymphoblastom *nt*, großfollikuläres Lymphom *nt*
systemic disease: systemische Erkrankung *f*, Systemerkrankung *f*, Allgemeinerkrankung *f*
systemic diseases of the spinal cord: Systemerkrankungen *pl* des Rückenmarks
Takahara's disease: Takahara-Krankheit *f*, Akatalasämie *f*, Akatalasie *f*
Takayasu's disease: Pulslos-Krankheit *f*, Martorell-Krankheit *f*, Martorell-Syndrom *nt*, Takayasu-Krankheit *f*, Takayasu-Syndrom *nt*, Arteriitis brachiocephalica
Talma's disease: Talma-Syndrom *nt*, Myotonia acquisita
Tangier disease: Tangier-Krankheit *f*, Analphalipoproteinämie *f*, Hypo-Alpha-Lipoproteinämie *f*
Tarui disease: Tarui-Krankheit *f*, Muskelphosphofructokinaseinsuffizienz *f*, Glykogenose *f* Typ VII
Taussig-Bing disease: Taussig-Bing-Syndrom *nt*
Tay's disease: Chorioiditis gutta senilis, Altersdrusen *pl*
Taylor's disease: Taylor-Syndrom *nt*
Tay-Sachs disease: Tay-Sachs-Erkrankung *f*, -Syndrom *nt*, infantile amaurotische Idiotie *f*, GM_2-Gangliosidose *f* Typ I
temporomandibular disease: Kieferarthropathie *f*
terminal disease: Erkrankung im Endstadium
thalassaemia-sickle cell disease: (*brit.*) →*thalassemia-sickle cell disease*
thalassemia-sickle cell disease: Sichelzellthalassämie *f*, Sichelzellenthalassämie *f*, Mikrodrepanozytenkrankheit *f*, HbS-Thalassämie *f*
thiaminase disease: Thiaminasenkrankheit *f*
Thiemann's disease: Thiemann-Krankheit *f*
third disease: Röteln *pl*, Rubella *f*, Rubeola *f*
Thomsen's disease: Thomsen-Syndrom *nt*, Myotonia congenita/hereditaria
Thomson's disease: Thomson-Syndrom *nt*
Thornwaldt's disease: Entzündung *f* der Bursa pharyngealis, Tornwaldt-Krankheit *f*, Bursitis pharyngealis
Thorotrast disease: Thorotrastose *f*
Thygeson's disease: Keratitis superficialis punctata
thyrocardiac disease: Thyreokardiopathie *f*
thyroid disease: Schilddrüsenerkrankung *f*
thyroid malignant disease: maligne Schilddrüsenerkrankung *f*, Schilddrüsenmalignom *nt*, Schilddrüsenkrebs *m*
thyrotoxic heart disease: Thyreokardiopathie *f*
Tietz's disease: Tietz-Syndrom *nt*
Tietze's disease: Tietze-Syndrom *nt*
Tooth disease: Charcot-Marie-Krankheit *f*, -Syndrom *nt*, Charcot-Marie-Tooth-Hoffmann-Krankheit *f*, -Syndrom *nt*
Tornwaldt's disease: Tornwaldt-Krankheit *f*, Bursitis pharyngealis
Tourette's disease: Gilles-de-la-Tourette-Syndrom *nt*, Tourette-Syndrom *nt*, Maladie des tics, Tic impulsif
transmural inflammatory disease of the colon: Colitis regionalis, Enteritis regionalis Crohn des Dickdarms
Trevor's disease: Trevor-Erkrankung *f*, Trevor-Syndrom *nt*, Dysplasia epiphysealis hemimelica
tropical diseases: Tropenkrankheiten *pl*
tsutsugamushi disease: japanisches Fleckfieber *nt*, Tsutsugamushi-Fieber *nt*, Milbenfleckfieber *nt*, Scrub-Typhus *m*
tuberculous hip-joint disease: Hüftgelenktuberkulose *f*
tunnel disease: **1.** Hakenwurmbefall *m*, -infektion *f*, Ankylostomiasis *f*, Ankylostomatosis *f*, Ankylostomatidose *f* **2.** Druckluft-, Caissonkrankheit *f*
ulcer disease: Ulkuskrankheit *f*
Underwood's disease: Underwood-Krankheit *f*, Sklerem(a) *nt*, Fettdarre *f*, Fettsklerem *nt* der Neugeborenen, Sclerema adiposum neonatorum
unilocular hydatid disease: zystische Echinokokkose *f*
Unna's disease: Unna-Krankheit *f*, seborrhoisches Ekzem *nt*, seborrhoische/dysseborrhoische Dermatitis *f*, Morbus Unna *m*, Dermatitis seborrhoides
Unna-Thost disease: Morbus Unna-Thost *m*, Keratosis palmoplantaris diffusa circumscripta, Keratoma palmare et plantare hereditaria, Ichthyosis palmaris et plantaris (Thost)
Unverricht's disease: Lafora-Syndrom *nt*, Unverricht-Syndrom *nt*, Myoklonusepilepsie *f*, myoklonische Epilepsie *f*
Urbach-Wiethe disease: Urbach-Wiethe-Syndrom *nt*, Lipoidproteinose (Urbach-Wiethe) *f*, Hyalinosis cutis et mucosae
vagabond's disease: Vaganten-, Vagabundenhaut *f*, Cutis vagantium
vagrant's disease: →*vagabond's disease*
valvular disease: Herzklappenerkrankung *f*, Klappenerkrankung *f*
valvular heart disease: Herzklappenerkrankung *f*, Klappenerkrankung *f*
van Bogaert's disease: subakute sklerosierende Panenzephalitis *f*, Einschlusskörperchenenzephalitis *f* Dawson, subakute sklerosierende Leukenzephalitis *f* van Bogaert
van Buren's disease: Peyronie-Krankheit *f*, Penisfibromatose *f*, Induratio penis plastica, Sclerosis fibrosa penis
van den Bergh's disease: Stokvis-Talma-Syndrom *nt*, autotoxische Zyanose *f*
van Neck's disease: (van) Neck-Odelberg-Syndrom *nt*, Osteochondrosis ischiopubica
Vaquez's disease: Morbus Vaquez-Osler *m*, Vaquez-Osler-Syndrom *nt*, Osler-Krankheit *f*, Osler-Vaquez-Krankheit *f*, Polycythaemia vera, Polycythaemia rubra vera, Erythrämie *f*
Vaquez-Osler disease: →*Vaquez's disease*

vascular occlusive disease: vaskuläre Verschlusskrankheit *f*
venereal disease: Geschlechtskrankheit *f*, venerische Krankheit *f*, venerische Erkrankung *f*
Verse's disease: Calcinosis intervertebralis
Vidal's disease: Vidal-Krankheit *f*, Lichen Vidal *m*, Lichen simplex chronicus (Vidal), Neurodermitis circumscriptus
Vincent's disease: Angina Plaut-Vincent *f*, Plaut-Vincent-Angina *f*, Vincent-Angina *f*
vinyl chloride disease: Vinylchlorid-Krankheit *f*, PVC-Krankheit *f*
viral disease: Viruserkrankung *f*, Viruskrankheit *f*, Virose *f*
Virchow's disease: amyloide Degeneration *f*; Amyloidose *f*
visceral occlusive disease: Viszeralarterieninsuffizienz *f*
vitamin-deficiency disease: Vitaminmangelkrankheit *f*, Hypovitaminose *f*; Avitaminose *f*
Vogt's disease: Vogt-Syndrom *nt*, -Erkrankung *f*, Status marmoratus
Vogt-Spielmeyer disease: Stock-Vogt-Spielmeyer-Syndrom *nt*, Batten-Spielmeyer-Vogt-Syndrom *nt*, neuronale/juvenile Zeroidlipofuszinose/Ceroidlipofuscinose *f*, juvenile Form *f* der amaurotischen Idiotie
Volkmann's disease: Volkmann-Deformität *f*
von Economo's disease: europäische Schlafkrankheit *f*, (von) Economo-Krankheit *f*, -Enzephalitis *f*, Encephalitis epidemica/lethargica
von Gierke's disease: (von) Gierke-Krankheit *f*, van Creveld-von Gierke-Krankheit *f*, hepatorenale Glykogenose *f*, Glykogenose *f* Typ I
von Hippel's disease: →*von Hippel-Lindau disease*
von Hippel-Lindau disease: (von) Hippel-Lindau-Syndrom *nt*, Netzhautangiomatose *f*, Angiomatosis retinae cystica, Angiomatosis cerebelli et retinae
von Jaksch's disease: von Jaksch-Hayem-Anämie *f*, von Jaksch-Hayem-Syndrom *nt*, Anaemia pseudoleucaemica infantum
von Meyenburg's disease: (von) Meyenburg-Altherr-Uehlinger-Syndrom *nt*, rezidivierende Polychondritis *f*, systematisierte Chondromalazie *f*
von Recklinghausen's disease: (von) Recklinghausen-Krankheit *f*, Neurofibromatosis generalisata
von Recklinghausen-Applebaum disease: (von) Recklinghausen-Appelbaum-Krankheit *f*, idiopathische Hämochromatose *f*
von Recklinghausen's disease of bone: Engel-(von) Recklinghausen-Syndrom *nt*, (von) Recklinghausen-Krankheit *f*, Osteodystrophia fibrosa cystica generalisata, Ostitis fibrosa cystica (generalisata)
von Willebrand's disease: Willebrand-Jürgens-Syndrom *nt*, von Willebrand-Jürgens-Syndrom *nt*, konstitutionelle Thrombopathie *f*, hereditäre Pseudohämophilie *f*, vaskuläre Pseudohämophilie *f*, Angiohämophilie *f*
von Willebrand's disease: (von) Willebrand-Jürgens-Syndrom *nt*, konstitutionelle Thrombopathie *f*, hereditäre/vaskuläre Pseudohämophilie *f*, Angiohämophilie *f*
Voorhoeve's disease: Voorhoeve-Erkrankung *f*, Osteopathia striata
Vrolik's disease: Vrolik-Krankheit *f*, Vrolik-Typ *m* der Osteogenesis imperfecta, Osteogenesis imperfecta congenita, Osteogenesis imperfecta Typ Vrolik
Vulpian's disease: Vulpian-Bernhardt-Syndrom *nt*
Wagner's disease: Wagner-Krankheit *f*, hereditäre vitreoretinale Degeneration *f*
Waldenström's disease: Perthes-Krankheit *f*, Morbus Perthes *m*, Perthes-Legg-Calvé-Krankheit *f*, Legg-Calvé-Perthes-Krankheit *f*, Legg-Calvé-Perthes-Waldenström-Krankheit *f*, Osteochondropathia deformans coxae juvenilis, Coxa plana (idiopathica)
Wartenberg's disease: **1.** Cheiralgia paraesthetica **2.** idiopathische Akroparästhesie *f*, Wartenberg-Syndrom *nt*, Brachialgia statica paraesthetica
Watson-Jones disease: Grisel-Syndrom *nt*, Watson-Jones-Krankheit *f*
Weber's disease: Sturge-Weber-Krabbe-Krankheit *f*, -Syndrom *nt*, Sturge-Weber-Krabbe-Krankheit *f*, -Syndrom *nt*, enzephalofaziale Angiomatose *f*, Neuroangiomatosis encephalofacialis, Angiomatosis encephalo-oculo-cutanea, Angiomatosis encephalotrigeminalis
Weber-Christian disease: Weber-Christian-Krankheit *f*, Pfeifer-Weber-Christian-Syndrom *nt*, Panniculitis nodularis non suppurativa febrilis et recidivans
Wegner's disease: Wegner-Krankheit *f*, (kongenitale) Knochensyphilis *f*, Osteochondritis syphilitica
Weil's disease: **1.** Weil-Krankheit *f*, Leptospirosis icterohaemorrhagica **2.** Weil-ähnliche-Erkrankung *f*
Weir-Mitchell's disease: Gerhardt-Syndrom *nt*, Mitchell-Gerhardt-Syndrom *nt*, Weir-Mitchell-Krankheit *f*, Erythromelalgie *f*, Erythralgie *f*, Erythermalgie *f*, Akromelalgie *f*
Wenckebach's disease: Herzsenkung *f*, -tiefstand *m*, Wanderherz *m*, Kardioptose *f*
Werdnig-Hoffmann disease: Werdnig-Hoffmann-Krankheit *f*, -Syndrom *nt*, infantile spinale Muskelatrophie *f* (Werdnig-Hoffmann)
Werlhof's disease: idiopathische thrombozytopenische Purpura *f*, Morbus Werlhof *m*, essentielle/essenzielle Thrombozytopenie *f*, idiopathische Thrombozytopenie *f*
Werner-His disease: Wolhyn-Fieber *nt*, Fünftagefieber *nt*, Wolhynienfieber *nt*, Febris quintana
Werner-Schultz disease: Agranulozytose *f*, maligne Neutropenie *f*, perniziöse Neutropenie *f*
Wernicke's disease: Wernicke-Enzephalopathie *f*, -Syndrom *nt*, Polioencephalitis haemorrhagica superior (Wernicke)
Westphal's disease: →*Westphal-Strümpell disease*
Westphal-Strümpell disease: Westphal-Strümpell-Pseudosklerose *f*, -Syndrom *nt*
Whipple's disease: Whipple-Krankheit *f*, Morbus Whipple *m*, intestinale Lipodystrophie *f*, lipophage Intestinalgranulomatose *f*, Lipodystrophia intestinalis
white-spot disease: **1.** Weißfleckenkrankheit *f*, White-Spot-Disease *nt*, Lichen sclerosus et atrophicus, Lichen albus **2.** Morphaea guttata
Whitmore's disease: Whitmore-Krankheit *f*, Pseudomalleus *m*, Pseudorotz *m*, Melioidose *f*, Malleoidose *f*, Melioidosis *f*
Whytt's disease: Hydrocephalus internus
Wilson's disease: **1.** Wilson-Krankheit *f*, -Syndrom *nt*, Morbus Wilson *m*, hepatolentikuläre/hepatozerebrale Degeneration *f* **2.** Wilson-Krankheit *f*, Dermatitis exfoliativa
Winiwarter-Buerger disease: Winiwarter-Buerger-Krankheit *f*, Morbus *m* Winiwarter-Buerger, Endangiitis obliterans, Thrombangiitis obliterans, Thrombendangiitis obliterans
Winkler's disease: schmerzhaftes Ohrknötchen *nt*, Chondrodermatitis nodularis circumscripta helicis
Witkop's disease: hereditäre benigne intraepitheliale

D

D

Dyskeratose *f*
Witkop-von SallmannWitkop-von Sallmann disease: →*Witkop's disease*
Wohlfahrt-Kugelberg-Welander disease: Kugelberg-Welander-Krankheit *f*, -Syndrom *nt*, juvenile Form *f* der spinalen Muskelatrophie, Atrophia musculorum spinalis pseudomyopathica (Kugelberg-Welander)
Wolman's disease: Wolman-Krankheit *f*
woolsorter's disease: Lungenmilzbrand *m*, Wollsortierer-, Lumpensortierer-, Hadernkrankheit *f*
Woringer-Kolopp disease: Morbus Woringer-Kolopp *m*, pagetoide/epidermotrope Retikulose *f*
Yusho disease: Yusho-Krankheit *f*
Zahorsky's disease: Dreitagefieber *nt*, sechste Krankheit *f*, Exanthema subitum, Roseola infantum
Ziehen-Oppenheim disease: Torsionsneurose *f*, Ziehen-Oppenheim-Syndrom *nt*, -Krankheit *f*, Torsionsdystonie *f*, Dysbasia lordotica

dis|eased [dɪ'ziːzd] *adj*: erkrankt, krankhaft, krank, pathologisch, kränklich, morbid

dis|em|bow|el [ˌdɪsem'baʊəl] *vt*: Eingeweide entfernen

dis|em|bow|el|ment [ˌdɪsem'baʊəlmənt] *noun*: Eviszeration *f*

dis|en|gage [ˌdɪsen'geɪdʒ]: **I** *vt* **1.** los-, freimachen, befreien (*from* von) **2.** befreien, entbinden (*from* von) **II** *vi* sich frei machen, loskommen (*from* von)

dis|en|gage|ment [ˌdɪsen'geɪdʒmənt] *noun*: **1.** Befreiung *f* (*from* von) **2.** (*gynäkol.*) Entbindung *f*, Entbinden *nt* (*from* von) **3.** (*chem.*) Entbindung *f*, Freiwerden *nt*

dis|e|quil|lib|ri|um [dɪsˌekwə'lɪbriːəm] *noun*: gestörtes Gleichgewicht *nt*, Ungleichgewicht *nt*

dis|es|the|sia [dɪses'θiːʒ(ɪ)ə] *noun*: Dysästhesie *f*

dis|figur|ed [dɪs'fɪgjərd] *adj*: verunstaltet, entstellt, missgestaltet, verformt, deformiert

dis|ger|mi|no|ma [dɪsˌdʒɜrmɪ'nəʊmə] *noun*: →*dysgerminoma*

dish [dɪʃ] *noun*: (flache) Schüssel *f*, Schale *f*
culture dish: Petrischale *f*
Petri dish: Petrischale *f*

DISH *Abk.*: diffuse idiopathic skeletal hyperostosis

dis|ha|bit|u|a|tion [dɪshəˌbɪtʃə'weɪʃn] *noun*: Dishabituation *f*

dis|har|mo|ny [dɪs'hɑːrməniː] *noun*: Disharmonie *f*
occlusal disharmony: Bissabweichung *f*, Bissanomalie *f*, Okklusionsabweichung *f*, Okklusionsanomalie *f*

DISIDA *Abk.*: diisopropyl iminodiacetic acid

dis|in|fect [ˌdɪsɪn'fekt] *vt*: keimfrei machen, desinfizieren

dis|in|fect|ant [ˌdɪsɪn'fektənt]: **I** *noun* Desinfektionsmittel *nt*, Desinfektans *nt*, Desinfiziens *nt* **II** *adj* keim(ab)tötend, mit keimabtötender Wirkung, desinfizierend
surface disinfectant: Oberflächendesinfektionsmittel *nt*

dis|in|fec|tion [ˌdɪsɪn'fekʃn] *noun*: Entseuchung *f*, Entkeimung *f*, Desinfektion *f*, Desinfizierung *f*
chemical disinfection: chemische Desinfektion *f*
concurrent disinfection: laufende Desinfektion *f*
continuous disinfection: laufende Desinfektion *f*
equipment disinfection: Instrumentendesinfektion *f*
hand disinfection: Händedesinfektion *f*
hot air disinfection: Heißluftdesinfektion *f*
hygienic disinfection: hygienische Händedesinfektion *f*
mechanical disinfection: mechanische Desinfektion *f*
physical disinfection: physikalische Desinfektion *f*
radiation disinfection: Strahlendesinfektion *f*
room disinfection: Raumdesinfektion *f*
root canal disinfection: Wurzelkanaldesinfektion *f*
scrub disinfection: Scheuerdesinfektion *f*
skin disinfection: Hautdesinfektion *f*
spray disinfection: Sprühdesinfektion *f*
steam disinfection: Dampfdesinfektion *f*
surface disinfection: Flächendesinfektion *f*, Oberflächendesinfektion *f*
terminal disinfection: Schlussdesinfektion *f*

dis|in|fec|tor [ˌdɪsɪn'fektər] *noun*: Desinfektionsapparat *m*, Desinfektor *m*

dis|in|fest [ˌdɪsɪn'fest] *vt*: von Ungeziefer befreien, entwesen

dis|in|fest [ˌdɪsɪn'fest] *vt*: von Ungeziefer befreien, entwesen

dis|in|fes|ta|tion [ˌdɪsɪnfes'teɪʃn] *noun*: Entwesung *f*, Desinfestation *f*

dis|in|hi|bi|tion [dɪsˌɪn(h)ɪ'bɪʃn] *noun*: Disinhibition *f*

dis|in|sec|tion [ˌdɪsɪn'sekʃn] *noun*: →*disinsectization*

dis|in|sec|ti|za|tion [ˌdɪsɪnˌsektɪ'zeɪʃn] *noun*: Ungezieferbekämpfung *f*, Disinsektion *f*, Desinsektion *f*

dis|in|sec|tor [ˌdɪsɪn'sektər] *noun*: Disinsektor *m*, Desinsektor *m*

dis|in|ser|tion [ˌdɪsɪn'sɜrʃn] *noun*: **1.** (*orthopäd.*) Sehnenabriss *m* am Ansatz **2.** (*augenheil.*) periphere Netzhautablösung *f*

dis|in|te|grate [dɪs'ɪntəgreɪt]: **I** *vt* auflösen, aufspalten **II** *vi* ver-, zerfallen, sich (in seine Bestandteile) auflösen, sich aufspalten

dis|in|te|gra|tion [dɪsˌɪntə'greɪʃn] *noun*: Disintegration *f*
cell disintegration: Zellzerfall *m*
nuclear disintegration: Kernzerfall *m*, radioaktiver Zerfall *m*
radioactive disintegration: radioaktiver Zerfall *m*

dis|in|vag|i|na|tion [dɪsɪnˌvædʒə'neɪʃn] *noun*: Desinvagination *f*

dis|joint ['dɪsdʒɔɪnt] *vt*: **1.** auseinandernehmen, zerlegen, zerstückeln, zergliedern **2.** (*orthopäd.*) verrenken, ausrenken **3.** →*disarticulate*

dis|junc|tion [dɪs'dʒʌŋ(k)ʃn] *noun*: **1.** Trennung *f*, Absonderung *f* **2.** (*genet.*) (Chromosomen-)Disjunktion *f* **3.** (*augenheil.*) Disjunktion *f* der Koordination

disk [dɪsk] *noun*: **1.** Scheibe *f*; (*anatom.*) Diskus *m*, Discus *m* **2.** Bandscheibe *f*, Intervertebral-, Zwischenwirbelscheibe *f*, Discus intervertebralis
A disk: A-Band *nt*, A-Streifen *m*, A-Zone *f*, anisotrope Bande *f*
abrasive disk: Schleifscheibe *f*
acromioclavicular disk: Discus articularis acromioclavicularis
alumina disk: Korundscheibe *f*, Aluminiumscheibe *f*
aluminum oxide disk: Korundscheibe *f*, Aluminiumscheibe *f*
Amici's disk: Z-Linie *f*, -Streifen *m*, Zwischenscheibe *f*, Telophragma *nt*
anisotropic disk: A-Band *nt*, A-Streifen *m*, A-Zone *f*, anisotrope Bande *f*
anisotropous disk: →*anisotropic band*
articular disk: Gelenkzwischenscheibe *f*, Diskus *m*, Discus articularis
articular disk of acromioclavicular joint: Discus articularis articulationis acromioclavicularis
articular disk of distal radioulnar joint: Discus articularis articulationis radioulnaris distalis
articular disk of sternoclavicular joint: Discus articularis articulationis sternoclavicularis
articular disk of temporomandibular joint: Discus articularis articulationis temporomandibularis
bilaminar germ disk: zweiblättrige Keimscheibe *f*
blastodermic disk: Blastodermscheibe *f*

blood disk: Blutplättchen *nt*, Plättchen *nt*, Thrombozyt *m*
Carborundum disk: Karborundscheibe *f*, Siliziumkarbidscheibe *f*
choked disk: Papillenödem *nt*, Stauungspapille *f*
ciliary disk: Orbiculus ciliaris
cloth disk: Tuchschwabbel *f*
coarse disk: grobe Schleifscheibe *f*
cutting disk: Trennscheibe *f*
Damascus disk: Damascus-Trennscheibe *f*
dental disk: zahnärztliche Schleifscheibe *f*
diamond disk: Diamantschleifscheibe *f*
embryonic disk: Keimscheibe *f*, Keimschild *m*, Blastodiskus *m*
emery disk: Rohkorundscheibe *f*
Engelmann's disk: →*H disk*
epiphyseal disk: Epiphysenfuge *f*, Cartilago epiphysialis
epiphysial disk: Epiphysenfuge *f*, Cartilago epiphysialis
fine disk: feine Schleifscheibe *f*
finishing disk: Feinschleifscheibe *f*
garnet disk: Granatscheibe *f*
germ disk: Keimscheibe *f*, Keimschild *m*, Blastodiskus *m*
germinal disk: →*germ disk*
growth disk: epiphysäre Wachstumszone *f*, Epiphysenfuge *f*
H disk: H-Bande *f*, H-Streifen *m*, H-Zone *f*, helle Zone *f*, Hensen-Zone *f*
Hensen's disk: H-Bande *f*, H-Streifen *m*, H-Zone *f*, helle Zone *f*, Hensen-Zone *f*
herniated disk: Bandscheibenvorfall *m*, Diskushernie *f*, Diskusprolaps *m*
I disk: I-Bande *f*, I-Streifen *m*, I-Zone *f*, isotrope Bande *f*
interarticular disk: Gelenkzwischenscheibe *f*, Discus articularis
interarticular disk of temporomandibular joint: Kiefergelenkscheibe *f*, Discus articularis temporomandibularis
intercalated disk: Glanzstreifen *m*, Discus intercalaris
intermediate disk: Z-Linie *f*, Z-Streifen *m*, Zwischenscheibe *f*, Telophragma *nt*
interpubic disk: Discus interpubicus
intervertebral disk: Intervertebral-, Zwischenwirbelscheibe *f*, Bandscheibe *f*, Discus intervertebralis
intra-articular disk: Gelenkzwischenscheibe *f*, Discus articularis
isotropic disk: I-Bande *f*, I-Streifen *m*, I-Zone *f*, isotrope Bande *f*
J disk: I-Bande *f*, I-Streifen *m*, I-Zone *f*, isotrope Bande *f*
Jo Dandy disk: Damascus-Trennscheibe *f*
M disk: M-Streifen *m*, M-Linie *f*
medium disk: mittelfeine Schleifscheibe *f*
Merkel's disk: Merkel-Tastscheibe *f*
Newton's disk: Newton-Scheibe *f*
optic disk: →*optic nerve disk*
optic nerve disk: Sehnervenpapille *f*, Papille *f*, Discus/Papilla nervi optici
Placido's disk: Placido-Scheibe *f*
polishing disk: Polierscheibe *f*
proligerous disk: Eihügel *m*, Discus proligerus/oophorus, Cumulus oophorus
protruded disk: Bandscheibenvorfall *m*, Bandscheibenprolaps *m*, Bandscheibenhernie *f*
protruding disk: Bandscheibenprotrusion *f*
protruding intervertebral disk: Bandscheibenprotrusion *f*
Q disk: A-Band *nt*, A-Streifen *m*, A-Zone *f*, anisotrope Bande *f*
radioulnar disk: Discus articularis radioulnaris distalis
radioulnar articular disk: →*radioulnar disk*
ruptured disk: Bandscheibenvorfall *m*, Bandscheibenprolaps *m*, Bandscheibenhernie *f*
sandpaper disk: Schleifpapierscheibe *f*, Schmirgelpapierscheibe *f*
silicon carbide disk: Karborundscheibe *f*, Siliziumkarbidscheibe *f*
slipped disk: Bandscheibenvorfall *m*, Bandscheibenprolaps *m*, Bandscheibenhernie *f*
sternoclavicular disk: Discus articularis sternoclavicularis
sternoclavicular articular disk: Discus articularis sternoclavicularis
sucking disk: Saugscheibe *f*
superfine disk: extrafeine Schleifscheibe *f*
tactile disks: Merkel-Tastzellen *pl*, -Tastscheibe *f*, Meniscus tactus
temporomandibular disk: →*temporomandibular articular disk*
temporomandibular articular disk: Discus articularis temporomandibularis
thin disk: Z-Linie *f*, Z-Streifen *m*, Zwischenscheibe *f*, Telophragma *nt*
trilaminar germ disk: dreiblättrige Keimscheibe *f*
Z disk: Z-Linie *f*, Z-Streifen *m*, Zwischenscheibe *f*, Telophragma *nt*

disk- *präf.*: Scheiben-, Bandscheiben-, Disk(o)-, Disc(o)-
dis|kec|to|my [dɪs'kektəmiː] *noun*: Bandscheiben(teil)-entfernung *f*, -resektion *f*, Diskektomie *f*; Nukleotomie *f*
laser diskectomy: Laser-Diskektomie *f*
percutaneous diskectomy: perkutane Diskektomie *f*
temporomandibular joint diskectomy: Entfernung *f* des Discus articularis temporomandibularis
TMJ diskectomy: Entfernung *f* des Discus articularis temporomandibularis
dis|ki|form ['dɪskəfɔːrm] *adj*: scheibenförmig, disziform, diskoid, diskoidal
dis|ki|tis [dɪs'kaɪtɪs] *noun*: Diskusentzündung *f*, Discitis *f*, Diszitis *f*
disko- *präf.*: Scheiben-, Bandscheiben-, Disk(o)-, Disc(o)-
dis|ko|gram ['dɪskəgræm] *noun*: Diskogramm *nt*
dis|ko|graph|ic [dɪskə'græfɪk] *adj*: Diskografie betreffend, mittels Diskografie, diskographisch, diskografisch
dis|kog|ra|phy [dɪs'kɑgrəfiː] *noun*: Diskographie *f*, Diskografie *f*
dis|kot|o|my [dɪs'kɑtəmiː] *noun*: Bandscheibenoperation *f*
dis|lo|cate ['dɪsləʊkeɪt, dɪs'ləʊ-] *vt*: **1.** verrücken, verschieben **2.** (*orthopäd.*) aus-, verrenken, auskugeln, luxieren, dislozieren
dis|lo|cate ['dɪsləʊkeɪt, dɪs'ləʊ-] *vt*: **1.** verrücken, verschieben **2.** (*orthopäd.*) ausrenken, verrenken, auskugeln, luxieren, dislozieren
dis|lo|ca|tio [,dɪsləʊ'keɪʃɪəʊ] *noun*: →*dislocation*
dislocatio ad latus: Dislocatio ad latus
dislocatio ad periphericam: Dislocatio ad peripheriam
dislocatio cum contractione: Dislocatio cum contractione
dislocatio cum distractione: Dislocatio cum distractione
dis|lo|ca|tion [dɪsləʊ'keɪʃn] *noun*: **1.** Verlagerung *f*, Lageanomalie *f*, Lageatypie *f*, Dislokation *f* **2.** (*genet.*) (Chromosomen-)Dislokation *f* **3.** (*orthopäd.*) Verrenkung *f*, Ausrenkung *f*, Luxation *f*; Dislokation *f* **4.** (*or-*

thopäd.) Fragmentverschiebung *f*, Dislokation *f*, Dislocatio *f*
acromioclavicular dislocation: Akromioklavikularluxation *f*, Luxatio acromioclavicularis
anterior shoulder dislocation: vordere Schulterluxation *f*, Luxatio subcoracoidea
axillary shoulder dislocation: Luxatio axillaris
Bell-Dally dislocation: Bell-Dally-Dislokation *f*, spontane nicht-traumatische Atlasluxation *f*
bilateral temporomandibular joint dislocation: beidseitige Kieferluxation *f*, beidseitige Kiefergelenkluxation *f*
dislocations of the carpus: Handwurzelluxationen *pl*
central dislocation of the hip: zentrale Luxation *f* des Femurkopfes, zentrale Hüftgelenksluxationsfraktur *f*
dislocation of the clavicle: Klavikulaluxation *f*
closed dislocation: einfache/geschlossene Luxation *f*
complete dislocation: komplette Luxation/Dislokation *f*
complicated dislocation: komplizierte Luxation *f*
compound dislocation: offene Luxation *f*
congenital dislocation: kongenitale Luxation *f*
congenital dislocation of the hip: Luxatio coxae congenita
congenital dislocation of the lens: Linsenektopie *f*, Ektopia lentis congenita
congenital dislocation of lense: Ektopia lentis congenita
congenital dislocation of the knee joint: kongenitale/angeborene Kniegelenkluxation *f*
congenital dislocation of the patella: angeborene/kongenitale Patellaluxation *f*
dorsal perilunate dislocation: perilunäre Dorsalluxation *f*
dislocation of the elbow: Ellenbogen(gelenk)luxation *f*
dislocation of false ribs: Luxation *f* der Costae spuriae
fractured dislocation: Luxationsfraktur *f*
fracture dislocation of the hip: Hüftgelenksluxationsfraktur *f*
habitual dislocation: habituelle Luxation *f*, gewohnheitsmäßige Luxation *f*, rezidivierende Luxation *f*
habitual temporomandibular joint dislocation: habituelle Kieferluxation *f*
dislocation of the hip: Hüftgelenk(s)luxation *f*
hyperdistention dislocation: Distensionsluxation *f*
incomplete dislocation: unvollständige Verrenkung *f*, Ausrenkung *f*, Subluxation *f*
intrauterine dislocation: intrauterine Luxation *f*
jaw dislocation: Kieferluxation *f*
Kienböck's dislocation: Luxation *f* des Os lunatum, Lunatumluxation *f*
dislocation of the knee joint: Kniegelenk(s)luxation *f*
dislocation of the lens: Linsenluxation *f*
Lisfranc's dislocation: Lisfranc-Luxation *f*, Vorfußluxation *f* im Lisfranc-Gelenk
dislocation of the lunate: Luxation *f* des Os lunatum, Lunatumluxation *f*
mandibular dislocation: Kieferluxation *f*, Kiefergelenkluxation *f*
Monteggia's dislocation: Monteggia-Hüftluxation *f*, Luxatio coxae iliaca
Nélaton's dislocation: Nélaton-Luxation *f*
nerve dislocation: Nervenluxation *f*
omtogenetic dislocation: ontogenetische Luxation *f*
open dislocation: offene Luxation *f*
paralytic dislocation: Lähmungsluxation *f*
partial dislocation: unvollständige Verrenkung *f*, Ausrenkung *f*, Subluxation *f*
dislocation of the patella: Patellaluxation *f*
pathologic dislocation: pathologische Luxation *f*
perilunar dislocation: perilunäre Luxation *f*
periscapholunar dislocation: periskapholunäre Luxation *f*
posterior dislocation: Dorsaldislokation *f*
posterior shoulder dislocation: hintere Schulterluxation *f*, Luxatio posterior/infraspinata
prenatal dislocation of hip: teratologische/pränatale Hüftgelenk(s)dislokation *f*
recurrent dislocation of the patella: habituelle Patellaluxation *f*
recurrent shoulder dislocation: habituelle Schulterluxation *f*
recurrent temporomandibular joint dislocation: habituelle Kieferluxation *f*, habituelle Kiefergelenkluxation *f*, rezidivierende Kieferluxation *f*, rezidivierende Kiefergelenkluxation *f*
shoulder dislocation: Schulter(gelenk)luxation *f*, Luxatio humeri
simple dislocation: geschlossene/einfache Luxation *f*
temporomandibular dislocation: Kieferluxation *f*, Luxatio mandibulae, Unterkieferverrenkung *f*
temporomandibular joint dislocation: Kieferluxation *f*, Luxatio mandibulae, Unterkieferverrenkung *f*
teratogenic dislocation of the hip: teratologische/pränatale (Hüftgelenks-)Dislokation *f*
testicular dislocation: Hodenluxation *f*
dislocation of the testis: Hodenektopie *f*
traumatic dislocation: traumatische Luxation *f*
unilateral temporomandibular joint dislocation: einseitige Kieferluxation *f*, einseitige Kiefergelenkluxation *f*

dis|mem|ber [dɪs'membər] *vt*: **1.** zergliedern, zerstückeln **2.** (*Arm, Bein*) amputieren

dis|mem|ber|ment [dɪs'membərmənt] *noun*: **1.** Zerstückelung *f*, Zergliederung *f* **2.** (*orthopäd.*) Gliedmaßen(teil)amputation *f*

dis|mu|tase ['dɪsmju:teɪz] *noun*: Dismutase *f*
superoxide dismutase: Hyperoxiddismutase *f*, Superoxiddismutase *f*, Hämocuprein *nt*, Erythrocuprein *nt*

dis|mu|ta|tion [ˌdɪsmju:'teɪʃn] *noun*: Dismutation *f*

di|so|mic [daɪ'səʊmɪk] *adj*: disom

di|so|mus [daɪ'səʊməs] *noun*: Disomus *m*

di|so|my ['daɪsəʊmi:] *noun*: Disomie *f*
uniparental disomy: uniparentale Disomie *f*

di|so|pyr|a|mide [ˌdaɪsəʊ'pɪrəmɪd] *noun*: Disopyramid *nt*

dis|or|der [dɪs'ɔ:rdər]: **I** *noun* **1.** pathologischer Zustand *m*, (krankhafte) Störung *f*, Erkrankung *f*, Krankheit *f* **2.** Unordnung *f*, Durcheinander *nt*; Systemlosigkeit *f* **II** *vt* **3.** in Unordnung bringen, durcheinander bringen **4.** eine Erkrankung hervorrufen
acute neuropsychologic disorder: Delirium *nt*, Delir *nt*
adjustment disorder: Anpassungsstörung *f*
affective disorder: affektive Psychose *f*
affective borderline disorder: Angst-Glück-Psychose *f*
affective personality disorder: →*cyclothymic personality disorder*
anorectal disorders: analer Symptomenkomplex *m*
antisocial personality disorder: antisoziale Persönlichkeit(sstörung) *f*
anxiety disorders: Angstneurosen *pl*
atopic disorder: Atopie *f*
attention deficit disorder: Störung *f* mit Aufmerksamkeitsdefizit ohne Hyperaktivität
attention deficit hyperactivity disorder: Störung *f* mit Aufmerksamkeitsdefizit bei Hyperaktivität *f*, kindliches Hyperkinesesyndrom *nt*, Aufmerksamkeits- und

Hyperaktivitätsstörung *f*, hyperkinetische Reaktion im Kindesalter
autistic disorder: Kanner-Syndrom *nt*, frühkindlicher Autismus *m*
balance disorder: Gleichgewichtsstörung *f*
behavior disorder: Verhaltensstörung *f*
behaviour disorder: (*brit.*) →*behavior disorder*
bipolar disorder: manisch-depressive Psychose/Krankheit *f*
bleeding disorders: Blutungsübel *pl*; Blutgerinnungsstörungen *pl*
borderline personality disorder: Borderline-Persönlichkeit(sstörung) *f*
central balance disorder: zentrale Gleichgewichtsstörung *f*
central speech disorder: zentrale Stimmstörung *f*, Sprechstörung *f*
central vestibular disorder: zentrale Vestibularisstörung *f*
cerebral focal disorders: zerebrale Herdstörungen *pl*
character disorder: Persönlichkeitsstörung *f*
chronic neuropsychologic disorder: chronisch-organisches Psychosyndrom *nt*, chronisches psychoorganisches Syndrom *nt*
collagen disorder: Störung *f* des Kollagenstoffwechsels
complement deficiency disorders: Komplementdefekte *pl*
conduct disorder: Anpassungsstörung *f* im Sozialverhalten
contact disorder: Kontaktstörung *f*
contact behavior disorder: Kontaktstörung *f*
contact behaviour disorder: (*brit.*) →*contact behavior disorder*
content thought disorder: inhaltliche Denkstörungen *pl*
conversion disorder: Konversionsreaktion *f*, Konversionsneurose *f*, Konversionshysterie *f*, hysterische Reaktion/Neurose *f*
cycloid disorders: zykloide Psychosen *pl*, Emotionspsychosen *pl*
cycloid personality disorder: Zyklothymie *f*
cyclothymic disorder: Zyklothymie *f*
cyclothymic personality disorder: Zyklothymie *f*
degenerative joint disorder: degenerative Gelenkerkrankung *f*
delusional disorders: →*delusional paranoid disorders*
delusional paranoid disorders: paranoide Syndrome *pl*, Paranoia *f*
depersonalization disorder: (neurotisches) Depersonalisationssyndrom *nt*
dissociative disorder: dissoziative Störung *f*
dysthymic disorder: Dysthymie *f*
eczematoid disorder: Ekzematoid *nt*
emotional disorder: Geistesstörung *f*, -krankheit *f*
expansion-confabulation disorder: expansiv-konfabulatorisches Syndrom *nt*
factitious disorder: factitious disorder/disease *nt*
formal thought disorder: formale Denkstörungen *pl*
functional disorder: funktionelle Erkrankung/Krankheit/Störung *f*, Funktionsstörung *f*
functional circulatory disorders: funktionelle Kreislaufstörungen *pl*
functional heart disorder: funktionelle Herzbeschwerden *pl*
functional vestibular disorder: funktionelle Vestibularisstörung *f*, vestibuläre Funktionsstörung *f*
generalized anxiety disorder: generalisierte Angst(-neurose) *f*
genetic disorder: genetische/genetisch-bedingte Erkrankung *f*, genetische/genetisch-bedingte Krankheit *f*
hearing disorders: Hörstörungen *pl*
heat disorder: Hitzeschaden *m*
heat-related disorders: Überhitzungssyndrome *pl*
hereditary disorder: hereditäre Erkrankung *f*, erbliche Erkrankung *f*, Erbkrankheit *f*, Erbleiden *nt*
histrionic personality disorder: hysterische/histrionische Persönlichkeit(sstörung) *f*
identity disorder: Identitätsstörung *f*, -krise *f*
immune-complex disorder: Immunkomplexkrankheit *f*
immunodeficiency disorder: Immundefekt *m*, Immunmangelkrankheit *f*, Defektimmunopathie *f*, Immundefizienz *f*
immunoproliferative disorder: immunproliferative Erkrankung *f*
induced psychotic disorder: induziertes Irresein *nt*, Folie à deux
intestinal circulatory disorder: intestinale Durchblutungsstörung *f*
LDL-receptor disorder: (primäre/essentielle) Hyperlipoproteinämie *f* Typ IIa, essentielle/familiäre Hypercholesterinämie *f*, primäre Hyperbetalipoproteinämie *f*, familiäre idiopathische hypercholesterinämische Xanthomatose *f*, LDL-Rezeptordefekt *m*
libido disorder: Libidostörung *f*
lymphoproliferative disorder: lymphoproliferative Erkrankung *f*
lymphoreticular disorders: lymphoretikuläre Erkrankungen *pl*, Erkrankungen *pl* des lymphoretikulären Systems
lysosomal storage disorders: lysosomale Speicherkrankheiten *pl*
male erectile disorder: erektile Dysfunktion *f*
manic-depressive disorder: manisch-depressive Psychose/Krankheit *f*
metabolic disorder: Stoffwechselstörung *f*
monogenetic disorders: monogenetische Erkrankungen *pl*
monophasic disorders: monophasische Psychosen *pl*
monopolar disorders: monopolare Psychosen *pl*
mood disorder: affektive Psychose *f*, Gemütskrankheit *f*
motor disorder: motorische Störung *f*, Störung *f* der Motorik
multifactorial disorder: multifaktorielle Erkrankung *f*
myofacial disorder: myofaziales Schmerzsyndrom *nt*
narcissistic personality disorder: narzisstische Persönlichkeit(sstörung) *f*
neurologic disorder: neurologische Störung/Erkrankung *f*
neuropsychologic disorder: Psychosyndrom *nt*
non-organic sleep disorder: nicht-organische Schlafstörungen *pl*
nutritional disorder: Ernährungsstörung *f*
obsessive-compulsive disorder: Anankasmus *m*
obsessive-compulsive personality disorder: zwanghafte/anankastische Persönlichkeit(sstörung), Zwangscharakter *m*
obstructive ventilation disorder: obstruktive Ventilationsstörung *f*
oligosaccharide storage disorder: Oligosaccharidose *f*
organic disorders: organische Krankheiten *pl*
organic mental disorder: organische Psychose *f*
organic sleep disorder: organische Schlafstörungen *pl*
paranoid disorder: paranoide Psychose *f*
paranoid personality disorder: paranoide Persönlichkeit(sstörung) *f*

D

passive-aggressive personality disorder: passiv-aggressive Persönlichkeit(sstörung) *f*
peripheral vestibular disorder: periphere Vestibularisstörung *f*
personality disorder: Persönlichkeit(sstörung *f*) *f*, Psychopathie *f*, Charakterneurose *f*
polyphasic disorders: polyphasische Psychosen *pl*
post-stress disorder: Entlastungssyndrom *nt*, Entziehungssyndrom *nt*
post-traumatic mental disorder: posttraumatisches Psychosyndrom *nt*
post-traumatic stress disorder: akute Belastungsreaktion *f*
postvaccinal disorder: Impfkomplikation *f*
primary disorders of phosphate metabolism: primäre Phosphatstörungen *pl*
psychogenic disorder: psychogene Störung *f*
psychogenic eating disorders: psychogene Essstörungen *pl*
psychophysiologic disorder: psychosomatische Störung *f*
psychosomatic disorder: psychosomatische Störung *f*, Organneurose *f*
pyridoxine-dependent metabolic disorder: pyridoxinabhängige Stoffwechselstörung *f*
renal disorder: Nierenerkrankung *f*, -leiden *nt*
restrictive ventilation disorder: restriktive Ventilationsstörung *f*
rheumatic disorder: rheumatische Erkrankung *f*, Erkrankung des rheumatischen Formenkreises, Rheumatismus *m*, Rheuma *nt*
sadistic personality disorder: sadistische Persönlichkeit(sstörung) *f*
schizoaffective disorders: schizoaffektive Psychosen *pl*, Mischpsychosen *pl*, atypische endogene Psychosen *pl*
schizoid personality disorder: schizoide Persönlichkeit(sstörung) *f*
schizotypal personality disorder: schizotypische Persönlichkeit(sstörung *f*) *f*
seizure disorder: Krampfanfall-auslösende Erkrankung *f*
separation anxiety disorder: Trennungsangst *f*
skin disorder: Dermatose *f*
sleep disorder: Schlafstörung *f*, Insomnie *f*, Insomnia, Dyssomnie *f*
sleep terror disorder: Nachtangst *f*, Pavor nocturnus
sleepwalking disorder: Nachtwandeln *nt*, Noktambulismus *m*, Schlafwandeln *nt*, Somnambulismus *m*
disorder of sound conduction: Schallleitungsstörung *f*
disorder of sound perception: Schallwahrnehmungsstörung *f*
speech disorder: Sprachstörung *f*
spine disorders: Wirbelsäulenaffektionen *pl*
surgical disorder: chirurgische Erkrankung *f*
temporomandibular disorder: Kiefergelenksdysfunktionssyndrom *nt*, Kiefergelenk-Dysfunktionssyndrom *nt*
tendon disorder: Tendopathie *f*, Tendinose *f*
thought disorders: Denkstörungen *pl*
thyroid disorders: Schilddrüsenerkrankungen *pl*
Tourette's disorder: Gilles-de-la-Tourette-Syndrom *nt*, Tourette-Syndrom *nt*, Maladie des tics, Tic impulsif
ventilation disorder: Ventilationsstörung *f*
vestibular disorder: Vestibularisstörung *f*
voice disorder: Stimmstörung *f*

dis|or|dered [dɪs'ɔːrdərd] *adj*: **1.** durcheinander, ungeordnet **2.** gestört, krank, erkrankt

dis|or|gan|i|za|tion [dɪs,ɔːrgənə'zeɪʃn] *noun*: Desorganisation *f*

dis|o|ri|ent [dɪs'ɔːrɪent] *vt*: jdn. verwirren, desorientieren

dis|o|ri|en|tate [dɪs'ɔːrɪənteɪt] *vt*: →*disorient*

dis|o|ri|en|tat|ed [dɪs'ɔːrɪənteɪtɪd] *adj*: desorientiert

dis|o|ri|en|ta|tion [dɪs,ɔːrɪən'teɪʃn] *noun*: Verwirrtheit *f*, Desorientiertheit *f*
chronologic disorientation: zeitliche Desorientiertheit *f*
left-right disorientation: Rechts-Links-Störung *f*
right-left disorientation: Rechts-Links-Störung *f*
spatial disorientation: räumliche Desorientiertheit *f*

dis|ox|i|da|tion [dɪs,ɑksə'deɪʃn] *noun*: →*deoxidation*

dis|par ['dɪspær] *adj*: →*disparate*

dis|pa|rate ['dɪspərɪt, dɪ'spær-] *adj*: disparat, dispar

dis|pa|rate|ness ['dɪspərɪtnəs] *noun*: →*disparity*

dis|par|i|ty [dɪs'pærətiː] *noun*: Disparation *f*
horizontal disparity: Querdisparation *f*
longitudinal disparity: Längendisparation *f*

dis|pen|sa|ble [dɪ'spensəbl] *adj*: entbehrlich

dis|pen|sa|ry [dɪ'spensəriː] *noun*: **1.** Poliklinik *f*, Ambulanz *f* **2.** Arzneimittelausgabe(stelle) *f*; Krankenhausapotheke *f*

dis|pen|sa|to|ry [dɪ'spensətɔːriː, -təʊ-] *noun*: Arzneiverordnungsbuch *nt*, Dispensatorium *nt*

dis|pense [dɪ'spens] *vt*: **1.** austeilen, verteilen **2.** (*pharmakol.*) Arzneimittel zubreiten und abgeben, dispensieren

dis|pens|er [dɪ'spensər] *noun*: **1.** (*pharmakol.*) Spender *m* **2.** Automat *m*, Spender *m*

dis|pens|ing [dɪ'spensɪŋ] *adj*: dispensierend

di|sper|my ['daɪspɜrmiː] *noun*: Doppelbefruchtung *f*, Dispermie *f*

dis|per|sal [dɪ'spɜrsl] *noun*: (Zer-, Ver-)Streuung *f*, Zerlegung *f*, Verteilung *f*, Dispersion *f*
spore dispersal: Sporenverbreitung *f*

dis|per|sant [dɪ'spɜrsənt] *noun*: Dispergens *nt*, Dispersionsmittel *nt*, Dispersionsmedium *nt*, Dispergiermittel *nt*

dis|perse [dɪ'spɜrs]: **I** *vt* **1.** (ver-, zer-)streuen, verteilen, verbreiten; auflösen; (*Licht*) streuen **2.** (*physik.*) dispergieren, zerstreuen, (fein) verteilen **II** *vi* sich zerstreuen *oder* auflösen; sich verteilen

dis|per|sion [dɪ'spɜrʒn, -ʃn] *noun*: **1.** (Zer-, Ver-)Streuung *f*, Zerlegung *f*, Verteilung *f*, Dispersion *f* **2.** (*physik.*) Dispersion *f*, Suspension *f*, disperses System *nt* **3.** (*pharmakol.*) Dispersion *f*
cell dispersion: Zellsuspension *f*, -dispersion *f*
frequency dispersion: Frequenzdispersion *f*
optical rotatory dispersion: optische Rotationsdispersion *f*
Q-T dispersion: QT-Dispersion *f*
tissue dispersion: Gewebesuspension *f*

dis|per|sive [dɪ'spɜrsɪv] *adj*: (ver-, zer-)streuend, verteilend, dispergierend, Dispersions-

dis|per|soid [dɪ'spɜrsɔɪd] *noun*: Dispersionskolloid *nt*

dis|per|son|al|i|za|tion [dɪs,pɜrsnəlaɪ'zeɪʃn] *noun*: Depersonalisation *f*

di|spi|ra [daɪ'spaɪrə] *noun*: →*dispireme*

di|spi|rem [daɪ'spaɪrem] *noun*: Dispirem *nt*, Doppelknäuel *nt*

di|spi|reme [daɪ'spaɪriːm] *noun*: Doppelknäuel *m/nt*, Dispirem *nt*

dis|place [dɪs'pleɪs] *vt*: **1.** verschieben, -lagern, -rücken **2.** (*a. psychol.*) verdrängen **3.** (*a. chem.*) ersetzen **4.** jdn. entlassen *oder* ablösen

dis|place|a|bil|i|ty [dɪspleɪsə'bɪlətiː] *noun*: Verschiebbarkeit *f*
tissue displaceability: Gewebeverschiebbarkeit *f*

dis|place|ment [dɪs'pleɪsmənt] *noun*: **1.** Verlagerung *f*, Verschiebung *f*, Verrückung *f* **2.** (*a. psychol.*) Verdrängung *f*; (*psychol.*) Affektverlagerung *f* **3.** (*Fraktur*) Fragmentverschiebung *f*, Dislokation *f*, Dislocatio *f* **4.** Ablösung *f*, Entlassung *f*
affect displacement: Affektverschiebung *f*, Affektverlagerung *f*
displacement of brain tissue: Massenverschiebung *f*
condylar displacement: Kondylenverschiebung *f*
forward displacement of the uterus: Antepositio uteri
mesial displacement: Mesialverschiebung *f*

dis|po|si|tion [dɪspə'zɪʃn] *noun*: Veranlagung *f*, Disposition *f*

dis|pro|por|tion [dɪsprə'pɔːrʃn] *noun*: Missverhältnis *nt*

dis|pro|por|tion|ate [dɪsprə'pɔːrʃənɪt] *adj*: disproportioniert

dis|rupt [dɪs'rʌpt]: I *vt* auseinanderbrechen, zerbrechen; auseinanderreißen, zerreißen; (zer-)spalten II *vi* auseinanderbrechen; zerreißen

dis|rup|tion [dɪs'rʌpʃn] *noun*: **1.** Zerbrechung *f*; Zerreißung *f* **2.** Zerrissenheit *f*, Spaltung *f* **3.** Bruch *m*; Riss *m* **4.** (*embryolog.*) Disruption *f*
disruption of continuity: Kontinuitätstrennung *f*
popliteal artery disruption: Popliteal(ab)riss *m*
tracheobronchial disruption: Bronchienabriss *m*
urethral disruption: Harnröhren-, Urethraabriss *m*

dis|rup|tive [dɪs'rʌptɪv] *adj*: **1.** zerbrechend; zerreißend **2.** zerrüttend **3.** (*physik.*) disruptiv

dis|sect [dɪ'sekt, daɪ-] *vt*: **1.** zergliedern, zerlegen; spalten **2.** (*anatom., chirurg.*) zergliedern, zerlegen, sezieren, präparieren

dis|sect|ing [dɪ'sektɪŋ, daɪ-] *adj*: dissezierend

dis|sec|tion [dɪ'sekʃn, daɪ-] *noun*: **1.** (*patholog.*) Dissektion *f*; (*chirurg.*) Dissektion *f*, **2.** Zergliederung *f*, Zerlegung *f*; (genaue) Analyse *f* **3.** Zergliedern *nt*, Zerlegen *nt*, Sezieren *nt* **4.** Leicheneröffnung *f*, Sektion *f*, Obduktion *f*
aortic dissection: Aortendissektion *f*, Aneurysma dissecans der Aorta
arterial dissection: arterielle Dissektion *f*, Dissektion *f*, Dissectio *f*
axillary dissection: Axilladissektion *f*, -revision *f*, -ausräumung *f*
axillary lymph node dissection: →*axillary dissection*
axillary nodal dissection: →*axillary dissection*
blunt dissection: stumpfes Präparieren *nt*
curative neck dissection: kurative neck dissection *f*
elective neck dissection: elektive neck dissection *f*
en bloc neck dissection: Neck dissection en bloc
functional neck dissection: funktionelle neck dissection *f*
hilar dissection: (*Leber*) Hiluspräparation *f*
lymph node dissection: Lymphknotenentfernung *f*, -dissektion *f*
modified neck dissection: modifizierte neck dissection *f*
neck dissection: Halsdissektion *f*, -ausräumung *f*, neck dissection *f*
nodal dissection: Lymphknotenentfernung *f*, -dissektion *f*
node dissection: Lymphknotenentfernung *f*, -dissektion *f*
preserving neck dissection: konservierende neck dissection *f*
radical neck dissection: radikale neck dissection *f*
selective neck dissection: selektive neck dissection *f*
sharp dissection: scharfes Präparieren *nt*
suprahyoidal neck dissection: suprahyoidale neck dissection *f*
surgical dissection: chirurgisches Präparieren *nt*, chirurgische Darstellung *f*

dis|sec|tor [dɪ'sektər, daɪ-] *noun*: Dissektor *m*

dis|sem|i|nat|ed [dɪ'seməneɪtɪd] *adj*: verbreitet, verstreut, disseminiert

dis|sem|i|na|tion [dɪˌsemɪ'neɪʃn] *noun*: **1.** Ausstreuung *f*, Verbreitung *f* **2.** (*patholog.*) Aussaat *f*, Streuung *f*, Dissemination *f* **3.** (*mikrobiolog.*) Dissemination *f*
bronchial dissemination: bronchogene Aussaat *f*
early systemic dissemination: Frühgeneralisation *f*

dis|sert [dɪ'sɜrt] *vi*: →*dissertate*

dis|ser|tate ['dɪsərteɪt] *vi*: einen Vortrag halten, eine Abhandlung schreiben (*on* über)

dis|ser|ta|tion [ˌdɪsər'teɪʃn] *noun*: **1.** (wissenschaftliche) Abhandlung *m*; Dissertation *f* **2.** (wissenschaftlicher) Vortrag *m*

dis|sim|i|lar [dɪ'sɪmɪlər] *adj*: ungleich(artig), unähnlich (*to*); verschieden (*to* von)

dis|sim|i|lar|i|ty [dɪˌsɪmɪ'lærətiː] *noun*: **1.** Ungleichheit *f*, Ungleichartigkeit *f*, Unähnlichkeit *f*, Verschiedenheit *f* **2.** Unterschied *m*

dis|sim|i|late [dɪ'sɪmɪleɪt]: I *vt* **1.** unähnlich machen **2.** (*physiolog.*) abbauen, dissimilieren II *vi* **3.** unähnlich werden **4.** (*physiolog.*) dissimilieren, sich abbauen

dis|sim|i|la|tion [dɪˌsɪmɪ'leɪʃn] *noun*: Dissimilation *f*

dis|si|mil|i|tude [ˌdɪsɪ'mɪlɪt(j)uːd] *noun*: →*dissimilarity*

dis|sim|u|la|tion [dɪˌsɪmjə'leɪʃn] *noun*: Dissimulation *f*

dis|so|ci|a|ble [dɪ'səʊʃ(ɪ)əbl] *adj*: dissoziierbar

dis|so|ci|ate [dɪ'səʊʃɪeɪt, -sɪ-]: I *vt* **1.** (ab-)trennen, auf-, loslösen, absondern (*from* von) **2.** (*chem.*) dissoziieren II *vi* **3.** sich (ab-)trennen, sich auf- *oder* loslösen **4.** (*chem.*) dissoziieren, (in Ionen) zerfallen

dis|so|ci|at|ed [dɪ'səʊʃɪeɪtɪd, -sɪ-] *adj*: dissoziiert

dis|so|ci|a|tion [dɪˌsəʊʃɪ'eɪʃn] *noun*: Dissoziation *f*
albuminocolloidal dissociation: albumino-kolloidale Dissoziation *f*
albuminocytologic dissociation: albuminozytologische Dissoziation *f*
atrial dissociation: Vorhofdissoziation *f*
atrioventricular dissociation: atrioventrikuläre Dissoziation *f*
auriculoventricular dissociation: atrioventrikuläre Dissoziation *f*
bacterial dissociation: bakterielle Dissoziation *f*
electrolytic dissociation: elektrolytische Dissoziation *f*
electromechanic dissociation: elektromechanische Dissoziation *f*, Hyposystolie *f*
interference dissociation: Interferenzdissoziation *f*
light-near response dissociation: Licht-Nah-Dissoziation *f*
maturation dissociation: Reifungsdissoziation *f*
microbic dissociation: bakterielle Dissoziation *f*
oculomotoric dissociation: Dissoziation *f* der Augenmuskelbewegungen
sensory dissociation: Empfindungsdissoziation *f*

dis|so|ci|a|tive [dɪ'səʊʃɪeɪtɪv] *adj*: dissoziativ

dis|so|lu|tion [ˌdɪsə'luːʃn] *noun*: **1.** (Auf-)Lösen *nt* **2.** Verflüssigen *nt*, Verflüssigung *f* **3.** (*chem.*) Zersetzung *m*; (Auf-)Lösung *f* **4.** Lösung *f*, Lockerung *f* **5.** Tod *m*

dis|solve [dɪ'zɑlv]: I *vt* **1.** (auf-)lösen; (*chem.*) zersetzen **2.** schmelzen, verflüssigen II *vi* sich auflösen; zerfallen

dis|sol|vent [dɪ'zɑlvənt]: I *noun* Lösungsmittel *nt*, Solvens *nt*, Dissolvens *nt* II *adj* (auf-)lösend; zersetzend

dis|so|nance [dɪz'ənən(t)s] *noun*: Dissonanz *f*
cognitive dissonance: kognitive Dissonanz *f*

dis|so|nant [dɪz'ənənt] *adj*: dissonant
dis|sym|met|ric [ˌdɪsɪ'metrɪk] *adj*: →*dissymmetrical*
dis|sym|met|ri|cal [ˌdɪsɪ'metrɪkl] *adj*: **1.** unsymmetrisch, asymmetrisch **2.** (*chem.*) enantiomorph
dis|sym|me|try [dɪ'sɪmətriː] *noun*: Asymmetrie *f*
dist. *Abk.*: distilled
dis|tal ['dɪstəl] *adj*: vom Mittelpunkt/von der Körpermitte entfernt (liegend), distal
distal-occlusal *adj*: distal-okklusal
dis|tance ['dɪstəns] *noun*: **1.** Entfernung *f* (*from* von); Distanz *f*, Zwischenraum *m*, Abstand *m* (*between* zwischen); Entfernung *f*, Strecke *f* **2.** (zeitlicher) Abstand *m*, Zeitraum *m*
anode-film distance: Fokus-Film-Abstand *m*
distance between the eyes: Augenabstand *m*
cone distance: Fokus-Objekt-Abstand *m*
cone-surface distance: Fokus-Objekt-Abstand *m*
focal distance: Brennweite *f*
focal-film distance: Fokus-Film-Abstand *m*
focus-film distance: Fokus-Film-Abstand *m*
focus-object distance: Fokus-Objekt-Abstand *m*
hearing distance: Hörweite *f*
interarch distance: Interokklusalabstand *m*, Zahnreihenabstand *m*, Abstand *m* der Zahnreihen
intercristal distance: Distantia intercristalis
interocclusal distance: Interokklusalabstand *m*, Interokklusalspalt *m*, Interokklusalraum *m*, interokklusaler Zwischenraum *m*, interokklusaler Raum *m*, Freeway space *m*
interocular distance: Augenabstand *m*
interpediculate distance: Interpedikulärabstand *m*
interpupillary distance: Interpupillar-, Pupillardistanz *f*
interspinous distance: Distantia interspinosa
intertrochanteric distance: Distantia intertrochanterica
large interarch distance: großer Interokklusalabstand *m*
long cone distance: Langkonustechnik *f*
object-film distance: Objekt-Film-Abstand *m*
reduced interarch distance: verkleinerter Interokklusalabstand *m*
short cone distance: Kurzkonustechnik *f*
small interarch distance: kleiner Interokklusalabstand *m*
source-cone distance: Quelle-Konus-Abstand *m*
source-film distance: Fokus-Film-Abstand *m*
source-focus distance: Fokus-Herd-Abstand *m*
source-object distance: Fokus-Objekt-Abstand *m*
source-surface distance: Fokus-Haut-Abstand *m*
target-film distance: Fokus-Film-Abstand *m*
target-skin distance: Fokus-Haut-Abstand *m*
distance of vision: Sehweite *f*
dis|tant ['dɪstənt] *adj*: **1.** (*a. zeitl.*) entfernt, fern, weit (*from* von); auseinanderliegend **2.** (*Verwandtschaft*) entfernt **3.** (*fig.*) distanziert, kühl, zurückhaltend
dis|tan|tial [dɪs'tænʃəl] *adj*: distantiell
dis|tend [dɪ'stend]: **I** *vt* (aus-)dehnen; (auf-)blähen **II** *vi* sich (aus-)dehnen; sich (auf-)blähen
dis|tend|ed [dɪ'stendɪd] *adj*: (aus-)gedehnt, erweitert; aufgetrieben, (auf-)gebläht
dis|ten|si|bil|i|ty [dɪˌstensə'bɪlətiː] *noun*: Dehnbarkeit *f*, Ausdehnungsfähigkeit *f*
dis|ten|si|ble [dɪ'stensɪbl] *adj*: (aus-)dehnbar, ausdehnungsfähig
dis|ten|sion [dɪ'stenʃn] *noun*: **1.** (Aus-)Dehnung *f* **2.** (Auf-)Blähung *f*
abdominal distension: abdominelles Spannungsgefühl *nt*
bowel distension: Darm(über)blähung *f*, Darmdistension *f*
jugular venous distension: Jugularvenenerweiterung *f*, -stauung *f*
dis|ten|tion [dɪ'stenʃn] *noun*: Distension *f*
dis|tich|ia [dɪs'tɪkɪə] *noun*: →*distichiasis*
dis|ti|chi|a|sis [ˌdɪstə'kaɪəsɪs] *noun*: Distichiasis *f*
dis|til [dɪ'stɪl] *vt, vi*: →*distill*
dis|till [dɪ'stɪl]: **I** *vt* (ab-, heraus-)destillieren (*from* aus) **II** *vi* destillieren; (allmählich) kondensieren
distill off/out *vt* ausdestillieren
dis|till|a|ble [dɪ'stɪləbl] *adj*: destillierbar
dis|til|land ['dɪstlænd] *noun*: Destillationsgut *nt*
dis|til|late ['dɪstlɪt, -eɪt, dɪ'stɪlɪt] *noun*: Destillat *nt*
dis|til|la|tion [ˌdɪstə'leɪʃn] *noun*: Destillation *f*, Destillieren *nt*
destructive distillation: Zersetzungsdestillation *f*
dry distillation: trockene Destillation *f*, Trockendestillation *f*
fractional distillation: fraktionierte Destillation *f*
vacuum distillation: Vakuumdestillation *f*
dis|tilled [dɪ'stɪld] *adj*: destilliert
dis|till|er [dɪ'stɪlər] *noun*: Destillations-, Destillierapparat *m*
dis|to|an|gu|lar [dɪstəʊ'æŋgələr] *adj*: distoangulär
dis|to|ax|i|o|gin|gi|val [dɪstəʊˌæksɪəʊ'dʒɪndʒəvəl] *adj*: distoaxiogingival, axiodistozervikal, axiodistogingival
dis|to|ax|i|o|in|ci|sal [dɪstəʊˌæksɪəʊɪn'saɪzəl] *adj*: distoaxioinzisal, axiodistoinzisal
distoaxio-occlusal *adj*: distoaxio-okklusal, axiodisto-okklusal, distoaxiookklusal
dis|to|buc|cal [dɪstəʊ'bʌkl] *adj*: bukkodistal, distobukkal
distobucco-occlusal *adj*: distobukko-okklusal
dis|to|buc|co|pul|pal [dɪstəʊˌbʌkəʊ'pʌlpl] *adj*: distobukkopulpal
dis|to|cer|vi|cal [dɪstəʊ'sɜrvɪkl] *adj*: **1.** distozervikal **2.** distogingival
dis|to|cli|na|tion [dɪstɑklɪ'neɪʃn] *noun*: Distoklination *f*
dis|to|clu|sal [dɪstəʊ'kluːzəl] *adj*: disto-okklusal
dis|to|clu|sion [dɪstəʊ'kluːʒn] *noun*: Distalbiss *m*, Rückbiss *m*
bilateral distoclusion: beidseitiger Distalbiss *m*, bilateraler Distalbiss *m*
unilateral distoclusion: einseitiger Distalbiss *m*, unilateraler Distalbiss *m*
dis|to|gin|gi|val [dɪstəʊ'dʒɪndʒəvəl] *adj*: distogingival
dis|to|in|ci|sal [dɪstəʊɪn'saɪzəl] *adj*: distoinzisal
dis|to|la|bi|al [dɪstəʊ'leɪbɪəl] *adj*: distolabial
dis|to|la|bi|o|in|ci|sal [dɪstəʊˌleɪbɪəʊɪn'saɪzəl] *adj*: distolabioinzisal
dis|to|la|bi|o|pul|pal [dɪstəʊˌleɪbɪəʊ'pʌlpəl] *adj*: distolabiopulpal
dis|to|lin|gual [dɪstəʊ'lɪŋgwəl] *adj*: distolingual, linguodistal
dis|to|lin|guo|in|ci|sal [dɪstəʊˌlɪŋgwəɪn'saɪzəl] *adj*: distolinguoinzisal
distolinguo-occlusal *adj*: distolinguo-okklusal
dis|to|lin|guo|pul|pal [dɪstəʊˌlɪŋgwə'pʌlpəl] *adj*: distolinguopulpal
Dis|to|ma ['dɪstəmə] *noun*: Distoma *nt*, Distomum *nt*
Distoma felineum: Katzenleberegel *m*, Opisthorchis felineus
Distoma haematobium: Blasenpärchenegel *m*, Schistosoma haematobium
Distoma hepaticum: großer Leberegel *m*, Fasciola hepatica
Distoma sinensis: chinesischer Leberegel *m*, Clonorchis/Opisthorchis sinensis
dis|to|ma|to|sis [daɪˌstəʊmə'təʊsɪs] *noun*: Distomainfek-

tion *f*, Distomatose *f*, Distomiasis *f*
di|sto|mi|a [daɪ'stəʊmɪə] *noun*: Distomie *f*
dis|to|mi|a|sis [ˌdaɪstəʊ'maɪəsɪs] *noun*: Distomainfektion *f*, Distomatose *f*, Distomiasis *f*
haemic distomiasis: (*brit.*) →*hemic distomiasis*
hemic distomiasis: Schistosomiasis *f*, Bilharziose *f*
hepatic distomiasis: Leberdistomatose *f*
pulmonary distomiasis: Lungenegelbefall *m*, Paragonimiasis *f*, Paragonimose *f*
dis|to|mo|lar [ˌdɪstəʊ'məʊlər]: I *noun* vierter Molar *m*, Distomolar *m*, Retromolar *m* II *adj* distomolar, retromolar
Dis|to|mum ['dɪstəməm] *noun*: Distoma *nt*, Distomum *nt*
di|sto|mus [daɪ'stəʊməs] *noun*: Distomus *m*
disto-occlusal *adj*: disto-okklusal
disto-occlusion *noun*: Distalbiss *m*, Rückbiss *m*
dis|to|place|ment [dɪstəʊ'pleɪsmənt] *noun*: Distalverschiebung *f*
dis|to|pul|pal [dɪstəʊ'pʌlpl] *adj*: distopulpal
dis|to|pul|po|la|bi|al [dɪstəʊˌpʌlpəʊ'leɪbɪəl] *adj*: distopulpolabial
dis|to|pul|po|lin|gual [dɪstəʊˌpʌlpəʊ'lɪŋgwəl] *adj*: distopulpolingual
joint distortion: Gelenkdistorsion *f*
dis|tor|tion [dɪ'stɔːrʃn] *noun*: **1.** Verstauchung *f*, Distorsion *f*, Distorsio *f* **2.** (*physik.*) Verzerrung *f*, Verzeichnung *f*, Distorsion *f*
dis|to|ver|sion [dɪstəʊ'vɜrʒn] *noun*: Distoversion *f*
dis|trac|tion [dɪ'strækʃn] *noun*: Distraktion *f*
dis|tress [dɪ'stres]: I *noun* **1.** (*körperliche oder geistige*) Qual *f*, Pein *f*, Schmerz *m* **2.** Leid *nt*, Kummer *m*, Sorge *f*; Not *f*, Elend *nt*; Notlage *f*, Notstand *m* II *vt* **3.** quälen, peinigen **4.** bedrücken, beunruhigen
fetal distress: fetaler Gefahrenzustand *m*, fetale Notsituation *f*, fetal distress *nt*
idiopathic respiratory distress of the newborn: Atemnotsyndrom *nt* des Neugeborenen, Respiratory-distress-Syndrom *nt* des Neugeborenen
dis|tri|bu|tion [ˌdɪstrə'bjuːʃn] *noun*: Distribution *f*
age distribution: Altersverteilung *f*
Bernoulli distribution: Bernouilli-Verteilung *f*
binomial distribution: Binomialverteilung *f*
case distribution: Fälleverteilungsgesetz *nt*
chi-squared distribution: Chi-Quadrat-Verteilung *f*, χ^2-Verteilung *f*
chi-square distribution: →*chi-squared distribution*
countercurrent distribution: Gegenstromverteilung *f*
current distribution: Stromverteilung *f*
density distribution: Dichteverteilung *f*
dose distribution: Dosisverteilung *f*
frequency distribution: Häufigkeitsverteilung *f*
gaussian distribution: Gauss-Normalverteilung *f*
normal distribution: Gauss-Normalverteilung *f*
Poisson distribution: Poisson-Verteilung *f*
probability distribution: Wahrscheinlichkeitsverteilung *f*
dis|tri|chi|a|sis [ˌdɪstrə'kaɪəsɪs] *noun*: Districhiasis *f*
dis|turb [dɪ'stɜrb]: I *vt* stören; behindern, beeinträchtigen; beunruhigen; in Unordnung bringen II *vi* stören
dis|turb|ance [dɪ'stɜrbəns] *noun*: **1.** Störung *f*; Behinderung *f*, Beeinträchtigung *f*; Beunruhigung *f* **2.** (seelische) Erregung *f*; (geistige) Verwirrung *f*; Verhaltensstörung *f*
atrioventricular conduction disturbance: atrioventrikuläre Leitungsstörung *f*, Überleitungsstörung *f*, AV-Überleitungsstörung *f*
auricular conduction disturbance: aurikuläre Leitungsstörung *f*
disturbance of balance: Gleichgewichtsstörung *f*
behavioral disturbance: Verhaltensstörung *f*
behavioural disturbance: (*brit.*) →*behavioral disturbance*
disturbance of circulation: Kreislaufstörung *f*
circulatory disturbance: Kreislaufstörung *f*
disturbance in conduction: Erregungsleitungsstörung *f*
ego disturbance: Ich-Erlebensstörung *f*, Ich-Störung *f*
emotional disturbance: **1.** seelische Erregung *f* **2.** Verhaltensstörung *f*
disturbance of equilibrium: Gleichgewichtsstörung *f*
excitation disturbance: Erregungsbildungsstörung *f*
gait disturbances: Gangstörungen *pl*
hyperdynamic circulatory disturbance: hyperdyname Kreislaufstörung *f*
hypodynamic circulatory disturbance: hypodyname Kreislaufstörung *f*
disturbances in repolarization: Erregungsrückbildungsstörungen *pl*
disturbance of intellectual functioning: Denkstörung *f*
disturbances of memory: Gedächtnisstörungen *pl*
disturbance of micturition: Blasenentleerungsstörung *f*
occlusal disturbance: Okklusionsstörung *f*, fehlerhafte Okklusion *f*
orgasmic disturbance: Orgasmusstörung *f*
disturbance of orientation: Orientierungsstörung *f*
disturbance of perfusion: Durchblutungsstörung *f*
psychiatric disturbances: psychiatrische Störungen *pl*
psychogenic visual disturbance: psychogene Sehstörung *f*
rheologic disturbances: rheologische Störungen *pl*
sensory disturbances: Sensibilitätsstörungen *pl*
sleep disturbances: Schlafstörungen *pl*
disturbance of sound conduction: Schallleitungsstörung *f*
disturbance of speech: Sprachstörung *f*
disturbances in stimulus conduction: Reizleitungsstörungen *f*
subcortical disturbances: subkortikale Störungen *pl*
disturbance of the pupillary function: Pupillenstörung *f*
transient situational disturbance: akute Stressreaktion *f*
visual disturbance: Sehstörung *f*, Störung *f* des Sehvermögens
disturbances of balance: Gleichgewichtsstörungen *pl*
disturbances of conduction: Erregungsleitungsstörungen *pl*
disturbances of equilibrium: Gleichgewichtsstörungen *pl*
disturbances of microcirculation: Mikrozirkulationsstörungen *pl*
disturbances of micturition: Blasenentleerungsstörungen *pl*, Miktionsstörungen *pl*
dis|turbed [dɪ'stɜrbd]: I **the disturbed** *pl* (verhaltens-)gestörte Personen *pl* II *adj* **1.** (geistig) gestört; verhaltensgestört **2.** beunruhigt (*at*, *by* über)
dis|turb|ing [dɪ'stɜrbɪŋ] *adj*: störend; beunruhigend (*to* für)
di|sul|fate [daɪ'sʌlfeɪt] *noun*: Disulfat *nt*
di|sul|fide [daɪ'sʌlfaɪd, -fɪd] *noun*: Disulfid *nt*
tetraethylthiuram disulfide: Disulfiram *nt*, Tetraäthylthiuramidsulfid *nt*
di|sul|fi|ram [ˌdaɪsʌl'fɪərəm] *noun*: Disulfiram *nt*, Tetraäthylthiuramidsulfid *nt*
di|sul|phate [daɪ'sʌlfeɪt] *noun*: (*brit.*) →*disulfate*
di|sul|phide [daɪ'sʌlfaɪd, -fɪd] *noun*: (*brit.*) →*disulfide*

D

di|sul|phi|ram [,daɪsʌl'fɪərəm] *noun*: (*brit.*) →*disulfiram*
di|syn|ap|tic [daɪsɪ'næptɪk] *adj*: disynaptisch
DIT *Abk.*: **1.** diet-induced thermogenesis **2.** diiodotyrosine
Di-Te-Pe-Pol *Abk.*: diphtheria, tetanus, pertussis, poliomyelitis
di|ter|pene [daɪ't3rpi:n] *noun*: Diterpen *nt*
di|thi|ol [daɪ'θaɪɔl, -ɑl] *noun*: Dithiol *nt*
dith|ra|nol ['daɪθrənəʊl] *noun*: Dithranol *nt*, 1,8,9-Anthratriol *nt*, 1,8,9-Anthracentriol *nt*, Cignolin *nt*
dITP *Abk.*: deoxyinosine triphosphate
DIU *Abk.*: drug induced ulcer
di|u|re|sis [,daɪə'ri:sɪs] *noun, plural* **-ses** [-si:z]: (übermäßige) Harnausscheidung *f*, Harnfluss *m*, Diurese *f*
alcohol diuresis: alkoholinduzierte Diurese *f*
drug-induced diuresis: arzneimittelinduzierte Diurese *f*
forced diuresis: forcierte Diurese *f*
impaired diuresis: Diuresestörung *f*
osmotic diuresis: osmotische Diurese *f*, Molekulardiurese *f*
postobstructive diuresis: postobstruktive Diurese *f*
water diuresis: Wasserdiurese *f*
di|u|ret|ic [,daɪə'retɪk]: **I** *noun* harntreibendes Mittel *nt*, Diuretikum *nt* **II** *adj* Diurese betreffend, harntreibend, diuresefördernd, -anregend, diuretisch
high-ceiling diuretic: Schleifendiuretikum *nt*
loop diuretic: Schleifendiuretikum *nt*
non-osmotic diuretic: nicht-osmotisches Diuretikum *nt*
osmotic diuretic: osmotisches Diuretikum *nt*
potassium-sparing diuretic: kaliumsparendes Diuretikum *nt*
di|u|ri|a [daɪ'(j)ʊəri:ə] *noun*: Diurie *f*
di|ur|nal [daɪ'ɜrnl] *adj*: am Tage, tagsüber, täglich; tageszyklisch, diurnal
DIVA *Abk.*: digital intravenous angiography
di|va|ga|tion [,daɪvə'geɪʃn] *noun*: Divagation *f*
di|va|lent [daɪ'veɪlənt] *adj*: zweiwertig, divalent; doppelchromosomig, bivalent
di|verge [dɪ'v3rdʒ, daɪ-]: **I** *vt* ablenken **II** *vi* **1.** (*a. physik.*) divergieren, auseinanderstreben, -laufen, -gehen **2.** abweichen (*from* von)
di|ver|gence [dɪ'v3rdʒəns, daɪ-] *noun*: Divergenz *f*
di|ver|gen|cy [dɪ'v3rdʒənsɪ, daɪ-] *noun*: →*divergence*
di|ver|gent [dɪ'v3rdʒənt, daɪ-] *adj*: divergent, divergierend
di|verg|ing [dɪ'v3rdʒɪŋ] *adj*: abweichend
di|ver|tic|u|lar [,daɪvər'tɪkjələr] *adj*: Divertikel betreffend, divertikelähnlich, Divertikel-
di|ver|tic|u|lar|i|za|tion [,daɪvər,tɪkjə,lærɪ'zeɪʃn] *noun*: Divertikelbildung *f*
di|ver|tic|u|lec|to|my [,daɪvərtɪkjə'lektəmi:] *noun*: Divertikelresektion *f*, Divertikelentfernung *f*, Divertikelabtragung *f*, Divertikulektomie *f*
di|ver|tic|u|lit|ic [,daɪvərtɪkjə'lɪtɪk] *adj*: Divertikelentzündung/Divertikulitis betreffend, divertikulitisch
di|ver|tic|u|li|tis [,daɪvərtɪkjə'laɪtɪs] *noun*: Divertikulitis *f*, Divertikelentzündung *f*
colonic diverticulitis: Kolondivertikulitis *f*
di|ver|tic|u|lo|pex|y [,daɪvərtɪkjələ'peksi:] *noun*: Divertikelanheftung *f*, -fixierung *f*, Divertikulopexie *f*
di|ver|tic|u|lo|sis [daɪvər,tɪkjə'ləʊsɪs] *noun*: Divertikulose *f*
diverticulosis of the colon: Kolon-, Dickdarmdivertikulose *f*
colonic diverticulosis: Dickdarm-, Kolondivertikulose *f*
diverticulosis of the common bile duct: polyzystische Choledochuszysten *pl*
diverticulosis of the gallbladder: Cholecystitis glandularis proliferans
diverticulosis of the small intestine: Dünndarmdivertikulose *f*
di|ver|tic|u|lum [,daɪvər'tɪkjələm] *noun, plural* **-la** [-lə]: Divertikel *nt*
allantoenteric diverticulum: →*allantoic diverticulum*
allantoic diverticulum: Allantoisdivertikel *nt*
diverticula of ampulla of deferent duct: Ampullendivertikel *pl*, -säckchen *pl*, Diverticula ampullae ductus deferentis
bladder diverticulum: (Harn-)Blasendivertikel *nt*
bowel diverticulum: Darmdivertikel *nt*
caliceal diverticulum: Kelchdivertikel *m*
calyceal diverticulum: →*caliceal diverticulum*
cervical diverticulum: Halsdivertikel *nt*
choledochal diverticulum: Choledochusdivertikel *nt*
colonic diverticulum: Dickdarm-, Kolondivertikel *nt*
duodenal diverticulum: Duodenum-, Duodenaldivertikel *nt*
epiphrenic diverticulum: epiphrenisches Divertikel *nt*
esophageal diverticulum: Speiseröhren-, Ösophagusdivertikel *nt*
false diverticulum: falsches Divertikel *nt*, Diverticulum spurium
functional diverticulum: funktionelles Divertikel *nt*
Ganser's diverticula: Ganser-Divertikel *pl*
Graser's diverticulum: Graser-Divertikel *nt*
Heister's diverticulum: Bulbus superius venae jugularis
hepatic diverticulum: Leberdivertikel *nt*
hypopharyngeal diverticulum: Zenker-Divertikel *nt*, pharyngoösophageales Divertikel *nt*
ileal diverticulum: Meckel-Divertikel *nt*
intestinal diverticulum: Darmdivertikel *nt*
juxtapapillary diverticulum: juxtapapilläres Divertikel *nt*
Kirchner's diverticulum: Kirchner-Divertikel *nt*
large bowel diverticulum: Dickdarmdivertikel *nt*
laryngeal diverticulum: Kehlkopfdivertikel *nt*
Meckel's diverticulum: Meckel-Divertikel *nt*
mesenteric diverticulum: mesenteriales Dünndarmdivertikel *nt*
Nuck's diverticulum: Nuck-Divertikel *nt*
oesophageal diverticulum: (*brit.*) →*esophageal diverticulum*
pancreatic diverticula: Pankreasdivertikel *pl*
parabronchial diverticulum: parabronchiales Divertikel *nt*
periampullary duodenal diverticulum: periampulläres Duodenaldivertikel
peri-Vaterian diverticulum: periampulläres Duodenaldivertikel *nt*
pharyngoesophageal diverticulum: Zenker-Divertikel *nt*, pharyngoösophageales Divertikel *nt*
pharyngooesophageal diverticulum: (*brit.*) →*pharyngoesophageal diverticulum*
pituitary diverticulum: Rathke-Tasche *f*
pressure diverticulum: Pulsionsdivertikel *nt*
pulsion diverticulum: Pulsionsdivertikel *nt*
Rathke's diverticulum: Rathke-Tasche *f*
respiratory diverticulum: Lungendivertikel *nt*
Rokitansky's diverticulum: Rokitansky-Divertikel *nt*
sclerotomic diverticulum: Sklerotomdivertikel *nt*
sigmoid colon diverticulum: Sigmadivertikel *nt*
small bowel diverticulum: Dünndarmdivertikel *nt*
supradiaphragmatic diverticulum: epiphrenisches Ösophagusdivertikel *nt*

synovial diverticulum: Synovialisdivertikel *nt*
tracheal diverticula: Luftröhren-, Tracheadivertikel *pl*
tracheobronchial diverticulum: Tracheobronchialdivertikel *nt*
traction diverticulum: Traktionsdivertikel *nt*
true diverticulum: echtes Divertikel *nt*, Diverticulum verum
ureteral diverticulum: Harnleiter-, Ureteren-, Ureterdivertikel *nt*
vesical diverticulum: (Harn-)Blasendivertikel *nt*
Zenker's diverticulum: Zenker-Divertikel *nt*, pharyngoösophageales Divertikel *nt*

di|vide [dɪ'vaɪd]: I *vt* **1.** teilen; zerteilen, spalten (*into* in); (ab-)trennen, scheiden (*from* von) **2.** ver-, aus-, aufteilen (*among, between* unter) **3.** einteilen, gliedern (*into, in* in) **4.** (*mathemat.*) dividieren, teilen (*by* durch) **II** *vi* **5.** sich teilen; sich aufteilen, sich auflösen, zerfallen (*into* in) **6.** sich trennen (*from* von) **7.** sich gliedern (lassen) (*into* in) **8.** sich dividieren *oder* teilen lassen (*by* durch)

di|vid|ed [dɪ'vaɪdɪd] *adj*: **1.** (*a. fig.*) geteilt; Teil- **2.** getrennt **3.** zu-, aufgeteilt, verteilt

di|vid|er [dɪ'vaɪdər] *noun*: Trennwand *f*
room divider: Trennwand *f*, Raumaufteiler *m*

di|vid|ing [dɪ'vaɪdɪŋ] *adj*: (ab-)trennend, Trennungs-

di|vi|nyl [daɪ'vaɪnl] *noun*: Divinyl *nt*

di|vis|i|bil|i|ty [dɪˌvɪzə'bɪlətiː] *noun*: Teilbarkeit *f*

di|vis|i|ble [dɪ'vɪzəbl] *adj*: teilbar

di|vi|sion [dɪ'vɪʒn] *noun*: **1.** Teilung *f*; Zerteilung *f*, Spaltung *f* (*into* in); Abtrennung *f* (*from* von) **2.** Verteilung *f*, Austeilung *f*, Aufteilung *f* (*among, between* unter) **3.** Einteilung *f*, Gliederung *f* (*into* in)
anterior divisions of trunks of brachial plexus: vordere Äste *pl* der Trunci plexus brachialis, Divisiones anteriores plexus brachialis
autonomic division: Divisio autonomica, autonomes/vegetatives Nervensystem *nt*, Systema nervosum autonomicum, Pars autonomica systematis nervosi periphericі
cell division: Zellteilung *f*
cleavage division: Furchung *f*, Furchungsteilung *f*
differential cell division: differentielle Zellteilung *f*
direct cell division: direkte Zellteilung *f*, Amitose *f*
direct nuclear division: direkte Zellteilung *f*, Amitose *f*
dorsal divisions of trunks of brachial plexus: hintere Äste *pl* der Trunci plexus brachialis, Divisiones posteriores plexus brachialis
equational division: Äquationsteilung *f*
first division of trigeminal nerve: erster Trigeminusast *m*, Nervus ophthalmicus
left lateral division: Divisio lateralis sinistra
mandibular division of trigeminal nerve: dritter Trigeminusast *m*, Nervus mandibularis
maturation division: **1.** Reifeteilung *f* **2.** Reduktionsteilung *f*, Meiose *f*
maxillary division of trigeminal nerve: zweiter Trigeminusast *m*, Nervus maxillaris
meiotic division: Reduktionsteilung *f*, Meiose *f*
meiotic cell division: Reduktionsteilung *f*, Meiose *f*
mitotic cell division: mitotische Zellteilung *f*, Mitose *f*
nuclear division: Kernteilung *f*
ophthalmic division of trigeminal nerve: erster Trigeminusast *m*, Nervus ophthalmicus
posterior divisions of trunks of brachial plexus: hintere Äste *pl* der Trunci plexus brachialis, Divisiones posteriores plexus brachialis
reduction division: **1.** Reduktionsteilung *f*, Meiose *f* **2.** erste Reifeteilung *f*
reduction cell division: **1.** Reduktionsteilung *f*, Meiose *f* **2.** erste Reifeteilung *f*
right lateral division: Divisio lateralis dextra
second division of trigeminal nerve: zweiter Trigeminusast *m*, Nervus maxillaris
terminal division: Endast *m*
third division of trigeminal nerve: dritter Trigeminusast *m*, Nervus mandibularis
thoracicolumbar division of autonomic nervous system: sympathisches Nervensystem *nt*, Sympathikus *m*, sympathischer Teil *m* des autonomen Nervensystems, Nervus sympathicus, Pars sympathica divisionis autonomici systematis nervosi
thoracolumbar division of autonomic nervous system: →*thoracicolumbar division of autonomic nervous system*
ventral divisions of trunks of brachial plexus: vordere Äste *pl* der Trunci plexus brachialis, Divisiones anteriores plexus brachialis

di|vi|sion|al [dɪ'vɪʒnəl] *adj*: Trenn-, Scheide-; Abteilungs-

DIVSA *Abk.*: digital intravenous subtraction angiography

di|vulse [daɪ'vʌls, dɪ-] *vt*: gewaltsam trennen, auseinanderreißen

di|vul|sion [dɪ'vʌlʃn, daɪ-] *noun*: gewaltsame Trennung *f*, Auseinanderreißen *nt*

DIW *Abk.*: distal inferior wall

di|zy|got|ic [ˌdaɪzaɪ'gɑtɪk] *adj*: (*Zwillinge*) binovulär, dissimilär, erbungleich, heteroovulär, zweieiig, dizygot

di|zy|gous [daɪ'zaɪgəs] *adj*: (*Zwillinge*) binovulär, dissimilär, erbungleich, heteroovulär, zweieiig, dizygot

diz|zi|ness ['dɪzɪnəs] *noun*: **1.** (subjektiver) Schwindel *m*, Schwind(e)ligkeit *f* **2.** Schwindelanfall *m* **3.** Benommenheit *f*

diz|zy ['dɪziː]: I *adj* **1.** schwind(e)lig **2.** verwirrt, benommen **3.** wirr, konfus **II** *vi* schwind(e)lig machen; verwirren

DJD *Abk.*: degenerative joint disease

DKA *Abk.*: diabetic ketoacidosis

DL *Abk.*: **1.** difference limen **2.** differential limen **3.** diffusion capacity of the lungs **4.** Donath-Landsteiner

dl *Abk.*: deciliter

DLC *Abk.*: dynamic lung compliance

DLE *Abk.*: **1.** dialysable leukocyte extract **2.** discoid lupus erythematosus **3.** disseminated lupus erythematosus

DLF *Abk.*: digitalis-like factor

DLR *Abk.*: Donath-Landsteiner reaction

DLS *Abk.*: d-lysergic acid diethylamide

DM *Abk.*: **1.** dexamethasone **2.** diabetes mellitus **3.** diastolic murmur **4.** diphenylaminearsine chloride **5.** dopamine

dm *Abk.*: decimeter

D_M *Abk.*: membrane diffusion

DMA *Abk.*: **1.** dimethoxyamphetamine **2.** dimethylamine

DMAB *Abk.*: p-dimethylaminobenzaldehyde

DMAC *Abk.*: dimethylacetamide

DMAE *Abk.*: dimethylaminoethanol

DMAPN *Abk.*: dimethylaminopropionitrile

DMARDs *Abk.*: disease-modifying anti-rheumatic drugs

DMASt *Abk.*: 4-dimethylaminostilbene

DMBA *Abk.*: **1.** 7,12-dimethylbenzanthracene **2.** p-dimethylaminobenzaldehyde

DMBC *Abk.*: dimethylbenzylchloride

DMC *Abk.*: dimethylcarbinol

dMCMP *Abk.*: deoxymethylcytidine monophosphate

DMCT *Abk.*: 6-demethyl-7-chlortetracycline

DMCTC *Abk.*: 6-demethyl-7-chlortetracycline

DMD *Abk.*: **1.** doctor of dental medicine **2.** Duchenne muscular dystrophy
D.M.D. *Abk.*: Doctor of Dental Medicine
DMDT *Abk.*: 4,4-dimethoxydiphenyltrichloroethane
DMDTC *Abk.*: dimethyldithiocarbamate
DMDTH *Abk.*: 5,5-dimethyl-2,4-dithiohydantoine
DME *Abk.*: dimethyltubocurarine
DMF *Abk.*: dimethyl formamide
DMFA *Abk.*: dimethyl formamide
DMG *Abk.*: dimethylglyoxin
D-MGA *Abk.*: dextro-malposition of the great arteries
DMI *Abk.*: dimethylimipramine
DMNA *Abk.*: dimethylnitrosamine
DMO *Abk.*: dimethyloxazolidine
DMP *Abk.*: **1.** dimercaprol **2.** dimethyl phthalate **3.** dimethylpolysiloxane
DMPA *Abk.*: depo-medroxyprogesterone acetate
DMPE *Abk.*: 3,4-dimethoxyphenylethylamine
DMPP *Abk.*: 1,1-dimethyl-4-phenylpiperazine
DMPS *Abk.*: dimercaptopropane sulfonate
DMS *Abk.*: **1.** dermatomyositis **2.** dexamethasone **3.** dimercaptosuccinate
D.M.S. *Abk.*: Doctor of Medical Science
DMSA *Abk.*: dimercaptosuccinic acid
DMSO *Abk.*: dimethylsulfoxide
DMSS *Abk.*: discrete membranous subaortic stenosis
DMST *Abk.*: dimethylaminostilbene
DMT *Abk.*: **1.** dimethyltryptamine **2.** N,N-dimethyltryptamine
DMTC *Abk.*: demethyltetracycline
DMU *Abk.*: dwarf mouse unit
D.M.V. *Abk.*: Doctor of Veterinary Medicine
dmW *Abk.*: decimeter wave
D4N *Abk.*: 2',3'-didehydro-2',3'-dideoxyribonucleoside
DNA *noun*: Desoxyribonucleinsäure *f*, DNA *f*, DNS *f*
bacterial DNA: Bakterien-DNA *f*, Bakterien-DNS *f*, bakterielle DNA *f*, bakterielle DNS *f*
chromosomal DNA: chromosomale DNA *f*, chromosomaleDNS *f*
complementary DNA: komplementäre DNA *f*, komplementäre DNS *f*
copy DNA: →*complementary DNA*
double-helical DNA: →*double-stranded DNA*
double-stranded DNA: Doppelhelix-, Duplex-, Doppelstrang-DNA *f*, Doppelhelix-, Duplex-, Doppelstrang-DNS *f*
duplex DNA: →*double-stranded DNA*
extrachromosomal DNA: extrachromosomale DNA *f*, extrachromosomale DNS *f*
extranuclear DNA: extranukleäre DNA *f*, extranukleäre DNS *f*
mitochondrial DNA: mitochondriale DNS *f*, mitochondriale DNA *f*, Mitochondrien-DNA *f*
mt DNA: →*mitochondrial DNA*
nuclear DNA: Kern-DNA, Kern-DNS *f*
regulatory DNA: spacer-DNA *f*, Regulator-DNA *f*
satellite DNA: Satelliten-DNA *f*, Satelliten-DNS *f*
single-stranded DNA: Einzelstrang-DNA *f*
spacer DNA: Spacer-DNA *f*, Regulator-DNA *f*
starter DNA: Starter-DNA *f*, Starter-DNS *f*
viral DNA: Virus-DNA *f*, virale DNA *f*, Virus-DNS *f*, virale DNS *f*
DNA *Abk.*: deoxyribonucleic acid
DNAase *Abk.*: deoxyribonuclease
DNAP *Abk.*: deoxyribonucleic acid polymerase
DNA-profiling *noun*: DNA-Fingerprint-Methode *f*
DNAse *Abk.*: deoxyribonuclease
DNA-specific *adj*: DNA-spezifisch
DNB *Abk.*: dinitrobenzene
DNBP *Abk.*: 2,4-dinitro-6-butylphenol
DNCB *Abk.*: dinitrochlorobenzene
DNCG *Abk.*: disodium cromoglycate
DNCM *Abk.*: dilatative non-obstructive cardiomyopathy
DND *Abk.*: double needle dialysis
DNFB *Abk.*: dinitrofluorobenzene
DNN *Abk.*: dinitronaphthol
DNOC *Abk.*: 4,6-dinitro-o-cresol
DNP *Abk.*: **1.** deoxypentose nucleoproteide **2.** deoxyribonucleoprotein **3.** 2,4-dinitrophenol **4.** dinitrophenol
Dnp *Abk.*: deoxyribonucleoprotein
DNPH *Abk.*: 2,4-dinitrophenyl hydrazine
DNPM *Abk.*: dinitrophenylmorphine
DNTP *Abk.*: diethyl-p-nitrophenyl-thiophosphate
do [duː]: **(did; done) I** *vt* tun, machen; ausführen, leisten; tätigen **do a test/an examination** einen Test/eine Untersuchung machen/durchführen **II** *vi* **1.** handeln, vorgehen, tun **2. do well** gedeihen, sich gut erholen; gesund sein
do away *vt* **1.** etw. beseitigen *oder* abschaffen *oder* vernichten (*with*) **2. do with o.s.** sich umbringen
do in *vt* **be done in** (*inf.*) geschafft *oder* fertig *oder* erledigt sein
do up *vt* (*Kleider*) zumachen, -knöpfen
do without *vi* auskommen *oder* sich behelfen ohne
D.O. *Abk.*: Doctor of Osteopathy
D_2O *Abk.*: deuterium oxide
DO *Abk.*: diamine oxidase
DOA *Abk.*: dioctyladipinate
do|a|ble ['duːəbl] *adj*: machbar, ausführbar
DOAP *Abk.*: dihydroxyacetone phosphate
do|bu|ta|mine [dəʊ'bjuːtəmiːn] *noun*: Dobutamin *nt*
DOC *Abk.*: **1.** deoxycholate **2.** 11-deoxycorticosterone **3.** deoxycorticosterone **4.** deoxycortone **5.** 2',3'-dideoxycytidine
DOCA *Abk.*: **1.** deoxycorticosterone acetate **2.** deoxycortone acetate
DOCG *Abk.*: deoxycorticosterone glucoside
DOCM *Abk.*: dilatative obstructive cardiomyopathy
doc|tor ['dɑktər] *noun*: **1.** Arzt *m*, Ärztin *f*, Doktor(in *f*) *m* **2.** Doktor *m* (*of...* der...)
company doctor: Betriebsarzt *m*, ärztin *f*
eye doctor: **1.** Augenarzt *m*, -ärztin *f*, Ophthalmologe *f*, -login *f* **2.** Optometrist(in *f*) *m*
male doctor: Arzt *m*
woman doctor: Ärztin *f*
doc|to|rand ['dɑktərænd] *noun*: Doktorand(in *f*) *m*
doc|tor|ate ['dækt(ə)reɪt] *noun*: Doktorat *nt*, Doktorwürde *f*, -titel *m*
doc|tor|ship ['dɑktərʃɪp] *noun*: →*doctorate*
doc|trine ['dɑktrɪn] *noun*: Doktrin *f*, Lehre *f*, Lehrmeinung *f*
Arrhenius' doctrine: Arrhenius-Theorie *f*
humoral doctrine: Humoralpathologie *f*
similarity doctrine: Ähnlichkeitsprinzip *nt*
DOD *Abk.*: dopamine decarboxylase
do|dec|a|dac|tyl|i|tis [dəʊˌdekəˌdæktə'laɪtɪs] *noun*: Entzündung *f* der Duodenalschleimhaut, Duodenitis *f*
do|dec|a|dac|tyl|on [dəʊˌdekə'dæktɪlɑn] *noun*: →*duodenum*
DOE *Abk.*: **1.** deoxyephedrine **2.** dyspnea on exertion
dog [dɑg] *noun*: Hund *m*
guide dog: Blindenhund *m*
DOG *Abk.*: 2-deoxy-D-glucose
dog|ma ['dɑgmə] *noun*: Grundsatz *m*, (starrer) Lehrsatz

m, Dogma *nt*
DOGP *Abk.*: 2-deoxy-d-glucose-6-phosphate
dolicho- *präf.*: lang-, dolicho-
dol|i|cho|ce|pha|lia [ˌdɑlɪkəʊsɪ'feɪljə] *noun*: →*dolichocephaly*
dol|i|cho|ce|phal|ic [ˌdɑlɪkəʊsɪ'fælɪk] *adj*: Dolichokephalie betreffend, dolichokephal
dol|i|cho|ceph|a|lism [ˌdɑlɪkəʊ'sefəlɪzəm] *noun*: →*dolichocephaly*
dol|i|cho|ceph|a|lous [ˌdɑlɪkəʊ'sefələs] *adj*: →*dolichocephalic*
dol|i|cho|ceph|a|ly [ˌdɑlɪkəʊ'sefəliː] *noun*: Langköpfigkeit *f*, Langschädel *m*, Dolichokephalie *f*, -zephalie *f*
dol|i|cho|co|lon [ˌdɑlɪkəʊ'kəʊlən] *noun*: Dolichokolie *f*
dol|i|cho|cra|ni|al [ˌdɑlɪkəʊ'kreɪnɪəl] *adj*: Dolichokephalie betreffend, langköpfig, dolichokephal
dol|i|cho|e|soph|a|gus [ˌdɑlɪkəʊɪ'sɑfəgəs] *noun*: Dolichoösophagus *m*
dol|i|cho|fa|cial [ˌdɑlɪkəʊ'feɪʃl] *adj*: langgesichtig, dolichofazial
dol|i|chol ['dɑlɪkəl, -kɑl] *noun*: Dolichol *nt*
dol|i|cho|meg|a|e|soph|a|gus [ˌdɑlɪkəʊˌmegəɪ'sɑfəgəs] *noun*: Dolichomegaösophagus *m*
dol|i|cho|meg|a|oe|soph|a|gus [ˌdɑlɪkəʊˌmegəɪ'sɑfəgəs] *noun*: (*brit.*) →*dolichomegaesophagus*
dol|i|cho|oe|soph|a|gus [ˌdɑlɪkəʊɪ'sɑfəgəs] *noun*: (*brit.*) →*dolichoesophagus*
dol|i|cho|pel|lic [ˌdɑlɪkəʊ'pelɪk] *adj*: →*dolichopelvic*
dol|i|cho|pel|vic [ˌdɑlɪkəʊ'pelvɪk] *adj*: dolichopelvisch
dol|i|cho|pro|sop|ic [ˌdɑlɪkəʊprə'sɑpɪk] *adj*: langgesichtig, dolichofazial
dol|i|cho|sten|o|mel|ia [ˌdɑlɪkəʊˌstenə'miːlɪə] *noun*: Spinnenfingrigkeit *f*, Dolichostenomelie *f*, Arachnodaktylie *f*
do|lor ['dəʊlər] *noun, plura* **do|lo|res** [də'lɔːrɪs]: Schmerz *m*, Dolor *m*
do|lo|rif|ic [ˌdəʊlə'rɪfɪk] *adj*: schmerz(en)auslösend, -verursachend
do|lo|rim|e|try [ˌdəʊlə'rɪmətriː] *noun*: Schmerzmessung *f*
do|lor|o|gen|ic [dəˌləʊrə'dʒenɪk] *adj*: →*dolorific*
DOLV *Abk.*: double outlet left ventricle
DOM *Abk.*: **1.** dimethoxy-4α-dimethyl-phenethylamine **2.** 2,5-dimethoxy-4-methylamphetamine
DOMA *Abk.*: 3,4-dihydroxymandelic acid
do|main [dəʊ'meɪn] *noun*: Domäne *f*
  BRCT domain: BRCT domain *nt*
dome [dəʊm] *noun*: **1.** Wölbung *f* **2.** Kuppel *f*, kuppelförmige Bildung *f*, Gewölbe *nt*
  dome of diaphragm: Zwerchfellkuppel *f*
  dome of pleura: Pleurakuppel *f*
domed [dəʊmd] *adj*: →*dome-shaped*
dome-shaped *adj*: kuppelförmig, gewölbt
do|mes|tic [də'mestɪk] *adj*: häuslich, Haus-, Haushalts-, Familien-, Privat-
DOMF *Abk.*: 2,7-dibromo-4-hydroxy- mercurifluorescein
dom|i|cil|i|ar|y [ˌdɑmə'sɪlɪəriː] *adj*: Haus-, Wohnungs-
dom|i|nance ['dɑmɪnəns] *noun*: Dominanz *f*
  hemispheric dominance: Hemisphärendominanz *f*
  incomplete dominance: unvollständige Dominanz *f*, Semidominanz *f*
  lateral dominance: Seitendominanz *f*
  ocular dominance: monokuläre Dominanz *f*
  one-sided dominance: Seitendominanz *f*
  partial dominance: Semidominanz *f*, unvollständige Dominanz *f*
dom|i|nant ['dɑmɪnənt]: **I** *noun* Dominante *f* **II** *adj* **1.** dominant, dominierend, (vor-)herrschen; überwiegend **2.** (im Erbgang) dominierend, dominant
dom|i|nate ['dɑmɪneɪt]: **I** *vt* (be-)herrschen, dominieren **II** *vi* (vor-)herrschen, dominieren
do|mi|phen ['dəʊmɪfen] *noun*: Domiphen *nt*
dom|per|i|done [dɑm'perɪdəʊn] *noun*: Domperidon *nt*
DON *Abk.*: 6-diazo-5-oxo-L-norleucine
do|nate [dəʊ'neɪt, 'dəʊ-] *vt*: (*Blut, Organ*) spenden; stiften, schenken
do|na|tion [dəʊ'neɪʃn] *noun*: (*Blut, Organ*) Spende *f*
  blood donation: Blutspende *f*
  multiorgan donation: Multiorganspende *f*
  organ donation: Organspende *f*
  related donation: Verwandten(organ)spende *f*, Organspende *f* durch Verwandte
  single-egg donation: Eizellspende *f*
do|na|tor ['dəʊneɪtər] *noun*: →*donor*
do|nor ['dəʊnər] *noun*: **1.** (Blut-, Organ-)Spender(in *f*) *m* **2.** (*chem.*) Donor *m*, Donator *m*
  blood donor: Blutspender(in *f*) *m*
  cadaver donor: Leichenspender *m*
  electron donor: Elektronendonor *m*
  electron-pair donor: Elektronenpaardonor *m*
  general donor: Universalspender *m*
  organ donor: Organspender *m*
  phosphate donor: Phosphatdonor *m*
  proton donor: Protonendonor *m*, -spender *m*
  sperm donor: Samenspender *m*
  universal donor: Universalspender *m*
Do|no|va|nia gra|nu|lo|ma|tis [ˌdɑnə'vænɪə grænjə'ləʊmətəs]: Donovania granulomatis, Donovan-Körperchen *nt*
don|o|va|no|sis [dɑnəvæ'nəʊsɪs] *noun*: Lymphogranuloma inguinale/venereum, Lymphopathia venerea, Morbus Durand-Nicolas-Favre *m*, klimatischer Bubo *m*, vierte Geschlechtskrankheit *f*, Poradenitis inguinalis
DOP *Abk.*: **1.** dihydroxyacetone phosphate **2.** dioctylphthalate
do|pa ['dəʊpə] *noun*: 3,4-Dihydroxyphenylalanin *nt*, Dopa *nt*, DOPA *nt*
  decarboxylated dopa: →*dopamine*
  L-dopa: L-Dopa *nt*, Levodopa *nt*
Dopa *Abk.*: 3,4-dioxyphenylalanine
DOPA *Abk.*: **1.** 3,4-dihydroxyphenylalanine **2.** 3,4-dioxyphenylalanine
DOPA-DC *Abk.*: dioxyphenylalanine decarboxylase
do|pa|mine ['dəʊpəmiːn] *noun*: Dopamin *nt*, Hydroxytyramin *nt*
do|pa|mi|ner|gic [ˌdəʊpəmɪ'nɜrdʒɪk] *adj*: von Dopamin aktiviert *oder* übertragen, durch Dopaminfreisetzung wirkend, dopaminerg
dopa-oxydase *noun*: Monophenolmonooxygenase *f*, Monophenyloxidase *f*
do|pase ['dəʊpeɪz] *noun*: Monophenolmonooxygenase *f*, Monophenyloxidase *f*
DOPET *Abk.*: Doppler-echocardiographic systolic ejection time
do|pex|a|mine [dəʊ'pəksəmiːn] *noun*: Dopexamin *nt*
dop|ing ['dəʊpɪŋ] *noun*: Doping *nt*
  blood doping: Blutdoping *nt*
DOPS *Abk.*: dihydroxyphenylserine
dor|man|cy ['dɔːrmənsiː] *noun*: **1.** Schlaf *m*, Schlafzustand *m* **2.** (*mikrobiolog.*) Wachstumsruhe *f*, Dormanz *f*
dor|mant ['dɔːrmənt] *adj*: (*Zelle*) ruhend, dormant
dor|nase ['dɔːrneɪz] *noun*: Dornase *f*
  pancreatic dornase: Pankreasdornase *f*
dors- *präf.*: Rücken-, Dors(o)-, Dorsi-
dor|sad ['dɔːrsæd] *adj*: zum Rücken hin, rückenwärts,

D

dorsad
dor|sal ['dɔːrsl] *adj*: Rücken/Dorsum betreffend, notal, dorsal; hinten (liegend), dorsal (liegend), hinterer, posterior, dorsal
dor|sal|gia [dɔːr'sældʒ(ɪ)ə] *noun*: Rückenschmerz(en *pl*) *m*, Dorsalgie *f*, Dorsodynie *f*
dorsi- *präf.*: Rücken-, Dors(o)-, Dorsi-
dor|si|duct ['dɔːrsɪdʌkt] *vt*: nach hinten *oder* zum Rücken ziehen
dor|si|flex ['dɔːrsɪfleks] *vt*: nach rückwärts beugen, dorsalflektieren
dor|si|flex|ion [ˌdɔːrsɪ'flekʃn] *noun*: Beugung *f* nach rückwärts/in Richtung der Rückseite, Dorsalflexion *f*
dor|si|flex|or ['dɔːrsɪfleksər] *noun*: dorsal flektierender Muskel *m*
dorsiflexors of foot: Dorsalflexoren *pl*
dor|si|lat|er|al [ˌdɔːrsɪ'lætərəl] *adj*: →*dorsolateral*
dor|si|lum|bar [ˌdɔːrsɪ'lʌmbər, -bɑːr] *adj*: →*dorsolumbar*
dor|si|me|di|an [ˌdɔːrsɪ'miːdɪən] *adj*: →*dorsomedial*
dor|si|spi|nal [ˌdɔːrsɪ'spaɪnl] *adj*: dorsospinal
dor|si|ven|tral [ˌdɔːrsɪ'ventrəl] *adj*: vom Rücken zum Bauch hin, dorsoventral
dorso- *präf.*: Rücken-, Dors(o)-, Dorsi-
dor|so|an|te|ri|or [ˌdɔːrsəʊæn'tɪərɪər] *adj*: dorsoanterior
dor|so|dyn|ia [ˌdɔːrsɪ'diːnɪə] *noun*: →*dorsalgia*
dor|so|lat|er|al [ˌdɔːrsɪ'lætərəl] *adj*: dorsolateral
dor|so|lum|bar [ˌdɔːrsəʊ'lʌmbər, -bɑːr] *adj*: Rücken und Lendengegend/Regio lumbalis betreffend, dorsolumbal
dor|so|me|di|al [ˌdɔːrsɪ'miːdɪəl] *adj*: dorsomedial
dor|so|me|di|an [ˌdɔːrsɪ'miːdɪən] *adj*: →*dorsomedial*
dor|so|pos|te|ri|or [ˌdɔːrsɪpɑ'stɪərɪər] *adj*: dorsoposterior
dor|so|ven|tral [ˌdɔːrsɪ'ventrəl] *adj*: dorsoventral
dor|sum ['dɔːrsəm] *noun, plural* **-sa** [-sə]: Rücken *m*, Rückseite *f*, Dorsum *nt*
dorsum of foot: Fußrücken *m*, Dorsum pedis
dorsum of hand: Handrücken *m*, Dorsum manus
dorsum of nose: Nasenrücken *m*, Dorsum nasi
dorsum of penis: Penisrücken *m*, Dorsum penis
dorsum sellae: Dorsum sellae
dorsum of tongue: Zungenrücken *m*, Dorsum linguae
DORV *Abk.*: double outlet right ventricle
DORV-TB *Abk.*: DORV Taussig-Bing type
dor|zol|la|mide [ˌdɔːr'səʊləmaɪd] *noun*: Dorzolamid *nt*
DOS *Abk.*: dioctylsebacate
dos. *Abk.*: **1.** dosage **2.** dose
dos|age ['dəʊsɪdʒ] *noun*: **1.** Dosierung *f*, Verabreichung *f* **2.** Dosis *f*, Menge *f*; Portion *f*
saturation dosage: Sättigungsdosis *f*
dose [dəʊs]: **I** *noun* **1.** (*pharmakol.*) Dosis *f*, Gabe *f* **2.** (*radiolog.*) (Strahlen-)Dosis *f* **3.** Dosis *f*, Portion *f* **II** *vt* dosieren, in Dosen verabreichen
absorbed dose: Energiedosis *f*
age-adjusted dose: Lebensalterdosis *f*
air dose: Expositionsdosis *f*
average dose: Durchschnittsdosis *f*
body dose: Körperdosis *f*
booster dose: Boosterdosis *f*
broken dose: fraktionierte Dosis *f*, Dosis refracta
collective dose: Kollektivdosis *f*
cumulative dose: kumulierte Dosis *f*, kumulierte Strahlendosis *f*
cumulative radiation dose: kumulierte Dosis *f*, kumulierte Strahlendosis *f*
curative dose: Dosis curativa
daily dose: Tagesdosis *f*
depth dose: Tiefendosis *f*
divided dose: fraktionierte Dosis *f*, Dosis refracta
doubling dose: Verdopplungsdosis *f*
effective dose: Effektivdosis *f*, Dosis effectiva, Dosis efficax, Wirkdosis *f*
entry dose: Einfalldosis *f*
equivalent dose: Äquivalentdosis *f*
erythema dose: Hauterythemdosis *f*, Erythemdosis *f*
exit dose: Exitdosis *f*, Austrittsdosis *f*
exposure dose: Ionendosis *f*
fatal dose: tödliche Dosis *f*, letale Dosis *f*, Letaldosis *f*, Dosis letalis
focal dose: Herddosis *f*
fractional dose: fraktionierte Dosis *f*, Dosis refracta
gonadal dose: Gonadendosis *f*
infant dose: Kinderdosis *f*
infective dose: infektiöse Dosis *f*, Infektionsdosis *f*, Dosis infectiosa
initial dose: Initial-, Aufsättigungsdosis *f*
integral dose: Integraldosis *f*
integral absorbed dose: Integraldosis *f*
ionization dose: Ionendosis *f*
ionization dose per time unit: Ionendosisleistung *f*
lethal dose: tödliche Dosis *f*, letale Dosis *f*, Letaldosis *f*, Dosis letalis
loading dose: Initial-, Aufsättigungsdosis *f*
maintenance dose: Erhaltungsdosis *f*
maximal permissible dose: Maximaldosis *f*
maximal precription dose: Höchstmenge *f*, Höchstabgabemenge *f*
maximum dose: Maximaldosis *f*, Dosis maximalis
maximum single dose: Einzelmaximaldosis *f*
median curative dose: mittlere Dosis curativa
median effective dose: mittlere effektive Dosis *f*, mittlere wirksame Dosis *f*, Dosis effectiva media
median infective dose: mittlere Infektionsdosis *f*, Dosis infectiosa media
median lethal dose: mittlere letale Dosis *f*, Dosis letalis media
minimal dose: Minimaldosis *f*
minimal erythema dose: minimale Erythemdosis *f*, Erythemdosis *f*
minimal lethal dose: minimale letale Dosis *f*, Dosis letalis minima
minimum dose: Minimaldosis *f*
optimal dose: Optimaldosis *f*
optimum dose: →*optimal dose*
organ dose: Organdosis *f*
organ tolerance dose: Organtoleranzdosis *f*
patient dose: Patientendosis *f*
radiation dose: Strahlendosis *f*
radiation absorbed dose: Rad *nt*
radiation dose per surface area: Flächendosisprodukt *nt*
reference dose: Referenzdosis *f*
refractive dose: fraktionierte Dosis *f*, Dosis refracta
relative depth dose: relative Tiefendosis *f*
roentgen absorbed dose: Rad *nt*
scattered radiation dose: Streustrahlendosis *f*
single dose: Einzeldosis *f*
skin dose: Hautdosis *f*
sleep-inducing dose: Einschlafdosis *f*
surface dose: Oberflächendosis *f*
therapeutic dose: therapeutische Dosis *f*, Dosis therapeutica
threshold dose: Grenzdosis *f*, Schwellendosis *f*
tissue dose: Gewebedosis *f*
tolerance dose: Toleranzdosis *f*, Dosis tolerata
total dose: Gesamtdosis *f*

total body dose: Ganzkörperdosis *f*
toxic dose: toxische Dosis *f*, Dosis toxica
volume dose: Integraldosis *f*
dose-dependent *adj*: dosisabhängig
do|sim|e|ter [dəʊ'sɪmɪtər] *noun*: Dosismesser *m*, Dosimeter *nt*
film dosimeter: Filmdosimeter *nt*, Filmplakette *f*
finger ring dosimeter: Fingerringdosimeter *nt*
Fricke's dosimeter: Fricke-Dosimeter *nt*, Eisensulfat-Dosimeter *nt*
individual dosimeter: Individualdosimeter *nt*, Personendosimeter *nt*
pencil dosimeter: Pen-Dosimeter *nt*, Füllhalterdosimeter *nt*, Taschendosimeter *nt*
personal dosimeter: Personendosimeter *nt*, Individualdosimeter *nt*
primary standard dosimeter: Primärstandard-Dosimeter *nt*
secondary standard dosimeter: Gebrauchs-Dosimeter *nt*, Sekundärstandard-Dosimeter *nt*
do|si|met|ric [ˌdəʊsɪ'metrɪk] *adj*: Dosimetrie betreffend, mittels Dosimetrie, dosimetrisch
do|sim|e|try [dəʊ'sɪmətriː] *noun*: Strahlendosismessung *f*, Dosimetrie *f*
thermoluminescent dosimetry: Thermilumineszenz-dosimetrie *f*
do|sis ['dəʊsɪs] *noun*: **1.** (*pharmakol.*) Dosis *f*, Gabe *f* **2.** (*radiolog.*) (Strahlen-)Dosis *f* **3.** Dosis *f*, Portion *f*
dos|si|er ['dɑsɪˌeɪ, -sɪər] *noun*: (Kranken-)Akten *pl*, Dossier *nt*
dot [dɑt] *noun*: Punkt *m*, Pünktchen *nt*, Tüpfelchen *nt*
Maurer's dots: Maurer-Körnelung *f*, Maurer-Tüpfelung *f*
Schüffner's dots: Schüffner-Tüpfelung *f*
dot|age ['dəʊtɪdʒ] *noun*: (geistige) Altersschwäche *f*, Senilität *f*
do|tard|ness ['dəʊtərdnəs] *noun*: →*dotage*
dou|ble ['dʌbl]: **I** *noun* das Doppelte, das Zweifache; Gegenstück *nt*, Doppel *nt* **II** *adj* **1.** doppelt, zweifach, Doppel- **2.** doppelseitig **3.** verdoppelt, Doppelt- **III** *vt* **4.** verdoppeln, verzweifachen **5.** doppelt legen *oder* falten, zusammenfalten **IV** *vi* sich verdoppeln
double-check: **I** *noun* (genaue) Nachprüfung *f* **II** *vt*, *vi* (genau) nachprüfen
double-chinned *adj*: mit Doppelkinn
double-edged *adj*: (*Messer*) zweischneidig
double-stranded *adj*: (*DNA*) aus zwei Strängen bestehend, doppelsträngig
dou|blet ['dʌblɪt] *noun*: **1.** Doppellinse *f*, Duplet(t) *nt* **2.** Paar *nt* **3.** Duplikat *nt*
douche [duːʃ]: **I** *noun* **1.** Dusche *f*, Brause *f* **2.** (Aus-)Spülung *f* **3.** Spülapparat *m*, Irrigator *m*, Dusche *f* **II** *vt* **4.** (ab-)duschen **5.** (aus-)spülen **III** *vi* **6.** sich duschen **7.** eine Spülung machen, spülen
air douche: Luftdusche *f*
eye douche: **1.** Augenbad *nt* **2.** Augendusche *f*
nasal douche: Nasendusche *f*, -spülung *f*
vaginal douche: Scheidenspülung *f*
doug|las|cele ['dʌgləsiːl] *noun*: Douglas-Hernie *f*, Douglasozele *f*, Enterocele vaginalis posterior
doug|la|si|tis [dʌglə'saɪtɪs] *noun*: Entzündung *f* des Douglas-Raums, Douglasitis *f*
dove|tail ['dʌfteɪl] *noun*: Schwalbenschwanzpräparation *f*
lingual dovetail: Schwalbenschwanzpräparation *f* mit lingualem Zugang
occlusal dovetail: Schwalbenschwanzpräparation *f* mit okklusalem Zugang
dow|el ['daʊəl] *noun*: Pflock *m*, Dübel *m*
Thompson's dowel: Thompson-Dübel *m*
down [daʊn]: **I** *noun* **1.** (*fig.*) Abstieg *m*, Rückgang *m* **2.** Tiefpunkt *m*, -stand *m* **3.** Depression *f*, Tiefpunkt *f* **4.** →*downer* **5.** (*embryolog.*) Flaum *m*, Wollhaar(kleid) *nt*, Lanugo *f* **II** *adj* **6.** nach unten/abwärts (gerichtet *oder* laufend), Abwärts-; unten (befindlich) **7.** deprimiert, niedergeschlagen **III** *adv* **8.** (*Temperatur*) gefallen (*by* um); her-, hinunter, nach unten, unten **9.** bettlägerig
down|er ['daʊnər] *noun*: (*inf.*) Beruhigungsmittel *nt*, Sedativum *nt*
down|heart|ed [daʊn'hɑːrtɪd] *adj*: niedergeschlagen, entmutigt, deprimiert
down|most ['daʊnməʊst] *adj*: unterste(r, s), niedrigste(r, s)
down|y ['daʊniː] *adj*: mit Flaum bedeckt, aus Flaum bestehend, flaumig
DOX *Abk.*: **1.** digoxin **2.** doxephrine
dox|a|pram ['dɑksəpræm] *noun*: Doxapram *nt*
dox|e|pin ['dɑksəpɪn] *noun*: Doxepin *nt*
dox|o|ru|bi|cin [ˌdɑksə'ruːbəsɪn] *noun*: Adriamycin *nt*, Doxorubicin *nt*
dox|y|cy|cline [ˌdɑksə'saɪkliːn, -lɪn] *noun*: Doxycyclin *nt*, α-6-Desoxy-5-hydroxytetracyclin *nt*
dox|yl|a|mine [dɑk'sɪləmiːn] *noun*: Doxylamin *nt*, Decapryn *nt*, Histadoxylamin *nt*
DOZ *Abk.*: dioctylazelate
DP *Abk.*: **1.** diastolic pressure **2.** diffusion pressure **3.** digestible protein **4.** diphosgene **5.** diphosphate **6.** dipropionate **7.** donor plasma **8.** dorsal pulse
d.p. *Abk.*: dorso-plantar
DPA *Abk.*: **1.** diphenylamine **2.** dipicolinic acid **3.** dipropylacetate **4.** D-penicillamine **5.** dual-photon absorptiometry
DPAI *Abk.*: drug protein activity index
DP_{AO} *Abk.*: diastolic aortic pressure
DPAP *Abk.*: diastolic pulmonary artery pressure
DPAR *Abk.*: **1.** diphenylamine reaction **2.** direct passive Arthus reaction
DPC *Abk.*: diethylpyrocarbonate
DPD *Abk.*: **1.** diphenamide **2.** 3,3-diphosphono-1,2-propane-dicarboxylic acid
dp/dv *Abk.*: volume elasticity coefficient
DPF *Abk.*: diisopropylfluorophosphate
DPG *Abk.*: 2,3 -diphosphoglycerate
DPGM *Abk.*: diphosphoglyceromutase
DPH *Abk.*: diphenylhydantoin
DPHR *Abk.*: dihydropteridine reductase
DPIA *Abk.*: dimethoxyphenylisopropylamine
DPIP *Abk.*: dichlorophenolindophenol
DPM *Abk.*: **1.** dipyramidole **2.** dipyrromethene
DPN *Abk.*: diphosphopyridine nucleotide
DPND *Abk.*: diphosphopyridine nucleotide diaphorase
DPNH *Abk.*: reduced diphosphopyridine nucleotide
DPNM *Abk.*: diphenylnaphthylmethane
DPOx *Abk.*: diphenol oxidase
DPP *Abk.*: differential pulse polarography
DPPD *Abk.*: diphenyl-p-phenylenediamine
DPPH *Abk.*: diphenylpicrylhydrazyl
DPPK *Abk.*: dephospho-phosphorylase kinase
DPR *Abk.*: diaminopropionic acid
DPS *Abk.*: delayed primary suture
DPT *Abk.*: **1.** diphenylthiourea **2.** diphosphothiamine **3.** diphtheria-pertussis-tetanus **4.** dipropyltryptamine
dpt *Abk.*: diopter
DPTI *Abk.*: diastolic pressure-time index
DPTI/TTI *Abk.*: diastolic pressure time index/tension time index
DPVNS *Abk.*: diffuse pigmented villonodular synovitis

Dq *Abk.*: **1.** dose equivalent **2.** equivalent dose
DR *Abk.*: **1.** degeneration reaction **2.** deoxyribose **3.** diabetic retinopathy **4.** diagnostic radiology **5.** dihydrofolic acid reductase **6.** reaction of degeneration
dr *Abk.*: **1.** drachm **2.** dram
D.R. *Abk.*: reaction of degeneration
drachm [dræm] *noun*: →*dram*
dra|con|ti|a|sis [ˌdrækɑn'taɪəsɪs] *noun*: Medinawurminfektion *f*, Guineawurminfektion *f*, Drakunkulose *f*, Drakontiase *f*, Dracunculosis *f*, Dracontiasis *f*
dra|cun|cu|lar [drə'kʌŋkjələr] *adj*: Dracunculus betreffend, durch Dracunculus verursacht
dra|cun|cu|li|a|sis [drəˌkʌŋkjə'laɪəsəs] *noun*: Medinawurminfektion *f*, Guineawurminfektion *f*, Drakunkulose *f*, Drakontiase *f*, Dracunculosis *f*, Dracontiasis *f*
Dra|cun|cu|loi|dea [drəˌkʌŋkjə'lɔɪdɪə] *plural*: Dracunculoidea *pl*
dra|cun|cu|lo|sis [drəˌkʌŋkjə'ləʊsɪs] *noun*: →*dracunculiasis*
Dra|cun|cu|lus [drə'kʌŋkjələs] *noun*: Dracunculus *m*
Dracunculus medinensis: Medinawurm *m*, Guineawurm *m*, Dracunculus medinensis, Filaria medinensis
draft [dræft, drɑːft] *noun*: **1.** Skizze *f*, Entwurf *m*, Konzept *nt* **make a draft** entwerfen, aufsetzen **2.** (Luft-)Zug *m* **3.** (*pharmakol.*) (abgemessene) Dosis *f* einer Arzneimittellösung
induced draft: Saugzug *m*, künstlicher Zug *m*
sleeping draft: Schlaftrunk *m*
dra|gée [dræ'ʒeɪ] *noun*: Dragée *nt*
chewing dragées: Kaudragées *pl*
drain [dreɪn]: **I** *noun* **1.** Ableitung *f*; Ableiten *nt*, Abfließen *nt*, Ablaufen *nt*, Drainieren *nt*, Drainage *f*, Dränage *f* **2.** Drain *m*, Drän *m* **II** *vt* **3.** drainieren, dränieren, durch Drain(s) ableiten **4.** ab- *oder* austrocknen lassen
abdominal drain: **1.** Bauchhöhlendrainage *f* **2.** Bauchhöhlendrain *m*
bile duct drain: Gallengangsdrain *m*
controlled drain: Dochtdrain *m*
long-term drain: Dauerdrain *m*
Mikulicz drain: Mikulicz-Tamponade *f*
Monaldi's drain: Monaldi-Saugdrainage *f*
Penrose drain: Penrose-Drain *m*
redon drain: Redon-Saugdrainage *f*
sump drain: doppellumige Drainage *f*
through drain: Durchlaufdrainage *f*
waste drain: Abzugskanal *m*
drain|age ['dreɪnɪdʒ] *noun*: **1.** Drainage *f*, Dränage *f*, Ableitung *f* (*von Wundflüssigkeit*); Abfluss *m* **2.** Drainieren *nt*, Dränieren *nt*, Ableiten *nt*; Abfließen *nt*, Ablaufen *nt*
bile drainage: Gallendrainage *f*
biliary drainage: **1.** Galle(n)abfluss *m* **2.** (*chirurg.*) Gallendrainage *f*, Cholangiodrainage *f*
bladder drainage: Blasendrainage *f*
catheter drainage: Katheterdrainage *f*
dependent drainage: Heberdrainage *f*
downward drainage: Heberdrainage *f*
ductal drainage: Gangdrainage *f*
long-term drainage: Dauerdrainage *f*
lymphatic drainage: Lymphabfluss *m*, -drainage *f*
drainage of the middle ear: Mittelohr-, Paukendrainage *f*
pancreatic drainage: **1.** (*histolog.*) Pankreasabfluss *m* **2.** (*chirurg.*) Pankreasdrainage *f*
percutaneous catheter drainage: perkutane Katheterdrainage *f*
percutaneous transhepatic biliary drainage: perkutane transhepatische Cholangiodrainage/Gallendrainage *f*
peritoneal drainage: Peritonealdrainage *f*
pleural drainage: Pleuradrainage *f*
postural drainage: Lagerungsdrainage *f*
rectal drainage: Rektum-, Rektaldrainage *f*
Scarff's drainage: Scarff-Drainage *f*
siphon drainage: Bülau-Drainage *f*, Thoraxdrainage *f*, Pleuradrainage *f*
soft tissue drainage: Weichteildrainage *f*
suction drainage: Saugdrainage *f*
thoracic drainage: Thoraxdrainage *f*
tidal drainage: Tidal-Drainage *f*
trabecular drainage: trabekulärer Abfluss *m*
T tube drainage: T-Drain *m*
urinary drainage: Harnableitung *f*
uveoscleral drainage: uveoskleraler Abfluss *m*
venous drainage: venöser Abfluss *m*
ventricular drainage: Ventrikeldrainage *f*
wound drainage: Wunddrainage *f*
dram [dræm] *noun*: Drachme *f*, Dram *nt*
drape [dreɪp]: **I** *noun* (Abdeck-)Tuch *nt* **II** *vt* abdecken
incise drape: Inzisionsfolie *f*
drap|e|to|ma|nia [ˌdræpɪtəʊ'meɪnɪə, -jə] *noun*: Wandersucht *f*, Drapetomanie *f*
dras|tic ['dræstɪk] *noun*: **1.** starkes Abführmittel *nt*, Drastikum *nt* **2.** (*Abführmittel*) drastisch, stark **3.** drastisch, durchgreifend, gründlich, rigoros
draught [dræft, drɑːft] *noun*: →*draft*
draw|er [drɔːr] *noun*: Schublade *f*
draw|ing ['drɔːɪŋ] *adj*: ziehend
dRDP *Abk.*: deoxyribonucleoside diphosphate
dream [driːm]: (*v* **dreamed; dreamt**) **I** *n* Traum *m*; Traumzustand *m* **have a dream about** träumen von **II** *vt* **1.** träumen **2.** erträumen, ersehnen **III** *vi* träumen (*about, of* von); verträumt sein
dream up *vt* sich ausdenken, phantasieren
waking dream: Wach-, Tagtraum *m*
wet dream: Pollution *f*
dream|er ['driːmər] *noun*: Träumer(in *f*) *m*
dream|i|ness ['driːmɪnəs] *noun*: Verträumtheit *f*; Traumzustand *m*
dream|ing ['driːmɪŋ] *adj*: verträumt, träumerisch, (wach) träumend, Traum-
dream|less ['driːmləs] *adj*: traumlos, ohne Träume
dream|like ['driːmlaɪk] *adj*: traumhaft, -ähnlich, -artig
dream|y ['driːmiː] *adj*: **1.** verträumt, träumerisch, (wach) träumend **2.** →*dreamlike*
drep|a|no|cy|tae|mi|a [ˌdrepənəʊsaɪ'tiːmiːə] *noun*: (*brit.*) →*drepanocytemia*
drep|a|no|cyte ['drepənəʊsaɪt] *noun*: Sichelzelle *f*, Drepanozyt *m*
drep|a|no|cy|te|mi|a [ˌdrepənəʊsaɪ'tiːmiːə] *noun*: Sichelzellanämie *f*, Sichelzellenanämie *f*, Herrick-Syndrom *nt*
drep|a|no|cyt|ic [ˌdrepənəʊ'sɪtɪk] *adj*: Sichelzellen betreffend, Sichelzell(en)-
drep|a|no|cy|to|sis [ˌdrepənəʊsaɪ'təʊsɪs] *noun*: Drepanozytose *f*
drep|a|no|cy|tot|ic [ˌdrepənəʊsaɪ'tɑtɪk] *adj*: Drepanozytose betreffend, drepanozytotisch
dress [dres]: **I** *noun* Kleidung *f* **II** *vt* **1.** an-, bekleiden, anziehen **2.** (*Wunde*) verbinden, behandeln, einen Verband anlegen
maternity dress: Umstandskleid *nt*
dres|sing ['dresɪŋ] *noun*: **1.** Verbinden *nt*, Verbandanlegen *nt* **2.** Verband *m* **3.** Verbandsmaterial *nt*
adhesive dressing: Klebeverband *m*

antiseptic dressing: antiseptischer Verband *m*
binocular dressing: Binokulusverband *m*
Desault's dressing: Desault-Verband *m*
dry dressing: trockener Verband *m*
gauze dressing: Gazeverband *m*
occlusiv dressing: Okklusivverband *m*
occlusive dressing: Okklusionsverband *m*, Verschlussverband *m*
periodontal dressing: Zahnfleischverband *m*, Heilverband *m*, Schutzverband *m*
pressure dressing: Druckverband *m*, Kompressionsverband *m*
protective dressing: Schutzverband *m*
root canal dressing: Wurzelkanalbehandlungsmittel *nt*
tape dressing: Tape-Verband *m*

DRF *Abk.*: dose reduction factor

DRG *Abk.*: **1.** diagnosis-related group **2.** dynamic radiography

DRGs *Abk.*: diagnosis related groups

dRIB *Abk.*: deoxyribose

drib|ble ['drɪbl]: I *vt* (herab-)tröpfeln lassen, träufeln II *vi* tröpfeln, träufeln

drib|bling ['drɪblɪŋ] *noun*: Träufeln *nt*, Tröpfeln *nt*
urinary dribbling: Harnträufeln *nt*

drift [drɪft] *noun*: **1.** Wanderung *f*; Drift *f*, Abdrift *f*, Abtrieb *m* **2.** (*genet.*) Drift *f*
antigenic drift: Antigendrift *f*, antigenic drift
genetic drift: genetische Drift *f*
mesial drift: mesiale Zahnwanderung *f*, Mesialwanderung *f*, Mesialdrift *m*
physiologic drift: physiologische Zahnwanderung *f*
random genetic drift: Gendrift *f*, genetische Drift *f*

drill [drɪl]: I *noun* Bohrmaschine *f*, Bohrgerät *nt*, (Drill-)Bohrer *m* II *vt* **1.** bohren; durchbohren **2.** (*Zahn, Knochen*) anbohren, ausbohren III *vi* bohren
all purpose drill: Allzweckbohrer *m*
bibeveled drill: Speerbohrer *m*
bone drill: Knochenbohrer *m*
dental drill: Zahnbohrer *m*
diamond drill: Diamantbohrer *m*
Feldman drill: Feldman-Bohrer *m*, Feldman-Speerbohrer *m*
Feldman bibeveled drill: →*Feldman drill*
Gates-Glidden drill: Gates-Bohrer *m*, Gates-Glidden-Bohrer *m*
Lentulo spiral drill: Lentulo-Spiralbohrer *m*
Peeso drill: Peeso-Bohrer *m*, Peeso-Wurzelkanalerweiterer *m*
Shannon drill: Shannon-Bohrer *m*
spiral drill: Spiralbohrer *m*
surgical drill: Knochenbohrer *m*
tap drill: Gewindebohrer *m*, -schneider *m*

drill|ing ['drɪlɪŋ] *noun*: Bohren *nt*, Bohrung *f*

drink [drɪŋk]: I *noun* **1.** Getränk *nt*; alkoholisches Getränk *nt* **have a drink** etw. trinken **2.** Schluck *m* **a drink of water** ein Schluck Wasser II *vt* trinken III *vi* trinken; ein Trinker sein

drink|a|ble ['drɪŋkəbl] *adj*: trinkbar; genießbar

drink|er ['drɪŋkər] *noun*: Trinker(in *f*) *m*; Alkoholiker(in *f*) *m*
water drinker: 1. Wassertrinker(in *f*) *m* **2.** Antialkoholiker(in *f*) *m*

drink|ing ['drɪŋkɪŋ]: I *noun* Trinken *nt*; gewohnheitsmäßiges Trinken *nt* II *adj* trinkend, Trink-
primary drinking: primäres Trinken *nt*
secondary drinking: sekundäres Trinken *nt*

drip [drɪp]: I *noun* (Dauer-)Tropfinfusion *f*, Dauertropf *m*, Tropf *m* II *vi* tröpfeln
continuous drip: Dauertropf(infusion *f*) *m*
intravenous drip: intravenöse Tropfinfusion *f*

drip|feed ['drɪpfiːd]: I *noun* →*dripfeeding* II *vt* parenteral/künstlich ernähren

drip|feed|ing ['drɪpˌfiːdɪŋ] *noun*: parenterale/künstliche Ernährung *f*

drive [draɪv] *noun*: **1.** (*psychol.*) Antrieb *m*, Drang *m*, Trieb *m* **2.** (*physiolog.*) Antrieb *m* **3.** Schwung *m*, Elan *m*, Energie *f*, Dynamik *f*
electric drive: elektrischer Antrieb *m*
homeostatic drives: homöostatische Triebe *pl*
respiratory drive: Atem-, Atmungsantrieb *m*
sex drive: Sexual-, Geschlechtstrieb *m*, Libido *f*
ambulance driver: Krankenwagenfahrer(in *f*) *m*
screw driver: Schraubenzieher *m*

driv|ing ['draɪvɪn] *adj*: (an-)treibend, Treib-, Trieb-, Antriebs-

dRMP *Abk.*: deoxyribonucleoside monophosphate

DRNA *Abk.*: deoxyribonucleic acid

dRNA *Abk.*: DNA-like RNA

dro|code ['drəʊkəʊd] *noun*: →*dihydrocodeine*

drom|o|gram ['drɑməgræm] *noun*: Dromogramm *nt*

drom|o|graph ['drɑməgræf] *noun*: Dromograph *m*, Dromograf *m*

drom|o|ma|ni|a [ˌdrəmɑ'meɪnɪə] *noun*: krankhafter Lauftrieb *m*, Dromomanie *f*

dro|mo|stan|o|lone [ˌdrɑmə'stænələʊn] *noun*: Dromostanolon *nt*

drom|o|trop|ic [ˌdrəmɑ'trɑpɪk] *adj*: die Erregungsleitungsgeschwindigkeit im Herzen beeinflussend, dromotrop

dro|mot|ro|pism [drə'mɑtrəpɪzəm] *noun*: Dromotropie *f*, dromotrope Wirkung *f*

dro|mot|ro|py [drə'mɑtrəpiː] *noun*: →*dromotropism*

drop [drɑp]: I *noun* **1.** Tropfen *m* **2. drops** *pl* (*pharmakol.*) Tropfen *pl*; Bonbon *nt* **3.** Fall *m*, Fallen *nt*; Sturz *m* **4.** (Ab-)Fall *m*, Sturz *m* II *vt* (herab-)tropfen *oder* (herab-)tröpfeln lassen III *vi* **5.** (herab-)tropfen, herabtröpfeln **6.** (herab-, herunter-)fallen (*from* von; *out of* aus) **7.** (nieder-)sinken, fallen; umfallen, zu Boden sinken **8.** (ab-)sinken, sich senken; fallen, sinken, heruntergehen
cough drop: Hustenbonbon *nt*, -pastille *f*
decongestant nose drops: abschwellende Nasentropfen *pl*
ear drops: Ohrentropfen *pl*
enamel drop: Schmelzperle *f*, Enamelom *nt*
eye drops: Augentropfen *pl*
generic drugs: Fertigarzneimittel *pl*, Generika *pl*, Generica *pl*
hanging drop: hängender Tropfen *m*
Hoffmann's drops: Hoffmann-Tropfen *pl*, Ätherweingeist *m*, Spiritus aethereus
nasal drops: Nasentropfen *pl*
nonproprietary drugs: Fertigarzneimittel *pl*, Generika *pl*
non-steroidal anti-inflammatory drugs: nicht-steroidale Antirheumatika *pl*, nicht-steroidale antiinflammatorisch-wirkende Medikamente *pl*
nose drops: Nasentropfen *pl*
platelet drop: Plättchensturz *m*

dro|per|i|dol [drəʊ'perɪdəl, -dɑl] *noun*: Droperidol *nt*, Dehydrobenzperidol *nt*

drop|let ['drɑplɪt] *noun*: Tröpfchen *nt*
enamel droplet: Schmelztropfen *m*, Zahnschmelztropfen *m*
secretory droplet: Sekrettröpfchen *nt*

drop|per ['drɑpər] *noun*: Tropfenzähler *m*, Tropfenglas *nt*, Tropfer *m*
medicine dropper: Tropfenzähler *m*
dro|pro|pi|zine *noun*: Dropropizin *nt*
drop|si|cal ['drɑpsɪkl] *adj*: Hydrops betreffend, von ihm betroffen *oder* gekennzeichnet, mit Hydrops einhergehend, hydropisch, hydroptisch
drop|sy ['drɑpsi:] *noun*: Hydrops *m*
abdominal dropsy: Bauchwassersucht *f*, Aszites *m*, Ascites *m*
dropsy of amnion: Hydramnion *nt*
articular dropsy: seröser Gelenkerguss *m*, Hydarthros(e *f*) *m*, Hydrarthros(e *f*) *m*, Hydrops articularis
dropsy of belly: Aszites *m*, Ascites *m*
dropsy of brain: Wasserkopf *m*, Hydrozephalus *m*, Hydrocephalus *m*
cardiac dropsy: Herzbeutelwassersucht *f*, Hydroperikard *nt*, Hydroperikardium *nt*, Hydrokardie *f*, Hydrops pericardii
dropsy of the chest: Hydrothorax *m*
cutaneous dropsy: Ödem *nt*, Oedema *nt*
famine dropsy: Hungerödem *nt*
dropsy of head: →*dropsy of brain*
nutritional dropsy: Hungerödem *nt*
peritoneal dropsy: Bauchwassersucht *f*, Aszites *m*
salpingian dropsy: Hydrosalpinx *f*, Hydrops tubae, Sactosalpinx serosa
war dropsy: Hungerödem *nt*
Dro|soph|i|la [drəʊ'sɑfɪlə, drə-] *noun*: Drosophila *f*
Drosophila melanogaster: Taufliege *f*, Drosophila melanogaster
drown [draʊn]: I *vt* ertränken **drown o.s.** sich ertränken II *vi* ertrinken
drown|ing ['draʊnɪŋ] *noun*: Ertrinken *nt*
drow|si|ness ['draʊzɪnəs] *noun*: Schläfrigkeit *f*, Benommenheit *f*
unnatural drowsiness: krankhafte Schläfrigkeit *f*, Benommenheit *f*, Somnolenz *f*
drow|sy ['draʊsi:] *adj*: schläfrig; bewusstseinseingetrübt, bewusstseinsbeeinträchtigt, somnolent
DRP *Abk.*: deoxyribophosphate
DRR *Abk.*: dorsal root reflex
dRTP *Abk.*: deoxyribonucleoside triphosphate
drug [drʌg]: I *noun* **1.** Arzneimittel *nt*, Arznei *f*, Medikament *nt* **2.** Droge *f*, Rauschgift *nt* **be on drugs** rauschgiftsüchtig sein **3.** Betäubungsmittel *nt*, Droge *f* II *vt* **4.** jdm. Medikamente geben; unter Drogen setzen **5.** betäuben
addiction-forming drug: →*addiction-producing drug*
addiction-producing drug: suchterzeugendes Medikament *nt*, Droge *f*
addictive drug: Suchtmittel *nt*, suchterzeugendes Medikament *nt*
alpha-adrenergic receptor blocking drug: Alphablocker *m*, Alpharezeptorenblocker *m*
alpha blocking drug: Alphablocker *m*, Alpharezeptorenblocker *m*
anticancer drug: antineoplastische Substanz *f*
antidiabetic drug: Antidiabetikum *nt*
antimalarial drug: (Anti-)Malariamittel *nt*
antineoplastic drug: antineoplastische Substanz *f*, Antineoplastikum *nt*
antineuralgic drug: Antineuralgikum *nt*
antiplasmodial drug: gegen Plasmodien wirkendes Mittel *nt*, Antiplasmodikum *nt*
antipsychotic drug: Antipsychotikum *nt*, Neuroleptikum *nt*
antivertiginous drug: Antivertiginosum *nt*
beta-adrenergic blocking drug: →*beta-blocking drug*
beta-blocking drug: Betablocker *m*, Beta-Rezeptorenblocker *m*, β-Adrenorezeptorenblocker *m*, Beta-Adrenorezeptorenblocker *m*
β-lactam drug: Betalactam-Antibiotikum *nt*, β-Lactam-Antibiotikum *nt*
blocking drug: Blocker *m*
controlled drugs: Betäubungsmittel *pl*
designer drug: Designerdroge *f*
excitant drug: Reizmittel *nt*, Stimulans *nt*, Exzitans *nt*, Exzitantium *nt*, Analeptikum *nt*
gaseous drugs: gasförmige Arzneimittel *pl*
immunosuppressive drug: Immun(o)suppressivum *nt*, Immun(o)depressivum *nt*, immun(o)suppressive/immun(o)depressive Substanz *f*
liquid drugs: flüssige Arzneimittel *pl*
opiate drugs: Opiate *pl*
prescription drug: rezeptpflichtiges Medikament *nt*
psychoactive drugs: psychotrope Substanzen *pl*, Psychopharmaka *pl*
psychotropic drugs: psychotrope Substanzen *pl*, Psychopharmaka *pl*
semisolid drugs: halbfeste Arzneimittel *pl*
solid drugs: feste Arzneimittel *pl*
stimulating drug: Anregungs-, Reiz-, Aufputschmittel *nt*, Stimulans *nt*
drug-addicted *adj*: **1.** drogen-, rauschgiftsüchtig **2.** arzneimittel-, medikamentensüchtig
drug-dependent *adj*: **1.** drogen-, rauschgiftabhängig **2.** medikamenten-, arzneimittelabhängig
drug-fast *adj*: →*drug-resistant*
drug|gist ['drʌgɪst] *noun*: Apotheker(in *f*) *m*
drug-resistant *adj*: arzneimittelresistent
drum [drʌm] *noun*: **1.** Trommel *f*, Walze *f*, Zylinder *m* **2.** Paukenhöhle *f*, Tympanon *nt*, Tympanum *nt*, Cavum tympani, Cavitas tympanica
drum|head ['drʌmhed] *noun*: Trommelfell *nt*, Membrana tympanica
drum|stick ['drʌmstɪk] *noun*: Drumstick *nt*
drunk|en|ness ['drʌŋkənəs] *noun*: **1.** (Be-)Trunkenheit *f*, Alkoholrausch *m*, Alkoholintoxikation *f* **2.** Trunksucht *f*
sleep drunkenness: **1.** Schlaftrunkenheit *f* **2.** (krankhafte) Schläfrigkeit *f*, Verschlafenheit *f*, Müdigkeit *f*, Somnolenz *f*
dru|sen ['dru:zn] *plural*: Drusen *pl*
drusen of the optic nerve head: Drusenpapille *f*
dry [draɪ]: I *adj* **1.** trocken, Trocken-; ausgedörrt, dürr, ausgetrocknet **2.** (*fig.*) nüchtern, trocken; kühl, gelassen II *vt* **3.** trocknen, trocken machen; abtrocknen (*on* an) **4.** austrocknen III *vi* trocknen, trocken werden; ein-, aus-, vertrocknen
dry up *vt, vi* austrocknen
drying-out *noun*: (*inf.*) Trockenlegen *nt*, (Alkohol-)Entzug *m*, Desintoxikation *f*
dry|ness ['draɪnəs] *noun*: Trockenheit *f*; trockener Zustand *m*
dryness of the mouth: Xerostomie *f*
dry-nurse *vt*: (*Säugling*) pflegen
DS *Abk.*: **1.** dead space **2.** desmosome **3.** diabetic serum factors **4.** dilute strength **5.** dimethylaminostilbene **6.** disseminated sclerosis **7.** donor serum **8.** double-stranded **9.** Down syndrome **10.** dumping syndrome **11.** systolic diameter
ds *Abk.*: double-stranded
DSA *Abk.*: digital subtraction angiography
DSA_{IA} *Abk.*: intra-arterial digital subtraction angiography

DSAS *Abk.*: discrete subaortic stenosis
DSC *Abk.*: disodium cromoglycate
D.Sc. *Abk.*: Doctor of Sciences
DSCG *Abk.*: disodium cromoglycate
dsDNA *Abk.*: **1.** double-stranded deoxyribonucleic acid **2.** double-stranded DNA
DSIP *Abk.*: delta sleep inducing peptide
DSMR *Abk.*: digital-subtracted magnetic resonance
DSP *Abk.*: **1.** digital subtraction phlebography **2.** disulfanilamidophenolphthalein
DSPECT *Abk.*: dynamic single photon emission computerized tomography
DSPS *Abk.*: delayed sleep phase syndrome
DSR *Abk.*: diastolic synchronized retroperfusion
dsRNA *Abk.*: double-stranded ribonucleic acid
DSRS *Abk.*: Dynamic Spatial Reconstruction System
DSS *Abk.*: **1.** dextrose-starch-saccharose **2.** dioctylsodium sulfosuccinate **3.** discrete subaortic stenosis
DST *Abk.*: **1.** desensitization time **2.** dexamethasone suppression test **3.** diagnostic sensitivity test **4.** dihydrostreptomycin **5.** donor-specific transfusion
DSTE *Abk.*: diethylstilbestrol
DSUH *Abk.*: direct suggestion under hypnosis
DSV *Abk.*: digital subtraction ventriculography
DT *Abk.*: **1.** delirium tremens **2.** deoxyribosylthymine **3.** diastolic time **4.** digitoxin
dT *Abk.*: deoxythymidine
D4T *Abk.*: 2',3'-didehydro-2',3'-dideoxythymidinene
DTA *Abk.*: **1.** descending thoracic aorta **2.** differential thermoanalysis
DTC *Abk.*: diethyldithiocarbamate
dTDP *Abk.*: deoxythymidine diphosphate
DTE *Abk.*: dithioerythritol
DTG *Abk.*: differential thermogravimetry
d-TGA *Abk.*: dextro-transposition of the great arteries
DTH *Abk.*: delayed-type hypersensitivity
dThd *Abk.*: deoxythymidine
DTI *Abk.*: diastolic time interval
DTIC *Abk.*: **1.** dacarbazine **2.** 5-(3,3-dimethyl-1-triazeno)-imidazole-4-carboxamide
dTMP *Abk.*: **1.** deoxythymidine monophosphate **2.** deoxythymidylic acid
DTN *Abk.*: diphtheria toxin normal
DTNB *Abk.*: **1.** 5,5'-dithio-bis(2-nitrobenzoic acid) **2.** 5,5-dithionitrobenzene
DTP *Abk.*: **1.** diphtheria-tetanus-pertussis vaccine **2.** diphtheria toxoid, tetanus toxoid, pertussis **3.** distal tingling on percussion
DTPA *Abk.*: diethylene triamine pentaacetate
DTPT *Abk.*: dithiopropylthiamine
DTT *Abk.*: diphtheria-tetanus toxoid
dTTP *Abk.*: deoxythymidine triphosphate
DTX *Abk.*: digitoxin
DU *Abk.*: duodenal ulcer
dU *Abk.*: deoxyuridine
D4U *Abk.*: 2',3'-didehydro-2',3'-dideoxyuridinene
du|al ['d(j)uːəl] *adj*: doppelt, zweifach, dual, Doppel-, Zwei-, Dual-
du|al|ism ['d(j)uːəlɪzəm] *noun*: Dualismus *m*
du|al|is|tic [ˌd(j)uːə'lɪstɪk] *adj*: dualistisch
du|al|i|ty [d(j)uː'ælətiː] *noun*: Zwei-, Doppelheit *f*, Dualität *f*
du|al|ize ['d(j)uːəlaɪz] *vt*: verdoppeln, verzweifachen, dualisieren
DUB *Abk.*: dysfunctional uterine bleeding
duct [dʌkt] *noun*: **1.** Röhre *f*, Kanal *m*, Leitung *f* **2.** Gang *m*, Kanal *m*, Ductus *m*

aberrant duct: aberrierender Kanal/Gang *m*
accessory hepatopancreatic duct: Ductus pancreaticus accessorius
accessory pancreatic duct: Santorini-Gang *m*, Ductus pancreaticus accessorius
acinar duct: Schaltstück *nt*
acoustic duct: äußerer Gehörgang *m*, Meatus acusticus externus
alimentary duct: Brustmilchgang *m*, Milchbrustgang *m*, Ductus thoracicus
allantoic duct: Allantoisgang *m*
alveolar ducts: Alveolargänge *pl*, -duktuli *pl*, Ductus/Ductuli alveolares
anterior semicircular duct: vorderer/oberer Bogengang *m*, Ductus semicircularis anterior
duct of Arantius: Ductus venosus
archinephric duct: Vornierengang *m*
arterial duct: Ductus Botalli, Ductus arteriosus
Bartholin's duct: Ductus sublingualis major
Bellini's ducts: Tubuli renales recti
Bernard's duct: Ductus pancreaticus accessorius
bile duct: Gallengang *m*, Ductus biliferus
biliary duct: Gallengang *m*, Ductus biliferus
Blasius' duct: Parotisgang *m*, Stensen-, Stenon-Gang *m*, Ductus parotideus
Bochdalek's duct: Ductus thyroglossalis
Botallo's duct: Ductus Botalli, Ductus ateriosus
duct of bulbourethral gland: Ductus glandulae bulbourethralis
canalicular ducts: Milchgänge *pl*, Ductus lactiferi
choledochal duct: Choledochus *m*, Ductus choledochus
choledochous duct: Choledochus *m*, Ductus choledochus
chyliferous duct: Brustmilchgang *m*, Milchbrustgang *m*, Ductus thoracicus
cochlear duct: (häutiger) Schneckengang *m*, Ductus cochlearis
common duct: Choledochus *m*, Ductus choledochus
common bile duct: Choledochus *m*, Ductus choledochus
common gall duct: Choledochus *m*, Ductus choledochus
common hepatic duct: Hepatikus *m*, Hepaticus *m*, Ductus hepaticus communis
cowperian duct: Ductus glandulae bulbourethralis
craniopharyngeal duct: Rathke-Tasche *f*
Cuvier's ducts: Kardinalvenen *pl*
cystic duct: Gallenblasengang *m*, Zystikus *m*, Ductus cysticus
cystic gall duct: →*cystic duct*
deferent duct: Samenleiter *m*, Ductus deferens
efferent ducts of testis: Ductuli efferentes testis
ejaculatory duct: Ausspritzungs-, Ejakulationsgang *m*, Ductus ejaculatorius
endolymphatic duct: Endolymphgang *m*, Ductus endolymphaticus
duct of epididymis: Nebenhodengang *m*, Ductus epididymidis
duct of epoophoron: Gartner-Gang *m*, Ductus longitudinalis epoophori
excretory duct: Ausführungsgang *m*
excretory duct of gallbladder: Gallenblasengang *m*, Zystikus *m*, Ductus cysticus
excretory duct of seminal vesicle: Ductus excretorius glandulae vesiculae
excretory duct of testis: Samenleiter *m*, Ductus

D

deferens
excretory ductules of lacrimal gland: Ductuli excretorii glandulae lacrimalis
extrahepatic bile ducts: extrahepatische Gallenwege *pl*
galactophorous ducts: Milchgänge *pl*, Ductus lactiferi
gall duct: Gallengang *m*
duct of gallbladder: →*cystic duct*
Gartner's duct: Gartner-Gang *m*, Ductus longitudinalis epoophori
gasserian duct: Müller-Gang *m*, Ductus paramesonephricus
genital duct: Genitalgang *m*, -kanal *m*
glandular duct: Drüsenausführungsgang *m*
greater sublingual duct: Ductus sublingualis major
guttural duct: Ohrtrompete *f*, Eustach-Kanal *m*, Eustach-Röhre *f*, Tuba auditiva/auditoria
Hensen's duct: Hensen-Gang *m*, -Kanal *m*, Ductus reuniens
hepaticopancreatic duct: Wirsung-Gang *m*, -kanal *m*, Pankreasgang *m*, Ductus pancreaticus
hepatocystic duct: Choledochus *m*, Ductus choledochus
hepatopancreatic duct: Wirsung-Gang *m*, -kanal *m*, Pankreasgang *m*, Ductus pancreaticus
duct of His: Ductus thyroglossalis
hypopyseal duct: Hypophysengang *m*
incisive duct: →*incisor duct*
incisor duct: Ductus incisivus
interlobular ducts: →*interlobular bile ducts*
interlobular bile ducts: interlobuläre Gallengänge *pl*, Ductus biliferi interlobulares, Ductuli biliferi, Ductuli interlobulares biliferi
intrahepatic bile ducts: intrahepatische Gallenwege *pl*
lacrimal duct: Tränengang *m*, Tränenkanal *m*, Ductus/Canaliculus lacrimalis
lacrimonasal duct: Tränen-Nasen-Gang *m*, Ductus nasolacrimalis
lactiferous ducts: Milchgänge *pl*, Ductus lactiferi
lateral semicircular duct: seitlicher Bogengang *m*, Ductus semicircularis lateralis
left duct of caudate lobe: Ductus lobi caudati sinister
left hepatic duct: linker Gallengang *m*, Ductus hepaticus sinister
lesser sublingual ducts: Ductus sublinguales minores
Leydig's duct: Wolff-Gang *m*, Urnierengang *m*, Ductus mesonephricus
lingual duct: Ductus lingualis
longitudinal duct of epoophoron: Gartner-Gang *m*, Längsgang *m* des Epoophorons, Ductus longitudinalis epoophori
ducts of Luschka: Luschka-Gänge *pl*
lymphatic ducts: Hauptlymphgänge *pl*, Ductus lymphatici
major sublingual duct: Ductus sublingualis major
mamillary ducts: Milchgänge *pl*, Ductus lactiferi
mammary ducts: Milchgänge *pl*, Ductus lactiferi
mesonephric duct: Wolff-Gang *m*, Urnierengang *m*, Ductus mesonephricus
metanephric duct: Harnleiter *m*, Ureter *m*
milk ducts: Milchgänge *pl*, Ductus lactiferi
minor pancreatic duct: Santorini-Gang *m*, Ductus pancreaticus accessorius
minor sublingual ducts: Ductus sublinguales minores
duct of Müller: →*Müller's duct*
müllerian duct: →*Müller's duct*
Müller's duct: Müller-Gang *m*, Ductus paramesonephricus
nasal duct: →*nasolacrimal duct*
nasolacrimal duct: Tränen-Nasen-Gang *m*, Ductus nasolacrimalis
nephric duct: Harnleiter *m*, Ureter *m*
omphalomesenteric duct: Darmstiel *m*, Dotter(sack)-gang *m*, Ductus omphaloentericus/omphalomesentericus
pancreatic duct: Wirsung-Gang *m*, -Kanal *m*, Pankreasgang *m*, Ductus pancreaticus
papillary ducts: Ductus papillares
paramesonephric duct: Müller-Gang *m*, Ductus paramesonephricus
paraurethral ducts of female urethra: Skene-Gänge *pl*, Ductus paraurethrales urethrae femininae
paraurethral ducts of male urethra: Ductus paraurethrales urethrae masculinae
parotid duct: Parotisgang *m*, Stensen-Gang *m*, Stenon-Gang *m*, Ductus parotideus
duct of Pecquet: Brustmilchgang *m*, Milchbrustgang *m*, Ductus thoracicus
perilymphatic duct: Ductus perilymphaticus
pleuropericardial duct: Ductus pleuropericardiacus
pleuroperitoneal duct: Ductus pleuroperitonealis
pore of sweat duct: Schweißdrüsenpore *f*, Porus sudoriferus
posterior semicircular duct: hinterer Bogengang *m*, Ductus semicircularis posterior
primitive excretory duct: primitiver Ausführungsgang *m*
primordial duct: →*paramesonephric duct*
pronephric duct: Vornierengang *m*
prostatic ducts: Ductuli prostatici
Rathke's duct: Rathke-Gang *m*
renal duct: Harnleiter *m*, Ureter *m*
Revinus' ducts: Ductus sublinguales minores
right duct of caudate lobe: Ductus lobi caudati dexter
right hepatic duct: rechter Gallengang *m*, Ductus hepaticus dexter
right lymphatic duct: rechter Hauptlymphgang *m*, Ductus lymphaticus/thoracicus dexter
right thoracic duct: →*right lymphatic duct*
Rokitansky-Aschoff ducts: Rokitansky-Aschoff-Sinus *pl*
saccular duct: Ductus saccularis
sacculoutricular duct: Ductus utriculosaccularis
Santorini's duct: Santorini-Gang *m*, Ductus pancreaticus accessorius
Schüller's ducts: Skene-Gänge *pl*, -Drüsen *pl*, Ductus paraurethrales urethrae feminiae
secretory duct: Ausführungsgang *m*
semicircular duct: Bogengang *m*, Ductus semicircularis
seminal ducts: Samengänge *pl*
Skene's ducts: Skene-Gänge *pl*, -Drüsen *pl*, Ductus paraurethrales urethrae feminiae
spermatic duct: Samenleiter *m*, Ductus deferens
spiral duct: Schneckengang *m*, Canalis spiralis cochleae
duct of Stenon: Parotisgang *m*, Stensen-Gang *m*, Stenon-Gang *m*, Ductus parotideus
Stensen's duct: →*duct of Stenon*
submandibular duct: Wharton-Gang *m*, Ductus submandibularis
submaxillary duct: →*submandibular duct*
submaxillary duct of Wharton: →*submandibular duct*
sudoriferous duct: Ductus sudoriferus
superior semicircular duct: →*anterior semicircular duct*
sweat duct: Ductus sudoriferus
tear duct: Tränen-Nasengang *m*, Ductus nasolacrima-

lis
testicular duct: Samenleiter *m*, Ductus deferens
thoracic duct: Brustmilchgang *m*, Milchbrustgang *m*, Ductus thoracicus
thyroglossal duct: Ductus thyroglossalis
thyrolingual duct: Ductus thyroglossalis
umbilical duct: Darmstiel *m*, Dotter(sack)gang *m*, Ductus omphaloentericus/omphalomesentericus
uniting duct: Ductus reuniens
urinary duct: harnabführender Kanal *m*
utricular duct: Ductus utricularis
utriculosaccular duct: Ductus utriculosaccularis
duct of Vater: Ductus thyroglossalis
vestigial deferent duct: Ductus deferens vestigialis
vitelline duct: Darmstiel *m*, Dotter(sack)gang *m*, Ductus omphaloentericus/omphalomesentericus
vitello-intestinal duct: Dottergang *m*, Ductus omphaloentericus, Ductus vitellinus
Walther's ducts: Ductus sublinguales minores
Wharton's duct: Wharton-Gang *m*, Ductus submandibularis
Wirsung's duct: Wirsung-Gang *m*, Pankreasgang *m*, Ductus pancreaticus
Wolff's duct: Wolff-Gang *m*, Urnierengang *m*, Ductus mesonephricus
wolffian duct: Wolff-Gang *m*, Urnierengang *m*, Ductus mesonephricus

ducltal ['dʌktl] *adj*: Gang/Ductus betreffend, duktal, Gang-

ducltile ['dʌktl, -tɪl] *adj*: dehnbar, streckbar; biegsam, duktil; (aus-)ziehbar; biegsam, geschmeidig

ducltillilty [dʌk'tɪlətiː] *noun*: Dehnbarkeit *f*, Streckbarkeit *f*, Duktilität *f*; (Aus-)Ziehbarkeit *f*

ducltion ['dʌkʃn] *noun*: Duktion *f*

ductlless ['dʌktləs] *adj*: ohne Ausführungsgang

ducltoglralphy [dʌk'tɑgrəfiː] *noun*: Duktographie *f*; Galaktographie *f*, Duktografie *f*; Galaktografie *f*

ducltullar ['dʌktjələr] *adj*: Kanälchen/Ductulus betreffend

ductlule ['dʌkt(j)ul] *noun*: kleiner Gang *m*, Kanälchen *nt*, Ductulus *m*
aberrant ductules: Ductuli aberrantes epidydidymi
alveolar ductules: Alveolargänge *pl*, -duktuli *pl*, Ductus/Ductuli alveolares
bile ductules: Cholangiolen *pl*, Ductuli biliferi
biliary ductules: Ductuli biliferi
efferent ductules of testis: Ductuli efferentes testis
interlobular ductules: →*interlobular ductules of liver*
interlobular ductules of liver: interlobuläre Gallengänge *pl*, Ductus biliferi interlobulares, Ductuli biliferi, Ductuli interlobulares biliferi
postatic ductules: Ausführungsgänge *pl* der Prostatadrüsen, Ductuli prostatici
prostatic ductules: Ductuli prostatici
transverse ductules of epoophoron: Ductuli transversi epoophori

ducltus ['dʌktəs] *noun*: Gang *m*, Kanal *m*, Ductus *m*
ductus arteriosus: Ductus Botalli, Ductus arteriosus
patent ductus arteriosus: offener/persistierender Ductus arteriosus Botalli, Ductus arteriosus Botalli apertus/persistens
ductus venosus: Arantius-Kanal *m*, Ductus venosus

dUDP *Abk.*: deoxyuridine diphosphate

dullcite ['dʌlsaɪt] *noun*: Dulcit *nt*, Galactit *nt*, Galaktit *nt*

dullciltol ['dʌlsɪtɔl, -tɑl] *noun*: →*dulcite*

dullcose ['dʌlkəʊs] *noun*: →*dulcite*

dull [dʌl]: **I** *adj* **1.** (*Messer*) stumpf; (*Schmerz*) dumpf; (*Schall*) dumpf, abgeschwächt; (*Farben*) matt, stumpf, glanzlos; (*Licht*) trüb **2.** teilnahmslos, abgestumpft, gleichgültig **3.** träge, langsam, schwerfällig; schwer von Begriff **II** *vt* **4.** (*fig.*) abstumpfen **6.** (ab-)schwächen; mildern, dämpfen; (*Schmerz*) betäuben **III** *vi* **7.** (*a. fig.*) stumpf werden, abstumpfen **8.** träge werden **9.** sich abschwächen

dullness ['dʌlnəs] *noun*: Dämpfung *f*
absolute dullness: absolute Dämpfung *f*
cardiac dullness: Herzdämpfung *f*
Grocco's triangular dullness: Grocco-Rauchfuß-Dreieck *nt*
hepatic dullness: Leberdämpfung *f*, Leberschall *m*

dullness ['dʌlnəs] *noun*: →*dullness*

dumb [dʌm]: **I** *noun* Stumme *m/f*, **the dumb** *plural* die Stummen **II** *adj* **1.** stumm, ohne Sprache **2.** sprachlos, stumm

dumbless ['dʌmnəs] *noun*: **1.** Stummheit *f* **2.** Sprachlosigkeit *f*

dumlmy ['dʌmiː] *noun*: Plazebo *nt*, Placebo *nt*

dUMP *Abk.*: deoxyuridine monophosphate

dumpling ['dʌmpɪŋ] *noun*: Dumping-Syndrom *nt*
late postprandial dumping: postalimentäres Spätsyndrom *nt*, Spät-Dumping *nt*, reaktive Hypoglykämie *f*

DUNHL *Abk.*: diffuse undifferentiated non-Hodgkin lymphoma

duoden- *präf.*: Duodeno-, Duodenal-, Duodenum-

duloldelnal [ˌd(j)uːəʊ'diːnl, d(j)uː'ɑdnəl] *adj*: Zwölffingerdarm/Duodenum betreffend, vom Duodenum stammend, duodenal

duloldelnecltolmy [ˌd(j)uːədɪ'nektəmiː] *noun*: Zwölffingerdarmentfernung *f*, Duodenum(teil)entfernung *f*, -resektion *f*, Duodenektomie *f*

duloldelnitlic [ˌd(j)uːədɪ'nɪtɪk] *adj*: Duodenitis betreffend, duodenitisch

duloldelniltis [ˌd(j)uːədɪ'naɪtɪs] *noun*: Entzündung *f* der Duodenalschleimhaut, Duodenitis *f*

duodeno- *präf.*: Duodeno-, Duodenal-, Duodenum-

duloldelnolchollanlgeliltis [ˌd(j)uːəˌdiːnəʊkəʊˌlændʒɪ'aɪtɪs] *noun*: Entzündung *f* von Duodenum und Ductus choledochus, Duodenocholangitis *f*

duloldelnolchollanlgitlic [ˌd(j)uːəˌdiːnəʊkəʊlæn'dʒɪtɪk] *adj*: Duodenocholangitis betreffend, duodenocholangitisch

duloldelnolchollanlgiltis [ˌd(j)uːəˌdiːnəʊkəʊlæn'dʒaɪtɪs] *noun*: Entzündung *f* von Duodenum und Ductus choledochus, Duodenocholangitis *f*

duloldelnolchollelcysltosltolmy [ˌd(j)uːəˌdiːnəʊkəʊləsɪ'stɑstəmiː] *noun*: Duodenum-Gallenblasen-Fistel *f*, -Fistelung *f*, Duodenocholezystostomie *f*, Duodenozystostomie *f*

duloldelnolchollledlolchotlolmy [ˌd(j)uːəˌdiːnəʊkəʊˌledəʊ'kɑtəmiː] *noun*: Duodenocholedochotomie *f*

duloldelnolcollic [ˌd(j)uːəˌdiːnəʊ'kɑlɪk] *adj*: Kolon und Zwölffingerdarm/Duodenum betreffend, koloduodenal

duloldelnolcysltosltolmy [ˌd(j)uːəˌdiːnəʊsɪ'stɑstəmiː] *noun*: Duodenum-Gallenblasen-Fistel *f*, Duodenocholezystostomie *f*, Duodenozystostomie *f*

duloldelnolduloldelnosltolmy [ˌd(j)uːəˌdiːnəʊˌd(j)uːədɪ'nɑstəmiː] *noun*: Duodenoduodenostomie *f*

duloldelnolenlterolsltolmy [ˌd(j)uːəˌdiːnəʊˌentə'rɑstəmiː] *noun*: Duodenoenterostomie *f*

duloldelnolgram [ˌd(j)uːə'diːnəʊgræm] *noun*: Duodenogramm *nt*

duloldelnolgraphlic [ˌd(j)uːə'diːnəʊ'græfɪk] *adj*: Duodenografie betreffend, mittels Duodenografie, duodeno-

graphisch, duodenografisch
du|o|de|nog|ra|phy [d(j)uːə,diː'nɑgrafiː] *noun*: Duodenographie *f*, Duodenografie *f*
hypotonic duodenography: hypotone Duodenografie *f*
du|o|de|no|he|pat|ic [d(j)uːə,diːnəʊhɪ'pætɪk] *adj*: Leber und Zwölffingerdarm/Duodenum betreffend, hepatoduodenal
du|o|de|no|il|e|os|to|my [,d(j)uːə,diːnəʊɪlɪ'ɑstəmiː] *noun*: Duodenoileostomie *f*
du|o|de|no|je|ju|nal [,d(j)uːə,diːnəʊdʒɪ'dʒuːnl] *adj*: Zwölffingerdarm und Leerdarm/Jejunum betreffend, duodenojejunal
du|o|de|no|je|ju|nos|co|py [,d(j)uːə,diːnəʊdʒɪ,dʒuː'nɑskəpiː] *noun*: Duodenojejunoskopie *f*
du|o|de|no|je|ju|nos|to|my [,d(j)uːə,diːnəʊdʒɪ,dʒuː'nɑstəmiː] *noun*: Duodenojejunostomie *f*
du|o|de|nol|y|sis [d(j)uːədɪ'nɑlɪsɪs] *noun*: Duodenolyse *f*, Duodenummobilisation *f*
du|o|de|no|pan|cre|a|tec|to|my [,d(j)uːə,diːnəʊ,pæŋkrɪə'tektəmiː] *noun*: Duodenopankreatektomie *f*
partial duodenopancreatectomy: partielle Duodenopankreatektomie *f*
total duodenopancreatectomy: totale Duodenopankreatektomie *f*
du|o|de|no|plas|ty [d(j)uːə'diːnəʊplæstiː] *noun*: Duodenal-, Duodenumplastik *f*
du|o|de|nor|rha|phy [d(j)uːdɪ'nɔrəfiː] *noun*: Duodenal-, Duodenumnaht *f*, Duodenorrhaphie *f*
du|o|de|no|scope [d(j)uː'diːnəskəʊp] *noun*: Duodenoskop *nt*
du|o|de|no|scop|ic [,d(j)uːədiː'nə'skɑpɪk] *adj*: Duodenoskopie betreffend, mittels Duodenoskopie, duodenoskopisch
du|o|de|nos|co|py [,d(j)uːədɪ'nɑskəpiː] *noun*: Duodenoskopie *f*
du|o|de|nos|to|my [,d(j)uːə,diː'nɑstəmiː] *noun*: Duodenostomie *f*
du|o|de|not|o|my [,d(j)uːə,diː'nɑtəmiː] *noun*: Zwölffingerdarmeröffnung *f*, Duodenal-, Duodenumeröffnung *f*, Duodenotomie *f*
du|o|de|num [d(j)uːəʊ'diːnəm, d(j)uː'ɑdnəm] *noun, plural* **-nums, -na** [-nə]: Zwölffingerdarm *m*, Duodenum *nt*, Intestinum duodenum **through the duodenum** durch das Duodenum
du|o|vi|rus [d(j)uːə'vaɪrəs] *noun*: Rotavirus *nt*
du|plex ['d(j)uːpleks] *adj*: doppelt, zweifach, Doppel-
du|pli|cate [*n, adj* 'd(j)uːplɪkɪt; *v* -keɪt]: **I** *noun* Duplikat *nt*; Kopie *f* **II** *adj* **1.** doppelt, zweifach, Doppel- **2.** genau gleich *oder* entsprechend **III** *vt* ein Duplikat anfertigen, duplizieren, verdoppeln; kopieren
du|pli|ca|tion [,d(j)uːplɪ'keɪʃn] *noun*: Verdoppelung *f*, Duplikatur *f*, Duplikation *f*
autosomal duplication: autosomale Duplikation *f*, partielle Trisomie *f*
chromosome duplication: Chromosomenduplikation *nt*
gastrointestinal duplications: Duplikaturen *pl* des Magen-Darm-Traktes
gene duplication: Genverdopplung *f*, -duplikation *f*
incomplete duplication of spinal cord: Diastematomyelie *f*
kidney duplication: Doppelniere *f*
du|pli|ca|ture ['d(j)uːplɪkətʃʊər, -tʃər] *noun*: Verdoppelung *f*, Doppelbildung *f*, Duplikatur *f*
du|pli|ci|tas [d(j)uː'plɪsɪtæs] *noun*: **1.** (*embryolog.*) Doppelfehlbildung *f*, Duplicitas *f*, Monstrum duplex **2.** (*anatom.*) Verdoppelung *f*, Duplikatur *f*
du|plic|i|ty [d(j)uː'plɪsətiː] *noun*: **1.** (*fig.*) Doppelzüngigkeit *f*, Falschheit *f* **2.** doppeltes/zweifaches Vorhandensein *nt*, Duplizität *f*
du|ra ['d(j)ʊərə] *noun*: äußere Hirn- und Rückenmarkshaut *f*, Dura *f*, Dura mater **through the dura** durch die Dura mater
lyophilized dura: lyophilisierte Dura *f*
dura mater: harte Hirn- und Rückenmarkshaut *f*, Dura *f*, Dura mater
dura mater of brain: harte Hirnhaut *f*, Dura mater cranialis/encephali, Pachymeninx *f*
dura mater of spinal cord: harte Rückenmarkshaut *f*, Dura *f*, Dura mater spinalis
du|ral ['d(j)ʊərəl] *adj*: Dura mater betreffend, dural
du|ra|ma|tral [d(j)ʊərə'meɪtrəl] *adj*: Dura mater betreffend, dural
du|ra|plas|ty ['d(j)ʊərəplæstiː] *noun*: Duraplastik *f*
dURD *Abk.*: deoxyuridine
du|ro|ar|ach|nit|ic [d(j)ʊərəʊ,æræk'nɪtɪk] *adj*: Duroarachnitis betreffend, duroarachnitisch
du|ro|ar|ach|ni|tis [d(j)ʊərəʊ,æræk'naɪtɪs] *noun*: Entzündung *f* von Dura mater und Arachnoidea, Duroarachnitis *f*
DUS *Abk.*: Doppler ultrasound
DUSN *Abk.*: diffuse unilateral subacute neuroretinitis
dust [dʌst]: **I** *noun* Staub *m*; Pulver *nt*, Puder *m*, Mehl *nt*; Bestäubungsmittel *nt* **II** *vt* (be-)stäuben, bepudern
asbestos dust: Asbeststaub *m*
blood dust: Blutstäubchen *pl*, Hämokonien *pl*, -konia *pl*
blood dust of Müller: →*blood dust*
carbon dust: Kohlenstaub *m*
coal dust: Kohlenstaub *m*
inorganic dust: silikogener Staub *m*
quartz dust: Quarzstaub *m*
dust-borne *adj*: durch Staubpartikel übertragen
dust|free ['dʌstfriː] *adj*: staubfrei
dust-proof *adj*: staubdicht
dusty ['dʌstiː] *adj*: **1.** staubig, voller Staub, mit Staub bedeckt **2.** staubartig **3.** sandfarben
dUTP *Abk.*: deoxyuridine triphosphate
DV *Abk.*: **1.** dilute volume **2.** direct voltage **3.** distemper virus
d.v. *Abk.*: **1.** dorso-ventral **2.** dorso-volar
DVD *Abk.*: **1.** dissociated vertical deviation **2.** double vessel disease
DVI *Abk.*: digital vascular imaging
D.V.M. *Abk.*: Doctor of Veterinary Medicine
D.V.M.S. *Abk.*: Doctor of Veterinary Medicine and Surgery
DVR *Abk.*: double valve replacement
DVSA *Abk.*: digital video subtraction angiography
DVSP *Abk.*: digital video subtraction phlebography
DVT *Abk.*: deep vein thrombosis
DVV *Abk.*: diastolic ventricular volume
DW *Abk.*: distilled water
dwarf [dwɔːrf]: **I** *noun, plural* **dwarfs, dwarves** Zwerg(in *f*) *m*, Nanus *m* **II** *adj* zwergenhaft, Zwerg- **III** *vt* **1.** verkümmern lassen, im Wachstum hindern **2.** verkleinern; zusammenschrumpfen lassen **IV** *vi* verkümmern; zusammenschrumpfen
achondroplastic dwarf: Chondrodystrophiker(in *f*) *m*, Achondroplast *m*, chondrodystropher/achondroplastischer Zwerg *m*
Brissaud's dwarf: Brissaud-Zwerg *m*
chondrodystrophic dwarf: →*achondroplastic dwarf*
cretin dwarf: hypothyreotischer Zwerg *m*
diastrophic dwarf: diastrophischer Zwerg *m*
hypophysial dwarf: hypophysärer Zwerg *m*
hypothyroid dwarf: hypothyreotischer Zwerg *m*

Lévi-Lorain dwarf: hypophysärer Zwerg *m*
micromelic dwarf: mikromeler Zwerg *m*
nanocephalic dwarf: nanozephaler Zwerg *m*
phocomelic dwarf: phokomeler Zwerg *m*
rachitic dwarf: rachitischer Zwerg *m*
rhizomelic dwarf: rhizomel(isch)er Zwerg *m*
Russell dwarf: Silver-Syndrom *nt*, Russell-Silver-Syndrom *nt*
Silver dwarf: Silver-Russell-Syndrom *nt*, Russell-Syndrom *nt*
Snow White and the Seven Dwarfs: Schneewittchen und die sieben Zwerge
thanatophoric dwarf: thanatophorer Zwerg *m*

dwarf|ish ['dwɔːrfɪʃ] *adj*: **1.** zwergenhaft, winzig **2.** unter-, unentwickelt

dwarf|ish|ness ['dwɔːrfɪʃnəs] *noun*: →*dwarfism*

dwarf|ism ['dwɔːrfɪzəm] *noun*: Zwergwuchs *m*, Zwergwüchsigkeit *f*, Nan(n)osomie *f*, Nan(n)ismus *f*
disproportionate dwarfism: disproportionierter Zwergwuchs *m*
hypophysial dwarfism: Lorain-Syndrom *nt*, hypophysärer Zwergwuchs/Minderwuchs *m*
hypothyroid dwarfism: Kretinismus *m*
infantile dwarfism: Infantilismus *m*
Lévi-Lorain dwarfism: Lorain-Syndrom *nt*, hypophysärer Zwergwuchs/Minderwuchs *m*
Lorain-Lévi dwarfism: →*Lévi-Lorain dwarfism*
mesomelic dwarfism: mesomele Dysplasie Typ Nievergelt, Nievergelt-Syndrom *nt*
Nievegelt type dwarfism: Nievergelt-Syndrom *nt*, mesomele Dysplasie Typ Nievergelt
pituitary dwarfism: Lorain-Syndrom *nt*, hypophysärer Zwergwuchs/Minderwuchs *m*
renal dwarfism: renaler Zwergwuchs *m*
Robinow's dwarfism: Robinow-Syndrom *nt*
Walt Disney dwarfism: Geroderma osteodysplastica

DWDL *Abk.*: diffuse well-differentiated lymphocytic lymphoma

DWT *Abk.*: diastolic wall thickness

Dx *Abk.*: diagnostic therapy

Dx *Abk.*: diagnosis

dX *Abk.*: deoxyxanthosine

dXao *Abk.*: deoxyxanthosine

DXM *Abk.*: dexamethasone

DXRT *Abk.*: deep x-ray therapy

Dy *Abk.*: dysprosium

dy|ad ['daɪæd] *noun*: Dyade *f*

dy|as|ter ['daɪæstər] *noun*: Amphiaster *m*, Diaster *m*

dy|dro|ges|ter|one [ˌdaɪdrəʊ'dʒestərəʊn] *noun*: Dydrogesteron *nt*, Isopregnenon *nt*

dye [daɪ]: I *noun* **1.** Farbstoff *m*, Färbeflüssigkeit *f*, Färbemittel *nt* **2.** Tönung *f*, Färbung *f*, Farbe *f* II *vt* färben III *vi* sich färben lassen
acid dye: saurer/anionischer Farbstoff *m*
acidic dye: →*acid dye*
acridine dyes: Akridinfarbstoffe *pl*
amphoteric dye: amphoterischer Farbstoff *m*
anionic dye: anionischer/saurer Farbstoff *m*
azo dyes: Azofarbstoffe *pl*
azure dyes: Azurfarbstoffe *pl*, Azur *m*
basic dye: basischer/kationischer Farbstoff *m*
cationic dye: basischer/kationischer Farbstoff *m*
contrast dye: **1.** Kontrastmittel *nt*, Röntgenkontrastmittel *nt* **2.** (*histolog.*) Kontrastfärbemittel *nt*
diazo dyes: Disazofarbstoffe *pl*
fluorescent dye: fluoreszierender Farbstoff *m*, fluoreszierendes Färbemittel *nt*, Fluorochrom *nt*
indicator dye: Farbindikator *m*
metachromatic dye: metachromatischer Farbstoff *m*
orthochromatic dye: orthochromatischer Farbstoff *m*
radiopaque dye: strahlendichter Farbstoff *m*
Sudan dyes: Sudanfarbstoffe *pl*
trypan dyes: Trypanfarbstoffe *pl*
vital dye: Vitalfarbstoff *m*

dye|ing ['daɪɪŋ] *noun*: Färben *nt*

dy|er ['daɪər] *noun*: Farbstoff *m*, Färbemittel *nt*

dye|stuff ['daɪstʌf] *noun*: →*dyer*

-dymus *suf.*: Doppelfehlbildung, Zwillingsfehlbildung, -dymus

dynam- *präf.*: →*dynamo-*

dy|nam|ic [daɪ'næmɪk]: I *noun* Schwung *m*, treibende Kraft *f*, Triebkraft *f*, Dynamik *f* II *adj* dynamisch
cardiac dynamics: Herzdynamik *f*
gas dynamics: Gasdynamik *f*
group dynamics: Gruppendynamik *f*
population dynamics: Populationsdynamik *f*
turnover dynamics: Umsetzungsdynamik *f*

dy|nam|i|cal [daɪ'næmɪkl] *adj*: →*dynamic II*

dy|nam|ics [daɪ'næmɪks] *plural*: Dynamik *f*

dynamo- *präf.*: Kraft-, Dynam(o)-

dy|na|mo|gen|e|sis [ˌdaɪnəməʊ'dʒenəsɪs] *noun*: Kraftentwicklung *f*, Dynamogenese *f*

dy|na|mo|gen|ic [ˌdaɪnəməʊ'dʒenɪk] *adj*: dynamogen

dy|na|mog|e|nous [ˌdaɪnə'mɑdʒənəs] *adj*: →*dynamogenic*

dy|na|mog|e|ny [ˌdaɪnə'mɑdʒəniː] *noun*: →*dynamogenesis*

dy|nam|o|graph [daɪ'næməgræf] *noun*: Dynamograph *m*, Dynamograf *m*

dy|na|mog|ra|phy [ˌdaɪnə'mɑgrəfiː] *noun*: Dynamographie *f*, Dynamografie *f*

dy|na|mom|e|ter [ˌdaɪnə'mɑmɪtər] *noun*: Kraftmesser *m*, Dynamometer *nt*

dy|na|mom|e|try [daɪ'næ'mɑmətriː] *noun*: Dynamometrie *f*

dy|nam|o|scope [daɪ'næməskəʊp] *noun*: Dynamoskop *nt*

dy|na|mos|co|py [ˌdaɪnə'mɑskəpiː] *noun*: Dynamoskopie *f*

dyne [daɪn] *noun*: (*physik.*) Dyn *nt*, Dyne *f*

dy|ne|in ['daɪnɪ(ɪ)n] *noun*: Dynein *nt*

-dynia *suf.*: Schmerz, -algie, -dynie, -algia, -dynia

dy|nor|phin [daɪ'nɔːrfɪn] *noun*: Dynorphin *nt*

dys- *präf.*: Dys-

dys|a|cou|sia [dɪsə'kuːʒ(ɪ)ə] *noun*: →*dysacusis*

dys|a|cou|sis [dɪsə'kuːsɪs] *noun*: →*dysacusis*

dys|a|cous|ma [dɪsə'kuzmə] *noun*: →*dysacusis*

dys|a|cu|sis [dɪsə'kuːsɪs] *noun*: Dysakusis *f*

dys|ad|ap|ta|tion [dɪsˌædæp'teɪʃn] *noun*: mangelhafte Adaptation *f*, Dysadaptation *f*

dys|ad|re|nal|ism [dɪsə'driːnlɪzəm] *noun*: Dysadrenalismus *m*

dys|a|dre|no|cor|ti|cism [dɪsəˌdriːnə'kɔːrtəsɪzəm] *noun*: →*dysadrenalism*

dys|ae|mi|a [dɪs'iːmiːə] *noun*: (*brit.*) →*dysemia*

dys|aes|the|sia [dɪses'θiːʒ(ɪ)ə] *noun*: (*brit.*) →*dysesthesia*

dys|aes|thet|ic [dɪses'θetɪk] *adj*: (*brit.*) →*dysesthetic*

dys|an|ag|no|sia [dɪsˌænæg'nəʊsɪə] *noun*: Dysanagnosie *f*

dys|an|ti|graph|ia [dɪsˌæntɪ'græfɪə] *noun*: Dysantigraphie *f*, Dysantigrafie *f*

dys|a|phia [dɪs'æfɪə] *noun*: Tastsinnstörung *f*, Dysaphie *f*

dys|ap|ta|tion [ˌdɪsæp'teɪʃn] *noun*: mangelhafte Adaptation(sfähigkeit *f*) *f*, Dysadaptation *f*

dys|ar|thria [dɪs'ɑːrθrɪə] *noun*: Dysarthrie *f*
bulbar dysarthria: bulbäre Dysarthrie *f*
cortical dysarthria: kortikale Dysarthrie *f*

paroxysmal dysarthria: paroxysmale Dysarthrie *f*
pseudobulbar dysarthria: pseudobulbäre Dysarthrie *f*
dys|ar|thro|sis [ˌdɪsɑːr'θrəʊsɪs] *noun*: **1.** (*neurol.*) Dysarthrie *f* **2.** Gelenkdeformität *f*, -fehlbildung *f*, Dysarthrose *f*, Dysarthrosis *f*
dys|au|to|no|mi|a [dɪsˌɔːtə'nəʊmɪə] *noun*: Riley-Day-Syndrom *nt*, Dysautonomie *f*
complete dysautonomia: Pandysautonomie *f*
familial dysautonomia: Riley-Day-Syndrom *nt*, Dysautonomie *f*

D

dys|bar|ism [dɪs'bærɪzəm] *noun*: Dysbarismus *m*
dys|ba|sia [dɪs'beɪzɪə, -ʒə] *noun*: Gehstörung *f*, Dysbasie *f*, Dysbasia *f*
dys|be|ta|lip|o|pro|tein|ae|mi|a [dɪsˌbeɪtəˌlɪpəˌprəʊtɪn'iːmiːə] *noun*: (*brit.*) →*dysbetalipoproteinemia*
dys|be|ta|lip|o|pro|tein|e|mi|a [dɪsˌbeɪtəˌlɪpəˌprəʊtɪn'iːmiːə] *noun*: Hyperlipoproteinämie *f* Typ III, primäre Hyperlipoproteinämie *f* Typ III, essentielle/essenzielle Hyperlipoproteinämie *f* Typ III, Hypercholesterinämie *f* mit Hypertriglyzeridämie, Broad-Beta-Disease *nt*, Hyperlipoproteinämie *f* mit breiter Betabande
dys|bi|o|sis [dɪs'baɪəʊsɪs] *noun*: Dysbiose *f*, Dysmikrobie *f*
dys|bo|lism ['dɪsbəlɪzəm] *noun*: abnormer Stoffwechsel *m*, Dysbolismus *m*
dys|bu|li|a [dɪs'bjuːlɪə] *noun*: Störung *f* der Willensbildung, Willenshemmung *f*, Dysbulie *f*, Dysbulia *f*
dys|cal|cu|li|a [dɪskæl'kjuːlɪə] *noun*: Dyskalkulie *f*
dys|ce|pha|li|a [dɪssɪ'feɪljə] *noun*: →*dyscephaly*
dys|ceph|a|ly [dɪs'sefəliː] *noun*: Dyszephalie *f*, Dyskephalie *f*
mandibulo-oculofacial dyscephaly: Hallermann-Streiff-Francois-Syndrom *nt*, Hallermann-Streiff-Syndrom *nt*, Dyskephaliesyndrom *nt* von Francois, Dysmorphia mandibulo-oculo-facialis
dys|chei|ri|a [dɪs'kaɪrɪə] *noun*: Dysch(e)irie *f*
dys|che|sia [dɪs'kiːsɪə] *noun*: →*dyschezia*
dys|che|zi|a [dɪs'kiːzɪə] *noun*: Dyschezie *f*
dys|chi|ri|a [dɪs'kaɪrɪə] *noun*: →*dyscheiria*
dys|cho|li|a [dɪs'kəʊlɪə] *noun*: Dyscholie *f*
dys|chon|dro|pla|sia [dɪsˌkɑndrə'pleɪʒ(ɪ)ə, -zɪə] *noun*: Ollier-Erkrankung *f*, Ollier-Syndrom *nt*, Enchondromatose *f*, multiple kongenitale Enchondrome *pl*, Hemichondrodystrophie *f*
dyschondroplasia with haemangiomas: (*brit.*) →*dyschondroplasia with hemangiomas*
dyschondroplasia with hemangiomas: Maffucci-Kast-Syndrom *nt*
dys|chon|dros|te|o|sis [ˌdɪskɑnˌdrɑstɪ'əʊsɪs] *noun*: Léri-Weill-Syndrom *nt*
dys|chro|ma|sia [dɪskrəʊ'meɪʒ(ɪ)ə] *noun*: →*dyschromatopsia*
dys|chro|ma|top|sia [dɪsˌkrəʊmə'tɑpsɪə] *noun*: Farbenfehlsichtigkeit *f*, Dyschromatopsie *f*, Chromatodysopsie *f*
dys|chro|mi|a [dɪs'krəʊmɪə] *noun*: Dyschromie *f*, Dyschromia *f*
dys|chy|li|a [dɪs'kaɪlɪə] *noun*: Dyschylie *f*
dys|ci|ne|sia [dɪsɪ'niːʒ(ɪ)ə] *noun*: Dyskinesie *f*
dys|coi|me|sis [ˌdɪskɔɪ'miːsɪs] *noun*: →*dyskoimesis*
dys|co|ri|a [dɪs'kəʊrɪə] *noun*: Dyskorie *f*
dys|cor|ti|cism [dɪs'kɔːrtəsɪzəm] *noun*: Dyskortizismus *m*
dys|cra|ni|a [dɪs'kreɪnɪə] *noun*: Dyskranie *f*
dys|cra|sia [dɪs'kreɪʒ(ɪ)ə] *noun*: **1.** Dyskrasie *f* **2.** Krankheit *f*, Erkrankung *f*, Leiden *nt*; Morbus *m*
dys|cra|sic [dɪs'kreɪsɪk] *adj*: →*dyscratic*
dys|crat|ic [dɪs'krætɪk] *adj*: Dyskrasie betreffend, dyskratisch
dys|cri|ni|a [dɪs'kriːnɪə] *noun*: Dyskrinie *f*
dys|cri|nism ['dɪskrɪnɪzəm] *noun*: Dyskrinie *f*
dys|di|ad|o|cho|ci|ne|sia [dɪsdaɪˌædəkəʊsɪ'niːʒ(ɪ)ə] *noun*: →*dysdiadochokinesia*
dys|di|ad|o|cho|ci|net|ic [dɪsdaɪˌædəkəʊsɪ'netɪk] *adj*: →*dysdiadochokinetic*
dys|di|ad|o|cho|ki|ne|sia [dɪsdaɪˌædəkəʊkɪ'niːʒ(ɪ)ə, kaɪ-] *noun*: Dysdiadochokinese *f*
dys|di|ad|o|cho|ki|net|ic [dɪsdaɪˌædəkəʊkɪ'netɪk] *adj*: Dysdiadochokinese betreffend, dysdiadochokinetisch
dys|dip|sia [dɪs'dɪpsɪə] *noun*: Dysdipsie *f*
dys|e|coi|a [dɪsɪ'kɔɪə] *noun*: →*dysacusis*
dys|em|bry|o|ma [dɪsˌembrɪ'əʊmə] *noun*: Dysembryom *nt*, embryonales Teratom *nt*
dys|em|bry|o|pla|sia [dɪsˌembrɪəʊ'pleɪʒ(ɪ)ə] *noun*: embryonale/pränatale Fehlbildung/Malformation *f*, Dysembryoplasie *f*
dys|e|mi|a [dɪs'iːmiːə] *noun*: fehlerhafte Blutzusammensetzung *f*, Dysämie *f*, Blutdyskrasie *f*
dys|en|ce|pha|li|a [dɪsˌensɪ'feɪljə] *noun*: Dysencephalia *f*, Dysenzephalie *f*
dys|en|ter|ic [dɪsn'terɪk] *adj*: Dysenterie betreffend, dysenterisch
dys|en|ter|i|form [dɪs'entərɪfɔːrm] *adj*: dysenteriform
dys|en|ter|y ['dɪsnteriː] *noun*: Ruhr *f*, Dysenterie *f*, Dysenteria *f*
amebic dysentery: Amöbenruhr *f*, Amöbendysenterie *f*, intestinale Amöbiasis *f*
amoebic dysentery: (*brit.*) →*amebic dysentery*
bacillary dysentery: Bakterienruhr *f*, bakterielle Ruhr *f*, Dysenterie *f*
balantidial dysentery: Balantidienruhr *f*, Balantidiose *f*, Balantidiasis *f*
catarrhal dysentery: Sprue *f*
Flexner's dysentery: Bakterienruhr *f*, bakterielle Ruhr *f*, Dysenterie *f*
Japanese dysentery: Bakterienruhr *f*, bakterielle Ruhr *f*, Dysenterie *f*
malignant dysentery: Dysenteria maligna
protozoal dysentery: Protozoendysenterie *f*
viral dysentery: Virusdysenterie *f*
dys|e|quil|ib|ri|um [dɪsˌɪkwə'lɪbriːəm] *noun*: Dysäquilibrium *nt*
dys|er|e|the|sia [dɪserɪ'θiːʒ(ɪ)ə] *noun*: Dyseräthesie *f*
dys|er|e|thism [dɪs'erɪθɪzəm] *noun*: Dyseräthesie *f*
dys|er|gia [dɪ'sɜrdʒ(ɪ)ə] *noun*: Dysergie *f*
dys|es|the|sia [dɪses'θiːʒ(ɪ)ə] *noun*: Dysästhesie *f*
acoustic dysesthesia: Dysakusis *f*, akustische Dysästhesie *f*, auditorische/akustische Dysästhesie *f*
auditory dysesthesia: →*acoustic dysesthesia*
dys|es|thet|ic [dɪses'θetɪk] *adj*: dysästhetisch
dys|fi|brin|o|gen [dɪsfaɪ'brɪnədʒən] *noun*: nicht-gerinnbares Fibrinogen *nt*, Dysfibrinogen *nt*
dys|fi|brin|o|ge|nae|mi|a [ˌdɪsfaɪˌbrɪnədʒən'iːmiːə] *noun*: (*brit.*) →*dysfibrinogenemia*
dys|fi|brin|o|ge|nae|mic [ˌdɪsfaɪˌbrɪnədʒə'niːmɪk] *adj*: (*brit.*) →*dysfibrinogenemic*
dys|fi|brin|o|ge|ne|mi|a [ˌdɪsfaɪˌbrɪnədʒən'iːmiːə] *noun*: Dysfibrinogenämie *f*
dys|fi|brin|o|ge|ne|mic [ˌdɪsfaɪˌbrɪnədʒə'niːmɪk] *adj*: dysfibrinogenämisch
dys|func|tion [dɪs'fʌŋkʃn] *noun*: Funktionsstörung *f*, Dysfunktion *f*
cavernous-venous dysfunction: kavernösvenöse Dysfunktion *f*, kavernösvenöse Okklusionsstörung *f*, kavernösvenöse Insuffizienz *f*
constitutional hepatic dysfunction: Meulengracht-

Krankheit *f*, -Syndrom *nt*, Meulengracht-Gilbert-Krankheit *f*, -Syndrom *nt*, intermittierende Hyperbilirubinämie Meulengracht *f*, Icterus juvenilis intermittens Meulengracht
erectile dysfunction: erektile Dysfunktion *f*, Erektionsstörung *f*, Erectio deficiens
familial autonomic dysfunction: Riley-Day-Syndrom *nt*, Dysautonomie *f*
minimal brain dysfunction: hyperkinetisches Syndrom *nt* des Kindesalters
minimal cerebral dysfunction: minimale zerebrale Dysfunktion *f*
motor dysfunction: motorische Dysfunktion *f*
myofacial pain dysfunction: →*temporomandibular dysfunction*
olfactory dysfunction: Geruchsstörung *f*
pancreatic dysfunction: Pankreasdysfunktion *f*
papillary muscle dysfunction: Papillarsyndrom *nt*
pituitary dysfunction: Hypophysenfehlfunktion *f*, Hypophysendysfunktion *f*, Pituitarismus *m*
sexual dysfunction: Potenzstörung *f*, Sexualstörung *f*, sexuelle Funktionsstörung *f*
temporomandibular dysfunction: Costen-Syndrom *nt*, temporomandibuläres Syndrom *nt*, Mandibulargelenkneuralgie *f*, myofaziales Schmerzsyndrom *nt*
temporomandibular joint dysfunction: →*temporomandibular dysfunction*
TMJ dysfunction: →*temporomandibular dysfunction*

dys|gam|ma|glob|u|li|nae|mi|a [dɪsˌgæməˌglɑbjəlɪn'iːmiːə] *noun*: (*brit.*) →*dysgammaglobulinemia*
dys|gam|ma|glob|u|li|ne|mi|a [dɪsˌgæməˌglɑbjəlɪn'iːmiːə] *noun*: Dysgammaglobulinämie *f*
dys|ge|ne|sia [dɪsdʒɪ'niːʒ(ɪ)ə] *noun*: →*dysgenesis*
dys|gen|e|sis [dɪs'dʒenəsɪs] *noun*: Fehlentwicklung *f*, fehlerhafte Entwicklung *f*, Dysgenesie *f*, Dysgenesia *f*
gonadal dysgenesis: Gonadendysgenesie *f*
iridocorneal mesodermal dysgenesis: Rieger-Anomalie *f*
mixed gonadal dysgenesis: gemischte Gonadendysgenesie *f*
pure gonadal dysgenesis: reine Gonadendysgenesie *f*
reticular dysgenesis: retikuläre Dysgenesie *f*, Vaal-Seynhaeve-Syndrom *nt*
seminiferous tubule dysgenesis: **1.** Tubuli-seminiferi-Dysgenese *f* **2.** Klinefelter-Syndrom *nt*
testicular dysgenesis: testikuläre Dysgenesie *f*
XY gonadal dysgenesis: XY-Gonadendysgenesie *f*, Swyer-Syndrom *nt*

dys|ge|net|ic [dɪsdʒe'nətɪk] *adj*: Dysgenesie betreffend, dysgenetisch
dys|gen|ic [dɪs'dʒenɪk] *adj*: dysgenisch
dys|gen|ics [dɪs'dʒenɪks] *plural*: Dysgenik *f*
dys|gen|i|tal|ism [dɪs'dʒenɪtlɪzəm] *noun*: Dysgenitalismus *m*
dys|ger|mi|no|ma [dɪsˌdʒɜrmɪ'nəʊmə] *noun*: Seminom *nt* des Ovars, Dysgerminom *nt*
dys|geu|sia [dɪs'gjuːʒ(ɪ)ə] *noun*: Störung *f* des Geschmackempfindens, Dysgeusie *f*
central dysgeusia: zentrale Dysgeusie *f*
epithelial dysgeusia: epitheliale Dysgeusie *f*
nervous dysgeusia: nervale Dysgeusie *f*
senile dysgeusia: physiologische Dysgeusie *f*

dys|glob|u|li|nae|mi|a [dɪsˌglɑbjəlɪn'iːmiːə] *noun*: (*brit.*) →*dysglobulinemia*
dys|glob|u|li|ne|mi|a [dɪsˌglɑbjəlɪn'iːmiːə] *noun*: Dysglobulinämie *f*
dys|glos|sia [dɪs'glɑsɪə] *noun*: Dysglossie *f*
dental dysglossia: dentale Dysglossie *f*
labial dysglossia: labiale Dysglossie *f*
lingual dysglossia: linguale Dysglossie *f*
palatal dysglossia: palatale Dysglossie *f*

dys|gna|thia [dɪs'næθɪə, -'neɪ-] *noun*: Kieferfehlentwicklung *f*, Dysgnathie *f*
dys|gnath|ic [dɪs'næθɪk, -'neɪ-] *adj*: Dysgnathie betreffend, dysgnath
dys|gno|sia [dɪs'nəʊʒ(ɪ)ə] *noun*: Intelligenzdefekt *m*, Störung *f* der geistigen Leistungsfähigkeit, Dysgnosie *f*
dys|gon|ic [dɪs'gɑnɪk] *adj*: dysgonisch
dys|gram|ma|tism [dɪs'græmətɪzəm] *noun*: Dysgrammatismus *m*
dys|gran|u|lar [dɪs'grænjələr] *adj*: dysgranulär
dys|gran|u|lo|cy|to|poi|e|sis [dɪsˌgrænjələʊˌsaɪtəpɔɪ'iːsɪs] *noun*: Dysgranulozytopoese *f*
dys|graph|i|a [dɪs'græfɪə] *noun*: Schreibstörung *f*, Dysgraphie *f*, Dysgrafie *f*
dys|haem|a|to|poi|e|sia [dɪsˌhemətəpɔɪ'iːʒ(ɪ)ə] *noun*: (*brit.*) →*dyshematopoiesis*
dys|haem|a|to|poi|e|sis [dɪsˌhemətəpɔɪ'iːsɪs] *noun*: (*brit.*) →*dyshematopoiesis*
dys|haem|a|to|poi|et|ic [dɪsˌhemətəpɔɪ'etɪk] *adj*: (*brit.*) →*dyshematopoietic*
dys|hae|mo|poi|e|sis [dɪsˌhiːməpɔɪ'iːsɪs] *noun*: (*brit.*) →*dyshematopoiesis*
dys|hae|mo|poi|et|ic [dɪsˌhiːməpɔɪ'etɪk] *adj*: (*brit.*) →*dyshemopoietic*
dys|hem|a|to|poi|e|sia [dɪsˌhemətəpɔɪ'iːʒ(ɪ)ə] *noun*: →*dyshematopoiesis*
dys|he|ma|to|poi|e|sis [dɪsˌhemətəpɔɪ'iːsɪs] *noun*: fehlerhafte Blutbildung *f*, fehlerhafte Hämopoese *f*, Dyshämopoese *f*
dys|he|ma|to|poi|e|tic [dɪsˌhemətəpɔɪ'etɪk] *adj*: Dyshämopoese betreffend, dyshämopoetisch
dys|he|mo|poi|e|sis [dɪsˌhiːməpɔɪ'iːsɪs] *noun*: →*dyshematopoiesis*
dys|he|mo|poi|et|ic [dɪsˌhiːməpɔɪ'etɪk] *adj*: Dyshämopoese betreffend, dyshämopoetisch
dys|hid|ria [dɪs'hɪdrɪə] *noun*: →*dyshidrosis*
dys|hi|dro|sis [dɪshaɪ'drəʊsɪs, -hɪ-] *noun*: **1.** Störung *f* der Schweißdrüsentätigkeit, Dyshidrosis *f*, Dysidrosis *f*, Dyshidrie *f* **2.** (*dermatol.*) Dyshidrose *f*, Dysidrose *f*, Dyshidrosis *f*, Dyshidrose-Syndrom *nt*, dyshidrotisches Ekzem *nt*, Pompholyx *f*
dyshidrosis lamellosa sicca: Dyshidrosis lamellosa sicca, Exfoliatio areata manuum

dys|hi|drot|ic [dɪshaɪ'drɑtɪk] *adj*: Dyshidrose betreffend, dyshidrotisch
dys|hor|mo|no|gen|e|sis [dɪsˌhɔːrmənə'dʒenəsɪs] *noun*: fehlerhafte Hormonbildung/Hormonsynthese *f*, Dyshormonogenese *f*
dys|hyd|ro|sis [dɪshaɪ'drəʊsɪs, -hɪ-] *noun*: →*dyshidrosis*
dys|id|ria [dɪs'ɪdrɪə] *noun*: →*dyshidrosis*
dys|id|ro|sis [dɪsɪd'rəʊsɪs, dɪsaɪ-] *noun*: →*dyshidrosis*
dys|junc|tion [dɪs'dʒʌŋkʃn] *noun*: →*disjunction*
dys|kar|y|o|sis [dɪsˌkærɪ'əʊsɪs] *noun*: Dyskaryose *f*
dys|kar|y|ot|ic [dɪsˌkærɪ'ɑtɪk] *adj*: Dyskaryose betreffend, dyskaryotisch
dys|ker|a|to|ma [dɪsˌkerə'təʊmə] *noun*: dyskeratotischer Tumor *m*, Dyskeratom *nt*, Dyskeratoma *nt*
warty dyskeratoma: warziges Dyskeratom *nt*, Dyskeratoma segregans/verrucosum/lymphadenoides, Dyskeratosis segregans, Dyskeratosis follicularis isolata

dys|ker|a|to|sis [dɪsˌkerə'təʊsɪs] *noun*: Dyskeratose *f*
congenital dyskeratosis: Zinsser-Cole-Engman-Syndrom *nt*, kongenitale Dyskeratose *f*, Dyskeratosis con-

genita, Polydysplasia ectodermica Typ Cole-Rauschkolb-Toomey
isolated dyskeratosis follicularis: warziges Dyskeratom *nt*, Dyskeratoma segregans/verrucosum/lymphadenoides, Dyskeratosis follicularis isolata, Dyskeratosis segregans
hereditary benign intraepithelial dyskeratosis: hereditäre benigne intraephitheliale Dyskeratose *f*
intraepithelial dyskeratosis: intraepitheliale Dyskeratose *f*

D

dys|ker|a|tot|ic [dɪsˌkerəˈtɑtɪk] *adj*: Dyskeratose betreffend, dyskeratotisch
dys|ki|ne|sia [dɪskɪˈniːʒ(ɪ)ə, -kaɪ-] *noun*: Dyskinesie *f*
biliary dyskinesia: Gallenblasendyskinesie *f*, Gallendyssynergie *f*, biliäre Dyskinese/Dystonie *f*
intermittent dyskinesia: Determann-Syndrom *nt*, Dyskinesia intermittens angiosclerotica
lingual-facial-buccal dyskinesia: Dyskinesia tarda
tardive dyskinesia: dystones Syndrom *nt*, Dyskinesia tardive
dys|ki|net|ic [dɪskɪˈnetɪk] *adj*: Dyskinesie betreffend, dyskinetisch
dys|koi|me|sis [dɪskɔɪˈmiːsɪs] *noun*: Einschlafstörung *f*, Dyskoimesis *f*
dys|la|li|a [dɪsˈleɪlɪə, -ˈlæl-] *noun*: Stammeln *nt*, Dyslalie *f*
otogenic dyslalia: otogene/audiogene Dyslalie *f*
dys|lex|i|a [dɪsˈleksɪə] *noun*: Lesestörung *f*, Leseschwäche *f*, Dyslexie *f*, Legasthenie *f*
dys|lip|i|dae|mi|a [dɪslɪpədˈiːmiːə] *noun*: (*brit.*) →*dyslipidemia*
dys|lip|i|de|mi|a [dɪslɪpədˈiːmiːə] *noun*: Dyslipidämie *f*
dys|lip|i|do|sis [dɪslɪpəˈdəʊsɪs] *noun, plural* **-ses** [-siːz]: Fettstoffwechselstörung *f*, Dyslipidose *f*
dys|li|poi|do|sis [dɪsˌlaɪpɔɪˈdəʊsɪs] *noun, plural* **-ses** [-siːz]: Fettstoffwechselstörung *f*, Dyslipidose *f*
dys|li|po|pro|tein|ae|mi|a [dɪsˌlaɪpəˌprəʊtɪˈniːmiːə] *noun*: (*brit.*) →*dyslipoproteinemia*
dys|li|po|pro|tein|e|mi|a [dɪsˌlaɪpəˌprəʊtɪˈniːmiːə] *noun*: Dyslipoproteinämie *f*
dys|lo|gia [dɪsˈləʊdʒ(ɪ)ə] *noun*: **1.** (*neurol.*) Dyslogie *f*, Dyslogia *f* **2.** Dyslogie *f*, Dyslogia *f*
dys|ma|ture [dɪsməˈt(j)ʊər, -ˈtʃʊər] *adj*: (*Gewebe*) unreif; (*Säugling*) unreif, hypotroph, hypoplastisch, dysmatur
dys|ma|tu|ri|ty [dɪsməˈt(j)ʊərətɪ, -ˈtʃʊər-] *noun*: **1.** (*patholog.*) Reifestörung *f*, Dysmaturität *f* **2.** (*pädiat.*) pränatale Dystrophie *f*, Dysmaturität *f*
pulmonary dysmaturity: Wilson-Mikity-Syndrom *nt*, bronchopulmonale Dysplasie *f*
dys|meg|a|lop|sia [dɪsˌmegəˈlɑpsɪə] *noun*: Dysmegalopsie *f*
dys|me|li|a [dɪsˈmiːlɪə] *noun*: Dysmelie *f*
dys|men|or|rhe|a [dɪsˌmenəˈrɪə] *noun*: Dysmenorrhoe *f*
acquired dysmenorrhea: erworbene/sekundäre Dysmenorrhö *f*
essential dysmenorrhea: primäre/essentielle Dysmenorrhö *f*
functional dysmenorrhea: funktionelle Dysmenorrhö *f*
inflammatory dysmenorrhea: entzündlich-bedingte Dysmenorrhö *f*
intrinsic dysmenorrhea: primäre/essentielle Dysmenorrhö *f*
mechanical dysmenorrhea: mechanische Dysmenorrhö *f*
membranous dysmenorrhea: Dysmenorrhoea membranacea
obstructive dysmenorrhea: obstruktive Dysmenorrhö *f*
primary dysmenorrhea: primäre/essentielle Dysmenorrhö *f*
psychogenic dysmenorrhea: psychogene/psychosomatisch-bedingte Dysmenorrhö *f*
secondary dysmenorrhea: erworbene/sekundäre Dysmenorrhö *f*
dys|men|or|rhe|al [dɪsˌmenəˈrɪəl] *adj*: Dysmenorrhoe betreffend, dysmenorrhoisch
dys|men|or|rhoe|a [dɪsˌmenəˈrɪə] *noun*: (*brit.*) →*dysmenorrhea*
dys|men|or|rhoe|al [dɪsˌmenəˈrɪəl] *adj*: (*brit.*) →*dysmenorrheal*
dys|men|tia [dɪsˈmenʃɪə] *noun*: (temporäre) Intelligenzstörung *f*, (temporärer) Intelligenzdefekt *m*
dys|met|a|bol|ic [dɪsmetəˈbɑlɪk] *adj*: dysmetabolisch
dys|me|tab|o|lism [dɪsməˈtæbəlɪzəm] *noun*: Stoffwechselstörung *m*, fehlerhafter Stoffwechsel *m*, Dysmetabolismus *m*
dys|me|tri|a [dɪsˈmetrɪə] *noun*: Dysmetrie *f*
dys|me|trop|sia [dɪsmɪˈtrɑpsɪə] *noun*: Dysmetropsie *f*
dys|mim|ia [dɪsˈmɪmɪə] *noun*: Dysmimie *f*
dys|mne|sia [dɪsˈniːʒ(ɪ)ə] *noun*: Gedächtnisstörung *f*, Dysmnesie *f*
dys|mne|sic [dɪsˈniːzɪk] *adj*: Dysmnesie betreffend, dysmnestisch
dys|mor|phia [dɪsˈmɔːrfɪə] *noun*: Gestaltanomalie *f*, Deformität *f*, Fehlbildung *f*, Dysmorphie *f*, Dysmorphia *f*
mandibulo-oculofacial dysmorphia: Hallermann-Streiff-Syndrom *nt*, Hallermann-Streiff-Francois-Syndrom *nt*, Dyskephaliesyndrom *nt* von Francois, Dysmorphia mandibulo-oculo-facialis
dys|mor|phism [dɪsˈmɔːrfɪzəm] *noun*: Gestaltanomalie *f*, Deformität *f*, Fehlbildung *f*, Dysmorphie *f*, Dysmorphia *f*
dys|mor|pho|pho|bi|a [dɪsˌmɔːrfəˈfəʊbɪə] *noun*: Dysmorphophobie *f*
dys|mor|pho|pho|bic [dɪsˌmɔːrfəˈfəʊbɪk] *adj*: Dysmorphophobie betreffend, dysmorphophob
dys|mor|phop|sia [dɪsmɔːrˈfɑbsɪə] *noun*: Dysmorphopsie *f*
dys|mo|til|i|ty [ˌdɪsməʊˈtɪlətiː] *noun*: Dysmotilität *f*
dys|my|e|li|na|tion [dɪsˌmaɪələˈneɪʃn] *noun*: Dysmyelinogenese *f*
dys|my|o|to|nia [dɪsˌmaɪəˈtəʊnɪə] *noun*: Muskeldystonie *f*, muskuläre Dystonie *f*
dys|o|don|ti|a|sis [dɪsəʊdɑnˈtaɪəsɪs] *noun*: **1.** Fehlentwicklung *f* der Zahnanlage, Dysodontie *f* **2.** verzögerte/erschwerte/fehlerhafte Zahnung *f*, Dysodontie *f*
dys|on|to|gen|e|sis [dɪsˌɑntəˈdʒenəsɪs] *noun*: Störung *f* der Fruchtentwicklung, Dysontogenese *f*
dys|on|to|ge|net|ic [dɪsˌɑntədʒəˈnetɪk] *adj*: Dysontogenie betreffend, dysontogenetisch
dys|o|pia [dɪsˈəʊpɪə] *noun*: Dysopsie *f*, Dysopia *f*, Dysopie *f*, Dysopsia *f*
dys|op|sia [dɪsˈɑpsɪə] *noun*: Dysopsie *f*, Dysopia *f*, Dysopie *f*, Dysopsia *f*
dys|o|rex|ia [dɪsəˈreksɪə] *noun*: Dysorexie *f*
dys|or|ga|no|pla|sia [dɪsˌɔːrgənəˈpleɪʒ(ɪ)ə] *noun*: Organfehlentwicklung *f*, Dysorganoplasie *f*
dys|or|ia [dɪsˈəʊrɪə] *noun*: Dysorie *f*
dys|or|ic [dɪsˈəʊrɪk] *adj*: Dysorie betreffend, dysorisch
dys|os|mi|a [dɪsˈɑzmɪə] *noun*: Störung *f* des Geruchssinns, Dysosmie *f*, Dysosphresie *f*
dys|os|te|o|gen|e|sis [dɪsˌɑstɪəˈdʒenəsɪs] *noun*: fehlerhafte/gestörte Knochenentwicklung *f*, Dysosteogenese *f*; Dysostose *f*
dys|os|to|sis [dɪsɑsˈtəʊsɪs] *noun*: Dysostose *f*, Dysostosis *f*
acrofacial dysostosis: Weyers-Syndrom *nt*, Dysostosis acrofacialis

cleidocranial dysostosis: Dysplasia/Dysostosis cleidocranialis, Scheuthauer-Marie-Syndrom *nt*
clidocranial dysostosis: →*cleidocranial dysostosis*
craniofacial dysostosis: Crouzon-Syndrom *nt*, Dysostosis cranio-facialis
mandibulofacial dysostosis: Treacher-Collins-Syndrom *nt*, Franceschetti-Syndrom *nt*, Dysostosis mandibulo-facialis
mandibulofacial dysostosis with epibulbar dermoids: Goldenhar-Syndrom *nt*, okuloaurikuläres/okulo-aurikulo-vertebrales Syndrom *nt*, okulo-aurikulo-vertebrale Dysplasie *f*, Dysplasia oculo-auricularis, Dysplasia oculo-auriculo-vertebralis
maxillofacial dysostosis: maxillofaziales Syndrom *nt*, Dysostosis maxillo-facialis, Peters-Hövels-Syndrom *nt*
maxillonasal dysostosis: Binder-Syndrom *m*, maxillonasales Syndrom *nt*, Dysostosis maxillonasalis
metaphyseal dysostosis: Jansen-Syndrom *nt*, Dysostosis enchondralis metaphysaria
Nager's acrofacial dysostosis: Nager-Reynier-Syndrom *nt*, Reynier-Nager-Syndrom *nt*, Dysostosis mandibularis
orodigitofacial dysostosis: orodigitofaziale Dysostose *f*, orofaziodigitales Syndrom *nt*, OFD-Syndrom *nt*, Papillon-Léage-Psaume-Syndrom *nt*
otomandibular dysostosis: otomandibuläre Dysostose *f*, Dysostosis otomandibularis

dys|os|tot|ic [dɪsɑsˈtɑtɪk] *adj*: Dysostose betreffend, dysostotisch

dys|pa|reu|ni|a [dɪspəˈruːnɪə] *noun*: schmerzhafter Geschlechtsverkehr/Koitus *m*, Dyspareunie *f*, Algopareunie *f*

dys|pep|sia [dɪsˈpepsɪə] *noun*: Dyspepsie *f*
ablactation dyspepsia: Abstilldyspepsie *f*, Ablaktationsdyspepsie *f*
acid dyspepsia: Dyspepsia acida
atonic dyspepsia: atonische Dyspepsie *f*
fermentative dyspepsia: Fäulnisdyspepsie *f*, Gärungsdyspepsie *f*
functional dyspepsia: funktionelle Dyspepsie *f*, Reizmagen *m*
infantile dyspepsia: Brechdurchfall *m* des Säuglings, Ernährungsstörung *f* des Säuglings
intestinal dyspepsia: intestinale Dyspepsie *f*
nervous dyspepsia: nervöse Dyspepsie *f*
reflex dyspepsia: reflektorische Dyspepsie *f*
weaning dyspepsia: Ablaktationsdyspepsie *f*, Abstilldyspepsie *f*

dys|pep|tic [dɪsˈpeptɪk] *adj*: Dyspepsie betreffend, dyspeptisch

dys|per|ma|tism [dɪˈspɜrmətɪzəm] *noun*: Dysspermatismus *m*

dys|pha|gia [dɪsˈfeɪdʒ(ɪ)ə] *noun*: Schluckstörung *f*, Dysphagie *f*, Dysphagia *f*
atonic-hypertonic dysphagia: atonisch-hypertonische Dysphagie *f*, hypertonisch-atonische Dysphagie *f*
cervical dysphagia: oropharyngeale Dysphagie *f*
esophageal dysphagia: ösophageale Dysphagie *f*
dysphagia inflammatoria: Dysphagia inflammatoria
dysphagia lusoria: Dysphagia lusoria
oesophageal dysphagia: (*brit.*) →*esophageal dysphagia*
oropharyngeal dysphagia: oropharyngeale Dysphagie *f*
dysphagia paralytica: Dysphagia amyotactica
proximal dysphagia: oropharyngeale Dysphagie *f*
sideropenic dysphagia: Plummer-Vinson-Syndrom *nt*, Paterson-Brown-Syndrom *nt*, Kelly-Paterson-Syndrom *nt*, sideropenische Dysphagie *f*
vallecular dysphagia: Dysphagia vallecularis

dys|pha|go|cy|to|sis [dɪsˌfægəsaɪˈtəʊsɪs] *noun*: Dysphagozytose *f*
congenital dysphagocytosis: progressive septische Granulomatose *f*, kongenitale Dysphagozytose *f*

dys|pha|go|cy|tot|ic [dɪsˌfægəsaɪˈtɑtɪk] *adj*: Dysphagozytose betreffend, dysphagozytotisch

dys|pha|gy [ˈdɪsfədʒiː] *noun*: →*dysphagia*

dys|pha|sia [dɪsˈfeɪʒ(ɪ)ə, -zɪə] *noun*: Dysphasie *f*

dys|phe|mi|a [dɪsˈfiːmiːə] *noun*: Dysphemie *f*

dys|pho|ni|a [dɪsˈfəʊnɪə] *noun*: Stimmstörung *f*, Stimmbildungsstörung *f*, Dysphonie *f*, Dysphonia *f*
hormonal dysphonia: hormonelle Dysphonie *f*
hyperfunctional dysphonia: hyperfunktionelle Dysphonie *f*
hypofunctional dysphonia: hypofunktionelle Dysphonie *f*
psychogenic dysphonia: psychogene Dysphonie *f*
spasmodic dysphonia: spastische Dysphonie *f*

dys|phon|ic [dɪsˈfɑnɪk] *adj*: Stimmstörung/Dysphonie betreffend, dysphon

dys|pho|ret|ic [dɪsfəˈretɪk] *adj*: **1.** →*dysphoric* **2.** Dysphorie auslösend

dys|pho|ri|a [dɪsˈfəʊrɪə, -ˈfɔː-] *noun*: Dysphorie *f*

dys|pho|ri|ant [dɪsˈfəʊrɪənt] *adj*: Dysphorie auslösend

dys|phor|ic [dɪsˈfɔrɪk, -ˈfɑr-] *adj*: Dysphorie betreffend, dysphorisch

dys|phra|sia [dɪsˈfreɪʒ(ɪ)ə, -zɪə] *noun*: Dysphrasie *f*

dys|phyl|lax|ia [dɪsfɪˈlæksɪə] *noun*: Durchschlafstörung *f*, Dysphylaxie *f*

dys|pla|sia [dɪsˈpleɪʒ(ɪ)ə] *noun*: Fehlbildung *f*, Fehlentwicklung *f*, Missgestalt *f*, Dysplasie *f*, Dysplasia *f*
acetabular dysplasia: (Hüft-)Pfannendysplasie *f*, Acetabulumdysplasie *f*
anhidrotic ectodermal dysplasia: anhidrotisch ektodermale Dysplasie *f*, ektodermale (kongenitale) Dysplasie *f*, Christ-Siemens-Syndrom *nt*, Guilford-Syndrom *nt*, Jacquet-Syndrom *nt*, Anhidrosis hypotrichotica/congenita
asphyxiating thoracic dysplasia: →*asphyxiating thoracic dystrophy*
atlantal dysplasia: Atlasdysplasie *f*
atriodigital dysplasia: Holt-Oram-Syndrom *nt*
bone dysplasia: Knochendysplasie *f*
bronchopulmonary dysplasia: Wilson-Mikity-Syndrom *nt*, bronchopulmonale Dysplasie *f*
cemental dysplasia: Zahnzementdysplasie *f*
cervical dysplasia: →*dysplasia of cervix*
dysplasia of cervix: zervikale Plattenepitheldysplasie *f*, zervikale Dysplasie *f*, cervicale intraepitheliale Neoplasie *f*
chondroectodermal dysplasia: Ellis-van Creveld-Syndrom *nt*, Chondroektodermaldysplasie *f*, chondroektodermale Dysplasie *f*
cleidocranial dysplasia: Dysplasia/Dysostosis cleidocranialis, Scheuthauer-Marie-Syndrom *nt*
congenital alveolar dysplasia: Atemnotsyndrom *nt* des Neugeborenen, Respiratory-distress-Syndrom *nt* des Neugeborenen
congenital ectodermal dysplasia: →*anhidrotic ectodermal dysplasia*
congenital ectodermal dysplasia of the face: angeborene ektodermale Dysplasie *f* des Gesichts
congenital dysplasia of the hip: kongenitale Hüftdysplasie *f*, Dysplasia coxae congenita
coronal dentinal dysplasia: koronale Dentindysplasie *f*
craniocarpotarsal dysplasia: Freeman-Sheldon-Syn-

drom *nt*, kranio-karpo-tarsales Dysplasie-Syndrom *nt*, Dysplasia cranio-carpo-tarsalis
craniodiaphyseal dysplasia: kraniodiaphysäre Dysplasie *f*
craniometaphyseal dysplasia: kraniometaphysäre Dysplasie *f*
dental dysplasia: →*dentoalveolar dysplasia*
dentin dysplasia: Dentindysplasie *f*
dentinal dysplasia: **1.** Capdepont-Zahndysplasie *f*, Capdepont-Syndrom *nt*, Glaszähne *pl*, Stainton-Syndrom *nt*, Dentinogenesis imperfecta hereditaria **2.** Dentindysplasie *f*
dentoalveolar dysplasia: dentoalveoläre Dysplasie *f*, Zahndysplasie *f*
dentofacial dysplasia: dentofaziales Syndrom *nt*, Weyers-Fülling-Syndrom *nt*, Dysplasia dentofacialis
dentolabial dysplasia: dentolabiale Dysplasie *f*
diaphyseal dysplasia: Engelmann-Erkrankung *f*, -Syndrom *nt*, Camurati-Engelmann-Erkrankung *f*, -Syndrom *nt*, Osteopathia hyperostotica multiplex infantilis
diastrohic dysplasia: diastrophische Dysplasie *f*, Lamy-Maroteaux-Syndrom *nt*
ectodermal dysplasia: Ektodermaldysplasie *f*, Dysplasia ectodermalis
enamel dysplasia: **1.** Zahnschmelzdysplasie-Syndrom *nt* **2.** Zahnschmelzdysplasie *f*, Schmelzdysplasie *f*
encephalo-ophthalmic dysplasia: Reese-Syndrom *nt*, Krause-Reese-Syndrom *nt*, Dysplasia encephalo-ophthalmica
epiphyseal dysplasia: Epiphysendysplasie *f*, epiphysäre Dysplasie *f*
epithelial dysplasia: epitheliale Dysplasie *f*
faciodigitogenital dysplasia: Aarskog-Syndrom *nt*
faciogenital dysplasia: Arskog-Syndrom *nt*
familial fibrous dysplasia: →*familial fibrous dysplasia of jaw*
familial fibrous dysplasia of jaw: Cherubismus *m*, Cherubinismus *m*
familial metaphyseal dysplasia: Pyle-Krankheit *f*, familiäre metaphysäre Dysplasie *f*
familial white folded dysplasia: weißer Schleimhautnävus *m*, Naevus spongiosus albus mucosae
familial white folded mucosal dysplasia: →*familial white folded dysplasia*
femoropatellar dysplasia: femoropatellare Dysplasie *f*
fibromuscular dysplasia: fibromuskuläre Dysplasie *f*
fibrous dysplasia: periapikale Zahnzementdysplasie *f*, Zementom *nt*, periapikales Osteofibrom *nt*, periapikale Osteofibrose *f*, lokales Fibroosteom *nt*, periapikale Zementdysplasie *f*, periapikale fibröse Dysplasie *f*, zementbildendes Fibrom *nt*
fibrous dysplasia of bone: Jaffé-Lichtenstein-Krankheit *f*, Jaffé-Lichtenstein-Uehlinger-Syndrom *nt*, fibröse (Knochen-)Dysplasie *f*, nicht-ossifizierendes juveniles Osteofibrom *nt*, halbseitige von Recklinghausen-Krankheit *f*, Osteodystrophia fibrosa unilateralis
fibrous dysplasia of jaw: Cherubismus *m*, Cherubinismus *m*
hereditary enamel dysplasia: Amelogenesis imperfecta
hidrotic ectodermal dysplasia: Clouston-Syndrom *nt*, hidrotisch ektodermale Dysplasie *f*
dysplasia of the hip: Hüftdysplasie *f*, Hüftgelenkdysplasie *f*
hypohidrotic ectodermal dysplasia: hypohidrotisch-ektodermale Dysplasie *f*, Anhidrosis hypotrichotica
iridodental dysplasia: iridodentale Dysplasie *f*, Dysgenesis iridodentalis
Kniest dysplasia: Kniest-Syndrom *nt*, Osteodysplasie *f* vom Typ Kniest
labyrinthine dysplasia: Labyrinthdysplasie *f*
late spondyloepiphysial dysplasia: Dysplasia spondyloepiphysaria tarda
mammary dysplasia: zystische Mastopathie *f*, fibröszystische Mastopathie *f*, Mammadysplasie *f*, Zystenmamma *f*, Mastopathia chronica cystica
mandibulofacial dysplasia: Treacher-Collins-Syndrom *nt*, Franceschetti-Syndrom *nt*, Dysostosis mandibulofacialis
maxillomandibular dysplasia: maxillomandibuläre Dysplasie *f*
maxillonasal dysplasia: maxillonasale Dysplasie *f*
metaphyseal dysplasia: Pyle-Krankheit *f*, familiäre metaphysäre Dysplasie *f*
metatrophic dysplasia: metatropische Dysplasie *f*
multiple epiphyseal dysplasia: multiple epiphysäre Dysplasie *f*, Ribbing-Müller-Syndrom *nt*, Ribbing-Krankheit *f*
OAV dysplasia: →*oculoauriculovertebral dysplasia*
oculoauricular dysplasia: →*oculoauriculovertebral dysplasia*
oculoauriculovertebral dysplasia: okulo-aurikulovertebrale Dysplasie *f*, Goldenhar-Syndrom *nt*
oculodentodigital dysplasia: Meyer-Schwickerath-Weyers-Syndrom *nt*, okulodentodigitales Syndrom *nt*
oculodento-osseous dysplasia: →*oculodentodigital dysplasia*
oculovertebral dysplasia: →*oculovertebral syndrome*
ODD dysplasia: →*oculodentodigital dysplasia*
odontogenic dysplasia: Odontodysplasie *f*, Odontodysplasia *f*, Geisterzähne *pl*, ghost teeth *pl*
olfactogenital dysplasia: (Gauthier-)Kallmann-Syndrom *nt*, olfaktogenitales Syndrom *nt*
osteofibrous dysplasia: osteofibröse Dysplasie *f*, ossifizierendes Fibrom *nt*
otodental dysplasia: otodentale Dysplasie *f*, otodentales Syndrom *nt*
otospondyloepiphyseal dysplasia: oto-spondylo-megaepiphysäre Dysplasie *f*, Weissenbacher-Zweymüller-Phänotyp *m*
otospondylomegaepiphyseal dysplasia: oto-spondylomegaepiphysäre Dysplasie *f*, Weissenbacher-Zweymüller-Phänotyp *m*
periapical dysplasia: periapikale Zahnzementdysplasie *f*, Zementom *nt*, periapikales Osteofibrom *nt*, periapikale Osteofibrose *f*, lokales Fibroosteom *nt*, periapikale Zementdysplasie *f*, periapikale fibröse Dysplasie *f*, zementbildendes Fibrom *nt*
periapical cemental dysplasia: →*periapical dysplasia*
polyostotic fibrous dysplasia: Albright-Syndrom *nt*, Albright-McCune-Syndrom *nt*, McCune-Albright-Syndrom *nt*, polyostotische fibröse Dysplasie *f*
pseudoachondroplastic spondyloepiphyseal dysplasia: Burgio-Syndrom *nt*, pseudodiastrophische Dysplasie *f*
Reese's dysplasia: Reese-Syndrom *nt*
renofacial dysplasia: renofaziale Dysplasie *f*, Dysplasia renofacialis
renohepatopancreatic dysplasia: reno-hepato-pankreatische Dysplasie *f*
retinal dysplasia: Netzhautdysplasie *f*
skeletal dysplasia: Skelettdysplasie *f*
spondyloepiphyseal dysplasia: →*spondyloepiphysial dysplasia*

spondyloepiphysial dysplasia: Wiedemann-Spranger-Syndrom *nt*, Dysplasia spondyloepiphysaria congenita
thanatophoric dysplasia: thanatophore Dysplasie *f*
trichorhinophalangeal dysplasia: **1.** trichorhinophalangeales Syndrom Typ I *nt* **2.** Langer-Giedion-Syndrom *nt*, trichorhinophalangeales Syndrom Typ II *nt*
trichorhinophalangeal multiple exostoses dysplasia: Langer-Giedion-Syndrom *nt*, trichorhinophalangeales Syndrom Typ II *nt*
dysplasia of upper femoral epiphysis: Dysplasia epiphysealis capitis femoris

dys|plas|tic [dɪs'plæstɪk] *adj*: Dysplasie betreffend, dysplastisch

dysp|ne|a [dɪsp'nɪə] *noun*: erschwerte Atmung *f*, Atemnot *f*, Kurzatmigkeit *f*, Dyspnoe *f*
cardiac dyspnea: kardiale Dyspnoe *f*
dyspnea of exertion: Belastungsdyspnoe *f*
exertional dyspnea: Belastungsdyspnoe *f*
expiratory dyspnea: exspiratorische Dyspnoe *f*
functional dyspnea: funktionelle Dyspnoe *f*
inspiratory dyspnea: inspiratorische Dyspnoe *f*
nocturnal dyspnea: nächtliche Dyspnoe *f*
orthostatic dyspnea: orthostatische Dyspnoe *f*
paroxysmal nocturnal dyspnea: paroxysmale nächtliche Dyspnoe *f*
pulmonary dyspnea: pulmonale Dyspnoe *f*

dysp|ne|ic [dɪsp'nɪɪk] *adj*: Dyspnoe betreffend, kurzatmig, dyspnoisch

dysp|noe|a [dɪsp'nɪə] *noun*: *(brit.)* →*dyspnea*

dysp|noe|ic [dɪsp'nɪɪk] *adj*: *(brit.)* →*dyspneic*

dys|poi|e|sis [dɪspɔɪ'iːsɪs] *noun*: Bildungsstörung *f*, Dyspo(i)ese *f*

dys|pon|der|al [dɪs'pɑndərəl] *adj*: Dysponderosis betreffend, durch sie hervorgerufen

dys|pon|de|ro|sis [dɪs,pɑndə'rəʊsɪs] *noun*: Dysponderosis *f*

dys|prax|i|a [dɪs'præksɪə] *noun*: Dyspraxie *f*
glossolabial dyspraxia: glossolabiale Dyspraxie *f*

dys|pro|si|um [dɪs'prəʊsɪəm, -ʃɪ-] *noun*: Dysprosium *nt*

dys|pro|tein|ae|mi|a [dɪs,prəʊtɪ'niːmiːə] *noun*: *(brit.)* →*dysproteinemia*

dys|pro|tein|aem|ic [dɪs,prəʊtɪ'niːmɪk] *adj*: *(brit.)* →*dysproteinemic*

dys|pro|tein|e|mi|a [dɪs,prəʊtɪ'niːmiːə] *noun*: Dysproteinämie *f*

dys|pro|tein|em|ic [dɪs,prəʊtɪ'niːmɪk] *adj*: Dysproteinämie betreffend, dysproteinämisch

dys|pro|throm|bin|ae|mi|a [dɪsprəʊ,θrɑmbɪ'niːmiːə] *noun*: *(brit.)* →*dysprothrombinemia*

dys|pro|throm|bin|e|mi|a [dɪsprəʊ,θrɑmbɪ'niːmiːə] *noun*: Dysprothrombinämie *f*

dys|raph|i|a [dɪs'reɪfɪə] *noun*: Dysrhaphie *f*

dys|ra|phism ['dɪsrəfɪzəm] *noun*: →*dysrhaphia*

dys|re|flex|i|a [dɪsrɪ'fleksɪə] *noun*: Reflexstörung *f*, Dysreflexie *f*

dys|rhaph|i|a [dɪs'rəfɪə] *noun*: Dysrhaphie *f*

dys|rhaph|ic [dɪs'rəfɪk] *adj*: Dysrhaphie betreffend, dysrhaphisch

dys|rha|phism [dɪs'reɪfism] *noun*: Dysrhaphie *f*

dys|rhyth|mi|a [dɪs'rɪðmɪə] *noun*: Dysrhythmie *f*
cardial dysrhythmia: kardiale Dysrhythmie *f*
cerebral dysrhythmia: diffuse/paroxysmale Dysrhythmie *f*
electroencephalographic dysrhythmia: diffuse/paroxysmale Dysrhythmie *f*
esophageal dysrhythmia: diffuser Ösophagusspasmus *m*
oesophageal dysrhythmia: *(brit.)* →*esophageal dysrhythmia*

dys|se|ba|cea [,dɪsɪ'beɪʃɪə] *noun*: Dyssebacea *f*, Dyssteatosis *f*

dys|se|ba|ceous [,dɪsɪ'beɪʃəs] *adj*: dyssteatotisch

dys|se|ba|cia [,dɪsɪ'beɪʃɪə] *noun*: Dyssteatosis *f*, Dyssebacea *f*

dys|som|ni|a [dɪ'sɑmnɪə] *noun*: Schlafstörung *f*, Dyssomnie *f*

dys|sper|ma|tism [dɪ'spɜrmətɪzəm] *noun*: Dysspermatismus *m*

dys|sper|ma|to|gen|ic [dɪs,spɜrmətə'dʒenɪk] *adj*: durch Störung der Spermatogenese bedingt, dysspermatogen

dys|sper|mi|a [dɪ'spɜrmɪə] *noun*: Dysspermatismus *m*

dys|sta|sia [dɪ'steɪʒ(ɪ)ə] *noun*: →*dystasia*

dys|syl|la|bi|a [dɪsɪ'leɪbɪə] *noun*: Silbenstottern *nt*, Dyssyllabie *f*

dys|sym|bo|li|a [dɪsɪm'bɑlɪə] *noun*: Dyssymbolie *f*

dys|sym|bo|ly [dɪ'sɪmbəliː] *noun*: Dyssymbolie *f*

dys|syn|er|gi|a [dɪsɪn'ɜrdʒ(ɪ)ə] *noun*: **1.** Synergiestörung *f*, Dyssynergie *f*, Dyssynergia *f* **2.** Ataxie *f*, Ataxia *f*
biliary dyssynergia: Gallenblasendyskinesie *f*; Gallenwegdyskinesie *f*
detrusor-bladder neck dyssynergia: Detrusor-Blasenhals-Dyssynergie *f*
detrusor sphincter dyssynergia: Detrusor-Sphinkter-Dyssynergie *f*
detrusor-urethra dyssynergia: Detrusor-Urethra-Dyssynergie *f*

dys|sys|to|le [dɪ'sɪstəliː] *noun*: gestörte/abnormale Systole *f*

dys|ta|sia [dɪs'teɪʒ(ɪ)ə] *noun*: Dysstasie *f*, Dysstasia *f*
hereditary areflexic dystasia: Roussy-Lévy-Syndrom *nt*, erbliche areflektorische Dysstasie *f*
hereditary ataxic dystasia: →*hereditary areflexic dystasia*
Roussy-Lévy hereditary areflexic dystasia: →*hereditary areflexic dystasia*
Roussy-Lévy hereditary ataxic dystasia: →*hereditary areflexic dystasia*

dys|tax|i|a [dɪs'tæksɪə] *noun*: leichte/partielle Ataxie *f*, Dystaxia *f*

dys|te|lec|ta|sis [dɪstɪ'lektəsɪs] *noun*: Dystelektase *f*

dys|ther|mi|a [dɪsθɜrmɪə] *noun*: Dysthermie *f*

dys|thy|mi|a [dɪs'θaɪmɪə] *noun*: Dysthymie *f*

dys|thy|mic [dɪs'θaɪmɪk] *adj*: Dysthymie betreffend, dysthym; an Depression(en) leidend, schwermütig, depressiv

dys|thy|re|o|sis [,dɪsθaɪrɪ'əʊsɪs] *noun*: fehlerhafte/mangelnde Schilddrüsenentwicklung *f*, Störung *f* der Schilddrüsenfunktion, Dysthyreose *f*

dys|thy|re|o|tic [,dɪsθaɪrɪ'ɑtɪk] *adj*: Dysthyreose betreffend, dysthyreot

dys|thy|roid|ism [dɪs'θaɪrɔɪdɪzəm] *noun*: →*dysthyreosis*

dys|to|cia [dɪs'təʊʃ(ɪ)ə] *noun*: abnormaler/gestörter/erschwerter Geburtsverlauf *m*, Dystokie *f*
cervical dystocia: Zervixdystokie *f*, zervikale Dystokie *f*
pelvic dystocia: Beckendystokie *f*
shoulder dystocia: Schulterdystokie *f*
pulmonary dystomiasis: Lungenegelbefall *m*, Paragonimiasis *f*, Paragonimose *f*

dys|to|ni|a [dɪs'təʊnɪə] *noun*: Dystonie *f*
torsion dystonia: Ziehen-Oppenheim-Syndrom *nt*, -Krankheit *f*, Torsionsneurose *f*, -dystonie *f*, Dysbasia lordotica

dys|ton|ic [dɪs'tɑnɪk] *adj*: Dystonie betreffend, dyston, dystonisch

dys|to|pia [dɪs'təʊpɪə] *noun*: Verlagerung *f*, Dystopie *f*,

Dystopia *f*, Heterotopie *f*
renal dystopia: Nierendystopie *f*
thyroid dystopia: Schilddrüsendystopie *f*
dys|top|ic [dɪs'tɑpɪk] *adj*: Dystopie betreffend, dystop, allotop, allotopisch, dystopisch
dys|to|py ['dɪstəpiː] *noun*: Dystopie *f*, Allotopie *f*
dys|tro|phia [dɪs'trəʊfɪə] *noun*: →*dystrophy*
dys|troph|ic [dɪs'trɑfɪk, -'trəʊf-] *adj*: Dystrophie betreffend, dystroph, dystrophisch
dys|troph|o|neu|ro|sis [dɪs,trɑfənjʊə'rəʊsɪs] *noun*: nutritive/alimentäre Trophoneurose *f*
dys|tro|phy ['dɪstrəfiː] *noun*: Dystrophie *f*, Dystrophia *f*
acute hepatic dystrophy: akute Leberdystrophie *f*
acute yellow hepatic dystrophy: akute gelbe Leberdystrophie *f*
acute yellow dystrophy of the liver: →*acute yellow hepatic dystrophy*
adiposogenital dystrophy: Babinsky-Fröhlich-Syndrom *nt*, Morbus Fröhlich *m*, Dystrophia adiposogenitalis (Fröhlich)
adult pseudohypertrophic muscular dystrophy: Becker-Muskeldystrophie *f*
Albright's dystrophy: Albright-Syndrom *nt*, McCune-Albright-Syndrom *nt*
asphyxiating thoracic dystrophy: Jeune-Krankheit *f*, asphyxierende Thoraxdysplasie *f*
Barnes's dystrophy: Barnes-Syndrom *nt*
Becker's dystrophy: Becker-Muskeldystrophie *f*
Becker's muscular dystrophy: Becker-Muskeldystrophie *f*
Best's macular dystrophy: Best-Krankheit *f*
Biber-Haab-Dimmer dystrophy: Haab-Dimmer-Dystrophie *f*
childhood muscular dystrophy: →*Duchenne muscular dystrophy*
cone cell dystrophy: Zapfendystrophie *f*
congenital pigment dystrophy: kongenitale Pigmentdystrophie *f*, Dystrophia pigmentosa
corneal dystrophy: Hornhautdystrophie *f*
corneal guttate dystrophy: fleckige Hornhautdystrophie *f*, Fehr-Syndrom *nt*
craniocarpotarsal dystrophy: Freeman-Sheldon-Syndrom *nt*, kranio-karpo-tarsales Dysplasie-Syndrom *nt*, Dysplasia cranio-carpo-tarsalis
crystalline corneal dystrophy: kristalline Hornhautdystrophie *f*
Déjérine-Landouzy dystrophy: →*facioscapulohumeral muscular dystrophy*
Duchenne-Landouzy dystrophy: →*facioscapulohumeral muscular dystrophy*
Duchenne muscular dystrophy: Duchenne-Krankheit *f*, Duchenne-Muskeldystrophie *f*, Duchenne-Typ *m* der progressiven Muskeldystrophie, pseudohypertrophe pelvifemorale Form *f*, Dystrophia musculorum progressiva Duchenne
Duchenne type muscular dystrophy: →*Duchenne muscular dystrophy*
facioscapulohumeral dystrophy: →*facioscapulohumeral muscular dystrophy*
facioscapulohumeral muscular dystrophy: fazio-skapulo-humerale Muskeldystrophie *f*, Landouzy-Déjérine-Krankheit *f*, Landouzy-Déjérine-Syndrom *nt*, Landouzy-Déjérine-Typ *m*, Duchenne-Landouzy-Atrophie *f*, fazioskapulohumerale Form *f* der Dystrophia musculorum progressiva
familial osseous dystrophy: spondyloepiphysäre Dysplasie *f*, Morquio(-Ullrich)-Syndrom *nt*, Morquio-Brailsford-Syndrom *nt*, Mukopolysaccharidose *f* Typ IV
Fehr's macular dystrophy: Fehr-Syndrom *nt*, fleckige Hornhautdystrophie *f*
fibrous pulp dystrophy: Pulpafibrose *f*, fibröse Pulpadystrophie *f*
Fuchs' dystrophy: →*Fuchs' epithelial dystrophy*
Fuchs' epithelial dystrophy: Fuchs-Hornhautdystrophie *f*, Dystrophia epithelialis corneae
granular corneal dystrophy: bröckelige Hornhautdystrophie *f*
hepatic dystrophy: Leberdystrophie *f*
hereditary vitelliform dystrophy: kongenitale Makuladegeneration *f*
hypothyroid hip dystrophy: Kretinenhüfte *f*
Landouzy's dystrophy: →*facioscapulohumeral muscular dystrophy*
Landouzy-Déjérine dystrophy: →*facioscapulohumeral muscular dystrophy*
lattice dystrophy: Haab-Dimmer-Dystrophie *f*, gittrige Hornhautdystrophie *f*
lattice dystrophy of cornea: Haab-Dimmer-Dystrophie *f*
lattice corneal dystrophy: Haab-Dimmer-Dystrophie *f*, gittrige Hornhautdystrophie *f*
Leyden-Möbius muscular dystrophy: Leyden-Möbius-Krankheit *f*, Leyden-Möbius-Syndrom *nt*, Gliedgürtelform *f* der progressiven Muskeldystrophie
limb-girdle muscular dystrophy: →*Leyden-Möbius muscular dystrophy*
macular dystrophy: Makuladystrophie *f*
macular corneal dystrophy: makuläre/fleckförmige Hornhautdystrophie *f*, Typ Groenouw II *m*
muscular dystrophy: Muskeldystrophie *f*, Myodystrophie *f*, Dystrophia musculorum
myotonic dystrophy: Curschmann-(Batten-)Steinert-Syndrom *nt*, myotonische Dystrophie *f*, Dystrophia myotonica
oculocerebrorenal dystrophy: Lowe-Syndrom *nt*, Lowe-Terrey-MacLachlan-Syndrom *nt*, okulo-zerebrorenales Syndrom *nt*
oculopharyngeal dystrophy: okulo-pharyngeale Muskeldystrophie *f*
pelvofemoral muscular dystrophy: →*Leyden-Möbius muscular dystrophy*
progressive muscular dystrophy: progressive Muskeldystrophie *f*, Dystrophia musculorum progressiva
progressive tapetochoroidal dystrophy: Chorioiderämie *f*, Degeneratio chorioretinalis progressiva
pseudohypertrophic muscular dystrophy: →*Duchenne muscular dystrophy*
reflex sympathetic dystrophy: Sudeck-Dystrophie *f*, -Syndrom *nt*, Morbus Sudeck *m*
starvation dystrophy: Hungerdystrophie *f*
storage dystrophy: Speicherungsdystrophie *f*
subacute hepatic dystrophy: subakute Leberdystrophie *f*
subacute red hepatic dystrophy: subakute rote Leberdystrophie *f*
tapetochoroidal dystrophy: Chorioideremie *f*, Degeneratio chorioretinalis progressiva
thoracic-pelvic-phalangeal dystrophy: Jeune-Krankheit *f*, asphyxierende Thoraxdysplasie *f*
vitreoretinal dystrophy: Wagner-Krankheit *f*
vulval dystrophy: Vulvadystrophie *f*
Wagner's dystrophy: Wagner-Krankheit *f*, vitreoretinale Degeneration *f*
dystrophy with weight loss: Minusdystrophie *f*
wound dystrophy: Wunddystrophie *f*
dys|tro|py ['dɪstrəpiː] *noun*: Dystropie *f*

dys|u|re|sia [dɪsjə'riːzɪə] *noun*: Dysurie *f*
dys|u|ri|a [dɪs'jʊərɪə] *noun*: Dysurie *f*
psychic dysuria: Dysuria psychica
dys|u|ri|ac [dɪs'jʊərɪæk] *noun*: Patient(in *f*) *m* mit Dysurie, Dysuriker(in *f*) *m*
dys|u|ric [dɪs'jʊərɪk] *adj*: Dysurie betreffend, dysurisch
dys|u|ry ['dɪsjʊəriː] *noun*: Dysurie *f*
dys|ver|sion [dɪs'vɜrʒn] *noun*: Dysversion *f*
dys|vi|ta|min|o|sis [ˌdɪsvɪtəmɪ'nəʊsɪs] *noun*: Dysvitaminose *f*
dys|zo|o|sper|mi|a [dɪszəʊə'spɜrmɪə] *noun*: Dyszoospermie *f*
DZ *Abk.*: dizygotic

D

E

E *Abk.*: **1.** ectropion **2.** elasticity modulus **3.** electromotive force **4.** electron **5.** emmetropia **6.** enamel **7.** energy **8.** enzyme **9.** epinephrine **10.** erythema **11.** erythrocyte **12.** Escherichia **13.** ester **14.** extinction coefficient **15.** internal energy **16.** molar extinction coefficient
e *Abk.*: elementary charge
E' *Abk.*: volume elasticity coefficient
e^+ *Abk.*: positron
e^- *Abk.*: electron
E_1 *Abk.*: estrone
E_2 *Abk.*: estradiol
E_3 *Abk.*: estriol
E_4 *Abk.*: estetrol
E *Abk.*: molar absorption coefficient
ε *Abk.*: **1.** emissivity **2.** molar absorption coefficient
E_h *Abk.*: redox potential
e_L *Abk.*: lysine exponent
EA *Abk.*: **1.** early antigen **2.** educational age **3.** enteral alimentation **4.** enteroanastomosis **5.** epiandrosterone **6.** erythrocyte antibody **7.** ethyl alcohol
EAA *Abk.*: essential amino acids
EAB *Abk.*: extraanatomic bypass
EABF *Abk.*: efferent arteriole blood flow
EAC *Abk.*: **1.** erythrocyte antibody complement **2.** external auditory canal
EACA *Abk.*: epsilon-aminocaproic acid
EACD *Abk.*: eczematous allergic contact dermatitis
EAD *Abk.*: electron attachment detector
EAE *Abk.*: **1.** experimental allergic encephalitis **2.** experimental allergic encephalomyelitis
EAEC *Abk.*: enteroadherent Escherichia coli
EAEM *Abk.*: experimental allergic encephalomyelitis
EAES *Abk.*: European Atomic Energy Society
EAG *Abk.*: electroatriogram
EAHF *Abk.*: eczema, asthma, hay fever complex
EAI *Abk.*: **1.** erythrocyte aggregation index **2.** erythrocyte antibody rosette inhibition
EAM *Abk.*: **1.** external acoustic meatus **2.** external auditory meatus
EAN *Abk.*: experimental allergic neuritis
EAO *Abk.*: experimental allergic orchitis
EAP *Abk.*: **1.** electro-acupuncture **2.** epiallopregnanolone **3.** β-ethanolamino-phosphoric acid **4.** etoposide, adriamycin, cisplatinum **5.** evoked action potential
ear [ɪər] *noun*: **1.** Ohr *nt*; (*anatom.*) Auris *f* **below the ear** unterhalb des Ohres (liegend) **2.** Gehör *nt*, Ohr *nt* **3.** Öse *f*, Öhr *nt*
bat ear: abstehende Ohrmuschel *f*, abstehendes Ohr *nt*
boxer's ear: Blumenkohl-, Boxerohr *nt*
cauliflower ear: Blumenkohl-, Boxerohr *nt*
Darwin's ear: Darwin-Ohr *nt*
darwinian ear: Darwin-Ohr *nt*
external ear: äußeres Ohr *nt*, Auris externa
glue ear: Seromukotympanon *nt*
inner ear: Innenohr *nt*, Auris interna
internal ear: Innenohr *nt*, Auris interna
lop ear: abstehende Ohrmuschel *f*, abstehendes Ohr *nt*
middle ear: Mittelohr *nt*, Auris media
Morel ear: Morel-Ohr *nt*
ear, nose and throat: Hals-Nasen-Ohrenheilkunde *f*, Otorhinolaryngologie *f*
outer ear: äußeres Ohr *nt*, Auris externa
prizefighter ear: Blumenkohl-, Boxerohr *nt*
swimmer's ear: Bade-Otitis externa
ear|ache ['ɪəreɪk] *noun*: Ohr(en)schmerzen *pl*, Otalgie *f*
ear|drum ['ɪərdrʌm] *noun*: **1.** Trommelfell *nt*, Membrana tympanica **2.** Paukenhöhle *f*, Tympanon *nt*, Tympanum *nt*, Cavitas tympani
eared [ɪərd] *adj*: **1.** -ohrig, mit Ohren **2.** mit Ösen versehen
ear|flap ['ɪərflæp] *noun*: Ohrschützer *m*
ear|lap ['ɪərlæp] *noun*: **1.** →*earlobe* **2.** →*external ear*
ear|lobe ['ɪərləʊb] *noun*: Ohrläppchen *nt*, Lobulus auriculae
ear|ly ['ɜrliː]: **I** *adj* früh, (früh-)zeitig, vorzeitig; zu früh, Früh- **II** *adv* früh(zeitig); bald
ear-minded *adj*: auditiv
ear|pick ['ɪərpɪk] *noun*: Ohrlöffel *m*
ear|piece ['ɪərpiːs] *noun*: **1.** Ohrenklappe *f* **2.** (*Stethoskop*) Ohrstück *nt* **3.** (Brillen-)Bügel *m*
ear|plug ['ɪərplʌg] *noun*: Wattepfropf *m*
EART *Abk.*: early apex-cardiographic relaxation time
earth [ɜrθ] *noun*: **1.** Erde *f*, Erdball *m*; Erde *f*, (Erd-)Boden *m* **2.** (*chem.*) Erde *f* **3.** (*physik.*) Erde *f*, Erdung *f*, Masse *f*
diatomaceous earth: Diatomeenerde *f*, Kieselgur *nt*
healing earth: Heilerde *f*
infusorial earth: Kieselgur *nt*, Infusorienerde *f*
rare earths: seltene Erden *pl*
ear|wax ['ɪərwæks] *noun*: Ohrenschmalz *nt*, Ohrschmalz *nt*, Zerumen *nt*, Cerumen *nt*
impacted earwax: Cerumen obturans
EAS *Abk.*: European Atherosclerosis Society
ease [iːz]: **I** *noun* **1.** Erleichterung *f*, Befreiung *f* (*from* von) **give s.o. ease** jdm. Erleichterung verschaffen **2.** Mühelosigkeit *f*, Leichtigkeit *f* **with ease** mühelos, leicht **II** *vt* erleichtern; beruhigen; (*Schmerz*) lindern; (*Druck*) verringern; lockern, entspannen **III** *vi* Erleichterung *oder* Entspannung *oder* Linderung verschaffen
ease off/up *vi* nachlassen
ease|ful ['iːzfəl] *adj*: erleichternd
EAT *Abk.*: **1.** enzyme antibody technique **2.** epidermolysis acuta toxica
eat|a|ble ['iːtəbl]: **I eatables** *pl* Lebens-, Nahrungsmittel *pl* **II** *adj* ess-, genießbar
hasty eating: hastiges/überstürztes Essen *nt*, Tachyphagie *f*
rapid eating: hastiges/überstürztes Essen *nt*, Tachyphagie *f*
EAVNC *Abk.*: enhanced atrioventricular nodal conduction
EB *Abk.*: **1.** ectopic beat **2.** endoplasmic bubble **3.** Epstein-Barr **4.** erythroblast **5.** estradiol benzoate **6.** ethidium bromide
EBAB *Abk.*: Epstein-Barr antibodies
EBAD *Abk.*: exfoliative broncho-alveolar disease
EBB *Abk.*: endobronchial biopsy
EBC *Abk.*: ethylbenzyl chloride
EBF *Abk.*: **1.** erythroblastosis fetalis **2.** estimated blood flow
EBI *Abk.*: ergosterol biosynthesis inhibition
EBL *Abk.*: estimated blood loss
EBMT *Abk.*: European Cooperative Group for Bone Mar-

row Transplantation

EBNA *Abk.*: **1.** Epstein-Barr nuclear antigen **2.** Epstein-Barr nucleotide antigen

e|bo|na|tion [iːbəʊ'neɪʃn] *noun*: (Knochen-)Fragmententfernung *f*

e|bri|e|ty [ɪ'braɪətiː] *noun*: Ebrietas *f*

EBS *Abk.*: electric brain stimulator

EBT *Abk.*: p-ethylsulfonyl benzaldehyde thiosemicarbazone

e|bul|lient [ɪ'bʌljənt, -'bʊl-] *adj*: **1.** siedend, aufwallend **2.** überfließend, überkochend; sprudelnd, überschäumend

eb|ul|lism ['ebjəlɪzəm] *noun*: Ebullismus *m*

e|bur ['ebər] *noun*: **1.** Elfenbein *nt* **2.** (*patholog.*) elfenbeinähnliches Gewebe *nt*

eb|ur|na|tion [ebər'enɪʃn] *noun*: Osteosklerose *f*, Eburnisation *f*, Eburneation *f*, Eburnifikation *f*, Eburnisierung *f*
eburnation of dentin: Dentinsklerosierung *f*

e|bur|ne|ous [ɪ'bɜrnɪəs] *adj*: elfenbeinartig, -ähnlich

EBV *Abk.*: Epstein-Barr virus

EC *Abk.*: **1.** eclampsia convulsiva **2.** effective concentration **3.** egg culture **4.** electron capture **5.** enterochromaffin **6.** ethyl cellulose **7.** expiratory center **8.** extracellular

ECAO *Abk.*: enteric cytopathogenic avian orphan

ec|ao|vi|rus ['ekəʊəvaɪrəs] *noun*: ECAO-Virus *nt*

é|car|teur [eɪkɑːr'ter; ekar'tœr] *noun*: (Wund-)Haken *m*; Wundspreizer *m*, -sperrer *m*

ECAT *Abk.*: emission computerized axial tomography

e|cau|date [ɪ'kɔːdeɪt] *adj*: schwanzlos, ohne Schwanz

ECbG *Abk.*: electrocerebellogram

ECBO *Abk.*: enteric cytopathogenic bovine orphan

ec|bol|ic [ek'bɑlɪk]: I *noun* **1.** wehenförderndes Mittel *nt*, Wehenmittel *nt* **2.** Abortivum *nt* II *adj* **3.** wehenfördernd **4.** abtreibend, abortiv

ec|bo|line ['ekbəliːn] *noun*: →*ergotoxine*

ec|bo|vi|rus [ekbə'vaɪrəs] *noun*: ECBO-Virus *nt*

ECC *Abk.*: **1.** electrocorticogram **2.** external cardiac compression **3.** extracorporeal circulation

ECCE *Abk.*: extracapsular cataract extraction

ec|cen|tric [ɪk'sentrɪk]: I *noun* **1.** Exzentriker(in *f*) *m* **2.** (*techn.*) Exzenter *m*; (*mathemat.*) exzentrische Figur *f* II *adj* **3.** (*fig.*) exzentrisch; überspannt, verschroben; ausgefallen, ungewöhnlich **4.** (*mathemat., techn.*) exzentrisch, nicht zentral; ohne gemeinsamen Mittelpunkt; nicht durch den Mittelpunkt gehend

ec|cen|tri|cal [ɪk'sentrɪkl] *adj*: →*eccentric II*

ec|cen|tro|chon|dro|pla|sia [ɪk,sentrəʊ,kɑndrəʊ'pleɪʒ(ɪ)ə, -zɪə] *noun*: →*eccentro-osteochondrodysplasia*

eccentro-osteochondrodysplasia *noun*: Mukopolysaccharidose *f* Typ IV, Morquio-Syndrom *nt*, Morquio-Ullrich-Syndrom *nt*, Morquio-Brailsford-Syndrom *nt*, spondyloepiphysäre Dysplasie *f*

ec|chon|dro|ma [ekɑn'drəʊmə] *noun*: peripheres Chondrom *nt*, Ekchondrom *nt*

ec|chon|dro|sis [ekɑn'drəʊsɪs] *noun*: →*ecchondroma*

ec|chon|dro|tome [e'kɑndrətəʊm] *noun*: Knorpelmesser *nt*, Chondrotom *nt*

ec|chy|mo|ma [ekɪ'məʊmə] *noun*: Ekchymom *nt*

ec|chy|mo|sis [ekɪ'məʊsɪs] *noun, plural* **-ses** [-siːz]: kleinflächige Hautblutung *f*, Ekchymose *f*, Ecchymosis *f*
Bayard's ecchymoses: Bayard-Ekchymosen *pl*
cadaveric ecchymoses: Leichenflecken *pl*
Tardieu's ecchymoses: Tardieu-Flecken *pl*

ec|chy|mot|ic [ekɪ'mɑtɪk] *adj*: Ekchymose betreffend, ekchymotisch

ECCO *Abk.*: **1.** enteric cytopathogenic cat orphan **2.** European Cardiology Congress Organization

ec|co|prot|ic [ekəʊ'prɑtɪk]: I *noun* (*pharmakol.*) Abführmittel *nt*, Kathartikum *nt*, Laxans *nt*, Purgans *nt*, Purgativ(um) *nt* II *adj* **1.** abführend, kathartisch, purgierend, Abführ- **2.** (*psychiat.*) Katharsis betreffend, kathartisch

ec|co|vi|rus [ekəʊ'vaɪrəs] *noun*: ECCO-Virus *nt*

ec|crine ['ekrɪn, -raɪn, -riːn] *adj*: (*Drüse*) nach außen absondernd, ekkrin

ec|cri|sis ['ekrəsɪs] *noun*: **1.** Ausscheidung *f* von Abfallprodukten **2.** Abfall(produkt *nt*) *m* **3.** →*excrement*

ec|cy|e|sis [eksaɪ'iːsɪs] *noun, plura* **-ses** [-siːz]: Extrauterinschwangerschaft *f*, Extrauteringravidität *f*, ektopische Schwangerschaft *f*, Graviditas extrauterina

ECD *Abk.*: **1.** echocardiographic contrast defect **2.** electron capture detector **3.** endocardial cushion defect

ec|dem|ic [ek'demɪk] *adj*: ekdemisch

ec|der|on ['ekdərɑn] *noun*: Oberhaut *f*

ECDO *Abk.*: enteric cytopathogenic dog orphan

ec|do|vi|rus [ekdəʊ'vaɪrəs] *noun*: ECDO-Virus *nt*

ec|dy|sone ['ekdɪzəʊn] *noun*: Ekdyson *nt*, Ecdyson *nt*

ECEO *Abk.*: enteric cytopathogenic equine orphan

ECF *Abk.*: **1.** eosinophil chemotactic factor **2.** extracellular fluid

ECF-A *Abk.*: eosinophil chemotactic factor of anaphylaxis

ECFV *Abk.*: extracellular fluid volume

ECG *Abk.*: **1.** electrocardiogram **2.** electrocardiography **3.** electrocorticogram

-echia *suf.*: Halten, Zusammenhalten, Zurückhalten, -echie

E|chid|noph|a|ga [ekɪd'nɑfəgə] *plural*: Echidnophaga *pl*

E|chi|na|cea ['ekiːneɪʃə] *noun*: Sonnenhut *m*, Igelkopf *m*, Echinacea *f*
Echinacea angustifolia: schmalblättriger Sonnenhut *m*, schmalblättriger Igelkopf *m*, Echinacea angustifolia
Echinacea pallida: blasser Sonnenhut *m*, blasser Igelkopf *m*, blasse Kegelblume *f*, Echinacea pallida
Echinacea purpurea: roter Sonnenhut *m*, purpurfarbener Igelkopf *m*, purpurfarbene Kegelblume *f*, Purpursonnenhut *m*, Echinacea purpurea

e|chi|na|co|side [ekiː'nəkəsaɪd] *noun*: Echinacosid *nt*

ech|i|nate ['ekɪneɪt] *adj*: →*echinulate*

E|chi|no|chas|mus [ɪ,kaɪnəʊ'kæzməs] *noun*: Echinochasmus *m*

e|chi|no|coc|cal [ɪ,kaɪnəʊ'kɑkl] *adj*: Echinokokken betreffend, durch sie verursacht, Echinokokken-

e|chi|no|coc|ci|a|sis [ɪ,kaɪnəʊkɑ'kaɪəsɪs] *noun*: →*echinococcosis*

e|chi|no|coc|co|sis [ɪ,kaɪnəʊkɑ'kəʊsɪs] *noun*: Echinokokkenkrankheit *f*, Echinokokkeninfektion *f*, Echinokokkose *f*, Hydatidose *f*
hepatic echinococcosis: Leberechinokokkose *f*
metastatic echinococcosis: metastasierende Hydatidose/Echinokokkose *f*
pulmonary echinococcosis: Lungenechinokokkose *f*

e|chi|no|coc|cot|o|my [ɪ,kaɪnəʊkɑ'kɑtəmiː] *noun*: Echinokokkenzystenentfernung *f*, -exzision *f*

E|chi|no|coc|cus [ɪ,kaɪnəʊ'kɑkəs] *noun*: Echinokokkus *m*, Echinococcus *m*
Echinococcus alveolaris: Echinococcus alveolaris
Echinococcus cysticus: Echinococcus cysticus
Echinococcus granulosus: Blasenbandwurm *m*, Hundebandwurm *m*, Echinococcus granulosus, Taenia echinococcus
Echinococcus multilocularis: Echinococcus multilocularis

e|chi|no|cyte [ɪ'kaɪnəsaɪt] *noun*: Stechapfelform *f*, Echinozyt *m*

e|chi|noph|thal|mia [ɪˌkaɪnɑfˈθælmɪə] *noun*: Echinoophthalmie *f*
E|chi|no|rhyn|chus [ɪˌkaɪnəˈrɪŋkəs] *noun*: Echinorhynchus *m*
Ech|i|no|sto|ma [ɪˌkaɪˈnɑstəʊmə] *noun*: Echinostoma *nt*
e|chi|no|sto|mi|a|sis [ɪˌkaɪnəstəˈmaɪəsɪs] *noun*: Echinostomiasis *f*
e|chin|u|late [ɪˈkɪnjəlɪt, -leɪt] *adj*: mit Stacheln versehen, stach(e)lig
ech|o [ˈekəʊ]: **I** *noun* Echo *nt*, Widerhall *m* **II** *vi* echoen, widerhallen (*with* von)
haematoma echo: (*brit.*) →*hematoma echo*
hematoma echo: Hämatomecho *nt*
ECHO *Abk.*: **1.** echoencephalogram **2.** enteric cytopathogenic human orphan
ech|o|a|cou|sia [ˌekəʊəˈkuːʒɪə] *noun*: Echohören *nt*, Echoakusis *f*, Diplacusis echoica
ech|o|car|di|o|gram [ˌekəʊˈkɑːrdɪəgræm] *noun*: Echokardiogramm *nt*
ech|o|car|di|o|graph|ic [ˌekəʊˌkɑːrdɪəˈgræfɪk] *adj*: Echokardiografie betreffend, mittels Echokardiografie, echokardiographisch, ultraschallkardiographisch, ultraschallechokardiographisch, echokardiografisch, ultraschallkardiografisch, ultraschallechokardiografisch
ech|o|car|di|og|ra|phy [ˌekəʊˌkɑːrdɪˈɑgrəfiː] *noun*: Echokardiographie *f*, Ultraschallkardiographie *f*, Echokardiografie *f*, Ultraschallkardiografie *f*
color Doppler echocardiography: Farb-Doppler-Echokardiografie *f*, farbkodierte Doppler-Echokardiografie *f*
colour Doppler echocardiography: (*brit.*) →*color Doppler echocardiography*
Doppler echocardiography: Doppler-Ultraschallkardiografie *f*, Doppler-Echokardiografie *f*
epicardial echocardiography: epikardiale Echokardiografie *f*
transesophageal echocardiography: transösophageale Echokardiografie *f*
transoesophageal echocardiography: (*brit.*) →*transesophageal echocardiography*
ech|o|en|ceph|a|lo|gram [ˌekəʊenˈsefələʊgræm] *noun*: Echoenzephalogramm *nt*
ech|o|en|ceph|a|lo|graph [ˌekəʊenˈsefələʊgræf] *noun*: Echoenzephalograph *m*, Echoenzephalograf *m*
ech|o|en|ceph|a|lo|graph|ic [ˌekəʊenˌsefəlɑˈgrəfɪk] *adj*: Echoenzephalografie betreffend, mittels Echoenzephalografie, echoenzephalographisch, echoenzephalografisch
ech|o|en|ceph|a|log|ra|phy [ˌekəʊenˌsefəˈlɑgrəfiː] *noun*: Echoenzephalographie *f*, Echoenzephalografie *f*
ech|o|gen|ic [ˌekəʊˈdʒenɪk] *adj*: echogen
ech|o|gram [ˈekəʊgræm] *noun*: Echogramm *nt*, Sonogramm *nt*
ech|o|graph [ˈekəʊgræf] *noun*: Sonograph *m*, Sonograf *m*
ech|o|graph|ia [ˌekəʊˈgræfɪə] *noun*: Echographie *f*, Echografie *f*
e|chog|ra|phy [eˈkɑgrəfiː] *noun*: Ultraschalldiagnostik *f*, Echographie *f*, Echografie *f*, Sonographie *f*, Sonografie *f*
pulse echography: Impuls-Echo-Verfahren *pl*, Impulsechografie *f*, Impulsechographie *f*
e|cho|ic [eˈkəʊɪk] *adj*: echoartig, echoisch, Echo-
ech|o|ki|ne|sia [ˌekəʊkɪˈniːʒ(ɪ)ə] *noun*: Echokinese *f*, Echopraxie *f*
ech|o|ki|ne|sis [ˌekəʊkɪˈniːsɪs, -kaɪ-] *noun*: →*echokinesia*
ech|o|la|li|a [ˌekəʊˈleɪlɪə] *noun*: Echolalie *f*
ech|o|lu|cent [ˌekəʊˈluːsnt] *adj*: schalldurchlässig
ech|o|mam|mog|ra|phy [ˌekəʊməˈmɑgrəfiː] *noun*: Echomammographie *f*, Echomammografie *f*
ech|o|ma|tism [eˈkəʊmətɪzəm] *noun*: Echoerscheinungen *pl*, Echomatismus *m*
ech|o|mim|i|a [ˌekəʊˈmɪmiːə] *noun*: Echomimie *f*
ech|o|mo|tism [ˌekəʊˈməʊtɪzəm] *noun*: →*echokinesia*
echo-ophthalmography *noun*: Echoophthalmographie *f*, Echoophthalmografie *f*
e|chop|a|thy [eˈkɑpəθiː] *noun*: →*echomatism*
ech|o|pho|no|car|di|og|ra|phy [ˌekəʊˌfəʊnəkɑːrdɪˈɑgrəfiː] *noun*: Echophonokardiographie *f*, Ultraschallphonokardiographie *f*, Echophonokardiografie *f*, Ultraschallphonokardiografie *f*
e|choph|o|ny [eˈkɑfəniː] *noun*: Echophonie *f*
ech|o|phra|sia [ekəʊˈfreɪʒ(ɪ)ə, -zɪə] *noun*: Echolalie *f*
ech|o|prax|i|a [ˌekəʊˈpræksɪə] *noun*: Echopraxie *f*
ech|o|prax|is [ˌekəʊˈpræksɪs] *noun*: →*echokinesia*
ech|o|thi|o|phate [ˌekəʊˈθaɪəfeɪt] *noun*: Ecothiopat *nt*
echothiophate iodide: Ecothiopatiodid *nt*, S-(Diethoxyphosphinyl)thiocholiniodid *nt*
ech|o|vi|rus [ˌekəʊˈvaɪrəs] *noun*: ECHO-Virus *nt*, Echovirus *nt*
ECI *Abk.*: **1.** echoventriculographic contraction index **2.** effective conductivity index **3.** extracorporeal irradiation
ec|lamp|sia [ɪˈklæmpsɪə] *noun*: Eklampsie *f*, Eclampsia *f*
convulsive eclampsia: Eclampsia convulsiva
imminent eclampsia: Eclampsia imminens
puerperal eclampsia: Spätgestose *f* im Wochenbett
ec|lamp|sism [ɪˈklæmpsɪzəm] *noun*: Präeklampsie *f*, Eklampsismus *m*
ec|lamp|tic [ɪˈklæmptɪk] *adj*: Eklampsie betreffend, eklamptisch
ec|lamp|tism [ɪˈklæmptɪzəm] *noun*: eklamptischer Symptomenkomplex *m*
ec|lamp|to|gen|ic [ɪˌklæmptəˈdʒenɪk] *adj*: Eklampsie verursachend, eklamptogen
ec|lamp|tog|en|ous [ɪˌklæmpˈtɑdʒənəs] *adj*: →*eclamptogenic*
e|clipse [ɪˈklɪps] *noun*: Virusfinsternis *f*, Eklipse *f*
e|clipsed [ɪˈklɪpsd] *adj*: ekliptisch
ECM *Abk.*: erythema chronicum migrans
ec|mne|sia [ekˈniːʒ(ɪ)ə] *noun*: Ekmnesie *f*
ECMO *Abk.*: **1.** enteric cytopathogenic monkey orphan **2.** extracorporal membrane oxygenation **3.** extracorporeal membrane oxygenation
ec|mo|vi|rus [ekməˈvaɪrəs] *noun*: ECMO-Virus *nt*
ECO *Abk.*: electron-coupled oscillator
eco- *präf.*: Umwelt-, Öko-
ec|o|bi|ot|ic [ˌɪkəʊbaɪˈɑtɪk, ˌiːkəʊ-] *adj*: ökobiotisch
ec|o|ca|tas|tro|phe [ˌɪkəʊkəˈtæstrəfiː] *noun*: Öko-, Umweltkatastrophe *f*
ECochG *Abk.*: electrocochleography
ec|o|cide [ˈɪkəʊsaɪd] *noun*: Umweltzerstörung *f*
ec|o|cli|mate [ˌɪkəʊˈklaɪmɪt] *noun*: Standort-, Biotop-, Ökoklima *nt*
ec|o|cli|mat|ic [ˌɪkəʊklaɪˈmætɪk] *adj*: ökoklimatisch
ECoG *Abk.*: **1.** electrocochleography **2.** electrocorticogram **3.** electrocorticography
e|co|ge|net|ics [ˌɪkəʊdʒəˈnetɪks] *plural*: Ökogenetik *f*
ec|o|log|ic [ˌɪkəʊˈlɑdʒɪk] *adj*: ökologisch
ec|o|log|i|cal [ˌɪkəʊˈlɑdʒɪkl] *adj*: ökologisch
e|col|o|gist [ɪˈkɑlədʒɪst] *noun*: Ökologe *m*, -login *f*
e|col|o|gy [ɪˈkɑlədʒiː] *noun*: Ökologie *f*
social ecology: Sozialökologie *f*
ec|o|ma|nia [ˌekəˈmeɪnɪə, -jə, ˌiːkə-] *noun*: Oikomanie *f*
e|con|a|zole [ɪˈkɑnəzəʊl] *noun*: Econazol *nt*
ec|o|nom|ic [ˌekəˈnɑmɪk, ˌiːkə-] *adj*: (volks-)wirtschaftlich, ökonomisch, Wirtschafts-

E

ec|o|nom|i|cal [,ekə'nɑmɪkl] *adj*: wirtschaftlich, sparsam
be economical haushalten *oder* sparsam umgehen (*with* mit)
e|con|o|my [ɪ'kɑnəmiː] *noun*: **1.** Wirtschaftlichkeit *f*, Sparsamkeit *f*, Einsparung *f* **2.** Wirtschaft *f*, Wirtschaftssystem *nt*, -lehre *f*
health economy: Gesundheitsökonomie *f*
ec|o|par|a|site [,ɪkəʊ'pærəsaɪt] *noun*: →*ectoparasite*
ec|o|pho|bi|a [,ɪkəʊ'fəʊbɪə] *noun*: Oikophobie *f*
ec|o|phys|i|ol|o|gy [,ɪkəʊfɪzɪ'ɑlədʒiː] *noun*: Ökophysiologie *f*
ec|o|spe|cies ['ɪkəʊspiːʃiːz] *noun*: Ökospezies *f*
ec|o|sphere ['ɪkəʊsfɪər] *noun*: Ökosphäre *f*
e|cos|tate [ɪ'kɑsteɪt, -tɪt] *adj*: ohne Rippen, rippenlos
ec|o|sys|tem ['ɪkəʊsɪstəm] *noun*: Ökosystem *nt*, ökologisches System *nt*
ec|o|tax|is [,ɪkəʊ'tæksɪs] *noun*: Ökotaxis *f*, Oikotaxis *f*
ec|o|tox|i|col|o|gy [,ɪkəʊ,tɑksɪ'kɑlədʒiː] *noun*: Ökotoxikologie *f*
ec|o|type ['ɪkəʊtaɪp] *noun*: Ökotypus *m*, Ökotyp *m*
é|cou|teur [eku'tœːr] *noun*: Écouteur *m*
ECP *Abk.*: **1.** erythropoietic coproporphyria **2.** estradiol cyclopentane propionate **3.** external counter pulsation
ECPG *Abk.*: electrochemical potential gradient
ec|pho|ria [ek'fɔːrɪə, -'fəʊ-] *noun*: Ekphorie *f*
ec|phy|a|di|tis [,ekfaɪə'daɪtɪs] *noun*: Wurmfortsatzentzündung *f*, Blinddarmentzündung *f*, Appendizitis *f*, Appendicitis *f*
ec|phy|ma [ek'faɪmə] *noun*: Auswuchs *m*, Höcker *m*, Ekphyma *nt*
ECPO *Abk.*: enteric cytopathogenic porcine orphan
ECPOG *Abk.*: electrochemical potential gradient
ec|po|vi|rus [ekpəʊ'vaɪrəs] *noun*: ECPO-Virus *nt*
ECR *Abk.*: erythrocyte receptor for complement
é|crase|ment [ekrɑz'mɑn] *noun*: Écrasement *nt*
é|cra|seur [ekrɑ'zœːr] *noun*: Écraseur *m*
ECRO *Abk.*: enteric cytopathogenic rodent orphan
ECS *Abk.*: **1.** electrocerebral silence **2.** electroconvulsive shock **3.** extracellular space
ECSO *Abk.*: **1.** enteric cytopathogenic suis orphan **2.** enteric cytopathogenic swine orphan
ec|so|vi|rus [eksə'vaɪrəs] *noun*: ECSO-Virus *nt*
ec|sta|size ['ekstəsaɪz]: **I** *vt* in Ekstase versetzen **II** *vi* in Ekstase geraten
ec|sta|sy ['ekstəsiː] *noun*: **1.** Ekstase *f* **2.** Ecstasy *nt*
ec|stat|ic [ek'stætɪk] *adj*: ekstatisch
ec|stro|phy ['ekstrəfiː] *noun*: Ekstrophie *f*
ECT *Abk.*: **1.** electroconvulsive therapy **2.** emission computer tomography **3.** enteric coated tablet
ect- *präf.*: Ekt(o)-, Exo-
ec|ta|co|li|a [ektə'kəʊlɪə] *noun*: Dickdarm-, Kolonektasie *f*, Kolektasie *f*
ec|tad ['ektæd] *adj*: nach außen, (nach) auswärts
ec|tal ['ektl] *adj*: oberflächlich, äußerlich, an der Oberfläche
ec|ta|sia [ek'teɪʒ(ɪ)ə] *noun*: Ausdehnung *f*, -weitung *f*, Ektasie *f*, Ektasia *f*
arterial ectasia: Arterienektasie *f*
corneal ectasia: Hornhautvorwölbung *f*, Hornhautstaphylom *nt*, Keratektasie *f*
diffuse arterial ectasia: Traubenaneurysma *nt*, Aneurysma cirsoideum/racemosum
ductal ectasia: Duktektasie *f*, Gangektasie *f*, Gangaufweitung *f*
mammary duct ectasia: Plasmazell-, Komedomastitis *f*
papillary ectasia: senile Angiome/Hämangiome *pl*, Alters(häm)angiome *pl*
scleral ectasia: Sklerektasie *f*
senile ectasia: senile Angiome/Hämangiome *pl*, Alters(häm)angiome *pl*
skyrocket capillary ectasia: Besenreiser(varizen *pl*) *pl*
tubular ectasia: (*Niere*) Tubulusektasie *f*
-ectasia *suf.*: -ektasie, -ektase, -ectasia
ec|ta|sis ['ektəsɪs] *noun*: →*ectasia*
ec|ta|sy ['ektəsiː] *noun*: Ektasie *f*, Ektasia *f*
ec|tat|ic [ek'tætɪk] *adj*: erweitert, (aus-)gedehnt, ektatisch
-ectatic *suf.*: erweiternd, streckend, -ektatisch
ect|eth|moid [ek'teθmɔɪd] *noun*: Labyrinthus ethmoidalis
ec|thy|ma [ek'θaɪmə] *noun*: Ekthym *nt*, Ekthyma *nt*, Ecthyma *nt*
contagious ecthyma: Orf *f*, atypische Schafpocken *pl*, Steinpocken *pl*, Ecthyma contagiosum, Stomatitis pustulosa contagiosa
ecthyma gangrenosum: Ekthyma/Ecthyma gangraenosum, Ekthyma/Ecthyma terebrans infantum, Ecthyma cachectoricum, Ecthyma gangraenosum terebrans
ec|thy|mat|i|form [ekθaɪ'mætɪfɔːrm] *adj*: ekthymähnlich, -artig, ekthymatös
ec|thy|mi|form [ek'θaɪməfɔːrm] *adj*: ekthymatös
ecto- *präf.*: Ekt(o)-, Exo-
ec|to|an|ti|gen [,ektəʊ'æntɪdʒen] *noun*: Ekto-, Exoantigen *nt*
ec|to|bi|ol|o|gy [,ektəʊbaɪ'ɑlədʒiː] *noun*: Ektobiologie *f*
ec|to|blast ['ektəʊblæst] *noun*: →*ectoderm*
ec|to|car|di|a [,ektəʊ'kɑːrdɪə] *noun*: Herzektopie *f*, Ektokardie *f*, Ectopia cordis, Kardiozele *f*, Hernia cordis
ec|to|cer|vi|cal [,ektəʊ'sɜrvɪkl, sɜː'vaɪkl] *adj*: Ektozervix betreffend, ektozervikal
ec|to|cer|vix [,ektəʊ'sɜrvɪks] *noun*: Ektozervix *f*, Portio vaginalis cervicis
ec|to|cho|roi|dea [,ektəʊkə'rɔɪdɪə] *noun*: Lamina suprachoroidea
ec|to|co|lon [,ektəʊ'kəʊlən] *noun*: Dickdarm-, Kolondilatation *f*
ec|to|cu|ne|i|form [,ektəʊkjʊ'nɪəfɔːrm] *noun*: Os cuneiforme laterale
ec|to|cyt|ic [,ektəʊ'sɪtɪk] *adj*: außerhalb der Zelle (liegend), exozytär, ektozytär
ec|to|derm ['ektəʊdɜrm] *noun*: äußeres Keimblatt *nt*, Ektoblast *nt*, Ektoderm *nt*
embryonic ectoderm: embryonales Ektoderm *nt*
intraembryonic ectoderm: intraembryonales Ektoderm *nt*
neural ectoderm: Neuroderm *nt*, neurales Ektoderm *nt*
visual ectoderm: Gesichtsektoderm *nt*
ec|to|der|mal [,ektəʊ'dɜrml] *adj*: Ektoderm betreffend, vom Ektoderm abstammend, ektodermal
ec|to|der|ma|to|sis [,ektəʊdɜrmə'təʊsɪs] *noun*: →*ectodermosis*
ec|to|der|mic [ektəʊ'dɜrmɪk] *adj*: →*ectodermal*
ec|to|der|mo|sis [,ektəʊdɜr'məʊsɪs] *noun*: Ektodermose *f*, Ektodermatose *f*
ec|to|en|zyme [,ektəʊ'enzaɪm] *noun*: Ekto-, Exoenzym *nt*
ec|to|eth|moid [,ektəʊ'eθmɔɪd] *noun*: →*ectethmoid*
ec|to|gen|ic [,ektəʊ'dʒenɪk] *adj*: →*exogenous*
ec|tog|e|nous [ek'tɑdʒənəs] *adj*: **1.** von außen zugeführt *oder* stammend *oder* wirkend, durch äußere Ursachen entstehend, exogen **2.** an der Außenfläche ablaufend, exogen
ec|tog|lia [ek'tɑglɪə] *noun*: Ektoglia *f*
ec|to|glob|u|lar [,ektəʊ'glɑbjələr] *adj*: extraglobulär
ec|tog|o|ny [ek'tɑgəniː] *noun*: Ektogonie *f*, Metaxenie *f*

ec|to|hor|mone [ˌektəʊ'hɔːrməʊn] *noun*: Ektohormon *nt*
ec|to|le|ci|thal [ˌektəʊ'lesɪθəl] *adj*: ektolezithal
ec|tol|y|sis [ek'tɑləsɪs] *noun*: Ektoplasmaauflösung *f*, Ektolyse *f*
ec|to|mere ['ektəmɪər] *noun*: Ektomere *f*
ec|to|mes|o|blast [ˌektəʊ'mesəblæst] *noun*: Ektomesoblast *nt*
-ectomize *suf.*: herausschneiden, entfernen, -ektomieren
ec|to|morph ['ektəʊmɔːrf] *noun*: Ektomorpher *m*, Longitypus *m*
ec|to|mor|phic [ˌektəʊ'mɔːrfɪk] *adj*: ektomorph
ec|to|my ['ektəmiː] *noun*: Ektomie *f*, Ausschneidung *f*, Entfernung *f*
-ectomy *suf.*: Ausschneidung, Entfernung, -ektomie, -ectomia
ec|to|nu|cle|ar [ˌektəʊ'n(j)uːklɪər] *adj*: außerhalb des Zellkerns (liegend), ektonukleär, exonukleär
ec|top|a|gus [ek'tɑpəgəs] *noun*: Ektopagus *m*
ec|to|par|a|site [ˌektəʊ'pærəsaɪt] *noun*: Außenparasit *m*, Ektoparasit *m*, Ektosit *m*
ec|to|pec|to|ra|lis [ˌektəʊpektə'rælɪs, -'reɪ-] *noun*: Musculus pectoralis major
ec|to|phyte ['ektəfaɪt] *noun*: Ektophyt *m*
ectopia cordis: Ektopia cordis
ec|to|pia [ek'təʊpɪə] *noun*: Ektopie *f*, Ectopia *f*, Extraversion *f*, Eversion *f*
bladder ectopia: Blasenektopie *f*, Ektopia vesicae
renal ectopia: Nierenektopie *f*, Ektopia renis
testis ectopia: Ektopia testis
tissue ectopia: Gewebe-, Gewebsektopie *f*
ec|top|ic [ek'tɑpɪk] *adj*: **1.** ursprungsfern, an atypischer Stelle liegend *oder* entstehend, (nach außen) verlagert, heterotopisch, ektop(isch) **2.** Ektopie betreffend, ektopisch
ec|to|plasm ['ektəplæzəm] *noun*: Ekto-, Exoplasma *nt*
ec|to|plas|mat|ic [ˌektəʊplæz'mætɪk] *adj*: ektoplasmatisch
ec|to|plas|mic [ˌektəʊ'plæzmɪk] *adj*: →*ectoplasmatic*
ec|to|plast ['ektəʊplæst] *noun*: Zellmembran *f*, Zellwand *f*, Plasmalemm *nt*
ec|to|plas|tic [ˌektəʊ'plæstɪk] *adj*: →*ectoplasmatic*
ec|to|pter|y|goid [ektəʊ'terɪgɔɪd] *noun*: Musculus pterygoideus lateralis
ec|to|py ['ektəpiː] *noun*: Heterotopie *f*
active ectopy: aktive Heterotopie *f*
passive ectopy: passive Heterotopie *f*
tissue ectopy: Gewebe-, Gewebsektopie *f*
ec|to|site ['ektəsaɪt] *noun*: Ektoparasit *m*
ec|to|skel|e|ton [ˌektəʊ'skelɪtn] *noun*: Exoskelett *nt*
ec|to|sphere ['ektəʊsfɪər] *noun*: Ekto-, Exosphäre *f*
ec|to|spore ['ektəʊspəʊər, -spɔːər] *noun*: Exo-, Ektospore *f*
ec|tos|te|al [ek'tɑstɪəl] *adj*: Knochenaußenfläche betreffend, auf der Knochenaußenfläche (liegend)
ec|to|sym|bi|ont [ˌektəʊ'sɪmbaɪɑnt] *noun*: Ekto-, Exosymbiont *m*
ec|to|therm ['ektəʊθɜrm] *noun*: ektothermer Organismus *m*
ec|to|therm|ic [ˌektəʊ'θɜrmɪk] *adj*: Ektothermie betreffend, ektotherm
ec|to|ther|my [ˌektəʊ'θɜrmiː] *noun*: Ektothermie *f*
ec|to|thrix ['ektəʊθrɪks] *noun*: Ektothrix *nt*
ec|to|tox|in [ektəʊ'tɑksɪn] *noun*: Exotoxin *nt*, Ektotoxin *nt*
ec|to|trop|ic [ˌektəʊ'trɑpɪk] *adj*: ektotrop
ec|to|zo|al [ˌektəʊ'zəʊəl] *adj*: Ektozoen betreffend, durch sie ausgelöst *oder* verursacht, Ektozoen-
ec|to|zo|on [ˌektəʊ'zəʊɑn] *noun*, *plural* **-zoa** [-'zəʊə]: tierischer Ektoparasit *m*, Ektozoon *nt*
ectro- *präf.*: Ektr(o)-
ec|tro|chei|ry [ˌektrəʊ'kaɪriː] *noun*: Ektroch(e)irie *f*
ec|tro|chi|ry [ˌektrəʊ'kaɪriː] *noun*: →*ectrocheiry*
ec|tro|dac|tyl|ia [ˌektrəʊdæk'tiːlɪə] *noun*: →*ectrodactyly*
ec|tro|dac|tyl|ism [ˌektrəʊ'dæktəlɪzəm] *noun*: →*ectrodactyly*
ec|tro|dac|tyl|y [ˌektrəʊ'dæktəliː] *noun*: Ektrodaktylie *f*
ec|trog|e|ny [ek'trɑdʒəniː] *noun*: angeborener Mangel *oder* Defekt *m*, angeborene Fehlbildung *f*, angeborenes Fehlen *nt*, Ektrogenie *f*
ec|tro|mel|i|a [ˌektrəʊ'miːlɪə] *noun*: Ektromelie *f*
radial ectromelia: radiale Ektromelie *f*
ulnar ectromelia: ulnare Ektromelie *f*
ec|tro|mel|ic [ˌektrəʊ'melɪk] *adj*: Ektromelie betreffend, von ihr betroffen, ektromel
ec|trom|e|lus [ek'trɑmɪləs] *noun*: Ektromelus *m*
ec|tro|met|a|car|pia [ˌektrəˌmetə'kɑːrpɪə] *noun*: Ektrometakarpie *f*
ec|tro|met|a|tar|sia [ˌektrəʊˌmetə'tɑːrsɪə] *noun*: Ektrometatarsie *f*
ec|tro|pha|lan|gia [ˌektrəʊfə'lændʒ(ɪ)ə] *noun*: Ektrophalangie *f*
ec|tro|pi|on [ek'trəʊpɪɑn, pɪən] *noun*: **1.** (*augenheil.*) Ektropion *nt*, Ektropium *nt* **2.** →*cervical ectropion*
atonic ectropion: Ektropium paralyticum
cervical ectropion: Portioektropion *nt*, Portioektropium *nt*, Portioektopie *f*, Ektopia portionis
cicatricial ectropion: Ektropium cicatriceum
flaccid ectropion: Ektropium paralyticum
laceration ectropion: Lazerationsektropium *nt*
paralytic ectropion: Ektropium paralyticum
senile ectropion: Ektropium senile
spastic ectropion: Ektropium spasticum
ec|tro|pi|o|ni|za|tion [ekˌtrəʊpɪənaɪ'zeɪʃn] *noun*: Ektropionierung *f*
ec|tro|pi|o|nize [ek'trəʊpɪənaɪz] *vt*: (*Lid*) umstülpen, nach außen wenden, ektropionieren
ec|tro|pi|um [ek'trəʊpɪəm] *noun*: →*ectropion*
ec|trop|o|dy [ek'trɑpədiː] *noun*: Ektropodie *f*
ec|tro|syn|dac|tyl|ia [ˌektrəʊsɪndæk'tiːlɪə] *noun*: →*ectrosyndactyly*
ec|tro|syn|dac|tyl|y [ˌektrəʊsɪn'dæktəliː] *noun*: Ektrosyndaktylie *f*
ECV *Abk.*: **1.** electrocardioversion **2.** external cephalic version **3.** extracellular volume
ECW *Abk.*: extracellular water
ec|ze|ma ['eksəmə] *noun*: Ekzem *nt*, Ekzema *nt*, Eczema *nt*, Eccema *nt*
acute eczema: akutes Ekzem *nt*, Ekzema acutum
allergic eczema: →*endogenous eczema*
asteatotic eczema: Asteatose *f*, Eczéma craquelé
atopic eczema: →*endogenous eczema*
callous eczema: tylotisches Ekzem *nt*, Ekzema callosum, Ekzema keratoticum, Ekzema tyloticum
chronic eczema: chronisches Ekzem *nt*, Ekzema chronicum
chronic toxic contact eczema: chronisch toxisches Kontaktekzem *nt*, Hausfrauenekzem *nt*, chronisch toxische Kontaktdermatitis *f*, Abnutzungsdermatose *f*, chronisch degeneratives Kontaktekzem *nt*, kumulativ-subtoxisches Kontaktekzem *nt*, toxisch-irritatives Kontaktekzem *nt*, kumulativ-toxisches Ekzem *nt*
common eczema: vulgäres Ekzem *nt*, Ekzema vulgare
contact eczema: Kontaktekzem *nt*, Kontaktdermatitis *f*
eczema crustosum: Stadium crustosum, Ekzema crustosum, krustöses Ekzem *nt*

dyshidrotic eczema: dyshidrotisches Ekzem *nt*
endogenous eczema: atopische Dermatitis *f*, atopisches Ekzem *nt*, endogenes Ekzem *nt*, exsudatives Ekzem *nt*, neuropathisches Ekzem *nt*, konstitutionelles Ekzem *nt*, Prurigo Besnier, Morbus *m* Besnier, Ekzemkrankheit *f*, neurogene Dermatose *f*
eczema erythematosum: Stadium erythematosum, Ekzema erythematosum, Ekzema rubrum
flexural eczema: Beugeekzem *nt*, Ekzema flexurarum, Ekzem *nt* der Gelenkbeugen
flour eczema: Mehlproteindermatitis *f*
hand eczema: Handekzem *nt*
eczema herpeticum: Kaposi-Dermatitis *f*, varizelliforme Eruption Kaposi *f*, Ekzema/Eccema herpeticatum, Pustulosis acuta varioliformis/varicelliformis
infantile eczema: Ekzema infantum, Crusta lactea, frühexsudatives Ekzematoid *nt*
infantile seborrheic eczema: seborrhoisches Ekzem *nt* des Säuglings
infantile seborrhoeic eczema: (*brit.*) →*infantile seborrheic eczema*
eczema intertrigo: Wundsein *nt*, (Haut-)Wolf *m*, Intertrigo *f*, Dermatitis intertriginosa
lichenoid eczema: lichenifiziertes Ekzem *nt*, Ekzema lichenificatum
licking eczema: Leckekzem *nt*
louse eczema: Läuseekzem *nt*
eczema madidans: Stadium madidans, Ekzema madidans
microbial eczema: mikrobielles Ekzem *nt*, Dermoepidermitis Lutz *f*, bakterielles Ekzematoid *nt*, Dermatitis nummularis, diskoides Ekzem *nt*, parasitäres Ekzem *nt*, nummuläres Ekzem *nt*, nummulär-mikrobielles Ekzem *nt*
nasal eczema: Nasenekzem *nt*
nummular eczema: nummuläres/mikrobielles/nummulär-mikrobielles/parasitäres/diskoides Ekzem *nt*, bakterielles Ekzematoid *nt*, Dermatitis nummularis, Eccema nummularis
oil eczema: Ölkrätze *f*
papular eczema: Ekzema papulosum, knötchenförmiges Ekzem *nt*
eczema papulosum: Stadium papulosum, Ekzema papulosum
perianal eczema: Analekzem *nt*
red eczema: Ekzema rubrum
seborrheic eczema: Unna-Krankheit *f*, seborrhoisches Ekzem *nt*, seborrhoische/dysseborrhoische Dermatitis *f*, Morbus Unna *m*, Dermatitis seborrhoides
seborrhoeic eczema: (*brit.*) →*seborrheic eczema*
senile eczema: seniles Ekzem *nt*, geriatrisches Ekzem *nt*
eczema squamosum: Stadium squamosum, Ekzema squamosum
squamous eczema: Ekzema squamosum, schuppendes Ekzem *nt*
stasis eczema: Stauungsekzem *nt*, Stauungsdermatitis *f*, Stauungsdermatose *f*, Dermatitis statica/hypostatica/varicosa/haemostatica
subacute eczema: subakutes Ekzem *nt*, Ekzema subacutum
toxic contact eczema: toxisches Kontaktekzem *nt*, toxische Kontaktdermatitis *f*, nicht-allergische Kontaktdermatitis *f*
traumatic eczema: Ekzema paratraumaticum, Wundekzem *nt*
tylotic eczema: Schwielenekzem *nt*, tylotisches Ekzem *nt*, Ekzema tyloticum/callosum/keratoticum
vesicular eczema: Ekzema vesiculosum, bläschenförmiges Ekzem *nt*
eczema vesiculosum: Stadium vesiculosum, Ekzema vesiculosum
wet eczema: Ekzema madidans, nässendes Ekzem *nt*
winter eczema: →*xerotic eczema*
xerotic eczema: Exsikkationsekzem *nt*, -dermatitis *f*, asteatotisches/xerotisches Ekzem *nt*, Austrocknungsekzem *nt*, Exsikkationsekzematid *nt*, Asteatosis cutis, Xerosis *f*

ec|zem|a|ti|za|tion [ek,zemətɪ'zeɪʃn] *noun*: Ekzematisation *f*
ec|ze|ma|to|gen|ic [ek,ziːmətəʊ'dʒenɪk, -,zem-] *adj*: ekzemverursachend, ekzemauslösend, ekzematogen
ec|ze|ma|toid [ek'zemətɔɪd] *adj*: ekzemähnlich, ekzemartig, ekzematös, ekzematoid
ec|zem|a|tous [ek'zemətəs] *adj*: ekzematös
ED *Abk.*: **1.** effective dose **2.** electrodiagnosis **3.** emetic dose **4.** epidural **5.** erythema dose **6.** ethyl dichlorarsine **7.** ethyldichloroarsine
ED_{50} *Abk.*: **1.** mean effective dose **2.** median effective dose
EDA *Abk.*: **1.** electrodermal activity **2.** electrodermal audiometry **3.** end-diastolic activity
EDAP *Abk.*: end-diastolic aortic pressure
EDAS *Abk.*: early detectable arteriosclerosis
e|dath|a|mil [ɪ'dæθəmɪl] *noun*: →*edetate*
EDB *Abk.*: ethylene dibromide
EDC *Abk.*: ethylene dichloride
EDCF *Abk.*: endothelium-derived constricting factor
EDCR *Abk.*: end-diastolic count rate
EDD *Abk.*: **1.** end-diastolic diameter **2.** expected date of delivery
EDDHA *Abk.*: ethylenediamine-di-hydroxyphenylacetate
e|de|ma [ɪ'diːmə] *noun, plural* **-mas, -ma|ta** [ɪ'diːmətə]: Ödem *nt*, Oedema *nt*
alimentary edema: Hungerödem *nt*
ampullary edema: Ödem *nt* der Apulla hepaticopancreatica, Ampullenödem *nt*
angioneurotic edema: angioneurotisches Ödem *nt*, Quincke-Ödem *nt*
appendiceal edema: Appendixödem *nt*
arm edema: Armödem *nt*
Berlin's edema: Berlin-Netzhautödem *nt*, -Netzhauttrübung *f*
brain edema: Hirnödem *nt*
brown edema: braunes Lungenödem *nt*
cachectic edema: kachektisches Ödem *nt*
Calabar edema: Calabar-Beule *f*, Calabar-Schwellung *f*, Kamerum-Schwellung *f*, Loiasis *f*, Loiase *f*
cardiac edema: kardiales Ödem *nt*
cardiac pulmonary edema: kardiales Lungenödem *nt*
cellular edema: zelluläres Ödem *nt*
cerebral edema: Hirnödem *nt*
circumscribed edema: Quincke-Ödem *nt*, angioneurotisches Ödem *nt*
conjunctival edema: Bindehaut-, Konjunktivalödem *nt*
cytotoxic cerebral edema: zytotoxisches Hirnödem *nt*
epiglottic edema: Epiglottisödem *nt*
extracellular edema: extrazelluläres Ödem *nt*, interstitielles Ödem *nt*
facial edema: Gesichtsödem *nt*
famine edema: Hungerödem *nt*
gaseous edema: Gasödem *nt*
gestational edema: Schwangerschaftsödem *nt*
giant edema: Quincke-Ödem *nt*, angioneurotisches Ödem *nt*
glottic edema: Glottisödem *nt*, Oedema glottidis

hepatic edema: hepatogenes Ödem *nt*
hereditary angioneurotic edema: hereditäres Quincke-Ödem *nt*, hereditäres angioneurotisches Ödem *nt*
high-altitude pulmonary edema: Höhenlungenödem *nt*
hunger edema: Hungerödem *nt*
hydraemic edema: (*brit.*) →*hydremic edema*
hydremic edema: hydrämisches Ödem *nt*
idiopathic edema: idiopathisches Ödem *nt*
indurative edema: Oedema indurativum
inflammatory edema: entzündliches Ödem *nt*
insulin edemas: Insulinödeme *pl*
interstitial edema: interstitielles Ödem *nt*, extrazelluläres Ödem *nt*
interstitial pulmonary edema: interstitielles Lungenödem *nt*
intimal edema: Intimaödem *nt*
intra-alveolar edema: intraalveoläres Lungenödem *nt*
intra-alveolar pulmonary edema: intraalveoläres Lungenödem *nt*
inveterate edema: inveteriertes Lungenödem *nt*
inveterate pulmonary edema: inveteriertes Lungenödem *nt*
labial edema: Schamlippenödem *nt*
laryngeal edema: Larynx-, Kehlkopfödem *nt*
latent edema: latentes Ödem *nt*
leg edema: Beinödem *nt*
lid edema: Lidödem *nt*
edema of lung: Lungenödem *nt*
lymphatic edema: Lymphödem *nt*, Lymphoedema *nt*
macular edema: Makulaödem *nt*
malignant edema: malignes Ödem *nt*
marantic edema: marantisches Ödem *nt*
masked edema: latentes Ödem *nt*
Milroy's edema: Lymphödem/Trophödem *nt* Typ Nonne-Milroy
Milton's edema: Quincke-Ödem *nt*, angioneurotisches Ödem *nt*
mucosal edema: Schleimhautödem *nt*
mucous edema: Myxödem *nt*, Myxodermia diffusa
nephrotic edema: nephrotisches Ödem *nt*
non-cardiac pulmonary edema: nicht-kardiales Lungenödem *nt*
noninflammatory edema: nicht-entzündliches Ödem *nt*
nutritional edema: Hungerödem *nt*
edema of optic disk: Papillenödem *nt*, Stauungspapille *f*
orbital edema: Orbitaödem *nt*
pancreatic edema: Pankreasödem *nt*, Zöpfel-Ödem *nt*
periodic edema: Quincke-Ödem *nt*, angioneurotisches Ödem *nt*
periorbital edema: periorbitales Ödem *nt*
perivascular edema: perivaskuläres Ödem *nt*
pharyngeal edema: Pharynxödem *nt*
placental edema: Plazentaödem *nt*
pressure edema: Hochdrucködem *nt*
primary edema: primäres Ödem *nt*, Überlaufödem *nt*
pulmonary edema: Lungenödem *nt*
Quincke's edema: Quincke-Ödem *nt*, angioneurotisches Ödem *nt*
Reinke's edema: Reinke-Ödem *nt*
renal edema: renales Ödem *nt*
retinal edema: Retinaödem *nt*
salt edema: Salzödem *nt*
scrotal edema: Skrotal-, Skrotumödem *nt*
secondary edema: sekundäres Ödem *nt*, Mangelfüllödem *nt*
solid edema: Myxödem *nt*, Myxoedema *nt*, Myxodermia diffusa
stasis edema: Stauungsödem *nt*
stump edema: Stumpfödem *nt*
toxic edema: toxisches Ödem *nt*
traumatic edema: traumatisches Ödem *nt*
uvular edema: Uvulaödem *nt*
vasogenic edema: vasogenes Ödem *nt*
vasogenic cerebral edema: vasogenes Hirnödem *nt*
war edema: Hungerödem *nt*

e|dem|a|tig|e|nous [ɪˌdemə'tɪdʒənəs] *adj*: →*edematogenic*
e|dem|a|ti|za|tion [ɪˌdemətɪ'zeɪʃn] *noun*: Ödematisierung *f*
e|dem|a|to|gen|ic [ɪˌdemətəʊ'dʒenɪk] *adj*: ödematogen
e|dem|a|tous [ɪ'demətəs] *adj*: Ödem betreffend, von ihm gekennzeichnet, ödematös
e|den|tate [ɪ'denteɪt] *adj*: →*edentulous*
e|den|tia [ɪ'denʃɪə] *noun*: (partielle) Zahnlosigkeit *f*, Zahnarmut *f*
e|den|tu|late [ɪ'dentʃəleɪt, -lɪt] *adj*: →*edentulous*
e|den|tu|lous [ɪ'dentʃələs] *adj*: ohne Zähne, zahnlos
ed|e|tate ['edəteɪt] *noun*: EDTA-Salz *nt*, Edetat *nt*
EDFL *Abk.*: end-diastolic fiber length
EDG *Abk.*: **1.** electrodermatogram **2.** electrodurogram
edge [edʒ]: **I** *noun* **1.** (*Messer*) Schneide *f* **2.** Rand *m*, Saum *m*; Kante *f*; Grenze *f*, Grenzlinie *f* **II** *vt* **3.** schärfen, schleifen, scharf machen **4.** umranden; begrenzen
acetabular edge: Pfannen-, Acetabulumrand *m*, Limbus acetabuli, Margo acetabuli
anterior edge of eyelid: vordere Lidkante *f*, Limbus anterior palpebrae
bevel edge: abgeschrägte Kante *f*
cutting edge: →*incisal edge*
cutting edge of nail: vorderer/freier Nagelrand *m*, Schnitt-, Abnutzungskante *f*, Margo liber unguis
denture edge: Gebissrand *m*
free edge of nail: →*cutting edge of nail*
incisal edge: Schneidekante *f*, Margo incisalis
incisal edge of tooth: →*incisal edge*
knife edge: Messerschneide *f*
labioincisal edge: labiale Schneidekante *f*, vordere Schneidekante *f*
linguoincisal edge: linguale Schneidekante *f*, hintere Schneidekante *f*
posterior edge of eyelid: hintere Lidkante *f*, Limbus posterior palpebrae
shearing edge: →*incisal edge*
wound edge: Wundrand *m*
EDH *Abk.*: epidural hematoma
EDI *Abk.*: eosinophil-derived inhibitor
ed|i|ble ['edɪbl] *noun, adj*: →*eatable*
e|dis|yl|ate [ɪ'dɪsəleɪt] *noun*: →*1,2-ethanedisulfonate*
EDL *Abk.*: end-diastolic length
EDP *Abk.*: end-diastolic pressure
EDPAP *Abk.*: end-diastolic pulmonary artery pressure
EDR *Abk.*: **1.** effective direct radiation **2.** electrodermal response
EDRA *Abk.*: electrodermal response test audiometry
ed|ro|pho|ni|um [ˌedrə'fəʊnɪəm] *noun*: Edrophonium *nt*
EDS *Abk.*: Ehlers-Danlos syndrome
EDSL *Abk.*: end-diastolic segment length
EDTA *Abk.*: **1.** ethylenediaminetetraacetate **2.** ethylenediaminetetraacetic acid
ed|u|cate ['edʒəkeɪt, 'edjuː-] *vt*: erziehen, unterrichten, (aus-)bilden
ed|u|ca|tion [edʒə'keɪʃn, edjuː-] *noun*: **1.** Erziehung *f*,

(Aus-)Bildung *f* **2.** Bildung *f*, Bildungsstand *m* **3.** Bildungs-, Schulwesen *nt* **4.** (Aus-)Bildungsgang *m*
general education: Allgemeinbildung *f*
health education: Gesundheitserziehung *f*
hearing education: Hörerziehung *f*
physical education: →*physical training*
sexual education: Aufklärung *f*, sexuelle Aufklärung *f*
speech education: Spracherziehung *f*

ed|uce [ɪ'd(j)uːs] *vt*: ausziehen, extrahieren
e|duct [ɪ'dʌkt] *noun*: Auszug *m*, Edukt *nt*
e|duc|tion [ɪ'dʌkʃn] *noun*: **1.** (*chem.*) Ausziehen *nt*, Extrahieren *nt* **2.** Auszug *m*, Edukt *nt*
e|dul|co|rant [ɪ'dʌlkərənt] *adj*: süßend
e|dul|co|rate [ɪ'dʌlkəreɪt] *vt*: süßen
EDV *Abk.*: end-diastolic volume
EDVI *Abk.*: end-diastolic volume index
Ed|ward|si|el|la [ed,wɔːrdsɪ'elə] *noun*: Edwardsiella *f*
EDWS *Abk.*: end-diastolic wall stress
EDWT *Abk.*: end-diastolic wall thickness
EDx *Abk.*: electrodiagnosis
EDXA *Abk.*: energy dispersive x-ray analysis
EE *Abk.*: **1.** embryo extract **2.** endogenous eczema **3.** equine encephalitis **4.** exudative enteropathy
EEA *Abk.*: **1.** electroencephalic audiometry **2.** end-to-end anastomosis
EEC *Abk.*: ectrodactyly-ectodermal dysplasia-clefting
EEDTA *Abk.*: 2,2'-bis-diacetylamino-diethylether
EEE *Abk.*: **1.** Eastern equine encephalitis **2.** Eastern equine encephalomyelitis
EEG *Abk.*: **1.** electroencephalogram **2.** electroencephalography
eel|worm [iːlwɜrm] *noun*: Spulwurm *m*, Ascaris lumbricoidis
EEM *Abk.*: erythema exsudativum multiforme
EE3ME *Abk.*: ethinylestradiol-3 -methylether
EEMG *Abk.*: evoked electromyography
EES *Abk.*: ethyl ethanesulfate
EF *Abk.*: **1.** edema factor **2.** ejection fraction **3.** elongation factor **4.** encephalitogenic factor **5.** equivalent focus **6.** essential fructosuria **7.** etafenone **8.** excretion fraction **9.** exophthalmogenic factor **10.** extrinsic factor
eF *Abk.*: elastic fiber
EFA *Abk.*: **1.** essential fatty acids **2.** euglobulin fibrinolytic activity
EFE *Abk.*: endocardial fibroelastosis
ef|fect [ɪ'fekt]: **I** *noun* **1.** Wirkung *f*, Effekt *m*; Auswirkung *f* (*on, upon* auf) **2.** Folge *f*, Wirkung *f*, Ergebnis *nt*, Resultat *nt* **II** *vt* be-, erwirken, herbeiführen
additive effect: Additions-, Summationseffekt *m*
adverse effect: Nebenwirkung *f*, unerwünschte Arzneimittelwirkung *f*
allosteric effect: allosterischer Effektor *m*
anachoretic effect: **1.** (*mikrobiolog.*) Anachorese *f* **2.** (*psychiat.*) Abkapselung *f*, Anachorese *f*
Anrep effect: Anrep-Effekt *m*
Arias-Stella effect: Arias-Stella-Phänomen *nt*
arousal effect: Arousal-Effekt *m*
Bayliss effect: Bayliss-Effekt *m*
Berger's effect: Berger-Effekt *m*, on-off-Effekt *m*
Bernoulli effect: Bernoulli-Effekt *m*
Bohr effect: Bohr-Effekt *m*
booster effect: Booster-Effekt *m*, Verstärkerphänomen *nt*
bucket-handle effect: Korbhenkel-Aufnahme *f*
bystander effect: Bystander-Effekt *m*
Carpenter's effect: Carpenter-Effekt *m*
Christiansen-Douglas-Haldane effect: Christiansen-Douglas-Haldane-Effekt *m*, Haldane-Effekt *m*
clasp-knife effect: Taschenmesserphänomen *nt*, Klappmesserphänomen *nt*
columella effect: Columellaeffekt *m*
Compton effect: Compton-Effekt *m*
cotton effect: Cotton-Effekt *m*
Crabtree effect: Crabtree-Effekt *m*
cumulative effect: Gesamtwirkung *f*
Cushing's effect: Cushing-Effekt *m*, -Phänomen *nt*
cytopathic effect: zytopathischer Effekt *m*
Danysz's effect: Danysz-Phänomen *nt*
Doppler effect: Doppler-Effekt *m*, -Prinzip *nt*
dose rate effect: Dosiseffekt *m*
Emerson effect: Emerson-Effekt *m*
Fahraeus-Lindqvist effect: Sigma-Effekt *m*, Fahraeus-Lindqvist-Effekt *m*
Fenn effect: Fenn-Effekt *m*
first pass effect: First-pass-Effekt *m*
Gauss' effect: Gauss-Eintrittseffekt *m*
Haldane effect: Christiansen-Douglas-Haldane-Effekt *m*, Haldane-Effekt *m*
Hallwachs effect: photo-/lichtelektrischer Effekt *m*, Photoeffekt *m*
Herbst effect: Herbst-Effekt, Persorption *f*
Hirsch effect: Hirsch-Effekt *m*
Hohlweg effect: Hohlweg-Effekt *m*
hyperchromic effect: hyperchromer Effekt *m*
isodynamic effect: isodynamischer Effekt *m*, Isodynamie *f*
isomorphic effect: isomorpher Reizeffekt *m*, Köbner-Phänomen *nt*
Lwoff's effect: Lwoff-Effekt *m*
neostigmine effect: Neostigmineffekt *m*
Pasteur effect: Pasteur-Effekt *m*
permanent effect: Dauerwirkung *f*
photoelectrical effect: photoelektrischer/lichtelektrischer Effekt *m*, Photoeffekt *m*
piezoelectric effect: piezoelektrischer Effekt *m*
placebo effect: Plazeboeffekt *m*
position effect: Positionseffekt *m*
Purkinje's effect: Purkinje-Phänomen *nt*
radiation effect: Strahlenwirkung *f*
Raman effect: Raman-Effekt *m*
retard effect: Retardeffekt *m*
Robin Hood effect: Robin-Hood-Effekt *m*
saturation effect: Sättigungseffekt *m*
second gas effect: Second-gas-Effekt *m*
side effect: Nebenwirkung *f*; unerwünschte Arzneimittelwirkung *f*
sigma effect: Sigma-Effekt *m*, Fahraeus-Lindqvist-Effekt *m*
Somogyi effect: Somogyi-Effekt *m*
specific dynamic effect: spezifisch-dynamische Wirkung *f*
Staub-Traugott effect: Staub-Traugott-Effekt *m*
Straub-Traugott effect: Straub-Traugott-Effekt *m*
Tyndall effect: Tyndall-Effekt *m*
undesirable effect: Nebenwirkung *f*, unerwünschte Arzneimittelwirkung *f*
untoward effect: Nebenwirkung *f*, unerwünschte Arzneimittelwirkung *f*
Venturi effect: Venturi-Effekt *m*
Zeeman effect: Zeeman-Effekt *m*

ef|fec|tive [ɪ'fektɪv] *adj*: **1.** wirksam, wirkend, wirkungsvoll, effektiv **be effective** wirken (*on* auf) **2.** tatsächlich, wirklich, effektiv
ef|fec|tive|ness [ɪ'fektɪvnəs] *noun*: Wirksamkeit *f*, Effektivität *f*; Wirkung *f*, Effekt *m*

relative biological effectiveness: relative biologische Wirksamkeit *f*
ef|fec|tiv|i|ty [ɪfek'tɪvətiː] *noun*: →*effectiveness*
ef|fec|tor [ɪ'fektər] *noun*: Effektor *m*
ef|fec|tu|al [ɪ'fektʃ(əw)əl] *adj*: **1.** wirksam, effektiv **be effectual** wirken **2.** wirklich, tatsächlich
ef|fec|tu|al|i|ty [ɪˌfektʃə'wæləti:] *noun*: Wirksamkeit *f*, Effektivität *f*
ef|fec|tu|al|ness [ɪ'fektʃ(əw)ələs] *noun*: →*effectuality*
ef|fec|tu|ate [ɪ'fektʃəweɪt] *vt*: bewerkstelligen, bewirken; ausführen
ef|fec|tu|a|tion [ɪˌfektʃə'weɪʃn] *noun*: Bewerkstelligung *f*, Bewirkung *f*; Ausführung *f*
ef|fem|i|na|cy [ɪ'femɪnəsiː] *noun*: →*effemination*
ef|fem|i|nate [*n, adj* ɪ'femənɪt; *v* -neɪt]: **I** *noun* Weichling *m*, femininer Mensch *m* **II** *adj* **1.** weiblich, unmännlich, effeminiert **2.** verweichlicht, weich **III** *vt* weiblich *oder* weibisch machen **IV** *vi* weiblich *oder* weibisch werden, sich weiblich fühlen *oder* verhalten, effeminieren; verweichlichen
ef|fem|i|nate|ness [ɪ'femɪneɪtnəs] *noun*: →*effemination*
ef|fem|i|na|tion [ɪˌfemɪ'neɪʃn] *noun*: Feminisierung *f*, Verweiblichung *f*, Effemination *f*
ef|fer|ence ['efərəns] *noun*: Efferenz *f*
ef|fer|ent ['efərənt]: **I** *noun* Efferenz *f* **II** *adj* zentrifugal, efferent; wegführend, herausführend, herausleitend, ableitend
cortical efferents: kortikale Efferenzen *pl*, kortikofugale Fasern *pl*
ef|fer|en|tial [efə'renʃl] *adj*: →*efferent II*
ef|fer|vesce [efər'ves] *vi*: (auf-)brausen, sprudeln, schäumen
ef|fer|ves|cent [efər'vesənt] *adj*: sprudelnd, schäumend; übersprudelnd, -schäumend
ef|fi|ca|cious [efɪ'keɪʃəs] *adj*: wirksam, wirkungsvoll, effektiv
ef|fi|ca|cious|ness [efɪ'keɪʃəsnəs] *noun*: Wirksamkeit *f*, Effektivität *f*
ef|fi|ca|cy ['efɪkəsiː] *noun*: →*efficaciousness*
ef|fi|cien|cy [ɪ'fɪʃənsiː] *noun*: Effizienz *f*
net efficiency: Nutzleistung *f*
quantum efficiency: Quantenausbeute *f*
sleep efficiency: Schlafeffizienz *f*
thermal efficiency: Wärmewirkungsgrad *m*
useful efficiency: Nutzleistung *f*
ef|fi|cient [ɪ'fɪʃənt] *adj*: effizient; (leistungs-)fähig, leistungsstark; wirksam; wirtschaftlich, rationell
ef|flo|resce [eflə'res] *vi*: **1.** (*chem.*) ausblühen, auskristallisieren, auswittern **2.** (*dermatol.*) aufblühen, sich entfalten
ef|flo|res|cence [eflə'resəns] *noun*: (*dermatol.*) Hautblüte *f*, Effloreszenz *f*
primary efflorescence: primäre Effloreszenz *f*, Primäreffloreszenz *f*
secondary efflorescence: sekundäre Effloreszenz *f*, Sekundäreffloreszenz *f*
ef|flo|res|cent [eflə'resənt] *adj*: effloreszierend, ausblühend
ef|flu|vi|um [e'fluːvɪəm] *noun, plural* **-via** [-vɪə]: **1.** Ausfall *m*, Entleerung *f*, Erguss *m*, Effluvium *nt* **2.** Haarausfall *m*, Effluvium (capillorum) *nt*
anagen-dystrophic effluvium: anagen-dystrophe Alopezie *f*, anagen-dystrophischer Haarausfall *m*, anagendystrophisches Effluvium *nt*, Alopezie *f* vom Frühtyp
androgenetic effluvium: androgenetische Alopezie *f*, Haarausfall *m* vom männlichen Typ, männliche Glatzenbildung *f*, androgenetisches Effluvium *nt*, Alopecia androgenetica, Calvities hippocratica
telogen effluvium: telogenes Effluvium *nt*
toxic effluvium: toxisches Effluvium *nt*
ef|fort ['efərt] *noun*: Anstrengung *f*, Bemühung *f*, Versuch *m*; Leistung *f*
ef|fuse [*adj* ɪ'fjuːs; *v* ɪ'fjuːz]: **I** *adj* (*Kolonie*) ausgebreitet **II** *vt* (*Flüssigkeit*) aus-, vergießen; (*Gas*) ausströmen lassen **III** *vi* auslaufen, -fließen; ausströmen
ef|fu|sion [e'fjuːʒn] *noun*: **1.** (*patholog.*) Erguss *m*, Flüssigkeitsansammlung *f* **2.** Ergussflüssigkeit *f*, Exsudat *nt*, Transsudat *nt* **3.** (*Flüssigkeit*) Ausgießen *nt*, Vergießen *nt*; (*Gas*) Ausströmen *nt*
joint effusion: Gelenkerguss *m*
pancreatic pleural effusion: pankreatogener Pleuraerguss *m*
pericardial effusion: Perikarderguss *m*
pleural effusion: Pleuraerguss *m*
purulent effusion: eitriger Erguss *m*
purulent joint effusion: eitriger Gelenkerguss *m*
sanguineous joint effusion: blutiger Gelenkerguss *m*
serofibrinous joint effusion: serofibrinöser Gelenkerguss *m*
serous effusion: seröser Erguss *m*
serous joint effusion: seröser Gelenkerguss *m*
stasis effusion: Stauungserguss *m*
EFI *Abk.*: extended field irradiation
EFM *Abk.*: electronic fetal monitoring
EFMI *Abk.*: European Federation of Medical Information
EFP *Abk.*: effective filtration pressure
EFR *Abk.*: effective filtration rate
EG *Abk.*: echinococcus granulosus
EGA *Abk.*: **1.** elephantiasis genitoanorectalis **2.** error grid analysis **3.** estimated gestational age
e|ga|gro|pi|lus [egə'grɑpɪləs] *noun*: Haarball *m*, Trichobezoar *m*
EGB *Abk.*: endothelium glia barrier
EGD *Abk.*: esophagogastroduodenoscopy
EGEG *Abk.*: electrogastroenterogram
e|gest [ɪ'dʒest] *vt*: ausscheiden
e|ge|sta [ɪ'dʒestə] *plural*: Egesta *pl*
e|ges|tion [ɪ'dʒestʃn] *noun*: Abgabe *f* unverdaulicher Stoffe, Ausscheidung *f*, Egestion *f*
EGFR *Abk.*: epidermal growth factor receptor
egg [eg] *noun*: Ei *nt*, Ovum *nt*
chick egg: Hühnerei *nt*
embryonated egg: bebrütetes/angebrütetes/embryoniertes Hühnerei *nt*
embryonated chick egg: bebrütetes/angebrütetes/embryoniertes Hühnerei *nt*
lice eggs: Nissen *pl*
EGG *Abk.*: electrogastrogram
egg-shaped *adj*: eiförmig, ovoid
egg|shell ['egʃel]: **I** *noun* Eierschale *f* **II** *adj* zerbrechlich, dünn; eierschalenfarben
e|glan|du|lar [ɪ'glændʒələr] *adj*: ohne Drüsen, drüsenlos, aglandulär
e|glan|du|lous [ɪ'glændʒələs] *adj*: ohne Drüsen, drüsenlos, aglandulär
EGMA *Abk.*: eosinophil growth and maturation activity
e|go ['iːgəʊ, 'egəʊ] *noun, plura* **egos**: **1.** (*psychol.*) Ich *nt*, Selbst *nt*, Ego *nt* **2.** Selbstgefühl *nt*
e|go|bron|choph|o|ny [ˌiːgəʊbrɑn'kɑfənɪ, ˌegəʊ-] *noun*: (*Auskultation*) Ziegenmeckern *nt*, Kompressionsatmen *nt*, Ägophonie *f*
e|go|cen|tric [ˌiːgəʊ'sentrɪk]: **I** *noun* egozentrischer Mensch *m*, Egozentriker(in *f*) *m* **II** *adj* egozentrisch
e|go|cen|trism [ˌiːgəʊ'sentrɪzəm] *noun*: (übertriebene)

Ich- *oder* Selbstbezogenheit *f*, Egozentrik *f*
ego-ideal *noun*: Ego-Ideal *nt*, Ich-Ideal *nt*
e|go|ism ['i:gəʊɪzəm, 'egəʊ-] *noun*: Ich-, Selbstsucht *f*, Egoismus *m*
e|go|ist ['i:gəʊɪst, 'egəʊ-] *noun*: Egoist(in *f*) *m*
e|go|is|tic [ˌi:gəʊ'ɪstɪk, ˌegəʊ-] *adj*: egoistisch, selbstsüchtig
e|go|is|ti|cal [ˌi:gəʊ'ɪstɪkl] *adj*: →*egoistic*
e|go|ma|nia [ˌi:gəʊ'meɪnɪə, -jə] *noun*: krankhafte Selbstsucht *f*, Egomanie *f*
e|goph|o|ny [ɪ'gɑfəni:] *noun*: →*egobronchophony*
EGOT *Abk.*: erythrocyte glutamate oxalacetate transaminase
e|go|tism ['i:gətɪzəm, 'egə-] *noun*: Selbstüberhebung *f*, krankhafte Selbstgefälligkeit *f*, Egotismus *m*
e|go|trop|ic [ˌi:gəʊ'trɑpɪk, ˌegəʊ-] *adj*: →*egocentric II*
EGT *Abk.*: euglobulin test
EGTA *Abk.*: **1.** ethyleneglycol-bis-β-aminoethylether-N,N,N',N'-tetraacetic acid **2.** ethyleneglycotetraacetic acid
EH *Abk.*: **1.** enlarged heart **2.** entameba histolytica **3.** eosin-hematoxylin **4.** essential hypertension
EHAA *Abk.*: epidemic hepatitis associated antigen
EHBF *Abk.*: **1.** estimated hepatic blood flow **2.** extrahepatic blood flow
EHC *Abk.*: **1.** enterohepatic circulation **2.** enterophepatic clearance
EHD *Abk.*: epizootic hemorrhagic disease
EHDP *Abk.*: ethylidene-1-hydroxy-1,1-diphosphonate
EHEC *Abk.*: enterohemorrhagic Escherichia coli
EHF *Abk.*: **1.** epidemic hemorrhagic fever **2.** exophthalmus hyperthyroid factor **3.** extremely high frequency
EHL *Abk.*: **1.** effective half-life **2.** essential hyperlipidemia
EHPF *Abk.*: estimated hepatic plasma flow
EHR *Abk.*: evoked heart rate response
Ehr|lich|ia [eər'lɪkɪə] *noun*: Ehrlichia *f*
Ehrlichia chaffeensis: Ehrlichia chaffeensis
Ehrlichia egu: Ehrlichia egu
Ehrlichia ewingii: Ehrlichia ewingii
Ehrlichia phagocytophilia: Ehrlichia phagocytophilia
Ehrlichia sennetsu: Ehrlichia sennetsu
ehr|lich|i|o|sis [eər'lɪkɪəʊsɪs] *noun*: Ehrlichiose *f*
human granulocytic ehrlichiosis: humane granulozytäre Ehrlichiose *f*
human monocytic ehrlichiosis: humane monozytäre Ehrlichiose *f*
EHTC *Abk.*: electro-hydro-thermo-coagulation
EI *Abk.*: **1.** eccentricity index **2.** excretion index **3.** imminent eclampsia
EIA *Abk.*: **1.** enzyme immunoassay **2.** equine infectious anemia **3.** exercise-induced asthma
EIAB *Abk.*: extra-intracranial arterial bypass
ei|co|nom|e|ter [aɪkəʊ'nɑmɪtər] *noun*: →*eikonometer*
ei|co|sa|no|ate [aɪˌkəʊsə'nəʊeɪt] *noun*: Eicosanoat *nt*, Arachidat *nt*
ei|co|sa|noid [aɪ'kəʊsənɔɪd] *noun*: Arachidonsäurederivat *nt*, Eicosanoid *nt*
EID *Abk.*: electroimmunodiffusion
ei|det|ic [aɪ'detɪk]: **I** *noun* Eidetiker(in *f*) *m* **II** *adj* eidetisch
ei|dop|tom|e|try [eɪdɑp'tɑmətri:] *noun*: Eidoptometrie *f*
EIF *Abk.*: erythropoiesis inhibiting factor
ei|ko|nom|e|ter [aɪkə'nɑmɪtər] *noun*: Eikonometer *nt*
ei|loid ['aɪlɔɪd] *adj*: spiralförmig, spiralig
Ei|me|ria [aɪ'mɪərɪə] *noun*: Eimeria *f*
EIN *Abk.*: excitatory interneuron
ein|stein|i|um [aɪn'staɪnɪəm] *noun*: Einsteinium *nt*
EIP *Abk.*: end-expiratory plateau
EIRnv *Abk.*: extra incidence rate in nonvaccinated groups
EIRv *Abk.*: extra incidence rate in vaccinated groups
EISA *Abk.*: EEG-interval spectrum analysis
ei|sod|ic [aɪ'sɑdɪk] *adj*: zuführend, afferent
EIT *Abk.*: **1.** erythrocyte incorporation test **2.** erythroid iron turnover
EITB *Abk.*: enzyme-linked immunoelectric transfer blot
EIVA *Abk.*: exercise-induced ventricular arrhythmia
e|jac|u|late [*n* ɪ'dʒækjəlɪt; *v* -leɪt]: **I** *noun* (ausgespritzte) Samenflüssigkeit *f*, Ejakulat *nt*, Ejaculat *nt* **II** *vt* Samenflüssigkeit ausspritzen, ejakulieren **III** *vi* einen Samenerguß haben, ejakulieren
e|jac|u|la|tion [ɪˌdʒækjə'leɪʃn] *noun*: Samenerguss *m*, Ejakulation *f*
deficient ejaculation: Ejakulationsstörung *f*
delayed ejaculation: Ejaculatio retardata
dysfunctional ejaculation: Ejakulationsstörung *f*
female ejaculation: weibliche Ejakulation *f*
premature ejaculation: vorzeitiger Samenerguss *m*, Ejaculatio praecox
retrograde ejaculation: retrograde Ejakulation *f*
e|jac|u|la|to|ry [ɪ'dʒækjələˌtɔ:ri:, -ˌtəʊ-] *adj*: Ejakulations-
e|jac|u|lum [ɪ'dʒækjələm] *noun*: (ausgespritzte) Samenflüssigkeit *f*, Ejakulat *nt*, Ejaculat *nt*
EJC *Abk.*: epitheloid juxtaglomerular cells
e|ject [ɪ'dʒekt] *vt*: (*a. techn.*) auswerfen, ausstoßen
e|jec|tion [ɪ'dʒekʃn] *noun*: **1.** Ausstoßen *nt*, Auswerfen *nt*, Ejektion *f* **2.** Ausstoß *m*, Auswurf *m*
e|jec|tive [ɪ'dʒektɪv] *adj*: Ausstoß(ungs)-, Austreibungs-, Auswurf-
EKC *Abk.*: epidemic keratoconjunctivitis
EKG *Abk.*: electrocardiogram
EKY *Abk.*: electrokymogram
EKyG *Abk.*: electrokymogram
EL *Abk.*: **1.** elastic limit **2.** erythroleukemia **3.** exercise limit
el|ai|o|ma [ɪlɪ'əʊmə] *noun*: →*eleoma*
el|ai|om|e|ter [ɪleɪ'ɑmɪtər] *noun*: →*eleometer*
E-LAM *Abk.*: endothelial-leukocyte adhesion molecule
E|lap|i|dae [ɪ'læpədi:] *plural*: Elapidae *pl*, Elapinae *pl*
ELAS *Abk.*: extended lymphadenopathy syndrome
e|las|tance [ɪ'læstəns] *noun*: Elastance *f*
e|las|tase [ɪ'læsteɪz] *noun*: Elastase *f*, Elastinase *f*
pancreatic elastase: Pankreaselastase *f*, Pankreopeptidase E *f*
e|las|tic [ɪ'læstɪk]: **I** *noun* **1.** Gummi *nt*, Gummiband *nt*, Gummiring *m* **2.** Gummizug *m*, Gummiband *nt* **II** *adj* **3.** elastisch, dehnbar, biegsam, nachgebend, federnd **4.** (*physik.*) (elastisch) verformbar, ausdehnungsfähig, expansionsfähig **5.** Gummi-
class I elastic: Klasse-I-Gummizug *m*
class II elastic: Klasse-II-Gummizug *m*
class III elastic: Klasse-III-Gummizug *m*
class IV elastic: Klasse-IV-Gummizug *m*
gum elastic: Naturgummi *nt*, Kautschuk *m*
interarch elastic: →*intermaxillary elastic*
intermaxillary elastic: intermaxillärer Gummizug *m*
intramaxillary elastic: intramaxillärer Gummizug *m*
maxillomandibular elastic: →*intermaxillary elastic*
rubber dam elastic: Gummizug *m* aus Kofferdamgummi
vertical elastic: vertikaler Gummizug *m*
e|las|ti|ca [ɪ'læstɪkə] *noun*: **1.** Naturgummi *nt*, Kautschuk *m* **2.** Elastika *f*, Tunica elastica **3.** Media *f*, Tunica media
e|las|ti|cin [ɪ'læstəsɪn] *noun*: →*elastin*
e|las|tic|i|ty [ɪlæ'stɪsəti:] *noun*: Dehnbarkeit *f*, Biegsam-

keit *f*, Federkraft *f*, Elastizität *f*
parallel elasticity: Parallelelastizität *f*
e|las|tin [ɪˈlæstɪn] *noun*: Gerüsteiweißstoff *m*, Elastin *nt*
e|las|tin|ase [ɪˈlæstɪneɪz] *noun*: →*elastase*
e|las|to|fi|bro|ma [ɪˌlæstəfaɪˈbrəʊmə] *noun*: Elastofibrom *nt*
e|las|to|gel [ɪˈlæstədʒel] *noun*: Elastogel *nt*
e|las|toid [ɪˈlæstɔɪd] *noun*: Elastoid *nt*
e|las|toi|din [ɪˈlæstɔɪdɪn] *noun*: Elastoidin *nt*
e|las|toi|do|sis [ɪˌlæstɔɪˈdəʊsɪs] *noun*: Elastoidose *f*, Elastoidosis *f*
nodular elastoidosis (of Favre-Racouchot): Favre-Racouchot-Krankheit *f*, Elastoidosis cutanea nodularis et cystica
e|las|tol|y|sis [ɪlæsˈtɑlɪsɪs] *noun*: Elastolyse *f*, Elastolysis *f*
generalized elastolysis: generalisierte Elastolyse *f*, Fall-, Schlaffhaut *f*, Dermatochalasis *f*, Dermatomegalie *f*, Chalodermie *f*, Chalazodermie *f*, Cutis laxa-Syndrom *nt*, Cutis laxa
e|las|to|lyt|ic [ɪˌlæstəˈlɪtɪk] *adj*: elastolytisch
e|las|to|ma [ɪlæsˈtəʊmə] *noun*: Elastom *nt*, Elastoma *nt*
juvenile elastoma: juveniles Elastom *nt*, Elastoma juvenilis
e|las|to|mer [ɪˈlæstəmər] *noun*: Elastomer(es) *nt*
e|las|tom|e|ter [ɪlæsˈtɑmɪtər] *noun*: Elastometer *nt*
e|las|tom|e|try [ɪlæsˈtɑmətriː] *noun*: Elastometrie *f*
e|las|to|mu|cin [ɪˌlæstəˈmjuːsɪn] *noun*: Elastomuzin *nt*, -mucin *nt*
e|las|tor|rhex|is [ɪlæstəˈreksɪs] *noun*: Elastorrhexis *f*
systemic elastorrhexis: systemische Elastorrhexis *f*, Darier-Grönblad-Strandberg-Syndrom *nt*, Pseudoxanthoma elasticum, Grönblad-Strandberg-Syndrom *nt*, Elastorrhexis generalisata und systemica
e|las|tose [ɪˈlæstəʊs] *noun*: Elastose *f*
e|las|to|sis [ɪlæsˈtəʊsɪs] *noun*: **1.** (*patholog.*) (Gefäß-)Elastose *f* **2.** (*dermatol.*) (Haut-)Elastose *f*, Elastosis *f*
actinic elastosis: aktinische/senile Elastose *f*, basophile Kollagendegeneration *f*, Elastosis actinica/solaris/senilis
nodular elastosis of Favre-Racouchot: Favre-Racouchot-Krankheit *f*, Elastoidosis cutanea nodularis et cystica
perforating elastosis: perforierendes Elastom *nt*, Elastosis perforans serpiginosa, Elastoma intrapapillare perforans verruciforme, Keratosis follicularis serpiginosa
senile elastosis: →*actinic elastosis*
solar elastosis: →*actinic elastosis*
e|las|tot|ic [ɪlæsˈtɑtɪk] *adj*: Elastose betreffend, Elastosen-
e|la|tion [ɪˈleɪʃn] *noun*: Hochstimmung *f*, Begeisterung *f*
ELAVIA *Abk.*: enzyme-linked LAV-immunoassay
el|bow [ˈelbəʊ] *noun*: **1.** Ell(en)bogen *m*; (*anatom.*) Cubitus *m* **2.** Ell(en)bogengelenk *nt*, Articulatio cubiti
baseball pitcher's elbow: Werferellenbogen *m*
miner's elbow: Entzündung *f* des Ellenbogenschleimbeutels, Bursitis olecrani
nursemaid's elbow: Chassaignac-Lähmung *f*, Subluxation *f* des Radiusköpfchens, Pronatio dolorosa, Subluxatio radii peranularis
pulled elbow: →*nursemaid's elbow*
students' elbow: Studentenellenbogen *m*, Bursitis olecrani
tennis elbow: Tennisellenbogen *m*, Epicondylitis humeri radialis
ELC *Abk.*: electrocoagulation
el|co|sis [elˈkəʊsɪs] *noun*: Geschwür(s)leiden *nt*, Helkosis *f*
el|der [ˈeldər] *noun*: schwarzer Holunder *m*, Sambucus nigra
el|der|flow|er [ˈeldərˌflaʊər] *noun*: Sambuci flos
ELDOR *Abk.*: electron-electron double resonance
el|drin [ˈeldrɪn] *noun*: Rutin *nt*, Rutosid *nt*
el|e|cam|pane [ˌelɪkæmˈpeɪn] *noun*: (echter) Alant *m*, Inula helenium
e|lec|tive [ɪˈlektɪv] *adj*: wahlweise, Wahl-, elektiv
e|lec|tric [ɪˈlektrɪk] *adj*: elektrisch, Elektro-, Elektrizitäts-, Strom-
e|lec|tri|cal [ɪˈlektrɪkl] *adj*: →*electric*
e|lec|tric|i|ty [ɪlekˈtrɪsətiː] *noun*: **1.** Elektrizität *f*; Strom *m* **2.** Elektrizitätslehre *f*
contact electricity: Kontakt-, Berührungselektrizität *f*
faradic electricity: Faradisation *f*
frictional electricity: Reibungselektrizität *f*
galvanic electricity: galvanischer Strom *m*, konstanter Gleichstrom *m*
e|lec|tri|fi|ca|tion [ɪˌlektrəfɪˈkeɪʃn] *noun*: **1.** Elektrisierung *f* **2.** (*Behandlung*) Elektrisierung *f*, Elektrisieren *nt*
e|lec|tri|fy [ɪˈlektrəfaɪ] *vt*: **1.** elektrisieren, elektrisch (auf-)laden; jdm. einen elektrischen Schlag versetzen **2.** mit elektrischen Strom behandeln, elektrisieren
electro- *präf.*: Elektro-, Elektrizitäts-, Elektronen-
e|lec|tro|a|cous|tic [ɪˌlektrəʊəˈkuːstɪk] *adj*: elektroakustisch
e|lec|tro|a|cous|tics [ɪˌlektrəʊəˈkuːstɪks] *plural*: Elektroakustik *f*
e|lec|tro|ac|u|punc|ture [ɪˌlektrəʊˈækjʊpʌŋktʃər] *noun*: Elektroakupunktur *f*
e|lec|tro|aer|o|sol [ɪˌlektrəʊˈeərəsɔl] *noun*: Elektroaerosol *nt*
e|lec|tro|af|fin|i|ty [ɪˌlektrəʊəˈfɪnətiː] *noun*: Elektro(nen)-affinität *f*
e|lec|tro|an|aes|the|sia [ɪˌlektrəʊænəsˈθiːʒə] *noun*: (*brit.*) →*electroanesthesia*
e|lec|tro|an|al|ge|si|a [ɪˌlektrəʊˌænlˈdʒiːzɪə] *noun*: Elektroanalgesie *f*
e|lec|tro|a|nal|y|sis [ɪˌlektrəʊəˈnæləsɪs] *noun*: Elektroanalyse *f*
e|lec|tro|an|es|the|sia [ɪˌlektrəʊænəsˈθiːʒə] *noun*: Elektroanästhesie *f*
e|lec|tro|a|tri|o|gram [ɪˌlektrəʊˈeɪtrɪəgræm] *noun*: Elektroatriogramm *nt*
e|lec|tro|ax|o|nog|ra|phy [ɪˌlektrəʊæksəˈnɑgrəfiː] *noun*: (Elektro-)Axonografie *f*
e|lec|tro|bi|ol|o|gy [ɪˌlektrəʊbaɪˈɑlədʒiː] *noun*: Elektrobiologie *f*
e|lec|tro|bi|os|co|py [ɪˌlektrəʊbaɪˈɑskəpiː] *noun*: Elektrobioskopie *f*
e|lec|tro|car|di|o|gram [ɪˌlektrəʊˈkɑːrdɪəgræm] *noun*: Elektrokardiogramm *nt*
intracardiac electrocardiogram: intrakardiales Elektrokardiogramm *nt*
late potential electrocardiogram: Spätpotenzial-EKG *nt*
long term electrocardiogram: Langzeitspeicher-EKG *nt*, Langzeit-EKG *nt*
surface electrocardiogram: Oberflächen-EKG *nt*
e|lec|tro|car|di|o|graph [ɪˌlektrəʊˈkɑːrdɪəgræf] *noun*: Elektrokardiograph *m*, Elektrokardiograf *m*
e|lec|tro|car|di|o|graph|ic [ɪˌlektrəʊˌkɑːrdɪəˈgræfɪk] *adj*: Elektrokardiografie betreffend, mittels Elektrokardiografie, elektrokardiographisch, elektrokardiografisch
e|lec|tro|car|di|og|ra|phy [ɪˌlektrəʊˌkɑːrdɪˈɑgrəfiː] *noun*: Elektrokardiographie *f*, Elektrokardiografie *f*
esophageal electrocardiography: Ösophagus-Elektrokardiographie *f*, Ösophagus-Elektrokardiografie *f*
exercise electrocardiography: Belastungselektrokardi-

ographie *f*, Belastungselektrokardiografie *f*
fetal electrocardiography: fetale Elektrokardiografie *f*
His bundle electrocardiography: His-Bündelableitung *f*
intracardiac electrocardiography: intrakardiale Elektrokardiografie *f*
long term electrocardiography: Langzeitelektrokardiographie *f*, Langzeitelektrokardiografie *f*
oesophageal electrocardiography: (*brit.*) →*esophageal electrocardiography*

e|lec|tro|car|di|o|pho|no|gram [ɪˌlektrəʊˌkɑːrdɪə'fəʊnəgræm] *noun*: Elektrokardiophonogramm *nt*

e|lec|tro|car|di|o|pho|no|graph [ɪˌlektrəʊˌkɑːrdɪə'fəʊnəgræf] *noun*: Elektrokardiophonograph *m*

e|lec|tro|car|di|o|pho|nog|ra|phy [ɪˌlektrəʊˌkɑːrdɪəˌfəʊn'ɑgrəfiː] *noun*: Elektrokardiophonographie *f*, Elektrokardiophonografie *f*

e|lec|tro|car|di|o|scope [ɪˌlektrəʊ'kɑːrdɪəskəʊp] *noun*: Oszillokardioskop *nt*, Elektrokardioskop *nt*

e|lec|tro|car|di|os|co|py [ɪˌlektrəʊkɑːrdɪ'ɑskəpiː] *noun*: Elektrokardioskopie *f*, (Oszillo-)Kardioskopie *f*

e|lec|tro|ca|tal|y|sis [ɪˌlektrəʊkə'tæləsɪs] *noun*: elektrische Katalyse *f*, Elektrokatalyse *f*

e|lec|tro|cau|ter|i|za|tion [ɪˌlektrəʊkɔːtəraɪ'zeɪʃn] *noun*: Elektrokauterisation *f*, Elektrokaustik *f*

e|lec|tro|cau|ter|y [ɪˌlektrəʊ'kɔːtəriː] *noun*: **1.** Elektrokauterisation *f*, Elektrokaustik *f* **2.** Elektrokauter *m*, Elektrokaustiknadel *f*

e|lec|tro|chem|i|cal [ɪˌlektrəʊ'kemɪkl] *adj*: elektrochemisch

e|lec|tro|chem|is|try [ɪˌlektrəʊ'kemɪstriː] *noun*: Elektrochemie *f*

e|lec|tro|cho|le|cys|tec|to|my [ɪˌlektrəʊˌkəʊləsɪs'tektəmiː] *noun*: elektrochirurgische Cholezystektomie *f*, Elektrocholezystektomie *f*

e|lec|tro|chro|ma|tog|ra|phy [ɪˌlektrəʊˌkrəʊmə'tɑgrəfiː] *noun*: Elektrophorese *f*

e|lec|tro|co|ag|u|la|tion [ɪˌlektrəʊkəʊˌægjə'leɪʃn] *noun*: Elektrokoagulation *f*, Kaltkaustik *f*

e|lec|tro|coch|le|o|gram [ɪˌlektrəʊ'kɑklɪəgræm] *noun*: Elektrokochleogramm *nt*

e|lec|tro|coch|le|o|graph [ɪˌlektrəʊ'kɑklɪəgræf] *noun*: Elektrokochleograph *m*, Elektrokochleograf *m*

e|lec|tro|coch|le|o|graph|ic [ɪˌlektrəʊˌkɑklɪə'græfɪk] *adj*: Elektrokochleografie betreffend, mittels Elektrokochleografie, elektrokochleographisch, elektrokochleografisch

e|lec|tro|coch|le|og|ra|phy [ɪˌlektrəʊkɑklɪ'ɑgrəfiː] *noun*: Elektrokochleographie *f*, Elektrokochleografie *f*

e|lec|tro|con|duc|tive [ɪˌlektrəʊkən'dʌktɪv] *adj*: stromleitend

e|lec|tro|con|trac|til|i|ty [ɪˌlektrəʊkɑntræk'tɪlətiː] *noun*: Elektrokontraktilität *f*

e|lec|tro|cor|ti|co|gram [ɪˌlektrəʊ'kɔːrtɪkəgræm] *noun*: Elektrokortikogramm *nt*

e|lec|tro|cor|ti|co|graph|ic [ɪˌlektrəʊˌkɔːrtɪkə'græfɪk] *adj*: Elektrokortikografie betreffend, mittels Elektrokortikografie, elektrokortikographisch, elektrokortikografisch

e|lec|tro|cor|ti|cog|ra|phy [ɪˌlektrəʊˌkɔːrtɪ'kɑgrəfiː] *noun*: Elektrokortikographie *f*, Elektrokortikografie *f*

e|lec|tro|cute [ɪ'lektrəkjuːt] *vt*: **1.** durch elektrischen Strom töten **2.** auf dem elektrischen Stuhl hinrichten

e|lec|tro|cu|tion [ɪˌlektrə'kjuːʃn] *noun*: Elektrotod *m*

e|lec|tro|cys|tog|ra|phy [ɪˌlektrəsɪs'tɑgrəfiː] *noun*: Elektrozystographie *f*, Elektrourographie *f*, Elektrozystografie *f*, Elektrourografie *f*

e|lec|trode [ɪ'lektrəʊd] *noun*: Elektrode *f*
active electrode: aktive Elektrode *f*, differente Elektrode *f*
button electrode: Knopfelektrode *f*
calomel electrode: Kalomelelektrode *f*
catheter electrode: Katheterelektrode *f*, Elektrodenkatheter *m*
Clark's electrode: Clark-Elektrode *f*
coagulation electrode: Koagulationselektrode *f*
disc electrode: (*brit.*) →*disk electrode*
disk electrode: Scheibenelektrode *f*
dispersing electrode: inaktive Elektrode *f*, indifferente Elektrode *f*, passive Elektrode Elektrode *f*
exciting electrode: aktive Elektrode *f*, differente Elektrode *f*
fulgurating electrode: Fulgurationselektrode *f*
glass electrode: Glaselektrode *f*
glass-capillary electrode: Glaskapillarelektrode *f*
hydrogen electrode: Wasserstoffelektrode *f*
indifferent electrode: inaktive Elektrode *f*, indifferente Elektrode *f*, passive Elektrode Elektrode *f*
localizing electrode: aktive Elektrode *f*, differente Elektrode *f*
measurement electrode: Messelektrode *f*
needle electrode: Nadelelektrode *f*
negative electrode: Kathode *f*, negative Elektrode *f*, negativer Pol *m*
oxygen electrode: Sauerstoffelektrode *f*
plate electrode: Plattenelektrode *f*
platinum electrode: Platinelektrode *f*
point electrode: Punktelektrode *f*
positive electrode: Anode *f*, positive Elektrode *f*, positiver Pol *m*
Pt electrode: Platinelektrode *f*
recording electrode: Messelektrode *f*
reference electrode: Referenz-, Bezugselektrode *f*
ring electrode: Ringelektrode *f*
silent electrode: inaktive Elektrode *f*, indifferente Elektrode *f*, passive Elektrode *f*
stimulating electrode: Reizelektrode *f*, differente Elektrode *f*, aktive Elektrode *f*
surface electrode: Oberflächenelektrode *f*
therapeutic electrode: aktive Elektrode *f*, differente Elektrode *f*

e|lec|tro|der|mal [ɪˌlektrəʊ'dɜrml] *adj*: elektrodermal

e|lec|tro|der|ma|to|gram [ɪˌlektrəʊ'dɜrmətəʊgræm] *noun*: Elektrodermatogramm *nt*

e|lec|tro|der|ma|tog|ra|phy [ɪˌlektrəʊ'dɜrmə'tɑgrəfiː] *noun*: Elektrodermatographie *f*, Elektrodermatografie *f*

e|lec|tro|der|ma|tome [ɪˌlektrəʊ'dɜrmətəʊm] *noun*: Elektrodermatom *nt*

e|lec|tro|der|ma|tom|e|try [ɪˌlektrəʊˌdɜrmə'tɑmətriː] *noun*: Elektrodermatometrie *f*

e|lec|tro|des|ic|ca|tion [ɪˌlektrəʊdesɪ'keɪʃn] *noun*: Elektrodesikkation *f*

e|lec|tro|di|ag|no|sis [ɪˌlektrəʊˌdaɪəg'nəʊsɪs] *noun*: Elektrodiagnostik *f*

e|lec|tro|di|ag|nos|tic [ɪˌlektrəʊˌdaɪəg'nɑstɪk] *adj*: Elektrodiagnostik betreffend, elektrodiagnostisch

e|lec|tro|di|ag|nos|tics [ɪˌlektrəʊˌdaɪəg'nɑstɪks] *plural*: →*electrodiagnosis*

e|lec|tro|di|al|y|sis [ɪˌlektrəʊdaɪ'æləsɪs] *noun*: Elektrodialyse *f*

e|lec|tro|di|a|lyze [ɪˌlektrəʊ'daɪəlaɪz] *vt*: elektrodialysieren

e|lec|tro|di|a|lyz|er [ɪˌlektrəʊ'daɪəlaɪzər] *noun*: Elektrodialysator *m*

e|lec|tro|di|a|phane [ɪˌlektrəʊ'daɪəfeɪn] *noun*: Diaphanoskop *nt*

e|lec|tro|di|aph|a|nos|co|py [ɪˌlektrəʊdaɪˌæfə'nɑskəpiː] *noun*: Durchleuchten *nt*, Transillumination *f*, Diaphanie *f*, Diaphanoskopie *f*

e|lec|tro|du|ro|gram [ɪˌlektrəʊ'd(j)ʊərəgræm] *noun*: Elektrodurogramm *nt*

e|lec|tro|dy|nam|ic [ɪˌlektrəʊdaɪ'næmɪk] *adj*: elektrodynamisch

e|lec|tro|dy|nam|ics [ɪˌlektrəʊdaɪ'næmɪks] *plural*: Elektrodynamik *f*

e|lec|tro|en|ceph|a|lo|gram [ɪˌlektrəʊen'sefələgræm] *noun*: Elektronenzephalogramm *nt*

flat electroencephalogram: →*isoelectric electroencephalogram*

isoelectric electroencephalogram: Null-Linien-EEG *nt*, isoelektrisches Elektroenzephalogramm *nt*

sleep electroencephalogram: Hypnogramm *nt*

e|lec|tro|en|ceph|a|lo|graph [ɪˌlektrəʊen'sefələgræf] *noun*: Elektroenzephalograph *m*, Elektroenzephalograf *m*

e|lec|tro|en|ceph|a|lo|graph|ic [ɪˌlektrəʊenˌsefələ'græfɪk] *adj*: Elektroenzephalografie betreffend, mittels Elektroenzephalografie, elektroenzephalographisch, elektroenzephalografisch

e|lec|tro|en|ceph|a|log|ra|phy [ɪˌlektrəʊenˌsefə'lɑgrəfiː] *noun*: Elektroenzephalographie *f*, Elektroenzephalografie *f*

e|lec|tro|end|os|mo|sis [ɪˌlektrəʊˌendɑz'məʊsɪs] *noun*: Elektroendosmose *f*

e|lec|tro|ex|ci|sion [ɪˌlektrəʊek'sɪʒn] *noun*: elektrochirurgische Exzision *f*, Elektroexzision *f*

e|lec|tro|fo|cus|ing [ɪˌlektrəʊ'fəʊkəsɪŋ] *noun*: Elektrofokussierung *f*, isoelektrische Fokussierung *f*

e|lec|tro|gas|tro|gram [ɪˌlektrəʊ'gæstrəgræm] *noun*: Elektrogastrogramm *nt*

e|lec|tro|gas|tro|graph [ɪˌlektrəʊ'gæstrəgræf] *noun*: Elektrogastrograph *m*

e|lec|tro|gas|trog|ra|phy [ɪˌlektrəʊgæs'trɑgrəfiː] *noun*: Elektrogastrographie *f*, Elektrogastrografie *f*

e|lec|tro|gen|ic [ɪˌlektrəʊ'dʒenɪk] *adj*: elektrogen

e|lec|tro|gram [ɪ'lektəʊgræm] *noun*: Elektrogramm *nt*, Elektrometerdiagramm *nt*

His bundle electrogram: His-Bündel-Elektrogramm *nt*

e|lec|tro|graph [ɪ'lektəʊgræf] *noun*: **1.** →*electrogram* **2.** registrierendes Elektrometer *nt*, Elektrograph *m*

e|lec|trog|ra|phy [ɪˌlek'tɑgrəfiː] *noun*: Elektrographie *f*, Elektrografie *f*

e|lec|tro|gus|tom|e|try [ɪˌlektrəʊgʌs'tɑmətriː] *noun*: Elektrogustometrie *f*

e|lec|tro|gym|nas|tics [ɪˌlektrəʊdʒɪm'næstɪks] *noun*: Elektrogymnastik *f*, Schwellstrombehandlung *f*

e|lec|tro|hae|mos|ta|sis [ɪˌlektrəʊhɪ'mɑstəsɪs] *noun*: (*brit.*) →*electrohemostasis*

e|lec|tro|he|mos|ta|sis [ɪˌlektrəʊhɪ'mɑstəsɪs] *noun*: Blut(ungs)stillung *f* mittels Elektrokaustik

e|lec|tro|hys|ter|o|gram [ɪˌlektrəʊ'hɪstərəʊgræm] *noun*: Elektrohysterogramm *nt*

e|lec|tro|hys|ter|o|graph [ɪˌlektrəʊ'hɪstərəʊgræf] *noun*: Elektrohysterograph *m*, Elektrohysterograf *m*

e|lec|tro|hys|te|ro|graph|ic [ɪˌlektrəʊˌhɪstərəʊ'græfɪk] *adj*: Elektrohysterografie betreffend, elektrohysterographisch, elektrohysterografisch

e|lec|tro|hys|te|rog|ra|phy [ɪˌlektrəʊhɪstə'rɑgrəfiː] *noun*: Elektrohysterographie *f*, Elektrohysterografie *f*

e|lec|tro|im|mu|no|dif|fu|sion [ɪˌlektrəʊˌɪmjənəʊdɪ'fjuːʒn] *noun*: Elektroimmundiffusion *f*, Elektroimmunodiffusion *f*

e|lec|tro|ki|net|ic [ɪˌlektrəʊkɪ'netɪk, -kaɪ-] *adj*: elektrokinetisch

e|lec|tro|ki|net|ics [ɪˌlektrəʊkɪ'netɪks, -kaɪ-] *plural*: Elektrokinetik *f*

e|lec|tro|ky|mo|gram [ɪˌlektrəʊ'kaɪməgræm] *noun*: Elektrokymogramm *nt*

e|lec|tro|ky|mo|graph|ic [ɪˌlektrəʊkaɪmə'græfɪk] *adj*: Elektrokymografie betreffend, elektrokymographisch, elektrokymografisch

e|lec|tro|ky|mog|ra|phy [ɪˌlektrəʊkaɪ'mɑgrəfiː] *noun*: Elektrokymographie *f*, Elektrokymografie *f*

e|lec|tro|lar|ynx [ɪˌlektrəʊ'lærɪŋks] *noun*: Elektrolarynx *m*

e|lec|tro|lep|sy [ɪ'lektrəʊlepsiː] *noun*: Dubini-Syndrom *nt*, Chorea electrica

e|lec|tro|li|thot|ri|ty [ɪˌlektrəʊlɪ'θɑtrətriː] *noun*: elektrische Steinauflösung *f*, Elektrolitholyse *f*, Elektrolithotripsie *f*

e|lec|trol|y|sis [ˌɪlek'trɑlɪsɪs] *noun*: Elektrolyse *f*

fusion electrolysis: Schmelzflusselektrolyse *f*

e|lec|tro|lyte [ɪ'lektrəlaɪt] *noun*: Elektrolyt *m*

amphoteric electrolyte: Ampholyt *m*

plasma electrolyte: Plasmaelektrolyt *m*

e|lec|tro|lyt|ic [ɪˌlektrəʊ'lɪtɪk] *adj*: Elektrolyse betreffend, mittels Elektrolyse, elektrolytisch

e|lec|tro|lyt|i|cal [ɪˌlektrəʊ'lɪtɪkl] *adj*: →*electrolytic*

e|lec|tro|lyz|a|ble [ɪˌlektrəʊ'laɪzəbl] *adj*: elektrolysierbar

e|lec|tro|lyze [ɪ'lektrəʊlaɪz] *vt*: mittels Elektrolyse zersetzen, elektrolysieren

e|lec|tro|mag|net [ɪˌlektrəʊ'mægnɪt] *noun*: Elektromagnet *m*

e|lec|tro|mag|net|ic [ɪˌlektrəʊmæg'netɪk] *adj*: Elektromagnet(ismus) betreffend, elektromagnetisch

e|lec|tro|mag|net|ics [ɪˌlektrəʊmæg'netɪks] *plural*: →*electromagnetism*

e|lec|tro|mag|net|ism [ɪˌlektrəʊ'mægnɪtɪzəm] *noun*: Elektromagnetismus *m*

e|lec|tro|mal|let [ɪˌlektrəʊ'mælɪt] *noun*: Elektrohammer *m*, Elektrokondensierer *m*

McShirley electromallet: McShirley-Elektrokondensierer *m*, McShirley-Elektrohammer *m*

e|lec|tro|ma|nom|e|ter [ɪˌlektrəʊmə'nɑmɪtər] *noun*: Elektromanometer *nt*

e|lec|tro|ma|nom|e|try [ɪˌlektrəʊmə'nɑmətriː] *noun*: Elektromanometrie *f*

e|lec|tro|mas|sage [ɪˌlektrəʊmə'sɑːʒ, -sɑːdʒ] *noun*: Elektromassage *f*

e|lec|tro|me|chan|ic [ɪˌlektrəʊmə'kænɪk] *adj*: Elektromechanik betreffend, elektromechanisch

e|lec|tro|me|chan|i|cal [ɪˌlektrəʊmə'kænɪkl] *adj*: elektromechanisch

e|lec|tro|me|chan|ics [ɪˌlektrəʊmə'kænɪks] *plural*: Elektromechanik *f*

e|lec|tro|med|i|cine [ɪˌlektrəʊ'medəsən, -'medsɪn] *noun*: Elektromedizin *f*

e|lec|trom|e|ter [ɪlek'trɑmɪtər] *noun*: Elektrometer *nt*

e|lec|tro|met|ric [ɪˌlektrəʊ'metrɪk] *adj*: elektrometrisch

e|lec|trom|e|try [ˌɪlek'trɑmətriː] *noun*: Elektrometrie *f*

e|lec|tro|mo|tive [ɪˌlektrə'məʊtɪv] *adj*: elektromotorisch

e|lec|tro|my|o|gram [ɪˌlektrəʊ'maɪəʊgræm] *noun*: Elektromyogramm *nt*

e|lec|tro|my|o|graph [ɪˌlektrəʊ'maɪəʊgræf] *noun*: Elektromyograph *m*, Elektromyograf *m*

e|lec|tro|myo|graph|ic [ɪˌlektrəʊˌmaɪəʊ'græfɪk] *adj*: Elektromyografie betreffend, mittels Elektromyografie, elektromyographisch, elektromyografisch

e|lec|tro|my|og|ra|phy [ɪˌlektrəʊmaɪ'ɑgrəfiː] *noun*: Elektromyographie *f*, Elektromyografie *f*

single fiber electromyography: Einzelfaserelektromyo-

E

graphie *f*, Einzelfaserelektromyografie *f*
single fibre electromyography: (*brit.*) →*single fiber electromyography*
stimulation electromyography: Stimulationselektromyografie *f*

e|lec|tron [ɪ'lektrɑn]: **I** *noun* Elektron *nt* **II** *adj* Elektronen-
Compton electron: Compton-Elektron *nt*
emission electron: Emissionselektron *nt*
free electron: freies Elektron *nt*
nuclear electron: Kernelektron *nt*
positive electron: Antielektron *nt*, Positron *nt*
secondary electron: Sekundärelektron *nt*
shell electrons: Hüllenelektronen *pl*
valence electron: Valenzelektron *nt*

e|lec|tro|nar|co|sis [ɪˌlektrəʊnɑːr'kəʊsɪs] *noun*: Elektronarkose *f*

e|lec|tro|nar|cot|ic [ɪˌlektrəʊnɑːr'kɑtɪk] *adj*: Elektronarkose betreffend, mittels Elektronarkose, elektronarkotisch

electron-carrying *adj*: elektronen(über)tragend

electron-dense *adj*: elektronendicht

e|lec|tro|neg|a|tive [ɪˌlektrəʊ'negətɪv] *adj*: elektronegativ

e|lec|tro|neg|a|tiv|i|ty [ɪˌlektrəʊnegə'tɪvətiː] *noun*: Elektronegativität *f*

e|lec|tro|neu|rog|ra|phy [ɪˌlektrəʊnjʊə'rɑgrəfiː] *noun*: Elektroneurographie *f*, Elektroneurografie *f*

e|lec|tro|neu|rol|y|sis [ɪˌlektrəʊnjʊə'rɑlɪsɪs] *noun*: Elektroneurolyse *f*

e|lec|tro|neu|ro|my|og|ra|phy [ɪˌlektrəʊˌnjʊərəmaɪ'ɑgrəfiː] *noun*: Elektroneuromyographie *f*, Elektroneuromyografie *f*

e|lec|tro|neu|ro|nog|ra|phy [ɪˌlektrəʊˌnjʊərə'nɑgrəfiː] *noun*: Elektroneurographie *f*, Elektroneurografie *f*

e|lec|tro|neu|tral|i|ty [ɪˌlektrəʊn(j)uː'trælətiː] *noun*: Elektroneutralität *f*

e|lec|tron|ic [ɪlek'trɑnɪk] *adj*: Elektron(en) *oder* Elektronik betreffend, elektronisch

e|lec|tron|ics [ɪlek'trɑnɪks] *plural*: Elektronik *f*
quantum electronics: Quantenelektronik *f*

electron-microscopic *adj*: Elektronenmikroskop *oder* Elektronenmikroskopie betreffend, mit Hilfe eines Elektronenmikroskops, elektronenmikroskopisch

electron-transfering *adj*: elektronenübertragend

e|lec|tro|nys|tag|mo|gram [ɪˌlektrəʊnɪs'tægməʊgræm] *noun*: Elektronystagmogramm *nt*

e|lec|tro|nys|tag|mo|graph [ɪˌlektrəʊnɪs'tægməʊgræf] *noun*: Elektronystagmograph *m*, Elektronystagmograf *m*

e|lec|tro|nys|tag|mo|graph|ic [ɪˌlektrəʊnɪsˌtægməʊ'græfɪk] *adj*: Elektronystagmografie betreffend, mittels Elektronystagmografie, elektronystagmographisch, elektronystagmografisch

e|lec|tro|nys|tag|mog|ra|phy [ɪˌlektrəʊnɪstæg'mɑgrəfiː] *noun*: Elektronystagmographie *f*, Elektronystagmografie *f*

e|lec|tro|oc|u|lo|gram [ɪˌlektrəʊ'ɑkjələgræm] *noun*: Elektrookulogramm *nt*

electro-oculographic *adj*: Elektrookulografie betreffend, mittels Elektrookulografie, elektrookulographisch, elektrookulografisch

electro-oculography *noun*: Elektrookulographie *f*, Elektrookulografie *f*

electro-olfactogram *noun*: Elektroolfaktogramm *nt*

electro-olfactographic *adj*: Elektroolfaktografie betreffend, mittels Elektroolfaktografie, elektroolfaktographisch, elektroolfaktografisch

electro-olfactography *noun*: Elektroolfaktographie *f*, Elektroolfaktografie *f*

e|lec|tro|op|tic [ɪˌlektrəʊ'ɑptɪk] *adj*: Elektrooptic betreffend, elektrooptisch

e|lec|tro|op|ti|cal [ɪˌlektrəʊ'ɑptɪkl] *adj*: →*electrooptic*

e|lec|tro|op|tics [ɪˌlektrəʊ'ɑptɪks] *plural*: Elektrooptik *f*

e|lec|tro|os|mose [ɪˌlektrəʊ'ɑzməʊs] *noun*: →*electroosmosis*

e|lec|tro|os|mo|sis [ɪˌlektrəʊɑz'məʊsɪs] *noun*: Elektroosmose *f*

e|lec|tro|os|mot|ic [ɪˌlektrəʊɑz'mɑtɪk] *adj*: Elektroosmose betreffend, elektroosmotisch

e|lec|tro|pher|o|gram [ɪˌlektrəʊ'ferəgræm] *noun*: Pherogramm *nt*, Elektropherogramm *nt*

e|lec|tro|phile [ɪ'lektrəfaɪl] *noun*: elektrophile Substanz *f oder* Gruppe *f*

e|lec|tro|phil|ic [ɪˌlektrəʊ'fɪlɪk] *adj*: Elektronen suchend, elektrophil

e|lec|tro|pho|re|gram [ɪˌlektrəʊ'fəʊrəgræm] *noun*: →*electropherogram*

e|lec|tro|pho|re|sis [ɪˌlektrəʊfə'riːsɪs] *noun*: Elektrophorese *f*
agglutination electrophoresis: Agglutinationselektrophorese *f*
carrier electrophoresis: Trägerelektrophorese *f*
carrier-free electrophoresis: trägerlose Elektrophorese *f*
disc electrophoresis: (*brit.*) →*disk electrophoresis*
disk electrophoresis: Diskelektrophorese *f*
gel electrophoresis: Gelelektrophorese *f*
haemoglobin electrophoresis: (*brit.*) →*hemoglobin electrophoresis*
hemoglobin electrophoresis: Hämoglobinelektrophorese *f*
lipoprotein electrophoresis: Lipoproteinelektrophorese *f*
paper electrophoresis: Papierelektrophorese *f*
plasma electrophoresis: Plasmaelektrophorese *f*
polyacrylamide gel electrophoresis: Polyacrylamidgelelektrophorese *f*
protein electrophoresis: Eiweißelektrophorese *f*
pulse-field gel electrophoresis: Puls-Feld-Gel-Elektrophorese *f*
SDS-gel electrophoresis: Sodiumdodecylsulfat-Polyacrylamidgel-Elektrophorese *f*
serum electrophoresis: Serumelektrophorese *f*
sodium dodecyl sulfate-gel electrophoresis: Sodiumdodecylsulfat-Polyacrylamidgel-Elektrophorese *f*
sodium dodecyl sulphate-gel electrophoresis: (*brit.*) →*sodium dodecyl sulfate-gel electrophoresis*
thin-layer electrophoresis: Dünnschichtelektrophorese *f*
zone electrophoresis: Zonenelektrophorese *f*

e|lec|tro|pho|ret|ic [ɪˌlektrəʊfə'retɪk] *adj*: Elektrophorese betreffend, mittels Elektrophorese, elektrophoretisch

e|lec|tro|pho|ret|o|gram [ɪˌlektrəʊfə'retəgræm] *noun*: →*electropherogram*

e|lec|troph|o|rus [ɪlek'trɑfərəs] *noun*: Elektrophor *m*

e|lec|tro|pho|tom|e|ter [ɪˌlektrəfəʊ'tɑmɪtər] *noun*: Elektrophotometer *nt*, Elektrofotometer *nt*

e|lec|tro|pho|to|ther|a|py [ɪˌlektrəʊˌfəʊtə'θerəpiː] *noun*: Elektrophototherapie *f*

e|lec|tro|phren|ic [ɪˌlektrəʊ'frenɪk] *adj*: elektrophrenisch

e|lec|tro|phys|i|o|log|ic [ɪˌlektrəʊˌfɪzɪə'lɑdʒɪk] *adj*: Elektrophysiologie betreffend, elektrophysiologisch

e|lec|tro|phys|i|o|log|i|cal [ɪˌlektrəʊˌfɪzɪə'lɑdʒɪkl] *adj*: →*electrophysiologic*

e|lec|tro|phys|i|ol|o|gy [ɪˌlektrəʊˌfɪzɪ'ɑlədʒiː] *noun*: Elek-

trophysiologie *f*
e|lec|tro|plate [ɪ'lektrəʊpleɪt] *vt*: galvanisieren, elektroplattieren
e|lec|tro|plat|ing [ɪ'lektrəʊpleɪtɪŋ] *noun*: Galvanisieren *nt*, Elektroplattieren *nt*
e|lec|tro|plex|y ['ɪˌlektrəʊpleksiː] *noun*: Elektroschock *nt*
e|lec|tro|pos|i|tive [ɪˌlektrəʊ'pɑzɪtɪv] *adj*: elektropositiv
e|lec|tro|pos|i|tiv|i|ty [ɪˌlektrəʊˌpɑzɪ'tɪvətiː] *noun*: Elektropositivität *f*
e|lec|tro|punc|ture [ɪˌlektrəʊ'pʌŋktʃər] *noun*: Elektropunktur *f*
e|lec|tro|ra|di|om|e|ter [ɪˌlektrəʊreɪdɪ'ɑmɪtər] *noun*: Elektroradiometer *nt*
e|lec|tro|re|sec|tion [ɪˌlektrəʊrɪ'sekʃn] *noun*: Elektroresektion *f*
e|lec|tro|ret|i|no|gram [ɪˌlektrəʊ'retɪnəgræm] *noun*: Elektroretinogramm *nt*
pattern electroretinogram: Musterelektroretinogramm *nt*
e|lec|tro|ret|i|no|graph [ɪˌlektrəʊ'retɪnəgræf] *noun*: Elektroretinograph *m*, Elektroretinograf *m*
e|lec|tro|ret|i|no|graph|ic [ɪˌlektrəʊˌretɪnə'græfɪk] *adj*: Elektroretinografie betreffend, mittels Elektroretinografie, elektroretinographisch, elektroretinografisch
e|lec|tro|ret|i|nog|ra|phy [ɪˌlektrəʊretɪ'nɑgrəfiː] *noun*: Elektroretinographie *f*, Elektroretinografie *f*
e|lec|tro|scope [ɪ'lektrəskəʊp] *noun*: Elektroskop *nt*
e|lec|tro|scop|ic [ɪˌlektrəʊ'skɑpɪk] *adj*: elektroskopisch
e|lec|tro|shock [ɪ'lektrəʊʃɑk] *noun*: **1.** elektrischer Schock *m*, Elektroschock *m* **2.** Elektroschock-, Elektrokrampftherapie *f*, Elektrokrampfbehandlung *f* **3.** (*kardiol.*) Elektroschock *m*
e|lec|tro|sleep [ɪ'lektrəʊsliːp] *noun*: zerebrale Elektrotherapie *f*, Elektroschlaftherapie *f*
e|lec|tro|smog [ɪˌlektrəʊsmɔg, -smɑg] *noun*: Elektrosmog *m*
e|lec|tros|mo|sis [ɪˌlektrɑz'məʊsɪs] *noun*: Elektroosmose *f*
e|lec|tro|spec|tro|gram [ɪˌlektrəʊ'spektrəgræm] *noun*: Elektrospektrogramm *nt*
e|lec|tro|spec|trog|ra|phy [ɪˌlektrəʊspek'trɑgrəfiː] *noun*: Elektrospektrographie *f*, Elektrospektrografie *f*
e|lec|tro|spi|no|gram [ɪˌlektrəʊ'spaɪnəgræm] *noun*: Elektrospinogramm *nt*
e|lec|tro|spi|nog|ra|phy [ɪˌlektrəʊspaɪ'nɑgrəfiː] *noun*: Elektrospinographie *f*, Elektrospinografie *f*
e|lec|tro|stat|ic [ɪˌlektrəʊ'stætɪk] *adj*: elektrostatisch
e|lec|tro|stat|ics [ɪˌlektrəʊ'stætɪks] *plural*: Elektrostatik *f*
e|lec|tro|ster|i|li|za|tion [ɪˌlektrəʊˌsterɪlə'zeɪʃn] *noun*: Elektrosterilisierung *f*
root canal electrosterilization: Wurzelkanalelektrosterilisierung *f*
e|lec|tro|stim|u|la|tion [ɪˌlektrəʊˌstɪmjə'leɪʃn] *noun*: elektrische Reizung *f*, Elektrostimulation *f*
cardiac electrostimulation: Elektrostimulation *f* des Herzens
e|lec|tro|stri|at|o|gram [ɪˌlektrəʊstraɪ'eɪtəgræm] *noun*: Elektrostriatogramm *nt*
e|lec|tro|stric|tion [ɪˌlektrəʊ'strɪkʃn] *noun*: Elektrostriktion *f*
e|lec|tro|sur|ger|y [ɪˌlektrəʊ'sɜrdʒəriː] *noun*: Elektrochirurgie *f*
e|lec|tro|sur|gi|cal [ɪˌlektrəʊ'sɜrdʒɪkl] *adj*: Elektrochirurgie betreffend, mittels Elektrochirurgie, elektrochirurgisch
e|lec|tro|syn|the|sis [ɪˌlektrəʊ'sɪnθəsɪs] *noun*: Elektrosynthese *f*
e|lec|tro|tac|tic [ɪˌlektrəʊ'tæktɪk] *adj*: Elektrotaxis betreffend, elektrotaktisch
e|lec|tro|tax|is [ɪˌlektrəʊ'tæksɪs] *noun*: Elektrotaxis *f*
e|lec|tro|tha|na|sia [ɪˌlektrəʊθə'neɪʒɪə] *noun*: →*electrocution*
e|lec|tro|ther|a|peu|tics [ɪˌlektrəʊˌθerə'pjuːtɪks] *plural*: Elektrotherapie *f*
e|lec|tro|ther|a|pist [ɪˌlektrəʊ'θerəpɪst] *noun*: Elektrotherapeut(in *f*) *m*
e|lec|tro|ther|a|py [ɪˌlektrəʊ'θerəpiː] *noun*: Elektrotherapie *f*
cerebral electrotherapy: zerebrale Elektrotherapie *f*, Elektroschlaftherapie *f*
e|lec|tro|to|me [ɪ'lektrəʊtəʊm] *noun*: elektrisches Skalpell *nt*, Elektrotom *nt*
e|lec|trot|o|my [ɪlek'trɑtəmiː] *noun*: Elektrotomie *f*
e|lec|tro|ton|ic [ɪˌlektrə'tɑnɪk] *adj*: elektrotonisch
e|lec|trot|o|nus [ˌɪlek'trɑtnəs] *noun*: Elektrotonus *m*
e|lec|trot|ro|pism [ˌɪlek'trɑtrəpɪzəm] *noun*: Elektrotropismus *m*
e|lec|tro|ul|tra|fil|tra|tion [ɪˌlektrəʊˌʌltrəfɪl'treɪʃn] *noun*: Elektroultrafiltration *f*
e|lec|tro|u|re|ter|o|gram [ɪˌlektrəʊjʊə'riːtərəgræm] *noun*: Elektroureterogramm *nt*
e|lec|tro|u|re|te|rog|ra|phy [ɪˌlektrəʊjʊəˌriːtə'rɑgrəfiː] *noun*: Elektroureterographie *f*, Elektroureterografie *f*
e|lec|tro|va|go|gram [ɪˌlektrəʊ'veɪgəʊgræm] *noun*: (Elektro-)Vagogramm *nt*
e|lec|tro|va|lence [ɪˌlektrəʊ'veɪləns] *noun*: **1.** Elektronenwertigkeit *f*, Elektrovalenz *f* **2.** Ionenbindung *f*
e|lec|tro|va|len|cy [ɪˌlektrəʊ'veɪlənsiː] *noun*: →*electrovalence*
e|lec|tro|ven|tric|u|lo|gram [ɪˌlektrəʊven'trɪkjələʊgræm] *noun*: Elektroventrikulogramm *nt*
e|lec|tro|ver|sion [ɪˌlektrəʊ'vɜrʒn] *noun*: Kardioversion *f*
e|lec|tro|vert [ɪ'lektrəʊvɜrt] *vt*: eine Elektrokonversion durchführen
e|lec|tu|ar|y [ɪ'lektʃuːeriː] *noun*: Latwerge *f*, Electuarium *nt*
e|le|doi|sin [elɪ'dɔɪsɪn] *noun*: Eledoisin *nt*
e|lei|din [ɪ'liːɪdɪn] *noun*: Eleidin *nt*
el|e|ment ['eləmənt] *noun*: **1.** Element *nt*; Bauteil *nt*, Baustein *m*; Grundbestandteil *m* **2.** (*physik.*) Element *nt*; (*elektr.*) Element *nt*, Zelle *f*; (*chem.*) Element *nt*, Grundstoff *m*
accessory elements: Zusatzelemente *pl*
contractile element: kontraktiles Element *nt*
controlling element: Stellglied *nt*
elastic element: elastisches Element *nt*
expression control elements: Expressionskontrollelemente *pl*
F element: Fertilitätsfaktor *m*, F-Faktor *m*
female element: Matrize *f*
IS elements: IS-Elemente *pl*
major elements: Hauptelemente *pl*
male element: Patrize *f*
osteotropic elements: knochenaffine Elemente *pl*
parallel-elastic element: parallelelastisches Element *nt*
Peltier element: Peltier-Element *nt*
rare earth elements: seltene Erden *pl*
series-elastic element: serienelastisches Element *nt*
Statham element: Statham-Element *nt*
trace elements: Spurenelemente *pl*, Mikroelemente *nt*, Bioelemente *pl*, Spurenstoffe *pl*
transitional elements: Übergangselemente *pl*
transuranic elements: Transurane *pl*
el|e|men|tal [elə'mentəl] *adj*: elementar, ursprünglich; wesentlich, grundlegend, Elementar-, Ur-
el|e|men|ta|ry [elə'ment(ə)riː] *adj*: →*elemental*

E

eleo- *präf.*: Öl-, Oleo-
el|e|o|ma [elɪ'əʊmə] *noun*: Elaiom *nt*, Oleom *nt*, Oleogranulom *nt*, Oleosklerom *nt*, Paraffinom *nt*
el|e|om|e|ter [elɪ'ɑmɪtər] *noun*: Oleometer *nt*
el|e|o|tho|rax [elɪəʊ'θɔːræks] *noun*: Oleothorax *m*
el|e|phan|ti|ac [elə'fæntɪæk] *adj*: →*elephantiasic*
el|e|phan|ti|as|ic [elə,fæntɪ'æsɪk] *adj*: Elephantiasis betreffend, Elephantiasis-
el|e|phan|ti|a|sis [eləfən'taɪəsɪs] *noun*: **1.** (*patholog.*) Elephantiasis *f* **2.** Elephantiasis tropica
elephantiasis chirurgica: Elephantiasis chirurgica
genitoanorectal elephantiasis: Elephantiasis genitoanorectalis
elephantiasis gingivae: fibröse Gingivahyperplasie *f*, fibröse Zahnfleischhyperplasie *f*, Fibromatosis gingivae, Elephantiasis gingivae
gingival elephantiasis: →*elephantiasis gingivae*
elephantiasis nostras: Elephantiasis nostras, einheimische Elephantiasis *f*, Elephantiasis simplex
elephantiasis penis: Peniselephantiasis *f*
elephantiasis vulvae: Elephantiasis vulvae
el|e|phan|toid [elə'fæntɔɪd] *adj*: elephantoid
el|e|vate ['eləveɪt] *vt*: erhöhen; (auf-, hoch-)heben; (*Stimme, Blick*) erheben; (*Niveau*) heben, verbessern
el|e|vat|ed ['eləveɪtɪd] *adj*: erhöht; gehoben; hoch, Hoch-
el|e|va|tion [elə'veɪʃn] *noun*: Erhöhung *f*, Elevation *f*, (Auf-, Hoch-)Heben *nt*, Anhebung *f*
boiling point elevation: Siedepunkterhöhung *f*
congenital patella elevation: angeborener Patellahochstand *m*
congenital elevation of the scapula: angeborener Schulterblatthochstand *m*
ST segment elevation: ST-Hebung *f*, ST-Strecken-Hebung *f*
tactile elevations: Toruli tactiles, Tastballen *pl*
tooth elevation: Zahnverlängerung *f*, Extrusion *f*, Elongation *f*, Egression *f*
el|e|va|tor ['eləveɪtər] *noun*: **1.** Heber *m*, Hebemuskel *m*, Levator *m*, Musculus levator **2.** (*chirurg.*) Elevatorium *nt*; Raspatorium *nt* **3.** Hebel *m*, Heber *m*
Allen periosteal elevator: Allen-Raspatorium *nt*
angled elevator: abgewinkelter Hebel *m*
angular elevator: abgewinkelter Hebel *m*
apical elevator: Apikalwurzelheber *m*
Barr periosteal elevator: Barr-Raspatorium *nt*
Barry's elevator: Barry-Wurzelheber *m*
Bein elevator: Bein-Hebel *m*
Berten elevator: Berten-Hebel *m*
Chompret's elevator: Chompret-Raspatorium *nt*
Coupland elevator: Coupland-Wurzelheber *m*
cross bar elevator: Zahnhebel *m* mit T-Griff
Cryer elevator: Cryer-Wurzelheber *m*
Cryer root elevator: Cryer-Wurzelheber *m*
dental elevator: Zahnhebel *m*, Hebel *m*, Heber *m*
Freer's elevator: Freer-Elevatorium *nt*
Goldman-Fox periosteal elevator: Goldman-Fox-Raspatorium *nt*
Heidebrink's elevator: Heidebrink-Wurzelhebel *m*
Henahan periosteal elevator: Henahan-Raspatorium *nt*
Howarth periosteal elevator: Howarth-Raspatorium *nt*
Hu-Friedy Elevator: Hu-Friedy-Raspatorium *nt*
Hylin periosteal elevator: Hylin-Raspatorium *nt*
Joseph periosteal elevator: Joseph-Raspatorium *nt*
Lecluse elevator: Lecluse-Hebel *m*, Lecluse-Wurzelheber *m*
Lederer periosteal elevator: Lederer-Raspatorium *nt*
malar elevator: Jochbeinhaken *m*
McKenty's elevator: McKenty-Elevatorium *nt*
Mead periosteal elevator: Mead-Raspatorium *nt*
Miller elevator: Miller-Hebel *m*
Molt elevator: Molt-Raspatorium *nt*
Ohl elevator: Ohl-Raspatorium *nt*
periosteal elevator: Periostelevatorium *nt*; Rasparatorium *nt*
periosteum elevator: →*periosteal elevator*
Potts' elevator: Potts-Wurzelheber *m*
Potts' cross bar elevator: →*Potts' elevator*
Prichard periosteal elevator: Prichard-Raspatorium *nt*
rib elevator: Levator costae, Musculus levator costarum
root elevator: Wurzelheber *m*, Wurzelhebel *m*
root apex elevator: Apikalwurzelheber *m*
root tip elevator: Wurzelspitzenheber *m*
Sebileau's elevator: Sebileau-Elevatorium *nt*
Seldin elevator: **1.** Seldin-Wurzelheber *m* **2.** Seldin-Raspartotium *nt*
Seldin periosteal elevator: Seldin-Raspartotium *nt*
Seldin root elevator: Seldin-Wurzelheber *m*
septal elevator: Septumelevatorium *nt*
subperiosteal elevator: Raspatorium *nt*
T-bar elevator: Zahnhebel *m* mit T-Griff
tonsillar elevator: Tonsillenelevatorium *nt*
tooth elevator: Zahnhebel *m*, Hebel *m*, Heber *m*
Trélat's elevator: Trélat-Raspatorium *nt*
West periosteal elevator: West-Raspatorium *nt*
Williger elevator: **1.** Williger-Raspatorium *nt* **2.** Williger-Elevatorium *nt*
Williger periosteal elevator: Williger-Raspatorium *nt*
Winter's elevator: Winter-Wurzelheber *m*
Woodson elevator: Woodson-Raspatorium *nt*
e|lic|it|ing [ɪ'lɪsətɪŋ] *adj*: auslösend
ELIEDA *Abk.*: enzyme-linked immunoelectrodiffusion assay
e|lim|i|na|ble [ɪ'lɪmənəbl] *adj*: eliminierbar
e|lim|i|nate [ɪ'lɪməneɪt] *vt*: **1.** beseitigen, entfernen, ausmerzen, eliminieren (*from* aus) **2.** (*biochem., pharmakol.*) ausscheiden, eliminieren
e|lim|i|na|tion [ɪ,lɪmə'neɪʃn] *noun*: **1.** Beseitigung *f*, Entfernung *f*, Ausmerzung *f*, Eliminierung *f* **2.** (*biochem., pharmakol.*) Ausscheidung *f*, Elimination *f*
fluid elimination: Flüssigkeitsausscheidung *f*
e|lin|gu|la|tion [ɪlɪŋ'gweɪʃn] *noun*: Zungen(teil)amputation *f*, Glossektomie *f*
e|lix|ir [ɪ'lɪksər] *noun*: Elixier *nt*
el|ko|sis [el'kəʊsɪs] *noun*: Geschwür(s)leiden *nt*, Helkosis *f*
el|lip|sis [ɪ'lɪpsɪs] *noun*: Ellipsis *f*
el|lip|soid [ɪ'lɪpsɔɪd]: **I** *noun* **1.** (*Milz*) Ellipsoid *nt*, Schweigger-Seidel-Hülse *f* **2.** Ellipsoid *nt* **II** *adj* ellipsenförmig, ellipsenähnlich, ellipsoid, elliptisch
el|lip|soi|dal [ɪlɪp'sɔɪdl, elɪp-] *adj*: ellipsenförmig, ellipsenähnlich, ellipsoid, elliptisch
el|lip|tic [ɪ'lɪptɪk] *adj*: →*elliptical*
el|lip|ti|cal [ɪ'lɪptɪkl] *adj*: Ellipse betreffend, elliptisch, ellipsenförmig
el|lip|to|cy|ta|ry [ɪ,lɪptə'saɪtəriː] *adj*: Elliptozyten betreffend, elliptozytär, ovalozytär
el|lip|to|cyte [ɪ'lɪptəsaɪt] *noun*: Elliptozyt *m*, Ovalozyt *m*
el|lip|to|cy|to|sis [ɪ,lɪptəsaɪ'təʊsɪs] *noun*: Dresbach-Syndrom *nt*, hereditäre Elliptozytose *f*, Ovalozytose *f*, Kamelozytose *f*, Elliptozytenanämie *f*
el|lip|to|cy|tot|ic [ɪ,lɪptəsaɪ'tɑtɪk] *adj*: Elliptozytose betreffend, elliptozytisch
e|lon|gate [ɪ'lɔːŋgeɪt, 'iːlɑŋ-]: **I** *adj* →*elongated* **II** *vt* ver-

längern; strecken, dehnen III *vi* sich verlängern, länger werden

e|lon|gat|ed [ɪ'lɔːŋgeɪtɪd, 'iːlɑŋ-] *adj*: verlängert; (aus-) gestreckt, länglich

e|lon|ga|tion [ɪlɔːŋ'geɪʃn] *noun*: **1.** Verlängerung *f*; Dehnung *f*, Streckung *f* **2.** (*physik.*) Elongation *f*

elongation of basilar artery: Megadolichobasilaris *f*

cell elongation: Zellverlängerung *f*

chain elongation: Kettenverlängerung *f*

tooth elongation: Zahnverlängerung *f*, Extrusion *f*, Elongation *f*, Egression *f*

ELR *Abk.*: epidermis/lymphocyte reaction

ELRT *Abk.*: endolymphatic radionuclide therapy

e|lu|ant ['eljəwənt, -juːənt] *noun*: →*eluent*

e|lu|ate ['eljəwɪt, -eɪt] *noun*: Eluat *nt*

e|lu|ent ['eljəwənt, -juːənt] *noun*: Eluant *m*

e|lute [ɪ'luːt] *vt*: auswaschen, (her-)ausspülen, eluieren

e|lu|tion [ɪ'luːʃn] *noun*: Elution *f*

gradient elution: Gradientenelution *f*

e|lu|tri|ate [ɪ'luːtrɪeɪt] *vt*: (aus-)schlemmen

e|lu|tri|a|tion [ɪˌluːtrɪ'eɪʃn] *noun*: (Aus-)Schlemmen *nt*

ELVP *Abk.*: external left ventricular pressure

EM *Abk.*: **1.** ejection murmur **2.** elasticity modulus **3.** electrometer **4.** electron microscopy **5.** electrophoretic mobility **6.** endomyocardium **7.** enterovirus meningitis **8.** erythema multiforme **9.** erythromycin

Em *Abk.*: emanation

Em. *Abk.*: emmetropia

EMA *Abk.*: **1.** ethylmalonic-adipic aciduria **2.** exophthalmus-myxedema-acropachy

e|ma|ci|ate [ɪ'meɪʃɪeɪt] *vt*: **1.** ab-, auszehren, ausmergeln **2.** (*chem.*) auslaugen

e|ma|ci|at|ed [ɪ'meɪʃɪeɪtɪd] *adj*: **1.** abgemagert, abgezehrt, ausgezehrt, ausgemergelt **2.** (*chem.*) ausgelaugt

e|ma|ci|a|tion [ɪˌmeɪʃɪ'eɪʃn] *noun*: **1.** Auszehrung *f*, (extreme) Abmagerung *f*, Emaciatio *f* **2.** (*chem.*) Auslaugung *f*

em|a|nate ['emәneɪt]: I *vt* ausströmen, ausstrahlen II *vi* **1.** ausströmen, ausstrahlen (*from* von) **2.** ausgehen, stammen (*from* von)

em|a|na|tion [emә'neɪʃn] *noun*: Emanation *f*

thorium emanation: Thoron *nt*, Thoriumemanation *f*

em|a|na|to|ri|um [ˌemәnә'tәʊrɪәm, -tɔː-] *noun*: Inhalationsraum *m*, Emanatorium *nt*

em|a|no|ther|a|py [ˌemәnәʊ'θerәpiː] *noun*: Emantionstherapie *f*

e|mas|cu|late [*adj* ɪ'mæskjәlɪt; *v* -leɪt]: I *adj* →*emasculated* II *vt* **1.** entmannen, kastrieren **2.** verweichlichen **3.** schwächen

e|mas|cu|lat|ed [ɪ'mæskjәleɪtɪd] *adj*: **1.** entmannt, kastriert **2.** weibisch, unmännlich **3.** verweichlicht

e|mas|cu|la|tion [ɪˌmæskjә'leɪʃn] *noun*: **1.** Entmannung *f*, Kastrierung *f*, Kastration *f*, Emaskulation *f* **2.** Verweichlichung *f* **3.** (Ab-)Schwächung *f*

EMB *Abk.*: **1.** endomyocardial biopsy **2.** eosin-methylene blue **3.** ethambutol

em|balm [em'bɑːm] *vt*: **1.** (ein-)balsamieren, salben, einreiben **2.** (*hygien.*) mit Konservierungsstoffen behandeln

em|balm|ment [em'bɑːmәnt] *noun*: (Ein-)Balsamieren *nt*, (Ein-)Balsamierung *f*

em|bed [em'bed] *vt*: **1.** (*a. histolog.*) (ein-)betten; (ein-) lagern **2.** (fest) umschließen, um-, einhüllen

em|bed|ding [em'bedɪŋ] *noun*: Einbettung *f*

polymer embedding: Kunststoffeinbettung *f*

em|bo|la|li|a [embә'leɪlɪә] *noun*: Embololalie *f*, Embolophrasie *f*

em|bo|le ['embәliː] *noun*: →*emboly*

em|bo|lec|to|my [embә'lektәmiː] *noun*: Embolektomie *f*

direct embolectomy: direkte Embolektomie *f*

indirect embolectomy: indirekte Embolektomie *f*

open embolectomy: offene Embolektomie *f*

percutaneous aspiration embolectomy: perkutane Aspirationsembolektomie *f*

pulmonary embolectomy: pulmonale Embolektomie *f*, Trendelenburg-Operation *f*

suction embolectomy: Aspirationsembolektomie *f*

em|bo|li|a [em'bәʊlɪә] *noun*: →*embolism*

embolia cutis medicamentosa: Embolia cutis medicamentosa, Nicolau-Syndrom *nt*, livedoartige Dermatitis *f*

em|bol|ic [em'bɑlɪk] *adj*: Embolus *oder* Embolie betreffend, embolisch, Embolie-, Embolus-

em|bol|i|form [em'bɑlɪfɔːrm] *adj*: embolusähnlich, pfropfenförmig, emboliform

em|bo|lism ['embәlɪzәm] *noun*: Embolie *f*, Embolia *f*

air embolism: Luftembolie *f*

amniotic fluid embolism: Fruchtwasserembolie *f*

arterial embolism: arterielle Embolie *f*

arterio-arterial embolism: arterio-arterielle Embolie *f*

bacterial embolism: Bakterienembolie *f*

bland embolism: blande Embolie *f*

capillary embolism: Kapillarembolie *f*

cardial embolism: kardiale Embolie *f*

catheter embolism: Katheterembolie *f*

cerebral embolism: zerebrale Embolie *f*, Embolie *f* einer Zerebralarterie

cholesterol embolism: Atheroembolie *f*

crossed embolism: paradoxe/gekreuzte Embolie *f*

fat embolism: Fettembolie *f*

foreign-body embolism: Fremdkörperembolie *f*

gas embolism: Luftembolie *f*, Gasembolie *f*

infective embolism: infektiöse/septische Embolie *f*

oil embolism: Fettembolie *f*

pantaloon embolism: Sattelembolie *f*

paradoxical embolism: paradoxe/gekreuzte Embolie *f*

parasitic embolism: parasitäre Embolie *f*

parenchymal embolism: Parenchymembolie *f*

pigmentary embolism: Pigmentembolie *f*

pulmonary embolism: Lungenembolie *f*

pyaemic embolism: (*brit.*) →*pyemic embolism*

pyemic embolism: infektiöse/septische Embolie *f*

renal embolism: Nierenembolie *f*

renal artery embolism: Nierenarterienembolie *f*

retinal embolism: Zentralarterienembolie *f*

retrograde embolism: retrograde Embolie *f*

saddle embolism: Sattelembolie *f*

venous embolism: venöse Embolie *f*

em|bo|li|za|tion [ˌembәlɪ'zeɪʃn] *noun*: **1.** (*patholog.*) Embolusbildung *f*, Embolusentstehung *f* **2.** (*chirurg.*) (therapeutische) Embolisation *f*; Katheterembolisation *f*

catheter embolization: Katheterembolisation *f*

selective embolization: selektive Embolisation *f*

therapeutic embolization: therapeutische Embolisation *f*, Katheterembolisation *f*

tumor embolization: Tumorembolisation *f*

tumour embolization: (*brit.*) →*tumor embolization*

em|bo|lize ['embәlaɪz] *vt*: embolisieren

em|bo|lo|la|li|a [ˌembәlәʊ'leɪlɪә, -jә] *noun*: Embololalie *f*, Embolophrasie *f*

em|bo|lo|my|co|sis [ˌembәlәʊmaɪ'kәʊsɪs] *noun*: Embolomykose *f*

em|bo|lo|my|cot|ic [ˌembәlәʊmaɪ'kɑtɪk] *adj*: Embolomykose betreffend, embolomykotisch

em|bo|lo|phra|sia [ˌembәlәʊ'freɪʒ(ɪ)ә, -zɪә] *noun*: →*em-*

E

bololalia

em|bo|lus ['embələs] *noun, plural* **-li** ['embəlaɪ, 'embəliː]: Embolus *m*
arterial embolus: arterieller Embolus *m*
bland embolus: blander Embolus *m*
capillary embolus: Kapillarembolus *m*
cholesterol embolus: Atheroembolus *m*
mesenteric vascular embolus: Mesenterialgefäßembolus *m*
pantaloon embolus: reitender Embolus *m*, Sattelembolus *m*
pulmonary embolus: Lungenembolus *m*
riding embolus: reitender Embolus *m*, Sattelembolus *m*
saddle embolus: reitender Embolus *m*, Sattelembolus *m*
septic embolus: septischer Embolus *m*
straddling embolus: reitender Embolus *m*, Sattelembolus *m*
tumor embolus: Tumorembolus *m*
tumour embolus: (*brit.*) →*tumor embolus*

em|bo|ly ['embəliː] *noun*: Embolie *f*

em|bro|cate ['embrəkeɪt] *vt*: (*Salbe*) einreiben

em|bro|ca|tion [embrə'keɪʃn] *noun*: **1.** Einreibung *f* **2.** Einreibemittel *nt*, Embrocatio *f*

em|bry|ec|to|my [embrɪ'ektəmiː] *noun*: Embryektomie *f*

em|bry|o ['embrɪəʊ]: **I** *noun, plural* **-os** Embryo *m* **II** *adj* →*embryonic*
chick embryo: Hühnerembryo *m*
presomite embryo: Präsomitenembryo *m*

em|bry|o|blast ['embrɪəʊblæst] *noun*: Embryoblast *m*, Embryonalknoten *m*

em|bry|o|car|di|a [ˌembrɪəʊ'kɑːrdɪə] *noun*: **1.** (*patholog.*) Embryokardie *f*, Status embryocardicus **2.** (*kardiol.*) Pendel-, Ticktack-Rhythmus *m*, Embryokardie *f*

em|bry|oc|to|ny [embrɪ'ɑktəniː] *noun*: Fetusschädigung *f*, -abtötung *f*, Foetizid *m*, Fetizid *m*

em|bry|o|gen|e|sis [ˌembrɪəʊ'dʒenəsɪs] *noun*: Embryogenese *f*, Embryogenie *f*

em|bry|o|ge|net|ic [ˌembrɪəʊdʒə'netɪk] *adj*: Embryogenese betreffend, embryogen

em|bry|o|gen|ic [ˌembrɪəʊ'dʒenɪk] *adj*: **1.** Embryogenese betreffend, embryogen **2.** einen Embryo bilden, embryogen

em|bry|og|e|ny [ˌembrɪ'ɑdʒəniː] *noun*: Embryogenese *f*, Embryogenie *f*

em|bry|oid ['embrɪɔɪd]: **I** *noun* Embryoid *nt* **II** *adj* embryoähnlich, embryoid

em|bry|o|log|ic [ˌembrɪə'lɑdʒɪk] *adj*: Embryologie betreffend, embryologisch

em|bry|o|log|i|cal [ˌembrɪəʊ'lɑdʒɪkl] *adj*: Embryologie betreffend, embryologisch

em|bry|ol|o|gist [ˌembrɪ'ɑlədʒɪst] *noun*: Embryologe *m*, Embryologin *f*

em|bry|ol|o|gy [ˌembrɪəʊ'ɑlədʒiː] *noun*: Embryologie *f*

em|bry|o|ma [embrɪ'əʊmə] *noun*: embryonaler Tumor *m*, Embryom *nt*, Embryoma *nt*
embryoma of kidney: Wilms-Tumor *m*, embryonales Adenosarkom *nt*, embryonales Adenomyosarkom *nt*, Nephroblastom *nt*, Adenomyorhabdosarkom *nt* der Niere

em|bry|o|mor|phous [ˌembrɪə'mɔːrfəs] *adj*: embryomorph

em|bry|o|nal ['embrɪənl, ˌembrɪ'əʊnl] *adj*: Embryo *oder* Embryonalstadien betreffend, vom Embryonalstadium stammend, embryonal, embryonisch

em|bry|o|nary ['embrɪəneriː] *adj*: →*embryonal*

em|bry|o|nate ['embrɪəneɪt] *adj*: →*embryonated*

em|bry|o|nat|ed ['embrɪəneɪtɪd] *adj*: **1.** Embryo(nen) enthaltend **2.** befruchtet **3.** (*mikrobiolog.*) bebrütet, angebrütet, embryoniert

em|bry|o|na|tion [ˌembrɪə'neɪʃn] *noun*: Embryonenbildung *f*

em|bry|on|ic [ˌembrɪ'ɑnɪk] *adj*: Embryo *oder* Embryonalstadien betreffend, vom Embryonalstadium stammend, embryonal, embryonisch

em|bry|on|i|form [ˌembrɪ'ɑnɪfɔːrm] *adj*: embryoähnlich, embryoid

em|bry|o|noid ['embrɪənɔɪd] *adj*: embryoähnlich, embryoid

em|bry|o|path|ia [ˌembrɪə'pæθɪə] *noun*: →*embryopathy*

em|bry|o|pa|thol|o|gy [ˌembrɪəʊpə'θɑlədʒiː] *noun*: Embryopathologie *f*

em|bry|op|a|thy [embrɪ'ɑpəθiː] *noun*: Embryopathie *f*, Embryopathia *f*
aminopterin embryopathy: Aminopterin-Embryopathie *f*
HIV embryopathy: HIV-Embryopathie *f*
phenothiazine embryopathy: Phenylalanin-Embryopathie *f*
retinoic acid embryopathy: Retinoid-Embryopathie *f*
rubella embryopathy: Rötelnembryopathie *f*, Rubeolaembryopathie *f*, Embryopathia rubeolosa
thalidomide embryopathy: Thalidomidembryopathie *f*, Contergan-Syndrom *nt*
valproate embryopathy: Valproat-Embryopathie *f*
varicella embryopathy: Varizellenembryofetopathie *f*
warfarin embryopathy: Cumarin-Embryopathie *f*, Warfarin-Embryopathie *f*

em|bry|o|plas|tic [ˌembrɪə'plæstɪk] *adj*: Embryobildung betreffend, embryoplastisch

em|bry|o|scope ['embrɪəʊskəʊp] *noun*: Embryoskop *nt*

em|bry|o|tome ['embrɪəʊtəʊm] *noun*: Embryotom *nt*

em|bry|ot|o|my [ˌembrɪ'ɑtəmiː] *noun*: Embryotomie *f*

em|bry|o|tox|ic [ˌembrɪəʊ'tɑksɪk] *adj*: den Embryo schädigend, embryotoxisch

em|bry|o|tox|ic|i|ty [ˌembrɪəʊ tɑk'sɪsətiː] *noun*: Embryotoxizität *f*

em|bry|o|tox|on [ˌembrɪəʊ'tɑksɑn] *noun*: **1.** (*pädiat.*) Embryotoxon *nt* **2.** (*augenheil.*) Embryotoxon *nt*, Arcus lipoides juvenilis
anterior embryotoxon: Embryotoxon *nt*, Arcus lipoides juvenilis
posterior embryotoxon of Axenfeld: Embryotoxon posterius

em|bry|o|troph ['embrɪəʊtrɑf, -trɔf] *noun*: Keimlingsnahrung *f*, Embryothrophe *f*

em|bry|o|troph|ic [ˌembrɪəʊ'trɑfɪk, -'trəʊ-] *adj*: embryotrophisch

em|bry|ot|ro|phy [ˌembrɪ'ɑtrəfiː] *noun*: Embryotrophie *f*

em|bry|ous ['embrɪəs] *adj*: Embryo *oder* Embryonalstadien betreffend, vom Embryonalstadium stammend, embryonal, embryonisch

EMC *Abk.*: **1.** encephalomyocarditis **2.** erythromycin

EMCU *Abk.*: excretion micturition cystourethrogram

EMD *Abk.*: **1.** electromechanical dissociation **2.** erythema migrans disease

EME *Abk.*: epithelial-myoepithelial

e|med|ul|late [ɪ'medleɪt, ɪ'medʒə-] *vt*: (Knochen-)Mark entfernen *oder* extrahieren

e|mei|o|cy|to|sis [ˌemɪəʊsaɪ'təʊsɪs] *noun*: →*emiocytosis*

e|merge [ɪ'mɜrdʒ] *vi*: **1.** auftauchen **2.** ausbrechen; auftreten, in Erscheinung treten, zum Vorschein kommen **3.** sich entwickeln, entstehen **4.** (*fig.*) sich zeigen, auftauchen; hervorgehen, herauskommen (*from* aus)

e|mer|gence [ɪ'mɜrdʒəns] *noun*: **1.** Auftauchen *nt*, Aufkommen *nt*; Hervortreten *nt*, Entstehung *f* **2.** (*pharmakol.*) Emergence *f*

e|mer|gen|cy [ɪ'mɜrdʒənsiː]: I *noun* Notfall *m*; Not(lage *f*) *f* **in case of emergency, in an emergency** im Notfall II *adj* Not-, Behelfs-, Hilfs- **for emergency use only** nur für den Notfall

medical emergency: medizinische Notsituation *f*, medizinischer Notfall *m*

surgical emergency: chirurgischer Notfall *m*

e|mer|gent [ɪ'mɜrdʒənt] *adj*: **1.** Not(fall) betreffend, Not-, Behelfs-, Hilfs- **2.** ausbrechend, auftretend, in Erscheinung tretend, zum Vorschein kommend **3.** sich entwickelnd, entstehend

e|me|sia [ɪ'miːʒ(ɪ)ə] *noun*: →*emesis*

em|e|sis ['eməsɪs] *noun*: (Er-)Brechen *nt*, Emesis *f*

e|met|ic [ə'metɪk]: I *noun* (*pharmakol.*) Brechmittel *nt*, Emetikum *nt* II *adj* Brechreiz *oder* Erbrechen auslösend, emetisch

central emetic: zentrales Emetikum *nt*

indirect emetic: zentrales Emetikum *nt*

reflex emetic: Reflexemetikum *nt*

systemic emetic: zentrales Emetikum *nt*

em|e|tine ['emɪtiːn, -tɪn] *noun*: Methylcaephalin *nt*, Emetin *nt*

em|e|to|ca|thar|tic [ˌemətəʊkə'θɑːrtɪk]: I *noun* (*pharmakol.*) kombiniertes Abführ- und Brechmittel *nt*, Emetokathartikum *nt* II *adj* emetisch und kathartisch

em|e|to|gen|ic [ˌemətəʊ'dʒenɪk] *adj*: durch Erbrechen bedingt *oder* ausgelöst, emetogen

EMF *Abk.*: **1.** electromagnetic field **2.** electromagnetic flowmeter **3.** electromotive force **4.** endomyocardial fibrosis **5.** erythrocyte maturation factor

emf *Abk.*: electromotive force

EMG *Abk.*: **1.** electromyogram **2.** electromyography **3.** exomphalos-macroglossia-gigantism

EMI *Abk.*: **1.** electromagnetic interference **2.** electromechanical interval **3.** electro-myointegral

-emia *suf.*: erhöhter (Blut-)Spiegel, -ämie, -aemia, -haemia, -hämie

-emic *suf.*: mit erhöhtem (Blut-)spiegel, -ämisch

em|i|gra|tion [ˌemɪ'greɪʃn] *noun*: Emigration *f*, Diapedese *f*

em|i|nence ['emɪnəns] *noun*: Vorsprung *m*, Erhöhung *f*, Höcker *m*, (*anatom.*) Eminentia *f*

antithenar eminence: Kleinfingerballen *m*, Hypothenar *nt*, Eminentia hypothenaris

arcuate eminence: Eminentia arcuata

articular eminence: Tuberculum articulare ossis temporalis

bicipital eminence: Tuberositas radii

capitate eminence: Humerusköpfchen *nt*, Capitulum humeri

caudate eminence (of liver): Processus caudatus

coccygeal eminence: Cornu sacrale

collateral eminence of lateral ventricle: Eminentia collateralis ventriculi lateralis

eminence of concha: Eminentia conchae

cruciate eminence: →*cruciform eminence*

cruciform eminence: Eminentia cruciformis

deltoid eminence: Tuberositas deltoidea

facial eminence: Fazialishügel *m*, Colliculus facialis

frontal eminence: Stirnhöcker *m*, Tuber frontale, Eminentia frontalis

genital eminence: Genitalhöcker *m*

gluteal eminence (of femur): Tuberositas glutea

hypobranchial eminence: Hypobranchialhöcker *m*, Copula *f* (linguae)

hypothenar eminence: Kleinfingerballen *m*, Hypothenar *nt*, Eminentia hypothenaris

iliopectineal eminence: Eminentia iliopubica

iliopubic eminence: Eminentia iliopubica

intercondylar eminence: Eminentia intercondylaris

intermediate eminence: Eminentia intercondylaris

jugular eminence: Tuberculum jugulare

mamillary eminence: Mamillarhöcker *m*

eminence of maxilla: Tuber maxillare, Eminentia maxillae

medial eminence of rhomboid fossa: Eminentia medialis fossae rhomboideae

median eminence: Eminentia mediana hypothalami

median eminence of tuber: Eminentia mediana tuberis

orbital eminence of zygomatic bone: Eminentia orbitalis ossis zygomatici

parietal eminence: Tuber parietale

pyramidal eminence: Eminentia pyramidalis

radial carpal eminence: Eminentia carpalis radialis

radial eminence of wrist: Eminentia carpi radialis

round eminence of rhomboid fossa: Eminentia medialis fossae rhomboideae

eminence of scapha: Eminentia scaphae

temporomandibular joint articular eminence: Tuberculum articulare

thalamic eminence: Eminentia thalami

thenar eminence: Daumenballen *m*, Thenar *m*, Eminentia thenaris

thyroid eminence: Adamsapfel *m*, Prominentia laryngea

triangular eminence: Agger perpendicularis, Eminentia fossae triangularis

eminence of triangular fossa: Agger perpendicularis, Eminentia fossae triangularis

eminence of triquetral fossa: →*eminence of triangular fossa*

ulnar carpal eminence: Eminentia carpalis ulnaris

ulnar eminence of wrist: Eminentia carpi ulnaris

em|i|nent ['emɪnənt] *adj*: (her-)vorragend, vorstehend, -springend, -tretend

em|i|o|cy|to|sis [ˌemɪəʊsaɪ'təʊsɪs] *noun*: Emeiozytose *f*, Emeozytose *f*, Emiosis *f*, Emiozytose *f*

em|is|sa|ri|um [ˌemɪ'seərɪːəm] *noun*, *plura* **-ria** [-rɪə]: Emissarium *nt*, Vena emissaria

em|is|sar|y ['emɪˌseriː, -səriː] *noun*, *plural* **-sar|ies**: **1.** Emissarium *nt*, Vena emissaria **2.** (*Schädel*) Venenaustrittsstelle *f*

condylar emissary: Vena emissaria condylaris

mastoid emissary: Vena emissaria mastoidea

occipital emissary: Vena emissaria occipitalis

parietal emissary: Vena emissaria parietalis

e|mis|sion [ɪ'mɪʃn] *noun*: Emission *f*, Aussendung *f*

light emission: Lichtemission *f*

nocturnal emission: Pollution *f*

otoacoustic emissions: otoakustische Emissionen

secondary emission: Sekundäremission *f*

single photon emission: Single-Photon-Emissionscomputertomographie *f*, Single-Photon-Emissionscomputertomografie *f*

em|is|siv|i|ty [ˌemə'sɪvətiː] *noun*: Emissionskoeffizient *m*

e|mit [ɪ'mɪt] *vt*: ausstoßen; (*Wärme*) ab-, ausstrahlen; aus-, verströmen; absondern, ausscheiden; (*physik.*) emittieren, aussenden

EMIT *Abk.*: **1.** enzyme-multiplied immunoassay technique **2.** enzyme multiplied immunotechnique **3.** erythrocyte migration inhibition test

E

EML *Abk.*: electromagnetic loading unit
em|men|a|gogue [ə'menəgɔg, -gɑg, ə'miːnə-] *noun*: Emmenagogum *nt*, Menagogum *nt*
em|men|ia [ə'menɪə, ə'miːn-] *noun*: Monatsblutung *f*, Periode *f*, Regel *f*, Menses *pl*, Menstruation *f*
em|men|ic [ə'menɪk, ə'miːn-] *adj*: Menstruation betreffend, während der Menstruation, menstrual
em|me|trope ['emɪtrəʊp] *noun*: Normalsichtige *m/f*, Emmetrope *m/f*
em|me|tro|pia [emɪ'trəʊpɪə] *noun*: Emmetropie *f*
em|me|trop|ic [emɪ'trɑpɪk, -'trəʊp-] *adj*: Emmetropie betreffend, normalsichtig, emmetrop
Em|mon|sia [ɪ'mɑnsɪə] *noun*: Emmonsia *f*
Emmonsiella capsulata: Emmonsiella capsulata *f*
EMMV *Abk.*: extended mandatory minute volume
EMO *Abk.*: exophthalmus, myxedema, hypertrophic osteoarthropathy
em|o|din ['emədɪn] *noun*: Emodin *nt*
e|mol|lient [ɪ'mɑljənt]: **I** *noun* Emolliens *nt*, Emollientium *nt* **II** *adj* lindernd, beruhigend, weichmachend
e|mo|tion [ɪ'məʊʃn] *noun*: Gefühl *nt*, Gefühlsregung *f*, Gemütsbewegung *f*, Emotion *f*
e|mo|tion|a|ble [ɪ'məʊʃnəbl] *adj*: erregbar
e|mo|tion|al [ɪ'məʊʃənl] *adj*: Gefühl *oder* Gemüt betreffend, emotionell, gefühlmäßig, gefühlsbetont, emotional
e|mo|tion|al|ist [ɪ'məʊʃənlɪst] *noun*: Gefühlsmensch *m*
e|mo|tion|al|i|ty [ɪ,məʊʃə'nælətiː] *noun*: emotionale Verhaltensweise *f*, Emotionalität *f*
e|mo|tion|less [ɪ'məʊʃənləs] *adj*: emotions-, gefühllos; ausdruckslos, ungerührt
e|mo|tive [ɪ'məʊtɪv] *adj*: gefühlsbedingt; gefühlsbetont; gefühlvoll, emotiv
EMP *Abk.*: **1.** electromagnetic pulse **2.** encephalitogenic myelin protein
em|path|ic [em'pæθɪk] *adj*: einfühlend, empathisch
em|pa|thize ['empəθaɪz]: **I** *vt* sich einfühlen in **II** *vi* Einfühlungsvermögen haben *oder* zeigen
em|pa|thy ['empəθiː] *noun*: Empathie *f*
em|per|i|po|le|sis [em,perɪpəʊ'liːsɪs] *noun*: Emperipolesis *f*
em|phrax|is [em'fræksɪs] *noun*: *(Gefäß)* Verstopfung *f*, Blockierung *f*, Emphraxis *f*
em|phy|se|ma [emfə'siːmə] *noun*: Emphysem *nt*
acute pulmonary emphysema: akutes Lungenemphysem *nt*
alveolar emphysema: alveoläres Lungenemphysem *nt*
alveolar pulmonary emphysema: alveoläres Lungenemphysem *nt*
bronchitic emphysema: bronchitisches Lungenemphysem *nt*
bullous emphysema: großbullöses Lungenemphysem *nt*
bullous pulmonary emphysema: bullöses Lungenemphysem *nt*
centriacinar emphysema: zentro-/zentriazinäres Lungenemphysem *nt*
centriacinar pulmonary emphysema: zentroazinäres/zentriazinäres Lungenemphysem *nt*
centrilobular emphysema: zentrilobuläres Lungenemphysem *nt*
centrilobular pulmonary emphysema: zentrilobuläres Lungenemphysem *nt*
centroacinar emphysema: zentroazinäres Lungenemphysem *nt*
centroacinar pulmonary emphysema: →*centriacinar pulmonary emphysema*
chronic hypertrophic emphysema: panazinäres/panlobuläres/diffuses Lungenemphysem *nt*
chronic pulmonary emphysema: chronisches Lungenemphysem *nt*
compensating emphysema: →*compensatory emphysema*
compensating pulmonary emphysema: →*compensatory emphysema*
compensatory emphysema: kompensatorisches Lungenemphysem *nt*
compensatory pulmonary emphysema: →*compensatory emphysema*
congenital lobar emphysema: kongenitales lobäres Emphysem *nt*
constitutional emphysema: Altersemphysem *nt*, konstitutionelles/seniles Lungenemphysem *nt*
constitutional pulmonary emphysema: →*constitutional emphysema*
cutaneous emphysema: Hautemphysem *nt*, Emphysema subcutaneum
cystic emphysema: zystisches Lungenemphysem *nt*
destructive emphysema: chronisch-destruktives Lungenemphysem *nt*
destructive pulmonary emphysema: chronisch-destruktives Lungenemphysem *nt*
diffuse emphysema: diffuses/panazinäres/panlobuläres Lungenemphysem *nt*
diffuse pulmonary emphysema: →*diffuse emphysema*
emphysematous emphysema: emphysematisches Lungenemphysem *nt*
gangrenous emphysema: Gasbrand *m*, Gasgangrän *f*, Gasödem *nt*, Gasödemerkrankung *f*, malignes Ödem *nt*, Gasphlegmone *f*, Gangraena emphysematosa
generalized emphysema: panazinäres/panlobuläres/diffuses Lungenemphysem *nt*
infantile lobar emphysema: kongenitales lobäres Emphysem *nt*
interlobular emphysema: interlobuläres Lungenemphysem *nt*
interstitial emphysema: **1.** Darmemphysem *nt*, Emphysema intestini **2.** Darmwandemphysem *nt*, Pneumatosis cystoides intestini
interstitial pulmonary emphysema: interstitielles Lungenemphysem *nt*
intestinal emphysema: Pneumatosis cystoides intestini
irregular emphysema: irreguläres Lungenemphysem *nt*
kinetic emphysema: kinetisches Lungenemphysem *nt*
kinetic pulmonary emphysema: kinetisches Lungenemphysem *nt*
lobar emphysema: lobäres Lungenemphysem *nt*
emphysema of lung: Lungenemphysem *nt*, Lungenblähung *f*, Emphysema pulmonum
marginal emphysema: Randemphysem *nt*
marginal pulmonary emphysema: Randemphysem *nt*
mediastinal emphysema: Hamman-Syndrom *nt*, (spontanes) Mediastinalemphysem *nt*, Pneumomediastinum *nt*
obstructive emphysema: obstruktives Lungenemphysem *nt*
obstructive pulmonary emphysema: obstruktives Lungenemphysem *nt*
panacinar emphysema: →*panacinar pulmonary emphysema*
panacinar pulmonary emphysema: panazinäres/panlobuläres/diffuses Lungenemphysem *nt*
panlobular emphysema: →*panacinar pulmonary emphysema*
panlobular pulmonary emphysema: →*panacinar pul-*

monary emphysema
paracicatricial emphysema: Narbenemphysem *nt*
paracicatricial pulmonary emphysema: →*scar pulmonary emphysema*
paraseptal emphysema: paraseptales Lungenemphysem *nt*
paraseptal pulmonary emphysema: paraseptales Lungenemphysem *nt*
perinodular emphysema: perinoduläres Lungenemphysem *nt*
perinodular pulmonary emphysema: perinoduläres Lungenemphysem *nt*
pulmonary emphysema: Lungenemphysem *nt*, Lungenblähung *f*, Emphysema pulmonum
scar emphysema: Narbenemphysem *nt*
scar pulmonary emphysema: Narbenemphysem *nt*
senile emphysema: →*senile pulmonary emphysema*
senile pulmonary emphysema: Altersemphysem *nt*, konstitutionelles/seniles Lungenemphysem *nt*
subcutaneous emphysema: Hautemphysem *nt*, Emphysema subcutaneum
subpleural emphysema: subpleurales Lungenemphysem *nt*
subpleural pulmonary emphysema: subpleurales Lungenemphysem *nt*
traumatic emphysema: posttraumatisches Emphysem *nt*

em|phy|sem|a|tous [ˌemfəˈsemətəs, -ˈsiː-] *adj*: emphysemartig, emphysematös

em|pir|ic [emˈpɪrɪk]: **I** *noun* Empiriker(in *f*) *m* **II** *adj* auf Erfahrung beruhend, empirisch, Erfahrungs-

em|pir|i|cal [emˈpɪrɪkl] *adj*: →*empiric II*

em|pir|i|cism [emˈpɪrəsɪzəm] *noun*: Empirie *f*, Erfahrungsmethode *f*

em|plas|trum [emˈplæstrəm] *noun*: Emplastrum *nt*

em|pros|thot|o|nos [ˌemprɑsˈθɑtənəs] *noun*: Emprosthotonus *m*, Episthotonus *m*

em|pros|thot|o|nus [ˌemprɑsˈθɑtənəs] *noun*: →*emprosthotonos*

emp|ty [ˈemptiː]: **I** *adj* leer **take on an empty stomach** auf nüchternen Magen nehmen **II** *vt* **1.** (aus-, ent-) lerren, leer machen **2.** leeren, (aus-)gießen (*into* in) **III** *vi* **3.** leer werden, sich leeren **4.** (*Vene*) münden (*into* in) **5.** (*Blase/Darm*) sich entleeren

emp|ty|ing [ˈemptiːɪŋ] *noun*: Entleerung *f*
bladder emptying: Blasenentleerung *f*
gastric emptying: Magenentleerung *f*
stomach emptying: Magenentleerung *f*

emp|ty|sis [ˈemtəsɪs] *noun*: **1.** Aushusten *nt*, Abhusten *nt*, Expektoration *f*, Expektorieren *nt* **2.** Bluthusten *nt*, -spucken *nt*, Hämoptoe *f*, Hämoptyse *f*, Hämoptysis *f*

em|py|ae|mic [empaɪˈiːmɪk] *adj*: (*brit.*) →*empyemic*

em|py|e|ma [empaɪˈiːmə] *noun, plural* **-mas, -ma|ta** [-mətə]: Empyem *nt*
empyema of the chest: Pyothorax *m*, Thorax-, Pleuraempyem, eitrige Pleuritis *f*
epidural empyema: epidurales Empyem *nt*
gallbladder empyema: Gallenblasenempyem *nt*
interlobar empyema: interlobäres Empyem *nt*
mastoid empyema: Mastoiditis *f*, Warzenfortsatzentzündung *f*
empyema of the pericardium: eitrige Perikarditis *f*, Pericarditis purulenta, Pyoperikard *nt*
pleural empyema: Pleuraempyem *nt*
postpneumonectomy empyema: Postpneumonektomieempyem *nt*
subdural empyema: subdurales Empyem *nt*
subphrenic empyema: subphrenisches Empyem *nt*
thoracic empyema: Pyothorax *m*, Thorax-, Pleuraempyem *nt*, eitrige Pleuritis *f*

em|py|e|mic [empaɪˈiːmɪk] *adj*: Empyem betreffend, empyemartig, empyematös

em|py|o|cele [eˈmpaɪəsiːl] *noun*: **1.** Empyozele *f* **2.** (*pädiat.*) Empyomphalus *m*

em|py|reu|mat|ic [ˌempaɪruːˈmætɪk] *adj*: empyreumatisch

EMS *Abk.*: **1.** early morning specimen **2.** electromechanical systole **3.** emergency medical system **4.** ethylmethane sulfonate

EMT *Abk.*: electrophoretic mobility test

EMU *Abk.*: electromagnetic unit

emu *Abk.*: electromagnetic unit

e|mul|si|ble [ɪˈmʌlsɪbl] *adj*: →*emulsifiable*

e|mul|si|fi|a|ble [ɪˈmʌlsəfaɪəbl] *adj*: emulgierbar

e|mul|si|fi|ca|tion [ɪˌmʌlsəfɪˈkeɪʃn] *noun*: Emulgieren *nt*, Emulgierung *f*

e|mul|si|fi|er [ɪˈmʌlsafaɪər] *noun*: Emulgator *m*

e|mul|si|fy [ɪˈmʌlsafaɪ] *vt, vi*: emulgieren

e|mul|sin [ɪˈmʌlsɪn] *noun*: Emulsin *nt*

e|mul|sion [ɪˈmʌlʃn] *noun*: Emulsion *f*; Emulsio *f*

e|mul|sive [ɪˈmʌlsɪf] *adj*: emulgierend, Emulsions-

e|mul|soid [ɪˈmʌlsɔɪd] *noun*: Emulsionskolloid *nt*, Emulsoid *nt*

e|mul|sum [ɪˈmʌlsəm] *noun, plura* **-sa** [-sə]: →*emulsion*

EMV *Abk.*: **1.** endomyocardial ventriculotomy **2.** extended mandatory ventilation

EMW *Abk.*: electromagnetic wave

EN *Abk.*: **1.** efferent neuron **2.** enolase **3.** erythema nodosum

ENA *Abk.*: extractable nuclear antigens

e|nal|a|pril [ɪˈnæləprɪl] *noun*: Enalapril *nt*

e|nam|el [ɪˈnæml]: **I** *noun* **1.** Email(le *f*) *nt*, Schmelzglas *nt* **2.** (*techn.*) Lack *m*, Glasur *f*, Schmelz *m* **3.** Zahnschmelz *m*, Schmelz *m*, Adamantin *nt*, Substantia adamantina, Enamelum *nt* **II** *adj* **4.** Email-, Emaillier- **5.** (Zahn-)Schmelz- **III** *vt* emaillieren, glasieren, lackieren
aprismatic enamel: prismenlose Schmelzschicht *f*, prismenfreie Schmelzschicht *f*
ceramic enamel: Keramikverblendkrone *f*
cervical enamel: Schmelz *m* des Zahnhalses, zervikaler Zahnschmelz *m*, Zervikalschmelz *m*
curled enamel: Zahnschmelz *m* mit wellenförmigen Prismen, wellenförmiger Schmelz *m*, wellenförmiger Zahnschmelz *m*
decalcified enamel: entkalkter Schmelz *m*, entklakter Zahnschmelz *m*
dental enamel: Zahnschmelz *m*, Schmelz *m*, Adamantin *nt*, Substantia adamantina, Enamelum *nt*
dwarfed enamel: Zahnschmelzmangel *m*, zu dünne Schmelzschicht *f*
gnarled enamel: Zahnschmelz *m* mit wellenförmigen Prismen, wellenförmiger Schmelz *m*, wellenförmiger Zahnschmelz *m*
hereditary brown enamel: Amelogenesis imperfecta
human enamel: menschlicher Schmelz *m*, menschlicher Zahnschmelz *m*
hypoplastic enamel: Schmelzhypoplasie *f*, Zahnschmelzhypoplasie *f*
mottled enamel: Fluorose *f* der Zähne, Zahnfluorose *f*, gefleckter Zahnschmelz *m*
nanoid enamel: Zahnschmelzmangel *m*, zu dünne Schmelzschicht *f*
opaque enamel: dunkel-trüber Schmelz *m*, dunkel-trüber Zahnschmelz *m*

E

porcelain enamel: Porzellanschalenverblendkrone *f*
postnatal enamel: postnataler Zahnschmelz *m*
prenatal enamel: pränataler Zahnschmelz *m*
straight enamel: Zahnschmelz *m* mit geradlinigen Prismen
tooth enamel: →*dental enamel*
e|nam|el|o|blast [ɪ'næmələʊblæst] *noun*: Adamantoblast *m*, Ameloblast *m*, Ganoblast *m*
e|nam|el|o|blas|to|ma [ɪˌnæmələʊblæs'təʊmə] *noun*: Adamantinom *nt*, Ameloblastom *nt*
e|nam|el|o|ma [ɪˌnæmə'ləʊmə] *noun*: Schmelzperle *f*, Enamelom *nt*
e|nam|el|lum [ɪ'næmɪləm] *noun*: Zahnschmelz *m*, Schmelz *m*, Adamantin *nt*, Substantia adamantina, Enamelum *nt*
en|an|them [ɪ'nænθəm] *noun*: →*enanthema*
en|an|the|ma [ɪˌnæn'θiːmə] *noun, plural* **-ma|ta** [-mətə]: Schleimhautausschlag *m*, Enanthem *nt*
influenza enanthema: Grippeenanthem *nt*
en|an|them|a|tous [ɪˌnæn'θemətəs] *adj*: Enanthem betreffend, enanthematös, Enanthem-
en|an|ti|o|bi|o|sis [ɪˌnæntɪəʊbaɪ'əʊsɪs] *noun*: Enantiobiose *f*
en|an|ti|o|mer [ɪ'næntɪəʊmər] *noun*: optisches Isomer *nt*, Spiegelbildisomer *nt*, Enantiomer *nt*
e|nan|ti|om|er|ism [ɪˌnæntɪ'ɑmərɪzəm] *noun*: optische Isomerie *f*, Spiegelbildisomerie *f*, Enantiomerie *f*
en|an|ti|o|morph [ɪ'næntɪəʊmɔːrf] *noun*: →*enantiomer*
en|an|ti|o|mor|phic [ɪˌnæntɪəʊ'mɔːrfɪk] *adj*: enantiomer, spiegelbildisomer
en|an|ti|o|mor|phism [ɪˌnæntɪəʊ'mɔːrfɪzəm] *noun*: →*enantiomerism*
en|ar|thro|di|al [ˌenɑːr'θrəʊdɪəl] *adj*: Enarthrose betreffend, enarthrotisch
en|ar|thro|sis [ˌenɑːr'θrəʊsɪs] *noun, plural* **-ses** [-siːz]: Enarthrosis *f*, Nussgelenk *nt*, Articulatio cotylica, Articulatio spheroidea
en|can|this [en'kænθɪs] *noun*: Augenwinkelgeschwulst *f*, Enkanthis *f*
en|cap|su|late [ɪn'kæpsəleɪt, -sjʊ-]: I *vt* ein-, verkapseln II *vi* sich verkapseln
en|cap|su|lat|ed [ɪn'kæps(j)əleɪtɪd] *adj*: verkapselt, eingekapselt
en|cap|su|la|tion [ɪnˌkaps(j)ə'leɪʃn] *noun*: Ver-, Einkapseln *nt*
en|cap|sule [ɪn'kæpsəl, -sjʊl] *vt, vi*: →*encapsulate*
en|cap|suled [ɪn'kæpsjuːld] *adj*: →*encapsulated*
en|car|di|tis [enkɑːr'daɪtɪs] *noun*: Entzündung *f* der Herzinnenhaut, Endokarditis *f*, Endokardentzündung *f*, Endocarditis *f*
en|case [en'keɪs] *vt*: umhüllen, umschließen; einschließen
en|case|ment [en'keɪsmənt] *noun*: Umhüllung *f*, -schließung *f*; Einschließung *f*
en|ceinte [ɑn'sɛnːt] *adj*: schwanger
en|cel|i|i|tis [enˌsɪlɪ'aɪtɪs] *noun*: Entzündung *f* eines Intraabdominalorgans
en|cel|i|tis [ensɪ'laɪtɪs] *noun*: →*enceliitis*
encephal- *präf.*: Gehirn-, Enzephal(o)-, Encephal(o)-
en|ceph|a|lae|mia [enˌsefəl'iːmiːə] *noun*: (*brit.*) →*encephalemia*
en|ceph|a|lal|gia [enˌsefə'lældʒ(ɪ)ə] *noun*: Kopfschmerz (-en *pl*) *m*, Kopfweh *nt*, Kephalgie *f*, Kephalalgie *f*, Kephal(a)ea *f*, Cephalgia *f*, Cephalalgia *f*, Cephal(a)ea *f*, Kephalodynie *f*, Zephalgie *f*, Zephalalgie *f*
en|ceph|a|lat|ro|phy [enˌsefə'lætrəfiː] *noun*: Gehirnatrophie *f*
en|ceph|a|laux|e [enˌsefə'lɔːksiː] *noun*: Gehirnhypertrophie *f*
en|ceph|a|le|mia [enˌsefəl'iːmiːə] *noun*: Hirnstauung *f*
en|ce|phal|ic [ˌensɪ'fælɪk, ˌenkə-] *adj*: Gehirn/Encephalon betreffend, enzephal, Hirn-, Gehirn-, Encephal(o)-, Enzephal(o)-
en|ceph|a|lin [ɪn'sefəlɪn, en'kefə-] *noun*: Enkephalin *nt*
en|ceph|a|lit|ic [enˌsefə'lɪtɪk] *adj*: Gehirnentzündung/Encephalitis betreffend, encephalitisch, enzephalitisch
en|ceph|a|li|tis [enˌsefə'laɪtɪs] *noun*: Gehirnentzündung *f*, Enzephalitis *f*, Encephalitis *f*
acute disseminated encephalitis: Impfenzephalitis *f*, Impfencephalomyelitis *f*, Impfenzephalopathie *f*, Vakzinationsenzephalitis *f*, Encephalomyelitis postvaccinalis
acute haemorrhagic encephalitis: (*brit.*) →*acute hemorrhagic encephalitis*
acute hemorrhagic encephalitis: akute hämorrhagische Enzephalitis *f*, Encephalitis haemorrhagica acuta
acute necrotizing encephalitis: akute nekrotisierende Enzephalitis *f*
arbovirus encephalitis: Arbovirus-Enzephalitis *f*
Australian X encephalitis: Australian-X-Enzephalitis *f*, Murray-Valley-Enzephalitis *f*
encephalitis B: japanische B-Enzephalitis *f*, Encephalitis japonica B
bacterial encephalitis: bakterielle Enzephalitis *f*
benign myalgic encephalitis: →*benign myalgic encephalomyelitis*
Binswanger's encephalitis: Binswanger-Enzephalopathie *f*, subkortikale progressive Enzephalopathie *f*, Encephalopathia chronica progressiva subcorticalis
bunyavirus encephalitis: California-Enzephalitis *f*
encephalitis C: St. Louis-Enzephalitis *f*
California encephalitis: California-Enzephalitis *f*
Central European encephalitis: zentraleuropäische Zeckenenzephalitis *f*, Frühsommer-Enzephalitis *f*, Frühsommer-Meningo-Enzephalitis *f*, Central European encephalitis
chronic subcortical encephalitis: Binswanger-Enzephalopathie *f*, subkortikale progressive Enzephalopathie *f*, Encephalopathia chronica progressiva subcorticalis
CMV encephalitis: CMV-Enzephalitis *f*
concentric periaxial encephalitis: Baló-Krankheit *f*, konzentrische Sklerose *f*, Leucoencephalitis periaxialis concentrica
cortical encephalitis: Encephalitis corticalis
Coxsackie encephalitis: Coxsackie-Enzephalitis *f*
Dawson's encephalitis: subakute sklerosierende Panenzephalitis *f*, Einschlusskörperchenenzephalitis *f* Dawson, subakute sklerosierende Leukenzephalitis *f* van Bogaert
diffuse periaxial encephalitis: Schilder-Krankheit *f*, Encephalitis periaxialis diffusa
Eastern equine encephalitis: östliche Pferdeenzephalitis *f*, Eastern equine encephalitis/encephalomyelitis
Economo's encephalitis: (von) Economo-Krankheit *f*, (von) Economo-Enzephalitis *f*, europäische Schlafkrankheit *f*, Encephalitis epidemica/lethargica
epidemic encephalitis: **1.** (von) Economo-Krankheit *f*, (von) Economo-Enzephalitis *f*, europäische Schlafkrankheit *f*, Encephalitis epidemica/lethargica **2.** epidemische Enzephalitis *f*, Encephalitis epidemica
equine encephalitis: equine Enzephalitis *f*, Pferdeenzephalitis *f*
experimental allergic encephalitis: →*experimental allergic encephalomyelitis*

Far East Russian encephalitis: zentraleuropäische Zeckenenzephalitis *f*, Frühsommer-Enzephalitis *f*, Frühsommer-Meningo-Enzephalitis *f*, Central European encephalitis
focal embolic encephalitis: embolische Herdenzephalitis *f*
forest-spring encephalitis: russische Früh(jahr)-Sommer-Enzephalitis *f*, russische Zeckenenzephalitis *f*
haemorrhagic encephalitis: (*brit.*) →*hemorrhagic encephalitis*
hemorrhagic encephalitis: hämorrhagische Enzephalitis *f*, Encephalitis haemorrhagica
herpes encephalitis: Herpesenzephalitis *f*, Herpes-simplex-Enzephalitis *f*, HSV-Enzephalitis *f*
herpes simplex encephalitis: →*herpes encephalitis*
herpes simplex virus encephalitis: →*herpes encephalitis*
herpetic encephalitis: →*herpes encephalitis*
HSV encephalitis: →*herpes encephalitis*
hyperergic encephalitis: hyperergische Enzephalitis *f*
Ilhéus encephalitis: Ilhéus-Enzephalitis *f*
inclusion body encephalitis: subakute sklerosierende Panenzephalitis *f*, subakute sklerosierende Leukenzephalitis van Bogaert *f*, Einschlusskörperenzephalitis Dawson *f*
influenzal encephalitis: Grippeenzephalitis *f*, Influenzaenzephalitis *f*
Japanese B encephalitis: japanische B-Enzephalitis *f*, Encephalitis japonica B
La Crosse encephalitis: La Crosse-Enzephalitis *f*
lead encephalitis: Bleienzephalopathie *f*
Leichtenstern's encephalitis: hämorrhagische Enzephalitis *f*, Encephalitis haemorrhagica
lethargic encephalitis: (von) Economo-Krankheit *f*, -Enzephalitis *f*, europäische Schlafkrankheit *f*, Encephalitis epidemica/lethargica
measles encephalitis: Masernenzephalitis *f*
Murray Valley encephalitis: Murray-Valley-Enzephalitis *f*, Australian-X-Enzephalitis *f*
postinfectious encephalitis: →*postvaccinal encephalitis*
postvaccinal encephalitis: Impfenzephalitis *f*, Impfenzephalomyelitis *f*, Impfenzephalopathie *f*, Vakzinationsenzephalitis *f*, Encephalomyelitis postvaccinalis
Powassan encephalitis: Powassan-Enzephalitis *f*
primary amebic encephalitis: primäre Amöbenenzephalitis *f*
primary amoebic encephalitis: (*brit.*) →*primary amebic encephalitis*
purulent encephalitis: eitrige Enzephalitis *f*, Encephalitis purulenta; Hirnabszess *m*
pyogenic encephalitis: Gehirnabszess *m*, Hirnabszess *m*
reactive encephalitis: reaktive Enzephalitis *f*
Russian autumnal encephalitis: japanische B-Enzephalitis *f*, Encephalitis japonica B
Russian endemic encephalitis: →*Russian spring-summer encephalitis*
Russian forest-spring encephalitis: →*Russian spring-summer encephalitis*
Russian spring-summer encephalitis: russische Frühsommer-Enzephalitis *f*, russische Zeckenenzephalitis *f*, russische Frühjahr-Sommer-Enzephalitis *f*
Russian tick-borne encephalitis: →*Russian spring-summer encephalitis*
Russian vernal encephalitis: →*Russian spring-summer encephalitis*
Schilder's encephalitis: Schilder-Krankheit *f*, Encephalitis periaxialis diffusa
Semliki Forest encephalitis: Semliki-Forest-Enzephalitis *f*
St. Louis encephalitis: St. Louis-Enzephalitis *f*
Strümpell-Leichtenstern type of encephalitis: hämorrhagische Enzephalitis *f*, Encephalitis haemorrhagica
subacute inclusion body encephalitis: subakute sklerosierende Panenzephalitis *f*, Einschlusskörperenzephalitis *f* Dawson, subakute sklerosierende Leukenzephalitis *f* van Bogaert
summer encephalitis: japanische B-Enzephalitis *f*, Encephalitis japonica B
suppurative encephalitis: eitrige Enzephalitis *f*, Encephalitis purulenta; Hirnabszess *m*
tick-borne encephalitis: Zeckenenzephalitis *f*
toxoplasmic encephalitis: Toxoplasmose-Enzephalitis *f*, Encephalitis toxoplasmatica
van Bogaert's encephalitis: subakute sklerosierende Panenzephalitis *f*, Einschlusskörperchenenzephalitis *f* Dawson, subakute sklerosierende Leukenzephalitis *f* van Bogaert
varicella encephalitis: Varizellen-Enzephalitis *f*
Venezuelan equine encephalitis: venezuelanische Pferdeenzephalitis *f*, Venezuelan equine encephalitis *f*, Venezuelan equine encephalomyelitis *f*
vernal encephalitis: russische Früh(jahr)-Sommer-Enzephalitis *f*, russische Zeckenenzephalitis *f*
vernoestival encephalitis: →*vernal encephalitis*
Vienna encephalitis: →*von Economo's encephalitis*
viral encephalitis: Virusenzephalitis *f*
virus encephalitis: Virusenzephalitis *f*
von Economo's encephalitis: europäische Schlafkrankheit *f*, (von) Economo-Krankheit *f*, (von) Economo-Enzephalitis *f*, Encephalitis epidemica/lethargica
Western equine encephalitis: westliche Pferdeenzephalitis *f*, Western equine encephalitis *f*, Western equine encephalomyelitis *f*
West Nile encephalitis: West-Nile-Fieber *nt*, -Enzephalitis *f*
woodcutter's encephalitis: →*Russian spring-summer encephalitis*
zoster encephalitis: Zoster-Enzephalitis *f*

en|ceph|a|lit|o|gen [en,sefə'lɪtədʒən] *noun*: enzephalitis-verursachendes Agens *nt*

en|ceph|a|lit|o|gen|ic [en,sefəlɪtə'dʒenɪk] *adj*: enzephalitis-verursachend, enzephalitis-auslösend

En|ce|pha|li|to|zo|on [,ensɪ,fælɪtə'zəʊɑn] *noun*: Encephalitozoon *nt*
Encephalitozoon cuniculi: Encephalitozoon cuniculi

en|ce|pha|li|to|zo|o|no|sis [ensɪ,fælɪtəzəʊə'nəʊsɪs] *noun*: Encephalitozoon-Infektion *f*, Encephalitozoonosis *f*, -zoonose *f*

en|ceph|a|li|za|tion [en,sefələ'zeɪʃn] *noun*: Enzephalisierung *f*, Enzephalisation *f*
perivenous encephalmyelitis: perivenöse Enzephalomyelitis *f*

encephalo- *präf.*: Gehirn-, Enzephal(o)-, Encephal(o)-

encephalo-arteriography *noun*: Enzephaloarteriographie *f*, Hirnangiographie *f*, Enzephaloarteriografie *f*, Hirnangiografie *f*

en|ceph|a|lo|cele [en'sefəʊləsiːl] *noun*: Hirnbruch *m*, Enzephalozele *f*, Hernia cerebri

en|ceph|a|lo|cys|to|cele [en,sefələʊ'sɪstəʊsiːl] *noun*: Enzephalozystozele *f*

en|ceph|a|lo|cys|to|me|nin|go|cele [en,sefələʊ'sɪstəʊmɪ'nɪŋgəsiːl] *noun*: Enzephalozystomeningozele *f*

en|ceph|a|lo|di|a|ly|sis [en,sefələʊdaɪ'æləsɪs] *noun*: Gehirnerweichung *f*

en|ceph|a|lo|dyn|i|a [en,sefələʊ'diːnɪə] *noun*: Kopfschmerz(en *pl*) *m*, Kephalgie *f*, Zephalgie *f*, Cephalgia *f*, Cephalalgia *f*, Cephal(a)ea *f*, Kephal(a)ea *f*, Kephalalgie *f*, Kephalodynie *f*

en|ceph|a|lo|dys|pla|sia [en,sefələʊdɪs'pleɪʒ(ɪ)ə, -zɪə] *noun*: Hirnfehlbildungen *pl*

en|ceph|a|lo|en|te|rit|ic *adj*: enzephaloenteritisch

en|ceph|a|lo|fa|cial [en,sefələʊ'feɪʃl] *adj*: enzephalofazial

en|ceph|a|lo|gram [en'sefələgræm] *noun*: Enzephalogramm *nt*

en|ceph|a|log|ra|phy [en,sefə'lɑgrəfiː] *noun*: Enzephalographie *f*, Enzephalografie *f*

en|ceph|a|loid [en'sefəlɔɪd]: **I** *noun* medulläres Karzinom *nt*, Carcinoma medullare **II** *adj* gehirn- *oder* gehirnsubstanzähnelnd, gehirnähnlich, enzephaloid

en|ceph|a|lo|lith [en'sefələlɪθ] *noun*: Hirnkonkrement *nt*, Enzephalolith *m*

en|ceph|a|lo|ma [,ensəfə'ləʊmə] *noun*: **1.** (*patholog.*) Hirntumor *m*, Hirngeschwulst *f*, Enzephalom *nt* **2.** medulläres Karzinom *nt*, Carcinoma medullare

en|ceph|a|lo|ma|la|cia [en,sefələmə'leɪʃ(ɪ)ə] *noun*: (Ge-)Hirnerweichung *f*, Enzephalo-, Encephalomalazie *f*, Encephalomalacia *f*

en|ceph|a|lo|men|in|git|ic [en,sefələʊmenɪn'dʒɪtɪk] *adj*: Encephalomeningitis betreffend, encephalomeningitisch, enzephalomeningitisch, meningoenzephalitisch

en|ceph|a|lo|men|in|gi|tis [en,sefələʊmenɪn'dʒaɪtɪs] *noun*: Entzündung *f* von Gehirn und Hirnhäuten, Meningoenzephalitis *f*, Encephalomeningitis *f*, Meningoencephalitis *f*, Enzephalomeningitis *f*

en|ceph|a|lo|me|nin|go|cele [en,sefələʊmɪ'nɪŋgəsiːl] *noun*: Enzephalomeningozele *f*, Meningoenzephalozele *f*

en|ceph|a|lo|me|nin|gop|a|thy [en,sefələʊmɪnɪŋ'gɑpəθiː] *noun*: Erkrankung *f* von Gehirn und Hirnhäuten, Enzephalomeningopathie *f*, Meningoenzephalopathie *f*

en|ceph|a|lo|mere [en'sefələʊmɪər] *noun*: Neuromer *nt*

en|ceph|a|lom|e|ter [en,sefə'lɑmɪtər] *noun*: Enzephalometer *nt*

en|ceph|a|lo|my|e|lit|ic [en,sefələʊmaɪə'lɪtɪk] *adj*: Enzephalomyelitis betreffend, enzephalomyelitisch, myeloenzephalitisch

en|ceph|a|lo|my|e|li|tis [en,sefələʊmaɪə'laɪtɪs] *noun*: Entzündung *f* von Gehirn und Rückenmark, Enzephalomyelitis *f*, Encephalomyelitis *f*, Myeloenzephalitis *f*, Myeloencephalitis *f*

acute disseminated encephalomyelitis: →*postvaccinal encephalomyelitis*

benign myalgic encephalomyelitis: epidemische Neuromyasthenie *f*, Encephalomyelitis myalgica epidemica, epidemische myalgische Enzephalomyelopathie *f*, Encephalomyelitis benigna myalgica

Eastern equine encephalomyelitis: östliche Pferdeenzephalitis *f*, Eastern equine encephalitis/encephalomyelitis

epidemic myalgic encephalomyelitis: epidemische Neuromyasthenie *f*, Encephalomyelitis myalgica epidemica, epidemische myalgische Enzephalomyelopathie *f*, Encephalomyelitis benigna myalgica

equine encephalomyelitis: Encephalitis equina, Encephalomyelitis equina

experimental allergic encephalomyelitis: experimentelle allergische Enzephal(omyel)itis *f*

postinfectious encephalomyelitis: →*postvaccinal encephalomyelitis*

postvaccinal encephalomyelitis: Impfenzephalitis *f*, Impfencephalomyelitis *f*, Impfenzephalopathie *f*, Vakzinationsenzephalitis *f*, Encephalomyelitis postvaccinalis

subacute chronic encephalomyelitis: subakute chronische Enzephalomyelitis *f*

toxoplasmic encephalomyelitis: Toxoplasma-Enzephalomyelitis *f*

Venezuelan equine encephalomyelitis: venezuelanische Pferdeenzephalitis *f*, Venezuelan equine encephalitis *f*, Venezuelan equine encephalomyelitis *f*

viral encephalomyelitis: Virusenzephalomyelitis *f*

virus encephalomyelitis: Virusenzephalomyelitis *f*

Western equine encephalomyelitis: westliche Pferdeenzephalitis *f*, Western equine encephalitis *f*, Western equine encephalomyelitis *f*

zoster encephalomyelitis: Zoster-Enzephalomyelitis *f*

en|ceph|a|lo|my|e|lo|cele [en,sefələʊmaɪ'eləsiːl] *noun*: Enzephalomyelozele *f*

en|ceph|a|lo|my|e|lo|men|in|gi|tis [en,sefələʊ,maɪələʊ,menɪn'dʒaɪtɪs] *noun*: Enzephalomyelomeningitis *f*

en|ceph|a|lo|my|e|lo|neu|rop|a|thy [en,sefələʊ,maɪələʊnjʊə'rɑpəθiː] *noun*: Enzephalomyeloneuropathie *f*

en|ceph|a|lo|my|e|lop|a|thy [en,sefələʊmaɪə'lɑpəθiː] *noun*: Enzephalomyelopathie *f*

necrotizing encephalomyelopathy: →*subacute necrotizing encephalomyelopathy*

subacute necrotizing encephalomyelopathy: Leigh-Syndrom *nt*, Leigh-Enzephalomyelopathie *f*, nekrotisierende Enzephalomyelopathie *f*

en|ceph|a|lo|my|e|lo|ra|dic|u|lit|ic [en,sefələʊ,maɪələʊrə,dɪkjə'lɪtɪk] *adj*: Enzephalomyeloradikulitis betreffend, enzephalomyeloradikulitisch

en|ceph|a|lo|my|e|lo|ra|dic|u|li|tis [en,sefələʊ,maɪələʊrə,dɪkjə'laɪtɪs] *noun*: Entzündung *f* von Gehirn, Rückenmark und Spinalnervenwurzeln, Encephalomyeloradiculitis *f*, Enzephalomyeloradikulitis *f*

en|ceph|a|lo|my|e|lo|ra|dic|u|lo|neu|ri|tis [en,sefələʊ,maɪələʊrə,dɪkjələʊnjʊə'raɪtɪs] *noun*: Guillain-Barré-Syndrom *nt*, (Poly-)Radikuloneuritis *f*, Neuronitis *f*

en|ceph|a|lo|my|e|lo|ra|dic|u|lop|a|thy [en,sefələʊ,maɪələʊrə,dɪkjə'lɑpəθiː] *noun*: Erkrankung von Gehirn, Rückenmark und Spinalnervenwurzeln, Enzephalomyeloradikulopathie *f*

en|ceph|a|lo|my|o|car|dit|ic [en,sefələʊ,maɪəkɑːr'dɪtɪk] *adj*: Enzephalomyokarditis betreffend, enzephalomyokarditisch

en|ceph|a|lo|my|o|car|di|tis [en,sefələʊ,maɪəkɑːr'daɪtɪs] *noun*: Enzephalomyokarditis *f*, Encephalomyocarditis *f*, EMC-Syndrom *nt*

mitochondrial encephalomyopathies: mitochondriale Enzephalomyopathien *pl*

en|ceph|a|lo|my|op|a|thy [en,sefələʊ,maɪ'ɑpəθiː] *noun*: Enzephalomyopathie *f*

en|ceph|a|lon [ɪn'sefəlɑn, -lən, en'kefə-] *noun, plural* **-la** [-lə]: Gehirn *nt*, Enzephalon *nt*, Encephalon *nt*

en|ceph|a|lo|path|ia [en,sefələʊ'pæθɪə] *noun*: →*encephalopathy*

en|ceph|a|lo|path|ic [en,sefələʊ'pæθɪk] *adj*: Enzephalopathie betreffend, enzephalopathisch

en|ceph|a|lop|a|thy [en,sefə'lɑpəθiː] *noun*: Enzephalopathie *f*, Encephalopathia *f*

AIDS-related encephalopathy: AIDS-Enzephalopathie *f*, HIV-Enzephalopathie *f*

biliary encephalopathy: →*bilirubin encephalopathy*

bilirubin encephalopathy: Kernikterus *m*, Bilirubinencephalopathie *f*

Binswanger's encephalopathy: Binswanger-Enzepha-

lopathie *f*, subkortikale progressive Enzephalopathie *f*, Encephalopathia chronica progressiva subcorticalis
bovine spongiform encephalopathy: bovine spongiforme Enzephalopathie *f*, Rinderwahnsinn *m*
boxer's encephalopathy: Boxerencephalopathie *f*, Encephalopathia traumatica
demyelinating encephalopathy: demyelinisierende Enzephalopathie *f*
dialysis encephalopathy: chronisch-progressive dialysebedingte Enzephalopathie *f*, Dialyseenzephalopathie *f*
hepatic encephalopathy: hepatische/portosystemische Enzephalopathie *f*, hepatozerebrales Syndrom *nt*, Encephalopathia hepatica
HIV encephalopathy: HIV-Enzephalopathie *f*, AIDS-Enzephalopathie *f*
hypernatraemic encephalopathy: (*brit.*) →*hypernatremic encephalopathy*
hypernatremic encephalopathy: hypernatriämische/hypernatriämisch-bedingte Enzephalopathie *f*
hypertensive encephalopathy: Hypertensionsenzephalopathie *f*, Encephalopathia hypertensiva
hypoglycaemic encephalopathy: (*brit.*) →*hypoglycemic encephalopathy*
hypoglycemic encephalopathy: hypoglykämische Enzephalopathie *f*
lead encephalopathy: Bleienzephalopathie *f*, Encephalopathia saturnina
metabolic encephalopathy: metabolische Enzephalopathie *f*
myoclonic encephalopathy of childhood: Encephalopathia myoclonica infantilis, Kinsbourne-Syndrom *nt*
necrotizing encephalopathy: Leigh-Syndrom *nt*, Leigh-Enzephalomyelopathie *f*, nekrotisierende Enzephalomyelopathie *f*
portal-systemic encephalopathy: hepatische/portosystemische Enzephalopathie *f*, hepatozerebrales Syndrom *nt*, Encephalopathia hepatica
portasystemic encephalopathy: →*portal-systemic encephalopathy*
progressive dialysis encephalopathy: chronisch-progressive dialysebedingte Enzephalopathie *f*, Dialyseenzephalopathie *f*
progressive subcortical encephalopathy: Schilder-Krankheit *f*, Encephalitis periaxialis diffusa
punch-drunk encephalopathy: Boxerenzephalopathie *f*, Dementia pugilistica
saturnine encephalopathy: Bleienzephalopathie *f*, Encephalopathia saturnina
spongiform encephalopathy: spongiforme Enzephalopathie *f*
subacute necrotizing encephalopathy: →*necrotizing encephalopathy*
subacute spongiform encephalopathy: subakute spongiforme Enzephalopathie *f*, subakute spongiforme Virusenzephalopathie *f*
subacute spongiform virus encephalopathy: subakute spongiforme Enzephalopathie *f*, subakute spongiforme Virusenzephalopathie *f*
subcortical arteriosclerotic encephalopathy: Binswanger-Enzephalopathie *f*, subkortikale progressive Enzephalopathie *f*, Encephalopathia chronica progressiva subcorticalis
transmissible spongiform encephalopathy: subakute spongiforme Enzephalopathie *f*, subakute spongiforme Virusenzephalopathie *f*
traumatic encephalopathy: Boxerenzephalopathie *f*, Encephalopathia traumatica
uraemic encephalopathy: (*brit.*) →*uremic encephalopathy*
uremic encephalopathy: urämische Enzephalopathie *f*, Encephalopathia uraemica
Wernicke's encephalopathy: Wernicke-Enzephalopathie *f*, Polioencephalopathia haemorrhagica superior

en|ceph|a|lo|punc|ture [en,sefələʊpʌŋ(k)tʃər] *noun*: Hirnpunktion *f*, Zephalozentese *f*

en|ceph|a|lo|py|o|sis [en,sefələʊpaɪ'əʊsɪs] *noun*: eitrige/purulente Hirnentzündung *f*, Hirneiterung *f*

en|ceph|a|lo|ra|chid|i|an [en,sefələʊrə'kɪdɪən] *adj*: Gehirn und Rückenmark/Medulla spinalis betreffend, zerebrospinal, cerebrospinal, spinozerebral, enzephalospinal

en|ceph|a|lo|ra|dic|u|lit|ic [en,sefələʊrə,dɪkjə'lɪtɪk] *adj*: Enzephaloradikulitis betreffend, enzephaloradikulitisch

en|ceph|a|lo|ra|dic|u|li|tis [en,sefələʊrə,dɪkjə'laɪtɪs] *noun*: Entzündung *f* von Gehirn und Spinalnervenwurzeln, Enzephaloradikulitis *f*, Encephaloradiculitis *f*

en|ceph|a|lor|rha|gia [en,sefələʊ'rædʒ(ɪ)ə] *noun*: **1.** Hirn(ein)blutung *f*, Enzephalorrhagie *f* **2.** apoplektischer Insult *m*, Apoplexie *f*, Apoplexia cerebri

en|ceph|a|los|chi|sis [en,sefə'lɑskəsɪs] *noun*: Enzephaloschisis *f*

en|ceph|a|lo|scle|ro|sis [en,sefələʊsklɪə'rəʊsɪs] *noun*: Hirnsklerose *f*
diffuse encephalosclerosis: diffuse Hirnsklerose *f*

en|ceph|a|lo|scle|rot|ic [en,sefələʊsklɪə'rɑtɪk] *adj*: Hirnsklerose betreffend, hirnsklerotisch, enzephalosklerotisch

en|ceph|a|lo|scope [en'sefələskəʊp] *noun*: Enzephaloskop *nt*

en|ceph|a|los|co|py [en,səfə'lɑskəpiː] *noun*: Enzephaloskopie *f*

en|ceph|a|lo|sep|sis [en,sefələ'sepsɪs] *noun*: Gehirngangrän *f*

en|ceph|a|lo|sis [en,sefə'ləʊsɪs] *noun*: organische/degenerative Hirnerkrankung *f*, Enzephalose *f*

en|ceph|a|lo|spi|nal [en,sefələʊ'spaɪnl] *adj*: **1.** Gehirn/Encephalon und Rückenmark/Medulla spinalis betreffend, enzephalospinal **2.** Großhirn/Cerebrum und Rückenmark/Medulla spinalis betreffend, zerebro-, cerebrospinal

en|ceph|a|lo|thlip|sis [en,sefələʊ'θlɪpsɪs] *noun*: Hirnkompression *f*

en|ceph|a|lot|ic [en,sefə'lɑtɪk] *adj*: Enzephalose betreffend, enzephalotisch

en|ceph|a|lo|tome [en'sefələtəʊm] *noun*: Enzephalotom *nt*

en|ceph|a|lot|o|my [en,sefə'lɑtəmiː] *noun*: **1.** operativer Hirnschnitt *m*, Enzephalotomie *f* **2.** (*gynäkol.*) Enzephalotomie *f*, Kraniotomie *f*

En|ces|to|da [enses'təʊdə] *plural*: Bandwürmer *pl*, Zestoden *pl*, Cestoda *pl*, Cestodes *pl*

en|chon|dral [en'kɑndrəl, eŋ-] *adj*: in Knorpel/Cartilago entstehend *oder* liegend *oder* auftretend, endochondral, enchondral, intrakartilaginär

en|chon|dro|ma [,enkɑn'drəʊmə] *noun*: echtes/zentrales Chondrom *nt*, echtes/zentrales Osteochondrom *nt*, Enchondrom *nt*
malignant enchondroma: Knorpelsarkom *nt*, Chondrosarkom *nt*, Chondroma sarcomatosum, Enchondroma malignum
multiple congenital enchondroma: Ollier-Erkrankung *f*, Ollier-Syndrom *nt*, Enchondromatose *f*, multiple kongenitale Enchondrome *pl*, Hemichondrodystrophie *f*

en|chon|dro|ma|to|sis [en,kɑndrəmə'təʊsɪs] *noun*: **1.** En-

chondromatose *f* **2.** →*multiple congenital enchondroma*
generalized enchondromatosis: generalisierte Enchondromatose *f*
multiple enchondromatosis: →*multiple congenital enchondroma*
skeletal enchondromatosis: →*multiple congenital enchondroma*
en|chon|drom|a|tous [ˌenkɑn'drɑmətəs] *adj*: Enchondrom betreffend, enchondromartig, enchondromatös
en|chon|dro|sar|co|ma [enˌkɑndrəsɑːr'kəʊmə] *noun*: zentrales Chondrosarkom *nt*, Enchondrosarkom *nt*
en|chon|dro|sis [enkɑn'drəʊsɪs] *noun*: **1.** Enchondrose *f*, Enchondrosis *f* **2.** →*enchondroma*
en|chy|le|ma [enkaɪ'liːmə] *noun*: Plasmasaft *m*, Enchylem(a) *nt*
en|cla|vo|ma [enklə'vəʊmə] *noun*: Speicheldrüsenmischtumor *m*
en|clit|ic [en'klɪtɪk] *adj*: enklitisch
en|code [ɪn'kəʊd] *vi*: verschlüsseln, kodieren, codieren
en|code|ment [ɪn'kəʊdmənt] *noun*: Verschlüsselung *f*, Chiffrierung *f*, Kodierung *f*, Codierung *f*
en|coe|li|li|tis [enˌsɪlɪ'aɪtɪs] *noun*: (*brit.*) →*enceliitis*
en|coe|li|tis [ensɪ'laɪtɪs] *noun*: (*brit.*) →*encoeliitis*
en|co|pre|sis [enkɑ'priːsɪs] *noun*: Enkopresis *nt*
en|cra|ni|al [en'kreɪnɪəl] *adj*: im Schädel/Cranium (liegend), intrakranial, endokranial, endokraniell, intrakraniell
en|cra|ni|us [en'kreɪnɪəs] *noun*: Enkranius *m*
en|cy|e|sis [ensaɪ'iːsɪs] *noun*: Schwangerschaft *f*
en|cy|lo|py|e|li|tis [ensaɪəˌpaɪə'laɪtɪs] *noun*: Schwangerschaftspyelitis *f*
en|cyst [en'sɪst]: **I** *vt* einkapseln, enzystieren **II** *vi* sich einkapseln, enzystieren
en|cys|ta|tion [ensɪs'teɪʃn] *noun*: →*encystment*
en|cyst|ed [en'sɪstɪd] *adj*: verkapselt, enzystiert
en|cyst|ment [en'sɪstmənt] *noun*: Ver-, Einkapseln *nt*; Ver-, Einkapselung *f*, Enzystierung *f*
end [end]: **I** *noun* **1.** (*örtlich, zeitlich*) Ende *nt* **2.** Ende *nt*, Spitze *f*; Rest *m*, Endstück *nt*, Stummel *m* **3.** Tod *m* **4.** Ergebnis *nt*, Resultat *nt* **II** *vt* **5.** beenden **6.** töten, umbringen **III** *vi* enden, aufhören
dead end: blindes Ende *nt*; (*a. fig.*) Sackgasse *f*
distal end of denture: distales Prothesenende *nt*
root end: Apex radicis dentis
end- *präf.*: Intra-, End(o)-
end|an|ge|i|tis [ˌendændʒɪ'aɪtɪs] *noun*: →*endangiitis*
en|dan|ger [en'deɪndʒər] *vi*: in Gefahr bringen, gefährden
en|dan|gered [en'deɪndʒərd] *adj*: gefährdet, in Gefahr; (*biolog.*) vom Aussterben bedroht
end|an|gi|it|ic [ˌendændʒɪ'ɪtɪk] *adj*: Endangiitis betreffend, endangiitisch, endangitisch
end|an|gi|i|tis [ˌendændʒɪ'aɪtɪs] *noun*: Entzündung *f* der Gefäßinnenwand, Endangiitis *f*, Endangitis *f*, Endoangitis *f*, Endoangiitis *f*
en|dan|gi|um [en'dændʒɪəm] *noun*: Gefäßinnenwand *f*, Endangium *nt*, Intima *f*, Tunica intima
end|a|or|tit|ic [ˌendeɪɔːr'tɪtɪk] *adj*: Endaortitis betreffend, endaortitisch
end|a|or|ti|tis [ˌendeɪɔːr'taɪtɪs] *noun*: Entzündung *f* der Aortenintima, Endaortitis *f*
end|ar|ter|ec|to|my [ˌendɑːrtə'rektəmiː] *noun*: Ausschälplastik *f*, Endarteriektomie *f*, Intimektomie *f*
carotid endarterectomy: Karotisendarteriektomie *f*
gas endarterectomy: Gasendarterektomie *f*
end|ar|te|ri|al [ˌendɑːr'tɪərɪəl] *adj*: in einer Arterie *oder* in den Arterien (liegend), in eine Arterie hinein, intraarteriell
end|ar|te|rit|ic [ˌendɑːrtə'rɪtɪk] *adj*: Endarteritis betreffend, endarteritisch, endarteriitisch
end|ar|te|ri|tis [ˌendɑːrtə'raɪtɪs] *noun*: Entzündung *f* der Arterienintima, Endarteritis *f*, Endarteriitis *f*, Endoarteritis *f*, Endoarteriitis *f*
Heubner's endarteritis: Heubner-Krankheit *f*, Heubner-Endarteriitis *f*
Heubner's specific endarteritis: →*Heubner's endarteritis*
syphilitic endarteritis obliterans of cerebral vessels: →*Heubner's endarteritis*
end|ar|te|ri|um [endɑːr'tɪəriːəm] *noun*: Arterienintima *f*
end|au|ral [end'ɔːrəl] *adj*: im Ohr (liegend), endaural
end|brain ['endbreɪn] *noun*: Endhirn *nt*, Telenzephalon *nt*, -cephalon *nt*
end-brush *noun*: Endbäumchen *nt*, Telodendron *nt*
end-bud *noun*: End-, Schwanzknospe *f*
end|chon|dral [end'kɑndrəl] *adj*: in Knorpel/Cartilago entstehend *oder* liegend *oder* auftretend, intrakartilaginär, endochondral, enchondral
end-diastolic *adj*: am Ende der Diastole (auftretend), enddiastolisch
en|deic|tic [en'daɪktɪk] *adj*: Symptom(e) betreffend, auf Symptomen beruhend, kennzeichnend, bezeichnend, symptomatisch (*of* für)
en|de|mia [en'diːmiːə] *noun*: Endemie *f*, endemische Krankheit *f*
en|de|mi|al [en'diːmiːəl] *adj*: →*endemic II*
en|dem|ic [en'demɪk]: **I** *noun* →*endemia* **II** *adj* Endemie betreffend, als Endemie auftretend, endemisch
en|dem|i|cal [en'demɪkl] *adj*: →*endemic II*
en|de|mic|i|ty [ˌendə'mɪsətiː] *noun*: **1.** Endemie *f* **2.** (*biolog.*) Endemismus *m*
en|de|mism ['endəmɪzəm] *noun*: →*endemicity*
en|de|mo|ep|i|dem|ic [ˌendɪməʊepɪ'demɪk]: **I** *noun* Endemoepidemie *f* **II** *adj* Endemoepidemie betreffend, endemoepidemisch
end|er|gon|ic [ˌendər'gɑnɪk] *adj*: energieverbrauchend, endergon(isch)
en|der|mat|ic [endɜr'mætɪk] *adj*: →*endermic*
en|der|mic [en'dɜrmɪk] *adj*: in der Haut (befindlich), in die Haut (eingeführt), endermal, intrakutan
en|der|mism [en'dɜrmɪzəm] *noun*: endermale/intrakutane Medikation *f*
en|der|mo|sis [endər'məʊsɪs] *noun*: Endermose *f*
end|ex|pi|ra|to|ry [endek'spaɪərətɔːriː] *adj*: am Ende der Ausatmung/Exspiration, endexspiratorisch
end-feet *plural*: synaptische Endknöpfchen *pl*, Boutons termineaux
Held's end-feet: Held-Synapsen *pl*
end-flake *noun*: →*end-plate*
end|ing ['endɪŋ] *noun*: **1.** (*histolog.*) Endigung *f* **2.** Ende *nt*, Schluss *m*; Beendigung *f*, Abschluss *m* **3.** Tod *m*, Ende *nt*
annulospiral ending: anulospiralige Endigung *f*, Anulospiralendigung *f*
encapsulated nerve ending: sensibles Endorgan *nt*, Terminalkörperchen *nt*, Nervenendkörperchen *nt*, Corpusculum nervosum terminale
flower-spray ending: Flower-Spray-Endigung *f*
free nerve ending: freie Nervenendigung *f*
non-corpuscular nerve ending: →*free nerve ending*
primary muscle-spindle ending: anulospiralige Endigung *f*, Anulospiralendigung *f*
end|less ['endləs] *adj*: endlos, ohne Ende, unendlich, Endlos-

end-nuclei *plural*: Nuclei terminationis
endo- *präf.*: Intra-, End(o)-
en|do|ab|dom|i|nal [ˌendəʊæb'dɑmɪnl] *adj*: endoabdominal, intraabdominal, intraabdominell
endo-amylase *noun*: α-Amylase *f*, Endoamylase *f*
en|do|an|eu|rys|mo|plas|ty [ˌendəʊænjə'rɪzməplæstiː] *noun*: Endoaneurysmorrhaphie *f*
en|do|an|eu|rys|mor|rha|phy [ˌendəʊˌænjərɪz'mɑrəfiː] *noun*: Endoaneurysmorrhaphie *f*
en|do|an|gi|i|tis [ˌendəʊændʒɪ'aɪtɪs] *noun*: Entzündung *f* der Gefäßinnenwand, Endangiitis *f*, Endangitis *f*, Endoangitis *f*, Endoangiitis *f*
endo-aortitis *noun*: Entzündung *f* der Aortenintima, Endaortitis *f*
en|do|ap|pen|di|cit|ic [ˌendəʊəˌpendə'sɪtɪk] *adj*: Endoappendizitis betreffend, endoappendizitisch
en|do|ap|pen|di|ci|tis [ˌendəʊəˌpendə'saɪtɪs] *noun*: Entzündung *f* der Schleimhaut der Appendix vermiformis, Endoappendizitis *f*
en|do|ar|te|ri|tis [ˌendəʊˌɑːrtə'raɪtɪs] *noun*: Entzündung *f* der Arterienintima, Endarteritis *f*, Endarteriitis *f*, Endoarteritis *f*, Endoarteriitis *f*
en|do|aus|cul|ta|tion [ˌendəʊˌɔːskəl'teɪʃn] *noun*: Endoauskultation *f*
en|do|au|to|in|va|sion [ˌendəʊˌɔːtəɪn'veɪʒn] *noun*: Endoautoinvasion *f*
en|do|bi|o|sis [ˌendəʊbaɪ'əʊsɪs] *noun*: Endobiose *f*
en|do|bi|ot|ic [ˌendəʊbaɪ'ɑtɪk] *adj*: endobiotisch
en|do|blast ['endəʊblæst] *noun*: →*entoderm*
en|do|blas|tic [ˌendəʊ'blæstɪk] *adj*: →*entodermal*
en|do|bron|chi|al [ˌendəʊ'brɑŋkɪəl] *adj*: in den Bronchien auftretend *oder* ablaufend, intrabronchial, endobronchial
en|do|bron|chit|ic [ˌendəʊbrɑn'kɪtɪk] *adj*: Endobronchitis betreffend, endobronchitisch
en|do|bron|chi|tis [ˌendəʊbrɑn'kaɪtɪs] *noun*: Entzündung *f* der Bronchialschleimhaut, Endobronchitis *f*
en|do|cap|il|lar|y [ˌendəʊkə'pɪləriː] *adj*: in einer Kapillare (liegend), endokapillär
en|do|car|di|ac [ˌendəʊ'kɑːrdɪæk] *adj*: innerhalb des Herzens (liegend), ins Herz hinein, intrakardial, endokardial
en|do|car|di|al [ˌendəʊ'kɑːrdɪəl] *adj*: innerhalb des Herzens (liegend), ins Herz hinein, intrakardial, endokardial
en|do|car|di|op|a|thy [ˌendəʊˌkɑːrdɪ'ɑpəθiː] *noun*: Endokardopathie *f*
en|do|car|dit|ic [ˌendəʊkɑːr'dɪtɪk] *adj*: Endokarditis betreffend, endokarditisch
en|do|car|di|tis [ˌendəʊkɑːr'daɪtɪs] *noun*: Entzündung *f* der Herzinnenhaut, Endokarditis *f*, Endokardentzündung *f*, Endocarditis *f*
atypical verrucous endocarditis: atypische verruköse Endokarditis *f*, Libman-Sacks-Syndrom *nt*, Endokarditis Libman-Sacks, Endocarditis thrombotica
bacterial endocarditis: subakute-bakterielle Endokarditis *f*, Endocarditis lenta
constrictive endocarditis: →*Löffler's endocarditis*
fungal endocarditis: Pilzendokarditis *f*, Endocarditis mycotica
gonococcal endocarditis: Gonokokkenendokarditis *f*
infectious endocarditis: infektiöse Endokarditis *f*, erregerbedingte Endokarditis *f*
infective endocarditis: infektiöse Endokarditis *f*, erregerbedingte Endokarditis *f*
Libman-Sacks endocarditis: Libman-Sacks-Syndrom *nt*, Endokarditis Libman-Sacks *f*, atypische verruköse Endokarditis *f*, Endocarditis thrombotica
Löffler's endocarditis: Löffler-Endokarditis *f*, Löffler-Syndrom *nt*, Endocarditis parietalis fibroplastica
Löffler's fibroplastic endocarditis: →*Löffler's endocarditis*
Löffler's parietal fibroplastic endocarditis: →*Löffler's endocarditis*
malignant endocarditis: septische Endokarditis *f*
marantic endocarditis: →*Löffler's endocarditis*
mural endocarditis: Endocarditis parietalis
mycotic endocarditis: Pilzendokarditis *f*, Endocarditis mycotica
nonbacterial thrombotic endocarditis: →*Löffler's endocarditis*
nonbacterial verrucous endocarditis: →*Löffler's endocarditis*
parietal endocarditis: Endocarditis parietalis
prosthetic valve endocarditis: Prothesenendokarditis *f*
Q fever endocarditis: Q-Fieber-Endokarditis *f*
rheumatic endocarditis: rheumatische Endokarditis *f*, Bouillaud-Krankheit *f*
rickettsial endocarditis: Rickettsienendokarditis *f*
septic endocarditis: septische Endokarditis *f*
serous endocarditis: seröse Endokarditis *f*, Endocarditis serosa
simple verrucous endocarditis: Endocarditis verrucosa simplex
streptococcal endocarditis: Streptokokkenendokarditis *f*
subacute bacterial endocarditis: subakute-bakterielle Endokarditis *f*, Endocarditis lenta
subacute infectious endocarditis: →*subacute bacterial endocarditis*
syphilitic endocarditis: syphilitische Endokarditis *f*
thromboulcerative endocarditis: thromboulzeröse Endokarditis *f*, Endocarditis thromboulcerosa
tuberculous endocarditis: tuberkulöse Endokarditis *f*
ulcerative endocarditis: ulzeröse Endokarditis *f*, Endocarditis ulcerosa
valvular endocarditis: Endokarditis *f* der Herzklappen, Endocarditis valvularis
vegetative endocarditis: verruköse Endokarditis *f*, Endocarditis verrucosa
verrucous endocarditis: verruköse Endokarditis *f*, Endocarditis verrucosa
viridans endocarditis: Viridans-Endokarditis *f*, Endokarditis *f* durch Streptococcus viridans
en|do|car|di|um [ˌendəʊ'kɑːrdɪəm] *noun, plural* **-dia** [-dɪə]: innerste Herzwandschicht *f*, Endokard *nt*, Endocardium *nt* **beneath the endocardium** unter dem Endokard (liegend)
en|do|cel|lu|lar [ˌendəʊ'seljələr] *adj*: innerhalb einer Zelle (liegend *oder* ablaufend), intrazellulär, intrazellular
en|do|cer|vi|cal [ˌendəʊ'sɜrvɪkl, endəʊsɜː'vaɪkl] *adj*: im Zervikalkanal, endozervikal, Endozervix-
en|do|cer|vi|cit|ic [ˌendəʊˌsɜrvə'sɪtɪk] *adj*: Endozervixentzündung/Endozervizitis betreffend, endozervizitisch
en|do|cer|vi|ci|tis [ˌendəʊˌsɜrvə'saɪtɪs] *noun*: Entzündung *f* der Schleimhaut der Cervix uteri, Endocervicitis *f*, Endozervixentzündung *f*, Endozervizitis *f*, Endometritis *f* cervicis
en|do|cer|vix [ˌendəʊ'sɜrvɪks] *noun*: **1.** Halskanal *m* der Zervix, Zervikalkanal *m*, Endozervix *f* **2.** Schleimhaut (-auskleidung *f*) *f* des Zervikalkanals, Endozervix *f*
en|do|chon|dral [ˌendəʊ'kɑndrəl] *adj*: in Knorpel/Cartilago entstehend *oder* liegend *oder* auftretend, intrakar-

tilaginär, endochondral, enchondral
en|do|co|lit|ic [ˌendəʊkə'lɪtɪk] *adj*: Endokolitis betreffend, endokolitisch
en|do|co|li|tis [ˌendəʊkə'laɪtɪs] *noun*: Entzündung *f* der Kolonschleimhaut, Endokolitis *f*, katarrhalische Kolitis *f*, Endocolitis *f*
en|do|col|pit|ic [ˌendəʊkɑl'pɪtɪk] *adj*: endokolpitisch
en|do|col|pi|tis [ˌendəʊkɑl'paɪtɪs] *noun*: Entzündung *f* der Scheidenschleimhaut, Endokolpitis *f*
en|do|com|men|sal [ˌendəʊkə'mensəl] *noun*: Endokommensale *m*
en|do|cor|pus|cu|lar [ˌendəʊkɔːr'pʌskjələr] *adj*: in den Blutkörperchen liegend *oder* ablaufend, intrakorpuskulär, endoglobulär intraglobulär, intraglobular, endokorpuskulär; intraerythrozytär
en|do|cra|ni|al [ˌendəʊ'kreɪnɪəl] *adj*: **1.** im Schädel/Cranium, endokranial, intrakranial, -kraniell **2.** Endokranium betreffend, endokranial, Endokranium-
en|do|cra|nit|ic [ˌendəʊkreɪ'nɪtɪk] *adj*: Endokranitis betreffend, endokranitisch
en|do|cra|ni|tis [ˌendəʊkreɪ'naɪtɪs] *noun*: Entzündung *f* des Endokraniums, Endokranitis *f*, Pachymeningitis *f* externa
en|do|cra|ni|um [ˌendəʊ'kreɪnɪəm] *noun, plural* **-nia** [-nɪə]: Endokranium *nt*, Endocranium *nt*, Dura mater encephali
en|do|cri|nal [ˌendə'kraɪnl, -'krɪnl] *adj*: →*endocrine II*
en|do|crine ['endəʊkrɪn, -kraɪn]: **I** *noun* **1.** Drüse *f* mit innerer Sekretion, endokrine Drüse *f*, Glandula endocrina, Glandula sine ductibus **2.** innere Sekretion *f*, Inkretion *f* **II** *adj* Endokrinum betreffend, mit innerer Sekretion, endokrin
endocrine-active *adj*: endokrin-aktiv
endocrine-inactive *adj*: endokrin-inaktiv
en|do|crin|ic [ˌendəʊ'krɪnɪk] *adj*: →*endocrine II*
en|do|crin|i|um [ˌendəʊ'krɪnɪəm] *noun*: endokrines System *nt*, Endokrin(i)um *nt*
en|do|crin|o|log|ic [ˌendəʊˌkrɪnə'lɑdʒɪk, -ˌkraɪ-] *adj*: Endokrinologie betreffend, endokrinologisch
en|do|cri|nol|o|gist [ˌendəʊkrɪ'nɑlədʒɪst, -kraɪ-] *noun*: Endokrinologin *f*, Endokrinologe *m*
en|do|cri|nol|o|gy [ˌendəʊkrɪ'nɑlədʒɪ, -kraɪ-] *noun*: Endokrinologie *f*
en|do|cri|no|ma [ˌendəʊkrɪ'nəʊmə] *noun*: Endokrinom *nt*
multiple endocrinomas: →*multiple endocrinopathy*
en|do|cri|nop|a|thy [ˌendəʊkrɪ'nɑpəθiː] *noun*: Endokrinopathie *f*
multiple endocrinopathy: MEN-Syndrom *nt*, multiple endokrine Adenopathie *f*, multiple endokrine Neoplasie *f*, multiple endokrine Adenomatose *f*
en|do|crin|o|ther|a|py [ˌendəʊkrɪnə'θerəpiː] *noun*: Endokrinotherapie *f*; Hormontherapie *f*
en|do|crin|o|trop|ic [ˌendəʊkrɪnə'trɑpɪk, -'trəʊp-] *adj*: endokrinotrop
en|doc|ri|nous [en'dɑkrɪnəs] *adj*: →*endocrine II*
en|do|cyc|lic [ˌendəʊ'sɪklɪk] *adj*: endozyklisch
en|do|cyst ['endəʊsɪst] *noun*: Endozyste *f*
en|do|cys|tit|ic [ˌendəʊsɪs'tɪtɪk] *adj*: Endozystitis betreffend, endozystitisch
en|do|cys|ti|tis [ˌendəʊsɪs'taɪtɪs] *noun*: Entzündung *f* der Blasenschleimhaut, Endocystitis *f*, Blasenschleimhautentzündung *f*, Endozystitis *f*
en|do|cyte ['endəʊsaɪt] *noun*: Endozyt *m*
en|do|cy|to|sis [ˌendəʊsaɪ'təʊsɪs] *noun*: Endozytose *f*
en|do|cy|tot|ic [ˌendəʊsaɪ'tɑtɪk] *adj*: Endozytose betreffend, endozytotisch
en|do|de|ox|y|ri|bo|nu|cle|ase [ˌendəʊdɪˌɑksɪˌraɪbəʊ'n(j)uːklɪeɪz] *noun*: Endodesoxyribonuclease *f*, Endodesoxyribonuklease *f*
en|do|derm ['endəʊdɜrm] *noun*: →*entoderm*
en|do|der|mal [ˌendəʊ'dɜrml] *adj*: →*entodermal*
en|do|don|tia [endəʊ'dɑnʃɪə] *noun*: Endodontie *f*, Endodontologie *f*
en|do|don|tic [endəʊ'dɑntɪk] *adj*: im Wurzelkanal, endodontisch
en|do|don|tics [endəʊ'dɑntɪks] *plural*: Endodontie *f*, Endodontologie *f*
surgical endodontics: chirurgische Endodontie *f*
en|do|don|tist [endəʊ'dɑntɪst] *noun*: Endodontologe *m*, Endodontologin *f*
en|do|don|ti|um [ˌendəʊ'dɑnʃɪəm] *noun*: Zahnpulpa *f*, Pulpa dentis
en|do|don|tol|o|gist [ˌendəʊdɑn'tɑlədʒɪst] *noun*: Endodontologe *m*, Endodontologin *f*
en|do|don|tol|o|gy [ˌendəʊdɑn'tɑlədʒiː] *noun*: Endodontie *f*, Endodontologie *f*
en|do|don|to|ma [ˌendəʊdɑn'təʊmə] *noun*: internes Pulpagranulom *nt*, internes Pulpengranulom *nt*, innere Zahnresorption *f*, innere Resorption *f*, Rosa-Flecken-Krankheit *f*, Pink-spot-disease *nt*, Endodontoma *nt*
en|do|en|ter|it|ic [ˌendəʊentə'rɪtɪk] *adj*: Endoenteritis betreffend, endoenteritisch
en|do|en|ter|i|tis [ˌendəʊentə'raɪtɪs] *noun*: Entzündung *f* der Darmschleimhaut, Endoenteritis *f*, Darmschleimhautentzündung *f*
en|do|en|zyme [ˌendəʊ'enzaɪm] *noun*: Endoenzym *nt*, intrazelluläres Enzym *nt*
en|do|ep|i|der|mal [ˌendəʊepɪ'dɜrml] *adj*: in der Oberhaut/Epidermis (liegend), endoepidermal, intraepidermal
en|do|ep|i|the|li|al [ˌendəʊepɪ'θiːlɪəl] *adj*: im Deckgewebe/Epithel (liegend), endoepithelial, intraepithalial
en|do|er|gic [ˌendəʊ'ɜrdʒɪk] *adj*: endoerg(isch)
en|do|e|soph|a|git|ic [ˌendəʊɪˌsɑfə'dʒɪtɪk] *adj*: Endoösophagitis betreffend, endoösophagitisch
en|do|e|soph|a|gi|tis [ˌendəʊɪˌsɑfə'dʒaɪtɪs] *noun*: Entzündung *f* der Ösophagusschleimhaut, Endoösophagitis *f*
en|do|gam|ic [ˌendəʊ'gæmɪk] *adj*: →*endogamous*
en|dog|a|mous [en'dɑgəməs] *adj*: endogam
en|dog|a|my [en'dɑgəmiː] *noun*: Endogamie *f*
en|do|gan|gli|on|ic [ˌendəʊˌgæŋglɪ'ɑnɪk] *adj*: innerhalb eines Nervenknotens/Ganglions (liegend), endoganglionär, intraganglionär
en|do|gas|trec|to|my [ˌendəʊgæs'trektəmiː] *noun*: Endogastrektomie *f*
en|do|gas|tric [ˌendəʊ'gæstrɪk] *adj*: im Magen/Gaster (liegend), endogastral, intragastral
en|do|gas|trit|ic [ˌendəʊgæs'trɪtɪk] *adj*: Endogastritis betreffend, endogastritisch
en|do|gas|tri|tis [ˌendəʊgæs'traɪtɪs] *noun*: Entzündung *f* der Magenschleimhaut, Endogastritis *f*, Magenschleimhautentzündung *f*; Gastritis *f*
en|do|ge|net|ic [ˌendəʊdʒə'netɪk] *adj*: →*endogenous*
en|do|gen|ic [ˌendəʊ'dʒenɪk] *adj*: →*endogenous*
en|dog|e|nous [en'dɑdʒənəs] *adj*: **1.** im Innern entstehend *oder* befindlich, nicht von außen zugeführt, endogen **2.** aus innerer Ursache, von innen kommend, anlagebedingt, endogen
en|dog|e|ny [en'dɑdʒəniː] *noun*: Endogenese *f*, Endogenie *f*
en|do|glo|bar [ˌendəʊ'gləʊbər] *adj*: endoglobulär, intraglobulär, intraglobular, intrakorpuskulär, endokorpuskulär; intraerythrozytär

en|do|glob|u|lar [ˌendəʊ'glɑbjələr] *adj*: endo-, intraglobulär; intrakorpuskulär; intraerythrozytär

en|do|her|ni|or|rha|phy [ˌendəʊˌhɜrnɪ'ɑrəfiː] *noun*: Endoherniorrhaphie *f*

en|do|her|ni|ot|o|my [ˌendəʊˌhɜrnɪ'ɑtəmiː] *noun*: →*endoherniorrhaphy*

en|do|in|tox|i|ca|tion [ˌendəʊɪnˌtɑksɪ'keɪʃn] *noun*: Endo(toxin)intoxikation *f*, Autointoxikation *f*

en|do|lab|y|rin|thit|ic [ˌendəʊˌlæbərɪn'θɪtɪk] *adj*: Endolabyrinthitis betreffend, endolabyrinthitisch

en|do|lab|y|rin|thi|tis [ˌendəʊˌlæbərɪn'θaɪtɪs] *noun*: Entzündung *f* des häutigen Labyrinths, Endolabyrinthitis *f*

en|do|la|ryn|ge|al [ˌendəʊlə'rɪndʒ(ɪ)əl] *adj*: innerhalb des Kehlkopfes/Larnyx (liegend), intralaryngeal, endolaryngeal

En|do|li|max na|na [ˌendəʊ'laɪmæks]: Endolimax nana

en|do|lu|mi|nal [ˌendəʊ'luːmənl] *adj*: im Lumen (liegend), endoluminal, intraluminal

en|do|lymph ['endəlɪmf] *noun*: Endolymphe *f*, Endolympha *f*

en|do|lym|pha [ˌendə'lɪmfə] *noun*: →*endolymph*

en|do|lym|phat|ic [ˌendəʊlɪm'fætɪk] *adj*: Endolymphe betreffend, endolymphatisch

en|dol|y|sin [en'dɑləsɪn] *noun*: Endolysin *nt*

en|dol|y|sis [en'dɑləsɪs] *noun*: Endolyse *f*

en|do|mas|toid|it|ic [ˌendəʊˌmæstɔɪ'dɪtɪk] *adj*: endomastoiditisch

en|do|mas|toid|i|tis [ˌendəʊˌmæstɔɪ'daɪtɪs] *noun*: Entzündung *f* der Schleimhaut der Warzenfortsatzhöhle und -zellen, Endomastoiditis *f*

en|do|me|tri|al [ˌendəʊ'miːtrɪəl] *adj*: Gebärmutterschleimhaut/Endometrium betreffend, vom Endometrium ausgehend, endometrial

en|do|me|tri|oid [ˌendəʊ'miːtrɪɔɪd] *adj*: endometrioid

en|do|me|tri|o|ma [ˌendəʊmiːtrɪ'əʊmə] *noun*: Endometriom *nt*

en|do|me|tri|o|sis [ˌendəʊˌmiːtrɪ'əʊsɪs] *noun*: Endometriose *f*
bladder endometriosis: Harnblasenendometriose *f*
external endometriosis: Endometriosis genitalis externa
extragenital endometriosis: Endometriosis extragenitalis
genital endometriosis: Endometriosis genitalis, genitale Endometriose *f*
internal endometriosis: Endometriosis uteri interna, Adenomyosis interna
ovarian endometriosis: Ovarialendometriose *f*, Endometriosis ovarii
stromal endometriosis: Stromaendometriose *f*, Stromatose *f*

en|do|me|trit|ic [ˌendəʊmɪ'trɪtɪk] *adj*: Endometritis/Endometriumentzündung betreffend, endometritisch

en|do|me|tri|tis [ˌendəʊmɪ'traɪtɪs] *noun*: Entzündung *f* der Gebärmutterschleimhaut, Endometritis *f*, Endometriumentzündung *f*
acute endometritis: akute Endometritis *f*
chronic endometritis: chronische Endometritis *f*
decidual endometritis: Deciduitis *f*, Deziduaentzündung *f*, Deziduitis *f*, Decidualitis *f*, Endometritis decidualis
gonococcal endometritis: gonorrhoische Endometritis *f*, Endometritis gonorrhoica
puerperal endometritis: Endometritis *f* im Wochenbett, Endometritis puerperalis
tuberculous endometritis: Endometritis tuberculosa

en|do|me|tri|um [ˌendəʊ'miːtriːəm] *noun, plural* **-tria** [-trɪə]: Gebärmutterschleimhaut *f*, Uterusschleimhaut *f*, Endometrium *nt*, Tunica mucosa uteri

en|do|mi|to|sis [ˌendəʊmaɪ'təʊsɪs] *noun*: Endomitose *f*

en|do|mi|tot|ic [ˌendəʊmaɪ'tɑtɪk] *adj*: Endomitose betreffend, endomitotisch

en|do|mor|phic [ˌendəʊ'mɔːrfɪk] *adj*: endomorph

en|do|mor|phy ['endəʊmɔːrfiː] *noun*: Endomorphie *f*

En|do|my|ces [ˌendəʊ'maɪsiːz] *noun*: Endomyces *m*
Endomyces capsulatus: Endomyces dermatitidis
Endomyces epidermatides: Endomyces dermatitidis
Endomyces epidermides: Endomyces dermatitidis

En|do|my|ce|ta|les [ˌendəʊˌmaɪsə'teɪliːz] *plural*: Endomycetales *pl*

en|do|my|o|car|di|al [ˌendəʊˌmaɪə'kɑːrdɪəl] *adj*: Endokard und Herzmuskulatur/Myokard betreffend, endomyokardial

en|do|my|o|car|dit|ic [ˌendəʊmaɪəkɑːr'dɪtɪk] *adj*: Endomyokarditis betreffend, endomyokarditisch

en|do|my|o|car|di|tis [ˌendəʊmaɪəkɑːr'daɪtɪs] *noun*: Entzündung *f* von Endokard und Myokard, Endomyokarditis *f*

en|do|my|o|me|tri|tis [ˌendəʊmaɪəmɪ'traɪtɪs] *noun*: Endomyometritis *f*

en|do|my|si|um [ˌendəʊ'mɪzɪəm, -ʒɪəm] *noun, plural* **-my|si|a** [-zɪə, -ʒɪə]: Hüllgewebe *nt* der Muskelfaser, Endomysium *nt*

en|do|na|sal [ˌendəʊ'neɪzl] *adj*: in der Nasenhöhle (liegend), intranasal, endonasal

en|do|neu|ral [ˌendəʊ'njʊərəl, -'nʊr-] *adj*: endoneural, intraneural

en|do|neu|ri|al [ˌendəʊ'njʊərɪəl, -'nʊ-] *adj*: Endoneurium betreffend, Endoneurium-

en|do|neu|rit|ic [ˌendəʊnjʊə'rɪtɪk, -nʊ-] *adj*: Endoneuritis betreffend, endoneuritisch

en|do|neu|ri|tis [ˌendəʊnjʊə'raɪtɪs, -nʊ-] *noun*: Endoneuritis *f*

en|do|neu|ri|um [ˌendəʊ'njʊəriːəm] *noun, plural* **-ri|a** [-rɪə]: Endoneurium *nt*

en|do|neu|rol|y|sis [ˌendəʊnjʊə'rɑləsɪs, -nʊ-] *noun*: interfaszikuläre Neurolyse *f*

en|do|nu|cle|ar [ˌendəʊ'n(j)uːklɪər] *adj*: im Zellkern/Nukleus (liegend), intranukleär, endonuklear, endonukleär

en|do|nu|cle|ase [ˌendəʊ'n(j)uːklɪeɪz] *noun*: Endonuklease *f*, Endonuclease *f*
restriction endonuclease: Restriktionsendonuclease *f*

en|do|oe|soph|a|git|ic [ˌendəʊɪˌsɑfə'dʒɪtɪk] *adj*: (*brit.*) →*endoesophagitic*

en|do|oe|soph|a|gi|tis [ˌendəʊɪˌsɑfə'dʒaɪtɪs] *noun*: (*brit.*) →*endoesophagitis*

en|do|par|a|site [endəʊ'pærəsaɪt] *noun*: Endoparasit *m*, Entoparasit *m*, Endosit *m*, Binnenparasit *m*, Innenparasit *m*

en|do|pel|vic [ˌendəʊ'pelvɪk] *adj*: im Becken/in der Pelvis (liegend), endopelvin, intrapelvin

en|do|pep|ti|dase [ˌendəʊ'peptɪdeɪz] *noun*: Endopeptidase *f*, Protei(n)ase *f*

en|do|per|i|car|di|ac [ˌendəʊperɪ'kɑːrdɪæk] *adj*: im Perikard (liegend), endoperikardial, intraperikardial

en|do|per|i|car|di|al [ˌendəʊperɪ'kɑːrdɪəl] *adj*: Endokard und Perikard betreffend, endoperikardial, Endoperikard-

en|do|per|i|car|dit|ic [ˌendəʊˌperɪkɑːr'dɪtɪk] *adj*: Endoperikarditis betreffend, endoperikarditisch

en|do|per|i|car|di|tis [ˌendəʊˌperɪkɑːr'daɪtɪs] *noun*: Entzündung *f* von Endokard und Perikard, Endoperikarditis *f*

en|do|per|i|my|o|car|dit|ic [ˌendəʊˌperɪˌmaɪəkɑːr'dɪtɪk]

E

adj: Endoperimyokarditis betreffend, endomyoperikarditisch, pankarditisch
en|do|per|i|my|o|car|di|tis [ˌendəʊˌperɪˌmaɪəkɑːr'daɪtɪs] *noun*: Entzündung aller Herzwandschichten, Endomyoperikarditis *f*, Pankarditis *f*, Endoperimyokarditis *f*
en|do|per|i|neu|rit|ic [ˌendəʊˌperɪnjʊə'rɪtɪk, -nʊ-] *adj*: Endoperineuritis betreffend, endoperineuritisch
en|do|per|i|neu|ri|tis [ˌendəʊˌperɪnjʊə'raɪtɪs, -nʊ-] *noun*: Endoperineuritis *f*
en|do|per|i|to|ne|al [ˌendəʊˌperɪtəʊ'niːəl] *adj*: innerhalb des Bauchfells/Peritoneum (liegend), intraperitoneal, endoperitoneal
en|do|per|ox|ide [ˌendəʊpə'rɑksaɪd] *noun*: Endoperoxid *nt*
cyclic endoperoxide: zyklisches Endoperoxid *nt*
en|do|phle|bit|ic [ˌendəʊflɪ'bɪtɪk] *adj*: Endophlebitis betreffend, endophlebitisch
en|do|phle|bi|tis [ˌendəʊflɪ'baɪtɪs] *noun*: Entzündung *f* der Veneninnenwand, Endophlebitis *f*
obliterating endophlebitis: Endophlebitis obliterans
proliferative endophlebitis: Phlebosklerose *f*
en|doph|thal|mit|ic [endɑfθæl'mɪtɪk] *adj*: Endophthalmitis betreffend, endophthalmitisch
en|doph|thal|mi|tis [endɑfθæl'maɪtɪs] *noun*: Entzündung *f* der Augeninnenräume, Endophthalmitis *f*, Endophthalmie *f*, Endophthalmia *f*
chronic endophthalmitis: chronische Endophthalmitis *f*
metastatic endophthalmitis: metastatische Endophthalmitis *f*
phacoanaphylactic endophthalmitis: phakoantigene Uveitis *f*
en|do|phyte ['endəfaɪt] *noun*: pflanzlicher Endoparasit *m*, Endophyt *m*
en|do|phyt|ic [endəʊ'fɪtɪk] *adj*: nach innen wachsend, endophytisch
en|do|plasm ['endəʊplæzəm] *noun*: Endoplasma *nt*, Endozytoplasma *nt*, Entoplasma *nt*
en|do|plas|mic [ˌendəʊ'plæzmɪk] *adj*: Endoplasma betreffend, im Endoplasma liegend, endoplasmatisch
en|do|plas|tic [ˌendəʊ'plæstɪk] *adj*: →*endoplasmic*
en|do|plas|ti|tis [ˌendəʊˌplæs'taɪtɪs] *noun*: Endoplastitis *f*
en|do|pol|y|ploid [ˌendəʊ'pɑlɪplɔɪd] *adj*: endopolyploid
en|do|pol|y|ploi|dy [ˌendəʊ'pɑlɪplɔɪdiː] *noun*: Endopolyploidie *f*
en|do|pros|the|sis [ˌendəʊprɑs'θiːsɪs] *noun*: Endoprothese *f*
partial endoprosthesis: Hemiendoprothese *f*
total endoprosthesis: Totalendoprothese *f*, Totalprothese *f*
ENDOR *Abk.*: electron-nuclear double resonance
en|do|ra|di|og|ra|phy [ˌendəʊreɪdɪ'ɑgrəfiː] *noun*: Endoradiografie *f*
en|do|ra|di|o|sonde [ˌendəʊ'reɪdɪəʊsɑnd] *noun*: Endoradiosonde *f*; Intestinalsender *m*
en|do|re|du|pli|ca|tion [ˌendəʊrɪˌd(j)uːplɪ'keɪʃn] *noun*: Endoreduplikation *f*
end-organ *noun*: **1.** sensibles Endorgan *nt*, Terminal-, Nervenendkörperchen *nt*, Corpusculum nervosum terminale **2.** motorisches Endorgan *nt*, motorische Endplatte *f*
acoustic end-organ: akustisches Endorgan *nt*; Cochlea *f*
nerve end-organs: Nervenendorgane *pl*
neural end-organs: Nervenendorgane *pl*
Ruffini's end-organs: Ruffini-Endorgane *pl*
en|do|rhi|nit|ic [ˌendəʊraɪ'nɪtɪk] *adj*: Endorhinitis betreffend, endorhinitisch
en|do|rhi|ni|tis [ˌendəʊraɪ'naɪtɪs] *noun*: Entzündung *f* der Nasenschleimhaut, Endorhinitis *f*, Nasenschleimhautentzündung *f*
en|do|ri|bo|nu|cle|ase [ˌendəʊˌraɪbəʊ'n(j)uːklɪeɪz] *noun*: Endoribonuclease *f*, -nuclease *f*
en|dor|phins [en'dɔːrfɪnz] *noun*: endogene Morphine *pl*, Endorphine *pl*, Endomorphine *pl*
en|dor|rha|chis [ˌendəʊ'reɪkɪs] *noun*: Endorhachis *f*
en|do|sal|pin|gi|o|sis [ˌendəʊˌsælpɪndʒɪ'əʊsɪs] *noun*: **1.** Tubenendometriose *f*, Endometriosis tubae **2.** Eierstock-, Ovarialendometriose *f*, Endometriosis ovarii
en|do|sal|pin|git|ic [ˌendəʊˌsælpɪn'dʒɪtɪk] *adj*: Endosalpingitis betreffend, endosalpingitisch
en|do|sal|pin|gi|tis [ˌendəʊˌsælpɪn'dʒaɪtɪs] *noun*: Entzündung *f* der Tubenschleimhaut, Endosalpingitis *f*, Tubenschleimhautentzündung *f*
en|do|sal|pin|go|ma [ˌendəʊˌsælpɪn'gəʊmə] *noun*: Tubenadenomyom *nt*, Endosalpingom *nt*
en|do|sal|pin|go|sis [ˌendəʊˌsælpɪn'gəʊsɪs] *noun*: **1.** Tubenendometriose *f*, Endometriosis tubae **2.** Eierstock-, Ovarialendometriose *f*, Endometriosis ovarii
en|do|sal|pinx [ˌendəʊ'sælpɪŋks] *noun, plural* **-sal|pin|ges** [-sæl'pɪndʒiːz]: Tubenmukosa *f*, -schleimhaut *f*, Endosalpinx *f*, Tunica mucosa tubae uterinae
en|do|sarc ['endəʊsɑːrk] *noun*: Protozoenendoplasma *nt*
en|do|scope ['endəʊskəʊp] *noun*: Endoskop *nt*
fiberoptic endoscope: Fiberendoskop *nt*
en|do|scop|ic [endəʊ'skɑpɪk] *adj*: Endoskop *oder* Endoskopie betreffend, mittels Endoskop *oder* Endoskopie, endoskopisch
en|dos|co|py [en'dɑskəpiː] *noun*: Spiegelung *f*, Endoskopie *f*
emergency endoscopy: Notfallendoskopie *f*
fallopian endoscopy: Falloposkopie *f*
nasal endoscopy: Rhinoendoskopie *f*
peroral endoscopy: perorale Endoskopie *f*
en|do|se|cre|to|ry [ˌendəʊsɪ'kriːtəriː] *adj*: innere/endokrine Sekretion betreffend, endosekretorisch
en|do|sep|sis [ˌendəʊ'sepsɪs] *noun*: Endosepsis *f*
en|do|sep|tic [ˌendəʊ'septɪk] *adj*: Endosepsis betreffend, endoseptisch, autoseptisch
en|do|site ['endəʊsaɪt] *noun*: →*endoparasite*
en|do|skel|e|ton [ˌendəʊ'skelɪtn] *noun*: Innen-, Endo-, Entoskelett *nt*
en|dos|mom|e|ter [ˌendɑz'mɑmɪtər] *noun*: Endosmometer *nt*
en|dos|mo|sis [ˌendɑz'məʊsɪs] *noun*: Endosmose *f*
en|dos|mot|ic [ˌendɑz'mɑtɪk] *adj*: Endosmose betreffend, endosmotisch
en|do|some ['endəsəʊm] *noun*: Endosom *nt*
en|do|so|nog|ra|phy ['endəʊsə'nɑgrəfiː] *noun*: Endosonographie *f*, Endosonografie *f*
en|do|sperm ['endəʊspɜrm] *noun*: Endosperm *nt*
en|do|spore ['endəʊspɔːr, -spəʊr] *noun*: Endospore *f*
en|do|spo|ri|um [ˌendəʊ'spəʊriːəm] *noun*: Endospor *nt*, Endosporium *nt*
end|os|te|al [en'dɑstɪəl] *adj*: **1.** Endost betreffend, endostal **2.** im Knochen liegend *oder* auftretend, endostal, intraossär
en|dos|te|i|tis [enˌdɑstɪ'aɪtɪs] *noun*: Endostentzündung *f*, Endostitis *f*
en|dos|te|o|ma [enˌdɑstɪ'əʊmə] *noun*: Endostom *nt*
en|dos|te|um [en'dɑstɪəm] *noun, plural* **-tea** [-tɪə]: innere Knochenhaut *f*, Endost *nt*, Endosteum *nt*
en|dos|tit|ic [ˌendɑs'tɪtɪk] *adj*: Endostitis betreffend, endostitisch
en|dos|ti|tis [ˌendɑs'taɪtɪs] *noun*: Endostentzündung *f*, Endostitis *f*
en|dos|to|ma [ˌendɑs'təʊmə] *noun*: →*endosteoma*

en|do|sym|bi|ont [ˌendəʊ'sɪmbɪˌɑnt] *noun*: Endosymbiont *m*
en|do|sym|bi|o|sis [ˌendəʊˌsɪmbɪ'əʊsɪs] *noun*: Endosymbiose *f*
en|do|ten|din|e|um [ˌendəʊten'diːnɪəm] *noun*: Endotenon *nt*, Endotendineum *nt*
en|do|ten|on [ˌendəʊ'tenən] *noun*: →*endotendineum*
en|do|the|li|al [ˌendəʊ'θiːlɪəl] *adj*: Endothel betreffend, aus Endothel bestehend, endothelial, Endothel-
en|do|the|li|al|i|za|tion [ˌendəʊθiːlɪˌælɪ'zeɪʃn] *noun*: Endothelialisierung *f*
en|do|the|li|it|ic [ˌendəʊθiːlɪ'ɪtɪk] *adj*: Endotheliitis betreffend, endothelitisch, endotheliitisch
en|do|the|li|i|tis [ˌendəʊθiːlɪ'aɪtɪs] *noun*: Endotheliumentzündung *f*, Endothelitis *f*, Endotheliitis *f*
herpetic endotheliitis: herpetische Endotheliitis *f*, Endotheliitis herpetica, Keratitis disciformis
en|do|the|lins [ˌendəʊ'θiːlɪns] *plural*: Endotheline *pl*
en|do|the|li|o|blas|to|ma [ˌendəʊθiːlɪəblæs'təʊmə] *noun*: Endothelioblastom *nt*
en|do|the|li|o|cho|ri|al [ˌendəʊθiːlɪə'kɔːrɪəl] *adj*: endotheliochorial
en|do|the|li|o|cyte [ˌendəʊ'θiːlɪəsaɪt] *noun*: Endotheliozyt *m*
en|do|the|li|o|cy|to|sis [ˌendəʊˌθiːlɪəsaɪ'təʊsɪs] *noun*: Endotheliozytose *f*
en|do|the|li|oid [ˌendəʊ'θiːlɪɔɪd] *adj*: endothelähnlich, endothelioid
en|do|the|li|o|ly|sin [ˌendəʊˌθiːlɪ'ɑləsɪn] *noun*: Endotheliolysin *nt*
en|do|the|li|o|lyt|ic [ˌendəʊθiːlɪə'lɪtɪk] *adj*: endotheliolytisch
en|do|the|li|o|ma [endəʊˌθiːlɪ'əʊmə] *noun*: Endotheliom *nt*
dural endothelioma: Meningiom *nt*, Meningeom *nt*
perithelial endothelioma: Hämangioperizytom *nt*
en|do|the|li|o|ma|to|sis [ˌendəʊˌθiːlɪəmə'təʊsɪs] *noun*: Endotheliomatose *f*
en|do|the|li|o|my|o|ma [ˌendəʊˌθiːlɪəmaɪ'əʊmə] *noun*: Gefäß-, Angioleiomyom *nt*
en|do|the|li|o|sar|co|ma [endəʊˌθiːlɪəsɑːr'kəʊmə] *noun*: Kaposi-Sarkom *nt*, Morbus *m* Kaposi, Retikuloangiomatose *f*, Angioretikulomatose *f*, idiopathisches multiples Pigmentsarkom Kaposi *nt*, Sarcoma idiopathicum multiplex haemorrhagicum
en|do|the|li|o|sis [ˌendəʊθiːlɪ'əʊsɪs] *noun*: Retikuloendotheliose *f*
en|do|the|li|o|tox|in [ˌendəʊθiːlɪə'tɑksɪn] *noun*: Endotheliotoxin *nt*
en|do|the|li|o|trop|ic [ˌendəʊθiːlɪə'trɑpɪk] *adj*: mit besonderer Affinität zum Endothel, endotheliotrop
en|do|the|li|um [ˌendəʊ'θiːlɪəm] *noun, plural* **-lia** [-lɪə]: Endothel *nt*, Endothelium *nt* **beneath the endothelium** unter dem Endothel (liegend)
anterior endothelium of cornea: →*corneal endothelium*
capillary endothelium: Kapillarendothel *nt*
corneal endothelium: inneres Korneaepithel *nt*, Korneaendothel *nt*, Epithelium posterius corneae, Epithelium posterius corneae
en|do|therm ['endəθɜrm] *noun*: endothermer Organismus *m*
en|do|ther|mal [ˌendəʊ'θɜrml] *adj*: endotherm
en|do|ther|mic [ˌendəʊ'θɜrmɪk] *adj*: endotherm
en|do|tho|rac|ic [ˌendəʊθɔː'ræsɪk] *adj*: im Brustkorb/Thorax (liegend), endothorakal, intrathorakal
en|do|thrix ['endəʊθrɪks] *noun*: Endothrix *nt*
en|do|tox|ae|mi|a [ˌendəʊtɑks'iːmiːə] *noun*: (*brit.*) →*endotoxemia*
en|do|tox|e|mi|a [ˌendəʊtɑks'iːmiːə] *noun*: endogene Toxämie *f*, Endotoxämie *f*
en|do|tox|i|co|sis [endəʊˌtɑksɪkəʊsɪs] *noun*: Endotoxikose *f*
en|do|tox|in [ˌendə'tɑksɪn] *noun*: Endotoxin *nt*
en|do|tox|in|ae|mi|a [ˌendəˌtɑksɪn'iːmiːə] *noun*: (*brit.*) →*endotoxinemia*
en|do|tox|in|e|mi|a [ˌendəˌtɑksɪn'iːmiːə] *noun*: Endotoxinämie *f*
en|do|tra|che|al [ˌendəʊ'treɪkɪəl] *adj*: in der Luftröhre/Trachea (liegend), in die Luftröhre hinein, endotracheal, intratracheal
en|do|tra|che|it|ic [ˌendəʊˌtreɪkɪ'ɪtɪk] *adj*: Endotracheitis betreffend, endotracheitisch
en|do|tra|che|i|tis [ˌendəʊˌtreɪkɪ'aɪtɪs] *noun*: Entzündung *f* der Luftröhrenschleimhaut, Endotracheitis *f*
en|do|tra|chel|i|tis [ˌendəʊˌtreɪkə'laɪtɪs] *noun*: Entzündung *f* der Schleimhaut der Cervix uteri, Endocervicitis *f*, Endozervixentzündung *f*, Endozervizitis *f*, Endometritis *f* cervicis
en|do|u|re|thral [ˌendəʊjʊə'riːθrəl] *adj*: in der Harnröhre/Urethra (liegend), endourethral, intraurethral
en|do|u|ter|ine [ˌendəʊ'juːtərɪn, -raɪn] *adj*: in der Gebärmutter(höhle)/Uterus liegend *oder* ablaufend, in die Gebärmutter hinein, intrauterin, endouterin
en|do|vac|ci|na|tion [ˌendəʊˌvæksɪ'neɪʃn] *noun*: Schluckimpfung *f*
en|do|vas|cu|li|tis [ˌendəʊvæskjə'laɪtɪs] *noun*: Entzündung *f* der Gefäßinnenwand, Endangiitis *f*, Endangitis *f*, Endoangitis *f*, Endoangiitis *f*
en|do|ve|ni|tis [ˌendəʊvɪ'naɪtɪs] *noun*: Entzündung *f* der Veneninnenwand, Endophlebitis *f*
en|do|ve|nous [ˌendəʊ'viːnəs] *adj*: innerhalb einer Vene (liegend), in eine Vene hinein, intravenös
end|piece ['endpiːs] *noun*: Endstück *nt*
endpiece of spermatozoon: Endstück des Spermiums
end-plate *noun*: Endplatte *f*
motor end-plate: motorische Endplatte *f*, Muskelendplatte *f*, neuromuskuläre Synapse *f*, myoneurale Synapse *f*
neuromuscular end-plate: →*motor end-plate*
en|drin ['endrɪn] *noun*: Endrin *nt*
end-systolic *adj*: am Ende der Systole (auftretend), endsystolisch
end-tidal *adj*: am Ende der Ausatmung/Exspiration, endexspiratorisch
en|dur|a|ble [ɪn'dʊrəbl, -'djʊər-] *adj*: erträglich, auszuhalten
en|dur|ance [ɪn'dʊrəns, -'djʊər-]: **I** *noun* **1.** Durchhaltevermögen *nt*, Ausdauer *f*, Geduld *f* **2.** Erdulden *nt*, Aushalten *nt*, Ertragen *nt* **3.** Belastung *f*, Strapaze *f* **II** *adj* Dauer-, Belastungs-
en|dure [ɪn'dʊr, -'djʊər]: **I** *vt* (er-)leiden, aushalten, ertragen, erdulden **II** *vi* an-, fortdauern; durchhalten
en|dy|ma ['endəmə] *noun*: →*ependyma*
E.N.E. *Abk.*: ethylnorepinephrine
ENEA *Abk.*: European Nuclear Energy Agency
ene|di|ol [iːn'daɪɔl, -əʊl] *noun*: Endiol *nt*
en|e|ma ['enəmə] *noun, plural* **-mas, -ma|ta** ['enəmətə]: Einlauf *m*, Klistier *nt*, Klysma *nt*
air-contrast barium enema: Doppel-, Bikontrastmethode *f*
barium enema: Bariumeinlauf *m*
barium contrast enema: Bariumkontrasteinlauf *m*
contrast enema: Bariumkontrasteinlauf *m*
high enema: Dünndarmeinlauf *m*, hoher Einlauf *m*, Enteroklysma *nt*

nutrient enema: Nährklistier *nt*
small bowel enema: Dünndarmeinlauf *m*, hoher Einlauf *m*, Enteroklysma *nt*
en|e|ma|tor ['enəmeɪtər] *noun*: Klistierspritze *f*
en|e|my ['enəmi:] *noun*: Feind *m*, entgegengesetztes Mittel *nt*
en|er|get|ic [ˌenər'dʒetɪk] *adj*: **1.** energiegeladen, aktiv, voller Energie **2.** energisch
en|er|get|i|cal [ˌenər'dʒetɪkl] *adj*: →*energetic*
en|er|get|ics [ˌenər'dʒetɪks] *plural*: Energetik *f*
biochemical energetics: biochemische Energetik *f*
muscle energetics: Muskelenergetik *f*
en|er|ge|tis|tic [ˌenərdʒɪ'tɪstɪk] *adj*: Energetik betreffend, energetisch
en|er|gid ['enərdʒəd, -dʒɪd] *noun*: Energide *f*
en|er|gize ['enərdʒaɪz] *vt*: erregen, Antrieb geben, laden
en|er|gized ['enərdʒaɪzd] *adj*: energiereich, energiegeladen
en|er|giz|er ['enərdʒaɪzər] *noun*: Energiespender *m*
en|er|gom|e|ter [enər'gɑmɪtər] *noun*: Pulsmesser *m*, Energometer *nt*
en|er|gy ['enərdʒi:] *noun*: Energie *f*, Kraft *f*
activation energy: Aktivierungsenergie *f*
atomic energy: Atom-, Kernenergie *f*
binding energy: Bindungsenergie *f*
bond energy: Bindungsenergie *f*
chemical energy: chemische Energie *f*
electric energy: elektrische Energie *f*
excitation energy: Anregungsenergie *f*
free energy: freie/ungebundene Energie *f*
kinetic energy: Bewegungsenergie *f*, kinetische Energie *f*
light energy: Lichtenergie *f*
luminous energy: Leuchtkraft *f*; Licht-, Strahlungsenergie *f*
mechanical energy: mechanische Energie *f*
metabolic energy: Stoffwechselenergie *f*, metabolische Energie *f*
energy of motion: Bewegungsenergie *f*, kinetische Energie *f*
nervous energy: Vitalität *f*
nuclear energy: Atom-, Kernenergie *f*
oscillation energy: Schwingungsenergie *f*
phosphate-bond energy: Phosphatbindungsenergie *f*, Energie *f* der Phosphatbindung, phosphatgebundene Energie *f*
potential energy: potenzielle Energie *f*
radiant energy: Strahlungsenergie *f*
radiation energy: Strahlungsenergie *f*
resonance energy: Resonanzenergie *f*
resonance stabilization energy: Resonanzstabilisierungsenergie *f*
solar energy: Sonnenenergie *f*
sound energy: Schallenergie *f*
standard free energy of formation: freie Bindungsenergie *f* unter Standardbedingungen
standard free energy of hydrolyse: Standardwert *m* der freien Energie der Hydrolyse, freie Energie *f* der Hydrolyse unter Standardbedingungen
thermal energy: Wärmeenergie *f*, thermische Energie *f*
unavailable energy: Verlustenergie *f*
vital energy: Lebenskraft *f*
energy-dependent *adj*: energieabhängig
energy-independent *adj*: energieunabhängig
energy-poor *adj*: energiearm
energy-providing *adj*: energieliefernd
energy-requiring *adj*: energieverbrauchend
energy-rich *adj*: energiereich
energy-transducing *adj*: energietransformierend
energy-yielding *adj*: energieliefernd
en|er|vate ['enərveɪt]: **I** *adj* →*enervated* **II** *vt* **1.** entkräften, schwächen **2.** (*neurol.*) enervieren, denervieren
en|er|vat|ed ['enərveɪtɪd] *adj*: ohne Nervenversorgung, denerviert, enerviert
en|er|va|tion [enər'veɪʃn] *noun*: Enervierung *f*, Denervierung *f*
en|flu|rane ['enfluəreɪn] *noun*: Enfluran *nt*
ENG *Abk.*: **1.** electroneurogram **2.** electronystagmogram **3.** electronystagmograph **4.** electronystagmography
en|gage|ment [en'geɪdʒmənt] *noun*: **1.** Beschäftigung *f*, Stelle *f*, (An-)Stellung *m*; Beschäftigung *f*, Tätigkeit *f* **2.** (*gynäkol.*) (Frucht-)Einstellung *f* in der Beckeneingangsebene
en|gas|tri|us [en'gæstrɪəs] *noun*: Engastrius *m*
en|gi|nee|ring [endʒə'nɪərɪŋ] *noun*: Engineering *nt*
biological engineering: Biotechnik *f*, Bioengineering *nt*
genetic engineering: Genmanipulation *f*, genetische Manipulation *f*, Genetic engineering *nt*
en|globe [en'gləʊb] *vt*: phagozytieren
en|gorged [en'gɔ:rdʒt] *adj*: prall, gefüllt, (an-)geschwollen
en|gorge|ment [en'gɔ:rdʒmənt] *noun*: **1.** (An-)Schwellung *f* **2.** Anschoppung *f*, Engorgement *nt*
en|gram ['engræm] *noun*: Gedächtnisspur *f*, Engramm *nt*; Erinnerungsbild *nt*
dynamic engram: dynamisches Engramm *nt*
structural engram: strukturelles Engramm *nt*
en|gulf|ment [en'gʌlfmənt] *noun*: (*Virus*) Penetration *f*
en|hance [en'hæns, -'hɑ:ns] *vt*: verstärken, vergrößern, erhöhen, steigern, (an-)heben
en|hance|ment [en'hænsmənt] *noun*: Steigerung *f*, Erhöhung *f*, Vergrößerung *f*; Enhancement *nt*
contrast enhancement: Kontrastverschärfung *f*
immunologic enhancement: immunologische Verstärkung *f*
pressure enhancement: Druckerhöhung *f*, -verstärkung *f*
rate enhancement: Geschwindigkeitserhöhung *f*, -beschleunigung *f*
en|hex|y|mal [en'heksɪməl] *noun*: Hexobarbital *nt*
ENK *Abk.*: enkephalin
en|keph|a|lin [en'kefəlɪn] *noun*: Enkephalin *nt*
en|keph|a|lin|er|gic [enˌkefəlɪ'nɜrdʒɪk] *adj*: enkephalinerg, enkephalinergisch
en|keph|a|lins [en'kefəlɪnz] *plural*: Enkephaline *pl*
leucine enkephalin: Leucin-Enkephalin *nt*, Leu-Enkephalin *nt*
methionine enkephalin: Methionin-Enkephalin *nt*, Met-Enkephalin *nt*
ENL *Abk.*: **1.** erythema nodosum leprosum **2.** erythema nodosum leprosy
en|large [ɪn'lɑ:rdʒ]: **I** *vt* erweitern; verbreitern; (*foto.*) vergrößern **II** *vi* sich erweitern, sich ausdehnen, sich vergrößern; anschwellen; (*foto.*) sich vergrößern lassen
en|larged [ɪn'lɑ:rdʒd] *adj*: vergrößert, ausgedehnt, erweitert
en|large|ment [ɪn'lɑ:rdʒmənt] *noun*: Erweiterung *f*, Vergrößerung *f*, Ausdehnung *f*; (*a. anatom.*) Schwellung *f*, Auftreibung *f*
acute inflammatory gingival enlargement: akut entzündliche Zahnfleischhyperplasie *f*
cell enlargement: Zellvergrößerung *f*
cervical enlargement: Intumescentia cervicalis
chronic inflammatory gingival enlargement: chro-

nisch entzündliche Zahnfleischhyperplasie *f*
combined gingival enlargement: Zahnfleischhyperplasie *f* mit sekundär entzündlicher Reaktion
diffuse gingival enlargement: diffuse entzündliche Zahnfleischhyperplasie *f*
Dilantin enlargement: Dilantingingivitis *f*, Hydantoingingivits *f*, Epileptikergingivitis *f*
discrete gingival enlargement: Zahnfleischpolyp *m*
generalized gingival enlargement: generalisierte Zahnfleischhyperplasie *f*
gingival enlargement: Zahnfleischhyperplasie *f*, Gingivitis hyperplastica, Zahnfleischwucherung *f*, Gingivahyperplasie *f*, hyperplastische Gingivitis *f*, Gingiva hyperplastica
gingival hormonal enlargement: hormonell-bedingte Zahnfleischhyperplasie *f*
gingival enlargement in puberty: Pubertätsgingivitis *f*
inflammatory gingival enlargement: entzündliche Zahnfleischhyperplasie *f*
localized gingival enlargement: umschriebene Zahnfleischhyperplasie *f*
lumbar enlargement: Intumescentia lumbosacralis
lumbosacral enlargement: Intumescentia lumbosacralis
marginal gingival enlargement: marginale Zahnfleischhyperplasie *f*, randbetonte Zahnfleischhyperplasie *f*, Hyperplasie *f* des Zahnfleischrands
papillary gingival enlargement: papilläre Zahnfleischhyperplasie *f*, interdentale Zahnfleischhyperplasie *f*
pituitary enlargement: Hypophysenvergrößerung *f*
splenic enlargement: Milzvergrößerung *f*, Milzschwellung *f*, Milztumor *m*, Splenomegalie *f*, Splenomegalia *f*
thyroid enlargement: Schilddrüsenvergrößerung *f*
tumor-like gingival enlargement: Zahnfleischpolyp *m*
tumour-like gingival enlargement: (*brit.*) →*tumor-like gingival enlargement*
tympanic enlargement: Intumescentia tympanica, Ganglion tympanicum

en|larg|er [ɪn'lɑːrdʒər] *noun*: Vergrößerungsgerät *nt*, -apparat *m*
ENM *Abk.*: electronystagmometer
ENMS *Abk.*: European Nuclear Medicine Society
Eno *Abk.*: enolase
ENoG *Abk.*: electroneuronography
e|nol ['ɪnɑl] *noun*: Enol *nt*
ENOL *Abk.*: enolase
e|no|lase ['en(ə)leɪz] *noun*: Enolase *f*
en|oph|thal|mia [enɑf'θælmɪə] *noun*: →*enophthalmos*
en|oph|thal|mos [enɑf'θælməs] *noun*: Enophthalmus *m*
en|oph|thal|mus [enɑf'θælməs] *noun*: →*enophthalmos*
en|os|to|sis [enɑs'təʊsɪs] *noun*: Enostose *f*
solitary enostosis: Knocheninsel *f*, solitäre Enostose *f*
en|ox|a|cin [en'ɑksəsɪn] *noun*: Enoxacin *nt*
en|o|yl ['iːnəʊwɪl] *noun*: Enoyl-(Radikal *nt*)
ENP *Abk.*: ethyl-p-nitrophenylthiobenzene phosphate
en|rich [en'rɪtʃ] *vt*: anreichern, den Nährwert erhöhen
en|riched [en'rɪtʃt] *adj*: angereichert
en|rich|ment [en'rɪtʃmənt] *noun*: Anreicherung *f*
en|si|form ['ensəfɔːrm] *adj*: schwertförmig
en|si|ster|num [ˌensɪs'tɜrnəm] *noun*: Schwertfortsatz *m*, Processus xiphoideus
en|som|phal|us [en'sɑmfələs] *noun*: Ensomphalus *m*
en|stro|phe ['enstrəʊfiː] *noun*: →*entropion*
ENT *Abk.*: Ears, Nose, and Throat
ent- *präf.*: Darm-, Eingeweide-, Enter(o)-
ent|am|e|bi|a|sis [ˌentæmɪ'baɪəsɪs] *noun*: Entamoebainfektion *f*, Entamöbose *f*

Ent|a|moe|ba [entə'miːbə] *noun*: Entamoeba *f*
Entamoeba buccalis: →*Entamoeba gingivalis*
Entamoeba coli: Entamoeba coli
Entamoeba dispar: Entamoeba dispar
Entamoeba gingivalis: Mundamöben *pl*, Amoeba buccalis, Entamoeba buccalis, Amoeba gingivalis, Entamoeba gingivalis
Entamoeba hartmanni: Entamoeba hartmanni
Entamoeba histolytica: Ruhramöbe *f*, Entamoeba histolytica, Entamoeba dysenteriae

ent|am|oe|bi|a|sis [ˌentæmɪ'baɪəsɪs] *noun*: (*brit.*) →*entamebiasis*
en|ta|sia [en'teɪzɪə] *noun*: tonischer Krampf/Spasmus *m*
en|ta|sis ['entəsɪs] *noun*: →*entasia*
ent|ep|i|con|dyle [ent ˌepɪ'kɑndaɪl, -dl] *noun*: innere/mediale Humerusepikondyle *f*, Epicondylus medialis humeri
enter- *präf.*: Darm-, Eingeweide-, Enter(o)-
en|ter|ad|en [en'terəden] *noun*: Darmdrüse *f*
en|ter|ad|e|ni|tis [ˌentərˌædɪ'naɪtɪs] *noun*: Darmdrüsenentzündung *f*
en|ter|al ['entərəl] *adj*: Darm betreffend, im Darm (liegend), durch den Darm, enteral, intestinal
en|ter|al|gia [entə'rældʒ(ɪ)ə] *noun*: Darmschmerz(en *pl*) *m*, Darmneuralgie *f*, Enteralgie *f*; Leibschmerz(en *pl*) *m*
en|ter|am|ine [ˌentər'æmɪn] *noun*: Serotonin *nt*, 5-Hydroxytryptamin *nt*
en|ter|ec|ta|sis [ˌentər'ektəsɪs] *noun*: Darm(über)blähung *f*
en|ter|ec|to|my [ˌentər'ektəmiː] *noun*: Darm(teil)entfernung *f*, -resektion *f*, Enterektomie *f*; Eingeweideresektion *f*
en|ter|e|pip|lo|cele [ˌentərɪ'pɪpləsiːl] *noun*: →*enteroepiplocele*
en|ter|ic [en'terɪk]: **I enterics** *pl* Enterobakterien *pl*, Darmbakterien *pl* **II** *adj* (Dünn-)Darm betreffend, enterisch, Dünndarm-, Darm-, Entero-
en|ter|it|ic [entə'rɪtɪk] *adj*: Darmentzündung/Enteritis betreffend, enteritisch
en|ter|i|tis [entə'raɪtɪs] *noun*: Entzündung *f* der Darmwand, Enteritis *f*, Darmentzündung *f*, Darmkatarrh *m*, Darmwandentzündung *f*
allergic enteritis: Enteritis allergica
chronic cicatrizing enteritis: →*regional enteritis*
diphtheritic enteritis: Enteritis diphtherica
Escherichia coli enteritis: Kolidyspepsie *f*, Kolienteritis *f*
granulomatous enteritis: →*regional enteritis*
enteritis necroticans: Darmbrand *m*, Enteritis necroticans
necrotizing enteritis: Darmbrand *m*, Enteritis necroticans
pseudomembranous enteritis: pseudomembranöse Kolitis *f*, Colitis pseudomembranacea
radiation enteritis: Strahlenenteritis *f*
regional enteritis: Crohn-Krankheit *f*, Morbus Crohn *m*, Enteritis regionalis, Ileocolitis regionalis/terminalis, Ileitis regionalis/terminalis
segmental enteritis: →*regional enteritis*
staphylococcal enteritis: Staphylokokkenenteritis *f*
terminal enteritis: →*regional enteritis*
transmural granulomatous enteritis: →*regional enteritis*
viral enteritis: Virusenteritis *f*

entero- *präf.*: Darm-, Eingeweide-, Enter(o)-
en|ter|o|a|nas|to|mo|sis [ˌentərəʊəˌnæstə'məʊsɪs] *noun*: Enteroanastomose *f*
en|ter|o|an|the|lone [ˌentərəʊ'ænθɪləʊn] *noun*: Anthelon

nt, Enterogastron *nt*

En|ter|o|bac|ter [entərəʊ'bæktər] *noun*: Enterobacter *nt*
Enterobacter agglomerans: Enterobacter agglomerans
Enterobacter cloacae: Enterobacter cloacae

En|ter|o|bac|te|ri|a|ce|ae [ˌentərəʊbækˌtɪərɪ'eɪsɪiː] *plural*: Enterobacteriaceae *pl*, Enterobakterien *pl*

en|ter|o|bi|a|sis [ˌentərəʊ'baɪəsɪs] *noun*: Enterobiusinfektion *f*, Madenwurminfektion *f*, -befall *m*, Enterobiasis *f*, Enterobiose *f*, Oxyuriasis *f*

en|ter|o|bil|i|ar|y [ˌentərəʊ'bɪliːˌeriː, -'bɪljəriː] *adj*: Dünndarm/Enteron und Gallenwege betreffend, enterobiliär

E

En|ter|o|bi|us [entə'rəʊbɪəs] *noun*: Enterobius *m*
Enterobius vermicularis: Enterobius vermicularis, Madenwurm *m*, Oxyuris vermicularis

en|ter|o|bro|sia [ˌentərəʊ'brəʊʒɪə] *noun*: Darmperforation *f*

en|ter|o|bro|sis [ˌentərəʊ'brəʊsɪs] *noun*: →*enterobrosia*

en|ter|o|cele ['entərəʊsiːl] *noun*: Darmbruch *m*, Enterozele *f*

en|ter|o|cen|te|sis [ˌentərəʊsen'tiːsɪs] *noun*: Darmpunktion *f*, Enterozentese *f*

en|ter|o|chol|e|cys|tos|to|my [ˌentərəʊˌkəʊləsɪs'tɑstəmiː] *noun*: Dünndarm-Gallenblasen-Fistel *f*

en|ter|o|chol|e|cys|tot|o|my [ˌentərəʊˌkəʊləsɪs'tɑtəmiː] *noun*: Enterocholezystotomie *f*

en|ter|o|chro|maf|fin [ˌentərəʊ'krəʊməfɪn] *adj*: enterochromaffin

en|ter|o|ci|ne|sia [ˌentərəʊsɪ'niːʒ(ɪ)ə] *noun*: Peristaltik *f*

en|ter|o|clei|sis [ˌentərəʊ'klaɪsɪs] *noun*: **1.** (*chirurg.*) Deckung *f* einer Darmperforation, Darm(wand)verschluss *m*, Enterokleisis *f* **2.** (*patholog.*) Darmverschluss *m*, Enterokleisis *f*
omental enterocleisis: Netzdeckung *f* einer Darmperforation

en|te|roc|ly|sis [entə'rɑklɪsɪs] *noun*: **1.** Dünndarmeinlauf *m*, hoher Einlauf *m*, Enteroklysma *nt* **2.** (*Nährlösung*) Enteroklysma *nt*
barium contrast enteroclysis: Bariumkontrastdünndarmeinlauf *m*

en|ter|o|coc|cae|mia [ˌentərəʊkɑk'siːmiːə] *noun*: (*brit.*) →*enterococcemia*

en|ter|o|coc|ce|mia [ˌentərəʊkɑk'siːmiːə] *noun*: Enterokokkensepsis *f*

En|ter|o|coc|cus [entərəʊ'kɑkəs] *noun, plural* **-ci** [entərəʊ'kɑkaɪ, entərəʊ'kɑkiː]: Enterokokkus *m*, Enterokokke *f*, Enterococcus *m*
Enterococcus faecalis: Enterococcus faecalis
Enterococcus faecium: Enterococcus faecium

en|ter|o|coel ['entərəʊsiːl] *noun*: →*enterocoele*

en|ter|o|coele ['entərəʊsiːl] *noun*: Enterozöl *nt*, Enterozoelom *nt*

en|ter|o|coe|lom [ˌentərəʊ'siːləm] *noun*: →*enterocoele*

en|ter|o|col|lec|to|my [ˌentərəʊkə'lektəmiː] *noun*: Enterokolektomie *f*

en|ter|o|col|ic [ˌentərəʊ'kɑlɪk] *adj*: Dünndarm/Intestinum tenue und Kolon betreffend, enterokolisch

en|ter|o|co|lit|ic [ˌentərəʊkə'lɪtɪk] *adj*: enterokolitisch

en|ter|o|co|li|tis [ˌentərəʊkə'laɪtɪs] *noun*: Enterokolitis *f*
antibiotic-associated enterocolitis: postantibiotische Enterokolitis *f*, Antibiotika-assoziierte Kolitis *f*, Antibiotika-assoziierte Colitis *f*
necrotizing enterocolitis: pseudomembranöse Enteritis/Enterokolitis *f*
neonatal necrotizing enterocolitis: Enterocolitis necroticans neonatorum
pseudomembranous enterocolitis: pseudomembranöse Kolitis *f*, Colitis pseudomembranacea
regional enterocolitis: →*regional enteritis*

en|ter|o|co|los|to|my [ˌentərəʊkə'lɑstəmiː] *noun*: Dünndarm-Dickdarm-Fistel *f*, -Anastomose *f*, Enterokolostomie *f*

en|ter|o|cu|ta|ne|ous [ˌentərəʊkjuː'teɪnɪəs] *adj*: Darm/Intestinum und Haut betreffend, enterokutan

en|ter|o|cyst ['entərəʊsɪst] *noun*: Enterozyste *f*, enterogene Zyste *f*, Dottergangszyste *f*, Enterozystom *f*, Enterokystom *f*

en|ter|o|cys|to|cele [ˌentərəʊ'sɪstəsiːl] *noun*: Enterozystozele *f*

en|ter|o|cys|to|ma [ˌentərəʊsɪs'təʊmə] *noun*: enterogene Zyste *f*, Dottergangszyste *f*, Enterozyste *f*; Enterozystom *nt*, Enterokystom *nt*

en|ter|o|cyte ['entərəʊsaɪt] *noun*: Saumzelle *f*, Enterozyt *m*

en|ter|o|dyn|ia [ˌentərəʊ'diːnɪə] *noun*: →*enteralgia*

en|ter|o|en|ter|ic [ˌentərəʊen'terɪk] *adj*: zwei Darmabschnitte miteinander verbindend, enteroenterisch

en|ter|o|en|ter|os|to|my [ˌentərəʊˌentə'rɑstəmiː] *noun*: Enteroanastomose *f*

en|ter|o|e|pip|lo|cele [ˌentərəʊɪ'pɪpləsiːl] *noun*: Darmnetzbruch *m*, Enter(o)epiplozele *f*

en|ter|o|gas|tric [ˌentərəʊ'gæstrɪk] *adj*: Darm/Intestinum und Magen/Gaster betreffend, enterogastral, enterogastrisch

en|ter|o|gas|tri|tis [ˌentərəʊgæ'straɪtɪs] *noun*: Entzündung *f* (der Schleimhaut) von Magen und Dünndarm, Gastroenteritis *f*, Magen-Darm-Entzündung *f*, Magen-Darm-Kntzündung *m*

en|ter|o|gas|trone [ˌentərəʊ'gæstrəʊn] *noun*: Enterogastron *nt*

en|ter|og|e|nous [ˌentə'rɑdʒənəs] *adj*: im (Dünn-)Darm entstehend *oder* entstanden, enterogen

en|ter|o|glu|ca|gon [ˌentərəʊ'gluːkəgɑn] *noun*: Enteroglucagon *nt*, intestinales Glucagon *nt*

en|ter|o|gram ['entərəʊgræm] *noun*: Enterogramm *nt*

en|ter|o|graph ['entərəʊgræf] *noun*: Enterograph *m*

en|te|rog|ra|phy [entə'rɑgrəfiː] *noun*: Enterographie *f*, Enterografie *f*

en|ter|o|he|pat|ic [ˌentərəʊhɪ'pætɪk] *adj*: Darm/Intestinum und Leber/Hepar betreffend, enterohepatisch

en|ter|o|hep|a|tit|ic [ˌentərəʊhepə'tɪtɪk] *adj*: Enterohepatitis betreffend, enterohepatitisch

en|ter|o|hep|a|ti|tis [ˌentərəʊhepə'taɪtɪs] *noun*: Entzündung *f* von Leber und Darm, Enterohepatitis *f*

en|ter|o|he|pa|to|cele [ˌentərəʊ'hepətəsiːl] *noun*: Enterohepatozele *f*

en|ter|o|hy|dro|cele [ˌentərəʊ'haɪdrəsiːl] *noun*: Enterohydrozele *f*

en|ter|o|i|dea [entə'rɔɪdɪə] *plural*: fiebrige Enteritiden *pl*

en|ter|o|in|tes|ti|nal [ˌentərəʊɪn'testənl, -ɪntes'taɪnl] *adj*: zwei (unterschiedliche) Teile des Darms/Intestinum betreffend, intestino-intestinal

en|ter|o|ki|nase [ˌentərəʊ'kaɪneɪz, -'kɪn-] *noun*: Enterokinase *f*, -peptidase *f*

en|ter|o|ki|ne|sia [ˌentərəʊkɪ'niːʒ(ɪ)ə, kaɪ-] *noun*: Peristaltik *f*

en|ter|o|ki|net|ic [ˌentərəʊkɪ'netɪk] *adj*: Peristaltik betreffend, enterokinetisch, peristaltisch

en|ter|o|lith ['entərəʊlɪθ] *noun*: Darmstein *m*

en|ter|o|li|thi|a|sis [ˌentərəʊlɪ'θaɪəsɪs] *noun*: Enterolithiasis *f*

en|te|rol|y|sis [entə'rɑlɪsɪs] *noun*: Darmlösung *f*, Lösung *f* von Darmverwachsungen, Enterolyse *f*

en|ter|o|me|gal|ia [ˌentərəʊmɪ'geɪljə] *noun*: →*enteromegaly*

en|ter|o|meg|al|y [ˌentərəʊ'megəliː] *noun*: Darmvergrößerung *f*, Enteromegalie *f*, Megaenteron *nt*
en|ter|o|mere ['entərəʊmɪər] *noun*: Enteromer *nt*
en|ter|o|mer|o|cele [ˌentərəʊ'merəsiːl] *noun*: Schenkelbruch *m*, Schenkelhernie *f*, Merozele *f*, Hernia femoralis/cruralis
En|ter|o|mon|a|di|na [ˌentərəʊmɑnə'daɪnə] *plural*: Enteromonadina *pl*
En|ter|o|mo|nas [ˌentərəʊ'məʊnæs, -'mɑ-] *noun*: Enteromonas *m*
en|ter|o|my|co|der|mi|tis [ˌentərəʊˌmaɪkədɜr'maɪtɪs] *noun*: →*endoenteritis*
en|ter|o|my|co|sis [ˌentərəʊmaɪ'kəʊsɪs] *noun*: Darm-, Enteromykose *f*
en|ter|on ['entərɑn, -rən] *noun*: Darm *m*, Enteron *nt*; Dünndarm *m*; Verdauungstrakt *m*
en|ter|o|ni|tis [ˌentərəʊ'naɪtɪs] *noun*: Entzündung *f* der Darmwand, Enteritis *f*, Darmentzündung *f*, Darmkatarrh *m*, Darmwandentzündung *f*
entero-oxyntin *noun*: Enterooxyntin *nt*
en|ter|o|pa|re|sis [ˌentərəʊpə'riːsɪs] *noun*: Darmlähmung *f*
en|ter|o|path|o|gen [ˌentərəʊ'pæθədʒən] *noun*: enteropathogener Mikroorganismus *m*
en|ter|o|path|o|gen|ic [ˌentərəʊpæθə'dʒenɪk] *adj*: Darmerkrankungen hervorrufend *oder* auslösend, enteropathogen
en|te|rop|a|thy [entə'rɑpəθiː] *noun*: Darmerkrankung *f*, Enteropathie *f*
exudative enteropathy: exsudative Enteropathie *f*
gluten enteropathy: gluteninduzierte Enteropathie *f*, Zöliakie *f*
haemorrhagic enteropathy: (*brit.*) →*hemorrhagic enteropathy*
hemorrhagic enteropathy: hämorrhagische Enteropathie *f*
ischaemic enteropathy: (*brit.*) →*ischemic enteropathy*
ischemic enteropathy: ischämische Enteropathie *f*
protein-losing enteropathy: eiweißverlierende/exsudative Enteropathie *f*, eiweißverlierende/exsudative Gastroenteropathie *f*, Eiweißverlustsyndrom *nt*
en|ter|o|pep|ti|dase [ˌentərəʊ'peptɪdeɪz] *noun*: →*enterokinase*
en|ter|o|pex|y ['entərəʊpeksiː] *noun*: Enteropexie *f*
en|ter|o|plas|ty ['entərəʊplæstiː] *noun*: Darm-, Enteroplastik *f*
en|ter|o|ple|gia [ˌentərəʊ'pliːdʒ(ɪ)ə] *noun*: adynamischer/paralytischer Ileus *m*
en|ter|op|to|sia [ˌentərɑp'təʊsɪə] *noun*: →*enteroptosis*
en|ter|op|to|sis [ˌentərɑp'təʊsɪs] *noun*: Enteroptose *f*
en|ter|o|pty|chia [ˌentərəʊ'taɪkɪə] *noun*: →*enteroptychy*
en|ter|o|pty|chy [ˌentərəʊ'taɪkiː] *noun*: Darmplikatur *f*, -plikation *f*
en|ter|o|re|nal [ˌentərəʊ'riːnl] *adj*: Darm/Intestinum und Niere(n)/Ren(es) betreffend, enterorenal, intestinorenal
en|ter|or|rha|gia [ˌentərəʊ'rædʒ(ɪ)ə] *noun*: Darmblutung *f*
en|ter|or|rha|phy [entə'rɔrəfiː] *noun*: Darmnaht *f*, Enterorrhaphie *f*
en|ter|or|rhe|a [ˌentərəʊ'rɪə] *noun*: Durchfall *m*, Diarrhoe *f*, Diarrhoea *f*, Diarrhö(e) *f*
en|ter|or|rhex|is [ˌentərəʊ'reksɪs] *noun*: Darmriss *m*, Darmruptur *f*, Enterorrhexis *f*
en|ter|or|rhoe|a [ˌentərəʊ'rɪə] *noun*: (*brit.*) →*enterorrhea*
en|ter|o|scope ['entərəʊskəʊp] *noun*: Darmendoskop *nt*, Enteroskop *nt*
en|ter|os|co|py ['entər'ɑskəpiː] *noun*: Enteroskopie *f*
en|ter|o|sep|sis [ˌentərəʊ'sepsɪs] *noun*: Enterosepsis *f*
en|ter|o|sep|tic [ˌentərəʊ'septɪk] *adj*: Enterosepsis betreffend, enteroseptisch
en|ter|o|spasm ['entərəʊspæzəm] *noun*: Enterospasmus *m*
en|ter|o|sta|sis [ˌentərəʊ'steɪsɪs, -'stæ-] *noun*: Enterostase *f*
en|ter|o|stax|is [ˌentərəʊ'stæksɪs] *noun*: Sickerblutung *f* aus der Darmschleimhaut
en|ter|o|ste|no|sis [ˌentərəʊstɪ'nəʊsɪs] *noun*: Darmverengung *f*, Darmstenose *f*, Enterostenose *f*
en|ter|os|to|my [ˌentə'rɑstəmiː] *noun*: **1.** operative Darmausleitung *f*, Enterostomie *f* **2.** Enterostoma *nt* **3.** Darmanastomose *f*, Enteroanastomose *f*, Enteroenterostomie *f*
antiperistaltic enterostomy: antiperistaltische Enterostomie *f*, antiperistaltische Anastomose *f*, antiperistaltische Enteroanastomose *f*
catheter enterostomy: Katheterenterostomie *f*
isoperistaltic enterostomy: isoperistaltische Enterostomie *f*, isoperistaltische Anastomose *f*, isoperistaltische Enteroanastomose *f*
en|ter|o|tome ['entərətəʊm] *noun*: Enterotom *nt*
en|te|rot|o|my [entə'rɑtəmiː] *noun*: Darmschnitt *m*, -eröffnung *f*, Enterotomie *f*
en|ter|o|tox|ae|mi|a [ˌentərəʊtɑks'iːmiːə] *noun*: (*brit.*) →*enterotoxemia*
en|ter|o|tox|e|mi|a [ˌentərəʊtɑks'iːmiːə] *noun*: Enterotoxämie *f*, Enterotoxinämie *f*
en|ter|o|tox|ic [entərəʊ'tɑksɪk] *adj*: Enterotoxin betreffend *oder* enthaltend, enterotoxisch
en|ter|o|tox|i|ca|tion [ˌentərəʊˌtɑksɪ'keɪʃn] *noun*: Autointoxikation *f*
en|ter|o|tox|i|gen|ic [entərəʊˌtɑksɪ'dʒenɪk] *adj*: enterotoxinbildend, enterotoxigen
en|ter|o|tox|in [ˌentərəʊ'tɑksɪn] *noun*: Enterotoxin *nt*
staphylococcal enterotoxin: Staphylokokkenenterotoxin *nt*
staphylococcal enterotoxin F: toxisches-Schocksyndrom-Toxin-1 *nt*
Vibrio cholerae enterotoxin: Choleraenterotoxin *nt*, Choleragen *nt*
en|ter|o|tox|ism [entərəʊ'tɑksɪzm] *noun*: Enterotoxikation *f*, Enterointoxikation *f*; Autointoxikation *f*
en|ter|o|trop|ic [ˌentərəʊ'trɑpɪk, -'trəʊp-] *adj*: mit besonderer Affinität zum Darm, enterotrop
en|ter|o|vag|i|nal [ˌentərəʊ'vædʒənl] *adj*: Darm/Intestinum und Scheide/Vagins betreffend, enterovaginal
en|ter|o|ves|i|cal [ˌentərəʊ'vesɪkl] *adj*: Darm/Intestinum und Harnblase/Vesica urinaria betreffend, enterovesikal
en|ter|o|vi|ral [entərəʊ'vaɪrəl] *adj*: Enteroviren betreffend, durch Enteroviren verursacht, enteroviral
en|ter|o|vi|rus [entərəʊ'vaɪrəs] *noun*: Enterovirus *nt*
enterovirus 68-71: Enteroviren Typ 68-71
enterovirus 72: Hepatitis-A-Virus *nt*
en|ter|o|zo|on [ˌentərəʊ'zəʊən] *noun*, *plural* **-zoa** [-'zəʊə]: tierischer Darmparasit *m*, Enterozoon *nt*
en|thal|py ['enθælpɪ, en'θæl-] *noun*: Enthalpie *f*
en|the|sis ['enθɪsɪs] *noun*: **1.** (*anatom.*) Muskelansatz *m*, -insertion *f*, Sehnenansatz *m*, -insertion *f* **2.** (*chirurg.*) alloplastische Deckung *f*, Alloplastik *f*
en|the|si|tis [enθɪ'saɪtɪs] *noun*: Entzündung *f* eines Muskel- *oder* Sehnensatzes
en|the|sop|a|thy [enθɪ'sɑpəθiː] *noun*: Insertionstendopathie *f*, Enthesiopathie *f*, Enthesopathie *f*
en|thla|sis ['enθləsɪs] *noun*: (*Schädel*) Impressionsfraktur *f*

E

en|tire [en'taɪər] *adj*: **1.** ganz, völlig, vollkommen, vollzählig, vollständig, komplett; ganz, unvermindert, Gesamt- **2.** ganz, unversehrt, unbeschädigt **3.** (*Kolonie*) glatt, rund

en|ti|ty ['entɪtiː] *noun*: Entität *f*

ento- *präf.*: End(o)-, Ent(o)-

en|to|blast ['entəʊblæst] *noun*: **1.** inneres Keimblatt *nt*, Entoderm *nt* **2.** Zellnukleolus *m*

en|to|cele ['entəʊsiːl] *noun*: innere Hernie *f*, Hernia interna

en|to|cho|roi|dea [ˌentəʊkə'rɔɪdɪə] *noun*: Choroidocapillaris *f*, Lamina choroidocapillaris

en|to|cor|nea [ˌentəʊ'kɔːrnɪə] *noun*: hintere Basalmembran *f*, Descemet-Membran *f*, Lamina elastica posterior Descemeti, Lamina limitans posterior (corneae)

en|to|cra|ni|al [ˌentəʊ'kreɪnɪəl] *adj*: →*endocranial*

en|to|cra|ni|um [ˌentəʊ'kreɪnɪəm] *noun*: →*endocranium*

en|to|cu|ne|i|form [ˌentəʊkjuː'nɪəfɔːrm, 'kjuːnɪə-] *noun*: Os cuneiforme mediale

en|to|derm ['entəʊdɜrm] *noun*: inneres Keimblatt *nt*, Entoderm *nt*

en|to|der|mal [ˌentəʊ'dɜrml] *adj*: inneres Keimblatt/Entoderm betreffend, vom Entoderm abstammend, entodermal

en|to|der|mic [entəʊ'dɜrmɪk] *adj*: →*entodermal*

en|to|mere ['entəʊmɪər] *noun*: Entomer *nt*

en|to|mo|log|i|cal [ˌentəʊmə'lɑdʒɪkl] *adj*: entomologisch

en|to|mol|o|gist [ˌentəʊ'mɑlədʒɪst] *noun*: Insektologe *m*, -login *f*, Entomologe *nt*, -login *f*

en|to|mol|o|gy [ˌentəʊ'mɑlədʒiː] *noun*: Entomologie *f*

en|to|mo|pho|bi|a [ˌentəʊməʊ'fəʊbɪə] *noun*: Insektenangst *f*, Entomophobie *f*

en|to|mo|pho|bic [ˌentəʊməʊ'fəʊbɪk] *adj*: Entomophobie betreffend, entomophob

En|to|moph|thor|a [ˌentəʊ'mɑfθərə] *noun*: Entomophthora *f*

En|to|moph|tho|ra|ce|ae [ˌentəʊˌmɑfθə'reɪsɪiː] *plural*: Entomophthoraceae *pl*

En|to|moph|tho|ra|les [ˌentəʊˌmɑfθə'reɪliːz] *plural*: Entomophthorales *pl*

en|to|moph|tho|ro|my|co|sis [ˌentəʊˌmɑfθərəʊmaɪ'kəʊsɪs] *noun*: Entomophthora-Mykose *f*, Entomophthorose *f*

en|to|par|a|site [ˌentəʊ'pærəsaɪt] *noun*: Endoparasit *m*

ent|oph|thal|mi|a [entɑf'θælmɪə] *noun*: Entzündung *f* der Augeninnenräume, Endophthalmitis *f*, Endophthalmie *f*, Endophthalmia *f*

en|to|phyte ['entəfaɪt] *noun*: →*endophyte*

en|to|plasm ['entəʊplæzəm] *noun*: Entoplasma *nt*

ent|op|tic [ent'ɑptɪk] *adj*: im Augeninnern (entstanden *oder* liegend), entoptisch

ent|op|to|scope [en'tɑptəskəʊp] *noun*: Entoptoskop *nt*

ent|op|tos|co|py [ˌentɑp'tɑskəpiː] *noun*: Entoptoskopie *f*

ent|or|ga|nism [ent'ɔːrgænɪzəm] *noun*: Endoparasit *m*

en|to|sarc ['entəʊsɑːrk] *noun*: →*endosarc*

ent|os|to|sis [entɑs'təʊsɪs] *noun*: →*enostosis*

ent|o|tic [ent'ɑtɪk, -'əʊ-] *adj*: im Ohr (entstanden *oder* liegend), entotisch

en|to|zo|on [ˌentəʊ'zəʊən] *noun, plural* **-zoa** [-'zəʊə]: Entozoon *nt*

ENTP *Abk.*: excitatory nerve-terminal potential

en|trip|sis [en'trɪpsɪs] *noun*: Einreibung *f*, Einsalbung *f*, Inunktion *f*, Inunctio *f*

en|tro|pi|on [en'trəʊpɪən, -ɪɑn] *noun*: Entropium *nt*
cicatricial entropion: Narbenentropium *nt*, Entropium cicatriceum
senile entropion: seniles Entropium *nt*, Entropium senile
spastic entropion: Entropium spasticum, seniles Entropium *nt*

en|tro|pi|o|nize [en'trəʊpɪənaɪz] *vt*: nach innen wenden, umstülpen, entropionieren

en|tro|pi|um [en'trəʊpɪəm] *noun*: →*entropion*

en|tro|py ['entrəpiː] *noun*: Entropie *f*

e|nu|cle|ate [ɪ'n(j)uːklɪeɪt] *vt*: ausschälen, enukleieren

e|nu|cle|a|tion [ɪˌn(j)uːklɪ'eɪʃn] *noun*: Enukleation *f*

en|u|re|sis [ˌenjə'riːsɪs] *noun*: Einnässen *nt*, Bettnässen *nt*, Enuresis *f*
diurnal enuresis: Enuresis diurna
nocturnal enuresis: nächtliches Einnässen *nt*, Bettnässen *nt*, Enuresis nocturna

en|u|ret|ic [ˌenjə'retɪk]: **I** *noun* Enuretiker(in *f*) *m*; (*pädiat.*) Bettnässer(in *f*) *m* **II** *adj* Enuresis betreffend

en|vel|op [*n* en'veləp, 'envə-; *v* en'veləp]: **I** *noun* →*envelope* **II** *vt* (*a. anatom.*) (ein-)hüllen (*in* in)

en|vel|ope ['envələʊp] *noun*: **1.** (*anatom.*) Hülle *f*, Schale *f* **2.** (*mikrobiolog.*) Hülle *f*, Virushülle *f*, Envelope *nt*
cell envelope: Zellhülle *f*, -umhüllung *f*
egg envelope: Eihaut *f*
nuclear envelope: Kernmembran *f*, Nucleolemma *f*, Kernhülle *f*, Kernwand *f*

en|vel|oped ['envələʊpd] *adj*: (*Virus*) von einer Hülle umgeben, behüllt

en|vel|op|ment [en'veləpmənt] *noun*: Ein-, Umhüllung *f*, Hülle *f*

en|ven|o|ma|tion [enˌvenə'meɪʃn] *noun*: Envenomisation *f*

en|vi|ron|ment [en'vaɪ(r)ənmənt] *noun*: Umgebung *f*; Umwelt *f*; Milieu *nt*
oral environment: Milieu *nt* der Mundhöhle
vaginal environment: Vaginalmilieu *nt*, Scheidenmilieu *nt*

en|vi|ron|men|tal [enˌvaɪ(r)ən'mentəl] *adj*: Umgebungs-, Umwelt-, Milieu-

en|vy ['enviː]: **I** *noun* Neid *m* (*of* auf) **II** *vt* jdn. beneiden
penis envy: Penisneid *m*

en|zy|got|ic [ˌenzaɪ'gɑtɪk] *adj*: (*Zwilling*) monovular, monovulär, eineiig

en|zy|mat|ic [ˌenzɪ'mætɪk] *adj*: Enzym(e) betreffend, durch Enzyme bewirkt, enzymatisch, Enzym-

en|zyme ['enzaɪm] *noun*: Enzym *nt*
acyl enzyme: Acylenzym *nt*
adaptive enzyme: induzierbares Enzym *nt*
allosteric enzyme: allosterisches Enzym *nt*
angiotensin converting enzyme: Angiotensin-Converting-Enzym *nt*, Converting-Enzym *nt*
auxiliary enzyme: Hilfsenzym *nt*
bacterial enzymes: Bakterienenzyme *pl*
brancher enzyme: Branchingenzym *nt*, Glucan-verzweigende Glykosyltransferase *f*, 1,4-α-Glucan-branching-Enzym *nt*
branching enzyme: Branchingenzym *nt*, 1,4-α-Glucan-branching-Enzym *nt*, Glucan-verzweigende Glykosyltransferase *f*
catabolic enzyme: kataboles/katabolisches Enzym *nt*
citrate cleavage enzyme: ATP-Citrat-Lyase *f*, citratspaltendes Enzym *nt*
constitutive enzyme: konstitutives Enzym *nt*
cysteine enzyme: Cysteinenzym *nt*
deaminating enzyme: Desaminase *f*
debrancher enzyme: Amylo-1,6-Glucosidase *f*, Dextrin-1,6-Glucosidase *f*
debranching enzyme: →*debrancher enzyme*
debranching enzyme (glycogen): →*debrancher enzyme*
digestive enzyme: Verdauungsenzym *nt*

erythrocyte enzymes: Erythrozytenenzyme *pl*
extracellular enzyme: extrazelluläres Enzym *nt*, Exoenzym *nt*, Ektoenzym *nt*
fat-splitting enzyme: Lipase *f*
flavin enzymes: Flavinenzyme *pl*, gelbe Enzyme *pl*, Flavoproteine *pl*
flavin-linked redox enzyme: flavinabhängiges Redoxenzym *nt*
1,4-α-glucan branching enzyme: Branchingenzym *nt*, Glucan-verzweigende Glykosyltransferase *f*, 1,4-α-Glucan-branching-Enzym *nt*
glycolytic enzyme: glykolytisches Enzym *nt*
haeme enzyme: (*brit.*) →*heme enzyme*
heme enzyme: Hämenzym *nt*
heterotropic enzyme: heterotropes Enzym *nt*
histidine enzyme: Histidinenzym *nt*
homotropic enzyme: homotropes Enzym *nt*
hydrolytic enzyme: Hydrolase *f*
induced enzyme: induzierbares Enzym *nt*
inducible enzyme: →*induced enzyme*
intracellular enzyme: Endoenzym *nt*, intrazelluläres Enzym *nt*
K enzyme: K-Enzym *nt*
leucocyte enzymes: (*brit.*) →*leukocyte enzymes*
leukocyte enzymes: Leukozytenenzyme *pl*
lysine enzyme: Lysinenzym *nt*
M enzyme: M-Enzym *nt*
malic enzyme: Malatdehydrogenase ($NADP^+$) *f*, Malatenzym *nt*
metal-activated enzyme: metallaktiviertes Enzym *nt*
modification enzyme: Modifikationsenzym *nt*
nonregulatory enzyme: nicht-regulatorisches Enzym *nt*
oxidation-reduction enzyme: Redoxenzym *nt*
phosphorylase rupturing enzyme: Phosphorylasephosphatase *f*
PR enzyme: Phosphorylasephosphatase *f*
prodrug-converting enzymes: Prodrug-konvertierende Enzyme *pl*
proteolytic enzyme: proteolytisches Enzym *nt*; Proteinase *f*, Protease *f*
redox enzyme: Redoxenzym *nt*, Oxidoreduktase *f*
reducing enzyme: Reduktase *f*
regulatory enzyme: regulatorisches Enzym *nt*, Regulatorenzym *nt*
respiratory enzymes: Atmungsfermente *pl*
restriction enzyme: →*restrictive enzyme*
restrictive enzyme: **1.** Restriktionsenzym *nt* **2.** Restriktionsendonuclease *f*
salivary enzymes: Speichelenzyme *pl*
Schardinger's enzyme: Schardinger-Enzym *nt*, Xanthinoxidase *f*
serine enzymes: Serinenzyme *pl*
serum enzymes: Serumenzyme *pl*
sulfhydryl enzymes: SH-Enzyme *pl*
sulphhydryl enzymes: (*brit.*) →*sulfhydryl enzymes*
terminal addition enzyme: DNS-Nucleotidylexotransferase *f*, DNA-Nucleotidylexotransferase *f*, terminale Desoxynucleotidyltransferase *f*
tissue-degrading enzyme: gewebsschädigendes Enzym *nt*
transferring enzyme: Transferase *f*
transpeptidation enzyme: Transpeptidase *f*
enzyme-bound *adj*: enzymgebunden
enzyme-catalyzed *adj*: enzymkatalysiert
en|zy|mic [en'zaɪmɪk] *adj*: →*enzymatic*
en|zy|mo|ly|sis [ˌenzaɪ'mɑləsɪs, -zɪ-] *noun*: enzymatische Spaltung *f*
en|zy|mo|pa|thy [ˌenzaɪ'mɑpəθiː] *noun*: Enzymopathie *f*
erythrocyte enzymopathy: Erythrozytenenzymopathie *f*
lysosomal enzymopathy: lysosomale Speicherkrankheit *f*
EO *Abk.*: ethylene oxide
E_0 *Abk.*: oxidation-reduction potential
E_0^+ *Abk.*: oxidation-reduction potential
EOA *Abk.*: epidural opiate anesthesia
EOCCD *Abk.*: European Organization for the Control of Circulatory Diseases
EOG *Abk.*: **1.** electrooculogram **2.** electrooculography **3.** electroolfactogram
EOM *Abk.*: **1.** external ocular muscles **2.** extraocular movement
EOP *Abk.*: **1.** early onset pneumonia **2.** endogenous opioid peptide
EORTC *Abk.*: European Organization for Research and Treatment of Cancer
e|o|sin ['ɪəsɪn] *noun*: Eosin *nt*
e|o|sin|o|blast [ɪə'sɪnəblæst] *noun*: Eosinophiloblast *m*, Eosinoblast *m*
e|o|sin|o|cyte [ɪə'sɪnəsaɪt] *noun*: eosinophiler Leukozyt *m*, eosinophiler Granulozyt *m*, Eosinophiler *m*
e|o|sin|o|pe|nia [ɪəˌsɪnə'piːnɪə] *noun*: Eosinopenie *f*
e|o|sin|o|phil [ɪə'sɪnəfɪl]: **I** *noun* **1.** eosinophile Zelle *f* **2.** eosinophiler Leukozyt/Granulozyt *m*, Eosinophiler *m* **II** *adj* →*eosinophilic*
e|o|sin|o|phile [ɪə'sɪnəfaɪl]: **I** *noun* **1.** eosinophile Zelle *f* **2.** eosinophiler Leukozyt/Granulozyt *m*, Eosinophiler *m* **II** *adj* →*eosinophilic*
e|o|sin|o|phil|i|a [ɪəˌsɪnə'fɪlɪə, -ljə] *noun*: **1.** Eosinophilie *f*, Eosinophilämie *f* **2.** eosinophile Beschaffenheit *f*, Eosinophilie *f*
Löffler's eosinophilia: Löffler-Syndrom *nt*, eosinophiles Lungeninfiltrat *nt*
tropical eosinophilia: tropische Eosinophilie *f*
tropical pulmonary eosinophilia: tropische Eosinophilie *f*
e|o|sin|o|phil|ic [ɪəˌsɪnə'fɪlɪk] *adj*: **1.** mit Eosin färbend, eosinophil **2.** eosinophile Leukozyten *oder* Eosinophilie betreffend, eosinophil
e|o|sin|o|phil|o|sis [ɪəˌsɪnəfɪ'ləʊsɪs] *noun*: Eosinophilie *f*, Eosinophilämie *f*
e|o|sin|o|phil|o|tac|tic [ɪəˌsɪnəˌfɪlə'tæktɪk] *adj*: →*eosinotactic*
e|o|si|noph|i|lous [ˌɪəsɪ'nɑfɪləs] *adj*: →*eosinophilic*
e|o|sin|o|tac|tic [ɪəˌsɪnə'tæktɪk] *adj*: Eosinotaxis betreffend, eosinotaktisch
e|o|sin|o|tax|is [ɪəˌsɪnə'tæksɪk] *noun*: Eosinotaxis *f*
EP *Abk.*: **1.** ectopic pregnancy **2.** electrophoresis **3.** endogenous pyrogen **4.** endpoint **5.** epoxide **6.** erythropoietin **7.** evoked potential **8.** extreme pressure **9.** exudative pericarditis
E-4-P *Abk.*: D-erythrose-4-phosphate
EPA *Abk.*: **1.** eicosapentaenoic acid **2.** exophthalmus-producing activity
ep|ac|me [ep'ækmiː] *noun*: Epakme *f*
e|pac|tal [ɪ'pæktəl]: **I** **epactals** *pl* Nahtknochen *pl*, Ossa saturalia **II** *adj* überzählig
EPAP *Abk.*: expiratory positive airway pressure
ep|ar|sal|gia [epɑːr'sældʒ(ɪ)ə] *noun*: Schmerzen *pl* bei Überbelastung, Eparsalgie *f*, Eparsalgia *f*
ep|ax|i|al [ep'æksɪəl] *adj*: epaxial
EPC *Abk.*: **1.** epilepsia partialis continua **2.** external pneumatic compression
EPCL *Abk.*: ectopic pacemaker cycle length

E

EPE *Abk.*: empirical parameter evaluation
EPEC *Abk.*: enteropathogenic Escherichia coli
ep|en|ceph|al [ˌepən'sefəl] *noun*: →*epencephalon*
ep|en|ceph|a|lon [ˌepən'sefəˌlɑn, -lən] *noun, plura* **-lons, -la** [-lə]: Nachhirn *nt*, Metenzephalon *nt*, Metencephalon *nt*
ep|en|dop|a|thy [ˌepən'dɑpəθiː] *noun*: →*ependymopathy*
ep|en|dy|ma [ə'pendɪmə] *noun*: Ependym *nt*
ep|en|dy|mal [ə'pendɪməl] *adj*: Ependym betreffend, aus Ependym bestehend, ependymal
ep|en|dy|mar|y [ə'pendəˌmeriː] *adj*: →*ependymal*
ep|en|dy|mit|ic [əˌpəndɪ'mɪtɪk] *adj*: Ependymitis betreffend, ependymitisch
ep|en|dy|mi|tis [əˌpəndɪ'maɪtɪs] *noun*: Ependymitis *f*
callous ependymitis: Ependymitis callosa
granular ependymitis: Ependymitis granularis
ep|en|dy|mo|blast [ə'pendɪməʊblæst] *noun*: Ependymoblast *m*, embryonale Ependymzelle *f*
e|pen|dy|mo|blas|to|ma [əˌpendɪməʊblæs'təʊmə] *noun*: Ependymoblastom *nt*
ep|en|dy|mo|cyte [ə'pendɪməʊsaɪt] *noun*: Ependymzelle *f*, Ependymozyt *m*
e|pen|dy|mo|cy|to|ma [əˌpendɪ'məʊsaɪ'təʊmə] *noun*: →*ependymoma*
ep|en|dy|mo|ma [əˌpendɪ'məʊmə] *noun*: Ependymom *nt*, Ependymozytom *nt*, Ependymgliom *nt*, Ependymogliom *nt*, Ependymepitheliom *nt*, Ependymoepitheliom *nt*, Pfeilerzellgliom *nt*
ep|en|dy|mop|a|thy [əˌpendɪ'mɑpəθiː] *noun*: Ependymerkrankung *f*, Ependymopathie *f*
ep|er|sal|gia [epər'sældʒ(ɪ)ə] *noun*: →*eparsalgia*
Ep|e|ryth|ro|zo|on [epɪˌrɪθrəʊ'zəʊən] *noun*: Eperythrozoon *nt*
ep|e|ryth|ro|zo|o|no|sis [epɪˌrɪθrəʊˌzəʊə'nəʊsɪs] *noun*: Eperythrozooninfektion *f*, Eperythrozoonose *f*
EPF *Abk.*: **1.** early pregnancy factor **2.** endocarditis parietalis fibroplastica **3.** expiratory peak flow
EPG *Abk.*: **1.** electropherogram **2.** electropupillography
EPH *Abk.*: essential pulmonary hemosiderosis
eph|apse ['efæps] *noun*: Ephapse *f*
eph|ap|tic [ɪ'fæptɪk] *adj*: ephaptisch
ep|har|mo|ny [ep'hɑːrməniː] *noun*: Epharmose *f*, Epharmonie *f*
e|phe|bic [ɪ'fiːbɪk] *adj*: Jugend *oder* Pubertät(speriode) betreffend, ephebisch
e|phe|bo|gen|e|sis [ɪˌfiːbə'dʒenəsɪs] *noun*: Ephebogenese *f*
e|phed|ra [ɪ'fedrə] *noun*: **1.** Meerträubchen *nt*, Ephedra sinica **2.** Ephedrae herba
e|phed|rine [ɪ'fedrɪn, 'efɪdriːn] *noun*: Ephedrin *nt*
e|phel|i|des [ɪ'felɪdiːz] *plural*: Sommersprossen *pl*, Epheliden *pl*, Lentigo aestiva
e|phel|is [ɪ'felɪs] *noun*: →*ephelides*
e|phem|er|a [ɪ'femərə] *noun*: Ephemera *f*, Eintagsfieber *nt*, Febricula, Febris herpetica/ephemera
e|phem|er|al [ɪ'femərəl] *adj*: vergänglich, flüchtig, kurz (-dauernd), unbeständig, vorübergehend, transient, transitorisch
epi- *präf.*: Epi-, Ep-, Eph-
ep|i|al|lo|preg|nan|o|lone [ˌepɪˌæləʊpreg'nænələʊn] *noun*: Epiallopregnanolon *nt*
ep|i|an|dros|ter|one [ˌepɪæn'drɑstərəʊn] *noun*: Epi-, Isoandrosteron *nt*
ep|i|bi|ont [ˌepɪ'baɪɑnt] *noun*: Epibiont *m*
ep|i|bi|o|sis [ˌepɪbaɪ'əʊsɪs] *noun*: Epibiose *f*
ep|i|blast ['epɪblæst] *noun*: →*ectoderm*
ep|i|blas|tic [ˌepɪ'blæstɪk] *adj*: epiblastisch; ektodermal
ep|i|bleph|a|ron [ˌepɪ'blefərən] *noun*: Epiblepharon *nt*
e|pib|o|le [ɪ'pɪbəlɪ] *noun*: →*epiboly*
e|pib|o|ly [ɪ'pɪbəliː] *noun*: Umwachsung *f*, Epibolie *f*
ep|i|bul|bar [epɪ'bʌlbər] *adj*: auf dem Augapfel/Bulbus oculi (liegend), epibulbär
ep|i|can|thal [ˌepɪ'kænθl] *adj*: Lidfalte/Epikanthus betreffend, epikanthal
ep|i|can|thic [ˌepɪ'kænθɪk] *adj*: Lidfalte/Epikanthus betreffend, epikanthal
ep|i|can|thine [ˌepɪ'kænθaɪn] *adj*: →*epicanthal*
ep|i|can|thus [ˌepɪ'kænθəs] *noun, plural* **-thi** [-θaɪ, -θiː]: Mongolenfalte *f*, Epikanthus *m*, Plica palpebronasalis
ep|i|car|cin|o|gen [ˌepɪkɑːr'sɪnədʒən] *noun*: Epikarzinogen *nt*
ep|i|car|dia [ˌepɪ'kɑːrdɪə] *noun*: Epikardia *f*
ep|i|car|di|ac [ˌepɪ'kɑːrdɪæk] *adj*: →*epicardial*
ep|i|car|di|al [ˌepɪ'kɑːrdɪəl] *adj*: **1.** Epikard betreffend, epikardial **2.** Epikardia betreffend, epikardial
ep|i|car|di|ec|to|my [ˌepɪˌkɑːrdɪ'ektəmiː] *noun*: Epikardresektion *f*, Epikardektomie *f*
ep|i|car|di|um [ˌepɪ'kɑːrdɪəm] *noun, plural* **-dia** [-dɪə]: Epikard *nt*, viszerales Perikard *nt*, Epicardium *nt*, Lamina visceralis pericardii
ep|i|chord|al [ˌepɪ'kɔːrdl] *adj*: epichordal
ep|i|cho|ri|on [ˌepɪ'kəʊrɪɑn] *noun*: Epichorion *nt*
ep|i|cil|lin [ˌepɪ'sɪlɪn] *noun*: Epicillin *nt*, α-Amino-3,6-dihydrobenzylpenicillin *nt*, Dihydroampicillin *nt*, Spectacillin *nt*
ep|i|con|dy|lal|gia [ˌepɪˌkɑndɪ'lældʒ(ɪ)ə] *noun*: Epikondylenschmerz *m*, Epikondylalgie *f*
ep|i|con|dy|lar [ˌepɪ'kɑndlər] *adj*: Epikondyle betreffend, epikondylär
ep|i|con|dyle [ˌepɪ'kɑndaɪl, -dl] *noun*: Gelenkhöcker *m*, Epikondyle *f*, Epicondylus *m* **above an epicondyle** oberhalb einer Epikondyle (liegend) **below an epicondyle** unterhalb einer Epikondyle (liegend)
humeral epicondyle: Humerusepikondyle *f*, Epicondylus humeri
lateral epicondyle of femur: äußere Femurepikondyle *f*, Epicondylus lateralis femoris
lateral humeral epicondyle: äußere Humerusepikondyle *f*, Epicondylus lateralis humeri
lateral epicondyle of humerus: äußere Humerusepikondyle *f*, Epicondylus lateralis humeri
medial epicondyle of femur: mediale Femurepikondyle *f*, Epicondylus medialis femoris
medial humeral epicondyle: mediale Humerusepikondyle *f*, Epicondylus medialis humeri
medial epicondyle of humerus: mediale Humerusepikondyle *f*, Epicondylus medialis humeri
ep|i|con|dyl|i|an [ˌepɪkɑn'diːlɪən] *adj*: Epikondyle betreffend, epikondylär, Epikondylen-
ep|i|con|dyl|ic [ˌepɪkɑn'dɪlɪk] *adj*: →*epicondylian*
ep|i|con|dyl|it|ic [ˌepɪˌkɑndɪ'lɪtɪk] *adj*: Epikondylenentzündung/Epikondylitis betreffend, epikondylitisch
ep|i|con|dy|li|tis [ˌepɪˌkɑndɪ'laɪtɪs] *noun*: Entzündung *f* einer Epikondyle, Epicondylitis *f*, Epikondylenentzündung *f*, Epikondylitis *f*
medial humeral epicondylitis: Entzündung *f* des Epicondylus medialis humeri, Golfspielerellenbogen *m*, Epicondylitis humeri ulnaris
radiohumeral epicondylitis: Entzündung *f* des Epicondylus lateralis humeri, Tennisellenbogen *m*, Epicondylitis humeri radialis
ep|i|con|dy|lus [ˌepɪ'kɑndɪləs] *noun, plura* **-li** [-laɪ]: →*epicondyle*
ep|i|cor|a|coid [ˌepɪ'kɔːrəkɔɪd] *adj*: epikorakoid
ep|i|cor|ne|a|scle|ri|tis [ˌepɪˌkɔːrnɪəsklɪə'raɪtɪs] *noun*:

Epikorneaskleritis *f*
ep|i|cos|tal [ˌepɪˈkɑstl, epɪˈkɔstl] *adj*: auf *oder* über einer Rippe/Costa (liegend), epikostal
ep|i|cra|ni|al [ˌepɪˈkreɪnɪəl] *adj*: auf dem Schädel, epikranial
ep|i|cra|ni|um [ˌepɪˈkreɪnɪəm] *noun*: Epikranium *nt*, Epicranium *nt*
ep|i|cri|sis [ˈepɪkraɪsɪs] *noun*: Epikrise *f*
ep|i|crit|ic [ˌepɪˈkrɪtɪk] *adj*: Epikrise betreffend, epikritisch
ep|i|cys|ti|tis [ˌepɪsɪsˈtaɪtɪs] *noun*: Epizystitis *f*
ep|i|cys|tot|o|my [ˌepɪsɪsˈtɑtəmiː] *noun*: suprapubischer Blasenschnitt *m*, suprapubische Zystotomie *f*, Epizystotomie *f*
ep|i|cyte [ˈepɪsaɪt] *noun*: Deckzelle *f*, Epizyt *m*; Podozyt *m*
ep|i|dem|ic [epɪˈdemɪk]: I *noun* epidemische Krankheit/Erkrankung *f*, Epidemie *f* II *adj* epidemieartig auftretend, epidemisch
contact epidemic: Kontaktepidemie *f*
explosive epidemic: Explosivepidemie *f*
tardive epidemic: Tardivepidemie *f*
water-borne epidemic: Wasserepidemie *f*
ep|i|de|mi|o|lo|gist [epɪˌdiːmiːəˈɑlədʒɪst] *noun*: Epidemiologe *m*, Epidemiologin *f*
ep|i|de|mi|o|lo|gy [epɪˌdiːmiːəˈɑlədʒiː] *noun*: Epidemiologie *f*
epidemiology of infectious disease: Infektionsepidemiologie *f*
ep|i|derm [ˈepɪdɜrm] *noun*: →*epidermis*
ep|i|der|ma [ˌepɪˈdɜrmə] *noun*: →*epidermis*
ep|i|der|mal [ˌepɪˈdɜrml] *adj*: **1.** Oberhaut/Epidermis betreffend, epidermal, Epidermis-, Epiderm(o)- **2.** epidermisähnlich, epidermoid
ep|i|der|mat|ic [ˌepɪdɜrˈmætɪk] *adj*: Oberhaut/Epidermis betreffend, epidermal, Epidermis-, Epiderm(o)-
ep|i|der|ma|ti|tis [ˌepɪdɜrməˈtaɪtɪs] *noun*: Entzündung *f* der Oberhaut/Epidermis, Epidermitis *f*, Epidermisentzündung *f*, Epidermatitis *f*
ep|i|der|mat|o|plas|ty [ˌepɪdɜrˈmætəplæstiː] *noun*: Epidermisplastik *f*
ep|i|der|mic [ˌepɪˈdɜrmɪk] *adj*: Oberhaut/Epidermis betreffend, epidermal, Epidermis-, Epiderm(o)-
ep|i|der|mis [epɪˈdɜrmɪs] *noun*: Oberhaut *f*, Epidermis *f* **beneath the epidermis** unter der Oberhaut/Epidermis (liegend) **through the epidermis** durch die Oberhaut/Epidermis
ep|i|der|mit|ic [ˌepɪdɜrˈmɪtɪk] *adj*: Epidermitis/Epidermisentzündung betreffend, epidermitisch, epidermatitisch
ep|i|der|mi|tis [ˌepɪdɜrˈmaɪtɪs] *noun*: Entzündung *f* der Oberhaut/Epidermis, Epidermitis *f*, Epidermisentzündung *f*, Epidermatitis *f*
ep|i|der|mi|za|tion [ˌepɪdɜrmɪˈzeɪʃn] *noun*: Epidermistransplantation *f*, Hauttransplantation *f*
ep|i|der|mo|dys|pla|sia ver|ru|ci|for|mis [ˌepɪdɜrmədɪsˈpleɪʒ(ɪ)ə, -zɪə]: Epidermodysplasia verruciformis *f*, Lewandowsky-Lutz-Krankheit *f*, Lewandowsky-Lutz-Syndrom *nt*, Verrucosis generalisata (Lewandowsky-Lutz)
ep|i|der|moid [ˌepɪˈdɜrmɔɪd]: I *noun* Epidermoid *nt*, Epidermal-, Epidermis-, Epidermoidzyste *f*, (echtes) Atherom *nt*, Talgretentionszyste *f* II *adj* epidermisähnlich, epidermoid
ep|i|der|mol|y|sis [epɪdɜrˈmɑlɪsɪs] *noun*: Epidermolysis *f*
albopapuloid epidermolysis bullosa dystrophica: Epidermolysis bullosa albopapuloidea, Pasini-Typ *m* der Epidermolysis bullosa dystrophicans, Pasini-Pierini-Syndrom *nt*, Pasini-Syndrom *nt*, Epidermolysis bullosa hereditaria et albopapuloidea, Epidermolysis bullosa dystrophica albopapuloidea
epidermolysis bullosa: Epidermophyton floccosum *nt*
acquired epidermolysis bullosa: Epidermolysis bullosa acquisita
dominant epidermolysis bullosa dystrophica: Cockayne-Touraine-Syndrom *nt*, Epidermolysis bullosa dystrophica dominans, Epidermolysis bullosa hereditaria dystrophica dominans, Epidermolysis bullosa hyperplastica
hyperplastic epidermolysis bullosa dystrophica: →*dominant epidermolysis bullosa dystrophica*
junctional epidermolysis bullosa: Epidermolysis bullosa hereditaria letalis, Epidermolysis bullosa atrophicans generalisata gravis Typ Herlitz, Epidermolysis bullosa letalis, Epidermolysis bullosa junctionalis gravis
epidermolysis bullosa junctionalis: Epidermolysis bullosa junctionalis
epidermolysis bullosa simplex: Epidermolysis bullosa simplex
localized epidermolysis bullosa simplex: Weber-Cockayne-Syndrom *nt*, Epidermolysis bullosa simplex Weber-Cockayne, Epidermolysis bullosa manuum et pedum aestivalis
hereditary epidermolysis bullosa: Epidermolysis bullosa hereditaria
toxic bullous epidermolysis: Lyell-Syndrom *nt*, Syndrom *nt* der verbrühten Haut, Epidermolysis acuta toxica
ep|i|der|mo|lyt|ic [ˌepɪdɜrməˈlɪtɪk] *adj*: Epidermolysis betreffend, epidermolytisch
ep|i|der|mo|my|co|sis [ˌepɪˌdɜrməmaɪˈkəʊsɪs] *noun*: Dermatophytose *f*, Dermatophytosis *f*, Dermatophytie *f*, Epidermomykose *f*
ep|i|der|mo|my|cot|ic [ˌepɪˌdɜrməmaɪˈkɑtɪk] *adj*: epidermomykotisch
ep|i|der|moph|y|tid [ˌepɪdɜrˈmɑfɪtɪd] *noun*: Epidermophytid *nt*, Dermatophytid *nt*
Ep|i|der|moph|y|ton [epɪdɜrˈmɑfɪtɑn] *noun*: Epidermophyton *nt*
ep|i|der|moph|y|to|sis [ˌepɪˌmɑfəˈtəʊsɪs] *noun*: Epidermophytie *f*; Dermatophytie *f*
gluteal epidermophytosis: Epidermophytia glutaealis
ep|i|did|y|mal [epɪˈdɪdəməl] *adj*: Epididymis/Nebenhoden betreffend, epididymal
ep|i|did|y|mec|to|my [ˌepɪˌdɪdəˈmektəmiː] *noun*: Epididymektomie *f*
ep|i|did|y|mid|ec|to|my [ˌepɪdɪdəmɪˈdektəmiː] *noun*: Epididymektomie *f*
ep|i|did|y|mis [epɪˈdɪdəmɪs] *noun, plural* **-did|y|mi|des** [-dɪˈdɪmɪdiːz]: Nebenhoden *m*, Epididymis *f*, Parorchis *m*
ep|i|did|y|mis|o|plas|ty [ˌepɪˈdɪdəmɪsəʊplæstiː] *noun*: →*epididymoplasty*
ep|i|did|y|mit|ic [ˌepɪdɪdəˈmɪtɪk] *adj*: Nebenhodenentzündung/Epididymitis betreffend, epididymitisch
ep|i|did|y|mi|tis [ˌepɪdɪdəˈmaɪtɪs] *noun*: Nebenhodenentzündung *f*, Epididymitis *f*
acute epididymitis: akute Epididymitis *f*
chronic epididymitis: chronische Epididymitis *f*
recurrent epididymitis: Epididymitis recidivans
traumatic epididymitis: Epididymitis traumatica
tuberculous epididymitis: Nebenhodentuberkulose *f*, Epididymitis tuberculosa
ep|i|did|y|mo|def|er|en|tec|to|my [ˌepɪˌdɪdəməʊˌdefərən-

'tektəmi:] *noun*: Epididymovasektomie *f*
ep|i|did|y|mo|def|er|en|tial [,epɪdefə'renʃl] *adj*: Nebenhoden und Samenleiter betreffend
ep|i|did|y|mo|def|er|en|ti|tis [,epɪ,defərən'taɪtɪs] *noun*: Entzündung *f* von Nebenhoden und Samenstrang/Funiculus spermaticus, Epididymodeferentitis *f*, Epididymofunikulitis *f*
epididymo-orchitic *adj*: Epididymoorchitis betreffend, epididymoorchitisch
epididymo-orchitis *noun*: Entzündung *f* von Nebenhoden und Hoden, Epididymoorchitis *f*
E
ep|i|did|y|mo|plas|ty ['epɪplæsti:] *noun*: Nebenhoden-, Epididymisplastik *f*
ep|i|did|y|mot|o|my [epɪ,dɪdə'mɑtəmi:] *noun*: Epididymotomie *f*
ep|i|did|y|mo|vas|ec|to|my [epɪ,dɪdəməʊvæ'sektəmi:] *noun*: Epididymovasektomie *f*
ep|i|did|y|mo|va|sos|to|my [,epɪ,dɪdəməʊvæs'ɑstəmi:] *noun*: Epididymovasostomie *f*
ep|i|du|ral [,epɪ'dʊrəl, -'djʊər-]: **I** *noun* Epiduralanästhesie *f*, Periduralanästhesie *f*, Epidurale *f*, Peridurale *f* **II** *adj* auf der Dura mater (liegend), epi-, extra-, supradural, Epidural-
ep|i|du|rog|ra|phy [,epɪdjʊə'rɑgrəfi:] *noun*: Epidurographie *f*, Epidurografie *f*
ep|i|fas|cial [,epɪ'fæʃ(ɪ)əl] *adj*: auf einer Faszie (liegend), epifaszial
ep|i|gas|tral|gia [,epɪgæ'strældʒ(ɪ)ə] *noun*: Oberbauchschmerz(en *pl*) *m*, Epigastralgie *f*
ep|i|gas|tric [,epɪ'gæstrɪk] *adj*: Oberbauch(gegend)/Epigastrium betreffend, im Epigastrium (liegend), epigastrisch
ep|i|gas|tri|um [,epɪ'gæstri:əm] *noun*: Oberbauch(gegend *f*) *m*, Epigastrium *nt*, Regio epigastrica
ep|i|gas|tri|us [,epɪ'gæstrɪəs] *noun*: Epigastrius *m*
ep|i|gas|tro|cele [,epɪ'gæstrəsi:l] *noun*: Epigastrozele *f*, epigastrische Hernie *f*, Hernia epigastrica
ep|i|gen|e|sis [,epɪ'dʒenəsɪs] *noun*: Epigenese *f*
ep|i|ge|net|ic [,epɪdʒə'netɪk] *adj*: epigenetisch
ep|i|ge|net|ics [,epɪdʒə'netɪks] *plural*: Epigenetik *f*
ep|i|glot|tal [,epɪ'glɑtl] *adj*: →*epiglottic*
ep|i|glot|tec|to|my [,epɪglɑ'tektəmi:] *noun*: →*epiglottidectomy*
ep|i|glot|tic [,epɪ'glɑtɪk] *adj*: Kehldeckel/Epiglottis betreffend, epiglottisch
ep|i|glot|tid|e|an [,epɪglɑ'ti:dɪən] *adj*: →*epiglottic*
ep|i|glot|ti|dec|to|my [epɪ,glɑtɪ'dektəmi:] *noun*: Kehldeckelentfernung *f*, Kehldeckelresektion *f*, Epiglottisentfernung *f*, Epiglottisresektion *f*, Epiglottidektomie *f*, Epiglottektomie *f*
ep|i|glot|ti|di|tis [,epɪ,glɑtɪ'daɪtɪs] *noun*: Entzündung *f* des Kehldeckels, Epiglottitis *f*, Kehldeckelentzündung *f*, Epiglottisentzündung *f*, Epiglottiditis *f*
ep|i|glot|tis [,epɪ'glɑtɪs] *noun*: Kehldeckel *m*, Epiglottis *f*
below the epiglottis unterhalb des Kehldeckels/der Epiglottis (liegend)
ep|i|glot|tit|ic [,epɪglɑ'tɪtɪk] *adj*: Epiglottitis/Kehldeckelentzündung betreffend, epiglottitisch, epiglottiditisch
ep|i|glot|ti|tis [,epɪglɑ'taɪtɪs] *noun*: Entzündung *f* des Kehldeckels, Epiglottitis *f*, Kehldeckelentzündung *f*, Epiglottisentzündung *f*, Epiglottiditis *f*
e|pig|na|thus [ɪ'pɪgnəθəs] *noun*: Epignathus *m*
e|pig|o|nal [ɪ'pɪgənəl] *adj*: epigonal, epigonad
ep|i|hy|al [epɪ'haɪəl] *adj*: auf *oder* über dem Zungenbein (liegend), epihyal, epihyoid
ep|i|hy|oid [,epɪ'haɪɔɪd] *adj*: →*epihyal*
ep|i|ker|a|to|phak|i|a [,epɪ,kerətəʊ'feɪkɪə] *noun*: Epikeratophakie *f*, Keratophakie *f*
ep|i|la|mel|lar [,epɪlə'melər] *adj*: epilamellär
ep|i|late ['epɪleɪt] *vt*: Haare entfernen, enthaaren, epilieren, depilieren
ep|i|la|tion [epɪ'leɪʃn] *noun*: Enthaarung *f*, Haarentfernung *f*, Epilation *f*, Epilierung *f*, Depilation *f*
ep|i|lem|ma [epɪ'lemə] *noun*: →*endoneurium*
ep|i|lep|sia [,epɪ'lepsɪə] *noun*: →*epilepsy*
ep|i|lep|sy ['epɪlepsi:] *noun*: Epilepsie *f*, Epilepsia *f*, Fallsucht *f*, Morbus sacer *m*
abdominal epilepsy: abdominale Epilepsie *f*
acquired epilepsy: erworbene/sekundäre Epilepsie *f*
akinetic epilepsy: akinetische Epilepsie *f*
atonic epilepsy: atonische Epilepsie *f*
automatic epilepsy: psychomotorische Epilepsie *f*
autonomic epilepsy: autonome Epilepsie *f*, Epilepsie *f* mit autonomen Symptomen
benign rolandic epilepsy: Rolando-Epilepsie *f*
benign epilepsy with rolandic spikes: Rolando-Epilepsie *f*
Bravais-jacksonian epilepsy: Jackson-Epilepsie *f*
centrencephalic epilepsy: zentrenzephale Epilepsie *f*
cerebellar epilepsy: zerebellare Epilepsie *f*
chronic focal epilepsy: Kojewnikow-, Koshewnikoff-, Kozevnikov-Syndrom *nt*, Kojewnikow-, Koshewnikoff-, Kozevnikov-Epilepsie *f*, Epilepsia partialis continua
cortical epilepsy: Rindenepilepsie *f*, Epilepsia corticalis
cryptogenic epilepsy: idiopathische/essentielle/endogene/kryptogenetische/genuine Epilepsie *f*
cursive epilepsy: Dromolepsie *f*, Epilepsia cursiva
delayed epilepsy: Spätepilepsie *f*, Epilepsia tarda/tardiva
diencephalic epilepsy: autonome Epilepsie *f*, Epilepsie *f* mit autonomen Symptomen
diurnal epilepsy: Epilepsia diurna
early post-traumatic epilepsy: frühe (post-)traumatische Epilepsie *f*
focal epilepsy: fokale Epilepsie *f*
frontal-lobe epilepsy: Frontalhirnepilepsie *f*
generalized epilepsy: generalisierte Epilepsie *f*
generalized flexion epilepsy: Hypsarrhythmie *f*
grand mal epilepsy: Grand-mal *nt*, Grand-mal-Epilepsie *f*
haut mal epilepsy: Grand-mal *nt*, Grand-mal-Epilepsie *f*
idiopathic epilepsy: idiopathische/essentielle/endogene/kryptogenetische/genuine Epilepsie *f*
jacksonian epilepsy: Jackson-Epilepsie *f*
Koschewnikow's epilepsy: Kojewnikow-, Koshewnikoff-, Kozevnikov-Syndrom *nt*, Kojewnikow-, Koshewnikoff-, Kozevnikov-Epilepsie *f*, Epilepsia partialis continua
larval epilepsy: latente/larvierte Epilepsie *f*
laryngeal epilepsy: Kehlkopfschlag *m*, Epilepsia laryngealis
latent epilepsy: latente/larvierte Epilepsie *f*
late post-traumatic epilepsy: späte (post-)traumatische Epilepsie *f*
localized epilepsy: fokale Epilepsie *f*
major epilepsy: **1.** generalisierte Epilepsie *f* **2.** Grand-mal *nt*, Grand-mal-Epilepsie *f*
matutinal epilepsy: Aufwachepilepsie *f*
minor epilepsy: **1.** Epilepsie *f* mit Absence-Symptomatik **2.** Petit-mal *nt*, Petit-mal-Epilepsie *f*
musicogenic epilepsy: musikogene Epilepsie *f*
myoclonus epilepsy: Lafora-Syndrom *nt*, Unverricht-Syndrom *nt*, Myoklonusepilepsie *f*, myoklonische Epi-

lepsie *f*
nocturnal epilepsy: Epilepsia nocturna
one-sided epilepsy: halbseitige/einseitige Epilepsie *f*, Hemiepilepsie *f*
organic epilepsy: symptomatische/organische Epilepsie *f*
partial epilepsy: fokale Epilepsie *f*
petit mal epilepsy: Petit-mal *nt*, Petit-mal-Epilepsie *f*
photogenic epilepsy: photogene/photosensible Epilepsie *f*
post-traumatic epilepsy: (post-)traumatische Epilepsie *f*
primary generalized epilepsy: generalisierte Epilepsie *f*
progressive epilepsy: Dromolepsie *f*, Epilepsia cursiva
progressive familial myoclonic epilepsy: Lafora-Syndrom *nt*, Unverricht-Syndrom *nt*, Myoklonusepilepsie *f*, myoklonische Epilepsie *f*
psychic epilepsy: psychogene Epilepsie *f*, Affektepilepsie *f*
psychomotor epilepsy: psychomotorische Epilepsie *f*
reflex epilepsy: Reflexepilepsie *f*
rolandic epilepsy: Rolando-Epilepsie *f*
secondary generalized epilepsy: sekundär generalisierte Epilepsie *f*
sensory epilepsy: sensorische Epilepsie *f*
sleep epilepsy: Schlafepilepsie *f*
symptomatic epilepsy: symptomatische/organische Epilepsie *f*
tardy epilepsy: Spätepilepsie *f*, Epilepsia tarda/tardiva
temporal lobe epilepsy: 1. psychomotorische Epilepsie *f* **2.** Temporallappen-, Schläfenlappenepilepsie *f*
tonic epilepsy: tonischer Krampfanfall *m*
traumatic epilepsy: (post-)traumatische Epilepsie *f*
uncinate epilepsy: Unzinatusanfall *m*
vasomotor epilepsy: psychomotorische Epilepsie *f*
vasovagal epilepsy: psychomotorische Epilepsie *f*
versive epilepsy: Versivanfall *m*

epilileplitic [ˌepɪˈleptɪk]: **I** *noun* Patient(in *f*) *m* mit Epilepsie, Epileptiker(in *f*) *m* **II** *adj* Epilepsie betreffend, durch Epilepsie hervorgerufen, an Epilepsie leidend, epileptisch, Epilepsie-

epilileplitilform [ˌepɪˈleptɪfɔːrm] *adj*: in der Art eines epileptischen Anfalls, epileptiform, epilepsieartig, epileptoid

epilileplitolgenlic [ˌepɪleptəˈdʒenɪk] *adj*: einen epileptischen Anfall auslösend, epileptogen

epilileplitoglelnous [ˌepɪlepˈtɑdʒənəs] *adj*: einen epileptischen Anfall auslösend, epileptogen

epilileplitoid [ˌepɪˈleptɔɪd] *adj*: in der Art eines epileptischen Anfalls, epileptiform, epilepsieartig, epileptoid

epilileplitollolgist [ˌepɪlepˈtɑlədʒɪst] *noun*: Epileptologin *f*, Epileptologe *m*

epilileplitollolgy [ˌepɪlepˈtɑlədʒiː] *noun*: Epileptologie *f*

Epililolbilum [ˌepɪˈləʊbɪəm] *noun*: Epilobium *nt*
Epilobium collinum: Epilobium collinum, Hügelweidenröschen *nt*
Epilobium montanum: Epilobium montanum, Bergweidenröschen *nt*
Epilobium parviflorum: Epilobium parviflorum, kleinblütiges Weidenröschen *nt*
Epilobium roseum: Epilobium roseum, rosarotes Weidenröschen *nt*

epililoila [ˌepɪˈlɔɪə] *noun*: Bourneville-Syndrom *nt*, Morbus Bourneville *m*, tuberöse Sklerose *f*, tuberöse Hirnsklerose *f*, Epiloia *f*

epilimanldiblullar [ˌepɪmænˈdɪbjələr] *adj*: epimandibulär

epilimaslitilgote [ˌepɪˈmæstɪgəʊt] *noun*: Crithidia-Form *f*, Epimastigot *m*, epimastigote Form *f*

epilimenlorlrhalgia [ˌepɪˌmenəˈreɪdʒ(ɪ)ə] *noun*: Epimenorrhagie *f*

epilimenlorlrhela [ˌepɪˌmenəˈrɪə] *noun*: Epimenorrhoe *f*

epilimenlorlrhoela [ˌepɪˌmenəˈrɪə] *noun*: (*brit.*) →*epimenorrhea*

epilimer [ˈepəmər] *noun*: Epimer *nt*

epilimerlase [ˈepɪmereɪz] *noun*: Epimerase *f*
aldose 1-epimerase: Aldose-1-epimerase *f*, Mutarotase *f*
diaminopimelate epimerase: Diaminopimelatepimerase *f*
uridine diphosphogalactose-4-epimerase: UDP-Glucose-4-Epimerase *f*, UDP-Galaktose-4-Epimerase *f*, UDP-Glukose-4-Epimerase *f*
galactose epimerase: Galaktowaldenase *f*, UDP-Glucose-4-Epimerase *f*, UDP-Galaktose-4-Epimerase *f*
3-hydroxyacyl-CoA epimerase: 3-Hydroxyacyl-CoA-epimerase *f*
methylmalonyl-CoA epimerase: Methylmalonyl-CoA-epimerase *f*, Methylmalonyl-CoA-racemase *f*

epilimere [ˈepɪmɪər] *noun*: Epimer *nt*

epilimerlilzaltion [ˌepɪmərɪˈzeɪʃn] *noun*: Epimerisierung *f*

epilimesltrol [ˌepɪˈmestrəʊl] *noun*: Epimestrol *nt*

epilimorlpholsis [ˌepɪmɔːrˈfəʊsɪs] *noun*: Epimorphose *f*

epilimyslilotlolmy [ˌepɪmɪsɪˈɑtəmiː] *noun*: Epimysiotomie *f*

epilimylsilum [ˌepɪˈmɪzɪəm, -ˈmɪʒ-] *noun, plural* **-mylsia** [-ˈmɪzɪə, -ˈmɪʒ-]: Muskelscheide *f*, Epimysium *nt*, Perimysium externum

epilinelphreclitolmy [ˌepɪnɪˈfrektəmiː] *noun*: Adrenalektomie *f*

epilinephlrilnaelmila [ˌepɪˌnefrɪnˈiːmiːə] *noun*: (*brit.*) →*epinephrinemia*

epilinephlrine [ˌepɪˈnefrɪn, epɪriːn] *noun*: Adrenalin *nt*, Epinephrin *nt*

epilinephlrilnelmila [ˌepɪˌnefrɪnˈiːmiːə] *noun*: (Hyper-) Adrenalinämie *f*

epilinelphriltis [ˌepɪnɪˈfraɪtɪs] *noun*: Entzündung *f* der Nebenniere, Adrenalitis *f*

epilinelphrolma [ˌepɪnɪˈfrəʊmə] *noun*: hypernephroides Karzinom *nt*, klarzelliges Nierenkarzinom *nt*, maligner Grawitz-Tumor *m*, Grawitz-Tumor *m*, Hypernephrom *nt*

epilinephlros [ˌepɪˈnefrəs, -rɑs] *noun*: Nebenniere *f*, Epinephros *m*, Epinephron *nt*, Glandula suprarenalis

epilineulral [ˌepɪˈnjʊərəl, -ˈnʊ-] *adj*: auf einem Wirbelbogen/Arcus vertebralis (liegend), epineural

epilineulrilal [ˌepɪˈnʊrɪəl, -ˈnjʊər-] *adj*: epineurial

epilineulrilum [ˌepɪˈnʊrɪəm, -ˈnjʊər-] *noun, plural* **-ria** [-rɪə]: Epineurium *nt*

epilolnychlilum [epɪəˈniːkɪəm] *noun*: Nagelhäutchen *nt*, Eponychium *nt*

epililorlchilum [epɪˈɔːrkɪəm] *noun*: Epiorchium *nt*, Lamina visceralis tunicae vaginalis testis

epililotlic [ˌepɪˈɑtɪk] *adj*: epiotisch

epilipaslitic [ˌepɪˈpæstɪk]: **I** *noun* Streupulver *nt*, Puder *m* **II** *adj* als Puder verwendbar

epiliperlilcarldilal [ˌepɪˌperɪˈkɑːrdɪəl] *adj*: epiperikardial

epiliphalrynlgelal [ˌepɪfəˈrɪndʒ(ɪ)əl, epɪˌfærɪnˈdʒiːəl] *adj*: Nasenrachen(raum)/Epipharynx betreffend, epipharyngeal, nasopharyngeal, rhinopharyngeal, pharyngonasal

epiliphalrynlgitlic [ˌepɪˌfærɪnˈdʒɪtɪk] *adj*: Epipharyngitis betreffend, epipharyngitisch, nasopharyngitisch, rhinopharyngitisch

epiliphalrynlgiltis [ˌepɪˌfærɪnˈdʒaɪtɪs] *noun*: Entzündung *f* des Nasenrachens/Epipharynx, Epipharyngitis *f*, Nasopharynxentzündung *f*, Epipharynxentzündung *f*, Na-

sopharyngitis *f*, Rhinopharyngitis *f*
ep|i|phar|ynx [epɪ'færɪŋks] *noun*: Nasenrachen *m*, Epipharynx *m*, Nasopharynx *m*, Rhinopharynx *m*, Pars nasalis pharyngis
ep|i|phe|nom|e|non [ˌepɪfɪ'nɑmənɑn] *noun*: Begleiterscheinung *f*, Begleitsymptom *nt*, Epiphänomen *nt*
e|piph|o|ra [ɪ'pɪfərə] *noun*: Tränenträufeln *nt*, Dakryorrhoe *f*, Epiphora *f*
ep|i|phre|nal [epɪ'friːnl] *adj*: auf *oder* über dem Zwerchfell (liegend), epiphrenal, epiphrenisch
ep|i|phren|ic [ˌepɪ'frenɪk] *adj*: auf *oder* über dem Zwerchfell (liegend), epiphrenal, epiphrenisch
ep|i|phys|e|al [ˌepɪ'fiːzɪəl, ɪˌpɪfə'siːəl] *adj*: Epiphyse betreffend, zur Epiphyse gehörend, epiphysär
ep|i|phys|e|od|e|sis [ˌepɪˌfɪzɪ'ɑdəsɪs] *noun*: Epiphyseodese *f*
ep|i|phys|i|al [ˌepɪ'fiːzɪəl, ɪˌpɪfə'siːəl] *adj*: Epiphyse betreffend, zur Epiphyse gehörend, epiphysär
ep|i|phys|i|od|e|sis [ˌepɪˌfɪzɪ'ɑdəsɪs] *noun*: Epiphyseodese *f*
ep|i|phys|i|oid [ˌepɪ'fɪzɪɔɪd] *adj*: epiphysenähnlich
ep|i|phys|i|ol|y|sis [ˌepɪˌfɪzɪ'ɑlɪsɪs] *noun*: Epiphyseolyse *f*
ep|i|phys|i|om|e|ter [ˌepɪˌfɪzɪ'ɑmɪtər] *noun*: Epiphysiometer *nt*
ep|i|phys|i|op|a|thy [ˌepɪˌfɪzɪ'ɑpəθiː] *noun*: Epiphysenerkrankung *f*, Epiphysiopathie *f*
e|piph|y|sis [ɪ'pɪfəsɪs] *noun, plural* **-ses** [-siːz]: **1.** (Knochen-)Epiphyse *f*, Epiphysis *f* **near an epiphysis** in Epiphysennähe (liegend) **2.** Zirbeldrüse *f*, Corpus pineale, Glandula pinealis, Epiphyse *f*, Epiphysis cerebri
anular epiphysis: Epiphysis anularis
femoral epiphysis: Femurepiphyse *f*
slipped capital femoral epiphysis: →*slipped upper femoral epiphysis*
slipped upper femoral epiphysis: Epiphyseolysis capitis femoris
stippled epiphysis: Conradi-Syndrom *nt*, Conradi-Hühnermann-Syndrom *nt*, Conradi-Hühnermann-Raap-Syndrom *nt*, Chondrodysplasia/Chondrodystrophia calcificans congenita
e|piph|y|sit|ic [ɪˌpɪfə'sɪtɪk] *adj*: Epiphysitis/Epiphysenentzündung betreffend, epiphysitisch
e|piph|y|si|tis [ɪˌpɪfə'saɪtɪs] *noun*: Entzündung *f* der Knochenepiphyse *oder* der Epiphysenfuge, Epiphysitis *f*, Epiphysenentzündung *f*
epiphysitis of calcaneus: Entzündung *f* der Fersenbeinapophyse, Sever-Krankheit *f*, Haglund-Syndrom *nt*, Apophysitis calcanei
vertebral epiphysitis: Morbus Scheuermann *m*, Scheuermann-Krankheit *f*, Adoleszentenkyphose *f*, Osteochondritis/Osteochondrosis deformans juvenilis
ep|i|phyte ['epɪfaɪt] *noun*: Hautschmarotzer *m*, Epi(dermo)phyt *m*
ep|i|phyt|ic [epɪ'fɪtɪk] *adj*: Epiphyt(en) betreffend, durch Epiphyten hervorgerufen, epiphytisch
ep|i|pi|al [epɪ'paɪəl] *adj*: epipial
epiplo- *präf.*: Netz-, Omentum-, Oment(o)-, Epipl(o)-
e|pip|lo|cele [e'pɪpləsiːl] *noun*: Netzbruch *m*, Epiplozele *f*
ep|i|plo|ec|to|my [ˌepɪplə'ektəmiː] *noun*: Omentumresektion *f*, Omentektomie *f*, Epiploektomie *f*
e|pip|lo|en|ter|o|cele [eˌpɪplə'entərəʊsiːl] *noun*: Epiploenterozele *f*, Omentoenterozele *f*
e|pip|lo|ic [epɪ'pləʊɪk] *adj*: Bauchnetz/Epiploon betreffend, epiploisch, omental
e|pip|lo|it|ic [e'pɪpləwɪtɪk] *adj*: Bauchnetzentzündung/Epiploitis betreffend, epiploitisch, omentitisch
e|pip|lo|i|tis [e'pɪpləwaɪtɪs] *noun*: Entzündung *f* des Bauchnetzes, Bauchnetzentzündung *f*, Omentitis *f*, Epiploitis *f*
e|pip|lo|me|ro|cele [eˌpɪplə'merəsiːl] *noun*: Epiplomerozele *f*
e|pi|plom|phal|o|cele [epɪplɑm'fæləsiːl] *noun*: Epiplomphalozele *f*
e|pip|lo|on [e'pɪpləwɑn] *noun, plural* **-loa** [-ləwə]: **1.** (Bauch-)Netz *nt*, Omentum *nt*, Epiploon *nt* **2.** großes Netz *nt*, Omentum majus
greater epiploon: großes Netz *nt*, Omentum majus
lesser epiploon: kleines Netz *nt*, Omentum minus
e|pip|lo|pex|y [e'pɪpləpeksiː] *noun*: Omentopexie *f*
e|pip|lo|plas|ty ['epɪplæstiː] *noun*: Netz-, Omentum-, Omentoplastik *f*
e|pip|lor|rha|phy [eˌpɪp'lɔːrəfiː] *noun*: (Bauch-)Netznaht *f*, Omentorrhaphie *f*
ep|i|py|gus [ˌepɪ'paɪgəs] *noun*: Epipygus *m*
e|pi|ru|bi|cin [ˌepɪ'ruːbəsɪn] *noun*: Epirubicin *nt*
ep|i|scle|ra [ˌepɪ'sklɪərə] *noun*: Episklera *f*, Lamina episcleralis
ep|i|scle|ral [ˌepɪ'sklɪərəl] *adj*: **1.** Episklera betreffend, episkleral, Episkleral- **2.** auf der Lederhaut/Sclera (liegend), episkleral
ep|i|scle|rit|ic [ˌepɪsklɪə'rɪtɪk] *adj*: Episkleritis/Episkleraentzündung betreffend, episkleritisch
ep|i|scle|ri|tis [ˌepɪsklɪə'raɪtɪs] *noun*: Entzündung *f* der Episklera *oder* oberflächliche Entzündung *f* der Lederhaut/Sklera, Episkleritis *f*, Episkleraentzündung *f*
ep|i|scle|ro|ti|tis [ˌepɪˌsklɪərə'taɪtɪs] *noun*: →*episcleritis*
episio- *präf.*: Episi(o)-, Vulva-, Vulvo-
e|pi|si|o|per|i|ne|o|plas|ty [eˌpɪzɪəˌperɪ'nɪəplæstiː] *noun*: Episioperineoplastik *f*
e|pi|si|o|per|i|ne|or|rha|phy [eˌpɪzɪəˌperɪnɪ'ɔrəfiː] *noun*: Vulva-Damm-Naht *f*, Episioperineorrhaphie *f*
e|pi|si|o|plas|ty [eˌpɪzɪə'plæstiː] *noun*: Vulvaplastik *f*, Episioplastik *f*
e|pi|si|or|rha|phy [eˌpɪzɪ'ɔrəfiː] *noun*: **1.** Schamlippennaht *f*, Episiorrhaphie *f* **2.** Naht *f* einer Episiotomie, Episiorrhaphie *f*
e|pi|si|o|ste|no|sis [eˌpɪzɪəstɪ'nəʊsɪs] *noun*: Episiostenose *f*
e|pi|si|ot|o|my [eˌpɪzɪ'ɑtəmiː] *noun*: Scheiden-Damm-Schnitt *m*, Dammschnitt *m*, Episiotomie *f*
lateral episiotomy: laterale Episiotomie *f*
median episiotomy: mediane Episiotomie *f*
mediolateral episiotomy: mediolaterale Episiotomie *f*
ep|i|sode ['epɪsəʊd] *noun*: Episode *f*, Anfall *m*
depressive episodes: depressive Episoden *pl*
manic episodes: manische Episoden *pl*, manisches Syndrom *nt*
ep|i|sod|ic [ˌepɪ'sɑdɪk] *adj*: episodisch, episodenhaft
ep|i|sod|i|cal [ˌepɪ'sɑdɪkl] *adj*: →*episodic*
ep|i|some ['epɪsəʊm] *noun*: Episom *nt*
ep|i|spa|dia [ˌepɪ'speɪdɪə] *noun*: →*epispadias*
ep|i|spa|di|ac [ˌepɪ'speɪdɪæk] *adj*: →*epispadial*
ep|i|spa|di|al [ˌepɪ'speɪdɪəl] *adj*: Epispadie betreffend, epispadial, epispadisch, Epispadie-
ep|i|spa|di|as [ˌepɪ'speɪdɪəs] *noun*: Epispadie *f*
balanic epispadias: glanduläre Epispadie *f*
balanitic epispadias: →*balanic epispadias*
complete epispadias: komplette Epispadie *f*
glandular epispadias: glanduläre Epispadie *f*
penile epispadias: penile Epispadie *f*
ep|i|spas|tic [ˌepɪ'spæstɪk] *noun*: Epispastikum *nt*
ep|i|spi|nal [ˌepɪ'spaɪnl] *adj*: auf *oder* über der Wirbelsäule/dem Rückenmark (liegend), epispinal
ep|i|sple|nit|ic [ˌepɪsplɪ'nɪtɪk] *adj*: Episplenitis/Milzkapselentzündung betreffend, episplenitisch

ep|i|sple|ni|tis [ˌepɪsplɪ'naɪtɪs] *noun*: Entzündung *f* der Milzkapsel, Episplenitis *f*, Milzkapselentzündung *f*, Perisplenitis *f*
e|pis|ta|sis [ɪ'pɪstəsɪs] *noun*: Epistase *f*, Epistasis *f*, Epistasie *f*
e|pis|ta|sy [ɪ'pɪstəsiː] *noun*: →*epistasis*
ep|i|stat|ic [epɪ'stætɪk] *adj*: epistatisch
ep|i|stax|is [epɪ'stæksɪs] *noun*: Nasenbluten *nt*, Nasenblutung *f*, Epistaxis *f*
ep|i|ster|nal [ˌepɪ'stɜrnl] *adj*: auf *oder* über dem Brustbein/Sternum (liegend), episternal, suprasternal
ep|i|ster|num [ˌepɪ'stɜrnəm] *plural*: Schwertgriff *m*, Manubrium sterni
e|pis|thot|o|nus [epɪs'θɑtənəs] *noun*: Episthotonus *m*, Emprosthotonus *m*
ep|i|stro|phe|us [epɪ'strəʊfɪəs] *noun*: Epistropheus *m*, Axis *m*, II. Halswirbel *m*
ep|i|tar|sus [ˌepɪ'tɑːrsəs] *noun*: angeborenes Pterygium *nt*, Epitarsus *m*
ep|i|tax|y [ˌepɪ'tæksiː] *noun*: Epitaxie *f*
ep|i|ten|din|e|um [ˌepɪten'dɪnɪəm] *noun*: Epitendineum *nt*, Epitenon *nt*
ep|i|te|non [ˌepɪ'tenən] *noun*: Epitendineum *nt*, Epitenon *nt*
ep|i|tha|lam|ic [ˌepɪθə'læmɪk] *adj*: Epithalamus betreffend, epithalamisch
ep|i|thal|a|mus [ˌepɪ'θæləməs] *noun, plural* **-mi** [-maɪ]: Epithalamus *m*
ep|i|tha|lax|ia [ˌepɪθə'læksɪə] *noun*: (Schleimhaut-)Epithelabschuppung *f*, (Schleimhaut-)Epitheldesquamation *f*, Epithalaxis *f*
epitheli- *präf.*: Epithel-, Epithelium-, Epitheli(o)-
ep|i|the|li|al [epɪ'θiːlɪəl, -jəl] *adj*: Epithel betreffend, aus Epithel bestehend, epithelial
ep|i|the|li|al|i|za|tion [epɪˌθɪlɪəlaɪ'zeɪʃn] *noun*: Epithelialisierung *f*, Epithelisierung *f*, Epithelisation *f*
ep|i|the|li|al|ize [ˌepɪ'θɪlɪəlaɪz] *vt*: mit Epithel überziehen, epithelisieren
ep|i|the|li|it|ic [epɪˌθɪlɪ'ɪtɪk] *adj*: Epithelentzündung/Epitheli(i)tis betreffend, epithelitisch, epitheliitisch
ep|i|the|li|i|tis [epɪˌθɪlɪ'aɪtɪs] *noun*: Epithelentzündung *f*, Epitheli(i)tis *f*
epithelio- *präf.*: Epithel-, Epithelium-, Epitheli(o)-
ep|i|the|li|o|cho|ri|al [epɪˌθɪlɪə'kɔːrɪəl] *adj*: epitheliochorial
ep|i|the|li|o|fi|bril [ˌepɪ'faɪbrəl] *noun*: Tonofibrille *f*
ep|i|the|li|o|glan|du|lar [ˌepɪ'glændʒələr] *adj*: Drüsenepithel betreffend, Drüsenepithel-
ep|i|the|li|oid [epɪ'θiːlɪɔɪd] *adj*: epithelähnlich, epitheloid
ep|i|the|li|o|ly|sis [epɪˌθɪlɪ'ɑlɪsɪs] *noun*: Epitheliolyse *f*
ep|i|the|li|o|lyt|ic [ˌepɪˌθɪlɪə'lɪtɪk] *adj*: Epitheliolyse betreffend *oder* verursachend, Epithelgewebe zerstörend, epitheliolytisch
ep|i|the|li|o|ma [epɪˌθɪlɪ'əʊmə] *noun*: **1.** epithelialer Tumor *m*, epitheliale Geschwulst *f*, Epitheliom *nt*, Epithelioma *nt* **2.** Karzinom *nt*, (*inf.*) Krebs *m*, Carcinoma *nt*
basal cell epithelioma: Basalzellepitheliom *nt*, Basaliom *nt*, Epithelioma basocellulare
benign calcified epithelioma: →*calcifying epithelioma of Malherbe*
calcified epithelioma: →*calcifying epithelioma of Malherbe*
calcifying epithelioma of Malherbe: Pilomatrikom *nt*, Pilomatrixom *nt*, verkalkendes Epitheliom Malherbe *nt*, Epithelioma calcificans Malherbe
chorionic epithelioma: Chorioblastom *nt*, Chorioepitheliom *nt*, Chorionepitheliom *nt*, malignes Chorioepitheliom *nt*, malignes Chorionepitheliom *nt*, Chorionkarzinom *nt*, fetaler Zottenkrebs *m*
intraepidermal epithelioma Borst-Jadassohn: intraepidermales Epitheliom Borst-Jadassohn *nt*
intraepithelial epithelioma: Epithelioma intraepidermale
Malherbe's calcifying epithelioma: →*calcifying epithelioma of Malherbe*
malignant epithelioma: Karzinom *nt*, (*inf.*) Krebs *m*, Carcinoma *nt*
multiple self-healing squamous epithelioma: Keratoakanthom *nt*, selbstheilendes Stachelzellkarzinom *nt*, selbstheilender Stachelzellkrebs *m*, selbstheilender Stachelzellenkrebs *m*, Molluscum sebaceum, Molluscum pseudocarcinomatosum
ep|i|the|li|o|ma|tous [ˌepɪˌθɪlɪ'əʊmətəs] *adj*: Epitheliom betreffend, einem Epitheliom ähnlich, epitheliomatös, epitheliomartig
ep|i|the|li|o|sis [ˌepɪˌθɪlɪ'əʊsɪs] *noun*: **1.** (*augenheil.*) Epitheliosis *f* **2.** (*mikrobiolog.*) Epitheliosis *f* **3.** (*gynäkol.*) Epitheliosis *f*
ep|i|the|li|um [epɪ'θiːlɪəm, -jəm] *noun, plural* **-liums, -lia** [-lɪə, -jə]: Deckgewebe *nt*, Epithel-, Epithelialgewebe *nt*, Epithel *nt*, Epithelium *nt* **beneath the epithelium** unter dem Deckgewebe/Epithel (liegend)
absorbing epithelium: resorbierendes Epithel *nt*, Saumzellen *pl*, Enterozyten *pl*
alveolar epithelium: Alveolenepithel *nt*
amniotic epithelium: Amnionepithel *nt*
anterior epithelium of cornea: (äußeres) Hornhautepithel *nt*, Epithelium anterius corneae
attachment epithelium: Epithel *nt* des Epithelansatzes, Attachmentepithel *nt*
atypical epithelium: atypisches Epithel *nt*
buccal epithelium: Epithel *nt* der Wangenschleimhaut
chorionic epithelium: Chorionepithel *nt*
ciliated epithelium: Flimmerepithel *nt*
coelomic epithelium: Zölomepithel *nt*
columnar epithelium: Zylinderepithel *nt*, zylindrisches Epithel *nt*, hochprismatisches Epithel *nt*
corneal epithelium: (äußeres) Hornhautepithel *nt*, Epithelium anterius corneae
cornified epithelium: verhorntes mehrschichtiges Epithel *nt*, verhorntes Plattenepithel *nt*
covering epithelium: Deckepithel *nt*, oberflächenbildendes Epithel *nt*
crevicular epithelium: Epithel *nt* der Zahnfleischfurche
cubical epithelium: →*cuboidal epithelium*
cuboidal epithelium: isoprismatisches Epithel *nt*, kubisches Epithel *nt*
cylindrical epithelium: Zylinderepithel *nt*, zylindrisches Epithel *nt*, hochprismatisches Epithel *nt*
dental epithelium: Saumepithel *nt*
duct epithelium: Gangepithel *nt*
enamel epithelium: Schmelzepithel *nt*, Zahnschmelzepithel *nt*
external dental epithelium: äußeres Saumepithel *nt*
external enamel epithelium: äußeres Schmelzepithel *nt*, äußeres Zahnschmelzepithel *nt*
flattened epithelium: abgeflachtes Epithel *nt*
follicular epithelium: Follikelepithel *nt*, Granulosazellen *pl*
germinal epithelium: **1.** Peritoneal-/Keimepithel *nt* des Ovars, Epithelium germinale **2.** Keim-/Seminalepithel *nt* des Hodens
gingival epithelium: Zahnfleischepithel *nt*

E

glandular epithelium: Drüsenepithel *nt*
hair root epithelium: Haarwurzelepithel *nt*
hornified epithelium: →*cornified epithelium*
inner dental epithelium: inneres Saumepithel *nt*
inner enamel epithelium: inneres Schmelzepithel *nt*, inneres Zahnschmelzepithel *nt*
junctional epithelium: Verbindungsepithel *nt*
keratinized epithelium: verhorntes mehrschichtiges Epithel *nt*, verhorntes Plattenepithel *nt*
keratinized squamous epithelium: verhorntes mehrschichtiges Epithel *nt*, verhorntes Plattenepithel *nt*
laminated epithelium: mehrschichtiges Epithel *nt*
epithelium of lens: Linsenepithel *nt*, Epithelium lentis
noncornified epithelium: unverhorntes mehrschichtiges Epithel *nt*, unverhorntes Plattenepithel *nt*
nonhornified epithelium: →*noncornified epithelium*
nonkeratinized epithelium: →*noncornified epithelium*
nonkeratinized squamous epithelium: →*noncornified epithelium*
olfactory epithelium: Riechepithel *nt*
oral epithelium: Epithel *nt* der Mundschleimhaut
outer enamel epithelium: äußeres Schmelzepithel *nt*, äußeres Zahnschmelzepithel *nt*
papillary epithelium: papilläres Epithel *nt*
parakeratinized epithelium: unvollständig verhorntes Epithel *nt*
pavement epithelium: einschichtiges Plattenepithel *nt*
peritoneal epithelium: Peritoneal-/Keimepithel *nt* des Ovars, Epithelium germinale
pigmentary epithelium: →*pigmented epithelium*
pigmented epithelium: pigmenthaltiges Epithel *nt*
pigmented epithelium of iris: pigmenthaltiges Irisepithel *nt*, Epithelium pigmentosum iridis
plexus epithelium: Plexusepithel *nt*
pocket epithelium: Taschenepithel *nt*
posterior epithelium of cornea: inneres Korneaepithel *nt*, Korneaendothel *nt*, Endothelium corneae, Epithelium posterius
pseudomucinous epithelium: pseudomuzinöses Epithel *nt*
respiratory epithelium: respiratorisches Epithel *nt*
epithelium of semicircular duct: Bogengangsepithel *nt*, Epithelium ductus semicircularis
sense epithelium: Sinnesepithel *nt*, Neuroepithel *nt*
sensory epithelium: Sinnesepithel *nt*, Neuroepithel *nt*
simple epithelium: einschichtiges Epithel *nt*
simple squamous epithelium: einschichtiges Plattenepithel *nt*
squamous epithelium: Epithelium squamosum, Plattenepithel *nt*, Schuppenepithel *nt*
stratified epithelium: mehrschichtiges Epithel *nt*, mehrreihiges Epithel *nt*
stratified squamous epithelium: mehrschichtiges Plattenepithel *nt*
subcapsular epithelium: **1.** Linsenepithel *nt*, Epithelium lentis **2.** Epithelauskleidung *f* der Ganglienkapsel, subkapsuläres Epithel *nt*
sulcal epithelium: Sulkusepithel *nt*
sulcular epithelium: Sulkusepithel *nt*
surface epithelium: Oberflächenepithel *nt*, oberflächenbildendes Epithel *nt*
transitional epithelium: Übergangsepithel *nt*, Urothel *nt*
vaginal epithelium: Vaginalepithel *nt*
vestibular epithelium: Epithel *nt* des Mundvorhofs, Vestibulumepithel *nt*
von Saar's epithelium: von Saar-Epithel *nt*

ep|i|the|li|za|tion [ˌepɪˌθiːlɪ'zeɪʃn] *noun*: Epithelisierung *f*
ep|i|the|lize [ˌepɪ'θiːlaɪz] *vt*: →*epithelialize*
e|pith|e|sis [ɪ'pɪθəsɪs] *noun*: Epithese *f*
ep|i|tope ['epɪtəʊp] *noun*: antigene Determinante *f*, Epitop *nt*
ep|i|tox|oid [ˌepɪ'tɑksɔɪd] *noun*: Epitoxoid *nt*
ep|i|trich|i|um [ˌepɪ'triːkɪəm] *noun*: Periderm *nt*, Epitrichium *nt*
ep|i|troch|le|a [ˌepɪ'trɑklɪə] *noun*: innere/mediale Humerusepikondyle *f*, Epitrochlea *f*, Epicondylus medialis humeri
ep|i|tu|ber|cu|lo|sis [ˌepɪtəˌbɜrkjə'ləʊsɪs] *noun*: Epituberkulose *f*
ep|i|tym|pan|ic [ˌepɪtɪm'pænɪk] *adj*: **1.** oberhalb der Paukenhöhle, epitympanisch, epitympanal **2.** Epitympanum betreffend, epitympanisch, epitympanal
ep|i|tym|pa|num [ˌepɪ'tɪmpənəm] *noun*: Kuppelraum *m*, Attikus *m*, Epitympanum *nt*, Epitympanon *nt*, Recessus epitympanicus
ep|i|typh|lit|ic [ˌepɪtɪf'lɪtɪk] *adj*: Epityphlitis betreffend, epityphlitisch, paratyphlitisch
ep|i|typh|li|tis [ˌepɪtɪf'laɪtɪs] *noun*: Entzündung *f* des Bindegewebes um den Blinddarm, Paratyphlitis *f*, Epityphlitis *f*
ep|i|ty|phlon [ˌepɪ'taɪflɑn] *noun*: Wurmfortsatz *m*, Blinddarm *m*, Appendix vermiformis
ep|i|zo|ic [ˌepɪ'zəʊɪk] *adj*: Hautschmarotzer/Epizoon betreffend, epizoisch
ep|i|zo|on [ˌepɪ'zəʊən] *noun, plural* **-zoa** [-zəʊə]: Hautschmarotzer *m*, -parasit *m*, Epizoon *nt*
ep|i|zo|o|no|sis [ˌepɪzəʊə'nəʊsɪs] *noun*: Epizoonose *f*
ep|i|zo|ot|ic [ˌepɪzəʊ'ɑtɪk] *adj*: durch Hautschmarotzer verursacht, epizootisch
EPL *Abk.*: essential phospholipid
EPMS *Abk.*: extrapyramidal motor system
EPO *Abk.*: erythropoietin
ep|o|nych|i|al [epəʊ'niːkɪəl] *adj*: Eponychium betreffend, eponychial
ep|o|nych|i|um [ˌepəʊ'niːkɪəm] *noun, plural* **-nych|ia** [-'niːkɪə]: **1.** Nagelhäutchen *nt*, Eponychium *nt* **2.** Nagelhaut *f*, Cuticula *f*, Perionychium *nt*, Perionyx *m*
ep|o|oph|o|rec|to|my [epəʊˌɑfə'rektəmiː] *noun*: Epoophorektomie *f*
ep|o|oph|o|ron [ˌepəʊ'ɑfərɑn] *noun*: Nebeneierstock *m*, Rosenmüller-Organ *nt*, Parovarium *nt*, Epoophoron *nt*
ep|o|pro|sten|ol [ˌepəʊ'prɑstənɑl, -nɔl] *noun*: Prostazyklin *nt*, Prostacyclin *nt*, Prostaglandin I_2 *nt*
ep|ox|ide [e'pɑksɪd, ɪ'p-] *noun*: Epoxid *nt*
EPP *Abk.*: **1.** end-plate potential **2.** erythropoietic protoporphyria
EPR *Abk.*: **1.** electron paramagnetic resonance **2.** electrophrenic respiration
EPS *Abk.*: **1.** electrophrenic respiration **2.** endocrine polyglandular syndrome **3.** exophthalmos-producing substance **4.** extracellular polymeric substances **5.** extrapyramidal side-effects **6.** extrapyramidal system
EPSC *Abk.*: excitatory postsynaptic current
EPSP *Abk.*: excitatory postsynaptic potential
EPSS *Abk.*: E-point septal separation
EPT *Abk.*: endoscopic papillotomy
e|pu|lis [ɪ'pjuːlɪs] *noun, plural* **-li|des** [-ləˌdiːz]: **1.** Epulis *f* **2.** peripheres verknöcherndes Fibrom *nt*
congenital epulis: angeborene Epulis *f*, Epulis congenita, Epulis connata
congenital epulis of newborn: →*congenital epulis*
epulis fibromatosa: Epulis fibromatosa, Epulis fibrosa
epulis fissurata: Epulis fissurata
epulis fissuratum: Epulis fissurata

giant cell epulis: Riesenzellepulis *f*, Riesenzellgranulom *nt*, Epulis gigantocellularis
epulis gigantocellularis: →*giant cell epulis*
epulis granulomatosa: →*granulomatous epulis*
granulomatous epulis: granulomatöse Epulis *f*, Epulis granulomatosa
haemangiomatous epulis: (*brit.*) →*hemangiomatous epulis*
hemangiomatous epulis: teleangiektatisches Granulom *nt*, Granuloma pediculatum/pyogenicum/teleangiectaticum
epulis of the newborn: →*congenital epulis*
osteoplastic epulis: osteoplastische Epulis *f*, Epulis osteoplastica
peripheral giant cell epulis: →*giant cell epulis*
pigmented epulis: Melanoameloblastom *nt*

ep|u|lo|fi|bro|ma [ˌepjələʊfaɪ'brəʊmə] *noun*: Epulofibrom *nt*, Epulis fibromatosa, Epulis fibrosa

ep|u|loid ['epjələɪd] *adj*: epuloid

ep|u|lo|sis [epjə'ləʊsɪs] *noun*: Vernarben *nt*, Vernarbung *f*, Narbenbildung *f*, Synulosis *f*

ep|u|lot|ic [epjə'lɑtɪk] *adj*: Narbe betreffend, narbig, vernarbend, zikatriziell

EPV *Abk.*: encephalitis postvaccinalis

EQ *Abk.*: **1.** energy quotient **2.** equivalent **3.** excitability quotient

Eq *Abk.*: equivalent

eq *Abk.*: equivalent

e|qual ['iːkwəl] *adj*: **1.** gleich **be equal to** gleichen, gleich sein **2.** (*Fläche*) plan, eben **3.** gleichmäßig, -förmig

e|qual|i|ty [ɪ'kwɑlətiː] *noun*: Gleichheit *f*; (*mathemat.*) Gleichförmigkeit *f*

e|qual|i|za|tion [ˌiːkwəlaɪ'zeɪʃn] *noun*: Ausgleich *m*; Gleichstellung *f*, -machung *f*
pressure equalization: Druckausgleich *m*

e|qual|ize ['iːkwəlaɪz]: I *vt* ausgleichen; gleichstellen, -machen II *vi* (*sportmed.*) ausgleichen, Ausgleich schaffen

e|qual|iz|ing ['iːkwəlaɪzɪŋ] *adj*: Ausgleichs-

e|quate [ɪ'kweɪt]: I *vt* gleichmachen; ausgleichen; (*a. mathemat.*) gleichsetzen (*to* mit) II *vi* gleichen

e|qua|tion [ɪ'kweɪʃn, -ʒn] *noun*: **1.** (*mathemat.*) Gleichung *f* **2.** Angleichung *f*, Ausgleich *m*
Arrhenius' equation: Arrhenius-Gleichung *f*
Ayala's equation: Ayala-Quotient *m*, Ayala-Gleichung *f*
balance equation: Bilanzgleichung *f*
Bernoulli's equation: Bernoulli-Gleichung *f*
Bohr equation: Bohr-Formel *f*
chemical equation: chemische Reaktionsgleichung/Gleichung *f*
constant field equation: Goldman-Gleichung *f*, Goldman-Hodgkin-Katz-Gleichung *f*
difference equation: Differenzgleichung *f*
diffusion equation: Diffusionsgleichung *f*
electrode equation: Elektrodengleichung *f*
Enghoff's equation: Enghoff-Gleichung *f*
exponential equation: Exponenzialgleichung *f*
general gas equation: allgemeine Gasgleichung *f*
GHK equation: →*Goldman equation*
Goldman equation: Goldman-Gleichung *f*, Goldman-Hodgkin-Katz-Gleichung *f*
Goldman-Hodgkin-Katz equation: →*Goldman equation*
Henderson-Hasselbalch equation: Henderson-Hasselbalch-Gleichung *f*
Lineweaver-Burk equation: Lineweaver-Burk-Gleichung *f*
Löhde's equation: Löhde-Formel *f*
Michaelis-Menten equation: Michaelis-Menten-Gleichung *f*
Nernst equation: Nernst-Gleichung *f*
potential equation: Potenzialgleichung *f*
rate equation: Geschwindigkeitsgleichung *f*
Rayleigh's equation: Rayleigh-Gleichung *f*
Stefan-Boltzmann equation: Stefan-Boltzmann-Gleichung *f*
Svedberg equation: Svedberggleichung *f*
wave equation: Wellengleichung *f*

e|qua|tion|al [ɪ'kweɪʒənl, -ʃə-] *adj*: Gleichungs-;(*elektr.*) Ausgleichs-

e|qua|tor [ɪ'kweɪtər] *noun*: Äquator *m*, (*anatom.*) Equator *m*
equator of eyeball: Augapfeläquator *m*, Equator bulbi oculi
equator of lens: Linsenrand *m*, Equator lentis

e|qua|to|ri|al [ˌiːkwə'tɔːrɪəl, -'təʊ-, ˌekwə-] *adj*: äquatorial, Äquator-, Äquatorial-

e|qui|an|aes|thet|ic [ˌɪkwɪˌænəs'θetɪk] *adj*: (*brit.*) →*equianesthetic*

e|qui|an|es|thet|ic [ˌɪkwɪˌænəs'θetɪk] *adj*: von gleicher anästhetischer Wirkung, äquianästhetisch

e|qui|an|gu|lar [ˌɪkwɪ'æŋgjələr] *adj*: gleichwink(e)lig

e|qui|axed ['ɪkwɪækst] *adj*: gleichachsig

e|qui|ax|i|al [ˌɪkwɪ'æksɪəl] *adj*: →*equiaxed*

e|qui|ca|lor|ic [ˌɪkwɪkə'lɑrɪk] *adj*: mit gleichem kalo rischem Wert, äquikalorisch, isokalorisch

e|qui|dis|tant [ˌɪkwɪ'dɪstənt] *adj*: gleichweit entfernt, äquidistant (*from* von)

e|qui|lat|er|al [ˌɪkwɪ'lætərəl, ˌek-]: I *noun* gleichseitige Figur *f* II *adj* gleichseitig

e|qui|li|brate [ɪ'kwɪləbreɪt, ˌɪkwə'laɪbreɪt] *vt*: ins Gleichgewicht bringen, im Gleichgewicht halten, äquilibrieren

e|qui|li|bra|tion [ɪˌkwɪlə'breɪʃn, ˌɪkwəlɪ'breɪʃn] *noun*: **1.** Gleichgewicht *nt*, Äquilibrium *nt*, Equilibrium *nt* **2.** Äquilibrieren *nt*, Bilanzierung *f*
occlusal equilibration: Äquilibrierung *f*, Okklusionsjustierung *f*

e|qui|lib|ri|um [ˌɪkwɪ'lɪbrɪəm, ˌekwə-] *noun, plural* **-riums, -ria** [-rɪə]: Gleichgewicht *nt*, Äquilibrium *nt*, Equilibrium *nt* **in equilibrium** im Gleichgewicht (*with* mit) **keep/maintain one's equilibrium** das Gleichgewicht halten **lose one's equilibrium** das Gleichgewicht verlieren
acid-base equilibrium: Säure-Basen-Haushalt *m*
binding equilibrium: Bindungsgleichgewicht *nt*
diffusion equilibrium: Diffusionsgleichgewicht *nt*
Donnan's equilibrium: (Gibbs-)Donnan-Gleichgewicht *nt*
dynamic equilibrium: Fließgleichgewicht *nt*, dynamisches Gleichgewicht *nt*
filtration equilibrium: Filtrationsgleichgewicht *nt*
filtration reabsorption equilibrium: Filtrations-Reabsorptionsgleichgewicht *nt*
fluid equilibrium: Flüssigkeitsbilanz *f*, -haushalt *m*
Gibbs-Donnan equilibrium: (Gibbs-)Donnan-Gleichgewicht *nt*
Hardy-Weinberg equilibrium: Hardy-Weinberg-Gesetz *nt*
nitrogen equilibrium: Stickstoffbilanz *f*
nitrogenous equilibrium: →*nitrogen equilibrium*
random mating equilibrium: Hardy-Weinberg-Gesetz *nt*
sedimentation equilibrium: Sedimentationsgleichgewicht *nt*

stable equilibrium: stabiles Gleichgewicht *nt*
thermodynamic equilibrium: thermodynamisches Gleichgewicht *nt*
e|qui|mo|lar [ˌɪkwəˈməʊlər, ˌek-] *adj*: äquimolar, äquimolekular
e|qui|mo|lec|u|lar [ˌɪkwɪməˈlekjələr] *adj*: äquimolekular
e|quine [ˈiːkwaɪn, ˈek-] *adj*: Pferde betreffend, Pferde-
e|qui|no|pho|bi|a [ɪˌkwaɪnəˈfəʊbɪə] *noun*: krankhafte Angst *f* vor Pferden, Equinophobie *f*
e|qui|no|pho|bic [ɪˌkwaɪnəˈfəʊbɪk] *adj*: Equinophobie betreffend, equinophob
e|qui|no|val|gus [ɪˌkwaɪnəˈvælgəs] *noun*: Pes equinovalgus
e|qui|no|va|rus [ɪˌkwaɪnəˈværəs] *noun*: Klumpfuß *m*, Pes equinovarus (excavatus et adductus)
e|qui|nus [ɪˈkwaɪnəs] *noun*: Spitzfuß *m*, Pes equinus
e|quip [ɪˈkwɪp] *vt*: ausrüsten, ausstatten (*with* mit); einrichten
e|quip|ment [ɪˈkwɪpmənt] *noun*: Ausrüstung *f*, Ausstattung *f*; Einrichtung *f*; Gerät(e *pl*) *nt*, Anlage(n *pl*) *f*, Maschine(n *pl*) *f*
recording equipment: Aufnahmegerät *nt*
e|qui|pon|der|ant [ˌɪkwɪˈpɒndərənt, ˌek-] *adj*: gleich schwer
e|qui|pon|der|ate [ˌɪkwɪˈpɒndəreɪt]: **I** *vt* im Gleichgewicht halten **II** *vi* gleich schwer sein (*to, with* mit)
e|qui|po|ten|tial [ˌɪkwɪpəˈtenʃl] *adj*: äquipotential, äquipotentiell, äquipotenzial, äquipotenziell
e|qui|po|ten|ti|al|i|ty [ˌɪkwɪpəˌtentʃɪˈælətiː] *noun*: Äquipotenz *f*
e|quiv|a|lence [ɪˈkwɪvələns] *noun*: Gleichwertigkeit *f*, Äquivalenz *f*
base equivalence: Basenäquivalenz *f*
e|quiv|a|len|cy [ɪˈkwɪvələnsiː] *noun*: →*equivalence*
e|quiv|a|lent [ɪˈkwɪvələnt]: **I** *noun* Äquivalent *nt* (*of* für); (*chem.*) Grammäquivalent *nt* **II** *adj* äquivalent
caloric equivalent: Energieäquivalent *nt*, kalorisches Äquivalent *nt*
chemical equivalent: chemisches Grammäquivalent *nt*
electrochemical equivalent: elektrochemisches Äquivalent *nt*
electron equivalent: Elektronenäquivalent *nt*
energy equivalent: Energieäquivalent *nt*, kalorisches Äquivalent *nt*
insulin-glucose equivalent: Insulin-Glucose-Äquivalent *nt*
lead equivalent: Bleigleichwert *m*, Schwächungsgleichwert *m*
reducing equivalent: Reduktionsäquivalent *nt*
roentgen equivalent man: Rem *nt*
ventilation equivalent: Atemäquivalent *nt*, Ventilationsäquivalent *nt*
ER *Abk.*: **1.** ejection rate **2.** electroresection **3.** emergency room **4.** endoplasmic reticulum **5.** epigastric region **6.** equivalent roentgen **7.** estrogen receptor **8.** evoked response **9.** extended release **10.** external resistance
Er *Abk.*: erbium
ERA *Abk.*: **1.** effective radiating area **2.** electric response audiometry **3.** electroencephalic response audiometry **4.** evoked response audiometry
e|rad|i|ca|tion [ɪˌrædɪˈkeɪʃn] *noun*: Ausmerzung *f*, Ausrottung *f*
e|rase [ɪˈreɪs] *vt*: ausschaben, auskratzen, ausräumen, abkratzen
e|ra|sion [ɪˈreɪʒn, -ʃn] *noun*: Ausschabung *f*, Ausräumung *f*, Auskratzung *f*
ERBF *Abk.*: effective renal blood flow
er|bi|um [ˈɜrbɪəm] *noun*: Erbium *nt*
ERC *Abk.*: **1.** endoscopic retrograde cholangiography **2.** erythropoietic responsive cell **3.** European Resuscitation Council **4.** expiratory reserve capacity
ERCP *Abk.*: endoscopic retrograde cholangiopancreatography
ERCS *Abk.*: endoscopic retrograde cholangioscopy
ERD *Abk.*: evoked response detector
e|rect [ɪˈrekt]: **I** *adj* **1.** gerade, aufrecht, aufgerichtet **stand erect** gerade/aufrecht stehen **2.** (*Penis*) erigiert, steif **II** *vt* **3.** aufrichten, hoch-, aufstellen **erect o.s.** sich aufrichten **4.** errichten, (auf-)bauen
e|rec|tile [ɪˈrektl, -tɪl, -taɪl] *adj*: **1.** erigibel, schwellfähig, erektionsfähig, erektil **2.** aufrichtbar, aufgerichtet
e|rec|tion [ɪˈrekʃn] *noun*: Erektion *f*
e|rec|tor [ɪˈrektər] *noun*: Aufrichtemuskel *m*, Erektor *m*, Musculus erector
erector of penis: Ischiokavernosus *m*, Musculus ischiocavernosus
erector of spine: Erektor *m* spinae, Sakrospinalis *m*, Musculus erector spinae
EREIA *Abk.*: estrogen receptor enzyme-linked immunoassay
er|e|mo|phil|i|a [ˌerəməʊˈfɪlɪə] *noun*: Eremophilie *f*
er|e|mo|pho|bi|a [ˌerəməʊˈfəʊbɪə] *noun*: Eremophobie *f*
er|e|mo|pho|bic [ˌerəməʊˈfəʊbɪk] *adj*: Eremophobie betreffend, eremophob
er|e|thism [ˈerəθɪzəm] *noun*: Erethismus *m*, Erethie *f*
mercurial erethism: Erethismus mercuralis
er|e|this|mic [erəˈθɪzmɪk] *adj*: →*erethistic*
er|e|this|tic [erəˈθɪstɪk] *adj*: erethisch
er|e|thit|ic [erəˈθɪtɪk] *adj*: (über-)erregt, (über-)erregbar, reizbar, gereizt, erethisch
e|reu|tho|pho|bi|a [ɪˌruːθəˈfəʊbɪə] *noun*: Errötungsfurcht *f*, Erythrophobie *f*
e|reu|tho|pho|bic [ɪˌruːθəˈfəʊbɪk] *adj*: Erythrophobie betreffend, ereuthophob
ERF *Abk.*: excitatory receptive field
erg [ɜrg] *noun*: Erg *nt*
ERG *Abk.*: electroretinogram
erg- *präf.*: Arbeits-, Erg(o)-
er|ga|sia [ərˈgeɪʒ(ɪ)ə] *noun*: (geistige) Arbeit *f*, Ergasie *f*
er|ga|si|o|ma|nia [ərˌgeɪsɪəʊˈmeɪnɪə, -jə] *noun*: Arbeitswut *f*, Beschäftigungsdrang *m*, Ergasiomanie *f*
er|ga|si|o|pho|bi|a [ərˌgeɪsɪəʊˈfəʊbɪə] *noun*: pathologische Arbeitsscheu *f*, Ergasiophobie *f*
er|ga|si|o|pho|bic [ərˌgeɪsɪəʊˈfəʊbɪk] *adj*: Ergasiophobie betreffend, ergasiophob
er|gas|to|plasm [ɜrˈgæstəplæzəm] *noun*: raues/granuläres endoplasmatisches Retikulum *nt*, Ergastoplasma *nt*
-ergia *suf.*: Arbeit, Leistung, -ergie
-ergic *suf.*: wirkend, tätig, arbeitend, -ergisch, -erg
ergo- *präf.*: Arbeits-, Erg(o)-
er|go|aes|the|si|o|graph [ˌɜrgəʊesˈθiːzɪəgræf] *noun*: (*brit.*) →*ergoesthesiograph*
er|go|ba|sine [ˌɜrgəʊˈbeɪsiːn] *noun*: →*ergometrine*
er|go|cal|cif|er|ol [ˌɜrgəʊkælˈsɪfərɑl, -rɔl] *noun*: Ergocalciferol *nt*, Vitamin D_2 *nt*
er|go|car|di|o|gram [ˌɜrgəʊˈkɑːrdɪəgræm] *noun*: Ergokardiogramm *nt*
er|go|car|di|og|ra|phy [ˌɜrgəʊkɑːrdɪˈɑgrəfiː] *noun*: Ergokardiographie *f*, Ergokardiografie *f*
er|go|cor|nine [ˌɜrgəʊˈkɔːrniːn, -nɪn] *noun*: Ergocornin *nt*
er|go|cris|tine [ˌɜrgəʊˈkrɪstiːn, -stɪn] *noun*: Ergocristin *nt*
er|go|cryp|tine [ˌɜrgəʊˈkrɪptiːn] *noun*: Ergokryptin *nt*, -cryptin *nt*
er|go|dy|nam|o|graph [ˌɜrgəʊdaɪˈnæməgræf] *noun*: Er-

godynamograph *m*, Ergodynamograf *m*
er|go|es|the|si|o|graph [ˌɜrgəʊesˈθiːzɪəgræf] *noun*: Ergoästhesiograph *m*
er|go|gen|ic [ˌɜrgəʊˈdʒenɪk] *adj*: die Arbeitsleistung erhöhend
er|go|gram [ˈɜrgəʊgræm] *noun*: Ergogramm *nt*
er|go|graph [ˈɜrgəʊgræf] *noun*: Ergograph *m*, Ergograf *m*
er|go|graph|ic [ˌɜrgəʊˈgræfɪk] *adj*: Ergografie betreffend, mittels Ergografie, ergographisch, ergografisch
er|gog|ra|phy [ɜrˈgɑgrəfiː] *noun*: Ergographie *f*, Ergografie *f*
er|gom|e|ter [ɜrˈgɑmɪtər] *noun*: Ergometer *nt*
bicycle ergometer: Fahrradergometer *nt*
treadmill ergometer: Laufbandergometer *nt*
er|go|met|ric [ˌɜrgəˈmetrɪk] *adj*: Ergometer *oder* Ergometrie betreffend, ergometrisch
er|go|met|rine [ˌɜrgəʊˈmetriːn, -ˈmɪt-, -trɪn] *noun*: Ergometrin *nt*, Ergonovin *nt*, Ergobasin *nt*
er|gom|e|try [ɜrˈgɑmətriː] *noun*: Ergometrie *f*
bicycle ergometry: Fahrradergometrie *f*
oxymetric ergometry: Ergooxymetrie *f*, Ergooxytensiometrie *f*
treadmill ergometry: Laufbandergometrie *f*
er|go|nom|ics [ˌɜrgəˈnɑmɪks] *plural*: Ergonomie *f*, Ergonomik *f*
er|go|no|vine [ˌɜrgəʊˈnəʊviːn, -vɪn] *noun*: →*ergometrine*
er|go|pep|tins [ˌɜrgəʊˈpeptɪns] *plural*: Ergopeptine *pl*
er|go|plasm [ˈɜrgəʊplæzəm] *noun*: Ergastoplasma *nt*
er|go|some [ˈɜrgəʊsəʊm] *noun*: Poly(ribo)som *nt*, Ergosom *nt*
er|go|spi|rom|e|try [ˌɜrgəʊspaɪˈrɑmətriː] *noun*: Ergospirometrie *f*, Spiroergometrie *f*
er|go|stat [ˈɜrgəstæt] *noun*: Ergostat *m*
er|gos|te|rin [ɜrˈgɑstərɪn] *noun*: →*ergosterol*
er|gos|te|rol [ɜrˈgɑstərəʊl, -rɔl] *noun*: Ergosterol *nt*, Ergosterin *nt*, Provitamin D_2 *nt*
activated ergosterol: Ergocalciferol *nt*, Vitamin D_2 *nt*
irradiated ergosterol: Ergocalciferol *nt*, Vitamin D_2 *nt*
er|go|stet|rine [ˌɜrgəʊˈstetriːn, -rɪn] *noun*: →*ergometrine*
er|got [ˈɜrgɑt] *noun*: Mutterkorn *nt*, Secale cornutum
er|got|a|mine [ɜrˈgɑtəmiːn, -mɪn] *noun*: Ergotamin *nt*
er|got|am|i|nine [ˌɜrgɑtˈæməniːn] *noun*: Ergotaminin *nt*
er|go|ther|a|py [ˌɜrgəʊˈθerəpiː] *noun*: Beschäftigungstherapie *f*, Ergotherapie *f*
er|go|thi|o|ne|ine [ˌɜrgəʊˌθaɪəʊˈniːɪn] *noun*: Ergothionein *nt*
er|got|ism [ˈɜrgətɪzəm] *noun*: Vergiftung *f* durch Mutterkornalkaloide, Ergotismus *m*
er|go|to|cine [ˌɜrgəʊˈtəʊsiːn] *noun*: →*ergometrine*
er|go|tox|ine [ˌɜrgəʊˈtɑksiːn, -sɪn] *noun*: Ergotoxin *nt*
er|go|trop|ic [ˌɜrgəʊˈtrɑpɪk, -ˈtrəʊ-] *adj*: leistungssteigernd, kraftentfaltend, ergotrop
-ergy *suf.*: Arbeit, Leistung, -ergie
ERI *Abk.*: elective replacement indicator
ERIA *Abk.*: electroradioimmuno assay
ERICA *Abk.*: estrogen receptor immuno-cytochemical assay
ERNA *Abk.*: equilibrium radionuclide angiocardiography
ERO *Abk.*: evoked response olfactometry
e|rode [ɪˈrəʊd] *vt*: erodieren, auswaschen; ätzen; weg-, zer-, anfressen; (*fig., techn.*) verschleißen
e|rod|ent [ɪˈrəʊdnt] *adj*: →*erosive*
e|rog|e|nei|ty [ɪˌrɑdʒəˈniːətiː] *noun*: erogene Beschaffenheit *f*, Erogenität *f*
er|o|gen|ic [erəˈdʒenɪk] *adj*: →*erogenous*
e|rog|e|nous [ɪˈrɑdʒənəs] *adj*: erogen, erotogen
e|ro|sion [ɪˈrəʊʒn] *noun*: **1.** oberflächlicher (Schleim-) Hautdefekt *m*, Erosion *f* **2.** Schmelzerosion *f*, Zahnschmelzerosion *f* **3.** Abtragung *f*, Auswaschung *f*; Ätzung *f*; Zerfressung *f*; angefressene Stelle *f*, Erosion *f* **4.** Verschleiß *m*
arterial erosion: Arterienarrosion *f*
corneal erosion: Hornhauterosion *f*, Erosio corneae
crater-shaped erosion: kraterförmiger Defekt *m*, kraterförmige Schmelzerosion *f*, kraterförmige Zahnschmelzerosion *f*
dental erosion: Schmelzerosion *f*, Zahnschmelzerosion *f*
Dieulafoy's erosion: Exulceratio simplex, Dieulafoy-Ulkus *nt*, Dieulafoy-Erosion *f*
dish-shaped erosion: tellerförmiger Defekt *m*, tellerförmige Schmelzerosion *f*, tellerförmige Zahnschmelzerosion *f*
esophageal erosion: Speiseröhrenerosion *f*, Ösophaguserosion *f*
exocervical erosion: Portioerosion *f*, Erosio portionis
notch-shaped erosion: →*wedge-shaped erosion*
oesophageal erosion: (*brit.*) →*esophageal erosion*
plaque erosion: Plaqueerosion *f*
rib erosion: Rippenusur *f*
saucer-shaped erosion: →*dish-shaped erosion*
stress erosions: Stresserosionen *pl*
V-shaped erosion: →*wedge-shaped erosion*
wedge-shaped erosion: keilförmiger Defekt *m*, keilförmige Schmelzerosion *f*, keilförmige Zahnschmelzerosion *f*
e|ro|sive [ɪˈrəʊsɪv] *adj*: zerfressend, ätzend, erosiv
e|rot|ic [ɪˈrɑtɪk] *adj*: Erotik betreffend; sinnlich, erotisch
e|rot|i|cism [ɪˈrɑtəsɪzəm] *noun*: →*erotism*
e|rot|i|co|ma|ni|a [ɪˌrɑtɪkəʊˈmeɪnɪə, -jə] *noun*: Erotomanie *f*
er|o|tism [ˈerətɪzəm] *noun*: **1.** Erotik *f* **2.** Erotismus *m*, Erotizismus *m*
anal erotism: Analerotik *f*
oral erotism: Oralerotik *f*
e|ro|to|gen|e|sis [ɪˌrəʊtəˈdʒenəsɪs] *noun*: Erotogenese *f*
e|ro|to|gen|ic [ɪˌrəʊtəˈdʒenɪk] *adj*: →*erogenous*
e|ro|to|ma|ni|a [ɪˌrəʊtəʊˈmeɪnɪə, -jə] *noun*: Erotomanie *f*
e|ro|to|pho|bi|a [ɪˌrəʊtəʊˈfəʊbɪə] *noun*: Erotophobie *f*
e|ro|to|pho|bic [ɪˌrəʊtəʊˈfəʊbɪk] *adj*: Erotophobie betreffend, erotophob
ERP *Abk.*: **1.** early receptor potential **2.** effective refractory period **3.** endoscopic radiological pancreaticography **4.** endoscopic retrograde pancreatography **5.** event-related potential
ERP-AVN *Abk.*: effective refractory period of the AV node
ERPC *Abk.*: endoscopic retrograde pancreatocholangiography
ERPF *Abk.*: effective renal plasma flow
er|rat|ic [ɪˈrætɪk] *adj*: erratisch
er|ror [ˈerər] *noun*: **1.** Fehler *m*, Irrtum *m*, Versehen *nt* **2.** (*statist.*) Fehler *m*, Abweichung *f*
refractive error: Refraktionsanomalie *f*
standard error (of median): Standardabweichung *f* des Mittelwertes, Standardfehler *m*
ERRT *Abk.*: escape rhythm recovery time
ERT *Abk.*: **1.** elective replacement time **2.** endolymphatic radionuclide therapy **3.** estrogen replacement therapy
e|ruct [ɪˈrʌkt] *vi*: →*eructate*
e|ruc|tate [ɪˈrʌkteɪt] *vi*: aufstoßen; (*inf.*) rülpsen
e|ruc|ta|tion [ɪrʌkˈteɪʃn] *noun*: Aufstoßen *nt*, Rülpsen *nt*, Ruktation *f*, Eruktation *f*
e|rupt [ɪˈrʌpt] *vi*: **1.** ausbrechen, hervorbrechen (*from* aus); eruptieren **2.** (*Zähne*) durchbrechen, durchkom-

men

e|rup|tion [ɪ'rʌpʃn] *noun*: **1.** Ausbruch *m*, Hervortreten *nt*, Hervorbrechen *nt*, Eruption *f* **2.** Zahndurchbruch *m*, Zahnung *f*, Dentition *f* **3.** (*dermatol.*) Ausschlag *m*, Eruption *f*; (*Ausschlag*) Ausbruch *m*, Eruption *f*
creeping eruption: Creeping eruption *nt*, Hautmaulwurf *m*
delayed eruption: verzögerter Zahndurchbruch *m*, verspätete Zahnung *f*, verspäteter Zahndurchbruch *m*, verspätete Dentition *f*, Dentitio tarda, verzögerte Zahnung *f*, Spätzahnung *f*, verzögerte Dentition *f*
drug eruption: Arzneimitteldermatitis *f*, Arzneimittelexanthem *nt*, Dermatitis medicamentosa
feigned eruption: Dermatitis artefacta
fixed drug eruption: fixes Arzneimittelexanthem *nt*
Kaposi's varicelliform eruption: Kaposi-Dermatitis *f*, Ekzema/Eccema herpeticatum/herpetiformis, varizelliforme Eruption Kaposi *f*, Pustulosis acuta varicelliformis
light sensitive eruption: polymorphe Lichtdermatose (Haxthausen) *f*, polymorpher Lichtausschlag *m*, Sommerprurigo *f*, Prurigo aestivalis, Lupus-erythematodes-artige Lichtdermatose *f*, Lichtekzem *nt*, Eccema solare, Dermatopathia photoelectrica
medicinal eruption: →*drug eruption*
polymorphic light eruption: **1.** →*light sensitive eruption* **2.** →*polymorphous light eruption*
polymorphous light eruption: Ekzema solare, Dermatopathia photoelectrica
premature eruption: vorzeitige Zahnung *f*, pathologische Frühzahnung *f*, vorzeitige Dentition *f*, Dentitio praecox
skin eruption: Exanthem *nt*, Hautausschlag *m*
summer eruption: →*light sensitive eruption*
tooth eruption: Zahndurchbruch *m*, Zahnung *f*, Dentition *f*

e|rup|tive [ɪ'rʌptɪv] *adj*: eruptiv

ERV *Abk.*: **1.** endogenous retrovirus **2.** expiratory reserve volume

Er|win|ia [ɜr'wɪnɪə] *noun*: Erwinia *f*

ERY *Abk.*: erysipelothrix

Ery *Abk.*: erythrocyte

er|y|sip|e|las [erɪ'sɪpələs] *noun*: Wundrose *f*, Rose *f*, Erysipel *nt*, Erysipelas *nt*, Streptodermia cutanea lymphatica
ambulant erysipelas: Erysipelas migrans
erysipelas bullosum: Erysipelas bullosum, bullöses Erysipel *nt*, Erysipelas vesiculosum
coast erysipelas: Onchozerkose *f*, Onchocercose *f*, Onchocerciasis *f*, Knotenfilariose *f*, Onchocerca-volvulus-Infektion *f*
gangrenous erysipelas: Erysipelas gangraenosum, gangränöses Erysipel *nt*
haemorrhagic erysipelas: (*brit.*) →*hemorrhagic erysipelas*
hemorrhagic erysipelas: hämorrhagisches Erysipel *nt*, Erysipelas haemorrhagicum
necrotizing erysipelas: nekrotisierende Fasziitis *f*, Streptokokkengangrän *f*
erysipelas phlegmonosum: →*phlegmonous erysipelas*
phlegmonous erysipelas: Erysipelphlegmone *f*, Erysipelas phlegmonosum, phlegmonöses Erysipel *nt*
swine erysipelas: Erysipeloid *nt*, Erythema migrans, Schweinerotlauf *m*
wandering erysipelas: Erysipelas migrans

er|y|si|pel|a|tous [ˌerəsɪ'pelətəs] *adj*: **1.** Erysipel betreffend, Erysipel- **2.** erysipelähnlich, erysipeloid

er|y|sip|e|loid [erɪ'sɪpəlɔɪd]: **I** *noun* Erysipeloid *nt*, Rotlauf *m*, Schweinerotlauf *m*, Pseudoerysipel *nt*, Rosenbach-Krankheit *f*, Erythema migrans **II** *adj* erysipelähnlich, erysipeloid

Er|y|sip|e|lo|thrix [erə'sɪpələʊθrɪks] *noun*: Erysipelothrix *f*
Erysipelothrix insidiosa: Schweinerotlauf-Bakterium *nt*, Erysipelothrix insidiosa, Erysipelothrix rhusiopathiae
Erysipelothrix rhusiopathiae: →*Erysipelothrix insidiosa*

er|y|sip|e|lo|tox|in [erəˌsɪpələʊ'tɑksɪn] *noun*: Erysipelotoxin *nt*

er|y|thae|mo|gen|ic [erəˌθiːmə'dʒenɪk] *adj*: (*brit.*) →*erythemogenic*

er|y|the|ma [erə'θiːmə] *noun*: (entzündliche) Hautrötung *f*, Erythem *nt*, Erythema *nt*
acrodynic erythema: →*epidemic erythema*
erythema anulare centrifugum: Erythema anulare centrifugum
erythema anulare rheumaticum: Erythema anulare rheumaticum, Erythema rheumaticum, Erythema marginatum rheumaticum, Erythema circinatum
erythema caloricum: Erythema caloricum
erythema chronicum migrans: Erythema chronicum migrans, Wanderröte *f*
cold erythema: Erythema congelationis, Congelatio erythematosa, Erfrierung *f* 1. Grades
diaper erythema: Windeldermatitis *f*, posterosives Syphiloid *nt*, Dermatitis ammoniacalis, Dermatitis glutaealis infantum, Erythema glutaeale, Erythema papulosum posterosivum
epidemic erythema: Feer-Krankheit *f*, Rosakrankheit *f*, vegetative Neurose *f* der Kleinkinder, Swift-Syndrom *nt*, Selter-Swift-Feer-Krankheit *f*, Feer-Selter-Swift-Krankheit *f*, Akrodynie *f*, Acrodynia *f*
epidemic arthritic erythema: Rattenbisskrankheit *f*, Rattenbissfieber II *nt*, atypisches Rattenbissfieber *nt*, Haverhill-Fieber *nt*, Bakterienrattenbissfieber *nt*, Streptobazillenrattenbissfieber *nt*, Erythema arthriticum epidemicum
figurate erythema: Erythema gyratum/figuratum
gyrate erythema: Erythema gyratum repens
haemorrhagic exudative erythema: (*brit.*) →*hemorrhagic exudative erythema*
hemorrhagic exudative erythema: Schoenlein-Henoch-Syndrom *nt*, Purpura Schoenlein-Henoch *f*, anaphylaktoide Purpura Schoenlein-Henoch *f*, rheumatoide Purpura *f*, Immunkomplexpurpura *f*, Immunkom plexvaskulitis *f*, Purpura anaphylactoides (Schoenlein-Henoch), Purpura rheumatica (Schoenlein-Henoch), athrombopenische Purpura *f*
erythema induratum: Erythema induratum, Nodulärvaskulitis *f*, nodöses Tuberkulid *nt*, Tuberculosis cutis indurativa, Erythema induratum Bazin
erythema infectiosum: Ringelröteln *pl*, fünfte Krankheit *f*, Morbus quintus *m*, Sticker-Krankheit *f*, Megalerythem *nt*, Erythema infectiosum, Megalerythema epidemicum/infectiosum
Jacquet's erythema: →*diaper erythema*
macular erythema: Roseola *f*
main erythema: Haupterythem *nt*
mucosal erythema: Schleimhautrötung *f*, Schleimhauterythem *nt*
necrolytic migratory erythema: Erythema migrans necrolytica
erythema nodosum: Knotenrose *f*, Erythema nodosum
erythema nodosum gravidarum: Erythema nodosum

gravidarum
palmar erythema: Palmarerythem *nt*, Erythema palmare
erythema palmare et plantare hereditarium symmetricum: Erythema palmare et plantare hereditarium symmetricum, Erythema palmoplantare hereditarium
erythema palmoplantare hereditarium: Erythema palmoplantare hereditarium
persistent facial erythema: Erythema perstans faciei, Erythema faciale perstans
radiation erythema: Röntgenerythem *nt*
scarlatiniform erythema: Erythema scarlatiniforme
symptomatic palmar and plantar erythema: Erythema palmare et plantare symptomaticum
toxic erythema: toxisches Erythem *nt*, Erythema toxicum

er|y|them|a|tous [erəˈθemətəs] *adj*: Erythem betreffend, durch ein Erythem gekennzeichnet, erythematös

er|y|the|mo|gen|ic [erəˌθiːməˈdʒenɪk] *adj*: erythrogen

erythr- *präf.*: Rot-, Erythr(o)-, Erythrozyten-

er|y|thrae|mi|a [erɪˈθriːmiːə] *noun*: (*brit.*) →*erythremia*

er|y|thrae|mic [erɪˈθriːmɪk] *adj*: (*brit.*) →*erythremic*

er|y|thral|gia [erɪˈθrældʒ(ɪ)ə] *noun*: Erythralgie *f*

er|y|thras|ma [erɪˈθræzmə] *noun*: Erythrasma *nt*
Baerensprung's erythrasma: Baerensprung-Krankheit *f*, Zwergflechte Baerensprung *f*, Erythrasma (intertriginosum) *nt*

e|ryth|re|de|ma [ɪˌrɪθrəˈdiːmiːə] *noun*: Feer-Krankheit *f*, Rosakrankheit *f*, vegetative Neurose *f* der Kleinkinder, Swift-Syndrom *nt*, Selter-Swift-Feer-Krankheit *f*, Feer-Selter-Swift-Krankheit *f*, Akrodynie *f*, Acrodynia *f*

er|y|thre|mi|a [erɪˈθriːmiːə] *noun*: Osler-Krankheit *f*, Osler-Vaquez-Krankheit *f*, Vaquez-Osler-Syndrom *nt*, Morbus *m* Vaquez-Osler, Polycythaemia vera, Polycythaemia rubra vera, Erythrämie *f*
acute erythremia: Di Guglielmo-Krankheit *f*, Di Guglielmo-Syndrom *nt*, akute Erythrämie *f*, akute Erythromyelose *f*, akute erythrämische Myelose *f*, Erythroblastose *f* des Erwachsenen
altitude erythremia: Monge-Krankheit *f*, chronische Höhenkrankheit *f*

er|y|thre|mic [erɪˈθriːmɪk] *adj*: Erythrämie betreffend, erythrämisch

e|ryth|re|mo|mel|al|gia [ɪˌrɪθrəməʊmɪˈlædʒ(ɪ)ə] *noun*: →*erythromelalgia*

e|ryth|rism [ɪˈrɪθrɪzəm, ˈerɪθrɪzəm] *noun*: Rutilismus *m*, Erythrismus *m*

er|y|thris|tic [erɪˈθrɪstɪk] *adj*: **1.** Erythrismus betreffend, von Erythrismus gekennzeichnet, erythristisch **2.** rothaarig

e|ryth|ri|tol [ɪˈrɪθrətɔl, -tɑl] *noun*: Erythrit *nt*, Erythroglucin *nt*, Erythrol *nt*, Tetrahydroxybutan *nt*

erythro- *präf.*: Rot-, Erythr(o)-, Erythrozyten-

e|ryth|ro|blast [əˈrɪθrəʊblæst] *noun*: Erythroblast *m*, Erythrozytoblast *m*
acidophilic erythroblast: →*orthochromatic erythroblast*
early erythroblast: basophiler Normoblast *m*
eosinophilic erythroblast: azidophiler/orthochromatischer Normoblast *m*
intermediate erythroblast: polychromatischer Normoblast *m*
late erythroblast: azidophiler/orthochromatischer/oxaphiler Normoblast *m*
orthochromatic erythroblast: azidophiler/orthochromatischer/oxaphiler Normoblast *m*
oxyphilic erythroblast: →*orthochromatic erythroblast*
polychromatic erythroblast: polychromatischer Normoblast *m*

e|ryth|ro|blas|tae|mi|a [əˌrɪθrəʊblæsˈtiːmiːə] *noun*: (*brit.*) →*erythroblastemia*

e|ryth|ro|blas|tae|mic [əˌrɪθrəʊblæsˈtiːmɪk] *adj*: (*brit.*) →*erythroblastemic*

e|ryth|ro|blas|te|mi|a [əˌrɪθrəʊblæsˈtiːmiːə] *noun*: Erythroblastämie *f*, Erythroblastose *f*

e|ryth|ro|blas|te|mic [əˌrɪθrəʊblæsˈtiːmɪk] *adj*: Erythroblastämie betreffend, erythroblastämisch

e|ryth|ro|blas|tic [əˌrɪθrəʊˈblæstɪk] *adj*: Erythroblasten betreffend, Erythroblasten-

e|ryth|ro|blas|to|ma [əˌrɪθrəʊblæsˈtəʊmə] *noun*: Erythroblastom *nt*

e|ryth|ro|blas|to|ma|tosis [əˌrɪθrəʊblæstəməˈtəʊsɪs] *noun*: Erythroblastomatose *f*

e|ryth|ro|blas|to|pe|ni|a [əˌrɪθrəʊˌblæstəˈpɪnɪə] *noun*: Erythroblastopenie *f*
acute erythroblastopenia: akute Erythroblastopenie *f*
chronic erythroblastopenia: chronische Erythroblastopenie *f*, pure red cell anemia *nt*

e|ryth|ro|blas|to|sis [əˌrɪθrəʊblæsˈtəʊsɪs] *noun*: Erythroblastose *f*, Erythroblastämie *f*
ABO erythroblastosis: ABNull-Erythroblastose *f*, AB0-Erythroblastose *f*
fetal erythroblastosis: fetale Erythroblastose *f*, Erythroblastosis fetalis, Morbus haemolyticus neonatorum
Rh erythroblastosis: Rhesus-Erythroblastose *f*

e|ryth|ro|blas|tot|ic [əˌrɪθrəʊblæsˈtɑtɪk] *adj*: Erythroblastose betreffend, Erythroblastose(n)-

e|ryth|ro|ca|tal|y|sis [əˌrɪθrəʊkəˈtæləsɪs] *noun*: →*erythrokatalysis*

e|ryth|ro|chro|mia [əˌrɪθrəʊˈkrəʊmɪə] *noun*: Rotfärbung *f*, rötliche Verfärbung *f*, Erythrochromie *f*

er|y|throc|la|sis [ərɪˈθrɑkləsɪs] *noun*: Erythrozytenfragmentierung *f*, Erythroklasie *f*

e|ryth|ro|clas|tic [əˌrɪθrəʊˈklæstɪk] *adj*: Erythrozytenfragmentierung/Erythroklasie betreffend, erythroklastisch

e|ryth|ro|cu|pre|in [əˌrɪθrəʊˈk(j)uːprɪˌiːn] *noun*: Superoxiddismutase *f*, Hämocuprein *nt*, Erythrocuprein *nt*

e|ryth|ro|cy|a|no|sis [əˌrɪθrəʊˌsaɪəˈnəʊsɪs] *noun*: Erythrozyanose *f*, Erythrocyanosis *f*
erythrocyanosis crurum puellarum: Erythrocyanosis crurum puellarum (Klingmüller)

e|ryth|ro|cy|a|not|ic [əˌrɪθrəʊˌsaɪəˈnɑtɪk] *adj*: Erythrozyanose betreffend, erythrozyanotisch

e|ryth|ro|cyte [əˈrɪθrəʊsaɪt] *noun*: rote Blutzelle *f*, rotes Blutkörperchen *nt*, Erythrozyt *m*
basophilic erythrocyte: basophiler Erythrozyt *m*, basophil getüpfelter Erythrozyt *m*
beef erythrocytes: Rindererythrozyten *pl*
burr erythrocyte: Stechapfelform *f*, Echinozyt *m*
crenated erythrocyte: Stechapfelform *f*, Echinozyt *m*
fluorescent erythrocyte: Porphyrozyt *m*
Mexican hat erythrocyte: Targetzelle *f*
panagglutinable erythrocytes: panagglutinierende Erythrozyten *pl*
polychromatic erythrocyte: polychromatischer Erythrozyt *m*
reconstituted erythrocyte: rekonstituierter Erythrozyt *m*
resealed erythrocyte: rekonstituierter Erythrozyt *m*
target erythrocyte: Targetzelle *f*
test erythrocytes: Testerythrozyten *pl*
triconcave erythrocytes: trikonkave Erythrozyten *pl*, Knizozyten *pl*

e|ryth|ro|cy|thae|mi|a [ə,rɪθrəʊsaɪ'θiːmiːə] *noun*: (*brit.*) →*erythrocythemia*

e|ryth|ro|cy|thae|mic [ə,rɪθrəʊsaɪ'θiːmɪk] *adj*: (*brit.*) →*erythrocythemic*

e|ryth|ro|cy|the|mi|a [ə,rɪθrəʊsaɪ'θiːmiːə] *noun*: **1.** Erythrozythämie *f*, Erythrozytose *f* **2.** Polyzythämie *f*, Polycythaemia **3.** →*erythremia*

e|ryth|ro|cy|the|mic [ə,rɪθrəʊsaɪ'θiːmɪk] *adj*: Erythrozythämie betreffend, erythrozythämisch

e|ryth|ro|cyt|ic [ə,rɪθrəʊ'sɪtɪk] *adj*: Erythrozyten betreffend, erythrozytär, Erythrozyten-, Erythrozyto-, Erythro-

e|ryth|ro|cy|to|blast [ə,rɪθrəʊ'saɪtəblæst] *noun*: →*erythroblast*

e|ryth|ro|cy|to|ly|sin [ə,rɪθrəʊsaɪ'tɑləsɪn] *noun*: Erythrolysin *nt*, Erythrozytolysin *nt*, Hämolysin *nt*

e|ryth|ro|cy|to|ly|sis [ə,rɪθrəʊsaɪ'tɑlɪsɪs] *noun*: **1.** Erythrozytenauflösung *f*, Erythrolyse *f*, Erythrozytolyse *f* **2.** Erythrolyse *f*, Erythrozytolyse *f*, Hämolyse *f*

e|ryth|ro|cy|tom|e|ter [ə,rɪθrəʊsaɪ'tɑmɪtər] *noun*: Erythrozytometer *nt*

e|ryth|ro|cy|tom|e|try [ə,rɪθrəʊsaɪ'tɑmətriː] *noun*: Erythrozytometrie *f*

erythrocyto-opsonin *noun*: Hämopsonin *nt*

e|ryth|ro|cy|to|pe|ni|a [ə,rɪθrəʊ,saɪtə'pɪnɪə] *noun*: →*erythropenia*

e|ryth|ro|cy|toph|a|gous [ə,rɪθrəʊsaɪ'tɑfəgəs] *adj*: Erythrophagozytose betreffend, erythrophagisch

e|ryth|ro|cy|toph|a|gy [ə,rɪθrəʊsaɪ'tɑfədʒiː] *noun*: Erythrophagozytose *f*, Erythrophagie *f*

e|ryth|ro|cy|to|poi|e|sis [ə,rɪθrəʊ,saɪtəʊpɔɪ'iːsɪs] *noun*: →*erythropoiesis*

e|ryth|ro|cy|to|poi|et|ic [ə,rɪθrəʊ,saɪtəʊpɔɪ'etɪk] *adj*: erythrozytogen, erythrogen

e|ryth|ro|cy|tor|rhex|is [ə,rɪθrəʊ,saɪtə'reksɪs] *noun*: Erythrorrhexis *f*, Erythrozytorrhexis *f*

e|ryth|ro|cy|tos|chi|sis [ə,rɪθrəʊsaɪ'tɑskəsɪs] *noun*: Erythroschisis *f*, Erythrozytoschisis *f*

e|ryth|ro|cy|to|sis [ə,rɪθrəʊsaɪ'təʊsɪs] *noun*: Erythrozytose *f*, Erythrozythämie *f*

leukaemic erythrocytosis: (*brit.*) →*leukemic erythrocytosis*

leukemic erythrocytosis: Morbus *m* Vaquez-Osler, Vaquez-Osler-Syndrom *nt*, Osler-Krankheit *f*, Osler-Vaquez-Krankheit *f*, Polycythaemia vera, Polycythaemia rubra vera, Erythrämie *f*

stress erythrocytosis: Gaisböck-Syndrom *nt*, Polycythaemia (rubra) hypertonica

e|ryth|ro|cy|tu|ri|a [ə,rɪθrəʊsaɪ't(j)ʊəriːə] *noun*: Erythrozytenausscheidung *f* im Harn, Erythrozyturie *f*; Hämaturie *f*

e|ryth|ro|de|gen|er|a|tive [ə,rɪθrəʊdɪ'dʒenərətɪv, -,reɪtɪv] *adj*: erythrodegenerativ

e|ryth|ro|der|ma [ə,rɪθrəʊ'dɜrmə] *noun*: **1.** →*erythrodermatitis* **2.** Wilson-Krankheit *f*, Dermatitis exfoliativa, Pityriasis rubra Hebra, Pityriasis rubra Hebra-Jadassohn

bullous congenital ichthyosiform erythroderma: Erythrodermia congenitalis ichthyosiformis bullosa, epidermolytische Ichthyose *f*, kongenitale ichthyosiforme Erythrodermie *f*, Erythrodermia ichthyosiformis congenitalis Brocq

congenital ichthyosiform erythroderma: Erythrodermia congenitalis ichthyosiformis bullosa

ichthyosiform erythroderma: Erythrodermia congenitalis ichthyosiformis bullosa

primary erythroderma: primäre Erythrodermie *f*

seborrheic erythroderma: seborrhoische Erythrodermie *f*, Alterserythrodermie *f*

seborrhoeic erythroderma: (*brit.*) →*seborrheic erythroderma*

secondary erythroderma: sekundäre Erythrodermie *f*

Sézary erythroderma: T-Zell-Erythrodermie *f*, Sézary-Syndrom *nt*

e|ryth|ro|der|ma|ti|tis [ə,rɪθrəʊ,dɜrmə'taɪtɪs] *noun*: Erythroderma *nt*, Erythrodermie *f*, Erythrodermia *f*, Erythrodermatitis *f*

e|ryth|ro|der|mi|a [ə,rɪθrəʊ'dɜrmɪə] *noun*: →*erythrodermatitis*

e|ryth|ro|dex|trin [ə,rɪθrəʊ'dekstrɪn] *noun*: Erythrodextrin *nt*, e-Dextrin *nt*

e|ryth|ro|don|tia [ə,rɪθrəʊ'dɑnʃɪə] *noun*: Erythrodontie *f*

e|ryth|roe|de|ma [ɪ,rɪθrə'diːmiːə] *noun*: (*brit.*) →*erythredema*

e|ryth|ro|gen|e|sis [ə,rɪθrəʊ'dʒenəsɪs] *noun*: Erythrozytenbildung *f*, Erythrogenese *f*

e|ryth|ro|gen|ic [ə,rɪθrəʊ'dʒenɪk] *adj*: **1.** erythrozytenbildend, erythrogen, erythrozytogen **2.** Erythem verursachend, erythrogen

e|ryth|ro|gone [ə'rɪθrəʊgəʊn] *noun*: Promegaloblast *m*

e|ryth|ro|go|ni|um [ə,rɪθrəʊ'gəʊnɪəm] *noun*: →*erythrogone*

e|ryth|ro|he|pat|ic [ə,rɪθrəʊhɪ'pætɪk] *adj*: erythrohepatisch

er|y|throid ['ɪrɪθrɔɪd] *adj*: (*Farbe*) rötlich

e|ryth|ro|ka|tal|y|sis [ɪ,rɪθrəʊkə'tælɪsɪs] *noun*: Erythrozytenabbau *m*, Erythrokatalyse *f*

e|ryth|ro|ker|a|to|der|mia [ə,rɪθrəʊ,kerətəʊ'dɜrmɪə] *noun*: Erythrokeratodermia *f*

erythrokeratodermia variabilis: Mendes da Costa-Syndrom *nt*, Erythrokeratodermia figurata variabilis (Mendes da Costa), Keratitis rubra figurata

e|ryth|ro|ki|net|ics [ə,rɪθrəʊkɪ'netɪks] *plural*: Erythrokinetik *f*, Erythrozytenkinetik *f*

er|y|throl ['erəθrɔl, ɪ'riːθ-, -rəʊl] *noun*: →*erythritol*

e|ryth|ro|leu|co|blas|to|sis [ə,rɪθrəʊ,luːkəblæs'təʊsɪs] *noun*: (*brit.*) →*erythroleukoblastosis*

e|ryth|ro|leu|co|sis [ə,rɪθrəʊluː'kəʊsɪs] *noun*: (*brit.*) →*erythroleukosis*

e|ryth|ro|leu|kae|mi|a [ə,rɪθrəʊluː'kiːmiːə] *noun*: (*brit.*) →*erythroleukemia*

e|ryth|ro|leu|ke|mi|a [ə,rɪθrəʊluː'kiːmiːə] *noun*: Erythroleukämie *f*

e|ryth|ro|leu|ko|blas|to|sis [ə,rɪθrəʊ,luːkəblæs'təʊsɪs] *noun*: Icterus neonatorum gravis

e|ryth|ro|leu|ko|sis [ə,rɪθrəʊluː'kəʊsɪs] *noun*: Erythroleukose *f*

e|ryth|ro|lose [ə'rɪθrəʊləʊz] *noun*: Erythrolose *f*

er|y|throl|y|sin [erə'θrɑləsɪn] *noun*: →*erythrocytolysin*

er|y|throl|y|sis [erə'θrɑləsɪs] *noun*: Erythrolyse *f*, Erythrozytolyse *f*, Erythrozytenauflösung *f*

e|ryth|ro|mel|al|gia [ə,rɪθrəʊmel'ældʒ(ɪ)ə] *noun*: Gerhardt-Syndrom *nt*, Mitchell-Gerhardt-Syndrom *nt*, Weir-Mitchell-Krankheit *f*, Erythromelalgie *f*, Erythralgie *f*, Erythermalgie *f*, Acromelalgie *f*

e|ryth|ro|me|li|a [ə,rɪθrəʊ'miːlɪə] *noun*: Erythromelie *f*

er|y|throm|e|ter [erɪ'θrɑmɪtər] *noun*: **1.** (*dermatol.*) Erythrometer *nt* **2.** →*erythrocytometer*

er|y|throm|e|try [erɪ'θrɑmətriː] *noun*: Erythrozytometrie *f*

e|ryth|ro|my|cin [ə,rɪθrəʊ'maɪsɪn] *noun*: Erythromycin *nt*

er|y|thron ['erɪθrɑn] *noun*: Erythron *nt*, Erythrozytenorgan *nt*

e|ryth|ro|ne|o|cy|to|sis [ə,rɪθrəʊ,nɪəsaɪ'təʊsɪs] *noun*: Erythroneozytose *f*

e|ryth|ro|par|a|site [əˌrɪθrəʊ'pærəsaɪt] *noun*: Erythroparasit *m*
er|y|throp|a|thy [erɪ'θrɑpəθiː] *noun*: Erythropathie *f*, Erythrozytopathie *f*
e|ryth|ro|pe|ni|a [əˌrɪθrəʊ'piːnɪə] *noun*: Erythrozytenmangel *m*, Erythropenie *f*, Erythrozytopenie *f*
e|ryth|ro|phage [ə'rɪθrəʊfeɪdʒ] *noun*: Erythrophage *m*, Erythrozytophage *m*
e|ryth|ro|pha|gia [əˌrɪθrəʊ'feɪdʒ(ɪ)ə] *noun*: →*erythrocytophagy*
e|ryth|ro|phag|o|cy|to|sis [əˌrɪθrəʊˌfægəʊsaɪ'təʊsɪs] *noun*: →*erythrocytophagy*
e|ryth|ro|phag|o|cy|tot|ic [əˌrɪθrəʊˌfægəʊsaɪ'tɑtɪk] *adj*: Erythrophagozytose betreffend, erythrophagozytotisch
er|y|throph|a|gous [erɪ'θrɑfəgəs] *adj*: Erythrophagozytose betreffend, erythrophagisch
e|ryth|ro|phil [ə'rɪθrəʊfɪl]: I *noun* erythrophile Zelle *f* *oder* Substanz *f* II *adj* →*erythrophilic*
e|ryth|ro|phil|ic [əˌrɪθrəʊ'fɪlɪk] *adj*: mit besonderer Affinität zu roten Farbstoffen, erythrophil
er|y|throph|i|lous [erɪ'θrɑfɪləs] *adj*: →*erythrophilic*
e|ryth|ro|pho|bi|a [əˌrɪθrəʊ'fəʊbɪə] *noun*: **1.** Errötungsfurcht *f*, Erythrophobie *f* **2.** Rotangst *f*, Erythrophobie *f*
e|ryth|ro|pho|bic [əˌrɪθrəʊ'fəʊbɪk] *adj*: Erythrophobie betreffend, erythrophob
e|ryth|ro|phore [ə'rɪθrəʊfɔːr, -fəʊər] *noun*: Allophor *nt*, Erythrophor *nt*
e|ryth|ro|phyll [ə'rɪθrəʊfɪl] *noun*: Erythrophyll *nt*
er|y|thro|pia [erɪ'θrəʊpɪə] *noun*: →*erythropsia*
e|ryth|ro|pla|kia [əˌrɪθrəʊ'pleɪkɪə] *noun*: Erythroplakie *f*
oral erythroplakia: orale Erythroplakie *f*
e|ryth|ro|pla|sia [əˌrɪθrəʊ'pleɪʒ(ɪ)ə, -zɪə] *noun*: Erythroplasie *f*
erythroplasia of Queyrat: Erythroplasie *f* Queyrat, Queyrat-Syndrom *nt*
Zoon's erythroplasia: Balanitis chronica circumscripta benigna plasmacellularis Zoon, Balanoposthitis (chronica) circumscripta plasmacellularis
e|ryth|ro|poi|e|sis [əˌrɪθrəʊpɔɪ'iːsɪs] *noun*: Erythro(zyto)genese *f*, Erythrozytenbildung *f*, Erythropo(i)ese *f*
pathologic erythropoiesis: pathologische Erythropoese *f*
e|ryth|ro|poi|et|ic [əˌrɪθrəʊpɔɪ'etɪk] *adj*: Erythropoiese betreffend *oder* stimulierend, erythropoietisch, erythropoetisch
e|ryth|ro|poi|e|tin [əˌrɪθrəʊ'pɔɪətɪn] *noun*: Erythropoetin *nt*, Erythropoietin *nt*, erythropoetischer Faktor *m*, Hämatopoietin *nt*, Hämopoietin *nt*
recombinant erythropoietin: rekombinantes Erythropoetin *nt*
e|ryth|ro|pros|o|pal|gia [əˌrɪθrəʊˌprɑsə'pældʒ(ɪ)ə] *noun*: Histaminkopfschmerz *m*, -kephalgie *f*, Horton-Syndrom *nt*, -Neuralgie *f*, Bing-Horton-Syndrom *nt*, -Neuralgie *f*, Cephalaea histaminica, Erythroprosopalgie *f*, cluster headache *nt*
er|y|throp|sia [ərɪ'θrɑpsɪə] *noun*: Rotsehen *nt*, Erythropie *f*, Erythropsie *f*
er|y|throp|sin [ˌerɪ'θrɑpsɪn] *noun*: Sehpurpur *nt*, Rhodopsin *nt*
e|ryth|ro|pyk|no|sis [əˌrɪθrəʊpɪk'nəʊsɪs] *noun*: Erythropyknose *f*
e|ryth|ror|rhex|is [əˌrɪθrəʊ'reksɪs] *noun*: →*erythrocytorrhexis*
er|y|throse ['erɪθrəʊs] *noun*: Erythrose *f*
erythrose 4-phosphate: Erythrose-4-phosphat *nt*
e|ryth|ro|sed|i|men|ta|tion [əˌrɪθrəʊˌsedɪmen'teɪʃn] *noun*: Erythrozytensenkung *f*, Erythrozytensedimentation *f*
e|ryth|ro|sin [ə'rɪθrəʊsɪn] *noun*: Erythrosin *nt*
er|y|thro|sis [erɪ'θrəʊsɪs] *noun*: Erythrose *f*, Erythrosis *f*
erythrosis interfollicularis colli: Erythrosis interfollicularis colli
e|ryth|ro|sta|sis [əˌrɪθrəʊ'steɪsɪs] *noun*: Erythrostase *f*
e|ryth|ro|thi|o|ne|ine [əˌrɪθrəʊˌθaɪə'niːɪn] *noun*: →*ergothioneine*
e|ryth|ru|lose [ə'rɪθrəʊləʊs] *noun*: Erythrulose *f*
er|y|thru|ri|a [erɪ'θr(j)ʊəriːə] *noun*: Erythrurie *f*
ES *Abk.*: **1.** electrical stimulation **2.** endoscopic sphincterotomy **3.** entoderm sinus **4.** enzyme substrate **5.** extracellular space **6.** extrasystole
Es *Abk.*: einsteinium
ESA *Abk.*: **1.** electrostimulation anesthesia **2.** end-to-side anastomosis
ESAO *Abk.*: European Society for Artificial Organs
ESC *Abk.*: **1.** early systolic closure **2.** European Society of Cardiology
es|cape [ɪ'skeɪp]: I *noun* **1.** (*Gas*) Entweichen *nt*, Ausströmen *nt*; (*Flüssigkeit*) Ausfließen *nt*, Auslaufen *nt* **2.** Entkommen *nt*, Entrinnen *nt*, Flucht *f* (*from* aus, vor) II *vi* **3.** (*Gas*) entweichen, ausströmen; (*Flüssigkeit*) auslaufen **4.** entkommen, entwischen, flüchten (*from* aus); fliehen (*from* vor)
es|cap|ism [ɪ'skeɪpɪzəm] *noun*: Wirklichkeitsflucht *f*, Eskapismus *m*
es|cap|ist [ɪ'skeɪpɪst]: I *noun* Eskapist(in *f*) *m* II *adj* eskapistisch
ESCC *Abk.*: electrolyte-steroid cardiopathy by calcification
ESCH *Abk.*: electrolyte-steroid cardiopathy by hyalinization
es|char ['eskɑːr, -kər] *noun*: (Verbrennungs-, Gangrän-) Schorf *m*, Eschar *f*
burn eschar: Verbrennungsschorf *m*
es|cha|rot|ic [eskə'rɑtɪk]: I *noun* Ätzmittel *nt*, Kaustikum *nt*, Escharotikum *nt* II *adj* (ver-)ätzend, korrodierend
es|cha|rot|o|my [eksə'rɑtəmiː] *noun*: Escharotomie *f*
Esch|e|rich|ia [eʃə'rɪkɪə] *noun*: Escherichia *nt*
Escherichia coli: Escherich-Bakterium *nt*, Colibakterium *nt*, Colibazillus *m*, Kolibazillus *m*, Escherichia coli
diffuse adhering Escherichia coli: diffus adhärierende Escherichia coli
enteroaggressive Escherichia coli: enteroaggressive Escherichia coli
enterohaemorrhagic Escherichia coli: (*brit.*) →*enterohemorrhagic Escherichia coli*
enterohemorrhagic Escherichia coli: enterohämorrhagische Escherichia coli
enteroinvasive Escherichia coli: enteroinvasive Escherichia coli
enteropathogenic Escherichia coli: enteropathogene Escherichia coli
enterotoxicogenic Escherichia coli: enterotoxische Escherichia coli
ESCI *Abk.*: European Society of Clinical Investigation
es|cin ['eskɪn] *noun*: Escin *nt*, Aescin *nt*
ESCN *Abk.*: electrolyte-steroid cardiopathy by necrosis
es|cu|lent ['eskjələnt]: I *noun* Nahrungsmittel *nt* II *adj* essbar, genießbar
es|cu|lin ['eskjəlɪn] *noun*: Esculin *nt*, Aesculin *nt*
ESCVS *Abk.*: European Society of Cardiovascular Surgery
ESD *Abk.*: end-systolic diameter
E-selectins *plural*: E-Selektine *pl*
es|er|ine ['esəriːn, -rɪn] *noun*: Eserin *nt*, Physostigmin *nt*
ESF *Abk.*: **1.** erythropoiesis-stimulating factor **2.** erythro-

poietic stimulating factor
ESHRE *Abk.*: European Society of Human Reproduction and Embryology
ESI *Abk.*: enamel surface index
ESIMV *Abk.*: expiration synchronized intermittent mandatory ventilation
ESL *Abk.*: **1.** electrostatic loading unit **2.** end-systolic length
ESM *Abk.*: ejection systolic murmur
es|march ['esmɑːrk] *noun*: Esmarch-Binde *f*
e|so|cat|a|pho|ria [ˌesəʊkætə'fəʊrɪə] *noun*: Esokataphorie *f*
e|so|de|vi|a|tion [ˌesədɪvɪ'eɪʃn] *noun*: **1.** latentes Einwärtsschielen *nt*, Esophorie *f*, Endophorie *f*, Strabismus convergens latens **2.** Einwärtsschielen *nt*, Esotropie *f*, Strabismus convergens/internus
esophag- *präf.*: Speiseröhren-, Ösophag(o)-, Oesophag(o)-, Ösophagus-
e|soph|a|gal|gia [ɪˌsɑfə'gældʒ(ɪ)ə] *noun*: Speiseröhrenschmerz *m*, Ösophagusschmerz *m*, Ösophagodynie *f*
e|soph|a|ge|al [ɪˌsɑfə'dʒiːəl, ˌɪsə'fædʒɪəl] *adj*: Speiseröhre/Ösophagus betreffend, ösophageal, ösophagisch, Speiseröhren-, Ösophag(o)-, Ösophagus-
e|soph|a|gec|ta|sia [ɪˌsɑfədʒek'teɪʒ(ɪ)ə] *noun*: Ösophagusektasie *f*
e|soph|a|gec|ta|sis [ɪˌsɑfə'dʒektəsɪs] *noun*: →*esophagectasia*
e|soph|a|gec|to|my [ɪˌsɑfə'dʒektəmiː] *noun*: Ösophagektomie *f*
en bloc esophagectomy: En-bloc-Ösophagektomie *f*
standard esophagectomy: Standardösophagektomie *f*
transmediastinal esophagectomy: transmediastinale Ösophagektomie *f*
e|soph|a|gism [ɪ'sɑfədʒɪzəm] *noun*: →*esophagospasm*
e|soph|a|gis|mus [ɪˌsɑfə'dʒɪzməs] *noun*: →*esophagospasm*
e|soph|a|git|ic [ɪˌsɑfə'dʒɪtɪk] *adj*: Speiseröhrenentzündung/Ösophagitis betreffend, ösophagitisch
e|soph|a|gi|tis [ɪˌsɑfə'dʒaɪtɪs] *noun*: Entzündung *f* der Speiseröhrenschleimhaut, Ösophagitis *f*, Speiseröhrenentzündung *f*, Ösophagusentzündung *f*, Oesophagitis *f*
candida esophagitis: Soorösophagitis *f*
chemical esophagitis: chemische Ösophagitis *f*
chronic peptic esophagitis: Refluxösophagitis *f*, chronisch peptische Ösophagitis *f*
exfoliative esophagitis: Oesophagitis exfoliativa
infectious esophagitis: infektiöse Ösophagitis *f*
peptic esophagitis: peptische Speiseröhrenentzündung/Ösophagitis *f*
physical esophagitis: physikalische Ösophagitis *f*
radiation esophagitis: Strahlenösophagitis *f*
reflux esophagitis: Refluxösophagitis *f*, chronisch peptische Ösophagitis *f*
ulcerative esophagitis: ulzerierende/ulzerative Ösophagitis *f*
esophago- *präf.*: Speiseröhren-, Ösophag(o)-, Oesophag(o)-, Ösophagus-
e|soph|a|go|an|tros|to|my [ɪˌsɑfəgəʊæn'trɑstəmiː] *noun*: Ösophagoantrostomie *f*
e|soph|a|go|bron|chi|al [ɪˌsɑfəgəʊ'brɑŋkɪəl] *adj*: Speiseröhre und Bronchus/Bronchien betreffend, ösophagobronchial, bronchoösophageal
e|soph|a|go|car|di|o|my|ot|o|my [ɪˌsɑfəgəʊˌkɑːrdɪəʊmaɪ'ɑtəmiː] *noun*: Speiseröhren-Kardia-Schnitt *m*, Ösophagokardiomyotomie *f*, Kardiotomie *f*
e|soph|a|go|car|di|o|plas|ty [ɪˌsɑfəgəʊ'kɑːrdɪəplæstiː] *noun*: Speiseröhren-Kardia-Plastik *f*, Ösophagokardioplastik *f*
e|soph|a|go|cele ['ɪsɑfəgəsiːl] *noun*: Speiseröhrenbruch *m*, Ösophagozele *f*
e|soph|a|go|co|lo|gas|tros|to|my [ɪˌsɑfəgəʊˌkəʊləgæs'trɑstəmiː] *noun*: Ösophagokologastrostomie *f*
e|soph|a|go|co|lo|plas|ty [ɪˌsɑfəgəʊ'kəʊləplæstiː] *noun*: Ösophagokoloplastik *f*
e|soph|a|go|du|o|de|nos|to|my [ɪˌsɑfəgəʊd(j)uːədɪ'nɑstəmiː] *noun*: Ösophagoduodenostomie *f*
e|soph|a|go|dyn|i|a [ɪˌsɑfəgəʊ'diːnɪə] *noun*: Speiseröhrenschmerz *m*, Ösophagusschmerz *m*, Ösophagodynie *f*
e|soph|a|go|en|te|ros|to|my [ɪˌsɑfəgəʊentə'rɑstəmiː] *noun*: Ösophagus-Darm-Anastomose *f*, Ösophagus-Darm-Fistel *f*, Ösophagoenterostomie *f*
e|soph|a|go|e|soph|a|gos|to|my [ɪˌsɑfəgəʊɪˌsɑfə'gɑstəmiː] *noun*: Ösophagoösophagostomie *f*
e|soph|a|go|fun|do|pex|y [ɪˌsɑfəgəʊˌfʌndə'peksiː] *noun*: Ösophagofundopexie *f*
e|soph|a|go|fun|do|phren|o|pex|y [ɪˌsɑfəgəʊˌfʌndəˌfrenəʊ'peksiː] *noun*: Ösophagofundophrenopexie *f*
e|soph|a|go|gas|trec|to|my [ɪˌsɑfəgəʊgæs'trektəmiː] *noun*: Ösophagogastrektomie *f*
e|soph|a|go|gas|tric [ɪˌsɑfəgəʊ'gæstrɪk] *adj*: Magen und Speiseröhre/Ösophagus betreffend, gastroösophageal, ösophagogastral
e|soph|a|go|gas|tro|a|nas|to|mo|sis [ɪˌsɑfəgəʊˌgæstrəəˌnæstə'məʊsɪs] *noun*: Ösophagogastrostomie *f*
e|soph|a|go|gas|tro|my|ot|o|my [ɪˌsɑfəgəʊˌgæstrəmaɪ'ɑtəmiː] *noun*: Gottstein-Heller-Operation *f*, Kardiomyotomie *f*
e|soph|a|go|gas|tro|plas|ty [ɪˌsɑfəgəʊ'gæstrəplæstiː] *noun*: Speiseröhren-Magen-Plastik *f*, Ösophagogastroplastik *f*, Kardiaplastik *f*
e|soph|a|go|gas|tros|co|py [ɪˌsɑfəgəʊgæs'trɑskəpiː] *noun*: Speiseröhren-Magen-Spiegelung *f*, Ösophagogastroskopie *f*
e|soph|a|go|gas|tros|to|my [ɪˌsɑfəgəʊgæs'trɑstəmiː] *noun*: Ösophagogastrostomie *f*
e|soph|a|go|gram [ɪ'sɑfəgəgræm] *noun*: Ösophagogramm *nt*
e|soph|a|gog|ra|phy [ɪˌsɑfə'gɑgrəfiː] *noun*: Kontrastdarstellung *f* der Speiseröhre, Ösophagographie *f*, Ösophagografie *f*
e|soph|a|go|il|e|o|co|lo|plas|ty [ɪˌsɑfəgəʊˌɪlɪəʊ'kəʊləplæstiː] *noun*: Ösophagoileokoloplastik *f*
e|soph|a|go|je|ju|no|gas|tros|to|mo|sis [ɪˌsɑfəgəʊdʒɪˌdʒuːnəʊgæsˌtrɑstə'məʊsɪs] *noun*: Ösophagus-Jejunum-Fistel *f*, Ösophagojejunogastrostomie *f*
e|soph|a|go|je|ju|no|gas|tros|to|my [ɪˌsɑfəgəʊdʒɪˌdʒuːnəʊgæs'trɑstəmiː] *noun*: Ösophagus-Jejunum-Anastomose *f*, Ösophagus-Jejunum-Fistel *f*, Ösophagojejunogastrostomie *f*
e|soph|a|go|je|ju|no|plas|ty [ɪˌsɑfəgəʊdʒɪ'dʒuːnəplæstiː] *noun*: Ösophagus-Jejunum-Plastik *f*, Ösophagojejunoplastik *f*
e|soph|a|go|je|ju|nos|to|my [ɪˌsɑfəgəʊdʒɪdʒuː'nɑstəmiː] *noun*: Ösophagojejunostomie *f*
e|soph|a|go|lar|yn|gec|to|my [ɪˌsɑfəgəʊlærɪn'dʒektəmiː] *noun*: Ösophagolaryngektomie *f*
e|soph|a|go|ma|la|cia [ɪˌsɑfəgəʊmə'leɪʃ(ɪ)ə] *noun*: Speiseröhrenerweichung *f*, Ösophagomalazie *f*
e|soph|a|go|my|co|sis [ɪˌsɑfəgəʊmaɪ'kəʊsɪs] *noun*: Pilzbefall *m* der Speiseröhre, Speiseröhren-, Ösophagusmykose *f*
e|soph|a|go|my|ot|o|my [ɪˌsɑfəgəʊmaɪ'ɑtəmiː] *noun*: **1.** Ösophagomyotomie *f* **2.** Speiseröhren-Kardia-Schnitt *m*, Ösophagokardiomyotomie *f*, Kardiotomie *f*

e|soph|a|go|plas|ty [ɪ'sɑfəgəʊplæstiː] *noun*: Speiseröhren-, Ösophagusplastik *f*
e|soph|a|go|pli|ca|tion [ɪˌsɑfəgəʊplaɪ'keɪʃn] *noun*: Speiseröhrenplikatur *f*, Speiseröhrenplikation *f*, Ösophagusplikatur *f*, Ösophagusplikation *f*, Ösophagoplicatio *f*
e|soph|a|gop|to|sia [ɪˌsɑfəgɑp'təʊsɪə] *noun*: →*esophagoptosis*
e|soph|a|gop|to|sis [ɪˌsɑfəgɑp'təʊsɪs] *noun*: Speiseröhren-, Ösophagussenkung *f*, Ösophagoptose *f*
e|soph|a|go|scope [ɪ'sɑfəgəʊskəʊp] *noun*: Ösophagoskop *nt*
e|soph|a|gos|co|py [ɪˌsɑfə'gɑskəpiː] *noun*: Ösophagoskopie *f*
e|soph|a|go|spasm [ɪ'sɑfəgəʊˌspæzəm] *noun*: Speiseröhrenkrampf *m*, Ösophagospasmus *m*
idiopathic diffuse esophagospasm: idiopathischer diffuser Ösophagospasmus *m*, Korkenzieherösophagus *m*, Nussknackerösophagus *m*
e|soph|a|go|ste|no|sis [ɪˌsɑfəgəʊstɪ'nəʊsɪs] *noun*: Ösophagusstenose *f*
e|soph|a|gos|to|ma [ɪˌsɑfə'gɑstəmə] *noun*: Ösophagostoma *nt*
e|soph|a|go|sto|mi|a|sis [ɪˌsɑfəgəʊstəʊ'maɪəsɪs] *noun*: Ösophagostomum-Infektion *f*, Oesophagostomiasis *f*
e|soph|a|gos|to|my [ɪˌsɑfə'gɑstəmiː] *noun*: Ösophagostomie *f*
e|soph|a|got|o|my [ɪˌsɑfə'gɑtəmiː] *noun*: Ösophagotomie *f*
e|soph|a|go|tra|che|al [ɪˌsɑfəgəʊ'treɪkɪəl] *adj*: Speiseröhre und Luftröhre/Trachea betreffend, ösophagotracheal, tracheoösophageal
e|soph|a|gram [ɪ'sɑfəgræm] *noun*: →*esophagogram*
e|soph|a|gus [ɪ'sɑfəgəs] *noun, plural* **-gi** [-dʒaɪ, -gaɪ]: Speiseröhre *f*, Ösophagus *m*, Oesophagus *m* **behind the esophagus** hinter der Speiseröhre/dem Ösophagus (liegend)
abdominal esophagus: Bauchabschnitt *m* der Speiseröhre, Pars abdominalis oesophageae
Barrett's esophagus: Barrett-Ösophagus *m*
cervical esophagus: Halsabschnitt *m* der Speiseröhre, Pars cervicalis oesophageae
curling esophagus: Korkenzieherösophagus *m*
nutcracker esophagus: Nussknackerösophagus *m*
thoracic esophagus: Brustabschnitt *m* der Speiseröhre, Pars thoracica oesophageae
es|o|pho|ri|a [esə'fəʊrɪə] *noun*: Esophorie *f*
e|so|phor|ic [esə'fɔːrɪk] *adj*: Esophorie betreffend, von ihr betroffen, Esophorie-
es|o|phyl|lax|is [esəfɪ'læksɪs] *noun*: Esophylaxie *f*
es|o|sphe|noid|i|tis [esəˌsfɪnɔɪ'daɪtɪs] *noun*: Osteomyelitis *f* des Os sphenoidale
es|o|tro|pia [ˌesə'trəʊpɪə] *noun*: Esotropie *f*
congenital esotropia: frühkindliches Schielsyndrom *nt*
es|o|trop|ic [ˌesə'trɑpɪk, -'trəʊp-] *adj*: Esotropie betreffend, von ihr gekennzeichnet, nach innen schielend, esotrop
ESP *Abk.*: **1.** electrostatic potential **2.** end-systolic pressure **3.** eosinophil stimulation promotor **4.** extrasensory perception
ESPE *Abk.*: European Society for Paediatric Endocrinology
ESPEN *Abk.*: European Society of Parenteral and Enteral Nutrition
ESPGA *Abk.*: European Society of Paediatric Gastroenterology
ESPHI *Abk.*: European Society of Paediatric Haematology and Immunology
ESPID *Abk.*: European Society of Parasitic and Infectious Diseases
ESPR *Abk.*: **1.** European Society for Paediatric Research **2.** European Society of Paediatric Radiology
ESPS *Abk.*: European Society of Plastic Surgery
es|pun|dia [e'spuːndɪə] *noun*: Espundia *f*, südamerikanische Haut-Schleimhaut-Leishmaniose *f*, mukokutane Leishmaniase *f* Südamerikas
ESR *Abk.*: **1.** electron spin resonance **2.** erythrocyte sedimentation rate **3.** erythrocyte sedimentation reaction
ESRD *Abk.*: end-stage renal disease
ESRF *Abk.*: end-stage renal failure
ESRP *Abk.*: European Society of Radiation Protection
ESS *Abk.*: end-systolic stress
es|sence ['esəns] *noun*: **1.** Essenz *f*, das Wesen, das Wesentliche, der Kern **2.** konzentrierte Zubereitung *f*, Essenz *f*, Essentia *f*
es|sen|tia [ə'sentʃ(ɪ)ə] *noun*: konzentrierte Zubereitung *f*, Essenz *f*, Essentia *f*
es|sen|tial [ə'senʃl]: **I** *noun* Hauptsache *f*, das Wesentliche; (wesentliche) Voraussetzung *f* (*to* für) **II** *adj* **1.** essentiell, essenziell, wesentlich, grundlegend, fundamental, (unbedingt) erforderlich (*to* für); Haupt-, Grund- **2.** (*patholog.*) essentiell, essenziell; idiopathisch; primär **3.** ätherisch, Essenz(en) enthaltend
EST *Abk.*: **1.** electroshock therapy **2.** endoscopic sphincterotomy **3.** European Society of Toxicology
es|ter ['estər] *noun*: Ester *m*
acetoacetic acid ester: Acetessigester *m*
carbamic acid ethyl ester: Urethan *nt*, Carbaminsäureäthylester *m*
cholesterol esters: Cholesterinester *pl*
Cori's ester: Cori-Ester *m*, Glucose-1-phosphat *nt*
enol ester: Enolester *m*
fatty acid ester: Fettsäureester *m*
Harden-Young ester: Harden-Young-Ester *m*, Fructose-1,6-diphosphat *nt*, Fructose-1,6-bisphosphat *nt*
Neuberg ester: Neuberg-Ester *m*, Fruktose-6-phosphat *nt*, Fructose-6-phosphat *nt*
nitric acid esters: Salpetersäureester *pl*
phorbol ester: Phorbolester *m*
phosphate ester: Phosphatester *m*
phosphoric acid ester: Phosphorsäureester *m*, Acidum phosphoricum
Robison ester: Glucose-6-phosphat *nt*, Robison-Ester *m*
es|ter|ase ['estəreɪz] *noun*: Esterase *f*
butyrylcholine esterase: unspezifische/unechte Cholinesterase *f*, Pseudocholinesterase *f*, β-Cholinesterase *f*, Butyrylcholinesterase *f*, Typ II-Cholinesterasse *f*
cholesterol esterase: Cholesterinase *f*, Cholesterinesterase *f*, Cholesterase *f*, Cholesterinesterhydrolase *f*
esterase D: Esterase D *f*
esterase-negative *adj*: esterasenegativ
esterase-positive *adj*: esterasepositiv
es|ter|i|fi|ca|tion [eˌsterəfɪ'keɪʃn] *noun*: Veresterung *f*
es|ter|i|fy [e'sterəfaɪ] *vt*: verestern
es|ter|ize ['estəraɪz]: **I** *vt* in einen Ester verwandeln **II** *vi* in einen Ester umgewandelt werden
es|te|roly|sis [estə'rɑləsɪs] *noun*: Esterhydrolyse *f*
es|ter|o|lyt|ic [ˌestərəʊ'lɪtɪk] *adj*: esterspaltend, -hydrolisierend
es|te|trol ['estətrɑl] *noun*: Östetrol *nt*, Estetrol *nt*
esthesi- *präf.*: →*esthesio-*
es|the|sia [es'θiːʒ(ɪ)ə] *noun*: Sinneseindruck *m*, Gefühl *nt*, Empfindung *f*, Sensibilität *f*, Perzeption *f*, Ästhesie *f*
-esthesia *suf.*: Empfindung, Gefühl, Sensibilität, -ästhesie
esthesio- *präf.*: Sinnes-, Sensibilitäts-, Gefühls-, Empfindungs-, Ästhesio-

es|the|si|o|blast [es'θiːz(ɪ)əblæst] *noun*: Ganglioblast *m*, embryonale Spinalganglienzelle *f*, Ästhesioblast *m*
es|the|si|ol|o|gy [es,θiːzɪ'ɑlədʒiː] *noun*: Ästhesiologie *f*
es|the|si|om|e|ter [es,θiːzɪ'ɑmɪtər] *noun*: Ästhesiometer *nt*
es|the|si|o|neu|ro|blas|to|ma [es,θiːzɪə,njʊərəblæs'təʊmə] *noun*: Ästhesioneuroblastom *nt*
es|the|si|o|neu|ro|sis [es,θiːzɪənjʊə'rəʊsɪs] *noun*: Ästhesioneurose *f*
es|the|si|on|o|sus [es,θiːzɪ'ɑnəsəs] *noun*: →*esthesioneurosis*
-esthetic *suf.*: empfindend, fühlend, -ästhetisch
es|thet|ics [es'θetɪks] *plural*: Ästhetik *f*
denture esthetics: Prothesenästhetik *f*
es|ti|mate [*n* 'estəmɪt, -meɪt; *v* -meɪt]: **I** *noun* **1.** Schätzung *f* **2.** Bewertung *f*, Beurteilung *f* **II** *vt* **3.** (ab-, ein-) schätzen, taxieren, veranschlagen (*at* auf) **4.** (etw.) beurteilen, bewerten, sich eine Meinung bilden über **III** *vi* schätzen
es|ti|ma|tion [,estə'meɪʃn] *noun*: **1.** Schätzung *f* **2.** Meinung *f*, Ansicht *f*, Urteil *nt*
es|ti|val ['estɪvəl, e'staɪvəl] *adj*: Sommer betreffend, im Sommer auftretend, sommerlich, Sommer-, Ästivo-
es|ti|vo|au|tum|nal [,estɪvəʊɔː'tʌmnəl, e,staɪ-] *adj*: Sommer und Herbst betreffend, im Sommer und Herbst auftretend, Ästivoautumnal-, Sommer-Herbst-
es|ton ['estɑn] *noun*: Aluminiumacetat *nt*
es|tra|di|ol [,estrə'daɪɔl, -ɑl] *noun*: Estradiol *nt*, Östradiol *nt*
estradiol benzoate: Estradiolbenzoat *nt*, Östradiolbenzoat *nt*
estradiol dipropionate: Estradioldipropionat *nt*, Östradioldipropionat *nt*
ethinyl estradiol: Ethinylestradiol *nt*, Äthinylöstradiol *nt*
estradiol ondecylate: Estradiolondecylat *nt*, Östradiolondecylat *nt*
estradiol valerate: Östradiolvalerat *nt*, Estradiolvalerat *nt*
es|tra|mus|tine [,estrə'mʌstiːn] *noun*: Estramustin *nt*
es|trane ['estreɪn] *noun*: Östran *nt*, Estran *nt*
es|tra|pen|ta|ene [,estrə'pentəwiːn] *noun*: Estrapentaen(-Ring *m*) *nt*
es|tra|tet|ra|ene [,estrə'tetrəwiːn] *noun*: Estratetraen (-Ring *m*) *nt*
es|tra|tri|ene [,estrə'traɪiːn] *noun*: Estratrien(-Ring *m*) *nt*
es|trin ['estrɪn] *noun*: Estrogen *nt*, Östrogen *nt*
es|tri|ol ['estrɪɔl, -ɑl, -traɪ-] *noun*: Östriol *nt*, Estriol *nt*
ESTRO *Abk.*: European Society for Therapeutic Radiology and Oncology
es|tro|gen ['estrədʒən] *noun*: Estrogen *nt*, Östrogen *nt*
conjugated estrogens: konjugierte Östrogene *pl*
es|tro|gen|ic [,estrə'dʒenɪk] *adj*: Östrogen(e) betreffend, östrogenartig (wirkend), östrogen
es|trog|e|nous [es'trɑdʒənəs] *adj*: östrogenartig (wirkend), östrogen
es|trone ['estrəʊn] *noun*: Estron *nt*, Östron *nt*, Follikulin *nt*, Folliculin *nt*
es|tro|stil|ben [,estrə'stɪlbən] *noun*: Diäthylstilböstrol *nt*, Diethylstilbestrol *nt*
es|trous ['estrəs] *adj*: Östrus betreffend, Östral-, Östrus-
es|tru|al ['estrəwəl] *adj*: →*estrous*
es|tru|a|tion [estrə'weɪʃn] *noun*: →*estrus*
es|trum ['estrəm] *noun*: →*estrus*
es|trus ['estrəs] *noun*: Brunst *f*, Östrus *m*
ESU *Abk.*: electrostatic unit
ESUT *Abk.*: ejectional systolic upstroke time
ESV *Abk.*: end-systolic volume
ESVI *Abk.*: end-systolic volume index
ESWL *Abk.*: extracorporeal shockwave lithotripsy
ESWS *Abk.*: end-systolic wall stress
ESWT *Abk.*: end-systolic wall thickness
es|yl|late ['esɪleɪt] *noun*: Äthan-, Ethansulfonat *nt*
ET *Abk.*: **1.** ejection time **2.** embryo transfer **3.** endotracheal **4.** endotracheal tube **5.** epicutaneous testing **6.** ergotherapy **7.** esotropia **8.** estimated term
ETA *Abk.*: ethionamide
ETAF *Abk.*: epithelial thymic activating factor
et|a|fed|rine [etə'fedriːn, -rɪn] *noun*: Etafedrin *nt*
e|taf|e|none [ɪ'tæfənəʊn] *noun*: Etafenon *nt*
ETAI *Abk.*: endotoxin-ectotoxin in aluminum hydroxide
e|tam|i|van [ɪ'tæmɪvæn] *noun*: →*ethamivan*
e|tam|syl|late [ɪ'tæmsɪleɪt] *noun*: Etamsylat *nt*, Diethylammonium-2,5-dihydroxybenzolsulfonat *nt*, Cyclonamin *nt*
etch|ant ['etʃənt] *noun*: Ätzmittel *nt*
acid etchant: Ätzsäure *f*, Zahnconditioner *m*, Schmelzreiniger *m*
etch|ing ['etʃɪŋ] *noun*: **1.** Ätzen *nt*, Ätztechnik *f* **2.** →*acid etching*
acid etching: Säureätzen *nt*, Säureätztechnik *f*
ETCS *Abk.*: European Tissue Culture Society
ETD *Abk.*: erythemogenic threshold dose
ETEC *Abk.*: **1.** enterotoxicogenic Escherichia coli **2.** enterotoxigenic Escherichia coli
ETF *Abk.*: **1.** electron-transferring flavoprotein **2.** etilefrine **3.** eustachian tube function
ETH *Abk.*: ethionamide
ETHA *Abk.*: ethionamide
eth|ac|ri|dine [eθ'ækrədiːn] *noun*: Ethacridin *nt*, 6,9-Diamino-2-ethoxyacridin *nt*
eth|a|cryn|ate [,eθə'krɪneɪt] *noun*: Etacrynat *nt*, Ethacrinat *nt*
eth|al ['eθæl, 'iːθ-] *noun*: Cetylalkohol *m*
eth|al|de|hyde [ɪ'ældəhaɪd] *noun*: Azet-, Acetaldehyd *m*, Äthanal *nt*, Ethanal *nt*
e|tham|bu|tol [ɪ'θæmbjuːtɑl] *noun*: Ethambutol *nt*
e|tham|i|van [ɪ'θæmɪvæn] *noun*: Etamivan *nt*
e|tham|syl|late [ɪ'θæmsɪleɪt] *noun*: Etamsylat *nt*
eth|a|nal ['eθənæl, -nl] *noun*: Ethanal *nt*, Azetaldehyd *m*, Äthanal *nt*, Acetaldehyd *m*
eth|ane ['eθeɪn] *noun*: Äthan *nt*, Ethan *nt*
eth|ane|di|al [,eθeɪn'daɪæl] *noun*: Glyoxal *nt*, Oxalaldehyd *m*
eth|ane|di|a|mine [,eθeɪn'daɪəmiːn] *noun*: Äthylen-, Ethylendiamin *nt*
1,2-eth|ane|di|sul|fo|nate [,eθeɪndaɪ'sʌlfəneɪt] *noun*: Äthandisulfonat *nt*
1,2-eth|ane|di|sul|pho|nate [,eθeɪndaɪ'sʌlfəneɪt] *noun*: (*brit.*) →*1,2-ethanedisulfonate*
eth|a|nol ['eθənɔl, -nɑl] *noun*: Äthanol *nt*, Ethanol *nt*, Äthylalkohol *m*; Alkohol *m*
eth|a|nol|a|mine [,eθə'nɑləmiːn, -'nəʊlə-, -nə'læmɪn] *noun*: Äthanolamin *nt*, 2-Hydroxyethylamin *nt*, Ethanolamin *nt*, Monoethanolamin *nt*
eth|a|ver|ine [,eθə'veriːn] *noun*: Ethaverin *nt*
eth|ene ['eθiːn] *noun*: Äthen *nt*, Ethen *nt*, Ethin *nt*
eth|e|nyl ['eθənɪl] *noun*: Vinyl-(Radikal *nt*)
eth|e|nyl|ben|zene [,eθənɪl'benziːn] *noun*: Styrol *nt*, Vinylbenzol *nt*
eth|enz|a|mide [,eθ'enzəmaɪd] *noun*: Ethenzamid *nt*, 2-Ethoxybenzamid *nt*
e|ther ['eθər] *noun*: **1.** Äther *m*, Ether *m* **2.** Diäthyläther *m*, Diethylether *m*; Äther *m*
anaesthetic ether: (*brit.*) →*anaesthetic ether*
anesthetic ether: Aether pro narcosi

diethyl ether: Diethylether *m*, Diäthyläther *m*
ethyl ether: Diäthyläther *m*, Diethylether *m*; Äther *m*
methyl ether: Methyläther *m*, Methylether *m*
nitrous ether: Äthylnitrit *nt*
sulfuric ether: Diäthyläther *m*
sulphuric ether: (*brit.*) →*sulfuric ether*
e|the|re|al [ɪˈθɪərɪəl] *adj*: ätherhaltig, leicht flüchtig, ätherisch, Äther-
e|the|re|al|ize [ɪˈθɪərɪəlaɪz] *vt*: mit Äther behandeln, ätherisieren, äthern
e|the|re|ous [ɪˈθɪərɪəs] *adj*: →*ethereal*
e|the|ri|al [ɪˈθɪərɪəl] *adj*: →*ethereal*
e|ther|ic [ɪˈθerɪk, ˈiːθərɪk] *adj*: →*ethereal*
e|ther|i|fi|ca|tion [ɪˌθerəfɪˈkeɪʃn, ˌiːθər-] *noun*: Verätherung *f*, Veretherung *f*
e|ther|i|fy [ɪˈθerəfaɪ, ˈiːθər-] *vt*: in einen Äther verwandeln
e|ther|ism [ˈiːθərɪzəm] *noun*: Äthervergiftung *f*
consequential ethics: konsequentialistische Ethik *f*, utilitaristische Ethik *f*
deontological ethics: deontologische Ethik *f*
eth|i|cal [ˈeθɪkl] *adj*: **1.** Ethik betreffend, ethisch; moralisch, sittlich **2.** dem Berufsethos entsprechend **3.** moralisch einwandfrei, von ethischen Grundsätzen geleitet **4.** (*pharmakol.*) rezeptpflichtig
eth|ics [ˈeθɪks] *plural*: Ethik *f*
medical ethics: ärztliche/medizinische Ethik *f*
ethidium bromide: Äthidiumbromid *nt*
e|thi|nyl [ˈeθɪnəl] *noun*: →*ethynyl*
eth|i|on|a|mide [ˌeθɪˈɑnəmaɪd] *noun*: Ethionamid *nt*
e|thi|o|nine [ɪˈθaɪəniːn, -nɪn] *noun*: Äthionin *nt*, Ethionin *nt*
e|this|ter|one [ɪˈθɪstərəʊn] *noun*: Ethisteron *nt*
eth|mo|ceph|a|lus [ˌeθməˈsefələs] *noun*: Ethmozephalus *m*, -kephalus *m*
eth|mo|fron|tal [ˌeθməˈfrʌntəl] *adj*: Siebbein und Stirnbein/Os frontale betreffend, ethmofrontal
eth|moid [ˈeθmɔɪd]: I *noun* Siebbein *nt*, Ethmoid *nt*, Os ethmoidale II *adj* **1.** →*ethmoidal* **2.** siebartig, kribriform
eth|moi|dal [eθˈmɔɪdl] *adj*: Siebbein/Os ethmoidale betreffend, ethmoidal, Siebbein-
eth|moi|dec|to|my [ˌeθmɔɪˈdektəmiː] *noun*: Siebbeinausräumung *f*, Ethmoidektomie *f*
eth|moi|dit|ic [ˌeθmɔɪˈdɪtɪk] *adj*: Ethmoiditis betreffend, ethmoiditisch
eth|moi|di|tis [ˌeθmɔɪˈdaɪtɪs] *noun*: **1.** Entzündung *f* der Siebbeinzellen, Ethmoiditis *f*, Sinusitis ethmoidalis **2.** Siebbeinentzündung *f*, Entzündung *f* des Os ethmoidale, Ethmoiditis *f*
eth|moi|do|lac|ri|mal [eθˌmɔɪdəʊˈlækrɪml] *adj*: →*ethmolacrimal*
eth|moi|do|max|il|lar|y [eθˌmɔɪdəʊˈmæksəˌleriː, -mækˈsɪləriː] *adj*: →*ethmomaxillary*
eth|moi|do|na|sal [eθˌmɔɪdəʊˈneɪzl] *adj*: →*ethmonasal*
eth|moi|do|pal|a|tal [eθˌmɔɪdəʊˈpælətl] *adj*: →*ethmopalatal*
eth|moi|do|sphe|noid [eθˌmɔɪdəʊˈsfɪnɔɪd] *adj*: →*ethmosphenoid*
eth|moi|dot|o|my [ˌeθmɔɪˈdɑtəmiː] *noun*: Ethmoidotomie *f*
eth|mo|lac|ri|mal [ˌeθməʊˈlækrɪml] *adj*: Siebbein/Os ethmoidale und Tränenbein/Os lacrimale betreffend
eth|mo|max|il|lar|y [ˌeθməʊˈmæksəˌleriː, -mækˈsɪləriː] *adj*: Siebbein/Os ethmoidale und Oberkiefer/Maxilla betreffend
eth|mo|na|sal [ˌeθməʊˈneɪzl] *adj*: Siebbein/Os ethmoidale und Nasenbein/Os nasale betreffend
eth|mo|pal|a|tal [ˌeθməʊˈpælətl] *adj*: Siebbein/Os ethmoidale und Gaumenbein/Os palatinum betreffend
eth|mo|sphe|noid [ˌeθməʊˈsfɪnɔɪd] *adj*: Siebbein/Os ethmoidale und Keilbein/Os sphenoidale betreffend
eth|mo|vo|mer|ine [ˌeθməʊˈvəʊmərɪn] *adj*: Siebbein/Os ethmoidale und Vomer betreffend
eth|nic [ˈeθnɪk] *adj*: Volk(sgruppe) betreffend, ethnisch, Volks-, Völker-, Ethno-
eth|nics [ˈeθnɪks] *plural*: →*ethnology*
eth|no|bi|ol|o|gy [ˌeθnəʊbaɪˈɑlədʒiː] *noun*: Ethnobiologie *f*
eth|nog|ra|phy [eθˈnɑgrəfiː] *noun*: Ethnografie *f*
eth|nol|o|gy [eθˈnɑlədʒiː] *noun*: Ethnologie *f*
eth|no|med|i|cine [ˌeθnəʊˈmedəsən, -ˈmedsɪn] *noun*: Ethnomedizin *nt*, Medizinethnologie *f*, medizinische Ethnologie *f*, Medizinanthropologie *f*
eth|no|psy|chol|o|gy [ˌeθnəʊsaɪˈkɑlədʒiː] *noun*: Ethnopsychologie *f*
eth|o|brom [ˈeθəʊbrəʊm] *noun*: Tribromethanol *nt*, -äthanol *nt*
eth|o|caine [ˈeθəʊkeɪn] *noun*: Procain-Hydrochlorid *nt*
eth|o|log|i|cal [ˌeθəˈlɑdʒɪkl] *adj*: Ethologie betreffend, ethologisch
e|thol|o|gist [ɪˈθɑlədʒɪst] *noun*: Ethologe *m*, -login *f*
e|thol|o|gy [ɪˈθɑlədʒiː] *noun*: Ethologie *f*
eth|o|sux|i|mide [ˌeθəʊˈsʌksəmaɪd] *noun*: Ethosuximid *nt*, 3-Ethyl-3-methyl-2,5-pyrrolidindon *nt*
eth|ox|zol|a|mide [ˌeθɑksˈzəʊləmaɪd] *noun*: Ethoxzolamid *nt*
eth|yl [ˈeθɪl] *noun*: Äthyl-, Ethyl-(Radikal *nt*)
ethyl acetate: Äthylacetat *nt*, Ethylacetat *nt*
ethyl aminobenzoate: Benzocain *nt*
ethyl chloride: Äthylchlorid *nt*, Ethylchlorid *nt*, Monochloräthan *nt*, Monochlorethan *nt*
ethyl cyanide: Äthylcyanid *nt*, Ethylcyanid *nt*, Propionitril *nt*
ethyl nitrite: Äthylnitrit *nt*, Ethylnitrit *nt*
ethyl oxide: →*ethyl ether*
eth|yl|al|de|hyde [ˌeθəlˈældəhaɪd] *noun*: →*ethaldehyde*
eth|yl|a|mine [ˌeθəlˈæmiːn, -mɪn] *noun*: Ethylamin *nt*, Äthylamin *nt*
eth|yl|ate [ˈeθəleɪt] *noun*: Äthylat *nt*, Ethylat *nt*
eth|yl|a|tion [ˌeθəˈleɪʃn] *noun*: Äthylieren *nt*, Äthylierung *f*
eth|yl|ene [ˈeθəliːn] *noun*: Äthylen *nt*, Ethylen *nt*, Äthen *nt*, Ethen *nt*
ethylene dibromide: Äthylenbromid *nt*
ethylene dichloride: Äthylendichlorid *nt*, Ethylendichlorid *nt*
ethylene oxide: Äthylenoxid *nt*, Ethylenoxid *nt*
eth|yl|ene|di|a|mine [ˌeθəliːnˈdaɪəmiːn] *noun*: Ethylendiamin *nt*, Äthylendiamin *nt*
eth|yl|ene|di|a|mine|tet|ra|ac|e|tate [ˌeθəliːnˌdaɪəmiːnˌtetrəˈæsɪteɪt] *noun*: Äthylen-, Ethylendiamintetraacetat *nt*, Edetat *nt*
eth|yl|ene|i|mines [ˌeθəliːnˈɪmiːns] *plural*: Ethylenimine *pl*, Äthylenimine *pl*
eth|yl|en|i|mine [eθəlˈenəmiːn] *noun*: Äthylen-, Ethylenimin *nt*
eth|yl|ism [ˈeθəlɪzəm] *noun*: Äthylalkoholvergiftung *f*, -intoxikation *f*, Äthanolvergiftung *f*, -intoxikation *f*, Äthylismus *m*
eth|yl|mor|phine [ˌeθəlˈmɔːrfiːn] *noun*: Äthyl-, Ethylmorphin *nt*
ethylmorphine hydrochloride: Ethylmorphinhydrochlorid *nt*, Aethylmorphinum hydrochloricum
e|thy|no|di|ol [ɪˈθaɪnəʊˌdaɪəʊl, -əl] *noun*: Etynodiol *nt*
e|thy|nyl [ɪˈθaɪnl] *noun*: Äthinyl-, Ethinyl-(Radikal *nt*)

ETI *Abk.*: ejection time index
e|ti|do|caine [ɪ'taɪdəʊkeɪn] *noun*: Etidocain *nt*
e|ti|dro|nate [ɪtaɪ'drəʊnaɪt] *noun*: Etidronat *nt*, Etidronsäure *f*, Acidum etidronicum
et|il|ef|rine [etɪl'efriːn] *noun*: Etilefrin *nt*
e|ti|o|cho|lan|o|lone [ˌɪtɪəʊkəʊ'lænələʊn] *noun*: Ätiocholanolon *nt*
e|ti|o|gen|ic [ɪtɪəʊ'dʒenɪk] *adj*: (*Ursache*) auslösend, verursachend, kausal
e|ti|o|log|ic [ɪtɪəʊ'lɑdʒɪk] *adj*: →*etiological*
e|ti|o|log|i|cal [ˌɪtɪəʊ'lɑdʒɪkl] *adj*: Ätiologie betreffend, ätiologisch
e|ti|o|lo|gy [ɪtɪ'ɑlədʒiː] *noun*: **1.** Lehre *f* von den Krankheitsursachen, Ätiologie *f* **2.** (Gesamtheit der) Krankheitsursachen *pl*, Ätiologie *f*
e|ti|o|pa|tho|lo|gy [ˌɪtɪəʊpə'θɑlədʒiː] *noun*: Krankheitsentstehung *f*, Krankheitsentwicklung *f*, Pathogenese *f*
e|ti|o|por|phy|rin [ˌɪtɪəʊ'pɔːrfərɪn] *noun*: Ätioporphyrin *nt*
e|ti|o|trop|ic [ɪtɪəʊ'trɑpɪk, -'trəʊp-] *adj*: auf die (Krankheits-)Ursache gerichtet, ätiotrop, kausal, Kausal-
ETN *Abk.*: **1.** endotracheal narcosis **2.** erythrityl tetranitrate
e|to|fen|a|mate [ˌɪtəʊ'fenəmeɪt] *noun*: Etofenamat *nt*
e|to|fi|brate [ˌɪtəʊ'faɪbreɪt] *noun*: Etofibrat *nt*
e|tom|i|date [ɪ'tɑmɪdeɪt] *noun*: Etomidat *nt*
e|to|po|side [ɪtəʊ'pəʊsaɪd] *noun*: Etoposid *nt*
et|o|zo|lin [ˌɪtəʊ'zəʊlɪn] *noun*: Etozolin *nt*
ETP *Abk.*: electron transport particle
ETPhos *Abk.*: electron transport phosphorylation
e|tre|tin [ˌɪtretiːn] *noun*: Etretin *nt*, Acitretin *nt*
e|tret|i|nate [ɪ'tretɪneɪt] *noun*: Etretinat *nt*
ETT *Abk.*: **1.** epinephrine tolerance test **2.** exercise tolerance test
EU *Abk.*: **1.** entropy unit **2.** enzyme unit **3.** extrauterine
Eu *Abk.*: europium
eu- *präf.*: Normal-, Eu-
eu|aes|the|sia [juːes'θiːʒ(ɪ)ə] *noun*: (*brit.*) →*euesthesia*
Eu|bac|te|ri|a|les [juːbækˌtɪərɪ'eɪliːz] *plural*: Eubacteriales *pl*
eu|bac|te|ri|um [juːbæk'tɪəriːəm] *noun, plural* **-ria** [juːbæk'tɪərɪə]: echtes Bakterium *nt*, Eubakterium *nt*, Eubacterium *nt*
eu|bi|ot|ics [juːbaɪ'ɑtɪks] *plural*: Eubiotik *f*
eu|caine ['juːkeɪn] *noun*: Eukain *nt*, Eucain *nt*
eu|ca|lyp|tol [juːkə'lɪptɑl] *noun*: Eukalyptol *nt*, Zineol *nt*, Cineol *nt*, Eucalyptol *nt*
eu|ca|lyp|tus [juːkə'lɪptəs] *noun*: Eukalyptus *m*, Eucalyptus globulus
eu|cap|nia [juː'kæpnɪə] *noun*: normale Kohlendioxidspannung *f* des Blutes, Eukapnie *f*
eu|car|y|on [juː'kærɪɑn] *noun*: **1.** →*eukaryon* **2.** →*eukaryote*
eu|car|y|o|sis [ˌjuːkærɪ'əʊsɪs] *noun*: →*eukaryosis*
eu|car|y|ote [juː'kærɪət, -əʊt] *noun*: →*eukaryote*
eu|car|y|ot|ic [juːˌkærɪ'ɑtɪk] *adj*: →*eukaryotic*
Eu|ces|to|da [juːse'stəʊdə] *plural*: Bandwürmer *pl*, Zestoden *pl*, Cestoda *pl*, Cestodes *pl*
eu|chlor|hy|dria [juːklɔːr'haɪdrɪə] *noun*: Euchlorhydrie *f*
eu|cho|li|a [juː kəʊlɪə] *noun*: Eucholie *f*
eu|chro|mat|ic [ˌjukrə'mætɪk] *adj*: Euchromatin betreffend, aus Euchromatin bestehend, euchromatisch, achromatisch
eu|chro|ma|tin [juː'krəʊmətɪn] *noun*: Achromatin *nt*, Euchromatin *nt*
eu|chro|ma|top|sy [juː'krəʊmətɑpsiː] *noun*: normales Farbensehen *nt*, Euchromatop(s)ie *f*
eu|chro|mo|some [juː'krəʊməsəʊm] *noun*: Autosom *nt*
eu|chy|li|a [juː'kaɪlɪə] *noun*: Euchylie *f*
eu|chy|mia [juː'kaɪmɪə] *noun*: Euchymie *f*
eu|coe|lom [juː'siːləm] *noun*: Zölom *nt*, Zölomhöhle *f*, Coeloma *nt*
eu|col|loid [juː'kɑlɔɪd] *noun*: Eukolloid *nt*
eu|cra|sia [juː'kreɪʒɪə] *noun*: Eukrasie *f*
eu|di|e|mor|rhy|sis [juːdaɪə'mɑrəsɪs] *noun*: normaler Kapillarfluss *m*, normale Kapillarzirkulation *f*
eu|di|om|e|ter [juːdɪ'ɑmɪtər] *noun*: Gasmessröhre *f*, Eudiometer *nt*
eu|dip|sia [juː'dɪpsɪə] *noun*: Eudipsie *f*
eu|es|the|sia [juːes'θiːʒ(ɪ)ə] *noun*: normale Funktion *f* der Sinne, Euästhesie *f*
Eu|flag|el|la|ta [juːˌflædʒə'leɪtə] *plural*: Geißelinfusorien *pl*, -tierchen *pl*, Flagellaten *pl*, Flagellata *pl*, Mastigophoren *pl*, Mastigophora *pl*
eu|ga|my ['juːgəmiː] *noun*: Eugamie *f*
eu|gen|ic [juː'dʒenɪk] *adj*: Eugenik betreffend, eugenisch
eu|gen|i|cist [juː'dʒenəsɪst] *noun*: Eugeniker(in *f*) *m*
eu|gen|ics [juː'dʒenɪks] *plural*: Eugenik *f*
eu|gen|ist [juː'dʒenɪst] *noun*: →*eugenicist*
eu|gen|ol ['juːdʒənɔl, -nəʊl] *noun*: Eugeninsäure *f*, Eugenol *nt*
eu|gen|o|late [juː'dʒenəleɪt] *noun*: Eugenolat *nt*
eu|glob|u|lin [juː'glɑbjəlɪn] *noun*: Euglobulin *nt*
eu|gly|cae|mi|a [juːglaɪ'siːmiːə] *noun*: (*brit.*) →*euglycemia*
eu|gly|cae|mic [juːglaɪ'siːmɪk] *adj*: (*brit.*) →*euglycemic*
eu|gly|ce|mi|a [juːglaɪ'siːmiːə] *noun*: normaler Blutzuckerspiegel *m*, Euglykämie *f*
eu|gly|ce|mic [juːglaɪ'siːmɪk] *adj*: Euglykämie betreffend, mit normalem Blutzuckerspiegel, euglykämisch, normoglykämisch
eu|gna|thi|a [juː'neɪθɪə] *noun*: Eugnathie *f*
eu|gnath|ic [juː'næθɪk] *adj*: eugnath
eu|gno|sia [juː'nəʊʒ(ɪ)ə] *noun*: Eugnosie *f*
eu|gnos|tic [juː'nɑstɪk] *adj*: Eugnosie betreffend, eugnostisch
eu|go|na|do|trop|ic [juːgəʊˌnædə'trɑpɪk, -'trəʊ-, -ˌgɑnədəʊ-] *adj*: eugonadotrop
eu|gon|ic [juː'gɑnɪk] *adj*: eugonisch
eu|hy|dra|tion [juːhaɪ'dreɪʃn] *noun*: Euhydratation *m*
eu|kar|y|on [juː'kærɪɑn] *noun*: **1.** Eukaryon *nt* **2.** →*eukaryote*
eu|kar|y|o|sis [ˌjuːkærɪ'əʊsɪs] *noun*: Eukaryose *f*
eu|kar|y|ote [juː'kærɪət, -əʊt] *noun*: Eukaryont *m*, Eukaryot *m*
eu|kar|y|ot|ic [juːˌkærɪ'ɑtɪk] *adj*: Eukaryon *oder* Eukaryot betreffend, eukaryot, eukaryont, eukaryontisch
eu|ker|a|tin [juː'kerətɪn] *noun*: Eukeratin *nt*
eu|ki|ne|sia [juːkɪ'niːʒ(ɪ)ə, -kaɪ-] *noun*: Eukinesie *f*
eu|ki|ne|sis [juːkɪ'niːsɪs, -kaɪ-] *noun*: →*eukinesia*
eu|ki|net|ic [juːkɪ'netɪk] *adj*: eukinetisch
eu|mel|a|nin [juː'melənɪn] *noun*: Eumelanin *nt*
eu|men|or|rhe|a [juːmenə'rɪə] *noun*: Eumenorrhoe *f*
eu|men|or|rhoe|a [juːmenə'rɪə] *noun*: (*brit.*) →*eumenorrhea*
eu|me|tria [juː'miːtrɪə] *noun*: Eumetrie *f*
eu|mor|phism [juː'mɔːrfɪzəm] *noun*: Eumorphismus *m*
Eu|my|ce|tes [juːmaɪ'sɪtiːz] *plural*: Eumycota *pl*
eu|my|ce|to|ma [juːˌmaɪsə'təʊmə] *noun*: Eumyzetom *nt*
Eu|my|co|phy|ta [juːˌmaɪkəʊ'faɪtə] *plural*: →*Eumycetes*
eu|nuch ['juːnək] *noun*: Eunuch *m*
eu|nuch|ism ['juːnəkɪzəm] *noun*: Eunuchismus *m*
eu|nuch|oid ['juːnəkɔɪd]: **I** *noun* Eunuchoid *m* **II** *adj* einem Eunuchen ähnlich, eunuchoid
eu|nuch|oid|ism ['juːnəkɔɪdɪzəm] *noun*: Eunuchoidis-

mus *m*
hypogonadotropic eunuchoidism: Gauthier-Kallmann-Syndrom *nt*, Kallmann-Syndrom *nt*, olfakto-genitales Syndrom *nt*
eu|os|mi|a [juˈɑzmɪə] *noun*: **1.** (*physiolog.*) normaler Geruchssinn *m*, Euosmie *f* **2.** angenehmer Geruch *m*, Wohlgeruch *m*
EUP *Abk.*: extrauterine pregnancy
eu|pan|cre|a|tism [juːˈpæŋkrɪətɪzəm] *noun*: normale Pankreasfunktion *f*, Eupankreatismus *m*
eu|pep|sia [juːˈpepsɪə] *noun*: normale Verdauung *f*, Eupepsie *f*
eu|pep|sy [ˈjuːpepsiː] *noun*: →*eupepsia*
eu|pep|tic [juːˈpeptɪk] *adj*: Eupepsie betreffend *oder* fördernd, eupeptisch
eu|per|i|stal|sis [juːˌperɪˈstælsɪs] *noun*: normale Peristaltik *f*, Euperistaltik *f*
eu|pho|ret|ic [juːfəˈretɪk] *noun, adj*: →*euphoriant*
eu|pho|ria [juːˈfɔːrɪə, -ˈfəʊr-] *noun*: Euphorie *f*
eu|pho|ri|ant [juːˈfɔːrɪənt, -ˈfəʊ-]: I *noun* euphorieauslösende Substanz *f*, Euphorikum *nt* II *adj* euphorieauslösend, in Euphorie versetzend, euphorisierend
eu|phor|ic [juːˈfɔːrɪk, -ˈfɑr-] *adj*: euphorisch
eu|pho|ri|gen|ic [juːˌfɔːrɪˈdʒenɪk] *adj*: euphorieauslösend
eu|pho|ris|tic [juːfəˈrɪstɪk] *adj*: euphorieauslösend, euphorisierend
eu|pho|ry [ˈjuːfəriː] *noun*: →*euphoria*
eu|pla|sia [juːˈpleɪʒ(ɪ)ə, -zɪə] *noun*: Euplasie *f*
eu|plas|tic [juːˈplæstɪk] *adj*: (*histolog., patholog.*) euplastisch
eu|ploid [ˈjuːplɔɪd]: I *noun* euploider Organismus *m* II *adj* Euploidie betreffend, mit einem vollständigen Chromosomensatz, euploid
eu|ploi|dy [ˈjuːplɔɪdiː] *noun*: euploide Beschaffenheit *f*, Euploidie *f*
eup|nea [ˈjuːpnɪə] *noun*: normale/freie/ungestörte Atmung *f*, normale Ruheatmung *f*, Eupnoe *f*
eup|ne|ic [juːpˈniːɪk] *adj*: Eupnoe betreffend, von ihr gekennzeichnet, eupnoisch
eup|noe|a [ˈjuːpnɪə] *noun*: (*brit.*) →*eupnea*
eup|noe|ic [juːpˈniːɪk] *adj*: (*brit.*) →*eupneic*
eu|prax|ia [juːˈpræksɪə, -ʃə] *noun*: Eupraxie *f*
eu|pro|tein|ae|mi|a [juːˌprəʊtɪˈniːmiːə] *noun*: (*brit.*) →*euproteinemia*
eu|pro|tein|e|mi|a [juːˌprəʊtɪˈniːmiːə] *noun*: Euproteinämie *f*
eu|rhyth|mia [juːˈrɪðmɪə] *noun*: **1.** (*physiolog.*) Eurhythmie *f* **2.** (*kardiol.*) regelmäßiger Puls/Herzschlag *m*, Eurhythmie *f*
eu|ro|pi|um [jʊəˈrəʊpɪəm, jə-] *noun*: Europium *nt*
eury- *präf.*: Weit-, Breit-, Eury-
eu|ry|ce|phal|ic [ˌjʊərəsɪˈfælɪk] *adj*: Brachyzephalie betreffend, von Brachyzephalie betroffen, kurz-, rundköpfig, brachykephal, -zephal
eu|ry|cra|ni|al [ˌjʊərəˈkreɪnɪəl] *adj*: kurzköpfig
eu|ryg|nath|ic [ˌjʊərə(g)ˈnæθɪk] *adj*: Eurygnathismus betreffend, eurygnath
eu|ryg|na|thism [jʊəˈrɪgnəθɪzəm] *noun*: Eurygnathismus *m*
eu|ryg|nath|ous [ˌjʊərə(g)ˈnæθəs] *adj*: eurygnath
eu|ry|o|pia [ˌjʊərɪˈəʊpɪə] *noun*: Euryopie *f*
eu|ry|so|mat|ic [ˌjʊərɪsəʊˈmætɪk] *adj*: eurysom
eu|ry|ther|mal [ˌjʊərɪˈθɜrml] *adj*: eurytherm
eu|ry|ther|mic [ˌjʊərɪˈθɜrmɪk] *adj*: →*eurythermal*
eu|sit|ia [juːˈsɪtɪə] *noun*: normaler Appetit *m*
eu|splanch|nia [juːˈsplæŋknɪə] *noun*: normale Funktion *f* der inneren Organe, Eusplanchnie *f*
eu|sple|nia [juːˈspliːnɪə] *noun*: normale Milzfunktion *f*, Eusplenie *f*
eu|sta|chi|tis [juːstəˈkaɪtɪs] *noun*: Entzündung *f* der Ohrtrompete/Tuba auditiva, Tubenentzündung *f*, Syringitis *f*, Salpingitis *f*
eu|sta|chi|um [juːˈsteɪkɪəm] *noun*: Ohrtrompete *f*, Eustach-Tube *f*, Eustach-Röhre *f*, Tuba auditiva/auditoria
eus|then|ia [juːˈsθiːnɪə] *noun*: Eusthenie *f*
eu|sthen|u|ri|a [juːsθɪˈn(j)ʊəriːə] *noun*: Eusthenurie *f*
Eu|stron|gy|lus gi|gas [juːˈstrɑndʒɪləs]: Nierenwurm *m*, Riesenpalisadenwurm *m*, Eustrongylus gigas, Dioctophyma renale
eu|sys|to|le [juːˈsɪstəliː] *noun*: Eusystole *f*
eu|sys|to|lic [juːsɪsˈtɑlɪk] *adj*: Eusystole betreffend, eusystolisch
EUT *Abk.*: endoscopic ultrasound tomography
eu|tec|tic [juːˈtektɪk]: I *noun* Eutektikum *nt* II *adj* eutektisch
eu|tha|na|sia [ˌjuːθəˈneɪʒ(ɪ)ə, -zɪə] *noun*: **1.** leichter/schmerzloser Tod *m*, Euthanasie *f* **2.** Sterbehilfe *f*, Euthanasie *f*
active euthanasia: Hilfe zum Sterben *f*, aktive Euthanasie *f*, aktive Sterbehilfe *f*, aktiv direkte Sterbehilfe *f*
early euthanasia: Früheuthanasie *f*
indirect euthanasia: indirekte Sterbehilfe *f*, aktiv indirekte Sterbehilfe *f*
involuntary active euthanasia: unfreiwillige aktive Sterbehilfe *f*, nicht-freiwillige aktive Sterbehilfe *f*
passive euthanasia: Sterbenlassen *nt*, Therapieverzicht *m*, passive Sterbehilfe *f*, Therapieabbruch *m*
voluntary active euthanasia: freiwillige aktive Sterbehilfe *f*
eu|ther|mic [juːˈθɜrmɪk] *adj*: eutherm
eu|thy|mia [juːˈθaɪmɪə] *noun*: Euthymie *f*
eu|thy|roid [juːˈθaɪrɔɪd] *adj*: Euthyreose betreffend, mit normaler Schilddrüsenfunktion, euthyreot
eu|thy|roid|ism [juːˈθaɪrɔɪdɪzəm] *noun*: Euthyreose *f*
eu|thy|scope [ˈjuːθaɪskəʊp] *noun*: Euthyskop *nt*
eu|thys|co|py [juːˈθɪskəpiː] *noun*: Euthyskopie *f*
eu|to|cia [juːˈtəʊsɪə] *noun*: Eutokie *f*
eu|to|nia [juːˈtəʊnɪə] *noun*: Eutonie *f*
eu|ton|ic [juːˈtɑnɪk] *adj*: mit Normaltonus, euton, normotonisch
eu|to|pia [juːˈtəʊpɪə] *noun*: Eutopie *f*
eu|top|ic [juːˈtɑpɪk] *adj*: am regelrechten Ort (liegend *oder* entstanden), eutop, eutopisch, normotop, orthotop
eu|tro|phia [juːˈtrəʊfɪə] *noun*: →*eutrophy*
eu|troph|ic [juːˈtrɑfɪk, -ˈtrəʊ-] *adj*: eutroph
eu|troph|i|ca|tion [juːˌtrɑfɪˈkeɪʃn] *noun*: Eutrophierung *f*
eu|tro|phy [ˈjuːtrəfiː] *noun*: guter Ernährungszustand *m*; gute/ausreichende Ernährung *f*, Eutrophie *f*
EUV *Abk.*: extreme ultraviolet laser
EV *Abk.*: **1.** erythrocyte volume **2.** evoked response **3.** extravascular
ev *Abk.*: electronvolt
EVA *Abk.*: **1.** ethylene vinyl acetate **2.** ethyl violet azide **3.** extravehicular activity
e|vac|u|ant [ɪˈvækjəwənt]: I *noun* **1.** entleerendes/abführendes Mittel *nt* **2.** Abführmittel *nt*, Evacantium *nt*, Kathartikum *nt* **3.** Brechmittel *nt*, Emetikum *nt* **4.** harntreibendes Mittel *nt*, Diuretikum *nt* II *adj* **5.** die Entleerung fördernd, entleerend **6.** den Stuhlgang fördernd, abführend
e|vac|u|ate [ɪˈvækjəweɪt]: I *vt* **1.** ausleeren, entleeren **2.** (*Flüssigkeit, Luft*) absaugen, abziehen, abpumpen, evakuieren **3.** (*Blase*) entleeren; (*Darm*) abführen **evacu-**

ate the bowels abführen **4.** (*gynäkol.*) eine (Vakuum-) Kürettage durchführen **II** *vi* (*Darm*) entleeren, Stuhlgang haben; (*Blase*) entleeren, urinieren, Wasser lassen
e|vac|u|a|tion [ɪˌvækjə'weɪʃn] *noun*: **1.** Aus-, Entleerung *f*, Evakuation *f* **2.** (*Darm*) Entleerung *f*, Abführen *nt*; Stuhlgang *m*; (*Blase*) Entleerung *f*, Miktion *f* **3.** Stuhl *m*, Fäzes *pl*, Faeces *pl*
bladder evacuation: Blasenentleerung *f*
bowel evacuation: Darmentleerung *f*, Stuhlgang *m*, Defäkation *f*
e|vac|u|a|tor [ɪ'vækjəweɪtər] *noun*: Absauggerät *nt*, Absaugapparat *m*
cytoscopic evacuator: Evakuationszystoskop *nt*
suction evacuator: Evakuationszystoskop *nt*
e|vag|i|nate [ɪ'vædʒɪneɪt] *vt*: ausstülpen
e|vag|i|na|tion [ɪˌvædʒɪ'neɪʃn] *noun*: Evagination *f*
e|val|u|ate [ɪ'væljuːeɪt] *vt*: **1.** abschätzen, bewerten, beurteilen, evaluieren **2.** berechnen, bestimmen **3.** auswerten
e|val|u|a|tion [ɪˌvæljuː'eɪʃn] *noun*: **1.** Schätzung *f*, Festsetzung *f* **2.** Bewertung *f*, Beurteilung *f* **3.** Berechnung *f*, Bestimmung *f* **4.** Auswertung *f*
psychiatric evaluation: psychiatrische Untersuchung *f*
quality evaluation: Qualitätskontrolle *f*
ev|a|nes|cent [ˌevə'nesənt] *adj*: **1.** sich auflösend, sich verflüchtigend **2.** flüchtig, vergänglich, von kurzer Dauer; instabil
e|vap|o|ra|ble [ɪ'væpərəbl] *adj*: verdunstbar
e|vap|o|rate [ɪ'væpəreɪt]: **I** *vt* evaporieren, verdampfen *oder* verdunsten (lassen), zur Verdampfung bringen; eindampfen **II** *vi* evaporieren, verdampfen, verdunsten; sich verflüchtigen
e|vap|o|rat|ed [ɪ'væpəreɪtɪd] *adj*: evaporiert
e|vap|o|ra|tion [ɪˌvæpə'reɪʃn] *noun*: Evaporation *f*
e|vap|o|ra|tive [ɪ'væpəreɪtɪv] *adj*: evaporativ
e|vap|o|ra|tor [ɪ'væpəreɪtər] *noun*: Evaporator *m*, Verdampfer *m*
e|vap|o|rim|e|ter [ɪˌvæpə'rɪmɪtər] *noun*: Verdunstungsmesser *m*, Atmidometer *nt*, Atmometer *nt*
e|vap|o|rom|e|ter [ɪˌvæpə'rɑmɪtər] *noun*: →*evaporimeter*
e|va|sion [ɪ'veɪʒn] *noun*: **1.** Ausrede *f*, Ausflucht *f*, ausweichende Antwort *f* **2.** (*psychiat.*) Paralogie *f*
macular evasion: Horror fusionis
e|va|sive [ɪ'veɪsɪv] *adj*: **1.** (*Verhalten*) ausweichend **2.** schwer feststellbar *oder* fassbar
EVE *Abk.*: ethyl vinyl ether
e|vent [ɪ'vent] *noun*: Fall *m*; Ereignis *nt*, Vorkommnis *nt* **at all events** auf alle Fälle, jedenfalls **in the event of death** im Todesfall
apparent life threatening event: apparent life threatening event *nt*, anscheinend lebensbedrohliches Ereignis *nt*
critical life events: kritische Lebensereignisse *pl*
e|ven|tra|tion [ˌɪven'treɪʃn] *noun*: Eventeration *f*
diaphragmatic eventration: Zwerchfellhochstand *m*
umbilical eventration: Nabelbruch *m*
e|ver|sion [ɪ'vɜrʒn, -ʃn] *noun*: Eversion *f*
e|vert [ɪ'vɜrt] *vt*: auswärtsdrehen, -wenden, -kehren, ausstülpen
e|ver|tor [ɪ'vɜrtər] *noun*: Auswärtsdreher *m*, Auswärtswender *m*
EVG *Abk.*: electroventriculogram
E.v.G. *Abk.*: elastica-van Gieson stain
e|vide|ment [evɪd'mənt] *noun*: Ausräumung *f*, Ausschabung *f*, Auskratzung *f*, Kürettage *f*, Exkochleation *f*
ev|i|dence ['evɪdəns]: **I** *noun* **1.** Klarheit *f*, Offenkundigkeit *f*, Augenscheinlichkeit *f*; Beweis *m*, Beweismittel *nt*, -stück *nt*, -material *nt* **give evidence** aussagen **2.** (An-) Zeichen *nt*, Spur *f* **II** *vt* be-, nachweisen, zeigen
ev|i|dent ['evɪdənt] *adj*: offensichtlich, offenkundig, klar, augenscheinlich, evident
e|vil ['iːvəl]: **I** *noun* **1.** Unheil *nt*, Unglück *nt*, Übel *nt* **2.** Krankheit *f* **II** *adj* übel, böse, schlecht, schlimm
ev|i|ra|tion [ɪˌvaɪ'reɪʃn, ˌevə-] *noun*: **1.** Entmannung *f*, Kastration *f* **2.** (*patholog.*) Verweiblichung *f*, Feminisierung *f* **3.** (*psychiat.*) Verweiblichung *f*, Effemination *f*
e|vis|cer|a|tion [ɪˌvɪsə'reɪʃn] *noun*: Eventeration *f*, Eviszeration *f*, Exenteration *f*; Exenteratio bulbi
ev|o|ca|tion [ˌevə'keɪʃn, ˌiːvəʊ-] *noun*: Evokation *f*
ev|o|ca|tor ['evəkeɪtər, 'iːvə-] *noun*: Evokator *m*
e|voked [ɪ'vəʊkd] *adj*: durch einen Reiz ausgelöst, evoziert
ev|o|lute ['evəluːt]: **I** *vt* entwickeln (*into* zu) **II** *vi* sich entwickeln (*into* zu)
ev|o|lu|tion [ˌevə'luːʃn] *noun*: **1.** Entfaltung *f*, Entwicklung *f* **2.** (*biolog.*) Entwicklung *f*, Evolution *f*
biological evolution: biologische Evolution *f*, Darwin-Evolution *f*
chemical evolution: chemische Evolution *f*
convergent evolution: konvergente Evolution *f*
darwinian evolution: biologische Evolution *f*, Darwin-Evolution *f*
Denman's spontaneous evolution: Denman-Spontanentwicklung *f*
divergent evolution: divergente/aufspaltende Evolution *f*
Douglas' spontaneous evolution: Douglas-Selbstentwicklung *f*, -Wendung *f*
prebiotic evolution: präbiotische Evolution *f*
Roederer's spontaneous evolution: Roederer-Selbstentwicklung *f*
spontaneous evolution: Spontan-, Selbstentwicklung *f*
ev|o|lu|tion|al [ˌevə'luːʃənl] *adj*: Entwicklung betreffend, Entwicklungs-
ev|o|lu|tion|ar|y [ˌevə'luːʃəˌneriː] *adj*: **1.** Entwicklung betreffend, Entwicklungs- **2.** (*biolog.*) Evolution betreffend, Evolutions- **3.** (*physik., techn.*) Entwicklungs-, Bewegungs-
e|volve [ɪ'vɑlv]: **I** *vt* **1.** entwickeln, entfalten **2.** (*physik.*) verströmen **II** *vi* **3.** sich entwickeln, sich entfalten (*into* zu) **4.** entstehen (*from* aus)
e|volve|ment [ɪ'vɑlvmənt] *noun*: Entwicklung *f*, Entfaltung *f*
EVP *Abk.*: endoxane, vincristin, prednisolone
EVR *Abk.*: extravascular resistance
e|vul|sion [ɪ'vʌlʃn] *noun*: (gewaltsames) Herausreißen *nt*, Herausziehen *nt*
nerve evulsion: Nervenabriss *m*
tooth evulsion: Zahnabrissfraktur *f*
Ew|ing|el|la [juːɪŋ'elə] *noun*: Ewingella *f*
ex- *präf.*: Aus-, Ent-, Ver-, Ex-
ex|ac|er|bate [ɪg'zæsərbeɪt] *vt*: (*Krankheit, Schmerzen*) verschlimmern, verschärfen, exazerbieren; wiederaufbrechen
ex|ac|er|ba|tion [ɪgˌzæsər'beɪʃn] *noun*: Exazerbation *f*
ex|ae|mia [ek'siːmiːə] *noun*: (*brit.*) →*exemia*
ex|ag|ger|ate [ɪg'zædʒəreɪt]: **I** *vt* **1.** übertreiben, übertrieben darstellen **2.** überbetonen **II** *vi* übertreiben
ex|ag|ger|a|tion [ɪgˌzædʒə'reɪʃn] *noun*: Exaggeratio *f*
ex|air|e|sis [eks'erəsɪs] *noun*: →*exeresis*
ex|alt [ɪg'zɔːlt] *vt*: sich überschwenglich begeistern, sich verzückt gebärden; sich hysterisch erregen, exaltieren
ex|al|ta|tion [ˌegzɔːl'teɪʃn] *noun*: Exaltation *f*
ex|alt|ed [ɪg'zɔːltɪd] *adj*: exaltiert
ex|am|i|na|tion [ɪgˌzæmə'neɪʃn] *noun*: Untersuchung *f*

E

abdominal examination: abdominelle Untersuchung *f*
bimanual examination: bimanuelle Untersuchung *f*
clinical examination: klinische Untersuchung *f*
CSF examination: Liquordiagnostik *f*
digital examination: digitale Untersuchung *f*
emergency examination: Notfalluntersuchung *f*
eye examination: Augenprüfung *f*
final examination: Abschlussprüfung *f*
functional shoulder examination: funktionelle Schultergelenkuntersuchungen *pl*
medical examination: ärztliche Untersuchung *f*
microscopical examination: mikroskopische Untersuchung *f*
oral examination: mündliche Prüfung *f*, mündlicher Test *m*
physical examination: körperliche Untersuchung *f*
postmortem examination: Leicheneröffnung *f*, Obduktion *f*, Autopsie *f*, Nekropsie *f*
prenatal examination: Mutterschaftsvorsorgeuntersuchung *f*
preventive examination: Früherkennungsuntersuchungen *pl*, Vorsorgeuntersuchungen *pl*
pupillary examination: Pupillenprüfung *f*
radiographic examination: radiologische Untersuchung *f*
real-time sonographic examination: Real-time-Technik *f*, Echt-Zeit-Verfahren *nt*
rectal examination: rektale Untersuchung *f*
scatoscopic examination: Stuhluntersuchungen *pl*
sonographic examination: sonographische Untersuchung *f*
stool examination: Stuhluntersuchung *f*
vaginal examination: vaginale Untersuchung *f*
wound examination: Wundrevision *f*
x-ray examination: Röntgenuntersuchung *f*

ex|am|i|na|tion|al [ɪɡˈzæməˈneɪʃənl] *adj*: Prüfung *oder* Untersuchung betreffend, Prüfungs-, Untersuchungs-

ex|am|ine [ɪɡˈzæmɪn]: I *vt* **1.** untersuchen **2.** untersuchen, prüfen (*for* auf); (*wissenschaftlich*) untersuchen, erforschen II *vi* **examine into sth.** etw. prüfen *oder* untersuchen

ex|am|i|nee [ɪɡˌzæməˈniː] *noun*: Prüfling *m*, Prüfungs-, Examenskandidat(in *f*) *m*

ex|am|in|er [ɪɡˈzæmɪnər] *noun*: Prüfer(in *f*) *m*
medical examiner: **1.** ärztlicher Leichen(be)schauer *m* **2.** Vertrauensarzt *m*, -ärztin *f*, Amtsarzt *m*, -ärztin *f*

ex|am|ple [ɪɡˈzæmpl] *noun*: **1.** Muster *nt*, Probe *f* **2.** Beispiel *nt* (*of* für) **for example** zum Beispiel **beyond/without example** beispiellos **3.** Vorbild *nt*, Beispiel *nt* (*to* für)

ex|a|ni|a [eɡˈzænɪə] *noun*: Mastdarmvorfall *m*, Rektumprolaps *m*, Exanie *f*

ex|an|i|mate [eɡˈzænəmɪt, -meɪt] *adj*: ohne Bewusstsein, besinnungslos; ohnmächtig, bewusstlos

ex|an|i|ma|tion [eɡˌzænəˈmeɪʃn] *noun*: Bewusstlosigkeit *f*

ex|an|them [eɡˈzænθəm] *noun*: **1.** Hautausschlag *m*, Exanthem *nt*, Exanthema *nt* **2.** Erkrankung *f* mit Exanthem als Hauptsymptom, Exanthem *nt*, Exanthema *nt*
Boston exanthem: Boston-Exanthem *nt*, Pseudorubeolae *pl*

ex|an|the|ma [ˌeɡzænˈθiːmə] *noun, plural* **-mas, -ma|ta** [eɡzænˈθemətə]: **1.** Hautausschlag *m*, Exanthem *nt*, Exanthema *nt* **2.** Erkrankung *f* mit Exanthem als Hauptsymptom, Exanthem *nt*, Exanthema *nt*
Boston exanthema: Boston-Exanthem *nt*, Pseudorubeolae *pl*
late exanthemas: Rezidivexantheme *pl*, Spätexantheme *pl*
measles exanthema: Masernexanthem *nt*
exanthema subitum: Dreitagefieber *nt*, -exanthem *nt*, sechste Krankheit *f*, Exanthema subitum, Roseola infantum
viral exanthema: Virusexanthem *nt*

ex|an|them|a|tous [ˌeɡzænˈθemətəs] *adj*: Exanthem betreffend, durch ein Exanthem gekennzeichnet, exanthemartig, exanthematisch, exanthematös

ex|an|thrope [ˈekzænθrəʊp] *noun*: äußere/externe Krankheitsursache/Infektionsquelle *f*

ex|an|throp|ic [ˌeɡzænˈθrɑpɪk] *adj*: (*Krankheit, Infektion*) von außen kommend, nicht im Körper entstanden; exogen

ex|ar|te|ri|tis [eksˌɑːrtəˈraɪtɪs] *noun*: Periarteriitis *f*

ex|ar|thri|tis [eksɑːrˈθraɪtɪs] *noun*: Entzündung *f* des periartikulären Gewebes, Periarthritis *f*

ex|ar|tic|u|la|tion [eksɑːrˌtɪkjəˈleɪʃn] *noun*: Exartikulation *f*
exarticulation of the foot: Fußexartikulation *f*

ex|ca|vate [ˈekskəveɪt] *vt*: aushöhlen, ausbuchten; (*chirurg., zahnmed.*) exkavieren, ausschaben, aushöhlen, kariöses Dentin entfernen

ex|ca|va|tio [ˌekskəˈveɪʃɪəʊ] *noun*: →*excavation 1.*

ex|ca|va|tion [ˌekskəˈveɪʃn] *noun*: **1.** Aushöhlung *f*, Ausbuchtung *f*, Höhle *f*, Vertiefung *f*; (*anatom.*) Exkavation *f*, Excavatio *f* **2.** (*zahnmed.*) Exkavation *f*
dental excavation: Exkavation *f*
glaucomatous excavation: Glaukomexkavation *f*
rectoischiadic excavation: Fossa ischioanalis
rectouterine excavation: Douglas-Raum *m*, Excavatio rectouterina
rectovesical excavation: Proust-Raum *m*, Excavatio rectovesicalis
vesicouterine excavation: vorderer Douglas-Raum *m*, Excavatio vesicouterina

ex|ca|va|tor [ˈekskəveɪtər] *noun*: Exkavator *m*
Black's excavator: Black-Exkavator *m*
Darby-Perry excavator: Darby-Perry-Exkavator *m*
dental excavator: Exkavator *m*
Friedman excavator: Friedman-Exkavator *m*
hatchet excavator: **1.** Gingivalrandschräger *m*, gingivales Schmelzmesser *nt* **2.** beilförmiger Exkavator *m*
hoe excavator: hauenförmiger Exkavator *m*
spoon excavator: Löffelexkavator *m*, löffelförmiger Exkavator *m*
White excavator: White-Exkavator *m*

ex|ce|men|to|sis [ekˌsɪmənˈtəʊsɪs] *noun*: Exzementose *f*, Hyperzementose *f* des Zahnwurzelzements

ex|cen|tric [ɪkˈsentrɪk] *noun, adj*: →*eccentric*

ex|cer|e|bra|tion [ˌeksərəˈbreɪʃn] *noun*: Gehirnentfernung *f*, Exzerebration *f*

ex|cer|nent [ekˈsɜrnənt] *adj*: Entleerung *oder* Ausfluss verursachend *oder* fördernd

ex|cess [*n* ɪkˈses; *adj* ˈekses]: I *noun* **1.** Übermaß *nt*, Überfluss *m* (*of* an) **2.** Überschuss *m* **3.** Exzess *m* II *adj* überschüssig, Über-
alcoholic excess: Alkoholmissbrauch *m*
antibody excess: Antikörperüberschuss *m*
antigen excess: Antigenüberschuss *m*
base excess: Basenüberschuss *m*, Basenexzess *m*
excess in birth rate: Geburtenüberschuss *m*
mandibular excess: Unterkieferüberentwicklung *f*
marginal excess: Füllungsüberschuss *m*, Randüberschuss *m*, Überschuss *m*
negative base excess: negativer Basenüberschuss, Basendefizit *nt*

ex|change [ɪksˈtʃeɪndʒ]: I *noun* Tausch *m*, Austausch *m*

II *vt* tauschen, austauschen, wechseln, auswechseln (*for* gegen)
cation exchange: Kationenaustausch *m*
countercurrent exchange: Gegenstromaustausch *m*
data exchange: Datenaustausch *m*
diffusion-limited exchange: diffusionslimitierter Stoffaustausch *m*
gas exchange: Gasaustausch *m*
gene exchange: Genaustausch *m*
genetic exchange: Genaustausch *m*
ion exchange: Ionenaustausch *m*
mutual exchange: Tausch *m*, Austausch *m*
perfusion-limited exchange: durchblutungslimitierter Stoffaustausch *m*
plasma exchange: Plasmaaustausch *m*
respiratory exchange: respiratorischer Gasaustausch *m*
substance exchange: Stoffaustausch *m*

ex|chang|er [ɪks'tʃeɪndʒər] *noun*: Austauscher *m*; Ionenaustauscher *m*

ex|cip|i|ent [ɪk'sɪpɪənt] *noun*: Träger(substanz *f*) *m*, Vehikel *nt*

ex|cise [ɪk'saɪz] *vt*: (her-)ausschneiden, entfernen, exzidieren (*from* aus)

ex|ci|sion [ek'sɪʒn, ɪk-] *noun*: **1.** (Her-)Ausschneiden *nt*, Exzidieren *nt* **2.** (Her-)Ausschneidung *f*, Entfernung *f*, Exzision *f* (*from* aus)
abdominoperineal excision of the rectum: Miles-Operation *f*, abdominoperineale Rektumamputation *f*
excision of a joint: Arthrektomie *f*, Gelenkresektion *f*
en bloc excision: En-Bloc-Exzision *f*
interdental excision: interdentale Zahnfleischabtragung *f*, interdentale Gingivektomie *f*
partial excision: Teilentfernung *f*, partielle Exzision *f*, Resektion *f*
excision of the radial head: Radiusköpfchenresektion *f*
serial excision: fraktionierte Kürettage *f*, Mohs-Technik *f*
tangential excision: tangenziale Exzision *f*
total excision: Totalentfernung *f*

ex|ci|sion|al [ek'sɪʒənl] *adj*: Exzision *oder* Exzidieren betreffend, Exzisions-

ex|cit|a|bil|i|ty [ɪk,saɪtə'bɪlətiː] *noun*: **1.** (*physiolog.*) Erregbarkeit *f*, Reizbarkeit *f*, Exzitabilität *f* **2.** Nervosität *m*; Reiz-, Erregbarkeit *f*
neuromuscular excitability: neuromuskuläre Erregbarkeit *f*

ex|cit|a|ble [ɪk'saɪtəbl] *adj*: exzitabel

ex|cit|a|ble|ness [ɪk'saɪtəblnəs] *noun*: →*excitability*

ex|cit|ant [ɪk'saɪtnt, 'eksɪtənt]: **I** *noun* Reizmittel *nt*, Stimulans *nt*, Exzitans *nt*, Exzitantium *nt*, Analeptikum *nt* **II** *adj* anregend, belebend, stimulierend

ex|ci|ta|tion [,eksaɪ'teɪʃn, -sɪ-] *noun*: **1.** (*physiolog.*) Anregung *f*, Reizung *f*; Reiz *m*, Erregung *f*, Exzitation *f* **2.** (*chem.*) Anregung *f*
atrial excitation: Vorhoferregung *f*
electrical excitation: elektrische Erregung *f*
reverberating excitation: reverberatorische/kreisende Erregung *f*
ventricular excitation: Kammererregung *f*, Ventrikelerregung *f*

ex|cit|a|tive [ɪk'saɪtətɪv] *adj*: exzitatorisch, exzitativ

ex|cit|a|to|ry [ɪk'saɪtətɔːriː, -təʊ-] *adj*: an- *oder* erregend (wirkend), exzitativ, exzitatorisch

ex|cite [ɪk'saɪt] *vt*: **1.** auf-, erregen **excite o.s.** sich aufregen (*over* über) **2.** (*Nerv*) reizen, anregen; (*Appetit*) anregen; (*sexuell*) erregen **3.** (*physik.*) erregen, anregen

ex|cit|ed [ɪk'saɪtɪd] *adj*: aufgeregt, (*a. sexuell*) erregt; (*physik.*) angeregt **get excited** sich aufregen

ex|cite|ment [ɪk'saɪtmənt] *noun*: Erregung *f*, Aufregung *f* (*over* über); (sexuelle) Erregung *f*
catatonic excitement: katatoner Erregungszustand *m*

ex|cit|ing [ɪk'saɪtɪŋ] *adj*: anregend; erregend; aufregend

ex|ci|to|an|a|bol|ic [ɪk,saɪtəænə'bɑlɪk] *adj*: den Aufbaustoffwechsel/Anabolismus anregend *oder* fördernd

ex|ci|to|cat|a|bol|ic [ɪk,saɪtəkætə'bɑlɪk] *adj*: den Abbaustoffwechsel/Katabolismus fördernd *oder* anregend

ex|ci|to|glan|du|lar [ɪk,saɪtə'glændʒələr] *adj*: die Drüsensekretion anregend *oder* fördernd

ex|ci|to|met|a|bol|ic [ɪk,saɪtəmetə'bɑlɪk] *adj*: den Stoffwechsel/Metabolismus fördernd *oder* anregend

ex|ci|to|mo|tor [ɪk,saɪtə'məʊtər] *adj*: exzitomotorisch

ex|ci|to|mo|to|ry [ɪk,saɪtə'məʊtəriː] *adj*: →*excitomotor*

ex|ci|to|mus|cu|lar [ɪk,saɪtə'mʌskjələr] *adj*: die Muskelaktivität stimulierend *oder* anregend

ex|ci|ton [ɪk'saɪtɑn, 'eksɪtɑn] *noun*: Exziton *nt*, Exciton *nt*

ex|ci|tor [ɪk'saɪtər, -tɔːr] *noun*: **1.** (*pharmakol.*) anregendes (Heil-)Mittel *nt*, Stimulans *nt* **2.** motorischer/efferenter Nerv *m*

ex|ci|to|se|cre|to|ry [ɪk,saɪtəsɪ'kriːtəriː] *adj*: die Sekretion anregend *oder* fördernd

ex|ci|to|vas|cu|lar [ɪk,saɪtə'væskjələr] *adj*: die Vasomotorik anregend

ex|clave ['ekskleɪv] *noun*: vom Hauptorgan getrennt liegendes Organ(teil), ektop(isch)es/akzessorisches Organ(teil) *nt*

ex|clude [ɪk'skluːd] *vt*: ausschließen (*from* von)

ex|clu|sion [ɪk'skluːʒn] *noun*: Ausschluss *m*, Ausschließung *f* (*from* von); Exklusion *f* **under the exclusion of** unter Ausschluss von
pyloric exclusion: Pylorusausschaltung *f*

ex|coch|le|a|tion [eks,kɑklɪ'eɪʃn] *noun*: Auslöffeln *nt*, Auskratzen *nt*, Exkochleation *f*, Excochleatio *f*

ex|con|ju|gant [eks'kɑndʒəgənt] *noun*: Exkonjugant *m*

ex|co|ri|ate [ɪk'skɔːrɪeɪt, -'skəʊr-] *vt*: **1.** (*Haut*) ritzen, abschürfen, wund reiben **2.** die Haut abziehen von

ex|co|ri|a|tion [ɪk,skɔːrɪ'eɪʃn, -,skəʊr-] *noun*: Exkoriation *f*

ex|cre|ment ['ekskrəmənt] *noun*: **1.** Ausscheidung *f*, Exkrement *nt*, Excrementum *nt* **2.** Stuhl *m*, Kot *m*, Exkremente *pl*, Fäzes *pl*, Faeces *pl*

ex|cre|men|tal [ekskrə'mentəl] *adj*: Kot/Fäzes betreffend, aus Fäkalien bestehend, von Fäkalien stammend, kotig, fäkal, fäkulent, sterkoral

ex|cre|men|ti|tious [,ekskrəmen'tɪʃəs] *adj*: Exkrement *oder* Fäzes betreffend, fäkal, kotig, Kot-, Fäkal-

ex|cres|cence [ɪk'skresəns] *noun*: Auswuchs *m*, Exkreszenz *f*, Excrescentia *f*
bony excrescence: Knochenvorsprung *m*
osseous excrescence: Knochenvorsprung *m*

ex|cre|ta [ɪk'skriːtə] *plural*: Ausscheidungen *pl*, Exkrete *pl*, Excreta *pl*

ex|crete [ɪk'skriːt] *vt*: absondern; ausscheiden; sezernieren

ex|cre|tion [ɪk'skriːʃn] *noun*: **1.** Ausscheidung *f*, Absonderung *f*, Exkretion *f*; Ausscheiden *nt* **2.** Ausscheidung *f*, Exkret *nt*, Excretum *nt*
biliary excretion: Galle(n)ausscheidung *f*
excretion of urine: Diurese *f*, Harnausscheidung *f*
water excretion: Wasserausscheidung *f*

ex|cre|to|ry ['ekskrə,tɔːrɪ, -,təʊ-, ek'skriːtəriː] *adj*: exkretorisch

ex|cru|ci|at|ing [ɪk'skruːʃɪ,eɪtɪŋ] *adj*: (*Schmerz*) unerträglich, qualvoll, peinigend (*to* für)

ex|cur|rent [ɪk'skʌrənt] *adj*: **1.** exkretorisch **2.** zentrifu-

gal, efferent; weg-, herausführend, heraus-, ableitend
ex|cur|sion [ɪk'skɜrʒn, -ʃn] *noun*: **1.** (*physiolog.*) (Bewegungs-)Ausschlag *m*, Exkursion *f* **2.** (*physik.*) Ausschlag *m*, Exkursion *f* **3.** (*wissenschaftliche*) Exkursion *f*
diaphragmatic excursion: Zwerchfellbewegung *f*
lateral excursion: Lateralbewegung *f* des Unterkiefers
protrusive excursion: Protrusionsbewegung *f* des Unterkiefers
retrusive excursion: Retrusionsbewegung *f* des Unterkiefers
ex|cy|clo|pho|ria [ˌeksaɪkləʊ'fəʊrɪə] *noun*: Exzyklophorie *f*
ex|cy|clo|tro|pia [ˌeksaɪkləʊ'trəʊpɪə] *noun*: Exzyklotropie *f*
ex|cys|ta|tion [ˌeksɪs'teɪʃn] *noun*: Exzystierung *f*
ex|e|cute ['eksɪkjuːt] *vt*: (*Aufgabe*) aus-, durchführen; erfüllen, wahrnehmen
ex|e|cu|tion [ˌeksɪ'kjuːʃn] *noun*: Aus-, Durchführung *f*; Erfüllung *f*, Wahrnehmung *f* **put sth. into execution** etw. ausführen
ex|e|mia [ek'siːmiːə] *noun*: akute Hämokonzentration *f*
ex|en|ce|pha|lia [ˌeksənsɪ'feɪljə] *noun*: →*exencephaly*
ex|en|ceph|a|lon [ˌeksən'sefəlɑn] *noun*: →*exencephalus*
ex|en|ceph|a|lous [ˌeksən'sefələs] *adj*: exenzephal, exenkephal
ex|en|ceph|a|lus [ˌeksən'sefələs] *noun*: Exenzephalus *m*, Exenkephalus *m*
ex|en|ceph|a|ly [ˌeksən'sefəliː] *noun*: Exenzephalie *f*, Exenkephalie *f*
ex|en|ter|a|tion [ekˌsentə'reɪʃn] *noun*: Ausweidung *f*, Eingeweide-, Organentfernung *f*, Exenteration *f*, Exenteratio *f*
Brunschwig's total pelvic exenteration: Brunschwig-Operation *f*
orbital exenteration: Exenteratio orbitae
ex|en|ter|i|tis [ekˌsentə'raɪtɪs] *noun*: Entzündung/Peritonitis *f* des Peritoneum viscerale
ex|er|cise ['eksərsaɪz]: **I** *noun* (*körperliche oder geistige*) Übung *f*, (*körperliche*) Bewegung *f* **II** *vt* (*Körper, Geist*) üben, trainieren; (*Körper*) bewegen **III** *vi* üben, trainieren
antenatal exercises: Schwangerschaftsgymnastik *f*
breathing exercises: Atemübung(en *pl*) *f*, Atemgymnastik *f*
prenatal exercises: Schwangerschaftsgymnastik *f*
steady-state exercise: Steady-state-Arbeit *f*
therapeutic exercise: →*therapeutic training*
ex|er|e|sis [eks'erəsɪs] *noun, plural* **-ses** [-siːz]: **1.** (Teil-)Entfernung *f*, Resektion *f*, Exhärese *f*, Exhairese *f* **2.** Herausziehen *nt*, Exhärese *f*, Exhairese *f*
ex|er|gon|ic [ˌeksər'gɑnɪk] *adj*: exergon
ex|er|tion [ɪg'zɜrʃn] *noun*: Anstrengung *f*, Belastung *f*; Strapaze *f*
physical exertion: körperliche Anstrengung *f*
ex|fe|ta|tion [eksfɪ'teɪʃn] *noun*: ektopische *oder* extrauterine Schwangerschaft/Gravidität *f*
ex|fo|li|ate [eks'fəʊlɪeɪt]: **I** *vt* (*Haut*) abschälen, ablegen **II** *vi* abblättern, sich abschälen
ex|fo|li|a|tin [eksˌfəʊlɪ'eɪlɪn] *noun*: Exfoliatin *nt*
ex|fo|li|a|tio [eksˌfəʊlɪ'eɪʃɪəʊ] *noun*: →*exfoliation*
ex|fo|li|a|tion [eksˌfəʊlɪ'eɪʃn] *noun*: Abblättern *nt*, Abschälen *nt*; Abblätterung *f*, Abschälung *f*, Abstoßung *f*, Exfoliation *f*
ex|fo|li|a|tive [eks'fəʊlɪətɪv] *adj*: schuppend, abblätternd, exfoliativ
ex|ha|la|tion [ˌeks(h)ə'leɪʃn] *noun*: **1.** Ausatmen *nt*; Ausatmung *f*, Exhalation *f* **2.** Verströmen *nt*; Ausdünsten *nt*, Ausdünstung *f*, Geruch *m*
ex|hale [eks'heɪl, ek'seɪl]: **I** *vt* ausatmen, exhalieren **II** *vi* ausatmen, exhalieren
ex|haust [ɪg'zɔːst]: **I** *vt* **1.** erschöpfen, aufbrauchen, verbrauchen; jdn. erschöpfen, ermüden, entkräften **2.** (ent-)leeren, (her-)auspumpen; absaugen **II** *vi* sich entleeren; (*Dampf*) entweichen, ausströmen
ex|haust|ed [ɪg'zɔːstɪd] *adj*: **1.** (*körperlich, geistig*) erschöpft, entkräftet, ermüdet, ermattet **2.** verbraucht, erschöpft, aufgebraucht
ex|haust|ing [ɪg'zɔːstɪŋ] *adj*: anstrengend, strapaziös, ermüdend, erschöpfend
ex|haus|tion [ɪg'zɔːstʃn] *noun*: (extreme) Ermüdung *f*, Erschöpfung *f*
heat exhaustion: Hitzeerschöpfung *f*
nervous exhaustion: hyperästhetisch-emotionaler Schwächezustand *m*, neurasthenisches Syndrom *nt*, psychovegetatives Syndrom *nt*, vasoneurotisches Syndrom *nt*, vegetatives Syndrom *nt*, Nervenschwäche *f*, Neurasthenie *f*, neurozirkulatorische Dystonie *f*, vegetative Dystonie *f*, vegetative Labilität *f*
post-remission exhaustion: postremissive Erschöpfung *f*
ex|haus|tive [ɪg'zɔːstɪv] *adj*: **1.** erschöpfend, vollständig, exhaustiv **2.** →*exhausting*
ex|hi|bi|tion [ˌeksə'bɪʃn] *noun*: Medikamentenverabreichung *f*, -gabe *f*
ex|hi|bi|tion|ism [ˌeksə'bɪʃənɪzəm] *noun*: Exhibitionismus *m*
ex|hi|bi|tion|ist [ˌeksə'bɪʃənɪst] *noun*: Exhibitionist(in *f*) *m*
ex|hil|a|rant [ɪg'zɪlərənt] *adj*: (den Geist) belebend, erfrischend, aufheiternd
ex|hu|ma|tion [ˌekshjuː'meɪʃn] *noun*: Exhumierung *f*
ex|hume [ɪg'z(j)uːm, eks'hjuːm] *vt*: exhumieren
ex|is|ten|tial [egzɪ'stenʃl] *adj*: existentiell
ex|it ['egzɪt, 'eksɪt] *noun*: Ausgang *m*
emergency exit: Notausgang *m*
ex|i|tus ['eksɪtəs] *noun, plura* **ex|i|tus**: **1.** Tod *m*, Exitus (letalis) *m* **2.** Ausgang *m*
exo- *präf.*: Außen-, Ex(o)-, Ekto-
exo-amylase *noun*: β-Amylase *f*, Exoamylase *f*
ex|o|an|ti|gen [ˌeksəʊ'æntɪdʒən] *noun*: →*ectoantigen*
ex|o|au|to|in|va|sion [ˌeksəʊˌɔːtəɪn'veɪʒn] *noun*: Exoautoinvasion *f*
ex|o|bi|ol|o|gy [ˌeksəʊbaɪ'ɑlədʒiː] *noun*: Exo-, Ektobiologie *f*, extraterrestrische Biologie *f*
ex|o|car|dia [ˌeksə'kɑrdɪə] *noun*: Herzektopie *f*, Ektokardie *f*, Ectopia cordis, Kardiozele *f*, Hernia cordis
ex|o|car|di|al [ˌeksəʊ'kɑrdɪəl] *adj*: →*extracardial*
ex|o|cat|a|pho|ria [ˌeksəʊkætə'fɔːrɪə] *noun*: Exokataphorie *f*
ex|o|cele ['eksəʊsiːl] *noun*: →*exocoelom*
ex|o|cel|lu|lar [ˌeksəʊ'seljələr] *adj*: außerhalb der Zelle (liegend), exozellulär
ex|o|cer|vix [ˌeksəʊ'sɜrvɪks] *noun*: Ektozervix *f*, Portio vaginalis cervicis
ex|o|coel ['eksəʊsiːl] *noun*: →*exocoelom*
ex|o|coele ['eksəʊsiːl] *noun*: →*exocoelom*
ex|o|coe|lom [ˌeksəʊ'siːləm] *noun*: extraembryonales Zölom *nt*, Chorionhöhle *f*, Exozölom *nt*
ex|o|coe|lo|ma [ˌeksəʊsɪ'ləʊmə] *noun*: →*exocoelom*
ex|o|crine ['eksəkrɪn, -kraɪn]: **I** *noun* **1.** Drüse *f* mit äußerer Sekretion, exokrine Drüse *f* **2.** exokrin sezernierte Substanz *f* **II** *adj* nach außen absondernd *oder* ausscheidend, exokrin
ex|o|cy|clic [ˌeksəʊ'saɪklɪk, -'sɪk-] *adj*: exozyklisch
ex|o|cy|to|sis [ˌeksəʊsaɪ'təʊsɪs] *noun*: Exozytose *f*

E

ex|o|cy|tot|ic [ˌeksəʊsaɪ'tɑtɪk] *adj*: Exozytose betreffend, exozytotisch
ex|o|de|ox|y|ri|bo|nu|cle|ase [ˌeksəʊdɪˌɑksɪˌraɪbəʊ'n(j)uːklɪeɪz] *noun*: Exodesoxyribonuclease *f*
ex|o|de|vi|a|tion [ˌeksəʊdɪvɪ'eɪʃn] *noun*: **1.** →*exophoria* **2.** →*exotropia*
ex|o|don|tia [eksəʊ'dɑnʃɪə] *noun*: Exodontie *f*
ex|o|don|tics [eksəʊ'dɑntɪks] *plural*: Exodontie *f*
ex|o|don|tist [eksəʊ'dɑntɪst] *noun*: Exodontist *m*
ex|o|don|tol|o|gy [ˌeksəʊdɑn'tɑlədʒiː] *noun*: Exodontologie *f*
ex|o|en|zyme [ˌeksəʊ'enzaɪm] *noun*: **1.** Exoenzym *nt* **2.** extrazelluläres Enzym *nt*, Ektoenzym *nt*
ex|o|ep|i|the|li|al [ˌeksəʊepɪ'θiːlɪəl] *adj*: exoepithelial
ex|o|er|gic [ˌeksəʊ'ɜrdʒɪk] *adj*: Energie freisetzend, exoerg(isch)
ex|o|e|ryth|ro|cyt|ic [ˌeksəʊɪˌrɪθrəʊ'sɪtɪk] *adj*: exoerythrozytär
ex|og|a|my [ek'sɑgəmiː] *noun*: Exogamie *f*
ex|o|gas|tru|la [ˌeksəʊ'gæstrʊlə] *noun*: Exogastrula *f*
ex|o|gas|tru|la|tion [ˌeksəʊgæstrʊ'leɪʃn] *noun*: Exogastrulation *f*
ex|o|ge|net|ic [ˌeksəʊdʒə'netɪk] *adj*: →*exogenous*
ex|o|gen|ic [eksəʊ'dʒenɪk] *adj*: →*exogenous*
ex|og|e|nous [ek'sɑdʒənəs] *adj*: **1.** von außen zugeführt *oder* stammend *oder* wirkend, durch äußere Ursachen entstehend, exogen **2.** an der Außenfläche ablaufend, exogen
ex|og|na|thia [ˌeksɑg'næθɪə, -'neɪ-] *noun*: Prognathie *f*, Progenie *f*
ex|o|le|ver [eksəʊ'levər] *noun*: Zahnhebel *m*, Hebel *m*, Heber *m*
ex|om|phal|os [eks'ɑmfələs, -lɑs] *noun*: **1.** Nabelbruch *m*, Exomphalos *m*, Exomphalozele *f*, Hernia umbilicalis **2.** Nabelschnurbruch *m*, Exomphalos *m*, Exomphalozele *f*, Hernia funiculi umbilicalis
ex|o|mys|i|um [ˌeksəʊ'mɪsɪəm] *noun*: Muskelhüllgewebe *nt*, Perimysium *nt*
ex|on ['eksɑn] *noun*: Exon *nt*
ex|o|nu|cle|ase [ˌeksəʊ'n(j)uːklɪeɪz] *noun*: Exonuclease *f*, Exonuklease *f*
ex|op|a|thy [eks'ɑpəθiː] *noun*: durch äußere Ursachen hervorgerufene Krankheit *f*, exogene Krankheit *f*, Exopathie *f*
ex|o|pep|ti|dase [ˌeksəʊ'peptɪdeɪz] *noun*: Exopeptidase *f*
ex|o|pho|ria [ˌeksəʊ'fəʊrɪə] *noun*: Exophorie *f*
ex|o|phor|ic [ˌeksəʊ'fɔːrɪk] *adj*: Exophorie betreffend, von ihr gekennzeichnet, Exophorie-
ex|oph|thal|mic [eksɑf'θælmɪk] *adj*: exophthalmisch
ex|oph|thal|mo|gen|ic [eksɑfˌθælməʊ'dʒenɪk] *adj*: exophthalmogen
ex|oph|thal|mom|e|ter [ˌeksɑfθæl'mɑmɪtər] *noun*: Exophthalmometer *m*
ex|oph|thal|mom|e|try [ˌeksəʊ'mɑmətriː] *noun*: Exophthalmusmessung *f*, Exophthalmusbestimmung *f*, Exophthalmometrie *f*
ex|oph|thal|mos [ˌeksɑf'θælmɑs] *noun*: →*exophthalmus*
ex|oph|thal|mus [ˌeksɑf'θælmɑs] *noun*: Glotzauge *nt*, Exophthalmos *m*, Exophthalmus *m*, Exophthalmie *f*, Ophthalmoptose *f*, Protrusio/Proptosis bulbi
endocrine exophthalmus: endokriner Exophthalmus *m*
malignant exophthalmus: maligner Exophthalmus *m*
pulsating exophthalmus: pulsierender Exophthalmus *m*, Exophthalmus pulsans
thyrotoxic exophthalmus: Exophthalmus *m* bei Hyperthyreose
thyrotropic exophthalmus: hochgradiger Exophthalmus *m* bei Hyperthyreose
ex|o|phyt|ic [eksəʊ'fɪtɪk] *adj*: nach außen wachsend, exophytisch
ex|o|plasm ['eksəʊplæzəm] *noun*: Ekto-, Exoplasma *nt*
ex|or|bi|tism [ek'sɔːrbətɪzəm] *noun*: →*exophthalmus*
ex|o|ri|bo|nu|cle|ase [ˌeksəʊraɪbəʊ'n(j)uːklɪeɪz] *noun*: Exoribonuclease *f*, Exoribonuklease *f*
ex|o|sep|sis [eksəʊ'sepsɪs] *noun*: exogene Sepsis *f*, Exosepsis *f*
ex|o|sep|tic [eksəʊ'septɪk] *adj*: Exosepsis betreffend, exoseptisch
ex|o|se|ro|sis [ˌeksəʊsɪ'rəʊsɪs] *noun*: Exsudation *f* auf die äußere Körperoberfläche
ex|o|skel|e|ton [ˌeksəʊ'skelɪtn] *noun*: Exoskelett *nt*
ex|os|mose ['eksɑzməʊs] *vt*: von innen nach außen diffundieren
ex|os|mo|sis [ˌeksɑz'məʊsɪs] *noun*: Exosmose *f*
ex|os|mot|ic [ˌeksɑz'mɑtɪk] *adj*: Exosmose betreffend, exosmotisch
ex|o|spore [ˌeksəʊ'spəʊər, -'spɔːr] *noun*: Ekto-, Exospore *f*
ex|o|spo|ri|um [ˌeksəʊ'spəʊrɪəm, -'spɔːr-] *noun*: Exosporium *nt*
ex|os|tec|to|my [eksɑs'tektəmiː] *noun*: →*exostosectomy*
ex|os|to|sec|to|my [ekˌsɑstəʊ'sektəmiː] *noun*: Exostosenentfernung *f*, -resektion *f*
ex|os|to|sis [ˌeksɑs'təʊsɪs] *noun, plural* **-ses** [-siːz]: Exostose *f*
hereditary multiple exostoses: →*multiple exostoses*
multiple exostoses: multiple kartilaginäre Exostosen *pl*, hereditäre multiple Exostosen *pl*, multiple Osteochondrome *pl*, Ekchondrosis ossificans
multiple cartilaginous exostoses: →*multiple exostoses*
multiple osteocartilaginous exostoses: Ekchondrosis ossificans
osteocartilaginous exostosis: Osteochondrom *nt*
subungual exostoses: subunguale Exostosen *pl*
ex|os|tot|ic [ˌeksɑs'tɑtɪk] *adj*: Exostose(n) betreffend, exostosenartig, exostosenähnlich, exostotisch
ex|o|ter|ic [ˌeksəʊ'terɪk] *adj*: von außen zugeführt *oder* stammend *oder* wirkend, durch äußere Ursachen entstehend, exogen
ex|o|the|li|o|ma [ˌeksəʊˌθiːlɪ'əʊmə] *noun*: Meningiom(a) *nt*, Meningeom(a) *nt*
ex|o|ther|mal [ˌeksəʊ'θɜrml] *adj*: Wärme abgebend, exotherm
ex|o|ther|mic [ˌeksəʊ'θɜrmɪk] *adj*: Wärme abgebend, exotherm
ex|o|tox|ic [eksəʊ'tɑksɪk] *adj*: Exotoxin betreffend, durch Exotoxin(e) verursacht, exotoxinbildend, Exotoxin-
ex|o|tox|in [eksəʊ'tɑksɪn] *noun*: Exotoxin *nt*, Ektotoxin *nt*
pyrogenic exotoxin C: Toxisches-Schock-Syndrom-Toxin-1 *nt*, toxic shock-syndrome toxin 1 *nt*
ex|o|tro|pia [ˌeksəʊ'trəʊpɪə] *noun*: Exotropie *f*, Auswärtsschielen *nt*, Strabismus divergens
ex|o|trop|ic [ˌeksəʊ'trɑpɪk, -'trəʊ-] *adj*: Exotropie betreffend, exotrop
ex|pand [ɪk'spænd]: **I** *vt* ausbreiten, ausspannen, ausdehnen, ausweiten, erweitern, entfalten **II** *vi* sich ausdehnen, sich erweitern, sich ausspannen, sich entfalten
ex|pand|er [ɪk'spændər] *noun*: Expander *m*
plasma expander: Plasmaexpander *m*
plasma volume expander: Plasmaexpander *m*
ex|panse [ɪk'spæns] *noun*: weite Fläche *f*, ausgedehnter Raum *m*, Ausdehnung *f*, Weite *f*
ex|pan|si|ble [ɪk'spænsɪbl] *adj*: (aus-)dehnbar

ex|pan|sile [ɪk'spænsɪl, -saɪl] *adj*: (aus-)dehnbar, Ausdehnungs-
ex|pan|sion [ɪk'spænʃn] *noun*: **1.** (*physik.*) Ausdehnen *nt*, Ausdehnung *f*, Ausweitung *f* **2.** Ausbreitung *f*, Expansion *f* **3.** →*expanse*
cubical expansion: Volumenzunahme *f*, Volumenexpansion *f*
delayed expansion: verzögerte Amalgamexpansion *f*, sekundäre Amalgamexpansion *f*, verzögerte Abbindeexpansion *f*, sekundäre Abbindeexpansion *f*
effective setting expansion: effektive Abbindeexpansion *f*, effektive Expansion *f*
hygroscopic expansion: hygroskopische Abbindeexpansion *f*, hygroskopische Expansion *f*
hygroscopic setting expansion: hygroskopische Abbindeexpansion *f*, hygroskopische Expansion *f*
maxillary expansion: Gaumennahterweiterung *f*, Gaumennahtsprengung *f*
mercuroscopic expansion: merkuroskopische Amalgamexpansion *f*
palatal expansion: →*maxillary expansion*
rapid maxillary expansion: schnelle Gaumennahterweiterung *f*, Schnellerweiterung *f*
rapid palatal expansion: →*rapid maxillary expansion*
secondary expansion: verzögerte Amalgamexpansion *f*, sekundäre Amalgamexpansion *f*, verzögerte Abbindeexpansion *f*, sekundäre Abbindeexpansion *f*
setting expansion: Abbindeexpansion *f*, Expansion *f*
slow maxillary expansion: langsame Gaumennahterweiterung *f*
slow palatal expansion: →*slow maxillary expansion*
expansion of the arch: →*maxillary expansion*
thermal expansion: Wärmeausdehnung *f*, thermische Expansion *f*
wax expansion: Wachsexpansion *f*, Gusswachsexpansion *f*
ex|pan|sive [ɪk'spænsɪv] *adj*: **1.** (sich) ausdehnend, expansiv, Ausdehnungs-, Expansions- **2.** ausdehnungsfähig **3.** (*Wachstum*) verdrängend, expansiv
ex|pan|sive|ness [ɪk'spænsɪvnəs] *noun*: **1.** Ausdehnung *f* **2.** Ausdehnungsvermögen *nt* **3.** expansiver Wahn *m*, Größenwahn *m*, Megalomanie *f*
ex|pect|an|cy [ɪk'spektənsiː] *noun*: Erwartung *f*; Hoffnung *f*, Aussicht *f*
erythrocyte life expectancy: Erythrozytenlebensdauer *f*
expectancy of life: Lebenserwartung *f*
ex|pect|ant [ɪk'spektənt] *adj*: exspektativ
ex|pec|to|rant [ɪk'spektərənt]: I *noun* schleimlösendes/auswurfförderndes Mittel *nt*, Expektorans *nt* II *adj* schleimlösend, auswurffördernd
ex|pec|to|rate [ɪk'spektəreɪt] *vt*: (*Schleim*) auswerfen, aus-, abhusten, expektorieren; (*Blut*) spucken
ex|pec|to|ra|tion [ɪk,spektə'reɪʃn] *noun*: **1.** Aus-, Abhusten *nt*, Auswerfen *nt*, Expektoration *f*, Expektorieren *nt* **2.** (Aus-)Spucken *nt* **3.** Auswurf *m*, Expektorat *nt*, Sputum *nt*
purulent expectoration: Eiterspucken *nt*, Pyoptyse *f*
basal energy expenditure: basale Energieabgabe *f*
treatment expenses: Arzt- und Arzneikosten *pl*, Behandlungskosten *pl*
ex|pe|ri|ence [ɪk'spɪərɪəns]: I *noun* **1.** Erfahrung *f*; Erfahrenheit *f*; (praktische) Erfahrung *f*, Fach-, Sachkenntnis *f* **from experience** aus Erfahrung **2.** Erlebnis *nt* II *vt* erfahren, kennenlernen, erleben
life experience: Lebenserfahrung *f*
traumatic experience: traumatisches Erlebnis *nt*
ex|pe|ri|en|tial [ɪk,spɪərɪ'enʃl] *adj*: auf Erfahrung beruhend, Erfahrungs-
ex|per|i|ment [*n* ɪk'sperɪmənt; *v* ek'sperəmənt]: I *noun* Versuch *m*, Experiment *nt* II *vi* experimentieren, Versuche durchführen *oder* anstellen (*on* an; *with* mit)
blind experiment: Blindversuch *m*
control experiment: Kontroll-, Gegenversuch *m*, Kontrollexperiment *nt*, -studie *f*
double-blind experiment: Doppelblindstudie *f*, -experiment *nt*; Doppelblindversuch *m*
laboratory experiment: Laborversuch *m*, -test *m*
Müller's experiment: Müller-Atemversuch *m*
single-blind experiment: Blindversuch *m*
sociological experiment: sozialwissenschaftliches Experiment *nt*
Toynbee's experiment: Toynbee-Versuch *m*
Valsalva's experiment: **1.** Valsalva-Versuch *m* **2.** (*kardiol.*) Valsalva-Pressdruckversuch *m*
ex|per|i|men|tal [ɪk,sperə'mentəl] *adj*: **1.** experimentell, Versuchs-, Experimental- **2.** →*experiential*
ex|per|i|men|tal|ist [ɪk,sperɪ'mentəlɪst] *noun*: →*experimenter*
ex|per|i|men|tal|ize [ɪk,sperɪ'mentəlaɪz] *vi*: experimentieren (*on* an; *with* mit)
ex|per|i|men|tal|ly [ɪk,sperɪ'mentəliː] *adv*: experimentell, auf experimentellem Wege; versuchsweise
ex|per|i|men|ta|tion [ɪk,sperɪmen'teɪʃn] *noun*: Experimentieren *nt*
ex|per|i|ment|er [ɪk'sperɪmentər] *noun*: Experimentator *m*
ex|per|i|men|tor [ɪk'sperɪmentər] *noun*: →*experimenter*
ex|pert ['ekspɜrt]: I *noun* Fachmann *m*, Experte *m*, Expertin *f*, Sachverständige *m/f*, Gutachter(in *f*) *m* (*at*, *in* in; *on* auf dem Gebiet) II *adj* **1.** erfahren, Erfahrung haben in **2.** fachmännisch, fach-, sachkundig, sachverständig **3.** Sachverständigen-, Experten- **4.** geschickt, gewandt (*at*, *in* in)
ex|per|tise [,ekspɜr'tiːz] *noun*: **1.** Expertise *f* **2.** Fach-, Sachkenntnis *f*
ex|per|tize ['ekspɜrtaɪz]: I *vt* begutachten II *vi* ein Gutachten abgeben *oder* (er-)stellen (*on* über)
ex|pi|rate ['ekspɪreɪt] *noun*: ausgeatmete/abgeatmete Luft *f*, Exspirat *nt*
ex|pi|ra|tion [,ekspɪ'reɪʃn] *noun*: **1.** Ausatmen *nt*, Ausatmung *f*, Exspiration *f*, Exspirium *nt* **2.** letzter Atemzug *m*, Tod *m*
active expiration: aktive Exspiration *f*
forced expiration: forcierte Exspiration *f*
prolonged expiration: verlängertes Exspirium *nt*
ex|pi|ra|to|ry [ek'spaɪərətɔːriː, -təʊ-] *adj*: Exspiration betreffend, exspiratorisch
ex|pire [ɪk'spaɪər]: I *vt* (*Luft*) ausatmen, exspirieren II *vi* ausatmen, exspirieren
ex|pi|ri|um [ɪk'spɪəriːəm] *noun*: Ausatmen *nt*, Ausatmung *f*, Exspiration *f*, Exspirium *nt*
ex|pi|ry [ɪk'spaɪərɪ, 'ekspəriː] *noun*, *plura* **-ries**: Ende *nt*, Ablauf *m* (*einer Frist*)
ex|plant [*n* 'eksplænt; *v* eks'plænt]: I *noun* Explantat *nt* II *vt* explantieren
ex|plan|ta|tion [,eksplæn'teɪʃn] *noun*: Explantation *f*
ex|plode [ɪk'spləʊd]: I *vt* zur Explosion bringen, explodieren lassen II *vi* **1.** explodieren **2.** sich explosionsartig verbreiten *oder* vermehren, sprunghaft ansteigen
ex|plo|ra|tion [,eksplə'reɪʃn] *noun*: **1.** Untersuchung *f*, Erkundung *f*, Ausforschung *f*, Exploration *f* **2.** Anamneseerhebung *f*, Exploration *f*
abdominal exploration: Exploration *f* des Bauchraums, abdominelle Exploration *f*
common duct exploration: Choledochusrevision *f*

E

surgical exploration: chirurgische Untersuchung/Exploration *f*
ex|plor|a|tive [ɪk'splɔːrətɪv] *adj*: explorativ
ex|plor|a|to|ry [ɪk'splɔːrətɔːriː, -təʊ-] *adj*: untersuchend, Probe-, explorativ
ex|plore [ɪk'splɔːr, -'spləʊr]: **I** *vt* untersuchen, erforschen, erkunden, explorieren, sondieren **II** *vi* forschen
ex|plor|er [ɪk'splɔːrər, ɪk'spləʊərər] *noun*: Sonde *f*
cowhorn explorer: Kuhhornsonde *f*, Kuhhorn *nt*
dental explorer: Sonde *f*, zahnärztliche Sonde *f*
double end explorer: doppelendige Sonde *f*
root canal explorer: Wurzelkanalsonde *f*
single end explorer: einendige Sonde *f*
ex|plo|sion [ɪk'spləʊʒn] *noun*: **1.** Explosion *f*, Explodieren *nt* **2.** plötzlicher/heftiger/explosionsartiger Ausbruch *oder* Anstieg *m*, explosionsartige Vermehrung *f*, Explosion *f*
population explosion: Bevölkerungsexplosion *f*
ex|plo|sive [ɪk'spləʊsɪv]: **I** *noun* Explosiv-, Verschlusslaut *m* **II** *adj* **1.** leicht explodierend, explosiv, explosibel **2.** explosionsartig, heftig, sprunghaft (ansteigend), sich explosionsartig vermehrend **3.** (*fig.*) leicht erregbar, leicht aufbrausend
ex|po|nent [ɪk'spəʊnənt, 'ekspə-] *noun*: Hochzahl *f*, Exponent *m*
ex|po|nen|tial [ˌekspəʊ'nenʃl, -spə-]: **I** *noun* Exponenzialgröße *f* **II** *adj* exponentiell, exponenziell, Exponenzial-
ex|pose [ɪk'spəʊz] *vt*: **1.** aussetzen, preisgeben (*to*); (*einer Einwirkung*) aussetzen; (*foto.*) belichten **2.** (*chirurg.*) bloß-, freilegen, darstellen **3.** (*fig.*) bloßstellen; **expose o.s.** sich bloßstellen **4.** entblößen, enthüllen, zeigen
ex|posed [ɪk'spəʊzd] *adj*: **1.** ausgesetzt (*to*) **2.** offenliegend, unbedeckt, unverdeckt **3.** (*Lage, Stellung*) ungeschützt, exponiert
ex|po|sure [ɪk'spəʊʒər] *noun*: **1.** Aussetzen *nt*, Exponieren *nt*, Exposition *f* **2.** (*chirurg.*) Freilegung *f*, Bloßlegung *f*, Darstellung *f*
accidental pulp exposure: akzidentelle Pulpafreilegung *f*, akzidentelle Pulpaeröffnung *f*
air exposure: Expositionsdosis *f*
carious pulp exposure: kariöse Pulpafreilegung *f*, kariöse Pulpaeröffnung *f*
double exposure: **1.** Doppelbelichtung *f* **2.** doppelt belichtetes Foto *nt*
erythema exposure: Erythemdosis *f*, Hauterythemdosis *f*
mechanical pulp exposure: mechanische Pulpafreilegung *f*, mechanische Pulpaeröffnung *f*
occupational exposure: berufsbedingte Strahlenbelastung *f*
pulp exposure: Pulpafreilegung *f*, Pulpaeröffnung *f*, Pulpaexposition *f*
exposure to radiation: Strahlenbelastung *f*, Strahlenexposition *f*
surface exposure: Oberflächendosis *f*
surgical pulp exposure: chirurgische Pulpafreilegung *f*, chirurgische Pulpaeröffnung *f*, Pulpadarstellung *f*
ex|press [ɪk'spres] *vt*: **1.** (her-)ausdrücken, (her-)auspressen (*from, out of* aus) **2.** ausdrücken, zum Ausdruck bringen, äußern; (*Gefühl*) zeigen **3.** (*genet.*) exprimieren
ex|press|i|ble [ɪk'spresɪbl] *adj*: ausdrückbar
ex|pres|sion [ɪk'spreʃn] *noun*: Expression *f*, Exprimieren *nt*
facial expression: Gesichtsausdruck *m*, Mimik *f*
gene expression: Genausprägung *f*, Genmanifestierung *f*, Genmanifestation *f*, Genexpression *f*
Kristeller's expression: Kristeller-Handgriff *m*, Kristellern *nt*
radical expression: Wurzelausdruck *m*
regulable gene expression: regulierbare Genexpression *f*
sex expression: Geschlechtsausprägung *f*
technical expression: Fachausdruck *m*, -bezeichnung *f*
tissue-specific gene expression: gewebsspezifische Genexpression *f*
virus expression: Virusexpression *f*
ex|pres|sion|less [ɪk'spreʃnləs] *adj*: ausdruckslos
ex|pres|sive [ɪk'spresɪv] *adj*: expressiv
ex|pres|sive|ness [ɪk'spresɪvnəs] *noun*: Ausdruckskraft *f*, -fähigkeit *f*
ex|pres|siv|i|ty [ˌekspre'sɪvətiː] *noun*: Expressivität *f*
variable expressivity: variable Expressivität *f*
ex|pul|sion [ɪk'spʌlʃn] *noun*: Expulsion *f*
ex|pul|sive [ɪk'spʌlsɪv] *adj*: expulsiv
EXREM *Abk.*: external radiation dose
ex|san|gui|nate [eks'sæŋgwəneɪt]: **I** *adj* →*exsanguine* **II** *vt* **1.** aus-, verbluten **2.** Blut abziehen; blutleer machen
ex|san|gui|na|tion [eksˌsæŋgwə'neɪʃn] *noun*: massiver Blutverlust *m*, Ausblutung *f*, Ausbluten *nt*, Verbluten *nt*, Exsanguination *f*
ex|san|guine [eks'sæŋgwɪn] *adj*: blutleer; blutarm, anämisch
ex|san|gui|no|trans|fu|sion [eksˌsæŋgwɪnəʊtræns'fjuːʒn] *noun*: Blutaustauschtransfusion *f*, Austauschtransfusion *f*, Blutaustausch *m*, Exsanguinationstransfusion *f*
ex|scind [ek'sɪnd] *vt*: →*exsect*
ex|sect [ek'sekt] *vt*: (her-)ausschneiden, entfernen, exzidieren
ex|sec|tion [ek'sekʃn] *noun*: →*excision*
ex|sic|cant [ek'sɪkənt] *noun*: austrocknendes Mittel *nt*, (Aus-)Trockenmittel *nt*, Exsikkans *nt*
ex|sic|cate ['eksɪkeɪt] *vt*, *vi*: austrocknen
ex|sic|ca|tion [ˌeksɪ'keɪʃn] *noun*: Exsikkose *f*, Exsikkation *f*
ex|sic|ca|tive ['eksɪkətɪv]: **I** *noun* →*exsiccant* **II** *adj* austrocknend
ex|sic|ca|tor ['eksɪkeɪtər] *noun*: Exsikkator *m*, Desikkator *m*
ex|sorp|tion [ek'sɔːrpʃn] *noun*: Exsorption *f*
ex|stro|phy ['ekstrəfiː] *noun*: Ekstrophie *f*
bladder exstrophy: Spaltblase *f*, Blasenekstrophie *f*, Blasenexstrophie *f*
exstrophy of cloaca: Kloakenekstrophie *f*, -exstrophie *f*
cloacal exstrophy: Kloakenekstrophie *f*, -exstrophie *f*
Ext. *Abk.*: extract
ext. *Abk.*: **1.** external **2.** extract
ex|tend [ɪk'stend]: **I** *vt* (*Hände*) ausstrecken; (aus-)dehnen; erweitern, vergrößern; (*auch zeitlich*) verlängern **II** *vi* (*a. zeitl.*) sich erstrecken; sich ausdehnen, sich ausstrecken lassen
ex|tend|ed [ɪk'stendɪd] *adj*: ausgestreckt; (aus-)gedehnt; erweitert, vergrößert; verlängert
ex|ten|si|bil|i|ty [ɪkˌstensə'bɪlətiː] *noun*: (Aus-)Dehnbarkeit *f*
ex|ten|si|ble [ɪk'stensəbl] *adj*: (aus-)dehnbar; ausstreckbar
ex|ten|sim|e|ter [ˌeksten'sɪmətər] *noun*: Dehnungsmesser *m*
ex|ten|sion [ɪk'stenʃn] *noun*: **1.** Ausdehnung *f* (*to* auf); Erweiterung *f*, Vergrößerung *f*; (*auch zeitlich*) Verlängerung *f* **2.** (*orthopäd.*) Extension *f*, Zug *m*, Streckung *f* **3.** (*Gliedmaße*) Strecken *nt*, Durchstrecken *nt*
bony extension: Knochenzug *m*, -extension *f*
Buck's extension: Buck-Extension *f*

nail extension: Nagelextension *f*
skeletal extension: Knochenzug *m*, -extension *f*
Steinmann's extension: Steinmann-Nagelextension *f*
vestibular extension: Vestibulumplastik *f*
wire extension: Drahtextension *f*

ex|ten|sive [ɪk'stensɪv] *adj*: umfassend, umfangreich, ausgedehnt, beträchtlich

ex|ten|sive|ness [ɪk'stensɪvnəs] *noun*: Umfang *m*, Ausdehnung *f*, Größe *f*

ex|ten|som|e|ter [ˌeksten'sɑmɪtər] *noun*: →*extensimeter*

ex|ten|sor [ɪk'stensər, -sɔːr] *noun*: Strecker *m*, Streckmuskel *m*, Extensor *m*, Musculus extensor
auxiliary extensors: Reservestreckapparat *m*

ex|tent [ɪk'stent] *noun*: **1.** Ausdehnung *f*, Größe *f*, Länge *f*, Breite *f* **2.** (*fig.*) (Aus-)Maß *nt*, Umfang *m*; Grad *m*

ex|te|ri|or [ɪk'stɪərɪər]: **I** *noun* Äußere(s) *nt*; Außenseite *f*; äußere Erscheinung *f* **II** *adj* **1.** äußerlich, äußere(r, s), Außen- **2.** von außen (kommend *oder* einwirkend)

ex|te|ri|or|i|za|tion [ɪkˌstɪərɪəaɪ'zeɪʃn] *noun*: **1.** (*Organ*) Verlagerung *f* nach außen, Exteriorisation *f* **2.** (*psychiat.*) Externalisieren *nt*, Externalisierung *f* **3.** (*physiolog.*) Objektivierung *f*

ex|te|ri|or|ize [ɪk'stɪərɪəraɪz] *vt*: **1.** (*Organ*) nach außen verlagern *oder* verlegen **2.** (*Konflikte, Schuldgefühle*) nach außen verlagern, nach außen wenden, externalisieren **3.** (*Wahrnehmung*) objektivieren

ex|ter|mi|nate [ɪk'stɜrməneɪt] *vt*: ausrotten, vernichten, vertilgen

ex|ter|mi|na|tion [ɪkˌstɜrmə'neɪʃn] *noun*: Ausrottung *f*, Vernichtung *f*, Vertilgung *f*

ex|tern [*n* 'ekstɜrn; *adj* ɪk'stɜrn]: **I** *noun* Externe *m/f*; [nicht im Krankenhaus wohnender Arzt *oder* Student] **II** *adj* →*external*

ex|ter|nal [ek'stɜrnl] *adj*: **1.** äußere(r, s), äußerlich, extern, Außen- **2.** von außen kommend *oder* (ein-)wirkend **for external use** äußerlich, zum äußeren Gebrauch

ex|ter|na|li|a [ˌekstɜr'neɪlɪə] *plural*: äußere Geschlechtsorgane/Genitalien *pl*, Organa genitalia externa

ex|ter|nal|i|za|tion [ɪkˌstɜrnlə'zeɪʃn] *noun*: →*exteriorization*

ex|ter|nal|ize [ɪk'stɜrnlaɪz] *vt*: →*exteriorize*

ex|terne ['ekstɜrn] *noun, adj*: →*extern*

ex|ter|o|cep|tion [ˌekstərəʊ'sepʃn] *noun*: Extero(re)zeption *f*

ex|ter|o|cep|tive [ˌekstərəʊ'septɪv] *adj*: exterorezeptiv, exterozeptiv

ex|ter|o|cep|tor [ˌekstərəʊ'septər] *noun*: Extero(re)zeptor *m*

ex|ter|o|fec|tion [ˌekstərəʊ'fekʃn] *noun*: Exterofektion *f*

ex|ter|o|fec|tive [ˌekstərəʊ'fektɪv] *adj*: exterofektiv

ex|ti|ma ['ekstɪmə] *noun, plural* **-mas, -mae** [-miː]: **1.** (*Gefäß*) Adventitia *f*, Tunica adventitia **2.** (*Organ*) Adventitia *f*, Tunica externa

ex|tinct [ɪk'stɪŋkt] *adj*: erloschen; ausgestorben **become extinct** aussterben

ex|tinc|tion [ɪk'stɪŋkʃn] *noun*: Extinktion *f*

ex|tin|guish [ɪk'stɪŋgwɪʃ] *vt*: **1.** (*Feuer, Licht*) (aus-)löschen; auslöschen, vernichten, zerstören **2.** auslöschen, ersticken, (ab-)töten

ex|tir|pate ['ekstərpeɪt, ɪk'stɜrpeɪt] *vt*: **1.** (*chirurg.*) (völlig) entfernen, exstirpieren **2.** (mit der Wurzel) ausreißen; ausmerzen, ausrotten

ex|tir|pa|tion [ˌekstər'peɪʃn] *noun*: (vollständige) Entfernung *f*, Exstirpation *f*
dental pulp extirpation: totale Zahnmarkentfernung *f*, Pulpaexstirpation *f*, Pulpenexstirpation *f*, Pulpektomie *f*
extirpation of dental pulp: →*dental pulp extirpation*
pulp extirpation: →*dental pulp extirpation*
extirpation of pulp: →*dental pulp extirpation*

ex|tor|sion [ɪk'stɔːrʃn] *noun*: **1.** Außenrotation *f* **2.** (*augenheil.*) Extorsion *m*; (positive) Disklination *f*

extra- *präf.*: Außer-, Extra-

extra-adrenal *adj*: außerhalb der Nebenniere (liegend), extraadrenal

extra-anthropic *adj*: →*exanthropic*

extra-articular *adj*: außerhalb eines Gelenks (liegend), extraartikulär

ex|tra|au|ral [ˌekstrə'ɔrəl] *adj*: außerhalb des Ohres (liegend), extraaural

ex|tra|bron|chi|al [ˌekstrə'brɑŋkɪəl] *adj*: außerhalb der Bronchien (liegend), extrabronchial

ex|tra|buc|cal [ekstrə'bʌkl] *adj*: extrabukkal

ex|tra|bul|bar [ˌekstrə'bʌlbər] *adj*: außerhalb eines Bulbus (liegend), extrabulbär

ex|tra|ca|pil|lar|y [ˌekstrəkə'pɪləriː] *adj*: außerhalb einer Kapillare (liegend), extrakapillär

ex|tra|cap|su|lar [ˌekstrə'kæpsələr, -sjʊ-] *adj*: außerhalb der (Gelenk-, Organ-)Kapsel (liegend), extrakapsulär

ex|tra|car|di|al [ˌekstrə'kɑːrpəl] *adj*: außerhalb des Herzens (liegend), extrakardial

ex|tra|cel|lu|lar [ˌekstrə'seljələr] *adj*: außerhalb der Zelle (liegend), extrazellulär, Extrazellular-

ex|tra|cer|e|bel|lar [ˌekstrəserə'belər] *adj*: außerhalb des Kleinhirns (liegend), extrazerebellar, extrazerebellär

ex|tra|cer|e|bral [ˌekstrə'serəbrəl] *adj*: außerhalb des Gehirns (liegend), extrazerebral

ex|tra|chro|mo|so|mal [ˌekstrəˌkrəʊmə'səʊml] *adj*: außerhalb der Chromosomen (liegend), extrachromosomal

ex|tra|cor|po|ral [ekstrə'kɔːrpərəl] *adj*: →*extracorporeal*

ex|tra|cor|po|re|al [ˌekstrəkɔːr'pɔːrɪəl] *adj*: außerhalb des Körpers (liegend *oder* ablaufend), nicht mit dem Körper verbunden, extrakorporal, extrasomatisch

ex|tra|cor|pus|cu|lar [ˌekstrəkɔːr'pʌskjələr] *adj*: außerhalb eines Körpers (liegend), extrakorpuskulär

ex|tra|cra|ni|al [ˌekstrə'kreɪnɪəl] *adj*: außerhalb der Schädelhöhle (liegend), extrakranial, extrakraniell

ex|tract [*n* 'ekstrækt; *v* ɪk'strækt]: **I** *noun* Extrakt *m*, Auszug *m* (*from* aus) **II** *vt* **1.** herausnehmen, herausziehen, herausholen, extrahieren (*from* aus); (*Fremdkörper*) entfernen **2.** (*Zahn*) ziehen, extrahieren
aspidium extract: Extractum Filicis maris
aspidium filix extract: Extractum filicis
belladonna extract: Extractum belladonnae, Belladonnaextrakt *m*, Tollkirschenextrakt *m*, Belladonnae extractum
cell extract: Zellextrakt *m*
ginkgo extract: Ginkgo-biloba-Extrakt *m*
liquid extract: flüssiger Extrakt *m*, Extractum fluidum/liquidum
malt extract: Malzextrakt *m*
opium extract: Extractum opii
yeast extract: Extractum faecis

ex|tract|a|ble [ɪk'stræktəbl] *adj*: (her-)ausziehbar, extrahierbar

ex|tract|i|ble [ɪk'stræktəbl] *adj*: →*extractable*

ex|trac|tion [ɪk'strækʃn] *noun*: **1.** Herausziehen *nt*, Herausnehmen *nt*, Herausholen *nt* **2.** Zahnextraktion *f*, Zahnentfernung *f*, Zähneziehen *nt*, Extraktion *f* **3.** (*chirurg.*) Herausziehen *nt*, Entfernen *nt*, Extrahieren *nt*, Extraktion *f*
cataract extraction: Kataraktextraktion *f*
elevator extraction: Zahnextraktion *f* mittels Zahnhe-

E

bel
extracapsular cataract extraction: extrakapsuläre Kataraktextraktion *f*
flap extraction: Lappenextraktion *f*
forceps extraction: Zangenextraktion *f*, Zahnextraktion *f* mittels Zahnextraktionszange
intracapsular cataract extraction: intrakapsuläre Kataraktextraktion *f*
loop extraction: Schlingenoperation *f*, Schlingenextraktion *f*
nail extraction: Nagelextraktion *f*
painless extraction: schmerzlose Zahnextraktion *f*
progressive extraction: Extraktiontherapie *f*
selected extraction: Extraktiontherapie *f*
serial extraction: Extraktiontherapie *f*
stone extraction: Steinextraktion *f*
tooth extraction: Zahnextraktion *f*, Zahnentfernung *f*, Zähneziehen *nt*, Extraktion *f*
total breech extraction: manuelle Extraktion *f*
vacuum extraction: Vakuumextraktion *f*

ex|trac|tive [ɪk'stræktɪv]: **I** *noun* →*extract I* **II** *adj* durch Extraktion (erfolgend), (her-)ausziehend, auslaugend, löslich, extraktiv, Extraktiv-

ex|trac|tor [ɪk'stræktər] *noun*: Extraktionszange *f*, Extraktor *m*; (*gynäkol.*) (Geburts-)Zange *f*
femoral head extractor: (Hüft-, Femur-)Kopfextraktor *m*
vacuum extractor: Vakuumextraktor *m*

ex|tra|cys|tic [ˌekstrə'sɪstɪk] *adj*: außerhalb der (Gallen-)Blase (liegend), extravesikal, extrabiliär

ex|tra|den|tal [ekstrə'dentəl] *adj*: außerhalb des Zahns *oder* der Zähne, extradental

ex|tra|du|ral [ˌekstrə'dʊrəl, -'djʊər-] *adj*: außerhalb der Dura mater (liegend), extradural, peridural

ex|tra|em|bry|on|ic [ˌekstrəembrɪ'ɑnɪk] *adj*: außerhalb des Embryos (liegend), extraembryonal

ex|tra|ep|i|phys|e|al [ˌekstrəepɪ'fiːzɪəl] *adj*: außerhalb der Epiphyse (liegend), nicht mit der Epiphyse verbunden, extraepiphysär, extraepiphyseal

ex|tra|ep|i|phys|i|al [ˌekstrəepɪ'fiːzɪəl] *adj*: außerhalb der Epiphyse (liegend), extraepiphysär, extraepiphyseal

ex|tra|fu|sal [ˌekstrə'fjuːzl] *adj*: extrafusal

ex|tra|gem|mal [ˌekstrə'dʒeməl] *adj*: extragemmal

ex|tra|gen|i|tal [ˌekstrə'dʒenɪtl] *adj*: extragenital

ex|tra|gin|gi|val [ekstrə'dʒɪndʒəvəl] *adj*: extragingival

ex|tra|glan|du|lar [ˌekstrə'glændʒələr] *adj*: außerhalb einer Drüse (liegend), extraglandulär

ex|tra|he|pat|ic [ˌekstrəhɪ'pætɪk] *adj*: nicht in der Leber (liegend *oder* ablaufend), extrahepatisch

ex|tra|hy|po|tha|lam|ic [ˌekstrəhaɪpəʊθə'læmɪk, -ˌhɪp-] *adj*: außerhalb des Hypothalamus (liegend), extrahypothalamisch

ex|tra|in|tes|ti|nal [ˌekstrəɪn'testənl] *adj*: außerhalb des Darms/Darmtrakts (liegend), extraintestinal

ex|tra|lem|mal [ˌekstrə'leməl] *adj*: extralemmal

ex|tra|lig|a|men|tous [ˌekstrə'lɪgəmentəs] *adj*: außerhalb eines Ligaments (liegend), extraligamentär

ex|tra|ly|so|so|mal [ˌekstrəlaɪsə'səʊml] *adj*: extralysosomal

ex|tra|mal|le|o|lus [ˌekstrəmə'lɪələs] *noun*: Außenknöchel *m*, Malleolus lateralis

ex|tra|med|ul|lar|y [ˌekstrə'medəˌleriː, -me'dʌləriː] *adj*: außerhalb des (Knochen-, Rücken-)Marks, extramedullär

ex|tra|me|nin|ge|al [ˌekstrəmɪ'nɪndʒɪəl] *adj*: außerhalb der Meningen (liegend), extrameningeal

ex|tra|mi|to|chon|dri|al [ˌekstrəmaɪtə'kɑndrɪəl] *adj*: außerhalb der Mitochondrien (liegend), extramitochondrial

ex|tra|mu|ral [ˌekstrə'mjʊərəl] *adj*: extramural

ex|tra|ne|ous [ɪk'streɪnɪəs] *adj*: **1.** außerhalb des Organismus liegend *oder* ablaufend **2.** äußere(r, s), Außen- **3.** fremd (*to*)

ex|tra|nu|cle|ar [ˌekstrə'n(j)uːklɪər] *adj*: außerhalb des (Zell-)Kerns (liegend), extranukleär

ex|tra|o|ral [ˌekstrə'ɔːrəl] *adj*: extraoral

ex|tra|os|se|ous [ˌekstrə'ɑsɪəs] *adj*: außerhalb des Knochens (liegend), extraossär

ex|tra|pa|ren|chy|mal [ˌekstrəpə'reŋkɪməl] *adj*: extraparenchymal

ex|tra|pel|vic [ˌekstrə'pelvɪk] *adj*: außerhalb des Beckens (liegend), extrapelvin

ex|tra|per|i|car|di|al [ˌekstrəˌperɪ'kɑːrdɪəl] *adj*: außerhalb des Herzbeutels/Pericardium (liegend), extraperikardial

ex|tra|per|i|ne|al [ˌekstrəperɪ'niːəl] *adj*: extraperineal

ex|tra|per|i|os|te|al [ˌekstrəperɪ'ɑstɪəl] *adj*: extraperiostal

ex|tra|per|i|to|ne|al [ˌekstrəperɪtə'niːəl] *adj*: außerhalb des Bauchfells/Peritoneum (liegend), extraperitoneal

ex|tra|pla|cen|tal [ˌekstrəplə'sentəl] *adj*: außerhalb der Plazenta (liegend), extraplazentar

ex|tra|plan|tar [ˌekstrə'plæntər] *adj*: extraplantar

ex|tra|pleu|ral [ˌekstrə'plʊərəl] *adj*: außerhalb des Brustfells/der Pleura *oder* der Pleurahöhle (liegend), extrapleural

ex|trap|o|late [ɪk'stræpəleɪt] *vt, vi*: extrapolieren

ex|trap|o|la|tion [ɪkˌstræpə'leɪʃn] *noun*: Extrapolation *f*

ex|tra|pro|fes|sion|al [ˌekstrəprə'feʃənl] *adj*: nicht zum Beruf gehörig, außerberuflich

ex|tra|pros|tat|ic [ˌekstrəprɑ'stætɪk] *adj*: außerhalb der Prostata (liegend), extraprostatisch

ex|tra|pros|ta|ti|tis [ˌekstrəˌprɑstə'taɪtɪs] *noun*: Entzündung *f* des paraprostatischen Bindegewebes, Paraprostatitis *f*

ex|tra|psy|chic [ˌekstrə'saɪkɪk] *adj*: extrapsychisch

ex|tra|pul|mo|nar|y [ˌekstrə'pʌlməˌneriː] *adj*: außerhalb der Lunge(n)/Pulmo (liegend), nicht mit der Lunge verbunden, extrapulmonal

ex|tra|py|ram|i|dal [ˌekstrəpɪ'ræmɪdl] *adj*: außerhalb der Pyramidenbahn (liegend), extrapyramidal

ex|tra|rec|tus [ˌekstrə'rektəs] *noun*: Rektus *m* lateralis, Musculus rectus lateralis

ex|tra|re|nal [ˌekstrə'riːnl] *adj*: außerhalb der Niere (liegend), nicht von der Niere ausgehend, extrarenal

ex|tra|sen|so|ry [ˌekstrə'sensəriː] *adj*: außer-, übersinnlich

ex|tra|so|mat|ic [ˌekstrəsəʊ'mætɪk, -sə-] *adj*: außerhalb des Körpers (liegend *oder* ablaufend), nicht mit dem Körper verbunden, extrasomatisch, extrakorporal

ex|tra|su|pra|re|nal [ˌekstrəˌsuːprə'riːnl] *adj*: →*extra-adrenal*

ex|tra|sys|to|le [ˌekstrə'sɪstəliː] *noun*: vorzeitige Herz(muskel)kontraktion *f*, Extraschlag *m*, Extrasystole *f*
atrial extrasystole: Vorhofextrasystole *f*, atriale Extrasystole *f*
atrioventricular extrasystole: nodale Extrasystole *f*, Extrasystole *f* mit Ursprung im AV-Knoten
auricular extrasystole: Vorhofextrasystole *f*, atriale Extrasystole *f*
auriculoventricular extrasystole: →*atrioventricular extrasystole*
idioventricular extrasystole: idioventrikuläre Extrasystolen *pl*
infranodal extrasystole: ventrikuläre Extrasystole *f*

interpolated extrasystole: interpolierte Extrasystole *f*
junctional extrasystole: junktionale Extrasystolen *pl*
multiple extrasystoles: Extrasystolie *f*
nodal extrasystole: nodale Extrasystole *f*, Extrasystole *f* mit Ursprung im AV-Knoten
retrograde extrasystole: →*return extrasystole*
return extrasystole: Umkehrextrasystole *f*, Echophänomen *nt*
supraventricular extrasystole: supraventrikuläre Extrasystole *f*
ventricular extrasystole: ventrikuläre Extrasystole *f*

ex|tra|ter|res|tri|al [ˌekstrətə'restrɪəl]: **I** *noun* außerirdisches Wesen *nt* **II** *adj* außerirdisch, extraterrestrisch

ex|tra|tho|rac|ic [ˌekstrəθɔː'ræsɪk] *adj*: außerhalb des Brustkorbs/Thorax (liegend), extrathorakal

ex|tra|tra|che|al [ˌekstrə'treɪkɪəl, -trə'kiːəl] *adj*: außerhalb der Luftröhre/Trachea (liegend), extratracheal

ex|tra|tu|bal [ˌekstrə't(j)uːbl] *adj*: extratubal

ex|tra|tym|pan|ic [ˌekstrətɪm'pænɪk] *adj*: außerhalb der Paukenhöhle (liegend), extratympanal, extratympanisch

ex|tra|u|ter|ine [ˌekstrə'juːtərɪn, -raɪn] *adj*: außerhalb der Gebärmutter/Uterus (liegend), extrauterin

ex|tra|vag|i|nal [ˌekstrə'vædʒənl] *adj*: außerhalb der Scheide/Vagina (liegend), extravaginal

ex|trav|a|sate [ɪk'strævəseɪt]: **I** *noun* Extravasat *nt* **II** *vt* (*Blut*) (aus einem Gefäß) austreten lassen **III** *vi* (*Blut*) (aus einem Gefäß) austreten

ex|trav|a|sa|tion [ɪkˌstrævə'seɪʃn] *noun*: **1.** Extravasation *f* **2.** Extravasat *nt*

ex|tra|vas|cu|lar [ˌekstrə'væskjələr] *adj*: außerhalb der (Blut-)Gefäße (liegend *oder* erfolgend), extravasal

ex|tra|ven|tric|u|lar [ˌekstrəven'trɪkjələr] *adj*: außerhalb einer Kammer/eines Ventrikels (liegend *oder* ablaufend), insbesondere außerhalb der Herzkammer, extraventrikulär

ex|tra|ver|sion [ˌekstrə'vɜrʒn] *noun*: Extraversion *f*

ex|tra|vert ['ekstrəvɜrt] *noun, adj, vt*: →*extrovert*

ex|treme [ɪk'striːm]: **I** *noun* das Äußerste, Extrem *nt*; äußerstes Ende *nt* **II** *adj* äußerste(r, s), weiteste(r, s), höchste(r, s), extrem, maßlos, End-, Extrem-

ex|trem|i|tal [ɪk'stremɪtl] *adj*: Extremität betreffend, Extremitäten-, Gliedmaßen-

ex|trem|i|ty [ɪk'streməti:] *noun, plural* **-ties**: **1.** äußeres Ende *nt*, Endstück *nt*, das Äußerste, Spitze *f*; (*anatom.*) Extremitas *f* **2.** Extremität *f*, Gliedmaße *f*, Glied *nt*
acromial extremity of clavicle: Extremitas acromialis
anterior extremity of spleen: unterer Milzpol *m*, Extremitas anterior splenica
external extremity of clavicle: Extremitas acromialis
inferior extremity of kidney: unterer Nierenpol *m*, Extremitas inferior renis
inferior extremity of testis: unterer Hodenpol *m*, Extremitas inferior testis
internal extremity of clavicle: Extremitas sternalis
extremity of kidney: Nierenpol *m*, Extremitas renis
lower extremity: Bein *nt*, untere Extremität *f*, Membrum inferius
lower extremity of kidney: unterer Nierenpol *m*, Extremitas inferior renis
extremity of ovary: Eierstockpol *m*, Extremitas ovarii
pelvic extremity of ovary: unterer Eierstockpol *m*, Uteruspol *m*, Extremitas uterina ovarii
posterior extremity of spleen: oberer Milzpol *m*, Extremitas posterior splenica
scapular extremity of clavicle: Extremitas acromialis
sternal extremity of clavicle: Extremitas sternalis
superior extremity of kidney: oberer Nierenpol *m*, Extremitas superior renis
superior extremity of testis: oberer Hodenpol *m*, Extremitas superior testis
extremity of testis: Hodenpol *m*, Extremitas testis
tubal extremity of ovary: oberer Eierstockpol *m*, Extremitas tubaria/tubalis ovarii
upper extremity: Arm *m*, obere Extremität *m*, Membrum superius
upper extremity of kidney: oberer Nierenpol *m*, Extremitas superior renis
uterine extremity of ovary: unterer Pol *oder* Uteruspol *m* des Ovars, Extremitas uterina ovarii

E

ex|trin|sic [ɪk'strɪnsɪk, -zɪk] *adj*: von außen (kommend *oder* wirkend), äußerlich, äußere(r, s), extrinsisch, extrinsic, exogen

ex|tro|gas|tru|la|tion [ˌekstrəʊˌgæstrʊ'leɪʃn] *noun*: Extrogastrulation *f*

ex|tro|phia [ɪk'strəʊfɪə] *noun*: Ekstrophie *f*

ex|tro|ver|sion [ˌekstrəʊ'vɜrʒn] *noun*: Extraversion *f*

ex|tro|vert ['ekstrəʊvɜrt]: **I** *noun* extravertierter Mensch *m*, Extravertierte *m/f* **II** *adj* **1.** (*orthopäd.*) nach außen gedreht, extra-, extrovertiert **2.** (*psychiat.*) nach außen gewandt, (welt-)offen, extra-, extrovertiert **III** *vt* **3.** (*orthopäd.*) nach außen drehen *oder* wenden, extra-, extrovertieren **4.** (*psychiat.*) nach außen wenden, sich der äußeren Welt zuwenden, extra-, extrovertieren

ex|tro|vert|ed ['ekstrəʊˌvɜrtɪd] *adj*: **1.** (*orthopäd.*) nach außen gedreht, extra-, extrovertiert **2.** (*psychiat.*) nach außen gewandt, (welt-)offen, extra-, extrovertiert

ex|trude [ɪk'struːd]: **I** *vt* ausstoßen, (her-)auspressen **II** *vi* (her-)vorstehen (*from* aus)

ex|tru|sion [ɪk'struːʒn] *noun*: **1.** Zahnverlängerung *f*, Extrusion *f*, Elongation *f*, Egression *f* **2.** Zahnextrusion *f*, Extrusion *f*, Elongation *f*, Egression *f* **3.** (*Sekret*) Ausschleusung *f*, Extrusion *f*, Expulsion *f*
apocrine extrusion: apokrine Extrusion *f*
extrusion of a tooth: Zahnextrusion *f*, Extrusion *f*, Elongation *f*, Egression *f*
eccrine extrusion: ekkrine Extrusion *f*, Krinozytose *f*
holocrine extrusion: holokrine Extrusion *f*

ex|tu|bate [ek'st(j)uːbeɪt] *vt*: einen Tubus entfernen, extubieren

ex|tu|ba|tion [ˌekst(j)ə'beɪʃn] *noun*: Extubation *f*

ex|u|ber|ant [ɪg'zuːbərənt] *adj*: **1.** üppig, (über-)reichlich **2.** (*Wachstum*) übermäßig, stark wuchernd

ex|u|date ['eksjʊdeɪt] *noun*: Exsudat *nt*, Ausschwitzung *f*
cotton wool exudates: Cotton-wool-Herde *pl*
fibrinous exudate: fibrinöses Exsudat *nt*
gingival exudate: Zahnfleischexsudat *nt*
haemorrhagic exudate: (*brit.*) →*hemorrhagic exudate*
hemorrhagic exudate: hämorrhagisches Exsudat *nt*
inflammatory exudate: entzündliches Exsudat *nt*
purulent exudate: eitriges Exsudat *nt*
sanguineous exudate: hämorrhagisches Exsudat *nt*
serous exudate: seröses Exsudat *nt*
suppurative exudate: eitriges Exsudat *nt*

ex|u|da|tion [ˌeksjʊ'deɪʃn] *noun*: **1.** Exsudat *nt*, Ausschwitzung *f* **2.** Ausschwitzung *f*, Ausschwitzen *nt*, Exsudation *f*
fibrinous exudation: fibrinöses Exsudat *nt*
gingival exudation: Zahnfleischexsudat *nt*
haemorrhagic exudation: (*brit.*) →*hemorrhagic exudation*
hemorrhagic exudation: hämorrhagisches Exsudat *nt*
purulent exudation: eitriges Exsudat *nt*
sanguineous exudation: hämorrhagisches Exsudat *nt*

serous exudation: seröses Exsudat *nt*
suppurative exudation: eitriges Exsudat *nt*
ex|u|da|tive [ɪɡ'zuːdətɪv] *adj*: Exsudat *oder* Exsudation betreffend, exsudativ
ex|um|bil|i|ca|tion [eksəm,bɪlə'keɪʃn] *noun*: →*exomphalos*
ex|u|vi|ate [ɪɡ'zuːvɪeɪt]: (*Haut*) **I** *vt* abstreifen, (ab-)schälen **II** *vi* sich schälen, sich häuten
eye [aɪ] *noun*: Auge *nt*; (*anatom.*) Oculus *nt* **above the eye** oberhalb des Auges (liegend) **around the eye** um das Auge herum (liegend), zirkumokulär **with closed eyes** mit geschlossenen Augen **with the naked eye** mit bloßem Auge
amaurotic cat's eye: amaurotisches Katzenauge *nt*
aphakic eye: aphakes/linsenloses Auge *nt*
artificial eye: Glasauge *nt*, künstliches Auge *nt*
black eye: blaues Auge *nt* **give s.o. a black eye** jdm. ein blaues Auge schlagen
blear eye: Lippitudo *f*, Triefauge *nt*, Lidrandentzündung *f*, Blepharitis marginalis
brass eye: Chalkitis *f*
compound eye: Facetten-, Netzauge *nt*
crab eyes: Paternostererbse *f*
crossed eyes: Einwärtsschielen *nt*, Esotropie *f*, Strabismus internus, Strabismus convergens
dry eye: trockenes Auge *nt*
electrical eye: Photozelle *f*, photoelektrische Zelle *f*
glass eye: Glasauge *nt*, künstliches Auge *nt*
halo eyes: halonierte Augen *pl*
shipyard eye: epidemische Keratokonjunktivitis *f*, Keratoconjunctivitis epidemica
tiger eye: Tigerauge *nt*
watery eye: Tränenträufeln *nt*, Epiphora *f*, Dakryorrhoe *f*
web eye: Flügelfell *nt*, Pterygium *nt*
eye|ball ['aɪbɔːl] *noun*: Augapfel *m*, Bulbus *m* (oculi) **behind the eyeball** hinter dem Augapfel (liegend), retrobulbär
eye|bright ['aɪ,braɪt] *noun*: **1.** Augentrost *m*, Euphrasia officinalis **2.** Augentrost *m*, Euphrasiae herba
eye|brow ['aɪbraʊ] *noun*: **1.** (Augen-)Braue *f*, Supercilium *nt* **2.** Augenbrauenhaare *pl*, Supercilia *pl*
eye|cup ['aɪkʌp] *noun*: **1.** Augenschale *f*, -schälchen *nt* **2.** (*embryolog.*) Augenbecher *m*, Caliculus ophthalmicus
eyed [aɪd] *adj*: **1.** -äugig **2.** mit Öse(n) (versehen)
eye|fold ['aɪfəʊld] *noun*: Mongolenfalte *f*, Epikanthus *m*, Plica palpebronasalis
eye|glass ['aɪɡlæs] *noun*: **1.** Monokel *nt* **2. pair of eyeglasses** Brille *f* **3.** Okular *nt*
eye|ground ['aɪɡraʊnd] *noun*: Augenhintergrund *m*, Fundus *m* (oculi)
eye|hole ['aɪhəʊl] *noun*: Augenhöhle *f*, Orbita *f*, Cavitas orbitalis
eye|lash ['aɪlæʃ] *noun*: (Augen-)Wimper *f*, Cilium *nt*
eye|less ['aɪləs] *adj*: **1.** blind **2.** augenlos, ohne Augen
eye|lid ['aɪlɪd] *noun*: (Augen-)Lid *nt*, Palpebra *f*
lower eyelid: Unterlid *nt*, Palpebra inferior
upper eyelid: Oberlid *nt*, Palpebra superior
eye-minded *adj*: mit visueller Erinnerung begabt, (*Typ*) visuell
eye|piece ['aɪpiːs] *noun*: Okular *nt*
eye|pit ['aɪpɪt] *noun*: Augenhöhle *f*, Orbita *f*, Cavitas orbitalis
eye|shot ['aɪʃɑt] *noun*: Seh-, Sichtweite *f* **(with-)in eyeshot/out of eyeshot** in/außer Sichtweite
eye|sight ['aɪsaɪt] *noun*: Sehkraft *f*, Sehleistung *f*, Sehvermögen *nt*, Visus naturalis; Sehen *nt* **have good/poor eyesight** gute/schwache Augen haben **lose one's eyesight** das Augenlicht verlieren, erblinden
eye|strain ['aɪstreɪn] *noun*: Ermüdung *oder* Überanstrengung *f* der Augen, Asthenopie *f*
eye|tooth ['aɪtuːθ] *noun*: Eckzahn *m*, Reißzahn *m*, Dens caninus, Dens angukaris
eye|wash ['aɪwɑʃ] *noun*: Augenwasser *nt*, Kollyrium *nt*, Collyrium *nt*
Ez *Abk.*: eczema

F

F *Abk.*: **1.** Fahrenheit **2.** farad **3.** faraday **4.** Faraday constant **5.** fick **6.** filial generation **7.** flow **8.** fluorine **9.** flush **10.** focus **11.** force **12.** formula **13.** formulary **14.** fractional concentration **15.** free **16.** free energy **17.** French **18.** friction **19.** fusion point **20.** phenylalanine **21.** variance ratio
f *Abk.*: **1.** femto- **2.** focal distance **3.** foot **4.** frequency **5.** function **6.** respiratory frequency
f. *Abk.*: **1.** female **2.** feminine
F I *Abk.*: factor I
F II *Abk.*: factor II
F III *Abk.*: factor III
F IV *Abk.*: factor IV
F V *Abk.*: factor V
F VI *Abk.*: factor VI
F VII *Abk.*: factor VII
F VIII *Abk.*: factor VIII
F IX *Abk.*: factor IX
F X *Abk.*: factor X
F XI *Abk.*: factor XI
F XII *Abk.*: factor XII
F XIII *Abk.*: factor XIII
F_1 *Abk.*: **1.** 1st filial generation **2.** filial generation 1
F_2 *Abk.*: **1.** 2nd filial generation **2.** filial generation 2
FA *Abk.*: **1.** fatty acid **2.** febrile antigens **3.** fetal antigens **4.** filterable agent **5.** fluorescein-conjugated pertussis antiserum **6.** fluorescent antibody **7.** folic acid **8.** formaldehyde **9.** formamide **10.** Freund's adjuvant
FAA *Abk.*: **1.** folic acid activity **2.** folic acid antagonists **3.** formalin, acetic acid, alcohol
Fab *Abk.*: **1.** antigen-binding fragment **2.** Fab fragment
F-AB *Abk.*: Forssman antibody
fa|bel|la [fə'belə] *noun, plural* **-lae** [-liː]: Fabella *f*
FABER *Abk.*: flexion, abduction and external rotation
fa|bism ['feɪbɪzəm] *noun*: Favismus *m*
FABP *Abk.*: **1.** fatty-acid binding protein **2.** folic acid binding protein
fab|ri|ca|tion [ˌfæbrɪ'keɪʃn] *noun*: →*fabulation*
fab|u|la|tion [ˌfæbjə'leɪʃn] *noun*: Fabulieren *nt*
FAC *Abk.*: **1.** 5-fluorouracil, adriamycin, cyclophosphamide **2.** functional abdominal complaints
face [feɪs] *noun*: **1.** Gesicht *nt*; (*anatom.*) Facies *f* **2.** Gesichtsausdruck *m*, Miene *f*; Grimasse *f* **3.** Außenfläche *f*, Vorderseite *f*; (*anatom.*) Facies *f*
adenoid face: Facies adenoidea
bird face: Brachygnathie *f*, Vogelgesicht *nt*
broadish face: Mondgesicht *nt*
concave face: Tellergesicht *nt*, Schüsselgesicht *nt*, Dishface *nt*
crying face: Crying-face-Syndrom *nt*
dish face: →*concave face*
dished face: →*concave face*
dished-in face: →*concave face*
doll's face: Puppengesicht *nt*
half face: Profil *nt*
hippocratic face: Hippokrates-Gesicht *nt*, Facies hippocratica
hypodivergergent face: →*short face*
idiopathic short face: →*short face*
masklike face: Maskengesicht *nt*
moon face: Mondgesicht *nt*, Facies lunata
moon-shaped face: →*moon face*
short face: Short-face-Syndrom *nt*, skelettaler tiefer Biss *m*
face|ache ['feɪseɪk] *noun*: Gesichtsschmerz *m*; Trigeminusneuralgie *f*
face-bow *noun*: **1.** Gesichtsbogen *m* **2.** Gesichtsbogen *m*, Außenbogen *m*, Facebow *nt*, Headgear *nt/m*
adjustable face-bow: kinematischer Gesichtsbogen *m*
arbitrary face-bow: arbiträrer Gesichtsbogen *m*
high pull face-bow: High-pull-Headgear *m*
kinematic face-bow: kinematischer Gesichtsbogen *m*
face-centred *adj*: flächenzentriert
face-lift: I *noun* Gesichts(haut)straffung *f*, Facelifting *nt* **have a face-lift** sich das Gesicht liften lassen II *vt* ein Facelifting durchführen, liften
fac|et ['fæsɪt] *noun*: **1.** (kleine) Fläche *f*, Facette *f* **2.** Gelenkfacette *f*
acromial facet: Facies articularis acromialis
articular facet: kleine Gelenkfläche *f*
inferior articular facet of vertebra: Facies articularis inferior vertebrae
lateral malleolar facet: Facies malleolaris lateralis
medial malleolar facet: Facies malleolaris medialis
occlusion facet: Okklusionsfacette *f*
sternal facet: Facies articularis sternalis
superior articular facet of vertebra: Facies articularis superior vertebrae
fac|e|tec|to|my [ˌfæsɪ'tektəmiː] *noun*: Facettektomie *f*
fac|et|ed ['fæsətɪd] *adj*: facettiert, Facetten-
fa|cette [fɑː'set] *noun*: →*facet*
faci- *präf.*: Gesichts-, Fazi(o)-
fa|cial ['feɪʃl]: I *noun* (kosmetische) Gesichtsbehandlung *f* II *adj* Gesicht betreffend, zum Gesicht gehörend, fazial, facial, Gesichts-
fa|ci|es ['feɪʃiiːz, 'fæʃ-] *noun, plural* **fa|ci|es**: **1.** Gesicht *nt*, Facies *f* **2.** Außenfläche *f*, Vorderseite *f*, Facies *f* **3.** Gesichtsausdruck *m*, Miene *f*
abdominal facies: Facies abdominalis, Facies peritonealis
adenoid facies: Facies adenoidea
facies antonina: Facies antonina
cherubic facies: cherubinisches Engelsgesicht *nt*
facies contactus dentis: Kontaktfläche *f*, Berührungsfläche *f*, Approximalfläche *f*, Facies contactus dentis
facies contactus distalis: distale Kontaktfläche *f*, distale Berührungsfläche *f*, distale Approximalfläche *f*, Facies contactus distalis
facies contactus mesialis: mesiale Kontaktfläche *f*, mesiale Berührungsfläche *f*, mesiale Approximalfläche *f*, Facies contactus mesialis
Corvisart's facies: Corvisart-Gesicht *nt*
facies distalis dentis: distale Zahnfläche *f*, Facies distalis
facies facialis dentis: Zahnaußenfläche *f*, Außenfläche *f*, Facies facialis, Facies vestibularis
facies gastrica: Facies gastrica
hippocratic facies: Hippokrates-Gesicht *nt*, Facies hippocratica
hurloid facies: Wasserspeiergesicht *nt*, Gargoylfratze *f*
Hutchinson's facies: Hutchinson-Gesicht *nt*, Facies Hutchinson

facies labialis dentis: Lippenfläche *f* der Eck- und Schneidezähne, Facies labialis
leontine facies: Leontiasis *f*, Facies leontina, Löwengesicht *nt*
facies lingualis dentis: Zungenfläche *f*, Facies lingualis, Facies oralis
facies masticatoria dentis: Kaufläche *f*, Verschlussfläche *f*, Facies masticatoria, Facies occlusalis
facies mesialis dentis: mesiale Zahnfläche *f*, Facies mesialis
mitral facies: Mitralgesicht *nt*, Facies mitralis
mitrotricuspid facies: Facies mitralis
moon facies: Mondgesicht *nt*, Facies lunata
myopathic facies: Sphinxgesicht *nt*, Facies myopathica
facies occlusalis dentis: Kaufläche *f*, Verschlussfläche *f*, Facies masticatoria, Facies occlusalis
facies paralytica: Facies paralytica
Parkinson's facies: Maskengesicht *nt*
parkinsonian facies: Maskengesicht *nt*
Potter facies: Potter-Facies *f*, Potter-Syndrom I *nt*, reno-faziale Dysplasie *f*
facies scaphoidea: Tellergesicht *nt*, Schüsselgesicht *nt*, Dish-face *nt*
facies scarlatinosa: Facies scarlatinosa
seborrheic facies: Salbengesicht *nt*
seborrhoeic facies: (*brit.*) →*seborrheic facies*
facies tetanica: Facies tetanica
facies vestibularis dentis: Zahnaußenfläche *f*, Außenfläche *f*, Facies facialis, Facies vestibularis

fa|cil|i|tate [fəˈsɪlɪteɪt] *vt*: erleichtern, fördern, ermöglichen

fa|cil|i|tat|ed [fəˈsɪlɪteɪtɪd] *adj*: erleichtert

fa|cil|i|ta|tion [fəˌsɪlɪˈteɪʃn] *noun*: **1.** Bahnung *f*, Facilitation *f* **2.** Förderung *f*, Erleichterung *f*
heterosynaptic facilitation: heterosynaptische Bahnung *f*
postsynaptic facilitation: postsynaptische Bahnung *f*
presynaptic facilitation: präsynaptische Bahnung *f*
proprioceptive neuromuscular facilitation: Kabat-Methode *f*, propriozeptive neuromuskuläre Fazilitation *f*
reflex facilitation: Reflexbahnung *f*
spatial facilitation: räumliche Bahnung *f*
synaptic facilitation: synaptische Bahnung *f*
temporal facilitation: zeitliche Bahnung *f*

fa|cil|i|ties [fəˈsɪlɪtiːs] *plural*: Einrichtung(en *pl*) *f*, Anlage(n *pl*) *f*
intermediate care facility: Intermediate-care-Station *f*
sanitary facilities: sanitäre Anlagen *pl*

fa|cil|i|to|ry [fɪˈsɪlətɔːriː, -təʊ-] *adj*: erleichternd, fördernd

facio- *präf.*: Gesichts-, Fazi(o)-

fa|ci|o|bra|chi|al [ˌfeɪʃɪəʊˈbreɪkɪəl] *adj*: Gesicht und Arm/Brachium betreffend, faziobrachial

fa|ci|o|ceph|a|lal|gia [ˌfeɪʃɪəʊˌsefəˈlældʒ(ɪ)ə] *noun*: Gesichtsneuralgie *f*
atypical faciocephalalgia: atypische Gesichtsneuralgie *f*

fa|ci|o|cer|vi|cal [ˌfeɪʃɪəʊˈsɜrvɪkl] *adj*: Gesicht und Hals/Zervix betreffend, faziozervikal

fa|ci|o|fa|cial [ˌfeɪʃɪəʊˈfeɪʃl] *adj*: faziofazial

fa|ci|o|lin|gual [ˌfeɪʃɪəʊˈlɪŋgwəl] *adj*: faziolingual

fa|ci|o|plas|ty [ˌfeɪʃɪəʊˈplæstiː] *noun*: Gesichtsplastik *f*

fa|ci|o|ple|gia [ˌfeɪʃɪəʊˈpliːdʒ(ɪ)ə] *noun*: Fazialislähmung *f*, Fazialisparese *f*, Gesichtslähmung *f*, Fazioplegie *f*, Prosopoplegie *f*

fa|ci|o|scap|u|lo|hu|mer|al [ˌfeɪʃɪəʊˌskæpjələʊˈh(j)uːmərəl] *adj*: fazio-skapulo-humeral

fa|ci|o|ste|no|sis [ˌfeɪʃɪəʊstɪˈnəʊsɪs] *noun*: Faziostenose *f*

F-actin *noun*: fibrilläres Aktin *nt*, F-Aktin *nt*

fac|ti|tial [fækˈtɪʃl] *adj*: künstlich herbeigeführt *oder* erzeugt

fac|ti|tious [fækˈtɪʃəs] *adj*: künstlich, nicht natürlich, artifiziell

fac|tor [ˈfæktər] *noun*: **1.** Faktor *m* **2.** Erbfaktor *m* **3.** Faktor *m*, (maßgebender) Umstand *m*, bestimmendes Element *nt*
factor I: **1.** Fibrogen *nt*, Faktor I *m* **2.** C3b-Inaktivator *m*, Factor I *m*
factor II: Prothrombin *nt*, Faktor II *m*
factor IIa: Faktor IIa *m*, Thrombin *nt*
factor III: Gewebsthromboplastin *nt*, Faktor III *m*
factor IV: Kalcium *nt*, Calzium *nt*, Faktor IV *m*
factor V: Proakzelerin *nt*, Proaccelerin *nt*, Acceleratorglobulin *nt*, labiler Faktor *m*, Faktor V *m*
factor VI: Accelerin *nt*, Akzelerin *nt*, Faktor VI *m*
factor VII: Prokonvertin *nt*, -convertin *nt*, Faktor VII *m*, Autothrombin I *nt*, Serum-Prothrombin-Conversion-Accelerator *m*, stabiler Faktor *m*
factor VIII: antihämophiles Globulin *nt*, Antihämophiliefaktor *m*, Faktor VIII *m*
factor IX: Faktor IX *m*, Christmas-Faktor *m*, Autothrombin II *nt*
factor X: Faktor X *m*, Stuart-Prower-Faktor *m*, Autothrombin III *nt*
factor XI: Faktor XI *m*, Plasmathromboplastinantecedent *m*, antihämophiler Faktor C *m*, Rosenthal-Faktor *m*
factor XII: Faktor XII *m*, Hageman-Faktor *m*
factor XIII: Faktor XIII *m*, fibrinstabilisierender Faktor *m*, Laki-Lorand-Faktor *m*
accelerator factor: Proakzelerin *nt*, Proaccelerin *nt*, Acceleratorglobulin *nt*, labiler Faktor *m*, Faktor V *m*
acetate replacement factor: Liponsäure *f*
acetate replacing factor: Liponsäure *f*
activation factor: Faktor XII *m*, Hageman-Faktor *m*
adrenocorticotropic hormone releasing factor: Kortikoliberin *nt*, Corticoliberin *nt*, corticotropin releasing hormone *nt*
amplification factor: Verstärkungsfaktor *m*
angiogenic factors: Angiogenese-Faktoren *pl*
antiachromotrichia factor: Pantothensäure *f*, Vitamin B_3 *nt*
antiacrodynia factor: Pyridoxin *nt*, Vitamin B_6 *nt*
antialopecia factor: Inosit *nt*, Inositol *nt*
antianaemic factor: (*brit.*) →*antianemic factor*
antianemic factor: Cyanocobalamin *nt*, Vitamin B_{12} *nt*
antiberiberi factor: Thiamin *nt*, Vitamin B_1 *nt*
anti-black-tongue factor: Niacin *nt*, Nikotin-, Nicotinsäure *f*
anti-egg white factor: Biotin *nt*, Vitamin H *nt*
antihaemophilic factor: (*brit.*) →*antihemophilic factor*
antihaemophilic factor A: (*brit.*) →*antihemophilic factor A*
antihaemophilic factor B: (*brit.*) →*antihemophilic factor B*
antihaemophilic factor C: (*brit.*) →*antihemophilic factor C*
antihaemorrhagic factor: (*brit.*) →*antihemorrhagic factor*
antihemophilic factor: Antihämophiliefaktor *m*, antihämophiles Globulin *nt*, Faktor VIII *m*
antihemophilic factor A: antihämophiles Globulin *nt*, Antihämophiliefaktor *m*, Faktor VIII *m*
antihemophilic factor B: Faktor IX *m*, Christmas-Faktor *m*, Autothrombin II *nt*
antihemophilic factor C: Faktor X *m*, Stuart-Prower-

Faktor *m*, Autothrombin III *nt*
antihemorrhagic factor: Phyllochinone *pl*, Vitamin K *nt*
antineuritic factor: Thiamin *nt*, Vitamin B_1 *nt*
antinuclear factor: antinukleärer Faktor *m*
antipellagra factor: Niacin *nt*, Nikotin-, Nicotinsäure *f*
anti-pernicious anaemia factor: (*brit.*) →*anti-pernicious anemia factor*
anti-pernicious anemia factor: Zyanocobalamin *nt*, Cyanocobalamin *nt*, Vitamin B_{12} *nt*
antirachitic factor: Calciferol *nt*, Vitamin D *nt*
antiscorbutic factor: Askorbinsäure *f*, Ascorbinsäure *f*, Vitamin C *nt*
antitetanic factor 10: Dihydrotachysterin *nt*, Dihydrotachysterol *nt*, A.T. 10 *nt*
atrial natriuretic factor: atrialer natriuretischer Faktor *m*, Atriopeptid *nt*, Atriopeptin *nt*
augmentation factor: Wachstumsfaktor *m*
factor B: Faktor B *m*, C3-Proaktivator *m*, glycinreiches Beta-Globulin *nt*
basophil chemotactic factor: Basophilen-chemotaktischer Faktor *m*
B-cell differentiation factors: B-Zellendifferenzierungsfaktoren *pl*
B cell differentiation factor BSF-2: Humaninterferon-β_2 *nt*
B-cell growth factors: B-Zellenwachstumsfaktoren *pl*
biotropic factors: biotrope Faktoren *pl*
Bittner's milk factor: Mäuse-Mamma-Tumorvirus *nt*
blastogenic factor: Lymphozytenmitogen *nt*, Lymphozytentransformationsfaktor *m*
blood clotting factor: (Blut-)Gerinnungsfaktor *m*, Koagulationsfaktor *m*
branching factor: Branchingenzym *nt*, Glucan-verzweigende Glykosyltransferase *f*, 1,4-α-Glucan-branching-Enzym *nt*
breaking factor: Bruchfaktor *m*
CAMP factor: CAMP-Faktor *m*
Castle's factor: **1.** Intrinsic-Faktor *m*, intrinsic factor *m* **2.** Cyanocobalamin *nt*, Vitamin B_{12} *nt*
Cellano factor: Cellano-Faktor *m*
cervical factor: Zervixfaktor *m*
chemotactic factor: Chemotaktin *nt*, chemotaktischer Faktor *m*
Christmas factor: Faktor IX *m*, Christmas-Faktor *m*, Autothrombin II *nt*
chromotrichial factor: p-Aminobenzoesäure *f*, para-Aminobenzoesäure *f*, Paraaminobenzoesäure *f*
citrovorum factor: N^{10}-Formyl-Tetrahydrofolsäure *f*, Citrovorum-Faktor *m*, Leukovorin *nt*, Leucovorin *nt*
clearing factor: Klärfaktor *m*
clotting factors: (Blut-)Gerinnungsfaktoren *pl*
clumping factor: Clumping-Faktor *m*
coagulation factors: (Blut-)Gerinnungsfaktoren *pl*
colicinogenic factor: colicinogener Faktor *m*, kolizinogener Faktor *m*
colony-stimulating factor: kolonie-stimulierender Faktor *m*, Colony-stimulating-Faktor *m*
competence factor: Kompetenzfaktor *m*
complement factor: Komplementfaktor *m*
conjugation factor: Konjugationsfaktor *m*
constitutive transcription factors: konstitutive Transkriptionsfaktoren *pl*
contact factor: Faktor XII *m*, Hageman-Faktor *m*
cord factor: Cord-Faktor *m*, Trehalose-6,6-Dimykolat *nt*
corticotropin releasing factor: Kortikoliberin *nt*, Corticoliberin *nt*
coupling factor: Kopplungsfaktor *m*
crest factor: Scheitelfaktor *m*
Curling factor: Griseofulvin *nt*
factor D: C3-Proaktivatorkonvertase *f*, Faktor D *m*
Day's factor: Folsäure *f*, Folacin *nt*, Pteroylglutaminsäure *f*, Vitamin B_c *nt*
decapacitation factor: Dekapazitationsfaktor *m*
decay accelerating factor: decay accelerating factor *nt*
diffusion factor: Hyaluronidase *f*
Donnan's factor: Donnan-Faktor *m*
dose factors: Dosisfaktoren *pl*
Duran-Reynals factor: Hyaluronidase *f*
Duran-Reynals permeability factor: Hyaluronidase *f*
Duran-Reynals spreading factor: Hyaluronidase *f*
edema factor: Ödemfaktor *m*
elongation factor: Verlängerungsfaktor *m*, Elongationsfaktor *m*
eluate factor: Pyridoxin *nt*, Vitamin B_6 *nt*
encephalization factor: Enzephalisierungs-, Enzephalisationsfaktor *m*
environmental factor: Umweltfaktor *m*, Umwelteinfluss *m*
eosinophil chemotactic factor: **1.** Eosinophilen-chemotaktischer Faktor *m* **2.** →*eosinophil chemotactic factor of anaphylaxis*
eosinophil chemotactic factor of anaphylaxis: Eosinophilen-chemotaktischer Faktor *m* der Anaphylaxie
epidermal growth factor: epidermaler Wachstumsfaktor *m*
erythrocyte maturation factor: Cyanocobalamin *nt*, Vitamin B_{12} *nt*
erythropoietic stimulating factor: Erythropoetin *nt*, Erythropoietin *nt*, erythropoetischer Faktor *m*, Hämatopoietin *nt*, Hämopoietin *nt*
extrinsic factor: Cyanocobalamin *nt*, Vitamin B_{12} *nt*
F factor: Fertilitätsfaktor *m*, F-Faktor *m*
fertility factor: Fertilitätsfaktor *m*, F-Faktor *m*
fibrin stabilizing factor: Faktor XIII *m*, fibrinstabilisierender Faktor *m*, Laki-Lorand-Faktor *m*
fibroblast growth factor: Fibroblastenwachstumsfaktor *m*
filtrate factor: Pantothensäure *f*, Vitamin B_3 *nt*
Fletscher's factor: Präkallikrein *nt*, Fletscher-Faktor *m*
follicle stimulating hormone releasing factor: Gonadotropin-releasing-Faktor *m*, Gonadotropin-releasing-Hormon *nt*
fractionation factor: Fraktionierungsfaktor *m*
galactopoietic factor: Prolaktin *nt*, Prolactin *nt*, laktogenes Hormon *nt*
gastric anti-pernicious anaemia factor: (*brit.*) →*gastric anti-pernicious anemia factor*
gastric anti-pernicious anemia factor: Intrinsic-Faktor *m*, intrinsic factor *m*
gastric intrinsic factor: Intrinsic-Faktor *m*, intrinsic factor *m*
glass factor: Faktor XII *m*, Hageman-Faktor *m*
glucose tolerance factor: Glucose-Toleranzfaktor *m*
gonadotropin releasing factor: Gonadotropin-releasing-Faktor *m*, Gonadotropin-releasing-Hormon *nt*, Gonadoliberin *nt*
granulocyte colony-stimulating factor: Granulozyten-Kolonie-stimulierender Faktor *m*, Granulopoetin *nt*
growth factor: Wachstumsfaktor *m*
growth factors of haemopoiesis: (*brit.*) →*growth factors of hemopoiesis*
growth factors of hemopoiesis: Wachstumsfaktoren *pl* der Blutbildung
growth hormone inhibiting factor: Somatostatin *nt*,

growth hormone release inhibiting hormone *nt*, somatotropin (release) inhibiting hormone *nt*, somatotropin (release) inhibiting factor *m*, growth hormone inhibiting factor *m*
growth hormone release inhibiting factor: →*growth hormone inhibiting hormone*
growth hormone releasing factor: Somatoliberin *nt*, Somatotropin-releasing-Faktor *m*, growth hormone releasing factor *m*, growth hormone releasing hormone *nt*
growth factor V: (Wachstums-)Faktor V *m*
growth factor X: (Wachstums-)Faktor X *m*
factor h: **1.** Faktor H *m* **2.** Biotin *nt*, Vitamin H *nt*
Hageman factor: Faktor XII *m*, Hageman-Faktor *m*
HG factor: →*hyperglycemic-glycogenolytic factor*
high-molecular-weight neutrophil chemotactic factor: Neutrophilen-chemotaktischer Faktor *m*
histamine releasing factor: Histamin-Releasing-Faktor *m*
histamine-sensitizing factor: Pertussistoxin *nt*
humoral thymic factor: →*thymic humoral factor*
hybridoma growth factor: Humaninterferon β_2 *nt*
hyperglycaemic-glycogenolytic factor: (*brit.*) →*hyperglycemic-glycogenolytic factor*
hyperglycemic-glycogenolytic factor: Glukagon *nt*, Glucagon *nt*
immune adherence factor: Immunadhärenzfaktor *m*
inducible transcription factors: induzierbare Transkriptionsfaktoren *pl*
inhibiting factor: Inhibiting-Faktor *m*
initiation factor: Initial-, Initiationsfaktor *m*
insulin-like growth factors: insulinähnliche Wachstumsfaktoren *pl*, insulinähnliche Aktivität *f*
insulin-like growth factor I: Somatomedin C *nt*
intermediate lobe inhibiting factor: Melanotropin-inhibiting-Faktor *m*, MSH-inhibiting-Faktor *m*
intrinsic factor: Intrinsic-Faktor *m*
invasion factor: Hyaluronidase *f*
labile factor: Proakzelerin *nt*, Proaccelerin *nt*, Acceleratorglobulin *nt*, labiler Faktor *m*, Faktor V *m*
Lactobacillus casei factor: Fol(in)säure *f*, Folacin *nt*, Pteroylglutaminsäure *f*, Vitamin B_c *nt*
lactogenic factor: Prolaktin *nt*, Prolactin *nt*, laktogenes Hormon *nt*
Laki-Lorand factor: Faktor XIII *m*, fibrinstabilisierender Faktor *m*, Laki-Lorand-Faktor *m*
late-appearing factor: Pertussistoxin *nt*
LE factors: antinukleäre Antikörper *pl*
lethal factor: Letalfaktor *m*
leucocyte inhibitory factor: (*brit.*) →*leukocyte inhibitory factor*
leukocyte inhibitory factor: Leukozytenmigration-inhibierender Faktor *m*
limiting factor: Begrenzungsfaktor *m*, limitierender Faktor *m*
liver filtrate factor: Pantothensäure *f*, Vitamin B_3 *nt*
liver Lactobacillus casei factor: Fol(in)säure *f*, Folacin *nt*, Pteroylglutaminsäure *f*, Vitamin B_c *nt*
LLD factor: Cyanocobalamin *nt*, Vitamin B_{12} *nt*
luteinizing hormone releasing factor: Luliberin *nt*, Lutiliberin *nt*, LH-releasing-Faktor *m*, LH-releasing-Hormon *nt*
lymph node permeability factor: Lymphknotenpermeabilitätsfaktor *m*
lymphocyte-activating factor: Interleukin-1 *nt*
lymphocyte blastogenic factor: →*lymphocyte mitogenic factor*
lymphocyte mitogenic factor: Lymphozytenmitogen *nt*, Lymphozytentransformationsfaktor *m*
lymphocyte transforming factor: Lymphozytenmitogen *nt*, Lymphozytentransformationsfaktor *m*
lymphocytosis promoting factor: Pertussistoxin *nt*
lysogenic factor: Bakteriophage *m*, Phage *m*, bakterienpathogenes Virus *nt*
macrophage-activating factor: Makrophagenaktivierungsfaktor *m*
macrophage chemotactic factor: Makrophagen-chemotaktischer Faktor *m*
macrophage cytotoxicity-inducing factor: macrophage cytotoxicity-inducing factor *m*
macrophage deactivating factor: macrophage deactivating factor *m*, Makrophagendeaktivierungsfaktor *m*
macrophage disappearance factor: macrophage disappearance factor *m*
macrophage growth factor: Makrophagenwachstumsfaktor *m*
macrophage Ia recruting factor: macrophage Ia recruiting factor *m*
macrophage-inhibiting factor: Migrationsinhibitionsfaktor *m*, Makrophagen-inhibiting-Faktor *m*
macrophage inhibitory factor: Migrationsinhibitionsfaktor *m*, Makrophagen-inhibiting-Faktor *m*
macrophage slowing factor: macrophage slowing factor *m*
macrophage spreading inhibitory factor: macrophage spreading inhibitory factor *m*
mast cell growth factor: Interleukin-3 *nt*
maturation factor: Cyanocobalamin *nt*, Vitamin B_{12} *nt*
melanocyte stimulating hormone inhibiting factor: Melanotropin-inhibiting-Faktor *m*, MSH-inhibiting-Faktor *m*
melanocyte stimulating hormone releasing factor: Melanoliberin *nt*, Melanotropin-releasing-Faktor *m*, MSH-releasing-Faktor *m*
migration inhibiting factor: Migrationsinhibitionsfaktor *m*
milk factor: Mäuse-Mamma-Tumorvirus *nt*
mitogenic factor: Lymphozytenmitogen *nt*, Lymphozytentransformationsfaktor *m*
mouse antialopecia factor: Inosit *nt*, Inositol *nt*
mouse mammary tumor factor: Mäuse-Mamma-Tumorvirus *nt*
mouse mammary tumour factor: (*brit.*) →*mouse mammary tumor factor*
MSH inhibiting factor: Melanotropin-inhibiting-Faktor *m*, MSH-inhibiting-Faktor *m*
müllerian duct-inhibiting factor: Anti-Müller-Hormon *nt*
müllerian regression factor: →*müllerian duct-inhibiting factor*
myocardial depressant factor: Myocardial-Depressant-Faktor *m*
necrotizing factor: Nekrotoxin *nt*
nerve growth factor: Nervenwachstumsfaktor *m*
neutrophil chemotactic factor: Neutrophilen-chemotaktischer Faktor *m*
node permeability factor: Lymph node permeability factor *m*
nutritional factor: →*nutritive factor*
nutritive factor: Ernährungs-, Nahrungsfaktor *m*
oedema factor: (*brit.*) →*edema factor*
oligomycin-sensitivity-conferring factor: oligomycinempfindlichkeitsübertragender Faktor *m*
osteoclast activating factor: Osteoklasten-aktivieren-

der Faktor *m*
factor P: Properdin *nt*
pellagra-preventing factor: Niacin *nt*, Nikotin-, Nicotinsäure *f*
phagocytosis factor: Phagozytosefaktor *m*
plasma labile factor: Proakzelerin *nt*, Proaccelerin *nt*, Acceleratorglobulin *nt*, labiler Faktor *m*, Faktor V *m*
plasma thromboplastin factor: antihämophiles Globulin *nt*, Antihämophiliefaktor *m*, Faktor VIII *m*
plasma thromboplastin factor B: Faktor IX *m*, Christmas-Faktor *m*, Autothrombin II *nt*
plasmin prothrombin conversion factor: Proakzelerin *nt*, Proaccelerin *nt*, Acceleratorglobulin *nt*, labiler Faktor *m*, Faktor V *m*
platelet factors: Thrombozytenfaktoren *pl*, Plättchenfaktoren *pl*
platelet factor 1: Plättchenfaktor 1 *m*
platelet factor 2: Plättchenfaktor 2 *m*
platelet factor 3: Plättchenfaktor 3 *m*
platelet factor 4: Plättchenfaktor 4 *m*, Antiheparin *nt*
platelet activating factor: Plättchen-aktivierender Faktor *m*
platelet aggregating factor: Plättchen-aktivierender Faktor *m*
platelet-derived growth factor: Thrombozytenwachstumsfaktor *m*, Plättchenwachstumsfaktor *m*
platelet tissue factor: Thrombokinase *f*, Thromboplastin *nt*, Prothrombinaktivator *m*
power factor: Leistungsfaktor *m*
power-loss factor: Verlustfaktor *m*
P.-P. factor: Niacin *nt*, Nikotin-, Nicotinsäure *f*
prolactin inhibiting factor: Prolactin-inhibiting-Faktor *m*, Prolactin-inhibiting-Hormon *nt*
prolactin releasing factor: Prolactin-releasing-Faktor *m*, Prolactin-releasing-Hormon *nt*
prothrombin conversion factor: Prokonvertin *nt*, -convertin *nt*, Faktor VII *m*, Autothrombin I *nt*, Serum-Prothrombin-Conversion-Accelerator *m*, stabiler Faktor *m*
prothrombin converting factor: →*prothrombin conversion factor*
psychosomatic factor: psychosomatischer Faktor *m*
PTA factor: Faktor XI *m*, Plasmathromboplastinantecedent *m*, antihämophiler Faktor C *m*, Rosenthal-Faktor *m*
PTC factor: Faktor IX *m*, Christmas-Faktor *m*, Autothrombin II *nt*
pyruvate oxidation factor: Liponsäure *f*, Thiooctansäure *f*
R factor: Resistenzplasmid *nt*, Resistenzfaktor *m*, R-Plasmid *nt*, R-Faktor *m*
release-inhibiting factors: Statine *pl*, Inhibiting-Faktoren *pl*, Release-inhibiting-Faktoren *pl*, Release-Inhibiting-Hormone *pl*, Inhibiting-Hormone *pl*
releasing factor: Releasingfaktor *m*, Releasinghormon *nt*
resistance factor: Resistenzplasmid *nt*, Resistenzfaktor *m*, R-Plasmid *nt*, R-Faktor *m*
resistance transfer factor: Resistenztransferfaktor *m*
Rh factor: Rhesusfaktor *m*
rhesus factor: Rhesusfaktor *m*
rheumatoid factor: Rheumafaktor *m*
risk factor: Risikofaktor *m*
factor S: Biotin *nt*, Vitamin H *nt*
selective factor: Selektionsfaktor *m*, Auslesefaktor *m*
sex factor: Fertilitätsfaktor *m*, F-Faktor *m*
skin reactive factor: hautreaktiver Faktor *m*, skin reactive factor *m*
somatotropin inhibiting factor: Somatostatin *nt*, growth hormone release inhibiting hormone *nt*, somatotropin inhibiting hormone *nt*, somatotropin inhibiting factor *m*, somatotropin release inhibiting hormone/factor *m*, growth hormone inhibiting factor *m*
somatotropin release inhibiting factor: →*somatotropin inhibiting factor*
somatotropin releasing factor: Somatoliberin *nt*, Somatotropin-releasing-Faktor *m*, growth hormone releasing factor *m*, growth hormone releasing hormone *nt*
specific macrophage arming factor: specific macrophage arming factor *m*
spreading factor: Hyaluronidase *f*
stabile factor: Prokonvertin *nt*, -convertin *nt*, Faktor VII *m*, Autothrombin I *nt*, Serum-Prothrombin-Conversion-Accelerator *m*, stabiler Faktor *m*
stem cell factor: Stammzellfaktor *m*
stress factors: Stressfaktoren *pl*, Stressoren *pl*
Stuart factor: →*Stuart-Prower factor*
Stuart-Prower factor: Faktor X *m*, Stuart-Prower-Faktor *m*, Autothrombin III *nt*
sulfation factor: Somatomedin *nt*, sulfation factor *m*
sulphation factor: (*brit.*) →*sulfation factor*
sun block factor: Lichtschutzfaktor *m*
surfactant factor: Surfactant *nt*, Surfactant-Faktor *m*, Antiatelektasefaktor *m*
T-cell growth factor: Interleukin-2 *nt*
termination factors: Terminationsfaktoren *pl*
thymic factors: Thymusfaktoren *pl*, Thymushormone *pl*
thymic humoral factor: humoraler Thymusfaktor *m*, thymic humoral factor *m*
thymic lymphopoietic factor: Thymopoetin *nt*, Thymopoietin *nt*, Thymin *nt*
thyroid-stimulating hormone releasing factor: →*thyrotropin releasing factor*
thyrotropin releasing factor: Thyroliberin *nt*, Thyreotropin-releasing-Faktor *m*, Thyreotropin-releasing-Hormon *nt*
tissue factor: Gewebsthromboplastin *nt*, Faktor III *m*
transfer factor: Transferfaktor *m*
trigger factors: Trigger-Faktoren *pl*
tumor necrosis factor: Tumor-Nekrose-Faktor *m*, Cachectin *nt*
tumor necrosis factor α: Tumornekrosefaktor α *m*
tumor necrosis factor β: Lymphotoxin *nt*, Tumornekrosefaktor β *m*
tumour necrosis factor: (*brit.*) →*tumor necrosis factor*
tumour necrosis factor α: (*brit.*) →*tumor necrosis factor α*
tumour necrosis factor β: (*brit.*) →*tumor necrosis factor β*
vaccinia growth factor: Vaccinia-Wachstumsfaktor *m*
vascularization factor: Vaskularisierungsfaktor *m*
virulence factor: Virulenzfaktor *m*
virus-encoded growth factor: viruscodierter Wachstumsfaktor *m*
von Willebrand factor: von Willebrand-Faktor *m*, Faktor VIII assoziiertes-Antigen *nt*
factor W: →*factor S*
Wills' factor: Folsäure *f*, Folacin *nt*, Pteroylglutaminsäure *f*, Vitamin B_c *nt*
windchill factor: Windabkühlungsfaktor *m*
yeast eluate factor: Pyridoxin *nt*, Vitamin B_6 *nt*
yeast filtrate factor: Pantothensäure *f*, Vitamin B_3 *nt*

fac|to|ri|al [fæk'tɔːrɪəl, -'təʊr-]: I *noun* (*mathemat.*) Fakultät *f* II *adj* faktoriell, in Faktoren zerlegt, nach Faktoren aufgeschlüsselt

fac|ul|ta|tive ['fækəlteɪtɪv] *adj*: freigestellt, wahlweise, fakultativ

fac|ul|ty ['fækəltiː] *noun, plura* **-ties**: **1.** Fähigkeit *f*, Vermögen *nt*, Kraft *f* **2.** Begabung *f*, Talent *nt*, Gabe *f* **3.** (*Universität*) Fakultät *f*
faculty of hearing: Hörvermögen *nt*
(the) medical faculty: die Medizinische Fakultät *f*
faculty of sight: Sehvermögen *nt*
faculty of speech: Sprech-, Sprachvermögen *nt*
faculty of thought: Denkvermögen *nt*

FAD *Abk.*: flavin adenine dinucleotide

$FADH_2$ *Abk.*: reduced flavin adenine dinucleotide

FADN *Abk.*: flavin adenine dinucleotide

fae|cal ['fiːkl] *adj*: (*brit.*) →*fecal*

fae|cal|ith ['fiːkəlɪθ] *noun*: (*brit.*) →*fecalith*

fae|cal|oid ['fiːkəlɔɪd] *adj*: (*brit.*) →*fecaloid*

fae|cal|o|ma [fiːkə'ləʊmə] *noun*: (*brit.*) →*fecaloma*

fae|cal|u|ri|a [fiːkə'l(j)ʊəriːə] *noun*: (*brit.*) →*fecaluria*

fae|ces ['fiːsiːz] *plural*: (*brit.*) →*feces*

faec|u|la ['fekjələ] *noun, plura* **-lae** [-liː]: (*brit.*) →*fecula*

faec|u|lence ['fekjələns] *noun*: (*brit.*) →*feculence*

faec|u|lent ['fekjələnt] *adj*: (*brit.*) →*feculent*

FAF *Abk.*: fibroblast activating factor

fag|o|py|rism [ˌfægəʊ'paɪrɪzəm] *noun*: Buchweizenkrankheit *f*, Buchweizenausschlag *m*, Fagopyrismus *m*

fag|o|py|ris|mus [ˌfægəʊpaɪ'rɪzməs] *noun*: →*fagopyrism*

FAIDS *Abk.*: feline AIDS

fail [feɪl]: **I** *vt* **1.** jdm. fehlen **2.** (*Prüfung*) jdn. durchfallen lassen; durchfallen **II** *vi* **3.** (*Funktion*) abnehmen, schwächer werden; versagen **4.** fehlschlagen, scheitern, misslingen **5.** verfehlen, versäumen, unterlassen **fail to appear/come** ausbleiben **6.** fehlgehen, irren **7.** (*Prüfung*) durchfallen

fail|ing ['feɪlɪŋ]: **I** *noun* Fehler *m*, Schwäche *f* **II** *adj* (*Funktion*) nachlassend

fail|ure ['feɪljər] *noun*: Versagen *nt*, Störung *f*, Insuffizienz *f*
academic failure: Schulversagen *nt*
acute heart failure: akute Herzinsuffizienz *f*
acute kidney failure: akutes Nierenversagen *nt*, akute Niereninsuffizienz *f*
acute myocardial failure: myokardiales Pumpversagen *nt*
acute renal failure: akutes Nierenversagen *nt*
acute respiratory failure: akute respiratorische Insuffizienz *f*
backward failure: Rückwärtsversagen *nt*, backward failure *nt*
backward heart failure: Rückwärtsversagen *nt*, backward failure *nt*
cardiac failure: →*heart failure*
chronic heart failure: chronische Herzinsuffizienz *f*
chronic kidney failure: chronisches Nierenversagen *nt*, chronische Niereninsuffizienz *f*
chronic progressive respiratory failure: chronisch-progressives Lungenversagen *nt*
chronic respiratory failure: chronische respiratorische Insuffizienz *f*
congestive heart failure: dekompensierte Herzinsuffizienz *f*
congestive pulmonary failure: congestive pulmonary failure *nt*
coronary failure: akute Koronarinsuffizienz *f*
decompensated heart failure: dekompensierte Herzinsuffizienz *f*
fertility failure: Fertilitätsstörung *f*
forward failure: Vorwärtsversagen *nt*, forward failure *nt*
forward heart failure: Vorwärtsversagen, forward failure *nt*
fulminant hepatic failure: perakute Leberinsuffizienz *f*
heart failure: Herzinsuffizienz *f*, -versagen *nt*, Myokardinsuffizienz *f*, Herzmuskelschwäche *f*, Insufficientia cordis
heart failure at rest: Ruheinsuffizienz *f*
hepatic failure: Leberinsuffizienz *f*, -versagen *nt*
high-output heart failure: high-output failure *nt*
high-output kidney failure: polyurisches Nierenversagen *nt*
high-output renal failure: →*polyuric renal failure*
hypercatabolic acute kidney failure: hyperkataboles akutes Nierenversagen *nt*
intrarenal kidney failure: intrarenales Nierenversagen *nt*
kidney failure: Nierenversagen *nt*
left-sided heart failure: Linksinsuffizienz *f*, Linksherzinsuffizienz *f*, Linksversagen *nt*
left-ventricular failure: →*left-sided heart failure*
left-ventricular heart failure: →*left-sided heart failure*
liver failure: Leberinsuffizienz *f*
low-output failure: low-output failure *nt*
low-output heart failure: low-output failure *nt*
multiorgan failure: multiples Organversagen *nt*
multiple organ failure: Multiorganversagen *nt*, multiples Organversagen *nt*
non-oliguric kidney failure: nicht-oligurisches akutes Nierenversagen *nt*
non-oliguric renal failure: nicht-oligurisches Nierenversagen *nt*
obstructive renal failure: obstruktive Nephropathie *f*
oliguric kidney failure: oligurisches akutes Nierenversagen *nt*
oliguric renal failure: oligurisches Nierenversagen *nt*
polyuric kidney failure: polyurisches Nierenversagen *nt*
polyuric renal failure: polyurisches Nierenversagen *nt*
postrenal kidney failure: postrenales Nierenversagen *nt*
prerenal kidney failure: prärenales Nierenversagen *nt*
primary testicular failure: primärer Hodenschaden *m*, progressive peritubuläre Fibrose *f*
renal failure: Nierenversagen *nt*
respiratory failure: respiratorische Insuffizienz *f*, Atmungsinsuffizienz *f*
respiratory failure in the newborn: Neugeborenenasphyxie *f*, Atemdepressionszustand *m* des Neugeborenen, Asphyxia neonatorum
right-sided heart failure: Rechtsinsuffizienz *f*, Rechtsherzinsuffizienz *f*, Rechtsversagen *nt*
right-ventricular failure: →*right-sided heart failure*
right-ventricular heart failure: →*right-sided heart failure*
failure of speech: Sprachversagen *nt*, Aphasie *f*
terminal kidney failure: terminale dialysepflichtige Niereninsuffizienz *f*
failure to thrive: Gedeihstörung *f*
total heart failure: globale Herzinsuffizienz *f*, Globalinsuffizienz *f*

faint [feɪnt]: **I** *noun* Ohnmacht *f*, Ohnmachtsanfall *m*, Synkope *f* **II** *noun* ohnmächtig werden, in Ohnmacht fallen (*with, from* vor)

fair-skinned *adj*: hellhäutig

fal|cate ['fælkeɪt] *adj*: →*falciform*

fal|cial ['fælʃəl, -tʃəl] *adj*: Falx betreffend, Falx-

fal|ci|form ['fælsɪfɔːrm] *adj*: falciform, sichelförmig

fal|cine ['fælsiːn] *adj*: →*falcial*

fal|cu|la ['fælkjələ] *noun*: (Groß-)Hirnsichel *f*, Falx cerebri

fal|cu|lar ['fælkjələr] *adj*: **1.** →*falcial* **2.** →*falciform*
fall [fɔːl]: (*v* **fell; fallen**) I *n* **1.** Fall *m*, Sturz *m*; Fallen *nt* **2.** (*Temperatur*) Fallen *nt*, Sinken *nt*, Abnehmen *nt*, Abfallen *nt* **3.** Abfall *m*, Gefälle *nt*, Neigung *f* **4.** Zusammenfallen *nt*, Einsturz *m* **5.** Herbst *m* II *vi* **6.** (ab-)fallen; (um-, hin-, nieder-, herunter-)fallen; (ab-, um-)stürzen **7.** (*Temperatur*) (ab-)fallen, abnehmen, sinken
fall behind *vi* zurückbleiben *oder* -fallen hinter
fall down *vi* hin(unter)fallen, herunterfallen; umfallen; einstürzen
fall in *vi* einfallen, einstürzen
fall off *vi* abfallen
fall out *vi* herausfallen
fall over *vi* hin-, umfallen, stürzen; umkippen
fall through *vi* (*a. fig.*) durchfallen
fal|ling ['fɔːlɪŋ] *noun*: Fallen *nt*; Fall *m*, Sturz *m*; Scheidensenkung *f*
falling of the vagina: Scheidensenkung *f*
falling of the womb: Gebärmuttersenkung *f*, Descensus uteri
fall|out ['fɔːlaʊt] *noun*: **1.** (*physik.*) Fallout *m*, radioaktiver Niederschlag *m* **2.** (*fig.*) Neben-, Abfallprodukt *nt* **3.** (*fig.*) (negative) Auswirkungen *pl*
false [fɔːls] *adj*: falsch; unwahr; fehlerhaft; unecht, Pseudo-, Schein-
false-negative: I *noun* falschnegativer Test *m*, falschnegative Reaktion *f* II *adj* falschnegativ
false-positive: I *noun* falschpositiver Test *m*, falschpositive Reaktion *f* II *adj* falschpositiv
biologic false-positive: biologisch falschpositiver Test *m*, biologisch falschpositive Reaktion *f*
fal|si|fi|ca|tion [ˌfɔːlsəfɪ'keɪʃn] *noun*: (*Erinnerung*) (Ver-)Fälschung *f*
fal|si|fy ['fɔːlsɪfaɪ] *vt*: **1.** (ver-)fälschen, falsch *oder* irreführend darlegen **2.** widerlegen
falx [fælks, fɔːlks] *noun, plural* **fal|ces** ['fælsiːz, 'fɔːl-]: Sichel *f*, sichelförmige Struktur *f*, Falx *f*
falx of cerebellum: Kleinhirnsichel *f*, Falx cerebelli
falx cerebri: (Groß-)Hirnsichel *f*, Falx cerebri
falx of cerebrum: (Groß-)Hirnsichel *f*, Falx cerebri
inguinal falx: Leistensichel *f*, Falx inguinalis, Tendo conjunctivus
fam|ci|clo|vir [fæm'saɪkləvɪər] *noun*: Famciclovir *nt*
FAME *Abk.*: fumaric acid monoethylester
fa|mil|ial [fə'mɪljəl] *adj*: familiär, Familien-
fam|i|ly ['fæməliː]: I *noun* **1.** Familie *f* (*biolog.*) Familie *f* II *adj* Familien-
high-risk families: genetische Risikofamilien *pl*, High risk families *pl*
systematic family: Familie *f*
FAMMM *Abk.*: familial atypical multiple mole melanoma
fam|o|ti|dine [fæm'əʊtɪdiːn] *noun*: Famotidin *nt*
FANA *Abk.*: fluorescent antinuclear antibody
fan|go ['fæŋgəʊ] *noun*: Fango *m*
fan|go|ther|a|py [ˌfæŋgəʊ'θerəpiː] *noun*: Fangobehandlung *f*, -therapie *f*
fan|ta|size ['fæntəsaɪz]: I *vt* sich jdn. *oder* etw. vorstellen II *vi* **1.** phantasieren (*about* von) **2.** (tag-)träumen
fan|tasm ['fæntæzəm] *noun*: Wahn-, Trugbild *nt*, Hirngespinst *nt*, Sinnestäuschung *f*, Phantasma *nt*
fan|tast ['fæntæst] *noun*: Träumer *m*, Phantast *m*
fan|ta|sy ['fæntəsiː]: I *noun, plural* **-sies** **1.** Einbildung(skraft) *f*, Vorstellungsvermögen *nt*, Phantasie *f* **2.** Phantasie *f*, Phantasievorstellung *f*, -gebilde *nt*; Hirngespinst *nt*, Trugbild *nt* **3.** Tag-, Wachtraum *m* **4.** Phantasieren *nt* II *vt, vi* →*fantasize*
FAP *Abk.*: familial adenomatous polyposis
FAR *Abk.*: fluorescent antibody reaction
far|ad ['færəd] *noun*: Farad *nt*
far|a|da|ic [færə'deɪɪk] *adj*: →*faradic*
fa|rad|ic [fə'rædɪk] *adj*: faradisch
far|a|dism ['færədɪzəm] *noun*: **1.** faradischer Strom *m* **2.** Behandlung *f* mit faradischem Strom, Faradisation *f*, Faradotherapie *f*
far|a|di|za|tion [ˌfærədɪ'zeɪʃn, -daɪ-] *noun*: Behandlung *f* mit faradischem Strom, Faradisation *f*, Faradotherapie *f*
far|a|do|con|trac|til|i|ty [ˌfærədəʊˌkɑntræk'tɪləti:] *noun*: Muskelkontraktion *f* durch faradischen Strom
far|a|do|ther|a|py [ˌfærədəʊ'θerəpiː] *noun*: →*faradization*
far|cy ['fɑːrsiː] *noun, plura* **-cies**: Hautrotz *m*, Malleus farciminosus
far|i|na|ceous [ˌfærɪ'neɪʃəs] *adj*: **1.** mehlartig, mehlig, Mehl- **2.** stärkehaltig, Stärke-
far|ne|sol ['fɑːrnəsɔl] *noun*: Farnesol *nt*
far|no|quin|one [ˌfɑːrnəʊ'kwɪnəʊn] *noun*: Menachinon *nt*, Vitamin K_2 *nt*
far|sight|ed [fɑːr'saɪtɪd] *adj*: weitsichtig, hyperop, hypermetropisch
far|sight|ed|ness ['fɑːr'saɪtɪdnəs] *noun*: **1.** Weitsichtigkeit *f*, Hyperopie *f*, Hypermetropie *f* **2.** Weitblick *m*, Umsicht *f*
FAS *Abk.*: fetal alcohol syndrome
fas|ci|a ['fæʃ(ɪ)ə] *noun, plural* **-ci|ae** [-ʃɪˌiː]: **1.** Faszie *f*, Fascia *f* **2.** Binde *f*, Band *nt* **beneath a fascia** unter einer Faszie (liegend), subfaszial
abdominal fascia: Fascia abdominis
Abernethy's fascia: Fascia iliaca
anal fascia: Fascia inferior diaphragmatis pelvis
anoscrotal fascia: Fascia perinei superficialis
antebrachial fascia: Unterarmfaszie *f*, Fascia antebrachii
aponeurotic fascia: tiefe Körperfaszie *f*, Fascia profunda
fascia of arm: Oberarmfaszie *f*, Fascia brachii
axillary fascia: Fascia axillaris
bicipital fascia: Bizepsaponeurose *f*, Aponeurosis musculi bicipitis brachii, Aponeurosis bicipitalis
brachial fascia: Oberarmfaszie *f*, Fascia brachii
broad fascia: Fascia lata
buccinator fascia: →*buccopharyngeal fascia*
buccopharyngeal fascia: **1.** Fascia buccopharyngea **2.** Fascia buccopharyngealis
Buck's fascia: Buck-Faszie *f*, tiefe Penisfaszie *f*, Fascia penis profunda
bulbar fascia: Tenon-Kapsel *f*, Vagina bulbi
cervical fascia: Halsfaszie *f*, Fascia cervicalis
clavipectoral fascia: Fascia clavipectoralis
fascia of clitoris: Klitorisfaszie *f*, Clitorisfaszie *f*, Fascia clitoridis
Cloquet's fascia: Cloquet-Faszie *f*
Colles' fascia: Fascia diaphragmatis urogenitalis inferior
Cooper's fascia: Fascia cremasterica
coracoclavicular fascia: Fascia clavipectoralis
coracocostal fascia: Fascia clavipectoralis
cremasteric fascia: Fascia cremasterica
cribriform fascia: **1.** Fascia cribrosa **2.** Septum femorale
crural fascia: oberflächliche Unterschenkelfaszie *f*, Fascia cruris
Cruveilhier's fascia: Fascia perinei
dartos fascia of scrotum: Muskelhaut *f* des Skrotums, Musculus dartos
deep fascia: tiefe Körperfaszie *f*, Fascia profunda
deep fascia of arm: Oberarmfaszie *f*, Fascia brachii

deep fascia of back: Fascia thoracolumbalis
deep cervical fascia: Fascia nuchae
deep dorsal fascia: Fascia thoracolumbalis
deep fascia of forearm: Unterarmfaszie *f*, Fascia antebrachii
deep fascia of penis: tiefe Penisfaszie *f*, Buck-Faszie *f*, Fascia penis profunda
deep fascia of perineum: Urogenitaldiaphragma *nt*, Diaphragma urogenitale
deep fascia of thigh: Oberschenkelfaszie *f*, Fascia lata femoris
deltoid fascia: Fascia deltoidea
Denonvilliers' fascia: rektovaginale Scheidewand *f*, rektovaginales Septum *nt*, Septum rectovaginale
dentate fascia: Fascia dentata hippocampi, Gyrus dentatus
dentated fascia: Fascia dentata hippocampi, Gyrus dentatus
diaphragmatic fascia: Fascia diaphragmatica
dorsal fascia of foot: Fußrückenfaszie *f*, Fascia dorsalis pedis
dorsal fascia of hand: Handrückenfaszie *f*, Fascia dorsalis manus
Dupuytren's fascia: Palmaraponeurose *f*, Aponeurosis palmaris
endoabdominal fascia: Fascia transversalis
endopelvic fascia: viszerale Beckenfaszie *f*, Fascia endopelvina, Fascia pelvis visceralis
endothoracic fascia: endothorakale Faszie *f*, Fascia endothoracica
external spermatic fascia: Fascia spermatica externa
extraperitoneal fascia: Fascia extraperitonealis
femoral fascia: Oberschenkelfaszie *f*, Fascia lata femoris
fascia of forearm: Unterarmfaszie *f*, Fascia antebrachii
Gerota's fascia: Gerota-Fazie *f*, Gerota-Kapsel *f*, Fascia renalis
hypogastric fascia: Beckenfaszie *f*, Fascia pelvis
iliac fascia: Fascia iliaca
iliopectineal fascia: Arcus iliopectineus
inferior fascia of pelvic diaphragm: Fascia inferior diaphragmatis pelvis
inferior fascia of urogenital diaphragm: Fascia diaphragmatis urogenitalis inferior
infraspinous fascia: Fascia infraspinata
internal abdominal fascia: Fascia transversalis
internal spermatic fascia: Fascia spermatica interna
investing fascia: Fascia investiens
ischiorectal fascia: Fascia diaphragmatis pelvis inferior
fascia lata: Fascia lata, Oberschenkelfaszie *f*
fascia of leg: oberflächliche Unterschenkelfaszie *f*, Fascia cruris
lumbodorsal fascia: Fascia thoracolumbalis
masseteric fascia: Fascia masseterica
muscular fasciae of eye: Fasciae musculares bulbi
fascia of nape: Fascia nuchae
fascia of neck: Halsfaszie *f*, Fascia cervicalis
nuchal fascia: Fascia nuchae
obturator fascia: Obturatorfaszie *f*, Fascia obturatoria
orbital fasciae: Orbitafaszien *pl*, Fasciae orbitales
palmar fascia: Palmaraponeurose *f*, Aponeurosis palmaris
parietal abdominal fascia: Fascia abdominis parietalis
parietal pelvic fascia: parietale Beckenfaszie *f*, Fascia pelvis parietalis
parotid fascia: Faszienhülle *f* der Parotis, Fascia parotidea
pectoral fascia: Pektoralisfaszie *f*, Fascia pectoralis
pectoralis major fascia: Pektoralisfaszie *f*, Fascia pectoralis
pelvic fascia: Beckenfaszie *f*, Fascia pelvis
fascia of pelvic diaphragm: Fascia diaphragmatis pelvis
pelviprostatic fascia: Prostatafaszie *f*, Fascia prostatae
perineal fascia: Fascia perinei, Dammfaszie *f*, Fascia investiens perinei superficialis
peritoneoperineal fascia: Fascia peritoneoperinealis
pharyngobasilar fascia: Fascia pharyngobasilaris
phrenicopleural fascia: Fascia phrenicopleuralis
plantar fascia: Fußsohlen-, Plantaraponeurose *f*, Aponeurosis plantaris
precaecocolic fascia: (*brit.*) →*prececocolic fascia*
prececocolic fascia: Fascia precaecocolica
presacral fascia: Fascia presacralis
pretracheal fascia: mittlere Halsfaszie *f*, Fascia colli media, Lamina pretrachealis fasciae cervicalis
prevertebral fascia: tiefe Halsfaszie *f*, Fascia colli profunda, Lamina prevertebralis fasciae cervicalis
prostatic fascia: Prostatafaszie *f*, Fascia prostatae
quadratus lumborum fascia: Fascia musculi quadrati lumborum
rectal fascia: Fascia superior diaphragmatis pelvis
rectoprostatic fascia: Fascia rectoprostatica, Septum rectovesicale
rectosacral fascia: Fascia rectosacralis
rectovaginal fascia: Fascia rectovaginalis, Septum rectovaginale
rectovesical fascia: Fascia superior diaphragmatis pelvis
renal fascia: Fascia renalis
semilunar fascia: Aponeurosis musculi bicipitis brachii
Sibson's fascia: Sibson-Membran *f*, Sibson-Faszie *f*, Membrana suprapleuralis
subcutaneous fascia: **1.** Unterhaut *f*, Subkutis *f*, Tela subcutanea **2.** oberflächliche Unterhautfaszie *f*, Fascia superficialis
subperitoneal fascia: subperitoneales Bindegewebsblatt *nt*, Fascia subperitonealis
superficial fascia: **1.** oberflächliche Unterhautfaszie *f*, Fascia superficialis **2.** Unterhaut *f*, Subkutis *f*, Tela subcutanea
superficial fascia of penis: oberflächliche Penisfaszie *f*, Fascia penis superficialis
superficial perineal fascia: Fascia perinei superficialis
superior fascia of pelvic diaphragm: Fascia superior diaphragmatis pelvis
superior fascia of urogenital diaphragm: Fascia diaphragmatis urogenitalis superior
temporal fascia: Fascia temporalis
fasciae of Tenon: Fasciae musculares bulbi
fascia of thigh: Oberschenkelfaszie *f*, Fascia lata
thoracic fascia: Fascia thoracica
thoracolumbar fascia: Fascia thoracolumbalis
transverse fascia: Fascia transversalis
Tyrrell's fascia: Septum rectovesicale
fascia of urogenital diaphragm: Fascia diaphragmatis urogenitalis
fascia of urogenital trigone: Urogenitaldiaphragma *nt*, Diaphragma urogenitale
visceral abdominal fascia: Fascia abdominis visceralis, Fascia endoabdominalis
visceral pelvic fascia: viszerale Beckenfaszie *f*, Fascia

F

endopelvina, Fascia pelvis visceralis
volar fascia: Palmaraponeurose *f*, Aponeurosis palmaris
fas|ci|al ['fæʃ(ɪ)əl] *adj*: Faszie betreffend, Faszien-, Faszio-
fas|ci|a|plas|ty ['fæʃɪəplæstiː] *noun*: Faszienplastik *f*
fas|ci|cle ['fæsɪkl] *noun*: (Faser-)Bündel *nt*, Strang *m*, Faszikel *m*, (*anatom.*) Fasciculus *m*
anterior fascicle: Fasciculus anterior
anterior fascicle of palatopharyngeus muscle: Fasciculus anterior musculi palatopharyngei
ciliary fascicle: Fasciculus ciliaris
corticothalamic fascicles: Fasciculi corticothalamici
medial fascicle of forebrain: Fasciculus medialis telencephali, mediales Vorderhirnbündel *nt*
muscle fascicle: Muskelfaserbündel *nt*
nerve fascicle: Nervenfaserbündel *nt*
posterior fascicle: Fasciculus posterior
posterior fascicle of palatopharyngeus muscle: Fasciculus posterior musculi palatopharyngei
rubroreticular fascicles: Fasciculi rubroreticulares
thalamocortical fascicles: Fasciculi thalamocorticales
fas|cic|u|lar [fə'sɪkjələr] *adj*: **1.** Faszikel betreffend, faszikulär **2.** büschelförmig, faszikulär
fas|cic|u|late [fə'sɪkjəleɪt, -lɪt] *adj*: **1.** Faszikel betreffend, faszikulär **2.** büschelförmig, faszikulär
fas|cic|u|lat|ed [[fə'sɪkjəleɪtɪd] *adj*: büschelförmig, faszikulär
fas|cic|u|la|tion [fəˌsɪkjə'leɪʃn] *noun*: **1.** Faszikelbildung *f* **2.** faszikuläre Zuckungen *pl*, Faszikulation *f*
fas|cic|u|lus [fə'sɪkjələs] *noun, plural* **-li** [-laɪ]: kleines Bündel *nt*, Faserbündel *nt*, Muskel-, Nervenfaserbündel *nt*, -faserstrang *m*, Faszikel *m*, Fasciculus *m*
anterior intersegmental fasciculi of spinal cord: Fasciculi proprii anteriores
anterior proper fasciculi: Fasciculi proprii anteriores
anterior proper fasciculi of spinal cord: Fasciculi proprii anteriores
fasciculus of Burdach: Burdach-Strang *m*, Fasciculus cuneatus medullae spinalis
cuneate fasciculus of medulla oblongata: Fasciculus cuneatus medullae oblongatae
cuneate fasciculus of spinal cord: Burdach-Strang *m*, Fasciculus cuneatus medullae spinalis
dentatorubral fasciculus: →*dentorubral fasciculus*
dentorubral fasciculus: dentorubrales Bündel *nt*, Fasciculus dentorubralis
dorsal intersegmental fasciculi of spinal cord: Fasciculi proprii posteriores
dorsal longitudinal fasciculus: Schütz-Bündel *nt*, Schütz-Längsbündel *nt*, dorsales Längsbündel *nt*, Fasciculus longitudinalis dorsalis
dorsal proper fasciculi of spinal cord: Fasciculi proprii posteriores
dorsolateral fasciculus: Lissauer-Bündel *nt*, Lissauer-Randbündel *nt*, Tractus dorsolateralis
extrapyramidal motor fasciculus: Monakow-Bündel *nt*, Tractus rubrospinalis
Flechsig's fasciculi: Binnen-, Elementar-, Grundbündel *pl* des Rückenmarks, Intersegmentalfaszikel *pl*, Fasciculi proprii
Goll's fasciculus: Goll-Strang *m*, Fasciculus gracilis medullae spinalis
Gowers' fasciculus: Gowers-Bündel *nt*, Tractus spinocerebellaris anterior
fasciculus gracilis of medulla oblongata: Fasciculus gracilis medullae oblongatae
fasciculus gracilis of spinal cord: Goll-Strang *m*, Fasciculus gracilis medullae spinalis
horizontal occipital fasciculi: Fasciculi occipitales horizontales
inferior frontooccipital fasciculus: Fasciculus frontooccipitalis inferior
inferior longitudinal fasciculus: unteres Längsbündel *nt*, Fasciculus longitudinalis inferior
inferior longitudinal fasciculus of cerebrum: unteres Längsbündel *nt*, Fasciculus longitudinalis inferior
inferior occipitofrontal fasciculus: Fasciculus occipitofrontalis inferior
interfascicular fasciculus: Schultze-Komma *nt*, Fasciculus interfascicularis/semilunaris
intersegmental fasciculi: Intersegmentalfaszikel *pl*, Binnenbündel *pl*, Elementarbündel *pl*, Grundbündel *pl*, Fasciculi proprii
intersegmental fasciculi of spinal cord: Grundbündel *pl* des Rückenmarks, Fasciculi intersegmentales, Fasciculi proprii medullae spinalis
interstitiospinal fasciculus: Fasciculus interstitiospinalis
lateral intersegmental fasciculi of spinal cord: Fasciculi lateral intersegmental fasciculi
lateral proper fasciculi: Fasciculi proprii laterales
lateral proper fasciculi of spinal cord: Fasciculi proprii laterales
lenticular fasciculus: Linsenkernbündel *nt*, Fasciculus lenticularis
Lissauer's fasciculus: Lissauer-Randbündel *nt*, Tractus dorsolateralis
mamillotegmental fasciculus: Gudden-Haubenbündel *nt*, Fasciculus mammillotegmentalis
mamillothalamic fasciculus: Vicq d'Azyr-Bündel *nt*, Fasciculus mammillothalamicus
medial longitudinal fasciculus: mediales Längsbündel *nt*, Fasciculus longitudinalis medialis
medial prosencephalic fasciculus: mediales Vorderhirnbündel *nt*, Fasciculus prosencephalicus medialis
medial telencephalic fasciculus: mediales Vorderhirnbündel *nt*, Fasciculus prosencephalicus medialis
Meynert's fasciculus: Meynert-Bündel *nt*, Fasciculus retroflexus, Tractus habenulointerpeduncularis
Monakow's fasciculus: Monakow-Bündel *nt*, Tractus rubrospinalis
olivocochlear fasciculus: Tractus olivocochlearis
orbitofrontal fasciculus: orbitofrontales Bündel *nt*, Fasciculus orbitofrontalis
pallidohypothalamic fasciculus: pallidohypothalamisches Bündel *nt*, Fasciculus pallidohypothalamicus
papillomacular fasciculus: papillomakuläres Bündel *nt*, Fasciculus papillomacularis
parafascicular nucleus of thalamus: Nucleus parafascicularis thalami
parieto-occipitopontine fasciculus: Fasciculus parietooccipitopontinus
posterior intersegmental fasciculi of spinal cord: →*dorsal intersegmental fasciculi of spinal cord*
posterior proper fasciculi: Fasciculi proprii posteriores
posterior proper fasciculi of spinal cord: →*dorsal proper fasciculi of spinal cord*
proper fasciculi: Grundbündel *pl*, Fasciculi proprii
proper fasciculi of spinal cord: Binnen-, Elementar-, Grundbündel *pl* des Rückenmarks, Intersegmentalfaszikel *pl*, Fasciculi proprii (medullae spinalis)
pyramidal fasciculus of medulla oblongata: Fasciculus

F

pyramidalis (medullae oblongatae)
reticulothalamic fasciculus: retikulothalamisches Bündel *nt*, Fasciculus reticulothalamicus
rubro-olivary fasciculus: Probst-Gamper-Bündel *nt*, Fasciculus rubro-olivaris
Schultze's fasciculus: Schultze-Komma *nt*, Fasciculus interfascicularis/semilunaris
semilunar fasciculus: Schultze-Komma *nt*, Fasciculus interfascicularis/semilunaris
septomarginal fasciculus: Fasciculus septomarginalis
solitary fasciculus: Solitärbündel *nt*, Tractus solitarius
Spitzer's fasciculus: Spitzer-Faserbündel *nt*, Fasciculus tegmentalis ventralis
strionigral fasciculus: Fasciculus strionigralis
subcallosal fasciculus: Fasciculus subcallosus
subthalamic fasciculus: subthalamisches Bündel *nt*, Fasciculus subthalamicus
sulcomarginal fasciculus: Fasciculus sulcomarginalis
superior longitudinal fasciculus: Fasciculus longitudinalis superior, oberes Längsbündel *nt*, Fasciculus arcuatus
superior longitudinal fasciculus of cerebrum: oberes Längsbündel *nt*, Fasciculus longitudinalis superior, Fasciculus arcuatus
superior occipitofrontal fasciculus: Fasciculus occipitofrontalis superior, Fasciculus subcallosus
thalamic fasciculus: Forel-Bündel *nt*, Fasciculus thalamicus
thalamomamillary fasciculus: Vicq d'Azyr-Bündel *nt*, Fasciculus mammillothalamicus
transverse fasciculi of palmar aponeurosis: Fasciculi transversi aponeurosis palmaris
transverse fasciculi of plantar aponeurosis: Fasciculi transversi aponeurosis plantaris
fasciculus of Türck: Türck-Bündel *nt*, Tractus temporopontinus
unciform fasciculus: →*uncinate fasciculus*
uncinate fasciculus: Hakenbündel *nt*, Fasciculus uncinatus
uncinate fasciculus of cerebellum: Fasciculus uncinatus cerebelli
uncinate fasciculus of cerebrum: Fasciculus uncinatus cerebri
ventral intersegmental fasciculi of spinal cord: →*anterior intersegmental fasciculi of spinal cord*
ventral proper fasciculi of spinal cord: →*anterior proper fasciculi of spinal cord*
ventral tegmental fasciculus: Spitzer-Faserbündel *nt*, Fasciculus tegmentalis ventralis
vertical occipital fasciculus: Fasciculus occipitalis verticalis
fasciculus of Vicq d'Azyr: Vicq d'Azyr-Bündel *nt*, Fasciculus mammillothalamicus
wedge-shaped fasciculus: Burdach-Strang *m*, Fasciculus cuneatus medullae spinalis

fas|ci|ec|to|my [ˌfæʃɪ'ektəmiː] *noun*: Faszienexzision *f*, -resektion *f*, Fasziektomie *f*

fas|ci|it|ic [ˌfæʃɪ'ɪtɪk] *adj*: Faszienentzündung/Fasziitis betreffend, fasziitisch

fas|ci|i|tis [ˌfæʃɪ'aɪtɪs] *noun*: Faszienentzündung *f*, Fasziitis *f*, Fasciitis *f*
cranial fasciitis: kraniale Fasziitis *f*
eosinophilic fasciitis: eosinophile Fasziitis *f*, Shulman-Syndrom *nt*
exudative calcifying fasciitis: Kalzinose *f*, Calcinosis *f*
intrvascular fasciitis: intravaskuläre Fasziitis *f*
necrotizing fasciitis: nekrotisierende Fasziitis *f*, Streptokokkengängrän *f*
nodular fasciitis: noduläre Fasziitis *f*
ossifying fasciitis: ossifizierende Fasziitis *f*
parosteal fasciitis: parosteale Fasziitis *f*
peritoneal fasciitis: **1.** Ormond-Syndrom *nt*, (idiopathische) retroperitoneale Fibrose *f* **2.** symptomatische retroperitoneale Fibrose *f*
proliferative fasciitis: proliferative Fasziitis *f*
pseudosarcomatous fasciitis: pseudosarkomatöse (noduläre) Fasziitis *f*, Fasciitis nodularis pseudosarcomatosa
pseudosarcomatous nodular fasciitis: →*pseudosarcomatous fasciitis*
synergistic necrotizing fasciitis: gramnegative anaerobe kutane Gangrän *f*, synergistische nekrotisierende Fasziitis *f*

fas|ci|od|e|sis [ˌfæʃɪ'ɑdəsɪs] *noun*: Fasziodese *f*

fas|ci|o|gen|ic [ˌfæsɪə'dʒenɪk] *adj*: von einer Faszie ausgehend, durch eine Faszie bedingt, fasziogen

Fas|ci|o|la [fə'sɪələ, -'saɪ-] *noun*: Fasciola *f*, Fasciola *f*
Fasciola gigantea: Fasciola gigantea
Fasciola gigantica: Fasciola gigantica
Fasciola hepatica: Fasciola hepatica, großer Leberegel *m*

fas|ci|o|li|a|sis [ˌfæsɪəʊ'laɪəsɪs] *noun*: Leberegelkrankheit *f*, Fasciola-hepatica-Infektion *f*, Fasciola-gigantica-Infektion *f*, Faszioliasis *f*, Fasziolose *f*, Fasciolosis *f*, Fascioliasis *f*

fas|ci|o|lid [fə'sɪəlɪd, -'saɪ-] *noun*: Fasziolid *m*, Fasciolid *m*

fas|ci|o|lop|si|a|sis [ˌfæsɪəʊlɑp'saɪəsɪs] *noun*: Fasziolopsiasis *f*

Fas|ci|o|lop|sis [ˌfæsɪəʊ'lɑpsɪs] *noun*: Fasciolopsis *f*
Fasciolopsis buski: Fasciolopsis buski *f*, Riesendarmegel *m*, großer Darmegel *m*

fas|ci|o|plas|ty ['fæʃɪəplæstiː] *noun*: Faszienplastik *f*

fas|ci|or|rha|phy [fæʃɪ'ɔrəfiː] *noun*: Fasziennaht *f*, Fasziorrhaphie *f*

fas|ci|ot|o|my [fæʃɪ'ɑtəmiː] *noun*: Faszienspaltung *f*, -schnitt *m*, Fasziotomie *f*

fas|ci|tis [fæ'saɪtɪs] *noun*: →*fasciitis*

fast [fæst, fɑːst]: **I** *noun* Fasten *nt* **II** *adj* **1.** schnell, rasch **2.** (*Film*) hochempfindlich; (*Linse*) lichtstark **3.** fest, beständig **4.** fest; befestigt, festgemacht, sicher **make fast** festmachen, befestigen **a fast grip** ein fester Griff **5.** widerstandsfähig, beständig (*to* gegen) **III** *adv* **6.** schnell, rasch **7.** fest **IV** *vi* fasten
fast to light: lichtecht

fas|ten [fæsn, fɑːsn]: **I** *vt* **1.** festmachen, befestigen, festbinden (*to* an) **2.** (ver-, ab-)schließen, zumachen **II** *vi* sich schließen lassen

fas|ten|er ['fæsənər, 'fɑːsə-] *noun*: Verschluss(vorrichtung *f*) *m*

fas|ten|ing ['fæsənɪŋ, 'fɑːsə-]: **I** *noun* **1.** Festmachen *nt*, Befestigen *nt* **2.** →*fastener* **II** *adj* Schließ-, Verschluss-, Befestigungs-

fas|tid|i|ous [fæs'tɪdɪəs, fə-] *adj*: anspruchsvoll

fas|tid|i|um [fæs'tɪdɪəm, fə-] *noun*: Fastidium *nt*

fas|ti|ga|tum [fæstɪ'geɪtəm] *noun*: Nucleus fastigii

fas|tig|i|um [fæs'tɪdʒɪəm] *noun, plural* **-i|ums, -gia** [-dʒɪə]: Fastigium *nt*

fast|ing ['fæstɪŋ, 'fɑːst-]: **I** *noun* Fasten *nt* **II** *adj* fastend, Fast-

fast|ness ['fæstnɪs, 'fɑːst-] *noun*: Widerstandsfähigkeit *f*, -kraft *f*, Beständigkeit *f* (*to* gegen); Farb-, Lichtechtheit *f*

fat [fæt]: **I** *noun* **1.** Fett *nt*, Lipid *nt* **2.** Fettgewebe *nt* **II** *adj* **4.** beleibt, korpulent, adipös **5.** fett, fettig, fetthaltig **grow fat** Gewicht ansetzen, zunehmen **run to fat** Ge-

wicht ansetzen, zunehmen
animal fat: tierisches Fett *nt*
brown fat: braunes Fettgewebe *nt*
buccal fat: Wangenfett *nt*
corpse fat: Fett-, Leichenwachs *nt*, Adipocire *f*
depot fat: Depot-, Speicherfett *nt*
fetal fat: braunes Fettgewebe *nt*
grave fat: →*corpse fat*
milk fat: Milchfett *nt*
moruloid fat: braunes Fettgewebe *nt*
mulberry fat: braunes Fettgewebe *nt*
neutral fats: Neutralfette *pl*
paranephric fat: Corpus adiposum pararenale
pararenal fat: Corpus adiposum pararenale
perinephric fat: Nierenfettkapsel *f*, perirenale Fettkapsel *f*, Capsula adiposa renis
perirenal fat: Nierenfettkapsel *f*, perirenale Fettkapsel *f*, Capsula adiposa perirenalis
polyunsaturated fat: Lipid *nt* mit mehrfach ungesättigten Fettsäuren
saturated fat: Fett *nt* aus gesättigten Fettsäuren
storage fat: Speicher-, Depotfett *nt*
structural fat: Struktur-, Baufett *nt*
subcutaneous fat: Unterhautfettgewebe *nt*, Panniculus adiposus
unsaturated fat: Fett *nt* mit ungesättigten Fettsäuren
vegetable fat: Pflanzenfett *nt*
white fat: weißes Fettgewebe *nt*
wool fat: Wollwachs *nt*, Lanolin *nt*

FAT *Abk.*: **1.** fluorescent antibody technique **2.** fluorescent antibody test

fa|tal ['feɪtl]: I *noun* tödlicher Unfall *m* II *adj* **1.** tödlich, mit tödlichem Ausgang, fatal, letal **2.** fatal, unheilvoll, verhängnisvoll (*to* für) **3.** unvermeidlich

fa|tal|i|ty [feɪ'tæləti:] *noun*: **1.** Verhängnis *nt*; Geschick *nt*; Unglück *nt*, Schicksalsschlag *m* **2.** (*Krankheit*) tödlicher Verlauf *m*; tödlicher Unfall *m* **3.** (Todes-)Opfer *nt*

fa|ther ['fɑːðər]: I *noun* Vater *m*; Vorfahr *m*, Ahn *m* II *adj* Vater- III *vt* **1.** ein Kind zeugen **2.** die Vaterschaft anerkennen
biological father: leiblicher Vater *m*
father-in-law: Schwiegervater *m*
nursing father: Pflegevater *m*

fa|ti|ga|bil|i|ty [ˌfætɪgə'bɪləti:] *noun*: leichte/schnelle Ermüdbarkeit *f*

fa|ti|ga|ble ['fætɪgəbl] *adj*: leicht/schnell ermüdend

fa|tigue [fə'ti:g]: I *noun* **1.** Ermüdung *f*, Ermattung *f*, Erschöpfung *f* **2.** Überanstrengung *f*, Übermüdung *f* II *vt* ermüden; erschöpfen III *vi* ermüden
acoustic fatigue: Hörermüdung *f*
auditory fatigue: Hörermüdung *f*
cerebral fatigue: zentrale/psychische Ermüdung *f*
jet fatigue: Jet-lag *m/nt*
material fatigue: Materialermüdung *f*
mental fatigue: psychische/zentrale Ermüdung *f*
muscular fatigue: **1.** Muskelermüdung *f* **2.** körperliche/physische Ermüdung *f*
physical fatigue: körperliche/physische Ermüdung *f*
psychological fatigue: psychische/zentrale Ermüdung *f*
vocal fatigue: Hypophonie *f*, Phonasthenie *f*

fa|tigued [fə'ti:gd] *adj*: ermüdet; erschöpft

fa|ti|guing [fə'ti:gɪŋ] *adj*: ermüdend, erschöpfend; anstrengend, strapaziös, mühsam

fat|less ['fætləs] *adj*: fettfrei, ohne Fett, mager

fat|like ['fætlaɪk] *adj*: fettartig, fettähnlich, wie Fett

fat|ness ['fætnəs] *noun*: **1.** Fettleibigkeit *f*, Fettsucht *f*, Obesität *f*, Adipositas *f*, Obesitas *f* **run to fatness** Fett ansetzen **2.** Fettigkeit *f*, Fett-, Ölhaltigkeit *f*

F_1-ATPase *noun*: Kopplungsfaktor F_1 *m*, F_1-ATPase *f*

fat-soluble *adj*: fettlöslich

fat|ten ['fætn]: I *vt* dick *oder* fett(leibig) machen; mästen II *vi* dick *oder* fett(leibig) werden; sich mästen
fatten up *vt* →*fatten I*

fat|ten|ing ['fætnɪŋ] *adj*: (*Essen*) dick machend

fat|ty ['fæti:] *adj*: **1.** fett, fettig, fetthaltig, adipös, Fett- **2.** fett, fettleibig, adipös, Fett-

fau|ces ['fɔ:si:z] *noun, plural* **fau|ces**: **1.** Schlund *m*, Schlundenge *f*, Fauces *f* **2.** Rachen *m*, Pharynx *m*

fau|cial ['fɔ:ʃl] *adj*: Schlundenge *oder* Rachen betreffend, Rachen-, pharyngeal

fau|ci|tis [fɔ:'saɪtɪs] *noun*: Entzündung *f* der Rachenenge/des Isthmus faucium, Faucitis *f*

fau|na ['fɔ:nə] *noun, plura* **-nas, -nae** [-ni:]: Fauna *f*

fa|va ['fɑːvə] *noun*: Saubohne *f*, Favabohne *f*, Vicia faba

fa|ve|o|lar [fə'vɪələr] *adj*: →*foveate*

fa|ve|o|late [fə'vɪəleɪt, -lɪt] *adj*: wabenförmig; alveolär

fa|ve|o|lus [fə'vɪələs] *noun, plural* **-li** [-laɪ]: Grübchen *nt*, Foveaola *f*

fa|vid ['fɑːvɪd] *noun*: Favid *nt*

fa|vism ['fɑːvɪzəm] *noun*: Favismus *m*, Fabismus *m*, Bohnenkrankheit *f*

fa|vus ['feɪvəs] *noun*: Erb-, Flechten-, Kopf-, Pilzgrind *m*, Favus *m*, Tinea (capitis) favosa, Dermatomycosis favosa

FAZ *Abk.*: foveal avascular zone

FB *Abk.*: **1.** factor B **2.** foreign body

Fb *Abk.*: fibroblast

FBA *Abk.*: fetal blood analysis

FBC *Abk.*: full blood count

FBM *Abk.*: fat body mass

FBP *Abk.*: folate-binding protein

FBS *Abk.*: **1.** fasting blood sugar **2.** feedback signal **3.** feedback system **4.** fetal bovine serum

FC *Abk.*: **1.** frontal cortex **2.** functional clearance

Fc *Abk.*: **1.** complement binding fraction **2.** Fc fragment **3.** fragment crystallizable

5-FC *Abk.*: 5-fluorocytosine

FCA *Abk.*: fluocinolone acetonide

FCC *Abk.*: flucloxacillin

FCCP *Abk.*: trifluoromethoxycarbonyl-cyanide-phenylhydrazone

FCF *Abk.*: fibroblast chemo-attractant factor

FCHL *Abk.*: familial combined hyperlipidemia

FCM *Abk.*: flow cytometry

FCP *Abk.*: final common pathway

FD *Abk.*: **1.** fatal dose **2.** focal distance **3.** follicular dendritic cell **4.** forceps delivery

Fd *Abk.*: **1.** Fd fragment **2.** ferredoxin

FD_{50} *Abk.*: median fatal dose

FDA *Abk.*: **1.** fluorescein diacetate **2.** food and drug administration

FDC *Abk.*: follicular dendritic cell

FDG *Abk.*: fluorodeoxyglucose

FDH *Abk.*: focal dermal hypoplasia

FDL *Abk.*: fluorescein dilaurate

FDMS *Abk.*: field desorption mass spectrometry

FDNB *Abk.*: 1-fluoro-2,4-dinitrobenzene

FDP *Abk.*: **1.** fibrin degradation products **2.** fibrinogen degradation products **3.** fructose-1,6-diphosphate

FDP-ALD *Abk.*: fructose diphosphate aldolase

FDPase *Abk.*: fructose-1,6-diphosphatase

F-duction *noun*: Sexduktion *f*, F-Duktion *f*

FDUMP *Abk.*: fluorodeoxyuridine monophosphate

FDV *Abk.*: forced diffusion ventilation

F

FE *Abk.*: **1.** fetal erythroblastosis **2.** fractional excretion

fear [fɪər]: I *noun* **1.** Furcht *f*, Angst *f* (*of* vor; *that* dass) **2.** Befürchtung *f*, Besorgnis *f*, Sorge *f*, Bedenken *pl* **3.** Gefahr *f*, Risiko *nt* **II** *vi* (sich) fürchten vor, Angst haben vor

irrational fear of acquiring cancer: Kanzerophobie *f*

irrational fear of amphibians or reptiles: krankhafte Angst vor Reptilien *oder* Amphibien, Herpetophobie *f*

irrational fear of animals: krankhafte Angst vor Tieren, Zoophobie *f*, Tierphobie *f*

irrational fear of ankylosis: Ankylophobie *f*

irrational fear of bacteria or microorganisms: Bakteriophobie *f*, Bazillophobie *f*

irrational fear of bees: krankhafte Angst vor Bienen, Apiphobie *f*

irrational fear of being/becoming deformed: Dysmorphophobie *f*

irrational fear of being alone: krankhafte Angst vor dem Alleinsein, Eremophobie *f*

irrational fear of being buried alive: Taphophobie *f*

irrational fear of being in a closed place: krankhafte Angst vor geschlossenen Räumen, Klaustrophobie *f*

irrational fear of being naked: krankhafte Angst vor Nacktheit *oder* dem Nacktsein, Nudophobie *f*

irrational fear of being poisoned: krankhafte Angst vor Giften und Vergiftung, Toxikophobie *f*

irrational fear of being scratched: Amychophobie *f*, Kratzangst *f*

irrational fear of being seen: krankhafte Angst vor dem Gesehenwerden, Skopophobie *f*

irrational fear of being shut in or being within walls: krankhafte Angst vor geschlossenen Räumen, Klaustrophobie *f*

irrational fear of being tired: krankhafte Angst *f* vor Müdigkeit

irrational fear of being touched: Berührungsangst *f*, Haphephobie *f*, Haptephobie *f*, Haptophobie *f*

irrational fear of being weak: krankhafte Angst vor körperlicher Schwäche, Asthenophobie *f*

irrational fear of blood: krankhafte Angst vor Blut, Blutscheu *f*, Hämophobie *f*, Hämatophobie *f*

irrational fear of blushing: krankhafte Angst vor dem Erröten, Errötungsfurcht *f*, Ereuthophobie *f*, Erythrophobie *f*

irrational fear of books: krankhafte Abneigung gegen Bücher, Bibliophobie *f*

irrational fear of cats: krankhafte Angst vor Katzen, Ailurophobie *f*

irrational fear of certain places or situations: Situationsangst *f*

irrational fear of childbirth: krankhafte Angst vor Niederkunft und Geburt, Tokophobie *f*, Maieusiophobie *f*

irrational fear of children: krankhafte Angst vor Kindern, Pädophobie *f*

irrational fear of choking: Anginophobie *f*

irrational fear of coitus: krankhafte Angst vor dem Beischlaf, krankhafte Angst vor dem Koitus, Koitophobie *f*

irrational fear of contracting a skin disease: krankhafte Angst vor Hautkrankheiten, Dermatophobie *f*

irrational fear of crossing a bridge: Brückenangst *f*, Gephyrophobie *f*

irrational fear of darkness: krankhafte Angst vor der Dunkelheit *oder* der Nacht, Nachtangst *f*, Dunkelangst *f*, Nyktophobie *f*, Skotophobie *f*

fear of death: Todesangst *f*, Todesfurcht *f*

irrational fear of death: Thanatophobie *f*, krankhafte Angst vor dem Tod

irrational fear of death or corpses: krankhafte Angst vor toten Körpern, Nekrophobie *f*

irrational fear of a deep place: Tiefenangst *f*, Bathophobie *f*

irrational fear of developing a phobia: Angsterwartung *f*

irrational fear of dirt or contamination: Mysophobie *f*

irrational fear of disease: krankhafte Angst vor (bestimmten) Krankheiten, Nosophobie *f*, Krankheitsfurcht *f*

irrational fear of dogs: krankhafte Angst vor Hunden, Hundeangst *f*, Kynophobie *f*

irrational fear of doing work: Ergasiophobie *f*

irrational fear of dreams: krankhafte Angst *f* vor Träumen

irrational fear of the duration of time: Chronophobie *f*

irrational fear of dust: krankhafte Angst vor Staub, Amathophobie *f*

irrational fear of eating: krankhafte Angst vor Essen, Cibophobie *f*, Sitiophobia *f*

irrational fear of error or sin: krankhafte Angst vor Fehlhandlungen, Hamartophobie *f*

irrational fear of everything: krankhafte Angst vor allem, Panphobie *f*

irrational fear of faeces or defaecation: (*brit.*) →*irrational fear of feces or defecation*

irrational fear of falling asleep: krankhafte Angst vor Schlaf *oder* dem Einschlafen, Hypnophobie *f*

irrational fear of feces or defecation: krankhafte Angst vor (der Berührung von) Fäkalien, Koprophobie *f*

irrational fear of fire: krankhafte Angst vor Feuer, Pyrophobie *f*

irrational fear of fish: krankhafte Angst vor Fischen *oder* Fischgerichten, Ichthyophobie *f*

irrational fear of flowers: krankhafte Angst vor Blumen, Anthophobie *f*

irrational fear of flying: krankhafte Angst vorm Fliegen, Aerophobie *f*, Aerophobie *f*, Luftscheu *f*

irrational fear of food or eating: krankhafte Angst vor Essen, Sitiophobia *f*, Cibophobie *f*

irrational fear of fresh air or drafts: krankhafte Angst vor frischer Luft, Luftscheu *f*, Aerophobie *f*

irrational fear of frogs: krankhafte Angst vor Fröschen, Batrachophobie *f*

irrational fear of girls: krankhafte Angst vor (kleinen) Mädchen, Parthenophobie *f*

irrational fear of a glare: Photaugiaphobie *f*

irrational fear of hearing a particular name or word: Onomatophobie *f*

irrational fear of heart disease: Herzangst *f*, Kardiophobie *f*

irrational fear of heights: Akrophobie *f*

irrational fear of the home environment: Oikophobie *f*

irrational fear of horses: krankhafte krankhafte Angst vor Pferden, Equinophobie *f*

irrational fear of human society: Angst vor bestimmten Menschen *oder* Menschengruppen, Anthropophobie *f*

irrational fear of infestation with lice: krankhafte Angst vor Läusen, Pedikulophobie *f*

irrational fear of injury or trauma: krankhafte Angst vor Unfällen *oder* Verletzungen, Traumatophobie *f*

irrational fear of insects: krankhafte Angst vor Insekten, Insektenangst *f*, Entomophobie *f*

irrational fear: krankhafte Angst *f*, Phobie *f*

irrational fear of light: krankhafte Angst vor Licht,

Lichtscheu *f*, Photophobie *f*
irrational fear of looking or going down into deep places: Höhenangst *f*, Akrophobie *f*
irrational fear of losing sexual power: krankhafte Angst vor Impotenz, Aphanisis *f*
irrational fear of loss of semen: krankhafte Angst vor Sperma, Spermatophobie *f*
irrational fear of many things: Polyphobie *f*
irrational fear of marriage: krankhafte Angst vor Ehe *oder* Hochzeit, Gamophobie *f*
irrational fear of men: krankhafte Angst vor Männern, Androphobie *f*
irrational fear of metal or metal objects: krankhafte Angst vor Metallgegenständen, Metallophobie *f*
irrational fear of moisture or dampness: krankhafte Angst vor Feuchtigkeit, Hygrophobie *f*
morbid fear: krankhafte/pathologische Angst/Furcht *f*
irrational fear of myths or of making an untruthful statement: krankhafte Angst davor (wissentlich *oder* unwissentlich) die Unwahrheit zu sagen, Mythophobie *f*
irrational fear of a naked person or a naked part of the body: krankhafte Angst vor nackten Körpern *oder* vor dem Nacktsein, Gymnophobie *f*
irrational fear of needles: krankhafte Angst vor Nadeln, Nadelangst *f*, Belenophobie *f*
irrational fear of new ideas: krankhafte Angst vor (neuen) Ideen, Ideophobie *f*
irrational fear of new things: krankhafte Angst vor allem Neuen, Novophobie *f*
irrational fear of odors: krankhafte Angst vor Gerüchen, Olfaktophobie *f*
irrational fear of old persons: krankhafte Angst vor älteren Personen *oder* dem Älterwerden, Gerontophobie *f*
irrational fear of mice: krankhafte Angst vor Mäusen, Musophobie *f*
irrational fear of one specific disease: krankhafte Angst vor einer bestimmten organischen Krankheit *f*, Monopathophobie *f*
irrational fear of open places: krankhafte Angst vor offenen Plätzen, Agoraphobie *f*
irrational fear of open X-rays: krankhafte Angst *f* vor Röntgenstrahlen
irrational fear of order: krankhafte Angst vor Ordnung, Ataxophobie *f*
irrational fear of pain: krankhafte Angst vor Schmerzen, Algophobie *f*
irrational fear of parasites: krankhafte Angst vor Parasiten, Parasitophobie *f*
irrational fear of passing urine: krankhafte Angst vor dem Wasserlassen, Urophobie *f*
irrational fear of personal uncleanliness: krankhafte Überzeugung schlecht zu riechen *oder* unsauber zu sein, Automysophobie *f*
irrational fear of pins and needles: krankhafte Angst vor Nadeln, Belonephobie *f*
irrational fear of a place or locality: krankhafte Angst vor bestimmten Plätzen *oder* Orten, Topophobie *f*
irrational fear of pleasure: krankhafte Angst vor angenehmen Empfindungen *oder* vor einem Lustgefühl, Hedonophobie *f*
irrational fear of rabies: krankhafte Angst *f* vor Tollwut
irrational fear of radiation: krankhafte Angst vor Strahlen *oder* Strahlung, Radiophobie *f*
irrational fear of rain: krankhafte Angst vor Regen, Ombrophobie *f*
irrational fear of the rays of the sun: krankhafte Angst vor Sonnenlicht, Heliophobie *f*
irrational fear of red colors: Erythrophobie *f*, krankhafte Angst vor roter Farbe, Rotangst *f*
irrational fear of red colours: (*brit.*) →*irrational fear of red colors*
irrational fear of returning home: krankhafte Angst vor dem Nachhausekommen, Nostophobie *f*
irrational fear of the sea: krankhafte Angst vor dem Meer, Thalassophobie *f*
irrational fear of sexual feelings and their physical expression: Erotophobie *f*
irrational fear of sharp-pointed objects: Nagelangst *f*, Aichmophobie *f*
irrational fear of sickness: krankhafte Angst vor (bestimmten) Krankheiten, Pathophobie *f*
irrational fear of sinning: Peccatiphobie *f*
irrational fear of sitting down: krankhafte Angst *f* vor dem Hinsetzen
irrational fear of sitting still: krankhafte Angst *f* vor dem Stillsitzen
irrational fear of solitude: krankhafte Angst vor dem Alleinsein, Autophobie *f*
irrational fear of solitude or of being alone: krankhafte Angst vor dem Alleinsein, Monophobie *f*
irrational fear of sound or of speaking aloud: krankhafte Angst vor lauten Geräuschen *oder* lautem Sprechen, Phonophobie *f*
irrational fear of speaking: krankhafte Angst vorm Sprechen, Glossophobie *f*, Sprechangst *f*, Sprechscheu *f*, Lalophobie *f*
irrational fear of spiders: krankhafte Angst vor Spinnen, Arachnophobie *f*
irrational fear of strangers: krankhafte Angst vor Fremden *oder* allem Fremdartigen, Xenophobie *f*
irrational fear of swallowing: krankhafte Angst vor dem Schlucken, Schluckangst *f*, Phagophobie *f*
irrational fear of syphilis: krankhafte Angst vor (einer Ansteckung mit) Syphilis, Syphilidophobie *f*
irrational fear of taking medicine: krankhafte Angst vor (der Einnahme von) Medikamenten, Pharmakophobie *f*
irrational fear of thieves or suffering theft: krankhafte Angst bestohlen zu werden *oder* selbst zu stehlen, Kleptophobie *f*
irrational fear of thunder: krankhafte Angst vor Donner, Donnerangst *f*, Brontophobie *f*, Keraunophobie *f*
irrational fear of thunder and lightning: krankhafte Angst vor Gewittern, Gewitterangst *f*, Astraphobie *f*, Keraunophobie *f*
irrational fear of trichinosis: krankhafte Angst vor einer Trichineninfektion, Trichinophobie *f*
irrational fear of vaccination: krankhafte Angst vor einer Impfung, Vakzinophobie *f*
irrational fear of water: krankhafte Angst vor Wasser, Aquaphobie *f*
irrational fear of wind: krankhafte Angst vor Wind, Anemophobie *f*
irrational fear of women: krankhafte Angst vor Frauen, Gynäphobie *f*, Gynäkophobie *f*
irrational fear of worms: krankhafte Angst vor Würmern *oder* einer Wurmerkrankung, Helminthophobie *f*

feb|ri|cant ['febrɪkənt] *noun, adj*: →*febrifacient*

feb|ri|cide ['febrɪsaɪd]: **I** *noun* fiebersenkendes Mittel *nt*, Antipyretikum *nt* **II** *adj* fiebersenkend, antipyretisch

fe|bric|i|ty [fɪ'brɪsətiː] *noun*: Fieberhaftigkeit *f*, Fieberzustand *m*, febriler Zustand *m*

fe|bric|u|la [fɪ'brɪkjələ] *noun*: leichtes Fieber *nt*, leichte fieberhafte Erkrankung *f*, Febricula *f*
feb|ri|fa|cient [ˌfebrɪ'feɪʃənt]: **I** *noun* fiebererzeugendes Mittel *nt*, Pyretikum *nt*, Pyrogen *nt* **II** *adj* fiebererzeugend, -verursachend, -erregend, pyrogen, pyretisch
fe|brif|ic [fɪ'brɪfɪk] *adj*: fiebererzeugend, fieberverursachend, pyretisch, pyrogen
fe|brif|u|gal [fɪ'brɪf(j)əgəl] *adj*: fiebersenkend, -mildernd, -reduzierend, antipyretisch, antifebril
feb|ri|fuge ['febrɪfjuːdʒ]: **I** *noun* fiebersenkendes Mittel *nt*, Antipyretikum *nt* **II** *adj* →*febrifugal*
feb|rile ['febrɪl] *adj*: mit Fieber (verbunden), fieberhaft, fiebernd, fiebrig, fieberig, fieberkrank, febril, Fieber-
fe|bris ['febrɪs, 'feɪ-] *noun*: →*fever*
fe|bu|prol [fe'bjuːprɑl, -prɔl] *noun*: Febuprol *nt*, 1-Butoxy-3-phenoxy-2-propanol *nt*
FEC *Abk.*: final expiration capacity
fe|cal ['fiːkl] *adj*: Kot/Fäzes betreffend, aus Fäkalien bestehend, von Fäkalien stammend, kotig, fäkal, fäkulent, sterkoral
fe|cal|ith ['fiːkəlɪθ] *noun*: Kotstein *m*, Koprolith *m*
fe|cal|oid ['fiːkəlɔɪd] *adj*: kotig, kotartig, stuhlartig, stuhlähnlich, fäkulent, sterkoral
fe|ca|lo|ma [fiːkə'ləʊmə] *noun*: Kotgeschwulst *f*, Fäkalom *nt*, Koprom *nt*, Sterkorom *nt*
fe|cal|u|ri|a [fiːkə'l(j)ʊəriːə] *noun*: Fäkalurie *f*
fe|ces ['fiːsiːz] *plural*: Stuhl *m*, Kot *m*, Fäzes *pl*, Faeces *pl*, Fäkalien *pl*
FECG *Abk.*: fetal electrocardiogram
FECO_2 *Abk.*: fractional excretion of CO_2
fec|u|la ['fekjələ] *noun, plura* **-lae** [-liː]: Stärke *f*, Stärkemehl *nt*
fec|u|lence ['fekjələns] *noun*: Kotartigkeit *f*, Fäkulenz *f*
fec|u|lent ['fekjələnt] *adj*: kotig, kotartig, stuhlartig, stuhlähnlich, fäkulent, sterkoral
fe|cund ['fiːkənd] *adj*: fruchtbar, zeugungsfähig, fortpflanzungsfähig, fertil
fe|cun|date ['fiːkəndeɪt, 'fe-] *vt*: befruchten
fe|cun|da|tion [ˌfiːkən'deɪʃn, ˌfe-] *noun*: Befruchtung *f*, Fertilisation *f*
artificial fecundation: künstliche Befruchtung *f*, artifizielle Insemination *f*
fe|cun|da|tive [fɪ'kʌndətɪv] *adj*: befruchtend
fe|cun|di|ty [fɪ'kʌndətiː] *noun*: Fertilität *f*
fee|ble ['fiːbl] *adj*: schwach, matt
feed [fiːd]: (*v* **fed; fed**) **I** *n* **1.** (*Säugling*) Füttern *nt*, Mahlzeit *f*; (*inf.*) Essen *nt* **2.** (*techn.*) Versorgung *f*, (*Computer*) Eingabe *f* (*into* in) **II** *vt* **3.** (*Kinder, Kranke*) füttern (*on, with* mit) **feed o.s.** (*Patient*) alleine *oder* ohne Hilfe essen (können) **feed at the breast** stillen **feed by force** zwangsernähren **4.** (*Familie*) ernähren, unterhalten **5.** (*techn.*) (*Maschine*) versorgen beschicken (*with* mit); (*Computer*) füttern **III** *vi* **6.** Nahrung zu sich nehmen; (*Säugling*) gefüttert werden (*on, upon* mit) **7.** sich (er-)nähren, leben (*on, upon* von)
feed back *vt* (*elektr.*) rückkoppeln; (*Informationen*) zurückleiten (*to* an)
feed up *vt* jdn. auf-, hochpäppeln
feed|back ['fiːdbæk] *noun*: Rückkopplung *f*, Feedback *nt*
inhibitory feedback: inhibitorische Rückkopplung *f*
positive feedback: Mitkopplung *f*, positive Rückkopplung *f*
feed|er ['fiːdər] *noun*: **1.** (Säuglings-, Saug-)Flasche *f* **2.** (*brit.*) Lätzchen *nt*
feed|ing ['fiːdɪŋ]: **I** *noun* Füttern *nt*, (Er-)Nähren *nt*, Ernährung *f*, Mahlzeit *f* **II** *adj* (*techn.*) versorgend, speisend, zuführend, Zufuhr-
artificial feeding: (*Säugling*) Flaschenernährung *f*
central venous feeding: zentralvenöse Ernährung *f*
enteral feeding: enterale Ernährung *f*
forced feeding: Zwangsernährung *f*
forcible feeding: Zwangsernährung *f*
intravenous feeding: intravenöse Ernährung *f*
nasal feeding: Ernährung *f* über eine Magensonde
nasogastric feeding: Ernährung *f* über eine Magensonde
parenteral feeding: parenterale Ernährung *f*
self demand feeding: Self demand feeding *nt*
supplemental feeding: Zwiemilchernährung *f*
FEEG *Abk.*: fetal electroencephalogram
feel [fiːl]: (*v* **felt; felt**) **I** *noun* **1.** Gefühl *nt* **2.** Gefühl *nt*, Empfindung *f*, Eindruck *m* **II** *vt* **3.** anfassen, (be-, an-)fühlen **4.** fühlen, (ver-)spüren, wahrnehmen **III** *vi* **5.** fühlen **6.** sich fühlen, sich befinden
feel|ing ['fiːlɪŋ] *noun*: **1.** Gefühl *nt*, Gefühlssinn *m* **2.** Stimmung *f*, Gefühlszustand *m* **3.** (Gefühls-)Eindruck *m* **4.** Empfindung *f*, Einstellung *f*, Ansicht *f*
inferiority feeling: Minderwertigkeitsgefühl *nt*
feet [fiːt] *plural*: →*foot*
FEF *Abk.*: **1.** forced expiratory flow **2.** frontal eye field
FEH *Abk.*: fixed essential hypertension
FEK *Abk.*: fractional excretion of potassium
fel [fel] *noun*: Galle *f*, Fel *nt*
Fel|der|struk|tur [fɛltərʃtrʊk'tuːr] *noun*: Felderstruktur *f*
fe|line ['fiːlaɪn] *adj*: Katzen-
fel|late [fə'leɪt] *vt*: fellationieren, fellieren
fel|la|tio [fə'leɪʃɪəʊ] *noun*: Fellatio *f*, Coitus oralis
fel|la|tion [fə'leɪʃn] *noun*: →*fellatio*
fel|la|to|rism ['felətɔːrɪzəm] *noun*: →*fellatio*
fel|on ['felən] *noun*: eitrige Fingerspitzenerkrankung *f*; tiefes Fingerpanaritium *nt*
felt ['felt] *noun*: Filz *m*
fiber felt: Faserfilz *m*
fibre felt: (*brit.*) →*fiber felt*
felt|work ['feltwɜrk] *noun*: filzartiges Geflecht *nt*
FeLV *Abk.*: feline leukemia virus
FEM *Abk.*: field electron microscopy
fem. *Abk.*: **1.** female **2.** feminine
fe|male ['fiːmeɪl]: **I** *noun* Frau *f*; Mädchen *nt* **II** *adj* **1.** das weibliche Geschlecht betreffend, weiblich **2.** Frau(en) betreffend, von Frauen, weiblich, Frauen-
fem|i|nal|i|ty [femə'nælətiː] *noun*: →*femininity*
fem|i|ne|i|ty [femə'nɪətiː] *noun*: →*femininity*
fem|i|nine ['femənɪn] *adj*: weiblich, feminin, Frauen-
fem|i|nin|i|ty [femə'nɪnətiː] *noun*: **1.** Weiblichkeit *f* **2.** Fraulichkeit *f*
fem|i|nism ['femənɪzəm] *noun*: **1.** Verweiblichung *f*, Feminismus *m* **2.** Frauenrechtsbewegung *f*, Feminismus *m*
mammary feminism: Vergrößerung *f* der männlichen Brust(drüse), Gynäkomastie *f*
fe|min|i|ty [fɪ'mɪnətiː] *noun*: →*femininity*
fem|i|ni|za|tion [ˌfemənaɪ'zeɪʃn] *noun*: Feminisierung *f*, Feminierung *f*
testicular feminization: Goldberg-Maxwell-Morris-Syndrom *nt*, testikuläre Feminisierung *f*
fem|i|no|nu|cle|us [ˌfemɪnəʊ'n(j)uːklɪəs] *noun*: weiblicher Vorkern/Pronukleus *m*
fem|o|ral ['femərəl] *adj*: Femur/Oberschenkel(knochen) betreffend, femoral
femoro- *präf.*: Femoral-, Oberschenkel-, Femur-
fem|o|ro|ab|dom|i|nal [ˌfemərəʊæb'dɑmɪnl] *adj*: Oberschenkel(knochen) und Bauch/Abdomen betreffend, femoroabdominal
fem|o|ro|cele ['femərəʊsiːl] *noun*: Schenkelbruch *m*, -hernie *f*, Merozele *f*, Hernia femoralis/curalis

fem|o|ro|il|i|ac [ˌfemərəˈɪlɪæk] *adj*: Oberschenkel(knochen) und Darmbein/Ilium betreffend, femoroiliakal
fem|o|ro|pa|tel|lar [ˌfemərəʊpəˈtelər] *adj*: Oberschenkel (-knochen) und Kniescheibe/Patella betreffend, femoropatellar
fem|o|ro|pop|lit|e|al [ˌfemərəʊpɑpˈlɪtɪəl] *adj*: Oberschenkel(knochen) und Kniekehle betreffend, femoropopliteal
fem|o|ro|tib|i|al [ˌfemərəˈtɪbɪəl] *adj*: Oberschenkel(knochen) und Schienbein/Tibia betreffend, femorotibial
femto- *präf.*: Femto-
fe|mur [ˈfiːmər] *noun, plural* **fem|o|ra** [ˈfemərə]: **1.** Oberschenkelknochen *m*, Femur *nt*, Os femoris **2.** Oberschenkel *m*
fractured femur: Oberschenkelbruch *m*, Oberschenkelfraktur *f*, Femurfraktur *f*
FENa *Abk.*: fractional excretion of sodium
fen|bu|fen [fenˈbjuːfen] *noun*: Fenbufen *nt*, 4-(4-Biphenylylcarbonyl)-4-oxobuttersäure *f*
fen|cam|fa|min [fenˈkæmfəmɪn] *noun*: Fencamfamin *nt*, Fencamphamin *nt*
fen|di|line [ˈfendɪlaɪn] *noun*: Penaxazan *nt*, Fendilin *nt*
fe|nes|tra [fɪˈnestrə] *noun, plural* **-trae** [-triː]: Fenestra *f*, Fenster *nt*
fenestra of cochlea: rundes Fenster *nt*, Schneckenfenster *nt*, Fenestra cochleae
fe|nes|tral [fɪˈnestrəl] *adj*: fenestral
fe|nes|trate [ˈfenəstreɪt]: **I** *adj* mit Fenster(n)/Löchern (versehen), gefenstert, fenestriert **II** *vt* fenstern
fe|nes|trat|ed [ˈfenəstreɪtɪd] *adj*: mit Fenster(n)/Löchern (versehen), gefenstert, fenestriert
fen|es|tra|tion [ˌfenəˈstreɪʃn] *noun*: **1.** (*chirurg.*) Fensterung(soperation *f*) *f*, Fenestration *f* **2.** (*patholog.*) Fenster *nt*; Defekt *m*
alveolar plate fenestration: →*apical fenestration*
fenestration of alveolar process: Alveolarknochenfensterung *f*
aorticopulmonary fenestration: →*aortopulmonary fenestration*
aortopulmonary fenestration: aortopulmonaler Defekt *m*, aortopulmonales Fenster *nt*
apical fenestration: Wurzelspitzemperforation *f*, Wurzelspitzenfenestration *f*, apikale Perforation *f*
dental fenestration: Wurzeltrepanation *f*, Wurzelspitzentrepanation *f*
intralaminar fenestration: intralaminäre Fensterung *f*
valvular fenestration: Herzklappenfensterung *f*
fen|eth|yl|line [fenˈeθəliːn] *noun*: Fenetyllin *nt*, α-Methyl-phenethylamin *nt*
fen|flur|a|mine [fenˈflʊərəmiːn] *noun*: Fenfluramin *nt*, Phenfluramin *nt*
fen|nel [ˈfenl] *noun*: Fenchel *m*, Bitterfenchel *m*, Foeniculum vulgare
fen|o|fi|brate [ˌfenəˈfaɪbreɪt] *noun*: Fenofibrat *nt*, Isopropyl-2-[4-(4-chlorbenzoyl)phenoxy]-2-methylpropionat *nt*
fen|o|pro|fen [ˌfenəˈprəʊfen] *noun*: Fenoprofen *nt*
fen|o|ter|ol [ˌfenəˈterəʊl] *noun*: Fenoterol *nt*
fen|pip|ra|mide [fenˈpɪprəmaɪd] *noun*: Fenpipramid *nt*
fen|ta|nyl [ˈfentənɪl] *noun*: Fentanyl *nt*
fen|ti|clor [ˈfentəklɔːr] *noun*: Fenticlor *nt*
fen|u|greek [ˈfenjʊˌgriːk] *noun*: Bockshornklee *m*, Trigonella foenum-graecum
FEP *Abk.*: free erythrocyte porphyrin
$FEPO_4$ *Abk.*: fractional phosphate excretion
FER *Abk.*: familial exudative retinopathy
fer|ment [ˈfɜrment]: **I** *noun* →*enzyme* **II** *vt* zum Gären bringen, vergären **III** *vi* gären, in Gärung sein
fer|ment|a|bil|i|ty [ˌfɜrmentəˈbɪlətiː] *noun*: Gärungsfähigkeit *f*, gährungsfähige Beschaffenheit *f*
fer|ment|a|ble [fɜrˈmentəbl] *adj*: fermentierbar
fer|men|ta|tion [ˌfɜrmenˈteɪʃn] *noun*: Gärung *f*, Gärungsprozess *m*, Fermentation *f*, Fermentierung *f*
alcoholic fermentation: alkoholische Gärung *f*
ammoniacal fermentation: ammoniakalische Gärung *f*
anaerobic fermentation: anaerobe Gärung *f*
butyl alcohol fermentation: Butylalkoholgärung *f*
butyric acid fermentation: Buttersäuregärung *f*
Entner-Doudoroff fermentation: Entner-Doudoroff-Abbau *m*
heterolactic fermentation: heterolaktische/heterofermentative/gemischte Milchsäuregärung *f*
homolactic fermentation: homolaktische/homofermentative Milchsäuregärung *f*
lactic acid fermentation: Milchsäuregärung *f*
milk fermentation: Milchgärung *f*
mixed fermentation: heterolaktische/heterofermentative/gemischte Milchsäuregärung *f*
protein fermentation: Eiweißfäulnis *f*, Eiweißgärung *f*
putrefactive fermentation: Fäulnisgärung *f*
sugar fermentation: Zuckervergärung *f*
urine fermentation: Harngärung *f*
fer|ment|a|tive [fɜrˈmentətɪv] *adj*: fermentativ
fer|men|tive [fɜrˈmentɪv] *adj*: →*fermentative*
fer|men|tum [fɜrˈmentəm] *noun*: Hefe *f*
fer|mi|um [ˈfɜrmɪəm] *noun*: Fermium *nt*
fer|mo|se|rum [ˌfɜrməˈsɪərəm] *noun*: Fermoserum *nt*
fern [fɜrn] *noun*: Farn *m*
male fern: Wurmfarn *m*, Aspidium filix-mas
fern|ing [ˈfɜrnɪŋ] *noun*: Farnkrautphänomen *nt*, Arborisationsphänomen *nt*
fer|rat|ed [ˈfereɪtɪd] *adj*: eisenbeladen
fer|re|dox|in [ˌferəˈdɑksɪn] *noun*: Ferredoxin *nt*
fer|ric [ˈferɪk] *adj*: dreiwertiges Eisen enthaltend, Ferri-, Eisen-III-
ferric chloride: Eisen-III-chlorid *nt*
ferric ferrocyanide: Berliner-Blau *nt*, Ferriferrocyanid *nt*
ferric hydrate: Eisen-III-hydroxid *nt*
ferric hydroxide: Eisen-III-hydroxid *nt*
fer|ri|cy|a|nide [ˌferɪˈsaɪənɪd, ˌferaɪ-] *noun*: Hexacyanoferrat (III) *nt*
fer|ri|hae|mo|glo|bin [ˌferɪˈhiːməgləʊbɪn] *noun*: (*brit.*) →*ferrihemoglobin*
fer|ri|he|mo|glo|bin [ˌferɪˈhiːməgləʊbɪn] *noun*: Methämoglobin *nt*, Hämiglobin *nt*
fer|ri|pro|to|por|phy|rin [ferɪˌprəʊtəʊˈpɔːrfərɪn] *noun*: Teichmann-Kristalle *pl*, salzsaures Hämin *nt*, Hämin *nt*, Häminkristalle *pl*, Chlorhämin *nt*, Chlorhäminkristalle *pl*, Chlorhämatin *nt*
fer|ri|tin [ˈferɪtɪn] *noun*: Ferritin *nt*
fer|ro|chel|a|tase [ˌferəʊˈkiːləteɪz] *noun*: Goldberg-Enzym *nt*, Ferrochelatase *f*
fer|ro|cy|to|chrome [ˌferəʊˈsaɪtəkrəʊm] *noun*: Ferrocytochrom *nt*
fer|ro|ki|net|ic [ˌferəʊkɪˈnetɪk, -kaɪ-] *adj*: ferrokinetisch
fer|ro|ki|net|ics [ˌferəʊkɪˈnetɪks] *plural*: Ferrokinetik *f*
fer|ro|pro|tein [ˌferəʊˈprəʊtiːn, -tiːɪn] *noun*: Ferroprotein *nt*
fer|ro|pro|to|por|phy|rin [ferəʊˌprəʊtəʊˈpɔːrfərɪn] *noun*: Häm *nt*, Protohäm *nt*
fer|ro|ther|a|py [ˌferəʊˈθerəpiː] *noun*: Eisentherapie *f*
fer|rous [ˈferəs] *adj*: zweiwertiges Eisen enthaltend, Ferro-, Eisen-II-

ferrous fumarate: Ferrofumarat *nt*, Eisen-II-fumarat *nt*
ferrous gluconate: Ferrogluconat *nt*, Eisen-II-gluconat *nt*
ferrous lactate: Ferrolactat *nt*, Eisen-II-lactat *nt*
ferrous succinate: Ferrosuccinat *nt*, Eisen-II-succinat *nt*
ferrous sulfate: Ferrosulfat *nt*, Eisen-II-sulfat *nt*
ferrous sulphate: (*brit.*) →*ferrous sulfate*

fer|rox|i|dase [fer'ɑksɪdeɪz] *noun*: Zörulo-, Zärulo-, Coerulo-, Caeruloplasmin *nt*, Ferroxidase I *f*

fer|ru|gi|na|tion [fəˌruːdʒə'neɪʃn] *noun*: Eiseneinlagerung *f*, -ablagerung *f*

fer|ru|gi|nous [fə'ruːdʒɪnəs] *adj*: **1.** eisenhaltig, Eisen- **2.** rostfarben

fer|rum ['ferəm] *noun*: Eisen *nt*, Ferrum *nt*

fer|tile ['fɜrtl] *adj*: fruchtbar, zeugungsfähig, fortpflanzungsfähig, fertil

fer|til|i|ty [fɜr'tɪlətiː] *noun*: Fruchtbarkeit *f*, Fertilität *f*; (männliche) Befruchtungs-/Zeugungsfähigkeit *f*
impaired fertility: Fertilitätsstörung *f*

fer|til|i|za|tion [ˌfɜrtlə'zeɪʃn] *noun*: Befruchtung *f*, Fertilisation *f*
assisted fertilization: assistierte Fertilisation *f*
cross fertilization: Allogamie *f*
in vitro fertilization: In-vitro-Fertilisation *f*

fer|til|ize ['fɜrtlaɪz] *vt*: befruchten, fruchtbar machen

fer|ves|cence [fər'vesəns] *noun*: Temperaturanstieg *m*

FES *Abk.*: **1.** forced expiratory spirogram **2.** functional electrostimulation

fes|ter ['festər]: **I** *noun* **1.** Geschwür *nt*, Ulkus *nt* **2.** eiternde Wunde *f* **II** *vi* **3.** eitern **4.** verwesen, verfaulen

fes|ter|ing ['festərɪŋ] *adj*: purulent, eiternd

fes|ti|nant ['festɪnənt] *adj*: beschleunigend

fes|ti|na|tion [ˌfestə'neɪʃn] *noun*: Festination *f*

FeSV *Abk.*: feline sarcoma virus

FET *Abk.*: **1.** feces excretion test **2.** forced expiratory technique **3.** forced expiratory time

fe|tal ['fiːtl] *adj*: Fetus *oder* Fetalperiode betreffend, fetal, fötal, Feto-, Fetus-

fe|tal|ism ['fiːtəlɪzəm] *noun*: →*fetalization*

fe|tal|i|za|tion [ˌfiːtlaɪ'zeɪʃn] *noun*: Fetalisation *f*, Fötalisation *f*, Fetalismus *m*

fe|ta|tion [fɪ'teɪʃn] *noun*: **1.** Schwangerschaft *f*, Gravidität *f* **2.** Fetusentwicklung *f*, -wachstum *nt*

fe|ti|cide ['fiːtəsaɪd]: **I** *noun* Fetusschädigung *f*, -abtötung *f*, Foetizid *m*, Fetizid *m* **II** *adj* fetusschädigend, -abtötend, fetizid

fet|id ['fetɪd, 'fiː-] *adj*: übelriechend, stinkend, fetid, fötid

fet|ish ['fetɪʃ, 'fiː-] *noun*: Fetisch *m*

fet|ish|ism ['fetəʃɪzəm] *noun*: Fetischismus *m*
transvestic fetishism: Transvestismus *m*, Transvestitismus *m*

fet|ish|ist ['fetəʃɪst] *noun*: Fetischist(in *f*) *m*

fe|to|gen|e|sis [fiːtəʊ'dʒenəsɪs] *noun*: Fötogenese *f*, Fetogenese *f*

fe|tog|ra|phy [fiː'tɑgrəfiː] *noun*: Fetographie *f*, Fetografie *f*

fe|tol|o|gy [fiː'tɑlədʒiː] *noun*: Foetologie *f*, Fetologie *f*

fe|to|ma|ter|nal [ˌfiːtəʊmə'tɜrnl] *adj*: Fetus und Mutter betreffend, fetomaternal

fe|tom|e|try [fiː'tɑmətriː] *noun*: Fetometrie *f*, Fetalometrie *f*

fe|top|a|thy [fiː'tɑpəθiː] *noun*: **1.** Embryopathie *f*, Embryopathia *f* **2.** Fetopathie *f*, Fetopathia *f*
alcoholic fetopathy: Embryofetopathia alcoholica, Embryopathia alcoholica, Alkoholembryopathie *f*
antiepileptic fetopathy: Antiepileptika-Embryofetopathie *f*
diabetic fetopathy: diabetische Embryopathie/Fetopathie *f*, Embryopathia/Fetopathia diabetica
rubella fetopathy: Rötelnfetopathie *f*

fe|to|pla|cen|tal [ˌfiːtəʊplə'sentl] *adj*: Fetus und Mutterkuchen/Plazenta betreffend, fetoplazentar

α-fe|to|pro|tein [ˌfiːtəʊ'prəʊtiːn, -tiːɪn] *noun*: α_1-Fetoprotein *nt*, alpha$_1$-Fetoprotein *nt*, Alphafetoprotein *nt*
amniotic fluid α-fetoprotein: Alphafetoprotein in der Amnionflüssigkeit
maternal serum α-fetoprotein: Alphafetoprotein im mütterlichen Serum

fe|tor ['fiːtər] *noun*: übler Geruch *m*, Fötor *m*, Foetor *m*
uraemic fetor: (*brit.*) →*uremic fetor*
uremic fetor: Foetor uraemicus

fe|to|scope ['fiːtəskəʊp] *noun*: Fetoskop *nt*

fe|to|scop|ic [ˌfiːtə'skɑpɪk] *adj*: Fetoskopie betreffend, mittels Fetoskopie, fetoskopisch

fe|tos|co|py [fɪ'tɑskəpiː] *noun*: Fetoskopie *f*

fe|to|tox|ic|i|ty [fiːtəʊtɑk'sɪsətiː] *noun*: Fetotoxizität *nt*

fe|tu|in ['fiːtjuːɪn] *noun*: Fetuin *nt*

fe|tus ['fiːtəs] *noun, plural* **-tus|es**: Foetus *m*, Fetus *m*, Foet *m*, Fet *m*
calcified fetus: Steinkind *nt*, Lithopädion *nt*
fetus compressus: Fetus compressus
harlequin fetus: **1.** Harlekinfetus *m*, Ichthyosis congenita (gravis/universalis), Keratosis diffusa maligna, Hyperkeratosis universalis congenita **2.** (*pädiat.*) Harlekinfetus *m*, Harlekin-Farbwechsel *m*
jogging fetus: jogging fetus *nt*, F4-Status *m*
paper-doll fetus: Fetus papyraceus
papyraceous fetus: Fetus papyraceus

FEV *Abk.*: forced expiratory volume

FEV$_1$ *Abk.*: forced expiratory volume per second

fe|ver ['fiːvər] *noun*: **1.** Fieber *nt*, Febris *f*, Pyrexie *f* **2.** fieberhafte Erkrankung *f*, Fieber *nt* **without fever** ohne Fieber (verlaufend), afebril
abscess fever: Abszessfieber *nt*, septisches Fieber *nt*
Aden fever: Dengue *nt*, Dengue-Fieber *nt*, Dandy-Fieber *nt*
aestivoautumnal fever: Falciparum-Malaria *f*, Tropenfieber *nt*, Aestivoautumnalfieber *nt*, Malaria tropica
aetiocholanolone fever: (*brit.*) Ätiocholanolon-Fieber *nt*
African Coast fever: East-Coast-Fieber *nt*, bovine Piroplasmose *f*, bovine Theileriose *f*
African haemorrhagic fever: (*brit.*) →*African hemorrhagic fever*
African hemorrhagic fever: afrikanisches hämorrhagisches Fieber *nt*
African tick fever: afrikanisches Zeckenfieber *nt*
ague fever: Sumpffieber *nt*, Wechselfieber *nt*, Malaria *f*
aphthous fever: Maul- und Klauenseuche *f*, echte Maul- und Klauenseuche *f*, Febris aphthosa, Stomatitis epidemica, Aphthosis epizootica
Argentinean haemorrhagic fever: (*brit.*) →*Argentinean hemorrhagic fever*
Argentinean hemorrhagic fever: Juninfieber *nt*, argentinisches hämorrhagisches Fieber *nt*
Argentine haemorrhagic fever: (*brit.*) →*Argentinean hemorrhagic fever*
Argentine hemorrhagic fever: →*Argentinean hemorrhagic fever*
artificial fever: künstliches Fieber *nt*
aseptic fever: aseptisches Fieber *nt*, Febris aseptica
Assam fever: viszerale Leishmaniose/Leishmaniase *f*, Kala-Azar *f*, Splenomegalia tropica
atropine fever: Atropinfieber *nt*
Australian Q fever: Balkangrippe *f*, Q-Fieber *nt*
autumn fever: **1.** japanisches Herbstfieber *nt*, (japani-

sches) Siebentagefieber *nt*, Nanukayami *nt*, Nanukayami-Krankheit *f* **2.** Feldfieber *nt*, Erntefieber *nt*, Schlammfieber *nt*, Sumpffieber *nt*, Erbsenpflückerkrankheit *f*, Leptospirosis grippotyphosa
bilious fever: Febris biliosa
black fever: 1. Felsengebirgsfleckfieber *nt*, amerikanisches Zeckenbissfieber *nt*, Rocky Mountain spotted fever *nt* **2.** viszerale Leishmaniose *f*, viszerale Leishmaniase *f*, Kala-Azar *f*, Splenomegalia tropica
blackwater fever: Schwarzwasserfieber *nt*, Febris biliosa et haemoglobinurica
blue fever: Felsengebirgsfleckfieber *nt*, amerikanisches Zeckenbissfieber *nt*, Rocky Mountain spotted fever *nt*
Bolivian haemorrhagic fever: (*brit.*) →*Bolivian hemorrhagic fever*
Bolivian hemorrhagic fever: bolivianisches hämorrhagisches Fieber *nt*, Madungofieber *nt*
bouquet fever: Dengue *nt*, Dengue-Fieber *nt*, Dandy-Fieber *nt*
boutonneuse fever: Boutonneusefieber *nt*, Fièvre boutonneuse
brain fever: idiopathische Enzephalitis *f*
brass-founder's fever: Bronzegieß(er)fieber *nt*
Brazilian spotted fever: Felsengebirgsfleckfieber *nt*, amerikanisches Zeckenbissfieber *nt*, Rocky Mountain spotted fever *nt*
breakbone fever: Dengue *nt*, Dengue-Fieber *nt*, Dandy-Fieber *nt*
Bullis fever: Bullis-Fieber *nt*, Lone-Star-Fieber *nt*
bullous fever: Metzgerpemphigus *m*, Fleischerpemphigus *m*, Pemphigus acutus febrilis gravis
Burdwan fever: →*cachectic fever*
Bwamba fever: Bwamba-Fieber *nt*
cachectic fever: viszerale Leishmaniose/Leishmaniase *f*, Kala-Azar *f*, Splenomegalia tropica
cachexial fever: →*cachectic fever*
camp fever: epidemisches/klassisches Fleckfieber *nt*, Läusefleckfieber *nt*, Fleck-, Hunger-, Kriegstyphus *m*, Typhus exanthematicus
cane-field fever: Zuckerrohrfieber *nt*, Zuckerplantagenleptospirose *f*, cane-field fever *nt*
canicola fever: 1. Kanikola-, Canicolafieber *nt*, Leptospirosis canicola **2.** Stuttgarter-Hundeseuche *f*
Carter's fever: Rückfallfieber *nt* durch Borrelia carteri
cat-bite fever: Katzenbissfieber *nt*
catheter fever: Katheterfieber *nt*, Urethralfieber *nt*, Harnfieber *nt*, Febris urethralis
cat-scratch fever: Katzenkratzkrankheit *f*, cat scratch disease *nt*, benigne Inokulationslymphoretikulose *f*, Miyagawanellose *f*
central fever: zentrales Fieber *nt*
Central African tick fever: zentralafrikanisches Zeckenfieber *nt*
Central European tick-borne fever: zentraleuropäische Zeckenenzephalitis *f*, Frühsommer-Enzephalitis *f*, Frühsommer-Meningo-Enzephalitis *f*, Central European encephalitis *f*
cerebrospinal fever: Meningokokkenmeningitis *f*, Meningitis cerebrospinalis epidemica
Chagres fever: Chagres-Fieber *nt*
Charcot's fever: intermittierendes Fieber *nt* bei Cholelithiasis
Charcot's intermittent fever: →*Charcot's fever*
childbed fever: Kindbett-, Wochenbettfieber *nt*, Puerperalfieber *nt*, -sepsis *f*, Febris puerperalis
chills and fever: Schüttelfrost *m*
Choix fever: Felsengebirgsfleckfieber *nt*, amerikanisches Zeckenbissfieber *nt*, Rocky Mountain spotted fever *nt*
classic yellow fever: klassisches Gelbfieber *nt*, urbanes Gelbfieber *nt*
Colombian tick fever: Felsengebirgsfleckfieber *nt*, amerikanisches Zeckenbissfieber *nt*, Rocky Mountain spotted fever *nt*
Colorado tick fever: Colorado-Zeckenfieber *nt*, amerikanisches Gebirgszeckenfieber *nt*
Congo-Crimean haemorrhagic fever: (*brit.*) →*Congo-Crimean hemorrhagic fever*
Congo-Crimean hemorrhagic fever: Kongo-Krim-Fieber *nt*, hämorrhagisches Krim-Fieber *nt*
Congolian red fever: endemisches/murines Fleckfieber *nt*, Ratten-, Flohfleckfieber *nt*
Congo red fever: endemisches/murines Fleckfieber *nt*, Ratten-, Flohfleckfieber *nt*
continued fever: kontinuierliches Fieber *nt*, Kontinua *f*, Continua *f*, Febris continua
continuous fever: Febris continua, Kontinua *f*, Continua *f*
cosmopolitan relapsing fever: epidemisches (europäisches) Rückfallfieber *nt*, Läuserückfallfieber *nt*
cotton-mill fever: Baumwollfieber *nt*, Baumwollpneumokoniose *f*, Baumwollstaubpneumokoniose *f*, Byssinose *f*
Crimean-Congo haemorrhagic fever: (*brit.*) →*Crimean hemorrhagic fever*
Crimean-Congo hemorrhagic fever: →*Crimean hemorrhagic fever*
Crimean-Congo haemorrhagic fever: (*brit.*) →*Crimean hemorrhagic fever*
Crimean-Congo hemorrhagic fever: →*Crimean hemorrhagic fever*
Crimean haemorrhagic fever: (*brit.*) →*Crimean hemorrhagic fever*
Crimean hemorrhagic fever: Kongo-Krim-Fieber *nt*, hämorrhagisches Krim-Fieber *nt*
dandy fever: →*dengue fever*
date fever: →*dengue fever*
deer-fly fever: Tularämie *f*, Hasen-, Nagerpest *f*, Lemming-Fieber *nt*, Ohara-, Francis-Krankheit *f*
dehydration fever: Durstfieber *nt*
dengue fever: Dengue *nt*, Dengue-Fieber *nt*, Dandy-Fieber *nt*
dengue haemorrhagic fever: (*brit.*) →*dengue hemorrhagic fever*
dengue hemorrhagic fever: Dengue-hämorrhagisches Fieber *nt*, Dengue-Schocksyndrom *nt*
dentition fever: Zahnfieber *nt*
desert fever: 1. Wüstenfieber *nt*, Posadas-Mykose *f*, Kokzioidomykose *f*, Coccioidomycose *f*, Granuloma coccioides **2.** San Joaquin-Valley-Fieber *nt*, Wüsten-, Talfieber *nt*, Primärform *f* der Kokzidioidomykose
digestive fever: leichter Temperaturanstieg *m* während der Verdauung
diphasic milk fever: zentraleuropäische Zeckenenzephalitis *f*, Frühsommer-Enzephalitis *f*, Frühsommer-Meningo-Enzephalitis *f*, Central European encephalitis *f*
drug fever: arzneimittelinduziertes/medikamenteninduziertes Fieber *nt*
Dumdum fever: Dum-Dum-Fieber *nt*, viszerale Leishmaniose *f*, Kala-Azar *f*, Splenomegalia tropica, Leishmaniasis furunculosa, Leishmaniasis interna
Dutton's relapsing fever: Dutton-(Rückfall-)Fieber *nt*, Rückfallfieber *nt* durch Borrelia duttoni
East Coast fever: East-Coast-Fieber *nt*, bovine Piro-

plasmose/Theileriose *f*
Ebola fever: Ebolaviruskrankheit *f*, Ebola-Fieber *nt*, Ebola hämorrhagisches Fieber *nt*
Ebola haemorrhagic fever: (*brit.*) →*Ebola fever*
Ebola hemorrhagic fever: →*Ebola fever*
Ebola virus fever: →*Ebola fever*
endemic relapsing fever: endemisches Rückfallfieber *nt*, Zeckenrückfallfieber *nt*
enteric fever: **1.** enterische Salmonellose *f*, Salmonellenenteritis *f* **2.** Bauchtyphus *m*, Typhus (abdominalis) *m*, Febris typhoides
ephemeral fever: Eintagsfieber *nt*, Ephemera *f*, Febricula *f*, Febris herpetica/ephemera
epidemic haemorrhagic fever: (*brit.*) →*epidemic hemorrhagic fever*
epidemic hemorrhagic fever: hämorrhagisches Fieber *nt* mit renalem Syndrom, koreanisches hämorrhagisches Fieber *nt*, akute hämorrhagische Nephrosonephritis *f*, Nephropathia epidemica
epidemic relapsing fever: epidemisches (europäisches) Rückfallfieber *nt*, Läuserückfallfieber *nt*
eruptive fever: **1.** Zeckenbissfieber *nt* **2.** mit Exanthem einhergehendes Fieber *nt*, Febris exanthematica
essential fever: idiopathisches Fieber *nt*
etiocholanolone fever: Ätiocholanolon-Fieber *nt*
European relapsing fever: epidemisches (europäisches) Rückfallfieber *nt*, Läuserückfallfieber *nt*
exanthematous fever: mit Exanthem einhergehendes Fieber *nt*, Febris exanthematica
exsiccation fever: Durstfieber *nt*
falciparum fever: Falciparum-Malaria *f*, Tropen-, Aestivoautumnalfieber *nt*, Malaria tropica
familial Mediterranean fever: familiäres Mittelmeerfieber *nt*, familiäre rekurrente Polyserositis *f*
famine fever: Rückfallfieber *nt*, Febris recurrens
Far Eastern haemorrhagic fever: (*brit.*) →*Far Eastern hemorrhagic fever*
Far Eastern hemorrhagic fever: epidemisches hämorrhagisches Fieber *nt* mit renalem Syndrom, koreanisches hämorrhagisches Fieber *nt*, akute hämorrhagische Nephrosonephritis *f*, Nephropathia epidemica
fatigue fever: Fieber *nt* bei/durch Übermüdung
field fever: **1.** Zuckerrohrfieber *nt*, Zuckerplantagenleptospirose *f*, cane-field fever *nt* **2.** Bataviafieber *nt*, Reisfeldfieber *nt*, Leptospirosis bataviae **3.** Feldfieber *nt*, Erntefieber *nt*, Schlammfieber *nt*, Sumpffieber *nt*, Erbsenpflückerkrankheit *f*, Leptospirosis grippotyphosa
five-day fever: Fünftagefieber *nt*, Wolhyn-Fieber *nt*, Wolhynienfieber *nt*, Febris quintana
flood fever: Tsutsugamushi-Fieber *nt*, japanisches Fleckfieber *nt*, Milbenfleckfieber *nt*, Scrub-Typhus *m*
Fort Bragg fever: Fort-Bragg-Fieber *nt*, prätibiales Fieber *nt*, japanisches Herbstfieber *nt*
foundryman's fever: Metalldampffieber *nt*
Gambian fever: Gambian-(Rückfall-)Fieber *nt*
glandular fever: infektiöse Mononukleose *f*, Pfeiffer-Drüsenfieber *nt*, Monozytenangina *f*, Mononucleosis infectiosa
haematuric bilious fever: (*brit.*) →*hematuric bilious fever*
haemoglobinuric fever: (*brit.*) →*hemoglobinuric fever*
haemorrhagic fever: (*brit.*) →*hemorrhagic fever*
Hankow fever: japanische Schistosomiasis/Bilharziose *f*, Schistosomiasis japonica
Hasami fever: Hasami-Fieber *nt*
Haverhill fever: Rattenbisskrankheit II *f*, Rattenbissfieber II *nt*, atypisches Rattenbissfieber *nt*, Haverhill-Fieber *nt*, Bakterien-Rattenbissfieber *nt*, Streptobazillen-Rattenbissfieber *nt*, Erythema arthriticum epidemicum
hay fever: Heufieber *nt*, Heuschnupfen *m*
hectic fever: Febris hectica
hematuric bilious fever: Schwarzwasserfieber *nt*, Febris biliosa et haemoglobinurica
hemoglobinuric fever: Schwarzwasserfieber *nt*, Febris biliosa et haemoglobinurica
hemorrhagic fever: hämorrhagisches Fieber *nt*
hemp fever: Cannabiose *f*, Hanffieber *nt*, Hanfstaublunge *f*
herpetic fever: Febris herpetica
hospital fever: epidemisches/klassisches Fleckfieber *nt*, Läusefleckfieber *nt*, Fleck-, Hunger-, Kriegstyphus *m*, Typhus exanthematicus
Ilhéus fever: Ilhéus-Fieber *nt*
inanition fever: Durstfieber *nt*
Indian relapsing fever: indisches Rückfallfieber *nt*
intermittent fever: Wechselfieber *nt*, Febris intermittens
intermittent hepatic fever: intermittierendes Fieber *nt* bei Cholelithiasis
intermittent malarial fever: →*intermittent fever*
inundation fever: Milbenfleckfieber *nt*
inverse fever: Typus inversus
island fever: Tsutsugamushi-Fieber *nt*, japanisches Fleckfieber *nt*, Milbenfleckfieber *nt*, Scrub-Typhus *m*
jail fever: epidemisches/klassisches Fleckfieber *nt*, Läusefleckfieber *nt*, Fleck-, Hunger-, Kriegstyphus *m*, Typhus exanthematicus
Japanese flood fever: Tsutsugamushi-Fieber *nt*, japanisches Fleckfieber *nt*, Milbenfleckfieber *nt*, Scrub-Typhus *m*
Japanese river fever: Milbenfleckfieber *nt*
jungle fever: Sumpf-, Wechselfieber *nt*, Malaria *f*
jungle yellow fever: Buschgelbfieber *nt*, Dschungel-(gelb)fieber *nt*, sylvatisches Gelbfieber *nt*
Junin fever: Juninfieber *nt*, argentinisches hämorrhagisches Fieber *nt*
Katayama fever: Katayama-Krankheit *f*, -Fieber *nt*, -Syndrom *nt*
Kedani fever: Tsutsugamushi-Fieber *nt*, japanisches Fleckfieber *nt*, Milbenfleckfieber *nt*, Scrub-Typhus *m*
Kenya fever: Kenya-Fieber *nt*
Kew Gardens spotted fever: Rickettsienpocken *pl*, Pockenfleckfieber *nt*
Kinkiang fever: japanische Schistosomiasis/Bilharziose *f*, Schistosomiasis japonica
Korean haemorrhagic fever: (*brit.*) →*Korean hemorrhagic fever*
Korean hemorrhagic fever: hämorrhagisches Fieber *nt* mit renalem Syndrom, koreanisches hämorrhagisches Fieber *nt*, akute hämorrhagische Nephrosonephritis *f*, Nephropathia epidemica
Korin fever: hämorrhagisches Fieber *nt* mit renalem Syndrom, Nephropathia epidemica
Lassa fever: Lassafieber *nt*
Lassa haemorrhagic fever: (*brit.*) →*Lassa hemorrhagic fever*
Lassa hemorrhagic fever: Lassafieber *nt*
latent typhus fever: Brill-Krankheit *f*, Brill-Zinsser-Krankheit *f*
Lone-Star fever: Bullis-Fieber *nt*, Lone-Star-Fieber *nt*
louse-borne relapsing fever: endemisches Rückfallfieber *nt*, Zeckenrückfallfieber *nt*

low-grade fever: leichtes Fieber *nt*, (mäßig) erhöhte Temperatur *f*
Machupo fever: Machupofieber *nt*, Maisschnitterfieber *nt*
Madungo fever: bolivianisches hämorrhagisches Fieber *nt*, Madungofieber *nt*
malarial fever: Malaria *f*, Wechselfieber *nt*, Helopyra *f*
malignant tertian fever: Tropen-, Aestivoautumnalfieber *nt*, Falciparum-Malaria *f*, Malaria tropica
Malta fever: 1. Bruzellose *f*, Brucellose *f*, Brucellosis *f* **2.** Malta-, Mittelmeerfieber *nt*, Febris mediterranea/melitensis
Manchurian haemorrhagic fever: (*brit.*) →*Manchurian hemorrhagic fever*
Manchurian hemorrhagic fever: hämorrhagisches Fieber *nt* mit renalem Syndrom, koreanisches hämorrhagisches Fieber *nt*, akute hämorrhagische Nephrosonephritis *f*, Nephropathia epidemica
Marseilles fever: Boutonneusefieber *nt*, Fièvre boutonneuse
marsh fever: 1. Sumpffieber *nt*, Wechselfieber *nt*, Malaria *f* **2.** Feldfieber *nt*, Erntefieber *nt*, Schlammfieber *nt*, Sumpffieber *nt*, Erbsenpflückerkrankheit *f*, Leptospirosis grippotyphosa
Mediterranean fever: 1. Malta-, Mittelmeerfieber *nt*, Febris mediterranea/melitensis **2.** Boutonneusefieber *nt*, Fièvre boutonneuse **3.** familiäres Mittelmeerfieber *nt*, familiäre rekurrente Polyserositis *f*
metal fume fever: Metalldampffieber *nt*
Meuse fever: Wolhyn-Fieber *nt*, Fünftagefieber *nt*, Wolhynienfieber *nt*, Febris quintana
Mexican spotted fever: Felsengebirgsfleckfieber *nt*, amerikanisches Zeckenbissfieber *nt*, Rocky Mountain spotted fever *nt*
Mianeh fever: persisches Rückfallfieber *nt*
miliary fever: Friesel *f*, Miliaria *f*, Schweißdrüsenfriesel *f*
milk fever: Milch-, Laktationsfieber *nt*, Galaktopyra *f*
mill fever: Baumwollfieber *nt*, Baumwoll(staub)pneumokoniose *f*, Byssinose *f*
Monday fever: Baumwollfieber *nt*, Baumwollpneumokoniose *f*, Baumwollstaubpneumokoniose *f*, Byssinose *f*
Mossman fever: Tsutsugamushi-Fieber *nt*, japanisches Fleckfieber *nt*, Milbenfleckfieber *nt*, Scrub-Typhus *m*
mountain fever: Felsengebirgsfleckfieber *nt*, amerikanisches Zeckenbissfieber *nt*, Rocky Mountain spotted fever *nt*
mountain tick fever: Colorado-Zeckenfieber *nt*, amerikanisches Gebirgszeckenfieber *nt*
mud fever: Feld-, Ernte-, Schlamm-, Sumpffieber *nt*, Erbsenpflückerkrankheit *f*, Leptospirosis grippotyphosa
Murchison-Pel-Ebstein fever: Pel-Ebstein-Fieber *nt*
nanukayami fever: japanisches Herbstfieber *nt*, Nanukayami *nt*, Nanukayami-Krankheit *f*, Siebentagefieber *nt*, japanisches Siebentagefieber *nt*
nine-mile fever: Balkangrippe *f*, Q-Fieber *nt*
nodal fever: Knotenrose *f*, Erythema nodosum
nonseasonal hay fever: perenniale Rhinitis *f*, perenniale allergische Rhinitis *f*
North African relapsing fever: nordafrikanisches Rückfallfieber *nt*
North Queensland tick fever: Queensland-, Nordqueensland-Zeckenfieber *nt*
nutritional fever: alimentäres Fieber *nt*
O'nyong-nyong fever: O'nyong-nyong-Fieber *nt*
octan fever: Octana *f*
Omsk haemorrhagic fever: (*brit.*) →*Omsk hemorrhagic fever*
Omsk hemorrhagic fever: Omsk hämorrhagisches Fieber *nt*
Oroya fever: Oroyafieber *nt*
Pahvant Valley fever: Tularämie *f*, Hasen-, Nagerpest *f*, Lemming-Fieber *nt*, Ohara-, Francis-Krankheit *f*
paludal fever: Sumpf-, Wechselfieber *nt*, Malaria *f*
pappataci fever: Phlebotomus-, Pappataci-, Moskitofieber *nt*, Drei-Tage-Fieber *nt*
paratyphoid fever: Paratyphus *m*
parrot fever: Papageienkrankheit *f*, Psittakose *f*; Ornithose *f*
Pel-Ebstein fever: Pel-Ebstein-Fieber *nt*
perennial hay fever: perenniale Rhinitis *f*, perenniale allergische Rhinitis *f*
periodic fever: periodisches Fieber *nt*, Febris periodica
Persian relapsing fever: persisches Rückfallfieber *nt*
petechial fever: kombinierte Hirnhaut- und Rückenmarkshautentzündung *f*, Meningitis cerebrospinalis
Pfeiffer's glandular fever: Pfeiffer-Drüsenfieber *nt*, infektiöse Mononukleose *f*, Monozytenangina *f*, Mononucleosis infectiosa
pharyngoconjunctival fever: Pharyngokonjunktivalfieber *nt*
Philippine haemorrhagic fever: (*brit.*) →*Philippine hemorrhagic fever*
Philippine hemorrhagic fever: Dengue-hämorrhagisches Fieber *nt*
phlebotomus fever: Phlebotomus-, Pappataci-, Moskitofieber *nt*, Drei-Tage-Fieber *nt*
pinta fever: Felsengebirgsfleckfieber *nt*, amerikanisches Zeckenbissfieber *nt*, Rocky Mountain spotted fever *nt*
pneumonic fever: Entzündung *f* des Lungenparenchyms, Pneumonie *f*, Lungenentzündung *f*, Pneumonia *f*
polka fever: Dengue *nt*, Dengue-Fieber *nt*, Dandy-Fieber *nt*
polymer fume fever: Polymerenfieber *nt*
Pomona fever: Pomona-Fieber *nt*
Pontiac fever: Pontiac-Fieber *nt*
pretibial fever: prätibiales Fieber *nt*, Fort-Bragg-Fieber *nt*, japanisches Herbstfieber *nt*
prison fever: epidemisches/klassisches Fleckfieber *nt*, Läusefleckfieber *nt*, Fleck-, Hunger-, Kriegstyphus *m*, Typhus exanthematicus
puerperal fever: Wochenbett-, Kindbettfieber *nt*, Puerperalfieber *nt*, Puerperalsepsis *f*, Febris puerperalis
pulmonary fever: Entzündung *f* des Lungenparenchyms, Pneumonie *f*, Lungenentzündung *f*, Pneumonia *f*
Pym's fever: Phlebotomus-, Pappataci-, Moskitofieber *nt*, Drei-Tage-Fieber *nt*
pyogenic fever: Pyämie *f*
Q fever: Balkangrippe *f*, Q-Fieber *nt*
quartan fever: 1. Febris quartana **2.** Malariae-Malaria *f*, Malaria quartana
Queensland fever: Queensland-Zeckenfieber *nt*, Nordqueensland-Zeckenfieber *nt*
query fever: Balkan-Grippe *f*, Q-Fieber *nt*
quintan fever: Wolhyn-Fieber *nt*, Fünftagefieber *nt*, Wolhynienfieber *nt*, Febris quintana
quotidian fever: 1. Febris quotidiana **2.** Febris quotidiana bei Malaria (tropica), Malaria quotidiana
rabbit fever: Tularämie *f*, Hasen-, Nagerpest *f*, Lemming-Fieber *nt*, Ohara-Krankheit *f*, Francis-Krankheit *f*
rat-bite fever: 1. Rattenbissfieber I *nt* **2.** Rattenbissfieber II *nt*
recrudescent typhus fever: Brill-Krankheit *f*, Brill-Zinsser-Krankheit *f*

F

recurrent fever: Rückfallfieber *nt*, Febris recurrens
red fever: endemisches/murines Fleckfieber *nt*, Ratten-, Flohfleckfieber *nt*
red fever of the Congo: endemisches/murines Fleckfieber *nt*, Ratten-, Flohfleckfieber *nt*
redwater fever: Texas-Fieber *nt*
relapsing fever: Rückfallfieber *nt*, Febris recurrens
remittent fever: remittierendes Fieber *nt*, Febris remittens
rheumatic fever: rheumatisches Fieber *nt*, Febris rheumatica, akuter Gelenkrheumatismus *m*, Polyarthritis rheumatica acuta
Rhodesian fever: East-Coast-Fieber *nt*, bovine Piroplasmose/Theileriose *f*
Rhodesian redwater fever: →*Rhodesian fever*
Rhodesian tick fever: →*Rhodesian fever*
rice-field fever: Batavia-, Reisfeldfieber *nt*, Leptospirosis bataviae
Rift Valley fever: Rift-Valley-Fieber *nt*
Rocky Mountain spotted fever: Felsengebirgsfleckfieber *nt*, amerikanisches Zeckenbissfieber *nt*, Rocky Mountain spotted fever *nt*
Ross River fever: Ross-River-Fieber *nt*, epidemische Polyarthritis *f*
rural yellow fever: →*jungle yellow fever*
sakushu fever: Sakushu-, Akiyami-, Hasamiyami-Fieber *nt*
Salinem fever: Salinem-Fieber *nt*
salt fever: Salzfieber *nt*
sandfly fever: Phlebotomus-, Pappataci-, Moskitofieber *nt*, Drei-Tage-Fieber *nt*
San Joaquin Valley fever: San-Joaquin-Valley-Fieber *nt*, Wüsten-, Talfieber *nt*, Primärform *f* der Kokzidioidomykose
São Paulo fever: Felsengebirgsfleckfieber *nt*, amerikanisches Zeckenbissfieber *nt*, Rocky Mountain spotted fever *nt*
scarlet fever: Scharlach *m*, Scharlachfieber *nt*, Scarlatina *f*
Schottmüller's fever: Paratyphus *m*
septic fever: **1.** septisches Fieber *nt*, Febris septica **2.** Septikämie *f*, Septikhämie *f*, Blutvergiftung *f*; Sepsis *f*
septic scarlet fever: septischer Scharlach *m*, Scarlatina septica
seven-day fever: **1.** Feld-, Ernte-, Schlamm-, Sumpffieber *nt*, Erbsenpflückerkrankheit *f*, Leptospirosis grippotyphosa **2.** benigne/anikterische Leptospirose *f* **3.** Nanukayami(-Krankheit *f*) *nt*, (japanisches) Siebentagefieber *nt*, japanisches Herbstfieber *nt* **4.** Sakushu-, Akiyami-, Hasamiyami-Fieber *nt*
shinbone fever: Wolhyn-Fieber *nt*, Fünftagefieber *nt*, Wolhynienfieber *nt*, Febris quintana
ship fever: epidemisches/klassisches Fleckfieber *nt*, Läusefleckfieber *nt*, Fleck-, Hunger-, Kriegstyphus *m*, Typhus exanthematicus
Sindbis fever: Sindbis-Fieber *nt*
slime fever: Feld-, Ernte-, Schlamm-, Sumpffieber *nt*, Erbsenpflückerkrankheit *f*, Leptospirosis grippotyphosa
snail fever: Schistosomiasis *f*, Bilharziose *f*
solar fever: **1.** Dengue *nt*, Dengue-Fieber *nt*, Dandy-Fieber *nt* **2.** Sonnenstich *m*, Heliosis *f*
Songo fever: hämorrhagisches Fieber *nt* mit renalem Syndrom, koreanisches hämorrhagisches Fieber *nt*, akute hämorrhagische Nephrosonephritis *f*, Nephropathia epidemica
South African tick fever: südafrikanisches Zeckenfieber *nt*
South African tick-bite fever: Boutonneusefieber *nt*, Fièvre boutonneuse
Spanish relapsing fever: spanisches Rückfallfieber *nt*
spelter's chill fever: Gieß(er)fieber *nt*, Zinkfieber *nt*
spirillum fever: Rückfallfieber *nt*, Febris recurrens
splenic fever: Milzbrand *m*, Anthrax *m*
spotted fever: Fleckfieber *nt*, Flecktyphus *m*
steroid fever: Steroidfieber *nt*
stiff-neck fever: **1.** Dengue *nt*, Dengue-Fieber *nt*, Dandy-Fieber *nt* **2.** Meningokokkenmeningitis *f*, Meningitis cerebrospinalis epidemica
swamp fever: **1.** Feld-, Ernte-, Schlamm-, Sumpffieber *nt*, Erbsenpflückerkrankheit *f*, Leptospirosis grippotyphosa **2.** Sumpf-, Wechselfieber *nt*, Malaria *f*
sylvan yellow fever: sylvatisches Gelbfieber *nt*, Buschgelbfieber *nt*, Dschungelgelbfieber *nt*
symptomatic fever: Wundfieber *nt*, Febris traumatica
tertian fever: **1.** Febris tertiana **2.** Tertiana *f*, Dreitagefieber *nt*, Malaria tertiana
tetanoid fever: kombinierte Hirnhaut- und Rückenmarkshautentzündung *f*, Meningitis cerebrospinalis
Texas fever: Texas-Fieber *nt*
Texas cattle fever: Texas-Fieber *nt*
Texas tick fever: Bullis-Fieber *nt*, Lone-Star-Fieber *nt*
Thai haemorrhagic fever: (*brit.*) →*Thai hemorrhagic fever*
Thai hemorrhagic fever: Dengue-hämorrhagisches Fieber *nt*
therapeutic fever: Fiebertherapie *f*
thermic fever: Hitzschlag *m*, Thermoplegie *f*
thirst fever: Durstfieber *nt*
three-day fever: Phlebotomus-, Pappataci-, Moskitofieber *nt*, Drei-Tage-Fieber *nt*
tick fever: **1.** Zeckenbissfieber *nt* **2.** endemisches Rückfallfieber *nt*, Zeckenrückfallfieber *nt* **3.** Felsengebirgsfleckfieber *nt*, amerikanisches Zeckenbissfieber *nt*, Rocky Mountain spotted fever *nt*
tick-borne relapsing fever: Zeckenrückfallfieber *nt*
Tobia fever: Felsengebirgsfleckfieber *nt*, amerikanisches Zeckenbissfieber *nt*, Rocky Mountain spotted fever *nt*
toxic scarlet fever: toxischer Scharlach *m*, Scarlatina fulminans
traumatic fever: Wundfieber *nt*, Febris traumatica
trench fever: Wolhyn-Fieber *nt*, Fünftagefieber *nt*, Wolhynienfieber *nt*, Febris quintana
tsutsugamushi fever: japanisches Fleckfieber *nt*, Tsutsugamushi-Fieber *nt*, Milbenfleckfieber *nt*, Scrub-Typhus *m*
typhoid fever: Bauchtyphus *m*, Typhus *m*, Typhus *m* abdominalis, Febris typhoides
typhus fever: →*typhoid fever*
undulant fever: **1.** undulierendes Fieber *nt*, Febris undulans **2.** Brucellose *f*, Brucellosis *f*, Bruzellose *f*
urban yellow fever: klassisches/urbanes Gelbfieber *nt*, Stadtgelbfieber *nt*
urethral fever: →*urinary fever*
urinary fever: Katheter-, Urethral-, Harnfieber *nt*, Febris urethralis
urticarial fever: japanische Schistosomiasis/Bilharziose *f*, Schistosomiasis japonica
uveoparotid fever: Heerfordt-Syndrom *nt*, Febris uveoparotidea
vaccinal fever: Impffieber *nt*
valley fever: San-Joaquin-Valley-Fieber *nt*, Wüsten-, Talfieber *nt*, Primärform *f* der Kokzidioidomykose

viral haemorrhagic fever: (*brit.*) →*viral hemorrhagic fever*
viral hemorrhagic fever: **1.** hämorrhagisches Fieber *nt* **2.** Ebola-Fieber *nt*, Ebola hämorrhagisches Fieber *nt*
vivax fever: Dreitagefieber *nt*, Malaria tertiana, Tertiana *f*
war fever: epidemisches/klassisches Fleckfieber *nt*, Läusefleckfieber *nt*, Fleck-, Hunger-, Kriegstyphus *m*, Typhus exanthematicus
West African fever: Schwarzwasserfieber *nt*, Febris biliosa et haemoglobinurica
West Nile fever: West-Nil-Fieber *nt*
Whitmore's fever: Whitmore-Krankheit *f*, Pseudomalleus *m*, Pseudorotz *m*, Melioidose *f*, Malleoidose *f*, Melioidosis *f*
Wolhynia fever: Wolhyn-Fieber *nt*, Fünftagefieber *nt*, Wolhynienfieber *nt*, Febris quintana
wound fever: Wundfieber *nt*, Febris traumatica
Yangtze Valley fever: japanische Schistosomiasis/Bilharziose *f*, Schistosomiasis japonica
yellow fever: Gelbfieber *nt*
zinc fume fever: Gieß(er)fieber *nt*, Zinkfieber *nt*

fe|ver|ish ['fiːvərɪʃ] *adj*: mit Fieber (verbunden), fieberhaft, fiebernd, fiebrig, fieberig, fieberkrank, febril, Fieber-

fe|ver|ish|ness ['fiːvərɪʃnəs] *noun*: →*febricity*

FF *Abk.*: **1.** fat-free **2.** filling fraction **3.** filtration fraction **4.** Forel's field **5.** fresh frozen

FFA *Abk.*: **1.** flufenamic acid **2.** free fatty acids

FFD *Abk.*: focus-film distance

FFI *Abk.*: fatal familial insomnia

FFM *Abk.*: fat-free mass

FFP *Abk.*: fresh frozen plasma

FFR *Abk.*: frequency-following responses

FFT *Abk.*: **1.** flicker fusion test **2.** flicker fusion threshold

FFWW *Abk.*: fat-free wet weight

FGB *Abk.*: fully granulated basophil

FGF *Abk.*: fibroblast growth factor

FH *Abk.*: **1.** family history **2.** fetal heart **3.** follicle hormone **4.** Frankfurt horizontal

FH_2 *Abk.*: dihydrofolic acid

FH_4 *Abk.*: tetrahydrofolic acid

FHBL *Abk.*: familial hypo-β-lipoproteinemia

FHCH *Abk.*: familial hypercholesterolemia

FHR *Abk.*: fetal heart rate

FHS *Abk.*: fetal heart sound

FHT *Abk.*: fetal heart tone

FIA *Abk.*: **1.** feline infectious anemia **2.** fluorescent immunoassay **3.** fluoroimmunoassay

FIA-ABS *Abk.*: fluorescence immune absorption test

fi|ber ['faɪbər] *noun*: **1.** Faser *f*, Fiber *f* **2.** (*anatom.*) Faser *f*, Fibra *f* **3.** Ballaststoffe *pl*
A fibers: A-Fasern *pl*
aberrant fibers of Déjérine: Déjérine-Fasern *pl*, Fibrae aberrantes
adrenergic fibers: adrenerge Fasern *pl*
afferent fibers: afferente Nervenfasern/Fasern *pl*, Neurofibrae afferentes
afferent nerve fibers: afferente Nervenfasern/Fasern *pl*, Neurofibrae afferentes
alpha fibers: α-Fasern *pl*, Aα-Fasern *pl*
alveolar fibers: Alveolarfasern *pl*
Alzheimer's fibers: Alzheimer-Fibrillen *pl*
anterior external arcuate fibers: Fibrae arcuatae externae anteriores
anulo-olivary fibers: Fibrae anuloolivares
arcuate fibers: Bogenfasern *pl*, bogenförmige Verbindungs-/Assoziationsfasern *pl*, Fibrae arcuatae cerebri
arcuate fibers of cerebrum: Fibrae arcuatae cerebri
argentaffin fiber: →*argentophil fiber*
argentophil fiber: Retikulumfaser *f*, Retikulinfaser *f*, Gitterfaser *f*, argyrophile Faser *f*
argyrophil fiber: →*argentophil fiber*
ascending fibers: aufsteigende Fasern *pl*
association fibers: Assoziationsfasern *pl*, -bahnen *pl*, Neurofibrae associationis
association nerve fibers: →*association fibers*
axial fiber: Achsenzylinder *m*, Axon *nt*, Neuraxon *nt*
B fibers: B-Fasern *pl*
basket fibers: Korbfasern *pl*
Benninghoff fibers: Benninghoff-Spannmuskeln *pl*
Bergmann's fibers: Bergmann-Fasern *pl*
beta fibers: β-Fasern *pl*, Aβ-Fasern *pl*
bone fibers: Sharpey-Faser *f*
Brücke's fibers: Brücke-Fasern *pl*, -Muskel *m*, Fibrae longitudinales musculi ciliaris
bulk fiber: Ballaststoffe *pl*
Burdach's fibers: Burdach-Fasern *pl*
C fibers: C-Fasern *pl*
callosal fibers: Balkenfasern *pl*
capsular fibers: Kapselfasern *pl*, Fasern *pl* der inneren Kapsel
carbon fiber: Kohlenstoffaser *f*, C-Faser *f*
cardiac muscle fiber: Herzmuskelfaser *f*
caudal fibers: Fibrae caudales
cemental fibers: Zementfasern *pl*
centrostriatal fibers: zentrostriatale Fasern *pl*, Fibrae centrostriatales
cerebellofugal fibers: zerebellofugale Fasern *pl*
cerebello-olivary fibers: Fibrae cerebelloolivares
chemical fiber: Chemie-, Kunstfaser *f*
cholinergic fibers: cholinerge Nervenfasern/Fasern *pl*
chromatin fiber: Chromatinfaden *m*
circular fibers of ciliary muscle: Müller-Muskel *m*, Fibrae circulares musculi ciliaris
climbing fibers: Kletterfasern *pl*
clinging fibers: →*climbing fibers*
collagen fiber: Kollagenfaser *f*
collagenic fiber: Kollagenfaser *f*
collagenous fiber: Kollagenfaser *f*
commissural fibers: Kommissurenfasern *pl*, Neurofibrae commissurales
commissural nerve fibers: Kommissurenfasern *pl*, Neurofibrae commissurales
corpus callosus fibers: Fibrae corporis callosi
Corti's fibers: Pfeilerzellen *pl*, Corti-Pfeilerzellen *pl*
corticobulbar fibers: →*corticonuclear fibers*
corticofugal fibers: kortikale Efferenzen *pl*, kortikofugale Fasern *pl*
corticomesencephalic fibers: kortikomesenzephale Fasern *pl*, Fibrae corticomesencephalicae
corticonigral fibers: kortikonigräre Fasern *pl*, Fibrae corticonigrales
corticonuclear fibers: kortikonukleäre Fasern *pl*, Fibrae corticonucleares, kortikobulbäre Fasern *pl*
corticopetal fibers: kortikale Afferenzen *pl*, kortikopetale Fasern *pl*
corticopontine fibers: Großhirn-Brückenfasern *pl*, kortikopontine Fasern *pl*, Fibrae corticopontinae
corticopontocerebellar fibers: kortikopontozerebelläre Fasern *pl*
corticoreticular fibers: kortikoretikuläre Fasern *pl*, Fibrae corticoreticulares
corticorubral fibers: kortikorubrale Fasern *pl*, Fibrae

F

corticorubrales
corticospinal fibers: Pyramidenbahnfasern *pl*, Fibrae corticospinales, kortikospinale Fasern *pl*
corticostriatal fibers: kortikostriatale Fasern *pl*, Fibrae corticostriatales
corticotectal fibers: kortikotektale Fasern *pl*, Fibrae corticotectales
corticotegmental fibers: kortikotegmentale Fasern *pl*, Fibrae corticotegmentales
corticothalamic fibers: Fibrae corticothalamicae, kortikothalamische Fasern *pl*
crossed optic nerve fibers: gekreuzte Optikusfasern *pl*
crude fiber: Ballaststoffe *pl*
cuneate fibers: Fibrae cuneatae
Darkshevich's fibers: Darkschewitsch-Fasern *pl*
Déjérine's fibers: Déjérine-Fasern *pl*, Fibrae aberrantes
dentatorubral fibers: Fibrae dentatorubrales, dentatorubrale Fasern *pl*
dentinal fibers: Dentinfasern *pl*, Dentinfibrillen *pl*
descending fibers: absteigende Fasern *pl*
dietary fiber: Ballaststoffe *pl*
dorsal external arcuate fibers: Fibrae arcuatae externae posteriores
efferent fibers: efferente Nervenfasern *pl*, Neurofibrae efferentes
efferent nerve fibers: →*efferent fibers*
elastic fiber: elastische Faser *f*
enamel fiber: Schmelzfaser *f*, Zahnschmelzfaser *f*
ependymal fiber: Ependymfaser *f*
extrafusal fibers: extrafusale Fasern *pl*
extragemmal fibers: extragemmale Nervenfasern/Fasern *pl*
fast twitch muscle fibers: schnelle Muskelfasern *pl*, Typ II Muskelfasern *pl*
framework fiber: Gerüstfaser *f*
frontopontine fibers: frontopontine Fasern *pl*, Fibrae frontopontinae
gamma fibers: γ-Fasern *pl*, Aγ-Fasern *pl*
geniculocalcarine fibers: Fibrae geniculocalcarinae, Gratiolet-Sehstrahlung *f*, Radiatio optica
geniculotemporal fibers: Fibrae geniculotemporales, Hörstrahlung *f*, Radiatio acustica
Gerdy's fibers: Ligamentum metacarpale transversum superficiale
gingival fibers: Zahnfleischfasern *pl*
gingivodental fibers: gingivodentale Fasern *pl*, Gingivodentalfasern *pl*
glass fiber: Glasfaser *f*, -fiber *f*
Goll's fibers: Goll-Fasern *pl*
Gratiolet's fibers: Gratiolet-Sehstrahlung *f*, Radiatio optica
Gratiolet's radiating fibers: →*Gratiolet's fibers*
gray fibers: marklose Nervenfasern/Fasern *pl*, Remak-Fasern *pl*
grey fibers: (*brit.*) →*gray fibers*
gustatory fibers: Geschmacksfasern *pl*
habenulotectal fibers: habenulotektale Fasern *pl*
Henle's fiber: Henle-Fortsatz *m*
hypothalamothalamic fibers: hypothalamo-thalamische Fasern *pl*, Fibrae hypothalamothalamicae
impulse-conducting fibers: Purkinje-Fasern *pl*
intercolumnar fibers: Fibrae intercrurales
intercrural fibers: Fibrae intercrurales
intercrural fibers of superficial inguinal anulus: Fibrae intercrurales anuli inguinalis superficialis
interhemispheric fibers: interhemisphärische Fasern *pl*
interhemispheric association fibers: interhemisphärische Assoziationsfasern *pl*
interhemispheric association nerve fibers: interhemisphärische Assoziationsfasern *pl*
internal arcuate fibers: Fibrae arcuatae internae
internuncial fibers: Verbindungsfasern *pl*
intrafusal fibers: intrafusale Fasern *pl*
intragemmal fibers: intragemmale Nervenfasern *pl*
intrathalamic fibers: Fibrae intrathalamicae
James fibers: James-Bündel *nt*, James-Fasern *pl*
lateral fibers: Fibrae laterales
lattice fiber: Retikulum-, Retikulinfaser *f*, Gitterfaser *f*, argyrophile Faser *f*
lemniscal fibers: Lemniskusfasern *pl*
lens fibers: Linsenfasern *pl*, Fibrae lentis
lingual fibers: Fibrae linguales
long association fibers: Fibrae associationis longae, lange Assoziationsfasern *pl*
long association nerve fibers: lange Assoziationsfasern *pl*, Fibrae associationis longae
longitudinal fibers of ciliary muscle: Brücke-Fasern *pl*, -Muskel *m*, Fibrae longitudinales musculi ciliaris
longitudinal fibers of pons: longitudinale Brückenfasern *pl*, Fibrae pontis longitudinalis
longitudinal pontine fibers: Fibrae pontis longitudinales, longitudinale Brückenfasern *pl*
Mahaim fibers: Mahaim-Fasern *pl*, -Bündel *nt*
medullated nerve fiber: markhaltige Nervenfaser *f*
medulloreticulospinal fibers: Fibrae medulloreticulospinales
meridional fibers of ciliary muscle: Fibrae meridionales musculi ciliaris, Brücke-Fasern *pl*, Brücke-Muskel *m*
moss fibers: Moosfasern *pl*
mossy fibers: →*moss fibers*
motor fiber: motorische Nervenfaser *f*
motor nerve fiber: motorische Nervenfaser *f*
Müller's fibers: Müller-Stützzellen *pl*, -Stützfasern *pl*
muscle fiber: Muskelzelle *f*, (einzelne) Muskelfaser *f*
myelinated fiber: myelinisierte Nervenfaser *f*, markhaltige Nervenfaser *f*, myelinisierte Faser *f*, markhaltige Faser *f*
myelinated nerve fiber: →*myelinated fiber*
myocardial fiber: Herzmuskel-, Myokardfaser *f*
nerve fiber: Nervenfaser *f*, Neurofibra *f*
nigropallidal fibers: nigropallidale Fasern *pl*
nigrostriatal fibers: nigrostriatale Fasern *pl*, Fibrae nigrostriatales
nociceptive fiber: nozizeptive Faser *f*
nonmedullated fibers: →*nonmyelinated fibers*
nonmedullated nerve fibers: →*nonmyelinated fibers*
nonmyelinated fibers: myelinfreie Fasern *pl*, marklose Fasern *pl*, marklose Nervenfasern *pl*, myelinfreie Nervenfasern *pl*, Remak-Fasern *pl*
noradrenergic fiber: noradrenerge Faser *f*
nuclear bag fibers: Kernsackfasern *pl*
nuclear chain fibers: Kernkettenfasern *pl*
oblique fibers of ciliary muscle: radiäre Ziliarmuskelfasern *pl*, Fibrae radiales musculi ciliares
oblique gastric fibers: schräge Muskel(faser)züge *pl* der Magenwand, Fibrae obliquae
oblique fibers of sphincter pyloricus muscle: Fibrae obliquae musculi sphincter pyloricus
oblique fibers of stomach: schräge Muskel(faser)züge *pl* der Magenwand, Fibrae obliquae
occipitopontine fibers: okzipitopontine Fasern *pl*, Fibrae occipitopontinae
occipitotectal fibers: okzipitotektale Fasern *pl*, Fibrae occipitotectales

odontogenic fibers: odontogene Fasern *pl*
olfacto-hypothalamo-tegmental fibers: olfakto-hypothalamo-tegmentale Fasern *pl*, Fibrae olfacto-hypothalamo-tegmentales
olfactory fibers: Riechfäden *pl*, Fila olfactoria, Riechnerven *pl*
olivocerebellar fibers: Oliven-Kleinhirn-Bahn *f*, Tractus olivocerebellaris
olivospinal fibers: Fibrae olivospinales, Helweg-Dreikantenbahn *f*, Tractus olivospinalis
optical fiber: Glasfaser *f*, -fiber *f*
pain fibers: Schmerzfasern *pl*
pallido-olivary fibers: pallido-oliväre Fasern *pl*, Fibrae pallido-olivares
parallel fibers: Parallelfasern *pl*
paraventricular fibers: Fibrae paraventriculares
paraventriculohypophysial fibers: Fibrae paraventriculohypophysiales
paraventriculoventricular fibers: →*paraventricular fibers*
parietopontine fibers: parietale Großhirn-Brückenfasern *pl*, Fibrae parietopontinae
parietotemporopontine fibers: Fibrae parietotemporopontinae
perforating fibers: Sharpey-Fasern *pl*
periodontal fibers: Parodontalfasern *pl*
periodontal ligament fibers: Parodontalfasern *pl*
periventricular fibers: periventrikuläre Fasern *pl*, Fibrae periventriculares
polyamide fiber: Polyamidfaser *f*
pontocerebellar fibers: Fibrae pontocerebellares
poorly myelinated fiber: markarme Nervenfaser *f*
postcommissural fibers: postkommissurale Fasern *pl*, Fibrae postcommissurales
posterior external arcuate fibers: Fibrae arcuatae externae posteriores
posterior root fibers: Hinterwurzelfasern *pl*
postganglionic fibers: →*postganglionic neurofibers*
postganglionic nerve fibers: postganglionäre Nervenfasern *pl*, Neurofibrae postganglionares
precommissural fibers: präkommissurale Fasern *pl*, Fibrae pretcommissurales
predentinal nerve fiber: prädentinale Nervenfaser *f*
preganglionic fibers: →*preganglionic neurofibers*
preganglionic nerve fibers: präganglionäre Nervenfasern *pl*, Neurofibrae preganglionares
projecting fiber: Fibra projectionis, Projektionsfaser *f*
projection fiber: Projektionsfaser *f*, Fibra projectionis
Purkinje's fibers: Purkinje-Fasern *pl*
radial fibers of ciliary muscle: radiäre Ziliarmuskelfasern *pl*, Fibrae radiales musculi ciliaris
radicular fibers: Wurzelfasern *pl*
red muscle fiber: rote Muskelfaser *f*
Reissner's fiber: Reissner-Faden *m*
Remak's fibers: Remak-Fasern *pl*, marklose Fasern *pl*, marklose Nervenfasern *pl*
reticular fiber: Retikulum-, Retikulinfaser *f*, Gitterfaser *f*, argyrophile Faser *f*
reticulo-olivary fibers: retikulo-oliväre Fasern *pl*, Fibrae reticulo-olivarii
reticulo-reticular fibers: retikulo-retikuläre Fasern *pl*, Fibrae reticuloreticulares
reticulospinal fibers: Fibrae reticulospinales, retikulospinale Fasern *pl*
retinohypothalamic fibers: retinohypothalamische Fasern *pl*
Retzius' fibers: Retzius-Fasern *pl*
richly myelinated fiber: markreiche Nervenfaser *f*
Rosenthal fibers: Rosenthal-Fasern *pl*
rubro-olivary fibers: Fibrae rubroolivares, rubrooliväre Fasern *pl*
Sappey's fibers: Sappey-Fasern *pl*
secondary taste fibers: sekundäre Geschmacksfasern *pl*
serotoninergic fibers: serotoningerge Fasern *pl*
Sharpey's fibers: Sharpey-Fasern *pl*
short association fibers: kurze Assoziationsfasern *pl*, Fibrae associationis breves
short association nerve fibers: kurze Assoziationsfasern *pl*, Fibrae associationis breves
slow twitch muscle fibers: langsame Muskelfasern *pl*, Typ I Muskelfasern *pl*
somatic fibers: somatische Nervenfasern *pl*, Neurofibrae somaticae
somatoafferent fibers: somatoafferente Nervenfasern *pl*
somatoefferent fibers: somatoefferente Nervenfasern *pl*
somatomotor fiber: somatomotorische Nervenfaser *f*
somatosensory fiber: somatosensorische Nervenfaser *f*
sphincteric fibers of ciliary muscle: Müller-Muskel *m*, Fibrae circulares musculi ciliaris
spindle fibers: Spindelfasern *pl*
spinobulbar fibers: spinobulbäre Fasern *pl*, Fibrae spinobulbares
spinocerebellar fibers: spinozerebelläre Fasern *pl*
spinocuneate fibers: Fibrae spinocuneatae
spinogracile fibers: Fibrae spinogracilis
spinohypothalamic fibers: Fibrae spinohypothalamicae
spinomesencephalic fibers: Fibrae spinomesencephalicae
spinoperiaqueductal fibers: Fibrae spinoperiaqueductales
spinoreticular fibers: Fibrae spinoreticulares
spinotectal fibers: Fibrae spinotectales
spinothalamic fibers: Fibrae spinothalamicae
striated muscle fiber: quergestreifte Muskelfaser *f*
fibers of stria terminalis: Fibrae striae terminalis
strionigral fibers: strionigräre Fasern *pl*, Fibrae strionigrales
sudomotor fibers: Nervenfasern *pl* der Schweißdrüsen, sudomotorische Fasern *pl*
supraoptic fibers: Fibrae supraopticae
supraopticohypophysial fibers: Fibrae supraopticohypophysiales
sustentacular fibers: Müller-Stützzellen *pl*, -Stützfasern *pl*
synthetic fiber: Chemie-, Synthese-, Kunstfaser *f*
tail fiber: (*Virus*) Schwanzfaser *f*
tangential fibers: tangentiale/tangenziale Nervenfasern *pl*, Neurofibrae tangentiales isocorticis
taste fibers: Geschmacksfasern *pl*
tecto-olivary fibers: Fibrae tectoolivares
tectopontine fibers: Fibrae tectopontinae
tectoreticular fibers: Fibrae tectoreticulares
temporopontine fibers: temporale Großhirn-Brückenfasern *pl*, Fibrae temporopontinae
tendril fibers: Kletterfasern *pl*
thalamocortical fibers: thalamokortikale Fasern *pl*, Fibrae thalamocorticales
thalamoparietal fibers: Fibrae thalamoparietales, thalamoparietale Fasern *pl*
thermoafferent fibers: thermoafferente Fasern *pl*
Tomes' fibers: Tomes-Fasern *pl*, Tomes-Fortsätze *pl*, Dentinfasern *pl*
tonic fiber: tonische (Muskel-)Faser *f*, Tonusfaser *f*

F

tonic muscle fiber: →*tonic fiber*
tonus fiber: →*tonic fiber*
tooth attachment fibers: Sharpey-Fasern *pl*
trabecular fiber: Trabekelband *nt*
transverse fibers of pons: quere/transverse Brückenfasern *pl*, Fibrae pontis transversae
transverse pontine fibers: quere/transverse Brückenfasern *pl*, Fibrae pontis transversae
twitch fiber: Zuckungsfaser *f*
type I muscle fiber: Typ I Muskelfasern *pl*, langsame Muskelfasern *pl*
type II muscle fiber: Typ II Muskelfasern *pl*, schnelle Muskelfasern *pl*
uncrossed optic nerve fibers: ungekreuzte Optikusfasern *pl*
unmyelinated fiber: marklose/myelinfreie Nervenfaser *f*
unmyelinated nerve fiber: marklose/myelinfreie Nervenfaser *f*
ventral amygdalofugal fibers: ventrale amygdalofugale Fasern *pl*
ventral external arcuate fibers: →*anterior external arcuate fibers*
vestibular fibers: vestibuläre Fasern *pl*
vestibulocerebellar fibers: vestibulozerebelläre Fasern *pl*
visceral fibers: viszerale Nervenfasern *pl*, Neurofibrae automaticae, Neurofibrae viscerales
visceral nerve fibers: →*visceral fibers*
visceroafferent fibers: viszeroafferente Fasern *pl*, viszeroafferente Nervenfasern *pl*
visceroefferent fibers: viszeroefferente Fasern *pl*, viszeroefferente Nervenfasern *pl*
visceromotor fiber: viszeromotorische Faser *f*
viscerosensory fiber: viszerosensorische Faser *f*
von Monakow's fibers: Ansa lenticularis
warm fiber: Warmfaser *f*
white fiber: Kollagenfaser *f*
white muscle fiber: weiße Muskelfaser *f*
yellow fiber: elastische Faser *f*
zonular fibers: Aufhängefasern *pl* der Linse, Zonularfasern *pl*, Fibrae zonulares

fi|ber|gas|tro|scope [ˌfaɪbər'gæstrəskəʊp] *noun*: Glasfaser-, Fibergastroskop *nt*

fi|ber|glass ['faɪbərglæs, -glɑːs] *noun*: Fiberglas *nt*

fi|ber|less ['faɪbərləs] *adj*: faserlos, ohne Fasern

fi|ber|op|tics [ˌfaɪbər'ɑptɪks] *plural*: (Glas-)Faseroptik *f*, Fiberoptik *f*

fi|ber|scope ['faɪbərskəʊp] *noun*: Fibroskop *nt*, Faserendoskop *nt*, Fiberendoskop *nt*
rigid intubation fiberscope: starres Intubationsfiberskop *nt*

fibr- *präf.*: Faser-, Fibro-

fi|bra ['faɪbrə] *noun, plura* **-brae** [-briː]: Faser *f*, Fibra *f*

fi|brae|mi|a [faɪ'briːmiːə] *noun*: (*brit.*) →*fibremia*

fi|brates [faɪ'breɪts] *plural*: Fibrate *pl*

fi|bre ['faɪbər] *noun*: (*brit.*) →*fiber*

fi|bre|mi|a [faɪ'briːmiːə] *noun*: →*fibrinemia*

fi|bril ['faɪbrəl] *noun*: Fibrille *f*, Filament *nt*, Filamentbündel *nt*
central fibrils: Zentralfibrillen *pl*
collagen fibril: Kollagenfibrille *f*
dentinal fibrils: Dentinfasern *pl*, Dentinfibrillen *pl*
glial fibril: Gliafibrille *f*
muscle fibril: Muskelfaser *f*, Myofibrille *f*
muscular fibril: →*muscle fibril*
nerve fibril: Achsenzylinder *m*, Axon *nt*, Neuraxon *nt*
Tomes' fibrils: →*Tomes' fibers*

fi|bril|la [faɪ'brɪlə] *noun, plura* **-lae** [-liː]: →*fibril*

fi|bril|lar ['faɪbrɪlər] *adj*: Fibrille(n) betreffend, aus Fibrillen bestehend, (fein-)faserig, fibrillär, Fibrillen-

fi|bril|lary ['faɪbrɪleriː, 'fɪb-] *adj*: →*fibrillar*

fi|bril|late ['faɪbrɪleɪt, 'fɪb-]: **I** *adj* →*fibrillar* **II** *vi* **1.** zer-, auffasern, fibrillieren **2.** (*patholog.*) zucken, flimmern, fibrillieren

fi|bril|lat|ed ['faɪbrɪleɪtɪd] *adj*: →*fibrillar*

fi|bril|la|tion [ˌfaɪbrɪ'leɪʃn] *noun*: **1.** (*patholog.*) Faserbildung *f*, Auffaserung *f* **2.** (*patholog.*) Fibrillieren *nt*, Fibrillation *f* **3.** (*kardiol.*) Flimmern *nt*
atrial fibrillation: Vorhofflimmern *nt*, Delirium cordis
auricular fibrillation: Vorhofflimmern *nt*, Delirium cordis
paroxysmal atrial fibrillation: paroxysmales Vorhofflimmern *nt*
permanent atrial fibrillation: permanentes Vorhofflimmern *nt*
persistent atrial fibrillation: persistierendes Vorhofflimmern *nt*
ventricular fibrillation: Kammerflimmern *nt*

fi|brilled ['faɪbrɪld] *adj*: →*fibrillar*

fi|bril|li|form [faɪ'brɪləfɔːrm, 'faɪbrɪ-] *adj*: fibrillenähnlich, -artig, faserähnlich, -artig, faserig

fi|bril|lo|blast [faɪ'brɪləblæst] *noun*: Odontoblast *m*, Dentinoblast *m*

fi|bril|lo|gen|e|sis [ˌfaɪbrɪlə'dʒenəsɪs] *noun*: Fibrillenbildung *f*, -formation *f*

fi|bril|lol|y|sis [ˌfaɪbrɪ'lɑləsɪs] *noun*: Fibrillolyse *f*

fi|bril|lo|lyt|ic [ˌfaɪbrɪlə'lɪtɪk, faɪˌbrɪlə-] *adj*: fibrillolytisch

fi|brin ['faɪbrɪn] *noun*: Fibrin *nt*

fi|bri|nae|mi|a [ˌfaɪbrə'niːmiːə] *noun*: (*brit.*) →*fibrinemia*

fi|brin|ase ['faɪbrɪneɪz] *noun*: **1.** Faktor XIII *m*, fibrinstabilisierender Faktor *m*, Laki-Lorand-Faktor *m* **2.** →*fibrinolysin*

fi|bri|na|tion [ˌfaɪbrə'neɪʃn] *noun*: Fibrinbildung *f*

fi|bri|ne|mi|a [ˌfaɪbrə'niːmiːə] *noun*: Fibrinämie *f*

fibrino- *präf.*: Fibrin-, Fibrino-

fi|bri|no|cel|lu|lar [ˌfaɪbrɪnəʊ'seljələr] *adj*: fibrinozellulär

fi|brin|o|gen [faɪ'brɪnədʒən] *noun*: Fibrinogen *nt*, Faktor I *m*
clottable fibrinogen: gerinnbares/gerinnungsfähiges Fibrinogen *nt*
human fibrinogen: Humanfibrinogen *nt*
nonclottable fibrinogen: nicht-gerinnbares Fibrinogen *nt*, Dysfibrinogen *nt*

fi|brin|o|ge|nae|mi|a [faɪˌbrɪnədʒə'niːmiːə] *noun*: (*brit.*) →*fibrinogenemia*

fi|bri|nog|e|nase [ˌfaɪbrɪ'nɑdʒəneɪz] *noun*: Thrombin *nt*, Faktor IIa *m*

fi|brin|o|ge|ne|mi|a [faɪˌbrɪnədʒə'niːmiːə] *noun*: Fibrinogenämie *f*, Hyperfibrinogenämie *f*

fi|bri|no|gen|e|sis [ˌfaɪbrɪnə'dʒenəsɪs] *noun*: Fibrinbildung *f*, Fibrinogenese *f*

fi|bri|no|gen|ic [ˌfaɪbrɪnə'dʒenɪk] *adj*: fibrinbildend, fibrinogen

fi|bri|no|ge|nol|y|sis [ˌfaɪbrɪnədʒɪ'nɑlɪsɪs] *noun*: Fibrinogenauflösung *f*, Fibrinogenspaltung *f*, Fibrinogeninaktivierung *f*, Fibrinogenolyse *f*

fi|bri|no|gen|o|lyt|ic [ˌfaɪbrɪnəˌdʒenə'lɪtɪk] *adj*: Fibrinogenolyse betreffend, fibrinogenauflösend, fibrinogenspaltend, fibrinogeninaktivierend, fibrinogenolytisch

fi|brin|o|gen|o|pe|ni|a [faɪbrɪnəˌdʒenə'piːnɪə] *noun*: Fibrinogenmangel *m*, Fibrinogenopenie *f*, Hypofibrinogenämie *f*, Fibrinopenie *f*

fi|bri|nog|e|nous [faɪbrɪ'nɑdʒənəs] *adj*: fibrinbildend, fibrinogen

fi|brin|oid ['faɪbrɪnɔɪd]: I *noun* Fibrinoid *nt* II *adj* fibrinähnlich, -artig, fibrinoid
fi|brin|o|ki|nase [faɪˌbrɪnə'kaɪneɪz, -'kɪn-] *noun*: Fibrinokinase *f*
fi|bri|no|ly|sin [ˌfaɪbrə'nɑləsɪn] *noun*: Fibrinolysin *nt*, Plasmin *nt*
streptococcal fibrinolysin: Streptokinase *f*
fi|bri|no|ly|sis [ˌfaɪbrə'nɑlɪsɪs] *noun*: Fibrinspaltung *f*, Fibrinolyse *f*
fi|brin|o|ly|so|ki|nase [faɪˌbrɪnəˌlaɪsə'kaɪneɪz] *noun*: Fibrinolysokinase *f*
fi|bri|no|lyt|ic [ˌfaɪbrɪnəʊ'lɪtɪk] *adj*: Fibrinolyse betreffend *oder* verursachend, fibrinspaltend, fibrinolytisch
fi|bri|no|pe|ni|a [ˌfaɪbrɪnəʊ'piːnɪə] *noun*: →*fibrinogenopenia*
fi|bri|no|pep|tide [ˌfaɪbrɪnəʊ'peptaɪd] *noun*: Fibrinopeptid *nt*
fi|bri|no|plate|let [ˌfaɪbrɪnəʊ'pleɪtlɪt] *adj*: aus Fibrin und Thrombozyten bestehend
fi|bri|no|pu|ru|lent [ˌfaɪbrɪnəʊ'pjʊər(j)ələnt] *adj*: fibrinös-eitrig
fi|brin|ous ['faɪbrɪnəs] *adj*: Fibrin betreffend *oder* enthaltend, fibrinartig, fibrinhaltig, fibrinreich, fibrinös, Fibrin-
fi|brin|u|ri|a [ˌfaɪbrɪ'n(j)ʊəriːə] *noun*: Fibrinurie *f*
fibro- *präf.*: Faser-, Fibro-
fi|bro|a|de|nia [ˌfaɪbrəʊə'diːnɪə] *noun*: Fibroadenie *f*
fi|bro|ad|e|no|ma [ˌfaɪbrəʊædə'nəʊmə] *noun*: Fibroadenom *nt*, Fibroadenoma *nt*, Adenofibrom *nt*, Adenoma fibrosum
fibroadenoma of breast: Fibronadenom *nt* der Brust
giant fibroadenoma of breast: Riesenfibroadenom *nt* der Brust
intracanalicular fibroadenoma: intrakanalikuläres Fibroadenom *nt* der Brust, intrakanalikulär-wachsendes Fibroadenom *nt* der Brust, Fibroadenoma intracanaliculare
pericanalicular fibroadenoma: kanalikuläres Fibroadenom *nt* der Brust, kanalikulär-wachsendes Fibroadenom *nt* der Brust, Fibroadenoma pericanaliculare
fi|bro|ad|e|no|sis [ˌfaɪbrəʊædə'nəʊsɪs] *noun*: Fibroadenose *f*, Fibroadenomatosis
fi|bro|ad|i|pose [ˌfaɪbrəʊ'ædɪpəʊs] *adj*: fibrös-fettig, fettig-fibrös
fi|bro|an|gi|o|ma [faɪbrəʊˌændʒɪ'əʊmə] *noun*: Fibroangiom *nt*, Fibroangioma *nt*
nasopharyngeal fibroangioma: Nasenrachenfibrom *nt*, juveniles Nasenrachenfibrom *nt*, Schädelbasisfibrom *nt*, Basalfibroid *nt*, Basalfibrom *nt*
fi|bro|a|re|o|lar [ˌfaɪbrəʊə'rɪələr] *adj*: fibroareolär
fi|bro|blast ['faɪbrəblæst] *noun*: juvenile Bindegewebszelle *f*, Fibroblast *m*
fi|bro|blas|tic [ˌfaɪbrə'blæstɪk] *adj*: Fibroblasten betreffend, fibroblastisch
fi|bro|blas|to|ma [ˌfaɪbrəʊblæs'təʊmə] *noun*: **1.** Bindegewebsgeschwulst *f*, Fibrom *nt*, Fibroma *nt* **2.** Fibrosarkom *nt*, Fibrosarcoma *nt*
fi|bro|bron|chi|tis [ˌfaɪbrəʊbrɑŋ'kaɪtɪs] *noun*: →*croupous bronchitis*
fi|bro|car|ci|no|ma [faɪbrəʊˌkɑːrsɪ'nəʊmə] *noun*: szirrhöses Karzinom *nt*, Faserkrebs *m*, Szirrhus *m*, Skirrhus *m*, Carcinoma scirrhosum
fi|bro|car|ti|lage [ˌfaɪbrə'kɑːrtlɪdʒ] *noun*: fibröser Knorpel *m*, Faserknorpel *m*, Bindegewebsknorpel *m*, Cartilago fibrosa/collagenosa
external semilunar fibrocartilage: Außenmeniskus *m*, Meniscus lateralis
interarticular fibrocartilage: Gelenkzwischenscheibe *f*, Discus articularis
internal semilunar fibrocartilage: Innenmeniskus *m*, Meniscus medialis
interpubic fibrocartilage: Fibrocartilago interpubica, Discus interpubicus
intervertebral fibrocartilage: Intervertebral-, Zwischenwirbelscheibe *f*, Bandscheibe *f*, Discus intervertebralis
fi|bro|car|ti|lag|i|nous [ˌfaɪbrəˌkɑːrtɪ'lædʒənəs] *adj*: Faserknorpel betreffend, aus Faserknorpel bestehend, fibrochondral, fibrokartilaginär, faserknorpelig
fi|bro|ca|se|ous [ˌfaɪbrəʊ'keɪsɪəs] *adj*: fibrös-käsig, käsig-fibrös
fi|bro|cel|lu|lar [ˌfaɪbrəʊ'seljələr] *adj*: fibrozellulär
fi|bro|ce|men|to|ma [ˌfaɪbrəʊsɪmen'təʊmə] *noun*: Zementfibrom *nt*, Zementoblastom *nt*
fi|bro|chon|drit|ic [ˌfaɪbrəʊkɑn'drɪtɪk] *adj*: Faserknorpelentzündung/Fibrochondritis betreffend, fibrochondritisch
fi|bro|chon|dri|tis [ˌfaɪbrəʊkɑn'draɪtɪs] *noun*: Faserknorpelentzündung *f*, Fibrochondritis *f*
fi|bro|chon|dro|ma [ˌfaɪbrəʊkɑn'drəʊmə] *noun*: Fibrochondrom *nt*
fi|bro|cyst ['faɪbrəsɪst] *noun*: zystisches Fibrom *nt*, Fibrozystom *nt*
fi|bro|cys|tic [ˌfaɪbrəʊ'sɪstɪk] *adj*: fibrös-zystisch, zystisch-fibrös
fi|bro|cys|to|ma [ˌfaɪbrəʊsɪs'təʊmə] *noun*: →*fibrocyst*
fi|bro|cyte ['faɪbrəʊsaɪt] *noun*: Bindegewebszelle *f*, Fibrozyt *m*
fi|bro|dys|pla|sia [ˌfaɪbrəʊdɪs'pleɪʒ(ɪ)ə, -zɪə] *noun*: fibröse Dysplasie *f*, Fibrodysplasia *f*, Dysplasia fibrosa
fi|bro|e|las|tic [ˌfaɪbrəɪ'læstɪk] *adj*: aus Kollagen und elastischen Fasern bestehend, fibroelastisch
fi|bro|e|las|to|ma [ˌfaɪbrəʊɪlæs'təʊmə] *noun*: Fibroelastoma *nt*, Fibroelastom *nt*
fi|bro|e|las|to|sis [ˌfaɪbrəʊɪlæs'təʊsɪs] *noun*: Fibroelastose *f*, Fibroelastosis *f*
endocardial fibroelastosis: Endokardfibroelastose *f*, Fibroelastosis endocardii
fi|bro|en|chon|dro|ma [faɪbrəʊˌenkɑn'drəʊmə] *noun*: Fibroenchondrom *nt*, Fibroenchondroma *nt*
fi|bro|ep|i|the|li|al [ˌfaɪbrəepɪ'θiːlɪəl] *adj*: fibroepithelial
fi|bro|ep|i|the|li|o|ma [ˌfaɪbrəʊepɪˌθɪlɪ'əʊmə] *noun*: Fibroepitheliom *nt*, Fibroepithelioma *nt*
premalignant fibroepithelioma: Pinkus-Tumor *m*, prämalignes Fibroepitheliom *nt*, fibroepithelialer Tumor *m*, fibroepithelialer Tumor *m* Pinkus, Fibroepithelioma Pinkus
fi|bro|fas|ci|tis [ˌfaɪbrəʊfə'saɪtɪs] *noun*: Fibromyalgie *f*, Fibrositissyndrom *nt*, Weichteilrheumatismus *m*
fi|bro|fat|ty [ˌfaɪbrəʊ'fætiː] *adj*: fibrös-fettig, fettig-fibrös
fi|bro|fi|brous [ˌfaɪbrəʊ'faɪbrəs] *adj*: fibrofibrös
fi|bro|gen|e|sis [ˌfaɪbrə'dʒenəsɪs] *noun*: Fasersynthese *f*, -bildung *f*, Fibrogenese *f*
fi|bro|gen|ic [ˌfaɪbrə'dʒenɪk] *adj*: die Faserbildung induzierend, fibrogen
fi|brog|li|a [faɪ'brɑglɪə] *noun*: Fibroglia *f*
fi|bro|gli|o|ma [ˌfaɪbrəglaɪ'əʊmə] *noun*: Fasergliom *nt*, Fibrogliom *nt*
fi|bro|gli|o|sis [ˌfaɪbrəʊglaɪ'əʊsɪs] *noun*: Fibrogliose *f*
fi|bro|his|ti|o|cyt|ic [ˌfaɪbrəʊˌhɪstɪə'sɪtɪk] *adj*: fibrohistiozytär
fi|broid ['faɪbrɔɪd]: I *noun* **1.** →*fibroleiomyoma* **2.** →*fibroma* II *adj* aus Fasern *oder* fibrösem Bindegewebe

F

bestehend, fibroid

fi|broid|ec|to|my [ˌfaɪbrɔɪˈdektəmiː] *noun*: Fibroidektomie *f*, Fibromektomie *f*

fi|bro|in [ˈfaɪbrəwɪn] *noun*: Fibroin *nt*

fi|bro|ker|a|to|ma [ˌfaɪbrəkerəˈtəʊmə] *noun*: Fibrokeratom *nt*

digital fibrokeratoma: erworbenes digitales Fibrokeratom *nt*, erworbenes akrales Fibrokeratom *nt*

fi|bro|lei|o|my|o|ma [ˌfaɪbrəʊlaɪəmaɪˈəʊmə] *noun*: Fibroleiomyom *nt*, Fibroleiomyoma *nt*, Leiomyofibrom *nt*, Leiomyofibroma *nt*

fi|bro|li|po|ma [ˌfaɪbrəʊlɪˈpəʊmə] *noun*: Fibrolipom *nt*, Lipoma fibrosum

F

fi|bro|li|pom|a|tous [ˌfaɪbrəʊlɪˈpɑmətəs] *adj*: Fibrolipom betreffend, fibrolipomatös

fi|bro|ma [faɪˈbrəʊmə] *noun*: Bindegewebsgeschwulst *f*, Fibrom *nt*, Fibroma *nt*

ameloblastic fibroma: Ameloblastofibrom *nt*

cementifying fibroma: Zementfibrom *nt*, Zementoblastom *nt*, Zementblastom *nt*

central fibroma of bone: desmoplastisches Fibrom *nt*

central odontogenic fibroma: zentrales odontogenes Fibrom *nt*

chondromyxoid fibroma: Chondrofibrom *nt*, chondromyxoides Fibrom *nt*

cystic fibroma: zystisches Fibrom *nt*, Fibroma cysticum

desmoplastic fibroma: desmoplastisches Fibrom *nt*

diffuse fibroma of gingiva: fibröse Gingivahyperplasie *f*, fibröse Zahnfleischhyperplasie *f*, Fibromatosis gingivae, Elephantiasis gingivae

filiform fibroma: filiformes Fibrom *nt*, Fibroma filiforme, multiples papilläres Fibrom *nt*

hard fibroma: hartes Fibrom *nt*, Fibroma durum

intracanalicular fibroma: intrakanalikuläres Fibroadenom *nt* der Brust, intrakanalikulär-wachsendes Fibroadenom *nt* der Brust, Fibroadenoma intracanaliculare

irritation fibroma: Irritationsfibrom *nt*, Lappenfibrom *nt*

juvenile nasopharyngeal fibroma: Nasenrachenfibrom *nt*, juveniles Nasenrachenfibrom *nt*, Schädelbasisfibrom *nt*, Basalfibroid *nt*, Basalfibrom *nt*

lobular fibroma: Irritationsfibrom *nt*, Lappenfibrom *nt*

multiple papillary fibromas: multiple papilläre Fibrome *pl*

non-ossifying fibroma of bone: nicht-osteogenes/nicht-ossifizierendes Knochenfibrom *nt*, xanthomatöser/fibröser Riesenzelltumor *m* des Knochens, Xanthogranuloma *nt* des Knochens

nonosteogenic fibroma: nicht-ossifizierendes Fibrom *nt*, fibröser Kortikalisdefekt *m*, fibröser metaphysärer Defekt *m*, benignes fibröses Histiozytom *nt* des Knochens

odontogenic fibroma: odontogenes Fibrom *nt*

ossifying fibroma (of bone): ossifizierendes Fibrom *nt*, osteofibröse Dysplasie *f*

osteogenic fibroma: Osteoblastom *nt*

ovarian fibroma: Eierstockfibrom *nt*, Ovarialfibrom *nt*

pedunculated fibroma: Fibroma molle pendulans, Fibroma pendulans

peripheral fibroma: peripheres verknöcherndes Fibrom *nt*

peripheral odontogenic fibroma: Epulis *f*

periungual fibroma: Koenen-Tumor *m*, periunguales Fibrom *nt*

pleural fibroma: Pleurafibrom *nt*, fibröses Pleuramesotheliom *nt*

recurrent digital fibroma of childhood: infantile digitale Fibromatose *f*, juvenile Fibromatose *f*

renal medullary fibroma: Markfibrom *nt*, Nierenmarkfibrom *nt*

senile fibroma: Stielwarze *f*, Akrochordon *nt*, Acrochordom *nt*

soft fibroma: weiches Fibrom *nt*, Fibroma molle

telangiectatic fibroma: **1.** teleangiektatisches Fibrom *nt*, Fibroma cavernosum, Fibroma teleangiectaticum, Fibrohämangiom *nt* **2.** Angiofibrom *nt*

testicular fibroma: Hodenfibrom *nt*

fi|bro|ma|toid [faɪˈbrəʊmətɔɪd] *adj*: fibromähnlich, -artig, fibromatös

fi|bro|ma|to|sis [faɪˌbrəʊməˈtəʊsɪs] *noun*: Fibromatose *f*, Fibromatosis *f*

abdominal fibromatosis: abdominale Fibromatose *f*

cervical fibromatosis: Fibromatosis colli

fibromatosis colli: Fibromatosis colli

congenital generalized fibromatosis: kongenitale generalisierte Fibromatose *f*

extra-abdominal fibromatosis: extraabdominelle/extraabdominale Fibromatose *f*

gingiva fibromatosis: →*gingival fibromatosis*

gingival fibromatosis: fibröse Gingivahyperplasie *f*, fibröse Zahnfleischhyperplasie *f*, Fibromatosis gingivae, Elephantiasis gingivae

hereditary gingival fibromatosis: →*idiopathic gingival fibromatosis*

idiopathic gingival fibromatosis: idiopathisch fibröse Gingivahyperplasie *f*, kongenitale Makrogingiva *f*, Fibromatosis gingivae, Elephantiasis gingivae

infantile digital fibromatosis: infantile digitale Fibromatose *f*, juvenile Fibromatose *f*

intra-abdominal fibromatosis: intraabdominelle Fibromatose *f*, intraabdominales Desmoid *nt*

juvenile hyaline fibromatosis: juvenile hyaline Fibromatose *f*, Murray-Puretic-Syndrom *nt*

mammary fibromatosis: Mammafibromatose *f*

nasopharyngeal fibromatosis: nasopharyngeales Fibrom *nt*

palmar fibromatosis: palmare Fibromatose *f*, Palmarfibromatose *f*

penile fibromatosis: Penisfibromatose *f*

plantar fibromatosis: Ledderhose-Syndrom I *nt*, Morbus Ledderhose *m*, plantare Fibromatose *f*, Plantaraponeurosenkontraktur *f*, Dupuytren-Kontraktur *f* der Plantarfaszie, Fibromatosis plantae

radiation fibromatosis: Strahlenfibromatose *f*

subcutaneous pseudosarcomatous fibromatosis: nodulöse Fasziitis *f*, Fasciitis nodularis

fi|bro|ma|tous [faɪˈbrəʊmətəs] *adj*: fibromatös

fi|brom|ec|to|my [ˌfaɪbrəʊˈmektəmiː] *noun*: Fibromentfernung *f*, -exzision *f*, Fibromektomie *f*

fi|bro|mem|bra|nous [ˌfaɪbrəʊˈmembrənəs] *adj*: fibromembranös

fi|bro|mus|cu|lar [ˌfaɪbrəʊˈmʌskjələr] *adj*: fibromuskulär

fi|bro|my|ec|to|my [ˌfaɪbrəʊmaɪˈektəmiː] *noun*: Fibromentfernung *f*, -exzision *f*, Fibromektomie *f*

fi|bro|my|o|ma [ˌfaɪbrəʊmaɪˈəʊmə] *noun*: Fibromyom *nt*

fi|bro|my|o|mec|to|my [ˌfaɪbrəʊmaɪəˈmektəmiː] *noun*: Fibromyomexzision *f*, Fibromyomektomie *f*

fi|bro|my|o|sit|ic [ˌfaɪbrəʊˌmaɪəˈsɪtɪk] *adj*: Fibromyositis betreffend, fibromyositisch

fi|bro|my|o|si|tis [ˌfaɪbrəʊˌmaɪəˈsaɪtɪs] *noun*: Fibromyositis *f*

fi|bro|myx|o|ma [ˌfaɪbrəʊmɪkˈsəʊmə] *noun*: Fibromyxom *nt*, Fibromyxoma *nt*

odontogenic fibromyxoma: odontogenes Fibromyxom

nt, odontogenes Myxofibrom *nt*, odontogenes Myxom *nt*
fi|bro|myx|o|sar|co|ma [faɪbrəʊˌmɪksəsɑːr'kəʊmə] *noun*: Fibromyxosarkom *nt*, Fibromyxosarcoma *nt*
fi|bro|nec|tin [ˌfaɪbrə'nektɪn] *noun*: Fibronektin *nt*, -nectin *nt*
fi|bro|neu|ro|ma [ˌfaɪbrəʊnjʊə'rəʊmə] *noun*: Neurofibrom *nt*, Fibroneurom *nt*
fi|bro|nu|cle|ar [ˌfaɪbrə'n(j)uːklɪər] *adj*: fibronukleär
fibro-odontoma *noun*: fibröses Odontom *nt*
fibro-osseous *adj*: fibroossär
fibro-osteoclastic *adj*: fibroosteoklastisch
fibro-osteoma *noun*: verknöcherndes Fibrom *nt*, ossifizierendes Fibrom *nt*, Fibroosteom *nt*
fi|bro|pap|il|lo|ma [faɪbrəʊˌpæpə'ləʊmə] *noun*: fibroepitheliales Papillom *nt*, Fibropapillom *nt*
fi|bro|pla|sia [ˌfaɪbrəʊ'pleɪʒ(ɪ)ə] *noun*: Fibroplasie *f*, Fibroplasia *f*
retrolental fibroplasia: retrolentale Fibroplasie *f*, Frühgeborenenretinopathie *f*, Terry-Syndrom *nt*, Retinopathia praematurorum
fi|bro|plas|tic [ˌfaɪbrəʊ'plæstɪk] *adj*: fibroplastisch
fi|bro|plate ['faɪbrəʊpleɪt] *noun*: Gelenk(zwischen)-scheibe *f*, Discus articularis
fi|bro|pol|y|pus [ˌfaɪbrəʊ'pɑlɪpəs] *noun*: fibröser Polyp *m*
fi|bro|pu|ru|lent [ˌfaɪbrəʊ'pjʊər(j)ələnt] *adj*: fibrös-eitrig, eitrig-fibrös
fi|bro|re|tic|u|late [ˌfaɪbrəʊrɪ'tɪkjəlɪt, -leɪt] *adj*: fibroretikulär
fi|bro|sar|co|ma [ˌfaɪbrəʊsɑːr'kəʊmə] *noun*: Fibrosarkom *nt*, Fibrosarcoma *nt*
central fibrosarcoma: zentrales Fibrosarkom *nt*
fibrosarcoma of the dura: Fungus durae matris
endosteal fibrosarcoma: endostales Fibrosarkom *nt*
medullary fibrosarcoma: medulläres Fibrosarkom *nt*
odontogenic fibrosarcoma: odontogenes Fibrosarkom *nt*
spindle cell fibrosarcoma: spindelzelliges Fibrosarkom *nt*, Fibrospindelzellsarkom *nt*
fi|bro|sar|co|ma|tous [ˌfaɪbrəʊsɑːr'kɑmətəs] *adj*: Fibrosarkom betreffend, fibrosarkomatös
fi|brose ['faɪbrəʊs]: I *adj* →*fibrous* II *vt* fibrosieren
fi|bro|se|rous [ˌfaɪbrəʊ'sɪərəs] *adj*: fibroserös, serofibrös
fi|bros|ing ['faɪbrəʊsɪŋ] *adj*: fibrosierend
fi|bro|sis [faɪ'brəʊsɪs] *noun, plural* **-ses** [-siːz]: Fibrose *f*, Fibrosis *f*
African endomyocardial fibrosis: Endomyokardfibrose *f*, Endomyokardose *f*, Endokardfibroelastose *f*
biliary fibrosis: Gallengangsfibrose *f*
cavernous body fibrosis: Schwellkörperfibrose *f*
congenital hepatic fibrosis: kongenitale Leberfibrose *f*
cystic fibrosis: Mukoviszidose *f*, zystische (Pankreas-) Fibrose *f*, Fibrosis pancreatica cystica
cystic fibrosis of the pancreas: Mukoviszidose *f*, zystische (Pankreas-)Fibrose *f*, Fibrosis pancreatica cystica
diffuse interstitial pulmonary fibrosis: Lungenzirrhose *f*, diffuse interstitielle Lungenfibrose *f*
endocardial fibrosis: Endokardfibrose *f*
endomyocardial fibrosis: Endomyokardfibrose *f*, Endokardfibroelastose *f*, Endomyokardose *f*
hepatic fibrosis: Leberfibrose *f*
hepatolienal fibrosis: Banti-Krankheit *f*, -Syndrom *nt*
idiopathic pulmonary fibrosis: idiopathische Lungenfibrose *f*, fibrosierende Alveolitis *f*
intimal fibrosis: Intimafibrose *f*
mediastinal fibrosis: Mediastinalfibrose *f*
middle ear fibrosis: Paukenfibrose *f*, adhäsive Otitis media (chronica)
myocardial fibrosis: Myokardfibrose *f*, Myofibrosis cordis
neoplastic fibrosis: proliferative Fibrose *f*
network fibrosis: Maschendrahtfibrose *f*
nodular subepidermal fibrosis: Fibrosis subepidermalis nodularis
fibrosis of Oddi's sphincter: Sphinkterfibrose *f*
pancreatic fibrosis: Pankreasfibrose *f*
panmural fibrosis of the bladder: chronisch interstitiell Blasenentzündung *f*, Cystitis intermuralis/interstitialis
peri-implant fibrosis: Kapselfibrose *f*
periportal hepatic fibrosis: periportale Leberfibrose *f*
pleural fibrosis: Pleuraschwarte *f*, -schwiele *f*
proliferative fibrosis: proliferative Fibrose *f*
pulmonary fibrosis: **1.** Lungenfibrose *f* **2.** Lungenzirrhose *f*, diffuse interstitielle Lungenfibrose *f*
pulp fibrosis: Pulpafibrose *f*, fibröse Pulpadystrophie *f*
radiation fibrosis: Strahlenfibrose *f*
retroperitoneal fibrosis: **1.** Ormond-Syndrom *nt*, (idiopathische) retroperitoneale Fibrose *f* **2.** symptomatische retroperitoneale Fibrose *f*
fi|bro|sit|ic [ˌfaɪbrəʊ'sɪtɪk] *adj*: Fibrositis betreffend, fibrositisch
fi|bro|si|tis [ˌfaɪbrəʊ'saɪtɪs] *noun*: Weichteil-, Muskelrheumatismus *m*, Fibrositis-Syndrom *nt*
fi|bro|tho|rax [ˌfaɪbrəʊ'θɔːræks] *noun*: Fibrothorax *m*
fi|brot|ic [faɪ'brɑtɪk] *adj*: Fibrose betreffend, fibrotisch
fi|brous ['faɪbrəs] *adj*: faserig, faserreich, fibrös, Faser-; bindegewebsartig, bandartig, sehnenartig, desmoid
fi|bro|vas|cu|lar [ˌfaɪbrə'væskjələr] *adj*: fibrovaskulär
fi|bro|xan|tho|ma [ˌfaɪbrəʊzæn'θəʊmə] *noun*: Fibroxanthom *nt*, Fibroxanthoma *nt*
atypical fibroxanthoma: atypisches Fibroxanthom *nt*, paradoxes Fibrosarkom *nt*, pseudosarkomatöses Xanthofibrom *nt*
fibroxanthoma of bone: nicht-ossifizierendes Fibrom *nt*, fibröser Kortikalisdefekt *m*, fibröser metaphysärer Defekt *m*, benignes fibröses Histiozytom *nt* des Knochens
fib|u|la ['fɪbjələ] *noun, plural* **-las, -lae** [-liː]: Wadenbein *nt*, Fibula *f*
fractured fibula: Wadenbeinbruch *m*, Wadenbeinfraktur *f*, Fibulafraktur *f*
fib|u|lar ['fɪbjələr] *adj*: Wadenbein/Fibula betreffend, fibular, peronäal, peroneal
fib|u|lo|cal|ca|ne|al [ˌfɪbjələʊkæl'keɪnɪəl] *adj*: Wadenbein/Fibula und Kalkaneus betreffend, fibulokalkaneal
FIC *Abk.*: **1.** fluorescein isocyanate **2.** fractional inhibitory concentration
fi|cin ['faɪsn] *noun*: Ficin *nt*
fi|co|sis [faɪ'kəʊsɪs] *noun*: Sycosis *f*
FID *Abk.*: flame ionization detector
fi|del|i|ty [fɪ'delɪtɪ, faɪ-] *noun, plura* **-ties**: Genauigkeit *f*; genaue Übereinstimmung *f*
field [fiːld] *noun*: Feld *nt*, Gebiet *nt*, Bezirk *m*, Bereich *m*
acoustic field: Hörfeld *nt*
field of activity: Arbeitsgebiet *nt*, Tätigkeitsbereich *m*
field of application: Anwendungsbereich *m*
auditory field: Hörfeld *nt*
Broca's speech field: →*Broca's motor field*
Broca's motor field: motorisches Sprachzentrum *nt*, motorische/frontale Broca-(Sprach-)Region *f*, Broca-Feld *nt*
Cohnheim's fields: Cohnheim-Felderung *f*
cortical field: Rindenfeld *nt*, -areal *nt*, Area *f*
cytoarchitectonic field: zytoarchitektonisches Feld *nt*

F

electrical field: elektrisches Feld *nt*
electromagnetic field: elektromagnetisches Feld *nt*
excitatory receptive field: exzitatorisches rezeptives Feld *nt*
Flechsig's oval field: Flechsig' ovales Feld *nt*
field of force: Kraftfeld *nt*
Forel's field: Forel-Feld *nt*
frontal eye field: frontales Augenfeld *nt*
frontal speech field: motorisches Sprachzentrum *nt*, motorische/frontale Broca-Region *f*, Broca-Feld *nt*
gastric fields: Magenschleimhautfelder *pl*, Areae gastricae
field of gaze: Blickfeld *nt*
gravitational field: Schwere-, Gravitationsfeld *nt*
field H of Forel: Forel-H-Feld *nt*
field H_1 (of Forel): Forel-H_1-Feld *nt*
field H_2 (of Forel): Forel-H_2-Feld *nt*
inhibitory receptive field: inhibitorisches rezeptives Feld *nt*
inverted Y field: umgekehrtes Ypsilon-Feld *nt*
Krönig's fields: Krönig-Schallfelder *pl*
magnetic field: magnetisches Feld *nt*, Magnetfeld *nt*
magnetizing field: →*magnetic field*
mantle field: Mantelfeld *nt*
olfactory field: Riechschleimhaut *f*, Riechfeld *nt*, Regio olfactoria
perceptive field: Wahrnehmungsfeld *nt*
periportal field: periportales Feld *nt*, Periportalfeld *nt*
prerubral fields: Forel-Felder *pl*
primary auditory field: primäres Hörfeld *nt*
projection field: Projektionsareal *nt*, -feld *nt*
receptive fields: rezeptive Felder *pl*
secondary auditory field: sekundäres Hörfeld *nt*
speech field: Sprachregion *f*, Sprachzentrum *nt*
tegmental field: Forel-H-Feld *nt*
total nodal field: Bestrahlung *f* aller Lymphknotengruppen, total nodal irradiation *nt*
field of vision: →*visual field*
visual field: Augenfeld *nt*; Blick-, Gesichtsfeld *nt*
Wernicke's speech field: →*Wernicke's temporal speech field*
Wernicke's temporal speech field: Wernicke-Sprachregion *f*, temporale Sprachregion *f*

FIF *Abk.*: **1.** forced inspiratory flow **2.** formaldehyde-induced fluorescence
FIG *Abk.*: formiminoglycine
FIGE *Abk.*: field inversion gel electrophoresis
FIGLU *Abk.*: formiminoglutamic acid
fig|ure ['fɪgjər]: I *noun* **1.** Zahl *f*, Ziffer *f* **2.** Betrag *m*, Summe *f*; Preis *m* **3.** Figur *f*, Form *f*, Gestalt *f*, Aussehen *nt* **4.** Figur *f*, Diagramm *nt*, Zeichnung *f*; Illustration *f* II *vt* **5.** formen, gestalten **6.** abbilden, bildlich darstellen III *vi* rechnen
Purkinje's figures: Purkinje-Nachbilder *pl*
fig|ured ['fɪgjərd] *adj*: geformt, gestaltet, figuriert
FIH *Abk.*: fat-induced hyperglycemia
fi|la|ceous [fɪ'leɪʃəs] *adj*: filamentös
fi|la|ment ['fɪləmənt] *noun*: Faser *f*; (*anatom.*) Filament *nt*, Filamentum *nt*
actin filament: Aktinfilament *nt*
axial filament: Achsenfaden *m*, Axonem *nt*
basal filaments: Basalfilamente *pl*
connecting filament: Ooblast *m*
dural terminal filament: →*external terminal filament*
external terminal filament: Filum terminale durale/externum
fungal filament: Pilzfaden *m*, Hyphe *f*
glia filament: Gliafilament *nt*
intermediary filament: intermediäres Filament *nt*, Intermediärfilament *nt*
internal terminal filament: Filum terminale internum/pialis
meningeal filament: Filum terminale
filament of meninges: Filum terminale
myosin filament: Myosinfilament *nt*
pial terminal filament: →*internal terminal filament*
procollagen filament: Prokollagenfilament *nt*
root filaments of spinal nerves: Spinalwurzelfasern *pl*, Wurzelfasern *pl*, Fila radicularia
spermatic filament: Samenfaden *m*
spinal filament: Filum terminale/spinale
terminal filament: Filum spinale
terminal filament of spinal dura mater: →*external terminal filament*

fil|a|men|tous [fɪlə'mentəs] *adj*: **1.** fadenförmig, faserig, faserartig, Fasern-; (*anatom.*) filiform **2.** filamentös
fil|a|men|tum [fɪlə'mentəm] *noun, plura* **-ta** [-tə]: →*filament*
fi|lar ['faɪlər] *adj*: **1.** →*fibrillar* **2.** →*filamentous*
Fi|lar|i|a [fɪ'leərɪə] *noun*: Filarie *f*, Filaria *f*
Filaria bancrofti: Bancroft-Filarie *f*, Wuchereria bancrofti
Filaria diurna: **1.** →*Filaria loa* **2.** Microfilaria diurna
Filaria dracunculus: Medinawurm *m*, Guineawurm *m*, Dracunculus medinensis, Filaria medinensis
Filaria immitis: Herzwurm *m*, Dirofilaria immitis
Filaria loa: Wanderfilarie *f*, Taglarvenfilarie *f*, Augenwurm *m*, Loa loa
Filaria medinensis: Medinawurm *m*, Guineawurm *m*, Dracunculus medinensis, Filaria medinensis
Filaria nocturna: →*Filaria bancrofti*
Filaria sanguinis-hominis: →*Filaria bancrofti*
Filaria volvulus: Knäuelfilarie *f*, Onchocerca volvulus
fi|lar|i|a [fɪ'leərɪə] *noun, plural* **-i|ae** [fɪ'leərɪˌiː]: Filarie *f*, Filaria *f*
Bancroft's filaria: Bancroft-Filarie *f*, Wuchereria bancrofti
Brug's filaria: Malayenfilarie *f*, Brugia malayi, Wuchereria malayi
Ozzard's filaria: Mansonella ozzardi
fi|lar|i|al [fɪ'leərɪəl] *adj*: Filarie(n) betreffend, Filarien-
fil|a|ri|a|sis [ˌfɪlə'raɪəsɪs] *noun*: Filarieninfektion *f*, Filariose *f*, Filariasis *f*
Bancroft's filariasis: Wuchereria bancrofti-Filariose *f*, Wuchereriasis bancrofti, Filariasis bancrofti, Bancroftose *f*
bancroftian filariasis: →*Bancroft's filariasis*
Brug's filariasis: Brugia malayi-Filariose *f*, Brugiose *f*, Filariasis malayi
Malayan filariasis: Brugia-malayi-Filariose *f*, Brugiose *f*, Filariasis malayi
Ozzard's filariasis: Mansonella-ozzardi-Infektion *f*, Mansonelliasis *f*
fi|lar|i|ci|dal [fɪˌleərɪ'saɪdl] *adj*: filarien(ab)tötent, filarizid
fi|lar|i|cide [fɪ'leərɪsaɪd] *noun*: Filarienmittel *nt*, Filarizid *nt*
fi|lar|i|form [fɪ'leərɪfɔːrm] *adj*: filariform
Fi|lar|i|i|cae [fɪ'leərɪɪsiː] *plural*: →*Filarioidea*
Fi|lar|i|oi|dea [fɪˌleərɪ'ɔɪdɪə] *plural*: Filarioidea *pl*
file [faɪl]: I *noun* **1.** Akte *f*, Ordner *m*, Aktenstück *nt* **2.** (*Computer*) Datei *f* **3.** Reihe *f* II *vt* (ein-)ordnen, ab-, einheften
index file: Kartei *f*
file [faɪl]: I *noun* Feile *f* II *vt* (zu-)feilen

bone file: Knochenfeile *f*
diamond-edge fingernail file: Diamantnagelfeile *f*
double-ended file: doppelendige Feile *f*
endodontic file: Wurzelkanalfeile *f*
fingernail file: Nagelfeile *f*, Fingernagelfeile *f*
finishing file: Finierfeile *f*
Giro file: Giro-Feile *f*
gold file: Goldfeile *f*
Hedström file: Hedström-Feile *f*
Hirschfeld file: Hirschfeld-Feile *f*, Hirschfeld-Dunlop-Feile *f*
Hirschfeld-Dunlop file: →*Hirschfeld file*
H-type file: Hedström-Feile *f*
H-type root canal file: Hedström-Feile *f*
Kerr file: K-Feile *f*, Kerr-Feile *f*
K-type file: →*Kerr file*
K-type root canal file: →*Kerr file*
metal file: Metallfeile *f*
Miller file: Miller-Knochenfeile *f*, Miller-Feile *f*
Miller-Colburn file: Miller-Colburn-Knochenfeile *f*, Miller-Colburn-Feile *f*
nail file: Nagelfeile *f*
Orban file: Orban-Feile *f*
periodontal file: Parodontalfeile *f*
rat-tail file: Rattenschwanzfeile *f*
root canal file: Wurzelkanalfeile *f*
rubber file: Vulkanitfeile *f*
S file: S-Feile *f*
scaler file: Scaler-Feile *f*
Schluger file: Schluger-Feile *f*
Star root canal file: Star-Feile *f*
vulcanite file: Vulkanitfeile *f*

fil|gras|tim [fɪl'græastɪm] *noun*: Filgrastim *nt*

fil|i|al ['fɪlɪəl] *adj*: Filial-

fil|i|cin ['fɪləsɪn] *noun*: Filicin *nt*, Filixsäure *f*

fil|i|form ['fɪləfɔːrm, 'faɪl-] *adj*: fadenförmig, faserig, faserartig, filiform

filling ['faɪlɪŋ] *noun*: **2.** Feilen *nt* **2.** Feilung *f*

fil|i|o|pa|ren|tal [,fɪlɪəʊpə'rentl] *adj*: Eltern-Kind-

fill [fɪl]: **I** *noun* Füllung *f* **II** *vt* **1.** (voll-, an-, aus-)füllen; (*Flüssigkeit*) ein-, abfüllen **2.** (*Essen*) sättigen **3.** (*zahnmed.*) füllen, plombieren **III** *vi* sich füllen
fill in *vt* (*Loch*) auf-, ausfüllen; ergänzen
fill out *vt* (*Formular*) ausfüllen
fill up *vt* auffüllen

fill|er ['fɪlər] *noun*: **1.** Abfüllmaschine *f*; Trichter *m* **2.** Füllstoff *m*, Füllmasse *f*, Füllpaste *f* **3.** Füllinstrument *nt*, Stopfer *m*, Filler *m*
paste filler: Pastenstopfer *m*

fil|let ['fɪlɪt] *noun*: Schleife *f*, Lemniskus *m*, Lemniscus *m*

fill|ing ['fɪlɪŋ]: **I** *noun* **1.** Füllung *f*, Füllmasse *f*, Füllmaterial *nt* **2.** (Zahn-)Füllung *f*, (Zahn-)Plombe *f* **3.** (Voll-, An-, Aus-)Füllen *nt*; Plombieren *nt* **II** *adj* (*Essen*) sättigend
bead technique filling: Bead-Technik *f*, Brush-Technik *f*
brush technique filling: Bead-Technik *f*, Brush-Technik *f*
complex filling: komplexe Füllung *f*
composite filling: Kompositfüllung *f*, Composite-Füllung *f*
compound filling: komplexe Füllung *f*
direct filling: direkte Füllung *f*, direkte Einlagefüllung *f*
ditched filling: Füllung *f* mit Randspalten
flow technique filling: Flow-Technik *f*, Flow-Füllung *f*
indirect filling: indirekte Füllung *f*, indirekte Einlagefüllung *f*
Mosetig-Moorhof filling: Mosetig-Moorhof-Füllung *f*, Mosetig-Moorhof-Wachs *nt*
permanent filling: Dauerfüllung *f*, endgültige Füllung *f*, permanente Füllung *f*
postresection filling: →*retrograde filling*
pressure technique filling: Druckfüllung *f*, Druckpolymerisationsfüllung *f*
retrograde filling: retrograde Wurzelfüllung *f*, retrograde Füllung *f*
retrograde root filling: →*retrograde filling*
reverse filling: →*retrograde filling*
reverse root filling: →*retrograde filling*
root filling: Wurzelfüllung *f*, Wurzelkanalfüllung *f*
root canal filling: 1. (*Technik*) Wurzelfüllung *f*, Wurzelkanalfüllung *f* **2.** (*Füllmittel*) Wurzelfüllung *f*, Wurzelkanalfüllung *f*
root-end filling: retrograde Wurzelfüllung *f*
temporary filling: provisorische Füllung *f*, vorübergehende Füllung *f*
treatment filling: provisorische Füllung *f* während der Behandlung

film [fɪlm]: **I** *noun* **1.** Film *m*, Membran *f*, Membrane *f* **2.** Film *m*, Überzug *m*, (dünne) Schicht *f*, Häutchen *nt*, Belag *m* **3.** Film *m*; Bild *nt*, Aufnahme *f*; (*radiolog.*) Film *m*, Röntgenfilm *m*; Röntgenaufnahme *f*, Röntgenbild *nt*, Aufnahme *f* **II** *vt* überziehen (*with* mit); ein Häutchen bilden
abdominal film: Röntgenaufnahme *f* des Abdomens, Abdomenaufnahme *f*
bite-wing film: Bissflügelfilm *m*, Bitewingfilm *m*
chest film: Thoraxaufnahme *f*, Thoraxröntgenaufnahme *f*
dental film: 1. dentaler Röntgenfilm *m* **2.** Zahnröntgenfilm *m*, Zahnfilm *m*, Normalzahnfilm *m*
direct exposure film: direkt belichtbarer Röntgenfilm *m*, direkt belichtbarer Film *m*
double-emulsion film: Röntgenfilm *m* mit doppelseitiger Emulsionsschicht, Film *m* mit doppelseitiger Emulsionsschicht
exposed film: belichteter Röntgenfilm *m*, belichteter Film *m*
exposed intraoral film: belichteter intraoraler Röntgenfilm *m*, belichteter intraoraler Film *m*
extraoral film: Röntgenfilm *m* für extraorale Röntgenaufnahmen, Film *m* für extraorale Röntgenaufnahmen, extraoraler Film *m*, extraoraler Röntgenfilm *m*
fast film: Film *m* für Schnellaufnahmen, Röntgenfilm *m* für Schnellaufnahmen
interproximal film: Bissflügelfilm *m*, Bitewingfilm *m*
intraoral film: Röntgenfilm *m* für intraorale Röntgenaufnahmen, Film *m* für intraorale Röntgenaufnahmen, intraoraler Film *m*, intraoraler Röntgenfilm *m*
intraoral occlusal film: intraoraler Okklusalfilm *m*, intraorale okklusale Röntgenaufnahme *f*
laminagraphic film: Röntgenfilm *m* für Schichtaufnahmen, Film *m* für Schichtaufnahmen
lateral jaw film: seitliche Unterkieferaufnahme *f*, seitliche Kieferaufnahme *f*
nonscreen film: folienloser Röntgenfilm *m*, folienloser Film *m*
occlusal film: Okklusalfilm *m*
panoramic film: Panoramaröntgenfilm *m*, Panoramafilm *m*
panoramic x-ray film: →*panoramic film*
periapical film: Periapikalfilm *m*
plain film: Leeraufnahme *f*
roentgenographic film: 1. Röntgenfilm *m* **2.** Röntgenaufnahme *f*, Röntgenbild *nt*

F

screen film: Folienfilm *m*
sex education film: Aufklärungsfilm *m*
single emulsion film: Röntgenfilm *m* mit einseitiger Emulsionsschicht, Film *m* mit einseitiger Emulsionsschicht
two-layer film: Doppelschicht *f*, -film *m*
ultraspeed film: Ultraröntgenfilm *m*, Ultrafilm *m*
ultraspeed radiographic film: →*ultraspeed film*
ultraspeed x-ray film: →*ultraspeed film*
unexposed film: unbelichteter Röntgenfilm *m*, unbelichteter Film *m*
unexposed intraoral film: unbelichteter intraoraler Röntgenfilm *m*, unbelichteter intraoraler Film *m*
x-ray film: **1.** Röntgenfilm *m* **2.** Röntgenaufnahme *f*, Röntgenbild *nt*

film|i|ness ['fɪlmɪnəs] *noun*: (hauch-)dünne Beschaffenheit *f*

film|y ['fɪlmiː] *adj*: **1.** (*Auge*) trüb, verschleiert **2.** mit einem Häutchen bedeckt; häutchenartig **3.** (hauch-)dünn, zart

fi|lo|po|di|um [ˌfɪlə'pəʊdɪəm, ˌfaɪ-] *noun, plura* **-dia** [-dɪə]: Fadenfüßchen *nt*, Filopodium *nt*

fi|lo|var|i|co|sis [ˌfɪləværə'kəʊsɪs] *noun*: Filovarikose *f*

Fi|lo|vir|i|dae [ˌfɪlə'vɪrədiː] *plural*: Filoviridae *pl*

fi|lo|vi|rus|es [ˌfɪlə'vaɪrəsɪs] *plural*: Filoviren *pl*

fil|ter ['fɪltər]: **I** *noun* Filter *m/nt* **II** *vt* filtern, filtrieren
filter off *vt* abfiltern
aluminum filter: Aluminiumfilter *nt*
bacterial filter: Bakterienfilter *m*
Bentley filter: Bentley-Filter *m*
Chamberland filter: Chamberlandfilter *m*
color filter: Farbfilter *m*
colour filter: (*brit.*) →*color filter*
frequency filter: Frequenzfilter *m*
interference filter: Interferenzfilter *m*
polarizing filter: Polfilter *m*
ray filter: Farbfilter *m*
red filter: Rotfilter *m*
spectrum filter: Spektralfilter *nt*
transfusion filter: Bluttransfusionsfilter *m*
vena caval umbrella filter: Vena-cava-Filter *m*, Kavafilter *m*
x-ray filter: Röntgenfilter *m*

fil|ter|a|bil|i|ty [ˌfɪltərə'bɪləti:] *noun*: Filtrierbarkeit *f*

fil|ter|a|ble ['fɪlt(ə)rəbl] *adj*: filtrierbar

fil|ter|ing ['fɪlt(ə)rɪŋ]: **I** *noun* Filtern *nt*, Filtrieren *nt* **II** *adj* Filtrier-, Filter-

fil|tra|ble ['fɪltrəbl] *adj*: →*filterable*

fil|trate ['fɪltreɪt]: **I** *noun* Filtrat *nt* **II** *vt* (ab-)filtern, filtrieren
culture filtrate: Kulturfiltrat *nt*
glomerular filtrate: Glomerulumfiltrat *nt*, glomeruläres Filtrat *nt*

fil|tra|tion [fɪl'treɪʃn] *noun*: Filtration *f*, Filtrierung *f*, Filtrieren *nt*
gel filtration: Gelfiltration *f*, Molekularsiebfiltration *f*, molekulare Ausschlusschromatografie *f*
germ-free filtration: keimfreie Filtration *f*
glomerular filtration: glomeruläre Filtration *f*
pressure filtration: Sterilfiltration *f*

fi|lum ['faɪləm] *noun, plural* **-la** [-lə]: Faden *m*, Filum *nt*

FIM *Abk*.: field ion microscopy

fim|bria ['fɪmbrɪə] *noun, plural* **-bri|ae** [-brɪiː]: Franse *f*, Fimbrie *f*, Fimbria *f*
fimbria of hippocampus: Markbündel *nt* des Hippocampus, Fimbria hippocampi
ovarian fimbria: längste Tubenfimbrie *f*, Ovarialfimbrie *f*, Fimbria ovarica
fimbriae of uterine tube: Tubenfimbrien *pl*, Fimbriae tubae uterinae

fim|bri|ate ['fɪmbrɪɪt, -eɪt] *adj*: mit Fransen/Fimbrien besetzt, befranst

fim|bri|at|ed ['fɪmbrɪeɪtɪd] *adj*: →*fimbriate*

fim|bri|ec|to|my [ˌfɪmbrɪ'ektəmiː] *noun*: Fimbriektomie *f*

fim|bri|o|cele ['fɪmbrɪəsiːl] *noun*: Fimbriozele *f*

fim|bri|o|ly|sis [fɪmbrɪ'ɑlɪsɪs] *noun*: Fimbriolyse *f*

fim|bri|o|plas|ty ['fɪmbrɪəplæstiː] *noun*: Fimbrienplastik *f*

fi|nal ['faɪnl] *adj*: abschließend; (*zeitlich*) äußerste(r, s)

find|ing ['faɪndɪŋ] *noun*: (*a.* **findings** *plural*) Befund *m*; Beobachtung *f*
clinical finding: klinischer Befund *m*
incidental finding: Zufallsbefund *m*
pathological finding: pathologischer/pathologisch-anatomischer Befund *m*
physical findings: körperlicher Untersuchungsbefund *m*

fine [faɪn] *adj*: fein; dünn, zart, zierlich; rein, pur

fin|ger ['fɪŋgər]: **I** *noun* Finger *m*, (*anatom.*) Digitus *m* **II** *vt* befühlen, betasten, (be-)fingern, anfassen, herumfingern (an)
baseball finger: Hammerfinger *m*
clubbed fingers: Trommelschlegelfinger *pl*, Digiti hippocratici
dead fingers: Akroasphyxia *f*, Akroasphyxie *f*, Akrozyanose *f*
drop finger: Hammerfinger *m*
drumstick fingers: Trommelschlegelfinger *pl*, Digiti hippocratici
fifth finger: Kleinfinger *m*, Digitus minimus/quintus
first finger: Daumen *m*, Pollex *m*
fourth finger: Ringfinger *m*, Digitus anularis/quartus
hammer finger: Hammerfinger *m*
hippocratic fingers: Trommelschlegelfinger *pl*, Digiti hippocratici
index finger: Zeigefinger *m*, Index *m*, Digitus secundus
little finger: Kleinfinger *m*, Digitus minimus/quintus manus
lock finger: schnellender/schnappender/federnder Finger *m*, Trigger-Finger *m*
Madonna fingers: Madonnenfinger *pl*
mallet finger: Hammerfinger *m*
middle finger: Mittelfinger *m*, Digitus medius/tertius
ring finger: Ringfinger *m*, Digitus anularis/quartus
sausage fingers: Wurstfinger *pl*
second finger: Zeigefinger *m*, Index *m*, Digitus secundus
snapping finger: schnellender/schnappender/federnder Finger *m*, Trigger-Finger *m*
spider fingers: **1.** Spinnenfingrigkeit *f*, Arachnodaktylie *f*, Dolichostenomelie *f* **2.** Marfan-Syndrom *nt*, Arachnodaktylie-Syndrom *nt*
stub fingers: Stummelfingrigkeit *f*, Perodaktylie *f*
stuck finger: schnellender/schnappender/federnder Finger *m*, Trigger-Finger *m*
third finger: Mittelfinger *m*, Digitus medius/tertius
trigger finger: schnellender Finger *m*, Trigger-Finger *m*
waxy fingers: Akroasphyxia *f*, Akroasphyxie *f*, Akrozyanose *f*
white finger: Leichenfinger *m*, Digitus mortuus

fin|ger|ag|no|sia [ˌfɪŋgəræg'nəʊʒ(ɪ)ə] *noun*: Fingeragnosie *f*

fin|gered ['fɪŋgərd] *adj*: mit Fingern

fin|ger|ing ['fɪŋgərɪŋ] *noun*: Betasten *nt*, Befühlen *nt*, (Be-)Fingern *nt*

fin|ger|nail ['fɪŋgərneɪl] *noun*: (Finger-)Nagel *m*, (*ana-*

tom.) Unguis *m*

fin|ger|print ['fɪŋgərprɪnt] *noun*: Fingerabdruck *m*, Daktylogramm *nt*

fin|ger|tip ['fɪŋgərtɪp] *noun*: Fingerspitze *f*

fin|ish ['fɪnɪʃ] *noun*: Überzug *m*, Lack *m*, Finish *nt*, Politur *f*; Oberflächenbeschaffenheit *f*; Bearbeitung *f*

denture finish: Prothesenpolitur *f*

satin finish: Seidenglanz *m*, Seidenfinish *nt*

FiO_2 *Abk.*: fraction of inspired oxygen

fire ['faɪər] *noun*: **1.** Feuer *nt*, Flamme *f* **2.** Fieber *nt*, Febris *f*, Pyrexie *f*; fieberhafte Erkrankung *f*, Fieber *nt*; Entzündung *f*, Inflammation *f*, Inflammatio *f*

St. Anthony's fire: **1.** Wundrose *f*, Rose *f*, Erysipel *nt*, Erysipelas *nt*, Streptodermia cutanea lymphatica **2.** Vergiftung *f* durch Mutterkornalkaloide, Ergotismus *m*

fir|ing ['faɪərɪŋ] *noun*: **1.** Brennen *nt*, Porzellanbrennen *nt*, Brennverfahren *nt* **2.** Brand *m*, Porzellanbrand *m*, Brennverfahren *nt*

air firing: Luftbrand *m*, Luftbrennverfahren *nt*

biscuit firing: Biskuitbrand *m*

high biscuit firing: dritter Biskuitbrand *m*

low biscuit firing: erster Biskuitbrand *m*

medium biscuit firing: zweiter Biskuitbrand *m*

pressure firing: Druckbrand *m*, Druckbrennverfahren *nt*

vacuum firing: Vakuumbrand *m*, Vakuumbrennverfahren *nt*

fir|pene ['fɜrpiːn] *noun*: Pinen *nt*

FIS *Abk.*: forced inspiratory spirogram

fish|ber|ry ['fɪʃberiː] *noun*: Kokkelskörner *pl*, Fischkörner *pl*, Cocculi fructus

fish|mouth ['fɪʃmaʊθ] *noun*: Fischmaul *nt*

fis|sile ['fɪsəl] *adj*: →*fissionable*

fis|sil|i|ty [fɪ'sɪlətiː] *noun*: →*fissionability*

fis|sion ['fɪʃn]: **I** *noun* **1.** Spaltung *f*, Spalten *nt* **2.** Teilung *f*, Zellteilung *f* **3.** Kernspaltung *f* **II** *vt* spalten **III** *vi* sich spalten

binary fission: binäre Zellteilung *f*

cellular fission: Zellteilung *f*, -spaltung *f*

multiple fissions: Sporenbildung *f*, Sporulation *f*

nuclear fission: Kernspaltung *f*

fis|sion|a|bil|i|ty [ˌfɪʃənə'bɪlətiː] *noun*: Spaltbarkeit *f*

fis|sion|a|ble ['fɪʃənəbl] *adj*: spaltbar

fis|sip|a|rous [fɪ'sɪpərəs] *adj*: fissipar

fis|su|ral ['fɪʃərəl] *adj*: Fissur betreffend, Fissuren-

fis|sure ['fɪʃər]: **I** *noun* **1.** Spalt(e *f*) *m*, Ritze *f*, Riss *m*; (*anatom.*) Spalt(e *f*) *m*, Furche *f*, Rinne *f*, Fissur *f*, Fissura *f* **2.** Fissur *f*, Schmelzfissur *f*, Zahnschmelzfissur *f* **3.** Fissur *f*, (Knochen-)Riss *m*; (*Haut*) Schrunde *f*, Rhagade *f* **II** *vt* spalten **III** *vi* sich spalten, rissig werden

abdominal fissure: Bauchwandspalte *f*

anal fissure: Analfissur *f*, Fissura ani

angular fissure: Fissura sphenopetrosa

ansoparamedian fissure: Fissura ansoparamedianis, Fissura lunogracilis

anterior inferior fissure of cerebeli: Fissura anterior inferior cerebelli, Fissura intrabiventralis

anterior median fissure of medulla oblongata: vordere Mittelfurche *f*, Fissura mediana anterior medullae oblongatae

anterior median fissure of spinal cord: vordere Rückenmarksfissur *f*, Fissura mediana anterior medullae spinalis

antitragohelicine fissure: Antitragus-Helix-Trennfurche *f*, Fissura antitragohelicina

ape fissure: Sulcus lunatus

auricular fissure: Fissura tympanomastoidea

basilar fissure: Fissura sphenooccipitalis

fissure of Bichat: Fissura ligamenti teretis

bicipital fissure: Bizepsrinne *f*, Sulcus bicipitalis

binary fissure: Zweiteilung *f*

branchial fissures: Kiemenspalten *pl*

Broca's fissure: Broca-Fissur *f*

Burdach's fissure: Burdach-Spalte *f*

calcarine fissure: Spornfurche *f*, Kalkarina *f*, Fissura calcarina, Sulcus calcarinus

callosal fissure: Sulcus corporis callosi

callosomarginal fissure: Sulcus cinguli

central fissure: Rolando-Fissur *f*, Zentralfurche *f* des Großhirns, Sulcus centralis cerebri

cerebellar fissures: Kleinhirnfurchen *pl*, Fissurae cerebelli

choroid fissure: **1.** Augenbecherspalte *f* **2.** Fissura choroidea

choroidal fissure: Fissura choroidea

Clevenger's fissure: Sulcus temporalis inferior

collateral fissure: Sulcus collateralis

congenital fissure of the spinal column: Wirbelsäulenspalte *f*

dentate fissure: Fissura hippocampi, Sulcus hippocampalis

dorsal median fissure of medulla oblongata: hintere Mittelfurche *f*, Sulcus medianus dorsalis medullae oblongatae

dorsal median fissure of spinal cord: hintere Rückenmarksfurche *f*, Sulcus medianus dorsalis medullae spinalis

dorsolateral fissure of cerebellum: Fissura posterolateralis cerebelli

Duverney's fissure: Incisura cartilaginis meatus acustici externi

Ecker's fissure: Fissura petrooccipitalis

enamel fissure: Fissur *f*, Schmelzfissur *f*, Zahnschmelzfissur *f*

gingival fissure: Zahnfleischfissur *f*, Gingivafissur *f*, Gingivalfissur *f*, Zahnfleischspalte *f*

glaserian fissure: Glaser-Spalte *f*, Fissura petrotympanica

globulomaxillary fissure: globulomaxilläre Übergangszone *f*

fissure of glottis: Stimmritze *f*, Rima glottidis

great horizontal fissure: →*horizontal fissure of cerebellum*

hippocampal fissure: Fissura hippocampi, Sulcus hippocampalis

fissure of hippocampus: →*hippocampal fissure*

horizontal fissure of cerebellum: Fissura horizontalis cerebelli

horizontal fissure of right lung: horizontaler Interlobärspalt *m*, Fissura horizontalis pulmonis dextris

inferior orbital fissure: Augenhöhlenbodenspalte *f*, untere Orbitaspalte *f*, Fissura orbitalis inferior

inferior sphenoidal fissure: →*inferior orbital fissure*

inferofrontal fissure: Sulcus frontalis inferior

interparietal fissure: Sulcus intraparietalis

intrabiventral fissure: Fissura intrabiventralis

lacrimal fissure: Sulcus lacrimalis ossis lacrimalis

fissure of laryngeal vestibule: Vorhofspalte *f*, -ritze *f*, Rima vestibuli laryngis

lateral bicipital fissure: seitliche Bizepsrinne *f*, Sulcus bicipitalis lateralis/radialis

lateral cerebral fissure: Sulcus lateralis cerebri

lateral fissure of cerebrum: Sulcus lateralis cerebri

fissure for ligamentum teres: Fissura ligamenti teretis

fissure for ligamentum venosum: Fissura ligamenti

venosi
longitudinal fissure of cerebrum: mediale Längsspalte *f* des Großhirns, Fissura longitudinalis cerebri
lunogracile fissure: Fissura lunogracilis
medial bicipital fissure: mediale Bizepsrinne *f*, Sulcus bicipitalis medialis/ulnaris
fissure of Monro: Sulcus hypothalamicus
oblique fissure of lung: schräger Interlobärspalt *m*, Fissura obliqua pulmonis
occipital fissure: Sulcus parietooccipitalis
occipitosphenoidal fissure: Fissura sphenooccipitalis
oral fissure: Mundspalte *f*, Rima oris
palpebral fissure: Lidspalte *f*, Rima palpebrarum
Pansch's fissure: Sulcus intraparietalis
parieto-occipital fissure: Sulcus parietooccipitalis
petrobasilar fissure: →*petro-occipital fissure*
petromastoid fissure: Fissura tympanomastoidea
petro-occipital fissure: Fissura petrooccipitalis
petrosphenoid fissure: Fissura sphenopetrosa
petrosquamosal fissure: Fissura petrosquamosa
petrosquamous fissure: Fissura petrosquamosa
petrotympanic fissure: Glaser-Spalte *f*, Fissura petrotympanica
pharyngomaxillary fissure: Fissura pterygomaxillaris
portal fissure: Leberpforte *f*, Porta hepatis
postcentral fissure: Sulcus postcentralis
posterior fissure of auricle: Antitragus-Helix-Trennfurche *f*, Fissura antitragohelicina
posterior median fissure of medulla oblongata: →*dorsal median fissure of medulla oblongata*
posterior median fissure of spinal cord: →*dorsal median fissure of spinal cord*
posterolateral fissure: Fissura posterolateralis
posterolateral fissure of cerebellum: Fissura posterolateralis cerebelli
postpyramidal fissure: Fissura secunda cerebelli
prebiventral fissure: Fissura prebiventralis
precentral fissure: Sulcus precentralis
prepyramidal fissure: Fissura prepyramidalis, Fissura prebiventralis
primary fissure: Fissura prima cerebelli
primary fissure of lung: schräger Interlobärspalt *m*, Fissura obliqua pulmonis
pterygoid fissure: Incisura pterygoidea
pterygomaxillary fissure: Fissura pterygomaxillaris
pterygopalatine fissure: →*pterygomaxillary fissure*
pterygotympanic fissure: Glaser-Spalte *f*, Fissura petrotympanica
pudendal fissure: Schamspalte *f*, Rima pudendi
radial bicipital fissure: →*lateral bicipital fissure*
fissure of Rolando: Rolando-Fissur *f*, Zentralfurche *f* des Großhirns, Sulcus centralis cerebri
fissure of round ligament: Leberfurche *f* für Ligamentum teres hepatis, Fissura ligamenti teretis
Santorini's fissures: Spalten *pl* des Gehörgangsknorpels, Incisurae cartilaginis meatus acustici
Schwalbe's fissure: Fissura choroidea
sclerotomic fissure: Sklerotomfissur *f*
secondary fissure: Fissura secunda cerebelli
secondary fissure of lung: horizontaler Interlobärspalt *m*, Fissura horizontalis pulmonis dextris
sphenoidal fissure: →*superior orbital fissure*
spheno-occipital fissure: Fissura sphenooccipitalis
sphenopetrosal fissure: Fissura sphenopetrosa
squamotympanic fissure: Fissura tympanosquamosa
subfrontal fissure: Sulcus frontalis inferior
superfrontal fissure: Sulcus frontalis superior
superior orbital fissure: Augenhöhlendachspalte *f*, obere Orbitaspalte *f*, Fissura orbitalis superior
superior sphenoidal fissure: →*superior orbital fissure*
supertemporal fissure: Sulcus temporalis superior
sylvian fissure: **1.** Sylvius-Furche *f*, Sulcus lateralis **2.** Fossa lateralis cerebri
fissure of Sylvius: →*sylvian fissure*
transverse fissure of cerebrum: Fissura transversa cerebri
tympanic fissure: Glaser-Spalte *f*, Fissura petrotympanica
tympanomastoid fissure: Fissura tympanomastoidea
tympanosquamous fissure: Fissura tympanosquamosa
ulnar bicipital fissure: →*medial bicipital fissure*
umbilical fissure: Lebereinschnitt *m* durch Ligamentum teretis hepatis, Incisura ligamenti teretis
fissure of venous ligament: Fissura ligamenti venosi
ventral median fissure of medulla oblongata: →*anterior median fissure of medulla oblongata*
ventral median fissure of spinal cord: →*anterior median fissure of spinal cord*
fissure of vestibule: →*fissure of laryngeal vestibule*

fis|su|rec|to|my [fɪʃə'rektəmiː] *noun*: Fissurektomie *f*
fis|sured ['fɪʃərd] *adj*: **1.** gespalten, eingerissen, rissig **2.** (*Haut*) (auf-)gesprungen, schrundig, rissig
fist [fɪst]: **I** *noun* Faust *f* **II** *vt* eine Faust machen, die Hand zur Faust ballen
fist|ed [fɪstɪd] *adj*: (zur Faust) geballt
fis|tu|la ['fɪstʃələ] *noun, plural* **-las, -lae** ['fɪstʃəliː]: **1.** (*patholog.*) Fistel *f*, Fistula *f* **2.** (*chirurg.*) Fistel *f*; Shunt *m*
abdominal fistula: (äußere) Bauchfistel *f*
abscess fistula: Abszessfistel *f*
alveolar fistula: Alveolarfistel *f*
anal fistula: Analfistel *f*, Fistula ani
anorectal fistula: After-Mastdarm-Fistel *f*, Anus-Rektum-Fistel *f*, Anorektalfistel *f*, Fistula anorectalis
anovesical fistula: After-Blasen-Fistel *f*, anovesikale Fistel *f*, Fistula anovesicalis
antrobuccal fistula: antrobukkale Fistel *f*
arteriobiliary fistula: arteriobiliäre Fistel *f*
arteriovenous fistula: **1.** (*patholog.*) arteriovenöse Fistel *f* **2.** (*chirurg.*) arteriovenöse Fistel *f*, arteriovenöser Shunt/Bypass *m*
aural fistula: Ohrfistel *f*
bile fistula: →*biliary fistula*
biliary fistula: Galle(n)fistel *f*, biliäre Fistel *f*, Fistula biliaris
biliary-cutaneous fistula: biliokutane Fistel *f*, äußere Gallenfistel *f*, Fistula biliocutanea
biliary-enteric fistula: Gallen-Darm-Fistel *f*, biliodigestive/bilioenterische/biliointestinale Fistel *f*, Fistula biliodigestiva
biliary-gastric fistula: Gallen-Magen-Fistel *f*, biliogastrische Fistel *f*
biliary-intestinal fistula: Gallen-Darm-Fistel *f*, biliodigestive/bilioenterische/biliointestinale Fistel *f*, Fistula biliodigestiva
blind fistula: inkomplette/blinde Fistel *f*, Fistula incompleta
branchial fistula: branchiogene Fistel *f*
Brescia-Cimino fistula: Brescia-Cimino-Shunt *m*, Cimino-Shunt *m*
bronchial fistula: Bronchusfistel *f*
bronchoesophageal fistula: bronchoösophageale Fistel *f*
bronchooesophageal fistula: (*brit.*) →*bronchoesophageal fistula*

bronchopancreatic fistula: Bronchus-Pankreas-Fistel *f*, bronchopankreatische Fistel *f*
bronchopleural fistula: bronchopleurale Fistel *f*, Fistula bronchopleuralis
buccomaxillary fistula: bukkomaxilläre Fistel *f*
carotid-cavernous fistula: Carotis-Sinus-cavernosus-Fistel *f*, Karotis-Kavernosus-Fistel *f*, Karotis-Kavernosus-Aneurysma *nt*
cavernous sinus fistula: Sinus-cavernosus-Fistel *f*
cervical fistula: **1.** branchiogene Fistel *f* **2.** Halsfistel *f*
cholecystocolonic fistula: **1.** (*patholog.*) Gallenblasen-Kolon-Fistel *f* **2.** (*chirurg.*) Gallenblasen-Kolon-Fistel *f*, Cholecystokolostomie *f*
cholecystoduodenal fistula: **1.** (*patholog.*) Gallenblasen-Duodenum-Fistel *f*, Fistula cholecystoduodenalis **2.** (*chirurg.*) Gallenblasen-Duodenum-Fistel *f*, Cholecystoduodenostomie *f*
cholecystoenteric fistula: →*cholecystointestinal fistula*
cholecystogastric fistula: **1.** (*patholog.*) Gallenblasen-Magen-Fistel *f*, Fistula cholecystogastrica **2.** (*chirurg.*) Gallenblasen-Magen-Fistel *f*, Cholecystogastrostomie *f*
cholecystointestinal fistula: **1.** (*patholog.*) Gallenblasen-Darm-Fistel *f*, cholezystointestinale Fistel *f*, Fistula cholecystointestinalis **2.** (*chirurg.*) Gallenblasen-Darm-Fistel *f*, Cholecystoenterostomie *f*
coccygeal fistula: Steißbeinfistel *f*, Fistula coccygealis
colocutaneous fistula: äußere Dickdarm-/Kolonfistel *f*, kolokutane Fistel *f*
coloenteric fistula: Dickdarm-Darm-Fistel *f*, innere Dickdarmfistel *f*
coloileal fistula: Kolon-Ileum-Fistel *f*, ileokolische Fistel *f*
colonic fistula: Dickdarm-, Kolonfistel *f*
colovaginal fistula: Dickdarm-Scheiden-Fistel *f*, kolovaginale Fistel *f*
colovesical fistula: Blasen-Kolon-Fistel *f*, Fistula vesicocolica
complete fistula: komplette Fistel *f*, Fistula completa
complete anal fistula: komplette Analfistel *f*
congenital arteriovenous fistula: kongenitale arteriovenöse Fistel *f*
congenital cervical fistula: Fistula colli congenita
congenital preauricular fistula: kongenitale präaurikuläre Fistel *f*, Fistula auris congenita
CSF fistula: Liquorfistel *f*
dental fistula: Zahnfistel *f*
distal esophagotracheal fistula: untere Ösophagotrachealfistel *f*
distal oesophagotracheal fistula: (*brit.*) →*distal esophagotracheal fistula*
distal tracheoesophageal fistula: untere Ösophagotrachealfistel *f*
distal tracheooesophageal fistula: (*brit.*) →*distal tracheoesophageal fistula*
duodenal fistula: Duodenal-, Duodenumfistel *f*
duodenal-cutaneous fistula: äußere/kutane Duodenumfistel *f*
Eck fistula: Eck-Fistel *f*
enterocolic fistula: (Dünn-)Darm-Kolon-Fistel *f*, enterokolische Fistel *f*, Fistula enterocolica
enterocutaneous fistula: enterokutane Fistel *f*, äußere Darmfistel *f*
enteroenteric fistula: enteroenterische Fistel *f*
enterovaginal fistula: Darm-Scheiden-Fistel *f*, enterovaginale Fistel *f*
enterovesical fistula: Darm-Harnblasen-Fistel *f*, Darm-Blasen-Fistel *f*, enterovesikale Fistel *f*
esophageal fistula: **1.** Ösophagotracheal-, Tracheoösophagealfistel *f* **2.** (*chirurg.*) Ösophagostoma *nt*
esophageal H fistula: ösophagotracheale H-Fistel *f*, ösophagotracheale H-Fistel *f*
esophagotracheal fistula: Ösophagotracheal-, Tracheoösophagealfistel *f*
external fistula: äußere Fistel *f*, Fistula externa
external biliary fistula: äußere Gallenfistel *f*, biliokutane Fistel *f*, Fistula biliocutanea
external colonic fistula: äußere Dickdarmfistel/Kolonfistel *f*, kolokutane Fistel *f*
external duodenal fistula: →*duodenal-cutaneous fistula*
extraoral fistula: extraorale Fistel *f*
faecal fistula: (*brit.*) →*fecal fistula*
fecal fistula: Kotfistel *f*, Fistula stercoralis
gallbladder fistula: Gallenblasenfistel *f*
gastric fistula: **1.** (*patholog.*) Magenfistel *f*, Fistula gastrica **2.** (*chirurg.*) Magenfistel *f*, Gastrotoma *nt*
gastrocolic fistula: Magen-Kolon-Fistel *f*, gastrokolische Fistel *f*, Fistula gastrocolica
gastrocutaneous fistula: äußere Magenfistel *f*, gastrokutane Fistel *f*
gastroduodenal fistula: Magen-Duodenum-Fistel *f*, gastroduodenale Fistel *f*
gastroileal fistula: Magen-Ileum-Fistel *f*, Magen-Ileum-Anastomose *f*
gastrointestinal fistula: Magen-Darm-Fistel *f*, gastrointestinale Fistel *f*
gastrojejunal fistula: Magen-Jejunum-Fistel *f*, Magen-Jejunum-Anastomose *f*
gastrojejunocolic fistula: Magen-Jejunum-Kolon-Fistel *f*
genitourinary fistula: Urogenitalfistel *f*
gingival fistula: Zahnfleischfistel *f*
hepatic artery-portal venous fistula: Fistel *f* zwischen Arteria hepatica und Vena portae, Arteria hepatica-Vena portae-Fistel *f*, Hepatica-Porta-Fistel *f*
hepatobronchial fistula: Leber-Bronchus-Fistel *f*, hepatobronchiale Fistel *f*
hepatopleural fistula: Leber-Pleurahöhlen-Fistel *f*, hepatopleurale Fistel *f*
horseshoe fistula: Hufeisenfistel *f*
H-type fistula: H-Fistel *f*, ösophagotracheale H-Fistel *f*
H-type esophagotracheal fistula: →*H-type fistula*
H-type oesophagotracheal fistula: (*brit.*) →*H-type fistula*
H-type tracheoesophageal fistula: →*H-type fistula*
H-type tracheooesophageal fistula: (*brit.*) →*H-type fistula*
ileal fistula: Ileumfistel *f*
ileocaecal fistula: (*brit.*) →*ileocecal fistula*
ileocecal fistula: ileozäkale Fistel *f*, Ileozäkalfistel *f*
ileoileal fistula: ileoileale Fistel *f*
ileorectal fistula: Ileum-Rektum-Fistel *f*, ileorektale Fistel *f*
ileosigmoid fistula: Ileum-Sigma-Fistel *f*, Ileosigmoidalfistel *f*
incomplete fistula: inkomplette/blinde Fistel *f*, Fistula incompleta
incomplete anal fistula: inkomplette Analfistel *f*
inner colonic fistula: innere Dickdarmfistel/Kolonfistel *f*
internal fistula: innere Fistel *f*, Fistula interna
internal pancreatic fistula: innere Pankreasfistel *f*
intersphincteral fistula: intersphinktere Analfistel *f*
intestinal fistula: Darmfistel *f*
intraoral fistula: intraorale Fistel *f*

F

ischiorectal fistula: extrasphinktere Analfistel *f*, ischiorektale Analfistel *f*
Kader's fistula: Kader-Fistel *f*
lacrimal fistula: Tränengangs-, Tränensackfistel *f*
lacteal fistula: Milchfistel *f*, Milchgangsfistel *f*
lateral cervical fistula: Fistula colli congenita medialis, laterale Halsfistel *f*
lateral palatal fistulas: laterale Gaumenfisteln *pl*
lymphatic fistula: Lymphfistel *f*, Fistula lymphatica
mammary fistula: Milchfistel *f*, Milchgangsfistel *f*
median cervical fistula: mediane Halsfistel *f*
metroperitoneal fistula: uteroperitoneale/metroperitoneale Fistel *f*
mucosal fistula: Schleimhautfistel *f*
odontogenous cutaneous fistulas: odontogene Hautfisteln *pl*
oesophageal fistula: (*brit.*) →*esophageal fistula*
oesophageal H fistula: (*brit.*) →*esophageal H fistula*
oesophagotracheal fistula: (*brit.*) →*esophagotracheal fistula*
omphalomesenteric fistula: Dottergangsfistel *f*, Fistula omphaloenterica
oroantral fistula: Kieferhöhlenfistel *f*, intraorale Kieferhöhlenfistel *f*, Mundantrumfistel *f*, Antrumfistel *f*
orocutaneous fistula: äußere Mundfistel *f*, orokutane Fistel *f*
orofacial fistula: Gesichtsfistel *f*, orofaziale Fistel *f*
oronasal fistula: oronasale Fistel *f*
pancreatic fistula: Pankreasfistel *f*
pancreatic-cutaneous fistula: äußere Pankreasfistel *f*
parietal fistula: parietale Fistel *f*
pelvirectal fistula: pelvirektale Fistel *f*
perianal fistula: perianale Fistel *f*, Perianalfistel *f*
perineal fistula: Damm-, Beckenbodenfistel *f*, Fistula perinealis
perineovaginal fistula: Scheiden-Damm-Fistel *f*, perineovaginale Fistel *f*
perirectal fistula: perirektale Fistel *f*, Perirektalfistel *f*
pharyngeal fistula: Rachen-, Pharynxfistel *f*
pilonidal fistula: Pilonidalsinus *m*, -fistel *f*, Fistula pilonidalis
pleuroperitoneal fistula: Pleuroperitonealfistel *f*
proximal esophagotracheal fistula: obere Ösophagotrachealfistel *f*
proximal oesophagotracheal fistula: (*brit.*) →*proximal esophagotracheal fistula*
proximal tracheoesophageal fistula: obere Ösophagotrachealfistel *f*
proximal tracheooesophageal fistula: (*brit.*) →*proximal tracheoesophageal fistula*
pulmonary fistula: Lungenfistel *f*
radiocephalic fistula: Arteria radialis-Vena cephalica-Shunt *m*
radiocephalic arteriovenous fistula: Arteria radialis-Vena cephalica-Shunt *m*
rectal fistula: Mastdarm-, Rektalfistel *f*, Fistula rectalis
rectofourchette fistula: →*rectovestibular fistula*
rectolabial fistula: rektolabiale Fistel *f*
rectourethral fistula: Mastdarm-Harnröhren-Fistel *f*, Rektourethralfistel *f*, Fistula rectourethralis
rectovaginal fistula: Rektovaginalfistel *f*, Mastdarm-Scheiden-Fistel *f*, Fistula rectovaginalis
rectovesical fistula: Rektovesikalfistel *f*, Mastdarm-Blasen-Fistel *f*, Fistula rectovesicalis
rectovestibular fistula: Mastdarm-Scheidenvorhof-Fistel *f*, Rektovestibulärfistel *f*, Fistula rectovestibularis
rectovulvar fistula: Rektum-Vulva-Fistel *f*, rektovulväre Fistel *f*
salivary fistula: Speichelfistel *f*
sigmoid fistula: Sigmafistel *f*
sigmoidovesical fistula: Sigma-Blasen-Fistel *f*, sigmoidovesikale/sigmoideovesikale Fistel *f*
small intestinal fistula: Dünndarmfistel *f*
spermatocystic fistula: Bläschendrüsenfistel *f*
splenic arteriovenous fistula: **1.** arteriovenöse Fistel der Arteria lienalis **2.** intrasplenale arteriovenöse Fistel *f*
stercoral fistula: Kotfistel *f*, Fistula stercoralis
subcutaneous anal fistula: subkutane Analfistel *f*
submental fistula: submentale Speichelfistel *f*, submentale Fistel *f*, Submentalfistel *f*
thoracic fistula: Brustkorb-, Thoraxfistel *f*
thyroglossal fistula: Thyroglossusfistel *f*
tracheal fistula: Trachea(l)fistel *f*
tracheoesophageal fistula: Ösophagus-Trachea-Fistel *f*, ösophagotracheale Fistel *f*, Ösophagotrachealfistel *f*, Ösophagusfistel *f*, Tracheoösophagealfistel *f*
tracheooesophageal fistula: (*brit.*) →*tracheoesophageal fistula*
transsphincteral fistula: transsphinktere Analfistel *f*
traumatic arteriovenous fistula: (post-)traumatische arteriovenöse Fistel *f*
umbilical fistula: **1.** Nabelfistel *f*, Fistula umbilicalis **2.** Dottergangsfistel *f*, Fistula omphaloenterica
umbilical-ileal fistula: Dottergangsfistel *f*, Fistula omphaloenterica
urachal fistula: Urachusfistel *f*
ureteral fistula: Harnleiter-, Ureterfistel *f*, Fistula ureterica
ureterocutaneous fistula: äußere Ureterfistel *f*, ureterokutane Fistel *f*, Fistula ureterocutanea
ureteroduodenal fistula: Harnleiter-Duodenum-Fistel *f*, ureteroduodenale Fistel *f*
ureterointestinal fistula: Harnleiter-Darm-Fistel *f*, ureterointestinale Fistel *f*
ureterorectal fistula: Harnleiter-Rektum-Fistel *f*, ureterorektale Fistel *f*
ureterouterine fistula: Harnleiter-Gebärmutter-Fistel *f*, ureterouterine Fistel *f*
ureterovaginal fistula: Harnleiter-Scheiden-Fistel *f*, ureterovaginale Fistel *f*, Fistula ureterovaginalis
ureterovesical fistula: Harnleiter-Blasen-Fistel *f*, ureterovesikale Fistel *f*
urethral fistula: Harnröhrenfistel *f*
urethroperoneal fistula: Harnröhren-Damm-Fistel *f*
urethroscrotal fistula: Harnröhren-Skrotum-Fistel *f*, urethroskrotale Fistel *f*
urethrovaginal fistula: Harnröhren-Scheiden-Fistel *f*, urethrovaginale Fistel *f*
urinary fistula: Harnfistel *f*
urorectal fistula: Urorektalfistel *f*
uteroperitoneal fistula: uteroperitoneale/metroperitoneale Fistel *f*
uterorectal fistula: Gebärmutter-Rektum-Fistel *f*, uterorektale/rektouterine Fistel *f*
uterovaginal fistula: Gebärmutter-Scheiden-Fistel *f*, uterovaginale Fistel *f*, Fistula uterovaginalis
uterovesical fistula: Gebärmutter-Blasen-Fistel *f*, Blasen-Gebärmutter-Fistel *f*, uterovesikale/vesikouterine Fistel *f*, Fistula vesicouterina
vaginal fistula: Scheidenfistel *f*
vaginocutaneous fistula: äußere Scheidenfistel *f*, vaginokutane Fistel *f*
vaginovesical fistula: Scheiden-Blasen-Fistel *f*, Blasen-Scheiden-Fistel *f*, vaginovesikale/vesikovaginale Fistel

f, Vesikovaginalfistel *f*, Fistula vesicovaginalis
vesical fistula: Blasenfistel *f*, Fistula vesicalis
vesicocervical fistula: vesikozervikale Fistel *f*
vesicocolic fistula: Blasen-Kolon-Fistel *f*, Fistula vesicocolica
vesicocutaneous fistula: äußere Blasenfistel *f*, vesikokutane Fistel *f*, Fistula vesicocutanea
vesicointestinal fistula: Blasen-Darm-Fistel *f*, vesikointestinale Fistel *f*
vesicoperineal fistula: Blasen-Damm-Fistel *f*, vesikoperineale Fistel *f*, Fistula vesicoperinealis
vesicorectal fistula: Blasen-Rektum-Fistel *f*, vesikorektale Fistel *f*, Fistula vesicorectalis
vesicoumbilical fistula: Blasen-Nabel-Fistel *f*, vesikoumbilikale Fistel *f*, Fistula vesicoumbilicalis
vesicouterine fistula: Blasen-Gebärmutter-Fistel *f*, vesikouterine Fistel *f*, Fistula vesicouterina
vesicovaginal fistula: Blasen-Scheiden-Fistel *f*, Vesikovaginalfistel *f*, vesikovaginale Fistel *f*, Fistula vesicovaginalis
vestibulorectal fistula: Vestibulorektalfistel *f*, Mastdarm-Scheidenvorhof-Fistel *f*, Rektovestibulärfistel *f*, Fistula rectovestibularis
vitelline fistula: Dottergangsfistel *f*, Fistula omphaloenterica
vulvorectal fistula: Vulva-Rektum-Fistel *f*, vulvorektale Fistel *f*

fis|tu|lar ['fɪstʃələr] *adj*: →*fistulous*
fis|tu|lat|ed ['fɪstʃəleɪtɪd] *adj*: →*fistulous*
fis|tu|la|tion [ˌfɪstʃə'leɪʃn] *noun*: Fistelung *f*
fis|tu|la|tome ['fɪstʃələtəʊm] *noun*: Fistelmesser *nt*, Syringotom *nt*
fis|tu|lec|to|my [fɪstʃə'lektəmiː] *noun*: Fistelgangsexzision *f*, Fistulektomie *f*, Syringektomie *f*
fis|tu|li|za|tion [fɪstʃəlɪ'zeɪʃn] *noun*: **1.** (*patholog.*) Fistelbildung *f* **2.** (*chirurg.*) Anlegen *nt* einer Fistel *oder* eines Shunts, Fistelung *f*
fis|tu|lize ['fɪstʃəlaɪz] *vt*: eine Fistel *oder* einen Shunt anlegen
fis|tu|lo|en|ter|os|to|my [ˌfɪstʃələʊentə'rɑstəmiː] *noun*: Fistuloenterostomie *f*
fis|tu|log|ra|phy [ˌfɪstʃə'lɑgrəfiː] *noun*: Fistulographie *f*, Fistulografie *f*
fis|tu|lose ['fɪstʃələʊs] *adj*: →*fistulous*
fis|tu|los|to|my [ˌfɪstjuː'lɑstəmiː] *noun*: Fistulostomie *f*, Syringostomie *f*
fis|tu|lot|o|my [fɪstʃə'lɑtəmiː] *noun*: Fistelspaltung *f*, Fistulotomie *f*, Syringotomie *f*
fis|tu|lous ['fɪstʃələs] *adj*: Fistel betreffend, fistelartig, fistelähnlich, Fistel-
fit [fɪt] *noun*: Anfall *m*
fit of anger: →*fit of temper*
apoplectic fit: Schlaganfall *m*, Gehirnschlag *m*, apoplektischer Insult *m*, Apoplexie *f*, Apoplexia (cerebri) *f*
fit of coughing: Hustenanfall *m*
fit of nerves: Nervenkrise *f*
fit of perspiration: Schweißausbruch *m*
fit of temper: Wutanfall *m*, Zornesausbruch *m*

fit [fɪt]: I *noun* **1.** Sitz *m*, Passform *f* **good/bad fit** guter/schlechter Sitz **tight fit** enger Sitz **2.** Übereinstimmung *f*; Zusammenpassen *nt* II *adj* **3.** passend, geeignet; (*Zeitpunkt*) günstig **4.** tauglich; verwendbar, brauchbar (*for* für) **fit to drink** trinkbar **fit to drive** fahrtauglich, -tüchtig **fit to eat** ess-, genießbar **fit for service** (*Militär*) diensttauglich **fit for transport** transportfähig **fit for work** arbeitsfähig **5.** angemessen, angebracht (*to do* zu tun) **6.** (*sportmed.*) fit, (gut) in Form; gesund **keep fit** sich fit halten **look fit** gesund aussehen III *vt* **7.** anpassen (*to* an); passend machen (*for* für); einpassen, einsetzen (*into* in) **8.** an jdm. Maß nehmen; anprobieren (*on s.o.* jdm) **9.** ausrüsten, ausstatten, einrichten (*with* mit) IV *vi* **10.** (*Prothese, Verband*) passen, sitzen **11.** sich eignen **12.** passen (*into* in); sich einfügen (*into* in); zusammenpassen
fit in I *vt* **1.** einfügen, einschieben, einsetzen **2.** jdm. einen Termin geben; einschieben II *vi* übereinstimmen (*with* mit)
fit on I *vt* **1.** (*Prothese*) anprobieren **2.** anbringen, anpassen, (an-)montieren (*to* an) II *vi* passen
fit out ausrüsten, ausstatten, einrichten (*with* mit)

FITC *Abk.*: fluorescein isothiocyanate
fit|ful ['fɪtfəl] *adj*: **1.** (*Schlaf*) unruhig **2.** unregelmäßig, sporadisch; in Anfällen **3.** unstet, unbeständig, sprunghaft, launenhaft
fit|ful|ness ['fɪtfəlnəs] *noun*: Launen-, Sprunghaftigkeit *f*
fit|ness ['fɪtnəs] *noun*: **1.** Gesundheit *m*; Fitness *f*, Fitness *f*, Kondition *f* **2.** Geeignetsein *nt*, Eignung *f*, Tauglichkeit *f* **3.** Angemessenheit *f*
fit|ted ['fɪtɪd] *adj*: **1.** befähigt (*for* für) **2.** passend, geeignet **3.** nach Maß (zugeschnitten/angefertigt)
fit|ting ['fɪtɪŋ]: I *noun* **1.** (*Prothese*) Anprobe *f*, Anpassen *nt*, Einsetzen *nt* (*techn.*) Montieren *nt*, Montage *f*; Einbauen *nt*, Einpassen *nt* **3.** (*techn.*) Passstück *nt*, -teil *nt/m* II *adj* passend, geeignet; angebracht
FIV *Abk.*: feline immunodeficiency virus
FIV_1 *Abk.*: forced inspiratory volume in 1 second
FIVC *Abk.*: forced inspiratory vital capacity
fix [fɪks]: I *vt* **1.** festmachen, befestigen, anbringen, -heften (*to* an, auf) **2.** festsetzen, -legen (*at* auf); bestimmen, anberaumen; arrangieren, organisieren **3.** (*histolog., foto.*) fixieren **4.** reparieren, instand setzen **5.** (*Augen*) (fest) richten *oder* heften (*on, upon* auf) **6.** (*Glied*) ruhigstellen II *vi* (*chem.*) fest werden, erstarren
fix|ate ['fɪkseɪt] *vt*: **1.** festmachen, befestigen, anbringen, -heften (*to* an, auf) **2.** (*psychol.*) fixiert sein (*on* an, auf)
fix|a|tion [fɪk'seɪʃn] *noun*: **1.** Befestigung *f*, Fixierung *f* **2.** Festsetzung *f*, Festlegung *f*, Bestimmung *f* **3.** (*chirurg.*) Befestigung *f*, Fixierung *f*, Fixation *f* **4.** (*histolog., foto.*) Fixierung *f*, Fixieren *nt* **5.** (*psychol.*) Fixierung *f*, Fixation *f*
autotrophic fixation: autotrophe Kohlendioxidfixierung *f*
biphase external pin fixation: →*biphase pin fixation*
biphase pin fixation: zweistufige Pin-Fixation *f*, zweistufige perkutane Schraubenosteosynthese *f*, zweistufige perkutane Schraubenschiene *f*
carbon dioxide fixation: Kohlendioxidfixierung *f*
complement fixation: Komplementbindung *f*
Cotrel-Dubousset spinal rod fixation: Cotrel-Dubousset-Operation *f*
craniomandibular fixation: kraniomandibuläre Fixierung *f*
craniomaxillary fixation: kraniomaxilläre Fixierung *f*
elastic band fixation: Gummizugfixation *f*
external pin fixation: Pin-Fixation *f*, perkutane Schraubenosteosynthese *f*, perkutane Schraubenschiene *f*
film fixation: Fixierung *f*, Fixieren *nt*
intermaxillary fixation: intermaxilläre Fixation *f*, intermaxilläre Immobilisation *f*, intermaxillärer Schienenverband *m*
internal fixation: operative Frakturbehandlung *f*, -stabilisierung *f*, Osteosynthese *f*
intramedullary fixation: Marknagelung *f*
intraosseous fixation: operative Frakturbehandlung *f*,

F

-stabilisierung *f*, Osteosynthese *f*
jaw fixation: Kieferfixation *f*
lateral fixation: Lateralfixation *f*
latex fixation: Latexagglutinationstest *m*, Latextest *m*
libido fixation: Libidofixierung *f*
mandidulomaxillary fixation: mandibulomaxilläre Fixation *f*
maxillomandibular fixation: maxillomandibuläre Fixierung *f*
medullary fixation: Marknagelung *f*
miniplate fixation: Miniplattenosteosynthese *f*
mother fixation: Mutterbindung *f*, -fixierung *f*
nitrogen fixation: Stickstofffixierung *f*
nonsymbiotic nitrogen fixation: nichtsymbiontische Stickstofffixierung *f*
open reduction and internal fixation: offene Reposition *f* und Osteosynthese
osseous fixation: Osteosynthese *f*
pin fixation: Pin-Fixation *f*, perkutane Schraubenosteosynthese *f*, perkutane Schraubenschiene *f*
plate fixation: Plattenosteosynthese *f*
Roger-Anderson pin fixation: perkutane Schraubenschiene *f* nach Roger-Anderson
screw fixation: Verschraubung *f*, Verschrauben *nt*, Schraubenosteosynthese *f*
symbiotic nitrogen fixation: symbiontische Stickstofffixierung *f*
wire fixation: Verdrahtung *f*, Verdrahten *nt*, Drahtosteosynthese *f*

fix|a|tive ['fɪksətɪv]: **I** *noun* Fixativ *nt*, Fixiermittel *nt* **II** *adj* Fixier-
Altmann's fixative: Altmann-Lösung *f*
Bouin's fixative: Bouin-Lösung *f*, -Flüssigkeit *f*
methiolate-formaline fixative: Methiolat-Formalin-Fixierlösung *f*, MF-Fixierlösung *f*
methiolate-iodine-formaline fixative: Methiolat-Iod-Formalin-Fixierlösung *f*, MIF-Fixierlösung *f*
MF fixative: →*methiolate-formaline fixative*
MIF fixative: →*methiolate-iodine-formaline fixative*
SAF fixative: SAF-Fixierlösung *f*

fix|a|tor ['fɪkseɪtər] *noun*: Fixateur *m*, Fixiersystem *nt*
external fixator: Fixateur externe *m*, externes Fixiersystem *nt*
internal fixator: Fixateur interne *m*, internes Fixiersystem *nt*

fixed [fɪkst] *adj*: **1.** befestigt, angebracht; (fest) eingebaut **2.** festgesetzt, festgelegt, bestimmt **3.** (*chem.*) gebunden, nicht flüssig; (*histolog., foto.*) fixiert **4.** (*Blick*) starr, starrend **5.** (*Idee*) fix

fix|er ['fɪksər] *noun*: **1.** Fixativ *nt*, Fixiermittel *nt* **2.** (*inf.*) Dealer *m*, Drogenhändler *m*

fix|ing ['fɪksɪŋ] *noun*: **1.** Befestigen *nt*, Anbringen *nt*; (*Glied*) Ruhigstellen *nt* **2.** Reparatur *f* **3.** (*foto., histolog.*) Fixieren *nt*

fix|i|ty ['fɪksətiː] *noun*: Festigkeit *f*, Beständigkeit *f*, Stabilität *f*

fl. *Abk.*: fluid

FLA *Abk.*: fibrinolysis activation

flab|by ['flædiː] *adj*: schlaff, weich

flac|cid ['flæksɪd] *adj*: ohne Tonus/Spannung, schlaff, kraftlos, atonisch

flac|cid|a ['flæksɪdə] *noun*: Flaccida *f*, Pars flaccida membranae tympanicae

flag|el|lan|tism ['flædʒəlæntɪzəm] *noun*: Flagellantismus *m*, Flagellomanie *f*

fla|gel|lar [flə'dʒelər, 'flædʒə-] *adj*: Geißel/Flagellum betreffend, Geißel-

Flag|el|la|ta [ˌflædʒə'leɪtə] *plural*: Geißeltierchen *pl*, Geißelinfusorien *pl*, Flagellaten *pl*, Flagellata *pl*, Mastigophoren *pl*, Mastigophora *pl*

flag|el|late ['flædʒəlɪt]: **I** *noun* Geißeltierchen *nt*, Flagellat *m*, Flagellatum *nt* **II** *adj* Flagellat betreffend, geißeltragend, begeißelt, mit Geißeln besetzt, Geißel-
blood flagellates: Blutflagellaten *pl*
intestinal flagellates: Darmflagellaten *pl*

flag|el|lat|ed ['flædʒəleɪtɪd] *adj*: →*flagellate II*

flag|el|la|tion [ˌflædʒə'leɪʃn] *noun*: Flagellation *f*

fla|gel|li|form [flə'dʒelɪfɔːrm] *adj*: geißel-, peitschenförmig

flag|el|lin ['flædʒəlɪn] *noun*: Flagellin *nt*

fla|gel|lo|spore [flə'dʒeləspɔːr, -spəʊr] *noun*: Zoospore *f*

fla|gel|lum [flə'dʒeləm] *noun, plural* **-lums, -la** [-lə]: Geißel *f*, Flimmer *m*, Flagelle *f*, Flagellum *nt*
amphitrichous flagella: amphitriche Begeißelung *f*
bacterial flagellum: Bakteriengeißel *f*
bipolar flagella: bipolare Begeißelung *f*
lophotrichous flagella: lophotriche Begeißelung *f*
peritrichous flagella: peritriche Begeißelung *f*
polar flagella: polare Begeißelung *f*

flail [fleɪl] *adj*: übermäßig beweglich, schlotternd

flame [fleɪm]: **I** *noun* Flamme *f* **be in flames** in Flammen stehen **II** *vt* (*techn.*) flammen **III** *vi* flammen, lodern
flame up *vi* auflodern, in Flammen aufgehen

flame|less ['fleɪmləs] *adj*: flammenlos

flame|let ['fleɪmlɪt] *noun*: Flämmchen *nt*

flam|ma|ble ['flæməbl]: **I** *noun* Brennstoff *m*, Brennmaterial *nt*; feuergefährlicher Stoff *m* **II** *adj* brennbar, entflammbar, (leicht) entzündlich; feuergefährlich

flange [flændʒ] *noun*: Prothesenrand *m*
buccal flange: bukkaler Prothesenrand *m*, Wangenrand *m* der Prothese
bulboventricular flange: →*bulboventricular fold*
dental flange: Prothesenrand *m*
labial flange: labialer Prothesenrand *m*, Lippenrand *m* der Prothese
lingual flange: lingualer Prothesenrand *m*, Zungenrand *m* der Prothese
mandibuar lingual flange: →*lingual flange*

flank [flæŋk] *noun*: Flanke *f*, Weiche *f*; Lende *f*; Seite *f*

flap [flæp] *noun*: Lappen *m*, Hautlappen *m*, Gewebelappen *m*
Abbé's flap: Abbé-Hautlappen *m*, Abbé-Lappen *m*
Abbé-Estlander flap: Abbé-Estlander-Lappen *m*
advancement flap: Verschiebelappen *m*, Verschiebeplastik *f*, Vorschiebelappen *m*, Vorschiebeplastik *f*
arterial flap: Arterienlappen *m*
Bakamijam flap: Bakamijam-Lappen *m*
bipedicle flap: zweigestielter (Haut-)Lappen *m*
bladder flap: (Harn-)Blasenlappen *m*
Boari flap: Boari-Lappen *m*
brigde flap: Brückenlappen *m*
buccal mucosal flap: Wangenschleimhautlappen *m*
cervical flap: zervikaler Hautlappen *m*, Halshautlappen *m*
circular flap: Rundlappen *m*
composite flap: kombinierte Lappenplastik *f*; zusammengesetzter/kombinierter (Haut-)Lappen *m*
compound flap: →*composite flap*
conjunctival flap: Bindehautdeckung *f*
cross flap: Cross-over-Plastik *f*
cross-arm flap: Cross-arm-Plastik *f*
cross-finger flap: Cross-finger-Plastik *f*
cross-leg flap: Cross-leg-Plastik *f*
crossover flap: Crossover-Plastik *f*

developed flap: Dehnungslappen *m*
digastric muscle flap: Digastrikuslappen *m*, Musculus-digastricus-Lappen *m*
distant flap: Fernplastik *f*, Fernlappen *m*, Fernlappenplastik *f*
double-end flap: zweigestielter Hautlappen *m*, zweigestielter Lappen *m*
double pedicle flap: zweigestielter Hautlappen *m*, zweigestielter Lappen *m*
flap of the ear: Ohrläppchen *nt*
Eloesser flap: Eloesser-Plastik *f*
Estlander flap: Estlander-Lippenplastik *f*, Estlander-Plastik *f*, Estlander-Lappen *m*
fibula flap: Fibulalappen *m*
Filatov flap: Rundstiellappen *m*
Filatov-Gillies flap: Rundstiellappen *m*
forearm flap: Arteria-radialis-Lappen *m*
free flap: freier (Haut-, Gewebe-)Lappen *m*
French flap: Verschiebelappen *m*, -plastik *f*, Vorschiebelappen *m*, -plastik *f*
full thickness flap: Vollhautlappen *m*, Vollhauttransplantat *nt*
full thickness periodontal flap: parodontaler Schleimhaut-Periost-Lappen *m*
gastric fundic flap: (gestielter) Magenfunduslappen *m*
gauntlet flap: Stiellappen *m*, gestielter (Haut-)Lappen *m*
Gillies' flap: Rundstiellappen *m*
gingival flap: Zahnfleischlappen *m*, Gingivalappen *m*
gracilis muscle flap: Gracilis-Lappen *m*, Musculus-gracilis-Lappen *m*
groin flap: Leistenlappen *m*
Indian flap: Schwenklappen *m*, Schwenklappenplastik *f*
interpolated flap: Schwenklappen *m*, Schwenklappenplastik *f*
island flap: Insellappen *m*, Arterienlappen *m*
Italian flap: Fernplastik *f*
jejunum flap: Jejunumlappen *m*
jump flap: Wanderlappen *m*, Wanderlappenplastik *f*, Wanderlappen-Fernplastik *f*
Langenbeck's pedicle mucoperiosteal flap: gestielter Schleimhaut-Periost-Lappen *m* nach Langenbeck
latissimus-scapular muscle flap: Latissimus-Scapularis-Lappen *m*
latissimus-serratus muscle flap: Latissimus-Serratus-Lappen *m*
lingual flap: Zungenlappen *m*
lingual tongue flap: Zungenlappen *m*
liver flap: Asterixis *f*, Flattertremor *m*, Flapping-tremor *m*
Luebke-Ochsenbein flap: Luebke-Ochsenbein-Lappen *m*, Ochsenbein-Luebke-Lappen *m*
masseter muscle flap: Masseter-Lappen *m*
modified Widman flap: modifizierter Widman-Lappen *m*
mucoperiosteal flap: Schleimhaut-Periost-Lappen *m*, Mukoperiostallappen *m*
mucoperiosteal periodontal flap: parodontaler Schleimhaut-Periost-Lappen *m*
mucoperiosteal sliding flap: mukoperiostaler Verschiebelappen *m*
mucosal flap: Schleimhautlappen *m*
muscle-periosteal flap: Muskel-Periost-Lappen *m*
musculocutaneous flap: →*myocutaneous flap*
myocutaneous flap: Hautmuskellappen *m*, Myokutanlappen *m*, myokutaner Lappen *m*
myocutaneous pedicled flap: gestielter Hautmuskellappen *m*, gestielter Myokutanlappen *m*
Ochsenbein-Luebke flap: Luebke-Ochsenbein-Lappen *m*, Ochsenbein-Luebke-Lappen *m*
palatal flap: Palatallappen *m*, Gaumenlappen *m*
pectoralis major flap: Pectoralis-major-Lappen *m*
pedicle flap: Stiellappen *m*, gestielter Lappen *m*
periodontal flap: Parodontallappen *m*
pleural flap: Pleuralappen *m*
random pattern flap: axial durchbluteter Lappen *m*, randomisiert durchbluteter Lappen *m*
Rehrmann's flap: Rehrmann-Plastik *f*
rhomboid muscle flap: Musculus-rhomboideus-Lappen *m*
rope flap: Rundstiellappen *m*, Rolllappen *m*
roped flap: →*rope flap*
rotation flap: Rotationslappen *m*
scapula flap: Skapulalappen *m*
serratus anterior muscle flap: Serratus-anterior-Lappen *m*, Musculus-serratus-anterior-Lappen *m*
skin flap: Hautlappen *m*
sliding flap: Verschiebelappen *m*, -plastik *f*, Vorschiebelappen *m*, -plastik *f*
soft tissue flap: Weichteillappen *m*, Weichteilläppchen *nt*
split thickness flap: Spalthautlappen *m*, Spalthauttransplantat *nt*
sternocleidomastoid flap: Sternocleidomastoideus-Lappen *m*
sternothyroid muscle flap: Sternothyroideus-Lappen *m*, Musculus-sternothyroideus-Lappen *m*
surgical flap: (Haut-, Gewebe-)Lappen *m*
temporalis muscle flap: Temporalis-Lappen *m*, Musculus-temporalis-Lappen *m*
transposition flap: Transpositionslappen *m*
tube flap: →*tubed flap*
tubed flap: Rundstiellappen *m*
tubed pedicle flap: →*tubed flap*
tunnel flap: →*tubed flap*
von Langenbeck's pedicle mucoperiosteal flap: gestielter Schleimhaut-Periost-Lappen *m* nach Langenbeck
V-Y flap: V-Y-Lappen *m*
Widman flap: Widman-Lappen *m*, Widman-Flap *nt/m*
Y-V flap: Y-V-Plastik *f*

flap-eared *adj*: schlappohrig

flare ['fleər]: I *noun* **1.** (*dermatol.*) flächenhafte fortschreitende Hautrötung *f*, flammende Röte *f* **2.** →*flare-up* II *vi* →*flare up*
flare up *vi* aufflammen, aufflackern, auflodern

flare-up *noun*: Aufflackern *nt*, Auflodern *nt*, Aufflammen *nt*; Ausbruch *m*

flask [flæsk, flɑːsk]: I *noun* **1.** Küvette *f*, Gussküvette *f* **2.** Flasche *f*, Kolben *m*, Gefäß *nt* II *vt* in eine Küvette einbringen
casting flask: Gussküvette *f*
crown flask: Kronenküvette *f*
culture flask: Kulturgefäß *nt*
denture flask: Kronenküvette *f*
Dewar flask: Dewar-Gefäß *nt*
Erlenmeyer flask: Erlenmeyer-Kolben *m*
injection flask: Spritzgussform *f*
injection molding flask: Spritzgussform *f*
refractory flask: Gussküvette *f*
vacuum flask: Dewar-Gefäß *nt*
volumetric flask: Messkolben *m*

flat [flæt]: I *noun* flache Seite *f*, Fläche *f*, Ebene *f* II *adj* **1.** flach, eben, Flach- **2.** (*Nase*) platt; (*Stimme*) ausdruckslos; (*Foto*) kontrastarm, matt; (*Gesicht*) flach; (*Geräusch*) dumpf, gedämpft **3.** flach liegend **lay flat** flach hinlegen **lie flat** flach liegen

optical flat: optische Ebene *f*
flat|foot ['flætfʊt] *noun, plural* **-feet** [-fiːt]: Plattfuß *m*, Pes planus
flat-footed *adj*: plattfüßig
flat-nosed *adj*: plattnasig
flat|ten ['flætn]: **I** *vt* flach *oder* eben *oder* glatt machen, abflachen **II** *vi* flach *oder* eben *oder* glatt werden
flat|tened ['flætnd] *adj*: abgeflacht, abgeplattet, flach, platt
flat|u|lence ['flætʃələns] *noun*: Geblähtsein *nt*, Blähung (-en *pl*) *f*, Flatulenz *f* **cause/produce flatulence** Blähungen verursachen, blähen
flat|u|len|cy ['flætʃələnsiː] *noun*: →*flatulence*
flat|u|lent ['flætʃələnt] *adj*: Blähungen verursachend, blähend; (auf-)gebläht
fla|tus ['fleɪtəs] *noun*: Flatus *m*
flatus vaginalis: Flatus vaginalis, Garrulitas vulvae
fla|va|noid ['flævənɔɪd, 'fleɪ-] *noun*: →*flavonoid*
flav|a|none ['flævənəʊn, 'fleɪ-] *noun*: Flavanon *nt*
fla|vec|to|my [flə'vektəmiː] *noun*: Teilentfernung *f* des Ligamentum flavum, Flavektomie *f*
fla|ve|do [flə'viːdəʊ] *noun*: Flavedo *f*, Xanthodermie *f*
fla|ves|cent [flə'vesənt] *adj*: gelb, gelblich
fla|vin ['fleɪvɪn] *noun*: Flavin *nt*
flavin-containing *adj*: flavinhaltig, -enthaltend
Fla|vi|vir|i|dae [ˌfleɪvɪ'vɪrədiː, -'vaɪr-] *plural*: Flaviviridae *pl*
fla|vi|vi|rus [ˌfleɪvɪ'vaɪrəs] *noun*: Flavivirus *nt*
Fla|vo|bac|te|ri|um [fleɪvəʊbæk'tɪəriːəm] *noun*: Flavobakterium *nt*
fla|vo|dox|in [ˌfleɪvəʊ'dɑksɪn] *noun*: Flavodoxin *nt*
fla|vo|en|zyme [ˌfleɪvəʊ'enzaɪm] *noun*: Flavoenzym *nt*
fla|vone ['fleɪvəʊn] *noun*: Flavon *nt*
fla|vo|noid ['fleɪvənɔɪd] *noun*: Flavonoid *nt*
fla|vo|pro|tein [ˌfleɪvəʊ'prəʊtiːn, -tiːɪn] *noun*: Flavoprotein *nt*
fla|vor ['fleɪvər] *noun*: **1.** Geschmack *m*, Aroma *nt* **2.** (*pharmakol.*) Geschmacksverbesserer *m*, -korrigens *nt*
fla|vo|xan|thin [ˌfleɪvəʊ'zænθɪn] *noun*: Flavoxanthin *nt*
fla|vox|ate [flə'vɑkseɪt] *noun*: Flavoxat *nt*
flax ['flæks] *noun*: Flachs *m*, Lein *m*
flax|seed ['flæksˌsiːd] *noun*: Flachs-, Leinsamen *m*
fld. *Abk.*: fluid
flea [fliː] *noun*: Floh *m*
Asiatic rat flea: Rattenfloh *m*, Pestfloh *m* Xenopsylla cheopis, Pulex cheopsis
cat flea: Katzenfloh *m*
chegre flea: Sandfloh *m*, Tunga penetrans
chigoe flea: Sandfloh *m*, Tunga penetrans
common flea: Menschenfloh *m*, Pulex irritans
dog flea: Hundefloh *m*
human flea: Menschenfloh *m*, Pulex irritans
Nothern rat flea: Rattenfloh *m*, Nosopsyllus fasciatus
rat flea: Rattenfloh *m*, Nosopsyllus fasciatus
sand flea: Sandfloh *m*, Tunga penetrans
flea|wort ['fliːˌwɜrt] *noun*: Flohsamen *m*; Plantago afra/psyllium; Plantago arenaria/indica
Indian fleawort: indische Flohsamen *pl*, Plantago ovata, Plantago ispaghula
fle|cai|nide [flɪ'keɪnaɪd] *noun*: Flecainid *nt*
fleck [flek]: **I** *noun* **1.** Fleck *m*, Flecken *m*, Tupfen *m* **2.** Hautfleck *m*; Sommersprosse *f* **II** *vt* sprenkeln, tüpfeln
fleck|fie|ber [flek'fiːbər] *noun*: epidemisches/klassisches Fleckfieber *nt*, Läusefleckfieber *nt*, Hunger-, Kriegs-, Flecktyphus *m*, Typhus exanthematicum
flec|tion ['flekʃn] *noun*: →*flexion*
flection of uterus: Flexio uteri
flec|tion|al ['flekʃnəl] *adj*: →*flexional*
fleet|ing ['fiːtɪŋ] *adj*: fugax
flesh [fleʃ] *noun*: Muskelgewebe *nt*; Fleisch *nt*
goose flesh: Gänsehaut *f*, Cutis anserina
proud flesh: wildes Fleisch *nt*, Caro luxurians
flex [fleks]: **I** *noun* Biegen *nt*, Beugen *nt* **II** *vt* **1.** beugen, biegen **2.** (*Muskeln*) anspannen **III** *vi* sich biegen (lassen)
flex|i|bil|i|ty [ˌfleksə'bɪlətiː] *noun*: Flexibilität *f*; (*Material*) Biegsamkeit *f*, Elastizität *f*; (*Person*) Beweglichkeit *f*; Anpassungsfähigkeit *f*
waxy flexibility: wachsartige Biegsamkeit *f*, Flexibilitas cerea
flex|i|ble ['fleksɪbl] *adj*: flexibel; (*Material*) biegsam, elastisch; (*Person*) beweglich, anpassungsfähig; (*Stimme*) modulationsfähig
flex|i|ble|ness ['fleksɪblnəs] *noun*: →*flexibility*
flex|ile ['fleksɪl, -saɪl] *adj*: →*flexible*
flex|ion ['flekʃn] *noun*: **1.** Beugung *f*, Biegung *f*, Krümmung *f* **2.** Biegen *nt*, Beugen *nt*
palmar flexion: Palmar-, Volarflexion *f*
plantar flexion: Plantarflexion *f*
flexion of uterus: Flexio uteri *f*
volar flexion: Palmar-, Volarflexion *f*
flex|ion|al ['flekʃnəl] *adj*: flektiert, Beugungs-, Flexions-
flex|or ['fleksər] *noun*: Beuger *m*, Beugemuskel *m*, Flexor *m*, Musculus flexor
plantar flexors: Plantarflexoren *pl*
flex|or|plas|ty ['fleksərplæstiː] *noun*: Flexorplastik *f*
flex|u|ose ['flekʃəwəʊs] *adj*: sich schlängelnd, sich windend, geschlängelt
flex|u|ous ['flekʃəwəs] *adj*: →*flexuose*
flex|u|ra [flek'ʃ(j)ʊərə] *noun, plura* **-rae** [-riː]: Biegung *f*, Beugung *f*, Krümmung *f*, Flexur *f*; (*anatom.*) Flexura *f*
flex|ur|al ['flekʃərəl] *adj*: Biegung/Flexur betreffend, Biege-, Flexions-
flex|ure ['flekʃər] *noun*: **1.** Biegung *f*, Beugung *f*, Krümmung *f*, Flexur *f*; (*anatom.*) Flexura *f* **2.** Biegen *nt*, Beugen *nt*
basicranial flexure: Rückenbeuge *f*
cephalic flexure: Scheitelbeuge *f*
cerebral flexure: →*cephalic flexure*
cervical flexure: Nackenbeuge *f*
colic flexure: Kolon-, Colonflexur *f*, Flexura coli
cranial flexure: Scheitelbeuge *f*
duodenal flexure: Zwölffingerdarmkrümmung *f*, Duodenalflexur *f*, Flexura duodeni
duodenojejunal flexure: Duodenojejunalflexur *f*, Flexura duodenojejunalis
flexure of duodenum: Zwölffingerdarmkrümmung *f*, Duodenalflexur *f*, Flexura duodeni
hepatic colic flexure: →*right colic flexure*
hepatic flexure of colon: →*right colic flexure*
inferior duodenal flexure: untere Duodenalflexur *f*, Flexura duodeni inferior
inferior lateral flexure: Flexura inferior lateralis, Flexura inferodextra lateralis
inferodextral lateral flexure: Flexura inferodextra lateralis, Flexura inferior lateralis
intermediate lateral flexure: Flexura intermedia lateralis, Flexura intermediosinistra lateralis
intermediosinistral lateral flexure: Flexura intermediosinistra lateralis, Flexura intermedia lateralis
lateral flexures: Flexurae laterales
left colic flexure: linke Kolonflexur *f*, Flexura coli splenica, Flexura coli sinistra
left flexure of colon: →*left colic flexure*

mesencephalic flexure: Scheitelbeuge *f*
nuchal flexure: Nackenbeuge *f*
perineal flexure of rectum: Perinealflexur *f* des Rektums, Flexura perinealis
pontine flexure: Brückenbeuge *f*
right colic flexure: rechte Kolonflexur *f*, Flexura coli dextra, Flexura coli hepatica
right flexure of colon: →*right colic flexure*
sacral flexure of rectum: Sakralflexur *f* des Rektums, Flexura sacralis recti
sigmoid flexure: Sigma *nt*, Sigmoid *nt*, Colon sigmoideum
splenic colic flexure: →*left colic flexure*
splenic flexure of colon: →*left colic flexure*
superior duodenal flexure: obere Duodenalflexur *f*, Flexura duodeni superior
superior lateral flexure: Flexura superior lateralis, Flexura superodextra lateralis
superodextral lateral flexure: Flexura superodextra lateralis, Flexura superior lateralis

FLH *Abk.*: follicular lymphoid hyperplasia

FLI *Abk.*: fulminant liver insufficiency

flick|er ['flɪkər] *noun*: **1.** Flackern *nt* **2.** (*Auge*) Flimmern *nt* **3.** Zucken *nt* **4.** Flattern *nt*

flight [flaɪt] *noun*: **1.** Flucht *f* **2.** Flug *m*, Fliegen *nt*
flight of ideas: Ideenflucht *f*

flint [flɪnt] *noun*: **1.** Feuerstein *m*, Flint *m* **2.** Zünd-, Feuerstein *m*

float [fləʊt]: **I** *vt* schwimmen *oder* treiben lassen **II** *vi* **1.** (in einer Flüssigkeit) schweben, ziehen, flottieren **2.** (auf dem Wasser) schwimmen, (im Wasser) treiben

float|a|tion [fləʊ'teɪʃn] *noun*: →*flotation*

float|ers ['fləʊtərs] *plural*: →*vitreous floaters*
vitreous floaters: Mückensehen *nt*, Myiodesonsia *f*, Mouches volantes

float|ing [ˌfləʊtɪŋ] *adj*: flottierend, fluktuierend

floc|cil|e|gi|um [ˌflɑksə'lɪdʒɪəm] *noun*: →*floccillation*

floc|cil|la|tion [ˌflɑksə'leɪʃn] *noun*: Flockenlesen *nt*, Floccilatio *f*, Floccilegium *nt*, Karphologie *f*, Krozidismus *m*

floc|cose ['flɑkəʊs] *adj*: flockig

floc|cu|la|ble ['flɑkjələbl] *adj*: ausflockbar

floc|cu|lant ['flɑkjələnt] *noun*: (Aus-)Flockungsmittel *nt*

floc|cu|lar ['flɑkjələr] *adj*: flockig

floc|cu|late ['flɑkjəleɪt] *vt, vi*: (aus-)flocken

floc|cu|la|tion [ˌflɑkjə'leɪʃn] *noun*: (Aus-)Flockung *f*, Ausflocken *nt*, Flockenbildung *f*

floc|cule ['flɑkjuːl] *noun*: (*ZNS*) Flöckchen *nt*, Flocculus *m*
accessory floccule: Paraflocculus *m*

floc|cu|lence ['flɑkjələns] *noun*: **1.** flockige Beschaffenheit *f* **2.** →*flocculation*

floc|cu|len|cy ['flɑkjələnsiː] *noun*: →*flocculence*

floc|cu|lent ['flɑkjələnt] *adj*: **1.** (*chem.*) flockig, flockenartig **2.** (*mikrobiolog.*) flockig

floc|cu|lus ['flɑkjələs] *noun, plura* **-li** [-laɪ]: (*ZNS*) Flöckchen *nt*, Flocculus *m*
accessory flocculus: Paraflocculus *m*

flood|ing ['flʌdɪŋ] *noun*: **1.** (*gynäkol.*) starke Uterusblutung *f*; Menorrhagie *f* **2.** (*psychiat.*) Reizüberflutung *f*

floor [flɔːr, fləʊər] *noun*: Boden *m*; (*Ulkus*) Grund *m*
cavity floor: Kavitätenbasis *f*, Kavitätenboden *m*
floor of mouth: Mundboden *m*, Diaphragma oris
orbital floor: Augenhöhlen-, Orbitaboden *m*
pelvic floor: Beckenboden *m*
pulpal floor: Boden *m* der Kronenpulpa
floor of tympanic cavity: Boden *m* der Paukenhöhle, Paries jugularis (cavitatis tympanicae)

flop|py ['flɑpiː] *adj*: schlaff (herabhängend), schlapp, schlotterig

flo|ra ['fləʊrə] *noun, plural* **-ras, -rae** ['fləʊriː]: **1.** Flora *f*, Pflanzenwelt *f* **2.** Flora *f*, Bakterienflora *f*
bacterial flora: Bakterienflora *f*
bowel flora: Darmflora *f*
faecal flora: (*brit.*) →*fecal flora*
fecal flora: Stuhlflora *f*
fridge flora: Kühlschrankflora *f*
intestinal flora: Darmflora *f*
mouth flora: →*oral flora*
normal flora: Normalflora *f*
oral flora: Mundflora *f*, Flora *f* der Mundhöhle
protective flora: Schutzkeime *pl*
resident flora: Residentflora *f*
skin flora: Hautflora *f*
transient flora: Transientflora *f*
vaginal flora: Scheidenflora *f*

flo|ral ['fləʊrəl, 'flɔː-] *adj*: floral, Blumen-, Blüten; (*Geruch*) blumig

flo|res ['fləʊriːz, 'flɔː-] *plural*: **1.** Blumen *pl*, Blüten *pl*, Flores *pl* **2.** (*pharmakol.*) Blüte(n *pl*) *f*, Flores *pl*

flor|id ['fləʊrɪd, 'flɔː-] *adj*: blühend, stark entwickelt *oder* ausgeprägt, floride, florid

floss [flɔs, flɑs]: **I** *noun* Zahnseide *f* **II** *vt* mit Zahnseide reinigen
dental floss: Zahnseide *f*
unwaxed floss: gewachste Zahnseide *f*
unwaxed dental floss: →*unwaxed floss*
waxed floss: gewachste Zahnseide *f*
waxed dental floss: →*waxed floss*

flo|ta|tion [fləʊ'teɪʃn] *noun*: **1.** (*labor.*) Schaumschwimmaufbereitung *f*, Flotation *f* **2.** Schwimmen *nt*, Treiben *nt*; Schweben *nt*

flour ['flaʊər] *noun*: Mehl *nt*
bread flour: Gluten-, Klebermehl *nt*
gluten flour: Gluten-, Klebermehl *nt*
mustard flour: Senfmehl *nt*

flow [fləʊ]: **I** *noun* **1.** Fließen *nt*, Rinnen *nt*, Strömen *nt* **2.** Fluss *m*, Strom *m*; Flow *m* **3.** Monatsblutung *f*, Periode *f*, Regel *f*, Menses *pl*, Menstruation *f* **4.** Strom(fluss *m*) *m* **II** *vi* **5.** fließen, rinnen, strömen (*from* aus); zirkulieren **6.** menstruieren
anterograde plasma flow: anterograder Plasmafluss *m*
backward flow: Reflux *m*, Regurgitation *f*
blood flow: Blutfluss *m*, Durchblutung *f*, Perfusion *f*
cerebral blood flow: Hirndurchblutung *f*
coronary blood flow: Koronardurchblutung *f*, -perfusion *f*
effective renal blood flow: effektiver renaler Blutfluss *m*
effective renal plasma flow: effektiver renaler Plasmafluss *m*
electron flow: Elektronenfluss *m*
gene flow: Genfluss *m*, Gen-flow *m*
impaired cerebral blood flow: zerebrale Durchblutungsstörung *f*
information flow: Informationsfluss *m*
ion flow: Ionenstrom *m*, -fluss *m*
laminar flow: Laminarflow *m*
menstrual flow: Monatsblutung *f*, Periode *f*, Regel *f*, Menses *pl*, Menstruation *f*
net flow: Nettostrom *m*, -strömung *f*
peak flow: Peak flow *m*
potential flow: Potenzialströmung *f*
pulsatile flow: pulsierende Strömung *f*
renal blood flow: renaler Blutfluss *m*
renal plasma flow: renaler Plasmafluss *m*, Nierenplasmafluss *m*

F

retrograde plasma flow: retrograder Plasmafluss *m*
salivary flow: Speichelfluss *m*
turbulent flow: turbulente Strömung *f*, Wirbelströmung *f*
volume flow: Stromzeitvolumen *nt*

flow|er ['flaʊər] *noun*: Blüte *f*, Flos *m*
arnica flower: Arnikablüten *pl*, Arnicae flos
flowers of arsenic: Arsenblüte *f*, weißes Arsenik *nt*, Arsentrioxid *nt*
borage flower: Boretschblüten *pl*, Boraginis flos
calendula flower: Calendulae flos
cassia flower: Kassiablüten *pl*, Zimtblüten *pl*, Cassiae flos
cat's-foot flower: Antennariae dioicae flos
cinnamon flower: Zimtblüten *pl*, Kassiablüten *pl*, Cassiae flos
common broom flower: Besenginsterblüten *pl*, Cytisi scoparii flos
common mallow flower: Malvenblüten *pl*, Malvae flos
elder flowers: Holunderblüten *pl*, Flores Sambuci
hawthorn leaf with flower: Crataegi folium cum flore
heather flower: Callunae flos
hibiscus flower: Hibiskusblüten *pl*, Hibisci flos
hollyhock flower: Alceae flos, Malvae arboreae flos
koso flowers: Flores Koso
larkspur flower: Rittersspornblüten *pl*, Calcatrippae flos, Delphinii flos
lavender flower: Lavendelblüten *pl*, Lavandulae flos
linden flower: Lindenblüten *pl*, Tiliae flos
mullein flowers: Wollblumen *pl*, Verbasci flos
passion flower: Passionsblume *f*, Passiflora incarnata
peony flower: Paeoniae flos
primrose flower: Primulae flos
Roman chamomile flower: Anthemidis flos, Chamomillae romanae flos
flowers of sulfur: Schwefelblume *f*, -blüte *f*
flowers of sulphur: (*brit.*) →*flowers of sulfur*
tansy flower: Tanaceti vulgaris flos
violet flower: Veilchenblüten *pl*, Violae odoratae flos
white dead nettle flower: Lamii albi flos

flow|ing ['fləʊɪŋ] *adj*: fließend, strömend, zirkulierend, Fließ-

flow|me|ter ['fləʊmiːtər] *noun*: Durchflussmesser *m*, Flowmeter *nt*, Strömungsmesser *m*
electromagnetic flowmeter: elektromagnetischer Flussmesser *m*
ultrasonic flowmeter: Ultraschallflussmesser *m*

flox|ur|i|dine [flɑks'jʊərədiːn] *noun*: →*5-fluorodeoxyuridine*

fl. oz *Abk.*: fluid ounce

FLSC *Abk.*: fibrous long-spacing collagen

flu [fluː] *noun*: Grippe *f*, Influenza *f* **have (the) flu** (die) Grippe haben

flu *Abk.*: influenza

flu|an|i|sone [fluː'ænɪsəʊn] *noun*: Fluanison *nt*

flu|clox|a|cil|lin [ˌfluːklɑksə'sɪlɪn] *noun*: Flucloxacillin *nt*

flu|co|na|zole [ˌfluː'kɑnəzəʊl] *noun*: Fluconazol *nt*

fluc|tu|ant ['flʌktʃəwənt] *adj*: fluktuierend, flottierend

fluc|tu|ate ['flʌktʃəweɪt] *vi*: schwanken, sich ändern, fluktuieren

fluc|tu|a|tion [ˌflʌktʃə'weɪʃn] *noun*: Fluktuation *f*
potential fluctuation: Potenzialschwankung *f*

flu|cy|to|sine [fluː'saɪtəsiːn, -sɪn] *noun*: Flucytosin *nt*, 5-Fluorcytosin *nt*

flu|dar|a|bine [fluː'dærəbiːn] *noun*: Fludarabin *nt*

flu|dro|cor|ti|sone [fluːdrə'kɔːrtɪzəʊn] *noun*: Fludrocortison *nt*

flu|id ['fluːɪd]: **I** *noun* Flüssigkeit *f*; (*chem.*) Fluid *nt* **II** *adj* flüssig, fließend, (*chem.*) fluid
allantoic fluid: Allantoisflüssigkeit *f*
Altmann's fluid: Altmann-Lösung *f*
amniotic fluid: Fruchtwasser *nt*, Amnionflüssigkeit *f*, Liquor amnii
ascitic fluid: Aszites *m*, Aszitesflüssigkeit *f*
body fluid: Körperflüssigkeit *f*
Bouin's fluid: →*Bouin's fixative*
Carrel-Dakin fluid: verdünnte Natriumhypochloritlösung *f*
cerebrospinal fluid: Hirnflüssigkeit *f*, Gehirn- und Rückenmarksflüssigkeit *f*, Liquor *m*, Liquor cerebrospinalis
crevicular fluid: Gingivalfluid *nt*
culture fluid: Kulturflüssigkeit *f*
Dakin's fluid: verdünnte Natriumhypochloritlösung *f*
dentinal fluid: Dentinflüssigkeit *f*, Dentinliquor *m*
dialysis fluid: Dialyseflüssigkeit *f*, Dialysierflüssigkeit *f*
extracellular fluid: Extrazellularflüssigkeit *f*
follicular fluid: Liquor folliculi
gingival fluid: Gingivalfluid *nt*
heterogeneous fluid: heterogene/nicht-Newtonsche Flüssigkeit *f*
homogeneous fluid: homogene Flüssigkeit *f*, Newtonsche Flüssigkeit *f*
infusion fluid: Infusionsflüssigkeit *f*
interstitial fluid: interstitielle Flüssigkeit *f*
intracellular fluid: intrazelluläre Flüssigkeit *f*, Intrazellularflüssigkeit *f*
intraocular fluid: Kammerwasser *nt*, Humor aquosus
labyrinthine fluid: Cotunnius-Flüssigkeit *f*, Perilymphe *f*, Perilympha *f*, Liquor cotunnii
lacrimal fluid: Tränenflüssigkeit *f*
Locke's fluid: Locke-Lösung *f*
lymphatic fluid: **1.** Lymphe *f*, Lymphflüssigkeit *f*, Lympha *f* **2.** lymphähnliche Flüssigkeit *f*
Newtonian fluid: Newton-Flüssigkeit *f*, homogene Flüssigkeit *f*
non-Newtonian fluid: heterogene Flüssigkeit *f*, nicht-Newton-Flüssigkeit *f*
pleural fluid: Flüssigkeit *f* im Pleuraraum
Scarpa's fluid: Endolymphe *f*, Endolympha *f*
seminal fluid: Samenflüssigkeit *f*, Sperma *nt*
serous fluid: seröse *oder* serumartige Flüssigkeit/Lymphe *f*
spermatic fluid: Samenflüssigkeit *f*
synovial fluid: Gelenkschmiere *f*, Synovia *f*
tear fluid: Tränenflüssigkeit *f*
tissue fluid: Gewebsflüssigkeit *f*, interstitielle Flüssigkeit *f*
transcellular fluid: transzelluläre Flüssigkeit *f*

flu|id|al ['fluːɪdl] *adj*: Flüssigkeits-

flu|id|ex|tract [fluːɪd'ekstrækt] *noun*: flüssiger Extrakt *m*, Fluidextrakt *m*, Extractum fluidum/liquidum

flu|id|ex|trac|tum [ˌfluːɪdeks'træktəm] *noun*: →*fluidextract*

flu|id|i|fy [fluː'ɪdəfaɪ]: **I** *vt* verflüssigen **II** *vi* sich verflüssigen

flu|id|ism ['fluːədɪzəm] *noun*: Humoralpathologie *f*

flu|id|i|ty [fluː'ɪdətiː] *noun*: Fluidität *f*

flu|id|i|za|tion [ˌfluːɪdə'zeɪʃn, -daɪ'z-] *noun*: Verflüssigung *f*; (*chem.*) Fluidisation *f*

flu|id|ize ['fluːɪdaɪz] *vt*: verflüssigen; (*chem.*) fluidisieren

flu|id|ness ['fluːɪdnəs] *noun*: →*fluidity*

fluke [fluːk] *noun*: Saugwurm *m*, Egel *m*, Trematode *f*
Asian liver fluke: hinterindischer Leberegel *m*, Opis-

thorchis viverrini
blood fluke: Pärchenegel *m*, Schistosoma *nt*, Bilharzia *f*
cat liver fluke: Katzenleberegel *m*, Opisthorchis felineus
Chinese liver fluke: chinesischer Leberegel *m*, Clonorchis/Opisthorchis sinensis
civet liver fluke: hinterindischer Leberegel *m*, Opisthorchis viverrini
Egyptian intestinal fluke: Zwergdarmegel *m*
giant intestinal fluke: großer Darmegel *m*, Fasciolopsis buski
intestinal fluke: Darmegel *m*
Japanese blood fluke: japanischer Pärchenegel *m*, Schistosoma japonicum
lancet fluke: kleiner Leberegel *m*, Lanzettegel *m*, Dicrocoelium lanceolatum, Dicrocoelium dendriticum
liver fluke: Leberegel *m*
lung fluke: Lungenegel *m*, Paragonimus ringeri/westermani
Manson's blood fluke: Schistosoma mansoni
oriental blood fluke: japanischer Pärchenegel *m*, Schistosoma japonicum
sheep liver fluke: großer Leberegel *m*, Fasciola hepatica
Sibirian liver fluke: Katzenleberegel *m*, Opisthorchis felineus
small intestinal fluke: Zwergdarmegel *m*
vesicular blood fluke: Blasenpärchenegel *m*, Schistosoma haematobium

flu|like ['flu:laɪk] *adj*: grippeähnlich
flu|ma|ze|nil ['flu:mæzəˌnɪl] *noun*: Flumazenil *nt*
flu|meth|a|sone [flu:'meθəˌsəʊn] *noun*: Flumetason *nt*
flu|nar|i|zine [flu:'nærəzi:n] *noun*: Flunarizin *nt*, 1-Cinnamyl-4-(4,4-difluorbenzhydryl)-piperazin *nt*
flu|nis|o|lide [flu:'nɪsəʊlaɪd] *noun*: Flunisolid *nt*
flu|ni|traz|e|pam [ˌflu:nɪ'treɪzɪpæm] *noun*: Flunitrazepam *nt*
flu|o|cin|o|nide [ˌflu:'sɪnənaɪd] *noun*: Fluocinonid *nt*
flu|o|cor|to|lone [ˌflu:'kɔ:rtələʊn] *noun*: Fluocortolon *nt*
flu|or ['flu:ɔ:r] *noun*: Ausfluss *m*, Fluor *m*
flu|o|resce [flʊə'res] *vi*: fluoreszieren
flu|o|res|ce|in [flʊə'resɪɪn] *noun*: Fluorescein *nt*, -zein *nt*, Resorcinphthalein *nt*
fluorescein isothiocyanate: Fluoreszeinisothiocyanat *nt*
flu|o|res|ce|in|u|ri|a [flʊə'resɪɪn'(j)ʊəri:ə] *noun*: Fluoreszeinurie *f*
flu|o|res|cence [flʊə'resəns] *noun*: Fluoreszenz *f*
x-ray fluorescence: Röntgenfluoreszenz *f*
flu|o|res|cent [flʊə'resənt] *adj*: fluoreszierend
flu|o|res|cin [flʊə'resɪn] *noun*: Fluoreszin *nt*, Fluorescin *nt*
flu|o|ri|da|tion [ˌflʊərɪ'deɪʃn] *noun*: Fluoridierung *f*, Fluorierung *f*
fluoridation of water supply: Trinkwasserfluoridierung *f*
flu|o|ride ['flʊəraɪd, -ɪd] *noun*: Fluorid *nt*
flu|o|rim|e|ter [flʊə'rɪmɪtər] *noun*: →*fluorometer*
flu|o|rim|e|try [flʊə'rɪmətri:] *noun*: Fluoreszenzphotometrie *f*, Fluoreszenzfotometrie *f*, Fluorometrie *f*
flu|o|rine ['flʊərɪn, -ri:n] *noun*: Fluor *nt*
flu|o|ro|a|ce|tate [ˌflʊərəʊ'æsɪteɪt] *noun*: Fluorazetat *nt*, -acetat *nt*
flu|o|ro|ap|a|tite [ˌflʊərəʊ'æpətaɪt] *noun*: Fluorapatit *nt*
flu|o|ro|chrome ['flʊərəʊkrəʊm] *noun*: fluoreszierender Farbstoff *m*, fluoreszierendes Färbemittel *nt*, Fluorochrom *nt*
flu|o|ro|chrom|ing [ˌflʊərəʊ'krəʊmɪŋ] *noun*: Fluorochromisierung *f*, Floureszenzfärbung *f*
flu|o|ro|cit|rate [ˌflʊərəʊ'sɪtreɪt, -'saɪ-] *noun*: Fluorcitrat *nt*
flu|o|ro|cyte ['flʊərəʊsaɪt] *noun*: Fluorozyt *m*, Fluoreszyt *m*
5-flu|o|ro|de|ox|y|u|ri|dine [ˌflʊərəʊdɪˌɑksɪ'jʊərədi:n] *noun*: (5-)Fluorodesoxyuridin *nt*
flu|o|rog|ra|phy [flʊə'rɑgrəfi:] *noun*: Röntgendurchleuchtung *f*, Schirmbildverfahren *nt*
flu|o|ro|im|mu|no|as|say ['flʊərəʊˌɪmjənəʊˌæseɪ] *noun*: Fluoreszenzimmunoassay *m*
flu|o|rom|e|ter [flʊə'rɑmɪtər] *noun*: Fluorometer *nt*
flu|o|ro|meth|o|lone [ˌflʊərəʊ'meθələʊn] *noun*: Fluorometholon *nt*
flu|o|ro|met|ric [ˌflʊərəʊ'metrɪk] *adj*: Fluorometrie betreffend, mittels Fluorometrie, fluorometrisch
flu|o|rom|e|try [flʊə'rɑmətri:] *noun*: Fluorimetrie *f*, Fluorometrie *f*, Fluoreszenzphotometrie *f*, Fluoreszenzfotometrie *f*
flu|o|ro|neph|e|lom|e|ter [ˌflʊərəˌnefɪ'lɑmɪtər] *noun*: Fluoronephelometer *nt*
p-flu|o|ro|phen|y|la|la|nine [ˌflʊərəʊˌfenl'ælɪnaɪn] *noun*: p-Fluorphenylalanin *nt*
flu|o|ro|pho|tom|e|try [ˌflʊərəfəʊ'tɑmətri:] *noun*: Fluorophotometrie *f*, Fluorofotometrie *f*
flu|o|ro|roent|ge|nog|ra|phy [flʊərəʊˌrentgə'nɑgrəfi:] *noun*: Röntgendurchleuchtung *f*, Schirmbildverfahren *nt*
flu|o|ro|scope ['flʊərəʊskəʊp] *noun*: Fluoroskop *nt*
flu|o|ro|scop|ic [ˌflʊərəʊ'skɑpɪk] *adj*: Fluoroskopie betreffend, mittels Fluoroskopie, fluoroskopisch
flu|o|ro|scop|i|cal [ˌflʊərəʊ'skɑpɪkl] *adj*: →*fluoroscopic*
flu|o|ros|co|py [flʊə'rɑskəpi:] *noun*: (Röntgen-)Durchleuchtung *f*, Fluoroskopie *f*
stereoscopic fluoroscopy: stereoskopische Fluoroskopie *f*
x-ray fluoroscopy: Röntgendurchleuchtung *f*, Durchleuchtung *f*, Fluoroskopie *f*
flu|o|ro|sis [flʊə'rəʊsɪs] *noun*: **1.** Fluorose *f* **2.** →*dental fluorosis*
chronic endemic fluorosis: chronische Fluorvergiftung *f*, Fluorose *f*
chronic endemic dental fluorosis: chronisch endemische Dentalfluorose *f*
dental fluorosis: Fluorose *f* der Zähne, Dentalfluorose *f*, Zahnfluorose *f*, gefleckter Zahnschmelz *m*
endemic fluorosis: endemische dentale Fluorose *f*
5-flu|o|ro|u|ra|cil [ˌflʊərə'jʊərəsɪl] *noun*: 5-Fluorouracil *nt*, 5-Fluor-2,4(1H,3H)-pyrimidindon *nt*
flu|ox|e|tine [flu:'ɑksəti:n] *noun*: Fluoxetin *nt*, RS-N-Methyl-3-phenyl-3-(4-trifluormethylphenoxy)propylamin *nt*
flu|pen|tix|ol [flu:pen'tɪksɑl] *noun*: Flupentixol *nt*
flu|phen|a|zine [flu:'fenəzi:n] *noun*: Fluphenazin *nt*
flu|pred|ni|dene [flu:'prednɪdi:n] *noun*: Flupredniden *nt*, Flupredinyliden *nt*
flu|pred|nis|o|lone [flu:pred'nɪsələʊn] *noun*: Fluprednisolon *nt*
flur|az|e|pam [flʊə'ræzɪpæm] *noun*: Flurazepam *nt*
flur|bi|pro|fen [flʊər'baɪprəʊfen] *noun*: Flurbiprofen *nt*, 2-(2-Fluor-4-biphenyl)-propionsäure *f*
flush [flʌʃ]: I *noun* Wallung *f*, Hitze *f*, Flush *m*, Flushing *nt* II *vi* erröten
carcinoid flush: Karzinoidflush *m*
hectic flush: hektische Röte *f*
histamine flush: Histaminflush *m*
hot flushes: fliegende Hitze *f*, Hitzewallungen *pl*
malar flush: Wangenröte *f*
flu|spir|i|lene [flu:'spɪrəli:n] *noun*: Fluspirilen *nt*
flu|ta|mide ['flu:təmaɪd] *noun*: Flutamid *nt*
flut|ter ['flʌtər]: I *noun* Flattern *nt* II *vi* flattern
atrial flutter: Vorhofflattern *nt*

F

auricular flutter: Vorhofflattern *nt*
diaphragmatic flutter: Zwerchfellflattern *nt*
mediastinal flutter: Mediastinalflattern *nt*
ventricular flutter: Kammerflattern *nt*
flutter-fibrillation *noun*: Flimmerflattern *nt*, Flatterflimmern *nt*
flu|va|stat|in [ˌfluːvə'stætɪn] *noun*: Fluvastatin *nt*
flu|vox|a|mine [ˌfluː'vɑksəmiːn] *noun*: Fluvoxamin *nt*
flux [flʌks]: **I** *noun* **1.** (*a. physik.*) Fließen *nt*, Fluss *m* **2.** (*a. patholog.*) Ausfluss *m* **3.** Flussmittel *nt*, Schmelzmittel *nt* **II** *vi* (aus-)fließen
casting flux: Flussmittel *nt* für Metallguss
ceramic flux: Flussmittel *nt* für kreamische Massen
electrical flux: elektrischer Induktionsfluss *m*
luminous flux: Lichtstrom *m*
magnetic flux: Magnet-, Induktionsfluss *m*, magnetischer (Kraft-)Fluss *m*
neutral flux: inertes Flussmittel *nt*
oxidizing flux: oxidierendes Flussmittel *nt*
radiant flux: Strahlungsfluss *m*
reducing flux: reduzierendes Flussmittel *nt*
soldering flux: Lötmittel *nt*
flux|ion|ar|y ['flʌkʃəneriː] *adj*: fluxionär
flux|me|ter ['flʌksmiːtər] *noun*: Flussmesser *m*; (*elektr.*) Strommesser *m*
FLV *Abk.*: feline leukemia virus
fly [flaɪ]: (*v* **flew, flown**) **I** *n* Fliegen *nt*, Flug *m* **II** *vt, vi* fliegen
fly [flaɪ] *noun*: Fliege *f*
blow fly: Schmeißfliege *f*
deer fly: Chrysops discalis
greenbottle flies: Lucilia
house flies: Hausfliegen *pl*
louse flies: Hippoboscidae *pl*
mango fly: Mango-, Mangrovefliege *f*, Chrysops dimidiata
mangrove fly: Mango-, Mangrovefliege *f*, Chrysops dimidiata
Spanish fly: Blasenkäfer *m*, spanische Fliege *f*, Lytta/Cantharis vesicatoria
tabanid flies: →*Tabanidae*
tsetse fly: Zungenfliege *f*, Tsetsefliege *f*, Glossina
tumbu fly: Tumbufliege *f*
tzetze fly: →*tsetse fly*
winged tick flies: Hippobosca
FM *Abk.*: **1.** fetal movements **2.** fibrin monomer **3.** flavin mononucleotide **4.** frequency modulation
Fm *Abk.*: fermium
fm *Abk.*: femtomolar
FMAC *Abk.*: fetal movement acceleration
FMD *Abk.*: **1.** fibromuscular dysplasia **2.** foot-and-mouth disease
FMEF *Abk.*: forced mid-expiratory flow
fMet *Abk.*: formylmethionine
fMet-tRNA *Abk.*: formylmethionyl-tRNA
FMF *Abk.*: familial Mediterranean fever
FMH *Abk.*: fat-mobilizing hormone
FMLP *Abk.*: N-formyl-methionyl-leucyl-phenylalanine
FMN *Abk.*: flavin mononucleotide
$FMNH_2$ *Abk.*: teduced flavin mononucleotide
fmol *Abk.*: femtomol
FMP *Abk.*: **1.** first menstrual period **2.** flumethasone pivalate **3.** fructose monophosphate
FMR *Abk.*: fetal-to-maternal ratio
FMS *Abk.*: **1.** fat-mobilizing substance **2.** fibromuscular stenosis
FN *Abk.*: fibronectin
F-N *Abk.*: finger to nose
fn *Abk.*: fibronectin
FNA *Abk.*: fine needle aspiration biopsy
FND *Abk.*: functional neck dissection
Fneg *Abk.*: false-negative
FNH *Abk.*: focal nodular hyperplasia
FNP *Abk.*: fine-needle puncture
FNTC *Abk.*: fine-needle transhepatic cholangiography
FNV *Abk.*: French neurotropic virus vaccine
FO *Abk.*: **1.** 5-fluoro-orotic acid **2.** foramen ovale **3.** fronto-occipital
F_0 *Abk.*: oligomycin-sensitivity-conferring factor
foam [fəʊm]: **I** *noun* Schaum *m* **II** *vt, vi* schäumen
contraceptive foam: Schaumovulum *nt*
FOB *Abk.*: **1.** fecal occult blood **2.** fiberoptic bronchoscopy
FOC *Abk.*: fiberoptic catheter
fo|cal ['fəʊkl] *adj*: Brennpunkt/Fokus betreffend, im Brennpunkt (stehend), fokal, focal, Brennpunkt-, Fokal-
fo|cal|i|za|tion [ˌfəʊkəlaɪ'zeɪʃn] *noun*: **1.** Vereinigung *f* in einem Brennpunkt **2.** (*Optik*) Scharfeinstellung *f*
fo|cal|ize ['fəʊkəlaɪz]: **I** *vt* **1.** fokusieren, (scharf) einstellen (*on* auf) **2.** (*physik.*) im Brennpunkt vereinigen; (*Strahlen*) bündeln **3.** auf einen bestimmten Bereich beschränken **II** *vi* **4.** sich in einem Brennpunkt vereinigen, sich bündeln **5.** sich scharf einstellen **6.** sich auf einen bestimmten Bereich beschränken
fo|cim|e|ter [fəʊ'sɪmɪtər] *noun*: →*focometer*
fo|com|e|ter [fəʊ'kɑmɪtər] *noun*: Fokometer *nt*
fo|cus ['fəʊkəs]: **I** *noun, plural* **-cus|es, -ci** Brennpunkt *m*, Fokus *m* **II** *vt* fokussieren, (scharf) einstellen (*on* auf); im Brennpunkt vereinigen; (*Strahlen*) bündeln
Assmann's focus: Assmann-Herd *m*, Assmann-Frühinfiltrat *nt*
bony focus: Knochenherd *m*
bronchopneumonic focus: bronchopneumonischer Herd *m*
ectopic focus: ektopes Zentrum *nt*, ektopischer Fokus *m*
Ghon focus: Ghon-Primärkomplex *m*, Ghon-Herd *m*
initial focus: Initialherd *m*
malacial focus: Erweichungsherd *m*
projection focus: Projektionsherd *m*, -fokus *m*
pus focus: Eiterherd *m*
rolandic spike focus: Rolando-Spike-Fokus *m*
Simon's focus: Simon-Spitzenherd *m*
Simon's apical focus: Simon-Spitzenherd *m*
spike focus: Spitzenfokus *m*
fo|cus|ing ['fəʊkəsɪŋ] *noun*: Fokussierung *f*
isoelectric focusing: Elektrofokussierung *f*, isoelektrische Fokussierung *f*, Isoelektrofokussierung *f*
FOD *Abk.*: focus-object distance
foe|tal ['fiːtl] *adj*: →*fetal*
foe|ta|tion [fɪ'teɪʃn] *noun*: →*fetation*
foe|tus ['fiːtəs] *noun*: →*fetus*
fog [fɑg, fɔg] *noun*: Nebelaerosol *nt*
foil [fɔɪl] *noun*: (Metall-, Kunststoff-)Folie *f*
adhesive foil: selbstklebende Folie *f*, selbstklebende Wundfolie *f*
aluminum foil: Aluminiumfolie *f*, Alufolie *f*
cohesive gold foil: kohäsive Goldfolie *f*, kohäsive Goldfolie *f*
corrugated gold foil: gewellte Goldfolie *f*, gewellte Folie *f*
gold foil: Goldfolie *f*, Feingoldfolie *f*, Blattgold *f*
laminated gold foil: laminierte Goldfolie *f*, laminierte Folie *f*
mat foil: Schwammfolie *f*

noncohesive gold foil: nonkohäsive Goldfolie *f*, nonkohäsive Folie *f*
platinized foil: Platingoldfolie *f*, Platingoldblech *nt*
platinum foil: Platinfolie *f*
semicohesive gold foil: semikohäsive Goldfolie *f*, semikohäsive Folie *f*
tin foil: Zinnfolie *f*, Stanniol *nt*

fo|la|cin ['fɑləsɪn] *noun*: Folsäure *f*, Folacin *nt*, Pteroylglutaminsäure *f*, Vitamin B_c *nt*

fo|late ['fəʊleɪt] *noun*: Folat *nt*

fold [fəʊld]: I *noun* **1.** (*anatom.*) Falte *f*, Plica *f* **2.** Falz *m*, Kniff *m*; Falte *f* **II** *vt* falten; zusammenlegen, zusammenfalten, zusammenklappen; kniffen, falzen
abdominal wall fold: Bauchwandfalte *f*
alar folds: Plicae alares
anal fold: Analfalte *f*
anterior axillary fold: vordere Achselfalte *f*, Plica axillaris anterior
anterior mallear fold: Plica mallearis anterior
fold of armpit: Achselhöhlenfalte *f*, Plica axillaris
Arnold's fold: Krause-Klappe *f*, Valvula sacci lacrimalis inferior
aryepiglottic fold: aryepiglottische Falte *f*, Plica aryepiglottica
aryepiglottic fold of Collier: Plica triangularis
arytenoepiglottidean fold: →*aryepiglottic fold*
bulboventricular fold: Bulboventrikularfalte *f*
caecal folds: (*brit.*) →*cecal folds*
caecal vascular fold: (*brit.*) →*cecal vascular fold*
cecal folds: zäkale Peritonealfalten *pl*, Plicae caecales
cecal vascular fold: Plica caecalis vascularis
fold of chorda tympani: Chordafalte *f*, Plica chordae tympani
ciliary folds: Plicae ciliares
circular folds: Kerckring-Falten *pl*, Plicae circulares
circular folds (of Kerckring): Kerckring-Falten *pl*, Plicae circulares
cloacal fold: Kloakenfalte *f*
Douglas' folds: Plicae rectouterinae
duodenal fold: Peritonealfalte *f* des Duodenums, Plica duodenalis
duodenojejunal fold: Duodenojejunalfalte *f*, Plica duodenalis superior, Plica duodenojejunalis
duodenomesocolic fold: Plica duodenalis inferior, Plica duodenomesocolica
epicanthal fold: Mongolenfalte *f*, Epikanthus *m*, Plica palpebronasalis
epigastric fold: epigastrische Falte *f*, Plica umbilicalis lateralis
false vocal fold: Taschenfalte *f*, Plica vestibularis
fimbriated fold: Plica fimbriata
gastric folds: Magenschleimhautfalten *pl*, Plicae gastricae
gastropancreatic fold: Plica gastropancreatica
genital fold: Geschlechtsfalte *f*, -leiste *f*, Genitalfalte *f*, -leiste *f*
gluteal fold: Gesäßfurche *f*, -falte *f*, Sulcus glutealis
Guérin's fold: Valvula fossae navicularis
Hasner's fold: Hasner-Klappe *f*, Plica lacrimalis
head fold: Kopffalte *f*
Heister's fold: Heister-Klappe *f*, Plica spiralis
hepatopancreatic fold: Plica hepaticopancreatica
horizontal folds of rectum: Plicae transversae recti
Houston's folds: zirkuläre Mastdarmfalten *pl*, Plicae transversae recti
ileocaecal fold: (*brit.*) →*ileocecal fold*
ileocecal fold: Plica ileocaecalis
incudal fold: Plica incudialis
inferior duodenal fold: Plica duodenalis inferior, Plica duodenomesocolica
infrapatellar fold: Plica synovialis infrapatellaris
infrapatellar synovial fold: Plica synovialis infrapatellaris
inguinal fold: untere Gonadenfalte *f*
interarytenoid fold: interarytänoide Schleimhautfalte *f*, Plica interarytenoidea
interureteric fold: interureterische Schleimhautfalte *f*, Plica interureterica
iridial folds: Irisfalten *pl*, Plicae iridis
Kerckring's folds: Kerckring-Falten *pl*, Plicae circulares
Kerckring's circular folds: Kerckring-Falten *pl*, Plicae circulares
Kohlrausch's fold: Kohlrausch-Falte *f*, Plica transversalis recti
lacrimal fold: Hasner-Klappe *f*, Plica lacrimalis
fold of laryngeal nerve: Plica nervi laryngei
lateral glossoepiglottic fold: Plica glossoepiglottica lateralis
lateral umbilical fold: epigastrische Falte *f*, Plica umbilicalis lateralis
fold of left vena cava: Plica venae cavae sinistrae
longitudinal duodenal folds: Plicae longitudinales duodeni
Marshall's fold: Marshall-Falte *f*, Plica venae cavae sinistrae
Marshall's vestigial fold: Marshall-Falte *f*, Plica venae cavae sinistrae
medial umbilical fold: Plica umbilicalis medialis
median glossoepiglottic fold: Plica glossoepiglottica mediana
median umbilical fold: Urachusfalte *f*, Plica umbilicalis mediana
medullary folds: Neuralfalten *pl*
mongolian fold: Mongolenfalte *f*, Epikanthus *m*, Plica palpebronasalis
mucobuccal fold: Umschlagfalte *f* der Wangenschleimhaut
mucolabial fold: Umschlagfalte *f* der Lippenschleimhaut
mucosal fold: Schleimhautfalte *f*
mucosal folds of gall bladder: Plicae mucosae vesicae biliaris
mucosobuccal fold: Umschlagfalte *f* der Wangenschleimhaut
mucous fold: Schleimhautfalte *f*
mucous folds of rectum: Analsäulen *pl*, -papillen *pl*, Morgagni-Papillen *pl*, Columnae anales
nail fold: Nagelfalz *m*, Sulcus matricis unguis
nasopharyngeal fold: Tubenwulst *m*, Plica salpingopalatina/palatotubalis
neural folds: Neuralfalten *pl*
palatine folds: Rugae palatinae, Plicae palatinae transversae
palmate folds: Plicae palmatae
palpebronasal fold: Nasen-Lid-Spalte *f*, Mongolenfalte *f*, Epikanthus *m*, Plica palpebronasalis
pancreaticogastric fold: Plica gastropancreatica
paraduodenal fold: Paraduodenalfalte *f*, Plica paraduodenalis
pharyngoepiglottic fold: Plica glossoepiglottica lateralis
pleuropericardial fold: Pleuroperikardialfalte *f*
pleuroperitoneal fold: Pleuroperitonealfalte *f*

posterior axillary fold: hintere Achselfalte *f*, Plica axillaris posterior
posterior mallear fold: Plica mallearis posterior
presplenic fold: Plica presplenica
rectouterine fold: Plica rectouterina
rectovesical fold: →*rectouterine fold*
sacrogenital fold: Plica rectouterina
salpingopalatine fold: Tubenwulst *m*, Plica salpingopalatina/palatotubalis
salpingopharyngeal fold: Plica salpingopharyngea
sarcolemmal fold: Sarkolemmfalte *f*
semilunar fold: Plica semilunaris faucium
semilunar folds of colon: Kontraktionsfalten *pl* des Kolons, Plicae semilunares coli
semilunar fold of conjunctiva: Plica semilunaris conjunctivae
semilunar fold of fauces: Plica semilunaris faucium
serosal fold: Serosafalte *f*
serous fold: Serosafalte *f*
sinuatrial fold: Sinus-Vorhof-Falte *f*, Sinuatrialfalte *f*
spiral fold: Plica spiralis
stapedial fold: Plica stapedialis
sublingual fold: Plica sublingualis
subneural junction folds: subneuraler Faltenapparat *m*, subneurales Faltenfeld *nt*
superior duodenal fold: Duodenojejunalfalte *f*, Plica duodenalis superior, Plica duodenojejunalis
synovial fold: Synovialfalte *f*, Plica synovialis
tail fold: Schwanzfalte *f*
transverse palatine folds: Plicae palatinae transversae
transverse rectal folds: zirkuläre Enddarmfalten *pl*, Plicae transversae recti
transverse folds of rectum: quere Schleimhautfalten *pl* des Rektums, Plicae transversales recti
transverse vesical fold: transversale Blasenfalte *f*, Plica vesicalis transversa
Treves' fold: Plica ileocaecalis
triangular fold: Plica triangularis
tubal folds: Tubenfalten *pl*, Plicae tubariae
urethral fold: Urethrafalte *f*
folds of uterine tube: Tubenfalten *pl*, Plicae tubariae
vascular caecal fold: (*brit.*) →*vascular cecal fold*
vascular cecal fold: Plica caecalis vascularis
ventricular fold: Taschenfalte *f*, Plica vestibularis
vestibular fold: Taschenfalte *f*, Plica vestibularis
vestigial fold of Marshall: →*Marshall's vestigial fold*
villous folds of stomach: Plicae villosae
vocal fold: Stimmlippe *f*, -falte *f*, Plica vocalis

fo|li|a|ceous [ˌfəʊlɪ'eɪʃəs] *adj*: →*foliate*

fo|li|ar ['fəʊlɪər] *adj*: →*foliate*

fo|li|ate ['fəʊlɪət, -eɪt] *adj*: blattartig, blattförmig, blätt(e)rig, Blatt-, Blätter-

fo|lie [fɔ'li] *noun*: **1.** psychische Erkrankung *f*, Psychose *f*, Folie *f* **2.** →*folly*
folie à deux: induziertes Irresein *nt*, Folie à deux

fo|li|um ['fəʊlɪəm] *noun, plural* **-lia** [-lɪə]: Blatt *nt*, Folium *nt*
cerebellar folia: Kleinhirnwindungen *pl*, Folia cerebelli

fol|li|cle ['fɑlɪkl] *noun*: Follikel *m*, Folliculus *m*
aggregated follicles: Peyer-Plaques *pl*, Noduli lymphoidei aggregati
aggregated lymphatic follicles: Peyer-Plaques *pl*, Noduli lymphoidei aggregati
aggregated follicles of vermiform appendix: Peyer-Plaques *pl* der Appendix vermiformis, Noduli lymphoidei aggregati appendicis vermiformis
atretic follicle: atretischer Ovarialfollikel *m*
dental follicle: Zahnfollikel *m*
enlarging follicle: Sekundärfollikel *m*, wachsender Follikel *m*
gastric follicles: Noduli lymphoidei gastrici
graafian follicles: Graaf-Follikel *pl*, Tertiärfollikel *pl*, reife Follikel *pl*, Folliculi ovarici vesiculosi
hair follicle: Haarfollikel *m*, -balg *m*, Folliculus pili
intestinal follicles: Lieberkühn-Drüsen *pl*, Lieberkühn-Krypten *pl*, Darmdrüsen *pl*, Glandulae intestini/intestinales
laryngeal lymphatic follicles: Lymphfollikel *pl* des Kehlkopfs, Folliculi lymphatici laryngis
Lieberkühn's follicles: Lieberkühn-Drüsen *pl*, Lieberkühn-Krypten *pl*, Darmdrüsen *pl*, Glandulae intestini/intestinales
lingual follicle: Zungenbalg *m*, Folliculus lingualis
lingual lymph follicle: →*lingual follicle*
lymph follicle: Lymphfollikel *m*, -knötchen *nt*, Folliculus lymphaticus, Nodulus lymphoideus, Lymphonodulus *m*
lymphatic follicle: →*lymph follicle*
lymphatic follicles of stomach: Noduli lymphoidei gastrici
lymphatic follicle of tongue: Zungenbalg *m*, Folliculus lingualis
lymphoid follicle: →*lymph follicle*
marginal follicle: Rindenfollikel *m*
Montgomery's follicles: Naboth-Eier *pl*, Ovula Nabothi
mucosal lymph follicle: Lymphfollikel *m* der Schleimhaut
Naboth's follicles: Naboth-Eier *pl*, Ovula Nabothi
nabothian follicle: Naboth-Eier *pl*, Ovula nabothi
ovarian follicles: Eierstock-, Ovarialfollikel *pl*, Folliculi ovarici
primary follicle: **1.** Primärfollikel *m*, Folliculus ovaricus primarius **2.** Primärfollikel *m*
primary lymph follicle: Primärfollikel *m*
primary ovarian follicle: Primärfollikel *m*, Folliculus ovaricus primarius
primordial follicle: Primordialfollikel *m*, früher Primärfollikel *m*
resting follicle: Ruhefollikel *m*, ruhender Follikel *m*
secondary follicle: **1.** (*Ovar*) Sekundärfollikel *m*, wachsender Follikel *m* **2.** (*Lymphknoten*) Sekundärfollikel *m*
secondary lymph follicle: Sekundärfollikel *m*
secondary ovarian follicles: Sekundärfollikel *pl*, wachsende Follikel *pl*, Folliculi ovarici secundarii
solitary follicles: Solitärfollikel *pl*, Folliculi lymphatici solitarii
splenic follicles: Milzknötchen *pl*, -follikel *pl*, Noduli lymphoidei splenici/lienalis
tertiary follicles: Graaf-Follikel *pl*, Tertiärfollikel *pl*, Folliculi ovarici tertiarii
tertiary ovarian follicles: →*tertiary follicles*
thyroid follicles: Schilddrüsenfollikel *pl*, Speicherfollikel *pl*, Folliculi glandulae thyroideae
follicles of thyroid gland: →*thyroid follicles*
tooth follicle: Zahnfollikel *m*
unilaminar follicle: Primordialfollikel *m*, früher Primärfollikel *m*
vesicular follicles: →*tertiary follicles*
vesicular ovarian follicles: →*tertiary follicles*

fol|li|clis ['fɑlɪklɪs] *noun*: Folliklis *f*, Folliclis *f*

fol|lic|u|lar [fə'lɪkjələr] *adj*: Follikel betreffend, von einem Follikel (ab-)stammend *oder* ausgehend, aus Follikeln bestehend, follikelähnlich, follikular, follikulär

fol|lic|u|late [fə'lɪkjəlɪt, -leɪt] *adj*: →*follicular*

fol|lic|u|lat|ed ['fə'lɪkjəleɪtɪd] *adj*: →*follicular*

fol|lic|u|lin [fəˈlɪkjəlɪn] *noun*: Follikulin *nt*, Estron *nt*, Östron *nt*, Folliculin *nt*
fol|lic|u|lit|ic [fəˌlɪkjəˈlɪtɪk] *adj*: Follikelentzündung/Follikulitis betreffend, follikulitisch
fol|lic|u|li|tis [fəˌlɪkjəˈlaɪtɪs] *noun*: Entzündung *f* des Haarfollikels, Folliculitis *f*, Haarfollikelentzündung *f*, Follikelentzündung *f*, Follikulitis *f*
candidal folliculitis barbae: Folliculitis barbae candidamycetica, Candidafolliculitis *f*
decalvant folliculitis of the face: Folliculitis decalvans faciei, Folliculitis sycosiformis atrophicans, Ulerythema sycosiforme
disseminated folliculitis: Folliculitis simplex disseminata
folliculitis eczematosa barbae: Folliculitis eczematosa barbae
gram-negative folliculitis: gramnegative Follikulitis *f*
keloidal folliculitis: Aknekeloid *nt*, Keloidakne *f*, Folliculitis sclerotisans nuchae
pustular folliculitis: abszedierende Follikulitis *f*
folliculitis ulerythematosa reticulata: Folliculitis ulerythematosa reticulata, Folliculitis atrophicans reticulata
fol|lic|u|lo|ma [fəˌlɪkjəˈləʊmə] *noun*: Granulosatumor *m*, Granulosazelltumor *m*, Folliculoma *nt*, Carcinoma granulosocellulare
fol|lic|u|lo|sis [ˌfəˌlɪkjəˈləʊsɪs] *noun*: Follikulose *f*, Folliculosis *f*
fol|lic|u|lus [fəˈlɪkjələs] *noun, plura* **-li** [-laɪ, -liː]: →*follicle*
fol|li|tro|pin [fɑlɪˈtrəʊpɪn] *noun*: follikelstimulierendes Hormon *nt*, Follitropin *nt*, Follikelreifungshormon *nt*
follow-up *noun*: Nachbetreuung *f*, Nachbehandlung *f*, Nachsorge *f*
fol|ly [ˈfɑliː] *noun, plura* **-lies**: Verrücktheit *f*, Narrheit *f*, Torheit *f*
fo|ment [fəʊˈment] *vt*: mit feucht-warmen Umschlägen behandeln, bähen
fo|men|ta|tion [ˌfəʊmenˈteɪʃn] *noun*: **1.** feucht-warmer Umschlag *m*, Foment *nt*, Fomentation *f* **2.** Behandlung *f* mit feucht-warmen Umschlägen, Fomentation *f*
fo|mes [ˈfəʊmiːz] *noun, plura* **fo|mi|tes** [ˈfɑmɪtiːz, ˈfəʊ-]: →*fomite*
fo|mite [ˈfəʊmaɪt] *noun*: Ansteckungs(über)träger *m*, infizierter Gegenstand *m*
Fon|se|caea [fɑnsɪˈsɪeɪ] *noun*: Fonsecaea *f*
Fonsecaea compacta: Fonsecaea compacta
Fonsecaea pedrosoi: Fonsecaea pedrosoi
fon|ta|nel [ˌfɑntəˈnel] *noun*: →*fontanelle*
fon|ta|nelle [ˌfɑntəˈnel] *noun*: Fontanelle *f*, Fonticulus *m*
anterior fontanelle: vordere/große Fontanelle *f*, Stirnfontanelle *f*, Fonticulus anterior
anterolateral fontanelle: Keilbeinfontanelle *f*, Fonticulus anterolateralis/sphenoidalis
bregmatic fontanelle: →*anterior fontanelle*
Casser's fontanelle: →*posterolateral fontanelle*
casserian fontanelle: →*posterolateral fontanelle*
cranial fontanelles: Schädelfontanellen *pl*, Fonticuli cranii
frontal fontanelle: →*anterior fontanelle*
mastoid fontanelle: hintere Seitenfontanelle *f*, Warzenfontanelle *f*, Fonticulus mastoideus/posterolateralis
occipital fontanelle: →*posterior fontanelle*
posterior fontanelle: kleine/hintere Fontanelle *f*, Hinterhauptsfontanelle *f*, Fonticulus posterior
posterolateral fontanelle: hintere Seitenfontanelle *f*, Warzenfontanelle *f*, Fonticulus mastoideus/posterolateralis
posterotemporal fontanelle: →*posterolateral fontanelle*
quadrangular fontanelle: →*anterior fontanelle*
sphenoidal fontanelle: Keilbeinfontanelle *f*, vordere Seitenfontanelle *f*, Fonticulus anterolateralis/sphenoidalis
triangular fontanelle: →*posterior fontanelle*
fon|tic|u|lus [fɑnˈtɪkjələs] *noun, plura* **-li** [-laɪ, -liː]: →*fontanelle*
food [fuːd] *noun*: **1.** Essen *nt*, Nahrung *f*, Kost *f* **2.** Nahrungsmittel *pl*, Lebensmittel *pl*; Nährstoffe *pl*
alkalifying food: alkalisierende Kost *f*
alkaline-ash-producing food: alkalisierende Kost *f*
alkalinizing food: alkalisierende Kost *f*
baby food: Baby-, Säuglingsnahrung *f*
breakfast food: Frühstücksnahrung *f*
health food: Reformkost *f*; Biokost *f*
luxury food: Genussmittel *pl*
milk-free baby food: milchfreie Säuglingsnahrung *f*
reserve food: Nährstoffvorrat *m*
soy milk food: Sojanahrung *f*
supplementary food: Ergänzungskost *f*, Beikost *f*, Beinahrung *f*
food-borne *adj*: durch Nahrung(smittel) übertragen
food-sensitive *adj*: ernährungsbewusst
food|stuff [ˈfuːdstʌf] *noun*: Nahrungsmittel *pl*, Lebensmittel *pl*; Nährstoffe *pl*
foot [fʊt] *noun, plural* **feet** [fiːt]: Fuß *m*; (*anatom.*) Pes *m*
athlete's foot: Athleten-, Sportlerfuß *m*, Fußpilz *m*, Fußpilzerkrankung *f*, Fußmykose *f*, Tinea *f* der Füße, Tinea pedis/pedum, Epidermophytia pedis/pedum
basal foot: Basalfuß *m*
broad foot: Spreizfuß *m*, Pes transversus
Charcot's foot: Charcot-Fuß *m*
claw foot: Klauenfuß *m*, Klauenhohlfuß *m*, Krallenhohlfuß *m*
cleft foot: Spaltfuß *m*
clump foot: Klumpfuß *m*, Pes equinovarus
dangle foot: Fallfuß *m*
drop foot: Fallfuß *m*
falt foot: Senkfuß *m*
flat foot: Senkfuß *m*
Friedreich's foot: Friedreich-Fuß *m*
fungous foot: Madurafuß *m*
Madura foot: Madurafuß *m*
march foot: Marschfraktur *f*, Deutschländer-Fraktur *f*
Morton's foot: Morton-Syndrom *nt*, Morton-Neuralgie *f*
mossy foot: Moos-Fuß *m*
reel foot: (angeborener) Klumpfuß *m*, Pes equinovarus (excavatus et adductus)
rocker bottom foot: **1.** Schaukelfuß *m*, angeborener konvexer Klumpfuß *m* **2.** Schaukelfuß *m*, konvexer Knick-Plattfuß *m*
rocker bottom flat foot: Schaukelfuß *m*, konvexer Knick-Plattfuß *m*
sandal foot: Sandalenlücke *f*
spatula foot: Löffel-, Flossenfuß *m*
splay foot: **1.** Spreizfuß *m*, Pes transversus **2.** Plattfuß *m*, Pes planus
split foot: Spaltfuß *m*
spoon-shaped foot: Löffelfuß *m*
spread foot: Spreizfuß *m*, Pes transversus
sucker foot: Saugfüßchen *nt*
sweaty feet: Schweißfüße *pl*
foot|bath [ˈfʊtbæθ, -bɑːθ] *noun*: Fußbad *nt*; Fußbadewanne *f*
foot-drop *noun*: Spitzfußstellung *f* bei Fibularisfähmung
foot|gear [ˈfʊtgɪər] *noun*: Fußbekleidung *f*, Schuhe *pl*,

Schuhwerk *nt*
foot|less ['fʊtləs] *adj*: ohne Füße
foot|pace ['fʊtpeɪs] *noun*: Schritttempo *nt* **at a footpace** im Schritttempo
foot-plate *noun*: Steigbügelplatte *f*, Basis stapedis
foot|print ['fʊtprɪnt] *noun*: Fußabdruck *m*
foot|rest ['fʊtrest] *noun*: Fußstütze *f*
foot|sore ['fʊtsɔːr, -səʊr] *adj*: (*Füße*) wundgelaufen, wund
foot|spray ['fʊtspreɪ] *noun*: Fußspray *m/nt*
foot|stool ['fʊtstuːl] *noun*: Schemel *m*, Fußbank *f*
foot|wear ['fʊtweər] *noun*: →*footgear*
for|age [fɔ'rɑːʒ] *noun*: Forage *f*
fo|ra|men [fə'reɪmən] *noun, plural* **-ram|i|na, -mens** [-'ræmɪnə]: Öffnung *f*, Loch *nt*, Foramen *nt*
accessory palatine foramina: Foramina palatina minora
alveolar foramina: Foramina alveolaria
alveolar foramina of maxilla: Foramina alveolaria corporis maxillae
anterior ethmoidal foramen: Foramen ethmoidale anterius
anterior lacerate foramen: Augenhöhlendachspalte *f*, obere Orbitaspalte *f*, Fissura orbitalis superior
anterior maxillary foramen: Foramen mentale
anterior palatine foramen: Foramen incisivum
anterior sacral foramina: Foramina sacralia anteriora
anterior zygomatic foramen: →*zygomaticofacial foramen*
apical foramen: Wurzelspitzenöffnung *f*, Foramen apicis dentis
apical foramen of tooth: Wurzelspitzenöffnung *f*, Foramen apicis dentis
arachnoid foramen: Apertura mediana ventriculi quarti, Foramen Magendii
Bichat's foramen: Cisterna venae magnae cerebri
Bochdalek's foramen: Bochdalek-Foramen *nt*, Hiatus pleuroperitonealis
Botallo's foramen: Foramen ovale cordis
caecal foramen: (*brit.*) →*cecal foramen*
caecal foramen of frontal bone: (*brit.*) →*cecal foramen of frontal bone*
caecal foramen of medulla oblongata: (*brit.*) →*cecal foramen of medulla oblongata*
caecal foramen of the tongue: (*brit.*) →*cecal foramen of the tongue*
foramen caecum (of tongue): (*brit.*) →*foramen cecum (of tongue)*
cecal foramen: Foramen caecum
cecal foramen of frontal bone: Foramen caecum
cecal foramen of medulla oblongata: Foramen caecum medullae oblongatae
cecal foramen of the tongue: Foramen caecum linguae, Foramen Morgagnii
foramen cecum (of tongue): Foramen caecum linguae, Foramen Morgagnii
costotransverse foramen: Foramen costotransversarium
cribriform foramina: Foramina cribrosa
dental foramen: **1.** →*alveolar foramina of maxilla* **2.** →*mandibular foramen*
dorsal sacral foramina: Foramina sacralia posteriora
Duverney's foramen: →*epiploic foramen*
epiploic foramen: Winslow-Foramen *nt*, Winslow-Loch *nt*, Foramen epiploicum/omentale
esophageal foramen: Hiatus oesophageus
external auditory foramen: äußerer Gehörgang *m*, Meatus acusticus externus
external zygomatic foramen: →*zygomaticofacial foramen*
facial zygomatic foramen: →*zygomaticofacial foramen*
foramen of Fallopio: Hiatus canalis nervi petrosi majoris
Ferrein's foramen: Hiatus canalis nervi petrosi majoris
frontal foramen: Foramen frontale, Incisura frontalis
glandular foramina of Littre: Lacunae urethralis
glandular foramen of Morgagni: Foramen caecum linguae
glandular foramen of tongue: Foramen caecum linguae
great foramen: großes Hinterhauptsloch *nt*, Foramen magnum
greater ischiadic foramen: Foramen ischiadicum majus
greater palatine foramen: Foramen palatinum majus
greater sacrosciatic foramen: Foramen ischiadicum majus
greater sciatic foramen: Foramen ischiadicum majus
great occipital foramen: Foramen magnum
incisive foramen: Foramen incisivum
incisor foramen: Foramen incisivum
inferior zygomatic foramen: →*zygomatico-orbital foramen*
infraorbital foramen: Foramen infraorbitale
infrapiriform foramen: Foramen infrapiriforme
internal auditory foramen: innerer Gehörgang *m*, Meatus acusticus internus
internal sacral foramina: →*anterior sacral foramina*
internal zygomatic foramen: →*zygomatico-orbital foramen*
interventricular foramen: Monro-Foramen *nt*, Foramen Monroi, Foramen interventriculare
interventricular foramen of heart: interventrikuläres Foramen *nt*, Foramen interventriculare cordis
intervertebral foramen: Zwischenwirbelloch *nt*, Foramen intervertebrale
intervertebral foramina of sacrum: Foramina intervertebralia
ischiopubic foramen: Foramen obturatum
jugular foramen: Foramen jugulare
foramen of Key and Retzius: →*foramen of Luschka*
lacerated foramen: Foramen lacerum
lesser ischiadic foramen: Foramen ischiadicum minus
lesser palatine foramina: Foramina palatina minora
lesser sacrosciatic foramen: Foramen ischiadicum minus
lesser sciatic foramen: Foramen ischiadicum minus
foramen of Luschka: Luschka-Foramen *nt*, Apertura lateralis ventriculi quarti
Magendie's foramen: Magendie-Foramen *nt*, Foramen Magendii, Apertura mediana ventriculi quarti
foramen magnum: großes Hinterhauptsloch *nt*, Foramen magnum
mandibular foramen: Foramen mandibulae
mastoid foramen: Foramen mastoideum
maxillary foramen: Hiatus maxillaris
meibomian foramen: Foramen caecum linguae, Foramen Morgagnii
mental foramen: Foramen mentale
middle lacerate foramen: Foramen lacerum
Monro's foramen: Monro-Foramen *nt*, Foramen Monroi, Foramen interventriculare
Morand's foramen: Foramen caecum linguae
Morgagni's foramen: **1.** Foramen singulare **2.** Foramen Morgagnii, Foramen caecum linguae

morgagnian foramen: →*Morgagni's foramen*
Murand's foramen: Foramen caecum linguae
nasal foramina: Foramina nasalia
nutrient foramen: Foramen nutricium
obturator foramen: Foramen obturatum
occipital foramen: Foramen magnum
oesophageal foramen: (*brit.*) →*esophageal foramen*
omental foramen: Winslow-Foramen *nt*, Winslow-Loch *nt*, Foramen epiploicum/omentale
optic foramen: Canalis opticus
orbital zygomatic foramen: →*zygomatico-orbital foramen*
foramen ovale: Foramen ovale cordis
patent foramen ovale: offenes/persistierendes Foramen ovale, Foramen ovale persistens
persistent foramen ovale: offenes/persistierendes Foramen ovale, Foramen ovale persistens
oval foramen of fetus: Foramen ovale cordis
oval foramen of heart: Foramen ovale cordis
oval foramen of sphenoid bone: Foramen ovale
palatine foramen: Foramen palatinum
papillary foramina: Mündungsöffnungen *pl* der Harnkanälchen, Foramina papillaria renalis
papillary foramina of kidney: Mündungsöffnungen *pl* der Harnkanälchen, Foramina papillaria renalis
parietal foramen: Foramen parietale
petrosal foramen: Foramen petrosum
petrous foramen: Foramen petrosum
pleuroperitoneal foramen: Bochdalek-Foramen *nt*, Hiatus pleuroperitonealis
posterior condyloid foramen: Canalis condylaris
posterior ethmoidal foramen: Foramen ethmoidale posterius
posterior lacerate foramen: Foramen jugulare
posterior palatine foramen: Foramen palatinum majus
posterior sacral foramina: Foramina sacralia posteriora
posterior zygomatic foramen: →*zygomaticotemporal foramen*
pterygopalatine foramen: Foramen palatinum majus
Retzius' foramen: Apertura lateralis
ring foramen: Foramen obturatum
rivinian foramen: Incisura tympanica
Rivinus' foramen: Incisura tympanica
round foramen: Foramen rotundum
round foramen of sphenoid bone: Foramen rotundum
foramen of saphenous vein: Hiatus saphenus
foramina of smallest veins of heart: Foramina venarum minimarum
Soemmering's foramen: Sehgrube *f*, Fovea centralis
solitary foramen: Foramen singulare
sphenopalatine foramen: **1.** Foramen sphenopalatinum **2.** Foramen palatinum majus
spinal foramen: Wirbelloch *nt*, Foramen vertebrale
foramen of spinal cord: Wirbelloch *nt*, Foramen vertebrale
spinous foramen: Foramen spinosum
Stensen's foramen: Foramen incisivum
stylomastoid foramen: Foramen stylomastoideum
suborbital foramen: Foramen infraorbitale
supraorbital foramen: Incisura supraorbitalis, Foramen supraorbitale
suprapiriform foramen: Foramen suprapiriforme
temporal zygomatic foramen: →*zygomaticotemporal foramen*
thebesian foramina: Mündungen *pl* der Venae cordis minimae, Foramina venarum minimarum
thyroid foramen: Foramen thyroideum
transverse foramen: Foramen transversarium
vena caval foramen: Foramen venae cavae
venous foramen: **1.** Foramen venosum **2.** →*vena caval foramen*
vertebral foramen: Wirbelloch *nt*, Foramen vertebrale
vertebroarterial foramen: Foramen transversarium
Vesalius' foramen: Foramen venosum
Vicq d'Azyr's foramen: Foramen caecum
Vieussens foramina: Foramina venarum minimarum
Winslow's foramen: Winslow-Loch *nt*, Winslow-Foramen *nt*, Foramen epiploicum/omentale
zygomaticofacial foramen: Foramen zygomaticofaciale
zygomatico-orbital foramen: Foramen zygomaticoorbitale
zygomaticotemporal foramen: Foramen zygomaticotemporale

for|a|mi|not|o|my [ˌfəʊræmɪˈnɑtəmiː] *noun*: Foraminotomie *f*

force [fəʊərs, fɔːrs]: **I** *noun* **1.** Kraft *f*, Wucht *f*, Stärke *f* **by force of** durch, mittels **2.** Gewalt(anwendung) *f*, Zwang *m*, Druck *m* **by force** gewaltsam, mit Gewalt; zwangsweise **resort to force/use force** Gewalt anwenden **II** *vt* **3.** sich/jdn. zwingen *oder* nötigen (*to do* zu tun) **4.** etw. erzwingen; etw. aufzwingen **5.** zwängen, drängen, (unter-, heraus-)drücken, pressen
force back *vt* (*Tränen*) unterdrücken, zurückdrängen
force down *vt* (*Essen*) hinunterzwingen; (*Lachen*) unterdrücken
force out *vt* herausdrücken
force together *vt* zusammenpressen
anchorage force: reziproke Kraft *f*
attractive force: Anziehungskraft *f*
bite force: Kaukraft *f*
biting force: Kaukraft *f*
centrifugal force: Zentrifugalkraft *f*, Zentrifugationskraft *f*, Fliehkraft *f*
centripetal force: Zentripetalkraft *f*
chewing force: Kaukraft *f*
cohesive force: **1.** Kohäsions-, Bindekraft *f* **2.** Festigkeit *f*
compressive force: Druckkraft *f*
condensing force: Presskraft *f*
constant force: konstante Kraft *f*, kontinuierliche Kraft *f*
continuous force: konstante Kraft *f*, kontinuierliche Kraft *f*
contractile force: Kontraktionskraft *f*
denture-dislodging force: zu einer Prothesenverschiebung *oder* -verlagerung notwendige Kraft *f*
denture-retaining force: zur Prothesenhaftung notwendige Kraft *f*
differential force: differenzierte kieferorthopädische Kraft *f*, zahnangepasste Kraft *f*
differential orthodontic force: →*differential force*
driving force: Antrieb *m*, Antriebskraft *f*, treibende Kraft *f*
electromotive force: elektromotorische Kraft *f*
electrostatic force: elektrostatische Kraft *f*
extraoral force: extraorale Kraft *f*, extraoral wirkende Kraft *f*
frictional force: Reibungskraft *f*, Reibungswiderstand *m*
gravitational force: Gravitationskraft *f*, Schwerkraft *f*
inertial force: Trägheitskraft *f*
intermittent force: intermittierende Kraft *f*
intraoral force: intraorale Kraft *f*, intraoral wirkende Kraft *f*

life force: Lebenskraft *f*
light wire torque force: Light-wire-torque-Kraft *f*
magnetizing force: magnetisches Feld *nt*, Magnetfeld *nt*
masticatory force: Kaukraft *f*
maximal biting force: maximale Kaukraft *f*
muscular force: Muskelkraft *f*
Newtonian force: Newton-Kraft *f*
occlusal force: Okklusionskraft *f*
optimal force: optimal wirksame Kraft *f*
optimum orthodontic force: optimale wirksame kieferorthopädische Kraft *f*
orthodontic force: kieferorthopädisch wirksame Kraft *f*, für die Zahnbewegung notwendige Kraft *f*
proton-motive force: protonentreibende Kraft *m*
pulling force: Zug(kraft *f*) *m*, Zugspannung *f*
reciprocal force: reziproke Kraft *f*
shear force: →*shearing force*
shearing force: (Ab-)Scherkraft *f*, Abscherung *f*
Starling's forces: Starling-Kräfte *pl*
tangential force: Tangenzialkraft *f*, Tangentialkraft *f*
tensile force: Zugkraft *f*
tooth-moving force: kieferorthopädisch wirksame Kraft *f*, für die Zahnbewegung notwendige Kraft *f*
torsional force: Dreh-, Torsionskraft *f*
unit force: Krafteinheit *f*
van der Waals forces: van der Waals-Anziehungskräfte *pl*

forced [fəʊrst, fɔːrst] *adj*: erzwungen, Zwangs-

force-feed *vt*: zwangsernähren

force|ful ['fəʊrsfəl, 'fɔːrs-] *adj*: **1.** (*Person*) energisch, kraftvoll **2.** eindrucks-, wirkungsvoll; überzeugend

for|ceps ['fɔːrsəps, -seps] *noun, plural* **-ceps, -ci|pes** [-sə'piːz]: **1.** zwingenförmiges Organ *nt*, Forceps *m* **2.** (*a.* **a pair of forceps**) Zange *f*, Klemme *f*; Pinzette *f*, Forzeps *m*, Forceps *m*
abortion forceps: Abortzangef
Adson forceps: Adson-Pinzette *f*
Adson-Brown forceps: Adson-Braun-Pinzette *f*
alligator forceps: Alligatorzange *f*
Allis forceps: Allis-Fasszange *f*, Allis-Zange *f*
Allis-Baby forceps: Allis-Baby-Fasszange *f*, Allis-Baby-Zange *f*
Allis intestinal forceps: →*Allis clamp*
Allis tissue forceps: Allis-Gewebefasszange *f*
apical fragment forceps: **1.** Splitterpinzette *f* **2.** Wurzelsplitterzange *f*
articulating paper forceps: Artikulationspapierpinzette *f*, Pinzette *f* für Artikulationspapier
Asch forceps: Asch-Pinzette *f*
Ash forceps: Ash-Zange *f*, Ash-Kofferdamklammerzange *f*
aural forceps: Ohrzängchen *nt*
Bamberger forceps: Bamberger Divergenzzange *f*
bayonet forceps: **1.** Bajonettpinzette *f* **2.** Bajonettzange *f*
bayonet root-tip forceps: Bajonettwurzelzange *f*
biopsy forceps: Biopsie-, Probeexzisionszange *f*, PE-Zange *f*
biopsy specimen forceps: →*biopsy forceps*
bone forceps: Knochenzange *f*
bone-holding forceps: Knochenhaltezange *f*, -fasszange *f*
Brewer's forceps: Brewer-Zange *f*, Brewer-Kofferdamklammerzange *f*
bullett forceps: Kugelzange *f*
capsule forceps: Kapselfasszange *f*
cartilage forceps: →*cartilage-holding forceps*
cartilage-holding forceps: Knorpelfasszange *f*
catheter forceps: Kathetereinführzange *f*
cervical forceps: Portiofasszange *f*
cervix forceps: Portiofasszange *f*
cervix-holding forceps: →*cervix forceps*
chalazion forceps: Chalazionpinzette *f*
Chamberlen forceps: Chamberlen-Zange *f*
clamp forceps: **1.** Stielklemme *f* **2.** Kofferdamklammerzange *f*
clip forceps: Clipzange *f*
clip-applying forceps: Clipzange *f*
clip-introducing forceps: Clipzange *f*
Cornet's forceps: Cornet-Pinzette *f*
cow horn forceps: Kuhhornzange *f*
Cryer forceps: **1.** Cryer-Zange *f*, Universaloberkieferzahnzange *f* **2.** Cryer-Zange *f*, Universalunterkieferzahnzange *f*
dental forceps: →*extraction forceps*
divergence forceps: Divergenzzange *f*
dressing forceps: Kornzange *f*
ethmoidal forceps: Siebbeinzange *f*
extracting forceps: →*extraction forceps*
extraction forceps: Zahnzange *f*, Zahnextraktionszange *f*, Extraktionszange *f*
eye forceps: Augenpinzette *f*
fixation forceps: Fixierpinzette *f*
Fox forceps: Fox-Pinzette *f*
forceps frontalis: vordere Balkenzwinge *f*, Forceps frontalis
gynaecological forceps: (*brit.*) →*gynecological forceps*
gynecological forceps: Geburtszange *f*, Forceps *f*
hook forceps: Hakenzange *f*
horn beak forceps: Kuhhornzange *f*
Hu-Friedy forceps: Hu-Friedy-Pinzette *f*
implant forceps: Implantationspinzette *f*
insertion forceps: Wurzelstiftzange *f*, Stiftzange *f*, Wurzelstiftpinzette *f*
Ivory forceps: Ivory-Kofferdamklammerzange *f*
Ivory rubber dam clamp forceps: →*Ivory forceps*
Kanzanjian forceps: Kanzanjian-Zange *f*
Kjeland forceps: Kjelland-Zange *f*
Kocher's forceps: Kocher-Klemme *f*
L forceps: Zahnextraktionszange *f* für die linke Seite, Zahnzange *f* für die linke Seite
Laborde's forceps: Laborde-Zungenfassange *f*
Lauf's forceps: Laufe-Divergenzzange *f*
Laufe's forceps: Laufe-Zange *f*
Liston's forceps: Liston-Zange *f*, Liston-Knochenzange *f*
lock forceps: Wurzelstiftzange *f*, Stiftzange *f*, Wurzelstiftpinzette *f*
Löwenberg's forceps: Löwenberg-Zange *f*
lower anterior forceps: Unterkiefer-Frontzahnzange *f*, untere Frontzahnzange *f*
lower universal forceps: Unterkieferuniversalzange *f*
Luer forceps: →*Luer bone rongeur*
Magill's forceps: Magill-Zange *f*
forceps major: Forceps major, hintere Balkenzwinge *f*
mandibular forceps: Unterkieferzahnextraktionszange *f*, Unterkieferzahnzange *f*
mandibular molar forceps: Unterkiefer-Molarenzange *f*, untere Molarenzange *f*
mandibular posterior forceps: Unterkiefer-Backenzahnzange *f*, untere Backenzahnzange *f*
mandibular third molar forceps: Unterkiefer-Weisheitszahnzange *f*, untere Weisheitszahnzange *f*
mandidular anterior teeth forceps: Unterkiefer-Frontzahnzange *f*, untere Frontzahnzange *f*
maxillary forceps: Oberkieferzahnextraktionszange *f*, Oberkieferzahnzange *f*

maxillary bicuspid forceps: Oberkiefer-Prämolarenzange *f*, obere Prämolarenzange *f*
maxillary incisor forceps: Oberkiefer-Frontzahnzange *f*, obere Frontzahnzange *f*
maxillary molar forceps: Oberkiefer-Molarenzange *f*, obere Molarenzange *f*
maxillary premolar forceps: Oberkiefer-Prämolarenzange *f*, obere Prämolarenzange *f*
forceps MD 3: Mead 3-Zange *f*
forceps MD 4: Mead 4-Zange *f*
forceps Mead 3: Mead 3-Zange *f*
forceps Mead 4: Mead 4-Zange *f*
microsurgical forceps: mikrochirurgische Pinzette *f*
Mikulicz's forceps: Mikulicz-Klemme *f*
Mikulicz's peritoneal forceps: Mikulicz-Klemme *f*
forceps minor: Forceps minor, vordere Balkenzwinge *f*
mosquito forceps: Moskitoklemme *f*
Naegele's forceps: Naegele-Zange *f*
forceps No 150: Cryer-Zange *f*, Universaloberkieferzahnzange *f*
forceps No 151: Cryer-Zange *f*, Universalunterkieferzange *f*
No 151 American style forceps: Universalunterkieferzahnzange *f* mit amerikanischem Schloss
forceps No 16: Kuhhornzange *f*
O'Brien fixation forceps: O'Brien-Pinzette *f*
O'Brien tissue forceps: O'Brien-Pinzette *f*
obstetrical forceps: Geburtszange *f*, Forceps *f*
forceps occipitalis: Forceps occipitalis, hintere Balkenzwinge *f*
Overhold forceps: Overhold-Klemme *f*
parallel forceps: Parallelzange *f*
Péan's forceps: Péan-Klemme *f*
point forceps: Wurzelstiftzange *f*, Stiftzange *f*, Wurzelstiftpinzette *f*
polyp forceps: Polypenfasszange *f*
R forceps: Zahnextraktionszange *f* für die rechte Seite, Zahnzange *f* für die rechte Seite
ring forceps: Ringfasszange *f*
roller forceps: Rollpinzette *f*
rongeur forceps: Knochenzange *f*
root-tip forceps: Wurzelzange *f*, Zahnwurzelzange *f*
rubber dam forceps: Kofferdamklammerzange *f*
rubber dam clamp forceps: Kofferdamklammerzange *f*
Semken-Taylor forceps: Semken-Taylor-Pinzette *f*
septal forceps: Septumzange *f*
Shute forceps: Shute-Zange *f*, Parallelzange *f*
silver point forceps: Silberstiftzange *f*
splinter forceps: **1.** Splitterpinzette *f* **2.** Splitterrange *f*
sponge forceps: Tupferklemme *f*
Stieglitz fragment and root forceps: Stieglitz-Splitterzange *f*
stone forceps: Steinfasszange *f*
stone-grasping forceps: →*stone forceps*
suture forceps: Knüpfpinzette *f*
suture-and-tying forceps: →*suture forceps*
suture-tying forceps: →*suture forceps*
tenaculum forceps: spitze Fasszange *f*
thumb forceps: Pinzette *f*
tissue forceps: Pinzette *f*
tongue forceps: Zungenfasszange *f*
tonsil-holding forceps: →*tonsillar forceps*
tonsillar forceps: Tonsillenfasszange *f*
tonsil-seizing forceps: →*tonsillar forceps*
towel forceps: Tuchklemme *f*
towel clip forceps: Tuchklemme *f*
universal forceps: Universalzange *f*, Universalzahnzange *f*
universal cow horn forceps: Universalkuhhornzange *f*
upper universal forceps: Universaloberkieferzange *f*
uterine forceps: Uterusfasszange *f*
uterine-holding forceps: →*uterine forceps*
vascular forceps: Gefäßpinzette *f*

for|ci|ble ['fəʊrsɪbl, 'fɔːr-] *adj*: **1.** gewaltsam; zwangsweise, Zwangs- **2.** →*forceful*

for|ci|pate ['fɔːrsɪpeɪt, 'fəʊr-] *adj*: zangen-, scherenähnlich

for|ci|pat|ed ['fɔːrsɪpeɪtɪd] *adj*: →*forcipate*

fore ['fɔːr, 'fəʊr] *adj*: vordere(r, s), Vor-, Vorder-, Unter-

fore|arm ['fɔːrɑːrm, 'fəʊr-] *noun*: Unter-, Vorderarm *m*; (*anatom.*) Antebrachium *nt*

fore|brain ['fɔːrbreɪn] *noun*: Vorderhirn *nt*, Prosenzephalon *nt*, Prosencephalon *nt*
basal forebrain: Pars basalis telencephali

fore|fin|ger ['fɔːrfɪŋgər] *noun*: Zeigefinger *m*; (*anatom.*) Index *m*

fore|foot ['fɔːrfʊt] *noun*: Vorfuß *m*

fore|gut ['fɔːrgʌt] *noun*: Kopf-, Vorderdarm *m*

fore|head ['fɔːrɪd, 'fɑr-, 'fɔːrhed] *noun*: **1.** Stirn *f*; (*anatom.*) Frons *f* **2.** Front *f*, Stirnteil *nt*
olympian forehead: Caput natiforme, Olympierstirn *f*

for|eign ['fɑrɪn] *adj*: fremd (*to*); seltsam, unbekannt; nicht passend (*to* zu)

fore|kid|ney [ˌfɔːr'kɪdnɪ, ˌfəʊr-] *noun*: Vorniere *f*, Pronephros *m*

fore|limb ['fɔːrlɪm, 'fəʊr-] *noun*: obere Gliedmaße *f*, Arm *m*

fore|milk ['fɔːrmɪlk] *noun*: Vormilch *f*, Kolostralmilch *f*, Kolostrum *nt*

fore|name ['fɔːrneɪm] *noun*: Vorname *m*

fo|ren|sic [fə'rensɪk] *adj*: gerichtlich, Gerichts-, Rechts-, forensisch

fore|part ['fɔːrpɑːrt, 'fəʊr-] *noun*: Vorderteil *m/nt*

fore|play ['fɔːrpleɪ] *noun*: (sexuelles) Vorspiel *nt*

fore|run|ner ['fɔːrrʌnər] *noun*: (*fig.*) Vorbote *m*, (erstes) Anzeichen *nt*

fore|skin ['fɔːrskɪn] *noun*: Vorhaut *f*, Präputium *nt*, Preputium penis

fore|stomach ['fɔːrstʌmək, 'fəʊr-] *noun*: Antrum cardiacum

fore|tooth ['fɔːrtuːθ, 'fəʊr-] *noun, plural* **-teeth** [-tiːθ]: Schneidezahn *m*, Incisivus *m*, Dens incisivus

fore|wat|ers ['fɔːrwɔːtərs] *plural*: Vorwasser *nt*

fork [fɔːrk] *noun*: **1.** Gabel *f* **2.** Gabel *f*, Gabelung *f*, Abzweigung *f*
transcription fork: Transkriptionsgabel *f*
tuning fork: Stimmgabel *f*

form [fɔːrm]: **I** *noun* **1.** Form *f*, Gestalt *f* **take form** Form *oder* Gestalt annehmen **in the form of** in Form von **in tablet form** in Tablettenform **2.** (körperliche *oder* geistige) Verfassung *f*, Form *f* **be in good form** gut in Form sein, in guter Verfassung sein **3.** (*mathemat.*) Formel *f* **4.** (*chem.*) Form *f*, Konfiguration *f* **5.** Erscheinungsform *f*, -weise *f* **6.** Form *f*, Art (und Weise) *f*; System *nt* **7.** Formular *nt*, Formblatt *nt* **8.** (*techn.*) Form *f*, Schablone *f* **II** *vt* **9.** formen, bilden, gestalten (*into* zu) **10.** (*Charakter*) formen **11.** (an-)ordnen, zusammenstellen **12.** (*Plan*) entwerfen; (*Ideen*) entwickeln **13.** (*techn.*) (ver-)formen **III** *vi* Form *oder* Gestalt geben, sich formen, sich bilden, sich gestalten, entstehen
allo form: Diastereo(iso)mer *nt*, Diastomer *nt*, allo-Form *f*
anatomic form: **1.** anatomische Form *f*, natürliche Form *f* **2.** anatomisch korrekte Form *f* **3.** anatomische

F

Kronenform *f*, anatomische Kronenkontur *f*
application form: Antrags-, Bewerbungs-, Anmeldungsbogen *m*
arch form: Zahnbogenform *f*
band form: stabkerniger Granulozyt *m*, Stabkerniger *m*
boat form: Wannenform *f*
chair form: Sesselform *f*
closed form: geschlossene Form *f*
D form: D-Form *f*
dependent form: D-Form *f*
drumstick form: Trommelschlegelform *f*
EE forms: EE-Formen *pl*
enol form: Enolform *f*
extended form: offene/gestreckte Form *f*
extension form: Extensionsform *f*
extraerythrocytic forms: EE-Formen *pl*
face form: Gesichtsform *f*
furanose form: Furanoseform *f*
haemin form: (*brit.*) →*hemin form*
hemin form: Häminform *f*
I form: I-Form *f*
independent form: I-Form *f*
juvenile form: jugendlicher Granulozyt *m*, Jugendform *f*, Metamyelozyt *m*
keto form: Ketoform *f*
lactam form: Lactamform *f*
larval form: Larvenform *f*
meso form: meso-Form *f*
mild form of haemophilia: (*brit.*) →*mild form of hemophilia*
mild form of hemophilia: Subhämophilie *f*, Subhämophilie *f*
minimum free-energy form: Form *f* mit minimaler freier Energie
native form: native Form *f*
occlusal form: Okklusionsform *f*
open form: offene/gestreckte Form *f*
outline form: Kontur *f*, Umriss *m*, äußere Form *f*
parent form: Urform *f*, Urgestalt *f*
pyranose form: Pyranoseform *f*
racemic form: Razemat *nt*, Racemat *nt*
replicative form: Replikationsform *f*
resistance form: Widerstandsform *f*
retention form: Retentionsform *f*
sickle form: Sichelkeim *m*
stacked form: geschlossene Form *f*
storage form: Speicherform *f*
Swiss cheese form: Schweizer-Käse-Muster *nt*
tennis racket form: Tennisschlägerform *f*
tooth form: Zahnform *f*, Zahnkontur *f*
wall-defective microbial form: L-Form *f*, L-Phase *f*, L-Organismus *m*
wax form: Wachsform *f*
young form: jugendlicher Granulozyt *m*, Metamyelozyt *m*; (*inf.*) Jugendlicher *m*

form|al|de|hyde [fɔːr'mældə,haɪd, fər-] *noun*: Formaldehyd *m*, Ameisensäurealdehyd *m*, Methanal *nt*

form|al|de|hy|dro|gen|ic [fɔːr,mældə,haɪdəʊ'dʒenɪk] *adj*: formaldehydbildend

for|mal|in ['fɔːrməlɪn] *noun*: Formalin *nt*

for|mal|in|ize ['fɔːrməlɪnaɪz] *vt*: mit Formalin *oder* Formaldehyd behandeln

form|am|i|dase [fɔːr'mæmɪdeɪz] *noun*: **1.** Formamidase *f* **2.** Arylformamidase *f*, Formylkynureninhydrolase *f*

for|mant ['fɔːrmənt] *noun*: Formant *m*

for|mate ['fɔːrmeɪt] *noun*: Formiat *nt*

for|ma|tio [fɔːr'meɪʃɪəʊ] *noun, plura* **-nes** [-niːz]: →*formation 1.*

for|ma|tion [fɔːr'meɪʃn] *noun*: **1.** Bildung *f*, Gebilde *nt*, Formation *f*; (*anatom.*) Formatio *f* **2.** Formung *f*, Gestaltung *f*; Bildung *f*, Entwicklung *f*, Entstehung *f*, Formation *f* **3.** Anordnung *f*, Struktur *f*, Zusammensetzung *f*
abscess formation: Abszessbildung *f*, Abszessformation *f*, Abszedierung *f*
blastocyst formation: Blastozystenbildung *f*, -entwicklung *f*
blood formation: Blutbildung *f*, Hämatopoese *f*, Hämopoese *f*, Hämatopoiese *f*, Hämopoiese *f*
bone formation: Knochenbildung *f*, Ossifikation *f*
buttressing bone formation: Stützknochenbildung *f*
calculus formation: Steinbildung *f*
cavern formation: Kavernenbildung *f*
central buttressing bone formation: zentrale Stützknochenbildung *f*
cleft formation: Spaltbildung *f*
compartment formation: Kompartimentierung *f*, Kompart(i)mentbildung *f*
contrast formation: Kontrastbildung *f*
defective bone formation: Dysostosis *f*
giant cell formation: Riesenzellbildung *f*
hemiacetal formation: Halbacetalbildung *f*
hippocampal formation: Hippokampusformation *f*
image formation: Bildentstehung *f*
indol formation: Indolbildung *f*
mesencephalic reticular formation: →*reticular formation of mesencephalon*
microthrombus formation: Mikrothrombosierung *f*
paramedian pontine reticular formation: paramediane pontine Formatio reticularis
peripheral buttressing bone formation: periphere Stützknochenbildung *f*
plexus formation: Netzbildung *f*,-formation *f*, Plexusbildung *f*,-formation *f*
pus formation: Eiterbildung *f*, Suppuration *f*
reticular formation: Formatio reticularis
reticular formation of medulla oblongata: Formatio reticularis medullae oblongatae
reticular formation of mesencephalon: mesencephale Formatio reticularis, Formatio reticularis mesencephali
reticular formation of midbrain: Formatio reticularis tegmentum mesencephali
reticular formation of pons: Formatio reticularis pontis
reticular formation of spinal cord: Formatio reticularis medullae spinalis
rouleaux formation: Geldrollenbildung *f*, Geldrollenagglutination *f*, Rouleau-Bildung *f*, Pseudoagglutination *f*
scar formation: Narbenbildung *f*
species formation: Artbildung *f*, -entstehung *f*, Speziation *f*
spore formation: **1.** (*mikrobiolog.*) Sporenbildung *f*, Sporogenese *f*, Sporogenie *f* **2.** Sporenbildung *f*, Sporulation *f*
symptom formation: Symptombildung *f*
twin formation: Zwillingszähne *pl*, Dentes geminati, Doppelzahnbildung *f*, Zwillingsbildung *f*
urea formation: Harnstoffbildung *f*

form|a|tive ['fɔːrmətɪv] *adj*: formativ

form|er ['fɔːrmər] *noun*: Bildner *m*, Former *m*, Formwerkzeug *nt*
crucible former: Gussstift *m*
glass former: Glasbildner *m*

sprue former: Gussstift *m*
for|mes|tan [ˌfɔːr'mestein] *noun*: Formestan *nt*, 4-Hydroxyandrost-4-en-3,17-don *nt*
for|mi|ca|tion [ˌfɔːrmɪ'keɪʃn] *noun*: Formicatio *f*
for|mi|ci|a|sis [ˌfɔːrmɪ'saɪəsɪs] *noun*: Formiciasis *f*
for|mim|i|no [fɔːr'mɪmɪnəʊ] *noun*: Formimino-(Gruppe *f*)
for|mim|i|no|glu|ta|mate [fɔːrˌmɪmɪnəʊ'gluːtəmeɪt] *noun*: Formiminoglutamat *nt*
for|mim|i|no|trans|fer|ase [fɔːrˌmɪmɪnəʊ'trænsfəreɪz] *noun*: Glutamatformiminotransferase *f*
glutamate formiminotransferase: Glutamatformiminotransferase *f*
glutamic acid formiminotransferase: →*glutamate formiminotransferase*
form|less ['fɔːrmləs] *adj*: formlos
form|less|ness ['fɔːrmləsnəs] *noun*: Formlosigkeit *f*
for|mo|cor|tal [ˌfəʊrməʊ'kɔːrtl] *noun*: Formocortal *nt*
for|mol ['fɔːrməl, -məʊl] *noun*: wässrige Formaldehydlösung *f*, Formol *nt*
for|mu|la ['fɔːrmjələ] *noun, plural* **-las, -lae** [-liː]: **1.** Formel *f* **2.** (*pharmakol.*) Rezeptur *f*
antigenic formula: Antigenformel *f*
Arneth's formula: Arneth-Leukozytenschema *nt*
Bazett's formula: Bazett-Formel *f*
Bernhardt's formula: Bernhardt-Formel *f*
Broca's formula: Broca-Formel *f*
chemical formula: chemische Formel *f*
commercial formula: industrielle/künstliche Säuglingsnahrung *f*
configurational formula: Raumformel *f*, stereochemische Formel *f*
conformational formula: Konformationsformel *f*
constitutional formula: Strukturformel *f*
dental formula: Zahnformel *f*, Gebissformel *f*
DuBois's formula: DuBois-Formel *f*
empirical formula: empirische Formel *f*
equation formula: Gleichungsformel *f*
Fick's formula: Fick-Gleichung *f*, -Formel *f*
Fischer's projection formulas: Fischer-Projektionsformeln *pl*
graphic formula: Strukturformel *f*
Gullstrand's formula: Gullstrand-Formel *f*
Harris-Benedict formula: Harris-Benedict-Gleichung *f*
Haworth formula: Haworth-Projektionsformel *f*
Meeh's formula: Meeh-Formel *f*
Meeh-Dubois formula: →*Meeh's formula*
Mellemgard-Astrup formula: Mellemgard-Astrup-Formel *f*
molecular formula: Summenformel *f*
Parkland's formula: Parkland-Formel *f*
perspective formula: perspektivische Formel *f*
projection formula: Projektionsformel *f*
Ranke's formula: Ranke-Formel *f*
rational formula: Strukturformel *f*
Read's formula: Read-Formel *f*
spatial formula: Raumformel *f*, stereochemische Formel *f*
stereochemical formula: Raumformel *f*, stereochemische Formel *f*
structural formula: Strukturformel *f*
Szent-Györgyi formula: Györgyi-Formel *f*
Widmark's formula: Widmark-Formel *f*
for|mu|lar|y ['fɔːrmjəleriː, -ləriː] *noun*: Vorschriftensammlung *f*, -buch *nt*, Formelsammlung *f*, -buch *nt*
for|mu|late ['fɔːrmjəleɪt] *vt*: **1.** formulieren, in einer Formel ausdrücken **2.** (*Programm*) aufstellen
for|mu|lize ['fɔːrmjəlaɪz] *vt*: →*formulate*
for|myl ['fɔːrmɪl] *noun*: Formyl-(Radikal *nt*)
for|myl|ase ['fɔːrmɪleɪz] *noun*: Arylformamidase *f*, Formylkynureninhydrolase *f*
for|myl|ate ['fɔːrmɪleɪt] *vt*: formylieren
for|myl|ky|nur|e|nine [ˌfɔːrmɪlkaɪ'nʊərəniːn] *noun*: Formylkynurenin *nt*
for|myl|trans|fer|ase [ˌfɔːrmɪl'trænsfəreɪz] *noun*: Formyltransferase *f*
for|ni|cate ['fɔːrnɪkeɪt]: **I** *adj* bogenförmig **II** *vi* außerehelichen Geschlechtsverkehr haben; Unzucht treiben
for|ni|ca|tion [fɔːrnɪ'keɪʃn] *noun*: außerehelicher Geschlechtsverkehr *m*; Unzucht *f*
for|nix ['fɔːrnɪks] *noun, plural* **-ni|ces** [-nəsiːs]: **1.** Gewölbe *nt*, Kuppel *f*, Dach *nt*, Bogen *m*, Fornix *m* **2.** Hirngewölbe *nt*, Fornix cerebri
anterior fornix: vorderes Scheidengewölbe *nt*, Pars anterior fornicis vaginae
fornix of cerebrum: Hirngewölbe *nt*, Fornix cerebri
gastric fornix: Magenkuppel *f*, Fornix gastricus
inferior conjunctival fornix: untere Umschlagsfalte *f* der Konjunktitiva, Fornix conjunctivae inferior
fornix of lacrimal sac: Tränensackkuppel *f*, Fornix sacci lacrimalis
lateral fornix: Seitengewölbe *nt*, Pars lateralis fornicis vaginae
fornix of pharynx: Pharynxkuppel *f*, Fornix pharyngis
postcommissural fornix: Fornix cerebri
posterior fornix: hinteres Scheidengewölbe *nt*, Pars posterior fornicis vaginae
precommissural fornix: präkommissuraler Teil *m* des Fornix, Fornix cerebri
renal fornix: Fornix renalis
fornix of stomach: Magenkuppel *f*, Fornix gastricus
superior conjunctival fornix: obere Umschlagsfalte *f* der Konjunktiva, Fornix conjunctivae superior
fornix of vagina: Scheidengewölbe *nt*, Fornix vaginae
for|tu|i|tous [fɔːr't(j)uːɪtəs] *adj*: zufällig
fos|fes|trol [ˌfɑs'festrɔl, -rəʊl] *noun*: Fosfestrol *nt*, Diethylstilbestroldiphosphat *nt*
fos|fo|my|cin [ˌfɑsfə'maɪsɪn] *noun*: Fosfomycin *nt*, Phosphonomycin *nt*
fos|sa ['fɑsə] *noun, plural* **-sae** [-siː]: Grube *f*, Höhle *f*, Mulde *f*, Nische *f*, Fossa *f*
acetabular fossa: Fossa acetabuli
amygdaloid fossa: Gaumenmandel-, Tonsillennische *f*, Fossa tonsillaris
anconal fossa: Fossa olecrani
anconeal fossa: Fossa olecrani
antecubital fossa: Ellenbeugengrube *f*, Fossa cubitalis
anterior cranial fossa: vordere Schädelgrube *f*, Fossa cranii anterior
anterior intercondylar fossa of tibia: Area intercondylaris anterior
anterior popliteal fossa of tibia: Area intercondylaris anterior
fossa of anthelix: Fossa antihelica
articular fossa of mandible: Fossa mandibularis
articular fossa of radial head: Fovea articularis capitis radii
axillary fossa: Achselhöhle *f*, Achselhöhlengrube *f*, Axilla *f*, Fossa axillaris
Bichat's fossa: Flügelgaumengrube *f*, Fossa pterygopalatina
Biesiadecki's fossa: Fossa iliacosubfascialis
Broesike's fossa: Broesike-Raum *m*, Fossa parajejunalis
canine fossa: Fossa canina
fossa of capitulum of radius: Fovea capituli radii

F

central fossa: zentrales Grübchen *nt*, Fovea centralis
cerebellar fossa: Fossa cerebellaris
cerebellar fossa of occipital bone: Fossa cerebellaris
cerebral fossa: Fossa cerebralis
cerebral fossa of occipital bone: Fossa cerebralis
Claudius' fossa: Claudius-Grube *f*, Fossa ovarica
condylar fossa: Fossa condylaris
condyloid fossa: Fossa condylaris
coronoid fossa: Fossa coronoidea
coronoid fossa of humerus: Fossa coronoidea
fossa of coronoid process: Fossa coronoidea
costal fossa: Fovea costalis
costal fossa of transverse process: →*transverse costal fossa*
cranial fossa: Schädelgrube *f*, Fossa cranii
Cruveilhier's fossa: Fossa scaphoidea
cubital fossa: Ellenbeugengrube *f*, Fossa cubitalis
digastric fossa: Fossa digastrica
digital fossa: **1.** Fossa malleoli lateralis **2.** Fossa trochanterica
distal fossa: distales Grübchen *nt*, Fovea distalis
distal triangular fossa: Fovea triangularis distalis
duodenojejunal fossa: Treitz-Grube *f*, Recessus duodenalis superior
epigastric fossa: Magengrube *f*, Fossa epigastrica
external inguinal fossa: äußere/seitliche Leistengrube *f*, Fossa inguinalis lateralis
floccular fossa: Fossa subarcuata
gallbladder fossa: Gallenblasengrube *f*, Gallenblasenbett *nt*, Leberbett *nt*, Fossa vesicae biliaris/felleae
fossa of gasserian ganglion: Impressio trigeminalis
Gerdy's hyoid fossa: Karotisdreieck *nt*, Trigonum caroticum
glandular fossa of frontal bone: Fossa glandulae lacrimalis
glenoid fossa: **1.** Gelenkpfanne *f* der Skapula, Cavitas glenoidalis **2.** Fossa mandibularis
glenoid fossa of scapula: Gelenkpfanne *f* der Skapula, Cavitas glenoidalis
glenoid fossa of temporal bone: Fossa mandibularis
greater fossa of Scarpa: Scarpa-Dreieck *nt*, Trigonum femorale
greater supraclavicular fossa: große Schlüsselbeingrube *f*, Fossa supraclavicularis major
Gruber-Landzert fossa: Recessus duodenalis inferior
fossa of head of femur: Fovea capitis femoris
hyaloid fossa: Glaskörpermulde *f*, Fossa hyaloidea
hypogastric fossa: innere/mittlere Leistengrube *f*, Fossa inguinalis medialis
hypophyseal fossa: →*hypophysial fossa*
hypophysial fossa: Hypophysengrube *f*, Fossa hypophysialis
ileocolic fossa: Recessus ileocaecalis superior
iliac fossa: Fossa iliaca
iliacosubfascial fossa: Fossa iliacosubfascialis
iliopectineal fossa: Fossa iliopectinealis
incisive fossa: Fossa incisiva
incudal fossa: Fossa incudis
fossa of incus: Fossa incudis
inferior articular fossa of atlas: untere Gelenkfläche *f* des Atlas, Facies articularis inferior atlantis
inferior costal fossa: Fovea costalis inferior
inferior duodenal fossa: Recessus duodenalis inferior
inferior ileocaecal fossa: (*brit.*) →*inferior ileocecal fossa*
inferior ileocecal fossa: Recessus ileocaecalis inferior
inferior fossa of omental sac: Recessus inferior bursae omentalis
infraclavicular fossa: Mohrenheim-Grube *f*, Trigonum deltopectorale, Fossa infraclavicularis
infraduodenal fossa: Recessus retroduodenalis
infraspinous fossa: Fossa infraspinata
infratemporal fossa: Unterschläfengrube *f*, Fossa infratemporalis
inguinal fossa: Leistengrube *f*, Fossa inguinalis
innominate fossa of auricle: Cavitas conchae
intercondylar fossa of femur: Fossa intercondylaris
internal inguinal fossa: innere/mittlere Leistengrube *f*, Fossa inguinalis medialis
interpeduncular fossa: Fossa interpeduncularis
intersigmoid fossa: Recessus intersigmoideus
ischioanal fossa: Fossa ischioanalis
ischiorectal fossa: Fossa ischioanalis
Jobert's fossa: Jobert-Grube *f*
Jonnesco's fossa: Recessus duodenalis superior
jugular fossa: **1.** Drosselgrube *f*, Fossa jugularis **2.** Fossa jugularis ossis temporalis
jugular fossa of temporal bone: Fossa jugularis ossis temporalis
lacrimal fossa: **1.** Tränendrüsengrube *f*, Fossa glandulae lacrimalis **2.** Sulcus lacrimalis ossis lacrimalis
fossa of lacrimal gland: Tränendrüsengrube *f*, Fossa glandulae lacrimalis
lacrimal fossa of lacrimal gland: Tränendrüsengrube *f*, Fossa glandulae lacrimalis
fossa of lacrimal sac: Fossa sacci lacrimalis
Landzert's fossa: Recessus paraduodenalis
lateral fossa of brain: Fossa lateralis cerebri
lateral cerebral fossa: Fossa lateralis cerebri
lateral inguinal fossa: Fossa inguinalis lateralis, äußere Leistengrube *f*
fossa of lateral malleolus: Fossa malleoli lateralis
lenticular fossa: Glaskörpermulde *f*, Fossa hyaloidea
lenticular fossa of vitreous body: Glaskörpermulde *f*, Fossa hyaloidea
lesser supraclavicular fossa: kleine Schlüsselbeingrube *f*, Fossa supraclavicularis minor
little fossa of cochlear window: Fossula fenestrae cochleae
little fossa of vestibular window: Fossula fenestrae vestibuli
Luschka's fossa: Recessus ileocaecalis superior
Malgaigne's fossa: Karotisdreieck *nt*, Trigonum caroticum
mandibular fossa: Fossa mandibularis
mastoid fossa: Foveola suprameatica/suprameatalis
maxillary fossa: Fossa canina
medial inguinal fossa: Fossa inguinalis medialis, innere Leistengrube *f*
mesentericoparietal fossa: Broesike-Raum *m*, Fossa parajejunalis
mesial fossa: mesiales Grübchen *nt*, Fovea mesialis
mesial triangular fossa: Fovea triangularis mesialis
mesogastric fossa: Recessus duodenalis superior
middle cranial fossa: mittlere Schädelgrube *f*, Fossa cranii media
middle inguinal fossa: →*internal inguinal fossa*
Mohrenheim's fossa: Mohrenheim-Grube *f*, Trigonum deltopectorale, Fossa infraclavicularis
fossa of Morgagni: Fossa navicularis urethrae
mylohyoid fossa of mandible: Fovea sublingualis
navicular fossa of Cruveilhier: Fossa scaphoidea
navicular fossa of male urethra: Fossa navicularis urethrae

navicular fossa of urethra: Fossa navicularis urethrae
olecranon fossa: Fossa olecrani
oval fossa: Fossa ovalis
oval fossa of heart: Fossa ovalis
fossa ovalis of thigh: Hiatus saphenus
oval fossa of thigh: Hiatus saphenus
fossa of oval window: Fossula fenestrae vestibuli
ovarian fossa: Claudius-Grube *f*, Eierstockmulde *f*, Fossa ovarica
Pacchioni's fossae: Pacchioni-Fossae *pl*, Foveolae granulares
paraduodenal fossa: Recessus duodenalis inferior
parajejunal fossa: Broesike-Raum *m*, Fossa parajejunalis
pararectal fossa: Fossa pararectalis
paravesical fossa: Fossa paravesicalis
patellar fossa: Glaskörpermulde *f*, Fossa hyaloidea
patellar fossa of femur: Facies patellaris femoris
patellar fossa of tibia: Area intercondylaris anterior
perineal fossa: Fossa ischioanalis
petrosal fossa: Fossula petrosa
pharyngomaxillary fossa: Flügelgaumengrube *f*, Fossa pterygopalatina
piriform fossa: Recessus piriformis
pituitary fossa: Fossa hypophysialis
popliteal fossa: Kniekehle *f*, Fossa poplitea
posterior cranial fossa: hintere Schädelgrube *f*, Fossa cranii posterior
posterior intercondylar fossa of tibia: Area intercondylaris posterior
posterior popliteal fossa of tibia: Area intercondylaris posterior
pterygoid fossa: Fossa pterygoidea
pterygoid fossa of sphenoid bone: Fossa pterygoidea
pterygomaxillary fossa: →*pterygopalatine fossa*
pterygopalatine fossa: Flügelgaumengrube *f*, Fossa pterygopalatina
radial fossa: Fossa radialis
radial fossa of humerus: Fossa radialis
retrocaecal fossa: (*brit.*) →*retrocecal fossa*
retrocecal fossa: Recessus retrocaecalis
retroduodenal fossa: retroduodenale Bauchfelltasche *f*, Recessus retroduodenalis
retromandibular fossa: Fossa retromandibularis
retromolar fossa: Fossa retromolaris
rhomboid fossa: Rautengrube *f*, Fossa rhomboidea
Rosenmüller's fossa: Rosenmüller-Grube *f*, Recessus pharyngeus
scaphoid fossa: Fossa scaphoidea
scaphoid fossa of sphenoid bone: Fossa scaphoidea
sellar fossa: Hypophysengrube *f*, Fossa hypophysialis
sigmoid fossa: Sulcus sinus transversi
sigmoid fossa of temporal bone: Sulcus sinus sigmoidei ossis temporalis
sigmoid fossa of ulna: Incisura trochlearis
subarcuate fossa: Fossa subarcuata
subarcuate fossa of temporal bone: Fossa subarcuata
sublingual fossa: Fovea sublingualis
submandibular fossa: Fovea submandibularis
submaxillary fossa: →*submandibular fossa*
subscapular fossa: Fossa subscapularis
superior articular fossa of atlas: obere Gelenkfläche *f* des Atlas, Facies articularis superior atlantis
superior costal fossa: Fovea costalis superior
superior duodenal fossa: Treitz-Grube *f*, Recessus duodenalis superior
superior ileocaecal fossa: (*brit.*) →*superior ileocecal fossa*
superior ileocecal fossa: Recessus ileocaecalis superior
superior fossa of omental sac: Recessus superior bursae omentalis
supraclavicular fossa: Supraklavikulargrube *f*
supramastoid fossa: Foveola suprameatica/suprameatalis
suprameatal fossa: Foveola suprameatalis/suprameatica
supraspinous fossa: Fossa supraspinata
supratonsillar fossa: Fossa supratonsillaris
supravesical fossa: Fossa supravesicalis
sylvian fossa: **1.** Sylvius-Furche *f*, Sulcus lateralis **2.** Fossa lateralis cerebralis
fossa of Sylvius: **1.** Sylvius-Furche *f*, Sulcus lateralis cerebri **2.** Fossa lateralis cerebri
Tarin's fossa: Fossa interpeduncularis
temporal fossa: Schläfengrube *f*, Fossa temporalis
terminal fossa of male urethra: Fossa navicularis urethrae
tonsillar fossa: Gaumenmandelnische *f*, Tonsillennische *f*, Fossa tonsillaris
transverse costal fossa: Fovea costalis processus transversi
Treitz's fossa: Treitz-Grube *f*, Recessus duodenalis superior
triangular fossa: Fovea triangularis auriculae
triangular fossa of auricle: Fossa triangularis auriculae
triquetral fossa: Fossa triangularis auriculae
trochanteric fossa: Fossa trochanterica
trochlear fossa: Fovea trochlearis
Velpeau's fossa: Fossa ischioanalis
vestibular fossa: Fossa vestibuli vaginae
fossa of vestibule of vagina: Fossa vestibuli vaginae
zygomatic fossa: Unterschläfengrube *f*, Fossa infratemporalis

fos|sette [fɑ'set] *noun*: **1.** (*anatom.*) kleine Grube *f*, Grübchen *nt* **2.** (*augenheil.*) kleines tiefes Hornhautgeschwür *nt*

fos|su|la ['fɑsjələ] *noun, plural* **-lae** [-liː]: Grübchen *nt*, Fossula *f*
fossula of cochlear window: Fossula fenestrae cochleae
fossula of oval window: Fossula fenestrae vestibuli
petrosal fossula: Fossula petrosa
fossula of petrous ganglion: Fossula petrosa
fossula of round window: Fossula fenestrae cochleae
tonsillar fossulae: Mandelkryptenöffnungen *pl*, Fossulae tonsillares
tonsillar fossulae of palatine tonsil: Fossulae tonsillares tonsillae palatini
tonsillar fossulae of pharyngeal tonsil: Fossulae tonsillares tonsillae pharyngealis
fossula of vestibular window: Fossula fenestrae vestibuli

fou|droy|ant [fuː'drɔɪənt] *adj*: plötzlich *oder* schlagartig (auftretend), foudroyant, fulminant

foul-smelling *adj*: übelriechend, stinkend, fetid, fötid

foun|da|tion [faʊn'deɪʃn] *noun*: Basis *f*, Fundament *nt*; Lager *nt*
denture foundation: Prothesenlager *m*

four|chette [fʊər'ʃet] *noun*: Frenulum labiorum pudendi

fo|vea ['fəʊvɪə] *noun, plural* **-ve|ae** [-vɪiː]: kleine Grube *oder* Vertiefung *f*, Fovea *f*
articular fovea: Gelenkgrube *f*
articular fovea of radial head: Fovea articularis capitis radii

fovea of capitulum of radius: Fovea capituli radii
caudal fovea: Fovea inferior
central fovea of retina: Sehgrube *f*, Fovea centralis
fovea of condyloid process: Fovea pterygoidea
costal fovea: Fovea costalis
dental fovea of atlas: Fovea dentis atlantis
digastric fovea: Fossa digastrica
fovea of head of femur: Fovea capitis femoris
inferior fovea: Fovea inferior
inferior articular fovea of atlas: untere Gelenkfläche *f* des Atlas, Facies articularis inferior atlantis
inferior costal fovea: Fovea costalis inferior
inguinal fovea: →*inguinal fossa*
fovea of Morgagni: Fossa navicularis urethrae
oblong fovea of arytenoid cartilage: Fovea oblonga cartilaginis arytenoideae
pterygoid fovea (of mandible): Fovea pterygoidea
sublingual fovea: Fovea sublingualis
submandibular fovea: Fovea submandibularis
submaxillary fovea: →*submandibular fovea*
superior fovea: Fovea superior
superior articular fovea of atlas: obere Gelenkfläche *f* des Atlas, Facies articularis superior atlantis
superior costal fovea: Fovea costalis superior
transverse costal fovea: Fovea costalis processus transversi
triangular fovea of arytenoid cartilage: Fovea triangularis cartilaginis arytenoideae
trochlear fovea: Fovea trochlearis

fo|ve|ate ['fəʊvɪeɪt, -ɪt] *adj*: Foveola betreffend; eingedellt, eingedrückt, foveolär
fo|ve|at|ed ['fəʊvɪeɪtɪd] *adj*: →*foveate*
fo|ve|o|la [fəʊ'vɪələ] *noun, plural* **-las, -lae** [-liː]: Grübchen *nt*, winzige Vertiefung *f*, Foveaola *f*
coccygeal foveola: Steißbeingrübchen *nt*, Foveola coccygea
gastric foveolae: Magengrübchen *pl*, Foveolae gastricae
granular foveolae: Foveolae granulares
pacchionian foveolae: Foveolae granulares
pacchionian granular foveolae: Foveolae granulares
foveola of retina: Foveaola retinae
fo|ve|o|lar [fəʊ'vɪələr] *adj*: Foveola betreffend; eingedellt, eingedrückt, foveolär
fo|ve|o|late [fəʊ'vɪəleɪt, -lɪt] *adj*: Foveola betreffend; eingedellt, eingedrückt, foveolär
fo|ve|o|lat|ed [fəʊ'vɪəleɪtɪd] *adj*: →*foveate*
fowl [faʊl] *noun*: Geflügel *nt*, Hühner *pl*
fox|glove ['fɑksglʌv] *noun*: Fingerhut *m*, Digitalis *f*
FP *Abk.*: **1.** facial paralysis **2.** family planning **3.** fission product **4.** flavin phosphate **5.** flavoproteins **6.** freezing point **7.** frozen plasma
fp *Abk.*: freezing point
f.p. *Abk.*: freezing point
F-1-P *Abk.*: fructose-1-phosphate
F-1,6-P *Abk.*: fructose-1,6-diphosphate
F-6-P *Abk.*: fructose-6-phosphate
FPA *Abk.*: **1.** fibrinopeptide A **2.** fluprednylidene acetate
F1P-ALD *Abk.*: fructose-1-phosphate aldolase
FPB *Abk.*: fibrinopeptide B
FPC *Abk.*: febrile pharyngoconjunctivitis
FPE *Abk.*: first-pass effect
FPF *Abk.*: fetal pulmonary fluid
FPG *Abk.*: fasting plasma glucose
FPH_2 *Abk.*: (reduced) flavin phosphate
FPI *Abk.*: Freiburg Personality Inventory Test
FPIA *Abk.*: fluorescent polarization immunoassay
FPK *Abk.*: fructose-6-phosphate kinase
FPL *Abk.*: flexor pollicis longus
FPLC *Abk.*: fast protein liquid chromatography
Fpos *Abk.*: false-positive
FPRNA *Abk.*: first pass radionuclide angiocardiography
FR *Abk.*: **1.** feedback regulator **2.** flocculation reactions
Fr *Abk.*: **1.** francium **2.** frequency
frac|tion ['frækʃn] *noun*: **1.** (*mathemat.*) Bruch *m*, Fraktion *f* **2.** (*chem.*) Fraktion *f*
decimal fraction: Dezimalbruch *m*
ejection fraction: (*Herz*) Auswurf-, Austreibungs-, Ejektionsfraktion *f*
filtration fraction: (*Niere*) Filtratrionsfraktion *f*
partial fraction: Partialbruch *m*
plasma fractions: Plasmafraktionen *pl*
polypeptide fraction: Polypeptidfraktion *f*
protein fraction: Protein-, Eiweißfraktion *f*
residual fraction: Residualfraktion *f*
fractions of respiratory gases: Atemgasfraktionen *pl*
shunt fraction: Shunt-Fraktion *f*
Weber's fraction: Weber-Quotient *m*
frac|tion|al ['frækəʃnəl] *adj*: fraktioniert
frac|tion|al|ize ['frækʃənlaɪz] *vt*: in Bruchteile zerlegen
frac|tion|ate ['frækʃneɪt] *vt*: fraktionieren, auftrennen
frac|tion|a|tion [ˌfrækʃə'neɪʃn] *noun*: Fraktionierung *f*, Fraktionieren *nt*
solvent fractionation: Fraktionierung *f* durch Lösungsmittel, Aussüßen *nt*
frac|tion|ize ['frækʃənaɪz]: **I** *vt* teilen **II** *vi* sich teilen
frac|ture ['fræktʃər]: **I** *noun* **1.** Bruch *m*, Riss *m* **2.** Knochenbruch *m*, Knochenfraktur *f*, Fractura *f*, Bruch *m*, Fraktur *m* **II** *vt*, *vi* brechen, frakturieren; zerbrechen
abduction fracture: Abduktionsfraktur *f*
acetabular fracture: Hüftpfannenbruch *m*, -fraktur *f*, Acetabulumfraktur *f*
acetabulum fracture: Hüftpfannenfraktur *f*, Hüftpfannenbruch *m*, Azetabulumfraktur *f*
acromion fracture: Akromionfraktur *f*
adduction fracture: Adduktionsfraktur *f*
alveolar process fracture: Alveolarfortsatzfraktur *f*, Bruch *m* des Alveolarfortsatzes
fracture of the anatomic neck of humerus: Humerusfraktur *f* durch das Collum anatomicum, Humeruskopffraktur *f*
angulated fracture: Dislocatio ad axim
ankel fracture: Malleolusfraktur *f*
ankle fracture: Knöchelbruch *m*, Malleolarfraktur *f*, Fractura malleolaris
fracture of the anterior column: Fraktur *f* des vorderen Pfeilers, vordere Beckenpfeilerfraktur *f*
apophyseal fracture: traumatische Apophysenlösung *f*, Apophysenabriss *m*
articular fracture: Fraktur *f* gelenkbildender Knochen
atlas fracture: Atlasfraktur *f*
atrophic fracture: Spontanfraktur *f* bei Knochenatrophie
avulsion fracture: Abrissfraktur *f*, Ausrissfraktur *f*
avulsion fracture of lateral epicondyle of humerus: Abrissfraktur *f* des Epicondylus lateralis humeri
avulsion fracture of lesser tuberosity: Abrissfraktur *f* des Tuberculum minus humeri
avulsion fracture of medial epicondyle of humerus: Abrissfraktur *f* des Epicondylus medialis humeri
avulsion fracture of ulnar styloid: Abrissfraktur *f* des Processus styloideus ulnae
axis fracture: Axisfraktur *f*
Barton's fracture: Barton-Fraktur *f*

basal fracture of femoral neck: intertrochantäre Oberschenkelfraktur/Femurfraktur *f*
basal neck fracture: intertrochantere Oberschenkel-/Femurfraktur *f*
basal skull fracture: Schädelbasisbruch *m*, Schädelbasisfraktur *f*
base fracture: Knochenbasisfraktur *f*, Bruch *m* der Knochenbasis
basilar skull fracture: Schädelbasisbruch *m*, Schädelbasisfraktur *f*
bending fracture: Biegungsbruch *m*, -fraktur *f*
Bennett's fracture: Bennett-Luxationsfraktur *f*
bicondylar fracture of humerus: bikondyläre Humerusfraktur *f*
bimalleolar fracture: bimalleoläre (Knöchel-)Fraktur *f*
blow-out fracture: Blow-out-Fraktur *f*, blow-out fracture *f*
bone fracture: Knochenbruch *m*, -fraktur *f*, Fractura *f*, Bruch *m*, Fraktur *f*
boxer's fracture: Boxer-Fraktur *f*
bucket-handle fracture: Korbhenkelriss *m*
bumper fracture: Stoßstangenfraktur *f*
burst fracture: Berstungsbruch *m*, Berstungsfraktur *f*
bursting fracture: Berstungsbruch *m*, Berstungsfraktur *f*
butterfly fracture: 1. Schmetterlings-, Butterflyfraktur *f* **2.** (*Becken*) Schmetterlingsbruch *m*, doppelseitiger vorderer Ringbruch *m*
fracture of C_1: Atlasfraktur *f*
fracture of C_2: Axisfraktur *f*
calcaneal fracture: Fersenbeinbruch *m*, -fraktur *f*, Kalkaneusfraktur *f*
capillary fracture: Haarbruch *m*, Knochenfissur *f*
fracture of the capitellum: Fraktur *f* des Capitulum humeri
cemental fracture: Zahnzementfraktur *f*, Zahnzementeinrissfraktur *f*, Zementrissfraktur *f*, Zahneinrissfraktur *f*
cementum fracture: →*cemental fracture*
cervical spine fracture: Halswirbelsäulenfraktur *f*
Chance fracture: Chance-Fraktur *f*, Beckengurtfraktur *f*
chisel fracture: Meißelfraktur *f*
fracture of the clavicle: Schlüsselbeinbruch *m*, -fraktur *f*, Klavikulafraktur *f*
clay-shoveller's fracture: Schipperkrankheit *f*
cleavage fracture: 1. Abscher-, Abschälungsfraktur *f*, flake fracture *nt* **2.** Abscherfraktur *f* des Capitulum humeri
closed fracture: einfache/geschlossene/unkomplizierte Fraktur *f*
closed skull fracture: geschlossene Schädel(dach)fraktur *f*
fracture of the coccyx: Steißbeinbruch *m*, -fraktur *f*
Colles' fracture: Colles-Fraktur *f*
comminuted fracture: Trümmerbruch *m*, Splitterbruch *m*, Kommunitivfraktur *f*, Fractura communitiva
comminuted condylar fracture of the femur: Femurgelenktrümmerfraktur *f*
comminuted skull fracture: Schädeltrümmerfraktur *f*
complete fracture: vollständige Fraktur *f*, (Knochen-)Durchbruch *m*, Fractura perfecta
complicated fracture: Fraktur *f* mit Weichteilverletzung
compound fracture: offene/komplizierte Fraktur *f*, offener/komplizierter (Knochen-)Bruch *m*, Wundfraktur *f*, Fractura complicata
compound skull fracture: offene Schädel(dach)fraktur *f*
compression fracture: Kompressionsbruch *m*, Kompressionsfraktur *f*, Stauchungsbruch *m*, Stauchungsfraktur *f*
condylar fracture: Kondylenbruch *m*, Kondylenfraktur *f*
condylar process fracture: Kiefergelenkfortsatzfraktur *f*, Kiefergelenkfraktur *f*, Kondylenfraktur *f*, Kondylenbruch *m*
condylar fracture of the lateral condyle of humerus: →*lateral epicondylar fracture*
condylar fracture of the medial condyle of humerus: →*medial epicondylar fracture*
congenital fracture: kongenitale Fraktur *f*, intrauterin erworbene Fraktur *f*
fracture by contrecoup: Contre-coup-Fraktur *f*
cough fracture: Hustenfraktur *f*
craniofacial fracture: kraniofaziale Fraktur *f*, Gesichtsschädelfraktur *f*, Gesichtsschädelbruch *m*, Fraktur *f* des Gesichtsschädels
craniofacial dysjunction fracture: LeFort III-Fraktur *f*
crown fracture: Zahnkronenfraktur *f*, Kronenfraktur *f*
crown-root fracture: Kronen-Wurzelfraktur *f*, vertikale Zahnfraktur *f*, Kronenlängsfraktur *f*
crush fracture: Wirbelkörperkompressionsfraktur *f*, Kompressionsfraktur *f*
dens axis fracture: Densfraktur *f*
depressed fracture: →*depressed skull fracture*
depressed skull fracture: Impressionsfraktur *f*, Schädelimpressionsfraktur *f*, Impressionsbruch *m*
depressed fracture of the skull: →*depressed skull fracture*
de Quervain's fracture: Quervain-Luxationsfraktur *f*, de Quervain-Luxationsfraktur *f*
diacondylar fracture: transkondyläre Fraktur *f*
diaphyseal fracture: Schaftbruch *m*, Diaphysenfraktur *f*
direct fracture: direkte Fraktur *f*, direkter Bruch *m*
dislocation fracture: Luxationsfraktur *f*, Verrenkungsbruch *m*
displaced fracture: dislozierte Fraktur *f*, Fraktur *f* mit Dislokation der Bruchenden
distal femoral fracture: distale Femurfraktur *f*, distale Oberschenkelfraktur *f*
distal fracture of humerus: distale Humerusfraktur *f*, distale Humerusfraktur *f*
distal radial fracture: distale Radiusfraktur *f*
distal tibial fracture: distale Tibiafraktur *f*, distale Schienbeinfraktur *f*
double fracture: Zweietagenfraktur *f*
Dupuytren's fracture: 1. distale Fibulafraktur *f*, Außenknöchelfraktur *f* **2.** Galeazzi-Fraktur *f*
Duverney's fracture: Duverney-Fraktur *f*
elbow fracture: Ellenbogenfraktur *f*
enamel fracture: Zahnschmelzfraktur *f*, Schmelzfraktur *f*
endocrine fracture: Fraktur *f* bei Endokrinopathie
epicondylar fracture: Epikondylenfraktur *f*
epiphyseal fracture: Epiphysenfraktur *f*
eversion fracture: Eversionsfraktur *f*
extra-articular fracture: extraartikuläre Fraktur *f*
extracapsular fracture: extrakapsuläre Fraktur *f*
extremity fracture: Extremitätenfraktur *f*
facial fracture: Fraktur *f* des Gesichtsschädels, kraniofaziale Fraktur *f*, Gesichtsschädelfraktur *f*, Gesichtsschädelbruch *m*
fatigue fracture: Ermüdungsfraktur *f*, Ermüdungsbruch *m*, Stressfraktur *f*, Stressbruch *m*
femoral fracture: Oberschenkelbruch *m*, -fraktur *f*, Femurfraktur *f*, Fractura femoris

F

femoral head fracture: Hüftkopffraktur *f*, Femurkopffraktur *f*
femoral neck fracture: Schenkelhalsfraktur *f*, Femurhalsfraktur *f*
femoral shaft fracture: Oberschenkelschaftfraktur *f*, Femurschaftfraktur *f*
fracture of the femur: Femurfraktur *f*, Oberschenkelfraktur *f*
fetal fracture: kongenitale Fraktur *f*, intrauterin erworbene Fraktur *f*
fibula fracture: Wadenbeinbruch *m*, Wadenbeinfraktur *f*, Fibulafraktur *f*
finger fractures: Fingerfraktur *f*
first degree Pott's fracture: Knöchelbruch *m*, Knöchelfraktur *f*
fissure fracture: Knochenfissur *f*, Infraktur *f*, Haarbruch *m*, Infraktion *f*
fissured fracture: →*fissure fracture*
flake fracture: Abscher-, Abschälungsfraktur *f*, flake fracture *nt*
folding fracture: Wulstbruch *m*
forearm fracture: Unterarmschaftfraktur *f*
frontobasal fracture: frontobasale Fraktur *f*, frontobasale Schädelbasisfraktur *f*
frontobasal skull fracture: frontobasale Schädelbasisfraktur *f*, frontobasale Fraktur *f*
Galeazzi's fracture: Galeazzi-Fraktur *f*
glenoid fracture: Glenoidfraktur *f*
Gosselin's fracture: Gosselin-Fraktur *f*
greater tuberosity fracture: (Abriss-)Fraktur *f* des Tuberculum majus (humeri)
greenstick fracture: Grünholzbruch *m*, Grünholzfraktur *f*
Guérin's fracture: Guérin-Fraktur *f*, LeFort I-Fraktur *f*
hair-line fracture: →*fissure fracture*
hangman's fracture: Axisfraktur *f* mit beidseitigem Bruch der Bogenwurzel, Hangman's fracture *nt*
fracture of the head of humerus: Humeruskopffraktur *f*, proximale Humerusfraktur *f*
heel fracture: Fersenbeinfraktur *f*, Fersenbeinbruch *m*, Kalkaneusfraktur *f*
heel bone fracture: Fersenbeinfraktur *f*, Fersenbeinbruch *m*, Kalkaneusfraktur *f*
helical fracture: Torsionsbruch *m*, -fraktur *f*, Drehbruch *m*, -fraktur *f*, Spiralbruch *m*, -fraktur *f*
hickory-stick fracture: Grünholzbruch *m*, Grünholzfraktur *f*
high condylar process fracture: obere Kiefergelenkfortsatzfraktur *f*, obere Kiefergelenkfraktur *f*, obere Kondylenfraktur *f*, oberer Kondylenbruch *m*
hip fracture: proximale/hüftgelenksnahe Oberschenkel-/Femurfraktur *f*
horizontal maxillary fracture: Guérin-Fraktur *f*, LeFort I-Fraktur *f*
humeral shaft fracture: Oberarmschaftbruch *m*, Humerusschaftfraktur *f*
fracture of the humerus: Oberarmbruch *m*, Humerusfraktur *f*
impacted fracture: eingestauchte Fraktur *f*
incomplete fracture: unvollständiger Bruch *m*, unvollständige Fraktur *f*, Fractura imperfecta
indirect fracture: indirekte Fraktur *f*
fracture of the inferior pubic ramus: untere Schambein(ast)fraktur *f*
intercondylar femoral fracture: interkondyläre Oberschenkel-/Femurfraktur *f*
intercondylar fracture of the femur: interkondyläre Oberschenkelfraktur/Femurfraktur *f*
intertrochanteric fracture: intertrochantäre Femurhalsfraktur *f*, intertrochantäre Schenkelhalsfraktur *f*
intertrochanteric femoral fracture: intertrochantäre Femurhalsfraktur *f*, intertrochantäre Schenkelhalsfraktur *f*
intra-articular fracture of distal tibia: Pilon-Fraktur *f*, Pilon tibial
intra-articular fracture: intraartikuläre Fraktur *f*
intracapsular fracture: intrakapsuläre Fraktur *f*
intracondylar femoral fracture: intrakondyläre Oberschenkel-/Femurfraktur *f*
intracondylar fracture of femur: intrakondyläre Oberschenkel-/Femurfraktur *f*
intraperiosteal fracture: Fraktur *f* ohne Periostverletzung
intrauterine fracture: kongenitale Fraktur *f*, intrauterin-erworbene Fraktur *f*
fracture of the ischial ramus: Sitzbein(ast)fraktur *f*
jaw fractures: Kieferfrakturen *pl*, Unterkieferfrakturen *pl*
Jefferson fracture: Atlasfraktur *f*
joint fracture: Fraktur *f* gelenkbildender Knochen
Jones fracture: Jones-Fraktur *f*
laryngeal fracture: Kehlkopffraktur *f*, Larynxfraktur *f*, Larynxknorpelfraktur *f*
lateral fracture of the clavicle: laterale Klavikulafraktur *f*
lateral condylar fracture: →*lateral epicondylar fracture*
lateral epicondylar fracture: Fraktur *f* des Epicondylus lateralis humeri
lateral femoral neck fracture: laterale Schenkelhalsfraktur *f*, laterale Femurhalsfraktur *f*
lateral malleolar fracture: Außenknöchelfraktur *f*
lateral fracture of the neck of femur: laterale Schenkelhalsfraktur *f*, laterale Femurhalsfraktur *f*
laterobasal skull fracture: laterobasale Schädelbasisfraktur *f*
LeFort fractures: LeFort-Oberkieferfrakturlinien *pl*, LeFort-Frakturen *pl*
LeFort I fracture: Guérin-Fraktur *f*, LeFort I-Fraktur *f*
LeFort II fracture: LeFort II-Fraktur *f*
LeFort III fracture: LeFort III-Fraktur *f*
leg fracture: Unterschenkelfraktur *f*, Unterschenkelschaftfraktur *f*
lesser tuberosity fracture: Fraktur *f* des Tuberculum minus humeri
linear fracture: längsverlaufende Fraktur *f*
linear skull fracture: lineare Schädel(dach)fraktur *f*
Lisfranc's fracture: Lisfranc-Luxationsfraktur *f*
longitudinal fracture: Längsbruch *m*, -fraktur *f*
longitudinal fracture of the petrous bone: Felsenbeinlängsfraktur *f*
longitudinal pyramidal fracture: Pyramidenlängsfraktur *f*
low condylar process fracture: untere Kiefergelenkfortsatzfraktur *f*, untere Kiefergelenkfraktur *f*, untere Kondylenfraktur *f*, unterer Kondylenbruch *m*
Maissoneuve's fracture: Maisonneuve-Fraktur *f*
Malgaigne's fracture: Malgaigne-Beckenringfraktur *f*
Malgaigne's pelvic fracture: Malgaigne-Beckenringfraktur *f*
malleolar fracture: Knöchelbruch *m*, Malleolarfraktur *f*, Fractura malleolaris
mandibular fracture: Unterkieferfraktur *f*, Unterkieferbruch *m*, Fraktur *f* des Unterkiefers, Bruch *m* des Unterkiefers

mandibular body fracture: Fraktur *f* des Unterkieferkörpers, Bruch *m* des Unterkieferkörpers
mandibular condyle fracture: Kiefergelenkfortsatzfraktur *f*, Kiefergelenkfraktur *f*, Kondylenfraktur *f*, Kondylenbruch *m*
mandibular ramus fracture: Fraktur *f* des aufsteigenden Unterkieferasts, Bruch *m* des aufsteigenden Unterkieferasts
mandibular symphysis fracture: Symphysenfraktur *f*, Fraktur *f* der Unterkiefersymphyse
march fracture: Marschfraktur *f*, Deutschländer-Fraktur *f*
maxillary fracture: Oberkieferbruch *m*, Oberkieferfraktur *f*, Mittelgesichtsfraktur *f*
maxillofacial fracture: Oberkieferbruch *m*, Oberkieferfraktur *f*, Mittelgesichtsfraktur *f*
medial fracture of the clavicle: mediale Klavikulafraktur *f*
medial condylar fracture: →*medial epicondylar fracture*
medial epicondylar fracture: Fraktur *f* des Epicondylus medialis humeri
medial femoral neck fracture: mediale/subkapitale Schenkelhalsfraktur *f*
medial malleolar fracture: Innenknöchelfraktur *f*
medial fracture of the neck of femur: mediale Femurhalsfraktur *f*, mediale Schenkelhalsfraktur *f*
median fracture of the clavicle: mittlere Klavikulafraktur *f*
mesiodistal fracture: mesiodistale Fraktur *f*
metacarpal fracture: Mittelhandbruch *m*, Metakarpalfraktur *f*
metatarsal fracture: Mittelfußbruch *m*, Metatarsalfraktur *f*
midcarpal fracture: Mittelhandbruch *m*, Metakarpalfraktur *f*
midcervical femoral neck fracture: mediale/intermediäre Schenkelhalsfraktur *f*
midcervical fracture of neck of femur: mediale/intermediäre Schenkelhalsfraktur *f*
middle condylar process fracture: mittlere Kiefergelenkfortsatzfraktur *f*, mittlere Kiefergelenkfraktur *f*, mittlere Kondylenfraktur *f*, mittlere Kondylenbruch *m*
midface fracture: Oberkieferbruch *m*, Oberkieferfraktur *f*, Mittelgesichtsfraktur *f*
midfacial fracture: Mittelgesichtsfraktur *f*
midtarsal fractures: Frakturen *pl* im Fußwurzelbereich
Monteggia's fracture: Monteggia-Fraktur *f*, Monteggia-Subluxationsfraktur *f*
multiple fracture: 1. Mehretagenfraktur *f* **2. multiple fractures** *pl* multiple Frakturen *pl*
multiple rib fractures: Rippenserienfraktur *f*
neck fracture: subkapitale Fraktur *f*
fracture of the neck of scapula: Skapulahalsfraktur *f*
neurogenic fracture: neurogene Fraktur *f*
nondisplaced fracture: nicht-dislozierte Fraktur *f*
oblique fracture: Schrägbruch *m*, -fraktur *f*
fracture of the olecranon: Olekranonfraktur *f*
open fracture: offene/komplizierte Fraktur *f*, offener/komplizierter (Knochen-)Bruch *m*, Wundfraktur *f*, Fractura complicata
open skull fracture: →*compound skull fracture*
orbital apex fracture: Orbitaspitzenfraktur *f*
orbital wall fracture: Orbitawandfraktur *f*
parry fracture: →*Monteggia's fracture*
fracture of the patella: Kniescheibenbruch *m*, Patellafraktur *f*
pathologic fracture: pathologische Fraktur *f*, Spontanfraktur *f*
pelvic fracture: 1. Beckenbruch *m*, -fraktur *f* **2.** Beckenringbruch *m*, -fraktur *f* **3.** Beckenrandbruch *m*, -fraktur *f*
fracture of the pelvic ring: Beckenringfraktur *f*
penile fracture: →*penis fracture*
penis fracture: Penisfraktur *f*, Korporafraktur *f*, Penisbruch *m*
percondylar femoral fracture: perkondyläre Oberschenkel-/Femurfraktur *f*
percondylar fracture of femur: perkondyläre Oberschenkelfraktur/Femurfraktur *f*
percondylar fracture of humerus: perkondyläre Humerusfraktur *f*
periarticular fracture: periartikuläre Fraktur *f*
pertrochanteric fracture: pertrochantäre Oberschenkel-/Femurfraktur *f*
pertrochanteric femoral fracture: pertrochantäre Oberschenkelfraktur *f*, pertrochantäre Femurfraktur *f*
phalangeal fracture: Phalangenfraktur *f*
pillion fracture: Pilonfraktur *f*, pilon tibiale-Fraktur *f*
porcelain fracture: Porzellanfraktur *f*
fracture of the posterior column: Fraktur *f* des hinteren Pfeilers, hintere Beckenpfeilerfraktur *f*
Pott's fracture: distale Fibulafraktur *f*, Außenknöchelfraktur *f*
pronation fracture: Pronationsfraktur *f*
proximal femoral fracture: proximale/hüftgelenksnahe Oberschenkelfraktur *f*, proximale/hüftgelenksnahe Femurfraktur *f*
fracture of the proximal humerus: proximale Humerusfraktur *f*
proximal fracture of the femur: proximale/hüftgelenksnahe Oberschenkelfraktur *f*, proximale/hüftgelenksnahe Femurfraktur *f*
fracture of the pubic arch: Schambogenfraktur *f*
pyramidal fracture: LeFort II-Fraktur *f*
pyramidal fracture of maxilla: LeFort II-Fraktur *f*
quadrilateral fracture: (*Becken*) Schmetterlingsbruch *m*, doppelseitige vordere Ringfraktur *f*
radial fracture: Speichenbruch *m*, Radiusfraktur *f*
radial head fracture: Radiusköpfchenfraktur *f*
radial nack fracture: Radiushalsfraktur *f*
radial neck fracture: Halsfraktur *f* des Radiusköpfchens
fracture of the radial styloid: (Abriss-)Fraktur *f* des Processus styloideus radii
radiating skull fracture: irradiierter Schädelbruch *m*
ramus fracture: Fraktur *f* des aufsteigenden Unterkieferasts, Bruch *m* des aufsteigenden Unterkieferasts
reverse Colles' fracture: Smith-Fraktur *f*
reversed Barton's fracture: reversed Barton-Fraktur *f*
rib fracture: Rippenfraktur *f*, Rippenbruch *m*
Rolando's fracture: Rolando-Fraktur *f*
root fracture: Wurzelfraktur *f*, Zahnwurzelfraktur *f*
rotated fracture: Fraktur *f* mit Rotationsfehlstellung
fracture of the sacrum: Kreuzbeinbruch *m*, Kreuzbeinfraktur *f*
scaphoid fracture: Kahnbeinbruch *m*, Kahnbeinfraktur *f*, Skaphoidfraktur *f*
fracture of the scapula: Skapulafraktur *f*
secondary fracture: pathologische Fraktur *f*, Spontanfraktur *f*
second degree Pott's fracture: bimalleoläre (Knöchel-)Fraktur *f*

F

segment fracture: Stückfraktur *f*, Etagenfraktur *f*
segmental fracture: Etagenfraktur *f*, Stückfraktur *f*
serial fracture: Kettenfraktur *f*
shearing fracture: Abscherfraktur *f*
Shepherd fracture: Shepherd-Fraktur *f*
silver-fork fracture: Colles-Fraktur *f* mit Gabelrückenstellung
simple fracture: einfache/geschlossene/unkomplizierte Fraktur *f*
simple skull fracture: →*closed skull fracture*
Skillern's fracture: Skillern-Fraktur *f*
skull fracture: Schädeldachfraktur *f*, Schädelfraktur *f*, Schädeldachbruch *m*, Schädelbruch *m*
Smith's fracture: Smith-Fraktur *f*
spinal fracture: Wirbelsäulenfraktur *f*
fracture of the spinal column: Wirbelsäulenfraktur *f*
spiral fracture: Torsionsbruch *m*, -fraktur *f*, Drehbruch *m*, -fraktur *f*, Spiralbruch *m*, -fraktur *f*
splintered fracture: Splitterfraktur *f*, Splitterbruch *m*
spontaneous fracture: pathologische Fraktur *f*, Spontanfraktur *f*
sprain fracture: Ab-, Ausrissfraktur *f*
stable fracture: stabiler Bruch *m*, stabile Fraktur *f*
standard radial fracture: typische Radiusfraktur *f*, Fractura radii classico, Fractura radii loco typico
stellate fracture: sternförmige Fraktur *f*
sternal fracture: Brustbein-, Sternumfraktur *f*
Stieda's fracture: Stieda-Fraktur *f*
stress fracture: Ermüdungsfraktur *f*, Stressfraktur *f*, Ermüdungsbruch *m*, Stressbruch *m*
subcapital fracture: subkapitale Fraktur *f*
subcapital femoral neck fracture: subkapitale Schenkelhalsfraktur *f*, subkapitale Femurhalsfraktur *f*
subcapital fracture of humerus: subkapitale Humerusfraktur *f*
subcapital fracture of the neck of femur: subkapitale Schenkelhalsfraktur *f*, subkapitale Femurhalsfraktur *f*
subchondral fracture of the femoral head: idiopathische Hüftkopfnekrose *f* des Erwachsenen, avaskuläre/ischämische Femurkopfnekrose *f*
subcutaneous fracture: einfache/geschlossene/unkomplizierte Fraktur *f*
subtrochanteric femoral fracture: subtrochantäre Femurfraktur *f*, subtrochantäre Oberschenkelfraktur *f*
subtrochanteric fracture of the femur: subtrochantäre Oberschenkelfraktur/Femurfraktur *f*
fracture of the superior pubic ramus: obere Scham bein(ast)fraktur *f*
supination fracture: Supinationsfraktur *f*
supracondylar fracture: suprakondyläre Fraktur *f*
supracondylar femoral fracture: suprakondyläre Oberschenkel-/Femurfraktur *f*
supracondylar fracture of humerus: suprakondyläre Humerusfraktur *f*
supracondylar fracture of the femur: suprakondyläre Oberschenkelfraktur/Femurfraktur *f*
supracondylar fracture of the humerus: suprakondyläre Humerusfraktur *f*
supraglottic fracture: supraglottische (Knorpel-)Fraktur *f*
surgical neck fracture of humerus: subkapitale Humerusfraktur *f*
talar fracture: Sprungbeinfraktur *f*, Talusfraktur *f*
talar neck fracture: Talushalsfraktur *f*
talus fracture: Sprungbeinfraktur *f*, Talusfraktur *f*
tear drop fracture: (*Wirbelkörper*) Berstungsbruch *m*, -fraktur *f*
Teevan's fracture: Teevan-Fraktur *f*, Teevan-Schädelfraktur *f*
temporal bone fracture: Schläfenbeinbruch *m*, -fraktur *f*
fracture of the tibial plateau: Schienbeinkopffraktur *f*, Tibiakopffraktur *f*
third degree Pott's fracture: trimalleoläre (Knöchel-) Fraktur *f*
three-part fracture of proximal humerus: Neer Typ III-Humerusfraktur *f*, 3-Fragmentfraktur *f*
tibial fracture: Schienbeinbruch *m*, -fraktur *f*, Tibiafraktur *f*
tibial plateau fracture: Tibiakopffraktur *f*, Schienbeinkopffraktur *f*
tibial shaft fracture: Tibiaschaftfraktur *f*, Schienbeinschaftfraktur *f*
tooth fracture: Zahnfraktur *f*
torsion fracture: Torsionsbruch *m*, -fraktur *f*, Drehbruch *m*, -fraktur *f*, Spiralbruch *m*, -fraktur *f*
torus fracture: Wulstbruch *m*
transcervical femoral neck fracture: →*lateral femoral neck fracture*
transcondylar fracture: transkondyläre Fraktur *f*
transcondylar fracture of humerus: transkondyläre Humerusfraktur *f*
transitional fracture: Übergangsfraktur *f*
transverse fracture: Querbruch *m*, -fraktur *f*
transverse facial fracture: LeFort III-Fraktur *f*
transverse maxillary fracture: Guérin-Fraktur *f*, LeFort I-Fraktur *f*
transverse fracture of the petrous bone: Felsenbeinquerfraktur *f*
transverse pyramidal fracture: Pyramidenquerfraktur *f*
traumatic fracture: traumatische Fraktur *f*
trimalleolar fracture: trimalleoläre (Knöchel-)Fraktur *f*
T-shaped fracture: T-förmige Fraktur *f*
tuft fracture: Berstungsbruch *m*, -fraktur *f*
two-part fracture of proximal humerus: Neer Typ II-Humerusfraktur *f*, 2-Fragmentfraktur *f*
ulnar fracture: Ellenbruch *m*, Ulnafraktur *f*
fracture of the ulnar styloid: Fraktur des Processus styloideus ulnae
undisplaced fracture: nicht-dislozierte Fraktur *f*
unicondylar fracture: monokondyläre Fraktur *f*
unicondylar femoral fracture: monokondyläre Oberschenkel-/Femurfraktur *f*
unicondylar fracture of the femur: monokondyläre Femurfraktur *f*
unicondylar fracture of humerus: monokondyläre Humerusfraktur *f*
unstable fracture: instabile Fraktur *f*
vertebral fracture: Wirbelkörperfraktur *f*
vertebral arch fracture: Wirbelbogenfraktur *f*
vertical tooth fracture: Kronen-Wurzelfraktur *f*, vertikale Zahnfraktur *f*, Kronenlängsfraktur *f*
Vidal I fracture: Vidal I-Fraktur *f*
Vidal II fracture: Vidal II-Fraktur *f*
Vidal III fracture: Vidal III-Fraktur *f*
V-shaped fracture: Flötenschnabelbruch *m*
wedge compression fracture: (*Wirbelkörper*) Stauchungsbruch *m* mit Keilbildung
willow fracture: Grünholzbruch *m*, -fraktur *f*
Winterstein's fracture: Winterstein-Fraktur *f*
fracture with loss of bone substance: Defektfraktur *f*
wrist fracture: Handgelenksbruch *m*, -fraktur *f*
Y-shaped fracture: Y-förmige Fraktur *f*

frac|tured [ˈfræktʃərd] *adj*: gebrochen, frakturiert

fracture-dislocation *noun*: Luxationsfraktur *f*, Verren-

kungsbruch *m*
de Quervain's fracture-dislocation: de Quervain-Luxationsfraktur *f*, Quervain-Luxationsfraktur *f*
Galeazzi's fracture-dislocation: Galeazzi-Luxationsfraktur *f*
mandibular fracture-dislocation: Kiefergelenkluxationsfraktur *f*
Monteggia's fracture-dislocation: Monteggia-Fraktur *f*, Monteggia-Subluxationsfraktur *f*
fraglile ['frædʒəl] *adj*: zerbrechlich, brüchig, gebrechlich, fragil
fraglilelness ['frædʒəlnəs] *noun*: →*fragility*
fralgillitas [frə'dʒɪlətæs] *noun*: →*fragility*
fralgillity [frə'dʒɪləti:] *noun*: Zerbrechlichkeit *f*, Brüchigkeit *f*, Sprödigkeit *f*, Fragilität *f*
fragility of blood: Erythrozytenresistenz *f*
bone fragility: Knochenbrüchigkeit *f*
capillary fragility: Kapillarfragilität *f*
erythrocyte fragility: Erythrozytenresistenz *f*
hereditary fragility of bone: Osteogenesis imperfecta, Osteopsathyrosis *f*
mechanical erythrocyte fragility: mechanische Erythrozytenresistenz *f*
osmotic fragility: osmotische Erythrozytenresistenz *f*
osmotic erythrocyte fragility: osmotische Erythrozytenresistenz *f*
fralgillolcyte [frə'dʒɪləsaɪt] *noun*: Fragilozyt *m*
fralgillolcyltolsis [frə,dʒɪləsaɪ'təʊsɪs] *noun*: Fragilozytose *f*
fraglment ['frægmənt]: I *noun* Fragment *nt*, Bruchstück *nt*, -teil *m* II *vi* (zer-)brechen, in Stücke brechen
antigen-binding fragment: →*Fab fragment*
bone fragment: Knochenfragment *nt*
crystallizable fragment: →*Fc fragment*
Fab fragment: antigenbindendes Fragment *nt*, Fab-Fragment *nt*
F(ab')$_2$ fragment: F(ab')$_2$-Fragment *nt*
Fc fragment: kristallisierbares Fragment *nt*, Fc-Fragment *nt*
Fd fragment: Fd-Fragment *nt*
fracture fragment: Bruchstück *nt*, -fragment *nt*; Knochenfragment *nt*
Okazaki fragments: Okazaki-Fragmente *pl*, -Stückchen *pl*
restriction fragment: Restriktionsfragment *nt*
fraglmenltal [fræg'məntl] *adj*: →*fragmentary*
fraglmenltarly ['frægmənteri:] *adj*: fragmentär
fraglmenltaltion [,frægmən'teɪʃn] *noun*: **1.** Zersplitterung *f*, Zerkleinerung *f*, Zertrümmerung *f*, Zerfall *m*, Fragmentierung *f*, Fragmentation *f* **2.** (*biolog.*) Fortpflanzung *f* durch Abknospung, Fragmentation *f* **3.** (*biochem.*) Fragmentation *f*, Fragmentierung *f*
nuclear fragmentation: Kernlappung *f*, Kernsegmentierung *f*
fraise [freɪz]: I *noun* (Bohr-)Fräse *f* II *vt* fräsen
framlbelsia [fræm'bi:ʒə] *noun*: Frambösie *f*, Pian *f*, Parangi *f*, Yaws *f*, Framboesia tropica
framlbelsilform [fræm'bi:zɪfɔ:rm] *adj*: frambösiform
framlbelsilolma [fræm,bi:zɪ'əʊmə] *noun*: Frambösiom *nt*, Muttereffloreszenz *f*, Primärläsion *f*
framlboelsia [fræm'bi:ʒə] *noun*: →*frambesia*
framlboelsilolma [fræm,bi:zɪ'əʊmə] *noun*: →*frambesioma*
frame [freɪm] *noun*: Rahmen *m*, Gestell *nt*; Gerüst *nt*; Gerippe *nt*, Skelett *nt*
denture frame: Prothesengerüst *nt*
implant frame: Implantatgerüst *nt*
implant superstructure frame: Suprastrukturgerüst *nt*
frame of mind: (Gemüts-)Verfassung *f*, Gemütszustand *m*
N-O frame: Nygaard-Otsby-Rahmen *m*, Otsby-Rahmen *m*
Nygaard-Otsby frame: Nygaard-Otsby-Rahmen *m*, Otsby-Rahmen *m*
occluding frame: Artikulator *m*, Gelenksimulator *m*
Otsby frame: Nygaard-Otsby-Rahmen *m*, Otsby-Rahmen *m*
radiolucent frame: strahlendurchlässiger Kofferdamrahmen *m*, radioluzenter Kofferdamrahmen *m*
frame of reference: Bezugs-, Koordinatensystem *nt*
rubber dam frame: Kofferdamrahmen *m*
superstructure frame: Suprastrukturgerüst *nt*
time frame: Zeitgitter *nt*
Wizard frame: Wizard-Rahmen *m*
Young frame: Young-Rahmen *m*
framelwork ['freɪmwɜrk] *noun*: **1.** (*a. techn., histolog.*) (Grund-)Gerüst *nt*, Stützwerk *nt*; Gerippe *nt* **2.** (Stütz-) Gerüst *nt* eines Organs, Stroma *nt*
implant framework: Implantatgerüst *nt*
model cast framework: Modelleinstückguss-Prothese *f*
Franlcilsella [frænsɪ'selə] *noun*: Francisella *f*
Francisella tularensis: Francisella tularensis
franlcilum ['frænsɪəm] *noun*: Francium *nt*
fralterlnal [frə'tɜrnl] *adj*: (*Zwillinge*) dizygot, zweieiig
FRC *Abk.*: **1.** frozen red cells **2.** functional residual capacity
frecklle ['frekl]: I *noun* **1.** Sommersprosse *f*, Ephelide *f* **2.** Fleck *m*, Hautfleck *m*, Fleckchen *nt* II *vt* tüpfeln, sprenkeln
Hutchinson's freckle: prämaligne Melanose *f*, melanotische Präkanzerose *f*, Dubreuilh-Krankheit *f*, -Erkrankung *f*, Dubreuilh-Hutchinson-Krankheit *f*, -Erkrankung *f*, Lentigo maligna, Melanosis circumscripta praeblastomatosa/praecancerosa Dubreuilh
melanotic freckle: →*Hutchinson's freckle*
melanotic freckle of Hutchinson: →*Hutchinson's freckle*
frecklled ['frekləd] *adj*: sommersprossig
frecklly ['frekli:] *adj*: →*freckled*
free [fri:]: I *adj* **1.** frei, befreit (*from, of* von); ohne **free from pain** schmerzfrei **2.** (*chem.*) frei, ungebunden **3.** frei, unabhängig, ungebunden, selbständig **4.** kostenlos, gratis, Frei-, Gratis- **free of charge** gebührenfrei II *vt* befreien (*from* aus, von); (auf-)lösen
freeling [fri:'ɪŋ] *noun*: Lösung *f*; Lyse *f*
freeing of the arms: Armlösung *f*
freeing of the ureter: Ureterolyse *f*
freelway ['fri:weɪ] *noun*: Interokklusalabstand *m*, interokklusaler Raum *m*, Interokklusalspalt *m*, Freeway space *m*
freeze [fri:z]: (*v* **froze; frozen**) I *n* (Ge-)Frieren *nt*; Frost *m*, Kälte *f* II *vt* gefrieren; einfrieren, tiefkühlen (*medizin.*) vereisen III *vi* **1.** frieren; gefrieren, zu Eis werden; hart *oder* fest werden, erstarren **2.** fest-, anfrieren (*to* an); haften (*to* an) **3.** (*Lächeln*) erstarren, eisig werden; (*Blut*) gerinnen, gefrieren
freeze-cleaving *noun*: →*freeze-etching*
freeze-dry *vt*: gefriertrocknen
freeze-dryer *noun*: Gefriertrockner *m*
freeze-drying *noun*: Gefriertrocknung *f*, lyophile Trocknung *f*, Lyophilisation *f*
freeze-etching *noun*: Gefrierätzung *f*, Gefrierätzmethode *f*
freezler ['fri:zər] *noun*: Gefrierschrank *m*, Gefriertruhe *f*, Tiefkühlschrank *m*, Tiefkühltruhe *f*
deep freezer: Tiefkühlgerät *nt*, Gefriergerät *nt*

freez|ing ['fri:zɪŋ]: I *noun* **1.** Einfrieren *nt* **2.** Vereisung *f* **3.** Erstarrung *f* **4.** Erfrierung *f*, Kongelation *f*, Congelatio *f* **5.** Gefrieren *nt*, Gerinnen *nt*, Erstarren *nt* II *adj* eiskalt; Gefrier-, Kälte-
quick freezing: Tiefkühl-, Gefrierverfahren *nt*

frem|i|tus ['fremɪtəs] *noun*: tastbares *oder* hörbares Vibrieren *nt*, Vibration *f*, Schwirren *nt*, Fremitus *m*
bronchial fremitus: Bronchialfremitus *m*, Fremitus bronchialis
hydatid fremitus: Hydatidenschwirren *nt*
pectoral fremitus: Stimmfremitus *m*, Fremitus pectoralis
pericardial fremitus: Perikardreiben *nt*
pleural fremitus: Pleuralfremitus *m*
rhonchal fremitus: Bronchialfremitus *m*, Fremitus bronchialis
vocal fremitus: Stimmfremitus *m*, Fremitus pectoralis

French [frentʃ] *noun*: French *nt*, Charrière *nt*

fre|nec|to|my [frɪ'nektəmi:] *noun*: Frenektomie *f*, Frenulektomie *f*

fre|no|plas|ty [,fri:nə'plæsti:] *noun*: Zungenbändchenplastik *f*, Frenoplastik *f*, Frenuloplastik *f*

fre|not|o|my [frɪ'nɑtəmi:] *noun*: **1.** Frenulumdurchtrennung *f*, Frenulotomie *f*, Frenotomie *f* **2.** →*lingual frenotomy*
lingual frenotomy: Zungenbändchendurchtrennung *f*, Frenulotomie *f*, Frenotomie *f*, Ankylotomie *f*

fren|u|lum ['frenjələm] *noun, plural* **-la** [-lə]: Bändchen *nt*, Frenulum *nt*
frenulum of clitoris: Klitorisbändchen *nt*, Frenulum clitoridis
frenulum of cranial medullary velum: Frenulum veli medullaris superioris
frenulum of ileocaecal valve: (*brit.*) →*frenulum of ileocecal valve*
frenulum of ileocecal valve: Bändchen *nt* der Bauhin-Klappe, Frenulum ostii ilealis
inferior labial frenulum: →*frenulum of lower lip*
frenulum of inferior lip: →*frenulum of lower lip*
labial frenulum: Lippenbändchen *nt*, Frenulum labii
lingual frenulum: Zungenbändchen *nt*, Frenulum linguae
frenulum of lower lip: unteres Lippenbändchen *nt*, Unterlippenbändchen *nt*, Frenulum labii inferioris
frenulum of Morgagni: →*Morgagni's frenum*
frenulum of prepuce (of penis): Vorhautbändchen *nt*, Frenulum preputii
frenulum of pudendal labia: Frenulum labiorum pudendi
frenulum of rostral medullary velum: →*frenulum of cranial medullary velum*
short frenulum: verkürztes Frenulum *nt*
superior labial frenulum: →*frenulum of upper lip*
frenulum of superior lip: →*frenulum of upper lip*
frenulum of superior medullary velum: →*frenulum of cranial medullary velum*
frenulum of tongue: Zungenbändchen *nt*, Frenulum linguae
frenulum of upper lip: oberes Lippenbändchen *nt*, Oberlippenbändchen *nt*, Frenulum labii superioris

fre|num ['fri:nəm] *noun, plural* **-na** [-nə]: (*Schleimhaut*) Band *nt*, Falte *f*, Frenum *nt*
buccal frenum: Wangenbändchen *nt*, Frenulum buccale
frenum of labia: Frenulum labiorum pudendi
labial frenum: →*labial frenulum*
lingual frenum: Zungenbändchen *nt*, Frenulum linguae
Morgagni's frenum: Bändchen *nt* der Bauhin-Klappe, Frenulum valvae ilealis
frenum of tongue: Zungenbändchen *nt*, Frenulum linguae

fren|zy ['frenzi:]: I *noun* Ekstase *f*, Verzückung *f*; Besessenheit *f*, Manie *f* II *vt* rasend machen, zur Raserei bringen

fre|quen|cy ['fri:kwənsi:] *noun*: **1.** Frequenz *f* **2.** Häufigkeit *f*
beat frequency: Schlagfrequenz *f*
best frequency: Bestfrequenz *f*
characteristic frequency: charakteristische Frequenz *f*
critical flicker frequency: Flimmerfusionsfrequenz *f*, kritische Flimmerfrequenz *f*
flicker-fusion frequency: Flimmerfusionsfrequenz *f*, kritische Flimmerfrequenz *f*
fundamental frequency: Grundfrequenz *f*
fusion frequency: Fusionsfrequenz *f*
gene frequency: Genhäufigkeit *f*, -frequenz *f*
high frequency: Hochfrequenz *f*
high frequency of recombination: high-frequency of recombination *nt*
low frequency: Niederfrequenz *f*
natural frequency: Eigenfrequenz *f*
nominal frequency: Sollfrequenz *f*
oscillation frequency: Oszillationsfrequenz *f*
resonance frequency: Resonanzfrequenz *f*
respiratory frequency: Atemfrequenz *f*
sound frequency: Schallfrequenz *f*
stimulus frequency: Reizfrequenz *f*

frequency-selective *adj*: frequenzselektiv

fre|quent ['fri:kwənt] *adj*: häufig (vorkommend), oft wiederkehrend, frequent; regelmäßig

fresh|wa|ter ['freʃwɔ:tər] *noun*: Süßwasser *nt*

fress|re|flex ['fresrɪfleks] *noun*: Fressreflex *m*

FRF *Abk.*: **1.** follicle-stimulating hormone releasing factor **2.** functional renal failure

FRH *Abk.*: **1.** follicle-stimulating hormone releasing hormone **2.** follitropin-releasing hormone

fri|a|bil|i|ty [fraɪə'bɪləti:] *noun*: Zerreibbarkeit *f*; Bröckligkeit *f*; (leichte) Zerreißbarkeit *f*

fri|a|ble ['fraɪəbl] *adj*: (leicht) zerreißbar; bröck(e)lig, krümelig, mürbe

fri|a|ble|ness ['fraɪəblnəs] *noun*: →*friability*

fric|a|tive ['frɪkətɪv]: I *noun* Reibe-, Frikativlaut *m*, Frikativ *m* II *adj* reibend, frikativ, Reibe-

fric|tion ['frɪkʃn] *noun*: **1.** (*physik.*) Reibung *f*, Friktion *f* **2.** Ab-, Einreibung *f*, Frottieren *nt*
skin friction: Oberflächenreibung *f*
static friction: Haftreibung *f*

fric|tion|al ['frɪkʃnəl, -ʃənl] *adj*: Reibung betreffend, Reibungs-, Friktions-

fric|tion|less ['frɪkʃnləs] *adj*: reibungsfrei, -arm

friend [frend] *noun*: Freund *m*, gut folgendes Mittel *nt*

frig|id ['frɪdʒɪd] *adj*: **1.** kalt, frostig, eisig, kühl **2.** (*psychiat.*) gefühlskalt; frigid, frigide

fri|gid|i|ty [frɪ'dʒɪdəti:] *noun*: **1.** Kälte *f*, Kühle *f*, Frostigkeit *f*, Frigidität *f* **2.** (*psychiat.*) Gefühlskälte *f*, Frigidität *f*

frig|id|ness ['frɪdʒɪdnəs] *noun*: →*frigidity*

frig|o|la|bile [,frɪgəʊ'leɪbəl, -baɪl] *adj*: kältelabil, -instabil

frig|o|rif|ic [,frɪgəʊ'rɪfɪk] *adj*: kälteerzeugend

frig|o|sta|bile [,frɪgəʊ'steɪbl] *adj*: →*frigostable*

frig|o|sta|ble [,frɪgəʊ'steɪbl] *adj*: kältestabil, -beständig

frig|o|ther|a|py [,frɪgə'θerəpi:] *noun*: Kryotherapie *f*

fringe [frɪndʒ] *noun*: **1.** Franse *f* **2.** Rand *m*, Saum *m*, Einfassung *f*, Umrandung *f*
Richard's fringes: Eileiterfransen *pl*, Fimbriae tubae
synovial fringes: Synovialzotten *pl*, Villi synoviales
frit [frɪt]: I *noun* Frittporzellanmasse *f*, Weichporzellanmasse *f*, Knochenporzellanmasse *f* II *vt* fritten, schmelzen
frog [frɑg, frɔg] *noun*: Frosch *m*
Columbian arrow poison frog: Pfeilgiftfrosch *m*
frons [frɑnz] *noun*: Frons *f*
front [frʌnt]: I *noun* **1.** Vorder-, Stirnseite *f*, Front *f* **at the front** vorn, auf der Vorderseite **2.** Vorderteil *nt* **3.** Vordergrund *m* **in front of** vor II *adj* Vorder-, Front-
solvent front: Lösungsmittelfront *f*
fron|tal ['frʌntəl]: I *noun* Stirnbein *nt*, Os frontale **II** *adj* **1.** stirnwärts, -seitig, frontal **2.** Stirn *oder* Stirnbein/Os frontale betreffend, Stirn-, Vorder-
fronto- *präf.*: Stirn(bein)-, Fronto-
fron|to|max|il|lar|y [ˌfrʌntəʊ'mæksəˌleriː, -mæk'sɪləriː] *adj*: frontomaxillär, frontomaxillar
fron|to|na|sal [ˌfrʌntəʊ'neɪzl] *adj*: frontonasal
fron|to|oc|cip|i|tal [ˌfrʌntəʊɑk'sɪpɪtl] *adj*: frontookzipital, okzipitofrontal
fron|to|pon|tine [ˌfrʌntəʊ'pɑntaɪn] *adj*: frontopontin
fron|to|tem|po|ral [ˌfrʌntəʊ'temp(ə)rəl] *adj*: frontotemporal
frost ['frɔst] *noun*: Frost *m*
uraemic frost: (*brit.*) →*uremic frost*
urea frost: urämischer Frost *m*, Ur(h)idrosis crystallina
uremic frost: →*urea frost*
frost|bite ['frɔstbaɪt, 'frɑst-] *noun*: Erfrierung *f*, Kongelation *f*, Congelatio *f*
deep frostbite: →*third degree frostbite*
first degree frostbite: Dermatitis congelationis erythematosa, Erfrierung *f* 1. Grades
second degree frostbite: Dermatitis congelationis bullosa, Erfrierung *f* 2. Grades
third degree frostbite: Dermatitis congelationis escharotica, Kältebrand *m*, Gangraena congelationis, Erfrierung *f* 3. Grades
frot|tage [frɔ'tɑːʒ] *noun*: **1.** Frottieren *nt*, Abreiben *nt* **2.** (*psychiat.*) Frottage *f*
frot|teur [frɔ'tɜr; -'tœːr] *noun*: Frotteur *m*
fro|zen ['frəʊzən] *adj*: (ein-, zu-)gefroren, erfroren, Gefrier-
FRP *Abk.*: functional refractory period
FRP-AVN *Abk.*: functional refractory period of the AV-node
FRP-HPS *Abk.*: functional refractory period of the His-Purkinje system
FRP-RA *Abk.*: functional refractory period of right atrium
FRP-V *Abk.*: functional refractory period of the ventricle
FRS *Abk.*: **1.** ferredoxin-reducing substance **2.** first rank symptoms **3.** frusemide **4.** furosemide
FRT *Abk.*: full recovery time
Fru *Abk.*: fructose
fruc *Abk.*: fructose
fruc|tan ['frʌktæn] *noun*: Fructan *nt*, Levan *nt*
fruc|to|fu|ra|nose [ˌfrʌktə'fjʊrənəʊz] *noun*: Fructofuranose *f*, Fruktofuranose *f*
β-fruc|to|fur|a|no|sid|ase [ˌfrʌktəˌfjʊrənəʊ'saɪdeɪz] *noun*: Saccharase *f*, β-Fructofuranosidase *f*, Invertase *f*
fruc|to|ki|nase [ˌfrʌktə'kaɪneɪz, -'kɪn-] *noun*: Frukto-, Fructokinase *f*
fruc|to|py|ra|nose [ˌfrʌktə'paɪrənəʊz] *noun*: →*fructose*
fruc|to|sae|mi|a [ˌfrʌktəʊs'iːmiːə] *noun*: (*brit.*) →*fructosemia*
fruc|to|sa|mine [ˌfrʌktə'sæmɪn] *noun*: Fructosamin *nt*
fruc|to|san ['frʌktəsæn] *noun*: Fruktosan *nt*, Fructosan *nt*, Levulan *nt*
fruc|tose ['frʌktəʊs] *noun*: Fruchtzucker *m*, Fruktose *f*, Fructose *f*, Laevulose *f*
fructose-1,6-bisphosphatase *noun*: Fructose-1,6-diphosphatase *f*, Hexosediphosphatase *f*
fructose-2,6-bisphosphatase *noun*: Fructose-2,6-diphosphatase *f*
fructose-1,6-bisphosphate *noun*: Fructose-1,6-diphosphat *nt*, Harden-Young-Ester *m*
fructose-2,6-bisphosphate *noun*: Fructose-2,6-diphosphat *nt*
fructose-1,6-diphosphatase *noun*: Fructose-1,6-diphosphatase *f*, Hexosediphosphatase *f*
fructose-2,6-diphosphatase *noun*: Fructose-2,6-diphosphatase *f*
fructose-1,6-diphosphate *noun*: Fructose-1,6-diphosphat *nt*, Harden-Young-Ester *m*
fructose-2,6-diphosphate *noun*: Fructose-2,6-diphosphat *nt*
fruc|to|se|mi|a [ˌfrʌktəʊs'iːmiːə] *noun*: Fruktosämie *f*
fruc|to|sid|ase [ˌfrʌktə'saɪdeɪz] *noun*: →*β-fructofuranosidase*
fruc|to|su|ri|a [ˌfrʌktə's(j)ʊəriːə] *noun*: Fruktosurie *f*
fruc|to|syl|trans|fer|ase [ˌfrʌktəsɪl'trænsfəreɪz] *noun*: Fructosyltransferase *f*
fruit [fruːt] *noun*: Frucht *f*, Fructus *m*
Bishop's weed fruit: Doppelachänen *pl*, Khellafrüchte *pl*, Ammeos visnagae fructus
chaste tree fruit: Agni casti fructus
khella fruit: Fructus Ammi visnagae
whortleberry fruit: Myrtilli fructus, Heidelbeeren *pl*
fruit|ar|i|an [fruː'teərɪən]: I *noun* Rohköstler(in *f*) *m* **II** *adj* Obst-, Frucht-
fruit-body *noun*: Fruchtkörper *m*
fruit|y ['fruːtiː] *adj*: (*Geruch, Geschmack*) frucht-, obstartig; Obst-, Frucht-
frus|e|mide ['fruːsɪmaɪd] *noun*: Furosemid *nt*
FRV *Abk.*: functional residual volume
FS *Abk.*: frozen section
FSA *Abk.*: fetal sulfoglycoprotein antigen
FSD *Abk.*: focus-skin distance
FSF *Abk.*: fibrin-stabilizing factor
FSG *Abk.*: functional scintigram
FSGS *Abk.*: focal segmental glomerulosclerosis
FSH *Abk.*: follicle-stimulating hormone
FSH-RF *Abk.*: **1.** follicle stimulating hormone releasing factor **2.** FSH releasing factor
FSH-RH *Abk.*: **1.** follicle-stimulating hormone-releasing hormone **2.** FSH releasing hormone
FSP *Abk.*: **1.** fibrinogen split product **2.** fibrinolytic split products
FSS *Abk.*: fibrous subaortic stenosis
FSt *Abk.*: free sterol
FT *Abk.*: **1.** Fallot's tetralogy **2.** fluorescent antiglobulin test **3.** formol toxoid **4.** Fourier transformation **5.** free thyroxine
F_3T *Abk.*: 5-trifluoromethyluracil
FTA *Abk.*: **1.** fluorescent treponemal antibody **2.** fluorescent treponemal antibody test
FTA-ABS *Abk.*: fluorescent treponemal antibody absorption test
F_3TDR *Abk.*: trifluorothymidine deoxyriboside
FTE *Abk.*: free thyroxine equivalent
FTI *Abk.*: free thyroxine index
FTLV *Abk.*: feline T-lymphotropic lentivirus
FTM *Abk.*: fractional test meal

F

6-FTP *Abk.*: 6-fluorotryptophane
FTT *Abk.*: **1.** fluorescent talcum test **2.** fructose tolerance test
FU *Abk.*: **1.** 5-fluorouracil **2.** follow-up **3.** fractional urinalysis
5-FU *Abk.*: 5-fluorouracil
FUB *Abk.*: functional uterine bleeding
FUC *Abk.*: fucose
fuch|sin ['f(j)u:ksɪn] *noun*: Fuchsin *nt*, Rosanilin *nt*
fuch|sin|o|phil [f(j)u:k'sɪnəfɪl]: I *noun* fuchsinophile Zelle *oder* Struktur *f* II *adj* mit Fuchsin färbend, fuchsinophil
fuch|sin|o|phil|i|a [ˌf(j)u:ksɪnə'fɪlɪə] *noun*: Fuchsinophilie *f*
fuch|sin|o|phil|ic [ˌf(j)u:ksɪnə'fɪlɪk] *adj*: mit Fuchsin färbend, fuchsinophil
fuch|si|noph|il|ous [ˌfju:ksə'nɑfɪləs] *adj*: →*fuchsinophil II*
fu|cose ['fju:kəʊs] *noun*: Fucose *f*
α-L-fu|co|si|dase [fju:'kaʊsɪdeɪz] *noun*: α-L-Fucosidase *f*
fu|co|si|do|sis [ˌfju:kəsaɪ'dəʊsɪs] *noun*: Fucosidose (-Syndrom *nt*) *f*
FUDR *Abk.*: fluorodeoxyuridine
5-FUdR *Abk.*: 5-fluorodeoxyuridine
fu|el ['fjʊəl] *noun*: Brennstoff *m*
cellular fuel: Zellbrennstoff *m*
fu|gac|i|ty [fju:'gæsəti:] *noun*: Flüchtigkeit *f*, Fugazität *f*
fu|gi|tive ['fju:dʒətɪv] *adj*: flüchtig, vergänglich, kurzlebig, vorübergehend; unbeständig, unecht
fu|gu|ism ['fju:gəwɪzəm] *noun*: →*fuguismus*
fu|gu|is|mus [fju:gə'wɪzməs] *noun*: Tetrodotoxinvergiftung *f*, Tetrodotoxismus *m*
fu|gu|tox|in [fju:gə'tɑksɪn] *noun*: Tetrodotoxin *nt*
ful|crum ['fʊlkrəm, 'fʌl-] *noun, plura* **-crums, -cra** [-krə]: Drehpunkt *m*, Hebelpunkt *m*, Gelenkpunkt *m*, Stützpunkt *m*
fulcrum of tooth: Zahndrehachse *f*
ful|gu|rant ['fʌlgjərənt] *adj*: (auf-)blitzend, blitzartig
ful|gu|rate ['fʌlgjəreɪt] *vt*: **1.** (auf-)blitzen **2.** durch Blitzeinschlag *oder* Funkenschlag zerstören
ful|gu|ra|tion [ˌfʌlgjə'reɪʃn] *noun*: Elektrodesikkation *f*, Fulguration *f*
ful|lig|i|nous [fju:'lɪdʒənəs] *adj*: rußig, (ruß-)schwarz, Ruß-
full [fʊl]: I *noun* (das) Ganze **in full** vollständig, ganz II *adj* **1.** voll, angefüllt (mit) **2.** (*Gesicht*) voll, rund; (*Figur*) vollschlank; (*Stimme*) voll, kräftig **3.** voll, ganz; vollständig, ausführlich, genau
full|ness ['fʊlnəs] *noun*: **1.** Fülle *f*, Überfülle *f* **2.** Körperfülle *f* **3.** Völle(gefühl *nt*) *f*
epigastric fullness: epigastrisches Völlegefühl *nt*, Völlegefühl *nt* im Oberbauch
full-term *adj*: (*Geburt*) termingerecht
ful|mi|nant ['fʌlmɪnənt] *adj*: plötzlich *oder* schlagartig (auftretend), foudroyant, fulminant
ful|mi|nate ['fʌlmɪneɪt] *vi*: plötzlich auftreten *oder* ausbrechen
ful|mi|nat|ing ['fʌlmɪneɪtɪŋ] *adj*: plötzlich *oder* schlagartig (auftretend), foudroyant, fulminant; (*Verlauf, Reaktion*) extrem akut, hyperakut, perakut
FUM *Abk.*: fumarate hydratase
fu|ma|rase ['fju:məreɪz] *noun*: Fumarase *f*
fu|ma|rate ['fju:məreɪt] *noun*: Fumarat *nt*
fu|ma|ryl|a|ce|to|ac|e|tase [ˌfju:mərɪlə,si:tə'æsɪteɪz] *noun*: Fumarylacetoacetase *f*
4-fu|ma|ryl|a|ce|to|ac|e|tate [ˌfju:mərɪlə,si:tə'æsɪteɪt] *noun*: 4-Fumarylacetoacetat *nt*, 4-Fumarylazetoazetat *nt*
fume [fju:m]: I *noun* Dampf *m*, Dunst *m*, Rauch *m*, Nebel *m* II *vt* **1.** (*Dämpfe*) von sich geben, ausstoßen **2.** räuchern, beizen; (aus-)räuchern III *vi* rauchen, dampfen
exhaust fumes: Abgase *pl*
fu|mi|gant ['fju:mɪgənt] *noun*: Ausräucherungsmittel *nt*
fu|mi|gate ['fju:mɪgeɪt] *vt*: ausräuchern
fu|mi|ga|tion [fju:mɪ'geɪʃn] *noun*: (Aus-)Räucherung *f*, Fumigation *f*
fu|mi|to|ry ['fjʊmɪˌtɔ:ri:] *noun*: Erdrauch *m*, Fumaria officinalis
func|tio ['fʌŋkʃɪəʊ] *noun*: →*function 1.*
functio laesa: Functio laesa
func|tion ['fʌŋkʃn]: I *noun* **1.** (*physiolog.*) Funktion *f*, Tätigkeit *f*, Wirksamkeit *f* **2.** (*Person*) Pflicht *f*, Aufgabe *f*, Amt *nt*; (*mathemat.*) Funktion *f* II *vi* fungieren *oder* tätig sein (*as* als); dienen (*as* als); (*physiolog.*) funktionieren, arbeiten
abnormal function: Dysfunktion *f*
Bateman function: Bateman-Funktion *f*
bodily function: Körperfunktion *f*
brain stem function: Hirnstamm-, Stammhirnfunktion *f*
cerebral function: (Ge-)Hirnfunktion *f*
circular function: Kreisfunktion *f*
defensive function: Abwehrtätigkeit *f*, -funktion *f*
distribution function: Verteilungsfunktion *f*
exponential function: Exponenzialfunktion *f*
gamma function: Gammafunktion *f*
gene function: Genfunktion *f*
impaired kidney function: eingeschränkte Nierenfunktion *f*
inadequate testicular function: Hodeninsuffizienz *f*
kidney function: Nierenfunktion *f*
liver function: Leberfunktion *f*
potential function: Potenzialfunktion *f*
power function: Potenzfunktion *f*
pressure reservoir function: Windkesselfunktion *f*
renal function: Nierenfunktion *f*
Stevens' power function: Stevens-Potenzfunktion *f*
sudomotor function: Sudomotorik *f*
time-activity function: Zeit/Aktivitätskurve *f*
tubal function: (*Ohr*) Tubenfunktion *f*
vasomotor function: Vasomotorik *f*
vital function: lebenswichtige Organfunktion *f*, Vitalfunktion *f*
windkessel function: Windkesselfunktion *f*
func|tion|al ['fʌŋkʃnəl] *adj*: funktionell, Funktions-
func|ti|o|nal|is [ˌfʌŋkʃɪəʊ'neɪlɪs] *noun*: Funktionalis *f*, Lamina/Pars functionalis, Stratum functionale endometrii
fun|dal ['fʌndl] *adj*: Fundus betreffend, Fundus-, Fundo-
fun|da|ment ['fʌndəmənt] *noun*: **1.** Fundament *nt*, Grundlage *f* **2.** Gesäß *nt* **3.** Anus *m*, After *m*
fun|da|men|tal [ˌfʌndə'mentəl]: I *noun* **1.** Fundament *nt*, Gundlage *f* (*physik.*) Basis-, Fundamentaleinheit *f* II *adj* fundamental, grundlegend, wesentlich (*to* für); grundsätzlich, elementar, Grund(lagen)-, Fundamental-
fun|dec|to|my [fʌn'dektəmi:] *noun*: Fundusresektion *f*, Fundektomie *f*
fun|dic ['fʌndɪk] *adj*: →*fundal*
fun|di|form ['fʌndəfɔ:rm] *adj*: schleifen-, schlingenförmig, -artig
fun|do|pex|y ['fʌndəpeksi:] *noun*: Fundopexie *f*
fun|do|plas|ty [ˌfʌndə'plæsti:] *noun*: Fundoplastik *f*
fun|do|pli|ca|tion [ˌfʌndəplɪ'keɪʃn] *noun*: Fundoplicatio *f*
Nissen fundoplication: Fundoplikation *f* nach Nissen,

Fundoplicatio *f*
Nissen total fundoplication: →*Nissen fundoplication*
partial fundoplication: (*Magen*) partielle Fundoplikation *f*
fun|dus ['fʌndəs] *noun, plural* **-di** [-daɪ]: **1.** (Hinter-) Grund *m*, Boden *m*, Bodenteil *nt*, Fundus *m* **2.** →*fundus of eye* **3.** →*fundus of stomach*
albinotic fundus: albinotischer Fundus *m*, Fundus albinoticus
fundus arteriosclerοticus: Fundus arterioscleroticus
fundus of bladder: 1. Blasengrund, Fundus vesicae **2.** Blasenspitze *f*, Apex vesicae
fundus of eye: Augenhintergrund *m*, Fundus *m*, Fundus oculi
fundus flavimaculatus: Fundus flavimaculatus, Morbus *m* Stargardt, Stargardt-Krankheit *f*, juvenile Makuladegeneration *f*
fundus of gallbladder: Gallenblasenkuppel *f*, Fundus vesicae felleae/biliaris
gastric fundus: Magenfundus *m*, Fundus gastricus
fundus hypertonicus: Fundus hypertonicus, Retinopathia hypertonica
fundus of internal acoustic meatus: Boden *m* des inneren Gehörganges, Fundus meatus acustici interni
leopard fundus: Fundus tabulatus
pepper and salt fundus: Pfeffer- und Salzfundus *m*
salt and pepper fundus: Pfeffer- und Salzfundus *m*
fundus of stomach: Magenfundus *m*, Fundus gastricus
tessellated fundus: Fundus tabulatus
tigroid fundus: Fundus tabulatus
fundus of urinary bladder: 1. Blasengrund *m*, Fundus vesicae **2.** Blasenspitze *f*, Apex vesicae
fundus of uterus: Gebärmutter-, Uterusfundus *m*, Fundus uteri
fundus of vagina: Scheidengewölbe *nt*, Fornix vaginae
fun|du|scope ['fʌndəskəʊp] *noun*: Funduskop *nt*, Ophthalmoskop *nt*, Augenspiegel *m*
fun|dus|co|py [fʌn'dɑskəpiː] *noun*: Augenspiegeln *nt*, Augenspiegelung *f*, Funduskopie *f*, Ophthalmoskopie *f*
fun|du|sec|to|my [ˌfʌndə'sektəmiː] *noun*: Fundusresektion *f*, Fundektomie *f*
fun|gae|mi|a [fʌŋ'giːmiːə] *noun*: (*brit.*) →*fungemia*
fun|gal ['fʌŋgəl] *adj*: Pilz/Fungus betreffend, fungal, Pilz-, Fungus-
fun|gate ['fʌŋgeɪt] *vi*: pilzartig *oder* schwammartig wachsen
fun|ge|mi|a [fʌŋ'giːmiːə] *noun*: Pilzsepsis *f*, Fungämie *f*, Mykämie *f*
Fun|gi ['fʌŋdʒaɪ] *plural*: Pilze *pl*, Fungi *pl*, Myzeten *pl*, Mycetes *pl*, Mycophyta *pl*, Mycota *pl*
fun|gi|cid|al [ˌfʌndʒɪ'saɪdl] *adj*: Pilze abtötend, fungizid, fungitoxisch
fun|gi|cide ['fʌndʒɪsaɪd] *noun*: fungizides Mittel *nt*, Fungizid *nt*
fun|gi|ci|din [ˌfʌndʒɪ'saɪdɪn] *noun*: Nystatin *nt*
fun|gi|form ['fʌndʒɪfɔːrm] *adj*: pilzartig, pilzförmig, fungiform
fun|gi|sta|sis [ˌfʌndʒɪ'steɪsɪs] *noun*: Fungistase *f*
fun|gi|stat ['fʌndʒɪstæt] *noun*: fungistatisches Mittel *nt*, Fungistatikum *nt*
fun|gi|stat|ic [fʌndʒɪ'stætɪk] *adj*: das Pilzwachstum hemmend, fungistatisch
fun|gi|tox|ic [fʌndʒɪ'tɑksɪk] *adj*: pilztoxisch, fungitoxisch
fun|gi|tox|ic|i|ty [ˌfʌndʒɪtɑk'sɪsətiː] *noun*: Toxizität *f* für Pilze/Fungi
fun|goid ['fʌŋgɔɪd] *adj*: fungoid, fungös
fun|gos|i|ty [fʌŋ'gɑsətiː] *noun*: pilzartiges/fungoides Wachstum *nt*, Fungosität *f*
fun|gous ['fʌŋgəs] *adj*: pilzartig, schwammartig, fungoid, fungös
fun|gus ['fʌŋgəs] *noun, plural* **-gi** ['fʌŋdʒaɪ]: **1.** →*Fungi* **2.** (*patholog.*) pilzartige/schwammartige Geschwulst *f*, schwammartiges Gebilde *nt*
algal fungi: Algenpilze *pl*, niedere Pilze *pl*, Phykomyzeten *pl*, Phykomyzetes *pl*
club fungi: Ständerpilze *pl*, Basidiomyzeten *pl*, -mycetes *pl*
cutaneous fungi: Dermatophyten *pl*, Hautpilze *pl*
dematiaceous fungi: Schwärzepilze *pl*, Dematiazeen *pl*, Phaeohyphomyzeten *pl*
dimorphic fungi: dimorphe Pilze *pl*
fission fungi: Spaltpilze *pl*, Schizomyzeten *pl*, Schizomycetes *pl*
hair fungi: Haarpilze *pl*, ektotricher Haarbefall *m*, endotricher Haarbefall *m*
heterothallic fungi: heterothallische Pilze *pl*
homothallic fungi: homothallische Pilze *pl*
hyphal fungi: Fadenpilze *pl*, Hyphomyzeten *pl*
imperfect fungi: unvollständige Pilze *pl*, Fungi imperfecti, Deuteromyzeten *pl*, Deuteromycetes *pl*, Deuteromycotina *pl*
keratinophilic fungi: keratinophile Pilze *pl*
mold fungi: Schimmelpilze *pl*
mycelial fungi: Fadenpilze *pl*, Hyphomyzeten *pl*, Hyphomycetes *pl*
panther fungus: Pantherpilz *m*, Amanita pantherina
perfect fungi: perfekte Pilze *pl*, Fungi perfecti
proper fungi: echte Pilze *pl*, Eumyzeten *pl*, Eumycetes *pl*, Eumycophyta *pl*
ray fungi: Strahlenpilze *pl*
sac fungi: Schlauchpilze *pl*, Askomyzeten *pl*, Ascomycetes *pl*, Ascomycotina *pl*
slime fungi: Schleimpilze *pl*, Myxomyzeten *pl*
fungus testis benignus: Fungus testis benignus
fungus testis malignus: Fungus testis malignus
thrush fungus: Candida albicans
true fungi: echte Pilze *pl*, Eumyzeten *pl*, Eumycetes *pl*, Eumycophyta *pl*
umbilical fungus: Fungus umbilicalis
yeast fungus: Hefepilz *m*, Sprosspilz *m*, Blastomyzet *m*
yeast-like fungus: →*yeast fungus*
fu|nic ['fjuːnɪk] *adj*: **1.** →*funicular* **2.** Nabelschnur betreffend, Nabelschnur-
fu|ni|cle ['fjuːnɪkl] *noun*: →*funiculus*
fu|nic|u|lar [fjuː'nɪkjələr, fə-] *adj*: bandartig, strangartig, funikulär
fu|nic|u|lit|ic [fjuːˌnɪkjə'lɪtɪk] *adj*: Funikulitis betreffend, funikulitisch
fu|nic|u|li|tis [fjuːˌnɪkjə'laɪtɪs] *noun*: Samenstrangentzündung *f*, Funikulitis *f*
fu|nic|u|lo|ep|i|did|y|mi|tis [fjuːˌnɪkjələʊˌepɪˌdɪdə'maɪtɪs] *noun*: Entzündung *f* von Samenstrang/Funiculus spermaticus und Nebenhoden/Epididymis, Funikuloepididymitis *f*
fu|nic|u|lo|pex|y [fjuːˌnɪkjələʊpeksiː] *noun*: Funikulopexie *f*
fu|nic|u|lus [fjuː'nɪkjələs, fə-] *noun, plural* **-li** [-laɪ]: kleiner (Gewebe-)Strang *m*, strangartiges Gebilde *nt*, Funiculus *m*
anterior funiculus: Vorderstrang *m*, Funiculus anterior medullae spinalis
anterior funiculus of spinal cord: →*anterior funiculus*
anterolateral funiculus: Vorderseitenstrang *m*

F

cuneate funiculus: Burdach-Strang *m*, Fasciculus cuneatus medullae spinalis
dorsal funiculus: Hinterstrang *m*, Funiculus posterior medullae spinalis
dorsal funiculus of spinal cord: →*dorsal funiculus*
hepatic funiculus: Choledochus *m*, Ductus choledochus
hepatic funiculus of Rauber: Leberarterie *f*, Hepatika *f*, Arteria hepatica propria
lateral funiculi: Seitenstränge *pl*
lateral funiculus of medulla oblongata: Seitenstrang *m* des Markhirns, Funiculus lateralis medullae oblongatae
lateral funiculus of spinal cord: Seitenstrang *m* des Rückenmarks, Funiculus lateralis medullae spinalis
posterior funiculus: Hinterstrang *m*, Funiculus posterior medullae spinalis
posterior funiculus of spinal cord: →*posterior funiculus*
separating funiculus: Funiculus separans
funiculi of spinal cord: Markstänge *pl* des Rückenmarks, Funiculi medullae spinalis
ventral funiculus of spinal cord: →*anterior funiculus*

fu|ni|form ['fju:nəfɔ:rm] *adj*: band-, seilartig
fu|nis ['fju:nɪs] *noun*: **1.** (*anatom.*) bandartige/seilartige Struktur *f* **2.** Nabelschnur *f*, Funiculus umbilicalis
fun|nel ['fʌnl] *noun*: Trichter *m*
cava funnel: Kavatrichter *m*
hair funnel: Haartrichter *m*
FUR *Abk.*: fluorouridine
fu|ran ['fjʊəræn] *noun*: Furan *nt*, Furfuran *nt*
fu|rane ['fjʊəreɪn] *noun*: →*furan*
fu|ra|nose ['fjʊərənəʊs] *noun*: Furanose *f*
fur|ca ['fɜrkə] *noun*: **1.** (*anatom.*) Gabelung *f* **2.** (*Zahn*) Wurzelgabelung *f*, Furkation *f*
denuded furca: Furkationsbefall *m*
invaded furca: befallene Furkation *f*
fur|cal ['fɜrkl] *adj*: gabelförmig; gegabelt, gespalten
fur|cate [*adj* 'fɜrkeɪt, -kɪt; *v* 'fɜrkeɪt]: **I** *adj* →*furcal* **II** *vi* sich gabeln *oder* teilen
fur|ca|tion [fər'keɪʃn] *noun*: **1.** (*anatom.*) Gabelung *f* **2.** (*Zahn*) Wurzelgabelung *f*, Furkation *f*
denuded furcation: Furkationsbefall *m*
invaded furcation: befallene Furkation *f*
root furcation: Wurzelgabelung *f*, Furkation *f*
fur|fur ['fɜrfər] *noun, plura* **fur|fur|es** ['fɜrfjə,ri:z]: Hautschuppe *f*
fur|fu|ra|ceous [,fɜrf(j)ə'reɪʃəs] *adj*: kleieförmig (schuppend)
fur|fur|al ['fɜrf(j)əræl] *noun*: →*furfurol*
fur|fur|an ['fɜrf(j)əræn] *noun*: →*furan*
fur|fu|rol ['fɜrf(j)ərɔl] *noun*: Furfural *nt*, Furfurol *nt*
fu|ri|bund ['fjʊərəbənd] *adj*: wütend, rasend, tobsüchtig
fu|ri|ous ['fjʊərɪəs] *adj*: erregt, wütend, zornig, rasend
fur|nace ['fɜrnɪs] *noun*: Brennofen *m*, Schmelzofen *m*
dental furnace: zahnärztlicher Brennofen *m*
inlay furnace: Inlay-Brennofen *m*
muffle furnace: Muffelofen *m*
porcelain furnace: Porzellanbrennofen *m*
vacuum furnace: Vakuumbrennofen *m*
fu|ro|cou|ma|rin [,fjʊrəʊ'kumərɪn] *noun*: Furocumarin *nt*, Furanocumarin *nt*
angular furocoumarins: anguläre Furocumarine *pl*
linear furocoumarins: lineare Furocumarine *pl*
fu|ror ['fjʊərɔ:r, -rər] *noun*: Furor *m*
fur|o|sem|ide [,fjʊərəʊ'semɪd, -maɪd] *noun*: Furosemid *nt*

fur|row ['fɜrəʊ, 'fʌrəʊ] *noun*: **1.** (schmale) Rinne *f*, Furche *f*; (*techn.*) Rille *f* **2.** (*anatom.*) Runzel *f*, Furche *f*; (*biolog.*) Falz *m*
Döhle's furrows: Döhle-Furchen *pl*
gluteal furrow: Gesäßfurche *f*, -falte *f*, Sulcus glutealis
mentolabial furrow: Lippenkinnfurche *f*, Sulcus mentolabialis
scleral furrow: sklerokorneale Furche *f*, Sulcus sclerae
skin furrows: Hautfurchen *pl*, Sulci cutis
fur|rowed ['fɜrəʊd, 'fʌr-] *adj*: gefurcht, zerfurcht, durchfurcht, runz(e)lig, furchig
fur|row|y ['fɜrəwɪ, 'fʌr-] *adj*: →*furrowed*
fu|run|cle ['fjʊərʌŋkl] *noun*: Eiterbeule *f*, Furunkel *m/nt*, Furunculus *m*
labial furuncle: Lippenfurunkel *m/nt*
meatal furuncle: Gehörgangsfurunkel *m/nt*, Ohrfurunkel *m/nt*, Otitis externa circumscripta/furunculosa
nasal furuncle: Nasenfurunkel *m/nt*
fu|run|cu|lar [fjʊə'rʌŋkjələr] *adj*: Furunkel betreffend, furunkulös
fu|run|cu|loid [fjʊə'rʌŋkjəlɔɪd] *adj*: furunkelähnlich, -artig
fu|run|cu|lo|sis [fjʊə,rʌŋkjə'ləʊsɪs] *noun*: Furunkulose *f*, Furunculosis *f*
vulvar furunculosis: Folliculitis vulvae, Furunculosis vulvae
fu|run|cu|lus [fjʊə'rʌŋkjələs] *noun, plura* **-li** [-laɪ]: →*furuncle*
fu|sar|i|o|tox|i|co|sis [fju:,zeərɪəʊtɑksɪ'kəʊsɪs] *noun*: Fusarium-Mykotoxikose *f*
Fu|sar|i|um [fju:'zeəri:əm] *noun*: Fusarium *nt*
fus|cin ['fju:sɪn] *noun*: Fuszin *nt*, Fuscin *nt*
fuse [fju:z]: **I** *noun* (Schmelz-)Sicherung *f* **II** *vt* schmelzen **III** *vi* schmelzen
safety fuse: (Schmelz-)Sicherung *f*
fu|si|bil|i|ty [,fju:zə'bɪləti:] *noun*: Schmelzbarkeit *f*
fu|si|ble ['fju:zɪbl] *adj*: schmelzbar, Schmelz-
fu|si|cel|lu|lar [,fju:zɪ'seljələr] *adj*: →*fusocellular*
fu|si|date ['fju:zɪdeɪt] *noun*: Fusidinat *nt*
fu|si|form ['fju:zəfɔ:rm] *adj*: spindelförmig, fusiform
fu|si|mo|tor [,fju:zɪ'məʊtər] *adj*: fusimotorisch, Fusimoto(r)-
fu|sion ['fju:ʒn] *noun*: Verschmelzung *f*, Vereinigung *f*, Fusion *f*
ankle fusion: Versteifung/Arthrodese *f* des oberen Sprunggelenks
atlanto-occipital fusion: Atlasassimilation *f*
atrioventricular fusion: Vorhofpfropfung *f*
binocular fusion: binokuläre Fusion *f*
cell fusion: Zellverschmelzung *f*, -fusion *f*
centric fusion: zentrische Fusion *f*, Robertson-Translokation *f*
cervical fusion: operative Versteifung *f* der Halswirbelsäule, Halswirbelfusion *f*
Cloward's method for spinal fusion: Cloward-Operation *f*
laser fusion: Laserfusion *f*
nuclear fusion: Kernfusion *f*, -verschmelzung *f*
spinal fusion: operative Wirbelsäulenversteifung *f*, Spondylodese *f*
spine fusion: →*spinal fusion*
tooth fusion: Zahnverschmelzung *m*, Zahnfusion *f*
vertebra fusion: operative Wirbelsäulenversteifung *f*, Spondylodese *f*
fu|sion|al ['fju:ʒnəl] *adj*: Fusions-
Fu|so|bac|te|ri|um [,fju:zəʊbæk'tɪəri:əm] *noun, plural* **-ria** [,fju:zəʊbæk'tɪərɪə]: Fusobakterium *nt*

Fusobacterium fusiforme: Fusobacterium fusiforme, Fusobacterium nucleatum, Fusobacterium Plaut-Vincenti

Fusobacterium necrophorum: Fusobacterium necrophorum, Sphaerophorus necrophorus, Sphaerophorus fundiliformis, Buday-Stäbchen *nt*, Bacteroides fundiliformis

fu|so|cel|lu|lar [ˌfjuːzəʊ'seljələr] *adj*: spindelzellig

fu|so|spi|ril|lar|y [ˌfjuːzəʊ'spaɪrəˌleriː] *adj*: fusospirillär

fu|so|spi|ril|lo|sis [ˌfjuːzəʊˌspaɪrɪ'ləʊsɪs] *noun*: Plaut-Vincent-Angina *f*, Vincent-Angina *f*, Fusospirillose *f*, Fusospirochätose *f*, Angina ulcerosa/ulceromembranacea

fu|so|spi|ro|chae|to|sis [fjuːzəʊˌspaɪrəkɪ'təʊsɪs] *noun*: (*brit.*) →*fusospirochetosis*

fu|so|spi|ro|che|to|sis [fjuːzəʊˌspaɪrəkɪ'təʊsɪs] *noun*: Fusospirochätose *f*, Fusoborreliose *f*

fus|ti|ga|tion [ˌfʌstə'geɪʃn] *noun*: Geißelung *f*, Fustigation *f*

fu|tile ['fjuːtaɪl, -tl] *adj*: futil

fuzz|y ['fʌziː] *adj*: **1.** (*histolog.*) faserig, fusselig **2.** flockig, flaumig **3.** unscharf, verschwommen

FVC *Abk.*: forced vital capacity

FVG *Abk.*: femoral vein graft

FVR *Abk.*: force-velocity relation

Fx *Abk.*: fracture

F

G

G *Abk.*: **1.** gangliosides **2.** gastrin **3.** gauge **4.** gauss **5.** generation **6.** gentamicin **7.** giga- **8.** gingiva **9.** gingival **10.** globulin **11.** glucose **12.** glucose **13.** glycine **14.** gravitational constant **15.** gravitational units **16.** gravitation constant **17.** guanine **18.** guanosine

g *Abk.*: **1.** gingival **2.** gram **3.** gravity **4.** gravity force

G. *Abk.*: ganglion

γ *Abk.*: photon

GA *Abk.*: **1.** general anesthesia **2.** glucoamylase **3.** glucuronic acid **4.** glutaric aciduria **5.** glyceraldehyde **6.** Golgi apparatus **7.** guaiaretic acid **8.** gut-associated

Ga *Abk.*: gallium

GABA *Abk.*: gamma-aminobutyric acid

GABA|er|gic [gæbəˈɜrdʒɪk] *adj*: GABAerg

gab|a|pen|tin [gæbəˈpentiːn] *noun*: Gabapentin *nt*

GABA-T *Abk.*: gamma-aminobutyrate α-ketoglutarate transaminase

GABHS *Abk.*: group A beta-hemolytic streptococci

GAC *Abk.*: glucose assimilation coefficient

G-actin *noun*: globuläres Aktin *nt*, G-Aktin *nt*

GAD *Abk.*: glutamate decarboxylase

gad|fly [ˈgædflaɪ] *noun*: Pferdebremse *f*, Tabanus *m*

gadg|et [ˈgædʒɪt] *noun*: Apparat *m*, Gerät *nt*, Vorrichtung *f*

gad|o|lin|i|um [gædəˈlɪnɪəm] *noun*: Gadolinium *nt*

gag [gæg]: I *noun* **1.** Mundsperrer *m*, -spreizer *m* II *vt* **3.** zum Würgen reizen **4.** den Mund zuhalten, knebeln **5.** jdm. den Mund mit einem Sperrer offenhalten **6.** verstopfen III *vi* würgen

gag *Abk.*: group antigen

Davis-Crowe mouth gag: Davis-Crow-Mundsperrer *m*
Denhardt's mouth gag: Denhardt-Mundsperrer *m*
Jennings' mouth gag: Jennings-Mundsperrer *m*
Lane's mouth gag: Lane-Mundsperrer *m*
McIvor's mouth gag: McIvor-Mundsperrer *m*
Molt mouth gag: Molt-Mundsperrer *m*
mouth gag: Mundöffner *m*, Mundsperrer *m*
Roser's mouth gag: Roser-Mundsperrer *m*
Sluder-Jansen mouth gag: Sluder-Jansen-Mundsperrer *m*

GAG *Abk.*: **1.** glycosaminoglycans **2.** glyoxal-bis-guanylhydrazone

gage [geɪdʒ] *n, vt*: →*gauge*

gag|ging [ˈgægɪŋ] *noun*: Würgen *nt*

GAGPS *Abk.*: glycosamine-glycane polysulfate

gain [geɪn]: I *noun* **1.** Gewinn *m*, Vorteil *m*, Nutzen *m* (*to* für) **2.** Zunahme *f*, Steigerung *f*; (*physik.*) Verstärkung *f* II *vt* **3.** gewinnen **4.** erreichen; erlangen, erhalten, erringen **5.** (*Lebensunterhalt*) verdienen III *vi* **6.** besser *oder* kräftiger werden; zunehmen (*in* an) **7.** übergreifen (*on, upon* auf); sich ausbreiten (*on, upon* über)

gain from illness: Krankheitsgewinn *m*
primary gain: primärer Krankheitsgewinn *m*
secondary gain: sekundärer Krankheitsgewinn *m*
weight gain: Gewichtszunahme *f*

gait [geɪt] *noun*: Gang *m*, Gangart

ataxic gait: ataktischer Gang *m*
blindfold gait: Blindgang *m*
cerebellar gait: zerebellärer Gang *m*
Charcot's gait: Charcot-Gang *m*
drop-foot gait: Steppergang *m*
Duchenne gait: Hüfthinken *nt*, Trendelenburg(-Duchenne)-Hinken *nt*
dystrophic gait: watschelnder Gang *m*, Watschelgang *m*, Entengang *m*, Watscheln *nt*
equine gait: Steppergang *m*
helicopod gait: Außenrotationsgang *m*
high steppage gait: Steppergang *m*
scissor gait: Scherengang *m*
sliding gait: Schiebergang *m*
spastic gait: spastischer Gang *m*
steppage gait: Steppergang *m*
swaying gait: zerebellärer Gang *m*
tabetic gait: ataktischer Gang *m*
Trendelenburg's gait: Hüfthinken *nt*, Trendelenburg-(Duchenne-)Hinken *nt*
waddle gait: watschelnder Gang *m*, Watschelgang *m*, Entengang *m*, Watscheln *nt*
waddling gait: →*waddle gait*

Gal *Abk.*: galactose

gal *Abk.*: gallon

galact- *präf.*: Milch-, Milchzucker-, Galakt(o)-, Lact(o)-

ga|lac|ta|cra|sia [gəˌlæktəˈkreɪsɪə] *noun*: unphysiologische Zusammensetzung *f* der Muttermilch

ga|lac|tae|mi|a [ˌgælækˈtiːmiːə] *noun*: (*brit.*) →*galactemia*

ga|lac|ta|gog|in [gəˈlæktəˈgɑgɪn] *noun*: humanes Plazenta-Lactogen *nt*, Chorionsomatotropin *nt*

ga|lac|ta|gogue [ˈgəˈlæktəgɑg]: I *noun* Galaktagogum *nt*, Laktagogum *nt* I *adj* den Milchfluss fördernd

ga|lac|tan [gəˈlæktən] *noun*: Galaktan *nt*

gal|ac|te|mi|a [ˌgælækˈtiːmiːə] *noun*: Galaktämie *f*

ga|lac|tic [gəˈlæktɪk]: I *noun* →*galactagogue I* II *adj* **1.** Milch betreffend, Milch-, Galakt(o)-, Lakt(o)- **2.** →*galactagogue II*

ga|lac|ti|dro|sis [gəˌlæktɪˈdrəʊsɪs] *noun*: Milchschwitzen *nt*, Galakthidrose *f*

ga|lac|tin [gəˈlæktɪn] *noun*: Prolaktin *nt*, Prolactin *nt*, laktogenes Hormon *nt*

gal|ac|tis|chi|a [ˌgælækˈtɪskɪə] *noun*: Unterdrückung *f* der Milchsekretion

ga|lac|ti|tol [gəˈlæktɪtɑl] *noun*: Galaktit *nt*, Galactit *nt*, Dulcit *nt*

galacto- *präf.*: Milch-, Milchzucker-, Galakt(o)-, Lact(o)-

ga|lac|to|blast [gəˈlæktəblæst] *noun*: Kolostrumkörperchen *nt*, Donné-Körperchen *nt*

ga|lac|to|bol|ic [ˌgəˈlæktəˈbɑlɪk] *adj*: die Milchsekretion fördernd, galaktobol

ga|lac|to|cele [ˈgəˈlæktəsiːl] *noun*: Galaktozele *f*

ga|lac|to|cer|e|bro|side [gəˌlæktəˈserəbrəʊsaɪd] *noun*: Galaktocerebrosid *nt*

ga|lac|to|gen [gəˈlæktədʒən] *noun*: Galaktogen *nt*

gal|ac|tog|e|nous [gælækˈtɑdʒənəs] *adj*: die Milchbildung fördernd, milchbildend, galaktogen

ga|lac|to|gogue [gəˈlæktəgɑg] *noun*: Galaktagogum *nt*, Laktagogum *nt*

gal|ac|tog|ra|phy [ˌgælækˈtɑgrəfiː] *noun*: Galaktographie *f*, Galaktografie *f*

ga|lac|to|ki|nase [gəˌlæktəˈkaɪneɪz, -ˈkɪ-] *noun*: Galaktokinase *f*

ga|lac|to|li|pid [gəˌlæktəˈlɪpɪd, -ˈlaɪp-] *noun*: Galaktolipid *nt*

ga|lac|to|li|pin [gəˌlæktəʊˈlɪpɪn] *noun*: Galaktolipid *nt*

G

gal|ac|to|lip|ine [gə,læktəʊ'lɪpɪn] *noun*: →*galactolipid*
gal|ac|to|ma [,gælæk'təʊmə] *noun*: →*galactocele*
gal|ac|tom|e|ter [,gælæk'tɑmɪtər] *noun*: Galaktometer *m*
gal|ac|to|pex|ic [gə,læktəʊ'peksɪk] *adj*: Galaktose bindend *oder* fixierend
gal|ac|to|pex|y [gə'læktəʊpeksiː] *noun*: Galaktosebindung *f*, -fixierung *f*
gal|ac|toph|a|gous [,gælæk'tɑfəgəs] *adj*: galaktophag
gal|ac|to|phle|bi|tis [gə,læktəflɪ'baɪtɪs] *noun*: Phlegmasia alba dolens
gal|ac|to|phore ['gə,læktəfəʊər]: I *noun* Milchgang *m*, Ductus lactiferus II *adj* →*galactophorous*
gal|ac|to|pho|rit|ic [,gə'læktəʊfə'rɪtɪk] *adj*: Galaktophoritis/Milchgangentzündung betreffend, galaktophoritisch
gal|ac|to|pho|ri|tis [,gə'læktəʊfə'raɪtɪs] *noun*: Entzündung *f* der Milchgänge, Galaktophoritis *f*, Milchgangentzündung *f*
gal|ac|toph|o|rous [gælæk'tɑfərəs] *adj*: milchführend
gal|ac|to|poi|e|sis [gə,læktəʊpɔɪ'iːsɪs] *noun*: Milchbildung *f*, Galaktopoese *f*
gal|ac|to|poi|et|ic [gə,læktəʊpɔɪ'etɪk]: I *noun* galaktopoetische Substanz *f* II *adj* die Milchbildung betreffend *oder* anregend, galaktopoetisch
gal|ac|to|py|ra [gə,læktəʊ'paɪrə] *noun*: Milchfieber *nt*, Laktationsfieber *nt*, Galaktopyra *f*
gal|ac|to|py|ra|nose [gə,læktəʊ'paɪrənəʊz] *noun*: Galaktopyranose *f*
gal|ac|tor|rhe|a [,gə,læktə'rɪə] *noun*: Milchfluss *m*, Galaktorrhö *f*, Galaktorrhoe *f*
gal|ac|tor|rhoe|a [,gə,læktə'rɪə] *noun*: (*brit.*) →*galactorrhea*
gal|ac|tos|ae|mi|a [gə,læktəs'iːmiːə] *noun*: (*brit.*) →*galactosemia*
gal|ac|tos|a|mine [gə,læk'təʊsəmiːn, -təʊs'æmɪn] *noun*: Galaktosamin *nt*, Chondrosamin *nt*
gal|ac|to|san [gə'læktəsæn, -sən] *noun*: Galaktosan *nt*
gal|ac|tos|che|sis [,gælæk'tɑskəsɪs] *noun*: →*galactischia*
gal|ac|to|scope [gə'læktəskəʊp] *noun*: Galaktoskop *nt*, Laktoskop *nt*
gal|ac|tose [gə'læktəʊs] *noun*: Galaktose *f*, Galactose *f*
  uridine diphosphate D-galactose: Uridindiphosphat-D-Galaktose *f*, UDP-Galaktose *f*, aktive Galaktose *f*
galactose-1-phosphate *noun*: Galaktose-1-phosphat *nt*
gal|ac|to|se|mi|a [gə,læktəs'iːmiːə] *noun*: (hereditäre/kongenitale) Galaktosämie *f*, Galaktoseintoleranz *f*, Galaktoseunverträglichkeit *f*
  classic galactosemia: klassische Galaktosämie *f*, Galaktose-1-phosphat-uridyltransferasemangel *m*
α-D-gal|ac|to|sid|ase [gə,læktə'saɪdeɪz] *noun*: α-D-Galaktosidase *f*
β- gal|ac|to|si|dase [gə,læktə'saɪdeɪz] *noun*: β-Galaktosidase *f*, Betagalaktosidase *f*
  cerebroside β-galactosidase: Galaktosylceramidase *f*, Galaktocerebrosid-β-galaktosidase *f*
  galactocerebroside β-galactosidase: →*galactosylceramidase*
  galactosylceramide β-galactosidase: →*galactosylceramidase*
gal|ac|to|side [gə'læktəsaɪd, -sɪd] *noun*: Galaktosid *nt*, Galactosid *nt*
gal|ac|to|sis [,gælæk'təʊsɪs] *noun, plura* **-ses** [-siːz]: (*Milchdrüse*) Milchbildung *f*
gal|ac|to|sta|sia [gə,læktəʊ'steɪʒ(ɪ)ə, -ʃɪə] *noun*: →*galactostasis*
gal|ac|tos|ta|sis [,gælæk'tɑstəsɪs] *noun*: Milchstauung *f*, Galaktostase *f*
gal|ac|to|su|ri|a [gə,læktə's(j)ʊəriːə] *noun*: Galaktosurie *f*
gal|ac|to|syl|ce|ram|i|dase [gə,læktəsɪlsə'ræmɪdeɪz] *noun*: Galaktosylceramidase *f*
gal|ac|to|syl|cer|a|mide [gə,læktəsɪl'serəmaɪd] *noun*: Galaktocerebrosid *nt*
gal|ac|to|syl|glu|cose [gə,læktəsɪl'gluːkəʊz] *noun*: Milchzucker *m*, Laktose *f*, Lactose *f*, Laktobiose *f*
gal|ac|to|syl|hy|dro|lase [gə,læktəsɪl'haɪdrəʊleɪz] *noun*: Galaktosylhydrolase *f*
  galactosylceramide β-galactosyl-hydrolase: →*galactosylceramidase*
  trihexosylceramide galactosylhydrolase: Ceramidtrihexosidase *f*, α-(D)-Galaktosidase A *f*
gal|ac|to|ther|a|py [gə,læktəʊ'θerəpiː] *noun*: **1.** Galaktotherapie *f*, Laktotherapie *f* **2.** Milchdiät *f*, -kur *f*
gal|ac|to|tox|in [gə,læktəʊ'tɑksɪn] *noun*: Galaktotoxin *nt*
gal|ac|to|tox|ism [gə,læktəʊ'tɑksɪzəm] *noun*: Milchvergiftung *f*, Vergiftung *f* durch Milch
gal|ac|tot|ro|phy [,gælæk'tɑtrəfiː] *noun*: Milchfütterung *f*
gal|ac|to|wal|den|ase [gə,læktəʊ'wældəneɪz] *noun*: Galaktowaldenase *f*, UDP-Glucose-4-Epimerase *f*, UDP-Galaktose-4-Epimerase *f*
gal|ac|tox|ism [,gælæk'tɑksɪzəm] *noun*: →*galactotoxism*
gal|ac|tox|is|mus [,gælæk'tɑksɪzməs] *noun*: →*galactotoxism*
gal|ac|tu|ri|a [,gælæk't(j)ʊəriːə] *noun*: Chylurie *f*
gal|ea ['geɪlɪə, 'gæ-] *noun, plural* **-le|ae** [-lɪiː]: **1.** Helm *m*, Haube *f*, Galea *f* **2.** →*galea aponeurotica*
  galea aponeurotica: Galea aponeurotica, Kopfhautaponeurose *f*, Aponeurosis epicranialis
gal|en|ic [gə'liːnɪk, -'lenɪk] *adj*: galenisch, Galen-
gal|en|i|ca [gə'lenɪkə] *plural*: →*galenicals*
gal|en|i|cals [gə'lenɪkəls] *plural*: galenische Mittel *nt*, Galenika *pl*
gal|en|ics [gə'lenɪks] *plural*: Galenik *f*, pharmazeutische Technologie *f*
gal|e|ro|pia [,gælə'rəʊpɪə] *noun*: →*galeropsia*
gal|e|rop|sia [,gælə'rɑpsɪə] *noun*: Galeropsie *f*, Galeropie *f*
gal|in|gale ['gælɪn,geɪl] *noun*: Galgant *m*, Alpinia officinarum
gall [gɔːl]: I *noun* **1.** Galle *f*, Gallenflüssigkeit *f*, Fel *nt* **2.** Gallapfel *m* **3.** →*gallbladder* **4.** wund geriebene Stelle *f* II *vt* wund reiben *oder* scheuern III *vi* (sich wund) reiben *oder* scheuern
  Aleppo gall: Gallapfel *m*
  Smyrna gall: Gallapfel *m*
gal|la|mine ['gæləmiːn] *noun*: Gallamin *nt*
gal|late ['gæleɪt] *noun*: Gallat *nt*
gall|blad|der ['gɔːlblædər] *noun*: Gallenblase *f*, Galle *f*, Vesica fellea/biliaris
  contracted gallbladder: Schrumpfgallenblase *f*
  Courvoisier's gallbladder: Courvoisier-Gallenblase *f*
  floating gallbladder: flottierende Gallenblase *f*
  folded fundus gallbladder: phrygische Mütze *f*
  hourglass gallbladder: Sanduhrgallenblase *f*
  mobile gallbladder: flottierende Gallenblase *f*
  porcelain gallbladder: Porzellangallenblase *f*
  stasis gallbladder: Stauungsgallenblase *f*
  strawberry gallbladder: Stippchen-, Erdbeergallenblase *f*
  wandering gallbladder: flottierende Gallenblase *f*
gal|li|um ['gælɪəm] *noun*: Gallium *nt*
gall|nut ['gɔːlnʌt] *noun*: Gallapfel *m*
gal|lon ['gælən] *noun*: Gallone *f*, Gallon *m/nt*
gal|lop ['gæləp] *noun*: Galopp *m*, Galopprhythmus *m*
  atrial gallop: Atrialgalopp(rhythmus *m*) *m*, Aurikulargalopp(rhythmus *m*) *m*, Vorhofgalopp(rhythmus *m*)

m, präsystolischer Galopp(rhythmus *m*) *m*
presystolic gallop: →*atrial gallop*
protodiastolic gallop: protodiastolischer/diastolischer Galopp *m*, Ventrikelgalopp *m*
summation gallop: Summationsgalopp *m*
systolic gallop: systolischer Galopp *m*
gallolpalmil [gæ'læəpəmɪl] *noun*: Gallopamil *nt*
galllopling ['gæləpɪŋ] *adj*: galoppierend
galloltanlnins *plural*: Gallusgerbstoffe *pl*, Gallotannine *pl*
galllstone ['gɔːlstəʊn] *noun*: Gallenstein *m*, Calculus felleus
asymptomatic gallstones: stumme Gallensteine *pl*
GalN *Abk.*: galactosamine
GalNAc *Abk.*: N-acetylgalactosamine
Gal-1-P *Abk.*: galactose-1-phosphate
Gal-1-PUT *Abk.*: galactose-1-phosphate uridyltransferase
GalTT *Abk.*: galactose tolerance test
GALV *Abk.*: gibbon-associated leukemia virus
gallvanlic [gæl'vænɪk] *adj*: galvanisch
gallvalnism ['gælvənɪzəm] *noun*: **1.** galvanischer Strom *m*, konstanter Gleichstrom *m* **2.** Galvanisierung *f*, Galvanisieren *nt* **3.** Behandlung *f* mit galvanischem Strom, Galvanotherapie *f* **4.** Galvanismus *m*, Berührungselektrizität *f*
dental galvanism: galvanisches Element *nt* der Mundhöhle, Mundbatterie *f*
gallvalnilzaltion [ˌgælvənɪ'zeɪʃn] *noun*: **1.** Galvanisierung *f*, Galvanisieren *nt* **2.** Behandlung *f* mit galvanischem Strom, Galvanotherapie *f*
gallvalnolcaulterly [ˌgælvənəʊ'kɔːtəriː] *noun*: **1.** Galvanokaustik *f*, Elektrokaustik *f*, Elektrokauterisation *f* **2.** Galvanokauter *m*, Elektrokauter *m*, Elektrokaustiknadel *f*
gallvalnolchemlilcal [ˌgælvənəʊ'kemɪkl] *adj*: elektro-, galvanochemisch
gallvalnolconltraclitillilty [ˌgælvənəʊˌkɑntræk'tɪlətiː] *noun*: Galvanokontraktilität *f*
gallvalnolfarlaldilzaltion [ˌgælvənəʊˌfærədɪ'zeɪʃn] *noun*: Galvanofaradisation *f*
gallvalnolilonlilzaltion [ˌgælvənəʊˌaɪənɪ'zeɪʃn] *noun*: Iontophorese *f*
gallvalnollylsis [gælvə'nɑləsɪs] *noun*: Elektrolyse *f*
gallvalnomleter [gælvə'nɑmɪtər] *noun*: Galvanometer *nt*, Galvanoskop *nt*
gallvalnolmetlric [ˌgælvənəʊ'metrɪk] *adj*: galvanometrisch
gallvalnolmuslcullar [ˌgælvənəʊ'mʌskjələr] *adj*: galvanomuskulär
gallvalnolsurlgerly [ˌgælvənəʊ'sɜrdʒəriː] *noun*: Galvanochirurgie *f*
gallvalnoltaxlis [ˌgælvənəʊ'tæksɪs] *noun*: Galvanotaxis *f*; Elektrotaxis *f*
gallvalnoltherlalpeultics [ˌgælvənəʊˌθerə'pjuːtɪks] *plural*: Behandlung/Therapie *f* mit galvanischem Strom, Galvanotherapie *f*
gallvalnoltherlalpy [ˌgælvənəʊ'θerəpiː] *noun*: →*galvanotherapeutics*
gallvalnotlolnus [gælvə'nɑtənəs] *noun*: **1.** Galvanotonus *m* **2.** Elektrotonus *m*
gallvalnotlrolpism [gælvə'nɑtrəpɪzəm] *noun*: Galvanotropismus *m*; Elektrotropismus *m*
-gam *suf.*: Verschmelzung, Fortpflanzung, -gam
gamlalsid ['gæməsɪd] *noun*: Gamaside *f*
Galmaslildae [gə'mæsədiː] *plural*: Gamasidae *pl*
Galmaslildes [gə'mæsədiːz] *plural*: Gamasides *pl*
gamlalsoildolsis [ˌgæməsɔɪ'dəʊsɪs] *noun*: Vogelmilbenkrätze *f*, Gamasidiosis *f*
gamet- *präf.*: →*gameto-*
gamleltanlgilum [ˌgæmɪ'tændʒɪəm] *noun*, *plura* **-gia** [-dʒɪə]: Gametangium *nt*
gamlete ['gæmiːt, gə'miːt] *noun*: reife Keimzelle *f*, Geschlechtszelle *f*, Gamet *m*, Gamozyt *m*
galmetlic [gə'metɪk] *adj*: Gameten-
gameto- *präf.*: Gamet(o)-
galmeltolcildal [gəˌmiːtə'saɪdl, ˌgæmɪtəʊ-] *adj*: gametozid
galmeltolcide ['gəˌmiːtəsaɪd] *noun*: Gametozid *nt*
galmeltolcyst ['gəˌmiːtəsɪst] *noun*: Gametozyst *m*
galmeltolcyltaelmia [ˌgəˌmiːtəsaɪ'tiːmiːə] *noun*: (*brit.*) →*gametocytemia*
galmeltolcyte ['gəˌmiːtəsaɪt] *noun*: Gametozyt *m*
galmeltolcyltelmia [ˌgəˌmiːtəsaɪ'tiːmiːə] *noun*: Gametozytämie *f*
galmeltolgenlelsis [ˌgəˌmiːtə'dʒenəsɪs] *noun*: Gametenbildung *f*, -entwicklung *f*, Gametogenese *f*
galmeltolgenlic [ˌgəˌmiːtə'dʒenɪk] *adj*: Gametogenese betreffend, gametogen
gamleltoglelnous [gæmɪ'tɑdʒənəs] *adj*: gametogen
gamleltoglelny [gæmɪ'tɑdʒəniː] *noun*: →*gametogenesis*
galmeltolgolnia [gəˌmiːtə'gəʊnɪə, ˌgæmɪtəʊ-] *noun*: →*gametogony*
gamleltoglolny [gæmɪ'tɑgəniː] *noun*: **1.** (*mikrobiolog.*) Gamogonie *f*, Gametogonie *f* **2.** (*biolog.*) geschlechtliche Fortpflanzung *f*, Gametogonie *f*, Gamogonie *f*, Gamogenese *f*
gamleltoid ['gæmɪtɔɪd] *adj*: gametoid
gamleltoplalthy [gæmɪ'tɑpəθiː] *noun*: Gametopathie *f*
galmeltolphalgia [ˌgəmiːtə'fædʒɪə, ˌgæmɪtəʊ-] *noun*: →*gamophagia*
galmeltolphore ['gəmiːtəfəʊər] *noun*: Gametophor *m*
galmeltolphyte ['gəmiːtəfaɪt] *noun*: Gametophyt *m*
-gamia *suf.*: Verschmelzung, Fortpflanzung, -gamie
gamlma ['gæmə] *noun*: Gamma *nt*
gamma-amylase *noun*: Gammaamylase *f*, γ-Amylase *f*
gamlmalcism ['gæməsɪzəm] *noun*: Gammazismus *m*
gamlmalgloblullinloplalthy [ˌgæməˌglɑbjəlɪ'nɑpəθiː] *noun*: Gammopathie *f*
gamlmalgram ['gæməgræm] *noun*: Szintigramm *nt*
gamma-GT *Abk.*: gamma-glutamyl transpeptidase
gamma-haemolytic *adj*: (*brit.*) →*gamma-hemolytic*
gamma-hemolytic *adj*: (*Bakterien*) nicht-hämolytisch, nicht-hämolysierend, gamma-hämolytisch, γ-hämolytisch
Gamlmalherlpeslvirlilnae [ˌgæməˌhɜrpiːz'vɪərəniː] *plural*: Gammaherpesviren *pl*, Gammaherpesvirinae *pl*
gamlmalherlpeslvilrusles [ˌgæməˌhɜrpiːz'vaɪrəsɪs] *plural*: →*Gammaherpesvirinae*
gamma-scintigraphy *noun*: Gammaszintigraphie *f*, Gammaszintigrafie *f*
gamlmoplalthy [gæ'mɑpəθiː] *noun*: Gammopathie *f*
benign monoclonal gammopathy: benigne monoklonale Gammopathie *f*
biclonal gammopathy: biklonale Gammopathie *f*, Doppelparaproteinämie *f*
monoclonal gammopathy: monoklonale Gammopathie *f*
monoclonal gammopathy of unknown significance: monoklonale Gammopathie *f* unklarer Signifikanz
polyclonal gammopathy: polyklonale Gammopathie *f*
galmolbilum [gə'məʊbɪəm, gæ-] *noun*, *plura* **-bia** [-bɪə]: Gamobium *nt*
gamlolgenlelsis [ˌgæmə'dʒenəsɪs] *noun*: geschlechtliche Fortpflanzung *f*, Gamogenese *f*, Gamogenesis *f*, Gamogonie *f*

G

gam|og|o|ny [gə'mɑgəniː] *noun*: →*gametogony*
gam|one ['gæməʊn] *noun*: Gamon *nt*
gam|ont ['gæmɑnt] *noun*: Gamont *m*, Gametozyt *m*
gam|o|pha|gia [,gæmə'feɪdʒ(ɪ)ə] *noun*: Gamophagie *f*, Gametophagie *f*
gam|o|pho|bi|a [,gæmə'fəʊbɪə] *noun*: Gamophobie *f*; Misogamie *f*
gam|o|pho|bic [,gæmə'fəʊbɪk] *adj*: Gamophobie betreffend, gamophob
gamp|so|dac|ty|ly [,gæmpsə'dæktəliː] *noun*: Klauenfuß *m*
-gamy *suf.*: Verschmelzung, Fortpflanzung, -gamie
gan|ci|clo|vir [gæn'saɪkləvɪər] *noun*: Ganciclovir *nt*, Dihydroxypropoxymethylguanin *nt*
gangli- *präf.*: Ganglien-, Ganglio-
gan|glia ['gæŋglɪə] *plural*: →*ganglion*
gan|gli|al ['gæŋglɪəl] *adj*: Ganglion betreffend, Ganglien-, Ganglio-
gan|gli|ate ['gæŋglɪeɪt, -ɪt] *adj*: →*ganglionated*
gan|gli|at|ed ['gæŋglɪeɪtɪd] *adj*: →*ganglionated*
gan|gli|ec|to|my [,gæŋglɪ'ektəmiː] *noun*: **1.** Ganglionexzision *f*, Gangliektomie *f*, Ganglionektomie *f* **2.** Ganglionektomie *f*, Gangliektomie *f*
gan|gli|form ['gæŋglɪfɔːrm] *adj*: ganglionartig, -förmig
gan|gli|i|tis [,gæŋglɪ'aɪtɪs] *noun*: Entzündung *f* eines Nervenganglions, Ganglionitis *f*, Ganglionentzündung *f*, Ganglienentzündung *f*, Gangliitis *f*
ganglio- *präf.*: Ganglien-, Ganglio-
gan|gli|o|blast ['gæŋglɪəblæst] *noun*: Ganglioblast *m*
gan|gli|o|cyte ['gæŋglɪəsaɪt] *noun*: Ganglienzelle *f*, Gangliozyt *m*
gan|gli|o|cy|to|ma [,gæŋglɪəsaɪ'təʊmə] *noun*: →*ganglioneuroma*
gan|gli|o|form ['gæŋglɪəfɔːrm] *adj*: →*gangliform*
gan|gli|o|gli|o|ma [,gæŋglɪəglaɪ'əʊmə] *noun*: zentrales Ganglioneurom *nt*, Gangliogliom *nt*
gan|gli|o|gli|o|neu|ro|ma [gæŋglɪə,glaɪənjʊə'rəʊmə] *noun*: →*ganglioneuroma*
gan|gli|o|ly|sis [gæŋglɪ'ɑləsɪs] *noun*: Gangliolyse *f*
gan|gli|o|lyt|ic [,gæŋglɪə'lɪtɪk] *noun, adj*: →*ganglioplegic*
gan|gli|o|ma [gæŋglɪ'əʊmə] *noun*: →*ganglioneuroma*
gan|gli|on ['gæŋglɪən] *noun, plural* **-gli|ons, -glia** [-glɪə]: **1.** (Nerven-)Knoten *m*, Ganglion *nt* **without ganglia** ohne Ganglien **2.** Überbein *nt*, Ganglion *nt*
accessory ganglia: Ganglia intermedia
Andersch's ganglion: unteres Glossopharyngeusganglion *nt*, Ganglion inferius nervi glossopharyngei
aorticorenal ganglia: Ganglia aorticorenalia
aortic paraganglion: Zuckerkandl-Organ *nt*, Paraganglion aorticum abdominale
Arnold's ganglion: Ganglion oticum
auditory ganglion: Ganglion spirale cochlearis
Auerbach's ganglia: Ganglien *pl* der Auerbach-Plexus
autonomic ganglia: vegetative/autonome Grenzstrangganglien *pl*, Ganglia autonomica/visceralia
ganglia of autonomic plexuses: Ganglien(zellgruppen) *pl* der vegetativen Plexus, Ganglia plexuum autonomicoricum/visceralium
azygous ganglion: Steiß(bein)knäuel *m/nt*, Glomus coccygeum
basal ganglia: Basalganglien *pl*, Stammganglien *pl*
Bezold's ganglion: Bezold-Ganglion *nt*
Bidder's ganglia: Bidder-Haufen *pl*, Bidder-Ganglien *pl*, Bidder-Remak-Ganglien *pl*
Blandin's ganglion: Faesebeck-, Blandin-Ganglion *nt*, Ganglion submandibulare
Bochdalek's ganglion: Plexus dentalis superior
Bochdalek's pseudoganglion: Plexus nervosus dentalis superior
Bock's ganglion: Ganglion *nt* des Plexus caroticus internus
branch to ciliary ganglion: Ramus ad ganglion
cardiac ganglia: Wrisberg-Ganglien *pl*, Ganglia cardiaca
carotid ganglion: Ganglion *nt* des Plexus caroticus internus
caudal ganglion of glossopharyngeal nerve: unteres Glossopharyngeusganglion *nt*, Ganglion inferius nervi glossopharyngei
caudal vagal ganglion: →*caudal ganglion of vagus nerve*
caudal ganglion of vagus nerve: unteres Vagusganglion *nt*, Ganglion inferius nervi vagi
celiac ganglia: Ganglia coeliaca
cervical ganglia: Zervikalganglien *pl*
cervical ganglion of uterus: Frankenhäuser-Ganglion *nt*
cervicothoracic ganglion: Ganglion cervicothoracicum/stellatum
cervicouterine ganglion: →*cervical ganglion of uterus*
chromaffine paraganglia: sympathische Paraganglien *pl*
ciliary ganglion: Schacher-Ganglion *nt*, Ziliarganglion *nt*, Ganglion ciliare
coccygeal ganglion: Ganglion impar
cochlear ganglion: Corti-Ganglion *nt*, Ganglion spirale cochleae
coeliac ganglia: (*brit.*) →*celiac ganglia*
collateral ganglia: prävertebrale Ganglien *pl*
Corti's ganglion: Corti-Ganglion *nt*, Ganglion spirale cochleae
cranial nerve ganglia: Hirnnervenganglien *pl*
craniospinal ganglion: Spinalganglion *nt* der Hirn- und Rückenmarksnerven, Ganglion craniospinale sensorium
dorsal root ganglion: (sensorisches) Spinalganglion *nt*, Ganglion sensorium nervi spinalis
Ehrenritter's ganglion: Ehrenritter-Ganglion *nt*, Ganglion superius nervi glossopharyngei
encephalospinal ganglion: Spinalganglion *nt* der Hirn- und Rückenmarksnerven, Ganglion craniospinale sensorium
extramural ganglion: extramurales Ganglion *nt*
ganglion of facial nerve: Fazialis(knie)ganglion *nt*, Ganglion geniculi, Ganglion geniculatum
Frankenhäuser's ganglion: Frankenhäuser-Ganglion *nt*
Ganser's ganglion: Nucleus interpeduncularis
Gasser's ganglion: Gasser-Ganglion *nt*, Ganglion trigeminale
gasserian ganglion: →*Gasser's ganglion*
geniculate ganglion: Fazialis(knie)ganglion *nt*, Ganglion geniculi, Ganglion geniculatum
Gudden's ganglion: Nucleus interpeduncularis
ganglion impar: Ganglion impar
inferior carotid ganglion: Schmiedel-Ganglion *f*
inferior cervical ganglion: Ganglion cervicale inferioris, unteres Halsganglion *nt*
inferior ganglion of glossopharyngeal nerve: unteres Glossopharyngeusganglion *nt*, Ganglion inferius nervi glossopharyngei
inferior mesenteric ganglion: Ganglion mesentericum inferius
inferior petrosal ganglion: unteres Glossopharyngeusganglion *nt*, Ganglion inferius nervi glossopharyngei
inferior petrous ganglion: →*petrous ganglion*
inferior vagal ganglion: →*inferior ganglion of vagus nerve*
inferior ganglion of vagus nerve: unteres Vagusganglion *nt*, Ganglion inferius nervi vagi

G

intermediate ganglia: Ganglia intermedia
ganglion of intermediate nerve: Fazialis(knie)ganglion *nt*, Ganglion geniculi, Ganglion geniculatum
intramural ganglion: intramurales Ganglion *nt*
jugular ganglion of glossopharyngeal nerve: Müller-Ganglion *nt*, Ehrenritter-Ganglion *nt*, oberes Glossopharyngeusganglion *nt*, Ganglion superius nervi glossopharyngei
jugular vagal ganglion: →*superior vagal ganglion*
jugular ganglion of vagus nerve: oberes Vagusganglion *nt*, Ganglion superius nervi vagi
Küttner's ganglion: oberster tiefer Halslymphknoten *m*, Nodus lymphoideus jugulodigastricus
Laumonier's ganglion: **1.** Ganglion *nt* des Plexus caroticus internus **2.** Schmiedel-Ganglion *nt*
Lee's ganglion: Frankenhäuser-Ganglion *nt*
lesser ganglion of Meckel: Faesebeck-Ganglion *nt*, Blandin-Ganglion *nt*, Ganglion submandibulare
Lobstein's ganglion: Ganglion thoracicum splanchnicum
lower ganglion of glossopharyngeal nerve: unteres Glossopharyngeusganglion *nt*, Ganglion inferius nervi glossopharyngei
lower vagal ganglion: →*lower ganglion of vagus nerve*
lower ganglion of vagus nerve: unteres Vagusganglion *nt*, Ganglion inferius nervi vagi
lumbar ganglia: Lumbalganglien *pl*, Ganglia lumbalia
Luschka's ganglion: Glomus coccygeum
Meckel's ganglion: Meckel-Ganglion *nt*, Ganglion pterygopalatinum
Meissner's ganglion: Ganglienzellgruppe *f* des Meissner-Plexus
middle cervical ganglion: mittleres Halsganglion *nt*, Ganglion cervicale medium
ganglion of Müller: oberes Glossopharyngeusganglion *nt*, Ehrenritter-Ganglion *nt*, Müller-Ganglion *nt*, Ganglion superius nervi glossopharyngei
nerve ganglion: Nervenknoten *m*, Ganglion *nt*
neural ganglion: Nervenknoten *m*, Ganglion *nt*
nodose ganglion: unteres Vagusganglion *nt*, Ganglion inferius nervi vagi
otic ganglion: Arnold-Ganglion *nt*, Ganglion oticum
parasympathetic ganglion: parasympathisches Ganglion *nt*, Parasympathikusganglion *nt*, Ganglion parasympathicum
pelvic ganglia: Beckenganglien *pl*, Ganglia pelvica
petrosal ganglion: unteres Glossopharyngeusganglion *nt*, Ganglion caudalis/inferius nervi glossopharyngei
petrous ganglion: unteres Glossopharyngeusganglion *nt*, Ganglion inferius nervi glossopharyngei
phrenic ganglia: Ganglia phrenica
prevertebral ganglia: prävertebrale Ganglien *pl*
pterygopalatine ganglion: Meckel-Ganglion *nt*, Ganglion pterygopalatinum
Remak's ganglia: Bidder-Haufen *pl*, -Ganglien *pl*, Remak-Haufen *pl*, Bidder-Remak-Ganglien *pl*
renal ganglia: Ganglia renalia
rostral ganglion of glossopharyngeal nerve: Müller-Ganglion *nt*, Ehrenritter-Ganglion *nt*, oberes Glossopharyngeusganglion *nt*, Ganglion superius nervi glossopharyngei
rostral vagal ganglion: →*superior vagal ganglion*
rostral ganglion of vagus nerve: →*superior vagal ganglion*
sacral ganglia: Sakralganglien *pl* des Grenzstrangs, Ganglia sacralia
Scarpa's ganglion: Scarpa-Ganglion *nt*, Rosenthal-Ferré-Ganglion *nt*, Ganglion vestibulare
Schacher's ganglion: Schacher-Ganglion *nt*, Ziliarganglion *nt*, Ganglion ciliare
Schmiedel's ganglion: Schmiedel-Ganglion *f*
semilunar ganglion: →*Gasser's ganglion*
sensory ganglion: Spinalganglion *nt* der Hirn- und Rückenmarksnerven, Ganglion craniospinale sensorium
sensory ganglion of cranial nerve: Hirnnervenganglion *nt*, Ganglion sensorium nervi cranialis
sinoatrial ganglia: Bidder-Haufen *pl*, Remak-Haufen *pl*, Bidder-Ganglien *pl*, Bidder-Remak-Ganglien *pl*
Soemmering's ganglion: Substantia nigra
sphenomaxillary ganglion: Meckel-Ganglion *nt*, Ganglion pterygopalatinum
sphenopalatine ganglion: →*sphenomaxillary ganglion*
spinal ganglion: (sensorisches) Spinalganglion *nt*, Ganglion sensorium nervi spinalis
spiral ganglion: Corti-Ganglion *nt*, Ganglion spirale cochleae
spiral ganglion (of cochlea/of cochlear nerve): Corti-Ganglion *nt*, Ganglion (spirale) cochleare
splanchnic ganglion: Ganglion thoracicum splanchnicum
splanchnic thoracic ganglion: Ganglion thoracicum splanchnicum
stellate ganglion: Ganglion cervicothoracicum/stellatum
sublingual ganglion: Ganglion sublinguale
submandibular ganglion: Faesebeck-Ganglion *nt*, Blandin-Ganglion *nt*, Ganglion submandibulare
submaxillary ganglion: →*submandibular ganglion*
superior carotid ganglion: oberes Karotisganglion *nt*
superior cervical ganglion: oberes Halsganglion *nt*, Ganglion cervicale superius
superior ganglion of glossopharyngeal nerve: Müller-Ganglion *nt*, Ehrenritter-Ganglion *nt*, oberes Glossopharyngeusganglion *nt*, Ganglion superius nervi glossopharyngei
superior mesenteric ganglion: Ganglion mesentericum superius
superior vagal ganglion: oberes Vagusganglion *nt*, Ganglion superius nervi vagi
superior ganglion of vagus nerve: oberes Vagusganglion *nt*, Ganglion superius nervi vagi
supracardial paraganglion: Paraganglion supracardiale
suprarenal paraganglion: Paraganglion suprarenale; Nebennierenmark *nt*
sympathetic ganglion: sympathisches Ganglion *nt*, Sympathikusganglion *nt*, Ganglion sympathicum
ganglia of sympathetic plexuses: →*ganglia of autonomic plexuses*
sympathetic trunk ganglia: Grenzstrangganglien *pl*, Ganglia trunci sympathici
terminal ganglion: **1.** terminales Ganglion *nt* **2.** Ganglion terminale
thoracic ganglia: thorakale Grenzstrangganglien *pl*, Ganglia thoracica
trigeminal ganglion: Gasser-Ganglion *nt*, Ganglion trigeminale
ganglion of trigeminal nerve: →*trigeminal ganglion*
Troisier's ganglion: Troisier-Knoten *m*
tympanic ganglion: Ganglion tympanicum, Intumescentia tympanica
tympanic ganglion of Valentin's: →*Valentin's pseudoganglion*
unpaired ganglion: letztes/unteres Grenzstrangganglion *nt*, Ganglion impar

G

upper ganglion: Müller-Ganglion *nt*, Ehrenritter-Ganglion *nt*, oberes Glossopharyngeusganglion *nt*, Ganglion superius nervi glossopharyngei
vagal ganglion: Vagusganglion *nt*, Ganglion nervi vagi
Valentin's pseudoganglion: Ganglion tympanicum, Intumescentia tympanica
vertebral ganglion: Ganglion vertebrale
vestibular ganglion: Scarpa-Ganglion *nt*, Rosenthal-Ferré-Ganglion *nt*, Ganglion vestibulare
Vieussens ganglion: Plexus nervosus coeliacus
visceral ganglia: vegetative/autonome Grenzstrangganglien *pl*, Ganglia autonomica/visceralia
ganglia of visceral plexuses: →*ganglia of autonomic plexuses*
Walther's ganglion: Ganglion impar
Wrisberg's ganglia: Wrisberg-Ganglien *pl*, Ganglia cardiaca

G

gan|gli|o|nat|ed ['gæŋglɪəneɪtɪd] *adj*: ganglienbesitzend
gan|gli|on|ec|to|my [,gæŋglɪə'nektəmiː] *noun*: **1.** Ganglionexzision *f*, Gangliektomie *f*, Ganglionektomie *f* **2.** Ganglionektomie *f*, Gangliektomie *f*
stellate ganglionectomy: Stellatumresektion *f*, Stellektomie *f*
gan|gli|o|neu|ro|blas|to|ma [,gæŋglɪəʊ,njʊərəblæs'təʊmə] *noun*: Ganglioneuroblastom *nt*
gan|gli|o|neu|ro|fi|bro|ma [,gæŋglɪəʊ,njʊərəfaɪ'brəʊmə] *noun*: →*ganglioneuroma*
gan|gli|o|neu|ro|ma [,gæŋglɪənjʊə'rəʊmə] *noun*: Ganglioneurom *nt*, Ganglioneuroma *nt*, Gangliozytom *nt*
central ganglioneuroma: zentrales Ganglioneurom *nt*, Gangliogliom(a) *nt*
gan|gli|on|ic [gæŋglɪ'ɑnɪk] *adj*: Ganglion betreffend, ganglionär
gan|gli|o|nit|ic [,gæŋglɪə'nɪtɪk] *adj*: Ganglionitis/Ganglionentzündung betreffend, ganglionitisch, gangliitisch
gan|gli|on|it|is [,gæŋglɪə'naɪtɪs] *noun*: Entzündung *f* eines Nervenganglions, Ganglionitis *f*, Ganglionentzündung *f*, Ganglienentzündung *f*, Gangliitis *f*
acute posterior ganglionitis: Gürtelrose *f*, Zoster *m*, Zona *f*, Herpes zoster
ciliary ganglionitis: Ganglionitis ciliaris
gasserian ganglionitis: Herpes zoster ophthalmicus, Zoster ophthalmicus
gan|gli|on|o|ple|gic [,gæŋglɪ,ɑnə'pliːdʒɪk] *noun, adj*: →*ganglioplegic*
gan|gli|o|ple|gic [,gæŋglɪə'pliːdʒɪk]: **I** *noun* (*pharmakol.*) Ganglienblocker *m*, Ganglioplegikum *nt* **II** *adj* ganglienblockend, ganglioplegisch
gan|gli|o|side ['gæŋglɪəsaɪd] *noun*: Gangliosid *nt*
gan|gli|o|si|do|sis [,gæŋglɪəʊsaɪ'dəʊsɪs] *noun, plural* **-ses** [-siːz]: Gangliosidose *f*
generalized gangliosidosis: →*GM_1-gangliosidosis*
gan|gli|o|sym|pa|thec|to|my [,gæŋglɪəʊ,sɪmpə'θektəmiː] *noun*: Gangliosympathektomie *f*
gan|go|sa [gæŋ'gəʊsə] *noun*: Gangosa *f*
gan|grene ['gæŋgriːn] *noun*: Gangrän *f*, Brand *m*, gangräne Nekrose *f*, Gangraena *f*
angiosclerotic gangrene: arteriosklerotische Gangrän *f*, Gangraena arteriosclerotica
arteriosclerotic gangrene: arteriosklerotische Gangrän *f*, Gangraena arteriosclerotica
circumsribed gangrene: umschriebene Gangrän *f*
cold gangrene: trockene Gangrän *f*
decubital gangrene: Wundliegen *nt*, Dekubitalulkus *nt*, Dekubitalgeschwür *nt*, Dekubitus *m*, Decubitus *m*
demarcated gangrene: demarkierte Gangrän *f*
diabetic gangrene: diabetische Gangrän *f*
disseminated cutaneous gangrene: Dermatitis gangraenosa infantum, Ecthyma gangraenosum/terebrans
dry gangrene: trockene Gangrän *f*
embolic gangrene: embolische Gangrän *f*
emphysematous gangrene: →*gas gangrene*
epidemic gangrene: Ergotismus *m*, Mutterkornvergiftung *f*
Fournier's gangrene: Fournier-Gangrän *f*, Gangraena acuta genitalium, Erysipelas gangraenosum genitalium
gas gangrene: Gasbrand *m*, Gasgangrän *f*, Gasödem *nt*, Gasödemerkrankung *f*, malignes Ödem *nt*, Gasphlegmone *f*, Gangraena emphysematosa
gaseous gangrene: →*gas gangrene*
glycaemic gangrene: (*brit.*) →*glycemic gangrene*
glycemic gangrene: diabetische Gangrän *f*
glykaemic gangrene: (*brit.*) →*glykemic gangrene*
glykemic gangrene: →*glycemic gangrene*
hospital gangrene: →*decubital gangrene*
humid gangrene: feuchte Gangrän *f*
inflammatory gangrene: entzündliche Gangrän *f*
intestinal gangrene: Darmgangrän *f*
Meleney's gangrene: Meleney-Geschwür *nt*, Pyoderma gangraenosum, Dermatitis ulcerosa, Pyodermia ulcerosa serpiginosa
Meleney's synergistic gangrene: →*Meleney's gangrene*
mephitic gangrene: →*gas gangrene*
moist gangrene: feuchte Gangrän *f*, feuchter Brand *m*
penis gangrene: Penisgangrän *nt*
Pott's gangrene: Altersgangrän *f*, senile Gangrän *f*
pressure gangrene: →*decubital gangrene*
progressive bacterial synergistic gangrene: Meleney-Geschwür *nt*, Pyoderma gangraenosum, Dermatitis ulcerosa, Pyodermia ulcerosa serpiginosa
progressive synergistic gangrene: →*progressive bacterial synergistic gangrene*
progressive synergistic bacterial gangrene: →*progressive bacterial synergistic gangrene*
pulmonary gangrene: Gangraena pulmonis, Lungenbrand *m*, Lungengangrän *f*
pulp gangrene: Pulpagangrän *f*, Gangrän *f* der Pulpa, gangränöse Pulpanekrose *f*
secondary gangrene: sekundäre Gangrän *f*
senile gangrene: Altersgangrän *f*, senile Gangrän *f*
static gangrene: Stauungsgangrän *f*, venöse Gangrän *f*
streptococcal gangrene: Streptokokkengängrän *f*, nekrotisierende Fasziitis *f*
thrombotic gangrene: postthrombotische Gangrän *f*
traumatic gangrene: posttraumatische Gangrän *f*
venous gangrene: Stauungsgangrän *f*, venöse Gangrän *f*
wet gangrene: feuchter Brand *m*, feuchte Gangrän *f*
gan|gre|nous ['gæŋgrɪnəs] *adj*: Gangrän betreffend, mit einer Gangrän, in Form einer Gangrän, gangränös
gan|o|blast ['gænəʊblæst] *noun*: Ganoblast *m*, Zahnschmelzbildner *m*, Adamantoblast *m*, Ameloblast *m*
gap [gæp] *noun*: Lücke *f*, Spalt(e *f*) *m*
age gap: Altersunterschied *m*
anion gap: Anionenlücke *f*
auscultatory gap: auskultatorische Lücke *f*
Bochdalek's gap: Bochdalek-Foramen *nt*, Hiatus pleuroperitonealis
interocclusal gap: Interokklusalabstand *m*, Interokklusalspalt *m*, Interokklusalraum *m*, interokklusaler Zwischenraum *m*, interokklusaler Raum *m*, Freeway space *m*
mongolian gap: Mongolenlücke *f*
sandals' gap: Sandalenlücke *f*
scalene gap: Skalenuslücke *f*

silent gap: auskultatorische Lücke *f*
synaptic gap: synaptischer Spalt *m*, Synapsenspalt *m*
GAP *Abk.*: glyceraldehyde-3-phosphate
GAPD *Abk.*: glyceraldehyde-3-phosphate dehydrogenase
GAPDH *Abk.*: growth-associated proteins
gapling ['geɪpɪŋ, 'gæp-] *adj*: (*Wunde*) klaffend, weit geöffnet
gaplless ['gæpləs] *adj*: lückenlos
gap-toothed *adj*: **1.** mit Zahnlücken **2.** mit weiter Zahnstellung, mit auseinanderstehenden Zähnen
Gardlnerlellla [gɑːrdnə'relə] *noun*: Gardnerella *f*
Gardnerella vaginalis: Gardnerella vaginalis
garlgallaeslthelsia [,gɑːrgles'θiːʒ(ɪ)ə] *noun*: (*brit.*) →*gargalesthesia*
garlgallanlaeslthelsia [,gɑːrgl,ænəs'θiːʒə] *noun*: (*brit.*) →*gargalanesthesia*
garlgallanleslthelsia [,gɑːrgl,ænəs'θiːʒə] *noun*: Gargalanästhesie *f*
garlgalleslthelsia [,gɑːrgles'θiːʒ(ɪ)ə] *noun*: Gargalästhesie *f*, Gargaläsie *f*
garlgle ['gɑːrgl]: I *noun* **1.** Gurgeln *nt* **2.** Gurgelmittel *nt*, Gurgelwasser *nt*; Mundwasser *nt* II *vt, vi* gurgeln
garlgoyllism ['gɑːrgɔɪlɪzəm] *noun*: **1.** Wasserspeiergesicht *nt*, Fratzengesichtigkeit *f*, Gargoylfratze *f*, Gargoylismus *m* **2.** →*autosomal recessive type gargoylism*
autosomal recessive type gargoylism: Hurler-Krankheit *f*, Hurler-Syndrom *nt*, (von) Pfaundler-Hurler-Krankheit *f*, (von) Pfaundler-Hurler-Syndrom *nt*, Mukopolysaccharidose I-H, Lipochondrodystrophie *f*, Dysostosis multiplex
garllic ['gɑːrlɪk] *noun*: Knoblauch *m*, Allium sativum
garllilcin ['gɑːrlɪsɪn] *noun*: Garlicin *nt*
garlment ['gɑːrmənt] *noun*: **1.** Kleidung *f*, Kleidungsstück *nt* **2.** Hülle *f*, Gewand *nt*
gas [gæs]: I *noun, plural* **-es, -ses** **1.** Gas *nt* **2.** Lachgas *nt*, Distickstoffoxid *nt*, Stickoxidul *nt* **have gas** Lachgas bekommen **3.** Blähung *f*, Wind *m*, Flatus *m m* II *vt* **4.** mit Gas füllen **5.** mit Gas verseuchen *oder* vergiften, vergasen **6.** (*techn.*) mit Gas behandeln, begasen
alveolar gas: Alveolarluft *f*, alveolares Gasgemisch *nt*
anaesthetic gas: (*brit.*) →*anaesthetic gas*
anesthetic gas: Narkosegas *nt*
arterial gases: →*arterial blood gases*
arterial blood gases: arterielle Blutgase *pl*
blood gases: Blutgase *pl*
carrier gas: Trägergas *nt*
exhaust gas: Abgas *nt*
hydrofluoric acid gas: Fluorwasserstoff *m*, Flusssäureanhydrid *nt*
inert gases: Edelgase *pl*
insufflation gas: Insufflationsgas *nt*
lacrimator gas: Tränengas *nt*
laughing gas: Lachgas *nt*, Distickstoffoxid *nt*
marsh gas: Methan *nt*
mustard gas: Senfgas *nt*, Gelbkreuz *nt*
nerve gas: Nervengas *nt*
nervous gas: Nervengas *nt*
nitrous gases: nitrose Gase *pl*
noble gases: Edelgase *pl*
poison gas: Giftgas *nt*
radioactive gases: radioaktive Gase *pl*
rare gases: Edelgase *pl*
respiratory gases: Atemgase *pl*
sweet gas: Kohlenmonoxid *nt*
tear gas: Tränengas *nt*
venous gases: →*venous blood gases*
venous blood gases: venöse Blutgase *pl*
waste gas: Abgas *nt*
water gas: Wassergas *nt*
GAS *Abk.*: **1.** gastroenterology **2.** general adaption syndrome **3.** generalized arteriosclerosis **4.** group A streptococci
gas-absorbing *adj*: gasabsorbierend
gaslelous ['gæsɪəs, 'gæʃəs] *adj*: gasförmig, gasartig, gasig, Gas-
gaslelouslness ['gæsɪəsnɪs, 'gæʃəs-] *noun*: Gasförmigkeit *f*, Gaszustand *m*
gas-filled *adj*: gasgefüllt
gaslilfilcaltion [,gæsəfɪ'keɪʃn] *noun*: Vergasung *f*
gaslilform ['gæsɪfɔːrm] *adj*: →*gaseous*
gaslilfy ['gæsɪfaɪ]: I *vt* vergasen, in Gas verwandeln II *vi* zu Gas werden
gasllight ['gæslaɪt] *noun*: **1.** Gaslicht *nt* **2.** Gasbrenner *m*
gaslolgenlic [gæsə'dʒenɪk] *adj*: gasbildend, -produzierend
gaslolline [gæsə'liːn, 'gæsəliːn] *noun*: Gasolin *nt*
gaslomleter [gæ'sɑmɪtər] *noun*: Gasometer *nt*
bell gasometer: Glockengasometer *nt*
gaslolmetlric [,gæsə'metrɪk] *adj*: gasometrisch
gaslomleltry [gæ'sɑmətriː] *noun*: Gasometrie *f*
gasp [gæsp, gɑːsp]: I *noun* Keuchen *nt*, Schnaufen *nt*, schweres Atmen *nt*, Schnappatmung *f* II *vi* keuchen, schnaufen, schwer atmen **gasp for breath** nach Luft schnappen *oder* ringen
gaspling ['gæspɪŋ, 'gɑːsp-]: I *noun* →*gasp I* II *adj* keuchend, schnaufend, schwer atmend
gaslproof ['gæspruːf] *adj*: gasdicht
gaslsy ['gæsiː] *adj*: **1.** gashaltig, -artig, voll Gas **2.** kohlensäurehaltig
gaslter ['gæstər] *noun*: Magen *m*, Gaster *f*, Ventriculus *m*
gaslterlallgia [,gæstər'ældʒ(ɪ)ə] *noun*: →*gastralgia*
Gaslterlolphillildae [,gæstərəʊ'fɪlədiː] *plural*: Gasterophilidae *pl*
Gaslterlophlillus [gæstə'rɑfɪləs] *noun*: Gastrophilus *m*
gasltight ['gæstaɪt] *adj*: gasdicht **make gastight** abdichten
gastr- *präf.*: Magen-, Gastro-
gasltradlelnitlic [,gæstrædɪ'nɪtɪk] *adj*: Gastradenitis/Magendrüsenentzündung betreffend, gastradenitisch, gastroadenitisch
gasltradlelniltis [,gæstrædɪ'naɪtɪs] *noun*: Entzündung *f* der Magendrüsen, Gastradenitis *f*, Magendrüsenentzündung *f*, Gastroadenitis *f*
gasltrallgia [gæ'strældʒ(ɪ)ə] *noun*: **1.** Magenschmerz(en *pl*) *m*, Gastrodynie *f*, Gastralgie *f* **2.** Magenkrampf *m*, Magenkolik *f*, Gastrospasmus *m*
gasltralmine ['gæstrəmiːn, -mɪn] *noun*: Betazol *nt*
gastramine hydrochloride: Betazolhydrochlorid *nt*
gasltraltrolphia [,gæstrə'trəʊfɪə] *noun*: chronisch-atrophische Gastritis *f*
gasltrecltasia [gæstrek'teɪʒ(ɪ)ə] *noun*: Magenerweiterung *f*, Gastrektasie *f*
gasltrecltalsis [gæs'trektəsɪs] *noun*: →*gastrectasia*
gasltrecltomy [gæs'trektəmiː] *noun*: Magenresektion *f*, Gastrektomie *f*
4/5 gastrectomy: 4/5-Resektion *f*, subtotale Gastrektomie *f*
Billroth I gastrectomy: Magenresektion *f* nach Billroth I
Billroth II gastrectomy: Magenresektion *f* nach Billroth II
Billroth III gastrectomy: Magenresektion *f* nach Billroth III
modified total gastrectomy: erweiterte totale Gastrektomie *f*

partial gastrectomy: Magen(teil)resektion *f*, partielle Gastrektomie *f*
Pólya gastrectomy: Polya-Operation *f*, Polya-Gastrektomie *f*
subtotal gastrectomy: subtotale Gastrektomie *f*, 4/5-Resektion *f*
total gastrectomy: totale Magenresektion *f*, totale Gastrektomie *f*, Magenentfernung *f*

gas|tric ['gæstrɪk] *adj*: Magen betreffend, gastral, gastrisch

gas|tric|sin [gæs'trɪksɪn] *noun*: Pepsin C *nt*, Gastrizin *nt*

gas|trin ['gæstrɪn] *noun*: Gastrin *nt*

gas|trin|o|ma [,gæstrɪ'nəʊmə] *noun*: Gastrinom *nt*

gas|trit|ic [gæs'trɪtɪk] *adj*: Magenschleimhautentzündung/Gastritis betreffend, gastritisch

gas|tri|tis [gæs'traɪtɪs] *noun*: Gastritis *f*, Magenkatarrh *m*, Magenschleimhautentzündung *f*, Magenentzündung *f*
acute gastritis: akute Gastritis *f*, akuter Magenkatarrh *m*
alkaline reflux gastritis: alkalische Refluxgastritis *f*
antral gastritis: Antrumgastritis *f*
antrum gastritis: Antrumgastritis *f*
atrophic gastritis: chronisch-atrophische Gastritis *f*
atrophic-hyperplastic gastritis: atrophisch-hyperplastische Gastritis *f*
autoimmune gastritis: Autoimmungastritis *f*
catarrhal gastritis: katarrhalische Gastritis *f*, Magenkatarrh *m*
chemical gastritis: Ätzgastritis *f*, Gastritis corrosiva
chronic atrophic gastritis: chronisch-atrophische Gastritis *f*
chronic cystic gastritis: chronisch-zystische Gastritis *f*
chronic follicular gastritis: chronisch-follikuläre Gastritis *f*
chronic superficial gastritis: chronische Oberflächengastritis *f*
cirrhotic gastritis: Magenszirrhus *m*, entzündlicher Schrumpfmagen *m*, Brinton-Krankheit *f*, Linitis plastica
congestive gastritis: Stauungsgastritis *f*
corpus gastritis: Korpusgastritis *f*
corrosive gastritis: Ätzgastritis *f*, Gastritis corrosiva
erosive gastritis: erosive Gastritis *f*, Gastritis erosiva
exfoliative gastritis: erosive Gastritis *f*, Gastritis erosiva
follicular gastritis: follikuläre Gastritis *f*
giant hypertrophic gastritis: Riesenfaltengastritis *f*, Ménétrier-Syndrom *nt*, Morbus Ménétrier *m*, Gastropathia hypertrophica gigantea
haemorrhagic gastritis: (*brit.*) →*hemorrhagic gastritis*
Helicobacter pylori gastritis: Helicobacter-pylori-Gastritis *f*
hemorrhagic gastritis: hämorrhagische Gastritis *f*, Gastritis haemorrhagica
hypertrophic gastritis: **1.** hypertrophische Gastritis *f* **2.** Ménétrier-Syndrom *nt*, Morbus Ménétrier *m*, Riesenfaltengastritis *f*, Gastropathia hypertrophica gigantea
idiopathic atrophic gastritis: (chronisch-)atrophische Gastritis *f*
phlegmonous gastritis: phlegmonöse Gastritis *f*, Gastritis phlegmonosa
polypous gastritis: Gastritis polyposa
pseudomembranous gastritis: pseudomembranöse Gastritis *f*
radiation gastritis: Strahlengastritis *f*
reflux gastritis: Refluxgastritis *f*
superficial gastritis: Oberflächengastritis *f*
transformation gastritis: Umbaugastritis *f*
type A gastritis: Gastritis Typ A *f*
type A/B gastritis: Gastritis Typ A/B *f*
type B gastritis: Gastritis Typ B *f*
type C gastritis: Gastritis Typ C *f*
uraemic gastritis: (*brit.*) →*uremic gastritis*
uremic gastritis: urämische Gastritis *f*

gastro- *präf.*: Magen-, Gastro-

gas|tro|a|ceph|a|lus [,gæstrəʊeɪ'sefələs] *noun*: Gastroazephalus *m*

gas|tro|ad|e|ni|tis [,gæstrəʊædə'naɪtɪs] *noun*: Entzündung *f* der Magendrüsen, Gastradenitis *f*, Magendrüsenentzündung *f*, Gastroadenitis *f*

gas|tro|a|mor|phus [,gæstrəʊə'mɔːrfəs] *noun*: Gastroamorphus *m*

gas|tro|a|nas|to|mo|sis [,gæstrəʊə,næstə'məʊsɪs] *noun*: →*gastrogastrostomy*

gas|tro|a|to|ni|a [,gæstrəʊə'təʊnɪə, -eɪ-] *noun*: Magenatonie *f*

gas|tro|cam|er|a [,gæstrəʊ'kæm(ə)rə] *noun*: Gastrokamera *f*

gas|tro|car|di|ac [,gæstrəʊ'kɑːrdɪæk] *adj*: Magen und Herz betreffend, gastrokardial

gas|tro|cele ['gæstrəʊsiːl] *noun*: Gastrozele *f*, Magendivertikel *nt*

gas|tro|coele ['gæstrəʊsiːl] *noun*: Urdarm *m*, Archenteron *m*

gas|tro|col|ic [,gæstrəʊ'kɑlɪk] *adj*: Magen und Kolon betreffend, gastrokolisch

gas|tro|co|lit|ic [,gæstrəʊkə'lɪtɪk] *adj*: Gastrokolitis betreffend, gastrokolitisch

gas|tro|co|li|tis [,gæstrəʊkə'laɪtɪs] *noun*: Gastrokolitis *f*, Magen-Kolon-Entzündung *f*, Magen-Kolon-Entzündung *m*

gas|tro|co|lop|to|sis [,gæstrəʊkəʊləp'təʊsɪs] *noun*: Gastrokoloptose *f*

gas|tro|co|los|to|my [,gæstrəʊkə'lɑstəmiː] *noun*: Magen-Kolon-Anastomose *f*, Gastrokolostomie *f*

gas|tro|co|lot|o|my [,gæstrəʊkə'lɑtəmiː] *noun*: Gastrokolotomie *f*

gas|tro|cu|ta|ne|ous [,gæstrəʊkjuː'teɪnɪəs] *adj*: gastrokutan

gas|tro|di|aph|a|nos|co|py [,gæstrəʊdaɪ,æfə'nɑskəpiː] *noun*: →*gastrodiaphany*

gas|tro|di|aph|a|ny [,gæstrəʊdaɪ'æfəniː] *noun*: Gastrodiaphanie *f*

gas|tro|did|y|mus [,gæstrəʊ'dɪdəməs] *noun*: Gastrodidymus *m*

gas|tro|dis|ci|a|sis [,gæstrəʊdɪs'kaɪəsɪs] *noun*: Gastrodisciasis *f*, Gastrodiscoidiasis *f*

Gas|tro|dis|coi|des [,gæstrəʊdɪ'skɔɪdiːz] *noun*: Gastrodiscoides *f*
Gastrodiscoides hominis: Gastrodiscoides hominis

Gas|tro|dis|cus [,gæstrəʊ'dɪskəs] *noun*: →*Gastrodiscoides*

gas|tro|du|o|de|nal [,gæstrəʊ,d(j)uːəʊ'diːnl, gæstrəʊd(j)uː'ɑdnəl] *adj*: Magen und Zwölffingerdarm/Duodenum betreffend, gastroduodenal

gas|tro|du|o|de|nec|to|my [,gæstrəʊ,d(j)uːədɪ'nektəmiː] *noun*: Gastroduodenektomie *f*

gas|tro|du|o|de|ni|tis [,gæstrəʊd(j)uːədɪ'naɪtɪs] *noun*: Entzündung (der Schleimhaut) von Magen und Zwölffingerdarm, Gastroduodenitis *f*
catarrhal-erosive gastroduodenitis: katarrhalisch-erosive Gastroduodenitis *f*

gas|tro|du|o|de|nos|co|py [,gæstrəʊd(j)uːədɪ'nɑskəpiː] *noun*: Gastroduodenoskopie *f*

gas|tro|du|o|de|nos|to|my [,gæstrəʊd(j)uːədɪ'nɑstəmiː]

noun: gastroduodenale Anastomose *f*, Gastroduodenostomie *f*
gas|tro|dyn|i|a [ˌgæstrəˈdiːnɪə] *noun*: Magenschmerz(en *pl*) *m*, Gastrodynie *f*, Gastralgie *f*
gas|tro|en|ter|al|gia [ˌgæstrəʊentəˈrældʒ(ɪ)ə] *noun*: Schmerzen *pl* in Magen und Darm, Magen-Darm-Schmerz *m*
gas|tro|en|ter|ic [ˌgæstrəʊenˈterɪk] *adj*: Magen und Darm/Intestinum betreffend, gastroenteral, gastrointestinal
gas|tro|en|te|rit|ic [ˌgæstrəʊentəˈrɪtɪk] *adj*: Gastroenteritis betreffend, gastroenteritisch
gas|tro|en|ter|i|tis [ˌgæstrəʊentəˈraɪtɪs] *noun*: Magen-Darm-Entzündung *m*, Magen-Darm-Entzündung *f*, Gastroenteritis *f*
calici gastroenteritis: Calici-Gastroenteritis *f*
endemic nonbacteriel infantile gastroenteritis: Enzephaloenteritis *f*, Säuglingstoxikose *f*
eosinophilic gastroenteritis: eosinophile Gastroenteritis *f*
infantile gastroenteritis: Enzephaloenteritis *f*, Säuglingstoxikose *f*
infectious gastroenteritis: infektiöse Gastroenteritis *f*
overfeeding gastroenteritis: Überfütterungsdyspepsie *f*
gas|tro|en|ter|o|a|nas|to|mo|sis [ˌgæstrəʊˌentərəʊəˌnæstəˈməʊsɪs] *noun*: Gastroenteroanastomose *f*, Gastroenterostomie *f*
gas|tro|en|te|ro|co|lit|ic [ˌgæstrəʊˌentərəʊkəˈlɪtɪk] *adj*: Gastroenterokolitis betreffend, gastroenterokolitisch
gas|tro|en|ter|o|co|li|tis [ˌgæstrəʊˌentərəʊkəˈlaɪtɪs] *noun*: Gastroenterokolitis *f*, Magen-Darm-Kolon-Entzündung *f*, Magen-Darm-Kolon-Katarrh *m*
gas|tro|en|ter|o|co|los|to|my [ˌgæstrəʊˌentərəʊkəˈlɑstəmiː] *noun*: Gastroenterokolostomie *f*
gas|tro|en|ter|o|lo|gist [ˌgæstrəʊˌentəˈrɑlədʒɪst] *noun*: Gastroenterologe *m*, Gastroenterologin *f*
gas|tro|en|ter|o|lo|gy [ˌgæstrəʊˌentəˈrɑlədʒiː] *noun*: Gastroenterologie *f*
gas|tro|en|te|rop|a|thy [ˌgæstrəʊentəˈrɑpəθiː] *noun*: Gastroenteropathie *f*
gas|tro|en|ter|o|plas|ty [ˌgæstrəʊˈentərəʊplæstiː] *noun*: Magen-Darm-Plastik *f*, Gastroenteroplastik *f*
gas|tro|en|ter|op|to|sis [ˌgæstrəʊentərɑpˈtəʊsɪs] *noun*: Magen-Darm-Senkung *f*, -Tiefstand *m*, Gastroenteroptose *f*
gas|tro|en|ter|os|to|my [ˌgæstrəʊˌentəˈrɑstəmiː] *noun*: Magen-Darm-Anastomose *f*, Gastroenteroanastomose *f*, gastrointestinale Anastomose *f*, Gastroenterostomie *f*
Roux-en-Y gastroenterostomy: Roux-Y-Gastroenterostomie *f*, Roux-Operation *f*
gas|tro|en|ter|ot|o|my [ˌgæstrəʊˌentəˈrɑtəmiː] *noun*: Gastroenterotomie *f*
gas|tro|ep|i|plo|ic [ˌgæstrəʊˌepɪˈpləʊɪk] *adj*: Magen und Bauchnetz/Epiploon betreffend, gastroepiploisch, gastroomental
gas|tro|e|soph|a|ge|al [ˌgæstrəʊɪˌsɑfəˈdʒiːəl, gæstrəʊɪsəˈfædʒɪəl] *adj*: Magen und Speiseröhre/Ösophagus betreffend, gastroösophageal, ösophagogastral
gas|tro|e|soph|a|git|ic [ˌgæstrəʊɪˌsɑfəˈdʒɪtɪk] *adj*: Gastroösophagitis betreffend, gastroösophagitisch
gas|tro|e|soph|a|gi|tis [ˌgæstrəʊɪˌsɑfəˈdʒaɪtɪs] *noun*: Entzündung (der Schleimhaut) von Magen und Speiseröhre, Gastroösophagitis *f*
gas|tro|fi|bro|scope [ˌgæstrəʊˈfaɪbrəskəʊp] *noun*: Gastrofibroskop *nt*
gas|tro|gas|tros|to|my [ˌgæstrəʊgæsˈtrɑstəmiː] *noun*: Gastroanastomose *f*, Gastrogastrostomie *f*
gas|tro|ga|vage [ˌgæstrəʊgəˈvɑːʒ] *noun*: Ernährung *f* mittels Magensonde
gas|tro|gen|ic [ˌgæstrəʊˈdʒenɪk] *adj*: vom Magen ausgehend, aus dem Magen stammend, gastrogen
gas|trog|e|nous [gæsˈtrɑdʒənəs] *adj*: gastrogen
gas|tro|graph [ˈgæstrəgræf] *noun*: Gastrokinetograph *m*
gas|tro|he|pat|ic [ˌgæstrəʊhɪˈpætɪk] *adj*: Magen und Leber/Hepar betreffend, gastrohepatisch
gas|tro|il|e|al [ˌgæstrəʊˈɪlɪæl] *adj*: Magen und Ileum betreffend, gastroileal
gas|tro|il|e|it|ic [ˌgæstrəʊɪlɪˈɪtɪk] *adj*: Gastroileitis betreffend, gastroileitisch
gas|tro|il|e|i|tis [ˌgæstrəʊɪlɪˈaɪtɪs] *noun*: Entzündung (der Schleimhaut) von Magen und Ileum, Gastroileitis *f*
gas|tro|il|e|os|to|my [ˌgæstrəʊɪlɪˈɑstəmiː] *noun*: Magen-Ileum-Anastomose *f*, Gastroileostomie *f*
gas|tro|in|tes|ti|nal [ˌgæstrəʊɪnˈtestənl] *adj*: Magen und Darm/Intestinum betreffend, gastroenteral, gastrointestinal
gas|tro|je|ju|nal [ˌgæstrəʊdʒɪˈdʒuːnl] *adj*: Magen und Jejunum betreffend, gastrojejunal
gas|tro|je|ju|no|e|soph|a|gos|to|my [ˌgæstrəʊdʒɪˌdʒuːnəɪˌsɑfəˈgɑstəmiː] *noun*: Ösophagojejunogastrostomie *f*
gas|tro|je|ju|no|oe|soph|a|gos|to|my [ˌgæstrəʊdʒɪˌdʒuːnəɪˌsɑfəˈgɑstəmiː] *noun*: (*brit.*) →*gastrojejunoesophagostomy*
gas|tro|je|ju|nos|to|my [ˌgæstrəʊdʒɪˌdʒuːˈnɑstəmiː] *noun*: Magen-Jejunum-Anastomose *f*, Gastrojejunostomie *f*
gas|tro|ki|ne|to|graph [ˌgæstrəʊkɪˈniːtəgræf] *noun*: Gastrokinetograph *m*, Gastrokinetograf *m*
gas|tro|la|vage [ˌgæstrəʊləˈvɑːʒ] *noun*: Magenspülung *f*, Gastrolavage *f*
gas|tro|li|e|nal [ˌgæstrəʊlaɪˈiːnl, -ˈlaɪənl] *adj*: Magen und Milz/Lien betreffend, gastrolienal
gas|tro|lith [ˈgæstrəʊlɪθ] *noun*: Gastrolith *m*
gas|tro|li|thi|a|sis [ˌgæstrəʊlɪˈθaɪəsɪs] *noun*: Gastrolithiasis *f*
gas|tro|lo|gist [gæˈstrɑlədʒɪst] *noun*: Gastrologe *m*, Gastrologin *f*
gas|tro|lo|gy [gæˈstrɑlədʒiː] *noun*: Gastrologie *f*
gas|tro|ly|sis [gæˈstrɑlɪsɪs] *noun*: Magenlösung *f*, Magenmobilisierung *f*, Gastrolyse *f*
gas|tro|ma|la|cia [ˌgæstrəʊməˈleɪʃ(ɪ)ə] *noun*: Gastromalazie *f*
gas|tro|meg|a|ly [ˌgæstrəʊˈmegəliː] *noun*: Magenvergrößerung *f*, Gastromegalie *f*
gas|trom|e|lus [gæˈstrɑmələs] *noun*: Gastromelus *m*
gas|tro|my|co|sis [ˌgæstrəʊmɪˈkəʊsɪs] *noun*: Gastromykose *f*
gas|tro|my|i|a|sis [ˌgæstrəʊmɪˈaɪəsɪs] *noun*: Gastromyiasis *f*
gas|tro|my|ot|o|my [ˌgæstrəʊmaɪˈɑtəmiː] *noun*: Gastromyotomie *f*
gas|tro|myx|or|rhe|a [ˌgæstrəʊˌmɪksəˈrɪə] *noun*: übermäßige Schleimabsonderung *f* des Magens, Myxorrhea gastrica
gas|tro|myx|or|rhoe|a [ˌgæstrəʊˌmɪksəˈrɪə] *noun*: (*brit.*) →*gastromyxorrhea*
gas|trone [ˈgæstrəʊn] *noun*: Gastron *nt*
gas|tro|ne|ste|os|to|my [ˌgæstrənestɪˈɑstəmiː] *noun*: Magen-Jejunum-Anastomose *f*, Gastrojejunostomie *f*
gas|tro|oe|soph|a|ge|al [ˌgæstrəʊɪˌsɑfəˈdʒiːəl, gæstrəʊɪsəˈfædʒɪəl] *adj*: (*brit.*) →*gastroesophageal*
gas|tro|oe|soph|a|git|ic [ˌgæstrəʊɪˌsɑfəˈdʒɪtɪk] *adj*: (*brit.*) →*gastroesophagitic*
gas|tro|oe|soph|a|gi|tis [ˌgæstrəʊɪˌsɑfəˈdʒaɪtɪs] *noun*: (*brit.*) →*gastroesophagitis*

G

gas|tro|o|men|tal [ˌgæstrəʊəʊ'mentəl] *adj*: Magen und Bauchnetz/Epiploon betreffend, gastroepiploisch, gastroomental
gas|trop|a|gus [gæ'strɑpəgəs] *noun*: Gastropagus *m*
gas|tro|pan|cre|at|ic [ˌgæstrəˌpænkrɪ'ætɪk, -ˌpæŋ-] *adj*: Magen/Gaster und Bauchspeicheldrüse/Pancreas betreffend
gas|tro|pan|cre|a|ti|tis [ˌgæstrəʊˌpæŋkrɪə'taɪtɪs] *noun*: Entzündung *f* von Magen und Bauchspeicheldrüse/Pankreas, Gastropankreatitis *f*
gas|tro|pa|ral|y|sis [ˌgæstrəʊpə'rælɪsɪs] *noun*: **1.** Magenlähmung *f*, Gastroparese *f*, Gastroparalyse *f*, Gastroplegie *f* **2.** Magenatonie *f*, Gastroatonie *f*
gas|tro|pa|re|sis [ˌgæstrəʊpə'riːsɪs, -'pærə-] *noun*: Magenlähmung *f*, Gastroparese *f*, -paralyse *f*, -plegie *f*
gas|tro|path|ic [ˌgæstrə'pæθɪk] *adj*: Gastropathie betreffend
gas|trop|a|thy [gæ'strɑpəθiː] *noun*: Magenerkrankung *f*, Magenleiden *nt*, Gastropathie *f*, -pathia *f*
gas|tro|per|i|o|dyn|ia [ˌgæstrəperɪə'diːnɪə] *noun*: periodischer Magenschmerz *m*
gas|tro|per|i|to|nit|ic [ˌgæstrəʊperɪtə'nɪtɪk] *adj*: Gastroperitonitis betreffend, gastroperitonitisch
gas|tro|per|i|to|ni|tis [ˌgæstrəʊperɪtə'naɪtɪs] *noun*: Gastroperitonitis *f*
gas|tro|pex|y ['gæstrəʊpeksiː] *noun*: Gastropexie *f*
Hill's posterior gastropexy: posteriore Gastropexie *f* nach Hill
Gas|tro|phil|i|dae [ˌgæstrəʊ'fɪlədiː] *plural*: →*Gasterophilidae*
Gas|troph|i|lus [gæ'strɑfɪləs] *noun*: →*Gasterophilus*
gas|tro|phren|ic [ˌgæstrə'frenɪk] *adj*: gastrodiaphragmal, gastrophrenisch, phrenikogastral
gas|tro|plas|ty ['gæstrəplæstiː] *noun*: Magenplastik *f*, Gastroplastik *f*
Collis gastroplasty: Magenplastik *f* nach Collis
vertical-banded gastroplasty: Gastric-banding *nt*, vertikal gebundene Magenplastik *f*
vertical ring gastroplasty: Gastric-banding *nt*, vertikal gebundene Magenplastik *f*
gas|tro|ple|gia [ˌgæstrə'pliːdʒ(ɪ)ə] *noun*: Gastroplegie *f*, Magenlähmung *f*, Gastroparese *f*, Gastroparalyse *f*
gas|tro|pli|ca|tion [ˌgæstrəʊplaɪ'keɪʃn] *noun*: Gastroplikation *f*
gas|tro|pneu|mon|ic [ˌgæstrəʊn(j)uː'mɑnɪk] *adj*: Magen/Gaster und Lunge(n) betreffend, gastropulmonal
gas|tro|pod ['gæstrəpɑd] *noun*: Schnecke *f*, Gastropode *m*
Gas|trop|o|da [gæ'strɑpədə] *plural*: Schnecken *pl*, Gastropoden *pl*, Gastropoda *pl*
gas|trop|to|sis [ˌgæstrɑp'təʊsɪs] *noun*: Magensenkung *f*, -tiefstand *m*, Gastroptose *f*
gas|tro|ptyx|is [ˌgæstrə'tɪksɪs] *noun*: →*gastroplication*
gas|tro|pul|mo|nary [ˌgæstrəʊ'pʌlməˌneriː, -nəriː] *adj*: Magen und Lunge/Pulmo betreffend, gastropulmonal, pneumogastral
gas|tro|py|lo|rec|to|my [ˌgæstrəʊˌpaɪlə'rektəmiː] *noun*: Gastropylorektomie *f*
gas|tro|py|lor|ic [ˌgæstrəʊpaɪ'lɔːrɪk, -pɪ-] *adj*: Magen und Magenpförtner/Pylorus betreffend, gastropylorisch
gas|tror|rha|gia [ˌgæstrəʊ'rædʒ(ɪ)ə] *noun*: Magenblutung *f*, Gastrorrhagie *f*
gas|tror|rha|phy [gæ'strɔrəfiː] *noun*: Gastroplikation *f*
gas|tror|rhe|a [ˌgæstrə'rɪə] *noun*: Magenfluss *m*, Hypersekretion *f* des Magens, Gastrorrhoe *f*
gas|tror|rhex|is [ˌgæstrəʊ'reksɪs] *noun*: Magenruptur *f*, Gastrorrhexis *f*
gas|tror|rhoe|a [ˌgæstrə'rɪə] *noun*: (*brit.*) →*gastrorrhea*
gas|tros|chi|sis [gæ'strɑskəsɪs] *noun*: Bauchspalte *f*, Gastroschisis *f*
gas|tro|scope ['gæstrəskəʊp] *noun*: Gastroskop *nt*
gas|tro|scop|ic [gæstrə'skɑpɪk] *adj*: Gastroskopie betreffend, mittels Gastroskopie, gastroskopisch
gas|tros|co|py [gæ'strɑskəpiː] *noun*: Magenspiegelung *f*, Gastroskopie *f*
emergency gastroscopy: Notgastroskopie *f*
inversion gastroscopy: Inversionsgastroskopie *f*
gas|tro|se|lec|tive [ˌgæstrəsɪ'lektɪv] *adj*: nur auf den Magen wirkend, gastroselektiv
gas|tro|spasm ['gæstrəʊspæzəm] *noun*: Magenkrampf *m*, Magenkolik *f*, Gastrospasmus *m*; Colica gastrica
gas|tro|splen|ic [ˌgæstrəʊ'spliːnɪk, -'splenɪk] *adj*: →*gastrolienal*
gas|tro|stax|is [gæstrə'stæksɪs] *noun*: **1.** Sickerblutung *f* aus der Magenschleimhaut, Gastrostaxis *f* **2.** hämorrhagische Gastritis *f*
gas|tro|ste|no|sis [ˌgæstrəʊstɪ'nəʊsɪs] *noun*: Magenverengung *f*, -stenose *f*, Gastrostenose *f*
gas|tros|to|ga|vage [gæˌstrɑstəgə'vɑːʒ] *noun*: Ernährung *f* mittels Magensonde
gas|tros|to|ma [gæ'strɑstəmə] *noun*: äußere Magenfistel *f*, Gastrostoma *nt*
gas|tros|to|my [gæ'strɑstəmiː] *noun*: Gastrostomie *f*
catheter gastrostomy: Kathetergastrostomie *f*
Kader's gastrostomy: Lucke-Kader-Gastrostomie *f*
Witzel's gastrostomy: Witzel-Fistel *f*, -Gastrostomie *f*
gas|tro|suc|cor|rhe|a [ˌgæstrəsʌkə'rɪə] *noun*: Reichmann-Syndrom *nt*, Gastrosukorrhoe *f*
gas|tro|suc|cor|rhoe|a [ˌgæstrəsʌkə'rɪə] *noun*: (*brit.*) →*gastrosuccorrhea*
gas|tro|tho|ra|cop|a|gus [ˌgæstrəʊˌθəʊrə'kɑpəgəs, -ˌθɔː-] *noun*: Gastrothorakopagus *m*
gas|tro|tome ['gæstrətəʊm] *noun*: Gastrotomiemesser *nt*, Gastrotom *nt*
gas|trot|o|my [gæs'trɑtəmiː] *noun*: Gastrotomie *f*
anterior gastrotomy: vordere Gastrotomie *f*
Beck's gastrotomy: Gastrotomie *f* nach Beck
gas|tro|to|nom|e|ter [ˌgæstrətə'nɑmɪtər] *noun*: Gastrotonometer *nt*
gas|tro|to|nom|e|try [ˌgæstrətə'nɑmətriː] *noun*: Gastrotonometrie *f*
gas|tro|trop|ic [ˌgæstrə'trɑpɪk, -'trəʊp-] *adj*: gastrotrop
gas|tro|tym|pa|ni|tis [ˌgæstrəʊtɪmpə'naɪtɪs] *noun*: Magenüberblähung *f*
gas|tru|la ['gæstrʊlə] *noun, plura* **-las, -lae** [-liː]: Gastrula *f*
gas|tru|la|tion [ˌgæstrʊ'leɪʃn] *noun*: Gastrulation *f*
GAT *Abk.*: glucose-arginine test
gate [geɪt] *noun*: **1.** Tor *nt*, Pforte *f*, (enger) Durchgang *m*, Schranke *f* **2.** (*fig.*) Zugang *m*, Weg *m* (*to* zu); Schranke *f*
Na^+ gate: Natriumschleuse *f*
sodium gate: Natriumschleuse *f*
gate|way ['geɪtweɪ] *noun*: (*a. fig.*) Ein-, Zugang *m*, Tor *nt*, Weg *m* (*to* zu)
gauge [geɪdʒ]: **I** *noun* **1.** Messgerät *nt*, Messer *m*, Anzeiger *m* **2.** Normalmaß *nt*, Eichmaß *nt* **II** *vt* **3.** (ab-, aus-) messen, prüfen **4.** eichen, justieren, kalibrieren
bite gauge: Bisshöhenmessgerät *nt*
Boley gauge: Boley-Schublehre *f*
depth gauge: Tiefenmesser *m*, -lehre *f*, -messgerät *nt*
drill gauge: Bohrlehre *f*
mercury pressure gauge: Quecksilbermanometer *nt*
modified Boley gauge: abgewandelte Boley-Schublehre *f*
pressure gauge: Manometer *nt*

gauss [gaʊs] *noun*: Gauß *nt*
gauze [gɔːz] *noun*: Gaze *f*, Verband(s)mull *m*
  dressing gauze: Verband(s)mull *m*
ga|vage [gə'vɑːʒ] *noun*: **1.** Zwangsernährung *f* (mittels Magensonde) **2.** therapeutische Hyperalimentation *f*
gaze [geɪz]: I *noun* (starrer) Blick *m*, Starren *nt* II *vi* anstarren, starren (*at* auf)
GB *Abk.*: gallbladder
Gb *Abk.*: Gilbert
GBA *Abk.*: gastro-bioassay
G-banding *noun*: G-Banding *nt*, Giemsa-Banding *nt*
GBE *Abk.*: gingko biloba extract
GBG *Abk.*: **1.** glycine-rich β-glycoprotein **2.** gonadal steroid-binding globulin
GBH *Abk.*: gamma benzene hexachloride
GBM *Abk.*: glomerular basement membrane
GBS *Abk.*: **1.** group B streptococci **2.** Guillain-Barré syndrome
GC *Abk.*: **1.** ganglion cell **2.** gas chromatography **3.** glucocorticoid **4.** guanine-cytosine
Gc *Abk.*: group-specific component
gC *Abk.*: granulomatous colitis
gcal *Abk.*: gram calorie
GCFT *Abk.*: gonococcal complement fixation test
GCII *Abk.*: glucose-controlled insulin infusion
GCS *Abk.*: Glasgow Coma Score
G-CSF *Abk.*: granulocyte colony-stimulating factor
GCV *Abk.*: great cardiac veins
GD *Abk.*: gastroduodenostomy
Gd *Abk.*: gadolinium
GDH *Abk.*: **1.** glucose dehydrogenase **2.** glutamate dehydrogenase **3.** glycine-3-phosphate dehydrogenase
GDP *Abk.*: **1.** guanosine diphosphate **2.** guanosine-5'-diphosphate
GDPA *Abk.*: glycyldehydrophenylalanine
GDU *Abk.*: gastroduodenal ulcer
GE *Abk.*: **1.** gastroenteritis **2.** gastroenterology **3.** gastroenterostomy **4.** gonadotrophic epithelium factor
Ge *Abk.*: germanium
ge- *präf.*: →*geo-*
gear [gɪər] *noun*: Ausrüstung *f*, Gerät *nt*, Werkzeug(e *pl*) *nt*, Zubehör *nt*, Vorrichtung *f*
GEC *Abk.*: galactose-eliminating capacity
GEF *Abk.*: gonadotrophin enhancing factor
GEG *Abk.*: gamma encephalogram
gel [dʒel]: I *noun* Gel *nt* II *vi* gelieren, ein Gel bilden
  acid etching gel: Phosphorsäureätzgel *nt*
  aluminum hydroxide gel: Aluminiumhydroxidgel *nt*
  benzocaine gel: Benzocaingel *nt*
  fluoride gel: Fluoridzahngel *nt*, Fluoridgel *nt*, Fluoridgelee *nt*
  hydrofluoric acid etching gel: Flusssäureätzgel *nt*
  orthophosphoric acid etching gel: Phosphorsäureätzgel *nt*
  PAA gel: PAA-Gel *nt*
  polyacrylamide gel: PAA-Gel *nt*
  silica gel: Kieselgel *nt*
  sodium fluoride-orthophosphoric acid gel: Natriumfluorid-Phosphorsäuregel *nt*
  thixotropic fluoride gel: thixotropes Fluoridgel *nt*
ge|las|mus [dʒɪ'læzməs] *noun*: Gelasma *nt*
ge|las|tic [dʒɪ'læstɪk] *adj*: lachend, Lach-
gel|ate ['dʒeleɪt] *vi*: gelieren, ein Gel bilden
ge|lat|i|fi|ca|tion [dʒəˌlætəfɪ'keɪʃn] *noun*: Gelatinieren *nt*, Gelatinierung *f*
gel|a|tin ['dʒelətɪn; *brit.* -tiːn] *noun*: Gelatine *f*
  nutritive gelatin: Nährgelatine *f*
  Wharton's gelatin: Wharton-Sulze *f*
gel|a|tin|ase [dʒə'lætɪneɪz, 'dʒelətɪneɪz] *noun*: Gelatinase *f*
ge|lat|i|nate [dʒə'lætɪneɪt] *vt, vi*: →*gelatinize*
gel|a|tine ['dʒelətɪn; *brit.* -tiːn] *noun*: →*gelatin*
gel|a|tin|if|er|ous [ˌdʒelətɪ'nɪfərəs] *adj*: gelatinbildend
ge|lat|i|nize [dʒə'lætɪnaɪz, 'dʒelətn-]: I *vt* gelatinieren lassen II *vi* gelatinieren
ge|lat|i|noid [dʒə'lætɪnɔɪd]: I *noun* gallertartige Substanz *f* II *adj* →*gelatinous 1.*
ge|lat|i|nous [dʒə'lætɪnəs] *adj*: **1.** gel-, gallert-, gelatineartig, gelatinös, Gallert- **2.** Gel enthaltend
ge|la|tion [dʒə'leɪʃn] *noun*: **1.** Einfrieren *nt* **2.** Gelierung *f*
geld [geld] *vt*: (**gelded; geld**) (*biolog.*) kastrieren, verschneiden
geld|ing ['geldɪŋ] *noun*: Kastrieren *nt*, Verschneiden *nt*
gel|ose ['dʒeləʊs] *noun*: Agar *m/nt*
ge|lo|sis [dʒɪ'ləʊsɪs] *noun, plural* **-ses** [-siːz]: knotenförmige Gewebsverhärtung *f*, Gelose *f*; Myogelose *f*
gel|o|trip|sy ['dʒelətrɪpsiː] *noun*: Gelotripsie *f*
gel|se|dine ['dʒelsədiːn] *noun*: Gelsedin *nt*
gel|se|mi|cin ['dʒelsəmɪsiːn] *noun*: Gelsemicin *nt*
gel|se|mine ['dʒelsəmiːn] *noun*: Gelsemin *nt*
gem|el|lar|y ['dʒemɪleriː] *adj*: Zwillinge betreffend, Zwillings-
gem|el|li|pa|ra [ˌdʒemə'lɪpərə] *noun*: Patientin *f* mit Zwillingsgeburt, Gemellipara *f*
gem|el|lol|o|gy [ˌdʒemə'lɑlədʒiː] *noun*: Geminologie *f*
gem|i|nate [*adj* 'dʒemənɪt, -neɪt; *v* -neɪt]: I *adj* paarweise (auftretend), gepaart, Doppel- II *vt* verdoppeln III *vi* sich verdoppeln
gem|i|na|tion [dʒemɪ'neɪʃn] *noun*: Zwillingszähne *pl*, Dentes geminati, Doppelzahnbildung *f*, Zwillingsbildung *f*
gem|i|ni ['dʒemɪnaɪ] *plural*: →*geminus*
gem|i|nous ['dʒemɪnəs] *adj, vt, vi*: →*geminate*
gem|i|nus ['dʒemɪnəs] *noun, plural* **-ni** [-niː, -naɪ]: Zwilling *m*, Geminus *m*
gem|is|to|cyte [dʒə'mɪstəsaɪt] *noun*: gemistozytischer Astrozyt *m*, Gemistozyt *m*
gem|ma ['dʒemə] *noun*: **1.** Knospe *f*, knospenähnliche Struktur *f*, Gemma *f* **2.** Geschmacksknospe *f*, Gemma gustatoria, Caliculus gustatorius **below a gemma** unter einer Knospe (liegend)
gem|man|gi|o|ma [ˌdʒemændʒɪ'əʊmə] *noun*: Hämangioendotheliom(a) *nt*
gem|ma|tion [dʒe'meɪʃn] *noun*: Knospung *f*; Knospenbildung *f*
gem|mif|e|rous [dʒe'mɪfərəs] *adj*: knospentragend
gem|mule ['dʒem(j)uːl] *noun*: Keim-, Dauerknospe *f*, Gemmula *f*
ge|nal ['dʒiːnl, 'gen-] *adj*: Wange/Bucca betreffend, bukkal, buccal, Wangen-, Backen-
gen|der ['dʒendər] *noun*: (anatomisches) Geschlecht *nt*
gene [dʒiːn] *noun*: Gen *nt*, Erbfaktor *m*, Erbeinheit *f*, Erbanlage *f*
  adenomatous polyposis coli gene: adenomatous polyposis coli-Gen *nt*, APC-Gen *nt*
  allelic gene: Allel *nt*
  APC gene: APC-Gen *nt*, adenomatous polyposis coli-Gen *nt*
  autosomal gene: autosomales Gen *nt*
  bcl-2 gene: bcl-2-Gen *nt*
  cancer genes: Krebsgene *pl*
  CF gene: CF-Gen *nt*
  codominant genes: kodominante Gene *pl*
  complementary genes: Komplementärgene *pl*

cumulative gene: Polygen *nt*
dominant genes: dominante Gene *pl*
drug resistance gene: Medikamentenresistenz-Gene *pl*
fusion gene: Fusionsgen *nt*
H gene: →*histocompatibility gene*
hereditary cancer genes: hereditäre Krebsgene *pl*
herpes simplex virus thymidine kinase gene: Herpes-simplex-Virus-Thymidinkinase-Gen *nt*
histocompatibility gene: Histokompatibilitätsgen *nt*, HLA-Gen *nt*
histoincompatibility gene: Histoinkompatibilitätsgen *nt*
HLA gene: →*histocompatibility gene*
holandric gene: Y-gebundenes Gen *nt*, holandrisches Gen *nt*
immune response genes: Immunantwort-Gene *pl*, Immune-response-Gene *pl*, Ir-Gene *pl*
immune suppressor genes: Immunsuppressionsgene *pl*, Is-Gene *pl*
immunoglobulin genes: Immunoglobulingene *pl*
integrator gene: Integratorgen *nt*
interrupted genes: unterbrochene Gene *pl*
Ir genes: →*immune response genes*
Is genes: →*immune suppressor genes*
labile genes: entwicklungslabile Gene *pl*
lethal gene: Letalfaktor *m*, Letalgen *nt*
major gene: Majorgen *nt*
modifying genes: Modifikationsgene *pl*
multidrug resistance gene: Multiple-Medikamenten-resistenz-Gen *nt*
mutant gene: mutiertes Gen *nt*
mutator-repair genes: Mutator-Reparatur-Gene *pl*
NOD2 gene: NOD2-Gen *nt*
operator gene: →*operator locus*
recessive genes: rezessive Gene *pl*
reciprocal genes: Komplementärgene *pl*
regulator genes: Regulatorgene *pl*
regulatory gene: Regulatorgen *nt*
repressor gene: Regulatorgen *nt*
structural gene: Strukturgen *nt*
suppressor genes: Suppressorgene *pl*
therapeutic gene: therapeutisches Gen *nt*
transducible gene: transduzierbares Gen *nt*
transforming genes: Onkogene *pl*
tumor suppressor genes: Tumorsuppressorgene *pl*
tumour suppressor genes: (*brit.*) →*tumor suppressor genes*
von Hippel Lindau gene: von Hippel-Lindau-Gen *nt*
wild-type gene: Wildtypgen *nt*
Wilson gene: Wilson-Gen *nt*
X-linked gene: X-gebundenes Gen *nt*
Y-linked gene: Y-gebundenes Gen *nt*, holandrisches Gen *nt*

gen|er|a ['dʒenərə] *plural*: →*genus*

gen|er|al ['dʒenərəl] *adj*: allgemein, generell, Allgemein-; allgemeingültig, üblich **the general practice** das übliche Verfahren **as a general rule** meistens **for general use** für den allgemeinen *oder* normalen Gebrauch **in general** allgemein

gen|er|al|i|za|tion [,dʒenərəlɪ'zeɪʃn] *noun*: Generalisierung *f*, Generalisation *f*

gen|er|al|ize ['dʒenərəlaɪz]: **I** *vt* verallgemeinern, generalisieren **II** *vi* **1.** verallgemeinern, allgemeine Schlüsse ziehen (*from* aus) **2.** (*Krankheit*) sich generalisieren

gen|er|al|ized ['dʒenərəlaɪzd] *adj*: generalisiert

gen|er|ate ['dʒenəreɪt] *vt*: **1.** erzeugen (*from* aus); (*Wärme, Rauch*) entwickeln **2.** (*biolog.*) zeugen; (*fig.*) verursachen, hervorbringen, bewirken

gen|er|a|tion [,dʒenə'reɪʃn] *noun*: **1.** Generation *f* **2.** Erzeugung *f*; Entwicklung *f*
alternate generation: Generationswechsel *m*
asexual generation: ungeschlechtliche/vegetative Fortpflanzung *f*
direct generation: ungeschlechtliche/vegetative Fortpflanzung *f*
filial generation: Filialgeneration *f*
filial generation 1: Tochtergeneration *f*, F_1-Generation *f*
filial generation 2: Enkelgeneration *f*, F_2-Generation *f*
first filial generation: →*filial generation 1*
generation of force: Krafterzeugung *f*, -entwicklung *f*
impuls generation: Erregungsbildung *f*
nonsexual generation: ungeschlechtliche/vegetative Fortpflanzung *f*
parental generation: Elterngeneration *f*
power generation: Stromerzeugung *f*
second filial generation: →*filial generation 2*
sexual generation: **1.** Geschlechtsgeneration *f* **2.** geschlechtliche/sexuelle Fortpflanzung *f*
spontaneous generation: Urzeugung *f*, Abiogenese *f*, Abiogenesis *f*
virgin generation: Parthenogenese *f*

gen|er|a|tion|al [,dʒenə'reɪʃnəl] *adj*: Generations-

gen|er|a|tive ['dʒenərətɪv, -reɪtɪv] *adj*: **1.** Zeugung *oder* Fortpflanzung betreffend, generativ, geschlechtlich, Zeugungs-, Fortpflanzungs- **2.** fortpflanzungsfähig, fruchtbar

gen|er|a|tive|ness ['dʒenəreɪtɪvnəs] *noun*: Fortpflanzungsfähigkeit *f*, Generativität *f*

gen|er|a|tor ['dʒenəreɪtər] *noun*: **1.** (*elektr.*) Generator *m*, Stromerzeuger *m* Dynamomaschine *f* **2.** (*chem.*) Entwickler *m* **3.** (*biolog.*) (Er-)Zeuger *m*
electric generator: Generator *m*, Stromerzeuger *m*
pulse generator: Impulsgenerator *m*
radionuclide generator: (Radio-)Nuklidgenerator *m*
x-ray generator: Röntgengenerator *m*

ge|ner|ic [dʒə'nerɪk]: **I** *noun* →*generics* **II** *adj* **1.** (*biolog.*) Geschlecht *oder* Gattung betreffend, generisch, Gattungs- **2.** →*general*

ge|ner|i|cal [dʒə'nerɪkl] *adj*: **1.** (*biolog.*) Geschlecht *oder* Gattung betreffend, generisch, Gattungs- **2.** →*general*

ge|ner|ics [dʒə'nerɪk] *plural*: Fertigarzneimittel *pl*, Generika *pl*, Generica *pl*

ge|ne|si|al [dʒə'niːʒ(ɪ)əl] *adj*: →*genesic*

ge|nes|ic [dʒə'nesɪk, -niː-] *adj*: (*biolog.*) Geschlecht *oder* Gattung betreffend, generisch, Gattungs-

gen|e|sis ['dʒenəsɪs] *noun*: Genese *f*

-genesis *suf.*: Entstehung, Entwicklung, Erzeugung, -genese, -genesie, -genie

ge|net|ic [dʒə'netɪk] *adj*: Genetik *oder* Gene betreffend, durch Gene bedingt, genetisch, erbbiologisch, Vererbungs-, Erb-, Entwicklungs-

-genetic *suf.*: entstehend, erzeugend, -genetisch, -gen

ge|net|i|cal [dʒə'netɪkl] *adj*: →*genetic*

ge|net|i|cist [dʒə'netəsɪst] *noun*: Genetiker(in *f*) *m*

ge|net|ics [dʒə'netɪks] *plural*: **1.** Genetik *f*, Erblehre *f*, Vererbungslehre *f* **2.** Erbanlagen *pl*
bacterial genetics: Bakteriengenetik *f*
classical genetics: klassische Genetik *f*
human genetics: Humangenetik *f*
mendelian genetics: Mendel-Genetik *f*
microbial genetics: Mikrobengenetik *f*
molecular genetics: Molekulargenetik *f*, molekulare Genetik *f*
population genetics: Populationsgenetik *f*
psychiatric genetics: psychiatrische Genetik *f*

radiation genetics: Strahlengenetik *f*
viral genetics: Virusgenetik *f*
ge|net|o|troph|ic [dʒəˌnetə'trɑfɪk, -'trəʊ-] *adj*: genetotroph(isch)
geni- *präf.*: Kinn-, Geni(o)-, Mento-; Unterkiefer-
ge|ni|al [dʒə'naɪəl, 'dʒiːnɪəl] *adj*: Kinn betreffend, Kinn-, Geni(o)-, Mento-; Unterkiefer-
ge|ni|an [dʒə'naɪən, 'dʒiːnɪən] *adj*: →*genial*
gen|ic ['dʒenɪk] *adj*: Gen(e) betreffend, durch Gene bedingt, Gen-
ge|nic|u|lar [dʒə'nɪkjələr] *adj*: Knie(gelenk) betreffend, Knie-, Kniegelenks-
ge|nic|u|late [dʒə'nɪkjəlɪt, -leɪt] *adj*: knoten-, knieförmig
ge|nic|u|lat|ed [dʒə'nɪkjəleɪtɪd] *adj*: →*geniculate*
ge|nic|u|lum [dʒə'nɪkjələm] *noun, plural* **-la** [-lə]: Knie *nt*, Geniculum *nt*
geniculum of facial canal: Knie *nt* des Fazialiskanals, Geniculum canalis nervi facialis
geniculum of facial nerve: äußeres Fazialisknie *nt*, Geniculum nervi facialis
genio- *präf.*: Kinn-, Geni(o)-, Mento-; Unterkiefer-
ge|ni|o|chei|lo|plas|ty [ˌdʒiːnɪəʊ'kaɪləplæstiː] *noun*: Lippen-Kinn-Plastik *f*
ge|ni|o|glos|sus [ˌdʒiːnɪəʊ'glɑsəs, -'glɔs-] *noun*: Genioglossus *m*, Musculus genioglossus
ge|ni|o|hy|o|glos|sus [ˌdʒiːnɪəʊˌhaɪə'glɑsəs] *noun*: →*genioglossus*
ge|ni|o|hy|oi|de|us [ˌdʒiːnɪəʊhaɪ'ɔɪdɪəs] *noun*: Geniohyoideus *m*, Musculus geniohyoideus
ge|ni|o|plas|ty ['dʒiːnɪəʊplæstiː] *noun*: Kinnplastik *f*, Genioplastik *f*
advancement genioplasty: Kinn-Verschiebeplastik *f*
augmentation genioplasty: Kinnaufbau *m*
gen|i|tal ['dʒenɪtl] *adj*: **1.** Zeugung *oder* Vermehrung betreffend, genital, Zeugungs-, Fortpflanzungs- **2.** Geschlechtsorgane/Genitalien betreffend, genital, Geschlechts-, Genital-
gen|i|ta|li|a [ˌdʒenɪ'teɪlɪə, -'teɪljə] *plural*: Geschlechts-, Genitalorgane *pl*, Genitalien *pl*, Genitale *pl*, Organa genitalia
external genitalia: äußere Geschlechtsorgane/Genitalien *pl*, Organa genitalia externa
external female genitalia: äußere weibliche Geschlechtsorgane/Genitalien *pl*, Organa genitalia feminina externa
external male genitalia: äußere männliche Geschlechtsorgane/Genitalien *pl*, Organa genitalia masculina externa
internal genitalia: innere Geschlechtsorgane/Genitalien *pl*, Organa genitalia interna
internal female genitalia: innere weibliche Geschlechtsorgane/Genitalien *pl*, Organa genitalia feminina interna
internal male genitalia: innere männliche Geschlechtsorgane/Genitalien *pl*, Organa genitalia masculina interna
gen|i|tal|ic [dʒenɪ'tælɪk] *adj*: Geschlechtsorgane/Genitalien betreffend, genital, Geschlechts-, Genital-
gen|i|tals ['dʒenɪtlz] *plural*: →*genitalia*
genito- *präf.*: Genital-, Genito-
gen|i|to|cru|ral [ˌdʒenɪtəʊ'krʊərəl] *adj*: Genitale *oder* Genitalregion und Oberschenkel betreffend, genitokrural, genitofemoral
gen|i|to|fem|o|ral [ˌdʒenɪtəʊ'femərəl] *adj*: Genitale *oder* Genitalregion und Oberschenkel/Femur betreffend, genitofemoral, genitokrural
gen|i|to|u|ri|nar|y [ˌdʒenɪtəʊ'jʊərɪneriː] *adj*: Harn- und Geschlechtsorgane betreffend, urogenital
gen|ius ['dʒiːnjəs] *noun, plura* **gen|ius|es**: **1.** Genie *nt*, genialer Mensch *m*; Genialität *f* **2.** Geist *m*, eigener Charakter *m*, Genius *m*
gen|o|co|py ['dʒenəkɑpiː] *noun*: Genokopie *f*
gen|o|der|ma|to|lo|gy [ˌdʒenəˌdɜrmə'tɑlədʒiː] *noun*: Genodermatologie *f*
gen|o|der|ma|to|sis [ˌdʒenəˌdɜrmə'təʊsɪs] *noun*: Genodermatose *f*, Genodermie *f*
ge|nom ['dʒiːnəʊm] *noun*: →*genome*
ge|nome ['dʒiːnəʊm] *noun*: Erbinformation *f*, Genom *nt*
viral genome: Virusgenom *nt*
ge|no|mic [dʒɪ'nəʊmɪk, -'nɑm-] *adj*: Genom betreffend, Genom-
ge|no|tox|ic [ˌdʒiːnə'tɑksɪk] *adj*: genschädigend, genomschädigend
gen|o|type ['dʒenətaɪp, 'dʒiːn-] *noun*: Genotyp(us *m*) *m*, Erbbild *nt*
gen|o|typ|ic [dʒenə'tɪpɪk, dʒiːn-] *adj*: Genotyp betreffend, auf ihm beruhend, durch ihn bestimmt, genotypisch
gen|ta|mi|cin [ˌdʒentə'maɪsɪn] *noun*: Gentamicin *nt*, Gentamycin *nt*
gen|ta|my|cin [ˌdʒentə'maɪsɪn] *noun*: →*gentamicin*
gen|ti|an|in ['dʒentʃənɪn] *noun*: Gentianin *nt*
gen|tian|o|phil ['dʒentʃənəfɪl]: **I** *noun* gentianophile Struktur *oder* Zelle *f* **II** *adj* leicht mit Gentianaviolett färbend, gentianophil
gen|tian|o|phil|ic [ˌdʒentʃənə'fɪlɪk] *adj*: →*gentianophil II*
gen|tia|noph|il|ous [ˌdʒentʃə'nɑfɪləs] *adj*: →*gentianophil II*
gen|tian|o|pho|bic [ˌdʒentʃənə'fəʊbɪk] *adj*: gentianophob
gen|tian|ose ['dʒentʃənəʊs] *noun*: Gentianose *f*
gen|tia|vern ['dʒenʃɪəvɜrn] *noun*: Gentianaviolett *nt*
gen|ti|nin ['dʒentɪnɪn] *noun*: Gentinin *nt*
gen|ti|sate ['dʒentɪseɪt] *noun*: Genti(ni)sat *nt*
gen|ti|sin ['dʒentɪsɪn] *noun*: Gentisin *nt*
ge|nu ['dʒiːn(j)uː, dʒe-] *noun, plural* **ge|nua** ['dʒen(j)uːə]: **1.** Knie *nt*, Genu *nt* **2.** Knick *m*, Abknickung *f*
congenital genu recurvatum: angeborenes Genu recurvatum
constitutional genu recurvatum: konstitutionelles Genu recurvatum
genu of corpus callosum: Balkenknie *nt*, Genu corporis callosi
external genu of facial nerve: äußeres Fazialisknie *nt*, Geniculum nervi facialis
genu of facial canal: Geniculum canalis nervi facialis
genu of internal capsule: Kapselknie *f*, Knie der inneren Kapsel, Genu capsulae internae
internal genu of facial nerve: inneres Fazialisknie *nt*, Genu nervi facialis
occipital genu of optic radiation: okzipitales Knie *nt* der Sehstrahlung, Genu occipitale
genu recurvatum: überstreckbares Knie *nt*, Hohlknie *nt*, Genu recurvatum
temporal genu of optic radiation: temporales Knie *nt* der Sehstrahlung, Genu temporale
genu valgum: X-Bein *nt*, Genu valgum
genu varum: O-Bein *nt*, Genu varum
gen|u|al ['dʒenjəwəl] *adj*: Knie betreffend, knieartig, -ähnlich, Knie-
ge|nus ['dʒiːnəs] *noun, plural* **gen|e|ra** ['dʒenərə]: Gattung *f*, Genus *nt*
geo- *präf.*: Erde-, Geo-
ge|o|bi|ol|o|gy [ˌdʒiːəʊbaɪ'ɑlədʒiː] *noun*: Geobiologie *f*

ge|o|chem|i|cal [ˌdʒiːəʊ'kemɪkl] *adj*: geochemisch
ge|o|chem|is|try [ˌdʒiːəʊ'keməstriː] *noun*: Geochemie *f*
physical geography: Physiogeografie *f*, physische Geografie *f*
ge|o|mag|net|ic [ˌdʒiːəʊmæg'netɪk] *adj*: geo-, erdmagnetisch
ge|o|mag|net|ism [ˌdʒiːəʊ'mægnɪtɪzəm] *noun*: Erd-, Geomagnetismus *m*
ge|o|med|i|cine [ˌdʒiːəʊ'medəsən, -'medsɪn] *noun*: Geomedizin *f*
ge|o|met|ric [ˌdʒiːəʊ'metrɪk] *adj*: geometrisch
ge|o|met|ri|cal [ˌdʒiːəʊ'metrɪkl] *adj*: →*geometric*
ge|o|path|o|log|i|cal [ˌdʒiːəʊpæθə'lɑdʒɪkl] *adj*: Geopathologie betreffend, geopathologisch
ge|o|pa|thol|o|gy [ˌdʒiːəʊpə'θɑlədʒiː] *noun*: Geopathologie *f*
ge|o|pha|gia [ˌdʒiːəʊ'feɪdʒ(ɪ)ə] *noun*: Erdeessen *nt*, Geophagie *f*
ge|oph|a|gism [dʒɪ'ɑfədʒɪzəm] *noun*: →*geophagia*
ge|oph|a|gy [dʒɪ'ɑfədʒiː] *noun*: →*geophagia*
ge|o|phil|ic [ˌdʒiːə'fɪlɪk] *adj*: geophil
ge|oph|i|lous [dʒɪ'ɑfɪləs] *adj*: →*geophilic*
ge|o|sphere ['dʒiːəʊsfɪər] *noun*: Geosphäre *f*
ge|o|tac|tic [ˌdʒiːəʊ'tæktɪk] *adj*: Geotaxis betreffend, geotaktisch
ge|o|tax|is [ˌdʒiːəʊ'tæksɪs] *noun*: Geotaxis *f*
ge|ot|ri|cho|sis [dʒɪˌɑtrɪ'kəʊsɪs] *noun*: Geotrichose *f*, Geotrichuminfektion *f*, Geotrichum-Mykose *f*
Ge|ot|ri|chum [dʒɪ'ɑtrɪkəm] *noun*: Geotrichum *nt*
Geotrichum candidum: Geotrichum candidum, Milchschimmel *m*
ge|o|trop|ic [ˌdʒiːə'trɑpɪk, -'trəʊ-] *adj*: geotrop(isch)
ge|ot|ro|pism [dʒɪ'ɑtrəpɪzəm] *noun*: Geotropismus *m*
ge|phy|ro|pho|bi|a [dʒɪˌfaɪrə'fəʊbɪə] *noun*: Brückenangst *f*, Gephyrophobie *f*
ge|phy|ro|pho|bic [dʒɪˌfaɪrə'fəʊbɪk] *adj*: Gephyrophobie betreffend, gephyrophob
GER *Abk.*: **1.** gastroesophageal reflux **2.** granular endoplasmic reticulum
ger- *präf.*: Alters-, Geronto-, Gero-
ge|ra|ni|ol [dʒə'reɪnɪɔl] *noun*: Geraniol *nt*
ge|rat|ic [dʒə'rætɪk] *adj*: →*gerontal*
ger|a|tol|o|gy [ˌdʒerə'tɑlədʒiː] *noun*: Gerontologie *f*
GERD *Abk.*: gastroesophageal reflux disease
ger|i|at|ric [ˌdʒerə'ætrɪk, ˌdʒɪər-] *adj*: Alter *oder* Geriatrie betreffend, geriatrisch, Alters-
ger|i|a|tri|cian [ˌdʒerɪə'trɪʃn] *noun*: Geriater *m*
ger|i|at|rics [ˌdʒerɪ'ætrɪks, ˌdʒɪər-] *plural*: Altersheilkunde *f*, Greisenheilkunde *f*, Geriatrie *f*, Presbyatrie *f*
dental geriatrics: Alterszahnheilkunde *f*, Gerodontologie *f*, Gerostomatologie *f*
GERL *Abk.*: Golgi-endoplasmic reticulum lysosomes
germ [dʒɜrm]: **I** *noun* **1.** Keim *m*, Anlage *f* **2.** Keim *m*, Bazillus *m*, Bakterium *nt*, (Krankheits-)Erreger *m* **II** *vt* keimen lassen **III** *vi* keimen
dental germ: **1.** Zahnanlage *f* **2.** Zahnkeim *m*
enamel germ: Schmelzkeim *m*, Zahnschmelzkeim *m*
nosocomial germs: Hospitalkeime *pl*
opportunistic germs: opportunistische Erreger *pl*
tooth germ: →*dental germ*
ger|ma|nin ['dʒərmənɪn] *noun*: Germanin *nt*, Suramin-Natrium *nt*
ger|ma|ni|um [dʒər'meɪnɪəm] *noun*: Germanium *nt*
ger|mi|cid|al [ˌdʒɜrmɪ'saɪdl] *adj*: keim(ab)tötend, germizid
ger|mi|cide ['dʒɜrmɪsaɪd]: **I** *noun* keim(ab)tötendes Mittel *nt*, Germizid *nt* **II** *adj* keim(ab)tötend, germizid
ger|mi|nal ['dʒɜrmɪnl] *adj*: Keim *oder* Keim(bahn)zellen betreffend, germinal, germinativ
ger|mi|nant ['dʒɜrmɪnənt] *adj*: keimend, sprossend
ger|mi|nate ['dʒɜrmɪneɪt]: **I** *vt* zum Keimen bringen, keimen lassen **II** *vi* keimen, sprießen
ger|mi|na|tion [ˌdʒɜrmɪ'neɪʃn] *noun*: Keimen *nt*, Keimung *f*, Germination *f*
ger|mi|na|tive ['dʒɜrmɪneɪtɪv, -nətɪv] *adj*: **1.** →*germinal* **2.** Keimung bewirkend *oder* auslösend
ger|mi|no|blast ['dʒɜrmɪnəblæst] *noun*: **1.** Germinoblast *m* **2.** (*hämat.*) Germinoblast *m*, Zentroblast *m*
ger|mi|no|cyte ['dʒɜrmɪnəsaɪt] *noun*: Keimzelle *f*, Germinozyt *m*
ger|mi|no|ma [ˌdʒɜrmɪ'nəʊmə] *noun*: Keimzelltumor *m*, Germinom *nt*
germ|line ['dʒɜrmlaɪn] *noun*: Keimbahn *f*, Germen *nt*
germ|proof ['dʒɜrmpruːf] *adj*: keimsicher, keimfrei
gero- *präf.*: Alters-, Geronto-, Gero-
ger|o|co|mia [ˌdʒerəʊ'kəʊmɪə] *noun*: **1.** Pflege und Betreuung alter Patienten, Gerontokomie *f* **2.** Altershygiene *f*, Gerontokomie *f*, Gerohygiene *f*
ger|o|co|my ['dʒerəʊkəʊmiː] *noun*: →*gerocomia*
ger|o|der|ma [ˌdʒerəʊ'dɜrmə] *noun*: atrophische Altershaut *f*, Greisenhaut *f*, Geroderma *nt*
geroderma osteodysplastica: Geroderma osteodysplastica
ger|o|der|mi|a [ˌdʒerəʊ'dɜrmɪə] *noun*: **1.** Gerodermie *f*, Gerodermia *f* **2.** atrophische Altershaut *f*, Greisenhaut *f*, Geroderma *nt*
ger|o|don|tia [dʒerəʊ'dɑnʃɪə] *noun*: Alterszahnheilkunde *f*, Gerodontologie *f*, Gerostomatologie *f*
ger|o|don|tic [dʒerəʊ'dɑntɪk] *adj*: gerodontisch
ger|o|don|tics [dʒerəʊ'dɑntɪks] *plural*: Alterszahnheilkunde *f*, Gerodontologie *f*, Gerostomatologie *f*
ger|o|don|tist [dʒerəʊ'dɑntɪst] *noun*: Gerodontist *m*
ger|o|don|tol|o|gy [ˌdʒerəʊdɑn'tɑlədʒiː] *noun*: Alterszahnheilkunde *f*, Gerodontologie *f*, Gerostomatologie *f*
ger|ok|o|my [dʒer'ɑkəmiː] *noun*: →*gerocomia*
ger|o|ma|ras|mus [ˌdʒerəʊmə'ræzməs] *noun*: senile Atrophie *f*
ger|o|mor|phism [ˌdʒerəʊ'mɔːrfɪzəm] *noun*: vorzeitige Senilität *f*
geront- *präf.*: →*geronto-*
ge|ron|tal [dʒɪ'rɑntl] *adj*: Alter betreffend, Alters-, Geronto-, Gero-
ger|on|tin [dʒe'rɑntɪn, 'dʒerən-] *noun*: Spermin *nt*
ger|on|tine [dʒe'rɑntiːn, 'dʒerən-] *noun*: →*gerontin*
geronto- *präf.*: Alters-, Geronto-, Gero-
ger|on|tol|o|gist [ˌdʒerən'tɑlədʒɪst] *noun*: Gerontologe *m*, -login *f*
ger|on|tol|o|gy [ˌdʒəˌrɑn'tɑlədʒiː] *noun*: Gerontologie *f*
ge|ron|to|phil|i|a [dʒəˌrɑntə'fɪlɪə] *noun*: Gerontophilie *f*
ge|ron|to|ther|a|peu|tics [dʒəˌrɑntəˌθerə'pjuːtɪks] *plural*: Behandlung *f* alter Patienten, Gerotherapie *f*, Gerontotherapie *f*
ge|ron|to|ther|a|py [dʒəˌrɑntə'θerəpiː] *noun*: →*gerontotherapeutics*
ge|ron|to|tox|on [dʒəˌrɑntə'tɑksɑn] *noun*: →*gerontoxon*
ge|ron|tox|on [ˌdʒerən'tɑksɑn] *noun*: Gerontoxon *nt*, Arcus senilis (corneae)
ger|o|psy|chi|a|try [ˌdʒerəsaɪ'kaɪətriː] *noun*: Gerontopsychiatrie *f*, Geropsychiatrie *f*
ges|ta|gen ['dʒestədʒən] *noun*: Gestagen *nt*, gestagenes Hormon *nt*
ges|ta|gen|ic [ˌdʒestə'dʒenɪk] *adj*: Gestagen betreffend, gestagen
ge|stalt|ism [gə'stɑltɪzəm, -'ʃtɑlt-] *noun*: Gestalttheorie *f*

ges|ta|tion [dʒe'steɪʃn] *noun*: Schwangerschaft *f*, Gravidität *f*
ges|to|dene ['dʒestədiːn] *noun*: Gestoden *nt*
ges|to|sis [dʒes'təʊsɪs] *noun, plural* **-ses** [-siːz]: Gestations-, Schwangerschaftstoxikose *f*, Gestose *f*
superimposed gestosis: Pfropfgestose *f*, Aufpfropfgestose *f*
get [get]: **(got; gotten)** I *vt* bekommen, kriegen, erhalten; (*Wunde*) sich zuziehen; (*Erkältung*) sich holen II *vi* werden **get dressed** sich anziehen **get drunk** betrunken werden **get married** heiraten **get old** alt werden **get tired** müde werden **get o.s. pregnant** schwanger werden
get about *vi* (*nach einer Krankheit*) sich bewegen können, auf den Beinen sein
get by *vi* zurecht-, aus-, durchkommen
get down I *vt* **1.** (*Essen*) hinunterbringen, -schlucken **2.** deprimieren, fertigmachen **3.** (*Fieber*) herunterbekommen II *vi* sich bücken
get into *vi* **1.** hineinpassen *oder* -kommen in **2.** sich angewöhnen **get into a habit** sich eine Gewohnheit annehmen, sich angewöhnen (*of doing sth.* etw. zu tun) **3.** in Wut *oder* Panik geraten
get off I *vt* **get off into sleep** jdn. zum (Ein-)Schlafen bringen II *vi* (*a.* **get off to sleep**) einschlafen
get on *vi* **1.** voran-, vorwärtskommen **get on well** Fortschritte machen **2.** sich vertragen (*with* mit) **3. get on one's nerves** jdm. auf die Nerven gehen
get out I *vt* (*Splitter*) herausziehen II *vi* **get out of bed** aufstehen
get over *vi* sich erholen von, überstehen; (*Problem*) überwinden
get through I *vt* **1.** durchbringen, durch(be-)kommen (durch) **2.** etw. klarmachen (*to s.o.* jdm.) II *vi* durchkommen
get up *vi* aufstehen; sich (vom Stuhl) erheben
GET½ *Abk.*: gastric emptying halftime
GET *Abk.*: gastric emptying time
GeV *Abk.*: giga electron volt
GF *Abk.*: **1.** germ-free **2.** glass factor **3.** glomerular filtrate **4.** griseofulvin
GFP *Abk.*: gamma-fetoprotein
GFR *Abk.*: glomerular filtration rate
GG *Abk.*: **1.** gammaglobulins **2.** glycylglycine
GGE *Abk.*: guaiacol glycerin ether
GGG *Abk.*: glycine-rich gamma-glycoprotein
Ggl. *Abk.*: ganglion
GGT *Abk.*: **1.** gamma-glutamyl transferase **2.** gamma-glutamyl transpeptidase
γ-GT *Abk.*: **1.** gamma-glutamyl transferase **2.** gamma-glutamyl transpeptidase
GGTP *Abk.*: gamma-glutamyl transpeptidase
GH *Abk.*: **1.** gingival hyperplasia **2.** growth hormone **3.** growth hormone inhibiting hormone
GH-IF *Abk.*: growth hormone inhibiting factor
GH-IH *Abk.*: growth hormone inhibiting hormone
GHL *Abk.*: generalized hyperplastic lymphadenopathy
ghost [gəʊst] *noun*: **1.** →*erythrocyte ghost* **2.** (*mikrobiolog.*) Ghost *m*
erythrocyte ghost: Erythrozytenghost *m*, Schattenzelle *f*, Blutkörperchenschatten *m*, Ghost *m*
red cell ghost: →*erythrocyte ghost*
GHRF *Abk.*: growth hormone releasing factor
GH-RF *Abk.*: growth hormone releasing factor
GH-RH *Abk.*: growth hormone releasing hormone
GH-RIF *Abk.*: growth hormone release inhibiting factor
GH-RIH *Abk.*: growth hormone release inhibiting hormone
GHS *Abk.*: Gougerot-Houwer-Sjögren syndrome
GHT *Abk.*: growth hormone test
GHz *Abk.*: gigahertz
GI *Abk.*: **1.** gastrointestinal **2.** gingival index **3.** globin insulin **4.** gonadotrophic interstitial factor **5.** growth inhibition
gi|ant ['dʒaɪənt]: I *noun* Riese *m*; riesiges Exemplar *nt* II *adj* riesenhaft, riesig, Riesen-
gi|ant|ism ['dʒaɪəntɪzəm] *noun*: **1.** →*gigantism* **2.** übermäßige Größe *f*
Gi|ar|dia [dʒɪ'ɑːrdɪə, 'dʒɑːr-] *noun*: Giardia *f*
Giardia intestinalis: Giardia lamblia, Lamblia intestinalis
Giardia lamblia: Giardia lamblia, Lamblia intestinalis
gi|ar|di|a|sis [,dʒɪɑːr'daɪəsɪs] *noun*: Giardia-Infektion *f*, Lamblia-Infektion *f*, Giardiasis *f*, Lambliasis *f*
gib|bos|i|ty [gɪ'bɑsətiː] *noun*: **1.** Buckligkeit *f* **2.** Buckel *m*, Höcker *m* **3.** Kyphose *f*
gib|bous ['gɪbəs] *adj*: Kyphose betreffend, kyphotisch
gib|bus ['gɪbəs] *noun*: Gibbus *m*
Kümmell's gibbus: Kümmell-Buckel *m*
gid|di|ness ['gɪdɪnəs] *noun*: **1.** (subjektiver) Schwindel *m*, Schwind(e)ligkeit *f* **2.** Schwindelanfall *m* **3.** Benommenheit *f*
gid|dy ['gɪdiː] *adj*: schwind(e)lig, vertiginös
GIF *Abk.*: **1.** gonadotrophin inhibiting factor **2.** growth hormone inhibiting factor
giga- *präf.*: Giga-
gi|gan|tism [dʒaɪ'gæntɪzəm, dʒɪ-] *noun*: Riesenwuchs *m*, Gigantismus *m*, Gigantosomie *f*
acromegalic gigantism: akromegaler Riesenwuchs *m*
cerebral gigantism: zerebraler Gigantismus *m*, Sotos-Syndrom *nt*
constitutional gigantism: konstitutioneller Hochwuchs *m*, familiärer Hochwuchs *m*
endocrine gigantism: endokriner/endokrinbedingter Riesenwuchs *m*
eunuchoid gigantism: eunuchoider Riesenwuchs *m*
familial gigantism: familiärer Hochwuchs *m*, konstitutioneller Hochwuchs *m*
hyperpituitary gigantism: hypophysärer Riesenwuchs *m*
normal gigantism: proportionierter Riesenwuchs *m*
partial gigantism: partieller Riesenwuchs/Gigantismus *m*
pituitary gigantism: hypophysärer Riesenwuchs *m*
simple gigantism: einfacher/echter Riesenwuchs *m*
temporary gigantism: temporärer Hochwuchs *m*
true gigantism: einfacher/echter Riesenwuchs *m*
unilateral gigantism: Halbseitenriesenwuchs *m*
giganto- *präf.*: Riesen-, Gigant(o)-
gi|gan|to|blast [dʒaɪ'gæntəʊblæst] *noun*: Gigantoblast *m*
gi|gan|to|mas|tia [,dʒaɪ'gæntəʊ'mæstɪə] *noun*: Gigantomastie *f*; Makromastie *f*
gi|gan|to|mel|i|a [,dʒaɪ'gæntəʊ'miːlɪə] *noun*: Gigantomelie *f*
gi|gan|to|so|ma [,dʒaɪ'gæntəʊ'səʊmə] *noun*: →*gigantism*
GIH *Abk.*: **1.** gastrointestinal hemorrhage **2.** gastrointestinal hormones **3.** growth hormone inhibiting hormone
GII *Abk.*: gastrointestinal infection
GIK *Abk.*: glucose-insulin-potassium solution
gi|ki|ya|mi [gɪkɪ'jæmiː] *noun*: Nanukayami(-Krankheit *f*) *nt*, (japanisches) Siebentagefieber *nt*, japanisches Herbstfieber *nt*
GIL *Abk.*: glabella-inion line
gill [gɪl] *noun*: **1.** (*biolog.*) Kieme *f*, Branchie *f* **2.** (*Pilz*) Lamelle *f*

G

gin|ger ['dʒɪndʒər] *noun*: Ingwer *m*, Zingiber officinale
gingiv- *präf.*: Zahnfleisch-, Gingiv(o)-
gin|gi|va [dʒɪn'dʒaɪvə, 'dʒɪndʒə-] *noun, plural* **-vae** [-viː]: Zahnfleisch *nt*, Gingiva *f*, Periodontium protectoris
beneath the gingiva unter dem Zahnfleisch/Gingiva (liegend), subgingival
alveolar gingiva: alveoläre Gingiva *f*, Gingiva alveolaris
areolar gingiva: Gingiva areolaris
attached gingiva: Periodontium protectoris, Gingiva *f*, attached Gingiva *f*, am Alveolarknochen befestigte Gingiva *f*, angewachsene Gingiva *f*
buccal gingiva: bukkale Gingiva *f*, Gingiva *f* der Wangenseite
cemental gingiva: am Zahnzement befestigte Gingiva *f*
cemented gingiva: →*cemental gingiva*
free gingiva: freie Gingiva *f*, Periodontium insertionis
interdental gingiva: interdental-papilläre Gingiva *f*, Interdentalgingiva *f*, Gingiva papillaris
interproximal gingiva: →*interdental gingiva*
labial gingiva: labiale Gingiva *f*, Gingiva *f* der Lippenseite *f*
lingual gingiva: linguale Gingiva *f*, Gingiva *f* der Zungenseite
marginal gingiva: marginale Gingiva *f*, Gingiva marginalis, Zahnfleischsaum *m*, Gingivalsaum *m*, Margo gingivalis
papillary gingiva: →*interdental gingiva*
prosthetic gingiva: künstliches Zahnfleisch *nt*
septal gingiva: →*interdental gingiva*
stippling gingiva: Zahnfleischtüpflung *m*, Stippling *nt*
unattached gingiva: →*free gingiva*
elephantiasis gingivae: fibröse Gingivahyperplasie *f*, fibröse Zahnfleischhyperplasie *f*, Fibromatosis gingivae, Elephantiasis gingivae
gin|gi|val [dʒɪn'dʒaɪvl, 'dʒɪndʒə-] *adj*: Zahnfleisch/Gingiva betreffend, gingival, Zahnfleisch-, Gingiva(l)-
gin|gi|val|gia [ˌdʒɪndʒə'vældʒ(ɪ)ə] *noun*: Zahnfleischschmerz *m*, Gingivalgie *f*
gin|gi|vec|to|my [ˌdʒɪndʒə'vektəmiː] *noun*: Zahnfleischabtragung *f*, Gingivektomie *f*, Gingivoektomie *f*
gin|gi|vit|ic [dʒɪndʒə'vɪtɪk] *adj*: Gingivitis/Zahnfleischentzündung betreffend, gingivitisch
gin|gi|vi|tis [dʒɪndʒə'vaɪtɪs] *noun*: Zahnfleischentzündung *f*, Gingivitis *f*
acute gingivitis: akute Zahnfleischentzündung *f*, Gingivitis acuta
acute necrotizing gingivitis: akute nekrotisierende Zahnfleischentzündung *f*, Gingivitis necroticans acuta
acute necrotizing ulcerative gingivitis: Plaut-Vincent-Angina *f*, Vincent-Angina *f*, Fusospirillose *f*, Fusospirochätose *f*, Angina ulcerosa/ulceromembranacea
acute ulcerating gingivitis: akute ulzerierende Zahnfleischentzündung *f*, Gingivitis ulcerosa acuta
acute ulcerative gingivitis: →*acute necrotizing ulcerative gingivitis*
acute ulceromembranous gingivitis: →*acute necrotizing ulcerative gingivitis*
allergic gingivitis: allergische Zahnfleischentzündung *f*, Gingivitis allergica
atrophic senile gingivitis: atrophisch-senile Gingivitis *f*
bismuth gingivitis: 1. Gingivitis *f* bei Wismutvergiftung **2.** Wismutstomatitis *f*, Stomatitis bismutica
catarrhal gingivitis: Gingivitis catarrhalis/simplex
chronic gingivitis: chronische Zahnfleischentzündung *f*, Gingivitis chronica
chronic atrophic senile gingivitis: chronisch atrophische senile Zahnfleischentzündung *f*
chronic desquamative gingivitis: chronisch desquamative Zahnfleischentzündung *f*, Gingivosis *f*, Gingivitis desquamativa chronica
cotton-roll gingivitis: Watterollengingivitis *f*
desquamative gingivitis: desquamative Zahnfleischentzündung *f*, Gingivitis desquamativa
diabetic gingivitis: diabetische Zahnfleischentzündung *f*
diffuse gingivitis: diffuse Gingivitis *f*
Dilantin gingivitis: →*diphenylhydantoin gingivitis*
diphenylhydantoin gingivitis: Zahnfleischhyperplasie *f* bei Phenytointherapie, Dilantingingivitis *f*, Hydantoingingivitis *f*, Epileptikergingivitis *f*
eruptive gingivitis: Begleitgingivitis *f* bei Zahneruption, Eruptionsgingivitis *f*, Gingivitis eruptiva
fusospirillary gingivitis: →*acute necrotizing ulcerative gingivitis*
fusospirochaetal gingivitis: (*brit.*) →*acute necrotizing ulcerative gingivitis*
fusospirochetal gingivitis: →*acute necrotizing ulcerative gingivitis*
haemorrhagic gingivitis: (*brit.*) →*hemorrhagic gingivitis*
hemorrhagic gingivitis: hämorrhagische Gingivitis *f*
herpetic gingivitis: Herpesgingivitis *f*
HIV-associated gingivitis: HIV-assoziierte Gingivitis *f*
hormonal gingivitis: hormonelle Zahnfleischentzündung *f*
hyperplastic gingivitis: Zahnfleischhyperplasie *f*, Gingivitis hyperplastica, Zahnfleischwucherung *f*, Gingivahyperplasie *f*, hyperplastische Gingivitis *f*, Gingiva hyperplastica
gingivitis hypertrophica: fibröse Gingivahyperplasie *f*, fibröse Zahnfleischhyperplasie *f*, Fibromatosis gingivae, Elephantiasis gingivae
idiopathic gingivitis: idiopathisch fibröse Gingivahyperplasie *f*, kongenitale Makrogingiva *f*, Fibromatosis gingivae, Elephantiasis gingivae
leukaemic hyperplastic gingivitis: (*brit.*) →*leukemic hyperplastic gingivitis*
leukemic hyperplastic gingivitis: leukämische Zahnfleischhyperplasie *f*
marginal gingivitis: Gingivitis marginalis
menstruation gingivitis: Menstruationsgingivitis *f*
necrotizing gingivitis: nekrotisierende Gingivitis *f*
necrotizing ulcerative gingivitis: →*acute necrotizing ulcerative gingivitis*
nephritic gingivitis: urämische Stomatogingivitis *f*, urämische Stomatitis *f*
nonspecific gingivitis: unspezifische Gingivitis *f*
papillary gingivitis: Entzündung *f* der Zahnfleischpapille
phagedenic gingivitis: →*acute necrotizing ulcerative gingivitis*
plasma-cell gingivitis: idiopathisch fibröse Gingivahyperplasie *f*, kongenitale Makrogingiva *f*, Fibromatosis gingivae, Elephantiasis gingivae
pregnancy gingivitis: Schwangerschaftsgingivitis *f*, Gingivitis gravidarum
proliferative gingivitis: proliferative Gingivitis *f*
pseudomembranous gingivitis: pseudomembranöse Gingivitis *f*
puberty gingivitis: Pubertätsgingivitis *f*
recurrent gingivitis: rezidivierende Gingivitis *f*
senile atrophic gingivitis: senile atrophische Gingivitis *f*
streptococcal gingivitis: Streptokokkengingivitis *f*
suppurative gingivitis: Zahnfleischeiterung *f*, eitrige

Zahnfleischentzündung *f*, Gingivitis suppurativa
toxic gingivitis: Gingivitis toxica
tuberculous gingivitis: tuberkulöse Gingivitis *f*
ulcerating gingivitis: Gingivitis ulcerosa
ulcerative gingivitis: →*acute necrotizing ulcerative gingivitis*
ulceromembranous gingivitis: →*acute necrotizing ulcerative gingivitis*
uraemic gingivitis: (*brit.*) →*uremic gingivitis*
uremic gingivitis: urämische Gingivostomatitis *f*, urämische Stomatitis *f*

gingivo- *präf.*: Zahnfleisch-, Gingiv(o)-

ginǀgiǀvoǀaxǀiǀal [ˌdʒɪndʒəvəʊ'æksɪəl] *adj*: gingivoaxial

ginǀgiǀvoǀbucǀcoǀaxǀiǀal [ˌdʒɪndʒəvəʊˌbʌkə'æksɪəl] *adj*: gingivobukkoaxial

ginǀgiǀvoǀglosǀsitǀic [ˌdʒɪndʒəvəʊglɑ'sɪtɪk] *adj*: Gingivoglossitis betreffend, gingivoglossitisch

ginǀgiǀvoǀglosǀsiǀtis [ˌdʒɪndʒəvəʊglɑ'saɪtɪs] *noun*: Entzündung *f* von Zahnfleisch und Zunge, Gingivoglossitis *f*

ginǀgiǀvoǀlaǀbiǀal [ˌdʒɪndʒəvəʊ'leɪbɪəl] *adj*: gingivolabial

ginǀgiǀvoǀlinǀguoǀaxǀiǀal [ˌdʒɪndʒəvəʊˌlɪŋgwə'æksɪəl] *adj*: gingivolinguoaxial

ginǀgiǀvoǀperǀiǀoǀdonǀtitǀic [ˌdʒɪndʒəvəʊperɪəʊˌdɑn'tɪtɪk] *adj*: Gingivoperiodontitis betreffend, gingivoperiodontitisch

ginǀgiǀvoǀperǀiǀoǀdonǀtiǀtis [ˌdʒɪndʒəvəʊperɪəʊˌdɑn'taɪtɪs] *noun*: Entzündung *f* von Zahnfleisch und Wurzelhaut/Periodontium, Gingivoperiodontitis *f*

ginǀgiǀvoǀplasǀty ['dʒɪndʒəvəʊplæstiː] *noun*: Zahnfleischplastik *f*, Gingivoplastik *f*

ginǀgiǀvoǀsis [dʒɪndʒə'vəʊsɪs] *noun*: chronisch desquamative Zahnfleischentzündung *f*, chronisch desquamative Gingivitis *f*, Gingivosis *f*, Gingivitis desquamativa chronica

ginǀgiǀvoǀstoǀmaǀtitǀic [ˌdʒɪndʒɪvəʊˌstəʊmə'tɪtɪk] *adj*: Gingivostomatitis betreffend, gingivostomatitisch

ginǀgiǀvoǀstoǀmaǀtiǀtis [ˌdʒɪndʒɪvəʊˌstəʊmə'taɪtɪs] *noun*: Entzündung *f* von Zahnfleisch und Mundschleimhaut, Gingivostomatitis *f*
acute herpetic gingivostomatitis: aphthöse Stomatitis *f*, Gingivostomatitis/Stomatitis herpetica
acute infectious gingivostomatitis: akute nekrotisierende Gingivitis *f*, Gingivitis necroticans acuta
allergic gingivostomatitis: idiopatische Gingivostomatitis *f*
atypical gingivostomatitis: idiopathische Gingivostomatitis *f*
bismuth gingivostomatitis: Wismutstomatitis *f*, Stomatitis bismutica
herpetic gingivostomatitis: aphthöse Stomatitis *f*, Gingivostomatitis/Stomatitis herpetica
idiopathic gingivostomatitis: idiopathisch fibröse Gingivahyperplasie *f*, kongenitale Makrogingiva *f*, Fibromatosis gingivae, Elephantiasis gingivae
idiopathic plasma-cell gingivostomatitis: idiopathische Gingivostomatitis *f*
membranous gingivostomatitis: membranöse Gingivostomatitis *f*
menopausal gingivostomatitis: Menopausengingivitis *f*
necrotizing ulcerative gingivostomatitis: Plaut-Vincent-Angina *f*, Fusospirillose *f*, Fusospirochätose *f*, Angina ulcerosa/ulceromembranacea
plasma cell gingivostomatitis: idiopatische Gingivostomatitis *f*
streptococcal gingivostomatitis: Streptokokkengingivostomatitis *f*
white folded gingivostomatitis: weißer Schleimhautnävus *m*, Naevus spongiosus albus mucosae

ginǀglyǀform ['dʒɪŋglɪfɔːrm, 'gɪŋ-] *adj*: →*ginglymoid*

ginǀglyǀmoid ['dʒɪŋglɪmɔɪd] *adj*: Scharniergelenk/Ginglymus betreffend, ginglymusähnlich

ginǀglyǀmus ['dʒɪnglɪməs] *noun*: Scharniergelenk *nt*, Ginglymus *m*

ginǀseng ['dʒɪnsæŋ] *noun*: Ginseng *m*, Panax ginseng, Panax pseudoginseng

GIP *Abk.*: **1.** gastric inhibitory peptide **2.** gastric inhibitory polypeptide **3.** giant-cell interstitial pneumonia

gipǀsyǀwort ['dʒɪpsɪːˌwɜrt] *noun*: Wolfstrapp *m*
European gipsywort: Wasserandorn *m*, gemeiner Woffstrapp *m*, Lycopus europaeus

girǀdle ['gɜrdl] *noun*: Gürtel *m*, gürtelförmige Struktur *f*, Cingulum *nt*
Hitzig's girdle: Hitzig-Zone *f*
girdle of inferior member: →*pelvic girdle*
pectoral girdle: Schultergürtel *m*, Cingulum membri superioris, Cingulum pectorale
pelvic girdle: Beckengürtel *m*, Cingulum membri inferioris, Cingulum pelvicum
shoulder girdle: →*pectoral girdle*
girdle of superior member: →*pectoral girdle*
thoracic girdle: →*pectoral girdle*

girl [gerl] *noun*: Tochter *f*, Mädchen *nt*
baby girl: Tochter *f*, kleines Mädchen *nt*

GIS *Abk.*: **1.** gastrointestinal series **2.** gastrointestinal system **3.** growth-initiating substance

GIT *Abk.*: **1.** gastrointestinal tract **2.** glucose infusion test **3.** glutathione-insulin transhydrogenase

gitǀaǀlin ['dʒɪtəlɪn, dʒɪ'taɪl-, -'tæl-] *noun*: Gitalin *nt*

gitǀaǀloxǀin [ˌdʒɪtə'lɑksɪn] *noun*: Gitaloxin *nt*

githǀaǀgism ['gɪθədʒɪzəm] *noun*: Githaginvergiftung *f*, Githagismus *m*

gitǀogǀeǀnin [dʒɪ'tɑdʒənɪn, -niːn] *noun*: Gitogenin *nt*

giǀtoǀnin [dʒɪ'təʊnɪn, 'dʒɪtənɪn] *noun*: Gitonin *nt*

giǀtoxǀiǀgenǀin [dʒɪ'tɑksɪdʒenɪn] *noun*: Gitoxigenin *nt*

giǀtoxǀin [dʒɪ'tɑksɪn] *noun*: Gitoxin *nt*

GITT *Abk.*: glucose insulin tolerance test

gitǀterǀzelǀle ['gɪtərzelɪ; -'tsɛlə] *noun*: Gitterzelle *f*, Fettkörnchenzelle *f*

give [gɪv]: (*v* **gave; given**) I *n* Elastizität *f*; Federung *f*; (*fig.*) Flexibilität *f*, Nachgiebigkeit *f* II *vt* **1.** geben; (*Rat*) erteilen; (*Bett*) zuteilen, -weisen **2.** (*Zeit*) geben, gewähren; (*Hilfe*) gewähren; (*Medikament*) verabreichen; (*Spritze*) geben **give relief** Linderung verschaffen **3.** verursachen **give s.o. pain** jdm. weh tun, jdm. Schmerzen bereiten **4.** (er-)geben **give no result** ohne Ergebnis bleiben III *vi* **5.** geben; (*Blut*) spenden (*to*) **6.** (*Beine*) nachgeben; (*Nerven*) versagen **7.** (*Material*) sich dehnen *oder* weiten; sich anpassen (*to* an); nachgeben; federn
give in *vi* nach-, aufgeben; sich jdm. geschlagen geben (*to sb.*)
give off *vt* **1.** (*Geruch*) verbreiten, von sich geben, ausströmen; (*Gas*) aus-, verströmen **2.** (*Gefäße*) abgehen, abzweigen
give out I *vt* →*give off* II *vi* (*Kräfte*) zu Ende gehen; (*Stimme, Nieren*) versagen
give up I *vt* aufgeben; aufhören mit **give smoking** das Rauchen aufgeben; (*Hoffnung*) aufgeben II *vi* sich geschlagen geben, aufgeben; resignieren

GK *Abk.*: **1.** glucokinase **2.** glycerokinase

GLA *Abk.*: gamma-linolenic acid

glaǀbelǀla [glə'belə] *noun, plural* **-lae** [-liː, -laɪ]: Glabella *f*

glaǀbelǀlum [glə'beləm] *noun*: Glabella *f*

gla|brate ['gleıbreıt, -brıt] *adj*: →*glabrous*
gla|brose ['gleıbrəʊs] *noun*: oberflächliche Trichophytie *f* des Körpers, Tinea/Trichophytia/Epidermophytia corporis
gla|brous ['gleıbrəs] *adj*: kahl, haarlos
glad|i|late ['glædııt, -eıt] *adj*: schwertförmig
glad|i|o|lus [,glædı'əʊləs] *noun, plura* **-li** [-laı]: Corpus sterni
gland [glænd] *noun*: Drüse *f*, Glandula *f* **without glands** ohne Drüsen
absorbent gland: →*lymph gland*
accessory adrenal glands: versprengte Nebennierendrüsen *pl*, versprengtes Nebennierengewebe *nt*, Glandulae suprarenales accessoriae
accessory lacrimal glands: Nebentränendrüsen *pl*, Glandulae lacrimales accessoriae
accessory mammary glands: zusätzliche/akzessorische Brustdrüsen *pl*, Mammae aberrantes/accessoriae/erraticae, Polymastie *f*
accessory parathyroid glands: Glandulae parathyroideae accessoriae
accessory parotid gland: Parotis *f* accessoria, Glandula parotidea accessoria
accessory suprarenal glands: versprengte Nebennierendrüsen *pl*, versprengtes Nebennierengewebe *nt*, Glandulae suprarenales accessoriae
accessory thyroid glands: akzessorische Schilddrüsen *pl*, Glandulae thyroideae accessoriae
acid glands: Magendrüsen *f*, Fundus- und Korpusdrüsen *pl*, Glandulae gastricae
acinar gland: →*acinous gland*
acinotubular gland: tubuloazinöse/tubuloalveoläre Drüse *f*
acinous gland: azinöse/beerenförmige Drüse *f*
active mammary gland: laktierende/aktive Brustdrüse *f*
adrenal gland: Nebenniere *f*, Glandula suprarenalis
aggregated glands: Peyer-Plaques *pl*, Noduli lymphoidei aggregati
alveolar gland: alveoläre/säckchenförmige Drüse *f*
Alzheimer's glands: senile Drüsen *pl*, Alzheimer-Drüsen *pl*, -Plaques *pl*
anal glands: zirkumanale Drüsen *pl*, Glandulae anales/circumanales
anterior lingual gland: Blandin-Drüse *f*, Blandin-Nuhn-Drüse *f*, Glandula lingualis anterior, Glandula apicis linguae
apical gland of tongue: →*anterior lingual gland*
apocrine gland: apokrine Drüse *f*, Glandula apocrinae
apocrine sweat glands: apokrine Schweißdrüsen *pl*, Glandulae sudoriferae apocrinae
aporic glands: Glandulae endocrinae, Glandulae sine ductibus
areolar glands: Montgomery-Knötchen *pl*, Warzenvorhofdrüsen *pl*, Glandulae areolares
arteriococcygeal gland: Steiß(bein)knäuel *m/nt*, Glomus coccygeum
axillary glands: Achsellymphknoten *pl*, Nodi lymphoidei axillares
Bartholin's gland: Bartholin-Drüse *f*, Glandula vestibularis major
Bauhin's gland: →*anterior lingual gland*
glands of biliary mucosa: Schleimdrüsen *pl* der Gallengänge, Glandulae biliares
Blandin's gland: →*anterior lingual gland*
Blandin-Nuhn gland: →*anterior lingual gland*
Boerhaave's glands: Schweißdrüsen *pl*, Glandulae sudoriferae
Bowman's glands: Bowman-Spüldrüsen *pl*, Glandulae olfacteriae
brachial glands: kubitale Lymphknoten *pl*, Nodi lymphoidei cubitales
bronchial glands: Bronchialdrüsen *pl*, Glandulae bronchiales
Bruch's glands: Bruch-Drüsen *pl*, Bruch-Follikel *pl*
Brunner's glands: Brunner-Drüsen *pl*, Duodenaldrüsen *pl*, Glandulae duodenales
buccal glands: Speicheldrüsen *pl* der Wangenschleimhaut, Bukkaldrüsen *pl*, Glandulae buccales
buccal mucous glands: →*buccal glands*
bulbocavernous glands: →*bulbourethral glands*
bulbourethral glands: Cowper-Drüsen *pl*, Bulbourethraldrüsen *pl*, Glandulae bulbourethrales
cardiac glands: Cardia-, Kardiadrüsen *pl*
carotid gland: Karotisdrüse *f*, Paraganglion *nt* der Karotisgabel, Glomus caroticum
ceruminous glands: Ohrschmalz-, Zeruminaldrüsen *pl*, Glandulae ceruminosae
cervical glands (of uterus): Zervixdrüsen *pl*, Glandulae cervicales
Ciaccio's glands: Nebentränendrüsen *pl*, Glandulae lacrimales accessoriae
ciliary glands: Moll-Drüsen *pl*, Glandulae ciliares
circumanal glands: zirkumanale Drüsen *pl*, Glandulae anales/circumanales
coccygeal gland: Steiß(bein)knäuel *m/nt*, Glomus coccygeum
coil gland: ekkrine Drüse *f*, Glandula eccrina
compound gland: zusammengesetzte Drüse *f*
conjunctival glands: Krause-Drüsen *pl*, Konjunktivaldrüsen *pl*, Glandulae conjunctivales
Cowper's glands: Cowper-Drüsen *pl*, Bulbourethraldrüsen *pl*, Glandulae bulbourethrales
cutaneous glands: Hautdrüsen *pl*, Glandulae cutis
ductless glands: endokrine *oder* unechte Drüsen *pl*, Glandulae endocrinae, Glandulae sine ductibus
duodenal glands: Brunner-Drüsen *pl*, Duodenaldrüsen *pl*, Glandulae duodenales
Duverney's glands: Cowper-Drüsen *pl*, Bulbourethraldrüsen *pl*, Glandulae bulbourethrales
Ebner's glands: (von) Ebner-Drüsen *pl*, (von) Ebner-Spüldrüsen *pl*
eccrine gland: ekkrine Drüse *f*, Glandula eccrina
eccrine sweat glands: ekkrine Schweißdrüsen *pl*, Glandulae sudoriferae eccrinae
ectopic sebaceous glands: ektope Talgdrüsen *pl*, freie Talgdrüsen *pl*
Egli's glands: Ureterschleimdrüsen *pl*, Glandulae mucosae ureteris
endocrine gland: Drüse *f* mit innerer Sekretion, endokrine Drüse *f*, Glandula endocrina, Glandula sine ductibus
endoepithelial gland: endoepitheliale/intraepitheliale Drüse *f*
esophageal glands: Speiseröhrendrüsen *pl*, Glandulae oesophagae
excretory gland: exkretorische Drüse *f*
exocrine gland: Drüse *f* mit äußerer Sekretion, exokrine Drüse *f*
exoepithelial gland: exoepitheliale Drüse *f*
external prostate gland: äußere Prostatadrüse *f*
fundic glands: →*fundus glands*
fundus glands: Corpus- und Fundusdrüsen *pl*, Glandulae gastricae
Galeati's glands: Brunner-Drüsen *pl*, Duodenaldrüsen

pl, Glandulae duodenales
gastric glands: Magendrüsen *f*, Fundus- und Korpusdrüsen *pl*, Glandulae gastricae
Gay's glands: zirkumanale Drüsen *pl*, Glandulae anales/circumanales
genital gland: Geschlechts-/Keimdrüse *f*
Gley's gland: →*parathyroid gland*
glomiform gland: Glomusorgan *nt*, Masson-Glomus *nt*, Hoyer-Grosser-Organ *nt*, Knäuelanastomose *f*, Glomus neuromyoarteriale, Anastomosis arteriovenosa glomeriformis
greater vestibular glands: Bartholin-Drüsen *pl*, Glandulae vestibulares majores
gustatory glands: (von) Ebner-Drüsen *pl*, (von) Ebner-Spüldrüsen *pl*
glands of Haller: präputiale Talgdrüsen *pl*, Präputialdrüsen *pl*, Glandulae preputiales
haversian glands: Synovialzotten *pl*, Villi synoviales
hepatic glands: Schleimdrüsen *pl* der Gallengänge, Glandulae biliares
heterocrine gland: seromuköse Mischdrüse *f*, gemischte Drüse *f*, Glandula seromucosa
heterotopic sebaceous glands: heterotope Talgdrüsen *pl*
holocrine gland: holokrine Drüse *f*
incretory gland: Drüse *f* mit innerer Sekretion, endokrine Drüse *f*, Glandula endocrina, Glandula sine ductibus
inferior parathyroid gland: Glandula parathyroidea inferior
inner prostate gland: innere/periurethrale Prostatadrüse *f*
interstitial glands: 1. Leydig-(Zwischen-)Zellen *pl*, Interstitialzellen *pl*, interstitielle Drüsen *pl* **2.** interstitielle Eierstockzellen *pl*, -drüsen *pl*
intestinal glands: Lieberkühn-Drüsen *pl*, Lieberkühn-Krypten *pl*, Darmdrüsen *pl*, Glandulae intestini/intestinales
intraepithelial gland: endoepitheliale/intraepitheliale Drüse *f*
Krause's glands: Krause-Drüsen *pl*, Konjunktivaldrüsen *pl*, Glandulae conjunctivales
labial glands: Lippendrüsen *pl*, Lippenspeicheldrüsen *pl*, Glandulae labiales
lacrimal gland: Tränendrüse *f*, Glandula lacrimalis
lactating mammary gland: →*active mammary gland*
lactiferous gland: Brustdrüse *f*, Glandula mammaria
large salivary glands: große Speicheldrüsen *pl*, Glandulae salivariae majores
laryngeal glands: Kehlkopf-, Larynxdrüsen *pl*, Glandulae laryngeales
lesser vestibular glands: Glandulae vestibulares minores
Lieberkühn's glands: →*intestinal glands*
lingual glands: Zungendrüsen *pl*, Zungenspeicheldrüsen *pl*, Glandulae linguales
Littre's glands: Littre-Drüsen *pl*, Urethraldrüsen *pl*, Glandulae urethrales urethrae masculinae
Luschka's gland: Glomus coccygeum
lymph gland: Lymphknoten *m*, Nodus lymphoideus, Lymphonodus *m*
lymphatic gland: →*lymph gland*
major salivary glands: →*large salivary glands*
mammary gland: Brustdrüse *f*, Glandula mammaria
mandibular gland: →*submandibular gland*
Meibom's glands: Meibom-Drüsen *pl*, Glandulae tarsales
meibomian glands: Meibom-Drüsen *pl*, Glandulae tarsales
merocrine gland: merokrine Drüse *f*
Méry's glands: Cowper-Drüsen *pl*, Bulbourethraldrüsen *pl*, Glandulae bulbourethrales
milk gland: Brustdrüse *f*, Glandula mammaria
minor salivary glands: kleine Speicheldrüsen *pl*, Glandulae salivariae minores
mixed gland: 1. seromuköse (Misch-)Drüse *f*, Glandula seromucosa **2.** gemischt endokrin-exokrine Drüse *f*
molar glands: Glandulae molares
Moll's glands: Moll-Drüsen *pl*, Glandulae ciliares
monoptychial glands: monoptyche Drüsen *pl*
Montgomery's glands: Montgomery-Knötchen *pl*, Warzenvorhofdrüsen *pl*, Glandulae areolares
Morgagni's glands: Littre-Drüsen *pl*, Urethraldrüsen *pl*, Glandulae urethrales
glands of mouth: Glandulae oris
muciparous gland: →*mucous gland*
mucoid gland: mukoide Drüse *f*
mucous gland: schleimbildende/muköse/muzinöse Drüse *f*, Schleimdrüse *f*, Glandula mucosa
mucous glands of auditory tube: muköse Tubendrüsen *pl*, Glandulae tubariae
mucous glands of duodenum: Brunner-Drüsen *pl*, Duodenaldrüsen *pl*, Glandulae duodenales
mucous glands of eustachian tube: Glandulae tubariae
glands of mucous membranes: Schleimhautdrüsen *pl*
Naboth's glands: Naboth-Eier *pl*, Ovula Nabothi
nabothian gland: Naboth-Eier *pl*, Ovula nabothi
nasal glands: Nasen(schleimhaut)drüsen *pl*, Glandulae nasales
Nuhn's gland: Blandin-Nuhn-Drüse *f*, Nuhn-Drüse *f*, Glandula lingualis anterior, Glandula apicis linguae
oesophageal glands: (*brit.*) →*esophageal glands*
oil glands: Talgdrüsen *pl*, Glandulae sebaceae
olfactory glands: Bowman-Spüldrüsen *pl*, Glandulae olfactoriae
palatine glands: Gaumen(speichel)drüsen *pl*, Glandulae palatinae
palpebral glands: Meibom-Drüsen *pl*, Glandulae tarsales
parathyroid gland: Glandula parathyroidea, Nebenschilddrüse *f*, Epithelkörperchen *nt*, Parathyroidea *f*, Parathyreoidea *f*
paraurethral glands of female urethra: Skene-Gänge *pl*, Ductus paraurethrales urethrae femininae
parotid gland: Glandula parotidea, Ohrspeicheldrüse *f*, Parotis *f*
peptic glands: Magendrüsen *f*, Fundus- und Korpusdrüsen *pl*, Glandulae gastricae
periprostatic glands: paraprostatische Drüsen *pl*, periurethrale Drüsen *pl*
periurethral prostate gland: innere/periurethrale Prostatadrüse *f*
Peyer's glands: Peyer-Plaques *pl*, Noduli lymphoidei aggregati
pharyngeal glands: Rachen(speichel)drüsen *pl*, Pharynx(speichel)drüsen *pl*, Glandulae pharyngeales
pineal gland: Glandula pinealis, Zirbeldrüse *f*, Corpus pineale, Pinealdrüse *f*, Pinea *f*
pituitary gland: Hirnanhangdrüse *f*, Hypophyse *f*, Pituitaria *f*, Hypophysis *f*, Glandula pituitaria
polyptychial glands: polyptyche Drüsen *pl*
preputial glands: präputiale Talgdrüsen *pl*, Präputialdrüsen *pl*, Glandulae preputiales
proctodeal glands: Proktodealdrüsen *pl*
proper gastric glands: Glandulae gastricae propriae,

Korpusdrüsen *pl*, Fundusdrüsen *pl*, Hauptdrüsen *pl*
prostate gland: Vorsteherdrüse *f*, Prostatadrüse *f*, Prostata *f*, Glandula prostatica
pyloric glands: Pylorusdrüsen *pl*, Glandulae pyloricae
rinsing glands: Spüldrüsen *pl*
Rivinus's gland: Unterzungendrüse *f*, Unterzungenspeicheldrüse *f*, Glandula sublingualis
glands of root of tongue: Glandulae radicis linguae
Rosenmüller's gland: 1. oberster tiefer Leistenlymphknoten *m* **2.** Cloquet-Drüse *f*, Rosenmüller-Cloquet-Drüse *f*, Rosenmüller-Drüse *f*
salivary glands: Speicheldrüsen *pl*, Glandulae salivariae
salivary gland of the abdomen: Bauchspeicheldrüse *f*, Pancreas *nt*, Pankreas *nt*
Sandström's gland: Glandula parathyroidea, Nebenschilddrüse *f*, Epithelkörperchen *nt*, Parathyroidea *f*, Parathyreoidea *f*
scent glands: Duftdrüsen *pl*, apokrine Schweißdrüsen *pl*, Glandulae sudoriferae apocrinae
Schüller's glands: Skene-Gänge *pl*, -Drüsen *pl*, Ductus paraurethrales urethrae feminiae
sebaceous glands: Talgdrüsen *pl*, Glandulae sebaceae
sebaceous glands of conjunctiva: Zeis-Drüsen *pl*, Glandulae sebaceae
seminal gland: Bläschendrüse *f*, Samenblase *f*, Samenbläschen *nt*, Gonecystis *f*, Spermatozystis *f*, Vesicula seminalis
senile glands: senile Plaques *pl*
seromucous gland: seromuköse Mischdrüse *f*, gemischte Drüse *f*, Glandula seromucosa
serous gland: seröse Drüse *f*, Eiweißdrüse *f*, Glandula serosa
Skene's glands: Skene-Gänge *pl*, -Drüsen *pl*, Ductus paraurethrales urethrae feminiae
small salivary glands: kleine Speicheldrüsen *pl*, Glandulae salivariae minores
storage gland: Speicherdrüse *f*
sublingual gland: Unterzungen(speichel)drüse *f*, Glandula sublingualis
submandibular gland: Unterkieferdrüse *f*, Glandula submandibularis
submaxillary gland: →*submandibular gland*
sudoriferous glands: Schweißdrüsen *pl*, Glandulae sudoriferae
sudoriparous glands: →*sudoriferous glands*
superior parathyroid gland: Glandula parathyroidea superior
supernumerary mammary glands: →*accessory mammary glands*
suprarenal gland: Nebenniere *f*, Glandula suprarenalis
sweat glands: Schweißdrüsen *pl*, Glandulae sudoriferae
synovial glands: Synovialzotten *pl*, Villi synoviales
tarsal glands: Meibom-Drüsen *pl*, Glandulae tarsales
tarsoconjunctival glands: Meibom-Drüsen *pl*, Glandulae tarsales
Terson's glands: Krause-Drüsen *pl*, Konjunktivaldrüsen *pl*, Glandulae conjunctivales
Theile's glands: Schleimdrüsen *pl* der Gallengänge, Glandulae biliares
thymus gland: Thymus *m*
thyroid gland: Schilddrüse *f*, Glandula thyroidea
glands of tongue: Zungen(speichel)drüsen *pl*, Glandulae linguales
tracheal glands: Luftröhren-, Trachealdrüsen *pl*, Glandulae tracheales
trachoma glands: Bruch-Drüsen *pl*, Bruch-Follikel *pl*
tubular gland: tubuläre/röhrchenförmige Drüse *f*
tubuloacinar gland: tubuloazinöse/tubuloalveoläre Drüse *f*
tympanic glands: Glandulae tympanicae
glands of Tyson: Tyson-Drüsen *f*, präputiale Talgdrüsen *pl*, Präputialdrüsen *pl*, Glandulae preputiales
urethral glands: →*urethral glands of male urethra*
urethral glands of female urethra: Harnröhrendrüsen *pl* der weiblichen Harnröhre, Glandulae urethrales urethrae feminiae
urethral glands of male urethra: Littre-Drüsen *pl*, Urethraldrüsen *pl*, Glandulae urethrales urethrae masculinae
uterine glands: Gebärmutter-, Uterusdrüsen *pl*, Glandulae uterinae
vesicular gland: Bläschendrüse *f*, Samenblase *f*, -bläschen *nt*, Gonozystis *f*, Spermatozystis *f*, Vesicula seminalis
vestibular glands: Scheidenvorhofdrüsen *pl*, Glandulae vestibulares
Virchow's gland: Klavikulardrüse *f*, Virchow-Knötchen *nt*, Virchow-Knoten *m*, Virchow-Drüse *f*
vitelline gland: Vitellarium *nt*, Dotterdrüse *f*, -stock *m*
Wasmann's glands: Magendrüsen *f*, Fundus- und Korpusdrüsen *pl*, Glandulae gastricae
Wepfer's glands: Brunner-Drüsen *pl*, Duodenaldrüsen *pl*, Glandulae duodenales
Wölfler's glands: akzessorische Schilddrüsen *pl*, Glandulae thyroideae accessoriae
yolk gland: Vitellarium *nt*, Dotterdrüse *f*, Dotterstock *m*
glands of Zeis: Zeis-Drüsen *pl*, Glandulae sebaceae
Zuckerkandl's gland: Zuckerkandl-Organ *nt*, Paraganglion aorticum abdominale

glan|der|ous ['glændərəs] *adj*: Rotz/Malleus betreffend, von Malleus betroffen, Malleus-
glan|ders ['glændərz] *noun*: Rotz *m*, Malleus *m*, Maliasmus *m*
glan|di|lem|ma [ˌglændɪ'lemə] *noun*: Drüsenkapsel *f*, Glandilemm(a) *nt*
glan|do|trop|ic [ˌglændəʊ'trɑpɪk, 'trəʊ-] *adj*: auf Drüsen einwirkend, glandotrop
glan|du|la ['glændʒələ] *noun, plura* **-lae** [-liː, -laɪ]: →*gland*
glan|du|lar ['glændʒələr] *adj*: **1.** Drüse/Glandula betreffend, glandulär, Drüsen- **2.** Glans betreffend, Glans-
glan|dule ['glændjuːl] *noun*: kleine Drüse *f*
glan|du|lo|pap|il|lar|y [ˌglændʒələʊpə'pɪləriː] *adj*: glandulär-papillär, glandulopapillär
glan|du|lous ['glændʒələs] *adj*: Drüse/Glandula betreffend, glandulär, Drüsen-
glans [glænz] *noun, plural* **glan|des** ['glændiːz]: Eichel *f*, Glans *f* (penis), Balanos *f*
glans of clitoris: Klitoris-, Clitorisspitze *f*, Glans clitoridis
glans of penis: Eichel *f*, Glans *f* (penis), Balanos *f*
glan|u|lar ['glænjələr] *adj*: Glans betreffend, Glans-; Eichel-
glare [gleər] *noun*: Blendung *f*
gla|rom|e|ter [gleə'rɑmɪtər] *noun*: Glarometer *nt*
glass [glæs, glɑːs]: **I** *noun* **1.** Glas *nt*; Glasscheibe *f*; **2.** (*auch* **a pair of glasses** *pl*) Brille *f* **3.** Vergrößerungsglas *nt*, Linse *f* **II** *vt* verglasen
bifocal glasses: Zweistärkenlinse *f*, -glas *nt*, Bifokallinse *f*, -glas *nt*
cataract glasses: Starbrille *f*
contact glasses: Haftschalen *pl*, Kontaktlinsen *pl*
cupping glass: Schröpfkopf *m*, -glas *nt*

fibrous glass: Fiberglas *nt*
Frenzel's glasses: Frenzel-Brille *f*
hand glass: **1.** Vergrößerungsglas *nt*, Lupe *f* **2.** Handspiegel *m*
Katral glasses: Katralgläser *pl*
magnifying glass: Vergrößerungsglas *nt*, Lupe *f*
measuring glass: Messglas *nt*, Messzylinder *m*, Mensur *f*
medicine glass: Medizin-, Tropfenglas *nt*
milk glass: Milchglas *nt*, milchiges Glas *nt*
multiplying glass: Vergrößerungsglass *nt*, -linse *f*
object glass: Objektiv(linse *f*) *nt*
protective glass: Uhrglasverband *m*
quartz glass: Quartzglas *nt*
reading glass: Vergrößerungsglas *nt*, Lupe *f*
reducing glass: Verkleinerungsglas *nt*
safety glass: Sicherheitsglas *nt*
soluble glass: Wasserglas *nt*
trifocal glass: Dreistärkenlinse *f*, -glas *nt*, Trifokallinse *f*, -glas *nt*
water glass: **1.** (*chem.*) Wasserglas *nt*, wasserlösliche Alkalisilikate *pl* **2.** Wasserglas *nt*
Wood's glass: Wood-Glas *nt*

glass|blow|er ['glæsbləʊər] *noun*: Glasbläser *m*

glass|i|ness ['glæsɪnɪs, -'glɑːs-] *noun*: **1.** (*Augen*) Glasigkeit *f* **2.** glasiges Aussehen *nt*

glass|y ['glæsɪ, 'glɑː-] *adj*: transparent, durchscheinend; glasartig, glasig, hyaloid, hyalin

glau|co|ma [glɔː'kəʊmə] *noun*: grüner Star *m*, Glaukom *nt*
absolute glaucoma: absolutes Glaukom *nt*, Glaucoma absolutum
acute glaucoma: akutes Winkelblockglaukom/Engwinkelglaukom *nt*, Glaucoma acutum (congestivum)
acute angle-closure glaucoma: akutes Winkelblockglaukom *nt*
acute congestive glaucoma: Engwinkelglaukom *nt*, Winkelblockung *nt*
acute secondary glaucoma: akutes Sekundärglaukom *nt*
angle-closure glaucoma: akutes Winkelblockglaukom/Engwinkelglaukom *nt*, Glaucoma acutum (congestivum)
angle-recession glaucoma: sekundäres Glaukom *nt* nach Contusio bulbi
aphakic glaucoma: Glaukom *nt* nach Linsenextraktion
apoplectic glaucoma: hämorrhagisches Glaukom *nt*, Glaucoma haemorrhagicum/apoplecticum
capsular glaucoma: Kapselhäutchenglaukom *nt*, Glaucoma capsulare
chronic glaucoma: Offenwinkel-, Weitwinkel-, Simplexglaukom *nt*, Glaucoma simplex
chronic angle-closure glaucoma: chronisches Winkelblockglaukom/Engwinkelglaukom *nt*, chronisch-kongestives Glaukom *nt*, Glaucoma chronicum congestivum
chronic narrow-angle glaucoma: →*chronic angle-closure glaucoma*
closed-angle glaucoma: →*angle-closure glaucoma*
compensated glaucoma: →*chronic glaucoma*
congenital glaucoma: Ochsenauge *nt*, angeborenes Glaukom *nt*, Hydrophthalmus *m* (congenitus), Buphthalmus *m* (congenitus), Glaucoma infantile
congestive glaucoma: →*angle-closure glaucoma*
contusion glaucoma: sekundäres Glaukom *nt* nach Contusio bulbi
corticosteroid-induced glaucoma: Kortisonglaukom *nt*, Cortisonglaukom *nt*
Donders' glaucoma: →*chronic glaucoma*
ghost-cell glaucoma: ghost-cell-Glaukom *nt*
haemorrhagic glaucoma: (*brit.*) →*hemorrhagic glaucoma*
hemorrhagic glaucoma: hämorrhagisches Glaukom *nt*, Glaucoma haemorrhagicum/apoplecticum
infantile glaucoma: →*congenital glaucoma*
inflammatory glaucoma: entzündliches Sekundärglaukom *nt*, entzündliches Glaukom *nt*
intermittent angle-closure glaucoma: intermittierendes Winkelblockglaukom *nt*
juvenile glaucoma: juveniles Glaukom *nt*, Glaucoma juvenile
latent angle-closure glaucoma: latentes Winkelblockglaukom *nt*, Glaucoma prodromale
low-pressure glaucoma: Normaldruckglaukom *nt*
low-tension glaucoma: Niederdruckglaukom *nt*
malignant glaucoma: malignes Glaukom *nt*, Ziliarblockglaukom *nt*
narrow-angle glaucoma: →*angle-closure glaucoma*
neovascular glaucoma: neovaskuläres Sekundärglaukom *nt*, Neovaskularisationsglaukom *nt*
noncongestive glaucoma: →*chronic glaucoma*
obstructive glaucoma: →*angle-closure glaucoma*
open-angle glaucoma: →*chronic glaucoma*
phacolytic glaucoma: phakolytisches Glaukom *nt*
pigmentary glaucoma: Pigmentglaukom *nt*, Pigmentdispersionsglaukom *nt*
primary glaucoma: primäres Glaukom *nt*
primary open-angle glaucoma: primäres Offenwinkelglaukom *nt*
prodromal glaucoma: latentes Winkelblockglaukom *nt*, Glaucoma prodromale
pseudoexfoliative capsular glaucoma: Pseudoexfoliationsglaukom *nt*
pupillary block glaucoma: akutes Winkelblockglaukom/Engwinkelglaukom *nt*, Glaucoma acutum (congestivum)
secondary glaucoma: sekundäres Glaukom *nt*, Sekundärglaukom *nt*
simple glaucoma: Simplex-, Weitwinkelglaukom *nt*, Glaucoma simplex
traumatic glaucoma: traumatisches Glaukom *nt*, verletzungsbedingtes Glaukom *nt*
wide-angle glaucoma: →*chronic glaucoma*

glau|co|ma|to|cy|clit|ic [glɔːˌkəʊmətəʊsaɪ'klɪtɪk] *adj*: glaukomatozyklitisch

glau|co|ma|tous [glɔː'kəʊmətəs, gləʊ-] *adj*: Glaukom betreffend, glaukomatös

glau|co|sis [glɔː'kəʊsɪs] *noun*: Blindheit *f* als Glaukomfolge, Glaukose *f*

glau|co|su|ria [ˌglɔːkə's(j)ʊəriːə] *noun*: Indikanurie *f*, Indicanurie *f*

glau|kom|fleck|en ['glaʊkəʊm'flekn; -'flɛkən] *plural*: Glaukomflecken *pl*

glaze [gleɪz]: **I** *noun* **1.** Glasur *f*, Glasurmasse *f* **2.** Glasigkeit *f* **II** *vt* **3.** glasieren, mit Glasur überziehen **4.** (*Augen*) glasig machen

GLC *Abk.*: gas-liquid chromatography

Glc *Abk.*: glucose

glc *Abk.*: glaucoma

Glc-N *Abk.*: glucosamine

Glc-6-P *Abk.*: glucose-6-phosphate

GLD *Abk.*: globoid leukodystrophy

GLDH *Abk.*: glutamate dehydrogenase

gleet [gliːt] *noun*: Bonjour-Tropfen *m*

gle|no|hu|mer|al [ˌglenəʊ'(h)juːmərəl, ˌgliːnəʊ-] *adj*: Gelenkpfanne/Cavitas glenoidalis und Oberarmknochen/Humerus betreffend, glenohumeral

gle|noid ['gliːnɔɪd, 'gle-] *adj*: glenoidal

gli|a ['glaɪə, 'gli:ə] *noun*: Glia *f*, Neuroglia *f*
Bergmann's glia: Bergmann-Glia *f*
Fañanas glia: Fañanas-Zellen *pl*
Hortega glia: Hortega-Glia *f*, Mesoglia *f*, Mikroglia *f*
interfascicular glia: interfaszikuläre Glia *f*
gli|a|blast ['glaɪəblæst, 'gli:-] *noun*: →*glioblast*
gli|a|cyte ['glaɪəsaɪt] *noun*: Neurogliazelle *f*, Gliazelle *f*, Gliozyt *m*
gli|a|din ['glaɪəd(ɪ)n] *noun*: Gliadin *nt*
gli|al ['glaɪəl] *adj*: Glia betreffend, glial, gliär, neuroglial
gli|ben|cla|mide [glaɪ'benkləmaɪd] *noun*: Glibenclamid *nt*
gli|born|ur|ide [glaɪ'bɔ:rnjʊəraɪd] *noun*: Glibornurid *nt*
gli|cen|tin [glaɪ'sentɪn] *noun*: Enteroglucagon *nt*, intestinales Glucagon *nt*
glic|la|zide [glaɪk'ləzaɪd] *noun*: Gliclazid *nt*
glid|ing ['glaɪdɪŋ]: I *noun* Gleiten *nt* II *adj* gleitend, Gleit-
gli|o|blast ['glaɪəʊblæst] *noun*: Glioblast *m*, Spongioblast *m*
gli|o|blas|to|ma [,glaɪəʊblæs'təʊmə] *noun*: Glioblastom *nt*, Glioblastoma *nt*, Gliablastom *nt*
glioblastoma multiforme: buntes Glioblastom *nt*, Glioblastoma multiforme
gli|o|cyte ['glaɪəʊsaɪt] *noun*: Neurogliazelle *f*, Gliazelle *f*, Gliozyt *m*
retinal gliocytes: Müller-Stützzellen *pl*, Müller-Stützfasern *pl*
gli|o|cy|to|ma [,glaɪəʊsaɪ'təʊmə] *noun*: →*glioma*
gli|o|ge|nous [glaɪ'ɑdʒənəs] *adj*: gliogen
gli|o|ma [glaɪ'əʊmə] *noun*: Gliageschwulst *f*, Gliatumor *m*, Gliom *nt*, Glioma *nt*
astrocytic glioma: Astrozytom *nt*, Astrocytoma *nt*
butterfly glioma: Schmetterlingsgliom *nt*
malignant glioma: Glioblastom *nt*, Gliablastom *nt*
malignant peripheral glioma: Stiftgliom *nt*
optic glioma: Optikusgliom *nt*
peripheral glioma: Schwannom *nt*, Neurinom *nt*, Neurilemom *nt*, Neurilemmom *nt*
pineal glioma: Pinealisgliom *nt*
gli|o|ma|to|sis [,glaɪəmə'təʊsɪs] *noun*: Gliomatose *f*
gli|o|ma|tous [glaɪ'ɑmətəs] *adj*: gliomatös
gli|o|myx|o|ma [,glaɪəmɪk'səʊmə] *noun*: Gliomyxom *nt*
gli|o|neu|ro|ma [,glaɪəʊnjʊə'rəʊmə] *noun*: Glioneurom *nt*, Glioneuroblastom *nt*
gli|o|pha|gia [,glaɪəʊ'feɪdʒ(ɪ)ə] *noun*: Gliophagie *f*
gli|o|pil ['glaɪəʊpɪl] *noun*: Gliafilz *m*, Gliopil *nt*
gli|o|sar|coma [,glaɪəʊsɑ:r'kəʊmə] *noun*: Gliosarkom *nt*, Glioma sarcomatosum
gli|o|sis [glaɪ'əʊsɪs] *noun*: Gliose *f*, Gliosis *f*
basilar gliosis: basiläre Gliose *f*
cerebellar gliosis: Kleinhirngliose *f*, zerebelläre Gliose *f*
diffuse gliosis: diffuse Gliose *f*
hemispheric gliosis: unilaterale/hemisphärische Gliose *f*
hypertrophic nodular gliosis: hypertrophisch-noduläre Gliose *f*
isomorphic gliosis: isomorphe Gliose *f*
lobar gliosis: lobäre Gliose *f*
perivascular gliosis: perivaskuläre Gliose *f*
piloid gliosis: Stiftgliose *f*
spinal gliosis: spinale Gliose *f*
unilateral gliosis: unilaterale/hemisphärische Gliose *f*
gli|pi|zide ['glɪpəzaɪd] *noun*: Glipizid *nt*
gli|qui|done ['glaɪkwədəʊn] *noun*: Gliquidon *nt*
glis|ox|e|pide [glaɪ'sɑksəpaɪd] *noun*: Glisoxepid *nt*
glis|so|ni|tis [glɪsə'naɪtɪs] *noun*: Entzündung *f* der Glisson-Kapsel, Glissonitis *f*

G

GLI *Abk*.: glucagon-like immunoreactivity
Gln *Abk*.: **1.** glutamine **2.** glutaminyl
GLNS *Abk*.: gay lymph node syndrome
Glob. *Abk*.: globuli
glob|al ['gləʊbəl] *adj*: umfassend, global, Gesamt-, Global-, Total-
globe [gləʊb]: I *noun* Kugel *f* II *vt* zusammenballen III *vi* sich zusammenballen
globe of eye: Augapfel *m*, Bulbus oculi
glo|bi ['gləʊbaɪ] *plural*: **1.** →*globus* **2.** Lepraglobi *pl*
glo|bin ['gləʊbɪn] *noun*: Globin *nt*
glo|boid [gləʊbɔɪd]: I *noun* (*biolog.*) Globoid *nt* II *adj* →*globose*
glo|bose ['gləʊbəʊs, gləʊ'bəʊs] *adj*: kugelförmig, sphärisch, globulär, globoid, kugelig, Kugel-
glo|bo|side ['gləʊbəsaɪd] *noun*: Globosid *nt*
glo|bos|i|ty [gləʊ'bɑsəti:] *noun*: Kugelform *f*, -gestalt *f*
glo|bous ['gləʊbəs] *adj*: →*globose*
glob|u|lar ['glɑbjələr] *adj*: **1.** kugelförmig, sphärisch, globulär, globoid, kugelig, Kugel- **2.** aus Kügelchen *oder* Tröpfchen bestehend, globulär
glob|u|la|ri|a|cit|rin [,glɑbjə,leərɪə'sɪtrɪn] *noun*: Rutin *nt*, Rutosid *nt*
glob|ule ['glɑbju:l] *noun*: **1.** Kügelchen *nt* **2.** Tröpfchen *nt*
dentin globules: Dentinkügelchen *pl*
milk globules: Milchkügelchen *pl*
Morgagni's globules: Morgagni-Kügelchen *pl*
polar globule: Polkörper *m*, -körperchen *nt*, -körnchen *nt*
glob|u|li|ci|dal [,glɑbjəlɪ'saɪdl] *adj*: globulizid
glob|u|li|cide ['glɑbjəlɪsaɪd] *noun*: Globulizid *nt*
glob|u|lin ['glɑbjəlɪn] *noun*: Globulin *nt*
α_1 globulins: α_1-Globuline *pl*
α_2 globulins: α_2-Globuline *pl*
accelerator globulin: Proakzelerin *nt*, Proaccelerin *nt*, Acceleratorglobulin *nt*, labiler Faktor *m*, Faktor V *m*
alpha globulin: α-Globulin *nt*
anti-D immune globulin: Anti-D-Immunglobulin *nt*
antihaemophilic globulin: (*brit.*) →*antihemophilic globulin*
antihemophilic globulin: antihämophiles Globulin *nt*, Antihämophiliefaktor *m*, Faktor VIII *m*
anti-human globulin: Antiglobulin *nt*, Antihumanglobulin *nt*
antilymphocyte globulin: Antilymphozytenglobulin *nt*
antithymocyte globulin: Antithymozytenglobulin *nt*
beta globulin: beta-Globulin *nt*, β-Globulin *nt*
bilirubin-binding globulin: Bilirubin-bindendes Globulin *nt*
corticosteroid-binding globulin: Transkortin *nt*, Transcortin *nt*, Cortisol-bindendes Globulin *nt*
cortisol-binding globulin: Transkortin *nt*, Transcortin *nt*, Cortisol-bindendes Globulin *nt*
cytomegalovirus immune globulin: Zytomegalievirus-immunoglobulin *nt*
gamma globulin: **1.** Gammaglobulin *nt*, γ-Globulin *nt* **2.** Immunglobulin *nt*
hepatitis B immune globulin: Hepatitis-B-Immunglobulin *nt*
human rabies immune globulin: humanes Rabiesimmunglobulin *nt*
immune globulin: Immunglobulin *nt*
pertussis immune globulin: Keuchhusten-Immunglobulin *nt*
plasma globulins: Plasmaglobuline *pl*
rabies immune globulin: Tollwut-Immunglobulin *nt*, Rabiesimmunglobulin *nt*
sex-hormone-binding globulin: Sexualhormon-bin-

dendes Globulin *nt*
testosterone-estradiol-binding globulin: testosteron-bindendes Globulin *nt*
testosterone-oestradiol-binding globulin: (*brit.*) →*testosterone-estradiol-binding globulin*
tetanus immune globulin: Tetanusimmunglobulin *nt*
thyroxine-binding globulin: Thyroxin-bindendes Globulin *nt*
varicella-zoster immune globulin: Varicella-Zoster-Immunglobulin *nt*
vitamin B_{12}-binding globulin: Transcobalamin *nt*, Vitamin-B_{12}-bindendes Globulin *nt*
zoster immune globulin: Zosterimmunglobulin *nt*
glob|u|li|nu|ri|a [ˌglɑbjəlɪ'n(j)ʊəriːə] *noun*: Globulinurie *f*
glob|u|lous ['glɑbjələs] *adj*: →*globular*
glob|u|lus ['glɑbjələs] *noun, plura* **-li** [-laɪ]: **1.** Kugelkern *m*, Nucleus globosus **2.** (*pharmakol.*) kugelförmige Arzneizubereitung *f*, Globulus *m*; Zäpfchen *nt*
glo|bus ['gləʊbəs] *noun, plural* **-bi** [-baɪ]: Globus *m*
globus pallidus: Globus pallidus
lateral globus pallidus: Globus pallidus lateralis
medial globus pallidus: Globus pallidus medialis
glo|mal ['gləʊməl] *adj*: Glomus betreffend, Glomus-
glo|man|gi|o|ma [gləʊˌmændʒɪ'əʊmə] *noun*: Glomustumor *m*, Glomangiom *nt*, Angiomyoneurom *nt*
glo|mec|to|my [gləʊ'mektəmiː] *noun*: Glomektomie *f*
glom|er|ate ['glɑmərɪt, -reɪt] *adj*: (zusammen-)geballt, gehäuft, geknäuelt, knäuelig
glom|er|a|tion [ˌglɑmə'reɪʃn] *noun*: (Zusammen-)Ballung *f*, Anhäufung *f*; Knäuel *nt/m*
glomerul- *präf.*: →*glomerulo-*
glo|mer|u|lar [gləʊ'merjələr, glə-] *adj*: Glomerulus/Glomerulum betreffend, glomerulär
glo|mer|u|late [gləʊ'merjəleɪt, -lɪt] *adj*: →*glomerate*
glom|er|ule ['glɑməruːl] *noun*: →*glomerulus*
glo|me|ru|lit|ic [gləʊˌmerjə'lɪtɪk] *adj*: Glomerulitis betreffend, glomerulitisch
glo|mer|u|li|tis [gləʊˌmerjə'laɪtɪs] *noun*: Entzündung *f* der Glomeruli, Glomerulitis *f*, Glomerulumentzündung *f*
glomerulo- *präf.*: Glomerulum-, Glomerulo-
glo|mer|u|lo|ne|phrit|ic [gləʊˌmerjələʊnɪ'frɪtɪk] *adj*: Glomerulonephritis betreffend, glomerulonephritisch
glo|mer|u|lo|ne|phri|tis [gləʊˌmerjələʊnɪ'fraɪtɪs] *noun*: Glomerulonephritis *f*
acute glomerulonephritis: akute Glomerulonephritis *f*
acute exudative-proliferative glomerulonephritis: exsudative Glomerulonephritis *f*
acute haemorrhagic glomerulonephritis: (*brit.*) →*acute glomerulonephritis*
acute hemorrhagic glomerulonephritis: →*acute glomerulonephritis*
anti-basement membrane glomerulonephritis: Antibasalmembran-Glomerulonephritis *f*
anti-GBM glomerulonephritis: Antibasalmembran-Glomerulonephritis *f*
Berger's glomerulonephritis: Berger-Krankheit *f*, Berger-Nephropathie *f*, mesangiale Glomerulonephritis *f*, fokale Glomerulonephritis *f*, fokalbetonte Glomerulonephritis *f*
Berger's focal glomerulonephritis: →*Berger's glomerulonephritis*
chronic glomerulonephritis: chronische Glomerulonephritis *f*, chronische Nephritis *f*
chronic hypocomplementaemic glomerulonephritis: (*brit.*) →*chronic hypocomplementemic glomerulonephritis*
chronic hypocomplementemic glomerulonephritis: membranoproliferative Glomerulonephritis *f*
diffuse glomerulonephritis: diffuse Glomerulonephritis *f*
endocapillary glomerulonephritis: endokapilläre Glomerulonephritis *f*
epimembranous glomerulonephritis: membranöse Glomerulonephritis *f*
extracapillary glomerulonephritis: intra-extrakapilläre proliferative Glomerulonephritis *f*
exudative glomerulonephritis: exsudative Glomerulonephritis *f*
focal glomerulonephritis: →*Berger's glomerulonephritis*
focal embolic glomerulonephritis: Löhlein-Herdnephritis *f*
IgA glomerulonephritis: →*Berger's glomerulonephritis*
immune complex glomerulonephritis: Immunkomplexglomerulonephritis *f*
induced glomerulonephritis: Serumnephritis *f*
intracapillary glomerulonephritis: mesangioproliferative Glomerulonephritis *f*
lobular glomerulonephritis: membranoproliferative Glomerulonephritis *f*
lobulonodular glomerulonephritis: →*lobular glomerulonephritis*
local glomerulonephritis: segmentale Glomerulonephritis *f*
Löhlein's focal embolic glomerulonephritis: Löhlein-Herdnephritis *f*
malignant glomerulonephritis: maligne Glomerulonephritis *f*, rasch progrediente Glomerulonephritis *f*, rapidly progressive glomerulonephritis
membranoproliferative glomerulonephritis: membranoproliferative Glomerulonephritis *f*
membranous glomerulonephritis: membranöse Glomerulonephritis *f*
mesangial glomerulonephritis: mesangiale Glomerulonephritis *f*
mesangiocapillary glomerulonephritis: membranoproliferative Glomerulonephritis *f*
mesangioproliferative glomerulonephritis: mesangioproliferative Glomerulonephritis *f*
minimal glomerulonephritis: →*minimal change glomerulonephritis*
minimal change glomerulonephritis: Minimal-change-Glomerulonephritis *f*, Lipoidnephrose *f*
minimal mesangioproliferative glomerulonephritis: minimal proliferierende interkapilläre Glomerulonephritis *f*
nodular glomerulonephritis: membranoproliferative Glomerulonephritis *f*
perimembranous glomerulonephritis: membranöse Glomerulonephritis *f*
poststreptococcal glomerulonephritis: Poststreptokokkenglomerulonephritis *f*
primary glomerulonephritis: primäre Glomerulonephritis *f*
proliferative glomerulonephritis: proliferative Glomerulonephritis *f*
proliferative intra-extracapillary glomerulonephritis: intra-extrakapilläre proliferative Glomerulonephritis *f*
rapidly progressive glomerulonephritis: maligne Glomerulonephritis *f*, rasch progrediente Glomerulonephritis *f*, rapidly progressive glomerulonephritis
secondary glomerulonephritis: sekundäre Glomerulonephritis *f*

segmental glomerulonephritis: segmentale Glomerulonephritis *f*
subacute glomerulonephritis: subakute/perakute Glomerulonephritis *f*
glo|mer|u|lo|neph|ro|path|ic [gləʊˌmerjələʊˌnɪfrəʊ'pæθɪk] *adj*: Glomerulonephropathie betreffend, glomerulonephrotisch, glomerulonephropathisch
glo|mer|u|lo|ne|phrop|a|thy [gləʊˌmerjələʊnɪ'frɑpəθiː] *noun*: Glomerulonephrose *f*, Glomerulonephropathie *f*
glo|mer|u|lop|a|thy [gləʊˌmerjə'lɑpəθiː] *noun*: Glomerulopathie *f*
glo|mer|u|lo|sa [gləʊˌmerjə'ləʊsə] *noun*: Zona glomerulosa
glo|mer|u|lo|scle|ro|sis [gləʊˌmerjələʊ'sklɪ'rəʊsɪs] *noun*: Glomerulosklerose *f*
diabetic glomerulosclerosis: Kimmelstiel-Wilson-Syndrom *nt*, diabetische Glomerulosklerose *f*
focal segmental glomerulosclerosis: fokal-segmentale Glomerulosklerose *f*, fokal-segmentale Glomerulonephritis *f*, fokal-segmental sklerosierende Glomerulonephritis *f*, minimal proliferierende Glomerulonephritis mit fokaler Sklerose
intercapillary glomerulosclerosis: →*diabetic glomerulosclerosis*
nodular glomerulosclerosis: →*diabetic glomerulosclerosis*
glo|mer|u|lo|scle|rot|ic [gləʊˌmerjələʊ'sklɪ'rəʊtɪk] *adj*: Glomerulosklerose betreffend, glomerulosklerotisch
glo|mer|u|lose [gləʊ'merjələʊs] *adj*: →*glomerular*
glo|mer|u|lus [gləʊ'merjələs, glə-] *noun, plural* **-li** [-laɪ]: Glomerulus *m*, Glomerulum *nt* **near a glomerulus** juxtaglomerulär
cerebellar glomeruli: Glomeruli cerebellaria
external glomerulus: äußerer Glomerulus *m*
internal glomerulus: innerer Glomerulus *m*
malpighian glomerulus: →*renal glomerulus*
olfactory glomeruli: Glomeruli olfactorii
renal glomerulus: (Nieren-)Glomerulus *m*, Glomerulus renalis
glo|mic ['gləʊmɪk] *adj*: Glomus betreffend, Glomus-
glo|moid ['gləʊmɔɪd] *adj*: glomoid
glo|mus ['gləʊməs] *noun, plural* **-mi, glo|me|ra** [-maɪ, 'glɑmərə]: Gefäß-, Nervenknäuel *m/nt*, Glomus *nt*
aortic glomus: Glomus aorticum
carotid glomus: Karotisdrüse *f*, Paraganglion *nt* der Karotisgabel, Glomus caroticum
choroid glomus: Glomus choroideum
coccygeal glomus: Steiß(bein)knäuel *m/nt*, Glomus coccygeum
jugular glomus: Glomus jugulare
gloss- *präf.*: Zungen-, Glosso-
glos|sa ['glɑsə, 'glɔs-] *noun, plura* **-sae** [-siː]: Zunge *f*, Glossa *f*, Lingua *f*
glos|sa|gra [glɑ'sægrə] *noun*: gichtbedingte Zungenschmerzen *pl*, Glossagra *f*
glos|sal ['glɑsl, 'glɔs-] *adj*: Zunge/Lingua betreffend; in Zungennähe *oder* in Richtung der Zunge; zungenförmig, lingual, Zungen-, Glosso-
glos|sal|gia [glɑ'sældʒ(ɪ)ə] *noun*: Zungenbrennen *nt*, Zungenschmerz(en *pl*) *m*, Glossalgie *f*, Glossodynie *f*
glos|san|thrax [glɑ'sænθræks] *noun*: Glossanthrax *m*
glos|sec|to|my [glɑ'sektəmiː] *noun*: Zungen(teil)amputation *f*, Glossektomie *f*
Glos|si|na [glɑ'saɪnə] *noun*: Zungen-, Tsetsefliege *f*, Glossina *f*
glos|sit|ic [glɑ'sɪtɪk] *adj*: Glossitis/Zungenentzündung betreffend, glossitisch
glos|si|tis [glɑ'saɪtɪs] *noun*: Glossitis *f*, Zungenentzündung *f*, Zungenschleimhautentzündung *f*
atrophic glossitis: →*Hunter's glossitis*
benign migratory glossitis: Landkartenzunge *f*, Wanderplaques *pl*, Lingua geographica, Exfoliatio areata linguae/dolorosa, Glossitis exfoliativa marginata, Glossitis areata exsudativa
glossitis dissecans: Glossitis dissecans
glossitis granulomatosa: Glossitis granulomatosa
Hunter's glossitis: atrophische Glossitis *f*, Hunter-Glossitis *f*, Möller-Hunter-Glossitis *f*
median rhomboid glossitis: Glossitis mediana rhombica, Glossitis rhombica mediana
Moeller's glossitis: Möller-Glossitis *f*, Glossodynia exfoliativa
phlegmonous glossitis: Glossitis phlegmonosa
psychogenic glossitis: Zungenbrennen *nt*, Glossopyrosis *f*, Glossopyrie *f*
glosso- *präf.*: Zunge/Glossa betreffend, Zungen-, Glosso-
glos|so|cele ['glɑsəʊsiːl] *noun*: **1.** Glossozele *f* **2.** zystische Zungengeschwulst *f*, Glossozele *f*
glos|so|cin|aes|thet|ic [ˌglɑsəʊsɪnes'θetɪk] *adj*: (*brit.*) →*glossokinesthetic*
glos|so|cin|es|thet|ic [ˌglɑsəʊsɪnes'θetɪk] *adj*: →*glossokinesthetic*
glos|so|dy|na|mom|e|ter [ˌglɑsəʊˌdaɪnə'mɑmɪtər] *noun*: Glossodynamometer *nt*
glos|so|dyn|i|a [ˌglɑsəʊ'diːnɪə] *noun*: Glossalgie *f*, Glossodynie *f*, Zungenbrennen *nt*
glos|so|ep|i|glot|tic [ˌglɑsəʊˌepɪ'glɑtɪk] *adj*: Zunge und Kehldeckel/Epiglottis betreffend, glossoepiglottisch
glos|so|ep|i|glot|tid|e|an [ˌglɑsəʊˌepɪglɑ'tiːdɪən] *adj*: →*glossoepiglottic*
glos|so|graph ['glɑsəʊgræf] *noun*: Glossograph *m*
glos|so|hy|al [ˌglɑsəʊ'haɪəl] *adj*: Zunge und Zungenbein/Os hyoideum betreffend, glossohyal
glos|so|kin|aes|thet|ic [ˌglɑsəʊkɪnes'θetɪk] *adj*: (*brit.*) →*glossokinesthetic*
glos|so|kin|es|thet|ic [ˌglɑsəʊkɪnes'θetɪk] *adj*: glossokinästhetisch
glos|so|la|lia [ˌglɑsəʊ'leɪlɪə] *noun*: Glossolalie *f*
glos|sol|y|sis [glɑ'sɑləsɪs] *noun*: →*glossoplegia*
glos|son|cus [glɑ'sɑŋkəs] *noun*: Zungenschwellung *f*
glos|so|pal|a|tine [ˌglɑsəʊ'pælətaɪn, -tɪn, ˌglɔs-] *adj*: Zunge/Glossa und Gaumen/Palatum betreffend
glos|sop|a|thy [glɑ'sɑpəθiː] *noun*: Zungenerkrankung *f*, Glossopathie *f*
glos|so|pha|ryn|ge|al [ˌglɑsəʊfə'rɪndʒ(ɪ)əl, glɑsəʊrɪn'dʒiːəl, ˌglɔs-] *adj*: Zunge und Rachen/Pharynx betreffend, glossopharyngeal
glos|so|pha|ryn|ge|us [ˌglɑsəfə'rɪndʒ(ɪ)əs, ˌglɔs-] *noun*: Musculus glossopharyngeus, Pars glossopharyngea (musculi constrictoris pharyngis superioris)
glos|so|pho|bi|a [ˌglɑsəʊ'fəʊbɪə] *noun*: Glossophobie *f*, Lalophobie *f*
glos|so|pho|bic [ˌglɑsəʊ'fəʊbɪk] *adj*: Glossophobie betreffend, glossophob, lalophob
glos|so|phyt|ia [ˌglɑsəʊ'fɪtɪə] *noun*: schwarze Haarzunge *f*, Glossophytie *f*, Melanoglossie *f*, Lingua pilosa/villosa nigra
glos|so|plas|ty ['glɑsəʊplæstiː] *noun*: Zungenplastik *f*, Glossoplastik *f*
glos|so|ple|gia [ˌglɑsəʊ'pliːdʒ(ɪ)ə] *noun*: Zungenlähmung *f*, Glossoplegie *f*
glos|sop|to|sis [ˌglɑsɑp'təʊsɪs] *noun*: Zurücksinken *nt* der Zunge, Glossoptose *f*
glos|so|py|ro|sis [ˌglɑsəpaɪ'rəʊsɪs, ˌglɔs-] *noun*: Zungen-

brennen *nt*, Glossopyrie *f*, Glossopyrosis *f*
glos|sor|rha|phy [glɑˈsɔrəfiː] *noun*: Zungennaht *f*, Glossorrhaphie *f*
glos|sos|co|py [glɑˈsɑskəpiː] *noun*: Zungenuntersuchung *f*, -inspektion *f*
glos|so|spasm [ˈglɑsəspæzəm, ˈglɔs-] *noun*: Zungenkrampf *m*, Glossospasmus *m*
glos|so|ste|re|sis [ˌglɑsəʊstəˈriːsɪs] *noun*: Zungenteilamputation *f*, Zungenamputation *f*, Glossektomie *f*
glos|sot|o|my [glɑˈsɑtəmiː] *noun*: Zungenschnitt *m*, Zungendurchtrennung *f*, Glossotomie *f*
glos|so|trich|ia [ˌglɑsəˈtrɪkɪə] *noun*: Haarzunge *f*, Glossotrichie *f*, Trichoglossie *f*, Lingua villosa/pilosa
gloss|y [ˈglɑsɪ, ˈglɔsiː] *adj*: glänzend
glot|tal [ˈglɑtl] *adj*: Glottis betreffend, glottisch, Glottis-
glot|tic [ˈglɑtɪk] *adj*: **1.** lingual, Zungen-, Glosso- **2.** Glottis betreffend, glottisch, Glottis-
glot|tis [ˈglɑtɪs] *noun, plural* **-tis|es, -ti|des** [-tɪdiːz]: Stimmapparat *m* des Kehlkopfs, Glottis *f* (vocalis) **above the glottis** oberhalb der Glottis (liegend), supraglottisch **beneath the glottis** unterhalb der Glottis (liegend), subglottisch
false glottis: Rima vestibuli
true glottis: Stimmritze *f*, Rima glottidis
glot|tit|ic [glɑˈtɪtɪk, glɔ-] *adj*: Glottitis/Glottisentzündung betreffend, glottitisch
glot|ti|tis [glɑˈtaɪtɪs, glɔ-] *noun*: Glottitis *f*, Glottisentzündung *f*
glove [glʌv] *noun*: Handschuh *m*
disposable gloves: Einmalhandschuhe *pl*, Einweghandschuhe *pl*
latex gloves: Latexhandschuhe *pl*
neoprene gloves: Neoprenhandschuhe *pl*
surgeon's gloves: →*surgical gloves*
surgical gloves: 1. OP-Handschuhe *pl*, Gummihandschuhe *pl* **2.** Einweghandschuhe *pl*, Einmalhandschuhe *pl*
glow [gləʊ]: **I** *noun* **1.** Glut *f* **2.** Glühen *nt*, Leuchten *nt*; Hitze *f*, Röte *f* **II** *vt* **3.** glühen **4.** glühen, leuchten, strahlen; (*Gesicht*) brennen
glow|ing [ˈgləʊɪŋ] *adj*: **1.** glühend **2.** glühend, leuchtend, strahlend; brennend
GLP *Abk.*: **1.** generalized lymphadenopathy **2.** glycolipoproteins
Glu *Abk.*: **1.** glutamic acid **2.** glutamyl
gluc- *präf.*: Glukose-, Gluko-, Gluco-
glu|cae|mia [gluːˈsiːmiːə] *noun*: (*brit.*) →*glucemia*
glu|ca|gon [ˈgluːkəgɑn] *noun*: Glukagon *nt*, Glucagon *nt*
gut glucagon: Enteroglucagon *nt*, intestinales Glucagon *nt*
intestinal glucagon: Enteroglucagon *nt*, intestinales Glucagon *nt*
glu|ca|go|no|ma [gluːkəgɑˈnəʊmə] *noun*: Glukagonom *nt*, Glucagonom *nt*, A-Zell-Tumor *m*, A-Zellen-Tumor *m*
glu|can [ˈgluːkæn] *noun*: Glukan *nt*, Glucan *nt*, Glukosan *nt*
glu|ce|mia [gluːˈsiːmiːə] *noun*: →*glycemia*
glu|cin|i|um [gluːˈsɪnɪəm] *noun*: Beryllium *nt*
glu|ci|tol [ˈgluːsətɔl, -təʊl] *noun*: Glucit *nt*, Sorbit *nt*, Sorbitol *nt*, Glucitol *nt*
gluco- *präf.*: Glukose-, Gluko-, Gluco-
glu|co|cer|e|bro|si|dase [ˌgluːkəʊˌserəˈbrəʊsɪdeɪz] *noun*: Glukozerebrosidase *f*, Gluko-, Glucocerebrosidase *f*
glu|co|cer|e|bro|side [ˌgluːkəʊˈserəbrəʊsaɪd] *noun*: Glukozerebrosid *nt*, Gluko-, Glucocerebrosid *nt*
glu|co|cor|ti|coid [ˌgluːkəʊˈkɔːrtəkɔɪd]: **I** *noun* Glukokortikoid *nt*, Glucocorticoid *nt*, Glukosteroid *nt* **II** *adj* Glucocorticoid(e) betreffend, glucocorticoidähnliche Wirkung besitzend, glucocorticoidähnlich
glu|co|fu|ra|nose [ˌgluːkəʊˈfjʊərənəʊz] *noun*: Glucofuranose *f*, Glukofuranose *f*
glu|co|gen|e|sis [ˌgluːkəʊˈdʒenəsɪs] *noun*: Glukosebildung *f*, Gluko-, Glyko-, Glucogenese *f*
glu|co|gen|ic [ˌgluːkəʊˈdʒenɪk] *adj*: Glukose bildend, glucogen, glukogen
glu|co|hae|mia [ˌgluːkəʊˈhiːmiːə] *noun*: (*brit.*) →*glucohemia*
glu|co|he|mia [ˌgluːkəʊˈhiːmiːə] *noun*: →*glycemia*
glu|co|ki|nase [ˌgluːkəʊˈkaɪneɪz, -ˈkɪn-] *noun*: **1.** Gluko-, Glucokinase *f* **2.** glucosespezifische Hexokinase *f*
glu|co|ki|net|ic [ˌgluːkəʊkɪˈnetɪk] *adj*: glucokinetisch
glu|co|li|pid [ˌgluːkəʊˈlɪpɪd] *noun*: Gluko-, Glucolipid *nt*
glu|col|y|sis [gluːˈkɑləsɪs] *noun*: →*glycolysis*
glu|co|lyt|ic [ˌgluːkəʊˈlɪtɪk] *adj*: →*glycolytic*
glu|co|nate [ˈgluːkəʊneɪt] *noun*: Glukonat *nt*, Gluconat *nt*
glu|co|ne|o|gen|e|sis [ˌgluːkəʊˌniːəˈdʒenəsɪs] *noun*: Glukoneogenese *f*, Glykoneogenese *f*, Gluconeogenese *f*
glu|co|ne|o|ge|net|ic [ˌgluːkəʊˌniːədʒəˈnetɪk] *adj*: Gluconeogenese betreffend, gluconeogenetisch
glu|co|pe|nia [ˌgluːkəʊˈpiːnɪə] *noun*: Hypoglykämie *f*
glu|co|pro|tein [ˌgluːkəʊˈprəʊtiːn, -tiːɪn] *noun*: **1.** Gluko-, Glucoprotein *nt* **2.** →*glycoprotein*
glu|co|py|ra|nose [ˌgluːkəʊˈpaɪrənəʊz] *noun*: Glucopyranose *f*, Glukopyranose *f*
glu|co|re|cep|tor [ˌgluːkəʊrɪˈseptər] *noun*: Gluko-, Glucorezeptor *m*
glu|co|sa|mine [gluːˈkəʊsəmiːn, -mɪn] *noun*: Glucosamin *nt*, Aminoglucose *f*
glu|co|sa|mi|ni|dase [gluːkəʊsəˈmɪnɪdeɪz] *noun*: Glucosaminidase *f*
glu|cose [ˈgluːkəʊz] *noun*: Glukose *f*, Traubenzucker *m*, Dextrose *f*, Glucose *f*, α-D-Glucopyranose *f*, Glykose *f*
blood glucose: Blutzucker *m*, Blutglucose *f*
impaired fasting glucose: abnorme Nüchternglucose *f*, impaired fasting glucose *nt*
Ringer's glucose: Ringer-Glucose(lösung *f*) *f*
uridine diphosphate glucose: Uridindiphosphat-D-Glukose *f*, UDP-Glukose *f*, aktive Glukose *f*
urinary glucose: Harnglucose *f*, Harnzucker *m*
glucose-1,6-diphosphate *noun*: Glucose-1,6-diphosphat *nt*
glucose-6-phosphatase *noun*: Glucose-6-phosphatase *f*
glucose-1-phosphate *noun*: Glucose-1-phosphat *nt*, Cori-Ester *m*
glucose-6-phosphate *noun*: Glucose-6-phosphat *nt*, Robison-Ester *m*
glucose-repressed *adj*: durch Glucose reprimiert
glucose-repressible *adj*: durch Glucose reprimierbar
glu|co|si|dase [gluːˈkəʊsɪdeɪz] *noun*: Gluko-, Glucosidase *f*
glucan-1,4-α-glucosidase: Glucan-1,4-α-Glucosidase *f*, lysosomale α-Glucosidase *f*
lysosomal α-glucosidase: lysosomale α-Glucosidase *f*, Gammaamylase *f*, γ-Amylase *f*, Glucan-1,4-α-Glucosidase *f*
sucrose α-glucosidase: Saccharose-α-glucosidase *f*, Sucrase *f*
cerebroside β-glucosidase: Glukozerebrosidase *f*, Glucocerebrosidase *f*
glu|co|side [ˈgluːkəsaɪd] *noun*: Glukosid *nt*, Glucosid *nt*
ceramide glucoside: Gluko-, Glucocerebrosid *nt*
glu|co|sum [gluːˈkəʊsəm] *noun*: →*glucose*
glu|cos|u|ri|a [gluːkəˈs(j)ʊəriːə] *noun*: (Trauben-)Zuckerausscheidung *f* im Harn, Glukosurie *f*, Glucosurie *f*, Glukurese *f*, Glucurese *f*, Glykosurie *f*, Glykurie *f*
phlorizin glucosuria: Phlorizinglukosurie *f*
prerenal glucosuria: prärenale Glukosurie *f*

glu|co|syl ['glu:kəsɪl] *noun*: Glykosyl-(Radikal *nt*)
glu|co|syl|cer|am|i|dase [,glu:kəsɪlsə'ræmɪdeɪz] *noun*: Glukozerebrosidase *f*, Glucocerebrosidase *f*
glu|co|syl|trans|fer|ase [,glu:kəsɪl'trænsfəreɪz] *noun*: Glykosyltransferase *f*
glu|cu|ro|lac|tone [,glu:kjərəʊ'læktəʊn] *noun*: Glucuronolacton *nt*, Glucurolacton *nt*
glu|cu|ro|nate [glu:'kjʊərəneɪt] *noun*: Glukuronat *nt*, Glucuronat *nt*
β-glu|cu|ron|i|dase [,glu:kjə'rɑnɪdeɪz] *noun*: β-Glucuronidase *f*
glu|cu|ro|nide [glu:'kjʊərənaɪd] *noun*: Glukuronid *nt*, Glucuronid *nt*, Glukuronosid *nt*
bilirubin glucuronide: Bilirubinglucuronid *nt*
glu|cu|ro|no|lac|tone [,glu:kə,rəʊnəʊ'læktəʊn] *noun*: →*glucurolactone*
glu|cu|ron|o|side [,glu:kjə'rɑnəsaɪd] *noun*: Glukuronid *nt*, Glucuronid *nt*, Glukuronosid *nt*
phenol glucuronoside: Phenolglucuronosid *nt*
glu|cu|ron|o|syl|trans|fer|ase [,glu:kjə,rɑnəsɪl'trænsfəreɪz] *noun*: Glucuronyltransferase *f*
UDPbilirubin glucuronosyltransferase: Glucuronyltransferase *f*
bilirubin UDP-glucuronyltransferase: Glucuronyltransferase *f*
GluDH *Abk.*: glutamate dehydrogenase
glue [glu:] *noun*: Kleber *m*, Klebstoff *m*
fibrin glue: Fibrinkleber *m*
tissue glue: Gewebekleber *m*
glue|y ['glu:ɪ] *adj*: klebrig; zähflüssig
glu|ta|mate ['glu:təmeɪt] *noun*: Glutamat *nt*
monosodium glutamate: Natriumglutamat *nt*
glu|ta|min|ase [glu:'tæmɪneɪz] *noun*: Glutaminase *f*
glu|ta|mine ['glu:təmi:n, -mɪn] *noun*: Glutamin *nt*
glu|tam|i|nyl [glu:'tæmɪnɪl] *noun*: Glutaminyl(-Radikal *nt*)
glu|ta|myl ['glu:təmɪl, glu:'tæm-] *noun*: Glutamyl-(Radikal *nt*)
γ-glu|ta|myl|cy|clo|trans|fer|ase [,glu:təmɪl,saɪkləʊ'trænsfəreɪz] *noun*: Gammaglutamyltransferase *f*, γ-Glutamyltransferase *f*, Gammaglutamyltranspeptidase *f*
γ-glu|ta|myl|cys|te|ine [,glu:təmɪl'sɪstɪi:n] *noun*: γ-Glutamylcystein *nt*
γ-glu|ta|myl|trans|fer|ase [,glu:təmɪl'trænsfəreɪz] *noun*: γ-Glutamyltransferase *f*, γ-Glutamyltranspeptidase *f*
glutaminyl-peptide γ-glutamyltransferase: Faktor XIIIa *m*
protein-glutamine γ-glutamyltransferase: Faktor XIIIa *m*
glu|ta|ral ['glu:təræl] *noun*: Glutaral *nt*, Pentandial *nt*, Glutaraldehyd *m*, Glutardialdehyd *m*
glu|tar|al|de|hyde [,glu:tə'ræld əhaɪd] *noun*: Glutar(säure-di)aldehyd *m*
glu|ta|thi|o|nae|mi|a [glu:tə,θaɪə'ni:mi:ə] *noun*: (*brit.*) →*glutathionemia*
glu|ta|thi|one [glu:tə'θaɪəʊn] *noun*: Glutathion *nt*, γ-Glutamylcysteinglycin *nt*
oxidized glutathione: oxidiertes Glutathion *nt*
reduced glutathione: reduziertes Glutathion *nt*
glu|ta|thi|o|ne|mi|a [glu:tə,θaɪə'ni:mi:ə] *noun*: Glutathionämie *f*
glu|ta|thi|o|nu|ri|a [glu:tə,θaɪə'n(j)ʊəri:ə] *noun*: **1.** vermehrte Glutathionausscheidung *f* im Harn, Glutathionurie *f* **2.** γ-Glutamyltransferasemangel *m*, Glutathionurie *f*
glu|te|al ['glu:tɪəl, glu:'ti:əl] *adj*: Gesäß *oder* Gesäßmuskulatur betreffend, glutäal
glu|te|lin ['glu:tlɪn] *noun*: Glutelin *nt*
glu|ten ['glu:t(ɪ)n] *noun*: Klebereiweiß *nt*, Gluten *nt*
glu|te|nin ['glu:tnɪn] *noun*: Glutenin *nt*
glu|te|o|in|gui|nal [,glu:tɪəʊ'ɪŋgwɪnl] *adj*: Gesäß(muskulatur) und Leistengegend/Regio inguinalis betreffend, gluteoinguinal
glu|teth|i|mide [glu:'teθəmaɪd] *noun*: Glutethimid *nt*
glu|te|us ['glu:tɪəs, glu:'ti:əs] *noun, plural* **-tei** [-tɪaɪ, -'ti:aɪ]: Glutäus *m*, Musculus gluteus
glu|tin ['glu:t(ɪ)n] *noun*: Glutin *nt*
glu|ti|nous ['glu:tnəs] *adj*: klebrig; zähflüssig
glu|tit|ic [glu:'tɪtɪk] *adj*: Glutitis betreffend, glutitisch
glu|ti|tis [glu:'taɪtɪs] *noun*: Entzündung *f* der Gesäßmuskulatur, Glutitis *f*, Gesäßentzündung *f*
GLV *Abk.*: goat leukoencephalopathy virus
Gly *Abk.*: **1.** glycine **2.** glycocoll **3.** glycyl
gly|bu|ride [glaɪ'bjʊəraɪd] *noun*: →*glibenclamide*
glyc- *präf.*: Glykogen-, Glyk(o)-, Glyc(o)-, Zucker-, Glycerin-
gly|cae|mi|a [glaɪ'si:mi:ə] *noun*: (*brit.*) →*glycemia*
gly|can ['glaɪkæn] *noun*: Polysaccharid *nt*, Glykan *nt*, Glycan *nt*
gly|ce|mi|a [glaɪ'si:mi:ə] *noun*: Glykämie *f*
gly|cen|tin [glaɪ'sentɪn] *noun*: Enteroglucagon *nt*, intestinales Glucagon *nt*
glyc|er|al|de|hyde [,glɪsə'rældəhaɪd] *noun*: Glyzerin-, Glycerinaldehyd *m*, Glyceraldehyd *m*
glyceraldehyde-3-phosphate *noun*: Glycerinaldehyd-3-phosphat *nt*, 3-Phosphoglycerinaldehyd *m*
glyc|er|ate ['glɪsəreɪt] *noun*: Glyzerat *nt*, Glycerat *nt*
glyc|er|i|dase ['glɪsərɪdeɪz] *noun*: Lipase *f*
glyc|er|ide ['glɪsəraɪd, -ɪd] *noun*: Acylglycerin *nt*, Glycerid *nt*, Glycerid *nt*
glyc|er|in ['glɪsərɪn] *noun*: →*glycerol*
glyc|er|in|at|ed ['glɪsərəneɪtɪd] *adj*: mit Glycerin behandelt *oder* versetzt, glycerinhaltig
glyc|er|i|num [,glɪsə'raɪnəm] *noun*: →*glycerol*
glyc|er|ol ['glɪsərəl, -rɑl] *noun*: Glyzerin *nt*, Glycerin *nt*, Glycerol *nt*, Propan-1,2,3-triol *nt*
1-palmitoyldistearoyl glycerol: 1-Palmitodistearin *nt*, 1-Palmityldistearylglycerin *nt*
glycerol phosphatide: Phosphoglycerid *nt*, Glycerophosphatid *nt*, Phospholipid *nt*, Phosphatid *nt*
glycerol tripalmitate: Palmitin *nt*
gly|ce|ro|lip|ids [,glɪsərəʊ'lɪpɪds] *plural*: Glycerolipide *pl*
glyc|er|ol|ize ['glɪsərəlaɪz] *vt*: mit Glycerin behandeln, in Glycerin konservieren
glycerol-3-phosphate *noun*: Glycerin-3-phosphat *nt*
glycerol-3-phosphorylcholine *noun*: Glycerin-3-phosphorylcholin *nt*
glyc|er|one ['glɪsərəʊn] *noun*: Glyzeron *nt*, Glyceron *nt*, Dihydroxyaceton *nt*
glycerone phosphate: Dihydroxyacetonphosphat *nt*
glyc|er|o|phil|ic [,glɪsərəʊ'fɪlɪk] *adj*: glycerophil
glyc|er|o|phos|pha|tase [,glɪsərəʊ'fɑsfəteɪz] *noun*: Glycerophosphatase *f*
glyc|er|ose ['glɪsərəʊz] *noun*: Glycerose *f*, Glyzerose *f*
glyc|er|o|tri|o|le|ate [,glɪsərəʊtraɪ'əʊlɪeɪt] *noun*: Olein *nt*, Triolen *nt*
glyc|er|yl ['glɪsərɪl] *noun*: Glyzeryl-, Glyceryl-(Radikal *nt*)
glyceryl guaiacolate: Guaifenesin *nt*, Guajacolglycerinäther *m*
glyceryl triacetate: Triacetin *nt*, Glycerintriacetat *nt*, Glyceroltriacetat *nt*
glyceryl trinitrate: Glyceroltrinitrat *nt*, Nitroglycerin *nt*, Nitroglyzerin *nt*
gly|ci|nae|mi|a [,glaɪsə'ni:mi:ə] *noun*: (*brit.*) →*glycinemia*

gly|ci|nate [ˈglaɪsɪneɪt] *noun*: Glyzinat *nt*, Glycinat *nt*
gly|cine [ˈglaɪsiːn, -sɪn] *noun*: Glyzin *nt*, Glycin *nt*, Glykokoll *nt*, Aminoessigsäure *f*
gly|ci|ne|mi|a [ˌglaɪsəˈniːmiːə] *noun*: Hyperglycinämie *f*
gly|ci|ner|gic [ˌglaɪsɪˈnɜrdʒɪk] *adj*: auf Glycin ansprechend, glycinerg
gly|ci|nu|ri|a [ˌglaɪsɪˈn(j)ʊəriːə] *noun*: Glycinausscheidung *f* im Harn, Glyzinurie *f*, Glycinurie *f*
Gly|ciph|a|gus [glaɪˈsɪfəgəs] *noun*: →*Glycyphagus*
glyco- *präf.*: Glykogen-, Glyk(o)-, Glyc(o)-, Zucker-, Glycerin-
gly|co|ca|lix [ˌglaɪkəˈkeɪlɪks] *noun*: Glycokalix *f*, Glykokalyx *f*
gly|co|ca|lyx [ˌglaɪkəˈkeɪlɪks] *noun*: Glycokalix *f*, Glykokalyx *f*
gly|co|che|no|de|oxy|chol|ate [ˌglaɪkəˌkiːnəʊdɪˌɑksɪˈkəʊleɪt] *noun*: Glykochenodesoxycholat *nt*
gly|co|chol|ate [ˌglaɪkəˈkəʊleɪt, -ˈkɑl-] *noun*: Glykocholat *nt*
gly|co|cine [ˈglaɪkəsiːn, -sɪn] *noun*: Aminoessigsäure *f*, Glycin *nt*, Glykokoll *nt*
gly|co|clas|tic [ˌglaɪkəˈklæstɪk] *adj*: →*glycolytic*
gly|co|coll [ˈglaɪkəkɑl] *noun*: →*glycine*
gly|co|cy|a|mine [ˌglaɪkəˈsaɪəmiːn, -saɪˈæmɪn] *noun*: Guanidinoessigsäure *f*
gly|co|gen [ˈglaɪkədʒən] *noun*: Glykogen *nt*, tierische Stärke *f*
  muscle glycogen: Muskelglykogen *nt*
  starter glycogen: Starterglykogen *nt*
gly|co|ge|nase [ˈglaɪkədʒɪneɪz] *noun*: Glykogenase *f*
gly|co|gen|e|sis [ˌglaɪkəˈdʒenəsɪs] *noun*: **1.** Glykogenbildung *f*, Glykogenese *f* **2.** Zuckerbildung *f*
gly|co|ge|net|ic [ˌglaɪkədʒəˈnetɪk] *adj*: die Glykogenese betreffend *oder* fördernd, glykogenetisch
gly|co|gen|ic [glaɪkəˈdʒenɪk] *adj*: Glykogenese *oder* Glykogen betreffend, Glykogenese fördernd, glykogenetisch
gly|co|ge|nol|y|sis [ˌglaɪkədʒɪˈnɑlɪsɪs] *noun*: Glykogenabbau *m*, Glykogenolyse *f*
gly|co|gen|o|lyt|ic [ˌglaɪkədʒenəˈlɪtɪk] *adj*: Glykogenolyse betreffend *oder* fördernd, glykogenspaltend, glykogenolytisch
gly|co|ge|no|sis [ˌglaɪkədʒɪˈnəʊsɪs] *noun*: Glykogenspeicherkrankheit *f*, Glykogenthesaurismose *f*, Glykogenose *f*
  glycogenosis type 0: Glykogenose Typ 0 *f*, Glykogensynthetasemangel *m*, Glykogensynthasemangel *m*
  glycogenosis type I: (von) Gierke-Krankheit *f*, van Creveld-von Gierke-Krankheit *f*, hepatorenale Glykogenose *f*, Glykogenose Typ I *f*
  glycogenosis type II: Pompe-Krankheit *f*, generalisierte maligne Glykogenose *f*, Glykogenose Typ II *f*
  glycogenosis type III: Cori-Krankheit *f*, Forbes-Syndrom *nt*, hepatomuskuläre benigne Glykogenose *f*, Glykogenose Typ III *f*
  glycogenosis type IV: Andersen-Krankheit *f*, Amylopektinose *f*, leberzirrhotische retikuloendotheliale Glykogenose *f*, Glykogenose Typ IV *f*
  glycogenosis type V: McArdle-Krankheit *f*, -Syndrom *nt*, muskuläre Glykogenose *f*, Muskelphosphorylasemangel *m*, Myophosphorylaseinsuffizienz *f*, Glykogenose Typ V *f*
  glycogenosis type VI: Hers-Erkrankung *f*, -Syndrom *nt*, -Glykogenose *f*, Leberphosphorylaseinsuffizienz *f*, Glykogenose Typ VI *f*
  glycogenosis type VII: Tarui-Krankheit *f*, Muskelphosphofructokinaseinsuffizienz *f*, Glykogenose Typ VII *f*
  glycogenosis type VIII: hepatische Glykogenose *f*, Phosphorylase-b-kinase-Insuffizienz *f*, Glykogenose Typ VIII *f*
  brancher deficiency glycogenosis: →*glycogenosis type IV*
  generalized glycogenosis: →*glycogenosis type II*
  hepatophosphorylase deficiency glycogenosis: →*glycogenosis type VI*
  hepatorenal glycogenosis: →*glycogenosis type I*
  muscle phosphorylase deficiency glycogenosis: →*glycogenosis type V*
  myophosphorylase deficiency glycogenosis: →*glycogenosis type V*
gly|cog|e|nous [glaɪˈkɑdʒənəs] *adj*: die Glykogenese betreffend *oder* fördernd, glykogenetisch
gly|co|geu|sia [ˌglaɪkəˈgjuːʒ(ɪ)ə] *noun*: Glykogeusie *f*
gly|co|hae|mia [ˌglaɪkəʊˈhiːmiːə] *noun*: (*brit.*) →*glycohemia*
gly|co|hae|mo|glo|bin [ˌglaɪkəʊˈhiːməgləʊbɪn, -ˈhemə-] *noun*: (*brit.*) →*glycohemoglobin*
gly|co|he|mia [ˌglaɪkəʊˈhiːmiːə] *noun*: →*glycemia*
gly|co|he|mo|glo|bin [ˌglaɪkəʊˈhiːməgləʊbɪn, -ˈhemə-] *noun*: glykosyliertes Hämoglobin *nt*, Glykohämoglobin *nt*
gly|co|his|tech|ia [ˌglaɪkəʊhɪsˈtekɪə] *noun*: Glykohistechia *f*
gly|col [ˈglaɪkɔl, -kɑl] *noun*: Glykol *nt*
  diethylene glycol: Diäthylenglykol *nt*, Diethylenglykol *nt*, Digol *nt*, Diglykol *nt*
  ethylene glycol: Äthylenglykol *nt*, Ethylenglykol *nt*
  polyethylene glycol: Polyäthylenglykol *nt*
gly|col|al|de|hyde [ˌglaɪkɔlˈældəhaɪd] *noun*: Glykolaldehyd *f*, Diose *f*
gly|co|late [ˈglaɪkəleɪt] *noun*: Glykolat *nt*
gly|co|lip|id [ˌglaɪkəˈlɪpɪd] *noun*: Glykolipid *nt*
gly|col|y|sis [glaɪˈkɑlɪsɪs] *noun*: Glyko-, Glycolyse *f*, Embden-Meyerhof-Weg *m*
  aerobic glycolysis: aerobe Glykolyse *f*
gly|co|lyt|ic [ˌglaɪkəˈlɪtɪk] *adj*: Glykolyse betreffend *oder* fördernd, glykolytisch
gly|co|met|a|bol|ic [ˌglaɪkəˌmetəˈbɑlɪk] *adj*: Zuckerstoffwechsel betreffend
gly|co|me|tab|o|lism [ˌglaɪkəˌməˈtæbəlɪzəm] *noun*: Zuckerstoffwechsel *m*, Zuckermetabolismus *m*
gly|cone [ˈglaɪkəʊn] *noun*: Glycerinzäpfchen *nt*, Glycerinsuppositorium *nt*
gly|co|ne|o|gen|e|sis [ˌglaɪkəniːəʊˈdʒenəsɪs] *noun*: →*gluconeogenesis*
gly|co|nu|cle|o|pro|tein [ˌglaɪkəˌn(j)uːklɪəˈprəʊtiːn, -tiːɪn] *noun*: Glykonucleoprotein *nt*
gly|co|pe|ni|a [ˌglaɪkəpiːnɪə] *noun*: Glykopenie *f*
gly|co|pep|tide [ˌglaɪkəpeptaɪd] *noun*: Glykopeptid *nt*
gly|co|pex|ic [ˌglaɪkəˈpeksɪs] *adj*: die Zucker- *oder* Glykogenspeicherung fördernd, zucker-, glykogenspeichernd
gly|co|pex|is [ˌglaɪkəˈpeksɪs] *noun*: Zuckerspeicherung *f*, Zuckerbindung *f*, Glykogenspeicherung *f*, Glykogenbindung *f*
Gly|coph|a|gus [glaɪˈkɑfəgəs] *noun*: →*Glycyphagus*
gly|co|phor|in [ˌglaɪkəˈfɔːrɪn] *noun*: Glykophorin *nt*
gly|co|phos|pho|glyc|er|ide [ˌglaɪkəˌfɑsfəʊˈglɪsəraɪd, -ɪd] *noun*: Glykophosphoglycerid *nt*
gly|co|pri|val [ˌglaɪkəˈpraɪvəl] *adj*: durch Glucosemangel bedingt, durch Glucosemangel hervorgerufen, glykopriv
gly|co|pro|tein [ˌglaɪkəˈprəʊtiːn, -tiːɪn] *noun*: Glykoprotein *nt*, Glykoproteid *nt*, Glycoprotein *nt*, Glycoproteid *nt*
  α_1-acid glycoprotein: α_1-saures Glykoprotein *nt*

alpha$_1$-acid glycoprotein: α_1-saures Glykoprotein *nt*
glycine-rich β-glycoprotein: glycinreiches Beta-Globulin *nt*, C3-Proaktivator *m*, Faktor B *m*
T_4 glycoprotein: T_4-Glykoprotein *nt*
T_8 glycoprotein: T_8-Glykoprotein *nt*
gly|co|pty|a|lism [ˌglaɪkə'taɪəlɪzəm] *noun*: →*glycosialia*
gly|co|pyr|ro|late [ˌglaɪkə'pɪrəleɪt] *noun*: Glycopyrroniumbromid *nt*
gly|co|pyr|ro|ni|um bro|mide [ˌglaɪkəpɪ'rəʊnɪəm]: Glycopyrroniumbromid *nt*
gly|co|reg|u|la|tion [ˌglaɪkəregjə'leɪʃn] *noun*: Kontrolle *f* des Zuckerstoffwechsels
gly|cor|rha|chia [ˌglaɪkə'reɪkɪə, -'ræk-] *noun*: Auftreten *nt* von Zucker im Liquor cerebrospinalis
gly|co|sae|mi|a [ˌglaɪkə'siːmiːə] *noun*: (*brit.*) →*glycosemia*
gly|co|sam|ine [ˌglaɪkə'sæmɪn, glaɪkəsəʊ'miːn] *noun*: Glykosamin *nt*, Aminozucker *m*
gly|cos|a|mi|no|gly|can [ˌglaɪkəsəˌmiːnəʊ'glaɪkæn] *noun*: Glykosaminoglykan *nt*
gly|cos|a|mi|no|lip|id [ˌglaɪkəsəˌmiːnəʊ'lɪpɪd] *noun*: Glykosaminolipid *nt*
gly|co|se|mi|a [ˌglaɪkə'siːmiːə] *noun*: Glykämie *f*
gly|co|si|a|li|a [ˌglaɪkəsaɪ'eɪlɪə] *noun*: Glucoseausscheidung *f* im Speichel, Glykoptyalismus *m*, Glykosialie *f*
gly|co|si|dase [glaɪ'kəsɪdeɪz] *noun*: Glykosidase *f*, Glykosidhydrolase *f*
gly|co|side ['glaɪkəsaɪd] *noun*: Glykosid *nt*, Glycosid *nt*
cardiac glycosides: Herzglykoside *pl*
digitalis glycosides: Digitalisglykoside *pl*, Herzglykoside *pl*
flavone glycosides: Flavonglykoside *pl*
flavonoid glycosides: Flavonoidglykoside *pl*
iridoid glycosides: Iridoidglykoside *pl*
methyl glycoside: Methylglykosid *nt*
steroid glycosides: Steroidglykoside *pl*
triterpene glycosides: Triterpenglykoside *pl*
gly|co|sid|ic [ˌglaɪkə'sɪdɪk] *adj*: glykosidisch
gly|co|sphin|go|lip|id [ˌglaɪkəˌsfɪŋgəʊ'lɪpɪd] *noun*: Glykosphingolipid *nt*, Sphingoglykolipid *nt*
acidic glycosphingolipid: Gangliosid *nt*, saures Glykosphingolipid *nt*
gly|co|sphin|go|lip|i|do|sis [ˌglaɪkəˌsfɪŋgəʊlɪpə'dəʊsɪs] *noun*: Fabry-Syndrom *nt*, Morbus Fabry *m*, Ruiter-Pompen-Weyers-Syndrom *nt*, hereditäre Thesaurismose *f* Ruiter-Pompen-Weyers, Thesaurismosis hereditaria lipoidica, Angiokeratoma corporis diffusum (Fabry), Angiokeratoma universale
gly|co|stat|ic [ˌglaɪkə'stætɪk] *adj*: glykostatisch
gly|cos|u|ri|a [glaɪkə's(j)ʊəriːə] *noun*: Zuckerausscheidung *f* im Harn, Glukosurie *f*, Glucosurie *f*, Glykosurie *f*, Glykurie *f*, Glukurese *f*
alimentary glycosuria: alimentäre Glukosurie *f*
benign glycosuria: renale Glukosurie *f*
digestive glycosuria: alimentäre Glukosurie *f*
epinephrine glycosuria: Adrenalinglukosurie *f*
hyperglycaemic glycosuria: (*brit.*) →*hyperglycemic glycosuria*
hyperglycemic glycosuria: hyperglykämische Glukosurie *f*
neonatal glycosuria: Neugeborenenglukosurie *f*
nondiabetic glycosuria: renale Glukosurie *f*
nonhyperglycaemic glycosuria: (*brit.*) →*nonhyperglycemic glycosuria*
nonhyperglycemic glycosuria: renale Glukosurie *f*
normoglycaemic glycosuria: (*brit.*) →*normoglycemic glycosuria*
normoglycemic glycosuria: renale Glukosurie *f*
orthoglycaemic glycosuria: (*brit.*) →*orthoglycemic glycosuria*
orthoglycemic glycosuria: renale Glukosurie *f*
pathologic glycosuria: pathologische Glukosurie *f*
phlorhizin glycosuria: →*phloridzin glycosuria*
phloridzin glycosuria: Phlorizinglucosurie *f*, -glykosurie *f*
phlorizin glycosuria: →*phloridzin glycosuria*
glycosuria of pregnancy: Schwangerschaftsglukosurie *f*
renal glycosuria: renale Glukosurie *f*
toxic glycosuria: toxische Glukosurie *f*
gly|co|syl ['glaɪkəsɪl] *noun*: Glykosyl-(Radikal *nt*)
glycosyl diacylglycerol: Glykosyldiacylglycerin *nt*
gly|co|syl|acyl|glyc|er|ol [ˌglaɪkəsɪlˌæsɪl'glɪsərəl, -rɑl] *noun*: Glykosylacylglycerin *nt*
N-gly|co|syl|a|mine [ˌglaɪkəsɪlə'miːn, -'æmɪn] *noun*: N-Glycosylamin *nt*, N-Glykosid *nt*
gly|co|syl|at|ed [glaɪ'kəsɪleɪtɪd] *adj*: glykosyliert
gly|co|syl|a|tion [ˌglaɪkəsɪ'leɪʃn] *noun*: Glykosylierung *f*
gly|co|syl|cer|am|i|dase [ˌglaɪkəsɪlsə'ræmɪdeɪz] *noun*: Glukozerebrosidase *f*, Gluko-, Glucocerebrosidase *f*
gly|co|syl|sphin|go|sine [ˌglaɪkəsɪl'sfɪŋgəsiːn, -sɪn] *noun*: Glykosylsphingosin *nt*
gly|co|syl|trans|fer|ase [ˌglaɪkəsɪl'trænsfəreɪz] *noun*: Glykosyltransferase *f*
α-glucan-branching glycosyltransferase: Branching-enzym *nt*, Glucan-verzweigende Glykosyltransferase *f*, 1,4-α-Glucan-branching-Enzym *nt*
gly|co|troph|ic [ˌglaɪkə'trɑfɪk, -'trəʊ-] *adj*: →*glycotropic*
gly|co|trop|ic [ˌglaɪkə'trɑpɪk, -'trəʊ-] *adj*: glykotrop
gly|cu|re|sis [ˌglaɪkə'riːsɪs] *noun*: →*glycosuria*
gly|cu|ro|nide [glaɪ'kjərənaɪd] *noun*: Glykuronid *nt*
gly|cu|ro|nu|ri|a [ˌglaɪkjərə'n(j)ʊəriːə] *noun*: Glykuronurie *f*
glyc|yl ['glaɪsl] *noun*: Glyzyl-, Glycyl-(Radikal *nt*)
Gly|cyph|a|gus [glaɪ'sɪfəgəs] *noun*: Glycyphagus *m*
Glycyphagus domesticus: Haus-, Wohnungs-, Polstermilbe *f*, Glycyphagus domesticus
glyc|yr|rhi|za [glɪsə'raɪzə] *noun*: Süßholz(wurzel *f*) *nt*, Radix liquiritiae
glyc|yr|rhi|zin [glɪsə'raɪzn] *noun*: Glycyrrhizin *nt*
gly|kae|mi|a [glaɪ'kiːmiːə] *noun*: (*brit.*) →*glykemia*
gly|ke|mi|a [glaɪ'kiːmiːə] *noun*: Glykämie *f*
gly|ox|al [glaɪ'ɑksəl] *noun*: Glyoxal *nt*, Oxalaldehyd *m*
gly|ox|a|lase [glaɪ'ɑksəleɪz] *noun*: Glyoxalase *f*
glyoxalase I: Glyoxalase I *f*, Lactoylglutathionlyase *f*
glyoxalase II: Glyoxalase II *f*, Hydroxyacylglutathionhydrolase *f*
gly|ox|a|line [glaɪ'ɑksəliːn, -lɪn] *noun*: Glyoxalin *nt*, Imidazol *nt*
gly|ox|i|some [glaɪ'ɑksəsəʊm] *noun*: →*glyoxosome*
gly|ox|o|some [glaɪ'ɑksəsəʊm] *noun*: Glyoxysom *nt*
gly|ox|y|late [glaɪ'ɑksəleɪt] *noun*: Glyoxylat *nt*, Glyoxalat *nt*
GlyR *Abk.*: glyoxylate reductase
GM *Abk.*: **1.** gastric mucosa **2.** gentamicin **3.** gingival margin **4.** granulocyte-macrophage
gm *Abk.*: gram
GMA *Abk.*: glycol methacrylate
GM-CSF *Abk.*: granulocyte-macrophage colony-stimulating factor
GM$_1$-gangliosidosis *noun*: generalisierte Gangliosidose *f*, GM$_1$-Gangliosidose Typ I *f*
adult GM$_1$-gangliosidosis: Erwachsenenform der GM$_1$-Gangliosidose
infantile GM$_1$-gangliosidosis: GM$_1$-Gangliosidose Typ I *f*, generalisierte GM$_1$-Gangliosidose *f*, infantile GM$_1$-

Gangliosidose *f*
juvenile GM_1-gangliosidosis: juvenile/spätinfantile GM_1-Gangliosidose *f*, GM_1-Gangliosidose Typ II *f*
GM_2-gangliosidosis *noun*: Tay-Sachs-Erkrankung *f*, -Syndrom *nt*, infantile amaurotische Idiotie *f*, GM_2-Gangliosidose Typ I *f*
juvenile GM_2-gangliosidosis: juvenile (Form der) GM_2-Gangliosidose *f*
GMK *Abk.*: green monkey kidney
GML *Abk.*: glabellomeatal line
gmol *Abk.*: gram-molecule
GMP *Abk.*: **1.** glucose monophosphate **2.** good manufacturing practices **3.** guanosine monophosphate **4.** guanylic acid **5.** guidelines for manufacturing pharmaceuticals
3',5'-GMP *Abk.*: guanosine 3',5'-cyclic phosphate
GMRI *Abk.*: gated magnetic resonance imaging
GMS *Abk.*: glycerin monostearate
GMV *Abk.*: gram-molecular volume
GMW *Abk.*: gram-molecular weight
GN *Abk.*: **1.** glomerulonephritis **2.** gram-negative
G/N *Abk.*: glucose-nitrogen ratio
GNA *Abk.*: α-glutamyl-β-naphthylamide
gnash [næʃ] *vt, vi*: mit den Zähnen knirschen
gnashling [ˈnæʃɪŋ] *noun*: Zähneknirschen *nt*
gnat [næt] *noun*: **1.** (*ameri.*) Kriebelmücke *f* **2.** (*brit.*) (Stech-)Mücke *f*
eye gnats: Hippelates *pl*
gnath- *präf.*: Kiefer-, Gnath(o)-
gnalthallgia [næˈθældʒ(ɪ)ə] *noun*: Kieferschmerz(en *pl*) *m*, Gnathalgie *f*, Gnathodynie *f*
gnathlanlkyllolsis [ˌnæθæŋkɪˈləʊsɪs] *noun*: Gnathankylose *f*
gnathlic [ˈnæθɪk, ˈneɪ-] *adj*: Kiefer betreffend, Kiefer-, Gnath(o)-
gnalthilon [ˈnæθɪɑn, ˈneɪ-] *noun*: Gnathion *nt*
gnalthiltis [næˈθaɪtɪs] *noun*: Kieferentzündung *f*, Gnathitis *f*
gnatho- *präf.*: Kiefer-, Gnath(o)-
gnathlolcephlallus [ˌnæθəˈsefələs] *noun*: Gnathozephalus *m*
gnathloldylnamlics [ˌnæθədaɪˈnæmɪks] *plural*: Gnathodynamik *f*
gnathloldylnalmomleter [ˌnæθəˌdaɪnəˈmɑmɪtər] *noun*: Kaudruckmesser *m*, Gnathodynamometer *nt*
gnathloldynlia [næθəˈdiːnɪə] *noun*: →*gnathalgia*
gnathlolgenlic [ˌnæθəˈdʒenɪk] *adj*: gnathogen
gnathlogiralphy [næˈθɑgrəfiː] *noun*: Gnathografie *f*
gnathlollogic [næθəˈlɑdʒɪk] *adj*: gnathologisch
gnathlollolgy [næˈθɑlədʒiː] *noun*: Gnathologie *f*
gnathlolpallaltoslchilsis [ˌnæθəpæləˈtɑskəsɪs] *noun*: Kiefer-Gaumen-Spalte *f*, Gnathopalatoschisis *f*
gnathlolplaslty [ˈnæθəplæstiː] *noun*: Kieferplastik *f*, Gnathoplastik *f*
gnathloslchilsis [næˈθɑskəsɪs] *noun*: Kieferspalte *f*, Gnathoschisis *f*
gnathlolstat [ˈnæθəstæt] *noun*: Gnathostat *m*
gnathlolstatlics [næθəˈstætɪks] *plural*: Gnathostatik *f*
Gnalthosltolma [næˈθɑstəmə] *noun*: Gnathostoma *nt*
Gnathostoma spinigerum: Magenwurm *m* der Ratte, Gnathostoma spinigerum
gnathlolstolmilalsis [ˌnæθəstəˈmaɪəsɪs] *noun*: Gnathostomiasis *f*
Gnalthosltolmum [næˈθɑstəməm] *noun*: →*Gnathostoma*
-gnosis *suf.*: Kenntnis, Wissen, -gnose, -gnosie, -gnosis
-gnostic *suf.*: wissend, -gnostisch
gnoltolbilollolgy [ˌnəʊtəʊbaɪˈɑlədʒiː] *noun*: →*gnotobiotics*
gnoltolbilote [ˌnəʊtəʊˈbaɪəʊt] *noun*: Gnotobio(n)t *m*
gnoltolbilotlic [ˌnəʊtəʊbaɪˈɑtɪk] *adj*: gnotobiotisch
gnoltolbilotlics [ˌnəʊtəʊbaɪˈɑtɪks] *plural*: Gnotobiose *f*, Gnotobiotik *f*, Gnotobiologie *f*
GnRF *Abk.*: gonadotropin releasing factor
GnRH *Abk.*: gonadotropin releasing hormone
go [gəʊ]: (*v* **went, gone**) **I** *noun, plural* **goes 1.** Gehen *nt*; Gang *m*; Verlauf *m* **2.** Versuch *m* **have a go at (doing) sth.** etw. probieren *oder* versuchen **at one go** auf Anhieb **in one go** auf einmal **II** *adj* funktionstüchtig **III** *vi* **3.** gehen (*to* nach); sich (fort-)bewegen **go on foot** zu Fuß gehen **5.** anfangen, losgehen **6.** (*techn.*) gehen, laufen, funktionieren, arbeiten **7.** werden **go bad** verderben, schlecht werden **go blind** erblinden **go mad** verrückt/wahnsinnig werden **go hungry** hungern **go to sleep** einschlafen **8.** sterben **9.** zusammenbrechen; (*Kräfte*) nachlassen; kaputtgehen, versagen
go back *vi* zurückgehen; (*fig.*) zu (alten Gewohnheiten) zurückkehren (*to*)
go down *vi* **1.** (*Essen*) hinunterrutschen **2.** (*Fieber*) fallen, sinken, zurückgehen; nachlassen, sich beruhigen
go into *vi* **1.** (genau) untersuchen/prüfen, sich befassen mit **2.** einen Anfall bekommen; ins Koma fallen **3. go into mourning** trauern, Trauer tragen
go off *vi* **1.** (*Schmerz*) nachlassen **2.** sich verschlechtern; (*Nahrungsmittel*) verderben **3.** ohnmächtig werden **4.** einschlafen **5.** geraten (*in, into* in) **go off in a fit** einen Anfall bekommen **go off one's head** verrückt werden; sehr wütend werden
go on *vi* **1.** weitermachen, fortfahren (*with* mit, *doing* zu tun) **2.** passieren, vor sich gehen **3.** weitergehen *oder* -fahren **4. go on the pill** die Pille nehmen **go on a diet** eine Schlankheitskur machen
go out *vi* **1.** (*Licht, Feuer*) ausgehen, erlöschen **2.** zu Ende gehen, enden **3.** ohnmächtig werden **4.** einschlafen
go through *vi* **1.** durchgehen, -nehmen, -sprechen **2.** durchmachen, erleiden **3. go with** zu Ende führen, aus-, durchführen, durchziehen
go under *vi* **1.** eine Narkose haben **2.** einer Krankheit zum Opfer fallen
go up *vi* (*Fieber*) steigen
go without *vi* auskommen ohne, sich behelfen ohne, verzichten (müssen) auf
Go *Abk.*: gonorrhea
GO *Abk.*: gonorrhea
gobllet [ˈgɑblət] *noun*: Becher *m*
GOD *Abk.*: glucose oxidase
GOD/POD *Abk.*: glucose oxidase peroxidase
goglgle [ˈgɑgl] *noun*: **1.** Augenschutz(schild *nt*) *m* **2. goggles** *pl* Schutzbrille *f*
protective goggles: Schutzbrille *f*
goilter [ˈgɔɪtər] *noun*: Kropf *m*, Struma *f*
aberrant goiter: Struma aberrans
adenomatous goiter: thyreoidale Autonomie *f*, Schilddrüsenautonomie *f*
adolescent goiter: Struma adolescentium, Struma juvenilis
Basedow's goiter: Basedow-Struma *f*, Struma basedowiana
colloid goiter: Kolloidstruma *f*, Gallertstruma *f*, Struma colloides
compensated goiter: kompensierte Autonomie *f*
congenital goiter: angeborene/kongenitale Struma *f*, Neugeborenenstruma *f*, Struma connata
cystic goiter: zystische Struma *f*
decompensated goiter: dekompensierte Autonomie *f*
diffuse goiter: diffuse Struma *f*, Struma diffusa

diffuse toxic goiter: Basedow-Krankheit *f*, Morbus Basedow *m*
diving goiter: Tauchkropf *m*
endemic goiter: endemische Struma *f*, Jodmangelstruma *f*
euthyroid goiter: euthyreote Struma *f*
exophthalmic goiter: Basedow-Krankheit *f*, Morbus Basedow *m*
fibrous goiter: fibröse Struma *f*, Struma fibrosa
follicular goiter: parenchymatöse Struma *f*, Struma parenchymatosa
Graham's sclerosing goiter: Graham-Tumor *m*, sklerosierende Struma Graham *f*
intrathoracic goiter: intrathorakale Struma *f*, Struma endothoracica; Tauchkropf *m*
intratracheal goiter: Struma intratrachealis
iodide goiter: Jodstruma *f*
juvenile goiter: Adoleszentenstruma *f*, Struma adolescentium/juvenilis
Langhans' proliferating goiter: Langhans-Struma *f*
lingual goiter: Zungengrundstruma *f*, Struma baseos linguae
lymphadenoid goiter: Hashimoto-Thyreoiditis *f*, Struma lymphomatosa
macrofollicular colloid goiter: Struma colloides macrofolliculares
malignant goiter: Schilddrüsenkrebs *m*, Schilddrüsenkarzinom *nt*
microfollicular goiter: mikrofollikuläre Struma *f*
microfollicular colloid goiter: Struma colloides microfolliculares
multinodal goiter: multifokale Autonomie *f*
multinodular goiter: multinoduläre (Knoten-)Struma *f*
nodular goiter: Knotenkropf *m*, Knotenstruma *f*, Struma nodosa
nodular colloid goiter: knotige Kolloidstruma *f*, Struma colloides nodosa
nontoxic goiter: blande Struma *f*
parenchymatous goiter: parenchymatöse Struma *f*, Struma parenchymatosa
plunging goiter: Tauchkropf *m*
simple goiter: blande Struma *f*
soft goiter: Struma mollis
substernal goiter: retrosternale Struma *f*, Struma retrosternalis
toxic nodular goiter: hyperthyreote Knotenstruma *f*
varicose goiter: Struma varicosa
vascular goiter: Struma vasculosa
vascular goiter of the newborn: Struma vasculosa neonatorum
wandering goiter: Tauchkropf *m*

goiltre ['gɔɪtər] *noun*: (*brit.*) →*goiter*
goiltrolgen ['gɔɪtrədʒən] *noun*: strumigene Substanz *f*
goiltrolgenlic [,gɔɪtrə'dʒenɪk] *adj*: eine Kropfbildung fördernd *oder* verursachend, strumigen
goiltroglelnous [gɔɪ'trɑdʒənəs] *adj*: →*goitrogenic*
goiltrous ['gɔɪtrəs] *adj*: Struma betreffend, kropfartig, strumaartig, Kropf-, Struma-
gold [gəʊld] *noun*: Gold *nt*; (*chem.*) Aurum *nt*
1000 fine gold: →*24 carat gold*
24 carat gold: Feingold *nt*, reines Gold *nt*, 24karätiges Gold *nt*, 1000er Gold *nt*
annealed gold: vergütetes Gold *nt*
gold bromide: Goldbromid *nt*
cohesive gold: kohäsives Gold *nt*, kohäsive Goldfolie *f*
colloidal gold: kolloides Gold *nt*
crystal gold: kristallines Gold *nt*
crystalline gold: →*crystal gold*
dental gold: Zahngold *nt*
dental casting gold: Gussgold *nt*
direct gold: Füllungsgold *nt*, Zahngold *nt* für direkte Füllungen, Gold *nt* für Direktfüllungen
direct filling gold: →*direct gold*
electrolytic gold: Elektrolytgold *nt*
inlay gold: Inlaygold *nt*
mat gold: Goldschwämmchen *nt*
noncohesive gold: nonkohäsives Gold *nt*, nonkohäsive Goldfolie *f*
platinized gold: Platingoldfolie *f*, Platingoldblech *nt*
powdered gold: Goldpellets *pl*
pure gold: →*24 carat gold*
radioactive gold: radioaktives Gold *nt*, Radiogold *nt*
sponge gold: Goldschwämmchen *nt*
vegetable gold: Safran *nt*
white gold: Weißgold *nt*
yellow gold: Gelbgold *nt*

golldenlrod ['gəʊldən,rɑd] *noun*: Goldrute *f*; Solidaginis herba, Solidaginis virgaureae herba
gollgilolkilnelsis [,gɔldʒɪəʊkɪ'niːsɪs, -kaɪ-] *noun*: Golgiokinese *f*, Diktyokinese *f*
gollgilolsome ['gɔldʒɪəʊsəʊm] *noun*: Diktyosom *nt*
gomlpholsis [gɑm'fəʊsɪs] *noun*: **1.** Einkeilung *f*, Einzapfung *f*, Gomphosis *f* **2.** Articulatio dentoalveolaris, Gomphosis *f*
gon- *präf.*: **1.** Gon(o)- **2.** Knie-, Gon-
gonlalcraltia [,gɑnə'kreɪʒ(ɪ)ə] *noun*: Samenfluss *m*, Spermatorrhoe *f*
golnad ['gəʊnæd, 'gɑ-] *noun*: Keim-, Geschlechtsdrüse *f*, Gonade *f*
female gonad: weibliche Geschlechts-/Keimdrüse *f*, Eierstock *m*, Ovarium *nt*, Ovar *nt*, Oophoron *nt*
indifferent gonad: indifferente Gonadenanlage *f*
male gonad: männliche Geschlechts-/Keimdrüse *f*, Hode(n) *m*, Testikel *m*, Testis *m*, Orchis *m*
streak gonads: Streak-Gonaden *pl*

gonad- *präf.*: Gonaden-, Gonad(o)-
golnadlal [gəʊ'nædl, gɑ-] *adj*: Keimdrüse(n)/Gonade(n) betreffend, gonadal
golnadlarlche [gəʊnæ'dɑːrkɪ] *noun*: Gonadarche *f*
golnadlecltolmize [gəʊnæ'dektəmaɪz] *vt*: die Gonaden entfernen, eine Gonadektomie durchführen
golnadlecltolmy [gəʊnæ'dektəmiː] *noun*: Gonadenentfernung *f*, Gonadektomie *f*
golnaldilal [gəʊ'neɪdɪəl] *adj*: Keimdrüse(n)/Gonade(n) betreffend, gonadal
gonado- *präf.*: Gonaden-, Gonad(o)-
golnaldolblasltoma [gəʊ,nædəblæs'təʊmə, ,gɑnədəʊ-] *noun*: Gonadoblastom *nt*
golnaldolgenlelsis [gəʊ,nædə'dʒenəsɪs] *noun*: Gonadenentwicklung *f*, Gonadogenese *f*
golnaldolinlhibliltory [,gəʊ,nædəɪn'hɪbətɔːriː, -təʊ-] *adj*: die Gonadenaktivität hemmend
golnaldolkilnetlic [,gəʊ,nædəkɪ'netɪk] *adj*: die Gonadenaktivität stimulierend
golnaldolliblerlin [gəʊ,nædə'lɪbərɪn] *noun*: Gonadotropin-releasing-Faktor *m*, Gonadotropin-releasing-Hormon *nt*, Gonadoliberin *nt*
golnaldoplalthy [gəʊnæ'dɑpəθiː] *noun*: Gonadenerkrankung *f*, Gonadopathie *f*
golnadlolpause [gəʊ'nædəpɔːz, 'gɑnədəʊ-] *noun*: Gonadopause *f*
golnadlolrellin [,gəʊ,nædə'relɪn] *noun*: Gonadorelin *nt*
golnadloltrope ['gəʊ,nædətrəʊp] *noun*: →*gonadotroph*
golnadloltroph [gəʊnæ'dɑtrəʊf] *noun*: (*HVL*) gonado-

trope Zelle *f*; β-Zelle *f*, Beta-Zelle *f*
go|na|do|troph|ic [ˌgəʊˌnædəˈtrɑfɪk, -ˈtrəʊ-] *adj*: →*gonadotropic*
go|na|do|tro|phin [gəʊˌnædəˈtrəʊfɪn] *noun*: gonadotropes Hormon *nt*, Gonadotropin *nt*
serum gonadotrophin: Serumgonadotrophin *nt*, Serumgonadotropin *nt*
go|na|do|trop|ic [gəʊˌnædəˈtrɑpɪk, -ˈtrəʊ-] *adj*: auf die Gonaden wirkend, gonadotrop
go|na|do|tro|pin [gəʊˌnædəˈtrəʊpɪn] *noun*: gonadotropes Hormon *nt*, Gonadotropin *nt*
chorionic gonadotropin: Choriongonadotropin *nt*
human chorionic gonadotropin: humanes Choriongonadotropin *nt*
human hypophyseal gonadotropin: humanes hypophysäres Gonadotropin *nt*
human menopausal gonadotropin: Menotropin *nt*, Menopausengonadotropin *nt*, humanes Menopausengonadotropin *nt*
recombinant gonadotropins: rekombinante Gonadotropine *pl*
serum gonadotropin: Serumgonadotrophin *nt*, Serumgonadotropin *nt*
gon|a|duct [ˈgɑnədʌkt] *noun*: **1.** abführender/ableitender Samengang *m* **2.** Eileiter *m*, Tuba uterina
go|nag|ra [gɑˈnægrə, -neɪ-] *noun*: Gonagra *nt/f*
go|nal|gia [gəʊˈnældʒ(ɪ)ə] *noun*: Knieschmerz *m*, Gonalgie *f*
gon|an|gi|ec|to|my [ˌgɑnændʒɪˈektəmiː] *noun*: Vasektomie *f*, Vasoresektion *f*
gon|ar|thrit|ic [gɑnɑːrˈθrɪtɪk] *adj*: Gonarthritis betreffend, gonarthritisch, gonitisch
gon|ar|thri|tis [gɑnɑːrˈθraɪtɪs] *noun*: Gonitis *f*, Kniegelenkentzündung *f* Knieentzündung *f*, Gonarthritis *f*
tuberculous gonarthritis: tuberkulöse Gonitis *f*, Gonitis tuberculosa
gon|ar|throc|a|ce [ˌgɑnɑːrˈθrɑkəsiː] *noun*: tuberkulöse Knie(gelenk)entzündung/Gonitis *f*, Gonitis tuberculosa
gon|ar|thro|men|in|gi|tis [gɑnˌɑːrθrəˌmenɪnˈdʒaɪtɪs] *noun*: Entzündung *f* der Synovialis des Kniegelenks, Kniegelenkssynovitis *f*
gon|ar|thro|sis [ˌgɑnɑːrˈθrəʊsɪs] *noun*: Gonarthrose *f*
gon|ar|throt|ic [ˌgɑnɑːrˈθrɑtɪk] *adj*: Gonarthrose betreffend, gonarthrotisch
gon|ar|throt|o|my [ˌgɑnɑːrˈθrɑtəmiː] *noun*: Gonarthrotomie *f*
go|nat|o|cele [gəʊˈnætəsiːl] *noun*: Knie(gelenk)geschwulst *f*
gon|e|cyst [ˈgɑnəsɪst] *noun*: Bläschendrüse *f*, Samenblase *f*, Samenbläschen *nt*, Gonezystis *f*, Spermatozystis *f*, Vesicula seminalis
gon|e|cys|tis [ˌgɑnəˈsɪstɪs] *noun*: →*gonecyst*
gon|e|cys|ti|tis [ˌgɑnəsɪsˈtaɪtɪs] *noun*: Spermatozystitis *f*, Samenblasenentzündung *f*, Spermatozystitis *f*, Vesikulitis *f*, Vesiculitis *f*
gon|e|cys|to|lith [ˌgɑnəˈsɪstəlɪθ] *noun*: Samenblasenstein *m*, Spermatozystolith *m*
gon|e|i|tis [gɑnɪˈaɪtɪs] *noun*: Gonarthritis *f*, Kniegelenkentzündung *f* Knieentzündung *f*, Gonitis *f*
Gon|gy|lo|ne|ma [ˌgɑndʒɪləʊˈniːmə] *noun*: Gongylonema *nt*
Gongylonema pulchrum: Gongylonema pulchrum, Fadenwurm *m*
gon|gy|lo|ne|mi|a|sis [ˌgɑndʒɪləʊnɪˈmaɪəsɪs] *noun*: Gongylonemiasis *f*, Gongylonemainfektion *f*
go|nid|an|gi|um [ˌgɑnəˈdændʒɪəm] *noun*: Gonidangium *nt*
go|nid|i|o|spore [gəʊˈnɪdɪəspəʊər] *noun*: Gonidiospore *f*
go|nid|i|um [gəˈnɪdɪəm] *noun, plura* **-dia** [-dɪə]: Gonidie *f*, Gonidium *nt*
gonio- *präf.*: Winkel-, Goni(o)-
go|ni|o|lens [ˈgəʊnɪəʊˌlenz] *noun*: Gonioskopierlinse *f*
Goldmann's goniolens: Goldmann-Kontaktglas *nt*
gon|i|o|ma [ˌgɑnɪˈəʊmə] *noun*: Goniom(a) *nt*
go|ni|om|e|ter [ˌgəʊnɪˈɑmɪtər] *noun*: Goniometer *nt*
go|ni|om|e|try [ˌgəʊnɪˈɑmətriː] *noun*: Goniometrie *f*
go|ni|on [ˈgəʊnɪɑn] *noun, plural* **-nia** [-nɪə]: Gonion *nt*
go|ni|o|punc|ture [ˌgəʊnɪəˈpʌŋ(k)tʃər] *noun*: Kammerwinkelpunktion *f*, Goniopunktion *f*
go|ni|o|scope [ˈgəʊnɪəskəʊp] *noun*: Gonioskop *nt*, Gonioskopierlinse *f*
go|ni|os|co|py [ˌgəʊnɪˈɑskəpiː] *noun*: Gonioskopie *f*
go|ni|o|syn|ech|ia [ˌgəʊnɪəsɪˈnekɪə, -ˈniː-] *noun*: Goniosynechie *f*, periphere vordere Synechie *f*
go|ni|o|tome [ˈgəʊnɪətəʊm] *noun*: Goniotomiemesser *nt*, Goniotom *nt*
go|ni|ot|o|my [gəʊnɪˈɑtəmiː] *noun*: Goniotomie *f*
go|ni|o|trep|a|na|tion *noun*: Goniotrepanation *f*
go|nit|ic [gəʊˈnɪtɪk] *adj*: Gonitis betreffend, gonitisch, gonarthritisch
go|ni|tis [gəʊˈnaɪtɪs] *noun*: Gonitis *f*, Kniegelenkentzündung *f* Knieentzündung *f*, Gonarthritis *f*
fungous gonitis: primär synoviale Gonitis *f*
gonorrheal gonitis: Tripperrheumatismus *m*, Gonitis gonorrhoica
gonorrhoeal gonitis: (*brit.*) →*gonorrheal gonitis*
syphilitic gonitis: Gonitis syphilitica
tuberculous gonitis: →*tuberculous gonarthritis*
gono- *präf.*: Gon(o)-
gon|o|blen|nor|rhe|a [ˌgɑnəʊˌblenəˈrɪə] *noun*: gonorrhoische Bindehautentzündung *f*, Gonoblennorrhoe *f*, Conjunctivitis gonorrhoica
gon|o|blen|nor|rhoe|a [ˌgɑnəʊˌblenəˈrɪə] *noun*: (*brit.*) →*gonoblennorrhea*
gon|o|cele [ˈgɑnəʊsiːl] *noun*: Spermatozele *f*
gon|o|cho|rism [ˌgɑnəʊˈkəʊrɪzəm] *noun*: Gonochorismus *m*
gon|o|cho|ris|mus [ˌgɑnəʊkəʊˈrɪzməs] *noun*: →*gonochorism*
gon|o|cide [ˈgɑnəʊsaɪd] *noun, adj*: →*gonococcide*
gon|o|coc|cae|mi|a [ˌgɑnəʊkɑkˈsiːmiːə] *noun*: (*brit.*) →*gonococcemia*
gon|o|coc|cal [ˌgɑnəʊˈkɑkəl] *adj*: Gonokokken betreffend, Gonokokken-
gon|o|coc|ce|mi|a [ˌgɑnəʊkɑkˈsiːmiːə] *noun*: Gonokokkämie *f*, Gonokokkensepsis *f*
gon|o|coc|cic [ˌgɑnəʊˈkɑksɪk] *adj*: →*gonococcal*
gon|o|coc|cide [ˌgɑnəʊˈkɑksaɪd]: **I** *noun* gonokokken(ab)tötendes Mittel *nt* **II** *adj* gonokokken(ab)tötend
gon|o|coc|co|cide [ˌgɑnəʊˈkɑkəsaɪd] *noun, adj*: →*gonococcide*
gon|o|coc|cus [ˌgɑnəʊˈkɑkəs] *noun, plural* **-coc|ci** [-ˈkɑksaɪ, -siː]: Gonokokkus *m*, Gonococcus *m*, Neisseria gonorrhoeae
gon|o|cyte [ˈgɑnəʊsaɪt] *noun*: Gonozyt *m*
go|nom|er|y [gəʊˈnɑməriː] *noun*: Gonomerie *f*
gon|o|phage [ˈgɑnəfeɪdʒ] *noun*: Gonophage *m*
gon|o|phore [ˈgɑnəʊfəʊər, -fɔːr] *noun*: Gonophore *f*
gon|or|rhe|a [ˌgɑnəʊˈrɪə] *noun*: Tripper *m*, Gonorrhö *f*, Gonorrhoe(a) *f*
anorectal gonorrhea: anorektale Gonorrhoe *f*
ascending gonorrhea: aszendierende Gonorrhoe *f*
genital gonorrhea: genitale Gonorrhoe *f*
pharyngeal gonorrhea: Rachentripper *m*, pharyngeale Gonorrhoe *f*

gon|or|rhe|al [ˌgɑnəʊ'rɪəl] *adj*: Gonorrhö betreffend, gonorrhoisch
gon|or|rhoe|a [ˌgɑnəʊ'rɪə] *noun*: (*brit.*) →*gonorrhea*
gon|or|rhoe|al [ˌgɑnəʊ'rɪəl] *adj*: (*brit.*) →*gonorrheal*
gon|o|some ['gɑnəʊsəʊm] *noun*: Sex-, Hetero-, Geschlechtschromosom *nt*, Gonosom *nt*, Heterosom *nt*, Allosom *nt*
gony- *präf.*: Knie-, Gon-
gon|y|camp|sis [ˌgɑnɪ'kæmpsɪs] *noun*: Kniegelenkdeformität *f*; Kniegelenkversteifung *f*, -ankylose *f*
gon|y|cro|te|sis [ˌgɑnɪkrəʊ'tiːsɪs] *noun*: X-Bein *nt*, Genu valgum
gon|y|ec|ty|po|sis [ˌgɑnɪˌektɪ'pəʊsɪs] *noun*: O-Bein *nt*, Genu varum
gon|y|o|cele ['gɑnɪəsiːl] *noun*: **1.** Kniegelenksynovitis *f* **2.** tuberkulöse Gonitis *f*, Gonitis tuberculosa
gon|y|on|cus [gɑnɪ'ɑŋkəs] *noun*: Knie(gelenk)schwellung *f*
GOQ *Abk.*: glucose oxidation quotient
GOR *Abk.*: gastro-oesophageal reflux
go|ron|dou [gəʊ'rɑnduː] *noun*: →*goundou*
GOS *Abk.*: Glasgow Outcome Scale
go|se|rel|in ['gɑsəˌrelɪn] *noun*: Goserelin *nt*
gos|sy|pol ['gɑsəpɑl, -pɔl] *noun*: Gossypol *nt*
GOT *Abk.*: glutamic-oxaloacetic transaminase
GOT-C *Abk.*: cytoplasmic GOT
GOT-M *Abk.*: mitochondrial GOT
gouge [gaʊdʒ] *noun*: Hohlbeitel *m*, Hohlmeißel *m*
goun|dou ['gunduː] *noun*: Gundu-, Goundou-Syndrom *nt*
gout [gaʊt] *noun*: Gicht *f*
abarticular gout: extraartikulare Gicht *f*, viszerale Gicht *f*
acute gout: akuter Gichtanfall *m*
articular gout: Gelenkgicht *f*, Arthragra *f*
calcium gout: **1.** Profichet-Krankheit *f*, -Syndrom *nt*, Kalkgicht *f*, Calcinosis circumscripta **2.** Kalzinose *f*, Calcinosis *f*
chalky gout: Gicht *f* mit Tophibildung
chronic gout: chronische Gicht *f*
chronic tophaceous gout: chronisches Gichtstadium *nt*
intercritical gout: symptomfreie Gicht *f*, Intermediärphase *f*
irregular gout: extraartikuläre/viszerale Gicht *f*
latent gout: latente Gicht *f*
masked gout: latente Gicht *f*
oxalic gout: Oxalat-, Oxalsäurevergiftung *f*
polyarticular gout: polyartikuläre Gicht *f*
primary gout: primäre Gicht *f*
regular gout: Gelenkgicht *f*, reguläre Gicht *f*
rheumatic gout: primär chronische Polyarthritis *f*, progressive chronische Polyarthritis *f*, chronischer Gelenkrheumatismus *m*, chronische Polyarthritis *f*, rheumatoide Arthritis *f*, progrediente Polyarthritis *f*
secondary gout: sekundäre Gicht *f*
tophaceous gout: chronisches Gichtstadium *nt*, Gicht *f* mit Tophusbildung
visceral gout: Viszeralgicht *f*
gout|y ['gaʊtiː] *adj*: Gicht betreffend, von ihr betroffen, gichtartig, Gicht-
GP *Abk.*: **1.** glutamylphenylalanine **2.** glycerin-1-phosphate **3.** glycoproteins **4.** gram-positive **5.** guinea pig
gp *Abk.*: glycoproteins
G-1-P *Abk.*: glucose-1-phosphate
G-1,6-P *Abk.*: glucose-1,6-diphosphate
G-6-P *Abk.*: glucose-6-phosphate
GPA *Abk.*: glycophorin A
GPA(M) *Abk.*: glycophorin A (M-type)
GPA(N) *Abk.*: glycophorin A (N-type)
G-6-Pase *Abk.*: glucose-6-phosphatase
GPC *Abk.*: **1.** gel permeation chromatography **2.** glycerophosphorylcholine
GPD *Abk.*: **1.** glucose-6-phosphate dehydrogenase **2.** glyceraldehyde phosphate dehydrogenase **3.** glycerophosphate dehydrogenase
G-6-PD *Abk.*: glucose-6-phosphate dehydrogenase
GPDH *Abk.*: glucose-6-phosphate dehydrogenase
G-6-PDH *Abk.*: glucose-6-phosphate dehydrogenase
GPE *Abk.*: glycerophosphoryl ethanolamine
GPI *Abk.*: **1.** general paralysis of the insane **2.** gingival-periodontal index **3.** glucose phosphate isomerase
GPM *Abk.*: glycerophosphate mutase
GPO *Abk.*: glycero-1-phosphate oxidase
GPOX *Abk.*: glycero-1-phosphate oxidase
GPP *Abk.*: **1.** generalized pustular psoriasis **2.** glucose-6-phosphate dehydrogenase
GPRT *Abk.*: guanosine phosphoribosyl transferase
GPS *Abk.*: Goodpasture syndrome
GPT *Abk.*: glutamic pyruvic transaminase
GPU *Abk.*: guinea pig unit
GR *Abk.*: **1.** gamma rays **2.** gastric resection **3.** glutathione reductase
gR *Abk.*: gram-roentgen
grad. *Abk.*: gradient
gra|date ['greɪdeɪt]: **I** *vt* **1.** (*Farben*) abstufen, abtönen, gegeneinander absetzen, ineinander übergehen lassen **2.** abstufen **II** *vi* **3.** sich abstufen, stufenweise ineinander übergehen **4.** stufenweise übergehen (*into* in)
gra|da|tion [greɪ'deɪʃn] *noun*: **1.** (*Farben*) Abstufung *f*, Abtönung *m*; stufenweise Anordnung *f*, Staffelung *f* **2.** Stufengang *m*, -folge *f*, -leiter *f* **3.** (*radiolog.*) Gradation *f*
gra|da|tion|al [greɪ'deɪʃənl] *adj*: **1.** stufenweise, abgestuft **2.** stufenweise fortschreitend
grade [greɪd]: **I** *noun* **1.** Grad *m*, Stufe *f*, Rang *m*, Klasse *f* **2.** Art *f*, Gattung *f*, Sorte *f* **3.** Phase *f*, Stufe *f* **4.** (*biolog.*) Kreuzung *f*, Mischling *m* **II** *vt* **5.** sortieren, einteilen, klassieren, einstufen **6.** (*biolog.*) kreuzen
gra|di|ent ['greɪdɪənt]: **I** *noun* Neigung *f*, Steigerung *f*, Gefälle *nt*, (*physik.*) Gradient *m* **II** *adj* (stufenweise) steigend *oder* fallend
blood pressure gradient: Blutdruckgefälle *nt*, -gradient *m*
charge gradient: Ladungsgradient *m*
concentration gradient: Konzentrationsgradient *m*
density gradient: Dichtegradient *m*
electrical gradient: elektrischer Gradient *m*
electrochemical gradient: elektrochemischer Gradient *m*
ion gradient: Ionengradient *m*, -gefälle *nt*
mass gradient: Massengradient *m*
osmotic gradient: osmotischer Gradient *m*, osmotisches Gefälle *nt*
oxygen gradient: Sauerstoffgefälle *nt*
pressure gradient: Druckgradient *m*, -gefälle *nt*
proton-motive gradient: protonentreibender Gradient *m*
temperature gradient: Temperaturgefälle *nt*, -gradient *m*
velocity gradient: Geschwindigkeitsgefälle *nt*, -gradient *m*
voltage gradient: Spannungsgefälle *nt*, -gradient *m*
grad|ing ['greɪdɪŋ] *noun*: Grading *nt*
regression grading: Regressionsgrading *nt*
tumor grading: Tumorgrading *nt*
tumour grading: (*brit.*) →*tumor grading*
grad|u|ate [*n, adj* 'grædʒəwɪt, -weɪt; *v* -weɪt]: **I** *noun* Hochschulabsolvent(in *f*) *m*, Akademiker(in *f*) *m*; Graduierte *m/f*; Schulabgänger(in *f*) *m* **II** *adj* Akademiker- **III** *vt* **1.** graduieren, jdm. einen akademischen Grad

verleihen **2.** mit einer Maßeinteilung versehen, in Grade einteilen, graduieren **3.** abstufen, staffeln **4.** (*chem.*) gradieren **IV** *vi* **5.** graduieren, einen akademischen Grad erwerben; die Abschlussprüfung bestehen **6.** sich entwickeln, aufsteigen (*into* zu) **7.** sich staffeln, sich abstufen **8.** allmählich übergehen (*into* in)

grad|u|at|ed [ˈgrædʒəweɪtɪd] *adj*: **1.** abgestuft, gestaffelt **2.** graduiert, mit einer Gradeinteilung versehen

grad|u|a|tion [grædʒəˈweɪʃn] *noun*: **1.** Abstufung *f*, Staffelung *f*, Graduierung *f* **2.** (*physik., techn.*) Grad-, Teilstrich *m*; Gradeinteilung *f*, Graduierung *f* **3.** (*chem.*) Gradierung *f* **4.** Erteilung *oder* Erlangung *f* eines akademischen Grades, Graduierung *f*

graft [græft, grɑːft]: **I** *noun* **1.** Transplantat *nt* **2.** Transplantation *f* **II** *vt* transplantieren, eine Transplantation durchführen

accordion graft: Mesh-Graft *nt*, Mesh-Transplantat *nt*, Maschen-, Gittertransplantat *nt*
adipodermal graft: Hautfettlappen *m*
allogeneic graft: allogenes Transplantat *nt*, homologes Transplantat *nt*, allogenetisches Transplantat *nt*
allogeneic bone graft: allogene Knochentransplantation *f*
autochthonous graft: →*autologous graft*
autodermic graft: autologes Hauttransplantat *nt*
autoepidermic graft: →*autodermic graft*
autogenous graft: →*autologous graft*
autologous graft: autologes Transplantat *nt*, autogenes Transplantat *nt*, Autotransplantat *nt*
autologous bone graft: autogene Knochentransplantation *f*
autologous iliac graft: autologes Beckenkammtransplantat *nt*
autologous iliac crest bone graft: autologes Beckenkammtransplantat *nt*
autologous rib bone graft: autologes Rippenknochentransplantat *nt*
autoplastic graft: →*autologous graft*
avascular graft: White graft reaction *f*
bone graft: Knochentransplantat *nt*
bypass graft: Überbrückungstransplantation *f*
cancellous bone graft: Spongiosatransplantat *nt*
cartilage graft: Knorpeltransplantat *nt*
composite graft: gemischtes Transplantat *nt*, Mehrorgantransplantat *nt*
connective tissue graft: Bindegewebstransplantat *nt*
corneal graft: Keratoplastik *f*
cortical graft: Kortikalistransplantat *nt*, Kortikalisspan *m*
cortical bone graft: Kortikalistransplantat *nt*, Kortikalisknochenspan *m*
costochondral graft: Rippenknorpeltransplantat *nt*
crossover graft: Überbrückungsplastik *f*, Überbrückungstransplantation *f*
cutis graft: Kutislappenplastik *f*, Kutislappen *m*
Davis' graft: Davis-Hautinsel *f*, -Hauttransplantat *nt*
delayed graft: verzögerte/aufgeschobene Hautdeckung/Transplantation *f*
dermal graft: Dermislappen *m*
dermal-fat graft: Hautfettlappen *m*
dermic graft: →*dermal graft*
end-to-side nerve graft: Nervenpfropfung *f*
epidermic graft: Reverdin-Läppchen *nt*, Reverdin-Lappen *m*, Epidermisläppchen *nt*, Epidermislappen *m*
fascia graft: Faszientransplantation *f*
fascial graft: Faszientransplantation *f*
fat graft: Fettgewebstransplantat *nt*
flap graft: Lappenplastik *f*
free graft: freies Transplantat *nt*
free gingival graft: freies Zahnleischtransplantat *nt*, freies Gingivatransplantat *nt*
free muscle graft: freies Muskeltransplantat *nt*, freier Muskellappen *m*
free skin graft: freies Hauttransplantat *nt*
free tendon graft: freie Sehnentransplantation *f*
full-thickness graft: →*full-thickness skin graft*
full-thickness periodontal graft: parodontales Schleimhaut-Periost-Transplantat *nt*
full-thickness skin graft: Vollhautlappen *m*, -transplantat *nt*
gingival graft: Gingivatransplantat *nt*
H graft: portokavaler Interpositionsshunt *m*
hepatic graft: Lebertransplantat *nt*
heterodermic graft: heterologes Hauttransplantat *nt*
heterogenous graft: heterogenes Transplantat *nt*, heterologes Transplantat *nt*, xenogenes Transplantat *nt*, xenogenetisches Transplantat *nt*, Xenotransplantat *nt*, Heterotransplantat *nt*
heterologous graft: →*heterogenous graft*
heterologous bone graft: xenogene Knochentransplantation *f*
heteroplastic graft: →*heterogenous graft*
heterospecific graft: →*heterogenous graft*
homologous graft: homologes/allogenes/allogenetisches Transplantat *nt*, Homotransplantat *nt*, Allotransplantat *nt*
homologous bone graft: homologe Knochentransplantation *f*
homoplastic graft: →*homologous graft*
iliac graft: Beckenkammlappen *m*
iliac crest bone graft: Beckenkammlappen *m*
interposition graft: Interpositionstransplantat *nt*, Interponat *nt*
interposition H graft: portokavaler Interpositionsshunt *m*
isler-cell graft: Inselzelltransplantation *f*
isogeneic graft: →*isologous graft*
isologous graft: isologes Transplantat *nt*, isogenes Transplantat *nt*, syngenes Transplantat *nt*, syngenetisches Transplantat *nt*, isogenetisches Transplantat *nt*, Isotransplantat *nt*
isoplastic graft: →*isologous graft*
jump graft: Jump-graft *nt*
kidney graft: →*kidney transplant*
Kiel graft: Kieler Knochenspan *m*
Krause-Wolfe graft: Krause-Wolfe-Lappen *m*, Wolfe-Krause-Lappen *m*
liver graft: Lebertransplantat *nt*
lung graft: Lungentransplantat *nt*
mesh graft: Mesh-Graft *nt/f*, Mesh-Transplantat *nt*, Maschentransplantat *nt*, Gittertransplantat *nt*
mucoperiosteal periodontal graft: parodontales Schleimhaut-Periost-Transplantat *nt*
mucosal graft: Schleimhauttransplantat *nt*
mucosal periodontal graft: paradontales Schleimhauttransplantat *nt*
musculoskeletal graft: Muskel-Knochen-Transplantat *nt*
nerve graft: **1.** Nerventransplantat *nt* **2.** Nerventransplantation *f*
Ollier graft: Thiersch-Lappen *m*
Ollier-Thiersch graft: Thiersch-Lappen *m*
omental graft: Omentum-, Netzlappen *m*
one-stage tendon graft: einzeitige Sehnentransplantation *f*
onlay graft: Anlegespan *m*, Onlay-Span *m*

osseous graft: Knochentransplantat *nt*
pancreas graft: Pankreastransplantat *nt*
partial-thickness periodontal graft: paradontales Schleimhauttransplantat *nt*
patch graft: Patchgraft *f/nt*
pedicle graft: Stiellappen *m*, gestielter Lappen *m*
pedicle skin graft: gestielter Hautlappen *m*
periosteal graft: Periosttransplantat *nt*
Phemister graft: Phemister-Span *m*
Phemister onlay bone graft: →*Phemister graft*
pinch graft: Reverdin-Läppchen *nt*, -Lappen *m*, Hautinseln *pl*
pulmonary graft: Lungentransplantat *nt*
punch graft: Stanzläppchen *nt*
Rehn graft: Rehn-Plastik *f*
renal graft: Nierentransplantat *nt*
Reverdin graft: Reverdin-Läppchen *nt*, -Lappen *m*, Hautinseln *pl*
skin graft: Hauttransplantat *nt*, Hautlappen *m*
split-skin graft: Spalthauttransplantat *m*, Spalthaut *f*
1/2-split skin graft: 1/2-Spalthaut *f*
1/4-split skin graft: 1/4-Spalthaut *f*
3/4-split skin graft: 3/4-Spalthaut *f*
split-thickness graft: →*split-skin graft*
split-thickness periodontal graft: paradontales Schleimhauttransplantat *nt*
spongiosa graft: Spongiosaspan *m*, Spongiosaplastik *f*
sural nerve graft: Suralis-Transplantat *nt*
syngeneic graft: →*isologous graft*
tendon graft: Sehnenplastik *f*
Thiersch's graft: Thiersch-Lappen *m*
thin-split graft: Thiersch-Lappen *m*
tube graft: →*tubed graft*
tubed graft: Rundstiellappen *m*
tunnel graft: →*tubed graft*
two-stage tendon graft: zweizeitige Sehnentransplantation *f*
vascular graft: Gefäßtransplantation *f*
vein graft: Venentransplantat *nt*
venous graft: Venentransplantat *nt*
Wolfe's graft: Wolfe-Krause-Lappen *m*, Krause-Wolfe-Lappen *m*
Wolfe-Krause graft: →*Wolfe's graft*
xenogeneic graft: xenogenes Transplantat *nt*, xenogenetisches Transplantat *nt*, heterologes Transplantat *nt*, heterogenes Transplantat *nt*

graft|ing ['græftɪŋ] *noun*: Transplantation *f*, Implantation *f*
bone grafting: Knochentransplantation *f*
delayed grafting: verzögerte/aufgeschobene Hautdeckung/Transplantation *f*
interfascicular nerve grafting: sekundäre Nervennaht *f*, autologe interfaszikuläre Transplantation *f*
interpositional vein grafting: Veneninterposition *f*
nerve grafting: Nerventransplantation *f*
skin grafting: Hauttransplantation *f*
tendon grafting: Sehnentransplantation *f*
vein grafting: Venenverpflanzung *f*, -transplantation *f*

grain [greɪn] *noun*: **1.** Korn *nt* **2.** Gran *nt*

gram [græm] *noun*: Gramm *nt*

gram-equivalent *noun*: Grammäquivalent *nt*

gram|i|ci|din [ˌgræmə'saɪdn] *noun*: Gramicidin *nt*

gram-ion *noun*: Grammion *nt*

-gramm *suf.*: (schriftliche, bildliche) Darstellung, Aufzeichnung, -gramm

gramme [græm] *noun*: (*brit.*) →*gram*

gram|mole ['græmˌməʊl] *noun*: Grammmolekül *nt*, Mol *nt*, Grammmol *nt*, Grammmolekulargewicht *nt*

Gram-negative *adj*: (*Bakterien*) nicht mit Gramfärbung färbend, Gram-negativ, gramnegativ

Gram-positive *adj*: (*Bakterien*) mit Gramfärbung färbend, Gram-positiv, grampositiv

gran. *Abk.*: granulated

gra|na ['greɪnə] *plural*: Grana *pl*

grand mal [mɑl, mæl; mal] *noun*: Grand mal *nt*
symptomatic grand mal: symptomatischer Grand-mal-Anfall *m*

gran|u|lar ['grænjələr] *adj*: körnig, gekörnt, granuliert, granulär, granular, granulös

gran|u|late ['grænjəleɪt]: **I** *vt* körnen, granulieren **II** *vi* körnig werden, granulieren

gran|u|lat|ed ['grænjəleɪtɪd] *adj*: granuliert, gekörnt, körnig

gran|u|la|tio [grænjə'leɪʃɪəʊ] *noun*, *plura* **-la|ti|o|nes** [-leɪʃɪ'əʊniːz]: körnchenähnliche Struktur *f*, Granulation *f*, Granulatio *f*

gran|u|la|tion [ˌgrænjʊ'leɪʃn] *noun*: **1.** körnchenähnliche Struktur *f*, Granulation *f*, Granulatio *f* **2.** Körnchenbildung *f*, Körnen *nt*, Granulieren *nt* **3.** Granulieren *nt*, Granulierung *f*
anomalous granulation: Granulationsanomalie *f*
arachnoid granulations: Arachnoidalzotten *pl*, Pacchioni-Granulationen *pl*, Granulationes arachnoideae
arachnoidal granulations: →*pacchionian granulations*
pacchionian granulations: Pacchioni-Granulationen *pl*, Arachnoidalzotten *pl*, Granulationes arachnoideae
Reilly granulations: Alder-Reilly-Granulationsanomalie *f*, Reilly-Granulationsanomalie *f*
toxic granulation: toxische Granulation *f*
Virchow's granulations: Virchow-Granula *pl*

gran|ule ['grænjuːl] *noun*: Zell-, Speicherkörnchen *nt*, Granulum *nt*
acidophil granules: azidophile Granula *pl*
acrosomal granule: Akrosombläschen *nt*
albuminous granules: zytoplasmatische Granula *pl*
alpha granules: α-Granula *pl*
Altmann's granules: Altmann-Granula *pl*
argentaffine granules: argentaffine Granula *pl*
azur granules: azurophile Granula *pl*
azurophil granules: Azurgranula *pl*, azurophile Granula *pl*
Babès-Ernst granules: metachromatische Granula *pl*, Babès-Ernst-Körperchen *pl*
basal granule: Basalkörperchen *nt*
beta granules: β-Granula *pl*
Birbeck's granules: Birbeck-Granula *pl*
chromatic granules: Nissl-Schollen *pl*, Nissl-Substanz *f*, Nissl-Granula *pl*, Tigroidschollen *pl*
chromophilic granules: Nissl-Schollen *pl*, -Substanz *f*, -Granula *pl*, Tigroidschollen *pl*
cytoplasmic granules: zytoplasmatische Granula *pl*
electron-dense granules: elektronendichte Granula *pl*
eleidin granules: Eleidinkörnchen *pl*, Eleidin *nt*
elementary granule: Elementargranulum *nt*
eosinophil granules: eosinophile Granula *pl*
Fordyce's granules: Fordyce-Krankheit *f*, Fordyce-Drüsen *pl*, Fordyce-Zustand *m*, freie/ektopische Talgdrüsen *pl*
gamma granules: γ-Granula *pl*
Heinz's granules: Ehrlich-Innenkörper *pl*, Heinz-Innenkörperchen *pl*, -Innenkörper *pl*
hyperchromatin granules: azurophile Granula *pl*
iodophil granules: jodophile Granula *pl*
kappa granules: azurophile Granula *pl*

keratohyalin granules: Keratohyalinkörner *pl*
Langerhans' granules: Birbeck-Granula *pl*
meningeal granules: Arachnoidalzotten *pl*, Pacchioni-Granulationen *pl*, Granulationes arachnoideae
metachromatic granules: metachromatische Granula *pl*, Babès-Ernst-Körperchen *pl*
mitochondrial granules: Granula mitochondriales
oxyphil granules: azidophile Granula *pl*
Palade's granules: Palade-Granula *pl*, Ribosom *nt*
Paschen granules: Paschen-Körperchen *pl*
pigment granules: Pigmentgranula *pl*
polar granule: Polkörper *m*, -körperchen *nt*, -körnchen *nt*
Schüffner's granules: Schüffner-Tüpfelung *f*
secretory granules: Sekretgranula *pl*
serotonin granules: Serotoningranula *pl*
storage granule: Speicherkörnchen *nt*
sulfur granules: (Strahlenpilz-)Drusen *pl*
sulphur granules: (*brit.*) →*sulfur granules*
thrombocyte granules: Thrombozytengranula *pl*
toxic granules: toxische Granula *pl*
vermiform granules: Birbeck-Granula *pl*
volutin granules: Volutinkörnchen *pl*, metachromatische Granula *pl*, Babès-Ernst-Körperchen *pl*
yolk granules: Dottergranula *pl*
Zimmermann's granule: (Blut-)Plättchen *nt*, Thrombozyt *m*
zymogen granules: Zymogengranula *pl*, -körnchen *pl*

gran|u|lo|blast ['grænjələʊblæst] *noun*: Myeloblast *m*

gran|u|lo|cyte ['grænjələʊsaɪt] *noun*: Granulozyt *m*, granulärer Leukozyt *m*
band granulocyte: stabkerniger Granulozyt *m*, Stabkerniger *m*
basophilic granulocyte: basophiler Leukozyt *m*, basophiler Granulozyt *m*, Basophiler *m*
eosinophilic granulocyte: eosinophiler Leukozyt *m*, eosinophiler Granulozyt *m*, Eosinophiler *m*
neutrophilic granulocyte: neutrophiler Granulozyt *m*, polymorphkerniger Granulozyt *m*, neutrophiler Leukozyt *m*; Neutrophiler *m*
polymorphonuclear granulocyte: →*neutrophilic granulocyte*
segmented granulocyte: segmentkerniger Granulozyt *m*, Segmentkerniger *m*

gran|u|lo|cyt|ic [ˌgrænjələʊ'sɪtɪk] *adj*: Granulozyt(en) betreffend, granulozytär, Granulozyten-, Granulozyto-

gran|u|lo|cy|top|a|thy [ˌgrænjələʊsaɪ'tɑpəθiː] *noun*: Granulozytopathie *f*

gran|u|lo|cy|to|pe|ni|a [ˌgrænjələʊˌsaɪtə'piːnɪə] *noun*: **1.** Granulopenie *f*, Granulozytopenie *f*; Neutropenie *f*; Leukopenie *f* **2.** Agranulozytose *f*, maligne Neutropenie *f*, perniziöse Neutropenie *f*

gran|u|lo|cy|to|poi|e|sis [ˌgrænjələʊˌsaɪtəpɔɪ'iːsɪs] *noun*: →*granulopoiesis*

gran|u|lo|cy|to|poi|et|ic [ˌgrænjələʊˌsaɪtəpɔɪ'etɪk] *adj*: →*granulopoietic*

gran|u|lo|cy|to|sis [ˌgrænjələʊsaɪ'təʊsɪs] *noun*: Granulozytose *f*

gran|u|lo|cy|tot|ic [ˌgrænjələʊsaɪ'tɑtɪk] *adj*: Granulozytose betreffend, granulozytotisch

gran|u|lo|ma [grænjə'ləʊmə] *noun, plural* **-mas, -ma|ta** [grænjə'ləʊmətə]: Granulationsgeschwulst *f*, Granulom *nt*, Granuloma *nt*
amebic granuloma: Amöbengranulom *nt*, Amöbom *nt*
amoebic granuloma: (*brit.*) →*amebic granuloma*
granuloma annulare: Granuloma anulare
apical granuloma: Zahngranulom *nt*, Wurzelspitzengranulom *nt*, Zahnwurzelspitzengranulom *nt*, Granuloma apicale
beryllium granuloma: Berylliumgranulom *nt*
bilharzial granuloma: Schistosomen-, Schistosomagranulom *nt*
candida granuloma: Soorgranulom *nt*, Candidagranulom *nt*
candidal granuloma: Candidagranulom *nt*, Soorgranulom *nt*
central giant-cell reparative granuloma: reparatives Riesenzellgranulom *nt*
cholesterol granuloma: Cholesteringranulom *nt*
coccidioidal granuloma: **1.** Wüstenfieber *nt*, Posadas-Mykose *f*, Kokzidioidomykose *f*, Coccidioidomycose *f*, Granuloma coccidioides **2.** sekundäre/progressive Kokzidioidomykose *f*, Sekundärform *f* der Kokzidioidomykose
dental granuloma: →*apical granuloma*
doughnut granulomas: doughnut-Granulome *pl*
Dürck's granulomas: Dürck-Granulome *pl*
eosinophilic granuloma: **1.** eosinophiles Granulom *nt*, eosinophiles Knochengranulom *nt* **2.** Heringswurmkrankheit *f*, Anisakiasis *f*
eosinophilic granuloma of the face: Granuloma eosinophilicum faciei
epithelioid cell granuloma: epitheloidzelliges Granulom *nt*
foreign-body granuloma: Fremdkörpergranulom *nt*
giant cell granuloma: Riesenzellepulis *f*, Riesenzellgranulom *nt*, Epulis gigantocellularis
granuloma gluteale infantum: Granuloma glutaeale infantum
hairdresser's granulomas: Haargranulome *pl*
histiocytic granuloma: histiozytäres Granulom *nt*
Hodgkin's granuloma: Hodgkin-Krankheit *f*, Hodgkin-Lymphom *nt*, Morbus *m* Hodgkin, Hodgkin-Paltauf-Steinberg-Krankheit *f*, Paltauf-Steinberg-Krankheit *f*, (maligne) Lymphogranulomatose *f*, Lymphogranulomatosis maligna
internal pulp granuloma: internes Pulpagranulom *nt*, Rosa-Flecken-Krankheit *f*, Pink-spot-disease *nt*, Endodontoma *nt*, internes Pulpengranulom *nt*, innere Zahnresorption *f*, innere Resorption *f*
lethal midline granuloma: letales Mittelliniengranulom *nt*, Granuloma gangraenescens nasi
lipoid granuloma: Lipoidgranulom *nt*
lipophagic granuloma: lipophages Granulom *nt*, Lipogranulom *nt*
luetic granuloma: Syphilom *nt*, Gumma (syphiliticum) *nt*
Majocchi's granuloma: Granuloma trichophyticum
malignant granuloma: →*lethal midline granuloma*
midline granuloma: →*lethal midline granuloma*
monilial granuloma: Candidagranulom *nt*, Soorgranulom *nt*
mucous granuloma: Lippenzyste *f*, Schleimgranulom *nt*, traumatische Schleimretentionszyste/Schleimdrüsenzyste/Schleimzyste *f*, Schleim-Speichel-Granulom *nt*, Schleimhautgranulom *nt*
paracoccidioidal granuloma: Lutz-Splendore-Almeida-Krankheit *f*, brasialianische/südamerikanische Blastomykose *f*, Parakokzidioidomykose *f*, Granuloma paracoccidioides
peripheral giant cell granuloma: →*giant cell granuloma*
peripheral giant-cell reparative granuloma: →*giant cell granuloma*
peripheral reparative granuloma: →*giant cell granuloma*

G

plasma cell granuloma: Plasmazellgranulom *nt*
pulpal granuloma: Pulpengranulom *nt*, Pulpagranulom *nt*
pyogenic granuloma: teleangiektatisches Granulom *nt*, Granuloma pediculatum/pyogenicum/teleangiectaticum
reticulohistiocytic granuloma: **1.** retikulohistiozytisches Granulom *nt*, Riesenzellhistiozytom *nt*, Retikulohistiozytom (Cak) *nt* **2. reticulohistiocytic granulomata** *plural* multiple Retikulohistiozytome *pl*, multizentrische Retikulohistiozytose *f*, Lipoiddermatoarthritis *f*, Reticulohistiocytosis disseminata
salivary gland granuloma: Speicheldrüsengranulom *nt*
scabies granuloma: Skabiesgranulom *nt*, Scabiesgranulom *nt*
schistosome granuloma: Schistosomen-, Schistosomagranulom *nt*
silicon granuloma: Siliziumgranulom *nt*
sperm granuloma: Samengranulom *nt*
suture granuloma: Fadengranulom *nt*
swimming pool granuloma: Schwimmbadgranulom *nt*
talc granuloma: Talkumgranulom *nt*
trichophytic granuloma: Granuloma trichophyticum
granuloma tropicum: Frambösie *f*, Pian *f*, Parangi *f*, Yaws *f*, Framboesia tropica
tuberculous granuloma: tuberkulöses Granulom *nt*
ulcerating granuloma of the pudenda: Granuloma inguinale/venereum, Granuloma pudendum chronicum, Donovaniosis *f*
umbilical granuloma: Nabelgranulom *nt*
zirconium granuloma: Zirkonium-, Deodorant-, Desodorantiengranulom *nt*

gran|u|lo|ma|to|sis [grænjə,ləʊmə'təʊsɪs] *noun*: Granulomatose *f*, Granulomatosis *f*
Alder's constitutional granulomatosis: Alder-Granulationsanomalie *f*, -körperchen *pl*
allergic granulomatosis: Churg-Strauss-Syndrom *nt*, allergische granulomatöse Angiitis *f*
granulomatosis disciformis chronica et progressiva: Miescher-Granulomatose *f*, Granulomatosis disciformis chronica et progressiva, Necrobiosis lipoidica granulomatosa, Granulomatosis pseudosclerodermiformis symmetrica chronica Gottron, Granulomatosis tuberculoides pseudosclerodermiformis
Langerhans' cell granulomatosis: eosinophiles (Knochen-)Granulom *nt*
lipid granulomatosis: Xanthomatose *f*
lipoid granulomatosis: Xanthomatose *f*
lipophagic intestinal granulomatosis: Whipple-Krankheit *f*, Morbus Whipple *m*, intestinale Lipodystrophie *f*, lipophage Intestinalgranulomatose *f*, Lipodystrophia intestinalis
malignant granulomatosis: Hodgkin-Krankheit *f*, Hodgkin-Lymphom *nt*, Morbus *m* Hodgkin, Hodgkin-Paltauf-Steinberg-Krankheit *f*, Paltauf-Steinberg-Krankheit *f*, Lymphogranulomatose *f*, maligne Lymphogranulomatose *f*, Lymphogranulomatosis maligna
Wegener's granulomatosis: Wegener-Granulomatose *f*, Wegener-Klinger-Granulomatose *f*

gran|u|lom|a|tous [grænjə'ləʊmətəs] *adj*: mit Granulomen, granulomatös
gran|u|lo|mere ['grænjələʊmɪər] *noun*: Granulomer *nt*
gran|u|lo|pe|ni|a [,grænjələʊ'pɪnɪə] *noun*: →*granulocytopenia*
gran|u|lo|plasm ['grænjələʊplæzəm] *noun*: Granuloplasma *nt*
gran|u|lo|plas|tic [,'grænjələʊ'plæstɪk] *adj*: körnchen-, granulabildend
gran|u|lo|poi|e|sis [,grænjələʊpɔɪ'iːsɪs] *noun*: Granulozytenbildung *f*, Granulozytopo(i)ese *f*, Granulopoese *f*
gran|u|lo|poi|et|ic [,grænjələʊpɔɪ'etɪk] *adj*: Granulopoese betreffend *oder* stimulierend, granulopoetisch, granulozytopoetisch
gran|u|lo|poi|e|tin [,grænjələʊ'pɔɪetɪn] *noun*: Granulopoetin *nt*, Granulozyten-Kolonie-stimulierender Faktor *m*
gran|u|lo|sa [grænjə'ləʊzə] *noun*: Granulosa *f*, Stratum granulosum ovarii
gran|u|lose ['grænjələʊs] *adj*: →*granular*
gran|u|lo|sis [grænjə'ləʊsɪs] *noun*: Granulose *f*, Körnerkrankheit *f*
granulosis rubra nasi: Granulosis rubra nasi, Schwitznäschen *nt*, Jadassohn-Krankheit *f*
gran|u|los|i|ty [grænjə'lɑsətiː] *noun*: →*granulosis*
gran|u|lo|vac|u|o|lar [,grænjələ,vækjə'wəʊlər, -'vækjələr] *adj*: granulär-vakulär, granulovakulär
gra|num ['greɪnəm] *noun, plura* **-na** [-nə]: Korn *nt*
grape [greɪp] *noun*: Weintraube *f*, -beere *f*
graph [græf] *noun*: graphische Darstellung *f*, Diagramm *nt*, Schaubild *nt*, Kurvenblatt *nt*, -bild *nt*; (*mathemat.*) Kurve *f*, Graph *m*
graph- *präf.*: Schreib-, Schreiben-, Graph(o)-
graph|aes|the|sia [,græfes'θiːʒ(ɪ)ə] *noun*: (*brit.*) →*graphesthesia*
graph|es|the|sia [,græfes'θiːʒ(ɪ)ə] *noun*: Graphästhesie *f*
graph|ic ['græfɪk] *adj*: **1.** graphisch, zeichnerisch **2.** anschaulich, plastisch
-graphic *suf.*: aufzeichnend, darstellend, -graphisch, -grafisch
graph|i|cal ['græfɪkl] *adj*: →*graphic*
graph|ite ['græfaɪt] *noun*: Graphit *m*
graph|i|to|sis [græfɪ'təʊsɪs] *noun*: Graphitlunge *f*
grapho- *präf.*: Schreib-, Schreiben-, Graph(o)-
gra|phol|o|gy [græ'fɑlədʒiː] *noun*: Graphologie *f*, Handschrift(en)deutung *f*
graph|o|ma|ni|a [,græfə'meɪnɪə, -jə] *noun*: Schreibwut *f*, Graphomanie *f*
graph|or|rhe|a [,græfɑ'rɪə] *noun*: Kritzelsucht *f*, Graphorrhoe *f*
graph|or|rhoe|a [,græfɑ'rɪə] *noun*: (*brit.*) →*graphorrhea*
graph|o|spasm ['græfɑspæzəm] *noun*: Schreibkrampf *m*
-graphy *suf.*: Darstellung, Aufzeichnung, -graphie, -grafie
grasp [græsp, grɑːsp]: **I** *noun* **1.** (fester) Griff *m* **2.** Auffassungsgabe *f*, Fassungskraft *f*, Verständnis *nt* **II** *vt* **3.** packen, (er-)greifen **4.** verstehen, begreifen, erfassen **III** *vi* (fest) zugreifen *oder* zupacken
grass [græs, grɑːs] *noun*: Gras *nt*
citronella grass: Cymbopogonis winteriani herba
couch grass: Quecke *f*, Agropyron repens
grate [greɪt]: **I** *noun* Gitter *nt* **II** *vt* **1.** knirschen *oder* kratzen (mit) **grate one's teeth** mit den Zähnen knirschen **2.** zerreiben **III** *vi* knirschen, kratzen, knarren
grat|ing ['greɪtɪŋ]: **I** *noun* **1.** Kratzen *nt*, Knirschen *nt*, Knarren *nt* **2.** Gitter(werk) *nt*, Vergitterung *f* **3.** (*physik.*) (Beugungs-)Gitter *nt* **II** *adj* knirschend, kratzend, reibend
grat|tage [græ'tɑːʒ, grə-; gra'taːʒ] *noun*: Aufreiben *nt*, Aufrauhen *nt*, Aufraspeln *nt*
grav. *Abk.*: gravid
grave [greɪv] *noun*: Grab *nt*
grave [greɪv] *adj*: ernst, bedenklich, bedrohlich
grave [greɪv] *vt*: (**graven; graved**) (ein-)schnitzen, (ein-)schneiden, (ein-)meißeln
grav|el ['grævəl] *noun*: Grieß *m*; Harngrieß *m*

kidney gravel: Nierengrieß *m*

grave-wax *noun*: Fett-, Leichenwachs *nt*, Adipocire *f*

grav|id ['grævɪd] *adj*: schwanger, gravid

grav|i|da ['grævɪdə] *noun, plural* **-das, -dae** [-diː]: Schwangere *f*, Gravida *f*

gra|vid|ic [græ'vɪdɪk] *adj*: Schwangerschaft *oder* Schwangere betreffend, während der Schwangerschaft auftretend, Schwangeren-, Schwangerschafts-, Graviditäts-

grav|id|ism ['grævɪdɪzəm] *noun*: →*gravidity*

gra|vid|i|tas [grə'vɪdətəs] *noun*: →*gravidity*

gra|vid|i|ty [grə'vɪdətiː] *noun*: Schwangerschaft *f*, Gravidität *f*, Graviditas *f*

grav|i|do|pu|er|per|al [ˌgrævɪdəʊpjuː'ɜrp(ə)rəl] *adj*: Schwangerschaft und Wochenbett betreffend

gra|vim|e|ter [grə'vɪmɪtər] *noun*: Gravimeter *nt*

grav|i|met|ric [ˌgrævɪ'metrɪk] *adj*: Gravimetrie betreffend, mittels Gravimetrie, gravimetrisch

grav|i|met|ri|cal [ˌgrævɪ'metrɪkl] *adj*: →*gravimetric*

gra|vim|e|try [grə'vɪmətriː] *noun*: Gravimetrie *f*, Gewichtsanalyse *f*, gravimetrische Analyse *f*

grav|i|ta|tion [ˌgrævɪ'teɪʃn] *noun*: Massenanziehung *f*, Gravitation *f*

grav|i|ta|tion|al [ˌgrævɪ'teɪʃnl] *adj*: Gravitations-, Schwer(e)-

grav|i|ta|tive ['grævɪteɪtɪv] *adj*: →*gravitational*

grav|i|ty ['grævɪtiː] *noun, plural* **-ties**: Schwerkraft *f*, Gravitation(skraft *f*) *f*

specific gravity: spezifisches Gewicht *nt*

gray [greɪ] *noun*: Gray *nt*

gray [greɪ]: I *noun* **1.** Grau *nt*, graue Farbe *f* **2.** graue Gehirn- und Rückenmarkssubstanz *f*, graue Substanz *f*, Substantia grisea II *adj* **3.** grau **4.** trübe, grau **5.** grau (-haarig), ergraut III *vi* grau werden, ergrauen

central gray: zentrales Höhlengrau *nt*, Substantia grisea centralis

central gray substance of cerebrum: →*central gray*

periaqueductal gray: →*central gray*

gray-headed *adj*: grauhaarig

gray|ing ['greɪɪŋ] *noun*: (*Haar*) Ergrauen *nt*

gray|ish ['greɪɪʃ] *adj*: graulich, gräulich

gray|ness ['greɪnəs] *noun*: Grau *nt*, graue Farbe *f*; (*fig.*) Trübheit *f*

GRD *Abk.*: β-glucuronidase

great [greɪt] *adj*: groß; (*Anzahl*) sehr viele; (*zeitlich*) lang; (*Alter*) hoch; bedeutend, wichtigste(r, s), Groß-, Haupt-

green [griːn]: I *noun* Grün *nt*, grüne Farbe *f*, grüner Farbstoff *m* II *adj* **1.** grün **2.** (*Wunde*) frisch, neu **3.** (*fig.*) grün, unerfahren, unreif, naiv

brilliant green: Brillantgrün *nt*

bromcresol green: Bromkresolgrün *nt*

ethyl green: Brillantgrün *nt*

malachite green: Malachitgrün *nt*

grey [greɪ] *noun, adj, v*: (*brit.*) →*gray*

grey-headed *adj*: (*brit.*) →*gray-headed*

grey|ing ['greɪɪŋ] *noun*: (*brit.*) →*graying*

grey|ish ['greɪɪʃ] *adj*: (*brit.*) →*grayish*

grey|ness ['greɪnəs] *noun*: (*brit.*) →*grayness*

GRF *Abk.*: **1.** gonadotrophin releasing factor **2.** gonadotropin releasing factor **3.** growth hormone releasing factor

GRH *Abk.*: **1.** gonadotrophin releasing hormone **2.** gonadotropin releasing hormone **3.** growth hormone releasing hormone

GRIA *Abk.*: gastrin radioimmunoassay

grid [grɪd] *noun*: **1.** Gitter(netz *nt*) *nt* **2.** (*radiolog.*) Streustrahlenblende *m*; Gitterblende *f*, Rasterblende *f*

Bucky-Potter grid: Bucky-Blende *f*, Streustrahlenraster *nt*

focused grid: Fokussierraster *nt*

ocular counting grid: Okularzählfenster *nt*

parallel grid: Parallelraster *nt*

Potter-Bucky grid: Bucky-Blende *f*, Streustrahlenraster *nt*

grief [griːf] *noun*: Gram *m*, Kummer *m*, Leid *nt*, Schmerz *m*

GRIF *Abk.*: growth hormone inhibiting factor

GRIH *Abk.*: growth hormone inhibiting hormone

grind [graɪnd]: (*v* **ground**) I *noun* Knirschen *nt* II *vt* **1.** (zer-)mahlen, zerreiben, zerstoßen, zerkleinern **2.** (*Zähne*) knirschen **grind one's teeth** mit den Zähnen knirschen III *vi* mahlen, knirschen

Grin|del|i|a [grɪn'diːliːə] *noun*: Grindelia *f*

Grindelia robusta: Grindelia robusta

Grindelia squarrosa: Grindelia squarrosa

grind|er ['graɪndər] *noun*: **1.** Backenzahn *m*, Mahlzahn *m*, Molar *m* **2.** Schleifmaschine *f*

grind|ing ['graɪndɪŋ]: I *noun* **1.** Mahlen *nt*; Knirschen *nt* **2.** Schleifen *nt*, Schärfen *nt* II *adj* knirschen; (zer-)mahlend, Mahl-, Schleif-

habitual grinding: Knirschen *m*, Mahlen *nt*, ekzentrischer Bruxismus *m*

nonfunctional grinding: →*habitual grinding*

teeth grinding: (unwillkürliches) Zähneknirschen *nt*, Bruxismus *m*

grip [grɪp]: (*v* **gripped**) I *n* **1.** Griff *m* **2.** (*fig.*) Griff *m*, Halt *m*; Herrschaft *f*, Gewalt *f*, Zugriff *m*; Verständnis *f* II *vt* **3.** ergreifen, packen **4.** (*fig.*) begreifen, verstehen III *vi* (*orthopäd.*) (*Schraube*) greifen, Halt finden

C grip: C-Griff *m*

devil's grip: Bornholmer Krankheit *f*, epidemische Pleurodynie *f*, Myalgia epidemica

grip [grɪp] *noun*: grippaler Infekt *m*, Influenza *f*, Grippe *f*, Virusgrippe *f*

gripe [graɪp]: I *noun* (*meist* **gripes** *pl*) Bauchschmerzen *pl*, Krämpfe *pl*, Kolik *f* II *vt* Bauchschmerzen/eine Kolik verursachen **be griped** Bauchschmerzen/eine Kolik haben III *vi* Bauchschmerzen/eine Kolik auslösen *oder* haben

grip|pal ['grɪpl] *adj*: Grippe betreffend, grippeartig, grippeähnlich, grippal

grippe [grɪp] *noun*: grippaler Infekt *m*, Influenza *f*, Grippe *f*, Virusgrippe *f*

gris|e|o|ful|vin [ˌgrɪsɪəʊ'fʌlvɪn] *noun*: Griseofulvin *nt*

GRNV *Abk.*: gated radionuclide ventriculography

groin [grɔɪn] *noun*: Leiste *f*, Leistengegend *f*, -region *f*, Regio inguinalis **above the groin** oberhalb der Leiste (liegend)

grommet ['grɑmɪt] *noun*: Paukenröhrchen *nt*

groove [gruːv] *noun*: Furche *f*, Rinne *f*; (*techn.*) Nut *f*, Rille *f*

anterior interventricular groove: vordere Interventrikularfurche *f*, Sulcus interventricularis anterior

anterior palatine groove: Canalis incisivus

anterolateral groove of spinal cord: Sulcus anterolateralis medullae spinalis, Sulcus ventrolateralis medullae spinalis

anteromedian groove of medulla oblongata: vordere Mittelfurche *f*, Fissura mediana anterior medullae oblongatae

anteromedian groove of spinal cord: vordere Rückenmarksfissur *f*, Fissura mediana anterior medullae spinalis

arterial grooves: Schädelwandfurchen *pl* für Meningealarterien, Sulci arteriosi

atrioventricular groove: (Herz-)Kranzfurche *f*, Sulcus coronarius

auriculoventricular groove: (Herz-)Kranzfurche *f*, Sul-

cus coronarius
basilar groove: Sulcus basilaris
basilar groove of occipital bone: Clivus ossis occipitalis
basilar groove of pons: Brückenfurche *f* für Arteria basilaris, Sulcus basilaris
basilar groove of sphenoid bone: Clivus ossis sphenoidalis
bicipital groove: Sulcus intertubercularis
branchial grooves: Kiemengänge *pl*, Kiemenspalten *pl*, Viszeralspalten *pl*
buccal groove: Bukkalfurche *f*, bukkale Höckerfurche *f*
buccal developmental groove: →*buccal groove*
carotid groove of sphenoid bone: Sulcus caroticus
cavernous groove of sphenoid bone: Sulcus caroticus
central groove: zentrale Höckerfurche *f*
central developmental groove: →*central groove*
costal groove: Rippenfurche *f*, Sulcus costae
dental groove: Zahnfurche *f*
developmental grooves: Höckerfurchen *pl*
distobuccal groove: distobukkale Höckerfurche *f*
distobuccal developmental groove: →*distobuccal groove*
distolingual groove: distolinguale Höckerfurche *f*
distolingual developmental groove: →*distolingual groove*
Döhle's grooves: Döhle-Furchen *pl*
dorsal intermediate groove of spinal cord: Sulcus intermedius posterior medullae spinalis
dorsolateral groove of medulla oblongata: Hinterseitenfurche *f* der Medulla oblongata, Sulcus posterolateralis medullae oblongatae
dorsolateral groove of spinal cord: Hinterseitenfurche *f* des Rückenmarks, Sulcus posterolateralis medullae spinalis
esophagotracheal groove: ösophagotracheale Grube/Rinne *f*
ethmoidal groove: Sulcus ethmoidalis
groove for eustachian tube: Sulcus tubae auditivae/auditoriae
groove for tendon of flexor hallucis longus: Sulcus tendinis musculi flexoris hallucis longi
groove for inferior vena cava: Vena-cava-Rinne *f*, Sulcus venae cavae
free gingival groove: →*gingival groove*
gingival groove: freie Gingivafurche *f*, Gingivafurche *f*
gluteal groove: Gesäßfurche *f*, -falte *f*, Sulcus glutealis
groove of great superficial petrosal nerve: Sulcus nervi petrosi majoris
hamular groove: Sulcus hamuli pterygoidei
Harrison's groove: Harrison-Furche *f*
inferior interventricular groove: hintere Interventrikularfurche *f*, Sulcus interventricularis posterior
groove for inferior vena cava: Vena-cava-Rinne, Sulcus venae cavae hepatis
infraorbital groove of maxilla: Infraorbitalfurche *f*, Sulcus infraorbitalis
interdental groove: Interdentalsulkus *m*, Interdentalfurche *f*
interlobar grooves: Interlobarfurchen *pl* des Großhirns, Sulci interlobares cerebri
interosseous groove of calcaneus: Sulcus calcaneus
intertubercular groove: Bizepsrinne *f* des Humerus, Sulcus intertubercularis
labial groove: Labialfurche *f*
labiomental groove: Lippenkinnfurche *f*, Sulcus mentolabialis
groove of lacrimal bone: Sulcus lacrimalis ossis lacrimalis
lateral bicipital groove: seitliche Bizepsrinne *f*, Sulcus bicipitalis lateralis/radialis
ligature groove: Schnürfurche *f*
lingual groove: linguale Höckerfurche *f*
lingual developmental groove: →*lingual groove*
medial bicipital groove: mediale Bizepsrinne *f*, Sulcus bicipitalis medialis/ulnaris
groove for medial meningeal artery: Sulcus arteriae meningeae mediae
medullary groove: Medullarrinne *f*
mesiobuccual groove: mesiobukkale Höckerfurche *f*
mesiobuccual developmental groove: →*mesiobuccual groove*
mesiolingual groove: mesiolinguale Höckerfurche *f*
mesiolingual developmental groove: →*mesiolingual groove*
musculospiral groove: Radialisrinne *f*, Sulcus nervi radialis
nasal groove: Sulcus ethmoidalis
groove for nasal nerve: Sulcus ethmoidalis
nasolacrimal groove: Tränen-Nasenfurche *f*
neural groove: Neuralrinne *f*
obturator groove (of pubis): Sulcus obturatorius
groove for occipital artery: Sulcus arteriae occipitalis
oesophagotracheal groove: (*brit.*) →*esophagotracheal groove*
optic grooves: Augenfurchen *pl*
palatine groove: Gaumenfurche *f*, Sulcus palatinus
palatine grooves: Sulci palatini
palatomaxillary groove: Sulcus palatinus major maxillae
pharyngeal grooves: Kiemengänge *pl*, Kiemenspalten *pl*, Viszeralspalten *pl*
popliteal groove: Sulcus popliteus
posterior auricular groove: Sulcus auricularis posterior
posterior intermediate groove of spinal cord: Sulcus intermedius posterior medullae spinalis
posterointermediate groove of spinal cord: Sulcus intermedius posterior medullae spinalis
posterolateral groove of medulla oblongata: Hinterseitenfurche *f* der Medulla, Sulcus posterolateralis medullae oblongatae
posterolateral groove of spinal cord: Hinterseitenfurche *f* des Rückenmarks, Sulcus posterolateralis medullae spinalis
radial groove: Radialisrinne *f*, Sulcus nervi radialis
radial bicipital groove: seitliche Bizepsrinne *f*, Sulcus bicipitalis lateralis/radialis
groove for radial nerve: Radialisrinne *f*, Sulcus nervi radialis
retention groove: Retentionsnute *f*
sagittal groove: Sinus sagittalis superior-Rinne *f*, Sulcus sinus sagittalis superioris
sigmoid groove: Sulcus sinus sigmoidei
groove for sigmoid sinus: Sulcus sinus sigmoidei
skin grooves: Sulci cutis
spiral groove: Radialisrinne *f*, Sulcus nervi radialis
groove for subclavian artery: Sulcus arteriae subclaviae
groove for subclavian muscle: Sulcus musculi subclavii
sweat groove: Schweißrinne *f*
tracheobronchial groove: Tracheobronchialrinne *f*
tracheoesophageal groove: ösophagotracheale Grube/Rinne *f*
tracheooesophageal groove: (*brit.*) →*tracheoesopha-*

geal groove
ulnar groove: Sulcus nervi ulnaris
ulnar bicipital groove: mediale Bizepsrinne *f*, Sulcus bicipitalis medialis/ulnaris
groove of ulnar nerve: Sulcus nervi ulnaris
urethral groove: Urogenitalspalte *f*
urogenital groove: Urogenitalspalte *f*
venous grooves: Sulci venosi
ventrolateral groove of medulla oblongata: Vorderseitenfurche *f* der Medulla oblongata, Sulcus anterolateralis medullae oblongatae
ventrolateral groove of spinal cord: Vorderseitenfurche *f* des Rückenmarks, Sulcus anterolateralis medullae spinalis
vomeral groove: Sulcus vomeris
vomerovaginal groove: Sulcus vomerovaginalis

grooved [gruːvd] *adj*: gefurcht, furchig, rinnig; gerillt

gross [grəʊs] *adj*: **1.** grob(körnig) **2.** mit bloßem Auge sichtbar, makroskopisch, Makro- **3.** (*Fehler*) schwer, grob **4.** (*Wachstum*) dicht, stark, üppig **5.** brutto, gesamt, Brutto-, Gesamt-, Roh-

ground [graʊnd]: I *noun* **1.** Grund *m*, Boden *m* **2.** Grundlage *f*, Basis *f* **3.** (*fig.*) Ursache *f*, (Beweg-)Grund *m* **on health/medical grounds** aus gesundheitlichen/medizinischen Gründen **on grounds of age** aus Altersgründen **4. grounds** *pl* (Boden-)Satz *m* **5.** Hinter-, Untergrund *m* II *adj* gemahlen III *vt* (*fig.*) gründen, basieren, aufbauen (*on, in* auf)
breeding ground: Brutstätte *f*, -platz *m*; (*mikrobiolog.*) Nährboden *m*

ground|sel ['graʊndsəl] *noun*: **1.** (gemeines) Kreuzkraut *nt*, Senecio vulgaris **2.** Kreuzkraut *nt*, Senecionis vulgaris herba

group [gruːp]: I *noun* Gruppe *f*, (*chem.*) Gruppe *f*, Radikal *nt* II *vt* gruppieren; klassifizieren III *vi* sich gruppieren
ABO blood groups: ABNull-Blutgruppen *pl*, klassische Blutgruppen *pl*
age group: Jahrgang *m*, Altersstufe *f*, -klasse *f*, -gruppe *f*
aldehyde group: Aldehydgruppe *f*
Babinski group: Babinski-Gruppe *f*
Balint group: Balint-Gruppe *f*
Bethesda-Ballerup group: Bethesta-Ballerup-Gruppe *f*, -Bakterien *pl*
blood group: Blutgruppe *f*
blood group 0: Blutgruppe 0 *f*
blood group A: Blutgruppe A *f*
blood group AB: Blutgruppe AB *f*
blood group B: Blutgruppe B *f*
blood group D: Blutgruppe D *f*
Bombay blood group: Bombay-Blutgruppe *f*
carboxyl group: Karboxylgruppe *f*
Cartwright blood groups: Cartwright-Blutgruppen *pl*
Colton blood groups: Colton-Blutgruppen *pl*
control group: Kontrollgruppe *f*
Diego blood group: Diego-Blutgruppe *f*
Dombrock blood groups: Dombrock-Blutgruppen *pl*
Duffy blood group: Duffy-Blutgruppe(nsystem *nt*) *f*
enzyme groups: Enzymgruppen *pl*
funtional group: funktionelle Gruppe *f*
Gerbich blood group: Gerbich-Blutgruppe *f*
HACEK group: HACEK-Gruppe *f*
Ii blood group: Ii-System *nt*
Kell blood groups: Kell-Blutgruppen *pl*
KES group: KES-Gruppe *f*
keto group: Ketogruppe *f*
Kidd blood groups: Kidd-Blutgruppen *pl*
Lancefield groups: Lancefield-Gruppen *pl*
Le blood groups: Lewis-Blutgruppen *pl*
Lewis blood groups: Lewis-Blutgruppen *pl*
Lu blood groups: Lutheran-Blutgruppen *pl*
Lutheran blood groups: Lutheran-Blutgruppen *pl*
MN blood groups: MNSs-Blutgruppen *pl*, Ss-System *nt*
MNSs blood groups: MNSs-Blutgruppen *pl*, Ss-System *nt*
nitrile group: Nitrilgruppe *f*
nuclear groups of thalamus: Kerngruppen *oder* -komplexe *pl* des Thalamus
para-Bombay blood groups: Para-Bombay-Blutgruppen *pl*
P blood groups: P-Blutgruppen *pl*, P-System *nt*
phosphate group: Phosphatgruppe *f*
PLT group: PLT-Gruppe *f*, Chlamydia *f*, Chlamydie *f*
primary group: Primärgruppe *f*
prosthetic group: prosthetische Gruppe *f*
relatives group: Angehörigengruppe *f*
Rhesus blood groups: Rhesus-Blutgruppen *pl*
Runyon groups: Runyon-Gruppen *pl*
Runyon group I: photochromogene Mykobakterien *pl*, Mykobakterien *pl* der Runyon-Gruppe I
Runyon group II: skotochromogene Mykobakterien *pl*, Mykobakterien *pl* der Runyon-Gruppe II
Runyon group III: nicht-chromogene Mykobakterien *pl*, Mykobakterien *pl* der Runyon-Gruppe III
Runyon group IV: schnellwachsende (atypische) Mykobakterien *pl*, Mykobakterien *pl* der Runyon-Gruppe IV
Sciana blood groups: Scianna-Blutgruppen *pl*
self-experience group: Selbsterfahrungsgruppe *f*
self-help group: Selbsthilfegruppe *f*
serum groups: Serumgruppen *pl*
sulfuric group: Schwefelsäure-Rest *m*
sulphuric group: (*brit.*) →*sulfuric group*
terminal groups: Endgruppen *pl*
TPE group: TPE-Gruppe *f*
TRIC group: Chlamydia trachomatis, TRIC-Erreger *m*
Vel blood group: Vel-Blutgruppe *f*
Wright blood groups: Wright-Blutgruppen *pl*
Xg blood group: Xg-Blutgruppe *f*

group-conscious *adj*: gruppenbewusst

group-dynamic *adj*: gruppendynamisch

groupling ['gruːpɪŋ] *noun*: Gruppierung *f*, An- *oder* Einordnung *f* (in Gruppen); Gruppenbestimmung *f*
blood grouping: Blutgruppenbestimmung *f*
serologic grouping: serologisches Gruppieren *nt*

group-reactive *adj*: gruppenreaktiv

group-specific *adj*: gruppenspezifisch

group-transfer *noun*: Gruppenübertragung *f*, -transfer *m*

group-transferring *adj*: gruppenübertragend

grow [grəʊ]: (grew; grown) I *vt* züchten II *vi* **1.** wachsen; (*Person*) größer werden, wachsen **grow together** zusammenwachsen **2.** (*fig.*) zunehmen, sich vergrößern (*in* an) **3.** werden, sich entwickeln, sich bilden
grow up *vi* auf-, heranwachsen; erwachsen werden

growling ['grəʊɪŋ]: I *noun* Wachsen *nt*, Wachstum *nt* II *adj* wachsend, Wachstums-; (*Kind*) heranwachsend; (*fig.*) zunehmend, ansteigend

growth [grəʊθ] *noun*: **1.** Wachsen *nt*, Wachstum *nt*; Wuchs *m*, Größe *f* **2.** Entwicklung *f* **3.** Gewächs *nt*, Wucherung *f*, Auswuchs *m*, Geschwulst *f*, Neoplasma *nt*
appositional growth: appositionelles Wachstum *nt*
bone growth: Knochenwachstum *nt*
chain growth: Kettenwachstum *nt*
criss-cross growth: criss-cross-Wachstum *nt*
dysgonic growth: dysgonisches Bakterienwachstum *nt*
eugonic growth: Eugonie *f*

excessive hair growth: abnorme Behaarung *f*
expansive growth: expansives/verdrängendes Wachstum *nt*
exponential growth: exponentielles Wachstum *nt*
hair growth: Haarwachstum *nt*
infiltrating growth: infiltrierendes Wachstum *nt*
internal growth: interstitielles Wachstum *nt*
interstitial growth: interstitielles Wachstum *nt*
invasive growth: invasives Wachstum *nt*
longitudinal growth: Längenwachstum *nt*
new growth: Neubildung *f*, Neoplasma *nt*, Geschwulst *f*
organic growth: organisches Wachstum *nt*
population growth: Bevölkerungs-, Populationswachstum *nt*
vegetative growth: vegetatives Wachstum *nt*

GRP *Abk.*: gastrin releasing peptide

G

gru|mose ['gruːməʊs] *adj*: →*grumous*
gru|mous ['gruːməs] *adj*: (*Blut*) geronnen, dick, klumpig
gry|pho|sis [grɪ'fəʊsɪs] *noun*: →*gryposis*
gry|po|sis [grɪ'pəʊsɪs] *noun*: Gryposis *f*
gry|pot|ic [grɪ'pɑtɪk] *adj*: Gryposis betreffend, grypotisch
GS *Abk.*: **1.** Gilbert syndrome **2.** glomerulosclerosis **3.** Goodpasture syndrome
gs *Abk.*: group-specific
GSC *Abk.*: **1.** gas-solid chromatography **2.** gravity-setting culture
GSD *Abk.*: **1.** genetically significant dose **2.** glutamic acid decarboxylase **3.** glycogen storage disease
GSE *Abk.*: glutene-sensitive enteropathy
GSH *Abk.*: **1.** glutathione (reduced) **2.** reduced glutathione
GSP *Abk.*: gastrosecretagogue pancreatic peptide
GSR *Abk.*: **1.** galvanic skin response **2.** generalized Shwartzman reaction
GSRA *Abk.*: galvanic skin response audiometry
GSSG *Abk.*: **1.** glutathione disulfide **2.** oxidized glutathione
G-strophantin *noun*: g-Strophanthin *nt*, Ouabain *nt*
GT *Abk.*: **1.** galactosemia test **2.** generation time **3.** genetic therapy **4.** glucose tolerance **5.** group therapy
gt *Abk.*: granulation tissue
GTF *Abk.*: glucose tolerance factor
GTH *Abk.*: **1.** glutathione **2.** gonadotrophic hormone
GTN *Abk.*: **1.** gestational trophoblastic neoplasia **2.** glomerulotubulonephritis **3.** glyceryl trinitrate
GTP *Abk.*: **1.** guanosine-5'-triphosphate **2.** guanosine triphosphate
GTPH *Abk.*: guanosine triphosphate cyclohydrolase
GTR *Abk.*: granulocyte turnover rate
GTS *Abk.*: glucose transport system
GTT *Abk.*: glucose tolerance test
GU *Abk.*: **1.** gastric ulcer **2.** genitourinary **3.** glucuronidase **4.** Goldblatt unit **5.** gonococcal urethritis **6.** gravitational ulcer
Gua *Abk.*: guanine
guai|ac ['gwaɪək] *noun*: Guajak(harz) *nt*
guai|a|col ['gwaɪəkəʊl, -kɔl] *noun*: Guajacol *nt*, Guajacolum *nt*
guai|fen|e|sin [gwaɪ'fenəsɪn] *noun*: Guaifenesin *nt*, Guajakolglycerolether *m*
guai|phen|e|sin [gwaɪ'fenəsɪn] *noun*: →*guaifenesin*
gua|na|benz ['gwɑːnəbenz] *noun*: Guanabenz *nt*
gua|nase ['gwɑːneɪz] *noun*: Guanindesaminase *f*, Guanase *f*
guan|eth|i|dine [gwɑːn'eθɪdiːn] *noun*: Guanethidin *nt*
guan|i|dase ['gwænɪdeɪz] *noun*: Guanidase *f*
gua|ni|di|nae|mi|a [ˌgwænɪdiː'niːmiːə] *noun*: (*brit.*) →*guanidinemia*
guan|i|dine ['gwænɪdiːn, -dɪn] *noun*: Guanidin *nt*, Iminoharnstoff *m*
guanidine phosphate: Phosphoguanidin *nt*, Guanidinphosphat *nt*
gua|ni|di|ne|mi|a [ˌgwænɪdiː'niːmiːə] *noun*: Guanidinämie *f*, Hyperguanidinämie *f*
gua|ni|do|u|rea [ˌgwɑnɪdəʊ'jʊərɪə] *noun*: Guanidoharnstoff *m*
guan|i|dyl|ate [ˌgwænɪ'dɪleɪt] *noun*: Guanidylat *nt*
gua|nine ['gwɑniːn] *noun*: Guanin *nt*
gua|no|sine ['gwɑnəsiːn, -sɪn] *noun*: Guanosin *nt*
guanosine 3',5'-cyclic phosphate: zyklisches Guanosin-3',5-Phosphat *nt*, zyklisches GMP, Zyklo-GMP *nt*, Cyclo-GMP *nt*
guanosine diphosphate: Guanosindiphosphat *nt*, Guanosin(-5-)diphosphat *nt*
guanosine monophosphate: Guanosinmonophosphat *nt*, Guanosin-5-monophosphat *nt*, Guanylsäure *f*
cyclic guanosine monophosphate: zyklisches Guanosinmonophosphat *nt*, Cyclo-GMP *nt*, Zyklo-GMP *nt*, zyklisches Guanosin-3',5-Phosphat *nt*
guanosine triphosphate: Guanosintriphosphat *nt*, Guanosin(-5-)triphosphat *nt*
gua|ra|nine ['gwærəniːn, gwə'rɑː-, -nɪn] *noun*: Koffein *nt*, Coffein *nt*, Methyltheobromin *nt*, 1,3,7-Trimethylxanthin *nt*
guard [gɑːrd]: **I** *noun* **1.** Schutz *m*, Schutzvorrichtung *f*, Schutzgitter *nt*; Vorsichtsmaßnahme *f*, Sicherung *f* **2.** Vorsichtsmaßnahme *f*, Sicherung *f* **II** *vt* (be-)hüten, (be-)schützen, bewachen; bewahren, sichern (*against, from* gegen, vor)
bite guard: Nachtschiene *f*
eye guard: Augenschutz *m*, Augenschützer *m*, Augenschutzschild *nt*
mouth guard: Mundschutz *m*
guard|ing ['gɑːrdɪŋ] *noun*: Abwehrspannung *f*
abdominal guarding: abdominelle Abwehrspannung *f*
involuntary guarding: reflektorische Abwehrspannung *f*
gu|ber|nac|u|lum [ˌg(j)uːbər'nækjələm] *noun, plural* **-la** [-lə]: Leit-, Führungsband *nt*, Gubernaculum *nt*
Hunter's gubernaculum: Gubernaculum testis *nt*
guid|ance ['gaɪdns] *noun*: **1.** Leitung *f*, Führung *f* **2.** Anleitung *f*, Unterweisung *f*, Belehrung *f* **3.** Beratung *f*, Führung *f*, Betreuung *f*
anterior guidance: Schneidezahnführungsstift *m*
child guidance: heilpädagogische Betreuung *f*
cuspid guidance: Höckerführung *f*
incisal guidance: Inzisalführung *f*, Schneidezahnführung *f*
guide [gaɪd]: **I** *noun* **1.** Führer(in *f*) *m*, Leiter(in *f*) *m* **2.** Leitfaden *m*, Einführung *f* (*to* in); Handbuch *nt* **3.** Berater(in *f*) *m* **4.** Richtschnur *f*, Anhaltspunkt *m*, Hinweis *m* **II** *vt* steuern, lenken, führen, leiten
drill guide: Bohrbüchse *f*, -führung *f*
incisal guide: Schneidezahnführungsstift *m*
light guide: Glasfaser *f*, -fiber *f*
guide|line ['gaɪdlaɪn] *noun*: Leit-, Richtlinie *f*, Richtschnur *f*
gul|let ['gʌlɪt] *noun*: **1.** Schlund *m*, Kehle *f*, Gurgel *f* **2.** Speiseröhre *f*, Ösophagus *m*, Oesophagus *m*
L-gu|lo|no|lac|tone [ˌgjuːlənəʊ'læktəʊn] *noun*: L-Gulonolacton *nt*
gu|lose ['g(j)uːləʊz] *noun*: Gulose *f*
gum [gʌm] *noun*: **1.** Zahnfleisch *nt*, Gingiva *f* **2.** Gummi *m/nt*; Klebstoff *m* **3.** Gummi *m/nt*, Gummiharz *nt*, Kautschuk *m*

gum arabic: Gummi arabicum
blue gum: Eucalyptus globulus
gum elastic: Naturgummi *nt*, Kautschuk *m*
free gum: →*free gingiva*
guaiac gum: Guajak *nt*, Guajakharz *nt*
karaya gum: Karaya-Gummi *nt*, -Harz *nt*
myrrh gum: Myrrha *f*, Gummi Myrrha
unattached gum: →*free gingiva*
wheat gum: Gluten *nt*

GUM *Abk.*: genitourinary disease
gum|boil ['gʌmbɔɪl] *noun*: Zahnfleischabszess *m*; Parulis *f*
gum|ma ['gʌmə] *noun, plural* **-mas, -ma|ta** [-mətə]: **1.** Gummiknoten *m*, -geschwulst *f*, Gumme *f*, Gumma *nt* **2.** Syphilom *nt*, Gumma (syphiliticum) *nt* **3.** benigne Spätsyphilis *f*
tuberculous gumma: tuberkulöses Gumma *nt*, Tuberculosis cutis colliquativa
gum|ma|tous ['gʌmətəs] *adj*: Gumme/Gumma betreffend, gummaartig, gummatös, gummös
gum|my ['gʌmiː] *adj*: **1.** gummiartig, gummiabsondernd, klebrig, zäh(flüssig) **2.** aus Gummi, Gummi-; gummihaltig **3.** →*gummatous*
gum|weed ['gʌm,wiːd] *noun*: Grindeliae herba
gun|cot|ton ['gʌnkɑtn] *noun*: Schießbaumwolle *f*, Nitrozellulose *f*
gun|shot ['gʌnʃɑt] *noun*: Schusswunde *f*, -verletzung *f*
Guo *Abk.*: guanosine
GUS *Abk.*: genitourinary system
gus|ta|tion [gʌ'steɪʃn] *noun*: **1.** Geschmackssinn *m*, Geschmacksvermögen *nt* **2.** Schmecken *nt*
gus|ta|tive ['gʌstətɪv] *adj*: →*gustatory*
gus|ta|to|ry ['gʌstə,tɔːriː, -təʊ-] *adj*: Geschmackssinn betreffend, gustatorisch, gustativ, Geschmacks-
gus|tom|e|ter [gʌs'tɑmɪtər] *noun*: Gustometer *nt*
gus|tom|e|try [gʌs'tɑmətriː] *noun*: Gustometrie *f*
gut [gʌt] *noun*: Darm(kanal *m*) *m*; Gedärme *pl*, Eingeweide *pl*; (*anatom.*) Intestinum *nt*
blind gut: Blinddarm *m*, Zäkum *nt*, Zökum *nt*, Caecum *nt*, Intestinum caecum
pharyngeal gut: Schlunddarm *m*
primitive gut: primitiver Darmkanal *m*, Urdarm *m*, Archenteron *nt*
gut|ta ['gʌtə] *noun, plura* **gut|tae** ['gʌtiː]: Tropfen *m*; (*pharmakol.*) Gutta *f*
gutta-per|cha ['pɜrtʃə] *noun*: Guttapercha *f*
gut|tate ['gʌteɪt] *adj*: (tropfenförmig) gesprenkelt
gut|ta|tion [gʌ'teɪʃn] *noun*: Guttation *f*
gut|ti|form ['gʌtəfɔːrm] *adj*: tropfenförmig
gut|tur ['gʌtər] *noun*: Kehle *f*, vorderer Teil *m* des Halses
gut|tur|al ['gʌtərəl] *adj*: **1.** Kehle/Guttur betreffend, guttural, kehlig, Kehl- **2.** (*Stimme*) rau, heiser, kehlig, guttural
GV *Abk.*: gentian violet
GVH *Abk.*: **1.** graft-versus-host **2.** graft versus host reaction
GVHD *Abk.*: **1.** graft-versus-host defence **2.** graft-versus-host disease
GVHR *Abk.*: graft-versus-host reaction
GVHS *Abk.*: graft-versus-host syndrome
GWG *Abk.*: generalized Wegener granulomatosis
GX *Abk.*: glycine xylidide
Gy *Abk.*: gray
gym|nas|tics [dʒɪm'næstɪks] *plural*: Gymnastik *f*, Übung (-en *pl*) *f*; Turnen *nt*
Gym|no|as|ca|ce|ae [,dʒɪmnæs'keɪsiiː] *plural*: Gymnoascaceae *pl*
gym|no|car|pic [,ʒɪmnə'kɑːrpɪk] *adj*: →*gymnocarpous*
gym|no|car|pous [,ʒɪmnə'kɑːrpəs] *adj*: nacktfrüchtig, gymnokarp
gym|no|pho|bi|a [,dʒɪmnə'fəʊbɪə] *noun*: Gymnophobie *f*
gym|no|pho|bic [,dʒɪmnə'fəʊbɪk] *adj*: Gymnophobie betreffend, gymnophob
gym|no|spore ['dʒɪmnəspəʊər, -spɔːr] *noun*: Gymnospore *f*
GYN *Abk.*: gynecology
gyn- *präf.*: Frau(en)-, Gynäko-, Gyn-, Gyno-
gynae- *präf.*: (*brit.*) →*gynaeco-*
gynaec- *präf.*: (*brit.*) →*gynaeco-*
gy|nae|cic [dʒɪ'niːsɪk] *adj*: (*brit.*) →*gynecic*
gy|nae|ci|um [dʒɪ'niːsɪən, -ʃɪ-] *noun*: (*brit.*) →*gynecium*
gynaeco- *präf.*: (*brit.*) Frau(en)-, Gynäko-, Gyn-, Gyno-
gy|nae|cog|ra|phy [,dʒaɪnə'kɑgrəfɪ, ,gaɪnɪ-] *noun*: (*brit.*) →*gynecography*
gyn|ae|coid ['dʒaɪnəkɔɪd, 'gaɪnɪ-] *adj*: (*brit.*) →*gynecoid*
gyn|ae|co|log|ic [,dʒaɪnəkə'lɑdʒɪk, ,gaɪnɪ-] *adj*: (*brit.*) →*gynecologic*
gyn|ae|co|log|i|cal [,dʒaɪnəkə'lɑdʒɪkl] *adj*: (*brit.*) →*gynecological*
gyn|ae|col|o|gist [,dʒaɪnə'kɑlədʒɪst] *noun*: (*brit.*) →*gynecologist*
gyn|ae|col|o|gy [,dʒaɪnə 'kɑlədʒiː] *noun*: (*brit.*) →*gynecology*
gyn|ae|co|ma|ni|a [,dʒaɪnəkə'meɪnɪə] *noun*: (*brit.*) →*gynecomania*
gyn|ae|co|mas|ti|a [,dʒaɪnəkə'mæstɪə] *noun*: (*brit.*) →*gynecomastia*
gyn|ae|co|mas|tism [,dʒaɪnəkə'mæstɪzəm] *noun*: (*brit.*) →*gynecomastism*
gyn|ae|co|mas|ty ['dʒaɪnəkəmæstiː] *noun*: (*brit.*) →*gynecomasty*
gyn|ae|co|ma|zia [,dʒaɪnəkə'meɪzɪə] *noun*: (*brit.*) →*gynecomazia*
gyn|ae|cop|a|thy [,dʒaɪnə'kɑpəθiː] *noun*: (*brit.*) →*gynecopathy*
gy|nae|pho|bi|a [,dʒaɪnə'fəʊbɪə] *noun*: (*brit.*) →*gynephobia*
gy|nae|pho|bic [,dʒaɪnə'fəʊbɪk] *adj*: (*brit.*) →*gynephobic*
gyn|ae|plas|ty ['dʒaɪnəplæstiː] *noun*: (*brit.*) →*gyneplasty*
gyn|an|der [dʒɪ'nændər] *noun*: echter Zwitter *m*, Gynander *m*, Hermaphrodit *m*
gyn|an|dri|a [dʒɪ'nændrɪə] *noun*: Gynandrie *f*, Gynandrismus *m*, Pseudohermaphroditismus femininus
gyn|an|drism [dʒɪ'nændrɪzəm] *noun*: **1.** Zwittrigkeit *f*, Zwittertum *nt*, Hermaphroditismus *m*, Hermaphrodismus *m* **2.** Gynandrie *f*, Gynandrismus *m*, Pseudohermaphroditismus femininus **3.** (*biolog.*) Scheinzwittertum *nt*, Gynandromorphismus *m*, Gynandrie *f*
gyn|an|dro|blas|to|ma [dʒɪ,nændrəʊblæs'təʊmə] *noun*: Gynandroblastom *nt*
malignant gynandroblastoma: malignes Gynandroblastom *nt*
gyn|an|droid [dʒɪ'nændrɔɪd]: **I** *noun* **1.** →*gynander* **2.** weiblicher Scheinzwitter/Pseudohermaphrodit *m*, Gynandroid *m* **II** *adj* gynandroid
gyn|an|dro|morph [dʒɪ'nændrəmɔːrf] *noun*: Gynandromorpher *m*
gyn|an|dro|mor|phism [dʒɪ,nændrə'mɔːrfɪzəm] *noun*: Scheinzwittertum *nt*, Gynandromorphismus *m*, Gynandrie *f*
gyn|an|dro|mor|phous [dʒɪ,nændrə'mɔːrfəs] *adj*: gynandromorph
gyn|an|dry [dʒɪ'nændriː] *noun*: →*gynandrism*
gyn|a|tre|sia [,dʒɪnə'triːʒ(ɪ)ə] *noun*: Gynatresie *f*
gyne- *präf.*: →*gyneco-*

gynec- *präf.*: →*gyneco-*
gy|ne|cic [dʒɪ'niːsɪk] *adj*: Frau(en) betreffend, Frau(en)-, Gyn-, Gynäko-, Gyno-
gy|ne|ci|um [dʒɪ'niːsɪən, -ʃɪ-] *noun*: Gynäzium *nt*
gyneco- *präf.*: Frau(en)-, Gynäko-, Gyn-, Gyno-
gy|ne|cog|ra|phy [ˌdʒaɪnə'kɑgrəfɪ, ˌgaɪnɪ-] *noun*: Hysterosalpingographie *f*, Hysterosalpingografie *f*
gyn|e|coid ['dʒaɪnəkɔɪd, 'gaɪnɪ-] *adj*: frauenähnlich, frauenartig, gynäkoid, gynoid
gyn|e|co|log|ic [ˌdʒaɪnəkə'lɑdʒɪk, ˌgaɪnɪ-] *adj*: Gynäkologie betreffend, gynäkologisch
gyn|e|co|log|i|cal [ˌdʒaɪnəkə'lɑdʒɪkl] *adj*: →*gynecologic*
gyn|e|co|lo|gist [ˌdʒaɪnə'kɑlədʒɪst] *noun*: Frauenarzt *m*, -ärztin *f*, Gynäkologe *m*, -login *f*
gyn|e|col|o|gy [ˌdʒaɪnə 'kɑlədʒiː] *noun*: Gynäkologie *f*
gyn|e|co|ma|ni|a [ˌdʒaɪnəkə'meɪnɪə] *noun*: Satyriasis *f*, Satyrismus *m*
gyn|e|co|mas|tia [ˌdʒaɪnəkə'mæstɪə] *noun*: Gynäkomastie *f*
false gynecomastia: falsche Gynäkomastie *f*, Pseudogynäkomastie *f*
puberal gynecomastia: Pubertätsgynäkomastie *f*
true gynecomastia: echte Gynäkomastie *f*
gyn|e|co|mas|tism [ˌdʒaɪnəkə'mæstɪzəm] *noun*: →*gynecomastia*
gyn|e|co|mas|ty ['dʒaɪnəkəmæstiː] *noun*: →*gynecomastia*
gyn|e|co|ma|zia [ˌdʒaɪnəkə'meɪzɪə] *noun*: →*gynecomastia*
gyn|e|cop|a|thy [ˌdʒaɪnə'kɑpəθiː] *noun*: Gynäkopathie *f*
gy|ne|pho|bi|a [ˌdʒaɪnə'fəʊbɪə] *noun*: krankhafte Angst *f* vor *oder* Abneigung *f* gegen Frauen, Gynäkophobie *f*
gy|ne|pho|bic [ˌdʒaɪnə'fəʊbɪk] *adj*: Gynäkophobie betreffend, gynäphob
gyn|e|plas|ty ['dʒaɪnəplæstiː] *noun*: Gynoplastik *f*
gy|ni|at|rics [ˌdʒɪnɪ'ætrɪks, ˌdʒaɪ-, ˌgaɪ-] *plural*: Behandlung *f* von Frauenkrankheiten
gy|ni|at|ry [ˌdʒɪnɪ'ætriː] *noun*: →*gyniatrics*
gyno- *präf.*: Frau(en)-, Gynäko-, Gyn-, Gyno-
gyn|o|gam|on [ˌdʒɪnə'gæməʊn] *noun*: Gynogamon *nt*
gyn|o|gen|e|sis [ˌdʒɪnə'dʒenəsɪs] *noun*: Gynogenese *f*
gyn|o|me|rog|o|ny [ˌdʒɪnəmə'rɑgəniː] *noun*: Gynomerogonie *f*
gyn|op|a|thy [dʒɪ'nɑpəθiː] *noun*: Frauenkrankheit *f*, Gynopathie *f*, Gynäkopathie *f*
gy|no|pho|bi|a [ˌdʒaɪnəʊ'fəʊbɪə] *noun*: Gynäkophobie *f*
gy|no|plas|tic [ˌdʒaɪnəʊ'plæstɪk] *adj*: Gynoplastik betreffend, gynoplastisch
gy|no|plas|tics [ˌdʒaɪnəʊ'plæstɪks] *plural*: →*gynoplasty*
gy|no|plas|ty ['dʒaɪnəʊplæstiː] *noun*: Gynoplastik *f*
gyp|sum ['dʒɪpsəm] *noun*: Gips *m*
gypsum dihydrate: Dihydrat *nt*, Dihydratgips *m*
dried gypsum: Halbhydrat *nt*, Halbhydratgips *m*, Stuckgips *m*, Hemihydrat *nt*
gy|rase ['dʒaɪreɪz] *noun*: Gyrase *f*
DNA gyrase: DNA-Gyrase *f*, DNS-Gyrase *f*
gy|rate ['dʒaɪreɪt] *adj*: gewunden, geschlängelt
gy|ra|tion [dʒaɪ'reɪʃn] *noun*: Kreis-, Drehbewegung *f*, Drehung *f*
gyre [dʒaɪər] *noun*: →*gyrus*
gy|rec|to|my [dʒaɪ'rektəmiː] *noun*: Gyrektomie *f*
gyr|en|ce|phal|ic [ˌdʒaɪəensɪ'fælɪk, ˌdʒaɪr-] *adj*: (*Gehirn*) mit vielen Windungen versehen, gyrenzephal
gy|ro|sa [dʒaɪ'rəʊsə] *noun*: Magenschwindel *m*, Gyrosa *f*, Vertigo gyrosa
gy|rose ['dʒaɪrəʊs] *adj*: gewunden, gewellt
gy|ro|spasm ['dʒaɪrəspæzəm] *noun*: Drehkrampf *m* des Kopfes, Gyrospasmus *m*
gy|rous ['dʒaɪrəs] *adj*: →*gyrose*
gy|rus ['dʒaɪrəs] *noun, plural* **-ri** [-raɪ]: Hirnwindung *f*, Gyrus *m*
angular gyrus: Gyrus angularis
anterior central gyrus: Gyrus precentralis
anterior transverse temporal gyrus: Heschl-Querwindung *f*, Gyrus temporalis transversus anterior
ascending frontal gyrus: vordere Zentralwindung *f*, Gyrus precentralis
Broca's gyrus: Broca-Windung *f*, -Gyrus *m*
callosal gyrus: Gyrus cinguli
central gyri: Zentralwindungen *pl*
gyri of cerebellum: Kleinhirnwindungen *pl*, Folia cerebelli
gyri of cerebrum: (Groß-)Hirnwindungen *pl*, Gyri cerebri
cingulate gyrus: Gyrus cinguli
dentate gyrus: **1.** Gyrus dentatus, Fascia dentata hippocampi **2.** Gyrus fasciolaris
fasciolar gyrus: Gyrus fasciolaris
gyri of frontal lobe: Stirnhirnwindungen *pl*
fusiform gyrus: Gyrus fusiformis
Heschl's gyri: Heschl-Querwindungen *pl*, Gyri temporales transversi
hippocampal gyrus: Gyrus parahippocampalis
inferior frontal gyrus: untere Stirnhirnwindung *f*, Gyrus frontalis inferior
inferior temporal gyrus: untere Schläfenwindung *f*, Gyrus temporalis inferior
infracalcarine gyrus: Gyrus lingualis
gyri of insula: Windungen/Gyri *pl* der Insel, Gyri insulae
isthmus of cingulate gyrus: Isthmus gyri cinguli, Isthmus cingulatus
lateral occipitotemporal gyrus: Gyrus occipitotemporalis lateralis
limbic gyrus: Gyrus cinguli
lingual gyrus: Gyrus lingualis
long gyrus of insula: lange Inselwindung *f*, Gyrus longus insulae
marginal gyrus: Gyrus frontalis medialis
marginal gyrus of Turner: Gyrus frontalis medialis
medial and lateral olfactory gyri: Gyri olfactorii medialis et lateralis
medial frontal gyrus: Gyrus frontalis medialis
medial occipitotemporal gyrus: Gyrus occipitotemporalis medialis
middle frontal gyrus: mittlere Stirnhirnwindung *f*, Gyrus frontalis medius
middle occipitotemporal gyrus: Gyrus occipitotemporalis medialis
middle temporal gyrus: mittlere Schläfenwindung *f*, Gyrus temporalis medius
orbital gyri: Gyri orbitales
paracentral gyrus: Gyrus/Lobulus paracentralis
parahippocampal gyrus: Gyrus parahippocampalis
paraterminal gyrus: Gyrus paraterminalis, Gyrus subcallosus
parietal gyri: Scheitellappenwindungen *pl*
postcentral gyrus: Gyrus postcentralis
posterior central gyrus: Gyrus postcentralis
posterior ectosylvian gyrus: Gyrus ectosylvius posterior
precentral gyrus: Gyrus precentralis
preinsular gyri: kurze Inselwindungen *pl*, Gyri breves insulae
short gyri of insula: kurze Inselwindungen *pl*, Gyri

breves insulae
straight gyrus: Gyrus rectus
subcallosal gyrus: Gyrus paraterminalis, Gyrus subcallosus
superior frontal gyrus: obere Stirnhirnwindung *f*, Gyrus frontalis superior
superior temporal gyrus: obere Schläfenwindung *f*, Gyrus temporalis superior
supracallosal gyrus: Indusium griseum
supramarginal gyrus: Gyrus supramarginalis
temporal gyrus: Schläfen(lappen)windung *f*
transverse anterior temporal gyrus: Gyrus temporalis transversus anterior
transverse posterior temporal gyrus: Gyrus temporalis transversus posterior
transverse temporal gyri: Heschl-Querwindungen *pl*, Gyri temporales transversi
uncinate gyrus: Uncus *m*

G

H

H *Abk.*: **1.** electrical inductance **2.** enthalpy **3.** Fraunhofer line **4.** heat content **5.** henry **6.** heroin **7.** histamine **8.** histidine **9.** Holzknecht unit **10.** homogeneity **11.** hormone **12.** Hounsfield unit **13.** human **14.** hydrogen **15.** hyoscine **16.** hypermetropia **17.** hyperopia **18.** hyperopic **19.** magnetic field strength

h *Abk.*: **1.** hecto- **2.** hour **3.** Planck's constant **4.** quantum constant

H^+ *Abk.*: hydrogen ion

η *Abk.*: **1.** dynamic viscosity **2.** viscosity

H_0 *Abk.*: null hypothesis

^{1}H *Abk.*: hydrogen-1

H_1 *Abk.*: alternative hypothesis

^{2}H *Abk.*: **1.** deuterium **2.** heavy hydrogen **3.** hydrogen-2

^{3}H *Abk.*: **1.** hydrogen-3 **2.** procaine hydrochloride **3.** tritium

HA *Abk.*: **1.** hemadsorption **2.** hemagglutination **3.** hemagglutinin **4.** hemolytic anemia **5.** hemophilia A **6.** hepatitis A **7.** hepatitis associated **8.** human albumin **9.** hyaluronic acid **10.** 11-hydroxyandrosterone **11.** hydroxyapatite

Ha *Abk.*: **1.** absolute hyperopia **2.** hahnium **3.** human albumin

HA1 *Abk.*: hemadsorption virus type1

HA2 *Abk.*: hemadsorption virus type 2

HAA *Abk.*: **1.** hemolytic anemia antigen **2.** hepatitis-associated antigen

HAAb *Abk.*: hepatitis A antibody

HAAg *Abk.*: hepatitis A antigen

ha|be|na [hə'biːnə] *noun, plural* **-nae** [-niː]: Zirbeldrüsen-, Epiphysenstiel *m*, Habenula *f*

ha|be|nal [hə'biːnl] *adj*: Habena betreffend

ha|be|nar [hə'biːnər] *adj*: →*habenal*

ha|ben|u|la [hə'benjələ] *noun, plural* **-lae** [-liː]: Zirbeldrüsen-, Epiphysenstiel *m*, Habenula *f*

ha|ben|u|lo|tec|tal [ˌ[hə'benjələʊ'tektl] *adj*: habenulotektal

ha|ben|u|lo|teg|men|tal [ˌ[hə'benjələʊteg'mentəl] *adj*: habenulotegmental

hab|it ['hæbɪt] *noun*: **1.** (An-)Gewohnheit *f* **out of habit/by habit** gewohnheitsmäßig, aus Gewohnheit **2.** (*Drogen*) Sucht *f*, Süchtigkeit *f* **3.** (*psychol.*) Habit *nt*/m **4.** Konstitution *f*, Verfassung *f*

bowel habits: Stuhlgewohnheiten *pl*, -frequenz *f*

clamping habit: →*clenching habit*

clenching habit: Pressen *nt*, zentrischer Bruxismus *m*, habituelles Zähnepressen *nt*

eating habits: Essgewohnheiten *pl*

gnashing habit: →*grinding habit*

grinding habit: Knirschen *nt*, Mahlen *nt*, ekzentrischer Bruxismus *m*

habits of life: Lebensgewohnheiten *pl*

hab|i|tat ['hæbɪtæt] *noun*: Habitat *nt*, Lebensraum *m*, -bezirk *m*

habit-forming *adj*: Sucht *oder* Gewöhnung erzeugend, suchterzeugend

ha|bit|u|al [hə'bɪtʃəwəl] *adj*: **1.** gewohnheitsmäßig, habitual, habituell, wiederholt auftretend, Gewohnheits- **2.** üblich, ständig, gewohnt

ha|bit|u|al|ness [hə'bɪtʃəwəlnəs] *noun*: Gewohnheitsmäßigkeit *f*

ha|bit|u|ate [hə'bɪtʃəweɪt]: **I** *vt* **habituate o.s.** sich gewöhnen (*to* an) **II** *vi* **1.** süchtig machen **2.** zur Gewohnheit werden

ha|bit|u|a|tion [həˌbɪtʃə'weɪʃn] *noun*: **1.** Gewöhnung *f* (*to* an) **2.** (*pharmakol.*) Gewöhnung *f*, Habituation *f*

hab|i|tude ['hæbɪt(j)uːd] *noun*: **1.** (An-)Gewohnheit *f* **2.** Neigung *f*, Veranlagung *f*

hab|i|tus ['hæbɪtəs] *noun*: **1.** Körperbau(typus *m*) *m*, Konstitution *f*, Habitus *m* **2.** Körperhaltung *f*, -stellung *f*, Habitus *m* **3.** (*gynäkol.*) Fruchthaltung *f*, Habitus *m*

Hab|ro|ne|ma [ˌhæbrəʊ'niːmə] *noun*: Habronema *nt*

hab|ro|ne|mi|a|sis [ˌhəbrəʊnɪ'maɪəsɪs] *noun*: Habronemainfektion *f*, Habronematosis *f*, Habronemosis *f*

HAC *Abk.*: histamine transacetylase

HACC *Abk.*: hexachlorocyclohexane

HAD *Abk.*: 3-hydroxyacyl-CoA dehydrogenase

HAd *Abk.*: hemadsorption

HADES *Abk.*: histogram-adapted digital electric stimulation

HAE *Abk.*: hereditary angioedema

haem [hiːm] *noun*: **1.** Häm *nt*, Protohäm *nt* **2.** Protohäm IX *nt*

haem- *präf.*: →*hema-*

haema- *präf.*: (*brit.*) Blut-, Häma-, Hämato-, Häm(o)-

hae|ma|chro|ma|to|sis [ˌhiːməˌkrəʊmə'təʊsɪs] *noun*: (*brit.*) →*haemochromatosis*

haem|a|chrome ['hiːməkrəʊm] *noun*: (*brit.*) **1.** Blutfarbstoff *m* **2.** sauerstofftransportierendes Blutpigment *nt*

haem|a|cyte ['hiːməsaɪt] *noun*: (*brit.*) Blutzelle *f*, Hämozyt *m*

haem|a|cy|tom|e|ter [ˌhiːməsaɪ'tɑmɪtər] *noun*: (*brit.*) Zählkammer *f*, Hämozytometer *nt*

haem|a|cy|tom|e|try [ˌhiːməsaɪ'tɑmətriː] *noun*: (*brit.*) Hämozytometrie *f*

haem|a|cy|to|zo|on [hiːməˌsaɪtə'zəʊɑn] *noun*: (*brit.*) einzelliger Blutparasit *m*, Hämozytozoon *nt*

Hae|ma|dip|sa [ˌhiːmə'dɪpsə, ˌhem-] *noun*: Haemadipsa *f*

haem|ad|o|ste|no|sis [ˌhemædəʊstɪ'nəʊsɪs] *noun*: (*brit.*) Blutgefäß-, Arterienstenose *f*

hae|ma|drom|e|ter [ˌhiːmə'drɑmɪtər, ˌhemə-] *noun*: (*brit.*) →*haemodromometer*

hae|ma|dro|mo|graph [ˌhiːmə'drəʊməgræf] *noun*: (*brit.*) →*haemodromograph*

hae|ma|dro|mom|e|ter [ˌhiːmədrəʊ'mɑmɪtər] *noun*: (*brit.*) →*haemodromometer*

haem|ad|sor|bent [ˌhemæd'sɔːrbənt] *adj*: (*brit.*) Erythrozyten adsorbierend, hämadsorbierend, hämadsorptiv

haem|ad|sorp|tion [ˌhemæd'sɔːrpʃn] *noun*: (*brit.*) Hämadsorption *nt*

hae|ma|dy|na|mom|e|ter [ˌhiːməˌdaɪnə'mɑmɪtər] *noun*: (*brit.*) Blutdruckmessgerät *nt*, Blutdruckapparat *m*

haem|a|dy|na|mom|e|try [hiːməˌdaɪnə'mɑmətriː] *noun*: (*brit.*) Blutdruckmessung *f*

haem|a|fa|cient [ˌhiːmə'feɪʃnt] *noun, adj*: (*brit.*) →*haemopoietic*

haem|a|fae|cia [hiːmə'fiːsɪə] *noun*: (*brit.*) blutiger Stuhl *m*, bluthaltiger Stuhl *m*, Blutstuhl *m*

hae|mag|glu|ti|na|tion [ˌhiːməˌgluːtə'neɪʃn] *noun*: (*brit.*) Hämagglutination *f*

active haemagglutination: aktive Hämagglutination *f*

direct haemagglutination: direkte Hämagglutination *f*
immune haemagglutination: Immunhämagglutination *f*
indirect haemagglutination: indirekte Hämagglutination *f*
passive haemagglutination: passive Hämagglutination *f*
warm haemagglutination: Wärmeagglutination *f*, Wärmehämagglutination *f*

haem|ag|glu|tin|a|tive [ˌhiːmə'gluːtneɪtɪv] *adj*: (*brit.*) Hämagglutination betreffend *oder* verusachend, hämagglutinativ, hämagglutinierend

hae|mag|glu|ti|nin [ˌhiːmə'gluːtənɪn] *noun*: (*brit.*) Hämagglutinin *nt*
cold haemagglutinin: Kältehämagglutinin *nt*
warm haemagglutinin: Wärmehämagglutinin *nt*

haem|ag|glu|tin|o|gen [ˌhiːmə'gluːtɪnədʒən] *noun*: (*brit.*) Hämagglutinogen *nt*

hae|ma|gog|ic [ˌhiːmə'gɑdʒɪk] *adj*: (*brit.*) den Blutfluss fördernd

hae|ma|gogue ['hiːməgɔg, -gɑg] *noun*: (*brit.*) **1.** blutungsförderndes Mittel *nt*, Haemagogum *nt* **2.** Emmagogum *nt*

hae|mal ['hiːməl] *adj*: (*brit.*) **1.** Blut *oder* Blutgefäße betreffend, Blut-, Häma-, Häm(o)-, Blutgefäß- **2.** (*embryolog.*) hämal

hae|ma|lum [hɪ'mæləm] *noun*: (*brit.*) Hämalaun *nt*

hae|ma|nal|y|sis [ˌhiːmə'nɑlɪsɪs] *noun*: (*brit.*) Blutuntersuchung *f*, Blutanalyse *f*, Hämanalyse *f*, Hämoanalyse *f*

hae|man|gi|ec|ta|sia [hɪˌmændʒɪek'teɪʒ(ɪ)ə] *noun*: (*brit.*) Blutgefäßerweiterung *f*, Hämangiektasie *f*, Haemangiectasia *f*

hae|man|gi|ec|ta|sis [hɪˌmændʒɪ'ektəsɪs] *noun*: (*brit.*) Blutgefäßerweiterung *f*, Hämangiektasie *f*, Haemangiectasia *f*

hae|man|gi|o|am|el|o|blas|to|ma [hɪˌmændʒɪəʊæmələʊblæs'təʊmə] *noun*: (*brit.*) Hämangioameloblastom(a) *nt*

hae|man|gi|o|blast [hɪ'mændʒɪəʊblæst] *noun*: (*brit.*) Hämangioblast *m*, Angioblast *m*

hae|man|gi|o|blas|to|ma [hɪˌmændʒɪəʊblæs'təʊmə] *noun*: (*brit.*) Lindau-Tumor *m*, Hämangioblastom *nt*, Angioblastom *nt*

hae|man|gi|o|en|do|the|li|o|blas|to|ma [hɪˌmændʒɪˌendəʊˌθiːlɪəblæs'təʊmə] *noun*: (*brit.*) Hämangioendothelioblastom(a) *nt*

hae|man|gi|o|en|do|the|li|o|ma [hɪˌmændʒɪəʊˌendəʊθiːlɪ'əʊmə] *noun*: (*brit.*) Hämangioendotheliom *nt*, Hämangioendothelioma *nt*
epithelioid haemangioendothelioma: epitheloides Hämangioendotheliom *nt*
fusiform haemangioendothelioma: Spindelzellhämangioendotheliom *nt*
kaposiform haemangioendothelioma: kaposiformes Hämangioendotheliom *nt*
malignant haemangioendothelioma: malignes Hämangioendotheliom *nt*, sarkomatöses Hämangioendotheliom *nt*, Hämangiosarkom *nt*
retiform haemangioendothelioma: retiformes Hämangioendotheliom *nt*
vertebral haemangioendothelioma: Wirbelhämangiom *nt*

hae|man|gi|o|en|do|the|li|o|sar|co|ma [hɪˌmændʒɪəʊˌendəʊˌθiːlɪəsɑːr'kəʊmə] *noun*: (*brit.*) →*haemangiosarcoma*

hae|man|gi|o|fi|bro|ma [hɪˌmændʒɪəʊfaɪ'brəʊmə] *noun*: (*brit.*) Hämangiofibrom *nt*

hae|man|gi|o|ma [hɪˌmændʒɪ'əʊmə] *noun*: (*brit.*) Hämangiom *nt*, Haemangioma *nt*
arterial haemangioma: →*capillary haemangioma*
haemangioma of bone: Knochenhämangiom *nt*
capillary haemangioma: **1.** Kapillarhämangiom *nt*, Haemangioma capillare **2.** Blutschwamm *m*, blastomatöses Hämangiom *nt*, Haemangioma planotuberosum, Haemangioma simplex
capillary infantile haemangioma: kapilläres infantiles Hämangiom *nt*
cavernous haemangioma: kavernöses Hämangiom *nt*, Kavernom *nt*, Haemangioma tuberonodosum
eruptive haemangioma: eruptives Hämangiom *nt*
ossifying periosteal haemangioma: ossifizierendes periostales Hämangiom *nt*, subperiostaler Riesenzelltumor *m*
sclerosing haemangioma: sklerosierendes Hämangiom *nt*
sclerosing haemangioma of Wolbach: Histiozytom *nt*, Histiocytoma *nt*
senile haemangiomas: senile Angiome/Hämangiome *pl*, Alters(häm)angiome *pl*
simple haemangioma: →*capillary haemangioma*
sinusoidal haemangioma: sinusoidales Hämangiom *nt*
strawberry haemangioma: Blutschwamm *m*, blastomatöses Hämangiom *nt*, Haemangioma planotuberosum/simplex
synovial haemangioma: synoviales Hämangiom *nt*
target haemangioma: targetoides hämosiderotisches Hämangiom *nt*
verrucous haemangioma: verruköses Hämangiom *nt*, Angiokeratoma circumscriptum naeviforme

hae|man|gi|o|ma|to|sis [hɪˌmændʒɪəʊmə'təʊsɪs] *noun*: (*brit.*) Hämangiomatose *f*, Haemangiomatosis *f*
benign neonatal haemangiomatosis: benige neonatale Hämangiomatose *f*
diffuse neonatal haemangiomatosis: diffuse neonatale Hämangiomatose *f*
skeletal haemangiomatosis: skelettale Hämangiomatose/Lymphangiomatose *f*, Angiomatose/Lymphangiektasie *f* des Knochens

hae|man|gi|o|per|i|cyte [ˌhɪ'mændʒɪəʊ'perɪsaɪt] *noun*: (*brit.*) Adventitiazelle *f*, Perizyt *m*

hae|man|gi|o|per|i|cy|to|ma [hɪˌmændʒɪəˌperɪsaɪ'təʊmə] *noun*: (*brit.*) Hämangioperizytom *nt*

hae|man|gi|o|sar|co|ma [hɪˌmændʒɪəsɑːr'kəʊmə] *noun*: (*brit.*) malignes Hämangioendotheliom *nt*, sarkomatöses Hämangioendotheliom *nt*, Hämangiosarkom *nt*

haem|a|phe|re|sis [ˌhiːməfə'riːsɪs] *noun*: (*brit.*) Hämapherese *f*, Hämopherese *f*

Hae|ma|phy|sa|lis [ˌhiːmə'faɪsəlɪs] *noun*: Haemaphysalis *f*

hae|ma|poi|e|sis [ˌhiːməpɔɪ'iːsɪs] *noun*: (*brit.*) →*haemopoiesis*

haem|a|poi|et|ic [ˌhiːməpɔɪ'etɪk] *noun, adj*: (*brit.*) →*haemopoietic*

hae|mar|thron [hɪ'mɑːrθrɑn] *noun*: (*brit.*) →*haemarthrosis*

hae|mar|thros [hɪ'mɑːrθrəʊs] *noun*: (*brit.*) →*haemarthrosis*

hae|mar|thro|sis [hɪmɑːr'θrəʊsɪs] *noun*: (*brit.*) Hämarthros *m*

hae|mar|throt|ic [hɪmɑːr'θrɑtɪk] *adj*: (*brit.*) Hämarthrose betreffend, hämarthrotisch

haem|ar|to|ma [ˌhɪmɑːr'təʊmə] *noun*: (*brit.*) →*haemangioma*

haemat- *präf.*: (*brit.*) Blut-, Häma-, Hämato-, Häm(o)-

hae|ma|ta|chom|e|ter [ˌhiːmətə'kɑmɪtər] *noun*: (*brit.*) →*haemotachometer*

hae|ma|tal ['hiːmətəl] *adj*: (*brit.*) Blut *oder* Blutgefäße betreffend, Blut-, Häma-, Häm(o)-, Blutgefäß-

H

hae|mat|a|pos|te|ma [ˌhiːmətəpɑsˈtiːmə] *noun*: (*brit.*) Abszess *m* mit Einblutung

hae|ma|te|in [ˌhiːməˈtiːɪn, ˈhiːmətiːn, ˈhem-] *noun*: (*brit.*) Hämatein *nt*

hae|ma|tem|e|sis [hiːməˈteməsɪs] *noun*: (*brit.*) Bluterbrechen *nt*, Hämatemesis *f*, Vomitus cruentus

hae|mat|en|ceph|a|lon [ˌhiːmætenˈsefəlɑn] *noun*: (*brit.*) Großhirn(ein)blutung *f*, Hirn(ein)blutung *f*, zerebrale Blutung *f*

hae|ma|ther|a|py [ˌhiːməˈθerəpɪ, ˌhemə-] *noun*: (*brit.*) →*haemotherapy*

hae|ma|therm [ˈhiːməθɜrm] *noun*: (*brit.*) →*homeotherm*

hae|ma|ther|mal [ˌhiːməˈθɜrml] *adj*: (*brit.*) →*homeothermic*

hae|ma|ther|mous [ˌhiːməˈθɜrməs] *adj*: (*brit.*) →*homeothermic*

hae|mat|hi|dro|sis [ˌhiːmæthaɪˈdrəʊsɪs, ˌhem-] *noun*: (*brit.*) →*haematidrosis*

hae|ma|tho|rax [hiːməˈθɔːræks] *noun*: (*brit.*) →*haemothorax*

hae|mat|ic [hɪˈmætɪk]: (*brit.*) **I** *noun* (*pharmakol.*) Hämatikum *nt* **II** *adj* **1.** Blut betreffend, im Blut enthalten, Blut-, Häma-, Häm(o)- **2.** Hämatin betreffend, Hämatin-

hae|ma|ti|dro|sis [ˌhiːmətɪˈdrəʊsɪs] *noun*: (*brit.*) Blutschweiß *m*, Blutschwitzen *nt*, Hämat(h)idrosis *f*, Hämhidrose *f*, Häm(h)idrosis *f*

haem|a|tim|e|ter [ˌhiːməˈtɪmətər] *noun*: (*brit.*) Zählkammer *f*, Hämozytometer *nt*

haem|a|tim|e|try [ˌhiːməˈtɪmətriː] *noun*: (*brit.*) Hämozytometrie *f*

hae|ma|tin [ˈhiːmətɪn, ˈhem-] *noun*: (*brit.*) Hämatin *nt*, Hydroxyhämin *nt*

haematin chloride: Teichmann-Kristalle *pl*, salzsaures Hämin *nt*, Hämin(kristalle *pl*) *nt*, Chlorhämin(kristalle *pl*) *nt*, Chlorhämatin *nt*

reduced haematin: Häm *nt*, Protohäm *nt*

haem|a|ti|nae|mi|a [ˌhiːmətɪˈniːmiːə] *noun*: (*brit.*) Hämatinämie *f*

hae|ma|tin|ic [ˌhiːməˈtɪnɪk]: (*brit.*) **I** *noun* (*pharmakol.*) Hämatikum *nt* **II** *adj* Hämatin betreffend, Hämatin-

haem|a|tin|om|e|ter [ˌhiːmətɪˈnɑmɪtər] *noun*: (*brit.*) →*haemoglobinometer*

haem|a|tin|u|ri|a [ˌhiːmətɪˈn(j)ʊəriːə] *noun*: (*brit.*) Hämatinurie *f*

haemato- *präf.*: (*brit.*) Blut-, Häma-, Häm(o)-, Hämat(o)-

Hae|ma|to|bia [ˌhiːməˈtəʊbɪə] *noun*: Haematobia *f*

haem|a|to|bil|ia [ˌhemətəʊˈbɪlɪə, ˌhiːmə-] *noun*: (*brit.*) Hämatobilie *f*, Hämobilie *f*

haem|a|to|blast [ˈhemətəʊblæst] *noun*: (*brit.*) →*haemocytoblast*

hae|ma|to|cele [ˈhiːmətəsiːl] *noun*: (*brit.*) **1.** Blutbruch *m*, Hämatozele *f*, Haematocele *f* **2.** Hämatozele *f*, Haematocele testis **3.** Einblutung *f* in eine Körperhöhle, Hämatozele *f*

parametric haematocele: Haematocele retrouterina

pelvic haematocele: Haematocele retrouterina

peritubal haematocele: peritubare Hämatozele *f*

retrouterine haematocele: Haematocele retrouterina

testicular haematocele: Haematocele testis

haem|a|to|ceph|a|lus [ˌhemətəʊˈsefələs] *noun*: (*brit.*) Hämatozephalus *m*, -kephalus *m*, Haemocephalus *m*, Haematocephalus *m*

hae|ma|to|che|zia [ˌhiːmətəʊˈkiːzɪə] *noun*: (*brit.*) **1.** Blutstuhl *m*, Hämatochezie *f*, Haematochezia *f* **2.** Abgang *m* von Blutstuhl, Hämatochezie *f*

haem|a|to|chlo|rin [ˌhemətəʊˈklɔərɪn, -ˈklɔː-] *noun*: (*brit.*) Hämatochlorin *nt*

hae|ma|to|chro|ma|to|sis [hiːmətəˌkrəʊməˈtəʊsɪs] *noun*: (*brit.*) **1.** Gewebeanfärbung *f* durch Blutpigmente **2.** →*haemochromatosis*

hae|ma|to|chy|li|a [ˌhiːmətəʊˈkaɪɪə] *noun*: (*brit.*) Hämatochylie *f*

hae|ma|to|chy|lu|ri|a [ˌhiːmətəʊkaɪˈl(j)ʊəriːə] *noun*: (*brit.*) Hämatochylurie *f*

hae|ma|to|coe|li|a [ˌhiːmətəʊˈsiːlɪə] *noun*: (*brit.*) Einblutung *f* in eine Körperhöhle, Hämatozele *f*

hae|ma|to|col|po|me|tra [ˌhiːmətəʊkɑlpəˈmiːtrə] *noun*: (*brit.*) Hämatokolpometra *f*

hae|ma|to|col|pos [ˌhiːmətəʊˈkɑlpəs] *noun*: (*brit.*) Hämatokolpos *m*

hae|mat|o|crit [ˈhiːmətəʊkrɪt] *noun*: (*brit.*) **1.** Hämatokrit *m* **2.** Hämatokritröhrchen *nt*

venous haematocrit: venöser Hämatokrit *m*

Wintrobe haematocrit: Wintrobe-Hämatokritröhrchen *nt*

haem|a|toc|ry|al [ˌheməˈtɑkrɪəl] *adj*: (*brit.*) wechselwarm, poikilotherm

haem|a|to|crys|tal|lin [ˌhemətəʊˈkrɪstəlɪn, ˌhiːm-] *noun*: (*brit.*) →*haemoglobin*

hae|ma|to|cy|a|nin [ˌhiːmətəʊˈsaɪənɪn] *noun*: (*brit.*) Hämocyanin *nt*

hae|ma|to|cyst [ˈhiːmətəʊsɪst] *noun*: (*brit.*) **1.** hämorrhagische Zyste *f*, blutgefüllte Zyste *f*, Blutzyste *f*, Haemocystis *f*, Haematocystis *f* **2.** →*haematocystis*

hae|ma|to|cys|tis [ˌhiːmətəʊˈsɪstɪs] *noun*: (*brit.*) Blutansammlung *f* in Harn- *oder* Gallenblase, Haemocystis *f*, Haematocystis *f*

hae|mat|o|cyte [ˈhiːmətəʊsaɪt] *noun*: (*brit.*) Blutzelle *f*, Hämozyt *m*

haem|a|to|cy|to|blast [ˌhemətəʊˈsaɪtəblæst] *noun*: (*brit.*) →*haemocytoblast*

hae|ma|to|cy|to|ly|sis [ˌhiːmətəʊsaɪˈtɑlɪsɪs] *noun*: (*brit.*) →*haemolysis*

hae|ma|to|cy|tom|e|ter [ˌhiːmətəsaɪˈtɑmɪtər] *noun*: (*brit.*) Zählkammer *f*, Hämozytometer *nt*

hae|ma|to|cy|to|pe|ni|a [ˌhiːmətəʊˌsaɪtəˈpiːnɪə] *noun*: (*brit.*) Panzytopenie *f*

hae|ma|to|cy|to|zo|on [ˌhiːmətəʊˌsaɪtəˈzəʊɑn] *noun*: (*brit.*) einzelliger Blutparasit *m*, Hämozytozoon *nt*

hae|ma|to|cy|tu|ri|a [ˌhiːmətəʊsaɪˈtʊərɪə] *noun*: (*brit.*) (echte) Hämaturie *f*, Erythrozyturie *f*, Hämatozyturie *f*

hae|ma|to|di|a|ly|sis [ˌhiːmətəʊdaɪˈælɪsɪs] *noun*: (*brit.*) →*haemodialysis*

hae|ma|to|dys|cra|sia [ˌhiːmətəʊdɪsˈkreɪʒ(ɪ)ə] *noun*: (*brit.*) Hämatodyskrasie *f*, Hämodyskrasie *f*

hae|ma|to|dys|tro|phy [ˌhiːmətəʊˈdɪstrəfiː] *noun*: (*brit.*) Hämodystrophie *f*

hae|ma|to|gen|e|sis [ˌhiːmətəʊˈdʒenəsɪs] *noun*: (*brit.*) →*haemopoiesis*

hae|ma|to|gen|ic [ˌhiːmətəʊˈdʒenɪk]: (*brit.*) **I** *noun* →*haemopoietic I* **II** *adj* **1.** →*haemopoietic II* **2.** →*haematogenous*

hae|ma|tog|e|nous [ˌhiːməˈtɑdʒənəs, ˌhemə-] *adj*: (*brit.*) **1.** im Blut entstanden, aus dem Blut stammend, hämatogen **2.** durch Blut übertragen, über den Blutweg, hämatogen

hae|ma|to|glo|bin [ˌhemətəʊˈgləʊbɪn, ˌhiːmətəʊ-] *noun*: (*brit.*) →*haemoglobin*

hae|ma|to|glo|bin|u|ri|a [ˌhiːmətəʊˌgləʊbɪˈn(j)ʊəriːə] *noun*: (*brit.*) →*haemoglobinuria*

hae|ma|to|glob|u|lin [ˌhiːmətəʊˈglɑbjəlɪn] *noun*: (*brit.*) →*haemoglobin*

haem|a|to|hi|dro|sis [ˌhemətəʊhaɪˈdrəʊsɪs, -hɪ-] *noun*:

(*brit.*) →*haematidrosis*

haem|a|to|his|ti|o|blast [ˌhemətəʊ'hɪstɪəblæst] *noun*: (*brit.*) →*haemohistioblast*

haem|a|to|his|ton [ˌhemətəʊ'hɪstɑn] *noun*: (*brit.*) Globin *nt*

hae|ma|to|hy|a|loid [ˌhiːmətəʊ'haɪəlɔɪd] *noun*: (*brit.*) Hämatohyaloid *nt*, hämatogenes Hyalin *nt*

hae|ma|toid ['hiːmətɔɪd, 'hem-] *adj*: (*brit.*) blutähnlich, blutartig, hämatoid

hae|ma|toi|din [ˌhiːmə'tɔɪdɪn, ˌhem-] *noun*: (*brit.*) Hämatoidin *nt*, Hämatoidinkristalle *pl*

haem|a|to|kol|pos [ˌhemətəʊ'kɑlpəs] *noun*: (*brit.*) →*haematocolpos*

haem|a|to|lith ['hemətəʊlɪθ, 'hiːm-] *noun*: (*brit.*) →*haemolith*

hae|ma|to|lo|gist [ˌhiːmə'tɑlədʒɪst, ˌhem-] *noun*: (*brit.*) Hämatologe *m*, Hämatologin *f*

hae|ma|to|lo|gy [ˌhiːmə'tɑlədʒiː] *noun*: (*brit.*) Hämatologie *f*, Hämologie *f*

hae|ma|to|lymph|an|gi|o|ma [ˌhiːmətəʊlɪmfændʒɪ'əʊmə] *noun*: (*brit.*) Hämatolymphangiom *nt*, Hämolymphangiom *nt*

hae|ma|to|ly|sis [ˌhemə'tɑlɪsɪs, ˌhiːm-] *noun*: (*brit.*) →*haemolysis*

hae|ma|to|lyt|ic [ˌhiːmətəʊ'lɪtɪk, ˌhiːm-] *adj*: (*brit.*) →*haemolytic*

hae|ma|to|ma [hiːmə'təʊmə] *noun, plural* **-mas, -ma|ta** [hiːmə'təʊmətə]: (*brit.*) Bluterguss *m*, Hämatom *nt*, Haematoma *nt*

aneurysmal haematoma: falsches Aneurysma *nt*, Aneurysma spurium

auricular haematoma: Othämatom *nt*

bilateral periorbital haematoma: Brillenhämatom *nt*

butterfly haematoma: Schmetterlingshämatom *nt*

epidural haematoma: Epiduralhämatom *nt*, epidurales/extradurales Hämatom *nt*

eruption haematoma: Eruptionshämatom *nt*, Dentitionshämatom *nt*

extracerebral haematoma: extrazerebrales Hämatom *nt*

extradural haematoma: Epiduralhämatom *nt*, epidurales/extradurales Hämatom *nt*

intracerebral haematoma: intrazerebrales Hämatom *nt*

intracranial haematoma: intrakranielles Hämatom *nt*

intramedullary haematoma: intramedulläres Hämatom *nt*

intramural haematoma: intramurales Hämatom *nt*

paroxysmal haematoma of the finger: Achenbach-Syndrom *nt*, Fingerapoplexie *f*, paroxysmales Fingerhämatom *nt*, paroxysmales Handhämatom *nt*

pelvic haematoma: Blutansammlung *f* im Becken, Hämatopelvis *f*

perianal haematoma: perianales Hämatom *nt*

psoas haematoma: Psoashämatom *nt*

retroplacental haematoma: retroplazentares Hämatom *nt*

retrouterine haematoma: retrouterines Hämatom *nt*

subchorionic tuberous haematoma: Breus-Mole *f*

subdural haematoma: subdurales Hämatom *nt*, Subduralhämatom *nt*

subungual haematoma: subunguales Hämatom *nt*

wound haematoma: Wundhämatom *nt*

haem|a|to|ma|nom|eter [ˌhemətəʊmə'nɑmɪtər, ˌhiːm-] *noun*: (*brit.*) Blutdruckmessgerät *nt*, -apparat *m*, Sphygmomanometer *nt*

hae|ma|to|me|di|as|ti|num [ˌhiːmətəʊˌmɪdɪə'staɪnəm] *noun*: (*brit.*) Hämomediastinum *nt*

hae|ma|to|me|tra [ˌhiːmətəʊ'miːtrə] *noun*: (*brit.*) Hämatometra *f*

haem|a|to|me|tro|col|pos [ˌhemətəʊˌmiːtrə'kɑlpəs] *noun*: (*brit.*) Hämatometrokolpos *m*

hae|ma|tom|e|try [hiːmə'tɑmətriː] *noun*: (*brit.*) **1.** Hämoglobin- *oder* Hämatokritbestimmung *f*, Hämatometrie *f* **2.** Blutdruckmessung *f*, Hämatometrie *f*

hae|mat|o|mole [hɪ'mætəməʊl] *noun*: (*brit.*) Breus-Mole *f*

hae|ma|tom|phal|o|cele [ˌhiːmətɑm'fæləsiːl] *noun*: (*brit.*) Hämatomphalozele *f*

hae|ma|to|my|e|li|a [ˌhemətəʊmaɪ'iːlɪə, ˌhiːm-] *noun*: (*brit.*) Rückenmarks(ein)blutung *f*, Hämatomyelie *f*

hae|ma|to|my|e|lit|ic [ˌhiːmətəʊmaɪə'lɪtɪk] *adj*: (*brit.*) Hämatomyelitis betreffend, hämatomyelitisch

hae|ma|to|my|e|li|tis [ˌhiːmətəʊmaɪə'laɪtɪs] *noun*: (*brit.*) akute hämorrhagische Myelitis *f*, Hämatomyelitis *f*

hae|ma|to|ne|phro|sis [ˌhiːmətəʊnɪ'frəʊsɪs] *noun*: (*brit.*) Blutansammlung *f* im Nierenbecken, Hämatonephrose *f*, Hämatopelvis *f*

hae|ma|ton|ic [ˌhiːmə'tɑnɪk, ˌhem-] *noun*: (*brit.*) →*haematinic I*

haem|a|to|pa|thol|o|gy [ˌhemətəʊpə'θɑlədʒɪ, ˌhiːm-] *noun*: (*brit.*) →*haemopathology*

hae|ma|top|a|thy [hiːmə'tɑpəθiː] *noun*: (*brit.*) →*haemopathy*

hae|ma|to|pe|ni|a [ˌhiːmətəʊ'piːnɪə] *noun*: (*brit.*) Blutmangel *m*, Hämatopenie *f*

hae|ma|to|per|i|car|di|um [ˌhiːmətəʊˌperɪ'kɑːrdɪəm] *noun*: (*brit.*) Hämoperikard *nt*

hae|ma|to|per|i|to|ne|um [ˌhiːmətəʊˌperɪtə'niːəm] *noun*: (*brit.*) Hämoperitoneum *nt*

hae|ma|to|phage ['hiːmətəʊfeɪdʒ] *noun*: (*brit.*) Hämophagozyt *m*, Hämophage *m*

hae|ma|to|pha|gia [ˌhiːmətəʊ'feɪdʒɪə] *noun*: (*brit.*) **1.** (*psychiat.*) Hämato-, Hämophagie *f* **2.** Hämozytophagie *f*, Hämophagozytose *f*

hae|ma|to|phag|ic [ˌhiːmətəʊ'fædʒɪk] *adj*: (*brit.*) hämophagozytotisch, hämozytophag

hae|ma|to|phag|o|cyte [ˌhiːmətəʊ'fægəsaɪt] *noun*: (*brit.*) Hämophagozyt *m*, Hämophage *m*

hae|ma|toph|a|gous [ˌhiːmə'tɑfəgəs] *adj*: (*brit.*) hämatophag

hae|ma|toph|a|gy [ˌhiːmə'tɑfədʒiː] *noun*: (*brit.*) →*haematophagia*

hae|ma|to|phil|i|a [ˌhiːmətəʊ'fɪlɪə] *noun*: (*brit.*) →*haemophilia*

hae|ma|to|pho|bi|a [ˌhiːmətəʊ'fəʊbɪə] *noun*: (*brit.*) Hämophobie *f*, Hämatophobie *f*

hae|ma|to|pho|bic [ˌhiːmətəʊ'fəʊbɪk] *adj*: (*brit.*) Hämatophobie betreffend, hämatophob, hämophob

haem|a|to|pi|e|sis [ˌhemətəʊ'paɪəsɪs] *noun*: (*brit.*) Blutdruck *m*

haem|a|to|plas|tic [ˌhemətəʊ'plæstɪk] *adj*: (*brit.*) hämatoplastisch

haem|at|o|poi|e|sis [ˌhiːmətəʊpɔɪ'iːsɪs] *noun*: (*brit.*) →*haemopoiesis*

haem|a|to|poi|et|ic [ˌhemətəʊpɔɪ'etɪk] *noun, adj*: (*brit.*) →*haemopoietic*

hae|ma|to|poi|e|tin [ˌhiːmətəʊ'pɔɪətɪn] *noun*: (*brit.*) →*haemopoietin*

hae|ma|to|por|phyr|ia [ˌhiːmətəʊpɔːr'fɪərɪə, -faɪr-] *noun*: (*brit.*) **1.** Porphyrie *f*, Porphyria *f* **2.** erythropoetische Porphyrie *f*, Günther-Krankheit *f*, -Syndrom *nt*, Hämatoporphyrie *f*, Porphyria erythropoetica congenita Günther

hae|ma|to|por|phy|rin [ˌhiːmətəʊ'pɔːrfərɪn] *noun*: (*brit.*) Hämatoporphyrin *nt*

haem|a|to|por|phy|rin|ae|mia [ˌhemətəʊpɔːrfərɪ'niːmiːə] *noun*: (*brit.*) Hämatoporphyrinämie *f*

hae|ma|to|por|phy|rin|u|ri|a [ˌhiːmətəʊpɔːrfərɪˈnʊərɪə] *noun*: (*brit.*) Hämatoporphyrinurie *f*

hae|ma|tor|rha|chis [ˌhiːməˈtɔrəkɪs] *noun*: (*brit.*) **1.** spinale Meningealapoplexie *f*, Hämatorrhachis *f*, Apoplexia spinalis **2.** Rückenmarks(ein)blutung *f*, Hämatomyelie *f*

extradural haematorrhachis: extradurale/subdurale Hämatorrhachis *f*, Haematorrhachis externa

subdural haematorrhachis: →*extradural haematorrhachis*

hae|ma|tor|rhoe|a [ˌhiːmətəʊˈrɪə, ˌhiːm-] *noun*: (*brit.*) **1.** massive Blutung *f*, Massenblutung *f*, Blutsturz *m*, Hämatorrhö *f* **2.** Bluthusten *nt*, -spucken *nt*, Hämoptoe *f*, Hämoptyse *f*, Hämoptysis *f*

hae|ma|to|sal|pinx [ˌhiːmətəʊˈsælpɪŋks] *noun*: (*brit.*) Hämatosalpinx *f*

hae|ma|tos|che|o|cele [ˌhiːməˈtɑskɪəsiːl] *noun*: (*brit.*) Hämatoscheozele *f*

hae|ma|to|sep|sis [ˌhiːmətəʊˈsepsɪs] *noun*: (*brit.*) (Hämato-)Sepsis *f*, Septikämie *f*

hae|ma|to|sep|tic [ˌhiːmətəʊˈseptɪk] *adj*: (*brit.*) Hämatosepsis betreffend, hämatoseptisch

hae|ma|to|sin [ˌhiːməˈtəʊsɪn] *noun*: (*brit.*) →*haematin*

Hae|ma|to|si|phon [ˌhiːmətəʊˈsaɪfən, ˌhemə-] *noun*: Haematosiphon *nt*

Haematosiphon indorus: mexikanische Geflügelwanze *f*, Haematosiphon indorus

hae|ma|to|sis [ˌhiːmətəʊˈtəʊsɪs] *noun*: (*brit.*) **1.** →*haemopoiesis* **2.** Arterialisation *f*

hae|ma|to|spec|tro|pho|tom|e|ter [ˌhiːmətəʊˌspektrəfəʊˈtɑmɪtər] *noun*: (*brit.*) Hämatospektrophotometer *nt*, Hämatospektrofotometer *nt*, Hämospektrophotometer *nt*, Hämospektrofotometer *nt*

haem|a|to|spec|tro|scope [ˌhemətəʊˈspektrəskəʊp] *noun*: (*brit.*) Hämatospektroskop *nt*, Hämospektroskop *nt*

hae|ma|to|spec|tros|co|py [ˌhiːmətəʊspekˈtrɑskəpiː] *noun*: (*brit.*) Hämatospektroskopie *f*, Hämospektroskopie *f*

hae|ma|to|sper|mat|o|cele [ˌhiːmətəʊspərˈmætəsiːl] *noun*: (*brit.*) Hämatospermatozele *f*

hae|ma|to|sper|mi|a [ˌhiːmətəʊˈspərmɪə] *noun*: (*brit.*) Hämospermie *f*

haem|a|to|spher|i|nae|mia [ˌhemətəʊˌsfɪərəˈniːmiːə] *noun*: (*brit.*) →*haemoglobinaemia*

hae|ma|to|stat|ic [ˌhiːmətəʊˈstætɪk]: (*brit.*) **I** *noun* Blutstillungsmittel *nt*, blutstillendes Mittel *nt*, Hämostatikum *nt*, Hämostyptikum *nt* **II** *adj* **1.** Hämostase betreffend, blutstillend, blutungsstillend, hämostatisch, hämostyptisch **2.** Blutstauung/Hämostase betreffend, hämatostatisch

hae|ma|tos|te|on [ˌhiːməˈtɑstɪɑn] *noun*: (*brit.*) (*Knochen*) Markhöhlenblutung *f*, Markhöhleneinblutung *f*, Haematosteon *nt*

hae|ma|to|ther|a|py [ˌhiːmətəʊˈθerəpiː] *noun*: (*brit.*) →*haemotherapy*

haem|a|to|ther|mal [ˌhemətəʊˈθɜrml] *adj*: (*brit.*) →*homeothermic*

hae|ma|to|tho|rax [ˌhiːmətəʊˈθɔːræks] *noun*: (*brit.*) →*haemothorax*

hae|ma|to|tox|ic [ˌhiːmətəʊˈtɑksɪk] *adj*: (*brit.*) Blutzellen schädigend, hämatotoxisch, hämotoxisch

hae|ma|to|tox|i|co|sis [hiːmətəʊˌtɑksɪˈkəʊsɪs] *noun*: (*brit.*) Hämatotoxikose *f*

hae|ma|to|tox|in [ˌhiːmətəʊˈtɑksɪn] *noun*: (*brit.*) Hämotoxin *nt*

hae|ma|to|trop|ic [ˌhiːmətəʊˈtrɑpɪk] *adj*: (*brit.*) mit besondere Affinität zu Blut *oder* Blutzellen, hämatotrop, hämotrop

hae|ma|to|tym|pa|num [ˌhiːmətəʊˈtɪmpənəm] *noun*: (*brit.*) →*haemotympanum*

hae|ma|tox|ic [hiːməˈtɑksɪk] *adj*: (*brit.*) Blutzellen schädigend, hämatotoxisch, hämotoxisch

hae|ma|tox|in [hiːməˈtɑksɪn] *noun*: (*brit.*) Hämotoxin *nt*

hae|ma|tox|y|lin [ˌhiːmətəʊˈtɑksəlɪn] *noun*: (*brit.*) Hämatoxylin *nt*

alum haematoxylin: Hämalaun *nt*

iron haematoxylin: Eisen-Hämatoxylin *nt*20263

hae|ma|to|zo|al [ˌhiːmətəʊˈzəʊəl] *adj*: (*brit.*) Blutparasiten betreffend, Blutparasiten-

hae|ma|to|zo|an [ˌhemətəʊˈzəʊən]: (*brit.*) **I** *noun* →*haemozoon* **II** *adj* →*haemozoic*

haem|a|to|zo|ic [ˌhemətəʊˈzəʊɪk] *adj*: (*brit.*) →*haemozoic*

hae|ma|to|zo|on [ˌhiːmətəʊˈzəʊɑn] *noun*: (*brit.*) →*haemozoon*

haem|a|tu|re|sis [ˌhiːmətjəˈriːsɪs] *noun*: (*brit.*) →*haematuria*

haem|a|tu|ri|a [ˌhiːməˈt(j)ʊəriːə] *noun*: (*brit.*) Blutharnen *nt*, Blutausscheidung *f* im Harn, Hämaturie *f*, Haematuria *f*

angioneurotic haematuria: renale Hämaturie *f*

Egyptian haematuria: Blasenbilharziose *f*, Schistosomiasis urogenitalis

endemic haematuria: Urogenitalbilharziose *f*, (Harn-) Blasenbilharziose *f*, Schistosomiasis urogenitalis

essential haematuria: primäre Hämaturie *f*

false haematuria: Pseudohämaturie *f*, falsche Hämaturie *f*

gross haematuria: makroskopische Hämaturie *f*, Makrohämaturie *f*

initial haematuria: initiale Hämaturie *f*

macroscopic haematuria: Makrohämaturie *f*, makroskopische Hämaturie *f*

march haematuria: Marschhämaturie *f*

microscopic haematuria: Mikrohämaturie *f*, mikroskopische Hämaturie *f*

painful haematuria: schmerzhafte Hämaturie *f*

painless haematuria: schmerzlose Hämaturie *f*

primary haematuria: primäre Hämaturie *f*

renal haematuria: renale Hämaturie *f*

terminal haematuria: terminale Hämaturie *f*

haeme [hiːm] *noun*: (*brit.*) **1.** Häm *nt*, Protohäm *nt* **2.** Protohäm IX *nt*

haem|en|do|the|li|o|ma [ˌhemendəʊˌθiːlɪˈəʊmə] *noun*: (*brit.*) →*haemangioendothelioma*

Haem|en|te|ria [hiːmənˈtɪərɪə] *noun*: Haementeria *f*

Haementeria officinalis: Haementeria officinalis, Placobdella officinalis

hae|mic [ˈhiːmɪk, ˈhem-] *adj*: (*brit.*) Blut betreffend, Blut-, Häma-, Hämat(o)-, Häm(o)-

hae|min [ˈhiːmɪn] *noun*: (*brit.*) **1.** Hämin *nt* **2.** →*haemin chloride*

haemin chloride: Teichmann-Kristalle *pl*, salzsaures Hämin *nt*, Hämin(kristalle *pl*) *nt*, Chlorhämin(kristalle *pl*) *nt*, Chlorhämatin *nt*

haemo- *präf.*: (*brit.*) Blut-, Häma-, Hämato-, Häm(o)-

hae|mo|ag|glu|ti|na|tion [ˌhiːməʊəˌgluːtəˈneɪʃn, ˌhem-] *noun*: (*brit.*) →*haemagglutination*

hae|mo|ag|glu|ti|nin [ˌhiːməʊəˈgluːtənɪn] *noun*: (*brit.*) →*haemagglutinin*

Hae|mo|bar|ton|el|la [ˌhiːməˌbɑːrtəˈnelə, ˌhem-] *noun*: Haemobartonella *f*

hae|mo|bil|ia [ˌhiːməʊˈbɪlɪə] *noun*: (*brit.*) Hämobilie *f*, Hämatobilie *f*

hae|mo|blast [ˈhiːməʊblæst] *noun*: (*brit.*) →*haemocytoblast*

H

lymphoid haemoblast of Pappenheim: Proerythroblast *m*

hae|mo|blas|tic [ˌhiːməʊ'blæstɪk] *adj:* (*brit.*) Hämoblast betreffend, hämoblastisch, hämozytoblastisch

hae|mo|blas|to|sis [ˌhiːməblæs'təʊsɪs] *noun:* (*brit.*) Hämoblastose *f*

hae|mo|ca|thar|sis [ˌhiːməʊkə'θɑːrsɪs] *noun:* (*brit.*) Blutreinigung *f*

hae|mo|ca|ther|e|sis [ˌhiːməʊkə'θerəsɪs] *noun:* (*brit.*) Blutzellenzerstörung *f*

hae|mo|cath|e|ret|ic [ˌhiːməʊˌkæθə'retɪk] *adj:* (*brit.*) Blutzellen zerstörend

hae|mo|cho|le|cyst [ˌhiːməʊ'kəʊləsɪst, -'kɑlə-] *noun:* (*brit.*) **1.** atraumatische Gallenblasenblutung *f* **2.** Blutansammlung *f* in der Gallenblase, Hämato-, Hämocholecystis *f*

hae|mo|cho|le|cys|ti|tis [ˌhiːməʊˌkəʊləsɪs'taɪtɪs, -ˌkɑlə-] *noun:* (*brit.*) hämorrhagische Gallenblasenentzündung/Cholezystitis *f*, Cholecystitis haemorrhagica

hae|mo|cho|ri|al [ˌhiːməʊ'kɔːrɪəl, -'kəʊr-] *adj:* (*brit.*) hämochorial

hae|mo|chro|ma|to|sis [ˌhiːməʊˌkrəʊmə'təʊsɪs] *noun:* (*brit.*) Eisenspeicherkrankheit *f*, Hämochromatose *f*, Siderophilie *f*, Bronzediabetes *m*

idiopathic haemochromatosis: idiopathische Hämochromatose *f*, (von) Recklinghausen-Appelbaum-Krankheit *f*

hae|mo|chro|ma|tot|ic [ˌhiːməʊˌkrəʊmə'tɑtɪk] *adj:* (*brit.*) Hämochromatose betreffend

hae|mo|chrome ['hiːməʊkrəʊm] *noun:* (*brit.*) Hämochrom *nt*, Hämochromogen *nt*

hae|mo|chro|mo|gen [ˌhiːməʊ'krəʊmədʒən] *noun:* (*brit.*) Hämochrom *nt*, Hämochromogen *nt*

hae|mo|cla|sia [ˌhiːməʊ'kleɪʒ(ɪ)ə] *noun:* (*brit.*) **1.** Hämoklasie *f* **2.** Erythroklasie *f*

hae|moc|la|sis [hɪ'mɑkləsɪs] *noun:* (*brit.*) →*haemoclasia*

hae|mo|clas|tic [ˌhiːmə'klæstɪk] *adj:* (*brit.*) hämoklastisch

hae|mo|co|ag|u|lin [ˌhiːməʊkəʊ'ægjulɪn] *noun:* (*brit.*) Hämokoagulase *f*, Reptilase *f*, Batroxobin *nt*

hae|mo|col|pos [ˌhiːməʊ'kɑlpəs] *noun:* (*brit.*) Hämokolpos *m*, Hämatokolpos *m*

hae|mo|con|cen|tra|tion [ˌhiːməʊˌkɑnsən'treɪʃn] *noun:* (*brit.*) Bluteindickung *f*, Hämokonzentration *f*

hae|mo|con|ges|tion [ˌhiːməʊkən'dʒestʃn] *noun:* (*brit.*) Blutstauung *f*

hae|mo|co|ni|a [ˌhiːməʊ'kəʊnɪə] *plural:* (*brit.*) Blutstäubchen *pl*, Hämokonien *pl*, -konia *pl*

hae|mo|co|ni|o|sis [hiːməʊˌkəʊnɪ'əʊsɪs] *noun:* (*brit.*) Hämokoniose *f*

hae|mo|cry|os|co|py [ˌhiːməʊkraɪ'ɑskəpiː] *noun:* (*brit.*) Gefrierpunktbestimmung *f* des Blutes, Hämokryoskopie *f*

hae|mo|cul|ture ['hiːməʊkʌltʃər] *noun:* (*brit.*) Blutkultur *f*

hae|mo|cu|pre|in [ˌhiːməʊ'kjuːprɪˌɪn] *noun:* (*brit.*) Hämocuprein *nt*, Erythrocuprein *nt*, Superoxiddismutase *f*

hae|mo|cy|a|nin [hiːməʊ'saɪənɪn] *noun:* (*brit.*) Hämocyanin *nt*

hae|mo|cyte ['hiːməʊsaɪt] *noun:* (*brit.*) Blutzelle *f*, Hämozyt *m*

hae|mo|cy|to|blast [ˌhiːməʊ'saɪtəblæst] *noun:* (*brit.*) (Blut-)Stammzelle *f*, Hämozytoblast *m*

hae|mo|cy|to|blas|tic [ˌhiːməʊˌsaɪtə'blæstɪk] *adj:* (*brit.*) Hämozytoblast betreffend, hämozytoblastisch, hämoblastisch

hae|mo|cy|to|blas|to|ma [ˌhiːməʊˌsaɪtəblæs'təʊmə] *noun:* (*brit.*) Stammzellentumor *m*, Hämozytoblastom *nt*

hae|mo|cy|to|ca|ther|e|sis [ˌhiːməʊˌsaɪtəkə'θerəsɪs] *noun:* (*brit.*) Blutzellenzerstörung *f*

hae|mo|cy|tol|y|sis [ˌhiːməʊsaɪ'tɑlɪsɪs] *noun:* (*brit.*) →*haemolysis*

hae|mo|cy|tom|e|ter [ˌhiːməʊsaɪ'tɑmɪtər] *noun:* (*brit.*) Zählkammer *f*, Hämozytometer *nt*

Thoma-Zeiss haemocytometer: Abbé-Zählkammer *f*, Thoma-Zeiss-Kammer *f*

hae|mo|cy|tom|e|try [ˌhiːməʊsaɪ'tɑmətriː] *noun:* (*brit.*) Hämozytometrie *f*

hae|mo|cy|to|pha|gia [ˌhiːməʊsaɪtəʊ'feɪdʒɪə] *noun:* (*brit.*) Hämozytophagie *f*, Hämophagozytose *f*

hae|mo|cy|to|phag|ic [ˌhiːməʊˌsaɪtəʊ'fædʒɪk] *adj:* (*brit.*) hämozytophag, hämophagozytotisch

hae|mo|cy|to|poi|e|sis [ˌhiːməʊˌsaɪtəpɔɪ'iːsɪs] *noun:* (*brit.*) →*haemopoiesis*

hae|mo|cy|to|trip|sis [hiːməʊˌsaɪtə'trɪpsɪs] *noun:* (*brit.*) druckbedingte Hämolyse *f*, traumatische Hämolyse *f*

hae|mo|cy|to|zo|on [hiːməʊˌsaɪtə'zəʊɑn] *noun, plural* **-zoa** [hiːməʊˌsaɪtə'zəʊə]: (*brit.*) einzelliger Blutparasit *m*, Hämozytozoon *nt*

hae|mo|di|a|fil|tra|tion [ˌhiːməʊdaɪəfɪl'treɪʃn] *noun:* (*brit.*) Hämodiafiltration *f*

hae|mo|di|ag|no|sis [ˌhiːməʊdaɪəg'nəʊsɪs] *noun:* (*brit.*) Hämodiagnostik *f*

hae|mo|di|al|y|sis [ˌhiːməʊdaɪ'ælɪsɪs] *noun:* (*brit.*) Blutwäsche *f*, Hämodialyse *f*; extrakorporale Dialyse *f*

hae|mo|di|a|lyz|er [hiːməʊ'daɪəlaɪzər] *noun:* (*brit.*) Hämodialysator *m*, künstliche Niere *f*

plate haemodialyzer: Plattendialysator *m*

Redy haemodialyzer: REDY-Niere *f*

hae|mo|di|a|stase [ˌhiːməʊ'daɪəsteɪz] *noun:* (*brit.*) Blutamylase *f*

hae|mo|di|lu|tion [ˌhiːməʊdɪ'l(j)uːʃn] *noun:* (*brit.*) Blutverdünnung *f*, Hämodilution *f*

Hae|mo|dip|sus [ˌhiːmə'dɪpsəs] *noun:* Haemodipsus *m*

hae|mo|drom|o|graph [hiːməʊ'drɑməgræf] *noun:* (*brit.*) Hämodromograph *m*, Hämodromograf *m*

hae|mo|dro|mom|e|ter [ˌhiːməʊdrə'mɑmɪtər] *noun:* (*brit.*) Hämodromometer *nt*

hae|mo|dy|nam|ic [ˌhiːməʊdaɪ'næmɪk] *adj:* (*brit.*) Hämodynamik betreffend, hämodynamisch

hae|mo|dy|nam|ics [ˌhiːməʊdaɪ'næmɪks] *plural:* (*brit.*) Hämodynamik *f*

hae|mo|dy|na|mom|e|ter [hiːməʊˌdaɪnə'mɑmɪtər] *noun:* (*brit.*) Blutdruckmessgerät *nt*, Blutdruckapparat *m*

hae|mo|dy|na|mom|e|try [hiːməʊˌdaɪnə'mɑmətriː] *noun:* (*brit.*) Blutdruckmessung *f*

hae|mo|dys|cra|sia [ˌhiːməʊdɪs'kreɪʒ(ɪ)ə] *noun:* (*brit.*) Hämatodyskrasie *f*, Hämodyskrasie *f*

hae|mo|dys|tro|phy [hiːməʊ'dɪstrəfiː] *noun:* (*brit.*) Hämodystrophie *f*

hae|mo|fer|rum [ˌhiːməʊ'ferəm] *noun:* (*brit.*) Hämoglobineisen *nt*

hae|mo|fil|ter ['hiːməʊfɪltər] *noun:* (*brit.*) Hämofilter *m/nt*

hae|mo|fil|tra|tion [ˌhiːməʊfɪl'treɪʃn] *noun:* (*brit.*) Hämofiltration *f*

continuous arteriovenous haemofiltration: kontinuierliche arteriovenöse Hämofiltration *f*

continuous venovenous haemofiltration: kontinuierliche venovenöse Hämofiltration *f*

hae|mo|flag|el|late [hiːməʊ'flædʒəlɪt] *noun:* (*brit.*) Blutflagellat *m*

hae|mo|fus|cin [hiːməʊ'fjuːsɪn] *noun:* (*brit.*) Hämofuscin *nt*, Hämofuszin *nt*

hae|mo|gen|e|sis [ˌhiːməʊ'dʒenəsɪs] *noun:* (*brit.*) →*hae-*

H

mopoiesis
hae|mo|gen|ic [ˌhiːməʊ'dʒenɪk] *adj*: (*brit.*) **1.** →*haematogenous* **2.** →*haemopoietic II*
hae|mo|glo|bin ['hiːməʊgləʊbɪn] *noun*: (*brit.*) Blutfarbstoff *m*, Hämoglobin *nt*
haemoglobin A: Erwachsenenhämoglobin *nt*, Hämoglobin A *nt*
haemoglobin A_1: Hämoglobin A_1 *nt*
haemoglobin A_{1c}: Hämoglobin A_{1c} *nt*
haemoglobin A_2: Hämoglobin A_2 *nt*
abnormal haemoglobins: abnorme Hämoglobine *pl*
haemoglobin G Accra: Hb-G Accra *nt*
haemoglobin Bart's: Hämoglobin Bart's *nt*
bile pigment haemoglobin: Choleglobin *nt*, Verdohämoglobin *nt*
haemoglobin C: Hämoglobin C *nt*
carbon monoxide haemoglobin: Carboxyhämoglobin *nt*, Kohlenmonoxidhämoglobin *nt*
haemoglobin Chesapeake: Hämoglobin Chesapeake *nt*
haemoglobin D: Hämoglobin D *nt*
deoxygenated haemoglobin: reduziertes Hämoglobin *nt*, desoxygeniertes Hämoglobin *nt*, Desoxyhämoglobin *nt*
haemoglobin E: Hämoglobin E *nt*
embryonic haemoglobin: embryonales Hämoglobin *nt*
haemoglobin F: fetales Hämoglobin *nt*, Hämoglobin F *nt*
fetal haemoglobin: fetales Hämoglobin *nt*, Hämoglobin F *nt*
glycosylated haemoglobin: glykosyliertes Hämoglobin *nt*
haemoglobin Gower: Hämoglobin Gower *nt*
green haemoglobin: Choleglobin *nt*, Verdohämoglobin *nt*
haemoglobin H: Hämoglobin H *nt*
haemoglobin I: Hämoglobin I *nt*
haemoglobin Kansas: Hämoglobin Kansas *nt*
haemoglobin Lepore: Hämoglobin Lepore *nt*
haemoglobin M: Hämoglobin M *nt*
mean cell haemoglobin: Färbekoeffizient *m*, mean corpuscular hemoglobin *nt*
mean corpuscular haemoglobin: Färbekoeffizient *m*, mean corpuscular hemoglobin *nt*
haemoglobin Memphis: Hb-Memphis *nt*
muscle haemoglobin: Myoglobin *nt*
oxidized haemoglobin: oxygeniertes Hämoglobin *nt*, Oxyhämoglobin *nt*
oxygenated haemoglobin: oxygeniertes Hämoglobin *nt*, Oxyhämoglobin *nt*
haemoglobin Rainier: Hämoglobin Rainier *nt*
reduced haemoglobin: reduziertes/desoxygeniertes Hämoglobin *nt*, Desoxyhämoglobin *nt*
haemoglobin S: Sichelzellhämoglobin *nt*, Hämoglobin S *nt*
haemoglobin Seattle: Hämoglobin Seattle *nt*
sickle-cell haemoglobin: Sichelzellhämoglobin *nt*, Hämoglobin S *nt*
haemoglobin Yakima: Hämoglobin Yakima *nt*
haemoglobin Zürich: Hb-Zürich *nt*
hae|mo|glo|bi|nae|mi|a [hiːməʊˌgləʊbɪ'niːmiːə] *noun*: (*brit.*) Hämoglobinämie *f*
hae|mo|glo|bin|at|ed [ˌhiːməʊ'gləʊbɪneɪtɪd] *adj*: (*brit.*) hämoglobinhaltig
hae|mo|glo|bi|no|cho|li|a [hiːməʊˌgləʊbɪnə'kəʊlɪə] *noun*: (*brit.*) Hämoglobinocholie *f*
hae|mo|glo|bi|no|ly|sis [ˌhiːməʊgləʊbɪ'nɑlɪsɪs] *noun*: (*brit.*) Hämoglobinabbau *m*, -spaltung *f*, Hämoglobinolyse *f*
hae|mo|glo|bi|nom|e|ter [hiːməʊˌgləʊbɪ'nɑmɪtər] *noun*: (*brit.*) Hämoglobinometer *nt*
hae|mo|glo|bi|nom|e|try [hiːməʊˌgləʊbɪ'nɑmətriː] *noun*: (*brit.*) Hämoglobinometrie *f*
hae|mo|glo|bi|nop|a|thy [hiːməʊˌgləʊbɪ'nɑpəθiː] *noun*: (*brit.*) Hämoglobinopathie *f*
hae|mo|glo|bi|no|pep|sia [ˌhiːməʊˌgləʊbɪnə'pepsɪə] *noun*: (*brit.*) →*haemoglobinolysis*
hae|mo|glo|bi|nous [ˌhiːməʊ'gləʊbɪnəs] *adj*: (*brit.*) hämoglobinhaltig
hae|mo|glo|bi|nu|ri|a [ˌhiːməʊˌgləʊbɪ'n(j)ʊəriːə] *noun*: (*brit.*) Hämoglobinausscheidung *f* im Harn, Hämoglobinurie *f*, Haemoglobinuria *f*
Donath-Landsteiner cold autoantibody haemoglobinuria: Donath-Landsteiner-Kältehämoglobinurie *f*
epidemic haemoglobinuria: epidemische Hämoglobinurie *f*
intermittent haemoglobinuria: intermittierende Hämoglobinurie *f*, Harley-Krankheit *f*
malarial haemoglobinuria: Schwarzwasserfieber *nt*, Febris biliosa et haemoglobinurica
march haemoglobinuria: Marschhämoglobinurie *f*
paroxysmal cold haemoglobinuria: paroxysmale Kältehämoglobinurie *f*
paroxysmal nocturnal haemoglobinuria: Marchiafava-Micheli-Anämie *f*, paroxysmale nächtliche Hämoglobinurie *f*
toxic haemoglobinuria: toxische Hämoglobinurie *f*
hae|mo|glo|bi|nu|ric [hiːməʊˌgləʊbɪ'n(j)ʊərɪk] *adj*: (*brit.*) Hämoglobinurie betreffend, hämoglobinurisch
hae|mo|gram ['hiːməʊgræm] *noun*: (*brit.*) Hämogramm *nt*; Differenzialblutbild *nt*
Hae|mo|greg|a|ri|na [ˌhiːməˌgregər'raɪnə] *noun*: Haemogregarina *f*
hae|mo|his|ti|o|blast [hiːməʊ'hɪstɪəblæst] *noun*: (*brit.*) Ferrata-Zelle *f*, Hämohistioblast *m*
hae|mo|ki|ne|sis [ˌhiːməʊkɪ'niːsɪs] *noun*: (*brit.*) Blutfluss *m*, -zirkulation *f*, Hämokinese *f*
hae|mo|ki|net|ic [ˌhiːməʊkɪ'netɪk] *adj*: (*brit.*) den Blutfluss betreffend *oder* fördernd, hämokinetisch
hae|mo|ki|nin [hiːməʊ'kaɪnɪn] *noun*: (*brit.*) Hämokinin *nt*
hae|mo|lith ['hiːməʊlɪθ] *noun*: (*brit.*) Gefäßstein *m*, Angiolith *m*, Hämolith *m*
hae|mol|o|gy [hɪ'mɑlədʒiː] *noun*: (*brit.*) →*haematology*
hae|mo|lymph ['hiːməʊlɪmf, 'hem-] *noun*: (*brit.*) Hämolymphe *f*
hae|mo|lymph|an|gi|o|ma [ˌhiːməʊlɪmˌfændʒɪ'əʊmə] *noun*: (*brit.*) Hämatolymphangiom *nt*, Hämolymphangiom *nt*
hae|mol|y|sate [hɪ'mɑləseɪt] *noun*: (*brit.*) Hämolysat *nt*
hae|mol|y|sin [hɪ'mɑləsɪn] *noun*: (*brit.*) **1.** hämolyseverursachendes Toxin *nt*, Hämolysegift *nt*, Hämolysin *nt* **2.** hämolyseauslösender Antikörper *m*, Hämolysin *nt*
alpha haemolysin: α-Hämolysin *nt*
beta haemolysin: β-Hämolysin *nt*
cold haemolysin: Kältehämolysin *nt*; Donath-Landsteiner-Antikörper *m*
heterophile haemolysin: heterophiles Hämolysin *nt*
hot-cold haemolysin: Kalt-Warm-Hämolysin *nt*
immune haemolysin: Immunhämolysin *nt*, Hämolysin *nt*
warm-cold haemolysin: Kalt-Warm-Hämolysin *nt*
hae|mol|y|sis [hɪ'mɑlɪsɪs] *noun*: (*brit.*) Erythrozytenauflösung *f*, -zerstörung *f*, -abbau *m*, Hämolyse *f*, Hämatozytolyse *f*
α-haemolysis: Alphahämolyse *f*
β-haemolysis: Betahämolyse *f*
colloid osmotic haemolysis: kolloidosmotische Hämolyse *f*
conditioned haemolysis: Immunhämolyse *f*

contact haemolysis: Kontakthämolyse *f*
γ-haemolysis: γ-Hämolyse *f*, Gammahämolyse *f*
gamma haemolysis: γ-Hämolyse *f*, Gammahämolyse *f*
hepatic haemolysis: hepatische Hämolyse *f*
immune haemolysis: Immunhämolyse *f*
intraoperative haemolysis: intraoperative Hämolyse *f*
intravascular haemolysis: intravaskuläre Hämolyse *f*
osmotic haemolysis: (kolloid-)osmotische Hämolyse *f*
postoperative haemolysis: postoperative Hämolyse *f*

hae|mo|lyt|ic [ˌhiːməʊˈlɪtɪk, ˌhem-] *adj*: (*brit.*) Hämolyse betreffend, Hämolyse auslösend, hämolytisch
α-haemolytic: alphahämolytisch, α-hämolytisch
β-haemolytic: beta-hämolytisch, β-hämolytisch
γ-haemolytic: nicht-hämolytisch, nicht-hämolysierend, gamma-hämolytisch, γ-hämolytisch

hae|mo|lyz|a|ble [ˌhiːməˈlaɪzəbl, ˌhem-] *adj*: (*brit.*) hämolysierbar

hae|mo|ly|za|tion [ˌhiːməʊlaɪˈzeɪʃn] *noun*: (*brit.*) Hämolyseauslösung *f*, -verursachung *f*

hae|mo|lyze [ˈhiːməʊlaɪz] *vt, vi*: (*brit.*) hämolysieren

hae|mo|ma|nom|e|ter [ˌhiːməʊməˈnɑmɪtər] *noun*: (*brit.*) Blutdruckmessgerät *nt*, -apparat *m*; Sphygmomanometer *nt*

hae|mo|me|di|as|ti|num [ˌhiːməʊˌmɪdɪəˈstaɪnəm] *noun*: (*brit.*) Hämomediastinum *nt*

hae|mom|e|ter [hɪˈmɑmɪtər] *noun*: (*brit.*) Hämoglobinometer *nt*

hae|mo|me|tra [ˌhiːməʊˈmiːtrə, ˌhem-] *noun*: (*brit.*) Hämatometra *f*

hae|mom|e|try [hɪˈmɑmətriː] *noun*: (*brit.*) →*haematometry*

Hae|mon|chus [hiːˈmɑŋkəs] *noun*: Haemonchus *m*

hae|mo|ne|phro|sis [ˌhiːməʊnɪˈfrəʊsɪs] *noun*: (*brit.*) Hämatonephrose *f*, Hämatopelvis *f*

hae|mo|nor|mo|blast [ˌhiːməʊˈnɔːrməblæst] *noun*: (*brit.*) Erythroblast *m*

hae|mo|pa|thol|o|gy [ˌhiːməʊpəˈθɑlədʒiː] *noun*: (*brit.*) Hämopathologie *f*

hae|mop|a|thy [hɪˈmɑpəθiː] *noun*: (*brit.*) Erkrankung *f* des Blutes *oder* der blutbildenden Gewebe, Hämopathie *f*

hae|mo|per|fu|sion [ˈhiːməʊpɜrˈfjuːʒn] *noun*: (*brit.*) Hämoperfusion *f*

hae|mo|per|i|car|di|um [ˈhiːməʊˌperɪˈkɑːrdɪəm, ˌhemə-] *noun*: (*brit.*) Hämoperikard *nt*

hae|mo|per|i|to|ne|um [ˌhiːməʊˌperɪtəˈniːm] *noun*: (*brit.*) Hämoperitoneum *nt*

hae|mo|pex|in [ˌhiːməˈpeksɪn] *noun*: (*brit.*) Hämopexin *nt*

hae|mo|phage [ˈhiːməʊfeɪdʒ] *noun*: (*brit.*) Hämophagozyt *m*, Hämophage *m*

hae|mo|phag|o|cyte [ˌhiːməʊˈfægəsaɪt] *noun*: (*brit.*) Hämophagozyt *m*, Hämophage *m*

hae|mo|phag|o|cy|to|sis [hiːməʊˌfægəsaɪˈtəʊsɪs] *noun*: (*brit.*) Hämophagozytose *f*, Hämozytophagie *f*

hae|mo|phil [ˈhiːməʊfɪl]: (*brit.*) **I** *noun* hämophiler Mikroorganismus *m* **II** *adj* (*mikrobiolog.*) blutliebend, hämophil

hae|mo|phile [ˈhiːməʊfaɪl] *adj*: (*brit.*) blutliebend, hämophil

hae|mo|phil|i|a [hiːməʊˈfɪlɪə] *noun*: (*brit.*) Bluterkrankheit *f*, Hämophilie *f*, Haemophilia *f*
haemophilia A: klassische Hämophilie *f*, Hämophilie A *f*, Faktor-VIII-Mangel *m*, Haemophilia vera
antigen-induced haemophilia: Hemmkörperhämophilie *f*, Immunhemmkörperhämophilie *f*
haemophilia B: Hämophilie B *f*, Faktor-IX-Mangel *m*, Faktor-IX-Mangelkrankheit *f*, Christmas-Krankheit *f*
haemophilia C: Faktor XI-Mangel *m*, PTA-Mangel *m*
classical haemophilia: →*haemophilia A*
immune haemophilia: Immunhemmkörperhämophilie *f*, Hemmkörperhämophilie *f*
vascular haemophilia: von Willebrand-Jürgens-Syndrom *nt*, konstitutionelle Thrombopathie *f*, hereditäre Pseudohämophilie *f*, vaskuläre Pseudohämophilie *f*, Angiohämophilie *f*

hae|mo|phil|i|ac [hiːməʊˈfɪlɪæk] *noun*: (*brit.*) Bluter *m*, Hämophiler *m*

hae|mo|phil|ic [hiːməʊˈfɪlɪk] *adj*: (*brit.*) **1.** blutliebend, hämophil **2.** Hämophilie betreffend, von Hämophilie betroffen, hämophil, Bluter-

hae|mo|phil|i|oid [ˌhiːməʊˈfɪlɪɔɪd] *noun*: (*brit.*) Hämophilioid *nt*, Pseudohämophilie *f*

Hae|moph|i|lus [hiːˈmɑfɪləs] *noun*: Haemophilus *m*
Haemophilus acrophilus: Haemophilus acrophilus
Haemophilus aegyptius: Koch-Weeks-Bazillus *m*, Haemophilus aegyptius, Haemophilus aegypticus, Haemophilus conjunctivitidis
Haemophilus bronchisepticus: Bordetella bronchiseptica
Haemophilus ducreyi: Streptobacillus *m* des weichen Schankers, Haemophilus ducreyi, Coccobacillus ducreyi
Haemophilus duplex: Diplobakterium *nt* Morax-Axenfeld, Moraxella lacunata, Moraxella Moraxella lacunata
Haemophilus haemolyticus: Haemophilus haemolyticus
Haemophilus influenzae: Pfeiffer-Bazillus *m*, Pfeiffer-Influenzabazillus *m*, Haemophilus influenzae, Bacterium influenzae
Haemophilus influenzae B: Haemophilus influenzae B
Haemophilus parainfluenzae: Haemophilus parainfluenzae
Haemophilus parapertussis: Bordetella parapertussis
Haemophilus paraphrophilus: Haemophilus paraphrophilus
Haemophilus pertussis: Keuchhustenbakterium *nt*, Bordet-Gengou-Bakterium *nt*, Bordetella pertussis, Haemophilus pertussis

hae|mo|pho|bi|a [ˌhiːməʊˈfəʊbɪə] *noun*: (*brit.*) krankhafte Angst *f* vor Blut, Hämo-, Hämatophobie *f*

hae|mo|pho|bic [ˌhiːməʊˈfəʊbɪk] *adj*: (*brit.*) Hämophobie betreffend, hämophob, hämatophob

hae|moph|thal|mia [ˌhɪmɑfˈθælmɪə] *noun*: (*brit.*) →*haemophthalmus*

hae|moph|thal|mos [ˌhɪmɑfˈθælməs] *noun*: (*brit.*) →*haemophthalmus*

hae|moph|thal|mus [ˌhɪmɑfˈθælməs] *noun*: (*brit.*) Bluterguss *m* ins Auge, Hämophthalmus *m*

hae|mo|pi|e|zom|e|ter [hiːməʊˌpaɪəˈzɑmɪtər] *noun*: (*brit.*) Blutdruckmessgerät *nt*, Blutdruckapparat *m*

hae|mo|plas|tic [hiːməʊˈplæstɪk] *adj*: (*brit.*) blutbildend, hämatoplastisch

hae|mo|pleu|ra [ˌhiːməʊˈplʊərə] *noun*: (*brit.*) Hämatothorax *m*

hae|mo|pneu|mo|per|i|car|di|um [ˌhiːməʊˌn(j)uːməˌperɪˈkɑːrdɪəm] *noun*: (*brit.*) Hämopneumoperikard *nt*

hae|mo|pneu|mo|tho|rax [ˌhiːməʊˌn(j)uːməˈθɔːræks] *noun*: (*brit.*) Hämatopneumothorax *m*

hae|mo|poi|e|sic [ˌhiːməʊpɔɪˈiːsɪk] *noun, adj*: (*brit.*) →*haemopoietic*

hae|mo|poi|e|sis [ˌhiːməʊpɔɪˈiːsɪs] *noun*: (*brit.*) Blutbildung *f*, Hämatopo(i)ese *f*, Hämopo(i)ese *f*
antenatal haemopoiesis: pränatale Blutbildung *f*
embryonal haemopoiesis: embryonale Blutbildung *f*

extramedullary haemopoiesis: extramedulläre Blutbildung *f*
hepatolienal haemopoiesis: hepatolienale Blutbildung *f*
medullary haemopoiesis: medulläre/myelopoetische Blutbildung *f*
megaloblastic haemopoiesis: megaloblastische Blutbildung/Hämopo(i)ese *f*
myelopoietic haemopoiesis: medulläre/myelopoetische Blutbildung *f*
postnatal haemopoiesis: postnatale Blutbildung *f*
prenatal haemopoiesis: pränatale Blutbildung/Hämopoese *f*
splenic haemopoiesis: extramedulläre Blutbildung *f* in der Milz

hae|mo|poi|et|ic [hiːməʊpɔɪ'etɪk]: *(brit.)* **I** *noun* hämopoeseförderndes Mittel *nt* **II** *adj* die Blut(zell)bildung betreffend *oder* anregend, hämopoetisch

hae|mo|poi|e|tin [ˌhiːməʊ'pɔɪətɪn] *noun*: *(brit.)* erythropoetischer Faktor *m*, Erythropo(i)etin *nt*, Hämatopo(i)etin *nt*, Hämopo(i)etin *nt*

hae|mo|por|phy|rin [ˌhiːməʊ'pɔːrfərɪn] *noun*: *(brit.)* Hämatoporphyrin *nt*

hae|mo|pre|cip|i|tin [ˌhiːməʊprɪ'sɪpətɪn] *noun*: *(brit.)* Hämopräzipitin *nt*

hae|mo|proc|tia [ˌhiːməʊ'prɑkʃɪə] *noun*: *(brit.)* Rektum-, Mastdarmblutung *f*, rektale Blutung *f*

hae|mo|pro|tein [ˌhiːməʊ'prəʊtiːɪn, -tiːn] *noun*: *(brit.)* Hämoprotein *nt*

hae|mop|so|nin [ˌhɪmɑp'səʊnɪn] *noun*: *(brit.)* Hämopsonin *nt*

hae|mop|tic [hɪ'mɑptɪk] *adj*: *(brit.)* →*haemoptysic*

hae|mop|to|ic [hɪmɑp'təʊɪk] *adj*: *(brit.)* →*haemoptysic*

hae|mop|ty|sic [ˌhɪmɑp'taɪsɪk] *adj*: *(brit.)* Bluthusten/Hämoptyse betreffend, durch Bluthusten gekennzeichnet

hae|mop|ty|sis [hɪ'mɑptəsɪs] *noun*: *(brit.)* Bluthusten *nt*, Blutspucken *nt*, Hämoptoe *f*, Hämoptyse *f*, Hämoptysis *f*
cardiac haemoptysis: kardiale Hämoptoe/Hämoptyse *f*
endemic haemoptysis: parasitäre Hämoptoe/Hämoptyse *f*
parasitic haemoptysis: parasitäre Hämoptoe/Hämoptyse *f*

hae|mo|py|e|lec|ta|sia [ˌhiːməʊpaɪəlek'teɪʒ(ɪ)ə, ˌhem-] *noun*: *(brit.)* Hämopyelektasie *f*

hae|mo|py|e|lec|ta|sis [ˌhiːməʊpaɪə'lektəsɪs] *noun*: *(brit.)* →*haemopyelectasia*

haem|o|rhe|o|lo|gy [ˌhiːməʊrɪ'ɑlədʒiː] *noun*: *(brit.)* Hämorheologie *f*, Hämorrheologie *f*

haem|or|rha|chis [hɪ'mɑrəkɪs] *noun*: *(brit.)* **1.** Rückenmarks(ein)blutung *f*, Hämatomyelie *f* **2.** spinale Meningealapoplexie *f*, Hämatorrhachis *f*, Apoplexia spinalis

haem|or|rhage ['hemərɪdʒ, 'hemrɪdʒ]: *(brit.)* **I** *noun* Blutung *f*, Einblutung *f*, Hämorrhagie *f* **II** *vi* (schwach) bluten, sickern
abdominal haemorrhage: abdominelle Blutung *f*
accidental haemorrhage: Plazentalösung *f*, Abruptio placentae
acute gingival haemorrhage: akutes Zahnfleischbluten *nt*
adrenal haemorrhage: Nebennieren(ein)blutung *f*
alveolar haemorrhage: alveoläre Blutung *f*
arterial haemorrhage: arterielle Blutung *f*
atonic haemorrhage: atonische Blutung *f*
ball haemorrhage: Kugelblutung *f*
brain haemorrhage: Hirnblutung *f*
bronchial haemorrhage: Bluthusten *nt*, Blutspucken *nt*, Hämoptoe *f*, Hämoptyse *f*, Hämoptysis *f*
haemorrhage by diapedesis: Haemorrhagia per diapedesin, Diapedeseblutung *f*, Durchtrittsblutung *f*
capillary haemorrhage: Kapillarblutung *f*
cavity haemorrhage: Kavernenblutung *f*
cerebral haemorrhage: Enzephalorrhagie *f*, Hirnblutung *f*
cerebral toxic pericapillary haemorrhage: Purpura cerebri
chorioid plexus haemorrhage: (*ZNS*) Plexusblutung *f*
chronic gingival haemorrhage: chronisches Zahnfleischbluten *nt*
concealed haemorrhage: innere Blutung *f*
congestive haemorrhage: Stauungsblutung *f*
conjunctival haemorrhage: Bindehautblutung *f*
decompression haemorrhage: Entlastungsblutung *f*
distant haemorrhage: Fernhämatom *nt*
diverticular haemorrhage: Divertikelblutung *f*
Duret's haemorrhage: Duret-Berner-Blutungen *pl*, Duret-Blutungen *pl*
epidural haemorrhage: epidurale Blutung *f*
external haemorrhage: äußere Blutung *f*
extradural haemorrhage: epidurale Blutung *f*
eyeglass haemorrhage: Monokelhämatom *nt*
fetomaternal haemorrhage: fetomaternale Transfusion *f*
fibrinogen deficiency haemorrhage: Fibrinogenmangelblutung *f*
functional haemorrhage: funktionelle Blutung *f*
gastric haemorrhage: Magenblutung *f*, Gastrorrhagie *f*
gastric mucosal haemorrhage: Magenschleimhautblutung *f*
gastrointestinal haemorrhage: gastrointestinale Blutung *f*, Magen-Darm-Blutung *f*
gingival haemorrhage: Zahnfleischbluten *nt*, Zahnfleischblutung *f*, Gingivablutung *f*
intestinal haemorrhage: Darmblutung *f*
intra-abdominal haemorrhage: intraabdominelle Blutung *f*
intra-articular haemorrhage: Gelenk(ein)blutung *f*, intraartikuläre Blutung *f*
intracerebral haemorrhage: intrazerebrale Blutung *f*
intracranial haemorrhage: intrakranielle Blutung *f*
intramedullary haemorrhage: Rückenmarks(ein)blutung *f*, Hämatomyelie *f*
intraosseous haemorrhage: Knocheneinblutung *f*
intrapartum haemorrhage: intrapartale Blutung *f*, Blutung *f* unter der Geburt
intraventricular haemorrhage: Ventrikelblutung *f*
massive haemorrhage: Massenblutung *f*
meningeal haemorrhage: Meningealblutung *f*, Blutung *f* in die Hirnhäute
nasal haemorrhage: Nasenbluten *nt*, Nasenblutung *f*, Epistaxis *f*
occult haemorrhage: okkulte Blutung *f*
ovarian haemorrhage: Eierstock-, Ovarialblutung *f*
parenchymatous haemorrhage: parenchymatöse Blutung *f*
perinatal cerebral haemorrhage: geburtstraumatische Hirnblutung *f*
haemorrhage per rhexin: Zerreißungsblutung *f*, Rhexisblutung *f*, Haemorrhagia per rhexin
petechial haemorrhage: Punktblutung *f*, Petechie *f*
plexus haemorrhage: (*ZNS*) Plexusblutung *f*
postextraction haemorrhage: Blutung *f* nach einer Zahnextraktion
postpartum haemorrhage: Nachgeburtsblutung *f*
pulmonary haemorrhage: Lungenblutung *f*, Pneumorrhagie *f*
punctate haemorrhage: Punktblutung *f*, punktförmige

Blutung *f*
rectal haemorrhage: rektale Blutung *f*, Rektum-, Mastdarmblutung *f*
recurring haemorrhage: intermittierende/rezidivierende Blutung *f*
renal haemorrhage: Nierenblutung *f*
retroperitoneal haemorrhage: retroperitoneale Blutung *f*
ring haemorrhage: Ringblutung *f*
secondary haemorrhage: Spätblutung *f*, Nachblutung *f*
splenic haemorrhage: Milzblutung *f*, Splenorrhagie *f*
spontaneous haemorrhage: Spontanblutung *f*
subarachnoid haemorrhage: Subarachnoidalblutung *f*, subarachnoidale Blutung *f*
subconjunctival haemorrhage: Hyposphagma *nt*, subkonjunktivale Blutung *f*
subdural haemorrhage: Subduralblutung *f*
subperiosteal haemorrhage: subperiostale Blutung *f*
subpleural haemorrhage: Subpleuralblutung *f*
suffocation haemorrhage: Erstickungsblutung *f*
haemorrhage after tooth extraction: Blutung *f* nach einer Zahnextraktion
traumatic postpartum haemorrhage: Rissblutung *f*
upper intestinal haemorrhage: Magen-Darm-Blutung *f*, gastrointestinale Blutung *f*
uterine haemorrhage: Gebärmutter-, Uterusblutung *f*
variceal haemorrhage: Varizenblutung *f*
varix haemorrhage: Varizenblutung *f*
venous haemorrhage: venöse Blutung *f*
vitreal haemorrhage: Glaskörperblutung *f*

haem|or|rha|gen|ic [ˌhemərə'dʒenɪk] *adj*: (*brit.*) eine Blutung/Hämorrhagie auslösend *oder* verursachend

haem|or|rha|gia [ˌhemə'reɪdʒɪə] *noun*: →*hemorrhage I*

haem|or|rhag|ic [ˌhemə'rædʒɪk] *adj*: (*brit.*) Blutung betreffend, durch Blutung gekennzeichnet, hämorrhagisch, Blutungs-

haem|or|rhag|in [ˌhemə'rædʒɪn, -'reɪdʒ-] *noun*: (*brit.*) Hämorrhagin *nt*

haem|or|rha|gip|a|rous [ˌhemaˌrɪ'dʒɪpərəs] *adj*: (*brit.*) →*haemorrhagenic*

haem|or|rhe|ol|o|gy [ˌhiːməʊrɪ'ɑlədʒiː] *noun*: (*brit.*) Hämorheologie *f*, Hämorrheologie *f*

haem|or|rhoe|a [ˌhemə'rɪə] *noun*: (*brit.*) **1.** massive Blutung *f*, Massenblutung *f*, Blutsturz *m*, Hämatorrhö *f* **2.** Bluthusten *nt*, -spucken *nt*, Hämoptoe *f*, Hämoptyse *f*, Hämoptysis *f*

haem|or|rhoid ['hemərɔɪd] *sing*: (*brit.*) →*haemorrhoids*

haem|or|rhoi|dal [ˌheməʊ'rɔɪdl] *adj*: (*brit.*) Hämorrhoiden betreffend; hämorrhoidenähnlich, hämorrhoidal, hämorridal

haem|or|rhoid|ec|to|my [ˌhemərɔɪ'dektəmiː] *noun*: (*brit.*) Hämorrhoidenexzision *f*, Hämorrhoidektomie *f*

haem|or|rhoids ['hemərɔɪds] *plural*: (*brit.*) Hämorrhoiden *pl*
combined haemorrhoids: intermediäre Hämorrhoiden *pl*
external haemorrhoids: äußere Hämorrhoiden *pl*
internal haemorrhoids: innere Hämorrhoiden *pl*
mixed haemorrhoids: intermediäre Hämorrhoiden *pl*
mucocutaneous haemorrhoids: intermediäre Hämorrhoiden *pl*
prolapsed haemorrhoids: prolabierte Hämorrhoiden *pl*, Hämorrhoidalprolaps *m*
thrombosed haemorrhoids: Hämorrhoidalthrombose *f*

hae|mo|sal|pinx [ˌhiːməʊ'sælpɪŋks, ˌhem-] *noun*: (*brit.*) Hämatosalpinx *f*

hae|mo|se|ro|tho|rax [hiːməʊsɪːrə'θɔːræks] *noun*: (*brit.*) Hämatoserothorax *m*

hae|mo|sid|er|in [hiːməʊ'sɪdərɪn] *noun*: (*brit.*) Hämosiderin *nt*

hae|mo|sid|er|in|u|ri|a [ˌhiːməʊˌsɪdərɪn'(j)ʊəriːə] *noun*: (*brit.*) Hämosiderinurie *f*

hae|mo|sid|er|o|sis [hiːməʊˌsɪdə'rəʊsɪs] *noun*: (*brit.*) Hämosiderose *f*
cutaneous haemosiderosis: Hämosiderosis cutis
idiopathic pulmonary haemosiderosis: Ceelen-Gellerstedt-Syndrom *nt*, primäre Lungenhämosiderose *f*, idiopathische Lungenhämosiderose *f*
post-transfusion haemosiderosis: Transfusionshämosiderose *f*, Transfusionssiderose *f*
primary pulmonary haemosiderosis: Ceelen-Gellerstedt-Syndrom *nt*, primäre Lungenhämosiderose *f*, idiopathische Lungenhämosiderose *f*
pulmonary haemosiderosis: Lungenhämosiderose *f*
transfusion haemosiderosis: Transfusionshämosiderose *f*, Transfusionssiderose *f*

hae|mo|sid|er|ot|ic [hiːməʊˌsɪdə'rɑtɪk] *adj*: (*brit.*) Hämosiderose betreffend, hämosiderotisch

hae|mo|site ['heməʊsaɪt] *noun*: (*brit.*) Blutparasit *m*

hae|mo|sper|mi|a [ˌhiːməʊ'spɜrmɪə, ˌhem-] *noun*: (*brit.*) Hämospermie *f*

hae|mo|spo|ri|an [ˌhiːməʊ'spɔːrɪæn, -'spəʊr-]: (*brit.*) **I** *noun* Hämosporidie *f* **II** *adj* Hämosporidien betreffend

Hae|mo|spo|rid|ia [ˌhiːməspə'rɪdɪə, ˌhem-] *plural*: Haemosporidien *pl*, Haemosporidia *pl*

haem|o|spo|rid|i|an [ˌhiːməʊspə'rɪdɪæn] *noun, adj*: (*brit.*) →*haemosporian*

hae|mo|sta|sia [ˌhiːməʊ'steɪʒ(ɪ)ə, -zɪə] *noun*: (*brit.*) →*haemostasis*

hae|mos|ta|sis [hɪ'mɑstəsɪs, hiːməʊ'steɪsɪs] *noun*: (*brit.*) **1.** Blutstillung *f*, Blutungsstillung *f*, Hämostase *f* **2.** Blutstauung *f*, Blutstockung *f*, Hämostase *f*, Stase *f*
primary haemostasis: primäre Hämostase *f*
secondary haemostasis: sekundäre Hämostase *f*

hae|mo|stat ['hiːməstæt, 'hem-] *noun*: (*brit.*) **1.** (Blut-)Gefäßklemme *f*, (Blut-)Gefäßklammer *f*, Arterienklemme *f*, Arterienklammer *f* **2.** topisches Hämostatikum *nt*
Allis haemostat: Allis-Klemme *f*
Carmault haemostat: Carmault-Arterienklemme *f*
Crile haemostat: Crile-Arterienklemme *f*
curved Kelly haemostat: gebogene Kelly-Arterienklemme *f*
curved mosquito haemostat: gebogene Moskitoklemme *f*
Halsted's mosquito haemostat: Halsted-Moskito-Arterienklemme *f*
Kelly haemostat: Kelly-Arterienklemme *f*
mosquito haemostat: Moskitoklemme *f*
straight mosquito haemostat: gerade Moskitoklemme *f*

hae|mo|stat|ic [hiːməʊ'stætɪk]: (*brit.*) **I** *noun* Blutstillungsmittel *nt*, blutstillendes Mittel *nt*, Hämostatikum *nt*, Hämostyptikum *nt* **II** *adj* Hämostase betreffend, blutstillend, blutungsstillend, hämostatisch, hämostyptisch

hae|mo|styp|tic [ˌhiːməʊ'stɪptɪk] *noun, adj*: (*brit.*) →*haemostatic*

hae|mo|ta|chom|e|ter [ˌhiːməʊtæ'kɑmɪtər] *noun*: (*brit.*) Hämatotachometer *nt*, Hämotachometer *nt*

hae|mo|ther|a|peu|tics [hiːməʊˌθerə'pjuːtɪks] *plural*: (*brit.*) →*haemotherapy*

hae|mo|ther|a|py [hiːməʊ'θerəpiː] *noun*: (*brit.*) Bluttherapie *f*, Hämatotherapie *f*, Hämotherapie *f*, Transfusionstherapie *f*

hae|mo|tho|rax [hiːməʊ'θɔːræks] *noun*: (*brit.*) Blutbrust

f, Hämothorax *m*, Hämatothorax *m*
hae|mo|tox|ic [hiːməʊ'tɑksɪk] *adj*: (*brit.*) Blutzellen schädigend, hämatotoxisch, hämotoxisch
hae|mo|tox|in [hiːməʊ'tɑksɪn] *noun*: (*brit.*) Hämotoxin *nt*
hae|mo|troph ['hiːməʊtrɑf, -trəʊf] *noun*: (*brit.*) Gesamtheit *f* der mütterlichen Nährstoffe
hae|mo|trophe ['hiːməʊtrɑf, -trəʊf] *noun*: (*brit.*) →*haemotroph*
hae|mo|trop|ic [hiːməʊ'trɑpɪk] *adj*: (*brit.*) mit besonderer Affinität zu Blut *oder* Blutzellen, hämotrop, hämatotrop
hae|mo|tym|pa|num [hiːməʊ'tɪmpənəm] *noun*: (*brit.*) Bluterguss *m* in die Paukenhöhle, Hämotympanon *nt*, Hämatotympanon *nt*
hae|mo|zo|ic [hiːməʊ'zəʊɪk] *adj*: (*brit.*) Blutparasiten betreffend, Blutparasiten-
hae|mo|zo|in [ˌhiːmə'zəʊɪn] *noun*: (*brit.*) Hämozoin *nt*
hae|mo|zo|on [hiːməʊ'zəʊɑn] *noun, plural* **-zoa** [hiːməʊ'zəʊə]: (*brit.*) (einzelliger/vielzelliger) Blutparasit *m*, Hämozoon *nt*
Haf|ni|a ['hæfnɪə] *noun*: Hafnia *f*
haf|ni|um ['hæfnɪəm] *noun*: Hafnium *nt*
HAGG *Abk.*: **1.** heat-aggregated gamma globulin **2.** hyperimmune antivariola gamma globulin
hahn|e|mann|ism ['hɑːnəmənɪzəm] *noun*: Homöopathie *f*
hahn|i|um ['hɑːnɪəm] *noun*: Hahnium *nt*
HAI *Abk.*: **1.** hemagglutination inhibition **2.** hemagglutination-inhibition test **3.** hospital-acquired infection
hair [heər] *noun*: **1.** Haar *nt*, (*anatom.*) Pilus *m* **2.** Haar *nt*, Haare *pl*; (Körper-)Haare *pl*, Behaarung *f* **without hair** ohne Haare, haarlos
anagen hair: Anagenhaar *nt*
hairs of axilla: Achsel(höhlen)haare *pl*, Hirci *pl*
bamboo hair: Bambus-Haare *pl*, Trichorrhexis-Syndrom *nt*, Trichorrhexis invaginata
beaded hair: Spindelhaare *pl*, Monilethrichie *f*, Monilethrix(-Syndrom *nt*) *f*, Aplasia pilorum intermittens
burrowing hairs: Pili incarnati/recurvati; Pseudofolliculitis barbae
catagen hair: Katagenhaar *nt*
club hair: Kolbenhaar *nt*
dark hair: dunkles *oder* brünettes Haar *nt*
exclamation point hair: Ausrufungszeichenhaar *nt*
hairs of eyebrow: Augenbrauenhaare *pl*, Supercilia *pl*
facial hairs: Gesichtshaare *pl*, Barthaare *pl*, Barba *f*
Frey's hairs: Frey-Reizhaare *pl*
Frey's irritation hairs: Frey-Reizhaare *pl*
hairs of head: Kopfhaare *pl*, Capilli *pl*
ingrown hairs: Pili incarnati/recurvati; Pseudofolliculitis barbae
kinky hair: Kräuselhaare *pl*
knotted hair: **1.** Trichonodose *f*, Trichonodosis *f* **2.** Haarknötchenkrankheit *f*, Trichorrhexis nodosa, Nodositas crinium
lanugo hair: Lanugo-, Wollhaar *nt*
moniliform hair: Monilethrix *f*, Spindelhaare *pl*, Aplasia pilorum intermittens
hairs of nose: Nasenhaare *pl*, Haare *pl* des Naseneingangs, Vibrissae *pl*
olfactory hairs: Riechhäärchen *pl*, -geißeln *pl*
pubic hair: Schamhaare *pl*, Pubes *f*
ringed hairs: Ringelhaare *pl*, Pili anulati
scalp hairs: Kopfhaare *pl*, Capilli *pl*
sensory hairs: Sinneshaare *pl*
taste hairs: Geschmacksstiftchen *pl*
telogen hair: Telogenhaar *nt*
terminal hair: Terminalhaar *nt*
twisted hairs: Trichokinesis *f*, Trichotortosis *f*, Pili torti
hairs of vestibule of nose: →*hairs of nose*
HAIR *Abk.*: hemagglutination inhibition reaction
hair|ball ['heərbɔːl] *noun*: Trichobezoar *m*
hair|brush ['heərbrʌʃ] *noun*: **1.** Haarbürste *f* **2.** Haarpinsel *m*
hair|cells ['heərsels] *plural*: Haarzellen *pl*
acoustic haircells: akustische Haarzellen *pl*
auditory haircells: akustische Haarzellen *pl*
cochlear haircells: Corti-Haarzellen *pl*
vestibular haircells: vestibuläre Haarzellen *pl*
haired [heərd] *adj*: behaart; -haarig
hair|i|ness ['heərɪnəs] *noun*: Behaartheit *f*, Haarigkeit *f*
hair|less ['heərləs] *adj*: ohne Haar(e), haarlos, unbehaart, kahl
hair|less|ness ['heərləsnəs] *noun*: Haarlosigkeit *f*, Kahlheit *f*, Alopezie *f*, Alopecia *f*
hair|like ['heərlaɪk] *adj*: haarähnlich, -artig
hair|line ['heərlaɪn]: I *noun* Haaransatz *m* II *adj* haarfein, sehr fein *oder* dünn
hair|y ['heəriː] *adj*: das Haar/Pilus betreffend, pilär, haarig, pilar
HAK *Abk.*: hemodialysis artificial kidney
HAL *Abk.*: hypo-alpha-lipoproteinemia
hal- *präf.*: Salz-, Hal(o)-
hal|a|zone ['hæləzəʊn] *noun*: Halazon *nt*
hal|cin|o|nide [hæl'sɪnənaɪd] *noun*: Halcinonid *nt*
half [hæf, hɑːf]: I *noun, plural* **halves** Hälfte *f* II *adj* halb
half-antigen *noun*: Halbantigen *nt*, Hapten *nt*
half-blood *noun*: **1.** →*half-breed* **2.** Halbbruder *m oder* -schwester *f*
half-blooded *adj*: von Eltern verschiedener Rassen abstammend
half-breed *noun*: Mischling *m*; (*biolog.*) Bastard *m*, Hybride *f*
half-caste *noun*: →*half-breed*
half-hour: I *noun* halbe Stunde *f* II *adj* halbstündig, halbstündlich
half-hourly *adj*: →*half-hour II*
half-life *noun*: Halbwertzeit *f*, Halbwertszeit *f*
biological half-life: biologische Halbwertszeit *f*
effective half-life: effektive Halbwertzeit *f*
half-live *noun*: →*half-life*
half-moon *noun*: Nagelhalbmond *m*, Lunula unguis
half-time *noun*: →*half-life*
half|way ['hɑːfweɪ] *noun*: Zwischenstufe *f*, -station *f*
hal|ide ['hælaɪd, 'heɪ-]: I *noun* Halogenid *nt*, Halid *nt*, Haloid *nt* II *adj* salzähnlich, haloid
acid halide: Säurehalogenid *nt*
hal|i|pha|gia [ˌhælɪ'feɪdʒ(ɪ)ə] *noun*: Salzessen *nt*, Haliphagie *f*
hal|i|ste|re|sis [ˌhælɪstə'riːsɪs] *noun*: Halisterese *f*
hal|i|ste|ret|ic [ˌhælɪstə'retɪk] *adj*: Halisterese betreffend, salz-, kalkarm
hal|i|to|sis [ˌhælɪ'təʊsɪs] *noun*: Mundgeruch *m*, Atemgeruch *m*, Halitose *f*, Kakostomie *f*, Foetor ex ore
hal|i|tus ['hælɪtəs] *noun*: Atem *m*, Ausdünstung *f*, Geruch *m*, Halitus *m*
hal|lex ['hælɪks] *noun, plura* **-li|ces** ['hælɪsiːz]: →*hallux*
hal|lu|cal ['hæljəkl] *adj*: Hallux betreffend, Hallux-, Großzeh(en)-
hal|lu|ces ['hæljəsiːz] *plural*: →*hallux*
hal|lu|ci|nate [hə'luːsɪneɪt]: I *vt* halluzinieren, Halluzination(en) auslösen II *vi* halluzinieren, Halluzination(en) haben, unter Halluzinationen leiden
hal|lu|ci|na|tion [həˌluːsɪ'neɪʃn] *noun*: Halluzination *f*, Sinnestäuschung *f*

acoustic hallucination: akustische Halluzination *f*
auditory hallucination: akustische Halluzination *f*
basic hallucination: Elementarhalluzination *f*
chronic tactile hallucination: taktile Wahnhalluzinose *f*, Dermatozoenwahn *m*, Ungezieferwahn *m*, chronisch taktile Halluzinose *f*, Epidermozoophobie *f*
complex hallucination: komplexe Halluzination *f*
dream-like hallucination: szenenhafte Halluzination *f*, traumhafte Halluzination *f*, szenische Halluzination *f*
elemental hallucination: elementare Halluzination *f*
Gulliver hallucination: Gulliverhalluzination *f*, makropsychische Halluzination *f*, Makrohalluzination *f*
gustatory hallucination: Geschmackshalluzination *f*, gustatorische Halluzination *f*, gustative Halluzination *f*
haptic hallucination: haptische Halluzination *f*, Tasthalluzination *f*, taktile Halluzination *f*
hypnagogic hallucination: hypnagoge Halluzination *f*
hypnopompic hallucination: hypnopompe Halluzination *f*
imperative hallucination: imperative Halluzination *f*
induced hallucination: psychogene Halluzination *f*, induzierte Halluzination *f*
kinaesthetic hallucination: (*brit.*) →*kinaesthetic hallucination*
kinesthetic hallucination: kinästhetische Halluzination *f*
lilliputian hallucination: Lilliputhalluzination *f*, Mikrohalluzination *f*, mikropsychische Halluzination *f*
olfactory hallucination: Geruchshalluzination *f*, olfaktorische Halluzination *f*
optic hallucination: Gesichtstäuschung *f*, optische Halluzination *f*, visuelle Halluzination *f*
physiologic hallucination: physiologische Halluzination *f*
hallucination of smell: olfaktorische Halluzination *f*, Geruchshalluzination *f*
somatic hallucinations: Leibhalluzinationen *pl*
stereotype hallucination: stabile Halluzination *f*, stereotype Halluzination *f*
stump hallucination: Phantomglied *nt*
tactile hallucination: haptische taktile Halluzination *f*, taktile Halluzination *f*
hallucination of taste: gustatorische Halluzination *f*, Geschmackshalluzination *f*
visual hallucination: visuelle Halluzination *f*, optische Halluzination *f*

hal|lu|ci|na|tive [hə'lu:sɪneɪtɪv] *adj*: halluzinativ
hal|lu|ci|na|to|ry [hə'lu:sɪnə,tɔ:ri:, -təʊ-] *adj*: Halluzinosen bzw. Halluzinationen betreffend *oder* durch sie gekennzeichnet, halluzinotisch, halluzinatorisch
hal|lu|ci|no|gen [hə'lu:sɪnədʒən] *noun*: Eidetikum *nt*, Phantastikum *nt*, Halluzinogen *nt*
hal|lu|ci|no|gen|e|sis [hə,lu:sɪnəʊ'dʒenəsɪs] *noun*: Halluzinationsbildung *f*, Halluzinogenese *f*
hal|lu|ci|no|ge|net|ic [hə,lu:sɪnəʊdʒə'netɪk] *adj*: →*hallucinogenic II*
hal|lu|ci|no|gen|ic [hə,lu:sɪnəʊ'dʒenɪk]: **I** *noun* Eidetikum *nt*, Phantastikum *nt*, Halluzinogen *nt* **II** *adj* Halluzination(en) bewirkend *oder* auslösend, halluzinogen
hal|lu|ci|no|sis [hə,lu:sɪ'nəʊsɪs] *noun*: Halluzinose *f*
acoustic hallucinosis: Verbalhalluzinose *f*, akustische Halluzinose *f*
alcoholic hallucinosis: Alkoholhalluzinose *f*
auditory hallucinosis: akustische Halluzinose *f*, Verbalhalluzinose *f*
haptic hallucinosis: haptische Halluzinose *f*
optical hallucinosis: optische Halluzinose *f*
organic hallucinosis: organische Halluzinose *f*

hal|lu|ci|not|ic [hə,lu:sɪ'nɑtɪk] *adj*: Halluzinose betreffend, Halluzinosen-
hal|lux ['hæləks] *noun, plural* **-lu|ces** ['hæljəsi:z]: Großzehe *f*, Hallux *m*, Digitus primus pedis
hallux flexus: Hallux flexus
hallux malleus: Hallux malleus
hallux valgus: Ballengroßzehe *f*, X-Großzehe *f*, Hallux valgus
hallux varus: Hallux varus
hal|ma|to|gen|e|sis [,hælmətəʊ'dʒenəsɪs] *noun*: Halmatogenese *f*, sprunghafte Variation *f*, Halmatogenesis *f*
ha|lo ['heɪləʊ] *noun, plural* **-los, loes**: **1.** Ring *m*, Kreis *m*, Hof *m*, Saum *m*, Halo *m* **2.** Lichthof *m*, Farbenkreis *m*, Halo *m* **3.** Warzenvorhof *m*, Areola mammae
glaucomatous halo: Halo glaucomatosus
senile halo: Halo senilis
halo- *präf.*: Salz-, Hal(o)-
hal|o|der|mia [,hælə'dɜrmɪə] *noun*: Halodermie *f*
hal|o|fan|trine [,hælə'fəntri:n] *noun*: Halofantrin *nt*
hal|o|gen ['hælədʒən] *noun*: Salzbildner *m*, Halogen *nt*
hal|o|gen|at|ed ['hælədʒəneɪtɪd] *adj*: halogeniert
hal|o|gen|a|tion [,hælədʒə'neɪʃn] *noun*: Halogenierung *f*, Halogenation *f*
hal|oid ['hælɔɪd, 'heɪ-] *adj*: haloid
hal|o|me|ta|sone [,hælə'metəsəʊn] *noun*: Halometason *nt*
ha|lom|e|ter [heɪ'lɑmɪtər] *noun*: **1.** (*hämat.*) Halometer *nt* **2.** (*augenheil.*) Halometer *nt*
ha|lom|e|try [heɪ'lɑmətri:] *noun*: Halometrie *f*
hal|o|per|i|dol [,hælə'perɪdɔl, -dɑl] *noun*: Haloperidol *nt*
hal|o|phil ['hæləfɪl] *adj*: →*halophilic*
hal|o|phile ['hæləfaɪl]: **I** *noun* halophiler Mikroorganismus *m* **II** *adj* →*halophilic*
hal|o|phil|ic [,hælə'fɪlɪk] *adj*: salzliebend, halophil
ha|loph|i|lous [hæ'lɑfələs] *adj*: →*halophilic*
hal|o|pro|gin [,hælə'prɑdʒɪn] *noun*: Haloprogin *nt*
hal|o|ste|re|sis [,hæləstə'ri:sɪs] *noun*: →*halisteresis*
hal|o|thane ['hæləθeɪn] *noun*: Halothan *nt*, Fluothan *nt*
HALP *Abk.*: homologous human antilymphocyte plasma
HAM *Abk.*: human albumin microsphere
HAMA *Abk.*: human anti-mouse antibody
ham|am|e|lose [hə'mæmələʊs] *noun*: Hamamelose *f*
ha|mar|tia [hɑ'mɑ:rʃɪə] *noun*: Hamartie *f*
ha|mar|to|blas|to|ma [hə,mɑ:rtəʊblæs'təʊmə] *noun*: Hamartoblastom *nt*, malignes Hamartom *nt*
ham|ar|to|ma [,hæmər'təʊmə] *noun, plural* **-mas, -ma|ta** [,hæmər'təʊmətə]: Hamartom *nt*
bile duct hamartomas: Meyenburg-Komplexe *pl*
ham|ar|to|ma|to|sis [,hæmɑ:rtəʊmə'təʊsɪs] *noun*: Hamartose *f*, Hamartomatose *f*, Hamartomatosis *f*, Hamartosis *f*
ham|ar|to|pho|bi|a [,hæmɑ:rtəʊ'fəʊbɪə] *noun*: Hamartophobie *f*
ham|ar|to|pho|bic [,hæmɑ:rtəʊ'fəʊbɪk] *adj*: Hamartophobie betreffend, hamartophob
ha|mate ['heɪmeɪt] *adj*: hakenförmig, krumm, Haken-
ha|ma|tum [hə'meɪtəm] *noun*: Hakenbein *nt*, Hamatum *nt*, Os hamatum
ham|mer ['hæmər] *noun*: **1.** (*anatom.*) Hammer *m*, Malleus *m* **2.** Hammer *m*; zahnärztlicher Hammer *m*
dental hammer: Hammer *m*, zahnärztlicher Hammer *m*
HAMS *Abk.*: human albumin microspheres
ham|string ['hæmstrɪŋ] *noun*: ischiokrurale Muskeln/Muskulatur *f*
ham|u|lar ['hæmjələr] *adj*: →*hamate*
ham|u|lus ['hæmjələs] *noun, plural* **-li** [-laɪ]: kleiner Haken *m*, hakenförmiger Fortsatz *m*, Hamulus *m*

hamulus of ethmoid bone: Processus uncinatus ossis ethmoidalis
frontal hamulus: Ala cristae galli
hamulus of hamate (bone): Hamulus ossis hamati
lacrimal hamulus: Hamulus lacrimalis
pterygoid hamulus: Hamulus pterygoideus
hand [hænd] *noun*: **1.** Hand *f*; (*anatom.*) Manus *f* **2.** (Uhr-) Zeiger *m*
accoucheur's hand: Geburtshelferhand *f*
ape hand: Affenhand *f*
benediction hand: Predigerhand *f*
claw hand: Klauen-, Krallenhand *f*
cleft hand: Spalthand *f*
crab hand: Erysipeloid *nt*, Rotlauf *m*, Schweinerotlauf *m*, Pseudoerysipel *nt*, Rosenbach-Krankheit *f*, Erythema migrans
drop hand: Fall-, Kusshand *f*
flat hand: Platthand *f*
intrinsic minus hand: intrinsic-plus-Stellung *f*
lead hand: Bleihand *f*
Marinesco's succulent hand: Tatzenhand *f*; Safthand *f*
mitten hand: Flossenhand *f*
monkey hand: Affenhand *f*
obstetrician's hand: Geburtshelferhand *f*
phantom hand: Phantomhand *f*
preacher's hand: Predigerhand *f*
second hand: (*Uhr*) Sekundenzeiger *m*
skeleton hand: Skeletthand *f*
split hand: Spalthand *f*
spoon-shaped hand: Löffelhand *f*
thalamic hand: Thalamushand *f*
trident hand: Dreizackhand *f*
hand|ba|sin ['hændbeɪsn] *noun*: (Hand-)Waschbecken *nt*
hand|book ['hændbʊk] *noun*: Handbuch *nt*
hand|breadth ['hændbredθ] *noun*: Handbreit *f*
hand|cream ['hændkriːm] *noun*: Handcreme *f*
hand|ed|ness ['hændɪdnəs] *noun*: Händigkeit *f*
hand|grip ['hændgrɪp] *noun*: Händedruck *m*, (Hand-) Griff *m*
hand|i|cap ['hændɪkæp] *noun*: Handikap *nt*; Nachteil *m*, Hindernis *nt* (*to* für); Behinderung *f*
mental handicap: geistige Behinderung *f*
physical handicap: Körperbehinderung *f*
hand|i|capped ['hændɪkæpt]: **I** Behinderte *m/f*, **the handicapped** *pl* die Behinderten **II** *adj* gehandikapt, benachteiligt, behindert (*with* durch)
han|dle ['hændl] *noun*: Griff *m*, Stiel *m*, Henkel *m*
knife handle: Messergriff *m*
handle of malleus: Hammergriff *m*, Manubrium mallei
test handle: Messgriff *m*
han|dling ['hændlɪŋ] *noun*: **1.** Berührung *f*, Berühren *nt* **2.** Handhabung *f*, Gebrauch *m*; Ver-, Bearbeitung *f* **3.** (*Patient*) Umgang *m* (*of* mit)
hand|piece ['hændpiːs] *noun*: Handstück *nt*
air-bearing turbine handpiece: Handstück *nt* für luftgetragene Turbinen
air turbine handpiece: Luftturbinenhandstück *nt*, Handstück *nt* für Luftturbinen
contra-angle handpiece: Winkelstück *nt*, abgewinkeltes Handstück *nt*
Dynatrak handpiece: Dynatrak-Winkelstück *nt*
low-speed handpiece: Handstück *nt* für niedrige Umdrehungszahlen
right-angle handpiece: rechtwinkliges Handstück *nt*
straight handpiece: gerades Handstück *nt*
ultrasonic handpiece: Ultraschallhandstück *nt*
hand|shake ['hændʃeɪk] *noun*: Händedruck *m*
hand|writ|ing ['hændraɪtɪŋ] *noun*: (Hand-)Schrift *f*
HANE *Abk.*: hereditary angioneurotic edema
hang|o|ver [hæŋə'ɔvər] *noun*: hangover *m*
HANP *Abk.*: human atrial natriuretic peptide
Han|ta|vi|rus ['hæntəˌvaɪrəs] *noun*: Hantavirus *nt*
HAO *Abk.*: hereditary angiooedema
HAP *Abk.*: **1.** heat-resistant alkaline phosphatase **2.** histamine azoprotein **3.** hydroxyapatite **4.** hypertension-associated protein
HAPE *Abk.*: high altitude pulmonary edema
haph|al|ge|sia [ˌhæfæl'dʒiːzɪə, -dʒiːʒə] *noun*: Berührungsüberempfindlichkeit *f* der Haut, Haphalgesie *f*
haph|e|pho|bi|a [ˌhæfɪ'fəʊbɪə] *noun*: krankhafte Angst *f* vor dem Berührtwerden, Berührungsangst *f*, Haphephobie *f*, Haptophobie *f*
haph|e|pho|bic [ˌhæfɪ'fəʊbɪk] *adj*: Haphephobie betreffend, haphephob, haptephob, haptophob
haplo- *präf.*: Einzel-, Einfach-, Hapl(o)-
hap|lo|dont ['hæplədɑnt] *adj*: haplodont
hap|loid ['hæplɔɪd]: **I** *noun* haploide Zelle *f oder* haploides Individuum *nt* **II** *adj* mit einfachem Chromosomensatz, haploid
hap|loi|dy ['hæplɔɪdiː] *noun*: Haploidie *f*
hap|lo|my|co|sis [ˌhæpləmaɪ'kəʊsɪs] *noun*: (Lungen-) Adiaspiromykose *f*
hap|lont ['hæplɑnt] *noun*: Haplont *m*
hap|lop|a|thy [hæp'lɑpəθiː] *noun*: einfache/unkomplizierte Erkrankung *f*
hap|lo|phase ['hæpləfeɪz] *noun*: Haplophase *f*
hap|lo|pia [hæp'ləʊpɪə] *noun*: Einfachsehen *nt*, Haplopie *f*
hap|lo|scope ['hæpləskəʊp] *noun*: Haploskop *nt*
hap|lo|scop|ic [ˌhæplə'skɑpɪk] *adj*: haploskopisch
hap|lo|spo|ran|gin [ˌhæpləspə'rændʒɪn] *noun*: Haplosporangin *nt*
Hap|lo|spo|ran|gi|um [ˌhæpləspə'rændʒɪəm] *noun*: Emmonsia *f*
hap|lo|type ['hæplətaɪp] *noun*: Haplotyp *m*
hap|ten ['hæpten] *noun*: Halbantigen *nt*, Hapten *nt*
conjugated hapten: konjugiertes Hapten *nt*
hap|tene ['hæptiːn] *noun*: →*hapten*
hap|ten|ic [hæp'tenɪk] *adj*: Hapten betreffend, durch Haptene bedingt, Hapten-
hap|te|pho|bi|a [ˌhæptə'fəʊbɪə] *noun*: Berührungsangst *f*, Haphephobie *f*, Haptophobie *f*
hap|tic ['hæptɪk] *adj*: Tastsinn betreffend, haptisch, taktil
hap|tics ['hæptɪks] *plural*: Lehre *f* vom Tastsinn, Haptik *f*
hap|to|glo|bin [ˌhæptəʊ'gləʊbɪn] *noun*: Haptoglobin *nt*
hap|tom|e|ter [hæp'tɑmɪtər] *noun*: Haptometer *nt*
HAR *Abk.*: hemagglutination reaction
ha|rar|a [hə'reərə] *noun*: Urticaria multiformis endemica
hard [hɑːrd] *adj*: **1.** hart; fest **2.** schwierig, schwer **3.** widerstandsfähig, zäh **4.** hart, gefühllos; schroff **5.** (*Getränk*) sauer, herb; (*Droge*) hart; (*Laut*) stimmlos; (*Wasser*) hart **hard of hearing** schwerhörig **work hard** (*schwer*) arbeiten **try hard** sich abmühen
hard|en ['hɑːrdn]: **I** *vt* härten, hart *oder* härter machen **II** *vi* erhärten, hart werden
hard|en|er ['hɑːrdnər] *noun*: Härtemittel *nt*, Härter *m*
gypsum hardener: Gipshärter *m*
hard|en|ing ['hɑːrdnɪŋ] *noun*: Abhärtung *f*
hardening of the arteries: (*inf.*) Arterienverkalkung *f*, Arteriosklerose *f*, Arteriosclerosis *f*
precipitation hardening: Ausscheidungshärtung *f*
strain hardening: Kalthärtung *f*, Härtung durch Kaltverformung

work hardening: Kalthärtung *f*, Härtung durch Kaltverformung
hard|ness ['hɑːrdnəs] *noun*: **1.** Härte *f*, Festigkeit *f* **2.** (Wasser-)Härte *f* **3.** Widerstandsfähigkeit *f*
diamond pyramid hardness: Vickers-Pyramidendruckhärte *f*
material hardness: Materialhärte *f*
permanent hardness: bleibende (Wasser-)Härte *f*
temporary hardness: transitorische (Wasser-)Härte *f*, Carbonathärte *f*
hare|lip ['heərlɪp] *noun*: Hasenscharte *f*, Lippenspalte *f*, Cheiloschisis *f*
har|mo|ni|a [hɑːr'məʊnɪə] *noun*: falsche Naht *f*, Harmonia *f*, Sutura plana
har|mon|ic [hɑːr'mɑnɪk] *noun*: Harmonische *f*, Oberlaut *m*, -ton *m*, Oberwelle *f*
har|mo|ni|za|tion [ˌhɑːrmənaɪ'zeɪʃn] *noun*: Harmonisierung *f*, Angleichung *f*
har|mo|nize ['hɑːrmənaɪz]: **I** *vt* in Einklang bringen, angleichen, harmonisieren, (*with* an) **II** *vi* in Einklang stehen, übereinstimmen, harmonieren (*with* mit)
har|mo|ny ['hɑːrməniː] *noun*: Harmonie *f*
functional occlusal harmony: funktionelle harmonische Okklusion *f*
occlusal harmony: harmonische Okklusion *f*
har|ness ['hɑːrnəs] *noun*: Gurt *m*, Zügel *m*, Bandage *f*
Pavlik harness: Pavlik-Bandage *f*
ha|roon|ga [hæ'rʊngə] *noun*: Haronga *f*, Harungana madagascariensis
Hart|man|nel|la [ˌhɑːrtmə'nelə] *noun*: Hartmannella *f*
Hartmannella hyalina: Hartmannella hyalina
hart|man|nel|li|a|sis [ˌhɑːrtməne'laɪəsɪs] *noun*: Hartmannellose *f*
har|vest ['hɑːrvɪst]: **I** *noun* (*Transplantat*) Ernte *f*, Entnahme *f* **II** *vt* entnehmen
HAS *Abk.*: **1.** Hamilton anxiety scale **2.** hypertensive arteriosclerosis
has|a|mi|ya|mi [ˌhæsəmɪ'jæmiː] *noun*: Sakushu-, Akiyami-, Hasamiyami-Fieber *nt*
HASHD *Abk.*: hypertension and arteriosclerotic heart disease
hash|eesh ['hɑːʃiːʃ, hɑː'ʃiːʃ] *noun*: →*hashish*
hash|ish ['hæʃiːʃ, -ɪʃ, hæ'ʃiːʃ] *noun*: Haschisch *nt*
hast|ly ['heɪstiː] *adj*: hastig, überstürzt
HAT *Abk.*: hemagglutination test
hatch|et ['hætʃət] *noun*: Gingivalrandschräger *m*, gingivales Schmelzmesser *nt*
enamel hatchet: Schmelzmesser *nt*
haus|tel|lum [hɔː'steləm] *noun, plura* **-la** [-lə]: Saugrüssel *m*
haus|to|ri|um [hɔː'stəʊriːəm] *noun, plura* **-ri|a** [-rɪə]: Saugfortsatz *m*, Saugwarze *f*, Haustorium *nt*
haus|tral ['hɔːstrəl] *adj*: Haustren *oder* Haustrierung betreffend, haustrenartig
haus|trat|ed ['hɔːstreɪtɪd] *adj*: →*haustral*
haus|tra|tion [hɔː'streɪʃn] *noun*: **1.** Haustrenbildung *f*, Haustrierung *f* **2.** Haustrum *nt*
haus|trum ['hɔːstrəm] *noun, plural* **-tra** [-trə]: segmentale Aussackung *f*, Haustrum *nt*
haustra of colon: Dickdarm-, Kolonhaustren *pl*, Haustra/Sacculationes coli
haut mal [əʊ mal] *noun*: Grand mal *nt*
HAV *Abk.*: **1.** hemadsorption virus **2.** hepatitis A virus
Ha|ver|hil|lia mul|ti|for|mis [heɪvər'ɪlɪə]: Haverhillia multiformis, Streptobacillus moniliformis
HAVS *Abk.*: hand-arm vibration syndrome
haw|thorn ['hɔːˌθɔːrn] *noun*: gemeiner Weißdorn *m*, Crataegus oxyacantha, Crataegus laevigata
hay|seed ['heɪˌsiːd] *noun*: Heublumen *pl*, Graminis flos
HAZ *Abk.*: hyperalgesic zone
haz|ard ['hæzərd] *noun*: Risiko *nt*, Gefahr *f*, Wagnis *nt*
health hazard: Gesundheitsrisiko *nt*
radiation hazard: Strahlenrisiko *nt*
haz|ard|ous ['hæzərdəs] *adj*: gefährlich, riskant
ha|zel ['heɪzəl] *noun*: Haselnuss *f*
witch hazel: Hamamelis *f*, Hamamelis virginiana, virginische Zaubernuss *f*
HB *Abk.*: **1.** hardness scale of Brinell **2.** heart block **3.** hepatitis B **4.** His bundle
Hb *Abk.*: hemoglobin
Hb. *Abk.*: herb
3-HB *Abk.*: 3-hydroxybutyric acid
HbA *Abk.*: hemoglobin A
HbA_1 *Abk.*: glycosylated hemoglobin
HbA_{1c} *Abk.*: hemoglobin A_{1c}
HbA_2 *Abk.*: hemoglobin A_2
HBAg *Abk.*: hepatitis B antigen
HBB *Abk.*: **1.** His bundle block **2.** 2-(α-hydroxybenzyl)-benzimidazole **3.** 2-(α-hydroxybenzyl)-benzimidazole
HbBC *Abk.*: hemoglobin-binding capacity
HbC *Abk.*: hemoglobin C
HBcAg *Abk.*: hepatitis B core antigen
HbCN *Abk.*: cyanmethemoglobin
HbCO *Abk.*: carboxyhemoglobin
HBD *Abk.*: α-hydroxybutyrate dehydrogenase
HbD *Abk.*: hemoglobin D
HBDH *Abk.*: α-hydroxybutyrate dehydrogenase
HBDNAP *Abk.*: hepatitis B DNA polymerase
HBE *Abk.*: His bundle electrogram
HbE *Abk.*: **1.** hemoglobin E **2.** hepatitis B e antigen
HBeAg *Abk.*: **1.** hepatitis B e antigen **2.** hepatitis B envelope antigen
HBF *Abk.*: hepatic blood flow
HbF *Abk.*: hemoglobin F
Hb_F *Abk.*: fetal hemoglobin
HbH *Abk.*: hemoglobin H
Hb-Hp *Abk.*: hemoglobin-haptoglobin complex
HbI *Abk.*: hemoglobin I
HBIG *Abk.*: **1.** hepatitis B immune globulin **2.** hepatitis B immunoglobulin
HBL *Abk.*: hypo-beta-lipoproteinemia
HBLV *Abk.*: human B-lymphotropic virus
HbM *Abk.*: hemoglobin M
HBO *Abk.*: hyperbaric oxygen
HbO_2 *Abk.*: oxyhemoglobin
HBP *Abk.*: high blood pressure
HbR *Abk.*: methemoglobin reductase
HbS *Abk.*: hemoglobin S
Hb_S *Abk.*: sickle cell hemoglobin
HBsAg *Abk.*: hepatitis B surface antigen
HbSCD *Abk.*: hemoglobin sickle cell disease
HBT *Abk.*: 6-hydroxy-1,3-benzoxathiol-2-one
HBV *Abk.*: hepatitis B virus
HC *Abk.*: **1.** hetacillin **2.** histocompatibilty **3.** Hodgkin cells **4.** hydrocarbon **5.** hydrocortisone **6.** hypertrophic cardiomyopathy
HCA *Abk.*: **1.** hepatocellular adenoma **2.** hydrocortisone acetate
HCAT *Abk.*: homocholic acid taurin
HCB *Abk.*: hexachlorobenzene
HCC *Abk.*: **1.** hepatocellular carcinoma **2.** hexachlorocyclohexane
25-HCC *Abk.*: 25-hydroxycholecalciferol
HCCH *Abk.*: hexachlorocyclohexane
HCD *Abk.*: **1.** heavy chain disease **2.** homologous canine

H

distemper antiserum

HCF *Abk.*: highest common factor

HCG *Abk.*: human chrionic gonadatropin

hCG *Abk.*: human chorionic gonadotropin

HCH *Abk.*: hexachlorocyclohexane

HCL *Abk.*: **1.** hair cell leukemia **2.** hydrochloric acid **3.** hydrogen chloride

HCM *Abk.*: hypertrophic cardiomyopathy

HCMV *Abk.*: human cytomegalovirus

HCN *Abk.*: hydrogen cyanide

HCP *Abk.*: **1.** hereditary coproporphyria **2.** hexachlorophene

HCR *Abk.*: hepatic clearance rate

HCS *Abk.*: **1.** human chorionic somatomammotropic hormone **2.** human chorionic somatomammotropin **3.** human chorionic somatotropine

HCSM *Abk.*: human chorionic somatomammotropin

HCSR *Abk.*: hypersensitive carotid sinus reflex

HCSS *Abk.*: hypersensitive carotid sinus syndrome

HCT *Abk.*: **1.** hematocrit **2.** human calcitonin **3.** human chorionic thyrotrophin **4.** hydrochlorothiazide

Hct *Abk.*: hematocrit

HCTZ *Abk.*: hydrochlorothiazide

HCV *Abk.*: **1.** hepatitis C virus **2.** human coronavirus

HCVD *Abk.*: hypertensive cardiovascular disease

HCy *Abk.*: hemocyanin

Hcy *Abk.*: homocysteine

HD *Abk.*: **1.** Hansen's disease **2.** hearing distance **3.** heart disease **4.** hemodialysis **5.** hemolysing dose **6.** herniated disc **7.** hexadecane **8.** Hodgkin's disease **9.** Huntington's disease

HDA *Abk.*: hydroxydopamine

HDAg *Abk.*: hepatitis delta antigen

HDC *Abk.*: **1.** histidine decarboxylase **2.** human diploid cells **3.** hydrocortisone

HDCC *Abk.*: human diploid cell culture

HDCS *Abk.*: human diploid cell strain

HDF *Abk.*: hemodiafiltration

HDHE *Abk.*: heparin dihydroergotamine

HDL *Abk.*: **1.** density lipoproteins **2.** high density lipoprotein

HDLC *Abk.*: high-density lipoprotein cholesterol

HDLs *Abk.*: high density lipoproteins

HDN *Abk.*: hemolytic disease of the newborn

HDP *Abk.*: **1.** hexose diphosphate **2.** hypertensive disease in pregnancy

HDS *Abk.*: **1.** Hamburg depression scale **2.** hemodynamic stroke

HDU *Abk.*: **1.** head drop unit **2.** hemodialysis unit

HDV *Abk.*: hepatitis delta virus

HE *Abk.*: **1.** hematoxylin-eosin **2.** heptachlorepoxide **3.** hypophysectomy

He *Abk.*: **1.** helium **2.** heparin

HEA *Abk.*: human erythrocyte antigen

head [hed]: **I** *noun* **1.** Kopf *m*, Haupt *nt* (*anatom.*) Kopf *m*, Caput *m* **below the head** subkapital **3.** Kopf *m*, Verstand *m* **4.** (*Abszess*) Durchbruchstelle *f* **come to a head** eitern, durch-, aufbrechen **II** *adj* führend, oberste(r, s), vorderste(r, s), erste(r, s), Kopf-, Spitzen-, Vorder-

anterior head of rectus femoris muscle: vorderer/gerader Kopf *m* des Musculus rectus femoris, Caput rectus musculi recti femoris

head of biceps brachii muscle: Bizepskopf *m*, Caput musculi bicipitis brachii

bur head: Bohrerkopf *m*

head of caudate nucleus: Caudatuskopf *m*, Caput nuclei caudati

head of condyloid process of mandible: →*head of mandible*

coronoid head of pronator teres muscle: Caput ulnare musculi pronatoris teretis

deep head of flexor pollicis brevis muscle: Caput profundum

deep head of triceps brachii muscle: Caput mediale musculi tricipitis brachii

head of dorsal horn of spinal cord: Kopf *m* des Hinterhorns, Caput cornus posterioris medullae spinalis

head of epididymis: Nebenhodenkopf *m*, Caput epididymidis

femoral head: Femur-, Oberschenkelkopf *m*, Caput femoris

head of femur: Femur-, Oberschenkelkopf *m*, Caput femoris

head of fibula: Wadenbein-, Fibulaköpfchen *nt*, Caput fibulae

first head of triceps brachii muscle: langer Trizepskopf *m*, Caput longum musculi tricipitis brachii

great head of adductor hallucis muscle: Caput obliquum musculi adductoris hallucis

great head of triceps brachii muscle: lateraler/äußerer Trizepskopf *m*, Caput laterale musculi tricipitis brachii

great head of triceps femoris muscle: Musculus adductor magnus

humeral head of flexor carpi ulnaris muscle: Caput humeroulnare musculi flexoris digitorum superficiale

humeral head of flexor digitorum superficialis muscle: Caput humeroulnare musculi flexoris digitorum superficiale

humeral head of pronator teres muscle: Caput humerale musculi pronatoris teretis

humeroulnar head of flexor digitorum superficialis muscle: Caput humeroulnare musculi flexoris digitorum superficiale

head of humerus: Humerus-, Oberarmkopf *m*, Caput humerale

inferior head of lateral pterygoid muscle: Caput inferius musculi pterygoidei lateralis

lateral head of abductor hallucis muscle: Caput laterale musculi abductoris hallucis

lateral head of gastrocnemius muscle: Caput laterale musculi gastrocnemii

lateral head of triceps brachii muscle: lateraler/äußerer Trizepskopf *m*, Caput laterale musculi tricipitis brachii

little head of humerus: Capitulum humeri

little head of mandible: Processus condylaris mandibularis

long head of adductor hallucis muscle: Caput obliquum musculi adductoris hallucis

long head of biceps brachii muscle: langer Bizepskopf *m*, Caput longum musculi bicipitis brachii

long head of biceps femoris muscle: langer Kopf *m* des Musculus biceps femoris, Caput longum musculi bicipitis femoris

long head of triceps brachii muscle: langer Trizepskopf *m*, Caput longum musculi tricipitis brachii

long head of triceps femoris muscle: Musculus adduktor longus

head of malleus: Hammerkopf *m*, Caput mallei

head of mandible: Gelenkkopf *m* des Unterkiefers, Unterkieferköpfchen *nt*, Unterkieferkopf *m*, Caput mandibulae

mandibular head: →*head of mandible*

medial head of abductor hallucis muscle: Caput me-

H

diale musculi abductoris hallucis
medial head of flexor hallucis brevis muscle: Caput mediale musculi flexoris hallucis brevis
medial head of gastrocnemius muscle: Caput mediale musculi gastrocnemii
medial head of triceps brachii muscle: medialer/innerer Trizepskopf *m*, Caput mediale musculi tricipitis brachii
Medusa's head: Medusenhaupt *nt*, Caput Medusae, Cirsomphalus *m*
metacarpal head: Metakarpalköpfchen *nt*, Caput ossis metacarpi
head of metacarpal bone: Metakarpalköpfchen *nt*, Caput ossis metacarpi
metatarsal head: Metatarsalköpfchen *nt*, Caput ossis metatarsi
head of metatarsal bone: Metatarsalköpfchen *nt*, Caput ossis metatarsi
middle head of triceps brachii muscle: langer Trizepskopf *m*, Caput longum musculi tricipitis brachii
head of muscle: Muskelkopf *m*, Caput musculi
myosin head: Myosinköpfchen *nt*
oblique head of adductor hallucis muscle: Caput obliquum musculi adductoris hallucis
oblique head of adductor pollicis muscle: Caput obliquum musculi adductoris pollicis
optic nerve head: (Sehnerven-)Papille *f*, Discus/Papilla nervi optici
head of pancreas: Pankreaskopf *m*, Caput pancreatis
head of penis: Eichel *f*, Glans penis
head of phalanx: Caput phalangis
head of posterior horn of spinal cord: →*head of dorsal horn of spinal cord*
posterior head of rectus femoris muscle: hinterer Kopf *m* des Musculus rectus femoris, Caput reflexum musculi recti femoris
radial head of flexor digitorum superficialis muscle: Caput radiale musculi flexoris digitorum superficialis
radial head of humerus: Capitulum humeri
head of radius: Speichen-, Radiuskopf *m*, Caput radii
reflected head of rectus femoris muscle: hinterer Kopf *m* des Musculus rectus femoris, Caput reflexum musculi recti femoris
head of rib: Rippenköpfchen *nt*, Caput costae
saddle head: Sattelkopf *m*, Klinokephalie *f*, -zephalie *f*
second head of triceps brachii muscle: lateraler/äußerer Trizepskopf *m*, Caput laterale musculi tricipitis brachii
short head of biceps brachii muscle: kurzer Kopf *m* des Musculus biceps brachii, Caput breve musculi bicipitis brachii
short head of biceps femoris muscle: kurzer Kopf *m* des Musculus biceps femoris, Caput breve musculi bicipitis femoris
short head of triceps brachii muscle: medialer/innerer Trizepskopf *m*, Caput mediale musculi tricipitis brachii
short head of triceps femoris muscle: Musculus adductor brevis
head of spermatozoon: Spermienkopf *m*
head of spleen: oberer Milzpol *m*, Extremitas posterior splenica
head of stapes: Steigbügelkopf *m*, Caput stapedis
steeple head: →*tower head*
straight head of rectus femoris muscle: vorderer/gerader Kopf *m* des Musculus rectus femoris, Caput rectus musculi recti femoris
superficial head of flexor pollicis brevis muscle: Caput superficiale
superior head of lateral pterygoid muscle: Caput superius musculi pterygoidei lateralis
head of talus: Taluskopf *m*, Caput tali
head of testis: oberer Hodenpol *m*, Extremitas superior testis
tibial head: Tibiakopf *m*, Caput tibiae
tower head: Spitz-, Turmschädel *m*, Akrozephalie *f*, Oxyzephalie *f*, Hypsizephalie *f*, Turrizephalie *f*
transverse head of adductor hallucis muscle: Caput transversum musculi adductoris hallucis
transverse head of adductor pollicis muscle: Caput transversum musculi adductoris pollicis
head of triceps brachii muscle: Trizepskopf *m*, Caput musculi tricipitis brachii
head of ulna: Ellen-, Ulnaköpfchen *nt*, Caput ulnae
ulnar head of flexor carpi ulnaris muscle: Caput ulnare musculi flexoris carpi ulnaris
ulnar head of pronator teres muscle: Caput ulnare musculi pronatoris teretis

head|ache ['hedeɪk] *noun*: Kopfschmerz(en *pl*) *m*, Kopfweh *nt*, Kephalgie *f*, Kephalalgie *f*, Kephal(a)ea *f*, Cephalgia *f*, Cephalalgia *f*, Cephal(a)ea *f*, Kephalodynie *f*, Zephalgie *f*, Zephalalgie *f* **have a headache** Kopfschmerzen haben
analgesic headache: Analgetika-Kopfschmerz *m*
bilious headache: Migräne *f*, Migraine *f*
blind headache: Migräne *f*, Migraine *f*
cluster headache: Bing-Horton-Syndrom *nt*, Horton-Syndrom *nt*, Erythroprosopalgie *f*, Histaminkopfschmerz *m*, -kephalgie *f*, cluster headache *nt*
congestive headache: Stauungskopfschmerz *m*
dental headache: odontogener Kopfschmerz *m*
functional headache: funktioneller/psychogener Kopfschmerz *m*
histamine headache: →*cluster headache*
Horton's headache: →*cluster headache*
hyperaemic headache: (*brit.*) →*hyperemic headache*
hyperemic headache: Stauungskopfschmerz *m*
lumbar puncture headache: Kopfschmerz *m* nach Lumbalpunktion
migraine headache: Migräne *f*, Migraine *f*
muscle tension headache: Spannungskopfschmerz *m*
nodular headache: Knötchenkopfschmerz *m*, Cephalaea nodularis
organic headache: organisch-bedingter Kopfschmerz *m*
postspinal headache: Kopfschmerz(en *pl*) *m* nach einer Lumbalpunktion
puncture headache: Kopfschmerz(en *pl*) *m* nach einer Lumbalpunktion
pyrexial headache: Fieberkopfschmerz *m*
reflex headache: reflektorischer/symptomatischer Kopfschmerz *m*
rhinogenous headache: rhinogener Kopfschmerz *m*
sick headache: Migräne *f*, Migraine *f*
spinal headache: Kopfschmerz(en *pl*) *m* nach Lumbalpunktion
symptomatic headache: reflektorischer/symptomatischer Kopfschmerz *m*
tension headache: Spannungskopfschmerz *m*
throbbing headache: pochende/klopfende Kopfschmerzen *pl*
unilateral headache: Hemikranie *f*
vascular headache: Migräne *f*, Migraine *f*
vasomotor headache: vasomotorischer Kopfschmerz *m*

head|ach|y ['hedeɪkiː] *adj*: Kopfschmerzen verursa-

chend, an Kopfschmerzen leidend, Kopfschmerz-
head|band ['hedbænd] *noun*: Stirnband *nt*, Kopfband *nt*
head|cap ['hedkæp] *noun*: **1.** Kopfkappe *f* **2.** Headgear *m/nt*
plaster headcap: Gipskopfkappe *f*
head|gear ['hedgɪər] *noun*: **1.** Kopfkappe *f* **2.** Headgear *m/nt*
cervical headgear: zervikaler Headgear *m*
cervical-pull headgear: Zervikal-pull-Headgear *m*
high-pull headgear: High-pull-Headgear *m*
horizontal-pull headgear: Horizontal-pull-Headgear *m*
orthodontic headgear: orthodontischer Headgear *m*
head|gut ['hedgʌt] *noun*: Kopfdarm *m*
head|less ['hedləs] *adj*: kopflos, ohne Kopf
head|most ['hedməʊst] *adj*: vorderste(r, s)
head|phone ['hedfəʊn] *noun*: Kopfhörer *m*
head|rest ['hedrest] *noun*: Kopfstütze *f*, Kopflehne *f*
heal [hiːl]: **I** *vt* heilen (*sb. of sth.* jdn. von einer Krankheit), gesund machen **II** *vi* (ver-, zu-)heilen; (aus-)heilen; gesund werden, genesen
heal up/over →*heal II*
healed [hiːld] *adj*: ausgeheilt, abgeheilt, verheilt
heal|er ['hiːlər] *noun*: Heiler(in *f*) *m*; Heilmittel *nt*
heal|ing ['hiːlɪŋ]: **I** *noun* **1.** Heilung *f*, (Aus-, Zu-, Ver-) Heilen *nt* **2.** Gesundung *f*, Genesung *f* **II** *adj* heilend, heilsam, Heil-, Heilungs-
direct fracture healing: direkte Frakturheilung *f*
healing by first intention: primäre Wundheilung *f*, Primärheilung *f*, Heilung *f* per primam intentionem, p.p.-Heilung *f*
fracture healing: Frakturheilung *f*
healing by granulation: →*healing by second intention*
incomplete healing: Defektheilung *f*
indirect fracture healing: indirekte Frakturheilung *f*
primary healing: →*healing by first intention*
primary wound healing: →*healing by first intention*
secondary wound healing: →*healing by second intention*
healing by second intention: sekundäre Wundheilung *f*, Sekundärheilung *f*, Heilung *f* per secundam intentionem, p.s.-Heilung *f*
wound healing: Wundheilung *f*
health [helθ] *noun*: **1.** Gesundheit *f* **2.** Gesundheitszustand *m* **in good health** gesund **in poor health** kränklich
dental public health: öffentliches zahnheilkundliches Gesundheitswesen *nt*
general health: Allgemeinzustand *m*
health|ful ['helθfəl] *adj*: →*healthy*
health|i|ness ['helθɪnəs] *noun*: Gesundheit *f*
health|y ['helθɪ] *adj*: gesund; gesundheitsfördernd, bekömmlich, heilsam
heap [hiːp]: **I** *noun* Haufen *m* **II** *vt* häufen **a heaped spoonful** ein gehäufter Löffel (voll)
hear [hɪər] *vt, vi*: **(heard; heard)** hören
hear|a|ble ['hɪərəbl] *adj*: hörbar
hear|ing ['hɪərɪŋ] *noun*: **1.** Gehör(sinn *m*) *nt*, Hörvermögen *nt* **2.** Hören *nt* **hard of hearing** schwerhörig
binaural hearing: binaurales/beidohriges Hören *nt*
color hearing: Auditio chromatica/colorata
colour hearing: (*brit.*) →*color hearing*
directional hearing: Richtungshören *nt*
double disharmonic hearing: Doppelhören *nt*, Diplakusis *f*, Diplacusis *f*
impaired hearing: Parakusis *f*
normal hearing: Normalhörigkeit *f*
hearing of pure tones: Reintongehör *nt*
spatial hearing: räumliches Hören *nt*
speech hearing: Sprachgehör *nt*
visual hearing: Lippenlesen *nt*
hearing of voices: Stimmenhören *nt*
heart [hɑːrt] *noun*: Herz *nt*; (*anatom.*) Cor *nt*, Cardia *f* **above the heart** oberhalb des Herzens (liegend), suprakardial **behind the heart** hinter dem Herzen (liegend), retrokardial **below the heart** unterhalb des Herzens (liegend), subkardial **by heart** auswendig
armored heart: Panzerherz *nt*, Pericarditis calcarea
armour heart: →*armored heart*
artificial heart: künstliches Herz *nt*, Kunstherz *nt*
athletic heart: Sport-, Sportlerherz *nt*
beer heart: Bierherz *nt*
boat shaped heart: Aortenherz *nt*, Aortenkonfiguration *f*, Schuhform *f* des Herzens
bovine heart: Ochsenherz *nt*, Bukardie *f*, Cor bovinum
broken heart: (tiefe) Trauer/Depression *f*, Verzweiflung *f*, Hoffnungslosigkeit *f*
drop heart: Herzsenkung *f*, -tiefstand *m*, Wanderherz *nt*, Kardioptose *f*
fat heart: **1.** Fettherz *nt*, Cor adiposum **2.** Herzmuskelverfettung *f*
fatty heart: Fettherz *nt*, Cor adiposum
fibroid heart: Cor fibrosum
goiter heart: Kropfherz *nt*
hairy heart: Zottenherz *nt*, Cor villosum
horizontal heart: Horizontaltyp *m*
hypoplastic heart: hypoplastisches Herz *nt*
intermediate heart: Indifferenztyp *m*
irritable heart: Soldatenherz *nt*, neurozirkulatorische Asthenie *f*, Effort-Syndrom *nt*, Da Costa-Syndrom *nt*, Phrenikokardie *f*
left heart: Linksherz *nt*, linke Herzkammer *f*, linker Ventrikel *m*
mechanical heart: künstliches Herz *nt*
ox heart: Ochsenherz *nt*, Bukardie *f*, Cor bovinum
pendulous heart: Tropfenherz *nt*, Cor pendulum
pulmonary heart: →*right heart*
right heart: Rechtsherz *nt*, rechte Herzkammer *f*, rechter Ventrikel *m*
round heart: Kugelherz *nt*
sabot heart: Holzschuhform *f* des Herzens, Coeur en sabot
sagittal heart: Sagittaltyp *m*
semihorizontal heart: Semihorizontaltyp *m*
soldier's heart: →*irritable heart*
systemic heart: →*left heart*
tabby cat heart: →*tiger heart*
three-chambered heart: Cor triloculare
thrush breast heart: →*tiger heart*
tiger heart: Tigerung *f* des Herzmuskels, Tigerherz *nt*
tiger lily heart: →*tiger heart*
triatrial heart: Cor triatriatum
trilocular heart: Cor triloculare
univentricular heart: singulärer Ventrikel *m*
vertical heart: Steiltyp *m*
wooden-shoe heart: Holzschuhform *f*, Coeur en sabot
heart|beat ['hɑːrtbiːt] *noun*: Puls-, Herzschlag *m*, -aktion *f*, -zyklus *m*
heart|burn ['hɑːrtbɜrn] *noun*: Sodbrennen *nt*, Pyrosis *f*
heart|like ['hɑːrtlaɪk] *adj*: herzähnlich, -förmig
heart-shaped *adj*: herzförmig
heart|worm ['hɑːrtwɜrm] *noun*: Dirofilaria immitis
heat [hiːt]: **I** *noun* **1.** Hitze *f*, (große) Wärme *f* **caused by heat** durch Wärme hervorgerufen; (*Körper*) Erhitztheit *f* (*biolog.*) Brunst *f*, Brunft *f*, Läufigkeit *f* **3.** (*fig.*) Hitze

H

f, Erregtheit *f*, Leidenschaft(lichkeit) *f* **II** *vt* erwärmen, erhitzen, heiß *oder* warm machen **III** *vi* sich erwärmen, sich erhitzen, heiß *oder* warm werden
heat up **I** *vt* erwärmen, erhitzen **II** *vi* sich erwärmen, sich erhitzen
body heat: Körperwärme *f*, -temperatur *f*
boiling heat: Siedehitze *f*
heat of combustion: Verbrennungswärme *f*
conductive heat: Leitungs-, Konduktionswärme *f*
convective heat: Strömungswärme *f*, -hitze *f*, Konvektionswärme *f*, -hitze *f*
dry heat: trockene Hitze *f*
heat of evaporation: Verdampfungswärme *f*
heat of fusion: Fusionswärme *f*
initial heat: initielle Wärme *f*, Initialwärme *f*
latent heat: latente Wärme *f*
latent heat of evaporation: Verdampfungswärme *f*
latent heat of fusion: Fusionswärme *f*
latent heat of sublimation: Sublimierungswärme *f*
latent heat of vaporization: →*latent heat of evaporation*
maintenance heat: Erhaltungswärme *f*
muscle heat: Muskelwärme *f*
prickly heat: Roter Hund *m*, tropische Flechte *f*, Miliaria rubra
radiant heat: Strahlungswärme *f*
heat of reaction: Reaktionswärme *f*
recovery heat: Erholungswärme *f*
heat of solution: Lösungswärme *f*
specific heat: spezifische Wärme *f*
steam heat: Dampfhitze *f*, feuchte Hitze *f*
heat of sublimation: Sublimierungswärme *f*
tropical heat: tropische Hitze *f*
heat of vaporization: →*heat of evaporation*
waste heat: Abfallwärme *f*
HEAT *Abk.*: human erythrocyte agglutination test
heat|a|ble ['hi:təbl] *adj*: erhitzbar; heizbar
heat|ed ['hi:tɪd] *adj*: **1.** ge-, beheizt; heiß geworden **2.** (*fig.*) erregt (*with* von)
heat|er ['hi:tər] *noun*: Heizgerät *nt*, -körper *m*
heath|er ['heðər] *noun*: **1.** Heidekraut *nt*, Calluna vulgaris, Erica vulgaris **2.** Callunae herba
heat|ing ['hi:tɪŋ]: **I** *noun* **1.** Heizung *f* **2.** (Be-)Heizen *nt*; Erwärmen *nt*, Erhitzen *nt* **II** *adj* heizend, erwärmend, Heiz-
heat-labile *adj*: hitzelabil
heat|proof ['hi:tpru:f] *adj*: wärmebeständig, hitzebeständig, thermostabil
heat-resistant *adj*: →*heatproof*
heat-resisting *adj*: →*heatproof*
heat-sensitive *adj*: wärmeempfindlich, hitzeempfindlich
heat-stable *adj*: →*heatproof*
heat|stroke ['hi:tstrəʊk] *noun*: Hitzschlag *m*, Thermoplegie *f*
heat-treat *vt*: wärmebehandeln
heave [hi:v]: (*v* **heaved; heaved**) **I** *n* (Hoch-)Heben *nt* **II** *vt* **1.** (hoch-)heben, (hoch-)stemmen, (hoch-)hieven **2.** schwer atmen, (*Seufzer*) ausstoßen **3.** (*inf.*) erbrechen **III** *vi* **4.** sich heben und senken, wogen **5.** keuchen **6.** (*inf.*) sich übergeben
heav|i|ness ['hevɪnəs] *noun*: **1.** Schwere *m*; Stärke *f* **2.** Schwerfälligkeit *f* **3.** Druck *m*, Last *f* **4.** Schläfrigkeit *f*
heav|y ['hevi:] *adj*: **1.** schwer **2.** groß, beträchtlich; (*Schlaf*) tief
heavy-footed *adj*: mit schwerem Gang
heavy-handed *adj*: unbeholfen, plump
heavy-hearted *adj*: niedergeschlagen
HEB *Abk.*: hemato-encephalic barrier
he|be|phre|ni|a [,hi:bə'fri:nɪə, ,heb-] *noun*: Hebephrenie *f*
he|be|phren|ic [,hi:bə'frenɪk, 'fri:n-]: **I** *noun* Patient(in *f*) *m* mit Hebephrenie **II** *adj* Hebephrenie betreffend, hebephren
he|bet|ic [hɪ'betɪk] *adj*: Geschlechtsreife/Pubertät betreffend, während der Pubertät auftretend, pubertär, pubertierend, puberal
heb|e|tude ['hebɪt(j)u:d] *noun*: (*Sinne*) Stumpfheit *f*, Abstumpfung *f*, Hebetudo *f*
hec|a|ter|o|mer|ic [,hekətərə'merɪk] *adj*: →*hecatomeral*
hec|a|tom|er|al [,hekə'tɑmərəl] *adj*: hekatomer, hekatomeral
hec|a|to|mer|ic [,hekətə'merɪk] *adj*: →*hecatomeral*
hec|tic ['hektɪk] *adj*: anhaltend unruhig, auszehrend, schwindsüchtig, hektisch
hecto- *präf.*: hekt(o)-, Hekt(o)-
hec|to|gram ['hektəgræm] *noun*: Hektogramm *nt*
hec|to|li|ter ['hektəlɪtər] *noun*: Hektoliter *m/nt*
hec|to|li|tre ['hektəlɪtər] *noun*: (*brit.*) →*hectoliter*
hec|to|me|ter ['hektəmɪtər] *noun*: Hektometer *m/nt*
hec|to|me|tre ['hektəmɪtər] *noun*: (*brit.*) Hektometer *m/nt*
HECV *Abk.*: human enteric coronavirus
he|don|ic [hi:'dɑnɪk] *adj*: hedonistisch
he|do|nism ['hi:dnɪzəm] *noun*: Hedonismus *m*, Hedonik *f*
he|do|no|pho|bi|a [,hi:dənəʊ'fəʊbɪə] *noun*: Hedonophobie *f*
he|do|no|pho|bic [,hi:dənəʊ'fəʊbɪk] *adj*: Hedonophobie betreffend, hedonophob, hedophob
HEDP *Abk.*: hydroxyethane-diphosphonic acid
hed|ro|cele ['hedrəsi:l] *noun*: Hedrozele *f*
heel [hi:l] *noun*: Ferse *f*, Fersenregion *f*, Calx *f*, Regio calcanea
basketball heel: →*black heel*
black heel: Tennisferse *f*, Black heel *nt*, Basketballferse *f*
cracked heel: grübchenförmige Keratolysen *pl*, Keratoma (plantaris) sulcatum
heel of denture: distales Prothesenende *nt*
HEF *Abk.*: human embryonic fibroblasts
HEH *Abk.*: hyperkinetic essential hypertension
height [haɪt] *noun*: **1.** Höhe *f*, Größe *m*; Körpergröße *f* **2.** Höhepunkt *m*, Gipfel *m*
anterior facial height: vordere Gesichtshöhe *f*
cusp height: Höckerhöhe *f*
facial height: Gesichtshöhe *f*
fundal height: Fundusstand *m*
lower facial height: →*mental height*
height of mandibular ramus: Ramushöhe *f*
mental height: Kinnhöhe *f*, untere Gesichtshöhe *f*
nasal height: Nasenhöhe *f*
height of palate: Gaumenhöhe *f*
posterior facial height: hintere Gesichtshöhe *f*
sitting height: Sitzhöhe *f*
symphyseal height of mandible: →*mental height*
upper facial height: obere Gesichtshöhe *f*
HEK *Abk.*: human embryonic kidney cells
HEL *Abk.*: human embryonic lung cells
hel|co|gen|ic [hel'kəʊ'dʒenɪk] *adj*: helkogen
hel|coid ['helkɔɪd] *adj*: geschwürartig, ulkusähnlich
hel|co|ma [hel'kəʊmə] *noun*: Hornhautgeschwür *nt*, Hornhautulkus *nt*, Ulcus corneae
hel|co|me|ni|a [,helkəʊ'mi:nɪə] *noun*: Geschwürbildung *f* während der Menstruation
hel|co|plas|ty [hel'kəplæsti:] *noun*: Geschwürplastik *f*, Geschwürversorgung *f*, Ulkusplastik *f*, Ulkusversorgung *f*, Helkoplastik *f*

hel|co|sis [hel'kəʊsɪs] *noun*: Ulzeration *f*
hel|e|nine ['helәniːn] *noun*: Alantkampfer *m*, Helenin *nt*
heli- *präf.*: Sonnen-, Heli(o)-
he|li|an|thin [ˌhiːlɪ'ænθɪn] *noun*: →*helianthine*
he|li|an|thine [ˌhiːlɪ'ænθiːn] *noun*: Helianthin *nt*, Methylorange *nt*, Orange III *nt*, Goldorange *nt*
he|li|a|tion [ˌhelɪ'eɪʃn] *noun*: Heliotherapie *nt*
hel|i|cal ['helɪkәl] *adj*: Helix betreffend, in der Art einer Helix, helikal
Hel|i|cel|la [ˌhiːlɪ'selә] *noun*: Helicella *f*
Hel|i|cel|li|dae [ˌhiːlɪ'selәdiː] *plural*: Helicellidae *pl*
hel|i|cine ['helɪsiːn, -sɪn] *adj*: **1.** spiral-, schneckenförmig **2.** Helix betreffend, helikal
Hel|i|co|bac|ter [ˌhelɪkә'bæktәr] *noun*: Helicobacter *m*
Helicobacter pylori: Campylobacter pylori, Helicobacter pylori
hel|i|coid ['helɪkɔɪd] *adj*: spiral- *oder* schneckenförmig, spiralig
hel|i|co|tre|ma [ˌhelɪkә'triːmә] *noun*: Breschet-Hiatus *m*, Schneckenloch *nt*, Helicotrema *nt*
he|li|en|ceph|a|li|tis [ˌhiːlɪenˌsefә'laɪtɪs] *noun*: Insolationsenzephalitis *f*, Insolationsenzephalitits *f*, Helioenzephalitis *f*
helio- *präf.*: Sonnen-, Heli(o)-
he|li|o|aer|o|ther|a|py [ˌhiːlɪәʊˌeәrәʊ'θerәpiː] *noun*: Heliaerotherapie *f*
he|li|on ['hiːlɪɑn] *noun*: →*helium*
he|li|op|a|thy [hiːlɪ'ɑpәθiː] *noun*: Heliopathie *f*
he|li|o|pho|bi|a [ˌhiːlɪә'fәʊbɪә] *noun*: Heliophobie *f*
he|li|o|pho|bic [ˌhiːlɪә'fәʊbɪk] *adj*: Heliophobie betreffend, heliophob
he|li|o|sis [hiːlɪ'әʊsɪs] *noun*: Sonnenstich *f*
he|li|o|tax|is [ˌhiːlɪә'tæksɪs] *noun*: Heliotaxis *f*
he|li|o|ther|a|py [ˌhiːlɪә'θerәpiː] *noun*: Behandlung *f* mit Sonnenlicht, Heliotherapie *f*
he|li|o|troph|er|y|the|ma [ˌhiːlɪәʊˌtrɑferә'θiːmә] *noun*: Heliotropherythem *nt*
he|li|ot|ro|pism [ˌhiːlɪ'ɑtrәpɪzәm] *noun*: Heliotropismus *m*
he|li|um ['hiːlɪәm] *noun*: Helium *nt*
he|lix ['hiːlɪks] *noun, plural* **-lix|es, hel|i|ces** ['helɪˌsiːz, 'hiː-]: **1.** äußerer Ohrmuschelrand *m*, Helix *f* **2.** (*biochem.*) Helix *f*
α-helix: α-Helix *f*
alpha helix: α-Helix *f*
DNA helix: →*double helix*
double helix: Watson-Crick-Modell *nt*, Doppelhelix *f*
Pauling-Corey helix: α-Helix *f*
twin helix: →*double helix*
Watson-Crick helix: →*double helix*
hel|le|bore ['helәbɔːr, -bәʊr] *noun*: Nieswurz *f*, Helleborus *m*
hel|le|bor|ism ['helәbәʊrɪzәm] *noun*: Nieswurzvergiftung *f*, Helleborismus *m*
HELLP *Abk.*: **1.** hemolysis, elevated liver enzymes, and low platelet counts **2.** hemolysis, elevated liver enzymes, low platelet count syndrome
hel|minth ['helmɪnθ] *noun*: parasitischer Wurm *m*, Helminthe *f*
hel|min|tha|gogue [hel'mɪnθәgɔg, -gɑg]: I *noun* Wurmmittel *nt*, Anthelmintikum *nt* II *adj* gegen Würmer wirkend, wurm(ab)tötend, anthelmintisch
hel|min|them|e|sis [ˌhelmɪn'θemәsɪs] *noun*: Wurm-, Würmererbrechen *nt*, Helminthemesis *f*
hel|min|thi|a|sis [ˌhelmɪn'θaɪәsɪs] *noun*: Wurmerkrankung *f*, Helminthiasis *f*, Helminthose *f*
hel|min|thic [hel'mɪnθɪk]: I *noun* Wurmmittel *nt*, Anthelmintikum *nt* II *adj* **1.** Helminthen betreffend, durch Helminthen verursacht, Helminthen-, Wurm- **2.** gegen Würmer wirkend, wurm(ab)tötend, anthelmintisch
hel|min|thi|cide [hel'mɪnθәsaɪd] *noun*: Vermizid *nt*, Vermicidum *nt*
hel|min|thism ['helmɪnθɪzәm] *noun*: Helminthen-, Wurmbefall *m*; Helminthiasis *f*
hel|min|thoid [hel'mɪnθɔɪd] *adj*: helminthoid
hel|min|thol|o|gy [ˌhelmɪn'θɑlәdʒiː] *noun*: Helminthologie *f*
hel|min|tho|ma [ˌhelmɪn'θәʊmә] *noun*: Wurmknoten *m*, Helminthom(a) *nt*
hel|min|tho|pho|bi|a [helˌmɪnθә'fәʊbɪә] *noun*: krankhafte Angst vor Würmern *oder* einer Wurmerkrankung, Helminthophobie *f*
hel|min|tho|pho|bic [helˌmɪnθә'fәʊbɪk] *adj*: Helminthophobie betreffend, helminthophob
hel|min|thous [hel'mɪnθәs] *adj*: Helminthen betreffend, mit Helminthen infiziert, Helminthen-, Wurm-
he|lo|ma [hɪ'lәʊmә] *noun, plura* **-mas, -ma|ta** [-mәtә]: Hautschwiele *f*, Heloma *nt*
he|lo|sis [hɪ'lәʊsɪs] *noun*: Hühneraugen(bildung *f*) *pl*, Helose *f*
he|lot|o|my [hɪ'lɑtәmiː] *noun*: Helotomie *f*
HELP *Abk.*: heparin-induced extracorporeal LDL precipitation
help|er ['helpәr] *noun*: Helfer *m*
Hel|vel|la [hel'velә] *noun*: Helvella *f*
Hel|vel|la|ce|ae [ˌhelvә'leɪsɪiː] *plural*: Helvellaceae *pl*
HEMA *Abk.*: hydroxyethyl methacrylate
hema- *präf.*: Blut-, Häma-, Hämato-, Häm(o)-
he|ma|chro|ma|to|sis [ˌhiːmәˌkrәʊmә'tәʊsɪs] *noun*: →*hemochromatosis*
hem|a|chrome ['hiːmәkrәʊm] *noun*: **1.** Blutfarbstoff *m* **2.** sauerstofftransportierendes Blutpigment *nt*
hem|a|cyte ['hiːmәsaɪt] *noun*: Blutzelle *f*, Hämozyt *m*
hem|a|cy|tom|e|ter [ˌhiːmәsaɪ'tɑmɪtәr] *noun*: Zählkammer *f*, Hämozytometer *nt*
hem|a|cy|tom|e|try [ˌhiːmәsaɪ'tɑmәtriː] *noun*: Hämozytometrie *f*
hem|a|cy|to|zo|on [hiːmәˌsaɪtә'zәʊɑn] *noun*: einzelliger Blutparasit *m*, Hämozytozoon *nt*
hem|ad|o|ste|no|sis [ˌhemædәʊstɪ'nәʊsɪs] *noun*: Blutgefäß-, Arterienstenose *f*
he|ma|drom|e|ter [ˌhiːmә'drɑmɪtәr, ˌhemә-] *noun*: →*hemodromometer*
he|ma|dro|mo|graph [ˌhiːmә'drәʊmәgræf] *noun*: →*hemodromograph*
he|ma|dro|mom|e|ter [ˌhiːmәdrәʊ'mɑmɪtәr] *noun*: →*hemodromometer*
hem|ad|sorb|ent [ˌhemæd'sɔːrbәnt] *adj*: Erythrozyten adsorbierend, hämadsorbierend, hämadsorptiv
hem|ad|sorp|tion [ˌhemæd'sɔːrpʃn] *noun*: Hämadsorption *nt*
he|ma|dy|na|mom|e|ter [ˌhiːmәˌdaɪnә'mɑmɪtәr] *noun*: Blutdruckmessgerät *nt*, Blutdruckapparat *m*
hem|a|dy|na|mom|e|try [hiːmәˌdaɪnә'mɑmәtriː] *noun*: Blutdruckmessung *f*
hem|a|fa|cient [ˌhiːmә'feɪʃnt] *noun, adj*: →*hemopoietic*
hem|a|fe|cia [hiːmә'fiːsɪә] *noun*: blutiger Stuhl *m*, bluthaltiger Stuhl *m*, Blutstuhl *m*
he|mag|glu|ti|na|tion [ˌhiːmәˌgluːtә'neɪʃn] *noun*: Hämagglutination *f*
active hemagglutination: aktive Hämagglutination *f*
direct hemagglutination: direkte Hämagglutination *f*
immune hemagglutination: Immunhämagglutination *f*
indirect hemagglutination: indirekte Hämagglutination *f*

passive hemagglutination: passive Hämagglutination *f*
warm hemagglutination: Wärmeagglutination *f*, Wärmehämagglutination *f*
hem|ag|glu|tin|a|tive [ˌhiːmə'gluːtneɪtɪv] *adj*: Hämagglutination betreffend *oder* verusachend, hämagglutinativ, hämagglutinierend
he|mag|glu|ti|nin [ˌhiːmə'gluːtənɪn] *noun*: Hämagglutinin *nt*
cold hemagglutinin: Kältehämagglutinin *nt*
warm hemagglutinin: Wärmehämagglutinin *nt*
hem|ag|glu|tin|o|gen [ˌhiːmə'gluːtɪnədʒən] *noun*: Hämagglutinogen *nt*
he|ma|gog|ic [ˌhiːmə'gɑdʒɪk] *adj*: den Blutfluss fördernd
he|ma|gogue ['hiːməgɔg, -gɑg] *noun*: **1.** blutungsförderndes Mittel *nt*, Haemagogum *nt* **2.** Emmagogum *nt*
he|mal ['hiːməl] *adj*: **1.** Blut *oder* Blutgefäße betreffend, Blut-, Häma-, Häm(o)-, Blutgefäß- **2.** (*embryolog.*) hämal
he|mal|um [hɪ'mæləm] *noun*: Hämalaun *nt*
he|ma|nal|y|sis [ˌhiːmə'nɑlɪsɪs] *noun*: Blutuntersuchung *f*, Blutanalyse *f*, Hämanalyse *f*, Hämoanalyse *f*
he|man|gi|ec|ta|sia [hɪˌmændʒɪek'teɪʒ(ɪ)ə] *noun*: Blutgefäßerweiterung *f*, Hämangiektasie *f*, Haemangiectasia *f*
he|man|gi|ec|ta|sis [hɪˌmændʒɪ'ektəsɪs] *noun*: Blutgefäßerweiterung *f*, Hämangiektasie *f*, Haemangiectasia *f*
he|man|gi|o|am|el|o|blas|to|ma [hɪˌmændʒɪəʊæmələʊblæs'təʊmə] *noun*: Hämangioameloblastom(a) *nt*
he|man|gi|o|blast [hɪ'mændʒɪəʊblæst] *noun*: Hämangioblast *m*, Angioblast *m*
he|man|gi|o|blas|to|ma [hɪˌmændʒɪəʊblæs'təʊmə] *noun*: Lindau-Tumor *m*, Hämangioblastom *nt*, Angioblastom *nt*
he|man|gi|o|en|do|the|li|o|blas|to|ma [hɪˌmændʒɪˌendəʊˌθiːlɪəblæs'təʊmə] *noun*: Hämangioendothelioblastom(a) *nt*
he|man|gi|o|en|do|the|li|o|ma [hɪˌmændʒɪəʊˌendəʊθiːlɪ'əʊmə] *noun*: Hämangioendotheliom *nt*, Hämangioendothelioma *nt*
epithelioid hemangioendothelioma: epitheloides Hämangioendotheliom *nt*
fusiform hemangioendothelioma: Spindelzellhämangioendotheliom *nt*
kaposiform hemangioendothelioma: kaposiformes Hämangioendotheliom *nt*
malignant hemangioendothelioma: malignes Hämangioendotheliom *nt*, sarkomatöses Hämangioendotheliom *nt*, Hämangiosarkom *nt*
retiform hemangioendothelioma: retiformes Hämangioendotheliom *nt*
vertebral hemangioendothelioma: Wirbelhämangiom *nt*
he|man|gi|o|en|do|the|li|o|sar|co|ma [hɪˌmændʒɪəʊˌendəʊˌθiːlɪəsɑːr'kəʊmə] *noun*: →*hemangiosarcoma*
he|man|gi|o|fi|bro|ma [hɪˌmændʒɪəʊfaɪ'brəʊmə] *noun*: Hämangiofibrom *nt*
he|man|gi|o|ma [hɪˌmændʒɪ'əʊmə] *noun*: Hämangiom *nt*, Haemangioma *nt*
arterial hemangioma: →*capillary hemangioma*
hemangioma of bone: Knochenhämangiom *nt*
capillary hemangioma: **1.** Kapillarhämangiom *nt*, Haemangioma capillare **2.** Blutschwamm *m*, blastomatöses Hämangiom *nt*, Haemangioma planotuberosum, Haemangioma simplex
capillary infantile hemangioma: kapilläres infantiles Hämangiom *nt*
cavernous hemangioma: kavernöses Hämangiom *nt*, Kavernom *nt*, Haemangioma tuberonodosum
eruptive hemangioma: eruptives Hämangiom *nt*
ossifying periosteal hemangioma: ossifizierendes periostales Hämangiom *nt*, subperiostaler Riesenzelltumor *m*
sclerosing hemangioma: sklerosierendes Hämangiom *nt*
sclerosing hemangioma of Wolbach: Histiozytom *nt*, Histiocytoma *nt*
senile hemangiomas: senile Angiome/Hämangiome *pl*, Alters(häm)angiome *pl*
simple hemangioma: →*capillary hemangioma*
sinusoidal hemangioma: sinusoidales Hämangiom *nt*
strawberry hemangioma: Blutschwamm *m*, blastomatöses Hämangiom *nt*, Haemangioma planotuberosum/simplex
synovial hemangioma: synoviales Hämangiom *nt*
target hemangioma: targetoides hämosiderotisches Hämangiom *nt*
verrucous hemangioma: verruköses Hämangiom *nt*, Angiokeratoma circumscriptum naeviforme
he|man|gi|o|ma|to|sis [hɪˌmændʒɪəʊmə'təʊsɪs] *noun*: Hämangiomatose *f*, Haemangiomatosis *f*
benign neonatal hemangiomatosis: benige neonatale Hämangiomatose *f*
diffuse neonatal hemangiomatosis: diffuse neonatale Hämangiomatose *f*
skeletal hemangiomatosis: skelettale Hämangiomatose/Lymphangiomatose *f*, Angiomatose/Lymphangiektasie *f* des Knochens
he|man|gi|o|per|i|cyte [ˌhɪ'mændʒɪəʊ'perɪsaɪt] *noun*: Adventitiazelle *f*, Perizyt *m*
he|man|gi|o|per|i|cy|to|ma [hɪˌmændʒɪəˌperɪsaɪ'təʊmə] *noun*: Hämangioperizytom *nt*
he|man|gi|o|sar|co|ma [hɪˌmændʒɪəsɑːr'kəʊmə] *noun*: malignes Hämangioendotheliom *nt*, sarkomatöses Hämangioendotheliom *nt*, Hämangiosarkom *nt*
hem|a|phe|re|sis [ˌhiːməfə'riːsɪs] *noun*: Hämapherese *f*, Hämopherese *f*
he|ma|poi|e|sis [ˌhiːməpɔɪ'iːsɪs] *noun*: →*hemopoiesis*
hem|a|poi|et|ic [ˌhiːməpɔɪ'etɪk] *noun, adj*: →*hemopoietic*
he|mar|thron [hɪ'mɑːrθrɑn] *noun*: →*hemarthrosis*
he|mar|thros [hɪ'mɑːrθrəʊs] *noun*: →*hemarthrosis*
he|mar|thro|sis [hɪmɑːr'θrəʊsɪs] *noun*: Hämarthros *m*
he|mar|throt|ic [hɪmɑːr'θrɑtɪk] *adj*: Hämarthrose betreffend, hämarthrotisch
hem|ar|to|ma [ˌhɪmɑːr'təʊmə] *noun*: →*hemangioma*
hemat- *präf.*: Blut-, Häma-, Hämato-, Häm(o)-
he|ma|ta|chom|e|ter [ˌhiːmətə'kɑmɪtər] *noun*: →*hemotachometer*
he|ma|tal ['hiːmətəl] *adj*: Blut *oder* Blutgefäße betreffend, Blut-, Häma-, Häm(o)-, Blutgefäß-
he|mat|a|pos|te|ma [ˌhiːmətəpɑs'tiːmə] *noun*: Abszess *m* mit Einblutung
he|ma|te|in [ˌhiːmə'tiːɪn, 'hiːmətiːn, 'hem-] *noun*: Hämatein *nt*
he|ma|tem|e|sis [hiːmə'teməsɪs] *noun*: Bluterbrechen *nt*, Hämatemesis *f*, Vomitus cruentus
he|mat|en|ceph|a|lon [ˌhiːmætenˈsefəlɑn] *noun*: Großhirn(ein)blutung *f*, Hirn(ein)blutung *f*, zerebrale Blutung *f*
he|ma|ther|a|py [ˌhiːmə'θerəpɪ, ˌhemə-] *noun*: →*hemotherapy*
he|ma|therm ['hiːməθɜrm] *noun*: →*homeotherm*
he|ma|ther|mal [ˌhiːmə'θɜrml] *adj*: →*homeothermic*
he|ma|ther|mous [ˌhiːmə'θɜrməs] *adj*: →*homeothermic*
he|mat|hi|dro|is [ˌhiːmæthaɪ'drəʊsɪs, ˌhem-] *noun*: →*hematidrosis*
he|ma|tho|rax [hiːmə'θɔːræks] *noun*: →*hemothorax*
he|mat|ic [hɪ'mætɪk]: **I** *noun* (*pharmakol.*) Hämatikum *nt* **II** *adj* **1.** Blut betreffend, im Blut enthalten, Blut-,

H

Häma-, Häm(o)- **2.** Hämatin betreffend, Hämatin-
he|ma|ti|dro|sis [ˌhiːmətɪˈdrəʊsɪs] *noun*: Blutschweiß *m*, Blutschwitzen *nt*, Hämat(h)idrosis *f*, Hämhidrose *f*, Häm(h)idrosis *f*
hem|a|tim|e|ter [ˌhiːməˈtɪmətər] *noun*: Zählkammer *f*, Hämozytometer *nt*
hem|a|tim|e|try [ˌhiːməˈtɪmətriː] *noun*: Hämozytometrie *f*
he|ma|tin [ˈhiːmətɪn, ˈhem-] *noun*: Hämatin *nt*, Hydroxyhämin *nt*
hematin chloride: Teichmann-Kristalle *pl*, salzsaures Hämin *nt*, Hämin(kristalle *pl*) *nt*, Chlorhämin(kristalle *pl*) *nt*, Chlorhämatin *nt*
reduced hematin: Häm *nt*, Protohäm *nt*
hem|a|ti|ne|mi|a [ˌhiːmətɪˈniːmiːə] *noun*: Hämatinämie *f*
he|ma|tin|ic [ˌhiːməˈtɪnɪk]: **I** *noun* (*pharmakol.*) Hämatikum *nt* **II** *adj* Hämatin betreffend, Hämatin-
hem|a|tin|om|e|ter [ˌhiːmətɪˈnɑmɪtər] *noun*: →*hemoglobinometer*
hem|a|tin|u|ri|a [ˌhiːmətɪˈn(j)ʊəriːə] *noun*: Hämatinurie *f*
hemato- *präf.*: Blut-, Häma-, Häm(o)-, Hämat(o)-
hem|a|to|bil|ia [ˌhemətəʊˈbɪlɪə, ˌhiːmə-] *noun*: Hämatobilie *f*, Hämobilie *f*
hem|a|to|blast [ˈhemətəʊblæst] *noun*: →*hemocytoblast*
he|ma|to|cele [ˈhiːmətəsiːl] *noun*: **1.** Blutbruch *m*, Hämatozele *f*, Haematocele *f* **2.** Hämatozele *f*, Haematocele testis **3.** Einblutung *f* in eine Körperhöhle, Hämatozele *f*
parametric hematocele: Haematocele retrouterina
pelvic hematocele: Haematocele retrouterina
peritubal hematocele: peritubare Hämatozele *f*
retrouterine hematocele: Haematocele retrouterina
testicular hematocele: Haematocele testis
hem|a|to|ce|lia [ˌhemətəʊˈsiːlɪə] *noun*: Einblutung *f* in eine Körperhöhle, Hämatozele *f*
he|ma|to|ceph|a|lus [ˌhemətəʊˈsefələs] *noun*: Hämatozephalus *m*, -kephalus *m*, Haemocephalus *m*, Haematocephalus *m*
he|ma|to|che|zia [ˌhiːmətəʊˈkiːzɪə] *noun*: **1.** Blutstuhl *m*, Hämatochezie *f*, Haematochezia *f* **2.** Abgang *m* von Blutstuhl, Hämatochezie *f*
hem|a|to|chlo|rin [ˌhemətəʊˈkləʊrɪn, -ˈklɔː-] *noun*: Hämatochlorin *nt*
he|ma|to|chro|ma|to|sis [hiːmətəˌkrəʊməˈtəʊsɪs] *noun*: **1.** Gewebeanfärbung *f* durch Blutpigmente **2.** →*hemochromatosis*
he|ma|to|chy|li|a [ˌhiːmətəʊˈkaɪɪə] *noun*: Hämatochylie *f*
he|ma|to|chy|lu|ri|a [ˌhiːmətəʊkaɪˈl(j)ʊəriːə] *noun*: Hämatochylurie *f*
he|ma|to|coe|li|a [ˌhiːmətəʊˈsiːlɪə] *noun*: Einblutung *f* in eine Körperhöhle, Hämatozele *f*
he|ma|to|col|po|me|tra [ˌhiːməkɑlpəˈmiːtrə] *noun*: Hämatokolpometra *f*
he|ma|to|col|pos [ˌhiːmətəʊˈkɑlpəs] *noun*: Hämatokolpos *m*
he|mat|o|crit [ˈhiːmətəʊkrɪt] *noun*: **1.** Hämatokrit *m* **2.** Hämatokritröhrchen *nt*
venous hematocrit: venöser Hämatokrit *m*
Wintrobe hematocrit: Wintrobe-Hämatokritröhrchen *nt*
hem|a|toc|ry|al [ˌheməˈtɑkrɪəl] *adj*: wechselwarm, poikilotherm
hem|a|to|crys|tal|lin [ˌhemətəʊˈkrɪstəlɪn, ˌhiːm-] *noun*: →*hemoglobin*
he|ma|to|cy|a|nin [ˌhiːmətəʊˈsaɪənɪn] *noun*: Hämocyanin *nt*
he|ma|to|cyst [ˈhiːmətəʊsɪst] *noun*: **1.** hämorrhagische Zyste *f*, blutgefüllte Zyste *f*, Blutzyste *f*, Haemocystis *f*, Haematocystis *f* **2.** →*hematocystis*
he|ma|to|cys|tis [ˌhiːmətəʊˈsɪstɪs] *noun*: Blutansammlung *f* in Harn- *oder* Gallenblase, Haemocystis *f*, Haematocystis *f*
he|mat|o|cyte [ˈhiːmətəʊsaɪt] *noun*: Blutzelle *f*, Hämozyt *m*
hem|a|to|cy|to|blast [ˌhemətəʊˈsaɪtəblæst] *noun*: →*hemocytoblast*
he|ma|to|cy|to|ly|sis [ˌhiːmətəʊsaɪˈtɑlɪsɪs] *noun*: →*hemolysis*
he|ma|to|cy|tom|e|ter [ˌhiːmətəsaɪˈtɑmɪtər] *noun*: Zählkammer *f*, Hämozytometer *nt*
he|ma|to|cy|to|pe|ni|a [ˌhiːmətəʊˌsaɪtəˈpiːnɪə] *noun*: Panzytopenie *f*
he|ma|to|cy|to|zo|on [ˌhiːmətəʊˌsaɪtəˈzəʊɑn] *noun*: einzelliger Blutparasit *m*, Hämozytozoon *nt*
he|ma|to|cy|tu|ri|a [ˌhiːmətəʊsaɪˈtʊərɪə] *noun*: (echte) Hämaturie *f*, Erythrozyturie *f*, Hämatozyturie *f*
he|ma|to|di|al|y|sis [ˌhiːmətəʊdaɪˈælɪsɪs] *noun*: →*hemodialysis*
he|ma|to|dys|cra|sia [ˌhiːmətəʊdɪsˈkreɪʒ(ɪ)ə] *noun*: Hämatodyskrasie *f*, Hämodyskrasie *f*
he|ma|to|dys|tro|phy [ˌhiːmətəʊˈdɪstrəfiː] *noun*: Hämodystrophie *f*
he|ma|to|gen|e|sis [ˌhiːmətəʊˈdʒenəsɪs] *noun*: →*hemopoiesis*
he|ma|to|gen|ic [ˌhiːmətəʊˈdʒenɪk]: **I** *noun* →*hemopoietic I* **II** *adj* **1.** →*hemopoietic II* **2.** →*hematogenous*
he|ma|tog|e|nous [ˌhiːməˈtɑdʒənəs, ˌhemə-] *adj*: **1.** im Blut entstanden, aus dem Blut stammend, hämatogen **2.** durch Blut übertragen, über den Blutweg, hämatogen
he|mat|o|glo|bin [ˌhemətəʊˈgləʊbɪn, ˌhiːmətəʊ-] *noun*: →*hemoglobin*
he|ma|to|glo|bin|u|ri|a [ˌhiːmətəʊˌgləʊbɪˈn(j)ʊəriːə] *noun*: →*hemoglobinuria*
he|mat|o|glob|u|lin [ˌhiːmətəʊˈglɑbjəlɪn] *noun*: →*hemoglobin*
hem|a|to|hi|dro|sis [ˌhemətəʊhaɪˈdrəʊsɪs, -hɪ-] *noun*: →*hematidrosis*
hem|a|to|his|ti|o|blast [ˌhemətəʊˈhɪstɪəblæst] *noun*: →*hemohistioblast*
hem|a|to|his|ton [ˌhemətəʊˈhɪstɑn] *noun*: Globin *nt*
he|ma|to|hy|a|loid [ˌhiːmətəʊˈhaɪəlɔɪd] *noun*: Hämatohyaloid *nt*, hämatogenes Hyalin *nt*
he|ma|toid [ˈhiːmətɔɪd, ˈhem-] *adj*: blutähnlich, blutartig, hämatoid
he|ma|toi|din [ˌhiːməˈtɔɪdɪn, ˌhem-] *noun*: Hämatoidin *nt*, Hämatoidinkristalle *pl*
hem|a|to|kol|pos [ˌhemətəʊˈkɑlpəs] *noun*: →*hematocolpos*
hem|a|to|lith [ˈhemətəʊlɪθ, ˈhiːm-] *noun*: →*hemolith*
he|ma|tol|o|gist [ˌhiːməˈtɑlədʒɪst, ˌhem-] *noun*: Hämatologe *m*, Hämatologin *f*
he|ma|tol|o|gy [ˌhiːməˈtɑlədʒiː] *noun*: Hämatologie *f*, Hämologie *f*
he|ma|to|lymph|an|gi|o|ma [ˌhiːmətəʊlɪmfændʒɪˈəʊmə] *noun*: Hämatolymphangiom *nt*, Hämolymphangiom *nt*
he|ma|tol|y|sis [ˌheməˈtɑlɪsɪs, ˌhiːm-] *noun*: →*hemolysis*
he|ma|to|lyt|ic [ˌhiːmətəʊˈlɪtɪk, ˌhiːm-] *adj*: →*hemolytic*
he|ma|to|ma [hiːməˈtəʊmə] *noun, plural* **-mas, -ma|ta** [hiːməˈtəʊmətə]: Bluterguss *m*, Hämatom *nt*, Haematoma *nt*
aneurysmal hematoma: falsches Aneurysma *nt*, Aneurysma spurium
auricular hematoma: Othämatom *nt*
bilateral periorbital hematoma: Brillenhämatom *nt*
butterfly hematoma: Schmetterlingshämatom *nt*
epidural hematoma: Epiduralhämatom *nt*, epidurales/extradurales Hämatom *nt*

eruption hematoma: Eruptionshämatom *nt*, Dentitionshämatom *nt*
extracerebral hematoma: extrazerebrales Hämatom *nt*
extradural hematoma: Epiduralhämatom *nt*, epidurales/extradurales Hämatom *nt*
intracerebral hematoma: intrazerebrales Hämatom *nt*
intracranial hematoma: intrakranielles Hämatom *nt*
intramedullary hematoma: intramedulläres Hämatom *nt*
intramural hematoma: intramurales Hämatom *nt*
paroxysmal hematoma of the finger: Achenbach-Syndrom *nt*, Fingerapoplexie *f*, paroxysmales Fingerhämatom *nt*, paroxysmales Handhämatom *nt*
pelvic hematoma: Blutansammlung *f* im Becken, Hämatopelvis *f*
perianal hematoma: perianales Hämatom *nt*
psoas hematoma: Psoashämatom *nt*
retroplacental hematoma: retroplazentares Hämatom *nt*
retrouterine hematoma: retrouterines Hämatom *nt*
subchorionic tuberous hematoma: Breus-Mole *f*
subdural hematoma: subdurales Hämatom *nt*, Subduralhämatom *nt*
subungual hematoma: subunguales Hämatom *nt*
wound hematoma: Wundhämatom *nt*

H

hem|a|to|ma|nom|eter [ˌhemətəʊmə'nɑmɪtər, ˌhiːm-] *noun*: Blutdruckmessgerät *nt*, -apparat *m*, Sphygmomanometer *nt*
he|ma|to|me|di|as|ti|num [ˌhiːmətəʊˌmɪdɪə'staɪnəm] *noun*: Hämomediastinum *nt*
he|ma|to|me|tra [ˌhiːmətəʊ'miːtrə] *noun*: Hämatometra *f*
hem|a|to|me|tro|col|pos [ˌhemətəʊˌmiːtrə'kɑlpəs] *noun*: Hämatometrokolpos *m*
he|ma|tom|e|try [hiːmə'tɑmətriː] *noun*: **1.** Hämoglobin- *oder* Hämatokritbestimmung *f*, Hämatometrie *f* **2.** Blutdruckmessung *f*, Hämatometrie *f*
he|mat|o|mole [hɪ'mætəməʊl] *noun*: Breus-Mole *f*
he|ma|tom|phal|o|cele [ˌhiːmətɑm'fæləsiːl] *noun*: Hämatomphalozele *f*
he|ma|to|my|e|li|a [ˌhemətəʊmaɪ'iːlɪə, ˌhiːm-] *noun*: Rückenmarks(ein)blutung *f*, Hämatomyelie *f*
he|ma|to|my|e|lit|ic [ˌhiːmətəʊmaɪə'lɪtɪk] *adj*: Hämatomyelitis betreffend, hämatomyelitisch
he|ma|to|my|e|li|tis [ˌhiːmətəʊmaɪə'laɪtɪs] *noun*: akute hämorrhagische Myelitis *f*, Hämatomyelitis *f*
he|ma|to|ne|phro|sis [ˌhiːmətəʊnɪ'frəʊsɪs] *noun*: Blutansammlung *f* im Nierenbecken, Hämatonephrose *f*, Hämatopelvis *f*
he|ma|ton|ic [ˌhiːmə'tɑnɪk, ˌhem-] *noun*: →*hematinic I*
hem|a|to|pa|thol|o|gy [ˌhemətəʊpə'θɑlədʒɪ, ˌhiːm-] *noun*: →*hemopathology*
he|ma|top|a|thy [hiːmə'tɑpəθiː] *noun*: →*hemopathy*
he|ma|to|pe|ni|a [ˌhiːmətəʊ'piːnɪə] *noun*: Blutmangel *m*, Hämatopenie *f*
he|ma|to|per|i|car|di|um [ˌhiːmətəʊˌperɪ'kɑːrdɪəm] *noun*: Hämoperikard *nt*
he|ma|to|per|i|to|ne|um [ˌhiːmətəʊˌperɪtə'niːəm] *noun*: Hämoperitoneum *nt*
he|ma|to|phage ['hiːmətəʊfeɪdʒ] *noun*: Hämophagozyt *m*, Hämophage *m*
he|ma|to|pha|gia [ˌhiːmətəʊ'feɪdʒɪə] *noun*: **1.** (*psychiat.*) Hämato-, Hämophagie *f* **2.** Hämozytophagie *f*, Hämophagozytose *f*
he|ma|to|phag|ic [ˌhiːmətəʊ'fædʒɪk] *adj*: hämophagozytotisch, hämozytophag
he|ma|to|phag|o|cyte [ˌhiːmətəʊ'fægəsaɪt] *noun*: Hämophagozyt *m*, Hämophage *m*
he|ma|toph|a|gous [ˌhiːmə'tɑfəgəs] *adj*: hämatophag
he|ma|toph|a|gy [ˌhiːmə'tɑfədʒiː] *noun*: →*hematophagia*
he|ma|to|phil|i|a [ˌhiːmətəʊ'fɪlɪə] *noun*: →*hemophilia*
he|ma|to|pho|bi|a [ˌhiːmətəʊ'fəʊbɪə] *noun*: Hämophobie *f*, Hämatophobie *f*
he|ma|to|pho|bic [ˌhiːmətəʊ'fəʊbɪk] *adj*: Hämatophobie betreffend, hämatophob, hämophob
hem|a|to|pi|e|sis [ˌhemətəʊ'paɪəsɪs] *noun*: Blutdruck *m*
hem|a|to|plas|tic [ˌhemətəʊ'plæstɪk] *adj*: hämatoplastisch
he|mat|o|poi|e|sis [ˌhiːmətəʊpɔɪ'iːsɪs] *noun*: →*hemopoiesis*
hem|a|to|poi|et|ic [ˌhemətəʊpɔɪ'etɪk] *noun, adj*: →*hemopoietic*
he|ma|to|poi|e|tin [ˌhiːmətəʊ'pɔɪətɪn] *noun*: →*hemopoietin*
he|ma|to|por|phyr|i|a [ˌhiːmətəʊpɔːr'fɪərɪə, -faɪr-] *noun*: **1.** Porphyrie *f*, Porphyria *f* **2.** erythropoetische Porphyrie *f*, Günther-Krankheit *f*, -Syndrom *nt*, Hämatoporphyrie *f*, Porphyria erythropoetica congenita Günther
he|ma|to|por|phy|rin [ˌhiːmətəʊ'pɔːrfərɪn] *noun*: Hämatoporphyrin *nt*
hem|a|to|por|phy|rin|e|mia [ˌhemətəʊpɔːrfərɪ'niːmiːə] *noun*: Hämatoporphyrinämie *f*
he|ma|to|por|phy|rin|u|ri|a [ˌhiːmətəʊpɔːrfərɪ'nʊərɪə] *noun*: Hämatoporphyrinurie *f*
he|ma|tor|rha|chis [ˌhiːmə'tɔrəkɪs] *noun*: **1.** spinale Meningealapoplexie *f*, Hämatorrhachis *f*, Apoplexia spinalis **2.** Rückenmarks(ein)blutung *f*, Hämatomyelie *f*
extradural hematorrhachis: extradurale/subdurale Hämatorrhachis *f*, Haematorrhachis externa
subdural hematorrhachis: →*extradural hematorrhachis*
he|ma|tor|rhe|a [ˌhiːmətəʊ'rɪə, ˌhiːm-] *noun*: **1.** massive Blutung *f*, Massenblutung *f*, Blutsturz *m*, Hämatorrhö *f* **2.** Bluthusten *nt*, -spucken *nt*, Hämoptoe *f*, Hämoptyse *f*, Hämoptysis *f*
he|ma|to|sal|pinx [ˌhiːmətəʊ'sælpɪŋks] *noun*: Hämatosalpinx *f*
he|ma|tos|che|o|cele [ˌhiːmə'tɑskɪəsiːl] *noun*: Hämatoscheozele *f*
he|ma|to|sep|sis [ˌhiːmətəʊ'sepsɪs] *noun*: (Hämato-)Sepsis *f*, Septikämie *f*
he|ma|to|sep|tic [ˌhiːmətəʊ'septɪk] *adj*: Hämatosepsis betreffend, hämatoseptisch
he|ma|to|sin [ˌhiːmə'təʊsɪn] *noun*: →*hematin*
he|ma|to|sis [ˌhiːmətəʊ'təʊsɪs] *noun*: **1.** →*hemopoiesis* **2.** Arterialisation *f*
he|ma|to|spec|tro|pho|tom|e|ter [ˌhiːmətəʊˌspektrəfəʊ'tɑmɪtər] *noun*: Hämatospektrophotometer *nt*, Hämatospektrofotometer *nt*, Hämospektrophotometer *nt*, Hämospektrofotometer *nt*
hem|a|to|spec|tro|scope [ˌhemətəʊ'spektrəskəʊp] *noun*: Hämatospektroskop *nt*, Hämospektroskop *nt*
he|ma|to|spec|tros|co|py [ˌhiːmətəʊspek'trɑskəpiː] *noun*: Hämatospektroskopie *f*, Hämospektroskopie *f*
he|ma|to|sper|mat|o|cele [ˌhiːmətəʊspɜr'mætəsiːl] *noun*: Hämatospermatozele *f*
he|ma|to|sper|mi|a [ˌhiːmətəʊ'spɜrmɪə] *noun*: Hämospermie *f*
hem|a|to|spher|i|ne|mia [ˌhemətəʊˌsfɪərə'niːmiːə] *noun*: →*hemoglobinemia*
he|ma|to|stat|ic [ˌhiːmətəʊ'stætɪk]: **I** *noun* Blutstillungsmittel *nt*, blutstillendes Mittel *nt*, Hämostatikum *nt*, Hämostyptikum *nt* **II** *adj* **1.** Hämostase betreffend, blutstillend, blutungsstillend, hämostatisch, hämostyptisch **2.** Blutstauung/Hämostase betreffend, hämatostatisch
he|ma|tos|te|on [ˌhiːmə'tɑstɪɑn] *noun*: (*Knochen*) Mark-

höhlenblutung *f*, Markhöhleneinblutung *f*, Haematosteon *nt*

he|ma|to|ther|a|py [ˌhiːmətəʊ'θerəpiː] *noun*: →*hemotherapy*

hem|a|to|ther|mal [ˌhemətəʊ'θɜrml] *adj*: →*homeothermic*

he|ma|to|tho|rax [ˌhiːmətəʊ'θɔːræks] *noun*: →*hemothorax*

he|ma|to|tox|ic [ˌhiːmətəʊ'tɑksɪk] *adj*: Blutzellen schädigend, hämatotoxisch, hämotoxisch

he|ma|to|tox|i|co|sis [hiːmətəʊˌtɑksɪ'kəʊsɪs] *noun*: Hämatotoxikose *f*

he|ma|to|tox|in [ˌhiːmətəʊ'tɑksɪn] *noun*: Hämotoxin *nt*

he|ma|to|trop|ic [ˌhiːmətəʊ'trɑpɪk] *adj*: mit besondere Affinität zu Blut *oder* Blutzellen, hämatotrop, hämotrop

he|ma|to|tym|pa|num [ˌhiːmətəʊ'tɪmpənəm] *noun*: →*hemotympanum*

he|ma|tox|ic [hiːmə'tɑksɪk] *adj*: Blutzellen schädigend, hämatotoxisch, hämotoxisch

he|ma|tox|in [hiːmə'tɑksɪn] *noun*: Hämotoxin *nt*

he|ma|tox|y|lin [ˌhiːmətəʊ'tɑksəlɪn] *noun*: Hämatoxylin *nt*

alum hematoxylin: Hämalaun *nt*

iron hematoxylin: Eisen-Hämatoxylin *nt*20263

he|ma|to|zo|al [ˌhiːmətəʊ'zəʊəl] *adj*: Blutparasiten betreffend, Blutparasiten-

he|ma|to|zo|an [ˌhemətəʊ'zəʊən]: I *noun* →*hemozoon* II *adj* →*hemozoic*

hem|a|to|zo|ic [ˌhemətəʊ'zəʊɪk] *adj*: →*hemozoic*

he|ma|to|zo|on [ˌhiːmətəʊ'zəʊɑn] *noun*: →*hemozoon*

hem|a|tu|re|sis [ˌhiːmətjə'riːsɪs] *noun*: →*hematuria*

hem|a|tu|ri|a [ˌhiːmə't(j)ʊəriːə] *noun*: Blutharnen *nt*, Blutausscheidung *f* im Harn, Hämaturie *f*, Haematuria *f*

angioneurotic hematuria: renale Hämaturie *f*

Egyptian hematuria: Blasenbilharziose *f*, Schistosomiasis urogenitalis

endemic hematuria: Urogenitalbilharziose *f*, (Harn-) Blasenbilharziose *f*, Schistosomiasis urogenitalis

essential hematuria: primäre Hämaturie *f*

false hematuria: Pseudohämaturie *f*, falsche Hämaturie *f*

gross hematuria: makroskopische Hämaturie *f*, Makrohämaturie *f*

initial hematuria: initiale Hämaturie *f*

macroscopic hematuria: Makrohämaturie *f*, makroskopische Hämaturie *f*

march hematuria: Marschhämaturie *f*

microscopic hematuria: Mikrohämaturie *f*, mikroskopische Hämaturie *f*

painful hematuria: schmerzhafte Hämaturie *f*

painless hematuria: schmerzlose Hämaturie *f*

primary hematuria: primäre Hämaturie *f*

renal hematuria: renale Hämaturie *f*

terminal hematuria: terminale Hämaturie *f*

heme [hiːm] *noun*: **1.** Häm *nt*, Protohäm *nt* **2.** Protohäm IX *nt*

hem|en|do|the|li|o|ma [ˌhemendəʊˌθiːlɪ'əʊmə] *noun*: →*hemangioendothelioma*

He|men|te|ria [ˌhiːmən'tɪərɪə] *noun*: Haementeria *f*

hem|er|a|lope ['hemərələʊp] *noun*: Patient(in *f*) *m* mit Hemeralopie, Hemeralope *m/f*

hem|er|a|lo|pia [ˌhemərə'ləʊpɪə] *noun*: Tagblindheit *f*, Nykteralopie *f*, Nyktalopie *f*

hem|er|a|no|pia [ˌhemərə'nəʊpɪə] *noun*: →*hemeralopia*

hemi- *präf.*: Halb-, Hemi-

hem|i|a|car|di|us [ˌhemɪə'kɑrdɪəs] *noun*: Hemiacardius *m*, Hemiacardiacus *m*

hem|i|a|ceph|a|lus [hemɪə'sefələs] *noun*: Hemizephalus *m*, -enzephalus *m*

hem|i|ac|e|tal [ˌhemɪ'æsɪtæl] *noun*: Halb-, Hemiacetal *nt*

hem|i|a|chro|ma|top|si|a [ˌhemɪəˌkrəʊmə'tɑpsɪə] *noun*: Hemiachromatopsie *f*

hem|i|a|geu|si|a [ˌhemɪə'gjuːzɪə] *noun*: Hemiageusie *f*

hem|i|a|geus|tia [ˌhemɪə'gjuːstɪə] *noun*: →*hemiageusia*

hem|i|al|bu|min [ˌhemɪæl'bjuːmɪn] *noun*: →*hemialbumose*

hem|i|al|bu|mose [hemɪ'ælbjəməʊs] *noun*: Hemialbumin *nt*, Hemialbumose *f*

hem|i|al|bu|mo|su|ria [ˌhemɪælˌbjuːmə's(j)ʊəriːə] *noun*: Hemialbumosurie *f*

hem|i|al|gia [ˌhemɪ'ældʒ(ɪ)ə] *noun*: Halbseitenschmerz *m*, Hemialgie *f*

hem|i|am|bly|o|pia [ˌhemɪˌæmblɪ'əʊpɪə] *noun*: Hemianopsie *f*

hem|i|a|my|os|the|nia [ˌhemɪeɪˌmaɪɑs'θiːnɪə] *noun*: →*hemiparesis*

hem|i|an|a|cu|sia [ˌhemɪænə'kjuːzɪə] *noun*: einseitige Taubheit *f*, Hemianakusis *f*

hem|i|an|aes|the|sia [ˌhemɪænəs'θiːʒə] *noun*: (*brit.*) →*hemianesthesia*

hem|i|an|al|ge|si|a [ˌhemɪænl'dʒiːzɪə] *noun*: halbseitige Analgesie *f*, Hemianalgesie *f*

hem|i|an|en|ceph|a|ly [ˌhemɪˌænən'sefəliː] *noun*: halbseitiger Hirnmangel *m*, Hemianenzephalie *f*

hem|i|an|es|the|sia [ˌhemɪænəs'θiːʒə] *noun*: Hemianästhesie *f*

alternate hemianesthesia: gekreuzte/alternierende Hemianästhesie *f*, Hemianaesthesia cruciata

crossed hemianesthesia: gekreuzte/alternierende Hemianästhesie *f*, Hemianaesthesia cruciata

spinal hemianesthesia: spinale Hemianästhesie *f*, Hemianaesthesia spinalis

hem|i|a|no|pia [ˌhemɪə'nəʊpɪə] *noun*: Hemianopsie *f*, Hemianopsie *f*

absolute hemianopia: absolute Hemianopie *f*

bilateral hemianopia: bilaterale/binokuläre Hemianopie *f*

binasal hemianopia: binasale Hemianopie *f*

binocular hemianopia: bilaterale/binokuläre Hemianopie *f*

bitemporal hemianopia: bitemporale Hemianopie *f*

color hemianopia: Farbenhemianopsie *f*, Farbenhemianopie *f*, Hemiachromatopsie *f*, Hemichromatopsia *f*

colour hemianopia: (*brit.*) →*color hemianopia*

complete hemianopia: komplette Hemianopie *f*

crossed hemianopia: gekreuzte/heteronyme Hemianopie *f*

heteronymous hemianopia: heteronyme Hemianopie *f*, gekreuzte Hemianopie *f*

homonymous hemianopia: homonyme Hemianopie *f*, gleichsinnige Hemianopie *f*

incomplete hemianopia: inkomplette Hemianopie *f*

lateral hemianopia: homonyme/gleichseitige Hemianopie *f*

quadrant hemianopia: Quadrantenanopsie *f*, Quadrantenanopie *f*

quadrantic hemianopia: Quadrantenanopsie *f*, Quadrantenanopie *f*

relative hemianopia: relative Hemianopie *f*

unilateral hemianopia: einseitige/unilaterale Hemianopie *f*

uniocular hemianopia: →*unilateral hemianopia*

hem|i|a|no|pic [ˌhemɪə'nɑpɪk] *adj*: Hemianopie betreffend, hemianoptisch, hemianoptisch

hem|i|a|nop|sia [ˌhemɪə'nɑpsɪə] *noun*: →*hemianopia*
hem|i|a|nop|tic [ˌhemɪə'nɑptɪk] *adj*: →*hemianopic*
hem|i|an|os|mi|a [ˌhemɪə'nɑzmɪə] *noun*: halbseitige/einseitige Anosmie *f*, Hemianosmie *f*
hem|i|a|pla|sia [ˌhemɪə'pleɪʒ(ɪ)ə] *noun*: halbseitige/einseitige Aplasie *f*, Hemiaplasie *f*
hem|i|a|prax|ia [ˌhemɪə'præksɪə] *noun*: einseitige/halbseitige Apraxie *f*, Hemiapraxie *f*
hem|i|ar|thro|plas|ty [ˌhemɪ'ɑːrθrəplæstiː] *noun*: Hemiarthroplastik *f*, Hemiprothese *f*
hip hemiarthroplasty: Hüftkopfprothese *f*
hem|i|a|syn|er|gia [ˌhemɪeɪsɪ'nɜrdʒ(ɪ)ə] *noun*: halbseitige/einseitige Asynergie *f*, Hemiasynergie *f*
hem|i|a|tax|ia [ˌhemɪə'tæksɪə] *noun*: Hemiataxie *f*
hem|i|a|tax|y [ˌhemɪə'tæksiː] *noun*: →*hemiataxia*
hem|i|ath|e|to|sis [ˌhemɪæθə'təʊsɪs] *noun*: halbseitige/einseitige Athetose *f*, Hemiathetose *f*
hem|i|ath|e|tot|ic [ˌhemɪæθə'tɑtɪk] *adj*: Hemiathetose betreffend, hemiathetotisch

H

hem|i|at|ro|phy [ˌhemɪ'ætrəfiː] *noun*: halbseitige/einseitige Atrophie *f*, Hemiatrophie *f*, Hemiatrophia *f*
facial hemiatrophy: **1.** Hemiatrophia progressiva faciei, Hemiatrophia progressiva facialis **2.** Romberg(-Parry)-Syndrom *nt*, Romberg-Trophoneurose *f*, progressive halbseitige Gesichtsatrophie *f*, Hemiatrophia faciei/facialis progressiva, Atrophia (hemi-)facialis
progressive lingual hemiatrophy: halbseitiger Zungenschwund *m*, Hemiatrophia linguae
hem|i|bal|lism [ˌhemɪ'bælɪzəm] *noun*: →*hemiballismus*
hem|i|bal|lis|mus [ˌhemɪbə'lɪzməs] *noun*: Hemiballismus *m*
hem|i|block ['hemɪblɑk] *noun*: Hemiblock *m*
left anterior hemiblock: linksanteriorer Hemiblock *m*
left posterior hemiblock: linksposteriorer Hemiblock *m*
he|mic ['hiːmɪk, 'hem-] *adj*: Blut betreffend, Blut-, Häma-, Hämat(o)-, Häm(o)-
hem|i|car|dia [ˌhemɪ'kɑːrdɪə] *noun*: Hemikardie *f*, Hemicardia *f*
hem|i|car|di|us [ˌhemɪ'kɑːrdɪəs] *noun*: Hemikardius *m*, Hemicardius *m*
hem|i|cas|tra|tion [ˌhemɪ kæs'treɪʃn] *noun*: Semikastration *f*
hem|i|cel|lu|lose [ˌhemɪ'seljələʊs] *noun*: Hemicellulose *f*
hem|i|ceph|a|lal|gia [ˌhemɪˌsefə'lældʒ(ɪ)ə] *noun*: Halbseitenkopfschmerz *m*, halbseitiger/einseitiger Kopfschmerz *m*, Hemikranie *f*, Hemicrania *f*
hem|i|ce|pha|li|a [ˌhemɪsɪ'feɪlɪə] *noun*: partielle Anenzephalie *f*, Hemizephalie *f*, -kephalie *f*, Hemicephalia *f*
hem|i|ceph|a|lus [ˌhemɪ'sefələs] *noun*: Hemizephalus *m*, -kephalus *m*
hem|i|ce|re|brum [ˌhemɪsə'riːbrəm, -'serə-] *noun*: (Groß-)Hirnhemisphäre *f*, Hemispherium cerebri
hem|i|cho|rea [ˌhemɪkə'rɪə] *noun*: Hemichorea *f*
hem|i|chro|ma|top|sia [ˌhemɪkrəʊmə'tɑpsɪə] *noun*: Hemiachromatopsie *f*
hem|i|col|lec|to|my [ˌhemɪkə'lektəmiː] *noun*: Hemikolektomie *f*
left hemicolectomy: linksseitige Hemikolektomie *f*
right hemicolectomy: rechtsseitige Hemikolektomie *f*
hem|i|cor|po|rec|to|my [ˌhemɪˌkɔːrpɔː 'rektəmiː] *noun*: Hemikorporektomie *f*
hem|i|cor|ti|cec|to|my [ˌhemɪˌkɔːrtɪ'sektəmiː] *noun*: Hemikortikektomie *f*
hem|i|cra|ni|a [ˌhemɪ'kreɪnɪə] *noun*: Hemikranie *f*
hem|i|cra|ni|ec|to|my [ˌhemɪˌkreɪnɪ'ektəmiː] *noun*: Hemikraniektomie *f*, Hemikraniotomie *f*
hem|i|cra|ni|o|sis [ˌhemɪˌkreɪnɪ'əʊsɪs] *noun*: Hemikraniose *f*
hem|i|de|cor|ti|ca|tion [ˌhemɪdɪˌkɔːrtɪ'keɪʃn] *noun*: Hemidekortikation *f*
hem|i|de|per|son|al|i|za|tion [ˌhemɪdɪˌpɜrsnəlɪ'zeɪʃn, -laɪ-] *noun*: Hemidepersonalisation *f*
hem|i|des|mo|some [ˌhemɪ'dezməsəʊm] *noun*: Hemidesmosom *nt*, Halbdesmosom *nt*
hem|i|di|a|pho|re|sis [ˌhemɪˌdaɪəfə'riːsɪs] *noun*: **1.** Hemihidrose *f*, Hemihidrosis *f*, Hemidrosis *f* **2.** halbseitige/einseitige Hyperhidrose *f*, Hemihyperhidrose *f*, -hidrosis *f*
hem|i|dro|sis [ˌhemɪ'drəʊsɪs] *noun*: **1.** Blutschweiß *m*, Blutschwitzen *nt*, Hämat(h)idrosis *f*, Hämhidrose *f*, Häm(h)idrosis *f* **2.** Hemihidrose *f*, Hemihidrosis *f*, Hemidrosis *f*
hem|i|drot|ic [ˌhemɪ'drɑtɪk] *adj*: Hämhidrose betreffend, hämhidrotisch
hem|i|dys|aes|the|sia [ˌhemɪdɪses'θiːʒ(ɪ)ə] *noun*: (*brit.*) →*hemidysesthesia*
hem|i|dys|es|the|sia [ˌhemɪdɪses'θiːʒ(ɪ)ə] *noun*: halbseitige/einseitige Dysästhesie *f*, Hemidysästhesie *f*
hem|i|dys|tro|phy [ˌhemɪ'dɪstrəfiː] *noun*: halbseitige/einseitige Dystrophie *f*, Hemidystrophie *f*
hem|i|ec|tro|mel|i|a [ˌhemɪˌektrəʊ'miːlɪə] *noun*: halbseitige/einseitige Ektromelie *f*, Hemiektromelie *f*
hem|i|en|ceph|a|lus [ˌhemɪen'sefələs] *noun*: →*hemicephalus*
hem|i|ep|i|lep|sy [ˌhemɪ'epɪlepsiː] *noun*: halbseitige/einseitige Epilepsie *f*, Hemiepilepsie *f*
hem|i|fac|e|tec|to|my [ˌhemɪˌfæsɪ'tektəmiː] *noun*: Hemifacettektomie *f*
hem|i|fa|cial [ˌhemɪ'feɪʃl] *adj*: nur eine Gesichtshälfte betreffend, hemifazial
hem|i|gas|trec|to|my [ˌhemɪgæs'trektəmiː] *noun*: Hemigastrektomie *f*
hem|i|geu|sia [ˌhemɪ'gjuːzɪə] *noun*: →*hemiageusia*
hem|i|gi|gan|tism [ˌhemɪdʒaɪ'gæntɪzəm, -dʒɪ-] *noun*: Halbseitenriesenwuchs *m*, Hemigigantismus *m*
hem|i|glos|sal [ˌhemɪ'glɑsl] *adj*: nur eine Zungenhälfte betreffend, hemiglossal, hemilingual
hem|i|glos|sec|to|my [ˌhemɪglɑ'sektəmiː] *noun*: Hemiglossektomie *f*
hem|i|glos|sit|ic [ˌhemɪglɑ'sɪtɪk] *adj*: Hemiglossitis betreffend, hemiglossitisch
hem|i|glos|si|tis [ˌhemɪglɑ'saɪtɪs] *noun*: Hemiglossitis *f*
hem|i|gnath|ia [hemɪ'næθɪə] *noun*: Hemignathie *f*
hem|i|hep|a|tec|to|my [ˌhemɪˌhepə'tektəmiː] *noun*: Hemihepatektomie *f*
hem|i|hi|dro|sis [ˌhemɪhaɪ'drəʊsɪs] *noun*: Hemihidrose *f*, Hemihidrosis *f*, Hemidrosis *f*
hem|i|hi|drot|ic [ˌhemɪhaɪ'drɑtɪk] *adj*: Hemihidrose betreffend, hemihidrotisch
hem|i|hy|drate [hemɪ'haɪdreɪt] *noun*: Hemihydrat *nt*, Halbhydrat *nt*
α-hemihydrate: α-Hemihydrat *nt*
α-calcium sulfate hemihydrate: α-Hemihydrat *nt*
α-calcium sulphate hemihydrate: (*brit.*) →*α-calcium sulfate hemihydrate*
β-hemihydrate: β-Hemihydrat *nt*
β-calcium sulfate hemihydrate: β-Hemihydrat *nt*
β-calcium sulphate hemihydrate: (*brit.*) →*β-calcium sulfate hemihydrate*
gypsum hemihydrate: Halbhydrat *nt*, Halbhydratgips *m*, Stuckgips *m*, Hemihydrat *nt*
hem|i|hyp|aes|the|sia [ˌhemɪˌhaɪpes'θiːʒ(ɪ)ə] *noun*: (*brit.*) →*hemihypesthesia*
hem|i|hyp|al|ge|sia [ˌhemɪhɪpæl'dʒiːzɪə] *noun*: halbseitige/einseitige Hypalgesie *f*, Hemihypalgesie *f*, -hypalgie *f*

hem|i|hy|per|aes|the|sia [ˌhemɪˌhaɪpəresˈθiːʒ(ɪ)ə] *noun*: (*brit.*) →*hemihyperesthesia*
hem|i|hy|per|es|the|sia [ˌhemɪˌhaɪpəresˈθiːʒ(ɪ)ə] *noun*: halbseitige/einseitige Hyperästhesie *f*, Hemihyperästhesie *f*
hem|i|hy|per|hi|dro|sis [ˌhemɪˌhaɪpərhaɪˈdrəʊsɪs] *noun*: halbseitige/einseitige Hyperhidrose *f*, Hemihyperhidrose *f*, -hidrosis *f*
crossed hemihyperhidrosis: Hemihyperhidrosis cruciata
hem|i|hy|per|hi|drot|ic [ˌhemɪˌhaɪpərhaɪˈdrɑtɪk] *adj*: Hyperhidrose betreffend, hemihyperhidrotisch
hem|i|hy|per|pla|sia [ˌhemɪˌhaɪpərˈpleɪʒ(ɪ)ə] *noun*: halbseitige/einseitige Hyperplasie *f*, Hemihyperplasie *f*
hem|i|hy|per|to|nia [ˌhemɪˌhaɪpərˈtəʊnɪə] *noun*: halbseitige/einseitige Hypertonie *f*, Hemitonie *f*
hem|i|hy|per|tro|phy [ˌhemɪhaɪˈpɜrtrəfiː] *noun*: halbseitige/einseitige Hypertrophie *f*, Hemihypertrophie *f*, Curtius-Syndrom *nt*
hem|i|hyp|es|the|sia [ˌhemɪˌhaɪpesˈθiːʒ(ɪ)ə] *noun*: einseitige/halbseitige Hyp(o)ästhesie *f*, Hemihypästhesie *f*
hem|i|hy|po|aes|the|sia [ˌhemɪˌhaɪpəesˈθiːʒ(ɪ)ə] *noun*: (*brit.*) →*hemihypoesthesia*
hem|i|hy|po|es|the|sia [ˌhemɪˌhaɪpəesˈθiːʒ(ɪ)ə] *noun*: einseitige/halbseitige Hypästhesie *f*, Hemihypästhesie *f*
hem|i|hy|po|pla|sia [ˌhemɪˌhaɪpəˈpleɪʒ(ɪ)ə] *noun*: einseitige/halbseitige Hypoplasie *f*, Hemihypoplasie *f*
hem|i|hy|po|to|nia [ˌhemɪˌhaɪpəˈtəʊnɪə] *noun*: halbseitige/einseitige Hypotonie *f*, Hemihypotonie *f*
hem|i|kary|on [ˌhemɪˈkærɪɑn] *noun*: Hemikaryon *nt*
hem|i|ke|tal [ˌhemɪˈkiːtæl] *noun*: Halb-, Hemiketal *nt*
hem|i|lam|i|nec|to|my [ˌhemɪlæmɪˈnektəmiː] *noun*: Hemilaminektomie *f*
hem|i|lar|yn|gec|to|my [ˌhemɪˌlærɪnˈdʒektəmiː] *noun*: Hemilaryngektomie *f*
hem|i|lat|er|al [ˌhemɪˈlætərəl] *adj*: nur eine Seite betreffend, hemilateral, einseitig, halbseitig, semilateral; nur eine Körperhälfte betreffend, semilateral
hem|i|le|sion [ˌhemɪˈliːʒn] *noun*: Halbseitenläsion *f*
hem|i|lin|gual [ˌhemɪˈlɪŋgwəl] *adj*: →*hemiglossal*
hem|i|mac|ro|glos|sia [hemɪˌmækrəˈglɑsɪə] *noun*: Hemimakroglossie *f*
hem|i|man|dib|u|lec|to|my [ˌhemɪmændɪbjəˈlektəmiː] *noun*: Hemimandibulektomie *f*
hem|i|max|il|lec|to|my [ˌhemɪmaksɪˈlektəmiː] *noun*: Hemimaxillektomie *f*
hem|i|me|lia [ˌhemɪˈmiːlɪə, -jə] *noun*: Hemimelie *f*
fibular hemimelia: fibulare Hemimelie *f*
radial hemimelia: Radiushemimelie *f*
tibial hemimelia: Tibiahemimelie *f*
ulnar hemimelia: Ulnahemimelie *f*
hem|i|me|lus [ˌhemɪˈmiːləs] *noun*: Hemimelus *m*
he|min [ˈhiːmɪn] *noun*: **1.** Hämin *nt* **2.** →*hemin chloride*
hemin chloride: Teichmann-Kristalle *pl*, salzsaures Hämin *nt*, Hämin(kristalle *pl*) *nt*, Chlorhämin(kristalle *pl*) *nt*, Chlorhämatin *nt*
hem|i|ne|phrec|to|my [ˌhemɪnɪˈfrektəmiː] *noun*: Heminephrektomie *f*
hem|i|neph|ro|u|re|ter|ec|to|my [ˌhemɪˌnefrəjʊəˌriːtəˈrektəmiː] *noun*: Heminephroureterektomie *f*
hem|i|o|pia [ˌhemɪˈəʊpɪə] *noun*: →*hemianopia*
hem|i|op|ic [ˌhemɪˈɑpɪk] *adj*: →*hemianopic*
hem|ip|a|gus [heˈmɪpəgəs] *noun*: Hemipagus *m*
hem|i|par|aes|the|sia [ˌhemɪpæresˈθiːʒ(ɪ)ə] *noun*: (*brit.*) →*hemiparesthesia*
hem|i|pa|ral|y|sis [ˌhemɪpəˈrælɪsɪs] *noun*: Halbseitenlähmung *f*, Hemiplegie *f*
hem|i|par|an|aes|the|sia [ˌhemɪˌpærænesˈθiːʒə] *noun*: (*brit.*) →*hemiparanesthesia*
hem|i|par|an|es|the|sia [ˌhemɪˌpærænesˈθiːʒə] *noun*: Hemiparanästhesie *f*
hem|i|par|a|ple|gia [ˌhemɪˌpærəˈpliːdʒ(ɪ)ə] *noun*: Hemiparaplegie *f*
hem|i|par|a|site [hemɪˈpærəsaɪt] *noun*: Halbschmarotzer *m*, Halbparasit *m*, Hemiparasit *m*
hem|i|pa|re|sis [ˌhemɪpəˈriːsɪs, -ˈpærə-] *noun*: Halbseitenschwäche *f*, Hemiparese *f*
motor hemiparesis: motorische Hemiparese *f*
spastic hemiparesis: spastische Hemiparese *f*
hem|i|par|es|the|sia [ˌhemɪpæresˈθiːʒ(ɪ)ə] *noun*: halbseitige/einseitige Parästhesie *f*, Hemiparästhesie *f*
hem|i|pa|ret|ic [ˌhemɪpəˈretɪk]: **I** *noun* Hemiparetiker(in *f*) *m* **II** *adj* Hemiparese betreffend, von ihr betroffen, hemiparetisch
hem|i|par|kin|son|ism [ˌhemɪˈpɑːrkɪnsənɪzəm] *noun*: Hemiparkinsonismus *m*
hem|i|pel|vec|to|my [ˌhemɪpelˈvektəmiː] *noun*: Hemipelvektomie *f*
hem|i|phal|an|gec|to|my [ˌhemɪˌfælənˈdʒektəmiː] *noun*: Hemiphalangektomie *f*
hem|i|ple|gia [ˌhemɪˈpliːdʒ(ɪ)ə] *noun*: (vollständige) Halbseitenlähmung *f*, Hemiplegie *f*, Hemiplegia *f*
alternate hemiplegia: →*alternate paralysis*
alternating hemiplegia: gekreuzte Hemiplegie *f*, Hemiplegia alternans/cruciata
alternating oculomotor hemiplegia: Weber-Syndrom *nt*, Hemiplegia alternans oculomotorica
ascending hemiplegia: aufsteigende/aszendierende Hemiplegie *f*
contralateral hemiplegia: kontralaterale Hemiplegie *f*
crossed hemiplegia: gekreuzte Hemiplegie *f*, Hemiplegia alternans/cruciata
double hemiplegia: Diplegie *f*
facial hemiplegia: Halbseitenlähmung *f* des Gesichts, faziale Hemiplegie *f*
flaccid hemiplegia: schlaffe Hemiplegie *f*, Hemiplegia flaccida
Gubler's hemiplegia: Gubler-Hemiplegie *f*, Millard-Gubler-Syndrom *nt*, Hemiplegia alternans facialis
hereditary hemiplegia: angeborene/hereditäre Hemiplegie *f*
infantile hemiplegia: geburtstraumatische Hemiplegie *f*
spastic hemiplegia: spastische Hemiplegie *f*, Hemiplegia spastica
spinal hemiplegia: spinale Hemiplegie *f*
Wernicke-Mann hemiplegia: Hemiplegie *f* Typ Wernicke-Mann, Wernicke-Prädilektionsparese *f*
hem|i|ple|gic [hemɪˈpliːdʒɪk]: **I** *noun* Hemiplegiker(in *f*) *m* **II** *adj* Hemiplegie betreffend, durch sie bedingt, hemiplegisch
He|mip|ter|a [heˈmɪptərə] *plural*: Halbflügler *pl*, Hemipteren *pl*, Hemiptera *pl*
hem|i|py|lor|ec|to|my [ˌhemɪpaɪlɔːrˈektəmiː] *noun*: Hemipylorektomie *f*
hem|i|py|o|ne|phro|sis [ˌhemɪˌpaɪənɪˈfrəʊsɪs] *noun*: Hemipyonephrose *f*
hem|i|rha|chis|chi|sis [ˌhemɪrəˈkɪskəsɪs] *noun*: Hemirhachischisis *f*
hem|i|sa|cral|i|za|tion [ˌhemɪsækrəlɪˈzeɪʃn, -seɪ-, -laɪ-] *noun*: Hemisakralisation *f*
hem|i|sco|to|sis [ˌhemɪskəˈtəʊsɪs] *noun*: →*hemianopia*
hem|i|sec|tion [hemɪˈsekʃn] *noun*: Hemisektion *f*, Durchtrennung *f*

H

tooth hemisection: Hemisektion *f*, Dissektion *f*, koronarradikuläre Resektion *f*, Hemisectio *f*
hemlilsoltonlic [ˌhemɪsəˈtɑnɪk] *adj*: (*Blut*) isoton, isotonisch
hemlilspasm [ˈhemɪspæzəm] *noun*: Halbseitenkrampf *m*, Hemispasmus *m*
hysterical glossolabial hemispasm: Brissaud-Syndrom *nt*
hemlilsphere [ˈhemɪsfɪər] *noun*: Hemisphäre *f*, Halbkugel *f*, (*anatom.*) Hemispherium *nt*
cerebellar hemisphere: Kleinhirnhälfte *f*, -hemisphäre *f*, Hemispherium cerebelli
cerebral hemisphere: Großhirnhälfte *f*, -hemisphäre *f*, Endhirnhälfte *f*, -hemisphäre *f*, Hemispherium cerebri
dominant hemisphere: dominierende/dominante Hemisphäre *f*
primitive cerebral hemisphere: primitive Großhirnhemisphäre *f*
telencephalic hemisphere: →*cerebral hemisphere*
hemlilspherlecltomy [ˌhemɪsfɪərˈektəmiː] *noun*: Hemisphärektomie *f*
hemlilspherlic [ˌhemɪˈsferɪk] *adj*: hemisphärisch
hemlilspherlilcal [ˌhemɪˈsferɪkl] *adj*: →*hemispheric*
hemlilsphelrilum [ˌhemɪˈsfɪəriːəm] *noun*, *plura* **-ria** [-rɪə]: →*hemisphere*
Helmislpolra stellllalta [heˈmɪspərə]: Hemispora stellata
hemlilspolrolsis [ˌhemɪspəˈrəʊsɪs] *noun*: Hemisporose *f*
hemlilstrulmecltolmy [ˌhemɪstruːˈmektəmiː] *noun*: Hemistrumektomie *f*
hemlilsynldrome [ˌhemɪˈsɪndrəʊm] *noun*: Halbseitensyndrom *nt*, Hemisyndrom *nt*
hemlilsysltolle [ˌhemɪˈsɪstəliː] *noun*: Halbseitenkontraktion *f*, Hemisystolie *f*
hemliltetlalny [ˌhemɪˈtetəniː] *noun*: halbseitige/einseitige Tetanie *f*, Hemitetanie *f*
hemlilthermolanlaeslthelsia [ˌhemɪˌθɜrməˌænəsˈθiːʒə] *noun*: (*brit.*) →*hemithermoanesthesia*
hemlilthermolanleslthelsia [ˌhemɪˌθɜrməˌænəsˈθiːʒə] *noun*: halbseitige/einseitige Thermoanästhesie *f*, Hemithermoanästhesie *f*
hemliltholrax [ˌhemɪˈθɔːræks, -ˈθəʊə-] *noun*: Brustkorb-, Thoraxhälfte *f*, Hemithorax *m*
hemlilthylroidlecltolmy [ˌhemɪˌθaɪrɔɪˈdektəmiː] *noun*: Hemithyreoidektomie *f*
hemliltolnia [ˌhemɪˈtəʊnɪə] *noun*: →*hemihypertonia*
hemliltremlor [ˌhemɪˈtremər] *noun*: Halbseitentremor *m*, Hemitremor *m*
hemlilvalgotlolmy [ˌhemɪveɪˈgɑtəmiː] *noun*: Hemivagotomie *f*
hemlilverltelbra [ˌhemɪˈvɜrtəbrə] *noun*: Halbwirbel *m*
hemlilzylgoslilty [ˌhemɪzaɪˈgɑsətiː] *noun*: Hemizygotie *f*
hemlilzylgote [ˌhemɪˈzaɪgəʊt] *noun*: hemizygote Zelle *f*, hemizygotes Individuum *nt*
hemlilzylgous [ˌhemɪˈzaɪgəs] *adj*: mit nur einem Gen, hemizygot
hemo- *präf.*: Blut-, Häma-, Hämato-, Häm(o)-
helmolaglglultilnaltion [ˌhiːməʊəˌgluːtəˈneɪʃn, ˌhem-] *noun*: →*hemagglutination*
helmolaglglultilnin [ˌhiːməʊəˈgluːtənɪn] *noun*: →*hemagglutinin*
helmolbillia [ˌhiːməʊˈbɪlɪə] *noun*: Hämobilie *f*, Hämatobilie *f*
helmolblast [ˈhiːməʊblæst] *noun*: →*hemocytoblast*
lymphoid hemoblast of Pappenheim: Proerythroblast *m*
helmolblasltic [ˌhiːməʊˈblæstɪk] *adj*: Hämoblast betreffend, hämoblastisch, hämozytoblastisch
helmolblasltolsis [ˌhiːməblæsˈtəʊsɪs] *noun*: Hämoblastose *f*
helmolcaltharlsis [ˌhiːməʊkəˈθɑːrsɪs] *noun*: Blutreinigung *f*
helmolcaltherlelsis [ˌhiːməʊkəˈθerəsɪs] *noun*: Blutzellenzerstörung *f*
helmolcathlelretlic [ˌhiːməʊˌkæθəˈretɪk] *adj*: Blutzellen zerstörend
helmolchollelcyst [ˌhiːməʊˈkəʊləsɪst, -ˈkɑlə-] *noun*: **1.** atraumatische Gallenblasenblutung *f* **2.** Blutansammlung *f* in der Gallenblase, Hämato-, Hämocholecystis *f*
helmolchollelcysltiltis [ˌhiːməʊˌkəʊləsɪsˈtaɪtɪs, -ˌkɑlə-] *noun*: hämorrhagische Gallenblasenentzündung/Cholezystitis *f*, Cholecystitis haemorrhagica
helmolcholrilal [ˌhiːməʊˈkɔːrɪəl, -ˈkəʊr-] *adj*: hämochorial
helmolchrolmaltolsis [ˌhiːməʊˌkrəʊməˈtəʊsɪs] *noun*: Eisenspeicherkrankheit *f*, Hämochromatose *f*, Siderophilie *f*, Bronzediabetes *m*
idiopathic hemochromatosis: idiopathische Hämochromatose *f*, (von) Recklinghausen-Appelbaum-Krankheit *f*
helmolchrolmaltotlic [ˌhiːməʊˌkrəʊməˈtɑtɪk] *adj*: Hämochromatose betreffend
helmolchrome [ˈhiːməʊkrəʊm] *noun*: Hämochrom *nt*, Hämochromogen *nt*
helmolchrolmolgen [ˌhiːməʊˈkrəʊmədʒən] *noun*: Hämochrom *nt*, Hämochromogen *nt*
helmolclalsia [ˌhiːməʊˈkleɪʒ(ɪ)ə] *noun*: **1.** Hämoklasie *f* **2.** Erythroklasie *f*
helmocllalsis [hɪˈmɑkləsɪs] *noun*: →*hemoclasia*
helmolclasltic [ˌhiːməˈklæstɪk] *adj*: hämoklastisch
helmolcolaglullin [ˌhiːməʊkəʊˈægjulɪn] *noun*: Hämokoagulase *f*, Reptilase *f*, Batroxobin *nt*
helmolcollpos [ˌhiːməʊˈkɑlpəs] *noun*: Hämokolpos *m*, Hämatokolpos *m*
helmolconlcenltraltion [ˌhiːməʊˌkɑnsənˈtreɪʃn] *noun*: Bluteindickung *f*, Hämokonzentration *f*
helmolconlgesltion [ˌhiːməʊkənˈdʒestʃn] *noun*: Blutstauung *f*
helmolcolnila [ˌhiːməʊˈkəʊnɪə] *plural*: Blutstäubchen *pl*, Hämokonien *pl*, -konia *pl*
helmolcolnilolsis [hiːməʊˌkəʊnɪˈəʊsɪs] *noun*: Hämokoniose *f*
helmolcryloslcolpy [ˌhiːməʊkraɪˈɑskəpiː] *noun*: Gefrierpunktbestimmung *f* des Blutes, Hämokryoskopie *f*
helmolcullture [ˈhiːməʊkʌltʃər] *noun*: Blutkultur *f*
helmolculprelin [ˌhiːməʊˈkjuːprɪˌɪn] *noun*: Hämocuprein *nt*, Erythrocuprein *nt*, Superoxiddismutase *f*
helmolcylalnin [hiːməʊˈsaɪənɪn] *noun*: Hämocyanin *nt*
helmolcyte [ˈhiːməʊsaɪt] *noun*: Blutzelle *f*, Hämozyt *m*
helmolcyltolblast [ˌhiːməʊˈsaɪtəblæst] *noun*: (Blut-) Stammzelle *f*, Hämozytoblast *m*
helmolcyltolblasltic [ˌhiːməʊˌsaɪtəˈblæstɪk] *adj*: Hämozytoblast betreffend, hämozytoblastisch, hämoblastisch
helmolcyltolblasltolma [ˌhiːməʊˌsaɪtəblæsˈtəʊmə] *noun*: Stammzellentumor *m*, Hämozytoblastom *nt*
helmolcyltolcaltherlelsis [ˌhiːməʊˌsaɪtəkəˈθerəsɪs] *noun*: Blutzellenzerstörung *f*
helmolcyltollylsis [ˌhiːməʊsaɪˈtɑlɪsɪs] *noun*: →*hemolysis*
helmolcyltomlelter [ˌhiːməʊsaɪˈtɑmɪtər] *noun*: Zählkammer *f*, Hämozytometer *nt*
Thoma-Zeiss hemocytometer: Abbé-Zählkammer *f*, Thoma-Zeiss-Kammer *f*
helmolcyltomleltry [ˌhiːməʊsaɪˈtɑmətriː] *noun*: Hämozytometrie *f*
helmolcyltolphalgia [ˌhiːməʊsaɪtəʊˈfeɪdʒɪə] *noun*: Hämozytophagie *f*, Hämophagozytose *f*

he|mo|cy|to|phag|ic [ˌhiːməʊˌsaɪtəʊ'fædʒɪk] *adj*: hämozytophag, hämophagozytotisch
he|mo|cy|to|poi|e|sis [ˌhiːməʊˌsaɪtəpɔɪ'iːsɪs] *noun*: →*hemopoiesis*
he|mo|cy|to|trip|sis [hiːməʊˌsaɪtə'trɪpsɪs] *noun*: druckbedingte Hämolyse *f*, traumatische Hämolyse *f*
he|mo|cy|to|zo|on [hiːməʊˌsaɪtə'zəʊɑn] *noun, plural* **-zoa** [hiːməʊˌsaɪtə'zəʊə]: einzelliger Blutparasit *m*, Hämozytozoon *nt*
he|mo|di|a|fil|tra|tion [ˌhiːməʊdaɪəfɪl'treɪʃn] *noun*: Hämodiafiltration *f*
he|mo|di|ag|no|sis [ˌhiːməʊdaɪəg'nəʊsɪs] *noun*: Hämodiagnostik *f*
he|mo|di|al|y|sis [ˌhiːməʊdaɪ'ælɪsɪs] *noun*: Blutwäsche *f*, Hämodialyse *f*; extrakorporale Dialyse *f*
he|mo|di|al|yz|er [hiːməʊ'daɪəlaɪzər] *noun*: Hämodialysator *m*, künstliche Niere *f*
plate hemodialyzer: Plattendialysator *m*
Redy hemodialyzer: REDY-Niere *f*
he|mo|di|a|stase [ˌhiːməʊ'daɪəsteɪz] *noun*: Blutamylase *f*
he|mo|di|lu|tion [ˌhiːməʊdɪ'l(j)uːʃn] *noun*: Blutverdünnung *f*, Hämodilution *f*
he|mo|drom|o|graph [hiːməʊ'drɑməgræf] *noun*: Hämodromograph *m*, Hämodromograf *m*
he|mo|dro|mom|e|ter [ˌhiːməʊdrə'mɑmɪtər] *noun*: Hämodromometer *nt*
he|mo|dy|nam|ic [ˌhiːməʊdaɪ'næmɪk] *adj*: Hämodynamik betreffend, hämodynamisch
he|mo|dy|nam|ics [ˌhiːməʊdaɪ'næmɪks] *plural*: Hämodynamik *f*
he|mo|dy|na|mom|e|ter [hiːməʊˌdaɪnə'mɑmɪtər] *noun*: Blutdruckmessgerät *nt*, Blutdruckapparat *m*
he|mo|dy|na|mom|e|try [hiːməʊˌdaɪnə'mɑmətriː] *noun*: Blutdruckmessung *f*
he|mo|dys|cra|sia [ˌhiːməʊdɪs'kreɪʒ(ɪ)ə] *noun*: Hämatodyskrasie *f*, Hämodyskrasie *f*
he|mo|dys|tro|phy [hiːməʊ'dɪstrəfiː] *noun*: Hämodystrophie *f*
he|mo|fer|rum [ˌhiːməʊ'ferəm] *noun*: Hämoglobineisen *nt*
he|mo|fil|ter ['hiːməʊfɪltər] *noun*: Hämofilter *m/nt*
he|mo|fil|tra|tion [ˌhiːməʊfɪl'treɪʃn] *noun*: Hämofiltration *f*
continuous arteriovenous hemofiltration: kontinuierliche arteriovenöse Hämofiltration *f*
continuous venovenous hemofiltration: kontinuierliche venovenöse Hämofiltration *f*
he|mo|flag|el|late [hiːməʊ'flædʒəlɪt] *noun*: Blutflagellat *m*
he|mo|fus|cin [hiːməʊ'fjuːsɪn] *noun*: Hämofuscin *nt*, Hämofuszin *nt*
he|mo|gen|e|sis [ˌhiːməʊ'dʒenəsɪs] *noun*: →*hemopoiesis*
he|mo|gen|ic [ˌhiːməʊ'dʒenɪk] *adj*: **1.** →*hematogenous* **2.** →*hemopoietic II*
he|mo|glo|bin ['hiːməʊgləʊbɪn] *noun*: Blutfarbstoff *m*, Hämoglobin *nt*
hemoglobin A: Erwachsenenhämoglobin *nt*, Hämoglobin A *nt*
hemoglobin A_1: Hämoglobin A_1 *nt*
hemoglobin A_{1c}: Hämoglobin A_{1c} *nt*
hemoglobin A_2: Hämoglobin A_2 *nt*
abnormal hemoglobins: abnorme Hämoglobine *pl*
hemoglobin G Accra: Hb-G Accra *nt*
hemoglobin Bart's: Hämoglobin Bart's *nt*
bile pigment hemoglobin: Choleglobin *nt*, Verdohämoglobin *nt*
hemoglobin C: Hämoglobin C *nt*
carbon monoxide hemoglobin: Carboxyhämoglobin *nt*, Kohlenmonoxidhämoglobin *nt*
hemoglobin Chesapeake: Hämoglobin Chesapeake *nt*
hemoglobin D: Hämoglobin D *nt*
deoxygenated hemoglobin: reduziertes Hämoglobin *nt*, desoxygeniertes Hämoglobin *nt*, Desoxyhämoglobin *nt*
hemoglobin E: Hämoglobin E *nt*
embryonic hemoglobin: embryonales Hämoglobin *nt*
hemoglobin F: fetales Hämoglobin *nt*, Hämoglobin F *nt*
fetal hemoglobin: fetales Hämoglobin *nt*, Hämoglobin F *nt*
glycosylated hemoglobin: glykosyliertes Hämoglobin *nt*
hemoglobin Gower: Hämoglobin Gower *nt*
green hemoglobin: Choleglobin *nt*, Verdohämoglobin *nt*
hemoglobin H: Hämoglobin H *nt*
hemoglobin I: Hämoglobin I *nt*
hemoglobin Kansas: Hämoglobin Kansas *nt*
hemoglobin Lepore: Hämoglobin Lepore *nt*
hemoglobin M: Hämoglobin M *nt*
mean cell hemoglobin: Färbekoeffizient *m*, mean corpuscular hemoglobin *nt*
mean corpuscular hemoglobin: Färbekoeffizient *m*, mean corpuscular hemoglobin *nt*
hemoglobin Memphis: Hb-Memphis *nt*
muscle hemoglobin: Myoglobin *nt*
oxidized hemoglobin: oxygeniertes Hämoglobin *nt*, Oxyhämoglobin *nt*
oxygenated hemoglobin: oxygeniertes Hämoglobin *nt*, Oxyhämoglobin *nt*
hemoglobin Rainier: Hämoglobin Rainier *nt*
reduced hemoglobin: reduziertes/desoxygeniertes Hämoglobin *nt*, Desoxyhämoglobin *nt*
hemoglobin S: Sichelzellhämoglobin *nt*, Hämoglobin S *nt*
hemoglobin Seattle: Hämoglobin Seattle *nt*
sickle-cell hemoglobin: Sichelzellhämoglobin *nt*, Hämoglobin S *nt*
hemoglobin Yakima: Hämoglobin Yakima *nt*
hemoglobin Zürich: Hb-Zürich *nt*
he|mo|glo|bin|at|ed [ˌhiːməʊ'gləʊbɪneɪtɪd] *adj*: hämoglobinhaltig
he|mo|glo|bi|ne|mia [hiːməʊˌgləʊbɪ'niːmiːə] *noun*: Hämoglobinämie *f*
he|mo|glo|bi|no|cho|li|a [hiːməʊˌgləʊbɪnə'kəʊlɪə] *noun*: Hämoglobinocholie *f*
he|mo|glo|bi|no|ly|sis [ˌhiːməʊgləʊbɪ'nɑlɪsɪs] *noun*: Hämoglobinabbau *m*, -spaltung *f*, Hämoglobinolyse *f*
he|mo|glo|bi|nom|e|ter [hiːməʊˌgləʊbɪ'nɑmɪtər] *noun*: Hämoglobinometer *nt*
he|mo|glo|bi|nom|e|try [hiːməʊˌgləʊbɪ'nɑmətriː] *noun*: Hämoglobinometrie *f*
he|mo|glo|bi|nop|a|thy [hiːməʊˌgləʊbɪ'nɑpəθiː] *noun*: Hämoglobinopathie *f*
he|mo|glo|bi|no|pep|sia [ˌhiːməʊˌgləʊbɪnə'pepsɪə] *noun*: →*hemoglobinolysis*
he|mo|glo|bi|nous [ˌhiːməʊ'gləʊbɪnəs] *adj*: hämoglobinhaltig
he|mo|glo|bi|nu|ri|a [ˌhiːməʊˌgləʊbɪ'n(j)ʊəriːə] *noun*: Hämoglobinausscheidung *f* im Harn, Hämoglobinurie *f*, Haemoglobinuria *f*
Donath-Landsteiner cold autoantibody hemoglobinuria: Donath-Landsteiner-Kältehämoglobinurie *f*
epidemic hemoglobinuria: epidemische Hämoglobinurie *f*
intermittent hemoglobinuria: intermittierende Hämoglobinurie *f*, Harley-Krankheit *f*
malarial hemoglobinuria: Schwarzwasserfieber *nt*, Febris biliosa et haemoglobinurica
march hemoglobinuria: Marschhämoglobinurie *f*

paroxysmal cold hemoglobinuria: paroxysmale Kältehämoglobinurie *f*
paroxysmal nocturnal hemoglobinuria: Marchiafava-Micheli-Anämie *f*, paroxysmale nächtliche Hämoglobinurie *f*
toxic hemoglobinuria: toxische Hämoglobinurie *f*
he|mo|glo|bi|nu|ric [hiːməʊˌgləʊbɪ'n(j)ʊərɪk] *adj*: Hämoglobinurie betreffend, hämoglobinurisch
he|mo|gram ['hiːməʊgræm] *noun*: Hämogramm *nt*; Differenzialblutbild *nt*
he|mo|his|ti|o|blast [hiːməʊ'hɪstɪəblæst] *noun*: Ferrata-Zelle *f*, Hämohistioblast *m*
he|mo|ki|ne|sis [ˌhiːməʊkɪ'niːsɪs] *noun*: Blutfluss *m*, -zirkulation *f*, Hämokinese *f*
he|mo|ki|net|ic [ˌhiːməʊkɪ'netɪk] *adj*: den Blutfluss betreffend *oder* fördernd, hämokinetisch
he|mo|ki|nin [hiːməʊ'kaɪnɪn] *noun*: Hämokinin *nt*
he|mo|lith ['hiːməʊlɪθ] *noun*: Gefäßstein *m*, Angiolith *m*, Hämolith *m*
he|mol|o|gy [hɪ'mɑlədʒiː] *noun*: →*hematology*
he|mo|lymph ['hiːməʊlɪmf, 'hem-] *noun*: Hämolymphe *f*
he|mo|lymph|an|gi|o|ma [ˌhiːməʊlɪmˌfændʒɪ'əʊmə] *noun*: Hämatolymphangiom *nt*, Hämolymphangiom *nt*
he|mol|y|sate [hɪ'mɑləseɪt] *noun*: Hämolysat *nt*
he|mol|y|sin [hɪ'mɑləsɪn] *noun*: **1.** hämolyseverursachendes Toxin *nt*, Hämolysegift *nt*, Hämolysin *nt* **2.** hämolyseauslösender Antikörper *m*, Hämolysin *nt*
alpha hemolysin: α-Hämolysin *nt*
beta hemolysin: β-Hämolysin *nt*
cold hemolysin: Kältehämolysin *nt*; Donath-Landsteiner-Antikörper *m*
heterophile hemolysin: heterophiles Hämolysin *nt*
hot-cold hemolysin: Kalt-Warm-Hämolysin *nt*
immune hemolysin: Immunhämolysin *nt*, Hämolysin *nt*
warm-cold hemolysin: Kalt-Warm-Hämolysin *nt*
he|mol|y|sis [hɪ'mɑlɪsɪs] *noun*: Erythrozytenauflösung *f*, -zerstörung *f*, -abbau *m*, Hämolyse *f*, Hämatozytolyse *f*
α-hemolysis: Alphahämolyse *f*
β-hemolysis: Betahämolyse *f*
colloid osmotic hemolysis: kolloidosmotische Hämolyse *f*
conditioned hemolysis: Immunhämolyse *f*
contact hemolysis: Kontakthämolyse *f*
γ-hemolysis: γ-Hämolyse *f*, Gammahämolyse *f*
gamma hemolysis: γ-Hämolyse *f*, Gammahämolyse *f*
hepatic hemolysis: hepatische Hämolyse *f*
immune hemolysis: Immunhämolyse *f*
intraoperative hemolysis: intraoperative Hämolyse *f*
intravascular hemolysis: intravaskuläre Hämolyse *f*
osmotic hemolysis: (kolloid-)osmotische Hämolyse *f*
postoperative hemolysis: postoperative Hämolyse *f*
he|mo|lyt|ic [ˌhiːməʊ'lɪtɪk, ˌhem-] *adj*: Hämolyse betreffend, Hämolyse auslösend, hämolytisch
α-hemolytic: alphahämolytisch, α-hämolytisch
β-hemolytic: beta-hämolytisch, β-hämolytisch
γ-hemolytic: nicht-hämolytisch, nicht-hämolysierend, gamma-hämolytisch, γ-hämolytisch
he|mo|lyz|a|ble [ˌhiːmə'laɪzəbl, ˌhem-] *adj*: hämolysierbar
he|mo|ly|za|tion [ˌhiːməʊlaɪ'zeɪʃn] *noun*: Hämolyseauslösung *f*, -verursachung *f*
he|mo|lyze ['hiːməʊlaɪz] *vt, vi*: hämolysieren
he|mo|ma|nom|e|ter [ˌhiːməʊmə'nɑmɪtər] *noun*: Blutdruckmessgerät *nt*, -apparat *m*; Sphygmomanometer *nt*
he|mo|me|di|as|ti|num [ˌhiːməʊˌmɪdɪə'staɪnəm] *noun*: Hämomediastinum *nt*
he|mom|e|ter [hɪ'mɑmɪtər] *noun*: Hämoglobinometer *nt*
he|mo|me|tra [ˌhiːməʊ'miːtrə, ˌhem-] *noun*: Hämatometra *f*
he|mom|e|try [hɪ'mɑmətriː] *noun*: →*hematometry*
he|mo|ne|phro|sis [ˌhiːməʊnɪ'frəʊsɪs] *noun*: Hämatonephrose *f*, Hämatopelvis *f*
he|mo|nor|mo|blast [ˌhiːməʊ'nɔːrməblæst] *noun*: Erythroblast *m*
he|mo|pa|thol|o|gy [ˌhiːməʊpə'θɑlədʒiː] *noun*: Hämopathologie *f*
he|mop|a|thy [hɪ'mɑpəθiː] *noun*: Erkrankung *f* des Blutes *oder* der blutbildenden Gewebe, Hämopathie *f*
he|mo|per|fu|sion ['hiːməʊpɜr'fjuːʒn] *noun*: Hämoperfusion *f*
he|mo|per|i|car|di|um ['hiːməʊˌperɪ'kɑːrdɪəm, ˌhemə-] *noun*: Hämoperikard *nt*
he|mo|per|i|to|ne|um [ˌhiːməʊˌperɪtə'niːm] *noun*: Hämoperitoneum *nt*
he|mo|pex|in [ˌhiːmə'peksɪn] *noun*: Hämopexin *nt*
he|mo|phage ['hiːməʊfeɪdʒ] *noun*: Hämophagozyt *m*, Hämophage *m*
he|mo|phag|o|cyte [ˌhiːməʊ'fægəsaɪt] *noun*: Hämophagozyt *m*, Hämophage *m*
he|mo|phag|o|cy|to|sis [hiːməʊˌfægəsaɪ'təʊsɪs] *noun*: Hämophagozytose *f*, Hämozytophagie *f*
he|mo|phil ['hiːməʊfɪl]: **I** *noun* hämophiler Mikroorganismus *m* **II** *adj* (*mikrobiolog.*) blutliebend, hämophil
he|mo|phile ['hiːməʊfaɪl] *adj*: blutliebend, hämophil
he|mo|phil|i|a [hiːməʊ'fɪlɪə] *noun*: Bluterkrankheit *f*, Hämophilie *f*, Haemophilia *f*
hemophilia A: klassische Hämophilie *f*, Hämophilie A *f*, Faktor-VIII-Mangel *m*, Haemophilia vera
antigen-induced hemophilia: Hemmkörperhämophilie *f*, Immunhemmkörperhämophilie *f*
hemophilia B: Hämophilie B *f*, Faktor-IX-Mangel *m*, Faktor-IX-Mangelkrankheit *f*, Christmas-Krankheit *f*
hemophilia C: Faktor XI-Mangel *m*, PTA-Mangel *m*
classical hemophilia: →*hemophilia A*
immune hemophilia: Immunhemmkörperhämophilie *f*, Hemmkörperhämophilie *f*
vascular hemophilia: von Willebrand-Jürgens-Syndrom *nt*, konstitutionelle Thrombopathie *f*, hereditäre Pseudohämophilie *f*, vaskuläre Pseudohämophilie *f*, Angiohämophilie *f*
he|mo|phil|i|ac [hiːməʊ'fɪlɪæk] *noun*: Bluter *m*, Hämophiler *m*
he|mo|phil|ic [hiːməʊ'fɪlɪk] *adj*: **1.** blutliebend, hämophil **2.** Hämophilie betreffend, von Hämophilie betroffen, hämophil, Bluter-
he|mo|phil|i|oid [ˌhiːməʊ'fɪlɪɔɪd] *noun*: Hämophilioid *nt*, Pseudohämophilie *f*
He|moph|i|lus [hɪ'mɑfɪləs] *noun*: →*Haemophilus*
he|mo|pho|bi|a [ˌhiːməʊ'fəʊbɪə] *noun*: krankhafte Angst *f* vor Blut, Hämo-, Hämatophobie *f*
he|mo|pho|bic [ˌhiːməʊ'fəʊbɪk] *adj*: Hämophobie betreffend, hämophob, hämatophob
he|moph|thal|mi|a [ˌhɪmɑf'θælmɪə] *noun*: →*hemophthalmus*
he|moph|thal|mos [ˌhɪmɑf'θælməs] *noun*: →*hemophthalmus*
he|moph|thal|mus [ˌhɪmɑf'θælməs] *noun*: Bluterguss *m* ins Auge, Hämophthalmus *m*
he|mo|pi|e|zom|e|ter [hiːməʊˌpaɪə'zɑmɪtər] *noun*: Blutdruckmessgerät *nt*, Blutdruckapparat *m*
he|mo|plas|tic [hiːməʊ'plæstɪk] *adj*: blutbildend, hämatoplastisch
he|mo|pleu|ra [ˌhiːməʊ'plʊərə] *noun*: Hämatothorax *m*
he|mo|pneu|mo|per|i|car|di|um [ˌhiːməʊˌn(j)uːməˌperɪ-

'kɑːrdɪəm] *noun*: Hämopneumoperikard *nt*

he|mo|pneu|mo|tho|rax [ˌhiːməʊˌn(j)uːmə'θɔːræks] *noun*: Hämatopneumothorax *m*

he|mo|poi|e|sic [ˌhiːməʊpɔɪ'iːsɪk] *noun, adj*: →*hemopoietic*

he|mo|poi|e|sis [ˌhiːməʊpɔɪ'iːsɪs] *noun*: Blutbildung *f*, Hämatopo(i)ese *f*, Hämopo(i)ese *f*
antenatal hemopoiesis: pränatale Blutbildung *f*
embryonal hemopoiesis: embryonale Blutbildung *f*
extramedullary hemopoiesis: extramedulläre Blutbildung *f*
hepatolienal hemopoiesis: hepatolienale Blutbildung *f*
medullary hemopoiesis: medulläre/myelopoetische Blutbildung *f*
megaloblastic hemopoiesis: megaloblastische Blutbildung/Hämopo(i)ese *f*
myelopoietic hemopoiesis: medulläre/myelopoetische Blutbildung *f*
postnatal hemopoiesis: postnatale Blutbildung *f*
prenatal hemopoiesis: pränatale Blutbildung/Hämopoese *f*
splenic hemopoiesis: extramedulläre Blutbildung *f* in der Milz

he|mo|poi|et|ic [hiːməʊpɔɪ'etɪk]: **I** *noun* hämopoeseförderndes Mittel *nt* **II** *adj* die Blut(zell)bildung betreffend *oder* anregend, hämopoetisch

he|mo|poi|e|tin [ˌhiːməʊ'pɔɪətɪn] *noun*: erythropoetischer Faktor *m*, Erythropo(i)etin *nt*, Hämatopo(i)etin *nt*, Hämopo(i)etin *nt*

he|mo|por|phy|rin [ˌhiːməʊ'pɔːrfərɪn] *noun*: Hämatoporphyrin *nt*

he|mo|pre|cip|i|tin [ˌhiːməʊprɪ'sɪpətɪn] *noun*: Hämopräzipitin *nt*

he|mo|proc|tia [ˌhiːməʊ'prɑkʃɪə] *noun*: Rektum-, Mastdarmblutung *f*, rektale Blutung *f*

he|mo|pro|tein [ˌhiːməʊ'prəʊtiːɪn, -tiːn] *noun*: Hämoprotein *nt*

he|mop|so|nin [ˌhɪmɑp'səʊnɪn] *noun*: Hämopsonin *nt*

he|mop|tic [hɪ'mɑptɪk] *adj*: →*hemoptysic*

he|mop|to|ic [hɪmɑp'təʊɪk] *adj*: →*hemoptysic*

he|mop|ty|sic [ˌhɪmɑp'taɪsɪk] *adj*: Bluthusten/Hämoptyse betreffend, durch Bluthusten gekennzeichnet

he|mop|ty|sis [hɪ'mɑptəsɪs] *noun*: Bluthusten *nt*, Blutspucken *nt*, Hämoptoe *f*, Hämoptyse *f*, Hämoptysis *f*
cardiac hemoptysis: kardiale Hämoptoe/Hämoptyse *f*
endemic hemoptysis: parasitäre Hämoptoe/Hämoptyse *f*
parasitic hemoptysis: parasitäre Hämoptoe/Hämoptyse *f*

he|mo|py|e|lec|ta|sia [ˌhiːməʊpaɪəlek'teɪʒ(ɪ)ə, ˌhem-] *noun*: Hämopyelektasie *f*

he|mo|py|e|lec|ta|sis [ˌhiːməʊpaɪə'lektəsɪs] *noun*: →*hemopyelectasia*

hem|o|rhe|ol|o|gy [ˌhiːməʊrɪ'ɑlədʒiː] *noun*: Hämorheologie *f*, Hämorrheologie *f*

hem|or|rha|chis [hɪ'mɑrəkɪs] *noun*: **1.** Rückenmarks(ein)blutung *f*, Hämatomyelie *f* **2.** spinale Meningealapoplexie *f*, Hämatorrhachis *f*, Apoplexia spinalis

hem|or|rhage ['hemərɪdʒ, 'hemrɪdʒ]: **I** *noun* Blutung *f*, Einblutung *f*, Hämorrhagie *f* **II** *vi* (schwach) bluten, sickern
abdominal hemorrhage: abdominelle Blutung *f*
accidental hemorrhage: Plazentalösung *f*, Abruptio placentae
acute gingival hemorrhage: akutes Zahnfleischbluten *nt*
adrenal hemorrhage: Nebennieren(ein)blutung *f*
alveolar hemorrhage: alveoläre Blutung *f*
arterial hemorrhage: arterielle Blutung *f*
atonic hemorrhage: atonische Blutung *f*
ball hemorrhage: Kugelblutung *f*
brain hemorrhage: Hirnblutung *f*
bronchial hemorrhage: Bluthusten *nt*, Blutspucken *nt*, Hämoptoe *f*, Hämoptyse *f*, Hämoptysis *f*
hemorrhage by diapedesis: Haemorrhagia per diapedesin, Diapedeseblutung *f*, Durchtrittsblutung *f*
capillary hemorrhage: Kapillarblutung *f*
cavity hemorrhage: Kavernenblutung *f*
cerebral hemorrhage: Enzephalorrhagie *f*, Hirnblutung *f*
cerebral toxic pericapillary hemorrhage: Purpura cerebri
chorioid plexus hemorrhage: (*ZNS*) Plexusblutung *f*
chronic gingival hemorrhage: chronisches Zahnfleischbluten *nt*
concealed hemorrhage: innere Blutung *f*
congestive hemorrhage: Stauungsblutung *f*
conjunctival hemorrhage: Bindehautblutung *f*
decompression hemorrhage: Entlastungsblutung *f*
distant hemorrhage: Fernhämatom *nt*
diverticular hemorrhage: Divertikelblutung *f*
Duret's hemorrhage: Duret-Berner-Blutungen *pl*, Duret-Blutungen *pl*
epidural hemorrhage: epidurale Blutung *f*
external hemorrhage: äußere Blutung *f*
extradural hemorrhage: epidurale Blutung *f*
eyeglass hemorrhage: Monokelhämatom *nt*
fetomaternal hemorrhage: fetomaternale Transfusion *f*
fibrinogen deficiency hemorrhage: Fibrinogenmangelblutung *f*
functional hemorrhage: funktionelle Blutung *f*
gastric hemorrhage: Magenblutung *f*, Gastrorrhagie *f*
gastric mucosal hemorrhage: Magenschleimhautblutung *f*
gastrointestinal hemorrhage: gastrointestinale Blutung *f*, Magen-Darm-Blutung *f*
gingival hemorrhage: Zahnfleischbluten *nt*, Zahnfleischblutung *f*, Gingivablutung *f*
intestinal hemorrhage: Darmblutung *f*
intra-abdominal hemorrhage: intraabdominelle Blutung *f*
intra-articular hemorrhage: Gelenk(ein)blutung *f*, intraartikuläre Blutung *f*
intracerebral hemorrhage: intrazerebrale Blutung *f*
intracranial hemorrhage: intrakranielle Blutung *f*
intramedullary hemorrhage: Rückenmarks(ein)blutung *f*, Hämatomyelie *f*
intraosseous hemorrhage: Knocheneinblutung *f*
intrapartum hemorrhage: intrapartale Blutung *f*, Blutung *f* unter der Geburt
intraventricular hemorrhage: Ventrikelblutung *f*
massive hemorrhage: Massenblutung *f*
meningeal hemorrhage: Meningealblutung *f*, Blutung *f* in die Hirnhäute
nasal hemorrhage: Nasenbluten *nt*, Nasenblutung *f*, Epistaxis *f*
occult hemorrhage: okkulte Blutung *f*
ovarian hemorrhage: Eierstock-, Ovarialblutung *f*
parenchymatous hemorrhage: parenchymatöse Blutung *f*
perinatal cerebral hemorrhage: geburtstraumatische Hirnblutung *f*
hemorrhage per rhexin: Zerreißungsblutung *f*, Rhexisblutung *f*, Haemorrhagia per rhexin
petechial hemorrhage: Punktblutung *f*, Petechie *f*

H

plexus hemorrhage: (*ZNS*) Plexusblutung *f*
postextraction hemorrhage: Blutung *f* nach einer Zahnextraktion
postpartum hemorrhage: Nachgeburtsblutung *f*
pulmonary hemorrhage: Lungenblutung *f*, Pneumorrhagie *f*
punctate hemorrhage: Punktblutung *f*, punktförmige Blutung *f*
rectal hemorrhage: rektale Blutung *f*, Rektum-, Mastdarmblutung *f*
recurring hemorrhage: intermittierende/rezidivierende Blutung *f*
renal hemorrhage: Nierenblutung *f*
retroperitoneal hemorrhage: retroperitoneale Blutung *f*
ring hemorrhage: Ringblutung *f*
secondary hemorrhage: Spätblutung *f*, Nachblutung *f*
splenic hemorrhage: Milzblutung *f*, Splenorrhagie *f*
spontaneous hemorrhage: Spontanblutung *f*
subarachnoid hemorrhage: Subarachnoidalblutung *f*, subarachnoidale Blutung *f*
subconjunctival hemorrhage: Hyposphagma *nt*, subkonjunktivale Blutung *f*
subdural hemorrhage: Subduralblutung *f*
subperiosteal hemorrhage: subperiostale Blutung *f*
subpleural hemorrhage: Subpleuralblutung *f*
suffocation hemorrhage: Erstickungsblutung *f*
hemorrhage after tooth extraction: Blutung *f* nach einer Zahnextraktion
traumatic postpartum hemorrhage: Rissblutung *f*
upper intestinal hemorrhage: Magen-Darm-Blutung *f*, gastrointestinale Blutung *f*
uterine hemorrhage: Gebärmutter-, Uterusblutung *f*
variceal hemorrhage: Varizenblutung *f*
varix hemorrhage: Varizenblutung *f*
venous hemorrhage: venöse Blutung *f*
vitreal hemorrhage: Glaskörperblutung *f*

hem|or|rha|gen|ic [ˌhemərə'dʒenɪk] *adj*: eine Blutung/Hämorrhagie auslösend *oder* verursachend

hem|or|rhag|ic [ˌhemə'rædʒɪk] *adj*: Blutung betreffend, durch Blutung gekennzeichnet, hämorrhagisch, Blutungs-

hem|or|rhag|in [ˌhemə'rædʒɪn, -'reɪdʒ-] *noun*: Hämorrhagin *nt*

hem|or|rha|gip|a|rous [ˌhemə̩rɪ'dʒɪpərəs] *adj*: →*hemorrhagenic*

hem|or|rhe|a [ˌhemə'rɪə] *noun*: **1.** massive Blutung *f*, Massenblutung *f*, Blutsturz *m*, Hämatorrhö *f* **2.** Bluthusten *nt*, -spucken *nt*, Hämoptoe *f*, Hämoptyse *f*, Hämoptysis *f*

hem|or|rhe|ol|o|gy [ˌhiːməʊrɪ'ɑlədʒiː] *noun*: Hämorheologie *f*, Hämorrheologie *f*

hem|or|rhoid ['hemərɔɪd] *sing*: →*hemorrhoids*

hem|or|rhoi|dal [ˌheməʊ'rɔɪdl] *adj*: Hämorrhoiden betreffend; hämorrhoidenähnlich, hämorrhoidal, hämorridal

hem|or|rhoid|ec|to|my [ˌhemərɔɪ'dektəmiː] *noun*: Hämorrhoidenexzision *f*, Hämorrhoidektomie *f*

hem|or|rhoids ['hemərɔɪds] *plural*: Hämorrhoiden *pl*
combined hemorrhoids: intermediäre Hämorrhoiden *pl*
external hemorrhoids: äußere Hämorrhoiden *pl*
internal hemorrhoids: innere Hämorrhoiden *pl*
mixed hemorrhoids: intermediäre Hämorrhoiden *pl*
mucocutaneous hemorrhoids: intermediäre Hämorrhoiden *pl*
prolapsed hemorrhoids: prolabierte Hämorrhoiden *pl*, Hämorrhoidalprolaps *m*
thrombosed hemorrhoids: Hämorrhoidalthrombose *f*

he|mo|sal|pinx [ˌhiːməʊ'sælpɪŋks, ˌhem-] *noun*: Hämatosalpinx *f*

he|mo|se|ro|tho|rax [hiːməʊsɪːrə'θɔːræks] *noun*: Hämatoserothorax *m*

he|mo|sid|er|in [hiːməʊ'sɪdərɪn] *noun*: Hämosiderin *nt*

he|mo|sid|er|in|u|ri|a [ˌhiːməʊˌsɪdərɪn'(j)ʊəriːə] *noun*: Hämosiderinurie *f*

he|mo|sid|er|o|sis [hiːməʊˌsɪdə'rəʊsɪs] *noun*: Hämosiderose *f*
cutaneous hemosiderosis: Hämosiderosis cutis
idiopathic pulmonary hemosiderosis: Ceelen-Gellerstedt-Syndrom *nt*, primäre Lungenhämosiderose *f*, idiopathische Lungenhämosiderose *f*
post-transfusion hemosiderosis: Transfusionshämosiderose *f*, Transfusionssiderose *f*
primary pulmonary hemosiderosis: Ceelen-Gellerstedt-Syndrom *nt*, primäre Lungenhämosiderose *f*, idiopathische Lungenhämosiderose *f*
pulmonary hemosiderosis: Lungenhämosiderose *f*
transfusion hemosiderosis: Transfusionshämosiderose *f*, Transfusionssiderose *f*

he|mo|sid|er|ot|ic [hiːməʊˌsɪdə'rɑtɪk] *adj*: Hämosiderose betreffend, hämosiderotisch

he|mo|site ['heməʊsaɪt] *noun*: Blutparasit *m*

he|mo|sper|mi|a [ˌhiːməʊ'spɜrmɪə, ˌhem-] *noun*: Hämospermie *f*

he|mo|spo|ri|an [ˌhiːməʊ'spɔːrɪæn, -'spəʊr-]: **I** *noun* Hämosporidie *f* **II** *adj* Hämosporidien betreffend

hem|o|spo|rid|i|an [ˌhiːməʊspə'rɪdɪæn] *noun, adj*: →*hemosporian*

he|mo|sta|sia [ˌhiːməʊ'steɪʒ(ɪ)ə, -zɪə] *noun*: →*hemostasis*

he|mos|ta|sis [hɪ'mɑstəsɪs, hiːməʊ'steɪsɪs] *noun*: **1.** Blutstillung *f*, Blutungsstillung *f*, Hämostase *f* **2.** Blutstauung *f*, Blutstockung *f*, Hämostase *f*, Stase *f*
primary hemostasis: primäre Hämostase *f*
secondary hemostasis: sekundäre Hämostase *f*

he|mo|stat ['hiːməstæt, 'hem-] *noun*: **1.** (Blut-)Gefäßklemme *f*, (Blut-)Gefäßklammer *f*, Arterienklemme *f*, Arterienklammer *f* **2.** topisches Hämostatikum *nt*
Allis hemostat: Allis-Klemme *f*
Carmault hemostat: Carmault-Arterienklemme *f*
Crile hemostat: Crile-Arterienklemme *f*
curved Kelly hemostat: gebogene Kelly-Arterienklemme *f*
curved mosquito hemostat: gebogene Moskitoklemme *f*
Halsted's mosquito hemostat: Halsted-Moskito-Arterienklemme *f*
Kelly hemostat: Kelly-Arterienklemme *f*
mosquito hemostat: Moskitoklemme *f*
straight mosquito hemostat: gerade Moskitoklemme *f*

he|mo|stat|ic [hiːməʊ'stætɪk]: **I** *noun* Blutstillungsmittel *nt*, blutstillendes Mittel *nt*, Hämostatikum *nt*, Hämostyptikum *nt* **II** *adj* Hämostase betreffend, blutstillend, blutungsstillend, hämostatisch, hämostyptisch

he|mo|styp|tic [ˌhiːməʊ'stɪptɪk] *noun, adj*: →*hemostatic*

he|mo|ta|chom|e|ter [ˌhiːməʊtæ'kɑmɪtər] *noun*: Hämatotachometer *nt*, Hämotachometer *nt*

he|mo|ther|a|peu|tics [hiːməʊˌθerə'pjuːtɪks] *plural*: →*hemotherapy*

he|mo|ther|a|py [hiːməʊ'θerəpiː] *noun*: Bluttherapie *f*, Hämatotherapie *f*, Hämotherapie *f*; Transfusionstherapie *f*

he|mo|tho|rax [hiːməʊ'θɔːræks] *noun*: Blutbrust *f*, Hämothorax *m*, Hämatothorax *m*

he|mo|tox|ic [hiːməʊ'tɑksɪk] *adj*: Blutzellen schädigend, hämatotoxisch, hämotoxisch

he|mo|tox|in [hiːməʊ'tɑksɪn] *noun*: Hämotoxin *nt*
he|mo|troph ['hiːməʊtrɑf, -trəʊf] *noun*: Gesamtheit *f* der mütterlichen Nährstoffe
he|mo|trophe ['hiːməʊtrɑf, -trəʊf] *noun*: →*hemotroph*
he|mo|trop|ic [hiːməʊ'trɑpɪk] *adj*: mit besonderer Affinität zu Blut *oder* Blutzellen, hämotrop, hämatotrop
he|mo|tym|pa|num [hiːməʊ'tɪmpənəm] *noun*: Bluterguss *m* in die Paukenhöhle, Hämotympanon *nt*, Hämatotympanon *nt*
he|mo|zo|ic [hiːməʊ'zəʊɪk] *adj*: Blutparasiten betreffend, Blutparasiten-
he|mo|zo|in [ˌhiːməʊ'zəʊɪn] *noun*: Hämozoin *nt*
he|mo|zo|on [hiːməʊ'zəʊɑn] *noun, plural* **-zoa** [hiːməʊ'zəʊə]: (einzelliger/vielzelliger) Blutparasit *m*, Hämozoon *nt*
HEMPAS *Abk.*: hereditary erythroblastic multinuclearity associated with positive acidified serum
hen|bane ['henbeɪn] *noun*: schwarzes Bilsenkraut *nt*, Hyoscyamus niger
hen|na ['henə] *noun*: Henna *f/nt*, Lawsonia inermis
hen|o|gen|e|sis [ˌhenəʊ'dʒenəsɪs] *noun*: Ontogenese *f*
hen|pu|ye [hen'pjuːjɪ] *noun*: Gundu-, Goundou-Syndrom *nt*
hen|ry ['henriː] *noun*: Henry *nt*
HEP *Abk.*: **1.** high energy phosphate **2.** histamine equivalent in prick **3.** human encephalitogenic protein **4.** human epitheloid cells
HEp-2 *Abk.*: human epithelium-2
HEPA *Abk.*: **1.** high-efficiency particulate air **2.** human extrinsic plasminogen activator
he|pad|na|vi|rus|es [həˌpædnə'vaɪrəsɪs] *plural*: Hepadnaviridae *pl*
he|par ['hiːpær] *noun*: Leber *f*, Hepar *nt*
hep|a|ran sul|fate ['hepəræn]: Heparansulfat *nt*
hep|a|ran sul|phate ['hepəræn]: (*brit.*) →*heparan sulfate*
hep|a|rin ['hepərɪn] *noun*: Heparin *nt*
heparin eliminase: →*heparinase*
low-dose heparin: Low-dose-Heparin *nt*, Low-dose-Heparinisierung *f*, Low-dose-Heparinprophylaxe *f*
low-molecular-weight heparin: niedermolekulares Heparin *nt*
hep|a|ri|nae|mi|a [ˌhepərɪ'niːmiːə] *noun*: (*brit.*) →*heparinemia*
hep|a|rin|ase ['hepərɪneɪz] *noun*: Heparinase *f*, Heparinlyase *f*
hep|a|rin|ate ['hepərɪneɪt] *noun*: Heparinat *nt*
hep|a|ri|ne|mi|a [ˌhepərɪ'niːmiːə] *noun*: Heparinämie *f*
hep|a|rin|i|za|tion [ˌhepərɪnə'zeɪʃn] *noun*: Heparinisieren *nt*, Heparinisierung *f*
i.v. heparinization: Vollheparinisierung *f*
low-dose heparinization: Low-dose-Heparinisierung *f*
hep|a|rin|ize ['hepərɪnaɪz] *vt*: mit Heparin behandeln *oder* versetzen, heparinisieren
hep|a|rin|oid ['hepərɪnɔɪd] *noun*: Heparinoid *nt*
hep|a|ri|tin sulfate ['hepərɪtɪn]: →*heparan sulfate*
hep|a|ri|tin sul|phate ['hepərɪtɪn]: (*brit.*) →*heparan sulfate*
hepat- *präf.*: Leber-, Hepat(o)-
hep|a|tal|gi|a [hepə'tældʒ(ɪ)ə] *noun*: Leberschmerz *m*, Hepatalgie *f*, Hepatodynie *f*
hep|a|ta|tro|phia [hepətə'trəʊfɪə] *noun*: Leberatrophie *f*
hep|a|tat|ro|phy [hepə'tætrəfiː] *noun*: Leberatrophie *f*
hep|a|tec|to|mize [ˌhepə'tektəmaɪz] *vt*: eine Hepatektomie durchführen, hepatektomieren
hep|a|tec|to|my [hepə'tektəmiː] *noun*: Leberentfernung *f*, Leberresektion *f*, Hepatektomie *f*
partial hepatectomy: partielle Hepatektomie *f*
subtotal hepatectomy: subtotale Hepatektomie *f*, Leberresektion *f*
total hepatectomy: totale Hepatektomie *f*
he|pat|ic [hɪ'pætɪk] *adj*: Leber/Hepar betreffend, zur Leber gehörig, hepatisch
he|pat|i|ca [hɪ'pætɪkə] *noun*: Leberblümchen *nt*, Hepatica nobilis
hepatico- *präf.*: Hepatikus-, Hepaticus-, Hepatiko-
he|pat|i|co|chol|an|gi|o|en|te|ros|to|my [hɪˌpætɪkəʊkəʊˌlændʒɪəentə'rɑstəmiː] *noun*: Hepatikocholangioenterostomie *f*
he|pat|i|co|chol|an|gi|o|je|ju|nos|to|my [ˌhɪˌpætɪkəʊkəʊˌlændʒɪədʒɪdʒuː'nɑstəmiː] *noun*: Hepatikocholangiojejunostomie *f*
he|pat|i|co|cho|led|o|chos|to|my [hɪˌpætɪkəʊkəˌledə'kɑstəmiː] *noun*: Hepatikocholedochostomie *f*
he|pat|i|co|do|chot|o|my [ˌhɪˌpætɪkəʊdə'kɑtəmiː] *noun*: Hepatikodochotomie *f*
he|pat|i|co|du|o|de|nos|to|my [ˌhɪˌpætɪkəʊd(j)uːədɪ'nɑstəmiː] *noun*: Hepatikoduodenostomie *f*
he|pat|i|co|en|ter|os|to|my [ˌhɪˌpætɪkəʊdentə'rɑstəmiː] *noun*: Hepatikoenterostomie *f*
he|pat|i|co|gas|tros|to|my [ˌhɪˌpætɪkəʊgæs'trɑstəmiː] *noun*: Hepatikogastrostomie *f*
he|pat|i|co|je|ju|nos|to|my [ˌhɪˌpætɪkəʊddʒɪdʒuː'nɑstəmiː] *noun*: Hepatikojejunostomie *f*
Hep|a|tic|o|la [hepə'tɪkjələ] *noun*: Capillaria *f*
he|pat|i|co|li|a|sis [hɪˌpætɪkəʊ'laɪəsɪs] *noun*: **1.** Capillaria-Infektion *f*, Capillariasis *f* **2.** intestinale Capillariasis *f*, Capillariasis philippinensis
he|pat|i|co|li|thot|o|my [ˌhɪˌpætɪkəʊlɪ'θɑtəmiː] *noun*: Hepatikolithotomie *f*
he|pat|i|co|lith|o|trip|sy [ˌhɪˌpætɪkəʊd'lɪθətrɪpsiː] *noun*: Hepatikolithotripsie *f*
he|pat|i|co|pan|cre|at|ic [hɪˌpætɪkəʊkəˌpæŋkrɪ'ætɪk] *adj*: Leber und Bauchspeicheldrüse/Pancreas betreffend, hepatopankreatisch
he|pat|i|co|pul|mo|nar|y [hɪˌpætɪkəʊkə'pʌlməˌneriː, -nəriː] *adj*: Leber und Lunge(n)/Pulmo betreffend, hepatopulmonal
he|pat|i|cos|to|my [hɪˌpætɪ'kɑstəmiː] *noun*: Hepatikostomie *f*
he|pat|i|cot|o|my [hɪˌpætɪ'kɑtəmiː] *noun*: Hepatikotomie *f*
hep|a|tin ['hepətɪn] *noun*: Glykogen *nt*, tierische Stärke *f*
hep|a|tism ['hepətɪzəm] *noun*: Gesundheitsverschlechterung *f* durch Leberleiden, Hepatismus *m*
hep|a|tit|ic [hepə'tɪtɪk] *adj*: Leberentzündung/Hepatitis betreffend, hepatitisch
hep|a|ti|tis [hepə'taɪtɪs] *noun*: Entzündung *f* des Leberparenchyms, Hepatitis *f*, Leberentzündung *f*, Leberparenchymentzündung *f*
hepatitis A: Virushepatitis A *f*, Hepatitis A *f*, epidemische Hepatitis *f*, Hepatitis epidemica
acute hepatitis: akute Leberentzündung/Hepatitis *f*
acute parenchymatous hepatitis: akute gelbe Leberatrophie *f*
acute viral hepatitis: akute Virushepatitis *f*
alcoholic hepatitis: (chronische) Alkoholhepatitis *f*, alkohol-toxische Hepatitis *f*
amebic hepatitis: Amöbenhepatitis *f*, Leberamöbiasis *f*
amoebic hepatitis: (*brit.*) →*amebic hepatitis*
anaesthesia-induced hepatitis: (*brit.*) →*anaesthesia-induced hepatitis*
anesthesia-induced hepatitis: anästhetika-induzierte/narkose-induzierte Hepatitis *f*
anicteric hepatitis: anikterische Hepatitis *f*
anicteric virus hepatitis: anikterische Virushepatitis *f*
autoimmune hepatitis: chronisch-aktive Hepatitis *f*,

chronisch-aggressive Hepatitis *f*
hepatitis B: Virushepatitis B *f*, Hepatitis B *f*, Serumhepatitis *f*
hepatitis C: Hepatitis C *f*
cholangiolitic hepatitis: →*cholestatic hepatitis*
cholangitic hepatitis: →*cholestatic hepatitis*
cholestatic hepatitis: cholestatische Hepatitis *f*, Hepatitis *f* bei Gallestauung
chronic hepatitis: chronische Hepatitis *f*
chronic active hepatitis: chronisch-aktive Hepatitis *f*, chronisch-aggressive Hepatitis *f*
chronic active/aggressive hepatitis: chronisch-aktive/chronisch-aggressive Hepatitis *f*
chronic aggressive hepatitis: chronisch-aktive Hepatitis *f*, chronisch-aggressive Hepatitis *f*
chronic alcoholic hepatitis: chronische Alkoholhepatitis *f*, alkohol-toxische Hepatitis *f*
chronic interstitial hepatitis: Leberzirrhose *f*
chronic persistent hepatitis: chronisch-persistierende Hepatitis *f*
chronic persisting hepatitis: chronisch-persistierende Hepatitis *f*
chronic viral hepatitis: chronische Virushepatitis *f*
cytomegalovirus hepatitis: Zytomegalievirushepatitis *f*, CMV-Hepatitis *f*
hepatitis D: Deltahepatitis *f*, Hepatitis D *f*
delta hepatitis: Hepatitis D *f*, Deltahepatitis *f*
drug-induced hepatitis: arzneimittelinduzierte Hepatitis *f*
hepatitis E: Virushepatitis E *f*, Hepatitis E
enzootic hepatitis: Rift-Valley-Fieber *nt*
epidemic hepatitis: (Virus-)Hepatitis *f* A, epidemische Hepatitis *f*, Hepatitis epidemica
familial hepatitis: Wilson-Krankheit *f*, -Syndrom *nt*, Morbus Wilson *m*, hepatolentikuläre/hepatozerebrale Degeneration *f*
fatty hepatitis: Fettleberhepatitis *f*
fatty liver hepatitis: Fettleberhepatitis *f*
fulminant hepatitis: fulminante Hepatitis *f*, akute virusbedingte Lebernekrose *f*
hepatitis G: Hepatitis G *f*, Virushepatitis G *f*
giant cell hepatitis: (neonatale) Riesenzellhepatitis *f*
halothane hepatitis: Halothanhepatitis *f*
homologous hepatitis: →*hepatitis B*
homologous serum hepatitis: →*hepatitis B*
infectious hepatitis: →*hepatitis A*
inoculation hepatitis: →*hepatitis B*
jaundice infectious hepatitis: →*hepatitis A*
long incubation hepatitis: →*hepatitis B*
lupoid hepatitis: lupoide Hepatitis *f*, Bearn-Kunkel-Syndrom *nt*, Bearn-Kunkel-Slater-Syndrom *nt*
minimal hepatitis: Minimalhepatitis *f*, reaktive Hepatitis *f*
MS-1 hepatitis: →*hepatitis A*
MS-2 hepatitis: →*hepatitis B*
neonatal hepatitis: Riesenzellhepatitis *f*
neonatal giant cell hepatitis: (neonatale) Riesenzellhepatitis *f*
non-A,non-B hepatitis: Nicht-A-Nicht-B-Hepatitis *f*, Non-A-Non-B-Hepatitis *f*
plasma cell hepatitis: chronisch-aktive/chronisch-aggressive Hepatitis *f*
post-transfusion hepatitis: Posttransfusionshepatitis *f*
radiation hepatitis: Strahlenhepatitis *f*
reactive hepatitis: Minimalhepatitis *f*, reaktive Hepatitis *f*
reactive nonspecific hepatitis: reaktiv-unspezifische Hepatitis *f*
serum hepatitis: →*hepatitis B*
short-incubation hepatitis: →*hepatitis A*
subacute hepatitis: chronisch-aktive Hepatitis *f*, chronisch-aggressive Hepatitis *f*
transfusion hepatitis: **1.** Posttransfusionshepatitis *f* **2.** →*hepatitis B*
type A viral hepatitis: →*hepatitis A*
type B viral hepatitis: →*hepatitis B*
viral hepatitis: Virushepatitis *f*
virus hepatitis: Virushepatitis *f*

heplaltilzaltion [ˌhepətɪ'zeɪʃn, -taɪ-] *noun*: Hepatisation *f*
gray hepatization: graue Hepatisation *f*
grey hepatization: (*brit.*) →*gray hepatization*
red hepatization: rote Hepatisation *f*
yellow hepatization: gelbe Hepatisation *f*

hepato- *präf.*: Leber-, Hepat(o)-

heplaltolbillilarly [ˌhepətəʊ'bɪliːˌerɪ, -'bɪljəriː] *adj*: Leber und Galle *oder* Gallenblase betreffend, hepatobiliär

heplaltolblasltolma [ˌhepətəʊblæs'təʊmə] *noun*: Lebermischtumor *m*, Hepatoblastom *nt*

heplaltolbronlchilal [ˌhepətəʊ'brɑŋkɪəl] *adj*: Leber und Bronchien betreffend, hepatobronchial

heplaltolcarlcinlolgenlic [ˌhepətəʊˌkɑːrsɪnə'dʒenɪk] *adj*: Leberkrebs verursachend

heplaltolcarlcilnolma [hepətəʊˌkɑːrsɪ'nəʊmə] *noun*: (primäres) Leberzellkarzinom *nt*, hepatozelluläres Karzinom *nt*, malignes Hepatom *nt*, Carcinoma hepatocellulare

heplatlolcele [hɪ'pætəsiːl] *noun*: Leberbruch *m*, Hepatozele *f*

heplaltolcellullar [ˌhepətəʊ'seljələr] *adj*: Leberzelle(n) betreffend, von Leberzellen ausgehend, hepatozellulär

heplaltolcerelbral [ˌhepətəʊ'serebrəl, -sə'riːb-] *adj*: Leber und Großhirn/Cerebrum betreffend, hepatozerebral

heplaltolchollanlgeliltis [ˌhepətəʊkəʊlændʒɪ'aɪtɪs] *noun*: Entzündung *f* von Leber und Gallengängen, Hepatocholangitis *f*

heplaltolchollanlgilolcarlcilnolma [ˌhepətəʊkəʊˌlændʒɪəʊˌkɑːrsɪ'nəʊmə] *noun*: Cholangiohepatom *nt*, Hepatocholangiokarzinom *nt*

heplaltolchollanlgilolduolodelnosltolmy [ˌhepətəʊkəʊˌlændʒɪəʊˌd(j)uːədɪ'nɑstəmiː] *noun*: Hepatocholangioduodenostomie *f*

heplaltolchollanlgilolenlterlosltolmy [ˌhepətəʊkəʊˌlændʒɪəʊˌentə'rɑstəmiː] *noun*: Hepatocholangioenterostomie *f*

heplaltolchollanlgilolgasltrosltolmy [ˌhepətəʊkəʊˌlændʒɪəʊgæs'trɑstəmiː] *noun*: Hepatocholangiogastrostomie *f*

heplaltolchollanlgiloljeljulnosltolmy [ˌhepətəʊkəʊˌlændʒɪəʊdʒɪdʒuː'nɑstəmiː] *noun*: Hepatocholangiojejunostomie *f*

heplaltolchollanlgilosltolmy [ˌhepətəʊkəʊˌlændʒɪ'ɑstəmiː] *noun*: Hepatocholangiostomie *f*

heplaltolchollanlgitlic [ˌhepətəʊkəʊlæn'dʒɪtɪk] *adj*: Hepatocholangitis betreffend, hepatocholangitisch

heplaltolchollanlgiltis [ˌhepətəʊkəʊlæn'dʒaɪtɪs] *noun*: Entzündung *f* von Leber und Gallengängen, Hepatocholangitis *f*

heplaltolcirlrholsis [ˌhepətəʊsɪ'rəʊsɪs] *noun*: Leberzirrhose *f*

heplaltolcollic [ˌhepətəʊ'kɑlɪk] *adj*: Leber und Kolon betreffend, hepatokolisch

heplaltolculprelin [ˌhepətəʊ'kjuːprɪiːn] *noun*: **1.** Hämatocuprein *nt* **2.** Hämocuprein *nt*, Erythrocuprein *nt*,

H

Superoxiddismutase *f*
hep|a|to|cys|tic [ˌhepətəʊˈsɪstɪk] *adj*: Leber und Gallenblase betreffend, hepatobiliär
hep|a|to|cyte [ˈhepətəʊsaɪt] *noun*: Leber(epithel)zelle *f*, Leberparenchymzelle *f*, Hepatozyt *m*
ground-glass hepatocyte: Milchglashepatozyt *m*
hep|a|to|du|o|de|nal [ˌhepətəʊˌd(j)uəˈdiːnl, hepətəʊd(j)uːˈɑdnəl] *adj*: Leber und Zwölffingerdarm/Duodenum betreffend, hepatoduodenal
hep|a|to|du|o|de|nos|to|my [ˌhepətəʊd(j)uːədɪˈnɑstəmiː] *noun*: **1.** Hepatikoduodenostomie *f* **2.** Hepatocholangioduodenostomie *f*
hep|a|to|dyn|ia [ˌhepətəʊˈdiːnɪə] *noun*: →*hepatalgia*
hep|a|to|dys|tro|phy [ˌhepətəʊˈdɪstrəfiː] *noun*: akute gelbe Leberdystrophie *f*
hep|a|to|en|ter|ic [ˌhepətəʊenˈterɪk] *adj*: Leber und Darm/Intestinum betreffend, hepatoenteral, hepatointestinal, hepatoenterisch
hep|a|to|en|ter|os|to|my [ˌhepətəʊentəˈrɑstəmiː] *noun*: **1.** Hepatikoenterostomie *f* **2.** Hepatocholangioenterostomie *f*
hep|a|tof|u|gal [hepəˈtɑfjəgəl] *adj*: hepatofugal
hep|a|to|gas|tric [ˌhepətəʊˈgæstrɪk] *adj*: Leber und Magen/Gaster betreffend, hepatogastral, hepatoventrikulär
hep|a|to|gen|ic [ˌhepətəʊˈdʒenɪk] *adj*: **1.** Lebergewebe bildend, hepatogen **2.** von der Leber ausgehend, in der Leber entstanden, hepatogen
hep|a|tog|e|nous [hepəˈtɑdʒənəs] *adj*: →*hepatogenic*
hep|a|to|gram [ˈhepətəgræm] *noun*: Hepatogramm *nt*
hep|a|tog|ra|phy [hepəˈtɑgrəfiː] *noun*: **1.** (*radiolog.*) Kontrastdarstellung *f* der Leber, Hepatographie *f*, Hepatografie *f* **2.** Lebersphygmographie *f*, Lebersphygmografie *f*
hep|a|to|hae|mia [ˌhepətəˈhiːmiːə] *noun*: (*brit.*) →*hepatohemia*
hep|a|to|he|mia [ˌhepətəˈhiːmiːə] *noun*: Leberstauung *f*
hep|a|toid [ˈhepətɔɪd] *adj*: hepatoid
hep|a|to|jug|u|lar [ˌhepətəʊˈdʒʌgjələr] *adj*: hepatojugulär
hep|a|to|len|tic|u|lar [ˌhepətəʊlenˈtɪkjələr] *adj*: hepatolentikulär
hep|a|to|li|e|nal [ˌhepətəʊlaɪˈiːnl, hepətəʊˈlaɪənl] *adj*: Leber und Milz/Lien betreffend, hepatolienal
hep|a|to|li|e|nog|ra|phy [ˌhepətəʊˌlaɪəˈnɑgrəfiː] *noun*: Hepatolienographie *f*, Hepatolienografie *f*
hep|a|to|li|e|no|meg|a|ly [ˌhepətəʊˌlaɪənəˈmegəliː] *noun*: Hepatosplenomegalie *f*
hep|a|to|lith [ˈhepətəʊlɪθ] *noun*: Hepatolith *m*
hep|a|to|li|thec|to|my [ˌhepətəʊlɪˈθektəmiː] *noun*: Hepatolithentfernung *f*, Hepatolithektomie *f*
hep|a|to|li|thi|a|sis [ˌhepətəʊlɪˈθaɪəsɪs] *noun*: Hepatolithiasis *f*
hep|a|tol|o|gist [hepəˈtɑlədʒɪst] *noun*: Hepatologin *f*, Hepatologe *m*
hep|a|tol|o|gy [hepəˈtɑlədʒiː] *noun*: Hepatologie *f*
hep|a|tol|y|sin [hepəˈtɑləsɪn] *noun*: Hepatolysin *nt*
hep|a|tol|y|sis [hepəˈtɑlɪsɪs] *noun*: Leberzellzerstörung *f*, Hepatolyse *f*
hep|a|to|lyt|ic [ˌhepətəˈlɪtɪk] *adj*: Hepatolyse betreffend *oder* auslösend, hepatolytisch
hep|a|to|ma [hepəˈtəʊmə] *noun*: (primärer) Lebertumor *m*, Hepatom *nt*, Hepatoma *nt*
embryonic hepatoma: Lebermischtumor *m*, Hepatoblastom *nt*
malignant hepatoma: (primäres) Leberzellkarzinom *nt*, hepatozelluläres Karzinom *nt*, malignes Hepatom *nt*, Carcinoma hepatocellulare
hep|a|to|ma|la|cia [ˌhepətəʊməˈleɪʃ(ɪ)ə] *noun*: Lebererweichung *f*, Hepatomalazie *f*, -malacia *f*
hep|a|to|me|ga|lia [ˌhepətəʊmɪˈgeɪljə] *noun*: →*hepatomegaly*
hep|a|to|meg|a|ly [hepətəʊˈmegəliː] *noun*: Lebervergrößerung *f*, Leberschwellung *f*, Hepatomegalie *f*
hep|a|to|mel|a|no|sis [ˌhepətəʊmeləˈnəʊsɪs] *noun*: Hepatomelanose *f*, -melanosis *f*
hep|a|tom|e|try [hepəˈtɑmətriː] *noun*: Hepatometrie *f*
hep|a|tom|pha|lo|cele [hepəˈtɑmfələsiːl] *noun*: Hepatomphalozele *f*
hep|a|tom|pha|los [hepəˈtɑmfələs] *noun*: Hepatomphalos *m*
hep|a|to|ne|cro|sis [ˌhepətənɪˈkrəʊsɪs] *noun*: Leber(zell)-nekrose *f*
hep|a|to|neph|ric [ˌhepətəʊˈnefrɪk] *adj*: Leber und Niere/Ren betreffend, hepatorenal
hep|a|to|ne|phrit|ic [ˌhepətəʊnɪˈfrɪtɪk] *adj*: Hepatonephritis betreffend, hepatonephritisch
hep|a|to|ne|phri|tis [ˌhepətəʊnɪˈfraɪtɪs] *noun*: Entzündung *f* von Leber und Niere(n), Hepatonephritis *f*
hep|a|to|neph|ro|meg|a|ly [ˌhepətəʊˌnefrəˈmegəliː] *noun*: Hepatonephromegalie *f*
hep|a|to|pan|cre|at|ic [ˌhepətəʊˌpænkrɪˈætɪk] *adj*: Leber und Bauchspeicheldrüse/Pancreas betreffend, hepatopankreatisch
hep|a|to|path [ˈhepətəpæθ] *noun*: Patient(in *f*) *m* mit Lebererkrankung, Leberkranke *m/f*
hep|a|to|path|ic [ˌhepətəʊˈpæθɪk] *adj*: leberschädigend, hepatopathisch
hep|a|top|a|thy [hepəˈtɑpəθiː] *noun*: Hepatopathie *f*
hepatopathy of pregnancy: Schwangerschaftsikterus *m*, Icterus gravidarum
hep|a|to|per|i|to|ni|tis [ˌhepətəˌperɪtəˈnaɪtɪs] *noun*: Entzündung *f* der Leberkapsel, Perihepatitis *f*
hep|a|top|e|tal [hepəˈtɑpətəl] *adj*: hepatopetal
hep|a|to|pex|y [ˈhepətəpeksiː] *noun*: Leberfixierung *f*, -anheftung *f*, Hepatopexie *f*
hep|a|to|phle|bit|ic [ˌhepətəʊflɪˈbɪtɪk] *adj*: Hepatophlebitis betreffend, hepatophlebitisch
hep|a|to|phle|bi|tis [ˌhepətəʊflɪˈbaɪtɪs] *noun*: Entzündung *f* der Lebervenen, Hepatophlebitis *f*, Lebervenenentzündung *f*
hep|a|to|phle|bog|ra|phy [ˌhepətəʊflɪˈbɑgrəfiː] *noun*: Leber-, Hepatophlebographie *f*, Leber-, Hepatophlebografie *f*
hep|a|to|pleu|ral [ˌhepətəʊˈplʊərəl] *adj*: Leberpforte *oder* Pleura betreffend, hepatopleural
hep|a|to|pneu|mon|ic [ˌhepətəʊn(j)uːˈmɑnɪk] *adj*: Leber/Hepar und Lunge(n) betreffend, hepatopulmonal
hep|a|to|por|tal [ˌhepətəʊˈpɔːrtl] *adj*: Leberpforte *oder* Pfortader(system) betreffend, hepatoportal
hep|a|to|por|to|en|ter|os|to|my [ˌhepətəʊˌpɔːrtəˌentəˈrɑstəmiː] *noun*: intrahepatische Cholangiojejunostomie *f*, Hepatoportoenterostomie *f*, Hepatoenterostomie *f*
hep|a|top|to|sis [ˌhepətɑpˈtəʊsɪs] *noun*: **1.** Lebersenkung *f*, -tiefstand *m*, Wanderleber *f*, Hepar migrans/mobile, Hepatoptose *f* **2.** Chilaiditi-Syndrom *nt*, Interpositio coli/hepatodiaphragmatica
hep|a|to|pul|mo|nar|y [ˌhepətəˈpʌlməˌneriː, -nəriː] *adj*: Leber und Lunge/Pulmo betreffend hepatopulmonal
hep|a|to|re|nal [ˌhepətəʊˈriːnl] *adj*: Leber und Niere/Ren betreffend, hepatorenal
hep|a|to|re|no|meg|a|ly [ˌhepətəʊˌriːnəʊˈmegəliː] *noun*: Vergrößerung/Schwellung *f* von Leber und Niere(n), Hepatorenomegalie *f*

H

hep|a|tor|rha|gia [ˌhepətəˈreɪdʒ(ɪ)ə] *noun*: Leberblutung *f*, Lebereinblutung *f*, Hepatorrhagie *f*
hep|a|tor|rha|phy [hepəˈtɔrəfiː] *noun*: Lebernaht *f*, Hepatorrhaphie *f*
hep|a|tor|rhe|a [ˌhepətəˈrɪə] *noun*: übermäßiger Galle(n)fluss *m*, übermäßige Galle(n)ausscheidung *f*, Cholorrhoe *f*
hep|a|tor|rhex|is [ˌhepətəʊˈreksɪs] *noun*: Leberruptur *f*
hep|a|tor|rhoe|a [ˌhepətəˈrɪə] *noun*: (*brit.*) →*hepatorrhea*
hep|a|tos|co|py [hepəˈtɑskəpiː] *noun*: (direkte) Leberuntersuchung *f*, Hepatoskopie *f*
hep|a|to|sis [hepəˈtəʊsɪs] *noun*: Hepatose *f*
hep|a|to|sple|nit|ic [ˌhepətəsplɪˈnɪtɪk] *adj*: Hepatosplenitis betreffend, hepatosplenitisch
hep|a|to|sple|ni|tis [ˌhepətəsplɪˈnaɪtɪs] *noun*: Entzündung *f* von Leber und Milz, Hepatosplenitis *f*
hep|a|to|sple|nog|ra|phy [ˌhepətəʊsplɪˈnɑgrəfiː] *noun*: Hepatolienographie *f*, Hepatolienografie *f*
hep|a|to|sple|no|meg|a|ly [hepətəʊˌsplɪnəˈmegəliː] *noun*: Vergrößerung/Schwellung *f* von Leber und Milz, Hepatosplenomegalie *f*
nephrogenic hepatosplenomegaly: hepatische paraneoplastische Dysfunktion *f*
hep|a|to|sple|nop|a|thy [ˌhepətəʊsplɪˈnɑpəθiː] *noun*: Hepatosplenopathie *f*
hep|a|tos|to|my [hepəˈtɑstəmiː] *noun*: Hepatostomie *f*
hep|a|to|ther|a|py [ˌhepətəˈθerəpiː] *noun*: Hepatotherapie *f*
hep|a|tot|o|my [hepəˈtɑtəmiː] *noun*: Leberschnitt *m*, Hepatotomie *f*
hep|a|to|tox|ae|mi|a [ˌhepətətɑkˈsiːmiːə] *noun*: (*brit.*) →*hepatotoxemia*
hep|a|to|tox|e|mi|a [ˌhepətətɑkˈsiːmiːə] *noun*: Hepatotoxämie *f*
hep|a|to|tox|ic [hepətəʊˈtɑksɪk] *adj*: leberschädigend, leberzellschädigend, hepatotoxisch
hep|a|to|tox|ic|i|ty [ˌhepətəʊtɑkˈsɪsətiː] *noun*: Lebergiftigkeit *f*, Leberschädlichkeit *f*
hep|a|to|tox|in [ˌhepətəʊˈtɑksɪn] *noun*: Lebergift *nt*, hepatotoxische Substanz *f*, Hepatotoxin *nt*
hep|a|to|trop|ic [ˌhepətəʊˈtrɑpɪk] *adj*: auf die Leber einwirkend, Lebergewebe bevorzugend, hepatotrop
Hep|a|to|vi|rus [ˌhepətəʊˈvaɪrəz] *noun*: Hepatovirus *nt*
hep|a|tox|ic [hepəˈtɑksɪk] *adj*: leberschädigend, leberzellschädigend, hepatotoxisch
HEPES *Abk.*: N-2-hydroxyethylpiperazine-N'-2-ethanesulfonic acid
hepta- *präf.*: sieben-, hept(a)-
hep|tad [ˈheptæd] *noun*: siebenwertiges Element *nt*
hep|ta|dac|tyl|ia [ˌheptədækˈtiːlɪə] *noun*: →*heptadactyly*
hep|ta|dac|tyl|ism [ˌheptəˈdæktəlɪzəm] *noun*: →*heptadactyly*
hep|ta|dac|tyl|y [ˌheptəˈdæktəliː] *noun*: Heptadaktylie *f*
hep|ta|ene [ˈheptəwiːn] *noun*: Heptaen *nt*
hep|tam|i|nol [hepˈtæmɪnɔl] *noun*: Heptaminol *nt*
hep|tane [ˈhepteɪn] *noun*: Heptan *nt*
hep|ta|pep|tide [ˌheptəˈpeptaɪd] *noun*: Heptapeptid *nt*
hep|ta|tom|ic [ˌheptəˈtɑmɪk] *adj*: →*heptavalent*
hep|ta|va|lent [ˌheptəˈveɪlənt] *adj*: heptavalent, siebenwertig
hep|tose [ˈheptəʊs] *noun*: Heptose *f*
hep|to|su|ri|a [ˈheptəʊˈs(j)ʊəriːə] *noun*: Heptoseausscheidung *f* im Harn, Heptosurie *f*
hep|tu|lose [ˈheptələʊs, ˈheptʃə-] *noun*: Ketoheptose *f*, Heptulose *f*
hep|tyl|pen|i|cil|lin [ˌheptɪlˌpenəˈsɪlɪn] *noun*: Heptylpenicillin *nt*, Penicillin K *nt*, Penicillin IV *nt*

herb [(h)ɜrb] *noun*: **1.** (*biolog.*) Kraut *nt* **2.** (*pharmakol.*) (Heil-)Kraut *nt*, Herba *f*
Adonis herb: Adonidis herba
Alpine lady's-mantle herb: Alchemillae alpinae herba
angelica herb: Angelicae herba
asparagus herb: Spargelkraut *nt*, Asparagi herba
basil herb: Basilici herba
blessed thistle herb: Benediktenkraut *nt*, Cnici benedicti herba
celandine herb: Schöllkraut *nt*, Chelidonii herba
Centaurii herb: Centaurii herba
comfrey herb: Beinwellkraut *nt*, Symphyti herba
dandelion herb: Taraxaci herba
Echinacea purpurea herb: Echinaceae purpureae herba
goat's rue herb: Galegae officinalis herba
hemp nettle herb: Lieber-Kräuter *pl*, Galeopsidis herba
horehound herb: Marrubii herba
horsetail herb: Equiseti herba
ivy herb: Hederae helicis herba
knotgrass herb: Polygoni avicularis herba
male fern herb: Filicis maris herba
medicinal herbs: Heilkräuter *pl*
mistletoe herb: Mistelkraut *nt*, Visci albi herba
motherwort herb: Leonuri cardiacae herba
nettle herb: Brennesselkraut *nt*, Urticae herba
oat herb: Avenae herba
passion flower herb: Passiflorae herba
Pimpinella herb: Pimpinellae herba
ramson herb: Allii ursini herba
sanicle herb: Saniculae herba
Scotch Broom herb: Cytisi scoparii herba
Senecio herb: Fuchskreuzkraut *nt*, Senecionis herba
veronica herb: Veronicae herba
vervain herb: Verbenae herba
violet herb: Violae odoratae herba
white dead nettle herb: Lamii albi herba
willow herb: Epilobii herba
her|ba|ceous [(h)ɜrˈbeɪʃəs] *adj*: krautartig, krautig, Kraut-, Kräuter-
her|bal [(h)ɜrbl]: **I** *noun* Kräuter-, Pflanzenbuch *nt* **II** *adj* Kräuter *oder* Pflanzen betreffend, Kräuter-, Pflanzen-
her|bi|cide [ˈ(h)ɜrbəsaɪd] *noun*: Pflanzen-, Unkrautvernichtungsmittel *nt*, Herbizid *nt*
her|bi|vore [ˈhɜrbəvɔːr, -vəʊr] *noun*: Pflanzen-, Krautfresser *m*, Herbivore *m*
her|biv|o|rous [(h)ɜrˈbɪvərəs] *adj*: pflanzen-, krautfressend
he|red|i|ta|bil|i|ty [həˌredɪtəˈbɪlətiː] *noun*: Erblichkeit *f*, Vererbbarkeit *f*
he|red|i|ta|ble [həˈredɪtəbl] *adj*: ererbt, vererbt, erblich, erbbedingt; angeboren, hereditär
he|red|i|tar|y [həˈredɪteriː] *adj*: ererbt, vererbt, erblich, erbbedingt, Erb-; angeboren
he|red|i|ty [həˈredətiː] *noun*: **1.** Heredität *f*, Erblichkeit *f*, Vererbbarkeit *f* **2.** Vererbung *f*, Erbgang *m* **3.** Erbmasse *f*, ererbte Anlagen *pl*, Erbanlagen *pl*
autosomal heredity: autosomaler Erbgang *m*
autosomal-dominant heredity: autosomal-dominanter Erbgang *m*
autosomal-recessive heredity: autosomal-rezessiver Erbgang *m*
codominant heredity: kodominanter Erbgang *m*
dominant heredity: dominanter Erbgang *m*
gonosomal heredity: gonosomaler Erbgang *m*
sex-linked heredity: →*sex-linked inheritance*
X-linked heredity: geschlechtsgebundene Vererbung *f*
Y-linked heredity: Y-chromosomaler Erbgang *m*

her|e|do|a|tax|ia [ˌherədəʊə'tæksɪə] *noun*: Heredoataxie *f*
Friedreich's heredoataxia: Friedreich-Ataxie *m*, Heredoataxia spinalis
her|e|do|de|gen|er|a|tion [ˌherədəʊdɪˌdʒenə'reɪʃn] *noun*: **1.** Heredodegeneration *f* **2.** Nonne-Marie-Krankheit *f*, Pierre Marie-Krankheit *f*, Marie-Krankheit *f*, zerebelläre Heredoataxie *f*, Heredoataxia cerebellaris
her|e|do|di|ath|e|sis [ˌherədəʊdaɪ'æθəsɪs] *noun*: erblichbedingte/hereditäre Veranlagung *f*, erblich-bedingte/hereditäre Prädisposition *f*
her|e|do|fa|mil|ial [ˌherədəʊfə'mɪljəl] *adj*: heredofamiliär
her|e|do|lu|es [ˌherədəʊ'luːˌiːz] *noun*: angeborene/kongenitale Syphilis *f*, Lues connata/congenita, Syphilis connata/congenita
her|e|do|path|ia [ˌherədəʊ'pæθɪə] *noun*: Heredopathie *f*, Erbleiden *nt*, Erbkrankheit *f*, Heredopathia *f*
her|e|do|syph|i|lis [ˌherədəʊ'sɪfəlɪs] *noun*: →*heredolues*
her|it|a|bil|i|ty [ˌherɪtə'bɪlətiː] *noun*: **1.** Erblichkeit *f*, Heritabilität *f* **2.** Erblichkeitsgrad *m*, Heritabilität *f*
her|it|a|ble ['herɪtəbl] *adj*: vererbbar, erblich, hereditär, Erb-
her|maph|ro|dism [hɜr'mæfrədɪzəm] *noun*: →*hermaphroditism*
her|maph|ro|dite [hɜr'mæfrədaɪt]: **I** *noun* Hermaphrodit *m*, Zwitter *m* **II** *adj* →*hermaphroditic*
true hermaphrodite: (echter) Hermaphrodit *m*, Zwitter *m*, Intersex *nt*
her|maph|ro|dit|ic [hɜrˌmæfrə'dɪtɪk] *adj*: hermaphroditisch
her|maph|ro|di|tism [hɜr'mæfrədaɪtɪzəm] *noun*: Zwittrigkeit *f*, Zwittertum *nt*, Hermaphroditismus *m*, Hermaphrodismus *m*
bilateral hermaphroditism: Hermaphroditismus (verus) bilateralis
dimidiate hermaphroditism: Hermaphroditismus (verus) dimidiatus/lateralis
false hermaphroditism: falscher Hermaphroditismus *m*, Hermaphroditismus spurius, Pseudohermaphroditismus *m*
false/spurious hermaphroditism: falscher Hermaphroditismus *m*, Hermaphroditismus spurius, Pseudohermaphroditismus *m*
lateral hermaphroditism: Hermaphroditismus (verus) dimidiatus/lateralis
spurious hermaphroditism: falscher Hermaphroditismus *m*, Hermaphroditismus spurius, Pseudohermaphroditismus *m*
transverse hermaphroditism: Hermaphroditismus (verus) transversus
true hermaphroditism: echter Hermaphroditismus *m*, Hermaphroditismus verus
unilateral hermaphroditism: Hermaphroditismus (verus) unilateralis
her|maph|ro|di|tis|mus [hɜrˌmæfrədaɪ'tɪzməs] *noun*: →*hermaphroditism*
her|met|ic [hɜr'metɪk] *adj*: hermetisch, dicht(verschlossen); luftdicht
her|ni|a ['hɜrnɪə] *noun, plural* **-nias, -niae** [-nɪiː]: (Eingeweide-)Bruch *m*, Hernie *f*, Hernia *f*
abdominal hernia: Bauch(wand)hernie *f*, Laparozele *f*, Hernia abdominalis/ventralis
acquired hernia: erworbene Hernie *f*, erworbener Bruch *m*, Hernia acquisita
acquired inguinal hernia: erworbener Leistenbruch *m*, Hernia inguinalis acquisita
adherent hernia: Hernia accreta
axial hiatal hernia: gleitende Hiatushernie *f*, Gleitbruch *m*, -hernie *f*
Barth's hernia: Barth-Hernie *f*
Béclard's hernia: Béclard-Hernie *f*
bilocular hernia: Hernia bilocularis
bilocular femoral hernia: Hey-Hernie *f*, Hernia encystica
Birkett's hernia: Birkett-Hernie *f*, Hernia synovialis
hernia of bladder: Blasenhernie *f*, -bruch *m*, -vorfall *m*, Zystozele *f*, Cystocele *f*
Bochdalek's hernia: Bochdalek-Hernie *f*
caecal hernia: (*brit.*) →*cecal hernia*
cecal hernia: Hernie *f* mit Blinddarm im Bruchsack
cerebral hernia: Hirnbruch *m*, -hernie *f*, Hernia cerebralis
Cloquet's hernia: Cloquet-Hernie *f*, Hernia femoralis pectinea
complete hernia: kompletter/vollständiger Bruch *m*, Hernia completa
complete inguinal hernia: Hernia inguinalis completa
concealed hernia: nicht-palpierbare Hernie *f*
congenital hernia: angeborene/kongenitale Hernie *f*, Hernia congenita
congenital inguinal hernia: angeborener Leistenbruch *m*, Hernia inguinalis congenita
congenital umbilical hernia: Nabelschnurbruch *m*, Exomphalos *m*, Exomphalozele *f*, Hernia funiculi umbilicalis
Cooper's hernia: **1.** Hey-Hernie *f*, Hernia encystica **2.** Hesselbach-Hernie *f*, Cooper-Hernie *f*
crural hernia: Schenkelhernie *f*, -bruch *m*, Merozele *f*, Hernia femoralis/cruralis
cystic hernia: Blasenhernie *f*, -bruch *m*, -vorfall *m*, Zystozele *f*, Cystocele *f*
diaphragmatic hernia: Zwerchfellhernie *f*, Hernia diaphragmatica
direct hernia: →*direct inguinal hernia*
direct inguinal hernia: innerer/direkter/gerader Leistenbruch *m*, Hernia inguinalis interna/medialis/directa
diverticular hernia: Hernie *f* mit Meckel-Divertikel im Bruchsack
dorsal hernia: Lendenbruch *m*, Hernia lumbalis
double-loop hernia: retrograde Hernie *f*, Hernie en W
dry hernia: Hernie *f* ohne Bruchwasser, Hernia sicca
duodenojejunal hernia: Treitz-Hernie *f*, Hernia duodenojejunalis
encysted hernia: Hey-Hernie *f*, Hernia encystica
epigastric hernia: epigastrische Hernie *f*, Hernia epigastrica, Epigastrozele *f*
external hernia: **1.** →*indirect inguinal hernia* **2.** äußere Hernie *f*, Hernia externa
external inguinal hernia: →*indirect inguinal hernia*
extrasaccular hernia: Gleithernie *f*, -bruch *m*
false muscle hernia: falsche Muskelhernie *f*
fascial hernia: Faszienbruch *m*, -hernie *f*
fat hernia: Fettbruch *m*, Hernia adiposa, Fettgewebsbruch *m*
femoral hernia: Schenkelbruch *m*, -hernie *f*, Merozele *f*, Hernia femoralis/curalis
gastroesophageal hernia: paraösophageale (Hiatus-) Hernie *f*
gastrooesophageal hernia: (*brit.*) →*gastroesophageal hernia*
giant hernia: Hernia permagna
Gimbernat's hernia: Gimbernat-Hernie *f*, Laugier-Hernie *f*
gluteal hernia: Beckenhernie *f*, Ischiozele *f*, Hernia ischiadica

Grynfeltt's hernia: Grynfeltt-Hernie *f*
Hesselbach's hernia: Hesselbach-Hernie *f*, Cooper-Hernie *f*
Hey's hernia: Hey-Hernie *f*, Hernia encystica
hiatal hernia: Hiatushernie *f*
hiatus hernia: Hiatushernie *f*
Holthouse's hernia: Holthouse-Hernie *f*
hypogastric hernia: Hernia hypogastrica
incarcerated hernia: inkarzerierte/eingeklemmte Hernie *f*, Hernia incarcerata
incisional hernia: Narbenbruch *m*, -hernie *f*
incomplete hernia: inkomplette Hernie *f*, Hernia incompleta
indirect hernia: →*indirect inguinal hernia*
indirect inguinal hernia: äußerer/seitlicher/indirekter/schräger Leistenbruch *m*, Hernia inguinalis externa/indirecta/lateralis/obliqua
inguinal hernia: Leistenbruch *m*, -hernie *f*, Hernia inguinalis
inguinocrural hernia: kombinierte Leisten- und Schenkelhernie *f*
inguinofemoral hernia: →*inguinocrural hernia*
inguinoproperitoneal hernia: Krönlein-, Bruggiser-Hernie *f*
inguinoscrotal hernia: Hernia inguinoscrotalis
intermuscular hernia: intermuskuläre/interparietale Hernie *f*, Hernia intermuscularis/interparietalis
internal hernia: →*direct inguinal hernia*
internal inguinal hernia: →*direct inguinal hernia*
interparietal hernia: intermuskuläre/interparietale Hernie *f*, Hernia intermuscularis/interparietalis
interstitial hernia: Hernia interstitialis
irreducible hernia: inkarzerierte/eingeklemmte Hernie *f*, Hernia incarcerata
ischiatic hernia: Beckenhernie *f*, Ischiozele *f*, Hernia ischiadica
ischiorectal hernia: Dammbruch *m*, Perineozele *f*, Hernia perinealis/ischiorectalis
Krönlein's hernia: Krönlein-Hernie *f*
labial hernia: Hernia labialis
Larrey's hernia: Larrey-Hernie *f*
lateral abdominal hernia: Hernia ventralis lateralis, laterale Bauchwandhernie *f*, seitliche Bauchwandhernie *f*
lateral ventral hernia: Hernia ventralis lateralis, laterale Bauchwandhernie *f*, seitliche Bauchwandhernie *f*
Laugier's hernia: Gimbernat-Hernie *f*, Laugier-Hernie *f*
levator hernia: Levatorhernie *f*
Littre's hernia: **1.** Littre-Hernie *f*, Darmwandbruch *m* **2.** Hernie *f* mit Meckel-Divertikel im Bruchsack
hernia of liver: Leberbruch *m*, Hepatozele *f*
lumbar hernia: Lendenbruch *m*, Hernia lumbalis
medial hernia: →*direct inguinal hernia*
medial inguinal hernia: →*direct inguinal hernia*
median abdominal hernia: mittlere Bauchwandhernie *f*, mediane Bauchwandhernie *f*, Hernia lineae albae
mediastinal hernia: Mediastinalhernie *f*
mesenteric hernia: Hernia mesentericoparietalis
mixed hiatal hernia: gemischte Hiatushernie *f*
Morgagni's hernia: Morgagni-Hernie *f*
muscle hernia: Muskelhernie *f*, Muskelbruch *m*, Myozele *f*
Narath's hernia: Narath-Hernie *f*
Nuck's hernia: Nuck-Hernie *f*
oblique hernia: →*indirect inguinal hernia*
oblique inguinal hernia: →*indirect inguinal hernia*
obturator hernia: Obturatorhernie *f*, Hernia obturatoria
omental hernia: Hernia omentalis
ovarian hernia: Ovariozele *f*, Hernia ovarialis
pannicular hernia: Fettgewebsbruch *m*, Fetthernie *f*, Hernia adiposa
paraesophageal hernia: paraösophageale Hiatushernie *f*, paraösophageale Hernie *f*
paraesophageal hiatal hernia: paraösophageale Hiatushernie *f*, paraösophageale Hernie *f*
parahiatal hernia: paraösophageale (Hiatus-)Hernie *f*
paraoesophageal hernia: (*brit.*) →*paraesophageal hernia*
paraoesophageal hiatal hernia: (*brit.*) →*paraesophageal hiatal hernia*
paraperitoneal hernia: Hernia paraperitonealis
parasaccular hernia: Gleithernie *f*, -bruch *m*
parasternal diaphragmatic hernia: parasternale Zwerchfellhernie *f*, Morgagni-Hernie *f*, Parasternalhernie *f*
paraumbilical hernia: Hernia paraumbilicalis
parietal hernia: Darmwandbruch *m*, Littre-Hernie *f*
pectineal hernia: Cloquet-Hernie *f*, Hernia femoralis pectinea
perineal hernia: Dammbruch *m*, Perineozele *f*, Hernia perinealis/ischiorectalis
peristomal hernia: peristomale Hernie *f*
Petit's hernia: Petit-Hernie *f*
physiological umbilical hernia: physiologischer Nabelbruch *m*
posterior labial hernia: Hernia vaginolabialis, Hernia labialis posterior
posterior vaginal hernia: Enterozele *f*, Hernia vaginalis posterior
pudendal hernia: Levatorhernie *f*
pulsion hernia: Pulsionshernie *f*
rectovaginal hernia: Rektozele *f*, Hernia rectovaginalis
reducible hernia: reponible/reponierbare Hernie *f*
retrocaecal hernia: (*brit.*) →*retrocecal hernia*
retrocecal hernia: Rieux-Hernie *f*, retrozäkale Hernie *f*
retrograde hernia: retrograde Hernie *f*, Hernie en W
retroperitoneal hernia: Treitz-Hernie *f*, Hernia duodenojejunalis
retrovascular hernia: Hernia femoralis retrovascularis, Narath-Hernie *f*
Richter's hernia: Darmwandbruch *m*, Littre-Hernie *f*
Rieux's hernia: Rieux-Hernie *f*, retrozäkale Hernie *f*
rolling hernia: paraösophageale (Hiatus-)Hernie *f*
sciatic hernia: Beckenhernie *f*, Ischiozele *f*, Hernia ischiadica
scrotal hernia: Hodenbruch *m*, Skrotalhernie *f*, Hernia scrotalis
Serafini's hernia: Serafini-Hernie *f*, retrovaskuläre Schenkelhernie *f*
sliding hernia: Gleithernie *f*
sliding hiatal hernia: gleitende Hiatushernie *f*, Gleitbruch *m*, -hernie *f*
slip hernia: Gleithernie *f*
slipped hernia: Gleithernie *f*
spigelian hernia: Spieghel-Hernie *f*
strangulated hernia: strangulierte Hernie *f*
synovial hernia: Birkett-Hernie *f*, Hernia synovialis
tentorial hernia: Hernia tentorialis
tonsillar hernia: Hernia tonsillaris
tracheal hernia: Luftröhrenbruch *m*, Trachealhernie *f*, Tracheozele *f*
Treitz's hernia: Treitz-Hernie *f*, Hernia duodenojejunalis

true muscle hernia: echte Muskelhernie *f*
type I hiatal hernia: →*sliding hiatal hernia*
type II hiatal hernia: →*paraesophageal hiatal hernia*
umbilical hernia: Nabelbruch *m*, Exomphalos *m*, Exomphalozele *f*, Hernia umbilicalis
uterine hernia: Hysterozele *f*, Hernia uterina
vaginal hernia: Scheidenbruch *m*, Kolpozele *f*, Hernia vaginalis
vaginolabial hernia: Hernia vaginolabialis, Hernia labialis posterior
Velpeau's hernia: Velpeau-Hernie *f*
ventral hernia: Bauch(wand)hernie *f*, Laparozele *f*, Hernia abdominalis/ventralis
vesical hernia: Blasenhernie *f*, -bruch *m*, -vorfall *m*, Zystozele *f*, Cystocele *f*
W hernia: retrograde Hernie *f*, Hernie en W

her|ni|al ['hɜrnɪəl] *adj*: Hernie betreffend, Hernien-, Hernio-, Bruch-

her|ni|a|tion [ˌhɜrnɪ'eɪʃn] *noun*: **1.** Bruch-, Hernienbildung *f*, Herniation *f* **2.** Einklemmung *f*, Herniation *f*
brain stem herniation: Hirnstammeinklemmung *f*
cerebral herniation: zerebrale Herniation *f*
foraminal herniation: Hernia tonsillaris
gastric herniation: Magenvorfall *m*, -herniation *f*
herniation of intervertebral disc: (*brit.*) →*herniation of intervertebral disk*
herniation of intervertebral disk: Bandscheibenvorfall *m*, -prolaps *m*, -hernie *f*, Hernia disci intervertebralis
herniation of nucleus pulposus: Nucleus-pulposus-Vorfall *m*
tonsillar herniation: Hernia tonsillaris
transtentorial herniation: transtentorielle Herniation *f*
visceral herniation: Eingeweidevorfall *m*

hernio- *präf.*: Bruch-, Hernien-, Hernio-

her|ni|o|ap|pen|dec|to|my [ˌhɜrnɪəʊˌæpən'dektəmiː] *noun*: kombinierte Appendektomie *f* und Herniotomie

her|ni|o|en|te|rot|o|my [ˌhɜrnɪəʊˌentə'rɑtəmiː] *noun*: kombinierte Herniotomie *f* und Enterotomie

her|ni|og|ra|phy [hɜrnɪ'ɑgrəfiː] *noun*: Herniografie *f*

her|ni|oid ['hɜrnɪɔɪd] *adj*: hernienähnlich, -artig

her|ni|o|lap|a|rot|o|my [ˌhɜrnɪəʊˌlæpə'rɑtəmiː] *noun*: Herniolaparotomie *f*

her|ni|o|plas|ty ['hɜrnɪəʊplæstiː] *noun*: Hernioplastik *f*
McVay hernioplasty: McVay-Lotheissen-Operation *f*, Hernienplastik nach McVay-Lotheissen *f*

her|ni|o|punc|ture [ˌhɜrnɪəʊ'pʌŋkʃər] *noun*: Hernienpunktion *f*

her|ni|or|rha|phy [ˌhɜrnɪ'ɔrəfiː] *noun*: Hernienoperation *f*, Herniorrhaphie *f*
Lichtenstein's herniorrhaphy: Lichtenstein-Operation *f*

her|ni|o|tome ['hɜrnɪəʊtəʊm] *noun*: Bruchmesser *nt*, Herniotom *nt*

her|ni|ot|o|my [ˌhɜrnɪ'ɑtəmiː] *noun*: Hernien-, Bruchoperation *f*, Herniotomie *f*

her|o|in ['herəʊɪn] *noun*: Heroin *nt*, Diamorphin *nt*, Diacetylmorphin *nt*

herp|an|gi|na [hɜrpæn'dʒaɪnə] *noun*: Herpangina *f*, Zahorsky-Syndrom *nt*, Angina herpetica

her|pes ['hɜrpiːz] *noun*: **1.** Herpes *m* **2.** Herpes genitalis **3.** Herpes simplex
bilateral herpes zoster: Zoster bilateralis
chronic recurring herpes simplex: chronisch-rezidivierender Herpes simplex
herpes febrilis: Fieberbläschen *nt*, Herpes simplex der Lippen, Herpes febrilis, Herpes labialis
generalized neonatal herpes: Herpessepsis *f* des Neugeborenen
generalized herpes zoster: Zoster generalisatus
genital herpes: Herpes genitalis
herpes genitalis: Herpes genitalis
herpes gestationis: Herpes gestationis
haemorrhagic herpes zoster: (*brit.*) →*hemorrhagic herpes zoster*
hemorrhagic herpes zoster: Zoster haemorrhagicus
inoculation herpes simplex: Inokulations-Herpes-simplex *m*
herpes labialis: Fieberbläschen *nt*, Herpes simplex der Lippen, Herpes febrilis, Herpes labialis
herpes menstrualis: Herpes menstrualis
neonatal herpes: neonataler Herpes *m*, Herpes neonatorum
herpes ophthalmicus: Zoster ophthalmicus, Herpes zoster ophthalmicus
oral herpes: Fieberbläschen *nt*, Herpes simplex der Lippen, Herpes febrilis, Herpes labialis
herpes progenitalis: Herpes genitalis
herpes sexualis: Herpes sexualis
herpes simplex: Herpes simplex
symptomatic herpes zoster: Zoster symptomaticus
traumatic herpes: Herpes simplex traumaticus
herpes zoster: Gürtelrose *f*, Zoster *m*, Zona *f*, Herpes zoster
herpes zoster auricularis: Genikulatumneuralgie *f*, Ramsay Hunt-Syndrom *nt*, Zoster oticus, Herpes zoster oticus, Neuralgia geniculata
herpes zoster duplex: Zoster duplex
herpes zoster gangrenosus: Zoster gangraenosus
herpes zoster ophthalmicus: Zoster ophthalmicus, Herpes zoster ophthalmicus
herpes zoster oticus: →*herpes zoster auricularis*

Her|pes|vir|i|dae [ˌhɜrpiːs'vɪrədiː, -'vaɪr-] *plural*: Herpesviren *pl*, Herpesviridae *pl*

her|pes|vi|rus [ˌhɜrpiːz'vaɪrəs] *noun*: Herpesvirus *nt*
human herpesvirus 1: Herpes-simplex-Virus Typ I *nt*, HSV-Typ I *m*
human herpesvirus 2: Herpes-simplex-Virus Typ II *nt*, HSV-Typ II *m*
human herpesvirus 3: Varicella-Zoster-Virus *nt*
human herpesvirus 4: Epstein-Barr-Virus *nt*, EB-Virus *nt*
human herpesvirus 5: Zytomegalievirus *nt*, Cytomegalievirus *nt*
human herpesvirus 8: humanes Herpesvirus Typ 8 *nt*, Kaposi-Sarkom-assoziiertes Herpesvirus *nt*
human herpesvirus C: humanes B-lymphotropes-Virus *nt*, humanes Herpesvirus C *nt*
Kaposi sarcoma-associated herpesvirus: →*human herpesvirus 8*
herpesvirus simiae: Herpes-B-Virus *nt*, Herpesvirus simiae
Herpesvirus suis: Herpesvirus suis *nt*

her|pet|ic [hər'petɪk] *adj*: **1.** Herpes betreffend, mit Herpes einhergehend, herpetisch, Herpes- **2.** Herpesviren betreffend, durch sie verursacht, herpetisch, Herpes-

her|pet|i|form [hər'petɪfɔːrm] *adj*: herpesähnlich, herpesartig, herpetiform

her|pe|to|pho|bi|a [ˌhɜrpətəʊ'fəʊbɪə] *noun*: Herpetophobie *f*

her|pe|to|pho|bic [ˌhɜrpətəʊ'fəʊbɪk] *adj*: Herpetophobie betreffend, herpetophob

Her|pe|to|vir|i|dae [hɜrpətəʊ'vɪrədiː] *plural*: Herpetoviridae *pl*

her|pe|to|vi|rus [ˌhɜrpətəʊ'vaɪrəs] *noun*: Herpetovirus *nt*

her|sage [ɛr'saːʒ] *noun*: interfaszikuläre Neurolyse *f*, Endoneurolyse *f*

hertz ['hɜrts] *noun*: Hertz *nt*
HES *Abk.*: hydroxyethyl starch
hes|per|i|din [hes'perədɪn] *noun*: Hesperidin *nt*
HET *Abk.*: hexaethyltetraphosphate
het|a|cil|lin [ˌhetə'sɪlɪn] *noun*: Hetacillin *nt*
HETE *Abk.*: hydroxyeicosatetraenoic acid
het|er|a|del|phus [ˌhetərə'delfəs] *noun*: Heteradelphus *m*
het|er|aes|the|sia [hetəres'θiːʒ(ɪ)ə] *noun*: (*brit.*) →*heteresthesia*
het|er|e|cious [hetər'eʃəs] *adj*: wirtswechselnd, heterözisch, heteroezisch
het|er|e|cism [hetər'esɪzəm] *noun*: Heterözie *f*
het|er|es|the|sia [hetəres'θiːʒ(ɪ)ə] *noun*: Heterästhesie *f*
hetero- *präf.*: Fremd-, Heter(o)-
het|er|o|ag|glu|ti|na|tion [ˌhetərəʊəˌgluːtə'neɪʃn] *noun*: Heteroagglutination *f*
het|er|o|ag|glu|ti|nin [ˌhetərəʊə'gluːtənɪn] *noun*: Heteroagglutinin *nt*
het|er|o|al|bu|mose [ˌhetərəʊ'ælbjəməʊs] *noun*: Heteroalbumin *nt*
het|er|o|al|bu|mo|su|ria [ˌhetərəʊælbjəməʊ's(j)ʊəriːə] *noun*: Heteroalbumosurie *f*
het|er|o|an|ti|bod|y [hetərəʊ'æntɪbɑdiː] *noun*: Heteroantikörper *m*, Xenoantikörper *m*, heterogener Antikörper *m*, xenogener Antikörper *m*
het|er|o|an|ti|gen [hetərəʊ'æntɪdʒən] *noun*: Heteroantigen *nt*, heterogenes Antigen *nt*, xenogenes Antigen *nt*
het|er|o|at|om [ˌhetərəʊ'ætəm] *noun*: Heteroatom *nt*
het|er|o|aux|in [ˌhetərəʊ'ɔːksɪn] *noun*: Heteroauxin *nt*, Indol-3-essigsäure *f*
Het|er|o|bil|har|zi|a [ˌhetərəʊbɪl'hɑːrzɪə] *noun*: Heterobilharzia *f*
het|er|o|blas|tic [ˌhetərəʊ'blæstɪk] *adj*: heteroblastisch
het|er|o|cel|lu|lar [ˌhetərəʊ'seljələr] *adj*: heterozellulär
het|er|o|cen|tric [ˌhetərəʊ'sentrɪk] *adj*: heterozentrisch
het|er|o|ceph|a|lus [ˌhetərəʊ'sefələs] *noun*: Heterokephalus *m*, -zephalus *m*
het|er|o|chei|ral [ˌhetərəʊ'kaɪrəl] *adj*: →*heterochiral*
het|er|o|chi|ral [ˌhetərəʊ'kaɪrəl] *adj*: heterochiral
het|er|o|chro|mat|ic [ˌhetərəʊkrəʊ'mætɪk] *adj*: verschiedenfarbig, heterochrom, heterochromatisch
het|er|o|chro|ma|tin [ˌhetərəʊ'krəʊmətɪn] *noun*: Heterochromatin *nt*
het|er|o|chro|ma|tin|i|za|tion [ˌhetərəʊˌkrəʊmətɪnə'zeɪʃn] *noun*: **1.** Heterochromatinbildung *f* **2.** (*genet.*) Lyonisierung *f*
het|er|o|chro|ma|ti|za|tion [ˌhetərəʊˌkrəʊmətaɪ'zeɪʃn] *noun*: **1.** Heterochromatinbildung *f* **2.** (*genet.*) Lyonisierung *f*
het|er|o|chro|ma|to|sis [hetərəʊˌkrəʊmə'təʊsɪs] *noun*: →*heterochromia*
het|er|o|chro|mi|a [hetərəʊ'krəʊmɪə] *noun*: Heterochromie *f*, Heterochromatose *f*
het|er|o|chro|mo|some [ˌhetərəʊ'krəʊməsəʊm] *noun*: Sex-, Geschlechts-, Heterochromosom *nt*, Genosom *nt*, Allosom *nt*, Heterosom *nt*
het|er|o|chro|mous [ˌhetərəʊ'krəʊməs] *adj*: heterochrom, heterochromatisch
het|er|o|chron ['hetərəkrɑn] *noun*: Heterochron *m*
het|er|o|chro|nia [ˌhetərəʊ'krəʊnɪə] *noun*: Heterochronie *f*
het|er|o|chron|ic [ˌhetərəʊ'krɑnɪk] *adj*: →*heterochronous*
het|er|och|ro|nous [ˌhetə'rɑkrənəs] *adj*: heterochron
het|er|och|tho|nous [hetə'rɑktənəs] *adj*: heterochthon
het|er|o|chy|lia [ˌhetərəʊkaɪlɪə] *noun*: (*Magen*) Heterochylie *f*
het|er|o|clad|ic [ˌhetərəʊ'klædɪk] *adj*: Endäste verschiedener Gefäße betreffend, heterokladisch
het|er|o|crine ['hetərəʊkrɪn, hetərəʊkraɪn, hetərəʊkriːn] *adj*: (*Drüse*) mehr als ein Sekret absondernd, heterokrin
het|er|oc|ri|sis [ˌhetə'rɑkrɪsəs] *noun*: Heterokrise *f*
het|er|o|cy|clic [ˌhetərəʊ'saɪklɪk, -'sɪk-] *adj*: heterozyklisch, heterocyclisch
het|er|o|cy|to|tro|pic [ˌhetərəʊˌsaɪtə'trəʊpɪk] *adj*: heterozytotrop
het|er|o|did|y|mus [ˌhetərəʊ'dɪdəməs] *noun*: →*heterodymus*
het|er|o|di|mer [ˌhetərəʊ'daɪmər] *noun*: Heterodimer *nt*
het|er|o|dis|perse [ˌhetərəʊ'dɪspɜrs] *adj*: (*Tropfen*) von unterschiedlicher Größe, heterodispers
het|er|o|dont ['hetərəʊdɑnt] *adj*: Heterodontie betreffend, anisodont, heterodont
het|er|o|don|tia ['hetərəʊ'dɑntʃ(ɪ)ə] *noun*: Heterodontie *f*, Anisodontie *f*
het|er|od|ro|mous [hetə'rɑdrəməs] *adj*: in entgegengesetzter Richtung (ablaufend), heterodrom
het|er|od|y|mus [hetə'rɑdɪməs] *noun*: Hetero(di)dymus *m*
het|er|o|e|cious [ˌhetərə'iːʃəs] *adj*: heteroezisch, heterözisch
het|er|o|e|rot|i|cism [ˌhetərəʊɪ'rɑtəsɪzəm] *noun*: Alloerotismus *m*
het|er|o|er|o|tism [ˌhetərəʊ'erətɪzəm] *noun*: Alloerotismus *m*
het|er|o|fer|men|ta|tion [ˌhetərəʊˌfɜrmən'teɪʃn] *noun*: heterolaktische/heterofermentative/gemischte Milchsäuregärung *f*
het|er|o|gam|ete [ˌhetərəʊ'gæmiːt] *noun*: Hetero-, Anisogamet *m*
het|er|o|ga|met|ic [ˌhetərəʊgæ'metɪk] *adj*: heterogametisch, anisogametisch
het|er|o|gam|e|ty [ˌhetərəʊ'gæmətiː] *noun*: Hetero-, Digametie *f*
het|er|og|a|mous [hetə'rɑgəməs] *adj*: heterogam, anisogam
het|er|og|a|my [hetə'rɑgəmiː] *noun*: Anisogamie *f*
het|er|o|gan|gli|on|ic [ˌhetərəʊˌgæŋglɪ'ɑnɪk] *adj*: heteroganglionär
het|er|o|ge|ne|ic [ˌhetərəʊdʒə'niːɪk] *adj*: von verschiedener Herkunft, von einer anderen Art (stammend), xenogenetisch, heterogenetisch, heterogen, xenogen
het|er|o|ge|ne|i|ty [ˌhetərəʊdʒə'niːətiː] *noun*: Verschiedenartigkeit *f*, Ungleichartigkeit *f*, Heterogenität *f*
het|er|o|ge|ne|ous [ˌhetərə'dʒiːnɪəs, -jəs] *adj*: uneinheitlich, ungleichartig, verschiedenartig, heterogen
het|er|o|gen|e|sis [ˌhetərəʊ'dʒenəsɪs] *noun*: Heterogenese *f*, Heterogonie *f*
het|er|o|ge|net|ic [ˌhetərəʊdʒə'netɪk] *adj*: **1.** Heterogenese betreffend, heterogenetisch **2.** von verschiedener Herkunft, von einer anderen Art (stammend), xenogenetisch, heterogenetisch, heterogen, xenogen
het|er|o|gen|ic [ˌhetərəʊ'dʒenɪk] *adj*: von verschiedener Herkunft, von einer anderen Art (stammend), heterogenetisch, heterogen, xenogen, xenogenetisch
het|er|o|ge|nic|i|ty [ˌhetərəʊdʒə'nɪsətiː] *noun*: →*heterogeneity*
het|er|o|ge|note [ˌhetərəʊ'dʒɪnəʊt] *noun*: Heterogenote *f*
het|er|og|e|nous [ˌhetə'rɑdʒənəs] *adj*: **1.** uneinheitlich, ungleichartig, verschiedenartig, heterogen **2.** von verschiedener Herkunft, von einer anderen Art (stammend), heterogenetisch, heterogen, xenogen, xenogenetisch
het|er|og|e|ny [hetə'rɑdʒəniː] *noun*: Heterogenie *f*
het|er|o|gly|can [ˌhetərəʊ'glaɪkæn] *noun*: Heteroglykan *nt*

het|er|o|gly|ca|no|sis [ˌhetərəʊˌglaɪkæˈnəʊsɪs] *noun*: Heteroglykanose *f*
het|er|og|o|ny [ˌhetəˈrɑgəniː] *noun*: →*heterogenesis*
het|er|o|graft [ˈhetərəʊgræft] *noun*: heterogenes Transplantat *nt*, heterologes Transplantat *nt*, xenogenes Transplantat *nt*, xenogenetisches Transplantat *nt*, Xenotransplantat *nt*, Heterotransplantat *nt*
het|er|o|haem|ag|glu|ti|na|tion [ˌhetərəʊˌheməˌgluːtəˈneɪʃn] *noun*: (*brit.*) →*heterohemagglutination*
het|er|o|haem|ag|glu|ti|nin [hetərəʊˌhiːməʊˈgluːtənɪn] *noun*: (*brit.*) →*heterohemagglutinin*
het|er|o|hae|mo|ly|sin [ˌhetərəʊhɪˈmɑləsɪn] *noun*: (*brit.*) →*heterohemolysin*
het|er|o|hem|ag|glu|ti|na|tion [ˌhetərəʊˌheməˌgluːtəˈneɪʃn] *noun*: Heterohämagglutination *f*
het|er|o|hem|ag|glu|ti|nin [hetərəʊˌhiːməʊˈgluːtənɪn] *noun*: Heterhämagglutinin *nt*, heterophiles Hämagglutinin *nt*
het|er|o|he|mo|ly|sin [ˌhetərəʊhɪˈmɑləsɪn] *noun*: Heterohämolysin *nt*
het|er|o|hex|o|san [ˌhetərəʊˈheksəsæn] *noun*: Heterohexosan *nt*
het|er|o|hyp|no|sis [ˌhetərəʊhɪpˈnəʊsɪs] *noun*: Heterohypnose *f*
het|er|o|im|mune [ˌhetərəʊɪˈmjuːn] *adj*: Heteroimmunität betreffend, heteroimmun
het|er|o|im|mu|ni|ty [ˌhetərəʊɪˈmjuːnətiː] *noun*: Heteroimmunität *f*
het|er|o|in|fec|tion [ˌhetərəʊɪnˈfekʃn] *noun*: Heteroinfektion *f*
het|er|o|in|tox|i|ca|tion [ˌhetərəʊɪnˌtɑksəˈkeɪʃn] *noun*: Heterointoxikation *f*, Vergiftung *f* von außen
het|er|o|kar|y|on [ˌhetərəʊˈkærɪɑn] *noun*: Heterokaryon *nt*
het|er|o|kar|y|o|sis [ˌhetərəʊˌkærɪˈəʊsɪs] *noun*: Heterokaryose *f*
het|er|o|ker|a|to|plas|ty [ˌhetərəʊˈkerətəplæstiː] *noun*: heterologe Hornhautplastik *f*, Heterokeratoplastik *f*
het|er|o|ki|ne|sia [ˌhetərəʊkɪˈniːʒ(ɪ)ə, -kaɪ-] *noun*: Heterokinesie *f*, -kinese *f*
het|er|o|ki|ne|sis [ˌhetərəʊkɪˈniːsɪs, -kaɪ-] *noun*: **1.** (*genet.*) Heterokinese *f* **2.** →*heterokinesia*
het|er|o|lac|tic [ˌhetərəʊˈlæktɪk] *adj*: heterolaktisch, heterofermentativ
het|er|o|la|li|a [ˌhetərəʊˈleɪlɪə, -jə] *noun*: Vorbeireden *nt*, Heterolalie *f*
het|er|o|lat|er|al [ˌhetərəʊˈlætərəl] *adj*: heterolateral, kontralateral
het|er|o|li|pid [ˌhetərəʊˈlɪpɪd] *noun*: Heterolipid *nt*
het|er|ol|o|gous [ˌhetəˈrɑləgəs] *adj*: **1.** abweichend, nicht übereinstimmend, heterolog **2.** artfremd, heterolog, xenogen
het|er|ol|o|gy [hetəˈrɑlədʒiː] *noun*: Heterologie *f*
het|er|ol|y|sin [hetəˈrɑləsɪn] *noun*: Heterozytolysin *nt*, Heterolysin *nt*
het|er|ol|y|sis [hetəˈrɑləsɪs] *noun*: Heterolyse *f*
het|er|o|ly|so|some [ˌhetərəʊˈlaɪsəsəʊm] *noun*: Heterolysosom *nt*
het|er|o|lyt|ic [ˌhetərəʊˈlɪtɪk] *adj*: Heterolyse betreffend, heterolytisch
het|er|o|mas|ti|gote [ˌhetərəʊˈmæstɪgəʊt] *noun*: Heteromastigote *f*
het|er|om|er|al [ˌhetəˈrɑmərəl] *adj*: →*heteromerous*
het|er|o|mer|ic [ˌhetərəʊˈmerɪk] *adj*: →*heteromerous*
het|er|om|er|ous [ˌhetəˈrɑmərəs] *adj*: heteromer
het|er|o|met|a|pla|sia [ˌhetərəˌmetəˈpleɪʒ(ɪ)ə, -zɪə] *noun*: Heterometaplasie *f*
het|er|o|me|tro|pia [ˌhetərəʊmɪˈtrəʊpɪə] *noun*: Heterometropie *f*
het|er|o|mor|phic [ˌhetərəʊˈmɔːrfɪk] *adj*: verschiedengestaltig, heteromorph
het|er|o|mor|phism [ˌhetərəʊˈmɔːrfɪzəm] *noun*: →*heteromorphy*
het|er|o|mor|pho|sis [ˌhetərəʊmɔːrˈfəʊsɪs] *noun*: Heteromorphose *f*
het|er|o|mor|phous [ˌhetərəʊˈmɔːrfəs] *adj*: heteromorph
het|er|o|mor|phy [ˈhetərəʊmɔːrfiː] *noun*: Heteromorphie *f*, Heteromorphismus *m*
het|er|on|o|mous [ˌhetəˈrɑnəməs] *adj*: heteronom
het|er|on|o|my [ˌhetəˈrɑnəmiː] *noun*: **1.** (*biolog.*) Heteronomie *f*, Ungleichartigkeit *f*, -wertigkeit *f* **2.** Unselbstständigkeit *f*
het|er|on|y|mous [hetəˈrɑnɪməs] *adj*: ungleichnamig, sich nicht entsprechend, heteronym
hetero-osteoplasty *noun*: heterologe Knochentransplantation *f*
hetero-ovular *adj*: (*Zwillinge*) binovulär, dissimilär, erbungleich, heteroovulär, zweieiig, dizygot
het|er|op|a|gus [hetəˈrɑpəgəs] *noun*: Heteropagus *m*
het|er|op|a|thy [hetəˈrɑpəθiː] *noun*: Heteropathie *f*
het|er|o|pen|to|san [ˌhetərəˈpentəsæn] *noun*: Heteropentosan *nt*
het|er|o|phag|ic [ˌhetərəʊˈfædʒɪk] *adj*: Heterophagie betreffend, heterophagisch
het|er|o|phag|o|some [ˌhetərəʊˈfægəsəʊm] *noun*: heterophagische Vakuole *f*, Heterophagosom *nt*
het|er|oph|a|gy [hetərˈɑfədʒiː] *noun*: Heterophagie *f*
het|er|o|pha|sia [ˌhetərəˈfeɪʒ(ɪ)ə] *noun*: Vorbeireden *nt*, Heterolalie *f*, Heterophasie *f*
het|er|o|pha|sis [ˌhetərəʊˈfeɪsɪs] *noun*: →*heterophasia*
het|er|o|phe|mia [ˌhetərəʊˈfiːmiːə] *noun*: →*heterophasia*
het|er|oph|e|my [hetəˈrɑfəmiː] *noun*: →*heterophasia*
het|er|o|phil [ˈhetərəfɪl]: **I** *noun* **1.** (*biolog.*) heterophiler Leukozyt *m* **2.** heterophiles Antigen *nt* **II** *adj* mit Affinität zu fremden Antigenen, heterophil
het|er|o|phile [ˈhetərəʊfaɪl]: **I** *noun* **1.** (*biolog.*) heterophiler Leukozyt *m* **2.** heterophiles Antigen *nt* **II** *adj* mit Affinität zu fremden Antigenen, heterophil
het|e|ro|phil|ic [ˌhetərəʊˈfɪlɪk] *adj*: mit Affinität zu fremden Antigenen, heterophil
het|er|o|pho|nia [ˌhetərəʊˈfəʊnɪə] *noun*: Stimmbruch *m*
het|er|o|pho|ral|gia [ˌhetərəʊfəˈrældʒ(ɪ)ə] *noun*: Heterophoralgie *f*
het|er|o|pho|ria [ˌhetərəʊˈfəʊrɪə] *noun*: Neigung *f* zum Schielen, Heterophorie *f*
het|er|o|phor|ic [ˌhetərəʊˈfəʊrɪk, -ˈfɑr-] *adj*: Heterophorie betreffend, heterophor, heterophorisch
het|er|oph|thal|mia [ˌhetərɑfˈθælmɪə] *noun*: Heterophthalmus *m*
het|er|oph|thal|mos [ˌhetərɑfˈθælməs] *noun*: →*heterophthalmia*
het|er|oph|thal|mus [ˌhetərɑfˈθælməs] *noun*: →*heterophthalmia*
het|er|oph|thon|gia [ˌhetərɑfˈθɑndʒɪə] *noun*: Stimmbruch *m*
het|er|o|phy|di|a|sis [ˌhetərəfaɪˈdaɪəsɪs] *noun*: →*heterophyiasis*
Het|er|oph|y|es [ˌhetəˈrɑfɪˌiːz] *noun*: Heterophyes *f*
Heterophyes heterophyes: Heterophyes heterophyes, kleiner Darmegel *m*, Zwergdarmegel *m*
het|er|o|phy|i|a|sis [ˌhetərəfaɪˈaɪəsɪs] *noun*: Heterophyiasis *f*, Heterophyes-Infektion *f*, Heterophydiasis *f*, Heterophyose *f*
het|er|o|pla|sia [hetərəʊˈpleɪʒ(ɪ)ə] *noun*: Heteroplasie *f*, Alloplasie *f*

het|er|o|plas|mi|a [ˌhetərəʊ'plæzmɪə] *noun*: Heteroplasmie *f*
het|er|o|plas|tic [ˌhetərəʊ'plæstɪk] *adj*: **1.** Heteroplasie *oder* Heteroplastik betreffend, heteroplastisch **2.** abweichend, nicht übereinstimmend, heterolog **3.** artfremd, heterolog, xenogen
het|er|o|plas|tid [hetərəʊ'plæstɪd] *noun*: heterogenes Transplantat *nt*, heterologes Transplantat *nt*, xenogenes Transplantat *nt*, xenogenetisches Transplantat *nt*, Xenotransplantat *nt*, Heterotransplantat *nt*
het|er|o|plas|ty ['hetərəplæsti:] *noun, plural* **-ties**: **1.** Heteroplastik *f*, heterogene/heterologe/xenogene/xenogenetische Transplantation *f*, Xenotransplantation *f*, Heterotransplantation *f*, Xenoplastik *f* **2.** Heteroplasie *f*, Alloplasie *f*
het|er|o|ploid ['hetərəʊplɔɪd]: **I** *noun* heteroploide Zelle *f*; heteroploider Organismus *m* **II** *adj* Heteroploidie betreffend, mit abweichender Chromosomenzahl, heteroploid
het|er|o|ploi|dy ['hetərəʊplɔɪdi:] *noun*: Heteroploidie *f*
het|er|o|pol|y|mer [ˌhetərəʊ'pɑlɪmər] *noun*: Heteropolymer *nt*
het|er|o|pol|y|mer|ic [ˌhetərəʊpɑlɪ'merɪk] *adj*: heteropolymer
het|er|o|pol|y|sac|cha|ride [ˌhetərəʊˌpɑlɪ'sækəraɪd, -rɪd] *noun*: Heteropolysaccharid *nt*
het|er|o|pro|so|pus [ˌhetərəʊ'prəʊsəpəs] *noun*: Januskopf *m*, Janiceps *m*
het|er|o|pro|tein [ˌhetərəʊ'prəʊti:n] *noun*: Heteroprotein *nt*
het|er|o|pro|tein|ae|mi|a [ˌhetərəʊˌprəʊtɪ'ni:mi:ə] *noun*: (*brit.*) →*heteroproteinemia*
het|er|o|pro|tein|e|mi|a [ˌhetərəʊˌprəʊtɪ'ni:mi:ə] *noun*: Heteroproteinämie *f*
het|er|op|sia [hetə'rɑpsɪə] *noun*: Heteropie *f*, Heteropsie *f*, Heteroskopie *f*
Het|er|op|ter|a [hetə'rɑptərə] *plural*: Wanzen *pl*, Heteropteren *pl*, Heteroptera *pl*
het|er|o|pyk|no|sis [ˌhetərəpɪk'nəʊsɪs] *noun*: Heteropyknose *f*
het|er|o|pyk|not|ic [ˌhetərəʊpɪk'nɑtɪk] *adj*: heteropyknotisch
het|er|o|sac|cha|ride [ˌhetərəʊ'sækəraɪd, -rɪd] *noun*: Heterosaccharid *nt*
het|er|o|scope ['hetərəskəʊp] *noun*: Heteroskop *nt*
het|er|os|co|py [hetə'rɑskəpi:] *noun*: Heteroskopie *f*
het|er|o|sex|u|al [ˌhetərə'sekʃəwəl; *brit.* -'seksjʊəl]: **I** *noun* Heterosexuelle *m/f* **II** *adj* Heterosexualität betreffend, sexuell auf das andere Geschlecht orientiert, andersgeschlechtlich, heterosexuell
het|er|o|sex|u|al|i|ty [ˌhetərəʊˌsekʃə'wæləti:] *noun*: Heterosexualität *f*
het|er|o|sis [hetə'rəʊsɪs] *noun*: Heterosis *f*
het|er|os|mia [hetə'rɑsmɪə] *noun*: Heterosmie *f*
het|er|o|some ['hetərəsəʊm] *noun*: →*heterochromosome*
het|er|o|spore ['hetərəspəʊər, -'spɔ:r] *noun*: heterosporer Organismus *m*
het|er|os|po|rous [hetə'rɑspərəs] *adj*: verschiedensporig, heterospor
het|er|os|po|ry [hetə'rɑspəri:] *noun*: Heterosporie *f*
het|er|o|sug|ges|tion [ˌhetərəsə'dʒestʃn] *noun*: Heterosuggestion *f*
het|er|o|syn|ap|sis [ˌhetərəʊsɪ'næpsɪs] *noun*: Heterosynapsis *f*
het|er|o|syn|ap|tic [ˌhetərəʊsɪ'næptɪk] *adj*: heterosynaptisch
het|er|o|tax|ia [ˌhetərəʊ'tæksɪə] *noun*: Eingeweide-, Organverlagerung *f*, Heterotaxie *f*; Situs inversus
het|er|o|tax|ic [ˌhetərəʊ'tæksɪk] *adj*: Heterotaxie betreffend, von ihr betroffen
het|er|o|tax|is [ˌhetərəʊ'tæksɪs] *noun*: →*heterotaxia*
het|er|o|tax|y ['hetərəʊtæksi:] *noun*: →*heterotaxia*
het|er|o|thal|lic [ˌhetərəʊ'θælɪk] *adj*: heterothallisch
het|er|o|thal|lism [ˌhetərəʊ'θælɪzəm] *noun*: Heterothallie *f*
het|er|o|thal|ly ['hetərəʊθæli:] *noun*: →*heterothallism*
het|er|o|therm ['hetərəʊθɜrm] *noun*: heterothermer Organismus *m*
het|er|o|ther|mic [ˌhetərəʊ'θɜrmɪk] *adj*: heterotherm, poikilotherm, allotherm
het|er|o|ther|my ['hetərəʊθɜrmi:] *noun*: Heterothermie *f*
het|er|o|to|nia [ˌhetərə'təʊnɪə] *noun*: Heterotonie *f*
het|er|o|ton|ic [ˌhetərə'tɑnɪk] *adj*: heteroton, heterotonisch
het|er|o|to|pia [ˌhetərəʊ'təʊpɪə] *noun*: Heterotopie *f*, Dystopie *f*, Ektopie *f*
het|er|o|top|ic [ˌhetərəʊ'tɑpɪk] *adj*: ursprungsfern, an atypischer Stelle liegend *oder* entstehend, (nach außen) verlagert, heterotopisch, heterotop, ektopisch, ektop
het|er|ot|o|py [ˌhetə'rɑtəpi:] *noun*: →*heterotopia*
het|er|o|trans|plant [hetərə'trænzplænt] *noun*: heterogenes Transplantat *nt*, heterologes Transplantat *nt*, xenogenes Transplantat *nt*, xenogenetisches Transplantat *nt*, Xenotransplantat *nt*, Heterotransplantat *nt*
het|er|o|trans|plan|ta|tion [hetərəˌtrænzplæn'teɪʃn] *noun*: heterogene Transplantation *f*, heterologe Transplantation *f*, xenogene Transplantation *f*, xenogenetische Transplantation *f*, Xenotransplantation *f*, Heterotransplantation *f*, Xenoplastik *f*, Heteroplastik *f*
het|er|o|tri|cho|sis [ˌhetərəʊtrɪ'kəʊsɪs] *noun*: Heterochromie *f*
het|er|o|troph ['hetərətrɑf, -trəʊf] *noun*: heterotropher Organismus *m*
het|er|o|tro|phia [ˌhetərə'trəʊfɪə] *noun*: →*heterotrophy*
het|er|o|troph|ic [ˌhetərə'trɑfɪk, -'trəʊ-] *adj*: heterotroph
het|er|ot|ro|phy [ˌhetə'rɑtrəfi:] *noun*: Heterotrophie *f*
het|er|o|tro|pia [ˌhetərəʊ'trəʊpɪə] *noun*: Schielen *nt*, Strabismus *m*
het|er|o|trop|ic [ˌhetərəʊ'trɑpɪk] *adj*: heterotrop
het|er|ot|ro|py [hetə'rɑtrəpi:] *noun*: →*heterotropia*
het|er|o|typ|ic [ˌhetərəʊ'tɪpɪk] *adj*: heterotyp, heterotypisch
het|er|o|typ|i|cal [ˌhetərəʊ'tɪpɪkl] *adj*: →*heterotypic*
het|er|o|vac|cine [hetərəʊ'væksi:n] *noun*: Heterovakzine *f*
het|er|ox|e|nous [hetə'rɑksənəs] *adj*: heteroxen
het|er|o|zy|go|sis [ˌhetərəzaɪ'gəʊsɪs] *noun*: →*heterozygosity*
het|er|o|zy|gos|i|ty [ˌhetərəʊzaɪ'gɑsəti:] *noun*: Ungleich-, Mischerbigkeit *f*, Heterozygotie *f*
het|er|o|zy|gote [ˌhetərəʊ'zaɪgəʊt] *noun*: heterozygote Zelle *f*, Heterozygot *m*, Heterozygote *f*
het|er|o|zy|gous [ˌhetərəʊ'zaɪgəs] *adj*: Heterozygotie betreffend, ungleicherbig, heterozygot
HETP *Abk.*: hexaethyltetraphosphate
HEV *Abk.*: hepatitis E virus
hexa- *präf.*: sechsfach, sechs-, Hex(a)-
hex|a|ba|sic [ˌheksə'beɪsɪk] *adj*: sechsbasisch
hex|a|bi|ose [ˌheksə'baɪəʊs] *noun*: Zweifachzucker *m*, Disaccharid *nt*
hex|a|chlo|ro|ben|zene [ˌheksəˌklɔ:rəʊ'benzi:n] *noun*: Perchlorbenzol *nt*, Hexachlorbenzol *nt*
hex|a|chlo|ro|cy|clo|hex|ane [ˌheksəˌklɔ:rəʊˌsaɪkləʊ'heksen] *noun*: Hexachlorcyclohexan *nt*, Benzolhexachlorid *nt*, Gammexan *nt*

hex|a|chlo|ro|phene [ˌheksəˈklɔːrəfiːn] *noun*: Hexachlorophen *nt*
hex|a|co|sane [ˌheksəˈkəʊseɪn] *noun*: Hexacosan *nt*
hex|ad [ˈheksæd] *noun*: **1.** (*chem.*) sechswertiges Element *nt* **2.** Sechsergruppe *f*, Hexade *f*
hex|a|dac|tyl|ia [ˌheksədækˈtiːlɪə] *noun*: →*hexadactyly*
hex|a|dac|tyl|ism [ˌheksəˈdæktəlɪzəm] *noun*: →*hexadactyly*
hex|a|dac|tyl|y [ˌheksəˈdæktəliː] *noun*: Hexadaktylie *f*
hex|a|dec|a|no|ate [ˌheksəˌdekəˈnəʊeɪt] *noun*: Hexadecanoat *nt*, Palmitat *nt*
hex|a|ene [ˈheksəwiːn] *noun*: Hexaen *nt*
hex|a|gon [ˈheksəgɑn, -gən] *noun*: Sechseck *nt*, Hexagon *nt*
hex|ag|o|nal [hekˈsægənl] *adj*: sechseckig, hexagonal
hex|a|mer [ˈheksəmər] *noun*: Hexamer *nt*
hex|a|me|tho|ni|um [ˌheksəmɪˈθəʊnɪəm] *noun*: Hexamethonium *nt*
hexamethonium bromide: Hexamethoniumbromid *nt*
hex|a|meth|yl|at|ed [ˌheksəˈmeθəleɪtɪd] *adj*: sechsfach methyliert, hexamethyliert
hex|a|meth|yl|en|am|ine [ˌheksəˌmeθəlɪnˈæmɪn] *noun*: →*hexamine*
hex|a|meth|yl|ene|di|am|ine [ˌheksəˌmeθəliːnˈdaɪəmiːn] *noun*: Hexamethylendiamin *nt*
hex|a|meth|yl|en|tet|ra|mine [ˌheksəˌmeθəlɪnˈtetræmiːn] *noun*: Hexamethylentetramin *nt*, Hexamin *nt*, Methenamin *nt*
hex|am|i|dine [heksˈæmədiːn] *noun*: Hexamidin *nt*, 4,4-(Hexamethylendioxy)-dibenzamidin *nt*
hex|a|mine [ˈheksəmiːn] *noun*: Hexamin *nt*, Methenamin *nt*, Hexamethylentetramin *nt*
hex|ane [ˈhekseɪn] *noun*: Hexan *nt*
hex|a|ploid [ˈheksəplɔɪd] *adj*: Hexaploidie betreffend, hexaploid
hex|a|ploi|dy [ˈheksəplɔɪdiː] *noun*: Hexaploidie *f*
Hex|ap|o|da [hekˈsæpədə] *plural*: **1.** Sechsfüßler *pl*, Hexapoden *pl* **2.** Kerbtiere *pl*, Kerfe *pl*, Insekten *pl*, Insecta *pl*, Hexapoden *pl*, Hexapoda *pl*
hex|a|tom|ic [ˌheksəˈtɑmɪk] *adj*: sechsatomig
hex|a|va|lent [ˌheksəˈveɪlənt] *adj*: sechswertig, hexavalent
hex|en|milch [ˈheksənmɪlx] *noun*: Hexenmilch *f*, Lac neonatorum
hex|es|trol [hekˈsestrəl, -rəʊl] *noun*: Hexöstrol *nt*, Hex(o)estrol *nt*
hex|et|i|dine [hekˈsetədiːn] *noun*: Hexetidin *nt*
hex|i|tol [ˈheksɪtəl] *noun*: Hexitol *nt*
hex|o|bar|bi|tal [ˌheksəˈbɑːrbɪtəl, -tæl] *noun*: Hexobarbital *nt*
hex|o|bar|bi|tone [ˌheksəˈbɑːrbɪtəʊn] *noun*: →*hexobarbital*
hex|o|ben|dine [ˌheksəˈbendiːn] *noun*: Hexobendin *nt*
hex|oes|trol [hekˈsestrəl, -rəʊl] *noun*: (*brit.*) →*hexestrol*
hex|o|ki|nase [ˌheksəˈkaɪneɪz] *noun*: Hexokinase *f*
hex|on [ˈheksɑn] *noun*: (*Virus*) Hexon *nt*
hex|o|pren|a|line [ˌheksəˈprenəliːn] *noun*: Hexoprenalin *nt*
hex|os|a|mine [hekˈsɑsəmiːn] *noun*: Hexosamin *nt*
hex|os|a|min|i|dase [hekˌsɑsəˈmɪnɪdeɪz] *noun*: **1.** Hexosaminidase *f* **2.** β-N-Acetylgalaktosaminidase *f*, N-Acetyl-β-Hexosaminidase A *f*
hex|o|san [ˈheksəsæn] *noun*: Hexosan *nt*
hex|ose [ˈheksəʊs] *noun*: Hexose *f*
hexose diphosphatase: Hexosediphosphatase *f*, Fructose-1,6-diphosphatase *f*
hexose diphosphate: Hexosediphosphat *nt*
hexose monophosphate: Hexosemonophosphat *nt*
hex|ose|phos|pha|tase [ˌheksəʊsˈfɑsfəteɪz] *noun*: Hexosephosphatase *f*
hex|ose|phos|phate [ˌheksəʊsˈfɑsfeɪt] *noun*: Hexosephosphat *nt*, Hexosephosphorsäure *f*
hex|o|syl|trans|fer|ase [ˌheksəsɪlˈtrænsfəreɪz] *noun*: Hexosyltransferase *f*
hex|u|lose [ˈheksjələʊs] *noun*: Ketohexose *f*, Hexulose *f*
hex|yl [ˈheksɪl] *noun*: Hexyl-(Radikal *nt*)
n-hex|yl|a|mine [ˌheksɪlˈæmɪn, -əˈmiːn] *noun*: n-Hexylamin *nt*
HF *Abk.*: **1.** Hageman factor **2.** hay fever **3.** heart failure **4.** hemofiltration **5.** hemorrhagic factor **6.** hemorrhagic fever **7.** high frequency
Hf *Abk.*: hafnium
HFI *Abk.*: hereditary fructose intolerance
HFM *Abk.*: hand-foot-and-mouth disease
HFME *Abk.*: hand-foot-mouth exanthem
HFO *Abk.*: high frequency oscillation
HFOV *Abk.*: high frequency oscillating ventilation
HFP *Abk.*: high frequency pulsation
Hfr *Abk.*: high-frequency of recombination
HFRS *Abk.*: hemorrhagic fever with renal syndrome
HFSH *Abk.*: human follicle-stimulating hormone
HFT *Abk.*: high frequency transduction
HFV *Abk.*: high frequency ventilation
HG *Abk.*: human gonadotrophin
Hg *Abk.*: **1.** hydrargyrum **2.** mercury
HGA *Abk.*: homogentisic acid
hgb *Abk.*: hemoglobin
HGF *Abk.*: **1.** human growth factor **2.** hyperglycemic-glycogenolytic factor
Hg-F *Abk.*: fetal hemoglobin
HGG *Abk.*: human gamma globulin
HGH *Abk.*: human growth hormone
HGP *Abk.*: hyperglycemic-glycogenolytic principle
HGPRT *Abk.*: **1.** hypoxanthine guanidine phosphoribosyl transferase **2.** hypoxanthine guanine phosphoribosyltransferase
HH *Abk.*: hydroxyhexamide
HHA *Abk.*: heterohemagglutinin
HHD *Abk.*: hypertensive heart disease
HHE *Abk.*: hemiconvulsion-hemiplegia-epilepsy syndrome
HHG *Abk.*: human hypophyseal gonadotrophin
HHHO *Abk.*: hypotonia, hypomentia, hypogonadism, obesity
HHM *Abk.*: **1.** hemohydrometry **2.** humoral hypercalcemia with malignity
HHS *Abk.*: **1.** hyperkinetic heart syndrome **2.** hypothalamic-hypophyseal system
HHT *Abk.*: **1.** hereditary hemorrhagic teleangiectasia **2.** hereditary hyperglycemic type **3.** hydroxyheptadecatrienoic acid
HHV *Abk.*: human herpesvirus
HI *Abk.*: **1.** hemagglutination inhibition **2.** hemagglutination-inhibition test
5-HIAA *Abk.*: 5-hydroxyindoleacetic acid
hi|a|tal [haɪˈeɪtl] *adj*: Hiatus betreffend, hiatal
hi|a|tus [haɪˈeɪtəs] *noun, plural* **-tus, -tus|es**: Spalt(e *f*) *m*, Ritze *f*, schmale Öffnung *f*, Hiatus *m* **through a hiatus** durch einen Hiatus, transhiatal
adductor hiatus: Hiatus adductorius
aortic hiatus: Hiatus aorticus
Breschet's hiatus: Breschet-Hiatus *m*, Schneckenloch *nt*, Helicotrema *nt*
common hiatus: Hiatus communis
diaphragmatic hiatus: Hiatus diaphragmaticus
esophageal hiatus: Hiatus oesophageus

H

fallopian hiatus: Hiatus canalis nervi petrosi majoris
hiatus for greater petrosal nerve: Hiatus canalis nervi petrosi majoris
hiatus for lesser petrosal nerve: Hiatus canalis nervi petrosi minoris
leukaemic hiatus: (*brit.*) →*leukemic hiatus*
leukemic hiatus: Hiatus leucaemicus
maxillary hiatus: Hiatus maxillaris
hiatus of maxillary sinus: →*maxillary hiatus*
oesophageal hiatus: (*brit.*) →*esophageal hiatus*
pleuroperitoneal hiatus: Bochdalek-Foramen *nt*, Hiatus pleuroperitonealis
sacral hiatus: untere Öffnung *f* des Kreuzbeinkanals, Hiatus sacralis
saphenous hiatus: Hiatus saphenus
scalene hiatus: Skalenuslücke *f*
Scarpa's hiatus: Breschet-Hiatus *m*, Schneckenloch *nt*, Helicotrema *nt*
semilunar hiatus: Hiatus semilunaris
urogenital hiatus: Hiatus urogenitalis, Levatorspalt *m*
hiatus of Winslow: Winslow-Loch *nt*, Winslow-Foramen *nt*, Foramen epiploicum/omentale

H

HIB *Abk.*: haemophilus influenzae b
hi|ber|na|tion [ˌhaɪbər'neɪʃn] *noun*: Winterschlaf *m*, Hibernation *f*
artificial hibernation: künstlicher Winterschlaf *m*, artifizielle Hibernation *f*
hi|ber|no|ma [haɪbər'nəʊmə] *noun*: braunes Lipom *nt*, Hibernom *nt*, Lipoma feto-cellulare
hi|bis|cus [haɪ'bɪskəs] *noun*: Hibiskus *m*, Hibiscus sabdariffa
hic-cough *noun, vi*: →*hiccup*
hic|cup ['hɪkʌp, 'hɪkəp]: **I** *noun* Schluckauf *m*, Singultus *m* **II** *vi* Schluckauf haben
spasmodic hiccup: krampfartiger Schluckauf *m*, Spasmolygmus *m*
hid|den ['hɪdən] *adj*: verborgen, versteckt; okkult, kryptisch
hidr- *präf.*: Schweiß-, Schweißdrüsen-, Hidr(o)-
hi|drad|e|nit|ic [ˌhaɪdrædɪ'nɪtɪk] *adj*: Schweißdrüsenentzündung/Hidradenitis betreffend, hidradenitisch, hidrosadenitisch
hi|drad|e|ni|tis [ˌhaɪdrædɪ'naɪtɪs] *noun*: Schweißdrüsenentzündung *f*, Hidradenitis *f*, Hidrosadenitis *f*
hi|drad|e|no|ma [ˌhaɪdrædɪ'nəʊmə] *noun*: Schweißdrüsenadenom *nt*, Hidradenom *nt*, Hidradenoma *nt*, Syringom *nt*, Syringoma *nt*, Adenoma sudoriparum
clear-cell hidradenoma: noduläres Hidradenom *nt*, Hidradenoma solidum
nodular hidradenoma: noduläres Hidradenom *nt*, Hidradenoma solidum
papillary hidradenoma: tubuläres Adenom *nt* der Vulva, Hidradenom *nt* der Vulva, Hidradenoma papilliferum
hidro- *präf.*: Schweiß-, Schweißdrüsen-, Hidr(o)-
hid|ro|a [haɪ'drəwə] *noun*: Hidroa *f*, Hydroa *f*
hi|dro|ad|e|no|ma [ˌhaɪdrəʊædə'nəʊmə] *noun*: →*hidradenoma*
hi|dro|cys|to|ma [ˌhaɪdrəʊsɪs'təʊmə] *noun*: Schweißdrüsenzyste *f*, Hidrokystom *nt*, Hidrozystom *nt*
eccrine hidrocystoma: ekkrines Hidrozystom *f*, Schweißdrüsenretentionszyste *f*, Schweißretentionszyste *f*
hi|dro|poi|e|sis [ˌhaɪdrəʊpɔɪ'iːsɪs] *noun*: Schweißbildung *f*, Hidropoese *f*
hi|dro|poi|et|ic [ˌhaɪdrəʊpɔɪ'etɪk] *adj*: Schweißbildung betreffend *oder* fördernd, hidropoetisch
hi|dro|sad|e|ni|tis [ˌhaɪdrɑsædɪ'naɪtɪs] *noun*: →*hidradenitis*
hi|dros|che|sis [haɪ'drɑskəsɪs] *noun*: verminderte *oder* fehlende Schweißbildung *f*, Anhidrose *f*, Anidrose *f*, Anhidrosis *f*
hi|dro|sis [hɪ'drəʊsɪs, haɪ-] *noun*: Schweißabsonderung *f*, Hidrose *f*, Hidrosis *f*
hi|drot|ic [hɪ'drɑtɪk, haɪ-]: **I** *noun* schweißtreibendes Mittel *nt*, Hidrotikum *nt*, Hidroticum *nt*, Diaphoretikum *nt*, Diaphoreticum *nt* **II** *adj* **1.** Hidrose betreffend, schweißabsondernd, hidrotisch **2.** die Schweißsekretion fördernd *oder* anregend, schweißtreibend, diaphoretisch
hi|er|ar|chic [ˌhaɪə'rɑːrkɪk] *adj*: hierarchisch
hi|er|ar|chi|cal [ˌhaɪə'rɑːrkɪkl] *adj*: →*hierarchic*
hi|er|ar|chy ['haɪərɑːrkiː] *noun, plura* **-chies**: Rangordnung *f*, -folge *f*, Hierarchie *f*
HIF *Abk.*: histoplasma-inhibitory factor
HIG *Abk.*: hyperimmunoglobulin
HIg *Abk.*: hyperimmunoglobulin
high [haɪ] *adj*: **1.** hoch, hochgelegen; Hoch-, Ober-, Haupt- **2.** (*Fieber*) hoch; (*Leistung*) gut, erstklassig; (*Stimme*) hoch, schrill **3.** (*inf.*) **be high on drugs/drinks** 'high' sein/'blau' *oder* betrunken sein
high|chair ['haɪˌtʃeər] *noun*: (Kinder-)Hochstuhl *m*
high-duty *adj*: Hochleistungs-
high-frequency *adj*: hochfrequent, Hochfrequenz-
high-melting *adj*: bei hoher Temperatur schmelzend
high-molecular-weight *adj*: hochmolekular
high-pitched *adj*: (*Ton*) hoch
high-powered *adj*: stark, Hochleistungs-
high-pressure *adj*: Hochdruck-
high-proof *adj*: (*Alkohol*) hochprozentig
high-temperature *adj*: Hochtemperatur-
high-tension *adj*: Hochspannungs-
high-voltage *adj*: Hochspannungs-
HII *Abk.*: hemagglutination inhibition immunoassay
hi|lar ['haɪlər] *adj*: Hilum betreffend, hilär
hi|lit|ic [haɪ'lɪtɪk] *adj*: Hilusentzündung/Hilitis betreffend, hilitisch
hi|li|tis [haɪ'laɪtɪs] *noun*: **1.** Hilusentzündung *f*, Hilitis *f* **2.** Lungenhilusentzündung *f*, Hilitis *f*
hill|ock ['hɪlək] *noun*: Höcker *m*, (kleiner) Hügel *m*
auricular hillocks: Ohrmuschelhöcker *pl*
axon hillock: Axonhügel *m*, Ursprungskegel *m*
facial hillock: Colliculus facialis
germ hillock: Eihügel *m*, Discus proligerus/oophorus, Cumulus oophorus
germ-bearing hillock: →*germ hillock*
seminal hillock: Samenhügel *m*, Colliculus seminalis
hi|lum ['haɪləm] *noun, plural* **-la** [-lə]: Hilus *m*, Hilum *nt*
hilum of caudal olivary nucleus: Hilum nuclei olivaris inferioris
hilum of dentate nucleus: Hilum nuclei dentati
hilum of inferior olivary nucleus: →*hilum of caudal olivary nucleus*
hilum of kidney: Nierenhilus *m*, Hilus renalis, Hilum renale
hilum of lung: Lungenhilus *m*, Hilum pulmonis
hilum of lymph node: Lymphknotenhilus *m*, Hilum nodi lymphoidei
hilum of ovary: Eierstockhilus *m*, Hilum ovarii
pulmonary hilum: →*hilum of lung*
hilum of spleen: Milzhilus *m*, Hilum lienale
hilum of suprarenal gland: Nebennierenhilus *m*, Hilum glandulae suprarenalis
hi|lus ['haɪləs] *noun*: →*hilum*

hilus of kidney: →*hilum of kidney*
hilus of lung: →*hilum of lung*
hilus of lymph node: →*hilum of lymph node*
hilus of ovary: →*hilum of ovary*
HIM *Abk.*: hexosephosphate isomerase
hi|man|to|sis [ˌhaɪmænˈtəʊsɪs] *noun*: (übermäßig) langes Zäpfchen *nt*
hinch|a|zon [ˌhɪntʃəˈzɑn] *noun*: Beriberi *f*, Vitamin B_1-Mangel(krankheit *f*) *m*, Thiaminmangel(krankheit *f*) *m*
hind|brain [ˈhaɪndbreɪn] *noun*: Rautenhirn *nt*, Rhombenzephalon *nt*, Rhomencephalon *nt*
hind|foot [ˈhaɪndfʊt] *noun*: Rückfuß *m*
hind|gut [ˈhaɪndgʌt] *noun*: Hinterdarm *m*; Enddarm *m*
hind-kidney *noun*: Nachniere *f*, Metanephros *m*
hind|limb [ˈhaɪndlɪm] *noun*: untere Gliedmaße *f*, Bein *nt*
hinge [hɪndʒ]: **I** *noun* Scharnier *nt*, Angel *f*, Gelenk *nt* **II** *vt* mit einem Scharnier verbinden *oder* versehen
Ancorvis hinge: Ancorvis-Schiebegelenk *nt*
Gerber hinge: Gerber-Zylinder *m*
hinge-bow *noun*: kinematischer Gesichtsbogen *m*
HINT *Abk.*: Hinton's test
HIOMT *Abk.*: hydroxyindole-O-methyl transferase
hip [hɪp] *noun*: **1.** Hüfte *f*, Coxa *f* **2.** Hüftgelenk *nt*, Articulatio coxofemoralis
anteverted hip: Coxa antetorta
Girdlestone hip: Girdlestone-Hüfte *f*
rose hips: Hagebutten *pl*, Rosae pseudofructus cum fructibus, Cynosbati fructus
snapping hip: schnappende/schnellende Hüfte *f*, Coxa saltans
HIP *Abk.*: hydrostatic indifference point
hip|bone [ˈhɪpbəʊn] *noun*: Hüftbein *nt*, -knochen *m*, Os coxae
Hip|pe|la|tes [hɪpəˈleɪtiːz] *noun*: Hippelates *f*
Hip|po|bos|ca [hɪpəˈbɑskə] *noun*: Hippobosca *f*
Hip|po|bos|ci|dae [hɪpəˈbɑskədiː] *plural*: Lausfliegen *pl*, Hippoboscidae *pl*
hip|po|cam|pal [ˌhɪpəˈkæmpl] *adj*: Hippokampus betreffend, hippokampal
hip|po|cam|pus [ˌhɪpəˈkæmpəs] *noun, plural* **-pi** [-paɪ, -piː]: Hippokampus *m*, Hippocampus *m*
proper hippocampus: Hippocampus proprius, Ammonshorn *nt*, Cornu ammonis
hip|po|ther|a|py [ˌhɪpəˈθerəpiː] *noun*: Hippotherapie *f*, Reittherapie *f*
hip|pu|rate [ˈhɪpjəreɪt, hɪˈpjʊər-] *noun*: Hippurat *nt*
hip|pu|ri|a [hɪpˈ(j)ʊəriːə] *noun*: Hippurie *f*
hip|pu|ri|case [hɪˈpjʊərɪkeɪz] *noun*: Hippuricase *nt*, Aminoacylase *f*, Hippurikase *f*
hip|pus [ˈhɪpəs] *noun*: Pupillenzittern *nt*, Irisblinzeln *nt*, Hippus *m* (pupillae), Atetosis pupillaris
hip|shot [ˈhɪpʃɑt] *adj*: mit verrenkter Hüfte
hir|ci [ˈhɜrsaɪ] *plural, sing* **-cus** [-kəs]: Hirci *pl*
hir|cis|mus [hɜrˈsɪzməs, hɪər-] *noun*: Achselgeruch *m*
hir|cus [ˈhɜrkəs] *sing*: →*hirci*
hir|sute [ˈhɜrsuːt, hɜrˈsuːt] *adj*: **1.** haarig **2.** mit zottigem *oder* struppigem Haar
hir|su|ti|es [hɜrˈsuːʃɪˌiːz] *noun*: →*hirsutism*
hir|sut|ism [ˈhɜrsətɪzəm] *noun*: Hirsutismus *m*
hi|ru|di|ci|dal [hɪˌruːdəˈsaɪdl] *adj*: Blutegel (ab-)tötend
hi|ru|di|cide [hɪˈruːdəsaɪd] *noun*: Blutegelmittel *nt*, Blutegel-abtötendes Mittel *nt*
hir|u|din [ˈhɪr(j)ədɪn] *noun*: Hirudin *nt*
Hir|u|di|na|ri|a [ˌhɪrədɪˈneərɪə] *noun*: Hirudinaria *f*
Hir|u|din|ea [hɪrʊˈdɪnɪə] *noun*: Blutegel *m*, Hirudinea *f*
hir|u|di|ni|a|sis [ˌhɪrʊdɪˈnaɪəsɪs] *noun*: Hirudiniasis *f*
external hirudiniasis: externe Hirudiniasis *f*
internal hirudiniasis: interne Hirudiniasis *f*
hi|ru|di|ni|za|tion [hɪˌruːdɪnaɪˈzeɪʃn] *noun*: **1.** Behandlung *f* mit Hirudin **2.** Blutegeltherapie *f*
Hi|ru|do [hɪˈruːdəʊ] *noun*: Hirudo *f*
Hirudo medicinalis: medizinischer Blutegel *m*, Hirudo medicinalis
HIS *Abk.*: **1.** heat-inactivated serum **2.** hyperimmune serum
His *Abk.*: histidine
HISG *Abk.*: human immune serum globulin
hiss [hɪs]: **I** *noun* Zischen *nt*; Zischlaut *m* **II** *vi* zischen
hiss|ing [ˈhɪsɪŋ] *noun*: Zischen *nt*
his|tam|i|nae|mi|a [hɪsˌtæmɪˈniːmiːə] *noun*: (*brit.*) →*histaminemia*
his|tam|i|nase [hɪˈstæmɪneɪz] *noun*: Histaminase *f*, Diaminoxidase *f*
his|ta|mine [ˈhɪstəmiːn, -mɪn] *noun*: Histamin *nt*
his|tam|i|ne|mi|a [hɪsˌtæmɪˈniːmiːə] *noun*: Histaminämie *f*
his|ta|mi|ner|gic [hɪstəmɪˈnɜrdʒɪk] *adj*: auf Histamin als Transmitter ansprechend, histaminerg
his|ta|mi|nu|ri|a [ˌhɪstəmɪˈn(j)ʊəriːə] *noun*: Histaminurie *f*
his|tan|ox|ia [ˌhɪstəˈnɑksɪə] *noun*: Gewebeanoxie *f*
histi- *präf.*: →*histio-*
his|tic [ˈhɪstɪk] *adj*: Gewebe betreffend, Gewebe-, Histo-
his|ti|dase [ˈhɪstədeɪz] *noun*: Histidase *f*, Histidinammoniaklyase *f*, Histidinase *f*
his|ti|di|nae|mi|a [hɪstədɪˈniːmiːə] *noun*: (*brit.*) →*histidinemia*
his|ti|di|nase [ˈhɪstədɪneɪz] *noun*: →*histidase*
his|ti|dine [ˈhɪstədiːn, -diːn] *noun*: Histidin *nt*
his|ti|di|ne|mi|a [hɪstədɪˈniːmiːə] *noun*: Histidinämie *f*
his|ti|di|nol [ˈhɪstədɪnɔl] *noun*: Histidinol *nt*
histidinol phosphate: Histidinolphosphat *nt*
his|ti|di|nu|ri|a [ˌhɪstədɪˈn(j)ʊəriːə] *noun*: Histidinurie *f*
histio- *präf.*: Gewebe-, Histio-, Histo-
his|ti|o|blast [ˈhɪstɪəblæst] *noun*: Histo-, Histioblast *m*
his|ti|o|cyte [ˈhɪstɪəsaɪt] *noun*: Gewebsmakrophag *m*, Histiozyt *m*
sea-blue histiocyte: seeblauer Histiozyt *m*
his|ti|o|cyt|ic [ˌhɪstɪəˈsɪtɪk] *adj*: Histiozyt(en) betreffend, histiozytär, histiozytisch
his|ti|o|cy|to|ma [ˌhɪstɪəsaɪˈtəʊmə] *noun*: Histiozytom *nt*, Histiocytoma *nt*
benign fibrous histiocytoma of bone: nicht-ossifizierendes Fibrom *nt*, fibröser Kortikalisdefekt *m*, fibröser metaphysärer Defekt *m*, benignes fibröses Histiozytom *nt* des Knochens
fibrous histiocytoma: Fibrohistiozytom *nt*, fibröses Histiozytom *nt*, Dermatofibrom *nt*
lipoid histiocytoma: Fibroxanthom(a) *nt*
malignant fibrous histiocytoma: malignes fibröses Histiozytom *nt*
sea-blue histiocytoma: seeblaues Histiozytom *nt*
his|ti|o|cy|to|ma|to|sis [hɪstɪəˌsaɪtəməˈtəʊsɪs] *noun*: Histiozytomatose *f*, Histiocytomatosis *f*
his|ti|o|cy|to|sis [ˌhɪstɪəsaɪˈtəʊsɪs] *noun*: Histiozytose *f*, Histiocytosis *f*
acute disseminated histiocytosis X: →*acute histiocytosis of the newborn*
acute histiocytosis of the newborn: Abt-Letterer-Siwe-Krankheit *f*, akute Säuglingsretikulose *f*, maligne Säuglingsretikulose *f*, maligne generalisierte Histiozytose *f*
benigne histiocytosis: benigne Histiozytose *f*
kerasin histiocytosis: Gaucher-Erkrankung *f*, -Krankheit *f*, -Syndrom *nt*, Morbus Gaucher *m*, Glucozerebro-

H

sidose *f*, Zerebrosidlipidose *f*, Lipoidhistiozytose *f* vom Kerasintyp, Glykosylzeramidlipidose *f*
medium-cell histiocytosis: (akute) Monozytenleukämie *f*
non-lipid histiocytosis: →*acute histiocytosis of the newborn*
non-X histiocytosis: Non-X-Histiozytose *f*
sinus histiocytosis: Sinuskatarrh *m*, Sinushistiozytosis *f*, akute unspezifische Lymphadenitis *f*
histiocytosis X: Histiozytose X *f*, Histiocytosis X *f*
his|ti|o|cy|tot|ic [ˌhɪstɪəsaɪ'tɑtɪk] *adj*: histiozytotisch
his|ti|o|gen|ic [ˌhɪstɪə'dʒenɪk] *adj*: →*histogenous*
his|ti|oid ['hɪstɪɔɪd] *adj*: →*histoid*
his|ti|o|ma [hɪstɪ'əʊmə] *noun*: Gewebetumor *m*, Gewebegeschwulst *f*, Histom *nt*, Histiom *nt*
his|ti|on|ic [hɪstɪ'ɑnɪk] *adj*: Gewebe betreffend, von einem Gewebe abstammend, Gewebe-, Histo-, Histio-
histo- *präf.*: Gewebe-, Histio-, Histo-
his|to|blast ['hɪstəʊblæst] *noun*: →*histioblast*
his|to|chem|i|cal [ˌhɪstəʊ'kemɪkl] *adj*: Histochemie betreffend, histochemisch
his|to|chem|is|try [ˌhɪstəʊ'kemɪstriː] *noun*: Histochemie *f*
his|to|clas|tic [ˌhɪstəʊ'klæstɪk] *adj*: histoklastisch
his|to|clin|i|cal [ˌhɪstəʊ'klɪnɪkl] *adj*: klinisch-histologisch
his|to|com|pat|i|bil|i|ty [ˌhɪstəʊkəmˌpætə'bɪlətiː] *noun*: Gewebeverträglichkeit *f*, Histokompatibilität *f*
his|to|com|pat|i|ble [ˌhɪstəʊkəm'pætɪbl] *adj*: Histokompatibilität betreffend, gewebeverträglich, histokompatibel
his|to|cyte ['hɪstəʊsaɪt] *noun*: →*histiocyte*
his|to|cy|to|sis [ˌhɪstəʊsaɪ'təʊsɪs] *noun*: →*histiocytosis*
his|to|di|ag|no|sis [hɪstəʊˌdaɪə'gnəʊsɪs] *noun*: Gewebediagnose *f*, Histodiagnose *f*
his|to|di|al|y|sis [ˌhɪstəʊdaɪ'æləsɪs] *noun*: Gewebeauflösung *f*, -desintegration *f*
his|to|dif|fer|en|ti|a|tion [ˌhɪstəʊˌdɪfəˌrenʃɪ'eɪʃn] *noun*: Gewebedifferenzierung *f*
his|to|flu|o|res|cence [ˌhɪstəʊˌflʊə'resəns] *noun*: Gewebe-, Histofluoreszenz *f*
his|to|gen|e|sis [ˌhɪstəʊ'dʒenəsɪs] *noun*: Gewebeentstehung *f*, Histogenese *f*, Histogenie *f*, Histiogenese *f*
his|to|ge|net|ic [ˌhɪstəʊdʒə'netɪk] *adj*: Histogenese betreffend, gewebebildend, histogenetisch
his|tog|e|nous [hɪs'tɑdʒənəs] *adj*: vom Gewebe gebildet, aus dem Gewebe stammend, histogen
his|tog|e|ny [hɪs'tɑdʒəniː] *noun*: →*histogenesis*
his|to|gram ['hɪstəgræm] *noun*: Histogramm *nt*
his|to|haem|a|tog|e|nous [ˌhɪstəʊhiːmə'tɑdʒənəs] *adj*: (*brit.*) →*histohematogenous*
his|to|hem|a|tog|e|nous [ˌhɪstəʊhiːmə'tɑdʒənəs] *adj*: histohämatogen
his|to|hy|pox|ia [ˌhɪstəʊhaɪ'pɑksɪə] *noun*: Gewebehypoxie *f*
his|toid ['hɪstɔɪd] *adj*: histoid
his|to|in|com|pat|i|bil|i|ty [ˌhɪstəɪnkəmˌpætɪ'bɪlətiː] *noun*: Gewebeunverträglichkeit *f*, Histoinkompatibilität *f*
his|to|in|com|pat|i|ble [ˌhɪstəɪnkəm'pætɪbl] *adj*: Histoinkompatibilität betreffend, gewebeunverträglich, histoinkompatibel
his|to|log|ic [ˌhɪstə'lɑdʒɪk] *adj*: Histologie betreffend, histologisch
his|to|log|i|cal [ˌhɪstə'lɑdʒɪkl] *adj*: Histologie betreffend, histologisch
his|tol|o|gist [hɪs'tɑlədʒɪst] *noun*: Histologe *m*, Histologin *f*
his|tol|o|gy [hɪs'tɑlədʒiː] *noun*: **1.** Gewebelehre *f*, Histologie *f* **2.** (mikroskopische) (Gewebs-, Organ-)Struktur *f*
functional histology: funktionelle Histologie *f*
pathological histology: Histopathologie *f*
tumor histology: Tumorhistologie *f*
tumour histology: (*brit.*) →*tumor histology*
his|tol|y|sis [hɪs'tɑlɪsɪs] *noun*: Gewebeauflösung *f*, Histolyse *f*
his|to|lyt|ic [hɪstəʊ'lɪtɪk] *adj*: Histolyse betreffend *oder* auslösend, histolytisch
his|to|ma [hɪs'təʊmə] *noun*: Gewebetumor *m*, Gewebegeschwulst *f*, Histom *nt*, Histiom *nt*
his|to|met|a|plas|tic [ˌhɪstəˌmetə'plæstɪk] *adj*: histometaplastisch
his|to|mor|phol|o|gy [ˌhɪstəʊmɔːr'fɑlədʒiː] *noun*: Histomorphologie *f*
his|tone ['hɪstəʊn] *noun*: Histon *nt*
his|to|neu|rol|o|gy [ˌhɪstənjʊə'rɑlədʒiː] *noun*: Neurohistologie *f*
his|to|nu|ri|a ['hɪstəʊ'n(j)ʊəriːə] *noun*: Histonurie *f*
his|to|path|o|gen|e|sis [ˌhɪstəʊˌpæθə'dʒenəsɪs] *noun*: Histopathogenese *f*
his|to|path|o|log|ic [ˌhɪstəpæθə'lɑdʒɪk] *adj*: Histopathologie betreffend, histopathologisch
his|to|pa|thol|o|gy [ˌhɪstəʊpə'θɑlədʒiː] *noun*: Gewebepathologie *f*, Histopathologie *f*
his|toph|a|gous [hɪs'tɑfəgəs] *adj*: gewebefressend, histophag
his|to|phys|i|ol|o|gy [ˌhɪstəˌfɪzɪ'ɑlədʒiː] *noun*: Histophysiologie *f*
His|to|plas|ma [hɪstə'plæzmə] *noun*: Histoplasma *nt*
Histoplasma capsulatum: Histoplasma capsulatum
Histoplasma duboisii: Histoplasma duboisii
his|to|plas|min [ˌhɪstə'plæzmɪn] *noun*: Histoplasmin *nt*
his|to|plas|mo|ma [ˌhɪstəplæz'məʊmə] *noun*: Histoplasmom *nt*
his|to|plas|mo|sis [ˌhɪstəplæz'məʊsɪs] *noun*: Darling-Krankheit *f*, Histoplasmose *f*, retikuloendotheliale Zytomykose *f*
acute pulmonary histoplasmosis: akute pulmonale Histoplasmose *f*
African histoplasmosis: afrikanische Histoplasmose *f*
disseminated histoplasmosis: disseminierte Histoplasmose *f*
his|to|ra|di|og|ra|phy [ˌhɪstəreɪdɪ'ɑgrəfiː] *noun*: Historadiographie *f*, Historadiografie *f*
his|to|re|ten|tion [ˌhɪstərɪ'tenʃn] *noun*: Gewebespeicherung *f*, Speicherung *f* im Gewebe
his|tor|rhex|is [ˌhɪstə'reksɪs] *noun*: nicht-infektiöse Gewebeauflösung *f*, Historrhexis *f*
his|to|ry ['hɪstərɪ, 'hɪstriː] *noun*: **1.** Vor-, Krankengeschichte *m*; Anamnese *f* **2.** (Entwicklungs-)Geschichte *f*, Werdegang *m* **3.** Lebensbeschreibung *f*, -lauf *m*
case history: **1.** Fall-, Krankengeschichte *f* **2.** Fallbeispiel *nt*, typisches Beispiel *nt* **3.** (*soziol.*, *psychol.*) Vorgeschichte *f* (*eines Falles*)
follow-up history: Katamnese *f*
life history: Lebensgeschichte *f*; (*biolog.*) Entwicklungsgeschichte *f*
medical history: Krankengeschichte *f*
his|to|ther|a|py [ˌhɪstəʊ'θerəpiː] *noun*: Gewebe-, Histotherapie *f*
his|to|tome ['hɪstətəʊm] *noun*: Mikrotom *nt*
his|tot|o|my [hɪs'tɑtəmiː] *noun*: Anfertigung *f* von Geweb(e)schnitten
his|to|tox|ic [hɪstəʊ'tɑksɪk] *adj*: gewebeschädigend, histotoxisch
his|to|trop|ic [ˌhɪstəʊ'trɑpɪk, -'trəʊp-] *adj*: mit besonderer Affinität zu Gewebe *oder* Gewebezellen, histotrop

his|to|zo|ic [ˌhɪstəʊˈzəʊɪk] *adj*: im Gewebe lebend, histozoisch
his|tri|on|ic [hɪstrɪˈɑnɪk] *adj*: (*Verhalten*) theatralisch
his|tri|o|nism [ˈhɪstrɪənɪzəm] *noun*: Histrionismus *m*
HIT *Abk.*: **1.** hemagglutination inhibition test **2.** histamine ion transfer
HIU *Abk.*: hemaggregation inhibiting unit
HIV-1 *Abk.*: human immunodeficiency virus-1
HIV-2 *Abk.*: human immunodeficiency virus-2
hive [haɪv] *noun*: Quaddel *f*, Urtica *f*
hives [haɪvz] *plural*: Nesselsucht *f*, Nesselausschlag *m*, Urtikaria *f*, Urticaria *f*
HIV-P *Abk.*: **1.** HIV virus-associated periodontitis **2.** human immunodeficiency virus-associated periodontitis
HIV-SGD *Abk.*: HIV-associated salivary gland disease
HJR *Abk.*: hepatojugular reflux
HJV *Abk.*: Japanese hemagglutination virus
HK *Abk.*: hexokinase
HKH *Abk.*: hyperkinetic heart syndrome
HKS *Abk.*: hyperkinetic syndrome
HL *Abk.*: **1.** half-life **2.** hearing level **3.** hearing loss **4.** heart length **5.** Hodgkin's lymphoma
Hl *Abk.*: **1.** latent hypermetropia **2.** latent hyperopia
HLA *Abk.*: **1.** histocompatibility antigen **2.** homologous leukocytic antibodies **3.** human leukocyte allo-antigen **4.** human leukocyte antigen **5.** human lymphocytic antigen
HLAE *Abk.*: high left atrial electrogram
HLA-identical *adj*: HLA-identisch
HLB *Abk.*: hydrophil-lipophil balance factor
HLDH *Abk.*: heat-stable lactic dehydrogenase
HLHS *Abk.*: hypoplastic left heart syndrome
HLI *Abk.*: human leukocyte interferon
HLM *Abk.*: heart-lung machine
HLP *Abk.*: **1.** heart-lung preparation **2.** human liver antigen preparation **3.** human liver protein **4.** hyperlipoproteinemia
HLQ *Abk.*: heart-lung quotient
HLR *Abk.*: heart-lung resuscitation
HLS *Abk.*: Hippel-Lindau syndrome
HLT *Abk.*: **1.** heat-labile toxin **2.** hemolysis test
HLV *Abk.*: herpes-like virus
Hm *Abk.*: **1.** manifest hypermetropia **2.** manifest hyperopia
HMB *Abk.*: homatropine methylbromide
5-HMC *Abk.*: 5-hydroxymethyl cytosine
HMCMP *Abk.*: hydroxymethyl cytidine monophosphate
HMD *Abk.*: hyaline membrane disease
H-mer|o|my|o|sin [merəʊˈmaɪəsɪn] *noun*: schweres Meromyosin *nt*, H-Meromyosin *nt*
HMF *Abk.*: hydroxymethyl-2-furaldehyde
HMG *Abk.*: **1.** human menopausal gonadotropin **2.** 3-hydroxy-3-methylglutaric acid
hMG *Abk.*: human menopausal gonadotropin
HMG-CoA *Abk.*: **1.** β-hydroxy-β-methylglutaryl-CoA **2.** 3-hydroxy-3-methylglutaryl coenzyme A
HML *Abk.*: hypophyseal middle lobe
HMM *Abk.*: **1.** heavy meromyosin **2.** hexamethylmelamine
HMMA *Abk.*: 4-hydroxy-3-methoxymandelic acid
HMO *Abk.*: heart minute output
HMP *Abk.*: hexose monophosphate
HMPA *Abk.*: hexamethylphosphoramide
HMPAO *Abk.*: hexamethylpropyleneamine oxime
HMPG *Abk.*: 4-hydroxy-3-methoxy-phenylglycol
HMS *Abk.*: **1.** heparin monosulfate **2.** hexose monophosphate shunt **3.** hyaline membrane syndrome
HMT *Abk.*: **1.** hexamethylene tetramine **2.** histamin methyltransferase **3.** human molar thyrotrophin
HMU *Abk.*: hydroxymethyluracil
HMW *Abk.*: high-molecular-weight
HMWK *Abk.*: high-molecular-weight kininogen
HMW-NCF *Abk.*: high-molecular-weight neutrophil chemotactic factor
HN2 *Abk.*: nitrogen mustard
HNAB *Abk.*: hepatitis type non-A non-B
HNANB *Abk.*: hepatitis type non-A non-B
HNBB *Abk.*: 2-hydroxy-5-nitrobenzyl bromide
HNC *Abk.*: hypothalamic-neurohypophyseal complex
HNCM *Abk.*: hypertrophic non-obstructive cardiomyopathy
HNKC *Abk.*: hyperosmolar nonketotic coma
HNOCM *Abk.*: hypertrophic non-obstructive cardiomyopathy
HNP *Abk.*: herniated nucleus pulposus
hnRNA *Abk.*: **1.** heterogeneous nuclear RNA **2.** heterogenic nuclear RNA
HNS *Abk.*: hypothalamic-neurohypophyseal system
HNSHA *Abk.*: hereditary non-spherocytic hemolytic anemia
Ho *Abk.*: holmium
H_2O_2 *Abk.*: hydrogen peroxide
HOA *Abk.*: hypertrophic osteoarthroscopy
HOADH *Abk.*: 3-hydroxyacyl-CoA dehydrogenase
hoarse [hɔːrs, həʊrs] *adj*: (*Stimme*) heiser, rauh
hoarse|ness [ˈhɔːrsnɪs, ˈhəʊrs] *noun*: (*Stimme*) Heiserkeit *f*
HOCM *Abk.*: **1.** high osmolar contrast medium **2.** hypertrophic obstructive cardiomyopathy
hoe [həʊ] *noun*: Haue *f*, Hoe *nt*
hol|an|dric [hɑˈlændrɪk, həʊ-] *adj*: an das Y-Chromosom gebunden, holandrisch
hol|ar|thrit|ic [ˌhɑlɑːrˈθrɪtɪk, ˌhəʊl-] *adj*: Holarthritis betreffend, holarthritisch, polyarthritisch
hol|ar|thri|tis [ˌhɑlɑːrˈθraɪtɪs] *noun*: Holarthritis *f*, Polyarthritis *f*
hold|er [ˈhəʊldər] *noun*: Halter *m*, Halteinstrument *nt*
Baumgartner needle holder: Baumgartner-Nadelhalter *m*
bayonet needle holder: Bajonettnadelhalter *m*
blade holder: Klingenhalter *m*
bone holder: Knochenhaltezange *f*, Knochenfasszange *f*, Repositionszange *f*
Boynton needle holder: Boynton-Nadelhalter *m*
Castroviejo needle holder: Castroviejo-Nadelhalter *m*
Collier needle holder: Collier-Nadelhalter *m*
Crile-Wood needle holder: Crile-Wood-Nadelhalter *m*
Derf needle holder: Derf-Nadelhalter *m*
exposure holder: Filmkassette *f*
film holder: Filmkassette *f*
foil holder: Folienhalter *m*
Gardner's needle holder: Gardner-Nadelhalter *m*
Hegar-Baumgartner needle holder: Hegar-Baumgartner-Nadelhalter *m*
Langenbeck's needle holder: Langenbeck-Nadelhalter *m*
Mathieu needle holder: Mathieu-Nadelhalter *m*
matrix holder: Matrizenhalter *m*, Matrizenspanner *m*
Mayo-Hegar needle holder: Mayo-Hegar-Nadelhalter *m*
needle holder: Nadelhalter *m*
Olsen-Hegar needle holder: Olsen-Hegar-Nadelhalter *m*
rubber dam holder: Kofferdamhalter *m*
rubber dam clamp holder: Kofferdamklammerhalter *m*
Ryder needle holder: Ryder-Nadelhalter *m*
Young rubber dam clamp holder: Young-Kofferdamklammerhalter *m*

ho|lism ['həʊlɪzəm] *noun*: Holismus *m*
ho|lis|tic [həʊ'lɪstɪk] *adj*: das Ganze betreffend, die Gesamtheit der Person betrachtend, Ganzheits-, holistisch
hol|low ['hɑləʊ]: **I** *noun* **1.** Vertiefung *f*, Mulde *f*, Senke *f* **2.** Höhle *f*, (Aus-)Höhlung *f*, Hohlraum *m* **II** *adj* **3.** hohl, Hohl-; (*Ton*) hohl; (*Stimme*) dumpf; (*Wangen*) eingefallen, hohl; (*Augen*) tiefliegend **4.** hungrig **III** *vt* aushöhlen **IV** *vi* hohl werden
hollow out I *vt* aushöhlen **II** *vi* hohl werden
hollow-cheeked *adj*: hohlwangig
hollow-eyed *adj*: hohläugig
hol|ly|hock ['hɑliː,hɑk] *noun*: Stockmalve *f*, Alcea rosea, Althaea rosea
hol|mi|um ['həʊlmɪəm] *noun*: Holmium *nt*
holo- *präf.*: Holo-, Pan-, Voll-
hol|o|a|car|di|us [,hɑləeɪ'kɑːrdɪəs, ,həʊl-] *noun*: Holoakardius *m*, -acardius *m*
hol|o|a|cra|ni|a [,hɑləeɪ'kreɪnɪə] *noun*: Hol(o)akranie *f*, Hol(o)acrania *f*
hol|o|an|en|ceph|a|ly [,hɑləænən'sefəliː] *noun*: Holoanenzephalie *f*
hol|o|an|ti|gen [hɑlə'æntɪdʒən] *noun*: Vollantigen *nt*, Holoantigen *nt*
hol|o|blas|tic [,hɑlə'blæstɪk] *adj*: holoblastisch
hol|o|crine ['hɑləkrɪn, hɑləkraɪn] *adj*: (*Drüse*) vollständig sezernierend, holokrin
hol|o|di|as|tol|ic [,hɑlədaɪə'stɑlɪk] *adj*: während der ganzen Diastole, pandiastolisch, holodiastolisch
hol|o|don|tog|ra|phy [,hɑlədɑn'tɑgrəfiː] *noun*: Holodontografie *f*
hol|o|en|dem|ic [,hɑləen'demɪk] *adj*: holoendemisch
hol|o|en|zyme [,hɑlə'enzaɪm] *noun*: Holoenzym *nt*
hol|o|gam|ete [,hɑlə'gæmiːt, gə'miːt] *noun*: Hologamet(e *f*) *m*
ho|log|a|mous [hə'lɑgəməs] *adj*: hologam
ho|log|a|my [hə'lɑgəmiː] *noun*: Hologamie *f*
hol|o|gas|tros|chi|sis [,hɑləgæ'strɑskəsɪs, ,həʊl-] *noun*: vollständige Bauchspalte *f*, Hologastroschisis *f*
hol|o|gram ['hɑləgræm] *noun*: Hologramm *nt*
ho|log|ra|phy [hə'lɑgrəfiː] *noun*: Holografie *f*
hol|o|gyn|ic [,hɑlə'dʒɪnɪk, ,həʊl-] *adj*: nur bei weiblichen Nachkommen auftretend, hologyn
hol|o|mas|ti|gote [,hɑlə'mæstɪgəʊt] *noun*: Holomastigote *f*
hol|o|par|a|site [hɑlə'pærəsaɪt] *noun*: Vollschmarotzer *m*, Vollparasit *m*, Holoparasit *m*
hol|o|phyt|ic [,hɑlə'fɪtɪk] *adj*: holophytisch
hol|o|pros|en|ceph|a|ly [,hɑləprɑsən'sefəliː] *noun*: Holoprosenzephalie(-Syndrom *nt*) *f*, Arhinenzephalie-Syndrom *nt*
hol|o|pro|tein [,hɑlə'prəʊtiːɪn, -tiːn] *noun*: Holoprotein *nt*
hol|o|ra|chis|chi|sis [,hɑlərə'kɪskəsɪs] *noun*: Holorachischisis *f*, Rachischisis totalis, Holorhachischisis *f*
hol|o|sac|cha|ride [,hɑlə'sækəraɪd, -rɪd] *noun*: Holosaccharid *nt*
hol|o|schi|sis [,hɑlə'skaɪsɪs] *noun*: direkte Zellteilung *f*, Amitose *f*
hol|o|sys|tol|ic [,hɑləsɪs'tɑlɪk] *adj*: während der ganzen Systole, holosystolisch, pansystolisch
ho|lot|o|py [hə'lɑtəpiː] *noun*: Holotopie *f*
ho|lot|ri|chous [hə'lɑtrɪkəs] *adj*: völlig mit Zilien bedeckt, holotrich
hol|o|type ['hɑlətaɪp] *noun*: Holostandard *m*, -typ *m*, Standardtyp *m*
hol|o|zo|ic [,hɑlə'zəʊɪk] *adj*: holozoisch, phagotroph
hom- *präf.*: →*homo-*
hom|a|log|ra|phy [,hɑmə'lɑgrəfiː] *noun*: Schichtanatomie *f*, Homalografie *f*
ho|mat|ro|pine [həʊ'mætrəpiːn, -pɪn] *noun*: Homatropin *nt*
homatropine hydrobromide: Homatropinhydrobromid *nt*
hom|ax|i|al [həʊ'mæksɪəl, hɑ'm-] *adj*: homoaxial, homaxial
home [həʊm] *noun*: Heim *nt*; Haus *nt*; Zuhause *nt*
convalescent home: Erholungs-, Genesungsheim *nt*
maternity home: Entbindungsklinik *f*, -heim *nt*
nursing home: **1.** Pflegeheim *nt* **2.** (*brit.*) Privatklinik *f*
rest home: Alten-, Alters-, Pflegeheim *nt*
resting home: Alten-, Alters-, Pflegeheim *nt*
homeo- *präf.*: Homö(o)-, Homoio-
ho|me|o|ki|ne|sis [,həʊmɪəʊkɪ'niːʒ(ɪ)ə, -kaɪ-] *noun*: Homöokinese *f*
ho|me|o|mor|phous [,həʊmɪəʊ'mɔːrfəs] *adj*: homöomorph
homeo-osteoplasty *noun*: homologe Knochentransplantation *f*
ho|me|o|path ['həʊmɪəʊpæθ] *noun*: →*homeopathist*
ho|me|o|path|ic [,həʊmɪəʊ'pæθɪk] *adj*: Homöopathie betreffend, auf ihr beruhend, homöopathisch
ho|me|op|a|thist [,həʊmɪ'ɑpəθɪst] *noun*: Homöopath(in *f*) *m*
ho|me|op|a|thy [həʊmɪ'ɑpəθiː] *noun*: Homöopathie *f*
ho|me|o|pla|sia [,həʊmɪəʊ'pleɪʒ(ɪ)ə, -zɪə] *noun*: Homöoplasie *f*
ho|me|o|plas|tic [,həʊmɪəʊ'plæstɪk] *adj*: homöoplastisch
ho|me|o|sis [həʊmɪ'əʊsɪs] *noun*: Homöosis *f*
ho|me|o|sta|sis [,həʊmɪəʊ'steɪsɪs] *noun*: Homöo-, Homoiostase *f*, Homöostasie *f*, Homöostasis *f*
ho|me|o|stat|ic [,həʊmɪəʊ'stætɪk] *adj*: Homöostase betreffend, zu ihr gehörend, auf ihr beruhend, homöostatisch
ho|me|o|ther|a|peu|tic [,həʊmɪəʊ,θerə'pjuːtɪk] *adj*: Homöotherapie betreffend, homöotherapeutisch
ho|me|o|ther|a|py [,həʊmɪəʊ'θerəpiː] *noun*: Homöotherapie *f*
ho|me|o|therm ['həʊmɪəʊθɜrm] *noun*: warmblütiges/homöothermes Lebewesen *nt*, Warmblüter *m*
ho|me|o|ther|mal [,həʊmɪəʊ'θɜrml] *adj*: homöotherm, homoiotherm
ho|me|o|ther|mic [,həʊmɪəʊ'θɜrmɪk] *adj*: dauerwarm, warmblütig, homöo-, homoiotherm
ho|me|o|ther|mism [,həʊmɪəʊ'θɜrmɪzəm] *noun*: →*homeothermy*
ho|me|o|ther|my ['həʊmɪəʊθɜrmiː] *noun*: Homöothermie *f*, Homoiothermie *f*
ho|me|o|typ|ic [,həʊmɪəʊ'tɪpɪk] *adj*: →*homeotypical*
ho|me|o|typ|i|cal [,həʊmɪəʊ'tɪpɪkl] *adj*: homöotypisch, homotypisch
home|sick|ness ['həʊmsɪknəs] *noun*: Heimweh *nt*, Nostalgie *f*
intense homesickness: pathologisches Heimweh *nt*, Nostomanie *f*
hom|i|cid|al [,hɑmə'saɪdl, ,həʊm-] *adj*: **1.** (*psychiat.*) mörderisch, mordlustig **2.** Mord-, Totschlags-
hom|i|cide ['hɑməsaɪd] *noun*: Mord *m*, Tötung *f*, Totschlag *m*
hom|i|nal ['hɑmɪnəl] *adj*: Mensch betreffend, Menschen-, Human-
hom|i|nid ['hɑmənɪd]: **I** *noun* menschenartiges Wesen *nt*, Hominid(e) *m* **II** *adj* menschenartig, -ähnlich, hominid
Ho|min|i|dae [həʊ'mɪnədiː] *plural*: Menschenartige *pl*, Hominiden *pl*, Hominidae *pl*
hom|in|i|nox|ious [,hɑmənɪ'nɑkʃəs] *adj*: für den Men-

schen schädlich, den Menschen schädigend
hom|i|ni|za|tion [ˌhɑmənɪˈzeɪʃn] *noun*: Menschwerdung *f*, Hominisation *f*
hom|i|noid [ˈhɑmənɔɪd] *noun*: menschenähnliches Wesen *nt*, Hominoid(e) *m*
Hom|i|noi|dea [ˌhɑmɪˈnɔɪdɪə] *plural*: Menschenähnliche *pl*, Hominoiden *pl*, Hominoidea *pl*
Ho|mo [ˈhəʊməʊ] *noun*: Mensch *m*, Homo *m*
homo- *präf.*: **1.** gleich-, hom(o)- **2.** (*chem.*) Homo-
ho|mo|bi|o|tin [ˌhəʊməʊˈbaɪətɪn, ˌhɑm-] *noun*: Homobiotin *nt*
ho|mo|car|no|si|nase [ˌhəʊməʊˈkɑːrnəsɪneɪz] *noun*: Homokarnosinase *f*, Homocarnosinase *f*
ho|mo|car|no|sine [ˌhəʊməʊˈkɑːrnəsiːn] *noun*: Homokarnosin *nt*, Homocarnosin *nt*
ho|mo|car|no|sin|o|sis [ˌhəʊməʊkɑːrˌnəʊsɪˈnəʊsɪs] *noun*: Homocarnosinose *f*, Homokarnosinose *f*
ho|mo|cel|lu|lar [ˌhəʊməʊˈseljələr] *adj*: aus gleichartigen Zellen bestehend, homozellulär
ho|mo|cen|tric [ˌhəʊməʊˈsentrɪk] *adj*: homozentrisch
ho|mo|chro|mat|ic [ˌhəʊməʊkrəʊˈmætɪk] *adj*: einfarbig, monochromatisch, monochrom
ho|mo|chrome [ˈhəʊməʊkrəʊm] *adj*: →*homochromatic*
ho|moch|ro|nous [həʊˈmɑkrənəs] *adj*: **1.** gleichzeitig, gleichlaufend, synchron (*with* mit) **2.** in derselben Generation auftretend, homochron
ho|mo|cit|rate [ˌhəʊməˈsɪtreɪt, ˌhɑm-] *noun*: Homozitrat *nt*, Homocitrat *nt*
ho|mo|clad|ic [ˌhəʊməˈklædɪk] *adj*: Endäste eines Gefäßes betreffend, homokladisch
ho|mo|cy|clic [ˌhəʊməʊˈsaɪklɪk, -ˈsɪk-] *adj*: homozyklisch, isozyklisch, homocyclisch, isocyclisch
ho|mo|cys|te|i|nae|mi|a [ˌhəʊməˌsɪstiːɪˈniːmiːə] *noun*: (*brit.*) →*homocysteinemia*
ho|mo|cys|te|ine [ˌhəʊməˈsɪstiːɪn] *noun*: Homozystein *nt*, Homocystein *nt*
ho|mo|cys|te|i|ne|mi|a [ˌhəʊməˌsɪstiːɪˈniːmiːə] *noun*: Homocysteinämie *f*, Homozysteinämie *f*, Hyperhomocysteinämie *f*, Hyperhomozysteinämie *f*
ho|mo|cys|ti|nae|mi|a [ˌhəʊməʊˌsɪstəˈniːmiːə] *noun*: (*brit.*) →*homocystinemia*
ho|mo|cys|tine [ˌhəʊməˈsɪstiːn, -tɪn] *noun*: Homozystin *nt*, Homocystin *nt*
ho|mo|cys|ti|ne|mi|a [ˌhəʊməʊˌsɪstəˈniːmiːə] *noun*: Homozystinämie *f*, Homocystinämie *f*
ho|mo|cys|ti|nu|ri|a [ˌhəʊməʊˌsɪstəˈn(j)ʊəriːə] *noun*: Homocystinurie *f*
ho|mo|cy|to|tro|pic [ˌhəʊməˌsaɪtəˈtrɑpɪk, ˌhɑmə-] *adj*: homozytotrop
ho|mo|dont [ˈhəʊmədɑnt] *adj*: homodont
ho|mod|ro|mous [həʊˈmɑdrəməs] *adj*: in die gleiche Richtung (ablaufend), homodrom
homoeo- *präf.*: Homö(o)-, Homoio-
ho|moe|o|sis [ˌhəʊmɪˈəʊsɪs] *noun*: →*homeosis*
ho|mo|e|rot|ic [ˌhəʊməʊɪˈrɑtɪk] *adj*: Homophilie betreffend, sexuell zum gleichen Geschlecht neigend, homophil, homosexuell, homoerotisch
ho|mo|e|rot|i|cism [ˌhəʊməʊɪˈrɑtəsɪzəm] *noun*: Homoerotik *f*, Homoerotismus *m*
ho|mo|er|o|tism [ˌhəʊməʊˈerətɪzəm] *noun*: →*homoeroticism*
ho|mo|gam|ete [ˌhəʊməʊˈgæmiːt, -gəˈmiːt] *noun*: Homogamet *m*
ho|mo|ga|met|ic [ˌhəʊməʊgəˈmetɪk] *adj*: homogametisch
ho|mog|a|mous [həʊˈmɑgəməs] *adj*: homogam
ho|mog|a|my [həʊˈmɑgəmiː] *noun*: **1.** (*genet.*) Homogamie *f* **2.** (*soziol.*) Homogamie *f*
ho|mog|e|nate [həˈmɑdʒəneɪt, -nɪt, həʊ-] *noun*: Homogenisat *nt*, Homogenat *nt*
ho|mo|ge|ne|i|ty [ˌhəʊmədʒəˈniːɪtɪ, ˌhɑm-] *noun*: Gleichartigkeit *f*, Einheitlichkeit *f*, Homogenität *f*
ho|mo|ge|ne|i|za|tion [ˌhəʊməʊˌdʒɪnɪəˈzeɪʃn] *noun*: →*homogenization*
ho|mo|ge|ne|ous [ˌhəʊmɑˈdʒiːnɪəs, -jəs] *adj*: gleichartig, einheitlich, übereinstimmend, homogen
ho|mo|ge|ne|ous|ness [ˌhəʊmɑˈdʒiːnɪəsnəs] *noun*: →*homogeneity*
ho|mo|gen|e|sis [ˌhəʊməʊˈdʒenəsɪs] *plural*: Homogenese *f*
ho|mo|ge|net|ic [ˌhəʊməʊdʒəˈnetɪk] *adj*: Homogenese betreffend, homogenetisch
ho|mo|ge|net|i|cal [ˌhəʊməʊdʒəˈnetɪkl] *adj*: →*homogenetic*
ho|mo|gen|ic [ˌhəʊmɑəˈdʒenɪk] *adj*: mit gleichen Erbanlagen versehen, homozygot, gleicherbig, reinerbig
ho|mo|ge|nic|i|ty [ˌhəʊmədʒəˈnɪsətiː] *noun*: Gleichartigkeit *f*, Einheitlichkeit *f*, Homogenität *f*
ho|mog|e|ni|za|tion [həˌmɑdʒənɪˈzeɪʃn, həʊ-] *noun*: Homogenisierung *f*, Homogenisation *f*
ho|mog|e|nize [həˈmɑdʒənaɪz, həʊ-] *vt*: homogen *oder* gleichartig *oder* einheitlich machen, homogenisieren
ho|mog|e|nized [həˈmɑdʒənaɪzd] *adj*: homogenisiert
ho|mog|e|nous [həˈmɑdʒənəs, həʊ-] *adj*: **1.** gleichartig, einheitlich, übereinstimmend, homogen **2.** (*chirurg.*) homoplastisch **3.** homoplastisch, homolog, allogen **4.** (*immunolog.*) homolog, allogen, allogenetisch
ho|mo|gen|ti|sate [ˌhəʊməʊˈdʒentɪseɪt] *noun*: Homogentisat *nt*
ho|mo|gen|ti|si|case [ˌhəʊməʊdʒenˈtɪsɪkeɪz] *noun*: Homogentisinsäure(-1,2-)dioxygenase *f*, Homogentisinatoxidase *f*, Homogentisin(säure)oxygenase *f*
ho|mo|gen|ti|su|ri|a [ˌhəʊməʊˌdʒentɪˈs(j)ʊəriːə] *noun*: Homogentisinurie *f*
ho|mog|e|ny [həˈmɑdʒənɪ, həʊ-] *noun*: →*homogenesis*
ho|mo|gly|can [ˌhəʊməˈglaɪkæn] *noun*: Homopolysaccharid *nt*, Homoglykan *nt*
ho|mo|graft [ˈhəʊməʊgræft] *noun*: homologes/allogenes/allogenetisches Transplantat *nt*, Homotransplantat *nt*, Allotransplantat *nt*
isogeneic homograft: →*syngeneic homograft*
syngeneic homograft: syngenes/syngenetisches/isogenes/isogenetisches/isologes Transplantat *nt*, Isotransplantat *nt*
homoio- *präf.*: →*homeo-*
ho|moi|o|pla|sia [həʊˌmɔɪəˈpleɪʒ(ɪ)ə, -zɪə] *noun*: →*homeoplasia*
ho|moi|os|ta|sis [ˌhəʊmɔɪˈɑstəsɪs] *noun*: →*homeostasis*
ho|moi|o|ther|mal [həʊˌmɔɪəˈθɜrməl] *adj*: homoiotherm, homöotherm
ho|mo|ker|a|to|plas|ty [ˌhəʊməʊˈkerətəplæstiː] *noun*: homologe Hornhautplastik *f*, Homokeratoplastik *f*
ho|mo|lac|tic [ˌhəʊməʊˈlæktɪk] *adj*: homolaktisch, homofermentativ
ho|mo|lat|er|al [ˌhəʊməˈlætərəl] *adj*: dieselbe (Körper-)Seite betreffend, auf derselben Seite (liegend), homolateral, gleichseitig, ipsilateral
ho|mo|lip|id [ˌhəʊməˈlɪpɪd] *noun*: Homolipid *nt*
ho|mol|o|gen [həʊˈmɑlədʒən] *noun*: von derselben Species stammend, allogen, allogenetisch, allogenisch, homolog
ho|mo|log|i|cal [ˌhəʊməˈlɑdʒɪkl, ˌhɑm-] *adj*: von derselben Species stammend, allogen, allogenetisch, allogenisch, homolog
ho|mol|o|gous [həˈmɑləgəs, həʊ-] *adj*: **1.** entsprechend,

H

übereinstimmend, ähnlich, artgleich, homolog **2.** von derselben Species stammend, allogen, allogenetisch, allogenisch, homolog **3.** (*chem.*) homolog
ho|mo|logue ['həʊmələg, -lɑg, 'həʊ-] *noun*: **1.** (*biolog.*) homologes Organ *nt* **2.** (*chem.*) homologe Verbindung *f*
ho|mol|o|gy [hə'mɑlədʒɪ, həʊ-] *noun, plural* **-gies**: Homologie *f*
sequence homology: Sequenzhomologie *f*
ho|mol|y|sin [həʊ'mɑləsɪn] *noun*: homologes Lysin *nt*, Homolysin *nt*
ho|mol|y|sis [həʊ'mɑləsɪs] *noun*: Homolyse *f*
ho|mo|mor|phic [ˌhəʊməʊ'mɔːrfɪk, ˌhɑm-] *adj*: gleichgestaltig, homomorph
ho|mo|mor|phous [ˌhəʊməʊ'mɔːrfəs] *adj*: gleichgestaltig, homomorph
ho|mon|y|mous [hə'mɑnɪməs, həʊ-] *adj*: gleichnamig, homonym
ho|mo|phile ['həʊməfaɪl] *noun, adj*: →*homosexual*
ho|mo|plas|tic [ˌhəʊmə'plæstɪk] *adj*: **1.** (*chirurg.*) homoplastisch **2.** homoplastisch, homolog, allogen
ho|mo|plas|ty ['həʊməplæstiː] *noun*: **1.** (*chirurg.*) Homoplastik *f*, Homöoplastik *f*, Homoioplastik *f* **2.** →*homoplasy*
ho|mop|la|sy [hə'mɑpləsɪ, 'həʊməplæsɪ, -pleɪsiː] *noun*: Homoplasie *f*
ho|mo|pol|y|mer [ˌhəʊmə'pɑlɪmər, ˌhɑm-] *noun*: Homopolymer *nt*
ho|mo|pol|y|pep|tide [ˌhəʊməʊpɑlɪ'peptaɪd] *noun*: Homopolypeptid *nt*
ho|mo|pol|y|sac|cha|ride [ˌhəʊməʊˌpɑlɪ'sækəraɪd, -rɪd] *noun*: Homopolysaccharid *nt*, Homoglykan *nt*
ho|mo|pro|line [ˌhəʊməʊ'prəʊlɪn, -liːn] *noun*: Pipecolinsäure *f*, Homoprolin *nt*
ho|mo|ser|ine [ˌhəʊməʊ'serɪn, -riːn] *noun*: Homoserin *nt*
homoserine phosphate: Homoserinphosphat *nt*
ho|mo|sex|u|al [həʊməʊ'sekʃəwəl, -'seksjʊəl]: **I** *noun* Homosexuelle *m/f* **II** *adj* Homosexualität betreffend, sexuell zum gleichen Geschlecht neigend, homosexuell, homophil, homoerotisch
ho|mo|sex|u|al|i|ty [ˌhəʊməʊˌsekʃə'wælətɪ, -ˌseksjʊ'æləti:] *noun*: Homosexualität *f*
female homosexuality: weibliche Homosexualität *f*, Lesbianismus *m*, Sapphismus *m*
male homosexuality: Uranismus *m*, männliche Homosexualität *f*
ho|mos|po|rous [həʊ'mɑspərəs] *adj*: gleichsporig, iso-, homospor
ho|mos|po|ry [həʊ'mɑspəriː] *noun*: Homosporie *f*, Isosporie *f*
ho|mo|stim|u|lant [ˌhəʊməʊ'stɪmjələnt, ˌhɑm-] *noun*: Homostimulans *nt*
hom|o|thal|lic [ˌhəʊməʊ'θælɪk] *adj*: homothallisch
hom|o|thal|lism [ˌhəʊməʊ'θælɪzəm] *noun*: Homothallie *f*
ho|mo|therm ['həʊməʊθɜrm] *noun*: →*homeotherm*
ho|mo|ther|mal [ˌhəʊməʊ'θɜrml] *adj*: →*homeothermic*
ho|mo|ther|mic [ˌhəʊməʊ'θɜrmɪk] *adj*: →*homeothermic*
ho|mo|top|ic [ˌhəʊməʊ'tɑpɪk] *adj*: am richtigen Ort (liegend), homotop, orthotop; (*Organ*) am normalen Ort, an normaler Stelle (liegend), orthotop, normotop, eutop, eutopisch
ho|mo|trans|plant [həʊməʊ'trænzplænt] *noun*: homologes/allogenes/allogenetisches Transplantat *nt*, Homo-, Allotransplantat *nt*
ho|mo|trans|plan|ta|tion [həʊməʊˌtrænzplæn'teɪʃn] *noun*: homologe Transplantation *f*, allogene Transplantation *f*, allogenetische Transplantation *f*, Homotransplantation *f*, Allotransplantation *f*
ho|mo|trop|ic [ˌhəʊməʊ'trɑpɪk, -'trəʊ-] *adj*: homotrop
ho|mo|typ|al [ˌhəʊməʊ'taɪpl] *adj*: →*homotypic*
ho|mo|type ['həʊməʊtaɪp] *noun*: homotypes Organ *nt*, Homotyp *m*
ho|mo|typ|ic [ˌhəʊməʊ'tɪpɪk] *adj*: aus gleichen Zellen bestehend, homöotyp, homöotypisch, homotyp, homotypisch
ho|mo|typ|i|cal [ˌhəʊməʊ'tɪpɪkl] *adj*: →*homotypic*
ho|mo|zo|ic [ˌhəʊməʊ'zəʊɪk] *adj*: homozoisch
ho|mo|zy|go|sis [ˌhəʊməʊzaɪ'gəʊsɪs] *noun*: Gleich-, Reinerbigkeit *f*, Erbgleichheit *f*, Homozygotie *f*
ho|mo|zy|gos|i|ty [ˌhəʊməʊzaɪ'gɑsətiː] *noun*: →*homozygosis*
ho|mo|zy|gote [ˌhəʊməʊ'zaɪgəʊt] *noun*: homozygote Zelle *f*, homozygoter Organismus *m*, Homozygot *m*, Homozygote *f*
ho|mo|zy|got|ic [ˌhəʊməʊzaɪ'gɑtɪk] *adj*: mit gleichen Erbanlagen versehen, homozygot, gleicherbig, reinerbig
ho|mo|zy|gous [ˌhəʊməʊ'zaɪgəs] *adj*: mit gleichen Erbanlagen versehen, homozygot, gleicherbig, reinerbig
ho|mun|cu|lus [hə'mʌŋkjələs, həʊ-] *noun, plura* **-li** [-laɪ]: Homunkulus *m*, Homunculus *m*
hon|ey ['hʌniː] *noun*: Honig *m*, Mel *nt*
hon|ey|bee ['hʌniːbiː] *noun*: Honigbiene *f*, Apis mellifica
hood [hʊd] *noun*: (*a. techn.*) Kappe *f*, Haube *f*
fume hood: Abzugshaube *f*
tooth hood: Zahnkappe *f*
hook [hʊk] *noun*: Haken *m*, Uncus *m*
blunt hook: stumpfer Haken *m*
blunt nerve hook: stumpfer Nervenhaken *m*
bone hook: Knochenhaken *m*
Braun's hook: Braun-Haken *m*
elastic hook: Molarenhaken *m*
embrasure hook: Inzisalhaken *m*
examining hook: Tasthaken *m*
incisal hook: Inzisalhakenm
iris hook: Irishäkchen *nt*
lid hook: Lidhaken *m*
molar hook: Molarenhaken *m*
nerve hook: Nervenhaken *m*
palate hook: Gaumensegelhaken *m*
Ricard's hook: Ricard-Haken *m*
sharp hook: scharfer Haken *m*
skin hook: Hauthaken *m*
strabismus hook: Schielhäkchen *nt*
tonsillar hook: Tonsillenhaken *m*
hook-up *noun*: **1.** System *nt*, Schaltung *f*, Schaltbild *nt*, -schema *nt* **2.** Zusammenschluss *m*, Zusammenschaltung *f*
hook|worm ['hʊkwɜrm] *noun*: **1.** Hakenwurm *m* **2.** →*European hookworm*
American hookworm: Todeswurm *m*, Necator americanus
hookworm of the dog: Ancylostoma caninum
European hookworm: (europäischer) Hakenwurm *m*, Grubenwurm *m*, Ancylostoma duodenale
New World hookworm: Todeswurm *m*, Necator americanus
Old World hookworm: →*European hookworm*
hop [hɑp] *noun*: Hopfen *m*
HOP *Abk.*: **1.** adriamycin, oncovin, prednisone **2.** heterogenic ovum penetration **3.** high oxygen pressure **4.** hydroxyproline
hor|de|in ['hɔːrdɪɪn] *noun*: Hordein *nt*
hor|de|o|lo|sis [ˌhɔːrdɪəʊ'ləʊsɪs] *noun*: Hordeolosis *f*
hor|de|o|lum [hɔːr'dɪələm] *noun*: Gerstenkorn *nt*, Zilien-

H

abszess *m*, Hordeolum *nt*
external hordeolum: Hordeolum externum
internal hordeolum: Hordeolum internum
horelhound ['hɔːr,haʊnd] *noun*: Andorn *m*, Marrubium vulgare
holrilzolcarldia [hə,raɪzə'kɑːrdɪə] *noun*: Horizontallage/Querlage *f* des Herzens, Horizokardie *f*
horlilzonltal [hɔːrə'zɑntl, hɑrə-]: **I** *noun* Horizontale *f*, Waag(e)rechte *f* **II** *adj* horizontal, waag(e)recht
Frankfort horizontal: Deutsche Horizontale *f*, Frankfurter Horizontale *f*, Ohr-Augen-Ebene *f*
horlmic ['hɔːrmɪk] *adj*: hormisch
horlmism ['hɔːrmɪzəm] *noun*: hormische Psychologie *f*, Antriebspsychologie *f*, Hormismus *m*
Horlmoldenldrum [,hɔːrmə'dendrəm] *noun*: Hormodendron *nt*
horlmonlalgogue [hɔːr'məʊnəgɔg, -gɑg] *noun*: Hormonbildung-anregendes Mittel *nt*, Hormonagogum *nt*
horlmolnal [hɔːr'məʊnl, 'hɔːrmənl] *adj*: Hormon(e) betreffend, durch Hormone bedingt, hormonell, Hormon-
hormonally-dependent *adj*: hormonabhängig
horlmone ['hɔːrməʊn] *noun*: Hormon *nt*
adenohypophysial hormones: Hormone *pl* der Adenohypophyse, (Hypophysen-)Vorderlappenhormone *pl*, HVL-Hormone *pl*
adipokinetic hormone: lipolytisches Hormon *nt*
adrenocortical hormones: Nebennierenrindenhormone *pl*, NNR-Hormone *pl*
adrenocorticotropic hormone: (adreno-)corticotropes Hormon *nt*, (Adreno-)Kortikotropin *nt*
adrenomedullary hormone: Nebennierenmarkhormon *nt*, NNM-Hormon *nt*
AM hormone: Nebennierenmarkhormon *nt*, NNM-Hormon *nt*
androgenic hormone: männliches Keimdrüsenhormon *nt*, Androgen *nt*
anterior pituitary hormones: Hypophysenvorderlappenhormone *pl*, HVL-Hormone *pl*
antidiuretic hormone: antidiuretisches Hormon *nt*, Vasopressin *nt*
Aschheim-Zondek hormone: luteinisierendes Hormon *nt*, Luteinisierungshormon *nt*, Interstitialzellen-stimulierendes Hormon *nt*, interstitial cell stimulating hormone *nt*
atrial natriuretic hormone: atrialer natriuretischer Faktor *m*, Atriopeptid *nt*, Atriopeptin *nt*
chondrotropic hormone: Wachstumshormon *nt*, somatotropes Hormon *nt*, Somatotropin *nt*
corpus luteum hormone: Gelbkörperhormon *nt*, Corpus-luteum-Hormon *nt*, Progesteron *nt*
cortical hormone: Nebennierenrindenhormon *nt*, NNR-Hormon *nt*
corticotropin releasing hormone: Kortikoliberin *nt*, Corticoliberin *nt*, corticotropin releasing factor *nt*, corticotropin releasing hormone *nt*
effector hormones: Effektorhormone *pl*
ergotropic hormone: ergotropes Hormon *nt*
estrogenic hormones: östrogene Hormone *pl*
fat-mobilizing hormone: lipolytisches Hormon *nt*
follicle stimulating hormone: follikelstimulierendes Hormon *nt*, Follitropin *nt*, Follikelreifungshormon *nt*
follicle stimulating hormone releasing hormone: Gonadotropin-releasing-Faktor *m*, Gonadotropin-releasing-Hormon *nt*
galactopoietic hormone: Prolaktin *nt*, Prolactin *nt*, laktogenes Hormon *nt*
gastrointestinal hormones: Enterohormone *pl*, gastrointestinale Hormone *pl*, Darmhormone *pl*
gestagenic hormones: Gestagene *pl*
glandotropic hormone: glandotropes Hormon *nt*
glandular hormones: glanduläre Hormone *pl*
glucocorticoid hormones: Glucocorticoide *pl*
gonadotropic hormones: Gonadotropine *pl*
gonadotropin releasing hormone: Gonadotropin-releasing-Faktor *m*, Gonadotropin-releasing-Hormon *nt*, Gonadoliberin *nt*
growth hormone: Wachstumshormon *nt*, somatotropes Hormon *nt*, Somatotropin *nt*
growth hormone inhibiting hormone: Somatostatin *nt*, growth hormone release inhibiting hormone *nt*
growth hormone release inhibiting hormone: Somatostatin *nt*, growth hormone release inhibiting hormone *nt*
growth hormone releasing hormone: Somatoliberin *nt*, Somatotropin-releasing-Faktor *m*, growth hormone releasing hormone *nt*
human follicle-stimulating hormone: Menotropin *nt*, Menopausengonadotropin *nt*, humanes Menopausengonadotropin *nt*
human growth hormone: Wachstumshormon *nt*, Somatotropin *nt*, somatotropes Hormon *nt*
hypophysiotropic hormone: hypophysiotropes Hormon *nt*
hypothalamic hormones: Hypothalamushormone *pl*
inhibiting hormone: Inhibiting-Hormon *nt*
interstitial cell stimulating hormone: luteinisierendes Hormon *nt*, Luteinisierungshormon *nt*, Interstitialzellen-stimulierendes Hormon *nt*
ketogenic hormone: lipolytisches Hormon *nt*
lactation hormone: Prolaktin *nt*, Prolactin *nt*, laktogenes Hormon *nt*
lactogenic hormone: Prolaktin *nt*, Prolactin *nt*, laktogenes Hormon *nt*
lipid hormone: Lipidhormon *nt*
lipotropic hormone: lipotropes Hormon *nt*, β-Lipotropin *nt*
luteinizing hormone: luteinisierendes Hormon *nt*, Luteinisierungshormon *nt*, Interstitialzellen-stimulierendes Hormon *nt*, interstitial cell stimulating hormone *nt*
luteinizing hormone releasing hormone: LH-releasing-Hormon *nt*, LH-releasing-Faktor *m*
luteotropic hormone: Luteotropin *nt*, luteotropes Hormon *nt*
luteotropic lactogenic hormone: Prolaktin *nt*, Prolactin *nt*, laktogenes Hormon *nt*
mammogenic hormone: mammogenes Hormon *nt*
melanocyte stimulating hormone: Melanotropin *nt*, melanotropes Hormon *nt*, melanozytenstimulierendes Hormon *nt*
melanophore stimulating hormone: Melanotropin *nt*, melanotropes Hormon *nt*, melanozytenstimulierendes Hormon *nt*
metabolic hormone: Stoffwechselhormon *nt*
neurohypophysial hormone: Neurohypophysenhormon *nt*, Hormon *nt* der Neurophypophyse, (Hypophysen-)Hinterlappenhormon *nt*, HHL-Hormon *nt*
non-glandotropic hormone: nichtglandotropes Hormon *nt*
oestrogenic hormones: (*brit.*) →*estrogenic hormones*
ovarian hormone: Eierstockhormon *nt*
pancreatic hormones: Pankreashormone *pl*
parathyroid hormone: Parathormon *nt*, Parathyrin *nt*
peptide hormone: Peptidhormon *nt*

H

pituitary hormones: Hypophysenhormone *pl*
placental hormones: Plazentahormone *pl*
placental growth hormone: humanes Plazenta-Lactogen *nt*, Chorionsomatotropin *nt*
plant hormone: Pflanzenhormon *nt*, Phytohormon *nt*
polypeptide hormone: Proteohormon *nt*, Polypeptidhormon *nt*
posterior pituitary hormones: (Hypophysen-)Hinterlappenhormone *pl*, HHL-Hormone *pl*, Neurohypophysenhormone *pl*
progestational hormone: Gelbkörperhormon *nt*, Progesteron *nt*, Corpus-luteum-Hormon *nt*
prolactin inhibiting hormone: Prolactin-inhibiting-Faktor *m*, Prolactin-inhibiting-Hormon *nt*
prolactin releasing hormone: Prolactin-releasing-Faktor *m*, Prolaktin-releasing-Faktor *m*, Prolactoliberin *nt*, Prolaktoliberin *nt*, Prolactin-releasing-Hormon *nt*, Prolaktin-releasing-Hormon *nt*
protein hormone: Proteinhormon *nt*
regulator hormones: Steuerhormone *pl*
regulatory hormone: Steuer-, Regulationshormon *nt*
release-inhibiting hormones: Release-Inhibiting-Hormone *pl*, Release-inhibiting-Faktoren *pl*
releasing hormones: Releasinghormone *pl*, Releasingfaktoren *pl*
renal hormones: Nierenhormone *pl*, renale Hormone *pl*
sex hormones: Geschlechtshormone *pl*, Sexualhormone *pl*
somatotrophic hormone: →*somatotropic hormone*
somatotropic hormone: Somatotropin *nt*, somatotropes Hormon *nt*, Wachstumshormon *nt*
somatotropin release inhibiting hormone: Somatostatin *nt*
somatotropin releasing hormone: Somatoliberin *nt*, Somatotropin-releasing-Faktor *m*, growth hormone releasing factor *nt*, growth hormone releasing hormone *nt*
steroid hormones: Steroidhormone *pl*
testicular hormone: Testosteron *nt*
testis hormone: Testosteron *nt*
thymic hormones: Thymusfaktoren *pl*
thyroid hormones: Schilddrüsenhormone *pl*
thyroid-stimulating hormone: Thyrotropin *nt*, Thyreotropin *nt*, thyreotropes Hormon *nt*
thyrotropic hormone: Thyrotropin *nt*, Thyreotropin *nt*, thyreotropes Hormon *nt*
thyrotropin releasing hormone: Thyreotropin releasing-Hormon *nt*, Thyrotropin-releasing-Faktor *m*, Thyreotropin-releasing-Faktor *m*, Thyreoliberin *nt*, Thyrotropin-releasing-Hormon *nt*, Thyroliberin *nt*
tissue hormone: Gewebshormon *nt*
tropic hormone: tropes Hormon *nt*
urinary purified follicle-stimulating hormone: urinäres hoch-gereinigtes follikelstimulierendes Hormon *nt*

hormone-dependent *adj*: hormonabhängig
hormone-like *adj*: hormonähnlich
hormone-sensitive *adj*: auf Hormone ansprechend, durch Hormone anregbar, hormonsensitiv
hor|mon|ic [hɔːr'mɑnɪk, -'məʊn-] *adj*: →*hormonal*
hor|mon|o|gen ['hɔːrmənədʒən] *noun*: Prohormon *nt*, Hormonogen *nt*, Hormogen *nt*
hor|mo|no|gen|e|sis [ˌhɔːrmənəʊ'dʒenəsɪs] *noun*: Hormonbildung *f*, Hormonogenese *f*
ectopic hormonogenesis: ektope Hormonbildung *f*
hor|mo|no|gen|ic [ˌhɔːrmənəʊ'dʒenɪk] *adj*: die Hormonbildung betreffend *oder* stimulierend, hormonbildend, hormonogen
hor|mo|no|poi|e|sis [ˌhɔːrmənəʊpɔɪ'iːsɪs] *noun*: →*hormonogenesis*
hor|mo|no|poi|et|ic [ˌhɔːrmənəʊpɔɪ'etɪk] *adj*: die Hormonbildung betreffend *oder* stimulierend, hormonbildend, hormonogen
hor|mo|no|priv|ia [ˌhɔːrmənəʊ'prɪvɪə] *noun*: Hormonmangel *m*
hor|mo|no|ther|a|py [ˌhɔːrmənəʊ'θerəpiː] *noun*: Hormontherapie *f*
horn [hɔːrn] *noun*: **1.** Horn *nt*, hornförmige Struktur *f*, (*anatom.*) Cornu *nt* **2.** (*chem.*) Horn *nt*, Keratin *nt*
Ammon's horn: **1.** Ammonshorn *nt*, Hippokampus *m*, Hippocampus *m* **2.** (eigentliches) Ammonshorn *nt*, Cornu ammonis, Pes hippocampi
anterior horn of lateral ventricle: Vorderhorn *nt* des Seitenventrikels, Cornu frontale ventriculi lateralis
anterior horn of spinal cord: Vorderhorn *nt* des Rückenmarks, Cornu anterius medullae spinalis
coccygeal horn: Cornu coccygeum
cutaneous horn: Hauthorn *nt*, Cornu cutaneum, Keratoma giganteum
dorsal horn: Hinterhorn *nt* (des Rückenmarks), Cornu posterius medullae spinalis
dorsal horn of spinal cord: →*dorsal horn*
frontal horn of lateral ventricle: Vorderhorn *nt* des Seitenventrikels, Cornu frontale ventriculi lateralis
greater horn of hyoid bone: Cornu majus ossis hyoidei
horn of hyoid bone: Zungenbeinhorn, Cornu ossis hyoidei
inferior horn of lateral ventriculus: Unterhorn *nt* des Seitenventrikels, Cornu temporale ventriculi lateralis
inferior horn of saphenous opening: Cornu inferius marginis falciformis hiatus saphenus
inferior horn of thyroid cartilage: Cornu inferius cartilaginis thyroideae
lateral horn of spinal cord: Seitenhorn *nt* (des Rückenmarks), Cornu laterale
lesser horn of hyoid bone: Cornu minus ossis hyoidei
occipital horn of lateral ventricle: Hinterhorn *nt* des Seitenventrikels, Cornu occipitale ventriculi lateralis
posterior horn of lateral ventricle: Hinterhorn *nt* des Seitenventrikels, Cornu posterius ventriculi lateralis
posterior horn of spinal cord: Hinterhorn *nt* des Rückenmarks, Cornu posterius medullae spinalis
horn of pulp: Pulpahorn *nt*
horn of sacrum: Cornu sacrale
sinus horn: Sinushorn *nt*
superior horn of saphenous opening: Cornu superius marginis falciformis hiatus saphenus
superior horn of thyroid cartilage: Cornu superius cartilaginis thyroideae
temporal horn of lateral ventricle: Unterhorn *nt* des Seitenventrikels, Cornu temporale ventriculi lateralis
horn of thyroid cartilage: Schildknorpelhorn *nt*, Cornu cartilaginis thyroideae
uterine horn: Gebärmutterzipfel *m*, Cornu uteri
horn of uterus: Gebärmutterzipfel *m*, Cornu uteri
ventral horn of spinal cord: Vorderhorn *nt* des Rückenmarks, Cornu anterius medullae spinalis
warty horn: Hauthorn *nt*, Cornu cutaneum, Keratoma giganteum
horned [hɔːrnd] *adj*: gehörnt, Horn-
horn|i|fi|ca|tion [ˌhɔːrnəfɪ'keɪʃn] *noun*: Verhornung *f*, Verhornen *nt*, Keratinisation *f*
horn|less ['hɔːrnləs] *adj*: ohne Horn/Hörner, hornlos
horn|y ['hɔːrniː] *adj*: **1.** →*horned* **2.** hornig, schwielig **3.** aus Horn, Horn-

H

ho|rop|ter [hə'rɑptər, hɔ-] *noun*: Sehgrenze *f*, Horopter *m*
Vieth-Müller horopter: Vieth-Müller-Kreis *m*
hor|op|ter|ic [ˌhɔrɑp'terɪk] *adj*: Horopter betreffend, Horopter-
hor|rip|i|la|tion [hɔˌrɪpə'leɪʃn] *noun*: Horripilatio *f*
horse ['ɔːrs] *noun*: Pferd *nt*
charley horse: Muskelkater *m*
horse|fly ['hɔːrsflaɪ] *noun*: Pferdebremse *f*, Tabanus *m*
horse|pow|er ['hɔːrspaʊər] *noun*: Pferdestärke *f*
horse|pox ['hɔːrspɑks] *noun*: Pferdepocken *pl*, Variola equina
horse|rad|ish ['hɔːrsrædɪʃ] *noun*: Meerrettich *m*, Armoracia rusticana, Cochlearia armoracia
horse|shoe ['hɔːrsʃuː] *noun*: Hufeisen *nt*
horse|tail ['hɔːrsˌteɪl] *noun*: Schachtelhalm *m*, Equisetum arvense
hor|to|be|zoar [ˌhɔːrtə'biːzɔːr] *noun*: Phytobezoar *m*
HOS *Abk.*: human osteosarcoma
hos|pice ['hɑspɪs] *noun*: Sterbeklinik *f*
hos|pi|tal ['hɑspɪtl] *noun*: **1.** Krankenhaus *nt*, Klinik *f* **2.** Lazarett *nt* **3.** Pflegehaus *nt*, Hospital *nt*
city hospital: Poliklinik *f*
day hospital: Tagesklinik *f*
eye hospital: Augenklinik *f*
field hospital: Feldlazarett *nt*
general hospital: Allgemeinkrankenhaus *nt* allgemeines Krankenhaus *nt*
leper hospital: Leprastation *f*, -krankenhaus *nt*, Leprosorium *nt*
maternity hospital: Entbindungsklinik *f*, -heim *nt*
mental hospital: psychiatrische Klinik *f*, (Nerven-) Heilanstalt *f*
night hospital: Nachtklinik *f*
hospital-acquired *adj*: mit Bezug zum Krankenhaus; im Krankenhaus erworben, nosokomial
hos|pi|tal|ism ['hɑspɪtlɪzəm] *noun*: Hospitalismus *m*
hos|pi|tal|i|za|tion [ˌhɑspɪtlə'zeɪʃn] *noun*: **1.** Aufnahme/Einweisung/Einlieferung *f* ins Krankenhaus, Hospitalisierung *f* **2.** Krankenhausaufenthalt *m*
hos|pi|tal|ize ['hɑspɪtlaɪz] *vt*: ins Krankenhaus einweisen *oder* einliefern, hospitalisieren, (stationär) aufnehmen
host [həʊst] *noun*: Wirt *m*; Wirtszelle *f*
accidental host: Fehlwirt *m*
bacterial host: Bakterienwirt *m*
cell host: Wirtszelle *f*
dead-end host: Fehlendwirt *m*
definitive host: Endwirt *m*
final host: Endwirt *m*
insect host: Wirtsinsekt *nt*
intermediate host: Zwischenwirt *m*
paratenic host: Hilfs-, Transport-, Wartewirt *m*, paratenischer Wirt *m*
host of predilection: Hauptwirt *m*
primary host: Endwirt *m*
reservoir host: Parasitenreservoir *nt*
secondary host: Zwischenwirt *m*
transfer host: →*paratenic host*
transport host: →*paratenic host*
host-specific *adj*: wirtsspezifisch
hot [hɑt] *adj*: **1.** warm, heiß **2.** (*fig.*) erhitzt, heiß **3.** (*physik.*) heiß, stark radioaktiv **4.** (*physik.*) stromführend
5-HOT *Abk.*: 5-hydroxytryptamine
HOT *Abk.*: **1.** hematogenic oxidation therapy **2.** human old tuberculin **3.** hyperbaric oxygen therapy
hour ['aʊər] *noun*: Stunde *f*
clock hour: volle Stunde *f*
hour|glass ['aʊərglæs] *noun*: Sanduhr *f*

Ho:YAG *Abk.*: holmium:yttrium-aluminum-garnet
HP *Abk.*: **1.** hemoperfusion **2.** heparin **3.** hepatic porphyria **4.** high pressure **5.** hydrostatic pressure **6.** hydroxyproline **7.** hyperphoria **8.** hypertension and proteinuria
h.p. *Abk.*: horse power
Hp *Abk.*: haptoglobin
hp *Abk.*: horse power
HPA *Abk.*: **1.** heteropolyanion **2.** hyperphenylalaninemia **3.** hypothalamic-pituitary-adrenal
HPC *Abk.*: **1.** hexadecyl phosphocholine **2.** hydroxyphenyl-cinchoninic acid
HPCT *Abk.*: hereditary porphyria cutanea tarda
HPD *Abk.*: **1.** home peritoneal dialysis **2.** hypothalamic-pituitary dysfunction
H-6-PD *Abk.*: hexose-6-phosphate dehydrogenase
HPETE *Abk.*: hydroperoxyeicosatetraenoic acid
HPF *Abk.*: **1.** heparin precipitable fraction **2.** high pass filter **3.** hypothalamic-pituitary failure
HPG *Abk.*: **1.** human pituitary gonadotrophin **2.** human postmenopausal gonadotrophin
HPI *Abk.*: hexose phosphate isomerase
HPL *Abk.*: **1.** human parotid lysozyme **2.** human placental lactogen
HPLC *Abk.*: **1.** high-performance liquid chromatography **2.** high-pressure liquid chromatography
HPMG *Abk.*: human postmenopausal gonadotrophin
HPN *Abk.*: hypertension
HPO *Abk.*: hypertrophic pulmonary osteoarthropathy
HPOA *Abk.*: hypertrophic pulmonary osteoarthropathy
HPP *Abk.*: **1.** human pancreatic polypeptide **2.** hydroxyphenylpyruvate **3.** 4-hydroxypyrazolopyrimidine
HPr *Abk.*: human prolactin
HPRT *Abk.*: hypoxanthine phosphoribosyl transferase
HPS *Abk.*: **1.** Hermansky-Pudlak syndrome **2.** His-Purkinje system
HPT *Abk.*: **1.** histamine provocation test **2.** human placenta thyrotrophin **3.** hyperparathyroidism **4.** hypothalamic-pituitary-thyroid
HPTCL *Abk.*: high pressure thin layer chromatography
HPTH *Abk.*: human parathyroid hormone
HPV *Abk.*: **1.** human papilloma viruses **2.** hypoxic pulmonary vasoconstriction
HPVD *Abk.*: hypertensive pulmonary vascular disease
Hpx *Abk.*: hemopexin
H_2Q *Abk.*: ubiquinol
HQE *Abk.*: hereditary Quincke edema
HR *Abk.*: **1.** heart rate **2.** o-β-hydroxyethyl rutoside
hr *Abk.*: hour
HRA *Abk.*: high right atrial electrocardiogram
HRAE *Abk.*: high right atrial electrocardiogram
HRBC *Abk.*: horse red blood cells
HRC-CSNS *Abk.*: heart rate controlled carotid sinus nerve stimulation
HRCT *Abk.*: high resolution computed tomography
HRE *Abk.*: high resolution electrocardiography
H-reflex *noun*: Hoffmann-Reflex *m*, H-Reflex *m*
HREM *Abk.*: high resolution electron microscope
HRH *Abk.*: high renin hypertension
HRP *Abk.*: **1.** high risk pregnancy **2.** horseradish peroxidase
HRPP *Abk.*: heart rate pressure product
HRS *Abk.*: **1.** hepatorenal syndrome **2.** high risk screening
HRT *Abk.*: hormone replacement therapy
HS *Abk.*: **1.** half strength **2.** heart sounds **3.** hemolytic system **4.** heparin sulfate **5.** herpes simplex **6.** homologous serum **7.** hyposensitization
HSA *Abk.*: human serum albumin

H

HSAP *Abk.*: heat-stable alkaline phosphatase
HSCS *Abk.*: hypersensitive carotid sinus
HSD *Abk.*: hydroxysteroid dehydrogenase
HSDH *Abk.*: hydroxysteroid dehydrogenase
HSE *Abk.*: herpes simplex encephalitis
HSF *Abk.*: histamine-sensitizing factor
HSG *Abk.*: **1.** herpes simplex genitalis **2.** hysterosalpingogram **3.** hysterosalpingography
HSGF *Abk.*: **1.** high-speed gel filtration **2.** human skeletal growth factor
HSI *Abk.*: **1.** heart stress index **2.** hepatosomatic index
HSL *Abk.*: herpes simplex labialis
HSLC *Abk.*: high-speed liquid chromatography
HSOR *Abk.*: hydroxysteroid oxidoreductase
HSP *Abk.*: Henoch-Schönlein purpura
hsp *Abk.*: heat shock proteins
HSV *Abk.*: **1.** hamster sarcoma virus **2.** herpes simplex virus **3.** highly selective vagotomy
HT *Abk.*: **1.** hemolysin test **2.** home treatment **3.** hydrotherapy **4.** hyperthermia **5.** hyperthyroidism **6.** hypothalamus
Ht *Abk.*: **1.** total hypermetropia **2.** total hyperopia
5-HT *Abk.*: 5-hydroxytryptamine
HTA *Abk.*: histamine transaminase
HTACS *Abk.*: human thyroid adenylate cyclase stimulator
HTC *Abk.*: **1.** hepatoma cells **2.** homozygous typing cell
HTCVD *Abk.*: hypertensive cardiovascular disease
HTD *Abk.*: heart transversal diameter
HTDV *Abk.*: human teratoma-derived virus
HTE *Abk.*: hip total endoprosthesis
HTF *Abk.*: **1.** heterothyrotrophic factor **2.** humoral thymus factor
HTG *Abk.*: **1.** human thyroglobulin **2.** hypertriglyceridemia
HTGL *Abk.*: hepatic triglyceride lipase
HTH *Abk.*: homeostatic thymus hormone
HTLA *Abk.*: human thymus lymphocyte antigen
HTLV *Abk.*: **1.** human T-cell-leucemia-virus **2.** human T-cell leukemia virus **3.** human T-cell lymphoma virus **4.** human T-cell lymphotropic virus
HTLV-I *Abk.*: human T-cell lymphotrophic virus type I
HTLV-II *Abk.*: human T-cell lymphotrophic virus type II
HTLV-III *Abk.*: human T-cell lymphotropic virus type III
HTLV-MA *Abk.*: HTLV membrane antigen
HTO *Abk.*: tritiated water
HTP *Abk.*: hyperimmune thrombocytopenia
5-HTP *Abk.*: 5-hydroxytryptophan
5-HTP-DC *Abk.*: 5-hydroxytryptophan decarboxylase
HTQ *Abk.*: heart-thoracic quotient
HTR *Abk.*: hemolytic transfusion reaction
HTSH *Abk.*: human thyroid stimulating hormone
HTSI *Abk.*: human thyroid stimulating immunoglobulin
HTT *Abk.*: heparin tolerance test
HTV *Abk.*: herpes-type virus
HTVD *Abk.*: hypertensive vascular disease
HU *Abk.*: **1.** Hounsfield unit **2.** hydroxyurea
hue [(h)juː] *noun*: **1.** (Farb-)Ton *m*, Tönung *f*, Schattierung *f* **2.** Farbe *f*
HuEPO *Abk.*: human erythropoietin
hum [hʌm]: **I** *noun* Summen *nt*; Brummen *nt* **II** *vi* summen; brummen
venous hum: Nonnensausen *nt*, Nonnengeräusch *nt*, Kreiselgeräusch *nt*, Bruit de diable
hu|man [(h)juːmən]: **I** *noun* Mensch *m* **II** *adj* **1.** den Menschen betreffend, im Menschen vorkommend, vom Menschen stammend, human, Human- **2.** →*humane*
hu|mane [(h)juː'meɪn] *adj*: menschlich, menschenfreundlich, menschenwürdig, human, Menschen-
hu|mec|tant [(h)juː'mektənt]: **I** *noun* (*chem.*) Feuchthaltemittel *nt*, Feuchthalter *m* **II** *adj* **1.** feucht **2.** an-, befeuchtend, benetzend
hu|mec|ta|tion [ˌ(h)juːmek'teɪʃn] *noun*: **1.** (*patholog.*) seröse Gewebeinfiltration *f* **2.** An-, Befeuchten *nt* **3.** Einweichen *nt*
hu|mer|al ['(h)juːmərəl] *adj*: **1.** Oberarm *oder* Oberarmknochen/Humerus betreffend, humeral, Humerus- **2.** Schulter betreffend, Schulter-
humero- *präf.*: Oberarm-, Humerus-, humeral; Schulter-
hu|mer|o|ra|di|al [ˌ(h)juːmərəʊ'reɪdɪəl] *adj*: Oberarmknochen und Speiche/Radius betreffend, humeroradial, radiohumeral
hu|mer|o|scap|u|lar [ˌ(h)juːmərəʊ'skæpjələr] *adj*: Oberarmknochen und Schulterblatt/Skapula betreffend, humeroskapular, skapulohumeral
hu|mer|o|ul|nar [ˌ(h)juːmərəʊ'ʌlnər] *adj*: Oberarmknochen und Ulna betreffend, humeroulnar
hu|mer|us ['(h)juːmərəs] *noun, plural* **-ri** [-raɪ]: Oberarmknochen *m*, Humerus *m*
bent humerus: Humerus varus
fractured humerus: Oberarmbruch *m*, -fraktur *f*, Humerusfraktur *f*
hu|mid ['(h)juːmɪd] *adj*: feucht
hu|mid|i|fi|er [(h)juː'mɪdəfaɪər] *noun*: (Luft-)Befeuchter *m*
bubble humidifier: Bubble-through-Befeuchter *m*
respiratory humidifier: Atemluftbefeuchter *m*
hu|mid|i|fy [(h)juː'mɪdəfaɪ] *vt*: befeuchten
hu|mid|i|ty [(h)juː'mɪdətiː] *noun*: (Luft-)Feuchtigkeit *f*; Feuchtskeitsgehalt *m*
absolute humidity: absolute Feuchtigkeit *f*
relative humidity: relative Feuchtigkeit *f*
hum|ming ['hʌmɪŋ] *adj*: summend; brummend
hu|mor ['(h)juːmər] *noun*: **1.** (Körper-)Flüssigkeit *f*, Humor *m* **2.** (Gemüts-)Verfassung *f*, Stimmung *f*, Laune *f*
aqueous humor: Humor aquosus, Kammerwasser *nt*
cristalline humor: →*crystalline humor*
crystalline humor: **1.** Humor vitreus **2.** Glaskörper *m*, Corpus vitreum
vitreous humor: Glaskörper *m*, Corpus vitreum
hu|mor|al ['(h)juːmərəl] *adj*: (Körper-)Flüssigkeit(en) betreffend, humoral, Humoral-
hu|mor|al|ism ['(h)juːmərəlɪzəm] *noun*: Humoralpathologie *f*
hu|mor|ism ['(h)juːmərɪzəm] *noun*: →*humoralism*
hump [hʌmp] *noun*: Buckel *m*, Höcker *m*
buffalo hump: Stiernacken *m*, -höcker *m*, Büffelnacken *m*, -höcker *m*
heart hump: Herzbuckel *m*
lumbar hump: Lendenwulst *m*
rib hump: Rippenbuckel *m*
hump|back ['hʌmpbæk] *noun*: Kyphose *f*
rachitic humpback: Sitzkyphose *f*, Sitzbuckel *m*
hu|mus ['(h)juːməs] *noun*: Humus *m*
hunch|back ['hʌntʃbæk] *noun*: Kyphose *f*
hun|ger ['hʌŋger]: **I** *noun* Hunger *m*, Hungergefühl *nt* **II** *vi* Hunger haben, hungern
air hunger: Lufthunger *m*, Kussmaul-Atmung *f*, Kussmaul-Kien-Atmung *f*
bone hunger: Calciumhunger *m*
calcium hunger: Calciumhunger *m*
hun|gry ['hʌŋgriː] *adj*: hungrig **be/feel hungry** Hunger haben, hungrig sein **get hungry** Hunger bekommen
HUS *Abk.*: hemolytic uremic syndrome
husk|y ['hʌskiː] *adj*: (*Stimme*) heiser, rauh
HV *Abk.*: **1.** half-value **2.** hardness value of Vickers **3.**

heart volume **4.** hepatitis viruses **5.** hyperventilation
HVA *Abk.*: homovanillic acid
HVD *Abk.*: hypertensive vascular disease
HVE *Abk.*: high-voltage electron microscopy
HvG *Abk.*: host-versus-graft
HVGR *Abk.*: host versus graft reaction
HVH *Abk.*: herpesvirus hominis
HVI *Abk.*: human vaccinia immunoglobulin
HVL *Abk.*: half-value layer
HVPE *Abk.*: high-voltage paper electrophoresis
HVS *Abk.*: hyperventilation syndrome
HVT *Abk.*: **1.** half-value thickness **2.** hepatic vein thrombosis
HWY *Abk.*: hundred woman years
HX *Abk.*: **1.** hemopexin **2.** hypoxanthine
Hx *Abk.*: history
HXR *Abk.*: hypoxanthine riboside
Hy *Abk.*: **1.** hypermetropia **2.** hysteria
hy|al ['haɪəl] *adj*: →*hyoid II*
hyal- *präf.*: Hyalin-; Glaskörper-; Glas-
hy|a|lin ['haɪəlɪn] *noun*: Hyalin *nt*
alcoholic hyalin: alkoholisches Hyalin *nt*
cellular hyalin: zelluläres Hyalin *nt*
connective tissue hyalin: bindegewebiges Hyalin *nt*
epithelial hyalin: epitheliales Hyalin *nt*
haematogenous hyalin: (*brit.*) →*hematogenous hyalin*
hematogenous hyalin: Hämatohyaloid *nt*, hämatogenes Hyalin *nt*
intracellular hyalin: intrazelluläres Hyalin *nt*
reconstituted hyalin: Rekonstitutionshyalin *nt*
vascular hyalin: vaskuläres Hyalin *nt*
hy|a|line [*n* 'haɪəliːn, -lɪn; *adj* 'haɪəlɪn, -laɪn]: **I** *noun* Hyalin *nt* **II** *adj* **1.** Hyalin betreffend, Hyalin- **2.** transparent, durchscheinend; glasartig, glasig, hyalin **3.** amorph, nicht kristallin
hy|a|lin|i|za|tion [ˌhaɪəlɪnɪ'zeɪʃn] *noun*: Hyalinisierung *f*, Hyalinisation *f*
hy|a|li|no|sis [haɪəlɪ'nəʊsɪs] *noun*: Hyalinose *f*
arteriolar hyalinosis: Arteriolenhyalinose *f*
capsular hyalinosis: (Milz-)Kapselhyalinose *f*
pleural hyalinosis: Pleurahyalinose *f*
splenic capsular hyalinosis: (Milz-)Kapselhyalinose *f*
hy|a|li|not|ic [haɪəlɪ'nɑtɪk] *adj*: Hyalinose betreffend, hyalinotisch
hy|a|li|nu|ri|a [ˌhaɪəlɪ'n(j)ʊəriːə] *noun*: Hyalinurie *f*
hy|a|lit|ic [haɪə'lɪtɪk] *adj*: Glaskörperentzündung/Hyalitis betreffend, hyalitisch, hyaloiditisch
hy|a|li|tis [haɪə'laɪtɪs] *noun*: Glaskörperentzündung *f*, Hyalitis *f*, Hyaloiditis *f*
hyalo- *präf.*: **1.** Hyalin- **2.** Glaskörper- **3.** Glas-
hy|a|lo|cyte ['haɪələʊsaɪt] *noun*: Hyalozyt *m*
hy|a|lo|gen [haɪ'ælədʒən] *noun*: Hyalogen *nt*
hy|a|lo|hy|pho|my|ce|tes [ˌhaɪələʊˌhaɪfəʊ'maɪsiːts] *plural*: Hyalohyphomyzeten *pl*
hy|a|loid ['haɪəlɔɪd] *adj*: hyaloid, hyalin
hy|a|loid|in [haɪə'lɔɪdɪn] *noun*: Hyaloidin *nt*
hy|a|loid|i|tis [haɪəlɔɪ'daɪtɪs] *noun*: →*hyalitis*
hy|a|lo|mere ['haɪələʊmɪər] *noun*: Hyalomer *nt*
hy|a|lo|mit|ome [ˌhaɪələʊ'mɪtəʊm] *noun*: →*hyaloplasm*
Hy|a|lom|ma [haɪə'lɑmə] *noun*: Hyalomma *f*
hy|a|lo|mu|coid [ˌhaɪələ'mjuːkɔɪd] *adj*: hyalomukoid
hy|a|lo|nyx|is [ˌhaɪələʊ'nɪksɪs] *noun*: Glaskörperpunktion *f*
hy|a|lo|pha|gia [ˌhaɪələʊ'feɪdʒ(ɪ)ə] *noun*: Glasessen *nt*, Hyalophagie *f*
hy|a|loph|a|gy [haɪə'lɑfədʒiː] *noun*: →*hyalophagia*
hy|a|lo|pho|bi|a [ˌhaɪələʊ'fəʊbɪə] *noun*: Hyalophobie *f*
hy|a|lo|plasm ['haɪələplæzəm] *noun*: Grundzytoplasma *nt*, Hyaloplasma *nt*, zytoplasmatische Matrix *f*
nuclear hyaloplasma: Kernsaft *m*, Karyolymphe *f*
hy|a|lo|plas|mat|ic [ˌhaɪələplæz'mætɪk] *adj*: Hyaloplasma betreffend, im Hyaloplasma liegend, hyaloplasmatisch
hy|a|lo|plas|mic [ˌhaɪələʊ'plæzmɪk] *adj*: Hyaloplasma betreffend, im Hyaloplasma liegend, hyaloplasmatisch
hy|a|lo|se|ro|sit|ic [ˌhaɪələsɪrəʊ'sɪtɪk] *adj*: Hyaloserositis betreffend, hyaloserositisch
hy|a|lo|se|ro|si|tis [ˌhaɪələsɪrəʊ'saɪtɪs] *noun*: Hyaloserositis *f*
progressive multiple hyaloserositis: progressive maligne Polyserositis *f*
hy|a|lo|sis [haɪə'ləʊsɪs] *noun*: degenerative Veränderung *f* des Humor vitreus
hy|a|lo|tome [haɪ'ælətəʊm] *noun*: →*hyaloplasm*
hy|a|lu|rate [haɪə'lʊəreɪt] *noun*: →*hyaluronate*
hy|a|lu|ro|nate [ˌhaɪə'lʊrəneɪt] *noun*: Hyaluronsäureester *m*, -salz *nt*, Hyaluronat *nt*
hy|a|lu|ron|i|dase [ˌhaɪəlʊ'rɑnɪdaɪz] *noun*: hyaluronsäure-spaltendes Enzym *nt*, Hyaluronidase *f*
hy|a|lu|ron|o|glu|co|sa|min|i|dase [ˌhaɪəlʊˌrɑnəˌgluːkəʊsə'mɪnədeɪz] *noun*: Hyaluron(o)glucosaminidase *f*
hy|a|lu|ron|o|glu|cu|ron|i|dase [ˌhaɪəlʊˌrɑnəˌgluːkə'rɑnɪdeɪz] *noun*: Hyaluron(o)glucuronidase *f*
hy|bar|ox|ia [ˌhaɪbə'rɑksɪə] *noun*: Sauerstoffüberdrucktherapie *f*, hyperbare (Sauerstoff-)Therapie/Oxygenation *f*
hy|brid ['haɪbrɪd]: **I** *noun* Bastard *m*, Kreuzung *f*, Mischling *m*, Hybride *f* **II** *adj* hybrid, Bastard-, Misch-
cell hybrids: Zellhybride *pl*
resonance hybrid: Resonanzhybrid *nt*
hy|brid|ism ['haɪbrədɪzəm] *noun*: **1.** Hybridisierung *f*, Hybridisation *f* **2.** Hybridität *f*
hy|brid|i|ty [haɪ'brɪdətiː] *noun*: Hybridität *f*
hy|brid|i|za|tion [ˌhaɪbrɪdɪ'zeɪʃn] *noun*: **1.** Hybridisierung *f*, Hybridisation *f* **2.** Hybridisation *f*, Bastardisierung *f* **3.** Hybridisierung *f*, Hybridisierungstechnik *f*
hy|brid|ize ['haɪbrɪdaɪz]: **I** *vt* hybridisieren, bastadieren, kreuzen **II** *vi* sich kreuzen
hy|bri|do|ma [haɪbrɪ'dəʊmə] *noun*: Hybridom *nt*
hy|dan|to|in [haɪ'dæntəʊɪn] *noun*: Hydantoin *nt*, Glykolylharnstoff *m*
hy|dan|to|in|ate [haɪdæn'təʊɪneɪt] *noun*: Hydantoinat *nt*
hy|da|tid ['haɪdətɪd] *noun*: **1.** (*anatom.*) zystenähnliche Struktur *f*, Hydatide *f* **2.** (*patholog.*) Echinokokkenblase *f*, Echinokokkenzyste *f*, Hydatide *f*
alveolar hydatid: alveoläre Echinokokkose *f*
Morgagni's hydatid: Morgagni-Hydatide *f*, Appendix testis
hydatids of Morgagni: Morgagni-Hydatiden *pl*, Appendices vesiculosae (epoophorontis)
nonpedunculated hydatid: Morgagni-Hydatide *f*, Appendix testis
pedunculated hydatid: Appendix epididymidis
sessile hydatid: Morgagni-Hydatide *f*, Appendix testis
Virchow's hydatid: alveoläre Echinokokkose *f*
hy|da|tid|i|form [haɪdə'tɪdəfɔːrm] *adj*: hydatidenähnlich, hydatidenartig, hydatidenförmig, hydatidiform
hy|da|tid|o|cele [haɪdə'tɪdəsiːl] *noun*: Hydatidozele *f*
hy|da|ti|do|ma [haɪdətɪ'dəʊmə] *noun*: Hydatidom *nt*
hy|da|ti|do|sis [ˌhaɪdətɪ'dəʊsɪs] *noun*: Echinokokkose *f*
hepatic hydatidosis: Leberechinokokkose *f*
metastatic hydatidosis: metastasierende Hydatidose/Echinokokkose *f*
pulmonary hydatidosis: Lungenechinokokkose *f*
hy|da|ti|dos|to|my [ˌhaɪdətɪ'dɑstəmiː] *noun*: Hydatiden-

eröffnung *f*, -drainage *f*
hy|da|tig|e|na [haɪdə'tɪdʒənə] *noun*: Taenia *f*
hy|da|toid ['haɪdətɔɪd]: **I** *noun* Kammerwasser *nt*, Humor aquosus **II** *adj* Kammerwasser betreffend, Kammerwasser-
hydr- *präf.*: Wasser-, Hydr(o)-; Wasserstoff-, Hydro-
hy|drad|e|ni|tis [ˌhaɪdrædə'naɪtɪs] *noun*: →*hidradenitis*
hy|drad|e|no|ma [ˌhaɪdrædɪ'nəʊmə] *noun*: →*hidradenoma*
hy|drae|mi|a [haɪ'driːmiːə] *noun*: (*brit.*) →*hydremia*
hy|drae|mic [haɪ'driːmɪk] *adj*: (*brit.*) →*hydremic*
hy|drae|r|o|per|i|to|ne|um [haɪˌdreərəʊˌperɪtə'niːəm] *noun*: Hydropneumoperitoneum *nt*
hy|dra|gogue ['haɪdrəgɔg, -gɑg]: **I** *noun* Wasserausscheidung-förderndes Mittel *nt*, Hydragogum *nt* **II** *adj* die Wasserausscheidung fördernd
hy|dral|a|zine [haɪ'drælәziːn] *noun*: Hydralazin *nt*
hy|dra|mine ['haɪdrəmiːn] *noun*: Hydramin *nt*
hy|dram|ni|on [haɪ'dræmnɪɑn] *noun*: Hydramnion *nt*
hy|dram|ni|os [haɪ'dræmnɪəs] *noun*: →*hydramnion*
hy|dran|en|ceph|a|ly [ˌhaɪdrænən'sefəliː] *noun*: Blasenhirn *nt*, Hydranzephalie *f*
hy|drar|gyr|i|a [ˌhaɪdrɑːr'dʒɪərɪə] *noun*: Quecksilbervergiftung *f*, Hydrargyrie *f*, Hydrargyrose *f*, Merkurialismus *m*
cutaneous hydrargyria: Quecksilberausschläge *pl*
hy|drar|gy|rism [haɪ'drɑːrdʒərɪzəm] *noun*: Quecksilbervergiftung *f*, Hydrargyrie *f*, Hydrargyrose *f*, Merkurialismus *m*
hy|drar|gy|ro|ma|nia [haɪ'drɑːrdʒaɪrəʊ'meɪnɪə, -jə] *noun*: Hydrargyromanie *f*
hy|drar|gy|ro|sis [haɪˌdrɑːrdʒɪ'rəʊsɪs] *noun*: →*hydrargyria*
hy|drar|gy|rum [haɪ'drɑːrdʒərəm] *noun*: Quecksilber *nt*; (*chem.*) Hydragyrum *nt*
hy|drar|thro|di|al [ˌhaɪdrɑːr'θrəʊdɪəl] *adj*: Hydarthrose betreffend
hy|drar|thron [haɪ'drɑːrθrɑn] *noun*: →*hydrarthrosis*
hy|drar|thro|sis [haɪdrɑːr'θrəʊsɪs] *noun*: seröser Gelenkerguss *m*, Hydarthros(e *f*) *m*, Hydrarthros(e *f*) *m*, Hydrops articularis
intermittent hydrarthrosis: Hydrops articulorum intermittens
hydrarthrosis of the knee joint: Hydrops genus
hy|drar|thrus [haɪ'drɑːrθrəs] *noun*: →*hydrarthrosis*
hy|drase ['haɪdreɪz] *noun*: →*hydratase*
enoyl hydrase: →*enoyl-CoA hydratase*
hy|dra|tase ['haɪdrəteɪz] *noun*: Hydratase *f*
aconitate hydratase: →*aconitase*
enoyl-ACP hydratase: Enoyl-ACP-hydratase *f*
enoyl-CoA hydratase: Enoyl-CoA-hydratase *f*, Enoylhydrase *f*, Enoyl-hydratase *f*
fumarate hydratase: Fumarase *f*, Fumarathydratase *f*
urocanate hydratase: Urocanase *f*, Urocanathydratase *f*
urocanic acid hydratase: →*urocanate hydratase*
hy|drate ['haɪdreɪt]: **I** *noun* Hydrat *nt* **II** *vt* hydratisieren
hy|drat|ed ['haɪdreɪtɪd] *adj*: hydratisiert
hy|dra|tion [haɪ'dreɪʃn] *noun*: **1.** Wasseranlagerung *f*, Hydratbildung *f*, Hydration *f*, Hydratation *f* **2.** Wasseraufnahme *f*, Hydratation *f*, Hydration *f*
hy|drau|lics [haɪ'drɔlɪks, -'drɑlɪks] *plural*: Hydraulik *f*
hy|dra|zide ['haɪdrəzaɪd, -zɪd] *noun*: Hydrazid *nt*
isonicotinic acid hydrazide: Isoniazid *nt*, Isonicotinsäurehydrazid *nt*, Pyridin-4-carbonsäurehydrazid *nt*
4-pyridine carboxylic acid hydrazide: →*isonicotinic acid hydrazide*
hy|dra|zine ['haɪdrəziːn] *noun*: Hydrazin *nt*, Diamid *nt*
hy|dra|zin|o|ly|sis [ˌhaɪdrəzɪ'nɑləsɪs] *noun*: Hydrazinolyse *f*
hy|dra|zone ['haɪdrəzəʊn] *noun*: Hydrazon *nt*
hy|dre|mi|a [haɪ'driːmiːə] *noun*: Hydrämie *f*, Hydroplasmie *f*; Verdünnungsanämie *f*
hy|dre|mic [haɪ'driːmɪk] *adj*: Hydrämie betreffend, hydrämisch
hy|dren|ceph|a|lo|cele [ˌhaɪdrən'sefələsiːl] *noun*: Enzephalozystozele *f*, Hydroenzephalozele *f*
hy|dren|ceph|a|lo|me|nin|go|cele [ˌhaɪdrənˌsefələmɪ'nɪŋgəsiːl] *noun*: Enzephalozystomeningozele *f*, Enzephalomeningozele *f*, Meningoenzephalozele *f*
hy|dren|ceph|a|lus [ˌhaɪdrən'sefələs] *noun*: →*hydrocephalus*
hy|dren|ceph|a|ly [ˌhaɪdrən'sefəliː] *noun*: →*hydrocephalus*
hy|dri|at|ic [ˌhaɪdrɪ'ætɪk] *adj*: →*hydriatric*
hy|dri|at|ric [ˌhaɪdrɪ'ætrɪk] *adj*: Hydrotherapie betreffend, hydrotherapeutisch, hydriatrisch
hy|dri|at|rics [ˌhaɪdrɪ'ætrɪks] *plural*: Hydrotherapie *f*
hy|dric ['haɪdrɪk] *adj*: Wasserstoff betreffend *oder* enthaltend, Wasserstoff-, Hydro-
hy|dride ['haɪdraɪd, -drɪd] *noun*: Hydrid *nt*
hy|dri|on ['haɪdrɪɑn] *noun*: Wasserstoffion *nt*
hydro- *präf.*: **1.** Wasser-, Hydr(o)- **2.** (*chem.*) Wasserstoff-, Hydro-
hy|droa [haɪ'drəwə] *noun*: Hidroa *f*, Hydroa *f*
hy|dro|a|dip|sia [ˌhaɪdrəʊə'dɪpsɪə] *noun*: Hydroadipsie *f*
hy|dro|ap|pen|dix [ˌhaɪdrəʊə'pendɪks] *noun*: Hydroappendix *f*, Hydrops appendices
hy|dro|ar|o|mat|ic [ˌhaɪdrəʊˌærə'mætɪk] *adj*: hydroaromatisch
hy|dro|bil|i|ru|bin [ˌhaɪdrəʊ'bɪləruːbɪn] *noun*: Hydrobilirubin *nt*
hy|dro|bleph|a|ron [ˌhaɪdrəʊ'blefərɑn] *noun*: Lidödem *nt*
hy|dro|bro|mate [ˌhaɪdrəʊ'brəʊmeɪt] *noun*: Hydrobromat *nt*
hy|dro|bro|mide [ˌhaɪdrəʊ'brəʊmaɪd, -mɪd] *noun*: Hydrobromid *nt*
hy|dro|cal|y|co|sis [ˌhaɪdrəʊkælɪ'kəʊsɪs] *noun*: Hydrocalycosis *f*, Hydrokalykose *f*, Hydrokalikose *f*
hy|dro|ca|lyx [ˌhaɪdrəʊ'keɪlɪks] *noun*: Hydrokalix *m*
hy|dro|car|ba|rism [ˌhaɪdrəʊ'kɑːrbərɪzəm] *noun*: →*hydrocarbonism*
hy|dro|car|bon [ˌhaɪdrəʊ'kɑːrbən] *noun*: Kohlenwasserstoff *m*
alicyclic hydrocarbon: alizyklischer Kohlenwasserstoff *m*
aliphatic hydrocarbon: aliphatischer Kohlenwasserstoff *m*
aromatic hydrocarbon: aromatischer Kohlenwasserstoff *m*
cyclic hydrocarbon: ringförmiger/zyklischer Kohlenwasserstoff *m*
halogenated hydrocarbon: halogenierter Kohlenwasserstoff *m*
polycyclic aromatic hydrocarbons: polyzyklische aromatische Kohlenwasserstoffe *pl*
saturated hydrocarbon: gesättigter Kohlenwasserstoff *m*
unsaturated hydrocarbon: ungesättigter Kohlenwasserstoff *m*
hy|dro|car|bo|nism [ˌhaɪdrəʊ'kɑːrbənɪzəm] *noun*: Vergiftung/Intoxikation *f* durch Kohlenwasserstoffe
hy|dro|car|dia [ˌhaɪdrəʊ'kɑːrdɪə] *noun*: →*hydropericardium*
hy|dro|cele ['haɪdrəʊsiːl] *noun*: **1.** Wasserbruch *m*, Hydrozele *f*, Hydrocele *f* **2.** Hydrocele testis
bilocular hydrocele: Dupuytren-Hydrozele *f*
cervical hydrocele: Hydrocele colli

chylous hydrocele: Chylozele *f*, Hydrocele chylosa
communicating hydrocele: Hydrocele vaginalis communicans
congenital hydrocele: angeborene/kongenitale Hydrozele *f*
cord hydrocele: Hydrocele funiculi spermatici, Funikulozele *f*
Dupuytren's hydrocele: Dupuytren-Hydrozele *f*
funicular hydrocele: Hydrocele funicularis
hernial hydrocele: Hydrocele hernialis
Maunoir's hydrocele: Hydrocele colli
Nuck's hydrocele: Nuck-Zyste *f*, Hydrocele feminae/muliebris
hydrocele renalis: Perinephritis serosa
scrotal hydrocele: Hydrocele scrotalis

hy|dro|ce|phal|ic [ˌhaɪdrəʊsɪ'fælɪk] *adj*: Hydrozephalus betreffend, hydrozephal

hy|dro|ceph|a|lo|cele [ˌhaɪdrəʊ'sefələsiːl] *noun*: →*hydrencephalocele*

hy|dro|ceph|a|loid [ˌhaɪdrəʊ'sefələɪd]: **I** *noun* Hydrozephaloid *nt*, Encephaloenteritis acuta **II** *adj* hydrozephalusähnlich, hydrozephaloid

hy|dro|ceph|a|lus [ˌhaɪdrəʊ'sefələs] *noun*: Wasserkopf *m*, Hydrozephalus *m*, Hydrocephalus *m*
acute hydrocephalus: Hydrocephalus acutus
communicating hydrocephalus: Hydrocephalus communicans, Normaldruckhydrozephalus *m*
congenital hydrocephalus: kongenitaler/primärer Hydrozephalus *m*, Hydrocephalus congenitalis
external hydrocephalus: Hydrocephalus externus
hypersecretoric hydrocephalus: Hydrocephalus hypersecretorius
hypersecretory hydrocephalus: Hypersekretionshydrozephalus *m*, Hydrocephalus hypersecretorius
internal hydrocephalus: Hydrocephalus internus
noncommunicating hydrocephalus: obstruktiver Hydrozephalus *m*, Hydrocephalus occlusus
noncommunication hydrocephalus: →*noncommunicating hydrocephalus*
normal pressure hydrocephalus: Hydrocephalus aresorptivus, Hydrozephalus malresorptivus
obstructive hydrocephalus: obstruktiver Hydrozephalus *m*, Hydrocephalus occlusus
otitic hydrocephalus: otitischer Hydrozephalus *m*
postmeningitic hydrocephalus: postmeningitischer Hydrozephalus *m*
post-traumatic hydrocephalus: posttraumatischer Hydrozephalus *m*
primary hydrocephalus: kongenitaler/primärer Hydrozephalus *m*, Hydrocephalus congenitalis
secondary hydrocephalus: sekundärer Hydrozephalus *m*

hy|dro|ceph|a|ly [ˌhaɪdrəʊ'sefəliː] *noun*: →*hydrocephalus*

hy|dro|chlo|ride [ˌhaɪdrəʊ'klɔːraɪd, -rɪd, -'kləʊ-] *noun*: Hydrochlorid *nt*

hy|dro|chlo|ro|thi|a|zide [ˌhaɪdrəʊˌklɔːrə'θaɪəzaɪd, -ˌkləʊ-] *noun*: Hydrochlorothiazid *nt*

hy|dro|cho|le|cys|tis [ˌhaɪdrəʊˌkəʊlə'sɪstɪs] *noun*: Gallenblasenhydrops *m*, Hydrops vesicae felleae

hy|dro|cho|le|re|sis [ˌhaɪdrəʊˌkəʊlɪ'riːsɪs] *noun*: Hydrocholerese *f*

hy|dro|cho|le|ret|ic [ˌhaɪdrəʊˌkəʊlə'retɪk, ˌkɑl-] *adj*: Hydrocholerese betreffend, hydrocholeretisch

hy|dro|cho|les|ter|ol [ˌhaɪdrəʊkə'lestərəʊl, -rɔl] *noun*: Hydrocholesterin *nt*, Hydrocholesterol *nt*

hy|dro|cir|so|cele [ˌhaɪdrəʊ'sɪrsəsiːl] *noun*: kombinierte Hydrozele *f* und Varikozele

hy|dro|co|done [ˌhaɪdrəʊ'kəʊdəʊn] *noun*: Hydrocodon *nt*, Dihydrocodeinon *nt*

hy|dro|col|loid [ˌhaɪdrəʊ'kɑlɔɪd] *noun*: Hydrokolloid *nt*
agar hydrocolloid: Agar-Hydrokolloid *nt*, Agar-Abformmasse *f*
alginate hydrocolloid: Alginat-Hydrokolloid *nt*, Alginat-Abformmasse *f*
irreversible hydrocolloid: irreversibles Hydrokolloid *nt*
reversible hydrocolloid: reversibles Hydrokolloid *nt*

hy|dro|col|po|cele [ˌhaɪdrəʊ'kɑlpəsiːl] *noun*: →*hydrocolpos*

hy|dro|col|pos [ˌhaɪdrəʊ'kɑlpəs] *noun*: Scheidenretentionszyste *f*, Hydrokolpos *m*

hy|dro|cor|ti|sone [ˌhaɪdrəʊ'kɔːrtɪzəʊn] *noun*: Kortisol *nt*, Cortisol *nt*, Hydrocortison *nt*

hy|dro|cy|an|ism [ˌhaɪdrəʊ'saɪənɪzəm] *noun*: Blausäurevergiftung *f*, Zyanidvergiftung *f*, Cyanidvergiftung *f*

hy|dro|cyst ['haɪdrəʊsɪst] *noun*: seröse Zyste *f*, Hydrozyste *f*

hy|dro|cyst|ad|e|no|ma [haɪdrəʊˌsɪstædə'nəʊmə] *noun*: papilläres Hidradenom *nt*, Hydrokystadenom *nt*, Hidrozystadenom *nt*

hy|dro|cys|to|ma [ˌhaɪdrəʊsɪs'təʊmə] *noun*: Hydrozystom *nt*, Hydrokystom *nt*

hy|dro|dif|fu|sion [ˌhaɪdrəʊdɪ'fjuːʒn] *noun*: Hydrodiffusion *f*

hy|dro|dip|sia [ˌhaɪdrəʊ'dɪpsɪə] *noun*: Wasserdurst *m*, Hydrodipsie *f*

hy|dro|dip|so|ma|nia [ˌhaɪdrəʊdɪpsə'meɪnɪə, -jə] *noun*: Hydrodipsomanie *f*

hy|dro|di|u|re|sis [ˌhaɪdrəʊdaɪə'riːsɪs] *noun*: Wasserdiurese *f*

hy|dro|dy|nam|ic [ˌhaɪdrəʊdaɪ'næmɪk] *adj*: Hydrodynamik betreffend, hydrodynamisch

hy|dro|dy|nam|ics [ˌhaɪdrəʊdaɪ'næmɪks] *plural*: Hydrodynamik *f*

hy|dro|e|lec|tric [ˌhaɪdrəʊɪ'lektrɪk] *adj*: hydroelektrisch

hy|dro|en|ceph|a|lo|cele [ˌhaɪdrəʊen'sefələsiːl] *noun*: Enzephalozystozele *f*, Hydroenzephalozele *f*

hy|dro|gel ['haɪdrəʊdʒel] *noun*: Hydrogel *nt*

hy|dro|gen ['haɪdrədʒən] *noun*: Wasserstoff *m*; (*chem.*) Hydrogenium *nt*
hydrogen-3: Tritium *nt*
hydrogen bromide: Bromwasserstoff *m*
hydrogen chloride: Chlorwasserstoff *m*
hydrogen cyanide: Cyanwasserstoff *m*, Zyanwasserstoff *m*
hydrogen fluoride: Fluorwasserstoff *m*, Flusssäureanhydrid *nt*
gaseous hydrogen: gasförmiger Wasserstoff *m*
heavy hydrogen: schwerer Wasserstoff *m*, Deuterium *nt*
light hydrogen: leichter Wasserstoff *m*, Protium *nt*
ordinary hydrogen: leichter Wasserstoff *m*, Protium *nt*
hydrogen peroxide: Wasserstoffperoxid *nt*, Wasserstoffsuperoxid *nt*
hydrogen sulfide: Schwefelwasserstoff *m*
hydrogen sulphide: (*brit.*) →*hydrogen sulfide*

hy|dro|gen|ase ['haɪdrəʊdʒəneɪz, haɪ'drɑdʒəneɪz] *noun*: Hydrogenase *f*

hy|dro|gen|ate ['haɪdrəʊdʒəneɪt, haɪ'drɑdʒəneɪt] *vt*: **1.** Wasserstoff anlagern, hydrieren **2.** (*Öl, Fett*) härten

hy|dro|gen|a|tion [ˌhaɪdrəʊdʒə'neɪʃn] *noun*: Hydrierung *f*

hy|dro|gen|ize ['haɪdrəʊdʒənaɪz, haɪ'drɑdʒə-] *vt*: →*hydrogenate*

hy|dro|gen|ly|ase [ˌhaɪdrədʒən'laɪeɪz] *noun*: **1.** Hydrogenlyase *f* **2.** Hydrogenase *f*
formate hydrogenolyase: Formiatdehydrogenase *f*

hy|dro|gym|nas|tics [ˌhaɪdrədʒɪm'næstɪks] *plural*: Unter-

H

wassergymnastik *f*, Hydrogymnastik *f*

hy|dro|haem|a|to|tho|rax [ˌhaɪdrəʊˌhemətəˈθɔːræks] *noun*: (*brit.*) →*hydrohematothorax*

hy|dro|hae|ma|to|ne|phro|sis [ˌhaɪdrəʊˌhiːməʊtəʊnɪˈfrəʊsɪs] *noun*: (*brit.*) →*hydrohematonephrosis*

hy|dro|hae|ma|to|ne|phrot|ic [ˌhaɪdrəʊˌhiːməʊtəʊnɪˈfrɑtɪk] *adj*: (*brit.*) →*hydrohematonephrotic*

hy|dro|he|ma|to|ne|phro|sis [ˌhaɪdrəʊˌhiːməʊtəʊnɪˈfrəʊsɪs] *noun*: Hydrohäm(at)onephrose *f*

hy|dro|he|ma|to|ne|phrot|ic [ˌhaɪdrəʊˌhiːməʊtəʊnɪˈfrɑtɪk] *adj*: Hydrohämatonephrose betreffend, hydrohämatonephrotisch

hy|dro|hem|a|to|tho|rax [ˌhaɪdrəʊˌhemətəˈθɔːræks] *noun*: Hydrohämothorax *m*, Hydrohämatothorax *m*

hy|dro|ki|net|ic [ˌhaɪdrəʊkɪˈnetɪk] *adj*: Hydrokinetik betreffend, hydrokinetisch

hy|dro|ki|net|ics [ˌhaɪdrəʊkɪˈnetɪks] *plural*: Hydrokinetik *f*

hy|dro|la|bile [ˌhaɪdrəʊˈleɪbɪl] *adj*: hydrolabil

hy|dro|la|bil|i|ty [ˌhaɪdrəʊləˈbɪlətiː] *noun*: Hydrolabilität *f*

hy|dro|lab|y|rinth [ˌhaɪdrəʊˈlæbərɪn(t)θ] *noun*: Hydrolabyrinth *nt*, Hydrops labyrinthi

hy|dro|lase [ˈhaɪdrəʊleɪz] *noun*: Hydrolase *f*

acid hydrolase: saure Hydrolase *f*

aryl-ester hydrolase: Arylesterase *f*, Arylesterhydrolase *f*

β-hydroxyisobutyryl-CoA hydrolase: β-Hydroxyisobutyryl-CoA-hydrolase *f*

carboxylic ester hydrolase: Carboxylesterase *f*

formylkynurenine hydrolase: Arylformamidase *f*, Formylkynureninhydrolase *f*

fumaroylacetoacetate hydrolase: Fumarylacetoacetase *f*

hydroxyacylglutathione hydrolase: Hydroxyacylglutathionhydrolase *f*, Glyoxalase II *f*

lactosylceramide galactosyl hydrolase: Lactosylceramidase *f*

peptide hydrolase: Peptidase *f*, Peptidhydrolase *f*

pyroglutamate hydrolase: 5-Oxoprolinase *f*

serine hydrolases: Serinhydrolasen *pl*

hydro-lyase *noun*: Hydrolyase *f*, Hydratase *f*, Dehydratase *f*

hy|drol|y|sate [haɪˈdrɑlɪseɪt] *noun*: Hydrolysat *nt*

hy|drol|y|sis [haɪˈdrɑlɪsɪs] *noun, plural* **-ses** [-siːz]: Hydrolyse *f*

acid hydrolysis: saure Hydrolyse *f*

basic hydrolysis: basische Hydrolyse *f*

enzymatic hydrolysis: enzymatische Hydrolyse *f*

partial hydrolysis: Teil-, Partialhydrolyse *f*

protein hydrolysis: Proteolyse *f*

hy|dro|lyst [ˈhaɪdrəlɪst] *noun*: hydrolysefördernes Agens *nt*, Hydrolysator *m*

hy|dro|lyte [ˈhaɪdrəʊlaɪt] *noun*: Hydrolyt *m*

hy|dro|lyt|ic [ˌhaɪdrəʊˈlɪtɪk] *adj*: Hydrolyse betreffend *oder* fördernd, hydrolytisch

hy|dro|lyz|a|ble [ˈhaɪdrəʊlaɪzəbl] *adj*: hydrolysierbar

hy|drol|y|zate [haɪˈdrɑlɪzeɪt] *noun*: →*hydrolysate*

hy|dro|lyze [ˈhaɪdrəlaɪz] *vt, vi*: hydrolisieren

hy|dro|ma [haɪˈdrəʊmə] *noun*: →*hygroma*

hy|dro|mas|sage [ˌhaɪdrəʊməˈsɑːʒ] *noun*: Unterwassermassage *f*

hy|dro|men|in|git|ic [ˌhaɪdrəʊmenɪnˈdʒɪtɪk] *adj*: Hydromeningitis betreffend, hydromeningitisch

hy|dro|men|in|gi|tis [ˌhaɪdrəʊmenɪnˈdʒaɪtɪs] *noun*: seröse Meningitis *f*, Hydromeningitis *f*

hy|dro|me|nin|go|cele [ˌhaɪdrəʊmɪˈnɪŋgəsiːl] *noun*: Hydromeningozele *f*

hy|drom|e|ter [haɪˈdrɑmɪtər] *noun*: Wassermesser *m*, Hydrometer *nt*

hy|dro|me|tra [ˌhaɪdrəˈmiːtrə] *noun*: Hydrometra *f*

hy|dro|met|ric [ˌhaɪdrəʊˈmetrɪk] *adj*: Hydrometrie betreffend, hydrometrisch

hy|dro|me|tro|col|pos [ˌhaɪdrəʊˌmiːtrəˈkɑlpəs] *noun*: Hydrometrokolpos *m*

hy|drom|e|try [haɪˈdrɑmətriː] *noun*: Hydrometrie *f*

hy|dro|mi|cro|ceph|a|ly [ˌhaɪdrəʊˌmaɪkrəˈsefəliː] *noun*: Hydromikrozephalie *f*

hy|dro|mor|phone [ˌhaɪdrəʊˈmɔːrfəʊn] *noun*: Hydromorphon *nt*, Dihydromorphinon *nt*

hy|drom|phal|us [haɪˈdrɑmfələs] *noun*: Hydromphalus *m*

hy|dro|my|e|li|a [ˌhaɪdrəʊˈmaɪˈiːlɪə] *noun*: Hydromyelie *f*

hy|dro|my|e|lo|cele [ˌhaɪdrəʊˈmaɪələʊsiːl] *noun*: Hydromyelozele *f*

hy|dro|my|e|lo|me|nin|go|cele [ˌhaɪdrəʊˌmaɪələʊmɪˈnɪŋgəsiːl] *noun*: Hydromyelomeningozele *f*, Meningomyelozele *f*

hy|dro|my|o|ma [ˌhaɪdrəʊmaɪˈəʊmə] *noun*: zystisches Leiomyom *nt*, Hydromyom *nt*

hy|dro|ne|phro|sis [ˌhaɪdrəʊnɪˈfrəʊsɪs] *noun*: Harnstauungs-, Wassersackniere *f*, Hydronephrose *f*, Uronephrose *f*

hy|dro|ne|phrot|ic [ˌhaɪdrəʊnɪˈfrɑtɪk] *adj*: Hydronephrose betreffend, hydronephrotisch, uronephrotisch

hy|dro|ni|um [haɪˈdrəʊnɪəm] *noun*: Hydroniumion *nt*, Hydroxoniumion *nt*

hy|dro|path|ic [ˌhaɪdrəˈpæθɪk] *adj*: **1.** Hydropathie betreffend, hydropathisch **2.** →*hydrotherapeutic*

hy|drop|a|thy [haɪˈdrɑpəθiː] *noun*: Hydropathie *f*

hy|dro|pe|nia [ˌhaɪdrəˈpiːnɪə] *noun*: Wassermangel *m*

hy|dro|per|i|car|di|tis [ˌhaɪdrəʊˌperɪkɑːrˈdaɪtɪs] *noun*: seröse Perikarditis *f*, Hydroperikarditis *f*

hy|dro|per|i|car|di|um [ˌhaɪdrəʊˌperɪˈkɑːrdɪəm] *noun*: Herzbeutelwassersucht *f*, Hydroperikard *nt*, -perikardium *nt*, Hydrokardie *f*, Hydrops pericardii

hy|dro|per|i|to|ne|um [ˌhaɪdrəʊˌperɪtəˈniːəm] *noun*: Bauchwassersucht *f*, Aszites *m*

hy|dro|per|i|to|nia [ˌhaɪdrəʊperɪˈtəʊnɪə] *noun*: →*hydroperitoneum*

hy|dro|per|ox|ide [ˌhaɪdrəʊpəˈrɑksaɪd] *noun*: Wasserstoffperoxid *nt*, Wasserstoffsuperoxid *nt*

hy|dro|per|tu|ba|tion [ˌhaɪdrəʊˌpərtjuːˈbeɪʃn] *noun*: Hydropertubation *f*

hy|dro|pex|ia [ˌhaɪdrəʊˈpeksɪə] *noun*: →*hydropexis*

hy|dro|pex|ic [ˌhaɪdrəʊˈpeksɪk] *adj*: Hydropexie betreffend, hydropektisch

hy|dro|pex|is [ˌhaɪdrəʊˈpeksɪs] *noun*: Wasserfixierung *f*, Wasserbindung *f*, Wassereinlagerung *f*, Hydropexie *f*

hy|dro|pex|y [ˌhaɪdrəʊˈpeksiː] *noun*: →*hydropexis*

hy|dro|phil [ˈhaɪdrəfɪl] *adj*: →*hydrophilic*

hy|dro|phile [ˈhaɪdrəfɪl, -faɪl] *adj*: →*hydrophilic*

hy|dro|phil|ia [ˌhaɪdrəʊˈfiːlɪə, -jə] *noun*: Hydrophilie *f*

hy|dro|phil|ic [ˌhaɪdrəʊˈfɪlɪk] *adj*: wasserliebend, Wasser/Feuchtigkeit aufnehmend, Wasser anziehend, hydrophil

hy|droph|i|lism [haɪˈdrɑfəlɪzəm] *noun*: →*hydrophilia*

hy|droph|i|lous [haɪˈdrɑfɪləs] *adj*: →*hydrophilic*

hy|dro|pho|bia [ˌhaɪdrəʊˈfəʊbɪə] *noun*: Wasserscheu *f*, Hydrophobie *f*

hy|dro|pho|bic [ˌhaɪdrəʊˈfəʊbɪk] *adj*: **1.** mit einer krankhaften Abneigung gegen Wasser, wasserscheu, hydrophob **2.** (*chem.*) Wasser abstoßend, hydrophob

hy|dro|pho|bic|i|ty [ˌhaɪdrəʊfəʊˈbɪsətiː] *noun*: →*hydrophobism*

hy|dro|pho|bism [ˌhaɪdrəˈfəʊbɪzəm] *noun*: Wasserscheu *f*, Hydrophobie *f*

hy|dro|pho|bo|pho|bia [ˌhaɪdrəʊˌfəʊbəʊˈfəʊbɪə] *noun*: Hydrophobophobie *f*

hy|dro|pho|bo|pho|bic [ˌhaɪdrəʊˌfəʊbəʊˈfəʊbɪk] *adj*: Hy-

drophobophobie betreffend, hydrophobophob
hy|dro|pho|bous [ˌhaɪdrə'fəʊbəs] *adj*: →*hydrophobic*
hy|droph|thal|mia [ˌhaɪdrɑf'θælmɪə] *noun*: →*hydrophthalmos*
hy|droph|thal|mos [ˌhaɪdrɑf'θælməs] *noun*: Ochsenauge *nt*, Glaukom *nt* der Kinder, angeborenes Glaukom *nt*, Hydrophthalmus *m*, Buphthalmus *m*
hy|droph|thal|mus [ˌhaɪdrɑf'θælməs] *noun*: →*hydrophthalmos*
hy|dro|phy|so|me|tra [ˌhaɪdrəʊˌfaɪzə'miːtrə] *noun*: Physohydrometra *f*
hy|drop|ic [haɪ'drɑpɪk] *adj*: Hydrops betreffend, von ihm betroffen *oder* gekennzeichnet, mit Hydrops einhergehend, hydropisch, hydroptisch
hy|dro|pneu|ma|to|sis [ˌhaɪdrəʊn(j)uːmə'təʊsɪs] *noun*: Hydropneumatosis *f*
hy|dro|pneu|mog|o|ny [ˌhaɪdrəʊn(j)uː'mɑgəniː] *noun*: Arthropneumografie *f* zur Ergussdiagnostik
hy|dro|pneu|mo|per|i|car|di|um [ˌhaɪdrəʊˌn(j)uːməˌperɪ'kɑːrdɪəm] *noun*: Hydropneumoperikard *nt*, Pneumohydroperikard *nt*
hy|dro|pneu|mo|per|i|to|ne|um [ˌhaɪdrəʊˌn(j)uːməˌperɪtə'niːəm] *noun*: Hydropneumoperitoneum *nt*, Pneumohydroperitoneum *nt*
hy|dro|pneu|mo|tho|rax [ˌhaɪdrəʊˌn(j)uːmə'θɔːræks] *noun*: Hydropneumothorax *m*, Pneumohydrothorax *m*
hy|dro|pon|ics [ˌhaɪdrəʊ'pɑnɪks] *plural*: Hydrokultur *f*, Hydroponik *f*
hy|drops ['haɪdrɑps] *noun*: Wassersucht *f*, Hydrops *m*
cellular hydrops: Zellhydrops *m*
congenital hydrops: Hydrops congenitus/fetus universalis, Hydrops fetalis
endolymphatic hydrops: Ménière-Krankheit *f*, Morbus Ménière *m*
fetal hydrops: Hydrops fetalis, Hydrops congenitus/fetus universalis
hydrops of gallbladder: Gallenblasenhydrops *m*, Hydrops vesicae felleae
labyrinthine hydrops: Ménière-Krankheit *f*, Morbus Ménière *m*
meningeal hydrops: Pseudotumor cerebri
hydrops of pregnancy: Hydrops gravidarum
true hydrops: Hydrops verus
hy|dro|py|o|ne|phro|sis [ˌhaɪdrəʊˌpaɪənɪ'frəʊsɪs] *noun*: Hydropyonephrose *f*
hy|dro|py|o|ne|phrot|ic [ˌhaɪdrəʊˌpaɪənɪ'frɑtɪk] *adj*: Hydropyonephrose betreffend, hydropyonephrotisch, uropyonephrotisch
hy|dro|qui|none [ˌhaɪdrəʊkwɪ'nəʊn] *noun*: Hydrochinon *nt*, Parahydroxybenzol *nt*
hy|dror|a|chis [haɪ'drɑrəkɪs] *noun*: Hydrorrhachis *f*
hy|dror|rhe|a [ˌhaɪdrəʊ'rɪə] *noun*: Hydrorrhoea *f*
nasal hydrorrhea: Hydrorrhoea nasalis
hy|dror|rhoe|a [ˌhaɪdrəʊ'rɪə] *noun*: (*brit.*) →*hydrorrhea*
hy|dro|sal|pinx [ˌhaɪdrəʊ'sælpɪŋks] *noun*: Hydrosalpinx *f*, Hydrops tubae, Sactosalpinx serosa
intermittent hydrosalpinx: Hydrops tubae profluens, Hydrorrhoea tubae intermittens
hy|dro|sar|ca [ˌhaɪdrəʊ'sɑːrkə] *noun*: Anasarka *f*
hy|dro|sar|co|cele [ˌhaɪdrəʊ'sɑːrkəsiːl] *noun*: Hydrosarkozele *f*
hy|dro|sol ['haɪdrəʊsɔl, -sɑl] *noun*: Hydrosol *nt*
hy|dro|sol|u|ble [ˌhaɪdrəʊ'sɑljəbəl] *adj*: wasserlöslich
hy|dro|sphyg|mo|graph [ˌhaɪdrəʊ'sfɪgməgræf] *noun*: Hydrosphygmograph *m*
hy|dro|spi|rom|e|ter [ˌhaɪdrəʊspaɪ'rɑmɪtər] *noun*: Hydrospirometer *nt*
hy|dro|sta|bile [ˌhaɪdrəʊ'steɪbɪl] *adj*: hydrostabil
hy|dro|stat ['haɪdrəʊstæt] *noun*: Hydrostat *m*
hy|dro|stat|ic [ˌhaɪdrəʊ'stætɪk] *adj*: Hydrostatik betreffend, hydrostatisch
hy|dro|stat|ics [ˌhaɪdrəʊ'stætɪks] *plural*: Hydrostatik *f*
hy|dro|sy|rin|go|my|e|li|a [ˌhaɪdrəʊsɪˌrɪŋgəʊmaɪ'iːlɪə] *noun*: Syringomyelie *f*
hy|dro|tal|cite [ˌhaɪdrəʊ'tælsaɪt] *noun*: Hydrotalcit *nt*, Dialuminium-hexamagnesium-carbonat-hexadecahydroxid-tetrahydrat *nt*, Aluminium-Magnesium-hydroxid-carbonat-hydrat *nt*
hy|dro|tax|is [ˌhaɪdrəʊ'tæksɪs] *noun*: Hydrotaxis *f*
hy|dro|ther|a|peu|tic [ˌhaɪdrəʊθerə'pjuːtɪks] *adj*: Hydrotherapie betreffend, hydrotherapeutisch, hydriatrisch
hy|dro|ther|a|peu|tics [ˌhaɪdrəʊˌθerə'pjuːtɪks] *plural*: Hydrotherapie *f*
hy|dro|ther|a|py [ˌhaɪdrəʊ'θerəpiː] *noun*: Hydrotherapie *f*
hy|dro|thi|o|nae|mi|a [ˌhaɪdrəʊˌθaɪə'niːmiːə] *noun*: (*brit.*) →*hydrothionemia*
hy|dro|thi|o|ne|mi|a [ˌhaɪdrəʊˌθaɪə'niːmiːə] *noun*: Hydrothionämie *f*
hy|dro|tho|rax [ˌhaɪdrəʊ'θɔːræks] *noun*: Brustwassersucht *f*, Hydrothorax *m*
chylous hydrothorax: Chylothorax *m*
pancreatic hydrothorax: pankreatogener Hydrothorax *m*
tension hydrothorax: Spannungshydrothorax *m*
hy|drot|o|my [haɪ'drɑtəmiː] *noun*: Hydrotomie *f*
hy|drot|ro|pism [haɪ'drɑtrəpɪzəm] *noun*: **1.** (*biolog.*) Hydrotropismus *m* **2.** (*chem.*) Hydrotropie *f*
hy|dro|tu|ba|tion [ˌhaɪdrətjuː'beɪʃn] *noun*: Hydrotubation *f*, Hydropertubation *f*
hy|dro|u|re|ter [ˌhaɪdrəʊ'jʊrətər] *noun*: Hydroureter *m*, Hydrureter *m*
hy|dro|u|re|ter|o|ne|phro|sis [ˌhaɪdrəʊjʊəˌriːtərəʊnɪ'frəʊsɪs] *noun*: Hydroureteronephrose *f*
hy|dro|u|re|ter|o|ne|phrot|ic [ˌhaɪdrəʊjʊəˌriːtərəʊnɪ'frɑtɪk] *adj*: Hydroureteronephrose betreffend, hydroureteronephrotisch
hy|dro|u|re|ter|o|sis [ˌhaɪdrəʊjʊəˌriːtə'rəʊsɪs] *noun*: Hydroureter *m*
hy|dro|u|ri|a [ˌhaɪdrəʊ'(j)ʊəriːə] *noun*: Hydrurie; Polyurie *f*
hy|drous ['haɪdrəs] *adj*: wasserhaltig
hy|dro|va|ri|um [ˌhaɪdrə'veəriːəm] *noun*: Hydrovarium *nt*, Hydrops ovarii
hy|drox|ide [haɪ'drɑksaɪd, -sɪd] *noun*: Hydroxid *nt*
aluminum hydroxide: Aluminiumhydroxid *nt*
sodium hydroxide: Natriumhydroxid *nt*
hy|drox|o|co|bal|a|min [haɪˌdrɑksəʊkəʊ'bæləmɪn] *noun*: Hydroxocobalamin *nt*, Aquocobalamin *nt*, Vitamin B_{12b} *nt*
hy|drox|o|co|be|mine [haɪ'drɑksəkəʊbəmiːn] *noun*: →*hydroxocobalamin*
hydroxy- *präf.*: Hydroxy-
3-hy|drox|y|ac|yl-CoA [haɪˌdrɑksɪ'æsɪl, -iːl] *noun*: 3-Hydroxyacyl-CoA *nt*
hy|drox|y|ap|a|tite [haɪˌdrɑksɪ'æpətaɪt] *noun*: Hydroxi(l)apatit *nt*, Hydroxy(l)apatit *nt*
nonresorbable hydroxyapatite: nichtresorbierbares Hydroxylapatit *nt*
2-(α-hydroxybencyl)-benzimidazole *noun*: 2-(α-Hydroxybenzyl)-Benzimidazol *nt*
2-hy|drox|y|ben|za|mide [haɪˌdrɑksɪ'benzəmaɪd] *noun*: Salizylamid *nt*, Salicylamid *nt*, Salicylsäureamid *nt*, o-Hydroxybenzamid *nt*
hy|drox|y|ben|zene [haɪˌdrɑksɪ'benziːn] *noun*: Phenol *nt*, Karbolsäure *f*, Monohydroxybenzol *nt*

H

β-hy|drox|y|bu|ty|rate [haɪˌdrɑksɪ'bjuːtəreɪt] *plural*: β-Hydroxybutyrat *nt*
hy|drox|y|car|ba|mide [haɪˌdrɑksɪ'kɑːrbəmaɪd] *noun*: Hydroxycarbamid *nt*, Hydroxyurea *nt*
hy|drox|y|chlo|ro|quine [haɪˌdrɑksɪ'klɔːrəkwɪn] *noun*: Hydroxychloroquin *nt*
25-hy|drox|y|cho|le|cal|cif|e|rol [haɪˌdrɑksɪˌkəʊləkæl'sɪfərɔl] *noun*: 25-Hydroxycholecalciferol *nt*, Calcidiol *nt*
17-hy|drox|y|cor|ti|co|ster|oid [haɪˌdrɑksɪˌkɔːrtɪkəʊ'sterɔɪd] *noun*: 17-Hydroxikortikosteroid *nt*, 17-Hydroxicorticosteroid *nt*
17-hy|drox|y|cor|ti|cos|ter|one [haɪˌdrɑksɪˌkɔːrtɪ'kɑstərəʊn] *noun*: Kortisol *nt*, Cortisol *nt*, Hydrocortison *nt*
18-hy|drox|y|cor|ti|cos|ter|one [haɪˌdrɑksɪˌkɔːrtɪ'kɑstərəʊn] *noun*: 18-Hydroxicorticosteron *nt*
25-hy|drox|y|er|go|cal|cif|e|rol [haɪˌdrɑksɪˌɜrgəkæl'sɪfərɔl] *noun*: 25-Hydroxyergocalciferol *nt*
hy|drox|y|he|min [haɪˌdrɑksɪ'hiːmɪn] *noun*: Hydroxyhämin *nt*, Hämatin *nt*, Oxyhämin *nt*
hy|drox|yl [haɪ'drɑksɪl] *noun*: Hydroxyl-(Radikal *nt*)
hy|drox|yl|ap|a|tite [haɪˌdrɑksɪl'æpətaɪt] *noun*: →*hydroxyapatite*
hy|drox|y|lase [haɪ'drɑksɪleɪz] *noun*: Hydroxylase *f*
 11β-hydroxylase: 11β-Hydroxylase *f*, Steroid-11β-monooxygenase *f*
 17α-hydroxylase: 17α-Hydroxylase *f*, Steroid-17α-monooxygenase *f*
 21-hydroxylase: 21-Hydroxylase *f*, Steroid-21-monooxygenase *f*
 phytanic acid α-hydroxylase: Phytansäureoxidase *f*, Phytansäure-α-hydroxylase *f*
 aryl-4-hydroxylase: Aryl-4-hydroxylase *f*, unspezifische Monooxygenase *f*
 dopamine β-hydroxylase: Dopamin-β-monooxygenase *f*, Dopamin-β-hydroxylase *f*
 estradiol-6β-hydroxylase: Estradiol-6β-monooxygenase *f*, Östradiol-6β-monooxygenase *f*
 kynurenine-3-hydroxylase: Kynurenin-3-monooxygenase *f*
 oestradiol-6β-hydroxylase: (*brit.*) →*estradiol-6β-hydroxylase*
 phenylalanine-4-hydroxylase: Phenylalanin-4-hydroxylase *f*, Phenylalanin-4-monooxygenase *f*, Phenylalaninase *f*
 proline hydroxylase: →*prolyl hydroxylase*
 prolyl hydroxylase: Prolinhydroxylase *f*, Prolylhydroxylase *f*
 tyrosine hydroxylase: Tyrosinhydroxylase *f*
hy|drox|y|la|tion [haɪˌdrɑksɪ'leɪʃn] *noun*: Hydroxylierung *f*
hy|drox|y|ly|sine [haɪˌdrɑksɪ'laɪsiːn] *noun*: Hydroxylysin *nt*
5-hy|drox|y|meth|yl|cy|to|sine [haɪˌdrɑksɪˌmeθl'saɪtəsiːn, -sɪn] *noun*: 5-Hydroxymethylcytosin *nt*
5-hy|drox|y|meth|yl|fur|fur|al [haɪˌdrɑksɪˌmeθl'fɜrf(j)ərəl] *noun*: 5-Hydroxymethylfurfural *nt*
β-hydroxy-β-methylglutaryl-CoA *noun*: β-Hydroxy-β-methylglutaryl-CoA *nt*
hy|drox|y|meth|yl|trans|fer|ase [haɪˌdrɑksɪˌmeθl'trænsfəreɪz] *noun*: Hydroxymethyltransferase *f*
5-hy|drox|y|meth|yl|u|ra|cil [haɪˌdrɑksɪmeθl'jʊərəsɪl] *noun*: 5-Hydroxymethyluracil *nt*
hy|drox|y|ner|vone [haɪˌdrɑksɪ'nɜrvəʊn] *noun*: Hydroxynervon *nt*
hy|drox|y|phen|yl|al|a|nine [haɪˌdrɑksɪfenl'ælənɪn, -niːn] *noun*: Tyrosin *nt*
hy|drox|y|phen|yl|eth|yl|a|mine [haɪˌdrɑksɪfenlˌeθɪlə'miːn, -'æmɪn] *noun*: Tyramin *nt*, Tyrosamin *nt*
4-hy|drox|y|phen|yl|pyr|u|vate [haɪˌdrɑksɪˌfenl'paɪruːveɪt] *noun*: 4-Hydroxyphenylpyruvat *nt*, p-Hydroxyphenylpyruvat *nt*
hy|drox|y|phen|yl|u|ria [haɪˌdrɑksɪfenl'(j)ʊəriːə] *noun*: Hydroxyphenylurie *f*
17α-hy|drox|y|preg|nen|o|lone [haɪˌdrɑksɪpreg'niːnələʊn] *noun*: 17α-Hydroxypregnenolon *nt*
17α-hy|drox|y|pro|ges|ter|one [haɪˌdrɑksɪprəʊ'dʒestərəʊn] *noun*: 17α-Hydroxyprogesteron *nt*
 hydroxyprogesterone caproate: Hydroxyprogesteroncaproat *nt*
hy|drox|y|pro|li|nae|mi|a [ˌhaɪˌdrɑksɪprəʊlɪ'niːmiːə] *noun*: (*brit.*) →*hydroxyprolinemia*
hy|drox|y|pro|line [haɪˌdrɑksɪ'prəʊliːn, -lɪn] *noun*: Hydroxyprolin *nt*
hy|drox|y|pro|li|ne|mi|a [ˌhaɪˌdrɑksɪprəʊlɪ'niːmiːə] *noun*: Hydroxyprolinämie *f*
hy|drox|y|pro|li|nu|ri|a [ˌhaɪˌdrɑksɪprəʊlɪ'n(j)ʊəriːə] *noun*: Hydroxyprolinurie *f*
6-hy|drox|y|pu|rine [haɪˌdrɑksɪ'pjʊəriːn, -rɪn] *noun*: →*hypoxanthine*
hy|drox|y|pyr|u|vate [haɪˌdrɑksɪ'paɪruːveɪt] *noun*: Hydroxypyruvat *nt*
hy|drox|y|ste|roid [haɪˌdrɑksɪ'stɪərɔɪd] *noun*: Hydroxysteroid *nt*
 17-hydroxysteroid: 17-Hydroxysteroid *nt*
5-hy|drox|y|tryp|ta|mine [haɪˌdrɑksɪ'trɪptəmiːn] *noun*: 5-Hydroxytryptamin *nt*, Serotonin *nt*
hy|drox|y|tryp|to|phan [haɪˌdrɑksɪ'trɪptəfæn] *noun*: Hydroxytryptophan *nt*, Oxitriptan *nt*
 5-hydroxytryptophan: 5-Hydroxytryptophan *nt*
hy|drox|y|ty|ra|mine [haɪˌdrɑksɪ'taɪrəmiːn] *noun*: Dopamin *nt*, Hydroxytyramin *nt*
hy|drox|y|u|rea [haɪˌdrɑksɪjʊə'rɪə, -'jʊərɪə] *noun*: Hydroxyharnstoff *m*, Hydroxyurea *nt*
hy|drox|y|va|line [haɪˌdrɑksɪ'væliːn, -ɪn, 'veɪ-] *noun*: Hydroxyvalin *nt*
hy|drox|y|zine [haɪ'drɑksəziːn] *noun*: Hydroxyzin *nt*
hy|dru|ri|a [haɪ'dr(j)ʊəriːə] *noun*: Hydrurie *f*; Polyurie *f*
hy|dru|ric [haɪ'd(j)ʊərɪk] *adj*: Hydrurie betreffend, hydrurisch
hy|gi|eist [haɪ'dʒɪɪst] *noun*: →*hygienist*
hy|giene ['haɪdʒiːn] *noun*: Hygiene *f*
 dental hygiene: Zahnhygiene *f*, Mundhygiene *f*, Mundpflege *f*
 industrial hygiene: Gesundheitsschutz *m* am Arbeitsplatz
 mental hygiene: Psychohygiene *f*
 mouth hygiene: →*dental hygiene*
 oral hygiene: →*dental hygiene*
 personal hygiene: Körperpflege *f*
 radiation hygiene: Strahlenhygiene *f*
 sex hygiene: Sexualhygiene *f*
 tropical hygiene: Tropenhygiene *f*
hy|gi|en|ic [haɪdʒɪ'enɪk, haɪ'dʒen-, haɪ'dʒiː-] *adj*: **1.** Hygiene betreffend, auf Hygiene beruhend, der Gesundheit dienend, hygienisch **2.** sauber, frei von Verschmutzung, hygienisch
hy|gi|en|ics [haɪdʒɪ'enɪks] *plural*: Hygiene *f*
hy|gien|ist [haɪ'dʒiːnɪst, -'dʒen-, 'haɪdʒɪ-] *noun*: Hygieniker(in *f*) *m*
hy|gric ['haɪgrɪk] *adj*: Feuchtigkeit betreffend, Feuchtigkeits-, Hygro-
hygro- *präf.*: Feuchtigkeits-, Hygro-
hy|gro|ma [haɪ'grəʊmə] *noun, plural* **-mas, -ma|ta** [-mətə]: Wassergeschwulst *f*, Hygrom(a) *nt*
 bilocular hygroma: Zwerchsackhygrom *nt*

cervical hygroma: (Zysten-)Hygrom *nt* des Halses, Hygroma/Lymphangioma cysticum colli
cystic hygroma: Zystenhygrom *nt*, Hygroma/Lymphangioma cysticum
cystic hygroma of the neck: →*cervical hygroma*
subdural hygroma: Hygroma durae matris

hy|gro|ma|tous [haɪ'grəʊmətəs] *adj*: hygromatös
hy|grom|e|ter [haɪ'grɑmɪtər] *noun*: Luftfeuchtigkeitsmesser *m*, Hygrometer *nt*
hy|gro|met|ric [ˌhaɪgrə'metrɪk] *adj*: Hygrometrie betreffend, hygrometrisch
hy|grom|e|try [haɪ'grɑmətriː] *noun*: Hygrometrie *f*
hy|gro|pho|bi|a [ˌhaɪgrə'fəʊbɪə] *noun*: Hygrophobie *f*
hy|gro|pho|bic [ˌhaɪgrə'fəʊbɪk] *adj*: Hygrophobie betreffend, hygrophob
hy|gro|scop|ic [haɪˌgrəʊ'skɑpɪk] *adj*: Wasser *oder* (Luft-)Feuchtigkeit anziehend *oder* aufnehmend, hygroskopisch
hy|gro|sto|mi|a [haɪˌgrəʊ'stəʊmɪə] *noun*: (übermäßiger) Speichelfluss *m*, Sialorrhoe *f*, Ptyalismus *m*, Hypersalivation *f*
Hyl *Abk.*: hydroxylysine
hy|lic ['haɪlɪk] *adj*: hylisch
Hylys *Abk.*: hydroxylysine
hy|me|cro|mone [ˌhaɪmɪ'krəʊməʊn] *noun*: Hymecromon *nt*, β-Methylumbelliferon *nt*
hy|men ['haɪmən] *noun*: Jungfernhäutchen *nt*, Hymen *m/nt*
annular hymen: ringförmiges Hymen *nt*, Hymen anularis
circular hymen: ringförmiges Hymen *nt*, Hymen anularis
cribriform hymen: Hymen cribriformis
denticulate hymen: Hymen dentatus
falciform hymen: sichelförmiges Hymen *nt*, Hymen falciformis
fenestrated hymen: Hymen cribriformis
imperforate hymen: nicht-perforiertes Hymen *nt*, Hymen imperforatus
septate hymen: Hymen septus

hy|men|al ['haɪmənl] *adj*: Jungfernhäutchen/Hymen betreffend, hymenal
hy|men|ec|to|my [ˌhaɪmə'nektəmiː] *noun*: Hymenexzision *f*, Hymenektomie *f*
hy|men|i|tis [haɪmə'naɪtɪs] *noun*: Hymenentzündung *f*, Hymenitis *f*
hy|me|ni|um [haɪ'mɪnɪəm] *noun, plura* **-nia** [-nɪə]: Sporen-, Fruchtlager *nt*, Hymenium *nt*
hy|me|noid ['haɪmənɔɪd] *adj*: **1.** hymenähnlich, hymenartig, hymenoid **2.** Membran betreffend, häutig, membranartig, membranös
hy|me|no|le|pi|a|sis [ˌhaɪmənəʊlə'paɪəsɪs] *noun*: Hymenolepiasis *f*
Hy|men|o|le|pid|i|dae [-lə'pɪdədiː] *plural*: Hymenolepididae *pl*
Hy|me|no|le|pis [ˌhaɪmənəʊlə'pɪs] *noun*: Hymenolepis *f*
Hymenolepis diminuta: Ratten-, Mäusebandwurm *m*, Hymenolepis diminuta
Hymenolepis nana: Zwergbandwurm *m*, Hymenolepis nana

Hy|me|nop|tera [haɪmɪ'nɑptərə] *plural*: Hautflügler *pl*, Hymenopteren *pl*, Hymenoptera *pl*
hy|men|op|ter|ism [ˌhaɪmə'nɑptərɪzəm] *noun*: Hymenopterismus *m*
hy|men|or|rha|phy [ˌhaɪmə'nɑrəfiː] *noun*: Hymennaht *f*, Hymenorrhaphie *f*
hy|men|ot|o|my [haɪmɪ'nɑtəmiː] *noun*: Hymendurchtrennung *f*, -durchschneidung *f*, -spaltung *f*, Hymenotomie *f*
hy|o|ep|i|glot|tic [ˌhaɪəʊepɪ'glɑtɪk] *adj*: Zungenbein/Os hyoideum und Kehldeckel/Epiglottis betreffend, hyoepiglottisch
hy|o|ep|i|glot|tid|e|an [ˌhaɪəʊˌepɪglɑ'tiːdɪən] *adj*: →*hyoepiglottic*
hy|o|glos|sal [ˌhaɪəʊ'glɑsl, -'glɔ-] *adj*: Zunge und Zungenbein/Os hyoideum betreffend, glossohyal
hy|o|glos|sus [haɪəʊ'glɑsəs, -'glɔ-] *noun*: Hyoglossus *m*, Musculus hyoglossus
hy|oid ['haɪɔɪd]: I *noun* Zungenbein *nt*, Os hyoideum II *adj* Zungenbein betreffend, Zungenbein- **above the hyoid** oberhalb des Zungenbeins (liegend), suprahyoidal **below the hyoid** unterhalb des Zungenbeins (liegend), subhyoidal
hy|oi|dal [haɪ'ɔɪdl] *adj*: →*hyoid II*
hy|oi|de|an [haɪ'ɔɪdɪən] *adj*: →*hyoid II*
hy|os|cine ['haɪəʊsiːn, -sɪn] *noun*: Hyoscin *nt*, Scopolamin *nt*
hy|os|cy|a|mine [ˌhaɪəʊ'saɪəmiːn, -mɪn] *noun*: Hyoscyamin *nt*, Hyoszyamin *nt*
d/l-hyoscyamine: Atropin *nt*
hyoscyamine hydrobromide: Hyoscinum hydrobromicum

Hy|o|scy|a|mus [ˌhaɪəʊ'saɪəməs] *noun*: Bilsenkraut *nt*, Hyoscyamus niger
Hyoscyamus niger: Hyoscyamus niger

hy|o|thy|roid [ˌhaɪəʊ'θaɪrɔɪd] *adj*: Schilddrüse *oder* Schildknorpel und Zungenbein betreffend, thyreohyoid, thyrohyoid
Hyp *Abk.*: **1.** hydroxyproline **2.** hydroxyproline **3.** hypoxanthine
hyp- *präf.*: Unter-, Hyp(o)-
hyp|a|cu|sia [ˌhɪpə'k(j)uːzɪə, -ʒɪə, ˌhaɪ-] *noun*: →*hypacusis*
hyp|a|cu|sis [ˌhɪpə'k(j)uːsɪs] *noun*: Hypakusis *f*
hyp|aes|the|sia [ˌhaɪpes'θiːʒ(ɪ)ə] *noun*: (*brit.*) →*hypesthesia*
hyp|al|bu|min|ae|mi|a [ˌhɪpælˌbjuːmɪ'niːmiːə] *noun*: (*brit.*) →*hypalbuminemia*
hyp|al|bu|min|e|mi|a [ˌhɪpælˌbjuːmɪ'niːmiːə] *noun*: verminderter Albumingehalt *m* des Blutes, Hypalbuminämie *f*, Hypoalbuminämie *f*
hyp|al|bu|mi|no|sis [ˌhɪpælˌbjuːmɪ'nəʊsɪs] *noun*: Hypalbuminose *f*, Hypoalbuminose *f*
hyp|al|ge|sia [ˌhɪpæl'dʒiːzɪə, -dʒiːʒə, ˌhaɪp-] *noun*: Hypalgesie *f*
hyp|al|ge|sic [ˌhɪpæl'dʒiːzɪk] *adj*: Hypalgesie betreffend, hypalgetisch, hypalgisch
hyp|al|get|ic [ˌhɪpæl'dʒetɪk] *adj*: Hypalgesie betreffend, hypalgetisch, hypalgisch
hyp|al|gia [ˌhɪp'ældʒ(ɪ)ə] *noun*: Hypalgesie *f*
hyp|am|ni|on [ˌhɪp'æmnɪən] *noun*: Fruchtwassermangel *m*, Hypamnion *nt*
hyp|am|ni|os [ˌhɪp'æmnɪəs] *noun*: →*hypamnion*
hyp|an|a|ci|ne|sia [ˌhɪpænəsɪ'niːʒ(ɪ)ə] *noun*: →*hypokinesia*
hyp|an|a|ci|ne|sis [ˌhɪpænəsɪ'niːsɪs] *noun*: →*hypokinesia*
hyp|an|a|ki|ne|sia [ˌhɪpænəkɪ'niːʒ(ɪ)ə, -kaɪ-] *noun*: →*hypokinesia*
hyp|an|a|ki|ne|sis [ˌhɪpænəkɪ'niːsɪs, -kaɪ-] *noun*: →*hypokinesia*
hyp|ar|te|ri|al [ˌhɪpɑːr'tɪərɪəl, ˌhaɪp-] *adj*: unterhalb einer Arterie liegend
hyp|ax|i|al [ˌhɪp'æksɪəl] *adj*: hypaxial
hyp|az|o|tu|ri|a [ˌhɪpæzə't(j)ʊəriːə] *noun*: Hypazoturie *f*

H

hyper- *präf.*: Über-, Hyper-

hy|per|ab|duc|tion [ˌhaɪpəræb'dʌkʃn] *noun*: Hyperabduktion *f*

hy|per|ab|sorp|tion [ˌhaɪpəræb'sɔːrpʃn] *noun*: übermäßige/gesteigerte Absorption *f*, Hyperabsorption *f*

hy|per|ac|an|tho|sis [ˌhaɪpərˌækən'θəʊsɪs] *noun*: Akanthose *f*, Acanthosis *f*

hy|per|ac|id [ˌhaɪpər'æsɪd] *adj*: übermäßig sauer, superazid, hyperazid

hy|per|ac|id|am|in|u|ri|a [ˌhaɪpərˌæsɪdˌæmɪ'n(j)ʊəriːə] *noun*: Hyperaminoazidurie *f*

hy|per|a|cid|i|ty [ˌhaɪpərə'sɪdətiː] *noun*: Hyperazidität *f*

gastric hyperacidity: Hyperazidität *f* des Magensaftes, Hyperchlorhydrie *f*

hy|per|a|cou|sia [ˌhaɪpərə'k(j)uːzɪə, -ʒɪə] *noun*: →*hyperacusis*

hy|per|ac|tive [ˌhaɪpər'æktɪv] *adj*: übermäßig aktiv; hyperkinetisch, hyperaktiv

hy|per|ac|tiv|i|ty [ˌhaɪpəræk'tɪvətiː] *noun*: Hyperkinese *f*, Hyperaktivität *f*

hy|per|a|cu|sia [ˌhaɪpərə'k(j)uːzɪə, -ʒɪə] *noun*: →*hyperacusis*

hy|per|a|cu|sis [ˌhaɪpərə'k(j)uːsɪs] *noun*: Hyperakusis *f*

hy|per|a|cute [ˌhaɪpərə'kjuːt] *adj*: (*Verlauf, Reaktion*) extrem akut, perakut, hyperakut

hy|per|ad|e|no|sis [ˌhaɪpərædɪ'nəʊsɪs] *noun*: Drüsenvergrößerung *f*; gesteigerte Drüsentätigkeit *f*, Hyperadenosis *f*, Hyperadenie *f*

hy|per|ad|i|po|sis [ˌhaɪpərædɪ'pəʊsɪs] *noun*: extreme Fettleibigkeit *f*

hy|per|ad|i|pos|i|ty [ˌhaɪpərædɪ'pɑsətiː] *noun*: →*hyperadiposis*

hy|per|ad|re|nal|cor|ti|cal|ism [ˌhaɪpərəˌdriːnl'kɔːrtɪkəlɪzəm] *noun*: Hyperkortizismus *m*

hy|per|a|dre|nal|ism [ˌhaɪpərə'driːnəlɪzəm] *noun*: gesteigerte Hormonausschüttung *f* der Nebenniere, Hyperadrenalismus *m*, Hyperadrenie *f*

hy|per|a|dre|no|cor|ti|cal|ism [ˌhaɪpərəˌdriːnəʊ'kɔːrtɪkəlɪzəm] *noun*: →*hyperadrenocorticism*

hy|per|a|dre|no|cor|ti|cism [ˌhaɪpərə'driːnəʊ'kɔːrtəsɪzəm] *noun*: Überfunktion *f* der Nebennierenrinde, Hyperkortizismus *m*

hy|per|ae|mi|a [ˌhaɪpər'iːmiːə] *noun*: (*brit.*) →*hyperemia*

hy|per|ae|mic [ˌhaɪpər'iːmɪk] *adj*: (*brit.*) →*hyperemic*

hy|per|aes|the|sia [ˌhaɪpəres'θiːʒ(ɪ)ə] *noun*: (*brit.*) →*hyperesthesia*

hy|per|aes|thet|ic [ˌhaɪpəres'θetɪk] *adj*: (*brit.*) →*hyperesthetic*

hy|per|a|ku|sis [ˌhaɪpərə'k(j)uːsɪs] *noun*: Hyperakusis *f*

hy|per|al|bu|min|ae|mi|a [ˌhaɪpərælˌbjuːmɪ'niːmiːə] *noun*: (*brit.*) →*hyperalbuminemia*

hy|per|al|bu|min|e|mi|a [ˌhaɪpərælˌbjuːmɪ'niːmiːə] *noun*: Hyperalbuminämie *f*

hy|per|al|bu|mi|no|sis [ˌhaɪpərælˌbjuːmɪ'nəʊsɪs] *noun*: Hyperalbuminose *f*

hy|per|al|do|ster|on|ae|mi|a [ˌhaɪpərˌældəʊˌstɪərə'niːmiːə] *noun*: (*brit.*) →*hyperaldosteronemia*

hy|per|al|do|ster|on|e|mi|a [ˌhaɪpərˌældəʊˌstɪərə'niːmiːə] *noun*: Hyperaldosteronämie *f*

hy|per|al|do|ste|ro|nism [ˌhaɪpərˌældəʊ'sterənɪzəm] *noun*: Hyperaldosteronismus *m*, Aldosteronismus *m*

primary hyperaldosteronism: primärer Hyperaldosteronismus *m*, Conn-Syndrom *nt*

secondary hyperaldosteronism: sekundärer Hyperaldosteronismus *m*

hy|per|al|do|ster|on|u|ri|a [ˌhaɪpərˌældəʊˌstɪərə'n(j)ʊəriːə] *noun*: Hyperaldosteronurie *f*

hy|per|al|ge|sia [ˌhaɪpəræl'dʒiːzɪə, -dʒiːʒə] *noun*: Schmerzüberempfindsamkeit *f*, gesteigerte Schmerzempfindlichkeit *f*, Hyperalgesie *f*, Hyperalgie *f*

hy|per|al|ge|sic [ˌhaɪpəræl'dʒiːzɪk] *adj*: Hyperalgesie betreffend, hyperalgetisch

hy|per|al|get|ic [ˌhaɪpəræl'dʒetɪk] *adj*: Hyperalgesie betreffend, hyperalgetisch

hy|per|al|gia [ˌhaɪpər'ældʒ(ɪ)ə] *noun*: Schmerzüberempfindsamkeit *f*, gesteigerte Schmerzempfindlichkeit *f*, Hyperalgesie *f*, Hyperalgie *f*

hy|per|al|i|men|ta|tion [ˌhaɪpərˌælɪmen'teɪʃn] *noun*: Hyperalimentation *f*

parenteral hyperalimentation: vollständige parenterale Ernährung *f*, totale parenterale Ernährung *f*

hy|per|al|i|men|to|sis [ˌhaɪpərˌælɪmen'təʊsɪs] *noun*: Hyperalimentationssyndrom *nt*

hy|per|al|ka|les|cence [ˌhaɪpərˌælkə'lesəns] *noun*: →*hyperalkalinity*

hy|per|al|ka|lin|i|ty [ˌhaɪpərˌælkə'lɪnətiː] *noun*: übermäßige Alkalität *f*, Hyperalkalität *f*

hy|per|al|lan|to|in|u|ria [ˌhaɪpərəˌlæntəwɪn'(j)ʊəriːə] *noun*: gesteigerte Allantoinausscheidung *f* im Harn, Hyperallantoinurie *f*

hy|per|al|pha|lip|o|pro|tein|ae|mi|a [ˌhaɪpərˌælfəˌlɪpəˌprəʊtɪ'niːmiːə] *noun*: (*brit.*) →*hyperalphalipoproteinemia*

hy|per|al|pha|lip|o|pro|tein|e|mi|a [ˌhaɪpərˌælfəˌlɪpəˌprəʊtɪ'niːmiːə] *noun*: Hyperalphalipoproteinämie *f*

hy|per|am|i|no|ac|id|ae|mi|a [ˌhaɪpərəˌmiːnəʊˌæsɪ'diːmiːə] *noun*: (*brit.*) →*hyperaminoacidemia*

hy|per|am|i|no|ac|id|e|mi|a [ˌhaɪpərəˌmiːnəʊˌæsɪ'diːmiːə] *noun*: Hyperaminoazidämie *f*

hy|per|am|i|no|ac|id|u|ri|a [ˌhaɪpərəˌmiːnəʊˌæsɪ'd(j)ʊəriːə] *noun*: Hyperaminoazidurie *f*

hy|per|am|mo|nae|mi|a [ˌhaɪpərˌæmə'niːmiːə] *noun*: (*brit.*) →*hyperammonemia*

hy|per|am|mo|ne|mi|a [ˌhaɪpərˌæmə'niːmiːə] *noun*: Hyperammonämie *f*

cerebroatrophic hyperammonemia: Rett-Syndrom *nt*

hy|per|am|mo|ni|ae|mi|a [ˌhaɪpərəˌməʊnɪ'iːmiːə] *noun*: (*brit.*) →*hyperammoniemia*

hy|per|am|mo|ni|e|mi|a [ˌhaɪpərəˌməʊnɪ'iːmiːə] *noun*: Hyperammonämie *f*

hy|per|am|mo|nu|ri|a [ˌhaɪpərˌæmə'n(j)ʊəriːə] *noun*: Hyperammonurie *f*

hy|per|am|y|las|ae|mi|a [ˌhaɪpərˌæməleɪs'iːmiːə] *noun*: (*brit.*) →*hyperamylasemia*

hy|per|am|y|las|e|mi|a [ˌhaɪpərˌæməleɪs'iːmiːə] *noun*: Hyperamylasämie *f*

hy|per|an|a|ci|ne|sia [ˌhaɪpərænəsɪ'niːʒ(ɪ)ə] *noun*: →*hyperkinesia*

hy|per|an|a|ci|ne|sis [ˌhaɪpərænəsɪ'niːsɪs, -saɪ-] *noun*: →*hyperkinesia*

hy|per|an|a|ki|ne|sia [ˌhaɪpərænəkɪ'niːʒ(ɪ)ə, -kaɪ-] *noun*: →*hyperkinesia*

hy|per|an|a|ki|ne|sis [ˌhaɪpərænəkɪ'niːsɪs, -kaɪ-] *noun*: →*hyperkinesia*

hy|per|an|dro|gen|ae|mi|a [ˌhaɪpərˌændrədʒe'niːmiːə] *noun*: (*brit.*) →*hyperandrogenemia*

hy|per|an|dro|gen|e|mi|a [ˌhaɪpərˌændrədʒe'niːmiːə] *noun*: Hyperandrogenämie *f*

hy|per|an|dro|gen|ism [ˌhaɪpər'ændrədʒenɪzəm] *noun*: Hyperandrogenismus *m*

hy|per|a|phia [ˌhaɪpər'eɪfɪə] *noun*: taktile Hyperästhesie *f*, Hyper(h)aphie *f*

hy|per|ar|gi|nin|ae|mi|a [ˌhaɪpərˌɑːrdʒɪnɪ'niːmiːə] *noun*: (*brit.*) →*hyperargininemia*

hy|per|ar|gi|nin|e|mi|a [ˌhaɪpərˌɑːrdʒənɪ'niːmiːə] *noun*: Argininämie *f*

hy|per|az|o|tae|mi|a [ˌhaɪpəræzə'tiːmiːə] *noun*: (*brit.*) →*hyperazotemia*

hy|per|az|o|te|mi|a [ˌhaɪpəræzə'tiːmiːə] *noun*: Hyperazotämie *f*

hy|per|az|o|tu|ri|a [ˌhaɪpəræzə't(j)ʊəriːə] *noun*: Hyperazoturie *f*

hy|per|bar|ic [ˌhaɪpər'bærɪk] *adj*: unter/mit Überdruck, mit erhöhtem Druck, hyperbar, Überdruck-

hy|per|bas|o|phil|ic [ˌhaɪpərˌbeɪsə'fɪlɪk] *adj*: extrem basophil, hyperbasophil

hy|per|be|ta|al|a|nin|ae|mi|a [ˌhaɪpərˌbeɪtəˌælənɪ'niːmiːə] *noun*: (*brit.*) →*hyperbetaalaninemia*

hy|per|be|ta|al|a|nin|e|mi|a [ˌhaɪpərˌbeɪtəˌælənɪ'niːmiːə] *noun*: Hyperbetaalaninämie *f*, β-Alaninämie *f*

hy|per|be|ta|lip|o|pro|tein|ae|mi|a [ˌhaɪpərˌbeɪtəˌlɪpəprəʊtiːn'iːmiːə] *noun*: (*brit.*) →*hyperbetalipoproteinemia*

hy|per|be|ta|lip|o|pro|tein|e|mi|a [ˌhaɪpərˌbeɪtəˌlɪpəprəʊtiːn'iːmiːə] *noun*: Hyperbetalipoproteinämie *f*

familial hyperbetalipoproteinemia: →*type IIa familial hyperlipoproteinemia*

hy|per|bi|car|bo|nat|ae|mi|a [ˌhaɪpərbaɪˌkɑːrbəneɪ'tiːmiːə] *noun*: (*brit.*) →*hyperbicarbonatemia*

hy|per|bi|car|bo|nat|e|mi|a [ˌhaɪpərbaɪˌkɑːrbəneɪ'tiːmiːə] *noun*: Hyperbicarbonatämie *f*, Bicarbonatämie *f*

hy|per|bil|i|ru|bi|nae|mi|a [ˌhaɪpərˌbɪləˌruːbɪ'niːmiːə] *noun*: (*brit.*) →*hyperbilirubinemia*

hy|per|bil|i|ru|bi|ne|mi|a [ˌhaɪpərˌbɪləˌruːbɪ'niːmiːə] *noun*: vermehrter Bilirubingehalt *m* des Blutes, Hyperbilirubinämie *f*

congenital hyperbilirubinemia: →*chronic familial icterus*

conjugated hyperbilirubinemia: konjugierte Hyperbilirubinämie *f*

constitutional hyperbilirubinemia: Meulengracht-Krankheit *f*, -Syndrom *nt*, Meulengracht-Gilbert-Krankheit *f*, -Syndrom *nt*, intermittierende Hyperbilirubinämie Meulengracht *f*, Icterus juvenilis intermittens Meulengracht

neonatal hyperbilirubinemia: Hyperbilirubinämie *f* des Neugeborenen, Neugeborenenhyperbilirubinämie *f*

shunt hyperbilirubinemia: Shunt-Hyperbilirubinämie *f*

unconjugated hyperbilirubinemia: unkonjugierte Hyperbilirubinämie *f*

hy|per|bil|i|ru|bi|nu|ri|a [ˌhaɪpərˌbɪləˌruːbɪ'n(j)ʊəriːə] *noun*: Hyperbilirubinurie *f*

hy|per|blas|to|sis [ˌhaɪpərblæs'təʊsɪs] *noun*: Hyperblastose *f*, Hyperblastosis *f*

hy|per|bo|la [haɪ'pɜrbələ] *noun, plura* **-las, -lae** [-liː, -laɪ]: Hyperbel *f*

hy|per|bol|ic [ˌhaɪpər'bɒlɪk] *adj*: Hyperbel betreffend, in Form einer Hyperbel, hyperbolisch

hy|per|bol|i|cal [ˌhaɪpər'bɒlɪkl] *adj*: →*hyperbolic*

hy|per|brach|y|ceph|al|y [ˌhaɪpərbrækɪ'sefəliː] *noun*: extreme Brachyzephalie *f*, Hyperbrachyzephalie *f*, -kephalie *f*

hy|per|brad|y|ki|nin|ae|mi|a [ˌhaɪpərˌbrædɪˌkaɪnɪ'niːmiːə] *noun*: (*brit.*) →*hyperbradykininemia*

hy|per|brad|y|ki|nin|e|mi|a [ˌhaɪpərˌbrædɪˌkaɪnɪ'niːmiːə] *noun*: Hyperbradykininämie *f*

hy|per|cal|cae|mi|a [ˌhaɪpərkæl'siːmiːə] *noun*: (*brit.*) →*hypercalcemia*

hy|per|cal|cae|mic [ˌhaɪpərkæl'siːmɪk] *adj*: (*brit.*) →*hypercalcemic*

hy|per|cal|ce|mi|a [ˌhaɪpərkæl'siːmiːə] *noun*: Hyperkalzämie *f*

idiopathic hypercalcemia: chronische idiopathische Hyperkalzämie *f*, Fanconi-Schlesinger-Syndrom *nt*

malignant hypercalcemia: maligne Hyperkalzämie *f*

tumor-associated hypercalcemia: Tumorhyperkalzämie *f*

tumour-associated hypercalcemia: (*brit.*) →*tumor-associated hypercalcemia*

hy|per|cal|ce|mic [ˌhaɪpərkæl'siːmɪk] *adj*: Hyperkalzämie betreffend, hyperkalzämisch, hyperkalziämisch

hy|per|cal|ci|nae|mi|a [ˌhaɪpərˌkælsɪ'niːmiːə] *noun*: (*brit.*) →*hypercalcinemia*

hy|per|cal|ci|ne|mi|a [ˌhaɪpərˌkælsɪ'niːmiːə] *noun*: Hyperkalzämie *f*

hy|per|cal|ci|nu|ri|a [ˌhaɪpərˌkælsɪ'n(j)ʊəriːə] *noun*: Hyperkalzurie *f*

hy|per|cal|ci|pex|y [ˌhaɪpər'kælsɪpeksiː] *noun*: Hyperkalzipexie *f*

hy|per|cal|ci|to|ni|nae|mi|a [ˌhaɪpərˌkælsɪˌtəʊnɪ'niːmiːə] *noun*: (*brit.*) →*hypercalcitoninemia*

hy|per|cal|ci|to|ni|ne|mi|a [ˌhaɪpərˌkælsɪˌtəʊnɪ'niːmiːə] *noun*: erhöhter Kalzitoningehalt *m* des Blutes, Hyperkalzitoninämie *f*, Kalzitoninämie *f*, Hypercalcitoninämie *f*, Calcitoninämie *f*

hy|per|cal|ci|u|ri|a [ˌhaɪpərkælsɪ'(j)ʊəriːə] *noun*: Hyperkalzurie *f*

hy|per|cal|ci|u|ric [ˌhaɪpərkælsɪ'(j)ʊərɪk] *adj*: Hyperkalzurie betreffend, hyperkalziurisch, hyperkalzurisch

hy|per|cal|cu|ri|a [ˌhaɪpərkælk'(j)ʊəriːə] *noun*: Hyperkalzurie *f*

hy|per|cap|ni|a [ˌhaɪpər'kæpnɪə] *noun*: Hyperkapnie *f*

hy|per|cap|nic [ˌhaɪpər'kæpnɪk] *adj*: Hyperkapnie betreffend, durch sie gekennzeichnet

hy|per|car|bi|a [ˌhaɪpər'kɑːrbɪə] *noun*: Hyperkapnie *f*

hy|per|car|di|a [ˌhaɪpər'kɑːrdɪə] *noun*: Herzhypertrophie *f*

hy|per|car|o|te|nae|mi|a [ˌhaɪpər[illegible]ətɪ'niːmiːə] *noun*: (*brit.*) →*hypercarotenemia*

hy|per|car|o|te|ne|mi|a [ˌhaɪpərkærətɪ'niːmiːə] *noun*: Hyperkarotinämie *f*

hy|per|car|o|ti|nae|mi|a [ˌhaɪpərkærətɪ'niːmiːə] *noun*: (*brit.*) →*hypercarotinemia*

hy|per|car|o|ti|ne|mi|a [ˌhaɪpərkærətɪ'niːmiːə] *noun*: Hyperkarotinämie *f*

hy|per|cel|lu|lar [ˌhaɪpər'seljələr] *adj*: hyperzellulär

hy|per|cel|lu|lar|i|ty [ˌhaɪpərseljə'leərətiː] *noun*: Hyperzellularität *f*

hy|per|ce|men|to|sis [ˌhaɪpərsɪmen'təʊsɪs] *noun*: **1.** Hypercementose *f*, Zementhyperplasie *f* **2.** Zahnzementhypertrophie *f*, Zementhypertrophie *f*, Zementose *f*, Zementostose *f*

hy|per|chlo|rae|mi|a [ˌhaɪpərkləʊ'riːmiːə] *noun*: (*brit.*) →*hyperchloremia*

hy|per|chlo|rae|mic [ˌhaɪpərkləʊ'riːmɪk] *adj*: (*brit.*) →*hyperchloremic*

hy|per|chlo|re|mi|a [ˌhaɪpərkləʊ'riːmiːə] *noun*: Hyperchloridämie *f*

hy|per|chlo|re|mic [ˌhaɪpərkləʊ'riːmɪk] *adj*: Hyperchlorämie betreffend, hyperchlorämisch

hy|per|chlor|hy|dria [ˌhaɪpərklɔːr'haɪdrɪə] *noun*: (*Magen*) erhöhte Salzsäureproduktion *f*, Hyperazidität *f*, Hyperchlorhydrie *f*

hy|per|chlor|u|ri|a [ˌhaɪpərkləʊ'r(j)ʊəriːə] *noun*: Hyperchlorurie *f*

hy|per|cho|les|ter|ae|mi|a [ˌhaɪpərkəˌlestə'riːmiːə] *noun*: (*brit.*) →*hypercholesteremia*

hy|per|cho|les|ter|ae|mic [ˌhaɪpərkəˌlestə'riːmɪk] *adj*: (*brit.*) →*hypercholesteremic*

hy|per|cho|les|ter|e|mi|a [ˌhaɪpərkəˌlestə'riːmiːə] *noun*:

→*hypercholesterolemia*

hy|per|cho|les|ter|e|mic [ˌhaɪpərkəˌlestə'riːmɪk] *adj*: →*hypercholesterolemic*

hy|per|cho|les|ter|in|ae|mi|a [ˌhaɪpərkəˌlestərɪ'niːmiːə] *noun*: (*brit.*) →*hypercholesterinemia*

hy|per|cho|les|ter|in|e|mi|a [ˌhaɪpərkəˌlestərɪ'niːmiːə] *noun*: →*hypercholesterolemia*

hy|per|cho|les|ter|o|lae|mi|a [ˌhaɪpərkəˌlestərə'liːmiːə] *noun*: (*brit.*) →*hypercholesterolemia*

hy|per|cho|les|ter|o|lae|mic [ˌhaɪpərkəˌlestərə'liːmɪk] *adj*: (*brit.*) →*hypercholesterolemic*

hy|per|cho|les|ter|o|le|mi|a [ˌhaɪpərkəˌlestərə'liːmiːə] *noun*: erhöhter Cholesteringehalt *m* des Blutes, Hypercholesterinämie *f*

familial hypercholesterolemia: →*type IIa familial hyperlipoproteinemia*

polygenic hypercholesterolemia: polygene Hypercholesterinämie *f*

secondary hypercholesterolemia: sekundäre Hypercholesterinämie *f*

hy|per|cho|les|ter|o|le|mic [ˌhaɪpərkəˌlestərə'liːmɪk] *adj*: Hypercholesterinämie betreffend, hypercholesterinämisch

hy|per|cho|les|ter|o|li|a [ˌhaɪpərkəˌlestə'rəʊlɪə] *noun*: erhöhter Cholesteringehalt *m* der Galle

hy|per|cho|li|a [ˌhaɪpər'kəʊlɪə] *noun*: Hypercholie *f*

hy|per|chon|dro|pla|sia [ˌhaɪpərˌkɑndrə'pleɪʒ(ɪ)ə, -zɪə] *noun*: Hyperchondroplasie *f*

hy|per|chro|mae|mi|a [ˌhaɪpərkrəʊ'miːmiːə] *noun*: (*brit.*) →*hyperchromemia*

hy|per|chro|ma|sia [ˌhaɪpərkrəʊ'meɪʒ(ɪ)ə] *noun*: →*hyperchromatism*

hy|per|chro|mat|ic [ˌhaɪpərkrəʊ'mætɪk] *adj*: verstärkt anfärbbar, hyperchromatisch

hy|per|chro|ma|tin [ˌhaɪpər'krəʊmətɪn] *noun*: Hyperchromatin *nt*

hy|per|chro|ma|tism [ˌhaɪpər'krəʊmətɪzəm] *noun*: Hyperchromatose *f*

hy|per|chro|ma|to|sis [ˌhaɪpərˌkrəʊmə'təʊsɪs] *noun*: **1.** Hyperchromasie *f* **2.** Hyperchromatose *f*

hy|per|chro|me|mi|a [ˌhaɪpərkrəʊ'miːmiːə] *noun*: Hyperchromasie *f*

hy|per|chro|mi|a [ˌhaɪpər'krəʊmɪə] *noun*: →*hyperchromatism*

hy|per|chro|mic [ˌhaɪpər'krəʊmɪk] *adj*: **1.** hyperchromatisch **2.** hyperchrom

hy|per|chy|li|a [ˌhaɪpər'kaɪlɪə] *noun*: Hyperchylie *f*

hy|per|chy|lo|mi|cro|nae|mi|a [ˌhaɪpərˌkaɪləˌmaɪkrə'niːmiːə] *noun*: (*brit.*) →*hyperchylomicronemia*

hy|per|chy|lo|mi|cro|nae|mic [ˌhaɪpərˌkaɪləˌmaɪkrə'niːmɪk] *adj*: (*brit.*) →*hyperchylomicronemic*

hy|per|chy|lo|mi|cro|ne|mi|a [ˌhaɪpərˌkaɪləˌmaɪkrə'niːmiːə] *noun*: Hyperchylomikronämie *f*, Chylomikronämie *f*

familial hyperchylomicronemia: →*type I familial hyperlipoproteinemia*

hy|per|chy|lo|mi|cro|ne|mic [ˌhaɪpərˌkaɪləˌmaɪkrə'niːmɪk] *adj*: Hyperchylomikronämie betreffend, hyperchylomikronämisch, chylomikronämisch

hy|per|ci|ne|sia [ˌhaɪpərsɪ'niːʒ(ɪ)ə] *noun*: →*hyperkinesia*

hy|per|ci|ne|sis [ˌhaɪpərsɪ'niːsɪs, -saɪ-] *noun*: →*hyperkinesia*

hy|per|co|ag|u|la|bil|i|ty [ˌhaɪpərkəʊˌæɡjələ'bɪlətiː] *noun*: erhöhte Gerinnbarkeit *f* des Blutes, Hyperkoagulabilität *f*

hy|per|co|ag|u|la|ble [ˌhaɪpərkəʊ'æɡjələbl] *adj*: leicht gerinnbar, mit erhöhter Gerinnbarkeit

hy|per|cor|ti|cal|ism [ˌhaɪpər'kɔːrtɪkəlɪzəm] *noun*: Hyperkortizismus *m*

hy|per|cor|ti|coid|ism [ˌhaɪpər'kɔːrtɪkɔɪdɪzəm] *noun*: Hyperkortikoidismus *m*

hy|per|cor|ti|sol|ae|mi|a [ˌhaɪpərkɔːrtɪsəʊ'liːmiːə] *noun*: (*brit.*) →*hypercortisolemia*

hy|per|cor|ti|sol|e|mi|a [ˌhaɪpərkɔːrtɪsəʊ'liːmiːə] *noun*: Hyperkortisolämie *f*

hy|per|cor|ti|sol|ism [ˌhaɪpər'kɔːrtɪsəʊlɪzəm] *noun*: Hyperkortizismus *m*

hy|per|cre|a|tin|ae|mi|a [ˌhaɪpərkrɪətɪ'niːmiːə] *noun*: (*brit.*) →*hypercreatinemia*

hy|per|cre|a|tin|e|mi|a [ˌhaɪpərkrɪətɪ'niːmiːə] *noun*: Hyperkreatinämie *f*

hy|per|cri|ni|a [ˌhaɪpər'krɪnɪə] *noun*: Hyperkrinie *f*

hy|per|crin|ism [ˌhaɪpərkriː'nɪzəm] *noun*: →*hypercrinia*

hy|per|cry|aes|the|sia [ˌhaɪpərkraɪes'θiːʒ(ɪ)ə] *noun*: (*brit.*) →*hypercryesthesia*

hy|per|cry|al|ge|sia [ˌhaɪpərkraɪæl'dʒiːzɪə, -dʒiːʒə] *noun*: →*hypercryesthesia*

hy|per|cry|es|the|sia [ˌhaɪpərkraɪes'θiːʒ(ɪ)ə] *noun*: erhöhte Kälteempfindlichkeit *f*, Hyperkryästhesie *f*

hy|per|cu|prae|mia [ˌhaɪpərk(j)u'priːmiːə] *noun*: (*brit.*) →*hypercupremia*

hy|per|cu|pre|mia [ˌhaɪpərk(j)u'priːmiːə] *noun*: erhöhter Kupfergehalt *m* des Blutes, Kuprämie *f*

hy|per|cu|pri|u|ria [ˌhaɪpərˌk(j)uprə'(j)ʊərɪːə] *noun*: erhöhte Kupferausscheidung *f* im Harn, Kupprurese *f*

hy|per|cy|a|not|ic [ˌhaɪpərsaɪə'nɑtɪk] *adj*: hyperzyanotisch

hy|per|cy|e|sia [ˌhaɪpərsaɪ'iːzɪə] *noun*: →*hypercyesis*

hy|per|cy|e|sis [ˌhaɪpərsaɪ'iːsɪs] *noun*: Überbefruchtung *f*, Superfetatio *f*

hy|per|cy|thae|mi|a [ˌhaɪpərsaɪ'θiːmiːə] *noun*: (*brit.*) →*hypercythemia*

hy|per|cy|the|mi|a [ˌhaɪpərsaɪ'θiːmiːə] *noun*: pathologische Erhöhung *f* der Erythrozytenzahl, Erythrozythämie *f*, Erythrozytose *f*, Hypererythrozythämie *f*, Hyperzythämie *f*

hy|per|cy|to|chro|mia [ˌhaɪpərsaɪtə'krəʊmɪə] *noun*: Hyperzytochromie *f*

hy|per|cy|to|sis [ˌhaɪpərsaɪ'təʊsɪs] *noun*: **1.** pathologische Erhöhung *f* der Zellzahl, Hyperzytose *f* **2.** Erhöhung *f* der Leukozytenzahl, Leukozytose *f*

hy|per|cy|tot|ic [ˌhaɪpərsaɪ'tɑtɪk] *adj*: Hyperzytose betreffend, hyperzytotisch

hy|per|dac|tyl|ia [ˌhaɪpərdæk'tiːlɪə] *noun*: →*hyperdactyly*

hy|per|dac|tyl|ism [ˌhaɪpər'dæktəlɪzəm] *noun*: →*hyperdactyly*

hy|per|dac|tyl|y [ˌhaɪpər'dæktəliː] *noun*: Polydaktylie *f*

hy|per|den|se ['haɪpərdens] *adj*: (*Film*) mit erhöhter Dichte, hyperdens

hy|per|di|as|tol|ic [ˌhaɪpərdaɪə'stɑlɪk] *adj*: hyperdiastolisch

hy|per|di|crot|ic [ˌhaɪpərdaɪ'krɑtɪk] *adj*: hyperdikrot

hy|per|dip|loid [ˌhaɪpər'dɪplɔɪd] *adj*: hyperdiploid

hy|per|dip|sia [ˌhaɪpər'dɪpsɪə] *noun*: übermäßiger Durst *m*, Hyperdipsie *f*

hy|per|dis|ten|tion [ˌhaɪpərdɪ'stenʃn] *noun*: Überdehnung *f*, -blähung *f*

hy|per|dy|nam|ia [ˌhaɪpərdaɪ'næmɪə] *noun*: übermäßige Muskelaktivität *f*, Hyperdynamie *f*

hy|per|dy|nam|ic [ˌhaɪpərdaɪ'næmɪk] *adj*: hyperdynamisch

hy|per|e|lec|tro|ly|tae|mi|a [ˌhaɪpərɪˌlektrəlaɪ'tiːmiːə] *noun*: (*brit.*) →*hyperelectrolytemia*

hy|per|e|lec|tro|ly|te|mi|a [ˌhaɪpərɪˌlektrəlaɪ'tiːmiːə] *noun*: Hyperelektrolytämie *f*

hy|per|em|e|sis [ˌhaɪpər'eməsɪs] *noun*: Hyperemesis *f*

hyperemesis gravidarum: Hyperemesis gravidarum

hy|per|e|met|ic [ˌhaɪpərə'metɪk] *adj*: Hyperemesis betreffend, hyperemetisch

hy|per|e|mia [ˌhaɪpər'iːmiːə] *noun*: vermehrte Blutfülle *f*, Hyperämie *f*

active hyperemia: aktive/arterielle Hyperämie *f*

arterial hyperemia: aktive/arterielle Hyperämie *f*

Bier's hyperemia: Bier-Stauung *f*

collateral hyperemia: kollaterale Hyperämie *f*

compensatory hyperemia: kompensatorische Hyperämie *f*

decompression hyperemia: Entlastungshyperämie *f*

dental pulp hyperemia: Pulpahyperämie *f*

fluxionary hyperemia: fluxionäre Hyperämie *f*

passive hyperemia: venöse/passive Hyperämie *f*

periapical hyperemia: periapikale Hyperämie *f*

peristatic hyperemia: peristatische Hyperämie *f*, Peristase *f*

pulp hyperemia: Pulpahyperämie *f*

reactive hyperemia: reaktive Hyperämie *f*

venous hyperemia: venöse/passive Hyperämie *f*

hy|per|e|mic [ˌhaɪpər'iːmɪk] *adj*: Hyperämie betreffend, durch Hyperämie gekennzeichnet, hyperämisch

hy|per|e|mi|za|tion [ˌhaɪpərˌemɪ'zeɪʃn] *noun*: Hyperämisierung *f*, Hyperämisieren *nt*

hy|per|en|dem|ic [ˌhaɪpəren'demɪk] *adj*: hyperendemisch

hy|per|en|zym|ae|mi|a [ˌhaɪpərˌenzaɪm'iːmiːə] *noun*: (*brit.*) →*hyperenzymemia*

hy|per|en|zym|e|mi|a [ˌhaɪpərˌenzaɪm'iːmiːə] *noun*: Hyperenzymämie *f*, Hyperenzymie *f*

hy|per|e|o|sin|o|phil|i|a [ˌhaɪpərɪəˌsɪnə'fɪlɪə, -ljə] *noun*: Hypereosinophilie *f*

hy|per|eph|i|dro|sis [ˌhaɪpərefɪ'drəʊsɪs] *noun*: →*hyperhidrosis*

hy|per|ep|i|neph|ri|nae|mi|a [ˌhaɪpərepɪˌnefrɪ'niːmiːə] *noun*: (*brit.*) →*hyperepinephrinemia*

hy|per|ep|i|neph|ri|ne|mi|a [ˌhaɪpərepɪˌnefrɪ'niːmiːə] *noun*: Hyperadrenalinämie *f*

hy|per|er|e|thism [ˌhaɪpər'erəθɪzəm] *noun*: extreme Reizbarkeit/Irritabilität *f*

hy|per|er|ga|sia [ˌhaɪpərər'geɪʒ(ɪ)ə] *noun*: pathologisch erhöhte funktionelle Aktivität *f*, Hyperergasie *f*

hy|per|er|gia [ˌhaɪpər'ɜrdʒɪə] *noun*: **1.** →*hyperergasia* **2.** →*hyperergy*

hy|per|er|gic [ˌhaɪpər'ɜrdʒɪk] *adj*: hyperergisch, hyperergisch

hy|per|er|gy ['haɪpərɜrdʒiː] *noun*: gesteigerte Empfindlichkeit *f*, verstärkte Reaktion *f*, verstärkte Reaktionsbereitschaft *f*, Hyperergie *f*; Allergie *f*

hy|per|e|ryth|ro|cy|thae|mi|a [ˌhaɪpərəˌrɪθrəʊsaɪ'θiːmiːə] *noun*: (*brit.*) →*hypererythrocythemia*

hy|per|e|ryth|ro|cy|the|mi|a [ˌhaɪpərəˌrɪθrəʊsaɪ'θiːmiːə] *noun*: Hypererythrozythämie *f*, Hyperzythämie *f*

hy|per|es|o|pho|ria [ˌhaɪpəresə'fəʊrɪə] *noun*: Hyperesophorie *f*, Esohyperphorie *f*

hy|per|es|the|sia [ˌhaɪpəres'θiːʒ(ɪ)ə] *noun*: Überempfindlichkeit *f*, Hyperästhesie *f*, Hyperaesthesia *f*

acoustic hyperesthesia: Hyperakusis *f*

auditory hyperesthesia: Hyperakusis *f*

cerebral hyperesthesia: zerebrale Hyperästhesie *f*

gustatory hyperesthesia: gustatorische Hyperästhesie *f*, Hypergeusie *f*

olfactory hyperesthesia: gesteigertes Geruchsvermögen *nt*, olfaktorische Hyperästhesie *f*, Hyperosmie *f*

tactile hyperesthesia: taktile Hyperästhesie *f*, Hyper(h)aphie *f*

hy|per|es|thet|ic [ˌhaɪpəres'θetɪk] *adj*: Hyperästhesie betreffend, überempfindlich, hyperästhetisch

hy|per|es|tri|ne|mia [ˌhaɪpərestrɪ'niːmiːə] *noun*: →*hyperestrogenemia*

hy|per|es|trin|ism [ˌhaɪpər'estrənɪzəm] *noun*: →*hyperestrogenism*

hy|per|es|tro|ge|ne|mi|a [ˌhaɪpərˌestrədʒen'iːmiːə] *noun*: Hyperöstrogenämie *f*

hy|per|es|tro|gen|ism [ˌhaɪpər'estrədʒenɪzəm] *noun*: Hyperöstrogenismus *m*

hy|per|eu|ry|o|pia [ˌhaɪpərjʊərɪ'əʊpɪə] *noun*: Euryopie *f*

hy|per|ex|cit|a|bil|i|ty [ˌhaɪpərɪkˌsaɪtə'bɪlətiː] *noun*: Übererregbarkeit *f*, Hyperexzitabilität *f*

hy|per|ex|cit|a|ble [ˌhaɪpərɪk'saɪtəbl] *adj*: übererregbar, hyperexzitabel

hy|per|ex|cre|to|ry [ˌhaɪpər'ekskrətɔːrɪ, -ˌtəʊ-] *adj*: hyperexkretorisch

hy|per|ex|o|pho|ria [ˌhaɪpəreksəʊ'fəʊrɪə] *noun*: Hyperexophorie *f*, Exohyperphorie *f*

hy|per|ex|tend [haɪpərɪk'stend]: **I** *vt* (*Gelenk*) überstrecken, hyperextendieren **II** *vi* überstreckt werden

hy|per|ex|tend|a|bil|i|ty [ˌhaɪpərɪkstendə'bɪlətiː] *noun*: →*hyperextendibility*

hy|per|ex|tend|a|ble [ˌhaɪpərɪk'stendɪbl] *adj*: →*hyperextendible*

hy|per|ex|tend|i|bil|i|ty [ˌhaɪpərɪkstendə'bɪlətiː] *noun*: (*Gelenk*) Überstreckbarkeit *f*, Hyperextendibilität *f*

hy|per|ex|tend|i|ble [ˌhaɪpərɪk'stendɪbl] *adj*: (*Gelenk*) überstreckbar, hyperextendierbar

hy|per|ex|ten|sion [ˌhaɪpərɪk'stenʃn] *noun*: (*Gelenk*) **1.** Überstreckung *f*, Hyperextension *f* **2.** Überstrecken *nt*, Hyperextendieren *nt*

hy|per|fer|rae|mi|a [ˌhaɪpərfə'riːmiːə] *noun*: (*brit.*) →*hyperferremia*

hy|per|fer|re|mi|a [ˌhaɪpərfə'riːmiːə] *noun*: Hypersiderinämie *f*

hy|per|fer|ri|cae|mia [ˌhaɪpərferɪ'siːmiːə] *noun*: (*brit.*) →*hyperferricemia*

hy|per|fer|ri|ce|mia [ˌhaɪpərferɪ'siːmiːə] *noun*: →*hyperferremia*

hy|per|fi|brin|o|ge|nae|mi|a [ˌhaɪpərfaɪ'brɪnədʒə'niːmiːə] *noun*: (*brit.*) →*hyperfibrinogenemia*

hy|per|fi|brin|o|ge|ne|mi|a [ˌhaɪpərfaɪ'brɪnədʒə'niːmiːə] *noun*: vermehrter Fibrinogengehalt *m* des Blutes, Hyperfibrinogenämie *f*

hy|per|fi|bri|nol|y|sis [ˌhaɪpərˌfaɪbrə'nɑlɪsɪs] *noun*: Hyperfibrinolyse *f*

hy|per|flex|ion [ˌhaɪpər'flekʃn] *noun*: (*Gelenk*) übermäßige Beugung *f*, Hyperflexion *f*

hy|per|func|tion [ˌhaɪpər'fʌŋkʃn] *noun*: Über-, Hyperfunktion *f*

pituitary hyperfunction: Hypophysenüberfunktion *f*, Hyperpituitarismus *m*

hy|per|func|tion|ing [ˌhaɪpər'fʌŋkʃənɪŋ] *noun*: →*hyperfunction*

hy|per|ga|lac|tia [ˌhaɪpərgə'lækʃɪə] *noun*: übermäßige/überschießende Milchsekretion *f*, Hypergalaktie *f*

hy|per|ga|lac|to|sis [ˌhaɪpərgælæk'təʊsɪs] *noun*: →*hypergalactia*

hy|per|ga|lac|tous [ˌhaɪpərgə'læktəs] *adj*: Hypergalaktie betreffend *oder* verursachend, mit überschießender Milchbildung einhergehend

hy|per|gam|ma|glob|u|li|nae|mi|a [ˌhaɪpərˌgæməˌglɑbjəlɪ'niːmiːə] *noun*: (*brit.*) →*hypergammaglobulinemia*

hy|per|gam|ma|glob|u|li|ne|mi|a [ˌhaɪpərˌgæməˌglɑbjəlɪ-

'niːmiːə] *noun*: Hypergammaglobulinämie *f*

hyp|er|ga|sia [ˌhaɪpər'geɪzɪə] *noun*: →*hypoergasia*

hy|per|gas|trin|ae|mi|a [ˌhaɪpərgæstrɪ'niːmiːə] *noun*: (*brit.*) →*hypergastrinemia*

hy|per|gas|trin|e|mi|a [ˌhaɪpərgæstrɪ'niːmiːə] *noun*: Hypergastrinämie *f*

hy|per|gen|e|sis [ˌhaɪpər'dʒenəsɪs] *noun*: Überentwicklung *f*, Hypergenese *f*

hy|per|ge|net|ic [ˌhaɪpərdʒə'netɪk] *adj*: hypergenetisch

hy|per|gen|i|tal|ism [ˌhaɪpər'dʒenɪtəlɪzəm] *noun*: Hypergenitalismus *m*

hy|per|geus|aes|the|sia [ˌhaɪpərgjuːzes'θiːʒ(ɪ)ə] *noun*: (*brit.*) →*hypergeusia*

hy|per|geus|es|the|sia [ˌhaɪpərgjuːzes'θiːʒ(ɪ)ə] *noun*: →*hypergeusia*

hy|per|geu|sia [ˌhaɪpər'gjuːʒ(ɪ)ə] *noun*: gustatorische Hyperästhesie *f*, Hypergeusie *f*

hy|per|gia [haɪ'pɜrdʒɪə] *noun*: Hypergie *f*

hy|per|gic [haɪ'pɜrdʒɪk] *adj*: Hypergie betreffend, mit verminderter Reaktivität, hyperg, hypergisch

hy|per|glob|u|li|a [ˌhaɪpərglɑ'bjuːlɪə] *noun*: Hyperglobulie *f*, Polyglobulie *f*

hy|per|glob|u|lin|ae|mi|a [ˌhaɪpərˌglɑbjəlɪ'niːmiːə] *noun*: (*brit.*) →*hyperglobulinemia*

hyp|er|glob|u|lin|ae|mic [ˌhaɪpərˌglɑbjəlɪ'niːmɪk] *adj*: (*brit.*) →*hyperglobulinemic*

hy|per|glob|u|lin|e|mi|a [ˌhaɪpərˌglɑbjəlɪ'niːmiːə] *noun*: Hyperglobulinämie *f*

hyp|er|glob|u|lin|e|mic [ˌhaɪpərˌglɑbjəlɪ'niːmɪk] *adj*: Hyperglobulinämie betreffend, hyperglobulinämisch

hy|per|glob|u|lism [ˌhaɪpər'glɑbjəlɪzəm] *noun*: →*hyperglobulia*

hy|per|glu|ca|gon|ae|mi|a [ˌhaɪpərgluːkəgɑ'niːmiːə] *noun*: (*brit.*) →*hyperglucagonemia*

hy|per|glu|ca|gon|e|mi|a [ˌhaɪpərgluːkəgɑ'niːmiːə] *noun*: Hyperglucagonämie *f*, Hyperglukagonämie *f*

hy|per|gly|cae|mi|a [ˌhaɪpərglaɪ'siːmiːə] *noun*: (*brit.*) →*hyperglycemia*

hy|per|gly|cae|mic [ˌhaɪpərglaɪ'siːmɪk] *adj*: (*brit.*) →*hyperglycemic*

hy|per|gly|ce|mi|a [ˌhaɪpərglaɪ'siːmiːə] *noun*: Hyperglykämie *f*

idiopathic hyperglycemia of the newborn: idiopathische Hyperglykämie *f* des Neugeborenen

hyperglycemia of injury: stressbedingte Hyperglykämie *f*, Stressdiabetes *m*

hy|per|gly|ce|mic [ˌhaɪpərglaɪ'siːmɪk] *adj*: Hyperglykämie betreffend, Hyperglykämie verursachend, hyperglykämisch

hy|per|glyc|er|i|dae|mi|a [ˌhaɪpərglɪsərɪ'diːmiːə] *noun*: (*brit.*) →*hyperglyceridemia*

hy|per|glyc|er|i|de|mi|a [ˌhaɪpərglɪsərɪ'diːmiːə] *noun*: Hyperglyceridämie *f*

hy|per|gly|ci|nae|mi|a [ˌhaɪpərglaɪsə'niːmiːə] *noun*: (*brit.*) →*hyperglycinemia*

hy|per|gly|ci|ne|mi|a [ˌhaɪpərglaɪsə'niːmiːə] *noun*: Hyperglycinämie *f*, Hyperglyzinämie *f*

ketotic hyperglycinemia: ketotische Hyperglycinämie *f*, idiopathische Hyperglycinämie *f*

nonketotic hyperglycinemia: nicht-ketotische Hyperglycinämie *f*

hy|per|gly|ci|nu|ri|a [ˌhaɪpərglaɪsə'n(j)ʊəriːə] *noun*: vermehrte Glycinausscheidung *f* im Harn, Hyperglyzinurie *f*, Hyperglycinurie *f*

hyperglycinuria with hyperglycinaemia: (*brit.*) →*hyperglycinuria with hyperglycinemia*

hyperglycinuria with hyperglycinemia: →*hyperglycinemia*

hy|per|gly|co|ge|nol|y|sis [ˌhaɪpərglaɪkədʒɪ'nɑlɪsɪs] *noun*: übermäßige Glykogenolyse *f*, Hyperglykogenolyse *f*

hy|per|gly|cor|rha|chia [ˌhaɪpərˌglaɪkə'reɪkɪə, -'ræk-] *noun*: erhöhter Zuckergehalt *m* des Liquor cerebrospinalis

hy|per|gly|co|sae|mi|a [ˌhaɪpərˌglaɪkə'siːmiːə] *noun*: (*brit.*) →*hyperglycosemia*

hy|per|gly|co|se|mi|a [ˌhaɪpərˌglaɪkə'siːmiːə] *noun*: Hyperglykämie *f*

hy|per|gly|co|su|ri|a [ˌhaɪpərˌglaɪkə's(j)ʊəriːə] *noun*: Hyperglykosurie *f*

hy|per|gly|kae|mi|a [ˌhaɪpərglaɪ'kiːmiːə] *noun*: (*brit.*) →*hyperglykemia*

hy|per|gly|ke|mi|a [ˌhaɪpərglaɪ'kiːmiːə] *noun*: Hyperglykämie *f*

hy|per|go|nad|ism [ˌhaɪpər'gəʊnædɪzəm] *noun*: Hypergonadismus *m*

hy|per|go|na|do|troph|ic [ˌhaɪpərˌgəʊnədəʊ'trɑfɪk, -'trəʊ-] *adj*: durch einen Gonadotropinüberschuss bedingt *oder* verursacht, hypergonadotrop, hypergonadotroph, hypergonadotrophisch

hy|per|go|na|do|trop|ic [ˌhaɪpərˌgəʊnədəʊ'trɑpɪk] *adj*: durch einen Gonadotropinüberschuss bedingt *oder* verursacht, hypergonadotrop, hypergonadotroph, hypergonadotrophisch

hy|per|gua|ni|di|nae|mi|a [ˌhaɪpərˌgwænɪdiː'niːmiːə] *noun*: (*brit.*) →*hyperguanidinemia*

hy|per|gua|ni|di|ne|mi|a [ˌhaɪpərˌgwænɪdiː'niːmiːə] *noun*: Hyperguanidinämie *f*, Guanidinämie *f*

hy|per|hae|mo|glo|bi|nae|mi|a [ˌhaɪpərˌhiːməʊgləʊbɪ'niːmiːə] *noun*: (*brit.*) →*hyperhemoglobinemia*

hy|per|he|do|nia [ˌhaɪpərhɪ'dəʊnɪə] *noun*: übersteigertes Lustgefühl *nt*, Hyperhedonie *f*

hy|per|he|don|ism [ˌhaɪpər'hiːdnɪzəm] *noun*: →*hyperhedonia*

hy|per|he|mo|glo|bi|ne|mi|a [ˌhaɪpərˌhiːməʊgləʊbɪ'niːmiːə] *noun*: extreme Hämoglobinämie *f*, Hyperhämoglobinämie *f*

hy|per|hep|a|rin|ae|mi|a [ˌhaɪpərˌhepərɪ'niːmiːə] *noun*: (*brit.*) →*hyperheparinemia*

hy|per|hep|a|rin|e|mi|a [ˌhaɪpərˌhepərɪ'niːmiːə] *noun*: Hyperheparinämie *f*

hy|per|he|pa|tia [ˌhaɪpərhɪ'pætɪə] *noun*: Überfunktion *f* der Leber

hy|per|hi|dro|sis [ˌhaɪpərhaɪ'drəʊsɪs] *noun*: Hyperhidrose *f*

axillary hyperhidrosis: axilläre Hyperhidrose *f*

generalized hyperhidrosis: generalisierte Hyperhidrose *f*

palmoplantar hyperhidrosis: palmoplantare Hyperhidrose *f*

hy|per|hi|drot|ic [ˌhaɪpərhaɪ'drɑtɪk] *adj*: Hyperhidrose betreffend, hyperhidrotisch, polyhidrotisch

hy|per|hy|dra|tion [ˌhaɪpərhaɪ'dreɪʃn] *noun*: Hyperhydratation *f*

hypertonic hyperhydration: hypertone Hyperhydratation *f*

hypotonic hyperhydration: hypotone Hyperhydratation *f*

isotonic hyperhydration: isotone Hyperhydratation *f*

hy|per|hy|dro|chlo|ria [ˌhaɪpərˌhaɪdrə'klɔːrɪə] *noun*: →*hyperchlorhydria*

hy|per|hy|dro|chlo|rid|ia [ˌhaɪpərˌhaɪdrəkləʊ'rɪdɪə] *noun*: →*hyperchlorhydria*

hy|per|hy|dro|pex|is [ˌhaɪpərˌhaɪdrəʊ'peksɪs] *noun*: Hyperhydropexie *f*

hy|per|hy|dro|pex|y [ˌhaɪpər'haɪdrəpeksiː] *noun*: Hyperhydropexie *f*

hy|per|hy|drox|y|pro|lin|ae|mi|a [ˌhaɪpərˌhaɪˌdrɑksɪprəʊlɪ'niːmiːə] *noun*: *(brit.)* →*hyperhydroxyprolinemia*

hy|per|hy|drox|y|pro|lin|e|mi|a [ˌhaɪpərˌhaɪˌdrɑksɪprəʊlɪ'niːmiːə] *noun*: Hyperhydroxyprolinämie *f*

hy|per|i|dro|sis [ˌhaɪpərɪ'drəʊsɪs] *noun*: →*hyperhidrosis*

hy|per|im|i|do|di|pep|ti|du|ria [ˌhaɪpərˌɪmɪdəʊdaɪpeptɪ'd(j)ʊəriːə] *noun*: Prolidasemangel *m*

hy|per|im|mune [ˌhaɪpərɪ'mjuːn] *adj*: mit hoher Antikörperkonzentration, hyperimmun

hy|per|im|mu|ni|ty [ˌhaɪpərɪ'mjuːnətiː] *noun*: Hyperimmunität *f*

hy|per|im|mu|ni|za|tion [ˌhaɪpərˌɪmjənɪ'zeɪʃn] *noun*: Hyperimmunisierung *f*

hy|per|im|mu|no|glob|u|lin [ˌhaɪpərˌɪmjənəʊ'glɑbjəlɪn] *noun*: Hyperimmunglobulin *nt*

hy|per|im|mu|no|glob|u|li|nae|mi|a [ˌhaɪpərˌɪmjənəʊˌglɑbjəlɪ'niːmiːə] *noun*: *(brit.)* →*hyperimmunoglobulinemia*

hy|per|im|mu|no|glob|u|li|ne|mi|a [ˌhaɪpərˌɪmjənəʊˌglɑbjəlɪ'niːmiːə] *noun*: Hyperimmunglobulinämie *f*

hy|per|in|fla|tion [ˌhaɪpərɪn'fleɪʃn] *noun*: Überblähung *f*

acute hyperinflation: Volumen pulmonum acutum

hy|per|i|no|sae|mia [ˌhaɪpərɪnə'siːmiːə, -aɪnəʊ-] *noun*: *(brit.)* →*hyperinosemia*

hy|per|i|no|se|mia [ˌhaɪpərɪnə'siːmiːə, -aɪnəʊ-] *noun*: →*hyperinosis*

hy|per|i|no|sis [ˌhaɪpəraɪ'nəʊsɪs] *noun*: Hyperinose *f*

hy|per|in|su|lin|ae|mi|a [ˌhaɪpərˌɪn(t)sjəlɪ'niːmiːə] *noun*: *(brit.)* →*hyperinsulinemia*

hy|per|in|su|lin|e|mi|a [ˌhaɪpərˌɪn(t)sjəlɪ'niːmiːə] *noun*: erhöhter Insulingehalt *m* des Blutes, Hyperinsulinämie *f*

hy|per|in|su|lin|ism [ˌhaɪpər'ɪn(t)sjəlɪnɪzəm] *noun*: **1.** vermehrte Insulinsekretion *f*, Hyperinsulinismus *m* **2.** Insulinschock *m* **3.** erhöhter Insulingehalt *m* des Blutes, Hyperinsulinämie *f*

hy|per|in|vo|lu|tion [ˌhaɪpərɪnvə'luːʃn] *noun*: übermäßige Organrückbildung/Involution *f*, Hyper-, Superinvolution *f*, Superinvolutio *f*

uterine hyperinvolution: Laktationshyperinvolution *f* des Uterus

hy|per|i|o|dae|mi|a [ˌhaɪpərˌaɪəʊ'diːmiːə] *noun*: *(brit.)* →*hyperiodemia*

hy|per|i|o|de|mi|a [ˌhaɪpərˌaɪəʊ'diːmiːə] *noun*: Hyperiodämie *f*, Hyperjodämie *f*

hy|per|i|so|ton|ic [ˌhaɪpəraɪsə'tɑnɪk] *adj*: mit erhöhtem osmotischem Druck, hypertonisch, hyperton

hy|per|kal|ae|mi|a [ˌhaɪpərkə'liːmiːə] *noun*: *(brit.)* →*hyperkalemia*

hy|per|kal|ae|mic [ˌhaɪpərkə'liːmɪk] *adj*: *(brit.)* →*hyperkalemic*

hy|per|ka|le|mi|a [ˌhaɪpərkə'liːmiːə] *noun*: Hyperkaliämie *f*

extracellular hyperkalemia: extrazelluläre Hyperkaliämie *f*

intracellular hyperkalemia: intrazelluläre Hyperkaliämie *f*

hy|per|ka|le|mic [ˌhaɪpərkə'liːmɪk] *adj*: Hyperkalämie betreffend, hyperkalämisch

hy|per|kal|i|ae|mi|a [ˌhaɪpərˌkæl'ɪiːmiːə] *noun*: *(brit.)* →*hyperkaliemia*

hy|per|kal|i|e|mi|a [ˌhaɪpərˌkæl'ɪiːmiːə] *noun*: Hyperkaliämie *f*

hy|per|kal|u|re|sis [ˌhaɪpərˌkælju'riːsɪs] *noun*: Hyperkaliurie *f*

hy|per|ker|a|tin|i|za|tion [ˌhaɪpərˌkerətɪnə'zeɪʃn] *noun*: Hyperkeratose *f*, Hyperkeratosis *f*

hy|per|ker|a|to|sis [ˌhaɪpərˌkerə'təʊsɪs] *noun*: **1.** Hyperkeratose *f*, Hyperkeratosis *f* **2.** Kornea-, Hornhauthypertrophie *f*

epidermolytic hyperkeratosis: **1.** Erythrodermia congenitalis ichthyosiformis bullosa **2.** Sauriasis *f*, Ichthyosis hystrix, Hyperkeratosis monstruosa

follicular hyperkeratosis: Krötenhaut *f*, Phrynoderm *nt*, Hyperkeratosis follicularis (metabolica)

hyperkeratosis lenticularis perstans: Morbus Flegel *m*, Hyperkeratosis lenticularis perstans (Flegel)

oral hyperkeratosis: **1.** Leukoplakia *f*, Weißschwielenbildung *f*, Weißschwielenkrankheit *f*, Leukokeratosis *f* **2.** orale Leukoplakie *f*, Leukoplakie *f* der Mundschleimhaut, prämaligne Leukoplakie *f*, Leukoplakie *f*, Leukoplakia oris

hyperkeratosis of palms and soles: Palmoplantarkeratose *f*, Keratodermia/Keratosis palmoplantaris

photogenic hyperkeratosis: Lichtschwiele *f*

progressive dystrophic hyperkeratosis: Vohwinkel-Syndrom *nt*, Pseudoainhum-artige Dermatose *f*, Keratoma hereditarium mutilans, Keratosis palmoplantaris mutilans

proliferative hyperkeratosis: Proliferationshyperkeratose *f*

retention hyperkeratosis: Retentionshyperkeratose *f*

senile follicular hyperkeratosis: Hyperkeratosis follicularis senilis

hy|per|ker|a|tot|ic [ˌhaɪpərˌkerə'tɑtɪk] *adj*: Hyperkeratose betreffend, hyperkeratotisch

hy|per|ke|to|nae|mi|a [ˌhaɪpərkiːtə'niːmiːə] *noun*: *(brit.)* →*hyperketonemia*

hy|per|ke|to|ne|mi|a [ˌhaɪpərkiːtə'niːmiːə] *noun*: erhöhte Ketonkörperkonzentration *f* des Blutes, Hyperketonämie *f*, Ketonämie *f*

hy|per|ke|to|nu|ri|a [ˌhaɪpərkiːtə'n(j)ʊəriːə] *noun*: Hyperketonurie *f*

hy|per|ke|to|sis [ˌhaɪpərkɪ'təʊsɪs] *noun*: übermäßige Ketonkörperbildung *f*, Hyperketose *f*

hy|per|ke|tot|ic [ˌhaɪpərkɪ'tɑtɪk] *adj*: Hyperketose betreffend, hyperketotisch

hy|per|ki|nae|mi|a [ˌhaɪpərkaɪ'niːmiːə] *noun*: *(brit.)* →*hyperkinemia*

hy|per|ki|ne|mi|a [ˌhaɪpərkaɪ'niːmiːə] *noun*: pathologisch erhöhtes Herzzeitvolumen *nt*

hy|per|ki|ne|sia [ˌhaɪpərkɪ'niːʒ(ɪ)ə, -kaɪ-] *noun*: **1.** *(neurol.)* übermäßige Bewegungsaktivität *f*, gesteigerte Spontanmotorik *f*, Hyperkinese *f*, Hyperkinesie *f*, Hyperkinesis *f*, Hypermotilität *f* **2.** *(psychiat.)* Bewegungsunruhe *f*, Hyperkinese *f*, Hyperkinesie *f*, Hyperkinesis *f*, Hyperaktivität *f*

gaze hyperkinesia: Blickhyperkinesie *f*

hy|per|ki|ne|sis [ˌhaɪpərkɪ'niːsɪs, -kaɪ-] *noun*: übermäßige Bewegungsaktivität *f*, gesteigerte Spontanmotorik *f*, Hyperkinese *f*, Hyperkinesie *f*, Hyperkinesis *f*, Hypermotilität *f*

choreatic hyperkineses: choreatische Hyperkinesen *pl*

hy|per|ki|net|ic [ˌhaɪpərkɪ'netɪk] *adj*: Hyperkinese betreffend, hyperkinetisch

hy|per|lact|ac|i|dae|mi|a [ˌhaɪpərˌlæktæsɪ'diːmiːə] *noun*: *(brit.)* →*hyperlactacidemia*

hy|per|lact|ac|i|de|mi|a [ˌhaɪpərˌlæktæsɪ'diːmiːə] *noun*: Hyperlaktazidämie *f*

hy|per|lac|ta|tion [ˌhaɪpərlæk'teɪʃn] *noun*: verstärkte und verlängerte Milchsekretion *f*, Hyper-, Superlaktation *f*

hy|per|le|ci|thi|nae|mi|a [ˌhaɪpərˌlesɪθɪ'niːmiːə] *noun*: *(brit.)* →*hyperlecithinemia*

H

hy|per|lec|i|thi|ne|mi|a [ˌhaɪpərˌlesɪθɪ'niːmiːə] *noun*: erhöhter Lecithingehalt *m* des Blutes, Hyperlezithinämie *f*, Hyperlecithinämie *f*

hy|per|leu|co|cy|to|sis [ˌhaɪpərˌluːkəsaɪ'təʊsɪs] *noun*: (*brit.*) →*hyperleukocytosis*

hy|per|leu|co|cy|tot|ic [ˌhaɪpərˌluːkəsaɪ'tɑtɪk] *adj*: (*brit.*) →*hyperleukocytotic*

hy|per|leu|ko|cy|to|sis [ˌhaɪpərˌluːkəsaɪ'təʊsɪs] *noun*: Hyperleukozytose *f*, leukämoide Reaktion *f*, Pseudoleukämie *f*

hy|per|leu|ko|cy|tot|ic [ˌhaɪpərˌluːkəsaɪ'tɑtɪk] *adj*: Hyperleukozytose betreffend, hyperleukozytotisch

hy|per|ley|dig|ism [ˌhaɪpər'laɪdɪgɪzəm] *noun*: Überaktivität *f* der Leydig-Zellen

hy|per|li|pae|mi|a [ˌhaɪpərlaɪ'piːmiːə] *noun*: (*brit.*) →*hyperlipemia*

hy|per|li|pae|mic [ˌhaɪpərlaɪ'piːmɪk] *adj*: (*brit.*) →*hyperlipemic*

H

hy|per|li|pe|mi|a [ˌhaɪpərlaɪ'piːmiːə] *noun*: vermehrter Neutralfettgehalt *m* des Blutes, Hyperlipämie *f*, Lipämie *f*

carbohydrate-induced hyperlipemia: 1. →*type III familial hyperlipoproteinemia* **2.** →*type IV familial hyperlipoproteinemia*

combined fat-induced and carbohydrate-induced hyperlipemia: →*type V familial hyperlipoproteinemia*

familial fat-induced hyperlipemia: fettinduzierte Hyperlipämie *f*, exogene Hyperlipämie *f*

familial hypercholesterolemia and hyperlipemia: →*type III familial hyperlipoproteinemia*

idiopathic hyperlipemia: Bürger-Grütz-Syndrom *nt*, (primäre/essentielle) Hyperlipoproteinämie *f* Typ I, fettinduzierte/exogene Hypertriglyzeridämie *f*, fettinduzierte/exogene Hyperlipämie *f*, Hyperchylomikronämie *f*, familiärer C-II-Apoproteinmangel *m*

mixed hyperlipemia: 1. →*type IIb familial hyperlipoproteinemia* **2.** →*type V familial hyperlipoproteinemia*

hy|per|li|pe|mic [ˌhaɪpərlaɪ'piːmɪk] *adj*: Hyperlipämie betreffend, hyperlipämisch, lipämisch

hy|per|lip|i|dae|mi|a [ˌhaɪpərlɪpə'diːmiːə] *noun*: (*brit.*) →*hyperlipidemia*

hy|per|lip|i|de|mi|a [ˌhaɪpərlɪpə'diːmiːə] *noun*: Hyperlipidämie *f*

familial combined hyperlipidemia: 1. →*type II familial hyperlipoproteinemia* **2.** →*type IIb familial hyperlipoproteinemia* **3.** →*type IV familial hyperlipoproteinemia*

mixed hyperlipidemia: →*type II familial hyperlipoproteinemia*

multiple lipoprotein-type hyperlipidemia: 1. →*type II familial hyperlipoproteinemia* **2.** →*type IV familial hyperlipoproteinemia*

hy|per|lip|o|pro|tein|ae|mi|a [ˌhaɪpərlɪpəprəʊtɪ'niːmiːə] *noun*: (*brit.*) →*hyperlipoproteinemia*

hy|per|lip|o|pro|tein|e|mi|a [ˌhaɪpərlɪpəprəʊtɪ'niːmiːə] *noun*: Hyperlipoproteinämie *f*

acquired hyperlipoproteinemia: sekundäre/symptomatische Hyperlipoproteinämie *f*

familial hyperlipoproteinemia: primäre/essentielle Hyperlipoproteinämie *f*

familial broad-beta hyperlipoproteinemia: →*type III familial hyperlipoproteinemia*

familial combined hyperlipoproteinemia: 1. →*type II familial hyperlipoproteinemia* **2.** →*type IIb familial hyperlipoproteinemia*

mixed hyperlipoproteinemia: →*mixed hyperlipemia*

nonfamilial hyperlipoproteinemia: sekundäre/symptomatische Hyperlipoproteinämie *f*

type I familial hyperlipoproteinemia: Bürger-Grütz-Syndrom *nt*, (primäre/essentielle) Hyperlipoproteinämie Typ I, fettinduzierte/exogene Hypertriglyzeridämie *f*, fettinduzierte/exogene Hyperlipämie *f*, Hyperchylomikronämie *f*, familiärer C-II-Apoproteinmangel *m*

type IIa familial hyperlipoproteinemia: (primäre/essentielle) Hyperlipoproteinämie Typ IIa, essentielle/familiäre Hypercholesterinämie *f*, primäre Hyperbetalipoproteinämie *f*, familiäre idiopathische hypercholesterinämische Xanthomatose *f*, LDL-Rezeptordefekt *m*

type IIb familial hyperlipoproteinemia: (primäre/essentielle) Hyperlipoproteinämie Typ IIb *f*, (familiäre) kombinierte Hyperlipidämie *f*

type II familial hyperlipoproteinemia: (primäre/essentielle) Hyperlipoproteinämie Typ II *f*, kombinierte Hyperlipoproteinämie *f*

type III familial hyperlipoproteinemia: (primäre/essentielle) Hyperlipoproteinämie Typ III *f*, Hypercholesterinämie *f* mit Hypertriglyzeridämie, Broad-Beta-Disease *nt*, Hyperlipoproteinämie *f* mit breiter Betabande

type IV familial hyperlipoproteinemia: (primäre/essentielle) Hyperlipoproteinämie Typ IV *f*, endogene/kohlenhydratinduzierte Hyperlipidämie/Triglyzeridämie *f*, familiäre Hypertriglyzeridämie *f*

type V familial hyperlipoproteinemia: (primäre/essentielle) Hyperlipoproteinämie Typ V *f*, fett- und kohlenhydratinduzierte Hyperlipidämie/Hyperlipoproteinämie *f*, exogen-endogene Hyperlipoproteinämie *f*, kalorisch-induzierte Hyperlipoproteinämie *f*, Hyperchylomikronämie *f* und Hyperpräbetalipoproteinämie

hy|per|li|thae|mi|a [ˌhaɪpərlɪ'θiːmiːə] *noun*: (*brit.*) →*hyperlithemia*

hy|per|li|the|mi|a [ˌhaɪpərlɪ'θiːmiːə] *noun*: Hyperlithämie *f*

hy|per|li|thu|ri|a [ˌhaɪpərlɪ'θ(j)ʊəriːə] *noun*: Hyperlithurie *f*

hy|per|lo|gi|a [ˌhaɪpər'ləʊdʒɪə] *noun*: Hyperlogie *f*

hy|per|lor|do|sis [ˌhaɪpərlɔːr'dəʊsɪs] *noun*: extreme Lordose *f*, Hyperlordose *f*

hy|per|lor|dot|ic [ˌhaɪpərlɔːr'dɑtɪk] *adj*: Hyperlordose betreffend, hyperlordotisch

hy|per|lu|cen|cy [ˌhaɪpər'luːsnsiː] *noun*: erhöhte Strahlendurchlässigkeit *f*

hy|per|lu|te|in|i|za|tion [ˌhaɪpərluːtɪənɪ'zeɪʃn, -naɪ-] *noun*: Hyperluteinisation *f*

hy|per|ly|sin|ae|mi|a [ˌhaɪpərˌlaɪsiː'niːmiːə] *noun*: (*brit.*) →*hyperlysinemia*

hy|per|ly|sin|e|mi|a [ˌhaɪpərˌlaɪsiː'niːmiːə] *noun*: Hyperlysinämie *f*, Lysinintoleranz *f*

hy|per|ly|sin|u|ri|a [ˌhaɪpərˌlaɪsiː'n(j)ʊəriːə] *noun*: Hyperlysinurie *f*

hy|per|mag|ne|sae|mi|a [ˌhaɪpərˌmægnɪ'siːmiːə] *noun*: (*brit.*) →*hypermagnesemia*

hy|per|mag|ne|se|mi|a [ˌhaɪpərˌmægnɪ'siːmiːə] *noun*: Hypermagnesiämie *f*

hy|per|ma|ni|a [ˌhaɪpər'meɪnɪə, -jə] *noun*: Hypermanie *f*

hy|per|mas|ti|a [ˌhaɪpər'mæstɪə] *noun*: **1.** Hypermastie *f*, Polymastie *f* **2.** Brust(drüsen)hypertrophie *f*, Hypermastie *f*, Makromastie *f*

hy|per|ma|ture [ˌhaɪpərmə't(j)ʊər, -'tʃʊər] *adj*: überreif

hy|per|mel|a|no|sis [ˌhaɪpərmelə'nəʊsɪs] *noun*: Hypermelanose *f*

hy|per|mel|a|not|ic [ˌhaɪpərmelə'nɑtɪk] *adj*: Hypermelanose betreffend, hypermelanotisch

hy|per|men|or|rhe|a [ˌhaɪpərmenə'rɪə] *noun*: Hypermenorrhoe *f*

hy|per|men|or|rhoe|a [ˌhaɪpərmenəˈrɪə] *noun*: (*brit.*) →*hypermenorrhea*

hy|per|met|a|bol|ic [ˌhaɪpərmetəˈbɑlɪk] *adj*: Hypermetabolismus betreffend, hypermetabolisch

hy|per|me|tab|o|lism [ˌhaɪpərmɪˈtæbəlɪzəm] *noun*: Hypermetabolismus *m*

hy|per|met|a|mor|pho|sis [ˌhaɪpərˌmetəmɔːrˈfəʊsɪs] *noun*: Hypermetamorphose *f*

hy|per|met|a|pla|sia [ˌhaɪpərmetəˈpleɪʒ(ɪ)ə, -zɪə] *noun*: Hypermetaplasie *f*

hy|per|me|thi|o|nin|ae|mia [ˌhaɪpərmɪˌθaɪənɪˈniːmiːə] *noun*: (*brit.*) →*hypermethioninemia*

hy|per|me|thi|o|nin|e|mia [ˌhaɪpərmɪˌθaɪənɪˈniːmiːə] *noun*: hereditäre/hepatorenale (Hyper-)Tyrosinämie *f*, Tyrosinose *f*

hy|per|me|tria [ˌhaɪpərˈmiːtrɪə] *noun*: Hypermetrie *f*

hy|per|met|rope [ˌhaɪpərˈmetrəʊp] *noun*: →*hyperope*

hy|per|me|tro|pia [ˌhaɪpərmɪˈtrəʊpɪə] *noun*: →*hyperopia*

hy|per|me|trop|ic [ˌhaɪpərmɪˈtrɑpɪk] *adj*: →*hyperopic*

hy|per|mim|ia [ˌhaɪpərˈmɪmɪə] *noun*: übermäßige/übertriebene Gestik *f*, Hypermimie *f*

hy|per|min|er|al|i|za|tion [ˌhaɪpərˌmɪnrələˈzeɪʃn, -laɪ-] *noun*: Hypermineralisation *f*

hy|perm|ne|sia [ˌhaɪpərmˈniːʒə] *noun*: Hypermnesie *f*

hy|per|mo|bil|i|ty [ˌhaɪpərməʊˈbɪlətiː] *noun*: (*Gelenk*) übermäßige Beweglichkeit *f*, Überstreckbarkeit *f*, Hypermobilität *f*

hy|per|morph [ˈhaɪpərmɔːrf] *noun*: **1.** Stehriese *m* **2.** (*genet.*) hypermorphes Gen *nt*

hy|per|mor|phic [ˌhaɪpərˈmɔːrfɪk] *adj*: hypermorph

hy|per|mo|til|i|ty [ˌhaɪpərməʊˈtɪlətiː] *noun*: Hypermotilität *f*, Hyperkinese *f*, Hyperkinesie *f*, Hyperkinesis *f*

hy|per|my|aes|the|sia [ˌhaɪpərmaɪesˈθiːʒ(ɪ)ə] *noun*: (*brit.*) →*hypermyesthesia*

hy|per|my|es|the|sia [ˌhaɪpərmaɪesˈθiːʒ(ɪ)ə] *noun*: Muskelhyperästhesie *f*, Hypermyästhesie *f*

hy|per|my|o|to|nia [ˌhaɪpərmaɪəˈtəʊnɪə] *noun*: gesteigerter Muskeltonus *m*, Hypermyotonie *f*

hy|per|my|ot|ro|phy [ˌhaɪpərmaɪˈɑtrəfiː] *noun*: Muskelhypertrophie *f*

hy|per|na|trae|mi|a [ˌhaɪpərnəˈtriːmiːə] *noun*: (*brit.*) →*hypernatremia*

hy|per|na|trae|mic [ˌhaɪpərnəˈtriːmɪk] *adj*: (*brit.*) →*hypernatremic*

hy|per|na|tre|mi|a [ˌhaɪpərnəˈtriːmiːə] *noun*: Hypernatriämie *f*

hy|per|na|tre|mic [ˌhaɪpərnəˈtriːmɪk] *adj*: Hypernatriämie betreffend, hypernatriämisch

hy|per|na|tro|nae|mi|a [ˌhaɪpərnætrəˈniːmiːə] *noun*: (*brit.*) →*hypernatronemia*

hy|per|na|tro|ne|mi|a [ˌhaɪpərnætrəˈniːmiːə] *noun*: Hypernatriämie *f*

hy|per|ne|o|cy|to|sis [haɪpərˌnɪəsaɪˈtəʊsɪs] *noun*: Hyperleukozytose *f* mit starker Linksverschiebung

hy|per|neph|roid [ˌhaɪpərˈnefrɔɪd] *adj*: der Nebennierenrinde ähnlich, hypernephroid

hy|per|ne|phro|ma [ˌhaɪpərnɪˈfrəʊmə] *noun*: **1.** hypernephroides Karzinom *nt*, klarzelliges Nierenkarzinom *nt*, (maligner) Grawitz-Tumor *m*, Hypernephrom *nt* **2.** benigner Grawitz-Tumor *m*, Hypernephrom *nt*

hy|per|noi|a [ˌhaɪpərˈnɔɪə] *noun*: übermäßige geistige *oder* seelische Aktivität *f*, Hypernoia *f*

hy|per|nom|ic [ˌhaɪpərˈnɑmɪk] *adj*: extrem, exzessiv, ungehemmt

hy|per|nor|mal [ˌhaɪpərˈnɔːrml] *adj*: übermäßig, übernormal, hypernormal

hy|per|nu|tri|tion [ˌhaɪpərn(j)uːˈtrɪʃn] *noun*: Überernährung *f*

hy|per|o|don|tia [ˌhaɪpərəˈdɑntʃ(ɪ)ə] *noun*: angeborene Überzahl *f* von Zähnen, Hyperodontie *f*

hy|per|o|don|tog|e|ny [ˌhaɪpərˌəʊdɑnˈtɑdʒəniː] *noun*: Hyperodontogenese *f*

hy|per|oes|tri|nae|mia [ˌhaɪpərestrɪˈniːmiːə] *noun*: (*brit.*) →*hyperestrogenemia*

hy|per|oes|trin|ism [ˌhaɪpərˈestrənɪzəm] *noun*: (*brit.*) →*hyperestrogenism*

hy|per|oes|tro|ge|nae|mi|a [ˌhaɪpərˌestrədʒenˈiːmiːə] *noun*: (*brit.*) →*hyperestrogenemia*

hy|per|oes|tro|gen|ism [ˌhaɪpərˈestrədʒenɪzəm] *noun*: (*brit.*) →*hyperestrogenism*

hy|per|on [ˈhaɪpərɑn] *noun*: Hyperon *nt*

hy|per|on|cot|ic [ˌhaɪpərɑnˈkɑtɪk] *adj*: (*Druck*) hyperonkotisch

hy|per|o|nych|ia [ˌhaɪpərəʊˈnɪkɪə] *noun*: Hyperonychie *f*, Nagelhypertrophie *f*

hy|per|ope [ˈhaɪpərəʊp] *noun*: Weitsichtige *m/f*, Hyperope *m/f*

hy|per|o|pia [ˌhaɪpərˈəʊpɪə] *noun*: Übersichtigkeit *f*, Weitsichtigkeit *f*, Hyperopie *f*, Hypermetropie *f*

absolute hyperopia: absolute Weitsichtigkeit/Hyperopie *f*

axial hyperopia: Achsenhyperopie *f*

curvature hyperopia: Krümmungshyperopie *f*

index hyperopia: Brechungshyperopie *f*, Brechungshypermetropie *f*

latent hyperopia: latente Hypermetropie *f*

manifest hyperopia: manifeste Hypermetropie *f*

relative hyperopia: relative Weitsichtigkeit/Hyperopie *f*

total hyperopia: totale Hypermetropie *f*

hy|per|o|pic [ˌhaɪpərˈəʊpɪk] *adj*: Weitsichtigkeit/Hyperopie betreffend, weitsichtig, hyperop, hypermetropisch

hy|per|or|chi|dism [ˌhaɪpərˈɔːrkədɪzəm] *noun*: Hyperorchidismus *m*

hy|per|o|rex|ia [ˌhaɪpərəʊˈreksɪə] *noun*: **1.** Heißhunger *m*, Ess-, Fresssucht *f*, Hyperorexie *f*, Bulimie *f* **2.** Bulimia nervosa *f*, Bulimarexie *f*, Fress-Kotzsucht *f*, Ess-Brechsucht *f*

hy|per|or|tho|cy|to|sis [ˌhaɪpərˌɔːrθəsaɪˈtəʊsɪs] *noun*: Hyperleukozytose *f* ohne Linksverschiebung

hy|per|os|mi|a [ˌhaɪpərˈɑzmɪə] *noun*: Hyperosmie *f*

hy|per|os|mo|lal|i|ty [ˌhaɪpərɑzməˈlælətiː] *noun*: Hyperosmolalität *f*

hy|per|os|mo|lar [ˌhaɪpərɑzˈməʊlər] *adj*: mit erhöhter Osmolarität, hyperosmolar

hy|per|os|mo|lar|i|ty [ˌhaɪpərɑzməˈleərətiː] *noun*: Hyperosmolarität *f*

hy|per|os|mot|ic [ˌhaɪpərɑzˈmɑtɪk] *adj*: hyperosmotisch

hy|per|os|phre|sia [ˌhaɪpərɑzˈfriːʒ(ɪ)ə] *noun*: →*hyperosmia*

hy|per|os|phre|sis [ˌhaɪpərzsˈfriːsɪs] *noun*: →*hyperosmia*

hy|per|os|te|og|e|ny [ˌhaɪpərɑstɪˈɑdʒəniː] *noun*: übermäßige/überschießende Knochenentwicklung/Knochenbildung *f*

hy|per|os|to|sis [ˌhaɪpərɑsˈtəʊsɪs] *noun*: **1.** Knochenhypertrophie *f*, -hyperplasie *f*, Hyperostose *f*, Hyperostosis *f* **2.** Exostose *f*, Exostosis *f*

ankylosing hyperostosis of spine: Spondylosis hyperostotica

diffuse cranial hyperostosis: Hyperostosis calvariae diffusa

diffuse idiopathic skeletal hyperostosis: diffuse idiopathische skelettäre/ossäre Hyperostose *f*

flowing hyperostosis: Melorheostose *f*

generalized cortical hyperostosis: van Buchem-Syn-

H

drom *nt*, Hyperostosis corticalis generalisata
infantile cortical hyperostosis: Caffey-Silverman-Syndrom *nt*, Caffey-de Toni-Syndrom *nt*, Caffey-Smith-Syndrom *nt*, Hyperostosis corticalis infantilis
Morgagni's hyperostosis: Morgagni-Syndrom *nt*, Morgagni-Morel-Stewart-Syndrom *nt*, Hyperostosis frontalis interna
senile ankylosing hyperostosis of spine: Forestier-Krankheit *f*, -Syndrom *nt*, Morbus Forestier *m*, Hyperostosis vertebralis senilis ankylosans
sternocostal hyperostosis: Hyperostosis sternoclavicularis
hyperostosis triangularis ilii: Hyperostosis triangularis ilii

hy|per|os|tot|ic [ˌhaɪpərɑsˈtɑtɪk] *adj*: Hyperostose betreffend, hyperostotisch

hy|per|o|var|ia [ˌhaɪpərəʊˈveərɪə] *noun*: →*hyperovarianism*

hy|per|o|var|i|an|ism [ˌhaɪpərəʊˈveərɪənɪzəm] *noun*: Pseudopubertas praecox durch vorzeitige Ovarialfunktion

hy|per|o|va|rism [ˌhaɪpərˈəʊvərɪzəm] *noun*: →*hyperovarianism*

hy|per|ox|ae|mi|a [ˌhaɪpərɑkˈsiːmiːə] *noun*: (*brit.*) →*hyperoxemia*

hy|per|ox|al|ae|mi|a [ˌhaɪpərɑksəˈliːmiːə] *noun*: (*brit.*) →*hyperoxalemia*

hy|per|ox|al|e|mi|a [ˌhaɪpərɑksəˈliːmiːə] *noun*: Hyperoxalämie *f*

hy|per|ox|al|u|ri|a [ˌhaɪpərɑksəˈl(j)ʊəriːə] *noun*: erhöhte Oxalsäureausscheidung *f* im Harn, Hyperoxalurie *f*, Oxalurie *f*
primary hyperoxaluria: Kalziumoxalatnephritis *f*, primäre Hyperoxalurie *f*, Calciumoxalatnephritis *f*
type 1 primary hyperoxaluria: Glykolazidurie *f*, Oxalose Typ I *f*
type 2 primary hyperoxaluria: L-Glyzerinazidurie *f*, Oxalose Typ II *f*

hy|per|ox|e|mi|a [ˌhaɪpərɑkˈsiːmiːə] *noun*: erhöhter Säuregehalt *m* des Blutes, Hyperoxämie *f*

hy|per|ox|ia [ˌhaɪpərˈɑksɪə] *noun*: **1.** erhöhter Sauerstoffgehalt *m* im Gewebe, Hyperoxie *f* **2.** erhöhte Sauerstoffspannung *f*, Hyperoxie *f*

hy|per|ox|ic [ˌhaɪpərˈɑksɪk] *adj*: Hyperoxie betreffend, hyperoxisch

hy|per|ox|i|da|tion [ˌhaɪpərˌɑksɪˈdeɪʃn] *noun*: Hyperoxidation *f*

hy|per|ox|ide [ˌhaɪpərˈɑksaɪd] *noun*: Hyperoxid *nt*, Superoxid *nt*, Peroxid *nt*

hy|per|pal|laes|the|sia [ˌhaɪpərpælɪsˈθiːʒ(ɪ)ə] *noun*: (*brit.*) →*hyperpallesthesia*

hy|per|pal|les|the|sia [ˌhaɪpərpælɪsˈθiːʒ(ɪ)ə] *noun*: pathologisch erhöhte Vibrationsempfindlichkeit *f*, Hyperpallästhesie *f*

hy|per|pan|cre|a|tism [ˌhaɪpərˈpæŋkrɪətɪzəm] *noun*: übermäßige Pankreasaktivität *f*, Hyperpankreatismus *m*

hy|per|pan|cre|or|rhe|a [ˌhaɪpərpæŋkrɪəˈrɪə] *noun*: übermäßige Pankreassekretion *f*

hy|per|pan|cre|or|rhoe|a [ˌhaɪpərpæŋkrɪəˈrɪə] *noun*: (*brit.*) →*hyperpancreorrhea*

hy|per|par|a|site [ˌhaɪpərˈpærəsaɪt] *noun*: Über-, Sekundär-, Hyperparasit *m*

hy|per|par|a|sit|ic [ˌhaɪpərpærəˈsɪtɪk] *adj*: hyperparasitisch

hy|per|par|a|thy|roid|ism [ˌhaɪpərˌpærəˈθaɪrɔɪdɪzəm] *noun*: Hyperparathyreoidismus *m*, Hyperparathyroidismus *m*
asymptomatic hyperparathyroidism: asymptomatischer Hyperparathyreoidismus *m*
ectopic hyperparathyroidism: paraneoplastischer Hyperparathyreoidismus *m*, Pseudohyperparathyreoidismus *m*
familial hyperparathyroidism: familiärer Hyperparathyroidismus *m*
intestinal secondary hyperparathyroidism: intestinaler sekundärer Hyperparathyreoidismus *m*
normocalcaemic hyperparathyroidism: (*brit.*) →*normocalcemic hyperparathyroidism*
normocalcemic hyperparathyroidism: normokalzämischer Hyperparathyreoidismus *m*
paraneoplastic hyperparathyroidism: paraneoplastischer Hyperparathyreoidismus *m*, Pseudohyperparathyroidismus *m*, Pseudohyperparathyreoidismus *m*
primary hyperparathyroidism: primärer Hyperparathyreoidismus *m*
renal secondary hyperparathyroidism: renaler sekundärer Hyperparathyreoidismus *m*
secondary hyperparathyroidism: sekundärer Hyperparathyreoidismus *m*
symptomatic hyperparathyroidism: symptomatischer Hyperparathyreoidismus *m*
tertiary hyperparathyroidism: tertiärer Hyperparathyreoidismus *m*

hy|per|pa|rot|i|dism [ˌhaɪpərpəˈrɑtədɪzəm] *noun*: erhöhte Aktivität *f* der Glandula parotidea

hy|per|path|ia [ˌhaɪpərˈpæθɪə] *noun*: Hyperpathie *f*

hy|per|pep|sia [ˌhaɪpərˈpepsɪə, -ʃə] *noun*: **1.** pathologisch gesteigerte Verdauung *f*, Hyperpepsie *f* **2.** Verdauungsstörung *f* bei Hyperchlorhydrie, Hyperpepsie *f*

hy|per|pep|sin|ae|mi|a [ˌhaɪpərˌpepsɪˈniːmiːə] *noun*: (*brit.*) →*hyperpepsinemia*

hy|per|pep|sin|e|mi|a [ˌhaɪpərˌpepsɪˈniːmiːə] *noun*: Hyperpepsinämie *f*

hy|per|pep|sin|ia [ˌhaɪpərpepˈsɪnɪə] *noun*: übermäßige Pepsinsekretion *f*, Hyperpepsinie *f*

hy|per|pep|sin|u|ri|a [ˌhaɪpərˌpepsɪˈn(j)ʊəriːə] *noun*: Hyperpepsinurie *f*

hy|per|per|i|stal|sis [ˌhaɪpərperɪˈstɔːlsɪs, -stæl-] *noun*: übermäßige Peristaltik *f*, Hyperperistaltik *f*

hy|per|per|me|a|bil|i|ty [ˌhaɪpərˌpɜrmɪəˈbɪlətiː] *noun*: übermäßige Durchlässigkeit *f*, Hyperpermeabilität *f*

hy|per|pha|gia [ˌhaɪpərˈfeɪdʒ(ɪ)ə] *noun*: Ess-, Fresssucht *f*, Gefräßigkeit *f*, Hyperphagie *f*, Polyphagie *f*

hy|per|pha|lan|gia [ˌhaɪpərfəˈlændʒ(ɪ)ə, -feɪ-] *noun*: Hyperphalangie *f*, Vielgliedrigkeit *f*, Polyphalangie *f*

hy|per|pha|lan|gism [ˌhaɪpərfəˈlændʒɪzəm] *noun*: →*hyperphalangia*

hy|per|phen|yl|al|a|nin|ae|mi|a [ˌhaɪpərfenlˌælənɪˈniːmiːə] *noun*: (*brit.*) →*hyperphenylalaninemia*

hy|per|phen|yl|al|a|nin|e|mi|a [ˌhaɪpərfenlˌælənɪˈniːmiːə] *noun*: Hyperphenylalaninämie *f*
malignant hyperphenylalaninemia: Hyperphenylalaninämie *f* durch Cofaktormangel, Tetrahydrobiopterin-Mangel *m*
persistent hyperphenylalaninemia: Hyperphenylalaninämie *f* Typ II, persistierende Hyperphenylalaninämie *f*
transient mild hyperphenylalaninemia: Hyperphenylalaninämie *f* Typ III, transitorische Hyperphenylalaninämie *f*
type I hyperphenylalaninemia: Fölling-Krankheit *f*, Morbus Fölling *m*, Phenylketonurie *f*, Brenztraubensäureschwachsinn *m*, Oligophrenia phenylpyruvica
type II hyperphenylalaninemia: Hyperphenylalaninä-

mie Typ II, persistierende Hyperphenylalaninämie *f*
type III hyperphenylalaninemia: Hyperphenylalaninämie Typ III, transitorische Hyperphenylalaninämie *f*
type IV hyperphenylalaninemia: Hyperphenylalaninämie Typ IV, maligne Hyperphenylalaninämie *f*, Dihydropteridinreduktasemangel *m*, DHPR-Mangel *m*
type V hyperphenylalaninemia: Hyperphenylalaninämie Typ V, atypische Phenylketonurie *f*, Dihydrobiopterinreduktasemangel *m*
type VI hyperphenylalaninemia: Hyperphenylalaninämie Typ VI, persistierende Hyperphenylalaninämie mit Tyrosinämie *f*
type VII hyperphenylalaninemia: transitorische Tyrosinämie *f* des Neugeborenen
type VIII hyperphenylalaninemia: hereditäre/hepatorenale Tyrosinämie *f*, Tyrosinose *f*

hy|per|pho|ria [ˌhaɪpər'fəʊrɪə] *noun*: Hyperphorie *f*

hy|per|phos|pha|tae|mi|a [ˌhaɪpərˌfɑsfə'tiːmiːə] *noun*: (*brit.*) →*hyperphosphatemia*

hy|per|phos|pha|ta|sae|mi|a [ˌhaɪpərˌfɑsfəteɪ'siːmiːə] *noun*: (*brit.*) →*hyperphosphatasemia*

hy|per|phos|pha|ta|se|mi|a [ˌhaɪpərˌfɑsfəteɪ'siːmiːə] *noun*: pathologische Erhöhung *f* der alkalischen Phosphatase im Blut, Hyperphosphatasämie *f*, Hyperphosphatasie *f*

hy|per|phos|pha|ta|sia [ˌhaɪpərˌfɑsfə'teɪzɪə] *noun*: →*hyperphosphatasemia*

hy|per|phos|pha|te|mi|a [ˌhaɪpərˌfɑsfə'tiːmiːə] *noun*: Hyperphosphatämie *f*

hy|per|phos|pha|tu|ri|a [ˌhaɪpərˌfɑsfə't(j)ʊəriːə] *noun*: Hyperphosphaturie *f*

hy|per|phos|pho|rae|mi|a [ˌhaɪpərˌfɑsfə'riːmiːə] *noun*: (*brit.*) →*hyperphosphoremia*

hy|per|phos|pho|re|mi|a [ˌhaɪpərˌfɑsfə'riːmiːə] *noun*: Hyperphosphorämie *f*

hy|per|phre|nia [ˌhaɪpər'friːnɪə] *noun*: **1.** pathologisch gesteigerte geistige Aktivität *f*, Hyperphrenie *f* **2.** überdurchschnittlich hohe Intelligenz *f*

hy|per|pi|e|sia [ˌhaɪpərpaɪ'iːzɪə] *noun*: →*hyperpiesis*

hy|per|pi|e|sis [ˌhaɪpərpaɪ'iːsɪs] *noun*: essentielle/idiopathische/primäre Hypertonie *f*

hy|per|pig|men|ta|tion [ˌhaɪpərpɪgmən'teɪʃn] *noun*: Hyperpigmentierung *f*
familial hyperpigmentation of the eyelids: familiäre Hyperpigmentierung *f* der Augenlider
postinflammatory cutaneous hyperpigmentation: dermale postinflammatorische Hyperpigmentierung *f*

hy|per|pin|e|al|ism [ˌhaɪpər'pɪnɪəlɪzəm] *noun*: gesteigerte Funktion *f* der Epiphyse, Hyperpinealismus *m*

hy|per|pip|e|col|a|tae|mi|a [ˌhaɪpərˌpɪpəˌkəʊlə'tiːmiːə] *noun*: (*brit.*) →*hyperpipecolatemia*

hy|per|pip|e|col|a|te|mi|a [ˌhaɪpərˌpɪpəˌkəʊlə'tiːmiːə] *noun*: Hyperpipecolatämie *f*

hy|per|pi|tu|i|tar|ism [ˌhaɪpərpɪ't(j)uːətərɪzəm] *noun*: Hyperpituitarismus *m*

hy|per|pla|sia [ˌhaɪpər'pleɪʒ(ɪ)ə, -zɪə] *noun*: Hyperplasie *f*, numerische Hypertrophie *f*
adaptation hyperplasia: Anpassungs-, Adaptationshyperplasie *f*
adenomatous hyperplasia: (*Endometrium*) adenomatöse Hyperplasie *f*
adenomatous hyperplasia of gallbladder: Cholecystitis glandularis proliferans
adrenal hyperplasia: **1.** Nebennierenhyperplasie *f* **2.** Nebennierenrindenhyperplasie *f*, NNR-Hyperplasie *f*
adrenocortical hyperplasia: Nebennierenrindenhyperplasie *f*, NNR-Hyperplasie *f*
angiofollicular mediastinal lymph node hyperplasia: benigne Hyperplasie *f* der Mediastinallymphknoten
angiolymphoid hyperplasia (with eosinophilia): Kimura-Krankheit *f*, Kimura-Syndrom *nt*, Morbus *m* Kimura, papulöse Angioplasie *f*, angiolymphoide Hyperplasie *f* mit Eosinophilie (Kimura)
atypical hyperplasia: atypische Hyperplasie *f*
B-cell hyperplasia: B-Zellen-Hyperplasie *f*
benign mediastinal lymph node hyperplasia: benigne Hyperplasie *f* der Mediastinallymphknoten
burnt-out endometrial hyperplasia: abgeblutete glandulär-zystische Hyperplasie *f*
cementum hyperplasia: **1.** Hyperzementose *f*, Zementhyperplasie *f*, Zahnzementhyperplasie *f*, Zahnzementhypertrophie *f* **2.** Zementhypertrophie *f*, Zementose *f*, Zementostose *f*
chronic perforating pulp hyperplasia: internes Pulpagranulom *nt*, Rosa-Flecken-Krankheit *f*, Pink-spot-disease *nt*, Endodontoma *nt*, internes Pulpengranulom *nt*, innere Zahnresorption *f*, innere Resorption *f*
condylar hyperplasia: Kondylenhyperplasie *f*
congenital adrenal hyperplasia: kongenitale Nebennierenrindenhyperplasie *f*, adrenogenitales Syndrom *nt*
congenital virilizing adrenal hyperplasia: →*congenital adrenal hyperplasia*
coronoid hyperplasia: Hyperplasie *f* des Processus coronoideus
cystic hyperplasia: zystische Hyperplasie *f*
cystic hyperplasia of the breast: Zystenmamma *f*
Dilantin hyperplasia: Dilantingingivitis *f*, Hydantoingingivits *f*, Epileptikergingivitis *f*, Dilantinhyperplasie *f*
Dilantin gingival hyperplasia: →*Dilantin hyperplasia*
diphenylhydantoin hyperplasia: Zahnfleischhyperplasie *f* bei Phenytointherapie
drug-induced gingival hyperplasia: medikamentösverursachte Zahnfleischhyperplasie *f*, medikamentösverursachte Gingivahyperplasie *f*
endometrial hyperplasia: Endometriumhyperplasie *f*, Hyperplasia endometrii
fibrous hyperplasia of gingiva: →*fibrous gingival hyperplasia*
fibrous gingival hyperplasia: fibröse Zahnfleischhyperplasie *f*, Zahnfleischfibromatose *f*, Fibromatosis gingivae Fibromatosis gingivae
fibrous inflammatory hyperplasia: Epulis fissurata
focal epithelial hyperplasia: fokale epitheliale Hyperplasie *f*, Heck-Krankheit *f*
focal nodular hyperplasia: fokale noduläre Hyperplasie *f*
foveolar hyperplasia: foveoläre Hyperplasie *f*
gingival hyperplasia: Zahnfleischhyperplasie *f*, Gingivitis hyperplastica, Zahnfleischwucherung *f*, Gingivahyperplasie *f*, hyperplastische Gingivitis *f*, Gingiva hyperplastica
glandular hyperplasia: glanduläre Hyperplasie *f*
glandular-cystic hyperplasia: glandulär-zystische Hyperplasie *f*
idiopathic gingival hyperplasia: idiopathische Zahnfleischhyperplasie *f*, medikamentös-verursachte Gingivahyperplasie *f*
inflammatory hyperplasia: entzündliche Gingivahyperplasie *f*, entzündliche Zahnfleischhyperplasie *f*
inflammatory fibrous hyperplasia: entzündlich fibröse Hyperplasie *f*
inflammatory papillary hyperplasia: →*papillary hyperplasia*
islet hyperplasia: →*islet cell hyperplasia*
islet cell hyperplasia: Inselhyperplasie *f*, Inselzellhy-

H

perplasie *f*
juxtaglomerular cell hyperplasia: Bartter-Syndrom *nt*, Hyperplasie *f* des juxtaglomerulären Apparates
lateral lobe hyperplasia (of the prostate): (*Prostata*) Seitenlappenhyperplasie *f*
mandibular hyperplasia: Unterkieferhyperplasie *f*
maxillary hyperplasia: Oberkieferhyperplasie *f*
noninflammatory hyperplasia: nichtentzündliche Gingivahyperplasie *f*, nichtentzündliche Zahnfleischhyperplasie *f*
ovarian stromal hyperplasia: Thekomatose *f*
papillary hyperplasia: Papillomatose *f*, Papillomatosis *f*
parathyroid hyperplasia: Nebenschilddrüsen-, Epithelkörperchenhyperplasie *f*
primary pseudoepitheliomatous hyperplasia: Keratoakanthom *nt*, selbstheilendes Stachelzellkarzinom *nt*, selbstheilender Stachelzell(en)krebs *m*, Molluscum sebaceum/pseudocarcinomatosum
prostatic hyperplasia: →*prostatic hypertrophy*
pseudocarcinomatous hyperplasia: →*pseudoepitheliomatous hyperplasia*
pseudoepitheliomatous hyperplasia: pseudoepitheliomatöse Hyperplasie *f*
pulp hyperplasia: Pulpapolyp *m*, Pulpitis chronica aperta granulomatosa
reserve cell hyperplasia: Reservezellhyperplasie *f*
senile sebaceous hyperplasia: senile Talgdrüsenhyperplasie *f*, Adenoma sebaceum senile
Sertoli cell hyperplasia: Sertoli-Zell(en)-Hyperplasie *f*
stromal hyperplasia: Stromahyperplasie *f*
thymus hyperplasia: Thymushyperplasie *f*
thyroid hyperplasia: Schilddrüsenhyperplasie *f*

hy|per|plas|mi|a [ˌhaɪpər'plæzmɪə] *noun*: **1.** vermehrtes Blutplasmavolumen *nt*, Hyperplasmie *f* **2.** Erythrozytenschwellung *f*, Erythrozytenvergrößerung *f*

hy|per|plas|tic [ˌhaɪpər'plæstɪk] *adj*: Hyperplasie betreffend, hyperplastisch

hy|per|ploid ['haɪpərplɔɪd]: **I** *noun* hyperploide Zelle *f*, hyperploider Organismus *m* **II** *adj* hyperploid

hy|per|ploi|dy [ˌhaɪpər'plɔɪdiː] *noun*: Hyperploidie *f*

hy|perp|ne|a [ˌhaɪpərp'nɪə, ˌhaɪpər'nɪə] *noun*: Hyperpnoe *f*

hy|per|pne|ic [ˌhaɪpər'niːɪk] *adj*: Hyperpnoe betreffend, hyperpnoeisch, hyperpnoisch

hy|perp|noe|a [ˌhaɪpərp'nɪə, ˌhaɪpər'nɪə] *noun*: (*brit.*) →*hyperpnea*

hy|per|pnoe|ic [ˌhaɪpər'niːɪk] *adj*: (*brit.*) →*hyperpneic*

hy|per|po|lar|i|za|tion [ˌhaɪpərpəʊləraɪ'zeɪʃn] *noun*: Hyperpolarisation *f*

hy|per|po|lar|iz|ing [ˌhaɪpər'pəʊləraɪzɪŋ] *adj*: hyperpolarisierend

hy|per|po|ly|men|or|rhe|a [ˌhaɪpərˌpɑlɪmenə'rɪə] *noun*: Hyperpolymenorrhoe *f*, Polyhypermenorrhoe *f*

hy|per|po|ly|men|or|rhoe|a [ˌhaɪpərˌpɑlɪmenə'rɪə] *noun*: (*brit.*) →*hyperpolymenorrhea*

hy|per|po|ly|pep|ti|dae|mi|a [ˌhaɪpərˌpɑlɪˌpeptɪ'diːmiːə] *noun*: (*brit.*) →*hyperpolypeptidemia*

hy|per|po|ly|pep|ti|de|mi|a [ˌhaɪpərˌpɑlɪˌpeptɪ'diːmiːə] *noun*: Hyperpolypeptidämie *f*, Polypeptidämie *f*

hy|per|pot|as|sae|mia [ˌhaɪpərpɑtə'siːmiːə] *noun*: (*brit.*) →*hyperpotassemia*

hy|per|pot|as|se|mia [ˌhaɪpərpɑtə'siːmiːə] *noun*: →*hyperkalemia*

hy|per|pra|gia [ˌhaɪpər'preɪdʒɪə] *noun*: übersteigerte geistige Aktivität *f*

hy|per|prax|ia [ˌhaɪpər'præksɪə] *noun*: übersteigerte Aktivität *f*, Hyperpraxie *f*

hy|per|pre|be|ta|lip|o|pro|tein|ae|mi|a [ˌhaɪpərprɪˌbeɪtəˌlɪpəprəʊtɪ'niːmiːə] *noun*: (*brit.*) →*hyperprebetalipoproteinemia*

hy|per|pre|be|ta|lip|o|pro|tein|e|mi|a [ˌhaɪpərprɪˌbeɪtəˌlɪpəprəʊtɪ'niːmiːə] *noun*: Hyperpräbetalipoproteinämie *f*
familial hyperbetalipoproteinemia and hyperprebetalipoproteinemia: →*type III familial hyperlipoproteinemia*
familial hyperchylomicronemia and hyperprebetalipoproteinemia: →*type V familial hyperlipoproteinemia*

hy|per|pres|by|o|pia [ˌhaɪpərprezbɪ'əʊpɪə] *noun*: übermäßige Presbyopie *f*, Hyperpresbyopie *f*

hy|per|pro|cho|re|sis [ˌhaɪpərprəʊkə'riːsɪs] *noun*: →*hyperperistalsis*

hy|per|pro|lac|tin|ae|mi|a [ˌhaɪpərprəʊˌlæktɪ'niːmiːə] *noun*: (*brit.*) →*hyperprolactinemia*

hy|per|pro|lac|tin|ae|mic [ˌhaɪpərprəʊˌlæktɪ'niːmɪk] *adj*: (*brit.*) →*hyperprolactinemic*

hy|per|pro|lac|tin|e|mi|a [ˌhaɪpərprəʊˌlæktɪ'niːmiːə] *noun*: Hyperprolaktinämie *f*

hy|per|pro|lac|tin|e|mic [ˌhaɪpərprəʊˌlæktɪ'niːmɪk] *adj*: Hyperprolaktinämie betreffend, hyperprolaktinämisch

hy|per|pro|li|nae|mi|a [ˌhaɪpərprəʊlɪ'niːmiːə] *noun*: (*brit.*) →*hyperprolinemia*

hy|per|pro|li|ne|mi|a [ˌhaɪpərprəʊlɪ'niːmiːə] *noun*: Hyperprolinämie *f*
type I hyperprolinemia: Hyperprolinämie Typ I *f*, Prolinoxidasemangel *m*
type II hyperprolinemia: Hyperprolinämie Typ II *f*, Pyrrolin-5-carboxylat-Dehydrogenasemangel *m*

hy|per|pro|sex|ia [ˌhaɪpərprəʊ'seksɪə] *noun*: Hyperprosexie *f*

hy|per|pro|tein|ae|mi|a [ˌhaɪpərˌprəʊtɪ'niːmiːə] *noun*: (*brit.*) →*hyperproteinemia*

hy|per|pro|tein|e|mi|a [ˌhaɪpərˌprəʊtɪ'niːmiːə] *noun*: Hyperproteinämie *f*
absolute hyperproteinemia: absolute Hyperproteinämie *f*
relative hyperproteinemia: relative Hyperproteinämie *f*

hy|per|pro|te|o|sis [ˌhaɪpərprəʊtɪ'əʊsɪs] *noun*: Erkrankung *f* durch übermäßige Proteinzufuhr

hy|perp|sel|a|phe|sia [ˌhaɪpɜrpˌselə'fiːzɪə] *noun*: taktile Hyperästhesie *f*, Hyperpselaphesie *f*

hy|per|pty|a|lism [ˌhaɪpər'taɪəlɪzəm] *noun*: Speichelfluss *m*, pathologisch gesteigerte Speichelabsonderung *f*, Ptyalismus *m*, Sialorrhoe *f*, Hypersalivation *f*, Salivatio *f*

hy|per|py|ret|ic [ˌhaɪpərpaɪ'retɪk] *adj*: Hyperpyrexie betreffend *oder* verursachend, hyperpyretisch

hy|per|py|rex|ia [ˌhaɪpərpaɪ'reksɪə] *noun*: Hyperpyrexie *f*, Hyperthermie *f*
hyperpyrexia of anaesthesia: (*brit.*) →*hyperpyrexia of anaesthesia*
hyperpyrexia of anesthesia: maligne Hyperpyrexie/Hyperthermie *f*
fulminant hyperpyrexia: maligne Hyperthermie/Hyperpyrexie *f*
heat hyperpyrexia: Hitzschlag *m*, Wärmestauung *f*
malignant hyperpyrexia: maligne Hyperpyrexie/Hyperthermie *f*

hy|per|py|rex|i|al [ˌhaɪpərpaɪ'reksɪəl] *adj*: Hyperpyrexie betreffend *oder* verursachend, hyperpyretisch

hy|per|re|ac|tive [ˌhaɪpərrɪ'æktɪv] *adj*: übermäßig stark reagierend, hyperreaktiv

hy|per|re|flex|ia [ˌhaɪpərrɪ'fleksɪə] *noun*: Hyperreflexie *f*

hy|per|re|nin|ae|mi|a [ˌhaɪpərˌrenɪ'niːmiːə] *noun*: (*brit.*)

→*hyperreninemia*

hy|per|re|nin|e|mi|a [ˌhaɪpərˌrenɪ'niːmiːə] *noun*: Hyperreninismus *m*, Hyperreninämie *f*

hy|per|res|o|nance [ˌhaɪpər'rezənən(t)s] *noun*: **1.** Hyperresonanz *f* **2.** (*Perkussion*) hypersonorer Klopfschall *m*

hy|per|sal|ae|mi|a [ˌhaɪpərsæl'iːmiːə] *noun*: (*brit.*) →*hypersalemia*

hy|per|sal|e|mi|a [ˌhaɪpərsæl'iːmiːə] *noun*: Hypersalämie *f*, Hypersaliämie *f*, Hypersalie *f*

hy|per|sa|line [ˌhaɪpər'seɪlaɪn] *adj*: hypersalin

hy|per|sal|i|va|tion [ˌhaɪpərˌsælɪ'veɪʃn] *noun*: →*hyperptyalism*

hy|per|sar|co|sin|ae|mi|a [ˌhaɪpərˌsɑːrkəsɪniːmiːə] *noun*: (*brit.*) →*hypersarcosinemia*

hy|per|sar|co|sin|e|mi|a [ˌhaɪpərˌsɑːrkəsɪniːmiːə] *noun*: Hypersarkosinämie *f*, Sarkosinämie *f*

hy|per|se|cre|tion [ˌhaɪpərsɪ'kriːʃn] *noun*: Hypersekretion *f*

hy|per|seg|men|ta|tion [ˌhaɪpərsegmən'teɪʃn] *noun*: Hypersegmentierung *f*

hereditary hypersegmentation of neutrophils: Undritz-Anomalie *f*

hy|per|sen|si|bil|i|ty [ˌhaɪpərsensə'bɪlətiː] *noun*: **1.** (*neurol.*) Überempfindlichkeit *f*, Hyperästhesie *f*, Hyperaesthesia *f* **2.** Reizüberempfindlichkeit *f*, Hypersensibilität *f*

hy|per|sen|si|tive [ˌhaɪpər'sensətɪv] *adj*: **1.** überempfindlich, hypersensibel **2.** (*immunolog.*) überempfindlich, allergisch (*to* gegen)

hy|per|sen|si|tive|ness [ˌhaɪpər'sensətɪvnəs] *noun*: →*hypersensitivity*

hy|per|sen|si|tiv|i|ty [ˌhaɪpərˌsensə'tɪvətiː] *noun*: **1.** Reizüberempfindlichkeit *f*, Hypersensitivität *f*, Hypersensitation *f*, Hypersensibilität *f* **2.** (*immunolog.*) Überempfindlichkeit *f*, Allergie *f*

anaphylactic hypersensitivity: →*type I hypersensitivity*

bronchial hypersensitivity: bronchiale Hyperreaktivität *f*

cell-mediated hypersensitivity: →*type IV hypersensitivity*

contact hypersensitivity: Kontaktüberempfindlichkeit *f*, Kontaktallergie *f*

cow milk hypersensitivity: Kuhmilchallergie *f*

cutaneous basophil hypersensitivity: Jones-Mote-Reaktion *f*

cytotoxic hypersensitivity: →*type II hypersensitivity*

delayed hypersensitivity: →*type IV hypersensitivity*

delayed-type hypersensitivity: →*type IV hypersensitivity*

dentin hypersensitivity: Dentinhypersensibilität *f*

drug hypersensitivity: Arzneimittelallergie *f*, Arzneimittelüberempfindlichkeit *f*

immediate hypersensitivity: →*type I hypersensitivity*

immune complex hypersensitivity: →*type III hypersensitivity*

pulp hypersensitivity: Pulpahypersensibilität *f*

reflex hypersensitivity: reflektorische Überempfindlichkeit *f*

skin test hypersensitivity: Hauttestüberempfindlichkeit *f*

T cell-mediated hypersensitivity: →*type IV hypersensitivity*

tooth hypersensitivity: Zahnhypersensibilität *f*

tuberculin-type hypersensitivity: T→*type IV hypersensitivity*

type I hypersensitivity: Typ I *m* der Überempfindlichkeitsreaktion, anaphylaktischer Reaktionstyp *m*, Überempfindlichkeit *f* vom Soforttyp, Überempfindlichkeitsreaktion *f* vom Soforttyp

type II hypersensitivity: Typ II *m* der Überempfindlichkeitsreaktion, zytotoxischer Reaktionstyp *m*, Überempfindlichkeitsreaktion *f* vom zytotoxischen Typ

type III hypersensitivity: Typ III *m* der Überempfindlichkeitsreaktion, Arthus-Typ *m* der Überempfindlichkeitsreaktion *f*, Immunkomplex-Typ *m* der Überempfindlichkeitsreaktion

type IV hypersensitivity: Typ IV *m* der Überempfindlichkeitsreaktion, Tuberkulin-Typ *m*, zellvermittelte Überempfindlichkeit *f*, Spät-Typ *m* der Überempfindlichkeitsreaktion, Überempfindlichkeit *f* vom verzögerten Reaktionstyp, T-zellvermittelte Überempfindlichkeitsreaktion *f*

hy|per|sen|si|ti|za|tion [ˌhaɪpərˌsensətɪ'zeɪʃn] *noun*: Erzeugung *f* einer Überempfindlichkeit, Allergisierung *f*

hy|per|sen|si|tize [ˌhaɪpər'sensɪtaɪz] *vt*: eine Überempfindlichkeit hervorrufen, allergisieren

hy|per|ser|o|to|nae|mi|a [ˌhaɪpərˌsɪərətəʊ'niːmiːə] *noun*: (*brit.*) →*hyperserotonemia*

hy|per|ser|o|to|ne|mi|a [ˌhaɪpərˌsɪərətəʊ'niːmiːə] *noun*: Hyperserotonismus *f*

hy|per|sex|u|al|i|ty [ˌhaɪpərseksʃə'wæləti:] *noun*: Hypersexualität *f*

hy|per|ske|o|cy|to|sis [ˌhaɪpərˌskɪəsaɪ'təʊsɪs] *noun*: →*hyperneocytosis*

hy|per|so|ma|to|tro|pism [ˌhaɪpərˌsəʊmətə'trəʊpɪzəm] *noun*: Hypersomatotropismus *m*

hy|per|so|mi|a [ˌhaɪpər'səʊmɪə] *noun*: Riesenwuchs *m*, Hypersomie *f*, Gigantismus *m*

hy|per|so|mic [ˌhaɪpər'səʊmɪk] *adj*: hypersom

hy|per|som|ni|a [ˌhaɪpər'sɑmnɪə] *noun*: Hypersomnie *f*, Hypnomanie *f*, Schlafsucht *f*

hy|per|so|nic [ˌhaɪpər'sɑnɪk] *adj*: Hyperschall betreffend, hypersonisch

hy|per|sper|mi|a [ˌhaɪpər'spɜrmɪə] *noun*: Hyper(zoo)spermie *f*

hy|per|sper|mic [ˌhaɪpər'spɜrmɪk] *adj*: Hyper(zoo)spermie betreffend, hypersperm, hyperzoosperm

hy|per|sple|nia [ˌhaɪpər'spliːnɪə] *noun*: →*hypersplenism*

hy|per|sple|nism [ˌhaɪpər'spliːnɪzəm] *noun*: Milzüberfunktion *f*, Hypersplenie *f*, Hyperspleniesyndrom *nt*, Hypersplenismus *m*

idiopathic hypersplenism: idiopathischer Hypersplenismus *m*, primärer Hypersplenismus *m*

primary hypersplenism: primärer Hypersplenismus *m*, idiopathischer Hypersplenismus *m*

secondary hypersplenism: sekundärer Hypersplenismus *m*

hy|per|ste|a|to|sis [ˌhaɪpərstɪə'təʊsɪs] *noun*: vermehrte Talgabsonderung *f* der Haut, Hypersteatose *f*

hy|per|ste|a|to|tic [ˌhaɪpərstɪə'tɑtɪk] *adj*: Hypersteatose betreffend, hypersteatotisch

hy|per|ster|e|o|roent|gen|og|ra|phy [ˌhaɪpərˌsterɪərentgə'nɑgrəfɪ, -ˌstɪərɪə-] *noun*: Hyperröntgenstereografie *f*

hy|per|ster|e|o|ski|ag|ra|phy [ˌhaɪpərˌsterɪəskaɪ'ægrəfɪ, -ˌstɪərɪə-] *noun*: →*hyperstereoroentgenography*

hy|per|sthen|u|ri|a [ˌhaɪpərsθɪ'n(j)ʊəriːə] *noun*: Hypersthenurie *f*

hy|per|su|pra|re|nal|ism [ˌhaɪpərˌsuːprə'riːnəlɪzəm] *noun*: →*hyperadrenalism*

hy|per|sus|cep|ti|bil|i|ty [ˌhaɪpərsəˌseptə'bɪlətiː] *noun*: Überempfindlichkeit *f*

hy|per|sym|path|i|co|to|nus [ˌhaɪpərsɪmˌpæθɪkəʊ'təʊnəs] *noun*: erhöhter Sympathikotonus *m*, Hypersympathikotonus *m*, Hypersympathikotonie *f*

hy|per|sys|to|le [ˌhaɪpər'sɪstəliː] *noun*: Hypersystole *f*

hy|per|sys|to|lic [ˌhaɪpərsɪsˈtɑlɪk] *adj*: Hypersystole betreffend, hypersystolisch
hy|per|ta|rach|ia [ˌhaɪpərtəˈrækɪə] *noun*: extreme Reizempfindlichkeit *f* des Nervensystems
hy|per|tau|ro|don|tism [ˌhaɪpərˌtɔːrəˈdɑntɪzəm] *noun*: Hypertaurodontismus *m*, Hypertaurodontie *f*
hy|per|te|li|a [ˌhaɪpərˈtiːlɪə] *noun*: Überentwicklung *f*, Hypertelie *f*
hy|per|tel|or|ism [ˌhaɪpərˈtelərɪzəm] *noun*: **1.** Hypertelorismus *m* **2.** →*ocular hypertelorism*
canthal hypertelorism: Telekanthus *m*
ocular hypertelorism: Greig-Syndrom *nt*, okulärer Hypertelorismus *m*
orbital hypertelorism: →*ocular hypertelorism*
hy|per|te|ly [ˌhaɪpərˈtiːliː] *noun*: Überentwicklung *f*, Hypertelie *f*
hy|per|ten|sin [ˌhaɪpərˈtensɪn] *noun*: Angiotensin *nt*
hy|per|ten|sin|ase [ˌhaɪpərˈtensɪneɪz] *noun*: Angiotensinase *f*

H

hy|per|ten|sin|o|gen [ˌhaɪpərtenˈsɪnədʒən] *noun*: Angiotensinogen *nt*
hy|per|ten|sion [ˌhaɪpərˈtenʃn] *noun*: **1.** Hypertonie *f*, Hypertension *f*, Hypertonus *m* **2.** →*arterial hypertension*
adrenal hypertension: adrenale Hypertonie *f*
anticipatory hypertension: Erwartungshypertonie *f*
arterial hypertension: Bluthochdruck *m*, (arterielle) Hypertonie *f*, Hypertension *f*, Hypertonus *m*, Hochdruckkrankheit *f*
benign hypertension: benigne Hypertonie *f*
benign intracranial hypertension: Pseudotumor cerebri
borderline hypertension: labile Hypertonie *f*
cardiac-output hypertension: Minutenvolumenhochdruck *m*
continued arterial hypertension: Huchard-Krankheit *f*, Präsklerose *f*
endocrine hypertension: endokrine Hypertonie *f*, endokrinbedingter Hochdruck *m*
essential hypertension: essentielle/idiopathische/primäre Hypertonie *f*
Goldblatt hypertension: Drosselungshochdruck *m*, Goldblatt-Mechanismus *m*
idiopathic hypertension: essentielle/idiopathische/primäre Hypertonie *f*
labile hypertension: labile Hypertonie *f*
latent pulmonary hypertension: latente pulmonale Hypertonie *f*
malignant hypertension: maligne Hypertonie *f*
manifest pulmonary hypertension: manifeste pulmonale Hypertonie *f*
neurogenic hypertension: Entzügelungshochdruck *m*, neurogener Hochdruck *m*
ocular hypertension: okuläre Hypertension *f*
pale hypertension: maligne Hypertonie *f*
portal hypertension: portale Hypertonie *f*
postpartum hypertension: postpartale Hypertonie *f*
primary hypertension: essentielle/idiopathische/primäre Hypertonie *f*
pulmonary hypertension: pulmonale Hypertonie *f*, pulmonalarterielle Hypertonie *f*
red hypertension: benigne Hypertonie *f*
renal hypertension: renale Hypertonie *f*
renoparenchymal hypertension: renoparenchymale Hypertonie *f*
renovascular hypertension: renovaskuläre Hypertonie *f*
resistance hypertension: Widerstandshochdruck *m*, Widerstandshypertonie *f*
secondary hypertension: sekundäre/symptomatische Hypertonie *f*
sever pulmonary hypertension: schwere pulmonale Hypertonie *f*
splenoportal hypertension: splenoportale Hypertonie *f*
symptomatic hypertension: sekundäre/symptomatische Hypertonie *f*
systolic hypertension: systolische Hypertonie *f*
vascular hypertension: →*arterial hypertension*
venous hypertension: venöse Hypertonie *f*
hy|per|ten|sive [ˌhaɪpərˈtensɪv]: **I** *noun* Hochdruckpatient(in *f*) *m*, Hypertoniker(in *f*) *m* **II** *adj* Hypertonie/Hypertension betreffend, mit erhöhtem Blutdruck hypertensiv
hy|per|ten|sor [ˌhaɪpərˈtensər] *noun*: blutdrucksteigerndes Mittel *nt*
hy|per|tes|toid|ism [ˌhaɪpərˈtestɔɪdɪzəm] *noun*: männlicher Hypergonadismus *m*
hy|per|the|co|sis [ˌhaɪpərθɪˈkəʊsɪs] *noun*: Thekazellenhyperplasie *f*, Hyperthekose *f*
hy|per|the|li|a [ˌhaɪpərˈθiːlɪə] *noun*: überzählige Brustwarzen *pl*, Hyperthelie *f*, Polythelie *f*
hy|per|ther|maes|the|sia [ˌhaɪpərˌθɜrmesˈθiːʒ(ɪ)ə] *noun*: (*brit.*) →*hyperthermesthesia*
hy|per|ther|mal [ˌhaɪpərˈθɜrml] *adj*: hypertherm
hy|per|ther|mal|ge|sia [ˌhaɪpərˌθɜrmælˈdʒiːzɪə, -dʒiːʒə] *noun*: pathologisch erhöhte Wärmeempfindlichkeit *f*, Hyperthermalgesie *f*
hy|per|ther|mes|the|sia [ˌhaɪpərˌθɜrmesˈθiːʒ(ɪ)ə] *noun*: erhöhte Wärmeempfindlichkeit *f*, Hyperthermästhesie *f*
hy|per|ther|mi|a [ˌhaɪpərˈθɜrmɪə] *noun*: Hyperthermie *f*
hyperthermia of anaesthesia: (*brit.*) →*hyperthermia of anaesthesia*
hyperthermia of anesthesia: maligne Hyperthermie/Hyperpyrexie *f*
extracorporeal hyperthermia: extrakorporale Ganzkörperhyperthermie *f*
induced hyperthermia: künstliche Hyperthermie *f*
malignant hyperthermia: maligne Hyperthermie *f*, maligne Hyperpyrexie *f*
nutritional hyperthermia: alimentäres Fieber *nt*
transitory hyperthermia: paroxysmale Hyperthermie *f*
hy|per|ther|mo|aes|the|sia [ˌhaɪpərˌθɜrməʊesˈθiːʒ(ɪ)ə] *noun*: (*brit.*) →*hyperthermesthesia*
hy|per|ther|mo|es|the|sia [ˌhaɪpərˌθɜrməʊesˈθiːʒ(ɪ)ə] *noun*: →*hyperthermesthesia*
hy|per|ther|my [ˌhaɪpərˈθɜrmiː] *noun*: →*hyperthermia*
hy|per|throm|bin|ae|mi|a [ˌhaɪpərˌθrɑmbɪˈniːmiːə] *noun*: (*brit.*) →*hyperthrombinemia*
hy|per|throm|bin|e|mi|a [ˌhaɪpərˌθrɑmbɪˈniːmiːə] *noun*: pathologisch erhöhter Thrombingehalt *m* des Blutes, Hyperthrombinämie *f*
hy|per|thy|mia [ˌhaɪpərˈθaɪmɪə] *noun*: Hyperthymie *f*
hy|per|thy|mic [ˌhaɪpərˈθaɪmɪk] *adj*: **1.** Hyperthymie betreffend, hyperthym **2.** Hyperthymismus betreffend
hy|per|thy|mism [ˌhaɪpərˈθaɪmɪzəm] *noun*: Hyperthymismus *m*
hy|per|thy|mi|za|tion [ˌhaɪpərˌθaɪməˈzeɪʃn] *noun*: →*hyperthymism*
hy|per|thy|rea [ˌhaɪpərˈθaɪrɪə] *noun*: →*hyperthyroidism*
hy|per|thy|re|o|sis [ˌhaɪpərθaɪrɪˈəʊsɪs] *noun*: →*hyperthyroidism*
hy|per|thy|roid [ˌhaɪpərˈθaɪrɔɪd] *adj*: Schilddrüsenüberfunktion/Hyperthyreose betreffend, hyperthyreot
hy|per|thy|roid|ism [ˌhaɪpərˈθaɪrɔɪdɪzəm] *noun*: Schilddrüsenüberfunktion *f*, Hyperthyreose *f*

connatal hyperthyroidism: konnatale Hyperthyreose *f*
masked hyperthyroidism: Altershyperthyreose *f*
senile hyperthyroidism: Altershyperthyreose *f*

hy|per|thy|roi|do|sis [ˌhaɪpərθaɪrɔɪˈdəʊsɪs] *noun*: →*hyperthyroidism*

hy|per|thy|rox|i|nae|mi|a [ˌhaɪpərθaɪˌrɑksɪˈniːmiːə] *noun*: (*brit.*) →*hyperthyroxinemia*

hy|per|thy|rox|i|ne|mi|a [ˌhaɪpərθaɪˌrɑksɪˈniːmiːə] *noun*: Hyperthyroxinämie *f*

hy|per|to|ni|a [ˌhaɪpərˈtəʊnɪə] *noun*: erhöhte Spannung *f*, erhöhter Tonus *m*, Hypertonie *f*, Hypertonus *m*

hy|per|ton|ic [ˌhaɪpərˈtɑnɪk] *adj*: mit erhöhtem osmotischem Druck, hypertonisch, hyperton

hy|per|to|nic|i|ty [ˌhaɪpərtəʊˈnɪsətiː] *noun*: Hypertonus *m*
spastic hypertonicity: spastische Tonusvermehrung *f*

hy|per|to|nus [ˌhaɪpərˈtəʊnəs] *noun*: →*hypertonia*

hy|per|tri|chi|a|sis [ˌhaɪpərtrɪˈkaɪəsɪs] *noun*: →*hypertrichosis*

hy|per|tri|cho|sis [ˌhaɪpərtrɪˈkəʊsɪs] *noun*: Hypertrichose *f*
hypertrichosis circumscripta: Hypertrichosis circumscripta, zirkumskripte Hypertrichose *f*
hypertrichosis irritativa: Hypertrichosis irritativa
hypertrichosis lanuginosa acquisita: Hypertrichosis lanuginosa acquisita
hypertrichosis lanuginosa congenita: Hypertrichosis lanuginosa congenita
hypertrichosis medicamentosa: Hypertrichosis medicamentosa
naevoid hypertrichosis: (*brit.*) →*nevoid hypertrichosis*
nevoid hypertrichosis: naevoide Hypertrichose *f*

hy|per|tri|glyc|er|id|ae|mi|a [ˌhaɪpərtraɪˌglɪsərɪˈdiːmiːə] *noun*: (*brit.*) →*hypertriglyceridemia*

hy|per|tri|glyc|er|id|e|mi|a [ˌhaɪpərtraɪˌglɪsərɪˈdiːmiːə] *noun*: erhöhter Triglyceridgehalt *m* des Blutes, Hypertriglyzeridämie *f*, Hypertriglyceridämie *f*
carbohydrate-induced hypertriglyceridemia: (primäre/essentielle) Hyperlipoproteinämie Typ III *f*, Hypercholesterinämie *f* mit Hypertriglyceridämie, Broad-Beta-Disease *nt*, Hyperlipoproteinämie *f* mit breiter Betabande
essential hypertriglyceridemia: primäre/essentielle Hypertriglyzeridämie *f*
familial hypertriglyceridemia: **1.** Bürger-Grütz-Syndrom *nt*, (primäre/essentielle) Hyperlipoproteinämie Typ I, fettinduzierte/exogene Hypertriglyzeridämie *f*, fettinduzierte/exogene Hyperlipämie *f*, Hyperchylomikronämie *f*, familiärer C-II-Apoproteinmangel *m* **2.** (primäre/essentielle) Hyperlipoproteinämie Typ IV, endogene/kohlenhydratinduzierte Hyperlipidämie/Triglyzeridämie *f*, familiäre Hypertriglyzeridämie *f*
secondary hypertriglyceridemia: sekundäre Hypertriglyzeridämie *f*

hy|per|tro|phia [ˌhaɪpərˈtrəʊfɪə] *noun*: Hypertrophie *f*

hy|per|troph|ic [ˌhaɪpərˈtrɑfɪk] *adj*: Hypertrophie betreffend, hypertroph, hypertrophisch

hy|per|tro|phy [haɪˈpɜrtrəfiː]: **I** *noun* Hypertrophie *f* **II** hypertrophieren, sich (übermäßig) vergrößern
adaptative hypertrophy: adaptative Hypertrophie *f*
adenomatous prostatic hypertrophy: →*benign prostatic hypertrophy*
benign prostatic hypertrophy: (benigne) Prostatahypertrophie *f*, (benigne) Prostatahyperplasie *f*, Prostataadenom *nt*, Blasenhalsadenom *nt*, Blasenhalskropf *m*, Adenomyomatose *f* der Prostata
Billroth hypertrophy: idiopathische benigne Pylorushypertrophie *f*, Billroth-Syndrom *nt*
biventricular hypertrophy: biventrikuläre Hypertrophie *f*
cardiac hypertrophy: Herzhypertrophie *f*
cementum hypertrophy: Hyperzementose *f*, Zementhyperplasie *f*, Zahnzementhyperplasie *f*, Zahnzementhypertrophie *f*
colliculus-seminalis hypertrophy: Colliculus-seminalis-Hypertrophie *f*
compensatory hypertrophy: Arbeits-, Aktivitätshypertrophie *f*
complementary hypertrophy: kompensatorische Hypertrophie *f*
concentric hypertrophy: konzentrische Hypertrophie *f*
eccentric hypertrophy: exzentrische Hypertrophie *f*
false hypertrophy: Pseudohypertrophie *f*
functional hypertrophy: funktionelle Hypertrophie *f*, adaptive Hypertrophie *f*
giant hypertrophy of gastric mucosa: Ménétrier-Syndrom *nt*, Gastropathia hypertrophicans gigantea
gingival hypertrophy: Zahnfleischhypertrophie *f*, Gingivitis hypertrophicans
gum hypertrophy: →*gingival hypertrophy*
heart hypertrophy: Herz(muskel)hypertrophie *f*
hemiangiectatic hypertrophy: Klippel-Feil-Syndrom *nt*
idiopathic benign hypertrophy of pylorus: idiopathische benigne Pylorushypertrophie *f*, Billroth-Syndrom *nt*
left heart hypertrophy: Linksherzhypertrophie *f*, Linkshypertrophie *f*, linksventrikuläre Hypertrophie *f*
left-ventricular hypertrophy: →*left heart hypertrophy*
masseteric hypertrophy: Masseterhypertrophie *f*, Hypertrophie *f* des Musculus masseter
myocardial hypertrophy: Herzmuskel-, Myokardhypertrophie *f*
nodular prostatic hypertrophy: →*benign prostatic hypertrophy*
numerical hypertrophy: numerische Hypertrophie *f*, Hyperplasie *f*
physiologic hypertrophy: physiologische Hypertrophie *f*
prostatic hypertrophy: Prostatavergrößerung *f*
pseudomuscular hypertrophy: Duchenne-Krankheit *f*, -Muskeldystrophie *f*, Duchenne-Typ *m* der progressiven Muskeldystrophie, pseudohypertrophe pelvifemorale Form *f*, Dystrophia musculorum progressiva Duchenne
pyloric hypertrophy: Pylorushypertrophie *f*
hypertrophy of pylorus: Pylorushypertrophie *f*
quantitative hypertrophy: numerische Hyertrophie *f*, Hyperplasie *f*
right-ventricular hypertrophy: →*right heart hypertrophy*
right heart hypertrophy: Rechtshypertrophie *f*, Rechtsherzhypertrophie *f*, rechtsventrikuläre Hypertrophie *f*
right ventricular hypertrophy: →*right heart hypertrophy*
simple hypertrophy: einfache Hypertrophie *f*, Hypertrophia simplex
tonsillar hypertrophy: Mandelhypertrophie *f*
unilateral hypertrophy: einseitige Hypertrophie *f*
ventricular hypertrophy: Ventrikelhypertrophie *f*
vicarious hypertrophy: vikariierende Hypertrophie *f*
work hypertrophy: Arbeits-, Aktivitätshypertrophie *f*

hy|per|tro|pia [ˌhaɪpərˈtrəʊpɪə] *noun*: Höhenschielen *nt*, Hypertropie *f*, Strabismus verticalis

hy|per|ty|ro|sin|ae|mi|a [ˌhaɪpərtaɪrəsɪˈniːmiːə] *noun*: (*brit.*) →*hypertyrosinemia*

hy|per|ty|ro|sin|e|mi|a [ˌhaɪpərtaɪrəsɪˈniːmiːə] *noun*: Tyrosinämie *f*

hy|per|u|re|sis [ˌhaɪpərjəˈriːsɪs] *noun*: Polyurie *f*

H

hy|per|u|ric|ac|id|ae|mi|a [ˌhaɪpərjʊərɪkˌæsɪ'diːmiːə] *noun*: *(brit.)* →*hyperuricacidemia*
hy|per|u|ric|ac|id|e|mi|a [ˌhaɪpərjʊərɪkˌæsɪ'diːmiːə] *noun*: Hyperurikämie *f*
hy|per|u|ric|ac|id|u|ri|a [ˌhaɪpərjʊərɪkˌæsɪ'd(j)ʊəriːə] *noun*: Hyperurikämie *f*
hy|per|u|ri|cae|mi|a [ˌhaɪpərjʊərɪ'siːmiːə] *noun*: *(brit.)* →*hyperuricemia*
hy|per|u|ri|cae|mic [ˌhaɪpərjʊərɪ'siːmɪk] *adj*: *(brit.)* →*hyperuricemic*
hy|per|u|ri|ce|mi|a [ˌhaɪpərjʊərɪ'siːmiːə] *noun*: Hyperurikämie *f*
primary hyperuricemia: primäre Hyperurikämie *f*
secondary hyperuricemia: sekundäre Hyperurikämie *f*
hy|per|u|ri|ce|mic [ˌhaɪpərjʊərɪ'siːmɪk] *adj*: Hyperurikämie betreffend, hyperurikämisch
hy|per|u|ri|cu|ri|a [ˌhaɪpərjʊərɪ'k(j)ʊəriːə] *noun*: erhöhte Harnsäureausscheidung *f*, Hyperurikurie *f*, Hyperurikosurie *f*
hy|per|vac|ci|na|tion [ˌhaɪpərˌvæksə'neɪʃn] *noun*: **1.** Auffrischungsimpfung *f*, Hypervakzination *f* **2.** Hyperimmunisierung *f*, Hypervakzination *f*
hy|per|val|i|nae|mi|a [ˌhaɪpərvælɪ'niːmiːə] *noun*: *(brit.)* →*hypervalinemia*
hy|per|val|i|ne|mi|a [ˌhaɪpərvælɪ'niːmiːə] *noun*: erhöhter Valingehalt *m* des Blutes, Hypervalinämie *f*, Valinämie *f*
hy|per|var|i|a|ble [ˌhaɪpər'veərɪəbl] *adj*: hypervariabel
hy|per|vas|cu|lar [ˌhaɪpər'væskjələr] *adj*: stark vaskularisiert, hypervaskularisiert
hy|per|vas|cu|lar|i|ty [ˌhaɪpərvæskjə'lærətiː] *noun*: übermäßiger Gefäßreichtum *m*, Hypervaskularisation *f*
hy|per|ven|ti|la|tion [ˌhaɪpərventɪ'leɪʃn] *noun*: Hyperventilation *f*
deliberate hyperventilation: forcierte Atmung *f*, willkürliche Hyperventilation *f*
hy|per|vis|cos|i|ty [ˌhaɪpərvɪs'kɑsətiː] *noun*: übermäßig hohe Viskosität *f*, Hyperviskosität *f*
hy|per|vi|ta|min|o|sis [ˌhaɪpərˌvaɪtəmɪ'nəʊsɪs] *noun*: Hypervitaminose *f*
vitamin A hypervitaminosis: Vitamin-A-Hypervitaminose *f*
vitamin D hypervitaminosis: Vitamin-D-Hypervitaminose *f*
hy|per|vo|lae|mi|a [ˌhaɪpərvəʊ'liːmiːə] *noun*: *(brit.)* →*hypervolemia*
hy|per|vo|lae|mic [ˌhaɪpərvəʊ'liːmɪk] *adj*: *(brit.)* →*hypervolemic*
hy|per|vo|le|mi|a [ˌhaɪpərvəʊ'liːmiːə] *noun*: Hypervolämie *f*
hy|per|vo|le|mic [ˌhaɪpərvəʊ'liːmɪk] *adj*: Hypervolämie betreffend, hypervolämisch
hyp|es|the|sia [ˌhaɪpes'θiːʒ(ɪ)ə] *noun*: Hypästhesie *f*
acoustic hypesthesia: →*auditory hypesthesia*
auditory hypesthesia: Hörschwäche *f*, Hypakusis *f*, Hypoakusis *f*
gustatory hypesthesia: verminderte Geschmacksempfindung *f*, gustatorische Hypästhesie *f*, Hypogeusie *f*
olfactory hypesthesia: →*olfactory hypoesthesia*
tactile hypesthesia: taktile Hypästhesie *f*
hy|pha ['haɪfə] *noun, plural* **-phae** [-faɪ, -fiː]: Pilzfaden *m*, Hyphe *f*
fructifying hypha: fruktifizierende Hyphe *f*
septate hypha: septierte Hyphe *f*
vegetative hypha: vegetative Hyphe *f*
hy|phae|ma [haɪ'fiːmə] *noun*: *(brit.)* →*hyphemia*
hy|phae|mi|a [haɪ'fiːmiːə] *noun*: *(brit.)* →*hyphemia*
hy|phal ['haɪfəl] *adj*: Hyphe(n) betreffend, Hyphen-
hyp|he|do|nia [haɪfə'dəʊnɪə] *noun*: Hyphedonie *f*
hy|phe|ma [haɪ'fiːmə] *noun*: →*hyphemia*
hy|phe|mi|a [haɪ'fiːmiːə] *noun*: Bluterguss *m* in die vordere Augenkammer, Vorderkammerblutung *f*, Hyphäma *nt*, Hyphaema *nt*
intertropical hyphemia: →*tropical hyphemia*
tropical hyphemia: Hakenwurmbefall *m*, -infektion *f*, Ankylostomiasis *f*, Ankylostomatosis *f*, Ankylostomatidose *f*
hyp|hi|dro|sis [ˌhaɪphɪ'drəʊsɪs, -haɪ-] *noun*: Hypohidrose *f*
hy|pho|my|cete [ˌhaɪfəʊ'maɪsiːt] *noun*: Fadenpilz *m*, Hyphomyzet *m*
Hy|pho|my|ce|tes [ˌhaɪphəʊmaɪ'siːtiːz] *plural*: Fadenpilze *pl*, Hyphomyzeten *pl*, Hyphomycetes *pl*
hy|pho|my|ce|tic [ˌhaɪphəʊmaɪ'siːtɪk] *adj*: Hyphomyzeten betreffend, durch sie verursacht, Fadenpilz-, Hyphomyzeten-
hyp|i|so|ton|ic [ˌhɪpˌaɪsə'tɑnɪk, -ˌɪsə-] *adj*: mit *oder* bei niedrigem Tonus *oder* Druck; mit geringerem osmotischem Druck, hypoton, hypotonisch
hypn- *präf.*: Schlaf-, Hypno-, Hypnose-
hyp|na|gog|ic [hɪpnə'gɑdʒɪk] *adj*: schlaferzeugend, einschläfernd, hypnagog
hyp|na|gogue ['hɪpnəgɔg, -gɑg]: **I** *noun* Schlafmittel *nt*, Hypnagogum *nt*, Hypnotikum *nt*, Hypnoticum *nt* **II** *adj* schlaferzeugend, einschläfernd, hypnagog
hyp|nal|gia [hɪp'nældʒ(ɪ)ə] *noun*: Schlafschmerz *m*, Hypnalgie *f*
hyp|nic ['hɪpnɪk] *adj*: Schlaf betreffend, Schlaf erzeugend, Schlaf-, Hypno-
hypno- *präf.*: Schlaf-, Hypno-, Hypnose-
hyp|no|an|aes|the|sia [ˌhɪpnəʊˌænəs'θiːʒə] *noun*: *(brit.)* →*hypnoanesthesia*
hyp|no|an|aes|thet|ic [ˌhɪpnəʊˌænəs'θətɪk] *adj*: *(brit.)* →*hypnoanesthetic*
hyp|no|a|nal|y|sis [ˌhɪpnəʊə'næləsɪs] *noun*: Psychoanalyse *f* unter Anwendung von Hypnose, Hypnoanalyse *f*
hyp|no|an|es|the|sia [ˌhɪpnəʊˌænəs'θiːʒə] *noun*: Hypnonarkose *f*, Hypnoanästhesie *f*
hyp|no|an|es|thet|ic [ˌhɪpnəʊˌænəs'θətɪk] *adj*: Hypnoanästhesie betreffend, mittels Hypnoanästhesie, hypnoanästhetisch, hypnonarkotisch
hyp|no|ca|thar|sis [ˌhɪpnəʊkə'θɑːrsɪs] *noun*: Hypnokatharsis *f*
hyp|no|cin|e|mat|o|graph [ˌhɪpnəʊsɪnə'mætəgræf] *noun*: Hypno-, Somnokinematograph *m*, Hypno-, Somnokinematograf *m*
hyp|no|cyst ['hɪpnəʊsɪst] *noun*: Ruhezyste *f*
hyp|no|don|tics [hɪpnə'dɑntɪks] *plural*: Hypnodontie *f*
hyp|no|gen|e|sis [ˌhɪpnəʊ'dʒenəsɪs] *noun*: Hypnogenese *f*
hyp|no|ge|net|ic [ˌhɪpnəʊdʒə'netɪk] *adj*: →*hypnogenic*
hyp|no|gen|ic [ˌhɪpnəʊ'dʒenɪk] *adj*: schlaferzeugend, hypnoseerzeugend, hypnogen
hyp|nog|e|nous [hɪp'nɑdʒənəs] *adj*: →*hypnogenic*
hyp|noid ['hɪpnɔɪd] *adj*: hypnoid, hypnotoid
hyp|noi|dal [hɪp'nɔɪdl] *adj*: →*hypnoid*
hyp|no|lep|sy ['hɪpnəʊlepsiː] *noun*: Narkolepsie *f*
hyp|nol|o|gist [hɪp'nɑlədʒɪst] *noun*: →*hypnotist*
hyp|no|pho|bi|a [ˌhɪpnəʊ'fəʊbɪə] *noun*: Hypnophobie *f*
hyp|no|pho|bic [ˌhɪpnəʊ'fəʊbɪk] *adj*: Hypnophobie betreffend, hypnophob
hyp|no|po|dia [ˌhɪpnəʊ'pəʊdɪə] *noun*: Lernen *nt* im Schlaf, Hypnopädie *f*
hyp|no|pom|pic [ˌhɪpnəʊ'pɑmpɪk] *adj*: hypnopomp
hyp|no|sis [hɪp'nəʊsɪs] *noun, plural* **-ses** [-siːz]: Hypnose *f*
hyp|no|ther|a|py [ˌhɪpnəʊ'θerəpiː] *noun*: **1.** Schlafthera-

pie *f*, Hypnotherapie *f* **2.** Behandlung *f* durch/unter Hypnose, Hypnotherapie *f*

hyp|not|ic [hɪp'nɑtɪk]: **I** *noun* Schlafmittel *nt*, Hypnotikum *nt* **II** *adj* **1.** schlaferzeugend, einschläfernd, hypnagog **2.** Hypnose betreffend, hypnotisch, Hypnose-

short-acting hypnotic: Einschlafmittel *nt*

hyp|no|tism ['hɪpnətɪzəm] *noun*: **1.** Hypnotismus *m* **2.** →*hypnosis*

hyp|no|tist ['hɪpnətɪst] *noun*: Hypnotiseur *m*

hyp|no|ti|za|tion [ˌhɪpnətɪ'zeɪʃn] *noun*: Hypnotisieren *nt*

hyp|no|tize ['hɪpnətaɪz] *vt*: hypnotisieren, in Hypnose versetzen

hyp|no|tiz|er ['hɪpnətaɪzər] *noun*: →*hypnotist*

hyp|no|toid ['hɪpnətɔɪd] *adj*: hypnoseähnlich, schlafähnlich, hypnotoid, hypnoid

hyp|no|zo|ite [ˌhɪpnə'zəʊaɪt] *noun*: Hypnozoit *m*

hy|po ['haɪpəʊ] *noun*: **1.** subkutane Injektion *f* **2.** Spritze *f* zur subkutanen Injektion

hypo- *präf.*: Unter-, Hyp(o)-

hy|po|a|cid|i|ty [ˌhaɪpəʊə'sɪdətiː] *noun*: Säuremangel *m*, Hypazidität *f*, Hypoazidität *f*, Subazidität *f*

hy|po|ac|tive [ˌhaɪpəʊ'æktɪv] *adj*: Hypoaktivität betreffend *oder* zeigend, hypoaktiv

hy|po|ac|tiv|i|ty [ˌhaɪpəʊæk'tɪvətiː] *noun*: verminderte Aktivität *f*, Hypoaktivität *f*

hy|po|a|cu|sis [ˌhaɪpəʊə'k(j)uːsɪs] *noun*: Hypakusis *f*

hy|po|a|dre|nal|ism [ˌhaɪpəʊə'driːnəlɪzəm] *noun*: **1.** Nebenniereninsuffizienz *f*, Hypadrenalismus *m*, Hypoadrenalismus *m* **2.** Nebennierenrindeninsuffizienz *f*, NNR-Insuffizienz *f*, Hypoadrenokortizismus *m*, Hypokortikalismus *m*, Hypokortizismus *m*

hy|po|a|dre|no|cor|ti|cism [ˌhaɪpəʊə'driːnəʊ'kɔːrtɪsɪzəm] *noun*: Nebennierenrindeninsuffizienz *f*, NNR-Insuffizienz *f*, Hypoadrenokortizismus *m*, Hypokortikalismus *m*, Hypokortizismus *m*

hy|po|ae|mi|a [ˌhaɪpəʊ'iːmiːə] *noun*: (*brit.*) →*hypoemia*

hy|po|aes|the|sia [ˌhaɪpəʊes'θiːʒ(ɪ)ə] *noun*: (*brit.*) →*hypoesthesia*

hy|po|aes|thet|ic [ˌhaɪpəʊes'θetɪk] *adj*: (*brit.*) →*hypoesthetic*

hy|po|al|bu|min|ae|mi|a [ˌhaɪpəʊælˌbjuːmɪ'niːmiːə] *noun*: (*brit.*) →*hypoalbuminemia*

hy|po|al|bu|min|e|mi|a [ˌhaɪpəʊælˌbjuːmɪ'niːmiːə] *noun*: Hypalbuminämie *f*

hy|po|al|bu|mi|no|sis [ˌhaɪpəʊælˌbjuːmɪ'nəʊsɪs] *noun*: Hypalbuminose *f*, Hypoalbuminose *f*

hy|po|al|do|ste|ro|nae|mi|a [ˌhaɪpəʊˌældəʊˌstɪərə'niːmiːə] *noun*: (*brit.*) →*hypoaldosteronemia*

hy|po|al|do|ste|ro|ne|mi|a [ˌhaɪpəʊˌældəʊˌstɪərə'niːmiːə] *noun*: Hypoaldosteronämie *f*

hy|po|al|do|ste|ro|nism [ˌhaɪpəʊˌældəʊ'sterənɪzəm] *noun*: Aldosteronmangel *m*, Hypoaldosteronismus *m*

isolated hypoaldosteronism: isolierter/selektiver Hypoaldosteronismus *m*

secondary hypoaldosteronism: sekundärer Hypoaldosteronismus *m*

selective hypoaldosteronism: selektiver/isolierter Hypoaldosteronismus *m*

hy|po|al|do|ste|ro|nu|ri|a [ˌhaɪpəʊˌældəʊˌstɪərə'n(j)ʊəriːə] *noun*: Hypoaldosteronurie *f*

hy|po|al|ge|sia [ˌhaɪpəʊæl'dʒiːzɪə, -dʒiːʒə] *noun*: verminderte Schmerzempfindung *f*, Hypalgesie *f*, Hypalgie *f*

hy|po|al|i|men|ta|tion [ˌhaɪpəʊˌælɪmen'teɪʃn] *noun*: Unterernährung *f*, Hyp(o)alimentation *f*

hy|po|al|ka|line [ˌhaɪpəʊ'ælkəlaɪn, -lɪn] *adj*: mit verminderter Alkalität, hypalkalisch, hypoalkalisch

hy|po|al|ka|lin|i|ty [ˌhaɪpəʊˌælkə'lɪnətiː] *noun*: verminderte Alkalität *f*, Hyp(o)alkalität *f*

hy|po|am|i|no|ac|i|dae|mi|a [ˌhaɪpəʊəˌmiːnəʊˌæsə'diːmiːə] *noun*: (*brit.*) →*hypoaminoacidemia*

hy|po|am|i|no|ac|i|de|mi|a [ˌhaɪpəʊəˌmiːnəʊˌæsə'diːmiːə] *noun*: Hypoaminoazidämie *f*

hy|po|an|dro|gen|ism [ˌhaɪpəʊ'ændrədʒenɪzəm] *noun*: Hyp(o)androgenismus *m*

hy|po|az|o|tu|ria [ˌhaɪpəʊæzə't(j)ʊəriːə] *noun*: verminderte Stickstoffausscheidung *f* im Harn, Hypazoturie *f*

hy|po|bar|ia [ˌhaɪpəʊ'beərɪə] *noun*: →*hypobarism*

hy|po|bar|ic [ˌhaɪpəʊ'bærɪk] *adj*: **1.** hypobar, Unterdruck- **2.** (*Flüssigkeit*) von geringerer Dichte, hypobar

hy|po|bar|ism [ˌhaɪpəʊ'bærɪzəm] *noun*: Hypobarismus *m*

hy|po|ba|rop|a|thy [ˌhaɪpəʊbə'rɑpəθiː] *noun*: Hypobaropathie *f*

hy|po|be|ta|lip|o|pro|tein|ae|mi|a [haɪpərˌbeɪtəˌlɪpəprəʊtɪ'niːmiːə] *noun*: (*brit.*) →*hypobetalipoproteinemia*

hy|po|be|ta|lip|o|pro|tein|e|mi|a [haɪpərˌbeɪtəˌlɪpəprəʊtɪ'niːmiːə] *noun*: verminderter Betalipoproteingehalt *m* des Blutes, Hypobetalipoproteinämie *f*

hy|po|bil|i|ru|bi|nae|mi|a [ˌhaɪpəʊˌbɪləˌruːbɪ'niːmiːə] *noun*: (*brit.*) →*hypobilirubinemia*

hy|po|bil|i|ru|bi|ne|mi|a [ˌhaɪpəʊˌbɪləˌruːbɪ'niːmiːə] *noun*: Hypobilirubinämie *f*

hy|po|blast ['haɪpəʊblæst] *noun*: inneres Keimblatt *nt*, Entoderm *nt*

hy|po|blas|tic [ˌhaɪpəʊ'blæstɪk] *adj*: Entoderm betreffend, vom Entoderm abstammend, entodermal

hy|po|bro|mite [ˌhaɪpəʊ'brəʊmaɪt] *noun*: Hypobromit *nt*

hy|po|bro|mous [ˌhaɪpəʊ'brəʊməs] *adj*: unterbromig

hy|po|cal|cae|mi|a [ˌhaɪpəʊkæl'siːmiːə] *noun*: (*brit.*) →*hypocalcemia*

hy|po|cal|cae|mic [ˌhaɪpəʊkæl'siːmɪk] *adj*: (*brit.*) →*hypocalcemic*

hy|po|cal|ce|mi|a [ˌhaɪpəʊkæl'siːmiːə] *noun*: Hypokalzämie *f*

hy|po|cal|ce|mic [ˌhaɪpəʊkæl'siːmɪk] *adj*: Hypokalzämie betreffend, hypokalzämisch, hypokalziämisch

hy|po|cal|cia [ˌhaɪpəʊ'kælsɪə] *noun*: Kalziummangel *m*, Hypokalzie *f*

hy|po|cal|ci|fi|ca|tion [ˌhaɪpəʊˌkælsəfɪ'keɪʃn] *noun*: verminderte/mangelhafte Kalzifizierung *f*, Hypokalzifizierung *f*, Hypokalzifikation *f*

enamel hypocalcification: Zahnschmelzhypomineralisation *f*, Schmelzhypomineralisation *f*

enamel and dentin hypocalcification: Zahnschmelz- und Dentinhypomineralisation *f*

hereditary enamel hypocalcification: →*enamel hypocalcification*

hy|po|cal|ci|pexy [ˌhaɪpəʊ'kælsɪpeksiː] *noun*: verminderte/mangelhafte Kalziumeinlagerung *f*, Hypokalzipexie *f*, Hypokalzistie *f*

hy|po|cal|ci|u|ri|a [ˌhaɪpəʊˌkælsɪ'(j)ʊəriːə] *noun*: Hypokalzurie *f*

hy|po|cap|ni|a [ˌhaɪpəʊ'kæpnɪə] *noun*: Hypokapnie *f*

hy|po|cap|nic [ˌhaɪpəʊ'kæpnɪk] *adj*: Hypokapnie betreffend, hypokapnisch

hy|po|car|bia [ˌhaɪpəʊ'kɑːrbɪə] *noun*: Hypokapnie *f*

hy|po|cel|lu|lar [ˌhaɪpəʊ'seljələr] *adj*: hypozellulär

hy|po|cel|lu|lar|i|ty [ˌhaɪpəʊseljə'leərətiː] *noun*: Hypozellularität *f*

hy|po|chlo|rae|mi|a [ˌhaɪpəʊkləʊ'riːmiːə] *noun*: (*brit.*) →*hypochloremia*

hy|po|chlo|rae|mic [ˌhaɪpəʊkləʊ'riːmɪk] *adj*: (*brit.*) →*hypochloremic*

hy|po|chlo|re|mi|a [ˌhaɪpəʊkləʊ'riːmiːə] *noun*: Hypo-

H

chloridämie *f*
hy|po|chlo|re|mic [ˌhaɪpəʊkləʊ'riːmɪk] *adj*: Hypochlorämie betreffend, hypochlorämisch
hy|po|chlor|hy|dria [ˌhaɪpəʊklɔːr'haɪdrɪə] *noun*: Hypochlorhydrie *f*
hy|po|chlo|ri|dae|mi|a [ˌhaɪpəʊklɔːrɪ'diːmiːə] *noun*: (*brit.*) →*hypochloridemia*
hy|po|chlo|ri|da|tion [ˌhaɪpəʊˌklɔːrɪ'deɪʃn] *noun*: Chloridmangel *m*
hy|po|chlo|ri|de|mi|a [ˌhaɪpəʊklɔːrɪ'diːmiːə] *noun*: Hypochloridämie *f*
hy|po|chlo|rite [ˌhaɪpəʊ'klɔːraɪt] *noun*: Hypochlorit *nt*
sodium hypochlorite: Natriumhypochlorit
hy|po|chlo|ri|za|tion [ˌhaɪpəʊˌklɔːrɪ'zeɪʃn] *noun*: Reduktion *f* des Kochsalzgehaltes in der Nahrung
hy|po|chlo|rous [ˌhaɪpəʊ'klɔːrəs] *adj*: hypochlorig
hy|po|chlor|u|ri|a [ˌhaɪpəʊˌklɔːr'(j)ʊəriːə] *noun*: Hypochlorurie *f*
hy|po|cho|les|ter|ae|mia [ˌhaɪpəʊkəˌlestə'riːmiːə] *noun*: (*brit.*) →*hypocholesteremia*
hy|po|cho|les|ter|ae|mic [ˌhaɪpəʊkəˌlestə'riːmɪk] *adj*: (*brit.*) →*hypocholesteremic*
hy|po|cho|les|ter|e|mia [ˌhaɪpəʊkəˌlestə'riːmiːə] *noun*: →*hypocholesterolemia*
hy|po|cho|les|ter|e|mic [ˌhaɪpəʊkəˌlestə'riːmɪk] *adj*: →*hypocholesterolemic*
hy|po|cho|les|ter|in|ae|mia [ˌhaɪpəʊkəˌlestərɪ'niːmiːə] *noun*: (*brit.*) →*hypocholesterinemia*
hy|po|cho|les|ter|in|e|mia [ˌhaɪpəʊkəˌlestərɪ'niːmiːə] *noun*: →*hypocholesterolemia*
hy|po|cho|les|ter|ol|ae|mi|a [ˌhaɪpəʊkəˌlestərəʊ'liːmiːə] *noun*: (*brit.*) →*hypocholesterolemia*
hy|po|cho|les|ter|ol|ae|mic [ˌhaɪpəʊkəˌlestərəʊ'liːmɪk] *adj*: (*brit.*) →*hypocholesterolemic*
hy|po|cho|les|ter|ol|e|mi|a [ˌhaɪpəʊkəˌlestərəʊ'liːmiːə] *noun*: Hypocholesterinämie *f*
hy|po|cho|les|ter|ol|e|mic [ˌhaɪpəʊkəˌlestərəʊ'liːmɪk] *adj*: Hypocholesterinämie betreffend, hypocholesterinämisch
hy|po|cho|li|a [ˌhaɪpəʊ'kəʊlɪə] *noun*: verminderte/mangelhafte Galle(n)sekretion *f*, Hypocholie *f*, Oligocholie *f*
hy|po|chol|u|ri|a [ˌhaɪpəʊkəʊl'jʊərɪə] *noun*: Hypocholurie *f*
hy|po|chon|dria [ˌhaɪpəʊ'kɑndrɪə] *noun*: **1.** Hypochondrie *f*, Hypochondria *f*, Krankheitswahn *m* **2.** →*hypochondrium*
hy|po|chon|dri|ac [ˌhaɪpəʊ'kɑndrɪæk]: **I** *noun* (*psychol.*) Hypochonder(in *f*) *m* **II** *adj* **1.** (*anatom.*) Hypochondrium betreffend **2.** (*psychol.*) Hypochondrie/Hypochonder betreffend, von Hypochondrie betroffen, an Hypochondrie leidend, hypochondrisch
hy|po|chon|dri|a|cal [ˌhaɪpəʊkən'draɪəkl] *adj*: Hypochondrium betreffend
hy|po|chon|dri|al [ˌhaɪpəʊ'kɑndrɪəl] *adj*: Hypochondrie/Hypochonder betreffend, von Hypochondrie betroffen, an Hypochondrie leidend, hypochondrisch
hy|po|chon|dri|a|sis [ˌhaɪpəʊkən'draɪəsɪs] *noun*: Hypochondrie *f*, Hypochondria *f*, Krankheitswahn *m*
circumscribed hypochondriasis: zirkumskripte Hypochondrie *f*
hy|po|chon|dri|um [ˌhaɪpəʊ'kɑndriːəm] *noun*: Hypochondrium *nt*, Regio hypochondriaca
hy|po|chon|dro|pla|sia [ˌhaɪpəʊˌkɑndrə'pleɪʒ(ɪ)ə, -zɪə] *noun*: Hypochondroplasie *f*
hy|po|chro|mae|mi|a [ˌhaɪpəʊkrə'miːmiːə] *noun*: (*brit.*) →*hypochromemia*
hy|po|chro|ma|sia [ˌhaɪpəʊkrəʊ'meɪʒ(ɪ)ə] *noun*: **1.** Hypochromasie *f* **2.** Hypochromie *f*
hy|po|chro|mat|ic [ˌhaɪpəʊkrəʊ'mætɪk] *adj*: vermindert anfärbbar, hypochromatisch
hy|po|chro|ma|tism [ˌhaɪpəʊ'krəʊmətɪzəm] *noun*: Hypochromie *f*
hy|po|chro|ma|to|sis [ˌhaɪpəʊˌkrəʊmə'təʊsɪs] *noun*: Hypochromatose *f*
hy|po|chrome ['haɪpəkrəʊm] *noun*: hypochrome Substanz *f*
hy|po|chro|me|mi|a [ˌhaɪpəʊkrə'miːmiːə] *noun*: hypochrome Anämie *f*
hy|po|chro|mi|a [ˌhaɪpəʊ'krəʊmɪə] *noun*: **1.** Hypochromie *f* **2.** Hypochromatose *f*
hy|po|chro|mic [ˌhaɪpəʊ'krəʊmɪk] *adj*: **1.** hypochrom **2.** hypochromatisch
hy|po|chrom|ism [ˌhaɪpəʊ'krəʊmɪzəm] *noun*: Hypochromizität *f*
hy|po|chro|mo|trich|ia [ˌhaɪpəʊˌkrəʊməʊ'trɪkɪə] *noun*: verminderte Haarpigmentierung *f*, Haarpigmentmangel *m*, Hypochromotrichie *f*
hy|po|chro|my [ˌhaɪpəʊ'krəʊmiː] *noun*: Hypochromie *f*
hy|po|chro|sis [ˌhaɪpəʊ'krəʊsɪs] *noun*: Hypochromasie *f*
hy|po|chy|li|a [ˌhaɪpəʊ'kaɪlɪə] *noun*: verminderte Magensaftbildung *f*, Hypochylie *f*, Oligochylie *f*
pancreatic hypochylia: Pankreashypochylie *f*
hy|po|ci|ne|sia [ˌhaɪpəʊsɪ'niːʒ(ɪ)ə] *noun*: →*hypokinesia*
hy|po|ci|ne|sis [ˌhaɪpəʊsɪ'niːsɪs, -saɪ-] *noun*: →*hypokinesia*
hy|po|ci|trae|mia [ˌhaɪpəʊsɪ'triːmiːə] *noun*: (*brit.*) →*hypocitremia*
hy|po|ci|tra|tae|mi|a [ˌhaɪpəʊsɪtrə'tiːmiːə] *noun*: (*brit.*) →*hypocitratemia*
hy|po|ci|tra|te|mi|a [ˌhaɪpəʊsɪtrə'tiːmiːə] *noun*: Hypocitratämie *f*, Hypozitratämie *f*
hy|po|ci|tra|tu|ri|a [ˌhaɪpəʊsɪtrə't(j)ʊəriːə] *noun*: Hypozitraturie *f*, Hypocitraturie *f*
hy|po|ci|tre|mia [ˌhaɪpəʊsɪ'triːmiːə] *noun*: →*hypocitratemia*
hy|po|ci|tru|ria [ˌhaɪpəʊsɪ'trʊərɪə] *noun*: →*hypocitraturia*
hy|po|co|ag|u|la|bil|i|ty [ˌhaɪpəʊkəʊˌægjələ'bɪlətiː] *noun*: verminderte Gerinnbarkeit *f*, Hypokoagulabilität *f*
hy|po|co|ag|u|la|ble [ˌhaɪpəʊkəʊ'ægjələbl] *adj*: mit verminderter Gerinnbarkeit, hypokoagulabel
hy|po|com|ple|ment|ae|mi|a [ˌhaɪpəʊˌkɑmpləmen'tiːmiːə] *noun*: (*brit.*) →*hypocomplementemia*
hy|po|com|ple|ment|e|mi|a [ˌhaɪpəʊˌkɑmpləmen'tiːmiːə] *noun*: verminderter Komplementgehalt *m* des Blutes, Hypokomplementämie *f*
hy|po|con|dy|lar [ˌhaɪpəʊ'kɑndɪlər] *adj*: hypokondylär
hy|po|cone ['haɪpəkəʊn] *noun*: Hypokonus *m*
hy|po|con|id [ˌhaɪpə'kəʊnɪd] *noun*: Hypokonid *m*
hy|po|cor|ti|cal|ism [ˌhaɪpəʊ'kɔːrtɪkəlɪzəm] *noun*: Hypokortizismus *m*, Nebennierenrindeninsuffizienz *f*
hy|po|cor|ti|cism [ˌhaɪpəʊ'kɔːrtəsɪzəm] *noun*: Hypokortizismus *m*, Nebennierenrindeninsuffizienz *f*
hy|po|cu|prae|mi|a [ˌhaɪpəʊk(j)u'priːmiːə] *noun*: (*brit.*) →*hypocupremia*
hy|po|cu|pre|mi|a [ˌhaɪpəʊk(j)u'priːmiːə] *noun*: Hypokuprämie *f*
hy|po|cy|clo|sis [ˌhaɪpəʊsaɪ'kləʊsɪs] *noun*: Akkommodationsschwäche *f*
hy|po|cy|thae|mi|a [ˌhaɪpəʊsaɪ'θiːmiːə] *noun*: (*brit.*) →*hypocythemia*
hy|po|cy|the|mi|a [ˌhaɪpəʊsaɪ'θiːmiːə] *noun*: Hypozythämie *f*, Oligozythämie *f*
hy|po|cy|to|sis [ˌhaɪpəʊsaɪ'təʊsɪs] *noun*: Hypozytose *f*
hy|po|cy|tot|ic [ˌhaɪpəʊsaɪ'tɑtɪk] *adj*: hypozytotisch

hy|po|dac|tyl|ia [ˌhaɪpəʊdæk'tiːlɪə] *noun*: →*hypodactyly*
hy|po|dac|tyl|ism [ˌhaɪpəʊ'dæktəlɪzəm] *noun*: →*hypodactyly*
hy|po|dac|ty|ly [ˌhaɪpəʊ'dæktəliː] *noun*: Hypodaktylie *f*
hy|po|dense ['haɪpədens] *adj*: (*Film*) mit niedriger Dichte, hypodens
hy|po|derm ['haɪpəʊdɜrm] *noun*: Unterhautzellgewebe *nt*, Subkutis *f*, Hypodermis *f*, Tela subcutanea
Hy|po|der|ma [ˌhaɪpəʊ'dɜrmə] *noun*: Hypoderma *f*
hy|po|der|ma [ˌhaɪpəʊ'dɜrmə] *noun*: →*hypoderm*
hy|po|der|mal [ˌhaɪpəʊ'dɜrməl] *adj*: unter der Haut (liegend), in der Subkutis (liegend), subkutan, hypodermal
hy|po|der|mat|ic [ˌhaɪpəʊdɜr'mætɪk] *adj*: →*hypodermic II*
hy|po|der|ma|toc|ly|sis [ˌhaɪpəʊdɜrmə'tɑkləsɪs] *noun*: →*hypodermoclysis*
hy|po|der|mat|o|my [ˌhaɪpəʊdɜr'mætəmiː] *noun*: Durchtrennung *f* der Subkutis
hy|po|der|mi|a|sis [ˌhaɪpəʊdɜr'maɪəsɪs] *noun*: Infektion *f* durch Hypodermalarven, Hypodermosis *f*
hy|po|der|mic [ˌhaɪpəʊ'dɜrmɪk]: **I** *noun* **1.** subkutane Injektion *f* **2.** Spritze *f* zur subkutanen Injektion **II** *adj* **3.** unter der Haut (liegend), in der Subkutis (liegend), subkutan, hypodermal **4.** subkutan verabreicht *oder* appliziert
hy|po|der|mis [ˌhaɪpəʊ'dɜrmɪs] *noun*: →*hypoderm*
hy|po|der|mi|tis [ˌhaɪpəʊdɜr'maɪtɪs] *noun*: Hypodermitis *f*
hy|po|der|moc|ly|sis [ˌhaɪpəʊdɜr'mɑkləsɪs] *noun*: subkutane Infusion *f*
hy|po|der|mo|li|thi|a|sis [ˌhaɪpəʊˌdɜrməlɪ'θaɪəsɪs] *noun*: subkutane Kalkablagerung *f*
hy|po|di|a|phrag|mat|ic [ˌhaɪpəʊˌdaɪəfræg'mætɪk] *adj*: unterhalb des Zwerchfells (liegend), hypo-, subphrenisch
hy|po|dip|loid [ˌhaɪpəʊ'dɪplɔɪd]: **I** *noun* hypodiploide Zelle *f*, hypodiploider Organismus *m* **II** *adj* : diploid mit einem *oder* mehreren fehlenden Chromosomen, hypodiploid
hy|po|dip|loi|dy [ˌhaɪpəʊ'dɪplɔɪdiː] *noun*: Hypodiploidie *f*
hy|po|dip|sia [ˌhaɪpəʊ'dɪpsɪə] *noun*: pathologisch verminderter Durst *m*, Hypodipsie *f*
hy|po|don|tia [ˌhaɪpəʊ'dɑnʃɪə] *noun*: Hypodontie *f*, Hypodontia *f*
hy|po|dy|nam|ia [ˌhaɪpəʊdaɪ'næmɪə] *noun*: Hypodynamie *f*
hy|po|dy|nam|ic [ˌhaɪpəʊdaɪ'næmɪk] *adj*: kraftlos, schwach, geschwächt, hypodynam, hypodynamisch
hy|po|dys|fi|brin|o|ge|nae|mia [ˌhaɪpəʊdɪsfəˌbrɪnədʒə'niːmiːə] *noun*: (*brit.*) →*hypodysfibrinogenemia*
hy|po|dys|fi|brin|o|ge|ne|mia [ˌhaɪpəʊdɪsfəˌbrɪnədʒə'niːmiːə] *noun*: Hypodysfibrinogenämie *f*
hy|po|ec|cri|sia [ˌhaɪpəʊɪ'kriːsɪə] *noun*: verminderte Ausscheidung/Exkretion *f*
hy|po|ec|cri|sis [ˌhaɪpəʊ'ekrəsɪs] *noun*: →*hypoeccrisia*
hy|po|e|cho|ic [ˌhaɪpəʊɪ'kəʊɪk] *adj*: schallarm
hy|po|e|lec|tro|ly|tae|mi|a [ˌhaɪpəʊɪˌlektrəlaɪ'tiːmiːə] *noun*: (*brit.*) →*hypoelectrolytemia*
hy|po|e|lec|tro|ly|te|mi|a [ˌhaɪpəʊɪˌlektrəlaɪ'tiːmiːə] *noun*: verminderter Elektrolytgehalt *m* des Blutes, Hyp(o)elektrolytämie *f*
hy|po|e|mia [ˌhaɪpəʊ'iːmiːə] *noun*: Ischämie *f*
hy|po|e|o|sin|o|phil|i|a [ˌhaɪpəʊɪəˌsɪnə'fɪlɪə, -ljə] *noun*: Eosinopenie *f*
hy|po|ep|i|neph|ri|nae|mi|a [ˌhaɪpəʊepɪˌnefrɪ'niːmiːə] *noun*: (*brit.*) →*hypoepinephrinemia*
hy|po|ep|i|neph|ri|ne|mi|a [ˌhaɪpəʊepɪˌnefrɪ'niːmiːə] *noun*: verminderter Adrenalingehalt *m* des Blutes, Hyp(o)adrenalinämie *f*
hy|po|er|ga|sia [ˌhaɪpəʊɜr'geɪʒ(ɪ)ə] *noun*: pathologisch verminderte funktionelle Aktivität *f*, Hyp(o)ergasie *f*
hy|po|er|gia [ˌhaɪpəʊ'ɜrdʒɪə] *noun*: Hypergie *f*
hy|po|er|gic [ˌhaɪpəʊ'ɜrdʒɪk] *adj*: Hypergie betreffend, mit verminderter Reaktivität, hyperg, hypergisch
hy|po|er|gy ['haɪpəʊɜrdʒiː] *noun*: verminderte Reaktion(sfähigkeit *f*) *f*, abgeschwächte Reizempfindlichkeit *f*, Hypergie *f*
hy|po|es|o|pho|ria [ˌhaɪpəʊesə'fəʊrɪə] *noun*: Esohypophorie *f*, Hypoesophorie *f*
hy|po|es|the|sia [ˌhaɪpəʊes'θiːʒ(ɪ)ə] *noun*: Hypästhesie *f*
acoustic hypoesthesia: Hörschwäche *f*, Hypakusis *f*, Hypoakusis *f*
auditory hypoesthesia: Hörschwäche *f*, Hypakusis *f*, Hypoakusis *f*
gustatory hypoesthesia: verminderte Geschmacksempfindung *f*, gustatorische Hypästhesie *f*, Hypogeusie *f*
olfactory hypoesthesia: vermindertes Geruchsvermögen *nt*, olfaktorische Hypästhesie *f*, Hyposmie *f*
tactile hypoesthesia: Tastlähmung *f*, Tastblindheit *f*
trigeminal hypoesthesia: Trigeminushypästhesie *f*
hy|po|es|thet|ic [ˌhaɪpəʊes'θetɪk] *adj*: Hypoästhesie betreffend, hypoästhetisch, hypästhetisch
hy|po|es|tri|nae|mia [ˌhaɪpəʊestrɪ'niːmiːə] *noun*: (*brit.*) →*hypoestrinemia*
hy|po|es|tri|ne|mia [ˌhaɪpəʊestrɪ'niːmiːə] *noun*: →*hypoestrogenemia*
hy|po|es|tro|ge|nae|mi|a [ˌhaɪpəʊˌestrədʒen'iːmiːə] *noun*: (*brit.*) →*hypoestrogenemia*
hy|po|es|tro|ge|ne|mi|a [ˌhaɪpəʊˌestrədʒen'iːmiːə] *noun*: Hypöstrogenämie *f*
hy|po|ex|o|pho|ria [ˌhaɪpəʊeksəʊ'fəʊrɪə] *noun*: Exohypophorie *f*, Hypoexophorie *f*
hy|po|fer|rae|mi|a [ˌhaɪpəʊfə'riːmiːə] *noun*: (*brit.*) →*hypoferremia*
hy|po|fer|re|mi|a [ˌhaɪpəʊfə'riːmiːə] *noun*: verminderter Eisengehalt *m* des Blutes, Hypoferrämie *f*
hy|po|fer|ric [ˌhaɪpəʊ'ferɪk] *adj*: Eisenmangel/Sideropenie betreffend, von ihm betroffen *oder* ihn bedingt, sideropenisch
hy|po|fer|rism [ˌhaɪpəʊ'ferɪzəm] *noun*: Eisenmangel *m*
hy|po|fer|tile [ˌhaɪpəʊ'fɜrtl, -taɪl] *adj*: vermindert fruchtbar, hypofertil
hy|po|fer|til|i|ty [ˌhaɪpəʊfɜr'tɪlətiː] *noun*: verminderte Fruchtbarkeit *f*, Hypofertilität *f*
hy|po|fi|brin|o|ge|nae|mi|a [ˌhaɪpəʊfaɪ'brɪnədʒə'niːmiːə] *noun*: (*brit.*) →*hypofibrinogenemia*
hy|po|fi|brin|o|ge|ne|mi|a [ˌhaɪpəʊfaɪ'brɪnədʒə'niːmiːə] *noun*: verminderter Fibrinogengehalt *m* des Blutes, Fibrinogenmangel *m*, Hypofibrinogenämie *f*
hy|po|func|tion [ˌhaɪpəʊ'fʌŋkʃn] *noun*: Unter-, Hypofunktion *f*
hy|po|ga|lac|tia [ˌhaɪpəʊgə'lækʃɪə, -tɪə] *noun*: verminderte/ungenügende Milchsekretion *f*, Hypogalaktie *f*
hy|po|ga|lac|tous [ˌhaɪpəʊgə'læktəs] *adj*: zu wenig Milch bildend *oder* sezernierend
hy|po|gam|ma|glo|bin|ae|mi|a [ˌhaɪpəʊˌgæməˌgləʊbəniːmiːə] *noun*: (*brit.*) →*hypogammaglobinemia*
hy|po|gam|ma|glo|bin|e|mi|a [ˌhaɪpəʊˌgæməˌgləʊbəniːmiːə] *noun*: →*hypogammaglobulinemia*
hy|po|gam|ma|glob|u|li|nae|mi|a [ˌhaɪpəʊˌgæməˌglɑbjəlɪ'niːmiːə] *noun*: (*brit.*) →*hypogammaglobulinemia*
hy|po|gam|ma|glob|u|li|ne|mi|a [ˌhaɪpəʊˌgæməˌglɑbjəlɪ'niːmiːə] *noun*: Gammaglobulinmangel *m*, Hypogammaglobulinämie *f*

H

acquired hypogammaglobulinemia: erworbene Hypogammaglobulinämie *f*
common variable hypogammaglobulinemia: variabler nicht-klassifizierbarer Immundefekt *m*
congenital hypogammaglobulinemia: Bruton-Typ *m* der Agammaglobulinämie, infantile X-chromosomale Agammaglobulinämie *f*, kongenitale Agammaglobulinämie *f*, kongenitale geschlechtsgebundene Agammaglobulinämie *f*
physiologic hypogammaglobulinemia: physiologische Hypogammaglobulinämie *f*
transient hypogammaglobulinemia of infancy: vorübergehende/transitorische/transiente Hypogammaglobulinämie *f* des Kindesalters
X-linked hypogammaglobulinemia: →*congenital hypogammaglobulinemia*

hy|po|gas|tric [ˌhaɪpəʊ'gæstrɪk] *adj*: **1.** unterhalb des Magens **2.** Unterbauch/Hypogastrium betreffend, hypogastrisch, Unterbauch- **3.** Arteria iliaca interna betreffend

hy|po|gas|tri|um [ˌhaɪpəʊ'gæstriːəm] *noun*: Unterbauch (-gegend *f*) *m*, Scham(beinregion *f*) *f*, Hypogastrium *nt*, Regio pubica

hy|po|gas|tro|cele [ˌhaɪpəʊ'gæstrəsiːl] *noun*: Hypogastrozele *f*

hy|po|gas|trop|a|gus [ˌhaɪpəʊgæs'trɑpəgəs] *noun*: Hypogastropagus *m*

hy|po|gas|tros|chi|sis [ˌhaɪpəʊgæs'trɑskəsɪs] *noun*: Bauchspalte *f* in der Unterbauchgegend, Hypogastroschisis *f*

hy|po|gen|e|sis [ˌhaɪpəʊ'dʒenəsɪs] *noun*: Hypogenesie *f*, Hypogenese *f*

hy|po|ge|net|ic [ˌhaɪpəʊdʒə'netɪk] *adj*: hypogenetisch

hy|po|gen|i|tal|ism [ˌhaɪpəʊ'dʒenɪtəlɪzəm] *noun*: Hypogenitalismus *m*

hy|po|geus|aes|the|si|a [ˌhaɪpəʊgjuːzes'θiːʒ(ɪ)ə] *noun*: (*brit.*) →*hypogeusia*

hy|po|geus|es|the|si|a [ˌhaɪpəʊgjuːzes'θiːʒ(ɪ)ə] *noun*: →*hypogeusia*

hy|po|geu|sia [ˌhaɪpəʊ'gjuːʒ(ɪ)ə] *noun*: Hypogeusie *f*, gustatorische Hypästhesie *f*

hy|po|glob|u|li|a [ˌhaɪpəʊglɑ'bjuːlɪə] *noun*: Verminderung *f* der Erythrozytenzahl, Hypoglobulie *f*

hy|po|glos|sal [ˌhaɪpəʊ'glɑsl, haɪpəʊ'glɔsl]: **I** *noun* →*hypoglossus* **II** *adj* unter der Zunge, sublingual, Unterzungen-; Nervus hypoglossus betreffend, Hypoglossus-

hy|po|glos|sia [ˌhaɪpəʊ'glɑsɪə] *noun*: Hypoglossie *f*

hy|po|glos|sis [ˌhaɪpəʊ'glɑsɪs] *noun*: →*hypoglottis*

hy|po|glos|sus [ˌhaɪpəʊ'glɑsəs] *noun*: Hypoglossus *m*, XII. Hirnnerv *m*, Nervus hypoglossus

hy|po|glot|tis [ˌhaɪpəʊ'glɑtɪs] *noun*: Zungenunterseite *f*

hy|po|glu|ca|gon|ae|mi|a [ˌhaɪpəʊgluːkəgɑ'niːmiːə] *noun*: (*brit.*) →*hypoglucagonemia*

hy|po|glu|ca|gon|e|mi|a [ˌhaɪpəʊgluːkəgɑ'niːmiːə] *noun*: verminderter Glucagongehalt *m* des Blutes, Hypoglukagonämie *f*, -glucagonämie *f*

hy|po|gly|cae|mi|a [ˌhaɪpəʊglaɪ'siːmiːə] *noun*: (*brit.*) →*hypoglycemia*

hy|po|gly|cae|mic [ˌhaɪpəʊglaɪ'siːmɪk] *noun, adj*: (*brit.*) →*hypoglycemic*

hy|po|gly|ce|mi|a [ˌhaɪpəʊglaɪ'siːmiːə] *noun*: pathologische Verminderung *f* des Blutzuckers, Hypoglykämie *f*, Glukopenie *f*
fasting hypoglycemia: Fastenhypoglykämie *f*
leucine hypoglycemia: →*leucine-induced hypoglycemia*
leucine-induced hypoglycemia: leucinempfindliche Hypoglykämie *f* Cochrane, proteinempfindliche Hypoglykämie *f*
reactive hypoglycemia: reaktive Hypoglykämie *f*, Spät-Dumping *nt*, postalimentäres Spätsyndrom *nt*
spontaneous hypoglycemia: Spontanhypoglykämie *f*

hy|po|gly|ce|mic [ˌhaɪpəʊglaɪ'siːmɪk]: **I** *noun* blutzuckersenkendes Mittel *nt*, Hypoglykämikum *nt* **II** *adj* Hypoglykämie betreffend *oder* verursachend, durch Hypoglykämie bedingt, hypoglykämisch

hy|po|gly|co|ge|nol|y|sis [ˌhaɪpəʊglaɪkədʒɪ'nɑlɪsɪs] *noun*: verminderter Glykogenabbau *m*, Hypoglykogenolyse *f*

hy|po|gly|cor|rha|chia [ˌhaɪpəʊglaɪkə'reɪkɪə, -'ræk-] *noun*: verminderter Zuckergehalt *m* des Liquor cerebrospinalis

hy|po|gnath|ia [ˌhaɪpəʊ'næθɪə] *noun*: Unterentwicklung *f* des Unterkiefers, Hypognathie *f*

hy|pog|na|thous [haɪ'pɑgnəθəs] *adj*: Hypognathie betreffend, hypognath

hy|pog|na|thus [haɪ'pɑgnəθəs] *noun*: Hypognathus *m*

hy|po|go|nad|ism [ˌhaɪpəʊ'gəʊnædɪzəm, -'gɑ-] *noun*: Hypogonadismus *m*
hypogonadism with anosmia: Gauthier-Kallmann-Syndrom *nt*, Kallmann-Syndrom *nt*, olfakto-genitales Syndrom *nt*
eugonadotropic hypogonadism: eugonadotroper Hypogonadismus *m*
hypergonadotropic hypogonadism: hypergonadotropiner Hypogonadismus *m*, primärer Hypogonadismus *m*
hypogonadotropic hypogonadism: hypogonadotroper Hypogonadismus *m*, sekundärer Hypogonadismus *m*
idiopathic hypogonadotropic hypogonadism: idiopathischer hypogonadotroper Hypogonadismus *m*
male hypogonadism: Eunuchoidismus *m*
primary hypogonadism: primärer Hypogonadismus *m*, hypergonadotropiner Hypogonadismus *m*
secondary hypogonadism: sekundärer Hypogonadismus *m*, hypogonadotroper Hypogonadismus *m*

hy|po|gon|a|do|troph|ic [ˌhaɪpəʊˌgɑnədəʊ'trɑfɪk, -'trəʊ-] *adj*: →*hypogonadotropic*

hy|po|gon|a|do|trop|ic [ˌhaɪpəʊˌgɑnədəʊ'trɑpɪk, -'trəʊ-] *adj*: Gonadotropinmangel betreffend, durch Gonadotropinmangel verursacht, hypogonadotrop

hy|po|gran|u|lo|cy|to|sis [ˌhaɪpəʊˌgrænjələʊsaɪ'təʊsɪs] *noun*: Granulozytenverminderung *f*, Granulozytopenie *f*

hy|po|he|pat|ia [ˌhaɪpəʊhɪ'pætɪə] *noun*: Unterfunktion *f* der Leber

hy|po|hi|dro|sis [ˌhaɪpəʊhɪ'drəʊsɪs] *noun*: Hypohidrose *f*

hy|po|hi|drot|ic [ˌhaɪpəʊhɪ'drɑtɪk] *adj*: Hypohidrose betreffend, hypohidrotisch

hy|po|hy|drae|mia [ˌhaɪpəʊhaɪ'driːmiːə] *noun*: (*brit.*) →*hypohydremia*

hy|po|hy|dra|tion [ˌhaɪpəʊhaɪ'dreɪʃn] *noun*: **1.** Wassermangel *m*, Dehydration *f*, Dehydratation *f*, Hypohydratation *f* **2.** Entwässerung *f*, Dehydratation *f*
hypotonic hypohydration: hypotone Dehydratation *f*

hy|po|hy|dre|mia [ˌhaɪpəʊhaɪ'driːmiːə] *noun*: Blutplasmamangel *m*

hy|po|hy|dro|chlo|ria [ˌhaɪpəʊˌhaɪdrə'klɔːrɪə] *noun*: →*hypochlorhydria*

hy|po|hyp|not|ic [ˌhaɪpəʊhɪp'nɑtɪk] *adj*: (*Schlaf*) leicht

hy|po|i|dro|sis [ˌhaɪpəʊɪ'drəʊsɪs] *noun*: →*hypohidrosis*

hy|po|in|su|lin|ae|mi|a [ˌhaɪpəʊɪn(t)sjəlɪ'niːmiːə] *noun*: (*brit.*) →*hypoinsulinemia*

hy|po|in|su|lin|e|mi|a [ˌhaɪpəʊɪn(t)sjəlɪ'niːmiːə] *noun*: verminderter Insulingehalt *m* des Blutes, Insulinmangel *m*, Hypoinsulinämie *f*, Insulinämie *f*

hy|po|in|su|lin|ism [ˌhaɪpəʊ'ɪn(t)sjəlɪnɪzəm] *noun*: verminderte/mangelhafte Insulinsekretion *f* des Pankreas, Hypoinsulinismus *m*

hy|po|i|o|dae|mi|a [ˌhaɪpəʊˌaɪəʊ'diːmiːə] *noun*: (*brit.*) →*hypoiodemia*

hy|po|i|o|de|mi|a [ˌhaɪpəʊˌaɪəʊ'diːmiːə] *noun*: Hypoiodämie *f*, Hypojodämie *f*

hy|po|i|o|di|dism [ˌhaɪpəʊaɪ'əʊdədɪzəm] *noun*: Jodidmangel *m*, Hypojodidismus *m*

hy|po|i|so|ton|ic [ˌhaɪpəʊaɪsə'tɑnɪk] *adj*: mit *oder* bei niedrigem Tonus *oder* Druck; mit geringerem osmotischem Druck, hypoton, hypotonisch

hy|po|ka|lae|mi|a [ˌhaɪpəʊkə'liːmiːə] *noun*: (*brit.*) →*hypokalemia*

hy|po|ka|lae|mic [ˌhaɪpəʊkə'liːmɪk] *adj*: (*brit.*) →*hypokalemic*

hy|po|ka|le|mi|a [ˌhaɪpəʊkə'liːmiːə] *noun*: Hypokaliämie *f*

hy|po|ka|le|mic [ˌhaɪpəʊkə'liːmɪk] *adj*: Hypokalämie betreffend, hypokalämisch, hypokaliämisch

hy|po|ka|li|ae|mi|a [ˌhaɪpəʊˌkælɪ'iːmiːə] *noun*: (*brit.*) →*hypokaliemia*

hy|po|ka|li|e|mi|a [ˌhaɪpəʊˌkælɪ'iːmiːə] *noun*: Hypokaliämie *f*

hy|po|ki|nae|mi|a [ˌhaɪpəʊkɪ'niːmiːə] *noun*: (*brit.*) →*hypokinemia*

hy|po|ki|ne|mi|a [ˌhaɪpəʊkɪ'niːmiːə] *noun*: verminderte Herzleistung *f*, vermindertes Herzminutenvolumen *nt*

hy|po|ki|ne|sia [ˌhaɪpəʊkɪ'niːʒ(ɪ)ə] *noun*: Hypokinese *f*

hy|po|ki|ne|sis [ˌhaɪpəʊkɪ'niːsɪs] *noun*: Hypokinese *f*

hy|po|ki|net|ic [ˌhaɪpəʊkɪ'netɪk] *adj*: Hypokinese betreffend, hypokinetisch

hy|po|lem|mal [ˌhaɪpəʊ'leməl] *adj*: hypolemmal

hy|po|leu|kae|mi|a [ˌhaɪpəʊluː'kiːmiːə] *noun*: (*brit.*) →*hypoleukemia*

hy|po|leu|ke|mi|a [ˌhaɪpəʊluː'kiːmiːə] *noun*: subleukämische Leukämie *f*

hy|po|ley|di|gism [ˌhaɪpəʊ'lɪdɪgɪzəm] *noun*: Unterfunktion *f* der Leydig-Zellen

hy|po|li|pae|mi|a [ˌhaɪpəʊlɪ'piːmiːə] *noun*: (*brit.*) →*hypolipemia*

hy|po|li|pe|mi|a [ˌhaɪpəʊlɪ'piːmiːə] *noun*: Hypolipidämie *f*

hy|po|lip|i|dae|mic [ˌhaɪpəʊlɪpə'diːmɪk] *adj*: (*brit.*) →*hypolipidemic*

hy|po|lip|i|de|mic [ˌhaɪpəʊlɪpə'diːmɪk] *adj*: hypolipämisch, hypolipidämisch

hy|po|lip|o|pro|tein|ae|mi|a [ˌhaɪpəʊˌlɪpəˌprəʊtɪ'niːmiːə] *noun*: (*brit.*) →*hypolipoproteinemia*

hy|po|lip|o|pro|tein|e|mi|a [ˌhaɪpəʊˌlɪpəˌprəʊtɪ'niːmiːə] *noun*: Hypolipoproteinämie *f*

hy|po|li|po|sis [ˌhaɪpəʊlɪ'pəʊsɪs] *noun*: Lipidmangel *m* der Gewebe

hy|po|li|quor|rhe|a [ˌhaɪpəʊlɪkwɔː'rɪə] *noun*: Liquormangel *m*, Hypoliquorrhoe *f*

hy|po|li|quor|rhoe|a [ˌhaɪpəʊlɪkwɔː'rɪə] *noun*: (*brit.*) →*hypoliquorrhea*

hy|po|lym|phae|mi|a [ˌhaɪpəʊlɪm'fiːmiːə] *noun*: (*brit.*) →*hypolymphemia*

hy|po|lym|phe|mi|a [ˌhaɪpəʊlɪm'fiːmiːə] *noun*: Lymphozytenmangel *m*, Lympho(zyto)penie *f*

hy|po|mag|ne|sae|mi|a [ˌhaɪpəʊˌmægnɪ'siːmiːə] *noun*: (*brit.*) →*hypomagnesemia*

hy|po|mag|ne|se|mi|a [ˌhaɪpəʊˌmægnɪ'siːmiːə] *noun*: Hypomagnesiämie *f*

familial hypomagnesemia: familiäre Hypomagnesiämie *f*

hy|po|ma|ni|a [ˌhaɪpəʊmeɪnɪə] *noun*: Hypomanie *f*

hy|po|man|ic [ˌhaɪpəʊ'mænɪk] *adj*: Hypomanie betreffend, hypomanisch

hy|po|mas|tia [ˌhaɪpəʊ'mæstɪə] *noun*: Hypomastie *f*

hy|po|ma|zia [ˌhaɪpəʊ'meɪzɪə] *noun*: Hypomastie *f*

hy|po|mel|an|chol|i|a [ˌhaɪpəʊˌmelən'kəʊlɪə, -jə] *noun*: Hypomelancholie *f*

hy|po|mel|a|no|sis [ˌhaɪpəʊmelə'nəʊsɪs] *noun*: Pigmentmangel *m* der Haut, Hypomelanose *f*, Hypomelanosis *f*

idiopathic guttate hypomelanosis: idiopathische fleckförmige Hypomelanose *f*, Hypomelanosis guttata idiopathica, Leucoderma lenticulare disseminatum

hypomelanosis of Ito: Incontinentia pigmenti achromians (Ito)

hy|po|mel|a|not|ic [ˌhaɪpəʊmelə'nɑtɪk] *adj*: Hypomelanose betreffend, hypomelanotisch

hy|po|men|or|rhe|a [ˌhaɪpəʊmenə'rɪə] *noun*: Hypomenorrhoe *f*

hy|po|men|or|rhoe|a [ˌhaɪpəʊmenə'rɪə] *noun*: (*brit.*) →*hypomenorrhea*

hy|po|mere ['haɪpəʊmɪər] *noun*: Hypomer *nt*

hy|po|met|a|bol|ic [ˌhaɪpəʊmetə'bɑlɪk] *adj*: Hypometabolismus betreffend, hypometabol, hypometabolisch

hy|po|me|tab|o|lism [ˌhaɪpəʊmɪ'tæbəlɪzəm] *noun*: Hypometabolismus *m*

hy|po|me|tria [ˌhaɪpəʊ'miːtrɪə] *noun*: Hypometrie *f*

hy|po|mim|e|sis [ˌhaɪpəʊmɪ'miːsɪs] *noun*: Hypomimie *f*

hy|po|min|er|al|i|za|tion [ˌhaɪpəʊˌmɪnrələ'zeɪʃn, -laɪ-] *noun*: Hypomineralisation *f*

enamel hypomineralization: Schmelzhypomineralisation *f*, Zahnschmelzhypomineralisation *f*

hy|pom|ne|sia [ˌhaɪpəʊm'niːʒə] *noun*: Hypomnesie *f*

hy|po|morph ['haɪpəmɔːrf] *adj*: hypomorph

hy|po|mor|phic [ˌhaɪpəʊ'mɔːrfɪk] *adj*: →*hypomorph*

hy|po|mo|til|i|ty [ˌhaɪpəʊməʊ'tɪlətiː] *noun*: **1.** verringerte Motilität *f*, Hypomotilität *f* **2.** →*hypokinesia*

hy|po|my|o|to|nia [ˌhaɪpəʊmaɪə'təʊnɪə] *noun*: verringerter Muskeltonus *m*, Hypomyotonie *f*

hy|po|myx|ia [ˌhaɪpəʊ'mɪksɪə] *noun*: verringerte Schleimsekretion *f*

hy|po|na|trae|mi|a [ˌhaɪpəʊnə'triːmiːə] *noun*: (*brit.*) →*hyponatremia*

hy|po|na|tre|mi|a [ˌhaɪpəʊnə'triːmiːə] *noun*: Hyponatriämie *f*, Hyponaträmie *f*

absolute hyponatremia: absolute Hyponatriämie *f*

depletional hyponatremia: Verlusthyponatriämie *f*

dilutional hyponatremia: Verdünnungshyponatriämie *f*

hyperlipaemic hyponatremia: (*brit.*) →*hyperlipemic hyponatremia*

hyperlipemic hyponatremia: Hyponatriämie *f* bei Hyperlipämie

hy|po|na|tru|ri|a [ˌhaɪpəʊnə'tr(j)ʊəriːə] *noun*: Hyponatriurie *f*

hy|po|ne|o|cy|to|sis [haɪpəʊˌnɪəsaɪ'təʊsɪs] *noun*: Leukopenie *f* mit Linksverschiebung

hy|po|ni|trae|mi|a [ˌhaɪpəʊnɪ'triːmiːə] *noun*: (*brit.*) →*hyponitremia*

hy|po|ni|tre|mi|a [ˌhaɪpəʊnɪ'triːmiːə] *noun*: verminderter Stickstoffgehalt *m* des Blutes

hy|po|noi|a [ˌhaɪpəʊ'nɔɪə] *noun*: eingeengte/abgeflachte Bewusstseinslage *f*, Hyponoia *f*

hy|po|nych|i|al [ˌhaɪpəʊ'nɪkɪəl] *adj*: **1.** unter dem Nagel, hyponychal, subungual **2.** Hyponychium betreffend, Nagelbett-

hy|po|nych|i|um [ˌhaɪpəʊ'niːkɪəm] *noun*: Nagelbettepithel *nt*, Hyponychium *nt*

hy|pon|y|chon [haɪ'pɑnɪkɑn] *noun*: (Ein-)Blutung *f* unter dem Nagel

hy|po|oes|tri|nae|mi|a [ˌhaɪpəʊestrɪ'niːmiːə] *noun*: (*brit.*) →*hypoestrogenemia*

hy|po|oes|tro|ge|nae|mi|a [ˌhaɪpəʊˌestrədʒenˈiːmiːə] *noun*: (*brit.*) →*hypoestrogenemia*

hypo-oncotic *adj*: mit verringertem onkotischem Druck, hyponkotisch, hypoonkotisch

hypo-orchidism *noun*: endokrine Hodeninsuffizienz *f*, Hyporchidie *f*

hypo-orthocytosis *noun*: Leukopenie *f* ohne Linksverschiebung

hypo-osmolality *noun*: verminderte Osmolarität *f*, Hypoosmolalität *f*, Hyposmolalität *f*

hypo-osmolar *adj*: mit verminderter Osmolarität, hypoosmolar, hyposmolar

hypo-ovarianism *noun*: endokrine Eierstockinsuffizienz *f*, Hypovarismus *m*

hy|po|pal|laes|the|sia [ˌhaɪpəˌpælesˈθiːʒ(ɪ)ə] *noun*: (*brit.*) →*hypopallesthesia*

hy|po|pal|les|the|sia [ˌhaɪpəˌpælesˈθiːʒ(ɪ)ə] *noun*: verminderte Vibrationsempfindlichkeit *f*, Hypopallästhesie *f*

hy|po|pan|cre|a|tism [ˌhaɪpəʊˈpæŋkrɪətɪzəm] *noun*: herabgesetzte/verminderte Pankreasfunktion *f*

hy|po|pan|cre|or|rhe|a [ˌhaɪpəʊpæŋkrɪəˈrɪə] *noun*: verminderte Pankreassekretion *f*

hy|po|pan|cre|or|rhoe|a [ˌhaɪpəʊpæŋkrɪəˈrɪə] *noun*: (*brit.*) →*hypopancreorrhea*

hy|po|par|a|thy|roid|ism [ˌhaɪpəʊˌpærəˈθaɪrɔɪdɪzəm] *noun*: Hypoparathyreoidismus *m*

idiopathic hypoparathyroidism: idiopathischer Hypoparathyreoidismus *m*

non-tetanic hypoparathyroidism: nicht-tetanischer Hypoparathyreoidismus *m*

postoperative hypoparathyroidism: postoperativer Hypoparathyreoidismus *m*

hy|po|pep|sia [ˌhaɪpəʊˈpepsɪə, -ʃə] *noun*: Hypopepsie *f*, Oligopepsie *f*

hy|po|pep|sin|ia [ˌhaɪpəʊpepˈsɪnɪə] *noun*: (*Magen*) mangelhafte Pepsinsekretion *f*

hy|po|per|fused [ˌhaɪpəʊpɜrˈfjuːzd] *adj*: hypoperfundiert, minder-, mangeldurchblutet

hy|po|per|fu|sion [ˌhaɪpəʊpɜrˈfjuːʒn] *noun*: Minder-, Mangeldurchblutung *f*, Hypoperfusion *f*

peripheral hypoperfusion: Kreislaufzentralisation *f*, Zentralisation *f*

refractory peripheral hypoperfusion: fixierte Zentralisation *f*

renal hypoperfusion: Mangeldurchblutung/Minderdurchblutung *f* der Niere

hy|po|per|i|stal|sis [ˌhaɪpəʊperɪˈstɔːlsɪs] *noun*: verminderte Peristaltik *f*, Hypoperistaltik *f*

hy|po|per|i|stal|tic [ˌhaɪpəʊperɪˈstɔːltɪk, -stæl-] *adj*: Hypoperistaltik betreffend, hypoperistaltisch

hy|po|pha|lan|gism [ˌhaɪpəʊfəˈlændʒɪzəm] *noun*: angeborenes Fehlen *nt* von Finger- *oder* Zehengliedern, Hypophalangie *f*

α-hy|poph|a|mine [haɪˈpɑfəmiːn] *noun*: Oxytozin *nt*, Oxytocin *nt*

β-hy|poph|a|mine [haɪˈpɑfəmiːn] *noun*: Vasopressin *nt*, Antidiuretin *nt*, antidiuretisches Hormon *nt*

hy|po|pha|ryn|ge|al [ˌhaɪpəfəˈrɪndʒɪəl] *adj*: Hypopharynx betreffend, hypopharyngeal

hy|po|pha|ryn|go|scope [ˌhaɪpəʊfəˈrɪŋgəskəʊp] *noun*: Hypopharyngoskop *nt*

hy|po|phar|yn|gos|co|py [ˌhaɪpəʊˌfærɪŋˈgɑskəpiː] *noun*: Hypopharynxuntersuchung *f*, Hypopharyngoskopie *f*

hy|po|phar|ynx [ˌhaɪpəʊˈfærɪŋks] *noun*: Hypopharynx *m*, Laryngopharynx *m*, Pars laryngea pharyngis

hy|po|pho|ne|sis [ˌhaɪpəʊfəʊˈniːsɪs] *noun*: Schalldämpfung *f*, abgeschwächtes Atemgeräusch *nt*, gedämpfter Klopfschall *m*, Hypophonie *f*, Hypophonesie *f*

hy|po|pho|ni|a [ˌhaɪpəʊˈfəʊnɪə] *noun*: Stimmschwäche *f*, Hypophonie *f*, Hypophonesie *f*, Phonasthenie *f*

hy|po|pho|ri|a [ˌhaɪpəʊˈfəʊrɪə] *noun*: Hypophorie *f*

hy|po|phos|pha|tae|mi|a [ˌhaɪpəʊfɑsfəˈtiːmiːə] *noun*: (*brit.*) →*hypophosphatemia*

hy|po|phos|pha|tae|mic [ˌhaɪpəʊfɑsfəˈtiːmɪk] *adj*: (*brit.*) →*hypophosphatemic*

hy|po|phos|pha|ta|sae|mi|a [ˌhaɪpəʊfɑsfəteɪˈsiːmiːə] *noun*: (*brit.*) →*hypophosphatasemia*

hy|po|phos|pha|ta|se|mi|a [ˌhaɪpəʊfɑsfəteɪˈsiːmiːə] *noun*: Hypophosphatasie *f*, Phosphatasemangelrachitis *f*, Rathbun-Syndrom *nt*

hy|po|phos|pha|ta|sia [ˌhaɪpəʊfɑsfəˈteɪzɪə] *noun*: Hypophosphatasie *f*

adult hypophosphatasia: adulte Hypophosphatasie *f*

infantile hypophosphatasia: infantile Hypophosphatasie *f*

juvenile hypophosphatasia: juvenile Hypophosphatasie *f*

hy|po|phos|pha|te|mi|a [ˌhaɪpəʊfɑsfəˈtiːmiːə] *noun*: Hypophosphatämie *f*

familial hypophosphatemia: familiäre Hypophosphatämie *f*, Vitamin D-resistente Rachitis *f*, (Vitamin D-) refraktäre Rachitis *f*

hy|po|phos|pha|te|mic [ˌhaɪpəʊfɑsfəˈtiːmɪk] *adj*: Hypophosphatämie betreffend, hypophosphatämisch

hy|po|phos|pha|tu|ri|a [ˌhaɪpəʊfɑsfəˈt(j)ʊəriːə] *noun*: Hypophosphaturie *f*

hy|po|phos|pho|rae|mi|a [ˌhaɪpəʊfɑsfəˈriːmiːə] *noun*: (*brit.*) →*hypophosphoremia*

hy|po|phos|pho|re|mi|a [ˌhaɪpəʊfɑsfəˈriːmiːə] *noun*: Hypophosphatämie *f*

hy|po|phra|sia [ˌhaɪpəʊˈfreɪʒ(ɪ)ə, -zɪə] *noun*: Hypophrasie *f*

hy|po|phre|ni|a [ˌhaɪpəʊˈfriːnɪə] *noun*: geistige Behinderung *f*, Schwachsinn *m*, Hypophrenie *f*, Oligophrenie *f*

hy|po|phren|ic [ˌhaɪpəʊˈfrenɪk] *adj*: **1.** unterhalb des Zwerchfells/Diaphragma (liegend), hypophrenisch, subdiaphragmal, subdiaphragmatisch, subphrenisch, infradiaphragmal, infradiaphragmatisch **2.** Oligophrenie betreffend, geistig behindert; schwachsinnig, oligophren

hy|poph|y|se|al [haɪˌpɑfəˈziːəl, ˌhaɪpəˈfiːz-] *adj*: Hirnanhangsdrüse/Hypophyse betreffend, aus der Hypophyse stammend, pituitär, hypophysär

hy|poph|y|sec|to|mize [haɪˌpɑfəˈsektəmaɪz] *vt*: eine Hypophysektomie durchführen, die Hypophyse entfernen, hypophysektomieren

hy|poph|y|sec|to|my [haɪˌpɑfəˈsektəmiː] *noun*: Hypophysenentfernung *f*, Hypophysektomie *f*

radical hypophysectomy: radikale Hypophysektomie *f*

transsphenoidal hypophysectomy: transsphenoidale Hypophysektomie *f*

hy|po|phys|e|o|priv|ic [ˌhaɪpəʊˌfɪzɪəˈprɪvɪk] *adj*: durch einen Mangel an Hypophysenhormonen bedingt, hypophyseopriv, hypophysiopriv

hy|po|phys|e|o|trop|ic [ˌhaɪpəʊˌfɪzɪəʊˈtrɑpɪk] *adj*: auf die Hypophyse wirkend, hypophyseotrop, hypophysiotrop

hy|poph|y|si|al [haɪˌpɑfəˈziːəl, ˌhaɪpəˈfiːz-] *adj*: Hirnanhangsdrüse/Hypophyse betreffend, aus der Hypophyse stammend, hypophysär, pituitär

hy|po|phys|i|o|priv|ic [ˌhaɪpəʊˌfɪzɪəˈprɪvɪk] *adj*: durch einen Mangel an Hypophysenhormonen bedingt, hypophyseopriv, hypophysiopriv

hy|po|phys|i|o|trop|ic [ˌhaɪpəʊˌfɪzɪəʊˈtrɑpɪk] *adj*: auf die

Hypophyse wirkend, hypophyseotrop, hypophysiotrop
hy|poph|y|sis [haɪ'pɑfəsɪs] *noun, plural* **-ses** [-siːz]: Hirnanhangsdrüse *f*, Hypophyse *f*, Hypophysis cerebri, Glandula pituitaria
hy|poph|y|sit|ic [haɪˌpɑfə'sɪtɪk] *adj*: Hypophysitis/Hypophysenentzündung betreffend, hypophysitisch
hy|poph|y|si|tis [haɪˌpɑfə'saɪtɪs] *noun*: Entzündung *f* der Hirnanhangsdrüse, Hypophysitis *f*, Hypophysenentzündung *f*
lymphocytic hypophysitis: lymphozytäre Hypophysitis *f*
hy|po|pi|e|sia [ˌhaɪpəʊpaɪ'iːzɪə] *noun*: →*hypotension 1.*
hy|po|pi|e|sis [ˌhaɪpəʊpaɪ'iːsɪs] *noun*: →*hypotension 1.*
hy|po|pig|men|ta|tion [ˌhaɪpəʊˌpɪgmən'teɪʃn] *noun*: Hypopigmentierung *f*
postinflammatory hypopigmentation: postinflammatorische Hypopigmentierung *f*
toxic hypopigmentation: toxische Hypopigmentierung *f*
hy|po|pin|e|al|ism [ˌhaɪpəʊ'pɪnɪəlɪzəm] *noun*: Unterfunktion *f* der Zirbeldrüse, Hypopinealismus *m*
hy|po|pi|tu|i|tar|ism [ˌhaɪpəʊpɪ't(j)uːətərɪzəm] *noun*: Hypophysenvorderlappeninsuffizienz *f*, HVL-Insuffizienz *f*, Simmonds-Syndrom *nt*, Hypopituitarismus *m*
acute hypopituitarism: akute Hypophysenvorderlappeninsuffizienz *f*, Hypophysenkoma *nt*, hypopituitäre Krise *f*
hy|po|pla|sia [ˌhaɪpəʊ'pleɪʒ(ɪ)ə, -zɪə] *noun*: (Organ-)Unterentwicklung *f*, Hypoplasie *f*, Hypoplasia *f*
biliary hypoplasia: Gallengangshypoplasie *f*
clavicle hypoplasia: Schlüsselbeinhypoplasie *f*
condylar hypoplasia: Kondylenhypoplasie *f*
enamel hypoplasia: Schmelzhypoplasie *f*, Zahnschmelzhypoplasie *f*
focal dermal hypoplasia: fokale dermale Hypoplasie *f*, FDH-Syndrom *nt*, kongenitale ektodermale und mesodermale Dysplasie *f*, Goltz-Gorlin-Syndrom II *nt*, Goltz-Peterson-Gorlin-Ravits-Syndrom *nt*, Jessner-Cole-Syndrom *nt*, Liebermann-Cole-Syndrom *nt*
gallbladder hypoplasia: Gallenblasenhypoplasie *f*
labyrinthine hypoplasia: Labyrinthhypoplasie *f*
lingual hypoplasia: Zungenhypoplasie *f*
mandibular hypoplasia: kongenitale Kleinheit *f* des Unterkiefers, Unterkieferhypoplasie *f*
maxillary hypoplasia: kongenitale Kleinheit *f* des Oberkiefers, Oberkieferhypoplasie *f*
ovarian hypoplasia: Ovarialhypoplasie *f*
pulmonary hypoplasia: Lungenhypoplasie *f*
hypoplasia of pulmonary artery: Pulmonalishypoplasie *f*
radius hypoplasia: Radiushypoplasie *f*
renal hypoplasia: Nierenhypoplasie *f*, Zwergniere *f*, hypoplastische Niere *f*
thymic hypoplasia: DiGeorge-Syndrom *nt*, Schlundtaschensyndrom *nt*, Thymusaplasie *f*
hypoplasia of tooth: Zahnhypoplasie *f*
Turner's hypoplasia: Turner-Zahn *m*
ulna hypoplasia: Ulnahypoplasie *f*
ulnar hypoplasia: Ulnahypoplasie *f*
uterine hypoplasia: Uterushypoplasie *f*, Gebärmutterhypoplasie *f*
hy|po|plas|tic [ˌhaɪpəʊ'plæstɪk] *adj*: Hypoplasie betreffend, unterentwickelt, hypoplastisch
hy|po|plas|ty [ˌhaɪpəʊˌplæstiː] *noun*: →*hypoplasia*
hy|po|ploid ['haɪpəʊplɔɪd] *adj*: hypoploid
hy|po|ploi|dy [ˌhaɪpəʊ'plɔɪdiː] *noun*: Hypoploidie *f*
hy|po|pne|a [ˌhaɪpəʊ'niːə] *noun*: flache langsame Atmung *f*, Hypopnoe *f*
hy|po|pne|ic [ˌhaɪpəʊ'niːɪk] *adj*: Hypopnoe betreffend, hypopnoisch
hy|po|pneu|ma|ti|za|tion [ˌhaɪpəʊn(j)uːmətɪ'zeɪʃn] *noun*: Pneumatisationshemmung *f*, Hypopneumatisation *f*
hy|po|pnoe|a [ˌhaɪpəʊ'niːə] *noun*: (*brit.*) →*hypopnea*
hy|po|pnoe|ic [ˌhaɪpəʊ'niːɪk] *adj*: (*brit.*) →*hypopneic*
hy|po|po|ro|sis [ˌhaɪpəʊpə'rəʊsɪs] *noun*: mangelhafte (Fraktur-)Kallusbildung *f*
hy|po|po|tas|sae|mi|a [ˌhaɪpəʊpɑtə'siːmiːə] *noun*: (*brit.*) →*hypopotassemia*
hy|po|po|tas|sae|mic [ˌhaɪpəʊpɑtə'siːmɪk] *adj*: (*brit.*) →*hypopotassemic*
hy|po|po|tas|se|mi|a [ˌhaɪpəʊpɑtə'siːmiːə] *noun*: Hypokaliämie *f*
hy|po|po|tas|se|mic [ˌhaɪpəʊpɑtə'siːmɪk] *adj*: Hypokalämie betreffend, hypokalämisch, hypokaliämisch
hy|po|prax|ia [ˌhaɪpəʊ'præksɪə] *noun*: pathologisch verminderte Aktivität *f*, Hypopraxie *f*
hy|po|pro|ac|cel|er|in|ae|mi|a [haɪpəʊˌprəʊækˌselərɪ'niːmiːə] *noun*: (*brit.*) →*hypoproaccelerinemia*
hy|po|pro|ac|cel|er|in|e|mi|a [haɪpəʊˌprəʊækˌselərɪ'niːmiːə] *noun*: Owren-Syndrom *nt*, Faktor-V-Mangel *m*, Parahämophilie *f*, Parahämophilie *f* A, Hypoproakzelerinämie *f*, Hypoproaccelerinämie *f*
hy|po|pro|con|ver|tin|ae|mi|a [haɪpəʊˌprəʊkənˌvɜrtə'niːmiːə] *noun*: (*brit.*) →*hypoproconvertinemia*
hy|po|pro|con|ver|tin|e|mi|a [haɪpəʊˌprəʊkənˌvɜrtə'niːmiːə] *noun*: Faktor-VII-Mangel *m*, Parahämophilie B *f*, Hypoprokonvertinämie *f*, Hypoproconvertinämie *f*
hy|po|pro|tein|ae|mi|a [haɪpəʊˌprəʊtɪ(ɪ)'niːmiːə] *noun*: (*brit.*) →*hypoproteinemia*
hy|po|pro|tein|e|mi|a [haɪpəʊˌprəʊtɪ(ɪ)'niːmiːə] *noun*: verminderter Proteingehalt *m* des Blutes, Hypoproteinämie *f*
absolute hypoproteinemia: absolute Hypoproteinämie *f*
anabolic hypoproteinemia: anabole Hypoproteinämie *f*
catabolic hypoproteinemia: katabole Hypoproteinämie *f*
relative hypoproteinemia: relative Hypoproteinämie *f*
hy|po|pro|tein|ia [ˌhaɪpəʊprəʊ'tiːnɪə] *noun*: allgemeiner Proteinmangel *m*
hy|po|pro|tein|o|sis [ˌhaɪpəʊprəʊtɪ(ɪ)n'əʊsɪs] *noun*: Proteinmangelerkrankung *f*, Hypoproteinose *f*
hy|po|pro|throm|bi|nae|mi|a [ˌhaɪpəʊprəʊˌθrɑmbɪ'niːmiːə] *noun*: (*brit.*) →*hypoprothrombinemia*
hy|po|pro|throm|bi|ne|mi|a [ˌhaɪpəʊprəʊˌθrɑmbɪ'niːmiːə] *noun*: Faktor-II-Mangel *m*, Hypoprothrombinämie *f*
hy|pop|sel|a|phe|sia [ˌhaɪpɑpˌselə'fiːzɪə] *noun*: taktile Hypästhesie *f*, Hypopselaphesie *f*
hy|po|pty|a|lism [ˌhaɪpəʊ'taɪəlɪzəm] *noun*: verminderte Speichelsekretion *f*, Hypoptyalismus *m*, Hyposalivation *f*
hy|po|py|on [haɪ'pəʊpɪɑn] *noun*: Hypopyon *nt*
hy|po|re|flex|ia [ˌhaɪpəʊrɪ'fleksɪə] *noun*: Hyporeflexie *f*
hy|po|re|nin|ae|mi|a [ˌhaɪpəʊˌrenɪ'niːmiːə] *noun*: (*brit.*) →*hyporeninemia*
hy|po|re|nin|e|mi|a [ˌhaɪpəʊˌrenɪ'niːmiːə] *noun*: Hyporeninämie *f*
hy|po|ri|bo|fla|vi|no|sis [ˌhaɪpəʊˌraɪbəʊ'fleɪvɪ'nəʊsɪs] *noun*: Vitamin-B_2-Mangel *m*, Riboflavinmangel *m*, Ariboflavinosesyndrom *nt*, Ariboflavinose *f*
hy|por|rhe|a [ˌhaɪpəʊ'rɪə] *noun*: leichte Blutung *f*, Sickerblutung *f*
hy|por|rhoe|a [ˌhaɪpəʊ'rɪə] *noun*: (*brit.*) →*hyporrhea*
hy|po|sal|ae|mi|a [ˌhaɪpəʊsæl'iːmiːə] *noun*: (*brit.*) →*hyposalemia*
hy|po|sal|e|mi|a [ˌhaɪpəʊsæl'iːmiːə] *noun*: Hyposaliämie *f*

hy|po|sal|i|va|tion [ˌhaɪpəʊsælɪˈveɪʃn] *noun*: →*hypoptyalism*
hy|po|sar|ca [ˌhaɪpəʊˈsɑːrkə] *noun*: Anasarka *f*
hy|po|scle|ral [ˌhaɪpəʊˈsklɪərəl, -ˈskle-] *adj*: unter der Sklera (liegend), hyposkleral, subskleral
hy|po|se|cre|tion [ˌhaɪpəʊsɪˈkriːʃn] *noun*: verminderte Sekretion *f*, Hyposekretion *f*
hy|po|se|cre|to|ry [ˌhaɪpəʊsɪˈkriːtəriː] *adj*: hyposekretorisch
hy|po|sen|si|tive [ˌhaɪpəʊˈsensətɪv] *adj*: **1.** vermindert reizempfindlich, hyposensibel **2.** vermindert reaktionsfähig, hyperg, hypergisch
hy|po|sen|si|tiv|i|ty [ˌhaɪpəʊˌsensəˈtɪvətiː] *noun*: verminderte Reaktion *f*, verminderte Reaktionsfähigkeit *f*, Hypergie *f*
hy|po|sen|si|ti|za|tion [ˌhaɪpəʊˌsensətɪˈzeɪʃn] *noun*: Hyposensibilisierung *f*, Desensibilisierung *f*
hy|po|sex|u|al|i|ty [ˌhaɪpəʊsekʃəˈwæləti:] *noun*: Hyposexualität *f*

H

hy|po|si|al|ad|e|ni|tis [ˌhaɪpəʊˌsaɪælˌædəˈnaɪtɪs] *noun*: Entzündung *f* der submaxillären Speicheldrüsen, Hyposialadenitis *f*
hy|po|si|a|lo|sis [ˌhaɪpəʊˌsaɪəˈləʊsɪs] *noun*: →*hypoptyalism*
hy|po|ske|lo|cy|to|sis [ˌhaɪpəʊˌskɪəsaɪˈtəʊsɪs] *noun*: Leukopenie *f* mit Linksverschiebung
hy|pos|mi|a [haɪˈpɑzmɪə] *noun*: Hyposmie *f*
hy|pos|mo|lar|i|ty [haɪˌpɑsməˈlærətiː] *noun*: verminderte Osmolarität *f*, Hyposmolarität *f*
hy|pos|mo|sis [ˌhaɪpɑzˈməʊsɪs] *noun*: verlangsamte Osmose *f*, Hyposmose *f*
hy|pos|mot|ic [ˌhaɪpɑzˈmɑtɪk] *adj*: Hyposmose betreffend, hyposmotisch
hy|po|so|ma|to|trop|ism [ˌhaɪpəʊˌsəʊmətəˈtrəʊpɪzəm] *noun*: verminderte Somatotropinsekretion *f*, Somatotropinmangel *m*, Hyposomatotropismus *m*
hy|po|so|mi|a [ˌhaɪpəʊˈsəʊmɪə] *noun*: pathologischer Kleinwuchs *m*, Kümmerwuchs *m*, Hyposomie *f*
hy|po|som|ni|a [ˌhaɪpəʊˈsɑmnɪə] *noun*: leichte Schlaflosigkeit *f*, Schlafstörung *f*, Hyposomnie *f*
hy|po|spa|di|a [ˌhaɪpəʊˈspeɪdɪə] *noun*: →*hypospadias*
hy|po|spa|di|ac [ˌhaɪpəʊˈspeɪdɪæk]: **I** *noun* Patient *m* mit Hypospadie **II** *adj* Hypospadie betreffend, hypospadisch, Hypospadie-
hy|po|spa|di|as [ˌhaɪpəʊˈspeɪdɪəs] *noun*: Hypospadie *f*
balanic hypospadias: glanduläre Hypospadie *f*
balanitic hypospadias: →*balanic hypospadias*
coronal hypospadias: koronare Hypospadie *f*
female hypospadias: Hypospadie *f* der weiblichen Harnröhre
glandular hypospadias: glanduläre Hypospadie *f*
penile hypospadias: penile Hypospadie *f*
penoscrotal hypospadias: penoskrotale Hypospadie *f*
perineal hypospadias: perineale Hypospadie *f*
pseudovaginal hypospadias: perineale Hypospadie *f*
scrotal hypospadias: skrotale Hypospadie *f*
hy|po|sper|mi|a [ˌhaɪpəʊˈspɜrmɪə] *noun*: Hypospermie *f*
hy|po|sper|mic [ˌhaɪpəʊˈspɜrmɪk] *adj*: Hypospermie betreffend, hyposperm, hypozoosperm
hy|pos|phre|sia [ˌhaɪpɑsˈfriːzɪə] *noun*: →*hyposmia*
hy|po|splen|ism [ˌhaɪpəʊˈsplenɪzəm] *noun*: Milzunterfunktion *f*, Hyposplenismus *m*
hy|pos|ta|sis [haɪˈpɑstəsɪs] *noun, plural* **-ses** [haɪˈpɑstəsiːz]: **1.** Senkung *f*, Hypostase *f* **2.** (*patholog.*) passive Blutfülle *f*, Senkungsblutfülle *f*, Hypostase *f*, Hypostasis *f* **3.** (*genet.*) Überdeckung *f*, Hypostase *f*, Hypostasie *f*
postmortem hypostasis: Totenflecke *pl*, Livor mortis, Livores *pl*
pulmonary hypostasis: Lungenhypostase *f*
hy|po|stat|ic [haɪpəˈstætɪk] *adj*: Hypostase betreffend, hypostatisch
hy|po|ste|a|to|ly|sis [ˌhaɪpəʊstɪəˈtɑləsɪs] *noun*: unzureichende Fettspaltung *f*
hy|pos|the|ni|a [ˌhaɪpɑsˈθiːnɪə] *noun*: allgemeine (Körper-, Muskel-)Schwäche *f*, Hyposthenie *f*
hy|pos|the|ni|ant [ˌhaɪpɑsˈθiːnɪənt] *adj*: schwächend
hy|pos|then|ic [ˌhaɪpɑsˈθenɪk] *adj*: Hyposthenie betreffend, von ihr gekennzeichnet, schwach, geschwächt, hyposthenisch
hy|pos|then|u|ri|a [ˌhaɪpɑsθɪˈn(j)ʊəriːə] *noun*: Hyposthenurie *f*
hy|po|sto|mi|a [ˌhaɪpəʊˈstəʊmɪə] *noun*: Hypostomie *f*
hy|pos|to|sis [ˌhaɪpɑsˈtəʊsɪs] *noun*: mangelhafte Knochenentwicklung *f*, Hypostose *f*
hy|pos|tot|ic [ˌhaɪpɑsˈtɑtɪk] *adj*: Hypostose betreffend, hypostotisch
hy|po|sul|fite [ˌhaɪpəˈsʌlfaɪt] *noun*: Thiosulfat *nt*
hy|po|sul|phite [ˌhaɪpəˈsʌlfaɪt] *noun*: (*brit.*) →*hyposulfite*
hy|po|su|pra|re|nal|ism [ˌhaɪpəʊˌsuːprəˈriːnəlɪzəm] *noun*: →*hypoadrenalism*
hy|po|sym|path|i|co|to|nus [ˌhaɪpəʊsɪmˌpæθɪkəʊˈtəʊnəs] *noun*: verminderter Sympathikotonus *m*, Hyposympath(ik)otonus *m*
hy|po|sys|to|le [ˌhaɪpəʊˈsɪstəliː] *noun*: unvollständige *oder* abgeschwächte Systole *f*, Hyposystole *f*
hy|po|tax|i|a [ˌhaɪpəʊˈtæksɪə] *noun*: **1.** (*psychiat.*) mittlerer Grad *m* der Hypnose, Hypotaxe *f*, Hypotaxie *f*, Hypotaxis *f* **2.** (*neurol.*) leichte Ataxie *f*, Hypotaxie *f*, Hypotaxis *f*
hy|po|tel|or|ism [ˌhaɪpəˈtelərɪzəm] *noun*: Hypotelorismus *m*
hy|po|ten|sion [ˌhaɪpəʊˈtenʃn] *noun*: **1.** niedriger Blutdruck *m*, Hypotonie *f*, Hypotonus *m*, Hypotonia *f*, Hypotension *f* **2.** Druckerniedrigung *f*, -verminderung *f*, Spannungserniedrigung *f*, -verminderung *f*, Tonuserniedrigung *f*, -verminderung *f*, Hypotonie *f*, Hypotonus *m*, Hypotonia *f*
acute hypotension: Blutdruckkrise *f*
arterial hypotension: niedriger Blutdruck *m*, Hypotonie *f*, Hypotonus *m*, Hypotonia *f*, Hypotension *f*
asympathicotonic hypotension: autonom-neurogene Hypotonie *f*, asympathikotone Hypotonie *f*
chronic idiopathic hypotension: →*idiopathic orthostatic hypotension*
chronic orthostatic hypotension: →*idiopathic orthostatic hypotension*
controlled hypotension: kontrollierte Blutdrucksenkung *f*, kontrollierte Hypotension *f*
essential hypotension: essentielle/primäre/konstitutionelle Hypotonie *f*
hyperdiastolic hypotension: hyperdiastolische Hypotonie *f*
hyperdiastolic orthostatic hypotension: hyperdiastolische orthostatische Hypotonie *f*
hypodiastolic orthostatic hypotension: hypodiastolische orthostatische Hypotonie *f*
idiopathic orthostatic hypotension: primäre orthostatische Hypotension *f*, Shy-Drager-Syndrom *nt*
non-orthostatic hypotension: lageunabhängige Hypotonie *f*
orthostatic hypotension: orthostatische Hypotonie *f*
postural hypotension: orthostatische Hypotonie *f*
primary hypotension: essentielle/primäre/konstitutionelle Hypotonie *f*

secondary hypotension: sekundäre/symptomatische Hypotonie *f*
sympathicotonic hypotension: nicht autonom-neurogene Hypotonie *f*, sympathikotone Hypotonie *f*
symptomatic hypotension: sekundäre/symptomatische Hypotonie *f*
hy|po|ten|sive [ˌhaɪpəʊ'tensɪv]: **I** *noun* Patient(in *f*) *m* mit Hypotonie, Hypotoniker(in *f*) *m* **II** *adj* Hypotonie betreffend *oder* verursachend, hypotensiv
hy|po|ten|sor [ˌhaɪpəʊ'tensər] *noun*: blutdrucksenkendes Mittel *nt*, Blutdrucksenker *m*
hy|po|tha|lam|ic [ˌhaɪpəʊθə'læmɪk] *adj*: Hypothalamus betreffend, hypothalamisch, Hypothalamus-
hy|po|tha|la|mo|hy|poph|y|si|al [ˌhaɪpəʊˌθæləməʊhaɪˌpɑfə'siːəl] *adj*: hypothalamo-hypophysär
hy|po|tha|la|mo|tha|lam|ic [ˌhaɪpəʊˌθæləməʊθə'læmɪk] *adj*: hypothalamo-thalamisch
hy|po|tha|la|mot|o|my [ˌhaɪpəʊθælə'mɑtəmiː] *noun*: Hypothalamotomie *f*
hy|po|tha|la|mus [ˌhaɪpəʊ'θæləməs] *noun, plural* **-mi** [-maɪ]: Hypothalamus *m*
lateral hypothalamus: lateraler Hypothalamus *m*
medial hypothalamus: medialer Hypothalamus *m*
oral hypothalamus: oraler Hypothalamus *m*
hy|po|the|nal [ˌhaɪpəʊ'θiːnl] *adj*: →*hypothenar II*
hy|po|the|nar [haɪ'pɑθənər, -ˌnɑːr]: **I** *noun* Kleinfingerballen *m*, Hypothenar *nt*, Eminentia hypothenaris **II** *adj* Hypothenar betreffend, Hypothenar-
hy|po|ther|mal [ˌhaɪpə'θɜrml] *adj*: Hypothermie betreffend *oder* zeigend, (künstlich) unterkühlt, hypothermal
hy|po|ther|mi|a [ˌhaɪpəʊ'θɜrmɪə] *noun*: **1.** Unterkühlung *f*, Hypothermie *f* **2.** (künstliche/kontrollierte Hypothermie *f*
accidental hypothermia: akzidentelle Hypothermie *f*
regional hypothermia: Kryo-, Kälteanästhesie *f*
hy|po|ther|mic [ˌhaɪpəʊ'θɜrmɪk] *adj*: Hypothermie betreffend *oder* zeigend, (künstlich) unterkühlt, hypothermal
hy|po|ther|my [ˌhaɪpəʊ'θɜrmiː] *noun*: →*hypothermia*
hy|poth|e|sis [haɪ'pɑθəsɪs, hɪ-] *noun, plural* **-ses** [-siːz]: Hypothese *f*
alternative hypothesis: Alternativhypothese *f*
anion exchange hypothesis: Hypothese *f* des Anionenaustausches
Avogadro's hypothesis: Avogadro-(Gas-)Gesetz *nt*
chemical coupling hypothesis: Hypothese *f* der chemischen Kopplung
chemiosmotic hypothesis: Hypothese *f* der chemiosmotischen Kopplung, chemiosmotische Hypothese *f*
chemiosmotic coupling hypothesis: →*chemiosmotic hypothesis*
clonal-selection hypothesis: Klon-Selektions-Hypothese *f*, -Theorie *f*
conformational coupling hypothesis: Hypothese *f* der Konformationskopplung, Hypothese *f* der Kopplung über Konformationsänderung
double-blind hypothesis: Double-Blind-Hypothese *f*
ferrous wheel hypothesis: Ferrous-wheel-Hypothese *f*
gate hypothesis: →*gate-control hypothesis*
gate-control hypothesis: Gate-Control-Theorie *f*, Kontrollschrankentheorie *f*
induced-fit hypothesis: Induced-fit-Hypothese *f*
Jacob-Monod hypothesis: Jacob-Monod-Hypothese *f*, -Modell *nt*
Knudson two hit hypothesis: Zwei Treffer-Modell von Knudson *nt*
lattice hypothesis: Gittertheorie *f*
Lyon hypothesis: Lyon-Hypothese *f*
null hypothesis: Nullhypothese *f*
one gene-one enzyme hypothesis: Ein Gen-ein Enzym-Hypothese *f*, Ein Gen-ein(e) Polypeptid(kette)-Hypothese *f*
one gene-one polypeptide (chain) hypothesis: →*one gene-one enzyme hypothesis*
sliding-filament hypothesis: (*Muskel*) Gleit-(Filament-)Theorie *f*
Starling's hypothesis of capillary equilibrium: Starling-Theorie *m*, Starling-Reabsorptionstheorie *f*
two-component hypothesis: Zweikomponentenhypothese *f*
two gene-one polypeptide chain hypothesis: Zwei Gene-eine Polypeptidkettenhypothese *f*
unit-membrane hypothesis: Einheitsmembranhypothese *f*, Unit-membrane-Hypothese *f*
Warburg's hypothesis: Warburg-Hypothese *f*
wobble hypothesis: Wackel-, Wobble-Hypothese *f*
yin-yang hypothesis: Yin-yang-Hypothese *f*
hy|poth|e|size [haɪ'pɑθəsaɪz, hɪ-]: **I** *vt* annehmen, voraussetzen **II** *vi* eine Hypothese aufstellen
hy|po|thet|ic [ˌhaɪpə'θetɪk] *adj*: →*hypothetical*
hy|po|thet|i|cal [ˌhaɪpəʊ'θetɪkl] *adj*: hypothetisch
hy|po|threp|sia [ˌhaɪpəʊ'θrepsɪə] *noun*: Mangelernährung *f*, Hypot(h)repsie *f*
hy|po|throm|bin|ae|mi|a [ˌhaɪpəʊˌθrɑmbəniːmiːə] *noun*: (*brit.*) →*hypothrombinemia*
hy|po|throm|bin|e|mi|a [ˌhaɪpəʊˌθrɑmbəniːmiːə] *noun*: verminderter Thrombingehalt *m* des Blutes, Thrombinmangel *m*, Hypothrombinämie *f*
hy|po|thy|mia [ˌhaɪpəʊ'θaɪmɪə] *noun*: Verstimmung *f*, Unlustgefühl *nt*, Hypothymie *f*
hy|po|thy|mic [ˌhaɪpəʊ'θaɪmɪk] *adj*: unlustig, verstimmt, hypothym
hy|po|thy|rea [ˌhaɪpəʊ'θaɪrɪə] *noun*: →*hypothyroidism*
hy|po|thy|re|o|sis [ˌhaɪpəʊθaɪrɪ'əʊsɪs] *noun*: Hypothyreose *f*
hy|po|thy|roid [ˌhaɪpəʊ'θaɪrɔɪd] *adj*: Schilddrüsenunterfunktion/Hypothyreose betreffend, hypothyreot
hy|po|thy|roi|dea [ˌhaɪpəʊθaɪ'rɔɪdɪə] *noun*: →*hypothyroidism*
hy|po|thy|roid|ism [ˌhaɪpəʊ'θaɪrɔɪdɪzəm] *noun*: Hypothyreose *f*
connatal hypothyroidism: angeborene Hypothyreose *f*
hypophysiel hypothyroidism: hypophysäre Hypothyreose *f*
hypothalamic hypothyroidism: hypothalamische Hypothyreose *f*
induced hypothyroidism: Hyperthyreosis factitia
infantile hypothyroidism: Kretinismus *m*
neonatal hypothyroidism: Neugeborenenhypothyreose *f*
primary hypothyroidism: primäre Hypothyreose *f*, thyreogene Hypothyreose *f*
secondary hypothyroidism: sekundäre Hypothyreose *f*
senile hypothyroidism: Altershypothyreose *f*
subclinical hypothyroidism: präklinische Hypothyreose *f*
tertiary hypothyroidism: tertiäre Hypothyreose *f*
thyrogenous hypothyroidism: thyreogene Hypothyreose *f*, primäre Hypothyreose *f*
hy|po|thy|ro|sis [ˌhaɪpəʊθaɪ'rəʊsɪs] *noun*: →*hypothyroidism*
hy|po|thy|rox|in|ae|mi|a [ˌhaɪpəʊθaɪˌrɑksɪ'niːmiːə] *noun*: (*brit.*) →*hypothyroxinemia*

H

hy|po|thy|rox|in|e|mi|a [ˌhaɪpəʊθaɪˌrɑksɪ'niːmiːə] *noun*: Hypothyroxinämie *f*

hy|po|to|ni|a [ˌhaɪpəʊ'təʊnɪə] *noun*: **1.** Druckerniedrigung *f*, -verminderung *f*, Spannungserniedrigung *f*, -verminderung *f*, Tonuserniedrigung *f*, -verminderung *f*, Hypotonie *f*, Hypotonus *m*, Hypotonia *f* **2.** verminderter/reduzierter Muskeltonus *m*, Muskelhypotonie *f*
muscular hypotonia: Muskelhypotonie *f*
vasomotor hypotonia: Vasomotorenkollaps *m*

hy|po|ton|ic [ˌhaɪpə'tɑnɪk] *adj*: **1.** mit *oder* bei niedrigem Tonus *oder* Druck, hypoton(isch) **2.** mit geringerem osmotischem Druck, hypoton(isch)

hy|po|to|nic|i|ty [ˌhaɪpəʊtəʊ'nɪsətiː] *noun*: **1.** →*hypotonia* **2.** Hypotonizität *f*

hy|po|to|nus [ˌhaɪpəʊ'təʊnəs] *noun*: →*hypotonia*

hy|pot|o|ny [haɪ'pɑtəniː] *noun*: →*hypotonia*

hy|po|tri|chi|a|sis [ˌhaɪpəʊtrɪ'kaɪəsɪs] *noun*: **1.** angeborener Haarmangel *m*, kongenitale Alopezie *f*, Alopecia/Atrichia congenita **2.** spärliche Behaarung *f*, Haarmangel *m*, Hypotrichose *f*, -trichosis *f*, -trichia *f*

hy|po|tri|cho|sis [ˌhaɪpəʊtrɪ'kəʊsɪs] *noun*: Hypotrichose *f*, Haarmangel *m*, Hypotrichosis *f*, Hypotrichia *f*

hy|pot|ri|chous [haɪ'pɑtrɪkəs] *adj*: hypotrich

hy|po|tri|glyc|er|id|ae|mi|a [ˌhaɪpəʊtraɪˌglɪsərɪ'diːmiːə] *noun*: (*brit.*) →*hypotriglyceridemia*

hy|po|tri|glyc|er|id|e|mi|a [ˌhaɪpəʊtraɪˌglɪsərɪ'diːmiːə] *noun*: Hypotriglyzeridämie *f*, Hypotriglyceridämie *f*

hy|pot|ro|phy [haɪ'pɑtrəfiː] *noun*: Hypotrophie *f*

hy|po|tro|pi|a [ˌhaɪpə'trəʊpɪə] *noun*: Hypotropie *f*, Strabismus deorsum vergens

hy|po|tym|pa|not|o|my [ˌhaɪpəʊˌtɪmpə'nɑtəmiː] *noun*: Hypotympanoneröffnung *f*, Hypotympanotomie *f*

hy|po|tym|pa|num [ˌhaɪpəʊ'tɪmpənəm] *noun*: unterster Teil *m* der Paukenhöhle, Hypotympanon *nt*, Hypotympanum *nt*, Hypotympanicum *nt*

hy|po|u|rae|mi|a [ˌhaɪpəʊjə'riːmiːə] *noun*: (*brit.*) →*hypouremia*

hy|po|u|re|mi|a [ˌhaɪpəʊjə'riːmiːə] *noun*: Hypourämie *f*

hy|po|u|re|sis [ˌhaɪpəʊjə'riːsɪs] *noun*: Oligurie *f*

hy|po|u|ri|cae|mi|a [ˌhaɪpəʊjʊərɪ'siːmiːə] *noun*: (*brit.*) →*hypouricemia*

hy|po|u|ri|ce|mi|a [ˌhaɪpəʊjʊərɪ'siːmiːə] *noun*: verminderter Harnsäuregehalt *m* des Blutes, Hypourikämie *f*, -urikosämie *f*

hy|po|u|ri|cu|ri|a [ˌhaɪpəʊjʊərɪ'k(j)ʊəriːə] *noun*: verminderte Harnsäureausscheidung *f*, Hypourikurie *f*, -urikosurie *f*

hy|po|va|ria [ˌhaɪpəʊ'veərɪə] *noun*: →*hypo-ovarianism*

hy|po|va|ri|an|ism [ˌhaɪpəʊ'veərɪənɪzəm] *noun*: →*hypo-ovarianism*

hy|po|ven|ti|la|tion [ˌhaɪpəʊventə'leɪʃn] *noun*: Hypoventilation *f*
alveolar hypoventilation: alveoläre Minderbelüftung/Hypoventilation *f*

hy|po|vi|ta|min|o|sis [haɪpəʊˌvaɪtəmɪ'nəʊsɪs] *noun*: Vitaminmangelkrankheit *f*, Hypovitaminose *f*

hy|po|vo|lae|mi|a [ˌhaɪpəʊvəʊ'liːmiːə] *noun*: (*brit.*) →*hypovolemia*
oligocythaemic hypovolaemia: (*brit.*) →*oligocythemic hypovolemia*
polycythaemic hypovolaemia: (*brit.*) →*polycythemic hypovolemia*

hy|po|vo|lae|mic [ˌhaɪpəʊvəʊ'liːmɪk] *adj*: (*brit.*) →*hypovolemic*

hy|po|vo|le|mi|a [ˌhaɪpəʊvəʊ'liːmiːə] *noun*: Verminderung *f* der zirkulierenden Blutmenge, Hypovolämie *f*
oligocythaemic hypovolemia: (*brit.*) →*oligocythemic hypovolemia*
oligocythemic hypovolemia: oligozythämische Hypovolämie *f*
polycythaemic hypovolemia: (*brit.*) →*polycythemic hypovolemia*
polycythemic hypovolemia: polyzythämische Hypovolämie *f*
simple hypovolemia: einfache Hypovolämie *f*

hy|po|vo|le|mic [ˌhaɪpəʊvəʊ'liːmɪk] *adj*: Hypovolämie betreffend, hypovolämisch

hy|pox|ae|mi|a [haɪˌpɑk'siːmiːə] *noun*: (*brit.*) →*hypoxemia*

hy|pox|ae|mic [haɪˌpɑk'siːmɪk] *adj*: (*brit.*) →*hypoxemic*

hy|po|xan|thine [ˌhaɪpəʊ'zænθiːn, -θɪn] *noun*: Hypoxanthin *nt*, 6-Hydroxypurin *nt*

hy|pox|e|mi|a [haɪˌpɑk'siːmiːə] *noun*: **1.** verminderter Sauerstoffgehalt *m* des arteriellen Blutes, arterielle Hypoxie *f*, Hypoxämie *f* **2.** →*hypoxia*

hy|pox|e|mic [haɪˌpɑk'siːmɪk] *adj*: Hypoxämie betreffend, hypoxämisch

hy|pox|ia [haɪ'pɑksɪə] *noun*: Sauerstoffmangel *m*, Sauerstoffnot *f*, Hypoxie *f*
acute hypoxia: akute Hypoxie *f*
anaemic hypoxia: (*brit.*) →*anemic hypoxia*
anemic hypoxia: anämische Hypoxie *f*
arterial hypoxia: arterielle Hypoxie *f*
chronic hypoxia: chronische Hypoxie *f*
diffusion hypoxia: Diffusionshypoxie *f*
fulminating hypoxia: fulminante Hypoxie *f*
histotoxic hypoxia: histotoxische Hypoxie *f*, zytotoxische Hypoxie *f*
hypoxaemic hypoxia: (*brit.*) →*hypoxemic hypoxia*
hypoxemic hypoxia: hypoxämische Hypoxie *f*
hypoxic hypoxia: hypoxische Hypoxie *f*
ischaemic hypoxia: (*brit.*) →*ischemic hypoxia*
ischemic hypoxia: ischämische/zirkulatorische Hypoxie *f*, Stagnationsanoxie *f*, Stagnationshypoxie *f*
myocardial hypoxia: Herzmuskel-, Myokardhypoxie *f*
respiratory hypoxia: respiratorische Hypoxie *f*
stagnant hypoxia: ischämische/zirkulatorische Hypoxie *f*, Stagnationsanoxie *f*, Stagnationshypoxie *f*
tissue hypoxia: Gewebehypoxie *f*
venous hypoxia: venöse Hypoxie *f*

hy|pox|ic [haɪ'pɑksɪs] *adj*: Hypoxie betreffend, hypoxisch

hy|pox|i|do|sis [haɪˌpɑksɪ'dəʊsɪs] *noun*: Hypoxidose *f*, Hypoxydose *f*

hy|pox|i|dot|ic [haɪˌpɑksɪ'dɑtɪk] *adj*: Hypoxidose betreffend, hypoxidotisch

Hypro *Abk.*: hydroxyproline

hyp|sa|rhyth|mia [ˌhɪpsə'rɪθmɪə] *noun*: →*hypsarrhythmia*

hyp|sar|rhyth|mi|a [ˌhɪpsə'rɪθmɪə] *noun*: Hypsarrhythmie *f*

hypsi- *präf.*: Hoch-, Hypsi-, Hyps(o)-

hyp|si|ce|phal|ic [ˌhɪpsəsə'fælɪk] *adj*: Hypsizephalie betreffend, von Hypsizephalie betroffen *oder* gekennzeichnet, hypsizephal, spitzschädelig, turmschädelig, akrozephal, oxyzephal, turrizephal, turricephal, hypsicephal

hyp|si|ceph|a|lous [ˌhɪpsə'sefələs] *adj*: →*hypsicephalic*

hyp|si|ceph|a|ly [ˌhɪpsə'sefəliː] *noun*: Turm-, Spitzschädel *m*, Akrozephalie *f*, Oxyzephalie *f*, Hypsizephalie *f*, Turrizephalie *f*

hyp|si|loid ['hɪpsəlɔɪd] *adj*: Y-förmig

hypso- *präf.*: →*hypsi-*

hyp|so|ceph|a|lous [ˌhɪpsəʊ'sefələs] *adj*: →*hypsicephalic*

hyp|so|ceph|a|ly [ˌhɪpsəʊ'sefəliː] *noun*: →*hypsicephaly*

H

hyp|so|chrome ['hɪpsəʊkrəʊm] *noun*: hypsochrome Gruppe *f*
hyp|so|chro|mic [ˌhɪpsəʊ'krəʊmɪk] *adj*: farbaufhellend, hypsochrom
hyp|so|dont ['hɪpsədɑnt] *adj*: hypsodont
hyp|so|no|sus [hɪp'səʊnəsəs] *noun*: Höhenkrankheit *f*
Hy-Sa *Abk.*: hysterosalpingography
hys|sop ['hɪsəp] *noun*: **1.** Ysop *m*, Hyssopus officinalis **2.** Ysopkraut *nt*, Ispenkraut *nt*, Josefskraut *nt*, Hyssopi herba
hyster- *präf.*: Gebärmutter-, Uterus-, Hyster(o)-; Hysterie-
hys|ter|al|gia [ˌhɪstəræld3(ɪ)ə] *noun*: Gebärmutterschmerz(en *pl*) *m*, Hysteralgie *f*, Hysterodynie *f*, Metralgie *f*, Metrodynie *f*
hys|ter|a|tre|sia [ˌhɪstərə'triːʒ(ɪ)ə] *noun*: Gebärmutter-, Uterusatresie *f*
hys|ter|ec|to|mize [hɪstə'rektəmaɪz] *vt*: die Gebärmutter entfernen, eine Hysterektomie durchführen, hysterektomieren
hys|ter|ec|to|my [hɪstə'rektəmiː] *noun*: Gebärmutterentfernung *f*, Hysterektomie *f*
abdominal hysterectomy: abdominale Hysterektomie *f*, transabdominale Hysterektomie *f*, Hysterectomia abdominalis
caesarean hysterectomy: (*brit.*) →*cesarean hysterectomy*
cesarean hysterectomy: Hysterectomia caesarea
complete hysterectomy: →*total hysterectomy*
partial hysterectomy: →*subtotal hysterectomy*
Porro hysterectomy: Hysterectomia caesarea
radical hysterectomy: radikale Hysterektomie *f*
subtotal hysterectomy: partielle/subtotale Hysterektomie *f*, Hysterectomia partialis
supracervical hysterectomy: →*subtotal hysterectomy*
supravaginal hysterectomy: partielle/subtotale Hysterektomie *f*, Hysterectomia partialis
total hysterectomy: totale Hysterektomie *f*, Hysterectomia totalis
vaginal hysterectomy: transvaginale Hysterektomie *f*, Hysterectomia vaginalis
hys|ter|e|sis [hɪstə'riːsɪs] *noun*: Hysterese *f*
hys|ter|eu|ry|sis [ˌhɪstər'jʊərəsɪs] *noun*: Muttermundaufdehnung *f*, -dilatation *f*
hys|te|ria [hɪ'sterɪə] *noun*: Hysterie *f*
anxiety hysteria: hysterische Angst *f*, Angstneurose *f*
classical hysteria: klassische Hysterie *f*, klassisches Konversionssyndrom *nt*
conversion hysteria: Konversionshysterie *f*, Konversionsneurose *f*, Konversionsreaktion *f*
hys|ter|ic [hɪ'sterɪk]: **I** *noun* Hysteriker(in *f*) *m* **II** *adj* →*hysterical*
hys|ter|i|cal [hɪ'sterɪkl] *adj*: Hysterie betreffend, an Hysterie leidend; leicht erregbar, übertrieben erregt, übernervös, hysterisch
conversion hysterical: konversionsneurotisch
hys|ter|i|form [hɪ'sterɪfɔːrm] *adj*: hysterieähnlich, hysterieförmig, hysteriform, hysteroid
hystero- *präf.*: **1.** Gebärmutter-, Uterus-, Hyster(o)- **2.** Hysterie-
hys|ter|o|car|ci|no|ma [ˌhɪstərəʊˌkɑːrsɪ'nəʊmə] *noun*: Endometriumkarzinom *nt*, Carcinoma endometriale
hys|ter|o|cele ['hɪstərəʊsiːl] *noun*: Hysterozele *f*
hys|ter|o|cer|vi|cot|o|my [ˌhɪstərəʊˌsɜrvɪ'kɑtəmiː] *noun*: →*hysterotrachelotomy*
hys|ter|o|clei|sis [ˌhɪstərəʊ'klaɪsɪs] *noun*: operativer Gebärmutterverschluss *m*, Hysterokleisis *f*
hys|ter|o|col|pec|to|my [ˌhɪstərəʊkɑl'pektəmiː] *noun*: Hysterokolpektomie *f*
hys|ter|o|col|po|cele [ˌhɪstərəʊ'kɑlpəsiːl] *noun*: Hysterokolpozele *f*
hys|ter|o|col|po|scope [ˌhɪstərəʊ'kɑlpəskəʊp] *noun*: Hysterokolposkop *nt*
hys|ter|o|col|pos|co|py [ˌhɪstərəʊkɑl'pɑskəpiː] *noun*: Hysterokolposkopie *f*
hys|ter|o|cys|tic [ˌhɪstərəʊ'sɪstɪk] *adj*: Gebärmutter und Harnblase betreffend, uterovesikal
hys|ter|o|cys|to|clei|sis [ˌhɪstərəʊˌsɪstə'klaɪsɪs] *noun*: Bozeman-Operation *f*, Hysterozystokleisis *f*
hys|ter|o|cys|to|pex|y [ˌhɪstərəʊ'sɪstəpeksiː] *noun*: Hysterozystopexie *f*
hys|ter|o|dyn|ia [ˌhɪstərəʊ'diːnɪə] *noun*: →*hysteralgia*
hys|ter|o|ep|i|lep|sy [ˌhɪstərəʊ'epɪlepsiː] *noun*: hysterische/psychogene Konvulsion *f*
hys|ter|o|gram ['hɪstərəʊgræm] *noun*: Hysterogramm *nt*
hys|ter|o|graph ['hɪstərəʊgræf] *noun*: Hysterograph *m*
hys|ter|o|graph|ic ['hɪstərəʊ'græfɪk] *adj*: Hysterografie betreffend, mittels Hysterografie, hysterographisch, hysterografisch
hys|te|rog|ra|phy [hɪstə'rɑgrəfiː] *noun*: **1.** (*radiolog.*) Kontrastdarstellung *f* der Gebärmutterhöhle, Hysterographie *f*, Uterographie *f*, Hysterografie *f*, Uterografie *f* **2.** (*gynäkol.*) Hysterographie *f*, Hysterografie *f*
hys|ter|oid ['hɪstərɔɪd] *adj*: hysterieähnlich, -förmig, hysteriform, hysteroid
hys|ter|o|lith ['hɪstərəlɪθ] *noun*: Gebärmutter-, Uterusstein *m*, Hysterolith *m*, Uterolith *m*
hys|te|rol|y|sis [hɪstə'rɑlɪsɪs] *noun*: Gebärmutterlösung *f*, Hysterolyse *f*
hys|te|rom|e|ter [hɪstə'rɑmɪtər] *noun*: Hysterometer *nt*
hys|te|rom|e|try [hɪstə'rɑmətriː] *noun*: Hysterometrie *f*
hys|ter|o|my|o|ma [ˌhɪstərəʊmaɪ'əʊmə] *noun*: Gebärmuttermyom *nt*, Uterusmyom *nt*
hys|ter|o|my|o|mec|to|my [ˌhɪstərəʊˌmaɪə'mektəmiː] *noun*: Hysteromyomektomie *f*
hys|ter|o|my|ot|o|my [ˌhɪstərəʊmaɪ'ɑtəmiː] *noun*: Hysteromyotomie *f*
hystero-oophorectomy *noun*: Entfernung *f* von Gebärmutter und Eierstöcken, Hystero-oophorektomie *f*, Hysteroovariektomie *f*
hys|te|rop|a|thy [ˌhɪstə'rɑpəθiː] *noun*: Gebärmutter-, Uteruserkrankung *f*, Hystero-, Metro-, Uteropathie *f*
hys|ter|o|pex|y ['hɪstərəʊpeksiː] *noun*: Gebärmutterfixierung *f*, -anheftung *f*, Hysteropexie *f*, Uteropexie *f*
abdominal hysteropexy: transabdominelle Hysteropexie *f*, Laparohysteropexie *f*
Baldy's hysteropexy: Baldy-Operation *f*, Baldy-Franke-Operation *f*
Baldy-Webster hysteropexy: Baldy-Webster-Operation *f*
vaginal hysteropexy: transvaginale Hysteropexie *f*, Kolpohysteropexie *f*
hys|ter|op|to|sia [ˌhɪstərɑp'təʊzɪə] *noun*: →*hysteroptosis*
hys|ter|op|to|sis [ˌhɪstərɑp'təʊsɪs] *noun*: Gebärmuttersenkung *f*
hys|ter|or|rha|phy [hɪstə'rɔrəfiː] *noun*: **1.** Gebärmutter-, Uterusnaht *f*, Hysterorrhaphie *f* **2.** Gebärmutterfixierung *f*, -anheftung *f*, Hysteropexie *f*, Uteropexie *f*
hys|ter|or|rhex|is [ˌhɪstərəʊ'reksɪs] *noun*: Gebärmutterruptur *f*, -riss *m*, Uterusruptur *f*, -riss *m*, Hystero-, Metrorrhexis *f*
hys|ter|o|sal|pin|gec|to|my [ˌhɪstərəʊsælpɪŋ'dʒektəmiː] *noun*: Hysterosalpingektomie *f*
hys|ter|o|sal|pin|gog|ra|phy [ˌhɪstərəʊsælpɪŋ'gɑgrəfiː] *noun*: Hysterosalpingographie *f*, Hysterosalpingografie *f*
hysterosalpingo-oophorectomy *noun*: Entfernung *f* von

H

Gebärmutter, Eileitern und Eierstöcken, Hysterosalpingo-oophorektomie *f*, Hysterosalpingoovariektomie *f*
hys|ter|o|sal|pin|gos|to|my [ˌhɪstərəˌsælpɪŋ'gɑstəmiː] *noun*: Hysterosalpingostomie *f*
hys|ter|o|scope ['hɪstərəskəʊp] *noun*: Hysteroskop *nt*
hys|te|ros|co|py [hɪstə'rɑskəpiː] *noun*: Hysteroskopie *f*
hys|ter|o|spasm ['hɪstərəspæzəm] *noun*: Gebärmutter-, Uteruskrampf *m*, Hystero-, Uterospasmus *m*
hys|ter|o|ther|mom|e|try [ˌhɪstərəθɜr'mɑmətriː] *noun*: Messung *f* der Gebärmuttertemperatur
hys|te|rot|o|my [hɪstə'rɑtəmiː] *noun*: Hysterotomie *f*
abdominal hysterotomy: transabdominelle Hysterotomie *f*, Abdominohysterotomie *f*, Laparohysterotomie *f*, Zöliohysterotomie *f*
hys|ter|o|trach|e|lec|ta|sia [ˌhɪstərəʊˌtrækəlek'teɪʒ(ɪ)ə, -treɪk-] *noun*: Zervixdehnung *f*, -dilatation *f*
hys|ter|o|trach|e|lec|to|my [ˌhɪstərəʊˌtrækəl'ektəmɪ, -treɪk-] *noun*: Gebärmutterhalsentfernung *f*, Zervixresektion *f*
hys|ter|o|trach|e|lo|plas|ty [ˌhɪstərəʊ'trækələʊplæstiː] *noun*: Gebärmutterhals-, Zervixplastik *f*
hys|ter|o|trach|e|lor|rha|phy [ˌhɪstərəʊˌtrækə'lɔrəfɪ, -treɪk-] *noun*: Zervixnaht *f*
hys|ter|o|trach|e|lot|o|my [ˌhɪstərəʊˌtrækə'lɑtəmɪ, -treɪk-] *noun*: Zervixschnitt *m*
hys|ter|o|tu|bog|ra|phy [ˌhɪstərəʊt(j)uː'bɑgrəfiː] *noun*: Hysterosalpingographie *f*, Hysterosalpingografie *f*
HZ *Abk.*: herpes zoster
Hz *Abk.*: hertz
HZV *Abk.*: herpes zoster virus

H

I

I *Abk.*: **1.** I blood group **2.** impulse rate **3.** incisor **4.** index **5.** indicator **6.** induction **7.** inhibition **8.** inhibitor **9.** inosine **10.** intensity **11.** international **12.** intestinal **13.** iodine **14.** ionic strength **15.** isoleucine **16.** isotope **17.** luminous intensity **18.** radiant intensity

i *Abk.*: inactive

IA *Abk.*: **1.** immunoadherence **2.** impedance angle **3.** indole acetate **4.** infiltration anesthesia **5.** inhibitory activity **6.** intelligence age **7.** intra-aortic **8.** intrinsic activity **9.** irradiation area

Ia *Abk.*: anodal current

i.a. *Abk.*: **1.** intra-arterial **2.** intra-articular **3.** intra-atrial

IAA *Abk.*: **1.** indole-3-acetic acid **2.** insulin auto-antibodies **3.** interrupted aortic arch **4.** iodo-acetic acid

IAAB *Abk.*: insulin auto-antibodies

IAB *Abk.*: **1.** insulin antibodies **2.** intra-atrial block

IABC *Abk.*: intra-aortic balloon counterpulsation

IABP *Abk.*: intra-aortic balloon pump

IAC *Abk.*: internal auditory canal

IACD *Abk.*: implantable automatic cardioverter/defibrillator

IAD *Abk.*: **1.** inactivating dose **2.** inhibitory antibiotic dose

IADH *Abk.*: inappropriate antidiuretic hormone

IADSA *Abk.*: intra-arterial digital subtraction angiography

IAFB *Abk.*: incomplete anterior fascicular block

IAFI *Abk.*: infantile amaurotic familial idiocy

IAG *Abk.*: inosine, adenine, guanosine

IAGT *Abk.*: indirect antiglobulin test

IAHA *Abk.*: **1.** immune adherence hemagglutination assay **2.** immunoadherence-hemagglutination

IAHT *Abk.*: immunoadherence hemagglutination technique

IAI *Abk.*: induction-abortion interval

IAO *Abk.*: intermittent aortic occlusion

IAP *Abk.*: **1.** instable angina pectoris **2.** intermittent acute porphyria **3.** intracisternal A-particle

IAPP *Abk.*: islet amyloid polypeptide

IAPT *Abk.*: inhalant antigen pneumatometry test

IART *Abk.*: intra-atrial re-entry tachycardia

IAS *Abk.*: **1.** Institute of the Aerospace Sciences **2.** interatrial septum **3.** intra-amniotic saline

IASD *Abk.*: interatrial septal defect

-iasis *suf.*: Infektion, Befall durch Erreger, -iasis, -iase, -iose, -iosis

IAT *Abk.*: **1.** inhalant allergen test **2.** intraoperative autotransfusion

iatr- *präf.*: Medizin-, Arzt-, Iatr(o)-

ilatlric [aɪ'ætrɪk] *adj*: Medizin betreffend, ärztlich; internistisch, nicht chirurgisch, medizinisch

ilatlrilcal [aɪ'ætrɪkl] *adj*: →*iatric*

iatro- *präf.*: Medizin-, Arzt-, Iatr(o)-

ilatlrolchemlisltry [aɪˌætrə'keməstriː] *noun*: Iatrochemie *f*, Chemiatrie *f*

ilatlrolgenlic [aɪˌætrə'dʒenɪk] *adj*: durch den Arzt hervorgerufen, durch ärztliche Einwirkung entstanden, iatrogen

ilatlrolphyslics [ˌaɪˌætrə'fɪsɪks] *plural*: **1.** Iatrophysik *f*, Iatromechanik *f* **2.** medizinische/klinische Physik *f* **3.** physikalische Therapie *f*, Physiotherapie *f*

IAV *Abk.*: intermittent assisted ventilation

IB *Abk.*: **1.** immune body **2.** infectious bronchitis

I.B. *Abk.*: inclusion body

IBA *Abk.*: indolyl-3-butyric acid

IBBBB *Abk.*: incomplete bilateral bundle branch block

IBC *Abk.*: **1.** insulin-binding capacity **2.** iron-binding capacity

IBD *Abk.*: inflammatory bowel disease

IBF *Abk.*: immunoglobulin binding factor

IBI *Abk.*: intermittent bladder irrigation

IBP *Abk.*: iron-binding protein

IBS *Abk.*: irritable bowel syndrome

IBT *Abk.*: isatin-β-thiosemicarbazone

ilbulprolfen [aɪ'bjuːprəʊfen] *noun*: Ibuprofen *nt*, 2-(4-Isobutylphenyl)-propionsäure *f*

IBW *Abk.*: ideal body weight

IC *Abk.*: **1.** immune complex **2.** inspiratory capacity **3.** intensive care **4.** intercellular **5.** intercostal **6.** interstitial cells **7.** intrapleural catheter **8.** irritable colon

i.c. *Abk.*: **1.** intracardial **2.** intracerebral **3.** intracranial **4.** intracutaneous

-ic *suf.*: Mittel, Arzneimittel, -ikum

ICA *Abk.*: **1.** immune complex assay **2.** internal carotid artery **3.** islet-cell antibodies

ICAB *Abk.*: islet-cell antibodies

ICAM *Abk.*: intercellular adhesion molecule

ICBP *Abk.*: intercellular binding proteins

ICC *Abk.*: **1.** intensive coronary care **2.** internal conversion coefficient

ICCE *Abk.*: intracapsular cataract extraction

ICCM *Abk.*: idiopathic congestive cardiomyopathy

ICCU *Abk.*: intensive coronary care unit

ICD *Abk.*: **1.** implantable cardioverter-defibrillator **2.** impulse conduction defect **3.** intercapillary distance **4.** intercorneal distance **5.** intermittent claudication distance **6.** International Statistical Classification of Diseases and Related Health Problems **7.** intrauterine contraceptive device **8.** isocitric dehydrogenase **9.** isoconcentration dosage

ICDH *Abk.*: isocitric dehydrogenase

ice [aɪs]: I *noun* Eis *nt* II *vt* **1.** mit Eis bedecken *oder* überziehen **2.** in Eis verwandeln, gefrieren lassen III *vi* **3.** gefrieren **4.** zufrieren; vereisen (*up, over*)

dry ice: Trockeneis *nt*, Kohlensäureschnee *m*

ICF *Abk.*: **1.** indirect centrifugal flotation **2.** intracellular fluid

ICFA *Abk.*: induced complement-fixing antigen

ICFV *Abk.*: intracellular fluid volume

ICG *Abk.*: indocyanine green

ICH *Abk.*: **1.** infantile cortical hyperostosis **2.** infectious canine hepatitis **3.** intracerebral hematoma **4.** intracranial hematoma

ichlnolgram ['ɪknəgræm] *noun*: Ichnogramm *nt*

ilchor ['aɪkɔːr, 'aɪkər] *noun*: (eitrig-seröses) Wundsekret *nt*

ilchorlaelmia [ˌaɪkə'riːmiːə] *noun*: (*brit.*) →*ichoremia*

ilchorlelmia [ˌaɪkə'riːmiːə] *noun*: Septikämie *f*, Septikhämie *f*, Blutvergiftung *f*; Sepsis *f*

ilcholroid ['aɪkərɔɪd] *adj*: eitrig-serös

ilchorlous ['aɪkərəs] *adj*: eiterbildend, mit Eiter gefüllt, aus Eiter bestehend, eitrig, eiternd, purulent, suppura-

I

tiv
i|chor|rhae|mia [ˌaɪkəˈriːmiːə] *noun*: (*brit.*) →*ichoremia*
i|chor|rhe|a [ˌaɪkəˈrɪə] *noun*: eitrig-seröser Ausfluss *m*
i|chor|rhe|mia [ˌaɪkəˈriːmiːə] *noun*: →*ichoremia*
i|chor|rhoe|a [ˌaɪkəˈrɪə] *noun*: (*brit.*) →*ichorrhea*
ich|tham|mol [ˈɪkθəmɔl, -məʊl] *noun*: Ichthammol *nt*, Ammonium bituminosulfonicum/sulfoichthyolicum
ichthy- *präf.*: Fisch-, Ichthy(o)-
ich|thy|ism [ˈɪkθɪɪzəm] *noun*: Fischvergiftung *f*
ich|thy|is|mus [ɪkθɪˈɪzməs] *noun*: Fischvergiftung *f*
ichthyo- *präf.*: Fisch-, Ichthy(o)-
ich|thy|o|a|can|tho|tox|in [ˌɪkθɪəʊəˌkænθəˈtɑksɪn] *noun*: Ichthyoakanthotoxin *nt*
ich|thy|o|a|can|tho|tox|ism [ˌɪkθɪəʊəˌkænθəˈtɑksɪzəm] *noun*: Ichthyoakanthotoxismus *m*
ich|thy|o|hae|mo|tox|in [ˌɪkθɪəʊˌhiːməˈtɑksɪn, -ˌhemə-] *noun*: (*brit.*) →*ichthyohemotoxin*
ich|thy|o|hae|mo|tox|ism [ˌɪkθɪəʊˌhiːməˈtɑksɪzəm, -ˌhemə-] *noun*: (*brit.*) →*ichthyohemotoxism*
ich|thy|o|he|mo|tox|in [ˌɪkθɪəʊˌhiːməˈtɑksɪn, -ˌhemə-] *noun*: Ichthyohämotoxin *nt*
ich|thy|o|he|mo|tox|ism [ˌɪkθɪəʊˌhiːməˈtɑksɪzəm, -ˌhemə-] *noun*: Ichthyohämotoxismus *m*
ich|thy|oid [ˈɪkθɪɔɪd] *adj*: fischähnlich, fischartig, fischförmig, ichthyoid
ich|thy|ol|sul|fo|nate [ˌɪkθɪɔlˈsʌlfəneɪt] *noun*: Ichthyolsulfonat *nt*
ich|thy|ol|sul|pho|nate [ˌɪkθɪɔlˈsʌlfəneɪt] *noun*: (*brit.*) →*ichthyolsulfonate*
ich|thy|o|o|tox|in [ˌɪkθɪəʊəˈtɑksɪn] *noun*: Ichthyootoxin *nt*
ich|thy|o|o|tox|ism [ˌɪkθɪəʊəˈtɑksɪzəm] *noun*: Ichthyootoxismus *m*
ich|thy|oph|a|gous [ɪkθɪˈɑfəgəs] *adj*: fischfressend, sich von Fisch ernährend, ichthyophag
ich|thy|o|pho|bi|a [ˌɪkθɪəʊˈfəʊbɪə] *noun*: Ichthyophobie *f*
ich|thy|o|pho|bic [ˌɪkθɪəʊˈfəʊbɪk] *adj*: Ichthyophobie betreffend, ichthyophob
ich|thy|o|sar|co|tox|in [ˌɪkθɪəʊsɑːrkəˈtɑksɪn] *noun*: Ichthyosarkotoxin *nt*
ich|thy|o|sar|co|tox|ism [ˌɪkθɪəʊˌsɑːrkəˈtɑksɪzəm] *noun*: Ichthyosarkotoxismus *m*
ich|thy|o|si|form [ˌɪkθɪˈəʊsɪfɔːrm] *adj*: einer Ichthyosis ähnlich, ichthyosiform
ich|thy|o|sis [ˌɪkθɪˈəʊsɪs] *noun, plural* **-ses** [-siːz]: Ichthyose *f*
acquired ichthyosis: erworbene/symptomatische Ichthyosis *f*, Ichthyosis acquisita
autosomal dominant ichthyosis: autosomal-dominante Ichthyosis vulgaris
congenital ichthyosis: Ichthyosis congenita/congenitalis, Hyperkeratosis congenita/congenitalis
lamellar ichthyosis: lamelläre Ichthyosis *f*, lamelläre Desquamation *f* bei Neugeborenen, Ichthyosis lamellosa
late congenital ichthyosis: Ichthyosis congenita tarda, Ichthyosis congenita Riecke III
ichthyosis linearis circumflexa: Ichthyosis linearis circumflexa, Comèl-Netherton-Syndrom *nt*
mild congenital ichthyosis: Ichthyosis congenita mitis, Ichthyosis congenita Riecke II
ichthyosis palm: Ichthyose-Hand *f*, I-Hand *f*
ichthyosis senilis: Ichthyosis senilis, Pityriasis senilis
simple ichthyosis: Fischschuppenkrankheit *f*, Ichthyosis simplex/vulgaris
ichthyosis uteri: Ichthyosis uteri
vulgar ichthyosis: Fischschuppenkrankheit *f*, Ichthyosis simplex/vulgaris
X-linked ichthyosis: X-chromosomal rezessive Ichthyosis *f*, geschlechtsgebundene/rezessive Ichthyosis vulgaris
ich|thy|ot|ic [ˌɪkθɪˈɑtɪk] *adj*: Ichthyose betreffend, ichthyotisch
ich|thy|o|tox|ic [ˌɪkθɪəˈtɑksɪk] *adj*: durch Fischtoxin(e) hervorgerufen
ich|thy|o|tox|i|con [ˌɪkθɪəʊˈtɑksɪkɑn] *noun*: →*ichthyotoxin*
ich|thy|o|tox|in [ˌɪkθɪəʊˈtɑksɪn] *noun*: Fischgift *nt*, Fischtoxin *nt*, Ichthyotoxin *nt*
ich|thy|o|tox|ism [ˌɪkθɪˈtɑksɪzəm] *noun*: Fischvergiftung *f*
ICM *Abk.*: infiltrative cardiomyopathy
i|con|ic [aɪˈkɑnɪk] *adj*: ikonisch
i|co|sa|he|dron [ˌaɪkəʊsəˈhiːdrən] *noun, plura* **-drons, -dra** [-drə]: Ikosaeder *nt*
ICP *Abk.*: **1.** impulse cytophotometry **2.** infantile cerebral palsy **3.** intracranial pressure
ICR *Abk.*: **1.** iliac crest **2.** intracutaneous reaction
ICS *Abk.*: **1.** impulse-conducting system **2.** intercellular space **3.** intercostal space **4.** intracellular space **5.** intracranial stimulation
ICSA *Abk.*: islet-cell surface antibodies
ICSO *Abk.*: intermittent coronary sinus occlusion
IC-STK *Abk.*: intracoronary streptokinase
ICT *Abk.*: **1.** insulin coma therapy **2.** intracranial tumor **3.** isovolumic contraction time
ic|tal [ˈɪktəl] *adj*: Anfall/Iktus betreffend, durch einen Anfall gekennzeichnet *oder* bedingt, Anfalls-
icter- *präf.*: Ikterus-, Ictero-
ic|ter|ep|a|ti|tis [ɪktərˌepəˈtaɪtɪs] *noun*: ikterische Hepatitis *f*, Hepatitis *f* mit Ikterus
ic|ter|ic [ɪkˈterɪk] *adj*: Gelbsucht/Ikterus betreffend, gelbsüchtig, ikterisch
ic|ter|i|tious [ɪktəˈrɪʃəs] *adj*: →*icteric*
ictero- *präf.*: Ikterus-, Ictero-
ic|ter|o|a|nae|mi|a [ˌɪktərəʊəˈniːmiːə] *noun*: (*brit.*) →*icteroanemia*
ic|ter|o|a|ne|mi|a [ˌɪktərəʊəˈniːmiːə] *noun*: Widal-Anämie *f*, Widal-Ikterus *m*, Widal-Abrami-Anämie *f*, Widal-Abrami-Ikterus *m*
haemolytic icteroanemia: (*brit.*) →*icteroanemia*
hemolytic icteroanemia: →*icteroanemia*
ic|ter|o|gen|ic [ˌɪktərəʊˈdʒenɪk] *adj*: Gelbsucht/Ikterus verursachend, ikterogen
ic|ter|o|haem|a|tu|ria [ˌɪktərəʊˌheməˈt(j)ʊəriːə] *noun*: (*brit.*) →*icterohematuria*
ic|ter|o|hae|mo|glo|bi|nu|ria [ˌɪktərəʊˌhiːməgləʊbɪˈn(j)ʊəriːə] *noun*: (*brit.*) →*icterohemoglobinuria*
ic|ter|o|haem|or|rha|gia [ɪktərəʊˌheməˈrædʒ(ɪ)ə] *noun*: (*brit.*) →*icterohemorrhagia*
ic|ter|o|hem|a|tu|ria [ˌɪktərəʊˌheməˈt(j)ʊəriːə] *noun*: Ikterus *m* mit Hämaturie
ic|ter|o|he|mo|glo|bi|nu|ria [ˌɪktərəʊˌhiːməgləʊbɪˈn(j)ʊəriːə] *noun*: Ikterus *m* mit Hämoglobinurie
ic|ter|o|hem|or|rha|gia [ɪktərəʊˌheməˈrædʒ(ɪ)ə] *noun*: Ikterus *m* mit Hämorrhagie
ic|ter|o|hep|a|ti|tis [ɪktərəʊˌhepəˈtaɪtɪs] *noun*: ikterische Hepatitis *f*, Hepatitis *f* mit Ikterus
ic|ter|oid [ˈɪktərɔɪd] *adj*: gelbsüchtig, ikterisch
ic|ter|us [ˈɪktərəs] *noun*: Gelbsucht *f*, Ikterus *m*, Icterus *m*
without icterus ohne Gelbsucht/Ikterus (verlaufend), anikterisch
acquired haemolytic icterus: (*brit.*) →*acquired hemolytic icterus*
acquired hemolytic icterus: Widal-Anämie *f*, Widal-Ikterus *m*, Widal-Abrami-Anämie *f*, Widal-Abrami-Ikte-

rus *m*
biliverdin icterus: Verdinikterus *m*
chronic familial icterus: hereditäre Sphärozytose *f*, Kugelzellanämie *f*, Kugelzellenanämie *f*, Kugelzellikterus *m*, Kugelzellenikterus *m*, familiärer hämolytischer Ikterus *m*, Morbus *m* Minkowski-Chauffard
congenital familial icterus: →*chronic familial icterus*
congenital haemolytic icterus: (*brit.*) →*chronic familial icterus*
congenital hemolytic icterus: →*chronic familial icterus*
haemolytic icterus: (*brit.*) →*hemolytic icterus*
hemolytic icterus: hämolytische Gelbsucht *f*, hämolytischer Ikterus *m*
infectious icterus: Weil-Krankheit *f*, Leptospirosis icterohaemorrhagica
icterus neonatorum gravis: Icterus gravis
nuclear icterus: Kernikterus *m*, Bilirubinenzephalopathie *f*
nucleus icterus: Kernikterus *m*, Bilirubinenzephalopathie *f*
obstructive icterus: Obstruktions-, Verschlussikterus *m*
physiologic icterus: physiologischer Neugeborenenikterus *m*
posthepatic icterus: posthepatischer Ikterus *m*
scleral icterus: Sklerenikterus *m*

ic|tus [ˈɪktəs] *noun*: **1.** plötzlicher Anfall *m*, Attacke *f*, Synkope *f*, plötzlich auftretendes Symptom *nt*, Iktus *m*, Ictus *m* **2.** Schlag *m*, Stoß *m*, Ictus *m*
ICU *Abk.*: intensive care unit
ICV *Abk.*: intracellular volume
ICW *Abk.*: intracellular water
id [ɪd] *noun*: **1.** (*psychiat.*) Id *nt*, Es *nt* **2.** (*immunolog.*) Id-Typ *m*, Id-Reaktion *f*
i.d. *Abk.*: intradermal
ID_{50} *Abk.*: median infective dose
ID *Abk.*: **1.** immunodeficiency **2.** immunodiffusion **3.** immunological difference **4.** inclusion disease **5.** infectious disease **6.** infective dose **7.** inhibitory dose **8.** initial dose **9.** intrauterine dystrophy **10.** isotope dilution
-id *suf.*: ähnlich, gleichen, -id
IDA *Abk.*: iminodiacetic acid
IDAV *Abk.*: immunodeficiency-associated virus
IDC *Abk.*: **1.** idiopathic dilated cardiomyopathy **2.** interdigitating dendritic cell
IDD *Abk.*: **1.** immunodeficiency disease **2.** insulin-dependent diabetes
IDDM *Abk.*: insulin-dependent diabetes mellitus
i|de|a [aɪˈdɪə] *noun*: Idee *f*, Vorstellung *m*; Gedanke *m*
compulsive ideas: Zwangsgedanken *pl*
delusional idea: Wahnidee *f*
fixed idea: fixe Idee *f*, Zwangsvorstellung *f*, Komplex *m*
overcharged idea: überwertige Idee *f*
overvalued idea: überwertige Idee *f*

i|de|al [aɪˈdɪəl, aɪˈdiːl]: **I** *noun* **1.** Ideal *nt*, Idealvorstellung *f*; das Ideelle **2.** (*mathemat.*) Ideal *nt* **II** *adj* **3.** ideell, Ideen-, nur gedacht **4.** ideal, vollkommen, Ideal- **5.** (*mathemat.*) ideell
i|de|al|ist [aɪˈdɪəlɪst] *noun*: Idealist(in *f*) *m*
i|de|al|is|tic [aɪˌdɪəˈlɪstɪk, ˌaɪdɪə-] *adj*: idealistisch
i|de|al|i|za|tion [aɪˌdɪələˈzeɪʃn] *noun*: Idealisierung *f*
i|de|al|ize [aɪˈdɪəlaɪz] *vt, vi*: idealisieren
i|de|a|tion [ˌaɪdɪˈeɪʃn] *noun*: Ideation *f*
i|de|a|tion|al [ˌaɪdɪˈeɪʃənl] *adj*: ideatorisch
i|dée [iːˈde] *noun*: Idee *f*
idée fixe: fixe Idee *f*, Zwangsvorstellung *f*, Komplex *m*

i|den|ti|cal [aɪˈdentɪkl, ɪˈden-] *adj*: identisch, gleich (*with* mit); (*biolog.*) artgleich
i|den|ti|fi|a|ble [aɪˈdentɪfaɪəbl, ɪˈden-] *adj*: identifizierbar, feststellbar; nachweisbar, diagnostizierbar
i|den|ti|fi|ca|tion [aɪˌdentəfɪˈkeɪʃn, ɪˌden-] *noun*: Identifizierung *f*, Feststellung *f*
gender identification: Geschlechtsidentifikation *f*

i|den|ti|fy [aɪˈdentɪfaɪ, ɪˈden-]: **I** *vt* identifizieren, (Identität) feststellen, nachweisen, bestimmen, erkennen **II** *vi* sich identifizieren (*with* mit)
i|den|ti|ty [aɪˈdentɪtɪ, ɪˈden-] *noun*: **1.** Identität *f*, Persönlichkeit *f* **2.** Nachweis *m* **3.** (*biolog.*) Artgleichheit *f*; Gleichheit *f*, Identität *f*, Übereinstimmung *f*
i|de|o|ki|net|ic [ˌaɪdɪəʊkɪˈnetɪk, ˌɪd-] *adj*: Psychomotorik betreffend, psychomotorisch
i|de|o|mo|tion [ˌaɪdɪəʊˈməʊʃn] *noun*: Ideomotorik *f*, Psychomotorik *f*
i|de|o|mo|tor [ˌaɪdɪəʊˈməʊtər] *adj*: psycho-, ideomotorisch, ideokinetisch
i|de|o|mus|cu|lar [ˌaɪdɪəʊˈmʌskjələr] *adj*: →*ideomotor*
i|de|o|pho|bi|a [ˌaɪdɪəʊˈfəʊbɪə] *noun*: krankhafte Angst *f* vor Ideen, Ideophobie *f*
i|de|o|pho|bic [ˌaɪdɪəʊˈfəʊbɪk] *adj*: Ideophobie betreffend, ideophob
i|de|o|plas|tia [ˌaɪdɪəʊˈplæstɪə] *noun*: Ideoplastie *f*, -plasie *f*
i|de|o|vas|cu|lar [ˌaɪdɪəʊˈvæskjələr] *adj*: ideovaskulär
IDH *Abk.*: isocitrate dehydrogenase
IDI *Abk.*: **1.** immunologically detectable insulin **2.** inspiratory distribution volume
idio- *präf.*: Selbst-, Eigen-, Idi(o)-
id|i|o|ag|glu|ti|nin [ˌɪdɪəʊəʊˈgluːtənɪn] *noun*: Idioagglutinin *nt*
id|i|o|blast [ˈɪdɪəʊblæst] *noun*: Idioblast *m*
id|i|o|chro|ma|tin [ˌɪdɪəʊˈkrəʊmətɪn] *noun*: Idiochromatin *nt*
id|i|o|chro|mo|some [ˌɪdɪəʊˈkrəʊməsəʊm] *noun*: Geschlechtschromosom *nt*, Sexchromosom *nt*, Gonosom *nt*, Heterosom *nt*
id|i|o|cy [ˈɪdɪəsiː] *noun*: Idiotie *f*
adult type of amaurotic idiocy: Kufs-Syndrom *nt*, Kufs-Hallervorden-Krankheit *f*, Erwachsenenform *f* der amaurotischen Idiotie
amaurotic idiocy: amaurotische Idiotie *f*
cretinoid idiocy: Kretinismus *m*
infantile amaurotic idiocy: Tay-Sachs-Erkrankung *f*, -Syndrom *nt*, infantile amaurotische Idiotie *f*, GM_2-Gangliosidose Typ I *f*
infantile amaurotic (familial) idiocy: Tay-Sachs-Erkrankung *f*, -Syndrom *nt*, infantile amaurotische Idiotie *f*, GM_2-Gangliosidose Typ I *f*
juvenile type of amaurotic idiocy: juvenile Form *f* der amaurotischen Idiotie, Stock-Vogt-Spielmeyer-Syndrom *nt*, Batten-Spielmeyer-Vogt-Syndrom *nt*, neuronale/juvenile Zeroidlipofuszinose/Ceroidlipofuscinose *f*
late infantile type of amaurotic idiocy: spätinfantile Form *f* der amaurotischen Idiotie, Bielschowsky-Syndrom *nt*, Jansky-Bielschowsky-Krankheit *f*
xerodermic idiocy: De Sanctis-Cacchione-Syndrom *nt*

id|i|o|dy|nam|ic [ˌɪdɪədaɪˈnæmɪk] *adj*: idiodynamisch
id|i|o|gen|e|sis [ˌɪdɪəʊˈdʒenəsɪs] *noun*: idiopathische Krankheitsentstehung *f*, Idiogenese *f*
id|i|o|glos|sia [ˌɪdɪəʊˈglɒsɪə] *noun*: Idioglossie *f*
id|i|o|glot|tic [ˌɪdɪəʊˈglɒtɪk] *adj*: Idioglossie betreffend, von Idioglossie betroffen
id|i|o|gram [ˈɪdɪəʊgræm] *noun*: Idio-, Karyogramm *nt*
id|i|o|graph|ic [ˌɪdɪəʊˈgræfɪk] *adj*: idiographisch
id|i|o|het|er|o|ag|glu|ti|nin [ɪdɪəʊˌhetərəəˈgluːtənɪn] *noun*: Idioheteroagglutinin *nt*

id|i|o|het|er|o|ly|sin [ɪdɪəʊˌhetə'rɑləsɪn] *noun*: Idioheterolysin *nt*
id|i|o|hyp|no|tism [ˌɪdɪəʊ'hɪpnətɪzəm] *noun*: Selbsthypnose *f*, Idiohypnose *f*, Autohypnose *f*
id|i|o|i|so|ag|glu|ti|nin [ˌɪdɪəʊˌaɪsəə'gluːtənɪn] *noun*: Idioisoagglutinin *nt*
id|i|o|i|so|ly|sin [ˌɪdɪəʊaɪ'sɑləsɪn] *noun*: Idioisolysin *nt*
id|i|o|la|li|a [ˌɪdɪəʊ'leɪlɪə, -jə] *noun*: Idiolalie *f*
id|i|o|lect ['ɪdɪəʊlekt] *noun*: Individualsprache *f*, Idiolekt *m*
id|i|o|lect|al [ˌɪdɪəʊ'lektl] *adj*: Idiolekt betreffend, auf ihm beruhend, idiolektal
id|i|o|lec|tic [ˌɪdɪəʊ'lektɪk] *adj*: →*idiolectal*
id|i|o|ly|sin [ɪdɪ'ɑləsɪn] *noun*: Idiolysin *nt*
id|i|om ['ɪdɪəm] *noun*: Idiom *nt*
id|i|o|mat|ic [ˌɪdɪə'mætɪk] *adj*: idiomatisch
id|i|o|mat|i|cal [ˌɪdɪəʊ'mætɪkl] *adj*: →*idiomatic*
id|i|o|mere ['ɪdɪəʊmɪər] *noun*: Idiomer *nt*, Chromomer *nt*
id|i|o|mus|cu|lar [ˌɪdɪəʊ'mʌskjələr] *adj*: idiomuskulär
id|i|o|neu|ro|sis [ˌɪdɪəʊn(j)ʊə'rəʊsɪs] *noun*: Idioneurose *f*, Idioneurosis *f*
id|i|o|no|dal [ˌɪdɪəʊ'nəʊdl] *adj*: im AV-Knoten entstehend *oder* entstanden, idionodal
id|i|o|pa|thet|ic [ˌɪdɪəʊpə'θetɪk] *adj*: →*idiopathic*
id|i|o|path|ic [ˌɪdɪə'pæθɪk, ˌɪd-] *adj*: ohne erkennbare Ursache (entstanden), unabhängig von anderen Krankheiten, selbständig, idiopathisch; essentiell, primär, genuin
id|i|op|a|thy [ɪdɪ'ɑpəθiː] *noun*: idiopathische Erkrankung *f*
id|i|o|plasm ['ɪdɪəʊplæzəm] *noun*: Erbsubstanz *f*, Erb-, Keimplasma *nt*, Idioplasma *nt*
id|i|o|re|flex [ˌɪdɪəʊ'rɪfleks] *noun*: Eigen-, Idioreflex *m*
id|i|o|some ['ɪdɪəʊsəʊm] *noun*: →*idiozome*
id|i|o|spasm ['ɪdɪəʊspæzəm] *noun*: lokalisierter Krampf/Spasmus *m*
id|i|o|syn|cra|sy [ˌɪdɪəʊ'sɪnkrəsiː] *noun*: **1.** Eigenart *f*, Idiosynkrasie *f* **2.** Veranlagung *f*, Natur *f*, Idio(syn)krasie *f* **3.** (*immunolog.*) (angeborene) Überempfindlichkeit *f*, Hypersensibilität *f*, Idio(syn)krasie *f* **4.** (*psychiat.*) heftige Abneigung *f*, starker Widerwillen *m*, Idiosynkrasie *f*
id|i|o|syn|crat|ic [ˌɪdɪəʊsɪn'krætɪk] *adj*: Idiosynkrasie betreffend, idiosynkratisch
id|i|ot ['ɪdɪət] *noun*: **1.** hochgradig Schwachsinnige *m/f*, Idiot *m*, Idiotin *f* **2.** (*fig.*) Trottel *m*, Dummkopf *m*, Idiot *m*
id|i|ot|ic [ɪdɪ'ɑtɪk] *adj*: **1.** hochgradig schwachsinnig, idiotisch **2.** (*fig.*) blöd, vertrottelt, schwachsinnig, idiotisch
id|i|ot|ism ['ɪdɪətɪzəm] *noun*: →*idiocy*
id|i|o|tope ['ɪdɪəʊtəʊp] *noun*: Idiotop *nt*, Idiotypendeterminante *f*
id|i|o|to|py ['ɪdɪəʊtɑpiː] *noun*: Idiotopie *f*
id|i|o|troph|ic [ˌɪdɪəʊ'trɑfɪk, -'trəʊ-] *adj*: idiotroph
id|i|o|trop|ic [ˌɪdɪəʊ'trɑpɪk, -'trəʊ-] *adj*: idiotrop
id|i|o|type ['ɪdɪətaɪp] *noun*: Idiotyp *m*, Idiotypus *m*, Genotyp *m*, Genotypus *m*
id|i|o|typ|ic [ˌɪdɪə'tɪpɪk] *adj*: Idiotype(n) betreffend, idiotypisch
id|i|o|ty|py ['ɪdɪəʊtaɪpiː] *noun*: Idiotypie *f*
id|i|o|var|i|a|tion [ɪdɪəʊˌveərɪ'eɪʃn] *noun*: **1.** Idiovariation *f* **2.** Mutation *f*
id|i|o|ven|tric|u|lar [ˌɪdɪəʊven'trɪkjələr] *adj*: nur den Ventrikel betreffend, idioventrikulär
id|i|o|zome ['ɪdɪəʊzəʊm] *noun*: Idiozom *nt*
id|i|tol ['ɪdɪtɔl, -təʊl] *noun*: Iditol *nt*
IDL *Abk.*: intermediate density lipoproteins
IDMMC *Abk.*: interdigestive migrating motor complex
i|dose ['aɪdəʊs, 'ɪd-] *noun*: Idose *f*
i|dox|ur|i|dine [ˌaɪdɑks'jʊərɪdiːn] *noun*: Idoxuridin *nt*, Jododesoxyuridin *nt*
IDP *Abk.*: inosine-5'-diphosphate
IDT *Abk.*: **1.** immunodepressive therapy **2.** immunodiffusion test **3.** indicator dilution technique **4.** intradermal test
IDU *Abk.*: idoxuridine
iduronate-2-sulfatase *noun*: Iduronat-2-sulfatase *f*, Iduronatsulfat-sulfatase *f*
iduronate-2-sulphatase *noun*: (*brit.*) →*iduronate-2-sulfatase*
α-L-id|u|ron|i|dase [ˌaɪdjə'rɑnɪdeɪz] *noun*: α-L-Iduronidase *f*
IDV *Abk.*: intermittent demand ventilation
IE *Abk.*: **1.** immunoelectrophoresis **2.** intermittent exophthalmos
IEA *Abk.*: **1.** immunoelectrophoretic analysis **2.** intravascular erythrocyte aggregation
IEC *Abk.*: **1.** intraepithelial carcinoma **2.** ion exchange chromatography
IEF *Abk.*: isoelectric focussing
IEG *Abk.*: immunological evolution groups
IEM *Abk.*: **1.** immune electron microscopy **2.** inborn error of metabolism
IEP *Abk.*: **1.** immune electrophoresis **2.** immunoelectrophoresis **3.** isoelectric point
IET *Abk.*: **1.** immunoenzyme technique **2.** intrauterine exchange transfusion
IF *Abk.*: **1.** immunofluorescence **2.** inflammatory factor **3.** inhibiting factor **4.** initiation factor **5.** interferon **6.** interstitial fluid **7.** intrinsic factor
IFA *Abk.*: **1.** idiopathic fibrosing alveolitis **2.** immunofluorescence assay **3.** immunofluorescent assay **4.** indirect fluorescence antibody
IFAR *Abk.*: **1.** indirect fluorescent antibody reaction **2.** indirect immunofluorescence antibody reaction
IFB *Abk.*: inferior fascicular block
IFECG *Abk.*: indirect fetal electrocardiogram
IFL-rA *Abk.*: recombinant leukocyte-A-interferon
IFM *Abk.*: impulse frequency modulation
IFN *Abk.*: interferon
IFN-α *Abk.*: **1.** interferon-α **2.** interferon alpha
IFN-β *Abk.*: **1.** interferon-β **2.** interferon beta
IFN-γ *Abk.*: **1.** interferon-γ **2.** interferon gamma
IFN-A_2 *Abk.*: recombinant leukocyte-A-interferon
i|fos|fa|mide [aɪ'fɑsfəmaɪd] *noun*: Ifosfamid *nt*
IFROS *Abk.*: ipsilateral frontal routing of signals
IFT *Abk.*: immunofluorescence test
IFV *Abk.*: interstitial fluid volume
IG *Abk.*: immunoglobulin
Ig *Abk.*: immunoglobulin
IgA *Abk.*: immunoglobulin A
IgD *Abk.*: immunoglobulin D
IgE *Abk.*: immunoglobulin E
IGF *Abk.*: insulin-like growth factors
IgG *Abk.*: immunoglobulin G
IGH *Abk.*: immunoreactive growth hormone
IgM *Abk.*: immunoglobulin M
ig|ni|punc|ture ['ɪgnəpʌŋ(k)tʃər] *noun*: Ignipunktur *f*
ig|no|tine ['ɪgnətɪn] *noun*: Karnosin *nt*, Carnosin *nt*, β-Alanin-L-Histidin *nt*
IGO *Abk.*: integrated gastrin output
IGT *Abk.*: impaired glucose tolerance
IGTT *Abk.*: intravenous glucose tolerance test
IGV *Abk.*: intrathoracic gas volume
IH *Abk.*: **1.** idiopathic hypertrophy **2.** immediate-type hypersensitivity **3.** infectious hepatitis **4.** inguinal hernia **5.** inhibiting hormone **6.** inhibitory hormone **7.**

intracerebral hematoma **8.** intracranial hematoma **9.** iron hematoxylin
IHA *Abk.*: indirect hemagglutination
IHAR *Abk.*: indirect hemagglutination reaction
IHAT *Abk.*: indirect hemagglutination test
IHB *Abk.*: infra-His block
IHC *Abk.*: idiopathic hypercalciuria
IHD *Abk.*: ischemic heart disease
IHGT *Abk.*: insulin hypoglycemia test
IHP *Abk.*: inositol hexaphosphate
IHR *Abk.*: intra-His re-entry
IHSA *Abk.*: iodinated human serum albumin
IHSS *Abk.*: idiopathic hypertrophic sub-aortic stenosis
IHT *Abk.*: insulin hypoglycemia test
II *Abk.*: icterus index
IIF *Abk.*: indirect immunofluorescence
IIFT *Abk.*: indirect immunofluorescence test
IIH *Abk.*: insulin-induced hyperglycemia
IIN *Abk.*: inhibitory interneuron
IITS *Abk.*: isatin-β-isothiosemicarbazone
IJD *Abk.*: inflammatory joint disease
IK *Abk.*: interstitial keratitis
IL *Abk.*: **1.** interleukin **2.** intermediate lobe of hypophysis
i.l. *Abk.*: intralumbar
IL-1 *Abk.*: interleukin-1
IL-2 *Abk.*: interleukin-2
IL-3 *Abk.*: interleukin-3
IL-4 *Abk.*: interleukin-4
IL-5 *Abk.*: interleukin-5
IL-6 *Abk.*: interleukin-6
IL-7 *Abk.*: interleukin-7
ILBBB *Abk.*: incomplete left bundle branch block
Ile *Abk.*: isoleucine
ile- *präf.*: Ileo-, Ileum-; Ilio-; Ilia-
il|e|ac [ˈɪlɪæk] *adj*: **1.** Ileum betreffend, ileal, Ileo-, Ileum- **2.** ileusartig
il|e|a|del|phus [ɪlɪəˈdelfəs] *noun*: →*iliopagus*
il|e|al [ˈɪlɪəl] *adj*: Ileum betreffend, ileal, Ileo-, Ileum-
il|e|ec|to|my [ɪlɪˈektəmiː] *noun*: Ileumresektion *f*, Ileektomie *f*
il|e|it|ic [ɪlɪˈɪtɪk] *adj*: Ileumentzündung/Ileitis betreffend, ileitisch
il|e|i|tis [ɪlɪˈaɪtɪs] *noun*: Entzündung *f* des Ileums, Ileitis *f*, Ileumentzündung *f*
distal ileitis: →*regional ileitis*
regional ileitis: Crohn-Krankheit *f*, Morbus Crohn *m*, Enteritis regionalis, Ileocolitis regionalis/terminalis, Ileitis regionalis/terminalis
terminal ileitis: →*regional ileitis*
ileo- *präf.*: **1.** Ileum betreffend, Ileo-, Ileum- **2.** Ilium betreffend, Ilio- **3.** Ilias betreffend, Ilio-, Ilia-
il|e|o|cae|cal [ˌɪlɪəʊˈsiːkl] *adj*: *(brit.)* →*ileocecal*
il|e|o|cae|cos|to|my [ˌɪlɪəʊsɪˈkɑstəmiː] *noun*: *(brit.)* →*ileocecostomy*
il|e|o|cae|cum [ˌɪlɪəʊˈsiːkəm] *noun*: *(brit.)* →*ileocecum*
il|e|o|ce|cal [ˌɪlɪəʊˈsiːkl] *adj*: Ileum und Zäkum betreffend, ileozäkal, ileozökal
il|e|o|ce|cos|to|my [ˌɪlɪəʊsɪˈkɑstəmiː] *noun*: Ileum-Zäkum-Fistel *f*, Ileozäkostomie *f*, Zäkoileostomie *f*
il|e|o|ce|cum [ˌɪlɪəʊˈsiːkəm] *noun*: Ileozäkum *nt*
il|e|o|col|ic [ˌɪlɪəʊˈkɑlɪk] *adj*: Ileum und Kolon betreffend, ileokolisch
il|e|o|co|lit|ic [ˌɪlɪəʊkəˈlɪtɪk] *adj*: Ileokolitis betreffend, ileokolitisch
il|e|o|co|li|tis [ˌɪlɪəʊkəˈlaɪtɪs] *noun*: Entzündung *f* von Ileum und Kolon, Ileokolitis *f*, Ileocolitis *f*
granulomatous ileocolitis: →*regional ileitis*
transmural granulomatous ileocolitis: Crohn-Krankheit *f*, Morbus Crohn *m*, Enteritis regionalis, Ileocolitis regionalis/terminalis, Ileitis regionalis/terminalis
tuberculous ileocolitis: tuberkulöse Ileokolitis *f*
il|e|o|co|lon|ic [ˌɪlɪəʊkəʊˈlɑnɪk] *adj*: Ileum und Kolon betreffend, ileokolisch
il|e|o|co|los|to|my [ˌɪlɪəʊkəˈlɑstəmiː] *noun*: Ileokolostomie *f*
il|e|o|co|lot|o|my [ˌɪlɪəʊkəˈlɑtəmiː] *noun*: Ileokolotomie *f*
il|e|o|cys|to|plas|ty [ˌɪlɪəʊˈsɪstəplæstiː] *noun*: Ileozystoplastik *f*
il|e|o|cys|tos|to|my [ˌɪlɪəʊsɪsˈtɑstəmiː] *noun*: Ileum-Blasen-Fistel *f*, Ileozystostomie *f*
il|e|o|il|e|al [ˌɪlɪəʊˈɪlɪəl] *adj*: zwei Ileumabschnitte verbindend, ileoileal
il|e|o|il|e|os|to|my [ˌɪlɪəʊɪlɪˈɑstəmiː] *noun*: Ileoileostomie *f*, -anastomose *f*
il|e|o|je|ju|nit|ic [ˌɪlɪəʊdʒɪdʒuːˈnɪtɪk] *adj*: Ileojejunitis betreffend, ileojejunitisch
il|e|o|je|ju|ni|tis [ˌɪlɪəʊdʒɪdʒuːˈnaɪtɪs] *noun*: Entzündung *f* von Ileum und Jejunum, Ileojejunitis *f*
il|e|o|je|ju|nos|to|my [ˌɪlɪəʊˌdʒɪdʒuːˈnɑstəmiː] *noun*: Jejunoileostomie *f*
il|e|o|pex|y [ˈɪlɪəʊpeksiː] *noun*: Ileumfixierung *f*, -anheftung *f*, Ileopexie *f*
il|e|o|proc|tos|to|my [ˌɪlɪəʊprɑˈtɑstəmiː] *noun*: Ileorektostomie *f*
il|e|o|rec|tal [ˌɪlɪəʊˈrektəl] *adj*: Ileum und Rektum betreffend, ileorektal
il|e|o|rec|tos|to|my [ˌɪlɪəʊrekˈtɑstəmiː] *noun*: Ileorektostomie *f*
il|e|or|rha|phy [ɪlɪˈɔrəfiː] *noun*: Ileumnaht *f*, Ileorrhaphie *f*
il|e|os|co|py [ɪlɪˈɑskəpiː] *noun*: Ileoskopie *f*
il|e|o|sig|moi|dos|to|my [ˌɪlɪəʊˌsɪgmɔɪˈdɑstəmiː] *noun*: Ileum-Sigma-Fistel *f*, Ileosigmoidostomie *f*
il|e|os|to|my [ɪlɪˈɑstəmiː] *noun*: Ileostomie *f*
il|e|ot|o|my [ɪlɪˈɑtəmiː] *noun*: Ileumeröffnung *f*, -schnitt *m*, Ileotomie *f*
il|e|o|trans|ver|sos|to|my [ˌɪlɪəʊtrænsversˈɑstəmiː] *noun*: Ileotransversostomie *f*
il|e|o|ty|phus [ˌɪlɪəʊˈtaɪfəs] *noun*: Bauchtyphus *m*, Typhus *m*, Typhus *m* abdominalis, Febris typhoides
il|e|o|u|re|thros|to|my [ˌɪlɪəʊjʊərɪˈθrɑstəmiː] *noun*: Ileumblase *f*, -conduit *m*
Bricker's ileouretostomy: Bricker-Operation *f*, Bricker-Plastik *f*, Bricker-Blase *f*, Ileum-Conduit *m/nt*, Ileumblase *f*, Dünndarmblase *f*
Ileu *Abk.*: isoleucine
il|e|um [ˈɪlɪəm] *noun*: Ileum *nt*, Intestinum ileum **behind the ileum** hinter dem Ileum (liegend), retroileal
terminal ileum: terminales Ileum *nt*
il|e|us [ˈɪlɪəs] *noun*: Darmverschluss *m*, Ileus *m*
adynamic ileus: paralytischer Ileus *m*, Ileus paralyticus
compression ileus: Kompressionsileus *m*
dynamic ileus: spastischer Ileus *m*
gallstone ileus: Gallensteinileus *m*
hyperdynamic ileus: spastischer Ileus *m*
mechanical ileus: mechanischer Ileus *m*
mechanical ileus due to intussusception: Invaginationsileus *m*
meconium ileus: Mekoniumileus *m*
mixed ileus: gemischter Ileus *m*
neonatal ileus: Neugeborenenileus *m*
obstructive ileus: Obstruktionsileus *m*
occlusive ileus: Okklusionsileus *m*
paralytic ileus: paralytischer Ileus *m*, Ileus paralyticus

postoperative ileus: postoperativer Ileus *m*
pseudomeconium ileus: Pseudomekoniumileus *m*
spastic ileus: spastischer Ileus *m*
strangulation ileus: Strangulationsileus *m*
vascular ileus: vaskulärer Ileus *m*
ILF *Abk.*: idiopathic lung fibrosis
ili- *präf.*: Ilio-, Darmbein-
il|i|ac ['ɪlɪæk] *adj*: Darmbein/Ilium betreffend, iliakal
il|i|a|del|phus [,ɪlɪə'delfəs] *noun*: Iliopagus *m*
ilio- *präf.*: Ilio-, Darmbein-
il|i|o|coc|cyg|e|al [,ɪlɪəʊkɑk'sɪdʒɪəl] *adj*: Darmbein/Ilium und Steißbein/Os coccygis betreffend, iliokokzygeal
il|i|o|cos|tal [,ɪlɪəʊ'kɑstl] *adj*: Darmbein/Ilium und Rippen/Costae betreffend, iliokostal
il|i|o|cos|ta|lis [,ɪlɪəʊ,kɑs'tælɪs, -'teɪl-] *noun*: Iliokostalis *m*, Musculus iliocostalis
il|i|o|fem|or|al [,ɪlɪəʊ'femərəl] *adj*: Darmbein und Oberschenkel/Femur betreffend, iliofemoral
il|i|o|lum|bar [,ɪlɪəʊ'lʌmbər, -bɑr] *adj*: Darmbein/Ilium und Lendenregion betreffend, iliolumbal
il|i|op|a|gus [ɪlɪ'ɑpəgəs] *noun*: Iliopagus *m*
il|i|o|pec|tin|e|al [,ɪlɪəʊpek'tɪnɪəl] *adj*: Darmbein/Ilium und Schambein/Os pubis betreffend, iliopubisch, iliopektineal
il|i|o|pel|vic [,ɪlɪəʊ'pelvɪk] *adj*: Darmbein/Ilium und Becken/Pelvis betreffend, iliopelvin
il|i|o|pu|bic [,ɪlɪəʊ'pju:bɪk] *adj*: Darmbein/Ilium und Schambein/Os pubis betreffend, iliopubisch, iliopektineal
il|i|o|sa|cral [,ɪlɪəʊ'seɪkrəl] *adj*: Darmbein und Kreuzbein/Os sacrum betreffend, iliosakral, sakroiliakal
il|i|o|spi|nal [,ɪlɪəʊ'spaɪnl] *adj*: Darmbein/Ilium und Rückenmark betreffend, iliospinal
il|i|o|tho|ra|cop|a|gus [,ɪlɪəʊ,θəʊrə'kɑpəgəs] *noun*: Iliothorakopagus *m*
il|i|o|tib|i|al [,ɪlɪəʊ'tɪbɪəl] *adj*: Darmbein/Ilium und Schienbein/Tibia betreffend, iliotibial
il|i|o|xi|phop|a|gus [,ɪlɪəʊzɪ'fɑpəgəs] *noun*: Ilioxiphopagus *m*
il|i|um ['ɪlɪəm] *noun, plural* **il|ia** ['ɪlɪə]: Darmbein *nt*, Ilium *nt*, Os ilium **below the ilium** subiliakal
ill [ɪl]: **I** *noun* **1.** Übel *nt*, Unglück *nt*, Missgeschick *nt*; Missstand *m* **2.** →*illness* **II** *adj* krank, erkrankt **be taken ill/fall ill** krank werden, erkranken (*with* an)
louping ill: (*Schafe*) louping ill, Spring-, Drehkrankheit *f*
il|lac|ri|ma|tion [,ɪlækrə'meɪʃn] *noun*: Tränenträufeln *nt*, Dakryorrhoe *f*, Epiphora *f*
il|laq|ue|a|tion [ə,lækwɪ'eɪʃn] *noun*: Illaqueation *f*
il|le|git|i|mate [,ɪlɪ'dʒɪtəmɪt] *adj*: illegitim, (*Kind*) außerehelich
il|li|ni|tion [ɪlə'nɪʃn] *noun*: (*Salbe*) Einreiben *nt*, Einreibung *f*
ill|ness ['ɪlnəs] *noun*: Krankheit *f*, Erkrankung *f*, Leiden *nt*
bodily illness: körperliche Erkrankung *f*
compressed-air illness: Druckluft-, Caissonkrankheit *f*
diarrheal illness: Durchfallerkrankung *f*
diarrhoeal illness: (*brit.*) →*diarrheal illness*
high-altitude illness: Berg-, Höhenkrankheit *f*
major illness: schwer(er)e Krankheit *f*
mental illness: Geisteskrankheit *f*
minor illness: Minor illness *nt*, leichte Erkrankung *f*
past illnesses: frühere Krankheiten *pl*
psychosomatic illness: psychosomatische Störung *f*, Organneurose *f*
radiation illness: Strahlenkrankheit *f*
summer minor illness: Sommergrippe *f*
terminal illness: Erkrankung *f* im Endstadium
il|lu|mi|nate [ɪ'lu:məneɪt] *vt*: be-, ausleuchten
il|lu|mi|na|tion [ɪ,lu:mə'neɪʃn] *noun*: Be-, Ausleuchtung *f*
ambient illumination: Umgebungsbeleuchtung *f*
focal illumination: fokale Beleuchtung *f*
il|lu|mi|na|tor [ɪ'lu:məneɪtər] *noun*: Illuminator *m*
Abbé's illuminator: Abbé-Kondensator *m*
il|lu|sion [ɪ'lu:ʒn] *noun*: Illusion *f*
illusion of doubles: Capgras-Syndrom *nt*
optical illusion: optische Täuschung *f*
il|lu|sion|al [ɪ'lu:ʒnəl] *adj*: Illusion betreffend, durch Illusionen gekennzeichnet, Illusions-
il|lu|sion|ar|y [ɪ'lu:ʒəneri:] *adj*: →*illusional*
ILN *Abk.*: intermediolateral nucleus
ILo *Abk.*: iodine lotion
il|o|prost ['ɪləʊ,prɑst] *noun*: Iloprost *nt*
ILS *Abk.*: idiopathic lymphadenopathy syndrome
ILV *Abk.*: independent lung ventilation
IM *Abk.*: **1.** impulse modulation **2.** indomethacin **3.** infectious mononucleosis **4.** internal medicine **5.** intramuscular
i.m. *Abk.*: intramuscular
IMA *Abk.*: **1.** internal mammary artery **2.** irreversible inhibitor of monoaminooxidase
im|age ['ɪmɪdʒ]: **I** *noun* **1.** Bild *nt* **2.** Erscheinungsform *f*, Gestalt *f* **II** *vt* bildlich darstellen
accidental image: Nachbild *nt*
body image: Körperbild *nt*, Körperschema *nt*
CT image: Computertomogramm *nt*
direct image: virtuelles/scheinbares Bild *nt*
double image: Doppelbild *nt*
erect image: virtuelles/scheinbares Bild *nt*
heteronymous image: heteronymes Bild *nt*
homonymous image: homonymes Bild *nt*
inverted image: wirkliches/reelles Bild *nt*
memory image: Erinnerungsbild *nt*
mirror image: Spiegelbild *nt*
negative image: Nachbild *nt*
oneiric image: Traumbild *nt*
real image: wirkliches/reelles Bild *nt*
retinal image: Netzhautbild *nt*
virtual image: virtuelles/scheinbares Bild *nt*
im|ag|i|nar|y [ɪ'mædʒə,neri:] *adj*: imaginär, eingebildet
im|ag|i|na|tion [ɪ,mædʒɪ'neɪʃn] *noun*: Vorstellen *nt*; Vorstellung *f*, Einbildung *f*; Phantasie *f*, Vorstellungs-, Einbildungskraft *f*, Imagination *f* **in imagination** in der Vorstellung, im Geiste **have (a vivid) imagination** (eine rege) Phantasie haben
im|ag|i|na|tive [ɪ'mædʒənətɪv, -,neɪt-] *adj*: phantasievoll, -reich, einfallsreich
im|ag|i|na|tive|ness [ɪ'mædʒəneɪtɪvnəs] *noun*: Phantasie *f*, Ideen-, Einfallsreichtum *m*
im|ag|ine [ɪ'mædʒɪn] *vt*: sich (aus-)denken, sich vorstellen, ersinnen
im|ag|ing ['ɪmədʒɪŋ] *noun*: (bildliche) Darstellung *f*
color flow Doppler imaging: Angiodynographie *f*, Angiodynografie *f*, farbkodierte Duplexsonographie *f*, Farb-Duplex-Sonographie *f*, Farb-Duplex-Sonografie *f*
colour flow Doppler imaging: (*brit.*) →*color flow Doppler imaging*
magnetic resonance imaging: →*magnet resonance imaging*
magnet resonance imaging: Kernspinresonanztomographie *f*, Kernspinresonanztomografie *f*, NMR-Tomographie *f*, NMR-Tomografie *f*, MR-Tomographie *f*, MR-Tomografie *f*
radionuclide imaging: Szintigraphie *f*, Szintigrafie *f*
i|ma|go [ɪ'meɪgəʊ] *noun, plural* **-goes, i|mag|i|nes**

[ɪ'mædʒəniːz]: Imago *f*
im|bal|ance [ɪm'bæləns] *noun*: Ungleichgewicht *nt*, Gleichgewichtsstörung *f*, Unausgewogenheit *f*
autonomic imbalance: vasomotorische Dystonie *f*
occlusal imbalance: Okklusionsungleichgewicht *nt*
sympathetic imbalance: Vagotonie *f*, Parasympathikotonie *f*
sympathic imbalance: →*sympathetic imbalance*
vasomotor imbalance: vasomotorische Dystonie *f*
IMBC *Abk.*: indirect maximum breathing capacity
im|be|cile ['ɪmbəsɪl]: I *noun* **1.** mittelgradig Schwachsinnige *m/f*, Imbezile *m/f* **2.** (*inf.*) Idiot *m*, Trottel *m* II *adj* **3.** mittelgradig schwachsinnig, imbezil, imbezill **4.** (*inf.*) idiotisch, vertrottelt, schwachsinnig
im|be|cil|ity [ɪmbə'sɪlətiː] *noun*: Imbezillität *f*
severe imbecility: ausgeprägte Imbezillität *f*, schwere Imbezillität *f*
im|bed [ɪm'bed] *vt*: **1.** (*a. histolog.*) (ein-)betten; (ein-)lagern **2.** (fest) umschließen, umhüllen, einhüllen
im|bibe [ɪm'baɪb] *vt*: **1.** trinken **2.** (*Feuchtigkeit*) aufsaugen
im|bi|bi|tion [ˌɪmbə'bɪʃn] *noun*: Imbibition *f*
im|bri|cate ['ɪmbrəkɪt, -keɪt] *adj*: dachziegelartig *oder* schuppenartig angeordnet, geschuppt
im|bri|cat|ed ['ɪmbrəkeɪtɪd] *adj*: →*imbricate*
IMC *Abk.*: indomethacin
IME *Abk.*: inborn metabolic error
IMED *Abk.*: idiopathic mural endomyocardial disease
IMH *Abk.*: idiopathic myocardial hypertrophy
IMI *Abk.*: **1.** immunologically measurable insulin **2.** indirect membrane-immunofluorescence **3.** inferior myocardial infarction
^{131}I-MIBG *Abk.*: radioactive labelled metaiodobenzyl guanidine
im|id|am|ine [ˌɪmɪd'æmɪn] *noun*: Antazolin *nt*
im|id|az|ole [ˌɪmɪd'æzəʊl] *noun*: Imidazol *nt*, Glyoxalin *nt*
imidazole carboxamide: Imidazolcarboxamid *nt*, Dacarbazin *nt*
imidazole glycerol phosphate: Imidazolglycerinphosphat *nt*
imidazole acetol phosphate: Imidazolacetolphosphat *nt*
im|id|az|o|lyl|eth|yl|a|mine [ˌɪmɪdˌæzəʊlɪlˌeθəl'æmɪn] *noun*: Histamin *nt*
im|ide ['ɪmaɪd] *noun*: Imid *nt*
imido- *präf.*: Imido-
im|i|do|di|pep|ti|dase [ˌɪmɪdəʊdaɪ'peptɪdeɪz] *noun*: Prolidase *f*, Prolindipeptidase *f*
im|in|az|ole [ˌɪmɪn'æzəʊl, ɪmɪnə'zəʊl] *noun*: →*imidazole*
i|mine [ɪ'miːn] *noun*: Imin *nt*
imino- *präf.*: Imino-
im|i|no|di|pep|ti|du|ri|a [ˌɪmɪnəʊˌdaɪpeptɪ'd(j)ʊəriːə] *noun*: Iminodipeptidurie *f*
α-im|i|no|glu|ta|rate [ˌɪmɪnəʊ'gluːtəreɪt] *noun*: α-Iminoglutarat *nt*
im|i|no|gly|ci|nu|ri|a [ˌɪmɪnəʊˌglaɪsɪ'n(j)ʊəriːə] *noun*: Iminoglycinurie *f*
im|i|no|u|rea [ˌɪmɪnəʊ'jʊərɪə] *noun*: Iminoharnstoff *m*, Guanidin *nt*
im|i|pen|em [ˌɪmɪ'penəm] *noun*: Imipenem *nt*, N-Formamidoylthienamycin *nt*
im|ip|ra|mine [ɪ'mɪprəmiːn] *noun*: Imipramin *nt*
IMLC *Abk.*: incomplete mitral leaflet closure
im|ma|ture ['ɪmətʃʊər, -'t(j)ʊər] *adj*: jugendlich, jung; unreif, juvenil, unausgereift
im|ma|tu|ri|ty [ˌɪmə'tʃʊərətiː] *noun*: Immaturität *f*
im|me|di|ate [ɪ'mɪdɪɪt] *adj*: **1.** unmittelbar, direkt **2.** (*zeitlich*) unmittelbar (bevorstehend), unverzüglich, sofort, nächste(r, s), Sofort-, Immediat-; (*räumlich*) nächst(gelegen), in unmittelbarer Nähe, Immediat- **3.** direkt betreffend, unmittelbar berührend
im|med|i|ca|ble [ɪ'medɪkəbl] *adj*: (*Krankheit*) unheilbar, nicht heilbar, inkurabel
im|merse [ɪ'mɜrs] *vt*: (ein-)tauchen (*in* in)
im|mer|sion [ɪ'mɜrʒn, -ʃn] *noun*: Immersion *f*
oil immersion: Ölimmersion *f*
im|mi|gra|tion [ˌɪmɪ'greɪʃn] *noun*: Immigration *f*
im|mi|nent ['ɪmənənt] *adj*: nahe bevorstehend, drohend, imminent
im|mis|ci|bil|ity [ɪˌmɪsə'bɪlətiː] *noun*: Unvermischbarkeit *f*
im|mis|ci|ble [ɪ'mɪsəbəl] *adj*: nicht-mischbar
im|mo|bile [ɪ'məʊbl, -biːl] *adj*: unbeweglich, immobil; bewegungslos; starr, fest
im|mo|bil|ity [ˌɪməʊ'bɪlətiː] *noun*: Immobilität *f*, Unbeweglichkeit *f*; Bewegungslosigkeit *f*
catatonmic immobility: Attonität *f*
im|mo|bi|li|za|tion [ɪˌməʊbəlaɪ'zeɪʃn] *noun*: **1.** Ruhigstellung *f*, Immobilisierung *f*, Immobilisation *f* **2.** Feststellen *nt*, Immobilisieren *nt*
cast immobilization: Immobilisation *f* im Gipsverband
halo immobilization: Halo-Extension *f*
tooth immobilization: Zahnimmobilisierung *f*, Immobilisierung *f*, Immobilisation *f*
im|mo|bi|lize [ɪ'məʊbəlaɪz] *vt*: **1.** (*orthopäd.*) ruhigstellen, immobilisieren **2.** unbeweglich machen, feststellen, immobilisieren
im|mo|bi|liz|ing [ɪ'məʊbəlaɪzɪŋ] *adj*: immobilisierend
im|mor|tal|i|za|tion [ɪˌmɔːrtəlaɪ'zeɪʃn] *noun*: Immortalisierung *f*
im|mo|tile [ɪ'məʊtl] *adj*: feststehend, unbeweglich
im|mov|a|ble [ɪ'muːvəbl] *adj*: unbeweglich; bewegungslos; starr, fest, immobil
immun- *präf.*: Immun-, Immuno-
im|mune [ɪ'mjuːn]: I *noun* immune Person *f* II *adj* **1.** Immunsystem *oder* Immunantwort betreffend, immun (*against, to* gegen); Immun(o)- **2.** (*fig.*) immun, geschützt (*against, to* gegen); gefeit (*against, to* gegen); unempfänglich
im|mu|ni|fa|cient [ɪˌmjuːnə'feɪʃənt] *adj*: Immunität hervorrufend, immunisierend
im|mu|ni|ty [ɪ'mjuːnətiː] *noun*: Immunität *f*, Unempfänglichkeit *f* (*from, against*) gegen)
acquired immunity: erworbene Immunität *f*
active immunity: aktive Immunität *f*
adaptive immunity: erworbene Immunität *f*
antibacterial immunity: antibakterielle Immunität *f*
antitoxic immunity: antitoxische Immunität *f*
antiviral immunity: antivirale Immunität *f*
basic immunity: Basisimmunität *f*
cell immunity: Zell-, Gewebsimmunität *f*
cell-mediated immunity: zellvermittelte Immunität *f*, zelluläre Immunität *f*
cellular immunity: →*cell-mediated immunity*
concomitant immunity: begleitende Immunität *f*, Prämunität *f*, Präimmunität *f*, Prämunition *f*
familial immunity: angeborene Immunität *f*
genetic immunity: angeborene Immunität *f*
humoral immunity: humorale Immunität *f*
inherent immunity: angeborene Immunität *f*
inherited immunity: angeborene Immunität *f*
innate immunity: angeborene Immunität *f*
intrauterine immunity: intrauterin-erworbene Immunität *f*
native immunity: angeborene Immunität *f*
natural immunity: natürliche Immunität *f*

I

passive immunity: passive Immunität *f*
relative immunity: begleitende Immunität *f*, Prämunität *f*, Präimmunität *f*, Prämunition *f*
species immunity: absolute Wirtsresistenz *f*
specific immunity: spezifische Immunität *f*
T cell-mediated immunity: →*cell-mediated immunity*
tissue immunity: Gewebeimmunität *f*
tumor immunity: Tumorimmunität *f*
tumour immunity: (*brit.*) →*tumor immunity*
unspecific immunity: unspezifische Immunität *f*, genetische Immunität *f*, angeborene Immunität *f*, konstitutionelle Immunität *f*

im|mu|ni|za|tion [ˌɪmjənəˈzeɪʃn, ɪˌmjuː-] *noun*: Immunisierung *f*, Immunisation *f*
active immunization: aktive Immunisierung *f*
occult immunization: stille Feiung *f*
passive immunization: passive Immunisierung *f*
simultaneous immunization: Simultanimpfung *f*
specific immunization: spezifische Immunisierung *f*

im|mu|nize [ˈɪmjənaɪz, ɪˈmjuː-] *vt*: immunisieren, immun machen (*against* gegen)

im|mu|niz|ing [ˌɪmjəˈnaɪzɪŋ] *adj*: eine Immunität hervorrufend, immunisierend

immuno- *präf.*: Immun-, Immuno-

im|mu|no|ad|ju|vant [ˌɪmjənəʊˈædʒəvənt] *noun*: Immunadjuvans *nt*, Immunoadjuvans *nt*

im|mu|no|ad|sor|bent [ˌɪmjənəʊædˈsɔːrbənt] *noun*: Immunadsorbens *nt*, Immunosorbens *nt*

im|mu|no|ad|sorp|tion [ˌɪmjənəʊædˈsɔːrpʃn] *noun*: Immunadsorption *f*

im|mu|no|ag|glu|ti|na|tion [ˌɪmjənəʊəˌgluːtəˈneɪʃn] *noun*: Immunagglutination *f*

im|mu|no|as|say [ˌɪmjənəʊˈæseɪ] *noun*: Immunoassay *m*
enzyme immunoassay: Enzymimmunoassay *m*
luminescence immunoassay: Lumineszenz-Immunassay *m*
luminescent immunoassay: Lumineszenzimmunoassay *m*
nephelometric immunoassay: Immunnephelometrie *f*
turbidimetric immunoassay: Immunturbidimetrie *f*

im|mu|no|bi|ol|o|gy [ˌɪmjənəʊbaɪˈɑlədʒiː] *noun*: Immunbiologie *f*
transplantation immunobiology: Transplantationsimmunobiologie *f*

im|mu|no|blast [ˈɪmjənəʊblæst] *noun*: Immunoblast *m*
B immunoblasts: B-Immunoblasten *pl*
T immunoblasts: T-Immunoblasten *pl*

im|mu|no|blas|tic [ˌɪmjənəʊˈblæstɪk] *adj*: Immunoblast(en) betreffend, immunoblastisch

im|mu|no|blot|ting [ˌɪmjənəʊˈblɑtɪŋ] *noun*: Immunblotting *nt*

im|mu|no|chem|i|cal [ˌɪmjənəʊˈkemɪkl] *adj*: Immun(o)-chemie betreffend, immunochemisch

im|mu|no|chem|is|try [ˌɪmjənəʊˈkeməstriː] *noun*: Immunchemie *f*, Immunochemie *f*

im|mu|no|che|mo|ther|a|py [ˌɪmjənəʊˌkiːməʊˈθerəpiː] *noun*: kombinierte Immun- und Chemotherapie *f*, Immunchemotherapie *f*, Immunochemotherapie *f*

im|mu|no|co|ag|u|lop|a|thy [ˌɪmjənəʊkəʊˌægjəˈlɑpəθiː] *noun*: Immunkoagulopathie *f*

im|mu|no|com|pe|tence [ˌɪmjənəʊˈkɑmpətəns] *noun*: Immunkompetenz *f*

im|mu|no|com|pe|tent [ˌɪmjənəʊˈkɑmpətənt] *adj*: immunologisch kompetent, immunkompetent

im|mu|no|com|plex [ˌɪmjənəʊˈkɑmpleks] *noun*: Immunkomplex *m*, Antigen-Antikörper-Komplex *m*

im|mu|no|com|pro|mised [ˌɪmjənəʊˈkɑmprəmaɪzd] *adj*: mit geschwächter (Immun-)Abwehr, abwehrgeschwächt

im|mu|no|con|glu|ti|nin [ˌɪmjənəʊkɑnˈgluːtnɪn] *noun*: Immunkonglutinin *nt*

im|mu|no|cyte [ˌɪmjənəʊˈsaɪt] *noun*: immunkompetente Zelle *f*, Immunozyt *m*

im|mu|no|cy|to|ad|her|ence [ˌɪmjənəʊˌsaɪtəædˈhɪərəns] *noun*: Immunozytoadhärenz *f*

im|mu|no|cy|to|chem|is|try [ˌɪmjənəʊˌsaɪtəˈkeməstriː] *noun*: Immunzytochemie *f*

im|mu|no|cy|to|ma [ˌɪmjənəʊsaɪˈtəʊmə] *noun*: Immunozytom *nt*, lymphoplastozytisches Lymphom *nt*, lympho-plasmozytoides Lymphom *nt*
lymphoplasmacytic immunocytoma: Waldenström-Krankheit *f*, Morbus Waldenström *m*, Makroglobulinämie *f* Waldenström
lymphoplasmacytoid immunocytoma: lymphoplasmozytoides Immunozytom *nt*
plasmacytic immunocytoma: Kahler-Krankheit *f*, Huppert-Krankheit *f*, Morbus Kahler *m*, Plasmozytom *nt*, multiples Myelom *nt*, plasmozytisches Immunozytom *nt*, plasmozytisches Lymphom *nt*
polymorphocellular immunocytoma: polymorphzelliges Immunozytom *nt*

im|mu|no|de|fi|cien|cy [ˌɪmjənəʊdɪˈfɪʃənsiː] *noun, plural* **-cies**: Immundefekt *m*, Immunmangelkrankheit *f*, Defektimmunopathie *f*, Immundefizienz *f*
antibody immunodeficiency: Immundefekt *m* mit mangelhafter Antikörperbildung, B-Zell-Immundefekt *m*
cellular immunodeficiency: zellulärer Immundefekt *m*, T-Zell-Immundefekt *m*
combined immunodeficiency: kombinierter Immundefekt *m*
common variable immunodeficiency: →*common variable unclassifiable immunodeficiency*
common variable unclassifiable immunodeficiency: variabler nicht-klassifizierbarer Immundefekt *m*
immunodeficiency with elevated IgM: Agammaglobulinämie *f* mit erhöhtem IgM, Hyper-IgM-Syndrom *nt*
immunodeficiency with hyper-IgM: Hyper-IgM-Syndrom *nt*, Agammaglobulinämie mit erhöhtem IgM
immunodeficiency with increased IGM: →*immunodeficiency with elevated IGM*
severe combined immunodeficiency: schwerer kombinierter Immundefekt *m*, Schweitzer-Typ *m* der Agammaglobulinämie
immunodeficiency with short-limbed dwarfism: Immunmangel mit dysproportioniertem Zwergwuchs
immunodeficiency with thrombocytopenia and eczema: Wiskott-Aldrich-Syndrom *nt*
immunodeficiency with thymoma: Immundefekt mit Thymom

im|mu|no|de|pres|sant [ˌɪmjənəʊdɪˈpresənt] *noun*: Immunsuppressivum *nt*, Immunosuppressivum *nt*, Immundepressivum *nt*, Immunodepressivum *nt*, immunsuppressive Substanz *f*, immunosuppressive Substanz *f*, immundepressive Substanz *f*, immunodepressive Substanz *f*

im|mu|no|de|pres|sion [ˌɪmjənəʊdɪˈpreʃn] *noun*: Unterdrückung *oder* Abschwächung *f* der Immunreaktion, Immunsuppression *f*, Immunosuppression *f*, Immundepression *f*, Immunodepression *f*

im|mu|no|de|pres|sive [ˌɪmjənəʊdɪˈpresɪv]: **I** *noun* →*immunodepressant* **II** *adj* die Immunreaktion unterdrückend *oder* abschwächend, immunsuppressiv, immunosuppressiv, immundepressiv, immunodepressiv

im|mu|no|de|pres|sor [ˌɪmjənəʊdɪˈpresər] *noun*: →*immunodepressant*

im|mu|no|der|ma|tol|o|gy [ˌɪmjənəʊˌdɜrmə'tɑlədʒiː] *noun*: Immundermatologie *f*
im|mu|no|de|vi|a|tion [ˌɪmjənəʊdɪvɪ'eɪʃn] *noun*: Immundeviation *f*
im|mu|no|di|ag|no|sis [ˌɪmjənəʊˌdaɪəg'nəʊsɪs] *noun*: Immundiagnose *f*; Serodiagnostik *f*, Serumdiagnostik *f*
im|mu|no|dif|fu|sion [ˌɪmjənəʊdɪ'fjuːʒn] *noun*: Immundiffusion *f*, Immunodiffusion *f*
double immunodiffusion: doppelte Immundiffusion *f*
radial immunodiffusion: radiale Immundiffusion *f*
single immunodiffusion: einfache Immundiffusion *f*
im|mu|no|dom|i|nance [ˌɪmjənəʊ'dɑmɪnəns] *noun*: Immundominanz *f*, Immunodominanz *f*
im|mu|no|dom|i|nant [ˌɪmjənəʊ'dɑmɪnənt] *adj*: immundominant, immunodominant
im|mu|no|e|lec|tro|pho|re|sis [ˌɪmjənəʊɪˌlektrəʊfə'riːsɪs] *noun*: Immunelektrophorese *f*, Immunoelektrophorese *f*
countercurrent immunoelectrophoresis: Gegenstromelektrophorese *f*, Gegenstromimmunoelektrophorese *f*
Laurell's (rocket) immunoelectrophoresis: Laurell-Immunelektrophorese *f*
rocket immunoelectrophoresis: Raketenimmunelektrophorese *f*
im|mu|no|fer|ri|tin [ˌɪmjənəʊ'ferɪtn] *noun*: Antikörper-Ferritin-Konjugat *nt*
im|mu|no|fil|tra|tion [ˌɪmjənəʊfɪl'treɪʃn] *noun*: Immunofiltration *f*
im|mu|no|fluo|res|cence [ˌɪmjənəʊflʊə'resəns] *noun*: Immunfluoreszenz *f*, Immunofluoreszenz *f*
im|mu|no|gen [ɪ'mjuːnədʒən] *noun*: Immunogen *nt*
im|mu|no|ge|net|ic [ˌɪmjənəʊdʒə'netɪk, ɪˌmjuː-] *adj*: Immungenetik betreffend, immungenetisch
im|mu|no|ge|net|ics [ˌɪmjənəʊdʒə'netɪks] *plural*: Immungenetik *f*
im|mu|no|gen|ic [ˌɪmjənəʊ'dʒenɪk] *adj*: eine Immunität hervorrufend, eine Immunantwort auslösend, immunogen; Antigeneigenschaften besitzend, als Antigen wirkend, antigen
im|mu|no|ge|nic|i|ty [ˌɪmjənəʊdʒə'nɪsətiː] *noun*: Immunogenität *f*
im|mu|no|glob|u|lin [ˌɪmjənəʊ'glɑbjəlɪn] *noun*: Immunglobulin *nt*
immunoglobulin A: Immunglobulin A *nt*
immunoglobulin D: Immunglobulin D *nt*
immunoglobulin E: Immunglobulin E *nt*
immunoglobulin G: Immunglobulin G *nt*
immunoglobulin M: Immunglobulin M *nt*
membrane-bound immunoglobulin: Membranimmunglobulin *nt*
monoclonal immunoglobulin: monoklonales Immunglobulin *nt*
tetanus immunoglobulin: Tetanushyperimmunglobulin *nt*
thyroid-binding inhibitory immunoglobulin: →*thyroid-stimulating immunoglobulin*
thyroid-stimulating immunoglobulin: Thyroidea-stimulierendes Immunglobulin *nt*, thyroid-stimulating immunoglobulin *nt*, long-acting thyroid stimulator *nt*
im|mu|no|glob|u|li|nop|a|thy [ˌɪmjənəʊˌglɑbjəlɪ'nɑpəθiː] *noun*: Gammopathie *f*
im|mu|no|hae|ma|tol|o|gy [ˌɪmjənəʊˌhiːmə'tɑlədʒiː] *noun*: (*brit.*) →*immunohematology*
im|mu|no|hae|mol|y|sis [ˌɪmjənəʊhɪ'mɑlɪsɪs] *noun*: (*brit.*) →*immunohemolysis*
im|mu|no|he|ma|tol|o|gy [ˌɪmjənəʊˌhiːmə'tɑlədʒiː] *noun*: Immunhämatologie *f*
im|mu|no|he|mol|y|sis [ˌɪmjənəʊhɪ'mɑlɪsɪs] *noun*: Immunhämolyse *f*, Immunohämolyse *f*
im|mu|no|his|to|chem|i|cal [ˌɪmjənəʊhɪstə'kemɪkl] *adj*: Immunhistochemie betreffend, immunhistochemisch
im|mu|no|his|to|che|mis|try [ˌɪmjənəʊhɪstə'keməstriː] *noun*: Immunhistochemie *f*
im|mu|no|his|to|flu|o|res|cence [ˌɪmjənəʊˌhɪstəflʊə'resəns] *noun*: Immunhistofluoreszenz *f*
im|mu|no|his|tol|o|gy [ˌɪmjənəʊhɪs'tɑlədʒiː] *noun*: Immunhistologie *f*
im|mu|no|in|com|pe|tence [ˌɪmjənəʊɪn'kɑmpətəns] *noun*: Immuninkompetenz *f*
im|mu|no|in|com|pe|tent [ˌɪmjənəʊɪn'kɑmpətənt] *adj*: immunologisch inkompetent, immuninkompetent
im|mu|no|log|ic [ˌɪmjənə'lɑdʒɪk, ɪˌmjuː-] *adj*: Immunologie betreffend, immunologisch, Immun(o)-
im|mu|no|log|i|cal [ˌɪmjənə'lɑdʒɪkl] *adj*: Immunologie betreffend, immunologisch, Immun(o)-
im|mu|nol|o|gist [ˌɪmjə'nɑlədʒɪst] *noun*: Immunologe *m*, Immunologin *f*
im|mu|nol|o|gy [ɪmjə'nɑlədʒiː] *noun*: Immunologie *f*, Immunitätsforschung *f*, Immunitätslehre *f*
transfusion immunology: Transfusionsimmunologie *f*
tumor immunology: Tumorimmunologie *f*
tumour immunology: (*brit.*) →*tumor immunology*
im|mu|no|mod|u|la|tion [ˌɪmjənəʊmɑdʒə'leɪʃn] *noun*: Immunmodulation *f*
im|mu|no|mod|u|la|tor [ˌɪmjənəʊ'mɑdʒəleɪtər] *noun*: Immunmodulator *m*
im|mu|no|mod|u|la|to|ry [ˌɪmjənəʊ'mɑdʒələˌtɔːriː] *adj*: immunmodulatorisch
im|mu|no|par|a|si|tol|o|gy [ˌɪmjənəʊˌpærəsaɪ'tɑlədʒiː] *noun*: Immunparasitologie *f*
im|mu|no|path|o|gen|e|sis [ˌɪmjənəʊˌpæθə'dʒenəsɪs] *noun*: Immunpathogenese *f*
im|mu|no|path|o|log|ic [ˌɪmjənəʊˌpæθə'lɑdʒɪk] *adj*: Immunpathologie betreffend, immunpathologisch, immunopathologisch
im|mu|no|pa|thol|o|gy [ˌɪmjənəʊpə'θɑlədʒiː] *noun*: Immunpathologie *f*, Immunopathologie *f*
im|mu|no|per|ox|i|dase [ˌɪmjənəʊpər'ɑksɪdeɪz] *noun*: Immunperoxidase *f*
im|mu|no|phys|i|ol|o|gy [ˌɪmjənəʊˌfɪzɪ'ɑlədʒiː] *noun*: Immunphysiologie *f*
im|mu|no|po|ten|ti|a|tion [ˌɪmjənəʊpəˌtentʃɪ'eɪʃn] *noun*: Verstärkung *f* der Immunantwort
im|mu|no|po|ten|ti|a|tor [ˌɪmjənəʊpə'tentʃɪeɪtər] *noun*: die Immunantwort verstärkendes Mittel *nt*
im|mu|no|pre|cip|i|ta|tion [ˌɪmjənəʊprɪˌsɪpə'teɪʃn] *noun*: Immunpräzipitation *f*
im|mu|no|pro|lif|er|a|tive [ˌɪmjənəʊprə'lɪfəreɪtɪv] *adj*: immunoproliferativ
im|mu|no|pro|phy|lax|is [ˌɪmjənəʊˌprəʊfə'læksɪs] *noun*: Immunprophylaxe *f*
im|mu|no|ra|di|o|met|ric [ˌɪmjənəʊˌreɪdɪə'metrɪk] *adj*: immunradiometrisch
im|mu|no|ra|di|om|e|try [ˌɪmjənəʊˌreɪdɪ'ɑmətriː] *noun*: Immunradiometrie *f*, Immunoradiometrie *f*
im|mu|no|re|ac|tion [ˌɪmjənəʊrɪ'ækʃn] *noun*: Immunantwort *f*, Immunreaktion *f*, immunologische Reaktion *f*
im|mu|no|re|ac|tive [ˌɪmjənəʊrɪ'æktɪv] *adj*: immunoreaktiv, immunreaktiv
im|mu|no|re|ac|tiv|i|ty [ˌɪmjənəʊˌrɪæk'tɪvətiː] *noun*: Immunreaktivität *f*
im|mu|no|reg|u|la|tion [ˌɪmjənəʊˌregjə'leɪʃn] *noun*: Steuerung *f* der Immunantwort, Immunregulation *f*
im|mu|no|scin|tig|ra|phy [ˌɪmjənəʊsɪn'tɪgrəfiː] *noun*: Immunszintigraphie *f*, Immunszintigrafie *f*

im|mu|no|se|lec|tion [ˌɪmjənəʊsɪˈlekʃn] *noun*: Immunselektion *f*
im|mu|no|sor|bent [ˌɪmjənəʊˈsɔːrbənt] *noun*: Immunadsorbens *nt*, Immunosorbens *nt*
im|mu|no|stim|u|lant [ˌɪmjənəʊˈstɪmjələnt] *noun*: immunstimulierende Substanz *f*, immunsystemstimulierende Substanz *f*, Immunstimulans *nt*
im|mu|no|stim|u|la|tion [ˌɪmjənəʊˌstɪmjəˈleɪʃn] *noun*: Immunstimulation *f*
im|mu|no|stim|u|la|to|ry [ˌɪmjənəʊˈstɪmjələˌtɔːriː] *adj*: das Immunsystem stimulierend, immunstimulierend
im|mu|no|sup|pres|sant [ˌɪmjənəʊsəˈpresənt] *noun*: →*immunodepressant*
im|mu|no|sup|pressed [ˌɪmjənəʊsəˈprest] *adj*: mit abgeschwächter Immunreaktion, immunosupprimiert
im|mu|no|sup|pres|sion [ˌɪmjənəʊsəˈpreʃn] *noun*: Unterdrückung *oder* Abschwächung *f* der Immunreaktion, Immunsuppression *f*, Immunosuppression *f*, Immundepression *f*, Immunodepression *f*
im|mu|no|sup|pres|sive [ˌɪmjənəʊsəˈpresɪv]: **I** *noun* →*immunodepressant* **II** *adj* die Immunreaktion unterdrückend *oder* abschwächend, immunsuppressiv, immunosuppressiv, immundepressiv, immunodepressiv
im|mu|no|sur|veil|lance [ˌɪmjənəʊsɜrˈveɪl(j)ənts] *noun*: Immunüberwachung *f*, Immunsurveillance *f*
im|mu|no|ther|a|py [ˌɪmjənəʊˈθerəpiː] *noun*: Immuntherapie *f*
antibody-assisted immunotherapy: antikörpergestützte Immuntherapie *f*
im|mu|no|tol|er|ance [ˌɪmjənəʊˈtɑlərən(t)s] *noun*: **1.** Immuntoleranz *f* **2.** Immunparalyse *f*
im|mu|no|tox|in [ˌɪmjənəʊˈtɑksɪn] *noun*: Immuntoxin *nt*, Immunotoxin *nt*
im|mu|no|trans|fu|sion [ˌɪmjənəʊˌtrænzˈfjuːʃn] *noun*: Immuntransfusion *f*, Immunotransfusion *f*
im|mu|no|type [ɪˈmjuːnətaɪp] *noun*: Serotyp *m*, Serovar *m*
i|mo|la|mine [aɪˈmɑləmiːn] *noun*: Imolamin *nt*
IMP *Abk.*: **1.** inosine-5'-monophosphate **2.** inosine monophosphate **3.** intramyocardial pressure
im|pact [*n* ˈɪmpækt; *v* ɪmˈpækt]: **I** *noun* **1.** Zusammenprall *m*, Anprall *m*; Auftreffen *nt*, Aufprall *m* **2.** (*physik.*) Stoß *m*, Schlag *m*; Wucht *f* **3.** (*fig.*) (Ein-)Wirkung *f*, Auswirkungen *pl*, (starker) Einfluss *m* (*on* auf) **II** *vt*: **4.** einkeilen, ein-, festklemmen **5.** zusammenpressen, -drücken **6.** ver-, vollstopfen
im|pact|ed [ɪmˈpæktɪd] *adj*: eingekeilt, verkeilt, impaktiert
im|pac|tion [ɪmˈpækʃn] *noun*: Impaktion *f*, Impaktierung *f*, Einkeilung *f*, Einklemmung *f*
ceruminal impaction: Ohr(en)schmalzpfropf *m*, Zeruminalpfropf *m*, Cerumen obturans
dental impaction: Zahnimpaktion *f*, Impaktion *f*
distal impaction: distale Impaktion *f*
distoangular impaction: distoanguläre Impaktion *f*
faecal impaction: (*brit.*) →*fecal impaction*
fecal impaction: Koteinklemmung *f*
food impaction: Impaktion *f* von Speiseresten
horizontal impaction: horizontale Impaktion *f*
mesial impaction: mesiale Impaktion *f*
mesioangular impaction: mesioanguläre Impaktion *f*
stool impaction: Koteinklemmung *f*
vertical impaction: vertikale Impaktion *f*
im|pair [ɪmˈpeər] *vt*: beeinträchtigen; (ab-)schwächen; (*Gesundheit*) schädigen
im|pair|ment [ɪmˈpeərmənt] *noun*: Beeinträchtigung *f*, (Ab-)Schwächung *f*; (*Gesundheit*) Schädigung *f*
functional impairment: Funktionsbeeinträchtigung *f*, -einschränkung *f*
hearing impairment: Einschränkung *f* des Hörvermögens
renal impairment: Beeinträchtigung *f* der Nierenfunktion
impairment of vision: Amblyopie *f*
im|pal|pa|ble [ɪmˈpælpəbl] *adj*: **1.** (*Pulver*) sehr fein **2.** (*Puls*) nicht palpierbar **3.** unfühlbar, ungreifbar; kaum (er-)fassbar
im|par [ˈɪmpɑːr] *adj*: ungleich, ungerade, impar; ungepaart
im|pa|tent [ɪmˈpeɪtənt] *adj*: (*Gang*) verschlossen, nicht durchgängig
im|pa|tience [ɪmˈpeɪʃəns] *noun*: Ungeduld *f*, ungeduldiges Verlangen *nt* (*for* nach)
im|pa|tient [ɪmˈpeɪʃənt] *adj*: **1.** ungeduldig **2.** unduldsam, intolerant (gegenüber)
im|ped|ance [ɪmˈpiːdns] *noun*: akustischer Widerstand *m*, akustische Impedanz *f*, (Schall-)Impedanz *f*
acoustic impedance: Schallimpedanz *f*
thoracic impedance: Thoraximpedanz *f*
im|ped|i|ment [ɪmˈpedɪmənt] *noun*: Behinderung *f*; Hindernis *nt* (*to* für)
speech impediment: Sprachstörung *f*, Sprechstörung *f*
im|pen|e|tra|bil|i|ty [ɪmˌpenɪtrəˈbɪlətiː] *noun*: Undurchdringlichkeit *f*
im|pen|e|tra|ble [ɪmˈpenɪtrəbl] *adj*: undurchdringlich (*by* für)
im|per|cep|ti|ble [ˌɪmpərˈseptɪbl] *adj*: imperzeptibel
im|per|cep|tion [ˌɪmpərˈsepʃn] *noun*: eingeschränkte/verminderte Wahrnehmungsfähigkeit *f*
im|per|cep|tive [ˌɪmpərˈseptɪv] *adj*: →*impercipient*
im|per|cip|i|ent [ˌɪmpərˈsɪpɪənt] *adj*: **1.** ohne Wahrnehmung, nicht wahrnehmend **2.** (*fig.*) begriffsstutzig, beschränkt
im|per|fect [ɪmˈpɜrfɪkt] *adj*: unvollkommen, unvollständig, unvollended, imperfekt; mangelhaft, fehlerhaft, schwach
im|per|fo|rate [ɪmˈpɜrfərɪt, -reɪt] *adj*: Atresie betreffend, uneröffnet, ungeöffnet, geschlossen, atretisch
im|per|fo|ra|tion [ɪmˌpɜrfəˈreɪʃn] *noun*: angeborener Verschluss *m*, angeborene Atresie *f*, Imperforatio *f*
im|per|me|a|bil|i|ty [ɪmˌpɜrmɪəˈbɪlətiː] *noun*: Undurchdringbarkeit *f*, Undurchlässigkeit *f*, Impermeabilität *f*
im|per|me|a|ble [ɪmˈpɜrmɪəbl] *adj*: undurchdringbar, undurchlässig, impermeabel
im|per|vi|ous [ɪmˈpɜrvɪəs] *adj*: undurchdringbar, undurchlässig, impermeabel
im|per|vi|ous|ness [ɪmˈpɜrvɪəsnəs] *noun*: **1.** →*impermeability* **2.** Unempfindlichkeit *f* (*to* gegen)
im|pe|tig|i|ni|za|tion [ˌɪmpeˌtɪdʒənaɪˈzeɪʃn] *noun*: Impetigenisierung *f*, Impetigenisation *f*
im|pe|tig|i|nous [ˌɪmpəˈtɪdʒənəs] *adj*: in der Art einer Impetigo, impetigoähnlich, impetigoartig, borkig, impetiginös
im|pe|ti|go [ˌɪmpəˈtiːgəʊ] *noun*: **1.** Eiter-, Grind-, Krusten-, Pustelflechte *f*, feuchter Grind *m*, Impetigo contagiosa/vulgaris **2.** Schälblasenausschlag *m*, Pemphigoid *nt* der Neugeborenen, Impetigo bullosa, Pemphigus (acutus) neonatorum
Bockhart's impetigo: Ostiofollikulitis/Ostiofolliculitis/Impetigo Bockhart *f*, Staphyloderma follicularis, Impetigo follicularis Bockhart, Folliculitis staphylogenes superficialis, Folliculitis pustolosa, Staphylodermia Bockhart
bullous impetigo: Impetigo bullosa, bullöse Impetigo *f*
bullous impetigo of the newborn: Impetigo bullosa,

bullöse Impetigo *f*
impetigo contagiosa bullosa: kleinblasige Impetigo *f*, Streptokokkenimpetigo *f*
follicular impetigo: →*Bockhart's impetigo*
impetigo herpetiformis: Impetigo herpetiformis
staphylococcal impetigo: Schälblasenausschlag *m*, Pemphigoid *nt* der Neugeborenen, Impetigo bullosa, Pemphigus (acutus) neonatorum
streptococcal impetigo: Eiter-, Grind-, Krusten-, Pustelflechte *f*, feuchter Grind *m*, Impetigo contagiosa/vulgaris

impetigo-like *adj*: impetigoähnlich, impetiginoid

im|pe|tus [ˈɪmpətəs] *noun*: **1.** (*physik.*) Stoß-, Triebkraft *f*, Antrieb *m*, Schwung *m*, Impetus *m* **2.** (*fig., psychol.*) Antrieb *m*, Anstoß *m*, Impuls *m*, Schwung *m*, Impetus *m*

im|pil|la|tion [ˌɪmpaɪˈleɪʃn] *noun*: Geldrollenbildung *f*, -agglutination *f*, Rouleau-Bildung *f*

im|plant [*n* ˈɪmplænt; *v* ɪmˈplænt]: **I** *noun* Implantat *nt*; dentales Implamtat *nt* **II** *vt* einpflanzen, verpflanzen, überpflanzen (*in, into*); implantieren
alloplastic implant: alloplastisches Implantat *nt*
alumina ceramic implant: Aluminiumoxidkeramikimplantat *nt*
anchor endosteal implant: enossales Ankerimplantat *nt*, Ankerimplantat *nt*
anterior subperiosteal implant: vorderes subperiostales Implantat *nt*
arthroplastic implant: arthroplastisches Implantat *nt*
blade implant: enossales Klingenimplantat *nt*, Klingenimplantat *nt*
blade endosteal implant: →*blade implant*
Brånemark implant: Brånemark-Implantat *nt*
ceramic implant: Keramikimplantat *nt*
ceramic endosseous implant: enossales Keramikimplantat *nt*
ceramic endosteal implant: →*ceramic endosseous implant*
cochlear implant: Cochlear implant *nt*
collagen implant: Kollagenimplantat *nt*
collagen-hydoxyapatite implant: Kollagen-Hydroxylapatit-Implantat *nt*
complete subperiosteal implant: vollständiges subperiostales Implantat *nt*
composite allogeneic bone implant: allogenes-alloplastisches Kombinationsimplantat *nt*
composite alloplastic implant: allogenes-alloplastisches Kombinationsimplantat *nt*
condylar implant: Kondylenimplantat *nt*
cosmetic implant: kosmetisches Implantat *nt*
crown and bridge type implant: Kronen-Brücken-Implantat *nt*
cylinder implant: Zylinderimplantat *nt*
dental implant: dentales Implantat *nt*
endodontic implant: endodontisches Implantat *nt*
endodontic endosseous implant: endodontisch enossales Implantat *nt*
endodontic endosteal implant: →*endodontic endosseous implant*
endo-osseous implant: →*endosseous implant*
endosseous implant: enossales Implantat *nt*
endosseous blade implant: enossales Klingenimplantat *nt*, Klingenimplantat *nt*
endosseous vent implant: enossales Hohlschraubenimplantat *nt*, Hohlschraubenimplantat *nt*
endosteal implant: enossales Implantat *nt*
fabricated implant: speziell angepasstes Implantat *nt*
glenoid fossa implants: Fossa-glenoidea-Implantate *pl*
helicoid endosseous implant: Helikoidalschraube *f*, Helikoidalschraubenimplantat *nt*, Tantalschraube *f*, Tantalschraubenimplantat *nt*
hybrid implant: Hybridimplantat *nt*
hybrid type implant: Hybridimplantat *nt*
hydroxyapatite-bone implants: Hydroxylapatit-Knochenimplantat *nt*
hydroxyapatite-coated implant: Hydroxylapatit-beschichtetes Implantat *nt*
intraosseous implant: intraossäres Implantat *nt*
intraperiosteal implant: intraperiostales Implantat *nt*
magnet implant: Magnetimplantat *nt*
magnetic implant: Magnetimplantat *nt*
metallic implant: Metallimplantat *nt*
mucosal implant: intramuköses Implantat *m*, intramuköser Knopfanker *m*
needle endosseous implant: enossales Nadelimplantat *nt*, Nadelimplantat *nt*, Stiftimplantat *nt*
needle endosteal implant: →*needle endosseous implant*
oral implant: orales Implantat *nt*
osseointegrated implant: osseointegriertes Implantat *nt*
pin implant: →*needle endosseous implant*
pin endosseous implant: →*needle endosseous implant*
pin endosteal implant: →*needle endosseous implant*
polymer tooth implant: Kunststoffzahnimplantat *nt*
polymer tooth replica implant: Kunststoffzahnimplantat *nt*
polysulfone implants: Polysulfonimplantate *pl*
polysulphone implants: (*brit.*) →*polysulfone implants*
porous hydroxyapatite implant: poröses Hydroxylapatitimplantat *nt*
post implant: Pfeilerimplantat *nt*
prosthetic implant: implantierte Prothese *f*
screw-type implants: Schraubenimplantate *pl*
self-taping implant: selbstschneidendes Implantat *nt*
silicone rubber implants: Silikon-Kautschuk-Implantat *nt*
single-tooth implant: Einzelzahnimplantat *nt*
single-tooth subperiosteal implant: Einzelzahnimplantat *nt*
spermatocele implant: alloplastische Spermatozele *f*
spiral endosseous implant: enossales Spiralschraubenimplantat *nt*, Spiralschraubenimplamtat *nt*
spiral endosteal implant: →*spiral endosseous implant*
srew-type implants: Schraubenimplantate *pl*
subdermal implant: subdermales Implantat *nt*
submucosal implant: submuköses Implantat *nt*
subperiosteal implant: subperiostales Implantat *nt*
supraperiosteal implant: supraperiostales Implantat *nt*
synthetic implant: synthetisches Implantat *nt*
transmandibular implant: →*transosseous implant*
transosseous implant: transossäres Implantat *nt*, transossäre Fixation *f*
transosteal implant: →*transosseous implant*
Tübinger implant: Tübinger-Implantat *nt*, Tübinger Sofortimplantat *nt*
two-piece implant: zweiteiliges Implantat *nt*
unilateral subperiosteal implant: unilaterales subperiostales Implantat *nt*
universal subperiosteal implant: universelles subperiostales Implantat *nt*
ureteral implant: Ureterimplantation *f*
vent implant: →*endosseous vent implant*

im|plan|ta|tion [ˌɪmplænˈteɪʃn] *noun*: Einnistung *f*, Implantation *f*
central implantation: oberflächliche/superfizielle Ein-

I

nistung/Implantation *f*
circumferential implantation: oberflächliche/superfizielle Einnistung/Implantation *f*
defective implantation: Implantationsschäden *pl*
interstitial implantation: interstitielle Einnistung/Implantation *f*
intradecidual implantation: intradeziduale Einnistung/Implantation/Nidation *f*
lens implantation: Linsenimplantation *f*
superficial implantation: oberflächliche/superfizielle Einnistung/Implantation *f*
tubal implantation: Tubenimplantation *f*

im|plant|ed [ɪm'plæntɪd] *adj*: implantiert

im|plan|to|don|tics [ˌɪmplæntəʊ'dɑntɪcs] *plural*: →*implantodontology*

im|plan|to|don|tol|o|gy [ˌɪmplæntəʊdɑn'tɑlədʒi] *noun*: dentale Implantologie *f*

im|plan|tol|o|gy [ˌɪmplæn'tɑlədʒi] *noun*: Implantologie *f*

im|ple|ment ['ɪmpləmənt]: **I** *noun* Werkzeug *nt*, (Arbeits-) Gerät *nt*, Utensilien *pl*, Zubehör *nt*; Hilfsmittel *nt* **II** *vt* aus-, durchführen

im|plic|it [ɪm'plɪsɪt] *adj*: **1.** →*implied* **2.** (*mathemat.*) implizit **3.** verborgen, hintergründig **4.** absolut, vorbehaltlos, bedingungslos

im|plied [ɪm'plaɪd] *adj*: inbegriffen, mitverstanden, mitenthalten, einbezogen

im|plode [ɪm'pləʊd] *vi*: implodieren

im|plo|sion [ɪm'pləʊʒn] *noun*: Implosion *f*; Implodieren *nt*

im|po|tence ['ɪmpətəns] *noun*: **1.** Unvermögen *nt*, Unfähigkeit *f*, Impotenz *f*; Schwäche *f*, Kraftlosigkeit *f* **2.** männliche Unfähigkeit *f* zum Geschlechtsverkehr, Impotentia coeundi **3.** Zeugungsunfähigkeit *f*, -unvermögen *nt*, Sterilität *f* des Mannes, Impotentia generandi
ejaculatory impotence: ejakulatorische Impotenz *f*
erectile impotence: Erektionsstörung *f*, Erectio deficiens
psychogenic impotence: psychogene Impotenz *f*
relative impotence: relative Impotenz *f*
symptomatic impotence: symptomatische Impotenz *f*

im|po|ten|cy ['ɪmpətənsiː] *noun*: →*impotence*

im|po|tent ['ɪmpətənt] *adj*: Impotenz betreffend, an Impotenz leidend; zeugungsunfähig, impotent

im|po|ten|tia [ˌɪmpə'tenʃɪə] *noun*: →*impotence*
impotentia concipiendi: Impotentia concipiendi
impotentia generandi: Zeugungsunfähigkeit *f*, Impotentia generandi
impotentia gestandi: Impotentia gestandi
impotentia satisfactionis: Impotentia satisfactionis

im|preg|na|ble [ɪm'pregnəbl] *adj*: imprägnierbar

im|preg|nate [*adj* ɪm'pregnɪt, -neɪt; *v* -neɪt, 'ɪmpregneɪt]: **I** *adj* befruchtet; schwanger **II** *vt* **1.** befruchten; schwängern **2.** (*chem.*) sättigen, durchdringen; (*physik.*) imprägnieren, (durch-)tränken (*with* mit)

im|preg|na|tion [ˌɪmpreg'neɪʃn] *noun*: Imprägnation *f*
Golgi impregnation: Golgi-Imprägnation *f*
silver impregnation: Silberimprägnierung *f*, Versilberung *f*

im|press|i|bil|i|ty [ɪmˌpresə'bɪlətiː] *noun*: Empfänglichkeit *f*

im|press|i|ble [ɪm'presɪbl] *adj*: empfänglich (*to* für); leicht zu beeindrucken (*to* durch)

im|pres|sio [ɪm'presɪəʊ] *noun*: →*impression 1.*

im|pres|sion [ɪm'preʃn] *noun*: **1.** Eindruck *m*, Abdruck *m*, Impressio *f* **2.** Zahnabdruck *m*, Abdruck *m*, Impression *f*
agar impression: Agarabdruck *m*
agar-alginate impression: Agar-Alginatabdruck *m*
alginate impression: Alginatabdruck *m*
anatomic impression: anatomischer Abdruck *m*, Situationsabdruck *m*
angular impression for gasserian ganglion: Impressio trigeminalis
arterial impressions: Schädelwandfurchen *pl* für Meningealarterien, Sulci arteriosi
basilar impression: Platybasie *f*, basilare Impression *f*
bridge impression: Brückenabdruck *m*
cardiac impression of liver: Impressio cardiaca hepatis
cardiac impression of lung: Herzmulde *f* der Lunge, Impressio cardiaca
cleft palate impression: Gaumenspaltenabdruck *m*, Abdruck *m* bei Gaumenspalte
colic impression of liver: Kolonabdruck *m* auf der Leberoberfläche, Impressio colica hepatis
complete denture impression: Vollabdruck *m*
composite impression: segmentierter Abdruck *m*
correctable impression: korrigierbarer Abdruck *m*
corrective impression: Korrekturabdruck *m*
impression for/of costoclavicular ligament: Impressio lig. costoclavicularis
deltoid impression: Tuberositas deltoida
deltoid impression (of humerus): Tuberositas deltoida
dental impression: Abdruck *m*, Zahnabdruck *m*, Gebissabdruck *m*
diaphragmatic impressions: Zwerchfellfurchen *pl*
digastric impression: Fossa digastrica
digital impressions: Impressiones digitatae/gyrorum
direct impression: direkter Abdruck *m*
direct bone impression: direkter Knochenabdruck *m*
dual impression: Doppelabdruck *m*
duodenal impression (of liver): Duodenumabdruck *m* auf der Leberoberfläche, Impressio duodenalis hepatis
elastic impression: elastischer Abdruck *m*
esophageal impression of liver: Speiseröhrenfurche *f* der Leber, Impressio oesophageale hepatis
final impression: Sekundärabdruck *m*, Zweitabdruck *m*
fluid wax impression: →*wax impression*
functional impression: Funktionsabdruck *m*, funktioneller Abdruck *m*, biodynamischer Abdruck *m*
gastric impression of liver: Magenabdruck *m* auf der Leberoberfläche, Impressio gastrica hepatis
gyrate impressions: Impressiones digitatae/gyrorum
hydrocolloid impression: Hydrokolloidabdruck *m*, Abdruck *m* mit Hydrokolloid
indirect impression: indirekter Abdruck *m*
irreversible hydrocolloid impression: Abdruck *m* mit irreversiblem Hydrokolloid
lower impression: →*mandibular impression*
mandibular impression: Unterkieferabdruck *m*
maxillary impression: Oberkieferabdruck *m*
mercaptane impression: Polysulfidabdruck *m*
modeling plastic impression: Abdruck *m* aus Modellierkunststoff, Abdruck *m* aus Modellkunststoff
oesophageal impression of liver: (*brit.*) →*esophageal impression of liver*
partial denture impression: Teilabdruck *m*
plaster impression: Gipsabdruck *m*
polyether impression: Abdruck *m* aus Polyätherabformmasse, Abdruck *m* aus Polyäther-Gummiabformmasse
polyether rubber impression: →*polyether impression*
polysulfide impression: Polysulfidabdruck *m*
polysulfide rubber base impression: Polysulfidabdruck *m*
polysulphide impression: (*brit.*) →*polysulfide impression*

I

polysulphide rubber base impression: (*brit.*) →*polysulfide rubber base impression*
preliminary impression: →*primary impression*
prepared cavity impression: Kavitätenabdruck *m*
primary impression: Primärabdruck *m*, Erstabdruck *m*
renal impression of liver: Nierenabdruck *m* auf der Leberoberfläche, Impressio renalis hepatis
reversible hydrocolloid impression: Abdruck *m* mit reversiblem Hydrokolloid
rhomboid impression of clavicle: Impressio ligamenti costoclavicularis
rubber impression: Abdruck *m* aus gummielastischen Abdruckmaterial
rubber-based impression: →*rubber impression*
secondary impression: Sekundärabdruck *m*, Zweitabdruck *m*
sectional impression: segmentierter Abdruck *m*
sensory impression: Sinneseindruck *m*
silicone impression: Silikonabdruck *m*, Abdruck *m* aus Silikonabformmasse
silicone rubber impression: →*silicone impression*
snap impression: →*primary impression*
suprarenal impression of liver: Nebennierenabdruck *m* auf der Leber, Impressio suprarenalis hepatis
surface impression: Oberflächenabdruck *m*
Thiokol rubber impression: Thiokolabdruck *m*, Abdruck *m* aus Thiokolabformmasse
trigeminal impression: Impressio trigeminalis
uncal impression: Unkusdruckfurche *f*
upper impression: →*maxillary impression*
venous impressions: Sulci venosi
wax impression: Wachsabdruck *m*

im|pres|sion|able [ɪm'preʃənəbl] *adj*: **1.** →*impressible* **2.** leicht zu beeindrucken, für Eindrücke empfänglich

im|print|ing [ɪm'prɪntɪŋ] *noun*: Prägung *f*
genomic imprinting: genomisches Imprinting *nt*

im|prob|a|bil|i|ty [ɪm,prɑbə'bɪlətiː] *noun*: Unwahrscheinlichkeit *f*

im|prob|a|ble [ɪm'prɑbəbl] *adj*: unwahrscheinlich

im|prove [ɪm'pruːv]: **I** *vt* verbessern; (*Methode*) verfeinern **II** *vi* sich (ver-)bessern, besser werden, Fortschritte machen, sich erholen

im|prove|ment [ɪm'pruːvmənt] *noun*: **1.** (Ver-)Besserung *m*; Erholung *f*; (*Methode*) Verfeinerung *f* **2.** Vermehrung *f*, Erhöhung *f*, Steigerung *f*
clinical improvement: klinische Besserung *f*

im|pulse ['ɪmpʌls] *noun*: **1.** Stoß *m*, Antrieb *m* **2.** Impuls *m*; (Strom-, Spannungs-)Stoß *m* **3.** (Nerven-)Impuls *m*, (An-)Reiz *m* **by impulse** aus innerem Antrieb
apex impulse: Herzspitzenstoß *m*
apical impulse: Herzspitzenstoß *m*
electrical impulse: elektrischer Impuls *m*
excitation impulse: Erregungsimpuls *m*
nerve impulse: Nervenimpuls *m*
neural impulse: Nervenimpuls *m*
taste impulse: Geschmacksreiz *m*
torque impulse: Drehimpuls *m*, Spin *m*

im|pul|sion [ɪm'pʌlʃn] *noun*: **1.** (*psychol.*) Trieb *m*, Drang *m*, Zwang *m* **2.** Antrieb(skraft *f*) *m*, Triebkraft *f*

im|pul|sive [ɪm'pʌlsɪv] *adj*: von selbst (entstanden), von innen heraus (kommend), selbsttätig, unwillkürlich, spontan

im|pul|sive|ness [ɪm'pʌlsɪvnəs] *noun*: →*impulsivity*

im|pul|siv|i|ty [,ɪmpʌl'sɪvətiː] *noun*: impulsives Wesen *oder* Verhalten *nt*, Spontaneität *f*, Impulsivität *f*

im|pure [ɪm'pjʊər] *adj*: unrein, schmutzig, verunreinigt, unsauber; verfälscht; gemischt

im|pure|ness [ɪm'pjʊərnəs] *noun*: →*impurity*

im|pu|ri|ty [ɪm'pjʊərətiː] *noun*: Schmutz *m*, Verunreinigung *f*, Unreinheit *f*

IN *Abk.*: interstitial nephritis

In *Abk.*: **1.** indium **2.** inulin

in. *Abk.*: **1.** inch **2.** intranasal

INA *Abk.*: **1.** immunologic-nephelometric assay **2.** infectious nucleic acid

in|a|bil|i|ty [ɪnə'bɪlətiː] *noun*: Unfähigkeit *f*, Unvermögen *nt*
inability to reproduce: Zeugungsunfähigkeit *f*, Impotentia generandi
inability to write: Schreibschwäche *f*

in|ac|cu|ra|cy [ɪn'ækjərəsiː] *noun*: **1.** Ungenauigkeit *f* **2.** Fehler *m*, Irrtum *m*

in|ac|cu|rate [ɪn'ækjərɪt] *adj*: **1.** ungenau **2.** unrichtig, falsch

in|ac|cu|rate|ness [ɪn'ækjərɪtnəs] *noun*: Ungenauigkeit *f*

in|a|cid|i|ty [ɪnə'sɪdətiː] *noun*: Inazidität *f*, Anazidität *f*

in|ac|tion [ɪn'ækʃn] *noun*: **1.** Untätigkeit *f* **2.** Trägkeit *f*, Faulheit *f* **3.** Ruhe *f*

in|ac|ti|vate [ɪn'æktɪveɪt] *vt*: **1.** (*immunolog.*) unwirksam machen, inaktivieren **2.** (*mikrobiolog.*) inaktivieren

in|ac|ti|vat|ed [ɪn'æktɪveɪtɪð] *adj*: inaktiviert

in|ac|ti|va|tion [ɪn,æktɪ'veɪʃn] *noun*: Inaktivieren *nt*, Inaktivierung *f*
complement inactivation: Komplementinaktivierung *f*

in|ac|ti|va|tor [ɪn'æktɪveɪtər] *noun*: inaktivierende Substanz *f*, Inaktivator *m*
anaphylatoxin inactivator: Anaphylatoxininaktivator *m*
C1 inactivator: C1-Inaktivator *m*, C1-Esterase-Inhibitor *m*
C3b inactivator: C3b-Inaktivator *m*, Faktor I *m*

in|ac|tive [ɪn'æktɪv] *adj*: **1.** untätig, nicht aktiv, inaktiv **2.** träge, faul; lustlos **3.** unwirksam, inaktiv; ohne optische Aktivität; nicht radioaktiv

in|ac|tiv|i|ty [ɪnæk'tɪvətiː] *noun*: **1.** (*chem., physik.*) Unwirksamkeit *f*, Inaktivität *f* **2.** (*patholog.*) Untätigkeit *f*, Ruhen *nt*, Inaktivität *f* **3.** Untätigkeit *f*; Trägkeit *f*, Faulheit *f*

in|a|dapt|a|bil|i|ty [ɪnə,dæptə'bɪlətiː] *noun*: **1.** Mangel *m* an Anpassungsfähigkeit **2.** Unverwendbarkeit *f*

in|a|dapt|a|ble [ɪnə'dæptəbl] *adj*: **1.** nicht anpassungsfähig (*to* an) **2.** unverwendbar (*to* für)

in|ad|e|qua|cy [ɪn'ædɪkwəsiː] *noun*: **1.** Unangemessenheit *f*, Inadäquatheit *f* **2.** Unzulänglichkeit *f*

in|ad|e|quate [ɪn'ædɪkwɪt] *adj*: unzulänglich, ungenügend, inadäquat

INAH *Abk.*: isonicotinic acid hydrazide

in|al|i|men|tal [ɪnælə'mentəl] *adj*: nicht nahrhaft, nicht als Nahrungsmittel geeignet

in|an|i|mate [ɪn'ænəmɪt] *adj*: unbelebt, leblos

in|an|i|mate|ness [ɪn'ænəmeɪtnəs] *noun*: Unbelebtheit *f*, Leblosigkeit *f*

in|an|i|ma|tion [ɪn,ænɪ'meɪʃn] *noun*: →*inanimateness*

in|a|ni|tion [ɪnə'nɪʃn] *noun*: Inanition *f*

in|ap|pa|rent [ɪnə'pærənt] *adj*: symptomlos, symptomarm, klinisch nicht in Erscheinung tretend, nicht sichtbar, nicht wahrnehmbar, inapparent

in|ap|pe|tence [ɪn'æpɪtəns] *noun*: Inappetenz *f*

in|ap|pe|ten|cy [ɪn'æpətənsiː] *noun*: →*inappetence*

in|ap|pe|tent [ɪn'æpətənt] *adj*: **1.** appetitlos **2.** lustlos, unlustig

in|ar|tic|u|late [,ɪnɑːr'tɪkjəlɪt] *adj*: **1.** (*Sprache*) undeutlich (ausgesprochen), unverständlich, unartikuliert **2.** unfähig sich klar auszudrücken **3.** unaussprechlich **4.** (*biolog.*) ungegliedert, ohne Gelenke

in|ar|tic|u|lat|ed [,ɪnɑːr'tɪkjəleɪtɪd] *adj*: **1.** (*Sprache*) un-

deutlich (ausgesprochen), unverständlich, unartikuliert **2.** (*biolog.*) ungegliedert, ohne Gelenke
in|ar|tic|u|late|ness [,ɪnɑːr'tɪkjələtnəs] *noun*: **1.** (*Sprache*) Undeutlichkeit *f*, Unverständlichkeit *f* **2.** Unfähigkeit *f* (deutlich) zu sprechen
in|as|sim|i|la|ble [ɪnə'sɪmələbl] *adj*: nicht assimilierbar
in|at|ten|tion [ɪnə'tentʃn] *noun*: Unaufmerksamkeit *f*
in|at|ten|tive [ɪnə'tentɪv] *adj*: unachtsam, unaufmerksam (*to* gegen)
in|at|ten|tive|ness [ɪnə'tentɪvnəs] *noun*: Unaufmerksamkeit *f*
in|au|di|bil|i|ty [ɪn,ɔːdə'bɪləti:] *noun*: Unhörbarkeit *f*
in|au|di|ble [ɪn'ɔːdɪbl] *adj*: unhörbar
in|au|di|ble|ness [ɪn'ɔːdɪblnəs] *noun*: Unhörbarkeit *f*
INB *Abk.*: intranodal block
in|born ['ɪnbɔːrn] *adj*: angeboren, bei der Geburt vorhanden
in|bred ['ɪnbred] *adj*: **1.** angeboren; tief eingewurzelt **2.** durch Inzucht erzeugt
in|breed ['ɪnbriːd] *vt*: durch Inzucht züchten
in|breed|ing ['ɪnbriːdɪŋ] *noun*: Inzucht *f*
INC *Abk.*: insulin neutralizing capacity
in|can|des|cent [,ɪnkæn'desənt] *adj*: (weiß-)glühend
in|ca|pa|bil|i|ty [ɪn,keɪpə'bɪləti:] *noun*: **1.** Unfähigkeit *f* **2.** Untauglichkeit *f* **3.** Hilflosigkeit *f*
in|ca|pa|ble [ɪn'keɪpəbl] *adj*: **1.** unfähig (*of* zu); nicht im Stande (*of doing* zu tun) **2.** hilflos **3.** ungeeignet, untauglich (*for* für)
in|ca|paci|i|tate [,ɪnkə'pæsɪteɪt] *vt*: **1.** unfähig *oder* untauglich machen (*for sth.* für etw.) **2.** behindern, arbeits- *oder* erwerbsunfähig machen
in|ca|paci|i|tat|ed [,ɪnkə'pæsɪteɪtɪd] *adj*: **1.** behindert **2.** arbeits-, erwerbsunfähig
in|ca|paci|i|ta|tion [,ɪnkə,pæsɪ'teɪʃn] *noun*: **1.** Unfähigmachen *nt* **2.** →*incapacity*
legal incapacitation: Entmündigung *f*
in|ca|paci|i|ty [,ɪnkə'pæsəti:] *noun*: Unfähigkeit *f*, Untauglichkeit *f*
in|cap|su|late [ɪn'kæpsəleɪt, -sjʊ-] *vt*: ein-, verkapseln
in|car|cer|ate [ɪn'kɑːrsəreɪt] *vt*: einklemmen, inkarzerieren
in|car|cer|at|ed [ɪn'kɑːrsəreɪtɪd] *adj*: eingeklemmt, inkarzeriert
in|car|cer|a|tion [ɪn,kɑːrsə'reɪʃn] *noun*: Einklemmung *f*, Inkarzeration *f*, Incarceratio *f*
bowel incarceration: Darmeinklemmung *f*
hernia incarceration: Brucheinklemmung *f*
hernial incarceration: Incarceratio herniae
incarceration in the tentorial notch: Tentoriumschlitzeinklemmung *f*
in|car|nant [ɪn'kɑːrnənt] *adj*: die Granulationsbildung fördernd
in|car|na|tio [ɪnkɑːr'neɪʃɪəʊ] *noun*: Einwachsen *nt*, Inkarnation *f*, Incarnatio *f*
in|car|na|tive [ɪn'kɑːrnətɪv]: **I** *noun* die Granulationsbildung förderndes Mittel *nt* **II** *adj* →*incarnant*
IncB *Abk.*: inclusion body
in|cen|di|a|rism [ɪn'sendɪərɪzəm] *noun*: **1.** Brandstiftung *f* **2.** (*psychiat.*) Pyromanie *f*
in|cen|tive [ɪn'sentɪv]: **I** *noun* Ansporn *m*, Antrieb *m*, Anreiz *m* (*to* zu) **II** *adj* anspornend, antreibend, anreizend (*to* zu)
in|cest ['ɪnsest] *noun*: Blutschande *f*, Inzest *m*
in|ces|tu|ous [ɪn'sestʃəwəs] *adj*: in der Art eines Inzests, als Inzest, inzestuös
inch [ɪntʃ] *noun*: Inch *m*, Zoll *nt*
in|cha|cao [ɪntʃə'kɑːəʊ] *noun*: Beriberi *f*, Vitamin B_1-Mangel(krankheit *f*) *m*, Thiaminmangel(krankheit *f*) *m*
in|ci|dence ['ɪnsɪdəns] *noun*: Inzidenz *f*
administrative incidence: administrative Inzidenz *f*
carinoma incidence: Karzinomhäufigkeit *f*
true incidence: wahre Inzidenz *f*
in|ci|dent ['ɪnsɪdənt]: **I** *noun* Vorfall *m*, Ereignis *nt*, Vorkommnis *nt*, Episode *f* **II** *adj* **1.** auftreffend; (*Licht*) einfallend, -strahlend **2.** verbunden (*to* mit); gehörend (*to* zu)
in|ci|den|tal [,ɪnsɪ'dentəl]: **I** *noun* Nebenumstand *m*, Nebensächlichkeit *f* **II** *adj* **1.** nebensächlich, Neben- **2.** beiläufig; gelegentlich; zufällig **3.** folgend (*on, upon* auf); nachher (auftretend)
in|ci|den|ta|lo|ma [,ɪnsɪ,dentə'ləʊmə] *noun*: Inzidentom *nt*, Inzidentalom *nt*
in|cin|er|ate [ɪn'sɪnəreɪt] *vt, vi*: verbrennen
in|cin|er|a|tion [ɪn,sɪnə'reɪʃn] *noun*: **1.** Verbrennung *f* **2.** Feuerbestattung *f*, Kremation *f*, Veraschung *f*
in|cin|er|a|tor [ɪn'sɪnəreɪtər] *noun*: Verbrennungsofen *m*; Verbrennungsanlage *f*
in|cip|i|ence [ɪn'sɪpɪəns] *noun*: Beginn *m*, Anfang *m*; Anfangsstadium *nt*
in|cip|i|ent [ɪn'sɪpɪənt] *adj*: beginnend, anfangend, anfänglich, inzipient
in|ci|sal [ɪn'saɪzl] *adj*: schneidend, Schneide-
in|cise [ɪn'saɪz] *vt*: ein-, aufschneiden, durch Inzision eröffnen, inzidieren
in|cised [ɪn'saɪzd] *adj*: eingeschnitten, Schnitt-
in|ci|sion [ɪn'sɪʒn] *noun*: **1.** Schnittwunde *f*, Schnitt *m* **2.** (Ein-)Schnitt *m*, Eröffnung *f*, Inzision *f*, Incisio *f* **3.** Einschneiden *nt*, Inzidieren *nt*
abdominal incision: Bauchschnitt *m*
Amussat's incision: Amussat-Schnitt(führung *f*) *m*, -Technik *f*
angular incision: Winkelschnitt *m*
Bardenheuer's incision: Bardenheuer-Bogenschnitt *m*
Battle's incision: Battle-Schnitt *m*
Battle-Jalaguier-Kammerer incision: →*Battle's incision*
Bergmann's incision: von Bergmann-Inzision *f*
Bevan's incision: Bevan-Pararektalschnitt *m*, -Inzision *f*
Blair incision: Blair-Schnittführung *f*
bucket handle incision: Henkelkorbschnitt *m*
butterfly incision: Schmetterlingsschnitt *m*, Butterfly-Schnitt *m*
buttonhole incision: Knopflochschnitt *m*
Caldwell-Luc incision: Caldwell-Luc-Inzision *f*
celiotomy incision: Bauchdeckenschnitt *m*
cervical incision: Muttermundinzision *f*
Chernez incision: Chernez-Schnitt *m*
circular incision: Zirkelschnitt *m*
circumareolar incision: Warzenhofrandschnitt *m*, periareolärer Schnitt *m*
coeliotomy incision: (*brit.*) →*celiotomy incision*
cross-shaped incision: Kreuzschnitt *m*, kreuzförmiger Schnitt *m*
crucial incision: →*cross-shaped incision*
cruciate incision: →*cross-shaped incision*
curved incision: Bogenschnitt *m*
Deaver's incision: Deaver-Inzision *f*
Dührssen's incisions: Dührssen-Inzisionen *pl*
electrosurgical incision: elektrochirurgische Inzision *f*
epigastric incision: Mittel-, Medianschnitt *m*
incision of fascia: Faszienspaltung *f*, -schnitt, Fasziotomie *f*
Fergusson's incision: Fergusson-Schnitt *m*, Furgusson-Operation *f*, Fergusson-Schnittführung *f*
fish-mouth incision: Fischmaulschnitt *m*

flank incision: Flanken-, Lenden-, Lumbalschnitt *m*
gridiron incision: Wechselschnitt *m*
horizontal incision: horizontaler Schnitt *m*, horizontale Schnittführung *f*
inguinal incision: inguinaler Längsschnitt *m*
inner bevel incision: →*inverse bevel incision*
internal bevel incision: →*inverse bevel incision*
intraoral incision: intraorale Inzision *f*
inverse bevel incision: reverse-bevel-Schnitt *m*
inverted bevel incision: →*inverse bevel incision*
Kammerer-Battle incision: Battle-Schnitt *m*
Kocher's incision: Kocher-(Rippenbogenrand-)Schnitt *m*
Kocher's anterolateral incision: Kocher-Bogenschnitt *m*
Kocher's collar incision: Kocher-Kragenschnitt *m*
Lennander's incision: Lennander-Kulissenschnitt *m*
Mackenrodt's incision: Mackenrodt-Schnitt *m*
marginal incision: marginale Schnittführung *f*
Maylard incision: Maylard-Schnitt *m*
McBurney's incision: Sprengel-Schnitt *m*
midline incision: Medianschnitt *m*
oblique incision: Ovalärschnitt *m*
oval incision: Ovalärschnitt *m*
paramedian incision: Paramedianschnitt *m*
pararectal incision: Pararektal-, Kulissenschnitt *m*
pararectus incision: →*pararectal incision*
paravaginal incision: Schuchardt-Schnitt *m*
periareolar incision: Warzenhofrandschnitt *m*, periareolärer Schnitt *m*
periosteal incision: Periostschlitzung *f*
Pfannenstiel's incision: Pfannenstiel-Schnitt *m*
preauricular incision: präaurikulärer Schnitt *m*, präaurikuläre Schnittführung *f*
racket incision: Racketschnitt *m*
radial incision: Radiärschnitt *m*
relief incision: Entlastungsschnitt *m*
relieving incision: →*relief incision*
reverse bevel incision: →*inverse bevel incision*
Risdon incision: Risdon-Schnittführung *f*
Rocky-Davis incision: Bauchdeckenschnitt *m* nach Rocky-Davis
Schuchardt's incision: Schuchardt-Schnitt *m*
skin incision: Hautschnitt *m*, Hautinzision *f*
subcostal incision: Rippenbogenrandschnitt *m*
sublabial incision: sublabiale Inzision *f*
subumbilical incision: subumbilikaler Querschnitt *m*
suprainguinal incision: Suprainguinalschnitt *m*
transmamillary incision: Transmamillarschnitt *m*
transrectus incision: Transrektalschnitt *m*
transverse incision: Transversalschnitt *m*
transverse abdominal incision: Oberbauchquerschnitt *m*
trapezoid incision: trapezförmiger Schnitt *m*
U-shaped incision: U-förmiger Schnitt *m*, U-förmige Schnittführung *f*
Wilde's incision: Wilde-Schnittführung *f*
Y incision: Y-Inzision *f*, Y-Schnitt *m*
Z-type incision: Z-förmige Schnittführung *f*

in|ci|sive [ɪnˈsaɪzɪv] *adj*: **1.** (ein-)schneidend **2.** Schneidezahn betreffend, Schneide-

in|ci|sive|ness [ɪnˈsaɪzɪvnəs] *noun*: (*fig.*) Schärfe *f*

in|ci|so|la|bi|al [ɪnˌsaɪsəˈleɪbɪəl] *adj*: inzisolabial

in|ci|so|lin|gual [ɪnˌsaɪsəˈlɪŋgwəl] *adj*: inzisolingual

in|ci|so|prox|i|mal [ɪnˌsaɪsəˈprɑksɪməl] *adj*: inzisoproximal

in|ci|sor [ɪnˈsaɪzər] *noun*: Schneidezahn *m*, Incisivus *m*, Dens incisivus
central incisor: erster Schneidezahn *m*, zentraler Schneidezahn *m*
Hutchinson's incisors: Hutchinson-Zähne *pl*
lateral incisor: zweiter Schneidezahn *m*, lateraler Schneidezahn *m*
lower incisor: unterer Schneidezahn *m*
mandibular incisor: mandibulärer Schneidezahn *m*, unterer Schneidezahn *m*
maxillary incisor: maxillärer Schneidezahn *m*, oberer Schneidezahn *m*, Oberkieferschneidezahn *m*
medial incisor: →*central incisor*
permanent incisor: bleibender Schneidezahn *m*
second incisor: →*lateral incisor*
shovel-shaped incisor: Schaufelzahn *m*

in|ci|su|ra [ˌɪnsaɪˈzʊərə, ˌɪn(t)sɪ-] *noun*, *plura* **-rae** [-riː]: **1.** →*incisure* **2.** (*physiolog.*) Inzisur *f*

in|cis|ure [ɪnˈsɪʒər] *noun*: Einschnitt *m*, Einbuchtung *f*, Inzisur *f*, Incisura *f*
incisure of acetabulum: Incisura acetabuli
anterior incisure of ear: Incisura anterior auriculae
incisure of apex of heart: Herzspitzeneinschnitt *f*, Incisura apicis cordis
cardiac incisure of left lung: Incisura cardiaca pulmonis sinistri
cardiac incisure of stomach: Incisura cardiaca gastricae
clavicular incisure of sternum: Incisura clavicularis
costal incisures of sternum: Incisurae costales
cotyloid incisure: Incisura acetabuli
digastric incisure of temporal bone: Incisura mastoidea
ethmoidal incisure of frontal bone: Incisura ethmoidalis
fibular incisure (of tibia): Incisura fibularis
frontal incisure: Incisura frontalis, Foramen frontale
greater ischial incisure: Incisura ischiadica major
greater semilunar incisure of ulna: Incisura trochlearis ulnae
greater vertebral incisure: Incisura vertebralis inferior
humeral incisure of ulna: Incisura trochlearis
inferior thyroid incisure: Incisura thyroidea inferior
inferior vertebral incisure: Incisura vertebralis inferior
interarytenoid incisure (of larynx): Incisura interarytenoidea
interclavicular incisure: Incisura jugularis sterni
intertragic incisure: Incisura intertragica
ischial incisure: Incisura ischiadica
jugular incisure of occipital bone: Incisura jugularis ossis occipitalis
jugular incisure of sternum: Incisura jugularis sterni
jugular incisure of temporal bone: Incisura jugularis ossis temporalis
lacrimal incisure of maxilla: Incisura lacrimalis
Lanterman's incisures: Schmidt-Lanterman-Einkerbungen *pl*, Schmidt-Lanterman-Inzisuren *pl*
Lanterman-Schmidt incisures: →*Lanterman's incisures*
lateral incisure of sternum: Incisura clavicularis
lesser ischial incisure: Incisura ischiadica minor
lesser incisure of ischium: Incisura ischiadica minor
lesser semilunar incisure of ulna: Incisura radialis ulnae
lesser vertebral incisure: Incisura vertebralis superior
incisure of mandible: Incisura mandibulae
mastoid incisure of temporal bone: Incisura mastoidea
nasal incisure of frontal bone: Margo nasalis ossis frontalis
nasal incisure of maxilla: Incisura nasalis
palatine incisure: Fissura pterygoidea

I

palatine incisure of Henle: Incisura sphenopalatina
parietal incisure of temporal bone: Incisura parietalis
patellar incisure of femur: Facies patellaris femoris
peroneal incisure of tibia: Incisura fibularis tibiae
popliteal incisure: Fossa intercondylaris femoris
preoccipital incisure: Incisura preoccipitalis
pterygoid incisure: Incisura pterygoidea
radial incisure of ulna: Incisura radialis
rivian incisure: Incisura tympanica
incisure of Rivinus: Incisura tympanica
incisure of scapula: Incisura scapulae
scapular incisure (of scapula): Incisura scapulae
Schmidt-Lanterman incisures: Schmidt-Lanterman-Einkerbungen *pl*, -Inzisuren *pl*
semilunar incisure: Incisura scapulae
semilunar incisure of mandible: Incisura mandibulae
semilunar incisure of radius: Incisura ulnaris radii
semilunar incisure of scapula: Incisura scapulae
semilunar incisure of sternum: Incisura clavicularis sterni
semilunar incisure of tibia: Incisura fibularis tibiae
sphenopalatine incisure of palatine bone: Incisura sphenopalatina
sternal incisure: Incisura jugularis sterni
superior thyroid incisure: Incisura thyroidea superior
superior vertebral incisure: Incisura vertebralis superior
supraorbital incisure: Incisura supraorbitalis, Foramen supraorbitale
suprascapular incisure: Incisura scapulae
incisure of tentorium of cerebellum: Incisura tentorii
terminal incisure of ear: Incisura terminalis auricularis
tympanic incisure: Incisura tympanica
ulnar incisure of radius: Incisura ulnaris
umbilical incisure: Lebereinschnitt *m* durch Ligamentum teretis hepatis, Incisura ligamenti teretis

in|clin|a|ble [ɪn'klaɪnəbl] *adj*: tendierend, neigend (*to* zu)

in|cli|na|tio [ˌɪnklɪ'neɪʃɪəʊ] *noun*: →*inclination 1.*

in|cli|na|tion [ɪnklɪ'neɪʃn] *noun*: **1.** Neigung *f*; Gefälle *nt*; Neigungswinkel *m*; Inklination *f*, Inclinatio *f* **2.** (*Person*) Neigung *f*, Tendenz *f*, Hang *m*, Anlage *f* (*for, to* zu)
axial inclination: Achsenneigung *f*, Zahnachsenneigung *f*
condylar guidance inclination: Kondylenbahnneigung *f*
condylar guide inclination: Kondylenbahnneigung *f*
pelvic inclination: Beckenneigung *f*, Inclinatio pelvis
inclination of pelvis: Beckenneigung *f*, Inclinatio pelvis
inclination of tooth: Zahnneigung *f*, Inklination *f*

in|cline [*n* 'ɪnklaɪn, ɪn'klaɪn; *v* ɪn'klaɪn]: **I** *noun* Gefälle *nt*, (Ab-)Hang *m*, Neigung *f*; (*mathemat.*) schiefe Ebene *f* **II** *vt* neigen, beugen, schräg stellen; (*Kopf*) senken **III** *vi* **1.** (*fig.*) neigen, eine Anlage/Neigung haben (*to* zu) **2.** sich neigen (*to, towards* nach); abfallen; geneigt sein (*to, toward* zu)
pelvic incline: Beckenneigung *f*, Inclinatio pelvis

in|clined [ɪn'klaɪnd] *adj*: **1.** schräg, geneigt **2.** (*fig.*) neigend (*to* zu) **be inclined to do sth.** dazu neigen, etw. zu tun

in|cli|nom|e|ter [ˌɪnklə'nɑmɪtər] *noun*: **1.** Neigungsmesser *m* **2.** (*augenheil.*) Inklinometer *nt*

in|clu|sion [ɪn'kluːʃn] *noun*: Einschluss *m*, Einschließen *nt* (*in* in); Inklusion *f*
cell inclusion: Zelleinschluss *m*
fetal inclusion: Inclusio fetalis
Guarnieri's inclusions: Guanieri-Einschlusskörperchen *pl*
intranuclear inclusion: Einschlusskörperchen *pl*
leucocyte inclusions: (*brit.*) →*leukocyte inclusions*
leukocyte inclusions: Döhle-Einschlusskörperchen *pl*, Döhle-Körperchen *pl*

in|co|ag|u|la|bil|i|ty [ˌɪnkəʊˌægjələ'bɪlətiː] *noun*: Ungerinnbarkeit *f*

in|co|ag|u|la|ble [ˌɪnkəʊ'ægjələbl] *adj*: nicht gerinnbar, ungerinnbar

in|co|er|ci|ble [ˌɪnkəʊ'ɜrsɪbl] *adj*: **1.** unerzwingbar, nicht zu erzwingen(d) **2.** (*physik.*) nicht komprimierbar

in|co|her|ence [ˌɪnkəʊ'hɪərəns, -'her-] *noun*: Inkohärenz *f*

in|co|her|en|cy [ˌɪnkəʊ'hɪərənsiː] *noun*: →*incoherence*

in|co|her|ent [ˌɪnkəʊ'hɪərənt] *adj*: unzusammenhängend, unverbunden, zusammenhangslos, inkohärent

in|com|pat|i|bil|i|ty [ˌɪnkəmˌpætə'bɪlətiː] *noun*: Unvereinbarkeit *f*, Unverträglichkeit *f*, Gegensätzlichkeit *f*, Inkompatibilität *f*
ABO incompatibility: ABO-Unverträglichkeit *f*, ABO-Inkompatibilität *f*
blood group incompatibility: Blutgruppenunverträglichkeit *f*, Blutgruppeninkompatibilität *f*
drug incompatibility: Arzneimittelinkompatibilität *f*
Rh incompatibility: Rhesus-Blutgruppenunverträglichkeit *f*, Rhesus-Inkompatibilität *f*, Rh-Inkompatibilität *f*

in|com|pat|i|ble [ˌɪnkəm'pætɪbl] *adj*: unvereinbar, unverträglich, nicht zusammenpassend, inkompatibel

in|com|pat|i|ble|ness [ˌɪnkəm'pætɪblnəs] *noun*: →*incompatibility*

in|com|pe|tence [ɪn'kɑmpɪtəns] *noun*: **1.** Unfähigkeit *f*, Untüchtigkeit *f*, Inkompetenz *f* **2.** Unzulänglichkeit *f*, Insuffizienz *f*
aortic incompetence: Aorteninsuffizienz *f*, Aortenklappeninsuffizienz *f*
incompetence of the cardiac valves: (Herz-)Klappeninsuffizienz *f*
cervical incompetence: Zervixinsuffizienz *f*
immunologic incompetence: →*immunoincompetence*
mitral incompetence: Mitral(klappen)insuffizienz *f*
palatal incompetence: Gaumensegelinsuffizienz *f*
pulmonary incompetence: Pulmonalinsuffizienz *f*, Pulmonalklappeninsuffizienz *f*
pulmonic incompetence: Pulmonalinsuffizienz *f*, Pulmonalklappeninsuffizienz *f*
tricuspid incompetence: Trikuspidalisinsuffizienz *f*, Trikuspidal(klappen)insuffizienz *f*
valvular incompetence: Herzklappeninsuffizienz *f*

in|com|pe|ten|cy [ɪn'kɑmpɪtensiː] *noun*: →*incompetence*

in|com|pe|tent [ɪn'kɑmpɪtənt] *adj*: unzulänglich, ungenügend, nicht ausreichend, insuffizient
immunologically incompetent: →*immunoincompetent*

in|com|plete [ˌɪnkəm'pliːt] *adj*: **1.** unvollständig, unvollkommen, unvollzählig, inkomplett **2.** unfertig

in|com|plete|ness [ˌɪnkəm'pliːtnəs] *noun*: Unvollständigkeit *f*, Unvollkommenheit *f*

in|com|ple|tion [ˌɪnkəm'pliːʃn] *noun*: →*incompleteness*

in|com|press|i|bil|i|ty [ˌɪnkəmˌpresə'bɪlətiː] *noun*: Inkompressibilität *f*

in|com|press|i|ble [ˌɪnkəm'presɪbl] *adj*: inkompressibel

in|con|gru|ence [ɪn'kɑŋgruəns] *noun*: Nichtübereinstimmung *f*; (*mathemat.*) Inkongruenz *f*

in|con|gru|ent [ɪn'kɑŋgruənt] *adj*: **1.** nicht übereinstimmen (*to, with* mit) **2.** nicht passend, unvereinbar (*to, with* mit) **3.** (*mathemat.*) inkongruent

in|con|gru|i|ty [ɪnkən'gruːətiː] *noun, plura* **-ties**: **1.** Nichtübereinstimmung *f*; Unvereinbarkeit *f* **2.** (*mathemat.*)

Inkongruenz *f* **3.** Ungereimtheit *f*, Widersinnigkeit *f*
in|con|gru|ous [ɪn'kɑŋgrəwəs] *adj*: →*incongruent*
in|con|gru|ous|ness [ɪn'kɑŋgrəwəsnəs] *noun*: →*incongruity*
in|con|stan|cy [ɪn'kɑnstənsiː] *noun*: Unbeständigkeit *f*, Veränderlichkeit *f*, Inkonstanz *f*
in|con|stant [ɪn'kɑnstənt] *adj*: inkonstant
in|con|ti|nence [ɪn'kɑntnens] *noun*: **1.** Unmäßigkeit *f*, Zügellosigkeit *f* **2.** (*patholog.*) Inkontinenz *f*, Incontinentia *f*
combined bladder and bowel incontinence: Incontinentia urinae et alvi
faecal incontinence: (*brit.*) →*fecal incontinence*
fecal incontinence: Stuhl-, Darminkontinenz *f*, Incontinentia alvi
incontinence of feces: Stuhl-, Darminkontinenz *f*, Incontinentia alvi
intermittent incontinence: intermittierende Harninkontinenz *f*
overflow incontinence: paradoxe Harninkontinenz *f*, Incontinentia urinae paradoxa, Ischuria paradoxa
paradoxical incontinence: paradoxe Harninkontinenz *f*, Incontinentia urinae paradoxa, Ischuria paradoxa
paradoxical rectal incontinence: Incontinentia alvi paradoxa
passive incontinence: passive Harninkontinenz *f*
rectal incontinence: Stuhl-, Darminkontinenz *f*, Incontinentia alvi
reflex incontinence: Reflexinkontinenz *f*
relative urinary incontinence: relative Harninkontinenz *f*
stress incontinence: Stressinkontinenz *f*
urge incontinence: Dranginkontinenz *f*, Urge-Inkontinenz *f*
urinary incontinence: Harninkontinenz *f*, Incontinentia urinae
incontinence of urine: Harninkontinenz *f*, Incontinentia urinae
in|con|ti|nen|cy [ɪn'kɑntnensiː] *noun*: →*incontinence*
in|con|ti|nent [ɪn'kɑntnənt] *adj*: Inkontinenz betreffend, inkontinent
in|con|ti|nen|tia [ɪn,kɑntə'nenʃɪə] *noun*: →*incontinence*
Bloch-Sulzberger incontinentia pigmenti: Incontinentia pigmenti Typ Bloch-Sulzberger, Bloch-Sulzberger-Syndrom *nt*, Bloch-Sulzberger-Krankheit *f*, Melanoblastosis Bloch-Sulzberger, Pigmentdermatose Siemens-Bloch
Naegeli's incontinentia pigmenti: Incontinentia pigmenti Typ Franceschetti-Jadassohn, Dermatitis pigmentosa reticularis
in|co|or|di|na|tion [ɪnkəʊ,ɔːrdə'neɪʃn] *noun*: mangelhafte *oder* fehlende Koordination *f*, Inkoordination *f*
in|cor|po|rate [ɪn'kɔːrpəreɪt]: I *vt* **1.** vereinigen, verbinden, zusammenschließen (*with, into, in* mit) **2.** einverleiben, aufnehmen (*in, into* in); eingliedern, einbauen, inkorporieren **3.** (*chem., techn.*) vermischen (*into* zu) **4.** (*techn., biochem.*) einbauen (*into, in* in) **5.** (*fig.*) verkörpern II *vi* sich verbinden *oder* vereinigen *oder* zusammenschließen (*with* mit)
in|cor|po|ra|tion [ɪn,kɔːrpə'reɪʃn] *noun*: Inkorporation *f*
in|crease [*n* 'ɪnkriːs; *v* ɪn'kriːs]: I *noun* **1.** Vergrößerung *f*, Vermehrung *f*, Verstärkung *f*, Zunahme *f*, Zuwachs *m*, Wachstum *nt* **2.** Anwachsen *nt*, Wachsen *nt*, Steigen *nt*, Steigerung *f*, Erhöhung *f* **on the increase** im Anstieg II *vt* vergrößern, verstärken, vermehren, erhöhen, steigern III *vi* **3.** zunehmen, größer werden, wachsen, anwachsen, steigern, ansteigen, sich vergrößern, sich vermehren, sich erhöhen, sich verstärken, sich steigern **4.** sich (*durch Fortpflanzung*) vermehren
gradual increase of dosage: Einschleichen *nt*
intracranial pressure increase: intrakranielle Drucksteigerung *f*
in|creased [ɪn'kriːst] *adj*: erhöht, gesteigert
in|cre|ment ['ɪnkrəmənt, 'ɪŋ-] *noun*: Inkrement *nt*
in|cre|men|tal [,ɪnkrə'mentəl] *adj*: Inkrement betreffend, inkremental, Zuwachs-
in|cre|tion [ɪn'kriːʃn] *noun*: **1.** innere Sekretion *f*, Inkretion *f* **2.** Inkret *nt*
in|cre|to|ry ['ɪnkrɪtɔːriː] *adj*: innere Sekretion betreffend, inkretorisch, innersekretorisch; endokrin
in|crust [ɪn'krʌst]: I *vt* mit einer Kruste überziehen, ver-, überkrusten II *vi* **1.** sich verkrusten, sich überkrusten **2.** eine Kruste bilden
in|crus|ta|tion [,ɪnkrʌ'steɪʃn] *noun*: **1.** Kruste *f*, Grind *m*, Schorf *m* **2.** (*patholog.*) Verkrustung *f*, Inkrustation *f*
in|cu|bate ['ɪnkjəbeɪt, 'ɪŋ-]: I *noun* Inkubat *nt* II *vt* **1.** (*mikrobiolog.*) inkubieren, im Inkubator züchten **2.** (be-, aus-)brüten III *vi* **3.** ausgebrütet werden **4.** sich im Inkubator entwickeln **5.** (*fig.*) sich entwickeln, reifen
in|cu|ba|tion [,ɪnkjə'beɪʃn] *noun*: **1.** (*mikrobiolog.*) (Be-, Aus-)Brüten *nt*, Inkubation *f* **2.** (*pädiat.*) Aufzucht *f* im Inkubator, Inkubation *f* **3.** Inkubationszeit *f*
in|cu|ba|tor [ɪn'kjuːbeɪtər] *noun*: **1.** (*mikrobiolog.*) Brutschrank *m*, Inkubator *m* **2.** (*pädiat.*) Brutkasten *m*, Inkubator *m*
in|cu|bus ['ɪnkjəbəs, 'ɪŋ-] *noun, plura* **-bus|es, -bi** [-baɪ]: Alptraum *m*, Alpdrücken *nt*, Inkubus *m*, Incubus *m*
in|cu|dal ['ɪnkuːdl, 'ɪŋ-] *adj*: Amboss/Incus betreffend, Amboss-, Incus-
in|cu|date ['ɪnkjədeɪt, -dɪt, 'ɪŋ-] *adj*: →*incudal*
in|cu|dec|to|my [,ɪnkuːdektəmiː] *noun*: Ambossentfernung *f*, Ambossexstirpation *f*, Inkudektomie *f*
in|cu|di|form [ɪŋ'kjuːdəfɔːrm] *adj*: ambossförmig
in|cu|do|mal|le|al [,ɪnkuːdəʊ'mælɪəl] *adj*: (*Ohr*) Amboss/Incus und Hammer/Malleus betreffend, inkudomalleolar
in|cu|do|sta|pe|di|al [,ɪnkuːdəʊstə'pɪdɪəl] *adj*: (*Ohr*) Amboss/Incus und Stapes betreffend, inkudostapedial
in|cur|a|bil|i|ty [ɪn,kjʊərə'bɪlətiː] *noun*: (*Krankheit*) Unheilbarkeit *f*, Inkurabilität *f*
in|cur|a|ble [ɪn'kjʊərəbl] *adj*: (*Krankheit*) unheilbar, nicht heilbar, inkurabel
in|cur|vate [*adj* 'ɪnkɜrveɪt, ɪn'kɜrvɪt; *v* 'ɪnkɜrveɪt, ɪn'kɜrveɪt]: I *adj* (nach innen) gekrümmt, (ein-)gebogen; verkrümmt II *vt* (nach innen) krümmen, (ein-)biegen
in|cur|va|tion [,ɪnkɜr'veɪʃn] *noun*: **1.** (Einwärts-)Krümmung *f*, Verkrümmung *f* **2.** Krümmen *nt*
in|curve [ɪn'kɜrv]: I *noun* →*incurvation* II *adj* (nach innen) gekrümmt, (ein-)gebogen; verkrümmt III *vt* (nach innen) krümmen, (ein-)biegen
in|cus ['ɪŋkəs, 'ɪn-] *noun, plural* **-cu|des** [-'kjuːdɪz]: Amboss *m*, Incus *m*
in|cy|clo|duc|tion [ɪn,saɪklə'dʌkʃn] *noun*: Inzyklovergenz *f*, Konklination *f*
in|cy|clo|pho|ria [ɪn,saɪklə'fəʊrɪə] *noun*: Inzyklophorie *f*
in|cy|clo|tro|pia [ɪn,saɪklə'trəʊpɪə] *noun*: Inzyklotropie *f*
Ind. *Abk.*: indication
in|dane|di|one [,ɪndeɪn'daɪəʊn] *noun*: Indandion *nt*
in|dem|ni|fi|ca|tion [ɪn,demnəfɪ'keɪʃn] *noun*: **1.** (*rechtsmed.*) Entschädigung *f*, Ersatzleistung *f* **2.** Entschädigung(ssumme) *f*, Vergütung *f*, Abfindung(sbetrag *m*) *f*
in|dem|ni|fy [ɪn'demnəfaɪ] *vt*: jdn. entschädigen, jdm.

Schadenersatz leisten (*for* für)
in|dem|ni|tee [ɪnˌdemnə'tiː] *noun*: Entschädigungsberechtigte *m/f*
in|dem|ni|ty [ɪn'demnɪtiː] *noun*: Entschädigung(ssumme) *f*, Vergütung *f*, Abfindung(sbetrag *m*) *f*
in|den|i|za|tion [ɪnˌdenɪ'zeɪʃn] *noun*: →*innidiation*
in|dent [*n* 'ɪndent, ɪn'dent; *v* ɪn'dent]: **I** *noun* Einbeulung *f*, Vertiefung *f*, Delle *f* **II** *vt* eindrücken, einbeulen
in|den|ta|tion [ˌɪnden'teɪʃn] *noun*: Impression *f*
in|dent|er [ɪn'dentər] *noun*: Eindringkörper *m*
Knoop indenter: Knoop-Eindringkörper *m*
in|de|pend|ence [ˌɪndə'pendəns] *noun*: Unabhängigkeit *f* (*of* von); Selbständigkeit *f*
in|de|pend|en|cy [ˌɪndə'pendənsiː] *noun*: →*independence*
in|de|pend|ent [ˌɪndə'pendənt] *adj*: unabhängig (*of* von); selbständig; unbeeinflusst
in|de|ter|mi|nate [ˌɪndɪ'tɜrmənɪt] *adj*: nicht-determiniert
in|dex ['ɪndeks] *noun, plural* **-dex|es, -di|ces** [-dɪsiːz]: **1.** Zeigefinger *m*, Index *m*, Digitus secundus **2.** Index *m*, Messziffer *f*, Mess-, Vergleichszahl *f* **3.** (Uhr-)Zeiger *m*; (*Waage*) Zunge *f*

I

absorbency index: Extinktionskoeffizient *m*
acceptor control index: Akzeptorkontrollindex *m*, -ratio *f*
acetabular index: Pfannendachwinkel *m*
alveolar index: Alveolarindex *m*, Kieferindex *m*
anomaly index: Anomalquotient *m*
apnea-hypopnea index: Apnoe-Hypopnoe-Index *m*
apnoea-hypopnoea index: (*brit.*) →*apnea-hypopnea index*
Arneth's index: Arneth-Leukozytenschema *nt*
auricular index: Aurikularindex *m*
auriculopareital index: Aurikuloparietalindex *m*
Ayala's index: Ayala-Quotient *m*, Ayala-Gleichung *f*
Bailliart's index: Bailliart-Index *m*
body mass index: Quetelet-Index *m*, Körpermasseindex *m*
Broders' index: Broders-Index *m*
calculus index: Zahnsteinindex *m*
calculus index-simplified: vereinfachter Zahnsteinindex *m*, Calculus index-simplified *m*
Calculus Surface Index: Zahnsteinflächenindex *m*, Calculus-surface-Index *m*
cardiac index: Herzindex *m*
caries index: Kariesindex *m*
chemotherapeutic index: therapeutische Breite *f*, therapeutischer Index *m*
class index: Schichtindex *m*
color index: Färbeindex *m*, Hämoglobinquotient *m*
colour index: (*brit.*) →*color index*
contagion index: Infektionsindex *m*, Kontagionsindex *m*
cranial index: Schädelindex *m*
debris index: Oral-debris-Index *m*, Oral-debris-Zahl *f*
DEF caries index: DEF-Index *m*, DEF-Zahl *f*
dental index: Dentalindex *m*, Flower-Index *m*
DF caries index: DF-Index *m*, DF-Zahl *f*
DMF caries index: DMF-Index *m*, EKF-Index *m*, DMF-Zahl *f*
DMF-S caries index: DMF-S-Index *m*, DMF-S-Zahl *f*
DMF-T caries index: DMF-T-Index *m*, DMF-T-Zahl *f*
Dunning-Leach index: Dunning-Leach-Index *m*, Gingiva-Knochenindex *m*, Gingiva-Index *m* nach Dunning-Leach
erythrocyte color index: Erythrozytenfärbeindex *m*, Färbeindex *m*
erythrocyte colour index: (*brit.*) →*erythrocyte color index*
face index: Gesichtsindex *m*
Farr's index: Farr-Index *m*
Flower's index: Dentalindex *m*, Flower-Index *m*
Flower's dental index: Dentalindex *m*, Flower-Index *m*
generation index: Generationsindex *m*
gingiva-bone count index: →*gingival-bone index*
gingival index: Gingivalindex *m*, Gingivaindex *m*, Gingivitisindex *m*
gingival-bone index: Dunning-Leach-Index *m*, Gingiva-Knochenindex *m*, Gingiva-Index *m* nach Dunning-Leach
gingival-bone count index: →*gingival-bone index*
gingival-periodontal index: Gingival-Parodontalindex *m*
gingival recession index: Gingivarezessionindex *m*, Gingivaretraktionsindex *m*
gnathic index: →*alveolar index*
Greene-Vermillion index: vereinfachter Oralhygieneindex *m*, Greene-Vermillion-Index *m*
height index: Höhen-Breitenindex *m*
height-breadth index: Breitenindex *m*, Längenbreitenindex *m*, Höhen-Breitenindex *m*
height-length index: →*height index*
interdental papilla, marginal gingiva, and attached gingiva index: →*PMA index*
Karnofsky performance index: Karnofsky-Index *m*, Karnofsky-Skala *f*
karyopyknotic index: Karyopyknoseindex *m*
length-breadth index: Längenbreitenindex *m*
length-height index: Längenhöhenindex *m*
leucocyte index: (*brit.*) →*leukocyte index*
leucopenic index: (*brit.*) →*leukopenic index*
leukocyte index: Leukozytenindex *m*
leukopenic index: leukopenischer Index *m*
manifestation index: Manifestationsindex *m*
maxilloalveolar index: Maxilloalveolarindex *m*, Oberkieferindex *m*
mitotic index: Mitoseindex *m*
morphological face index: morphologischer Gesichtsindex *m*
opsonic index: opsonischer Index *m*
oral hygiene index: Oralhygieneindex *m*
oral hygiene index-simplified: vereinfachter Oralhygieneindex *m*, Greene-Vermillion-Index *m*
oxygen consumption index: Sauerstoffverbrauchsindex *m*
palatal index: Gaumenindex *m*
palatal height index: Gaumenhöhenindex *m*
palatinal index: →*palatal index*
palatine index: →*palatal index*
palatomaxillary index: →*palatal index*
papilla, marginal gingiva, and attached gingiva index: →*PMA index*
pathologic nucleoplasmic index: gestörte Kern-Plasma-Relation *f*
Pearl index: Pearl-Index *m*
performance-pulse index: Leistungspulsindex *m*
periodontal index: Parodontalindex *m*, Ramfjord-Parodontalindex *m*
periodontal disease index: Russell-Parodontalindex *m*
Petrussa's index: Petrussa-Index *m*
plaque index: Plaqueindex *m*
PMA index: PMA-Index *m*, Parodontalindex *m* nach Schour und Massler
Pont index: Pont-Index *m*
Quetelet index: Körpermasseindex *m*, Quetelet-Index *m*, body mass index
Ramfjord index: Parodontalindex *m*, Ramfjord-Paro-

dontalindex *m*
Ranson index: Ranson-Index *m*
index of refraction: Brechungs-, Refraktionsindex *m*
refractive index: Brechungsindex *m*, Brechzahl *f*
relative index of refraction: →*refractive index*
Russell index: Russell-Parodontalindex *m*
Russell's periodontal index: →*Russell index*
Schilling index: Schilling-Index *m*, Kernverschiebungsindex *f*
Schour-Massler index: →*PMA index*
shock index: Schockindex *m*
short increment sensitivity index: short increment sensitivity index *m*
simplified calculus index: vereinfachter Zahnsteinindex *m*, Calculus index-simplified *m*
simplified debris index: vereinfachter Oral-debris-Index *m*
simplified oral hygiene index: vereinfachter Oralhygieneindex *m*, Greene-Vermillion-Index *m*
Singh's index: Singh-Index *m*
Sokolov's index: Sokolow-Index *m*
Sokolow-Lyon index: Sokolow-Lyon-Index *m*, Sokolow-Index *m*
T3/T4 index: T_3/T_4-Index *m*
tension-time index: Tension-Time-Index *m*
therapeutic index: therapeutische Breite *f*, therapeutischer Index *m*
TPHA index: TPHA-Index nach Luger *m*

in|di|can ['ɪndɪkən] *noun*: Indikan *nt*; Harnindikan *nt*; Pflanzenindikan *nt*

in|di|can|ae|mi|a [,ɪndɪkæ'niːmiːə] *noun*: (*brit.*) →*indicanemia*

in|di|can|e|mi|a [,ɪndɪkæ'niːmiːə] *noun*: Indikanämie *f*

in|di|can|i|dro|sis [,ɪndɪkænɪ'drəʊsɪs] *noun*: Indikanausscheidung *f* im Schweiß

in|di|can|o|ra|chia [,ɪndɪkænə'rækɪə] *noun*: Vorkommen *nt* von Indikan im Liquor cerebrospinalis

in|di|cant ['ɪndɪkənt]: **I** *noun* →*indication* **II** *adj* →*indicative*

in|di|can|u|ri|a [,ɪndɪkæ'n(j)ʊəriːə] *noun*: Indikanurie *f*, Indicanurie *f*

in|di|car|mine [ɪndɪ'kɑːrmɪn, -miːn] *noun*: Indigokarmin *nt*

in|di|cate ['ɪndəkeɪt] *vt*: **1.** hinweisen, -deuten auf, schließen lassen auf; (*techn.*) (an-)zeigen **2.** (*Therapie*) erfordern, angezeigt erscheinen lassen, indizieren

in|di|cat|ed ['ɪndəkeɪtɪd] *adj*: indiziert

in|di|ca|tio [,ɪndə'keɪʃɪəʊ] *noun*: →*indication*

in|di|ca|tion [,ɪndɪ'keɪʃn] *noun*: **1.** (An-)Zeichen *nt* (*of* für); Hinweis *m* (*of* auf) **2.** Heilanzeige *f*, Indikation *f*, Indicatio *f* (*for* für)
absolute indication: absolute Indikation *f*
causal indication: kausale Indikation *f*
relative indication: relative Indikation *f*
vital indication: vitale Indikation *f*

in|dic|a|tive [ɪn'dɪkətɪv] *adj*: für eine Krankheit kennzeichnend, krankheitskennzeichnend, pathognomonisch, pathognostisch

in|di|ca|tor ['ɪndɪkeɪtər] *noun*: **1.** Zeigefinger *m*, Index *m*, Digitus secundus **2.** Musculus extensor indicis **3.** Indikator *m* **4.** (An-)Zeiger *m*, Zähler *m*, Messer *m*, Messgerät *nt*, Anzeigegerät *nt*
acid-base indicator: Säure-Basen-Indikator *m*
health indicators: Gesundheitsindikatoren *pl*
pH indicator: pH-Indikator *m*
radioactive indicator: radioaktiver Indikator *m*
risk indicator: Risikoindikator *m*

in|dif|fer|ence [ɪn'dɪf(ə)rəns] *noun*: Indifferenz *f*

in|dif|fer|ent [ɪn'dɪf(ə)rənt] *adj*: indifferent

in|di|gene ['ɪndɪdʒiːn] *noun*: **1.** Eingeborene *m/f* **2.** (*biolog.*) einheimisches Tier *nt*; einheimische Pflanze *f*

in|dig|e|nous [ɪn'dɪdʒənəs] *adj*: eingeboren; einheimisch

in|di|gest|i|bil|i|ty [,ɪndɪ,dʒestə'bɪlətɪ, -daɪ-] *noun*: Unverdaulichkeit *f*, Unverdaubarkeit *f*

in|di|gest|i|ble [,ɪndɪ'dʒestəbl] *adj*: un-, schwerverdaulich

in|di|ges|tion [,ɪndɪ'dʒestʃn] *noun*: **1.** Verdauungsstörung *f*, Indigestion *f* **2.** Magenverstimmung *f*, verdorbener Magen *m*
acid indigestion: (*Magen*) erhöhte Salzsäureproduktion *f*, Hyperazidität *f*, Hyperchlorhydrie *f*
gastric indigestion: Dyspepsie *f*, Dyspepsia *f*
nervous indigestion: nervöse Dyspepsie *f*

in|di|ges|tive [,ɪndɪ'dʒestɪv] *adj*: mit Indigestion verbunden; an Indigestion leidend

in|dig|i|ta|tion [ɪn,dɪdʒə'teɪʃn] *noun*: Intussuszeption *f*

in|di|go ['ɪndɪgəʊ] *noun, plural* **-gos, -goes**: Indigo *m*
indigo blue: Indigoblau *nt*
indigo-blue *adj*: indigoblau

in|di|go|car|mine [,ɪndɪgəʊ'kɑːrmɪn, -maɪn] *noun*: Indigokarmin *nt*

in|di|go|tin [ɪn'dɪgətɪn, ɪndɪ'gəʊtn] *noun*: →*indigo blue*

in|di|go|u|ri|a [,ɪndɪgəʊ'(j)ʊəriːə] *noun*: →*indiguria*

in|di|gu|ri|a [,ɪndɪ'g(j)ʊəriːə] *noun*: Indigurie *f*

in|din|a|vir [ɪn'dɪnəvɪr] *noun*: Indinavir *nt*

in|di|rect [,ɪndə'rekt, -daɪ-] *adj*: mittelbar, auf Umwegen, nicht gerade *oder* direkt, indirekt

in|di|ru|bin [,ɪndɪ'ruːbɪn] *noun*: Indirubin *nt*

in|di|ru|bin|u|ri|a [,ɪndɪ'ruːbɪ'n(j)ʊəriːə] *noun*: Indirubinurie *f*

in|dis|crete [,ɪndɪ'skriːt, ɪn'dɪskriːt] *adj*: zusammenhängend, kompakt, homogen

in|dis|pen|sa|bil|i|ty [,ɪndɪ,spensə'bɪlətiː] *noun*: Unentbehrlichkeit *f*, Unerlässlichkeit *f*

in|dis|pen|sa|ble [,ɪndɪ'spensəbl] *adj*: unentbehrlich, unbedingt notwendig, unerlässlich (*to* für) **indispensable to life** lebensnotwendig

in|dis|pen|sa|ble|ness [,ɪndɪ'spensəblnəs] *noun*: →*indispensability*

in|dis|po|si|tion [,ɪndɪspə'zɪʃn] *noun*: Unpässlichkeit *f*, Unwohlsein *nt*, Indisposition *f*, Indisponiertheit *f*

in|dis|sol|u|bil|i|ty [ɪndɪ,sɑljə'bɪlətiː] *noun*: **1.** (*physik.*) Unlöslichkeit *f* **2.** (*fig.*) Unauflösbarkeit *f*

in|dis|sol|u|ble [ɪndɪ'sɑljəbl] *adj*: **1.** (*physik.*) unlöslich **2.** (*fig.*) unauflösbar

in|dis|sol|u|ble|ness [ɪndɪ'sɑljəblnəs] *noun*: →*indissolubility*

in|dis|tinct [ɪndɪ'stɪŋkt] *adj*: **1.** undeutlich; unscharf **2.** unklar, verworren, dunkel, verschwommen

in|dis|tinct|ness [ɪndɪ'stɪŋktnəs] *noun*: **1.** Undeutlichkeit *m*; Unschärfe *f* **2.** Unklarheit *f*, Verschwommenheit *f*

in|di|um ['ɪndɪəm] *noun*: Indium *nt*

in|di|vid|u|al [,ɪndə'vɪdʒuːəl]: **I** *noun* **1.** Einzelmensch *m*, -person *f*, Individuum *nt*, Einzelne *m/f* **2.** (*biolog.*) Einzelorganismus *m*, -wesen *nt* **II** *adj* **3.** einzeln, individuell, Einzel-, Individual- **4.** persönlich, eigentümlich, eigenwillig, charakteristisch, individuell

in|di|vid|u|al|ism [,ɪndə'vɪdʒuəlɪzəm] *noun*: **1.** Individualismus *m* **2.** →*individuality 1.*

in|di|vid|u|al|i|ty [,ɪndə,vɪdʒə'wæləti:] *noun*: **1.** (persönliche) Eigenart *oder* Note *f*, Besonderheit *f*, Individualität *f* **2.** Einzelwesen *nt*, -mensch *m* **3.** individuelle Existenz *f*, Individualität *f*

in|di|vid|u|al|i|za|tion [,ɪndə,vɪdʒəwælaɪ'zeɪʃn] *noun*: Betrachtung/Behandlung *f* des Einzelnen, individuelle

Behandlung *oder* Betrachtung *f*, Individualisierung *f*, Individualisation *f*
in|di|vid|u|al|ize [ˌɪndəˈvɪdʒəwəlaɪz] *vt*: **1.** jdn. als Einzelwesen betrachten *oder* behandeln, individuell behandeln, einzeln betrachten, individualisieren **2.** individuell gestalten
in|di|vid|u|al|ly [ˌɪndəˈvɪdʒəliː] *adv*: **1.** einzeln, jede(r, s) für sich **2.** einzeln betrachtet, für sich genommen **3.** persönlich
in|di|vid|u|ate [ˌɪndəˈvɪdʒəweɪt] *vt*: **1.** unterscheiden (*from* von) **2.** →*individualize 2.*
in|di|vid|u|a|tion [ˌɪndəˌvɪdʒəˈweɪʃn] *noun*: **1.** (*psychol.*) Ausbildung *f* der Individualität, Individuation *f*, individuelle Selbstfindung *f* **2.** individuelle/persönliche Gestaltung *f*
in|do|lac|e|tu|ri|a [ˌɪndəʊlæsəˈt(j)ʊəriːə] *noun*: Indolaceturie *f*, Indolazeturie *f*
in|dol|a|mine [ɪnˈdɑləmiːn] *noun*: Indolamin *nt*
in|dole [ˈɪndəʊl] *noun*: Indol *nt*, 2,3-Benzopyrrol *nt*
in|do|lence [ˈɪndəʊləns] *noun*: **1.** (*Schmerz*) Unempfindlichkeit *f*, Schmerzlosigkeit *f*, Indolenz *f* **2.** (*patholog.*) langsamer Verlauf *m*, langsamer Heilungsprozess *m*
in|do|lent [ˈɪndəʊlənt] *adj*: **1.** schmerzunempfindlich, unempfindlich, indolent **2.** schmerzlos, indolent **3.** langsam voranschreitend, langsam heilend, indolent
in|do|log|e|nous [ˌɪndəˈlɑdʒənəs] *adj*: indol-produzierend
in|dol|u|ri|a [ˌɪndəʊlˈ(j)ʊəriːə] *noun*: Indolurie *f*
in|do|meth|a|cin [ˌɪndəʊˈmeθəsɪn] *noun*: Indometacin *nt*
in|do|phe|nol [ˌɪndəʊˈfiːnəl, -nɑl] *noun*: Indophenol *nt*
in|do|phe|no|lase [ˌɪndəʊˈfiːnəleɪz] *noun*: Indophenoloxidase *f*, Zytochromoxidase *f*, Cytochromoxidase *f*
in|do|pro|fen [ˌɪndəˈprəʊfen] *noun*: Indoprofen *nt*
in|dor|a|min [ɪnˈdɔːrəmɪn] *noun*: Indoramin *nt*
in|dox|yl [ɪnˈdɑksɪl] *noun*: Indoxyl *nt*, 3-Hydroxyindol *nt*
in|dox|yl|ae|mi|a [ɪnˌdɑksɪˈliːmiːə] *noun*: (*brit.*) →*indoxylemia*
in|dox|yl|e|mi|a [ɪnˌdɑksɪˈliːmiːə] *noun*: Indoxylämie *f*
indoxyl-sulfate *noun*: Indoxylsulfat *nt*
indoxyl-sulphate *noun*: (*brit.*) →*indoxyl-sulfate*
in|dox|yl|u|ri|a [ɪnˌdɑksɪˈl(j)ʊəriːə] *noun*: Indoxylurie *f*
in|duce [ɪnˈd(j)uːs] *vt*: **1.** jdn. veranlassen *oder* bewegen (*to do* zu tun) **2.** (*Narkose, Schlaf*) bewirken, auslösen, herbeiführen, induzieren; (*Geburt*) einleiten **3.** (*elektr.*) erzeugen, induzieren **4.** (*genet.*) induzieren
in|duced [ɪnˈd(j)uːst] *adj*: **1.** auf Induktion beruhend, induziert **2.** (künstlich) herbeigeführt, induziert **3.** (*physik.*) sekundär, induziert, Induktions-
in|duce|ment [ɪnˈd(j)uːsmənt] *noun*: Anlass *m*, Beweggrund *m*; Anreiz *m*
in|duc|er [ɪnˈd(j)uːsər] *noun*: Induktor *m*, Inducer *m*
in|duc|i|ble [ɪnˈd(j)uːsɪbl] *adj*: induzierbar
in|duc|ing [ɪnˈd(j)uːsɪŋ] *adj*: induzierend
in|duct|ance [ɪnˈdʌktəns] *noun*: **1.** Induktion *f*, Induktivität *f* **2.** Induktanz *f*, induktiver Widerstand *m*
in|duc|tion [ɪnˈdʌkʃn] *noun*: **1.** Herbeiführung *f*, Auslösung *f*, Einleitung *f*, Induktion *f* **2.** (*genet.*) Induktion *f* **3.** (*physik.*) Induktion *f* **4.** (*biochem.*) (Enzym-)Induktion *f*
induction of an abortion: Abortinduktion *f*
coordinated induction: koordinierte Induktion *f*
differentiation induction: Differenzierungsinduktion *f*
enzyme induction: Enzyminduktion *f*
external induction: Fremdinduktion *f*
induction of labor: Geburtseinleitung *f*
induction of labour: (*brit.*) →*induction of labor*
magnetic induction: magnetische Induktion *f*
ovulation induction: Ovulationsinduktion *f*
rapid induction: Ileuseinleitung *f*
substrate induction: Substratinduktion *f*
in|duc|tive [ɪnˈdʌktɪv] *adj*: induktiv
in|duc|tor [ɪnˈdʌktər] *noun*: **1.** (*biolog.*) Induktor *m* **2.** (*biochem.*) Induktor *m*, Reaktionsbeschleuniger *m*
in|du|lin [ˈɪndjəlɪn] *noun*: Indulin *nt*
in|du|lin|o|phil [ˌɪndjəˈlɪnəfɪl]: **I** *noun* indulinophile Struktur *f* **II** *adj* mit Indulin anfärbbar, indulin(o)phil
in|du|lin|o|phile [ˌɪndjəˈlɪnəfaɪl] *adj*: →*indulinophil II*
in|du|lin|o|phil|ic [ˌɪndjəˌlɪnəˈfɪlɪk] *adj*: →*indulinophil II*
in|du|rate [*adj* ˈɪnd(j)ʊərɪt, ɪnˈd(j)ʊə-; *v* ˈɪnd(j)ʊəreɪt]: **I** *adj* verhärtet, induriert **II** *vt* **1.** härten, hart machen, indurieren **2.** (*fig.*) ab-, verhärten, abstumpfen (*against, to* gegen) **III** *vi* **3.** sich verhärten, hart werden **4.** (*fig.*) abstumpfen, abgehärtet werden
in|du|rat|ed [ˈɪnd(j)ʊəreɪtɪd] *adj*: verhärtet, induriert
in|du|ra|tion [ɪnd(j)ʊəˈreɪʃn] *noun*: Gewebsverhärtung *f*, Verhärtung *f*, Induration *f*
black induration: schiefrige Induration *f*
brown induration: braune Induration *f*
brown induration of lung: Pigmentinduration *f*
cavernous induration: Schwellkörperschwielen *pl*
congestive induration: Stauungsinduration *f*
cyanotic induration: zyanotische Induration *f*
fibroid induration: Zirrhose *f*, Cirrhosis *f*
granular induration: Zirrhose *f*, Cirrhosis *f*
gray induration: graue Induration *f*
grey induration: (*brit.*) →*gray induration*
interstitial induration: interstitielle Induration *f*
laminate induration: schiefrige Induration *f*
muscle induration: Muskelschwiele *f*
parchment induration: schiefrige Induration *f*
penile induration: →*plastic induration*
plastic induration: Peyronie-Krankheit *f*, Penisfibromatose *f*, Induratio penis plastica
pulmonary induration: Lungeninduration *f*
red induration: rote Induration *f*
in|du|ra|tive [ˈɪnd(j)ʊəreɪtɪv] *adj*: indurativ
in|du|si|um gris|e|um [ɪnˈd(j)uːʒɪəmˈgrɪsɪəm]: Indusium griseum *nt*
in|dus|tri|al [ɪnˈdʌstrɪəl] *adj*: industriell, gewerblich, Industrie-, Betriebs-, Arbeits-; industrialisiert
in|e|bri|ant [ɪnˈɪbrɪənt]: **I** *noun* berauschendes Mittel *nt* **II** *adj* berauschend, betäubend
in|e|bri|ate [*n* ɪnˈɪbrɪɪt; *v* -eɪt]: **I** *noun* **1.** Betrunkene *m/f* **2.** (Gewohnheits-)Trinker(in *f*) *m* **II** *vt* **3.** berauschen, betrunken machen **4.** (*fig.*) betäuben
in|e|bri|a|tion [ɪnˌɪbrɪˈeɪʃn] *noun*: (Be-)Trunkenheit *f*
in|e|bri|e|ty [ˌɪnɪˈbraɪətiː] *noun*: →*inebriation*
in|ed|i|ble [ɪnˈedəbl] *adj*: ungenießbar, nicht essbar
in|ert [ɪˈnɜrt] *adj*: träg(e), lustlos, kraftlos; (*chem.*) (reaktions-)träge, inert
in|er|tia [ɪˈnɜrʃ(j)ə] *noun*: **1.** Trägheit *f*, Langsamkeit *f*, Schwäche *f*, Inertia *f*, Inertie *f* **2.** (Massen-)Trägheit *f*; Reaktionsträgheit *f*
primary uterine inertia: primäre Wehenschwäche *f*
secondary uterine inertia: Ermüdungswehen *pl*, sekundäre Wehenschwäche *f*
inertia uteri: Wehenschwäche *f*, Inertia uteri
uterine inertia: Wehenschwäche *f*, Inertia uteri
in|er|tial [ɪˈnɜrʃ(j)əl] *adj*: Trägheits-, Inertial-
INF *Abk.*: interferon
Inf. *Abk.*: **1.** infection **2.** infusion
in|fan|cy [ˈɪnfænsiː] *noun, plura* **-cies**: **1.** frühe Kindheit *f*, frühes Kindesalter *nt*, Säuglingsalter *nt* **2.** (*rechtsmed.*) Minderjährigkeit *f* **3.** (*fig.*) Anfangsstadium *nt*, Anfang *m*

in|fant ['ɪnfənt]: I *noun* **1.** Säugling *m*; Kleinkind *nt*, (kleines) Kind *nt*; (*rechtsmed.*) Minderjährige *m/f* II *adj* **3.** Säuglings- **4.** (noch) klein, im Kindesalter; Kinder-, Kindes- **5.** (*rechtsmed.*) minderjährig **6.** (*fig.*) in den Anfängen steckend, im Anfangsstadium, jung
floppy infant: floppy infant *nt*
high-risk infant: Risikoneugeborene *nt*
immature infant: →*preterm infant*
mature infant: Reifgeborenes *nt*, reifer Säugling *m*
newborn infant: Neugeborene *nt*
postmature infant: übertragener Säugling *m*
post-term infant: →*postmature infant*
premature infant: →*preterm infant*
preterm infant: Frühgeborene *nt*, Frühgeburt *f*, Frühchen *nt*

in|fan|ti|cide [ɪn'fæntɪsaɪd] *noun*: **1.** Kind(e)stötung *f* **2.** Kind(e)s-, Kindermörder(in *f*) *m*

in|fan|tile ['ɪnfəntaɪl] *adj*: **1.** Kind *oder* Kindheit betreffend, kindlich, im Kindesalter, infantil **2.** (*psychiat.*) kindisch, zurückgeblieben, unterentwickelt, infantil

in|fan|til|ism ['ɪnfəntlɪzəm] *noun*: Infantilismus *m*
hepatic infantilism: hepatischer Infantilismus *m*
Herter's infantilism: Heubner-Herter-Krankheit *f*, idiopathische Steatorrhoe *f*, Zöliakie *f*
hypophysial infantilism: Lorain-Syndrom *nt*, hypophysärer Zwergwuchs/Minderwuchs *m*
idiopathic infantilism: proportionierter Zwergwuchs/Minderwuchs *m*
intestinal infantilism: intestinaler Infantilismus *m*
Lévi-Lorain infantilism: Lorain-Syndrom *nt*, hypophysärer Zwergwuchs/Minderwuchs *m*
Lorain's infantilism: →*Lorain-Lévi infantilism*
Lorain-Lévi infantilism: Lorain-Syndrom *nt*, hypophysärer Zwergwuchs/Minderwuchs *m*
myxedematous infantilism: Kretinismus *m*
myxoedematous infantilism: (*brit.*) →*myxedematous infantilism*
pituitary infantilism: Lorain-Syndrom *nt*, hypophysärer Zwergwuchs/Minderwuchs *m*
proportionate infantilism: proportionierter Zwergwuchs/Minderwuchs *m*
renal infantilism: renaler Infantilismus *m*
sexual infantilism: sexueller Infantilismus *m*
symptomatic infantilism: symptomatischer Infantilismus *m*
universal infantilism: proportionierter Zwergwuchs/Minderwuchs *m*

in|fan|til|i|ty [ˌɪnfən'tɪlətiː] *noun*: **1.** (*psychiat.*) infantiler Zustand *m*, Kindlichkeit *f*, kindisches Wesen *nt*, Infantilität *f* **2.** Kindlichkeit *f*

in|farct ['ɪnfɑːrkt] *noun*: Infarkt *m*, infarziertes Areal *nt*
anaemic infarct: (*brit.*) →*anemic infarct*
anaemic cerebral infarct: (*brit.*) →*anemic cerebral infarct*
anemic infarct: ischämischer Infarkt *m*, anämischer Infarkt *m*, weißer Infarkt *m*, blasser Infarkt *m*
anemic cerebral infarct: anämischer Hirninfarkt *m*
bland infarct: blander Infarkt *m*, steriler Infarkt *m*
bone infarct: Knocheninfarkt *m*
Brewer's infarcts: Brewer-Infarkt(herde *pl*) *m*
calcareous infarct: Kalkinfarkt *m*
embolic infarct: embolischer Infarkt *m*
haemorrhagic infarct: (*brit.*) →*hemorrhagic infarct*
hemorrhagic infarct: hämorrhagischer Infarkt *m*, roter Infarkt *m*
hypophysial infarct: Hypophyseninfarkt *m*, Hypophyseninfarzierung *f*
intestinal infarct: Darminfarzierung *f*
ischaemic infarct: (*brit.*) →*ischemic infarct*
ischemic infarct: ischämischer Infarkt *m*, anämischer Infarkt *m*, weißer Infarkt *m*, blasser Infarkt *m*
mucous membrane infarct: Schleimhautinfarkt *m*
myocardial infarct: Herzinfarkt *m*, infarziertes Myokardareal *nt*
pale infarct: →*ischemic infarct*
pituitary infarct: →*hypophysial infarct*
placental infarct: Plazentainfarkt *m*
red infarct: hämorrhagischer/roter Infarkt *m*
renal infarct: Niereninfarkt *m*
septic infarct: septischer Infarkt *m*
splenic infarct: Milzinfarkt *m*
thrombotic infarct: thrombotischer Infarkt *m*
uric acid infarct: Harnsäureinfarkt *m*, akute Harnsäurenephropathie *f*
white infarct: →*ischemic infarct*
Zahn's infarct: Zahn-Infarkt *m*

in|farc|tion [ɪn'fɑːrkʃn] *noun*: **1.** Infarzierung *f*, Infarktbildung *f* **2.** Infarkt *m*
anaemic liver infarction: (*brit.*) →*anemic liver infarction*
anaemic pulmonary infarction: (*brit.*) →*anemic pulmonary infarction*
anemic liver infarction: anämischer Leberinfarkt *m*
anemic pulmonary infarction: anämischer Lungeninfarkt *m*
anterior myocardial infarction: Vorderwandinfarkt *m*
anteroinferior myocardial infarction: Vorderwandspitzeninfarkt *m*
anterolateral myocardial infarction: anterolateraler Myokardinfarkt *m*
anteroseptal myocardial infarction: anteroseptaler Myokardinfarkt *m*
cardiac infarction: Herzinfarkt *m*, Herzmuskelinfarkt *m*, Myokardinfarkt *m*, Infarkt *m*
cerebral infarction: Hirninfarkt *m*
cerebral cortical infarction: Hirnrindeninfarkt *m*
diaphragmatic myocardial infarction: →*inferior myocardial infarction*
fatty infarction: Fettinfarkt *m*
Freiberg's infarction: Freiberg-Köhler-Krankheit *f*, Morbus Köhler II *m*
haemorrhage cerebral infarction: (*brit.*) →*hemorrhage cerebral infarction*
haemorrhagic infarction: (*brit.*) →*hemorrhagic infarction*
haemorrhagic pulmonary infarction: (*brit.*) →*hemorrhagic pulmonary infarction*
haemorrhagic infarction of small intestine: (*brit.*) →*hemorrhagic infarction of small intestine*
hemorrhage cerebral infarction: hämorrhagischer Hirninfarkt *m*
hemorrhagic infarction: hämorrhagische Infarzierung *f*
hemorrhagic pulmonary infarction: hämorrhagischer Lungeninfarkt *m*
hemorrhagic infarction of small intestine: hämorrhagische Dünndarminfarzierung *f*
inferior myocardial infarction: diaphragmaler/inferiorer Myokardinfarkt *m*
inferolateral myocardial infarction: inferolateraler Myokardinfarkt *m*
intestinal infarction: Darminfarkt *m*
iris infarction: Irisinfarkt *m*
ischaemic liver infarction: (*brit.*) →*ischemic liver infarction*

I

ischemic liver infarction: ischämischer Leberinfarkt *m*
lateral myocardial infarction: Seitenwandinfarkt *m*, Lateralinfarkt *m*
liver infarction: Leberinfarkt *m*
mesenteric infarction: Mesenterialinfarkt *m*
myocardial infarction: Herzinfarkt *m*, Herzmuskelinfarkt *m*, Myokardinfarkt *m*, Infarkt *m*
non-Q wave infarction: non-Q-wave-Infarkt *m*
nontransmural myocardial infarction: nicht-transmuraler Myokardinfarkt *m*
permanent cerebral infarction: persistierender Hirninfarkt *m*
posterior myocardial infarction: Hinterwandinfarkt *m*
posterolateral myocardial infarction: posterolateraler Myokardinfarkt *m*
pulmonary infarction: Lungeninfarkt *m*
Q-wave infarction: Q-wave-Infarkt *m*
recurrent infarction: Infarktrezidiv *nt*, rezidivierender Myokardinfarkt *m*
recurrent myocardial infarction: Infarktrezidiv *nt*, rezidivierender Myokardinfarkt *m*
septal myocardial infarction: Septuminfarkt *m*
silent myocardial infarction: stummer Myokardinfarkt *m*
infarction of small intestine: Dünndarminfarzierung *f*
splenic infarction: Milzinfarkt *m*
ST segment elevation infarction: ST-Strecken-Hebungs-Myokardinfarkt *m*
subendocardial myocardial infarction: subendokardialer Myokardinfarkt *m*
through-and-through myocardial infarction: →*transmural myocardial infarction*
transmural myocardial infarction: transmuraler Myokardinfarkt *m*

in|faust [ɪn'faʊst] *adj*: ungünstig, aussichtslos, ohne Aussicht auf Heilung, infaust

in|fect [ɪn'fekt] *vt*: **1.** (*patholog.*) jdn. *oder* etw. infizieren, jdn. anstecken (*with* mit; *by* durch) **become infected** sich infizieren *oder* anstecken **2.** (*biolog.*) befallen **3.** (*Luft*) verpesten; (*fig.*) vergiften

in|fect|ed [ɪn'fektɪd] *adj*: infiziert (*with* mit)

in|fect|i|ble [ɪn'fektɪbl] *adj*: infizierbar

in|fec|tion [ɪn'fekʃn] *noun*: **1.** Ansteckung *f*, Infektion *f* **catch an infection** sich infizieren *oder* anstecken **2.** Infekt *m*, Infektion *f*, Infektionskrankheit *f*
abortive infection: abortive Infektion *f*
acute HIV infection: akute HIV-Infektion *f*, akutes retrovirales Syndrom *nt*
acute respiratory infection: akute Atemwegserkrankung *f*, akuter Atemwegsinfekt *m*, akute Atemwegsinfektion *f*
adenovirus infection: Adenovirusinfektion *f*
aerosol infection: Tröpfcheninfektion *f*
airborne infection: aerogene Infektion *f*
apical infection: Wurzelspitzeninfektion *f*
apparent infection: apparente Infektion *f*, klinisch-manifeste Infektion *f*
arboviral infection: Arbovirose *f*, Arthropode-borne disease *nt*
bacterial infection: bakterielle Infektion *f*
blood-borne infection: hämatogene Infektion *f*
bone infection: Knocheninfektion *f*
chlamydial infection: Chlamydienerkrankung *f*, Chlamydieninfektion *f*, Chlamydiose *f*
contact infection: Kontaktinfektion *f*
coronavirus infection: Coronavirus-, Coronavireninfektion *f*
cross infection: Kreuzinfektion *f*
cryptogenic infection: kryptogene Infektion *f*
cytomegalovirus infection: Zytomegalie *f*, Zytomegalie-Syndrom *nt*, Zytomegalievirusinfektion *f*, zytomegale Einschlusskörperkrankheit *f*
direct infection: direkte Infektion *f*
direct contact infection: direkte Kontaktinfektion *f*
disseminated gonoccocal infection: benigne Gonokokkensepsis *f*
droplet infection: Tröpfcheninfektion *f*
ectogenous infection: exogene Infektion *f*
Ehrlichia sennetsu infection: Sennetsu-Ehrlichiose *f*
endogenous infection: endogene Infektion *f*
exogenous infection: exogene Infektion *f*
filarial infections: Filariosen *pl*
floor-of-mouth infection: Mundbodeninfektion *f*
focal infection: Fokal-, Herdinfektion *f*
fungal infection: Pilzerkrankung *f*, -infektion *f*, Mykose *f*, Mycosis *f*
granulomatous infection: granulomatöse Infektion *f*
hair follicle infection: Haarbalginfektion *f*
herpes infection: Herpesinfektion *f*
HIV infection: HIV-Infektion *f*
hospital-acquired infection: nosokomiale Infektion *f*, nosokomialer Infekt *m*, Nosokomialinfektion *f*
iatrogenic infection: iatrogene Infektion *f*
inapparent infection: inapparente Infektion *f*
indirect infection: Schmierinfektion *f*
indirect contact infection: indirekte Kontaktinfektion *f*
intestinal infection: Darminfektion *f*
intra-abdominal infection: intraabdominelle Infektion *f*
intrathoracic infection: intrathorakale Infektion *f*
intrauterine infection: intrauterine Infektion *f*
joint infection: Gelenkinfektion *f*
latent infection: latente Infektion *f*
lethal infection: tödlich verlaufende Infektion *f*
metastatic infection: Pyämie *f*, Pyohämie *f*
Microsporum infection: Mikrosporie *f*
mixed infection: Mischinfektion *f*
multiple infections: Mehrfachinfekt *m*
mycotic infection: Pilzerkrankung *f*, Mykose *f*, Mycosis *f*
nail infection: Nagelinfektion *f*
necrotizing infection: nekrotisierende Infektion *f*
nosocomial infection: nosokomiale Infektion *f*, nosokomialer Infekt *m*, Nosokomialinfektion *f*
odontogenic infection: odontogene Infektion *f*
opportunistic infection: opportunistische Infektion *f*
oral infection: Infektion *f* im Bereich der Mundhöhle
overwhelming post-splenectomy infection: Post-Splenektomiesepsis *f*, Post-Splenektomiesepsissyndrom *nt*, Overwhelming-post-splenectomy-Sepsis *f*, Overwhelming-post-splenectomy-Sepsis-Syndrom *nt*
periapical infection: periapikale Infektion *f*
perinatal infection: perinatale Infektion *f*
persistent infection: persistierende Infektion *f*
persistent tolerant infection: Probleminfektion *f*
persistent urinary tract infection: persistierende Harnweginfektion *f*
phage infection: Phageninfektion *f*
pleural space infection: Pleuralspaltinfektion *f*
pneumococcal infection: Pneumokokkeninfektion *f*, Pneumokokkose *f*
postnatal infection: postnatale Infektion *f*
prenatal infection: Pränatalinfektion *f*
primary infection: Erstinfektion *f*
pseudomycotic infection: Pseudomykose *f*

pulmonary infection: Lungeninfektion *f*
pyogenic infection: pyogene Infektion *f*
recurrent urinary tract infection: rezidivierende Harnweginfektion *f*
respiratory infection: Atemwegsinfekt *m*, Atemwegsinfektion *f*, Atemwegserkrankung *f*
rickettsial infection: Rickettsieninfektion *f*, -erkrankung *f*, Rickettsiose *f*
RS virus infection: RS-Virus-Infektion *f*
Salinem infection: Salinem-Fieber *nt*
salmonellal infection: Salmonelleninfektion *f*
scalp infection: Kopfhautinfektion *f*
secondary infection: Sekundärinfektion *f*, Sekundärinfekt *m*
sexually transmitted infections: genitale Kontaktinfektionen *pl*, sexuell übertragbare Krankheiten *pl*
shunt infection: Shuntinfektion *f*
simultaneous infection: Simultaninfektion *f*
slow virus infection: Slow-Virus-Infektion *f*
staphylococcal infection: Staphylokokkeninfektion *f*, Staphylokokkose *f*
streptococcal infection: Streptokokkeninfektion *f*, Streptokokkose *f*
subclinical infection: inapparente Infektion *f*
surgical infection: chirurgische Infektion *f*
systemic infection: Allgemeininfektion *f*
transplacental infection: transplazentare/diaplazentare Infektion *f*
tubal infection: Tubeninfektion *f*
upper respiratory tract infection: Infekt(ion *f*) *m* der oberen Luftwege
urinary tract infection: Harnweginfektion *f*, Harnwegsinfektion *f*, Harnwegsinfekt *m*
Vincent's infection: →*pseudomembranous angina*
viral infection: Virusinfektion *f*
web space infection: Infektion *f* des Interdigitalraums
wound infection: Wundinfektion *f*

infection-immunity *noun*: Infektionsimmunität *f*, Infektimmunität *f*

in|fec|ti|os|i|ty [ɪnˌfekʃɪ'ɑsətiː] *noun*: Ansteckungsfähigkeit *f*, Infektiosität *f*

in|fec|tious [ɪn'fekʃəs] *adj*: ansteckungsfähig, ansteckend, infektiös; übertragbar

in|fec|tious|ness [ɪn'fekʃəsnəs] *noun*: →*infectiosity*

in|fec|tive [ɪn'fektɪv] *adj*: →*infectious*

in|fec|tive|ness [ɪn'fektɪvnəs] *noun*: →*infectiosity*

in|fec|tiv|i|ty [ɪnfek'tɪvətiː] *noun*: →*infectiosity*

in|fe|cund [ɪn'fiːkənd, -'fekənd] *adj*: unfruchtbar, infertil; steril

in|fe|cun|di|ty [ˌɪnfɪ'kʌndətiː] *noun*: (weibliche) Unfruchtbarkeit *f*, Infertilität *f*, Sterilität *f*

in|fe|ri|or [ɪn'fɪərɪər] *adj*: **1.** tiefer *oder* weiter unten liegend, untere(r, s), inferior, Unter- **2.** untergeordnet, niedriger, geringer, (*Qualität*) minderwertig, minder

in|fe|ri|or|i|ty [ɪnˌfɪərɪ'ɔrətiː] *noun*: Unterlegenheit *f* (*to* gegenüber); Minderwertigkeit *f*

in|fe|ro|lat|er|al [ˌɪnfərəʊ'lætərəl] *adj*: inferolateral

in|fe|ro|me|di|an [ˌɪnfərəʊ'miːdɪən] *adj*: inferomedian

in|fe|ro|na|sal [ˌɪnfərəʊ'neɪzl] *adj*: inferonasal

in|fe|ro|pos|te|ri|or [ˌɪnfərəʊpɔ'stɪərɪər, -pəʊ-] *adj*: inferoposterior

in|fe|ro|tem|po|ral [ˌɪnfərəʊ'temp(ə)rəl] *adj*: inferotemporal

in|fer|tile [ɪn'fɜrtl] *adj*: unfruchtbar, infertil

in|fer|til|i|tas [ˌɪnfɜr'tɪlətæs] *noun*: Infertilität *f*, Sterilität *f*, Unfruchtbarkeit *f*

in|fer|til|i|ty [ˌɪn'fɜr'tɪlətiː] *noun*: **1.** (weibliche) Unfruchtbarkeit *f*, Infertilität *f*, Impotentia generandi **2.** (männliche) Unfruchtbarkeit *f*, Sterilität *f*, Infertilität *f*, Impotentia generandi

in|fest [ɪn'fest] *vt*: (*Parasit*) verseuchen, befallen

in|fes|ta|tion [ɪnfes'teɪʃn] *noun*: Parasitenbefall *m*, Parasiteninfektion *f*, Infestation *f*
crab lice infestation: Phthiriasis *f*
flea infestation: Pulikose *f*
lice infestation: Pedikulose *f*

in|fest|ed [ɪn'festɪd] *adj*: (*Parasit*) verseucht, befallen, infiziert

in|fib|u|la|tion [ɪnˌfɪbjə'leɪʃn] *noun*: Infibulation *f*

in|fil|trate [ɪn'fɪltreɪt]: **I** *noun* Infiltrat *nt* **II** *vt* einsickern (in), eindringen, infiltrieren **III** *vi* einsickern, eindringen (*into* in)
Assmann's tuberculous infiltrate: Assmann-Herd *m*, Frühinfiltrat *nt*
corneal infiltrate: Hornhautinfiltrat *nt*
inflammatory infiltrate: entzündliches Infiltrat *nt*
infraclavicular infiltrate: infraklavikuläres Infiltrat *nt*
tuberculous infiltrate: tuberkulöses Infiltrat *nt*

in|fil|trat|ing ['ɪnfɪltreɪtɪŋ] *adj*: einsickernd, eindringend, infiltrierend

in|fil|tra|tion [ˌɪnfɪl'treɪʃn] *noun*: **1.** Infiltration *f*, Infiltrierung *f* **2.** Infiltrat *nt*
adipose infiltration: Fettinfiltration *f*
calcareous infiltration: Kalkinfiltration *f*
cellular infiltration: Zellinfiltration *f*
early infiltration: Frühinfiltration *f*
fatty infiltration: Fettzelldurchwachsung *f*
gelatinous infiltration: graue Infiltration *f*
gray infiltration: graue Infiltration *f*
grey infiltration: (*brit.*) →*gray infiltration*
inflammatory infiltration: entzündliches Infiltrat *nt*
leukaemic infiltration: (*brit.*) →*leukemic infiltration*
leukemic infiltration: leukämisches Infiltrat *nt*
local infiltration: lokale Injektion/Infiltration *f*
paraneural infiltration: paraneurale Leitungsanästhesie *f*, paraneuraler Block *m*
pulmonary infiltration: Lungeninfiltrat *nt*
serous infiltration: seröse Infiltration *f*

in|firm [ɪn'fɜrm] *adj*: schwach, gebrechlich

in|fir|ma|ry [ɪn'fɜrməriː] *noun*: **1.** Krankenhaus *nt* **2.** Krankenzimmer *nt*, -stube *f*, -revier *nt*; Sanitätsstation *f*

in|fir|mi|ty [ɪn'fɜrmətiː] *noun, plura* **-ties**: **1.** Schwäche *f*, Gebrechlichkeit *f*; Gebrechen *nt* **2.** Geistesschwäche *f*

in|firm|ness [ɪn'fɜrmnəs] *noun*: →*infirmity*

INFIT *Abk.*: intracranial fluid infusion tamponade

in|flame [ɪn'fleɪm]: **I** *vt* entzünden **become inflamed** sich entzünden **II** *vi* **1.** sich entzünden **2.** Feuer fangen, sich entzünden

in|flamed [ɪn'fleɪmd] *adj*: **1.** entzündet **2.** brennend

in|flam|ma|bil|i|ty [ɪnˌflæmə'bɪlətiː] *noun*: **1.** Entflammbarkeit *f*, Brennbarkeit *f*, Entzündlichkeit *f* **2.** Feuergefährlichkeit *f*

in|flam|ma|ble [ɪn'flæməbl]: **I** *noun* Brennstoff *m*, -material *nt*, leicht entzündliche *oder* feuergefährliche Substanz *f* **II** *adj* **1.** entflammbar, brennbar, (leicht) entzündlich; feuergefährlich **2.** (*fig.*) reizbar, leicht erregbar, jähzornig

in|flam|ma|tion [ˌɪnflə'meɪʃn] *noun*: Entzündung *f*, Inflammation *f*, Inflammatio *f*
inflammation of the abdominal muscles: Entzündung *f* der Bauchwandmuskulatur, Bauchmuskelentzündung *f*, Laparomyositis *f*
inflammation of an acinus: Azinusentzündung *f*
acute inflammation: akute Entzündung *f*

acute diverticular inflammation: Divertikulitis *f*
acute inflammation of the ciliary ganglion: Ganglionitis ciliaris acuta
inflammation of the adenoids: Entzündung *f* der Adenoide, Adenoiditis *f*
inflammation of the adenoids and the pharynx: Entzündung *f* der Adenoide und des Pharynx, Adenopharyngitis *f*
adhesive inflammation: adhäsive/verklebende Entzündung *f*
inflammation of the adipose tissue: Steatitis *f*, Pimelitis *f*
inflammation of a gland and the surrounding tissue: Entzündung *f* einer Drüse und des umliegenden Gewebes, Adenocellulitis *f*, Adenozellulitis *f*
inflammation of a lacrimal gland: Entzündung *f* der Tränendrüse, Tränendrüsenentzündung *f*, Dakryoadenitis *f*
inflammation of the albuginea: Entzündung *f* der bindegewebigen Hodenhülle, Albuginitis *f*
allergic inflammation: allergische Reaktion/Entzündung *f*
alterative inflammation: alterative Entzündung *f*
inflammation of the amnion: Amnionentzündung *f*, Amnionitis *f*
inflammation of an ampulla: Ampullenentzündung *f*, Ampullitis *f*
inflammation of the anal papillas: Entzündung *f* der Analpapillen
inflammation of the anorectum: Anorektitis *f*
inflammation of the antrum of the stomach: Antrumgastritis *f*
inflammation of the anus: Afterentzündung *f*, Anusentzündung *f*, Anusitis *f*
inflammation of the aorta: Aortenentzündung *f*, Aortitis *f*
inflammation of an apex: Apicitis *f*, Apizitis *f*
inflammation of an aponeurosis: Aponeurosenentzündung *f*, Aponeurositis *f*
inflammation of an apophysis: Apophysenentzündung *f*, Apophysitis *f*
inflammation of the arachnoidea: Arachnoiditis *f*, Arachnitis *f*
inflammation of the areola of the breast: Entzündung *f* des Warzenvorhofs, Warzenvorhofentzündung *f*, Areolitis *f*
inflammation of the arterioles: Arteriolenentzündung *f*, Arteriolenwandentzündung *f*, Arteriolitis *f*
inflammation of an artery: Arterienentzündung *f*, Arteriitis *f*
inflammation of an articular cartilage: Gelenkknorpelentzündung *f*, Arthrochondritis *f*
inflammation of an arytenoid cartilage: Entzündung des/der Aryknorpel, Aryknorpelentzündung *f*, Arytänoiditis *f*
atrophic inflammation: atrophische/fibroide Entzündung *f*
inflammation of the attic: Attizitis *f*
inflammation of the auditory tube: Entzündung *f* der Ohrtrompete, Syringitis *f*
inflammation of the basal part of the arachnoid: Basiarachnoiditis *f*
inflammation of a bile duct: Entzündung *f* der Gallenwege/Gallengänge, Gallengangsentzündung *f*, Cholangitis *f*, Cholangiitis *f*, Angiocholitis *f*
bladder inflammation: Harnblasenentzündung *f*, Blasenentzündung *f*, Cystitis *f*, Zystitis *f*
inflammation of bladder and pelvis of kidney: Entzündung *f* von Harnblase und Nierenbecken, Zystopyelitis *f*
inflammation of bladder and ureter: Entzündung *f* von Harnblase und Harnleiter, Zystoureteritis *f*
inflammation of bladder and urethra: Entzündung *f* von Harnblase und Harnröhre, Zystourethritis *f*
inflammation of the blood vessels of the skin: Entzündung *f* von Hautgefäßen, Angiodermatitis *f*
bone inflammation: Knochenentzündung *f*, Ostitis *f*
inflammation of bone and cartilage: Knochen-Knorpel-Entzündung *f*, Osteochondritis *f*
inflammation of a bone and its periosteum: Entzündung *f* von Knochengewebe und Knochenhaut/Periost, Osteoperiostitis *f*, Knochen-Periost-Entzündung *f*
inflammation of bone marrow: Knochenmarkentzündung *f*
inflammation of the brain: Gehirnentzündung *f*, Hirnentzündung *f*, Enzephalitis *f*, Encephalitis *f*
inflammation of brain and meninges: Entzündung *f* von Gehirn und Hirnhäuten, Encephalomeningitis *f*, Enzephalomeningitis *f*, Meningoencephalitis *f*, Meningoenzephalitis *f*
inflammation of brain and spinal cord: Entzündung *f* von Gehirn und Rückenmark, Myeloenzephalitis *f*, Enzephalomyelitis *f*, Encephalomyelitis *f*
inflammation of the breast: Entzündung *f* der Brust/Brustdrüse, Brustentzündung *f*, Brustdrüsenentzündung *f*, Mastitis *f*
inflammation of the bronchi: Entzündung *f* der Bronchialschleimhaut, Bronchitis *f*
inflammation of the bronchial glands: Entzündung *f* der Bronchialdrüsen, Bronchoadenitis *f*, Bronchadenitis *f*
inflammation of bronchi and alveoli: Entzündung *f* von Bronchien und Lungenalveolen, Bronchoalveolitis *f*, Bronchalveolitis *f*
inflammation of the bronchioles: Entzündung *f* der Bronchiolen, Bronchiolitis *f*
inflammation of the bronchioles and alveoli: Entzündung *f* von Lungenbläschen und Bronchien, Alveolobronchiolitis *f*, Alveobronchiolitis *f*
inflammation of bulbourethral gland: Entzündung *f* der Cowper-Drüse, Cowperitis *f*
inflammation of the bulbus penis: Entzündung *f* des Bulbus penis, Bulbitis *f*
inflammation of a bursa: Entzündung *f* eines Schleimbeutels, Schleimbeutelentzündung *f*, Bursitis *f*
inflammation of the bursae about the Achilles tendon: Entzündung *f* der Bursa tendinis calcanei, Achillobursitis *f*
inflammation of the caecum: (*brit.*) →*inflammation of the cecum*
inflammation of the calcaneus: Entzündung *f* des Fersenbeins, Fersenbeinentzündung *f*, Kalkaneusentzündung *f*, Kalkaneitis *f*
inflammation of a canthus: Entzündung *f* im Bereich des Lidwinkels, Kanthitis *f*, Canthitis *f*
inflammation of the capillaries: Entzündung *f* einer Kapillare, Kapillaritis *f*, Capillaritis *f*
inflammation of the capsule of lens: Entzündung *f* der Linsenkapsel, Kapsitis *f*
inflammation of cartilage: Knorpelentzündung *f*, Chondritis *f*
inflammation of cartilage and skin: Entzündung *f* von Haut und Knorpel, Chondrodermatitis *f*
catarrhal inflammation: Katarrh *m*

inflammation of the cavernous body of penis: Entzündung *f* der Penisschwellkörper, Kavernitis *f*, Cavernitis *f*
inflammation of the cecum: Entzündung *f* des Blinddarms, Entzündung *f* des Zäkums, Zäkumentzündung *f*, Typhlitis *f*
inflammation of the cementum: Zementitis *f*
inflammation of the cerebellum: Kleinhirnentzündung *f*, Cerebellitis *f*, Zerebellitis *f*
inflammation of the cerebrum: Großhirnentzündung *f*, Cerebritis *f*, Zerebritis *f*
inflammation of the cervix of uterus: Entzündung *f* der Cervix uteri, Cervicitis *f*, Zervizitis *f*
inflammation of cervix uteri and vagina: Entzündung *f* von Zervix und Scheide/Vagina, Zervikokolpitis *f*
inflammation of the cheek: Wangenentzündung *f*
inflammation of the chest muscles: Entzündung *f* der Brustwandmuskeln, Stethomyositis *f*
inflammation of the chest wall: Parapleuritis *f*
inflammation of the cholangioles: Entzündung *f* der Gallenkapillaren und intrahepatischen Gallengänge, Cholangiolitis *f*
inflammation of the chorion: Entzündung *f* des Chorions
inflammation of the choroid: Aderhautentzündung *f*, Chorioiditis *f*
inflammation of choroid and ciliary body: Entzündung *f* von Aderhaut und Ziliarkörper, Chorioidozyklitis *f*
inflammation of choroid and iris: Entzündung *f* von Aderhaut und Regenbogenhaut, Chorioiritis *f*, Chorioidoiritis *f*
inflammation of choroid and retina: Entzündung *f* von Aderhaut und Netzhaut, Chorioretinitis *f*
inflammation of the choroid and the optic nerve: Entzündung *f* von Sehnerv und Aderhaut/Choroidea, Neurochorioiditis *f*
chronic inflammation: chronische Entzündung *f*
inflammation of the ciliary body: Entzündung *f* des Ziliarkörpers, Cyclitis *f*, Zyklitis *f*
inflammation of ciliary body and choroid: Entzündung *f* von Ziliarkörper und Aderhaut/Choroidea, Zyklochorioiditis *f*
inflammation of ciliary body and cornea: Entzündung *f* von Ziliarkörper und Hornhaut/Kornea, Zyklokeratitis *f*
inflammation of the ciliary zonule: Entzündung *f* der Strahlenzone der Augenlinse, Zonulitis *f*
cirrhotic inflammation: atrophische/fibroide Entzündung *f*
inflammation of the clitoris: Entzündung *f* der Klitoris, Klitoritis *f*
inflammation of the cochlea: Entzündung *f* der Innenohrschnecke, Kochleitis *f*, Cochlitis *f*
inflammation of the colon: Dickdarmentzündung *f*, Kolitis *f*, Colitis *f*
inflammation of colon and rectum: Entzündung *f* von Kolon und Mastdarm/Rektum, Koloproktitis *f*
colonic inflammation: Dickdarmentzündung *f*, Kolitis *f*, Colitis *f*
inflammation of the common bile duct: Entzündung *f* des Ductus choledochus, Choledochitis *f*
inflammation of a concha: Entzündung *f* einer Nasenmuschel, Conchitis *f*
inflammation of conjunctiva: Entzündung *f* der Augenbindehaut, Conjunctivitis *f*
inflammation of the cornea: Entzündung *f* der Augenhornhaut, Hornhautentzündung *f*, Keratitis *f*
inflammation of cornea and conjunctiva: Entzündung *f* von Hornhaut und Bindehaut/Conjunctiva, Keratoconjunctivitis *f*
inflammation of cornea and iris: Entzündung *f* von Hornhaut und Regenbogenhaut/Iris, Korneoiritis *f*, Keratoiritis *f*
inflammation of cornea and sclera: Entzündung *f* von Hornhaut und Lederhaut/Sklera, Korneoskleritis *f*, Keratoskleritis *f*
inflammation of coronary arteries: Entzündung *f* der Herzkranzgefäße, Koronaritis *f*
inflammation of the corpus spongiosum penis: Entzündung *f* des Penisschwellkörpers, Spongiitis *f*
inflammation of the corpus vitreum: Glaskörperentzündung *f*, Hyalitis *f*
inflammation of costal cartilage(s): Rippenknorpelentzündung *f*, Kostochondritis *f*
inflammation of the cranial bones: Schädelknochenentzündung *f*
croupous inflammation: →*croupy inflammation*
croupy inflammation: kruppöse Entzündung *f*
inflammation of a crypt: Entzündung *f* einer Krypte, Kryptitis *f*
inflammation of the decidual membrane: Entzündung *f* der Decidua, Deciduitis *f*
degenerative inflammation: degenerative Entzündung *f*
inflammation of the Descemet's membrane: Entzündung *f* der Descemet-Membran, Descemetitis *f*
inflammation of the diaphragm: Zwerchfellentzündung *f*, Diaphragmatitis *f*
inflammation of a diaphysis: Entzündung *f* der Diaphyse, Diaphysitis *f*
diffuse inflammation: diffuse Entzündung *f*
diphtheric inflammation: diphtherische Entzündung *f*, pseudomembranös-nekrotisierende Entzündung *f*
disseminated inflammation: disseminierte Entzündung *f*
diverticular inflammation: Entzündung *f* eines Divertikels, Divertikulitis *f*
inflammation of a diverticulum: Entzündung *f* eines Divertikels, Divertikulitis *f*
inflammation of Douglas's space: Entzündung *f* des Douglas-Raums, Douglasitis *f*
inflammation of the ductus deferens: Entzündung *f* des Ductus deferens, Entzündung *f* des Samenleiters, Deferentitis *f*
inflammation of the duodenal papilla: Entzündung *f* der Duodenalpapille
inflammation of the duodenum: Entzündung *f* der Duodenalschleimhaut, Duodenitis *f*
inflammation of duodenum and common bile duct: Entzündung *f* von Duodenum und Ductus choledochus, Duodenocholangitis *f*
inflammation of the dura and pia: Entzündung *f* der harten und weichen Hirn- *oder* Rückenmarkhäute, Pachyleptomeningitis *f*
inflammation of the dura mater: Dura-Entzündung *f*, Entzündung *f* der Dura mater, Pachymeningitis *f*
inflammation of the dura mater and arachnoid mater: Entzündung *f* von Dura mater und Arachnoidea, Duroarachnitis *f*
inflammation of the ear: Otitis *f*
inflammation of the endangium: Entzündung *f* der Gefäßinnenwand, Endangiitis *f*
inflammation of the endocardium: Entzündung *f* der Herzinnenhaut, Endokarditis *f*, Endocarditis *f*
inflammation of endocardium and myocardium: Ent-

zündung *f* von Endokard und Myokard, Endomyokarditis *f*
inflammation of endocardium and pericardium: Entzündung *f* von Endokard und Perikard, Endoperikarditis *f*
inflammation of the endocervix: Endozervizitis *f*, Endocervicitis *f*
inflammation of the endocranium: Entzündung *f* des Endokraniums, Endokranitis *f*
inflammation of the endometrium: Entzündung *f* der Gebärmutterschleimhaut, Endometritis corporis uteri, Endometritis *f*
inflammation of the endoneurium: Entzündung *f* des Endoneuriums, Endoneuritis *f*
inflammation of endoneurium and perineurium: Entzündung *f* von Endoneurium und Perineurium, Endoperineuritis *f*
inflammation of the endosalpinx: Entzündung *f* der Tubenschleimhaut, Endosalpingitis *f*
inflammation of the endosteum: Endostitis *f*
inflammation of the endothelium: Endothelitis *f*
inflammation of the ependyma: Ependymitis *f*
inflammation of the epicondyle: Entzündung *f* einer Epikondyle, Epicondylitis *f*
inflammation of the epidermis: Entzündung *f* der Epidermis, Entzündung *f* der Oberhaut, Epidermitis *f*
inflammation of the epididymis: Epididymitis *f*, Nebenhodenentzündung *f*
inflammation of epididymis and testis: Entzündung *f* von Nebenhoden und Hoden, Epididymoorchitis *f*
inflammation of the epiglottis: Entzündung *f* des Kehldeckels, Epiglottitis *f*, Kehldeckelentzündung *f*
inflammation of the epipharynx/nasopharynx: Entzündung *f* des Epipharynx, Epipharyngitis *f*
inflammation of the epiphyseal cartilages: Entzündung *f* des Epiphysenknorpels, Chondroepiphysitis *f*
inflammation of an epiphysis: Entzündung *f* der Knochenepiphyse, Epiphysitis *f*
inflammation of the esophagus: Entzündung *f* der Speiseröhrenschleimhaut, Speiseröhrenentzündung *f*, Ösophagitis *f*
inflammation of the ethmoid bone: Entzündung *f* des Os ethmoidale, Entzündung *f* des Siebbeins, Siebbeinentzündung *f*
inflammation of the ethmoid sinuses: Entzündung *f* der Cellulae ethmoidales, Siebbeinzellenentzündung *f*
exudative inflammation: exsudative Entzündung *f*
inflammation of the eye: Augenentzündung *f*
inflammation of the eyelids: Entzündung *f* der Augenlider, Augenlidentzündung *f*, Blepharitis *f*, Lidentzündung *f*
inflammation of eyelids and conjunctiva: Entzündung *f* von Augenlid und Bindehaut, Blepharokonjunktivitis *f*, Blepharoconjunctivitis *f*
inflammation of the fallopian tube: Entzündung *f* der Eileiterschleimhaut, Eileiterentzündung *f*
inflammation of fallopian tube and ovary: Salpingo-Oophoritis *f*
inflammation of fascia: Entzündung *f* einer Faszie, Fasciitis *f*
inflammation of the fauces: Entzündung *f* des Isthmus faucium, Faucitis *f*
inflammation of the fetal membranes: Entzündung *f* von Chorion und Amnion, Chorioamnionitis *f*
ffibrinopurulent inflammation: fibrinös-eitrige Entzündung *f*
fibrinous inflammation: fibrinöse Entzündung *f*
inflammation of fibro-muscular tissue: Fibromyositis *f*
inflammation of a fibrocartilage: Faserknorpelentzündung *f*, Fibrochondritis *f*
fibroid inflammation: atrophische/fibroide Entzündung *f*
inflammation of a finger: Entzündung *f* eines Fingers, Fingerentzündung *f*, Daktylitis *f*
inflammation of the gallbladder: Entzündung *f* der Gallenblase, Gallenblasenentzündung *f*, Cholezystitis *f*, Cholecystitis *f*
gangrenous inflammation: gangräneszierende Entzündung *f*
inflammation of the gastric glands: Entzündung *f* der Magendrüsen, Magendrüsenentzündung *f*, Gastradenitis *f*
inflammation of gingiva and oral mucosa: Entzündung *f* von Zahnfleisch und Mundschleimhaut
inflammation of the gingivae: Entzündung *f* der Gingiva, Gingivitis *f*
inflammation of gingivae and periodontium: Entzündung *f* von Zahnfleisch und Wurzelhaut/Periodontium
inflammation of gingivae and tongue: Entzündung *f* von Zahnfleisch und Zunge
gingival inflammation: Zahnfleischentzündung *f*, Gingivitis *f*
inflammation of the glans penis: Entzündung *f* der Eichel, Eichelentzündung *f*, Balanitis *f*
inflammation of glans penis and prepuce: Entzündung *f* von Eichel und Vorhaut, Eichel-Vorhaut-Katarrh *m*, Balanoposthitis *f*
inflammation of Glisson's capsule: Entzündung *f* der Glisson-Kapsel. Glissonitis *f*
inflammation of a glomerulus or of the renal glomeruli: Entzündung *f* der Glomeruli, Glomerulitis *f*
inflammation of the glottis: Glottitis *f*
inflammation of the gluteus muscles: Entzündung *f* der Gesäßmuskulatur, Gesäßentzündung *f*, Glutitis *f*
granulomatous inflammation: granulomatöse Entzündung *f*
inflammation of the gray matter of the spinal cord: Entzündung *f* der grauen Rückenmarksubstanz, Poliomyelitis *f*
inflammation of the grey matter of the spinal cord: (*brit.*) →*inflammation of the gray matter of the spinal cord*
inflammation of gums and oral mucosa: Entzündung *f* von Zahnfleisch und Mundschleimhaut, Gingivostomatitis *f*
inflammation of gums and periodontium: Entzündung *f* von Zahnfleisch und Periodont, Gingivoperiodontitis *f*
inflammation of gums and tongue: Entzündung *f* von Zahnfleisch und Zunge, Gingivoglossitis *f*
haemorrhagic inflammation: (*brit.*) →*hemorrhagic inflammation*
inflammation of the hair bulbs: Haarbalgentzündung *f*, Trichitis *f*
inflammation of a hair follicle: Entzündung *f* des Haarfollikels, Haarfollikelentzündung *f*, Follikulitis *f*, Folliculitis *f*
inflammation of the heart: Herzentzündung *f*, Carditis *f*, Karditis *f*
inflammation of the heart and large blood vessels: Entzündung *f* des Herzens und der großen Blutgefäße, Angiokarditis *f*, Angiocarditis *f*
inflammation of heart and pericardium: Kardioperikarditis *f*

hemorrhagic inflammation: hämorrhagische Entzündung *f*
inflammation of hernia: Inflammatio herniae
inflammation of a hilus: Entzündung im Bereich eines Hilus/Hilums, Hilusentzündung *f*
inflammation of the hilus of the lung: Lymphknotenentzündung im Lungenhilus, Lungenhilusentzündung *f*
inflammation of the hip joint: Entzündung *f* des Hüftgelenks, Coxitis *f*, Hüftgelenkentzündung *f*, Koxitis *f*
inflammation of the hymen: Hymenentzündung *f*, Hymenitis *f*
hyperacute inflammation: perakute Entzündung *f*
hyperplastic inflammation: proliferative/produktive Entzündung *f*
inflammation of the hypophysis: Entzündung *f* der Hirnanhangsdrüse, Hypophysitis *f*
inflammation of the ileum: Entzündung *f* des Ileums/der Ileumschleimhaut, Ileitis *f*
inflammation of ileum and colon: Entzündung *f* von Ileum und Kolon, Ileokolitis *f*, Ileocolitis *f*
inflammation of ileum and jejunum: Entzündung *f* von Ileum und Jejunum, Ileojejunitis *f*
inflammation of a interarticular disc: (*brit.*) →*inflammation of a interarticular disk*
inflammation of a interarticular disk: Entzündung *f* einer Bandscheibe, Entzündung *f* eines Discus, Diskusentzündung *f*
inflammation of the internal ear: Entzündung *f* des Innenohrlabyrinths, Innenohrentzündung *f*, Labyrinthitis *f*
interstitial inflammation: interstitielle Entzündung *f*
inflammation of the intervertebral articulations: Entzündung *f* der Wirbelgelenke, Spondylarthritis *f*
inflammation of the intestinal glands: Darmdrüsenentzündung *f*
inflammation of the intestinal mucous membrane: Darmschleimhautentzündung *f*
inflammation of the (small) intestine: Entzündung *f* der Darmwand, Darmentzündung *f*, Darmkatarrh *m*, Darmwandentzündung *f*, Enteritis *f*
inflammation of intestine(s) and liver: Entzündung *f* von Leber und Darm, Enterohepatitis *f*
inflammation of the intima of a blood vessel: Entzündung *f* der Gefäßintima, Intimitis *f*
inflammation of the iris: Entzündung *f* der Regenbogenhaut, Iritis *f*, Regenbogenhautentzündung *f*
inflammation of iris and choroid: Entzündung *f* von Iris und Aderhaut/Choroidea, Iridochorioiditis *f*
inflammation of iris and ciliary body: Entzündung *f* von Iris und Ziliarkörper, Iridozyklitis *f*
inflammation of iris and cornea: Entzündung *f* von Iris und Hornhaut/Kornea, Iridokeratitis *f*
inflammation of iris and sclera: Entzündung *f* von Iris und Lederhaut/Sklera, Iridoskleritis *f*
inflammation of iris and the capsule of the lens: Entzündung *f* von Iris und Linsenkapsel, Iridokapsulitis *f*
inflammation of the ischium: Sitzbeinentzündung *f*
inflammation of the jaw: Gnathitis *f*, Kieferentzündung *f*
inflammation of the jejunum: Entzündung *f* des Jejunums, Jejunitis *f*
inflammation of jejunum and ileum: Entzündung *f* von Jejunum und Ileum, Jejunoileitis *f*
inflammation of the joints of the foot: Entzündung *f* der Fußgelenke, Podarthritis *f*
inflammation of the kidney and its pelvis: Entzündung *f* von Nierenbecken und Nierenparenchym, Pyelonephritis *f*
inflammation of the knee joint: Entzündung *f* des Knies/Kniegelenks, Gonarthritis *f*, Gonitis *f*, Knieentzündung *f*, Kniegelenkentzündung *f*
inflammation of the labyrinth: Entzündung *f* des Innenohrlabyrinths, Innenohrentzündung *f*, Labyrinthitis *f*
inflammation of the lacrimal duct: Entzündung *f* eines Tränenröhrchens, Dakryosolenitis *f*
inflammation of the lacrimal duct and ethmoid sinus: Entzündung *f* von Tränenröhrchen und Sinus ethmoidalis, Dakryosinusitis *f*
inflammation of the lacrimal sac: Entzündung *f* des Tränensacks, Tränensackentzündung *f*, Dakryozystitis *f*
inflammation of the larynx: Entzündung *f* des Kehlkopfs, Kehlkopfentzündung *f*, Laryngitis *f*
inflammation of larynx and pharynx: Entzündung *f* von Kehlkopf und Rachen/Pharynx, Laryngopharyngitis *f*
inflammation of larynx and trachea: Entzündung *f* von Kehlkopf und Luftröhre/Trachea, Laryngotracheitis *f*
inflammation of the leptomeninges: Entzündung *f* der weichen Hirnhäute, Leptomeningitis *f*
inflammation of a ligament: Bänderentzündung *f*, Ligamententzündung *f*, Desmitis *f*
inflammation of the lip(s): Lippenentzündung *f*, Cheilitis *f*
inflammation of Littre's glands: Entzündung *f* der Littré-Drüsen, Littritis *f*, Littré-Abszess *m*
inflammation of the liver: Entzündung *f* des Leberparenchyms, Hepatitis *f*
inflammation of liver and bile ducts: Entzündung *f* von Leber und Gallengängen, Hepatocholangitis *f*
inflammation of the liver and kidneys: Entzündung *f* von Leber und nieren, Hepatonephritis *f*
inflammation of liver and spleen: Entzündung *f* von Leber und Milz, Hepatosplenitis *f*
inflammation of a lobe: Entzündung *f* eines (Organ-) Lappens, Lappenentzündung *f*, Lobitis *f*
local inflammation: örtliche *oder* lokale Entzündung *f*
inflammation of the lungs: Entzündung *f* des Lungenparenchyms, Lungenentzündung *f*, Pneumonie *f*
inflammation of the lymphatic vessels: Lymphangitis *f*
inflammation of a lymph node: Lymphknotenentzündung *f*, Lymphadenitis *f*
inflammation of the mastoid antrum and tympanic cavity: Entzündung *f* von Paukenhöhle und Antrum mastoideum, Antrotympanitis *f*
inflammation of the mastoid process or mastoid air cells: Entzündung *f* der Schleimhaut des Warzenfortsatzes/Processus mastoideus, Mastoiditis *f*, Warzenfortsatzentzündung *f*
inflammation of the matrix of the nail: Nagelbettentzündung *f*, Onychia *f*
inflammation of the maxilla: Oberkieferentzündung *f*, Maxillitis *f*
inflammation of the mediastinum: Entzündung *f* des Bindegewebes des Mediastinalraums, Mediastinitis *f*
inflammation of mediastinum and pericardium: Mediastinoperikarditis *f*
inflammation of the meibomian glands: Entzündung *f* der Meibom-Drüsen, Meibomitis *f*, Blepharoadenitis *f*, Blepharadenitis *f*
inflammation of the meninges: Entzündung *f* der Hirn- *oder* Rückenmarkshäute, Meningitis *f*
inflammation of the meninges and nerve roots: Me-

ningoradikulitis *f*
inflammation of the mesencephalon: Entzündung *f* des Mesencephalon, Mittelhirnentzündung *f*, Mesencephalitis *f*, Mesenzephalitis *f*
inflammation of the mesentery: Entzündung *f* des Mesenteriums, Mesenteritis *f*
inflammation of the mesoappendix: Entzündung *f* der Mesoappendix, Mesoappendicitis *f*, Mesoappendizitis *f*
inflammation of the mesosigmoid: Mesosigmaentzündung *f*
inflammation of the metaphysis: Entzündung *f* der Metaphyse, Metaphysitis *f*
metastatic inflammation: metastatische Entzündung *f*
inflammation of the midbrain: Entzündung *f* des Mesencephalon, Entzündung *f* des Mittelhirns, Mesencephalitis *f*, Mesenzephalitis *f*
inflammation of the middle coat of a vein: Mesophlebitis *f*
inflammation of middle ear and auditory tube: Tubenmittelohrkatarrh *m*
inflammation of middle ear and mastoid cells: Entzündung *f* von Paukenhöhle und Warzenfortsatzzellen/Cellulae mastoideae, Tympanomastoiditis *f*
inflammation of the milk ducts: Entzündung *f* der Milchgänge, Milchgangentzündung *f*, Galaktophoritis *f*
mucosal inflammation: Schleimhautentzündung *f*, Mukositis *f*
inflammation of the mucosa of both stomach and intestines: Gastroenteritis *f*
inflammation of a mucous gland: Myxadenitis *f*, Schleimdrüsenentzündung *f*
inflammation of mucous glands: Entzündung schleimbildender Drüsen, Blennadenitis *f*
inflammation of a mucous membrane: Schleimhautentzündung *f*, Mukositis *f*
inflammation of the mucous membrane of nose and trachea: Entzündung *f* der Schleimhaut von Nase und Luftröhre/Trachea, Rhinotracheitis *f*
inflammation of muscle (tissue): Entzündung *f* des Muskelgewebes, Myositis *f*
inflammation of a muscle and its tendon: Myotendinitis *f*
inflammation of the muscles of the neck: Halsmuskelentzündung *f*, Trachelomyitis *f*
inflammation of the muscular coat of the aorta: Entzündung *f* der Aortenmedia, Mesarteritis *f*, Mesaortitis *f*
myocardial inflammation: Herzmuskelentzündung *f*, Myokardentzündung *f*, Myokarditis *f*, Myocarditis *f*
inflammation of the myometrium: Entzündung *f* der Gebärmuttermuskulatur, Myometritis *f*
inflammation of the myosalpinx: Entzündung *f* der Muskelschicht des Eileiters, Myosalpingitis *f*
inflammation of the nasal mucous membrane: Nasenschleimhautentzündung *f*, Nasenkatarrh *m*, Rhinitis *f*
inflammation of the nasal mucous membrane and eustachian tube: Entzündung *f* der Schleimhaut von Nase und Ohrtrompete, Rhinosalpingitis *f*
inflammation of the nasal mucous membrane and larynx: Entzündung *f* von Nasen- und Rachenschleimhaut, Nasen-Rachen-Katarrh *m*, Rhinolaryngitis *f*
inflammation of the nasopharynx: Entzündung *f* des Nasenrachens, Entzündung *f* von Rachen- und Nasenschleimhaut, Nasopharyngitis *f*, Pharyngorhinitis *f*, Rhinopharyngitis *f*
inflammation of the neck of the bladder: Trachelocystitis *f*, Trachelozystitis *f*, Zystokollitis *f*
necrotic inflammation: nekrotisierende Entzündung *f*
necrotizing inflammation: nekrotisierende Entzündung *f*
inflammation of a nerve: Neuritis *f*
inflammation of a nerve plexus: Plexusentzündung *f*
inflammation of the nerve roots: Entzündung *f* mehrerer Spinalnervenwurzeln, Polyradikulitis *f*
inflammation of the neurilemma: Entzündung *f* der Schwann-Scheide, Neurilemmitis *f*
inflammation of the neurons: Neuronentzündung *f*
inflammation of the nipple: Brustwarzenentzündung *f*, Entzündung *f* der Brustwarze, Mamillitis *f*, Thelitis *f*
inflammation of the nose: Nasenentzündung *f*, Rhinitis *f*
inflammation of nose and maxillary antrum: Entzündung *f* von Nase/Nasenhöhle und Kieferhöhle, Nasoantritis *f*
inflammation of Oddi's muscle: Entzündung *f* des Oddi-Sphinkter, Odditis *f*
inflammation of the oesophagus: (*brit.*) →*inflammation of the esophagus*
inflammation of the omentum: Entzündung *f* des Bauchnetzes, Bauchnetzentzündung *f*, Epiploitis *f*, Omentitis *f*
inflammation of optic nerve and retina: Entzündung *f* von Sehnerv und Netzhaut/Retina, Neuroretinitis *f*
inflammation of the optic papilla: Neuritis nervi optici intrabulbaris
inflammation of the oral mucosa: Entzündung *f* der Mundschleimhaut, Mundschleimhautentzündung *f*, Stomatitis *f*
inflammation of the oropharyngeal isthmus: Entzündung *f* der Rachenenge, Isthmitis *f*
inflammation of an ovary: Eierstockentzündung *f*, Oophoritis *f*
inflammation of ovary and oviduct: Ovariosalpingitis *f*
inflammation of the palate: Gaumenentzündung *f*, Uranitis *f*
inflammation of the palatine tonsil: Entzündung *f* der Gaumenmandel, Tonsillitis palatina
inflammation of the pancreas: Bauchspeicheldrüsenentzündung *f*, Pankreatitis *f*
inflammation of the parametrium: Entzündung *f* des Parametriums, Entzündung *f* des parametrialen Bindegewebes, Parametritis *f*
inflammation of the paraproctium: Entzündung *f* des Paraproctiums, Entzündung *f* des pararektalen Bindegewebes, Paraproktitis *f*
inflammation of the paratenon: Entzündung *f* des Sehnengleitgewebes, Paratendinitis *f*
inflammation of a parenchyma: Parenchymentzündung *f*
inflammation of the parotid gland: Entzündung *f* der Ohrspeicheldrüse, Parotitis *f*
inflammation of the penis: Penitis *f*, Phallitis *f*
inflammation of the pericardium: Herzbeutelentzündung *f*, Pericarditis *f*, Perikarditis *f*
inflammation of the pericardium and mediastinum: Perikardiomediastinitis *f*
inflammation of the perichondrium: Entzündung *f* des Perichondriums, Perichondritis *f*, Perichondriumentzündung *f*
inflammation of the pericranium: Entzündung *f* des Pericraniums, Perikranitis *f*
inflammation of the perididymis: Entzündung *f* der Perididymis, Entzündung *f* der Tunica vaginalis testis, Perididymitis *f*
inflammation of the perimetrium: Entzündung *f* des

Perimetriums, Perimetritis *f*
inflammation of the perimysium: Entzündung *f* des Perimysiums, Perimysitis *f*
inflammation of the perineurium: Entzündung *f* des Perineuriums, Perineuritis *f*
periodontal inflammation: parodontale Entzündung *f*, Parodontitis *f*
inflammation of the periosteum: Entzündung *f* der Knochenhaut, Knochenhautentzündung *f*, Periostitis *f*
inflammation of the peritoneum: Entzündung *f* des Bauchfells, Bauchfellentzündung *f*, Peritonitis *f*
inflammation of the petrosa: Petrositis *f*, Felsenbeinentzündung *f*
inflammation of a phalanx: Entzündung *f* eines Finger- *oder* Zehenglieds, Phalangitis *f*
inflammation of the pharynx: Entzündung *f* der Rachenschleimhaut, Pharyngitis *f*, Rachenkatarrh *m*
inflammation of pharynx and auditory tube: Entzündung *f* von Rachen- und Tubenschleimhaut, Pharyngosalpingitis *f*
inflammation of pharynx and esophagus: Pharyngoösophagitis *f*
inflammation of the pharynx and larynx: Entzündung *f* von Rachen- und Kehlkopfschleimhaut, Pharyngolaryngitis *f*
inflammation of pharynx and oesophagus: (*brit.*) →*inflammation of pharynx and esophagus*
inflammation of pharynx and tonsil: Entzündung *f* von Rachenschleimhaut und Rachenmandel, Pharyngotonsillitis *f*
inflammation of the pia mater: Piaentzündung *f*
inflammation of the placenta: Plazentitis *f*
plastic inflammation: →*proliferative inflammation*
inflammation of the pleura: Pleuritis *f*
inflammation of the pleura and pericardiumeuropericarditis: Pleuroperikarditis *f*
inflammation of the portal vein: Entzündung *f* der Pfortader, Pfortaderentzündung *f*, Pylephlebitis *f*
inflammation of the prepuce: Entzündung *f* des inneren Vorhautblatts, Posthitis *f*, Vorhautentzündung *f*
productive inflammation: →*proliferative inflammation*
proliferative inflammation: proliferative Entzündung *f*, produktive Entzündung *f*
proliferous inflammation: →*proliferative inflammation*
inflammation of the prostate: Entzündung *f* det Prostata, Prostatitis *f*
inflammation of prostate and bladder: Entzündung *f* von Prostata und Harnblase, Prostatozystitis *f*
pseudomembranous inflammation: pseudomembranöse Entzündung *f*
pseudomembranous-necrotizing inflammation: diphtherische Entzündung *f*, pseudomembranös-nekrotisierende Entzündung *f*
inflammation of a psoas muscle: Entzündung *f* des Musculus psoas major *oder* minor, Psoitis *f*
inflammation of the pulp: Zahnmarkentzündung *f*, Pulpitis *f*
purulent inflammation: eitrige Entzündung *f*
inflammation of the pylorus: Entzündung *f* des Pylorus, Pyloritis *f*
inflammation of pylorus and duodenum: Entzündung *f* von Pylorus und Zwölffingerdarm/Duodenum, Pyloroduodenitis *f*
inflammation of the rectum: Entzündung *f* der Mastdarmschleimhaut *oder* Mastdarmwand, Mastdarmentzündung *f*, Proktitis *f*, Rektitis *f*, Rektumentzündung *f*
inflammation of the rectum and colon: Entzündung *f* von Mastdarm und Dickdarm/Kolon, Proktokolitis *f*, Rektokolitis *f*
inflammation of the rectum and sigmoid: Entzündung *f* von Mastdarm und Sigmoid, Proktosigmoiditis *f*
inflammation of the renal papilla: Entzündung *f* der Nierenpapillen
inflammation of the renal parenchyma: Entzündung *f* des Nierenparenchyms, Nephritis *f*
inflammation of the renal pelvis: Entzündung *f* des Nierenbeckens, Nierenbeckenentzündung *f*, Pyelitis *f*
inflammation of the renal pelvis and bladder: Entzündung *f* von Nierenbecken und Harnblase, Pyelozystitis *f*
reparative inflammation: reparative Entzündung *f*
inflammation of the retina: Netzhautentzündung *f*, Retinitis *f*
inflammation of retina and choroid: Entzündung *f* von Netzhaut und Choroidea, Retinochorioiditis *f*
inflammation of retina and optic disc: (*brit.*) →*inflammation of retina and optic disk*
inflammation of retina and optic disk: Entzündung *f* von Netzhaut und Sehnervenpapille, Retinopapillitis *f*
inflammation of the sacroiliac joint: Entzündung *f* des Iliosakralgelenks, Sakrokoxitis *f*
inflammation of the salivary ducts: Sialangitis *f*
inflammation of a salivary gland: Speicheldrüsenentzündung *f*, Sialadenitis *f*
inflammation of the sclera: Entzündung *f* der Lederhaut des Auges, Lederhautentzündung *f*, Skleritis *f*
inflammation of sclera and choroid: Entzündung *f* von Lederhaut und Aderhaut/Choroidea, Sklerochorioiditis *f*
inflammation of sclera and conjunctiva: Entzündung *f* von Lederhaut und Bindehaut/Konjunktiva, Sklerokonjunktivitis *f*
sclerosing inflammation: sklerosierende Entzündung *f*
inflammation of the scrotum: Entzündung *f* des Hodensacks, Hodensackentzündung *f*, Scrotitis *f*, Skrotitis *f*
inflammation of the seminal vesicle: Entzündung *f* der Samenblase, Spermatozystitis *f*
serofibrinous inflammation: serofibrinöse Entzündung *f*
seromucous inflammation: serös-schleimige Entzündung *f*
serous inflammation: seröse Entzündung *f*
inflammation of a serous membrane: Entzündung *f* einer serösen Haut, Serositis *f*
inflammation of several glands: Polyadenitis *f*
inflammation of several joints: Polyarthritis *f*
inflammation of the shoulder joint: Entzündung *f* des Schultergelenks, Schulterentzündung *f*, Omarthritis *f*, Schultergelenkentzündung *f*
inflammation of the sigmoid colon: Entzündung *f* der Schleimhaut des Sigmas, Sigmoiditis *f*
inflammation of a single joint: Monarthritis *f*
inflammation of a single muscle: Monomyositis *f*
inflammation of a single nerve: Mononeuritis *f*
inflammation of a sinus: Entzündung *f* einer *oder* mehrerer Nasennebenhöhle(n), Nasennebenhöhlenentzündung *f*, Nebenhöhlenentzündung *f*, Sinusitis *f*
inflammation of Skene's ducts: Entzündung *f* der Skene-Gänge, Skenitis *f*
inflammation of the skin: Hautentzündung *f*, Dermatitis *f*
inflammation of the skin of the extremities: Dermatitis der Extremitäten, Acrodermatitis *f*
inflammation of sklera and iris: Entzündung *f* von Le-

derhaut und Regenbogenhaut/Iris, Skleroiritis *f*
inflammation of the small intestine: Dünndarmentzündung *f*, Darmentzündung *f*, Darmkatarrh *m*, Darmwandentzündung *f*, Enteritis *f*
inflammation of the small intestine and the colon: Schleimhautentzündung von Dünn- und Dickdarm, Enterokolitis *f*
specific inflammation: spezifische Entzündung *f*
inflammation of the spermatic cord: Samenstrangentzündung *f*
inflammation of the spermatic cord and epididymis: Entzündung *f* von Samenstrang und Nebenhoden/Epididymis, Funikuloepididymitis *f*
inflammation of the sphenoid sinus: Keilbeinhöhlenentzündung *f*, Sphenoiditis *f*
inflammation of a sphincter: Entzündung *f* eines Schließmuskels, Sphinkteritis *f*
inflammation of the sphincter ani: Entzündung *f* des Pecten analis, Pektenitis *f*
inflammation of the spinal cord: Rückenmarkentzündung *f*, Rückenmarksentzündung *f*
inflammation of the spinal cord and its membranes: Entzündung *f* des Rückenmarks und der Rückenmarkshäute, Myelomeningitis *f*, Meningomyelitis *f*
inflammation of the spinal cord and nerve roots: Entzündung *f* von Rückenmark und Spinalnervenwurzeln, Radikulomyelitis *f*, Myeloradikulitis *f*
inflammation of the spleen: Milzentzündung *f*, Lienitis *f*, Splenitis *f*
inflammation of the splenic capsule: Entzündung *f* der Milzkapsel, Episplenitis *f*
inflammation of stomach and colon: Entzündung *f* von Magen und Dickdarm/Kolon, Gastrokolitis *f*
inflammation of stomach and duodenum: Entzündung *f* von Magen und Zwölffingerdarm, Gastroduodenitis *f*
inflammation of stomach and esophagus: Entzündung *f* von Magen und Speiseröhre, Gastroösophagitis *f*
inflammation of stomach and ileum: Entzündung *f* von Magen und Ileum, Gastroileitis *f*
inflammation of stomach and oesophagus: (*brit.*) →*inflammation of stomach and esophagus*
inflammation of stomach and pancreas: Entzündung *f* von Magen und Bauchspeicheldrüse/Pankreas, Gastropankreatitis *f*
inflammation of stomach and peritoneum: Entzündung *f* von Magen und Bauchfell/Peritoneum, Gastroperitonitis *f*
inflammation of a styloid process: Entzündung *f* des Processus styloideus radii *oder* ulnae, Styloiditis *f*
subacute inflammation: subakute Entzündung *f*
inflammation of the sublingual gland: Entzündung *f* der Glandula sublingualis, Sublinguitis *f*
inflammation of the submaxillary gland: Entzündung *f* der Glandula submandibularis, Submaxillaritis *f*
suppurative inflammation: eitrige Entzündung *f*
inflammation of a sweat gland or the sweat glands: Hidradenitis *f*, Schweißdrüsenentzündung *f*
inflammation of a synovial membrane: Entzündung *f* der Membrana synovialis, Synovitis *f*
inflammation of the tarsus: Entzündung *f* des Lidknorpels, Lidknorpelentzündung *f*, Tarsitis *f*
inflammation of a tendon: Sehnenentzündung *f*, Tendinitis *f*
inflammation of a tendon sheath: Entzündung *f* der Sehnenscheide, Tendosynovitis *f*
inflammation of Tenon's capsule: Entzündung *f* der Tenon-Kapsel, Tenonitis *f*
inflammation of a testis: Entzündung *f* eines Hodens, Hodenentzündung *f*, Orchitis *f*, Didymitis *f*
inflammation of the testis and epididymis: Entzündung *f* von Hoden und Nebenhoden/Epididymus, Orchiepididymitis *f*
inflammation of the thymus: Thymitis *f*
inflammation of the thyroid gland: Schilddrüsenentzündung *f*, Thyreoiditis *f*
inflammation of the tibia: Schienbeinentzündung *f*, Tibiaentzündung *f*
inflammation of a toe: Entzündung *f* einer Zehe, Zehenentzündung *f*
inflammation of the tongue: Entzündung *f* der Zunge, Entzündung *f* der Zungenschleimhaut, Zungenentzündung *f*, Glossitis *f*, Zungenschleimhautentzündung *f*
inflammation of a tonsil: Mandelentzündung *f*, Tonsillitis *f*
inflammation of the tooth pulp: Entzündung *f* der Zahnpulpa, Pulpitis *f*, Pulpitis dentium
inflammation of a tooth socket: Alveolitis *f*
toxic inflammation: toxische Entzündung *f*
inflammation of the trachea: Luftröhrenentzündung *f*, Tracheitis *f*
inflammation of trachea and bronchi: Entzündung *f* von Luftröhre und Bronchien, Tracheobronchitis *f*
traumatic inflammation: (post-)traumatische Entzündung *f*
inflammation of a tubercle: Tuberkelentzündung *f*, Tuberkulitis *f*
inflammation of the tympanic membrane: Trommelfellentzündung *f*, Tympanitis *f*, Myringitis *f*
ulcerative inflammation: ulzerierende/ulzerative Entzündung *f*
inflammation of the umbilical veins: Nabelvenenentzündung *f*, Omphalophlebitis *f*
inflammation of the umbilicus: Nabelentzündung *f*, Omphalitis *f*
inflammation of an ureter: Harnleiterentzündung *f*, Ureteritis *f*
inflammation of ureter and renal pelvis: Entzündung *f* von Harnleiter und Nierenbecken, Ureteropyelitis *f*
inflammation of the urethra: Entzündung *f* der Harnröhrenschleimhaut, Harnröhrenentzündung *f*, Urethritis *f*
inflammation of urethra and bladder: Entzündung *f* von Harnröhre und Harnblase, Urethrozystitis *f*
inflammation of the (urinary) bladder: Blasenentzündung *f*, Harnblasenentzündung *f*, Cystitis *f*, Zystitis *f*
inflammation of uterine tube and ovary: Entzündung *f* von Eierstock und Eileiter, Oophorosalpingitis *f*
inflammation of the uterine veins: Entzündung *f* der Uterusvenen, Phlebometritis *f*
inflammation of the uterus: Entzündung *f* der Gebärmutter, Gebärmutterentzündung *f*, Metritis *f*, Uterusentzündung *f*
inflammation of uterus and fallopian tube(s): Entzündung *f* von Gebärmutter und Eileiter, Metrosalpingitis *f*, Hysterosalpingitis *f*
inflammation of uterus and oviduct(s): Entzündung *f* von Gebärmutter und Eileiter, Metrosalpingitis *f*, Hysterosalpingitis *f*
inflammation of the utricle: Utrikulitis *f*
inflammation of the uvea: Entzündung *f* der mittleren Augenhaut, Entzündung *f* der Uvea, Uveitis *f*
inflammation of the uvula: Entzündung *f* des Gaumenzäpfchens, Gaumenzäpfchenentzündung *f*, Zäpf-

chenentzündung *f*, Cionitis *f*, Uvulitis *f*, Kionitis *f*, Staphylitis *f*
inflammation of the vagina: Scheidenentzündung *f*, Kolpitis *f*, Vaginitis *f*
inflammation of vagina and urinary bladder: Entzündung *f* von Scheide und Harnblase, Kolpozystitis *f*
inflammation of a valve: Klappenentzündung *f*, Valvulitis *f*
inflammation of varicose veins: Entzündung *f* einer Krampfader, Krampfaderentzündung *f*, Varikophlebitis *f*
inflammation of a vein: Entzündung *f* der Venenwand, Phlebitis *f*, Venenentzündung *f*
inflammation of the veins of the liver: Entzündung *f* der Lebervenen, Hepatophlebitis *f*, Lebervenenentzündung *f*
inflammation of the veins of the renal pelvis: Pyelophlebitis *f*
inflammation of a ventricle: Entzündung *f* eines Hirnventrikels, Ventrikulitis *f*
inflammation of the vertebrae: Spondylitis *f*, Wirbelentzündung *f*
inflammation of the vesical trigone: Entzündung *f* des Blasendreiecks, Entzündung *f* des Trigonum vesicae, Trigonitis *f*
inflammation of a vessel: Gefäßentzündung *f*, Angiitis *f*, Vaskulitis *f*
inflammation of the vestibule of the larynx: Entzündung *f* von Kehlkopf und Vestibulum laryngis, Entzündung *f* von Larynx und Vestibulum laryngis, Laryngovestibulitis *f*
inflammation of villi: Villositis *f*
inflammation of a vocal cord: Entzündung *f* eines Stimmbandes, Stimmbandentzündung *f*, Chorditis *f*
inflammation of the vocal muscle: Stimmmuskelentzündung *f*
inflammation of the vulva: Entzündung *f* der weiblichen Scham/Vulva, Vulvitis *f*
inflammation of vulva and vagina: Entzündung *f* von Scheide und Vulva, Vulvovaginitis *f*
xanthomatous inflammation: verfettende Entzündung *f*
inflammation of the xiphoid process: Entzündung *f* des Processus xiphoideus, Entzündung *f* des Schwertfortsatzes, Xiphoiditis *f*

in|flam|ma|to|ry [ɪnˈflæmətɔːriː] *adj*: Entzündung betreffend, entzündlich, phlogistisch, Entzündungs-
in|flat|a|ble [ɪnˈfleɪtəbl] *adj*: aufblasbar
in|flate [ɪnˈfleɪt]: **I** *vt* aufblasen, mit Luft *oder* Gas füllen, aufpumpen **II** *vi* aufgeblasen *oder* aufgepumpt werden, sich mit Luft *oder* Gas füllen
in|flat|ed [ɪnˈfleɪtɪd] *adj*: **1.** (*patholog.*) aufgebläht, aufgetrieben **2.** aufgeblasen
in|fla|tion [ɪnˈfleɪʃn] *noun*: **1.** (*patholog.*) Aufblähen *nt*, Auftreiben *nt* **2.** Aufblasen *nt*, Aufpumpen *nt*
in|flect [ɪnˈflekt] *vt*: (einwärts-)biegen, (einwärts-)beugen, nach innen beugen
in|flec|tion [ɪnˈflekʃn] *noun*: (Einwärts-)Biegung *f*, (Einwärts-)Beugung *f*, (Einwärts-)Krümmung *f*, Inflektion *f*
in|flex|ion [ɪnˈflekʃn] *noun*: (*brit.*) →*inflection*
in|flict [ɪnˈflɪkt] *vt*: (*Schaden*) zufügen, (*Wunde*) beibringen (*on, upon*)
in|flow [ˈɪnfləʊ] *noun*: Zustrom *m*, Zufluss *m*, Einströmen *nt*
in|flu|en|za [ˌɪnfluːˈenzə] *noun*: Grippe *f*, Influenza *f*
influenza A: A-Grippe *f*, Influenza A *f*
abdominal influenza: Darmgrippe *f*
Asian influenza: asiatische Grippe *f*
avian influenza: atypische Geflügelpest *f*, Newcastle disease *nt*
influenza B: B-Grippe *f*, Influenza B *f*
influenza C: C-Grippe *f*, Influenza C *f*
gastroenteric influenza: Magen-Darmgrippe *f*, Darmgrippe *f*
gastrointestinal influenza: Magen-Darmgrippe *f*, Darmgrippe *f*
Hong Kong influenza: Hongkonggrippe *f*
intestinal influenza: Darmgrippe *f*
Russian influenza: russischer Schnupfen *m*, russische Grippe *f*
Spanish influenza: spanische Grippe *f*
in|flu|en|zal [ˌɪnfluːˈenzl] *adj*: Grippe betreffend, grippeartig, grippeähnlich, grippal
influenza-like *adj*: grippe-, influenzaähnlich, grippal
in|flu|en|za|vi|rus [ɪnfluːˌenzəˈvaɪrəs] *noun*: Influenzavirus *nt*
in|flux [ˈɪnflʌks] *noun*: →*inflow*
in|fold [ɪnˈfəʊld] *vt*: **1.** einhüllen (*in* in); umhüllen (*with* mit) **2.** falten
in|fold|ing [ɪnˈfəʊldɪŋ] *noun*: **1.** Um-, Einhüllen *nt* **2.** Falten *nt*, Faltung *f*, Einfaltung *f*
in|form [ɪnˈfɔːrm] *vt*: unterrichten, benachrichtigen, in Kenntnis setzen, informieren (*of, about* über) **inform s.o. of sth.** jdn. über etw. informieren, jdn. von etw. unterrichten
in|for|ma|tion [ˌɪnfərˈmeɪʃn] *noun*: **1.** Benachrichtigung *f*, Unterrichtung *f* **2.** (wissenschaftliche) Tatsachen *pl* **3.** Auskunft *f*, Information(en *pl*) *f* (*on* über) **give information** Auskunft geben
genetic information: Erbinformation *f*, -substanz *f*
in|for|ma|tion|al [ˌɪnfərˈmeɪʃnl] *adj*: informatorisch, Informations-
in|form|a|tive [ɪnˈfɔːrmətɪv] *adj*: aufschlussreich, lehrreich, informativ
in|form|a|to|ry [ɪnˈfɔːrmətɔːrɪ, -təʊr-] *adj*: **1.** →*informational* **2.** →*informative*
in|formed [ɪnˈfɔːrmd] *adj*: informiert, unterrichtet **keep sb./o.s. informed** jdn./sich auf dem Laufenden halten (*of* über)
in|for|mo|some [ɪnˈfɔrməsəʊm] *noun*: Informosom *nt*
infra- *präf.*: Infra-, Sub-
infra-axillary *adj*: infraaxillär, subaxillär, subaxillar
in|fra|car|di|ac [ˌɪnfrəˈkɑːrdɪæk] *adj*: unterhalb des Herzens *oder* der Herzebene (liegend), subkardial, infrakardial
in|fra|cer|e|bral [ˌɪnfrəˈserəbrəl] *adj*: unterhalb des Großhirns, subzerebral
in|fra|cla|vic|u|lar [ˌɪnfrəkləˈvɪkjələr] *adj*: unterhalb des Schlüsselbeins/Klavikula (liegend), infraklavikulär, subklavikulär
in|fra|cli|noid [ˌɪnfrəˈklaɪnɔɪd] *adj*: infraclinoidal
in|fra|clu|sion [ɪnfrəˈkluːʒn] *noun*: Infraklusion *f*
in|fra|cor|ti|cal [ˌɪnfrəˈkɔːrtɪkl] *adj*: infrakortikal, subkortikal
in|fra|cos|tal [ˌɪnfrəˈkɑstl] *adj*: infrakostal, subkostal
in|fra|cot|y|loid [ˌɪnfrəˈkɑtlɔɪd] *adj*: unterhalb des Azetabulums (liegend), subazetabulär
in|frac|tion [ɪnˈfrækʃn] *noun*: Haarbruch *m*, (Knochen-)Fissur *f*, Infraktur *f*, Infraktion *f*
in|frac|ture [ɪnˈfræktʃər] *noun*: →*infraction*
in|fra|den|ta|le [ˌɪnfrədenˈteɪlɪ] *noun*: Infradentale *nt*
in|fra|di|a|phrag|mat|ic [ˌɪnfrədaɪəˈfrægmætɪk] *adj*: unterhalb des Zwerchfells/Diaphragma (liegend), infradiaphragmal, subdiaphragmal, subdiaphragmatisch, subphrenisch, hypophrenisch, infradiaphragmatisch
in|fra|duc|tion [ˌɪnfrəˈdʌkʃn] *noun*: Infraduktion *f*

in|fra|gle|noid [ˌɪnfrəˈgliːnɔɪd] *adj*: infraglenoidal, subglenoidal
in|fra|glot|tic [ˌɪnfrəˈglɑtɪk] *adj*: unterhalb der Glottis (liegend), subglottisch, infraglottisch
in|fra|he|pat|ic [ˌɪnfrəhɪˈpætɪk] *adj*: unterhalb der Leber (liegend), subhepatisch
in|fra|hy|oid [ˌɪnfrəˈhaɪɔɪd] *adj*: unterhalb des Zungenbeins/Os hyoideum (liegend), subhyoidal, infrahyoidal, subhyoid
in|fra|ma|mil|lary [ˌɪnfrəˈmæməlerɪ, ˈmæmɪləriː] *adj*: unterhalb der Brustwarze/Mamille (liegend), submamillär, inframamillär
in|fra|mam|ma|ry [ˌɪnfrəˈmæməriː] *adj*: unterhalb der Brust(drüse)/Mamma (liegend), submammär, inframammär
in|fra|man|dib|u|lar [ˌɪnfrəmænˈdɪbjələr] *adj*: unterhalb des Unterkiefers (liegend), inframandibulär, inframandibular, submandibulär, submandibular
in|fra|mar|gin|al [ˌɪnfrəˈmɑːrdʒɪnl] *adj*: inframarginal, submarginal
in|fra|max|il|lar|y [ˌɪnfrəˈmæksəlerɪ, -mækˈsɪləriː] *adj*: unterhalb des Oberkiefers (liegend), inframaxillär, inframaxillar, submaxillär, submaxillar
in|fra|nu|cle|ar [ˌɪnfrəˈn(j)uːklɪər] *adj*: infranukleär, subnukleär
in|fra|oc|clu|sion [ˌɪnfrəʊˈkluːʒn] *noun*: Infraokklusion *f*
in|fra|or|bit|al [ˌɪnfrəˈɔːrbɪtl] *adj*: unterhalb der Augenhöhle/Orbita (liegend), auf dem Orbitaboden liegend, suborbital, infraorbital
in|fra|pa|tel|lar [ˌɪnfrəpəˈtelər] *adj*: unterhalb der Kniescheibe/Patella (liegend), infrapatellar, infrapatellär, subpatellar
in|fra|psy|chic [ˌɪnfrəˈsaɪkɪk] *adj*: unterhalb der Bewusstseinsebene, unbewusst; automatisch
in|fra|red [ˌɪnfrəˈred]: **I** *noun* **1.** Ultrarot *nt*, Infrarot *nt* **2.** Infrarotlicht *nt*, Ultrarotlicht *nt*, IR-Licht *nt*, UR-Licht *nt* **II** *adj* ultrarot, infrarot
in|fra|scap|u|lar [ˌɪnfrəˈskæpjələr] *adj*: unterhalb des Schulterblattes/der Skapula (liegend), subskapulär, subskapular, infraskapular, infraskapulär
in|fra|son|ic [ˌɪnfrəˈsɑnɪk] *adj*: infrasonar, Infraschall-
in|fra|son|ics [ˌɪnfrəˈsɑnɪks] *plural*: Lehre *f* vom Infraschall
in|fra|spi|nal [ˌɪnfrəˈspaɪnl] *adj*: →*infraspinous*
in|fra|spi|na|tus [ˌɪnfrəspaɪˈneɪtəs] *noun*: Infraspinatus *m*, Musculus infraspinatus
in|fra|spi|nous [ˌɪnfrəˈspaɪnəs] *adj*: infraspinal, subspinal
in|fra|splen|ic [ˌɪnfrəˈspliːnɪk, -ˈsplen-] *adj*: unterhalb der Milz/Splen (liegend), subsplenisch
in|fra|ster|nal [ˌɪnfrəˈstɜrnl] *adj*: unterhalb des Brustbeins (liegend), infrasternal, substernal
in|fra|struc|ture [ˈɪnfrəstrʌktʃər] *noun*: **1.** (*histolog., biolog.*) Feinstruktur *f*, Infrastruktur *f* **2.** Infrastruktur *f*
in|fra|tem|po|ral [ˌɪnfrəˈtemp(ə)rəl] *adj*: infratemporal
in|fra|ten|to|ri|al [ˌɪnfrətenˈtɔːrɪəl] *adj*: unterhalb des Tentorium cerebelli (liegend), infratentorial, subtentorial
in|fra|tho|rac|ic [ˌɪnfrəθɔːˈræsɪk, -θə-] *adj*: unterhalb des Brustkorbs (liegend), subthorakal
in|fra|ton|sil|lar [ˌɪnfrəˈtɑnsɪlər] *adj*: infratonsillär, subtonsillär
in|fra|tra|che|al [ˌɪnfrəˈtreɪkɪəl] *adj*: unterhalb des Nabels (liegend), subtracheal, infratracheal
in|fra|um|bil|i|cal [ˌɪnfrəʌmˈbɪlɪkl] *adj*: infraumbilikal, subumbilikal
in|fra|ver|gence [ˌɪnfrəˈverdʒəns] *noun*: Infravergenz *f*
in|fra|ver|sion [ˌɪnfrəˈvɜrʒn] *noun*: Infraversion *f*
in|fre|quence [ɪnˈfriːkwəns] *noun*: **1.** Seltenheit *f* **2.** Spärlichkeit *f*
in|fre|quen|cy [ɪnˈfriːkwənsiː] *noun*: →*infrequence*
in|fre|quent [ɪnˈfriːkwənt] *adj*: selten; spärlich
in|fric|tion [ɪnˈfrɪkʃn] *noun*: (*Salbe, Öl*) Einreiben *nt*, Einreibung *f*
in|fun|dib|u|lar [ˌɪnfənˈdɪbjələr] *adj*: **1.** trichterförmig, infundibulär **2.** Infundibulum betreffend, infundibulär
in|fun|dib|u|lec|to|my [ˌɪnfəndɪbjəˈlektəmiː] *noun*: Infundibulektomie *f*, Infundibulumresektion *f*
in|fun|dib|u|li|form [ˌɪnfənˈdɪbjəlɪfɔːrm] *adj*: trichterförmig
in|fun|dib|u|lo|ma [ˌɪnfəndɪbjəˈləʊmə] *noun*: (*Hypophyse*) Tumor *m* der Pars tuberalis
Brock's infundibulotomy: Brock-Operation *f*, transventrikuläre Infundibulektomie *f*
in|fun|dib|u|lum [ˌɪnfənˈdɪbjələm] *noun, plural* **-la** [-lə]: **1.** Trichter *m*, trichterförmige Struktur *f*, Infundibulum *nt* **2.** Conus arteriosus, Infundibulum *nt*
ethmoidal infundibulum: Infundibulum ethmoidale
ethmoidal infundibulum of nasal cavity: Infudibulum ethmoidale cavi nasi
infundibulum of heart: Conus arteriosus, Infundibulum *nt*
infundibula of kidney: Nierenkelche *pl*, Calices renales
infundibulum of urinary bladder: Blasengrund *m*, Blasenfundus *m*, Fundus vesicae
infundibulum of uterine tube: Tubentrichter *m*, Infundibulum tubae uterinae
infundibulumla of kidney: Nierenkelche *pl*, Calices renales
in|fuse [ɪnˈfjuːz] *vt*: mittels Infusion einführen, infundieren
in|fu|si|ble [ɪnˈfjuːzɪbl] *adj*: unschmelzbar
in|fu|sion [ɪnˈfjuːʒn] *noun*: **1.** Infusion *f* **2.** (*pharmakol.*) Aufguss *m*, Infus *nt*, Infusum *nt*; Tee *m*
amniotic fluid infusion: Amnioninfusionssyndrom *nt*
continuous subcutaneous insulin infusion: kontinuierliche subkutane Insulininfusion *f*, Insulinpumpe *f*
intraarterial infusion: intraarterielle Infusion *f*
intravenous infusion: intravenöse Infusion *f*
rapid infusion: Schnellinfusion *f*
rectal infusion: rektale Infusion *f*
subcutaneous infusion: subkutane Infusion *f*
In|fu|so|ri|a [ˌɪnfjʊˈsɔːrɪə] *plural*: Aufgusstierchen *pl*, Wimpertierchen *pl*, Infusorien *pl*, Wimperinfusorien *pl*, Ciliata *pl*
in|fu|so|ri|al [ˌɪnfjʊˈsɔːrɪəl] *adj*: infusorienartig, Infusorien-
in|fu|so|ri|an [ˌɪnfjʊˈsɔːrɪən]: **I** *noun* →*Infusoria* **II** *adj* →*infusorial*
in|fu|so|ri|um [ˌɪnfjʊˈsɔːriːəm] *sing*: →*Infusoria*
in|fu|sum [ɪnˈfjuːsəm] *noun*: Aufguss *m*, Infus *nt*, Infusum *nt*
ING *Abk.*: isotope nephrography
in|gest [ɪnˈdʒest] *vt*: (*Nahrung*) aufnehmen *oder* zu sich nehmen
in|ges|ta [ɪnˈdʒestə] *plural*: Ingesta *pl*
in|ges|tion [ɪnˈdʒestʃn] *noun*: Ingestion *f*
food ingestion: Nahrungsaufnahme *f*
in|ges|tive [ɪnˈdʒestɪv] *adj*: Nahrungsaufnahme betreffend, zur Nahrungsaufnahme dienend, Ingestions-
INGP *Abk.*: indolglycerophosphate
in|gra|ves|cence [ˌɪŋgrəˈvesn(t)s] *noun*: (langsam-progrediente) Verschlimmerung *f*
in|gra|ves|cent [ˌɪŋgrəˈvesnt] *adj*: sich (allmählich) verschlimmernd, langsam-progredient

in|gre|di|ent [ɪŋˈɡriːdiːənt] *noun*: Ingrediens *nt*
active ingredient: Wirkstoff *m*
primary ingredient: Grund-, Hauptbestandteil *m*
in|grow|ing [ˈɪŋɡrəʊɪŋ] *adj*: einwärtswachsend, einwachsend; eingewachsen
in|grown [ˈɪŋɡrəʊn] *adj*: eingewachsen
in|growth [ˈɪŋɡrəʊθ] *noun*: **1.** Einwachsen *nt* **2.** Einwuchs *m*
in|guen [ˈɪŋɡwen] *noun*: Leiste *f*, Leistengegend *f*, Inguen *nt*
in|gui|nal [ˈɪŋɡwɪnl] *adj*: Leiste *oder* Leistengegend/Regio inguinalis betreffend, inguinal
in|gui|no|ab|dom|i|nal [ˌɪŋɡwɪnəʊæbˈdɑmɪnl] *adj*: Leiste/Leistengegend und Bauch/Abdomen betreffend, inguinoabdominal
in|gui|no|cru|ral [ˌɪŋɡwɪnəʊˈkrʊərəl] *adj*: Leiste/Leistengegend und Oberschenkel/Femur betreffend, inguinokrural, inguinofemoral
in|gui|no|dyn|ia [ˌɪŋɡwɪnəʊˈdiːnɪə] *noun*: Leistenschmerz *m*
in|gui|no|la|bi|al [ˌɪŋɡwɪnəʊˈleɪbɪəl] *adj*: Leiste/Leistengegend und Schamlippe(n) betreffend, inguinolabial
in|gui|no|scro|tal [ˌɪŋɡwɪnəʊˈskrəʊtəl] *adj*: Leiste/Leistengegend und Hodensack/Skrotum betreffend, inguinoskrotal
INH *Abk.*: **1.** isoniazid **2.** isonicotine hydrazine **3.** isonicotinic acid hydrazide
Inh. *Abk.*: inhalation
in|hal|ant [ɪnˈheɪlənt]: **I** *noun* Inhalat *nt* **II** *adj* einatmend, Inhalations-
in|hal|la|tion [ˌɪnhəˈleɪʃn] *noun*: Einatmung *f*, Einatmen *nt*, Inhalation *f*
aerosol inhalation: Aerosolinhalation *f*
steam inhalation: Dampfinhalation *f*
in|hal|la|tion|al [ˌɪnhəˈleɪʃnəl] *adj*: inhalativ, Inhalations-
in|hal|la|tor [ˈɪnhəleɪtər] *noun*: Inhalationsapparat *m*, Inhalator *m*
in|hale [ɪnˈheɪl] *vt, vi*: einatmen, inhalieren
in|hal|er [ɪnˈheɪlər] *noun*: →*inhalator*
Schimmelbusch ether inhaler: Schimmelbusch-Maske *f*
in|her|ent [ɪnˈhɪərənt] *adj*: innere(r, s), von innen kommend *oder* wirkend, innewohnend, innerhalb; endogen, intrinsisch
in|her|it [ɪnˈherɪt]: **I** *vt* (er-)erben (*from* von) **II** *vi* erben
in|her|it|a|ble [ɪnˈherɪtəbl] *adj*: vererbbar, erblich, Erb-
in|her|it|ance [ɪnˈherɪtəns] *noun*: **1.** Vererbung *f* **by inheritance** erblich, durch Vererbung **2.** Erbgut *nt*
alternative inheritance: alternative Vererbung *f*
autosomal inheritance: autosomale Vererbung *f*
codominant inheritance: kodominante Vererbung *f*
complemental inheritance: komplementäre Vererbung *f*
cytoplasmic inheritance: zytoplasmatische/extranukleäre Vererbung *f*
dominant inheritance: dominante Vererbung *f*
extrachromosomal inheritance: extrachromosomale Vererbung *f*
extranuclear inheritance: extranukleäre/zytoplasmatische Vererbung *f*
holandric inheritance: holandrische Vererbung *f*
mitochondrial inheritance: mitochondriale Vererbung *f*
monofactorial inheritance: monofaktorielle Vererbung *f*
multifactorial inheritance: multifaktorielle Vererbung *f*
polygenic inheritance: polygene Vererbung *f*, multifaktorielle Vererbung *f*
quantitative inheritance: polygene Vererbung *f*
quasidominant inheritance: quasidominante Vererbung *f*
recessive inheritance: rezessive Vererbung *f*
sex inheritance: Geschlechtsvererbung *f*
sex-linked inheritance: geschlechtsgebundene Vererbung *f*, gonosomale Vererbung *f*
X-linked inheritance: X-chromosomale Vererbung *f*
Y-linked inheritance: Y-gebundene/holandrische Vererbung *f*
in|her|it|ed [ɪnˈherɪtɪd] *adj*: ver-, ererbt, Erb-
in|hib|in [ɪnˈhɪbɪn] *noun*: Inhibin *nt*
in|hib|it [ɪnˈhɪbɪt] *vt*: **1.** hemmen, (ver-)hindern, inhibieren **2.** jdn. zurückhalten (*from* von); jdn. hindern (*from* an)
in|hib|it|ing [ɪnˈhɪbɪtɪŋ] *adj*: hemmend, inhibierend
in|hi|bi|tion [ˌɪn(h)ɪˈbɪʃn] *noun*: Hemmung *f*, Inhibition *f*
allosteric inhibition: allosterische Hemmung *f*
antagonist inhibition: Antagonistenhemmung *f*
autogenic inhibition: autogene Hemmung *f*, Selbsthemmung *f*, Autoinhibition *f*
competitive inhibition: kompetitive Hemmung *f*, konkurrierende Hemmung *f*
concerted inhibition: konzertierte Hemmung/Inhibition *f*
contact inhibition: Kontakthemmung *f*, Dichtehemmung *f*
cumulative inhibition: kumulative Hemmung *f*
decontraction inhibition: Dekontraktionshemmung *f*
density inhibition: Kontakthemmung *f*, Dichtehemmung *f*
descending inhibition: absteigende Hemmung *f*
end-product inhibition: Endprodukthemmung *f*, Rückkopplungshemmung *f*, feedback-Hemmung *f*
enzyme inhibition: Enzymhemmung *f*
feedback inhibition: Endprodukthemmung *f*, Rückkopplungshemmung *f*, feedback-Hemmung *f*
feed-forward inhibition: Vorwärtshemmung *f*
haemagglutination inhibition: (*brit.*) →*hemagglutination inhibition*
hemagglutination inhibition: Hämagglutinationshemmung *f*
irreversible inhibition: irreversible Hemmung *f*
lateral inhibition: laterale Hemmung *f*
mental inhibition: psychische Hemmung *f*
noncompetitive inhibition: nicht-kompetitive Hemmung *f*
pain inhibition: Schmerzhemmung *f*
pericolumnar inhibition: perikolumnare Hemmung *f*
platelet aggregation inhibition: Thrombozytenaggregationshemmung *f*
postsynaptic inhibition: postsynaptische Hemmung/Inhibition *f*
presynaptic inhibition: präsynaptische Hemmung *f*
proactive inhibition: proaktive Hemmung *f*
psychic inhibition: psychische Hemmung *f*
Renshaw inhibition: Renshaw-Hemmung *f*
retroactive inhibition: Rückwärtshemmung *f*, rekurrente Hemmung *f*
reversible inhibition: reversible Hemmung *f*
selective inhibition: kompetitive Hemmung *f*
surround inhibition: Umfeldhemmung *f*
synaptic inhibition: synaptische Hemmung *f*
uncompetitive inhibition: unkompetitive Hemmung *f*
Wedensky inhibition: Wedensky-Hemmung *f*
in|hib|i|tive [ɪnˈhɪbɪtɪv] *adj*: →*inhibitory*
in|hib|i|tor [ɪnˈhɪbɪtər] *noun*: Hemmstoff *m*, Hemmer *m*, Inhibitor *m*
ACE inhibitor: Angiotensin-Converting-Enzym-Hemmer *m*, ACE-Hemmer *m*
acetylcholinesterase inhibitor: Cholinesterasehemmer

I

m, Cholinesteraseinhibitor *m*, Acetylcholinesterasehemmer *m*, Acetylcholinesteraseinhibitor *m*
aggregation inhibitors: Aggregationshemmer *pl*
allosteric inhibitor: allosterischer Inhibitor *m*
angiotensin converting enzyme inhibitor: Angiotensin-Converting-Enzym-Hemmer *m*, ACE-Hemmer *m*
α_2-plasmin inhibitor: α_2-Plasmininhibitor *m*
aromatase inhibitor: Aromatasehemmer *m*
C1 inhibitor: C1-Inaktivator *m*, C1-Esterase-Inhibitor *m*
C1 esterase inhibitor: →*C1 inhibitor*
calculus inhibitor: Zahnsteinhemmer *m*, Hemmstoff *m* der Zahnsteinbildung
carbonic anhydrase inhibitor: Carboanhydrasehemmstoff *m*, Carboanhydraseinhibitor *m*
cholinesterase inhibitor: Cholinesterasehemmer *m*, Cholinesteraseinhibitor *m*
COMT inhibitors: COMT-Inhibitoren *pl*
DNA-specific inhibitor: DNA-spezifischer Inhibitor *m*
dopa decarboxylase inhibitor: Dopadecarboxylasehemmer *m*
ECE inhibitors: ECE-Hemmer *pl*
elastase alpha$_1$-proteinase inhibitor: Elastase-Alpha-1-Proteinaseinhibitor *m*
enzyme inhibitor: Enzymhemmstoff *m*, -inhibitor *m*
esterase inhibitor: Esterasehemmer *m*, -hemmstoff *m*, -inhibitor *m*
feedback inhibitor: Feedbackinhibitor *m*
FTL3 receptor inhibitors: FLT3-Rezeptor-Inhibitoren *pl*
gestagen inhibitors: Antigestagene *pl*
α-glucosidase inhibitors: α-Glucosidasehemmer *pl*, Alphaglucosidasehemmer *pl*, Alphaglukosidasehemmer *pl*
gyrase inhibitor: Gyrasehemmer *m*
HIV-protease inhibitor: HIV-Proteasehemmer *m*
HMG-CoA reductase inhibitor: CSE-Hemmer *m*, HMG-CoA-Reduktasehemmer *m*
immune inhibitors: Immuninhibitoren *pl*
irreversible inhibitor of monoaminooxidase: irreversibler MAO-Hemmer *m*
kallikrein inhibitor: Kallikreininhibitor *m*
β-lactamase inhibitors: Betalaktamaseninhibitoren *pl*
membrane attack complex inhibitor: S-Protein *nt*, Vitronektin *nt*
monoamine oxidase inhibitors: Monoaminoxidasehemmer *pl*, Monoaminooxidasehemmer *pl*, MAO-Hemmer *pl*
nidation inhibitors: Nidationshemmer *pl*
non-nucleoside analogous reverse transcriptase inhibitors: nicht-nucleosidanaloge Reverse-Transkriptase-Hemmer *pl*
non-nucleoside reverse transcriptase inhibitors: nicht-nucleosidische Reverse-Transkriptase-Hemmer *pl*
noradrenaline and dopamine reuptake inhibitor: Noradrenalin- und Dopaminwiederaufnahmehemmer *m*, Noradrenalin- und Dopamin-Reuptake-Hemmer *m*, Noradrenalin- und Dopamin-Uptake-Hemmer *m*
noradrenaline reuptake inhibitor: Noradrenalinwiederaufnahmehemmer *m*, Dopamin-Reuptake-Hemmer *m*, Dopamin-Uptake-Hemmer *m*, Noradrenalinaufnahmehemmer *m*
nucleoside analogous reverse transcriptase inhibitors: nucleosidanaloge Reverse-Transkriptase-Hemmer *pl*
ovulation inhibitors: Ovulationshemmer *pl*
phosphodiesterase inhibitor: Phosphodiesterasehemmer *m*, PDE-Hemmer *m*
plaque inhibitor: Plaquehemmer *m*, Hemmstoff *m* der Plaquebildung
plasminogen activator inhibitors: Plasminogenaktivatorinhibitoren *pl*
platelet inhibitor: Plättchenaggregationshemmer *m*
prolactin inhibitor: Prolactinhemmer *m*
prostaglandin synthesis inhibitor: Prostaglandinsynthesehemmer *m*
protease inhibitors: Proteasehemmer *pl*
protein synthesis inhibitor: Proteinsynthesehemmer *m*
proton pump inhibitors: Protonenpumpenhemmer *pl*
5α-reductase inhibitors: 5α-Reduktase-Hemmer *m*
reversible inhibitor of monoaminooxidase: reversibler MAO-Hemmer *m*
selective noradrenaline reuptake inhibitor: selektiver Noradrenalinwiederaufnahmehemmer *m*, selektiver Noradrenalin-Reuptake-Hemmer *m*, selektiver Noradrenalin-Uptake-Hemmer *m*, selektiver Noradrenalinaufnahmehemmer *m*
serine protease inhibitor: Serinproteaseinhibitor *m*
serotonin antagonist and uptake inhibitor: Serotoninantagonist und Wiederaufnahmehemmer *m*, Serotoninantagonist und Reuptake-Hemmer *m*
serotonine reuptake inhibitor: Serotoninwiederaufnahmehemmer *m*, Serotoninaufnahmehemmer *m*, Serotonin-Reuptake-Hemmer *m*, Serotonin-Uptake-Hemmer *m*
serotonin reuptake inhibitor: Serotoninaufnahmehemmer *m*, Serotonin-uptake-Hemmer *m*, Serotonin-Reuptake-Hemmer *m*, Serotoninwiederaufnahmehemmer *m*
specific serotonine and noradrenaline reuptake inhibitor: spezifischer Serotonin- und Noradrenalinwiederaufnahmehemmer *m*, spezifischer Serotonin- und Noradrenalin-Reuptake-Hemmer *m*, spezifischer Serotonin- und Noradrenalin-Uptake-Hemmer *m*, spezifischer Serotonin- und Noradrenalinaufnahmehemmer *m*
specific serotonine reuptake inhibitor: spezifischer Serotoninwiederaufnahmehemmer *m*, spezifischer Serotoninaufnahmehemmer *m*, spezifischer Serotonin-Reuptake-Hemmer *m*, spezifischer Serotonin-Uptake-Hemmer *m*
synthesis inhibitor: Synthesehemmer *m*, -hemmstoff *m*
thrombin inhibitors: Thrombininhibitoren *pl*
thyroid inhibitor: Thyreostatikum *nt*
topoisomerase I inhibitors: Topoisomerase I-Hemmer *pl*
topoisomerase II inhibitors: Topoisomerase II-Hemmer *pl*
trypsin inhibitor: Trypsininhibitor *m*
tyrosine kinase inhibitors: Tyrosinkinaseinhibitoren *pl*
xanthine oxidase inhibitor: Xanthinoxidasehemmer *m*

in|hib|i|to|ry [ɪn'hɪbətɔːriː, -təʊ-] *adj*: hemmend, hindernd, inhibitorisch, Hemmungs-

in|ho|mo|ge|ne|i|ty [ɪnˌhəʊmədʒə'nɪətɪ, -ˌhɑmə-] *noun*: inhomogene Beschaffenheit *f*, Inhomogenität *f*

in|ho|mo|ge|ne|ous [ɪnˌhəʊmə'dʒiːnɪəs, -ˌhɑm-] *adj*: inhomogen

INHS *Abk.*: 1-isonicotinoyl-2-salicylidene hydrazine

INI *Abk.*: intranuclear inclusion

in|i|ac ['ɪnɪæk] *adj*: Inion betreffend

in|i|ad ['ɪnɪæd] *adj*: in Richtung auf das Inion

in|i|al ['ɪnɪəl] *adj*: Inion betreffend

in|i|en|ceph|a|lus [ˌɪnɪen'sefələs] *noun*: Inienzephalus *m*

in|i|en|ceph|a|ly [ˌɪnɪen'sefəliː] *noun*: Inienzephalie *f*, Iniencephalia *f*

in|i|od|y|mus [ɪnɪ'ɑdɪməs] *noun*: →*iniopagus*

in|i|on ['ɪnɪən] *noun*: Inion *nt*

in|i|op|a|gus [ɪnɪ'ɑpəgəs] *noun*: Iniopagus *m*, Iniodymus *m*, Craniopagus occipitalis

in|i|ops [ˈɪnɪɑps] *noun*: Iniops *m*
in|i|tial [ɪˈnɪʃl] *adj*: anfänglich, erste(r, s), initial, Anfangs-, Ausgangs-, Initial-
in|i|ti|ate [ɪˈnɪʃɪeɪt] *vt*: anfangen, beginnen, einleiten, in die Wege leiten, initiieren
in|i|ti|a|tion [ɪˌnɪʃɪˈeɪʃn] *noun*: Initiation *f*
initiation of contraction: Kontraktionsinitiation *f*
tumor initiation: Tumorinitiierung *f*
tumour initiation: (*brit.*) →*tumor initiation*
in|i|ti|a|tive [ɪˈnɪʃətɪv, -ʃɪətɪv]: I *noun* Initiative *f* II *adj* anfänglich, beginnend, einführend, einleitend, Einführungs-
in|i|ti|a|tor [ɪˈnɪʃɪeɪtər] *noun*: Initiator *m*
tumor initiator: Tumorinitiator *m*
tumour initiator: (*brit.*) →*tumor initiator*
in|i|ti|a|to|ry [ɪˈnɪʃɪətɔːrɪ, -təʊ-] *adj*: einleitend, initiatorisch
in|i|tis [ɪnˈaɪtɪs] *noun*: Muskelentzündung *f*, Myositis *f*
Inj. *Abk.*: injection
in|ject [ɪnˈdʒekt] *vt*: (ein-)spritzen, injizieren
in|ject|a|ble [ɪnˈdʒektəbl]: I *noun* Injektionsmittel *nt* II *adj* injizierbar
in|ject|ed [ɪnˈdʒektɪd] *adj*: injiziert
in|jec|tio [ɪnˈdʒekʃɪəʊ] *noun*: →*injection*
in|jec|tion [ɪnˈdʒekʃn] *noun*: **1.** Injektion *f*, Einspritzung *f*, Spritze *f* **2.** (*pharmakol.*) Injektion *f*, Injektionsmittel *nt*, Injektionspräparat *nt* **3.** (*patholog.*) Gefäßinjektion *f* **4.** Blutüberfüllung *f*, Kongestion *f*, Hyperämie *f*
bolus injection: Bolusinjektion *f*, intravenöse Schnellinjektion *f*
circumcorneal injection: kunjunktivale Injektion *f*
depot injection: Depotinjektion *f*
every-three-month injection: Dreimonatsspritze *f*
hypodermic injection: subkutane Injektion *f*
i.m. injection: intramuskuläre Injektion *f*
intra-arterial injection: intraarterielle Injektion *f*
intracardiac injection: intrakardiale Injektion *f*, dermale Injektion *f*
intracavernous injection: Schwellkörperautoinjektionstherapie *f*
intracutaneous injection: intrakutane Injektion *f*, dermale Injektion *f*
intracytoplasmatic spermia injection: intrazytoplasmatische Spermieninjektion *f*
intramuscular injection: intramuskuläre Injektion *f*
intraosseous injection: intraossäre Injektion *f*, intraossale Injektion *f*
intrapulpal injection: Pulpainjektion *f*
intraseptal injection: intraseptale Injektion *f*
intrathecal injection: intrathekale Injektion *f*
intravenous injection: intravenöse Injektion *f*
jet injection: Jetinjektion *f*
multiple subcutaneous insulin injections: multiple subkutane Insulininjektionen *pl*, intensivierte konventionelle Insulintherapie *f*, Basis-Bolus-Therapie *f*, physiologische Insulintherapie *f*
once-a-month injection: Einmonatsspritze *f*
paravariceal injection: Varizenumspritzung *f*, paravasale Applikation *f*
rapid injection: Schnellinjektion *f*
three-month injection: Dreimonatsspritze *f*
insulin injector: Insulininjektor *f*, Insulinfertigspritze *f*
in|jure [ˈɪndʒər] *vt*: **1.** verletzen, verwunden; traumatisieren **2.** (*etw.*) beschädigen, verletzen **3.** (*fig.*) schaden, schädigen **4.** (*fig., Gefühle*) kränken, verletzen, jdm. wehtun
in|jured [ˈɪndʒərd]: I *noun* Verletzte *m/f* II *adj* verletzt
in|ju|ri|ous [ɪnˈdʒʊərɪəs] *adj*: (gesundheits-)schädlich, schädigend, zerstörend, deletär
in|ju|ry [ˈɪndʒəriː] *noun*, *plural* **-ries**: **1.** Verletzung *f* (*to*) an; (*from* durch, von); Wunde *f*, Schaden *m*, Schädigung *f*, Trauma *nt* **2.** (Be-)Schädigung *f*, Schaden *m* (*to* an)
abdominal injury: Abdominaltrauma *nt*
accidental injury: Unfallverletzung *f*
acid injury: Säureverletzung *f*, Säureverätzung *f*, Säureschädigung *f*
acid-induced injury: →*acid injury*
acute noise injury: akutes Lärmtrauma *nt*
anoxic injury: anoxische/anoxie-bedingte Schädigung *f*
arterial injury: Arterienverletzung *f*
avulsion injury: Ausrissverletzung *m*, Abrissverletzung *m*, Ausriss *m*, Abriss *m*
base injury: Laugenverätzung *f*
birth injury: Geburtsschaden *m*, Geburtstrauma *nt*
bladder injury: Blasenverletzung *f*, Blasenschädigung *f*, Blasentrauma *nt*
blast injury: Explosionstrauma *nt*, Detonationstrauma *nt*, Knalltrauma *nt*
blunt abdominal injury: stumpfes Bauchtrauma *nt*
blunt chest injury: stumpfes Thoraxtrauma *nt*
blunt thorax injury: stumpfes Thoraxtrauma *nt*
bodily injury: Körperverletzung *f*
bowel injury: Darmverletzung *f*, -schädigung *f*
brain injury: Gehirnverletzung *f*, -trauma *nt*
burn injury: Verbrennungsverletzung *f*, Verbrennung *f*
cardiac valvular injury: Herzklappenverletzung *f*
cardiac vessel injury: Herzgefäßverletzung *f*
cellular injury: Zellschädigung *f*
cerebral injury: Gehirnverletzung *f*, -trauma *nt*
cervical cord injury: Halsmarkverletzung *f*, -trauma *nt*
cervical spine injury: Halswirbelsäulenverletzung *f*, -trauma *nt*
chemical injury: Verletzung *f* durch Chemikalien; Verätzung *f*
chest injury: Brustkorbverletzung *f*, -trauma *nt*, Thoraxverletzung *f*, -trauma *nt*
closed skull injury: geschlossenes Schädeltrauma *nt*
cohabitation injuries: Kohabitationsverletzungen *pl*
cold injury: Kälteschaden *m*
colon injury: →*colonic injury*
colonic injury: Dickdarm-, Kolonverletzung *f*, -trauma *nt*
copulation injuries: Kohabitationsverletzungen *pl*
cord injury: Rückenmarksverletzung *f*
coronary artery injury: Koronararterienverletzung *f*
corrosive injury: Verätzung *f*
cotton roll injury: Watterollenverletzung *f*
crush injury: Quetschung *f*, Quetschungsverletzung *f*
dash board injury: Armaturenbrettverletzung *f*, Dash board injury *nt*
deceleration injury: Dezelerationstrauma *nt*
dentoalveolar injury: dentoalveoläre Verletzung *f*, dentoalveoläre Fraktur *f*
denture injury: durch Prothesen hervorgerufene Schädigung *f*, Prothesenstomatopathie *f*
devascularization injury: devaskularisierende Verletzung *f*
diaphragmatic injury: Zwerchfellverletzung *f*, -trauma *nt*
early radiation injury: Strahlenfrühschäden *pl*
esophageal injury: Speiseröhrenverletzung *f*, -trauma *nt*, Ösophagusverletzung *f*, -trauma *nt*
explosion injury: Explosionstrauma *nt*
extremity injury: Extremitätenverletzung *f*
facial injury: Gesichtsverletzung *f*

femoral artery injury: Femoralisverletzung *f*, Femoralarterienverletzung *f*
Galeazzi's injury: Galeazzi-Fraktur *f*
gallbladder injury: Gallenblasenverletzung *f*
genitourinary injury: Verletzung *f* des Urogenitalapparates
genitourinary tract injury: →*genitourinary injury*
Goyrand's injury: Chassaignac-Lähmung *f*, Subluxation *f* des Radiusköpfchens, Pronatio dolorosa, Subluxatio radii peranularis
great vessel injury: Verletzung *f* der großen Gefäße
gunshot injury: (*Ohr*) Knalltrauma *nt*
head injury: **1.** Kopfverletzung *f*, -trauma *nt* **2.** Schädelverletzung *f*, -trauma *nt*
heat injury: Hitzeschaden *m*
hepatic injury: Leberverletzung *f*, -trauma *nt*
high-voltage injuries: Starkstromverletzungen *pl*
iatrogenic injury: iatrogene Verletzung/Schädigung *f*
immobilization injury: Immobilisationsschäden *pl*
impalement injury: Pfählungsverletzung *f*
industrial injury: Betriebsunfall *m*
inhalation injury: inhalative Atemwegsverletzung *f*, Inhalationsverletzung *f*
initial injury: initiale Verletzung *f*, Ausgangs-, Erstverletzung *f*
inner ear injury: Innenohrverletzung *f*
internal injury: innere Verletzung *f*
ischaemic injury: (*brit.*) →*ischemic injury*
ischemic injury: ischämie-bedingte Schädigung *f*, Schädigung *f* durch Ischämie
joint injury: Gelenkverletzung *f*
knee injury: Knieverletzung *f*, -trauma *nt*
late injury: Spätschaden *m*, -schädigung *f*
late radiation injury: Strahlenspätschäden *pl*
liver injury: Leberverletzung *f*, -trauma *nt*
lung injury: Lungenverletzung *f*, -trauma *nt*
maxillofacial injury: maxillofaziale Verletzung *f*
meningeal injury: Hirnhaut- *oder* Rückenmarkshautverletzung *f*
middle ear injury: Mittelohrverletzung *f*
mild head injury: leichtes Schädelhirntrauma *nt*
Monteggia's injury: Monteggia-Subluxationsfraktur *f*, Monteggia-Fraktur *f*
mucosal cellular injury: Schädigung *f* der Schleimhautzellen
multiple injuries: Polytrauma *nt*
myocardial injury: Herzmuskel , Myokardverletzung *f*
neck injury: Halsverletzung *f*, -trauma *nt*
nerve injury: Nervenverletzung *f*, Nervenschädigung *f*, Nerventrauma *nt*
noise injury: Lärmtrauma *nt*
occult injury: okkulte Verletzung/Schädigung *f*
oesophageal injury: (*brit.*) →*esophageal injury*
open head injury: offene Schädelverletzung *f*, offenes Schädeltrauma *nt*
open skull injury: offenes Schädeltrauma *nt*
orbital injury: Orbitaverletzung *f*
organ injury: Organschädigung *f*, Organverletzung *f*
oxidant injury: Verletzung *f* durch Oxidationsmittel
pancreatic injury: Pankreasverletzung *f*, Pankreastrauma *nt*
pancreatic duct injury: Pankreasgangverletzung *f*, -schädigung *f*
parenchymal injury: Parenchymschaden *m*, Parenchymverletzung *f*
penetrating injury: perforierende/penetrierende Verletzung *f*
penetrating abdominal injury: penetrierendes Bauchtrauma *nt*
penetrating chest injury: perforierendes Thoraxtrauma *nt*
penetrating thorax injury: penetrierendes Thoraxtrauma *nt*
peripheral nerve injury: Verletzung/Schädigung *f* eines peripheren Nerven
personal injury: Körperverletzung *f*
pressure injury: Druckverletzung *f*, Barotrauma *nt*
pulp injury: Pulpaverletzung *f*, Pulpaschädigung *f*
radiation injury: Strahlenschädigung *f*, Strahlenschaden *m*
rectal injury: Rektum-, Mastdarmverletzung *f*
renal injury: Nierenverletzung *f*, -schädigung *f*, -trauma *nt*
renal artery injury: Nierenarterienverletzung *f*
renal pedicle injury: Verletzung *f* des Nierenstiels
renal vascular injury: Nierengefäßverletzung *f*
renal vein injury: Nierenvenenverletzung *f*
repetitive strain injury: Repetitive strain injury *nt*
resuscitation injury: Reanimationstrauma *nt*
scald injury: Verbrühung *f*, Verbrühungsverletzung *f*
self-inflicted injury: sich selbst zugefügte Verletzung *f*, selbst verursachte Verletzung *f*
severe head injury: schweres Schädelhirntrauma *nt*
skull injury: Schädelverletzung *f*, -trauma *nt*
soft tissue injury: Weichteilverletzung *f*
spinal injury: →*spinal cord injury*
spinal cord injury: Rückenmark(s)verletzung *f*, -trauma *nt*
spine injuries: Wirbelsäulenverletzungen *pl*
splenic injury: Milzschädigung *f*, -verletzung *f*
sport injuries: Sportschäden *pl*
subclavian artery injury: Subklaviaverletzung *f*, Verletzung *f* der Arteria subclavia
tangential injury: tangenziale/tangentiale Verletzung *f*
thermal injury: thermische Verletzung *f*
thorax injury: Brustkorbverletzung *f*, -trauma *nt*, Thoraxtrauma *nt*
tracheal injury: Luftröhren-, Tracheaverletzung *f*
traumatic injury: Verletzung *f*, Wunde *f*, Schaden *m*, Schädigung *f*, Trauma *nt*
ureteral injury: Harnleiter-, Ureterverletzung *f*
urethral injury: Harnröhrenverletzung *f*, -trauma *nt*, Urethraverletzung *f*, -trauma *nt*
valvular injury: (Herz-)Klappenverletzung *f*
vascular injury: Gefäßverletzung *f*, -trauma *nt*
venous injury: Venenverletzung *f*
vessel injury: Gefäßverletzung *f*, -trauma *nt*
vestibular injury: Vestibularisschädigung *f*
whiplash injury: Halswirbelsäulen-Schleudertrauma *nt*, Peitschenschlagphänomen *nt*, Schleudertrauma *nt*, Whiplash-Syndrom *nt*
wrist injury: **1.** Handgelenksverletzung *f* **2.** Handwurzelverletzung *f*

in|lay [*n* 'ɪnleɪ; *v* 'ɪnleɪ, ɪn'leɪ]: **I** *noun* **1.** Inlay *nt*, Implantat *nt*, Einlagespan *m*, Knochenspan *m* **2.** Einlagefüllung *f*, Inlay *nt*, Einlage *f*, Gussfüllung *f* **II** *vt* einlegen
cast inlay: →*gold inlay*
cast gold inlay: gegossenes Goldinlay *nt*, Gussgoldinlay *nt*
ceramic inlay: Keramikinlay *nt*
epithelial inlay: Esser-Technik *f*
gold inlay: Goldgussfullüng *f*, Goldinlay *nt*, Goldeinlagefüllung *f*, gegossene Goldfüllung *f*
gold cast inlay: →*gold inlay*
porcelain inlay: Porzellaninlay *nt*

in|lay|er ['ɪnleɪər] *noun*: innere Schicht *f*
in|let ['ɪnlet] *noun*: Eingang *m*, Zugang *m*; Einlass *m*
pelvic inlet: Beckeneingang *m*, Apertura pelvis/pelvica superior
thoracic inlet: obere Thoraxapertur *f*, Brustkorbeingang *m*, Apertura thoracis superior
in|mate ['ɪnmeɪt] *noun*: (*Anstalt*) Insasse *m*, Insassin *f*
in|most ['ɪnməʊst; *brit*. -məst] *adj*: →*innermost*
in|nate [ɪ'neɪt, 'ɪneɪt] *adj*: **1.** angeboren (*in*); bei der Geburt vorhanden; kongenital; hereditär **2.** innewohnend, eigen (*in*)
in|ner ['ɪnər] *adj*: **1.** innere(r, s), inwendig, Innen-, Endo- **2.** (*fig.*) innere(r, s), engere(r, s), vertraut; geistig, innerlich **3.** (*chem.*) intramolekular
in|ner|most ['ɪnərməʊst; *brit*. -məst] *adj*: **1.** innerste(r, s) **2.** (*fig.*) tiefste(r, s), geheimste(r, s)
in|ner|vate ['ɪnərveɪt] *vt*: **1.** mit (Nerven-)Reizen versorgen, innervieren **2.** (durch) Nervenreize anregen, stimulieren, innervieren
in|ner|va|tion [,ɪnər'veɪʃn] *noun*: nervale Versorgung *f*, Versorgung *f* mit Nerven(reizen), Innervation *f*
autonomic innervation: vegetative Innervation *f*
dentin innervation: Dentininnervation *f*
dentine innervation: Dentininnervation *f*
direct innervation: direkte Innervation *f*
metameric innervation: metamere Innervation *f*
motor innervation: motorische Innervation *f*
radicular innervation: radikuläre Innervation *f*
reciprocal innervation: reziproke Innervation *f*
segmental innervation: segmentale Innervation *f*, segmentäre Innervation *f*
sensory innervation: sensorische/sensible Innervation *f*
in|nid|i|a|tion [ɪ,nɪdɪ'eɪʃn] *noun*: Einnisten *nt*, Innidation *f*
in|no|cu|i|ty [,ɪnə'kjuːətiː] *noun*: Unschädlichkeit *f*, Harmlosigkeit *f*
in|noc|u|ous [ɪ'nɑkjəwəs] *adj*: harmlos
in|nom|i|nate [ɪ'nɑmənɪt] *adj*: **1.** namenlos, unbenannt **2.** anonym
in|nox|ious [ɪ'nɑkʃəs] *adj*: unschädlich, harmlos
in|nu|tri|tion [,ɪn(j)uː'trɪʃn] *noun*: Nahrungsmangel *m*
Ino *Abk*.: inosine
in|o|chon|dri|tis [,ɪnəʊkɑn'draɪtɪs] *noun*: Faserknorpelentzündung *f*
in|oc|u|la|ble [ɪ'nɑkjələbl] *adj*: **1.** inokulierbar, durch Inokulation/Impfung übertragbar, impfbar **2.** durch Inokulation/Impfung infizierbar
in|oc|u|late [ɪ'nɑkjəleɪt] *vt*: **1.** durch Inokulation übertragen, inokulieren **2.** (*mikrobiolog.*) (be-, über-)impfen, inokulieren
in|oc|u|la|tion [ɪ,nɑkjə'leɪʃn] *noun*: Beimpfung *f*, Überimpfung *f*, Impfung *f*, Inokulation *f*
hypodermic inoculation: subkutane Injektion *f*
in|oc|u|lum [ɪ'nɑkjələm] *noun, plura* **-la** [-lə]: Inokulum *nt*
in|og|lia [ɪn'ɑglɪə] *noun*: Fibroglia *f*
in|o|my|o|si|tis [,ɪnəmaɪə'saɪtɪs] *noun*: Fibromyositis *f*
in|op|er|a|ble [ɪn'ɑpərəbl] *adj*: inoperabel, nicht operierbar
in|op|er|a|tive [ɪn'ɑp(ə)rətɪv] *adj*: **1.** unwirksam, wirkungslos **2.** (*techn.*) außer Betrieb, nicht einsatzfähig
in|or|gan|ic [,ɪnɔːr'gænɪk] *adj*: **1.** (*chem.*) anorganisch **2.** unorganisch
in|o|sae|mi|a [ɪnə'siːmiːə] *noun*: (*brit.*) →*inosemia*
in|os|co|py [ɪn'ɑskəpiː] *noun*: Inoskopie *f*
in|os|cu|late [ɪn'ɑksjəleɪt] *vt*: eine Anastomose bilden, anastomosieren
in|os|cu|la|tion [ɪn,ɑksjə'leɪʃn] *noun*: Anastomose *f*
in|ose ['ɪnəʊs] *noun*: →*inositol*
in|o|se|mi|a [ɪnə'siːmiːə] *noun*: **1.** erhöhter Inositgehalt *m* des Blutes, Inositämie *f* **2.** erhöhter Fibringehalt *m* des Blutes, Hyperfibrinämie *f*
in|o|si|nate [ɪ'nəʊsɪneɪt] *noun*: Inosinat *nt*
in|o|sine ['ɪnəsiːn, -sɪn] *noun*: Inosin *nt*
inosine monophosphate: Inosinmonophosphat *nt*, Inosinsäure *f*
inosine triphosphate: Inosintriphosphat *nt*
in|o|si|tae|mi|a [,ɪnəsaɪ'tiːmiːə] *noun*: (*brit.*) →*inositemia*
in|o|site ['ɪnəsaɪt] *noun*: →*inositol*
in|o|si|te|mi|a [,ɪnəsaɪ'tiːmiːə] *noun*: Inositämie *f*
in|o|si|tol [ɪ'nəʊsɪtɔl, -təʊl] *noun*: **1.** Inosit *nt*, Inositol *nt* **2.** meso-Inosit *m*, meso-Inositol *nt*, myo-Inosit *m*, myo-Inositol *nt*
inositol niacinate: Inositolnicotinat *nt*, myo-Inosit-hexanicotinat *nt*
inositol triphosphate: Inosittriphosphat *nt*, Phosphoinositol *nt*
in|o|si|tol|u|ri|a [,ɪnəʊ,saɪtɔ'l(j)ʊəriːə] *noun*: Inositurie *f*, Inositolurie *f*
in|o|si|tu|ri|a [,ɪnəsɪ't(j)ʊəriːə] *noun*: Inositausscheidung *f* im Harn, Inositurie *f*, Inositolurie *f*
in|o|su|ri|a [ɪnə's(j)ʊəriːə] *noun*: **1.** Inositausscheidung *f* im Harn, Inositurie *f*, Inositolurie *f* **2.** vermehrte Fibrinausscheidung *f* im Harn, (Hyper-)Fibrinurie *f*
i|no|trop|ic [,ɪnə'trɑpɪk, -'trəʊp-] *adj*: die Muskelkraft beeinflussend, inotrop
i|not|ro|pism [ɪ'nɑtrəpɪzəm] *noun*: inotrope Wirkung *f*, Inotropie *f*
frequency inotropism: Frequenzinotropie *f*
INPH *Abk*.: iproniazid phosphate
command input: Führungsgröße *f*
INPV *Abk*.: intermittent negative pressure ventilation
in|quest ['ɪnkwest] *noun*: (gerichtliche) Untersuchung *f*
in|quil|ine ['ɪnkwəlaɪn, -lɪn] *noun*: Einmieter *m*, Raumparasit *m*, Inquilin *m*
in|quire [ɪn'kwaɪər]: **I** *vt* sich erkundigen nach, erfragen (*of s.o.* bei jdm.) **II** *vi* **1.** (nach-)fragen (*of s.o.* bei jdm.); sich erkundigen (*after, for* nach; *about* wegen); Erkundigungen einziehen (*about* über, wegen) **2.** Untersuchungen anstellen, (nach-, er-)forschen, prüfen (*into sth.*)
in|quir|er [ɪn'kwaɪərər] *noun*: **1.** Untersuchende *m/f* **2.** (An-)Fragende *m/f*, Fragesteller(in *f*) *m*
in|quir|ing [ɪn'kwaɪrɪŋ] *adj*: **1.** forschend, fragend **2.** wissbegierig
in|quir|y [ɪn'kwaɪəriː] *noun, plura* **-quir|ies**: **1.** Untersuchung *f*, Prüfung *f* (*of, into*); Nachforschung *f*, Ermittlung *f* **2.** Erkundigung *f*, An-, Nachfrage *f* **make inquiries** Nachforschungen anstellen
INR *Abk*.: international normalized ratio
INREM *Abk*.: internal radiation dose
INS *Abk*.: idiopathic nephrotic syndrome
in|sal|i|vate [ɪn'sælɪveɪt] *vt*: (*Nahrung*) einspeicheln, mit Speichel versetzen *oder* vermischen
in|sal|i|va|tion [ɪn,sælɪ'veɪʃn] *noun*: (*Nahrung*) Durchmischung *f* mit Speichel, Insalivation *f*
in|sa|lu|bri|ous [,ɪnsə'luːbrɪəs] *adj*: ungesund, unzuträglich, unbekömmlich
in|sa|lu|bri|ty [,ɪnsə'luːbrətiː] *noun*: Unbekömmlichkeit *f*, Unzuträglichkeit *f*
in|sane [ɪn'seɪn] *adj*: geisteskrank, wahnsinnig, irrsinnig
in|sane|ness [ɪn'seɪnnəs] *noun*: →*insanity*
in|san|i|tar|y [ɪn'sænɪteriː] *adj*: unhygienisch, gesundheitsschädlich
in|san|i|ta|tion [ɪn,sænɪ'teɪʃn] *noun*: unhygienischer Zustand *m*

in|san|i|ty [ɪn'sænətiː] *noun*: **1.** (*psychiat.*) Geisteskrankheit *f*, Irresein *nt*, Irrsinn *m*, Wahnsinn *m*, Insania *f* **2.** Verrücktheit *f*, Tollheit *f*, Wahnsinn *m*
communicated insanity: induziertes Irresein *nt*, Folie à deux
double insanity: induziertes Irresein *nt*, Folie à deux
induced insanity: induziertes Irresein *nt*, Folie à deux
simultaneous insanity: induziertes Irresinn *nt*, Folie à deux

in|sa|tia|bil|i|ty [ɪn,seɪʃ(ɪ)ə'bɪlətiː] *noun*: (*Durst, Hunger*) Unstillbarkeit *f*; (*fig.*) Unersättlichkeit *f*

in|sa|tia|ble [ɪn'seɪʃ(ɪ)əbl] *adj*: (*Durst, Hunger*) unstillbar; (*fig.*) unersättlich

in|sa|tia|ble|ness [ɪn'seɪʃ(ɪ)əblnəs] *noun*: →*insatiability*

in|sa|ti|ate [ɪn'seɪʃɪɪt] *adj*: →*insatiable*

in|scrip|tio [ɪn'skrɪpʃɪəʊ] *noun*: **1.** →*inscription* **2.** →*intersection*

in|scrip|tion [ɪn'skrɪpʃn] *noun*: **1.** (*pharmakol.*) Inscriptio *f* **2.** Inschrift *m*, Eintrag *m*; Eintragung *f* **3.** (*mathemat.*) Einbeschreibung *f*

in|sect ['ɪnsekt] *noun*: Kerbtier *nt*, Insekt *nt*

In|sec|ta [ɪn'sektə] *plural*: Kerbtiere *pl*, Kerfe *pl*, Insekten *pl*, Insecta *pl*, Hexapoden *pl*, Hexapoda *pl*

in|sec|ti|cid|al [ɪn,sektɪ'saɪdl] *adj*: Insekten (ab-)tötend, insektizid

in|sec|ti|cide [ɪn'sektɪsaɪd] *noun*: Insektenbekämpfungs-, Insektenvertilgungsmittel *nt*, Insektizid *nt*

in|sec|ti|fuge [ɪn'sektɪfjuːdʒ] *noun*: Insektenvertreibungsmittel *nt*, Insektenschutzmittel *nt*, Repellent *m*

in|sec|tion [ɪn'sekʃn] *noun*: Einschnitt *m*

In|sec|tiv|o|ra [,ɪnsek'tɪvərə] *plural*: Insektenfresser *pl*, Insektivoren *pl*, Insectivora *pl*

in|sec|ti|vore [ɪn'sektəvɔːr, -vəʊr] *noun*: Insektenfresser *m*, Insektivore *m*

in|sec|tiv|o|rous [,ɪnsek'tɪvərəs] *adj*: insektenfressend, insektivor, entomophag

in|sec|tol|o|gy [,ɪnsek'tɑlədʒiː] *noun*: Insektenkunde *f*, Entomologie *f*

insect-repellent: I *noun* →*insectifuge* II *adj* insektenvertreibend

in|se|cure [,ɪnsɪ'kjʊər] *adj*: **1.** ungesichert, nicht fest **2.** (*fig.*) unsicher; ungesichert, riskant

in|se|cu|ri|ty [,ɪnsɪ'kjʊərətiː] *noun, plura* **-ties**: Unsicherheit *f*

in|sem|i|nate [ɪn'semɪneɪt] *vt*: **1.** befruchten **2.** (*biolog.*) befruchten, besamen **3.** (ein-)pflanzen

in|sem|i|na|tion [ɪn,semɪ'neɪʃn] *noun*: **1.** Befruchtung *f*, Insemination *f* **2.** (*biolog.*) Befruchtung *f*, Besamung *f*, Insemination *f* **3.** (Ein-)Pflanzen *nt*
artificial insemination: künstliche Befruchtung *f*, artifizielle Insemination *f*
donor insemination: heterologe Insemination *f*, künstliche Befruchtung *f* mit Spendersperma
donor artificial insemination: heterologe Insemination *f*, künstliche Befruchtung mit Spendersperma
extrauterine insemination: extrauterine Insemination *f*
heterologous insemination: heterologe Insemination *f*, künstliche Befruchtung *f* mit Spendersperma
homologous insemination: homologe Insemination *f*, künstliche Befruchtung *f* mit Sperma des Ehemannes
homologous artificial insemination: homologe Insemination *f*, künstliche Befruchtung mit Sperma des Ehemannes
husband artificial insemination: →*homologous artificial insemination*
intrauterine insemination: intrauterine Insemination *f*

in|se|nes|cence [,ɪnsə'nesəns] *noun*: Altern *nt*, Altwerden *nt*

in|sen|sate [ɪn'senseɪt, -sɪt] *adj*: **1.** gefühllos; empfindungslos, leblos **2.** unsinnig, unvernünftig **3.** (*fig.*) unempfänglich (*of, to* für); gleichgültig (*of, to* gegen)

in|sen|sate|ness [ɪn'senseɪtnəs] *noun*: **1.** Gefühllosigkeit *m*; Empfindungs-, Leblosigkeit *f* **2.** Unsinnigkeit *f*, Unvernunft *f* **3.** (*fig.*) Unempfänglichkeit *f* (*of, to* für); Gleichgültigkeit *f* (*of, to* gegen)

in|sen|si|bil|i|ty [ɪn,sensɪ'bɪlətiː] *noun*: **1.** Empfindungs-, Gefühllosigkeit *f*, Unempfindlichkeit *f* (*to* gegen) **2.** Bewusstlosigkeit *f*
insensibility to pain: Schmerzunempfindlichkeit *f*

in|sen|si|ble [ɪn,sensɪbl] *adj*: **1.** ohne Bewusstsein, besinnungslos; ohnmächtig, bewusstlos **2.** empfindungs-, gefühllos, unempflindlich (*to* gegen)

in|sen|si|tive [ɪn'sensɪtɪv] *adj*: **1.** (*chem., physik.*) unempfindlich (*to* gegen) **2.** empfindungslos, gefühllos, unempfindlich (*to* gegen)
insensitive to light lichtunempfindlich
insensitive to radiation strahlenunempfindlich
insensitive to light: lichtunempfindlich
insensitive to radiation: strahlenunempfindlich

in|sen|si|tive|ness [ɪn'sensɪtɪvnəs] *noun*: **1.** Unempfindlichkeit *f* (*to* gegen) **2.** →*insensibility 1.*

in|sen|si|tiv|i|ty [ɪn,sensə'tɪvətiː] *noun*: →*insensitiveness*
androgen insensitivity: Androgenresistenz *f*

in|sen|ti|ent [ɪn'senʃ(ɪ)ənt] *adj*: gefühl-, empfindungslos, unempfindlich

in|sert [ɪn'sɜrt]: I *noun* Implantat II *vt* **1.** (*Muskel*) inserieren, ansetzen **2.** einsetzen, einfügen; (*Kanüle*) einführen, einstechen; (*Sonde*) einschieben
intramucosal insert: **1.** intramuköses Implantat *m*, intramuköser Knopfanker *m* **2.** intramuköse Implantatverankerung *f*, submuköse Implantatverankerung *f*
mucosal insert: intramuköse Implantatverankerung *f*, submuköse Implantatverankerung *f*

in|ser|tio [ɪn'sɜrʃɪəʊ] *noun*: Ansatz *m*, Insertion *f*

in|ser|tion [ɪn'sɜrʃn] *noun*: **1.** (*Muskel*) Ansatz *m*, Insertion *f* **2.** (*Instrument*) Einführung *f*, Einfügen *nt*, Einbringen *nt*; Einstich *m* **3.** (*genet.*) Einfügung *f*, Insertion *f*
chromosome insertion: Chromosomeninsertion *f*
muscle insertion: Muskelansatz *m*, -insertion *f*
parasol insertion: Insertio velamentosa
thought insertion: Gedankeneingebung *f*
velamentous insertion: Insertio velamentosa

in|sheathed [ɪn'ʃiːðt] *adj*: von einer Scheide *oder* Kapsel umgeben

in|sid|i|ous [ɪn'sɪdɪəs] *adj*: **1.** (*patholog.*) schleichend, langsam-progredient **2.** (*fig.*) heimtückisch, hinterhältig, hinterlistig

in|sight ['ɪnsaɪt] *noun*: Einsicht *f*, (Selbst-)Verständnis *nt*, (Selbst-)Erkennung *f*

in si|tu [ɪn 'saɪtu]: am Ort, in natürlicher Lage, in situ

in|so|late ['ɪnsəʊleɪt] *vt*: den Sonnenstrahlen aussetzen

in|so|la|tion [,ɪnsəʊ'leɪʃn] *noun*: **1.** Sonnenbestrahlung *f*, Insolation *f*, Insolatio *f* **2.** Sonnenstich *m*, Insolation *f*, Insolatio *f*

in|sole ['ɪnsəʊl] *noun*: Einlage *f*
orthopedic insoles: orthopädische Schuheinlagen *pl*

in|sol|u|bil|i|ty [ɪn,sɑljə'bɪlətiː] *noun*: Un(auf)löslichkeit *f*

in|sol|u|ble [ɪn'sɑljəbl]: I *noun* (*chem.*) unlösliche Substanz *f* II *adj* unlöslich, insolubel
insoluble in water: wasserunlöslich, unlöslich in Wasser

in|som|ni|a [ɪn'sɑmnɪə] *noun*: Schlaflosigkeit *f*, (pathologische) Wachheit *f*, Insomnie *f*, Insomnia *f*
fatal familial insomnia: fatale familiäre Insomnie *f*,

tödliche familiäre Schlaflosigkeit *f*
in|som|ni|ac [ɪn'sɑmnɪæk]: **I** *noun* an Schlaflosigkeit Leidende *m/f* **II** *adj* **1.** an Schlaflosigkeit leidend **2.** zu Schlaflosigkeit führend, Schlaflosigkeit verursachend
in|som|nic [ɪn'sɑmnɪk] *adj*: an Schlaflosigkeit leidend
in|sorp|tion [ɪn'sɔːrpʃn] *noun*: Aufnahme *f* ins Blut
in|spec|tion [ɪn'spekʃn] *noun*: äußerliche Untersuchung *f*, Inspektion *f*
in|spi|rate ['ɪnspɪreɪt] *noun*: eingeatmetes Gas *nt*, eingeatmete Luft *f*, Inspirat *nt*; Inhalat *nt*
in|spi|ra|tion [ˌɪnspə'reɪʃn] *noun*: Einatmung *f*, Inspiration *f*
periodic deep inspiration: Seufzeratmung *f*
in|spi|ra|tor ['ɪnspəreɪtər] *noun*: Inhalationsapparat *m*, Inhalator *m*
in|spi|ra|to|ry [ɪn'spaɪərətɔːrɪ, -təriː] *noun*: Inspirations betreffend, inspiratorisch, Einatem-, Einatmungs-, Inspirations-
in|spire [ɪn'spaɪər] *vt, vi*: einatmen; inhalieren
in|spired [ɪn'spaɪərd] *adj*: eingeatmet; inspiriert
in|spis|sat|ed ['ɪnspɪseɪtɪd] *adj*: eingedickt, eingetrocknet
in|spis|sa|tion [ˌɪnspɪ'seɪʃn] *noun*: Eintrocknen *nt*, Eindicken *nt*
in|sta|bil|i|ty [ˌɪnstə'bɪlətiː] *noun*: mangelnde Festigkeit/Stabilität *f*, Instabilität *f*; Unbeständigkeit *f*, Labilität *f*
chromosome instability: Chromosomeninstabilität *f*
microsatellite instability: Mikrosatelliteninstabilität *f*
thermal instability: Wärme-, Hitzeunbeständigkeit *f*, Thermolabilität *f*
vascular instability: Angiasthenie *f*
in|sta|ble [ɪn'steɪbl] *adj*: **1.** instabil **2.** (*fig.*) unbeständig; labil
in|step ['ɪnstep] *noun*: (*Fuß*) Rist *m*, Spann *m*
in|stil [ɪn'stɪl] *vt*: →*instill*
in|still [ɪn'stɪl] *vt*: **1.** einträufeln, instillieren (*into*) **2.** (*fig.*) einflößen, einimpfen, beibringen
in|stil|la|tion [ɪnstə'leɪʃn] *noun*: Einträufelung *f*, Instillation *f*; Tropfinfusion *f*
continuous instillation: Dauertropf(infusion *f*) *m*
intravenous instillation: intravenöse Tropfinfusion *f*
intravesical formalin instillation: intravesikale Formalininstillation *f*
in|stil|la|tor [ˌɪnstə'leɪtər] *noun*: Tropfapparat *m*, Tropfer *m*, Instillator *m*
in|still|ment [ɪn'stɪlmənt] *noun*: →*instillation*
in|stil|ment [ɪn'stɪlmənt] *noun*: →*instillation*
in|stinct ['ɪnstɪŋkt] *noun*: **1.** angeborener Trieb *m*, Naturtrieb *m*, Instinkt *m* **by/from instinct** instinktiv **2.** (sicherer) Instinkt *m*, natürliche Begabung *f* (*for* für); instiktives Gefühl *nt* (*for* für)
aggressive instinct: Todestrieb *m*
congenital instinct: angeborener Trieb *m*, Naturtrieb *m*, Instinkt *m*
death instinct: Todestrieb *m*
herd instinct: Herdentrieb *m*
life instinct: Geschlechts-, Sexualtrieb *m*
maternal instinct: Mutterinstinkt *m*
motherly instinct: Mutterinstinkt *m*
primary instinct: Urinstinkt *m*
protective instinct: Beschützerinstinkt *m*
self-preservative instinct: Selbsterhaltungstrieb *m*
sexual instinct: Geschlechts-, Sexualtrieb *m*
in|stinc|tive [ɪn'stɪŋktɪv] *adj*: instinktiv, instinktmäßig, triebmäßig; unwillkürlich; angeboren
in|sti|tute ['ɪnstət(j)uːt]: **I** *noun* **1.** Institut *nt*, Anstalt *f*, Akademie *f*, Gesellschaft *f* **2.** Institut(sgebäude) *nt*; Anstalt(sgebäude *nt*) *f* **3.** höhere technische Schule *f*; Universitätsinstitut *nt* **II** *vt* einrichten, errichten, gründen, ins Leben rufen
in|sti|tu|tion [ˌɪnstə't(j)uːʃn] *noun*: **1.** Institution *f*, Einrichtung *m*; Institut *nt*; Anstalt *m*; Heim *nt*; Stiftung *m*; Gesellschaft *f* **2.** Institut(sgebäude *nt*) *nt*; Anstalt(sgebäude *nt*) *f* **3.** (*soziol.*) Institution *f*, Einrichtung *f* **4.** Errichtung *f*, Einrichtung *f*, Gründung *f*
mental institution: psychiatrische Klinik *f*, (Nerven-) Heilanstalt *f*
public institution: öffentliche Anstalt *f*
in|sti|tu|tion|al|ize [ˌɪnstə't(j)uːʃənlaɪz] *vt*: **1.** in ein Heim *oder* eine Anstalt einweisen **2.** institutionalisieren
in|struct [ɪn'strʌkt] *vt*: **1.** unterrichten (*in* in); ausbilden, schulen (*in* in) **2.** informieren, unterrichten **3.** instruieren, anweisen, beauftragen (*to do* zu tun)
in|struc|tion [ɪn'strʌkʃn] *noun*: **1.** Unterricht *m*; Ausbildung *f*, Schulung *f* **2.** Informierung *f*, Unterrichtung *f* **3.** Anweisung *f*, Auftrag *m*, Instruktion *f*
in|struc|tion|al [ɪn'strʌkʃnəl] *adj*: **1.** Unterrichts-, Lehr-, Ausbildungs-, Schulungs- **2.** →*instructive*
in|struc|tive [ɪn'strʌktɪv] *adj*: instruktiv, lehrreich, eindringlich, einprägsam, aufschlussreich
in|struc|tor [ɪn'strʌktər] *noun*: Lehrer *m*, Ausbilder *m*
in|struc|tress [ɪn'strʌktrɪs] *noun*: Lehrerin *f*, Ausbilderin *f*
in|stru|ment ['ɪnstrəmənt]: **I** *noun* **1.** Instrument *nt*, Werkzeug *nt*, (Mess-)Gerät *nt* **2.** (*fig.*) Instrument *nt*, (Hilfs-)Mittel *nt* **II** *adj* Instrumenten-, Apparate-, Geräte- **III** *vt* instrumentieren, mit Instrumenten ausrüsten
carving instrument: Modellierinstrument *nt*
cutting instrument: Schneideinstrument *nt*
dental instrument: zahnärztliches Instrument *nt*, zahnheilkundliches Instrument *nt*
diamond instrument: Diamant *nt*, Diamantinstrument *nt*, Diamantwerkzeug *nt*, Diamantschleifer *m*
diamond rotary instrument: →*diamond instrument*
double-ended instrument: doppelendiges Instrument *nt*
double-sided instrument: doppelseitiges Instrument *nt*
endodontic instruments: Wurzelkanalbesteck *nt*, Wurzelkanalinstrumente *pl*, Wurzelkanalinstrumentarium *nt*, endodontische Instrumente *pl*
hand instrument: Handinstrument *nt*, Handforminstrumente *pl*
handcutting instruments: Handforminstrumente *pl*, Handschneidinstrumente *pl*
handcutting dental instruments: Handforminstrumente *pl*, Handschneidinstrumente *pl*
Kirkland instruments: Kirkland-Instrumentarium *nt*
measuring instrument: Messgerät *nt*, -instrument *nt*
orthodontic instrument: orthodontisches Instrument *nt*
periodontal instruments: Parodontalinstrumentarium *nt*, Parodontalbesteck *nt*
precision instrument: Präzisionsinstrument *nt*
recording instrument: aufzeichnendes *oder* registrierendes Messgerät *nt*
root canal instruments: Wurzelkanalbesteck *nt*, Wurzelkanalinstrumente *pl*, Wurzelkanalinstrumentarium *nt*, endodontische Instrumente *pl*
root canal therapy instruments: →*root canal instruments*
rotary instrument: rotierendes Instrument *nt*
rotary cutting instrument: rotierendes Schneidinstrument *nt*
stapling instrument: Klammer(naht)gerät *nt*, Klammer(naht)apparat *m*
surgical instruments: chirurgische Instrumente *pl*

suturing instruments: chirurgische Nahtgeräte *pl*
in|stru|men|tal [ˌɪnstrə'mentəl] *adj*: **1.** instrumentell, mit Hilfe von Instrumenten, Instrumenten- **2.** förderlich, dienlich, behilflich (*in* bei)
in|stru|men|tar|ium [ˌɪnstrəmen'teəriːəm] *noun, plura* **-ria** [-rɪə]: Instrumentarium *nt*
periodontal instrumentarium: Parodontalinstrumentarium *nt*, Parodontalbesteck *nt*
in|stru|men|ta|tion [ˌɪnstrəmen'teɪʃn] *noun*: Instrumentierung *f*; Methode *f*, Technik *f*
Cotrel-Dubousset instrumentation: Cotrel-Dubousset-Operation *f*
Dwyer instrumentation: Dwyer-Operation *f*, Skolioseoperation nach Dwyer *f*
Harrington instrumentation: Harrington-Operation *f*, Skoliosekorrektur nach Harrington *f*, Skoliosekorrektur nach Harrington *f*
Hibbs' instrumentation: Hibbs-Operation *f*, Skoliosekorrektur nach Hibbs *f*, Skoliosekorrektur nach Hibbs *f*
Luque's instrumentation: Luque-Operation *f*
in|su|da|tion [ˌɪnsjə'deɪʃn] *noun*: Insudation *f*
in|suf|fi|cien|cy [ˌɪnsə'fɪʃənsiː] *noun, plural* **-cies**: **1.** Funktionsschwäche *f*, Insuffizienz *f*, Insufficientia *f* **2.** Unzulänglichkeit *f*; Untauglichkeit *f*, Unfähigkeit *f*
absolute mitral insufficiency: absolute Mitralinsuffizienz *f*
acute adrenocortical insufficiency: Addison-Krise *f*, akute Nebenniereninsuffizienz *f*
acute coronary insufficiency: akute Koronarinsuffizienz *f*
acute mitral insufficiency: akute Mitralinsuffizienz *f*
adrenal insufficiency: **1.** Nebenniereninsuffizienz *f*, Hypadrenalismus *m*, Hypoadrenalismus *m* **2.** →*adrenocortical insufficiency*
adrenal cortical insufficiency: →*adrenocortical insufficiency*
adrenocortical insufficiency: Nebennierenrindeninsuffizienz *f*, NNR-Insuffizienz *f*, Hypoadrenokortizismus *m*, Hypokortikalismus *m*, Hypokortizismus *m*
aortic insufficiency: Aorten(klappen)insuffizienz *f*
basilar insufficiency: Basilarisinsuffizienz *f*
bronchial stump insufficiency: Bronchusstumpfinsuffizienz *f*
cardia insufficiency: Kardiainsuffizienz *f*
cardiac insufficiency: Herzinsuffizienz *f*, -versagen *nt*, Herzmuskelschwäche *f*, Myokardinsuffizienz *f*, Insufficientia cordis
cardiovascular insufficiency: zirkulatorische Insuffizienz *f*
cavernous-venous insufficiency: kavernösvenöse Insuffizienz *f*, kavernösvenöse Okklusionsstörung *f*, kavernösvenöse Dysfunktion *f*
cerebrovascular insufficiency: zerebrovaskuläre Insuffizienz *f*
chronic adrenocortical insufficiency: primäre chronische Nebennieren(rinden)insuffizienz *f*, Bronze(haut)-krankheit *f*, Addison-Krankheit *f*, Morbus Addison *m*
chronic mitral insufficiency: chronische Mitralinsuffizienz *f*
chronic venous insufficiency: chronische Veneninsuffizienz *f*, chronisch venöse Insuffizienz *f*
compensated mitral insufficiency: kompensierte Mitralinsuffizienz *f*
congestive cardiac insufficiency: dekompensierte Herzinsuffizienz *f*
coronary insufficiency: Koronarinsuffizienz *f*
decompensated mitral insufficiency: dekompensierte Mitralinsuffizienz *f*
endodrine pancreatic insufficiency: endokrine Pankreasinsuffizienz *f*
excretory testicular insufficiency: exkretorische Hodeninsuffizienz *f*, tubuläre Hodeninsuffizienz *f*
exertional insufficiency: Belastungsinsuffizienz *f*
exocrine pancreatic insufficiency: exokrine Pankreasinsuffizienz *f*
functional mitral insufficiency: funktionelle Mitralinsuffizienz *f*, relative Mitralinsuffizienz *f*
functional pulmonary insufficiency: relative Pulmonalinsuffizienz *f*
generative ovarian insufficiency: generative Ovarialinsuffizienz *f*
gonadal insufficiency: Gonadeninsuffizienz *f*
heart insufficiency: →*cardiac insufficiency*
hepatic insufficiency: Leberinsuffizienz *f*, -versagen *nt*
incretory testicular insufficiency: interstitielle Hodeninsuffizienz *f*, inkretorische Hodeninsuffizienz *f*
kidney insufficiency: Niereninsuffizienz *f*
ligament insufficiency: Bandinsuffizienz *f*
liver insufficiency: Leberinsuffizienz *f*, -versagen *nt*
mitral insufficiency: Mitralklappeninsuffizienz *f*, Mitralinsuffizienz *f*
mucociliary insufficiency: mukoziliäre Insuffizienz *f*
myocardial insufficiency: →*cardiac insufficiency*
ovarian insufficiency: Ovarialinsuffizienz *f*
palatal insufficiency: Gaumensegelinsuffizienz *f*
pancreatic insufficiency: Pankreasinsuffizienz *f*
parathyroid insufficiency: Unterfunktion *f* der Nebenschilddrüsen, Hypoparathyr(e)oidismus *m*
partial respiratory insufficiency: respiratorische Partialinsuffizienz *f*
insufficiency of perforating veins: Perforansinsuffizienz *f*
pituitary insufficiency: Hypophyseninsuffizienz *f*
placental insufficiency: Plazentainsuffizienz *f*
preterminal renal insufficiency: präterminale Niereninsuffizienz *f*, dekompensierte Retention *f*, Präurämie *f*
primary ovarian insufficiency: primäre Ovarialinsuffizienz *f*
primary testicular insufficiency: primäre Hodeninsuffizienz *f*
pulmonary insufficiency: **1.** respiratorische Insuffizienz *f* **2.** (*kardiol.*) Pulmonalisinsuffizienz *f*, Pulmonal(klappen)insuffizienz *f*
relative mitral insufficiency: relative Mitralinsuffizienz *f*, funktionelle Mitralinsuffizienz *f*
renal insufficiency: Niereninsuffizienz *f*
respiratory insufficiency: respiratorische Insuffizienz *f*
secondary adrenocortical insufficiency: sekundäre Nebennierenrindeninsuffizienz *f*
secondary ovarian insufficiency: sekundäre Ovarialinsuffizienz *f*
secondary testicular insufficiency: sekundäre Hodeninsuffizienz *f*
temporary cardia insufficiency: passagere Kardiainsuffizienz *f*
terminal renal insufficiency: terminale Niereninsuffizienz *f*
testicular insufficiency: Hodeninsuffizienz *f*
total respiratory insufficiency: respiratorische Globalinsuffizienz *f*
tricuspid insufficiency: Trikuspidalinsuffizienz *f*
tubular testicular insufficiency: tubuläre Hodeninsuffizienz *f*, exkretorische Hodeninsuffizienz *f*
valvular insufficiency: (Herz-)Klappeninsuffizienz *f*

vegetative ovarian insufficiency: vegetative Ovarialinsuffizienz *f*
velar insufficiency: Gaumensegelinsuffizienz *f*, Veluminsuffizienz *f*
venous insufficiency: Venen(klappen)insuffizienz *f*
vertebrobasilar insufficiency: vertebrobasiläre Insuffizienz *f*, Arteria-vertebralis-Insuffizienz *f*
in|suf|fi|cient [ˌɪnsə'fɪʃənt] *adj*: unzulänglich, ungenügend, nicht ausreichend, insuffizient
in|suf|flate [ɪn'sʌfleɪt, 'ɪnsəfleɪt] *vt*: **1.** einblasen, insufflieren **2.** hineinblasen in; ausblasen
in|suf|fla|tion [ˌɪnsə'fleɪʃn] *noun*: **1.** Einblasen *nt*, Insufflation *f* **2.** Einblasung *f*; Ausblasung *f*
tubal insufflation: Tubendurchblasung *f*
in|suf|fla|tor ['ɪnsəfleɪtər] *noun*: Insufflationsapparat *m*
in|su|la ['ɪns(j)ələ] *noun*: Insel *f*, Inselrinde *f*, Insula *f*, Lobus insularis
insulae of Peyer: Peyer-Plaques *pl*, Noduli lymphoidei aggregati
insula of Reil: Insel *f*, Inselrinde *f*, Insula *f*, Lobus insularis
in|su|lant ['ɪns(j)ələnt] *noun*: Isolierstoff *m*, -material *nt*
in|su|lar ['ɪns(j)ələr] *adj*: **1.** Lobus insularis *oder* Langerhans-Inseln betreffend, Insel- **2.** inselartig, -förmig, insular(isch), Insel-
in|su|late ['ɪns(j)əleɪt] *vt*: **1.** (*physik.*) isolieren **2.** (*Schall, Wärme*) dämmen, abisolieren **3.** (*fig.*) absondern, isolieren (*from* von); schützen (*from* vor); abschirmen (*from* gegen)
in|su|lat|ing ['ɪns(j)əleɪtɪŋ] *adj*: isolierend, Isolier-
in|su|la|tion [ˌɪns(j)ə'leɪʃn] *noun*: **1.** (*physik.*) Isolierung *f*, Isolation *f* **2.** Isoliermaterial *nt*, -stoff *m*
thermal insulation: Wärmeisolation *f*
in|su|la|tor ['ɪns(j)əleɪtər] *noun*: Isolator *m*; Nichtleiter *m*, Isolierstoff *m*
in|su|lin ['ɪnsələn, 'ɪns(j)ʊ-] *noun*: Insulin *nt*; Inselhormon *nt*
biosynthetic human insulin: biosynthetisches Humaninsulin *nt*
bovine insulin: Rinderinsulin *nt*
combination insulin: Mischinsulin *nt*, Kombinationsinsulin *nt*
depot insulin: Depotinsulin *nt*
human insulin: Humaninsulin *nt*
inhalation insulin: inhalatives Insulin *nt*
isophane insulin: Isophaninsulin *nt*, Insulinum isophanum
lente insulins: Lente-Insuline *pl*
NPH insulin: NPH-Insulin *nt*, Neutral-Protamin-Hagedorn-Insulin *nt*
porcine insulin: Schweineinsulin *nt*
regular insulin: Altinsulin *nt*
semisynthetic human insulin: semisynthetisches Humaninsulin *nt*
in|su|lin|ae|mi|a [ˌɪns(j)əlɪ'niːmiːə] *noun*: (*brit.*) →*insulinemia*
insulin-antagonistic *adj*: insulinantagonistisch
in|su|lin|ase ['ɪnsəlɪneɪz] *noun*: Insulinase *f*
in|su|lin|e|mi|a [ˌɪns(j)əlɪ'niːmiːə] *noun*: Hyperinsulinämie *f*
insulin-induced *adj*: insulininduziert, -bedingt
in|su|lin|ize ['ɪns(j)əlɪnaɪz] *vt*: mit Insulin behandeln
insulin-like *adj*: insulinähnlich
in|su|lin|lip|o|dys|tro|phy [ˌɪns(j)əlɪnˌlɪpə'dɪstrəfiː] *noun*: Insulinlipodystrophie *f*
in|su|lin|o|gen|e|sis [ˌɪns(j)əlɪnə'dʒenəsɪs] *noun*: Insulinbildung *f*
in|su|lin|o|gen|ic [ˌɪns(j)əlɪnə'dʒenɪk] *adj*: Insulinbildung betreffend *oder* fördernd, insulinbildend
in|su|lin|oid ['ɪns(j)əlɪnɔɪd] *adj*: insulinartig (wirkend)
in|su|li|no|ma [ˌɪns(j)əlɪ'nəʊmə] *noun*, *plural* **-mas, -ma|ta** [ˌɪns(j)əlɪ'nəʊmətə]: Insulinom *nt*, B-Zell-Tumor *m*, B-Zellen-Tumor *m*
in|su|lin|o|pe|nic [ˌɪns(j)əlɪnə'piːnɪk] *adj*: den Insulinspiegel senkend, mit einem erniedrigten Insulinspiegel einhergehend
in|su|lism ['ɪns(jəlɪzəm] *noun*: Hyperinsulinismus *m*
in|su|lit|ic [ɪns(j)ə'lɪtɪk] *adj*: Insulitis betreffend, insulitisch
in|su|li|tis [ɪns(j)ə'laɪtɪs] *noun*: Insulitis *f*
in|su|lo|gen|ic [ˌɪns(j)ələʊ'dʒenɪk] *adj*: →*insulinogenic*
in|su|lo|ma [ɪns(j)ə'ləʊmə] *noun*: →*insulinoma*
in|sult [*n* 'ɪnsʌlt; *v* ɪn'sʌlt]: **I** *noun* **1.** Verletzung *f*, Wunde *f*, Trauma *nt* **2.** Beleidigung (*to* für) **II** *vt* beleidigen (*by* durch, mit)
in|sur|ance [ɪn'ʃʊərəns] *noun*: Versicherung *f*; Versicherungssumme *f*; Versicherung *f*, Absicherung *f*
accident insurance: Unfallversicherung *f*
health insurance: Krankenversicherung *f*
life insurance: Lebensversicherung *f*
sick insurance: Krankenversicherung *f*
in|sus|cep|ti|bil|i|ty [ˌɪnsəˌseptə'bɪlətiː] *noun*: Unempfindlichkeit *f* (*to* gegen); Unempfänglichkeit *f* (*to* für); Immunität *f*
in|sus|cep|ti|ble [ˌɪnsə'septɪbl] *adj*: nicht anfällig (*to* für); unempfindlich (*to* gegen); unempfänglich (*to* für); immun
INT *Abk.*: **1.** intranasal test **2.** iodo-nitrotetrazolium
int *Abk.*: integrase
in|take ['ɪnteɪk] *noun*: Aufnahme *m*; aufgenommene Menge *f*, Zufuhr *f*
acceptable daily intake: ADI-Wert *m*, Acceptable daily intake *nt*
fluid intake: Flüssigkeitszufuhr *f*, -aufnahme *f*
food intake: Nahrungsaufnahme *f*
nitrogen intake: Stickstoffaufnahme *f*
in|te|gral ['ɪntɪgrəl, ɪn'tegrəl]: **I** *noun* (*mathemat.*) Integral *nt* **II** *adj* **1.** (*mathemat.*) ganz(zahlig), Integral- **2.** integral, wesentlich, unabdingbar **3.** vollständig, vollkommen
in|te|grate ['ɪntəgreɪt]: **I** *vt* **1.** integrieren, einfügen, eingliedern, einbauen, einbeziehen, aufnehmen (*into* in) **2.** (*mathemat.*) integrieren, das Integral berechnen **II** *vi* sich integrieren, sich eingliedern (lassen), sich einbeziehen lassen (*into* in)
in|te|grat|ed ['ɪntəgreɪtɪd] *adj*: integriert
in|te|grat|ing ['ɪntəgreɪtɪŋ] *adj*: integrierend
in|te|gra|tion [ˌɪntə'greɪʃn] *noun*: **1.** Integration *f*, Integrierung *f*, Eingliederung *f*, Einfügung *f*, Aufnahme *f*, Einbeziehung *f* (*into* in); Zusammenschluss *m* (*into* zu) **2.** (*mathemat.*) Berechnung *f* des Integrals, Integration *f* **3.** (*psychol.*) Integration *f* **4.** (*genet.*) Coadaptation *f*, Integration *f*
in|te|gra|tive ['ɪntəgreɪtɪv] *adj*: Integrations-
in|teg|ri|ty [ɪn'tegrətiː] *noun*: Integrität *f*
in|teg|u|ment [ɪn'tegjəmənt] *noun*: **1.** Bedeckung *f*, Hülle *f*, Integument *nt* **2.** →*common integument*
common integument: äußere Haut *f*, Integumentum commune
in|teg|u|men|tal [ɪnˌtegjə'mentəl] *adj*: Integument betreffend, Haut-
in|teg|u|men|ta|ry [ɪnˌtegjə'ment(ə)riː] *adj*: →*integumental*
in|teg|u|men|tum [ɪnˌtegjə'mentəm] *noun*: →*integument*

I

in|tel|lect ['ɪntlekt] *noun*: Verstand *m*, Denk-, Erkenntnisvermögen *nt*, Urteilskraft *f*, Intellekt *m*
penetrating intellect: scharfer Verstand *m*
in|tel|lec|tion [ɪntə'lekʃn] *noun*: **1.** Denken *nt*, Verstandes-, Denktätigkeit *f* **2.** Gedanke *m*, Idee *f*
in|tel|lec|tive [ɪntə'lektɪv] *adj*: **1.** denkend **2.** intelligent **3.** Verstand betreffend, Verstandes-
in|tel|lec|tu|al [ɪntə'lektʃ(əw)əl]: **I** *noun* Intellektuelle *m/f*, Verstandesmensch *m*, Geistesarbeiter(in *f*) *m* **II** *adj* **1.** verstandesmäßig, geistig, intellektuell, Verstandes-, Geistes- **2.** klug, vernünftig, intelligent **3.** (geistig) anspruchsvoll, intellektuell
in|tel|lec|tu|al|i|za|tion [ɪntəˌlektʃə(wə)lɪ'zeɪʃn, -laɪ-] *noun*: Intellektualisierung *f*
in|tel|lec|tu|al|ize [ɪntə'lektʃə(wə)laɪz] *vt*: intellektuell behandeln, intellektualisieren
in|tel|li|gence [ɪn'telɪdʒəns] *noun*: Intelligenz *f*
low intelligence: niedrige Intelligenz *f*, Grenzdebilität *f*
in|tel|li|gent [ɪn'telɪdʒənt] *adj*: **1.** klug, geistig begabt, intelligent **2.** vernünftig, verständig; vernunftbegabt
speech intelligibility: Sprachverständlichkeit *f*
in|tem|per|ance [ɪn'temp(ə)rəns] *noun*: **1.** Unmäßigkeit *f* **2.** Unbeherrschtheit *f* **3.** Trunksucht *f* **4.** (*Klima*) Rauheit *f*
in|tem|per|ate [ɪn'temp(ə)rɪt] *adj*: **1.** unmäßig, ausschweifend, zügellos; maßlos **2.** unbeherrscht **3.** trunksüchtig **4.** (*Klima*) rauh
in|tend|ed [ɪn'tendɪd] *adj*: intendiert
in|tense [ɪn'tens] *adj*: intensiv; (*Fieber, Schmerz, Verlangen*) heftig, stark; (*Farbe*) tief, satt; (*Licht*) grell, hell; (*Geräusch*) durchdringend; (*Negativ*) dicht
in|tense|ness [ɪn'tensnəs] *noun*: →*intensity*
in|ten|si|fi|ca|tion [ɪnˌtensəfɪ'keɪʃn] *noun*: Intensivierung *f*, Verstärkung *f*; Erhöhung *f*, Steigerung *f*
in|ten|si|fi|er [ɪn'tensɪfaɪər] *noun*: Verstärker *m*
C-arm image intensifier: C-Bogen *m*
image intensifier: Bildverstärker *m*
in|ten|si|fy [ɪn'tensɪfaɪ]: **I** *vt* intensivieren, verstärken; erhöhen, steigern **II** *vi* sich verstärken, sich erhöhen, sich steigern
in|ten|si|ty [ɪn'tensɪtiː] *noun*: Intensität *f*; (*Schmerz*) Stärke *f*, Heftigkeit *f*; (*Farbe*) Tiefe *f*, Sattheit *f*; (*Licht*) Grelle *f*, Grellheit *f*; (*Negativ*) Dichte *f*; (*physik.*) (Strom-, Licht-)Stärke *f*, Stärkegrad *m*
field intensity: Feldstärke *f*
light intensity: Lichtintensität *f*
luminous intensity: Lichtstärke *f*
magnetic intensity: magnetisches Feld *nt*, Magnetfeld *nt*
pain intensity: Schmerzintensität *f*
radiant intensity: Strahlungsintensität *f*
intensity of radiation: Strahlungsintensität *f*
sound intensity: Schallintensität *f*
stimulus intensity: Reizintensität *f*
in|ten|sive [ɪn'tensɪv] *adj*: **1.** intensiv, heftig, stark; stark wirkend **2.** Intensiv-
in|ten|tion [ɪn'tenʃn] *noun*: **1.** Absicht *f*, Vorhaben *nt*, Vorsatz *m*, Planung *f*, Intention *f* **with good intention** in guter Absicht **2.** Heilprozess *m*, Wundheilung *f*, Intention *f* **3.** Verfahren *nt*, Technik *f*, Operation *f*
inter- *präf.*: Zwischen-, Inter-; Gegen-, Wechsel-
in|ter|a|ci|nar [ˌɪntər'æsɪnər, -nɑː] *adj*: interazinär
in|ter|a|ci|nous [ˌɪntər'æsɪnəs] *adj*: →*interacinar*
in|ter|act [ˌɪntər'ækt] *vi*: sich gegenseitig beeinflussen; (*psychol.*) interagieren; (*physik.*) wechselwirken
in|ter|ac|tion [ɪntər'ækʃn] *noun*: gegenseitige Einwirkung *f*, Wechselwirkung *f*, Interaktion *f*
drug interactions: Arzneimittelinteraktionen *pl*, Medikamenteninteraktionen *pl*, Arzneimittelwechselwirkungen *pl*
electromagnetic interaction: elektromagnetische Wechselwirkung *f*
electronic interaction: Elektronenwechselwirkung *f*
gene interaction: Genwechselwirkung *f*
genetic interactions: (*Virus*) genetische Wechselwirkungen *pl*
host-parasite interaction: Wirt-Parasit-Wechselwirkung *f*
hydrophobic interaction: hydrophobe Wechselwirkung *f*
ionic interaction: ionische Wechselwirkung *f*
noncovalent interaction: nicht-kovalente Wechselwirkung *f*
nongenetic interactions: (*Virus*) nicht-genetische Wechselwirkungen *pl*
pharmacodynamic interaction: pharmakodynamische Arzneimittelinteraktion *f*
pharmacokinetic interaction: pharmakokinetische Arzneimittelinteraktion *f*
stacking interactions: Stapelungskräfte *pl*, -wechselwirkungen *pl*
strong interaction: starke Wechselwirkung *f*
theme-orientated interaction: themenzentrierte Interaktion *f*
van der Waals interaction: van der Waals-Wechselwirkung *f*
weak interaction: schwache Wechselwirkung *f*
in|ter|ac|tive [ˌɪntər'æktɪv] *adj*: aufeinander (ein-)wirkend, sich gegenseitig beeinflussend; (*psychol.*) interagierend; (*physik.*) wechselwirkend
in|ter|al|ve|o|lar [ˌɪntəræl'vɪələr] *adj*: zwischen Alveolen (liegend), interalveolär, interalveolar, Interalveolar-
in|ter|an|gu|lar [ˌɪntər'æŋgjələr] *adj*: zwischen zwei *oder* mehreren Winkeln liegend *oder* auftretend
in|ter|an|nu|lar [ˌɪntər'ænjələr] *adj*: interanulär
in|ter|ar|tic|u|lar [ˌɪntərɑːr'tɪkjələr] *adj*: zwischen Gelenken (liegend), interartikulär
in|ter|ar|y|te|noid [ˌɪntərærɪ'tiːnɔɪd, ɪntərə'rɪtnɔɪd] *adj*: zwischen den Aryknorpeln (liegend), interarytänoid
in|ter|a|tom|ic [ˌɪntərə'tɑmɪk] *adj*: zwischen Atomen (liegend), interatomar
in|ter|a|tri|al [ˌɪntər'eɪtrɪəl] *adj*: (*Herz*) zwischen den Vorhöfen (liegend), die Vorhöfe verbindend, interatrial
in|ter|au|ric|u|lar [ˌɪntərɔː'rɪkjələr] *adj*: (*Herz*) zwischen den Vorhöfen (liegend), die Vorhöfe verbindend, interatrial
in|ter|brain ['ɪntərbreɪn] *noun*: Zwischenhirn *nt*, Dienzephalon *nt*, Diencephalon *nt*
in|ter|breed [ˌɪntər'briːd]: **I** *vt* kreuzen, durch Kreuzung züchten **II** *vi* **1.** sich kreuzen **2.** sich untereinander vermehren
in|ter|ca|la|ry [ɪn'tɜrkəˌleriː, ˌɪntər'kæləriː] *adj*: eingeschaltet, eingeschoben, eingekeilt, interkaliert, interkalar
in|ter|ca|late [ɪn'tɜrkəleɪt] *vt*: einschieben, einschalten, dazwischenschieben
in|ter|ca|lat|ed [ɪn'tɜrkəleɪtɪd] *adj*: →*intercalary*
in|ter|can|a|lic|u|lar [ˌɪntərˌkænə'lɪkjələr] *adj*: interkanalikulär
in|ter|cap|il|la|ry [ˌɪntər'kæpəleriː, ɪntərkə'pɪləriː] *adj*: zwischen Kapillaren (liegend), Kapillaren verbindend, interkapillär
in|ter|ca|rot|ic [ˌɪntərkə'rɑtɪk] *adj*: zwischen der Arteria carotis externa und der Arteria carotis interna (liegend)

in|ter|ca|rot|id [ˌɪntərkə'rɑtɪd] *adj*: →*intercarotic*

in|ter|car|pal [ˌɪntər'kɑːrpl] *adj*: zwischen den Handwurzelknochen/Karpalknochen (liegend), die Karpalknochen verbindend, interkarpal

in|ter|car|ti|lag|i|nous [ˌɪntərˌkɑːrtə'lædʒɪnəs] *adj*: →*interchondral*

in|ter|cav|ern|ous [ˌɪntər'kævərnəs] *adj*: interkavernös

in|ter|cel|lu|lar [ˌɪntər'seljələr] *adj*: zwischen den Zellen (liegend), Zellen verbindend, im Interzellularraum (liegend), interzellular, interzellulär, Interzellular-

in|ter|cen|tral [ˌɪntər'sentrəl] *adj*: interzentral

in|ter|cept [ˌɪntər'sept] *vt*: auffangen, unterbrechen

in|ter|cep|tion [ˌɪntər'sepʃn] *noun*: (*Strahl*) Auffangen *nt*; Unterbrechung *f*

in|ter|cer|e|bral [ˌɪntər'serəbrəl] *adj*: zwischen den Großhirnhälften/Hemisphären (liegend), die Hemisphären verbindend, interzerebral, interhemisphärisch

in|ter|change [*n* 'ɪntərtʃeɪndʒ; *v* ˌɪntər'tʃeɪndʒ]: **I** *noun* **1.** (*genet.*) Translokation *f* **2.** Auswechslung *f*, Austausch *m* **II** *vt* auswechseln, (aus-)tauschen, gegeneinander austauschen

Hamburger's interchange: Hamburger-Phänomen *nt*, Hamburger-Gesetz *nt*, Chloridverschiebung *f*

in|ter|change|a|bil|i|ty [ˌɪntərˌtʃeɪndʒə'bɪlətiː] *noun*: Austauschbar-, Auswechselbarkeit *f*

in|ter|change|a|ble [ˌɪntər'tʃeɪndʒəbl] *adj*: austausch-, auswechselbar

in|ter|chang|er [ˌɪntər'tʃeɪndʒər] *noun*: (*Wärme etc.*) Austauscher *m*

in|ter|chon|dral [ˌɪntər'kɑndrəl] *adj*: zwischen Knorpeln (liegend), interchondral

in|ter|cil|i|um [ˌɪntər'sɪlɪəm] *noun*: Glabella *f*

in|ter|cis|tron|ic [ˌɪntərsɪs'trɑnɪk] *adj*: intercistronisch

in|ter|cla|vic|u|lar [ˌɪntərklə'vɪkjələr] *adj*: die Schlüsselbeine/Claviculae verbindend, zwischen den Schlüsselbeinen (liegend), interklavikular

in|ter|coc|cyg|e|al [ˌɪntərkɑk'sɪdʒɪəl] *adj*: zwischen den Steißbeinsegmenten (liegend), interkokzygeal

in|ter|co|lum|nar [ˌɪntərkə'lʌmnər] *adj*: zwischen Kolumnen *oder* Pfeilern (liegend), interkolumnar

in|ter|con|dy|lar [ˌɪntər'kɑndɪlər] *adj*: zwischen den Kondylen (liegend), interkondylär

in|ter|con|dy|loid [ˌɪntər'kɑndlɔɪd] *adj*: →*intercondylar*

in|ter|con|dy|lous [ˌɪntər'kɑndɪləs] *adj*: →*intercondylar*

in|ter|con|nect [ˌɪntərkə'nekt] *vt*: miteinander verbinden, zusammenschalten

in|ter|con|nec|tion [ˌɪntərkə'nekʃn] *noun*: (gegenseitige) Verbindung *oder* Beziehung *f*, Wechselbeziehung *f*, Zusammenschaltung *f*, -schluss *m*

in|ter|cos|tal [ˌɪntər'kɑstl] *adj*: zwischen Rippen (liegend), interkostal

in|ter|cos|ta|lis [ˌɪntər'kɑsteɪlɪs] *noun*: →*intercostal muscles*

in|ter|course ['ɪntərkɔːrs, ɪntərkəʊrs] *noun*: →*sexual intercourse*

intercourse with a condom: Coitus condomatus

first intercourse: Kohabitarche *f*

oral intercourse: Oralverkehr *m*, Fellatio *f*, Coitus oralis

sexual intercourse: Sexualverkehr *m*, Geschlechtsverkehr *m*, Geschlechtsakt *m*, Beischlaf *m*, Koitus *m*, Coitus *m*

in|ter|cri|co|thy|rot|o|my [ˌɪntərˌkraɪkəθaɪ'rɑtəmiː] *noun*: Interkrikothyreotomie *f*

in|ter|crit|i|cal [ˌɪntər'krɪtɪkəl] *adj*: zwischen zwei Krankheitsschüben, interkritisch

in|ter|cross [*n* 'ɪntərkrɔs, '-krɑs; *v* ˌɪntər'krɔs, ˌ-'krɑs]: (*a. biolog.*) **I** *n* Kreuzung(sprodukt *nt*) *f*; Kreuzen *nt* **II** *vt* kreuzen **III** *vi* sich kreuzen

in|ter|cru|ral [ˌɪntər'krʊərəl] *adj*: zwischen zwei Schenkeln/Crura (liegend), interkrural

in|ter|cu|ne|i|form [ˌɪntər'kjuːn(ɪ)ɪfɔːrm] *adj*: die Keilbeine verbindend, zwischen den Keilbeinen (liegend), intercuneiform

in|ter|cur|rent [ˌɪntər'kɜrənt] *adj*: hinzukommend, dazwischentretend, zwischenzeitlich (auftretend), interkurrent, interkurrierend

in|ter|cus|pal [ɪntər'kʌspəl] *adj*: interkuspidal

in|ter|cus|pa|tion [ˌɪntərkʌs'peɪʃn] *noun*: Interkuspidation *f*, Schlussbisslage *f*

maximum intercuspation: maximale Interkuspidation *f*

in|ter|dent ['ɪntərdent] *noun*: Interdentalmesser *nt*

in|ter|den|tal [ˌɪntər'dentəl] *adj*: zwischen den Zähnen (liegend), Zähne verbindend, das Interdentium betreffend, interdental, Interdental-

in|ter|den|ta|le [ˌɪntərden'teɪlɪ] *noun*: Interdentale *nt*

interdentale inferius: Interdentale *nt* inferius

interdentale superius: Interdentale *nt* superius

in|ter|den|ti|um [ˌɪntər'denʃɪəm] *noun*: Interdentalraum *m*, Interdentium *nt*

in|ter|de|pend [ˌɪntərdɪ'pend] *vi*: voneinander abhängen

in|ter|de|pend|ence [ˌɪntərdɪ'pendəns] *noun*: gegenseitige Abhängigkeit *f*

in|ter|de|pend|en|cy [ˌɪntərdɪ'pendənsiː] *noun*: →*interdependence*

in|ter|de|pend|ent [ˌɪntərdɪ'pendənt] *adj*: voneinander abhängig

in|ter|di|ges|tive [ˌɪntərdɪ'dʒestɪv] *adj*: interdigestiv

in|ter|dig|it [ˌɪntər'dɪdʒɪt] *noun*: Finger- *oder* Zehenzwischenraum *m*, Interdigitalraum *m*

in|ter|dig|i|tal [ˌɪntər'dɪdʒɪtl] *adj*: zwischen Fingern *oder* Zehen (liegend), Finger *oder* Zehen verbindend, den Interdigitalraum betreffend, interdigital

in|ter|dig|i|tate [ˌɪntər'dɪdʒɪteɪt]: **I** *vt* miteinander verflechten **II** *vi* **1.** verflochten sein (*with* mit) **2.** ineinandergreifen

in|ter|dig|i|tat|ing [ˌɪntərˌdɪdʒɪ'teɪtɪŋ] *adj*: interdigitierend, miteinander verflochten

in|ter|face ['ɪntərfeɪs] *noun*: **1.** (*physik.*) Grenz-, Trennungsfläche *f* **2.** (*elektr.*) Schnittstelle *f*; (*Computer*) Nahtstelle *f*

in|ter|fas|cic|u|lar [ˌɪntərfə'sɪkjələr] *adj*: zwischen Faserbündeln/Faszikeln (liegend), interfaszikulär

in|ter|fem|o|ral [ˌɪntər'femərəl] *adj*: zwischen den Oberschenkeln (liegend)

in|ter|fere [ˌɪntər'fɪər] *vi*: **1.** stören, behindern, hemmen (*with*); etw. beeinträchtigen (*with*) **2.** sich einmischen (*in* in) **3.** (*physik.*) sich überlagern, interferieren

in|ter|fer|ence [ˌɪntər'fɪərəns] *noun*: **1.** Störung *f*, Behinderung *f*, Hemmung *f* (*with*); Beeinträchtigung *f* (*with*) **2.** Überlagerung *f*, Interferenz *f*

cuspal interference: Höckerinterferenz *f*

drug interference: Arzneimittelinterferenz *f*

heterologous interference: heterologe Interferenz *f*

homologous interference: homologe Interferenz *f*

virus interference: Virusinterferenz *f*

occlusal interferences: Okklusionsinterferenzen *pl*

in|ter|fe|ren|tial [ˌɪntərfə'renʃəl] *adj*: Interferenz-

in|ter|fer|ing [ˌɪntər'fɪərɪŋ] *adj*: störend, behindernd; sich einmischend; (*physik.*) sich überlagernd, interferierend

in|ter|fer|om|e|ter [ˌɪntərfə'rɑmɪtər] *noun*: Interferometer *nt*

in|ter|fer|om|e|try [ˌɪntərfə'rɑmətriː] *noun*: Interferometrie *f*

in|ter|fer|on [ˌɪntər'fɪərɑn] *noun*: Interferon *nt*

interferon-α: Leukozyteninterferon *nt*, Interferon-α *nt*, α-Interferon *nt*

interferon-β: Fibroblasteninterferon *nt*, Interferon-β *nt*, β-Interferon *nt*

epithelial interferon: →*interferon-β*

fibroblast interferon: →*interferon-β*

fibroepithelial interferon: →*interferon-β*

interferon-γ: Immuninterferon *nt*, Interferon-γ *nt*, γ-Interferon *nt*

immune interferon: →*interferon-γ*

leucocyte interferon: (*brit.*) →*interferon-α*

leukocyte interferon: →*interferon-α*

in|ter|fi|bril|lar [ˌɪntər'faɪbrɪlər] *adj*: zwischen Fibrillen (liegend), interfibrillär

in|ter|fi|bril|lar|y [ˌɪntər'faɪbrəˌleriː] *adj*: →*interfibrillar*

in|ter|fi|brous [ˌɪntər'faɪbrəs] *adj*: zwischen Fasern (liegend), interfibrös

in|ter|fil|a|men|tous [ˌɪntərfɪlə'mentəs] *adj*: zwischen Filamenten (liegend), interfilamentär

in|ter|fron|tal [ˌɪntər'frʌntəl] *adj*: interfrontal

in|ter|gan|gli|on|ic [ˌɪntərgæŋglɪ'ɑnɪk] *adj*: zwischen Ganglien (liegend), interganglionär

in|ter|gem|mal [ˌɪntər'dʒeml] *adj*: intergemmal

in|ter|glob|u|lar [ˌɪntər'glɑbjələr] *adj*: interglobulär, interglobular

in|ter|glu|te|al [ˌɪntər'gluːtɪəl] *adj*: zwischen den Gesäßbacken (liegend), interglutäal, intergluteal, internatal

in|ter|gra|da|tion [ˌɪntərgreɪ'deɪʃn] *noun*: **1.** allmähliches Ineinanderübergehen *nt* **2.** (*biolog., genet.*) Intergradation *f*

in|ter|grade [*n* 'ɪntərgreɪd; *v* ˌɪntər'greɪd]: **I** *noun* Zwischenstufe *f*, -form *f*, -stadium *nt* **II** *vi* allmählich ineinander übergehen

in|ter|gran|u|lar [ˌɪntər'grænjələr] *adj*: intergranulär

in|ter|gy|ral [ˌɪntər'dʒaɪrəl] *adj*: zwischen Hirnwindungen/Gyri (liegend), intergyral

in|ter|hem|i|cer|e|bral [ˌɪntərˌhemɪ'serəbrəl] *adj*: →*interhemispheric*

in|ter|hem|i|spher|ic [ˌɪntərˌhemɪ'sferɪk] *adj*: zwischen den Großhirnhälften/Hemisphären (liegend), die Hemisphären verbindend, interhemisphärisch, interzerebral

in|ter|ic|tal [ˌɪntər'ɪktl] *adj*: zwischen zwei Anfällen (auftretend)

in|ter|il|i|o|ab|dom|i|nal [ˌɪntərˌɪlɪəʊæb'dɑmɪnl] *adj*: interilioabdominal

in|ter|i|on|ic [ˌɪntəraɪ'ɑnɪk] *adj*: zwischen Ionen (liegend), interionisch

in|te|ri|or [ɪn'tɪərɪər]: **I** *noun* das Innere; Innenraum *m*, -seite *f* **II** *adj* **1.** innere(r, s), innen, Innen- **2.** privat, intern

in|ter|ja|cent [ˌɪntər'dʒeɪsənt] *adj*: dazwischenliegend

in|ter|ki|ne|sis [ˌɪntərkɪ'niːsɪs, -kaɪ-] *noun*: Interkinese *f*

in|ter|la|bi|al [ˌɪntər'leɪbɪəl] *adj*: interlabial

in|ter|lace [ˌɪntər'leɪs, '-leɪs]: **I** *vt* (miteinander) verflechten, verknüpfen, vernetzen, verweben **II** *vi* sich verflechten, sich verweben, sich (über-)kreuzen

in|ter|la|mel|lar [ˌɪntərlə'melər, -'læmə-] *adj*: interlamellär

in|ter|leu|kin [ˌɪntər'luːkɪn] *noun*: Interleukin *nt*

interleukin-1: Interleukin-1 *nt*

interleukin-2: Interleukin-2 *nt*

interleukin-3: Interleukin-3 *nt*

in|ter|lig|a|men|ta|ry [ˌɪntər'lɪgəməntəriː] *adj*: interligamentär

in|ter|lig|a|men|tous [ˌɪntərlɪgə'mentəs] *adj*: →*interligamentary*

in|ter|link [*n* 'ɪntərlɪŋk; *v* ˌɪntər'lɪŋk]: **I** *noun* Binde-, Zwischenglied *nt* **II** *vt* (miteinander) verbinden *oder* verketten *oder* verknüpfen, ineinanderhängen

in|ter|lo|bar [ˌɪntər'ləʊbər, -bɑr] *adj*: interlobär

in|ter|lo|bi|tis [ˌɪntərləʊ'baɪtɪs] *noun*: Interlobärpleuritis *f*, Pleuritis interlobaris

in|ter|lob|u|lar [ˌɪntər'lɑbjələr] *adj*: interlobulär

in|ter|lude ['ɪntərluːd] *noun*: (kurze) Zeit *f*, Periode *f*; Unterbrechung *f* (*in*)

in|ter|mal|le|o|lar [ˌɪntərmə'lɪələr] *adj*: intermalleolär

in|ter|ma|mil|lar|y [ˌɪntər'mæməleriː] *adj*: intermamillär

in|ter|mam|ma|ry [ˌɪntər'mæməriː] *adj*: intermammär

in|ter|mar|riage [ˌɪntər'mærɪdʒ, '-mærɪdʒ] *noun*: **1.** Heirat *f* zwischen (Bluts-)Verwandten **2.** Heirat *f* zwischen Angehörigen verschiedener Rassen, Mischehe *f*

in|ter|mar|ry [ˌɪntər'mæriː] *vi*: **1.** untereinander heiraten **2.** eine Mischehe eingehen

in|ter|max|il|lar|y [ˌɪntər'mæksəˌleriː, -mæk'sɪləriː] *adj*: intermaxillär, intermaxillar

in|ter|me|di|ar|y [ˌɪntər'miːdɪəriː]: **I** *noun* **1.** Vermittler(in *f*) *m* **2.** Zwischenform *f*, Zwischenstadium *nt* **II** *adj* →*intermediate II*

in|ter|me|di|ate [*n, adj* ˌɪntər'miːdɪət; *v* -dɪeɪt]: **I** *noun* **1.** Zwischenglied *nt*, -form *f*; (*chem.*) Zwischenprodukt *nt*, Intermediärsubstanz *f* **2.** Vermittler(in *f*) *m* **II** *adj* **3.** dazwischenliegend, intermediär, Zwischen-, Mittel-, Intermediär- **4.** verbindend, vermittelnd, Verbindungs-, Zwischen- **III** *vi* intervenieren, einschreiten; vermitteln

in|ter|me|din [ˌɪntər'miːdɪn] *noun*: Melanotropin *nt*, melanotropes Hormon *nt*, melanozytenstimulierendes Hormon *nt*

in|ter|me|di|o|lat|er|al [ˌɪntərˌmiːdɪəʊ'lætərəl] *adj*: intermediolateral

in|ter|mem|bra|nous [ˌɪntər'membrənəs] *adj*: zwischen Membranen (liegend *oder* auftretend), intermembranös

in|ter|me|nin|ge|al [ˌɪntərmɪ'nɪndʒɪəl] *adj*: intermeningeal

in|ter|men|stru|al [ˌɪntər'menstrʊəl, -strəwəl, -strəl] *adj*: zwischen zwei Monatsblutungen/Menstruationen (liegend), intermenstrual, intermenstruell

in|ter|men|stru|um [ˌɪntər'menstr(ʊ)əm, -strəwəm] *noun*, *plural* **-stru|ums, -strua** [-str(ʊ)ə, -strəwə]: Intermenstrualphase *f*, Intermenstrualstadium *nt*, Intermenstrualintervall *nt*, Intermenstruum *nt*

in|ter|met|a|car|pal [ˌɪntərmetə'kɑːrpəl] *adj*: zwischen den Mittelhandknochen (liegend), die Metakarpalknochen verbindend, intermetakarpal

in|ter|met|a|mer|ic [ˌɪntərˌmetə'merɪk] *adj*: zwischen zwei Metameren (liegend), intermetamer(isch)

in|ter|met|a|tar|sal [ˌɪntərˌmetə'tɑːrsl] *adj*: zwischen den Mittelfußknochen (liegend), die Metatarsalknochen verbindend, intermetatarsal

in|ter|mis|sion [ˌɪntər'mɪʃn] *noun*: **1.** symptomfreie Phase *f* im Krankheitsverlauf, Intermission *f* **2.** Pause *f*, Unterbrechung *f*

in|ter|mit [ˌɪntər'mɪt]: **I** *vt* unterbrechen, aussetzen (mit) **II** *vi* aussetzen, vorübergehend aufhören

in|ter|mi|tot|ic [ˌɪntərmaɪ'tɑtɪk] *adj*: intermitotisch, zwischen zwei Mitosen (auftretend)

in|ter|mit|tence [ˌɪntər'mɪtns] *noun*: **1.** Unterbrechung *f*, Aussetzen *nt* **2.** →*intermission 1.*

in|ter|mit|ten|cy [ˌɪntər'mɪtnsiː] *noun*: →*intermittence*

in|ter|mit|tent [ˌɪntər'mɪtnt] *adj*: (zeitweilig) aussetzend,

mit Unterbrechungen, periodisch (auftretend), in Schüben verlaufend, intermittierend: unzusammenhängend; unterbrochen, mit Unterbrechungen, diskontinuierlich
in|ter|mix [ˌɪntər'mɪks]: I *vt* vermischen II *vi* sich vermischen
in|ter|mix|ture [ˌɪntər'mɪkstʃər] *noun*: **1.** Gemisch *nt*, Mischung *f* **2.** Beimischung *f*, Zusatz *m* **3.** Vermischen *nt*
in|ter|mo|lec|u|lar [ˌɪntərmə'lekjələr, -məʊ-] *adj*: intermolekular, zwischen Molekülen (liegend *oder* wirkend)
in|ter|mus|cu|lar [ˌɪntər'mʌskjələr] *adj*: zwischen Muskeln (liegend), Muskeln verbindend, intermuskulär
in|ter|nal [ɪn'tɜrnl]: I **internals** *plural* innere Organe *pl* II *adj* **1.** innere(r, s), intern, Innen- **2.** innerlich (anzuwenden) **for internal application/use** zum inneren Gebrauch, zur inneren Anwendung
in|ter|nal|i|za|tion [ɪnˌtɜrnlaɪ'zeɪʃn] *noun*: Verinnerlichung *f*, Internalisierung *f*
in|ter|nal|ize [ɪn'tɜrnlaɪz] *vt*: verinnerlichen, internalisieren
in|ter|na|sal [ˌɪntər'neɪzl] *adj*: zwischen den Nasenlöchern/Nares (liegend), internasal
in|ter|na|tal [ˌɪntər'neɪtl] *adj*: zwischen den Gesäßbacken (liegend), internatal, interglutäal, intergluteal
in|ter|na|tion|al [ˌɪntər'næʃənl] *adj*: zwischen-, überstaatlich, international, weltweit, Welt-
in|ter|neu|ral [ˌɪntər'njʊərəl] *adj*: interneural
in|ter|neu|ron [ˌɪntər'n(j)ʊrɑn] *noun*: Zwischenneuron *nt*, Schaltneuron *nt*, Interneuron *nt*
excitatory interneuron: exzitatorisches Interneuron *nt*, erregendes Interneuron *nt*
Golgi interneuron: Golgi-Interneuron *nt*
inhibitory interneuron: hemmendes Interneuron *nt*, inhibitorisches Interneuron *nt*
in|ter|nist ['ɪntɜrnɪst, ɪn'tɜrn-] *noun*: Internist(in *f*) *m*, (Fach-)Arzt/Ärztin für innere Krankheiten
in|ter|nod|al [ˌɪntər'nəʊdl] *adj*: zwischen zwei Knoten/Nodi (liegend); das Internodium betreffend, internodal
in|ter|node ['ɪntərnəʊd] *noun*: internodales/interanuläres Segment *nt*, Internodium *nt*
internode of Ranvier: Internodalsegment *nt*
in|ter|nu|cle|ar [ˌɪntər'n(j)uːklɪər] *adj*: internuklear, internukleär
in|ter|oc|clu|sal [ˌɪntərɑ'kluːzl] *adj*: interokklusal
in|ter|o|cep|tion [ˌɪntərəʊ'sepʃn] *noun*: Intero(re)zeption *f*, Entero(re)zeption *f*
in|ter|o|cep|tive [ˌɪntər'septɪv] *adj*: innere/körpereigene Reize aufnehmend, enterozeptiv, interozeptiv, interorezeptiv, enterorezeptiv
in|ter|o|cep|tor [ˌɪntər'septər] *noun*: Intero(re)zeptor *m*, Entero(re)zeptor *m*
in|ter|oc|u|lar [ˌɪntər'ɑkjələr] *adj*: zwischen den Augen/Oculi (liegend), interokular
in|ter|or|bit|al [ˌɪntər'ɔːrbɪtl] *adj*: interorbital, zwischen den Augenhöhlen/Orbitae (liegend)
in|ter|os|se|al [ˌɪntər'ɑsɪəl] *adj*: **1.** →*interosseous* **2.** Musculi interossei betreffend
in|ter|os|sei [ˌɪntər'ɑsɪaɪ] *plural*: Zwischenknochenmuskeln *pl*, Interossärmuskeln *pl*, Musculi interossei
in|ter|os|se|ous [ˌɪntər'ɑsɪəs] *adj*: zwischen Knochen/Ossa (liegend), Knochen verbindend, interossär
in|ter|pal|pe|bral [ˌɪntər'pælpəbrəl] *adj*: interpalpebral, zwischen den Augenlidern/Palpebrae (liegend)
in|ter|pa|ri|e|tal [ˌɪntərpə'raɪɪtl] *adj*: intraparietal, intermural, interparietal
in|ter|par|ox|ys|mal [ˌɪntərpærək'sɪzməl] *adj*: zwischen zwei Anfällen/Paroxysmen (auftretend), interparoxysmal
in|ter|per|son|al [ˌɪntər'pɜrsnəl] *adj*: zwischen mehreren Personen ablaufend, mehrere Personen betreffend, interpersonell, interpersonal
in|ter|pha|lan|ge|al [ˌɪntərfə'lændʒɪəl] *adj*: zwischen Finger- *oder* Zehengliedern (liegend), Finger- *oder* Zehenglieder verbindend, interphalangeal
in|ter|phase ['ɪntərfeɪz] *noun*: Interphase *f*
in|ter|pi|al [ˌɪntər'paɪəl] *adj*: interpial
in|ter|plant ['ɪntərplænt] *noun*: Interplantat *nt*
in|ter|plant|ing [ˌɪntər'plæntɪŋ] *noun*: Interplantation *f*
in|ter|pleu|ral [ˌɪntər'plʊərəl] *adj*: interpleural
in|ter|plex|i|form [ˌɪntər'pleksəfɔːrm] *adj*: interplexiform
in|ter|po|lar [ˌɪntər'pəʊlər] *adj*: interpolar
in|ter|po|late [ɪn'tɜrpəleɪt] *vt*: **1.** einschalten, einfügen, interpolieren **2.** (*mathemat.*) interpolieren
in|ter|po|lat|ed [ɪn'tɜrpəleɪtɪd] *adj*: eingefügt, eingeschoben, interpoliert; interponiert
in|ter|po|la|tion [ɪnˌtɜrpə'leɪʃn] *noun*: **1.** Einschaltung *f*, Einfügung *f*, Interpolation *f* **2.** Einschalten *nt*, Einfügen *nt*, Interpolieren *nt* **3.** (*mathemat.*) Interpolation *f*
in|ter|pose [ˌɪntər'pəʊz]: I *vt* dazwischenstellen, -legen, -bringen; zwischen-, einschalten, interponieren II *vi* dazwischenkommen, -treten
in|ter|posed [ˌɪntər'pəʊzd] *adj*: interponiert
in|ter|po|si|tion [ˌɪntərpə'zɪʃn] *noun*: Interpositio *f*, Interposition *f*
colon interposition: →*colonic interposition*
colonic interposition: **1.** Koloninterposition *f*, Kolonzwischenschaltung *f* **2.** Koloninterponat *nt*
gastric interposition: **1.** Mageninterposition *f* **2.** Mageninterponat *nt*
jejunal interposition: **1.** Jejunuminterposition *f* **2.** Jejunuminterponat *nt*
small bowel interposition: Dünndarmersatzmagen *m*
in|ter|pret [ɪn'tɜrprɪt] *vt*: interpretieren, deuten, auslegen (*as* als); (*Daten*) auswerten
in|ter|pre|ta|tion [ɪnˌtɜrprɪ'teɪʃn] *noun*: Interpretierung *f*, Interpretation *f*, Deutung *f*, Auslegung *f*; (*Daten*) Auswertung *f*
in|ter|pre|ta|tive [ɪn'tɜrprɪteɪtɪv] *adj*: interpretierend
in|ter|pre|tive [ɪn'tɜrprɪtɪv] *adj*: →*interpretative*
in|ter|pu|bic [ˌɪntər'pjuːbɪk] *adj*: interpubisch
in|ter|pu|pil|lar|y [ˌɪntər'pjuːpəˌleriː] *adj*: interpupillar
in|ter|ra|dic|u|lar [ˌɪntərrə'dɪkjələr] *adj*: interradikulär
in|ter|re|act [ˌɪntərrɪ'ækt] *vi*: aufeinander *oder* wechselseitig reagieren, sich gegenseitig beeinflussen
in|ter|re|ac|tion [ˌɪntərrɪ'ækʃn] *noun*: gegenseitige Beeinflussung *f*, wechselseitige Reaktion *f*
in|ter|re|nal [ˌɪntər'riːnl] *adj*: interrenal
in|ter|rupt [*n* 'ɪntərʌpt; *v* ˌɪntə'rʌpt]: I *noun* Unterbrechung *f* II *vt* **1.** ab-, unterbrechen **interrupt a pregnancy** eine Schwangerschaft abbrechen **2.** stören, hindern, aufhalten; versperren III *vi* unterbrechen
in|ter|rup|tion [ˌɪntə'rʌpʃn] *noun*: Interruptio *f* **without interruption** ohne Unterbrechung
interruption of pregnancy: Schwangerschaftsabbruch *m*, -unterbrechung *f*
structered therapy interruption: strukturierte Therapie-Interruption *f*, Therapieunterbrechung *f*
therapy interruption: Therapieunterbrechung *f*, strukturierte Therapie-Interruption *f*
in|ter|scap|u|lar [ˌɪntər'skæpjələr] *adj*: interskapulär, interskapular

I

in|ter|scap|u|lo|tho|rac|ic [ˌɪntərˌskæpjələʊθə'ræsɪk] *adj*: interskapulothorakal

in|ter|sect [ˌɪntər'sekt]: **I** *vt* (durch-)kreuzen, (-)schneiden **II** *vi* sich (durch-, über-)schneiden, sich kreuzen

in|ter|sec|tio [ˌɪntər'sekʃɪəʊ] *noun*: →*intersection*

in|ter|sec|tion [ˌɪntər'sekʃn] *noun*: Kreuzung *f*, Schnitt-, Kreuzungspunkt *m*, Intersectio *f*
tendinous intersections: Intersectiones tendineae

in|ter|sec|tion|al [ˌɪntər'sekʃənl] *adj*: Kreuzungs-, Schnitt (-punkt)-

in|ter|seg|ment [ˌɪntər'segmənt] *noun*: Zwischen-, Intersegment *nt*

in|ter|seg|men|tal [ˌɪntərseg'mentəl] *adj*: intersegmental, intersegmentär

in|ter|sep|tal [ˌɪntər'septl] *adj*: interseptal

in|ter|sep|tum [ˌɪntər'septəm] *noun*: Zwerchfell *nt*, Diaphragma *nt*

in|ter|sex ['ɪntərseks] *noun*: Intersexualität *f*
true intersex: (echter) Hermaphrodit *m*, Zwitter *m*, Intersex *nt*

in|ter|sex|u|al [ˌɪntər'sekʃəwəl, -sjʊəl] *adj*: intersexuell

in|ter|sex|u|al|ism [ˌɪntər'sekʃəwəlɪzəm, -sjʊəl-] *noun*: Zwischengeschlechtlichkeit *f*, Intersexualität *f*

in|ter|sex|u|al|i|ty [ˌɪntərsekʃə'wæləti:] *noun*: Intersexualität *f*

in|ter|space [*n* 'ɪntərspeɪs; *v* ˌɪntər'speɪs]: **I** *noun* Zwischenraum *m* **II** *vt* (Zwischen-)Raum lassen zwischen

in|ter|spa|tial [ˌɪntər'speɪʃl] *adj*: Zwischenraum-

in|ter|spi|nal [ˌɪntər'spaɪnl] *adj*: zwischen Dornfortsätzen (liegend), Dornfortsätze verbindend, interspinal

in|ter|spi|na|les [ˌɪntərˌspaɪ'neɪli:z] *plural*: Interspinalmuskeln *pl*, Musculi interspinales

in|ter|spi|nous [ɪntər'spaɪnəs] *adj*: zwischen Dornfortsätzen (liegend), Dornfortsätze verbindend, interspinal

in|ter|stice [ɪn'tɜrstɪs] *noun, plural* **-sti|ces** [-stəsɪz]: **1.** Zwischenraum *m* **2.** (Gewebs-)Zwischenraum *m*, Interstitium *nt*

in|ter|sti|tial [ˌɪntər'stɪʃl] *adj*: im Interstitium (liegend *oder* ablaufend), interstitiell, Interstitial-

in|ter|sti|tium [ˌɪntər'stɪʃɪəm] *noun*: **1.** (*histolog.*) (Gewebs-)Zwischenraum *m*, Interstitium *nt* **2.** Zwischenzellgewebe *nt*, Interstitialgewebe *nt*

in|ter|tar|sal [ˌɪntər'tɑ:rsl] *adj*: zwischen den Fußwurzelknochen/Tarsalknochen (liegend), die Tarsalknochen verbindend, intertarsal

in|ter|tha|lam|ic [ˌɪntərθə'læmɪk] *adj*: interthalamisch

in|ter|trans|verse [ˌɪntərtræns'vɜrs] *adj*: intertransversal

in|ter|trig|i|nous [ˌɪntər'trɪdʒənəs] *adj*: Intertrigo betreffend, in Form einer Intertrigo, intertriginös

in|ter|tri|go [ˌɪntər'traɪgəʊ] *noun*: Wundsein *nt*, (Haut-) Wolf *m*, Intertrigo *f*, Dermatitis intertriginosa
candida intertrigo: Candidose *f* der Körperfalten, Candida-Intertrigo *f*

in|ter|tro|chan|ter|ic [ˌɪntərtrəʊkən'terɪk] *adj*: zwischen den Trochanteren (liegend), intertrochantär

in|ter|tu|ber|cu|lar [ˌɪntərt(j)u:'bɜrkjələr] *adj*: intertuberkulär

in|ter|tu|bu|lar [ˌɪntər't(j)u:bjələr] *adj*: intertubulär

in|ter|u|re|ter|al [ˌɪntərjʊə'ri:tərəl] *adj*: →*interureteric*

in|ter|u|re|ter|ic [ˌɪntərˌjʊərə'terɪk] *adj*: interuretär, interureterisch

in|ter|val ['ɪntərvəl] *noun*: (zeitlicher und räumlicher) Abstand *m*, Intervall *nt* **at intervals** in Abständen, ab und zu **at regular intervals** in regelmäßigen Abständen **at ten-minute intervals** in Abständen von zehn Minuten, alle zehn Minuten **at four-hourly intervals** alle vier Stunden, vierstündlich
A-H interval: AH-Intervall *nt*
atrioventricular interval: PQ-Intervall *nt*
auriculoventricular interval: PQ-Intervall *nt*
A-V interval: PQ-Intervall *nt*
free interval: freies Intervall *nt*
generation interval: Generationsintervall *nt*
HV interval: HV-Intervall *nt*
lucid interval: heller *oder* lichter Augenblick *m*
P-A interval: PA-Intervall *nt*
postsphygmic interval: Phase *f* der isometrischen Entspannung
P-P interval: PP-Intervall *nt*
P-Q interval: PQ-Intervall *nt*
P-R interval: PR-Intervall *nt*
presphygmic interval: isometrische Kontraktionsphase *f*, Phase *f* der isometrischen Anspannung
Q-R interval: QR-Intervall *nt*
QRS interval: QRS-Intervall *nt*
QRST interval: QT-Intervall *nt*
Q-T interval: QT-Dauer *f*, QT-Zeit *f*, QT-Intervall *nt*
R-R interval: RR-Intervall *nt*
sphygmic interval: Austreibungsphase *f*

in|ter|val|ic [ˌɪntər'vælɪk] *adj*: →*intervallic*

in|ter|val|lic [ˌɪntər'vælɪk] *adj*: Intervall betreffend, Intervall-

in|ter|val|vu|lar [ˌɪntər'vælvjələr] *adj*: intervalvulär, zwischen Klappen/Valvae (liegend)

in|ter|vas|cu|lar [ˌɪntər'væskjələr] *adj*: intervaskulär, intervaskular, zwischen (Blut-)Gefäßen (liegend)

in|ter|vene [ˌɪntər'vi:n] *vi*: **1.** eingreifen, einschreiten, intervenieren **2.** vermitteln (*in, between* in, zwischen) **3.** (plötzlich) eintreten, (unerwartet) dazwischenkommen

in|ter|ven|tion [ˌɪntər'venʃn] *noun*: Eingriff *m*, Einschreiten *nt*, Eingreifen *nt*, (therapeutische *oder* prophylaktische) Maßnahme *f*, Intervention *f*
crisis intervention: Krisenintervention *f*

in|ter|ven|tric|u|lar [ˌɪntərven'trɪkjələr] *adj*: interventrikulär, zwischen zwei Kammern/Ventriculi (liegend), Ventrikel verbindend

in|ter|ver|te|bral [ˌɪntər'vɜrtəbrəl] *adj*: intervertebral, zwischen zwei Wirbeln/Vertebrae (liegend)
depth interview: Tiefeninterview *nt*

in|ter|vil|lous [ˌɪntər'vɪləs] *adj*: intervillös

in|ter|zon|al [ˌɪntər'zəʊnl] *adj*: interzonal, Interzonen-

in|tes|ti|nal [ɪn'testənl] *adj*: Darm/Intestinum betreffend, intestinal; Dünndarm betreffend, enterisch, intestinal

in|tes|tine [ɪn'testɪn] *noun*: Darm *m*, (*anatom.*) Intestinum *nt*; **intestines** *plural* Eingeweide *pl*, Gedärme *pl*
blind intestine: Blinddarm *m*, Zäkum *nt*, Zökum *nt*, Caecum *nt*, Intestinum caecum
empty intestine: Jejunum *nt*
iced intestine: Zuckergussdarm *m*
large intestine: Dickdarm *m*, Intestinum crassum
segmented intestine: Kolon *nt*, Colon *nt*, Intestinum colon
small intestine: Dünndarm *m*, Intestinum tenue
straight intestine: End-, Mastdarm *m*, Rektum *nt*, Rectum *nt*, Intestinum rectum
twisted intestine: Ileum *nt*

intestino-intestinal *adj*: zwei (unterschiedliche) Teile des Darms/Intestinum betreffend, intestino-intestinal

in|tes|ti|no|tox|in [ɪnˌtestɪnəʊ'tɑksɪn] *noun*: Enterotoxin *nt*

in|tes|ti|num [ˌɪntes'taɪnəm] *noun, plura* **-na** [-nə]: →*intestine*

in|ti|ma ['ɪntɪmə] *noun, plural* **-mae** [-mi:]: Intima *f*, Tunica intima **beneath the intima** unter der Intima (liegend), subintimal

in|ti|ma|cy ['ɪntɪməsiː] *noun*: Vertrautheit *f*, Intimität *f*; intime *oder* sexuelle Beziehung *f*

in|ti|mal ['ɪntɪməl] *adj*: Intima betreffend, Intima-

in|ti|mate ['ɪntəmeɪt]: I *noun* Vertraute *m/f*, Intimus *m*, Intima *f* II *adj* **1.** vertraut, eng verbunden, intim **2.** (*sexuell*) intim **3.** innerste(r, s) **4.** (*Kenntnisse*) gründlich, genau

in|ti|mate|ness ['ɪntəmeɪtnəs] *noun*: →*intimacy*

in|ti|mit|ic [ɪntə'mɪtɪk] *adj*: Intimitis/Intimaentzündung betreffend, intimitisch

in|ti|mi|tis [ɪntə'maɪtɪs] *noun*: Intimitis *f*, Intimaentzündung *f*

in|tol|er|ance [ɪn'tɑlərəns] *noun*: Überempfindlichkeit *f* (*to* gegen); Unverträglichkeit *f*, Intoleranz *f*
 alcohol intolerance: Alkoholintoleranz *f*
 analgesic intolerance: Analgetikaintoleranz *f*
 analgetics intolerance: Analgetika-Intoleranz *f*
 cold intolerance: Kälteintoleranz *f*
 disaccharide intolerance: Disaccharidintoleranz *f*
 fructose intolerance: (erbliche) Fruktoseintoleranz *f*, Fruktoseintoleranzsyndrom *nt*
 gliadin intolerance: Gliadinunverträglichkeit *f*
 glucose intolerance: Glucoseintoleranz *f*
 heat intolerance: Wärmeintoleranz *f*
 lactose intolerance: Laktoseintoleranz *f*, -malabsorption *f*
 lysine intolerance: Hyperlysinämie *f*, Lysinintoleranz *f*
 lysinuric protein intolerance: familiäre Proteinintoleranz *f*
 maltose intolerance: Maltoseintoleranz *f*
 type I disaccharide intolerance: Saccharase-Isomaltase-Mangel *m*
 type II disaccharide intolerance: Lactase-Mangel *m*, Laktase-Mangel *m*, kongenitale/hereditäre Laktoseintoleranz *f*

in|tol|er|ant [ɪn'tɑlərənt] *adj*: **1.** unduldsam, intolerant (*of* gegenüber) **2.** (*patholog., biolog.*) überempfindlich, nicht widerstandsfähig, intolerant (*of* gegen)

in|tor|sion [ɪn'tɔːrʃn] *noun*: Intorsion *f*

in to|to [ɪn 'təʊtəʊ]: im ganzen, vollständig, in toto

in|tox|i|cant [ɪn'tɑksɪkənt]: I *noun* Rauschmittel *nt*, -gift *nt*; berauschendes Getränk *nt* II *adj* berauschend; vergiftend

in|tox|i|cate [ɪn'tɑksɪkeɪt]: I *vt* **1.** berauschen, in einen Rauschzustand versetzen **2.** vergiften II *vi* berauschen, berauschend wirken

in|tox|i|ca|tion [ɪn,tɑksɪ'keɪʃn] *noun*: Vergiftung *f*, Intoxikation *f*; Toxikose *f*
 alcohol intoxication: Betrunkenheit *f*, Alkoholrausch *m*, -intoxikation *f*
 ammonia intoxication: Ammoniakintoxikation *f*
 bromide intoxication: Bromismus *m*
 cocaine intoxication: Cocainismus *m*, Kokainismus *m*
 electrolyte intoxication: Elektrolytintoxikation *f*
 endogeneous intoxication: endogene Intoxikation *f*, Selbstvergiftung *f*, Autotoxikose *f*, Endointoxikation *f*, Autointoxikation *f*
 exogenous intoxication: exogene Intoxikation *f*
 high-altitude intoxication: Höhenrausch *m*
 histamine intoxication: Histaminvergiftung *f*
 intestinal intoxication: Selbstvergiftung *f*, Autointoxikation *f*
 roentgen intoxication: Strahlenkrankheit *f*
 salt intoxication: Salzvergiftung *f*, -intoxikation *f*
 septic intoxication: Septikämie *f*, Septikhämie *f*, Blutvergiftung *f*; Sepsis *f*
 smoke intoxication: Rauchgasvergiftung *f*
 solvent intoxication: Lösungsmittelvergiftung *f*
 water intoxication: Wasserintoxikation *f*

INTP *Abk.*: inhibitory nerve-terminal potential

intra- *präf.*: inner-, intra-

intra-abdominal *adj*: im Bauch(raum)/Abdomen auftretend *oder* liegend, in den Bauchraum hinein, intraabdominell, endoabdominal, intraabdominal

intra-acinous *adj*: innerhalb eines Azinus (liegend), intraazinär, intraazinös

intra-alveolar *adj*: innerhalb einer Lungenalveole (liegend), intraalveolär

intra-appendicular *adj*: innerhalb einer Appendix (liegend), intraappendikular

intra-arterial *adj*: in einer Arterie *oder* in den Arterien (liegend), in eine Arterie hinein, intraarteriell

intra-articular *adj*: innerhalb eines Gelenks *oder* einer Gelenkhöhle (liegend), intraartikulär

intra-atomic *adj*: intraatomar, innerhalb eines Atoms (liegend)

intra-atrial *adj*: (*Herz*) in einem *oder* beiden Vorhöfen/Atrien (liegend), intraatrial

intra-aural *adj*: intraaural, im Ohr (liegend), im Inneren des Ohrs

intra-auricular *adj*: (*Herz*) in einem *oder* beiden Vorhöfen/Atrien (liegend), intraatrial

intra-axonal *adj*: intraaxonal, innerhalb eines Axons (liegend)

in|tra|bron|chi|al [,ɪntrə'brɑŋkɪəl] *adj*: in den Bronchien auftretend *oder* ablaufend, intrabronchial, endobronchial

in|tra|buc|cal [,ɪntrə'bʌkəl] *adj*: intrabukkal, im Mund *oder* in der Wange (liegend)

in|tra|can|a|lic|u|lar [,ɪntrə,kænə'lɪkjələr] *adj*: in einem *oder* mehreren Kanälchen/Canaliculi (liegend), intrakanalikulär

in|tra|cap|su|lar [,ɪntrə'kæps(j)ələr] *adj*: innerhalb einer Kapsel/Capsula (liegend), intrakapsulär

in|tra|car|di|ac [,ɪntrə'kɑːrdɪæk] *adj*: innerhalb des Herzens (liegend), ins Herz hinein, intrakardial, endokardial

in|tra|car|pal [,ɪntrə'kɑːrpl] *adj*: in der Handwurzel/im Carpus (liegend), zwischen den Handwurzelknochen (liegend), intrakarpal

in|tra|car|ti|lag|i|nous [,ɪntrə,kɑːrtə'lædʒɪnəs] *adj*: in Knorpel/Cartilago entstehend *oder* liegend *oder* auftretend, intrakartilaginär, endochondral, enchondral

in|tra|cav|i|ta|ry [,ɪntrə'kævɪteriː] *adj*: in einer (Körper-, Organ-)Höhle *oder* Kavität (liegend), intrakavitär

in|tra|ce|li|al [,ɪntrə'siːlɪəl] *adj*: in einer Körperhöhle (liegend)

in|tra|cel|lu|lar [,ɪntrə'seljələr] *adj*: innerhalb einer Zelle (liegend *oder* ablaufend), intrazellulär, intrazellular

in|tra|cer|e|bel|lar [,ɪntrəserə'belər] *adj*: innerhalb des Kleinhirns/Zerebellum (liegend), intrazerebellär

in|tra|cer|e|bral [,ɪntrə'serəbrəl, ɪntrəsə'riːbrəl] *adj*: innerhalb des Gehirns/Zerebrum (liegend), intrazerebral

in|tra|cer|vi|cal [,ɪntrə'sɜrvɪkl, ɪntrəsɜr'vaɪkl] *adj*: im Zervikalkanal/in der Endozervix (liegend), intrazervikal, endozervikal

in|tra|chon|dral [,ɪntrə'kɑndrəl] *adj*: in Knorpel/Cartilago entstehend *oder* liegend *oder* auftretend, intrakartilaginär, endochondral, enchondral

in|tra|chon|dri|al [,ɪntrə'kɑndrɪəl] *adj*: →*intracartilaginous*

in|tra|chord|al [,ɪntrə'kɔːrdl] *adj*: intrachordal

I

in|tra|cis|ter|nal [ˌɪntrəsɪsˈtɜrnl] *adj*: in einer Zisterne/Cisterna (liegend)

in|tra|coe|li|al [ˌɪntrəˈsiːlɪəl] *adj*: (*brit.*) →*intracelial*

in|tra|col|ic [ˌɪntrəˈkɑlɪk] *adj*: im Kolon (liegend), intrakolisch

in|tra|con|dy|lar [ˌɪntrəˈkɑndɪlər] *adj*: intrakondylär, in einer Kondyle (liegend)

in|tra|cor|dal [ˌɪntrəˈkɔːrdl] *adj*: →*intracordial*

in|tra|cor|di|al [ˌɪntrəˈkɔːrdɪəl, -dʒəl] *adj*: innerhalb des Herzens (liegend), ins Herz hinein, intrakardial, endokardial

in|tra|cor|o|nal [ˌɪntrəkəˈrəʊnl, ɪntrəˈkɔːrənl] *adj*: intrakoronal

in|tra|cor|po|ral [ˌɪntrəˈkɔːrp(ə)rəl] *adj*: →*intracorporeal*

in|tra|cor|po|re|al [ˌɪntrəkɔːrˈpɔːrɪəl] *adj*: im Körper (liegend *oder* ablaufend), intrakorporal

in|tra|cor|pus|cu|lar [ˌɪntrəkɔːrˈpʌskjələr] *adj*: in den Blutkörperchen liegend *oder* ablaufend, intrakorpuskulär, endoglobulär intraglobulär, intraglobular, endokorpuskulär; intraerythrozytär

in|tra|cos|tal [ˌɪntrəˈkɑstl, -ˈkɔstl] *adj*: intrakostal, auf der Innenseite der Rippen (liegend); zwischen den Rippen (liegend)

in|tra|cra|ni|al [ˌɪntrəˈkreɪnɪəl] *adj*: im Schädel/Cranium (liegend), intrakranial, endokranial, endokraniell, intrakraniell

in|trac|ta|ble [ɪnˈtræktəbl] *adj*: **1.** (*Krankheit*) hartnäckig, therapierefraktär **2.** unlenkbar, eigensinnig

in|tra|cu|ta|ne|ous [ˌɪntrəkjuˈteɪnɪəs] *adj*: in der Haut/Dermis (liegend), in die Haut hinein, intradermal, intrakutan

in|tra|cys|tic [ˌɪntrəˈsɪstɪk] *adj*: intrazystisch, in einer Zyste (liegend)

in|tra|cy|to|plas|mic [ˌɪntrəsaɪtəˈplæzmɪk] *adj*: innerhalb des Zytoplasmas (liegend), intrazytoplasmatisch

in|tra|de|cid|u|al [ˌɪntrədɪˈsɪdʒʊəl, -ʒəwəl] *adj*: intradezidual, innerhalb der Dezidua (liegend)

in|tra|der|mal [ˌɪntrəˈdɜrməl] *adj*: →*intracutaneous*

in|tra|der|mic [ˌɪntrəˈdɜrmɪk] *adj*: →*intracutaneous*

in|tra|duc|tal [ˌɪntrəˈdʌktl] *adj*: in einem Gang/Ductus (liegend), intraductal, intraduktal

in|tra|du|o|de|nal [ˌɪntrəˌd(j)uːəʊˈdiːnl] *adj*: im Zwölffingerdarm/Duodenum (liegend), intraduodenal

in|tra|du|ral [ˌɪntrəˈd(j)ʊərəl] *adj*: in der Dura mater (liegend), innerhalb der Durahöhle, von der Dura mater umgeben, intradural

in|tra|em|bry|on|ic [ˌɪntrəembrɪˈɑnɪk] *adj*: innerhalb des Embryos (liegend), intraembryonal

in|tra|ep|i|der|mal [ˌɪntrəepɪˈdɜrml] *adj*: in der Oberhaut/Epidermis (liegend), intraepidermal, endoepidermal

in|tra|ep|i|phys|e|al [ˌɪntrəepɪˈfiːzɪəl] *adj*: intraepiphysär, innerhalb einer Epiphyse (liegend)

in|tra|ep|i|phys|i|al [ˌɪntrəepɪˈfiːzɪəl] *adj*: →*intraepiphyseal*

in|tra|ep|i|the|li|al [ˌɪntrəepɪˈθiːlɪəl] *adj*: im Deckgewebe/Epithel (liegend), intraepithelial, endoepithelial

in|tra|e|ryth|ro|cyt|ic [ˌɪntrəɪˌrɪθrəʊˈsɪtɪk] *adj*: in den roten Blutkörperchen/Erythrozyten liegend *oder* ablaufend, intraerythrozytär

in|tra|fas|cic|u|lar [ˌɪntrəfəˈsɪkjələr] *adj*: intrafaszikulär, innerhalb eines Faserbündels/Faszikels (liegend)

in|tra|feb|rile [ˌɪntrəˈfebrɪl, -ˈfiːb-] *adj*: während des Fieberstadiums

in|tra|fe|ta|tion [ˌɪntrəfɪˈteɪʃn] *noun*: Intrafetation *f*

in|tra|fis|su|ral [ˌɪntrəˈfɪʃərəl] *adj*: intrafissural, innerhalb einer Fissura (liegend)

in|tra|fis|tu|lar [ˌɪntrəˈfɪstʃələr] *adj*: intrafistulär, in einer Fistel (liegend)

in|tra|fol|lic|u|lar [ˌɪntrəfəˈlɪkjələr] *adj*: intrafollikulär, innerhalb eines Follikels (liegend)

in|tra|fu|sal [ˌɪntrəˈfjuːzl] *adj*: intrafusal, innerhalb einer Muskelspindel (liegend)

in|tra|gas|tric [ˌɪntrəˈgæstrɪk] *adj*: im Magen/Gaster (liegend), intragastral, endogastral

in|tra|gem|mal [ˌɪntrəˈdʒeml] *adj*: intragemmal

in|tra|gen|ic [ˌɪntrəˈdʒenɪk] *adj*: in einem Gen

in|tra|glan|du|lar [ˌɪntrəˈglændʒələr] *adj*: innerhalb einer Drüse/Glandula (liegend), im Drüsengewebe (liegend), intraglandulär

in|tra|glob|u|lar [ˌɪntrəˈglɑbjələr] *adj*: intraglobulär, intraglobular

in|tra|glu|te|al [ˌɪntrəˈgluːtɪəl, -gluːˈtiːəl] *adj*: intraglutäal, intragluteal, in die Gesäßmuskeln, innerhalb der Gesäßmuskeln (liegend)

in|tra|gy|ral [ˌɪntrəˈdʒaɪrəl] *adj*: intragyral, in einer Hirnwindung/Gyrus (liegend)

in|tra|he|pat|ic [ˌɪntrəhɪˈpætɪk] *adj*: innerhalb der Leber (liegend *oder* ablaufend), intrahepatisch

in|tra|hy|po|tha|lam|ic [ˌɪntrəˌhaɪpəʊθəˈlæmɪk, -ˌhɪp-] *adj*: intrahypothalamisch

in|tra|ic|tal [ˌɪntrəˈɪktəl] *adj*: während eines Anfalls

in|tra|in|tes|ti|nal [ˌɪntrəɪnˈtestɪnl] *adj*: intraintestinal, im Darm/Intestinum (liegend)

in|tra|jug|u|lar [ˌɪntrəˈdʒʌgjələr] *adj*: intrajugular

in|tra|la|mel|lar [ˌɪntrələˈmelər] *adj*: intralamellär, innerhalb einer Lamelle (liegend)

in|tra|lam|i|nar [ˌɪntrəˈlæmɪnər] *adj*: intralaminar, intralaminär, innerhalb einer Lamina (liegend)

in|tra|la|ryn|ge|al [ˌɪntrələˈrɪndʒ(ɪ)əl] *adj*: innerhalb des Kehlkopfes/Larnyx (liegend), endolaryngeal, intralaryngeal

in|tra|leu|co|cy|tic [ˌɪntrəˌluːkəˈsɪtɪk] *adj*: (*brit.*) →*intraleukocytic*

in|tra|leu|ko|cy|tic [ˌɪntrəˌluːkəˈsɪtɪk] *adj*: intraleukozytär, innerhalb einer weißen Blutzelle/eines Leukozyten (liegend)

in|tra|lig|a|men|tous [ˌɪntrəlɪgəˈmentəs] *adj*: in einem Band/Ligament (liegend), intraligamentär

in|tra|lin|gual [ˌɪntrəˈlɪŋgwəl] *adj*: intralingual, intraglossal, innerhalb der Zunge/Lingua (liegend)

in|tra|lo|bar [ˌɪntrəˈləʊbər] *adj*: intralobär, in einem Lappen/Lobus (liegend)

in|tra|lob|u|lar [ˌɪntrəˈlɑbjələr] *adj*: intralobulär, in einem Läppchen/Lobulus (liegend)

in|tra|lum|bar [ˌɪntrəˈlʌmbər] *adj*: intralumbal, im Lumbalkanal (liegend), in den Lumbalkanal hinein

in|tra|lu|mi|nal [ˌɪntrəˈluːmɪnəl] *adj*: intraluminal, endoluminal, im Lumen (liegend)

in|tra|mam|ma|ry [ˌɪntrəˈmæməriː] *adj*: in der Brust/Mamma (liegend), intramammär

in|tra|mat|ri|cal [ˌɪntrəˈmeɪtrɪkəl, -ˈmæ-] *adj*: innerhalb der Matrix (liegend)

in|tra|max|il|la|ry [ˌɪntrəˈmæksəˌleri] *adj*: intramaxillär

in|tra|me|a|tal [ˌɪntrəmɪˈeɪtl] *adj*: im Gehörgang/Meatus acusticus (liegend), intrameatal

in|tra|med|ul|la|ry [ˌɪntrəˈmedjəleriː] *adj*: **1.** im Rückenmark, in das Rückenmark, intramedullär **2.** in der Medulla oblongata, intramedullär **3.** im Knochenmark, in das Knochenmark, intramedullär

in|tra|mem|bra|nous [ˌɪntrəˈmembrənəs] *adj*: innerhalb einer Membran (liegend *oder* auftretend), intramembranös

in|tra|me|nin|ge|al [ˌɪntrəmɪˈnɪndʒɪəl] *adj*: innerhalb der Meningen (liegend), von den Meningen umschlossen,

intrameningeal
in|tra|mi|to|chon|dri|al [ˌɪntrəˌmaɪtə'kɑndrɪəl] *adj*: innerhalb der Mitochondrien (liegend), intramitochondrial
in|tra|mo|le|cu|lar [ˌɪntrəmə'lekjələr] *adj*: intramolekular, innermolekular, innerhalb eines Moleküls
in|tra|mu|ral [ˌɪntrə'mjʊərəl] *adj*: innerhalb der (Organ-) Wand (liegend *oder* ablaufend), intramural
in|tra|mus|cu|lar [ˌɪntrə'mʌskjələr] *adj*: innerhalb eines Muskels (liegend), in den Muskel hinein, intramuskulär
in|tra|my|o|car|di|al [ˌɪntrəmaɪə'kɑːrdɪəl] *adj*: innerhalb der Herzmuskulatur/Myokard (liegend), intramyokardial
in|tra|my|o|me|tri|al [ˌɪntrəˌmaɪə'miːtrɪəl] *adj*: innerhalb des Myometriums (liegend), intramyometrial
in|tra|na|sal [ˌɪntrə'neɪzl] *adj*: in der Nasenhöhle (liegend), intranasal, endonasal
in|tra|neu|ral [ˌɪntrə'njʊərəl] *adj*: in einem Nerv (liegend), in einen Nerv hinein, endoneural, intraneural
in|tra|nu|cle|ar [ˌɪntrə'n(j)uːklɪər] *adj*: im Zellkern/Nukleus (liegend), intranukleär, endonuklear, endonukleär
in|tra|oc|u|lar [ˌɪntrə'ɑkjələr] *adj*: im Auge *oder* Augapfel (liegend), intraokular, intraokulär
in|tra|op|er|a|tive [ˌɪntrə'ɑp(ə)rətɪv] *adj*: während einer Operation, intraoperativ
in|tra|o|ral [ˌɪntrə'əʊrəl] *adj*: im Mund *oder* in der Mundhöhle (liegend), intraoral
in|tra|or|bit|al [ˌɪntrə'ɔːrbɪtl] *adj*: intraorbital, in der Augenhöhle/Orbita (liegend)
in|tra|os|se|ous [ˌɪntrə'ɑsɪəs] *adj*: im Knochen (liegend *oder* auftretend), intraossär, endostal, intraossal
in|tra|os|te|al [ˌɪntrə'ɑstɪəl] *adj*: →*intraosseous*
in|tra|o|var|i|an [ˌɪntrəəʊ'veərɪən] *adj*: intraovarial, innerhalb des Eierstocks/Ovar (liegend)
in|tra|ov|u|lar [ˌɪntrə'ɑvjələr, -'əʊv-] *adj*: intraovulär, im Ei/Ovum (liegend)
in|tra|par|en|chym|a|tous [ˌɪntrəˌpærəŋ'kɪmətəs] *adj*: innerhalb des Parenchyms (liegend), intraparenchymal, intraparenchymatös
in|tra|par|tum [ˌɪntrə'pɑːrtəm] *adj*: während/unter der Geburt, intrapartal, intra partum
in|tra|pel|vic [ˌɪntrə'pelvɪk] *adj*: im Becken/Pelvis (liegend), intrapelvin, endopelvin
in|tra|per|i|car|di|ac [ˌɪntrəˌperɪ'kɑːrdɪæk] *adj*: in der Perikardhöhle/Cavitas pericardialis (liegend), intraperikardial, endoperikardial
in|tra|per|i|car|di|al [ˌɪntrəperɪ'kɑːrdɪəl] *adj*: intraperikardial, endoperikardial, in der Perikardhöhle (liegend)
in|tra|per|i|ne|al [ˌɪntrəperɪ'niːəl] *adj*: intraperineal, im Damm/Perineum (liegend)
in|tra|per|i|to|ne|al [ˌɪntrəˌperɪtə'niːəl] *adj*: innerhalb des Bauchfells/Peritoneums (liegend), endoperitoneal, intraperitoneal, intraperitonäal
in|tra|per|son|al [ˌɪntrə'pɜrsnəl] *adj*: →*intrapsychic*
in|tra|pi|al [ˌɪntrə'paɪəl] *adj*: intrapial, innerhalb der Pia mater (liegend)
in|tra|pla|cen|tal [ˌɪntrəplə'sentl] *adj*: innerhalb der Plazenta (liegend), intraplazentar
in|tra|pleu|ral [ˌɪntrə'plʊərəl] *adj*: innerhalb des Brustfells/der Pleura *oder* der Pleurahöhle (liegend), intrapleural
in|tra|pon|tine [ˌɪntrə'pɑntaɪn, -tiːn] *adj*: intrapontin, in der Pons cerebri (liegend)
in|tra|pros|tat|ic [ˌɪntrəprɑs'tætɪk] *adj*: innerhalb der Vorsteherdrüse/Prostata (liegend), intraprostatisch
in|tra|pro|to|plas|mic [ˌɪntrəˌprəʊtəʊ'plæzmɪk] *adj*: intraprotoplasmatisch, im Protoplasma (liegend)
in|tra|psy|chic [ˌɪntrə'saɪkɪk] *adj*: intrapsychisch
in|tra|pul|mo|nar|y [ˌɪntrə'pʌlməneriː] *adj*: innerhalb der Lunge/Pulmo (liegend), im Lungenparenchym (liegend), intrapulmonal
in|tra|pul|pal [ɪntrə'pʌlpəl] *adj*: intrapulpal
in|tra|py|ret|ic [ˌɪntrəpaɪ'retɪk] *adj*: während des Fieberstadiums
in|tra|ra|chid|i|an [ˌɪntrərə'kɪdɪən] *adj*: →*intraspinal*
in|tra|rec|tal [ˌɪntrə'rektl] *adj*: im Mastdarm/Rektum (liegend), in das Rektum hinein, intrarektal
in|tra|re|nal [ˌɪntrə'riːnl] *adj*: innerhalb der Niere/Ren (liegend), intrarenal
in|tra|ret|i|nal [ˌɪntrə'retnəl] *adj*: intraretinal, innerhalb der Netzhaut/Retina (liegend)
in|tra|rha|chid|i|an [ˌɪntrərə'kɪdɪən] *adj*: in der Wirbelsäule/Columna vertebralis *oder* im Wirbelkanal (liegend), in den Wirbelkanal hinein, intraspinal
in|tra|scle|ral [ˌɪntrə'sklɪərəl] *adj*: innerhalb der Lederhaut/Sklera (liegend), intraskleral
in|tra|scro|tal [ˌɪntrə'skrəʊtl] *adj*: intraskrotal, im Hodensack/Skrotum (liegend)
in|tra|seg|men|tal [ˌɪntrəseg'mentəl] *adj*: innerhalb eines Segments (liegend), intrasegmental
in|tra|sel|lar [ˌɪntrə'selər] *adj*: intrasellär, in der Sella turcica (liegend)
in|tra|sphinc|ter|al [ˌɪntrə'sfɪŋktərəl] *adj*: intrasphinktär, innerhalb eines Schließmuskels/Sphinkters (liegend)
in|tra|spi|nal [ˌɪntrə'spaɪnl] *adj*: in der Wirbelsäule/Columna vertebralis *oder* im Wirbelkanal (liegend), in den Wirbelkanal hinein, intraspinal
in|tra|splen|ic [ˌɪntrə'splenɪk] *adj*: innerhalb der Milz
in|tra|ster|nal [ˌɪntrə'stɜrnl] *adj*: intrasternal, im Brustbein/Sternum (liegend), ins Sternum hinein
in|tra|stro|mal [ˌɪntrə'strəʊml] *adj*: im Stroma (liegend)
in|tra|syn|o|vi|al [ˌɪntrəsɪ'nəʊvɪəl] *adj*: intrasynovial, innerhalb der Synovialis (liegend)
in|tra|tar|sal [ˌɪntrə'tɑːrsl] *adj*: intratarsal, zwischen den Fußwurzelknochen/Tarsalknochen (liegend), in der Fußwurzel
in|tra|ten|di|nous [ˌɪntrə'tendɪnəs] *adj*: intratendinös, innerhalb einer Sehne/Tendo (liegend), in eine Sehne hinein
in|tra|tes|tic|u|lar [ˌɪntrətes'tɪkjələr] *adj*: intratestikulär, innerhalb des Hodens/Testis (liegend), in den Hoden
in|tra|thal|am|ic [ˌɪntrəθə'læmɪk] *adj*: intrathalamisch, innerhalb des Thalamus (liegend)
in|tra|the|cal [ˌɪntrə'θiːkl] *adj*: **1.** innerhalb des Liquorraumes, intrathekal **2.** innerhalb einer Scheide; von einer Scheide umgeben
in|tra|tho|rac|ic [ˌɪntrəθɔ'ræsɪk] *adj*: im Brustkorb/Thorax (liegend), endothorakal, intrathorakal
in|tra|ton|sil|lar [ˌɪntrə'tɑnsɪlər] *adj*: in einer Mandel/Tonsilla (liegend), intratonsillar, intratonsillär
in|tra|tra|bec|u|lar [ˌɪntrətrə'bekjələr] *adj*: intratrabekulär, in einer Trabekel (liegend)
in|tra|tra|che|al [ˌɪntrə'treɪkɪəl] *adj*: in der Luftröhre/Trachea (liegend), in die Luftröhre hinein, intratracheal, endotracheal
in|tra|tu|bal [ˌɪntrə't(j)uːbl] *adj*: **1.** in der Ohrtrompete/Tuba auditiva, intratubar **2.** im Eileiter/in der Tuba uterina, intratubar
in|tra|tu|bu|lar [ˌɪntrə't(j)uːbjələr] *adj*: intratubulär, in einem Tubulus (liegend)
in|tra|tym|pan|ic [ˌɪntrətɪm'pænɪk] *adj*: in der Paukenhöhle/Tympanum (liegend), intratympanal, intratym-

I

panisch

in|tra|u|re|ter|al [,ɪntrəjʊə'riːtərəl] *adj*: in einem Harnleiter/Ureter (liegend), intrauretär, intraureterisch

in|tra|u|re|thral [,ɪntrəjʊə'riːθrəl] *adj*: in der Harnröhre/Urethra (liegend), intraurethral, endourethral

in|tra|u|ter|ine [,ɪntrə'juːtərɪn, -raɪn] *adj*: in der Gebärmutter(höhle)/Uterus liegend *oder* ablaufend, in die Gebärmutter hinein, intrauterin, endouterin

in|tra|vag|i|nal [,ɪntrə'vædʒənl] *adj*: innerhalb der Scheide/Vagina (liegend), intravaginal

in|tra|vas|cu|lar [,ɪntrə'væskjələr] *adj*: innerhalb eines Gefäßes (liegend), in ein Gefäß hinein, intravasal, intravaskulär

in|tra|ve|nous [,ɪntrə'viːnəs]: **I** *noun* **1.** intravenöse Injektion *f* **2.** intravenöse Infusion *f* **II** *adj* innerhalb einer Vene (liegend), in eine Vene hinein, intravenös

in|tra|ven|tric|u|lar [,ɪntrəven'trɪkjələr] *adj*: in einem Ventrikel (liegend), intraventrikulär, intraventrikular

in|tra|ver|te|bral [,ɪntrə'vɜrtəbrəl] *adj*: in der Wirbelsäule/Columna vertebralis *oder* im Wirbelkanal (liegend), in den Wirbelkanal hinein, intraspinal

in|tra|ves|i|cal [,ɪntrə'vesɪkəl] *adj*: in der Harnblase/Vesica urinaria (liegend), intravesikal

in|tra|vil|lous [,ɪntrə'vɪləs] *adj*: intravillös, in einer Zotte (liegend)

in|tra|vi|tal [,ɪntrə'vaɪtl] *adj*: während des Lebens (auftretend *oder* vorkommend), in lebendem Zustand, intravital, intra vitam, Intravital-

in|tra vi|tam ['ɪntrə 'vaɪtəm]: →*intravital*

in|tra|vit|re|ous [,ɪntrə'vɪtrɪəs] *adj*: innerhalb des Glaskörpers/Corpus vitreum (liegend), intravitreal

in|trin|sic [ɪn'trɪnsɪk] *adj*: innere(r, s), von innen kommend *oder* wirkend, innewohnend, innerhalb; endogen, intrinsisch

in|trin|si|cal [ɪn'trɪnsɪkl] *adj*: →*intrinsic*

intro- *präf.*: Intro-

in|tro|duce [,ɪntrə'd(j)uːs] *vt*: **1.** einführen **2.** (*Narkose*) einleiten **3.** (*Krankheit*) einschleppen (*into* in)

in|tro|duc|er [,ɪntrə'd(j)uːsər] *noun*: Intubator *m*

in|tro|duc|tion [,ɪntrə'dʌkʃn] *noun*: **1.** Einführung *f* **2.** (*Narkose*) Einleitung *f* **3.** (*Krankheit*) Einschleppung *f* **4.** Einleitung *f*, Vorrede *f*, Vorwort *nt*

in|tro|flec|tion [,ɪntrə'flekʃn] *noun*: Biegung/Beugung *f* nach innen, Introflexion *f*

in|tro|flex|ion [,ɪntrə'flekʃn] *noun*: →*introflection*

in|tro|gres|sion [,ɪntrə'greʃn] *noun*: Introgression *f*

in|tro|i|tus [ɪn'trəʊətəs] *noun, plural* **-tus**: Eingang *m*, Introitus *m*

vaginal introitus: Scheideneingang *m*, Ostium vaginae

in|tro|jec|tion [,ɪntrə'dʒekʃn] *noun*: Introjektion *f*

in|tro|mis|sion [,ɪntrə'mɪʃn] *noun*: Einführen *nt*, Hineinstecken *nt*, Intromission *f*

in|tron ['ɪntrɑn] *noun*: Intron *nt*

in|tro|spect [,ɪntrə'spekt] *vi*: sich selbst beobachten

in|tro|spec|tion [,ɪntrəʊ'spekʃn] *noun*: Introspektion *f*

in|tro|spec|tive [,ɪntrəʊ'spektɪv] *adj*: nach innen gewendet, sich selbst beobachtend, auf Selbstbeobachtung beruhend, introspektiv

in|tro|sus|cep|tion [,ɪntrəʊsə'sepʃn] *noun*: Intussuszeption *f*

in|tro|ver|sion [,ɪntrəʊ'vɜrʒn, -ʃn] *noun*: Introversion *f*

in|tro|vert [*n, adj* 'ɪntrəvɜrt; *v* ,-'vɜrt]: **I** *noun* (*psychol.*) introvertierter Mensch *m* **II** *adj* (*psychol.*) nach innen gekehrt, introvertiert **III** *vt* **1.** (*Gedanken*) nach innen richten **2.** (*histolog., biolog.*) einstülpen

in|tro|vert|ed [,ɪntrəʊ'vɜrtɪd] *adj*: nach innen gekehrt, nach innen gerichtet, introvertiert

in|tru|sion [ɪn'truːʃn] *noun*: Intrusion *f*

incisor intrusion: Intrusion *f* der Schneidezähne

in|tu|bate ['ɪnt(j)uːbeɪt] *vt*: intubieren, eine Intubation vornehmen (an)

in|tu|ba|tion [,ɪnt(j)uː'beɪʃn] *noun*: Intubation *f*, Intubieren *nt*

crush intubation: Crush-Intubation *f*

endobronchial intubation: endobronchiale Intubation *f*

endotracheal intubation: endotracheale Intubation *f*

flexible fiberoptic intubation: flexible fiberoptische Intubation *f*

impossible intubation: unmögliche Intubation *f*

nasal intubation: nasale Intubation *f*

nasal-tracheal intubation: nasotracheale Intubation *f*

nasopharyngeal intubation: nasopharyngeale Intubation *f*

nasotracheal intubation: nasotracheale Intubation *f*

oral intubation: orale Intubation *f*

oropharyngeal intubation: oropharyngeale Intubation *f*

orotracheal intubation: orotracheale Intubation *f*

percutaneous transhepatic biliary intubation: perkutane transhepatische Cholangiodrainage/Gallendrainage *f*

in|tu|ba|tor ['ɪnt(j)uːbeɪtər] *noun*: Intubator *m*

in|tu|i|tion [,ɪnt(j)uː'ɪʃn] *noun*: Intuition *f*

in|tu|i|tive [ɪn't(j)uːɪtɪv] *adj*: intuitiv, Intuitions-

in|tu|mesce [,ɪnt(j)uː'mes] *vi*: anschwellen

in|tu|mes|cence [,ɪnt(j)uː'mesəns] *noun*: **1.** Anschwellung *f*, Intumeszenz *f*, Intumescentia *f* **2.** Anschwellen *nt*

in|tu|mes|cent [,ɪnt(j)uː'mesənt] *adj*: intumeszent, anschwellend

in|tu|mes|cen|tia [,ɪnt(j)uːmə'senʃɪə] *noun*: →*intumescence 1.*

in|tus|sus|cep|tion [,ɪntəsə'sepʃn] *noun*: Invagination *f*, Indigitation *f*, Intussuszeption *f*

colic intussusception: Dickdarm-, Koloninvagination *f*

enteric intussusception: Dünndarminvagination *f*

gastric intussusception: Mageninvagination *f*

ileocolic intussusception: ileokolische Invagination *f*

ileoileal intussusception: ileoileale Invagination *f*

rectal intussusception: inkompletter Rektumprolaps *m*

in|tus|sus|cep|tion|al [,ɪnt(j)uː'septʃnəl] *adj*: intussuszeptionell

in|tus|sus|cep|tum [,ɪntəsə'septəm] *noun, plural* **-ta** [-tə]: Invaginat *nt*, Intussuszeptum *nt*, Intussusceptum *nt*

in|tus|sus|cip|i|ens [,ɪntəsə'sɪpɪənz] *noun, plural* **-cipientes** [-sɪpɪ'entiːz]: Invaginans *nt*, Intussuszipiens *nt*, Intussuscipiens *nt*

in|u|lase ['ɪnjəleɪz] *noun*: Inulase *f*, Inulinase *f*

in|u|lin ['ɪnjəlɪn] *noun*: Inulin *nt*

in|u|lin|ase ['ɪnjəlɪneɪz] *noun*: →*inulase*

in|unc|tion [ɪ'nʌŋ(k)ʃn] *noun*: Einreibung *f*, Einsalbung *f*, Inunktion *f*, Inunctio *f*

in u|te|ro [ɪn 'juːtərəʊ]: in der Gebärmutter(höhle)/Uterus liegend *oder* ablaufend, in die Gebärmutter hinein, intrauterin, endouterin

InV *Abk.*: inhibiting factor Virm

in|vac|ci|na|tion [ɪn,væksə'neɪʃn] *noun*: Invakzination *f*

in va|cu|o [ɪn 'vækjuː əʊ]: im luftleeren Raum, in vacuo

in|vade [ɪn'veɪd] *vt*: eindringen (in), sich ausbreiten (über, in), sich eindrängen (in)

in|vag|i|nate [*adj* ɪn'vædʒənɪt, -neɪt; *v* -neɪt]: **I** *adj* eingestülpt, nach innen gefaltet, invaginiert **II** *vt* einstülpen, nach innen falten **III** *vi* sich einstülpen, sich nach innen falten

in|vag|i|nat|ed [ɪn'vædʒəneɪtɪd] *adj*: eingestülpt, nach innen gefaltet, invaginiert

in|vag|i|na|tion [ɪn,vædʒə'neɪʃn] *noun*: **1.** Einstülpen *nt*, Einstülpung *f*, Einfaltung *f*, Invagination *f* **2.** (*embryolog.*) Invagination *f* **3.** (*patholog.*) Invagination *f*, Indigitation *f*, Intussuszeption *f*
basilar invagination: Platybasie *f*, basilare Impression *f*
in|va|lid ['ɪnvəlɪd; -liːd]: I *noun* Kranke *m/f*, Gebrechliche *m/f*, Invalide *m/f*, Arbeits-, Erwerbsunfähige *m/f* II *adj* kränklich, krank, gebrechlich, invalid(e), arbeits-, erwerbsunfähig, Kranken- III *vt* **1.** zum Invaliden machen **2.** jdn. als invalid anerkennen, invalidisieren
in|va|lid|ism ['ɪnvəlɪdɪzəm] *noun*: **1.** (körperliches) Gebrechen *nt* **2.** →*invalidity* **3.** Gesundheitsfanatismus *m*
in|va|lid|i|ty [ɪnvə'lɪdətiː] *noun*: Arbeits-, Erwerbs-, Dienstunfähigkeit *f*, Invalidität *f*
in|va|sin [ɪn'veɪsɪn] *noun*: Hyaluronidase *f*
in|va|sion [ɪn'veɪʒn] *noun*: **1.** (*Erreger*) Eindringen *nt*, Invasion *f* **2.** (*mikrobiolog.*) Invasion *f* **3.** (*pharmakol.*) Invasion *f* **4.** (*Tumor*) Invasion *f*; Infiltration *f*
early invasion: Frühinvasion *f*
furca invasion: Furkationsbefall *m*
stromal invasion: Stromainfiltration *f*
in|va|sive [ɪn'veɪzɪv] *adj*: **1.** (*patholog.*) eindringend, invasiv **2.** (*chirurg.*) invasiv
in|va|sive|ness [ɪn'veɪsɪvnəs] *noun*: Invasivität *f*
in|vent [ɪn'vent] *vt*: erfinden; ersinnen; erfinden, erdichten
in|ven|tion [ɪn'venʃn] *noun*: **1.** Erfindung *m*; Erfinden *nt* **2.** Erfindungsgabe *f*, Fantasie *f*, Einfallsreichtum *m* **3.** Erfindung *f*, Märchen *nt*
in|ven|tive [ɪn'ventɪv] *adj*: **1.** erfinderisch, Erfindungs- **2.** originell, einfallsreich
in|ven|tive|ness [ɪn'ventɪvnəs] *noun*: →*invention 2.*
in|ven|tor [ɪn'ventər] *noun*: Erfinder(in *f*) *m*
in|ven|to|ry ['ɪnvəntɔːriː, -təʊ-] *noun, plura* **-ries**: Inventar *nt*, Inventarium *nt*, Inventory *nt*
personality inventory: Persönlichkeitsfragebogen *m*
in|verse [ɪn'vɜrs, 'ɪnvɜrs]: I *noun* **1.** Umkehrung *f*, Gegenteil *nt* (*mathemat.*) Inverse(s) *nt*, Reziproke(s) *nt* II *adj* **3.** umgekehrt, entgegengesetzt **4.** verkehrt **5.** (*mathemat.*) invers, reziprok, umgekehrt, entgegengesetzt
in|ver|sion [ɪn'vɜrʃn, -ʒn] *noun*: **1.** Umkehrung *f*, Inversion *f* **2.** (Chromosomen-)Inversion *f*
inversion of a tooth: Zahninversion *f*
inversion of chromosome: Chromosomeninversion *f*
nipple inversion: (Brust-)Warzeneinziehung *f*
inversion of uterus: Inversio uteri
visceral inversion: Situs inversus viscerum, Transpositio viscerum
Walden's inversion: Walden-Umkehr *f*, -Inversion *f*
situs inversus: Situs inversus viscerum, Transpositio viscerum
in|vert [*n, adj* 'ɪnvɜrt; *v* ɪn'vɜrt]: I *noun* **1.** das Umgekehrte, das Nachaußen-Gekehrte **2.** (*psychol.*) Invertierte *m/f*, Homosexuelle *m/f* II *adj* (*chem.*) einer Inversion unterliegend III *vt* **3.** einwärtsdrehen, -kehren, umstülpen, umkehren, umwenden **4.** (*chem.*) invertieren
in|ver|tase [ɪn'vɜrteɪz, 'ɪnv-] *noun*: Invertase *f*, β-Fructofuranosidase *f*
In|ver|te|bra|ta [ɪn,vɜrtə'breɪtə] *plural*: Wirbellose *pl*, Invertebraten *pl*
in|ver|te|brate [ɪn'vɜrtəbrɪt, -breɪt]: I *noun* (*biolog.*) wirbelloses Tier *nt*, Wirbelloser *m*, Invertebrat *m* II *adj* wirbellos
in|vert|ed [ɪn'vɜrtɪd] *adj*: **1.** umgekehrt, invertiert **2.** Homosexualität betreffend, sexuell zum gleichen Geschlecht neigend, homosexuell, homophil, homoerotisch
in|vert|ose [ɪn'vɜrtəʊz, 'ɪnv-] *noun*: Invertzucker *m*
in|vest [ɪn'vest] *vt*: (*a. anatom.*) umgeben, um-, einhüllen, bekleiden
in|ves|ti|gate [ɪn'vestɪgeɪt]: I *vt* untersuchen, erforschen, recherchieren II *vi* Untersuchungen/Nachforschungen anstellen (*into* über); recherchieren
in|ves|ti|ga|tion [ɪn,vestɪ'geɪʃn] *noun*: (Er-)Forschung *f*, Untersuchung *f* (*into, of*); Nachforschung *f*, Recherche *f*, Überprüfung *f*
investigation of behavior: Verhaltensforschung *f*
investigation of behaviour: (*brit.*) →*investigation of behavior*
in|ves|ti|ga|tive [ɪn'vestɪgeɪtɪv] *adj*: Forschungs-, Forscher-
in|ves|ti|ga|to|ry [ɪn'vestɪgətɔːriː, -təʊ-] *adj*: →*investigative*
in|vest|ing [ɪn'vestɪŋ] *noun*: Um-, Einhüllen *nt*
vacuum investing: Vakuumeinbettung *f*
in|vest|ment [ɪn'vestmənt] *noun*: Umhüllung *f*, Einhüllung *f*; Gusseinbettmasse *f*, Einbettmasse *f*, Einbettungsmasse *f*
cast investment: Gusseinbettmasse *f*, Einbettmasse *f*, Einbettungsmasse *f*
cristobalite investment: Cristobaliteinbettmasse *f*
dental investment: zahntechnische Einbettmasse *f*
quartz investment: Quarzsandeinbettmasse *f*
refractory investment: feuerbeständige Gusseinbettmasse *f*, feuerbeständige Einbettmasse *f*, feuerbeständige Einbettungsmasse *f*
in|vet|er|a|cy [ɪn'vetərəsiː] *noun*: (*Krankheit*) Hartnäckigkeit *f*
in|vet|er|ate [ɪn'vetərɪt] *adj*: (*Krankheit*) lange bestehend, hartnäckig, verschleppt, inveteriert
in|vig|or|ant [ɪn'vɪgərənt] *noun*: Stärkungs-, Kräftigungsmittel *nt*
in|vig|or|ate [ɪn'vɪgəreɪt] *vt*: stärken, kräftigen; beleben, anregen
in|vig|or|a|tion [ɪn,vɪgə'reɪʃn] *noun*: Stärkung *f*, Kräftigung *f*; Belebung *f*, Anregung *f*; Er-, Aufmunterung *f*
in|vig|or|a|tive [ɪn'vɪgəreɪtɪv] *adj*: stärkend, kräftigend; belebend, anregend; er-, aufmunternd
in|vis|i|bil|i|ty [ɪn,vɪzə'bɪlətiː] *noun*: Unsichtbarkeit *f*
in|vis|i|ble [ɪn'vɪzəbl]: I *noun* das Unsichtbare II *adj* unsichtbar, invisibel
in vi|tro [ɪn 'viːtrəʊ]: im Reagenzglas, außerhalb des Organismus, in vitro
in vi|vo [ɪn 'viːvəʊ]: während des Lebens (auftretend *oder* vorkommend), in lebendem Zustand, intravital, intra vitam
in|vo|lu|cre ['ɪnvəluːkər] *noun*: →*involucrum*
in|vo|lu|crum [,ɪnvə'luːkrəm] *noun, plura* **-cra** [-krə]: Hülle *f*, Scheide *f*, Involucrum *nt*
in|vol|un|ta|ry [ɪn'vɑlən,teriː, -təriː] *adj*: **1.** unwillkürlich **2.** unfreiwillig **3.** unabsichtlich, unbeabsichtigt, ungewollt
in|vo|lute [*n, adj* 'ɪnvəluːt; *v* ,ɪnvə'luːt]: I *noun* (*mathemat.*) Involute *f*, Evolvente *f* II *adj* **1.** kompliziert, verwickelt **2.** nach innen gerollt, eingerollt III *vi* **3.** sich einrollen **4.** sich (zu-)rückbilden, sich (zu-)rückentwickeln
in|vo|lu|tion [,ɪnvə'luːʃn] *noun*: **1.** Rückbildung *f*, Rückentwicklung *f*, Involution *f* **2.** (*mathemat.*) Involution *f* **3.** (*psychiat.*) Involution *f*
accidental involution: akzidentelle Involution *f*
age involution: Altersinvolution *f*, senile Involution *f*
juvenile involution: Pubertätsinvolution *f*
mucosal involution: Schleimhaut-, Mukosainvolution *f*

postpartum involution of uterus: postpartale Uterusinvolution *f*, Involutio uteri
puberty involution: Pubertätsinvolution *f*
senile involution: senile Involution *f*, Altersinvolution *f*
testicular involution: Hodeninvolution *f*
involution of uterus: postpartale Uterusinvolution *f*, Involutio uteri
in|vo|lu|tion|al [ˌɪnvəˈluːʃənl] *adj*: Involutions-
in|volve|ment [ɪnˈvɑlvmənt] *noun*: Befall *m*
bifurcation involvement: Bifurkationsbefall *m*
furca involvement: Furkationsbefall *m*
pulp involvement: Pulpabefall *m*
trifurcation involvement: Trifurkationsbefall *m*
IO *Abk.*: **1.** intestinal obstruction **2.** intraocular
Io *Abk.*: ionium
IOA *Abk.*: 6-methylheptanic acid
i|o|da|mide [aɪˈəʊdəmaɪd] *noun*: Iodamid *nt*
Iod|a|moe|ba [aɪˌəʊdəˈmiːbə, aɪɑd-] *noun*: Iodamoeba *f*, Jodamoeba *f*
Iodamoeba bütschlii: Jodamoeba bütschlii, Iodamoeba bütschlii
i|o|date [ˈaɪədeɪt] *noun*: Iodat *nt*, Jodat *nt*
iod-Basedow *noun*: Jodbasedow *m*, iodinduzierte Hyperthyreose *f*
i|od|ic [aɪˈɑdɪk] *adj*: jodhaltig, Jod-, Iod-
i|o|dide [ˈaɪədaɪd, -dɪd] *noun*: Iodid *nt*, Jodid *nt*
isopropamide iodide: Isopropamidjodid *nt*
i|o|dim|e|try [aɪəˈdɪmətriː] *noun*: Jodimetrie *f*
i|o|din|ase [ˈaɪədɪneɪz] *noun*: Iodid-, Jodidperoxidase *f*, Jodinase *f*
i|o|din|ate [ˈaɪədɪneɪt] *vt*: mit Jod behandeln, jodieren, iodieren
i|o|din|a|tion [ˌaɪədɪˈneɪʃn] *noun*: Jodierung *f*, Iodierung *f*, Iodination *f*, Jodination *f*
i|o|dine [ˈaɪədaɪn, -dɪn, -diːn] *noun*: Jod *nt*, Iod *nt*
butanol-extractable iodine: Butanol-extrahierbares Jod/Iod *nt*
protein-bound iodine: proteingebundenes Jod/Iod *nt*
radioactive iodine: Radiojod *nt*, Radioiod *nt*
serum iodine: Serumiod *nt*
total serum iodine: Gesamtserumiod *nt*
i|o|din|o|phil [aɪəˈdɪnəfɪl]: **I** *noun* jodophile Zelle *oder* Struktur *f* **II** *adj* →*iodinophilous*
i|o|din|o|phile [aɪəˈdɪnəfaɪl]: **I** *noun* jodophile Zelle *oder* Struktur *f* **II** *adj* →*iodinophilous*
i|o|di|noph|i|lous [aɪədɪˈnɑfɪləs] *adj*: leicht mit Jod anfärbbar, jodophil
i|o|dism [ˈaɪədɪzəm] *noun*: chronische Jodvergiftung/Jodintoxikation *f*, Jodismus *m*
i|o|di|za|tion [ˌaɪədaɪˈzeɪʃn] *noun*: Jodierung *f*, Iodisation *f*, Iodierung *f*
i|o|dize [ˈaɪədaɪz] *vt*: →*iodinate*
i|o|do|ac|e|tate [aɪˌəʊdəˈæsɪteɪt, aɪˌɑdə-] *noun*: Jod-, Iodacetat *nt*
i|o|do|chlor|hy|drox|y|quin [aɪˌəʊdəˌklɔːrhaɪˈdrɑksɪkwɪn] *noun*: Clioquinol *nt*
5-i|o|do|de|ox|y|ur|i|dine [aɪˌəʊdədɪˌɑksɪˈjʊərɪdiːn] *noun*: Idoxuridin *nt*, Jododesoxyuridin *nt*
i|o|do|der|ma [aɪˌəʊdəˈdɜrmə] *noun*: Jododerm *nt*, Jododerma tuberosum, Iododerm *nt*, Iododerma tuberosum
i|o|do|form [aɪˈəʊdəfɔːrm] *noun*: Jodoform *nt*
i|o|do|form|ism [aɪˈəʊdəfɔːrmɪzəm] *noun*: Jodoformvergiftung *f*
i|o|do|for|mum [aɪˌəʊdəˈfɔːrməm] *noun*: →*iodoform*
i|o|do|met|ric [aɪˌəʊdəˈmetrɪk] *adj*: Jodometrie betreffend, jodometrisch
i|o|dom|e|try [aɪˌəʊˈdɑmətriː] *noun*: Jodometrie *f*, Iodometrie *f*
i|o|do|phe|nol [aɪˌəʊdəˈfiːnɔl, -nɑl] *noun*: (Mono-)Jodphenol *nt*
i|o|do|phil [ˈaɪəʊdəfɪl]: **I** *noun* jodophile Zelle *oder* Struktur *f* **II** *adj* leicht mit Jod anfärbbar, jodophil
i|o|do|phil|i|a [aɪˌəʊdəˈfɪlɪə] *noun*: Jodophilie *f*
i|o|do|phthal|ein [aɪˌəʊdəˈθælɪɪn, -liːn] *noun*: Jodophthalein *nt*
i|o|dop|sin [aɪəˈdɑpsɪn] *noun*: Iodopsin *nt*
i|o|do|ther|a|py [aɪˌəʊdəˈθerəpiː] *noun*: Behandlung *f* mit Jod *oder* Jodiden
i|o|do|thy|ro|glob|u|lin [aɪˌəʊdəˌθaɪrəˈglɑbjəlɪn] *noun*: Thyreoglobulin *nt*
i|o|do|thy|ro|nine [aɪˌəʊdəˈθaɪrəniːn] *noun*: Jodthyronin *nt*
i|o|do|ty|ro|sine [aɪˌəʊdəˈtaɪrəsiːn] *noun*: Jodtyrosin *nt*
i|o|dous [aɪˈəʊdəs, aɪˈɑdəs] *adj*: jodhaltig, jodähnlich, Jod-
i|o|dum [aɪˈəʊdəm] *noun*: →*iodine*
i|o|du|ria [aɪəˈd(j)ʊəriːə] *noun*: Jod- *oder* Jodidausscheidung *f* im Harn
IOFB *Abk.*: intraocular foreign body
i|o|hex|ol [ˌaɪəˈheksɔl, -səʊl] *noun*: Iohexol *nt*
IOL *Abk.*: intraocular lens
i|on [ˈaɪən, ˈaɪɑn] *noun*: Ion *nt*
bicarbonate ion: Bicarbonation *nt*
dipolar ion: Zwitterion *nt*, dipolares Ion *nt*
gram ion: Grammion *nt*
hydrogen ion: Wasserstoffion *nt*
hydronium ion: Hydroniumion *nt*, Hydroxoniumion *nt*
hydroxide ion: Hydroxidion *nt*
onium ion: Oniumion *nt*
sodium ion: Natrium-Ion *nt*
ion-exchanger *noun*: Ionenaustauscher *pl*
i|on|ic [aɪˈɑnɪk] *adj*: Ion(en) betreffend, ionisch, Ionen-
i|o|ni|um [aɪˈəʊnɪəm] *noun*: Ionium *nt*
ion|iz|a|ble [ˈaɪənaɪzəbl] *adj*: ionisierbar
i|on|i|za|tion [ˌaɪənaɪˈzeɪʃn] *noun*: Ionisierung *f*, Ionisation *f*
ion|ize [ˈaɪənaɪz]: **I** *vt* ionisieren, eine Ionisation erzeugen **II** *vi* in Ionen zerfallen
ion|ized [ˈaɪənaɪzd] *adj*: ionisiert
ion|iz|er [ˈaɪənaɪzər] *noun*: Ionisator *m*
i|on|iz|ing [ˈaɪənaɪˌzɪŋ] *adj*: ionisierend
i|on|o|gen|ic [aɪˌɑnəˈdʒenɪk] *adj*: ionogen
i|o|no|gram [ˈaɪənəgræm] *noun*: Elektropherogramm *nt*
i|o|nom|e|ter [ˌaɪəˈnɑmɪtər] *noun*: Ionometer *nt*
i|o|nom|e|try [ˌaɪəˈnɑmətriː] *noun*: Ionometrie *f*
i|on|o|phore [aɪˈɑnəfɔːr, -fəʊr] *noun*: Ionophor *nt*
i|on|o|pho|re|sis [aɪˌɑnəfəˈriːsɪs] *noun*: Ionophorese *f*, Elektrophorese *f*
i|on|o|pho|ret|ic [aɪˌɑnəfəˈretɪk] *adj*: Elektrophorese betreffend, mittels Elektrophorese, elektrophoretisch
i|o|no|ther|a|py [ˌaɪənəˈθerəpiː] *noun*: **1.** Behandlung *f* mit Ionenstrahlen **2.** Ionentherapie *f*, Kataphorese *f*, Iontophorese *f*
i|on|ther|a|py [ˌaɪənˈθerəpiː] *noun*: →*iontophoresis*
i|on|to|pho|re|sis [aɪˌɑntəfəˈriːsɪs] *noun*: Ionentherapie *f*, Kataphorese *f*, Iontophorese *f*
i|on|to|pho|ret|ic [aɪˌɑntəfəˈretɪk] *adj*: Iontophorese betreffend, iontophoretisch
i|on|to|quan|tim|e|ter [aɪˌɑntəkwænˈtɪmətər] *noun*: →*ionometer*
i|on|to|ra|di|om|e|ter [aɪˌɑntəreɪdɪˈɑmɪtər] *noun*: →*ionometer*
i|on|to|ther|a|py [aɪˌɑntəˈθerəpiː] *noun*: →*iontophoresis*
IOP *Abk.*: intraocular pressure

i|o|pam|i|dol [ˌaɪəʊ'pæmɪdɔl, -əʊl] *noun*: Iopamidol *nt*
i|o|po|dates [ˌaɪə'pədeɪts] *noun*: Iopodate *nt*
i|o|pro|mide [ˌaɪəʊ'prəʊmaɪd] *noun*: Iopromid *nt*
i|o|py|dol [ˌaɪə'paɪdɔl, -əʊl] *noun*: Iopydol *nt*
i|o|py|done [ˌaɪə'paɪdəʊn] *noun*: Iopydon *nt*
IOS *Abk.*: International Organization of Standardization
i|o|ta|cism [ˌaɪ'əʊtəsɪzəm] *noun*: Jotazismus *m*, Iotazismus *m*
i|o|thal|a|mate [ˌaɪə'θæləmeɪt] *noun*: Iotalamat *nt*, Iotalaminat *nt*
IP *Abk.*: **1.** immunoperoxidase **2.** incubation period **3.** interphalangeal **4.** isoelectric point
i.p. *Abk.*: intraperitoneal
IP_3 *Abk.*: inositol triphosphate
IPA *Abk.*: **1.** immunoperoxidase antibody **2.** isopentyl adenosine **3.** isopropyl alcohol
IPAP *Abk.*: inspiratory positive airway pressure
I-para *noun*: Erstgebärende *f*, Primipara *f*
IPC *Abk.*: **1.** intermittent pneumatic compression **2.** isopropylchloride **3.** isopropyl-N-phenylcarbamate
IPCG *Abk.*: intracardial phonocardiography
IPCS *Abk.*: intrauterine progesterone contraceptive system
IPD *Abk.*: **1.** inflammatory pelvic disease **2.** intermittent peritoneal dialysis
ip|e|cac ['ɪpəkæk] *noun*: Brechwurz *m*, Ipecacuanha *f*, Radix Ipecacuanhae, Ipecacuanhawurzel *f*
Caratagena ipecac: Cartagena-Ipecacuanha *f*
Nicaragua ipecac: Nicaragua-Ipecacuanha *f*
Panama ipecac: Panama-Ipecacuanha *f*
Rio ipecac: Rio-Ipecacuanha *f*
ip|e|cac|u|an|ha [ˌɪpəˌkækjuː'ænə] *noun*: →*ipecac*
IPF *Abk.*: **1.** idiopathic pulmonary fibrosis **2.** interstitial pulmonary fibrosis
IPFB *Abk.*: incomplete posterior fascicular block
IPG *Abk.*: **1.** impedance pneumography **2.** infusion pyelography
IPH *Abk.*: idiopathic pulmonary hypertension
i.pl. *Abk.*: intrapleural
ipm *Abk.*: impulses per minute
IPNA *Abk.*: isopropyl noradrenaline
IPNPV *Abk.*: intermittent positive-negative pressure ventilation
IPP *Abk.*: **1.** intermittent positive pressure **2.** interstitial plasma cell pneumonia **3.** isopotential point
IPPB *Abk.*: intermittent positive pressure breathing
IPPC *Abk.*: isopropyl-N-phenylcarbamate
IPPD *Abk.*: isopropyl-phenyl-p-phenylene diamine
IPPDB *Abk.*: intermittent positive pressure dead space breathing
IPPR *Abk.*: intermittent positive pressure respiration
IPR *Abk.*: isoproterenol
i|pra|tro|pi|um bro|mide [ɪprə'trəʊpɪəm]: Ipratropiumbromid *nt*
ips *Abk.*: impulses per second
IPSC *Abk.*: inhibitory postsynaptic current
ip|si|lat|er|al [ˌɪpsə'lætərəl] *adj*: dieselbe (Körper-)Seite betreffend, auf derselben Seite (liegend), homolateral, gleichseitig, ipsilateral
Ip|so|clip ['ɪpsəklɪp] *noun*: Ipsoclip *m*
IPSP *Abk.*: inhibitory postsynaptic potential
IPTD *Abk.*: 2-isopropyl-5-sulfanilamido-1,3,4-thiadiazole
IPTG *Abk.*: isopropyl thiogalactoside
IPTH *Abk.*: immunoreactive parathyroid hormone
IPUP *Abk.*: intrapulmonary percussion
IPV *Abk.*: **1.** inactivated poliomyelitis vaccine **2.** inactivated poliovirus vaccine **3.** infectious pustular vulvovaginitis **4.** insufficient perforating veins
IPZ *Abk.*: insulin-protamine-zinc
IQ *Abk.*: intelligence quotient
IR *Abk.*: **1.** immediate reaction **2.** immunoreactivity **3.** infection rate **4.** infrared **5.** insulin resistance **6.** internal resistance **7.** ischemic region **8.** isovolumetric relaxation phase
Ir *Abk.*: iridium
IRA *Abk.*: immunoregulatory alphaglobulin
IRBBB *Abk.*: incomplete right bundle branch block
IRBF *Abk.*: intrarenal blood flow
IRC *Abk.*: inspiratory reserve capacity
IRDS *Abk.*: **1.** idiopathic respiratory distress syndrome **2.** infant respiratory distress syndrome
IRF *Abk.*: inhibitory receptive field
IRG *Abk.*: immunoreactive glucagon
IRGI *Abk.*: immunoreactive glucagon
IRHGH *Abk.*: immunoreactive human growth hormone
IRI *Abk.*: immunoreactive insulin
irid- *präf.*: Regenbogenhaut-, Iris-, Irid(o)-
ir|i|dae|mia [ˌɪrɪ'diːmiːə] *noun*: (*brit.*) →*iridemia*
ir|i|dal [ɪ'rɪrədl, 'aɪr-] *adj*: Regenbogenhaut/Iris betreffend, Iris-, Irido-
ir|i|dal|gia [ɪrə'dældʒ(ɪ)ə] *noun*: Irisschmerz *m*, Iridalgie *f*
ir|i|d|aux|e|sis [ˌɪrɪdɔːg'ziːsɪs, ˌaɪrə-] *noun*: Irisverdickung *f*
ir|i|dec|tome [ˌɪrɪ'dektəʊm] *noun*: Iridektom *nt*, Iridektomiemesser *nt*
ir|i|dec|to|mize [ˌɪrɪ'dektəmaɪz] *vt*: eine Iridektomie durchführen, iridektomieren
ir|i|dec|to|my [ˌɪrɪ'dektəmiː] *noun*: Iridektomie *f*
buttonhole iridectomy: periphere Iridektomie *f*
complete iridectomy: komplette/totale/vollständige Iridektomie *f*
laser iridectomy: Laser-Iridektomie *f*
optic iridectomy: →*optical iridectomy*
optical iridectomy: optische Iridektomie *f*
peripheral iridectomy: periphere Iridektomie *f*, basale Iridektomie *f*
sector iridectomy: Sektoriridektomie *f*
stenopeic iridectomy: periphere Iridektomie *f*
surgical iridectomy: chirurgische Iridektomie *f*
therapeutic iridectomy: therapeutische Iridektomie *f*
ir|i|dec|tro|pi|um [ˌɪrɪdek'trəʊpɪəm] *noun*: Ektropium iridis, Ektropium uveae
ir|i|de|mia [ˌɪrɪ'diːmiːə] *noun*: Irisblutung *f*
ir|i|den|clei|sis [ˌɪrɪden'klaɪsɪs] *noun*: Iridenkleisis *f*
ir|i|den|tro|pi|um [ˌɪrɪden'trəʊpɪəm] *noun*: Iridentropium *nt*, Entropium uveae
ir|i|der|ae|mi|a [ˌɪrɪdə'riːmiːə] *noun*: (*brit.*) →*irideremia*
ir|i|der|e|mi|a [ˌɪrɪdə'riːmiːə] *noun*: Irisaplasie *f*, Irideremie *f*, Aniridie *f*
ir|i|des|cence [ˌɪrɪ'desəns] *noun*: Schillern *nt*, Irisieren *nt*
ir|i|des|cent [ɪrɪ'desənt] *adj*: schillernd, irisierend
ir|i|d|e|sis [ɪ'rɪdəsɪs] *noun*: Iridesis *f*, Iridodesis *f*
ir|i|di|ag|no|sis [ˌɪrɪdaɪəg'nəʊsɪs] *noun*: →*iridodiagnosis*
ir|i|d|i|al [ɪ'rɪdɪəl, ɪ'-] *adj*: →*iridal*
ir|i|d|i|an [ɪ'rɪdɪən, aɪ'-] *adj*: Regenbogenhaut/Iris betreffend, Iris-, Irido-
i|rid|ic [ɪ'rɪdɪk] *adj*: →*iridal*
i|rid|i|um [ɪ'rɪdɪəm, aɪ'r-] *noun*: Iridium *nt*
irido- *präf.*: Regenbogenhaut-, Iris-, Irid(o)-
ir|i|do|a|vul|sion [ˌɪrɪdəʊə'vʌlʃn, ˌaɪrɪ-] *noun*: Irisabriss *m*
ir|i|do|cap|su|lit|ic [ˌɪrɪdəʊkæpsə'lɪtɪk] *adj*: Iridokapsulitis betreffend, iridokapsulitisch
ir|i|do|cap|su|li|tis [ˌɪrɪdəʊkæpsə'laɪtɪs] *noun*: Entzündung *f* von Regenbogenhaut/Iris und Linsenkapsel, Iri-

dokapsulitis *f*
ir|i|do|cele ['ɪrɪdəʊsiːl] *noun*: Irisprolaps *m*, -hernie *f*, Iridozele *f*, -cele *f*
ir|i|do|cho|roid|it|ic [ˌɪrɪdəʊˌkɔːrɔɪ'dɪtɪk] *adj*: Iridochorioiditis betreffend, iridochorioiditisch
ir|i|do|cho|roid|i|tis [ˌɪrɪdəʊˌkɔːrɔɪ'daɪtɪs] *noun*: Entzündung *f* von Regenbogenhaut/Iris und Aderhaut/Choroidea, Iridochorioiditis *f*
ir|i|do|col|o|bo|ma [ˌɪrɪdəʊˌkɑlə'bəʊmə] *noun*: Iriskolobom *nt*, Coloboma iridis
ir|i|do|cor|ne|o|scle|rec|to|my [ˌɪrɪdəʊˌkɔːrnɪəʊsklɪ'rektəmiː] *noun*: Iridokorneosklerektomie *f*
ir|i|do|cyc|lec|to|my [ˌɪrɪdəʊsɪk'lektəmiː] *noun*: Iridozyklektomie *f*
ir|i|do|cy|clit|ic [ˌɪrɪdəʊsɪk'lɪtɪk, -saɪ-] *adj*: Iridozyklitis betreffend, iridozyklitisch
ir|i|do|cy|cli|tis [ˌɪrɪdəʊsɪk'laɪtɪs, -saɪ-] *noun*: Entzündung *f* von Regenbogenhaut/Iris und Ziliarkörper, Iridozyklitis *f*, Iridocyclitis *f*
herpes simplex iridocyclitis: Herpes-simplex-Trabekulitis *f*
ir|i|do|cy|clo|cho|roid|i|tis [ˌɪrɪdəʊsaɪkləˌkɔːrɔɪ'daɪtɪs] *noun*: Entzündung *f* von Regenbogenhaut/Iris, Aderhaut und Ziliarkörper, Iridozyklochorioiditis *f*
ir|i|do|cys|tec|to|my [ˌɪrɪdəʊsɪs'tektəmiː] *noun*: Iridozystektomie *f*
ir|i|dod|e|sis [ɪrɪ'dɑdəsɪs] *noun*: →*iridesis*
ir|i|do|di|ag|no|sis [ˌɪrɪdəʊdaɪəg'nəʊsɪs] *noun*: Augendiagnose *f*, Iridodiagnose *f*
ir|i|do|di|al|y|sis [ˌɪrɪdəʊdaɪ'ælɪsɪs] *noun*: Irisablösung *f* vom Ziliarrand, Iridodialyse *f*, -dialysis *f*
ir|i|do|di|as|ta|sis [ˌɪrɪdəʊdaɪdaɪ'æstəsɪs] *noun*: Iridodiastase *f*
ir|i|do|di|la|tor [ˌɪrɪdəʊdaɪ'leɪtər]: **I** *noun* Musculus dilatator pupillae **II** *adj* pupillenerweiternd
ir|i|do|do|ne|sis [ˌɪrɪdəʊdə'niːsɪs] *noun*: Irisschlottern *nt*, Iridodonesis *f*
ir|i|doids [ˌɪrɪ'dɔɪds] *plural*: Iridoide *pl*
ir|i|do|ker|a|tit|ic [ˌɪrɪdəʊkerə'tɪtɪk] *adj*: Iridokeratitis betreffend, iridokeratitisch
ir|i|do|ker|a|ti|tis [ˌɪrɪdəʊkerə'taɪtɪs] *noun*: Entzündung *f* von Regenbogenhaut/Iris und Hornhaut/Kornea, Iridokeratitis *f*, Keratoiritis *f*, Korneoiritis *f*
ir|i|do|ki|ne|sia [ˌɪrɪdəʊkɪ'niːʒ(ɪ)ə, -kaɪ-] *noun*: →*iridokinesis*
ir|i|do|ki|ne|sis [ˌɪrɪdəʊkɪ'niːsɪs] *noun*: Irisbewegungen *pl*, Iridokinese *f*
ir|i|do|ki|net|ic [ˌɪrɪdəʊkɪ'netɪk] *adj*: Iridokinese betreffend, iridokinetisch, iridomotorisch
ir|i|do|lep|tyn|sis [ˌɪrɪdəʊlep'tɪnsɪs] *noun*: Irisausdünnung *f*, -atrophie *f*
ir|i|do|ma|la|cia [ˌɪrɪdəʊmə'leɪʃ(ɪ)ə] *noun*: Iriserweichung *f*, Iridomalazie *f*, -malacia *f*
ir|i|do|mes|o|di|al|y|sis [ˌɪrɪdəʊˌmezədaɪ'æləsɪs] *noun*: Iridomesodialysis *f*
ir|i|do|mo|tor [ˌɪrɪdəʊ'məʊtər] *adj*: →*iridokinetic*
ir|i|don|co|sis [ˌɪrɪdɑŋ'kəʊsɪs, ˌaɪrɪ-] *noun*: Irisverdickung *f*
ir|i|don|cus [ˌɪrɪ'dɑŋkəs] *noun*: Irisschwellung *f*
ir|i|do|pa|ral|y|sis [ˌɪrɪdəʊpə'rælɪsɪs, ˌaɪrɪ-] *noun*: Iridoplegie *f*
ir|i|dop|a|thy [ɪrɪ'dɑpəθiː] *noun*: pathologische Veränderung *f* der Regenbogenhaut, Iridopathie *f*, -pathia *f*
ir|i|do|per|i|pha|kit|ic [ˌɪrɪdəʊˌperɪfə'kɪtɪk, ˌaɪrɪ-] *adj*: Iridoperiphakitis betreffend, iridoperiphakitisch
ir|i|do|per|i|pha|ki|tis [ˌɪrɪdəʊˌperɪfə'kaɪtɪs, ˌaɪrɪ-] *noun*: Entzündung *f* der Regenbogenhaut/Iris mit Befall der angrenzenden Linsenkapsel, Iridoperiphakitis *f*
ir|i|do|ple|gia [ˌɪrɪdəʊ'pliːdʒ(ɪ)ə] *noun*: Iridoplegie *f*
ir|i|dop|to|sis [ˌɪrɪdɑp'təʊsɪs, ˌaɪrɪ-] *noun*: Irisprolaps *m*, Iridoptose *f*, Iridoptosis *f*
ir|i|do|pu|pil|lar|y [ˌɪrɪdəʊ'pjuːpələrɪ, -ˌleriː, ˌaɪrɪ-] *adj*: Regenbogenhaut/Iris und Pupille betreffend, iridopupillär
ir|i|do|rhex|is [ˌɪrɪdəʊ'reksɪs] *noun*: **1.** Irisriss *m*, Iridorrhexis *f*, Sphinkterriss *m* **2.** Irisabriss *m*
ir|i|dor|rhex|is [ˌɪrɪdəʊ'reksɪs] *noun*: **1.** Irisriss *m*, Iridorrhexis *f*, Sphinkterriss *m* **2.** Irisabriss *m*
ir|i|dos|chi|sis [ˌɪrɪ'dɑskəsɪs, ˌaɪrɪ-] *noun*: Iridoschisis *f*
ir|i|do|scle|rot|o|my [ˌɪrɪdəʊsklɪ'rɑtəmiː] *noun*: Iridosklerotomie *f*
ir|i|do|ste|re|sis [ˌɪrɪdəʊstə'riːsɪs] *noun*: Verlust *m oder* Fehlen *nt* der Regenbogenhaut
ir|i|dot|o|my [ˌɪrɪ'dɑtəmɪ, ˌaɪrɪ-] *noun*: Iridotomie *f*
Ir|i|do|vir|i|dae [ˌɪrɪdəʊ'vɪrədiː, -'vaɪr-, ˌaɪrɪ-] *plural*: Iridoviridae *pl*
Ir|i|do|vi|rus [ˌɪrɪdəʊ'vaɪrəs] *noun*: Iridovirus *nt*
IRINS *Abk.*: irreversible ischemic neurological symptoms
i|ris ['aɪərɪs] *noun*: Regenbogenhaut *f*, Iris *f*
iris bombé: Napfkucheniris *f*, Iris bombans/bombata
detached iris: Irisablösung *f* vom Ziliarrand, Iridodialyse *f*, -dialysis *f*
tremulous iris: Irisschlottern *nt*, Iris tremulans
umbrella iris: Napfkucheniris *f*, Iris bombans/bombata
IRIS *Abk.*: infarction risk screening
i|ris|op|sia [aɪrɪs'ɑpsɪə] *noun*: Regenbogenfarbensehen *nt*
i|rit|ic [aɪ'rɪtɪk, ɪ'r-] *adj*: Regenbogenhautentzündung/Iritis betreffend, iritisch
i|ri|tis [aɪ'raɪtɪs, ɪ'r-] *noun*: Iritis *f*, Regenbogenhautentzündung *f*
diabetic iritis: diabetische Iritis *f*
fibrinous iritis: fibrinöse Iritis *f*
follicular iritis: follikuläre Iritis *f*
gouty iritis: Iritis uratica
haemorrhagic iritis: (*brit.*) →*hemorrhagic iritis*
hemorrhagic iritis: hämorrhagische Iritis *f*
hypopyon iritis: Hypopyoniritis *f*
purulent iritis: eitrige Iritis *f*, Iritis purulenta
serous iritis: seröse Iritis *f*, Iritis serosa
sympathetic iritis: sympathische Iritis *f*
uratic iritis: Iritis uratica
i|rit|o|my [aɪ'rɪtəmiː] *noun*: Iridotomie *f*
IRMA *Abk.*: immunoradiometric assay
I_R-neuron *noun*: I_R-Neuron *nt*, ramp-inspiratorisches Neuron *nt*
i|ron ['aɪərn]: **I** *noun* Eisen *nt*, (*chem.*) Ferrum *nt* **II** *adj* eisern, Eisen-; eisenfarbig
iron-59: Eisen-59 *nt*
iron fumarate: Eisen-II-fumarat *nt*, Ferrofumarat *nt*
iron hydrate: Eisen-III-hydroxid *nt*
iron hydroxide: Eisen-III-hydroxid *nt*
iron oxide: Eisen-III-hydroxid *nt*
paretic iron: Paralyseeisen *nt*
radioactive iron: radioaktives Eisen *nt*, Radioeisen *nt*
serum iron: Serumeisen *nt*
iron sulfate: Eisen-II-sulfat *nt*, Ferrosulfat *nt*
iron sulphate: (*brit.*) →*iron sulfate*
i|rot|o|my [aɪ'rɑtəmiː] *noun*: Iridotomie *f*
IRP *Abk.*: **1.** immunoreactive proinsulin **2.** intestinal insulin releasing polypeptide **3.** isovolumic relaxation period
ir|ra|di|ance [ɪ'reɪdɪəns] *noun*: Strahlungsintensität *f*; spezifische Strahlungsenergie *f*
ir|ra|di|an|cy [ɪ'reɪdɪənsiː] *noun*: →*irradiance*

ir|ra|di|ant [ɪ'reɪdɪənt] *adj*: strahlend (*with* vor)
ir|ra|di|ate [ɪ'reɪdɪeɪt] *vt*: **1.** (*radiolog.*) bestrahlen, mit Strahlen behandeln **2.** erleuchten, aus-, anstrahlen; (*Schmerz*) ausstrahlen **3.** (*Licht*) ausstrahlen, verbreiten; (*Strahlen*) aussenden
ir|ra|di|a|tion [ɪ,reɪdɪ'eɪʃn] *noun*: **1.** (*radiolog.*) Bestrahlung *f*, Strahlentherapie *f* **2.** (*Schmerz*) Ausstrahlung *f*, Irradiation *f*; (*Licht*) Ausstrahlung *f*, Aussendung *f*; Strahlungsintensität *f*; spezifische Strahlungsenergie *f*
anti-inflammatory irradiation: röntgenologische Entzündungsbestrahlung *f*
cobalt irradiation: Kobaltbestrahlung *f*
electron irradiation: Elektronentherapie *f*
food irradiation: Lebensmittelbestrahlung *f*
ionizing irradiation: ionisierende Strahlung *f*
mammilary irradiation: Mamillenbestrahlung *f*
postoperative irradiation: Nachbestrahlung *f*, postoperative Bestrahlung *f*
preoperative irradiation: Vorbestrahlung *f*, präoperative Bestrahlung *f*
semi-deep irradiation: Halbtiefentherapie *f*
total body irradiation: →*whole-body radiation*
total nodal irradiation: Bestrahlung *f* aller Lymphknotengruppen, total nodal irradiation *nt*
ultraviolet irradiation: UV-Bestrahlung *f*
UV irradiation: UV-Bestrahlung *f*
UV-A1 irradiation: UV-A1-Therapie *f*
UV-B irradiation: UV-B-Therapie *f*
whole-body irradiation: Ganzkörperbestrahlung *f*
whole-brain irradiation: Ganzhirnbestrahlung *f*
ir|ra|tion|al [ɪ'ræʃənl]: I *noun* (*mathemat.*) irrationale Zahl *f* II *adj* irrational, unvernünftig; vernunftlos; vernunftwidrig, unlogisch
ir|re|duc|ible [,ɪrɪ'd(j)uːsəbl] *adj*: (*Hernie*) nicht reponierbar, (*Fraktur*) nicht einrenkbar, irreponibel
ir|reg|u|lar [ɪ'regjələr] *adj*: **1.** unregelmäßig, ungleichmäßig; uneben; irregulär **2.** ungesetzlich, nicht statthaft, ungültig, regelwidrig **3.** ungeregelt, ungeordnet
ir|reg|u|lar|ity [ɪ,regjə'lærətiː] *noun, plura* **-ties**: **1.** Unregelmäßigkeit *f*, Ungleichmäßigkeit *f*, Uneinheitlichkeit *f*; Unebenheit *f* **2.** Ungesetzlichkeit *f*, Ungültigkeit *f*, Regelwidrigkeit *f* **3.** Regellosigkeit *f*, Unordentlichkeit *f*
menstruation irregularities: Menstruationsstörungen *pl*, Zyklusstörungen *pl*
irregularity of pulse: Herzrhythmusstörung *f*, Arrhythmie *f*, Arrhythmia *f*
ir|rep|a|ra|ble [ɪ'repərəbl] *adj*: **1.** nicht wiederherstellbar, nicht heilbar, irreparabel **2.** unersetzlich, unersetzbar
ir|res|pi|ra|ble [ɪ'respɪrəbl] *adj*: irrespirabel
ir|re|spon|sive [ɪrɪ'spɑnsɪv] *adj*: nicht ansprechend *oder* reagierend (*to* auf); nicht empfänglich (*to* für)
ir|re|vers|i|bil|ity [ɪrɪ,vɜrsə'bɪlətiː] *noun*: **1.** irreversible Beschaffenheit *f*, Irreversibilität *f* **2.** Unwiderruflichkeit *f*, Unabänderlichkeit *f*
ir|re|vers|i|ble [ɪrɪ'vɜrsəbl] *adj*: **1.** nicht umkehrbar, nur in einer Richtung verlaufend, irreversibel **2.** unwiderruflich, unabänderlich, nicht rückgängig zu machen
ir|ri|gate ['ɪrɪgeɪt] *vt*: (aus-)spülen, auswaschen
ir|ri|ga|tion [ɪrɪ'geɪʃn] *noun*: **1.** (Aus-, Durch-)Spülung *f*, Spülen *nt*, Irrigation *f* **2.** (Spül-)Lösung *f*, Irrigans *nt*
irrigation of the abdominal cavity: Abdominallavage *f*
bladder irrigation: Blaseninstillation *f*
canal irrigation: →*endodontic irrigation*
colonic irrigation: Kolonlavage *f*, rektale Instillation *f*
endodontic irrigation: Wurzelkanalspülung *f*, Wurzelkanalspülbehandlung *f*
Ringer's irrigation: Ringer-Lösung *f*
sodium chloride irrigation: Kochsalzlösung *f*
vaginal irrigation: Vaginalspülung *f*
ir|ri|ga|tor ['ɪrɪgeɪtər] *noun*: Spülkanne *f*, Irrigator *m*
oral irrigator: Munddusche *f*
ir|ri|ta|bil|ity [,ɪrətə'bɪlətiː] *noun*: **1.** (*physiolog.*) Reiz-, Erregbarkeit *f*, Irritabilität *f* **2.** (*psychol.*) irritierbares Wesen *nt*, Irritierbarkeit *f*
electric irritability: elektrische Erregbarkeit *f*
mechanical irritability: mechanische Erregbarkeit *f*
muscular irritability: muskuläre Erregbarkeit *f*
ir|ri|ta|ble ['ɪrɪtəbl] *adj*: reizbar, erregbar, irritabel
ir|ri|tant ['ɪrɪtnt]: I *noun* Reizstoff *m*, -mittel *nt*, Irritans *nt* II *adj* einen Reiz auslösend, reizend, Reiz-
eye irritants: Augenreizstoffe *pl*
ir|ri|tate ['ɪrɪteɪt] *vt*: **1.** reizen, irritieren **2.** reizen, (ver-)ärgern, irritieren
ir|ri|ta|tion [ɪrɪ'teɪʃn] *noun*: Reiz *m*, Reizung *f*, Reizen *nt*
mechanical irritation: mechanische Reizung *f*
meningeal irritation: Hirnhautreizung *f*
peritoneal irritation: Bauchfell-, Peritonealreizung *f*
thermal irritation: thermische Reizung *f*
ir|ri|ta|tive ['ɪrɪteɪtɪv] *adj*: irritativ
IRS *Abk.*: **1.** immunologically reacting somatostatin **2.** immunoreactivity score **3.** induced rat sarcoma
IRT *Abk.*: **1.** immunoreactive trypsin **2.** inversion recovery technique **3.** isovolumic relaxation time
IS *Abk.*: **1.** immune serum **2.** immunosuppressive **3.** infarct size **4.** intercostal space **5.** intracellular space **6.** intraspinal **7.** ischemic score
is- *präf.*: →*iso-*
ISA *Abk.*: **1.** intravenous subtraction angiography **2.** intrinsic sympathomimetic activity **3.** iodinated serum albumin
ISADH *Abk.*: inappropriate secretion of antidiuretic hormone
ISC *Abk.*: **1.** intermittent self-catheterization **2.** interstitial cells
is|chae|mia [ɪ'skiːmiːə] *noun*: (*brit.*) →*ischaemia*
is|chae|mia [ɪ'skiːmiːə] *noun*: →*ischemia*
is|chae|mic [ɪ'skiːmɪk] *adj*: (*brit.*) →*ischemic*
is|che|mi|a [ɪ'skiːmiːə] *noun*: Ischämie *f*
acute mesenteric ischemia: →*mesenteric infarction*
cerebral ischemia: Hirnischämie *f*
cold ischemia: kalte Ischämie *f*
colonic ischemia: Kolonischämie *f*
critical leg ischemia: kritische Extremitätenischämie *f*
injury from ischemia: ischämie-bedingte Schädigung *f*, Schädigung durch Ischämie
mucosal ischemia: Schleimhautischämie *f*
renal ischemia: renale Ischämie *f*, Nierenischämie *f*
ischemia retinae: okuläres Ischämiesyndrom *nt*, retinale Ischämie *f*
small bowel ischemia: Dünndarmischämie *f*
trauma from ischemia: ischämie-bedingte Schädigung *f*, Schädigung durch Ischämie
warm ischemia: warme Ischämie *f*
is|che|mic [ɪ'skiːmɪk] *adj*: Ischämie betreffend, ischämisch, Ischämie-
is|che|sis [ɪs'kiːsɪs] *noun*: Unterdrückung *f* der (normalen) Sekretion
ischi- *präf.*: Sitzbein-, Ischias-, Hüft(e)-, Ischio-
is|chi|a|del|phus [,ɪskɪə'delfəs] *noun*: →*ischiodidymus*
is|chi|ad|ic [,ɪskɪ'ædɪk] *adj*: Sitzbein/Ischium betreffend, zum Sitzbein gehörend, ischiatisch
is|chi|al ['ɪskɪəl] *adj*: Sitzbein/Ischium betreffend, zum Sitzbein gehörend, ischiatisch
is|chi|al|gia [,ɪskɪ'ældʒ(ɪ)ə] *noun*: **1.** Hüftschmerz *m*, Is-

chialgie *f* **2.** Ischias *m/nt/f*, Ischiassyndrom *nt*
is|chi|at|ic [ˌɪskɪ'ætɪk] *adj*: Sitzbein/Ischium betreffend, zum Sitzbein gehörend, ischiatisch
is|chi|a|ti|tis [ˌɪskɪə'taɪtɪs] *noun*: Entzündung *f* des Nervus ischiadicus
ischio- *präf.*: Sitzbein-, Ischias-, Hüft(e)-, Ischio-
is|chi|o|a|nal [ˌɪskɪəʊ'eɪnl] *adj*: ischioanal, Sitzbein/Ischium und After/Anus betreffend
is|chi|o|bul|bar [ˌɪskɪəʊ'bʌlbər, -bɑːr] *adj*: ischiobulbär, Sitzbein/Ischium und Bulbus penis betreffend
is|chi|o|cele ['ɪskɪəʊsiːl] *noun*: Ischiozele *f*, Beckenhernie *f*, Hernia ischiadica
is|chi|o|coc|cyg|e|al [ˌɪskɪəʊkɑk'sɪdʒɪəl] *adj*: Sitzbein/Ischium und Steißbein/Os coccygis betreffend, ischiokokzygeal
is|chi|o|coc|cy|ge|us [ˌɪskɪəʊkɑk'sɪdʒɪəs] *noun*: Musculus coccygeus
is|chi|o|did|y|mus [ˌɪskɪəʊ'dɪdəməs] *noun*: Ischiodidymus *m*
is|chi|o|dyn|ia [ˌɪskɪəʊ'diːnɪə] *noun*: →*ischialgia*
is|chi|o|fem|o|ral [ˌɪskɪəʊ'femərəl] *adj*: Sitzbein/Ischium und Oberschenkel/Femur betreffend, ischiofemoral
is|chi|o|fib|u|lar [ˌɪskɪəʊ'fɪbjələr] *adj*: ischiofibulär, Sitzbein/Ischium und Wadenbein/Fibula betreffend
is|chi|om|e|lus [ɪskɪ'ɑmələs] *noun*: Ischiomelus *m*
is|chi|o|ni|tis [ˌɪskɪə'naɪtɪs] *noun*: Sitzbeinentzündung *f*
is|chi|o|pa|gia [ˌɪskɪəʊ'pædʒɪə] *noun*: Ischiopagie *f*
is|chi|op|a|gus [ɪskɪ'ɑpəgəs] *noun*: Ischiopagus *m*
is|chi|op|a|gy [ɪskɪ'ɑpədʒiː] *noun*: Ischiopagie *f*
is|chi|o|per|i|ne|al [ˌɪskɪəʊˌperə'niːəl] *adj*: ischioperineal, Sitzbein/Ischium und Damm/Perineum betreffend
is|chi|o|rec|tal [ˌɪskɪəʊ'rektl] *adj*: Sitzbein/Ischium und Mastdarm/Rektum betreffend, ischiorektal
is|chi|o|sa|cral [ˌɪskɪəʊ'sækrəl] *adj*: Sitzbein/Ischium und Kreuzbein/Os sacrale betreffend, ischiosakral
is|chi|o|tho|ra|cop|a|gus [ˌɪskɪəʊˌθəʊrə'kɑpəgəs, -ˌθɔː-] *noun*: →*iliothoracopagus*
is|chi|o|vag|i|nal [ˌɪskɪəʊ'vædʒɪnl; -və'dʒaɪnl] *adj*: ischiovaginal, Sitzbein/Ischium und Scheide/Vagina betreffend
is|chi|o|ver|te|bral [ˌɪskɪəʊ'vɜrtəbrəl] *adj*: ischiovertebral, Sitzbein/Ischium und Wirbelsäule/Columna vertebralis betreffend
is|chi|um ['ɪskɪəm] *noun, plural* **-chia** [-kɪə]: Sitzbein *nt*, Ischium *nt*, Os ischii
is|cho|chy|mia [ˌɪskəʊ'kaɪmɪə] *noun*: (*Magen*) Ischochymie *f*
is|chu|ret|ic [ˌɪskjə'retɪk] *adj*: Ischurie betreffend, ischurisch
is|chu|ri|a [ɪs'k(j)ʊəriːə] *noun*: Ischurie *f*
ISCOM *Abk.*: immunostimulating complex
ISD *Abk.*: isosorbide dinitrate
ISDN *Abk.*: isosorbide dinitrate
ISE *Abk.*: ion-selective electrode
is|ei|co|nia [ˌaɪsɪ'kəʊnɪə] *noun*: →*isoiconia*
is|ei|con|ic [ˌaɪsɪ'kɑnɪk] *adj*: →*isoiconic*
is|ei|ko|nia [ˌaɪsɪ'kəʊnɪə] *noun*: →*isoiconia*
ISF *Abk.*: interstitial fluid
ISG *Abk.*: immune serum globulin
ISH *Abk.*: immature sinus histiocytes
ISI *Abk.*: **1.** initial slope index **2.** interstimulus interval
ISIMV *Abk.*: inspiration-synchronized intermittent mandatory ventilation
is|land ['aɪlənd] *noun*: Insel *f*, isolierter Zellhaufen *oder* Gewebeverband *m*
blood island: Blutinsel *f*
bone islands: Knocheninseln *pl*
Calleja's islands: Calleja-Inseln *pl*, Cajal-Inseln *pl*
islands of Langerhans: Langerhans-Inseln *pl*, endokrines Pankreas *nt*, Inselorgan *nt*, Pankreasinseln *pl*, Pars endocrina pancreatis
life island: keimfreies Milieu *nt*, Life-island *nt*
pancreatic islands: →*islands of Langerhans*
island of Reil: Insel *f*, Inselrinde *f*, Insula *f*, Lobus insularis
is|let ['aɪlɪt] *noun*: Insel *f*, isolierter Zellhaufen *oder* Gewebeverband *m*
islets of Langerhans: →*islands of Langerhans*
pancreatic islets: →*islands of Langerhans*
Walthard's islets: Walthard-Zellinseln *pl*
Calleja's islets: Calleja-Inseln *pl*, Cajal-Inseln *pl*
-ism *suf.*: Leiden, Krankheit(skomplex); Lehre, Lehrmeinung, Doktrin, -ismus
ISMN *Abk.*: isosorbide mononitrate
ISN *Abk.*: **1.** inosine **2.** isosorbide dinitrate
iso- *präf.*: **1.** is(o)-, Is(o)- **2.** (*chem.*) iso-
i|so|ag|glu|ti|na|tion [ˌaɪsəəˌgluːtə'neɪʃn] *noun*: Isoagglutination *f*
i|so|ag|glu|ti|nin [ˌaɪsəə'gluːtənɪn] *noun*: Isoagglutinin *nt*, Alloagglutinin *nt*
i|so|a|lan|to|lac|tone [ˌaɪsəəˌlæntə'læktəʊn] *noun*: Isoalantolacton *nt*
i|so|al|lele [ˌaɪsəə'liːl] *noun*: Isoallel *nt*
i|so|al|lox|a|zine [ˌaɪsəə'lɑksəziːn] *noun*: Isoalloxazin *nt*
isoamyl nitrite: Amylnitrit *nt*
i|so|am|yl|am|ine [ˌaɪsəæmɪl'æmɪn] *noun*: Isoamylamin *nt*
i|so|an|dros|ter|one [ˌaɪsəæn'drɑstərəʊn] *noun*: Iso-, Epiandrosteron *nt*
i|so|an|ti|bod|y [aɪsə'æntɪbɑdiː] *noun*: Alloantikörper *m*, Isoantikörper *m*
i|so|an|ti|gen [aɪsə'æntɪdʒən] *noun*: Alloantigen *nt*, Isoantigen *nt*
i|so|bam|ate [ˌaɪsə'bæmeɪt] *noun*: Carisoprodol *nt*
i|so|bar ['aɪsəbɑːr] *noun*: **1.** (*chem.*) Isobar *nt* **2.** (*physik.*) Isobare *f*
i|so|bar|ic [ˌaɪsə'bærɪk] *adj*: isobar
i|so|bu|ta|nol [ˌaɪsə'bjuːtnɔl, -ɑl] *noun*: Isobutanol *m*, Isobutylalkohol *m*
i|so|bu|tyl|ene [ˌaɪsə'bjuːtliːn] *noun*: Isobutylen *nt*
i|so|ca|lor|ic [ˌaɪsəkə'lɔːrɪk] *adj*: mit gleichem kalorischem Wert, äquikalorisch, isokalorisch
i|so|cel|lu|lar [ˌaɪsə'seljələr] *adj*: aus gleichartigen Zellen bestehend, isozellulär
i|so|cho|les|ter|in [ˌaɪsəkə'lestərɪn] *noun*: Lanosterin *nt*
i|so|cho|les|ter|ol [ˌaɪsəkə'lestərəʊl, -rɔl] *noun*: Lanosterin *nt*
i|so|cho|ria [ˌaɪsə'kəʊrɪə] *noun*: Isokorie *f*
i|so|chor|ic [ˌaɪsə'kɔːrɪk, -'kəʊr-] *adj*: bei *oder* mit konstantem Volumen, isochor, isovolumetrisch
i|so|chro|mat|ic [ˌaɪsəkrəʊ'mætɪk] *adj*: farbtonrichtig, gleichfarbig; gleichmäßig gefärbt, isochrom, isochromatisch
i|so|chro|mat|o|phil [ˌaɪsəkrə'mætəfɪl, -'krəʊmətə-] *adj*: isochromatophil
i|so|chro|mo|some [ˌaɪsə'krəʊməsəʊm] *noun*: Isochromosom *nt*
i|soch|ro|nal [aɪ'sɑkrənl] *adj*: →*isochronous*
i|so|chro|nia [ˌaɪsə'krəʊnɪə] *noun*: **1.** (*physiolog.*) Isochronaxie *f* **2.** (*physik.*) Isochronismus *m*
i|so|chron|ic [ˌaɪsə'krɑnɪk] *adj*: →*isochronous*
i|soch|ro|nism [aɪ'sɑkrənɪzəm] *noun*: →*isochronia*
i|soch|ro|nous [aɪ'sɑkrənəs] *adj*: isochron, gleich lang dauernd, von gleicher Dauer
i|soch|ro|ous [aɪ'sɑkrəʊəs] *adj*: →*isochromatic*

i|so|cit|rase [aɪsə'sɪtreɪz] *noun*: Isozitratlyase *f*, Isocitratlyase *f*
i|so|cit|ra|tase [ˌaɪsə'sɪtrəteɪz] *noun*: →*isocitrate lyase*
i|so|cit|rate [ˌaɪsə'saɪtreɪt] *noun*: Isocitrat *nt*, Isozitrat *nt*
i|so|cit|ri|tase [ˌaɪsə'sɪtrəteɪz] *noun*: →*isocitrate lyase*
i|so|col|loid [ˌaɪsə'kɑlɔɪd] *noun*: Isokolloid *nt*
i|so|co|na|zole [ˌaɪsə'kɑnəzəʊl] *noun*: Isoconazol *nt*
i|so|cor|tex [ˌaɪsə'kɔːrteks] *noun*: **1.** Isokortex *m*, Isocortex *m* **2.** Neokortex *m*, Neocortex *m*
agranular isocortex: agranuläre Rinde *f*, agranulärer Kortex *m*
granular isocortex: granuläre Rinde *f*, Koniokortex *m*
heterotypic isocortex: Archicortex *m*, Archipallium *nt*, Cortex medialis pallii, Archaeocortex *m*, Archeocortex *m*
homotypic isocortex: hom(ö)otyper/hom(ö)otypischer Isocortex *m*
i|so|cy|a|nide [ˌaɪsə'saɪənaɪd, -nɪd] *noun*: Isocyanid *nt*, Isonitril *nt*
i|so|cy|clic [ˌaɪsə'saɪklɪk, -'sɪk-] *adj*: isozyklisch, homozyklisch, homocyclisch, isocyclisch
i|so|cy|to|ly|sin [ˌaɪsəsaɪ'tɑləsɪn] *noun*: Isozytolysin *nt*
i|so|cy|to|sis [ˌaɪsəsaɪ'təʊsɪs] *noun*: Isozytose *f*, Normozytose *f*
i|so|dac|tyl|ism [ˌaɪsə'dæktəlɪzəm] *noun*: Isodaktylie *f*
i|so|des|mo|sine [ˌaɪsə'dezməsiːn] *noun*: Isodesmosin *nt*
i|so|dis|per|soid [ˌaɪsədɪs'pɜrsɔɪd] *noun*: →*isocolloid*
i|so|don|tic [ˌaɪsə'dɑntɪk] *adj*: isodont, homodont
i|so|dose ['aɪsədəʊs] *noun*: Isodose *f*, Isodosenkurve *f*
i|so|dul|cite [ˌaɪsə'dʌlsaɪt] *noun*: L-Rhamnose *f*, Isodulcit *f*
i|so|dy|nam|ic [ˌaɪsədaɪ'næmɪk] *adj*: isodynamisch
i|so|dy|na|mo|gen|ic [ˌaɪsəˌdaɪnəməʊ'dʒenɪk] *adj*: isodynamogen
i|so|e|lec|tric [ˌaɪsəɪ'lektrɪk] *adj*: bei *oder* mit gleichbleibendem elektrischem Potenzial, isoelektrisch
i|so|e|lec|tro|en|ceph|a|lo|gram [ˌaɪsəɪˌlektrəʊen'sefələɡræm] *noun*: Null-Linien-EEG *nt*, isoelektrisches Elektroenzephalogramm *nt*
i|so|en|er|get|ic [ˌaɪsəˌenər'dʒetɪk] *adj*: isoenergetisch
i|so|en|zyme [ˌaɪsə'enzaɪm] *noun*: Isozym *nt* Isoenzym *nt*
i|so|eth|a|rine [ˌaɪsə'eθəriːn] *noun*: Isoetarin *nt*
i|so|fla|vanes [ˌaɪsə'fleɪvəns] *plural*: Isoflavane *pl*
i|so|fla|vones [ˌaɪsə'fleɪvəʊns] *plural*: Isoflavone *pl*
i|so|fla|vo|noids [ˌaɪsə'fleɪvənɔɪds] *plural*: Isoflavonoide *pl*
i|so|flu|rane [ˌaɪsə'fluːreɪn] *noun*: Isofluran *nt*
i|so|flur|o|phate [ˌaɪsə'flʊərəfeɪt] *noun*: Diisopropylfluorphosphat *nt*, Fluostigmin *nt*
i|sog|a|me [aɪ'sɑɡəmiː] *noun*: →*isogamy*
i|so|gam|ete [ˌaɪsə'ɡæmiːt] *noun*: Isogamet *m*
i|so|ga|met|ic [ˌaɪsəɡə'metɪk] *adj*: isogametisch, Isogameten-
i|sog|a|mous [aɪ'sɑɡəməs] *adj*: Isogamie betreffend, isogam
i|sog|a|my [aɪ'sɑɡəmiː] *noun*: Isogamie *f*
i|so|ge|ne|ic [ˌaɪsədʒə'niːɪk] *adj*: artgleich und genetisch identisch, isogen, syngen, isogenetisch, syngenetisch
i|so|gen|e|sis [ˌaɪsə'dʒenəsɪs] *noun*: Isogenese *f*
i|so|gen|ic [aɪsə'dʒenɪk] *adj*: →*isogeneic*
i|so|gen|o|mat|ic [ˌaɪsədʒenə'mætɪk] *adj*: isogenomatisch
i|so|ge|nom|ic [ˌaɪsədʒɪ'nɑmɪk] *adj*: →*isogenomatic*
i|so|glu|ta|mine [ˌaɪsə'ɡluːtəmiːn, -mɪn] *noun*: Isoglutamin *nt*
i|sog|na|thous [aɪ'sɑɡnəθəs] *adj*: isognath
i|so|graft ['aɪsəɡræft] *noun*: isologes Transplantat *nt*, isogenes Transplantat *nt*, syngenes Transplantat *nt*, syngenetisches Transplantat *nt*, isogenetisches Transplantat *nt*, Isotransplantat *nt*
i|so|haem|ag|glu|ti|na|tion [ˌaɪsəhiːməˌɡluːtn'eɪʃn] *noun*: *(brit.)* →*isohemagglutination*
i|so|haem|ag|glu|ti|nin [ˌaɪsəhiːmə'ɡluːtnɪn, -ˌhemə-] *noun*: *(brit.)* →*isohemagglutinin*
i|so|hae|mo|ly|sin [ˌaɪsəhɪ'mɑləsɪn] *noun*: *(brit.)* →*isohemolysin*
i|so|hae|mo|ly|sis [ˌaɪsəhɪ'mɑləsɪs] *noun*: *(brit.)* →*isohemolysis*
i|so|hae|mo|lyt|ic [ˌaɪsəhiːmə'lɪtɪk, -ˌhem-] *adj*: *(brit.)* →*isohemolytic*
i|so|hem|ag|glu|ti|na|tion [ˌaɪsəhiːməˌɡluːtn'eɪʃn] *noun*: Isoagglutination *f*, Isohämagglutination *f*
i|so|hem|ag|glu|ti|nin [ˌaɪsəhiːmə'ɡluːtnɪn, -ˌhemə-] *noun*: Iso(häm)agglutinin *nt*
i|so|he|mo|ly|sin [ˌaɪsəhɪ'mɑləsɪn] *noun*: Isohämolysin *nt*
i|so|he|mo|ly|sis [ˌaɪsəhɪ'mɑləsɪs] *noun*: Isohämolyse *f*
i|so|he|mo|lyt|ic [ˌaɪsəhiːmə'lɪtɪk, -ˌhem-] *adj*: isohämolytisch, Isohämolyse betreffend, durch Isohämolyse gekennzeichnet
i|so|hy|dria [ˌaɪsə'haɪdrɪə] *noun*: Isohydrie *f*
i|so|hy|dric [ˌaɪsə'haɪdrɪk] *adj*: isohydrisch
i|so|i|co|nia [ˌaɪsəaɪ'kəʊnɪə] *noun*: Isoikonie *f*
i|so|i|con|ic [ˌaɪsəaɪ'kɑnɪk] *adj*: Isoikonie betreffend, isoikon(isch)
i|so|im|mu|ni|za|tion [aɪsəˌɪmjənɪ'zeɪʃn] *noun*: Isoimmunisierung *f*, Alloimmunisierung *f*
i|so|i|on|ic [ˌaɪsəaɪ'ɑnɪk] *adj*: mit gleicher Ionenzusammensetzung wie das Blut(plasma), isoionisch
i|so|late ['aɪsəlɪt, -leɪt]: **I** *noun* Isolat *nt* **II** *vt* absondern, isolieren (*from* von)
i|so|lat|ed ['aɪsəleɪtɪd] *adj*: **1.** abgesondert, abgetrennt, isoliert **2.** einzeln, vereinzelt, Einzel- **3.** (*chem., physik.*) isoliert
i|so|la|tion [ˌaɪsə'leɪʃn] *noun*: **1.** Abtrennen *nt*, Isolieren *nt*; Abtrennung *f*, Isolation *f* **2.** Absonderung *f*, Getrennthaltung *f*, Isolierung *f*, Isolation *f*
i|so|la|tor ['aɪsəleɪtər] *noun*: Isoliermaterial *nt*; Isolator *m*
i|so|lec|i|thal [ˌaɪsə'lesɪθəl] *adj*: isolezithal
i|so|leu|cine [ˌaɪsə'luːsiːn, -sɪn] *noun*: Isoleucin *nt*
i|so|leu|co|ag|glu|ti|nin [ˌaɪsəˌluːkəə'ɡluːtənɪn] *noun*: *(brit.)* →*isoleukoagglutinin*
i|so|leu|ko|ag|glu|ti|nin [ˌaɪsəˌluːkəə'ɡluːtənɪn] *noun*: (natürliches) Leukozytenagglutinin *nt*
i|sol|o|gous [aɪ'sɑləɡəs] *adj*: artgleich und genetisch identisch, syngen, isogen, isogenetisch, syngenetisch
i|sol|y|sin [aɪ'sɑləsɪn] *noun*: Isolysin *nt*
i|sol|y|sis [aɪ'sɑlɪsɪs] *noun*: Isolyse *f*
i|so|lyt|ic [ˌaɪsə'lɪtɪk] *adj*: Isolyse betreffend, Isolyse auslösend, isolytisch
i|so|malt|ase [ˌaɪsə'mɔːlteɪz] *noun*: α-Dextrinase *f*, Oligo-1,6-α-glucosidase *f*
i|so|mal|tose [ˌaɪsə'mɔːltəʊs] *noun*: Isomaltose *f*
i|so|mas|ti|gote [ˌaɪsə'mæstɪɡəʊt] *noun*: Isomastigote *f*
i|so|mer ['aɪsəmər] *noun*: Isomer(e) *nt*
cis-trans isomer: cis-trans-Isomer *nt*
internally compensated isomer: intern kompensiertes Isomer *nt*, meso-Form *f*
optical isomer: optisches Isomer *nt*
sequence isomer: Sequenzisomer *nt*
i|som|er|ase [aɪ'sɑməreɪz] *noun*: Isomerase *f*
enoyl-CoA isomerase: Enoyl-CoA-isomerase *f*
glucose-6-phosphate isomerase: Glucose(-6-)phosphatisomerase *f*, Phosphohexoseisomerase *f*, Phosphoglucoseisomerase *f*
hexosephosphate isomerase: →*glucose-6-phosphate isomerase*
isopentenyl-diphosphate δ-isomerase: →*isopentenyl*

I

pyrophosphate isomerase
isopentenyl pyrophosphate isomerase: Isopentenylpyrophosphatisomerase *f*
maleylacetoacetate isomerase: Maleylacetoacetatisomerase *f*
maleylacetoacetic acid isomerase: →*maleylacetoacetate isomerase*
mannose-6-phosphate isomerase: Mannose-6-phosphatisomerase *f*, Mannosephosphatisomerase *f*
phosphoglucose isomerase: →*glucose-6-phosphate isomerase*
phosphohexose isomerase: Phosphohexoseisomerase *f*, Phosphoglucoseisomerase *f*
phosphomannose isomerase: Mannose-6-phosphatisomerase *f*, Mannosephosphatisomerase *f*
retinal isomerase: Retinalisomerase *f*
ribose phosphate isomerase: Ribosephosphatisomerase *f*, Phosphoriboisomerase *f*
ribose(-5-)phosphate isomerase: Ribosephosphatisomerase *f*, Phosphoriboisomerase *f*
triosephosphate isomerase: Triosephosphatisomerase *f*

i|so|mer|ic [ˌaɪsəˈmerɪk] *adj*: Isomerie betreffend, von ihr gekennzeichnet, isomer

i|som|er|ide [aɪˈsɑmərаɪd] *noun*: →*isomer*

i|som|er|ism [aɪˈsɑmərɪzəm] *noun*: Isomerie *f*
chain isomerism: Kettenisomerie *f*
cis-trans isomerism: cis-trans Isomerie *f*, geometrische Isomerie *f*
configurational isomerism: Raumisomerie *f*, Stereoisomerie *f*
conformational isomerism: Konformationsisomerie *f*
constitutional isomerism: Strukturisomerie *f*
geometric isomerism: geometrische Isomerie *f*, cis-trans-Isomerie *f*
geometrical isomerism: cis-trans Isomerie *f*, geometrische Isomerie *f*
optical isomerism: Spiegelbildisomerie *f*, optische Isomerie *f*
rotational isomerism: Rotationsisomerie *f*
sequence isomerism: Sequenzisomerie *f*
spatial isomerism: Raumisomerie *f*, Stereoisomerie *f*
stereochemical isomerism: Raumisomerie *f*, Stereoisomerie *f*
structural isomerism: Strukturisomerie *f*

i|som|er|i|za|tion [aɪˌsɑməraɪˈzeɪʃn] *noun*: Isomeriesierung *f*

i|som|er|ize [aɪˈsɑməraɪz] *vt*: isomerisieren

i|som|er|ous [aɪˈsɑmərəs] *adj*: →*isomeric*

i|so|meth|ep|tene [ˌaɪsəˈmeθeptiːn] *noun*: Isomethepten *nt*

i|so|met|ric [ˌaɪsəˈmetrɪk] *adj*: bei konstanter Länge, isometrisch

i|so|me|tro|pia [ˌaɪsəmɪˈtrəʊpɪə] *noun*: Isometropie *f*

i|som|e|try [aɪˈsɑmətriː] *noun*: Längenkonstanz *f*, Isometrie *f*

i|so|mor|phic [ˌaɪsəˈmɔːrfɪk] *adj*: →*isomorphous*

i|so|mor|phism [ˌaɪsəˈmɔːrfɪzəm] *noun*: Gleichgestaltigkeit *f*, Isomorphie *f*, Isomorphismus *m*

i|so|mor|phous [ˌaɪsəˈmɔːrfəs] *adj*: gleichgestaltig, von gleicher Form und Gestalt, isomorph

i|so|naph|thol [ˌaɪsəˈnæfθɔl, -θɑl] *noun*: Betanaphthol *nt*, β-Naphthol *nt*

i|son|cot|ic [ˌaɪsɑnˈkɑtɪk] *adj*: isonkotisch, isoonkotisch

i|so|ni|a|zid [aɪsəˈnaɪəzɪd] *noun*: Isoniazid *nt*, Isonicotinsäurehydrazid *nt*, Pyridin-4-carbonsäurehydrazid *nt*

i|so|nic|o|ti|no|yl|hy|dra|zine [ˌaɪsəˌnɪkəˈtiːnəwɪlˈhaɪdrəziːn] *noun*: →*isoniazid*

i|so|nic|o|ti|nyl|hy|dra|zine [ˌaɪsəˌnɪkəˈtiːnɪlˈhaɪdrəziːn] *noun*: →*isoniazid*

i|so|ni|tril [ˌaɪsəˈnaɪtrɪl] *noun*: →*isocyanide*

iso-oncotic *adj*: mit gleichem onkotischem Druck, isonkotisch, isoonkotisch

iso-osmotic *adj*: mit gleichem osmotischem Druck, isoosmotisch, isosmotisch

I|so|par|or|chis [ˌaɪsəpɑːrˈɔːrkɪs] *noun*: Isoparorchis *m*

i|sop|a|thy [aɪˈsɑpəθiː] *noun*: Isopathie *f*

i|so|per|i|stal|tic [ˌaɪsəˌperɪˈstɔːltɪk] *adj*: mit gleichgerichteter Peristaltik, isoperistaltisch

i|soph|a|gy [aɪˈsɑfədʒiː] *noun*: Selbstauflösung *f*, Autolyse *f*; Selbstverdauung *f*, Autodigestion *f*

i|so|phe|nic [ˌaɪsəˈfənɪk] *adj*: isophän

i|so|phil [ˈaɪsəfɪl] *adj*: isophil

i|so|phone [ˈaɪsəfəʊn] *noun*: Isophone *f*

i|so|pho|ria [ˌaɪsəˈfəʊrɪə] *noun*: Isophorie *f*

i|so|pia [aɪˈsəʊpɪə] *noun*: Isopie *f*

i|so|pleth [ˈaɪsəpleθ] *noun*: Isoplethe *f*

i|so|pre|cip|i|tin [ˌaɪsəprɪˈsɪpətɪn] *noun*: Isopräzipitin *nt*

i|so|pren|a|line [ˌaɪsəˈprenəliːn] *noun*: Isoprenalin *nt*, Isopropydin *nt*, Isoproterenol *nt*, Isopropylnoradrenalin *nt*

i|so|prene [ˈaɪsəpriːn] *noun*: Isopren *nt*, 2-Methyl-1,3-butadien *nt*

i|so|pren|oid [ˌaɪsəˈpriːnɔɪd] *noun*: Isoprenoid *nt*

i|so|pre|nol [ˌaɪsəˈprenɔl, -əʊl] *noun*: Isoprenol *nt*, Isoprenoidalkohol *m*

isoprenol-glycolipids *plural*: Isoprenol-Glykolipide *pl*

i|so|pro|pa|nol [ˌaɪsəˈprəʊpənɔl, -nɑl] *noun*: Isopropanol *nt*, Isopropylalkohol *m*
isopropyl malate: Isopropylmalat *nt*
isopropyl meprobamate: Carisoprodol *nt*
isopropyl thiogalactoside: Isopropylthiogalaktosid *nt*

i|so|pro|pyl|ar|ter|e|nol [ˌaɪsəˌprəʊpɪlˌɑːrˈterənɔl, -nəʊl] *noun*: →*isoprenaline*

i|so|pro|pyl|car|bi|nol [ˌaɪsəˌprəʊpɪlˈkɑːrbɪnɔl, -nɑl] *noun*: →*isopropanol*

i|so|pro|ter|e|nol [ˌaɪsəˌprəʊˈterənɔl, -nəʊl] *noun*: →*isoprenaline*

i|sop|ter [aɪˈsɑptər] *noun*: Isoptere *f*

i|so|pyk|nic [ˌaɪsəˈpɪknɪk] *adj*: von gleicher Dichte *oder* Dicke

i|so|quin|o|line [ˌaɪsəˈkwɪnəliːn, -lɪn] *noun*: Isochinolin *nt*, 3,4-Benzopyridin *nt*, 2-Benzacin *nt*

i|sor|rhe|a [ˌaɪsəˈrɪə] *noun*: Flüssigkeitshomöostase *f*, Isorrhoe *f*

i|sor|rhoe|a [ˌaɪsəˈrɪə] *noun*: (*brit.*) →*isorrhea*

i|so|sen|si|ti|za|tion [aɪsəˈsensətɪˈzeɪʃn] *noun*: Allosensitivierung *f*, Isosensitivierung *f*

i|so|ser|ine [ˌaɪsəˈseriːn, -ˈsɪər-, -ɪn] *noun*: Isoserin *nt*

i|so|se|rum [ˌaɪsəˈsɪərəm] *noun*: Isoserum *nt*

i|so|sex|u|al [ˌaɪsəˈsekʃəwəl] *adj*: isosexuell

is|os|mot|ic [aɪsɑzˈmɑtɪk] *adj*: mit gleichem osmotischem Druck, isoosmotisch, isosmotisch

is|os|mo|tic|i|ty [aɪsɑzməˈtɪsətiː] *noun*: Isosmie *f*, Isoosmie *f*

i|so|sor|bide di|ni|trate [ˌaɪsəˈsɔːrbaɪd]: Isosorbiddinitrat *nt*

i|so|sor|bide mon|o|ni|trate [ˌaɪsəˈsɔːrbaɪd]: Isosorbidmononitrat *nt*, Isosorbid-5-nitrat *nt*

Isos|po|ra [aɪˈsɑspərə] *plural*: Isospora *f*
Isospora belli: Isospora belli
Isospora hominis: Isospora hominis

i|so|spore [ˈaɪsəspəʊər, -spɔːr] *noun*: Isospore *f*

isos|po|ri|a|sis [aɪˌsɑspəˈraɪəsɪs] *noun*: Isosporainfektion *f*, Isosporiasis *f*, Isosporose *f*

i|so|spo|ro|sis [ˌaɪsəspəˈrəʊsɪs] *noun*: Isosporose *f*, Isosporainfektion *f*, Isosporiasis *f*

i|sos|po|rous [aɪ'sɑspərəs] *adj*: iso-, homospor
i|sos|po|ry [aɪ'sɑspərɪ, 'aɪsəspəʊriː] *noun*: Gleichsporigkeit *f*, Iso-, Homosporie *f*
i|so|stere ['aɪsəstɪər] *noun*: Isoster(es) *nt*
i|sos|the|nu|ri|a [ˌaɪsɑsθɪ'n(j)ʊəriːə] *noun*: Harnstarre *f*, Isosthenurie *f*
i|so|ther|a|py [ˌaɪsə'θerəpiː] *noun*: →*isopathy*
i|so|therm ['aɪsəθɜrm] *noun*: Isotherme *f*
i|so|ther|mal [ˌaɪsə'θɜrml] *adj*: bei konstanter Temperatur verlaufend, gleichwarm, isotherm
i|so|ther|mi|a [ˌaɪsə'θɜrmiːə] *noun*: Isothermie *f*
i|so|ther|mic [ˌaɪsə'θɜrmɪk] *adj*: bei konstanter Temperatur verlaufend, gleichwarm, isotherm
i|so|thi|o|cy|a|nate [ˌaɪsəˌθaɪəʊ'saɪəneɪt] *noun*: Isothiocyanat *nt*
i|so|thi|pen|dyl [ˌaɪsəθaɪ'pendɪl] *noun*: Isothipendyl *nt*
i|so|tone ['aɪsətəʊn] *noun*: Isoton *nt*
i|so|to|ni|a [ˌaɪsə'təʊnɪə] *noun*: Isotonie *f*
i|so|ton|ic [ˌaɪsə'tɑnɪk] *adj*: mit *oder* von gleichem osmotischem Druck (wie das Blut), isoton, isotonisch
i|so|to|nic|i|ty [ˌaɪsətə'nɪsətiː] *noun*: Isotonie *f*, Isotonizität *f*
i|so|tope ['aɪsətəʊp] *noun*: Isotop *nt*
radioactive isotope: radioaktives Isotop *nt*, Radioisotop *nt*
stable isotope: stabiles Isotop *nt*
i|so|top|ic [ˌaɪsə'tɑpɪk] *adj*: Isotop(e) betreffend, isotop
i|sot|o|py [aɪ'sɑtəpiː] *noun*: Isotopie *f*
i|so|trans|plant [ˌaɪsə'trænzplænt] *noun*: →*isograft*
i|so|trans|plan|ta|tion [ˌaɪsəˌtrænzplæn'teɪʃn] *noun*: isologe Transplantation *f*, isogene Transplantation *f*, isogenetische Transplantation *f*, syngene Transplantation *f*, syngenetische Transplantation *f*, Isotransplantation *f*
i|so|tret|i|noin [ˌaɪsətrɪ'tɪnjəwɪn] *noun*: Isotretinoin *nt*, 13-cis-Vitamin-A-Säure *f*, 13-cis-Retinsäure *f*
i|so|tron ['aɪsətrɑn] *noun*: Isotron *nt*
i|so|trop|ic [ˌaɪsə'trɑpɪk, -'trəʊ-] *adj*: einfachbrechend, isotrop
i|sot|ro|pous [aɪ'sɑtrəpəs] *adj*: einfachbrechend, isotrop
i|sot|ro|py [aɪ'sɑtrəpiː] *noun*: Isotropie *f*
i|so|type ['aɪsətaɪp] *noun*: Isotyp *m*
i|so|typ|ic [ˌaɪsə'tɪpɪk] *adj*: Isotypie *oder* Isotypen betreffend, isotypisch
i|sot|y|py [aɪ'sɑtɪpiː] *noun*: Isotypie *f*
i|so|val|er|ic|ac|i|dae|mi|a [ˌaɪsəvəˌlerɪkæsɪ'diːmiːə] *noun*: (*brit.*) →*isovalericacidemia*
i|so|val|er|ic|ac|i|de|mi|a [ˌaɪsəvəˌlerɪkæsɪ'diːmiːə] *noun*: Isovalerianazidämie *f*
i|so|vol|u|met|ric [ˌaɪsəˌvɑljə'metrɪk] *adj*: bei *oder* mit konstantem Volumen, isochor, isovolumetrisch
i|so|vol|u|mi|a [ˌaɪsəvɑl'juːmɪə] *noun*: Volumenkonstanz *f*, Isovolämie *f*
i|so|vol|u|mic [ˌaɪsəvɑl'juːmɪk] *adj*: →*isovolumetric*
i|sox|i|cam [aɪ'sɑksɪkæm] *noun*: Isoxicam *nt*
i|sox|su|prine [aɪ'sɑksəpriːn] *noun*: Isoxsuprin *nt*
i|so|zyme ['aɪsəzaɪm] *noun*: Iso(en)zym *nt*
ISP *Abk.*: **1.** insulin-specific protease **2.** intracellular serine proteinase **3.** isoprenaline **4.** isoproterenol
ISR *Abk.*: individual specific reaction
ISS *Abk.*: **1.** injury severity score **2.** isoxsuprine
is|sue ['ɪʃuː; *brit.* 'ɪsjuː]: I *noun* **1.** (*patholog.*) Ausfluss *m*, Eiterausfluss *m*, Blutausfluss *m*, Serumausfluss *m*; eiterndes Geschwür *nt* **2.** Ausgang *m*, Ergebnis *nt*, Resultat *nt*, Schluss *m* **3.** (*Buch, Zeitschrift*) (Her-)Ausgabe *f*, Veröffentlichung *f*, Auflage *f*; Ausgabe *f*, Nummer *f* **4.** Streitfrage *f*, -punkt *m* II *vt* (*Buch, Zeitung*) herausgeben, veröffentlichen, auflegen, publizieren III *vi* **5.** heraus-, hervorkommen; hervorstürzen, -brechen **6.** herausfließen, -strömen **7.** (*Buch*) herauskommen, herausgegeben werden
IST *Abk.*: **1.** insulin shock therapy **2.** intelligence structure test **3.** isometric systolic tension
isth|mec|to|my [ɪs'mektəmiː] *noun*: Isthmusresektion *f*, Isthmektomie *f*
isth|mi|an ['ɪsmɪən] *adj*: →*isthmic*
isth|mic ['ɪsmɪk] *adj*: Isthmus betreffend, Isthmus-, Isthmo-
isth|mit|ic [ɪs'mɪtɪk] *adj*: Isthmitis betreffend, isthmitisch
isth|mi|tis [ɪs'maɪtɪs] *noun*: Entzündung *f* der Rachenenge/des Isthmus faucium, Isthmitis *f*
isth|mo|pa|ral|y|sis [ˌɪsməpə'ræləsɪs] *noun*: →*isthmoplegia*
isth|mo|ple|gia [ˌɪsmə'pliːdʒ(ɪ)ə] *noun*: Schlundlähmung *f*, Isthmoplegie *f*
isth|mor|rha|phy [ˌɪsməʊ'rɔfiː] *noun*: Isthmorrhaphie *f*
isth|mo|spasm ['ɪsməʊspæzəm] *noun*: Isthmospasmus *m*
isth|mus ['ɪsməs] *noun, plural* **-mus|es, -mi** [-maɪ]: schmale enge Verbindung *f*, Verengung *f*, Enge *f*, Isthmus *m*
isthmus of aorta: Aortenisthmus *m*, Isthmus aortae
aortic isthmus: Aortenisthmus *m*, Isthmus aortae
isthmus of auditory tube: Tubenenge *f*, -isthmus *m*, Isthmus tubae auditivae/auditoriae
isthmus of auricular cartilage: Isthmus cartilaginis auricularis
isthmus of eustachian tube: →*isthmus of auditory tube*
isthmus of fallopian tube: →*isthmus of uterine tube*
isthmus of fauces: Schlund-, Rachenenge *f*, Isthmus faucium
isthmus of His: Isthmus rhombencephali
isthmus of limbic lobe: →*isthmus of cingulate gyrus*
oropharyngeal isthmus: →*pharyngooral isthmus*
pharyngooral isthmus: Schlundenge *f*, Rachenenge *f*, Isthmus faucium
isthmus of prostate (gland): Prostataisthmus *m*, Isthmus prostatae
rhombencephalic isthmus: Isthmus rhombencephali
isthmus of rhombencephalon: Isthmus rhombencephali
isthmus of thyroid (gland): Schilddrüsenisthmus *m*, Isthmus glandulae thyroideae
isthmus of urethra: Harnröhrenenge *f*, -isthmus *m*, Isthmus urethrae
isthmus of uterine tube: Tubenisthmus *m*, -enge *f*, Isthmus tubae uterinae
isthmus of uterus: Gebärmutter-, Uterusisthmus *m*, Isthmus uteri
Vieussens isthmus: Limbus fossae ovalis
i|su|ri|a [aɪ's(j)ʊəriːə] *noun*: Isurie *f*
ISW *Abk.*: interstitial water
IT *Abk.*: **1.** immunological tolerance **2.** immunotoxin **3.** inhalation therapy **4.** injection time **5.** intrathoracic
ITA *Abk.*: **1.** induced thrombocyte aggregation **2.** itaconic acid
itch [ɪtʃ]: I *noun* **1.** Jucken *nt*, Juckreiz *m*; Pruritus *m* **2.** Krätze *f*, Scabies *f* II *vt* jdn. jucken, kratzen III *vi* jucken
Aujeszky's itch: Pseudowut *f*, Pseudolyssa *f*, Pseudorabies *f*, Aujeszky-Krankheit *f*
baker's itch: Bäckerekzem *nt*
barber's itch: **1.** Bartflechte *f*, Sycosis barbae/simplex/vulgaris, Folliculitis barbae/simplex **2.** (tiefe) Bartflechte *f*, Tinea barbae, Trichophytia (profunda) barbae, Sycosis (barbae) parasitaria **3.** Pseudofollikulitis *f*
candidomycetic barber's itch: Folliculitis barbae can-

didomycetica
clam digger's itch: Schwimmbadkrätze *f*, Weiherhippel *m*, Bade-, Schistosomen-, Zerkariendermatitis *f*
Cuban itch: Alastrim *nt*, weiße Pocken *pl*, Variola minor
grain itch: Gersten-, Getreidekrätze *f*, Akarodermatitis urticaroides
jock itch: Tinea inguinalis, Epidermophytia inguinalis, Eccema marginatum, Ekzema marginatum Hebra
mad itch: →*Aujeszky's itch*
plumber's itch: Hautmaulwurf *m*, Larva migrans, Myiasis linearis migrans, creeping disease *nt*
prairie itch: Gerstenkrätze *f*, Acarodermatitis urticaroides
straw itch: Gerstenkrätze *f*, Acarodermatitis urticaroides
swimmer's itch: Schwimmbadkrätze *f*, Weiherhippel *m*, Bade-, Schistosomen-, Zerkariendermatitis *f*
water itch: Badedermatitis *f*
winter itch: **1.** Winterjucken *nt*, Pruritus hiemalis **2.** Exsikkationsekzem *nt*, -dermatitis *f*, asteatotisches/xerotisches Ekzem *nt*, Austrocknungsekzem *nt*, Exsikkationsekzematid *nt*, Asteatosis cutis, Xerosis *f*

I

itch|i|ness ['ɪtʃɪnəs] *noun*: →*itch 1.*
itch|ing ['ɪtʃɪŋ]: **I** *noun* Hautjucken *nt*, Juckreiz *m*, Pruritus *m* **II** *adj* juckend, Juck-
anal itching: Analpruritus *m*
itch|y ['ɪtʃɪ] *adj*: **1.** juckend, Juck- **2.** krätzig
ITCP *Abk.*: idiopathic thrombocytopenia purpura
ITCVD *Abk.*: ischemic thrombotic cerebrovascular disease
ITEC *Abk.*: intraglomenular tubule epithelium cells
it|er ['ɪteər, 'aɪteər] *noun*: (Verbindungs-)Gang *m*
it|er|ance ['ɪtərəns] *noun*: →*iteration*
it|er|ant ['ɪtərənt] *adj*: sich wiederholend
it|er|ate ['ɪtəreɪt] *vt*: wiederholen
it|er|a|tion [ɪtə'reɪʃn] *noun*: Iteration *f*
it|er|a|tive ['ɪtəreɪtɪv, 'ɪtərətɪv] *adj*: iterativ, (sich) wiederholend, verdoppelnd
ITF *Abk.*: interferon
ITGV *Abk.*: intrathoracic gas volume
ITh *Abk.*: intensive therapy
i.th. *Abk.*: intrathecal
ith|y|cy|phos [ˌɪθə'saɪfəʊs] *noun*: →*ithyokyphosis*
ith|y|lor|do|sis [ˌɪθəlɔːr'dəʊsɪs] *noun*: Ithylordose *f*, Ithylordosis *f*, Ithyolordose *f*, Ithyolordosis *f*
ith|y|o|ky|pho|sis [ˌɪθɪəkaɪ'fəʊsɪs] *noun*: Ithyokyphose *f*, Ithyokyphosis *f*
-itic *suf.*: entzündlich, entzündet, -itisch
-itis *suf.*: Entzündung, -itis
ITLC *Abk.*: instant thin-layer chromatography
ITM *Abk.*: inborn trigger mechanism
ITN *Abk.*: **1.** illustrated tumor nomenclature **2.** intratracheal anesthesia
ITP *Abk.*: **1.** idiopathic thrombocytopenic purpura **2.** inosine-5'-triphosphate **3.** inosine triphosphate **4.** intratubar pessary
ITr *Abk.*: intratracheal
i|tra|con|a|zole [ˌɪtrə'kəʊnəzəʊl, -zɔl] *noun*: Itraconazol *nt*
I-transferase *noun*: Jodtransferase *f*
ITT *Abk.*: insulin tolerance test
ITU *Abk.*: intensive therapy unit
i.u. *Abk.*: intrauterine
IUA *Abk.*: intrauterine adhesions
IUCD *Abk.*: intrauterine contraceptive device
IUD *Abk.*: **1.** intrauterine contraceptive device **2.** intrauterine death **3.** intrauterine device
5-IUDR *Abk.*: 5-iodouracil-2'-deoxyriboside
IUFB *Abk.*: intrauterine foreign body
IUG *Abk.*: infusion urography
IUGR *Abk.*: intrauterine growth retardation
IUI *Abk.*: intrauterine insemination
IUP *Abk.*: **1.** intrauterine pessary **2.** intrauterine pregnancy
IUT *Abk.*: intrauterine transfusion
IV *Abk.*: **1.** interventricular **2.** intervertebral **3.** intraventricular **4.** iodine value
i.v. *Abk.*: intravenous
IVB *Abk.*: intraventricular block
IVC *Abk.*: **1.** inferior vena cava **2.** inspiratory vital capacity **3.** intravenous cholangiogram **4.** intraventricular cells **5.** isovolumic contraction
IVCD *Abk.*: **1.** intraventricular conduction defect **2.** intraventricular conduction delay
IVCT *Abk.*: isovolumic contraction time
IVD *Abk.*: intervertebral disc
IVDA *Abk.*: intravenous drug abuser
IVDSA *Abk.*: intravenous digital subtraction angiography
IVDU *Abk.*: intravenous drug use
i|ver|mec|tin [aɪvər'mektɪn] *noun*: Ivermectin *nt*, Hyvermectin *nt*
IVF *Abk.*: **1.** intravascular fluid **2.** in vitro fertilization
IVF/ET *Abk.*: vitro fertilization and embryo transfer
IVGTT *Abk.*: intravenous glucose tolerance test
IVI *Abk.*: **1.** intravenous infusion **2.** isovolumic index
IVJC *Abk.*: intervertebral joint complex
i|vo|ry ['aɪvərɪ, 'aɪvriː] *noun*: Dentin *nt*, Zahnbein *nt*, Dentinum *nt*, Substantia eburnea
IVP *Abk.*: **1.** intravenous pyelogram **2.** intravenous pyelography
IVPFC *Abk.*: isovolume pressure flow curve
IVRP *Abk.*: isovolumic relaxation period
IVRT *Abk.*: isovolumic relaxation time
IVS *Abk.*: interventricular septum
IVSD *Abk.*: interventricular septal defect
IVSDM *Abk.*: interventricular septal diastolic motion
IVSSM *Abk.*: interventricular septal systolic motion
IVT *Abk.*: **1.** idiopathic ventricular tachycardia **2.** intravenous therapy **3.** intravenous transfusion
i.vt. *Abk.*: intraventricular
IVU *Abk.*: **1.** intravenous urogram **2.** intravenous urography
i|vy ['aɪviː] *noun*: Efeu *m*, Hedera helix
poison ivy: Giftefeu *m*, Rhus radicans
IWIT *Abk.*: initial warm ischemia time
IWMI *Abk.*: inferior wall myocardial infarction
Ix|o|des [ɪk'səʊdiːz] *noun*: Ixodes *m*
Ixodes pacificus: Ixodes pacificus
Ixodes ricinus: Holzbock *m*
Ixodes scapularis: Ixodes scapularis
ix|o|di|a|sis [ˌɪksəʊ'daɪəsɪs] *noun*: **1.** Ixodiasis *f* **2.** Zeckenbefall *m* **3.** durch Zecken übertragene Krankheit *f*
ix|od|ic [ɪk'sɑdɪk] *adj*: durch Zecken übertragen *oder* verursacht, Zecken-
Ix|od|i|dae [ɪk'sɑdədiː] *plural*: Schildzecken *pl*, Haftzecken *pl*, Holzböcke *pl*, Ixodidae *pl*
Ix|od|i|des [ɪk'sɑdədiːz] *plural*: Zecken *pl*, Ixodides *pl*
Ix|o|diph|a|gus [ˌɪksə'dɪfəgəs] *noun*: Ixodiphagus *m*
ix|o|dism ['ɪksədɪzəm] *noun*: →*ixodiasis*
Ix|o|doi|dea [ˌɪksə'dɔɪdɪə] *plural*: Ixodoidea *pl*
IZS *Abk.*: insulin zinc suspension

J

J *Abk.*: **1.** electric current density **2.** flux **3.** ion dose **4.** joint **5.** joule
JA *Abk.*: juvenile arthritis
jab [dʒæb]: I *noun* **1.** Stich *m*, Stoß *m* **2.** Spritze *f*, Injektion *f*; Impfung *f* II *vt* (hinein-)stechen, (hinein-)stoßen (*into* in) III *vi* stechen, stoßen (*at* nach; *with* mit)
jacklet ['dʒækɪt]: I *noun* **1.** Jacke *f*, Jacket *nt* **2.** (*techn.*) Mantel *m*, Ummantelung *f*, Umhüllung *f*, Umwicklung *f*, Hülle *f*, Verkleidung *f* **3.** (*physik.*) Hülle *f*, Hülse *f* II *vt* **4.** (mit einer Jacke) bekleiden **5.** (*techn.*) ummanteln, verkleiden
Minerva jacket: Minerva-Gips *m*, Thoraxhals-Gipsverband *m*
Minerva cervical jacket: Minerva-Gips *m*, Thoraxhals-Gipsverband *m*
plaster jacket: Gipsmieder *nt*
plaster-of-Paris jacket: Gipsmieder *nt*
porcelain jacket: Porzellanmantelkrone *f*, Jacketkrone *f*
Risser's jacket: Risser-Gipskorsett *nt*
Risser's wedging jacket: →*Risser's jacket*
Sayre's jacket: Sayre-Korsett *nt*
jacklknife ['dʒæknaɪf] *noun*: Klappmesser *nt*
jacltaltio [dʒæk'teɪʃɪəʊ] *noun*: Jaktation *f*
jactatio capitis nocturna: nächtliches Kopfwackeln *nt*, Jactatio capitis nocturna
jactatio corporis nocturna: Jactatio corporis nocturna
jacltaltion [dʒæk'teɪʃn] *noun*: Jaktation *f*
jacltiltaltion [ˌdʒæktɪ'teɪʃn] *noun*: Jactatio *f*, Jaktation *f*
JAI *Abk.*: juvenile amaurotic idiocy
jalmais vu [ʒa'mɛ vy]: Jamais-vu-Erlebnis *nt*
jamlbool ['dʒæbʊ] *noun*: Jambulbaum *m*, Syzygium cuminii, Eugenia jambolana, Syzygium jambolana
janliceps ['dʒænɪseps] *noun*: Januskopf *m*, Janiceps *m*
jar [dʒɑːr] *noun*: Gefäß *nt*, Krug *m*, Topf *m*
bell jar: Glas-, Vakuumglocke *f*
jar [dʒɑːr]: I *noun* **1.** Erschütterung *f*; Stoß *m* **2.** Kratzen *nt*, Quietschen *nt* II *vt* **3.** erschüttern; durchrütteln **4.** kratzen *oder* quietschen (mit) III *vi* zittern, beben
jarlgonlalphalsia [ˌdʒɑːrgənə'feɪʒə] *noun*: Jargon-Aphasie *f*
jaunldice ['dʒɔːndɪs, 'dʒɑːn-]: I *noun* **1.** (*patholog.*) Gelbsucht *f*, Ikterus *m*, Icterus *m* **2.** Voreingenommenheit *f*; Neid *m*, Eifersucht *f*; Feindseligkeit *f* II *vt* voreingenommen machen; neidisch *oder* eifersüchtig machen; feindselig machen
acholuric jaundice: →*chronic familial jaundice*
acholuric familial jaundice: →*chronic familial jaundice*
bilirubin jaundice: Flavinikterus *m*
Budd's jaundice: akute gelbe Leberatrophie *f*
catarrhal jaundice: Hepatitis A *f*, epidemische Hepatitis *f*, Hepatitis epidemica
cholestatic jaundice: cholestatische Gelbsucht *f*, cholestatischer Ikterus *m*
chronic acholuric jaundice: →*chronic familial jaundice*
chronic familial jaundice: hereditäre Sphärozytose *f*, Kugelzellanämie *f*, Kugelzellenanämie *f*, Kugelzellikterus *m*, Kugelzellenikterus *m*, familiärer hämolytischer Ikterus *m*, Morbus *m* Minkowski-Chauffard
chronic idiopathic jaundice: Dubin-Johnson-Syndrom *nt*
congenital haemolytic jaundice: (*brit.*) →*chronic familial jaundice*
congenital hemolytic jaundice: →*chronic familial jaundice*
congenital nonhaemolytic jaundice: (*brit.*) →*congenital nonhemolytic jaundice*
congenital nonhemolytic jaundice: Crigler-Najjar-Syndrom *nt*, idiopathische Hyperbilirubinämie *f*
Crigler-Najjar jaundice: Crigler-Najjar-Syndrom *nt*, idiopathische Hyperbilirubinämie *f*
drug-induced jaundice: Arzneimittel-, Drogenikterus *m*
epidemic jaundice: Hepatitis A *f*, epidemische Hepatitis *f*, Hepatitis epidemica
extrahepatic jaundice: extrahepatischer Ikterus *m*
familial acholuric jaundice: →*chronic familial jaundice*
familial nonhaemolytic jaundice: (*brit.*) →*familial nonhemolytic jaundice*
familial nonhemolytic jaundice: Meulengracht-Krankheit *f*, Meulengracht-Gilbert-Krankheit *f*, Meulengracht-Syndrom *nt*, Meulengracht-Gilbert-Syndrom *nt*, intermittierende Hyperbilirubinämie Meulengracht *f*, Icterus juvenilis intermittens Meulengracht
haematogenous jaundice: (*brit.*) →*hematogenous jaundice*
haemolytic jaundice: (*brit.*) →*hemolytic jaundice*
hematogenous jaundice: hämolytische Gelbsucht *f*, hämolytischer Ikterus *m*
hemolytic jaundice: hämolytische Gelbsucht *f*, hämolytischer Ikterus *m*
hepatocellular jaundice: hepatozellulärer Ikterus *m*, Parenchymikterus *m*
hepatogenic jaundice: hepatogener/hepatischer Ikterus *m*
hepatogenous jaundice: →*hepatogenic jaundice*
homologous serum jaundice: Hepatitis B *f*, Serumhepatitis *f*
human serum jaundice: Hepatitis B *f*, Serumhepatitis *f*
infectious jaundice: **1.** Hepatitis A *f*, epidemische Hepatitis *f*, Hepatitis epidemica **2.** →*infectious spirochetal jaundice*
infectious spirochaetal jaundice: (*brit.*) →*infectious spirochetal jaundice*
infectious spirochetal jaundice: biliöses Typhoid *nt*, Weil-Krankheit *f*, Leptospirosis icterohaemorrhagica
infective jaundice: **1.** Hepatitis A *f*, epidemische Hepatitis *f*, Hepatitis epidemica **2.** →*infectious spirochetal jaundice*
intrahepatic jaundice: intrahepatischer Ikterus *m*
latent jaundice: okkulter/latenter Ikterus *m*
leptospiral jaundice: →*infectious spirochetal jaundice*
mechanical jaundice: Verschlussikterus *m*, mechanischer Ikterus *m*
microsomal jaundice: mikrosomaler Ikterus *m*
jaundice of the newborn: Neugeborenenikterus *m*, Icterus neonatorum
nonconjugation jaundice: Konjugationsikterus *m*
nonhaemolytic jaundice: (*brit.*) →*nonhemolytic jaundice*
nonhemolytic jaundice: nicht-hämolytischer Ikterus *m*
nuclear jaundice: Kernikterus *m*, Bilirubinenzephalopathie *f*
nucleus jaundice: Kernikterus *m*, Bilirubinenzephalopathie *f*

obstrictive jaundice: Kanalisationsikterus *m*
obstructive jaundice: Verschlussikterus *m*, mechanischer Ikterus *m*
occult jaundice: okkulter/latenter Ikterus *m*
physiologic jaundice: physiologischer Neugeborenenikterus *m*
posthepatic jaundice: posthepatischer Ikterus *m*
postmicrosomal preterminal jaundice: postmikrosomal-präterminaler Ikterus *m*
postmicrosomal terminal jaundice: postmikrosomalterminaler Ikterus *m*
jaundice of pregnancy: Schwangerschaftsikterus *m*, Icterus gravidarum
prehepatic jaundice: prähepatischer/antehepatischer Ikterus *m*
premicrosomal jaundice: prämikrosomaler Ikterus *m*
production jaundice: Produktionsikterus *m*
prolonged jaundice of the newborn: Icterus neonatorum prolongatus
resorption jaundice: Resorptionsikterus *m*
retention jaundice: Speicherungsikterus *m*, Exkretionsikterus *m*
ruby-colored jaundice: Rubinikterus *m*
ruby-coloured jaundice: (*brit.*) →*ruby-colored jaundice*
Schmorl's jaundice: Kernikterus *m*, Bilirubinenzephalopathie *f*
severe jaundice of the newborn: Icterus neonatorum gravis
spirochaetal jaundice: (*brit.*) →*spirochetal jaundice*
spirochetal jaundice: Weil-Krankheit *f*, Leptospirosis icterohaemorrhagica
toxaemic jaundice: (*brit.*) →*toxemic jaundice*
toxemic jaundice: →*toxic jaundice*
toxic jaundice: toxischer Ikterus *m*
transport jaundice: Transportikterus *m*

jaun|diced ['dʒɔːndɪst] *adj*: Gelbsucht/Ikterus betreffend, gelbsüchtig, ikterisch

jaw [dʒɔː] *noun*: **1.** Kiefer *m*, Kinnlade *f* **2.** Kiefer *m*, Kieferknochen *m*
cleft jaw: Kieferspalte *f*, Gnathoschisis *f*
crackling jaw: Kiefergelenkknacken *nt*, Kiefergelenkreiben *nt*
Hapsburg jaw: Habsburger Kiefer *m*
lower jaw: Unterkiefer(knochen *m*) *m*, Mandibula *f*
upper jaw: Oberkiefer(knochen *m*) *m*, Maxilla *f*

jaw|bone ['dʒɔːbəʊn] *noun*: Kiefer *m*, Kieferknochen *m*
upper jawbone: →*upper jaw*

JBE *Abk.*: Japanese B encephalitis

JCA *Abk.*: juvenile chronic arthritis

JCD *Abk.*: Jakob-Creutzfeldt disease

JCP *Abk.*: juvenile chronic polyarthritis

jct. *Abk.*: junction

JEB *Abk.*: junctional ectopic beat

JEE *Abk.*: Japanese equine encephalitis

jejun- *präf.*: Jejunal-, Jejuno-, Jejunum-

je|ju|nal [dʒɪ'dʒuːnl] *adj*: Jejunum betreffend, jejunal

je|ju|nec|to|my [ˌdʒɪdʒuː'nektəmiː] *noun*: Jejunumexzision *f*, -resektion *f*, Jejunektomie *f*

je|ju|nit|ic [ˌdʒɪdʒuː'nɪtɪk] *adj*: Jejunitis/Jejunumentzündung betreffend, jejunitisch

je|ju|ni|tis [ˌdʒɪdʒuː'naɪtɪs] *noun*: Jejunitis *f*, Jejunumentzündung *f*

jejuno- *präf.*: Jejunal-, Jejuno-, Jejunum-

je|ju|no|cae|cos|to|my [dʒɪˌdʒuːnəʊsɪ'kɑstəmiː] *noun*: (*brit.*) →*jejunocecostomy*

je|ju|no|ce|cos|to|my [dʒɪˌdʒuːnəʊsɪ'kɑstəmiː] *noun*: Jejunum-Zäkum-Fistel *f*, Jejunozäkostomie *f*

je|ju|no|co|los|to|my [ˌdʒɪˌdʒuːnəʊkə'lɑstəmiː] *noun*: Jejunum-Kolon-Fistel *f*, Jejunokolostomie *f*

je|ju|no|il|e|al [ˌdʒɪˌdʒuːnəʊ'ɪlɪəl] *adj*: Ileum und Jejunum betreffend, ileojejunal, jejunoileal

je|ju|no|il|e|it|ic [ˌdʒɪˌdʒuːnəʊɪlɪ'ɪtɪk] *adj*: Jejunoileitis betreffend, jejunoileitisch

je|ju|no|il|e|i|tis [ˌdʒɪˌdʒuːnəʊɪlɪ'aɪtɪs] *noun*: Entzündung *f* von Jejunum und Ileum, Jejunoileitis *f*

je|ju|no|il|e|os|to|my [ˌdʒɪˌdʒuːnəʊɪlə'ɑstəmiː] *noun*: Jejunoileostomie *f*

je|ju|no|je|ju|nos|to|my [ˌdʒɪˌdʒuːnəʊˌdʒɪdʒuː'nɑstəmiː] *noun*: Jejunojejunostomie *f*

je|ju|no|plas|ty [ˌdʒɪˌdʒuːnəʊ'plæstiː] *noun*: Jejunumplastik *f*

je|ju|nor|rha|phy [ˌdʒɪdʒuː'nɔrəfiː] *noun*: Jejunumnaht *f*, Jejunorrhaphie *f*

je|ju|nos|to|my [ˌdʒɪˌdʒuː'nɑstəmiː] *noun*: Jejunostomie *f*
catheter jejunostomy: Katheterjejunostomie *f*
cyst Roux-en-Y jejunostomy: Zystojejunostomie *f* mit Roux-Y-Schlinge

je|ju|not|o|my [ˌdʒɪˌdʒuː'nɑtəmiː] *noun*: Jejunumeröffnung *f*, -schnitt *m*, Jejunotomie *f*

je|ju|num [dʒɪ'dʒuːnəm] *noun*: Leerdarm *m*, Jejunum *nt*, Intestinum jejunum

jell [dʒel]: I *vt* zum Gelieren bringen, gelieren lassen II *vi* gelieren

jel|ly ['dʒeliː]: I *noun, plural* **-lies** Gallert(e *f*) *nt*, Gelee *nt*; Sülze *f*, Aspik *m*; geleeartige *oder* gallertartige Masse *f* II *vt* zum Gelieren bringen, gelieren lassen III *vi* gelieren
cardiac jelly: Herzgallerte *f*
mineral jelly: Vaseline *f*, Vaselinum *nt*
petroleum jelly: Vaseline *f*, Vaselinum *nt*
royal jelly: Gelée royale *f*, Bienenköniginnenfuttersaft *m*
Wharton's jelly: Wharton-Sulze *f*

jerk [dʒɜrk]: I *noun* Reflex *m*, unwillkürliche *oder* ruckartige Bewegung *f*; Zuckung *f*, Zucken *nt* II *vi* (zusammen-)zucken; sich ruckartig bewegen
Achilles jerk: →*ankle jerk*
adductor jerk: Adduktorenreflex *m*
ankle jerk: Achillessehnenreflex *m*, Triceps-surae-Reflex *m*
biceps jerk: Bizepssehnenreflex *m*
chin jerk: Masseter-, Unterkieferreflex *m*
crossed jerk: gekreuzter/diagonaler/konsensueller Reflex *m*
crossed adductor jerk: gekreuzter Adduktorenreflex *m*
crossed knee jerk: gekreuzter Patellar(sehnen)reflex *m*
jaw jerk: Masseter-, Unterkieferreflex *m*
knee jerk: Patellarsehnenreflex *m*, Quadrizepssehnenreflex *m*
quadriceps jerk: Patellarsehnenreflex *m*, Quadrizepssehnenreflex *m*
tendon jerk: Sehnenreflex *m*
triceps surae jerk: →*ankle jerk*

jerk|y ['dʒɜrkiː] *adj*: (*Bewegung, Atmung*) ruckartig, ruck- *oder* stoßweise

jet [dʒet]: I *noun* **1.** Strahl *m* (*techn.*) Düse *f*, Strahlrohr *nt* II *vt* **3.** ausstrahlen, ausstoßen, ausspritzen **4.** an-, bespritzen (*with* mit) III *vi* (heraus-, hervor-)schießen (*from* aus)
gas jet: **1.** Gasflamme *f* **2.** Gasbrenner *m*

JET *Abk.*: junctional ectopic tachycardia

JGA *Abk.*: juxtaglomerular apparatus

JGC *Abk.*: juxtaglomerular cell

JGI *Abk.*: juxtaglomerular index

JH *Abk.*: juvenile hormone

JHR *Abk.*: Jarisch-Herxheimer reaction
jig|ger ['dʒɪgər] *noun*: Sandfloh *m*, Tunga/Dermatophilus penetrans
JJ *Abk.*: jaw jerk
JM *Abk.*: Jendrassik maneuver
JOD *Abk.*: juvenile onset diabetes
JODA *Abk.*: juvenile-onset diabetes of adult
jod|bas|e|dow [ˌaɪəʊd'bɑːzədəʊ] *noun*: Jodbasedow *m*, jodinduzierte Hyperthyreose *f*
joint [dʒɔɪnt]: I *noun* **1.** Gelenk *nt*, Articulatio *f* **around a joint** um ein Gelenk herum (liegend), zirkumartikulär **near a joint** in der Nähe eines Gelenks liegend, gelenknah, juxtaartikulär **2.** Verbindung(sstelle *f*) *f*, Fuge *f*, Naht(stelle *f*) *f*; (*techn.*) Gelenk *nt*, Verbindung(sstück *nt*) *f*, Bindeglied *nt* **II** *adj* gemeinsam, gemeinschaftlich, Gemeinschafts-; vereint **III** *vt* verbinden, zusammenfügen
AC joint: →*acromioclavicular joint*
Ackermann bar joint: Ackermann-Steg *m*, Ackermann-Steggelenk *nt*
acromioclavicular joint: äußeres Schlüsselbeingelenk *nt*, Akromioklavikulargelenk *nt*, Schultereckgelenk *nt*, Articulatio acromioclavicularis
amphiarthrodial joint: Wackelgelenk *nt*, straffes Gelenk *nt*, Amphiarthrose *f*
ankle joint: oberes Sprunggelenk *nt*, Talokruralgelenk *nt*, Articulatio talocruralis
arthrodial joint: Arthrodialgelenk *nt*, Articulatio plana
atlantoaxial joint: Atlas-Axisgelenk *nt*
atlantoepistrophic joint: →*medial atlantoaxial joint*
atlanto-occipital joint: oberes Kopfgelenk *nt*, Atlantookzipitalgelenk *nt*, Articulatio atlantooccipitalis
ball-and-socket joint: Kugelgelenk *nt*, Articulatio spheroidea
bar joint: Steggelenk *nt*
biaxial joint: biaxiales Gelenk *nt*
bicondylar joint: Articulatio bicondylaris
bleeder's joint: Blutergelenk *nt*, hämophile Arthritis *f*, Arthropathia haemophilica
bolted joint: Schraubverbindung *f*, Verschraubung *f*
brachiocarpal joint: proximales Handgelenk *nt*, Articulatio radiocarpalis
brachioradial joint: Oberarm-Speichen-Gelenk *nt*, Humeroradialgelenk *nt*, Articulatio humeroradialis
brachioulnar joint: Oberarm-Ellen-Gelenk *nt*, Humeroulnargelenk *nt*, Articulatio humeroulnaris
calcaneocuboid joint: Kalkaneokuboidgelenk *nt*, Articulatio calcaneocuboidea
capitular joint of rib: Rippenkopfgelenk *nt*, Articulatio capitis costae
carpal joints: Interkarpalgelenke *pl*, Articulationes intercarpales
carpometacarpal joints: CM-Gelenke *pl*, Karpometakarpalgelenke *pl*, Articulationes carpometacarpales
carpometacarpal joint of thumb: Articulatio carpometacarpalis pollicis
cartilaginous joints: Articulationes cartilagineae
Charcot's joint: Charcot-Gelenk *nt*, Charcot-Krankheit *f*, tabische Arthropathie *f*, Arthropathia tabica
chondrosternal joints: Sternokostalgelenke *pl*, Articulationes sternocostales
Chopart's joint: Chopart-Gelenklinie *f*, Articulatio tarsi transversa
Clutton's joint: Clutton-Krankheit *f*, Clutton-Gelenk *nt*, Clutton-Syndrom *nt*
CMC joints: CM-Gelenke *pl*, Karpometakarpalgelenke *pl*, Articulationes carpometacarpales
cochlear joint: →*condylar joint*
composite joint: Articulatio composita
compound joint: Articulatio composita
condylar joint: Ellipsoidgelenk *nt*, Eigelenk *nt*, Articulatio ellipsoidea/condylaris
condyloid joint: →*condylar joint*
costocentral joint: Articulatio capitis costae
costochondral joints: Articulationes costochondrales
costosternal joints: Brustbein-Rippen-Gelenke *pl*, Sternokostalgelenke *pl*, Articulationes sternocostales
costotransverse joint: Articulatio costotransversaria
costovertebral joints: Rippenwirbelgelenke *pl*, Kostovertebralgelenke *pl*, Articulationes costovertebrales
cotyloid joint: Nussgelenk *nt*, Articulatio cotylica, Articulatio spheroidea
coxofemoral joint: Hüftgelenk *nt*, Articulatio coxofemoralis
craniovertebral joint: oberes Kopfgelenk *nt*, Atlantookzipitalgelenk *nt*, Articulatio atlantooccipitalis
cricoarytenoid joint: Articulatio cricoarytenoidea
cricothyroid joint: Articulatio cricothyroidea
crurotalar joint: oberes Sprunggelenk *nt*, Talokruralgelenk *nt*, Articulatio talocruralis
Cruveilhier's joint: oberes Kopfgelenk *nt*, Atlantookzipitalgelenk *nt*, Articulatio atlanto-occipitalis
cubital joint: Ellbogengelenk *nt*, Ellenbogengelenk *nt*, Articulatio cubiti
cubitoradial joint: Articulatio radioulnaris proximalis
cuneocuboid joint: Articulatio cuneocuboidea
cuneonavicular joint: Articulatio cuneonavicularis
dentoalveolar joint: Gomphosis *f*, Articulatio dentoalveolaris
diarthrodial joint: echtes Gelenk *nt*, Diarthrose *f*, Articulatio/Junctura synovialis
digital joints: Interphalangealgelenke *pl*, IP-Gelenke *pl*, Articulationes interphalangeae
DIP joint: →*distal interphalangeal joint*
distal interphalangeal joint: distales Interphalangealgelenk *nt*, DIP-Gelenk *nt*, Endgelenk *nt*, Articulatio interphalangealis distalis
distal radioulnar joint: unteres Radioulnargelenk *nt*, Articulatio radioulnaris distalis, distales Radioulnargelenk *nt*
Dolder bar joint: Dolder-Steggeschiebe *nt*, Steggeschiebe *nt* nach Dolder, Dolder-Geschiebe *nt*
dry joint: chronisch villöse Arthritis *f*, Arthritis chronica villosa
elbow joint: Ellbogengelenk *nt*, Ellenbogengelenk *nt*, Articulatio cubiti
ellipsoidal joint: Ellipsoid-, Eigelenk *nt*, Articulatio ellipsoidea/condylaris
enarthrodial joint: Nussgelenk *nt*, Enarthrose *f*, Articulatio cotylica, Enarthrosis spheroidea
facet joints (of vertebrae): Wirbelbogengelenke *pl*, kleine Wirbelgelenke *pl*
false joint: Falschgelenk *nt*, Pseudarthrose *f*
femoral joint: Hüftgelenk *nt*, Articulatio coxofemoralis
fibrocartilaginous joint: Symphyse *f*
fibrous joint: Bandverbindung *f*, Articulatio fibrosa
first carpometacarpal joint: Articulatio carpometacarpalis pollicis, Sattelgelenk/Karpometakarpalgelenk *nt* des Daumens
flail joint: Schlottergelenk *nt*
joints of foot: Fußgelenke *pl*, Articulationes pedis
joints of free inferior limb: Articulationes membri inferioris liberi
freely movable joint: echtes Gelenk *nt*, Diarthrose *f*, Ar-

J

ticulatio/Junctura synovialis
joints of free superior limb: Articulationes membri superioris liberi
fringe joint: chronisch villöse Arthritis *f*, Arthritis chronica villosa
ginglymoid joint: Scharniergelenk *nt*, Ginglymus *m*
glenohumeral joint: Schultergelenk *nt*, Articulatio humeri
gliding joint: Articulatio plana
gompholic joint: **1.** Einkeilung *f*, Einzapfung *f*, Gomphosis *f* **2.** Articulatio dentoalveolaris, Gomphosis *f*
haemophilic joint: (*brit.*) →*hemophilic joint*
joints of hands: Handgelenke *pl*, Articulationes manus
joint of head of rib: Rippenkopfgelenk *nt*, Articulatio capitis costae
hemophilic joint: Blutergelenk *nt*
hinge joint: Scharniergelenk *nt*, Ginglymus *m*
hip joint: Hüftgelenk *nt*, Articulatio coxofemoralis
humeroradial joint: Humeroradialgelenk *nt*, Articulatio humeroradialis
humeroulnar joint: Humeroulnargelenk *nt*, Articulatio humeroulnaris
iliosacral joint: Kreuzbein-Darmbein-Gelenk *nt*, Iliosakralgelenk *nt*, Articulatio sacroiliaca
immovable joint: Bandverbindung *f*, Articulatio fibrosa
incudomalleolar joint: Hammer-Amboss-Gelenk *nt*, Inkudomalleolargelenk *nt*, Articulatio incudomallearis
incudostapedial joint: Amboss-Steigbügel-Gelenk *nt*, Inkudostapedialgelenk *nt*, Articulatio incudostapedialis
inferior cubitoradial joint: unteres Speichen-Ellen-Gelenk *nt*, unteres Radioulnargelenk *nt*, Articulatio radioulnaris distalis
joints of inferior limb: Articulationes membri inferioris
joints of inferior limb girdle: Articulationes cinguli pelvici
inferior radioulnar joint: →*distal radioulnar joint*
inferior tibiofibular joint: unteres Tibiofibulargelenk *nt*, Syndesmosis tibiofibularis
intercarpal joints: Interkarpalgelenke *pl*, Articulationes intercarpales
interchondral joints: Articulationes interchondrales
intercostal joints: Articulationes interchondrales
intercuneiform joints: Articulationes intercuneiformes
intermetacarpal joints: Intermetakarpalgelenke *pl*, Articulationes intermetacarpales
intermetatarsal joints: Intermetatarsalgelenke *pl*, Articulationes intermetatarsales
interphalangeal joints of foot: Interphalangealgelenke *pl* der Zehen, IP-Gelenke der Zehen *pl*, Articulationes interphalangeae pedis
interphalangeal joints of hand: Interphalangealgelenke *pl* der Hand, IP-Gelenke *pl* der Hand, Articulationes interphalangeae manus
intertarsal joint: Intertarsalgelenk *nt*, Articulatio intertarsalis
intervertebral joints: Intervertebralgelenke *pl*, kleine Wirbelgelenke *pl*, Wirbelbogengelenke *pl*, Articulationes zygapophysiales
irritable joint: Reizgelenk *nt*
knee joint: Kniegelenk *nt*, Articulatio genus
knuckle joints: Fingergrundgelenke *pl*, MP-Gelenke *pl*, Articulationes metacarpophalangeae
lateral atlantoaxial joint: unteres Kopfgelenk *nt*, laterales Atlantoaxialgelenk *nt*, Articulatio atlantoaxialis lateralis
lateral costovertebral joint: Articulatio costotransversaria
ligamentous joint: Syndesmose *f*, Junctura fibrosa
Lisfranc's joint: Lisfranc-Gelenklinie *f*, Articulationes tarsometatarsales
lumbosacral joint: Lumbosakralgelenk *nt*, Articulatio lumbosacralis
mandibular joint: Kiefergelenk *nt*, Temporomandibulargelenk *nt*, Articulatio temporomandibularis
manubriosternal joint: Manubriosternalgelenk *nt*, Synchondrosis/Symphysis manubriosternalis
maxillary joint: →*mandibular joint*
MCP joint: →*metacarpophalangeal joint*
medial atlantoaxial joint: mediales Atlantoaxialgelenk *nt*, Articulatio atlantoaxialis mediana
medial costovertebral joint: Articulatio capitis costae
median atlantoaxial joint: →*medial atlantoaxial joint*
mediocarpal joint: Articulatio mediocarpalis
metacarpocarpal joint: Karpometakarpalgelenk *nt*, Articulatio carpometacarpale
metacarpophalangeal joint: Fingergrundgelenk *nt*, Metakarpophalangealgelenk *nt*, MP-Gelenk *nt*, Articulatio metacarpophalangea
metatarsophalangeal joint: Zehengrundgelenk *nt*, Metatarsophalangealgelenk *nt*, MT-Gelenk *nt*, Articulatio metatarsophalangea
midcarpal joint: Articulatio mediocarpalis
middle atlantoepistrophic joint: Articulatio atlantoaxialis mediana
middle carpal joint: Karpalgelenk *nt*, Articulatio mediocarpalis
midtarsal joint: Chopart-Gelenklinie *f*, Articulatio tarsi transversa
mixed joint: Articulatio composita
mortise joint: oberes Sprunggelenk *nt*, Talokruralgelenk *nt*, Articulatio talocruralis
movable joint: echtes Gelenk *nt*, Diarthrose *f*, Articulatio/Junctura synovialis
MTP joint: →*metatarsophalangeal joint*
multiaxial joint: Kugelgelenk *nt*, Articulatio spheroidea
neurogenic joint: →*neuropathic joint*
neuropathic joint: neurogene/neuropathische Arthropathie *f*, Arthropathia neuropathica
new joint: Nearthrose *f*
nonsynovial joint: kontinuierliche Knochenverbindung *f*, Synarthrose *f*
occipital joint: →*atlanto-occipital joint*
occipito-atlantal joint: →*atlanto-occipital joint*
ovoid joint: Sattelgelenk *nt*, Articulatio sellaris
peg-and-socket joint: **1.** Einkeilung *f*, Einzapfung *f*, Gomphosis *f* **2.** Articulatio dentoalveolaris, Gomphosis *f*
joints of the pelvic girdle: →*joints of inferior limb girdle*
petro-occipital joint: Synchondrosis petrooccipitalis
phalangeal joint: Interphalangealgelenk *nt*, Articulatio interphalangea
PIP joint: →*proximal interphalangeal joint*
pisotriquetral joint: Articulatio ossis pisiformis
pisounciform joint: Articulatio ossis pisiformis
pivot joint: Dreh-, Rad-, Zapfengelenk *nt*, Articulatio trochoidea
plane joint: Articulatio plana
polyaxial joint: Kugelgelenk *nt*, Articulatio spheroidea
proximal interphalangeal joint: Mittelgelenk *nt* von Finger *oder* Zehe, proximales Interphalangealgelenk

nt, PIP-Gelenk *nt*, Articulatio interphalangealis proximalis
proximal radioulnar joint: oberes/proximales Radioulnargelenk *nt*, Articulatio radioulnaris proximalis
radial humeral joint: Humeroradialgelenk *nt*, Articulatio humeroradialis
radial-ulnar joint: **1.** unteres/distales Radioulnargelenk *nt*, Articulatio radioulnaris distalis **2.** oberes/proximales Radioulnargelenk *nt*, Articulatio radioulnaris proximalis
radiocarpal joint: proximales Handgelenk *nt*, Radiokarpalgelenk *nt*, Articulatio radiocarpalis
radioulnar joint: →*radial-ulnar joint*
rotary joint: Dreh-, Rad-, Zapfengelenk *nt*, Articulatio trochoidea
rotatory joint: →*rotary joint*
sacrococcygeal joint: Kreuzbein-Steißbein-Gelenk *nt*, Sakrokokzygealgelenk *nt*, Articulatio sacrococcygea
sacroiliac joint: Kreuzbein-Darmbein-Gelenk *nt*, Iliosakralgelenk *nt*, Articulatio sacroiliaca
saddle joint: Sattelgelenk *nt*, Articulatio sellaris
scapuloclavicular joint: äußeres Schlüsselbeingelenk *nt*, Akromioklavikulargelenk *nt*, Articulatio acromioclavicularis
sellar joint: Sattelgelenk *nt*, Articulatio sellaris
shoulder joint: Schultergelenk *nt*, Articulatio humeri/glenohumeralis
joints of the shoulder girdle: Articulationes cinguli pectoralis
simple joint: einfaches Gelenk *nt*, Articulatio simplex
socket joint: Kugelgelenk *nt*, Articulatio spheroidea/cotylica
socket joint of tooth: Gomphosis *f*, Articulatio dentoalveolaris
spheroidal joint: Kugelgelenk *nt*, Articulatio spheroidea/cotylica
spiral joint: Ellipsoid-, Eigelenk *nt*, Articulatio ellipsoidea/condylaris
sternoclavicular joint: inneres Schlüsselbeingelenk *nt*, Sternoklavikulargelenk *nt*, Articulatio sternoclavicularis
sternocostal joint: Brustbein-Rippen-Gelenk *nt*, Sternokostalgelenk *nt*, Articulatio sternocostalis
subtalar joint: hintere Abteilung *f* des unteren Sprunggelenks, Subtalargelenk *nt*, Articulatio subtalaris/talocalcanea
superior cubitoradial joint: oberes/proximales Radioulnargelenk *nt*, Articulatio radioulnaris proximalis
joints of superior limb: Articulationes membri superioris
joints of superior limb girdle: Articulationes cinguli pectoralis
superior radioulnar joint: oberes/proximales Radioulnargelenk *nt*, Articulatio radioulnaris proximalis
superior tibiofibular joint: Schienbein-Wadenbein-Gelenk *nt*, (oberes) Tibiofibulargelenk *nt*, Articulatio tibiofibularis
suture joint: Sutura *f*
synarthrodial joint: **1.** kontinuierliche Knochenverbindung *f*, Knochenfuge *f*, Synarthrose *f*, Synarthrosis *f*, Articulatio/Junctura fibrosa **2.** Synchondrose *f*, Symphyse *f*, Junctura cartilaginea
synchondrodial joint: Knochenfuge *f*, Synarthrose *f*
syndesmodial joint: →*syndesmotic joint*
syndesmotic joint: Bandhaft *f*, Syndesmose *f*, Syndesmosis *f*
synovial joint: echtes Gelenk *nt*, Diarthrose *f*, Articulatio/Junctura synovialis
talocalcaneal joint: hintere Abteilung *f* des unteren Sprunggelenks, Subtalargelenk *nt*, Articulatio subtalaris/talocalcanea
talocalcaneonavicular joint: vordere Abteilung *f* des unteren Sprunggelenks, Talokalkaneonavikulargelenk *nt*, Articulatio talocalcaneonavicularis
talocrural joint: oberes Sprunggelenk *nt*, Talokruralgelenk *nt*, Articulatio talocruralis
talonavicular joint: Talonavikulargelenk *nt*, Articulatio talonavicularis
talotibiofibular joint: Sprunggelenk *nt*, Articulatio talocruralis
tarsal joint: Intertarsalgelenk *nt*, Articulatio intertarsalis
tarsometatarsal joints: Tarsometatarsalgelenke *pl*, Articulationes tarsometatarsales
temporomandibular joint: (Unter-)Kiefergelenk *nt*, Temporomandibulargelenk *nt*, Articulatio temporomandibularis
temporomaxillary joint: →*temporomandibular joint*
thigh joint: Hüftgelenk *nt*, Articulatio coxofemoralis
through joint: echtes Gelenk *nt*, Diarthrose *f*, Articulatio/Junctura synovialis
tibiofibular joint: **1.** Schienbein-Wadenbein-Gelenk *nt*, (oberes) Tibiofibulargelenk *nt*, Articulatio tibiofibularis **2.** unteres Tibiofibulargelenk *nt*, Syndesmosis tibiofibularis
transverse joint of rib: Kostotransversalgelenk *nt*, Articulatio costotransversaria
transverse tarsal joint: Chopart-Gelenklinie *f*, Articulatio tarsi transversa
trochoid joint: →*trochoidal joint*
trochoidal joint: Dreh-, Zapfen-, Radgelenk *nt*, Articulatio trochoidea
uncovertebral joints: Unkovertebralgelenke *pl*
uniaxial joint: einachsiges/uniaxiales Gelenk *nt*
vertebral joints: Articulationes columnae vertebralis
villonodular joint: Zottengelenk *nt*
wrist joint: (proximales) Handgelenk *nt*, Articulatio radiocarpalis
xiphosternal joint: Synchondrosis xiphosternalis
zygapophysial joints: Articulationes zygapophysiales

joint|ed [dʒɔɪntɪd] *adj*: mit Gelenken versehen, gegliedert
jo|sa|my|cin [ˌdʒəsə'maɪsɪn] *noun*: Josamycin *nt*
joule [dʒuːl, dʒaʊl] *noun*: Joule *nt*
JRA *Abk.*: juvenile rheumatoid arthritis
jt *Abk.*: **1.** joint **2.** joint
juc|cu|ya [juː'kjuːjə] *noun*: kutane Leishmaniose/Leishmaniase *f*, Hautleishmaniose *f*, Orientbeule *f*, Leishmaniasis cutis
ju|gate ['dʒuːgeɪt, -gɪt] *adj*: paarig, gepaart
jug|u|lar ['dʒʌgjələr, 'dʒuːgjə-]: **I** *noun* Jugularvene *f*, Vena jugularis **II** *adj* Hals betreffend; Jugularvene betreffend, jugular, Jugular-
ju|gu|late ['dʒuːgjəleɪt, 'dʒʌgjə-] *vt*: **1.** (*Krankheitsverlauf*) kupieren **2.** (*rechtsmed.*) die Kehle durchschneiden
ju|gum ['dʒuːgəm] *noun, plura* **-gums, -ga** [-gə]: Joch *nt*, jochartige Struktur *f*, Erhebung *f*, Jugum *nt*
alveolar juga: Juga alveolaria
sphenoidal jugum: Jugum sphenoidale
ju|gu|max|il|lar|y [ˌdʒuːgə'mæksəlerɪ, -mæk'sɪləriː] *adj*: Jochbein und Maxilla betreffend
juice [dʒuːs] *noun*: Saft *m*; **juices** *pl* (Körper-)Säfte *pl*
digestive juice: Verdauungssaft *m*

duodenal juice: Duodenalsaft *m*
fruit juice: Frucht-, Obstsaft *m*
gastric juice: Magensaft *m*, -speichel *m*, Sucus gastricus
pancreatic juice: Pankreassaft *m*, -speichel *m*, Sucus pancreaticus
raspberry juice: Rubi idaei succus *m*

juncltion ['dʒʌŋkʃn]: I *noun* **1.** Verbinden *nt*, Vereinigen *nt*; Verbindung *f*, Vereinigung *f* **2.** Verbindungsstelle *f*, Verbindungspunkt *m*, Anschlussstelle *f*, Vereinigungsstelle *f*, Junktion *f* II *adj* Verbindungs-, Anschluss-
adherent junction: Zonula adherens
amelodental junction: →*dentinoenamel junction*
amelodentinal junction: →*dentinoenamel junction*
amnioectodermal junction: amnioektodermale Umschlagsfalte *f*
anorectal junction: Anorektalübergang *m*, anorektale Übergangszone/-linie *f*, Linea anorectalis
atrioventricular junction: atrioventrikulärer Übergang *m*
cardioesophageal junction: ösophagogastrale/gastroösophageale Übergangszone *f*
cardiooesophageal junction: (*brit.*) →*cardioesophageal junction*
cementodentinal junction: →*dentinocemental junction*
cementoenamel junction: Zahnschmelzzementgrenze *f*, Schmelzzementgenze *f*, Zahnzementschmelzgrenze *f*, Zementschmelzgrenze *f*
corneoscleral junction: Perikornealring *m*, Limbus corneae
corticomedullary junction: Mark-Rinden-Grenze *f*, kortikomedulläre Übergangszone *f*
dentin-cementum junction: →*dentinocemental junction*
dentin-enamel junction: →*dentinoenamel junction*
dentinoblastic-predentin junction: Dentin-Prädentin-Grenze *f*
dentinocemental junction: Dentinzementgrenze *f*, Dentinzahnzementgrenze *f*, Zahnzementdentingrenze *f*, Zementdentingrenze *f*
dentinocementum junction: →*dentinocemental junction*
dentinoenamel junction: Dentinzahnschmelzgrenze *f*, Zahnschmelzdentingrenze *f*
dentoenamel junction: →*dentinoenamel junction*
dentogingival junction: Zahn-Zahnfleischgrenze *f*
electrotonic junction: offener Zellkontakt *m*, Nexus *m*
esophagogastric junction: ösophagogastrale/gastroösophageale Übergangszone *f*
gap junction: offener Zellkontakt *m*, Nexus *m*
gastroesophageal junction: ösophagogastrale/gastroösophageale Übergangszone *f*
gastrooesophageal junction: (*brit.*) →*gastroesophageal junction*
intermediate junction: Zonula adherens
mucogingival junction: Mukogingivalgrenze *f*, Mukogingivallinie *f*
myoneural junction: neuromuskuläre Verbindung(sstelle *f*) *f*
neuromuscular junction: neuromuskuläre Verbindung *f*
occipitocervical junction: okzipitozervikaler Übergang *m*
occludent junction: Verschlusskontakt *m*, Zonula occludens
occluding junction: →*occludent junction*
oesophagogastric junction: (*brit.*) →*esophagogastric junction*
pelviureteric junction: Nierenbecken-Uretergrenze *f*, Nierenbecken-Ureterübergang *m*
pharyngoesophageal junction: pharyngoösophagealer Übergang *m*, pharyngoösophageale Übergangszone *f*
pharyngooesophageal junction: (*brit.*) →*pharyngoesophageal junction*
rectoanal junction: Anorektalübergang *m*, -linie *f*, Linea anorectalis
rectosigmoid junction: rektosigmoidale Übergangszone *f*
sclerocorneal junction: Perikornealring *m*, Limbus corneae
sinuatrial junction: Sinuseinmündung *f*
tendinous junctions: Connexus intertendineus
tight junction: Verschlusskontakt *m*, Zonula occludens
ureteropelvic junction: Nierenbecken-Uretergrenze *f*, Nierenbecken-Ureterübergang *m*

juncltulra [dʒʌŋ'tʃʊərə] *noun*, *plural* **-rae** [-riː]: Verbindung *f*, Junctura *f*
junctura cartilaginea: Junctura cartilaginea, Articulatio cartilaginea, Knorpelfuge *f*, Knorpelhaft *f*
junctura ossea: Junctura ossea, Synostose *f*, Synostosis *f*

juncture ['dʒʌŋktʃər] *noun*: **1.** Vereinigung(sstelle *f*) *f*, Verbindungsstelle *oder* -stück *f*, Gelenk *nt*; Naht *f*; Fuge *f* **2.** Verbinden *nt*, Vereinigen *nt*

julnilper ['dʒuːnəpər] *noun*: Wacholder *m*, Juniperus communis

juv. *Abk.*: juvenile

julvanltia [dʒuː'vænʃɪə] *plural*: Heilmittel *pl*, therapeutische Maßnahmen *pl*, Juvantia *pl*

julvelnile ['dʒuːvənl, 'dʒuːvənaɪl]: I *noun* Jugendliche *m/f* II *adj* **1.** jugendlich, jung, juvenil, Jugend-, Juvenil- **2.** unreif, Entwicklungs-; kindisch

julvelnillilty [dʒuːvə'nɪlətiː] *noun*: Jugendlichkeit *f*, Juvenilität *f*

juxta- *präf.*: nahe bei, in der Nähe von, juxta-

juxta-articular *adj*: gelenknah, in der Nähe eines Gelenkes liegend, juxtaartikulär

juxltalcorltilcal [ˌdʒʌkstə'kɔːrtɪkl] *adj*: juxtakortikal, in der Nähe der Rinde (liegend)

juxltaleplilphyslelal [ˌdʒʌkstəˌepɪ'fiːzɪəl] *adj*: epiphysennah, juxtaepiphysär, in Epiphysennähe (liegend)

juxltalglolmerlullar [ˌdʒʌkstəgləʊ'merjələr] *adj*: juxtaglomerulär, in Glomerulusnähe liegend

juxta-intestinal *adj*: juxtaintestinal, in der Nähe des Darms/Intestinum liegend

juxltalmedlulllarly [ˌdʒʌkstə'medəlerɪ, -'medʒə-, -mə'dʌləriː] *adj*: marknah, juxtamedullär, in Marknähe liegend

juxltalpaplillarly [ˌdʒʌkstəpə'pɪlərɪ, -'pæpəˌleriː] *adj*: juxtapapillär, in Papillennähe (liegend)

juxltalpolsiltion [ˌdʒʌkstəpə'zɪʃn] *noun*: Anlagerung *f* von außen, Apposition *f*, Juxtaposition *f*

juxltalpyllorlic [ˌdʒʌkstəpaɪ'lɔrɪk, -'lɑr-, -pɪ-] *adj*: juxtapylorisch, in der Nähe des Magenpförtners/Pylorus (liegend)

juxltalspilnal [ˌdʒʌkstə'spaɪnl] *adj*: juxtaspinal, in der Nähe der Wirbelsäule/Columna vertebralis (liegend), wirbelsäulennah

juxltalveslilcal [ˌdʒʌkstə'vesɪkl] *adj*: juxtavesikal, in der Nähe der Harnblase/Vesica urinaria (liegend), harnblasennah, blasennah

JV *Abk.*: jugular vein

JVD *Abk.*: jugular venous distension

JVP *Abk.*: **1.** jugular vein pressure **2.** jugular vein pulse **3.** jugular venous pulse

K

K *Abk.*: **1.** Boltzmann constant **2.** dissociation constant **3.** encephalization factor **4.** kalium **5.** Kelvin **6.** potassium
k *Abk.*: kilo-
K' *Abk.*: apparent dissociation constant
KA *Abk.*: **1.** ketoacidosis **2.** ketoandrosterone
Ka *Abk.*: **1.** kathodal **2.** kathode
K_a *Abk.*: dissociation constant of an acid
kA *Abk.*: kiloampère
ka|bu|re [kəˈbʊəriː] *noun*: japanische Schistosomiasis/Bilharziose *f*, Schistosomiasis japonica
KAF *Abk.*: kinase activating factor
kak|ke [ˈkækə] *noun*: Beriberi *f*, Vitamin B_1-Mangel (-krankheit *f*) *m*, Thiaminmangel(krankheit *f*) *m*
kak|o|dyl [ˈkækədɪl] *noun*: Kakodyl *nt*, Tetramethyldiarsin *nt*
kak|os|mi|a [kækˈɑzmɪə] *noun*: Kakosmie *f*
ka|la-a|zar [ˌkɑːləəˈzɑːr] *noun*: Kala-Azar *f*, viszerale Leishmaniose *f*, Dum-Dum-Fieber *nt*, Splenomegalia tropica, Leishmaniasis furunculosa, Leishmaniasis interna
ka|lae|mi|a [kəˈliːmiːə] *noun*: (*brit.*) →*kalemia*
ka|le|mi|a [kəˈliːmiːə] *noun*: (vermehrter) Kaliumgehalt *m* des Blutes, Hyperkaliämie *f*, Kaliämie *f*
ka|li [ˈkeɪlɪ] *noun*: Pottasche *f*, Kaliumkarbonat *nt*
ka|li|ae|mi|a [kælɪˈiːmiːə] *noun*: (*brit.*) →*kaliemia*
ka|li|e|mi|a [kælɪˈiːmiːə] *noun*: →*kalemia*
ka|lim|e|ter [kəˈlɪmətər] *noun*: Alkalimeter *nt*
ka|li|o|pe|ni|a [kælɪəʊˈpɪnɪə] *noun*: Kaliummangel *m*, Kaliopenie *f*; Hypokaliämie *f*
ka|li|o|pe|nic [kælɪəʊˈpɪnɪk] *adj*: Kaliopenie betreffend, kaliopenisch
ka|li|um [ˈkeɪlɪəm] *noun*: Kalium *nt*
ka|li|u|re|sis [ˌkælɪjəˈriːsɪs] *noun*: Kaliurese *f*
ka|li|u|re|tic [ˌkælɪjeˈretɪk]: **I** *noun* kaliuretisches Mittel *nt* **II** *adj* Kaliurese betreffend *oder* fördernd, kaliuretisch
kal|li|din [ˈkælɪdɪn] *noun*: Kallidin *nt*, Lysyl-Bradykinin *nt*
kallidin I: Bradykinin *nt*
kallidin II: →*kallidin*
kallidin 9: Bradykinin *nt*
kallidin 10: →*kallidin*
kal|li|di|no|gen [ˌkælɪˈdɪnədʒən] *noun*: Kallidinogen *nt*
kal|li|kre|in [ˌkælɪˈkriːɪn] *noun*: Kallikrein *nt*
plasma kallikrein: Plasmakallikrein *nt*
tissue kallikrein: Gewebskallikrein *nt*, glanduläres Kallikrein *nt*
kal|li|krei|no|gen [ˌkæləˈkraɪnədʒən] *noun*: Kallikreinogen *nt*, Präkallikrein *nt*, Fletscher-Faktor *m*
ka|lu|re|sis [ˌkæljuˈriːsɪs] *noun*: Kaliurese *f*
ka|lu|re|tic [ˌkæljuˈretɪk] *noun, adj*: →*kaliuretic*
kan|a|my|cin [ˌkænəˈmaɪsɪn] *noun*: Kanamycin *nt*
ka|o|lin [ˈkeɪəlɪn] *noun*: →*kaoline*
ka|o|line [ˈkeɪəliːn] *noun*: Kaolin *nt*, Argilla alba, weißer Ton *m*, Porzellanerde *f*, Bolus alba
ka|o|lin|o|sis [keɪəlɪˈnəʊsɪs] *noun*: Kaolinlunge *f*
kap|pa [ˈkæpə] *noun*: Kappa *nt*
kap|pa|cism [ˈkæpəsɪzəm] *noun*: Kappazismus *m*, Kappatismus *m*
ka|ra|ya [ˈkɑːrɑːjə] *noun*: Karaya-Gummi *nt*, -Harz *nt*
kary- *präf.*: Kern-, Zellkern-, Kary(o)-, Nukle(o)-, Nucle(o)-
kar|y|en|chy|ma [ˌkærɪˈeŋkɪmə] *noun*: →*karyolymph*
karyo- *präf.*: Kern-, Zellkern-, Kary(o)-, Nukle(o)-, Nucle(o)-
kar|y|o|chrome [ˈkærɪəʊkrəʊm] *adj*: karyochrom
kar|y|o|chy|le|ma [ˌkærɪəʊkaɪˈliːmə] *noun*: →*karyolymph*
kar|y|oc|la|sis [ˌkærɪˈɑkləsɪs] *noun*: →*karyoklasis*
kar|y|o|clas|tic [ˌkærɪəʊˈklæstɪk] *adj*: →*karyoklastic*
kar|y|o|cyte [ˈkærɪəʊsaɪt] *noun*: kernhaltige Zelle *f*, Karyozyt *m*
kar|y|o|gam|ic [ˌkærɪəʊˈgæmɪk] *adj*: Karyogamie betreffend, karyogam
kar|y|og|a|my [kærɪˈɑgəmiː] *noun*: Karyogamie *f*
kar|y|o|gen|e|sis [ˌkærɪəʊˈdʒenəsɪs] *noun*: Zellkernentwicklung *f*, Karyogenese *f*
kar|y|o|gen|ic [ˌkærɪəʊˈdʒenɪk] *adj*: Karyogenese betreffend, karyogen
kar|y|o|gram [ˈkærɪəʊgræm] *noun*: Karyogramm *nt*, Idiogramm *nt*
kar|y|o|ki|ne|sis [ˌkærɪəʊkɪˈniːsɪs, -kaɪ-] *noun*: **1.** mitotische Kernteilung *f*, Karyokinese *f* **2.** Mitose *f*
kar|y|o|ki|ne|tic [ˌkærɪəʊkɪˈnetɪk] *adj*: karyokinetisch, mitotisch, karyomitotisch
kar|y|ok|la|sis [ˌkærɪˈɑkləsɪs] *noun*: Kernzerbrechlichkeit *f*, Kernauflösung *f*, Karyoklasie *f*
kar|y|o|klas|tic [ˌkærɪəʊˈklæstɪk] *adj*: Karyoklasie betreffend, karyoklastisch
kar|y|o|lymph [ˈkærɪəʊlɪmf] *noun*: Kernsaft *m*, Karyolymphe *f*
kar|y|o|ly|sis [ˌkærɪˈɑlɪsɪs] *noun*: (Zell-)Kernauflösung *f*, Karyolyse *f*
kar|y|o|lyt|ic [ˌkærɪəʊˈlɪtɪk] *adj*: Karyolyse betreffend *oder* auslösend, von ihr gekennzeichnet, karyolytisch
kar|y|o|meg|a|ly [ˌkærɪəʊˈmegəliː] *noun*: Kernvergrößerung *f*, Karyomegalie *f*
kar|y|o|mere [ˈkærɪəmɪər] *noun*: Karyomer *nt*, Karyomerit *m*
kar|y|om|er|ite [ˌkærɪˈɑməraɪt] *noun*: →*karyomere*
kar|y|om|e|try [ˌkærɪˈɑmətriː] *noun*: Karyometrie *f*
kar|y|o|mi|to|sis [ˌkærɪəʊmaɪˈtəʊsɪs] *noun*: mitotische Kernteilung *f*, Karyomitose *f*
kar|y|o|mi|to|tic [ˌkærɪəʊmaɪˈtɑtɪk] *adj*: Karyomitose betreffend, karyomitotisch
kar|y|on [ˈkærɪɑn] *noun*: Zellkern *m*, Nukleus *m*, Nucleus *m*, Karyon *nt*
kar|y|o|phage [ˈkærɪəfeɪdʒ] *noun*: Karyophage *m*
kar|y|o|plasm [ˈkærɪəʊplæzəm] *noun*: (Zell-)Kernprotoplasma *nt*, Karyoplasma *nt*, Nukleoplasma *nt*
kar|y|o|plas|mat|ic [ˌkærɪəʊplæzˈmætɪk] *adj*: Kernplasma/Karyoplasma betreffend, karyoplasmatisch, nukleoplasmatisch
kar|y|o|plas|mic [ˌkærɪəʊˈplæzmɪk] *adj*: →*karyoplasmatic*
kar|y|o|plast [ˈkærɪəʊplæst] *noun*: →*karyon*
kar|y|o|pyk|no|sis [ˌkærɪəʊpɪkˈnəʊsɪs] *noun*: Kernschrumpfung *f*, Kernverdichtung *f*, (Kern-)Pyknose *f*, Karyopyknose *f*
kar|y|o|pyk|not|ic [ˌkærɪəʊpɪkˈnɑtɪk] *adj*: Karyopyknose betreffend, karyopyknotisch, pyknotisch
kar|y|or|rhec|tic [ˌkærɪəʊˈrektɪk] *adj*: Karyorrhexis betreffend, karyorrhektisch
kar|y|or|rhex|is [ˌkærɪəʊˈreksɪs] *noun, plural* **-rhex|es** [-ˈreksiːz]: (Zell-)Kernzerfall *m*, Karyorhexis *f*, Karyorrhexis *f*

K

kar|y|or|rhoec|tic [ˌkærɪəʊ'rektɪk] *adj*: (*brit.*) →*karyorrhectic*
kar|y|o|some ['kærɪəʊsəʊm] *noun*: Karyosom *nt*
kar|y|os|ta|sis [ˌkærɪ'ɑstəsɪs] *noun*: Kernruhe *f*; Interphase *f*
kar|y|o|the|ca [ˌkærɪəʊ'θiːkə] *noun*: Kernmembran *f*, Karyothek *f*
kar|y|o|tin ['kærɪətɪn] *noun*: Chromatin *nt*
kar|y|o|type ['kærɪəʊtaɪp] *noun*: Karyotyp *m*
XX karyotype: XX-Mann *m*
kar|y|o|typ|ic [ˌkærɪəʊ'tɪpɪk] *adj*: Karyotyp(en) betreffend, Karyotypen-
kar|y|o|typ|ing [ˌkærɪəʊ'taɪpɪŋ] *noun*: Chromosomenanalyse *f*
kar|y|o|zo|ic [ˌkærɪəʊ'zəʊɪk] *adj*: karyozoisch
kat *Abk.*: katal
kat|a|did|y|mus [ˌkætə'dɪdəməs] *noun*: Katadidymus *m*
kat|al ['kætæl] *noun*: Katal *nt*
kat|a|ther|mom|e|ter [ˌkætəθɜr'mɑmɪtər] *noun*: Katathermometer *nt*
kath|i|so|pho|bi|a [ˌkæθɪsəʊ'fəʊbɪə] *noun*: Kathisophobie *f*, krankhafte Angst vor dem Stillsitzen
kath|i|so|pho|bic [ˌkæθɪsəʊ'fəʊbɪk] *adj*: Kathisophobie betreffend, kathisophob
kat|i|on ['kætˌaɪən, -ɑn] *noun*: Kation *nt*
kat|o|pho|ria [ˌkætə'fəʊrɪə] *noun*: Kataphorie *f*
kat|o|tro|pia [ˌkætə'trəʊpɪə] *noun*: →*katophoria*
ka|va ['kɑːvə] *noun*: Kava-Kava *f*, Piperis methystici rhizoma
ka|vaine ['kɑːveɪn] *noun*: Kavain *nt*, Kawain *nt*
KB *Abk.*: ketone bodies
kb *Abk.*: **1.** kilobase **2.** kilobase
Kbp *Abk.*: kilobase pairs
kc *Abk.*: kilocycle
kcal *Abk.*: **1.** kilocalorie **2.** kilogram calorie
kCi *Abk.*: kilocurie
KCl *Abk.*: potassium chloride
kc/s *Abk.*: kilocycles per second
KCTT *Abk.*: kaolin cephalin clotting time
KD *Abk.*: kathodal duration
kD *Abk.*: kilodalton
K_d *Abk.*: dissociation constant
KDO *Abk.*: 2-keto-3-deoxy-octanic acid
KE *Abk.*: kinetic energy
keb|o|ceph|a|ly [ˌkebəʊ'sefəliː] *noun*: Affenkopf *m*, Kebo-, Zebo-, Cebozephalie *f*
keb|u|zone ['kebəzəʊn] *noun*: Kebuzon *nt*, Ketophenylbutazon *nt*
keep [kiːp]: (*v* **kept; kept**) **I** *n* **1.** (Lebens-)Unterhalt *m*; Unterkunft und Verpflegung *f*; Unterhaltskosten *pl* **II** *vt* **1.** (be-)halten, haben **2.** (*fig.*) (er-)halten, (be-)wahren **keep one's temper** sich beherrschen **3.** aufheben, (auf-) bewahren **keep cool** kühl aufbewahren **keep dry/keep in a dry place** trocken aufbewahren **keep warm** warm halten **4.** pflegen, (er-)halten **keep alive** am Leben erhalten **keep clean** sauber *oder* rein halten **keep in good condition** in gutem Zustand erhalten, instand halten **5.** (*Bett*) hüten **6.** (*Regel*) einhalten, befolgen; (*Versprechen*) halten **7.** ernähren, er-, unterhalten, versorgen **8.** behüten, aufpassen auf **III** *vi* bleiben **keep in bed** im Bett bleiben **keep in good health** gesund bleiben
keep away I *vt* jdn./etw. fernhalten (*from* von) **II** *vi* sich fernhalten (*from* von); wegbleiben (*from* von)
keep back *vt* **1.** (*Tränen*) unterdrücken **2.** etw. verzögern *oder* aufhalten; (*Urin*) verhalten; (*Wasser*) stauen
keep down *vt* **1.** (*Gefühle*) unter Kontrolle halten; (*Wut*) unterdrücken **2.** (*Nahrung*) bei sich behalten
keep in *vt* (*Atem*) anhalten; (*Bauch*) einziehen; (*Gefühle*) unterdrücken, unter Kontrolle halten
keep off I *vt* jdn./etw. fernhalten von **II** *vi* sich fernhalten von, wegbleiben, vermeiden
keep under *vt* **1.** (*Gefühle*) unterdrücken **2.** jdn. unter Narkose behandeln **3.** unter Kontrolle halten **keep under observation** jdn. beobachten (lassen)
keep up *vt* **1.** (*Beziehung*) weiterpflegen **2.** etw. in Ordnung halten
ke|fir [kə'fɪər] *noun*: Kefir *m*
ke|loid ['kiːlɔɪd] *noun*: Wulstnarbe *f*, Keloid *nt*
acne keloid: Aknekeloid *nt*
cicatricial keloid: Narbenkeloid *nt*
keloid of gums: fibröse Gingivahyperplasie *f*, fibröse Zahnfleischhyperplasie *f*, Fibromatosis gingivae, Elephantiasis gingivae
spontaneous keloid: Spontankeloid *nt*
ke|loi|do|sis [kiːlɔɪ'dəʊsɪs] *noun*: Keloidose *f*
ke|lo|plas|ty ['kiːləplæstiː] *noun*: operative Narben- *oder* Keloidentfernung *f*
ke|lo|so|mia [ˌkiːlə'səʊmɪə] *noun*: Zelosomie *f*
ke|lot|o|my [kɪ'lɑtəmiː] *noun*: Hernien-, Bruchoperation *f*, Herniotomie *f*
ke|vin ['kelvɪn] *noun*: Kelvin *nt*
keph|a|lin ['kefəlɪn] *noun*: Kephalin *nt*, Cephalin *nt*
K_{eq} *Abk.*: equilibrium constant
ker|a|sin ['kerəsɪn] *noun*: Kerasin *nt*
kerat- *präf.*: Hornhaut-, Kerato-, Korneal-
ker|a|tal|gia [kerə'tældʒ(ɪ)ə] *noun*: Hornhautschmerz *m*, Keratalgie *f*, Keratalgia *f*
ker|a|tan ['kerətæn] *noun*: Keratan *nt*
keratan sulfate: Keratansulfat *nt*
keratan sulphate: (*brit.*) →*keratan sulfate*
ker|a|tan|sul|fa|tu|ria [ˌkerətænˌsʌlfə't(j)ʊəriːə] *noun*: Morquio-Syndrom *nt*, Morquio-Ullrich-Syndrom *nt*, Morquio-Brailsford-Syndrom *nt*, spondyloepiphysäre Dysplasie *f*, Mukopolysaccharidose *f* Typ IV
ker|a|tan|sul|pha|tu|ria [ˌkerətænˌsʌlfə't(j)ʊəriːə] *noun*: (*brit.*) →*keratansulfaturia*
ker|a|tec|ta|sia [kerətek'teɪʒ(ɪ)ə] *noun*: Kerektasie *f*
ker|a|tec|to|my [ˌkerə'tektəmiː] *noun*: Keratektomie *f*
photorefractive keratectomy: photorefraktive Keratektomie *f*
phototherapeutic keratectomy: phototherapeutische Keratektomie *f*
ker|a|ti|a|sis [ˌkerə'taɪəsɪs] *noun*: →*keratosis*
ke|rat|ic [kə'rætɪk] *adj*: **1.** Keratin betreffend, Keratin- **2.** Hornhaut/Kornea betreffend, Hornhaut-, Kerato- **3.** hornartig, Horn-
ker|a|tin ['kerətɪn] *noun*: Hornstoff *m*, Keratin *nt*
ker|a|tin|ase ['kerətɪneɪz] *noun*: Keratinase *f*
ker|a|tin|i|za|tion [ˌkerətɪnə'zeɪʃn] *noun*: Verhornung *f*, Keratinisation *f*
impaired keratinization: Verhornungsstörung *f*
ker|a|tin|ize ['kerətɪnaɪz, kə'rætnaɪz] *vi*: verhornen, hornig werden
ke|rat|i|no|cyte [kɪ'rætnəʊsaɪt] *noun*: Hornzelle *f*, Keratinozyt *m*
ke|rat|i|nous [kɪ'rætnəs] *adj*: hornig, verhornt, aus Horn, Horn-
ker|a|tit|ic [kerə'tɪtɪk] *adj*: Hornhautentzündung/Keratitis betreffend, keratitisch
ker|a|ti|tis [kerə'taɪtɪs] *noun*: Entzündung *f* der Augenhornhaut, Keratitis *f*, Hornhautentzündung *f*
acne rosacea keratitis: Akne-rosacea-Keratitis *f*, Rosazea-Keratitis *f*
actinic keratitis: Keratitis actinica

aerosol keratitis: Aerosolkeratitis *f*
annular keratitis: Randkeratitis *f*, Keratitis marginalis
aspergillus keratitis: Aspergillus-Keratitis *f*
band keratitis: bandförmige Keratitis *f*
band-shaped keratitis: →*band keratitis*
keratitis bullosa: Keratitis bullosa
catarrhal ulcerative keratitis: katarrhalisch-ulzerative Keratitis *f*
deep keratitis: interstitielle/parenchymatöse Keratitis *f*, Keratitis interstitialis/parenchymatosa
deep punctate keratitis: Keratitis profunda punctata
deep pustular keratitis: Keratitis pustiliformis profunda
dendriform keratitis: Keratitis dendrica, Herpes-simplex-Keratitis *f*
dendritic keratitis: Keratitis dendrica, Keratitis dendritica
desiccation keratitis: Keratitis/Keratopathia e lagophthalmo
diffuse deep keratitis: Keratitis profunda
Dimmer's keratitis: Dimmer-Keratitis *f*, Keratitis nummularis
disciform keratitis: scheibenförmige Keratitis *f*, Keratitis disciformis
epithelial punctate keratitis: Keratitis superficialis punctata
exposure keratitis: Keratitis/Keratopathia e lagophthalmo
fascicular keratitis: Gefäßbändchen *nt*, Keratitis fascicularis, Wanderphlyktäne *f*
furrow keratitis: Keratitis dendrica, Herpes-simplex-Keratitis *f*
geographic keratitis: Keratitis geographica
herpetic keratitis: Herpes-Keratitis *f*, Herpes corneae (simplex)
herpetic interstitial keratitis: Keratitis interstitialis herpetica, Keratitis interstitialis herpetiformis
hypopyon keratitis: Hypopyonkeratitis *f*, Ulcus corneae serpens
interstitial keratitis: interstitielle/parenchymatöse Keratitis *f*, Keratitis interstitialis/parenchymatosa
lagophthalmic keratitis: Keratitis/Keratopathia e lagophthalmo
luetic interstitial keratitis: luetische interstitielle Keratitis *f*, Keratitis parenchymatosa
marginal keratitis: Randkeratitis *f*, Keratitis marginalis
metaherpetic keratitis: Keratitis metaherpetica
mycotic keratitis: Keratomykosis *f*
neuroparalytic keratitis: Keratitis/Keratopathia neuroparalytica
parenchymatous keratitis: interstitielle/parenchymatöse Keratitis *f*, Keratitis interstitialis/parenchymatosa
phlyctenular keratitis: Conjunctivitis eccematosa/eczematosa/scrufulosa/phlyctaenulosa, Keratitis eccematosa/eczematosa/scrufulosa/phlyctaenulosa, Keratoconjunctivitis eccematosa/eczematosa/scrufulosa/phlyctaenulosa
purulent keratitis: eitrige Keratitis *f*, Keratitis purulenta/suppurativa
ribbon-like keratitis: bandförmige Keratitis *f*
rosacea keratitis: Akne-rosacea-Keratitis *f*, Rosazea-Keratitis *f*
sclerosing keratitis: sklerosierende Keratitis *f*, Sklerokeratitis *f*
scrofulous keratitis: →*phlyctenular keratitis*
secondary keratitis: sekundäre Keratitis *f*
serpiginous keratitis: Hypopyonkeratitis *f*, Ulcus corneae serpens
superficial punctate keratitis: Keratitis superficialis punctata
suppurative keratitis: eitrige Keratitis *f*, Keratitis purulenta/suppurativa
trachomatous keratitis: Pannus trachomatosus
trophic keratitis: Keratitis/Keratopathia neuroparalytica
vascular keratitis: Keratitis vascularis
vesicular keratitis: Keratitis vesicularis
xerotic keratitis: **1.** Keratitis sicca **2.** Keratomalazie *f*, -malacia *f*
zonular keratitis: bandförmige Keratitis *f*

kerato- *präf.*: Hornhaut-, Kerato-, Korneal-

ker|a|to|ac|an|tho|ma [ˌkerətəʊæˌkæn'θəʊmə] *noun*: Keratoakanthom *nt*, selbstheilendes Stachelzellkarzinom *nt*, selbstheilender Stachelzellkrebs *m*, Molluscum sebaceum, Molluscum pseudocarcinomatosum
classical keratoacanthoma: klassisches Keratoakanthom *nt*
giant keratoacanthoma: Riesenkeratoakanthom *nt*
multifocal keratoacanthomas: multifokale Keratoakanthome *pl*
multiple keratoacanthomas: multiple Keratoakanthome *pl*

ker|a|to|an|gi|o|ma [ˌkerətəʊændʒɪ'əʊmə] *noun*: Angiokeratom *nt*, Angiokeratoma *nt*

ker|a|to|at|ro|pho|der|ma [ˌkerətəʊˌætrəfəʊ'dɜrmə] *noun*: **1.** Porokeratosis *f*, Keratoatrophodermie *f*, Keratoatrophodermia *f*, Parakeratosis anularis **2.** Mibelli-Krankheit *f*, Porokeratosis/Parakeratosis Mibelli *f*, Keratoatrophodermie *f*, Hyperkeratosis concentrica, Hyperkeratosis figurata centrifugata atrophicans, Keratodermia excentrica

ker|a|to|cele ['kerətəʊsiːl] *noun*: Vorfall *m* der Descemet-Membran, Keratozele *f*, Descemetozele *f*

ker|a|to|con|junc|ti|vit|ic [ˌkerətəʊkənˌdʒʌŋktə'vɪtɪk] *adj*: Keratokonjunktivitis betreffend, keratokonjunktivitisch

ker|a|to|con|junc|ti|vi|tis [ˌkerətəʊkənˌdʒʌŋktə'vaɪtɪs] *noun*: Entzündung *f* von Hornhaut und Bindehaut, Keratokonjunktivitis *f*, Keratoconjunctivitis *f*
epidemic keratoconjunctivitis: epidemische Keratokonjunktivitis *f*, Keratoconjunctivitis epidemica
flash keratoconjunctivitis: Conjunctivitis actinica/photoelectrica, Keratoconjunctivitis/Ophthalmia photoelectrica
herpetic keratoconjunctivitis: herpetische Keratokonjunktivitis *f*, Herpes-Keratokonjunktivitis *f*, Keratoconjunctivitis herpetica
nummular keratoconjunctivitis: Keratoconjunctivitis nummularis
phlyctenular keratoconjunctivitis: Bindehautphlyktäne *f*, Keratoconjunctivitis phlyktaenulosa
shipyard keratoconjunctivitis: epidemische Keratokonjunktivitis *f*, Keratoconjunctivitis epidemica
keratoconjunctivitis sicca: Keratoconjunctivitis sicca
ultraviolet keratoconjunctivitis: Conjunctivitis actinica/photoelectrica, Keratoconjunctivitis/Ophthalmia photoelectrica
viral keratoconjunctivitis: epidemische Keratokonjunktivitis *f*, Keratoconjunctivitis epidemica

ker|a|to|co|nus [ˌkerətəʊ'kəʊnəs] *noun*: Keratokonus *m*

ker|a|to|cyst ['kerətəʊsɪst] *noun*: →*odontogenic keratocyst*
odontogenic keratocyst: Keratozyste *f*, Cholesteatom

K

nt, Pseudocholeteatom *nt*, Primordialzyste *f* mit Verhornung, Kieferepidermoid *nt*, Epidermoidzyste *f*, verhornende Epithelzyste *f*

ke|ra|to|cyte ['kerətəsaɪt] *noun*: Keratozyt *m*

ke|ra|to|der|ma [ˌkerətəʊ'dɜrmə] *noun*: **1.** Hautverhornung *f*, Hornhautbildung *f*, Keratoderma *nt* **2.** übermäßige Verhornung *f*, Keratoderma *nt*, -dermatose *f*, -dermia *f*

keratoderma blenorrhagicum: Keratoderma blenorrhagicum, Keratodermia blenorrhagica

diffuse palmoplantar keratoderma: Morbus Unna-Thost *m*, Keratosis palmoplantaris diffusa circumscripta, Keratoma palmare et plantare hereditarium, Ichthyosis palmaris et plantaris (Thost)

dissipated palmoplantar keratoderma: Keratosis palmoplantaris papulosa, Keratoma palmare et plantare hereditarium dissipatum, Keratosis palmoplantaris maculosa

keratoderma of eye: Hornhaut *f*, Kornea *f*, Cornea *f*

hereditary palmoplantar keratoderma: hereditäre Palmoplantarkeratose *f*

mutilating keratoderma: Keratoma hereditaria mutilans

palmoplantar keratoderma: palmoplantare Keratose *f*, Keratosis palmoplantaris, Keratodermia palmoplantare

ke|ra|to|der|ma|tit|ic [ˌkerətəʊˌdɜrmə'tɪtɪk] *adj*: Keratodermatitis betreffend, keratodermatitisch

ke|ra|to|der|ma|ti|tis [ˌkerətəʊˌdɜrmə'taɪtɪs] *noun*: Keratodermatitis *f*

ke|ra|to|der|ma|to|cele [ˌkerətəʊdɜr'mætəsiːl] *noun*: →*keratocele*

ke|ra|to|der|mia [ˌkerətəʊ'dɜrmɪə] *noun*: →*keratoderma*

ke|ra|to|ec|ta|sia [ˌkerətəʊek'teɪʒ(ɪ)ə] *noun*: Kerektasie *f*

ke|ra|to|gen|e|sis [ˌkerətəʊ'dʒenəsɪs] *noun*: Hornbildung *f*, Keratogenese *f*, Keratinisation *f*

ke|ra|to|gen|et|ic [ˌkerətəʊdʒə'netɪk] *adj*: Keratogenese betreffend, keratogenetisch

ke|ra|tog|e|nous [kerə'tɑdʒənəs] *adj*: keratogen, Hornbildung *oder* Verhornung fördernd

ke|ra|to|glo|bus [ˌkerətə'gləʊbəs] *noun*: Keratoglobus *m*

ke|ra|to|glos|sus [ˌkerətəʊ'glɑsəs] *noun*: Musculus chondroglossus

ke|ra|to|hel|co|sis [ˌkerətəʊhel'kəʊsɪs] *noun*: Keratohelkose *f*

ke|ra|to|hy|a|lin [ˌkerətəʊ'haɪəlɪn] *noun*: Keratohyalin *nt*, Eleidinkörnchen *nt*

ke|ra|to|hy|a|line [ˌkerətəʊ'haɪəliːn, -laɪn]: I *noun* →*keratohyalin* II *adj* keratohyalin

ke|ra|toid ['kerətɔɪd] *adj*: keratoid, hornartig

ke|ra|toi|di|tis [ˌkerətɔɪ'daɪtɪs] *noun*: Entzündung *f* der Augenhornhaut, Keratitis *f*, Hornhautentzündung *f*

ke|ra|to|ir|i|do|cy|clit|ic [ˌkerətəʊˌɪrɪdəʊsɪk'lɪtɪk] *adj*: Keratoiridozyklitis betreffend, keratoiridozyklitisch

ke|ra|to|ir|i|do|cy|cli|tis [ˌkerətəʊˌɪrɪdəʊsɪk'laɪtɪs] *noun*: Entzündung *f* von Hornhaut, Regenbogenhaut und Ziliarkörper, Keratoiridozyklitis *f*

ke|ra|to|i|rit|ic [ˌkerətəʊɪ'rɪtɪk] *adj*: Keratoiritis betreffend, keratoiritisch

ke|ra|to|i|ri|tis [ˌkerətəʊɪ'raɪtɪs] *noun*: Entzündung *f* von Hornhaut und Regenbogenhaut, Keratoiritis *f*, Iridokeratitis *f*, Korneoiritis *f*

hypopyon keratoiritis: Hypopyonkeratitis *f*, Ulcus corneae serpens

ke|ra|tol|y|sis [kerə'tɑlɪsɪs] *noun*: **1.** Ablösung *f* der Hornschicht, Keratolyse *f*, Keratolysis *f* **2.** Auflösung/Erweichung *f* der Hornsubstanz der Haut, Keratolyse *f* **3.** Keratolyse *f*, Keratolysis *f*

pitted keratolysis: grübchenförmige Keratolysen *pl*, Keratoma (plantaris) sulcatum

ke|ra|to|lyt|ic [ˌkerətəʊ'lɪtɪk]: I *noun* Keratolytikum *nt* II *adj* Keratolyse betreffend *oder* auslösend, keratolytisch

ke|ra|to|ma [kerə'təʊmə] *noun, plural* **-mas, -ma|ta** [-mətə]: **1.** Hornschwiele *f*, Kallus *m*, Callus *m*, Callositas *f* **2.** Keratom *nt*, Keratoma *nt*

ke|ra|to|ma|la|cia [ˌkerətəʊmə'leɪʃɪə, -sɪə] *noun*: Keratomalazie *f*

ke|ra|tome ['kerətəʊm] *noun*: →*keratotome*

ke|ra|tom|e|ter [kerə'tɑmɪtər] *noun*: Keratometer *nt*, Ophthalmometer *nt*

ke|ra|to|met|ric [ˌkerətə'metrɪk] *adj*: Keratometrie betreffend, mittels Keratometrie, ophthalmometrisch, keratometrisch

ke|ra|tom|e|try [kerə'tɑmətriː] *noun*: Keratometrie *f*

ke|ra|to|mi|leu|sis [ˌkerətəʊmɪ'luːsɪs] *noun*: Keratomileusis *f*

ke|ra|to|my|co|sis [ˌkerətəʊmaɪ'kəʊsɪs] *noun*: Keratomykose *f*, Hornhautmykose *f*

ke|ra|to|my|cot|ic [ˌkerətəʊmaɪ'kɑtɪk] *adj*: Keratomykose betreffend, keratomykotisch

ke|ra|ton|o|sus [kerə'tɑnəsəs] *noun*: degenerative Hornhauterkrankung *f*, Keratonose *f*

ke|ra|to|nyx|is [ˌkerətə'nɪksɪs] *noun*: Hornhautstich *m*, Keratonyxis *f*; Vorderkammerpunktion *f*

ke|ra|top|a|thy [kerə'tɑpəθiː] *noun*: nicht-entzündliche Hornhauterkrankung *f*, Keratopathie *f*

band keratopathy: Bandkeratopathie *f*

band-shaped keratopathy: bandförmige Keratopathie *f*

ke|ra|to|pha|ki|a ['kerətə'feɪkɪə] *noun*: Keratophakie *f*, Epikeratophakie *f*

ke|ra|to|plas|ty ['kerətəˌplæstiː] *noun*: Hornhaut-, Keratoplastik *f*, Hornhauttransplantation *f*

acute keratoplasty: Keratoplastik á chaud

lamellar keratoplasty: lamelläre Keratoplastik *f*, partielle Keratoplastik *f*

partial keratoplasty: partielle Keratoplastik *f*, lamelläre Keratoplastik *f*

penetrating keratoplasty: perforierende Keratoplastik *f*, totale Keratoplastik *f*

total keratoplasty: totale Keratoplastik *f*, perforierende Keratoplastik *f*

ke|ra|to|pros|the|sis [ˌkerətəʊprɑs'θiːsɪs] *noun*: Keratoprothese *f*

ke|ra|to|rhex|is [ˌkerətəʊ'reksɪs] *noun*: →*keratorrhexis*

ke|ra|tor|rhex|is [ˌkerətəʊ'reksɪs] *noun*: Hornhautriss *m*, -ruptur *f*, Keratorrhexis *f*

ke|ra|to|scle|rit|ic [kerətəʊsklɪ'rɪtɪk] *adj*: Keratoskleritis betreffend, keratoskleritisch

ke|ra|to|scle|ri|tis [kerətəʊsklɪ'raɪtɪs] *noun*: Entzündung *f* von Hornhaut und Lederhaut, Keratoskleritis *f*, Keratoscleritis *f*

ke|ra|to|scope ['kerətəʊskəʊp] *noun*: Placido-Scheibe *f*, Keratoskop *nt*

ke|ra|tos|co|py [kerə'tɑskəpiː] *noun*: Hornhautuntersuchung *f*, Keratoskopie *f*

ke|ra|to|sis [kerə'təʊsɪs] *noun*: Verhornungsstörung *f*, Keratose *f*, Keratosis *f*

actinic keratosis: →*senile keratosis*

arsenic keratosis: Arsenkeratose *f*, Arsenwarzen *pl*

arsenical keratosis: →*arsenic keratosis*

keratosis blennorrhagicum: Keratoma blennorrhagicum

focal keratosis: **1.** Leukoplakia *f*, Weißschwielenbildung *f*, Weißschwielenkrankheit *f*, Leukokeratosis *f* **2.**

orale Leukoplakie *f*, Leukoplakie *f* der Mundschleimhaut, prämaligne Leukoplakie *f*, Leukoplakie *f*, Leukoplakia oris
focal oral keratosis: →*focal keratosis*
follicular keratosis: Keratosis follicularis, follikuläre Keratose *f*
inverted follicular keratosis: Akrotrichom *nt*, follikuläres Porom *nt*, invertierte follikuläre Keratose *f*, Keratosis follicularis inversa
nonspecific keratosis: →*focal keratosis*
nonspecific oral keratosis: →*focal keratosis*
keratosis palmoplantaris transgrediens: Keratosis palmoplantaris transgrediens, Mljet-Krankheit *f*, Mal de Meleda, Keratosis palmare et plantare hereditarium transgrediens
keratosis pilaris: Keratosis-pilaris-Gruppe *f*
keratosis pilaris rubra atrophicans faciei: Keratosis pilaris rubra atrophicans faciei
keratosis punctata diffusa: Keratosis punctata, Keratosis punctata diffusa
roentgen keratosis: Röntgenkeratosen *pl*
seborrheic keratosis: seborrhoische Alterswarze/Keratose *f*, Verruca sebborrhoica/senilis
seborrhoeic keratosis: (*brit.*) →*seborrheic keratosis*
senile keratosis: aktinische/senile/solare Keratose *f*, Keratosis actinica/solaris/senilis
solar keratosis: →*senile keratosis*
stucco keratosis: Stukkokeratose *f*, Keratoelastoidosis verrucosa, Verrucae dorsi manus et pedis
tar keratosis: Teerkeratose *f*, Teerwarzen *pl*, Pechwarzen *pl*

ker|a|to|sul|fate [ˌkerətəʊ'sʌlfeɪt] *noun*: →*keratan sulfate*
ker|a|to|sul|phate [ˌkerətəʊ'sʌlfeɪt] *noun*: (*brit.*) →*keratan sulfate*
ker|a|tot|ic [kerə'tɑtɪk] *adj*: Keratose betreffend, keratotisch
ke|rat|o|tome [kə'rætətəʊm, 'kerətə-] *noun*: Hornhautmesser *nt*, Keratotom *nt*
ker|a|tot|o|my [kerə'tɑtəmiː] *noun*: Hornhautschnitt *m*, -durchtrennung *f*, Keratotomie *f*, Korneotomie *f*
radial keratotomy: radiäre Keratotomie *f*
ke|rau|no|neu|ro|sis [kəˌrɔːnənjʊə'rəʊsɪs, -nʊ-] *noun*: Keraunoneurose *f*
ke|rau|no|pho|bi|a [kəˌrɔːnə'fəʊbɪə] *noun*: Gewitterangst *f*, Keraunophobie *f*
ke|rau|no|pho|bic [kəˌrɔːnə'fəʊbɪk] *adj*: Keraunophobie betreffend, keraunophob
ke|rec|ta|sis [kə'rektəsɪs] *noun*: Kerektasie *f*
ke|rec|to|my [kə'rektəmiː] *noun*: Keratektomie *f*
ke|ri|on ['kɪrɪɑn] *noun*: Kerion *nt*
Celsus' kerion: Celsus-Kerion *nt*, Kerion Celsi
Kerma *Abk.*: kinetic energy released in material
ker|nic|ter|us [kɜr'nɪktərəs] *noun*: Kernikterus *m*, Bilirubinenzephalopathie *f*
ker|oid ['kerɔɪd] *adj*: →*keratoid*
ker|o|sene ['kerəsiːn] *noun*: →*kerosine*
ker|o|sine ['kerəsiːn] *noun*: Kerosin *nt*
ker|o|ther|a|py [ˌkerə'θerəpiː] *noun*: Behandlung *f* mit Wachs- *oder* Paraffinpräparaten
ke|tal [kiːtæl] *noun*: Ketal *nt*
polyhydroxy ketal: Polyhydroxyketal *nt*
ke|ta|mine ['kiːtəmiːn, -mɪn] *noun*: Ketamin *nt*
ke|ta|zo|lam ['ketəzəʊləm] *noun*: Ketazolam *nt*
ke|ti|mine ['ketɪmiːn, -mɪn] *noun*: Ketimin *nt*
keto- *präf.*: Keto(n)-
ke|to|ac|i|dae|mi|a [ˌkiːtəʊæsɪ'diːmiːə] *noun*: (*brit.*) →*ketoacidemia*
ke|to|ac|i|de|mi|a [ˌkiːtəʊæsɪ'diːmiːə] *noun*: Ketoazidämie *f*
branched-chain ketoacidemia: →*branched-chain ketoaciduria*
ke|to|ac|i|do|sis [ˌkiːtəʊˌæsɪ'dəʊsɪs] *noun*: Ketoazidose *f*
diabetic ketoacidosis: diabetische Ketoazidose *f*
ke|to|ac|i|dot|ic [ˌkiːtəʊæsɪ'dɑtɪk] *adj*: Ketoazidose betreffend, ketoazidotisch
ke|to|ac|i|du|ri|a [ˌkiːtəʊæsɪ'd(j)ʊəriːə] *noun*: Ketoazidurie *f*
branched-chain ketoaciduria: Ahornsirup-Krankheit *f*, Ahornsirup-Syndrom *nt*, Valin-Leucin-Isoleucinurie *f*, Verzweigtkettendecarboxylase-Mangel *m*
ke|to|a|mi|no|ac|i|dae|mi|a [ˌkiːtəʊdəˌmiːnəʊˌæsə'diːmiːə] *noun*: (*brit.*) →*ketoaminoacidemia*
ke|to|a|mi|no|ac|i|de|mi|a [ˌkiːtəʊdəˌmiːnəʊˌæsə'diːmiːə] *noun*: Ahornsirupkrankheit *f*
branched-chain ketoaminoacidemia: →*branched-chain ketoaciduria*
ke|to|co|na|zole [ˌkiːtəʊ'kəʊnəzəʊl, -zɔl] *noun*: Ketoconazol *nt*
keto-deoxy-octonate *noun*: Keto-desoxy-oktonat *nt*
ke|to|gen|e|sis [kiːtəʊ'dʒenəsɪs] *noun*: Keto(n)körperbildung *f*, Ketogenese *f*
ke|to|ge|net|ic [ˌkiːtəʊdʒə'netɪk] *adj*: →*ketogenic*
ke|to|gen|ic [ˌkiːtəʊ'dʒenɪk] *adj*: Ketogenese betreffend, Keton(körper) bildend, ketogen, ketoplastisch
α-ke|to|glu|ta|rate [ˌkiːtəʊ'gluːtəreɪt] *noun*: α-Ketoglutarat *nt*
ke|to|hep|tose [ˌkiːtəʊ'heptəʊs] *noun*: Ketoheptose *f*
ke|to|hex|o|ki|nase [ˌkiːtəʊˌheksə'kaɪneɪz] *noun*: Ketokinase *f*, Ketohexokinase *f*, Fructokinase *f*
ke|to|hex|ose [ˌkiːtəʊ'heksəʊs] *noun*: Ketohexose *f*
ke|to|hy|drox|y|es|trin [ˌkiːtəʊhaɪˌdrɑksɪ'estrɪn] *noun*: Estron *nt*, Östron *nt*, Follikulin *nt*, Folliculin *nt*
ke|to|hy|drox|y|oes|trin [ˌkiːtəʊhaɪˌdrɑksɪ'estrɪn] *noun*: (*brit.*) →*ketohydroxyestrin*
α-ke|to|i|so|cap|ro|ate [ˌkiːtəʊˌaɪsə'kæprəweɪt] *noun*: α-Ketoisocaproat *nt*
α-ke|to|i|so|val|er|ate [ˌkiːtəʊˌaɪsə'væləreɪt] *noun*: α-Ketoisovalerat *nt*
ke|tol ['kiːtɔl, -təʊl] *noun*: Ketol *nt*
ketol-isomerase *noun*: Ketolisomerase *f*
ke|tol|y|sis [kɪ'tɑlɪsɪs] *noun*: Ketolyse *f*
ke|to|lyt|ic [ˌkiːtə'lɪtɪk] *adj*: Ketolyse betreffend, ketolytisch
α-keto-β-methylvalerate *noun*: α-Keto-β-methylvalerat *nt*
ke|to|nae|mi|a [ˌkiːtəʊ'niːmiːə] *noun*: (*brit.*) →*ketonemia*
ke|to|nae|mic [ˌkiːtəʊ'niːmɪk] *adj*: (*brit.*) →*ketonemic*
ke|tone ['kiːtəʊn] *noun*: Keton *nt*
polyhydroxy ketone: Polyhydroxyketon *nt*
N-tosyl-L-phenylalanylchloromethyl ketone: N-Tosyl-L-phenylalanylchlormethylketon *nt*
ke|to|ne|mi|a [ˌkiːtəʊ'niːmiːə] *noun*: Ketonämie *f*
ke|to|ne|mic [ˌkiːtəʊ'niːmɪk] *adj*: Ketonämie betreffend, ketonämisch, acetonämisch, azetonämisch
ke|ton|ic [kiː'tɑnɪk] *adj*: Keton(e) betreffend, Keton-, Keto-
ke|to|ni|za|tion [ˌkiːtəʊnaɪ'zeɪʃn] *noun*: Umwandlung *f* in ein Keton
ke|to|nu|ri|a [ˌkiːtəʊ'n(j)ʊəriːə] *noun*: Ketonurie *f*
branched-chain ketonuria: Ahornsirup-Krankheit *f*, Ahornsirup-Syndrom *nt*, Valin-Leucin-Isoleucinurie *f*, Verzweigtkettendecarboxylase-Mangel *m*
ke|to|nu|ric [ˌkiːtəʊ'n(j)ʊərɪk] *adj*: Ketonurie betreffend, ketonurisch, acetonurisch
keto-octose *noun*: Ketooctose *f*

ke|to|pen|tose [ˌkiːtəʊ'pentəʊs] *noun*: Ketopentose *f*
ke|to|phen|yl|bu|ta|zone [ˌkiːtəʊˌfenɪl'bjuːtəzəʊn, -ˌfiːnl] *noun*: →*kebuzone*
ke|to|pla|sia [ˌkiːtəʊ'pleɪʒ(ɪ)ə, -zɪə] *noun*: Keto(n)körperbildung *f*
ke|to|plas|tic [ˌkiːtəʊ'plæstɪk] *adj*: Ketogenese betreffend, Keton(körper) bildend, ketogen, ketoplastisch
ke|to|pro|fen [ˌkiːtəʊ'prəʊfen] *noun*: Ketoprofen *nt*, 3-Benzoylhydratropasäure *f*, 2-(3-Benzoylphenyl)propionsäure *f*
β-keto-reductase *noun*: 3-Hydroxyacyl-CoA-dehydrogenase *f*
ket|or|o|lac ['kiːtərəˌlæk] *noun*: Ketorolac *nt*
ke|tose ['kiːtəʊs] *noun*: Keto(n)zucker *m*, Ketose *f*
ke|to|sis [kɪ'təʊsɪs] *noun*: Azetonämie *f*, Ketonämie *f*, Ketoazidose *f*, Ketose *f*, Ketosis *f*
17-ke|tos|ter|oid [kɪ'tɑstərɔɪd] *noun*: 17-Ketosteroid *nt*, 17-Oxosteroid *nt*
ke|to|su|ri|a [ˌkiːtəʊ's(j)ʊəriːə] *noun*: Ketosurie *f*
ke|to|tet|rose [ˌkiːtəʊ'tetrəʊz] *noun*: Ketotetrose *f*
3-ke|to|thi|o|lase [ˌkiːtəʊ'θaɪəleɪz] *noun*: Acetyl-CoA-acyltransferase *f*
  α-methylacetoacetyl CoA-β-ketothiolase: Acetyl-CoA-Acetyltransferase *f*, (Acetoacetyl-)Thiolase *f*
ke|tot|ic [kɪ'tɑtɪk] *adj*: Ketose betreffend, ketotisch
ke|to|trans|fer|ase [ˌkiːtəʊ'trænsfəreɪz] *noun*: Transketolase *f*
ke|to|tri|ose [ˌkiːtəʊ'traɪəʊs] *noun*: Ketotriose *f*
ke|tox|ime [kɪ'tɑksiːm] *noun*: Ketoxim *nt*
keV *Abk.*: kilo electron volt
key [kiː]: **I** *noun* **1.** Schlüssel *m*; (*fig.*) Schlüssel *m* (*to* zu); Erklärung *f* (*to* für); Lösung *f* **2.** Taste *f*, Druckknopf *m*; Taster *m*, Tastkontakt *m*, Tastschalter *m* **II** *adj* Schlüssel- **III** *vt* **3.** ver-, festkeilen **4.** (*Computer*) eintippen, eingeben
  key in *vt* **1.** ver-, festkeilen **2.** (*Computer*) eintippen, eingeben
  key on *vt* ver-, festkeilen
key|hole ['kiːhəʊl] *noun*: Schlüsselloch *nt*
k_F *Abk.*: filtration coefficient
kg *Abk.*: kilogram
kgR *Abk.*: kilogram-roentgen
kgrd *Abk.*: kilogram-rad
KGS *Abk.*: 17-ketogenic steroids
17-KGS *Abk.*: 17-ketogenic steroids
khel|la ['kələ] *noun*: Ammei *nt*, Ammi visnaga, Zahnstocherammei *nt*
khel|lin ['kelɪn] *noun*: Visammin *nt*, Khellin *nt*
KHF *Abk.*: Korean hemorrhagic fever
KHN *Abk.*: Knoop hardness number
kHz *Abk.*: kilohertz
K_{ic} *Abk.*: intracellular potassium
kick [kɪk] *noun*: **1.** (Fuß-)Tritt *m*, Stoß *m* **2.** (*elektr.*) (Strom-)Stoß *m*, Impuls *m* **3.** (*Zeiger*) Ausschlag *m*
kid|ney ['kɪdniː] *noun*: Niere *f*; (*anatom.*) Ren *m*, Nephros *m* **above the kidney** oberhalb der Niere (liegend), suprarenal **around the kidney** um die Niere herum (liegend), zirkumrenal **without kidneys** ohne Nieren
  amyloid kidney: Amyloid(schrumpf)niere *f*, Wachsniere *f*, Speckniere *f*
  analgesic kidney: Analgetikaniere *f*, Phenacetinniere *f*
  Armanni-Ebstein kidney: Armanni-Ebstein-Läsion *f*
  arteriolosclerotic kidney: arteriolosklerotische Niere *f*
  arteriosclerotic kidney: arteriosklerotische Schrumpfniere *f*
  artificial kidney: künstliche Niere *f*, Hämodialysator *m*
  Ask-Upmark kidney: Ask-Upmark-Niere *f*
  atrophic kidney: atrophische Niere *f*
  cake kidney: Kuchen-, Klumpenniere *f*
  cicatricial kidney: Narbenniere *f*, narbige Schrumpfniere *f*
  clump kidney: Kuchen-, Klumpenniere *f*
  congenital cystic kidney: kongenitale Zystenniere
  congested kidney: Stauungsniere *f*
  contracted kidney: Schrumpfniere *f*
  crush kidney: Crush-Niere *f*, Chromoproteinniere *f*, chromoproteinurische Niere *f*
  cystic kidney: Zystenniere *f*
  definitive kidney: Nachniere *f*, Metanephros *nt*
  disc kidney: (*brit.*) →*disk kidney*
  disk kidney: scheibenförmige Niere *f*, Scheibenniere *f*
  doughnut kidney: Ringniere *f*
  dwarf kidney: Zwergniere *f*
  dysplastic kidney: dysplastische Niere *f*, Nierendysplasie *f*
  ectopic kidney: Ektopia renis
  fatty kidney: Fettniere *f*
  flea-bitten kidney: Fleck-, Flohstichniere *f*
  floating kidney: Wanderniere *f*, Ren mobilis/migrans
  fused kidney: Verschmelzungsniere *f*
  Goldblatt's kidney: Goldblatt-Niere *f*, vaskuläre Schrumpfniere *f*
  gout kidney: Urat-, Gichtniere *f*
  gouty kidney: Gicht-, Uratniere *f*
  head kidney: Vorniere *f*, Pronephros *m*
  horseshoe kidney: Hufeisenniere *f*, Ren arcuatus
  hypermobile kidney: Wanderniere *f*, Ren mobilis/migrans
  invisible kidney: stumme Niere *f*
  lardaceous kidney: →*amyloid kidney*
  large red kidney: Stauungsniere *f*
  long fused kidney: Langniere *f*, Ren elongatus
  L-shaped kidney: L-Niere *f*
  lump kidney: Kuchen-, Klumpenniere *f*
  medullary sponge kidney: Schwammniere *f*, Cacchi-Ricci-Syndrom *nt*
  middle kidney: Urniere *f*, Mesonephros *m*
  mortar kidney: Kitt-, Mörtelniere *f*
  movable kidney: Wanderniere *f*, Ren mobilis/migrans
  myeloma kidney: Plasmozytomniere *f*, Plasmozytomnephrose *f*
  Page kidney: Page-Niere *f*
  pancake kidney: Kuchen-, Klumpenniere *f*
  pelvic kidney: Beckenniere *f*
  phenacetin kidney: Analgetika-, Phenacetinniere *f*
  polycystic kidneys: polyzystische Nieren *pl*
  primordial kidney: Vorniere *f*, Pronephros *m*
  putty kidney: Kitt-, Mörtelniere *f*
  pyelonephritic kidney: pyelonephritische Schrumpfniere *f*
  pyelonephritic dwarf kidney: pyelonephritische Zwergniere *f*
  rhomboid kidney: Ren scutulatus
  Rokitansky's kidney: Amyloid(schrumpf)niere *f*, Wachs-, Speckniere *f*
  sacciform kidney: Sackniere *f*
  saccular kidney: Sackniere *f*
  scarred kidney: Narbenniere *f*, narbige Schrumpfniere *f*
  shock kidney: Schockniere *f*
  shrunken kidney: Schrumpfniere *f*
  silent kidney: stumme Niere *f*
  sponge kidney: Schwammniere *f*, Cacchi-Ricci-Syndrom *nt*
  spotty kidney: Fleck-, Flohstichniere *f*

S-shaped kidney: S-Niere *f*
supernumerary kidney: überzählige/akzessorische Niere *f*
trauma-shock kidney: Crush-Niere *f*, Schockniere *f* bei Trauma
urate kidney: Gicht-, Uratniere *f*
vascular contracted kidney: Infarktschrumpfniere *f*
wandering kidney: Wanderniere *f*, Ren mobilis/migrans
waxy kidney: Amyloid(schrumpf)niere *f*, Wachs-, Speckniere *f*

kidney-shaped *adj*: nierenförmig, nierenartig, reniform, nephroid

kill [kɪl]: I *vt* **1.** töten, umbringen, ermorden; **kill o.s.** sich umbringen **2.** arg zu schaffen machen **the pain is killing me** die Schmerzen bringen mich (noch) um **3.** (*Wirkung*) neutralisieren, unwirksam machen, aufheben; (*Maschine*) ab-, ausschalten; (*Keime*) abtöten; (*Schmerz*) stillen; (*Hoffnung*) vernichten; (*Gefühle*) töten II *vi* töten, den Tod verursachen

killler ['kɪlər]: I *noun* **1.** Mörder *m*, Killer *m* **2.** Vernichtungs-, Vertilungsmittel *nt* II *adj* tödlich, Killer-
germ killer: Desinfektionsmittel *nt*

killling ['kɪlɪŋ]: I *noun* Töten *nt*, Tötung *f* II *adj* tödlich; (*a. fig.*) vernichtend, mörderisch
mercy killing: Sterbehilfe *f*, Euthanasie *f*

kilo- *präf.*: Kilo-

killolbase ['kɪləbeɪs] *noun*: Kilobase *f*

killolcallolrie ['kɪləkæləriː] *noun*: (große) Kalorie *f*, Kilokalorie *f*

killolculrie ['kɪləkjʊərɪ, -kjʊəˌriː] *noun*: Kilocurie *nt*

killolgram ['kɪləgræm] *noun*: Kilogramm *nt*

killolhertz ['kɪləhɜrts] *noun*: Kilohertz *nt*

killolliter ['kɪləliːtər] *noun*: Kiloliter *m/nt*

killollitre ['kɪləliːtər] *noun*: (*brit.*) →*kiloliter*

killolmelter [kɪ'lɑmɪtər, 'kɪləmɪtər] *noun*: Kilometer *m*

killolmeltre [kɪ'lɑmɪtər, 'kɪləmɪtər] *noun*: (*brit.*) Kilometer *m*

killolmetlric [ˌkɪlə'metrɪk] *adj*: kilometrisch

killolvolt ['kɪləvəʊlt] *noun*: Kilovolt *nt*

killolwatt ['kɪləwɑt] *noun*: Kilowatt *nt*

kilowatt-hour *noun*: Kilowattstunde *f*

kin- *präf.*: Bewegungs-, Kine-, Kinet(o)-, Kin(o)-

kinlaelmila [kaɪ'niːmiːə] *noun*: (*brit.*) →*kinemia*

kinlaeslthelsia [ˌkɪnəs'θiːʒ(ɪ)ə, -zɪə] *noun*: (*brit.*) →*kinesthesia*

kinlaeslthelsilomlelter [ˌkɪnəsˌθiːʒɪ'ɑmɪtər] *noun*: (*brit.*) →*kinesthesiometer*

kinlaeslthelsis [ˌkɪnəs'θiːsɪs] *noun*: (*brit.*) →*kinesthesia*

kinlaeslthetlic [ˌkɪnəs'θetɪk] *adj*: (*brit.*) →*kinesthetic*

kinlanlaeslthelsia [kɪnˌænəs'θiːʒə] *noun*: (*brit.*) →*kinanesthesia*

kinlanleslthelsia [kɪnˌænəs'θiːʒə] *noun*: Kinanästhesie *f*

kilnase ['kaɪneɪz, 'kɪ-] *noun*: Kinase *f*
acetate kinase: Acetatkinase *f*
acetylglutamate kinase: Acetylglutamatkinase *f*
N-acetylmannosamine kinase: N-Acetylmannosaminkinase *f*
adenosine kinase: Adenosinkinase *f*
adenylate kinase: →*AMP kinase*
AMP kinase: Adenylatkinase *f*, Myokinase *f*, AMP-Kinase *f*, A-Kinase *f*
arginine kinase: Argininkinase *f*
aspartate kinase: Aspartatkinase *f*
butyrate kinase: Butyratkinase *f*
choline kinase: Cholinkinase *f*
creatine kinase: Kreatinkinase *f*, Creatinkinase *f*, Kreatinphosphokinase *f*, Creatinphosphokinase *f*
creatine phosphokinase: →*creatine kinase*
cyclin-dependent kinases: Cyclin-abhängige Kinasen *pl*
dephospho-phosphorylase kinase: Dephosphophosphorylasekinase *f*
ethanolamine kinase: Ethanol-, Äthanolaminkinase *f*
glucose-1-phosphate kinase: Phosphoglukokinase *f*, -glucokinase *f*
glutamate kinase: Glutamatkinase *f*
glycerol kinase: Glycerinkinase *f*
glycogen phosphorylase kinase: Phosphorylasekinase *f*
guanidylate kinase: Guanidylatkinase *f*
homoserine kinase: Homoserinkinase *f*
mevalonate kinase: Mevalonatkinase *f*
NDP kinase: →*nucleoside diphosphate kinase*
NMP kinase: →*nucleoside monophosphate kinase*
nucleoside kinase: Nucleosidkinase *f*
nucleoside diphosphate kinase: Nucleosiddiphosphatkinase *f*, NDP-Kinase *f*
nucleoside monophosphate kinase: Nucleosidmonophosphatkinase *f*, NMP-Kinase *f*
pantothenate kinase: Pantothenatkinase *f*
phosphoglycerate kinase: Phosphoglyceratkinase *f*
phosphomevalonate kinase: Phosphomevalonatkinase *f*
phospho-phosphorylase kinase: Phospho-Phosphorylasekinase *f*
phosphorylase kinase: Phosphorylasekinase *f*
phosphorylase B kinase: Phosphorylasekinase *f*
phosphorylase kinase kinase: Phosphorylasekinasekinase *f*, Proteinkinase *f*
protein kinases: Proteinkinasen *pl*
pyruvate kinase: Pyruvatkinase *f*
pyruvate dehydrogenase kinase: Pyruvatdehydrogenasekinase *f*
receptor-tyrosine kinases: Rezeptor-Tyrosin-Kinasen *pl*
riboflavin kinase: Riboflavinkinase *f*
ribose-phosphate pyrophosphokinase: Ribosephosphatpyrophosphokinase *f*, Phosphoribosylpyrophosphatsynthetase *f*
thymidine kinase: Thymidinkinase *f*

kine- *präf.*: Bewegungs-, Kine-, Kinet(o)-, Kin(o)-

kinlelmatlic [ˌkɪnə'mætɪk] *adj*: kinematisch

kinlelmatlics [ˌkɪnə'mætɪks] *plural*: Kinematik *f*

kinlelmila [kaɪ'niːmiːə] *noun*: Herzzeitvolumen *nt*

kinlelplasltics [ˌkɪnə'plæstɪks] *plural*: →*kineplasty*

kinlelplasty ['kɪnəplæstiː] *noun*: plastische Amputation *f*, Kineplastik *f*

kinlelsallgila [ˌkɪnə'sældʒ(ɪ)ə] *noun*: (*Muskel*) Bewegungsschmerz *m*, Kines(i)algie *f*

kinlelscope ['kɪnəskəʊp] *noun*: Kineskop *nt*

kinesi- *präf.*: Bewegungs-, Kinesi(o)-

kilnelsia [kɪ'niːʒ(ɪ)ə, kaɪ-] *noun*: →*kinetosis*

kinesi-aesthesiometer *noun*: (*brit.*) →*kinesi-aesthesiometer*

kilnelsilallgia [kɪˌniːsɪ'ældʒ(ɪ)ə] *noun*: Kinesialgie *f*, Kinesalgie *f*

kilnelsilatlrics [kɪˌniːsɪ'ætrɪks] *plural*: →*kinesitherapy*

kilnelsics [kɪ'niːsɪks] *plural*: Kinesik *f*

kinesi-esthesiometer *noun*: Kinesiästhesiometer *nt*

kinlelsimlelter [kɪnə'sɪmətər] *noun*: Bewegungsmesser *m*, Kinesi(o)meter *nt*

kinesio- *präf.*: Bewegungs-, Kinesi(o)-

kilnelsilollolgy [kɪˌniːzɪ'ɑlədʒiː] *noun*: Kinesiologie *f*

kilnelsilomlelter [kɪˌniːzɪ'ɑmɪtər] *noun*: Kinesiometer *f*, Kinesimeter *nt*

kilnelsilolneulrolsis [kɪˌniːzɪəʊnjʊə'rəʊsɪs] *noun*: Bewegungs-, Motilitäts-, Kinesioneurose *f*

ki|ne|si|o|neu|rot|ic [kɪˌniːzɪəʊnjʊə'rɑtɪk] *adj*: bewegungsneurotisch, kinesioneurotisch, motilitätsneurotisch
ki|ne|si|o|ther|a|py [kɪˌniːzɪəʊ'θerəpiː] *noun*: →*kinesitherapy*
kin|e|sip|a|thy [kɪnə'sɪpəθiː] *noun*: →*kinesitherapy*
ki|ne|sis [kɪ'niːsɪs, kaɪ-] *noun*: Bewegung *f*, Kinesie *f*, Kinesis *f*
-kinesis *suf.*: Bewegung, -kinese, -kinesia, -kinesie, -kinesis
ki|ne|si|ther|a|py [kɪˌniːsɪ'θerəpiː] *noun*: Bewegungstherapie *f*, Kinesio-, Kinesitherapie *f*
kin|es|the|sia [ˌkɪnəs'θiːʒ(ɪ)ə, -zɪə] *noun*: Bewegungs- und Lagesinn *m*, Muskelsinn *m*, Bewegungsempfindung *f*, Kinästhesie *f*
kin|es|the|si|om|e|ter [ˌkɪnəsˌθiːʒɪ'ɑmɪtər] *noun*: Kinästhesiometer *nt*
kin|es|the|sis [ˌkɪnəs'θiːsɪs] *noun*: →*kinesthesia*
kin|es|thet|ic [ˌkɪnəs'θetɪk] *adj*: Kinästhesie betreffend, kinästhetisch
kinet- *präf.*: Bewegungs-, Kinet(o)-
ki|net|ic [kɪ'netɪk, kaɪ-] *adj*: Kinetik *oder* Bewegung betreffend *oder* fördernd *oder* verursachend, kinetisch, Bewegungs-
-kinetic *suf.*: bewegend, -kinetisch
ki|net|ics [kɪ'netɪks, kaɪ-] *plural*: Kinetik *f*
 enzyme kinetics: Enzymkinetik *f*
 reaction kinetics: Reaktionskinetik *f*
 saturation kinetics: Sättigungskinetik *f*

K

ki|ne|tin [kaɪ'niːtɪn] *noun*: Kinetin *nt*
kineto- *präf.*: Bewegungs-, Kinet(o)-
ki|ne|to|chore [kɪ'niːtəkɔːr, -'netə-, kaɪ-] *noun*: Kinetochor *nt*, Zentromer *nt*
ki|ne|to|gen|ic [kɪ'niːtəʊ'dʒenɪk] *adj*: kinetogen
ki|ne|to|nu|cle|us [kɪ'niːtəʊ'n(j)uːklɪəs] *noun*: →*kinetoplast*
ki|ne|to|plasm ['kɪ'niːtəʊplæzəm] *noun*: Kinetoplasma *nt*
ki|ne|to|plast ['kɪ'niːtəʊplæst] *noun*: Kinetoplast *m*, Kinetonukleus *m*, Blepharoplast *m*
Ki|ne|to|plas|ti|da [ˌkɪ'niːtəʊ'plæstɪdə] *plural*: Kinetoplastida *pl*
ki|ne|to|scope ['kɪ'niːtəʊskəʊp] *noun*: Kinetoskop *nt*
ki|ne|tos|co|py [ˌkaɪnɪ'tɑskəpiː] *noun*: Kinetoskopie *f*
kin|e|to|sis [ˌkɪnə'təʊsɪs] *noun, plural* **-ses** [-siːz]: Bewegungs-, Reisekrankheit *f*, Kinetose *f*
ki|ne|to|some [kɪ'niːtəsəʊm, -'netə-, kaɪ-] *noun*: Kinetosom *nt*, Basalkörnchen *nt*, Basalkörperchen *nt*
ki|ne|to|ther|a|py [ˌkɪ'niːtə'θerəpiː] *noun*: →*kinesitherapy*
King|el|la [kɪŋ'elə] *noun*: Kingella *f*
 Kingella kingae: Kingella kingae
ki|nin ['kaɪnɪn, 'kɪ-] *noun*: Kinin *nt*
ki|nin|ase ['kaɪnɪneɪz] *noun*: Kininase *f*
 kininase I: Carboxypeptidase N *f*
 kininase II: Angiotensin-Converting-Enzym *nt*, Converting-Enzym *nt*
ki|nin|o|gen ['kaɪnɪnədʒən] *noun*: Kininogen *nt*
 high-molecular-weight kininogen: hochmolekulares Kininogen *nt*, HMW-Kininogen *nt*
 HMW kininogen: →*high-molecular-weight kininogen*
 LMW kininogen: →*low-molecular-weight kininogen*
 low-molecular-weight kininogen: niedermolekulares Kininogen *nt*, low-molecular-weight kininogen
kink [kɪŋk]: **I** *noun* Knick *m*, Abknickung *f* **II** *vt, vi* (ab-)knicken
kink|ing ['kɪŋkɪŋ] *noun*: Abknickung *f*, Abknicken *nt*
 carotid kinking: Karotisknickungssyndrom *nt*, Knickungssyndrom *nt* der Arteria carotis interna
 catheter kinking: Katheterabknickung *f*, -abknicken *nt*
kino- *präf.*: Bewegungs-, Kine-, Kinet(o)-, Kin(o)-
ki|no|cen|trum [ˌkɪnə'sentrəm, ˌkaɪ-] *noun*: Kinozentrum *nt*, Zentrosom *nt*
ki|no|cil|i|um [ˌkɪnə'sɪlɪəm] *noun, plural* **-cilia** [-'sɪlɪə]: (Kino-)Zilie *f*, Flimmerhaar *m*
ki|nol|o|gy [kɪ'nɑlədʒiː] *noun*: →*kinesiology*
kin|o|mere ['kɪnəmɪər, 'kaɪ-] *noun*: Zentromer *nt*
kin|o|plasm ['kɪnəplæzəm] *noun*: →*kinetoplasm*
kin|o|plas|mic [ˌkɪnə'plæzmɪk] *adj*: Kinetoplasma betreffend, kinetoplasmatisch
ki|no|sphere ['kɪnəsfɪər] *noun*: Aster *f*, Astrosphäre *f*
kit|a|sa|my|cin [ˌkɪtəsə'maɪsɪn] *noun*: Leucomycin *nt*, Kitasamycin *nt*
KIU *Abk.*: kallikrein inactivator unit
KIVA *Abk.*: ketoisovaleric acid
KJ *Abk.*: knee jerk
kJ *Abk.*: kilojoule
KKS *Abk.*: kallikrein-kinin system
-klast *suf.*: Zerbrechen, Spalten, Aufspaltung, -klast
Kleb|si|el|la [ˌklebzɪ'elə] *noun*: Klebsiella *f*
 Klebsiella friedländeri: →*Klebsiella pneumoniae*
 Klebsiella ozaenae: →*Klebsiella pneumoniae ozaenae*
 Klebsiella pneumoniae: Friedländer-Bakterium *nt*, Friedländer-Bazillus *m*, Klebsiella pneumoniae, Bacterium pneumoniae Friedländer
 Klebsiella pneumoniae ozaenae: Ozäna-Bakterium *nt*, Klebsiella ozaenae, Klebsiella pneumoniae ozaenae, Bacterium ozaenae
 Klebsiella pneumoniae rhinoscleromatis: Rhinosklerom-Bakterium *nt*, Klebsiella rhinoscleromatis, Klebsiella pneumoniae rhinoscleromatis, Bacterium rhinoscleromatis
 Klebsiella rhinoscleromatis: →*Klebsiella pneumoniae rhinoscleromatis*
klep|to|ma|ni|a [ˌkleptə'meɪnɪə, -njə] *noun*: Kleptomanie *f*
klep|to|ma|ni|ac [ˌkleptə'meɪnɪæk]: **I** *noun* Kleptomane *m*, -manin *f* **II** *adj* an Kleptomanie leidend, kleptoman, kleptomanisch
klep|to|pho|bi|a [ˌkleptə'fəʊbɪə] *noun*: Kleptophobie *f*
klep|to|pho|bic [ˌkleptə'fəʊbɪk] *adj*: Kleptophobie betreffend, kleptophob
klis|e|om|e|ter [klɪsɪ'ɑmɪtər] *noun*: Klisiometer *nt*
KM *Abk.*: kanamycin
K_m *Abk.*: **1.** Michaelis constant **2.** Michaelis-Menten constant
kMc *Abk.*: kilomegacycle
KMEF *Abk.*: keratin, myosin, epidermin, fibrin
kmol *Abk.*: kilomol
kN *Abk.*: kilonewton
knead [niːd] *vt*: (*Muskel*) (durch-)kneten, massieren
knead|ing ['niːdɪŋ] *noun*: (*Muskel*) (Durch-)Kneten *nt*, Massieren *nt*
knee [niː] *noun*: **1.** Knie *nt*, (*anatom.*) Genu *nt* **2.** Kniegelenk *nt*, Articulatio genus
 Brodie's knee: chronisch hypertrophische Synovitis *f* des Kniegelenks
 housemaid's knee: Bursitis praepatellaris
 in knee: X-Bein *nt*, Genu valgum
 knee of internal capsule: Kapselknie *nt*, Knie *nt* der inneren Kapsel, Genu capsulae internae
 out knee: O-Bein *nt*, Genu varum
 rugby knee: Osgood-Schlatter-Krankheit *f*, -Syndrom *nt*, Schlatter-Osgood-Krankheit *f*, -Syndrom *nt*, Apo-

physitis tibialis adolescentium
septic knee: eitrige Kniegelenk(s)entzündung *f*
kneel [niːl] *vi*: **(knelt; kneeled) 1.** knien, auf den Knien **2.** (sich) hinknien, niederknien
kneel down *vi* (sich) hinknien, niederknien
kneipp|ism ['naɪpɪzəm] *noun*: Kneipp-Kur *f*
Kne|mi|do|kop|tes [ˌniːmɪdəʊ'kɑptiːz] *plural*: Knemidokoptes *pl*
knife [naɪf]: **I** *noun, plural* **knives** [naɪvz] **1.** Messer *nt* **2.** Messer *nt*, Skalpell *nt* **II** *vt* **3.** schneiden, mit einem Messer bearbeiten **4.** mit einem Messer stechen *oder* verletzen
Blair knife: Blair-Skalpell *nt*, Blair-Messer *nt*
Buck knife: Buck-Messer *nt*, Buck-Interdentalmesser *nt*
cartilage knife: Knorpelmesser *nt*
carving knife: Modellierinstrument *nt*
cautery knife: Kautermesser *nt*
chalazion knife: Chalazionmesser *nt*
commissurotomy knife: Kommissurotom *nt*
finishing knife: Finiermesser *nt*
fistula knife: Fistelmesser *nt*, Syringotom *nt*
gingivectomy knife: Gingivektomiemesser *nt*
gold knife: Goldmesser *nt*
Goldman-Fox knife: Goldman-Fox-Messer *nt*
hernia knife: Bruchmesser *nt*, Herniotom *nt*
Humby knife: Humby-Messer *nt*
interdental knife: Interdentalmesser *nt*
Kirkland knife: Kirkland-Gingivektomiemesser *nt*, Kirkland-Messer *nt*
Kirkland gingivectomy knife: →*Kirkland knife*
Merrifield knife: Merrifield-Gingivektomiemesser *nt*, Merrifield-Messer *nt*
Merrifield gingivectomy knife: →*Merrifield knife*
Monahan-Lewis knife: Monahan-Lewis-Messer *nt*
myringotomy knife: Parazentesemesser *nt*
Orban knife: Orban-Gingivektomiemesser *nt*, Orban-Messer *nt*
Orban gingivectomy knife: →*Orban knife*
periodontal knife: Parodontalmesser *nt*, Gingivaplastik-Gingivektomiemesser *nt*
plaster knife: Gipsmesser *nt*
surgical knife: chirurgisches Messer *nt*, Skalpell *nt*
knif|er ['naɪfər] *noun*: Messerstecher *m*
knif|ing ['naɪfɪŋ] *noun*: Messerstecherei *f*
KNL *Abk.*: kalium, natrium, lactate
knob [nɑb] *noun*: **1.** (*anatom.*) Vorsprung *m*, Höcker *m*, Verdickung *f*, Beule *f*; (*inf.*) Knubbel *m* **2.** Knopf *m*, Knauf *m*
olfactory knob: Bulbus olfactorius
synaptic knobs: synaptische Endknöpfchen *pl*, Boutons termineaux
knobbed [nɑbd] *adj*: →*knobby*
knob|ble ['nɑbl] *noun*: Knötchen *nt*
knob|bly ['nɑbliː] *adj*: →*knobby*
knob|by ['nɑdiː] *adj*: knotig; uneben, höckerig; (*inf.*) knubbelig
knock [nɑk]: **I** *noun* **1.** Schlag *m*, Stoß *m* **2.** Klopfen *nt*, Pochen *nt* **II** *vt* **3.** schlagen, stoßen **4.** schlagen, klopfen **III** *vi* **5.** schlagen, pochen, klopfen **6.** schlagen, prallen, stoßen (*against, into* gegen; *on* auf) **7.** (*techn.*) rattern, rütteln; klopfen
knock-knee *noun*: X-Bein *nt*, Genu valgum
knock-kneed *adj*: X-beinig
knot [nɑt]: **I** *noun* **1.** knotenförmige Struktur *f*, Knoten *m*, Nodus *m* **2.** (*a. chirurg.*) Knoten *m*, Schleife *f*, Schlinge *f* **make/tie a knot** einen Knoten machen **II** *vt* einen Knoten machen in; (ver-)knoten, (ver-)knüpfen **III** *vi* **3.** (einen) Knoten bilden, sich verknoten **4.** sich verwickeln
Ahern's knot: Zahnschmelzknoten *m*, Schmelzknoten *m*, Ahrens-Knoten *m*
double knot: doppelter Knoten *m*
embryonal knot: Embryoknoten *m*
enamel knot: →*Ahern's knot*
false knot: **1.** (*chirurg.*) falscher Knoten *m*, Weiberknoten *m* **2.** (*gynäkol.*) falscher Nabelschnurknoten *m*
friction knot: doppelter Knoten *m*
granny knot: einfacher Knoten *m*, falscher Knoten *m*, Weiberknoten *m*
Hensen's knot: →*Hensen's node*
Hubrecht's protochordal knot: Primitivknoten *m*
net knot: Karyosom *nt*
primitive knot: Primitivknoten *m*
protochordal knot: →*primitive knot*
reef knot: →*square knot*
square knot: richtiger Knoten *m*, Schifferknoten *m*
surgeon's knot: →*surgical knot*
surgical knot: Knoten *m*, chirurgischer Knoten *m*, doppelter Knoten *m*
syncytial knot: Synzytiumknoten *m*
true knot: echter Nabelschnurknoten *m*, wahrer Nabelschnurknoten *m*
knot of umbilical cord: Nabelschnurknoten *m*
knot|grass ['nɑtˌgrɑːs] *noun*: Vogelknöterich *m*, Polygonum aviculare
knot|ted ['nɑtɪd] *adj*: **1.** ge-, verknotet, geknüpft **2.** →*knotty*
knot|ty ['nɑtiː] *adj*: knotig, voller Knoten
know [nəʊ]: **(knew; known) I** *vt* wissen; kennen; können; sich auskennen in **II** *vi* wissen (*of* von, um); Bescheid wissen (*about* über)
know|ledge ['nɑlɪdʒ] *noun*: **1.** Kenntnis *f* **have knowledge of** Kenntnis haben von **to my knowledge** soviel ich weiß; meines Wissens **2.** Wissen *nt*, Kenntnisse *pl* (*of, in* in)
basic knowledge: Grundkenntnisse *pl*, -wissen *nt*
general knowledge: Allgemeinwissen *nt*, Allgemeinbildung *f*
know|ledge|a|ble ['nɑlɪdʒəbl] *adj*: kenntnisreich; klug, gescheit
known [nəʊn]: **I** *adj* bekannt (*as* als; *to s.o.* jdm.); anerkannt **II** *ptp* →*know*
knuck|le ['nʌkl] *noun*: **1.** (Finger-)Knöchel *m* **2.** Fingergrundgelenk *nt*
knuck|le|bone ['nʌklbəʊn] *noun*: Mittelhand-, Metakarpalknochen *m*
koch|er|i|za|tion [ˌkəʊkəraɪ'zeɪʃn] *noun*: →*Kocher's maneuver*
KOH *Abk.*: potassium hydroxide
koilo- *präf.*: Hohl-, Koil(o)-
koi|lo|nych|ia [ˌkɔɪlə'nɪkɪə] *noun*: Löffel-, Hohlnagel *m*, Koilonychie *f*
koi|lo|ster|ni|a [ˌkɔɪlə'stɜrnɪə] *noun*: Trichterbrust *f*, Pectus excavatum/infundibulum/recurvatum
ko|la ['kəʊlə] *noun*: Kola *f*, Cola acuminata; Cola nitida
ko|ly|pep|tic [ˌkɑlɪ'peptɪk] *adj*: verdauungshemmend, kolypeptisch
ko|lyt|ic [kə'lɪtɪk] *adj*: hemmend, hindernd, inhibitorisch
ko|nim|e|ter [kəʊ'nɪmətər] *noun*: →*konometer*
ko|ni|o|cor|tex [ˌkəʊnɪəʊ'kɔːrteks] *noun*: granulärer Kortex *m*, Koniocortex *m*
ko|nom|e|ter [kəʊ'nɑmɪtər] *noun*: Konimeter *nt*, Koniometer *nt*
Koon|gol ['kuːngɔl] *noun*: Koongol *nt*
ko|phe|mia [kə'fiːmiːə] *noun*: Worttaubheit *f*, akustische

Aphasie *f*

kop|o|pho|bi|a [kɑpəˈfəʊbɪə] *noun*: Kopophobie *f*, krankhafte Angst vor Müdigkeit

kop|o|pho|bic [kɑpəˈfəʊbɪk] *adj*: Kopophobie betreffend, kopophob

kop|ro|ste|rin [kɑprəˈsterɪn] *noun*: Koprosterin *nt*

ko|ro [ˈkɔːrəʊ, ˈkəʊrəʊ] *noun*: Koro *nt*, Shook jang *nt*

ko|ros|co|py [kəˈrɑskəpiː] *noun*: Koroskopie *f*, Retinoskopie *f*, Skiaskopie *f*

kPa *Abk.*: kilopascal

KPF *Abk.*: ketoprofen

KPI *Abk.*: karyopyknotic index

KR *Abk.*: Kahn reaction

Kr *Abk.*: krypton

kra|tom|e|ter [kræˈtɑmɪtər] *noun*: Kratometer *nt*

krau|o|ma|nia [ˌkrɔːwəˈmeɪnɪə, -jə] *noun*: Krauomanie *f*

krau|ro|sis [krɔːˈrəʊsɪs] *noun*: Kraurose *f*, Kraurosis *f*, Craurosis *f*

kraurosis penis: Craurosis penis, Lichen sclerosus et atrophicus penis

kraurosis vulvae: Breisky-Krankheit *f*, Craurosis vulvae

krau|rot|ic [krɔːˈrɑtɪk] *adj*: Kraurosis betreffend, kraurotisch

KRB *Abk.*: Krebs-Ringer bicarbonate buffer

kre|a|tin [ˈkrɪətɪn] *noun*: Kreatin *nt*, Creatin *nt*, α-Methylguanidinoessigsäure *f*

kres|ol [ˈkresɔl, -sɑl] *noun*: Kresol *nt*

KRP *Abk.*: **1.** Kolmer test with Reiter protein antigen **2.** Krebs-Ringer phosphate solution

kry|os|co|py [kraɪˈɑskəpiː] *noun*: Kryoskopie *f*

kryp|ton [ˈkrɪptɑn] *noun*: Krypton *nt*

KS *Abk.*: **1.** Kaposi's sarcoma **2.** keratane sulfate

17-KS *Abk.*: 17-ketosteroids

K_S *Abk.*: substrate constant

k-stro|phan|thin [strəˈfænθɪn] *noun*: k-Strophanthin *nt*

k-strophanthin-α: k-Strophanthin-α *nt*, Cymarin *nt*

ku|bis|a|ga|ri [kjuːˌbɪsəˈgɑːriː] *noun*: Vertigo epidemica

ku|bis|ga|ri [ˌkjuːbɪsˈgɑːriː] *noun*: →*kubisagari*

Kur|thia [ˈkɜrθɪə] *noun*: Kurthia *f*, Proteus zenkeri

ku|ru [ˈkʊruː] *noun*: Kuru *m*, Lachkrankheit *f*, Schüttelkrankheit *f*, Kuru-Kuru *nt*

kV *Abk.*: kilovolt

kVA *Abk.*: kilovolt-ampère

KVBA *Abk.*: kanamycin-vancomycin blood agar

kVp *Abk.*: **1.** kilovoltage peak **2.** kilovolts peak

kW *Abk.*: kilowatt

kwa|shi|or|kor [ˌkwɑːʃɪˈɔːrkər] *noun*: Kwashiorkor *m*, tropischer Mehlnährschaden *m*, malignes Unterernährungssyndrom *nt*

kWh *Abk.*: kilowatt-hour

KWS *Abk.*: Kimmelstiel-Wilson syndrome

ky|ma|tism [ˈkaɪmətɪzəm] *noun*: Myokymie *f*

ky|mo|gram [ˈkaɪməgræm] *noun*: Kymogramm *nt*

ky|mo|graph [ˈkaɪməgræf] *noun*: Kymograph *m*, Kymograf *m*

ky|mo|graph|ic [ˌkaɪməˈgræfɪk] *adj*: Kymografie betreffend, mittels Kymografie, kymographisch, kymografisch

ky|mog|ra|phy [kaɪˈmɑgrəfiː] *noun*: Kymographie *f*, Kymografie *f*

esophageal kymography: Ösophaguskymographie *f*, Ösophaguskymografie *f*

oesophageal kymography: (*brit.*) →*esophageal kymography*

video kymography: Videokymographie *f*, Fernsehkymographie *f*

ky|mo|scope [ˈkaɪməskəʊp] *noun*: Kymoskop *nt*

kyn|u|ren|in [ˌkɪnjəˈrenɪn] *noun*: →*kynurenine*

kyn|u|ren|i|nase [ˌkɪnjəˈrenɪneɪz, ˌkaɪn-] *noun*: Kynureninase *f*

kyn|u|ren|ine [kaɪˈnjʊərəniːn, ˌkɪnjəˈriːnɪn] *noun*: Kynurenin *nt*

ky|phos [ˈkaɪfɑs] *noun*: Buckel *m*

ky|pho|sco|li|o|sis [ˌkaɪfəˌskəʊlɪˈəʊsɪs, -ˌskɑl-] *noun*: Kyphoskoliose *f*

ky|pho|sco|li|ot|ic [ˌkaɪfəˌskəʊlɪˈɑtɪk] *adj*: Kyphoskoliose betreffend, kyphoskoliotisch

ky|pho|sis [kaɪˈfəʊsɪs] *noun, plural* **-ses** [-siːz]: Kyphose *f*

angular kyphosis: knickförmige Kyphose *f*

juvenile kyphosis: →*Scheuermann's kyphosis*

sacral kyphosis: Sakralkyphose *f*, Kyphosis sacralis

Scheuermann's kyphosis: Scheuermann-Krankheit *f*, Morbus Scheuermann *m*, Adoleszentenkyphose *f*, Osteochondritis/Osteochondrosis deformans juvenilis

thoracic kyphosis: Brustkyphose *f*, Kyphosis thoracica

ky|phot|ic [kaɪˈfɑtɪk] *adj*: Kyphose betreffend, kyphotisch

kyto- *präf.*: Zell-, Zyt(o)-, Cyt(o)

L

L *Abk.*: **1.** Avogadro's number **2.** inductance **3.** inductivity **4.** leucine **5.** light **6.** limes **7.** lingual **8.** Linné **9.** liquor **10.** Loschmidt's number **11.** lues **12.** lumbar **13.** lumbar vertebra **14.** solubility product

L. *Abk.*: Lactobacillus

l *Abk.*: liter

L_0 *Abk.*: limes zero

LA *Abk.*: **1.** lambert **2.** latex agglutination **3.** left atrium **4.** leucine aminopeptidase **5.** local anesthesia **6.** long-acting **7.** lupus anticoagulant **8.** lymphovenous anastomosis

La *Abk.*: **1.** labial **2.** lanthanum

la *Abk.*: lambert

LAAO *Abk.*: L-amino acid oxidase

lab [læb] *noun*: **1.** Rennin *nt*, Chymosin *nt*, Labferment *nt* **2.** (*inf.*) →*laboratory*

LAB *Abk.*: **1.** left anterior fascicular block **2.** left atrial branch

la|bel ['leɪbəl]: I *noun* Etikett *nt*, Aufkleber *m*, Label *nt*; Aufschrift *f*, Beschriftung *f*; Schild *nt*, Anhänger *m* II *vt* etikettieren, mit einem Aufkleber/Anhänger/Etikett versehen, beschriften

spin label: Spinmarkierung *f*, Spinlabel *m*

la|beled ['leɪbəld] *adj*: markiert

la|bel|ing ['leɪbəlɪŋ] *noun*: Markieren *nt*, Markierung *f*, Kennzeichnung *f*

affinity labeling: Affinitätsmarkierung *f*

chemical labeling: chemische Markierung *f*

isotopic labeling: Isotopenmarkierung *f*

la|bel|ling ['leɪbəlɪŋ] *noun*: →*labeling*

la|bet|a|lol [lə'betələl, -lɑl] *noun*: Labetalol *nt*

la|bi|al ['leɪbɪəl] *adj*: Lippe/Labium betreffend; lippenwärts, zur Lippe hin, labial, Lippen-, Labial-

la|bi|al|ism ['leɪbɪəlɪzəm] *noun*: Labialismus *m*

la|bi|cho|rea [ˌleɪbɪkə'rɪə, -kəʊ-] *noun*: →*labiochorea*

la|bile ['leɪbəl, -baɪl] *adj*: schwankend, unsicher, unbeständig; (*chem.*) zersetzlich, labil

la|bil|i|ty [leɪ'bɪlətiː] *noun*: Labilität *f*

labio- *präf.*: Lippen-, Schamlippen-, Labio-

la|bi|o|al|ve|o|lar [ˌleɪbɪəʊæl'vɪələr] *adj*: Lippe(n) und Zahnfächer/Alveoli dentales betreffend, labioalveolär

la|bi|o|ax|i|o|gin|gi|val [leɪbɪəʊˌæksɪəʊ'dʒɪndʒəvəl] *adj*: labioaxiogingival, axiolabiogingival

la|bi|o|cer|vi|cal [leɪbɪəʊ'sɜrvɪkl] *adj*: **1.** labiozervikal **2.** labiogingival

la|bi|o|cho|rea [ˌleɪbɪəʊkə'rɪə, -kəʊ-] *noun*: chronischer Lippenkrampf *m*

la|bi|o|cli|na|tion [ˌleɪbɪəʊklaɪ'neɪʃn] *noun*: Labioklination *f*

la|bi|o|den|tal [ˌleɪbɪəʊ'dentəl]: I *noun* Labiodental(laut) *m*, Lippenzahnlaut *m* II *adj* Lippe(n) und Zähne betreffend, labiodental

la|bi|o|gin|gi|val [leɪbɪəʊ'dʒɪndʒəvəl] *adj*: labiogingival

la|bi|o|glos|so|la|ryn|ge|al [leɪbɪəʊˌglɑsəʊlə'rɪndʒɪəl] *adj*: Lippe(n), Zunge und Kehlkopf betreffend, labioglossolaryngeal

la|bi|o|glos|so|pha|ryn|ge|al [leɪbɪəʊˌglɑsəʊfə'rɪndʒɪəl] *adj*: Lippe(n), Zunge und Rachen betreffend, labioglossopharyngeal

la|bi|o|graph ['leɪbɪəgræf] *noun*: Labiograph *m*

la|bi|o|in|ci|sal [ˌleɪbɪəʊɪn'saɪzl] *adj*: labioinzisal

la|bi|o|lin|gual [ˌleɪbɪəʊ'lɪŋgwəl] *adj*: Lippe(n) und Zunge/Lingua betreffend, labiolingual, labioglossal

la|bi|o|men|tal [ˌleɪbɪəʊ'mentəl] *adj*: (Unter-)Lippe und Kinn/Mentum betreffend, labiomental

la|bi|o|my|co|sis [ˌleɪbɪəʊmaɪ'kəʊsɪs] *noun*: Lippenmykose *f*

la|bi|o|na|sal [ˌleɪbɪəʊ'neɪzəl]: I *noun* Labionasal(laut) *m*, Lippennasenlaut *m* II *adj* Lippe(n) und Nase betreffend, labionasal, nasolabial

la|bi|o|pal|la|tine [ˌleɪbɪəʊ'pælətaɪn, -tɪn] *adj*: →*labiovelar II*

la|bi|o|plas|ty ['leɪbɪəʊplæstiː] *noun*: Lippenplastik *f*, Labioplastik *f*, Cheiloplastik *f*

la|bi|o|prox|i|mal [leɪbɪəʊ'prɑksɪməl] *adj*: labioproximal, proximolabial

la|bi|o|te|nac|u|lum [ˌleɪbɪəʊtɪ'nækjələm] *noun*: Lippenhalter *m*

la|bi|o|ve|lar [ˌleɪbɪəʊ'viːlər]: I *noun* Labiovelar(laut) *m*, Lippengaumenlaut *m* II *adj* Lippe(n) und Gaumen betreffend, labiovelar

la|bi|o|ver|sion [leɪbɪəʊ'vɜrʒn] *noun*: Labioversion *f*

la|bi|um ['leɪbɪəm] *noun, plural* **-bia** [-bɪə]: Lippe *f*, Labium *nt*

labium duplex: Doppellippe *f*

greater pudendal labia: große Schamlippen *pl*, Labia majora pudendi

lesser pudendal labia: kleine Schamlippen *pl*, Labia minora pudendi

pudendal labia: Schamlippen *pl*, Labia pudendi

la|bor ['leɪbər]: I *noun* **1.** Wehen *pl*, Labores (parturientinum) **be in labor** in den Wehen liegen, kreißen **go into labor/enter labor** Wehen bekommen **2.** (schwere) Arbeit *f* **3.** Anstrengung *f*, Mühe *f* II *vi* **4.** in den Wehen liegen, kreißen **5.** (schwer) arbeiten (*at* an); sich abmühen (*at, with* mit); sich quälen

artificial labor: induzierte Geburt *f*

child labor: Kinderarbeit *f*

complicated labor: komplizierte Geburt *f*

difficult labor: Dystokie *f*

dry labor: Xerotokie *f*

early labor: Stellwehen *pl*

false labor: Senkwehen *pl*

immature labor: vorzeitige Geburt *f*, Frühgeburt *f*

induced labor: induzierte Geburt *f*

missed labor: Missed labor *nt*

multiple labor: Mehrlingsgeburt *f*

obstructed labor: Geburtshindernis *nt*

precipitate labor: überstürzte Geburt *f*, Partus praecipitatus

premature labor: vorzeitige Geburt *f*, Frühgeburt *f*

prolonged labor: verlängerte Geburt *f*, protrahierte Geburt *f*

protracted labor: protrahierte Geburt *f*, verlängerte Geburt *f*

spontaneous labor: Spontangeburt *f*, -entbindung *f*

tedious labor: Wehenschwäche *f*, Bradytokie *f*

lab|o|ra|to|ry ['læbrətɔːriː] *noun*: Laboratorium *nt*, Labor *nt*

chemical laboratory: Chemielabor *nt*

research laboratory: Forschungslabor *nt*

dental laboratoy: Zahnlabor *nt*

la|bored ['leɪbərd] *adj*: mühsam, schwer; schwerfällig

L

labor-intensive *adj*: arbeitsintensiv
la|bo|ri|ous [lə'bɔːrɪəs] *adj*: mühsam, mühselig, schwierig; schwerfällig; fleißig
la|bour ['leɪbər] *n, vi*: *(brit.)* →*labor*
la|boured ['leɪbərd] *adj*: *(brit.)* →*labored*
labour-intensive *adj*: *(brit.)* →*labor-intensive*
la|bou|ri|ous [lə'bɔːrɪəs] *adj*: *(brit.)* →*laborious*
lab|ro|cyte ['læbrəsaɪt] *noun*: Mastzelle *f*, Mastozyt *m*
la|brum ['leɪbrəm] *noun, plural* **-bra** [-brə]: Lippe *f*, Rand *m*, Labrum *nt*
acetabular labrum: Pfannenlippe *f*, Labrum acetabuli
glenoid labrum: Labrum glenoidale scapulae
ileocaecal labrum: Labrum ileocaecale, Labrum inferius
ileocolic labrum: Labrum ileocolicum, Labrum superius
la|bu|ri|nine [læ'bjɑʊrəniːn] *noun*: Zytisin *nt*, Cytisin *nt*
lab|y|rinth ['læbɪrɪnθ] *noun*: **1.** Labyrinth *nt*, irrgangähnliches Gebilde *nt*; *(anatom.)* Labyrinthus *m* **2.** Innenohr(labyrinth) *nt*, Labyrinth *nt* **behind the labyrinth** retrolabyrinthär
bony labyrinth: knöchernes/ossäres Labyrinth *nt*, Labyrinthus osseus
labyrinth of cochlea: Schneckenlabyrinth *nt*, Labyrinthus cochlearis
cochlear labyrinth: Schneckenlabyrinth *nt*, Labyrinthus cochlearis
cortical labyrinth: *(Niere)* Rindenlabyrinth *nt*
endolymphatic labyrinth: →*membranous labyrinth*
ethmoidal labyrinth: Siebbeinlabyrinth *nt*, Labyrinthus ethmoidalis
kinetic labyrinth: kinetisches Labyrinth *nt*, Bogengangsapparat *m*
membranous labyrinth: häutiges/membranöses Labyrinth *nt*, Labyrinthus membranaceus
osseous labyrinth: →*bony labyrinth*
perilymphatic labyrinth: perilymphatischer Raum *m*, Spatium perilymphaticum
tonic labyrinth: tonisches Labyrinth *nt*, Maculaapparat *m*
vestibular labyrinth: Vorhoflabyrinth *nt*, Labyrinthus vestibularis
lab|y|rin|thec|to|my [ˌlæbɪrɪn'θektəmiː] *noun*: Labyrinthexzision *f*, Labyrinthektomie *f*
lab|y|rin|thi|an [ˌlæbə'rɪnθɪən] *adj*: →*labyrinthine*
lab|y|rin|thic [ˌlæbə'rɪnθɪk] *adj*: →*labyrinthine*
lab|y|rin|thine [ˌlæbɪ'rɪnθɪn, -θiːn] *adj*: Labyrinth betreffend, insbesondere das Innenohrlabyrinth, labyrinthär, labyrinthisch
lab|y|rin|thit|ic [ˌlæbɪrɪn'θɪtɪk] *adj*: Labyrinthitis/Labyrinthentzündung betreffend, labyrinthitisch
lab|y|rin|thi|tis [ˌlæbɪrɪn'θaɪtɪs] *noun*: Labyrinthitis *f*, Labyrinthentzündung *f*; Otitis *f* interna
serous labyrinthitis: seröse Labyrinthitis *f*
lab|y|rin|thot|o|my [ˌlæbɪrɪn'θɑtəmiː] *noun*: Labyrintheröffnung *f*, Labyrinthotomie *f*
lab|y|rin|thus [ˌlæbə'rɪnθəs] *noun, plura* **-thi** [-θaɪ]: →*labyrinth*
lac [læk] *noun, plural* **lac|ta** ['læktə]: **1.** Milch *f*, Lac *nt* **2.** milchartige Flüssigkeit *f*, Milch *f* **3.** Gummilack *m*, Lackharz *nt*
LAC *Abk.*: left atrial contraction
lac|er|a|ble ['læsərəbl] *adj*: zerreißbar
lac|er|ate ['læsəreɪt, -ɪt]: **I** *adj* →*lacerated* **II** *vi* ein-, aufreißen, lazerieren
lac|er|at|ed ['læsəreɪtɪd] *adj*: eingerissen, aufgerissen, lazeriert
lac|er|a|tion [læsə'reɪʃn] *noun*: **1.** Zerreißen *nt*, Lazerieren *nt* **2.** Riss-, Kratz-, Platz-, Schnittwunde *f*, Riss-, Kratz-, Platz-, Schnittverletzung *f*, Lazeration *f*
clitoral laceration: Klitorisriss *m*
hepatic laceration: Leber(ein)riss *m*
perineal laceration: Dammriss *m*, Scheidendammriss *m*
renal cortical laceration: Nierenrinden(ein)riss *m*
superficial laceration: (oberflächliche) Abschürfung *f*
tentorial laceration: Tentoriumriss *m*
vaginal laceration: Scheidenriss *m*, Kolporrhexis *f*
la|cer|tus [lə'sɜrtəs] *noun*: Lacertus *m*
lach|ry|mal ['lækrɪml] *adj*: Tränen *oder* Tränendrüse *oder* Tränenkanal betreffend, lakrimal
la|cin|i|ate [lə'sɪnɪeɪt, -ɪt] *adj*: (aus-)gezackt, zackig, gefranst
lack [læk]: **I** *noun* Mangel *m*, Knappheit *f* (*of* an) **for/through lack of (time)** aus Mangel an (Zeit) **II** *vt* Mangel haben *oder* leiden an, nicht haben
lack of appetite: Appetitlosigkeit *f*
chronic lack of sexual desire: Alibidinie *f*
lack of concentration: Konzentrationsschwäche *f*
lack of desire: Inappetenz *f*
lack of emotional response: Gemütsarmut *f*
lack of energy: Anergie *f*; Asthenie *f*
lack of exercise: Bewegungsmangel *m*
lack of impulse: Antriebsstörung *f*
lack of interest: Interesselosigkeit *f*, Desinteresse *nt*
lack of memory: Amnesia *f*, Amnesie *f*
lack of oxygen: Sauerstoffmangel *m*
lack of tension: Atonie *f*, Atonizität *f*
lack of tone: Tonusmangel *m*
lac|mus ['lækməs] *noun*: Lackmus *nt*
lac|ri|ma ['lækrɪmə] *noun, plural* **-mae** [-miː]: Lacrima *f*
lac|ri|mal ['lækrɪml] *adj*: Tränen *oder* Tränendrüse *oder* Tränenkanal betreffend, lakrimal
lac|ri|ma|tion [lækrɪ'meɪʃn] *noun*: Tränensekretion *f*, Lakrimation *f*
diminished lacrimation: verminderte Tränensekretion *f*
lac|ri|ma|tor ['lækrɪmeɪtər] *noun*: tränentreibende/lakrimogene Substanz *f*
lac|ri|ma|to|ry ['lækrɪmətɔːriː] *adj*: die Tränensekretion fördernd, lakrimogen
lac|ri|mo|na|sal [ˌlækrɪməʊ'neɪzl] *adj*: Nase und Tränenapparat betreffend, nasolakrimal
lac|ri|mot|o|my [lækrɪ'mɑtəmiː] *noun*: Tränensackeröffnung *f*, Trängengangseröffnung *f*, Lakrimotomie *f*
lact- *präf.*: Milch-, Lakt(o)-, Lact(o)-, Galakt(o)-, Galact(o)-
lac|tac|i|dae|mi|a [lækˌtæsɪ'diːmiːə] *noun*: *(brit.)* →*lactacidemia*
lac|tac|i|de|mi|a [lækˌtæsɪ'diːmiːə] *noun*: Hyperlaktazidämie *f*
lac|tac|i|dot|ic [lækˌtæsɪ'dɑtɪk] *adj*: laktazidotisch, Laktatazidose betreffend, von ihr betroffen *oder* gekennzeichnet, durch sie bedingt
lac|tac|i|du|ri|a [lækˌtæsɪ'd(j)ʊəriːə] *noun*: Milchsäureausscheidung *f* im Harn, Lakt-, Lactazidurie *f*, Laktatazidurie *f*
lac|ta|gogue ['læktəgɔg]: **I** *noun* milchtreibendes Mittel *nt*, Laktagogum *nt*, Galaktogogum *nt* **II** *adj* milchtreibend
lac|tal|bu|min [ˌlæktæl'bjuːmɪn] *noun*: Laktalbumin *nt*, Lactalbumin *nt*
lac|tam ['læktæm] *noun*: Laktam *nt*, Lactam *nt*, Laktonamin *nt*
β-lac|tam|ase ['læktəmeɪz] *noun*: β-Laktamase *f*, β-Lactamase *f*, beta-Laktamase *f*, beta-Lactamase *f*
β-lactamase-resistant *adj*: β-Lactamase-fest, β-Lactama-

L

se-resistent
lac|tam|ide [læk'tæmɪd] *noun*: Laktamid *nt*, Lactamid *nt*
lac|tar|i|an [læk'teərɪən] *noun*: →*lactovegetarian*
lac|tase ['lækteɪz] *noun*: Laktase *f*, Lactase *f*, β-Galaktosidase *f*
lac|tate ['lækteɪt]: I *noun* Laktat *nt*, Lactat *nt* II *vi* Milch absondern, laktieren
Ringer's lactate: Ringer-Lactat *nt*
lac|ta|tion [læk'teɪʃn] *noun*: **1.** Milchsekretion *f*, Laktation *f* **2.** Laktationsperiode *f*, Laktation *f*
lac|ta|tion|al [læk'teɪʃnəl] *adj*: Laktation betreffend, Laktations-
lac|te|al ['læktɪəl]: I *noun* (*Darm*) Lymphkapillare *f* II *adj* Milch betreffend *oder* produzierend, milchig, Lakt(o)-, Lact(o)-, Milch-
lac|te|ous ['læktɪəs] *adj*: Milch betreffend *oder* produzierend, milchig, Lakt(o)-, Lact(o)-, Milch
lac|tes|cent [læk'tesənt] *adj*: Milch absondernd, laktierend
lac|tic ['læktɪk] *adj*: Milch betreffend, Milch-, Lakt(o)-, Lact(o)-, Galakt(o)-, Galact(o)-
lac|tic|ac|i|dae|mi|a [ˌlæktɪkˌæsɪ'diːmiːə] *noun*: (*brit.*) →*lacticacidemia*
lac|tic|ac|i|de|mi|a [ˌlæktɪkˌæsɪ'diːmiːə] *noun*: Hyperlaktazidämie *f*
lac|tif|er|ous [læk'tɪfərəs] *adj*: milchführend, laktifer
lac|tif|u|gal [læk'tɪfjəgəl] *adj*: →*lactifuge II*
lac|ti|fuge ['læktɪfjuːdʒ]: I *noun* Milchsekretion-hemmendes Mittel *nt*, Lakti-, Lactifugum *nt* II *adj* die Milchsekretion hemmend, milchvermindernd, milchhemmend
lac|tig|e|nous [læk'tɪdʒənəs] *adj*: milchbildend, milchsezernierend
lac|tig|er|ous [læk'tɪdʒərəs] *adj*: →*lactiferous*
lac|tim ['læktɪm] *noun*: Laktim *nt*, Lactim *nt*, Laktonimin *nt*
lac|tin ['læktɪn] *noun*: →*lactose*
lac|ti|nat|ed ['læktɪneɪtɪd] *adj*: Milchzucker/Lactose enthaltend, mit Lactose zubereitet
lacto- *präf.*: Milch-, Lakt(o)-, Lact(o)- Galakt(o)-, Galact(o)-
Lac|to|bac|il|la|ce|ae [ˌlæktəʊˌbæsə'leɪsɪˌiː] *plural*: Milchsäurebakterien *pl*, Lactobacillaceae *pl*
Lac|to|ba|cil|lus [ˌlæktəʊbə'sɪləs] *noun, plural* **-li** [ˌlæktəʊbə'sɪlaɪ]: Milchsäurestäbchen *nt*, Laktobacillus *m*, Lactobacillus *m*
Lactobacillus acidophilus: Lactobacillus acidophilus
Lactobacillus bifidus: Bifidus-Bakterium *nt*, Lactobacillus bifidus, Bifidobacterium bifidum
lac|to|bu|tyr|om|e|ter [ˌlæktəʊˌbjuːtə'rɑmɪtər] *noun*: Milchfettmesser *m*, Lactobutyrometer *nt*
lac|to|cele ['læktəʊsiːl] *noun*: Galaktozele *f*
lac|to|chrome ['læktəʊkrəʊm] *noun*: Riboflavin *nt*, Lactoflavin *nt*, Vitamin B_2 *nt*
lac|to|crit ['læktəʊkrɪt] *noun*: Milchfettmesser *m*, Lactokrit *m*
lac|to|den|sim|e|ter [ˌlæktəʊden'sɪmɪtər] *noun*: →*lactometer*
lac|to|fer|rin [læktəʊ'ferɪn] *noun*: Laktoferrin *nt*, Lactoferrin *nt*, Laktotransferrin *nt*, Lactotransferrin *nt*
lac|to|fla|vin [ˌlæktəʊ'fleɪvɪn] *noun*: Riboflavin *nt*, Lactoflavin *nt*, Vitamin B_2 *nt*
lac|to|gen ['læktəʊdʒən] *noun*: Prolaktin *nt*, Prolactin *nt*, laktogenes Hormon *nt*
human placental lactogen: humanes Plazenta-Lactogen *nt*, Chorionsomatotropin *nt*
lac|to|gen|e|sis [ˌlæktəʊ'dʒenəsɪs] *noun*: Milchbildung *f*, Lactogenese *f*
lac|to|gen|ic [ˌlæktəʊ'dʒenɪk] *adj*: Lactogenese betreffend *oder* fördernd, Milch bildend, laktogen
lac|to|glob|u|lin [ˌlæktəʊ'glɑbjəlɪn] *noun*: Lakto-, Lactoglobulin *nt*
lac|tom|e|ter [lɑk'tɑmɪtər] *noun*: Milchwaage *f*, Lakto-, Galaktometer *nt*, Laktodensimeter *nt*
lac|to|nase ['læktəneɪz] *noun*: Laktonase *f*, Lactonase *f*
lac|tone ['læktəʊn] *noun*: Lakton *nt*, Lacton *nt*
sesquiterpene lactones: Sesquiterpenlactone *pl*
lac|to|pro|tein [ˌlæktəʊ'prəʊtiːn, -tiːɪn] *noun*: Milcheiweiß *nt*, Lakto-, Lactoprotein *nt*
lac|tor|rhe|a [ˌlæktəʊ'rɪə] *noun*: Milchfluss *m*, Galaktorrhö *f*, Galaktorrhoe *f*
lac|tor|rhoe|a [ˌlæktəʊ'rɪə] *noun*: (*brit.*) →*lactorrhea*
lac|to|scope ['læktəskəʊp] *noun*: Laktoskop *nt*, Galaktoskop *nt*
lac|tose ['læktəʊs] *noun*: Milchzucker *m*, Laktose *f*, Lactose *f*, Laktobiose *f*
lac|to|side ['læktəsaɪd] *noun*: Laktosid *nt*, Lactosid *nt*
ceramide lactoside: Lactosyl-N-acylsphingosin *nt*
lac|to|si|do|sis [ˌlæktəʊsaɪ'dəʊsɪs] *noun, plural* **-ses** [ˌlæktəʊsaɪ'dəʊsiːz]: Lactosidspeicherkrankheit *f*, Laktosidose *f*
ceramide lactosidosis: Lactosylceramidose *f*, neutrale β-Galaktosidase-Defekt *m*
lac|to|sum [læk'təʊsəm] *noun*: →*lactose*
lac|to|su|ri|a [ˌlæktə's(j)ʊəriːə] *noun*: Laktosurie *f*
lactosyl-N-acylsphingosine *noun*: Lactosyl-N-acylsphingosin *nt*, Lactosylceramid *nt*
lac|to|syl|cer|a|mide [lækˌtəʊsɪl'serəmaɪd] *noun*: Lactosyl-N-acylsphingosin *nt*, Lactosylceramid *nt*
lac|to|syl|cer|a|mi|do|sis [ˌlæktəʊsɪlˌserəmaɪ'dəʊsɪs] *noun*: Lactosylceramidose *f*, neutrale β-Galaktosidase-Defekt *m*
lac|to|ther|a|py [ˌlæktə'θerəpiː] *noun*: **1.** Galakto-, Laktotherapie *f* **2.** Milchdiät *f*, Milchkur *f*
lac|to|trope ['læktətrəʊp] *noun*: →*lactotroph*
lac|to|troph ['læktəʊtrɑf, læktəʊtrəʊf] *noun*: Prolactin-Zelle *f*, mammotrope Zelle *f*
lac|to|tro|phin [ˌlæktəʊ'trəʊfɪn] *noun*: Prolaktin *nt*, Prolactin *nt*, laktogenes Hormon *nt*
lac|to|trop|ic [ˌlæktəʊ'trɑpɪk, -'trəʊ-] *adj*: mit Affinität zu Milch, laktotrop
lac|to|tro|pin [læktəʊ'trəʊpɪn] *noun*: →*lactotrophin*
lac|to|veg|e|tar|i|an [ˌlæktəˌvedʒɪ'terɪən, -'teər-]: I *noun* Laktovegetarier(in *f*) *m* II *adj* Laktovegetarismus betreffend, laktovegetarisch
lac|tu|lose ['læktjələʊs] *noun*: Lactulose *f*
la|cu|na [lə'k(j)uːnə] *noun, plural* **-nae** [-niː]: Hohlraum *m*, Spalt(e *f*) *m*, Lücke *f*, Lakune *f*, Lacuna *f*
absorption lacunae: Howship-Lakunen *pl*
Blessig's lacunae: Blessig-Zysten *pl*
blood lacuna: Blutlakune *f*
bone lacuna: Knochenzellhöhle *f*, -lakune *f*
cartilage lacuna: Knorpelzellmulde *f*, -höhle *f*, -lakune *f*
lacuna of cementocyte: Zementozytenlakune *f*
great lacuna of urethra: Fossa navicularis urethrae
Howship's lacunae: Howship-Lakunen *pl*
lateral lacunae (of superior sagittal sinus): Seitennischen *pl* des Sinus sagittalis superior, Lacunae laterales
osseous lacuna: Knochenzellhöhle *f*, -lakune *f*
parasinoidal lacunae: Seitennischen *pl* des Sinus sagittalis superior, Lacunae laterales
resorption lacunae: Howship-Lakunen *pl*
trophoblastic lacunae: Trophoblastenlakunen *pl*
type III lacunae: Kriblüren *pl*
lacunae of urethra: Urethrallakunen *pl*, Urethralbuch-

L

ten *pl*, Morgagni-Lakunen *pl*, Lacunae urethrales
urethral lacunae (of Morgagni): →*lacunae of urethra*
lacuna of vessels: Lacuna vasorum retroinguinalis
la|cu|nal [lə'kjuːnl] *adj*: →*lacunar*
la|cu|nar [lə'k(j)uːnər] *adj*: Lakune(n) betreffend, mit Lakunen versehen, höhlenartig, lakunar, lakunär
lac|u|nar|y ['lækjuː,neriː, lə'kjuːnəriː] *adj*: →*lacunar*
la|cune [lə'k(j)uːn] *noun*: →*lacuna*
la|cu|nule [lə'k(j)uːnjuːl] *noun*: **1.** (*anatom.*) kleine schmale Bucht *oder* Ausbuchtung *f*, kleine Lakune/Lacuna *f* **2.** kleine Lücke/Spalte/Grube *f*
LAD *Abk.*: **1.** lactic acid dehydrogenase **2.** left atrial diameter **3.** left axis deviation **4.** leukocyte adhesion deficiency **5.** leukocyte adhesion deficiency syndrome
LADI *Abk.*: left atrial dimension index
LAE *Abk.*: **1.** left atrial enlargement **2.** lysergic acid ethylamide
LAEDV *Abk.*: left atrial end-diastolic volume
LAEF *Abk.*: left atrial ejection fraction
LAER *Abk.*: late auditory-evoked response
LAESV *Abk.*: left atrial end-systolic volume
LAEV *Abk.*: left atrial emptying volume
laev|u|lose ['levjələʊz] *noun*: Fruchtzucker *m*, Fruktose *f*, Fructose *f*, Levulose *f*, Laevulose *f*
LAF *Abk.*: **1.** laminar air flow **2.** left anterior fascicle **3.** lymphocyte-activating factor **4.** lymphocyte augmenting factor
LAFb *Abk.*: left anterior fascicular block
lag [læg]: (*v* **lagged**) **I** *n* **1.** Zurückbleiben *nt*, Nachhinken *nt* (*physik.*) negative Phasenverschiebung *f* **II** *vi* →*lag behind*
lag behind *vi* **1.** zurückbleiben, nicht mitkommen, nachhinken **2.** sich verzögern; nacheilen
jet lag: Jet-lag *m/nt*
la|gen|i|form [lə'dʒenɪfɔːrm] *adj*: flaschenförmig
Lag|o|chi|las|ca|ris mi|nor [,lægəʊkaɪ'læskərɪs]: Lagochilascaris minor
lag|oph|thal|mia [lægɑf'θælmɪə] *noun*: →*lagophthalmos*
lag|oph|thal|mos [,lægɑf'θælməs] *noun*: Hasenauge *nt*, Lagophthalmus *m*
mechanical lagophthalmos: mechanischer Lagophthalmus *m*
paralytic lagophthalmos: paralytischer Lagophthalmus *m*
lag|oph|thal|mus [,lægɑf'θælməs] *noun*: →*lagophthalmos*
LAH *Abk.*: **1.** left anterior hemiblock **2.** left atrial hypertrophy **3.** leucylanilide hydrolase **4.** lithium-aluminum hydride
LAHB *Abk.*: left anterior hemiblock
LAI *Abk.*: leukocyte adherence inhibition
LAIDS *Abk.*: lesser AIDS
LAIT *Abk.*: latex agglutination inhibition test
LAK *Abk.*: lymphokine-activated killer cell
lake ['leɪk] *noun*: Lacus *m*, See *m*
lacrimal lake: Lacus lacrimalis, Tränensee *m*
venous lake: Lippenangiom *nt*
LAL *Abk.*: limulus amebocyte lysate
lal|la|tion [læ'leɪʃn] *noun*: Lallen *nt*, Lallatio *f*
lalo- *präf.*: Sprach-, Sprech-, Lalo-
lal|og|no|sis [lælɑg'nəʊsɪs] *noun*: Sprachverständnis *nt*
lal|o|neu|ro|sis [,lælənjʊə'rəʊsɪs, -nʊ-] *noun*: Laloneurose *f*
la|lop|a|thy [læ'lɑpəθiː] *noun*: Sprach-, Sprechstörung *f*, Lalopathie *f*
lal|o|pho|bi|a [,lælə'fəʊbɪə] *noun*: Sprechangst *f*, -scheu *f*, Lalophobie *f*
lal|o|pho|bic [,lælə'fəʊbɪk] *adj*: Sprechscheu/Lalophobie betreffend, lalophob, glossophob
lal|o|ple|gi|a [,lælə'pliːdʒ(ɪ)ə] *noun*: Sprachlähmung *f*, Laloplegie *f*
lal|or|rhe|a [,lælə'rɪə] *noun*: →*logorrhea*
lal|or|rhoe|a [,lælə'rɪə] *noun*: (*brit.*) →*logorrhea*
LAMB *Abk.*: lentigines, atrial myxoma, mucocutaneous myxomas, blue nevi
lamb|da ['læmdə] *noun*: Lambda *nt*
lamb|da|cism ['læmdəsɪzəm] *noun*: Lambdazismus *m*
lamb|da|cis|mus ['læmdəsɪzməs] *noun*: Lambdazismus *m*
lamb|doid ['læmdɔɪd] *adj*: l-förmig, l-, Lambda-
lamb|doi|dal [læm'dɔɪdl] *adj*: →*lambdoid*
Lam|blia ['læmblɪə] *noun*: Lamblia *f*, Giardia *f*
Lamblia intestinalis: Giardia lamblia, Lamblia intestinalis
lam|bli|a|sis [læm'blaɪəsɪs] *noun*: Giardia-Infektion *f*, Lamblia-Infektion *f*, Giardiasis *f*, Lambliasis *f*
lam|bli|o|sis [,læmblɪ'əʊsɪs] *noun*: →*lambliasis*
lame [leɪm]: **I** *adj* lahm; gelähmt **II** *vt* lähmen
la|mel|la [lə'melə] *noun, plural* **-las, -lae** [-liː, -laɪ]: dünnes Plättchen *nt*, dünne Membran *f*, Lamelle *f*
basic lamella: (*Knochen*) Generallamelle *f*
cemental lamella: Zahnzementlamelle *f*, Zementlamelle *f*
cementum lamella: →*cemental lamella*
circumferential lamella: →*basic lamella*
concentric lamella: Havers-Knochenlamelle *f*, Havers-Lamelle *f*
dental lamella: Zahnleiste *f*
ground lamellae: (*Knochen*) Schaltlamellen *pl*
half lamella: Halblamelle *f*
haversian lamella: Havers-Knochenlamelle *f*, Havers-Lamelle *f*
intermediate lamellae: (*Knochen*) Schaltlamellen *pl*
interstitial lamellae: (*Knochen*) Schaltlamellen *pl*
osseous lamella: Knochenlamelle *f*
enamel lamellae: Schmelzlamellen *pl*, Zahnschmelzlamellen *pl*
la|mel|lar [lə'melər] *adj*: →*lamellate*
la|mel|late ['læməleɪt, lə'meleɪt, -lɪt] *adj*: aus Lamellen aufgebaut *oder* bestehend, in Lamellen angeordnet, geschichtet, lamellenähnlich, lamellenartig, geschichtet, lamellär, lamellar, Lamellen-
lam|el|lat|ed ['læməleɪtɪd] *adj*: →*lamellate*
la|mel|li|form [lə'melɪfɔːrm] *adj*: lamellenförmig
la|mel|lose [lə'meləʊs, 'læmələʊs] *adj*: →*lamellate*
lam|i|na ['læmɪnə] *noun, plural* **-nas, -nae** [-niː]: **1.** dünne Platte *f*, Überzug *m*, Blättchen *nt*, Lamina *f* **2.** →*lamina of vertebra*
accessory medullary lamina: Lamina medullaris accessoria corpori striati
lamina affixa: Lamina affixa
alar lamina: Flügelplatte *f*, Lamina alaris
anterior limiting lamina: Bowman-Membran *f*, vordere Basalmembran *f*, Lamina elastica anterior, Lamina limitans anterior corneae
basal lamina: **1.** Basallamina *f*, Basalmembran *f* **2.** Basalplatte *f*, Grundplatte *f*, Lamina basalis
basal lamina of choroid: Bruch-Membran *f*, Lamina basalis choroideae
basal lamina of ciliary body: Lamina basalis corporis ciliaris
basilar lamina (of cochlear duct): Basilarmembran *f*, Lamina basilaris ductus cochlearis
bony spiral lamina: Lamina spiralis ossea
Bowman's lamina: Bowman-Membran *f*, vordere Basalmembran *f*, Lamina elastica anterior, Lamina limi-

tans anterior corneae
buccal lamina: Vorhofleiste *f*, Mundvorhofleiste *f*
buccogingival lamina: →*buccal lamina*
choriocapillary lamina: Choriocapillaris *f*, Lamina choroidocapillaris
cribriform lamina: Fascia cribrosa
cribriform lamina of ethmoid bone: Siebbeinplatte *f*, Lamina cribrosa ossis ethmoidalis
cribriform lamina of transverse fascia: Septum femorale
cribrous lamina of sclera: Siebplatte *f* der Sklera, Lamina cribrosa sclerae
lamina of cricoid cartilage: Ringknorpelplatte *f*, Lamina cartilaginis cricoideae
deep lamina of levator muscle of upper eyelid: tiefes Blatt *nt* der Levatorsehne, Lamina profunda musculi levatoris palpebrae superioris
lamina densa: Lamina densa
dental lamina: Zahnleiste *f*
lamina dentalis: →*dental lamina*
dentogingival lamina: →*dental lamina*
episcleral lamina: Episklera *f*, Lamina episcleralis
epithelial lamina: Ependymüberzug *m* des Plexus choroideus, Lamina epithelialis
external elastic lamina: Elastica *f* externa, Membrana elastica externa
external medullary lamina: Lamina medullaris externa corpori striati, Lamina medullaris lateralis thalami, laterale Marklamelle *f*
external medullary lamina of corpus striatum: äußere Marklamelle *f* des Corpus striatum, Lamina medullaris lateralis corpori striati
external lamina of peritoneum: äußeres Blatt *nt* des Bauchfells, Peritoneum parietale
external lamina of pterygoid process: Lamina lateralis processus pterygoidei
external lamina of skull: äußeres Blatt *nt* des knöchernen Schädeldachs, Lamina externa calvariae
fibrocartilaginous interpubic lamina: Lamina fibrocartilaginea interpubica, Discus interpubicus
lamina fibroreticularis: Lamina fibroreticularis
lamina fusca: Lamina fusca sclerae
hamulus of bony spiral lamina: Hamulus laminae spiralis
horizontal lamina of palatine bone: Lamina horizontalis ossis palatini
inferior lamina of sphenoid bone: Processus pterygoideus ossis sphenoidalis
internal elastic lamina: Elastica *f* interna, Membrana elastica interna
internal medullary lamina: Lamina medullaris medialis thalami, Lamina medullaris interna corpori striati, mediale Marklamelle *f*
internal medullary lamina of corpus striatum: innere Marklamelle *f* des Corpus striatum, Lamina medullaris medialis corpori striati
internal lamina of pterygoid process: Lamina medialis processus pterygoidei
internal lamina of skull: inneres Blatt *nt* des knöchernen Schädeldaches, Lamina interna calvariae
labial lamina: Vorhofleiste *f*, Mundvorhofleiste *f*
lateral lamina of cartilage of auditory tube: →*lateral lamina of tubal cartilage*
lateral dental lamina: laterale Zahnleiste *f*
lateral medullary lamina: laterale Marklamelle *f*, Lamina medullaris lateralis corpori striati
lateral medullary lamina of corpus striatum: →*external medullary lamina of corpus striatum*
lateral lamina of pterygoid process: Lamina lateralis processus pterygoidei
lateral lamina of tubal cartilage: laterale Knorpelplatte *f* des Tubenknorpels, Lamina lateralis cartilaginis tubae auditivae
limbus of spiral lamina: Limbus laminae spiralis osseae
medial lamina of cartilage of auditory tube: →*medial lamina of tubal cartilage*
medial medullary lamina: mediale Marklamelle *f*, Lamina medullaris medialis corpori striati
medial medullary lamina of corpus striatum: →*internal medullary lamina of corpus striatum*
medial lamina of pterygoid process: Lamina medialis processus pterygoidei
medial lamina of tubal cartilage: mediale Knorpelplatte *f* des Tubenknorpels, Lamina medialis cartilaginis tubae auditivae
medullary laminae of thalamus: Markstränge *pl* des Thalamus, Laminae medullares thalami interna et externa
membranous lamina of auditory tube: Lamina membranacea tubae auditivae
lamina of modiolus: Lamina modioli cochleae
lamina muscularis mucosae: Muskularis *f* mucosae, Lamina muscularis mucosae
orbital lamina (of ethmoid bone): Lamina papyracea, Lamina orbitalis ossis ethmoidalis
palatine lamina of maxilla: Processus palatinus maxillae
periclaustral lamina: Capsula extrema
perpendicular lamina of ethmoid bone: Lamina perpendicularis ossis ethmoidale
posterior limiting lamina: Descemet-Membran *f*, hintere Basalmembran *f*, Lamina elastica posterior Descemeti, Lamina limitans posterior corneae
pretracheal lamina of cervical fascia: Lamina pretrachealis fasciae cervicalis, mittlere Halsfaszie *f*
prevertebral lamina of cervical fascia: Lamina prevertebralis fasciae cervicalis, tiefe Halsfaszie *f*
lamina propria: Lamina propria mucosae
lamina rara externa: Lamina rara externa
lamina rara interna: Lamina rara interna
rostral lamina: Lamina rostralis
secondary spiral lamina: Lamina spiralis secundaria
lamina of septum pellucidum: Lamina septi pellucidi
spinal laminae: Laminae spinales
successional lamina: Ersatzzahnleiste *f*
superficial lamina of cervical fascia: Lamina superficialis fasciae cervicalis
superficial lamina of levator muscle of upper eye lid: oberflächliches Blatt *nt* der Levatorsehne, Lamina superficialis musculi levatores palpebrae superioris
suprachoroid lamina: Lamina suprachoroidea
tectal lamina of mesencephalon: Vierhügelplatte *f*, Lamina quadrigemina, Lamina tecti
lamina of tectum of mesencephalon: Vierhügelplatte *f*, Lamina quadrigemina, Lamina tecti
terminal lamina: Lamina terminalis
terminal lamina of hypothalamus: Lamina terminalis hypothalami
lamina tragi: Lamina tragi
lamina of tubal cartilage: laterale Knorpelplatte *f* des Tubenknorpels, Lamina lateralis cartilaginis tubae auditivae
vascular lamina of choroid: Haller-Membran *f*, Lamina

L

vasculosa
lamina of vertebra: Wirbelplatte *f*, Wirbelbogenplatte *f*, Lamina arcus vertebrae
lamina of vertebral arch: →*lamina of vertebra*
vestibular lamina: Vorhofleiste *f*, Mundvorhofleiste *f*
vitreal lamina: Bruch-Membran *f*, Lamina basalis choroideae
vitreous lamina: Bruch-Membran *f*, Lamina basalis choroideae
white laminae of cerebellum: →*white layers of cerebellum*

lam|i|na|gram ['læmɪnəgræm] *noun*: Schichtaufnahme *f*, Tomogramm *nt*
lam|i|nag|ra|phy [ˌlæmɪ'nægrəfiː] *noun*: Schichtröntgen *nt*, Tomographie *f*, Schichtröntgen *nt*, Tomografie *f*
lam|i|nal ['læmɪnl] *adj*: →*laminar*
lam|i|nar ['læmɪnər] *adj*: aus Schichten bestehend, blätterig, lamellenförmig, lamellenartig, laminar, laminal
lam|i|nar|y ['læmɪneriː] *adj*: →*laminar*
lam|i|nate ['læmɪneɪt, -nɪt] *adj*: →*laminated*
lam|i|nat|ed ['læmɪneɪtɪd] *adj*: aus Lamellen aufgebaut *oder* bestehend, in Lamellen angeordnet, geschichtet, lamellär, lamellar
lam|i|nec|to|my [ˌlæmɪ'nektəmiː] *noun*: Wirbelbogenresektion *f*, Laminektomie *f*
lam|i|no|gram ['læmɪnəgrəm] *noun*: Schichtaufnahme *f*, Tomogramm *f*
lam|i|nog|ra|phy [ˌlæmɪ'nɑgrəfiː] *noun*: Schichtaufnahmeverfahren *nt*, Tomographie *f*, Tomografie *f*
lam|i|not|o|my [ˌlæmɪ'nɑtəmiː] *noun*: Wirbelbogendurchtrennung *f*, Laminotomie *f*
lam|i|nous ['læmɪnəs] *adj*: **1.** →*laminated* **2.** →*laminar*
lam|i|vu|dine [ˌlæmɪ'vjuːdiːn] *noun*: Lamivudin *nt*
LAMMA *Abk.*: laser microprobe mass analyzer
lamp [læmp] *noun*: Lampe *f*; Leuchte *f*, Beleuchtungskörper *m*; Glühbirne *f*
arc lamp: Bogenlampe *f*
Edridge-Green lamp: Edridge-Green-Lampe *f*
Finsen lamp: Finsen-Lampe *f*
Finsen-Reya lamp: Finsen-Reya-Lampe *f*
Gullstrand's slit lamp: Gullstrand-Lampe *f*
heat lamp: →*infrared lamp*
infrared lamp: Infrarotlicht, Infrarotlampe *f*, Infrarotstrahler *m*
Kromayer's lamp: Kromayer-Lampe *f*
mercury lamp: Quecksilberdampflampe *f*
mercury vapor lamp: →*mercury lamp*
mercury vapour lamp: (*brit.*) →*mercury lamp*
mouth lamp: Mundleuchte *f*
quartz lamp: Quartzlampe *f*
ultraviolet lamp: Ultraviolettlampe *f*, UV-Lampe *f*
Wood's lamp: Wood-Lampe *f*

LAMP *Abk.*: left atrial mean pressure
lan|a ['lænə] *noun*: Wolle *f*, Lana *f*
LANA *Abk.*: laser-assisted nerve anastomosis
la|nat|o|side [lə'nætəsaɪd] *noun*: Lanatosid *nt*
lanatoside C: Lanatosid C *nt*

lance [læns, lɑːns]: **I** *noun* →*lancet* **II** *vt* mit einer Lanzette eröffnen *oder* aufstechen
lan|ce|o|late ['lænsɪəleɪt, -lɪt] *adj*: lanzenförmig
lan|cet ['lænsɪt, 'lɑːn-] *noun*: Lanzette *f*
abscess lancet: Abszessmesser *nt*
blood lancet: Blutlanzette *f*
gingival lancet: Zahnfleischmesser *nt*, Gingivalmesser *nt*, Gingivektomiemesser *nt*
gum lancet: →*gingival lancet*
vaccinating lancet: Impffeder *f*

lan|ci|nat|ing ['lænsɪneɪtɪŋ] *adj*: (*Schmerz*) bohrend, stechend, lanzinierend, blitzartig
lan|guage [læŋgwɪdʒ] *noun*: **1.** Sprache *f* **2.** Rede-, Ausdrucksweise *f* **3.** (Fach-)Sprache *f*, Terminologie *f* **4.** Sprachwissenschaft *f*
body language: Körpersprache *f*
computer language: Computersprache *f*
deaf-and-dumb language: Taubstummensprache *f*
medical language: medizinische Fachsprache *f*
native language: Muttersprache *f*
programming language: Programmier-, Computersprache *f*

language-dominant *adj*: sprachdominant
lan|o|lin ['lænlɪn] *noun*: Lanolin *nt*, Adeps lanae hydricus
anhydrous lanolin: Adeps lanae anhydricus, Lanolinum anhydricum

la|nos|ter|ol [lə'nɑstərɔl] *noun*: Lanosterin *nt*
lan|so|pra|zole [lənsə'prəzəʊl] *noun*: Lansoprazol *nt*
lan|tha|nic ['lænθənɪk] *adj*: (*Krankheit*) symptomlos
lan|tha|nides ['lænθənaɪds, -nɪds] *plural*: Lanthanoide *pl*
lan|tha|num ['lænθənəm] *noun*: Lanthan *nt*
la|nu|gi|nous [lə'n(j)uːdʒɪnəs] *adj*: von Lanugohaaren bedeckt, lanugoartig, lanuginös
la|nu|go [lə'n(j)uːgəʊ] *noun, plural* **-gos**: Flaum *m*, Wollhaar(kleid *nt*) *nt*, Lanugo *f*
la|num ['leɪnəm] *noun*: →*lanolin*
LAO *Abk.*: left anterior oblique projection
LAOD *Abk.*: L-amino acid oxidase
LAP *Abk.*: **1.** left atrial pressure **2.** leucine aminopeptidase **3.** leukocyte alkaline phosphatase **4.** lyophilized anterior pituitary
Lap. *Abk.*: **1.** laparoscopy **2.** laparotomy
lapar- *präf.*: Bauch-, Bauchdecken-, Bauchwand-, Bauchhöhlen, Lapar(o)-
lap|a|rec|to|my [læpə'rektəmiː] *noun*: Bauchwandexzision *f*, Bauchdeckenplastik *f*, Laparektomie *f*
laparo- *präf.*: Bauch-, Bauchdecken-, Bauchwand-, Bauchhöhlen, Lapar(o)-
lap|a|ro|cele ['læpərəsiːl] *noun*: Bauch(wand)hernie *f*, Bauch(wand)bruch *m*, Laparozele *f*, Hernia abdominalis/ventralis
lap|a|ro|chol|e|cys|tot|o|my [ˌlæpərəʊˌkəʊləsɪs'tɑtəmiː] *noun*: Gallenblaseneröffnung *f*, Cholezystotomie *f*
lap|a|ro|col|ec|to|my [ˌlæpərəʊkə'lektəmiː] *noun*: Dickdarmentfernung *f*, -exstirpation *f*, Kolonentfernung *f*, -exstirpation *f*, Kolektomie *f*
lap|a|ro|co|los|to|my [ˌlæpərəʊkə'lɑstəmiː] *noun*: Laparokolostomie *f*; Kolostomie *f*
lap|a|ro|co|lot|o|my [ˌlæpərəʊkə'lɑtəmiː] *noun*: Dickdarmeröffnung *f*, -durchtrennung *f*, Koloneröffnung *f*, -durchtrennung *f*, Kolotomie *f*
lap|a|ro|cys|tec|to|my [ˌlæpərəʊsɪs'tektəmiː] *noun*: transabdominelle Zystektomie *f*, Laparozystektomie *f*
lap|a|ro|cys|ti|dot|o|my [ˌlæpərəʊsɪstə'dɑtəmiː] *noun*: **1.** transabdominelle Zystotomie *f*, Laparozystotomie *f* **2.** suprabubischer Blasenschnitt *m*, Laparozystotomie *f*
lap|a|ro|cys|tot|o|my [ˌlæpərəʊsɪs'tɑtəmiː] *noun*: Laparozystotomie *f*
lap|a|ro|en|te|ros|to|my [ˌlæpərəʊentə'rɑstəmiː] *noun*: Laparoenterostomie *f*
lap|a|ro|en|te|rot|o|my [ˌlæpərəʊentə'rɑtəmiː] *noun*: Laparoenterotomie *f*
lap|a|ro|gas|tros|co|py [ˌlæpərəʊgæs'trɑskəpiː] *noun*: Laparogastroskopie *f*
lap|a|ro|gas|tros|to|my [ˌlæpərəʊgæs'trɑstəmiː] *noun*: Laparogastrostomie *f*, Zöliogastrostomie *f*
lap|a|ro|gas|trot|o|my [ˌlæpərəʊgæs'trɑtəmiː] *noun*: La-

parogastrotomie *f*, Zöliogastrotomie *f*
lap|a|ro|he|pa|tot|o|my [ˌlæpərəʊhepə'tɑtəmiː] *noun*: Laparohepatotomie *f*
lap|a|ro|hys|ter|ec|to|my [ˌlæpərəʊhɪstə'rektəmiː] *noun*: transabdominelle Hysterektomie *f*, Laparohysterektomie *f*, Hysterectomia abdominalis
laparohystero-oophorectomy *noun*: Laparotomie *f* mit Entfernung von Gebärmutter und Eierstöcken, Laparohystero-oophorektomie *f*, Laparohystero-ovariektomie *f*
lap|a|ro|hys|ter|o|pex|y [ˌlæpərəʊ'hɪstərəpeksiː] *noun*: transabdominelle Hysteropexie *f*, Laparohysteropexie *f*
laparohysterosalpingo-oophorectomy *noun*: Laparohysterosalpingo-oophorektomie *f*, Laparohysterosalpingo-ovariektomie *f*
lap|a|ro|hys|te|rot|o|my [ˌlæpərəʊhɪstə'rɑtəmiː] *noun*: transabdominelle Hysterotomie *f*, Abdomino-, Laparo-, Zöliohysterotomie *f*
lap|a|ro|il|e|ot|o|my [ˌlæpərəʊɪlɪ'ɑtəmiː] *noun*: Laparoileotomie *f*
lap|a|ro|my|i|tis [ˌlæpərəʊmaɪ'aɪtɪs] *noun*: Entzündung *f* der Bauchwandmuskulatur, Laparomyositis *f*
lap|a|ro|my|o|mec|to|my [ˌlæpərəʊmaɪə'mektəmiː] *noun*: transabdominelle Myomektomie *f*, Laparomyomektomie *f*
lap|a|ro|my|o|mot|o|my [ˌlæpərəʊmaɪə'mɑtəmiː] *noun*: transabdominelle Myomotomie *f*, Laparomyomotomie *f*
lap|a|ro|my|o|sit|ic [ˌlæpərəʊmaɪə'sɪtɪk] *adj*: Laparomyositis betreffend, laparomyositisch
lap|a|ro|my|o|si|tis [ˌlæpərəʊmaɪə'saɪtɪs] *noun*: Entzündung *f* der Bauchwandmuskulatur, Laparomyositis *f*
lap|a|ro|ne|phrec|to|my [ˌlæpərəʊnɪ'frektəmiː] *noun*: transperitoneale Nierenentfernung/Nephrektomie *f*
laparo-oophorectomy *noun*: Laparo-ovariektomie *f*
lap|a|ror|rha|phy [læpə'rɔrəfiː] *noun*: Bauchwandnaht *f*, Zölio-, Laparorrhaphie *f*
lap|a|ro|sal|pin|gec|to|my [ˌlæpərəʊˌsælpɪn'dʒektəmiː] *noun*: transabdominelle Salpingektomie *f*, Zöliosalpingektomie *f*, Laparosalpingektomie *f*
laparosalpingo-oophorectomy *noun*: transabdominelle Salpingo-oophorektomie *f*, Laparosalpingo-oophorektomie *f*, Laparosalpingo-ovariektomie *f*
lap|a|ro|sal|pin|got|o|my [ˌlæpərəʊsælpɪn'dʒektəmiː] *noun*: transabdominelle Salpingotomie *f*, Zölio-, Laparosalpingotomie *f*
lap|a|ro|scope ['læpərəskəʊp] *noun*: Laparoskop *nt*
lap|a|ro|scop|ic ['læpərəskɑpɪk] *adj*: Laparoskopie betreffend, mittels Laparoskopie, laparoskopisch
lap|a|ros|co|py [ˌlæpə'rɑskəpiː] *noun*: Bauchspiegelung *f*, Laparoskopie *f*
lap|a|ro|sple|nec|to|my [ˌlæpərəsplɪ'nektəmiː] *noun*: Laparosplenektomie *f*
lap|a|ro|sple|not|o|my [ˌlæpərəʊsplɪ'nɑtəmiː] *noun*: Laparosplenotomie *f*
lap|a|rot|o|my [læpə'rɑtəmiː] *noun*: (operative) Bauchhöhleneröffnung *f*, Laparotomie *f*
  explorative laparotomy: explorative Laparotomie *f*, Probelaparotomie *f*
  staging laparotomy: explorative Laparotomie *f* zum Tumorstaging
lap|a|ro|u|te|rot|o|my [ˌlæpərəˌjuːtə'rɑtəmiː] *noun*: transabdominelle Hysterotomie *f*, Abdominohysterotomie *f*, Laparohysterotomie *f*, Zöliohysterotomie *f*
lap|in|i|za|tion [ˌlæpɪnɪ'zeɪʃn] *noun*: Lapinisation *f*
lap|in|ize ['læpɪnaɪz] *vt*: lapinisieren
lap|in|ized ['læpɪnaɪzd] *adj*: lapinisiert
lap|is ['læpɪs, 'leɪpɪs] *noun*: Lapis *m*
  lapis divinus: Lapis divinus
  lapis ophthalmicus: Lapis ophthalmicus
lapse [læps]: **I** *noun* **1.** Versehen *nt*, Fehler *m*, Lapsus *m* **2.** (*patholog.*) Fall *m*, Absinken *nt*, Lapsus *m*; Ptose *f* **3.** (*Zeit*) Ab-, Verlauf *m*; Zeitspanne *f* **4.** Verfall *m*, Absinken *nt*, Niedergang *m* **5.** Verschwinden *nt*, Aussterben *nt*; Aufhören *nt* **II** *vi* **6.** (*Zeit*) verstreichen; (*Frist*) ablaufen **7.** verfallen, versinken (*into* in) **8.** absinken, abgleiten, verfallen (*into* in) **9.** verschwinden, aussterben
  memory lapse: Gedächtnislücke *f*
lap|sus ['læpsəs] *noun*: Versehen *nt*, Fehler *m*, Lapsus *m* **2.** (*patholog.*) Fall *m*, Absinken *nt*, Lapsus *m*; Ptose *f*
LAR *Abk.*: **1.** latex agglutination reaction **2.** left atrial rhythm
LARC *Abk.*: leucocyte automatic recognition computer
lard [lɑːrd] *noun*: Fett *nt*, Adeps *m*
lar|da|ceous [lɑːr'deɪʃəs] *adj*: fettartig, fettähnlich
large ['lɑː(r)dʒ]: **I** *adj* **1.** groß, Groß-; (*Person*) stark, korpulent **2.** ausgedehnt, umfassend, bedeutend **at large** im Großen und Ganzen, im Allgemeinen; ausführlich, detailliert **II** *adv* (sehr) groß
large|ness ['lɑː(r)dʒnəs] *noun*: **1.** Größe *f* **2.** Umfang *m*, Bedeutung *m*; Ausgedehntheit *f*
la|rith|mics [lə'rɪðmɪks] *plural*: Bevölkerungsstatistik *f*
lark|spur ['lɑːrkˌspɜr] *noun*: Rittersporn *m*, Delphinium consolida
lar|va ['lɑːrvə] *noun, plural* **-vae** [-viː]: Larva *f*, Larve *f*
  larva currens: Larva currens
  cutaneous larva migrans: Hautmaulwurf *m*, Larva migrans, Myiasis linearis migrans, creeping disease *nt*
  filiform larvae: filariforme Larven *pl*
  larva migrans: Larva migrans *nt*, creeping disease *nt*, Kriechkrankheit *f*, Hautmaulwurf *m*, wandernde Myiasis *f*, Myiasis linearis migrans
  visceral larva migrans: viszerale Larva migrans
  rhabditiform larvae: rhabditiforme Larven *pl*
lar|va|ceous [lɑːr'veɪʃəs] *adj*: →*larvate*
lar|val ['lɑːrvəl] *adj*: **1.** Larve(n) betreffend, Larven- **2.** →*larvate*
lar|vate ['lɑːrveɪt] *adj*: (*Krankheit, Symptom*) versteckt, verkappt, maskiert, larviert; verdeckt, verborgen, larviert, maskiert
lar|vat|ed ['lɑːrveɪtɪd] *adj*: →*larvate*
lar|vi|cid|al [ˌlɑːrvə'saɪdl] *adj*: larven(ab)tötend, larvizid
lar|vi|cide ['lɑːrvəsaɪd] *noun*: Larvenvertilgungsmittel *nt*, Larvizid *nt*
lar|vi|form ['lɑːrvəfɔːrm] *adj*: larvenförmig
lar|vip|a|rous [lɑːr'vɪpərəs] *adj*: larvenübertragend
lar|vi|phag|ic [ˌlɑːrvɪ'fædʒɪk] *adj*: →*larvivorous*
lar|viv|o|rous [lɑːr'vɪvərəs] *adj*: larvenfressend
laryng- *präf.*: Kehlkopf-, Laryng(o)-, Larynx-
lar|yn|gal|gia [lærɪn'gældʒ(ɪ)ə] *noun*: Larynxschmerz *m*, Kehlkopfschmerz *m*, Laryngalgie *f*
la|ryn|ge|al [lə'rɪndʒ(ɪ)əl, ˌlærɪn'dʒiːəl] *adj*: Kehlkopf/Larynx betreffend, laryngeal, Kehlkopf-, Laryng(o)-, Larynx-
lar|yn|gec|to|mee [ˌlærɪn'dʒektəmiː] *noun*: Patient(in *f*) *m* nach Laryngektomie, laryngektomierte(r) Patient(in *f*) *m*
lar|yn|gec|to|mize [ˌlærɪn'dʒektəmaɪz] *vt*: eine Laryngektomie durchführen *oder* vornehmen, laryngektomieren
lar|yn|gec|to|my [lærɪn'dʒektəmiː] *noun*: Larynxentfernung *f*, Larynxexstirpation *f*, Kehlkopfentfernung *f*, Kehlkopfexstirpation *f*, Laryngektomie *f*
lar|yn|gis|mus [ˌlærɪn'dʒɪzməs] *noun, plura* **-mi** [-maɪ]:

Larynxkrampf *m*, Kehlkopfkrampf *m*
laryngismus stridulus: **1.** Stimmritzenkrampf *m*, Laryngospasmus *m* **2.** falscher Krupp *m*, Pseudokrupp *m*, subglottische Laryngitis *f*, Laryngitis subglottica
lar|yn|git|ic [ˌlærɪnˈdʒɪtɪk] *adj*: Kehlkopfentzündung/Laryngitis betreffend, laryngitisch
lar|yn|gi|tis [ˌlærɪnˈdʒaɪtɪs] *noun, plural* **-git|i|des** [-ˈdʒɪtədiːz]: Laryngitis *f*, Larynxentzündung *f*, Kehlkopfentzündung *f*
acute laryngitis: akute (katarrhalische) Laryngitis *f*, Laryngitis acuta
acute catarrhal laryngitis: →*acute laryngitis*
chronic catarrhal laryngitis: chronische katarrhalische Laryngitis *f*
chronic dry laryngitis: Laryngitis chronica sicca
chronic hyperplastic laryngitis: Laryngitis chronica hyperplastica, hyperplastische Laryngitis *f*
chronic subglottic laryngitis: chronische subglottische Laryngitis *f*, Chorditis vocalis inferior, Laryngitis subglottica chronica
croupous laryngitis: kruppöse Laryngitis *f*
diphtheritic laryngitis: Kehlkopfdiphtherie *f*, Laryngitis diphtherica
membranous laryngitis: membranöse Laryngitis *f*
phlegmonous laryngitis: phlegmonöse Laryngitis *f*
spasmodic laryngitis: Laryngitis stridulosa
subglottic laryngitis: falscher Krupp *m*, Pseudokrupp *m*, subglottische Laryngitis *f*, Laryngitis subglottica
syphilitic laryngitis: syphilitische Laryngitis *f*, Laryngitis syphilitica
tuberculous laryngitis: Kehlkopftuberkulose *f*, Laryngitis tuberculosa
typhoid laryngitis: Laryngotyphus *m*
laryngo- *präf.*: Kehlkopf-, Laryng(o)-, Larynx-
la|ryn|go|cele [ləˈrɪŋɡəʊsiːl] *noun*: Luftsack *m*, Luftgeschwulst *f*, Laryngozele *f*
external laryngocele: äußere Laryngozele *f*
internal laryngocele: innere Laryngozele *f*
ventricular laryngocele: Laryngocele ventricularis
la|ryn|go|cen|te|sis [ˌləˌrɪŋɡəʊsenˈtiːsɪs] *noun*: Kehlkopfpunktion *f*, Laryngozentese *f*
la|ryn|go|fis|sure [ˌləˌrɪŋɡəʊˈfɪʃər] *noun*: Laryngofissur *f*
la|ryn|go|gram [ˈləˌrɪŋɡəʊɡræm] *noun*: Laryngogramm *nt*
la|ryn|go|graph [ˈləˌrɪŋɡəɡræf] *noun*: Laryngograf *m*, Laryngograph *m*
lar|yn|gog|ra|phy [ˌlærɪnˈɡɑɡrəfiː] *noun*: Laryngographie *f*, Laryngografie *f*
la|ryn|go|hy|po|phar|ynx [ləˌrɪŋɡəʊhaɪpəˈfærɪŋks] *noun*: Laryngohypopharynx *m*
lar|yn|gol|o|gist [ˌlærɪŋˈɡɑlədʒɪst] *noun*: Laryngologin *f*, Laryngologe *m*
lar|yn|gol|o|gy [ˌlærɪŋˈɡɑlədʒiː] *noun*: Laryngologie *f*
la|ryn|go|ma|la|cia [ləˌrɪŋɡəʊməˈleɪʃ(ɪ)ə] *noun*: Kehlkopferweichung *f*, Laryngomalazie *f*
lar|yn|gom|e|try [ˌlærɪnˈɡɑmətriː] *noun*: Laryngometrie *f*
la|ryn|go|pa|ral|y|sis [ləˌrɪŋɡəʊpəˈrælɪsɪs] *noun*: Larynx-, Kehlkopflähmung *f*, Laryngoparalyse *f*, Laryngoplegie *f*
arthrogenic laryngoparalysis: arthrogene Kehlkopflähmung *f*, arthrogene Stimmlippenlähmung *f*
bulbar laryngoparalysis: bulbäre Kehlkopflähmung *f*
myogenic laryngoparalysis: myogene Kehlkopflähmung *f*, myogene Stimmlippenlähmung *f*
neurogenoc laryngoparalysis: neurogene Kehlkopflähmung *f*, infranukleäre Kehlkopflähmung *f*, infranukleäre Stimmlippenlähmung *f*, neurogene Stimmlippenlähmung *f*
nuclear laryngoparalysis: nukleäre Kehlkopflähmung *f*, zentrale Kehlkopflähmung *f*
lar|yn|gop|a|thy [ˌlærɪnˈɡɑpəθiː] *noun*: Kehlkopferkrankung *f*, Laryngopathie *f*
la|ryn|go|pha|ryn|ge|al [ləˌrɪŋɡəʊfəˈrɪndʒ(ɪ)əl] *adj*: Kehlkopf und Rachen/Pharynx betreffend, laryngopharyngeal, pharyngolaryngeal
la|ryn|go|phar|yn|gec|to|my [ləˌrɪŋɡəʊˌfærɪŋˈdʒektəmiː] *noun*: Laryngopharyngektomie *f*
la|ryn|go|pha|ryn|ge|us [ləˌrɪŋɡəʊfəˈrɪndʒɪəs] *noun*: Musculus constrictor pharyngis inferior
la|ryn|go|phar|yn|git|ic [ˌləˌrɪŋɡəʊˌfærɪŋˈdʒɪtɪk] *adj*: Laryngopharyngitis betreffend, laryngopharyngitisch
la|ryn|go|phar|yn|gi|tis [ˌləˌrɪŋɡəʊˌfærɪŋˈdʒaɪtɪs] *noun*: Entzündung *f* von Kehlkopf/Larynx und Rachen/Pharynx, Laryngopharyngitis *f*
la|ryn|go|phar|ynx [ləˌrɪŋɡəʊˈfærɪŋks] *noun*: Hypopharynx *m*, Laryngopharynx *m*, Pars laryngea pharyngis
lar|yn|goph|o|ny [ˌlærɪnˈɡɑfəniː] *noun*: Laryngophonie *f*
lar|yn|goph|thi|sis [ˌlærɪnˈɡɑfθəsɪs] *noun*: Larynx-, Kehlkopftuberkulose *f*, Laryngophthise *f*
la|ryn|go|plas|ty [ləˈrɪŋɡəʊˌplæstiː] *noun*: Larynxplastik *f*, Kehlkopfplastik *f*
la|ryn|go|ple|gia [ˌləˌrɪŋɡəʊˈpliːdʒ(ɪ)ə] *noun*: →*laryngoparalysis*
la|ryn|go|pto|sis [ləˌrɪŋɡəʊˈtəʊsɪs] *noun*: Kehlkopfsenkung *f*, Laryngoptosis *f*
la|ryn|go|pyo|cele [ləˌrɪŋɡəʊˈpaɪəsiːl] *noun*: Laryngopyozele *f*
lar|yn|go|rhi|nol|o|gist [ləˌrɪŋɡəʊraɪˈnɑlədʒɪst] *noun*: Laryngorhinologe *m*, Laryngorhinologin *f*
lar|yn|go|rhi|nol|o|gy [ləˌrɪŋɡəʊraɪˈnɑlədʒiː] *noun*: Laryngorhinologie *f*
lar|yn|gor|rha|gia [ləˌrɪŋɡəʊˈrædʒ(ɪ)ə] *noun*: Larynxblutung *f*, Kehlkopfblutung *f*, Laryngorrhagie *f*
lar|yn|gor|rha|phy [ˌlærɪŋˈɡɔrəfiː] *noun*: Kehlkopfnaht *f*, Laryngorrhaphie *f*
lar|yn|gor|rhe|a [ləˌrɪŋɡəˈrɪə] *noun*: Laryngorrhoe *f*
lar|yn|gor|rhoe|a [ləˌrɪŋɡəˈrɪə] *noun*: (*brit.*) →*laryngorrhea*
la|ryn|go|scope [ləˌrɪŋɡəʊskəʊp] *noun*: Laryngoskop *nt*
Macintosh laryngoscope: Macintosh-Laryngoskop *nt*
la|ryn|go|scop|ic [ləˌrɪŋɡəʊˈskɑpɪk] *adj*: Laryngoskopie betreffend, mittels Laryngoskopie, laryngoskopisch
lar|yn|gos|co|py [ˌlærɪnˈɡɑskəpiː] *noun*: Kehlkopfspiegelung *f*, Kehlkopfuntersuchung *f*, Laryngoskopie *f*
direct laryngoscopy: direkte Kehlkopfspiegelung/Laryngoskopie *f*, Autoskopie *f*
indirect laryngoscopy: indirekte Kehlkopfspiegelung/Laryngoskopie *f*
mirror laryngoscopy: indirekte Kehlkopfspiegelung/Laryngoskopie *f*
la|ryn|go|spasm [ləˈrɪŋɡəspæzəm] *noun*: Stimmritzenkrampf *m*, Laryngospasmus *m*
lar|yn|gos|ta|sis [ˌlærɪnˈɡɑstəsɪs] *noun*: Croup *m*, Krupp *m*
la|ryn|go|ste|no|sis [ləˌrɪŋɡəʊstɪˈnəʊsɪs] *noun*: Larynxverengung *f*, -stenose *f*, Kehlkopfverengung *f*, -stenose *f*, Laryngostenose *f*
lar|yn|gos|to|my [ˌlærɪnˈɡɑstəmiː] *noun*: **1.** Laryngostomie *f* **2.** Kehlkopffistel *f*, Laryngostoma *nt*
la|ryn|go|strob|o|scope [ˌlærɪŋɡəˈstrəʊbəskəʊp] *noun*: Laryngostroboskop *nt*
lar|yn|go|stro|bos|co|py [ˌləˌrɪŋɡəʊstrəʊˈbɑskəpiː] *noun*: Laryngostroboskopie *f*
la|ryn|go|tome [ˈləˌrɪŋɡətəʊm] *noun*: Laryngotom *nt*
lar|yn|got|o|my [ˌlærɪnˈɡɑtəmiː] *noun*: Kehlkopferöffnung *f*, Kehlkopfspaltung *f*, Laryngotomie *f*
la|ryn|go|tra|che|al [ləˌrɪŋɡəʊˈtreɪkɪəl] *adj*: Kehlkopf und

Luftröhre/Trachea betreffend, laryngotracheal

la|ryn|go|tra|che|it|ic [ˌləˌrɪŋɡəʊtreɪkɪˈɪtɪk] *adj*: Laryngotracheitis betreffend, laryngotracheitisch

la|ryn|go|tra|che|i|tis [ˌləˌrɪŋɡəʊtreɪkɪˈaɪtɪs] *noun*: Entzündung *f* von Kehlkopf/Larynx und Luftröhre/Trachea, Laryngotracheitis *f*

la|ryn|go|tra|che|o|bron|chi|tis [ˌləˌrɪŋɡəʊˌtreɪkɪəʊbrɑŋˈkaɪtɪs] *noun*: Entzündung *f* von Kehlkopf/Larynx, Luftröhre/Trachea und Bronchien, Laryngotracheobronchitis *f*

bacterial laryngotracheobronchitis: bakterielle Laryngotracheitis *f*, bakterielle Laryngobronchotracheitis *f*

la|ryn|go|tra|che|o|bron|chos|co|py [ˌləˌrɪŋɡəʊˌtreɪkɪəʊbrɑnˈkɑskəpiː] *noun*: Laryngotracheobronchoskopie *f*

la|ryn|go|tra|che|o|e|soph|a|ge|al [ˌləˌrɪŋɡəʊˌtreɪkɪəʊɪˌsɑfəˈdʒiːəl] *adj*: laryngotracheösophageal

la|ryn|go|tra|che|o|oe|soph|a|ge|al [ˌləˌrɪŋɡəʊˌtreɪkɪəʊɪˌsɑfəˈdʒiːəl] *adj*: (*brit.*) →*laryngotracheoesophageal*

la|ryn|go|tra|che|os|co|py [ˌləˌrɪŋɡəʊˌtreɪkɪˈɑskəpiː] *noun*: Laryngotracheoskopie *f*

la|ryn|go|tra|che|ot|o|my [ˌləˌrɪŋɡəʊˌtreɪkɪˈɑtəmiː] *noun*: Eröffnung *f* von Kehlkopf und Luftröhre, Laryngotracheotomie *f*

la|ryn|go|ves|ti|bu|li|tis [ˌləˌrɪŋɡəʊˌvestɪbjəˈlaɪtɪs] *noun*: Entzündung *f* von Kehlkopf/Larynx und Vestibulum laryngis, Laryngovestibulitis *f*

la|ryn|go|xe|ro|sis [ˌləˌrɪŋɡəʊzɪˈrəʊsɪs] *noun*: pathologische Trockenheit *f* der Kehlkopfschleimhaut, Laryngoxerose *f*, -xerosis *f*

lar|ynx [ˈlærɪŋks] *noun, plural* **-ynx|es, -ryn|ges** [ləˈrɪndʒiːz]: Kehlkopf *m*, Larynx *m*

LAS *Abk.*: **1.** linear alkyl sulfonate **2.** local adaptation syndrome **3.** lung alveolar surfactant **4.** lymphadenopathy syndrome

lase [leɪz]: **I** *vt* mit Laser bestrahlen **II** *vi* Laserlicht ausstrahlen, lasen

la|ser [ˈleɪzər] *noun*: Laser *m*

argon laser: Argonlaser *m*

carbon dioxide laser: Kohlendioxidlaser *m*, CO_2-Laser *m*

erbium:YAG laser: Erbium-YAG-Laser *m*

Excimer laser: Excimer-Laser *m*

Excimer cool laser: Excimer-Laser *m*

gas laser: Gaslaser *m*

Ho:YAG laser: Ho-YAG-Laser *m*

holmium:YAG laser: Ho-YAG-Laser *m*

holmium:yttrium-aluminum-garnet laser: Ho-YAG-Laser *m*

Nd:YAG laser: Nd-YAG-Laser *m*

Nd:Yag laser: Nd:Yag-Laser *m*, Neodymium-Yttrium-Aluminium-Granat-Laser *m*

neodymium:YAG laser: Nd-YAG-Laser *m*

neodymium:yttrium-aluminum-garnet laser: Nd-YAG-Laser *m*

ruby laser: Rubinlaser *m*

YAG laser: YAG-Laser *m*, Yttrium-Aluminium-Granat-Laser *m*

yttrium-aluminum-garnet laser: →*YAG laser*

Laser *Abk.*: light amplification by stimulated emission of radiation

las|si|tude [ˈlæsɪt(j)uːd] *noun*: Schwäche *f*, Erschöpfung *f*, Mattigkeit *f*, Abgespanntheit *f*

LAT *Abk.*: left anterior triangle

lat. *Abk.*: lateral

la|ta|no|prost [ˈlætənəʊˌprɑst] *noun*: Latanoprost *nt*

late [leɪt] *adj*: spät, Spät-; verspätet, zu spät; letztere(r, s), frühere(r, s), ehemalig; verstorben

la|ten|cy [ˈleɪtnsiː] *noun*: Latenz *f*, Latenzzeit *f*

cardiac latency: kardiale Flimmerzeit *f*

facial nerve latency: Fazialislatenzzeit *f*

post-integration latency: Post-Integrations-Latenz *f*

pre-integration latency: Prä-Integrations-Latenz *f*

reflex latency: Reflexlatenz *f*

sleep latency: Schlaflatenz *f*, Einschlaflatenz *f*

la|tent [ˈleɪtnt] *adj*: latent, verborgen, inapparent, unsichtbar, versteckt

lat|er|al [ˈlætərəl] *adj*: an *oder* auf der Seite, zur Körperseite hin liegend, lateral, seitlich, seitwärts

lat|er|al|i|ty [lætəˈræləti:] *noun*: Lateralität *f*

lat|er|al|i|za|tion [ˌlætərəlɪˈzeɪʃn] *noun*: Lateralisation *f*

lat|er|al|ize [ˈlætərəlaɪz] *vt*: lateralisieren

lat|er|i|ceous [lætəˈrɪʃəs] *adj*: →*lateritious*

lat|er|i|flec|tion [ˌlætərɪˈflekʃn] *noun*: →*lateroflexion*

lat|er|i|flex|ion [ˌlætərɪˈflekʃn] *noun*: →*lateroflexion*

lat|er|i|tious [lætəˈrɪʃəs] *adj*: ziegelrot

latero- *präf.*: Seiten-, Latero-, Lateral-

lat|er|o|ab|dom|i|nal [ˌlætərəʊæbˈdɑmɪnl] *adj*: lateroabdominal, die seitliche Bauchwand betreffend

lat|er|o|de|vi|a|tion [ˌlætərəʊdɪvɪˈeɪʃn] *noun*: (geringe) Seitwärtsverlagerung *f*, Seitwärtsbeugung *f*, Seitwärtsbiegung *f*

lat|er|o|duc|tion [ˌlætərəʊˈdʌkʃn] *noun*: Bewegung *f* zur Seite, Lateroduktion *f*

lat|er|o|flec|tion [ˌlætərəʊˈflekʃn] *noun*: →*lateroflexion*

lat|er|o|flex|ion [ˌlætərəʊˈflekʃn] *noun*: Beugung *f* zur Seite, Lateroflexion *f*, Lateroflexio *f*

lat|er|o|gna|thism [ˌlætərəʊˈnæθɪzm] *noun*: Laterognathie *f*

lat|er|o|po|si|tion [ˌlætərəʊpəˈzɪʃn] *noun*: Seitwärtsverlagerung *f*, Lateroposition *f*

lat|er|o|pul|sion [ˌlætərəʊˈpʌlʃn] *noun*: Lateropulsion *f*

lat|er|o|ter|mi|nal [ˌlætərəʊˈtɜrmnəl] *adj*: lateroterminal, Seit-zu-End-

lat|er|o|tor|sion [ˌlætərəʊˈtɔːrʃn] *noun*: seitliches Verdrehen *nt*, Laterotorsion *f*

lat|er|o|ver|sion [ˌlætərəʊˈvɜrʒn] *noun*: Drehung *oder* Wendung *f* zur Seite, Lateroversion *f*, Lateroversio *f*

la|tex [ˈleɪteks] *noun, plural* **-tex|es, lat|i|ces** [ˈlætəsiːz]: Latex *m*

RF latex: Latex-Rheumafaktor-Test *m*

lathe [leɪð] *noun*: Drehbank *f*, Drehmaschine *f*

dental laboratory lathe: zahntechnische Drehbank *f*, zahntechnische Drehmaschine *f*

lath|y|rism [ˈlæθərɪzəm] *noun*: Lathyrismus *m*

lat|i|tude [ˈlætɪtuːd] *noun*: Latitudo *f*

lat|ro|dec|tism [ˌlætrəˈdektɪzəm] *noun*: Latrodektismus *m*

Lat|ro|dec|tus [ˌlætrəˈdektəs] *noun*: Latrodectus *f*

LATS *Abk.*: long-acting thyroid stimulator

LATS-P *Abk.*: long-acting thyroid stimulator protector

lat|tice [ˈlætɪs] *noun*: **1.** Gitter *nt*; Kristallgitter *nt* **2.** Gittermuster *nt*, -anordnung *f*

crystal lattice: Kristallgitter *nt*

cubic lattice: kubisches Gitter *nt*

hexagonal lattice: hexagonales Gitter *nt*

ionic lattice: Ionengitter *nt*

parent lattice: Hauptgitter *nt*

space lattice: Raumgitter *nt*

la|tus [ˈlætəs, ˈleɪ-] *noun*: Seite *f*, Latus *nt*

lau|da|num [ˈlɔːdnəm] *noun*: **1.** Opium *nt*, Laudanum *nt* **2.** Opiumtinktur *f*, Tinktura opii, Laudanum liquidum

laugh [læf, lɑːf]: **I** *noun* Lachen *nt*, Gelächter *nt* **II** *vt, vi* lachen

canine laugh: sardonisches Lachen *nt*, Risus sardonicus

L

sardonic laugh: Risus sardonicus, sardonisches Lachen *nt*
laughling ['læfɪŋ, 'lɑːfɪŋ]: **I** *noun* Lachen *nt*, Gelächter *nt* **II** *adj* lachend, Lach-
laughlter ['læftər, 'lɑːf-] *noun*: Lachen *nt*, Gelächter *nt*
compulsive laughter: Zwangslachen *nt*
obsessive laughter: Zwangslachen *nt*
laulrolyl ['lɔːrəwɪl, 'lɑ-] *noun*: Lauroyl-(Radikal *nt*)
LAV *Abk.*: **1.** lymphadenopathy-associated virus **2.** lymphocyte-associated virus
LAVA *Abk.*: laser-assisted vascular anastomosis
lalvage [lə'vɑːʒ, 'lævɪdʒ]: **I** *noun* (Aus-)Waschen *nt*, (Aus-)Spülen *nt*, Spülung *f*, Lavage *f*, Lavement *nt* **II** *vt* (aus-)waschen, (aus-)spülen
antral lavage: Kieferhöhlenspülung *f*, Kieferhöhlenlavage *f*
bronchial lavage: Bronchiallavage *f*, -spülung *f*, Bronchuslavage *f*, -spülung *f*
colonic lavage: Kolonlavage *f*, rektale Instillation *f*
frontal sinus lavage: Stirnhöhlenspülung *f*
intermittent lavage: Etappenlavage *f*
lavage of the maxillary sinus: Kieferhöhlenspülung *f*, Kieferhöhlenlavage *f*
peritoneal lavage: Peritoneallavage *f*, -spülung *f*
sinus lavage: Nebenhöhlenspülung *f*, -lavage *f*, Sinusspülung *f*, -lavage *f*
lavage of the sinuses: →*sinus lavage*
lavlenlder ['lævəndər] *noun*: Lavendel *m*, Lavandula angustifolia
LAVH *Abk.*: laparoscopic-assisted vaginal hysteroscopy
law [lɔː] *noun*: Gesetz *nt*, Gesetzmäßigkeit *f*, Prinzip *nt*, (Grund-, Lehr-)Satz *m*, Regel *f*
all-or-none law: Alles-oder-Nichts-Gesetz *nt*
Angström's law: Angström-Regel *f*, -Gesetz *nt*
Aran's law: Aran-Gesetz *nt*
Arndt's law: →*Arndt-Schulz law*
Arndt-Schulz law: Arndt-Schulz-Gesetz *nt*, biologisches Grundgesetz *nt*
laws of articulation: Artikulationsgesetze *pl*
Avogadro's law: Avogadro-(Gas-)Gesetz *nt*
Babinski's law: Babinski-Gesetz *nt*, Babinski-Ohr-Phänomen *nt*
Baer's law: (von) Baer-Gesetz *nt*
Beer's law: Lambert-Beer-Gesetz *nt*
Behring's law: Behring-Gesetz *nt*
Bell's law: →*Bell-Magendie law*
Bell-Magendie law: Bell-Regel *f*, Bell-Magendie-Regel *f*
Bergonié-Tribondeau law: Bergonié-Tribondeau-Gesetz *nt*
Bernoulli law: Bernoulli-Gesetz *nt*, -Prinzip *nt*
Bowditch's law: Bowditch-Effekt *m*, Alles-oder-Nichts-Gesetz *nt* der Herzkontraktion
Boyle's law: Boyle-Mariotte-Gesetz *nt*
Brewster's law: Polarisationswinkel *m*, Brewster-Winkel *m*
Bunge's law: Bunge-Regel *nt*
Bunsen-Roscoe law: Bunsen-Roscoe-Gesetz *nt*
Camerer's law: Camerer-Regel *f*
Charles' law: Gay-Lussac-Gesetz *nt*
law of conservation of energy: Gesetz/Satz von der Erhaltung der Energie
law of conservation of matter: Gesetz/Satz von der Erhaltung der Materie
law of contrary innervation: Meltzer-Regel *f*, -Gesetz *nt*
Coppet's law: Coppet-Regel *nt*
Coulomb's law: Coulomb-Gesetz *nt*
Courvoisier's law: Courvoisier-Regel *f*
Curie's law: Curie-Gesetz *nt*, -Regel *f*
Dalton's law: Dalton-Gesetz *nt* (*der Partialdrücke*)
Dalton-Henry law: Dalton-Henry-Absorptionsgesetz *nt*, Dalton-Henry-(Absorptions-)Gesetz *nt*, Henry-Dalton-Gesetz *nt*
law of definite proportions: Gesetz *nt* der konstanten Proportionen, Proust-Gesetz *nt*
Descartes' law: Descartes-Brechungsgesetz *nt*
Donders' law: Donders-Gesetz *nt* (der konstanten Orientierung)
Draper's law: Draper-Gesetz *nt*
DuBois-Reymond's law: Du Bois-Reymond-Gesetz *nt*
Dulong-Petit law: Dulong-Petit-Gesetz *nt*
Einthoven's law: Einthoven-Regel *f*, -Gleichung *f*
law of excitation: **1.** Erregungsgesetz *nt* **2.** DuBois-Reymond-Gesetz *nt*
Faraday's law: Faraday-Gesetz *nt*
Fechner's psychophysical law: Fechner-Gesetz *nt*
Ferry-Porter law: Ferry-Porter-Regel *f*
Fick's law of diffusion: →*Fick's first law of diffusion*
Fick's first law of diffusion: Fick-Diffusionsgesetz *nt*
first law of thermodynamics: erster Hauptsatz *m* der Thermodynamik
Flatau's law: Flautau-Regel *f*
Frank-Starling law: Frank-Starling-Gesetz *nt*, Starling-Gesetz *nt*
fundamental law: Hauptsatz *m*
Galton's law: Galton-Gesetz *nt*, -Regel *f*
Galton's law of regression: Galton-Regressionsregel *f*
gas law: Gasgesetz *nt*
Gay-Lussac's law: Gay-Lussac-Gesetz *nt*
Gerhardt-Semon law: Gerhardt-Semon-Regel *f*, -Gesetz *nt*
Graham's law: Graham-Regel *f*
Grasset's law: Landouzy-Grasset-Gesetz *nt*
law of gravitation: Newton-Gravitationsgesetz *nt*
Guldberg and Waage law: Massenwirkungsgesetz *nt*
Haeckel's law: Haeckel-Gesetz *nt*
Hagen-Poiseuille law: Hagen-Poiseuille-Gesetz *nt*
Hamburger's law: Hamburger-Gesetz *nt*
Hanau's laws of articulation: Hanau-Artikulationsgesetze *pl*
Hardy-Weinberg law: Hardy-Weinberg-Gesetz *nt*
law of the heart: Starling-Kontraktionsgesetz *nt*
Hellin's law: Hellin-Regel *f*
Hellin-Zeleny law: →*Hellin's law*
Henry's law: Henry-Absorptionsgesetz *nt*
Hilton's law: Hilton-Regel *f*
Hooke's law: Hooke-Gesetz *nt*
Horner's law: Horner-Gesetz *nt*, -Regel *f*
law of independent assortement: Rekombinations-, Unabhängigkeitsgesetz *nt*
law of inertia: Trägheitsgesetz *nt*
inverse square law: Abstandsquadratgesetz *nt*
Jackson's law: Jackson-Gesetz *nt*
Koch's law: Koch-Postulate *pl*, Koch-Henle-Postulate *pl*, Henle-Koch-Postulate *pl*
Lambert-Beer law: Lambert-Beer-Gesetz *nt*
Landouzy-Grasset law: Landouzy-Grasset-Gesetz *nt*
Laplace's law: Laplace-Gesetz *nt*, -Beziehung *f*
Leopold's law: Leopold-Regel *f*
Magendie's law: Bell-Regel *f*, Bell-Magendie-Regel *f*
Marey's law: Marey-Reflex *m*
Mariotte's law: Boyle-Mariotte-Gesetz *nt*
mass law: Massenwirkungsgesetz *nt*
law of mass action: Massenwirkungsgesetz *nt*
Meltzer's law: Meltzer-Regel *f*, -Gesetz *nt*
Mendel's laws: Mendel-Gesetze *pl*, Mendel-Regeln *pl*

Mendeléeff's law: Mendelejew-Regel *f*, Periodenregel *f*
mendelian laws: →*Mendel's laws*
Müller's law: Müller-Gesetz *nt* (der spezifischen Reizbarkeit)
Müller's law of specific nerve energies: →*Müller's law*
law of multiple proportions: Gesetz *nt* der multiplen Proportionen
law of nature: Naturgesetz *nt*
Newton's law: Newton-Gravitationsgesetz *nt*
Nysten's law: Nysten-Regel *f*
Ohm's law: Ohm-Gesetz *nt*
Pascal's law: Pascal-Gesetz *nt*
periodic law: Mendelejew-Regel *f*, Periodenregel *f*
Petit's law: Dulong-Petit-Gesetz *nt*
Pflüger's law: Pflüger-Zuckungsgesetz *nt*
Poiseuille's law: Hagen-Poiseuille-Gesetz *nt*
law of polar excitation: Pflüger-Gesetz *nt*, Zuckungsgesetz *nt*
Proust's law: Gesetz *nt* der konstanten Proportionen, Proust-Gesetz *nt*
psychophysical law: Weber-Fechner-Gesetz *nt*
law of radioactive decay: Zerfallsgesetz *nt*
Raoult's law: Raoult-Gesetz *nt*
law of reciprocal innervation: Sherrington-Gesetz *nt*
law of reciprocal proportions: Gesetz *nt* der multiplen Proportionen
reciprocity law: Bunsen-Roscoe-Gesetz *nt*
law of refraction: Brechungsgesetz *nt*
law of regression: Galton-Regressionsgesetz *nt*
Robner's law: **1.** Robner-Energiegesetz *nt* **2.** Robner-Wachstumsgesetz *nt*
Roscoe-Bunsen law: Bunsen-Roscoe-Gesetz *nt*
Rosenbach-Semon law: Rosenbach-Semon-Gesetz *nt*
second law of thermodynamics: zweiter Hauptsatz *m* der Thermodynamik
law of segregation: Spaltungsgesetz *nt*
Semon's law: →*Semon-Rosenbach law*
Semon-Rosenbach law: Rosenbach-Semon-Gesetz *nt*
Sherrington's law: Sherrington-Gesetz *nt*
law of sines: Descartes-Brechungsgesetz *nt*
Snell's law: Descartes-Brechungsgesetz *nt*
law of specific irritabiality: Müller-Gesetz *nt* (der spezifischen Reizbarkeit)
Starling's law of the heart: Starling-Gesetz *nt*, Frank-Starling-Gesetz *nt*
Stevens' psychophysical law: Stevens psychophysisches Gesetz *nt*
third law of thermodynamics: dritter Hauptsatz *m* der Thermodynamik
vaccination law: Impfgesetz *nt*
van't Hoff's law: van't Hoff-Gesetz *nt*, -Regel *f*
Virchow's law: Virchow-Regel *f*, -Gesetz *nt*
Waller's law: Waller-Gesetz *nt*
wallerian law: →*Waller's law*
Walton's law: Gesetz *nt* der multiplen Proportionen
Weber's law: Weber-Gesetz *nt*
Weber-Fechner law: Weber-Fechner-Gesetz *nt*
zeroth law of thermodynamics: nullter Hauptsatz *m* der Thermodynamik

law|ful ['lɔːfəl] *adj*: gesetz-, rechtmäßig, legal; legitim; anerkannt, rechtsgültig

lawn [lɔːn] *noun*: Rasen *m*
bacterial lawn: Kolonierasen *m*

law|ren|ci|um [lɔː'rensɪəm] *noun*: Lawrencium *nt*

lax [læks] *adj*: **1.** (*Gelenk, Band*) locker, schlaff, lose, lax **2.** (*physiolog.*) gut/normal arbeitend **3.** an Durchfall leidend

lax|a|tion [læk'seɪʃn] *noun*: Darmentleerung *f*, Stuhlgang *m*, Defäkation *f*

lax|a|tive ['læksətɪv]: **I** *noun* Abführmittel *nt*, Laxans *nt* **II** *adj*den Darm reinigend, den Stuhlgang fördernd, purgativ, abführend, entleerend, purgierend, laxativ, laxierend
osmotic laxative: Osmolaxans *nt*

LAXD *Abk.*: left axis deviation

lax|i|ty ['læksətiː] *noun*: **1.** (*Gelenk*) Schlaffheit *f*, Laxheit *f*, Lockerheit *f* **2.** Unklarheit *f*, Verschwommenheit *f*
ligament laxity: Bandinsuffizienz *f*

lax|ness ['læksnəs] *noun*: **1.** (*Gelenk*) Schlaffheit *f*, Laxheit *f*, Lockerheit *f* **2.** Unklarheit *f*, Verschwommenheit *f*

lay|er ['leɪər]: **I** *noun* Schicht *f*, Lage *f*, Blatt *nt*; (*anatom.*) Lamina *f*, Stratum *nt* **in layers** schichtweise, lagenweise **II** *vt* schichtweise legen, schichten
adamantine layer: (Zahn-)Schmelz *m*, Adamantin *nt*, Substantia adamantina, Enamelum *nt*
ameloblastic layer: Ameloblastenschicht *f*
anterior layer of rectus sheath: Lamina anterior vaginae musculi recti abdominis
anterior layer of thoracolumbar fascia: Lamina anterior fasciae thoracolumbalis
bacillary layer: Schicht *f* der Stäbchen und Zapfen, Stratum neuroepitheliale retinae
basal layer of endometrium: Basilaris *f*, Lamina basalis, Stratum basale endometrii
basal layer of epidermis: Basal(zell)schicht *f*, Stratum basale epidermidis
basement layer: Basalmembran *f*, -lamina *f*
Beilby's layer: Beilby-Schicht *f*
blastodermic layer: Keimzone *f*, -schicht *f*
Bowman's layer: Bowman-Membran *f*, vordere Basalmembran *f*, Lamina elastica anterior (Bowmani), Lamina limitans anterior corneae
brown layer: Lamina fusca sclerae
Bruch's layer: Bruch-Membran *f*, Lamina basalis choroideae
cambium layer: Kambiumschicht *f*
cell layer: Zellschicht *f*
cell-rich layer: zellreiche Zone *f*
cellular layer: Zellschicht *f*
cementogenic layer: zementogene Zone *f*
cerebral layer of retina: Stratum cerebrale, Pars nervosa
Chievitz's layer: Chievitz-Schicht *f*
choriocapillary layer: Choriocapillaris *f*, Lamina choroidocapillaris
circular layer: Zirkulärfaserschicht *f*, Stratum circulare musculi detrusoris vesicae
circular layer of drumhead: →*circular layer of tympanic membrane*
circular layer of muscular coat: Stratum circulare tunicae muscularis
circular layer of muscular tunic of colon: zirkuläre Muskelschicht *f* des Kolons, Stratum circulare tunicae muscularis coli
circular layer of muscular tunic of female urethra: Stratum circulare tunicae muscularis urethrae
circular layer of muscular tunic of male urethra: Stratum circulare tunicae muscularis urethrae prostaticae
circular layer of muscular tunic of rectum: zirkuläre Muskelschicht *f* des Rektums, Stratum circulare tunicae muscularis recti
circular layer of muscular tunic of small intestine: zirkuläre Muskelschicht *f* des Dünndarms, Stratum circulare tunicae muscularis intestini tenuis

L

circular layer of muscular tunic of stomach: zirkuläre Muskelschicht *f* des Magens, Stratum circulare tunicae muscularis gastris
circular layer of tympanic membrane: zirkuläre Trommelfellfasern *pl*, Stratum circulare membranae tympani
clear layer of epidermis: Stratum lucidum epidermidis
closure in layers: schichtweiser Wundverschluss *m*, Etagennaht *f*
columnar layer: Basal(zell)schicht *f*, Stratum basale epidermidis
compact layer: Stratum compactum, Compacta *f*, Kompakta *f*, Lamina compacta, Pars compacta
compact layer of endometrium: Kompakta *f*, Compacta *f*, Lamina/Pars compacta, Stratum compactum
cornified layer: verhornte Schicht *f*, Hornschicht *f*
layers of cortex of lens: Linsenschalen *pl*
cortical layer: Rindenschicht *f*
cutaneous layer of tympanic membrane: (Platten-) Epithel *nt* der Trommelfellaußenseite, Kutisschicht *f*, Stratum cutaneum membranae tympani
cuticular layer: kutikulare Schicht *f*
cuticular layer of tympanic membrane: →*cutaneous layer of tympanic membrane*
deep layer of levator muscle of upper eyelid: tiefes Blatt *nt* der Levatorsehne, Lamina profunda musculi levatoris palpebrae superioris
deep layer of thoracolumbar fascia: Lamina profunda fasciae thoracolumbalis
dentinoblastic layer: Odontoblastenschicht *f*
Dobie's layer: Z-Linie *f*, Z-Streifen *m*, Zwischenscheibe *f*, Telophragma *nt*
dysfibrous layer of cerebral cortex: Lamina dysfibrosa
ectodermal germ layer: äußeres Keimblatt *nt*, Ektoblast *nt*, Ektoderm *nt*
embryonic layer: Keimschicht *f*
enamel layer: prismenlose Schmelzschicht *f*, prismenlose Zahnschmelzschicht *f*
entodermal germ layer: inneres Keimblatt *nt*, Entoderm *nt*
epithelial layer of mucous membrane: Lamina epithelialis mucosae
epithelial layer of tympanic membrane: epitheliale Schicht *f*, Kutisschicht *f*, Stratum cutaneum membranae tympani
external granular layer: äußere Körnerschicht *f*, Lamina granularis externa, Lamina II
external longitudinal layer: äußere Längsfaserschicht *f*, Stratum externum longitudinale
external molecular layer: äußere retikuläre Schicht *f*
external layer of myometrium: supravaskuläre Schicht *f* des Myometriums, Stratum supravasculare myometrii
external nuclear layer: äußere Körnerschicht *f*
external plexiform layer: äußere retikuläre Schicht *f*
external pyramidal layer: äußere Pyramidenzellschicht *f*, Lamina pyramidalis externa, Lamina III
external layer of skull: äußeres Blatt *nt* des knöchernen Schädeldachs, Lamina externa calvariae
external layer of theca folliculi: Tunica externa thecae folliculi
layer of fat: Fettschicht *f*
fibromusculocartilaginous layer: Tunica fibromusculocartilaginea
fibrous layer of articular capsule: Fibrosa *f*, Membrana fibrosa, Stratum fibrosum
functional layer: Funktionalis *f*, Stratum functionale, Lamina functionalis, Pars functionalis
functional layer of endometrium: Funktionalis *f*, Stratum functionale, Lamina functionalis, Pars functionalis
fusiform-cell layer: Spindelzellschicht *f*, Lamina multiformis
fusiform layer of cerebral cortex: multiforme Schicht *f*, Lamina multiformis
ganglion cell layer: Optikus-Ganglienzellschicht *f*
ganglionic layer of cerebellum: Purkinje-Zellschicht *f*, Stratum ganglionare cerebelli
ganglionic layer of optic nerve: Stratum ganglionare nervi optici
ganglionic pyramidal layer of cerebral cortex: innere Pyramidenzellschicht *f*, Lamina pyramidalis interna
ganglionic layer of retina: Ganglienzellschicht *f*, Stratum ganglionicum retinae
germ layer: Keimblatt *nt*
germinal layer: Keimzone *f*, Keimschicht *f*
germinative layer (of epidermis): Regenerationsschicht *f*, Stratum germinativum epidermidis
germinative layer of nail: Wachstumsschicht *f* des Nagels, Stratum germinativum unguis
granular layer: Stratum granulosum
granular layer of cerebellum: innere Körnerschicht *f* der Kleinhirnrinde, Stratum granulosum
granular layer of cerebral cortex: Körnerschicht *f*
granular layer of epidermis: Stratum granulosum epidermidis
granular layer of follicle: Granulärschicht *f* des Follikels, Stratum granulosum folliculi ovarici
granular layer of olfactory bulb: Lamina granularis bulbi olfactorii
granular layer of Tomes: →*Tomes' granular layer*
granule layer: →*granular layer of cerebellum*
half-value layer: Halbwertdicke *f*, Halbwertschichtdicke *f*
Henle's layer: Henle-Schicht *f*, -Membran *f*
horny layer: Hornhaut *f*
horny layer of epidermis: epidermale Hornschicht *f*, Stratum corneum epidermidis
horny layer of nail: verhornter Nagelteil *m*, Stratum corneum unguis
Huxley's layer: Huxley-Schicht *f*, -Membran *f*
inner enamel layer: innere Zahnschmelzschicht *f*, innere Schmelzschicht *f*
inner limiting layer of retina: Stratum limitans internum, innere Grenzschicht *f* der Netzhaut
inner molecular layer: innere retikuläre Schicht *f*
inner nuclear layer: innere Körnerschicht *f*
inner nuclear layer of retina: Stratum nucleare internum, innere Körnerschicht *f* der Netzhaut
inner plexiform layer: innere retikuläre Schicht *f*
inner plexiform layer of retina: Stratum plexiforme internum, innere plexiforme Schicht *f* der Netzhaut
insulating layer: Isolierschicht *f*, Isolator *m*
intercellular layer: Interzellularschicht *f*
internal granular layer: Lamina granularis interna, innere Körnerschicht *f*, Lamina IV
internal longitudinal layer: innere Längsfaserschicht *f*, Stratum internum longitudinale
internal molecular layer: innere retikuläre Schicht *f*
internal layer of myometrium: subvaskuläre Schicht *f* des Myometriums, Stratum subvasculare myometrii
internal nuclear layer: innere Körnerschicht *f*
internal plexiform layer: innere retikuläre Schicht *f*
internal pyramidal layer: Lamina pyramidalis interna,

L

innere Pyramidenzellschicht *f*, Lamina V
internal layer of skull: →*internal lamina of skull*
internal layer of theca folliculi: Theka *f* interna, Tunica interna thecae folliculi
keratinizing layer of epidermis: Hornbildungsschicht *f*, Stratum granulosum und Stratum lucidum
Langhans' layer: Zytotrophoblastenschicht *f*, Langhans-Zellschicht *f*
longitudinal layer of muscular coat: Stratum longitudinale tunicae muscularis
longitudinal layer of muscular tunic of colon: Stratum longitudinale tunicae muscularis coli
longitudinal layer of muscular tunic of female urethra: Stratum longitudinale tunicae muscularis urethrae prostaticae
longitudinal layer of muscular tunic of male urethra: Stratum longitudinale tunicae muscularis urethrae
longitudinal layer of muscular tunic of rectum: Stratum longitudinale tunicae muscularis recti
longitudinal layer of muscular tunic of small intestine: Stratum longitudinale tunicae muscularis intestini tenuis
longitudinal layer of muscular tunic of stomach: Stratum longitudinale tunicae muscularis gastris
malpighian layer: Regenerationsschicht *f*, Stratum germinativum epidermidis
mantle layer: Mantelschicht *f*
marginal layer: Randschleier *m*, Marginalzone *f*
medial layer of thoracolumbar fascia: Lamina media fasciae thoracolumbalis, mittleres Blatt *nt* der Rückenfaszie
medullary layers of thalamus: Markstränge *pl* des Thalamus, Laminae medullares thalami interna et externa
mesodermal germ layer: mittleres/drittes Keimblatt *nt*, Mesoderm *nt*
Meynert's layer: Meynert-Schicht *f*, Pyramidenzellschicht *f*
middle layer of myometrium: Vaskulärschicht *f* des Myometriums, Stratum vasculare myometrii
mitral layer of olfactory bulb: Lamina mitralis bulbi olfactorii
molecular layer: Lamina molecularis, Molekularschicht *f*, Lamina I
molecular layer of cerebellum: Stratum moleculare corticis cerebelli
molecular layer of cerebral cortex: Lamina molecularis, Molekularschicht *f*, Lamina I
molecular layer of hippocampus: Stratum moleculare hippocampi
mucous layer: Regenerationsschicht *f*, Stratum germinativum epidermidis
mucous layer of tympanic membrane: (Platten-)Epithel *nt* der Trommelfellinnenseite, Stratum mucosum membranae tympani
multiform layer: Lamina multiformis, multiforme Schicht *f*, Lamina VI
multiform layer of cerebral cortex: Lamina multiformis isocorticis
muscular layer: Tunica muscularis, Muskularis *f*
muscular layer of bladder: Tunica muscularis vesicae
muscular layer of colon: Tunica muscularis coli
muscular layer of fallopian tube: Tunica muscularis tubae uterinae
muscular layer of gallbladder: Tunica muscularis vesicae biliaris/felleae
muscular layer of intermediate urethra: Tunica muscularis urethrae intermediae
muscular layer of large intestine: Tunica muscularis intestini crassi
muscular layer of mucosa: Lamina muscularis mucosae
muscular layer of prostatic urethra: Tunica muscularis urethrae prostaticae
muscular layer of small intestine: Tunica muscularis intestini tenuis
muscular layer of spongy urethra: Tunica muscularis urethrae spongiosae
muscular layer of stomach: Tunica muscularis gastricae
muscular layer of ureter: Tunica muscularis ureteris
muscular layer of urethra: Tunica muscularis urethrae
muscular layer of vagina: Tunica muscularis vaginae
nerve fiber layer: Schicht *f* der Nervenfasern *pl*
nerve fibre layer: (*brit.*) →*nerve fiber layer*
nervous layer of retina: Stratum cerebrale, Pars nervosa
neural layer of retina: Stratum cerebrale, Pars nervosa
neuroepithelial layer of retina: Schicht *f* der Stäbchen und Zapfen, Stratum neuroepitheliale retinae
Nitabuch's layer: Nitabuch-Fibrinstreifen *m*
nuclear layer: Körnerschicht *f*
nuclear layer of cerebellum: innere Körnerschicht *f* der Kleinhirnrinde, Stratum granulare/granulosum cerebelli
odontoblastic layer: Odontoblastenschicht *f*
Ollier's layer: Ollier-Schicht *f*
Ollier's osteogenetic layer: Ollier-Schicht *f*
outer enamel layer: äußere Zahnschmelzschicht *f*, äußere Schmelzschicht *f*
outer lamellar layer: äußere Lamellenschicht *f*
outer limiting layer of retina: Stratum limitans externum, äußere Grenzschicht *f* der Netzhaut
outer molecular layer: →*external molecular layer*
outer nuclear layer: →*external nuclear layer*
outer nuclear layer of retina: Stratum nucleare externum, äußere Körnerschicht *f* der Netzhaut
outer plexiform layer: →*external plexiform layer*
outer plexiform layer of retina: Stratum plexiforme externum, äußere plexiforme Schicht *f* der Netzhaut
oxide layer: Oxidschicht *f*
ozone layer: Ozonschicht *f*
palisade layer: Palisadensaum *m*
papillary layer of corium: Papillar(körper)schicht *f*, Stratum papillare dermis
papillary layer of dermis: Papillar(körper)schicht *f*, Stratum papillare dermis
parakeratotic layer: parakeratotische Schicht *f*
parietal layer of serous pericardium: Lamina parietalis pericardii, parietales Perikard *nt*
parietal layer of tunica vaginalis testis: Lamina parietalis tunicae vaginalis testis
perpendicular layer of ethmoid bone: Lamina perpendicularis ossis ethmoidale
photosensory layer of retina: Schicht *f* der Stäbchen und Zapfen, Stratum neuroepitheliale retinae
pigmented layer of ciliary body: Stratum pigmenti corporis ciliaris
pigmented layer of iris: Stratum pigmenti iridis
pigmented layer of retina: Pigmentepithel *nt* der Netzhaut, Stratum pigmentosum retinae, Pars pigmentosa retinae
piriform neuronal layer: Purkinje-(Zell-)Schicht *f*, Stratum neurium piriformium

plexiform layer of cerebellum: Stratum moleculare corticis cerebelli
plexiform layer of cerebral cortex: Molekularschicht *f*, Lamina molecularis
polymorphic layer of cerebral cortex: multiforme Schicht *f*, Lamina multiformis
posterior layer of rectus sheath: Lamina posterior vaginae musculi recti abdominis
posterior layer of thoracolumbar fascia: Lamina posterior fasciae thoracolumbalis, oberflächliches Blatt *nt* der Rückenfaszie
prickle cell layer: Stachelzellschicht *f*, Stratum spinosum epidermidis
Purkinje's cell layer: Stratum purkinjense corticis cerebelli, Purkinje-Zellschicht *f*
Purkinje's cell layer (of cerebellum): Purkinje-Zellschicht *f*, Stratum neurium piriformium
Purkinje's layer (of cerebellum): →*Purkinje's cell layer (of cerebellum)*
pyramidal cell layer: Meynert-Schicht *f*, Pyramidenzellschicht *f*
radiate layer of tympanic membrane: äußere radiäre Trommelfellfasern *pl*, Stratum radiatum membranae tympani
regenerative layer of epidermis: Regenerationsschicht *f*, Stratum germinativum epidermidis
reticular layer of corium: Geflechtschicht *f*, Stratum reticulare dermis
reticular layer of dermis: Geflechtschicht *f*, Stratum reticulare dermis
layer of rods and cones: Schicht *f* der Stäbchen und Zapfen, Stratum neuroepitheliale retinae
Rohr's layer: Rohr-Fibrinoidstreifen *m*, Rohr-Fibrinoid *nt*
layers of rostral colliculus: Strata (grisea et alba) colliculi superioris
second half-value layer: Halbwertschichtdicke der zweiten Schicht
spindle-celled layer: multiforme Schicht *f*, Lamina multiformis
spinous layer of epidermis: Stachelzellschicht *f*, Stratum spinosum epidermidis
spongy layer of endometrium: Spongiosa *f*, Lamina/Pars spongiosa, Stratum spongiosum endometrii
spongy layer of urethra: Tunica spongiosa urethrae
spongy layer of vagina: Tunica spongiosa vaginae
stria of external granular layer: Tangenzialfaserschicht *f* der äußeren Körnerschicht, Stria laminae granularis externa
subendocardial layer: Subendokardialschicht *f*
subendothelial layer: Subendothelialschicht *f*
subepicardial layer: Subepikardialschicht *f*
submantle layer: Dentinschicht *f* unter dem Manteldentin
submucous layer: Submukosa *f*, Tela *f* submucosa
submucous layer of bladder: Tela submucosa vesicae urinariae
submucous layer of bronchus: Tela submucosa bronchi
submucous layer of colon: Tela submucosa coli
submucous layer of esophagus: Tela submucosa oesophageae
submucous layer of large intestine: Tela submucosa intestini crassi
submucous layer of oesophagus: (*brit.*) →*submucous layer of esophagus*
submucous layer of pharynx: Tela submucosa pharyngea
submucous layer of small intestine: Tela submucosa intestini tenuis
submucous layer of stomach: Tela submucosa gastricae
subodontoblastic layer: Weil-Basalschicht *f*, Weil-Schicht *f*, Weil-Zone *f*, zellfreie Zone *f*
subserous layer: subseröse Bindegewebsschicht *f*, Subserosa *f*, Tela subserosa
subserous layer of bladder: Tela subserosa vesicae
subserous layer of esophagus: Tela subserosa oesophageae
subserous layer of gallbladder: Tela subserosa vesicae biliaris
subserous layer of large intestine: Tela subserosa intestini crassi
subserous layer of liver: Tela subserosa hepatis
subserous layer of oesophagus: (*brit.*) →*subserous layer of esophagus*
subserous layer of parietal pleura: Tela subserosa pleurae parietalis
subserous layer of peritoneum: Tela subserosa peritonei
subserous layer of serous pericardium: Tela subserosa pericardii
subserous layer of small intestine: Tela subserosa intestini tenuis
subserous layer of stomach: Tela subserosa gastricae
subserous layer of testis: Tela subserosa testis
subserous layer of uterine tube: Tela subserosa tubae uterinae
subserous layer of uterus: Tela subserosa uteri
subserous layer of visceral pleura: Tela subserosa pleurae visceralis
substriate laye of cerebral cortex: Lamina substriata
subvascular layer of myometrium: subvaskuläre Schicht *f* des Myometriums, Stratum subvasculare myometrii
superficial layer of levator muscle of upper eyelid: Lamina superficialis musculi levatoris palpebrae superioris
superficial layer of thoracolumbar fascia: Lamina superficialis fasciae thoracolumbalis, oberflächliches Blatt *nt* der Rückenfaszie
layers of superior colliculus: →*layers of rostral colliculus*
suprachorioid layer: →*suprachoroid lamina*
suprachoroid layer: →*suprachoroid lamina*
supravascular layer of myometrium: supravaskuläre Schicht *f* des Myometriums, Stratum supravasculare myometrii
synovial layer of articular capsule: Synovialis *f*, Membrana synovialis (capsulae articularis), Stratum synoviale
tissue half-value layer: Gewebe-Halbwerttiefe *f*
Tomes' granular layer: Tomes-Körnerschicht *f*
translucent layer of epidermis: Stratum lucidum epidermidis
vascular layer of myometrium: Vaskulärschicht *f* des Myometriums, Stratum vasculare myometrii
visceral layer of pelvic fascia: Fascia pelvis visceralis
visceral layer of pericardium: Lamina visceralis pericardii, viszerales Perikard *nt*, Epicardium *nt*, Epikard
visceral layer of tunica vaginalis testis: Lamina visceralis tunicae vaginalis testis
Waldeyer's zonal layer: Lissauer-Randbündel *nt*, Tractus dorsolateralis
wax layer: Wachshülle *f*
Weil's basal layer: Weil-Basalschicht *f*

white layers of cerebellum: Laminae albae cerebelli
white layers of cranial colliculus: →*white layers of rostral colliculus*
white layers of rostral colliculus: Strata (grisea et alba) colliculi superioris
white layers of superior colliculus: →*white layers of rostral colliculus*
zonal layer of cerebral cortex: Molekularschicht *f*, Lamina molecularis/plexiformis corticis cerebri
laz|a|ret [læzə'ret] *noun*: **1.** Leprastation *f*, -hospital *nt* **2.** Krankenhaus *nt* für ansteckende Krankheiten **3.** Quarantäne-, Isolierstation *f*
laz|a|ret|to [læzə'retəʊ] *noun*: →*lazaret*
LB *Abk.*: **1.** liver biopsy **2.** lower back
lb *Abk.*: pound
LBBB *Abk.*: left bundle-branch block
LBCD *Abk.*: left border of cardiac dullness
LBD *Abk.*: left border of cardiac dullness
LBF *Abk.*: **1.** Lactobacillus bulgaricus factor **2.** liver blood flow
LBI *Abk.*: length-breadth index
LBL *Abk.*: lymphoblastic leukemia
LBM *Abk.*: lean body mass
LBP *Abk.*: **1.** liver blind puncture **2.** low back pain **3.** low blood pressure
LBPP *Abk.*: lower body positive pressure
LBV *Abk.*: lung blood volume
LBW *Abk.*: low birth weight
LC *Abk.*: **1.** lethal concentration **2.** liver cirrhosis
LCA *Abk.*: **1.** left coronary artery **2.** leukocyte common antigen **3.** liver cytoplasma antibodies
LCAT *Abk.*: lecithin-cholesterol acyltransferase
LCBF *Abk.*: local cerebral blood flow
LCC *Abk.*: left circumflex coronary
LCCA *Abk.*: left circumflex coronary artery
LCCS *Abk.*: low cervical cesarean section
LCF *Abk.*: leuconostoc citrovorum factor
LCFA *Abk.*: long-chain fatty acid
LCGU *Abk.*: local cerebral glucose utilization
LCI *Abk.*: lung clearance index
LCIA *Abk.*: luminescence cofactor immunoassay
LCL *Abk.*: Levinthal-Coles-Lillie
LCM *Abk.*: **1.** latent cardiomyopathy **2.** left costal margin **3.** lymphocytic choriomeningitis
LCP *Abk.*: long-chain polysaturated
LCR *Abk.*: ligase chain reaction
LCT *Abk.*: **1.** long-chain triglycerides **2.** lung capillary time
LCTA *Abk.*: lymphocytotoxic antibody
LCX *Abk.*: left circumflex branch
LD *Abk.*: **1.** lactic dehydrogenase **2.** lethal dose **3.** lipodystrophy **4.** liver disease **5.** living donor **6.** longitudinal diameter **7.** low density **8.** lymphocyte defined **9.** lymphocytic determinant
ld *Abk.*: dual logarithm
LD_{50} *Abk.*: median lethal dose
LDE *Abk.*: lauric diethamide
LDF *Abk.*: lymphocyte depressing factor
LDH *Abk.*: **1.** lactate dehydrogenase **2.** low-dose heparin
LDL-C *Abk.*: low density lipoprotein cholesterol
LDP *Abk.*: left dorso-posterior
LDS *Abk.*: laser Doppler spectroscopy
LE *Abk.*: **1.** lactate extraction **2.** liver extract **3.** lower extremity **4.** lung embolism **5.** lupus erythematodes **6.** lupus erythematosus
leach|ing [liːtʃɪŋ] *noun*: Auslaugen *nt*, Auslaugung *f*
lead [led] *noun*: Blei *nt*; (*chem.*) Plumbum *nt*
lead acetate: Bleiacetat *nt*
black lead: Graphit *m*
lead chloride: Bleichlorid *nt*
lead chromate: Bleichromat *nt*, Chromgelb *nt*
red lead: Bleitetroxid *nt*, Bleimennige *f*, rotes Bleioxid *nt*
tetraethyl lead: Bleitetraäthyl *nt*, Tetraäthylblei *nt*
lead tetroxide: Bleitetroxid *nt*, Bleimennige *f*, rotes Bleioxid *nt*
lead [liːd]: I *noun* **1.** (*physiolog.*) (*EKG*) Ableitung *f* **2.** Führung *f*, Leitung *f*, Spitze *f* **3.** Hinweis *m*, Indiz *nt*, Anhaltspunkt *m* **4.** (*elektr.*) Leitung(skabel *nt*) *f*; Zuleitung *f* II *adj* Führungs-, Leit-, Haupt-
bipolar lead: bipolare Ableitung *f*
chest leads: Brustwandableitungen *pl*
Einthoven's leads: Einthoven-Ableitungen *pl*
Frank's leads: Frank-Ableitungen *pl*
Goldberger's augmented limb leads: Goldberger-(Extremitäten-)Ableitungen *pl*, Ableitungen *pl* nach Goldberger
limb lead: Extremitätenableitung *f*
Nehb's leads: Nehb-Ableitungen *pl*
precordial lead: Brustwandableitung *f*, präkardiale Ableitung *f*
standard leads: Standardableitungen *pl*
unipolar lead: unipolare Ableitung *f*
Wilson's precordial leads: Brustwandableitungen *pl* nach Wilson
lead|en ['ledn] *adj*: **1.** bleiern, bleiartig, -haltig, Blei- **2.** (*fig.*) bleiern, bleischwer; bleifarben
lead|ing ['liːdɪŋ]: I *noun* Führung *f*, Leitung *f* II *adj* leitend, führend, erste(r, s), Haupt-, Leit-, Führungs-
lead|y ['ledi:] *adj*: bleiern, bleiartig, -haltig, Blei-
leaf [liːf]: I *noun, plural* **leaves** [liːvz] **1.** (*biolog.*) Blatt *nt* **2.** (*Buch*) Blatt *nt*, Seite *f* **3.** Blatt *nt*, (dünne) Folie *f*, Lamelle *f* II *vt* durchblättern
leaf through *vi* durchblättern
artichoke leaf: Cynarae folium
ash leaves: Eschenblätter *pl*, Fraxini folium
barberry leaf: Berberidis folium
bay leaf: Lorbeerblatt *nt*
bearbery leaves: Bärentraubenblätter *pl*, Uvae ursi folium
birch leaves: Birkenblätter *pl*, Betulae folium
blackberry leaves: Brombeerblätter *pl*, Rubi fruticosi folium
black currant leaf: Ribis nigri folium
blackthorn leaves: Schlehenblätter *pl*, Pruni spinosae flos
bogbean leaves: Folia Trifolii fibrini
boldo leaves: Boldoblätter *pl*, Boldo folium
buchu leaves: Buccoblätter *pl*, Barosmae folium, Barosmae folium, Diosmae folium
buckbean leaves: Bitterkleeblätter *pl*, Menyanthis folium
butterbur leaf: Petasitidis folium
chestnut leaf: Castaneae folium
coca leaves: Folia Cocae, Cocablätter *pl*
coltsfoot leaves: Huflattichblätter *pl*, Farfarae folium
comfrey leaves: Beinwellblätter *pl*, Symphyti folium
common mallow leaves: Malvenblätter *pl*, Malvae folium
digitalis leaf: Digitalis purpurea folium
English plantain leaf: Plantaginis lanceolatae folium
eucalyptus leaves: Eukalyptusblätter *pl*, Eucalypti folium
foxglove leaves: Folia Digitalis
ginkgo leaf: Gingko bilobae folium
Greek sage leaf: Salviae trilobae folium

L

haronga leaf: Harunganae madagascariensis folium
henna leaves: Hennablätter *pl*, Lawsoniae folium
hound's-tongue leaf: Cynoglossi herba
ivy leaves: Efeublätter *pl*, Hederae helicis folium
jaborandi leaves: Jaborandiblätter *pl*, Folia Jaborandi
jimson weed leaf: Stramonii folium
lemon balm leaf: Melissae folium
male fern leaf: Filicis maris folium
mallow leaves: Folia Malvae
marsh mallow leaves: Eibischblätter *pl*, Althaeae folium
marsh trefoil leaves: Folia Trifolii fibrini
maté leaves: Mateblätter *pl*, Mate folium
nettle leaves: Brennesselblätter *pl*, Urticae folium
oleander leaf: Oleandri folium
olive leaf: Oleae folium
papaya leaf: Caricae papayae folium
peppermint leaves: Pfefferminzblätter *pl*, Menthae piperitae folium
poplar leaves: Pappelblätter *pl*, Populi folium
raspberry leaves: Himbeerblätter *pl*, Rubi idaei folium
rosemary leaves: Rosmarinblätter *pl*, Rosmarini folium
rue leaf: Rutae folium
Rusty-leaved Rhododendron leaves: Rhododendri ferruginei folium
sage leaf: Salviae folium
scopolia leaf: Scopoliae carniolicae folium
senna leaves: Senna-, Sennesblätter *pl*, Folia sennae
spearmint leaf: Menthae crispae folium
spinach leaves: Spinatbätter *pl*, Spinaciae folium
stinging nettle leaves: Brennesselblätter *pl*, Urticae folium
tea leaves: Teeblätter *pl*, Theae folium
violet leaves: Veilchenblätter *pl*, Violae odoratae folium
walnut leaves: Walnussblätter *pl*, Juglandis folium
whortleberry leaves: Heidelbeerblätter *pl*, Myrtilli folium
witch hazel leaf: Hamamelidis folium

leaf|let ['li:flɪt] *noun*: **1.** (*biolog.*) Blättchen *nt* **2.** Hand-, Reklamezettel *m*, Flugblatt *nt*; Merkblatt *nt*; Prospekt *m*

leak [li:k]: **I** *noun* Leck *nt*, undichte Stelle *f*; Loch *nt* **II** *vi* lecken, leck sein
anastomotic leak: Anastomosenfistel *f*
capillary leak: kapillares Leck *nt*
ureteral leak: Harnleiterleck *nt*
urine leak: Urinleck *nt*

leap|ing ['li:pɪŋ] *adj*: springend

learn [lɜrn]: **(learned; learnt) I** *vt* **1.** (er-)lernen **2.** erfahren (*from*) **learn the truth** die Wahrheit erfahren **II** *vi* **3.** lernen **4.** erfahren, hören (*about, of* von)

learned [lɜrnd] *adj*: **1.** erlernt **2.** gelehrt; wissenschaftlich; akademisch **3.** erfahren (*in* in)

learn|ing ['lɜrnɪŋ] *noun*: (Er-)Lernen *nt*
associative learning: assoziatives Lernen *nt*
cognitive learning: kognitives Lernen *nt*
model learning: Modellernen *nt*
motor learning: motorisches Lernen *nt*
nonassociative learning: nicht-assoziatives Lernen *nt*
nonverbal learning: nonverbales Lernen *nt*
procedural learning: prozedurales Lernen *nt*
sleep learning: Schlaflernmethode *f*, Lernen *nt* im Schlaf, Hypnopädie *f*

learning-disabled *adj*: lernbehindert

LEC *Abk.*: lupus erythematodes chronicus

lech|o|py|ra [lekə'paɪrə] *noun*: Wochenbett-, Kindbettfieber *nt*, Puerperalfieber *nt*, -sepsis *f*, Febris puerperalis

lec|i|thal ['lesɪθəl] *adj*: lezithal

lec|ith|al|bu|min [lesɪθ'ælbjəmɪn] *noun*: Lezith-, Lecithalbumin *nt*

lec|i|thin ['lesɪθɪn] *noun*: Lezithin *nt*, Lecithin *nt*, Phosphatidylcholin *nt*
soybean lecithin: Sojalecithin *nt*, Lecithinum ex soja

lec|i|thi|nae|mi|a [ˌlesəθɪ'ni:mi:ə] *noun*: (*brit.*) →*lecithinemia*

lec|i|thi|nase ['lesɪθɪneɪz] *noun*: Lezithinase *f*, Lecithinase *f*, Phospholipase *f*
lecithinase A: Phospholipase A_1 *f*, Phospholipase A_2 *f*, Lecithinase A *f*
lecithinase B: Lysophospholipase *f*, Lecithinase B *f*, Phospholipase B *f*
lecithinase C: Phospholipase C *f*, Lecithinase C *f*, Lipophosphodiesterase I *f*
lecithinase D: Phospholipase D *f*, Lecithinase D *f*

lec|i|thi|ne|mi|a [ˌlesəθɪ'ni:mi:ə] *noun*: (erhöhter) Lezithingehalt *m* des Blutes, Lezithinämie *f*, Lecithinämie *f*

lec|i|tho|pro|tein [ˌlesɪθəʊ'prəʊti:n, -ti:ɪn] *noun*: Lecithoprotein *nt*

lec|tin ['lektɪn] *noun*: Lektin *nt*, Lectin *nt*

lec|ture ['lektʃər]: **I** *noun* Vorlesung *f*, Vortrag *m* (*on* über; *to* vor) **give/read a lecture** einen Vortrag *oder* eine Vorlesung halten **II** *vt* einen Vortrag *oder* eine Vorlesung halten vor **III** *vi* einen Vortrag *oder* eine Vorlesung halten, lesen (*on* über; *to* vor)

lec|tur|er ['lektʃərər] *noun*: Vortragende *m/f*, Dozent(in *f*) *m*

LED *Abk.*: **1.** lupus erythematodes disseminatus **2.** lupus erythematosus disseminatus

ledge [ledʒ] *noun*: vorstehender Rand *m*, Leiste *f*
crown ledge: (*zahnmed.*) Schulter *f*
dental ledge: (*zahnmed.*) Schulter *f*

LEDP *Abk.*: left ventricular enddiastolic pressure

leech [li:tʃ] *noun*: Blutegel *m*
speckled leech: Hirudo medicinalis
Swedish leech: Hirudo medicinalis

leech|es [li:tʃəs] *plural*: Blutegel *pl*, Hirudinea *pl*

LEEP *Abk.*: loop electrocautery excision procedure

LEF *Abk.*: leukocyte migration enhancing factor

left [left]: **I** *noun* die Linke, Linke(r, s), linke Seite *f* **on/at/to the left** links (*of* von); auf der linken Seite (*of* von) **II** *adj* linke(r, s), Links- **III** *adv* links (*of* von); auf der linken Seite

left-handed *adj*: **1.** linkshändig **2.** linksdrehend, lävorotatorisch

left-handedness *noun*: Linkshändigkeit *f*

left-hander *noun*: Linkshänder(in *f*) *m*

left-ventricular *adj*: (*Herz*) nur den linken Ventrikel/die linke Kammer betreffend, linksventrikulär

left|ward ['leftwərd] *adj*: nach links (gerichtet), Links-

leg [leg] *noun*: **1.** Schenkel *m*, (*anatom.*) Crus *nt* **2.** Bein *nt*; Unterschenkel *m*
Barbados leg: Elephantiasis tropica
Barbardos leg: Elephantiasis tropica
bow leg: O-Bein *nt*, Genu varum
elephant leg: Elephantiasis tropica
left leg of av-bundle: linker Tawara-Schenkel *m*, linker Schenkel *m* des His-Bündels, Crus sinistrum fasciculi atrioventricularis
lower leg: Unterschenkel *m*
milk leg: Milchbein *nt*, Leukophlegmasie *f*, Phlegmasia alba dolens
right leg of av-bundle: rechter Tawara-Schenkel *m*, rechter Schenkel *m* des His-Bündels, Crus dextrum fasciculi atrioventricularis
smoker's leg: Raucherbein *nt*
upper leg: Oberschenkel *m*

L

white leg: Phlegmasia alba dolens
le|gal ['li:gəl] *adj*: gerichtlich, forensisch, Gerichts-, Rechts-
Le|gion|el|la [li:dʒə'nelə] *noun*: Legionella *f*
Legionella micdadei: Legionella micdadei, Pittsburg pneumonia agent
Legionella pittsburgensis: →*Legionella micdadei*
Legionella pneumophila: Legionella pneumophila
Le|gion|el|la|ce|ae [ˌli:dʒənə'leɪsɪˌi:] *plural*: Legionellaceae *pl*
le|gion|el|lo|sis [ˌli:dʒəne'ləʊsɪs] *noun*: **1.** Legionelleninfektion *f*, Legionellose *f* **2.** Legionärskrankheit *f*, Veteranenkrankheit *f*
le|git|i|mate [lɪ'dʒɪtəmɪt] *adj*: legitim
leg|less ['legləs] *adj*: beinlos, ohne Beine
leg|ume ['legju:m, lɪ'gju:m] *noun*: **1.** Hülse *f*, Legumen *nt* **2.** Hülsenfrucht *f*, Leguminose *f*
le|gu|mel|lin [lɪ'gju:məlɪn] *noun*: Legumelin *nt*
leg|umes ['legju:mz, lɪ'gju:mz] *plural*: Hülsenfrüchte *pl*, Leguminosen *pl*
le|gu|min [lɪ'gju:mən, 'legjəmɪn] *noun*: Legumin *nt*
le|gu|mi|nous [lɪ'gju:mənəs] *adj*: erbsen-, bohnen-, hülsenartig, hülsentragend, Hülsen-
LEIA *Abk.*: luminiscence enzyme immunoassay
leio- *präf.*: Glatt-, Leio-
lei|o|der|mi|a [ˌlaɪə'dɜrmɪə] *noun*: Glanzhaut *f*, Lioderma *nt*, Leioderma *nt*, Leiodermie *f*
lei|o|my|o|blas|to|ma [ˌlaɪəˌmaɪəblæ'stəʊmə] *noun*: epitheliales Leiomyom *nt*, Leiomyoblastom *nt*
lei|o|my|o|fi|bro|ma [ˌlaɪəˌmaɪəfaɪ'brəʊmə] *noun*: Leiomyofibrom *nt*, Fibroleiomyom *nt*
lei|o|my|o|ma [ˌlaɪəmaɪ'əʊmə] *noun, plural* **-mas, -ma|ta** [ˌlaɪəmaɪ'əʊmətə]: Leiomyom *nt*
bizarre leiomyoma: epitheliales Leiomyom *nt*, Leiomyoblastom *nt*
cervical leiomyoma: zervikales Myom *nt*
epithelioid leiomyoma: epitheliales Leiomyom *nt*, Leiomyoblastom *nt*
intraligamentous leiomyoma: intraligamentäres Myom *nt*
intramural leiomyoma: intramurales Myom *nt*
metastasizing leiomyoma: metastasierendes Leiomyom *nt*
nascent leiomyoma: Myoma in statu nascendi
submucous leiomyoma: submuköses Myom *nt*
subserous leiomyoma: subseröses Myom *nt*
uterine leiomyoma: Uterusmyom *nt*, Uterusleiomyom *nt*, Leiomyoma uteri
vascular leiomyoma: Angiomyom *nt*
lei|o|my|o|ma|to|sis [laɪəˌmaɪəmə'təʊsɪs] *noun*: Leiomyomatose *f*, Leiomyomatosis *f*
lei|o|my|om|a|tous [ˌlaɪəmaɪ'ɑmətəs] *adj*: Leiomyom betreffend, leiomyomatös
lei|o|my|o|sar|co|ma [laɪəˌmaɪəsɑːr'kəʊmə] *noun*: Leiomyosarkom *nt*, Leiomyosarcoma *nt*
Leish|ma|ni|a [li:ʃ'mænɪə] *noun*: Leishmanie *f*, Leishmania *f*
Leishmania aethopia: Leishmania aethopia
Leishmania brasiliensis: Leishmania brasiliensis
Leishmania braziliensis: Leishmania brasiliensis
Leishmania chagasi: Leishmania chagasi
Leishmania donovani: Leishmania donovani
Leishmania major: Leishmania major
Leishmania mexicana: Leishmania mexicana
Leishmania tropica: Leishmania tropica
Leishmania tropica major: Leishmania major
leish|ma|ni|al [li:ʃ'mænɪəl] *adj*: Leishmanien betreffend, durch sie verursacht, Leishmanien-
leish|ma|ni|a|sis [ˌli:ʃmə'naɪəsɪs] *noun*: Leishmanieninfektion *f*, Leishmaniase *f*, Leishmaniasis *f*, Leishmaniose *f*, Leishmaniosis *f*
American leishmaniasis: amerikanische/mukokutane Leishmaniase *f*, Haut-Schleimhaut-Leishmaniase (Südamerikas) *f*, Leishmaniasis americana
anergic leishmaniasis: →*diffuse cutaneous leishmaniasis*
anergic cutaneous leishmaniasis: →*diffuse cutaneous leishmaniasis*
canine leishmaniasis: Mittelmeerform *f* der viszeralen Leishmaniase
cutaneous leishmaniasis: kutane Leishmaniase *f*, Hautleishmaniose *f*, Orientbeule *f*, Leishmaniasis cutis
diffuse cutaneous leishmaniasis: leproide Leishmaniase *f*, Leishmaniasis cutis/tegumentaria diffusa
infantile leishmaniasis: mediterrane Kinder-Kala-Azar *f*
mucocutaneous leishmaniasis: amerikanische/mukokutane Leishmaniase *f*, Haut-Schleimhaut-Leishmaniase (Südamerikas) *f*, Leishmaniasis americana, Espundia *f*
naso-oral leishmaniasis: mukokutane Leishmaniase Südamerikas *f*, südamerikanische Haut-Schleimhautleishmaniase *f*, Espundia *f*
nasopharyngeal leishmaniasis: amerikanische/mukokutane Leishmaniase *f*, Haut-Schleimhaut-Leishmaniase (Südamerikas) *f*, Leishmaniasis americana
New World leishmaniasis: amerikanische/mukokutane Leishmaniase *f*, Haut-Schleimhaut-Leishmaniase (Südamerikas) *f*, Leishmaniasis americana
Old World leishmaniasis: kutane Leishmaniase *f*, Hautleishmaniose *f*, Orientbeule *f*, Leishmaniasis cutis
post-kala-azar dermal leishmaniasis: Post-Kala-Azar-Hautleishman(o)id *nt*, Post-Kala-Azar-Dermatose *f*, Post-Kala-Azar dermale Leishmaniase *f*, Post-Kala-Azar dermale Leishmanoide *pl*
pseudolepramatous leishmaniasis: Leishmaniasis tegumentaria diffusa
pseudolepromatous leishmaniasis: leproide Leishmaniase *f*, Leishmaniasis cutis/tegumentaria diffusa
South American cutaneous leishmaniasis: südamerikanische Hautleishmaniase *f*, kutane Leishmaniase Südamerikas *f*, Chiclero-Ulkus *nt*
visceral leishmaniasis: viszerale Leishmaniase *f*, Kala-Azar *f*, Splenomegalia tropica
leish|man|i|ci|dal [li:ʃmænɪ'saɪdl] *adj*: leishmanienabtötend, leishmanizid
leish|man|i|cide [li:ʃ'mænɪsaɪd] *noun*: Leishmanizid *nt*
leish|man|id ['li:ʃmænɪd] *noun*: Hautleishmanid *nt*, Hautleishmanoid *nt*, Leishmanid *nt*
leish|man|in ['li:ʃmənɪn] *noun*: Leishmanin *nt*
leish|man|i|o|sis [li:ʃˌmænɪ'əʊsɪs] *noun*: →*leishmaniasis*
leish|ma|noid ['li:ʃmənɔɪd] *noun*: Leishmanoid *nt*
dermal leishmanoid: Post-Kala-Azar-Hautleishman(o)id *nt*, Post-Kala-Azar-Dermatose *f*, Post-Kala-Azar dermale Leishmaniose *f*, Post-Kala-Azar dermale Leishmanoide *pl*
le|ma ['li:mə] *noun*: Augenlidtalg *m*, Sebum palpebrale
LEMIT *Abk.*: luminiscence enzyme-multiplied immunotechnique
lem|mo|blast ['leməblæst] *noun*: →*lemnoblast*
lem|mo|cyte ['leməsaɪt] *noun*: Lemnozyt *m*, Mantelzelle *f*
lem|nis|cus [lem'nɪskəs] *noun, plural* **-nis|ci** [-'nɪsaɪ, -'nɪski:]: Schleife *f*, Lemniskus *m*, Lemniscus *m*
acoustic lemniscus: →*lateral lemniscus*

L

auditory lemniscus: →*lateral lemniscus*
lateral lemniscus: Lemniscus lateralis, laterale Schleife *f*
medial lemniscus: mediale Schleife *f*, Lemniscus medialis
sensory lemniscus: →*medial lemniscus*
spinal lemniscus: Lemniscus spinalis, Tractus anterolaterales
trigeminal lemniscus: Lemniscus trigeminalis, Tractus trigeminothalamicus

lem|no|blast ['lemnəblæst] *noun:* Lemnoblast *m*

lem|no|cyte ['lemnəsaɪt] *noun:* Lemnozyt *m*, Mantelzelle *f*

lem|on ['lemən]: **I** *noun* **1.** Zitrone *f* **2.** Limone *f* **3.** Zitronengelb *nt* **II** *adj* zitronengelb; Zitronen-

le|mon|grass ['lemən,grɑːs] *noun:* Lemongras *nt*, Zitronengras *nt*, Cymbopogon citratus

le|mo|pa|ral|y|sis [,liːməpə'ræləsɪs] *noun:* Speiseröhrenlähmung *f*, Ösophagusparalyse *f*

le|mo|ste|no|sis [,liːməʊstɪ'nəʊsɪs] *noun:* Ösophagusstenose *f*

length [leŋkθ, leŋθ, lenθ] *noun:* **1.** Länge *f* **2.** (zeitliche) Länge *f*, Dauer *f* **of some length** (ziemlich) lange, von einiger Dauer
anterior arch length: **1.** vordere Zahnbogenlänge *f* **2.** Zahnbogenhöhe *f*
arch length: **1.** Zahnbogenlänge *f* **2.** Zahnbogenhöhe *f*
body length: Körperlänge *f*
bond length: Bindungslänge *f*
buccal length of crown: bukkale Zahnkronenlänge *f*, bukkale Kronenlänge *f*
CH length: →*crown-heel length*
C.R. length: →*crown-rump length*
length of crown: Zahnkronenlänge *f*, Kronenlänge *f*
crown-heel length: Scheitel-Fersen-Länge *f*
crown-rump length: Scheitel-Steiß-Länge *f*
day length: Tageslänge *f*
dental length: Zahnlänge *f*
excessive length: Überlänge *f*
focal length: Brennweite *f*
labial length of crown: labiale Zahnkronenlänge *f*, labiale Kronenlänge *f*
length of mandible: Unterkieferlänge *f*, Kieferlänge *f*
maxilloalveolar length: Maxilloalveolarlänge *f*
overall length: Gesamtlänge *f*
length of palate: Gaumenlänge *f*
length of root: Zahnwurzellänge *f*, Wurzellänge *f*

length|en ['leŋkθən, 'leŋθən, 'lenθən]: **I** *vt* **1.** verlängern, länger machen **2.** ausdehnen **3.** strecken, verdünnen **II** *vi* länger werden

length|ways ['leŋkθweɪz, 'leŋθ-, 'lenθ-]: **I** *adj* Längs- **II** *adv* längs, der Länge nach, in der Länge

length|wise ['leŋkθwaɪz] *adj, adv:* →*lengthways*

len|i|tive ['lenətɪv]: **I** *noun* Linderungsmittel *nt*, Lenientium *nt* **II** *adj* lindernd, mildernd

le|no|gras|tim [,lenə'græastɪm] *noun:* Lenograstim *nt*

lens [lenz] *noun:* **1.** Linse *f*, Objektiv *nt* **2.** (Augen-)Linse *f*, Lens *f* **3.** (Brillen-)Glas *nt* **4.** Vergrößerungsglas *nt*, Lupe *f* **behind the lens** retrolental
achromatic lens: achromatische Linse *f*
acrylic lens: Plexiglaslinse *f*
adherent lens: Kontaktlinse *f*
amplifying lens: Vergrößerungslinse *f*
anastigmatic lens: anastigmatisches/stigmatisches Glas *nt*
aniseikonic lens: Aniseikonieglas *nt*
anterior lens: Vorderkammerlinse *f*
anterior chamber lens: Vorderkammerlinse *f*
aplanatic lens: aplanatische Linse *f*, aplanatisches Glas *nt*
apochromatic lens: apochromatische Linse *f*, apochromatisches Glas *nt*
artificial lens: Linsenprothese *f*, intraokulare Kunststofflinse *f*, Kunstlinse *f*, intraokulare Linse *f*
astigmatic lens: Zylinderglas *nt*
biconcave lens: Bikonkavlinse *f*, bikonkave Linse *f*, konkavokonkave Linse *f*
biconvex lens: Bikonvexlinse *f*, bikonvexe Linse *f*
bicylindrical lens: bizylindrische Linse *f*, bizylindrisches Glas *nt*
bifocal lens: Zweistärkenlinse *f*, -glas *nt*, Bifokallinse *f*, -glas *nt*
bispherical lens: bisphärische Linse *f*, bisphärisches Glas *nt*
cataract lens: Kataraktglas *nt*
collecting lens: Sammellinse *f*
concave lens: konkave Linse *f*, Konkavlinse *f*, (Zer-)Streuungslinse *f*
concavoconcave lens: konkavokonkave Linse *f*, Bikonkavlinse *f*, bikonkave Linse *f*
concavoconvex lens: konkavokonvexe Linse *f*
condensing lens: konvexe Linse *f*, Konvexlinse *f*, Sammellinse *f*
contact lens: Kontaktlinse *f*, -glas *nt*, Haftglas *nt*, -schale *f*, Kontaktschale *f*
converging lens: konvexe Linse *f*, Konvexlinse *f*, Sammellinse *f*
converging meniscus lens: Konkavokonvexlinse *f*
convex lens: konvexe Linse *f*, Konvexlinse *f*, Sammellinse *f*
convexo-concave lens: Konvexokonkavlinse *f*
convexo-convex lens: Konvexokonvexlinse *f*
corneal lens: Korneallinse *f*
corneal contact lens: Korneallinse *f*
crystalline lens: (Augen-)Linse *f*, Lens *f*
cylindrical lens: Zylinderglas *nt*
dispersing lens: Streulinse *f*
diverging lens: konkave Linse *f*, Konkavlinse *f*, (Zer-)Streuungslinse *f*
diverging meniscus lens: Konvexokonkavlinse *f*
electromagnetic lens: Elektronenlinse *f*
electronic lens: Elektronenlinse *f*
electrostatic lens: elektrostatische Linse *f*
eye lens: Okular(linse *f*) *nt*
lens of the eye: (Augen-)Linse *f*, Lens *f* **behind the lens of the eye** hinter der Augenlinse (liegend), retrolental
field lens: Feldlinse *f*
focusing lens: Sammellinse *f*
hand lens: Vergrößerungsglas *nt*, Lupe *f*
hard contact lens: harte Kontaktlinse *f*
immersion lens: Immersionsobjektiv *nt*
iseikonic lens: Aniseikonieglas *nt*
meniscus lens: Meniskus(glas *nt*) *m*
minus lens: Konkavlinse *f*, (Zer-)Streuungslinse *f*
negative lens: Zerstreuungslinse *f*
negative meniscus lens: →*diverging meniscus lens*
object lens: Objektiv(linse *f*) *nt*
objective lens: Objektiv(linse *f*) *nt*
occlusive lens: Verbandlinse *f*
ocular lens: Okular *nt*, Okularlinse *f*
oil-immersion lens: Ölimmersionsobjektiv *nt*
periscopic lens: periskopisches Glas *nt*
periscopic concave lens: konvexokonkave Linse *f*, Konvexokonkavlinse *f*
periscopic convex lens: konkavokonvexe Linse *f*, Konkavokonvexlinse *f*
planoconcave lens: Planokonkavlinse *f*

planoconvex lens: Planokonvexlinse *f*
plastic lens: Kunststofflinse *f*
plus lens: konvexe Linse *f*, Konvexlinse *f*, Sammellinse *f*
positive lens: konvexe Linse *f*, Konvexlinse *f*, Sammellinse *f*
positive meniscus lens: →*converging meniscus lens*
posterior chamber lens: Hinterkammerlinse *f*
powerful lens: starke Linse *f*
safety lens: Schutzbrille *f*
scleral contact lens: Sklerallinse *f*
size lens: Aniseikonieglas *nt*
soft contact lens: weiche Kontaktlinse *f*
spherical lens: sphärische Linse *f*, sphärisches Glas *nt*
spherocylindrical lens: sphärozylindrisches Glas *nt*, Sphärozylinder *m*
stigmatic lens: anastigmatisches/stigmatisches Glas *nt*
toric lens: torische Linse *f*
trial lens: Probeglas *nt*, -linse *f*
trifocal lens: Dreistärkenlinse *f*, -glas *nt*, Trifokallinse *f*, -glas *nt*
water lens: Flüssigkeitslinse *f*

len|ti|co|nus [ˌlentɪ'kəʊnəs] *noun*: Lenticonus *m*
anterior lenticonus: Lenticonus anterior
posterior lenticonus: Lenticonus posterior

len|tic|u|la [len'tɪkjələ] *noun*: Linsenkern *m*, Nucleus lentiformis

len|tic|u|lar [len'tɪkjələr] *adj*: **1.** linsenförmig, lentikular, lentikulär; bikonvex **2.** (*Auge*) Linse betreffend, lental, Linsen- **3.** Linsenkern/Nucleus lenticularis betreffend

lenticulo-optic *adj*: Linsenkern und Sehbahn betreffend

len|tic|u|lo|stri|ate [lenˌtɪkjələʊ'straɪɪt, -eɪt] *adj*: Linsenkern und Corpus striatum betreffend

len|tic|u|lus [len'tɪkjələs] *noun, plural* **-li** [-laɪ]: **1.** (*dermatol.*) Lenticula *f*, Lenticulus *m* **2.** (*augenheil.*) Linsenprothese *f*, intraokulare (Kunststoff-)Linse *f*

len|ti|form ['lentɪfɔːrm] *adj*: linsenförmig, lentiform

len|tig|i|no|sis [lenˌtɪdʒə'nəʊsɪs] *noun*: Lentiginose *f*, Lentiginosis *f*
centrofacial lentiginosis: Lentiginosis centrofacialis
perigenitoaxillary lentiginosis: Lentiginosis perigenitoaxillaris

len|tig|i|nous [len'tɪdʒɪnəs] *adj*: Lentigo betreffend, in der Art einer Lentigo, lentiginös

len|ti|glo|bus [lentɪ'gləʊbəs] *noun*: Lentiglobus *m*

len|ti|go [len'taɪgəʊ] *noun, plural* **len|tig|i|nes** [len'tɪdʒəniːz]: Linsenmal *nt*, Linsenfleck *m*, Leberfleck *m*, Lentigo *f*, Lentigo benigna, Lentigo juvenilis, Lentigo simplex
lentigo maligna: →*malignant lentigo*
malignant lentigo: Lentigo maligna, Dubreuilh-Krankheit *f*, Dubreuilh-Erkrankung *f*, Dubreuilh-Hutchinson-Krankheit *f*, Dubreuilh-Hutchinson-Erkrankung *f*, prämaligne Melanose *f*, melanotische Präkanzerose *f*, Melanosis circumscripta praeblastomatosa (Dubreuilh), Melanosis circumscripta praecancerosa (Dubreuilh)
senile lentigo: Altersflecke *pl*, Alterspigmentierungen *pl*, Lentigo senilis
solar lentigo: →*senile lentigo*

Len|ti|vir|i|nae [lentɪ'vɪərəniː] *plural*: Lentiviren *pl*, Lentivirinae *pl*

len|ti|vi|rus [lentɪ'vaɪrəs] *noun*: Lentivirus *nt*

len|tu|la ['lentjələ] *noun*: →*lentulo*

len|tu|lo ['lentjələʊ] *noun*: Lentulo *m*, Lentulo-Pastenstopfer *m*, Lentulo-Wurzelfüller *m*, Lentulo-Spirale *f*

le|on|ti|a|sis [lɪən'taɪəsɪs] *noun*: Leontiasis *f*, Facies leontina, Löwengesicht *nt*

lep|er ['lepər] *noun*: Leprakranke *m/f*, Aussätzige *m/f*

lepid- *präf.*: →*lepido-*

le|pid|ic [lə'pɪdɪk] *adj*: Schuppen *oder* Schuppung betreffend, schuppig, Schuppen-, Lepido-

lepido- *präf.*: Schuppen-, Lepid(o)-

lep|i|do|sis [lepə'dəʊsɪs] *noun, plural* **-ses** [-siːz]: Schuppenbildung *f*, Lepidosis *f*

lep|o|thrix ['lepəθrɪks] *noun, plural* **-thrixes** [-θrɪksɪz]: Trichonocardiosis *f*, Trichobacteriosis/Trichomycosis axillaris

lep|ra ['leprə] *noun*: →*leprosy*

lep|re|chaun|ism ['leprəkɑnɪzəm] *noun*: Leprechaunismus *m*

lep|rid ['leprɪd] *noun*: Leprid *nt*

lep|ride ['lepraɪd, -rɪd] *noun*: Leprid *nt*

lep|ro|ma [lep'rəʊmə] *noun, plural* **-mas, -ma|ta** [lep'rəʊmətə]: Lepraknoten *m*, Leprom *nt*

lep|rom|a|tous [lep'rɑmətəs] *adj*: Leprom betreffend, lepromatös

lep|ro|min ['leprəmɪn] *noun*: Lepromin *nt*, Mitsuda-Antigen *nt*

lep|ro|sar|i|um [ˌleprə'seəriːəm] *noun, plura* **-riums, -ria** [-rɪə]: Leprastation *f*, Leprakrankenhaus *nt*, Leprakolonie *f*, Leprosorium *nt*

lep|ro|sary ['leprəseriː] *noun*: →*leprosarium*

lep|rose ['leprəʊs] *adj*: Lepra betreffend, leprös, lepros

lep|ro|sery ['leprəseriː] *noun*: →*leprosarium*

lep|ro|stat|ic [leprə'stætɪk]: **I** *noun* Leprostatikum *nt* **II** *adj* leprostatisch

lep|ro|sy ['leprəsiː] *noun*: Lepra *f*, Aussatz *m*, Hansen-Krankheit *f*, Morbus *m* Hansen, Hansenosis *f*
borderline leprosy: →*dimorphous leprosy*
borderline lepromatous leprosy: borderline-lepromatöse Lepra *f*
borderline tuberculoid leprosy: borderline-tuberkuloide Lepra *f*
cutaneous leprosy: →*tuberculoid leprosy*
diffuse leprosy of Lucio: →*Lucio's leprosy*
dimorphous leprosy: dimorphe Lepra *f*, Borderline-Lepra *f*, Lepra dimorpha
erythema nodosum leprosy: Erythema nodosum leprosum
indeterminate leprosy: indeterminierte Lepra *f*, Lepra indeterminata
lazarine leprosy: Lucio-Phänomen *nt*
lepromatous leprosy: lepromatöse Lepra *f*, Lepra lepromatosa
Lucio's leprosy: Lucio-Phänomen *nt*
Malabar leprosy: Elephantiasis tropica
mouse leprosy: Rattenlepra *f*
murine leprosy: Rattenlepra *f*
nodular leprosy: →*tuberculoid leprosy*
rat leprosy: Rattenlepra *f*
smooth leprosy: →*tuberculoid leprosy*
tuberculoid leprosy: tuberkuloide Lepra *f*, Lepra tuberculoides
uncharacteristic leprosy: indeterminierte Lepra *f*, Lepra indeterminata

lep|rot|ic [lep'rɑtɪk] *adj*: Lepra betreffend, leprös, lepros

lep|rous ['leprəs] *adj*: Lepra betreffend, leprös, lepros

-lepsy *suf.*: Anfall, -lepsie, -lepsia

-leptic *suf.*: Anfall, -leptisch

lep|tin *noun*: Leptin *nt*

lepto- *präf.*: Lept(o)-

lep|to|ce|phal|ic [ˌleptəsɪ'fælɪk] *adj*: schmalköpfig, -schäd(e)lig, leptozephal, -kephal

lep|to|ceph|a|lous [ˌleptəʊ'sefələs] *adj*: Leptozephalie betreffend, schmalköpfig, schmalschäd(e)lig, leptozephal

L

lep|to|ceph|al|us [ˌleptəʊ'sefələs] *noun*: Leptozephalus *m*, -kephalus *m*
lep|to|ceph|al|y [ˌleptəʊ'sefəliː] *noun*: Schmalköpfigkeit *f*, -schäd(e)ligkeit *f*, Leptozephalie *f*, -kephalie *f*
lep|to|cytes ['leptəʊsaɪtz] *plural*: Leptozyten *pl*, Planozyten *pl*
lep|to|cy|to|sis [ˌleptəʊsaɪ'təʊsɪs] *noun*: Leptozytose *f*
lep|to|dac|tyl|ous [ˌleptəʊ'dæktɪləs] *adj*: Leptodaktylie betreffend, leptodaktyl
lep|to|dac|tyl|y [ˌleptəʊ'dæktəliː] *noun*: Schmalfingrigkeit *f*, Leptodaktylie *f*
lep|to|don|tous [leptəʊ'dɑntəs] *adj*: mit schmalen Zähnen (versehen)
lep|to|me|nin|ge|al [ˌleptəmɪ'nɪndʒɪəl] *adj*: Leptomeninx betreffend, leptomeningeal
lep|to|me|nin|gi|o|ma [ˌleptəʊmɪˌnɪndʒɪ'əʊmə] *noun*: Meningiom *nt* der weichen Hirnhäute, Leptomeningiom *nt*
lep|to|men|in|git|ic [ˌleptəʊmenɪn'dʒɪtɪk] *adj*: Leptomeningitis betreffend, leptomeningitisch
lep|to|men|in|gi|tis [ˌleptəʊmenɪn'dʒaɪtɪs] *noun*: Entzündung *f* der weichen Hirnhäute, Leptomeningitis *f*
lep|to|men|in|gop|a|thy [ˌleptəʊmenɪn'gɑpəθiː] *noun*: Erkrankung *f* der weichen Hirnhäute, Leptomeningopathie *f*
lep|to|me|ninx [ˌleptə'miːnɪŋks] *noun, plural* **-me|nin|ges** [-mɪ'nɪndʒiːz]: weiche Hirn- und Rückenmarkshaut *f*, Leptomeninx *f*
lep|tom|o|nad [lep'tɑmənæd, ˌleptə'məʊnæd]: **I** *noun* →*leptomonas* **II** *adj* Leptomonas betreffend, Leptomonaden-, Leptomonas-
lep|tom|o|nas [lep'tɑmənəs, ˌleptə'məʊnæs] *noun*: **1.** Leptomonade *f*, Leptomonas *f* **2.** Leptomonas-Form *f*
lep|to|ne|ma [ˌleptə'niːmə] *noun*: Leptonem(a) *nt*
lep|to|pro|so|pia [ˌleptəprə'səʊpɪə] *noun*: Schmalgesichtigkeit *f*, Leptoprosopie *f*
lep|to|pro|sop|ic [ˌleptəʊprə'səʊpɪk] *adj*: schmalgesichtig, leptoprosop
lep|tor|rhine ['leptəʊraɪn] *adj*: schmalnasig, leptorrhin
lep|to|scope ['leptəskəʊp] *noun*: Leptoskop *nt*
lep|to|so|mat|ic [ˌleptəʊsəʊ'mætɪk] *adj*: schmalwüchsig, leptosom
lep|to|some ['leptəsəʊm] *noun*: Leptosome *f/m*, Leptosomatiker(in *f*) *m*; Astheniker(in *f*) *m*
lep|to|so|mic [ˌleptə'səʊmɪk] *adj*: schmalwüchsig, leptosom
Lep|to|spi|ra [leptəʊ'spaɪrə] *noun*: Leptospira *f*
Leptospira australis: Leptospira australis
Leptospira bataviae: Leptospira bataviae
Leptospira biflexa: apathogene Leptospiren *pl*, Wasserleptospiren *pl*, Leptospira biflexa
Leptospira grippotyphosa: Leptospira grippotyphosa
Leptospira hebdomidis: Leptospira hebdomidis
Leptospira icterohaemorrhagiae: Weil-Leptospire *f*, Weil-Spirochaete *f*, Leptospira icterohaemorrhagiae, Leptospira interrogans serovar icterohaemorrhagiae
Leptospira interrogans: Leptospira interrogans
Leptospira pomona: Leptospira pomona
Leptospira pyrogenes: Leptospira pyrogenes
Lep|to|spi|ra|ce|ae [ˌleptəʊspaɪ'reɪsɪˌiː] *plural*: Leptospiraceae *pl*
lep|to|spi|ral [leptəʊ'spaɪrəl] *adj*: Leptospiren betreffend, durch Leptospiren verursacht, Leptospiren-
lep|to|spire ['leptəʊspaɪər] *noun*: →*Leptospira*
lep|to|spi|ro|sis [ˌleptəʊspaɪ'rəʊsɪs] *noun*: Leptospirenerkrankung *f*, Leptospirose *f*, Leptospirosis *f*
anicteric leptospirosis: benigne/anikterische Leptospirose *f*
benign leptospirosis: benigne/anikterische Leptospirose *f*
canine leptospirosis: Canicolakrankheit *f*, Kanikolafieber *nt*, Stuttgarter Hundeseuche *f*
lep|to|spi|ru|ri|a [ˌleptəʊspaɪ'r(j)ʊəriːə] *noun*: Leptospirurie *f*
lep|to|tene ['leptətiːn] *noun*: Leptotän *nt*, Leptotänstadium *nt*
lep|to|thri|co|sis [ˌleptəʊθraɪ'kəʊsɪs] *noun*: Leptothrix-Infektion *f*, Leptotrichose *f*, Leptotrichosis *f*
lep|to|thrix ['leptəʊθrɪks] *noun*: Leptothrix *f*
Lep|to|trich|ia [ˌleptəʊ'trɪkɪə] *noun*: Leptotrichia *f*
Leptotrichia buccalis: Leptotrichia buccalis
lep|to|tri|cho|sis [ˌleptəʊtrɪ'kəʊsɪs] *noun*: Leptotrichose *f*, Leptotrichosis *f*
Lep|to|trom|bid|i|um [ˌleptəʊtrɑm'bɪdɪəm] *noun*: Leptotrombidium *nt*
LES *Abk*.: **1.** Lambert-Eaton syndrome **2.** local excitatory state **3.** lower esophageal sphincter
les|bi|an ['lezbɪən]: **I** *noun* Lesbierin *f* **II** *adj* lesbisch
les|bi|an|ism ['lezbɪənɪzəm] *noun*: weibliche Homosexualität *f*, Lesbianismus *m*, Sapphismus *m*
le|sion ['liːʒn] *noun*: **1.** Verletzung *f*, Wunde *f*, Schädigung *f*, Läsion *f*, Läsio *f* **2.** Funktionsstörung *f*, Funktionsausfall *m*, Läsion *f*, Läsio *f*
annular lesion: anuläre/zirkuläre/ringförmige Schädigung/Läsion *f*
Armanni-Ebstein lesion: Armanni-Ebstein-Läsion *f*
Baehr-Löhlein lesion: Löhlein-Herdnephritis *f*
Bankart's lesion: Bankart-Läsion *f*
benign lymphoepithelial lesion: Mikulicz-Aphthen *pl*, habituelle Aphthen *pl*, chronisch rezidivierende Aphthen *pl*, rezidivierende benigne Aphthosis *f*, Periadenitis mucosa necrotica recurrens
bony lesion: Knochenläsion *f*, -schädigung *f*
brain stem lesion: Hirnstammläsion *f*
cemental lesion: Zahnzementschädigung *f*, Zementschädigung *f*
coin lesion: Rundherd *m*
cortical lesions: Rindenprellungsherde *pl*
Councilman's lesions: Councilman-Körperchen *pl*
Duret's lesions: Duret-Berner-Blutungen *pl*
early lesions: Early lesions *pl*
eczematoid lesion: Ekzematoid *nt*
frontal-lobe lesion: Stirnhirnläsion *f*
Ghon primary lesion: Ghon-Herd *m*
gross lesion: makroskopische Läsion *f*
Hill-Sachs lesion: Hill-Sachs-Läsion *f*
histologic lesion: mikroskopische Schädigung/Läsion *f*
inner ear lesion: Innenohrschädigung *f*
Lennert's lesion: lymphoepithelioides Lymphom *nt*, Lennert-Lymphom *nt*
Löhlein-Baehr lesion: Löhlein-Herdnephritis *f*
Mallory-Weiss lesions: Mallory-Weiss-Läsionen *pl*, Mallory-Weiss-Risse *pl*
middle ear lesion: Mittelohrschädigung *f*
onion-scale lesion: Zwiebelschalenläsion *f*
organic lesion: strukturelle Schädigung *f*
osseous Bankart's lesion: knöcherne Bankart-Läsion *f*
periapical lesion: periapikale Läsion *f*, periapikale Ostitis *f*, Parodontitis apicalis
periodontal lesion: Parodontalläsion *f*
peripheral lesion: periphere Nervenschädigung *f*
peripheral giant cell lesion: Riesenzellepulis *f*, Riesenzellgranulom *nt*, Epulis gigantocellularis
prearthritic lesions: Präarthrose *f*

precancerous lesion: Präkanzerose *f*, Präneoplasie *f*, Krebsvorstufe *f*
precancerous laryngeal lesions: Kehlkopfpräkanzerosen *pl*
preeczematous lesion: Ekzematid *nt*
primary lesion: **1.** Primärläsion *f* **2.** Ghon-Primärkomplex *m*, Ghon-Herd *m*
pyramidal-tract lesion: Pyramidenbahnschädigung *f*, -läsion *f*
radiolucent lesion: strahlendurchlässige Schädigung *f*, strahlendurchlässige Läsion *f*
radiopaque lesion: strahlenundurchlässige Schädigung *f*, strahlenundurchlässige Läsion *f*
sarcoid like lesions: Sarcoid like lesions *pl*
solitary lesion: Solitärläsion *f*
stress lesions: Stressläsion *f*
structural lesion: strukturelle Schädigung *f*
systemic lesion: systemische Schädigung *f*
transverse lesion: Querschnittläsion *f*
tumor-like lesion: tumorähnliche Veränderung *f*, tumor-like lesion *nt*
tumour-like lesion: (*brit.*) →*tumor-like lesion*

LESP *Abk.*: lower esophageal sphincter pressure

lessler ['lesər] *adj*: **1.** kleiner, geringer **2.** weniger bedeutend
object lesson: Anschauungsunterricht *m*

LESVI *Abk.*: left ventricular end-systolic volume index

let [let]: (**let; let**) *vt* lassen; jdm. erlauben **let go** loslassen
let o.s. go **1.** lockerlassen, sich gehenlassen, aus sich herausgehen, sich entspannen **2.** sich gehenlassen, sich vernachlässigen **let s.o. know** jdn. wissen lassen, jdm. Bescheid geben
let down *vt* jdn. im Stich lassen (*over* mit); jdn. enttäuschen
let in I *vt* (her-, hin-)einlassen; (*Flüssigkeit*) durchlassen **II** *vi* undicht sein; (*Flüssigkeit*) durchlassen
let out *vt* heraus-, hinauslassen (*of* aus); (*Schrei*) ausstoßen
let through *vt* durchlassen

LET *Abk.*: linear energy transfer

lelthal ['li:θəl] *adj*: tödlich, letal, Todes-, Letal-

lelthallilty [lɪ'θælətiː] *noun*: Letalität *f*

leltharlgic [lə'θɑːrdʒɪk] *adj*: **1.** teilnahmslos, träge, stumpf, lethargisch; träge, schwerfällig, phlegmatisch **2.** (*patholog.*) schlafsüchtig, lethargisch

leltharlgilcal [lə'θɑːrdʒɪkl] *adj*: →*lethargic*

lethlarlgy ['leθərdʒiː] *noun*: Lethargie *f*

LETS *Abk.*: large external transformation-sensitive factor

let-up *noun*: **1.** Nachlassen *nt*; Pause *f* **2.** Aufhören *nt*

Leu *Abk.*: leucine

Leuc. *Abk.*: leukocyte

leuc- *präf.*: Leuk(o)-, Leuc(o)-

leulcaelmia [luː'siːmiːə] *noun*: (*brit.*) →*leucemia*

leulcelmia [luː'siːmiːə] *noun*: →*leukemia*

leulcine ['luːsiːn, -sɪn] *noun*: Leuzin *nt*, α-Aminoisocapronsäure *f*, Leucin *nt*

leulcilnolsis [luːsɪ'nəʊsɪs] *noun*: Leucinose *f*

leulcilnulrila [luːsɪ'n(j)ʊəriːə] *noun*: Leuzinausscheidung *f* im Harn, Leuzinurie *f*, Leucinurie *f*

leulcism ['luːsɪzəm] *noun*: Leuzismus *m*; Albinismus partialis

leulciltis [luː'saɪtɪs] *noun*: Skleritis *f*, Lederhautentzündung *f*, Skleraentzündung *f*, Scleritis *f*

leuco- *präf.*: (*brit.*) →*leuko-*

leulcolaglglultilnin [ˌluːkəʊə'gluːtənɪn] *noun*: (*brit.*) →*leukoagglutinin*

leulcolblast ['luːkəʊblæst] *noun*: (*brit.*) →*leukoblast*

leulcolblasltolsis [ˌluːkəʊblæs'təʊsɪs] *noun*: (*brit.*) →*leukoblastosis*

leulcolcildin [ˌluːkəʊ'saɪdɪn] *noun*: (*brit.*) →*leukocidin*

leulcolcolria [ˌluːkəʊ'kəʊrɪə] *noun*: (*brit.*) →*leukokoria*

leulcolcrit ['luːkəʊkrɪt] *noun*: (*brit.*) →*leukocrit*

leulcolcyltacltic [ˌluːkəʊsaɪ'tæktɪk] *adj*: (*brit.*) →*leukocytactic*

leulcolcyltal [ˌluːkəʊ'saɪtæl] *adj*: (*brit.*) →*leukocytic*

leulcolcyltaxlia [ˌluːkəʊsaɪ'tæksɪə] *noun*: (*brit.*) →*leukotaxis*

leulcolcyltaxlis [ˌluːkəʊsaɪ'tæksɪs] *noun*: (*brit.*) →*leukotaxis*

leulcolcyte ['luːkəʊsaɪt] *noun*: (*brit.*) →*leukocyte*

leulcolcylthaelmia [ˌluːkəʊsaɪ'θiːmiːə] *noun*: (*brit.*) →*leukocythemia*

leulcolcytlic [ˌluːkəʊ'sɪtɪk] *adj*: (*brit.*) →*leukocytic*

leulcolcyltolblast [luːkəʊ'saɪtəblæst] *noun*: (*brit.*) →*leukocytoblast*

leulcolcyltolclasltic [ˌluːkəʊˌsaɪtə'klæstɪk] *adj*: (*brit.*) →*leukocytoclastic*

leulcolcyltolgenlelsis [ˌluːkəʊˌsaɪtə'dʒenəsɪs] *noun*: (*brit.*) →*leukocytogenesis*

leulcolcyltoid ['luːkəʊsaɪtɔɪd] *adj*: (*brit.*) →*leukocytoid*

leulcolcyltollylsin [ˌluːkəʊsaɪ'tɑləsɪn] *noun*: (*brit.*) →*leukocytolysin*

leulcolcyltollylsis [ˌluːkəʊsaɪ'tɑlɪsɪs] *noun*: (*brit.*) →*leukocytolysis*

leulcolcyltollytlic [luːkəʊˌsaɪtə'lɪtɪk] *noun, adj*: (*brit.*) →*leukocytolytic*

leulcolcyltolma [ˌluːkəʊsaɪ'təʊmə] *noun*: (*brit.*) →*leukocytoma*

leulcolcyltolpelnila [luːkəʊˌsaɪtə'piːnɪə] *noun*: (*brit.*) →*leukopenia*

leulcolcyltophlalgy [ˌluːkəʊsaɪ'tɑfədʒiː] *noun*: (*brit.*) →*leukocytophagy*

leulcolcyltolpoilelsis [luːkəʊˌsaɪtəpɔɪ'iːsɪs] *noun*: (*brit.*) →*leukopoiesis*

leulcolcyltolsis [ˌluːkəsaɪ'təʊsɪs] *noun*: (*brit.*) →*leukocytosis*

leulcolcyltoltacltic [ˌluːkəʊˌsaɪtə'tæktɪk] *adj*: (*brit.*) →*leukotactic*

leulcolcyltoltaxlia [ˌluːkəʊˌsaɪtə'tæksɪə] *noun*: (*brit.*) →*leukotaxis*

leulcolcyltoltaxlis [ˌluːkəʊˌsaɪtə'tæksɪs] *noun*: (*brit.*) →*leukotaxis*

leulcolcyltolthera lpy [luːkəʊˌsaɪtə'θerəpiː] *noun*: (*brit.*) →*leukocytotherapy*

leulcolcyltoltoxlicility [ˌluːkəʊˌsaɪtətɑk'sɪsətiː] *noun*: (*brit.*) →*leukocytotoxicity*

leulcolcyltoltoxlin [luːkəʊˌsaɪtə'tɑksɪn] *noun*: (*brit.*) →*leukocytotoxin*

leulcolcyltoltroplic [ˌluːkəʊˌsaɪtə'trɑpɪk] *adj*: (*brit.*) →*leukocytotropic*

leulcolcyltulrila [ˌluːkəʊsaɪ't(j)ʊəriːə] *noun*: (*brit.*) →*leukocyturia*

leulcoldermla [luːkəʊ'dɜrmə] *noun*: (*brit.*) →*leukoderma*

leulcoldermaltous [ˌluːkəʊ'dɜrmətəs] *adj*: (*brit.*) →*leukodermatous*

leulcodermlia [ˌluːkəʊ'dɜrmɪə] *noun*: (*brit.*) →*leukoderma*

leulcoldermlic [ˌluːkəʊ'dɜrmɪk] *adj*: (*brit.*) →*leukodermatous*

leulcoldysltrolphy [luːkəʊ'dɪstrəfiː] *noun*: (*brit.*) →*leukodystrophy*

leulcolenlcephlallitlic [ˌluːkəʊenˌsefə'lɪtɪk] *adj*: (*brit.*) →*leukoencephalitic*

leulcolenlcephlalliltis [ˌluːkəʊenˌsefə'laɪtɪs] *noun*: (*brit.*)

L

→*leukoencephalitis*

leu|co|en|ceph|a|lop|a|thy [ˌluːkəʊenˌsefə'lɑpəθiː] *noun*: (*brit.*) →*leukoencephalopathy*

leu|co|en|ceph|a|ly [ˌluːkəʊen'sefəliː] *noun*: (*brit.*) →*leukoencephalopathy*

leu|co|e|ryth|ro|blas|tic [ˌluːkəʊɪˌrɪθrəʊ'blæstɪk] *adj*: (*brit.*) →*leukoerythroblastic*

leu|co|e|ryth|ro|blas|to|sis [ˌluːkəʊɪˌrɪθrəʊblæs'təʊsɪs] *noun*: (*brit.*) →*leukoerythroblastosis*

leu|co|gram ['luːkəʊgræm] *noun*: (*brit.*) →*leukogram*

leu|co|ker|a|to|sis [ˌluːkəkerə'təʊsɪs] *noun*: (*brit.*) →*leukokeratosis*

leu|co|ki|ne|sis [ˌluːkəʊkɪ'niːsɪs, -kaɪ-] *noun*: (*brit.*) →*leukokinesis*

leu|co|ki|net|ic [ˌluːkəʊkɪ'netɪk] *adj*: (*brit.*) →*leukokinetic*

leu|co|ki|nin [ˌluːkəʊ'kaɪnɪn, -'kɪn-] *noun*: (*brit.*) →*leukokinin*

leu|co|ko|ria [ˌluːkəʊ'kəʊrɪə] *noun*: (*brit.*) →*leukokoria*

leu|co|krau|ro|sis [ˌluːkəʊkrɔː'rəʊsɪs] *noun*: (*brit.*) →*leukokraurosis*

leu|co|lym|pho|sar|co|ma [luːkəʊˌlɪmfəsɑːr'kəʊmə] *noun*: (*brit.*) →*leukolymphosarcoma*

leu|col|y|sin [luː'kɑləsɪn] *noun*: (*brit.*) →*leukolysin*

leu|col|y|sis [luː'kɑlɪsɪs] *noun*: (*brit.*) →*leukocytolysis*

leu|co|lyt|ic [ˌluːkə'lɪtɪk] *noun, adj*: (*brit.*) →*leukocytolytic*

leu|co|ma [luː'kəʊmə] *noun*: (*brit.*) →*leukoma*

leu|co|main|ae|mia [ˌluːkəʊmeɪ'niːmiːə] *noun*: (*brit.*) →*leukomainemia*

leu|co|maine ['luːkəmeɪn] *noun*: (*brit.*) →*leukomaine*

leu|com|a|tous [luː'kɑmətəs] *adj*: (*brit.*) →*leukomatous*

leu|co|me|lal|gia [ˌluːkəʊmɪ'lældʒ(ɪ)ə] *noun*: (*brit.*) →*leukomelalgia*

leu|co|me|la|no|der|ma [ˌluːkəʊmelənəʊ'dɜrmə] *noun*: (*brit.*) →*leukomelanoderma*

leu|co|my|cin [ˌluːkə'maɪsɪn] *noun*: Leucomycin *nt*

leu|co|my|e|lit|ic [ˌluːkəʊmaɪə'lɪtɪk] *adj*: (*brit.*) →*leukomyelitic*

leu|co|my|e|li|tis [ˌluːkəʊmaɪə'laɪtɪs] *noun*: (*brit.*) →*leukomyelitis*

leu|co|my|e|lop|a|thy [ˌluːkəʊmaɪə'lɑpəθiː] *noun*: (*brit.*) →*leukomyelopathy*

leu|co|my|o|ma [ˌluːkəʊmaɪ'əʊmə] *noun*: (*brit.*) →*lipomyoma*

leu|con ['luːkɑn] *noun*: (*brit.*) →*leukon*

leu|co|nych|ia [ˌluːkəʊ'nɪkɪə] *noun*: (*brit.*) →*leukonychia*

leuco-oedema *noun*: (*brit.*) →*leukoedema*

leu|co|path|ia [ˌluːkəʊ'pæθɪə] *noun*: (*brit.*) →*leukopathia*

leu|cop|a|thy [luː'kɑpəθiː] *noun*: (*brit.*) →*leukopathia*

leu|co|pe|de|sis [ˌluːkəʊpɪ'diːsɪs] *noun*: (*brit.*) →*leukopedesis*

leu|co|pe|nia [luːkəʊ'piːnɪə] *noun*: (*brit.*) →*leukopenia*

leu|co|pe|nic [luːkəʊ'piːnɪk] *adj*: (*brit.*) →*leukopenic*

leu|co|phag|o|cy|to|sis [ˌluːkəʊˌfægəsaɪ'təʊsɪs] *noun*: (*brit.*) →*leukocytophagy*

leu|co|phe|re|sis [ˌluːkəʊfə'riːsɪs] *noun*: (*brit.*) →*leukopheresis*

leu|co|phleg|ma|sia [ˌluːkəʊfleg'meɪʒ(ɪ)ə, -zɪə] *noun*: (*brit.*) →*leukophlegmasia*

leu|co|phyl ['luːkəʊfɪl] *noun*: (*brit.*) →*leukophyl*

leu|co|phyll ['luːkəʊfɪl] *noun*: (*brit.*) →*leukophyll*

leu|co|pla|kia [ˌluːkəʊ'pleɪkɪə] *noun*: (*brit.*) →*leukoplakia*

leu|co|pla|kic [ˌluːkəʊ'pleɪkɪk] *adj*: (*brit.*) →*leukoplakic*

leu|co|plast ['luːkəʊplæst] *noun*: (*brit.*) →*leukoplast*

leu|co|plas|tid [ˌluːkəʊ'plæstɪd] *noun*: (*brit.*) →*leukoplast*

leu|co|poi|e|sis [ˌluːkəʊpɔɪ'iːsɪs] *noun*: (*brit.*) →*leukopoiesis*

leu|co|poi|et|ic [ˌluːkəʊpɔɪ'etɪk] *adj*: (*brit.*) →*leukopoietic*

leu|co|pre|cip|i|tin [ˌluːkəʊprɪ'sɪpətɪn] *noun*: (*brit.*) →*leukoprecipitin*

leu|co|pro|te|ase [ˌluːkəʊ'prəʊtɪeɪz] *noun*: (*brit.*) →*leukoprotease*

leu|cop|sin [luː'kɑpsɪn] *noun*: (*brit.*) →*leukopsin*

leu|cop|ter|in [luː'kɑptərɪn] *noun*: Leukopterin *nt*, 6,7-Dihydropterin *nt*

leu|cor|rha|gia [ˌluːkəʊ'rædʒ(ɪ)ə] *noun*: (*brit.*) →*leukorrhagia*

leu|cor|rhoe|a [ˌluːkəʊrɪə] *noun*: (*brit.*) →*leukorrhea*

leu|cor|rhoe|al [ˌluːkəʊ'rɪəl] *adj*: (*brit.*) →*leukorrheal*

leu|co|sar|co|ma [ˌuːkəʊsɑːr'kəʊmə] *noun, plural* **-mal|ta, -mas**: (*brit.*) →*leukosarcoma*

leu|co|sar|co|ma|to|sis [ˌluːkəʊsɑːrˌkəʊmə'təʊsɪs] *noun*: (*brit.*) →*leukosarcomatosis*

leu|co|sis [luː'kəʊsɪs] *noun, plural* **-ses** [luː'kəʊsiːz]: (*brit.*) →*leukosis*

leu|co|tac|tic [luːkəʊ'tæktɪk] *adj*: (*brit.*) →*leukotactic*

leu|co|tax|ia [ˌluːkəʊ'tæksɪə] *noun*: (*brit.*) →*leukotaxis*

leu|co|tax|in [luːkəʊ'tæksɪn] *noun*: (*brit.*) →*leukotaxin*

leu|co|tax|is [ˌluːkəʊ'tæksɪs] *noun*: (*brit.*) →*leukotaxis*

Leu|co|thrix ['luːkəθrɪks] *noun*: Leucothrix *f*

leu|co|tome ['luːkətəʊm] *noun*: (*brit.*) →*leukotome*

leu|cot|o|my [luː'kɑtəmiː] *noun*: (*brit.*) →*leukotomy*

leu|co|tox|ic [luːkəʊ'tɑksɪk] *adj*: (*brit.*) →*leukotoxic*

leu|co|tox|ic|i|ty [ˌluːkəʊtɑk'sɪsətiː] *noun*: (*brit.*) →*leukotoxicity*

leu|co|tox|in [luːkəʊ'tɑksɪn] *noun*: (*brit.*) →*leukotoxin*

Leu|co|tri|cha|ce|ae [ˌluːkətrɪ'keɪsɪˌiː] *plural*: Leucotrichaceae *pl*

leu|co|trich|ia [ˌluːkəʊ'trɪkɪə] *noun*: (*brit.*) →*leukotrichia*

leu|co|tri|ene [ˌluːkəʊ'traɪiːn] *noun*: (*brit.*) →*leukotriene*

leu|co|u|ro|bi|lin [ˌluːkəʊˌjʊərə'baɪlɪn] *noun*: (*brit.*) →*leukourobilin*

leu|cov|o|rin [luː'kɑvərɪn] *noun*: Folinsäure *f*, N^{10}-Formyl-Tetrahydrofolsäure *f*, Leukovorin *nt*, Leucovorin *nt*, Citrovorum-Faktor *m*

leu-enkephalin *noun*: Leucin-Enkephalin *nt*, Leu-Enkephalin *nt*

leuk- *präf.*: Leuk(o)-, Leuc(o)-

leu|kae|mia [luː'kiːmiːə] *noun*: (*brit.*) →*leukemia*

leu|kae|mic [luː'kiːmɪk] *adj*: (*brit.*) →*leukemic*

leu|kae|mid [luː'kiːmɪd] *noun*: (*brit.*) →*leukemid*

leu|kae|mo|gen [luː'kiːmədʒən] *noun*: (*brit.*) →*leukemogen*

leu|kae|mo|gen|e|sis [luːˌkiːmə'dʒenəsɪs] *noun*: (*brit.*) →*leukemogenesis*

leu|kae|mo|gen|ic [luːˌkiːmə'dʒenɪk] *adj*: (*brit.*) →*leukemogenic*

leu|kae|moid [luː'kiːmɔɪd] *noun, adj*: (*brit.*) →*leukemoid*

leu|ka|phe|re|sis [ˌluːkəfɪ'riːsɪs] *noun*: Leukapherese *f*

leu|ke|mi|a [luː'kiːmiːə] *noun*: Leukämie *f*, Leukose *f*

acute leukemia: akute Leukämie *f*, unreifzellige Leukämie *f*

acute lymphocytic leukemia: akute lymphatische Leukämie *f*

acute myelocytic leukemia: akute myeloische Leukämie *f*, akute nicht-lymphatische Leukämie *f*

acute myelomonocytic leukemia: akute myelomonozytäre Leukämie *f*, myelomonozytäre Leukämie *f*

acute nonlymphocytic leukemia: akute myeloische Leukämie *f*, akute nicht-lymphatische Leukämie *f*

acute promyelocytic leukemia: akute Promyelozytenleukämie *f*, Promyelozytenleukämie *f*, akute promyelozytäre Leukämie *f*, promyelozytäre Leukämie *f*

aleucocythaemic leukemia: (*brit.*) →*aleukocythemic*

leukemia
aleukaemic leukemia: (*brit.*) →*aleukemic leukemia*
aleukemic leukemia: aleukämische Leukämie *f*
aleukocythaemic leukemia: (*brit.*) →*aleukocythemic leukemia*
aleukocythemic leukemia: aleukämische Leukämie *f*
basophilic leukemia: Basophilenleukämie *f*, Blutmastzell-Leukämie *f*
basophilocytic leukemia: →*basophilic leukemia*
B-cell prolymphocytic leukemia: B-Prolymphozytenleukämie *f*
blast cell leukemia: Stammzellenleukämie *f*, akute undifferenzierte Leukämie *f*
chronic leukemia: chronische Leukämie *f*, reifzellige Leukämie *f*
chronic granulocytic leukemia: →*chronic myelocytic leukemia*
chronic lymphocytic leukemia: chronische lymphatische Leukämie *f*, chronische lymphozytische Leukämie *f*, chronische Lymphadenose *f*
chronic myelocytic leukemia: chronische myeloische Leukämie *f*, chronische granulozytäre Leukämie *f*, chronische Myelose *f*
chronic promyelocytic leukemia: chronische prolymphozytäre Leukämie *f*
embryonal leukemia: Stammzellenleukämie *f*, akute undifferenzierte Leukämie *f*
eosinophilic leukemia: Eosinophilenleukämie *f*
eosinophilocytic leukemia: Eosinophilenleukämie *f*
erythrocytic leukemia: Erythroleukämie *f*
granulocytic leukemia: myeloische Leukämie *f*, granulozytäre Leukämie *f*
haemoblastic leukemia: (*brit.*) →*hemoblastic leukemia*
haemocytoblastic leukemia: (*brit.*) →*hemoblastic leukemia*
hairy cell leukemia: Haarzellenleukämie *f*, leukämische Retikuloendotheliose *f*
hemoblastic leukemia: Stammzellenleukämie *f*, akute undifferenzierte Leukämie *f*
hemocytoblastic leukemia: →*hemoblastic leukemia*
histiocytic leukemia: (akute) Monozytenleukämie *f*
leucopenic leukemia: (*brit.*) →*leukopenic leukemia*
leukaemic leukemia: (*brit.*) →*leukemic leukemia*
leukemic leukemia: leukämische Leukämie *f*
leukopenic leukemia: **1.** aleukämische Leukämie *f* **2.** subleukämische Leukämie *f*
LGL leukemia: LGL-Leukämie *f*, Lymphozytose *f* großer granulärer Lymphozyten
lymphatic leukemia: lymphatische Leukämie *f*, lymphozytische Leukämie *f*
lymphoblastic leukemia: akute lymphoblastische Leukämie *f*, Lymphoblastenleukämie *f*
lymphoblastic B-cell leukemia: B-lymphoblastäre Leukämie *f*
lymphoblastic T-cell leukemia: T-lymphoblastäre Leukämie *f*
lymphocytic leukemia: lymphatische Leukämie *f*, lymphozytische Leukämie *f*
lymphogenous leukemia: →*lymphocytic leukemia*
lymphoid leukemia: →*lymphocytic leukemia*
lymphosarcoma cell leukemia: Lymphosarkomzellenleukämie *f*
mast cell leukemia: Basophilenleukämie *f*, Blutmastzell-Leukämie *f*
mature cell leukemia: chronische myeloische Leukämie *f*, chronische granulozytäre Leukämie *f*, chronische Myelose *f*
megakaryocytic leukemia: Megakaryozytenleukämie *f*, megakaryozytäre Myelose *f*, hämorrhagische/essentielle Thrombozythämie *f*
meningeal leukemia: leukämische Hirnhautinfiltration *f*, Meningitis/Meningiosis leucaemica
monocytic leukemia: (akute) Monozytenleukämie *f*
myeloblastic leukemia: Myeloblastenleukämie *f*
myelocytic leukemia: myeloische Leukämie *f*, granulozytäre Leukämie *f*
myelogenic leukemia: →*myelocytic leukemia*
myelogenous leukemia: erythrämische Myelose *f*
myeloid leukemia: →*myelocytic leukemia*
myeloid granulocytic leukemia: erythrämische Myelose *f*
myelomonocytic leukemia: (akute) myelomonozytäre Leukämie *f*, (akute) Myelomonozytenleukämie *f*
Naegeli leukemia: myelomonozytäre Leukämie *f*, akute myelomonozytäre Leukämie *f*, Myelomonozytenleukämie *f*, akute Myelomonozytenleukämie *f*
NK-cell leukemia: NK-Zell-Leukämie *f*
nonlymphocytic leukemia: akute myeloische Leukämie *f*, akute nicht-lymphatische Leukämie *f*
plasma cell leukemia: Plasmazellenleukämie *f*
plasmacytic leukemia: Plasmazellenleukämie *f*
prolymphocytic leukemia: Prolymphozytenleukämie *f*
promyelocytic leukemia: (akute) Promyelozytenleukämie *f*, (akute) promyelozytäre Leukämie *f*
Schilling's leukemia: Schilling-Typ *m* der Monozytenleukämie, reine Monozytenleukämie *f*
stem cell leukemia: Stammzellenleukämie *f*, akute undifferenzierte Leukämie *f*
subleukaemic leukemia: (*brit.*) →*subleukemic leukemia*
subleukemic leukemia: subleukämische Leukämie *f*
T-cell prolymphocytic leukemia: T-Prolymphozytenleukämie *f*
undifferentiated cell leukemia: Stammzellenleukämie *f*, akute undifferenzierte Leukämie *f*

leu|ke|mic [luːˈkiːmɪk] *adj*: Leukämie betreffend, leukämisch
leu|ke|mid [luːˈkiːmɪd] *noun*: Leukämid *nt*
leu|ke|mo|gen [luːˈkiːmədʒən] *noun*: leukämieauslösende Substanz *f*, Leukämogen *nt*
leu|ke|mo|gen|e|sis [luːˌkiːməˈdʒenəsɪs] *noun*: Leukämogenese *f*
leu|ke|mo|gen|ic [luːˌkiːməˈdʒenɪk] *adj*: leukämogen, leukämieauslösend, leukämieverursachend
leu|ke|moid [luːˈkiːmɔɪd]: I *noun* leukämoide Reaktion *f*, leukämische Reaktion *f*, Leukämoid *nt* II *adj* leukämieartig, leukämieähnlich, leukämoid
eosinophilic leukemoid: eosinophiles Leukämoid *nt*
leuk|en|ceph|a|lit|ic [ˌluːkənˌsefəˈlɪtɪk] *adj*: Leukenzephalitis betreffend, leukenzephalitisch, leukoenzephalitisch
leuk|en|ceph|a|li|tis [ˌluːkənˌsefəˈlaɪtɪs] *noun*: Entzündung *f* der weißen Hirnsubstanz, Leukenzephalitis *f*, Leucoencephalitis *f*, Leukoenzephalitis *f*
leu|kin [ˈluːkɪn] *noun*: Leukin *nt*
leuko- *präf.*: Leuk(o)-, Leuc(o)-
leu|ko|ag|glu|ti|nin [ˌluːkəʊəˈgluːtənɪn] *noun*: Leukozytenagglutinin *nt*, Leukoagglutinin *nt*
leu|ko|blast [ˈluːkəʊblæst] *noun*: Leukoblast *m*
granular leukoblast: Promyelozyt *m*
leu|ko|blas|to|sis [ˌluːkəʊblæsˈtəʊsɪs] *noun*: Leukoblastose *f*
leu|ko|ci|din [ˌluːkəʊˈsaɪdɪn] *noun*: Leukozidin *nt*, Leukocidin *nt*
leu|ko|co|ria [ˌluːkəʊˈkəʊrɪə] *noun*: →*leukokoria*

L

leu|ko|crit ['lu:kəʊkrɪt] *noun*: Leukokrit *m*
leu|ko|cy|tac|tic [ˌlu:kəʊsaɪ'tæktɪk] *adj*: Leukotaxis betreffend *oder* auslösend, leukotaktisch
leu|ko|cy|tal [ˌlu:kəʊ'saɪtæl] *adj*: →*leukocytic*
leu|ko|cy|tax|ia [ˌlu:kəʊsaɪ'tæksɪə] *noun*: →*leukotaxis*
leu|ko|cy|tax|is [ˌlu:kəʊsaɪ'tæksɪs] *noun*: →*leukotaxis*
leu|ko|cyte ['lu:kəʊsaɪt] *noun*: weiße Blutzelle *f*, weißes Blutkörperchen *nt*, Leukozyt *m*
agranular leukocyte: agranulärer Leukozyt *m*, lymphoider Leukozyt *m*, Agranulozyt *m*
basophilic leukocyte: basophiler Leukozyt *m*, basophiler Granulozyt *m*, Basophiler *m*
eosinophilic leukocyte: eosinophiler Leukozyt *m*, eosinophiler Granulozyt *m*, Eosinophiler *m*
granular leukocyte: Granulozyt *m*, granulärer Leukozyt *m*
hyaline leukocyte: →*large mononuclear leukocyte*
large mononuclear leukocyte: mononukleärer Phagozyt *m*, Monozyt *m*
lymphoid leukocyte: agranulärer/lymphoider Leukozyt *m*, Agranulozyt *m*
neutrophilic leukocyte: neutrophiler Granulozyt *m*, polymorphkerniger Granulozyt *m*, neutrophiler Leukozyt *m*; Neutrophiler *m*
polymorphonuclear leukocyte: →*neutrophilic leukocyte*
polymorphonuclear basophil leukocyte: basophiler Leukozyt *m*, basophiler Granulozyt *m*, Basophiler *m*
polymorphonuclear eosinophil leukocyte: eosinophiler Leukozyt/Granulozyt *m*; Eosinophiler *m*
polymorphonuclear neutrophil leukocyte: neutrophiler Granulozyt *m*, polymorphkerniger Granulozyt *m*, neutrophiler Leukozyt *m*; Neutrophiler *m*
polynuclear leukocyte: **1.** Granulozyt *m*, granulärer Leukozyt *m* **2.** →*neutrophilic leukocyte*
polynuclear neutrophilic leukocyte: →*neutrophilic leukocyte*
transitional leukocyte: →*large mononuclear leukocyte*
Türk's leukocytes: Türk-Reizformen *pl*
Türk's irritation leukocytes: Türk-Reizformen *pl*
leu|ko|cy|the|mia [ˌlu:kəʊsaɪ'θi:mi:ə] *noun*: →*leukemia*
leu|ko|cyt|ic [ˌlu:kəʊ'sɪtɪk] *adj*: Leukozyten betreffend, leukozytär, Leukozyten-, Leukozyto-
leu|ko|cy|to|blast [lu:kəʊ'saɪtəblæst] *noun*: Leukoblast *m*
leu|ko|cy|to|clas|tic [ˌlu:kəʊˌsaɪtə'klæstɪk] *adj*: leukozytenauflösend, leukozytoklastisch
leu|ko|cy|to|gen|e|sis [ˌlu:kəʊˌsaɪtə'dʒenəsɪs] *noun*: Leukozytenbildung *f*, Leukozytogenese *f*
leu|ko|cy|toid ['lu:kəʊsaɪtɔɪd] *adj*: leukozytenartig, leukozytenähnlich, leukozytenförmig, leukozytoid
leu|ko|cy|tol|y|sin [ˌlu:kəʊsaɪ'tɑləsɪn] *noun*: Leukolysin *nt*, Leukozytolysin *nt*
leu|ko|cy|tol|y|sis [ˌlu:kəʊsaɪ'tɑlɪsɪs] *noun*: Leukozytenauflösung *f*, Leukolyse *f*, Leukozytolyse *f*
leu|ko|cy|to|lyt|ic [lu:kəʊˌsaɪtə'lɪtɪk]: **I** *noun* leukolytische Substanz *f* **II** *adj* Leukolyse betreffend *oder* auslösend, leukolytisch, leukozytolytisch
leu|ko|cy|to|ma [ˌlu:kəʊsaɪ'təʊmə] *noun*: Leukozytom *nt*, Leukocytoma *nt*
leu|ko|cy|to|pe|ni|a [lu:kəʊˌsaɪtə'pi:nɪə] *noun*: →*leukopenia*
leu|ko|cy|toph|a|gy [ˌlu:kəʊsaɪ'tɑfədʒi:] *noun*: Leukozytophagie *f*, Leukophagozytose *f*
leu|ko|cy|to|poi|e|sis [lu:kəʊˌsaɪtəpɔɪ'i:sɪs] *noun*: →*leukopoiesis*
leu|ko|cy|to|sis [ˌlu:kəʊsaɪ'təʊsɪs] *noun*: Erhöhung *f* der Leukozytenzahl, Leukozytose *f*
absolute leukocytosis: absolute Leukozytose *f*
agonal leukocytosis: terminale Leukozytose *f*
basophilic leukocytosis: Basophilie *f*, Basozytose *f*
digestive leukocytosis: Verdauungsleukozytose *f*, postprandiale Leukozytose *f*
emotional leukocytosis: Stressleukozytose *f*
lymphocytic leukocytosis: Lymphozytose *f*, Lymphocytosis *f*, Lymphozythämie *f*
monocytic leukocytosis: Monozytenvermehrung *f*, Monozytose *f*
mononuclear leukocytosis: Mononukleose *f*, Mononucleosis *f*
neutrophilic leukocytosis: Neutrophilie *f*
pathologic leukocytosis: pathologische Leukozytose *f*
physiologic leukocytosis: physiologische Leukozytose *f*
pure leukocytosis: Granulozytose *f*
relative leukocytosis: relative Leukozytose *f*
terminal leukocytosis: terminale Leukozytose *f*
toxic leukocytosis: toxische Leukozytose *f*
work leukocytosis: Arbeitsleukozytose *f*
leu|ko|cy|to|tac|tic [ˌlu:kəʊˌsaɪtə'tæktɪk] *adj*: →*leukotactic*
leu|ko|cy|to|tax|ia [ˌlu:kəʊˌsaɪtə'tæksɪə] *noun*: →*leukotaxis*
leu|ko|cy|to|tax|is [ˌlu:kəʊˌsaɪtə'tæksɪs] *noun*: →*leukotaxis*
leu|ko|cy|to|ther|a|py [lu:kəʊˌsaɪtə'θerəpi:] *noun*: Leukozytotherapie *f*
leu|ko|cy|to|tox|ic|i|ty [ˌlu:kəʊˌsaɪtətɑk'sɪsəti:] *noun*: Leukozytentoxizität *f*
leu|ko|cy|to|tox|in [lu:kəʊˌsaɪtə'tɑksɪn] *noun*: Leukotoxin *nt*, Leukozytotoxin *nt*
leu|ko|cy|to|trop|ic [ˌlu:kəʊˌsaɪtə'trɑpɪk] *adj*: mit besonderer Affinität für Leukozyten, leukozytotrop
leu|ko|cy|tu|ri|a [ˌlu:kəʊsaɪ't(j)ʊəri:ə] *noun*: Leukozytenausscheidung *f* im Harn, Leukozyturie *f*
sterile leukocyturia: sterile Leukozyturie *f*
leu|ko|der|ma [lu:kəʊ'dɜrmə] *noun*: Leukoderm *nt*, Leukoderma *nt*, Leucoderma *nt*, Leukopathie *f*, Leukopathia *f*
congenital leukoderma: Weißsucht *f*, Albinismus *m*
psoriatic leukoderma: Leucoderma psoriaticum
syphilitic leukoderma: syphilitisches Leukoderm *nt*, Leucoderma colli, Leucoderma syphiliticum, luetisches Leukoderm *nt*
leu|ko|der|ma|tous [ˌlu:kəʊ'dɜrmətəs] *adj*: Leukoderm betreffend
leu|ko|der|mia [ˌlu:kəʊ'dɜrmɪə] *noun*: →*leukoderma*
leu|ko|der|mic [ˌlu:kəʊ'dɜrmɪk] *adj*: →*leukodermatous*
leu|ko|dys|tro|phy [lu:kəʊ'dɪstrəfi:] *noun*: Leukodystrophie *f*, Leukodystrophia *f*
Alexander's leukodystrophy: Alexander-Syndrom *nt*, Alexander-Leukodystrophie *f*
globoid leukodystrophy: →*globoid cell leukodystrophy*
globoid cell leukodystrophy: Krabbe-Syndrom *nt*, Globoidzellen-Leukodystrophie *f*, Galaktozerebrosidlipidose *f*, Galaktozerebrosidose *f*, Angiomatosis encephalo-cutanea, Leukodystrophia cerebri progressiva hereditaria
hereditary cerebral leukodystrophy: Pelizaeus-Merzbacher-Krankheit *f*, Pelizaeus-Merzbacher-Syndrom *nt*, sudanophile Leukodystrophie *f* Typ Pelizaeus-Merzbacher, orthochromatische Leukodystrophie *f*
juvenile form of metachromatic leukodystrophy: Scholz-Bielschowsky-Henneberg-Sklerosetyp *m*, Scholz-Syndrom *nt*
Krabbe's leukodystrophy: →*globoid cell leukodystrophy*

L

metachromatic leukodystrophy: metachromatische Leukodystrophie/Leukoenzephalopathie *f*
orthochromatic leukodystrophy: orthochromatische Leukodystrophie *f*
spongiform leukodystrophy: Canavan-Syndrom *nt*, (Canavan-)van Bogaert-Bertrand-Syndrom *nt*, frühinfantile spongiöse Dystrophie *f*
sudanophilic leukodystrophy: →*hereditary cerebral leukodystrophy*

leu|ko|e|de|ma [ˌluːkəʊɪˈdiːmə] *noun*: Leuködem *nt*

leu|ko|en|ceph|a|lit|ic [ˌluːkəʊenˌsefəˈlɪtɪk] *adj*: Leukenzephalitis betreffend, leukenzephalitisch, leukoenzephalitisch

leu|ko|en|ceph|a|li|tis [ˌluːkəʊenˌsefəˈlaɪtɪs] *noun*: Entzündung *f* der weißen Hirnsubstanz, Leukenzephalitis *f*, Leucoencephalitis *f*, Leukoenzephalitis *f*
acute epidemic leukoencephalitis: Strümpell-Krankheit *f*
acute haemorrhagic leukoencephalitis: (*brit.*) →*acute hemorrhagic leukoencephalitis*
acute hemorrhagic leukoencephalitis: Leucoencephalitis haemorrhagica acuta
concentric periaxial leukoencephalitis: Baló-Krankheit *f*, konzentrische Sklerose *f*, Leucoencephalitis periaxialis concentrica
subacute sclerosing leukoencephalitis: →*van Bogaert's sclerosing leukoencephalitis*
van Bogaert's sclerosing leukoencephalitis: subakute sklerosierende Panenzephalitis *f*, Einschlusskörperchenenzephalitis *f* Dawson, subakute sklerosierende Leukenzephalitis *f* van Bogaert

leu|ko|en|ceph|a|lop|a|thy [ˌluːkəʊenˌsefəˈlɑpəθiː] *noun*: krankhafte Veränderung *f* der weißen Hirnsubstanz, Leukoenzephalopathie *f*
metachromatic leukoencephalopathy: →*metachromatic leukodystrophy*
multifocal progressive leukoencephalopathy: progressive multifokale Leukoenzephalopathie *f*
progressive multifocal leukoencephalopathy: progressive multifokale Leukoenzephalopathie *f*
subacute sclerosing leukoencephalopathy: →*van Bogaert's sclerosing leukoencephalitis*

leu|ko|en|ceph|a|ly [ˌluːkəʊenˈsefəliː] *noun*: →*leukoencephalopathy*

leu|ko|e|ryth|ro|blas|tic [ˌluːkəʊɪˌrɪθrəʊˈblæstɪk] *adj*: leukoerythroblastisch

leu|ko|e|ryth|ro|blas|to|sis [ˌluːkəʊɪˌrɪθrəʊblæsˈtəʊsɪs] *noun*: leukoerythroblastische Anämie *f*, idiopathische myeloische Metaplasie *f*, primäre myeloische Metaplasie *f*, Leukoerythroblastose *f*

leu|ko|gram [ˈluːkəʊɡræm] *noun*: Leukogramm *nt*

leu|ko|ker|a|to|sis [ˌluːkəkerəˈtəʊsɪs] *noun*: **1.** Leukoplakia *f*, Weißschwielenbildung *f*, Weißschwielenkrankheit *f*, Leukokeratosis *f* **2.** orale Leukoplakie *f*, Leukoplakie *f* der Mundschleimhaut, prämaligne Leukoplakie *f*, Leukoplakie *f*, Leukoplakia oris
congenital leukokeratosis: weißer Schleimhautnävus *m*, Naevus spongiosus albus mucosae

leu|ko|ki|ne|sis [ˌluːkəʊkɪˈniːsɪs, -kaɪ-] *noun*: Leukokinese *f*

leu|ko|ki|net|ic [ˌluːkəʊkɪˈnetɪk] *adj*: Leukokinese betreffend, leukokinetisch

leu|ko|ki|nin [ˌluːkəʊˈkaɪnɪn, -ˈkɪn-] *noun*: Leukokinin *nt*

leu|ko|ko|ria [ˌluːkəʊˈkəʊrɪə] *noun*: Leukokorie *f*

leu|ko|krau|ro|sis [ˌluːkəʊkrɔːˈrəʊsɪs] *noun*: Breisky-Krankheit *f*, Kraurosis/Craurosis vulvae

leu|ko|lym|pho|sar|co|ma [luːkəʊˌlɪmfəsɑːrˈkəʊmə] *noun*: **1.** Lymphosarkomzellenleukämie *f* **2.** →*leukosarcoma*

leu|kol|y|sin [luːˈkɑləsɪn] *noun*: Leukolysin *nt*, Leukozytolysin *nt*

leu|kol|y|sis [luːˈkɑlɪsɪs] *noun*: →*leukocytolysis*

leu|ko|lyt|ic [ˌluːkəˈlɪtɪk] *noun, adj*: →*leukocytolytic*

leu|ko|ma [luːˈkəʊmə] *noun*: Leukom *nt*
adherent leukoma: adhärentes Leukom *nt*, Leukoma adhaerens

leu|ko|maine [ˈluːkəmeɪn] *noun*: Leukomain *nt*

leu|ko|main|e|mia [ˌluːkəʊmeɪˈniːmiːə] *noun*: erhöhter Leukomaingehalt *m* des Blutes, Leukomainämie *f*

leu|kom|a|tous [luːˈkɑmətəs] *adj*: leukomatös, Leukom betreffend, an einem Leukom leidend

leu|ko|me|lal|gia [ˌluːkəʊmɪˈlældʒ(ɪ)ə] *noun*: Leukomelalgie *f*

leu|ko|me|la|no|der|ma [ˌluːkəʊmelənəʊˈdɜrmə] *noun*: Leukomelanodermie *f*

leu|ko|my|e|lit|ic [ˌluːkəʊmaɪəˈlɪtɪk] *adj*: Leukomyelitis betreffend, leukomyelitisch

leu|ko|my|e|li|tis [ˌluːkəʊmaɪəˈlaɪtɪs] *noun*: Entzündung *f* der weißen Rückenmarksubstanz, Leukomyelitis *f*

leu|ko|my|e|lop|a|thy [ˌluːkəʊmaɪəˈlɑpəθiː] *noun*: Leukomyelopathie *f*

leu|ko|my|o|ma [ˌluːkəʊmaɪˈəʊmə] *noun*: →*lipomyoma*

leu|kon [ˈluːkɑn] *noun*: Leukon *nt*

leu|ko|nych|ia [ˌluːkəʊˈnɪkɪə] *noun*: Weißfärbung *f* der Nägel, Leukonychie *f*, Leukonychia *f*, Leuconychia *f*
leukonychia linearis: Leukonychia linearis
leukonychia punctata: Leukonychia punctata
leukonychia totalis: Leukonychia totalis

leu|ko|path|ia [ˌluːkəʊˈpæθɪə] *noun*: Pigmentverlust *m* der Haut, Leukopathie *f*, Leukopathia *f*, Leukoderm *nt*, Leukoderma *nt*, Leucoderma *nt*
congenital leukopathia: Weißsucht *f*, Albinismus *m*

leu|kop|a|thy [luːˈkɑpəθiː] *noun*: →*leukopathia*

leu|ko|pe|de|sis [ˌluːkəʊpɪˈdiːsɪs] *noun*: Leukopedese *f*, Leukozytendiapedese *f*, Leukodiapedese *f*

leu|ko|pe|nia [luːkəʊˈpiːnɪə] *noun*: verminderter Leukozytengehalt *m* des Blutes, Leukopenie *f*, Leukozytopenie *f*
basophil leukopenia: Basopenie *f*
basophilic leukopenia: Basopenie *f*
congenital leukopenia: kongenitale Leukozytopenie/Neutropenie *f*
eosinophilic leukopenia: Eosinopenie *f*
lymphocytic leukopenia: Lymphopenie *f*
malignant leukopenia: Agranulozytose *f*, maligne Neutropenie *f*, perniziöse Neutropenie *f*
monocytic leukopenia: Monozytopenie *f*
neutrophilic leukopenia: Neutropenie *f*
pernicious leukopenia: Agranulozytose *f*, maligne Neutropenie *f*, perniziöse Neutropenie *f*

leu|ko|pe|nic [luːkəʊˈpiːnɪk] *adj*: Leukopenie betreffend, leukopenisch

leu|ko|phag|o|cy|to|sis [ˌluːkəʊˌfæɡəsaɪˈtəʊsɪs] *noun*: →*leukocytophagy*

leu|ko|phe|re|sis [ˌluːkəʊfəˈriːsɪs] *noun*: Leukopherese *f*

leu|ko|phleg|ma|sia [ˌluːkəʊflegˈmeɪʒ(ɪ)ə, -zɪə] *noun*: Milchbein *nt*, Leukophlegmasie *f*, Phlegmasia alba dolens

leu|ko|phyl [ˈluːkəʊfɪl] *noun*: Leukophyl *nt*

leu|ko|phyll [ˈluːkəʊfɪl] *noun*: Leukophyl *nt*

leu|ko|pla|kia [ˌluːkəʊˈpleɪkɪə] *noun*: **1.** Weißschwielenkrankheit *f*, Leukoplakie *f*, Leukoplakia *f*, Leucoplacia *f* **2.** →*oral leukoplakia*
hairy leukoplakia: Haarleukoplakie *f*, orale haarförmige Leukoplakie *f*

L

oral leukoplakia: orale Leukoplakie *f*, Leukoplakie *f* der Mundschleimhaut, prämaligne Leukoplakie *f*, Leukoplakie *f*, Leukoplakia oris
leukoplakia penis: Leukoplakia penis
leu|ko|pla|kic [ˌluːkəʊ'pleɪkɪk] *adj*: Leukoplakie betreffend, leukoplakisch
leu|ko|plast ['luːkəʊplæst] *noun*: Leukoplast *m*
leu|ko|plas|tid [ˌluːkəʊ'plæstɪd] *noun*: →*leukoplast*
leu|ko|poi|e|sis [ˌluːkəʊpɔɪ'iːsɪs] *noun*: Leukozytenbildung *f*, Leukopoese *f*, Leukozytopoese *f*
leu|ko|poi|et|ic [ˌluːkəʊpɔɪ'etɪk] *adj*: Leuko(zyto)poese betreffend, leukozytopoetisch, leukopoetisch
leu|ko|pre|cip|i|tin [ˌluːkəʊprɪ'sɪpətɪn] *noun*: Leukozytenpräzipitin *nt*
leu|ko|pro|te|ase [ˌluːkəʊ'prəʊtɪeɪz] *noun*: Leukoprotease *f*
leu|kop|sin [luː'kɑpsɪn] *noun*: Leukopsin *nt*, Sehweiß *nt*
leu|kor|rha|gia [ˌluːkəʊ'rædʒ(ɪ)ə] *noun*: starke Leukorrhoe *f*, Leukorrhagie *f*
leu|kor|rhe|a [ˌluːkəʊrɪə] *noun*: Leukorrhoe *f*, Fluor albus
leu|kor|rhe|al [ˌluːkəʊ'rɪəl] *adj*: Leukorrhoe betreffend
leu|ko|sar|co|ma [ˌuːkəʊsɑːr'kəʊmə] *noun, plural* **-mal|ta, -mas**: Leukosarkom *nt*, Leukolymphosarkom *nt*
leu|ko|sar|co|ma|to|sis [ˌluːkəʊsɑːrˌkəʊmə'təʊsɪs] *noun*: Leukosarkomatose *f*
leu|ko|sis [luː'kəʊsɪs] *noun, plural* **-ses** [luː'kəʊsiːz]: **1.** Leukose *f* **2.** →*leukemia*
leu|ko|tac|tic [luːkəʊ'tæktɪk] *adj*: Leukotaxis betreffend *oder* auslösend, leukotaktisch
leu|ko|tax|ia [ˌluːkəʊ'tæksɪə] *noun*: →*leukotaxis*
leu|ko|tax|in [luːkəʊ'tæksɪn] *noun*: Leukotaxin *nt*
leu|ko|tax|is [ˌluːkəʊ'tæksɪs] *noun*: Leukotaxis *f*, Leukozytotaxis *f*
Leu|ko|thrix ['luːkəθrɪks] *noun*: →*Leucothrix*
leu|ko|tome ['luːkətəʊm] *noun*: Leukotom *nt*
leu|kot|o|my [luː'kɑtəmiː] *noun*: Leukotomie *f*
leu|ko|tox|ic [luːkəʊ'tɑksɪk] *adj*: leukozytenzerstörend, leukozytenschädigend, leukozytotoxisch, leukotoxisch
leu|ko|tox|ic|i|ty [ˌluːkəʊtɑk'sɪsətiː] *noun*: Leukotoxizität *f*, Leukozytotoxizität *f*
leu|ko|tox|in [luːkəʊ'tɑksɪn] *noun*: Leukotoxin *nt*, Leukozytotoxin *nt*
Leu|ko|tri|cha|ce|ae [ˌluːkətrɪ'keɪsɪˌiː] *plural*: →*Leucotrichaceae*
leu|ko|trich|ia [ˌluːkəʊ'trɪkɪə] *noun*: Leukotrichose *f*
leu|ko|tri|ene [ˌluːkəʊ'traɪiːn] *noun*: Leukotriene *pl*
leu|ko|u|ro|bi|lin [ˌluːkəʊˌjʊərə'baɪlɪn] *noun*: Leukouro bilin *nt*
leu|pro|re|lin [luː'prəʊrɪlɪn] *noun*: Leuprorelin *nt*
LEV *Abk.*: lupus erythematodes visceralis
lev- *präf.*: Links-, Läv(o)-, Lev(o)-
lev|al|lor|phan [levə'lɔːrfən] *noun*: Levallorphan *nt*
lev|am|i|sole [le'væmɪsəʊl] *noun*: Levamisol *nt*
lev|an ['levæn] *noun*: Fructan *nt*, Levan *nt*, Poly-D-Fructose *f*
lev|ar|ter|e|nol [levɑːr'tɪərɪnɔl] *noun*: Noradrenalin *nt*, Norepinephrin *nt*, Arterenol *nt*, Levarterenol *nt*
le|va|tor [lɪ'veɪtər, -tɔr] *noun*: **1.** Levator *m*, Musculus levator **2.** (*chirurg.*) Elevatorium *nt*
lev|el ['levəl]: **I** *noun* **1.** ebene Fläche *f*, Ebene *f*; Horizontale *f*, Waag(e)rechte *f* **2.** (*Alkohol etc.*) Spiegel *m*, Stand *m*, Pegel *m*, Gehalt *m*, Konzentration *f*, Anteil *m* **3.** (*fig.*) Niveau *nt*, Stand *m*, Grad *m* **a high level of intelligence** ein hoher Intelligenzgrad **4.** Wasserwaage *f* **II** *adj* **5.** eben; waag(e)recht, horizontal; (*fig.*) gleich, auf gleichem Niveau (*with* mit) **6.** gleichmäßig, ausgeglichen, gleichbleibend; (*Person*) vernünftig, ruhig
active level of metabolism: Tätigkeitsumsatz *m*
air-fluid level: (Flüssigkeits-)Spiegel *m*
level of amputation: Amputationshöhe *f*
blood level: Blutspiegel *m*, Blutkonzentration *f*
blood glucose level: Blutzuckerspiegel *m*, Blutzuckerwert *m*, Glucosespiegel *m*
energy level: Energieniveau *nt*
eye level: Augenhöhe *f* **on eye level** auf Augenhöhe
glucose level: (Blut-)Zuckerspiegel *m*, (Blut-)Zuckerwert *m*, Glucosespiegel *m*
HIV-RNA plasma level: HIV-RNA-Plasmakonzentration *f*
hydrostatic indifference level: hydrostatische Indifferenzebene *f*
loudness level: Lautstärkepegel *m*
maintenance level of metabolism: Erhaltungsumsatz *m*
level of metabolic activity: Stoffwechselumsatz *m*
level of metabolism: →*level of metabolic activity*
noise level: Lärm-, Störpegel *m*
no observed effect level: NOEL-Wert *m*
pitch level: Ton-, Stimmlage *f*
readiness level of metabolism: Bereitschaftsumsatz *m*
resting level: Ruhewert *m*, -niveau *nt*
saturation level: Sättigungsniveau *nt*
significance level: Irrtumswahrscheinlichkeit *f*
level of sound: Geräuschpegel, Tonstärke *f*
sound pressure level: Schalldruckpegel *m*
speech sound level: Sprachschallpegel *m*
steady-state level: Steady-state-Blutspiegel *m*
therapeutic level: therapeutischer Spiegel *m*
tissue level: Gewebespiegel *f*
lev|er ['levər, 'liːvər]: **I** *noun* (*physik.*) Hebel *m*; Brechstange *f* **II** *vt* hebeln, (hoch-)stemmen
lever out *vt* herausstemmen (*of* aus)
angular lever: Winkelhebel *m*
bone lever: Knochenhebel *m*
dental lever: Zahnhebel *m*
release lever: Auslöser *m*
lev|er|age ['levərɪdʒ, 'liː-] *noun*: Hebelkraft *f*, Hebelwirkung *f*
lev|i|cel|lu|lar [levɪ'seljələr] *adj*: glattzellig
lev|i|gate [*adj* 'levɪgɪt, -geɪt; *v* -geɪt]: **I** *adj* (*biolog.*) glatt **II** *vt* **1.** pulverisieren, (*zu einer Paste*) verreiben **2.** (*chem.*) homogenisieren
lev|i|ga|tion [levɪ'geɪʃn] *noun*: Pulverisieren *nt*, Verreiben *nt*
lev|i|tate ['levɪteɪt]: **I** *vt* **1.** (*einen Patienten*) auf Luftkissen betten *oder* lagern **2.** frei schweben lassen, levitieren **II** *vi* frei schweben, levitieren
lev|i|ta|tion [levɪ'teɪʃn] *noun*: **1.** (*Verbrennung*) Luftkissenlagerung *f* **2.** Levitation *f*
levo- *präf.*: Links-, Läv(o)-, Lev(o)-
le|vo|car|dia [ˌliːvə'kɑːrdɪə] *noun*: Lävokardie *f*
le|vo|car|di|o|gram [ˌliːvəʊ'kɑːrdɪəgræm] *noun*: Lävokardiogramm *nt*
le|vo|car|di|og|ra|phy [ˌliːvəʊ'kɑːrdɪ'ɑgræfiː] *noun*: Lävokardiographie *f*, Lävokardiografie *f*
retrograde arterial levocardiography: retrograde arterielle Lävokardiografie *f*
transseptal levocardiography: transseptale Lävokardiografie *f*
le|vo|cli|na|tion [ˌliːvəʊklaɪ'neɪʃn] *noun*: Lävoklination *f*
le|vo|cy|clo|duc|tion [ˌliːvəʊˌsaɪklə'dʌkʃn] *noun*: →*levoduction*
le|vo|do|pa [ˌliːvəʊ'dəʊpə] *noun*: L-Dopa *nt*, Levodopa *nt*
le|vo|duc|tion [ˌliːvəʊ'dʌkʃn] *noun*: Lävoduktion *f*
lev|o|gram ['liːvəgræm] *noun*: Lävogramm *nt*

le|vo|gy|ral [ˌliːvəʊ'dʒaɪrəl] *adj*: →*levorotatory*
le|vo|gy|ra|tion [ˌliːvəʊdʒaɪ'reɪʃn] *noun*: →*levorotation*
le|vo|gy|rous [ˌliːvəʊ'dʒaɪrəs] *adj*: →*levorotatory*
le|vo|me|nol [ˌliːvəʊ'menɔl] *noun*: Levomenol *nt*, Bisabolol *nt*
le|vo|me|pro|ma|zine [ˌliːvəʊmɪ'prəʊməziːn] *noun*: Levomepromazin *nt*
le|vo|meth|a|done [ˌliːvəʊ'meθədəʊn] *noun*: Levomethadon *nt*
le|vo|nor|ges|trel [ˌliːvəʊnɔːr'dʒestrəl] *noun*: Levonorgestrel *nt*, D-Norgestrel *nt*
le|vo|pro|pox|y|phene [ˌliːvəʊprəʊ'pɑksɪfiːn] *noun*: Levopropoxyphen *nt*
le|vo|pro|pyl|hex|e|drine [ˌliːvəʊˌprəʊpɪl'heksədriːn] *noun*: Levopropylhexedrin *nt*
le|vo|ro|ta|ry [ˌliːvəʊ'rəʊtəriː] *adj*: →*levorotatory*
le|vo|ro|ta|tion [ˌliːvəʊrəʊ'teɪʃn] *noun*: Linksdrehung *f*, Lävorotation *f*
le|vo|ro|ta|to|ry [ˌliːvəʊ'rəʊtətɔːrɪ, -təʊ-] *adj*: lävorotatorisch, linksdrehend
le|vo|thy|rox|ine [ˌliːvəʊθaɪ'rɑksiːn] *noun*: Levothyroxin *nt*
levothyroxine sodium: Levothyroxin-Natrium *nt*
le|vo|tor|sion [ˌliːvəʊ'tɔːrʃn] *noun*: →*levoclination*
le|vo|ver|sion [ˌliːvəʊ'vɜrʒn] *noun*: Läversion *f*
lev|u|lan ['levjəlæn] *noun*: Fruktosan *nt*, Fructosan *nt*, Levulan *nt*
lev|u|lo|san [levjə'ləʊsæn] *noun*: →*levulan*
lev|u|lose ['levjələʊz] *noun*: Fruchtzucker *m*, Fruktose *f*, Fructose *f*, Lävulose *f*
lev|u|lo|se|mi|a [ˌlevjələʊ'siːmiːə] *noun*: Fruktosämie *f*
lev|u|lo|su|ri|a [ˌlevjələʊ's(j)ʊəriːə] *noun*: Fruktosurie *f*
lew|is|ite ['luːəsaɪt] *noun*: Lewisit *nt*
LF *Abk.*: **1.** limes flocculation **2.** lingual fossa **3.** low frequency **4.** lung fibroblast **5.** lung fibrosis **6.** lymph flow
LFA *Abk.*: lymphocyte function associated antigen
LFB *Abk.*: left fasciculate anterior block
LFD *Abk.*: **1.** least fatal dose **2.** low-fat diet **3.** lymphocyte depressing factor
LFH *Abk.*: left femoral hernia
L-form *noun*: L-Form *f*, L-Phase *f*, L-Organismus *m*
LFP *Abk.*: left frontoposterior position
LFS *Abk.*: liver function scan
LFT *Abk.*: **1.** latex fixation test **2.** left frontotransverse position **3.** liver function tests **4.** low frequency transduction
LG *Abk.*: **1.** leucyl glycine **2.** lingual groove **3.** lipophagic granuloma **4.** lymphangiogram **5.** lymphogram **6.** lymphogranulomatosis
LGA *Abk.*: large for gestational age
LGB *Abk.*: lateral geniculate body
LGC *Abk.*: liquid gas chromatography
LGG *Abk.*: **1.** lactogenic hormone **2.** leucyl glycyl glycine
LGH *Abk.*: leucyl glycine hydrolase
LGL *Abk.*: large granular lymphocyte
LGS *Abk.*: liver-gallbladder scintigram
LGT *Abk.*: limulus gelation test
LGV *Abk.*: lymphogranuloma venereum
LGVCFT *Abk.*: lymphogranuloma venereum complement fixation test
LH *Abk.*: **1.** left hyperphoria **2.** lung hemosiderosis **3.** luteinizing hormone
LHBI *Abk.*: lower hemibody irradiation
LHC *Abk.*: left hypochondrium
LHD *Abk.*: lipoprotein of high density
LH/FSH-RF *Abk.*: luteinizing hormone/follicle-stimulating hormone-releasing factor
LHPO *Abk.*: lipid hydroxyperoxide
LHRF *Abk.*: LH-releasing factor
LH-RF *Abk.*: luteinizing hormone releasing factor
LHRH *Abk.*: **1.** LH-releasing hormone **2.** luteinising hormone releasing hormone
LH-RH *Abk.*: luteinizing hormone releasing hormone
LHS *Abk.*: lymphoid hyperplasia syndrome
LHT *Abk.*: **1.** left hypertropia **2.** Lwoff-Horne-Tournier system
LI *Abk.*: **1.** labelling index **2.** lateral infarction
Li *Abk.*: lithium
L.i. *Abk.*: Lamblia intestinalis
LIA *Abk.*: luminiscence immunoassay
LIBC *Abk.*: latent iron-binding capacity
li|bid|i|nal [lɪ'bɪdnəl] *adj*: →*libidinous*
li|bid|i|nous [lɪ'bɪdnəs] *adj*: Libido betreffend, durch Libido bestimmt, triebhaft, libidinös
li|bi|do [lɪ'biːdəʊ, -'baɪ-] *noun*: **1.** Geschlechts-, Sexualtrieb *m*, Libido *f* **2.** (*psychiat.*) Libido *f*, Lebenswille *m*, Lebenskraft *f*
LICA *Abk.*: left internal carotid artery
lice ['laɪz] *plural*: Läuse *pl*
li|chen ['laɪkən] *noun*: **1.** Lichen *m*, Flechte *f* **2.** (*biolog.*) Flechte *f*
lichen amyloidosus: Lichen amyloidosus
lichen annularis: Granuloma anulare
lichen nitidus: Pinkus-Krankheit *f*, Granuloma nitidum, Lichen nitidus
lichen pilaris: Lichen pilaris, Ichthyosis scrophulosorum, Ichthyosis anserina, Keratosis suprafollicularis, Keratosis pilaris
lichen planus: Knötchenflechte *f*, Lichen ruber planus
lichen ruber anularis: Lichen ruber anularis
lichen ruber bullosus: Lichen ruber bullosus, Lichen ruber vesiculosus
lichen ruber erosivus: Lichen ruber erosivus, Lichen ruber planus erosivus
lichen ruber exanthematicus: Lichen ruber exanthematicus, Lichen ruber generalisatus
lichen ruber linearis: Lichen ruber linearis, Lichen ruber striatus
lichen ruber planus: Knötchenflechte *f*, Lichen ruber planus
lichen ruber planus erosivus mucosae: Lichen ruber planus erosivus mucosae
lichen ruber unguium: Lichen ruber unguium
lichen ruber verrucosus: Lichen ruber verrucosus
lichen scrophulosorum: Lichen scrophulosorum, lichenoide Tuberkulide *pl*, Tuberculosis cutis lichenoides
lichen striatus: Lichen striatus
tropical lichen: Roter Hund *m*, tropische Flechte *f*, Miliaria rubra
li|chen|i|fi|ca|tion [laɪˌkenəfɪ'keɪʃn] *noun*: Lichenifikation *f*
li|chen|in ['laɪkənɪn] *noun*: Lichenin *nt*, Lichen-, Moosstärke *f*
li|chen|i|za|tion [ˌlaɪkənɪ'zeɪʃn] *noun*: →*lichenification*
li|chen|oid ['laɪkənɔɪd]: I *noun* (*dermatol.*) Lichenoid *nt* II *adj* lichenartig, flechtenähnlich, lichenoid
lick [lɪk]: I *noun* Lecken *nt* II *vt* (ab-, be-)lecken III *vi* lecken
lick|ing ['lɪkɪŋ] *noun*: Lecken *nt*
LICM *Abk.*: left intercostal margin
lic|o|rice ['lɪkərɪʃ, 'lɪkrɪʃ] *noun*: Süßholz *nt*, Glycyrrhiza glabra
lid [lɪd] *noun*: (Augen-)Lid *nt*, Palpebra *f*
granular lids: Trachom *nt*

lower lid: Unterlid *nt*, Palpebra inferior
upper lid: Oberlid *nt*, Palpebra superior
li|do|caine ['laɪdəkeɪn] *noun*: Lidocain *nt*, Lignocain *nt*
li|do|fla|zine [,laɪdə'fleɪziːn] *noun*: Lidoflazin *nt*
lie [laɪ]: (*v* **lied**) **I** *n* Lüge *f* **II** *vi* lügen; trügen, täuschen
lie [laɪ]: (*v* **lay; lain**) **I** *n* Lage *f* **II** *vi* liegen
lie back *vi* sich zurücklegen *oder* -lehnen
lie down *vi* sich hin- *oder* niederlegen
lie up *vi* das Bett *oder* das Zimmer hüten (müssen)
longitudinal lie: Längslage *f*
oblique lie: Schräglage *f*
oblique transverse lie: Querlage *f*
transverse lie: Schräglage *f*
li|en ['laɪən] *noun*: Milz *f*; (*anatom.*) Splen *m*, Lien *m*
lien- *präf.*: Milz-, Lienal-, Splen(o)-
li|e|nal [laɪ'iːnl, 'laɪənl] *adj*: Milz/Splen betreffend, von der Milz ausgehend, splenisch, lienal
li|en|cu|lus [laɪ'eŋkjələs] *noun, plural* **-li** [-laɪ]: Nebenmilz *f*, Lienculus *m*, Lien accessorius
li|en|ec|to|my [laɪə'nektəmiː] *noun*: Milzentfernung *f*, Milzexstirpation *f*, Splenektomie *f*
li|en|it|ic [laɪə'nɪtɪk] *adj*: Milzentzündung/Lienitis betreffend, lienitisch
li|en|i|tis [laɪə'naɪtɪs] *noun*: Milzentzündung *f*, Lienitis *f*, Splenitis *f*
lieno- *präf.*: Milz-, Lienal-, Splen(o)-
li|e|no|cele [laɪ'iːnəsiːl, 'laɪənəʊ-] *noun*: Splenom *nt*
li|e|nog|ra|phy [laɪə'nɑgrəfiː] *noun*: Splenographie *f*, Splenografie *f*
li|e|no|ma|la|cia [,laɪənəʊmə'leɪʃ(ɪ)ə, laɪ,iːnə-] *noun*: Milzerweichung *f*, Splenomalazie *f*
li|e|no|med|ul|la|ry [,laɪənəʊ'medə,leriː] *adj*: Milz und Knochenmark/Medulla ossium betreffend, splenomedullär
li|e|no|my|e|log|e|nous [,laɪənəʊmaɪə'lɑdʒənəs] *adj*: →*lienomedullary*
li|e|no|my|e|lo|ma|la|cia [,laɪənəʊ,maɪələʊmə'leɪʃ(ɪ)ə] *noun*: Splenomyelomalazie *f*
li|e|no|pan|cre|at|ic [,laɪənəʊpæŋkrɪ'ætɪk] *adj*: Milz und Bauchspeicheldrüse/Pankreas betreffend, splenopankreatisch, lienopankreatisch
li|e|nop|a|thy [,laɪə'nɑpəθiː] *noun*: Milzerkrankung *f*, Splenopathie *f*
li|e|no|re|nal [,laɪənəʊ'riːnl] *adj*: Milz und Niere/Ren betreffend, splenorenal, lienorenal
li|en|ter|ic [,laɪən'terɪk] *adj*: Lienterie betreffend, lienterisch
li|en|ter|y ['laɪənteriː] *noun*: Lienterie *f*
li|en|un|cu|lus [,laɪən'ʌŋkjələs] *noun*: →*lienculus*
LIF *Abk.*: **1.** left iliac fossa **2.** leukocyte inhibiting factor **3.** leukocyte inhibitory factor **4.** leukocytosis-inducing factor
life [laɪf] *noun, plural* **lives**: **1.** Leben *nt* **for life** fürs (ganze) Leben **early in life** in jungen Jahren **later in life** in späteren Jahren, in vorgerücktem Alter **2.** (Menschen-) Leben *nt* **3.** Lebensdauer *f*, Lebenszeit *f*, Leben *nt*
dangerous to life: lebensgefährlich
fetal life: Fötal-, Fetalperiode *f*
inner life: Innen-, Seelenleben *nt*
intermediary life: intermediäres Leben *nt*
intrauterine life: Intrauterinperiode *f*
married life: Eheleben *nt*
mean life: Halbwertszeit *f*
middle life: mittleres Lebensalter *nt*
personal life: Privatleben *nt*
postnatal life: Postnatalperiode *f*
prenatal life: Pränatalperiode *f*
uterine life: Intrauterinperiode *f*
life|ful ['laɪfəl] *adj*: lebhaft, lebendig, voller Leben
life-giving *adj*: lebenspendend
life|less ['laɪfləs] *adj*: **1.** leblos, tot **2.** unbelebt
life|line ['laɪflaɪn] *noun*: (*Hand*) Lebenslinie *f*
life|long ['laɪflɔːŋ, -lɑŋ] *adj*: lebenslang
life-saving: **I** *noun* Lebensrettung *f* **II** *adj* lebensrettend, Rettungs-
life|span ['laɪfspæn] *noun*: Lebensdauer *f*, Lebenszeit *f*, Leben *nt*
platelet lifespan: Thrombozytenlebensdauer *f*
life-sustaining *adj*: lebenserhaltend
life-threatening *adj*: lebensbedrohlich, lebensgefährdend, lebensgefährlich
life|time ['laɪftaɪm] *noun*: Leben *nt*, Lebenszeit *f*; (*a. techn.*) Lebensdauer *f*
Lig. *Abk.*: ligament
lig|a|ment ['lɪgəment] *noun*: Band *nt*, Ligament *nt*, Ligamentum *nt*; Chorda *f*, Plica *f*
accessory ligament: akzessorisches Ligament *nt*, Ligamentum accessorium
accessory ligament of humerus: Ligamentum coracohumerale
acromioclavicular ligament: Ligamentum coracoacromiale
acromiocoracoid ligament: Ligamentum coracoacromiale
adipose ligament of knee: Plica synovialis infrapatellaris
alar ligaments: Flügelbänder *pl*, Ligamenta alaria
alar ligaments of knee: Plicae alares
alveolodental ligament: Wurzelhaut *f*, Desmodont *nt*, Desmodontium *nt*, Periodontium *nt*, Periost *nt* der Zahnwurzel, Ligamentum alveolodentale, Ligamentum dentoalveolare
ligament of ankle (joint): Innenknöchelband *nt*, Außenknöchelband *nt*
annular ligament of base of stapes: Ligamentum anulare stapediale
annular radial ligament: Ligamentum anulare radii
annular ligament of radius: Ligamentum anulare radii
annular ligament of stapes: Ligamentum anulare stapediale
annular ligaments of trachea: Ligamenta anularia trachealia
anococcygeal ligament: Ligamentum anococcygeum
anterior atlanto-occipital ligament: **1.** Membrana atlantooccipitalis anterior **2.** Ligamentum atlantooccipitale anterius
anterior auricular ligament: vorderes Ohrmuschelband *nt*, Ligamentum auriculare anterius
anterior carpometacarpal ligaments: →*palmar carpometacarpal ligaments*
anterior cervical ligament: Membrana tectoria
anterior ligament of colon: Taenia omentalis
anterior costocentral ligament: Ligamentum capitis costae radiatum
anterior cruciate ligament: vorderes Kreuzband *nt*, Ligamentum cruciatum anterius
anterior fibrous ligament: Ligamentum sternoclaviculare anterius
anterior ligament of head of fibula: Ligamentum capitis fibulae anterius
anterior ligament of head of rib: Ligamentum capitis costae radiatum
anterior iliosacral ligaments: Ligamenta sacroiliaca anteriora

L

anterior longitudinal ligament: vorderes Längsband *nt*, Ligamentum longitudinale anterius
anterior ligament of malleus: Ligamentum mallei anterius
anterior meniscofemoral ligament: Ligamentum meniscofemorale anterius
anterior and posterior sternoclavicular ligament: Ligamentum sternoclaviculare anterius, posterius
anterior and posterior talofibular ligament: Ligamentum talofibulare anterius, posterius
anterior and posterior tibiofibular ligament: Ligamentum tibiofibulare anterius, posterius
anterior radiocarpal ligament: →*palmar radiocarpal ligament*
anterior ligament of radiocarpal joint: Ligamentum radiocarpale palmare
anterior sacrococcygeal ligament: Ligamentum sacrococcygeum anterius
anterior sacroiliac ligaments: Ligamenta sacroiliaca anteriora
anterior sternoclavicular ligament: Ligamentum sternoclaviculare anterius
anterior talofibular ligament: Ligamentum talofibulare anterius
anterior talotibial ligament: Pars tibiotalaris anterior ligamenti medialis
anterior tibiofibular ligament: Ligamentum tibiofibulare anterius
apical dental ligament: Ligamentum apicis dentis
apical odontoid ligament: Ligamentum apicis dentis
Arantius' ligament: Ligamentum venosum
arcuate ligaments: gelbe Bänder *pl*, Ligg. flava
arcuate ligament of knee: Ligamentum popliteum arcuatum
arcuate popliteal ligament: Ligamentum popliteum arcuatum
arcuate ligament of pubis: Ligamentum arcuatum pubis
Arnold's ligament: oberes Incusband *nt*, Ligamentum incudis superius
ligaments of auditory ossicles: Bänder *pl* der Gehörknöchelchen, Ligamenta ossiculorum auditus/auditoriorum
ligaments of auricle: Ohrmuschelbänder *pl*, Ligamenta auricularia
Bérard's ligament: Bérard-Band *nt*
Berry's ligament: Ligamentum thyrohyoideum laterale
Bertin's ligament: Bigelow-Band *nt*, Ligamentum iliofemorale
bifurcate ligament: Pinzettenband *nt*, Ligamentum bifurcatum
Bigelow's ligament: Bigelow-Band *nt*, Ligamentum iliofemorale
ligament of Botallo: Ligamentum arteriosum
Bourgery's ligament: Ligamentum popliteum obliquum
brachiocubital ligament: Ligamentum collaterale ulnare
brachioradial ligament: Ligamentum collaterale radiale
broad ligament of liver: sichelförmiges Leberband *nt*, Ligamentum falciforme hepatis
broad ligament of lung: Ligamentum pulmonale
broad ligament of uterus: breites Mutterband *nt*, Ligamentum latum uteri
Brodie's ligament: Brodie-Band *nt*
Burns' ligament: **1.** Margo falciformis (hiatus saphenus) **2.** Cornu superius hiatus saphenus
calcaneocuboid ligament: Ligamentum calcaneocuboideum
calcaneofibular ligament: Ligamentum calcaneofibulare
calcaneonavicular ligament: Ligamentum calcaneonaviculare
calcaneotibial ligament: Pars tibiocalcanea ligamenti mediale
Caldani's ligament: Ligamentum coracoclaviculare
Camper's ligament: Urogenitaldiaphragma *nt*, Diaphragma urogenitale
canthal ligament: Ligamentum palpebrale laterale
capsular ligaments: Kapselbänder *pl*, Ligamenta capsularia
Carcassonne's ligament: Ligamentum puboprostaticum
Carcassonne's perineal ligament: präurethrales Band *nt*, Carcassonne-Band *nt*, Waldeyer-Band *nt*, Ligamentum transversum perinei
cardinal ligament: Kardinalband *nt*, Ligamentum cardinale
carpometacarpal ligaments: Ligamenta carpometacarpalia
Casser's ligament: Ligamentum mallei laterale
casserian ligament: Ligamentum mallei laterale
caudal ligament: Retinaculum caudale
caudal genital ligament: kaudales Keimdrüsenband *nt*
cemental ligament: →*alveolodental ligament*
ceratocricoid ligament: Ligamentum ceratocricoideum
cervical ligament of sinus tarsi: Ligamentum talocalcaneum interosseum
cervicobasilar ligament: Membrana tectoria
check ligament of lateral rectus muscle: Lacertus musculi recti lateralis bulbi oculi
chondrosternal ligament: Ligamentum sternocostale
chondroxiphoid ligaments: Ligamenta costoxiphoidea
circular dental ligament: →*alveolodental ligament*
Civinini's ligament: Ligamentum pterygospinale
Clado's ligament: Clado-Band *nt*
Cloquet's ligament: Cloquet-Band *nt*, Vestigium processus vaginalis
collateral ligament: Seitenband *nt*, Kollateralband *nt*, Ligamentum collaterale
collateral ligaments of interphalangeal joints of foot: Ligamenta collateralia articulationes interphalangeae pedis
collateral ligaments of interphalangeal joints of hand: Ligamenta collateralia articulationes interphalangeae manus
collateral ligaments of metacarpophalangeal joints: Ligamenta collateralia articulationes metacarpophalangeae
collateral ligaments of metatarsophalangeal joints: Ligamenta collateralia articulationes metatarsophalangeae
collateral ulnar ligament: Ligamentum collaterale carpi ulnare
Colles' ligament: Ligamentum inguinale reflexum
ligaments of colon: Kolontänien *pl*, Taeniae coli
conoid ligament: Ligamentum conoideum
Cooper's ligament: **1.** Cooper-Band *nt*, Ligamentum pectineum **2.** Chorda obliqua
Cooper's suspensory ligaments: Ligamenta suspensoria mammaria
coracoacromial ligament: Ligamentum coracoacro-

miale
coracoclavicular ligament: Ligamentum coracoclaviculare
coracohumeral ligament: Ligamentum coracohumerale
coracoid ligament of scapula: Ligamentum transversum scapulae superius
cordiform ligament of diaphragm: Centrum tendineum
coronary ligament of liver: Ligamentum coronarium hepatis
coronary ligament of radius: Ligamentum anulare radii
costoclavicular ligament: Ligamentum costoclaviculare
costocolic ligament: Ligamentum phrenicocolicum
costocoracoid ligament: Ligamentum transversum scapulae superius
costosternal ligaments: Ligamenta sternocostalia
costotransverse ligament: Ligamentum costotransversarium
costovertebral ligament: Ligamentum capitis costae radiatum
costoxiphoid ligaments: Ligamenta costoxiphoidea
cotyloid ligament: Labrum acetabuli
Cowper's ligament: Cowper-Band *nt*
cranial genital ligament: kraniales Keimdrüsenband *nt*
cricoarytenoid ligament: Krikoarytänoidband *nt*, Ligamentum cricoarytenoideum
cricopharyngeal ligament: Santorini-Band *nt*, Ligamentum cricopharyngeum
cricothyroarytenoid ligament: Conus elasticus, Membrana cricovocalis
cricothyroid ligament: Ligamentum cricothyroideum
cricotracheal ligament: Ligamentum cricotracheale
cruciate ligament: kreuzförmiges Band *nt*, Kreuzband *nt*, Ligamentum cruciatum
cruciate ligament of ankle: Y-Band *nt*, Retinaculum musculorum extensorum pedis inferius
cruciate ligament of atlas: Ligamentum cruciforme atlantis
cruciate ligaments of knee: Kreuzbänder *pl*, Ligamenta cruciata
cruciform ligament: →*cruciate ligament*
cruciform ligament of atlas: →*cruciate ligament of atlas*
crural ligament: Leistenband *nt*, Ligamentum inguinale, Arcus inguinale
Cruveilhier's ligaments: Ligamenta plantaria
cubitoulnar ligament: Ligamentum collaterale ulnare
cubonavicular ligament: →*oblique cuboideonavicular ligament*
cuneocuboid ligament: Ligamentum cuneocuboideum
cuneonavicular ligaments: Ligamenta cuneonavicularia
deep atlanto-occipital ligament: →*posterior atlanto-occipital ligament*
deep bifurcate ligaments: Ligg. tarsometatarsalia plantaria
deep dorsal sacrococcygeal ligament: Ligamentum sacrococcygeum posterius profundum
deep posterior sacrococcygeal ligament: →*deep dorsal sacrococcygeal ligament*
deep transverse metacarpal ligament: Ligamentum metacarpale transversum profundum
deep transverse metatarsal ligament: Ligamentum metatarsale transversum profundum
deltoid ligament: Deltaband *nt*, Innenknöchelband *nt*, Ligamentum deltoideum, Ligamentum mediale articulationis talocruralis
deltoid ligament of ankle (joint): →*deltoid ligament*
deltoid ligament of elbow: Ligamentum collaterale ulnare
Denonvilliers' ligament: Ligamentum puboprostaticum
dental ligament: →*apical dental ligament*
dentate ligament of spinal cord: Ligamentum denticulatum
denticulate ligament: Ligamentum denticulatum
dentoalveolar ligament: →*alveolodental ligament*
Denucé's ligament: Ligamentum quadratum
dorsal calcaneocuboid ligament: Ligamentum calcaneocuboideum dorsale
dorsal carpal ligaments: Ligamenta intercarpalia dorsalia
dorsal carpometacarpal ligaments: Ligamenta carpometacarpalia dorsalia
dorsal cuboideonavicular ligament: Ligamentum cuboideonaviculare dorsale
dorsal cuneocuboid ligament: Ligamentum cuneocuboideum dorsale
dorsal cuneonavicular ligaments: Ligamenta cuneonavicularia dorsalia
dorsal intercarpal ligaments: Ligamenta intercarpalia dorsalia
dorsal intercuneiform ligaments: Ligamenta intercuneiformia dorsalia
dorsal intertarsal ligaments: Ligamenta tarsi dorsalia
dorsal metacarpal ligaments: Ligamenta metacarpalia dorsalia
dorsal metatarsal ligaments: Ligamenta metatarsalia dorsalia
dorsal radiocarpal ligament: Ligamentum radiocarpale dorsale
dorsal sacroiliac ligaments: →*posterior sacroiliac ligaments*
dorsal talonavicular ligament: Ligamentum talonaviculare
dorsal tarsometatarsal ligaments: Ligamenta tarsometatarsalia dorsalia
dorsal ulnocarpal ligament: Ligamentum ulnocarpale dorsale
Douglas' ligament: Douglas-Falte *f*, Douglas-Ligament *nt*, Plica rectouterina
duodenohepatic ligament: Ligamentum hepatoduodenale
duodenorenal ligament: Ligamentum duodenorenale
epihyal ligament: Ligamentum stylohyoideum
external annular ligament of ankle: Retinaculum musculorum peroneorum superius
external arcuate ligament of diaphragm: →*lateral arcuate ligament (of diaphragm)*
external coracoclavicular ligament: Ligamentum trapezoideum
external intermuscular ligament of arm: Septum intermusculare brachii laterale
external intermuscular ligament of thigh: Septum intermusculare femoris laterale
extracapsular ligaments: extrakapsuläre Bänder *pl*, Ligamenta extracapsularia
falciform ligament: Sichelband *nt*, Ligamentum falciforme hepatis
fallopian ligament: Leistenband *nt*, Arcus inguinalis, Ligamentum inguinale

ligament of Fallopius: Leistenband *nt*, Arcus/Ligamentum inguinale
false vocal ligament: falsches Stimmband *nt*, Taschenband *nt*, Ligamentum vestibulare
fibular collateral ligament: Ligamentum collaterale fibulare
fibular intermuscular ligament: Septum intermusculare curis anterius
flaval ligaments: gelbe Bänder *pl*, Ligamenta flava
fundiform ligament of clitoris: Ligamentum fundiforme clitoridis
fundiform ligament of penis: Ligamentum fundiforme penis
gastrocolic ligament: Ligamentum gastrocolicum
gastrohepatic ligament: Ligamentum hepatogastricum
gastrolienal ligament: Magen-Milz-Band *nt*, Ligamentum gastrolienale/gastrosplenicum
gastropancreatic ligament of Huschke: Plica gastropancreatica
gastrophrenic ligament: Ligamentum gastrophrenicum
gastrosplenic ligament: Magen-Milz-Band *nt*, Ligamentum gastrolienale/gastrosplenicum
genitoinguinal ligament: Ligamentum genito-inguinale
Gimbernat's ligament: Gimbernat-Band *nt*, Ligamentum lacunare
gingivodental ligament: →*alveolodental ligament*
glenohumeral ligaments: Ligamenta glenohumeralia
glenoid ligaments of Cruveilhier: Ligamenta plantaria articulationis metatarsophalangeae
glenoid ligament of humerus: Labrum glenoidale scapulae
glenoid ligament of Macalister: Labrum glenoidale scapulae
great posterior pelvic ligament: Ligamentum sacrotuberale
great sacrosciatic ligament: →*sacrotuberal ligament*
Halsted's ligament: Ligamentum costoclaviculare
ligament of head of femur: Ligamentum capitis femoris
Henle's ligament: Leistensichel *f*, Falx inguinalis, Tendo conjunctivus
hepatic ligaments: Leberbänder *pl*, Ligamenta hepatis
hepatocolic ligament: Ligamentum hepatocolicum
hepatoduodenal ligament: Ligamentum hepatoduodenale
hepatoesophageal ligament: Ligamentum hepatooesophageale
hepatogastric ligament: Ligamentum hepatogastricum
hepatophrenic ligament: Ligamentum hepatophrenicum
hepatorenal ligament: Ligamentum hepatorenale
hepatoumbilical ligament: Ligamentum teres hepatis
Hesselbach's ligament: Hesselbach-Band *nt*, Ligamentum interfoveolare
Hey's ligament: 1. Margo falciformis (hiatus saphenus) **2.** Cornu superius hiatus saphenus
Hueck's ligament: Hueck-, Stenon-Band *nt*, iridokorneales Balkenwerk *nt*, Reticulum trabeculare, Ligamentum pectinatum
Hunter's ligament: rundes Mutterband *nt*, Uterusband *nt*, Ligamentum teres uteri
Huschke's ligament: Plica gastropancreatica
hyoepiglottic ligament: Ligamentum hyoepiglotticum
iliocostal ligament: Ligamentum lumbocostale
iliofemoral ligament: Bigelow-Band *nt*, Ligamentum iliofemorale
iliolumbar ligament: Ligamentum iliolumbale
iliopectineal ligament: Arcus iliopectineus
iliosacral ligaments: Ligamenta sacroiliaca
iliotibial ligament of Maissiat: Maissiat-Streifen *m*, -Band *nt*, Tractus iliotibialis
inferior annular ligament: Ligamentum arcuatum pubis
inferior ligament of epididymis: Ligamentum epididymidis inferius
inferior pubic ligament: 1. →*pubic arcuate ligament* **2.** Ligamentum suspensorium ovarii
inferior transverse ligament of scapula: Ligamentum transversum scapulae inferius
infundibulopelvic ligament: Ligamentum suspensorium ovarii
inguinal ligament: Leistenband *nt*, Ligamentum inguinale, Arcus inguinale
inguinal ligament of Cooper: →*Cooper's ligament 1.*
interarticular ligament: intraartikuläres Band *nt*, intraartikuläres Ligament *nt*
interarticular chondrosternal ligament: Ligamentum sternocostale intraarticulare
interarticular ligament of head of rib: Ligamentum capitis costae intraarticulare
interarticular ligament of hip joint: Ligamentum capitis femoris
intercapsular ligaments: Ligamenta intercapsularia, intrakapsuläre Bänder *pl*
intercarpal ligaments: Ligamenta intercarpalia
interclavicular ligament: Ligamentum interclaviculare
intercuneiform ligaments: Ligamenta intercuneiformia dorsalia, interossea, plantaria
interfoveolar ligament: Ligamentum interfoveolare
intermetacarpal ligament: Ligamentum metacarpale
intermetatarsal ligament: Ligamentum metatarsale
intermuscular ligament: Septum intermusculare
internal annular ligament of ankle: Retinaculum musculorum flexorum pedis
internal arcuate ligament of diaphragm: →*medial arcuate ligament (of diaphragm)*
internal capsular ligament: Ligamentum capitis femoris
internal coracoclavicular ligament: Ligamentum conoideum
internal intermuscular ligament of arm: Septum intermusculare brachii mediale
interosseous cuneocuboid ligament: Ligamentum cuneocuboideum interosseum
interosseous cuneometatarsal ligaments: Ligamenta cuneometatarsalia interossea
interosseous iliosacral ligaments: Ligamenta sacroiliaca interossea
interosseous intercarpal ligaments: Ligamenta intercarpalia interossea
interosseous intercuneiform ligaments: Ligamenta intercuneiformia interossea
interosseous intertarsal ligaments: Ligamenta tarsi interossea
interosseous ligaments of knee: Kreuzbänder *pl*, Ligamenta cruciata
interosseous metacarpal ligaments: Ligamenta metacarpalia interossea
interosseous metatarsal ligaments: Ligamenta metatarsalia interossea

interosseous sacroiliac ligaments: Ligamenta sacroiliaca interossea
interosseous talocalcaneal ligament: Ligamentum talocalcaneum interosseum
interosseous tarsometatarsal ligaments: Ligamenta tarsometatarsalia interossea
interpubic ligament: Lamina fibrocartilaginea interpubica, Discus interpubicus
interspinal ligaments: Ligamenta interspinalia
interspinous ligaments: Ligamenta interspinalia
intertarsal ligaments: Ligamenta tarsi
intertransverse ligaments: Ligamenta intertransversaria
intervertebral ligament: **1.** Längsband *nt*, Ligamentum longitudinale **2.** Intervertebral-, Zwischenwirbelscheibe *f*, Bandscheibe *f*, Discus intervertebralis
intra-articular costocentral ligament: Ligamentum capitis costae intraarticulare
intra-articular ligament of head of rib: Ligamentum capitis costae intraarticulare
intra-articular sternocostal ligament: Ligamentum sternocostale intraarticulare
intracapsular ligament: intrakapsuläres Band *nt*, Ligamentum intracapsularia
ischiocapsular ligament: Ligamentum ischiofemorale
ischiofemoral ligament: Ligamentum ischiofemorale
joint ligaments: Gelenkbänder *pl*
ligament of knee: Knie(gelenks)band *nt*
Krause's ligament: Ligamentum transversum perinei
laciniate ligament: Retinaculum musculorum flexorum pedis
lacunar ligament: Ligamentum lacunare
lateral ligament: Außen-, Lateralband *nt*, laterales Ligament *nt*, Ligamentum laterale/collaterale
lateral ligament of ankle (joint): Außenknöchelband *nt*, Ligamentum collaterale laterale
lateral arcuate ligament (of diaphragm): Quadratusarkade *f*, Ligamentum arcuatum laterale, Arcus lumbocostalis lateralis
lateral atlanto-occipital ligament: Ligamentum atlantooccipitale laterale
lateral cervical ligament: Kardinalband *nt*, Ligamentum cardinale
lateral collateral ligament: Ligamentum collaterale laterale, Außenknöchelband *nt*
lateral ligament of colon: Taenia omentalis
lateral costotransverse ligament: Ligamentum costotransversarium laterale
lateral intermuscular ligament of arm: Septum intermusculare brachii laterale
lateral intermuscular ligament of thigh: Septum intermusculare femoris laterale
lateral ligament of knee: äußeres Seitenband *nt*, Außenband *nt*, Ligamentum collaterale fibulare
lateral ligament of malleus: seitliches Malleusband *nt*, *nt* Ligamentum mallei laterale
lateral maxillary ligament: Ligamentum laterale articulationis temporomandibularis
lateral palpebral ligament: laterales Lidband *nt*, Ligamentum palpebrale laterale
lateral pubovesical ligament: Ligamentum laterale pubovesicale
lateral radial ligament: Ligamentum collaterale carpi radiale
lateral radiate ligament: Ligamentum collaterale carpi ulnare
lateral sacrococcygeal ligament: Ligamentum sacrococcygeum laterale
lateral talocalcaneal ligament: Ligamentum talocalcaneum laterale
lateral temporomandibular ligament: Ligamentum laterale articulationis temporomandibularis
lateral thyrohyoid ligament: Ligamentum thyrohyoideum laterale
lateral ulnar ligament: Ligamentum collaterale carpi ulnare
lateral umbilical ligament: Ligamentum umbilicale mediale
lateral uterosacral ligament: Kardinalband *nt*, Ligamentum cardinale
lateral vesical ligament: Ligamentum laterale vesicae
Lauth's ligament: Ligamentum transversum atlantis
left triangular ligament of liver: Ligamentum triangulare sinistrum hepatis
lienophrenic ligament: Ligamentum splenorenale/lienorenale/phrenicosplenicum
ligaments of liver: Leberbänder *pl*, Ligamenta hepatis
long iliosacral ligaments: Ligamenta sacroiliaca posteriora
longitudinal ligament: Längsband *nt* der Wirbelsäule, Ligamentum longitudinale
long plantar ligaments: Ligamentum plantare longum
lumbocostal ligament: Ligamentum lumbocostale
Luschka's ligaments: Ligamenta sternopericardiaca
Mackenrodt's ligament: Plica recto-uterina
ligament of Maissiat: Maissiat-Band *nt*, Tractus iliotibialis
ligaments of malleus: Ligamentum mallei anterius, laterale, superius
Mauchart's ligaments: Flügelbänder *pl*, Ligamenta alaria
Mayer's ligament: Ligamentum carpi radiatum
Meckel's ligament: Meckel-Band *nt*
medial ligament: Innenband *nt*, mediales Ligament *nt*, Ligamentum mediale
medial ligament of ankle (joint): Innenknöchelband *nt*, Deltaband *nt*, Ligamentum collaterale mediale, Ligamentum deltoideum
medial arcuate ligament (of diaphragm): Psoasarkade *f*, Ligamentum arcuatum mediale, Arcus lumbocostalis medialis
medial ligament of elbow joint: Ligamentum collaterale ulnare
medial intermuscular ligament of arm: Septum intermusculare brachii mediale
medial intermuscular ligament of thigh: Septum intermusculare femoris mediale
medial ligament of knee: Ligamentum collaterale tibiale
medial palpebral ligament: mediales Lidband *nt*, Ligamentum palpebrale mediale
medial puboprostatic ligament: Ligamentum mediale puboprostaticum
medial pubovesical ligament: Ligamentum mediale pubovesicale
medial talocalcaneal ligament: Ligamentum talocalcaneum mediale
medial temporomandibular ligament: Ligamentum mediale articulationis temporomandibularis
medial umbilical ligament: Ligamentum umbilicale mediale
medial ligament of wrist: Ligamentum collaterale carpi ulnare
median arcuate ligament (of diaphragm): Aortenarka-

de *f*, Ligamentum arcuatum medianum
median cricothyroid ligament: Ligamentum cricothyroideum medianum
median thyrohyoid ligament: Ligamentum thyrohyoideum medianum
median umbilical ligament: Urachus(strang *m*) *m*, Chorda urachi, Ligamentum umbilicale medianum
metacarpal ligament: Ligamentum metacarpale
metacarpophalangeal ligaments: Ligamenta palmaria
metatarsal ligament: Ligamentum metatarsale
middle maxillary ligament: Ligamentum sphenomandibulare
ligament of nape: →*nuchal ligament*
neck ligament: →*nuchal ligament*
nuchal ligament: Nackenband *nt*, Ligamentum nuchae
oblique cuboideonavicular ligament: Ligamentum cuboideonaviculare plantare
oblique ligament of elbow joint: Chorda obliqua membranae interosseae antebrachii
oblique ligaments of knee: Kreuzbänder *pl*, Ligamenta cruciata
oblique popliteal ligament: Ligamentum popliteum obliquum
oblique ligament of scapula: Ligamentum transversum scapulae superius
obturator ligament of pelvis: Membrana obturatoria
obturator ligament of pubis: Membrana obturatoria
occipitoaxial ligament: Membrana tectoria
occipito-odontoid ligaments: Flügelbänder *pl*, Ligamenta alaria
orbicular ligament of radius: Ligamentum anulare radii
ovarian ligament: Eierstockband *nt*, Ligamentum ovarii proprium
palmar ligaments: Ligamenta palmaria
palmar carpometacarpal ligaments: Ligamenta carpometacarpalia palmaria
palmar ligament of carpus: Ligamentum carpi radiatum
palmar intercarpal ligaments: Ligamenta intercarpalia palmaria
palmar intercuneiform ligaments: Ligamenta intercuneiformia plantaria
palmar metacarpal ligaments: Ligamenta metacarpalia palmaria
palmar radiocarpal ligament: Ligamentum radiocarpale palmare
palmar ligament of radiocarpal joint: Ligamentum radiocarpale palmare
palmar ulnocarpal ligament: Ligamentum ulnocarpale palmare
pancreaticocolic ligament: Ligamentum pancreaticocolicum
pancreaticosplenic ligament: Ligamentum pancreaticosplenicum
parodontal ligament: Parodontalligament *nt*, Ligamentum parodontale
patellar ligament: Kniescheibenband *nt*, Ligamentum patellae
pectinal ligament of iris: Hueck-Band *nt*, Stenon-Band *nt*, iridokorneales Balkenwerk *nt*, Reticulum trabeculare
pectinate ligament of iridocorneal angle: →*pectinal ligament of iris*
pectineal ligament: Ligamentum pectineum
peridental ligament: →*alveolodental ligament*
perineal ligament of Carcassonne: →*Carcassonne's perineal ligament*
periodontal ligament: →*alveolodental ligament*
Petit's ligament: Sakrouteralband *nt*, Ligamentum sacrouterinum
petrosphenoid ligament: **1.** Synchondrosis sphenopetrosa **2.** Synchondrosis sphenooccipitalis
phrenicocolic ligament: Ligamentum phrenicocolicum
phrenico-esophageal ligament: Ligamentum phrenicooesophagealis
phrenicolic ligament: →*phrenicocolic ligament*
phrenicolienal ligament: Ligamentum splenorenale/lienorenale/phrenicosplenicum
phrenico-oesophageal ligament: (*brit.*) →*phrenico-esophageal ligament*
phrenicosplenic ligament: Ligamentum splenorenale/lienorenale/phrenicosplenicum
pisohamate ligament: Ligamentum pisohamatum
pisometacarpal ligament: Ligamentum pisometacarpale
pisounciform ligament: Ligamentum pisohamatum
pisouncinate ligament: Ligamentum pisohamatum
plantar ligaments: Ligamenta plantaria
plantar accessory ligaments: Ligamenta accessoria plantaria
plantar calcaneocuboid ligament: Ligamentum calcaneocuboideum plantare
plantar calcaneonavicular ligament: Ligamentum calcaneonaviculare plantare
plantar cuboideonavicular ligament: Ligamentum cuboideonaviculare plantare
plantar cuboscaphoid ligament: →*plantar cuboideonavicular ligament*
plantar cuneocuboid ligament: Ligamentum cuneocuboideum plantare
plantar cuneonavicular ligaments: Ligamenta cuneonavicularia plantaria
plantar intercuneiform ligaments: Ligamenta intercuneiformia plantaria
plantar intertarsal ligaments: Ligamenta tarsi plantaria
plantar metatarsal ligaments: Ligamenta metatarsalia plantaria
plantar tarsometatarsal ligaments: Ligamenta tarsometatarsalia plantaria
plantar ligamentss of tarsus: Ligamenta tarsi plantaria
posterior atlanto-occipital ligament: Membrana atlantooccipitalis posterior
posterior auricular ligament: hinteres Ohrmuschelband *nt*, Ligamentum auriculare posterius
posterior carpometacarpal ligaments: →*dorsal carpometacarpal ligaments*
posterior cervical ligament: Nackenband *nt*, Ligamentum nuchae
posterior cricoarytenoid ligament: hinteres Krikoarytänoidband *nt*, Ligamentum crico-arytendoideum
posterior cruciate ligament: hinteres Kreuzband *nt*, Ligamentum cruciatum posterius
posterior fibrous ligament: Ligamentum sternoclaviculare posterius
posterior ligament of head of fibula: Ligamentum capitis fibulae posterius
posterior ligament of incus: hinteres Incusband *nt*, Ligamentum incudis posterius
posterior longitudinal ligament: hinteres Längsband *nt*, Ligamentum longitudinale posterius
posterior meniscofemoral ligament: Ligamentum

meniscofemorale posterius
posterior oblique ligament (of knee): Ligamentum popliteum obliquum
posterior ligament of radiocarpal joint: Ligamentum radiocarpale dorsale
posterior sacroiliac ligaments: Ligamenta sacroiliaca posteriora
posterior sternoclavicular ligament: Ligamentum sternoclaviculare posterius
posterior talofibular ligament: Ligamentum talofibulare posterius
posterior talotibial ligament: Pars tibiotalaris posterior ligamenti medialis
posterior tibiofibular ligament: Ligamentum tibiofibulare posterius
posterior uterosacral ligament: Sakrouteralband *nt*, Ligamentum sacrouterinum
Poupart's ligament: Leistenband *nt*, Ligamentum inguinale, Arcus inguinale
preurethral ligament of Waldeyer: Ligamentum transversum perinei
prismatic ligament of Weitbrecht: Ligamentum capitis femoris
proper ligament of ovary: Eierstockband *nt*, Chorda utero-ovarica, Ligamentum ovarii proprium
pterygomandibular ligament: Raphe pterygomandibularis
pterygospinal ligament: Ligamentum pterygospinale
pubic arcuate ligament: Ligamentum arcuatum pubis
pubic ligament of Cowper: Leistenband *nt*, Ligamentum inguinale, Arcus inguinale
pubocapsular ligament: Ligamentum pubofemorale
pubocervical ligament: Ligamentum pubocervicale
pubofemoral ligament: Ligamentum pubofemorale
puboprostatic ligament: Ligamentum puboprostaticum
puborectal ligament: **1.** →*puboprostatic ligament* **2.** →*pubovesical ligament*
pubovesical ligament: Ligamentum pubovesicale
pulmonary ligament: Ligamentum pulmonale
quadrate ligament: Ligamentum quadratum
radial carpal collateral ligament: Ligamentum collaterale carpi radiale
radial collateral ligament: Ligamentum collaterale radiale
radial collateral ligament of carpus: Ligamentum collaterale carpi radiale
radial lateral ligament of carpus: Ligamentum collaterale carpi radiale
radiate ligament: Ligamentum capitis costae radiatum
radiate carpal ligament: Ligamentum carpi radiatum
radiate ligament of carpus: Ligamentum carpi radiatum
radiate costosternal ligaments: Ligamenta sternocostalia radiata
radiate ligament of head of rib: Ligamentum capitis costae radiatum
radiate ligament of Mayer: Ligamentum carpi radiatum
radiate sternocostal ligaments: Ligamenta sternocostalia radiata
rectouterine ligament: Rektouterinus *m*, Musculus rectouterinus
reflected ligament: Ligamentum reflexum
reflex ligament of Gimbernat: Ligamentum reflexum
reflex inguinal ligament: Ligamentum inguinale reflexum
rhomboid ligament of clavicle: Ligamentum costoclaviculare
rhomboid ligament of wrist: Ligamentum radiocarpeum dorsale
right triangular ligament of liver: Ligamentum triangulare dextrum hepatis
Robert's ligament: Ligamentum meniscofemorale posterius
round ligament of acetabulum: Ligamentum capitis femoris
round ligament of Cloquet: Ligamentum capitis costae intraarticulare
round ligament of elbow joint: Chorda obliqua
round ligament of femur: →*round ligament of acetabulum*
round ligament of liver: Ligamentum teres hepatis
round ligament of uterus: rundes Mutterband *nt*, Ligamentum teres uteri
sacrococcygeal ligament: Ligamentum sacrococcygeum
sacroiliac ligaments: Ligamenta sacroiliaca
sacrosciatic ligament: →*sacrospinal ligament*
sacrospinal ligament: Ligamentum sacrospinale
sacrospinous ligament: →*sacrospinal ligament*
sacrotuberal ligament: Ligamentum sacrotuberale
sacrotuberous ligament: →*sacrotuberal ligament*
salpingopharyngeal ligament: Plica salpingopharyngea
Santorini's ligament: Santorini-Band *nt*, Ligamentum cricopharyngeum
short cuboideometatarsal ligaments: Ligamenta tarsometatarsalia plantaria
short posterior pelvic ligament: Ligamentum sacrospinale
short posterior perineal ligament: Ligamentum transversum perinei
Simonart's ligaments: Simonart-Bänder *pl*, amniotische Stränge *pl*
sphenomandibular ligament: Ligamentum sphenomandibulare
spinoglenoid ligament: Ligamentum transversum scapulae inferius
spinosacral ligament: Ligamentum sacrospinale
spiral ligament of cochlea: Ligamentum spirale ductus cochlearis, Crista spiralis ductus cochlearis
splenocolic ligament: Ligamentum splenocolicum
splenogastric ligament: Magen-Milz-Band *nt*, Ligamentum gastrolienale/gastrosplenicum
splenophrenic ligament: Ligamentum splenorenale/lienorenale/phrenicosplenicum
splenorenal ligament: Ligamentum splenorenale/lienorenale/phrenicosplenicum
spring ligament: Ligamentum calcaneonaviculare plantare
stapedial ligament: Ligamentum anulare stapediale
sternoclavicular ligament: Ligamentum sternoclaviculare
sternocostal ligament: Ligamentum sternocostale
sternopericardiac ligaments: Ligamenta sternopericardiaca
sternopericardial ligaments: Ligamenta sternopericardiaca
stylohyoid ligament: Ligamentum stylohyoideum
stylomandibular ligament: Ligamentum stylomandibulare
stylomaxillary ligament: →*stylomandibular ligament*
stylomylohyoid ligament: Ligamentum stylomandibulare

subflaval ligaments: Ligamenta flava
subpubic ligament: Ligamentum arcuatum pubis
superficial dorsal sacrococcygeal ligament: Ligamentum sacrococcygeum posterius superficiale
superficial posterior sacrococcygeal ligament: Ligamentum sacrococcygeum posterius superficiale
superficial transverse metacarpal ligament: Ligamentum metacarpale transversum superficiale
superficial transverse metatarsal ligament: Ligamentum metatarsale transversum superficiale
superior auricular ligament: oberes Ohrmuschelband *nt*, Ligamentum auriculare superius
superior coccygeal ligament: Ligamentum iliofemorale
superior costotransverse ligament: Ligamentum costotransversarium superius
superior ligament of epididymis: Ligamentum epididymidis superius
superior ligament of incus: oberes Incusband *nt*, Ligamentum incudis superius
superior ligament of malleus: oberes Malleusband *nt*, Ligamentum mallei superius
superior ligament of pinna: Ligamentum auriculare superius
superior pubic ligament: Ligamentum pubicum superius
superior transverse ligament of scapula: Ligamentum transversum scapulae superius
suprascapular ligament: Ligamentum transversum scapulae superius
supraspinal ligament: Ligamentum supraspinale
supraspinous ligament: →*supraspinal ligament*
suspensory ligament: Stütz-, Halteband *nt*, Ligamentum suspensorium
suspensory ligament of axis: Ligamentum apicis dentis
suspensory ligament of bladder: Plica umbilicalis mediana
suspensory ligaments of breast: Ligamenta suspensoria mammaria
suspensory ligament of clitoris: Ligamentum suspensorium clitoridis
suspensory ligament of humerus: Ligamentum coracohumerale
suspensory ligament of lens: Zonula ciliaris
suspensory ligament of liver: Ligamentum falciforme hepatis
suspensory ligaments of mammary gland: Ligamenta suspensoria mammaria, Retinaculum cutis mammae
suspensory ligament of ovary: Stützband *nt* des Eierstocks, Ligamentum suspensorium ovarii
suspensory ligament of penis: Halteband *nt* des Penis, Ligamentum suspensorium penis
suspensory ligament of spleen: Ligamentum splenorenale/lienorenale/phrenicosplenicum
synovial ligament of hip: Ligamentum capitis femoris
talocalcaneal ligament: Ligamentum talocalcaneum
talofibular ligament: Ligamentum talofibulare
talonavicular ligament: Ligamentum talonaviculare
tarsometatarsal ligaments: Ligamenta tarsometatarsalia
ligaments of tarsus: Ligamenta tarsi
temporomandibular ligament: Seitenband *nt* des Kiefergelenks, Ligamentum laterale articulationis temporomandibularis
tensor ligament: Trommelfellspanner *m*, Tensor *m* tympani, Musculus tensor tympani
thyroepiglottic ligament: Ligamentum thyroepiglotticum
thyrohyoid ligament: Ligamentum thyrohyoideum
tibial collateral ligament: inneres/mediales Knieseitenband *nt*, Ligamentum collaterale tibiale
tibiocalcanean ligament: Pars tibiocalcanea ligamenti medialis
tibiofibular ligament: unteres Tibiofibulargelenk *nt*, Syndesmosis tibiofibularis
tibionavicular ligament: Pars tibionavicularis ligamenti medialis
Toynbee's ligament: Musculus tensor tympani
tracheal ligaments: Bindegewebsverbindungen *pl* der Trachealknorpel, Ligamenta anularia tracheales
transverse acetabular ligament: Ligamentum transversum acetabuli
transverse ligament of acetabulum: Ligamentum transversum acetabuli
transverse ligament of ankle: Retinaculum musculorum extensorum pedis superius
transverse ligament of atlas: Ligamentum transversum atlantis
transverse ligament of carpus: Retinaculum flexorum manus
transverse humeral ligament: Brodie-Band *nt*
transverse ligament of knee: Ligamentum transversum genus
transverse ligament of pelvis: Ligamentum transversum perinei
transverse perineal ligament: Ligamentum transversum perinei
transverse ligament of scapula: Ligamentum transversum scapulae
transverse ligament of wrist: Retinaculum flexorum manus
trapezoid ligament: Ligamentum trapezoideum
Treitz's ligament: Musculus suspensorius duodeni
triangular ligament of Colles: Fascia diaphragmatis urogenitalis inferior
triangular ligament of linea alba: Adminiculum lineae albae
triquetral ligament: 1. Ligamentum coracoacromiale **2.** Ligamentum cricoarytenoideum posterius
triquetral ligament of foot: Ligamentum calcaneofibulare
triquetral ligament of scapula: Ligamentum transversum scapulae inferius
trochlear ligament: Ligamentum metacarpale transversum profundum
trochlear ligaments of hand: Ligamenta palmaria
tuberosacral ligament: Ligamentum sacrotuberale
tubopharyngeal ligament of Rauber: Plica salpingopharyngea
ulnar carpal collateral ligament: Ligamentum collaterale carpi ulnare
ulnar ligament of carpus: →*lateral ulnar ligament*
ulnar collateral ligament: Ligamentum collaterale ulnare
ulnar collateral ligament of carpus: →*ulnar carpal collateral ligament*
ulnar lateral ligament of carpus: Ligamentum collaterale carpi ulnare
uteroovarian ligament: Eierstockband *nt*, Chorda utero-ovarica, Ligamentum ovarii proprium
vaginal ligament: Ligamentum vaginale
ligaments of Valsalva: Ohrmuschelbänder *pl*, Ligamenta auricularia

L

venous ligament of liver: Ligamentum venosum
ventral sacrococcygeal ligament: Ligamentum sacrococcygeum anterius
ventral sacroiliac ligaments: →*anterior sacroiliac ligaments*
ventricular ligament (of larynx): Taschenband *nt*, Ligamentum vestibulare
ligament of Vesalius: Leistenband *nt*, Ligamentum inguinale, Arcus inguinale
vesicopubic ligament: Ligamentum pubovesicale
vesicoumbilical ligament: Ligamentum umbilicale mediale
vesicouterine ligament: äußerer Schenkel *m* des Blasenpfeilers, Ligamentum vesicouterinum
vestibular ligament: Taschenband *nt*, Ligamentum vestibulare
vocal ligament: Stimmband *nt*, Ligamentum vocale
volar accessory ligaments: Ligamenta accessoria volaria
volar capitular ligament: Ligamentum metacarpeum transversum profundum
volar carpometacarpal ligaments: →*palmar carpometacarpal ligaments*
volar intercarpal ligaments: →*palmar intercarpal ligaments*
volar radiocarpal ligament: →*palmar radiocarpal ligament*
Walther's oblique ligament: Ligamentum talofibulare posterius
Weitbrecht's ligament: Chorda obliqua
Winslow's ligament: Ligamentum popliteum obliquum
Wrisberg's ligament: Ligamentum meniscofemorale posterius
xiphocostal ligaments of Macalister: Ligamenta costoxiphoidea
xiphoid ligaments: Ligamenta costoxiphoidea
Y ligament: Ligamentum iliofemorale
yellow ligaments: gelbe Bänder *pl*, Ligamenta flava
Y-shaped ligament: Ligamentum iliofemorale
Zinn's ligament: Zinn-Sehnenring *m*, Anulus tendineus communis

lig|a|men|tal [ˌlɪɡəˈmentəl] *adj*: Band/Ligament betreffend, von einem Band ausgehend, desmal

lig|a|men|to|pex|is [ˌlɪɡəˌmentəˈpeksɪs] *noun*: →*ligamentopexy*

lig|a|men|to|pex|y [ˌlɪɡəˌmentəˈpeksiː] *noun*: Ligamentopexie *f*

lig|a|men|tous [ˈlɪɡəmentəs] *adj*: **1.** Band/Ligament betreffend, wie ein Band, bandartig, ligamentär **2.** bindegewebsartig, bandartig, sehnenartig, desmoid

lig|a|men|tum [ˌlɪɡəˈmentəm] *noun, plural* **-ta** [-tə]: →*ligament*
ligamentum arteriosum: Ligamentum arteriosum
ligamentum venosum: Ligamentum venosum

li|gand [ˈlaɪɡənd, ˈlɪ-] *noun*: Ligand *m*

li|gand|in [laɪˈɡəndiːn, ˈlɪ-] *noun*: Ligandin *nt*

li|gase [ˈlaɪɡeɪz] *noun*: Ligase *f*, Synthetase *f*
DNA ligase: DNA-Ligase *f*, DNS-Ligase *f*, Polynucleotidligase *f*, Polydesoxyribonucleotidsynthase (ATP) *f*
polydeoxyribonucleotide ligase: →*polynucleotide ligase*
polynucleotide ligase: Polynucleotidligase *f*, Polydesoxyribonukleotidsynthase (ATP) *f*, Polynukleotidligase *f*, Polydesoxyribonucleotidsynthase (ATP) *f*
succinate-CoA ligase: Succinyl-CoA-synthetase *f*

li|gate [ˈlaɪɡeɪt] *vt*: ligieren, unterbinden

li|ga|tion [laɪˈɡeɪʃn] *noun*: Ligatur *f*, Unterbindung *f*
hepatic artery ligation: Ligatur *f* der Arteria hepatica propria
interdental ligation: Interdentalligatur *f*
sling ligation: Schlingenligatur *f*
surgical ligation: Ligatur *f*
teeth ligation: →*tooth ligation*
tooth ligation: Zahnligatur *f*, Ligatur *f*
variceal ligation: Varizenligation *f*

lig|a|ture [ˈlɪɡətʃər, ˈlɪɡətʃʊər]: **I** *noun* Ligatur *f*, Unterbindung *f* **II** *vt* →*ligate*
Desault's ligature: Desault-Ligatur *f*
elastic ligature: elastische Ligatur *f*
occluding ligature: Unterbindung *f*
orthodontic ligature: kieferorthopädische Ligatur *f*
steel ligature: Ligaturendraht *m*, Edelstahlligatur *f*, Stahlligatur *f*
suture ligature: Umstechungsligatur *f*, Umstechungsnaht *f*

Ligg. *Abk.*: ligaments

light [laɪt]: (*v* **lighted; lit**) **I** *n* Licht *nt*, Helligkeit *f*; Beleuchtung *f*, Licht(quelle *f*) *nt*; (Tages-)Licht *nt* **II** *adj* hell, licht **light hair** helles Haar **III** *vt* →*light up*
light up *vt* anzünden; (*Licht*) anmachen; be-, erleuchten, erhellen
cold light: Kaltlicht *nt*
dim light: Dämmerlicht *nt*
Finsen light: Finsen-Licht *nt*
infrared light: Infrarot-, Ultrarotlicht *nt*, IR-Licht *nt*, UR-Licht *nt*
intrinsic light: Eigengrau *nt*
monochromatic light: monochromatisches Licht *nt*
plane-polarized light: linear polarisiertes Licht *nt*
polarized light: polarisiertes Licht *nt*
reflected light: reflektiertes Licht *nt*
refracted light: gebrochenes Licht *nt*
Simpson light: Simpson-Licht *nt*
stray light: Streulicht *nt*
ultrared light: Infrarotstrahlung *f*, Ultrarotstrahlung *f*
ultraviolet light: Ultraviolett *nt*, Ultraviolettlicht *nt*, Ultraviolettstrahlung *f*, UV-Licht *nt*, UV-Strahlung *f*
visual light: sichtbares Licht *nt*
white light: weißes *oder* farbloses Licht *nt*
Wood's light: Wood-Licht *nt*

light [laɪt] *adj*: leicht, nicht schwer; (*Schlaf*) leicht; (*Krankheit*) leicht, unbedeutend
diffuse light: diffuses Licht *nt*, Streulicht *nt*

light-absorbing *adj*: lichtabsorbierend

light-adapted *adj*: helladaptiert

light-dependent *adj*: lichtabhängig

light|fast [ˈlaɪtfæst, -fɑːst] *adj*: lichtecht

light|fast|ness [ˈlaɪtfæstnəs] *noun*: Lichtechtheit *f*

light-headed *adj*: (leicht) benommen

light-headedness *noun*: (leichte) Benommenheit *f*

light-independent *adj*: lichtunabhängig

light-induced *adj*: lichtinduziert

light-insensitive *adj*: lichtunempfindlich

light|ness [ˈlaɪtnəs] *noun*: Leichtheit *f*; Leichtigkeit *f*, geringes Gewicht *nt*; Leichtverdaulichkeit *f*

light|ning [ˈlaɪtnɪŋ] *noun*: Blitz *m* **hit/struck by lightning** vom Blitz getroffen/erschlagen

light|proof [ˈlaɪtpruːf] *adj*: lichtundurchlässig, -dicht

light-red *noun*: Hellrot *nt*

light-sensitive *adj*: lichtempfindlich

light-skinned *adj*: hellhäutig

light|tight [ˈlaɪttaɪt] *adj*: (*brit.*) →*lightproof*

lig|ne|ous [ˈlɪɡnɪəs] *adj*: holzartig, holzig, Holz-

lig|nin ['lɪgnɪn] *noun*: Lignin *nt*
lig|no|caine ['lɪgnəkeɪn] *noun*: →*lidocaine*
lig|num ['lɪgnəm] *noun*: Holz *nt*, Lignum *nt*
lig|ro|in ['lɪgrəwɪn] *noun*: Ligroin *nt*, Lackbenzin *nt*
lig|ro|ine ['lɪgrəwiːn] *noun*: →*ligroin*
LIH *Abk.*: left inguinal hernia
LIHD *Abk.*: limited isovolemic hemodilution
lil|li|pu|tian [ˌlɪlɪ'pjuːʃn]: I *noun* Liliputaner(in *f*) *m* II *adj* winzig, zwergenhaft
LIMA *Abk.*: left internal mammary artery
limb [lɪm] *noun*: Glied *nt*, Gliedmaße *f*, Extremität *f*
ampullary limb: Crus ampullare
ampullary limbs of semicircular ducts: Crura membranacea ampullaria ductus semicircularis
amputated limb: Amputat *nt*
anacrotic limb: anakroter Schenkel *m*
anterior limb of internal capsule: vorderer Kapselschenkel *m*, Crus anterius capsulae internae
anterior limb of stapes: Crus anterius stapedis
limbs of anthelix: Anthelixschenkel *pl*, Crura anthelicis
artificial limb: Prothese *f*, Kunstglied *nt*
ascending limb of Henle's loop: aufsteigender Schenkel *m* der Henle-Schleife
limbs of bony semicircular canales: Crura ossea
common limb of membranous semicircular ducts: Crus membranaceum commune ductus semicircularis
descending limb of Henle's loop: absteigender Schenkel *m* der Henle-Schleife
limb of helix: Crus helicis
inferior limb of saphenous opening: Crus inferius marginis falciformis hiatus saphenus, Cornu inferius marginis falciformis hiatus saphenus
internal limb of greater alar cartilage: Crus mediale cartilaginis alaris majoris nasi
lateral limb of greater alar cartilage: Crus laterale cartilaginis alaris majoris nasi
long limb of incus: langer Ambossschenkel *m*, Crus longum incudis
lower limbs: untere Gliedmaßen/Extremitäten *pl*, Beine *pl*
medial limb of greater alar cartilage: Crus mediale cartilaginis alaris majoris nasi
pelvic limbs: untere Gliedmaßen/Extremitäten *pl*, Beine *pl*
phantom limb: **1.** Phantomglied *nt* **2.** Amputationstäuschung *f*, Phantomschmerz(en *pl*) *m*, Phantomempfinden *nt*
posterior limb of internal capsule: hinterer Kapselschenkel *m*, Crus posterius capsulae internae
posterior limb of stapes: Crus posterius stapedis
short limb of incus: kurzer/hinterer Ambossschenkel *m*, Crus breve incudis
simple membranous limb of semicircular ducts: Crus membranaceum simplex
superior limbs: obere Gliedmaßen/Extremitäten *pl*, Arme *pl*
superior limb of saphenous opening: Crus superius marginis falciformis hiatus saphenus, Cornu superius marginis falciformis hiatus saphenus
thin limb of Henle's loop: dünnes Segment *nt* der Henle-Schleife *f*, Überleitungsstück *nt*
thoracic limbs: obere Gliedmaßen/Extremitäten *pl*, Arme *pl*
upper limbs: obere Gliedmaßen/Extremitäten *pl*, Arme *pl*
limbus of cornea: Perikornealring *m*, Limbus corneae
lim|bal ['lɪmbl] *adj*: →*limbic*
lim|bic ['lɪmbɪk] *adj*: **1.** Limbus *oder* limbisches System betreffend, limbisch **2.** den Rand/Margo betreffend, am Rand liegend, einen Randbezirk betreffend, marginal, randständig, wandständig
lim|bus ['lɪmbəs] *noun, plural* **-bi** [-baɪ]: **1.** Saum *m*, Rand *m*, Kante *f*, Limbus *m* **2.** →*corneal limbus*
acetabular limbus: Margo acetabuli, Limbus acetabuli
alveolar limbus of mandible: Zahnbogen *m* des Unterkiefers, Arcus alveolaris mandibulae
alveolar limbus of maxilla: Zahnbogen *m* des Oberkiefers, Arcus dentalis superior
anterior palpebral limbus: vordere Lidkante *f*, Limbus anterior palpebrae
corneal limbus: Hornhautrand *m*, Limbus corneae
posterior palpebral limbus: hintere Lidkante *f*, Limbus posterior palpebrae
lime [laɪm] *noun*: **1.** Kalziumoxid *nt*, Calciumoxid *nt*, gebrannter Kalk *m* **2.** (*biolog.*) Limone *f*, Limonelle *f*; Linde *f*
carbon dioxide absorbent lime: Atemkalk *m*
chlorinated lime: Chlorkalk *m*, Calcaria chlorata
European lime: Winterlinde *f*, Tilia cordata
large-leaved lime: Sommerlinde *f*, Tilia platyphyllos
li|men ['laɪmən] *noun, plural* **li|mens, lim|i|na** ['lɪmənə]: Grenze *f*, Schwelle *f*, Limen *nt* **below the limen** subliminal, unterschwellig
differential limen: Unterschieds-, Differenzialschwelle *f*, Differenzlimen *nt*
limen of insula: Inselschwelle, Limen insulae
limen nasi: Limen nasi
stimulus limen: Reizschwelle *f*, -limen *nt*, Absolutschwelle *f*
lime|stone ['laɪmstəʊn] *noun*: Kalkstein *m*
lime|wa|ter ['laɪmwɔːtər] *noun*: **1.** kalkhaltiges Wasser *nt* **2.** Kalkmilch *f*, Kalklösung *f*
lim|i|nal ['lɪmənl] *adj*: Grenz-, Schwellen-, Limen-
lim|it ['lɪmɪt]: I *noun* **1.** Grenze *f*; Begrenzung *f*, Beschränkung *f*, Limit *nt* **over the limit** zuviel; (*zeitlich*) zu lange **to the limit** bis zum Letzten **without limit(s)** grenzenlos, unbeschränkt, unbegrenzt **within limits** in (gewissen) Grenzen **2.** Grenzlinie *f*, Grenze *f* II *vt* begrenzen, ein-, beschränken (*to* auf); limitieren
age limit: Altersgrenze *f*
dose limits: Dosisgrenzwerte *pl*
elastic limit: Elastizitätsgrenze *f*
endurance limit: Dauerleistungsgrenze *f*, Belastungsgrenze *f*
functional limit: Lähmungszeit *f*
hearing frequncy limit: Hörgrenze *f*
load-tolerance limit: Belastbarkeitsgrenze *f*
performance limit: Grenzleistung *f*
proportional limit: Proportionalitätsgrenze *f*
resuscitation limit: Wiederbelebungs-, Strukturerhaltungszeit *f*
safety limit: Sicherheitsgrenze *f*
time limit: Frist *f*; zeitliche Begrenzung *f*
lim|i|ta|tion [ˌlɪmə'teɪʃn] *noun*: Ein-, Beschränkung *f*, Begrenzung *f*, Limitierung *f*, Limitation *f*
lim|i|ta|tive ['lɪmɪteɪtɪv] *adj*: limitativ, begrenzend, einschränkend, beschränkend
lim|it|ed ['lɪmətɪd] *adj*: begrenzt, beschränkt (*to* auf); lokalisiert, umschrieben **limited in time** befristet
lim|it|ing ['lɪmətɪŋ] *adj*: ein-, beschränkend, Grenz-
limit|less ['lɪmɪtləs] *adj*: grenzenlos
lim|nae|mia [lɪm'niːmiːə] *noun*: (*brit.*) →*limnemia*
Lim|na|tis [lɪm'nætɪs] *noun*: Limnatis *f*
lim|ne|mia [lɪm'niːmiːə] *noun*: chronische Malaria *f*

L

li|mo|nene [ˈlɪmәniːn] *noun*: Limonen *nt*
li|mo|sis [laɪˈmәʊsɪs] *noun*: abnormer/krankhafter Hunger *m*
limp [lɪmp]: I *noun* Hinken *nt* **II** *vi* hinken, humpeln
Trendelenburg's limp: Hüfthinken *nt*, Trendelenburg-(Duchenne-)Hinken *nt*
limp [lɪmp] *adj*: **1.** schlaff, schlapp **2.** biegsam, weich
lim|pid [ˈlɪmpɪd] *adj*: durchsichtig, klar
lim|pid|i|ty [lɪmˈpɪdәtiː] *noun*: Durchsichtigkeit *f*, Klarheit *f*
lim|pid|ness [ˈlɪmpɪdnәs] *noun*: →*limpidity*
limp|ing [ˈlɪmpɪŋ] *noun*: Hinken *nt*, Claudicatio *f*
limp|ness [ˈlɪmpnәs] *noun*: Schlaffheit *f*, Schlappheit *f*
lim|u|lus [ˈlɪmjәlәs] *noun*: Limulus *m*
lim|y [ˈlaɪmiː] *adj*: kalkig, kalkartig, kalkhaltig, Kalk-
Lin. *Abk.*: liniment
LINAC *Abk.*: linear accelerator
lin|co|my|cin [lɪŋkәʊˈmaɪsɪn] *noun*: Lincomycin *nt*
linc|ture [ˈlɪŋktʃәr] *noun*: Linctus *m*
linc|tus [ˈlɪŋktәs] *noun*: Linctus *m*
lin|dane [ˈlɪndeɪn] *noun*: Lindan *nt*, Hexachlorcyclohexan *nt*, Benzolhexachlorid *nt*, Gammexan *nt*
lin|den [ˈlɪndәn] *noun*: Linde *f*, Tilia
line [laɪn]: I *noun* **1.** Linie *f*, Grenzlinie *f*, (*anatom.*) Linea *f* **2.** (Hand-)Linie *f*; (Gesichts-)Falte *f*, Runzel *f*; (Gesichts-)Zug *m* **3.** (Abstammungs-)Linie *f*, Geschlecht *nt* **the male line** die männliche Linie **in direct line** in direkter Linie **4.** Linie *f*, Strich *m*; Leine *f*, Schnur *f* Reihe *f*, Linie *f* **in line** übereinstimmend (*with* mit) **out of line** nicht übereinstimmend (*with* mit) **II** *vt* **5.** (*Gesicht*) (zer-)furchen, zeichnen **6.** (ein-)säumen
line off *vt* abgrenzen
absorption lines: Absorptionslinien *pl*
accretion lines: Retzius-Streifung *f*
Aldrich-Mees lines: Mees-Streifen *pl*
line of Amici: Z-Linie *f*, -Streifen *m*, Zwischenscheibe *f*, Telophragma *nt*
anocutaneous line: Anokutangrenze *f*, Anokutanlinie *f*, Linea anocutanea
anorectal line: Anorektalübergang *m*, anorektale Übergangszone *f*, Linea anorectalis
anterior axillary line: vordere Axillarlinie *f*, Linea axillaris anterior
anterior gluteal line: Linea glutea anterior
anterior median line: vordere vertikale Rumpfmittellinie *f*, Linea mediana anterior
anterior median line of trunk: vordere vertikale Rumpfmittellinie *f*, Linea mediana anterior
arcuate line of Douglas: Linea arcuata Douglasi, Linea arcuata vaginae musculi recti abdominis
arcuate line of ilium: Linea arcuata ossis ilii
arcuate line of pelvis: Linea terminalis (pelvis)
arcuate line of rectus sheath: Linea arcuata vaginae musculi recti abdominis
arcuate line of sheath of rectus abdominis muscle: Linea arcuata vaginae musculi recti abdominis
line of attachment: Ansatzstelle *f*, Befestigungsstelle *f*, Ansatzlinie *f*, Befestigungslinie *f*
axillary line: Axillarlinie *f*, Linea axillaris
Beau's lines: Beau-Furchen *pl*, -Linien *pl*
bismuth line: Wismutsaum *m*
Blaschko lines: Blaschko-Linien *pl*
blue line: Bleisaum *m*
Blumensaat's line: Blumensaat-Linie *f*
border line: (*a. fig.*) Grenzlinie *f*; Grenze *f*
boundary line: Grenzlinie *f*; Grenze *f*
Brücke's lines: Brücke-Bänder *pl*
Bryant's line: Bryant-Linie *f*
Burton's line: Bleisaum *m*
calcification lines: Retzius-Streifung *f*
Calvé's line: Calvé-Linie *f*
cell line: Zelllinie *f*, -reihe *f*
cement line: Kittlinie *f*
central line: zentraler Venenkatheter *m*
cervical line: Zahnschmelzzementgrenze *f*, Schmelzzementgenze *f*, Zahnzementschmelzgrenze *f*, Zementschmelzgrenze *f*
Chamberlain's line: Chamberlain-Linie *f*
Chaussier's line: Chaussier-Linie *f*
Clapton's line: Clapton-Linie *f*
cleavage lines: (*Haut*) Spaltlinien *pl*
Conradi's line: Conradi-Linie *f*
continuous cell line: permanente Zelllinie *f*
contour lines: Owen-Linien *pl*
copper line: Kupfersaum *m*
Correra's line: Correra-Linie *f*
Corrigan's line: Corrigan-Linie *f*
costoclavicular line: Parasternallinie *f*, Linea parasternalis
costophrenic septal lines: Kerley-B-Linien *pl*
Crampton's line: Crampton-Linie *f*
curved line of ilium: Linea arcuata ossis ilii
Czermak's lines: Czermak-Räume *pl*, Interglobularräume *pl*, Spatia interglobularia
line of demarcation: Grenzlinie *f*, Demarkationslinie *f*
dentate line: Anokutanlinie *f*, Linea anocutanea
developmental lines: Höckerfurchen *pl*
diploid cell line: diploide Zelllinie *f*
Dobie's line: Z-Linie *f*, Z-Streifen *m*, Zwischenscheibe *f*, Telophragma *nt*
Douglas' line: Douglas-Linie *f*, Linea arcuata vaginae musculi recti abdominis
Eberth's lines: Eberth-Linien *pl*
Ellis' line: Ellis-Damoiseau-Linie *f*, Damoiseau-Linie *f*
Ellis-Garland line: Ellis-Damoiseau-Linie *f*
epiphyseal line: Epiphysenlinie *f*, Epiphysenfugennarbe *f*, Linea epiphysialis
epiphysial line: Epiphysenlinie *f*, Epiphysenfugennarbe *f*, Linea epiphysialis
equipotential line: Äquipotenziallinie *f*
external line of Baillarger: äußere Baillarger-Schicht *f*, äußerer Baillarger-Streifen *m*, Stria laminae granularis interna
external superior arcuate line of occipital bone: Linea nuchalis superior
external superior curved line of occipital bone: Linea nuchalis superior
external superior semicircular line of occipital bone: Linea nuchae superior
falciform margin of white line of pelvic fascia: Arcus tendineus fasciae pelvis
Farre's white line: Farre-Linie *f*
Feer's line: Nagellinie *f*
Fraunhofer's lines: Fraunhofer-Linien *pl*
line of Gennari: Gennari-Streifen *m*
germ line: Germen *nt*, Keimbahn *f*
gingival line: **1.** Zahnfleischrand *m*, Margo gingivalis **2.** Zahnfleischsaum *m*
ground line: Grundlinie *f*
Gubler's line: Gubler-Linie *f*
gum line: Zahnfleischrand *m*, Margo gingivalis
Haller's line: vordere Mittelfurche *f*, Fissura mediana anterior medullae oblongatae
Hampton line: Hampton-Linie *f*

Harris' lines: Harris-Linien *pl*
Head's lines: Head-Zonen *pl*
Hensen's line: H-Bande *f*, H-Streifen *m*, H-Zone *f*, helle Zone *f*, Hensen-Zone *f*
highest arcuate line of occipital bone: Linea nuchalis suprema
highest curved line of occipital bone: Linea nuchalis suprema
highest nuchal line: Linea nuchalis suprema
highest semicircular line of occipital bone: Linea nuchae suprema
Hilgenreiner's line: Hilgenreiner-Linie *f*
Hilton's white line: Hilton-Linie *f*
Hudson's line: Stähli-Linie *f*
Hudson-Stähli line: Stähli-Linie *f*
Hueter's line: Hueter-Linie *f*
Hunter's line: Linea alba
Hunter-Schreger lines: Schreger-Hunter-Linien *pl*
iliopectineal line: Linea arcuata ossis ilii
incremental lines: Retzius-Streifung *f*
inferior arcuate line of occipital bone: Linea nuchalis inferior
inferior curved line of ilium: Linea glutea inferior
inferior curved line of occipital bone: Linea nuchalis inferior
inferior gluteal line: Linea glutea inferior
inferior nuchal line: Linea nuchalis inferior
inferior semicircular line of occipital bone: Linea nuchae inferior
inferior temporal line of parietal bone: Linea temporalis inferior ossis parietalis
infracostal line: Planum subcostale
inner line of Baillarger: innere Baillarger-Schicht *f*, innerer Baillarger-Streifen *m*, Stria laminae pyramidalis interna
intercondylar line: Linea intercondylaris femoris
intercondyloid line: →*intercondylar line*
internal line of Baillarger: →*inner line of Baillarger*
interscapular line: Interskapularlinie *f*
line of intersection: Schnittlinie *f*
interspinal line: Planum interspinale
intertrochanteric line: Linea intertrochanterica
intertubercular line: Planum intertuberculare
intra-arterial line: intraarterieller Zugang/Katheter *m*
isoelectric line: isoelektrische Linie *f*
isopotential line: Isopotenziallinie *f*
isothermal line: Isotherme *f*
Kerley lines: Kerley-Linien *pl*
Kerley B lines: Kerley-B-Linien *pl*
Krause's line: Z-Linie *f*, Z-Streifen *m*, Zwischenscheibe *f*, Telophragma *nt*
labial line: Labiallinie *f*
Langer's lines: Langer-Linien *pl*, Hautspalt-, Hautspannungslinien *pl*
Lanz's line: Planum interspinale
lateral supracondylar line of femur: Linea supracondylaris lateralis
lead line: Bleisaum *m*
Linton's line: Linton-Linie *f*
liquidus line: Liquiduskurve *f*
mamillary line: Mamillarlinie *f*, Linea mammillaris
mammary line: Milchleiste *f*
medial axillary line: mittlere Axillarlinie *f*, Linea axillaris media
medial supracondylar line of femur: Linea supracondylaris medialis
median line: Medianlinie *f*
median axillary line: mittlere Axillarlinie *f*, Linea axillaris media, Linea medio-axillaris
median nuchal line: Crista occipitalis externa
medioclavicular line: Medioklavikularlinie *f*, Linea medioclavicularis
Mees' lines: Mees-Streifen *pl*
Ménard-Shenton line: Ménard-Shenton-Linie *f*
mercurial line: Quecksilberlinie *f*, Quecksilbersaum *m*
midaxillary line: mittlere Axillarlinie *f*, Linea axillaris media, Linea medioaxillaris
midclavicular line: Medioklavikularlinie *f*, Linea medioclavicularis
middle curved line of ilium: Linea glutea anterior
middle nuchal line: →*median nuchal line*
milk line: Milchleiste *f*
Monro's line: Monro-Linie *f*
Monro-Richter line: Monro-Richter-Linie *f*, Richter-Linie *f*
mucogingival line: Mukogingivalgrenze *f*, Mukogingivallinie *f*
muscular line of scapula: Linea muscularis scapulae
mylohyoid line: Linea mylohyoidea
mylohyoidean line: Linea mylohyoidea
mylohyoid line of mandible: Linea mylohyoidea
Nélaton's line: Roser-Nélaton-Linie *f*, Nélaton-Linie *f*
neonatal lines: Owen-Linien *pl*
nipple line: Mamillarlinie *f*, Linea mammillaris
nuchal line: Linea nuchalis
oblique line of femur: Linea intertrochanterica
oblique line of mandible: Linea obliqua mandibulae
oblique line of thyroid (cartilage): Linea obliqua cartilaginis thyroideae
line of occlusion: Okklusionslinie *f*
Ombrédanne's line: Ombrédanne-Lot *nt*
lines of orientation: Orientierungslinien *pl*
line of origin: Ursprung *m*, Ursprungsstelle *f*, -linie *f*
outer line of Baillarger: →*external line of Baillarger*
lines of Owen: Owen-Linien *pl*
papillary line: Mamillarlinie *f*, Linea mammillaris
pararectal line: Linea pararectalis
parasternal line: Parasternallinie *f*, Linea parasternalis
paravertebral line: Paravertebrallinie *f*, Linea paravertebralis
pectinate line: Anokutanlinie *f*, Linea anocutanea
pectineal line: **1.** Pecten ossis pubis **2.** Linea pectinea (femoris)
pigmented line of the cornea: Stähli-Linie *f*
popliteal line of femur: Linea intercondylare
popliteal line of tibia: Linea musculi solei
postaxillary line: hintere Axillarlinie *f*, Linea axillaris posterior
posterior axillary line: hintere Axillarlinie *f*, Linea axillaris posterior
posterior gluteal line: Linea glutea posterior
posterior median line: hintere vertikale Rumpfmittellinie *f*, Linea mediana posterior
Poupart line: Poupart-Linie *f*
poverty line: Armutsgrenze *f*
preaxillary line: vordere Axillarlinie *f*, Linea preaxillaris
primitive line: Primitivstreifen *m*
line of reasoning: Denkweise *f*
regression line: Regressionsgerade *f*
lines of Retzius: Retzius-Streifung *f*
Richter-Monro line: Richter-Linie *f*, Monro-Richter-Linie *f*
Roser's line: Roser-Nélaton-Linie *f*, Nélaton-Linie *f*

rough line of femur: Linea aspera femoris
Salter's lines: Owen-Linien *pl*
scapular line: Skapularlinie *f*, Linea scapularis
Schoemaker's line: Shoemaker-Linie *f*
lines of Schreger: Schreger-Hunter-Linien *pl*
segmental lines: Höckerfurchen *pl*
semicircular line: Linea arcuata vaginae musculi recti abdominis
semicircular line of Douglas: →*Douglas' line*
semicircular line of frontal bone: Linea temporalis
semilunar line: Linea semilunaris, Spieghel-Linie *f*
Shenton's line: Shenton-Linie *f*, Ménard-Shenton-Linie *f*
Shoemaker's line: Shoemaker-Linie *f*
simian line: Vierfingerfurche *f*
Skinner's line: Shenton-Linie *f*, Ménard-Shenton-Linie *f*
Sölder's lines: Sölder-Linien *pl*
soleal line (of tibia): Linea musculi solei
solidus line: Soliduskurve *f*
spectral line: Spektrallinie *f*
Spieghel's line: Spieghel-Linie *f*, Linea semilunaris
spigelian line: →*Spieghel's line*
Spigelius' line: →*Spieghel's line*
spiral line (of femur): Linea intertrochanterica
Stähli's line: Stähli-Linie *f*
Stähli's pigment line: Stähli-Linie *f*
sternal line: Sternallinie *f*, Linea sternalis
subcostal line: Planum subcostale
subscapular lines: Lineae muscularis scapulae
superficial line of the cornea: →*Stähli's pigment line*
superior arcuate line of occipital bone: Linea nuchalis superior
superior curved line of ilium: Linea glutealis posterior
superior curved line of occipital bone: Linea nuchalis superior
superior nuchal line: Linea nuchalis superior
superior semicircular line of occipital bone: →*external superior semicircular line of occipital bone*
superior temporal line: Linea temporalis superior ossis parietalis
superior temporal line of parietal bone: Linea temporalis superior ossis parietalis
supracrestal line: Planum supracristale
supreme arcuate line of occipital bone: →*highest arcuate line of occipital bone*
supreme curved line of occipital bone: →*highest curved line of occipital bone*
supreme nuchal line: →*highest nuchal line*
supreme semicircular line of occipital bone: →*highest semicircular line of occipital bone*
temporal line of frontal bone: Linea temporalis ossis frontalis
lines of tension: Spannungslinien *pl*
terminal line: Linea terminalis
terminal line of pelvis: Linea terminalis pelvis
Terry's lines: Terry-Linien *pl*
line of thought: Auffassung *f*, Denkrichtung *f*, -weise *f*
transverse lines of sacral bone: Lineae transversae ossis sacri
transverse lines of sacrum: Lineae transversae ossis sacri
trapezoid line: Linea trapezoidea
Trümmerfeld line: Trümmerfeldzone *f*
V-shaped line of tongue: Terminalsulkus *m*, V-Linguae *nt*, Sulcus terminalis linguae
venous line: Venenkatheter *m*
vertebral line: Linea vertebralis
verticomental line: Scheitelkinnlinie *f*
line of vision: optische Augenachse *f*, Sehachse *f*, Axis opticus
visual line: optische Augenachse *f*, Sehachse *f*, Axis opticus
V-shaped line of tongue: Terminalsulkus *m*, V-Linguae *nt*, Sulcus terminalis linguae
white line: Linea alba
white line of abdomen: →*white line*
white line of Hilton: Hilton-Linie *f*
white line of ischiococcygeal muscle: Ligamentum anococcygeum
Z line: Z-Linie *f*, Z-Streifen *m*, Zwischenscheibe *f*, Telophragma *nt*
Zahn's lines: Zahn-Linien *pl*

line [laɪn] *vt*: auskleiden, (aus-)füttern, überziehen **lined with** ausgekleidet mit
lin|ea ['lɪnɪə] *noun, plural* **lin|e|ae** [-nɪiː]: Linie *f*, Linea *f*
linea alba: Linea alba
linea aspera: Linea aspera femoris
lin|e|age ['lɪnɪɪdʒ] *noun*: Geschlecht *nt*, Abstammung *f*
lin|e|a|ments ['lɪnɪəmənts] *plural*: (Gesichts-)Züge *pl*; Konturen *pl*
lin|e|ar ['lɪnɪər] *adj*: **1.** geradlinig, linear, Linear-; Längen- **2.** linienförmig, Strich-, Linien-
line-breed *vt*: reinzüchten
line|breed|ing ['laɪnbriːdɪŋ] *noun*: Reinzucht *f*, Linienzucht *f*
lined [laɪnd] *adj*: (*Gesicht*) faltig, gezeichnet
lin|en ['lɪnən]: **I** *noun* Leinen *nt*, Leinwand *f*; (Bett-)Wäsche *f* **II** *adj* leinen, Leinen-
lin|er ['laɪnər] *noun*: Liner *m*
cavity liner: Kavitätenliner *m*, Kavitätenlack *m*
LINES *Abk.*: long interspersed elements
lingu- *präf.*: Zungen-, Lingu(o)-
lin|gua ['lɪŋgwə] *noun, plural* **-guae** [-gwiː]: Zunge *f*; (*anatom.*) Lingua *f*, Glossa *f*
lingua glabra: Lingua glabra
lin|gual ['lɪŋgwəl] *adj*: Zunge/Lingua betreffend; in Zungennähe *oder* in Richtung der Zunge; zungenförmig, lingual
Lin|guat|u|la [lɪŋ'gwætʃələ] *noun*: Zungenwürmer *pl*
Linguatula rhinaria: Linguatula rhinaria, Nasenwurm *m*, Linguatula serrata
Linguatula serrata: Linguatula serrata, Nasenwurm *m*, Linguatula rhinaria
lin|guat|u|li|a|sis [lɪŋ,gwætʃə'laɪəsɪs] *noun*: Linguatula-Infektion *f*, Linguatuliasis *f*
Lin|gua|tu|li|dae [,lɪŋgwə't(j)ulədiː] *plural*: Linguatulidae *pl*
lin|guat|u|lo|sis [lɪŋ,gwætʃə'ləʊsɪs] *noun*: →*linguatuliasis*
lin|gui|form ['lɪŋgwəfɔːrm] *adj*: zungenförmig
lin|gu|la ['lɪŋgjələ] *noun, plural* **-lae** [-liː]: Zünglein *nt*, zungenförmiges Gebilde *nt*, Lingula *f*
lingula of cerebellum: Lingula, Lingula cerebelli
lingula of left lung: →*lingula of lung*
lingula of lower jaw: →*lingula of mandible*
lingula of lung: Lungenzipfel *m*, Lingula pulmonis sinistri
lingula of mandible: Lingula mandibulae
sphenoidal lingula: Lingula sphenoidalis
lingula of sphenoid bone: Lingula sphenoidalis
lin|gu|lar ['lɪŋgjələr] *adj*: Lingula betreffend, zungenförmig, Lingular-
lin|gu|late ['lɪŋgjəlɪt, -leɪt] *adj*: zungenförmig

lin|gu|lat|ed ['lɪŋgjəleɪtɪd] *adj*: →*lingulate*
lin|gu|lec|to|my [lɪŋgjə'lektəmiː] *noun*: Lingulektomie *f*
linguo- *präf.*: Zungen-, Lingu(o)-
lin|guo|ax|i|al [lɪŋgwə'æksɪəl] *adj*: linguoaxial
lin|guo|ax|i|o|cer|vi|cal [lɪŋgwəˌæksɪəʊ'sɜrvɪkl] *adj*: linguoaxiogingival, axiolinguogingival, axiolinguozervikal
lin|guo|ax|i|o|gin|gi|val [lɪŋgwəˌæksɪəʊ'dʒɪndʒəvəl] *adj*: →*linguoaxiocervical*
lin|guo|cer|vi|cal [lɪŋgwə'sɜrvɪkl] *adj*: linguozervikal
lin|guo|clu|sal [lɪŋgwə'kluːzəl] *adj*: linguookklusal, linguo-okklusal
lin|guo|clu|sion [lɪŋgwə'kluːʒn] *noun*: linguale Okklusion *f*, Lingualokklusion *f*, Linguokklusion *f*
lin|guo|den|tal [ˌlɪŋgwə'dentəl] *adj*: Zunge und Zähne/Dentes betreffend, linguodental
lin|guo|dis|tal [lɪŋgwə'dɪstəl] *adj*: distolingual, linguodistal
lin|guo|gin|gi|val [lɪŋgwə'dʒɪndʒəvəl] *adj*: linguogingival
lin|guo|in|ci|sal [ˌlɪŋgwəɪn'saɪzəl] *adj*: linguoinzisal
lin|guo|me|si|al [lɪŋgwə'miːzɪəl] *adj*: linguomesial
linguo-occlusal *adj*: linguookklusal, linguo-okklusal
lin|guo|pap|il|li|tis [ˌlɪŋgwəpæpɪ'laɪtɪs] *noun*: Entzündung *f* der Zungen(rand)papillen, Linguopapillitis *f*
lin|guo|plate ['lɪŋgwəpleɪt] *noun*: Zungenschild *nt*
lin|guo|prox|i|mal [lɪŋgwəˌprɑksɪməl] *adj*: linguoproximal, proximolingual
lin|guo|pul|pal [lɪŋgwə'pʌlpəl] *adj*: linguopulpal
lin|guo|ver|sion [lɪŋgwə'vɜrʒn] *noun*: Linguoversion *f*
lin|i|ment ['lɪnəmənt] *noun*: Linimentum *nt*
camphor liniment: Oleum Camphoratum
lin|i|men|tum [lɪnə'mentəm] *noun*: →*liniment*
li|nin ['laɪnɪn] *noun*: Linin *nt*
lin|ing ['laɪnɪŋ] *noun*: Belag *m*, Überzug *m*; Auskleidung *f*; Deckschicht *f*; (Aus-)Fütterung *f*
alveolar mucosal lining: Alveolarmukosa *f*, Alveolarschleimhaut *f*, Schleimhaut *f* der Alveolarfortsätze, Mucosa alveolaris
cavity lining: Kavitätenlining *nt*, Lining *nt*
oral mucosal lining: Schleimhautauskleidung *f* der Mundhöhle
periosteal lining of alveolar socket: Wurzelhaut *f*, Desmodontium *nt*, Periodontium *nt*
peritoneal lining: Peritonealüberzug *m*
li|ni|tis [lɪ'naɪtɪs, laɪ-] *noun*: Linitis *f*
link [lɪŋk]: I *noun* (Binde-, Ketten-, Befestigungs-)Glied *nt*, Verbindung(stück *nt*) *f*, Bindung *f* II *vt* verbinden, verknüpfen (*to, with* mit) III *vi* sich verbinden, sich verknüpfen (*to with* mit)
link up I *vt* verbinden, verknüpfen (*to, with* mit) II *vi* sich verbinden, sich verknüpfen (*to with* mit)
connecting link: Binde-, Zwischenglied *nt*
weak link: Locus minoris resistentiae
link|age ['lɪŋkɪdʒ] *noun*: **1.** (*chem.*) Bindung *f* (*to* an) **2.** Verkettung *f*, Verbindung *f*, Verknüpfung *f* **3.** (*biolog.*) Kopplung *f*
acetal linkage: Acetalbindung *f*
amide linkage: Amidbrücke *f*, -bindung *f*
cross linkage: Quervernetzung *f*, -verbindung *f*
energy-rich linkage: energiereiche Bindung *f*
gene linkage: Genkopplung *f*, Faktorenkopplung *f*
glycosidic linkage: glykosidische Bindung *f*
high-energy linkage: energiereiche Bindung *f*
ionic linkage: Ionenbindung *f*, elektrovalente/heteropolare/ionogene Bindung *f*
ketal linkage: Ketalbindung *f*
link|up ['lɪŋkʌp] *noun*: Verkettung *f*, Verbindung *f*, Verknüpfung *f*
Li|nog|na|thus [lɪ'nɑgnəθəs] *noun*: Linognathus *m*
li|no|le|ate [lɪ'nəʊlɪeɪt] *noun*: Linoleat *nt*
lin|seed ['lɪnsiːd] *noun*: Leinsamen *pl*, Lini semen
Lin|sto|wi|i|dae [lɪnstə'waɪədiː] *plural*: Linstowiidae *pl*
li|num ['laɪnəm] *noun*: →*linseed*
li|o|thy|ro|nine [laɪəʊ'θaɪrəniːn] *noun*: Liothyronin *nt*
lip [lɪp]: I *noun* **1.** Lippe *f*, (*anatom.*) Labium oris **2.** Labium *nt*, Labrum *nt* **3.** Rand *m*; Wundrand *m*; (*Gefäß*) Schnabel *m*, Tülle *f* II *adj* Lippen-
acetabular lip: Pfannenlippe *f*, Labrum acetabuli
anterior lip: Labium anterius ostii uteri
anterior lip of cervix of uterus: Labium anterius ostii uteri, vordere Muttermundlippe *f*
anterior lip of ostium of uterus: Labium anterius ostii uteri, vordere Muttermundlippe *f*
articular lip: Gelenklippe *f*, Labrum articulare
cleft lip: Hasenscharte *f*, Lippenspalte *f*, Cheiloschisis *f*
external lip of iliac crest: Labium externum cristae iliacae
fibrocartilaginous lip of acetabulum: Pfannenlippe *f*, Labrum acetabuli
glazed lips: Lacklippen *pl*
glenoid lip: Labrum glenoidale scapulae
greater lip of pudendum: große Schamlippe *f*, Labium majus pudendi
Hapsburg lip: Habsburger-Lippe *f*
hare lip: Hasenscharte *f*, Lippenspalte *f*, Cheiloschisis *f*
inferior lip: Unterlippe *f*, Labium inferius
inferior lip of ileocaecal valve: (*brit.*) →*inferior lip of ileocecal valve*
inferior lip of ileocecal valve: Labium inferius valvulae coli
inner lip of iliac crest: innere Darmbeinlippe *f*, Labium internum cristae iliacae
internal lip of iliac crest: innere Darmbeinlippe *f*, Labium internum cristae iliacae
lateral lip of linea aspera: Labium laterale lineae asperae
lesser lip of pudendum: kleine Schamlippe *f*, Labium minus pudendi
lower lip: Unterlippe *f*, Labium inferius oris
medial lip of linea aspera: Labium mediale lineae asperae
median cleft lip: mediane Oberlippenspalte *f*
posterior lip: Labium posterius ostii uteri
posterior lip of cervix of uterus: hintere Lippe *f* des äußeren Muttermundes, Labium posterius ostii uteri
posterior lip of ostium of uterus: →*posterior lip of cervix of uterus*
pudendal lips: Schamlippen *pl*, Labium majus et minus pudendi
rhombic lip: Rautenlippe *f*
superior lip: Oberlippe *f*, Labium superius oris
superior lip of ileocaecal valve: (*brit.*) →*superior lip of ileocecal valve*
superior lip of ileocecal valve: Labium superius valvulae coli
tympanic lip of limb of spiral lamina: obere Lippe *f* des Limbus laminae spiralis, Labium limbi tympanicum laminae spiralis ossei
upper lip: Oberlippe *f*, Labium superius oris
vestibular lip of limb of spiral lamina: Labium limbi vestibulare laminae spiralis ossei
LIP *Abk.*: **1.** lymphatic interstitial pneumonia **2.** lymphocytic interstitial pneumonia **3.** lymphoid interstitial

L

pneumonia
lip- *präf.*: Fett-, Lip(o)-, Adip(o)-
lip|ac|i|dae|mi|a [lɪpæsə'diːmiːə] *noun*: (*brit.*) →*lipacidemia*
lip|ac|i|de|mi|a [lɪpæsə'diːmiːə] *noun*: Hyperlipazidämie *f*
lip|ac|i|du|ri|a [lɪpæsə'd(j)ʊəriːə] *noun*: Lipazidurie *f*
li|pae|mi|a [lɪ'piːmiːə] *noun*: (*brit.*) →*lipemia*
li|pae|mic [lɪ'piːmɪk] *adj*: (*brit.*) →*lipemic*
lip|ar|o|cele [lɪp'ærəsiːl] *noun*: **1.** Fettbruch *m*, Liparozele *f*, Lipozele *f*, Adipozele *f* **2.** (*urolog.*) Liparozele *f*, Lipozele *f*
lip|a|roid ['lɪpərɔɪd] *adj*: fettartig, fettähnlich, lipoid
li|pase ['laɪpeɪz, 'lɪ-] *noun*: **1.** Lipase *f* **2.** Triacylglycerinlipase *f*, Triglyceridlipase *f*
diacylglycerol lipase: Lipoproteinlipase *f*
diglyceride lipase: Lipoproteinlipase *f*
gastric lipase: Magenlipase *f*
hormone-sensitive lipase: hormonsensitive Lipase *f*
lipoprotein lipase: Lipoproteinlipase *f*
monoacylglycerol lipase: Monoacylglycerinlipase *f*
pancreatic lipase: Pankreaslipase *f*
triacylglycerol lipase: Triacylglycerinlipase *f*
li|pa|sic [laɪ'peɪsɪk] *adj*: **1.** Lipase betreffend, Lipase- **2.** →*lipolytic*
lip|as|u|ri|a [ˌlɪpeɪ's(j)ʊəriːə] *noun*: Lipasurie *f*
lip|ec|to|my [lɪ'pektəmiː] *noun*: Fett(gewebs)entfernung *f*, Lipektomie *f*
lip|e|de|ma [lɪpɪ'diːmə] *noun*: Lipödem *nt*
li|pe|mi|a [lɪ'piːmiːə] *noun*: Lipämie *f*, Hyperlipämie *f*
alimentary lipemia: alimentäre/postprandiale Lipämie *f*
postprandial lipemia: alimentäre/postprandiale Lipämie *f*
li|pe|mic [lɪ'piːmɪk] *adj*: Lipämie betreffend, lipämisch, hyperlipämisch
lip|id ['lɪpɪd, 'laɪ-] *noun*: Lipid *nt*
lipid A: Lipid A *nt*
amphipathic lipid: amphipathisches/polares Lipid *nt*
carrier lipid: Carrierlipid *nt*
complex lipids: zusammengesetzte Lipide *pl*, verseifbare Lipide *pl*
compound lipid: Heterolipid *nt*
depot lipid: Depot-, Speicherfett *nt*
glycerol lipid: Glycerinfett *nt*, -lipid *nt*
non-saponifiable lipids: nicht-verseifbare Lipide *pl*, einfache Lipide *pl*
polar lipid: polares/amphipatisches Lipid *nt*
polyunsaturated lipid: Lipid *nt* mit mehrfach ungesättigten Fettsäuren
saponifiable lipids: verseifbare Lipide *pl*, zusammengesetzte Lipide *pl*
saturated lipid: Lipid *nt* aus gesättigten Fettsäuren
simple lipids: einfache Lipide *pl*, nicht-verseifbare Lipide *pl*
storage lipid: Depot-, Speicherlipid *nt*
total lipid: Gesamtlipide *pl*
unsaturated lipid: Lipid *nt* mit ungesättigten Fettsäuren
lip|i|dae|mi|a [lɪpɪ'diːmiːə] *noun*: (*brit.*) →*lipidemia*
lip|i|dase ['lɪpɪdeɪz] *noun*: Lipase *f*
lip|ide ['lɪpaɪd, 'laɪ-, -ɪd] *noun*: →*lipid*
lip|i|de|mi|a [lɪpɪ'diːmiːə] *noun*: Lipidämie *f*, Hyperlipidämie *f*
li|pid|ic [lɪ'pɪdɪk] *adj*: Lipid(e) betreffend *oder* enthaltend, Lipid-, Lipo-
lip|i|dol ['lɪpɪdɑl] *noun*: Fett-, Lipidalkohol *m*
lip|i|dol|y|sis [lɪpɪ'dɑlɪsɪs] *noun*: Lipidspaltung *f*, Lipidolyse *f*
lip|i|do|lyt|ic [ˌlɪpɪdə'lɪtɪk] *adj*: Lipidolyse betreffend *oder* auslösend, liplidspaltend, lipidolytisch
lip|i|do|sis [lɪpɪ'dəʊsɪs] *noun*: Lipidspeicherkrankheit *f*, Lipidose *f*, Lipoidose *f*
cerebral lipidosis: zerebrale Lipidose *f*, zerebrale Sphingolipidose *f*
cerebroside lipidosis: Gaucher-Erkrankung *f*, Gaucher-Krankheit *f*, Gaucher-Syndrom *nt*, Morbus Gaucher *m*, Glucozerobrosidose *f*, Zerebrosidlipidose *f*, Glykosylzeramidlipidose *f*, Lipoidhistiozytose *f* vom Kerasintyp
galactosylceramide lipidosis: Krabbe-Syndrom *nt*, Globoidzellen-Leukodystrophie *f*, Galaktozerebrosidlipidose *f*, Galaktozerebrosidose *f*, Angiomatosis encephalo-cutanea, Leukodystrophia cerebri progressiva hereditaria
ganglioside lipidosis: Gangliosidose *f*
glucosylceramide lipidosis: →*cerebroside lipidosis*
glycolipid lipidosis: Fabry-Syndrom *nt*, Morbus Fabry *m*, hereditäre Thesaurismose *f* Ruiter-Pompen-Weyers, Ruiter-Pompen-Weyers-Syndrom *nt*, Thesaurismosis hereditaria lipoidica, Angiokeratoma corporis diffusum (Fabry), Angiokeratoma universale
glycosylceramide lipidosis: →*cerebroside lipidosis*
hereditary dystopic lipidosis: →*glycolipid lipidosis*
sphingomyelin lipidosis: Niemann-Pick-Krankheit *f*, Sphingomyelinose *f*, Sphingomyelinlipidose *f*
sulfatide lipidosis: metachromatische Leukodystrophie/Leukoenzephalopathie *f*, Sulfatidlipidose *f*
sulphatide lipidosis: (*brit.*) →*sulfatide lipidosis*
lipid-soluble *adj*: lipidlöslich
lip|i|du|ri|a [lɪpɪ'd(j)ʊəriːə] *noun*: Lipurie *f*
lip|in ['lɪpɪn, 'laɪ-] *noun*: →*lipid*
lipo- *präf.*: Fett-, Lip(o)-, Adip(o)-
lip|o|ad|e|no|ma [ˌlɪpəˌædə'nəʊmə] *noun*: Lipoadenom *nt*, Adenolipom *nt*
lip|o|am|ide [ˌlɪpəʊ'æmaɪd, -mɪd] *noun*: Lipamid *nt*, Lipoamid *nt*
lip|o|ar|thrit|ic [ˌlɪpəʊɑːr'θrɪtɪk] *adj*: Lipoarthritis betreffend, lipoarthritisch
lip|o|ar|thri|tis [ˌlɪpəʊɑːr'θraɪtɪs] *noun*: Entzündung *f* des (peri)artikulären Fettgewebes, Lipoarthritis *f*
lip|o|a|tro|phia [ˌlɪpəə'trəʊfɪə] *noun*: →*lipoatrophy*
lip|o|a|troph|ic [ˌlɪpəʊ'trəʊfɪk] *adj*: Lipatrophie betreffend, lipatrophisch
lip|o|at|ro|phy [ˌlɪpəʊ'ætrəfiː] *noun*: **1.** Fettgewebsschwund *m*, Fettgewebsatrophie *f*, Lipoatrophie *f*, Lipatrophie *f*, Lipoatrophia *f*, Lipatrophia *f* **2.** →*lipodystrophy*
annular lipoatrophy: Lipatrophia anularis
semicircular lipoatrophy: Lipoatrophia semicircularis
lip|o|blast ['lɪpəʊblæst] *noun*: Lipoblast *m*
lip|o|blas|to|ma [ˌlɪpəʊblæs'təʊmə] *noun*: **1.** Lipoblastom(a) *nt* **2.** →*liposarcoma*
lip|o|cal|ci|gran|u|lo|ma|to|sis [ˌlɪpəʊˌkælsɪgrænjəˌləʊmə'təʊsɪs] *noun*: Lipokalzinogranulomatose *f*, Calcinosis universalis interstitialis
lip|o|cat|a|bol|ic [ˌlɪpəʊkætə'bɑlɪk] *adj*: den Fettabbau betreffend *oder* fördernd, lipokatabol, lipokatabolisch
lip|o|cele ['lɪpəʊsiːl] *noun*: Fettbruch *m*, Liparozele *f*, Lipozele *f*, Adipozele *f*
lip|o|cere ['lɪpəʊsɪər] *noun*: Fettwachs *nt*, Leichenwachs *nt*, Adipocire *f*
lip|o|chon|dro|dys|tro|phy [ˌlɪpəʊkɑndrə'dɪstrəfiː] *noun*: Hurler-Krankheit *f*, Hurler-Syndrom *nt*, von Pfaundler-Hurler-Krankheit *f*, von Pfaundler-Hurler-Syndrom *nt*, Lipochondrodystrophie *f*, Dysostosis multiplex, Mukopolysaccharidose I-H *f*

lip|o|chon|dro|ma [ˌlɪpəʊkɑn'drəʊmə] *noun*: Lipochondrom *nt*, benignes Mesenchymom *nt*
lip|o|chro|mae|mi|a [ˌlɪpəʊ'krəʊ'miːmiːə] *noun*: (*brit.*) →*lipochromemia*
lip|o|chrome ['lɪpəʊkrəʊm] *noun*: Lipochrom *nt*, Lipoidpigment *nt*
lip|o|chro|me|mi|a [ˌlɪpəʊ'krəʊ'miːmiːə] *noun*: Lipochromämie *f*, Hyperlipochromämie *f*
lip|o|chro|mo|gen [ˌlɪpəʊ'krəʊmədʒən] *noun*: Lipochromogen *nt*
li|poc|la|sis [lɪ'pɑkləsɪs] *noun*: →*lipolysis*
lip|o|clas|tic [ˌlɪpə'klæstɪk] *adj*: →*lipolytic*
lip|o|cyte ['lɪpəʊsaɪt] *noun*: **1.** Fett(gewebs)zelle *f*, Lipozyt *m*, Adipozyt *m* **2.** (*Leber*) Fettspeicherzelle *f*
lip|o|di|er|e|sis [ˌlɪpəʊdaɪ'erəsɪs] *noun*: →*lipolysis*
lip|o|di|e|ret|ic [ˌlɪpəʊdaɪə'retɪk] *adj*: →*lipolytic*
lip|o|dys|tro|phia [ˌlɪpəʊdɪ'strəʊfɪə] *noun*: →*lipodystrophy*
lip|o|dys|tro|phy [lɪpəʊ'dɪstrəfiː] *noun*: Lipodystrophie *f*, Lipodystrophia *f*
congenital progressive lipodystrophy: →*generalized lipodystrophy*
generalized lipodystrophy: Lawrence-Syndrom *nt*, lipatrophischer Diabetes *m*
intestinal lipodystrophy: intestinale Lipodystrophie *f*, Whipple-Krankheit *f*, Morbus Whipple *m*, lipophage Intestinalgranulomatose *f*, Lipodystrophia intestinalis
partial lipodystrophy: partielle Lipodystrophie *f*
progressive lipodystrophy: Simons-Syndrom *nt*, Lipodystrophia progressiva/paradoxa
progressive congenital lipodystrophy: →*generalized lipodystrophy*
progressive partial lipodystrophy: →*progressive lipodystrophy*
total lipodystrophy: →*generalized lipodystrophy*
lip|oe|de|ma [lɪpɪ'diːmə] *noun*: (*brit.*) →*lipedema*
li|pof|er|ous [lɪ'pɑfərəs] *adj*: fettleitend, -transportierend
lip|o|fi|bro|ma [ˌlɪpəfaɪ'brəʊmə] *noun*: Lipofibrom *nt*, Lipofibroma *nt*
lip|o|fus|cin [ˌlɪpəʊ'fʌsɪn, lɪpə'fjuːsɪn] *noun*: Abnutzungspigment *nt*, Lipofuszin *nt*
lip|o|fus|cin|o|sis [ˌlɪpəʊˌfjuːsə'nəʊsɪs] *noun*: Lipofuszinose *f*
ceroid lipofuscinosis: Ceroidlipofuscinose *f*, Zeroidlipofuszinose *f*
neuronal ceroid lipofuscinosis: Stock-Vogt-Spielmeyer-Syndrom *nt*, Batten-Spielmeyer-Vogt-Syndrom *nt*, neuronale/juvenile Zeroidlipofuszinose/Ceroidlipofuscinose *f*, juvenile Form *f* der amaurotischen Idiotie
lip|o|gen|e|sis [ˌlɪpəʊ'dʒenəsɪs] *noun*: Fett(bio)synthese *f*, Lipogenese *f*
lip|o|ge|net|ic [ˌlɪpəʊdʒə'netɪk] *adj*: →*lipogenic*
lip|o|gen|ic [ˌlɪpəʊ'dʒenɪk] *adj*: Lipogenese betreffend, fettbildend, lipogen
li|pog|e|nous [lɪ'pɑdʒənəs] *adj*: Fettleibigkeit verursachend
lip|o|gran|u|lo|ma [lɪpəʊˌgrænjə'ləʊmə] *noun*: Lipogranulom *nt*, Oleogranulom *nt*
lip|o|gran|u|lo|ma|to|sis [ˌlɪpəʊgrænjəˌləʊmə'təʊsɪs] *noun*: Lipogranulomatose *f*
disseminated lipogranulomatosis: Farber-Krankheit *f*, disseminierte Lipogranulomatose *f*
Farber's lipogranulomatosis: Farber-Krankheit *f*, disseminierte Lipogranulomatose *f*
lip|o|hae|mar|thro|sis [ˌlɪpəʊhɪmɑːr'θrəʊsɪs] *noun*: (*brit.*) →*lipohemarthrosis*
lip|o|hae|mi|a [ˌlɪpəʊ'hiːmiːə] *noun*: (*brit.*) →*lipohemia*
lip|o|he|mar|thro|sis [ˌlɪpəʊhɪmɑːr'θrəʊsɪs] *noun*: Lipohämarthrose *f*, Lipohämarthros *m*
lip|o|he|mi|a [ˌlɪpəʊ'hiːmiːə] *noun*: Hyperlipämie *f*, Lipämie *f*
lip|o|hy|a|lin [ˌlɪpəʊ'haɪəlɪn] *noun*: Lipohyalin *nt*
lip|oid ['lɪpɔɪd, 'laɪ-]: **I** *noun* **1.** Lipoid *nt* **2.** →*lipid* **II** *adj* fettartig, -ähnlich, lipoid
lip|oi|dae|mia [ˌlɪpɔɪ'diːmiːə] *noun*: (*brit.*) →*lipoidemia*
lip|oi|dal [lɪ'pɔɪdl, laɪ-] *adj*: fettartig, -ähnlich, lipoid
lip|oi|de|mia [ˌlɪpɔɪ'diːmiːə] *noun*: →*lipemia*
li|poid|ic [lɪ'pɔɪdɪk] *adj*: fettartig, -ähnlich, lipoid
li|poi|do|lyt|ic [lɪˌpɔɪdə'lɪtɪk] *adj*: →*lipidolytic*
lip|oi|do|sis [lɪpɔɪ'dəʊsɪs] *noun*: **1.** Lipidspeicherkrankheit *f*, Lipidose *f*, Lipoidose *f* **2.** Lipoidose *f*
arterial lipoidosis: Atherosklerose *f*
cerebroside lipoidosis: Gaucher-Erkrankung *f*, Gaucher-Krankheit *f*, Gaucher-Syndrom *nt*, Morbus Gaucher *m*, Glucozerebrosidose *f*, Zerebrosidlipidose *f*, Glykosylzeramidlipidose *f*, Lipoidhistiozytose *f* vom Kerasintyp
cholesterol lipoidosis: Hand-Schüller-Christian-Krankheit *f*, Schüller-Hand-Christian-Krankheit *f*, Schüller-Krankheit *f*
lipoidosis corneae: Embryotoxon *nt*, Gerontoxon *nt*, Greisenbogen *m*, Arcus lipoides corneae, Arcus senilis
gallbladder lipoidosis: Stippchengallenblase *f*
renal lipoidosis: Lipoidnephrose *f*, Lipidnephrose *f*, Minimal-change-Glomerulonephritis *f*
lip|oid|pro|tein|o|sis [ˌlɪpɔɪdˌprəʊtɪ'nəʊsɪs] *noun*: Lipidproteinose *f*, Urbach-Wiethe-Syndrom *nt*, Hyalinosis cutis et mucosae
lip|oid|sid|er|o|sis [ˌlɪpɔɪdsɪdə'rəʊsɪs] *noun*: Lip(o)idsiderose *f*
lip|oi|du|ri|a [lɪpɔɪ'd(j)ʊəriːə] *noun*: Lipurie *f*
lip|o|li|poi|do|sis [ˌlɪpəˌlɪpɔɪ'dəʊsɪs] *noun*: Lipolipoidose *f*
li|pol|y|sis [lɪ'pɑlɪsɪs] *noun*: Fettspaltung *f*, Fettabbau *m*, Lipolyse *f*
lip|o|lyt|ic [lɪpəʊ'lɪtɪk] *adj*: Lipolyse betreffend *oder* verursachend, fettspaltend, lipolytisch, steatolytisch
li|po|ma [lɪ'pəʊmə] *noun, plural* **-mas, -ma|ta** [lɪ'pəʊmətə]: Fettgeschwulst *f*, Fettgewebsgeschwulst *f*, Fetttumor *m*, Fettgewebstumor *m*, Lipom *nt*, Lipoma *nt*
lipoma arborescens: Lipoma arborescens
fat cell lipoma: braunes Lipom *nt*, Hibernom *nt*, Lipoma feto-cellulare
fetal lipoma: →*fat cell lipoma*
fetal cell lipoma: →*fat cell lipoma*
fetocellular lipoma: →*fat cell lipoma*
infiltrating lipoma: Liposarkom *nt*, Liposarcoma *nt*
lipoblastic lipoma: Liposarkom *nt*, Liposarcoma *nt*
naevoid lipoma: (*brit.*) →*nevoid lipoma*
nevoid lipoma: Angiolipom *nt*
telangiectatic lipoma: Angiolipom *nt*
thymus lipomas: Thymuslipome *pl*
li|pom|a|toid [lɪ'pɑmətɔɪd] *adj*: lipomähnlich, lipomartig, lipomatös
li|po|ma|to|sis [lɪˌpəʊmə'təʊsɪs] *noun*: Lipomatose *f*, Lipomatosis *f*
congenital lipomatosis of pancreas: Shwachman-Syndrom *nt*, Shwachman-Blackfan-Diamond-Oski-Khaw-Syndrom *nt*
nodular circumscribed lipomatosis: multiple symmetrische Lipomatose *f*
symmetrical lipomatosis: multiple symmetrische Lipomatose *f*
li|pom|a|tous [lɪ'pɑmətəs] *adj*: lipomähnlich, lipomartig, lipomatös

lip|o|mel|a|not|ic [ˌlɪpəʊmelə'nɑtɪk] *adj*: lipomelanotisch
lip|o|me|nin|go|cele [ˌlɪpəʊmɪ'nɪŋgəsiːl] *noun*: Lipomeningozele *f*
lip|o|met|a|bol|ic [ˌlɪpəʊmetə'bɑlɪk] *adj*: Fettstoffwechsel betreffend, lipometabolisch
lip|o|me|tab|o|lism [ˌlɪpəʊmə'tæbəlɪzəm] *noun*: Fettstoffwechsel *m*, -metabolismus *m*
lip|o|mi|cron [ˌlɪpəʊ'maɪkrɑn] *noun*: Lipomikron *nt*, Chylomikron *nt*
lip|o|mu|co|pol|y|sac|cha|ri|do|sis [ˌlɪpəʊmjuːkəʊˌpɑlɪsækərɪ'dəʊsɪs] *noun*: Lipomukopolysaccharidose *f*
lip|o|my|o|hae|man|gi|o|ma [ˌlɪpəʊmaɪəʊhɪˌmændʒɪ'əʊmə] *noun*: (*brit.*) →*lipomyohemangioma*
lip|o|my|o|he|man|gi|o|ma [ˌlɪpəʊmaɪəʊhɪˌmændʒɪ'əʊmə] *noun*: Lipomyohämangiom *nt*
lip|o|my|o|ma [ˌlɪpəʊmaɪ'əʊmə] *noun*: Lipomyom *nt*, Lipomyoma *nt*
lip|o|myx|o|ma [ˌlɪpəʊmɪks'əʊmə] *noun*: Lipomyxom *nt*
lip|o|ne|phro|sis [ˌlɪpəʊnɪ'frəʊsɪs] *noun*: Lipoidnephrose *f*, Lipidnephrose *f*, Minimal-change-Glomerulonephritis *f*
lip|o|nu|cle|o|pro|tein [ˌlɪpəʊˌn(j)uːklɪəʊ'prəʊtiːn, -tiːɪn] *noun*: Liponucleoprotein *nt*
li|pop|a|thy [lɪ'pɑpəθiː] *noun*: Fettstoffwechselstörung *f*, Lipopathie *f*
lip|o|pec|tic [ˌlɪpə'pektɪk] *adj*: Lipopexie betreffend, lipopektisch
lip|o|pe|ni|a [lɪpəʊ'piːnɪə] *noun*: Lipidmangel *m*, Lipopenie *f*
lip|o|pe|nic [ˌlɪpəʊ'piːnɪk] *adj*: Lipopenie betreffend, lipopenisch
lip|o|pep|tid [ˌlɪpəʊ'peptɪd] *noun*: Lipopeptid *nt*
lip|o|pex|i|a [ˌlɪpəʊ'peksɪə] *noun*: Fettspeicherung *f*, -einlagerung *f*, Lipopexie *f*
lip|o|pex|ic [ˌlɪpəʊ'peksɪk] *adj*: →*lipopectic*
lip|o|phage ['lɪpəʊfeɪdʒ] *noun*: Lipophage *m*
lip|o|pha|gia [ˌlɪpəʊ'feɪdʒɪə] *noun*: →*lipophagy*
lip|o|pha|gic [ˌlɪpəʊ'fædʒɪk] *adj*: Lipophagie betreffend, lipophagisch
lip|oph|a|gy [lɪ'pɑfədʒiː] *noun*: Lipophagie *f*
lip|o|phan|er|o|sis [ˌlɪpəʊˌfænə'rəʊsɪs] *noun*: Fettphanerose *f*, Lipophanerose *f*
lip|o|phil ['lɪpəʊfɪl] *noun*: lipophile Substanz *f*
lip|o|phile ['lɪpəʊfaɪl] *adj*: →*lipophilic*
lip|o|phil|i|a [ˌlɪpəʊ'fiːlɪə] *noun*: Fettlöslichkeit *f*, Lipophilie *f*
lip|o|phil|ic [ˌlɪpəʊ'fɪlɪk] *adj*: mit Affinität zu Fett; in Fett löslich, lipophil
lip|o|pol|y|sac|cha|ride [ˌlɪpəʊˌpɑlɪ'sækəraɪd, -rɪd] *noun*: Lipopolysaccharid *nt*
lip|o|pro|tein [ˌlɪpəʊ'prəʊtiːn, -tiːɪn] *noun*: Lipoprotein *nt*
α-lipoprotein: Lipoprotein *nt* mit hoher Dichte, α-Lipoprotein *nt*
β-lipoprotein: Lipoprotein *nt* mit geringer Dichte, β-Lipoprotein *nt*
high-density lipoprotein: Lipoprotein *nt* mit hoher Dichte, α-Lipoprotein *nt*
intermediate-density lipoprotein: Lipoprotein *nt* mit mittlerer Dichte, intermediate-density lipoprotein *nt*
low-density lipoprotein: Lipoprotein *nt* mit geringer Dichte, β-Lipoprotein *nt*
plasma lipoproteins: Plasmalipoproteine *pl*
serum lipoproteins: Serumlipoproteine *pl*
transport lipoprotein: Transportlipoprotein *nt*
very low-density lipoprotein: Lipoprotein *nt* mit sehr geringer Dichte, prä-β-Lipoprotein *nt*
lipoprotein-X: Lipoprotein X *nt*
lip|o|pro|tein|ae|mi|a [lɪpəʊˌprəʊtɪɪ'niːmiːə] *noun*: (*brit.*) →*lipoproteinemia*
lip|o|pro|tein|e|mi|a [lɪpəʊˌprəʊtɪɪ'niːmiːə] *noun*: Lipoproteinämie *f*
α-lipoproteinemia: Tangier-Krankheit *f*, Analphalipoproteinämie *f*, Hypo-Alpha-Lipoproteinämie *f*
β-lipoproteinemia: Abetalipoproteinämie *f*, A-Beta-Lipoproteinämie *f*, Bassen-Kornzweig-Syndrom *nt*
lip|o|pro|tein|o|sis [ˌlɪpəʊˌprəʊtɪɪ'nəʊsɪs] *noun*: Urbach-Wiethe-Syndrom *nt*, Lipoidproteinose (Urbach-Wiethe) *f*, Hyalinosis cutis et mucosae
lip|o|sar|co|ma [ˌlɪpəʊsɑːr'kəʊmə] *noun*: Liposarkom *nt*, Liposarcoma *nt*
li|po|sis [lɪ'pəʊsɪs] *noun*: Lipomatose *f*, Lipomatosis *f*
li|po|si|tol [lɪ'pəʊsətəl, -təʊl] *noun*: Inosit *nt*, Inositol *nt*
lip|o|sol|u|ble [ˌlɪpəʊ'sɑljəbl] *adj*: fettlöslich
lip|o|some ['lɪpəʊsəʊm] *noun*: Liposom *nt*
lip|o|suc|tion ['lɪpəʊsʌkʃn] *noun*: Liposuktion *f*
lip|o|troph|ic [ˌlɪpəʊ'trɑfɪk, -'trəʊ-] *adj*: Lipotrophie betreffend, lipotroph(isch)
li|pot|ro|phy [lɪ'pɑtrəfiː] *noun*: Lipotrophie *f*
lip|o|trop|ic [ˌlɪpəʊ'trɑpɪk, -'trəʊ-] *adj*: mit besonderer Affinität zu Fett, lipotrop
β-li|po|tro|pin [ˌlɪpəʊ'trəʊpɪn] *noun*: β-Lipotropin *nt*, lipotropes Hormon *nt*
li|pot|ro|pism [lɪ'pɑtrəpɪzəm] *noun*: Lipotropie *f*
li|pot|ro|py [lɪ'pɑtrəpiː] *noun*: →*lipotropism*
li|pox|i|dase [lɪ'pɑksɪdeɪz] *noun*: →*lipoxygenase*
li|pox|y|ge|nase [lɪ'pɑksɪdʒɪneɪz] *noun*: Lipoxygenase *f*
arachidonate-12-lipoxygenase: Arachidonsäure-12-Lipoxygenase *f*
arachidonate-5-lipoxygenase: Arachidonsäure-5-Lipoxygenase *f*
lip|pa ['lɪpə] *noun*: Lippitudo *f*, Triefauge *nt*, Lidrandentzündung *f*, Blepharitis *f* marginalis
lipped [lɪpt] *adj*: **1.** eine Lippe *oder* Lippen habend, -lippig; lippenförmig **2.** mit einem Schnabel *oder* einer Tülle versehen, gerandet
lip|pi|tude ['lɪpət(j)uːd] *noun*: Triefauge *nt*, Lidrandentzündung *f*, Lippitudo *f*, Blepharitis ciliaris/marginalis
lip|pi|tu|do [lɪpə't(j)uːdəʊ] *noun*: →*lippitude*
lip|read ['lɪpriːd] *vt, vi*: von den Lippen ablesen
lip|read|ing ['lɪpriːdɪŋ] *noun*: Lippenlesen *nt*
li|pu|ri|a [lɪ'p(j)ʊəriːə] *noun*: Lipurie *f*
li|pu|ric [lɪ'p(j)ʊərɪk] *adj*: Lipurie betreffend, lipurisch
Liq. *Abk.*: liquor
liq. *Abk.*: liquid
liq|ue|fa|cient [ˌlɪkwə'feɪʃənt]: **I** *noun* Verflüssigungsmittel *nt* **II** *adj* verflüssigend
liq|ue|fac|tion [ˌlɪkwə'fækʃn] *noun*: Verflüssigung *f*, Liquefaktion *f*, Schmelzung *f*
liq|ue|fac|tive [ˌlɪkwə'fæktɪv] *adj*: verflüssigend
liq|ue|fi|a|ble [ˌlɪkwəfaɪəbl] *adj*: verflüssigbar; schmelzbar
liq|ue|fi|er ['lɪkwəfaɪər] *noun*: Verflüssiger *m*, Verflüssigungsapparat *m*
liq|ue|fy ['lɪkwəfaɪ]: **I** *vt* verflüssigen, liqueszieren; schmelzen **II** *vi* sich verflüssigen, liqueszieren; schmelzen
li|quesce [lɪ'kwes] *vt, vi*: →*liquefy*
li|ques|cent [lɪ'kwesnt] *adj*: sich verflüssigend; schmelzend
liq|uid ['lɪkwɪd]: **I** *noun* Flüssigkeit *f* **II** *adj* **1.** flüssig, liquid(e), Flüssigkeits- **2.** klar, wässrig, durchsichtig, transparent
Cotunnius's liquid: Cotunnius-Flüssigkeit *f*, Perilymphe *f*, Perilympha *f*, Liquor Cotunnii

L

li|quid|i|ty [lɪˈkwɪdətiː] *noun*: **1.** flüssiger Zustand *m* **2.** Klarheit *f*, Transparenz *f*

li|qui|dus [ˈlɪkwədəs] *noun*: Liquiduskurve *f*

liq|ui|fy [ˈlɪkwəfaɪ] *vt, vi*: →*liquefy*

li|quor [ˈlɪkər; ˈlɪkwɔːr] *noun*: **1.** Flüssigkeit *f* **2.** seröse Körperflüssigkeit *f*, Liquor *m*

gas liquor: konzentrierter Salmiakgeist *m*

liquor of Scarpa: Endolymphe *f*, Endolympha *f*

liq|uo|rice [ˈlɪkərɪʃ, ˈlɪkrɪʃ] *noun*: **1.** Lakritzen-, Süßholzsaft *m* **2.** Süßholz(wurzel) *nt*

liq|uor|rhe|a [ˌlɪkəˈrɪə] *noun*: Hydrorrhoea cerebrospinalis, Liquorrhoe *f*

tympanic liquorrhea: Liquortympanon *nt*

liq|uor|rhoe|a [ˌlɪkəˈrɪə] *noun*: (*brit.*) →*liquorrhea*

LIS *Abk.*: lobular in situ

li|sin|o|pril [lɪˈsɪnəprɪl] *noun*: Lisinopril *nt*

LISL *Abk.*: laser intracorporeal shock wave lithotripsy

lisp [lɪsp]: **I** *noun* Lispeln *nt*, Sigmatismus *m*; Parasigmatismus *m* **II** *vi* **1.** lispeln, mit der Zunge anstoßen **2.** stammeln

lisp|ing [ˈlɪspɪŋ] *noun*: Lispeln *nt*, Sigmatismus *m*; Parasigmatismus *m*

Lis|sen|ceph|a|la [ˌlɪsenˈsefələ] *plural*: Lissencephala *pl*

lis|sen|ce|pha|li|a [ˌlɪsensɪˈfeɪljə] *noun*: **1.** Lissenzephalie *f* **2.** Agyrie *f*

lis|sen|ce|phal|ic [ˌlɪsensɪˈfælɪk] *adj*: **1.** (*biolog.*) Lissencephala betreffend **2.** lissenzephal **3.** agyral

lis|sen|ceph|a|ly [ˌlɪsenˈsefəliː] *noun*: →*lissencephalia*

lis|so|sphinc|ter [ˌlɪsəʊˈsfɪŋktər] *noun*: unwillkürlicher Schließmuskel *m*, Lissosphinkter *m*

list [lɪst] *noun*: Liste *f*

DGHM list: DGHM-Liste *f*

diet list: Diätplan *m*

negative list: Negativliste *f*

RKI list: RKI-Liste *f*

waiting list: Warteliste *f*

Lis|ter|el|la [lɪstəˈrelə] *noun*: →*Listeria*

lis|ter|el|lo|ris [ˌlɪstəreˈləʊsɪs] *noun*: →*listeriosis*

Lis|te|ria [lɪˈstɪərɪə] *noun*: Listeria *f*

Listeria monocytogenes: Listeria monocytogenes

lis|te|ri|al [lɪˈstɪərɪəl] *adj*: Listeria betreffend, durch Listeria verursacht, Listerien-, Listeria-

lis|te|ri|o|sis [lɪˌstɪərɪˈəʊsɪs] *noun, plural* **-ses** [lɪˌstɪərɪˈəʊsiːz]: Listerieninfektion *f*, Listeriose *f*

perinatal listeriosis: Neugeborenenlisteriose *f*, Granulomatosis infantiseptica

postnatal listeriosis: postnatale Listeriose *f*

li|su|ride [lɪˈsəraɪd] *noun*: Lisurid *nt*

LIT *Abk.*: liver incorporation test

li|ter [ˈliːtər] *noun*: Liter *m/nt*

lit|er|al [ˈlɪtərəl] *adj*: Buchstaben betreffend, literal

lith- *präf.*: Stein-, Lith(o)-

lith|a|gogue [ˈlɪθəgɔg, -gɑg] *noun*: Lithagogum *nt*

lith|arge [ˈlɪθɑːrdʒ, lɪˈθɑːrdʒ] *noun*: Bleiglätte *f*, Bleioxid *nt*, Lithargyrum *nt*

li|thec|bo|le [lɪˈθekbəliː] *noun*: Steinausstoßung *f*, -expulsion *f*

li|thec|ta|sy [lɪˈθektəsiː] *noun*: transurethrale Steinextraktion *f*, Lithektasie *f*

li|thec|to|my [lɪˈθektəmiː] *noun*: **1.** Steinschnitt *m*, Lithotomie *f* **2.** Blasensteinschnitt *m*; Blasenschnitt *m*

li|thi|a|sic [lɪˈθaɪəsɪk] *adj*: Lithiasis betreffend

li|thi|a|sis [lɪˈθaɪəsɪs] *noun*: Steinleiden *nt*, Lithiasis *f*

salivary lithiasis: Sialolithiasis *f*

lith|ic [ˈlɪθɪk] *adj*: **1.** (*patholog.*) Stein- **2.** (*chem.*) Lithium-

lith|i|um [ˈlɪθɪəm] *noun*: Lithium *nt*

lithium borohydride: Lithiumborhydrid *nt*

litho- *präf.*: Stein-, Lith(o)-

lith|o|ce|no|sis [ˌlɪθəsɪˈnəʊsɪs] *noun*: →*litholapaxy*

lith|o|cho|late [ˌlɪθəˈkəʊleɪt] *noun*: Lithocholat *nt*

lith|o|cho|lyl|gly|cine [ˌlɪθəˌkəʊlɪlˈglaɪsiːn] *noun*: Glycinlithocholat *nt*

lith|o|cho|lyl|tau|rine [ˌlɪθəˌkəʊlɪlˈtɔːriːn, -rɪn] *noun*: Taurinlithocholat *nt*

lith|o|clast [ˈlɪθəklæst] *noun*: →*lithotriptor*

lith|o|cys|tot|o|my [ˌlɪθəsɪsˈtɑtəmiː] *noun*: Blasensteinschnitt *m*, Lithozystotomie *f*

lith|o|di|al|y|sis [ˌlɪθədaɪˈælɪsɪs] *noun*: Steinauflösung *f*, Lithodialyse *f*

lith|o|gen|e|sis [ˌlɪθəˈdʒenəsɪs] *noun*: Stein-, Konkrementbildung *f*, Lithogenese *f*

lith|o|gen|ic [ˌlɪθəˈdʒenɪk] *adj*: die Steinbildung fördernd, steinbildend, lithogen

li|thog|e|nous [lɪˈθɑdʒənəs] *adj*: →*lithogenic*

lith|o|kel|y|pho|pae|di|on [ˌlɪθəˌkelɪfəʊˈpɪdɪɑn] *noun*: (*brit.*) →*lithokelyphopedion*

lith|o|kel|y|pho|pe|di|on [ˌlɪθəˌkelɪfəʊˈpɪdɪɑn] *noun*: Lithokelyphopädion *nt*

lith|o|kel|y|phos [ˌlɪθəˈkelɪfɑs] *noun*: Steinmole *f*

li|thol|a|paxy [lɪˈθɑləpæksiː] *noun*: Litholapaxie *f*

Bigelow's litholapaxy: Litholapaxie *f* nach Bigelow

li|thol|y|sis [lɪˈθɑlɪsɪs] *noun*: Litholyse *f*

chemical litholysis: Chemolitholyse *f*

lith|o|lyt|ic [ˌlɪθəˈlɪtɪk]: **I** *noun* litholytische Substanz *f*, Litholytikum *nt* **II** *adj* steinauflösend, litholytisch

li|thom|e|ter [lɪˈθɑmɪtər] *noun*: Lithometer *nt*

lith|o|ne|phrot|o|my [ˌlɪθənɪˈfrɑtəmɪ, -ne-] *noun*: Nephrolithotomie *f*

lith|o|pae|di|on [ˌlɪθəˈpɪdɪɑn] *noun*: (*brit.*) →*lithopedion*

lith|o|pae|di|um [ˌlɪθəˈpɪdɪəm] *noun*: (*brit.*) →*lithopedion*

lith|o|pe|di|on [ˌlɪθəˈpɪdɪɑn] *noun*: Steinkind *nt*, Lithopädion *nt*

lith|o|pe|di|um [ˌlɪθəˈpɪdɪəm] *noun*: →*lithopedion*

lith|o|tome [ˈlɪθətəʊm] *noun*: Steinmesser *nt*, Lithotom *nt*

li|thot|o|my [lɪˈθɑtəmiː] *noun*: **1.** Steinschnitt *m*, Lithotomie *f* **2.** →*vesical lithotomy*

high lithotomy: hoher Blasenschnitt *m*, Sectio alta

suprapubic lithotomy: hoher Blasenschnitt *m*, Sectio alta

vesical lithotomy: Blasensteinschnitt *m*, Lithozystotomie *f*

lith|o|trip|sy [ˌlɪθəˈtrɪpsiː] *noun*: Lithotripsie *f*

extracorporeal shock wave lithotripsy: extrakorporale Stoßwellenlithotripsie *f*

laser lithotripsy: Laserlithotripsie *f*

transurethral lithotripsy: transurethrale Lithotripsie *f*

lith|o|trip|ter [ˈlɪθətrɪptər] *noun*: →*lithotriptor*

lith|o|trip|tic [ˌlɪθəˈtrɪptɪk] *adj*: Lithotripsie betreffend

lith|o|trip|tor [ˈlɪθətrɪptər] *noun*: Lithotripter *m*, Lithotriptor *m*, Lithokonion *nt*, Lithoklast *m*, Lithofraktor *m*

lith|o|trip|to|scope [ˌlɪθəˈtrɪptəskəʊp] *noun*: Lithotriptoskop *nt*

lith|o|trip|tos|co|py [ˌlɪθətrɪpˈtɑskəpiː] *noun*: Lithotriptoskopie *f*

lith|o|trite [ˈlɪθətraɪt] *noun*: →*lithotriptor*

li|thot|ri|ty [lɪˈθɑtrətiː] *noun*: Lithotripsie *f*

lith|o|troph [ˈlɪθətrɑf, -trəʊf] *adj*: lithotroph

li|thot|ro|phy [lɪˈtɑtrəfiː] *noun*: Lithotrophie *f*

lith|ous [ˈlɪθəs] *adj*: Stein(bildung) betreffend, kalkulös

lith|ox|i|du|ria [lɪθˌɑksɪˈd(j)ʊəriːə] *noun*: Xanthinausscheidung *f* im Harn, Xanthinurie *f*

lith|u|re|sis [ˌlɪθjəˈriːsɪs] *noun*: Blasengrießabgang *m*, Lithurese *f*

lith|u|re|te|ria [ˌlɪθərɪ'tɪərɪə] *noun*: Ureterolithiasis *f*
lith|u|ri|a [lɪθ'(j)ʊəriːə] *noun*: übermäßige Harnsäureausscheidung *f*, Lithurie *f*
lit|mus ['lɪtməs] *noun*: Lackmus *nt*
li|tre ['liːtər] *noun*: (*brit.*) →*liter*
lit|ter ['lɪtər] *noun*: **1.** Trage *f*, Bahre *f* **2.** (*biolog.*) Wurf *m*
lit|tle ['lɪtl]: **I** *adj* klein, Klein-; wenig; kurz; gering(fügig), unbedeutend **II** *adv* wenig, kaum **a little (better)** etwas, ein wenig (besser) **after a little** nach einer Weile **for a little** für ein Weilchen **little by little** nach und nach, allmählich
lit|tri|tic [lɪ'trɪtɪk] *adj*: Littritis betreffend, littritisch, littreitisch
lit|tri|tis [lɪ'traɪtɪs] *noun*: Entzündung *f* der Littré-Drüsen, Littré-Abszess *m*, Littritis *f*, Littréitis *f*
LIVC *Abk.*: left inferior vena cava
LIVCD *Abk.*: left intraventricular conduction delay
live [lɪv]: **I** *vt* leben **II** *vi* **1.** leben, am Leben bleiben **2.** leben (*on, upon* von); sich ernähren (*on, upon* von, *by* durch, von) **3.** leben, wohnen (*with* bei)
live [laɪv] *adj*: **1.** lebend, lebendig, Lebend- **2.** (*physik.*) spannungsführend, stromführend, unter Spannung/Strom stehend
li|ve|do [lɪ'viːdəʊ] *noun*: Livedo *f*
postmortem livedo: Totenflecke *pl*, Livor mortis, Livores *pl*
livedo reticularis: Livedo reticularis
liv|e|doid ['lɪvɪdɔɪd] *adj*: Livedo betreffend, livedoartig
liv|er ['lɪvər]: **I** *noun* **1.** Leber *f*; (*anatom.*) Hepar *nt* **2.** Rotbraun *nt* **II** *adj* rotbraun **above the liver** oberhalb der Leber (liegend), suprahepatisch **below the liver** unterhalb der Leber (liegend), subhepatisch **through the liver** durch die Leber, transhepatisch
albuminoid liver: Amyloidleber *f*
amyloid liver: Amyloidleber *f*
brimstone liver: Feuersteinleber *f*
cardiac liver: Stauungsinduration *f* der Leber, Cirrhose cardiaque
congested liver: Stauungsleber *f*
contracted liver: Schrumpfleber *f*
fatty liver: Fettleber *m*, Hepar adiposum
flinty liver: Feuersteinleber *f*
floating liver: Lebersenkung *f*, Lebertiefstand *m*, Wanderleber *f*, Hepatoptose *f*, Hepar migrans/mobile
frosted liver: Zuckergussleber *f*, Perihepatitis chronica hyperplastica
hobnail liver: **1.** Schuhzweckenleber *f* **2.** Kartoffelleber *f*
icing liver: Zuckergussleber *f*, Perihepatitis chronica hyperplastica
indurated liver: Hepar induratum
lardaceous liver: Amyloidleber *f*
lobular liver: Hepar lobatum
nutmeg liver: Muskatnussleber *f*, Herbstlaubleber *f*
polycystic liver: angeborene Zystenleber *f*
saffron liver: Safranleber *f*, Hepar crocatum
sago liver: Sagoleber *f*
shrunken liver: Schrumpfleber *f*
stasis liver: Stauungsleber *f*
sugar-icing liver: Zuckergussleber *f*, Perihepatitis chronica hyperplastica
Thorotrast liver: Thorotrastleber *f*
wandering liver: Lebersenkung *f*, -tiefstand *m*, Wanderleber *f*, Hepatoptose *f*, Hepar migrans/mobile
waxy liver: Amyloidleber *f*
liv|er|ish ['lɪvərɪʃ] *adj*: **1.** leberleidend **be liverish** es mit der Leber zu tun haben **2.** leberähnlich, -artig, Leber-; rotbraun, rötlichbraun **3.** mürrisch
liv|er|y ['lɪvəriː] *adj*: →*liverish*
liv|id ['lɪvɪd] *adj*: blassbläulich, fahl, livid, livide, bläulich verfärbt
li|vid|i|ty [lɪ'vɪdətiː] *noun*: bläuliche Hautverfärbung *f*, Lividität *f*
postmortem lividity: Totenflecke *pl*, Livor mortis, Livores *pl*
li|vor ['laɪvɔːr, -vər] *noun*: **1.** bläuliche (Haut-)Verfärbung *f*, Lividität *f* **2.** →*livor mortis*
livor mortis: Totenflecke *pl*, Livor mortis, Livores *pl*
LIVT *Abk.*: left idiopathic ventricular tachycardia
Lixiscope *Abk.*: low intensity x-ray imaging scope
lix|iv|i|ate [lɪk'sɪvɪət] *vt*: auslaugen
lix|iv|i|a|tion [lɪkˌsɪvɪ'eɪʃn] *noun*: Auslaugen *nt*, Auslaugung *f*
lix|iv|i|um [lɪk'sɪvɪəm] *noun*: Lauge *f*
LL *Abk.*: **1.** left lower lid **2.** left lower lobe **3.** liver lipase **4.** lower lid **5.** lymphatic leukosis
LLAT *Abk.*: lysolecithin-lecithin acyltransferase
LLBCD *Abk.*: left lower border of cardiac dullness
LLC *Abk.*: liquid-liquid chromatography
LLE *Abk.*: left lower extremity
LLF *Abk.*: Laki-Lorand factor
LLL *Abk.*: left lower lobe
LLM *Abk.*: localized leukocyte mobilization
LLPV *Abk.*: left lower pulmonary veins
LLQ *Abk.*: left lower quadrant
LLRA *Abk.*: low lateral right atrium
LM *Abk.*: **1.** legal medicine **2.** light microscope **3.** lincomycin **4.** Listeria monocytogenes **5.** lunar month
lm *Abk.*: lumen
LMA *Abk.*: **1.** laryngeal mask airway **2.** laser micro-spectral analysis **3.** liver membrane auto-antibodies
LMAF *Abk.*: lymphocyte migration activating factor
LMAT *Abk.*: leukocyte migration in agarose test
LMC *Abk.*: **1.** left main coronary **2.** lymphocyte mediated cytolysis **3.** lymphocyte mediated cytotoxicity
LMCA *Abk.*: left middle cerebral artery
LMCAD *Abk.*: left main coronary artery disease
LMCD *Abk.*: left main coronary disease
LMD *Abk.*: low molecular dextran
LME *Abk.*: lysine methylester
L-mer|o|my|o|sin [merəʊ'maɪəsɪn] *noun*: leichtes Meromyosin *nt*, L-Meromyosin *nt*
LMF *Abk.*: **1.** leukeran, methotrexate, 5-fluorouracil **2.** leukocyte mobilizing factor **3.** lipid mobilizing factor **4.** lymphocyte mitogenic factor
LMFP *Abk.*: Leukeran, methotrexate, 5-fluorouracil, prednisone
LMFS *Abk.*: linear muscle fiber stretch
LMGA *Abk.*: levo-malposition of the great arteries
LMH *Abk.*: lipid mobilizing hormone
LMIF *Abk.*: leukocyte migration inhibitory factor
LMIT *Abk.*: leukocyte migration inhibition test
LML *Abk.*: **1.** left mediolateral **2.** left midline
LMM *Abk.*: **1.** lentigo-maligna melanoma **2.** lentigo-malignant melanoma **3.** light meromyosin
LMMI *Abk.*: left ventricular muscle mass index
LMN *Abk.*: lower motor neuron
LMP *Abk.*: **1.** last menstrual period **2.** lumbar puncture
LMR *Abk.*: linguomandibular reflex
LMT *Abk.*: **1.** left mentotransverse position **2.** leukocyte migration test
LMTH *Abk.*: luteomammotrophic hormone
LMV *Abk.*: left margin vein
LMW *Abk.*: low-molecular-weight
LMWD *Abk.*: low-molecular-weight dextran

LMWH *Abk.*: low-molecular-weight heparin
LMWK *Abk.*: low-molecular-weight kininogen
LN *Abk.*: lymph node
LNA *Abk.*: L-leucine-β-naphthylamide
LNC *Abk.*: lymph node cells
LNH *Abk.*: leucylnaphthylamide hydrolase
LNMP *Abk.*: last normal menstrual period
LNPF *Abk.*: lymph node permeability factor
LNS *Abk.*: Lesch-Nyhan syndrome
Loa ['ləʊə] *noun*: Loa *f*
Loa loa: Wanderfilarie *f*, Taglarvenfilarie *f*, Augenwurm *m*, Loa loa
LOA *Abk.*: left occipitoanterior position
load [ləʊd]: I *noun* Belastung *f*; (*a. techn., physik.*) Last *f* II *vt* **1.** (be-)laden, belasten (*with* mit); (*Magen*) überladen **2.** beschweren III *vi* (auf-, ein-)laden; beladen werden
breaking load: Bruchlast *f*
capacitive load: kapazitive Belastung *f*
critical load: Grenzbelastung *f*
dynamic load: dynamische Belastung *f*
environmental load: Umweltbelastung *f*
man-made radiation load: künstliche Strahlenbelastung *f*
maximum load: Höchst-, Maximalbelastung *f*
natural radiation load: natürliche Strahlenbelastung *f*
occlusal load: Kaubelastung *f*
physical load: physische/körperliche Belastung *f*
pressure load: Druckbelastung *f*
psychological load: psychische Belastung *f*
radiation load: Strahlenbelastung *f*, Strahlenexposition *f*
static load: statische Belastung *f*
useful load: Nutzlast *f*
vibrational load: Vibrationsbelastung *f*
viral load: Viruslast *f*
virus load: Viruslast *f*
volume load: Volumenbelastung *f*
work load: Arbeitsbelastung *f*, Arbeit(slast) *f*; Arbeitspensum *nt*
loadled ['ləʊdɪd] *adj*: **1.** be-, geladen; beschwert **2.** (*inf.*) betrunken
lolalilalsis [laɪə'aɪəsɪs] *noun*: Loiasis *f*
lolbar ['ləʊbər] *adj*: (Organ-)Lappen/Lobus betreffend, lobär, Lappen-, Lobär-, Lobar-
lolbate ['ləʊbeɪt] *adj*: gelappt, lappig
lobe [ləʊb] *noun*: (Organ-)Lappen *m*, Lobus *m*
anterior lobe of cerebellar body: Lobus anterior corporis cerebelli
anterior lobe of cerebellum: kranialer (Kleinhirn-)Lappen/Abschnitt *m*, Lobus cerebelli anterior
anterior lobe of hypophysis: →*anterior lobe of pituitary*
anterior lobe of pituitary: Adenohypophyse *f*, Hypophysenvorderlappen *m*, Adenohypophysis *f*, Lobus anterior hypophysis
anterior segment of right lobe of liver: Segmentum anterius
appendicular lobe: (*Leber*) Riedel-Lappen *m*
lobe of azygos vein: Lobus venae azygos
caudal lobe of cerebellum: kaudaler Kleinhirnlappen *m*, kaudaler (Kleinhirn-)Abschnitt *m*, Lobus caudalis/posterior cerebelli
caudal semilunar lobe: Lobulus semilunaris caudalis
caudate lobe of liver: Spieghel-Leberlappen *m*, Lobus caudatus
cerebral lobes: Hirnlappen *pl*, Lobi cerebri
lobes of cerebrum: Hirnlappen *pl*, Lobi cerebri
cranial lobe of cerebellum: kranialer Kleinhirnlappen *m*, Lobus anterior cerebelli
cranial semilunar lobe: Lobulus semilunaris superior
cuneate lobe: Keil *m*, Cuneus *m*
cuneiform lobe: Lobulus biventer
ear lobe: Ohrläppchen *nt*, Lobulus auriculae
flocculonodular lobe: Lobus flocculonodularis
frontal lobe: Frontal-, Stirnlappen *m*, Lobus frontalis
glandular lobe of hypophysis: →*anterior lobe of pituitary*
glandular lobe of pituitary: →*anterior lobe of pituitary*
gracile lobe: Lobulus gracilis, Lobulus paramedianus
hepatic lobe: Leberlappen *m*, Lobus hepatis
Home's lobe: Home-Lappen *m*
inferior lobe: Unterlappen *m*, Lobus inferior pulmonis
inferior pulmonary lobe: Unterlappen *m*, Lobus inferior pulmonis
inferior semilunar lobe: Lobulus semilunaris inferior
insular lobe: Insel *f*, Inselrinde *f*, Insula *f*, Lobus insularis
intermediate lobe: →*intermediate lobe of hypophysis*
intermediate lobe of hypophysis: Hypophysenzwischenlappen *m*, Pars intermedia adenohypophysis
lateral lobe of prostate: Seitenlappen *m*, Lobus prostatae
left hepatic lobe: linker Leberlappen *m*, Lobus hepatis sinister
left inferior pulmonary lobe: linker Unterlappen *m*, Lobus inferior pulmonis sinistri
left lateral lobe of prostate: Lobus sinister prostatae
left lobe of liver: linker Leberlappen *m*, Lobus hepatis sinister
left superior pulmonary lobe: linker Oberlappen *m*, Lobus superior pulmonis sinistri
limbic lobe: limbischer Lappen *m*, Lobus limbicus
linguiform lobe: Riedel-Lappen *m*
lobes of liver: Leberlappen *pl*, Lobi hepatis
lobe of lung: Lungenlappen *m*, Lobus pulmonis
lobes of mammary gland: Brustdrüsenlappen *pl*, Lobi glandulae mammariae
median lobe of prostate: Mittellappen *m*, Lobus medius prostatae
middle lobe of cerebellum: kaudaler Kleinhirnlappen *m*, Lobus caudalis/posterior cerebelli
middle lobe of prostate: Mittellappen *m*, Lobus medius prostatae
middle pulmonary lobe: Mittellappen *m*, Lobus medius pulmonis dextri
middle lobe of right lung: Mittellappen *m*, Lobus medius pulmonis dextri
neural lobe of hypophysis: **1.** Neurohypophyse *f*, Hypophysenhinterlappen *m*, Neurohypophysis *f*, Lobus posterior hypophyseos **2.** Neurallappen *m* der Neurohypophyse, Lobus nervosus neurohypophyseos
neural lobe of neurohypophysis: Neurallappen *m* der Neurohypophyse, Lobus nervosus neurohypophysis
neural lobe of pituitary: Neurohypophyse *f*, Hypophysenhinterlappen *m*, Neurohypophysis *f*, Lobus posterior hypophyseos
neural lobe of pituitary (gland): **1.** Neurohypophyse *f*, Hypophysenhinterlappen *m*, Neurohypophysis *f*, Lobus posterior hypophyseos **2.** Neurallappen *m* der Neurohypophyse, Lobus nervosus neurohypophyseos
occipital lobe: Okzipital-, Hinterhauptslappen *m*, Lobus occipitalis
olfactory lobe: Riechlappen *m*, Lobus olfactorius
parietal lobe: Parietal-, Scheitellappen *m*, Lobus parie-

L

talis
piriform lobe: Lobus piriformis
posterior lobe of cerebellar body: Lobus posterior corporis cerebelli
posterior lobe of cerebellum: Lobus cerebelli posterior, kaudaler Kleinhirnlappen *m*
posterior lobe of hypophysis: Neurohypophyse *f*, Hypophysenhinterlappen *m*, Neurohypophysis *f*, Lobus posterior hypophysis
posterior lobe of pituitary: →*posterior lobe of hypophysis*
pulmonary lobe: Lungenlappen *m*, Lobus pulmonis
pyramidal lobe of thyroid: Pyramidenlappen *m* der Schilddrüse, Lobus pyramidalis glandulae thoroideae
quadrangular lobe of cerebellum: Lobulus quadrangularis cerebelli, Pars anterior lobuli cerebelli
quadrate lobe of liver: viereckiger Leberlappen *m*, Lobus quadratus (hepatis)
renal lobes: Nierenlappen *pl*, Lobi renales
Riedel's lobe: (*Leber*) Riedel-Lappen *m*
right hepatic lobe: rechter Leberlappen *m*, Lobus hepatis dexter
right inferior pulmonary lobe: rechter Unterlappen *m*, Lobus inferior pulmonis dextri
right lateral lobe of prostate: Lobus prostatae dexter, rechter Prostatalappen *m*
right lobe of liver: rechter Leberlappen *m*, Lobus hepatis dexter
right middle pulmonary lobe: Mittellappen *m*, Lobus medius pulmonis dextri
right prostatic lobe: Lobus prostatae dexter, rechter Prostatalappen *m*
right superior pulmonary lobe: rechter Oberlappen *m*, Lobus superior pulmonis dextri
rostral lobe of cerebellum: kranialer Kleinhirnlappen *m*, Lobus anterior/cranialis/rostralis cerebelli
rostral semilunar lobe: →*cranial semilunar lobe*
semilunar lobe: Lobulus semilunaris cerebelli, Lobulus ansiformis cerebelli
spigelian lobe: →*Spigelius' lobe*
Spigelius' lobe: Spieghel-Leberlappen *m*, Lobus caudatus
superior lobe of left lung: Lobus superior pulmonis sinistri, linker Oberlappen *m*
superior lobe of right lung: Lobus superior pulmonis dextri, rechter Oberlappen *m*
superior semilunar lobe: →*cranial semilunar lobe*
temporal lobe: Temporal-, Schläfenlappen *m*, Lobus temporalis
lobe of thymus: Thymuslappen *m*, Lobus thymi
thyroid lobe: Schilddrüsenlappen *m*, Lobus glandulae thyroideae
lobe of thyroid (gland): Schilddrüsenlappen *m*, Lobus glandulae thyroideae

lo|bec|to|my [ləʊ'bektəmiː] *noun*: Lobektomie *f*
hepatic lobectomy: Leberlappenresektion *f*, Leberlobektomie *f*

lobed [ləʊbd] *adj*: gelappt, lappig

lob|el|line ['ləʊbəliːn, -lɪn] *noun*: Lobelin *nt*

lo|bit|ic [ləʊ'bɪtɪk] *adj*: Lobitis/Lappenentzündung betreffend, lobitisch

lo|bi|tis [ləʊ'baɪtɪs] *noun*: Entzündung *f* eines (Organ-)Lappens, Lobitis *f*, Lappenentzündung *f*

Lo|bo|a [ləʊ'bəʊə] *noun*: Loboa
Loboa loboi: Loboa loboi

lo|bo|my|co|sis [ˌləʊbəmaɪ'kəʊsɪs] *noun*: Lobo-Krankheit *f*, Lobomykose *f*, Keloidblastomykose *f*, Blastomycosis queloidana

lo|bo|po|di|um [ˌləʊbə'pəʊdɪəm] *noun, plura* **-dia** [-dɪə]: Lappenfüßchen *nt*, Lobopodium *nt*

lo|bose ['ləʊbəʊs] *adj*: →*lobate*

lo|bot|o|my [ləʊ'bɑtəmiː] *noun*: Lobotomie *f*
prefrontal lobotomy: Leukotomie *f*, Lobotomie *f*
transorbital lobotomy: transorbitale Leukotomie/Lobotomie *f*

lo|bous ['ləʊbəs] *adj*: →*lobate*

lobster-claw *noun*: Spalthand *m*

lob|u|lar ['lɑbjələr] *adj*: Läppchen/Lobulus betreffend; läppchenförmig, lobulär, Läppchen-, Lobular-

lob|u|lat|ed ['lɑbjəleɪtɪd] *adj*: gelappt, lappig

lob|u|la|tion [ˌlɑbjə'leɪʃn] *noun*: Lappung *f*

lob|ule ['lɑbjuːl] *noun*: **1.** (Organ-, Drüsen-)Läppchen *nt*, Lobulus *m* **2.** →*lobule of auricle*
accessory lobules of thymus: akzessorische Thymusläppchen *pl*, Lobuli thymici accessorii
ansiform lobule: Lobulus ansiformis cerebelli
anterior quadrangular lobule: Lobulus quadrangularis cerebelli anterior
anteromedial lobule: Lobulus anteromedialis prostatae
lobule of auricle: Ohrläppchen *nt*, Lobulus auriculae
biventral lobule: Lobulus biventer
caudal semilunar lobule: →*inferior semilunar lobe*
central lobule of cerebellum: Zentralläppchen *nt*, Lobulus centralis cerebelli
central vein-liver lobules: Zentralvenen-Leberläppchen *pl*, Leberläppchen *pl*, Lobuli hepatis
cerebellar lobule: Lobulus des Kleinhirns
cerebral lobule: Lobulus des Großhirns
cortical lobules of kidney: (Nieren-)Rindenläppchen *nt*, Lobuli corticales
cranial semilunar lobule: →*cranial semilunar lobe*
dorsal parafloccular lobule: Lobulus parafloccularis dorsalis, Pars medialis lobuli biventralis
ear lobule: Ohrläppchen *nt*, Lobulus auriculae
lobules of epididymis: Läppchen *pl* des Nebenhodenkopfes, Coni epididymidis
hepatic lobules: Leberläppchen *pl*, Lobuli hepatis
inferior parietal lobule: unterer Scheitellappenteil *m*, unteres Parietalläppchen *nt*, Lobulus parietalis inferior
inferior semilunar lobule: →*inferior semilunar lobe*
inferolateral lobule: Lobulus inferolateralis prostatae
inferoposter lobule: Lobulus inferoposterior prostatae
lobules of liver: Leberläppchen *pl*, Lobuli hepatis
lobules of lung: Lungenläppchen *pl*, Segmenta bronchopulmonalia
lobules of mammary glands: Brustdrüsenläppchen *pl*, Lobuli glandulae mammariae
pancreatic lobule: Pankreasläppchen *nt*, Lobulus pancreatis
paracentral lobule: Gyrus/Lobulus paracentralis
paramedian lobule: Lobulus gracilis, Lobulus paramedianus
portal lobule: funktionelles Leberläppchen *nt*, Zentralvenenläppchen *nt*
posterior quadrangular lobule: Lobulus quadrangularis cerebelli posterior
pulmonary lobule: Lobulus pulmonis, Lungenläppchen *nt*
quadrangular lobule of cerebellum: Lobulus quadrangularis cerebelli, Pars anterior lobuli cerebelli
rostral semilunar lobule: →*cranial semilunar lobe*
slender lobule: Lobulus gracilis
superior parietal lobule: oberer Scheitellappenteil *m*, oberes Parietalläppchen *nt*, Lobulus parietalis superior

superior semilunar lobule: Lobulus semilunaris superior, Lobulus semilunaris rostralis
superomedial lobule: Lobulus superomedialis prostatae
testicular lobules: Hodenläppchen *pl*, Lobuli testis
lobules of testis: Hodenläppchen *pl*, Lobuli testis
lobules of thymus: Thymusläppchen *pl*, Lobuli thymi
lobules of thyroid (gland): Schilddrüsenläppchen *pl*, Lobuli glandulae thyroideae

lo|bu|lose ['lɑbjələʊs] *adj*: →*lobulated*
lo|bu|lous ['lɑbjələs] *adj*: →*lobulated*
lo|bu|lus ['lɑbjələs] *noun, plura* **-li** [-laɪ]: →*lobule*
lo|bus ['ləʊbəs] *noun, plura* **-bi** [-baɪ]: →*lobe*
LOCA *Abk.*: low osmolar contrast agent
lo|cal ['ləʊkəl] *adj*: örtlich (begrenzt), lokal
lo|cal|iz|a|ble ['ləʊkəlaɪzəbl] *adj*: lokalisierbar
lo|cal|i|za|tion [,ləʊkəlɪ'zeɪʃn] *noun*: Lokalisation *f*
placental localization: Plazentalokalisation *f*
lo|cal|ize ['ləʊkəlaɪz]: **I** *vt* lokalisieren, örtlich festlegen *oder* bestimmen; begrenzen (*to* auf) **II** *vi* sich festsetzen (*in* in); sich konzentrieren (*on* auf)
lo|cal|ized ['ləʊkəlaɪzd] *adj*: lokalisiert, umschrieben, örtlich beschränkt
lo|cal|iz|er ['ləʊkəlaɪzər] *noun*: Lokalisator *m*
lo|cate ['ləʊkeɪt, ləʊ'keɪt] *vt*: **1.** ausfindig machen, auffinden, feststellen, aufspüren, lokalisieren **2.** örtlich bestimmen *oder* festlegen, lokalisieren
lo|ca|tion [ləʊ'keɪʃn] *noun*: **1.** Platz *m*, Stelle *m*; Lage *f* **2.** Lokalisierung *m*; Auffinden *nt*
location of least resistance: Locus minoris resistentiae
lo|chia ['ləʊkɪə, 'lɑkɪə] *noun*: Wochenfluss *m*, Lochia *f*, Lochien *pl*
lochia alba: Lochia alba
lochia flava: Lochia flava
lochia fusca: Lochia fusca
lochia rubia: Lochia rubia
lo|chi|al ['ləʊkɪəl, 'lɑkɪəl] *adj*: Lochien betreffend, Lochial-, Lochien-, Lochio-
lo|chi|o|col|pos [,lɑkɪə'kɑlpəs, ,lɑk-] *noun*: Lochiokolpos *m*
lo|chi|o|me|tra [,lɑkɪə'mi:trə] *noun*: Lochiometra *f*
lo|chi|o|me|tri|tis [,lɑkɪəmɪ'traɪtɪs] *noun*: Metritis puerperalis
lo|chi|o|py|ra [,lɑkɪə'paɪrə] *noun*: Puerperalfieber *nt*, Puerperalsepsis *f*, Wochenbettfieber *nt*, Kindbettfieber *nt*, Febris puerperalis
lo|chi|or|rha|gia [,lɑkɪə'rædʒ(ɪ)ə] *noun*: →*lochiorrhea*
lo|chi|or|rhe|a [,lɑkɪə'rɪə] *noun*: Lochiorrhoe *f*, Lochiorrhagie *f*
lo|chi|or|rhoe|a [,lɑkɪə'rɪə] *noun*: (*brit.*) →*lochiorrhea*
lo|chi|os|che|sis [,lɑkɪ'ɑskəsɪs, ,lɑk-] *noun*: →*lochiostasis*
lo|chi|os|ta|sis [,lɑkɪə'ɑstəsɪs] *noun*: Lochienstauung *f*, Lochiostase *f*, Lochiostasis *f*
lo|cho|me|tri|tis [,lɑkəmɪ'traɪtɪs] *noun*: Metritis puerperalis
lo|ci [-kə,-saɪ, -kaɪ] *plural*: →*locus*
lock [lɑk] *noun*: Schloss *nt*, Verschluss *m*
air lock: Luftschleuse *f*
lock|jaw ['lɑkdʒɔ:] *noun*: Kiefersperre *f*, Kieferklemme *f*, Trismus *m*
LOCM *Abk.*: low osmolar contrast medium
lo|co|mo|tion [,ləʊkəʊ'məʊʃn] *noun*: Bewegung *f*, Fortbewegung(sfähigkeit *f*) *f*, Ortsveränderung *f*, Lokomotion *f*
lo|co|mo|tive [,ləʊkəʊ'məʊtɪv] *adj*: →*locomotor*
lo|co|mo|tor [,ləʊkəʊ'məʊtər] *adj*: Bewegung/Fortbewegung betreffend, (fort-)bewegend, lokomotorisch, Fortbewegungs-
lo|co|mo|to|ri|um [,ləʊkəməʊ'tɔ:rɪəm, -'təʊr-] *noun*: Bewegungsapparat *m*
lo|co|mo|to|ry [,ləʊkəʊ'məʊtəri:] *adj*: →*locomotor*
loc|u|lar ['lɑkjələr] *adj*: gekammert
loc|u|late [lɑkjəleɪt, -lɪt] *adj*: gekammert
lo|cum ['ləʊkəm] *noun*: Stellvertreter(in *f*) *m*
locum tenens: (ärztlicher) Stellvertreter(in *f*) *m*
lo|cus ['ləʊkəs] *noun, plural* **-ca, -ci** [-kə,-saɪ, -kaɪ]: **1.** Ort *m*, Platz *m*, Stelle *f*; (*anatom.*) Lokus *m*, Locus *m* **2.** (*genet.*) Genlocus *m*, -ort *m*
binding locus: Bindungsstelle *f*
locus caeruleus: Locus caeruleus
locus ceruleus: Locus caeruleus
histocompatibility locus: Histokompatibilitätsgen *nt*, HLA-Gen *nt*
operator locus: Operatorgen *nt*, O-Gen *nt*
loe|mpe ['lempi:] *noun*: Beriberi *f*, Vitamin B_1-Mangel (-krankheit *f*) *m*, Thiaminmangel(krankheit *f*) *m*
lo|fe|pra|mine [lɔ'fæprəmi:n] *noun*: Lofepramin *nt*
log *Abk.*: logarithm
log- *präf.*: Wort-, Sprach-, Log(o)-
log|ag|no|sia [,lɑgæg'nəʊʒ(ɪ)ə, -zɪə] *noun*: Logagnosie *f*
log|a|graph|ia [,lɑgeɪ'græfɪə] *noun*: Logagrafie *f*
log|am|ne|sia [,lɑgæm'ni:ʒə] *noun*: sensorische Aphasie *f*
log|a|pha|sia [,lɑgə'feɪʒə] *noun*: expressive Aphasie *f*, motorische Aphasie *f*
log|a|rithm [,lɔgə'rɪðm, ,lɑgə-] *noun*: Logarithmus *m*
dual logarithm: dualer Logarithmus *m*, Logarithmus dualis
log|as|the|ni|a [lɑgæs'θi:nɪə] *noun*: Logasthenie *f*
-logic *suf.*: forschend, lehrend, -logisch
-logist *suf.*: Wissenschaftler, Forscher, -loge
logo- *präf.*: Wort-, Sprach-, Log(o)-
log|o|clo|nia [,ləʊgəʊ'kləʊnɪə, lɔg-] *noun*: Logoklonie *f*
log|o|gram ['ləʊgəʊgræm] *noun*: Logogramm *nt*
log|o|klo|ny ['ləʊgəʊklɑni:] *noun*: →*logoclonia*
log|o|ko|pho|sis [,ləʊgəʊkəʊ'fəʊsɪs] *noun*: Worttaubheit *f*, akustische Aphasie *f*
log|o|ma|nia [,ləʊgəʊ'meɪnɪə, -jə] *noun*: Logomanie *f*, Logomonomanie *f*
log|o|pae|dia [,ləʊgə'pɪdɪə, ,lɔg-] *noun*: (*brit.*) →*logopedics*
log|o|pae|dics [,ləʊgəʊ'pi:dɪks] *plural*: (*brit.*) →*logopedics*
log|o|pae|dist [,lɑgə'pi:dɪst] *noun*: (*brit.*) →*logopedist*
lo|gop|a|thy [ləʊ'gɑpəθi:] *noun*: Sprachstörung *f*, Logopathie *f*
log|o|pe|dia [,ləʊgə'pɪdɪə, ,lɔg-] *noun*: →*logopedics*
log|o|pe|dics [,ləʊgəʊ'pi:dɪks] *plural*: Logopädie *f*
log|o|pe|dist [,lɑgə'pi:dɪst] *noun*: Logopäde *m*, Logopädin *f*
log|o|ple|gia [,ləʊgəʊ'pli:dʒ(ɪ)ə] *noun*: Logoplegie *f*
log|or|rhe|a [,lɑgəʊ'rɪə] *noun*: Redesucht *f*, Polyphrasie *f*, Zungendelirium *nt*, Logorrhö *f*
log|or|rhoe|a [,lɑgəʊ'rɪə] *noun*: (*brit.*) →*logorrhea*
-logy *suf.*: Wissenschaft, Kunde, Lehre von, -logie
lo|i|a|sis [ləʊ'aɪəsɪs] *noun*: Loa-loa-Infektion *f*, Loa-loa-Filariose *f*, Filaria-loa-Infektion *f*, Loiasis *f*, Loaose *f*
loin [lɔɪn] *noun*: Lende *f*, Lumbus *m* **above the loin** über der Lendenregion (liegend), supralumbal
LOMSA *Abk.*: left otitis media suppurativa acuta
LOMSCh *Abk.*: left otitis media suppurativa chronica
lo|mus|tine [ləʊ'mʌsti:n] *noun*: Lomustin *nt*
long [lɔŋ, lɑŋ]: **I** *adj* lang, länglich, groß; hoch; weit; lang(wierig); langfristig **II** *adv* lang(e)
long. *Abk.*: longitudinal
long-acting *adj*: langwirkend, langanhaltend
long-chain *adj*: langkettig

lon|gev|i|ty [lɑn'dʒevətɪ, lɔn-] *noun*: Langlebigkeit *f*
lon|ge|vous [lɑn'dʒiːvəs] *adj*: langlebig
long-haired *adj*: langhaarig, mit langen Haaren
long-headed *adj*: Dolichokephalie betreffend, langköpfig, dolichokephal
long-headedness *noun*: Langköpfigkeit *f*, Langschädel *m*, Dolichokephalie *f*, Dolichozephalie *f*
long|ish ['lɔŋɪʃ, 'lɑŋ-] *adj*: länglich; ziemlich lang
lon|gis|si|mus [lɑn'dʒɪsəməs] *noun*: Longissimus *m*, Musculus longissimus
lon|gi|tu|di|nal [ˌlɑndʒə't(j)uːdɪnl] *adj*: longitudinal
long-lasting *adj*: langwierig; langdauernd, langanhaltend; strapazierfähig
long-legged *adj*: langbeinig
long-lived *adj*: langlebig
long-run *adj*: langfristig
long-sighted *adj*: weitsichtig, hypermetropisch, hyperop
long-sightedness *noun*: Übersichtigkeit *f*, Weitsichtigkeit *f*, Hyperopie *f*, Hypermetropie *f*
long-standing *adj*: seit langer Zeit bestehend, alt, langjährig
long-term *adj*: langfristig, Dauer-, Langzeit-
long-time *adj*: →*long-standing*
long-wave *adj*: langwellig, Langwellen-
long-wearing *adj*: strapazierfähig
long-winded *adj*: (*Person*) ausdauernd
long-windedness *noun*: Ausdauer *f*
loo|fah ['lʊfə] *noun*: Luffa *f*, Luffa operculata, Luffa purgans, Momordica operculata
look [lʊk]: I *noun* **1.** Blick *m* (*at* auf) **cast/throw a look at** einen Blick werfen auf **give sth. a second look** etw. nochmals *oder* genauer ansehen **have/take a (good) look at** (sich) etw. (genau) ansehen **2.** Miene *f*, (Gesichts-)Ausdruck *m* **3. looks** *pl* Aussehen *nt* **by/from the looks of it** (so) wie es aussieht **good looks** gutes Aussehen **have the looks of** aussehen wie **II** *vt* jdm. in die Augen schauen *oder* blicken *oder* sehen **III** *vi* **4.** schauen, gucken, sehen **5.** nachschauen, -sehen, suchen **look for a job** Arbeit/eine Stelle suchen **6.** aussehen, -schauen **look ill** krank aussehen
look after *vi* aufpassen auf; sich kümmern um, sorgen für
look around *vi* sich umschauen *oder* -sehen (in; *for* nach)
look at *vi* **1.** ansehen, -blicken, -schauen, -gucken, betrachten **2.** sich etw. anschauen, etw. prüfen
look back *vi* (*a. fig.*) zurückblicken, -schauen (*upon, to* auf)
look for *vi* **1.** suchen (nach) **2.** erwarten; hoffen auf
look into *vi* untersuchen, prüfen
look out for *vi* **1.** aufpassen auf, sich vorsehen vor **2.** Ausschau halten nach, sich umsehen nach
look over *vi* einen Blick werfen in, etw. (über-)prüfen, etw. durchgehen
look round *vi* →*look around*
look through vt, *vi* etw. durchsehen *oder* -schauen
look up I *vt* (*in einem Buch*) nachschlagen **II** *vi* heraufblicken, hinaufblicken, aufblicken, herauf-, hinaufsehen, herauf-, hinaufschauen
look|out ['lʊkaʊt] *noun*: **1.** Ausschau *f* **be on the lookout** Ausschau halten (*for* nach) **2.** Aussichten *pl*
look-through *noun*: Durchsicht *f* **give sth. a look-through** etw. durchsehen/durchschauen
loop [luːp]: I *noun* Schlinge *f*, Schleife *f*, Schlaufe *f*; Öse *f*; (*anatom.*) Ansa *f* **2.** (*gynäkol.*) Intrauterinpessar *m*, Spirale *f* **II** *vt* schlingen (*round* um) **III** *vi* sich schlingen (*round* um); eine Schleife machen, eine Schlinge bilden
capillary loop: Kapillarschlinge *f*
cardiac loop: Herzschleife *f*
duodenal C-loop: duodenale C-Schlinge *f*
functional loop: Funktionsschleife *f*
gamma loop: Gammaschleife *f*
glomerular loop: Glomerulumschlinge *f*
Granit's loop: Gammaschleife *f*
heart loop: Herzschleife *f*
Henle's loop: Henle-Schleife *f*
loop of hypoglossal nerve: Hypoglossusschlinge *f*, Ansa cervicalis
Hyrtl's loop: Hyrtl-Anastomose *f*
ileal loop: Ileumschlinge *f*
intestinal loop: Darmschleife *f*
lenticular loop: Linsenkernschlinge *f*, Ansa lenticularis
levator loop: Levatorschlinge *f*
median nerve loop: Medianusschlinge *f*
nephronic loop: Henle-Schleife *f*
oculomotor loop: okulomotorische Schleife *f*
omega loop: hypermobiles Sigma *nt*, Omega-Schleife *f*
peduncular loop: Hirnschenkelschlinge *f*, Ansa peduncularis
primitive intestinal loop: Nabelschleife
skeletomotor loop: skeletomotorische Schleife *f*
subclavian loop: Ansa subclavia
T loop: T-Schlaufe *f*
transcortical loop: transkortikale (Funktions-)Schleife *f*
U loop: U-Schlaufe *f*
vector loop: Vektorschleife *f*
vertical loop: Vertikalschlaufe *f*
loop of Vieussens: Ansa subclavia
wire loop: Drahtschlinge *f*, Drahtöse *f*
loose [luːs]: I *adj* **1.** los(e), locker, frei **come/get loose** sich lockern, sich ablösen, abblättern; (*Haut*) abblättern, sich ablösen; (*Verband*) aufgehen **2.** (*Gewebe*) locker **3.** (*Gedanken*) unlogisch, wirr **II** *vt* **4.** los-, freilassen **5.** lösen, befreien (*from* von)
LOP *Abk.*: **1.** left oblique position **2.** left occipitoposterior position
lo|per|a|mide [ləʊ'perəmaɪd] *noun*: Loperamid *nt*
loph|o|dont ['lɑfədɑnt, 'ləʊfədɑnt] *adj*: lophodont
lo|phot|ri|chate [lə'fɑtrəkɪt] *adj*: →*lophotrichous*
lo|phot|ri|chous [lə'fɑtrɪkəs] *adj*: (*Bakterium*) mit büschelförmiger Geißel, lophotrich
lo|pra|zo|lam [lə'præzəlæm] *noun*: Loprazolam *nt*
lor|a|ta|dine [lɔːr'ætədiːn] *noun*: Loratadin *nt*
lor|a|ze|pam [lɔːr'æzəpæm] *noun*: Lorazepam *nt*
lor|cai|nide [lɔːr'keɪnaɪd] *noun*: Lorcainid *nt*
lor|do|sco|li|o|sis [ˌlɔːrdəʊskəʊlɪ'əʊsɪs] *noun*: Lordoskoliose *f*
lor|do|sco|li|ot|ic [ˌlɔːrdəʊskəʊlɪ'ɑtɪk] *adj*: Lordoskoliose betreffend, lordoskoliotisch
lor|do|sis [lɔːr'dəʊsɪs] *noun, plural* **-ses** [-siːz]: Lordose *f*, Lordosis *f*
cervical lordosis: Halslordose *f*, Lordosis cervicis/colli
lumbar lordosis: Lendenlordose *f*, Lordosis lumbalis
lor|dot|ic [lɔːr'dɑtɪk] *adj*: Lordose betreffend, lordotisch
lor|met|a|ze|pam [lɔːrmiː'tæzəpæm] *noun*: Lormetazepam *nt*
LOS *Abk.*: low output syndrome
loss [lɔːs, lɑs] *noun*: Verlust *m*, Schaden *m*, Einbuße *f*
acoustic trauma hearing loss: →*noise-induced hearing loss*
acquired hearing loss: erworbene Schwerhörigkeit *f*
loss of appetite: Appetitlosigkeit *f*, Appetitverlust; Anorexie *f*

bilateral hearing loss: beidseitige Schwerhörigkeit *f*
blood loss: Blutverlust *m*
central hearing loss: zentrale Hörstörung/Schwerhörigkeit *f*
climacteric hair loss: Alopecia climacterica
cochleoneural hearing loss: kochleoneurale Schwerhörigkeit *f*
conduction hearing loss: Schallleitungsstörung *f*, Schallleitungsschwerhörigkeit *f*, Mittelohrschwerhörigkeit *f*, Mittelohrtaubheit *f*
conductive hearing loss: →*conduction hearing loss*
congenital hearing loss: kongenitale Schwerhörigkeit *f*
discrimination loss: (*Gehör*) Diskriminationsverlust *m*
dry heat loss: trockene Wärmeabgabe *f*
edentulous bone loss: Knochenabbau *m* zahnloser Kieferteile
evaporative heat loss: evaporative Wärmeabgabe *f*, Wärmeabgabe *f* durch Verdampfung
extraglandular water loss: extraglanduläre Wasserabgabe *f*, Perspiratio insensibilis
female pattern hair loss: weiblicher Typ *m* der Alopecia androgenetica
fluctuation hearing loss: fluktuierende Schwerhörigkeit *f*
fluid loss: Flüssigkeitsverlust *m*
loss of function: Funktionsverlust *m*, Funktionseinschränkung *f*, Functio laesa
functional hearing loss: psychogene Schwerhörigkeit *f*
glandular water loss: glanduläre Wasserabgabe *f*, Schwitzen *nt*, Transpiration *f*, Perspiratio sensibilis
hair loss: Haarausfall *m*; Alopezie *f*
hearing loss: (Ge-)Hörverlust *m*, Hörstörung *f*, Schwerhörigkeit *f*
hearing loss for speech: Hörverlust *m* für Sprache
hearing loss for speech comprehension: Hörverlust *m* für Sprachverständnis
heat loss: Wärmeabgabe *f*, -verlust *m*
high-frequency hearing loss: Hörverlust *m* für hohe Frequenzen
horizontal bone loss: horizontaler Knochenabbau *m*
hysterical hearing loss: →*functional hearing loss*
loss of identity: Identitätsverlust *m*
industrial hearing loss: →*noise-induced hearing loss*
inner ear hearing loss: Innenohrtaubheit *f*
insensible water loss: extraglanduläre Wasserabgabe *f*, Perspiratio insensibilis
labyrinthine hearing loss: Innenohrtaubheit *f*
loss of libido: Libidoverlust *m*
low-tone hearing loss: Gehörverlust *m* für niedrige Frequenzen
loss of memory: Amnesia *f*, Amnesie *f*
middle ear hearing loss: →*conduction hearing loss*
moderate hearing loss: mittelgradiger Gehörverlust *m*
loss of motion: Bewegungseinschränkung *f*, Verlust *m* der Beweglichkeit
nerve hearing loss: →*retrocochlear hearing loss*
neural hearing loss: →*retrocochlear hearing loss*
nitrogen loss: Stickstoffverlust *m*
noise-induced hearing loss: chronische Lärmschwerhörigkeit *f*
occupational hearing loss: →*noise-induced hearing loss*
pancochlear hearing loss: pankochleärer Gehörverlust *m*, pankochleäre Taubheit *f*
perceptive hearing loss: →*sensorineural hearing loss*
power loss: **1.** Leistungs-, Energieverlust *m* **2.** Verlustleistung *f*
preimplantation loss: Präimplantationsverlust *m*
psychic hearing loss: →*functional hearing loss*
psychogenic hearing loss: →*functional hearing loss*
retrocochlear hearing loss: retrokochleäre Schwerhörigkeit *f*
salt loss: Salzverlust *m*
sensible water loss: glanduläre Wasserabgabe *f*, Schwitzen *nt*, Transpiration *f*, Perspiratio sensibilis
sensorineural hearing loss: Schallempfindungsstörung *f*, Schallempfindungsschwerhörigkeit *f*
sensory hearing loss: →*sensorineural hearing loss*
severe hearing loss: hochgradige Schwerhörigkeit *f*
slight hearing loss: geringgradiger Gehörverlust *m*
telogen hair loss: telogene Alopezie *f*, Alopezie *f* vom Spättyp, telogener Haarausfall *m*, telogenes Effluvium *nt*
third space loss: Flüssigkeitsverschiebung *f* in den dritten Raum
transmission hearing loss: →*conduction hearing loss*
unilateral hearing loss: einseitige Schwerhörigkeit *f*
vertical bone loss: vertikaler Knochenabbau *m*
loss of the voice: Aphonie *f*
water loss: Wasserabgabe *f*, -verlust *m*
weight loss: Gewichtsverlust *m*

LOT *Abk.*: left occipitotransverse position
lot. *Abk.*: lotion
lo|tio ['ləʊʃɪəʊ] *noun*: →*lotion*
lo|tion ['ləʊʃn] *noun*: Lotion *f*
eye lotion: Augenwasser *nt*, Kollyrium *nt*, Collyrium *nt*
shaking lotion: Schüttelmixtur *f*, Mixtura agitanda
loud [laʊd] *adj*: **1.** laut **2.** (*fig.*) grell, schreiend; aufdringlich
loud|ness ['laʊdnəs] *noun*: **1.** (*physik., physiolog.*) Lautstärke *f* **2.** Lautheit *f*, das Laute **3.** Lärm *m*
loud|speak|er ['laʊdspiːkər] *noun*: Lautsprecher *m*, Schall-, Tonverstärker *m*
loupe [luːp] *noun*: Vergrößerungsglas *nt*, Lupe *f*
lens loupe: Fernrohrbrille *f*
magnifying loupe: Vergrößerungsglas *nt*, Lupe *f*
louse [laʊs] *noun, plural* **lice** [laɪs]: Laus *f*
biting lice: Läuslinge *pl*, Kieferläuse *pl*, Mallophaga *pl*
body louse: Kleiderlaus *f*, Pediculus humanus corporis, Pediculus humanus humanus, Pediculus humanus vestimenti
cat louse: Felicula subrustrata
chicken louse: Vogelmilbe *f*, Dermanyssus avium/gallinae
clothes louse: Kleiderlaus *f*, Pediculus humanus corporis, Pediculus humanus humanus, Pediculus humanus vestimenti
crab louse: Filzlaus *f*, Phthirus pubis, Pediculus pubis
goat louse: Linognathus stenopsis
head louse: Kopflaus *f*, Pediculus humanus capitis
horse louse: Trichodectis pilosus
human louse: Menschenlaus *f*, Pediculus humanus
pubic louse: Filzlaus *f*, Phthirus pubis, Pediculus pubis
sucking lice: Anoplura *pl*
louse-borne *adj*: durch Läuse übertragen, Läuse-
lous|i|cide ['laʊsɪsaɪd]: I *noun* Pedikulizid *nt* II *adj* läusetötend, läuseabtötend, pedikulizid
lou|si|ness ['laʊzɪnəs] *noun*: Pedikulose *f*
lou|sy ['laʊziː] *adj*: mit Läusen infestiert, von Läusen befallen
lov|age ['lʌvɪdʒ] *noun*: Liebstöckel *m*, Levisticum officinale
lo|va|stat|in [ˌlʌvə'stætɪn] *noun*: Lovastatin *nt*
low [ləʊ]: I *noun* (*fig.*) Tief *nt*, Tiefpunkt *m*, Tiefstand *m* **reach a (new) low** einen (neuen) Tiefpunkt erreichen II *adj* **1.** (*a. fig.*) tief, niedrig, tief gelegen; (*Qualität*) min-

derwertig, gering; (*Licht*) gedämpft; (*Vorräte*) fast leer, knapp **run/get low** zur Neige gehen **2.** (*Stirn, Temperatur*) tief; (*Puls*) schwach, niedrig; (*Nahrung*) wenig nahrhaft; einfach; (*Herztöne, Stimme*) leise **in a low voice** leise **3.** (*Stimmung*) deprimiert, gedrückt, niedergeschlagen **feel low** niedergeschlagen sein **be low in health** bei schlechter Gesundheit sein **4.** (*soziol.*) nieder, niedrig; (*biolog.*) primitiv, nieder
low-calorie *adj*: kalorienarm
low|er ['ləʊər]: I *adj* tiefer, niedriger, Nieder-; untere(r, s), Unter- **lower forms of life** niedere Lebensformen II *vt* **1.** (*Augen, Stimme*) senken, (*Temperatur*) senken, niedriger machen; herunterlassen **2.** verringern, senken, herabsetzen, (ab-)schwächen III *vi* (*fig.*) sinken, fallen; niedriger werden
low|ered ['ləʊərd] *adj*: herabgesetzt, vermindert, abgeschwächt
low|er|ing ['ləʊərɪŋ] *noun*: Herabsetzung *f*, Senkung *f*
low|er|most ['ləʊərməʊst] *adj*: niedrigste(r, s); unterste(r, s)
low-fat *adj*: fettarm
low-grade *adj*: **1.** minderwertig **2.** (*Fieber*) leicht, geringgradig
low-income *adj*: einkommensschwach
low-level *adj*: niedrig
low-lying *adj*: tiefgelegen, tiefliegend
low-molecular-weight *adj*: mit niedrigem Molekulargewicht, niedermolekular
low|ness ['ləʊnəs] *noun*: Niedrigkeit *f*; Minderwertigkeit *f*; Knappheit *f*; Schwäche *f*; (*Ton*) Tiefe *f*; Niedergeschlagenheit *f*, Deprimiertheit *f*
low-noise *adj*: rauscharm
low-octane *adj*: mit niedriger Oktanzahl
low-pitched *adj*: (*Ton*) tief; mit geringer Neigung
low-salt *adj*: salzarm
low-spirited *adj*: niedergeschlagen, deprimiert, bedrückt, gedrückt
low-spiritedness *noun*: Deprimiertheit *f*, Niedergeschlagenheit *f*
LOX *Abk.*: liquid oxygen
lox|i|a ['lɑksɪə] *noun*: Schiefhals *m*, Torticollis *m*, Loxia *f*, Caput obstipum
lox|oph|thal|mus [lɑksɑf'θælməs] *noun*: Schielen *nt*, Strabismus *m*
loz|enge ['lɑzɪndʒ] *noun*: Tablette *f*, Pastille *f*, Trochiskus *m* **cough lozenge:** Hustenbonbon *nt*, -pastille *f*
LP *Abk.*: **1.** last period **2.** latent period **3.** light perception **4.** lipide phosphorus **5.** lipoproteins **6.** low pressure **7.** lumbar puncture **8.** lymphocytopoiesis **9.** lymphopoiesis
L/P *Abk.*: lactate/pyruvate ratio
LPA *Abk.*: left pulmonary artery
Lp-A *Abk.*: lipoprotein A
LPAM *Abk.*: L-phenylalanine mustard, melphalan
LPAR *Abk.*: local passive Arthus reaction
LPAT *Abk.*: lysophosphatidyl acyl transferase
LPB *Abk.*: left posterior block
Lp-B *Abk.*: lipoprotein B
LPC *Abk.*: lysophosphatidyl choline
Lp-C *Abk.*: lipoprotein C
LPCh *Abk.*: lysophosphatidyl choline
LPEP *Abk.*: left ventricular pre-ejection period
LPEPC *Abk.*: lysopolyenyl phosphatidyl choline
LPF *Abk.*: **1.** left posterior fascicle **2.** leukocytosis-promoting factor **3.** leukopenia factor **4.** lymphocytosis-promoting factor
LPFB *Abk.*: left posterior fascicular block
LPG *Abk.*: liver, pancreas, gallbladder
LPH *Abk.*: **1.** lipotrophic pituitary hormone **2.** lipotropic hormone
LPh *Abk.*: leukocyte phosphatase
LPHB *Abk.*: left posterior hemiblock
LPL *Abk.*: lipoprotein lipase
LPLA *Abk.*: lipoprotein lipase activity
LPP *Abk.*: **1.** lipothiamide pyrophosphate **2.** liver phosphorylase phosphatase
LPS *Abk.*: lipopolysaccharide
lps *Abk.*: liters per second
LPV *Abk.*: **1.** left pulmonary vein **2.** lymphopathia venerea
LPVCS *Abk.*: left persistent vena cava superior
LQ *Abk.*: lowest quadrant
LQTS *Abk.*: long QT syndrome
LR *Abk.*: **1.** light reaction **2.** limes reaction **3.** lingual ridge **4.** lingual root
Lr *Abk.*: lawrencium
LRA *Abk.*: lower right atrium
LRF *Abk.*: **1.** liver residue factor **2.** luteinizing hormone releasing factor
LRG *Abk.*: longitudinal rheogram
LRH *Abk.*: **1.** low renin hypertension **2.** luteinizing hormone releasing hormone
LRI *Abk.*: lower rate interval
LRP *Abk.*: late receptor potential
LRQ *Abk.*: lower right quadrant
LRR *Abk.*: **1.** labyrinthine righting reflex **2.** light reflection rheography
LRS *Abk.*: left-right shunt
LRSh *Abk.*: left-right shunt
LRTI *Abk.*: lower respiratory tract infection
LS *Abk.*: **1.** laparoscopy **2.** lecithin/sphingomyelin **3.** limbic system **4.** lumbosacral **5.** luteal steroids **6.** lymphoscintigram
LSA *Abk.*: **1.** left sacroanterior position **2.** left subclavian artery
LSB *Abk.*: left septal block
LSCS *Abk.*: lower segment cesarean section
LSD *Abk.*: **1.** leukemia-significant dose **2.** lung standard diagnostics **3.** lysergic acid diethylamide
L-selectins *plural*: L-Selektine *pl*, Leukozytenselektine *pl*
LSF *Abk.*: **1.** left septal fascicle **2.** lymphocytosis-stimulating factor
LSFB *Abk.*: left septal fascicular block
LSH *Abk.*: lymphocyte-stimulating hormone
LSK *Abk.*: liver, spleen, kidneys
LSLP *Abk.*: liver-specific lipoprotein
LSM *Abk.*: **1.** late systolic murmur **2.** lysergic acid morpholide
LSP *Abk.*: **1.** left sacroposterior position **2.** life span **3.** liver-specific protein
LSPA *Abk.*: least square phase analysis
LSR *Abk.*: **1.** lecithin/sphingomyelin ratio **2.** lues seroreaction
LSRA *Abk.*: low septal right atrium
LSS *Abk.*: Life Supporting System
LST *Abk.*: **1.** lateral spinothalamic tract **2.** left sacrotransverse position **3.** lymphocyte stimulation test **4.** lysine decarboxylase sulfhydrase test
LSV *Abk.*: left subclavian vein
LSVC *Abk.*: left superior vena cava
LSWI *Abk.*: left ventricular stroke work index
LT *Abk.*: **1.** labyrinthine reflex **2.** leukotriene **3.** leukotrienes **4.** lues test **5.** lymphotoxin
LT_3 *Abk.*: levo-triiodothyronine
LT_4 *Abk.*: levo-tetraiodothyronine

L

LTB *Abk.*: laryngotracheobronchitis
LTC *Abk.*: **1.** lanatoside C **2.** long-term care
LTF *Abk.*: **1.** lipotropic factor **2.** lymphocyte transformation factor **3.** lymphocyte transforming factor
l-TGA *Abk.*: transposition of the great arteries, left type
LTH *Abk.*: **1.** lactotrophic hormone **2.** lipotrophic hormone **3.** luteotrophic hormone **4.** luteotropic hormone
LTHRF *Abk.*: LTH-releasing factor
LTM *Abk.*: long-term memory
LTPP *Abk.*: lipothiamide pyrophosphate
LTR *Abk.*: **1.** long terminal repeat **2.** long terminal repeat sequences
LTT *Abk.*: **1.** lipoprotein turbidity test **2.** lymphocyte transformation test
Lu *Abk.*: lutetium
lu|bri|cant ['luːbrəkənt]: I *noun* Gleitmittel *nt*, Lubrikans *nt*; Schmiermittel *nt* II *adj* gleitfähig machend, Gleit-; schlüpfrig; schmierend
silicone lubricant: Silikongleitmittel *nt*, Silikonlubrikans *nt*
lu|bri|cate ['luːbrəkeɪt] *vt*: gleitfähig machen; einfetten, -schmieren
lu|bri|ca|ting ['luːbrəkeɪtɪŋ] *adj*: Gleit-; Schmier-
lu|bri|ca|tion [ˌluːbrə'keɪʃn] *noun*: Schmieren *nt*, Ölen *nt*
lu|bri|ca|tor ['luːbrəkeɪtər] *noun*: →*lubricant I*
lu|bri|cous ['luːbrɪkəs] *adj*: schlüpfrig, glatt
lu|cen|cy ['luːsnsiː] *noun*: **1.** Durchsichtigkeit *f*, Klarheit *f* **2.** Glanz *m*
lu|cent ['luːsnt] *adj*: **1.** durchsichtig, klar **2.** glänzend
lu|cid ['luːsɪd] *adj*: (*Gedanke etc.*) klar, hell
lu|cid|i|ty [luː'sɪdətiː] *noun*: →*lucidness*
lu|cid|ness ['luːsɪdnəs] *noun*: (*Gedanke etc.*) Klarheit *f*
lu|cif|er|ase [luː'sɪfəreɪz] *noun*: Luciferase *f*
lu|cif|er|in [luː'sɪfərɪn] *noun*: Luciferin *nt*
Lu|cil|ia [luː'sɪlɪə] *plural*: Schmeißfliegen *pl*, Lucilia *pl*
LUE *Abk.*: left upper extremity
lu|es ['luːiːz] *noun*: harter Schanker *m*, Morbus Schaudinn *m*, Schaudinn-Krankheit *f*, Syphilis *f*, Lues *f*, Lues venerea
lu|et|ic [luː'etɪk] *adj*: Syphilis betreffend, luetisch, syphilitisch
lug [lʌg] *noun*: Ansatz *m*, Halter *m*, Henkel *m*, Öhr *nt*
occlusal lug: okklusale Auflage *f*
LUL *Abk.*: **1.** left upper lid **2.** left upper lobe
lu|lib|er|in [luː'lɪbərɪn] *noun*: →*lutiliberin*
lu|lib|er|i|ner|gic [luːˌlɪbərɪ'nɜrdʒɪk] *adj*: →*lutiliberinergic*
lum|ba|go [lʌm'beɪgəʊ] *noun*: Hexenschuss *m*, Muskelrheumatismus *m* der Lendengegend, Lumbalgie *f*, Lumbago *f*
lum|bar ['lʌmbər] *adj*: die Lenden betreffend, lumbal, Lenden-
lum|bar|i|za|tion [ˌlʌmbərɪ'zeɪʃn] *noun*: Lumbalisation *f*
lumbo- *präf.*: Lumbal-, Lenden-, Lumbo-
lum|bo|ab|dom|i|nal [ˌlʌmbəʊæb'dɑmɪnl] *adj*: lumboabdominal, Lende und Bauch/Abdomen betreffend
lum|bo|co|los|to|my [ˌlʌmbəʊkə'lɑstəmiː] *noun*: Lumbarkolostomie *f*
lum|bo|co|lot|o|my [ˌlʌmbəʊkə'lɑtəmiː] *noun*: Lumbarkolotomie *f*
lum|bo|cos|tal [ˌlʌmbəʊ'kɑstəl] *adj*: lumbokostal, Lendenregion *oder* Lendenwirbel und Rippen/Kostae betreffend
lum|bo|dor|sal [ˌlʌmbəʊ'dɔːrsəl] *adj*: Lende(nregion) und Rückenfelder/Regiones dorsales betreffend, lumbodorsal
lum|bo|dyn|ia [ˌlʌmbəʊ'diːnɪə] *noun*: →*lumbago*
lum|bo|sa|cral [ˌlʌmbəʊ'seɪkrəl] *adj*: Lendenregion *oder* Lendenwirbel und Kreuzbein/Os sacrum betreffend, lumbosakral, sakrolumbal
lum|bri|cal ['lʌmbrɪkəl] *noun*: Lumbrikalmuskel *m*, Musculus lumbricalis
lum|bri|ci|dal [ˌlʌmbrɪ'saɪdəl] *adj*: askariden(ab)tötend, spulwurmtötend, askarizid
lum|bri|cide ['lʌmbrɪsaɪd] *noun*: Askarizid *nt*
lum|bri|coid ['lʌmbrɪkɔɪd]: I *noun* Spulwurm *m*, Ascaris lumbricoides II *adj* wurmförmig, wurmartig
lum|bri|co|sis [ˌlʌmbrɪ'kəʊsɪs] *noun*: Askariasis *f*
Lum|bri|cus ['lʌmbrɪkəs] *noun*: Lumbricus *m*
lum|bus ['lʌmbəs] *noun*, *plura* **-bi** [-baɪ]: Lende *f*, Lumbus *m*
lu|men ['luːmən] *noun*, *plural* **-mi|na** [-mɪnə]: Lumen *nt*
lu|mi|nance ['luːmɪnəns] *noun*: Leuchtdichte *f*
mean luminance: mittlere Leuchtdichte *f*
lu|mi|nesce [ˌluːmɪ'nes] *vi*: lumineszieren
lu|mi|nes|cence [ˌluːmɪ'nesəns] *noun*: Kaltlicht *nt*, Lumineszenz *f*
lu|mi|nes|cent [ˌluːmɪ'nesənt] *adj*: lumineszierend
lu|mi|nif|er|ous [ˌluːmɪ'nɪfərəs] *adj*: lichterzeugend; leuchtend; lichtfortpflanzend
lu|mi|no|phore ['luːmɪnəfɔːr, -fəʊr] *noun*: Luminophor *m*
lu|mi|nos|i|ty [ˌluːmɪ'nɑsətiː] *noun*: Leuchten *nt*; Leuchtkraft *f*; (*physik.*) Lichtstärke *f*, Helligkeit *f*
lu|mi|nous ['luːmɪnəs] *adj*: strahlend, leuchtend, Leucht-; (*fig.*) glänzend
lu|mi|nous|ness ['luːmɪnəsnəs] *noun*: →*luminosity*
lump [lʌmp] *noun*: **1.** Schwellung *f*, Beule *f*, Höcker *m*, Geschwulst *f*, Knoten *m* **2.** Klumpen *m*, Brocken *m*
lump in the throat: Globusgefühl *nt*, Globussymptom *nt*
lum|pec|to|my [lʌm'pektəmiː] *noun*: Lumpektomie *f*, Quadrantenresektion *f*, Tylektomie *f*
lu|na|cy ['luːnəsiː] *noun*: Wahnsinn *m*, Geistesgestörtheit *f*, Geistesstörung *f*
lu|nar ['luːnər] *adj*: **1.** Mond-, Lunar- **2.** (*chem.*) Silber-
lu|na|re [luː'næriː] *noun*: →*lunate I*
lu|nate ['luːneɪt]: I *noun* Mondbein *nt*, Os lunatum II *adj* (halb-)mondförmig
lu|nat|ed ['luːneɪtɪd] *adj*: →*lunate II*
lu|na|tic ['luːnətɪk]: I *noun* Wahnsinnige *m/f*, Geistesgestörter *m/f*; Verrückte *m/f* II *adj* wahnsinnig, geistesgestört; verrückt; unzurechnungsfähig
lu|na|tism ['luːnətɪzəm] *noun*: Mondsüchtigkeit *f*, Lunatismus *m*
lu|na|to|ma|la|cia [ˌluːnətəʊmə'leɪʃ(ɪ)ə] *noun*: Lunatummalazie *f*, Kienbeck-Krankheit *f*, Morbus Kienbeck *m*
lung [lʌŋ] *noun*: Lunge *f*, Lungenflügel *m*, (*anatom.*) Pulmo *m* **below the lung(s)** unterhalb der Lunge(n) (liegend), subpulmonal **through the lung(s)** durch die Lunge(n), transpulmonal
accessory lung: akzessorische Lungenlappen *pl*, Rokitansky-Lappen *pl*
arcwelder lung: Lungensiderose *f*, Siderosis pulmonum
artificial lung: künstliche Lunge *f*, Oxygenator *m*
atrophic lung of old age: Altersemphysem *nt*, atrophische Alterslunge *f*
bird-breeder's lung: Wellensittichhalterlunge *f*, Vogelhalterlunge *f*, Vogelzüchterlunge *f*, Geflügelzüchterlunge *f*, Taubenzüchterlunge *f*
bird-fancier's lung: →*bird-breeder's lung*
black lung: Kohlenstaublunge *f*, Lungenanthrakose *f*, Anthracosis pulmonum
brown lung: Baumwollfieber *nt*, Baumwoll(staub)-pneumokoniose *f*, Byssinose *f*
cheese washer's lung: Käsewäscherlunge *f*
coal miner's lung: →*black lung*

collier's lung: →*black lung*
congested lung: Stauungslunge *f*
corundum smelter's lung: Korundschmelzerlunge *f*
cystic lung: Zystenlunge *f*
drowned lung: Drowned lung *nt*
eosinophilic lung: tropische Eosinophilie *f*
farmer's lung: Farmerlunge *f*, Drescherkrankheit *f*, Dreschfieber *nt*
fluid lung: **1.** Flüssigkeitslunge *f*, Wasserlunge *f*, fluid lung *nt* **2.** urämische Wasserlunge *f*
harvester's lung: →*farmer's lung*
honeycomb lung: Wabenlunge *f*
humidifier lung: Befeuchterlunge *f*
hyperlucent lung: helle Lunge *f*
iron lung: eiserne Lunge *f*, Tankrespirator *m*
left lung: linke Lunge *f*, linker Lungenflügel *m*, Pulmo sinister
malt-worker's lung: Malzarbeiterlunge *f*
miner's lung: →*black lung*
mushroom worker's lung: Pilzarbeiterlunge *f*
pigeon-breeder's lung: →*bird-breeder's lung*
pumice lung: Bimsstein-, Tuffsteinlunge *f*, metastatische Lungenkalzinose *f*
restraint lung: gefesselte Lunge *f*
reticular lung: Gitterlunge *f*
right lung: rechte Lunge *f*, rechter Lungenflügel *m*, Pulmo dexter
saccular lung: Sacklunge *f*
shock lung: Schocklunge *f*, adult respiratory distress syndrome *nt*
steel worker's lung: Thomasmehllunge *f*
thresher's lung: →*farmer's lung*
tufa lung: Bimsstein-, Tuffsteinlunge *f*, metastatische Lungenkalzinose *f*
wet lung: **1.** Schocklunge *f*, adult respiratory distress syndrome *nt* **2.** Lungenödem *nt*
white lung: Pneumocystis-Pneumonie *f*, interstitielle plasmazelluläre Pneumonie *f*, Pneumonia alba
woodcutter's lung: Papierstaublunge *f*, Holzstaublunge *f*

lung|worms ['lʌŋwɜrmz] *plural*: Lungenwürmer *pl*
rat lungworm: Rattenlungenwurm *m*, Angiostrongylus cantonensis

lung|wort ['lʌŋ,wɜrt] *noun*: **1.** Lungenkraut *nt*, Pulmonaria officinalis, Pulmonaria maculosa **2.** Pulmonariae herba

lu|nu|la ['luːnjələ] *noun, plural* **-lae** [-liː]: **1.** halbmondförmige/sichelförmige Struktur *f*, Lunula *f* **2.** Nagelhalbmond *m*, Lunula unguis
lunulae of aortic semilunar valves: Lunulae valvularum semilunarium aortae
lunula of nail: Nagelhalbmond *m*, Lunula unguis
lunulae of semilunar cusps: Lunulae valvularum semilunarium
lunulae of semilunar cusps of aortic valve: Lunulae valvularum semilunarium valvae aortae, Noduli valvularum semilunarium valvae aortae
lunulae of semilunar cusps of pulmonary valve: Lunulae valvularum semilunarium valvae trunci pulmonalis, Noduli valvularum semilunarium valvae trunci pulmonalis
lunulae of semilunar valves: Lunulae valvularum semilunarium

lu|nu|lar ['luːnjələr] *adj*: halbmondförmig, lunular, semilunar
lu|nu|late ['luːnjəleɪt] *adj*: →*lunular*
lu|nu|lat|ed ['luːnjəleɪtɪd] *adj*: →*lunular*
lu|nule ['luːnjuːl] *noun*: →*lunula*

LUO *Abk.*: left ureteral orifice
LUOQ *Abk.*: left upper outer quadrant
lu|pi|form ['luːpɪfɔːrm] *adj*: →*lupoid*
lu|pi|nine [,luːpɪ'niːn] *noun*: Lupinotoxin *nt*, Lupinin *nt*
lu|pi|no|sis [,luːpɪ'nəʊsɪs] *noun*: Lupinenvergiftung *f*, -krankheit *f*, Lupinose *f*
lu|poid ['luːpɔɪd]: **I** *noun* Lupoid *nt* **II** *adj* in der Art eines Lupus, lupusähnlich, lupoid, lupös
benign miliary lupoid: Miliarlupoid *nt*
lu|po|ma [luː'pəʊmə] *noun*: Lupusknötchen *nt*, Lupom *nt*
lu|pous ['luːpəs] *adj*: in der Art eines Lupus, lupusähnlich, lupoid, lupös

lu|pus ['luːpəs] *noun*: Lupus *m*
chilblain lupus: Lupus pernio
drug-induced lupus: medikamentenbedingter Lupus erythematodes visceralis
lupus erythematodes: Lupus erythematodes
lupus erythematosus: Lupus erythematodes, Lupus erythematosus, Erythematodes *m*
burnt-out discoid lupus erythematosus: ausgebrannter chronisch-diskoider Lupus erythematodes
chilblain lupus erythematosus: Lupus pernio
chronic discoid lupus erythematosus: Discoid-Lupus erythematosus, Lupus erythematodes chronicus discoides
cutaneous lupus erythematosus: Lupus erythematodes integumentalis, Lupus erythematodes chronicus
discoid lupus erythematosus: Discoid-Lupus erythematosus, Lupus erythematodes chronicus discoides
disseminated lupus erythematosus: systemischer Lupus erythematodes, Systemerythematodes *m*, Lupus erythematodes visceralis, Lupus erythematodes integumentalis et visceralis
disseminated discoid lupus erythematosus: disseminierter chronisch-diskoider Lupus erythematodes, Lupus erythematodes chronicus disseminatus
drug-induced lupus erythematosus: medikamenteninduzierter Lupus erythematodes
hypertrophic discoid lupus erythematosus: hypertropher chronisch-diskoider Lupus erythematodes
neonatal lupus erythematosus: neonataler Lupus erythematodes, neonatales LE-Syndrom *nt*
subacute cutaneous lupus erythematosus: subakut kutaner Lupus erythematodes, anulär-gyrierter Lupus erythematodes, Lupus erythematodes chronicus superficialis disseminatus
systemic lupus erythematosus: systemischer Lupus erythematodes, Systemerythematodes *m*, Lupus erythematodes visceralis, Lupus erythematodes integumentalis et visceralis
hypertrophic lupus erythematosus: Lupus erythematodes hypertrophicus
lupus miliaris disseminatus faciei: Tuberculosis lupoides miliaris disseminatafaciei
lupus mutilans: Lupus mutilans
lupus papillomatosus: Lupus papillomatosus, Lupus vegetans
lupus vulgaris: Lupus vulgaris
lupus vulgaris exfoliativus: Lupus exfoliativus, Lupus vulgaris exfoliativus
lupus vulgaris hypertrophicus: Lupus hypertrophicus, Lupus vulgaris hypertrophicus
lupus vulgaris planus: Lupus vulgaris planus, Lupus planus
lupus vulgaris tumidus: Lupus vulgaris tumidus, Lupus tumidus
lupus vulgaris ulcerosus: Lupus vulgaris ulcerosus, Lu-

pus ulcerosus
lupus vulgaris vegetans: Lupus vegetans, Lupus vulgaris vegetans
lupus vulgaris verrucosus: Lupus vulgaris verrucosus, Lupus verrucosus
LUPV *Abk.*: left upper pulmonary vein
LUQ *Abk.*: left upper quadrant
lus|i|tro|pic [luːˈtrɑpɪk] *adj*: lusitrop
lu|te|al [ˈluːtɪəl] *adj*: Corpus luteum betreffend, luteal
lu|te|ci|um [luˈtiːʃɪəm] *noun*: →*lutetium*
lu|te|in [ˈluːtiːn, -tɪɪn] *noun*: Lutein *nt*
lu|te|in|ic [luːtɪˈɪnɪk] *adj*: **1.** →*luteal* **2.** Lutein betreffend, Lutein- **3.** Luteinisation betreffend, luteinisierend
lu|te|in|i|za|tion [ˌluːtɪənɪˈzeɪʃn] *noun*: Luteinisation *f*, Luteinisierung *f*
lu|te|in|iz|ing [ˈluːtɪənaɪzɪŋ] *adj*: luteinisierend
lu|te|i|no|ma [luːtɪəˈnəʊmə] *noun*: Luteom *nt*, Luteinom *nt*
lu|te|o|hor|mone [ˌluːtɪəˈhɔːrməʊn] *noun*: Gelbkörperhormon *nt*, Progesteron *nt*, Corpus-luteum-Hormon *nt*
lu|te|o|ly|sis [luːtɪˈɑləsɪs] *noun*: Luteolyse *f*
lu|te|o|ma [luːtɪˈəʊmə] *noun, plural* **-mas, -ma|ta** [luːtɪˈəʊmətə]: **1.** →*luteinoma* **2.** Luteoma gravidarum
pregnancy luteoma: Luteoma gravidarum
lu|te|o|troph|ic [ˌluːtɪəˈtrəʊfɪk, -ˈtrɑf-] *adj*: →*luteotropic*
lu|te|o|troph|in [ˌluːtɪəˈtrəʊfɪn, -ˈtrɑf-] *noun*: →*luteotropin*
lu|te|o|trop|ic [ˌluːtɪəˈtrɑpɪk] *adj*: luteotrop
lu|te|o|tro|pin [ˌluːtɪəˈtrəʊpɪn] *noun*: Luteotropin *nt*, luteotropes Hormon *nt*
lu|te|ti|um [luˈtiːʃɪəm] *noun*: Lutetium *nt*
LUTI *Abk.*: lower urinary tract infection
lu|ti|lib|er|in [ˌluːtɪˈlɪbərɪn] *noun*: Lutiliberin *nt*, Luliberin *nt*, LH-releasing-Faktor *m*, LH-releasing-Hormon *nt*, Gonadotropin-releasing-Faktor *m*, Gonadotropin-releasing-Hormon *nt*, Gonadoliberin *nt*, Luteinizing-hormone-releasing-Faktor *m*, Luteinizing-hormone-releasing-Hormon *nt*
lu|ti|lib|er|i|ner|gic [ˌluːtɪˌlɪbərɪˈnɜrdʒɪk] *adj*: lutiliberinerg, luliberinerg
Lut|zo|myi|a [lʊtzəʊˈmaɪə] *noun*: Lutzomyia *f*
lux [lʌks] *noun, plural* **lu|ces** [ˈluːsiːz]: Lux *nt*
lux|a|tio [lʌkˈseɪʃɪəʊ] *noun*: →*luxation*
lux|a|tion [lʌkˈseɪʃn] *noun*: Verrenkung *f*, Luxation *f*, Luxatio *f*; Dislokation *f*
dental luxation: Zahnluxation *f*
habitual temporomandibular joint luxation: habituelle Unterkieferluxation *f*
luxation of lens: (*Auge*) Linsenluxation *f*
Malgaigne's luxation: Chassaignac-Lähmung *f*, Subluxation *f* des Radiusköpfchens, Pronatio dolorosa, Subluxatio radii peranularis
temporomandibular luxation: Kiefergelenkluxation *f*
tooth luxation: Zahnluxation *f*
lux|ot|o|my [lʌksˈɑtəmiː] *noun*: Amputation *f* mit Ovalärschnitt
LV *Abk.*: **1.** left ventricle **2.** left ventricular **3.** liver volume **4.** live vaccine **5.** lumbar vertebra
LVA *Abk.*: lymphovenous anastomosis
LVAD *Abk.*: left ventricular assist device
LVAW *Abk.*: left ventricular anterior wall
LVC *Abk.*: **1.** left ventricular cavity **2.** left ventricular contraction
LVD *Abk.*: **1.** left ventricular diameter **2.** low viscous dextran
LVDD *Abk.*: left ventricular diastolic diameter
LVDV *Abk.*: left ventricular diastolic volume
LVE *Abk.*: left ventricular enlargement
LVEDD *Abk.*: left ventricular end-diastolic diameter
LVEDI *Abk.*: left ventricular end-diastolic index
LVEDL *Abk.*: left ventricular end-diastolic length
LVEDP *Abk.*: left ventricular end-diastolic pressure
LVEDV *Abk.*: left ventricular end-diastolic volume
LVEF *Abk.*: left ventricular ejection fraction
LVER *Abk.*: left ventricular ejection rate
LVESD *Abk.*: left ventricular end-systolic diameter
LVESL *Abk.*: left ventricular end-systolic length
LVESP *Abk.*: left ventricular end-systolic pressure
LVESS *Abk.*: left ventricular end-systolic stress
LVESV *Abk.*: left ventricular end-systolic volume
LVET *Abk.*: left ventricular ejection time
LVETI *Abk.*: left ventricular ejection time index
LVF *Abk.*: left ventricular failure
LVFI *Abk.*: left ventricular function index
LVFP *Abk.*: left ventricular filling pressure
LVFS *Abk.*: left ventricular fractional shortening
LVFV *Abk.*: left ventricular filling volume
LVH *Abk.*: left ventricular hypertrophy
LVICT *Abk.*: left ventricular isovolumic contraction time
LVIDd *Abk.*: left ventricular internal diameter in diastole
LVIDds *Abk.*: left ventricular internal diameter in systole
LVM *Abk.*: left ventricular muscle mass
LVMBF *Abk.*: left ventricular myocardial blood flow
LVMM *Abk.*: left ventricular muscle mass
LVMWI *Abk.*: left ventricular minute work index
LVOO *Abk.*: left ventricular outflow obstruction
LVOT *Abk.*: left ventricular outflow tract
LVP *Abk.*: left ventricular pressure
LVPSP *Abk.*: left ventricular peak systolic pressure
LVROI *Abk.*: left ventricular regions of interest
LVS *Abk.*: lateral venous sinus
LVSD *Abk.*: left ventricular systolic diameter
LVSF *Abk.*: left ventricular shortening fraction
LVSO *Abk.*: left ventricular systolic output
LVSP *Abk.*: left ventricular systolic pressure
LVSR *Abk.*: left ventricular segmental relaxation
LVSTI *Abk.*: left ventricular systolic time intervals
LVSV *Abk.*: **1.** left ventricular stroke volume **2.** left ventricular systolic volume
LVSW *Abk.*: left ventricular stroke work index
LVSWI *Abk.*: left ventricular stroke work
LVT *Abk.*: lysine vasotonin
LVTD *Abk.*: left ventricular total diameter
LVTV *Abk.*: left ventricular total volume
LVV *Abk.*: left ventricular volume
LVWI *Abk.*: left ventricular work index
LVWS *Abk.*: left ventricular wall stress
LVWT *Abk.*: left ventricular wall thickness
LVWV *Abk.*: left ventricular wall volume
Lw *Abk.*: lawrencium
lx *Abk.*: lux
Ly *Abk.*: **1.** lymphocyte **2.** lysine
ly|ase [ˈlaɪeɪz] *noun*: Lyase *f*, Synthase *f*
N-acetylneuraminate lyase: N-Acetylneuraminatlyase *f*
adenylosuccinate lyase: Adenyl(o)succinatlyase *f*
aldehyde lyase: Aldehydlyase *f*, Aldolase *f*
argininosuccinate lyase: Arginin(o)succinatlyase *f*, Arginin(o)succinase *f*
ATP-citrate lyase: ATP-Citrat-Lyase *f*, citratspaltendes Enzym *nt*
β-hydroxy-β-methylglutaryl-CoA lyase: β-Hydroxy-β-methylglutaryl-CoA-lyase *f*, HMG-CoA-lyase *f*
citrate lyase: Citrataldolase *f*, Citratlyase *f*
cystathionine γ-lyase: Cystathionin-γ-Lyase *f*, Cystathionase *f*

heparin lyase: Heparinase *f*, Heparinlyase *f*
hyaluronate lyase: Hyaluronatlyase *f*
hyaluronic lyase: →*hyaluronate lyase*
isocitrate lyase: Isocitratlyase *f*
lactoylglutathione lyase: Lactoylglutathionlyase *f*, Glyoxalase I *f*
ly|can|thro|py [laɪ'kænθrəpiː] *noun*: Lykanthropie *f*
ly|cine ['laɪsiːn] *noun*: Betain *nt*, Trimethylglykokoll *nt*, Glykokollbetain *nt*
ly|co|pe|nae|mia [ˌlaɪkəpiː'niːmiːə] *noun*: (*brit.*) →*lycopenemia*
ly|co|pene ['laɪkəpiːn] *noun*: Lykopin *nt*
ly|co|pe|ne|mia [ˌlaɪkəpiː'niːmiːə] *noun*: Lykopinämie *f*, Lykopinämie-Syndrom *nt*
LYDMA *Abk.*: lymphocyte-determined membrane antigen
lye [laɪ]: **I** *noun* Lauge *f* **II** *vt* mit Lauge behandeln, ablaugen
potash lye: Kalilauge *f*
lying-in ['laɪɪŋ]: **I** *noun* **1.** Niederkunft *f*, Entbindung *f* **2.** Kindbett *nt*, Wochenbett *nt*, Puerperium *nt* **II** *adj* Wochenbett/Puerperium betreffend, puerperal, Puerperal-
lymph [lɪmf] *noun*: **1.** Lymphe *f*, Lymphflüssigkeit *f*, Lympha *f* **2.** lymphähnliche Flüssigkeit *f*, Lymphe *f*
dental lymph: Zahnlymphe *f*
dentinal lymph: Dentinlymphe *f*
lym|pha ['lɪmfə] *noun*: →*lymph*
lym|pha|den ['lɪmfəden] *noun*: Lymphknoten *m*, Nodus lymphoideus, Lymphonodus *m*
lymph|ad|e|nec|ta|sis [lɪmˌfædə'nektəsɪs] *noun*: Lymphknotenvergrößerung *f*, Lymphadenektasie *f*
lymph|ad|e|nec|to|my [lɪmˌfædə'nektəmiː] *noun*: Lymphknotenentfernung *f*, Lymphknotenexstirpation *f*, Lymphadenektomie *f*
lymph|ad|en|hy|per|tro|phy [lɪmˌfædənhaɪ'pɜrtrəfiː] *noun*: Lymphknotenhypertrophie *f*
lymph|a|de|ni|a [lɪmfə'diːnɪə] *noun*: **1.** →*lymphadenhypertrophy* **2.** →*lymphadenopathy*
lymph|ad|e|nit|ic [lɪmˌfædə'nɪtɪk] *adj*: Lymphadenitis betreffend, lymphadenitisch
lymph|ad|e|ni|tis [lɪmˌfædə'naɪtɪs] *noun*: Lymphknotenentzündung *f*, Lymphadenitis *f*
acute mesenteric lymphadenitis: Masshoff-Lymphadenitis *f*, Lymphadenitis mesenterialis acuta
acute nonspecific lymphadenitis: Sinuskatarrh *m*, Sinuskatarr *m*, Sinushistiozytose *f*, akute unspezifische Lymphadenitis *f*
caseous lymphadenitis: Pseudotuberkulose *f*
chronic nonspecific lymphadenitis: Lymphadenitis chronica non specifica
Masshoff's lymphadenitis: Masshoff-Lymphadenitis *f*, Lymphadenitis mesenterialis acuta
mesenteric lymphadenitis: Mesenteriallymphadenitis *f*, Lymphadenitis mesenterica, Lymphadenitis mesenterialis, Entzündung *f* der Mesenteriallymphknoten
mesenteric tuberculous lymphadenitis: Mesenteriallymphknotentuberkulose *f*
nonbacterial regional lymphadenitis: →*regional lymphadenitis*
paratuberculous lymphadenitis: Pseudotuberkulose *f*
Piringer's lymphadenitis: Piringer-Kuchinka-Syndrom *nt*, zervikonuchale Lymphadenitis *f*, subakute Lymphadenitis nuchalis et cervicalis
regional lymphadenitis: Katzenkratzkrankheit *f*, cat-scratch disease *nt*, benigne Inokulationslymphoretikulose *f*, Miyagawanellose *f*
specific lymphadenitis: Lymphadenitis specifica
tuberculous lymphadenitis: Lymphknotentuberkulose *f*, Lymphadenitis tuberculosa
lymph|ad|e|no|cele [lɪm'fædɪnəsiːl] *noun*: Lymphknotenzyste *f*, Lymphadenozele *f*
lymph|ad|e|no|gram [lɪm'fædɪnəgræm] *noun*: Lymphadenogramm *nt*
lymph|ad|e|nog|ra|phy [lɪmˌfædɪ'nɑgrəfiː] *noun*: Kontrastdarstellung *f* von Lymphknoten, Lymphadenographie *f*, Lymphadenografie *f*
lymph|ad|e|noid [lɪm'fædɪnɔɪd] *adj*: lymphknotenähnlich; Lymphknoten betreffend, von Lymphknoten (ab-) stammend, lymphadenoid
lymph|ad|e|no|ma [ˌlɪmfædɪ'nəʊmə] *noun*: **1.** Lymphadenom *nt* **2.** →*lymphoma*
lymph|ad|e|nop|a|thy [lɪmˌfædɪ'nɑpəθiː] *noun*: Lymphknotenerkrankung *f*, Lymphadenopathie *f*
angioimmunoblastic lymphadenopathy with dysproteinaemia: (*brit.*) →*angioimmunoblastic lymphadenopathy with dysproteinemia*
angioimmunoblastic lymphadenopathy with dysproteinemia: →*immunoblastic lymphadenopathy*
dermatopathic lymphadenopathy: Pautrier-Woringer-Syndrom *nt*, dermatopathische Lymphopathie *f*, dermatopathische Lymphadenitis *f*, lipomelanotische Retikulose *f*
immunoblastic lymphadenopathy: angioimmunoblastische Lymphadenopathie *f*, immunoblastische Lympadenopathie *f*, Lymphogranulomatosis X *f*
progressive generalized lymphadenopathy: progressive generalisierte Lymphadenopathie *f*
reactive lymphadenopathy: reaktive Lymphknotenschwellung *f*
tuberculous lymphadenopathy: Lymphknotentuberkulose *f*, Lymphadenitis tuberculosa
lymph|ad|e|no|sis [lɪmˌfædɪ'nəʊsɪs] *noun*: Lymphknotenschwellung *f*, Lymphadenose *f*, Lymphadenosis *f*
benign cutaneous lymphadenosis: Lymphadenosis cutis benigna
lymph|ad|e|not|o|my [lɪmˌfædɪ'nɑtəmiː] *noun*: Lymphadenotomie *f*
lymph|an|ge|i|tis [ˌlɪmfændʒɪ'aɪtɪs] *noun*: →*lymphangitis*
lymph|an|gi|ec|ta|sia [lɪmˌfændʒɪek'teɪʒ(ɪ)ə] *noun*: →*lymphangiectasis*
lymph|an|gi|ec|ta|sis [lɪmˌfændʒɪ'ektəsɪs] *noun*: Lymphgefäßerweiterung *f*, Lymphangiektasie *f*
lymphangiectasis of bone: skelettale Lymphangiomatose/Hämangiomatose *f*, Angiomatose/Lymphangiektasie *f* des Knochens
intestinal lymphangiectasis: Enteropathia lymphangiectatica
lymph|an|gi|ec|tat|ic [lɪmˌfændʒɪek'tætɪk] *adj*: Lymphangiektasie betreffend, lymphangiektatisch
lymph|an|gi|ec|to|my [lɪmˌfændʒɪ'ektəmiː] *noun*: Lymphgefäßresektion *f*, Lymphgefäßexstirpation *f*, Lymphangiektomie *f*
lymph|an|gi|i|tis [lɪmˌfændʒɪ'aɪtɪs] *noun*: →*lymphangitis*
lymph|an|gi|o|ad|e|nog|ra|phy [lɪmˌfændʒɪəʊædə'nɑgrəfiː] *noun*: →*lymphography*
lymph|an|gi|o|en|do|the|li|o|blas|to|ma [lɪmˌfændʒɪəʊˌendəʊˌθiːlɪəblæs'təʊmə] *noun*: Lymphangioendotheliom *nt*, Lymphoendotheliom *nt*
lymph|an|gi|o|en|do|the|li|o|ma [lɪmˌfændʒɪəʊˌendəʊˌθiːlɪ'əʊmə] *noun*: Lymphangioendotheliom *nt*, Lymphoendotheliom *nt*
lymph|an|gi|o|fi|bro|ma [lɪmˌfændʒɪəʊfaɪ'brəʊmə] *noun*: Lymphangiofibrom *nt*
lymph|an|gi|o|gram [lɪm'fændʒɪəʊgræm] *noun*: Lymph-

angiogramm *nt*
lymph|an|gi|og|ra|phy [lɪmˌfændʒɪ'ɑgrəfiː] *noun*: →*lymphography*
lymph|an|gi|o|ma [lɪmˌfændʒɪ'əʊmə] *noun*: Lymphangiom *nt*
capillary lymphangioma: kapilläres Lymphangiom *nt*
cavernous lymphangioma: **1.** kavernöses Lymphangiom *nt*, Lymphangioma cavernosa **2.** Zystenhygrom *nt*, Hygroma/Lymphangioma cysticum
lymphangioma circumscriptum: Lymphangioma cavernosum subcutaneum, Lymphangioma circumscriptum profundum
cystic lymphangioma: Zystenhygrom *nt*, Lymphangioma circumscriptum superficiale, Lymphangioma cysticum
simple lymphangioma: kapilläres/einfaches Lymphangiom *nt*, Lymphangioma capillare/simplex
skeletal lymphangiomatosis: skelettale Hämangiomatose/Lymphangiomatose *f*, Angiomatose/Lymphangiektasie *f* des Knochens
lymph|an|gi|om|a|tous [lɪmˌfændʒɪ'ɑmətəs] *adj*: Lymphangiom betreffend, lymphangiomatös
lymph|an|gi|o|my|o|ma|to|sis [lɪmˌfændʒɪəʊˌmaɪəmə'təʊsɪs] *noun*: Lymphangiomyomatosis *f*, Lymphangiomyomatosis-Syndrom *nt*
lymph|an|gi|on [lɪm'fændʒɪɑn] *noun*: Lymphgefäß *nt*, Vas lymphaticum
lymph|an|gi|op|a|thy [lɪmˌfændʒɪ'ɑpæθiː] *noun*: Lymphangiopathie *f*, Lymphgefäßerkrankung *f*
obliterating lymphangiopathy: Endolymphangiitis proliferans, Lymphangiopathia obliterans
lymph|an|gi|o|phle|bit|ic [lɪmˌfændʒɪəʊflɪ'bɪtɪk] *adj*: Lymphangiophlebitis betreffend, lymphangiophlebitisch
lymph|an|gi|o|phle|bi|tis [lɪmˌfændʒɪəʊflɪ'baɪtɪs] *noun*: Entzündung *f* von Lymphgefäßen und Venen, Lymphangiophlebitis *f*
lymph|an|gi|o|sar|co|ma [lɪmˌfændʒɪəʊsɑːr'kəʊmə] *noun*: Lymphangiosarkom *nt*
postmastectomy lymphangiosarcomatosis: Postmastektomie-Lymphangiosarkom *nt*, Lymphangiosarkom *nt*, Stewart-Treves-Syndrom *nt*
lymph|an|gi|o|sis [lɪmˌfændʒɪ'əʊsɪs] *noun*: Lymphangiosis *f*
carcinomatous lymphangiosis: Lymphangiosis carcinomatosa *f*
lym|phan|git|ic [ˌlɪmfæn'dʒɪtɪk] *adj*: Lymphangitis betreffend, lymphangitisch, lymphangiitisch
lym|phan|gi|tis [ˌlɪmfæn'dʒaɪtɪs] *noun*: Lymphgefäßentzündung *f*, Lymphangitis *f*, Lymphangiitis *f*
lymphangitis carcinomatosa: Lymphangiosis carcinomatosa *f*
nonvenereal lymphangitis of penis: Lymphangiectasia penis
tuberculous lymphangitis: tuberkulöse Lymphangiitis *f*, Lymphangiitis tuberculosa
lym|pha|phe|re|sis [ˌlɪmfəfə'riːsɪs] *noun*: →*lymphocytapheresis*
lym|phat|ic [lɪm'fætɪk]: **I** *noun* Lymphgefäß *nt*, Vas lymphaticum **II** *adj* Lymphe *oder* lymphatisches Organ betreffend, lymphatisch, Lymph(o)-
lym|phat|i|cos|to|my [lɪmˌfætɪ'kɑstəmiː] *noun*: Lymphatikostomie *f*
lym|phat|ics [lɪm'fætɪks] *plural*: Lymphgefäße *pl*, Lymphsystem *nt*
lym|pha|tism ['lɪmfətɪzəm] *noun*: Lymphatismus *m*, lymphatische Diathese *f*, Status lymphaticus
lym|pha|ti|tis [lɪmfə'taɪtɪs] *noun*: →*lymphangitis*
lym|pha|tol|y|sis [lɪmfə'tɑlɪsɪs] *noun*: Zerstörung *oder* Auflösung *f* des lymphatischen Gewebes, Lymphatolyse *f*
lymph|e|de|ma [ˌlɪmfɪ'diːmə] *noun*: Lymphödem *nt*, Lymphoedema *nt*
congenital lymphedema: (hereditäres) Trophödem *nt*, Milroy-Syndrom *nt*, Meige-Syndrom *nt*, Nonne-Milroy-Meige-Syndrom *nt*
hereditary lymphedema: hereditäres Lymphödem *nt*
lymph|ep|i|the|li|o|ma [lɪmfˌepɪˌθɪlɪ'əʊmə] *noun*: →*lymphoepithelioma*
lym|phi|za|tion [ˌlɪmfə'zeɪʃn] *noun*: Lymphbildung *f*
lymph|no|di|tis [ˌlɪmfnəʊ'daɪtɪs] *noun*: →*lymphadenitis*
lym|pho|blast ['lɪmfəblæst] *noun*: Lymphoblast *m*, Lymphozytoblast *m*
lym|pho|blas|tic [ˌlɪmfə'blæstɪk] *adj*: Lymphoblast(en) betreffend, aus Lymphblasten bestehend, lymphoblastisch
lym|pho|blas|to|ma [ˌlɪmfəblæs'təʊmə] *noun*: Lymphoblastom *nt*
lym|pho|blas|to|sis [ˌlɪmfəblæs'təʊsɪs] *noun*: Lymphoblastose *f*, Lymphoblastosis *f*
lym|pho|cap|il|lar|y [ˌlɪmfə'kæpəlerɪ, lɪmfəkə'pɪləriː] *adj*: Lymphkapillare betreffend, lymphokapillär
lym|pho|cele ['lɪmfəsiːl] *noun*: Lymphozele *f*
lym|pho|ci|ne|sia [ˌlɪmfəsɪ'niːʒ(ɪ)ə] *noun*: →*lymphokinesis*
lym|pho|cy|ta|phe|re|sis [lɪmfəˌsaɪtəfə'riːsɪs] *noun*: Lymphozytenpherese *f*, Lymphopherese *f*, Lymphozytopherese *f*
lym|pho|cyte ['lɪmfəsaɪt] *noun*: Lymphzelle *f*, Lymphozyt *m*, Lymphocyt *m*
atypical lymphocytes: Lymphoidzellen *pl*, atypische Lymphozyten *pl*, Virozyten *pl*
CD4 lymphocyte: →*T4⁺ lymphocyte*
CD8 lymphocyte: →*T8⁺ lymphocyte*
cytotoxic T lymphocytes: zytolytische T-Lymphozyten *pl*
pre-germinal B lymphocytes: prä-germinale B-Lymphozyten *pl*
T4⁺ lymphocyte: CD4-Zelle *f*, CD4-Lymphozyt *m*, T4⁺-Zelle *f*, T4⁺-Lymphozyt *m*
T8⁺ lymphocyte: CD8-Zelle *f*, CD8-Lymphozyt *m*, T8⁺-Zelle *f*, T8⁺-Lymphozyt *m*
thymic lymphocyte: →*thymus-dependent lymphocyte*
thymus-dependent lymphocyte: T-Lymphozyt *m*, T-Zelle *f*, Thymuslymphozyt *m*
thymus-independent lymphocyte: B-Lymphozyt *m*, B-Lymphocyt *m*, B-Zelle *f*
T regulator lymphocytes: T-Regulatorlymphozyten *pl*
lymphocyte-dependent *adj*: lymphozytenabhängig
lymphocyte-independent *adj*: lymphozytenunabhängig
lym|pho|cy|thae|mi|a [ˌlɪmfəsaɪ'θiːmiːə] *noun*: (*brit.*) →*lymphocythemia*
lym|pho|cy|thae|mic [ˌlɪmfəsaɪ'θiːmɪk] *adj*: (*brit.*) →*lymphocythemic*
lym|pho|cy|the|mi|a [ˌlɪmfəsaɪ'θiːmiːə] *noun*: →*lymphocytosis*
absolute lymphocythemia: absolute Lymphozythämie *f*
relative lymphocythemia: relative Lymphozythämie *f*
lym|pho|cy|the|mic [ˌlɪmfəsaɪ'θiːmɪk] *adj*: lymphozythämisch
lym|pho|cyt|ic [ˌlɪmfə'sɪtɪk] *adj*: Lymphozyten betreffend, lymphozytär, Lymphozyten-
lym|pho|cy|to|blast [ˌlɪmfə'saɪtəblæst] *noun*: →*lymphoblast*
lym|pho|cy|to|ma [ˌlɪmfəsaɪ'təʊmə] *noun*: Lymphozytom

nt, Lymphocytoma *nt*
Castleman's lymphocytoma: Castleman-Tumor *m*, Castleman-Lymphozytom *nt*, hyalinisierende plasmazelluläre Lymphknotenhyperplasie *f*

lym|pho|cy|to|pe|ni|a [lɪmfə,saɪtə'pɪnɪə] *noun*: Lymphopenie *f*, Lymphozytopenie *f*
acute lymphocytopenia: Lymphozytensturz *m*

lym|pho|cy|to|phe|re|sis [lɪmfə,saɪtəfə'riːsɪs] *noun*: →*lymphocytapheresis*

lym|pho|cy|to|poi|e|sis [,lɪmfə,saɪtəpɔɪ'iːsɪs] *noun*: Lymphozytenbildung *f*, Lymphopoese *f*, Lymphopoiese *f*, Lymphozytopoese *f*, Lymphozytopoiese *f*

lym|pho|cy|to|poi|et|ic [,lɪmfə,saɪtəpɔɪ'etɪk] *adj*: Lymphozytopoese betreffend, lymphozytopoetisch, lymphopoetisch

lym|pho|cy|to|sis [,lɪmfəsaɪ'təʊsɪs] *noun*: Lymphozytose *f*, Lymphocytosis *f*, Lymphozythämie *f*
acute infectious lymphocytosis: Lymphocytosis infectiosa acuta
diffuse infiltrating lymphocytosis: diffuses infiltratives Lymphozytose-Syndrom *nt*

lym|pho|cy|to|tox|ic [lɪmfə,saɪtə'tɑksɪk] *adj*: Lymphozyten zerstörend, lymphozytotoxisch

lym|pho|cy|to|tox|ic|i|ty [lɪmfə,saɪtətɑk'sɪsətiː] *noun*: Lymphozytotoxizität *f*

lym|pho|di|a|pe|de|sis [,lɪmfədaɪəpɪ'diːsɪs] *noun*: Lymphozytendiapedese *f*, Lymphodiapedese *f*

lym|pho|duct ['lɪmfədʌkt] *noun*: Lymphgefäß *nt*, Vas lymphaticum

lymph|oe|de|ma [,lɪmfɪ'diːmə] *noun*: (*brit.*) →*lymphedema*
congenital lymphoedema: (*brit.*) →*congenital lymphedema*
hereditary lymphoedema: (*brit.*) →*hereditary lymphedema*

lym|pho|ep|i|the|li|o|ma [lɪmfə,epɪ,θɪlɪ'əʊmə] *noun*: Lymphoepitheliom *nt*, lymphoepitheliales Karzinom *nt*, Schmincke-Tumor *m*

lym|pho|gen|e|sis [,lɪmfə'dʒenəsɪs] *noun*: Lymphbildung *f*, Lymphogenese *f*

lym|pho|gen|ic [,lɪmfə'dʒenɪk] *adj*: aus Lymphe *oder* lymphatischen Gefäßen stammend, lymphogen

lym|phog|e|nous [lɪm'fɑdʒənəs] *adj*: **1.** Lymphe produzierend **2.** aus Lymphe *oder* lymphatischen Gefäßen stammend, lymphogen

lym|pho|glan|du|la [lɪmfə'glændʒələ] *noun, plural* **-lae** [lɪmfə'glændʒəliː]: Lymphknoten *m*, Nodus lymphoideus, Lymphonodus *m*

lym|pho|gram ['lɪmfəgræm] *noun*: Lymphogramm *nt*, Lymphangiogramm *nt*

lym|pho|gran|u|lo|ma [lɪmfə,grænjə'ləʊmə] *noun*: **1.** Lymphogranulom *nt* **2.** →*malignant lymphogranulomatosis*
lymphogranuloma inguinale: Nicolas-Durand-Favre-Krankheit *f*, Lymphogranuloma venereum, Lymphogranuloma inguinale, Poradenitis inguinalis, vierte Geschlechtskrankheit *f*, Lymphopathia venerea, Morbus Durand-Nicolas-Favre, klimatischer Bubo *m*, Lymphogranulomatosis inguinalis
lymphogranuloma venereum: →*lymphogranuloma inguinale*

lym|pho|gran|u|lo|ma|to|sis [lɪmfə,grænjə,ləʊmə'təʊsɪs] *noun*: **1.** Lymphogranulomatose *f*, Lymphogranulomatosis *f* **2.** →*lymphogranuloma*
benign lymphogranulomatosis: Sarkoidose *f*, Morbus *m* Boeck, Boeck-Sarkoid *nt*, Besnier-Boeck-Schaumann-Krankheit *f*, Lymphogranulomatosa benigna
malignant lymphogranulomatosis: Hodgkin-Krankheit *f*, Hodgkin-Lymphom *nt*, Morbus *m* Hodgkin, Hodgkin-Paltauf-Steinberg-Krankheit *f*, Paltauf-Steinberg-Krankheit *f*, Lymphogranulomatose *f*, maligne Lymphogranulomatose *f*, Lymphogranulomatosis maligna

lym|phog|ra|phy [lɪm'fɑgrəfiː] *noun*: Kontrastdarstellung *f* von Lymphgefäßen und Lymphknoten, Lymphographie *f*, Lymphangiographie *f*, Lymphografie *f*, Lymphangiografie *f*

lym|pho|hae|ma|tog|e|nous [,lɪmfə,hiːmə'tɑdʒənəs] *adj*: (*brit.*) →*lymphohematogenous*

lym|pho|he|ma|tog|e|nous [,lɪmfə,hiːmə'tɑdʒənəs] *adj*: Lymph- und Blutgefäße betreffend, lymphohämatogen

lym|pho|his|ti|o|cyt|ic [,lɪmfə,hɪstɪə'sɪtɪk] *adj*: lymphohistiozytär

lym|pho|his|ti|o|plas|ma|cyt|ic [,lɪmfə,hɪstɪə,plæzmə'sɪtɪk] *adj*: lympho-histio-plasmazytär

lym|phoid ['lɪmfɔɪd] *adj*: lymphartig, lymphähnlich; lymphozytenähnlich; das Lymphsystem betreffend, lymphoid; Lymphe *oder* lymphatische Organe betreffend, lymphatisch, Lymph-

lym|phoid|ec|to|my [,lɪmfɔɪ'dektəmiː] *noun*: Lymphoidektomie *f*

lym|phoi|do|cyte [lɪm'fɔɪdəsaɪt] *noun*: Lymphoidzelle *f*

lym|pho|kine ['lɪmfəkaɪn] *noun*: Lymphokin *nt*

lym|pho|ki|ne|sis [,lɪmfəkɪ'niːsɪs, -kaɪ-] *noun*: Lymphzirkulation *f*

lym|pho|ly|sis [lɪm'fɑlɪsɪs] *noun*: Lymphozytenauflösung *f*, Lympholyse *f*, Lympholysis *f*, Lymphozytolyse *f*
cell-mediated lympholysis: zellvermittelte Lympho(zyto)lyse *f*

lym|pho|lyt|ic [,lɪmfə'lɪtɪk] *adj*: Lymphozyten auflösend *oder* zerstörend, lympholytisch, lymphozytolytisch

lym|pho|ma [lɪm'fəʊmə] *noun, plural* **-mas, -ma|ta** [lɪm'fəʊmətə]: **1.** Lymphknotenschwellung *f*, Lymphknotentumor *m*, Lymphom *nt* **2.** →*lymphogranuloma* **3.** non-Hodgkin-Lymphom *nt*
African lymphoma: →*Burkitt's lymphoma*
AIDS-associated lymphomas: AIDS-assoziierte Lymphome *pl*
ALK-positive anaplastic lymphoma: ALK-positives anaplastisches Lymphom *nt*
anaplastic large-cell lymphoma: anaplastisches großzelliges Lymphom *nt*
B-cell lymphoma: B-Zelllymphom *nt*, B-Zellenlymphom *nt*
Burkitt's lymphoma: Burkitt-Lymphom *nt*, Burkitt-Tumor *m*, epidemisches Lymphom *nt*, B-lymphoblastisches Lymphom *nt*
centroblastic lymphoma: Zentroblastom *nt*
centroblastic-centrocytic malignant lymphoma: →*nodular lymphoma*
centroblastic malignant lymphoma: zentroblastisches Lymphom *nt*
centrocytic-centroblastic lymphoma: zentrozytisch-zentroblastisches Lymphom *nt*
centrocytic malignant lymphoma: zentrozytisches (malignes) Lymphom *nt*, lymphozytisches Lymphosarkom *nt*
convoluted T-cell lymphoma: T-Zellenlymphom *nt* vom convoluted-cell-Typ
cutaneous T-cell lymphomas: kutane T-Zell-Lymphome *pl*
diffuse lymphoma: Lymphosarkom *nt*
diffuse histiocytic lymphoma: **1.** zentroblastisches Lymphom *nt* **2.** zentrozytisches Lymphom *nt*, zentrozytisches malignes Lymphom *nt*, lymphozytisches

Lymphosarkom *nt*
diffuse large cell lymphoma: diffuses großzelliges Lymphom *nt*
diffuse large-cell B cell lymphoma: diffuses großzelliges B-Zell-Lymphom *nt*
diffuse well-differentiated lymphoma: zentrozytisches (malignes) Lymphom *nt*, lymphozytisches Lymphosarkom *nt*
diffuse well-differentiated lymphocytic lymphoma: →*diffuse well-differentiated lymphoma*
extranodal marginal zone lymphoma: extranodales Marginalzonenlymphom *nt*
follicular lymphoma: Brill-Symmers-Syndrom *nt*, Morbus *m* Brill-Symmers, zentroblastisch-zentrozytisches Lymphom *nt*, zentroblastisch-zentrozytisches malignes Lymphom *nt*, großfollikuläres Lymphoblastom *nt*, großfollikuläres Lymphom *nt*
follicular center cell lymphoma: Follikelzentrumslymphom *nt*
follicular centre cell lymphoma: (*brit.*) →*follicular center cell lymphoma*
gastric lymphoma: Lymphom/Lymphogranulom *nt* des Magens
giant follicle lymphoma: →*follicular lymphoma*
giant follicular lymphoma: →*follicular lymphoma*
granulomatous lymphoma: →*Hodgkin's lymphoma*
histiocytic lymphoma: immunoblastisches (malignes) Lymphom *nt*, Retikulumzellensarkom *nt*
Hodgkin's lymphoma: Hodgkin-Krankheit *f*, Hodgkin-Lymphom *nt*, Morbus *m* Hodgkin, Hodgkin-Paltauf-Steinberg-Krankheit *f*, Paltauf-Steinberg-Krankheit *f*, Lymphogranulomatose *f*, maligne Lymphogranulomatose *f*, Lymphogranulomatosis maligna
HTLV I-associated T-cell lymphoma: HTLV-1-assoziiertes T-Zell-Lymphom *nt*
immunoblastic lymphoma: immunoblastisches (malignes) Lymphom *nt*, Retikulumzellensarkom *nt*
immunoblastic malignant lymphoma: immunoblastisches (malignes) Lymphom *nt*, Retikulumzellensarkom *nt*
Lennert's lymphoma: lymphoepithelioides Lymphom *nt*, Lennert-Lymphom *nt*
lymphoblastic lymphoma: lymphoblastisches Lymphom *nt*, Lymphoblastom *f*
lymphoblastic B-cell lymphoma: lymphoblastisches Lymphom *nt* vom B-Zell-Typ, B-lymphoblastäres Lymphom *nt*
lymphoblastic T-cell lymphoma: T-lymphoblastäres Lymphom *nt*, lymphoblastisches Lymphom vom T-Zell-Typ *m*
malignant lymphoma: **1.** →*Hodgkin's lymphoma* **2.** non-Hodgkin-Lymphom *nt*
malignant lymphoma of bone: Retikulumzellsarkom/Retikulosarkom/Retothelsarkom *nt* des Knochens, malignes Lymphom des Knochens
MALT lymphomas: MALT-Lymphome *pl*
mantle cell lymphoma: Mantelzelllymphom *nt*
marginal zone lymphoma: Marginalzonenlymphom *nt*
marginal zone lymphoma of the stomach: Marginalzonenlymphom *nt* des Magens
mature B cell lymphomas: reifzellige B-Zell-Neoplasien *pl*
nodal marginal zone lymphoma: nodales Marginalzonenlymphom *nt*
nodular lymphoma: zentroblastisch-zentrozytischen Lymphom *nt*, zentroblastisch-zentrozytischen malignes Lymphom *nt*, Brill-Symmers-Syndrom *nt*, Morbus *m* Brill-Symmers, großfollikuläres Lymphom *nt*, großfollikuläres Lymphoblastom *nt*
nodular poorly-differentiated lymphoma: →*nodular lymphoma*
nodular poorly-differentiated lymphocytic lymphoma: nodular poorly-differentiated lymphocytic lymphoma *nt*
nodular well-differentiated lymphocytic lymphoma: nodular well-differentiated lymphocytic lymphoma *nt*
non-Hodgkin's lymphomas: Non-Hodgkin-Lymphome *pl*
peripheral T-cell lymphomas: periphere T-Zell-Lymphome *pl*
plasmacytoid lymphocytic lymphoma: Immunozytom *nt*, lymphoplasmozytisches Lymphom *nt*, lymphoplasmozytoides Lymphom *nt*
poorly-differentiated lymphocytic lymphoma: poorly-differentiated lymphocytic lymphoma *nt*
splenic marginal zone lymphoma: splenisches Marginalzonenlymphom *nt*
T-cell lymphoma: T-Zell-Lymphome *pl*
T-zone lymphoma: T-Zonenlymphom *nt*
well-differentiated lymphocytic lymphoma: well-differentiated lymphocytic lymphoma *nt*

lym|pho|ma|toid [lɪm'fəʊmətɔɪd] *adj*: lymphomähnlich, lymphomartig, lymphomatoid

lym|pho|ma|to|sis [lɪm,fəʊmə'təʊsɪs] *noun, plural* **-ses** [lɪm,fəʊmə'təʊsiːz]: Lymphomatose *f*, Lymphomatosis *f*

lym|pho|ma|tous [lɪm'fəʊmətəs] *adj*: Lymphom betreffend, lymphomartig, lymphomatös

lym|pho|myx|o|ma [,lɪmfəmɪk'səʊmə] *noun*: Lymphomyxom *nt*

lym|pho|nod|u|lus [,lɪmfə'nɑdʒələs] *noun, plura* **-li** [-laɪ]: →*lymph follicle*

lym|pho|no|dus [,lɪmfə'nəʊdəs] *noun, plura* **-di** [-daɪ]: Lymphknoten *m*, Nodus lymphoideus, Lymphonodus *m*

lym|pho|path|ia [,lɪmfə'pæθɪə] *noun*: →*lymphopathy*
lymphopathia venereum: →*lymphogranuloma inguinale*

lym|phop|a|thy [lɪm'fɑpəθiː] *noun*: Erkrankung *f* des lymphatischen Systems, Lymphopathie *f*, Lymphopathia *f*

lym|pho|pe|ni|a [lɪmfə'pɪnɪə] *noun*: Lymphopenie *f*, Lymphozytopenie *f*
absolute lymphopenia: absolute Lymphopenie *f*
relative lymphopenia: relative Lymphopenie *f*

lym|pho|pla|sia [,lɪmfə'pleɪʒ(ɪ)ə, -zɪə] *noun*: Lymphoplasie *f*, -plasia *f*
cutaneous lymphoplasia: Bäfverstedt-Syndrom *nt*, benigne Lymphoplasie *f* der Haut, multiples Sarkoid *nt*, Lymphozytom *nt*, Lymphocytoma cutis, Lymphadenosis benigna cutis

lym|pho|plas|ma|cel|lu|lar [,lɪmfə,plæzmə'seljələr] *adj*: lympho-plasmazellulär

lym|pho|plas|ma|cy|toid [,lɪmfə,plæzmə'saɪtɔɪd] *adj*: lymphoplasmozytoid

lym|pho|poi|e|sis [,lɪmfəpɔɪ'iːsɪs] *noun*: **1.** Lymphbildung *f* **2.** Lymphozytenbildung *f*, Lymphopo(i)ese *f*, Lymphozytopo(i)ese *f*

lym|pho|poi|et|ic [,lɪmfəpɔɪ'etɪk] *adj*: Lymphopoese betreffend, lymphopoetisch, lymphozytopoetisch

lym|pho|pro|lif|er|a|tive [,lɪmfəprə'lɪfə,reɪtɪv] *adj*: lymphoproliferativ

lym|pho|re|tic|u|lar [,lɪmfərɪ'tɪkjələr] *adj*: lymphoretikulär

lym|pho|re|tic|u|lo|sis [,lɪmfərɪ,tɪkjə'ləʊsɪs] *noun*: Lymphoretikulose *f*

benign lymphoreticulosis: Katzenkratzkrankheit *f*, cat-scratch-disease *nt*, benigne Inokulationslymphoretikulose *f*
lym|phor|rha|gia [ˌlɪmfə'rædʒ(ɪ)ə] *noun*: →*lymphorrhea*
lym|phor|rhe|a [ˌlɪmfə'rɪə] *noun*: Lymphorrhagie *f*, Lymphorrhö *f*
lym|phor|rhoe|a [ˌlɪmfə'rɪə] *noun*: (*brit.*) →*lymphorrhea*
lym|pho|sar|co|ma [ˌlɪmfəsɑːr'kəʊmə] *noun*: Lymphosarkom *nt*
lymphoblastic lymphosarcoma: lymphoblastisches Lymphosarkom *nt*
lymphocytic lymphosarcoma: lymphozytisches Lymphosarkom *nt*, zentrozytisches (malignes) Lymphom *nt*
lym|pho|sar|co|ma|to|sis [ˌlɪmfəˌsɑːrkəʊmə'təʊsɪs] *noun*: Lymphosarkomatose *f*
lym|pho|scin|tig|ra|phy [ˌlɪmfəʊsɪn'tɪgrəfiː] *noun*: Lymphoszintigraphie *f*, Lymphoszintigrafie *f*, Isotopenlymphographie *f*, Isotopenlymphografie *f*
lym|phos|ta|sis [lɪm'fɑstəsɪs] *noun*: Lymphstauung *f*, Lymphostase *f*
lym|pho|tax|is [ˌlɪmfə'tæksɪs] *noun*: Lymphotaxis *f*
lym|pho|tox|in [lɪmfə'tɑksɪn] *noun*: Lymphotoxin *nt*, zytotoxisches Lymphokin *nt*, Tumornekrosefaktor β *m*
lym|phous ['lɪmfəs] *adj*: Lymphe betreffend, lymphhaltig, Lymph-
lymph-vascular *adj*: Lymphgefäße betreffend, lymphovaskulär
lyn|es|tre|nol [lɪn'estrənɔl, -nɑl] *noun*: Lynestrenol *nt*, Lynöstrenol *nt*
lyn|oes|tre|nol [lɪn'estrənɔl, -nɑl] *noun*: (*brit.*) →*lynestrenol*
lyo- *präf.*: Lyo-
ly|o|chrome ['laɪəkrəʊm] *noun*: Flavin *nt*
ly|o|chromes ['laɪəkrəʊmz] *plural*: Lyochrome *pl*
ly|o|gel ['laɪədʒel] *noun*: Lyogel *nt*
ly|on|i|za|tion [ˌlaɪənaɪ'zeɪʃn] *noun*: Lyonisierung *f*
ly|o|nized ['laɪənaɪzd] *adj*: lyonisiert
ly|o|phil ['laɪəfɪl] *noun*: lyophile Substanz *f*
ly|o|phile ['laɪəfaɪl]: **I** *noun* →*lyophil* **II** *adj* →*lyophilic*
ly|o|phil|ic [laɪə'fɪlɪk] *adj*: lyophil
ly|oph|i|li|za|tion [laɪˌɑfəlɪ'zeɪʃn] *noun*: Gefriertrocknung *f*, Lyophilisation *f*, Lyophilisierung *f*
ly|oph|i|lize [laɪ'ɑfəlaɪz] *vt*: gefriertrocknen, lyophilisieren
ly|o|phobe ['laɪəfəʊb] *noun*: lyophobe Substanz *f*
ly|o|pho|bic [ˌlaɪə'fəʊbɪk] *adj*: lyophob
ly|o|sol ['laɪəsɔl, -sɑl] *noun*: Lyosol *nt*
ly|o|sorp|tion [ˌlaɪə'sɔːrpʃn] *noun*: Lyosorption *f*
ly|o|trop|ic [ˌlaɪə'trɑpɪk, -'trəʊp-] *adj*: lyotrop
ly|pres|sin [laɪ'presɪn] *noun*: Lypressin *nt*
Lys *Abk.*: lysine
lys- *präf.*: Lys(o)-
ly|sate ['laɪseɪt] *noun*: Lyseprodukt *nt*, Lysat *nt*
lyse [laɪs]: **I** *vt* etw. auflösen **II** *vi* sich auflösen
ly|ser|ga|mide [laɪ'sɜrdʒəmaɪd] *noun*: Lysergsäureamid *nt*, Lysergamid *nt*
ly|ser|gide ['lɪsərdʒaɪd] *noun*: Lysergsäurediäthylamid *nt*, Lysergid *nt*
ly|sim|e|ter [laɪ'sɪmɪtər] *noun*: Lysimeter *nt*
ly|sin ['laɪsɪn] *noun*: Lysin *nt*
ly|sine ['laɪsiːn, -sɪn] *noun*: Lysin *nt*, 2,6-Diaminocapronsäure *f*
lysine acetylsalicylate: Lysinacetylsalicylat *nt*
ly|sin|o|gen [laɪ'sɪnədʒən] *noun*: Lysinogen *nt*
ly|si|no|gen|ic [ˌlaɪsɪnə'dʒenɪk] *adj*: lysinogen
ly|si|nu|ri|a [ˌlaɪsə'n(j)ʊəriːə] *noun*: Lysinurie *f*
ly|sis ['laɪsɪs] *noun, plural* **-ses** ['laɪsiːz]: **1.** (*patholog.*) Lyse *f*, Lysis *f* **2.** (*Fieber*) Lyse *f*, Lysis *f*, lytische Deferveszenz *f*, allmählicher Fieberabfall *m* **3.** (*chem.*) Auflösung *f*, Lyse *f* **4.** (*chirurg.*) Lösung *f*, Lyse *f*
cell lysis: Zell-, Zytolyse *f*
lysis of urinary calculi: Harnsteinauflösung *f*, Urolitholyse *f*
-lysis *suf.*: Auflösung, -lyse, -lysis
lyso- *präf.*: Lys(o)-
ly|so|ceph|a|lin [laɪsə'sefəlɪn] *noun*: Lysokephalin *nt*, -cephalin *nt*
ly|so|gen ['laɪsədʒən] *noun*: **1.** Lysinogen *nt* **2.** lyseverursachendes Agens *nt*, lytisches Agens *nt* **3.** lysogeniertes Bakterium *nt*
ly|so|gen|e|sis [laɪsə'dʒenəsɪs] *noun*: Lysinbildung *f*
ly|so|gen|ic [laɪsə'dʒenɪk] *adj*: **1.** lysinbildend, Lyse verursachend, lysogen **2.** Lysogenie betreffend, lysogen
ly|so|ge|nic|i|ty [ˌlaɪsədʒə'nɪsətiː] *noun*: **1.** Fähigkeit *f* zur Lysinproduktion **2.** Lysogenisation *f* **3.** Lysogenie *f*
ly|so|ge|ni|za|tion [ˌlaɪsədʒenɪ'zeɪʃn] *noun*: Lysogenisation *f*
ly|sog|e|ny [laɪ'sɑdʒəniː] *noun*: Lysogenie *f*
ly|so|ki|nase [ˌlaɪsə'kaɪneɪz] *noun*: Lysokinase *f*
ly|so|lec|i|thin [ˌlaɪsə'lesɪθɪn] *noun*: Lysolezithin *nt*, Lysolecithin *nt*, Lysophosphatidylcholin *nt*
ly|so|phos|pha|tide [ˌlaɪsə'fɑsfətaɪd] *noun*: Lysophosphatid *nt*
ly|so|phos|pho|glyc|er|ide [ˌlaɪsəfɑsfəʊ'glɪsəraɪd, -rɪd] *noun*: Lysophosphoglycerid *nt*
ly|so|phos|pho|li|pase [ˌlaɪsəfɑsfəʊ'laɪpeɪz] *noun*: Lysophospholipase *f*, Lecithinase B *f*, Phospholipase B *f*
ly|so|so|mal [laɪsə'səʊml] *adj*: Lysosomen betreffend, lysosomal
ly|so|some ['laɪsəsəʊm] *noun*: Lysosom *nt*
primary lysosome: primäres Lysosom *nt*
secondary lysosome: sekundäres Lysosom *nt*, Phagolysosom *nt*
ly|so|staph|in [laɪsə'stæfɪn] *noun*: Lysostaphin *nt*
ly|so|type ['laɪsətaɪp] *noun*: Lysotyp *m*, Phagovar *m*
ly|so|zyme ['laɪsəzaɪm] *noun*: Lysozym *nt*
viral lysozyme: virales Lysozym *nt*
ly|so|zy|mu|ri|a [ˌlaɪsəzaɪ'm(j)ʊəriːə] *noun*: Lysozymausscheidung *f* im Harn, Lysozymurie *f*
lyss- *präf.*: Tollwut-, Lyssa-, Rabies-
lys|sa ['lɪsə] *noun*: Tollwut *f*, Rabies *f*, Lyssa *f*
Lys|sa|vi|rus ['lɪsəvaɪrəs] *noun*: Lyssavirus *nt*
lys|sic ['lɪsɪk] *adj*: Tollwut betreffend, Tollwut-, Rabies-, Lyssa-
lysso- *präf.*: Tollwut-, Lyssa-, Rabies-
lys|soid ['lɪsɔɪd] *adj*: tollwutähnlich, -artig
ly|syl ['laɪsɪl] *noun*: Lysyl-(Radikal *nt*)
lysyl-bradykinin *noun*: Lysyl-Bradykinin *nt*, Kallidin *nt*
lyt|ic ['lɪtɪk] *adj*: **1.** Lyse betreffend, Lyse- **2.** Lysin betreffend, Lysin- **3.** eine Lyse auslösend, lytisch
-lytic *suf.*: aufösend, -lytisch
lyt|ta ['lɪtə] *noun*: →*lyssa*
lyx|ose ['lɪksəʊz] *noun*: Lyxose *f*
lyze [laɪz] *vt, vi*: →*lyse*
LZM *Abk.*: lysozyme

L

M

M *Abk.*: **1.** male **2.** malignant **3.** mass **4.** mega- **5.** memory **6.** metabolite **7.** metaphase **8.** methionine **9.** mitochondria **10.** mitosis **11.** mol **12.** molar **13.** molarity **14.** morphin **15.** murmur **16.** myopia **17.** myopic **18.** myosin

m *Abk.*: **1.** masculine **2.** mass **3.** meter **4.** meter **5.** milli- **6.** molal **7.** molality **8.** molar

M. *Abk.*: **1.** Micrococcus **2.** mixture **3.** morphium

M_2 *Abk.*: mitral second sound

µ *Abk.*: **1.** dynamic viscosity **2.** micro- **3.** micron

MA *Abk.*: **1.** membrane antigens **2.** menstrual age **3.** mental age **4.** meta-adrenaline **5.** micro-aggregation **6.** mitral area **7.** muramidase activity

mA *Abk.*: milliampere

µA *Abk.*: microampere

MAA *Abk.*: **1.** macroaggregated albumin **2.** mercapto-alkylamine **3.** mitochondria-associated antigen

MAB *Abk.*: monoclonal antibodies

MAb *Abk.*: monoclonal antibodies

MABP *Abk.*: mean arterial blood pressure

MAC *Abk.*: **1.** malignancy-associated changes **2.** maximal allowable concentration **3.** membrane attack complex **4.** minimal alveolar concentration **5.** minimal anesthetic concentration **6.** Mycobacterium avium complex

mac *Abk.*: mass concentration

Mac. *Abk.*: maceration

Ma|ca|ca mu|lat|ta [mə'kɑːkə]: Rhesusaffe *m*, Macaca mulatta/rhesus

mace [meɪs] *noun*: Macis *m*, Muskatblüte *f*, Myristicae arillus

mac|er|ate ['mæsəreɪt]: **I** *noun* Mazerat *nt* **II** *vt* **1.** auf-, erweichen, aufquellen, mazerieren; (*Nahrung*) aufschließen **2.** ausmergeln, auszehren **III** *vi* weich werden, aufweichen

mac|er|a|tion [,mæsə'reɪʃn] *noun*: Mazeration *f*

ma|chine [mə'ʃiːn] *noun*: Maschine *f*, Apparat *m*, Vorrichtung *f*, Automat *m*
- **casting machine**: Gussmachine *f*, Gussapparat *m*
- **electric casting machine**: elektrische Gussmachine *f*, elektrischer Gussapparat *m*
- **filling machine**: Abfüllmaschine *f*
- **heart-lung machine**: Herz-Lungen-Maschine *f*
- **kidney machine**: künstliche Niere *f*
- **labeling machine**: Etikettiermaschine *f*
- **stapling machine**: Klammer(naht)gerät *nt*, Klammer(naht)apparat *m*
- **x-ray machine**: Röntgengerät *nt*, Röntgeneinheit *f*

ma|chin|er|y [mə'ʃiːnəriː] *noun*: Maschine *f*

MAC-INH *Abk.*: membrane attack complex inhibitor

macr- *präf.*: Makr(o)-, Macr(o)-

Mac|ra|can|tho|rhyn|chus [,mækrə,kænθə'rɪŋkəs] *noun*: Macracanthorhynchus *m*

mac|ren|ce|pha|lia [,mækrənsɪ'feɪljə, -lɪə] *noun*: →*macrencephaly*

mac|ren|ceph|a|ly [,mækrən'sefəliː] *noun*: Makroenzephalie *f*, Makrenzephalie *f*

macro- *präf.*: Makr(o)-, Macr(o)-

mac|ro|ad|e|no|ma [mækrəʊædə'nəʊmə] *noun*: Makroadenom *nt*

mac|ro|aes|the|sia [,mækrəʊes'θiːʒ(ɪ)ə] *noun*: (*brit.*) →*macroesthesia*

mac|ro|ag|gre|gate [,mækrəʊ'ægrɪgɪt, -geɪt] *noun*: Makroaggregat *nt*

mac|ro|a|leu|ri|o|spore [,mækrəʊə'lʊərɪəspəʊər, -spɔːr] *noun*: Makroaleurospore *f*

mac|ro|am|y|lase [,mækrəʊ'æmɪleɪz] *noun*: Makroamylase *f*

mac|ro|a|nal|y|sis [,mækrəʊə'nælɪsɪs] *noun*: Makroanalyse *f*

mac|ro|an|gi|op|a|thy [,mækrəʊændʒɪ'ɑpəθiː] *noun*: Makroangiopathie *f*
- **diabetic macroangiopathy**: diabetische Makroangiopathie *f*

mac|ro|bac|te|ri|um [,mækrəʊbæk'tɪəriːəm] *noun*: Makrobakterium *nt*, Megabakterium *nt*

mac|ro|bi|o|sis [,mækrəʊbaɪ'əʊsɪs] *noun*: Langlebigkeit *f*, Makrobiose *f*

mac|ro|bi|ot|ic [,mækrəʊbaɪ'ɑtɪk] *adj*: makrobiotisch

mac|ro|bi|ot|ics [,mækrəʊbaɪ'ɑtɪks] *plural*: Makrobiotik *f*

mac|ro|blast ['mækrəʊblæst] *noun*: Makroblast *m*

mac|ro|ble|pha|ria [,mækrəʊblə'feərɪə] *noun*: Makroblepharie *f*

mac|ro|bra|chia [,mækrəʊ'breɪkɪə] *noun*: Makrobrachie *f*

mac|ro|cel|lu|lar [,mækrəʊ'seljələr] *adj*: aus großen Zellen bestehend, makrozellulär, großzellig, magnozellular, magnozellulär

mac|ro|ce|pha|lia [,mækrəʊsɪ'feɪlɪə] *noun*: →*macrocephaly*

mac|ro|ce|phal|ic [,mækrəʊsɪ'fælɪk] *adj*: Makrozephalie betreffend, von ihr gekennzeichnet, makrozephal, großköpfig, makrokephal, megalozephal, megalokephal

mac|ro|ceph|a|lous [,mækrəʊ'sefələs] *adj*: →*macrocephalic*

mac|ro|ceph|a|lus [,mækrəʊ'sefələs] *noun*: →*macrocephaly*

mac|ro|ceph|a|ly [,mækrəʊ'sefəliː] *noun*: Großköpfigkeit *f*, Makrozephalie *f*, -kephalie *f*

mac|ro|chei|li|a [,mækrəʊ'keɪlɪə] *noun*: Makrocheilie *f*, Makrochilie *f*

mac|ro|chei|ria [,mækrəʊ'keɪrɪə] *noun*: Makroch(e)irie *f*, Megaloch(e)irie *f*

mac|ro|chem|i|cal [,mækrəʊ'kemɪkl] *adj*: Makrochemie betreffend, makrochemisch

mac|ro|chem|is|try [,mækrəʊ'keməstriː] *noun*: Makrochemie *f*

mac|ro|chi|lia [,mækrəʊ'keɪlɪə] *noun*: →*macrocheilia*

mac|ro|chi|ria [,mækrəʊ'keɪrɪə] *noun*: →*macrocheiria*

mac|ro|chy|lo|mi|cron [,mækrəʊ,kaɪlə'maɪkrɑn] *noun*: Makrochylomikron *nt*

mac|ro|clit|o|ris [,mækrəʊ'klɪtərɪs] *noun*: Klitorishypertrophie *f*

mac|ro|co|lon [,mækrəʊ'kəʊlən] *noun*: Megakolon *nt*

mac|ro|co|nid|i|um [,mækrəʊkə'nɪdɪəm] *noun, plura* **-dia** [-dɪə]: Makrokonidie *f*, Makrokonidium *nt*

mac|ro|cor|nea [,mækrəʊ'kɔːrnɪə] *noun*: Makrokornea *f*, Megalokornea *f*, Megalocornea *f*

mac|ro|cra|ni|a [,mækrəʊ'kreɪnɪə] *noun*: Makrokranie *f*

mac|ro|cyst ['mækrəʊsɪst] *noun*: **1.** Makrozyste *f* **2.** (*mikrobiolog.*) Makrozyste *f*

mac|ro|cyte ['mækrəʊsaɪt] *noun*: Makrozyt *m*

mac|ro|cy|thae|mi|a [,mækrəʊsaɪ'θiːmiːə] *noun*: (*brit.*)

M

→*macrocythemia*

mac|ro|cy|the|mi|a [ˌmækrəʊsaɪ'θiːmiːə] *noun*: →*macrocytosis*

mac|ro|cyt|ic [ˌmækrəʊ'sɪtɪk] *adj*: Makrozyt(en) betreffend, makrozytisch

mac|ro|cy|to|sis [ˌmækrəʊsaɪ'təʊsɪs] *noun*: Makrozytose *f*

mac|ro|dac|tyl|ia [ˌmækrəʊdæk'tɪlɪə, -ljə] *noun*: →*macrodactyly*

mac|ro|dac|tyl|ism [ˌmækrəʊ'dæktəlɪzəm] *noun*: →*macrodactyly*

mac|ro|dac|ty|ly [ˌmækrəʊ'dæktəliː] *noun*: Makrodaktylie *f*

mac|ro|dont ['mækrəʊdɑnt] *adj*: makrodont, megalodont

mac|ro|don|tia [ˌmækrəʊ'dɑnʃɪə] *noun*: übermäßige Größe *f* der Zähne, Makrodentie *f*, Makrodontie *f*, Megadontie *f*, Megalodontie *f*

relative generalized macrodontia: relative generalisierte Makrodontie *f*

single-tooth macrodontia: solitäre Makrodontie *f*

true generalized macrodontia: echte generalisierte Makrodontie *f*

mac|ro|don|tic [ˌmækrəʊ'dɑntɪk] *adj*: makrodont

mac|ro|don|tism [ˌmækrəʊ'dɑntɪzəm] *noun*: →*macrodontia*

mac|ro|e|lec|trode [ˌmækrəʊɪ'lektrəʊd] *noun*: Makroelektrode *f*

mac|ro|e|lec|tro|my|og|ra|phy [ˌmækrəʊɪˌlektrəʊmaɪ'ɑgrəfiː] *noun*: Makro-Elektromyographie *f*, Makro-Elektromyografie *f*, Makro-EMG *nt*

mac|ro|el|e|ment [ˌmækrəʊ'eləmənt] *noun*: Makroelement *nt*

mac|ro|en|ceph|a|ly [ˌmækrəʊen'sefəliː] *noun*: →*macrencephaly*

mac|ro|e|ryth|ro|blast [ˌmækrəʊɪ'rɪθrəʊblæst] *noun*: →*macroblast*

mac|ro|e|ryth|ro|cyte [ˌmækrəʊɪ'rɪθrəʊsaɪt] *noun*: Makrozyt *m*

mac|ro|es|the|sia [ˌmækrəʊes'θiːʒ(ɪ)ə] *noun*: Makroästhesie *f*

mac|ro|fau|na [ˌmækrəʊ'fɔːnə] *noun*: Makrofauna *f*

mac|ro|fi|bril [ˌmækrəʊ'faɪbrɪl, -'fɪb-] *noun*: Makrofibrille *f*

mac|ro|flo|ra [ˌmækrəʊ'flɔːrə, -'fləʊ-] *noun*: Makroflora *f*

mac|ro|fluc|tu|a|tion [ˌmækrəʊˌflʌktʃə'weɪʃn] *noun*: Makrofluktuation *f*

mac|ro|fol|lic|u|lar [ˌmækrəʊfə'lɪkjələr] *adj*: makrofollikulär

mac|ro|gam|ete [ˌmækrəʊ'gæmiːt] *noun*: Makrogamet(e *f*) *m*, Gynogamet *m*

mac|ro|ga|me|to|cyte [ˌmækrəʊgə'miːtəsaɪt] *noun*: Makrogametozyt *m*, Makrogamont *m*

mac|ro|gam|ont [ˌmækrəʊ'gæmənt] *noun*: Makrogametozyt *m*, Makrogamont *m*

mac|ro|gen|i|to|so|mi|a [ˌmækrəʊˌdʒenɪtəʊ'səʊmɪə] *noun*: Makrogenitosomie *f*, Makrogenitalismus *f*

mac|ro|gin|gi|vae [ˌmækrəʊdʒɪn'dʒaɪviː] *plural*: fibröse Gingivahyperplasie *f*, fibröse Zahnfleischhyperplasie *f*, Fibromatosis gingivae, Elephantiasis gingivae

mac|rog|li|a [mə'krɑglɪə] *noun*: Makroglia *f*, Astroglia *f*

mac|ro|glob|u|lin [ˌmækrəʊ'glɑbjəlɪn] *noun*: Makroglobulin *nt*

α_2-macroglobulin: α_2-Makroglobulin *nt*

mac|ro|glob|u|li|nae|mi|a [ˌmækrəʊˌglɑbjəlɪ'niːmiːə] *noun*: (*brit.*) →*macroglobulinemia*

mac|ro|glob|u|li|ne|mi|a [ˌmækrəʊˌglɑbjəlɪ'niːmiːə] *noun*: Makroglobulinämie *f*

Waldenström's macroglobulinemia: Waldenström-Krankheit *f*, Morbus Waldenström *m*, Makroglobulinämie Waldenström *f*

mac|ro|glos|sia [ˌmækrəʊ'glɑsɪə] *noun*: Makroglossie *f*

amyloid macroglossia: Makroglossie *f* durch Amyloideinlagerung

unilateral macroglossia: Hemimakroglossie *f*

mac|ro|gna|thia [ˌmækrəʊ'neɪθɪə] *noun*: Makrognathie *f*

mandibular macrognathia: mandibuläre Makrognathie *f*, Makromandibulie *f*

maxillary macrognathia: maxilläre Makrognathie *f*, Makromaxillie *f*

mac|ro|gnath|ic [mækrəʊ'næθɪk] *adj*: Makrognathie betreffend, makrognath

mac|ro|gol ['mækrəgɔl] *noun*: Macrogol *nt*

mac|ro|gra|phia [ˌmækrəʊ'græfɪə] *noun*: Makrographie *f*, Megalographie *f*, Makrografie *f*, Megalografie *f*

mac|rog|ra|phy [mə'krɑgrəfiː] *noun*: Makrographie *f*, Megalographie *f*, Megalografie *f*, Makrografie *f*

mac|ro|gy|ria [ˌmækrəʊ'dʒaɪrɪə] *noun*: Makrogyrie *f*

mac|ro|la|bia [ˌmækrəʊ'leɪbɪə] *noun*: →*macrocheilia*

mac|ro|lec|i|thal [ˌmækrəʊ'lesɪθəl] *adj*: makrolezithal

mac|ro|leu|co|blast [ˌmækrəʊ'luːkəblæst] *noun*: (*brit.*) →*macroleukoblast*

mac|ro|leu|ko|blast [ˌmækrəʊ'luːkəblæst] *noun*: Makroleukoblast *m*

mac|ro|lide ['mækrəʊlaɪd] *noun*: Makrolid-Antibiotikum *nt*

mac|ro|lym|pho|cyte [ˌmækrəʊ'lɪmfəsaɪt] *noun*: Makrolymphozyt *m*

mac|ro|lym|pho|cy|to|sis [ˌmækrəʊˌlɪmfəsaɪ'təʊsɪs] *noun*: Makrolymphozytose *f*

mac|ro|ma|ni|a [ˌmækrəʊ'meɪnɪə, -jə] *noun*: **1.** (*psychiat.*) expansiver Wahn *m*, Größenwahn *m*, Megalomanie *f* **2.** (*neurol.*) Makromanie *f*

mac|ro|mas|tia [ˌmækrəʊ'mæstɪə] *noun*: Makromastie *f*

mac|ro|ma|zia [ˌmækrəʊ'meɪzɪə] *noun*: →*macromastia*

mac|ro|mel|i|a [ˌmækrəʊ'miːlɪə, -ljə] *noun*: Großgliedrigkeit *f*, Makromelie *f*

ma|crom|el|us [mə'krɑmələs] *noun*: Makromelus *m*

mac|ro|mere ['mækrəmɪər] *noun*: Makromere *f*

mac|ro|meth|od [ˌmækrəʊ'meθəd] *noun*: Makromethode *f*

mac|ro|mo|lec|u|lar [ˌmækrəʊmə'lekjələr] *adj*: hoch-, makromolekular

mac|ro|mol|e|cule [ˌmækrəʊ'mɑlɪkjuːl] *noun*: Riesen-, Makromolekül *nt*

informational macromolecule: informatives/informationstragendes Makromolekül *nt*

mac|ro|mon|o|cyte [ˌmækrəʊ'mɑnəsaɪt] *noun*: Makromonozyt *m*

mac|ro|my|e|lo|blast [ˌmækrəʊ'maɪələblæst] *noun*: Makromyeloblast *m*

mac|ro|ne|sia [ˌmækrəʊ'niːʃə] *noun*: Makronesie *f*

mac|ro|nod|u|lar [ˌmækrəʊ'nɑdʒələr] *adj*: von großen Knoten gekennzeichnet, makronodulär, großknotig

mac|ro|nor|mo|blast [ˌmækrəʊ'nɔːrməblæst] *noun*: **1.** Makronormoblast *m* **2.** Makroblast *m*

mac|ro|nu|cle|us [ˌmækrəʊ'n(j)uːklɪəs] *noun*: Makro-, Meganukleus *m*

mac|ro|nych|i|a [ˌmækrəʊ'nɪkɪə] *noun*: Makronychie *f*, Megalonychie *f*

macro-osmatic *adj*: →*macrosmatic II*

mac|ro|par|a|site [ˌmækrəʊ'pærəsaɪt] *noun*: Makroparasit *m*

mac|ro|pa|thol|o|gy [ˌmækrəʊpə'θɑlədʒiː] *noun*: Makropathologie *f*

mac|ro|pe|nis [ˌmækrəʊ'piːnɪs] *noun*: →*macrophallus*

mac|ro|per|fo|ra|tion [ˌmækrəʊˌpɜrfə'reɪʃn] *noun*: Makroperforation *f*

mac|ro|phage ['mækrəʊfeɪdʒ] *noun*: Makrophage *m*, Makrophag *m*

alveolar macrophage: Alveolarmakrophage *m*, Alveolarphagozyt *m*

blood macrophage: mononukleärer Phagozyt *m*, Monozyt *m*

fixed macrophage: Macrophagocytus stabilis

free macrophage: Macrophagocytus nomadicus

pulpal macrophage: Pulpamakrophag *m*, Pulpamakrophage *m*

tissue macrophage: Gewebsmakrophag *m*, Histiozyt *m*

mac|ro|phag|o|cyte [,mækrəʊ'fægəsaɪt] *noun*: Makrophag(e) *m*

ma|croph|a|gus [mə'krɑfəgəs] *noun*: →*macrophage*

mac|ro|phal|lus [,mækrə'fæləs] *noun*: Makrophallus *m*

ma|croph|thal|mia [məkrɑf'θælmɪə] *noun*: Makrophthalmie *f*

mac|ro|phys|ics [,mækrəʊ'fɪzɪks] *plural*: Makrophysik *f*

mac|ro|phyte ['mækrəʊfaɪt] *noun*: Makrophyt *m*

mac|ro|pla|sia [,mækrəʊ'pleɪʒ(ɪ)ə] *noun*: Makroplasie *f*

mac|ro|plas|tia [,mækrəʊ'plæstɪə] *noun*: →*macroplasia*

mac|ro|po|dia [,mækrəʊ'pəʊdɪə] *noun*: Makropodie *f*

mac|ro|pol|y|cyte [,mækrəʊ'pɑlɪsaɪt] *noun*: Makropolyzyt *m*

mac|ro|pro|lac|ti|no|ma [,mækrəʊprəʊ,læktɪ'nəʊmə] *noun*: Makroprolactinom *nt*

mac|ro|pro|my|e|lo|cyte [,mækrəʊprəʊ'maɪələsaɪt] *noun*: Makropromyelozyt *m*

mac|ro|pro|so|pia [,mækrəʊprəʊ'səʊpɪə] *noun*: Makroprosopie *f*

mac|ro|pro|tein [,mækrəʊ'prəʊtiːn, -tiːɪn] *noun*: Makroprotein *nt*

ma|crop|sia [mə'krɑpsɪə] *noun*: Makropsie *f*, Megalopsie *f*

mac|ro|rhin|ia [,mækrə'rɪnɪə] *noun*: Makrorhinie *f*

mac|ro|scel|ia [,mækrəʊ'siːlɪə] *noun*: Makroskelie *f*

mac|ro|scop|ic [,mækrəʊ'skɑpɪk] *adj*: mit bloßem Auge sichtbar, makroskopisch

mac|ro|scop|i|cal [,mækrəʊ'skɑpɪkl] *adj*: →*macroscopic*

ma|cros|co|py [mə'krɑskəpiː] *noun*: Betrachtung/Untersuchung *f* mit bloßem Auge, Makroskopie *f*

mac|ro|sig|moid [,mækrəʊ'sɪgmɔɪd] *noun*: Megasigmoideum *nt*

ma|cros|mat|ic [,mækrɑz'mætɪk]: **I** *noun* makrosmatisches Tier *oder* Lebewesen *nt*, Makrosmatiker *m* **II** *adj* makrosmatisch

mac|ro|so|ma|tia [,mækrəʊsəʊ'meɪʒ(ɪ)ə] *noun*: Hochwuchs *m*, Großwuchs *m*, Makrosomie *f*

mac|ro|so|mia [,mækrəʊ'səʊmɪə] *noun*: →*macrosomatia*

mac|ro|spo|ran|gi|um [,mækrəʊspə'rændʒɪəm] *noun*: Makro-, Megasporangium *nt*

mac|ro|spore ['mækrəʊspəʊər, -spɔːr] *noun*: Makro-, Megaspore *f*, Gynospore *f*

mac|ro|ster|e|og|no|sia [,mækrəʊ,sterɪəʊ'nəʊsɪə, -,stɪər-] *noun*: Makrostereognosie *f*

mac|ro|ster|e|og|no|sis [,mækrəʊ,sterɪɑg'nəʊsɪs] *noun*: →*macrostereognosia*

mac|ro|sto|mia [,mækrəʊ'stəʊmɪə] *noun*: Makrostomie *f*

mac|ro|throm|bo|cyte [,mækrəʊ'θrɑmbəsaɪt] *noun*: Riesenthrombozyt *m*, Makrothrombozyt *m*

ma|cro|tia [mæ'krəʊʃ(ɪ)ə] *noun*: Makrotie *f*

mac|ro|tome ['mækrətəʊm] *noun*: Makrotom *nt*

mac|ro|tooth ['mækrəʊtuːθ] *noun*: extrem großer Zahn *m*

MACS *Abk.*: Multicenter AIDS Cohort Study

mac|u|la ['mækjələ] *noun, plural* **-las, -lae** [-liː]: **1.** Fleck *m*, Verdickung *f*, (*anatom.*) Macula *f* **2.** →*macula lutea*

acoustic maculae: Maculae acusticae/staticae

macula adherens: Haftplatte *f*, Macula adhaerens, Desmosom *nt*

maculae albidae: Sehnenflecke *pl*

corneal macula: Macula corneae

cribrous maculae: Maculae cribrosae

macula densa: Macula densa

macula lutea: gelber Fleck *m*, Makula *f*, Macula *f*, Macula lutea/retinae

mongolian macula: Mongolenfleck *m*

macula of sacculus: Macula sacculi

macula of utricle: Macula utriculi

mac|u|lar ['mækjələr] *adj*: **1.** gefleckt, fleckig, Flecken- **2.** Makula betreffend, makulös, makulär

mac|u|late [*adj* 'mækjəlɪt; *v* -leɪt]: **I** *adj* be-, gefleckt, fleckig; beschmutzt **II** *vt* beflecken

mac|u|la|tion [,mækjə'leɪʃn] *noun*: **1.** (Be-)Fleckung *f*, Fleckigsein *nt*, Geflecktsein *nt* **2.** Fleck(en) *m*, Makel *m*

mac|ule ['mækjuːl] *noun*: Fleck *m*, Verdickung *f*; (*anatom.*) Macula *f*

mac|u|lo|cer|e|bral [,mækjələʊ'serəbrəl, -sə'riːbr-] *adj*: makulozerebral

mac|u|lo|pap|u|lar [,mækjələʊ'pæpjələr] *adj*: sowohl makulär als auch papulär, makulopapulös

mac|u|lop|a|thy [,mækjə'lɑpəθiː] *noun*: Makulopathie *f*

cellophane maculopathy: epiretinale Gliose *f*, Macular pucker *nt*

diabetic maculopathy: diabetische Makulopathie *f*

myopic maculopathy: myopische Makulopathie *f*

mac|u|lo|spi|nal [,mækjələʊ'spaɪnl] *adj*: makulospinal

mac|u|lo|ve|sic|u|lar [,mækjələʊvə'sɪkjələr] *adj*: makulovesikulär

mad [mæd] *adj*: **1.** wahnsinnig; verrückt; toll, irr(e) **2.** tollwütig

MAD *Abk.*: **1.** malonyl aldehyde **2.** maximum accumulated dose **3.** methylandrostenediol **4.** minimum average dose

mad|a|ro|sis [,mædə'rəʊsɪs] *noun, plural* **-ses** [-siːz]: Madarosis *f*

mad|der ['mædər] *noun*: Krapp *m*, Färberröte *f*, Rubia tinctorum

mad|man ['mædmæn, -mən] *noun*: Verrückte *m/f*, Wahnsinnige *m/f*, Irre *m/f*

mad|ness ['mædnəs] *noun*: Wahnsinn *m*; Tollheit *f*, Verrücktheit *f*

raving madness: Tobsucht *f*

Mad|u|rel|la [,mædjʊə'relə] *noun*: Madurella *f*

mad|u|ro|my|co|sis [,mædjʊərəʊmaɪ'kəʊsɪs] *noun*: Maduramykose *f*, Myzetom *nt*, Mycetoma *nt*

MAF *Abk.*: macrophage-activating factor

ma|fe|nide ['meɪfɪnaɪd] *noun*: Mafenid *nt*

MAFP *Abk.*: maternal alpha-fetoprotein

Mag *Abk.*: magnesium

M-Ag *Abk.*: matrix antigen

mag|al|drate ['mægældreɪt] *noun*: Magaldrat *nt*

MAGE *Abk.*: mean amplitude of glycemic excursion

ma|gen|bla|se ['maːgənblaːzə] *noun*: Magenblase *f*

ma|gen|stras|se ['maːgənstræsə; -ʃtraːsə] *noun*: Magenstraße *f*

ma|gen|ta [mə'dʒentə]: **I** *noun* Magenta *nt* **II** *adj* magenta(rot)

mag|got ['mægət] *noun*: Made *f*, Larve *f*

mag|is|tral ['mædʒɪstrəl] *adj*: magistral

mag|ma ['mægmə] *noun, plura* **-mas, -malta** [-mətə]: dünnflüssiger Brei *m*, knetbare Masse *f*, Teig *m*, Magma *nt*

magn. *Abk.*: **1.** magnetic **2.** magnification

mag|ne|sae|mia [mægnə'siːmiːə] *noun*: (*brit.*) →*magnesemia*

mag|ne|se|mia [mægnə'siːmiːə] *noun*: Magnesämie *f*

mag|ne|sia [mæg'ni:ʒə, -ʃə] *noun*: Magnesia *nt*, Magnesiumoxid *nt*
magnesia alba: →*magnesium carbonate*
magnesia calcinata: →*magnesia*
mag|ne|si|um [mæg'ni:zɪəm, -ʒəm, -ʃɪəm] *noun*: Magnesium *nt*
magnesium carbonate: Magnesiumcarbonat *nt*
magnesium chloride: Magnesiumchlorid *nt*
magnesium hydroxide: Magnesiumhydroxid *nt*
magnesium oxide: →*magnesia*
magnesium peroxide: Magnesiumperoxid *nt*, Magnesiumsuperoxid *nt*, Magnesiumperhydrol *nt*
magnesium phosphate: Magnesiumphosphat *nt*
magnesium sulfate: Magnesiumsulfat *nt*, Bittersalz *nt*
magnesium sulphate: (*brit.*) →*magnesium sulfate*
magnesium trisilicate: Magnesiumtrisilikat *nt*
magnesium ammonium phosphate: Magnesium-Ammonium-phosphat *nt*, Tripelphosphat *nt*
mag|net ['mægnɪt] *noun*: Magnet *m*
denture magnet: Magnetimplantat *nt*
permanent magnet: Permanentmagnet *m*
mag|net|ic [mæg'netɪk] *adj*: Magnet *oder* Magnetismus betreffend, magnetisch, Magnet-
mag|net|ics [mæg'netɪks] *plural*: Lehre vom Magnetismus, Magnetik *f*
mag|net|ism ['mægnɪtɪzəm] *noun*: Magnetismus *m*
residual magnetism: Remanenz *f*, Restmagnetismus *m*
mag|net|i|za|tion [ˌmægnətɪ'zeɪʃn] *noun*: Magnetisieren *nt*, Magnetisierung *f*
mag|net|ize ['mægnɪtaɪz] *vt*: magnetisieren
mag|ne|to|car|di|o|graph [ˌmægnətəʊ'kɑ:rdɪəgræf] *noun*: Magnetokardiograph *m*, Magnetokardiograf *m*

M

mag|ne|to|car|di|og|ra|phy [ˌmægnətəʊ'kɑ:rdɪ'ɑgrəfi:] *noun*: Magnetokardiographie *f*, Magnetokardiografie *f*
mag|ne|to|e|lec|tric [ˌmægnətəʊɪ'lektrɪk] *adj*: magnetoelektrisch
mag|ne|to|en|ceph|a|lo|graph [ˌmægnətəʊen'sefələgræf] *noun*: Magnetoenzephalograph *m*, Magnetoenzephalograf *m*
mag|ne|to|en|ceph|a|log|ra|phy [ˌmægnətəʊenˌsefə'lɑgrəfi:] *noun*: Magnetoenzephalographie *f*, Magnetoenzephalografie *f*
mag|ne|to|in|duc|tion [ˌmægnətəʊɪn'dʌkʃn] *noun*: magnetische Induktion *f*
mag|ne|tom|e|ter [ˌmægnɪ'tɑmɪtər] *noun*: Magnetometer *nt*
mag|ne|ton ['mægnɪtɑn] *noun*: Magneton *nt*
mag|ne|to|ther|a|py [ˌmægnətəʊ'θerəpi:] *noun*: Magnetotherapie *f*
mag|ne|tron ['mægnɪtrɑn] *noun*: Magnetron *nt*
mag|ni|cel|lu|lar [ˌmægnɪ'seljələr] *adj*: aus großen Zellen bestehend, makrozellulär, großzellig, magnozellular, magnozellulär
mag|ni|fi|ca|tion [ˌmægnəfɪ'keɪʃn] *noun*: Vergrößerung *f*; (*physik.*) Verstärkung *f*; (*physik.*) Vergrößerung(sstärke *f*) *f*
mag|ni|fi|er ['mægnɪfaɪər] *noun*: **1.** Vergrößerungsglas *nt*, Lupe *f* **2.** (*physik.*) Verstärker *m*
mag|ni|fy ['mægnɪfaɪ] *vt*: **1.** vergrößern **2.** (*elektr.*) verstärken
mag|ni|tude ['mægnɪ't(j)u:d] *noun*: Größe *f*, Größenordnung *f*
mag|no|cel|lu|lar [ˌmægnəʊ'seljələr] *adj*: aus großen Zellen bestehend, magnozellulär, großzellig, magnozellular, makrozellulär
mag|num ['mægnəm] *noun*: Os capitatum
MAI *Abk.*: Mycobacterium avium-intracellulare
maid|en|head ['meɪdnhed] *noun*: Jungfernhäutchen *nt*, Hymen *m/nt*
mai|dism ['meɪdɪzəm] *noun*: Pellagra *f*, Vitamin-B_2-Mangelsyndrom *nt*, Niacinmangelsyndrom *nt*
maim [meɪm] *vt*: verstümmeln, zum Krüppel machen
main [meɪn]: **I** *noun* **1.** Hauptleitung *f*, -rohr *nt*, -kabel *nt* **2. the mains** *pl* (öffentliches) Versorgungsnetz *nt*; Stromnetz *nt*; Haupthahn *m*, -schalter *m* **in the main** (*fig.*) im Großen und Ganzen **II** *adj* größte(r, s), wichtigste(r, s), Haupt-
main|tain [meɪn'teɪn] *vt*: **1.** (*Zustand*) (aufrecht-)erhalten, bewahren, beibehalten **2.** (*Familie*) unterhalten **3.** (*techn.*) instand halten, warten, pflegen
main|tain|er [meɪn'teɪnər] *noun*: Platzhalter *m*, Ersatz *m*
fixed space maintainer: festsitzender Lückenhalter *m*
Gerber space maintainer: Gerber-Lückenhalter *m*, Lückenhalter *m* nach Gerber
Mayne space maintainer: Mayne-Lückenhalter *m*, Lückenhalter *m* nach Mayne
removable space maintainer: abnehmbarer Lückenhalter *m*
space maintainer: **1.** Lückenhalter *m* **2.** Separator *m*
main|te|nance ['meɪntənəns] *noun*: **1.** (Aufrecht-)Erhaltung *f*, Beibehaltung *f*, Wahrung *f* **2.** (*Familie*) Unterhalt *m* **3.** (*techn.*) Wartung *f*, Instandhaltung *f*, Pflege *f*
maize [meɪz] *noun*: **1.** Mais *m* **2.** Maiskorn *nt* **3.** Maisgelb *nt*
maj. *Abk.*: major
ma|jor ['meɪdʒər] *adj*: Haupt-; größere(r, s); bedeutend, wichtig
make [meɪk]: (*v* **made; made**) **I** *n* Beschaffenheit *f*, Zustand *m*, Struktur *f*; Veranlagung *f*, Natur *f*; (Körper-) Bau *m*; Bau *m*, Gefüge *nt* **II** *vt* **1.** machen; anfertigen, herstellen, erzeugen (*from, of, out of* von, aus); bauen; (*Versuch, Untersuchung*) machen; (*Tee, Aufguss*) kochen, zubereiten; (*Entscheidung*) treffen, fällen; (*Geld*) verdienen; (*Profit*) machen **2.** verarbeiten, bilden, formen (*to, into* in, zu) **3.** schaffen, erlangen, erzielen; (*mathemat.*) ergeben, sich belaufen auf, machen **III** *vi* den Versuch machen (*to do* zu tun)
make out *vt* **1.** (*Dokument*) anfertigen; (*Liste*) aufstellen **2.** erkennen, ausmachen **3.** entziffern
make up I *vt* **1.** (*Bericht*) zusammenstellen; (*Liste*) anfertigen; (*Tabelle*) auf-, zusammenstellen; (*Rezept*) an-, ausfertigen **2.** jdn. zurechtmachen *oder* herrichten; jdn. schminken **3. make up one's mind** sich entschließen etw. zu tun, einen Entschluss fassen **4.** (*Geschichte*) erfinden, sich ausdenken **II** *vi* sich schminken, sich zurechtmachen
make up for *vi* ausgleichen, aufholen, wiedergutmachen, wettmachen
make|shift ['meɪkʃɪft]: **I** *noun* Übergangslösung *f*, Notbehelf *m* **II** *adj* behelfsmäßig, provisorisch, Behelfs-, Not-
make-up *noun*: **1.** Körperbau *m*, Konstitution *m*; Struktur *f*, Zusammensetzung *f* **2.** Veranlagung *f*, Natur *f* **3.** Make-up *nt*, Schminke *m*; Make-up *nt*, Schminken *nt*
mal [mɑl] *noun*: Krankheit *f*, Übel *nt*
mal de Cayenne: Elephantiasis tropica
mal del pinto: Pinta *f*, Mal del Pinto, Carate *f*
mal de Meleda: Mal de Meleda
mal de mer: Seekrankheit *f*, Naupathie *f*, Nausea marina
mal de San Lazaro: Elephantiasis tropica
grand mal: Grand-mal *nt*, Grand-mal-Epilepsie *f*
haut mal: →*grand mal*
petit mal: Petit-mal *nt*, Petit-mal-Epilepsie *f*
Mal. *Abk.*: malate

MAL *Abk.*: **1.** malabsorption syndrome **2.** mid-axillary line

malla ['meɪlə] *noun, plural* **-lae** [-liː]: **1.** Wange *f*, Mala *f* **2.** Jochbein *nt*, Os zygomaticum

mallablsorpltion [mæləb'zɔːrpʃn] *noun*: Malabsorption *f*
bile acid malabsorption: chologene Diarrhoe *f*, enterales Gallensäureverlustsyndrom *nt*
carbohydrate malabsorption: Kohlenhydratmalabsorption *f*
congenital lactose malabsorption: Lactase-Mangel *m*, Laktase-Mangel *m*, kongenitale/hereditäre Laktoseintoleranz *f*
congenital sucrase-isomaltase malabsorption: Saccharoseintoleranz *f*, Stärkeintoleranz *f*
congenital sucrose-isomaltose malabsorption: Saccharase-Isomaltase-Mangel *m*
disaccharide malabsorption: Disaccharidmalabsorption *f*
fat malabsorption: Fettmalabsorption *f*
glucose-galactose malabsorption: Glucose-Galaktose-Malabsorption *f*
protein malabsorption: Eiweiß-, Proteinmalabsorption *f*
secondary lactose malabsorption: sekundäre Laktoseintoleranz *f*

mallalchite ['mæləkaɪt] *noun*: Malachit *m*

mallalcia [mə'leɪʃ(ɪ)ə] *noun*: (krankhafte) Erweichung *f*, Malazie *f*, Malacia *f*
lunate malacia: Kienböck-Krankheit *f*, Lunatummalazie *f*, Mondbeinnekrose *f*

-malacia *suf.*: Erweichung, -malazie, -malacia

mallalcilal [mə'leɪʃ(ɪ)əl] *adj*: Malazie betreffend, von Malazie gekennzeichnet, Erweichungs-

mallalcic [mə'leɪsɪk] *adj*: →*malacial*

mallalcolplalkila [ˌmæləkəʊ'plækiːə] *noun*: Malakoplakie *f*
malacoplakia vesicae: Malacoplacia vesicae urinariae

mallalcolsis [mælə'kəʊsɪs] *noun*: →*malacia*

mallalcosltelon [ˌmælə'kɑstɪɑn] *noun*: Knochenerweichung *f*, Osteomalazie *f*, Osteomalacia *f*

mallalcotlic [ˌmælə'kɑtɪk] *adj*: →*malacial*

mallacltic [mə'læktɪk]: I *noun* beruhigendes *oder* linderndes Mittel *nt* II *adj* beruhigend, lindernd

mallaldie [mælə'dɪ; mala'di] *noun*: (*franz.*) Krankheit *f*, Gebrechen *nt*
maladie de Roger: Roger-Syndrom *nt*, Morbus Roger *m*
maladie des tics: Gilles-de-la-Tourette-Syndrom *nt*, Tourette-Syndrom *nt*, Maladie des tics, Tic impulsif
maladie du sommeil: afrikanische Schlafkrankheit/Trypanosomiasis *f*

malladljustled [mælə'dʒʌstɪd] *adj*: **1.** (*psychiat.*) nicht angepasst, dissozial, milieugestört **2.** schlecht angepasst, schlecht angeglichen, unausgeglichen

malladljustlment [mælə'dʒʌstmənt] *noun*: **1.** (*psychiat.*) mangelnde Anpassungsfähigkeit *f*, mangelnde Anpassung *f*, Milieustörung *f* **2.** schlechte Anpassung *oder* Angleichung *f*

mallaldy ['mælədiː] *noun, plura* **-dies**: →*maladie*

mallaise [mæ'leɪz, mə-; ma'lɛːz] *noun*: (*franz.*) Unwohlsein *nt*, Unpässlichkeit *f*, Kränklichkeit *f*

mallalkolplalkia [ˌmæləkəʊ'plækiːə] *noun*: →*malacoplakia*

mallallignlment [mælə'laɪnmənt] *noun*: (*Fraktur*) Fehlstellung *f*
angular malalignment: (*Fraktur*) Fehlstellung *f* mit Achsenabknickung
rotatory malalignment: (*Fraktur*) Verheilung *f* in Rotationsfehlstellung

mallallinelment [mælə'laɪnmənt] *noun*: →*malalignment*

mallar ['meɪlər]: I *noun* Jochbein *nt*, Os zygomaticum II *adj* Wange *oder* Backe betreffend, Wangen-, Backen-; Jochbein betreffend

mallarlia [mə'leərɪə] *noun*: Sumpffieber *nt*, Wechselfieber *nt*, Malaria *f*
airport malaria: Airport-Malaria *f*
benign tertian malaria: **1.** Vivax-Malaria *f* **2.** Tertiana *f*, Dreitagefieber *nt*, Malaria tertiana
bovine malaria: Texas-Fieber *nt*
cerebral malaria: zerebrale Malaria *f*, Malaria cerebralis
chronic malaria: chronische Malaria *f*
falciparum malaria: Falciparum-Malaria *f*, Tropen-, Aestivoautumnalfieber *nt*, Malaria tropica
haemolytic malaria: (*brit.*) →*hemolytic malaria*
hemolytic malaria: Schwarzwasserfieber *nt*, Febris biliosa et haemoglobinurica
intermittent malaria: Febris intermittens
malariae malaria: Malaria quartana, Malariae-Malaria *f*, Quartana *f*
malignant tertian malaria: →*falciparum malaria*
ovale malaria: Ovale-Malaria *f*
pernicious malaria: →*falciparum malaria*
quartan malaria: →*malariae malaria*
quotidian malaria: Febris quotidiana bei Malaria (tropica), Malaria quotidiana
subtertian malaria: →*falciparum malaria*
tertian malaria: Tertiana *f*, Dreitagefieber *nt*, Malaria tertiana
vivax malaria: **1.** Vivax-Malaria *f* **2.** Tertiana *f*, Dreitagefieber *nt*, Malaria tertiana

mallarlilalcidlal [məˌleərɪə'saɪdl] *adj*: plasmodienabtötend, plasmodizid

mallarlilal [mə'leərɪəl] *adj*: Malaria betreffend, durch Malaria bedingt, Malaria-

mallarlilatherlalpy [məˌleərɪə'θerəpiː] *noun*: Malariatherapie *f*

mallarlilotherlalpy [məˌleərɪəʊ'θerəpiː] *noun*: Malariatherapie *f*

mallarlilous [mə'leərɪəs] *adj*: →*malarial*

Mallaslselzia [mælə'siːzɪə] *noun*: Malassezia *f*; Pityrosporon *nt*
Malassezia furfur: Malassezia furfur, Pityrosporum ovale

mallaslsimlillaltion [mæləˌsɪmə'leɪʃn] *noun*: Malassimilation *f*

mallate ['mæleɪt] *noun*: Malat *nt*

mallalthilon [mælə'θaɪɑn] *noun*: Phosphotion *nt*, Malathion *nt*

mallaxlate ['mælәkseɪt, mə'læk-] *vt*: (durch-)kneten

mallaxlaltion [ˌmælək'seɪʃn, məˌlæk's-] *noun*: (Durch-)Kneten *nt*

malldelvellopIment [mældɪ'veləpmənt] *noun*: abnorme Entwicklung *f*, abnormes Wachstum *nt*

malldilgesltion [maldɪ'dʒestʃn] *noun*: ungenügende/unvollständige Verdauung *f*, Maldigestion *f*

male [meɪl]: I *noun* Mann *m* II *adj* männlich, Männer-

mallelate ['mælɪeɪt, -ɪt] *noun*: Maleat *nt*, Maleinat *nt*

mallelyllalceltolacleltate [ˌmæləwɪləˌsetə'æsɪteɪt] *noun*: Maleylacetoacetat *nt*

mallforlmaltion [mælfɔːr'meɪʃn] *noun*: Fehlbildung *f*, Missbildung *f*, Malformation *f*
adenomatoid lung malformation: kongenitale Zystenlunge *f*
adenomatoid malformation of the lung: kongenitale Zystenlunge *f*

M

anorectal malformation: anorektale Fehlbildung *f*
aortic malformation: Aortenfehlbildungen *pl*
Arnold-Chiari malformation: Arnold-Chiari-Hemmungsfehlbildung *f*, Arnold-Chiari-Syndrom *nt*
arrested development malformation: Hemmungsfehlbildung *f*
arteriovenous malformation: arteriovenöse Fehlbildung *f*
bladder malformations: Harnblasenfehlbildungen *pl*
brain malformation: Hirnfehlbildung *f*
cardiac malformation: Herzfehlbildung *f*, -malformation *f*
cavernous malformation of portal vein: kavernöse Malformation/Fehlbildung *f* der Pfortader
Chiari malformation: Chiari-Fehlbildung *f*
congenital malformation: kongenitale Fehlbildung/Malformation *f*
double malformation: Doppelfehlbildung *f*
doubling malformation: Doppelfehlbildung *f*
esophagus malformation: Speiseröhren-, Ösophagusfehlbildung *f*
heart malformation: Herzfehlbildung *f*, -fehlentwicklung *f*, -malformation *f*
kidney malformations: Nierenfehlbildungen *pl*
lung malformation: Lungenfehlbildung *f*, -malformation *f*
oesophagus malformation: (*brit.*) →*esophagus malformation*
renal malformation: Nierenfehlbildung *f*
single malformation: Einzelfehlbildung *f*
spermatocystic malformation: Bläschendrüsenfehlbildung *f*
testicular malformation: Hodenfehlbildung *f*
ureteral malformations: Ureterfehlbildungen *pl*
urethral malformations: Harnröhrenfehlbildungen *pl*, Urethrafehlbildungen *pl*
uterine malformation: Uterusfehlbildung *f*
vaginal malformation: vaginale Fehlbildung *f*
vascular malformation: Gefäßfehlbildung *f*, -malformation *f*

mallfuncltion [mæl'fʌŋkʃn] *noun*: Funktionsstörung *f*, Dysfunktion *f*, Dysfunctio *f*

mallilaslmus [mælı'æsməz] *noun*: Rotz *m*, Malleus *m*, Maliasmus *m*

mallign [mə'laın] *adj*: →*malignant*

malliglnanlcy [mə'lıgnənsiː] *noun, plural* **-cies**: **1.** Bösartigkeit *f*, Malignität *f* **2.** bösartige Geschwulst *f*, Malignom *nt*
local malignancy: örtliche Malignität *f*
multiple primary malignancies: primäre Mehrfachmalignome *pl*

malignancy-associated *adj*: malignom-assoziiert

malliglnant [mə'lıgnənt] *adj*: **1.** bösartig, maligne **2.** verderblich, schädlich

malliglnilty [mə'lıgnətiː] *noun*: →*malignancy*

mallinlger [mə'lıŋgər] *vt*: sich krankstellen, simulieren

mallinlgerler [mə'lıŋgərər] *noun*: Simulant *m*

mallinlgerling [mə'lıŋgərıŋ] *noun*: Simulation *f*

mallelalbillilty [ˌmælıə'bılətiː] *noun*: Dehn-, Streckbarkeit *f*; Verformbarkeit *f*

mallelalble ['mælıəbl] *adj*: dehn-, streckbar; verformbar

mallelal ['mælıəl] *adj*: →*mallear*

mallelar ['mælıər] *adj*: (*Ohr*) Hammer/Malleus betreffend, mallear

mallelolinlculdal [ˌmælıə'ınkjədl] *adj*: (*Ohr*) Amboss/Incus und Hammer/Malleus betreffend, inkudomalleolar

mallelollar [mə'lıələ(r)] *adj*: **1.** (Fuß-)Knöchel *oder* Knöchelregion betreffend, malleolar, Knöchel- **2.** (*Ohr*) Hammer/Malleus betreffend, malleolar

mallelollus [mə'lıələs] *noun, plural* **-li** [-laı]: (Fuß-)Knöchel *m*, Malleolus *m* **above a malleolus** oberhalb des Knöchels/Malleolus (liegend). supramalleolär
fibular malleolus: →*lateral malleolus*
lateral malleolus: Außenknöchel *m*, Malleolus lateralis
medial malleolus: Innenknöchel *m*, Malleolus medialis
outer malleolus: →*lateral malleolus*
radial malleolus: Processus styloideus radii
tibial malleolus: →*medial malleolus*
ulnar malleolus: Processus styloideus ulnae

Mallelolmylces [ˌmælıə'maısiːz] *noun*: Malleomyces *m*, Actinobacillus *m*

mallelotlolmy [mælı'ɑtəmiː] *noun*: Malleotomie *f*

mallet ['mælıt] *noun*: Hammer *m*, Fäustel *m*
automatic mallet: mechanischer Kondensierer *m*, mechanischer Stopfer *m*

mallelus ['mælıəs] *noun, plural* **-lei** [-lıaı]: (*Ohr*) Hammer *m*, Malleus *m*

Mallophlalga [mə'lɑfəgə] *plural*: Läuslinge *pl*, Kieferläuse *pl*, Mallophaga *pl*

mallnourlished [mæl'nɜrıʃt] *adj*: fehlernährt, mangelernährt, unterernährt

mallnultrilition [ˌmæln(j)uː'trıʃn] *noun*: Fehlernährung *f*, Mangelernährung *f*, Unterernährung *f*, Malnutrition *f*
chronic malnutrition: Nährschaden *m*
cow milk malnutrition: Milchnährschaden *m*
malignant malnutrition: Kwashiorkor *nt*
protein malnutrition: Kwashiorkor *nt*
protein-caloric malnutrition: Protein-Energie-Mangelsyndrom *nt*
protein-calorie malnutrition: Eiweißmangeldystrophie *f*, Protein-Energie-Mangelsyndrom *nt*

mallocIclulsion [mælə'kluːʒn] *noun*: **1.** Malokklusion *f*, fehlerhafte Schlussbissstellung *f*, Dysokklusion *f* **2.** Okklusionsanomalie *f*, Malokklusion *f*, Gebissanomalie *f*
class I malocclusion: Angle Klasse I *f*
class II malocclusion: Angle Klasse II *f*
class III malocclusion: Angle Klasse III *f*
closed-bite malocclusion: tiefer Biss *m*, Tiefbiss *m*, tiefer Überbiss *m*
deflective malocclusion: Malokklusion *f* mit funktioneller Abweichung
open-bite malocclusion: offener Biss *m*, vertikale Nonokklusion *f*
teeth malocclusion: Malokklusion *f*, fehlerhafte Schlussbissstellung *f*, Dysokklusion *f*

mallolnate ['mæləneıt, -nıt] *noun*: Malonat *nt*

mallolnyl ['mælənıl, -niːl] *noun*: Malonyl-(Radikal *nt*)

malonyl-CoA *noun*: Malonyl-Coenzym A *nt*, Malonyl-CoA *nt*

mallolnyllulrea [ˌmælənıl jʊə'rıə, -'jʊərıə] *noun*: Malonylharnstoff *m*, Barbitursäure *f*, 4-Hydroxyuracil *nt*

mallpolsiltion [mælpə'zıʃn] *noun*: Stellungsanomalie *f*, Lageanomalie *f*, Fehlstellung *f*, Malposition *f*, Malpositio *f*
jaw malposition: Kieferfehlstellung *f*
teeth malposition: Zahnfehlstellung *f*
varus malposition: Varusfehlstellung *f*

mallpracltice [mæl'præktıs] *noun*: (ärztlicher) Behandlungsfehler *m*, falsche Behandlung *f*, Kunstfehler *m*; Fahrlässigkeit *f*
medical malpractice: ärztlicher Behandlungsfehler *m*, ärztlicher Kunstfehler *m*

mallpraxlis [mæl'præksıs] *noun*: →*malpractice*

mallprelsenltaltion [mælˌpriːzen'teıʃn, -ˌprezn-] *noun*: anomale Kindslage *f*

mal|ro|ta|tion [mælrəʊˈteɪʃn] *noun*: Malrotation *f*
intestinal malrotation: Malrotation *f* des Darmes
malt [mɔːlt] *noun*: Malz *nt*
malt|ase [ˈmɔːlteɪz] *noun*: Maltase *f*, α-D-Glucosidase *f*
mal|to|bi|ose [ˌmɔːltəʊˈbaɪəʊs] *noun*: Maltose *f*, Malzzucker *m*
mal|to|dex|trin [ˌmɔːltəʊˈdekstrɪn] *noun*: Maltodextrin *nt*
mal|to|ma [mɔːlˈtəʊmə] *noun*: Maltom *nt*
mal|tose [ˈmɔːltəʊz] *noun*: Malzzucker *m*, Maltose *f*
mal|to|side [ˈmɔːltəʊsaɪd] *noun*: Maltosid *nt*
mal|to|su|ri|a [ˌmɔːltəʊˈs(j)ʊəriːə] *noun*: Maltosurie *f*
mal|to|tri|ose [ˌmɔːltəʊˈtraɪəʊs] *noun*: Maltotriose *f*
ma|lum [ˈmɑːləm] *noun, plura* **-la** [-lə]: Leiden *nt*, Gebrechen *nt*, Krankheit *f*
mal|un|ion [mælˈjuːnjən] *noun*: (*Fraktur*) Verheilung *f* in Fehlstellung
angular malunion: Ausheilung *f* mit Achsenabknickung
rotatory malunion: →*rotatory malalignment*
MAM *Abk.*: **1.** methylazoxymethanol **2.** milliampère-minute
mAm *Abk.*: milliampère-minute
MAME *Abk.*: maleic acid monoethylester
ma|mil|la [məˈmɪlə, mæ-] *noun, plural* **-lae** [-liː]: **1.** Brustwarze *f*, Mamille *f*, Papilla mammae **2.** warzenähnliche Struktur *f*, Mamille *f*, Mamilla *f*
ma|mil|lar|y [ˈmæməˌleriː] *adj*: Brustwarze/Mamille betreffend, mamillenförmig, warzenförmig, brustwarzenähnlich, mamillar, mamillär
mam|il|late [ˈmæməleɪt] *adj*: →*mamillated*
mam|il|lat|ed [ˈmæməleɪtɪd] *adj*: mit (Brust-)Warzen besetzt
ma|mil|li|form [məˈmɪləfɔːrm] *adj*: (brust-)warzenförmig
ma|mil|li|plas|ty [məˈmɪləplæstiː] *noun*: Mamillenplastik *f*
ma|mil|lit|ic [mæməˈlɪtɪk] *adj*: Brustwarzenentzündung/Mamillitis betreffend, mamillitisch
mam|il|li|tis [mæməˈlaɪtɪs] *noun*: Brustwarzenentzündung *f*, Thelitis *f*, Mamillitis *f*
mamm- *präf.*: Brust-, Brustdrüsen-, Mamm(o)-, Mast(o)-
mam|ma [ˈmæmə] *noun, plural* **-mae** [-miː]: (weibliche) Brust *f*, Brustdrüse *f*, Mamma *f*
accessory mamma: aberrierende Mamma *f*
mam|mal [ˈmæməl] *noun*: Säugetier *m*, Säuger *m*
placental mammals: Plazentatiere *pl*, Plazentalier *pl*, Placentalia *f*
mam|mal|gia [məˈmældʒ(ɪ)ə] *noun*: Mastalgie *f*, Mastodynie *f*
Mam|ma|lia [məˈmeɪlɪə, mæ-, -ljə] *plural*: Säuger *pl*, Säugetiere *pl*, Mammalia *pl*
mam|ma|li|an [məˈmeɪlɪən, -ljən]: I *noun* Säugetier *nt*, Säuger *m* II *adj* Säugetier-
mam|ma|plas|ty [ˈmæməplæstiː] *noun*: Mammaplastik *f*
augmentation mammaplasty: Mammaaugmentation *f*
reduction mammaplasty: Reduktionsmastektomie *f*, Brustverkleinerung *f*
reductive mammaplasty: Reduktionsmastektomie *f*, Brustverkleinerung *f*
mam|ma|ry [ˈmæməriː] *adj*: Brust/Mamma *oder* Milchdrüse betreffend, Mamma-, Brust(warzen)-, Milch(drüsen)-
mam|ma|troph [ˈmæmətrɑf, -trəʊf] *noun*: →*mammotroph*
mam|mec|to|my [məˈmektəmiː] *noun*: Brustentfernung *f*, Brustdrüsenentfernung *f*, Mammaamputation *f*, Mastektomie *f*
mam|mi|form [ˈmæmɪfɔːrm] *adj*: brustförmig
mam|mil|la [məˈmɪlə, mæ-] *noun*: →*mamilla*
mam|mil|la|plas|ty [məˈmɪləplæstiː] *noun*: Mamillenplastik *f*
mam|mil|lary [ˈmæmɪˌleriː] *adj*: Brustwarze/Mamille betreffend, mamillenförmig, warzenförmig, brustwarzenähnlich, mamillar, mamillär
mam|mil|lat|ed [ˈmæməleɪtɪd] *adj*: →*mamillated*
mam|mil|li|form [məˈmɪləfɔːrm] *adj*: (brust-)warzenförmig
mam|mil|li|tis [ˌmæmɪˈlaɪtɪz] *noun*: Mamillitis *f*, Brustwarzenentzündung *f*, Thelitis *f*
mam|mi|pla|sia [ˌmæmɪˈpleɪʒ(ɪ)ə, -zɪə] *noun*: →*mammoplasia*
mam|mi|tis [mæˈmaɪtɪs] *noun*: Mastitis *f*, Brustdrüsenentzündung *f*, Brustentzündung *f*, Mammaentzündung *f*, Mastadenitis *f*
mammo- *präf.*: Brust-, Brustdrüsen-, Mamm(o)-, Mast(o)-
mam|mo|gen|e|sis [ˌmæməˈdʒenəsɪs] *noun*: Brustdrüsenentwicklung *f*, Mammogenese *f*
mam|mo|gen|ic [ˌmæməˈdʒenɪk] *adj*: Mammogenese betreffend *oder* fördernd, mammogen
mam|mo|gram [ˈmæməʊgræm] *noun*: Mammogramm *nt*
biplane mammogram: Zwei-Ebenen-Mammogramm *nt*
mam|mog|ra|phy [məˈmɑgrəfiː] *noun*: Mammographie *f*, Mammografie *f*
ultrasonic mammography: Ultraschallmammographie *f*, Ultraschallmammografie *f*
ultrasound mammography: Ultraschallmammographie *f*, Ultraschallmammografie *f*
mam|mo|pla|sia [ˌmæməˈpleɪʒ(ɪ)ə, -zɪə] *noun*: Brustentwicklung *f*, Mammoplasie *f*, Mastoplasie *f*
mam|mo|plas|ty [ˈmæməplæstiː] *noun*: Mammaplastik *f*
mam|mose [məˈməʊs, ˈmæm-] *adj*: **1.** großbrüstig **2.** →*mamillated* **3.** →*mammiform*
mam|mot|o|my [mæˈmɑtəmiː] *noun*: Brustdrüsenschnitt *m*, Mastotomie *f*
mam|mo|troph [ˈmæmətrɑf] *noun*: (*Adenohypophyse*) Prolactin-Zelle *f*, mammotrope Zelle *f*
mam|mo|troph|ic [ˌmæməˈtrɑfɪk, -ˈtrəʊ-] *adj*: →*mammotropic*
mam|mo|tro|phin [ˌmæməˈtrəʊfɪn] *noun*: →*mammotropin*
mam|mo|trop|ic [ˌmæməˈtrɑpɪk] *adj*: auf die Brustdrüse wirkend, mammotrop
mam|mot|ro|pin [məˈmɑtrəpɪn, ˌmæməˈtrəʊpɪn] *noun*: Prolaktin *nt*, Prolactin *nt*, laktogenes Hormon *nt*
MAN *Abk.*: mannose
MaN *Abk.*: macronucleus
Man *Abk.*: mannose
man|age|ment [ˈmænɪdʒmənt] *noun*: Behandlung *f*, Pflege *f*, Management *nt*, Führung *f*
patient management: Patientenversorgung *f*, Patientenführung *f*, Patientenmanagement *nt*
quality management: Qualitätsmanagement *nt*
wound management: Wundversorgung *f*
man|da|to|ry [ˈmændətɔːriː, -təʊ-] *adj*: obligatorisch, verbindlich, zwingend, vorgeschrieben
man|del|ate [ˈmændəleɪt] *noun*: Mandelat *nt*
man|del|yt|ro|pine [mændəˈlɪtrəpiːn] *noun*: Homatropin *nt*
man|di|ble [ˈmændɪbl] *noun*: Unterkiefer(knochen *m*) *m*, Mandibel *f*, Mandibula *f* **above the mandible** über dem Unterkiefer/der Mandibula (liegend), supramandibulär **behind the mandible** hinter dem Unterkiefer/der Mandibula (liegend), retromandibular **below the mandible** unterhalb des Unterkiefers/der Mandibula (liegend), submandibulär
protruding mandible: Progenie *f*
retrognathic mandible: Retrogenie *f*

M

retruded mandible: Retrogenie *f*
man|dib|u|la [mæn'dɪbjələ] *noun*: →*mandible*
man|dib|u|lar [mæn'dɪbjələr] *adj*: Unterkiefer(knochen)/Mandibula betreffend, mandibular, Mandibular-, Unterkiefer-
man|dib|u|lec|to|my [mæn,dɪbjə'lektəmiː] *noun*: Unterkieferentfernung *f*, Unterkieferresektion *f*, Mandibulektomie *f*
segmental mandibulectomy: segmentale Unterkieferresektion *f*, segmentale Mandibulektomie *f*
man|dib|u|lo|pha|ryn|ge|al [mæn,dɪbjələʊfə'rɪndʒɪəl] *adj*: Unterkiefer und Rachen/Pharynx betreffend, mandibulopharyngeal
man|dib|u|lo|plas|ty [mæn'dɪbjələʊplæstiː] *noun*: Unterkieferplastik *f*
man|dib|u|lot|o|my [mændɪbjə'lɑtəmiː] *noun*: Unterkieferdurchtrennung *f*
man|drel ['mændrəl] *noun*: Mandrel *nt/m*
disk mandrel: Scheibenträger *m*
man|dril ['mændrɪl] *noun*: →*mandrel*
man|drin ['mændrɪn] *noun*: Mandrin *m*
ma|neu|ver [mə'nuːvər] *noun*: Methode *f*, Technik *f*, Prozedur *f*, Manöver *nt*
Arlt maneuver: Arlt-Reposition *f*
Baer's maneuver: Baer-Handgriff *m*
Bailey's maneuver: Bailey-Reposition *f*
Böhler's maneuver: Böhler-Hüftgelenkreposition *f*
Bracht's maneuver: Bracht-Handgriff *m*
Brandt-Andrews maneuver: Brandt-Andrews-Handgriff *m*
Buzzard's maneuver: Buzzard-Kunstgriff *m*
Chassard-Lapiné maneuver: Chassard-Lapiné-Methode *f*
Credé's maneuver: Credé-Handgriff *m*, Credé-Prophylaxe *f*
Fritsch's maneuver: Fritsch-Handgriff *m*
Gaenslen's maneuver: Gaenslen-Handgriff *m*
Hamilton's maneuver: Hamilton-Handgriff *m*
Heiberg-Esmarch maneuver: Esmarch-Handgriff *m*, Esmarch-Heiberg-Handgriff *m*, Heiberg-Handgriff *m*
Heimlich maneuver: Heimlich-Handgriff *m*
Hueter's maneuver: Hueter-Methode *f*
Jendrassik's maneuver: Jendrassik-Handgriff *m*
Kappeler's maneuver: Kappeler-Handgriff *m*
key-in-lock maneuver: (de) Lee-Spiegelhandgriff *m*
Kocher's maneuver: Kocher-Duodenalmobilisierung *f*
Lachman's maneuver: Lachman-Test *m*
Leopold's maneuvers: Leopold-Handgriffe *pl*
Lovset maneuver: Lövset-Armlösung *f*
Mueller's maneuver: Mueller-Armlösung *f*, Armlösung nach Mueller *f*
Müller's maneuver: Müller-Atemversuch *m*
Pinard's maneuver: Pinard-Handgriff *m*
Prague maneuver: Prager-Handgriff *m*
Pringle's maneuver: vorübergehende Kompression *f* des Ligamentum hepatoduodenale
Rautek's maneuver: Rautek-Rettungsgriff *m*
Ritgen's maneuver: Ritgen-Handgriff *m*
Scanzoni's maneuver: Scanzoni-Manöver *nt*
Schwarzenbach's maneuver: Schwarzenbach-Handgriff *m*
Sellick maneuver: Krikoiddruck *m*, Sellik-Handgriff *m*
Valsalva's maneuver: **1.** Valsalva-Versuch *m* **2.** (*kardiol.*) Valsalva-Pressdruckversuch *m*
Wigand's maneuver: Wigand-Martin-Winckel-Handgriff *m*, Dreimännerhandgriff *m*
Zangemeister maneuver: Zangemeister-Handgriff *m*, 5. Leopold-Handgriff *m*
Zweifel's maneuver: Zweifel-Handgriff *m*
man|ga|nese ['mæŋgəniːz] *noun*: Mangan *nt*
man|gan|ic [mæŋ'gænɪk] *adj*: **1.** manganhaltig, Mangan- **2.** dreiwertiges Mangan enthaltend, Mangan-III-
man|ga|nism ['mæŋgənɪzəm] *noun*: (chronische) Manganvergiftung *f*, Manganismus *m*, Manganose *f*
man|ga|nous ['mæŋgənəs, mæn'gænəs] *adj*: zweiwertiges Mangan enthaltend, Mangan-II-
man|ga|num ['mæŋgənəm] *noun*: Mangan *nt*
mange [meɪndʒ] *noun*: Räude *f*
cat mange: Katzenräude *f*
man|go ['mæŋgəʊ] *noun*: Mango *f*, Mangopflaume *f*
ma|ni|a ['meɪnɪə] *noun*: Manie *f*
Bell's mania: akutes Delir(ium *nt*) *nt*, Delirium acutum
persecution mania: persekutorischer Wahn *m*, Verfolgungswahn *m*
persecutional mania: Verfolgungswahn *m*, persekutorischer Wahn *m*
-mania *suf.*: Sucht, Wahnsinn, Besessenheit, -manie, -mania
ma|ni|ac ['meɪnɪæk]: **I** *noun* **1.** Maniker(in *f*) *m* **2.** Wahnsinnige *m/f*, Rasende *m/f*, Verrückte *m/f* **II** *adj* **3.** →*maniacal* **4.** wahnsinnig, verrückt, irr(e)
ma|ni|a|cal [mə'naɪəkl] *adj*: an einer Manie leidend, manisch
ma|nic ['mænɪk]: **I** *noun* Maniker(in *f*) *m* **II** *adj* an einer Manie leidend, manisch
-manic *suf.*: wahnsinnig, -manisch
manic-depressive *adj*: manisch-depressiv
man|i|fest ['mænɪfest]: **I** *adj* offenbar, offenkundig, augenscheinlich, deutlich (erkennbar), manifest **II** *vt* be-, erweisen **III** *vi* erscheinen, sich zeigen
man|i|fes|ta|tion [,mænɪfə'steɪʃn] *noun*: Manifestation *f*
man|i|kin ['mænɪkɪn] *noun*: Modell *nt*, Phantom *nt*, Gliederpuppe *f*
ma|nil|o|quism [mə'nɪləkwɪzəm] *noun*: Daktylologie *f* (*Finger- u. Gebärdensprache der Taubstummen*)
ma|nip|u|la|tion [mə,nɪpjə'leɪʃn] *noun*: **1.** Handlung *f*, Tätigkeit *f*, Hantierung *f*, Manipulation *f* **2.** (Hand-) Griff *m*, Verfahren *nt*, Manipulation *f*
forcible manipulation: Brisement forcé
Hippocrates manipulation: Schulter(gelenk)reposition *f* nach Hippokrates
man|na ['mænə] *noun*: Manna *nt*, Fraxinus ornus, Fraxinus rotundifolia
man|nan ['mænæn] *noun*: Mannan *nt*
man|ner|ism ['mænərɪzəm] *noun*: Gespreiztheit *f*, Manieriertheit *f*, Manierismus *m*
man|nite ['mænaɪt] *noun*: →*mannitol*
man|ni|tol ['mænɪtɔl, -tɑl] *noun*: Mannit *nt*, Mannitol *nt*
man|ni|tose ['mænɪtəʊs] *noun*: Mannose *f*
man|nos|a|mine ['mænəʊsəmiːn] *noun*: Mannosamin *nt*
D-mannosamine: D-Mannosamin *nt*
man|no|san ['mænəsæn] *noun*: Mannan *nt*
man|nose ['mænəʊs] *noun*: Mannose *f*
mannose-1-phosphate *noun*: Mannose-1-Phosphat *nt*
mannose-6-phosphate *noun*: Mannose-6-Phosphat *nt*
man|no|si|dase ['mænəsɪdeɪz] *noun*: Mannosidase *f*
α-mannosidase: α-Mannosidase *f*
β-mannosidase: β-Mannosidase *f*
man|no|side ['mænəsaɪd] *noun*: Mannosid *nt*
man|no|si|do|sis [,mænəsɪ'dəʊsɪs] *noun*: Mannosidasemangel *m*, Mannosidasemangel-Syndrom *nt*, Mannosidosis *f*
α-mannosidosis: α-Mannosidose *f*, Alpha-Mannosidose *f*

β-mannosidosis: β-Mannosidose *f*, Beta-Mannosidose *f*
ma|noeu|vre [mə'nuːvər] *noun*: *brit.* →*maneuver*
ma|nom|e|ter [mə'nɑmɪtər] *noun*: Druckmesser *m*, Manometer *nt*
catheter tip manometer: Kathetertipmanometer *nt*, Katheterspitzenmanometer *nt*
fluid manometer: Flüssigkeitsmanometer *nt*
membrane manometer: Membranmanometer *nt*
mercury manometer: Quecksilbermanometer *nt*
strain gauge manometer: Strain-gauge-Manometer *nt*
man|o|met|ric [ˌmænə'metrɪk] *adj*: Manometer betreffend, mittels Manometrie, manometrisch
man|o|met|ri|cal [ˌmænə'metrɪkl] *adj*: Manometrie betreffend, mittels Manometrie, manometrisch
ma|nom|e|try [mə'nɑmətriː] *noun*: Manometrie *f*
biliary manometry: Cholangiomanometrie *f*
contrast radiographic biliary manometry: Cholangioradiomanometrie *f*
endoscopic biliary manometry: endoskopische Cholangiomanometrie *f*
esophageal manometry: Ösophagusmanometrie *f*
gastrointestinal manometry: gastrointestinale Manometrie *f*
intraluminal manometry: intraluminale Manometrie *f*
intraoperative biliary manometry: intraoperative Cholangiomanometrie *f*
oesophageal manometry: (*brit.*) →*esophageal manometry*
MANOVA *Abk.*: multivariate analysis of variance
man|slaugh|ter ['mænslɔːtər] *noun*: Totschlag *m*, Körperverletzung *f* mit Todesfolge
Man|son|el|la [ˌmænsə'nelə] *noun*: Mansonella *f*
Mansonella ozzardi: Mansonella ozzardi
Mansonella perstans: Mansonella perstans
Mansonella streptocerca: Mansonella streptocerca
man|so|nel|li|a|sis [ˌmænsəne'laɪəsɪs] *noun*: Mansonelliasis *f*, Mansonellainfektion *f*, Mansonellose *f*
Ozzard's mansonelliasis: Mansonella-ozzardi-Infektion *f*, Mansonelliasis *f*
man|so|nel|lo|sis [ˌmænsəne'ləʊsɪs] *noun*: Mansonellainfektion *f*, Mansonelliasis *f*, Mansonellose *f*
Man|so|ni|a [mæn'səʊnɪə] *noun*: Mansonia *f*
Man|so|ni|oi|des [ˌmænsənɪ'ɔɪdiːz] *plural*: Mansonioides *pl*
man|tle ['mæntl] *noun*: Mantel *m*, Hülle *f*, Umhüllung *f*
epimyocardial mantle: Myoepikardmantel *m*
protective acid mantle: Säureschutzmantel *m*
man|u|al ['mænjuːəl]: **I** *noun* Handbuch *nt*, Leitfaden *m*, Vorschrift *f* **II** *adj* mit der Hand *oder* den Händen, manuell, Hand-, Manual-
ma|nu|bri|o|ster|nal [məˌn(j)uːbrɪəʊ'stɜrnl] *adj*: Manubrium und Brustbeinkörper/Corpus sterni betreffend, manubriosternal
ma|nu|bri|um [mə'n(j)uːbriːəm] *noun*, *plural* **-bria, -bri|ums** [-brɪə]: Schwertgriff *m*, Manubrium *nt*, Manubrium sterni
manubrium of malleus: Hammergriff *m*, Manubrium mallei
manubrium sterni: →*manubrium*
manubrium of sternum: →*manubrium*
MAO *Abk.*: **1.** maximal acid output **2.** monoamine oxidase
MAOI *Abk.*: monoamine oxidase inhibitor
MAOS *Abk.*: microsomal alcohol oxidation system
map [mæp]: **I** *noun* Karte *f*; Plan *m* **II** *vt* kartographisch darstellen *oder* erfassen, auf einer Karte eintragen
cortical map: Hirnrindenkarte *f*
flux map: Fließschema *nt*
gene map: Genkarte *f*
genetic map: Genkarte *f*
peptide map: Peptidmuster *nt*
MAP *Abk.*: **1.** macro-albumin particle **2.** M-associated protein **3.** mean action potential **4.** mean airway pressure **5.** mean aortic pressure **6.** mean arterial pressure **7.** membrane action potential **8.** 6-methyl-17-acetoxyprogesterone **9.** minimum audible pressure **10.** monophasic action potential **11.** muscle action potential **12.** muscle adenosine phosphoric acid
ma|ple ['meɪpl] *noun*: Ahorn *m*
MAPP *Abk.*: maintained airway positive pressure
map|ping ['mæpɪŋ] *noun*: Mapping *nt*
biochemical mapping: biochemisches Kartieren *nt*, biochemische Kartierung *f*
gene mapping: Genkartografie *f*, Genkartierung *f*
genetic mapping: Genkartografie *f*, Genkartierung *f*
nerve mapping: Nervenmapping *nt*
ma|pro|ti|line [mə'prɑtɪliːn] *noun*: Maprotilin *nt*
MAPs *Abk.*: microtubule-associated proteins
MAR *Abk.*: **1.** maximum acceptable risk **2.** minimal angle resolution
ma|ran|tic [mə'ræntɪk] *adj*: Marasmus betreffend, abgezehrt, verfallen, marantisch, marastisch
mar|as|mat|ic [ˌmæræz'mætɪk] *adj*: →*marasmic*
ma|ras|mic [mə'ræzmɪk] *adj*: Marasmus betreffend, abgezehrt, verfallen, marantisch, marastisch
ma|ras|moid [mə'ræzmɔɪd] *adj*: marasmusähnlich, -artig
ma|ras|mus [mə'ræzməs] *noun*: **1.** Verfall *m*, Kräfteschwund *m*, Marasmus *m* **2.** Säuglingsdystrophie *f*, Marasmus *m*
mar|ble ['mɑːrbl]: **I** *noun* Marmor *m* **II** *vt* sprenkeln, marmorieren
mar|ble|i|za|tion [ˌmɑːrbəlaɪ'zeɪʃn] *noun*: Marmorierung *f*
mar|ble|ize ['mɑːrbəlaɪz] *vt*: sprenkeln, marmorieren
mar|bo|ran [mɑːrbə'ræn] *noun*: Methisazon *nt*, Marboran *nt*
marc [mɑːrk] *noun*: unlöslicher Rückstand *m*, Satz *m*
mar|ces|cin [mɑːr'sesɪn] *noun*: Marzeszin *nt*, Marcescin *nt*
mar|fan|oid ['mɑːrfænɔɪd] *adj*: marfanoid
mar|ga|rine ['mɑːrdʒərɪn, -riːn, 'mɑːrdʒrɪn] *noun*: Margarine *f*
mar|gar|i|to|ma [ˌmɑːrgərɪ'təʊmə] *noun*: Perlgeschwulst *f*, Cholesteatom *nt*
Mar|gar|o|pus [mɑːr'gærəpəs] *noun*: Margaropus *m*
mar|gin ['mɑːrdʒɪn] *noun*: **1.** Rand *m*, Saum *m*, Kante *f*, (*anatom.*) Margo *m* **2.** Grenze *f*
margin of acetabulum: Azetabularand *m*, Limbus acetabuli, Margo acetabuli
alveolar margin of mandible: Arcus alveolaris mandibulae
alveolar margin of maxilla: Arcus alveolaris maxillae
anterior margin: Margo anterior
anterior margin of fibula: Fibulavorderrand *m*, Margo anterior fibulae
anterior margin of lung: vorderer Lungenrand *m*, Margo anterior pulmonis
anterior margin of nail: vorderer freier Nagelrand *m*, Schnittkante *f*, Abnutzungskante *f*, Margo liber unguis
anterior margin of parietal bone: Margo anterior ossis parietalis
anterior margin of radius: vordere Radiuskante *f*, Margo anterior radii
anterior margin of testis: vorderer/konvexer Hodenrand *m*, Margo anterior testis
anterior margin of tibia: vordere Schienbeinkante *f*, Margo anterior tibiae

anterior margin of ulna: Ulnarvorderkante *f*, Margo anterior ulnae
axillary margin of scapula: äußerer Skapularand *m*, Margo lateralis scapulae
cavity margin: Kavitätenrand *m*
ciliary margin of iris: äußerer/ziliarer Irisrand *m*, Margo ciliaris iridis
convex margin of testis: konvexer/vorderer Hodenrand *m*, Margo anterior testis
corneal margin: Limbus corneae
coronal margin of frontal bone: Margo parietalis ossis frontalis
coronal margin of parietal bone: Margo frontalis ossis parietalis
crenate margin of spleen: oberer Milzrand *m*, Margo superior splenica
cristate margin of spleen: →*crenate margin of spleen*
dentate margin: Anokutanlinie *f*, Linea anocutanea
dorsal margin of radius: Radiushinterrand *m*, Margo posterior radii
external margin of scapula: äußerer Skapularand *m*, Margo lateralis scapulae
external margin of testis: konvexer/vorderer Hodenrand *m*, Margo anterior testis
falciform margin of fascia lata: sichelförmiger Rand *m* der Fascia lata, Margo falciformis fasciae latae, Margo falciformis hiatus saphenus
falciform margin of hiatus saphenus: sichelförmiger Rand *m* der Fascia lata, Margo falciformis hiatus saphenus, Margo arcuatus hiatus saphenus
fibular margin of foot: Fußaußenrand *m*, Margo lateralis/fibularis pedis
free gingival margin: freier Zahnfleischrand *m*, Gingivarand *m*, Gingiva marginalis
free gum margin: →*free gingival margin*
free margin of nail: vorderer/freier Nagelrand *m*, Schnitt-, Abnutzungskante *f*, Margo liber unguis
free margin of ovary: freier/konvexer Eierstockrand *m*, Margo liber ovarii
frontal margin of great wing of sphenoid bone: Margo frontalis alaris majoris ossis sphenoidalis
frontal margin of parietal bone: Scheitelbeinvorderrand *m*, Margo frontalis alaris majoris ossis sphenoidalis
gingival margin: Zahnfleischrand *m*, Gingivalrand *m*, marginale Gingiva *f*, Gingiva marginalis, Gingivalsaum *m*, Margo gingivalis
gum margin: →*gingival margin*
hidden margin of nail: hinterer Nagelrand *m*, Margo occultus unguis
incisal margin: Schneidekante *f*, Margo incisalis
incisal margin of tooth: →*incisal margin*
incisive margin: →*incisal margin*
inferior margin: Margo inferior
inferior margin of liver: Margo inferior hepatis
inferior margin of lung: unterer Lungenrand *m*, Margo inferior pulmonis
inferior margin of spleen: unterer Milzrand *m*, Margo inferior lienis/splenis
inferolateral margin: Margo inferolateralis, Margo inferior hemispherii cerebri
inferomedial margin: Margo inferomedialis, Margo medialis hemispherii cerebri
infraorbital margin of maxilla: Margo infraorbitalis maxillae
infraorbital margin of orbita: unterer Augenhöhlenrand *m*, Margo infraorbitalis orbitae
inner margin: Innenrand *m*
inner margin of iris: innerer Rand *oder* Pupillenrand *m* der Iris, Margo pupillaris iridis
internal margin of testis: hinterer Hodenrand *m*, Margo posterior testis
interosseous margin: Margo interosseus
interosseous margin of fibula: Margo interosseus fibulae
interosseous margin of radius: Margo interosseus radii
interosseous margin of tibia: Margo interosseus tibiae
interosseous margin of ulna: Margo interosseus ulnae
lacrimal margin of maxilla: Margo lacrimalis corposis maxillae
lambdoid margin: Margo lambdoideus
lateral margin: Margo lateralis
lateral margin of foot: Fußaußenrand *m*, Margo lateralis/fibularis pedis
lateral margin of forearm: Außenrand *m* des Unterarms, Margo lateralis/radialis antebrachii
lateral margin of humerus: Humerusaußenkante *f*, Margo lateralis humeri
lateral margin of kidney: seitlicher/konvexer Nierenrand *m*, Margo lateralis renis
lateral margin of nail: Seitenrand *m* des Nagels, Margo lateralis unguis
lateral margin of orbit: seitlicher Orbitarand *m*, Margo lateralis orbitae
lateral margin of scapula: Schulterblattaußenrand *m*, Margo lateralis scapulae
lateral margin of tongue: Zungenrand *m*, Margo linguae
left margin of uterus: Margo uteri sinister
lingual margin: Zungenrand *m*, Margo linguae
mastoid margin of occipital bone: Margo mastoideus ossis occipitalis
medial margin: Margo medialis
medial margin of foot: Fußinnenrand *m*, Margo medialis/tibialis pedis
medial margin of forearm: Margo medialis/ulnaris antebrachii
medial margin of humerus: Humerusinnenrand *m*, Margo medialis humeri
medial margin of kidney: medialer/konkaver Nierenrand *m*, Margo medialis renis
medial margin of orbit: Margo medialis orbitae
medial margin of scapula: Innenrand *m* der Skapula, Margo medialis scapulae
medial margin of suprarenal gland: Margo medialis glandulae suprarenalis
medial margin of tibia: Schienbeininnenrand *m*, Margo medialis tibiae
mesovarial margin of ovary: Mesovarial-/Vorderrand *m* des Eierstocks/Ovars, Margo mesovaricus ovarii
nasal margin of frontal bone: Margo nasalis ossis frontalis
obtuse margin of spleen: unterer Milzrand *m*, Margo inferior lienis/splenis
occipital margin of parietal bone: Margo occipitalis ossis parietalis
occipital margin of temporal bone: Margo occipitalis ossis temporalis
orbital margin: Orbitarand *m*, Margo orbitalis
outer margin of iris: äußerer/ziliarer Irisrand *m*, Margo ciliaris iridis
outer margin of scapula: Außenrand *m* der Skapula, Margo lateralis scapulae

outer margin of spleen: oberer Milzrand *m*, Margo superior splenica
margin of oval fossa of heart: Rand *m* der Fossa ovalis, Limbus fossae ovalis
parietal margin of frontal bone: Margo parietalis ossis frontalis
parietal margin of great wing of sphenoid bone: Margo parietalis alaris majoris ossis sphenoidalis
parietal margin of parietal bone: Margo sagittalis ossis parietalis
parietal margin of temporal bone: Margo parietalis ossis temporalis
pleural margins: Pleuragrenzen *pl*
posterior margin: Margo posterior
posterior margin of fibula: Fibulahinterrand *m*, Margo posterior fibulae
posterior margin of radius: Radiushinterkante *f*, Margo posterior radii
posterior margin of spleen: unterer Milzrand *m*, Margo inferior lienis/splenis
posterior margin of testis: hinterer/konkaver Hodenrand *m*, Margo posterior testis
posterior margin of ulna: Ulnahinterrand *m*, Margo posterior ulnae
proximal margin of nail: Hinterrand *m* des Nagels, Margo occultus unguis
pupillary margin of iris: innerer Rand *oder* Pupillenrand *m* der Iris, Margo pupillaris iridis
radial margin of forearm: Außenseite *f* des Unterarms, Margo lateralis/radialis antebrachii
red margin: Lippenrot *nt*
right margin of heart: Margo dexter cordis
right margin of uterus: Margo uteri dexter
sagittal margin of parietal bone: Margo sagittalis ossis parietalis
sphenoidal margin of temporal bone: Margo sphenoidalis ossis temporalis
squamous margin of great wing of sphenoid bone: Margo squamosus alaris majoris ossis sphenoidalis
squamous margin of parietal bone: Margo squamosus ossis parietalis
superior margin: Margo superior
superior margin of pancreas: oberer Pankreasrand *m*, Margo superior pancreatis
superior margin of parietal bone: Margo sagittalis ossis parietalis
superior margin of scapula: Skapulaoberrand *m*, Margo superior scapulae
superior margin of spleen: oberer Milzrand *m*, Margo superior splenica
superior margin of suprarenal gland: Margo superior glandulae suprarenalis
superomedial margin: Margo superomedialis, Margo superior hemispherii cerebri
supraorbital margin: oberer Augenhöhlenrand *m*, Margo supraorbitalis
supraorbital margin of frontal bone: Margo supraorbitalis ossis frontalis
supraorbital margin of orbit: Margo supraorbitalis orbitae
temporal margin of parietal bone: Margo squamosus ossis parietalis
tibial margin of foot: Fußinnenrand *m*, Margo medialis/tibialis pedis
margin of tongue: Zungenrand *m*, Margo linguae
ulnar margin of forearm: Ulnarseite *f* des Unterarms, Margo medialis/ulnaris antebrachii
margin of uterus: Uterusrand *m*, Margo uteri
ventral margin of radius: Radiusvorderkante *f*, Margo anterior radii
ventral margin of ulna: Ulnavorderrand *m*, Margo anterior ulnae
vertebral margin of scapula: medialer Skapularand *m*, Margo medialis scapulae
volar margin of radius: Margo anterior radii
zygomatic margin of great wing of sphenoid bone: Margo zygomaticus alaris majoris ossis sphenoidalis

mar|gin|al ['mɑːrdʒɪnl] *adj*: **1.** marginal, randständig, wandständig, am Rand(e), Rand- **2.** unwesentlich, geringfügig, nebensächlich, Grenz-

mar|gin|a|tion [ˌmɑːrdʒə'neɪʃn] *noun*: Margination *f*
eczema margination: Tinea inguinalis, Epidermophytia inguinalis, Eccema marginatum, Ekzema marginatum Hebra

mar|gin|o|plas|ty [ˌmɑːr'dʒɪnəplæstiː] *noun*: Lidrandplastik *f*

ma|ri|a|hua|na [mærɪə'(h)wɑːnə] *noun*: →*marihuana*

ma|ri|a|jua|na [mærɪə'(h)wɑːnə] *noun*: →*marihuana*

mar|i|hua|na [ˌmærə'(h)wɑːnə] *noun*: Marihuana *nt*

mar|i|jua|na [ˌmærə'(h)wɑːnə] *noun*: →*marihuana*

mar|i|tal ['mærɪtl] *adj*: ehelich, Ehe-, Gatten-

mar|i|time ['mærɪtaɪm] *adj*: See-, maritim

mar|jo|ram ['mɑːrdʒərəm] *noun*: **1.** Majoran *m*, Origanum majorana, Majorana hortensis **2.** Majoran *m*, Majoranae herba

mark [mɑːrk]: **I** *noun* **1.** Mal *nt*, Fleck *m*, Nävus *m* **2.** Markierung *f*, Bezeichnung *f*, Mal *nt*, Marke *f* **3.** Strieme *f*, Schwiele *f*, Furche *f*, Narbe *f* **4.** Kerbe *f*, Einschnitt *m* **II** *vt* **5.** markieren, kennzeichnen, (be-)zeichnen **6.** kennzeichnen, kennzeichnend sein für **III** *vi* markieren
beauty mark: Schönheitsfleck *m*
black-and-blue mark: blauer Fleck *m*, Hämatom *nt*
electric burn marks: Strommarken *pl*
port-wine mark: Feuer-, Gefäßmal *nt*, Portwein-, Weinfleck *m*, Naevus flammeus
strangulation mark: Schnürfurche *f*
strawberry mark: **1.** vaskulärer Nävus *m*, Naevus vasculosus **2.** kavernöses Hämangiom *nt*, Kavernom *nt*, Haemangioma tuberonodosum **3.** Blutschwamm *m*, blastomatöses Hämangiom *nt*, Haemangioma planotuberosum/simplex
stretch marks: Schwangerschaftsstreifen *pl*, Stria gravidarum
stretch marks due to obesity: Striae obesitatis
thumb mark: Daumenabdruck *m*

mark|er ['mɑːrkər] *noun*: **1.** Kennzeichen *nt*, Markierung *f* **2.** Marker *m*, Markersubstanz *f*, Markierungsgen *nt*
alpha chain marker: Alphakettenmarker *m*
cell marker: Zellmarker *m*
cell-surface marker: Zelloberflächenmarker *m*
chromosome marker: Chromosomenmarker *m*
differential tumor marker: Differenzierungsmarker *m*
differential tumour marker: (*brit.*) →*differential tumor marker*
γ-chain marker: Gammakettenmarker *m*
kappa-chain marker: Kappakettenmarker *m*
periodontal pocket marker: Parodontaltaschenmesser *m*, Parodontometer *nt*
tumor marker: Tumormarker *m*
tumour marker: (*brit.*) →*tumor marker*

mark|ing ['mɑːrkɪŋ] *noun*: Markierung *f*, Kennzeichnung *f*

mar|mo|rat|ed ['mɑːrməreɪtɪd] *adj*: (*Haut*) marmoriert

mar|mo|ra|tion [ˌmɑːrmə'reɪʃn] *noun*: Marmorierung *f*

mar|mo|re|al [mɑːr'məʊrɪəl] *adj*: marmorartig, Marmor-

M

mar|mo|set ['mɑːrməset] *noun*: Krallenaffe *m*
mar|riage ['mærɪdʒ] *noun*: **1.** Heirat *f*, Vermählung *f*, Hochzeit *f* **2.** Ehe *f*
mixed marriage: Mischehe *f*
mar|row ['mærəʊ] *noun*: **1.** Mark *nt*, Medulla *f* **2.** Knochenmark *nt*, Medulla ossium
adrenal marrow: Nebennierenmark *nt*, Medulla glandulae suprarenalis
bone marrow: Knochenmark *nt*, Medulla ossium
fat marrow: gelbes/fetthaltiges Knochenmark *nt*, Fettmark *nt*, Medulla ossium flava
fatty marrow: →*fat marrow*
fatty bone marrow: →*fat marrow*
gelatinous bone marrow: weißes Knochenmark *nt*, Gallertmark *nt*
primary bone marrow: primäres Knochenmark *nt*
red marrow: rotes/blutbildendes Knochenmark *nt*, Medulla ossium rubra
red bone marrow: →*red marrow*
secondary bone marrow: sekundäres Knochenmark *nt*
spinal marrow: Knochenmark *nt*, Medulla ossium
suprarenal marrow: Nebennierenmark *nt*, Medulla glandulae suprarenalis
yellow marrow: →*fat marrow*
yellow bone marrow: →*fat marrow*
mar|row|brain ['mærəʊbreɪn] *noun*: Markhirn *nt*, Myelenzephalon *nt*, Myelencephalon *nt*
mar|su|pi|al [mɑːr'suːpɪəl]: **I** *noun* (*biolog.*) Beuteltier *nt* **II** *adj* **1.** Beuteltier betreffend, Beuteltier- **2.** beutelartig, Beutel-
Mar|su|pi|a|lia [mɑːrˌsuːpɪ'eɪlɪə] *plural*: Beuteltiere *pl*, Marsupialier *pl*, Didelphier *pl*
mar|su|pi|al|i|za|tion [mɑːrˌsuːpɪəlaɪ'zeɪʃn] *noun*: Marsupialisation *f*
mar|su|pi|um [mɑːr'suːpɪəm] *noun, plura* **-pia** [-pɪə]: **1.** Hodensack *m*, Skrotum *nt*, Scrotum *nt* **2.** (*biolog.*) Brutbeutel *m*, Marsupium *nt*
mar|tial ['mɑːrʃl] *adj*: eisenhaltig, Eisen-
MAS *Abk.*: **1.** malabsorption syndromes **2.** malassimilation syndrome **3.** meconium aspiration syndrome **4.** milliampère-second
mAs *Abk.*: milliampère-second
MASA *Abk.*: Morgagni-Adams-Stokes attack
mas|cu|line ['mæskjəlɪn]: **I** *noun* Mann *m* **II** *adj* **1.** Mann betreffend, männlich, Männer- **2.** männlich, mannhaft, maskulin
mas|cu|lin|i|ty [mæskjə'lɪnətiː] *noun*: Männlichkeit *f*, Mannhaftigkeit *f*
mas|cu|lin|i|za|tion [ˌmæskjəlɪnaɪ'zeɪʃn] *noun*: Vermännlichung *f*, Maskulinisierung *f*, Maskulinierung *f*, Virilisierung *f*
mas|cu|lin|ize ['mæskjəlɪnaɪz] *vt*: männlich machen, vermännlichen, maskulinisieren
ma|ser ['meɪzər] *noun*: Maser *m*
optical maser: Laser *m*
MASER *Abk.*: microwave amplification by stimulated emission of radiation
mask [mæsk, mɑːsk]: **I** *noun* **1.** (Schutz-, Gesichts-)Maske *f* **2.** Gasmaske *f* **II** *vt* verschleiern, verhüllen, verdecken, verbergen, maskieren **III** *vi* eine Maske tragen
face mask: Mundschutz *m*; (Schutz-, Gesichts-)Maske *f*
gas mask: Gasmaske *f*
intubation mask: Intubationslarynxmaske *f*
oxygen mask: Sauerstoffmaske *f*
mask of pregnancy: Melasma *nt*, Chloasma *nt*
Rendell-Baker mask: Rendell-Baker-Maske *f*
standard larynx mask: Standard-Larynxmaske *f*
masked [mæskt, mɑːskt] *adj*: (*Krankheit, Symptom*) versteckt, verkappt, maskiert, larviert; verdeckt, verborgen, larviert, maskiert
mas|ochlism ['mæsəkɪzəm] *noun*: Masochismus *m*
mas|och|ist ['mæsəkɪst] *noun*: Masochist(in *f*) *m*
mas|och|is|tic [mæsə'kɪstɪk] *adj*: Masochismus betreffend, masochistisch
mass [mæs]: **I** *noun* **1.** Masse *f*; Stoff *m*, Substanz *f* **2.** (*physik.*) Masse *f*; (*mathemat.*) Volumen *nt*, Inhalt *m* **II** *adj* Massen- **III** *vt* (an-)häufen, (an-)sammeln, zusammenballen, zusammenziehen **IV** *vi* sich (an-)häufen, sich (an-)sammeln, sich zusammenballen
atomic mass: Atommasse *f*, -gewicht *nt*
body cell mass: Körperzellmasse *f*
critical mass: kritische Masse *f*
iliocaecal mass: (*brit.*) →*iliocecal mass*
iliocecal mass: Ileozökaltumor *m*
inner cell mass: innere Zellmasse *f*
interfilar mass: Hyaloplasma *nt*, Grundzytoplasma *nt*, zytoplasmatische Matrix *f*
intermediate mass: Massa intermedia, Adhesio interthalamica
intermediate cell mass: Nephrotom *nt*
intermediate mass (of thalamus): Massa intermedia, Adhaesio interthalamica
lateral mass of atlas: Massa lateralis atlantis
lateral mass of ethmoid bone: Labyrinthus ethmoidalis
lateral mass of sacrum: Pars lateralis ossis sacri
maximum bone mass: maximale Knochenmasse *f*
molecular mass: Molekularmasse *f*
red cell mass: Erythrozytenmasse *f*
relative atomic mass: relative Atommasse *f*
rest mass: Ruhemasse *f*
Stent's mass: Stent-Masse *f*, Stent-Abdruckmasse *f*
tigroid masses: Nissl-Schollen *pl*, Nissl-Substanz *f*, Nissl-Granula *pl*, Tigroidschollen *pl*
mas|sa ['mæsə] *noun, plura* **-sae** [-siː]: Masse *f*, Massa *f*
mas|sage [mə'sɑːʒ, mə'sɑːdʒ]: **I** *noun* Massage *f*, Massieren *nt* **II** *vt* massieren
cardiac massage: Herzmassage *m*
closed cardiac massage: extrathorakale Herzmassage *f*, Herzdruckmassage *f*
colon massage: Kolonmassage *f*
connective tissue massage: Bindegewebsmassage *f*
facial massage: Gesichtsmassage *f*
gingival massage: Zahnfleischmassage *f*
gum massage: Zahnfleischmassage *f*
muscle massage: Muskelmassage *f*
nerve point massage: Nervenpunktmassage *f*
open cardiac massage: intrathorakale Herzmassage *f*
reflex zone massage: Reflexzonenmassage *f*
underwater massage: Unterwassermassage *f*
mas|sag|er [mə'sɑːʒər, -'sɑːdʒər] *noun*: →*masseur*
mas|se|ter [mæ'siːtər] *noun*: Kaumuskel *m*, Masseter *m*, Musculus masseter
mas|se|ter|ic [ˌmæsə'terɪk] *adj*: Musculus masseter betreffend, Masseter-
mas|seur [mə'sɜr; ma'sœːr] *noun*: **1.** Masseur *m* **2.** Massagegerät *nt*
mas|seuse [mə'suːs, -'sɜrs; ma'søːz] *noun*: Masseurin *f*, Masseuse *f*
mas|si|cot ['mæsɪkɑt] *noun*: Bleioxid *nt*
mas|sive ['mæsɪf] *adj*: **1.** massiv; massig; gewaltig, heftig **2.** stark, anhaltend
mast- *präf.*: Brust-, Brustdrüsen-, Mast(o)-, Mamm(o)-
mas|tad|e|ni|tis [ˌmæstædɪ'naɪtɪs] *noun*: Mastitis *f*,

M

Brustdrüsenentzündung *f*, Brustentzündung *f*, Mammaentzündung *f*, Mastadenitis *f*
mas|tad|e|no|ma [ˌmæstædɪˈnəʊmə] *noun*: Brustadenom *nt*, Brustdrüsenadenom *nt*
Mast|ad|e|no|vi|rus [ˌmæstædnəʊˈvaɪrəs] *noun*: Mastadenovirus *nt*
mas|tal|gia [mæsˈtældʒ(ɪ)ə] *noun*: schmerzhafte Brustdrüse *f*, Mastalgie *f*, Mastodynie *f*
mas|ta|tro|phia [mæstəˈtrəʊfɪə] *noun*: →*mastatrophy*
mas|tat|ro|phy [mæsˈtætrəfiː] *noun*: Brustdrüsenatrophie *f*, Mastatrophie *f*
mas|tauxe [mæsˈtɔːksiː] *noun*: Brustvergrößerung *f*, Brustaugmentation *f*
mas|tec|to|my [mæsˈtektəmiː] *noun*: Brustentfernung *f*, Brustdrüsenentfernung *f*, Mammaamputation *f*, Mastektomie *f*
extended radical mastectomy: erweiterte radikale Mastektomie *f*, superradikale Mastektomie *f*
Halsted's mastectomy: →*radical mastectomy*
Meyer mastectomy: →*radical mastectomy*
modified radical mastectomy: modifiziert radikale Mastektomie *f*
partial mastectomy: →*segmental mastectomy*
Patey mastectomy: Mastektomie nach Patey *f*, eingeschränkt radikale Mastektomie *f*
radical mastectomy: Halstedt-Operation *f*, radikale Mastektomie *f*, Mammaamputation *f*, Ablatio mammae
segmental mastectomy: Segmentresektion *f*, Quadrantenresektion *f*, Lumpektomie *f*, Tylektomie *f*
simple mastectomy: einfache Mastektomie *f*, Ablatio mammae simplex
subcutaneous mastectomy: subkutane Mastektomie *f*
total mastectomy: einfache Mastektomie *f*
mas|ti|ca|ble [ˈmæstɪkəbl] *adj*: kaubar
mas|ti|cate [ˈmæstɪkeɪt] *vt*: (zer-)kauen; zerkleinern
mas|ti|ca|tion [ˌmæstɪˈkeɪʃn] *noun*: (Zer-)Kauen *nt*, Kauvorgang *m*, Kaufunktion *f*, Mastikation *f*
mas|ti|ca|to|ry [ˈmæstɪkətɔːrɪ, -təʊ-, -təriː]: **I** *noun* (*pharmakol.*) Kaumittel *nt*, Mastikatorium *nt* **II** *adj* Kauen *oder* Kauapparat betreffend, mastikatorisch, Kau-
Mas|ti|goph|o|ra [ˌmæstɪˈgɑf(ə)rə] *plural*: Geißelinfusorien *pl*, -tierchen *pl*, Flagellaten *pl*, Flagellata *pl*, Mastigophoren *pl*, Mastigophora *pl*
mas|ti|goph|o|ran [ˌmæstɪˈgɑf(ə)rən] *noun*: Geißeltierchen *nt*, Flagellat *m*
mas|ti|goph|o|rous [ˌmæstɪˈgɑf(ə)rəs] *adj*: Mastigophora betreffend
mas|ti|gote [ˈmæstɪgəʊt] *noun*: →*mastigophoran*
mas|tit|ic [mæsˈtɪtɪk] *adj*: Brustentzündung/Mastitis betreffend, mastitisch, mastadenitisch
mas|ti|tis [mæsˈtaɪtɪs] *noun*: Mastitis *f*, Brustdrüsenentzündung *f*, Brustentzündung *f*, Mammaentzündung *f*, Mastadenitis *f*
chronic cystic mastitis: Zystenmamma *f*
glandular mastitis: parenchymatöse Mastitis *f*
granulomatous mastitis: granulomatöse Mastitis *f*
interstitial mastitis: interstitielle Mastitis *f*
mastitis neonatorum: Neugeborenenmastitis *f*, Mastitis neonatorum
mastitis in the newborn: Mastitis neonatorum
nonpuerperal mastitis: Mastitis non puerperalis
parenchymatous mastitis: parenchymatöse Mastitis *f*
periductal mastitis: periduktale Mastitis *f*
phlegmonous mastitis: phlegmonöse Mastitis *f*
plasma cell mastitis: Plasmazellmastitis *f*, Komedomastitis *f*
puerperal mastitis: Mastitis *f* der Wöchnerinnen, Mastitis puerperalis
retromammary mastitis: Paramastitis *f*
stagnation mastitis: Stauungsmastitis *f*
submammary mastitis: Paramastitis *f*
suppurative mastitis: eitrige Mastitis *f*
tuberculous mastitis: tuberkulöse Mastitis *f*
masto- *präf.*: Brust-, Brustdrüsen-, Mast(o)-, Mamm(o)-
mas|to|car|ci|no|ma [mæstəʊˌkɑːrsɪˈnəʊmə] *noun*: Brustkrebs *m*, Brustdrüsenkrebs *m*, Brustkarzinom *nt*, Brustdrüsenkarzinom *nt*, Mammakarzinom *nt*, Mamma-Ca *nt*, Carcinoma mammae
mas|to|c|cip|i|tal [mæstɑkˈsɪpɪtl] *adj*: Warzenfortsatz und Hinterhauptsbein/Os occipitale betreffend, masto-okzipital
mas|to|chon|dro|ma [ˌmæstəʊkɑnˈdrəʊmə] *noun*: Brustchondrom *nt*, Brustdrüsenchondrom *nt*
mas|to|cyte [ˈmæstəsaɪt] *noun*: Mastzelle *f*, Mastozyt *m*
mas|to|cy|to|ma [ˌmæstəʊsaɪˈtəʊmə] *noun*: Mastzelltumor *m*, Mastozytom *nt*
mas|to|cy|to|sis [ˌmæstəʊsaɪˈtəʊsɪs] *noun*: Mastozytose *f*
malignant mastocytosis: maligne Mastozytose *f*
systemic mastocytosis: systemische Mastozytose *f*
mas|to|dyn|ia [ˌmæstəʊˈdiːnɪə] *noun*: →*mastalgia*
mas|to|gram [ˈmæstəgræm] *noun*: →*mammogram*
mas|tog|ra|phy [mæsˈtɑgrəfiː] *noun*: →*mammography*
mas|toid [ˈmæstɔɪd]: **I** *noun* Warzenfortsatz *m*, Mastoid *nt*, Processus mastoideus **II** *adj* **1.** warzenförmig, warzenähnlich **2.** Mastoid/Warzenfortsatz betreffend, mastoid
mas|toi|dal [mæsˈtɔɪdl] *adj*: Mastoid/Warzenfortsatz betreffend, mastoid
mas|toid|al|gia [ˌmæstɔɪˈdældʒ(ɪ)ə] *noun*: Schmerzen *pl* über dem Processus mastoideus, Mastoidalgie *f*
mas|toi|de|a [mæsˈtɔɪdɪə] *noun*: Warzenfortsatz *m*, Mastoid *nt*, Processus mastoideus
mas|toid|ec|to|my [ˌmastɔɪˈdektəmiː] *noun*: Mastoidektomie *f*
radical mastoidectomy: radikale Mastoidektomie *f*
Stacke's mastoidectomy: Radikaloperation *f* des Mittelohrs, Stacke-Operation *f*
mas|toi|de|um [mæsˈtɔɪdɪəm] *noun*: Warzenfortsatz *m*, Mastoid *nt*, Processus mastoideus
mas|toid|it|ic [ˌmæstɔɪˈdɪtɪk] *adj*: Mastoiditis/Warzenfortsatzentzündung betreffend, mastoiditisch
mas|toid|i|tis [ˌmæstɔɪˈdaɪtɪs] *noun*: Mastoiditis *f*, Warzenfortsatzentzündung *f*
acute mastoiditis: akute Mastoiditis *f*
Bezold's mastoiditis: Bezold-Mastoiditis *f*
chronic mastoiditis: chronische Mastoiditis *f*
silent mastoiditis: okkulte Mastoiditis *f*
mas|toid|ot|o|my [ˌmæstɔɪˈdɑtəmiː] *noun*: Mastoidotomie *f*
mas|to|me|nia [ˌmæstəˈmiːnɪə] *noun*: Mastomenie *f*
mas|ton|cus [mæsˈtɑŋkəs] *noun*: Brustschwellung *f*, Brustdrüsenschwellung *f*, Brusttumor *m*, Brustdrüsentumor *m*
masto-occipital *adj*: Warzenfortsatz und Hinterhauptsbein/Os occipitale betreffend, masto-okzipital
mas|to|pa|ri|e|tal [ˌmæstəʊpəˈraɪtl] *adj*: Warzenfortsatz und Scheitelbein/Os parietale betreffend, mastoparietal
mas|to|path|ia [ˌmæstəʊˈpæθɪə] *noun*: Brustdrüsenerkrankung *f*, Mastopathie *f*, Mastopathia *f*
benign mastopathia: →*cystic mastopathia*
cystic mastopathia: zystische/fibrös-zystische Mastopathie *f*, Zystenmamma *f*, Mammadysplasie *f*, Mastopathia cystica

M

mas|top|a|thy [mæs'tɑpəθiː] *noun*: Mastopathie *f*
cystic mastopathy: Mastopathia cystica, zystische Mastopathie *f*
fibrous mastopathy: fibröse Mastopathie *f*, Mastopathia fibrosa
proliferating mastopathy with atypias: proliferierende Mastopathie mit Atypien
mas|to|pex|y ['mæstəpeksiː] *noun*: Mastopexie *f*
mas|to|plas|ia [ˌmæstəʊ'pleɪʒ(ɪ)ə, -zɪə] *noun*: →*mammoplasia*
mas|to|plas|ty ['mæstəʊplæstiː] *noun*: Mammaplastik *f*
mas|top|to|sis [ˌmæstə(p)'təʊsɪs] *noun*: Hängebrust *f*, Mastoptose *f*, Mamma pendulans
mas|tor|rha|gia [ˌmæstə'rædʒ(ɪ)ə] *noun*: blutende Mamma *f*, Mastorrhagie *f*
mas|to|scir|rhus [ˌmæstəʊ's(k)ɪrəs] *noun*: szirrhöses Brustkarzinom *nt*, szirrhöses Brustdrüsenkarzinom *nt*, Szirrhus *m*, Carcinoma solidum simplex der Brust
mas|to|squa|mous [ˌmæstəʊ'skweɪməs] *adj*: mastosquamös
mas|tos|to|my [mæs'tɑstəmiː] *noun*: Mastostomie *f*
mas|to|syr|inx [ˌmæstə'sɪrɪŋks] *noun*: Brustdrüsenfistel *f*
mas|tot|o|my [mæs'tɑtəmiː] *noun*: Brustdrüsenschnitt *m*, Mastotomie *f*
mas|tur|bate ['mæstərbeɪt] *vt*: masturbieren, onanieren
mas|tur|ba|tion [mæstər'beɪʃn] *noun*: Masturbation *f*, Onanie *f*
MAT *Abk.*: **1.** malignant anaplastic teratoma **2.** multifocal atrial tachycardia **3.** myocardial appearance time
MATA *Abk.*: membrane-associated tumor antigens
match [mætʃ]: I *noun* **1.** passende Sache *oder* Person *f*; (zusammenpassendes) Paar *nt*, Gespann *nt* **2.** Heirat *f* II *vt* **3.** (*biolog.*) paaren **4.** passend machen, anpassen (*to, with* an) **5.** entsprechen, passen zu **6.** (*physik.*) angleichen, anpassen III *vi* zusammenpassen, übereinstimmen (*with* mit); entsprechen (*to*)

M

match [mætʃ] *noun*: Zünd-, Streichholz *nt*
match|ing ['mætʃɪŋ]: I *noun* Anpassung *f*, Anpassen *nt*, Matching *nt* II *adj* (dazu) passend
antigen matching: Antigenmatching *nt*
cross matching: **1.** Kreuzprobe *f* **2.** Crossmatching *nt*
donor-recipient matching: Spender-Empfänger-Matching *nt*
impedance matching: Impedanzanpassung *f*
mate [meɪt]: I *noun* Lebensgefährte *m*, -gefährtin *f*, Gatte *m*, Gattin *f*; (*biolog.*) Männchen *nt*, Weibchen *nt*, Geschlechts-, Paarungs-, Fortpflanzungspartner *m* II *vt* (*biolog.*) paaren III *vi* (*biolog.*) sich paaren
ma|té ['mɑːteɪ] *noun*: Mate *f*, Ilex paraguariensis
ma|te|ri|al [mə'tɪərɪəl]: I *noun* Material *nt*, (Roh-, Grund-) Stoff *m*, (Roh-, Grund-)Substanz *f*; (*techn.*) Werkstoff *m* II *adj* materiell, physisch, körperlich; stofflich, Material-
agar-alginate impression material: Agaralginatabdruckmasse *f*
agar hydrocolloid impression material: Agarhydrokolloidabdruckmasse *f*
agar impression material: Agarabdruckmasse *f*
alginate impression material: Alginatabdruckmasse *f*
angiogenic material: angiogenetisches Material *nt*
base material: Basiswerkstoff *m*, Material *nt* für Prothesenbasisplatten
baseplate material: →*base material*
bite registration material: Bissregistriermaterial *nt*
cast material: Gussformwerkstoff *m*, Material *nt* für Gussformen
coating material: Beschichtungsmaterial *nt*
colloid impression material: kolloidale Abdruckmasse *f*, kolloidale Abformmasse *f*
composite material: Komposit *nt*, Composite *nt*, Mehrkomponentenkomplex *m*, Mehrkompenentenmaterial *nt*, Mehrkomponentenwerkstoff *m*, Composite-Material *nt*
dental material: zahnärztlicher Werkstoff *m*, Dentalwerkstoff *m*
ductile material: verformbares Material *nt*, dehnbares Material *nt*, verformbarer Werkstoff *m*
duplicating material: Dubliermasse *f*
elastic impression material: elastische Abdruckmasse *f*, elastische Abformmasse *f*
elastomeric impression material: elastomere Abdruckmasse *f*, elastomere Abformmasse *f*
filling material: Füllungsmaterial *nt*, Füllungswerkstoff *m*, Füllung *f*
fissile material: Spaltmaterial *nt*, spaltbares Material *nt*
genetic material: genetisches Material *nt*, Genmaterial *nt*
Golgi material: Golgi-Material *nt*
heavy-bodied material: zähflüssige Abformmasse *f*, heavy-body-Abformmasse *f*
heavy body impression material: zähflüssige Abformmasse *f*, heavy-body-Abformmasse *f*
hydrocolloid impression material: hydrokolloidale Abdruckmasse *f*, hydrokolloidale Abformmasse *f*
impression material: Abdruckmasse *f*, Abformmasse *f*, Abdruckmaterial *nt*, Abformmaterial *nt*
inelastic impression material: nicht-elastische Abdruckmasse *f*, nicht-elastische Abformmasse *f*
informational material: Aufklärungsmaterial *nt*
irreversible hydrocolloid impression material: irreversible hydrokolloidale Abdruckmasse *f*, irreversible hydrokolloidale Abformmasse *f*
light-bodied material: leichtflüssige Abformmasse *f*, light-body-Abformmasse *f*
light body impression material: →*light-bodied material*
plaster impression material: Abdruckgips *m*
polyether impression material: Polyätherabformmasse *f*, Polyäther-Gummiabformmasse *f*
polyether rubber impression material: →*polyether impression material*
polysulfide impression material: Polysulfidabformmasse *f*, Polysulfid-Gummiabformmasse *f*
polysulfide rubber impression material: →*polysulfide impression material*
polysulphide impression material: (*brit.*) →*polysulfide impression material*
polysulphide rubber impression material: (*brit.*) →*polysulfide impression material*
regular-bodied material: mittelflüssige Abformmasse *f*, regular-body-Abformmasse *f*
regular body impression material: →*regular-bodied material*
restorative material: Restaurationswerkstoff *m*
restorative dental material: →*restorative material*
reversible hydrocolloid impression material: reversible hydrokolloidale Abdruckmasse *f*, reversible hydrokolloidale Abformmasse *f*
rubber base impression material: Gummiabformmasse *f*
rubber impression material: Gummiabformmasse *f*
silicone impression material: Silikonabformmasse *f*
silicone rubber impression material: Silikon-Kautschukabformmasse *f*
suture material: Nahtmaterial *nt*

temporary material: Werkstoff *m* für temporäre Restauration
thermoplastic material: thermoplastisches Material *nt*, Thermoplast *m*, Heißplast *m*
thermoplastic impression material: thermoplastisches Abdruckmaterial *nt*, thermoplastische Abformmasse *f*
Thiokol rubber impression material: Thiokolabformmasse *f*
vinyl polysiloxane impression material: Polysiloxanabdruckmasse *f*, Polysiloxanabformmasse *f*
waste materials: Abfall *m*, Abfallmaterial *nt*, -stoffe *pl*
zinc oxide-eugenol impresion material: Zinkoxid-Eugenol-Paste *f*

malterlnal [mə'tɜrnl] *adj*: **1.** Mutter/Mater betreffend, mütterlich, maternal, Mutter- **2.** mütterlicherseits

malterlnilty [mə'tɜrnətiː]: **I** *noun* Mutterschaft *f*, Maternität *f*; Mütterlichkeit *f* **II** *adj* Schwangerschafts-, Umstands-, Wöchnerin(nen)-

matling ['meɪtɪŋ] *noun*: Begattung *f*
random mating: Panmixie *f*, Panmixis *f*

maltrilarlchal [ˌmeɪtrɪ'ɑːrkl] *adj*: Matriarchat betreffend, matriarchal, matriarchalisch

maltrilarlchallism [ˌmeɪtrɪ'ɑːrkəlɪzəm] *noun*: matriarchalisches System *nt*

maltrilarlchate ['meɪtrɪɑːrkɪt, -keɪt] *noun*: Matriarchat *nt*

maltrilarlchic [ˌmeɪtrɪ'ɑːrkɪk] *adj*: →*matriarchal*

maltrilarlchy ['meɪtrɪɑːrkiː] *noun*: →*matriarchate*

matlrilcal ['mætrɪkəl] *adj*: Matrix betreffend, matrikal

maltrilcilal [mæ'trɪʃl] *adj*: matrikal

matlrilclilnous [ˌmætrɪ'klaɪnəs, ˌmeɪ-] *adj*: von der mütterlichen Linie stammend, matroklin

maltriclullate [*n* mə'trɪkjəlɪt; *v* -leɪt]: **I** *noun* Immatrikulierte *m/f* **II** *vt* immatrikulieren, einschreiben **III** *vi* sich immatrikulieren, sich einschreiben

maltriclullaltion [məˌtrɪkjə'leɪʃn] *noun*: Einschreibung *f*, Immatrikulation *f*

matlrillinlelal [ˌmætrɪ'lɪnɪəl] *adj*: durch die mütterliche Linie vererbt

matlrilmolnilal [ˌmætrɪ'məʊnɪəl] *adj*: Ehe betreffend, ehelich, matrimoniell

matlrilmolny ['mætrɪməʊniː] *noun*: Ehe(stand *m*) *f*

maltrix ['meɪtrɪks, 'mæ-] *noun*, *plural* **maltrixles, maltrices** [-trɪsiːz]: **1.** Nähr-, Grundsubstanz *f*, Matrix *f*; Mutterboden *m*; Grund-, Ausgangsgewebe *nt*, Matrix *f* **2.** Vorlage *f*, Modell *nt*, Matrize *f* **3.** (*zahnmed.*) Matrizenband *nt* **4.** Matrizenhalter *m*, Matrizenspanner *m*
amalgam matrix: Amalgammatrizenhalter *m*
bone matrix: Knochenmatrix *f*, Osteoid *nt*, organische Knochengewebsgrundsubstanz *f*
cartilage matrix: Knorpelmatrix *f*, Knorpelmatrix *f*, Knorpelgrundsubstanz *f*, Interterritorialsubstanz *f*
cell matrix: Zellmatrix *f*
celluloid matrix: Zelluloidmatrize *f*
dentin matrix: Dentinmatrix *f*
dentinal matrix: →*dentin matrix*
enamel matrix: Schmelzmatrix *f*, Zahnschmelzmatrix *f*
extracellular matrix: extrazelluläre Matrix *f*
functional matrix: funktionelle Matrix *f*
mitochondrial matrix: Mitochondrienmatrix *f*
nail matrix: **1.** Nagelbettepithel *nt*, Hyponychium *nt* **2.** Nagelbett *nt*, Matrix unguis
plastic matrix: Kunststoffmatrize *f*
platinum matrix: Platinmatrix *f*
platinum foil matrix: →*platinum matrix*
predentin matrix: Prädentinmatrix *f*
protein matrix: Protein-, Eiweißmatrix *f*
resin matrix: Resinmatrix *f*, Kunstharzmatrix *f*
T-band matrix: T-Bandmatrize *f*

matlrolclilnous [ˌmætrə'klaɪnəs] *adj*: von der mütterlichen Linie stammend, matroklin

matlrolclilny ['mætrəklaɪnɪ, 'meɪ-] *noun*: Matroklinie *f*

matlter ['mætər]: **I** *noun* **1.** Material *nt*, Substanz *f*, Stoff *m*, Materie *f*; (*anatom., physiolog.*) Substanz *f* **2.** (*patholog.*) Eiter *m* **3.** Angelegenheit *f*, Sache *f* **II** *vi* (*patholog.*) eitern
central gray matter of cerebrum: Substantia grisea cerebri
central grey matter of cerebrum: (*brit.*) →*central gray matter of cerebrum*
central intermediate gray matter of spinal cord: Substantia intermedia centralis medullae spinalis
central intermediate grey matter of spinal cord: (*brit.*) →*central intermediate gray matter of spinal cord*
central white matter of cerebellum: Kleinhirnmark *nt*, Corpus medullare cerebelli
dead matter: tote Materie *f*
faecal matter: (*brit.*) →*fecal matter*
fecal matter: Stuhl *m*, Kot *m*, Fäzes *pl*, Faeces *pl*, Fäkalien *pl*
foreign matter: Fremdkörper *m*
gray matter: graue Gehirn- und Rückenmarkssubstanz *f*, graue Substanz *f*, Substantia grisea
gray matter of basilar part of pons: Substantia grisea partis basilaris pontis
gray matter of medulla oblongata: Substantia grisea medullae oblongatae, graue Substanz *f* der Medulla oblongata
gray matter of mesencephalic tegmentum: Substantia grisea tegmenti mesencephali, graue Substanz *f* der Mittelhirnhaube
gray matter of spinal cord: graue Rückenmarkssubstanz *f*, Substantia grisea medullae spinalis
gray matter of tegmentum of pons: Substantia grisea tegmenti pontis, graue Substanz *f* der Brückenhaube
gray matter of thalamus: Substantia grisea thalami
grey matter: (*brit.*) →*gray matter*
grey matter of basilar part of pons: (*brit.*) →*gray matter of basilar part of pons*
grey matter of medulla oblongata: (*brit.*) →*gray matter of medulla oblongata*
grey matter of mesencephalic tegmentum: (*brit.*) →*gray matter of mesencephalic tegmentum*
grey matter of spinal cord: (*brit.*) →*gray matter of spinal cord*
grey matter of tegmentum of pons: (*brit.*) →*gray matter of tegmentum of pons*
grey matter of thalamus: (*brit.*) →*gray matter of thalamus*
lateral intermediate gray matter of spinal cord: Substantia intermedia lateralis medullae spinalis
lateral intermediate grey matter of spinal cord: (*brit.*) →*lateral intermediate gray matter of spinal cord*
myelinated matter: weiße Hirn- und Rückenmarkssubstanz *f*, Substantia alba
myelinated matter of spinal cord: weiße Rückenmarkssubstanz *f*, Substantia alba medullae spinalis
nonmyelinated matter: graue Gehirn- und Rückenmarkssubstanz *f*, graue Substanz *f*, Substantia grisea
nonmyelinated matter of spinal cord: graue Rückenmarkssubstanz *f*, Substantia grisea medullae spinalis
white matter: →*myelinated matter*
white matter of hypothalamus: Substantia alba hypothalami, weiße Substanz *f* des Hypothalamus
white matter of medulla oblongata: Substantia alba

medullae oblongatae, weiße Substanz *f* der Medulla oblongata

white matter of mesencephalic tegmentum: Substantia alba tegmenti mesencephali, weiße Substanz *f* der Mittelhirnhaube

white matter of spinal cord: →*myelinated matter of spinal cord*

white matter of tegmentum of pons: Substantia alba tegmenti pontis, weiße Substanz *f* der Brückenhaube

matltress ['mætrɪs] *noun*: Matratze *f*

matlulrate ['mætʃəreɪt] *vi*: **1.** (*a. fig.*) reifen **2.** (*Abszess*) reifen; zur Eiterung bringen

matlulratelness ['mætʃəreɪtnəs] *noun*: →*maturity*

matlulraltion [ˌmætʃə'reɪʃn] *noun*: **1.** (Heran-)Reifen *nt*, Reifung *f*; Maturation *f*; Entwicklung *f* **2.** (Zell-)Reifung *f* **3.** (*Abszess*) (Aus-)Reifung *f*

enamel maturation: Schmelzreifung *f*, Zahnschmelzreifung *f*

erythrocyte maturation: Erythrozytenreifung *f*

fetal lung maturation: fetale Lungenreifung *f*

follicle maturation: Follikelreifung *f*

follicular maturation: Follikelreifung *f*

induced lung maturation: medikamentöse Lungenreifeförderung *f*

maturation of ovum: Eireifung *f*, Oogenie *f*, Ovo-, Oogenese *f*

trophoblast maturation: Trophoblastenreifung *f*

virus maturation: Virusreifung *f*

malturlaltive [mə'tʃʊərətɪv, 'mætʃəreɪ-]: **I** *noun* Eiterung-förderndes Mittel *nt* **II** *adj* **1.** die Eiterung fördernd, zur Eiterung bringend **2.** Reifung(sprozess) fördernd, zur Reife bringen

malture [mə't(j)ʊər]: **I** *adj* reif, (aus-)gereift, vollentwickelt, ausgewachsen **II** *vt* (aus-)reifen lassen; reif werden lassen; reifer machen **III** *vi* (aus-)reifen, reif werden; heranreifen

maltured [mə't(j)ʊərd, -'tʃʊərd] *adj*: (aus-)gereift, reif

maltulrilty [mə'tʃʊərəti:] *noun*: Reife *f*, Ausgereiftheit *f*, Maturität *f*

sexual maturity: Geschlechtsreife *f*

maltultilnal [mə't(j)u:tnl] *adj*: morgendlich, Morgen-

MAWM *Abk.*: mean anterior wall motion

maxlilla [mæk'sɪlə] *noun, plural* **-lae** [-li:]: Oberkiefer (-knochen *m*) *m*, Maxilla *f* **beneath the maxilla** unterhalb des Oberkiefers/der Maxilla (liegend), submaxillär

maxlillarly ['mæksəˌleri:, mæk'sɪləri:]: **I** *noun* →*maxilla* **II** *adj* (Ober-)Kiefer/Maxilla betreffend, maxillär, maxillar, (Ober-)Kiefer-

maxlillecltolmy [mæksɪ'lektəmi:] *noun*: Oberkieferresektion *f*, Maxillektomie *f*

maxlillitlic [mæksɪ'lɪtɪk] *adj*: Oberkieferentzündung/Maxillitis betreffend, maxillitisch

maxlilliltis [mæksɪ'laɪtɪs] *noun*: Oberkieferentzündung *f*, Maxillitis *f*

suppurative maxillitis: Oberkieferempyem *nt*

maxlillolalvelollar [mækˌsɪləʊæl'vɪələr] *adj*: maxilloalveolär

maxlilloldenltal [ˌmæksɪləʊ'dentəl] *adj*: maxillodental

maxlillolfalcial [mækˌsɪləʊ'feɪʃl] *adj*: Kiefer und Gesicht(sknochen) betreffend, die untere Gesichtshälfte betreffend, maxillofazial

maxlilloljulgal [mækˌsɪləʊ'dʒu:gl] *adj*: Oberkiefer und Jochbein/Os zygomaticum betreffend, maxillojugal

maxlillollabilal [mækˌsɪləʊ'leɪbɪəl] *adj*: Oberkiefer und Lippe(n) betreffend, maxillolabial

maxlillolmanldiblullar [mækˌsɪləʊmæn'dɪbjələr] *adj*: Oberkiefer und Unterkiefer/Mandibula betreffend, maxillomandibulär

maxlillolpallaltine [mækˌsɪləʊ'pælətaɪn] *adj*: Oberkiefer und Gaumen/Palatum betreffend, maxillopalatinal

maxlillolphalrynlgelal [mækˌsɪləʊfə'rɪndʒ(ɪ)əl] *adj*: Oberkiefer und Rachen/Pharynx betreffend, maxillopharyngeal, pharyngomaxillar, pharyngomaxillär

maxlillotlolmy [mæksɪ'lɑtəmi:] *noun*: Maxillotomie *f*

bilateral maxillotomy: bimaxilläre Osteotomie *f*

maxlilmal ['mæksɪməl] *adj*: maximal, größte(r, s), Höchst, Maximal-

maxlilmize ['mæksɪmaɪz] *vt*: den Höchstwert anstreben, bis zum Höchstmaß steigern, maximieren, maximalisieren

maxlilmum ['mæksɪməm]: **I** *noun, plural* **-mums, -ma** [-mə] Maximalwert *m*, Maximalgrenze *f*, Maximalmaß *nt*, Maximalstand *m*, Höchstwert *m*, Höchstgrenze *f*, Höchstmaß *nt*, Höchststand *m*, Maximum *nt*; (*mathemat.*) oberer Grenzwert *m* **above (the) maximum** supramaximal **II** *adj* **1.** maximal, größte(r, s), Höchst, Maximal- **2.** höchzulässig, maximal

absorption maximum: Absorptionsmaximum *nt*

performance maximum: Endleistung *f*

transport maximum: Transportmaximum *nt*

tubular transport maximum: tubuläres Transportmaximum *nt*

maxlwell ['mækswel, -wəl] *noun*: Maxwell *nt*

maze [meɪz] *noun*: Irrgarten *m*, Labyrinth *nt*

malzinldol ['meɪzɪndəʊl] *noun*: Mazindol *nt*

mazo- *präf.*: Brust-, Brustdrüsen-, Mast(o)-, Mamm(o)-

malzoldynlia [ˌmeɪzəʊ'di:nɪə] *noun*: →*mastalgia*

malzollylsis [meɪ'zɑlɪsɪs] *noun*: Plazentalösung *f*

malzolpathlia [ˌmeɪzəʊ'pæθɪə] *noun*: Mastopathie *f*

malzoplalthy [meɪ'zɑpəθi:] *noun*: Mastopathie *f*

malzolpexly ['meɪzəʊpeksi:] *noun*: Mastopexie *f*

MB *Abk.*: **1.** methylbromide **2.** methylene blue **3.** myeloblast

Mb *Abk.*: **1.** melanoblast **2.** myoglobin

mb *Abk.*: millibar

MBA *Abk.*: **1.** mean value of biological age **2.** methylbenzyl alcohol **3.** methyl-bis-(2-chloroethyl)-amine

MBAO *Abk.*: **1.** methyl-bis-aminoxide **2.** morning basal acid output

MBAP *Abk.*: mean brachial artery pressure

mbar *Abk.*: millibar

MBBA *Abk.*: methoxybenzoyl bromoacrylate

MBC *Abk.*: **1.** maximal breathing capacity **2.** maximum binding capacity **3.** maximum breathing capacity **4.** methylbenzyl chloride **5.** minimal bactericidal concentration **6.** minimum bactericidal concentration

MBCK *Abk.*: muscle-brain creatinine phosphokinase

MbCO *Abk.*: carbon monoxide myoglobin

MBD *Abk.*: minimal brain dysfunction

MBF *Abk.*: myocardial blood flow

MBH *Abk.*: methylene blue, reduced

MBL *Abk.*: **1.** menstrual blood loss **2.** myeloblastic leukemia

Mbl *Abk.*: myeloblast

MBLA *Abk.*: mouse-specific B-lymphocyte antigen

MBN *Abk.*: malignant blue nevus

MbO_2 *Abk.*: oxymyoglobin

MBP *Abk.*: **1.** mean blood pressure **2.** myelin basic protein

MBq *Abk.*: megabecquerel

MBRT *Abk.*: methylene blue reduction time

MBSA *Abk.*: methylated bovine serum albumin

MBSR *Abk.*: micro-blood cell sedimentation rate

MBT *Abk.*: 2-mercaptobenzthiazole

M

MBTH *Abk.*: 3-methyl-2-benzthiazolone-hydrazone
MBTS *Abk.*: modified Blalock-Taussig shunt
MC *Abk.*: **1.** mesangial cell proliferation **2.** metacarpal **3.** methicillin **4.** minocydine **5.** mitomycin **6.** monkey cells **7.** motor cortex **8.** myocarditis
M-C *Abk.*: mineralocorticoid
µC *Abk.*: **1.** microcoulomb **2.** millicoulomb
mc *Abk.*: millicurie
MCA *Abk.*: **1.** median cerebral artery **2.** mesenteriocaval anastomosis **3.** mesocaval anastomosis
MCAB *Abk.*: monoclonal antibodies
MCAR *Abk.*: mixed cell agglutination reaction
MCAT *Abk.*: myocardial contrast appearance time
MCB *Abk.*: membranous cytoplasmic bodies
McB *Abk.*: McBurney's point
MCC *Abk.*: **1.** marked cocontraction **2.** mean cell concentration
MCD *Abk.*: **1.** mastcell-depleted cells **2.** mean cell diameter **3.** mean corpuscular diameter **4.** minimal cerebral dysfunction **5.** minimal curative dose
MCF *Abk.*: **1.** macrophage chemotactic factor **2.** medium corpuscular fragility
MCFP *Abk.*: mean circulatory filling pressure
MCFT *Abk.*: micro-complement fixation test
MCG *Abk.*: **1.** magnetocardiography **2.** mechanocardiography
mcg *Abk.*: microgram
MCGF *Abk.*: mast cell growth factor
MCH *Abk.*: mean corpuscular hemoglobin
mch *Abk.*: millicurie/hour
m-chromosome *noun*: Mitochondrienchromosom *nt*
MCI *Abk.*: **1.** mean cardiac index **2.** megacurie **3.** methylcholanthrene-induced sarcoma
µCi *Abk.*: **1.** microcurie **2.** millicurie
MCIF *Abk.*: macrophage cytotoxicity-inducing factor
mCih *Abk.*: millicurie/hour
MCIM *Abk.*: methylcholanthrene-induced muscle sarcoma
MCL *Abk.*: **1.** midclavicular line **2.** modified chest lead
MCLS *Abk.*: mucocutaneous lymph node syndrome
MCMP *Abk.*: 5-methylcytidine monophosphate
MCNS *Abk.*: minimal change nephrotic syndrome
MCP *Abk.*: **1.** metacarpophalangeal **2.** metoclopramide **3.** minimal cerebral palsy **4.** mitotic control protein **5.** myocardiopathy
MCP-1 *Abk.*: monocyte chemoattractant protein-1
MCPA *Abk.*: 2-methyl-4-chlorophenoxyacetic acid
MCPH *Abk.*: metacarpophalangeal
MCPJ *Abk.*: metacarpophalangeal joint
MCR *Abk.*: metabolic clearance rate
MCS *Abk.*: Modular Computer and Software Systems
M-CSF *Abk.*: macrophage colony-stimulating factor
MCT *Abk.*: **1.** mean cell thickness **2.** mean circulation time **3.** medium-chain triglycerides **4.** medullary carcinoma of the thyroid **5.** mucociliary transport
MCTD *Abk.*: mixed connective tissue disease
MCU *Abk.*: micturition cystourethrogram
MCUG *Abk.*: micturition cystourethrogram
MD *Abk.*: **1.** macula densa **2.** maintenance hemodialysis **3.** malic dehydrogenase **4.** manic-depressive **5.** maximum dose **6.** mean deviation **7.** Meckel's diverticulum **8.** median dose **9.** medical doctor **10.** mitral disease **11.** muscular dystrophy **12.** myocardial disease
Md *Abk.*: **1.** mendelevium **2.** mutation difference
MDA *Abk.*: **1.** malone dialdehyde **2.** methylene dioxy-amphetamine **3.** monodehydro-ascorbic acid **4.** motor discriminative acuity
MDAP *Abk.*: mean diastolic arterial pressure
MDF *Abk.*: **1.** macrophage deactivating factor **2.** macrophage disappearance factor **3.** myocardial depressant factor
MDGF *Abk.*: macrophage-derived growth factor
MDH *Abk.*: malate dehydrogenase
MDHR *Abk.*: Middlebrook-Dubos hemagglutination reaction
MDLVP *Abk.*: mean diastolic left ventricular pressure
MDM *Abk.*: minor determinant mixture
MDNB *Abk.*: m-dinitrobenzene
MDNCF *Abk.*: monocyte derived neutrophil chemotactic factor
MDP *Abk.*: **1.** maximum diastolic potential **2.** methyldiphosphonate **3.** muramyl dipeptide
MDPLP *Abk.*: mean diastolic pleural pressure
MDQ *Abk.*: minimum detectable quantity
MDR *Abk.*: **1.** minimum daily requirement **2.** multiple drug resistance
MDS *Abk.*: **1.** main dressing station **2.** myelodysplastic syndrome
MDT *Abk.*: malignant dopa withdrawal syndrome
ME *Abk.*: **1.** metabolizable energy **2.** methylephedrine **3.** middle ear **4.** minute excretion **5.** myalgic encephalomyelitis **6.** myalgic encephalopathy
M_e *Abk.*: electron mass
MEA *Abk.*: **1.** mercapto-ethylamine **2.** mono-ethanolamine **3.** multiple endocrine adenomatosis
mead|ow ['medəʊ] *noun*: Wiese *f*
mea|dow|sweet ['medəʊˌswi:t] *noun*: **1.** Mädesüß *m*, Filipendula ulmaria, Spiraea ulmaria **2.** Spiraeae herba
meal [mi:l] *noun*: Mahl *nt*, Mahlzeit *f*, Essen *nt*
barium meal: Bariumbrei *m*
Boas's test meal: Boas-Ewald-Probefrühstück *nt*, Boas-Probefrühstück *nt*
test meal: Probemahl *nt*
meal|y ['mi:li:] *adj*: **1.** mehlig; mehlhaltig **2.** (*Gesicht*) blass
mean [mi:n]: **I** *noun* Mitte *f*, Mittel *nt*, Durchschnitt *m*; Mittel(wert *m*) *nt* **II** *adj* mittel, durchschnittlich, mittlere(r, s), Durchschnitts-, Mittel-
arithmetic mean: arithmetisches Mittel *nt*
geometric mean: geometrisches Mittel *nt*
mea|sles ['mi:zəlz] *plural*: Masern *pl*, Morbilli *pl*
atypical measles: atypische Masern *pl*
black measles: hämorrhagische Masern *pl*
German measles: Röteln *pl*, Rubella *f*, Rubeola *f*
haemorrhagic measles: (*brit.*) →*hemorrhagic measles*
hemorrhagic measles: hämorrhagische Masern *pl*
mitigated measles: mitigierte Masern *pl*, abortive Masern *pl*
three-day measles: Röteln *pl*, Rubella *f*, Rubeola *f*
white measles: weiße Masern *pl*
mea|sly ['mi:zli:] *adj*: finnenhaltig, finnig
meas|ur|a|bil|i|ty [məʒərə'bɪləti:] *noun*: Messbarkeit *f*
meas|ur|a|ble ['meʒərəbl] *adj*: messbar
meas|ur|a|ble|ness ['meʒərəblnəs] *noun*: →*measurability*
meas|ure ['meʒər]: **I** *noun* **1.** (*a. physik., mathemat.*) Maß(-einheit *f*) *nt* **2.** Maßnahme *f*, Vorkehrung *f* **take measures** Maßnahmen ergreifen **3.** Messen *nt*, Maß *nt* **made to measure** nach Maß (gearbeitet) **4.** Messgerät *nt*, Maß *nt*, Maßstab *m*, Messbecher *m* **II** *vt* (ab-, ver-, aus-)messen, Maß nehmen
measure off *vt* abmessen
measure out *vt* abmessen; abwiegen
measure up *vt* **1.** ab-, vermessen **2.** (*fig.*) ein-, abschätzen
measure of capacity: Hohlmaß *nt*

compulsory measures: Zwangsmaßnahmen *pl*
cubic measure: Körper-, Raum-, Kubikmaß *nt*
emergency measure: Not(stands)maßnahme *f*
measure of length: Längenmaß *nt*
life-sustaining measures: lebenserhaltende Maßnahmen *pl*
lineal measure: Längenmaß *nt*
linear measure: →*lineal measure*
long measure: →*lineal measure*
safety measure: Sicherheitsmaßnahme *f*, -vorkehrung *f*
square measure: Flächenmaß *nt*
superficial measure: →*square measure*
tape measure: Messband *nt*, Bandmaß *nt*

meas|ured ['meʒərd] *adj*: (ab-)gemessen

meas|ur|ement ['meʒərmənt] *noun*: **1.** Messen *nt*, (Ver-)Messung *f* **2.** Maß *nt* **take s.o.'s measurements** an/bei jdm. Maß nehmen **3. measurements** *pl* (Aus-)Maße *pl*, Größe *f*
blank measurement: Leermessung *f*
sonographic placenta measurement: intrauterine Plazentadickenmessung *f*
measurement of stapedius reflex: Stapediusreflexmessung *f*
tooth measurement: Zahnmessung *f*

meas|ur|ing ['meʒərɪŋ]: **I** *noun* Messen *nt*, (Ver-)Messung *f* **II** *adj* Mess-

me|a|tal [mɪ'eɪtəl] *adj*: Meatus betreffend, meatal

meato- *präf.*: Meatus-, Meato-; Gehörgangs-

me|a|to|mas|toi|dec|to|my [mɪˌeɪtəʊˌmæstɔɪ'dektəmiː] *noun*: Meatomastoidektomie *f*

me|a|tome ['mɪətəʊm] *noun*: →*meatotome*

me|a|tom|e|ter [mɪə'tɑmɪtər] *noun*: Meatometer *nt*

me|a|to|plas|ty [ˌmeətəʊ'plæstiː] *noun*: Meatoplastik *f*

me|a|tor|rha|phy [mɪə'tɔrəfiː] *noun*: Urethranaht *f*, Meatorrhaphie *f*

me|at|o|scope [mɪ'eɪtəskəʊp] *noun*: Meatoskop *nt*; Urethroskop *nt*

me|a|tos|co|py [ˌmɪə'tɑskəpiː] *noun*: Meatoskopie *f*

me|at|o|tome [mɪ'eɪtətəʊm] *noun*: Meatotom *nt*

me|a|tot|o|my [mɪə'tɑtəmiː] *noun*: Meatotomie *f*

me|a|tus [mɪ'eɪtəs] *noun, plural* **-tus, tus|es**: Gang *m*, Kanal *m*, Öffnung *f*, Foramen *nt*, Meatus *m*
acoustic meatus: Gehörgang *m*, Meatus acusticus
bony external acoustic meatus: knöcherner Abschnitt *m* des äußeren Gehörgangs, Meatus acusticus externus osseus
bony internal acoustic meatus: knöcherner Abschnitt *m* des inneren Gehörgangs, Meatus acusticus internus osseus
cartilaginous external acoustic meatus: knorpeliger Abschnitt *m* des äußeren Gehörgangs, Meatus acusticus externus cartilagineus
common nasal meatus: Meatus nasi communis
external acoustic meatus: äußerer Gehörgang *m*, Meatus acusticus externus
external auditory meatus: äußerer Gehörgang *m*, Meatus acusticus externus
hairs of external acoustic meatus: Haare *pl* des äußeren Gehörganges, Tragi *pl*
inferior nasal meatus: unterer Nasengang *m*, Meatus nasi inferior
internal acoustic meatus: innerer Gehörgang *m*, Meatus acusticus internus
internal auditory meatus: innerer Gehörgang *m*, Meatus acusticus internus
lower nasal meatus: unterer Nasengang *m*, Meatus nasi inferior
middle nasal meatus: mittlerer Nasengang *m*, Meatus nasi medius
nasal meatus: Nasengang *m*, Meatus nasi
nasopharyngeal meatus: Meatus nasopharyngeus
meatus of nose: Nasengang *m*, Meatus nasi
osseous external acoustic meatus: knöcherner Abschnitt *m* des äußeren Gehörgangs, Meatus acusticus externus osseus
osseous internal acoustic meatus: knöcherner Abschnitt *m* des inneren Gehörgangs, Meatus acusticus internus osseus
superior nasal meatus: oberer Nasengang *m*, Meatus nasi superior
upper middle nasal meatus: oberer Nasengang *m*, Meatus nasi superior

MEB *Abk.*: **1.** methylene blue **2.** muscle-eye-brain disease

me|ben|da|zole [mɪ'bendəzəʊl] *noun*: Mebendazol *nt*

me|bev|er|ine [mɪ'bevəriːn] *noun*: Mebeverin *nt*

meb|hy|dro|line [meb'haɪdrəʊliːn] *noun*: Mebhydrolin *nt*

MEC *Abk.*: **1.** maximum emission concentration **2.** minimum effective concentration

me|chan|ic [mə'kænɪk]: **I** *noun* Mechaniker(in *f*) *m* **II** *adj* →*mechanical*

me|chan|i|cal [mə'kænɪkl] *adj*: **1.** mechanisch, Bewegungs-; maschinell, Maschinen; mit einem Mechanismus versehen **2.** (*fig.*) mechanisch, unbewusst, unwillkürlich, automatisch

mechanical-traumatic *adj*: mechanisch-traumatisch

me|chan|i|co|re|cep|tor [məˌkænɪkəʊrɪ'septər] *noun*: Mechanorezeptor *m*

me|chan|i|co|ther|a|peu|tics [məˌkænɪkəʊˌθerə'pjuːtɪks] *plural*: →*mechanotherapy*

me|chan|i|co|ther|a|py [məˌkænɪkəʊ'θerəpiː] *noun*: →*mechanotherapy*

me|chan|ics [mə'kænɪks] *plural*: **1.** Bewegungslehre *f*, Mechanik *f* **2.** Mechanismus *m*
breathing mechanics: Atem-, Atmungsmechanik *f*
labor mechanics: Geburtsmechanismus *m*
labour mechanics: (*brit.*) →*labor mechanics*
muscle mechanics: Muskelmechanik *f*
Newtonian mechanics: Newton-Mechanik *f*
precision mechanics: Feinmechanik *f*
quantum mechanics: Quantenmechanik *f*
respiratory mechanics: Atmungs-, Atemmechanik *f*

mech|an|ism ['mekənɪzəm] *noun*: Mechanismus *m*
compensatory mechanism: kompensatorischer Mechanismus *m*, Kompensationsmechanismus *m*
countercurrent mechanism: Gegenstromprinzip *nt*
mechanism of defence: (*brit.*) →*mechanism of defense*
mechanism of defense: **1.** Abwehrmechanismus *m* **2.** (*physiolog.*) Abwehrapparat *m*, Abwehrmechanismus *m*
double displacement mechanism: doppelte Verdrängungsreaktion *f*, Ping-Pong-Mechanismus *m*, Ping-Pong-Reaktion *f*
Douglas' mechanism: Douglas-Selbstentwicklung *f*
Duncan mechanism: Duncan-Modus *m*
Euler-Liljestrand mechanism: (von) Euler-Liljestrand-Mechanismus *m*
evasion mechanism: Evasionsmechanismus *m*
feedback mechanism: Rückkopplungshemmung *f*, Rückwärtshemmung *f*, Feedbackhemmung *f*
Frank-Starling mechanism: Frank-Starling-Mechanismus *m*, Starling-Gesetz *nt*
Goldblatt's mechanism: Goldblatt-Mechanismus *m*
hit-and-run mechanism: Hit-and-Run-Mechanismus *m*
immune mechanism: Immunmechanismus *m*
Okazaki mechanism: Okazaki-Mechanismus *m*

ping-pong mechanism: doppelte Verdrängungsreaktion *f*, Ping-Pong-Mechanismus *m*, Ping-Pong-Reaktion *f*
pressoreceptive mechanism: Carotissinus-Syndrom *nt*, Charcot-Weiss-Baker-Syndrom *nt*, Karotissinus-Reflex *m*, Karotissinus-Syndrom *nt*, Sinusreflex *m*
pump-and-leak mechanism: Pump-und-Leck-Mechanismus *m*
reaction mechanism: Reaktionsmechanismus *m*
re-entrant mechanism: Reentry *nt*, Reentrance *nt*
release mechanism: Auslöser *m*
repair mechanisms: Reparatursysteme *pl*
repression mechanism: Repressionsmechanismus *m*
Schultze's mechanism: Schultze-Modus *m*
selecting mechanism: Selektions-, Auslesemechanismus *m*
valve plane mechanism: Ventilebenenmechanismus *m*

mech|a|no|car|di|o|gram [ˌmekənəʊˌkɑːrdɪəgræm] *noun*: Mechanokardiogramm *nt*

mech|a|no|car|di|og|ra|phy [ˌmekənəʊˌkɑːrdɪˈɑgrəfiː] *noun*: Mechanokardiographie *f*, Mechanokardiografie *f*

mech|a|no|chem|i|cal [ˌmekənəʊˈkemɪkl] *adj*: mechanochemisch

mech|a|no|chem|is|try [ˌmekənəʊˈkeməstriː] *noun*: Mechanochemie *f*

mech|a|no|cyte [ˈmekənəʊsaɪt] *noun*: (in vitro) Fibroblast *m*

mech|a|no|gen|ic [ˌmekənəʊˈdʒenɪk] *adj*: mechanogen

mech|a|no|gram [ˈmekənəʊgræm] *noun*: Mechanogramm *nt*

mech|a|no|per|cep|tion [ˌmekənəʊpərˈsepʃn] *noun*: Mechanoperzeption *f*

mech|a|no|re|cep|tion [ˌmekənəʊrɪˈsepʃn] *noun*: Mechanorezeption *f*

mech|a|no|re|cep|tor [ˌmekənəʊrɪˈseptər] *noun*: Mechanorezeptor *m*

mech|a|no|sen|si|tive [ˌmekənəʊˈsensətɪv] *adj*: mechanosensitiv

mech|a|no|sen|sor [ˌmekənəʊˈsensər] *noun*: Mechanosensor *m*

mech|a|no|ther|a|py [ˌmekənəʊˈθerəpiː] *noun*: Mechanotherapie *f*
multibanded mechanotherapy: Multibandbehandlung *f*

me|chlor|eth|a|mine [ˌmeklɔːrˈeθəmiːn] *noun*: Stickstoff-Lost *nt*, N-Lost *nt*, Chlormethin *nt*

meck|el|ec|to|my [mekəˈlektəmiː] *noun*: Exzision *f* des Meckel-Ganglion

me|clas|tine [mɪˈklæstiːn] *noun*: Clemastin *nt*

mec|li|zine [ˈmeklɪziːn] *noun*: Meclozin *nt*

mec|lo|cy|cline [ˌmekləʊˈsaɪkliːn] *noun*: Meclocyclin *nt*

me|clo|fen|ox|ate [ˌmekləʊfenˈɑkseɪt] *noun*: Meclofenoxat *nt*, Centrophenoxin *nt*

mec|lo|zine [ˈmekləziːn] *noun*: Meclozin *nt*, Meclicin *nt*

mec|o|nate [ˈmekəneɪt] *noun*: Mekonat *nt*

me|co|ni|or|rhe|a [mɪˌkəʊnɪəʊˈrɪə] *noun*: übermäßige Mekoniumausscheidung *f*

me|co|ni|or|rhoe|a [mɪˌkəʊnɪəʊˈrɪə] *noun*: (*brit.*) →*meconiorrhea*

me|co|nism [ˈmiːkəʊnɪzəm] *noun*: Opiat-, Opiumvergiftung *f*, Mekonismus *m*

me|co|ni|um [mɪˈkəʊnɪəm] *noun*: Kindspech *nt*, Mekonium *nt*, Meconium *nt*

MED *Abk.*: **1.** mean erythrocyte diameter **2.** minimal effective dose **3.** minimum erythema dose

med. *Abk.*: medical

me|daz|e|pam [mɪˈdæzɪpæm] *noun*: Medazepam *nt*

me|dia [ˈmiːdɪə]: **I** *noun, plural* **-di|ae** Media *f*, Tunica media **II** *plural* →*medium*
sugar indicator culture media: Zucker-Indikator-Nährböden *pl*

me|di|al [ˈmiːdɪəl] *adj*: **1.** in der Mitte, mittlere(r, s), medial, Mittel- **2.** Media betreffend, Media-

me|di|an [ˈmiːdɪən] *adj*: die Mittellinie betreffend, in der Medianebene (liegend), auf der Mittellinie, median

me|di|as|ti|nal [ˌmiːdɪæˈstaɪnl] *adj*: Mittelfellraum/Mediastinum betreffend, im Mediastinum (liegend), mediastinal

me|di|as|ti|nit|ic [mɪdɪˌæstɪˈnɪtɪk] *adj*: Mediastinitis betreffend, mediastinitisch

me|di|as|ti|ni|tis [mɪdɪˌæstɪˈnaɪtɪs] *noun*: Entzündung *f* des Bindegewebes des Mediastinalraums, Mediastinitis *f*
acute mediastinitis: akute Mediastinitis *f*
chronic mediastinitis: chronische Mediastinitis *f*
idiopathic fibrous mediastinitis: Mediastinalfibrose *f*

me|di|as|ti|no|gram [mɪdɪæsˈtaɪnəgræm] *noun*: Mediastinogramm *nt*

me|di|as|ti|nog|ra|phy [ˌmɪdɪæstɪˈnɑgrəfiː] *noun*: Mediastinographie *f*, Mediastinografie *f*

me|di|as|ti|no|per|i|car|dit|ic [ˌmɪdɪˌæstɪnəʊˌperɪkɑːrˈdɪtɪk] *adj*: Mediastinoperikarditis betreffend, mediastinoperikarditisch

me|di|as|ti|no|per|i|car|di|tis [ˌmɪdɪˌæstɪnəʊˌperɪkɑːrˈdaɪtɪs] *noun*: Entzündung *f* des Herzbeutels und des angrenzenden Bindegewebes des Mediastinalraums, Mediastinoperikarditis *f*, Perikardiomediastinitis *f*
adhesive mediastinopericarditis: Friedreich-Krankheit *f*

me|di|a|sti|no|scope [ˌmɪdɪəˈstɪnəskəʊp] *noun*: Mediastinoskop *nt*

me|di|as|ti|no|scop|ic [ˌmɪdɪˌæstɪnəʊˈskɑpɪk] *adj*: Mediastinoskopie betreffend, mediastinoskopisch

me|di|as|ti|nos|co|py [ˌmɪdɪˌæstɪˈnɑskəpiː] *noun*: Mediastinoskopie *f*

me|di|as|ti|not|o|my [ˌmɪdɪˌæstɪˈnɑtəmiː] *noun*: Mediastinotomie *f*

me|di|as|ti|num [ˌmɪdɪæˈstaɪnəm] *noun, plural* **-na** [-nə]: **1.** Mittelfell *nt* **2.** Mittelfell-, Mediastinalraum *m*, Mediastinum *nt*, Cavum mediastinale
anterior mediastinum: vorderer Mediastinalraum *m*, vorderes Mediastinum *nt*, Mediastinum anterius, Cavum mediastinale anterius
inferior mediastinum: unterer Mediastinalraum *m*, unteres Mediastinum *nt*, Mediastinum inferius, Cavum mediastinale inferius
middle mediastinum: mittlerer Mediastinalraum *m*, mittleres Mediastinum *nt*, Mediastinum medium, Cavum mediastinale medius
posterior mediastinum: hinterer Mediastinalraum *m*, hinteres Mediastinum *nt*, Mediastinum posterius, Cavum mediastinale posterius
superior mediastinum: oberer Mediastinalraum *m*, oberes Mediastinum *nt*, Mediastinum superius, Cavum mediastinale superius

me|di|ate [*adj* ˈmiːdɪət; *v* -dɪeɪt]: **I** *adj* **1.** indirekt, mittelbar **2.** in der Mitte (liegend), mittlere(r, s), Mittel- **II** *vt* vermitteln; (*Wissen*) weitergeben (*to* an) **III** *vi* vermitteln (*between* zwischen); ein Bindeglied darstellen (*between* zwischen)

me|di|at|ed [ˈmiːdɪeɪtɪd] *adj*: vermittelt

me|di|a|tion [ˌmiːdɪˈeɪʃn] *noun*: Vermittlung *f*

me|di|a|tor [ˈmiːdɪeɪtər] *noun*: Mediator *m*, Mediatorsubstanz *f*

me|di|a|to|ri|al [ˌmiːdɪəˈtɔːrɪəl, -ˈtəʊr-] *adj*: vermittelnd, (Ver-)Mittler-

me|di|a|to|ry [ˈmiːdɪətɔːrɪ, -təʊr-] *adj*: →*mediatorial*

M

med|ic ['medɪk] *noun*: **1.** Mediziner(in *f*) *m*, Arzt *m*, Ärztin *f* **2.** Medizinstudent(in *f*) *m* **3.** (*Militär*) Sanitäter *m*
med|i|ca|ble ['medɪkəbl] *adj*: heilbar
med|i|cal ['medɪkl]: **I** *noun* **1.** (praktischer) Arzt *m*, (praktische) Ärztin *f* **2.** ärztliche Untersuchung *f* **II** *adj* **3.** medizinisch, ärztlich, Kranken- **on medical grounds** aus gesundheitlichen Gründen **4.** heilend, Heil- **5.** internistisch
me|dic|a|ment [mə'dɪkəmənt]: **I** *noun* Medikament *nt*, Arzneimittel *nt*, Heilmittel *nt* **II** *vt* medikamentös behandeln
med|i|ca|men|tous [məˌdɪkə'mentəs] *adj*: mit Hilfe von Medikamenten, medikamentös
med|i|cant ['medɪkənt] *noun*: Medikament *nt*, Arzneimittel *nt*, Heilmittel *nt*
med|i|cate ['medɪkeɪt] *vt*: **1.** (medizinisch *oder* medikamentös) behandeln **2.** mit Arzneistoff(en) imprägnieren *oder* versetzen
med|i|cat|ed ['medɪkeɪtɪd] *adj*: Medizin betreffend, heilend, heilkräftig, medizinal
med|i|ca|tion [medɪ'keɪʃn] *noun*: **1.** Arzneimittelverordnung *f*, Verordnung *f*, Verschreibung *f*, Medikation *f* **2.** Medikament *nt*, Arzneimittel *nt*, Heilmittel *nt*
preanaesthetic medication: (*brit.*) →*preanaesthetic medication*
preanesthetic medication: Prämedikation *f*
preoperative medication: →*preanesthetic medication*
med|i|ca|tive ['medɪkeɪtɪv] *adj*: →*medicinal 1.*
med|i|ca|tor ['medɪkeɪtər] *noun*: Applikator *m*
me|dic|i|nal [mɪ'dɪsɪnl] *adj*: **1.** heilend, heilkräftig, medizinisch, medizinal, Heil-, Medizinal-, Medizin- **2.** medizinisch, ärztlich, Kranken- **3.** internistisch

M

med|i|cine ['medɪsən; *brit.* 'medsɪn]: **I** *noun* **1.** Medizin *f*, Heilkunst *f*, Heilkunde *f*, ärztliche Wissenschaft *f* **practice medicine** den Arztberuf ausüben **2.** Medikament *nt*, Medizin *f*, Heilmittel *nt*, Arznei(mittel *nt*) *f* **take one's medicine** seine Arznei (ein-)nehmen **3.** Innere Medizin *f* **II** *vt* Arznei/Medizin verabreichen (*to* zu)
alternative medicine: Alternativmedizin *f*
aviation medicine: Luft- und Raumfahrtmedizin *f*, Flugmedizin *f*
behavioral medicine: Verhaltensmedizin *f*
behavioural medicine: (*brit.*) →*behavioral medicine*
clinical medicine: **1.** klinische Medizin *f* **2.** klinischer Studienabschnitt *m*, klinisches Studium *nt*
comparative medicine: vergleichende Medizin *f*
complementary medicine: Komplementärmedizin *f*
cough medicine: Hustenmittel *nt*
disaster medicine: Katastrophenmedizin *f*
ecological medicine: ökologische Medizin *f*
emergency medicine: Notfallmedizin *f*
empirical medicine: Erfahrungsheilkunde *f*
environmental medicine: Umweltmedizin *f*
experimental medicine: experimentelle Medizin *f*, Experimentalmedizin *f*
eye medicine: Ophthalmikum *nt*, Augenheilmittel *nt*, Ophthalmologikum *nt*
folk medicine: Laien-, Haus-, Volksmedizin *f*
forensic medicine: forensische/gerichtliche Medizin *f*, Gerichtsmedizin *f*, Rechtsmedizin *f*
general medicine: Allgemeinmedizin *f*
geriatric medicine: Geriatrie *f*
group medicine: Gemeinschaftspraxis *f*
holistic medicine: holistische Medizin *f*, Ganzheitsmedizin *f*
human medicine: Humanmedizin *f*
industrial medicine: Arbeitsmedizin *f*
intensive care medicine: Intensivmedizin *f*
internal medicine: Innere Medizin *f*
legal medicine: forensische/gerichtliche Medizin *f*, Gerichtsmedizin *f*, Rechtsmedizin *f*
long-acting sleeping medicine: Durchschlafmittel *m*
manual medicine: manuelle Medizin *f*, Manipulationstherapie *f*, Manualtherapie *f*
nuclear medicine: Nuklearmedizin *f*
nutritional medicine: Ernährungsmedizin *f*
occupational medicine: Arbeitsmedizin *f*
oral medicine: Zahn(heil)kunde *f*, Zahnmedizin *f*, Dentologie *f*, Odontologie *f*
pastoral medicine: Pastoralmedizin *f*
perimortal medicine: perimortale Medizin *f*
perinatal medicine: Perinatalmedizin *f*
physical medicine: Naturheilkunde *f*
preclinical medicine: vorklinischer Studienabschnitt *m*, (*inf.*) Vorklinik *f*
prescription only medicine: rezeptpflichtiges Medikament *nt*
preventive medicine: Präventivmedizin *f*, Vorsorgemedizin *f*
psychiatric medicine: Psychiatrie *f*
psychosomatic medicine: psychosomatische Medizin *f*
school medicine: Schulmedizin *f*
sleeping medicine: Schlafmittel *nt*, Somniferum *nt*, Hypnagogum *nt*, Hypnoticum *nt*, Hypnotikum *nt*
social medicine: Sozialmedizin *nt*
space medicine: Raumfahrtmedizin *f*
sports medicine: Sportmedizin *f*
traffic medicine: Verkehrsmedizin *f*
tropical medicine: Tropenmedizin *f*, -heilkunde *f*
veterinary medicine: Tier-, Veterinärmedizin *f*, Tierheilkunde *f*
me|dic|i|ner [mə'dɪsnər, 'med(ə)sɪn-] *noun*: Mediziner(in *f*) *m*, Arzt *m*, Ärztin *f*
med|i|co ['medɪkəʊ] *noun, plura* **-cos**: (*inf.*) **1.** Mediziner(in *f*) *m*, Arzt *m*, Ärztin *f* **2.** Medizinstudent(in *f*) *m*
medico- *präf.*: medizinisch
med|i|co|chi|rur|gi|cal [ˌmedɪkəʊkaɪ'rɜrdʒɪkəl] *adj*: (innere) Medizin und Chirurgie betreffend, medikochirurgisch, medizinisch-chirurgisch
med|i|co|den|tal [ˌmedɪkəʊ'dentəl] *adj*: Heilkunde und Zahnheilkunde betreffend
med|i|co|le|gal [ˌmedɪkəʊ'liːgəl] *adj*: gerichtsmedizinisch, rechtsmedizinisch, medikolegal
med|i|co|phys|ics [ˌmedɪkəʊ'fɪsɪks] *plural*: medizinische Physik *f*
med|i|co|psy|chol|o|gy [ˌmedɪkəʊsaɪ'kɑlədʒiː] *noun*: medizinische Psychologie *f*
me|di|o|car|pal [ˌmiːdɪəʊ'kɑːrpl] *adj*: zwischen den Handwurzelknochen/Karpalknochen (liegend), Karpalknochen verbindend, karpokarpal
me|di|oc|cip|i|tal [ˌmɪdɪɑk'sɪpɪtl] *adj*: mediookzipital
me|di|o|lat|er|al [ˌmiːdɪəʊ'lætərəl] *adj*: in der Mitte und auf der Seite (liegend); die Medianebene und eine Seite betreffend, mediolateral
me|di|o|ne|cro|sis [ˌmiːdɪəʊnɪ'krəʊsɪs] *noun*: Medianekrose *f*
medionecrosis of aorta: Erdheim-Gsell-Syndrom *nt*, Gsell-Erdheim-Syndrom *nt*, Medionecrosis Erdheim-Gsell
me|di|o|tar|sal [ˌmiːdɪəʊ'tɑːrsl] *adj*: zwischen Fußwurzelknochen/Tarsalknochen (liegend), Tarsalknochen verbindend, tarsotarsal
me|di|sca|le|nus [ˌmiːdɪskə'liːnəs] *noun*: Musculus scalenus medius

me|di|sect ['mi:dɪsekt] *vt*: in der Mitte teilen
med|i|tate ['medɪteɪt]: I *vt* im Sinn haben, planen, vorhaben, erwägen II *vi* nachsinnen, nachdenken, grübeln, meditieren (*on upon* über)
med|i|ta|tion [,medɪ'teɪʃn] *noun*: **1.** Nachdenken *nt*, Sinnen *nt* **2.** Meditation *f*
me|di|um ['mi:dɪəm]: I *noun, plural* **-diums, -dia 1.** Medium *nt*, Nährboden *m* **2.** Medium *nt*, (Hilf-)Mittel *nt*; Medium *nt*, Träger *m* **3.** Durchschnitt *m*, Mittel *nt* II *adj* mittelmäßig, mittlere(r, s), Mittel-, Durchschnitts-
agar medium: Agarnährboden *m*
agar culture medium: Agarnährboden *m*, Agar *m/nt*
Amies transport medium: Amies-Transportmedium *nt*
Baird-Parker medium: Baird-Parker-Medium *nt*
basic culture media: Basiskulturmedien *pl*
Bordet-Gengou medium: Bordet-Gengou-Agar *m/nt*, Kartoffel-Glycerin-Blut-Agar *m/nt*
Bordet-Gengou culture medium: →*Bordet-Gengou medium*
brain-heart infusion medium: Hirn-Herz-Dextrose-Medium *nt*
Campylobacter medium: Campylobactermedium *nt*
Carry-Blair transport medium: Carry-Blair-Transportmedium *nt*
citrate medium: Zitratnährboden *m*
Clauberg's media: Clauberg-Nährböden *pl*
Clauberg's culture medium: Clauberg-Nährboden *m*
complete medium: Voll(nähr)medium *nt*
concentration media: Anreicherungsnährmedien *pl*
concentration culture media: Anreicherungsnährmedien *pl*
contrast medium: Kontrastmittel *nt*, Röntgenkontrastmittel *nt*
culture media: Nährböden *pl*
Czapek-Dox medium: →*Czapek-Dox culture medium*
Czapek-Dox culture medium: Czapek-Dox-Nährlösung *f*, Czapek-Dox-Nährmedium *nt*
Dieudonné medium: Dieudonné-Agar *m/nt*
differential medium: Differenzialnährboden *m*, -medium *nt*, Differenzialmedium *nt*, Differenzialmedium *nt*
differential culture medium: →*differential medium*
disperse medium: →*dispersion medium*
dispersion medium: Dispersionsmittel *nt*, Dispersionsmedium *nt*, Dispergens *nt*
dispersive medium: →*dispersion medium*
Dorset's medium: Dorset-Nährboden *m*, Eiernährboden *m*
dry culture media: Trockennährböden *pl*
elective culture medium: Elektivnährboden *m*
Endo's medium: Endo-Agar *m*
enriched medium: angereichertes Medium *nt*
enriched culture medium: angereichertes Medium *nt*
enrichment media: Anreicherungsnährmedien *pl*
enrichment culture media: Anreicherungsnährmedien *pl*
Enterococcus faecalis medium: SF-Nährboden *m*, Streptococcus-faecalis-Nährboden *m*
external medium: äußere/dispergierende Phase *f*, Dispergens *nt*, Dispersionsmedium *nt*, -mittel *nt*
fluid medium: Flüssignährboden *m*, -medium *nt*
fungal culture media: Pilznährböden *pl*
gelatin medium: →*gelatin culture medium*
gelatin culture medium: Gelatinenährboden *m*, -medium *nt*
HAT medium: HAT-Medium *nt*
laboratory medium: Labornährboden *m*, -medium *nt*
lactose-indicator media: Lactose-Indikator-Nährböden *pl*
Lingelsheim culture media: Lingelsheim-Nährböden *pl*
litmus-milk (culture) medium: Lackmus-Milchbouillon *f*, -Milchmedium *nt*
Löffler's blood culture medium: Löffler-Serum(nährboden *m*) *nt*
Löffler's coagulated serum medium: Löffler-Serum (-nährboden *m*) *nt*
Löwenstein-Jensen (culture) medium: Löwenstein-Jensen-Nährboden *m*, -Medium *nt*
Martin-Lester medium: Martin-Lester-Agar *m/nt*, -Medium *nt*
Martin-Lewis medium: Martin-Lewis-Agar *m/nt*, -Medium *nt*
minimum essential medium: Minimalmedium *nt*
modified Thayer-Martin medium: modifiziertes Thayer-Martin-Medium *nt*
mounting medium: (*Mikroskop*) Fixiermittel *nt*, Fixativ *nt*
negative contrast medium: Negativkontrastmittel *nt*, negatives Kontrastmittel *nt*, positive Röntgenkontrastmittel *nt*
New York City medium: →*NYC medium*
nutrient media: Nährböden *pl*
nutritive media: Nährböden *pl*
NYC medium: NYC-Medium *nt*, New York City-Medium *nt*
OF medium: OF-Medium *nt*, Oxidations-Fermentationsmedium *nt* nach Hugh
optimum culture media: Optimalkulturmedien *pl*
organ culture medium: Organkulturmedium *nt*
oxidation-fermentative medium: OF-Medium *nt*, Oxidations-Fermentationsmedium *nt* nach Hugh
peptone-yeast extract medium: Pepton-Hefeextrakt-Medium *nt*
peptone-yeast extract-glucose medium: Pepton-Hefeextrakt-Glucose-Medium *nt*
Petragnani (culture) medium: Petragnani-Medium *nt*
phenol red medium: Phenolrotmedium *nt*
polytropic culture medium: polytroper Nährboden *m*
positive contrast medium: Positivkontrastmittel *nt*, positives Kontrastmittel *nt*
postive contrast medium: negative Röntgenkontrastmittel *pl*
PRAS medium: PRAS-Medium *nt*
prefabricated culture media: Fertignährböden *pl*
prereduced and anaerobically sterilized medium: →*PRAS medium*
PY medium: →*peptone-yeast extract medium*
PYG medium: →*peptone-yeast extract-glucose medium*
radiolucent medium: strahlendurchlässiges Medium *nt*
radiopaque medium: röntgendichtes/strahlendichtes Medium *nt*
refractive medium: brechendes Medium *nt*
selective medium: Selektivnährboden *m*, -medium *nt*
selective culture media: Selektivkulturmedien *pl*
separating medium: Trennisoliermittel *nt*
Stuart transport medium: Stuart-Medium *nt*
sugar media: Zuckernährböden *pl*
sugar culture media: Zuckernährböden *pl*
sugar indicator media: Zucker-Indikator-Nährböden *pl*
suspending medium: Suspensionsmedium *nt*
suspension medium: Suspensionsmedium *nt*
tellurite medium: Tellur-Nährboden *m*, Telluritplatte *f*
Thayer-Martin medium: Thayer-Martin-Agar *m/nt*,

M

Thayer-Martin-Medium *nt*, TM-Agar *m/nt*, TM-Medium *nt*
TM medium: →*Thayer-Martin medium*
transport media: Transportmedien *pl*
Wilson-Blair culture medium: Wilson-Blair-Agar *m/nt*, Wismutsulfitagar *m/nt* nach Wilson und Blair
medium-sized *adj*: mittelgroß
medium-term *adj*: mittelfristig
me|di|us ['miːdɪəs] *noun, plura* **-dii** [-dɪaɪ]: Mittelfinger *m*, Digitus medius/tertius
MEDLARS *Abk.*: Medical Literature Analysis and Retrieval System
med|or|rhe|a [medɑ'rɪə] *noun*: Harnröhrenausfluss *m*, Urethrorrhoe *f*
med|or|rhoe|a [medɑ'rɪə] *noun*: (*brit.*) →*medorrhea*
med|ro|ges|tone [ˌmedrəʊ'dʒestəʊn] *noun*: Medrogeston *nt*
me|drox|y|pro|ges|ter|one [mɪˌdrɑksɪprəʊ'dʒestərəʊn] *noun*: Medroxyprogesteron *nt*
medroxyprogesterone acetate: Medroxyprogesteronacetat *nt*
med|ryl|a|mine [med'rɪləmiːn] *noun*: Medrylamin *nt*
med|ry|sone ['medrɪsəʊn] *noun*: Medryson *nt*
me|dul|la [me'dʌlə, mɪ-] *noun, plural* **-las, -lae** [-liː]: **1.** Mark *nt*, Medulla *f* **2.** Markhirn *nt*, verlängertes Mark *nt*, Medulla oblongata **3.** Knochenmark *nt*, Medulla ossium **near the medulla** in Marknähe liegend, juxtamedullär
adrenal medulla: Nebennierenmark *nt*, Medulla glandulae suprarenalis
medulla of bone: Knochenmark *nt*, Medulla ossium
hair medulla: Haarmark *nt*
medulla of kidney: Nierenmark *nt*, Medulla renalis
medulla of lymph node: Medulla nodi lymphoidei
medulla oblongata: Markhirn *nt*, verlängertes Mark *nt*, Medulla oblongata, Bulbus *m* medullae spinalis, Myelencephalon *nt*
ovarian medulla: Ovarialmark *nt*, Medulla ovarii
medulla of ovary: Ovarialmark *nt*, Medulla ovarii
renal medulla: Nierenmark *nt*, Medulla renalis
spinal medulla: Rückenmark *nt*, Medulla spinalis
suprarenal medulla: Nebennierenmark *nt*, Medulla glandulae suprarenalis
medulla of suprarenal gland: Nebennierenmark *nt*, Medulla glandulae suprarenalis
medulla of thymus: Thymusmark *nt*, Medulla thymi
med|ul|lar|y ['medəlerɪ, 'medjʊ-, me'dʌləriː] *adj*: **1.** Mark/Medulla betreffend, markähnlich *oder* -haltig, markig, medullar, medullär, Mark- **2.** Medulla oblongata betreffend, medullär **3.** Knochenmark betreffend, medullär
med|ul|lat|ed ['medleɪtɪd, 'medʒə-, mə'dʌleɪtɪd] *adj*: **1.** markhaltig, myelinisiert **2.** markhaltig
med|ul|la|tion [ˌmedə'leɪʃn, ˌ-medjʊ-] *noun*: Markscheidenbildung *f*, Markreifung *f*, Myelinisation *f*, Myel(i-n)ogenese *f*
med|ul|lec|to|my [ˌmed(j)ə'lektəmiː] *noun*: Markexzision *f*, Medullektomie *f*
med|ul|li|ad|re|nal [mɪˌdʌlɪə'driːnl] *adj*: →*medulloadrenal*
med|ul|li|tis [med(j)ə'laɪtɪs] *noun*: **1.** Myelitis *f* **2.** Myelitis *f*, Knochenmarkentzündung *f*, Osteomyelitis *f*
medullo- *präf.*: Mark-, Medullo-, Medullar-; Myel(o)-
med|ul|lo|ad|re|nal [mɪˌdʌləʊə'driːnl, ˌmed(j)ələʊ-] *adj*: Nebennierenmark betreffend, Nebennierenmark-, NNM-
med|ul|lo|blast ['med(j)ələʊblæst] *noun*: Medulloblast *m*, Neuroblast *m*
med|ul|lo|blas|to|ma [ˌmed(j)ələʊblæs'təʊmə] *noun*: Medulloblastom *nt*
med|ul|lo|en|ce|phal|ic [ˌmed(j)ələʊˌensɪ'fælɪk] *adj*: Rückenmark und Gehirn/Zerebrum betreffend, spinozerebral, cerebrospinal, zerebrospinal, enzephalospinal
med|ul|lo|ep|i|the|li|o|ma [ˌmed(j)ələʊepɪˌθɪlɪ'əʊmə] *noun*: Neuroepitheliom *nt*
med|ul|lo|my|o|blas|to|ma [ˌmed(j)ələʊˌmaɪəblæs'təʊmə] *noun*: Medullomyoblastom *nt*
med|ul|lo|su|pra|re|no|ma [ˌmed(j)ələʊˌsuːprərɪ'nəʊmə] *noun*: Phäochromozytom *nt*
MEE *Abk.*: **1.** methylethyl ether **2.** middle ear effusion
MEF *Abk.*: maximal expiratory flow
me|fen|o|rex [mɪ'fenəreks] *noun*: Mefenorex *nt*
mef|lo|quine ['mefləʊkwɪn] *noun*: Mefloquin *nt*
MEFR *Abk.*: maximal expiratory flow rate
mef|ru|side ['mefruːsaɪd] *noun*: Mefrusid *nt*
MEFT *Abk.*: maximal expiratory flow time
MEFV *Abk.*: maximal expiratory flow-volume curve
MEG *Abk.*: **1.** magnetoencephalogram **2.** magnetoencephalography **3.** megakaryocyte **4.** monoethylene glycol
mega- *präf.*: Groß-, Meg(a)-
meg|a|bac|te|ri|um [ˌmegəbæk'tɪəriːəm] *noun*: Makro-, Megabakterium *nt*
meg|a|bec|que|rel [ˌmegəbekə'rel] *noun*: Megabecquerel *nt*
meg|a|blad|der [ˌmegə'blædər] *noun*: Megazystis *f*
meg|a|cae|cum [ˌmegə'siːkəm] *noun*: (*brit.*) →*megacecum*
meg|a|car|dia [ˌmegə'kɑːrdɪə] *noun*: Kardiomegalie *f*
meg|a|car|y|o|blast [ˌmegə'kærɪəblæst] *noun*: →*megakaryoblast*
meg|a|car|y|o|cyte [ˌmegə'kærɪəsaɪt] *noun*: →*megakaryocyte*
meg|a|ce|cum [ˌmegə'siːkəm] *noun*: Megazäkum *nt*
meg|a|ce|phal|ic [ˌmegəsɪ'fælɪk] *adj*: →*megalocephalic*
meg|a|ceph|a|lous [ˌmegə'sefələs] *adj*: →*megalocephalic*
meg|a|ceph|a|ly [ˌmegə'sefəliː] *noun*: Megalozephalie *f*, Megalokephalie *f*
meg|a|cho|led|o|chus [ˌmegəkə'ledəkəs] *noun*: Megacholedochus *m*
meg|a|co|lon [ˌmegə'kəʊlən] *noun*: Megakolon *nt*
acquired megacolon: erworbenes Megakolon *nt*
acute megacolon: akutes/toxisches Megakolon *nt*
aganglionic megacolon: →*congenital megacolon*
congenital megacolon: aganglionäres/kongenitales Megakolon *nt*, Hirschsprung-Krankheit *f*, Morbus Hirschsprung *m*, Megacolon congenitum
idiopathic megacolon: idiopathisches Megakolon *nt*, Megacolon idiopathicum
secondary megacolon: sekundäres Megakolon *nt*
toxic megacolon: akutes/toxisches Megakolon *nt*
meg|a|cu|rie [ˌmegə'kjʊərɪ, -kjʊə'riː] *noun*: Megacurie *nt*
meg|a|cys|tis [ˌmegə'sɪstɪs] *noun*: Megazystis *f*
meg|a|dac|tyl|ia [ˌmegədæk'tiːlɪə] *noun*: →*megalodactyly*
meg|a|dac|tyl|ism [ˌmegə'dæktəlɪzəm] *noun*: →*megalodactyly*
meg|a|dac|tyl|y [ˌmegə'dæktəliː] *noun*: Megalodaktylie *f*, Makrodaktylie *f*, Makrodactylia *f*
meg|a|dol|i|cho|co|lon [ˌmegəˌdɑlɪkəʊ'kəʊlən] *noun*: Megadolichokolon *nt*
meg|a|don|tia [megə'dɑnʃɪə] *noun*: →*macrodontia*
meg|a|du|o|de|num [ˌmegəd(j)uːəʊ'diːnəm] *noun*: Megaduodenum *nt*
meg|a|e|soph|a|gus [ˌmegəɪ'sɑfəgəs] *noun*: Megaösophagus *m*

M

meg|a|ga|mete [ˌmegəˈgæmiːt, -gæˈmiːt] *noun*: →*macrogamete*
meg|a|gna|thia [ˌmegəˈneɪθɪə] *noun*: Makrognathie *f*
meg|a|gna|thous [ˌmegəˈneɪθəs] *adj*: Makrognathie betreffend, makrognath
meg|a|hertz [ˈmegəhɜrts] *noun*: Megahertz *nt*
meg|a|kar|y|o|blast [ˌmegəˈkærɪəblæst] *noun*: Megakaryoblast *m*
meg|a|kar|y|o|cyte [ˌmegəˈkærɪəsaɪt] *noun*: Knochenmarksriesenzelle *f*, Megakaryozyt *m*
meg|a|kar|y|o|cyt|ic [ˌmegəˌkærɪəˈsɪtɪk] *adj*: Megakaryozyt(en) betreffend, megakaryozytär
meg|a|kar|y|o|cy|to|poi|e|sis [ˌmegəˌkærɪəˌsaɪtəpɔɪˈiːsɪs] *noun*: Megakaryozytopoese *f*, Megakaryozytopoiese *f*
meg|a|kar|y|o|cy|to|sis [ˌmegəˌkærɪəsaɪˈtəʊsɪs] *noun*: Megakaryozytose *f*
megal- *präf.*: Groß-, Mega-, Megal(o)-; Makr(o)-
meg|a|lec|i|thal [ˌmegəˈlesɪθəl] *adj*: makrolezithal
meg|a|len|ceph|a|ly [ˌmegələnˈsefəliː] *noun*: Megalenzephalie *f*, Makroenzephalie *f*, Makrenzephalie *f*, Kephalonie *f*, Enzephalomegalie *f*
meg|a|ler|y|the|ma [ˌmegələrəˈθiːmə] *noun*: Megalerythem, Megalerythema *nt*
me|gal|gia [megˈældʒ(ɪ)ə] *noun*: starker Schmerz *m*
megalo- *präf.*: Groß-, Mega-, Megal(o)-; Makr(o)-
meg|a|lo|blast [ˈmegələʊblæst] *noun*: Megaloblast *m*
meg|a|lo|blas|tic [ˌmegələʊˈblæstɪk] *adj*: Megaloblasten betreffend, megaloblastisch
meg|a|lo|blas|toid [ˌmegələʊˈblæstɔɪd] *adj*: megaloblastoid
meg|a|lo|bul|bus [ˌmegələʊˈbʌlbəs] *noun*: Megabulbus *m*
meg|a|lo|car|dia [ˌmegələʊˈkɑːrdɪə] *noun*: Herzvergrößerung *f*, Kardiomegalie *f*
meg|a|lo|car|y|o|cyte [ˌmegələʊˈkærɪəsaɪt] *noun*: Knochenmarksriesenzelle *f*, Megakaryozyt *m*
meg|a|lo|ce|pha|lia [ˌmegələʊsɪˈfeɪlɪə] *noun*: →*megalocephaly*
meg|a|lo|ce|phal|ic [ˌmegələʊsɪˈfælɪk] *adj*: Megalozephalie betreffend, von Megalozephalie gekennzeichnet, megalozephal, -kephal
meg|a|lo|ceph|a|ly [ˌmegələʊˈsefəliː] *noun*: Megalozephalie *f*, Megalokephalie *f*
meg|a|lo|chei|ria [ˌmegələʊˈkaɪrɪə] *noun*: Megalocheirie *f*, Makrocheirie *f*, Megalochirie *f*, Makrochirie *f*
meg|a|lo|chi|ria [ˌmegələʊˈkaɪrɪə] *noun*: →*megalocheiria*
meg|a|lo|clit|o|ris [ˌmegələʊˈklɪtərɪs] *noun*: Klitorisvergrößerung *f*
meg|a|lo|cor|ne|a [ˌmegələʊˈkɔːrnɪə] *noun*: Megalokornea *f*, Makrokornea *f*, Megalocornea *f*
meg|a|lo|cys|tis [ˌmegələʊˈsɪstɪs] *noun*: Megazystis *f*
meg|a|lo|cyte [ˈmegələʊsaɪt] *noun*: Megalozyt *m*
large megalocyte: Gigantozyt *m*
meg|a|lo|cy|thae|mi|a [ˌmegələʊsaɪˈθiːmiːə] *noun*: (*brit.*) →*megalocythemia*
meg|a|lo|cy|the|mi|a [ˌmegələʊsaɪˈθiːmiːə] *noun*: →*macrocytosis*
meg|a|lo|cy|to|sis [ˌmegələʊsaɪˈtəʊsɪs] *noun*: →*macrocytosis*
meg|a|lo|dac|tyl|ia [ˌmegələʊdækˈtiːlɪə] *noun*: →*megalodactyly*
meg|a|lo|dac|tyl|ism [ˌmegələʊˈdæktəlɪzəm] *noun*: →*megalodactyly*
meg|a|lo|dac|tyl|y [ˌmegələʊˈdæktəliː] *noun*: Megalo-, Makrodaktylie *f*, Makrodactylia *f*
meg|a|lo|dont [ˈmegələʊdɑnt] *adj*: makrodont, megalodont
meg|a|lo|don|tia [ˌmegələʊˈdɑnʃɪə] *noun*: →*macrodontia*
meg|a|lo|en|ceph|a|ly [ˌmegələʊenˈsefəliː] *noun*: Megalenzephalie *f*
meg|a|lo|er|y|the|ma [ˌmegələʊerəˈθiːmə] *noun*: Megalerythem(a) *nt*
meg|a|lo|e|soph|a|gus [ˌmegələʊɪˈsɑfəgəs] *noun*: Megaösophagus *m*
meg|a|lo|gas|tria [ˌmegələʊˈgæstrɪə] *noun*: übermäßige Magenerweiterung *f*, Megalo-, Megagastrie *f*
meg|a|lo|glos|sia [ˌmegələʊˈglɑsɪə] *noun*: Makroglossie *f*
meg|a|lo|gra|phia [ˌmegələʊˈgræfɪə] *noun*: Megalographie *f*, Makrographie *f*, Makrografie *f*, Megalografie *f*
meg|a|log|ra|phy [ˌmegəˈlɑgrəfiː] *noun*: →*macrography*
meg|a|lo|he|pa|tia [ˌmegələʊhɪˈpætɪə] *noun*: Lebervergrößerung *f*, -schwellung *f*, Hepatomegalie *f*
meg|a|lo|kar|y|o|cyte [ˌmegələʊˈkærɪəsaɪt] *noun*: →*megakaryocyte*
meg|a|lo|ma|ni|a [ˌmegələʊˈmeɪnɪə, -jə] *noun*: expansiver Wahn *m*, Größenwahn *m*, Makro-, Megalomanie *f*
meg|a|lo|ma|ni|ac [ˌmegələʊˈmeɪnɪæk]: **I** *noun* Größenwahnsinnige *m/f* **II** *adj* Megalomanie betreffend, größenwahnsinnig, megaloman, megalomanisch
meg|a|lo|man|ic [ˌmegələʊˈmeɪnɪk] *adj*: Megalomanie betreffend, größenwahnsinnig, megaloman, megalomanisch
meg|a|lo|me|li|a [ˌmegələʊˈmiːlɪə] *noun*: Makromelie *f*
meg|a|lo|nych|ia [ˌmegələʊˈnɪkɪə] *noun*: Megalonychie *f*, Makronychie *f*
meg|a|lo|oe|soph|a|gus [ˌmegələʊɪˈsɑfəgəs] *noun*: (*brit.*) →*megaloesophagus*
meg|a|lo|pe|nis [ˌmegələʊˈpiːnɪs] *noun*: →*macrophallus*
meg|a|loph|thal|mos [ˌmegəlɑfˈθælməs] *noun*: Makrophthalmus *m*, Megalophthalmus *m*
meg|a|loph|thal|mus [ˌmegəlɑfˈθælməs] *noun*: →*megalophthalmos*
meg|a|lo|pia [ˌmegəˈlɑpɪə] *noun*: Makropsie *f*, Megalopsie *f*
meg|a|lo|po|dia [ˌmegələʊˈpəʊdɪə] *noun*: →*macropodia*
meg|a|lop|sia [ˌmegəˈlɑpsɪə] *noun*: Makropsie *f*, Megalopsie *f*
meg|a|lo|py|e|lon [ˌmegələʊˈpaɪəlɑn] *noun*: Megapyelon *nt*
meg|a|lo|sper|mi|a [ˌmegələʊˈspɜrmɪə] *noun*: Megalospermie *f*
meg|a|lo|sple|ni|a [ˌmegələʊˈspliːnɪə] *noun*: Splenomegalie *f*
meg|a|lo|spore [ˈmegələʊspəʊər, -spɔːr] *noun*: →*macrospore*
meg|a|lo|syn|dac|tyl|ia [ˌmegələʊsɪndækˈtiːlɪə] *noun*: Megalosyndaktylie *f*
meg|a|lo|syn|dac|tyl|y [ˌmegələʊsɪnˈdæktəliː] *noun*: Megalosyndaktylie *f*
meg|a|lo|thy|mus [ˌmegələʊˈθaɪməs] *noun*: Thymusvergrößerung *f*
meg|a|lo|u|re|ter [ˌmegələʊˈjʊrətər, megələʊjʊəˈriːtər] *noun*: Megaureter *m*
meg|a|lo|u|re|thra [ˌmegələʊjʊəˈriːθrə] *noun*: Megaurethra *f*
meg|a|nu|cle|us [ˌmegəˈn(j)uːklɪəs] *noun*: →*macronucleus*
meg|a|oe|soph|a|gus [ˌmegəɪˈsɑfəgəs] *noun*: (*brit.*) →*megaesophagus*
meg|a|pro|so|pia [ˌmegəprəʊˈsəʊpɪə] *noun*: →*macroprosopia*
meg|a|rec|tum [ˌmegəˈrektəm] *noun*: Megarektum *nt*
meg|a|sig|moid [ˌmegəˈsɪgmɔɪd] *noun*: Megasigmoideum *nt*
meg|a|so|mia [ˌmegəˈsəʊmɪə] *noun*: →*macrosomatia*
meg|a|spo|ran|gi|um [ˌmegəspəˈændʒɪəm, -spəʊ-] *noun*:

→*macrosporangium*
meg|a|spore ['megəspəʊər, -spɔːr] *noun*: **1.** →*macrospore* **2.** →*macroconidium*
me|gas|tria [mɪ'gæstrɪə] *noun*: übermäßige Magenerweiterung *f*, Megalogastrie *f*, Megagastrie *f*
meg|a|throm|bo|cyte [ˌmegə'θrɑmbəsaɪt] *noun*: Megathrombozyt *m*
meg|a|u|re|ter [ˌmegə'jʊrətər, megəjʊə'riːtər] *noun*: Megaureter *m*
meg|a|u|re|thra [ˌmegəjʊə'riːθrə] *noun*: Megaurethra *f*
meg|a|volt ['megəvəʊlt] *noun*: Megavolt *nt*
meg|a|vol|tage [ˌmegə'vəʊltɪdʒ] *noun*: Megavolt *nt*
me|ges|trol [mɪ'dʒestrəʊl] *noun*: Megestrol *nt*
megestrol acetate: Megestrolacetat *nt*
meg|ohm ['megəʊm] *noun*: Megaohm *nt*, Megohm *nt*
meg|oph|thal|mos [megɑf'θælməs] *noun*: →*megalophthalmos*
me|grim ['miːgrɪm] *noun*: Migräne *f*
MEGX *Abk.*: monoethylglycine xylidide
MEH *Abk.*: **1.** mean erythrocyte hemoglobin concentration **2.** melanophore expanding hormone
MEHA *Abk.*: multiple endocrine hereditary adenomatosis
mehl|nähr|schad|en [ˌmeːlnɛːr'ʃaːdən] *noun*: Mehlnährschaden *m*
mei|bo|mi|a|ni|tis [maɪˌbəʊmɪə'naɪtɪs] *noun*: →*meibomitis*
mei|bo|mi|tis [ˌmaɪbəʊ'maɪtɪs] *noun*: Entzündung *f* der Meibom-Drüsen, Meibomitis *f*
MEIDA *Abk.*: 2-mercapto-ethyliminodiacetate
mei|o|sis [maɪ'əʊsɪs] *noun*: Reduktion(steilung *f*) *f*, Meiose *f*
mei|ot|ic [maɪ'ɑtɪk] *adj*: Meiose betreffend, meiotisch
MEK *Abk.*: methylethylketone
mel [mel] *noun*: Honig *m*, Mel *nt*
me|lag|ra [mɪ'lægrə] *noun*: Melagra *f*
me|lal|gia [mɪ'lældʒ(ɪ)ə] *noun*: Gliederschmerz(en *pl*) *m*, Melalgie *f*
mel|a|mine ['meləmiːn] *noun*: Melamin *nt*, Cyanursäureamid *nt*
melan- *präf.*: Schwarz-, Melan(o)-
mel|a|nae|mi|a [melə'niːmiːə] *noun*: (*brit.*) →*melanemia*
mel|an|cho|li|a [ˌmelən'kəʊlɪə, -jə] *noun*: **1.** (*psychiat.*) endogene Depression *f*, Melancholie *f* **2.** Depression *f*, Gemütskrankheit *f*; Schwermut *f*, Trübsinn *m*, Melancholie *f*
climacteric melancholia: klimakterische Psychose *f*, Rückbildungspsychose *f*, Involutionspsychose *f*
involutional melancholia: Involutionsmelancholie *f*, involutive Depression *f*, Involutionsdepression *f*
mel|an|cho|li|ac [ˌmelən'kəʊlɪæk] *noun*: Melancholiker(in *f*) *m*
mel|an|chol|ic [ˌmelən'kɑlɪk]: **I** *noun* Melancholiker(in *f*) *m* **II** *adj* **1.** Melancholie betreffend, melancholisch, depressiv **2.** schwermütig, trübsinnig, melancholisch
mel|an|chol|y ['melənkɑliː] *noun*: →*melancholia*
mel|an|e|de|ma [ˌmelənɪ'diːmə] *noun*: Kohlenstaublunge *f*, Anthrakose *f*, Anthracosis pulmonum
mel|a|ne|mi|a [melə'niːmiːə] *noun*: Melanämie *f*
mel|an|i|dro|sis [ˌmelənɪ'drəʊsɪs] *noun*: Melanidrosis *f*
mel|a|nif|er|ous [melə'nɪfərəs] *adj*: melaninhaltig
mel|a|nin ['melənɪn] *noun*: Melanin *nt*
artificial melanin: Melanoid *nt*
factitious melanin: Melanoid *nt*
malaria melanin: Malariamelanin *nt*
mel|a|nism ['melənɪzəm] *noun*: Melanosis *f*
melano- *präf.*: Schwarz-, Melan(o)-
mel|a|no|ac|an|tho|ma [ˌmelənəʊækæn'θəʊmə] *noun*: Melanoakanthom *nt*
mel|a|no|am|el|o|blas|to|ma [ˌmelənəʊˌæmələʊblæs'təʊmə] *noun*: Melanoameloblastom *nt*
mel|an|o|blast ['melənəʊblæst] *noun*: Melanoblast *m*
mel|a|no|blas|to|ma [ˌmelənəʊblæs'təʊmə] *noun*: →*malignant melanoma*
mel|a|no|blas|to|sis [ˌmelənəʊblæs'təʊsɪs] *noun*: Melanoblastose *f*, Melanoblastosis *f*
mel|a|no|car|ci|no|ma [ˌmelənəʊˌkɑːrsɪ'nəʊmə] *noun*: →*malignant melanoma*
mel|a|no|cyte ['melənəʊsaɪt] *noun*: Melanozyt *m*
mel|a|no|cyt|ic [ˌmelənəʊ'sɪtɪk] *adj*: Melanozyt betreffend, melanozytär, melanozytisch
mel|a|no|cy|to|ma [ˌmelənəʊsaɪ'təʊmə] *noun*: Melanozytom *nt*, Melanocytoma *nt*
compound melanocytoma: Spitz-Tumor *m*, Nävus Spitz, spindeliger Nävus *m*, benignes juveniles Melanom *nt*
dermal melanocytoma: blauer Nävus *m*, Jadassohn-Tièche-Nävus *m*, Naevus caeruleus/coeruleus
mel|a|no|cy|to|sis [ˌmelənəʊ'saɪtəʊsɪs] *noun*: Melanozytose *f*, Melanocytosis *f*
oculodermal melanocytosis: Nävus Ota *m*, okulodermale Melanozytose *f*, Naevus fuscocoeruleus ophthalmomaxillaris
mel|a|no|den|dro|cyte [ˌmelənəʊ'dendrəsaɪt] *noun*: →*melanocyte*
mel|a|no|der|ma [ˌmelənəʊ'dɜrmə] *noun*: Melanoderm *nt*, Melanodermie *f*
parasitic melanoderma: Vaganten-, Vagabundenhaut *f*, Cutis vagantium
mel|a|no|der|ma|tit|ic [ˌmelənəʊdɜrmə'tɪtɪk] *adj*: Melanodermatitis betreffend, melanodermitisch, melanodermatitisch
mel|a|no|der|ma|ti|tis [ˌmelənəʊdɜrmə'taɪtɪs] *noun*: Melanodermatitis *f*, -dermitis *f*
mel|an|o|e|de|ma [ˌmelənɪ'diːmə] *noun*: (*brit.*) →*melanedema*
mel|a|no|e|ryth|ro|der|ma [ˌmelənəʊəˌrɪθrəʊ'dɜrmə] *noun*: Melanoerythrodermie *f*
mel|a|no|gen [mə'lænədʒən] *noun*: Melanogen *nt*
mel|a|no|gen|e|sis [ˌmelənəʊ'dʒenəsɪs] *noun*: Melaninbildung *f*, Melanogenese *f*
mel|a|no|gen|ic [ˌmelənəʊ'dʒenɪk] *adj*: melaninbildend
mel|a|no|glos|sia [ˌmelənəʊ'glɑsɪə] *noun*: schwarze Haarzunge *f*, Melanoglossie *f*, Glossophytie *f*, Lingua pilosa/villosa nigra
mel|a|noid ['melənɔɪd]: **I** *noun* Melanoid *nt* **II** *adj* melaninartig, melanoid
mel|a|no|leu|co|der|ma [ˌmelənəʊˌluːkə'dɜrmə] *noun*: (*brit.*) →*melanoleukoderma*
mel|a|no|leu|ko|der|ma [ˌmelənəʊˌluːkə'dɜrmə] *noun*: Melanoleukodermie *f*
mel|a|no|ma [melə'nəʊmə] *noun, plural* **-mas, -ma|ta** [melə'nəʊmətə]: **1.** Melanom *nt* **2.** →*malignant melanoma*
acral-lentiginous melanoma: akrolentiginöses Melanom *nt*, akrolentiginöses malignes Melanom *nt*
amelanotic melanoma: amelanotisches Melanom *nt*, amelanotisches malignes Melanom *nt*
amelanotic malignant melanoma: →*amelanotic melanoma*
benign juvenile melanoma: Spindelzellnävus *m*, Spitz-Tumor *m*, Allen-Spitz-Nävus *m*, Spitz-Nävus *m*, Nävus *m* Spitz, Epitheloidzellnävus *m*, benignes juveniles Melanom *nt*
ciliary melanoma: Ziliarkörpermelanom *nt*

desmoplastic melanoma: desmoplastisches malignes Melanom *nt*
in-situ melanoma: Melanoma in situ
juvenile melanoma: →*benign juvenile melanoma*
lentigo maligna melanoma: Lentigo-maligna-Melanom *nt*
malignant melanoma: malignes Melanom *nt*, Melanoblastom *nt*, Melanozytoblastom *nt*, Nävokarzinom *nt*, Melanokarzinom *nt*, Melanomalignom *nt*, malignes Nävoblastom *nt*
malignant lentigo melanoma: Lentigo-maligna-Melanom *nt*
nodular melanoma: noduläres Melanom *nt*, knotiges malignes Melanom *nt*, primär knotiges Melanom *nt*, nodöses Melanomalignom *nt*
ocular melanoma: malignes Melanom *nt* der Aderhaut
ocular malignant melanoma: malignes Melanom *nt* der Aderhaut
subungual melanoma: subunguales Melanom *nt*
superficial spreading melanoma: oberflächlich/superfiziell spreitendes Melanom *nt*, pagetoides malignes Melanom *nt*
unclassifiable malignant melanomas: unklassifizierbare maligne Melanome *pl*

mel|a|no|ma|to|sis [,melə,nəʊmə'təʊsɪs] *noun, plural* **-ses** [-si:z]: Melanomatose *f*
mel|a|no|ma|tous [melə'nəʊmətəs] *adj*: Melanom betreffend, melanomartig, melanomatös
mel|a|no|nych|ia [,melənəʊ'nɪkɪə] *noun*: Melanonychie *f*, Melanonychia *f*, Melonychie *f*
mel|a|nop|a|thy [melə'nɑpəθi:] *noun*: Melanopathie *f*
mel|a|no|phage ['melənəʊfeɪdʒ] *noun*: Melanophage *m*
mel|a|no|phore [mə'lænəfəʊər, -fɔːr, 'melənə-] *noun*: Melanophore *f*
mel|a|no|pla|kia [,melənəʊ'pleɪkɪə] *noun*: Melanoplakie *f*, Melanoplakia *f*
mel|a|nor|rha|gia [,melənəʊ'reɪdʒ(ɪ)ə] *noun*: Teerstuhl *m*, Meläna *f*, Melaena *f*
mel|a|nor|rhe|a [,melənəʊ'rɪə] *noun*: Teerstuhl *m*, Meläna *f*, Melaena *f*
mel|a|nor|rhoe|a [,melənəʊ'rɪə] *noun*: (*brit.*) →*melanorrhea*
mel|a|no|sis [melə'nəʊsɪs] *noun*: Melanose *f*, Melanosis *f*
arsenic melanosis: Arsenmelanose *f*
circumscribed precancerous melanosis of Dubreuilh: prämaligne Melanose *f*, melanotische Präkanzerose *f*, Dubreuilh-Krankheit *f*, Dubreuilh-Erkrankung *f*, Dubreuilh-Hutchinson-Krankheit *f*, Dubreuilh-Hutchinson-Erkrankung *f*, Lentigo maligna, Melanosis circumscripta praeblastomatosa Dubreuilh, Melanosis circumscripta praecancerosa Dubreuilh
heat melanosis: Hitzemelanose *f*, Cutis marmorata pigmentosa
neurocutaneous melanosis: neurokutane Melanose *f*, neurokutanes Melanoblastosesyndrom *nt*, Melanosis neurocutanea
oculocutaneous melanosis: Nävus Ota *m*, okulodermale Melanozytose *f*, Naevus fuscocoeruleus ophthalmomaxillaris
precancerous melanosis of Dubreuilh: →*circumscribed precancerous melanosis of Dubreuilh*
Riehl's melanosis: Riehl-Melanose *f*, -Syndrom *nt*, Civatte-Krankheit *f*, Kriegsmelanose *f*, Melanosis toxica lichenoides
tar melanosis: Hoffmann-Habermann-Pigmentanomalie *f*, Melanodermatitis/Melanodermitis toxica

mel|a|no|some ['melənəʊsəʊm] *noun*: Melanosom *nt*
mel|a|no|stat|in [,melənəʊ'stætɪn] *noun*: Melanostatin *nt*
mel|a|not|ic [melə'nɑtɪk] *adj*: Melanose betreffend, melanotisch
mel|a|no|trich|ia [,melənəʊ'trɪkɪə] *noun*: Melanotrichie *f*, -trichia *f*
mel|a|not|ri|chous [,melə'nɑtrɪkəs] *adj*: dunkelhaarig, schwarzhaarig
mel|a|no|troph ['melənətrɑf, -trəʊf] *noun*: MSH-bildende Zelle *f*
mel|a|no|trop|ic [,melənəʊ'trɑpɪk] *adj*: mit Affinität für Melanin, melanotrop
mel|an|u|re|sis [,melənjə'ri:sɪs] *noun*: Melanurie *f*
mel|a|nu|ri|a [melə'n(j)ʊəri:ə] *noun*: Melanurie *f*
mel|a|nu|ric [melə'n(j)ʊərɪk] *adj*: Melanurie betreffend, melanurisch
MELAS *Abk.*: mitochondrial myopathy, encephalopathy, lactacidosis, stroke
mel|as|ma [mə'læzmə] *noun*: Melasma *nt*, Chloasma *nt*
mel|a|to|nin [,melə'təʊnɪn] *noun*: Melatonin *nt*
mel|e|na [mə'li:nə] *noun*: **1.** Teerstuhl *m*, Meläna *f*, Melaena *f* **2.** dunkelbraunes Erbrochenes *nt*
mel|ez|i|tose [mə'lezɪtəʊz] *noun*: Melezitose *f*
-melia *suf.*: Glied, Extremität, -melie, -melia
mel|i|bi|ase [,melɪ'baɪeɪz] *noun*: α-D-Galaktosidase *f*
mel|i|bi|ose [,melɪ'baɪəʊs] *noun*: Melibiose *f*
mel|ic|i|tose [mə'lɪsɪtəʊz] *noun*: →*melezitose*
mel|i|lot ['melələt] *noun*: **1.** Steinklee *m*, Melilotus officinalis; Melilotus altissimus **2.** Meliloti herba
Melilotus altissimus: Melilotus altissimus
Melilotus officinalis: Melilotus officinalis
mel|i|oi|do|sis [,melɪɔɪ'dəʊsɪs] *noun*: Whitmore-Krankheit *f*, Pseudomalleus *m*, Pseudorotz *m*, Melioidose *f*, Melioidosis *f*, Malleoidose *f*
mel|i|tis [mɪ'laɪtɪs] *noun*: Wangenentzündung *f*
mel|i|tose ['melɪtəʊs] *noun*: Raffinose *f*, Melitose *f*, Melitriose *f*
mel|i|tra|cen [,melɪ'treɪsən] *noun*: Melitracen *nt*
mel|i|tri|ose [,melɪ'traɪəʊs] *noun*: Raffinose *f*, Melitose *f*, Melitriose *f*
mel|it|tin [mɪ'lɪtɪn] *noun*: Melittin *nt*
mel|i|tu|ri|a [,melɪ't(j)ʊəri:ə] *noun*: Melliturie *f*
mel|iz|i|tose [mə'lɪzətəʊs] *noun*: →*melezitose*
mel|li|tu|ri|a [,melɪ't(j)ʊəri:ə] *noun*: Melliturie *f*
mel|o|cer|vi|co|plas|ty [,melə'servɪkəʊplæsti:] *noun*: Wangen- und Halsplastik *f*
mel|o|did|y|mus [,mɪlɑ'dɪdəməs] *noun*: Melodidymus *m*
mel|o|ma|nia [,mɪlɑ'meɪnɪə, -jə] *noun*: Melomanie *f*
mel|o|m|e|lus [mɪ'lɑmələs] *noun*: Melomelus *m*
mel|on|cus [mɪ'lɑŋkəs] *noun*: Wangenschwellung *f*, -tumor *m*
mel|on|o|plas|ty [mɪ'lɑnəplæsti:] *noun*: →*meloplasty*
mel|o|plas|ty ['meləplæsti:] *noun*: Wangenplastik *f*, Melonoplastik *f*, Meloplastik *f*
mel|o|rhe|os|to|sis [,melərɪɑs'təʊsɪs] *noun*: Melorheostose *f*, Léri-Syndrom *nt*
mel|o|sal|gia [melə'sældʒ(ɪ)ə] *noun*: Beinschmerzen *pl*
mel|os|chi|sis [mɪ'lɑskəsɪs] *noun*: Wangenspalte *f*, Meloschisis *f*
mel|pe|rone ['melpərəʊn] *noun*: Melperon *nt*
mel|pha|lan ['melfəlæn] *noun*: Melphalan *nt*
melt [melt]: (*v* **melted; molten**) **I** *n* **1.** Schmelzen *nt* **2.** Schmelze *f*, geschmolzene Masse *f*, Schmelzmasse *f* **II** *vt* (*a. techn.*) schmelzen, (zer-)schmelzen lassen (*into* in); zerlassen; auflösen **III** *vi* (zer-)schmelzen, flüssig werden, zergehen, sich (auf-)lösen
melt down *vt* einschmelzen
melt out *vt* ausschmelzen

M

meltlage ['meltɪdʒ] *noun*: Schmelzen *nt*, Schmelze *f*
meltling ['meltɪŋ] *adj*: schmelzend, Schmelz-
MEM *Abk.*: minimal essential medium
melmanltine [me'mæntiːn] *noun*: Memantin *nt*
memlber ['membər] *noun*: Glied(maße *f*) *nt*, Membrum *nt*
virile member: (männliches) Glied *nt*, Penis *m*, Phallus *m*, Membrum virile
memlbralna [mem'breɪnə, -brɑnə] *noun, plura* **-nae** [-niː, -naɪ]: →*membrane*
membrana eboris of Kölliker: Dentin *nt*, Zahnbein *nt*, Dentinum *nt*, Substantia eburnea
memlbralnalceous [ˌmembrə'neɪʃəs] *adj*: Membran betreffend, häutig, membranartig, membranös
memlbralnate ['membrəneɪt] *adj*: membranartig, membranös
memlbrane ['membreɪn] *noun*: **1.** Häutchen *nt*, Membran(e) *f* **2.** (*physik.*) Membran(e) *f* **through or across a membrane** durch eine Membran, transmembranös
abdominal membrane: Bauchfell *nt*, Peritoneum *nt*
abscess membrane: Abszessmembran *f*
accidental membrane: Pseudomembran *f*
allantoid membrane: embryonaler Harnsack *m*, Allantois *f*
alveolocapillary membrane: alveolokapilläre Membran *f*
alveolodental membrane: Wurzelhaut *f*, Desmodont *nt*, Desmodontium *nt*, Periodontium *nt*, Periost *nt* der Zahnwurzel, Ligamentum alveolodentale, Ligamentum dentoalveolare
anal membrane: Analmembran *f*
anterior atlantooccipital membrane: **1.** Membrana atlantooccipitalis anterior **2.** Ligamentum atlantooccipitale anterius
anterior intercostal membrane: äußere Zwischenrippen-/Interkostalmembran *f*, Membrana intercostalis externa
anterior limiting membrane: Bowman-Membran *f*, vordere Basalmembran *f*, Lamina elastica anterior (Bowmani), Lamina limitans anterior corneae
anterior obturator membrane of atlas: Membrana atlanto-occipitalis anterior
aponeurotic membrane: Sehnenhaut *f*, Sehnenplatte *f*, Aponeurose *f*
arachnoid membrane: Spinnwebenhaut *f*, Arachnoidea *f*
Ascherson's membrane: Ascherson-Membran *f*
axoplasmic membrane: Axoplasmamembran *f*
Barkan's membrane: Barkan-Membran *f*
basal membrane: Basalmembran *f*, Basallamina *f*
basal membrane of semicircular duct: Basalmembran *f* des Bogenganges, Membrana basalis ductus semicircularis
basement membrane: →*basal membrane*
basilar membrane: →*basal membrane*
basilar membrane of cochlear duct: Basilarmembran *f*, Lamina basilaris ductus cochlearis
Bichat's membrane: Membrana elastica interna
boundary membrane: Grenzmembran *f*
Bowman's membrane: Bowman-Membran *f*, vordere Basalmembran *f*, Lamina elastica anterior, Lamina limitans anterior corneae
bronchopericardial membrane: Membrana bronchopericardiaca
Bruch's membrane: Bruch-Membran *f*, Lamina basalis choroideae
bucconasal membrane: Oronasal-, Bukkonasalmembran *f*, Membrana bucconasalis
buccopharyngeal membrane: **1.** Rachenmembran *f*, Buccopharyngealmembran *f* **2.** Fascia pharyngobasilaris
capillary membrane: Kapillarmembran *f*
capsular membrane: Gelenkkapsel *f*, Capsula articularis
capsulopupillary membrane: Membrana pupillaris
cell membrane: Zellmembran *f*, Zytomembran *f*, Zellwand *f*, Plasmalemm *nt*
chorioallantoic membrane: Chorioallantois *f*, Chorioallantoismembran *f*
ciliary membrane: Zilienmembran *f*
cloacal membrane: Kloakenmembran *f*
connective tissue membrane: Bindegewebsmembran *f*
Corti's membrane: Corti-Membran *f*, Membrana tectoria ductus cochlearis
cribriform membrane: Fascia cribrosa
cricothyroid membrane: Conus elasticus, Membrana cricovocalis
cricovocal membrane: Conus elasticus, Membrana cricovocalis
croupous membrane: Pseudomembran *f*
cytoplasmic membrane: Zellmembran *f*, Zytomembran *f*, Zellwand *f*, Plasmalemm *nt*
decidual membrane: Schwangerschaftsendometrium *nt*, Dezidua *f*, Decidua *f*, Caduca *f*, Decidua membrana, Membrana deciduae
deciduous membrane: →*decidual membrane*
Demours' membrane: →*Descemet's membrane*
dentinoenamel membrane: Dentin-Schmelzmembran *nt*
Descemet's membrane: Descemet-Membran *f*, hintere Basalmembran *f*, Lamina elastica posterior Descemeti, Lamina limitans posterior corneae
diphtheritic membrane: diphtherische Pseudomembran *f*
drum membrane: Trommelfell *nt*, Membrana tympanica
Duddell's membrane: →*Descemet's membrane*
egg membrane: Eihaut *f*
elastic membrane: elastische Membran *f*
elementary membrane: Einheits-, Elementarmembran *f*
embryonic membrane: Embryonal-, Keimhülle *f*
enamel membrane: Schmelzmembran *f*, Zahnschmelzmembran *f*, primäres Schmelzoberhäutchen *nt*, primäres Schmelzhäutchen *nt*
endoneural membrane: Schwann-Scheide *f*, Neuri-, Neurolemm *nt*, Neurilemma *nt*
erythrocyte membrane: Erythrozytenmembran *f*
exocoelomic membrane: Heuser-Membran *f*
external elastic membrane: Elastica *f* externa, Membrana elastica externa
external intercostal membrane: äußere Interkostalmembran *f*, Membrana intercostalis externa
external limiting membrane: äußere Grenzmembran *f*, Membrana limitans externa
extraembryonic membranes: Eihäute *pl*
false membrane: Pseudomembran *f*
fenestrated membrane: gefensterte/fenestrierte Membran *f*
fetal membranes: Eihäute *pl*
fibroelastic membrane of larynx: (fribroelastische) Kehlkopfmembran *f*, Membrana fibroelastica laryngis
fibrous membrane of articular capsule: Fibrosa *f*, Membrana fibrosa, Stratum fibrosum
Fielding's membrane: Tapetum *nt*
germ membrane: Keimhaut *f*, Blastoderm *nt*
germinal membrane: Keimhaut *f*, Blastoderm *nt*
glassy membrane: **1.** Slavjansky-Membran *f*, (Follikel-)

M

Glashaut *f* **2.** Lamina basalis
glial membrane: →*glial limiting membrane*
glial boundary membrane: →*glial limiting membrane*
glial limiting membrane: Gliagrenzmembran *f*, Membrana limitans gliae
glomerular membrane: Glomerulum-, Glomerularmembram *f*
glomerular basement membrane: Glomerulumbasalmembran *f*
Haller's membrane: Haller-Membran *f*, Lamina vasculosa
Hannover's intermediate membrane: →*enamel membrane*
Held's limiting membrane: Blut-Hirn-Schranke *f*
Held's limitting membrane: Blut-Hirn-Schranke *f*
Henle's membrane: Lamina basalis
Henle's fenestrated membrane: Membrana elastica interna
Henle's fenestrated elastic membrane: Membrana elastica interna
Heuser's membrane: Heuser-Membran *f*
Huxley's membrane: Huxley-Membran *f*, Huxley-Schicht *f*
hyaline membrane: hyaline Membran *f*
hyaloid membrane: Glaskörpermembran *f*, Membrana vitrea
hymenal membrane: Jungfernhäutchen *nt*, Hymen *m/nt*
hyothyroid membrane: Membrana thyrohyoidea
inferior synovial membrane: Membrana synovialis inferior
inner limiting membrane: innere Grenzmembran *f*, Membrana limitans interna
intercostal membrane: Zwischenrippenmembran *f*, Interkostalmembran *f*, Membrana intercostalis
internal elastic membrane: Elastica *f* interna, Membrana elastica interna
internal intercostal membrane: Membrana intercostalis interna, innere Interkostalmembran *f*
internal limiting membrane: innere Grenzmembran *f*, Membrana limitans interna
interosseous membrane: Membrana interossea
interosseous membrane of forearm: Membrana interossea antebrachii
interosseous membrane of leg: Membrana interossea cruris
iridopupillary membrane: Iridopupillarmembran *f*, Membrana iridopupillaris
ivory membrane: Dentin *nt*, Zahnbein *nt*, Dentinum *nt*, Substantia eburnea
Jacob's membrane: Schicht *f* der Stäbchen und Zapfen, Stratum neuroepitheliale retinae
keratogenous membrane: Matrix unguis
Kölliker's membrane: Membrana reticularis
Krause's membrane: Z-Linie *f*, Z-Streifen *m*, Zwischenscheibe *f*, Telophragma *nt*
ligamentous membrane: Membrana tectoria
limiting membrane: Grenzmembran *f*, -schicht *f*
lipid membrane: Lipidmembran *nt*
lysosome membrane: Lysosomenmembran *f*
Mauthner's membrane: Axolemm *nt*
medullary membrane: innere Knochenhaut *f*, Endost *nt*, Endosteum *nt*
mitochondrial membrane: Mitochondrienmembran *f*
mucous membrane: Schleimhaut *f*, Mukosa *f*, Tunica mucosa
mucous membrane of colon: Kolonschleimhaut *f*, Tunica mucosa coli
mucous membrane of esophagus: Speiseröhrenschleimhaut *f*, Ösophagusschleimhaut *f*, Tunica mucosa oesophageae
mucous membrane of gallbladder: Gallenblasenschleimhaut *f*, Tunica mucosa vesicae biliaris/felleae
mucous membrane of mouth: Mundschleimhaut *f*, Tunica mucosa oris
mucous membrane of oesophagus: (*brit.*) →*mucous membrane of esophagus*
mucous membrane of pharynx: Rachenschleimhaut *f*, Tunica mucosa pharyngea
mucous membrane of rectum: Rektumschleimhaut *f*, Tunica mucosa recti
mucous membrane of small intestine: Dünndarmschleimhaut *f*, Tunica mucosa intestini tenuis
mucous membrane of stomach: Magenschleimhaut *f*, Tunica mucosa gastricae
mucous membrane of tongue: Zungenschleimhaut *f*, Periglottis *f*, Tunica mucosa linguae
mucous membrane of ureter: Harnleiterschleimhaut *f*, Tunica mucosa ureteris
mucous membrane of urinary bladder: Blasenschleimhaut *f*, Tunica mucosa vesicae urinariae
Nasmyth's membrane: **1.** Schmelzoberhäutchen *nt*, Zahnschmelzoberhäutchen *nt*, Zahnoberhäutchen *nt*, Nasmyth-Membran *f* **2.** Cuticula dentis, Cuticula dentalis, Schmelzhäutchen *nt* **3.** primäres Schmelzoberhäutchen *nt*, primäres Schmelzhäutchen *nt*
nuclear membrane: Kernmembran *f*, Kernwand *f*, Kernhülle *f*
obturator membrane: Membrana obturatoria
oral membrane: **1.** Fascia pharyngobasilaris **2.** (*embryolog.*) Mundbucht *f*, Mundnische *f*, Stoma(to)deum *nt*
organelle membrane: Organellenmembran *f*
oropharyngeal membrane: Oronasal-, Bukkonasalmembran *f*, Membrana bucconasalis
otolithic membrane: Statolithenmembran *f*
outer glial limiting membrane: Membrana limitans gliae superficialis
outer limiting membrane: äußere Grenzmembran *f*, Membrana limitans externa
outer mitochodrial membrane: Hüllmembran *f*, äußere Mitochondrienmembran *f*
pericardiopleural membrane: →*pleuropericardial membrane*
peridental membrane: Wurzelhaut *f*, Desmodont *nt*, Desmodontium *nt*, Periodontium *nt*, Periost *nt* der Zahnwurzel, Ligamentum alveolodentale, Ligamentum dentoalveolare
perineal membrane: Membrana perinei
membrane of perineum: Membrana perinei
periodontal membrane: →*peridental membrane*
periorbital membrane: Periorbita *f*, Orbitaperiost *nt*
perivascular glial membrane: Membrana limitans gliae perivascularis, perivaskuläre Gliagrenzmembran *f*
perivascular glial limiting membrane: perivaskuläre Gliagrenzmembran *f*, Membrana limitans gliae perivascularis
persistent pupillary membrane: persistierende Pupillenmembran *f*
pharyngeal membrane: Fascia pharyngobasilaris
pharyngobasilar membrane: Fascia pharyngobasilaris
phrenoesophageal membrane: Membrana phrenicooesophagealis
phrenooesophageal membrane: (*brit.*) →*phrenoesophageal membrane*

M

pituitary membrane (of nose): Nasenschleimhaut *f*, Tunica mucosa nasi
plasma membrane: Zellmembran *f*, -wand *f*, Plasmalemm *nt*
pleuropericardial membrane: Pleuroperikardialmembran *f*
pleuroperitoneal membrane: Pleuroperitonealmembran *f*
posterior atlantooccipital membrane: Membrana atlantooccipitalis posterior
posterior intercostal membrane: innere Interkostalmembran *f*, Membrana intercostalis interna
posterior limiting membrane: Descemet-Membran *f*, hintere Basalmembran *f*, Lamina elastica posterior Descemeti, Lamina limitans posterior corneae
posterior obturator membrane of atlas: Membrana atlanto-occipitalis posterior
postsynaptic membrane: postsynaptische Membran *f*
presynaptic membrane: präsynaptische Membran *f*
proligerous membrane: Eihügel *m*, Discus proligerus/oophorus, Cumulus oophorus
proper mucous membrane: Propria *f* mucosae, Lamina propria mucosae
proper membrane of semicircular duct: äußere Bogengangsmembran *f*, Membrana propria ductus semicircularis
pseudoserous membrane: pseudoseröse Membran *f*
pupillary membrane: Membrana pupillaris
quadrangular membrane: viereckige Kehlkopfmembran *f*, Membrana quadrangularis
receptor membrane: Rezeptormembran *f*
Reissner's membrane: Reissner-Membran *f*, Membrana vestibularis, Paries vestibularis ductus cochlearis
reticular membrane (of cochlear duct): Kopfplatte *f*, Membrana reticularis
reticulated membrane (of cochlear duct): →*reticular membrane (of cochlear duct)*
Ruysch's membrane: Choriokapillaris *f*, Lamina choroidocapillaris
sarcoplasmic membrane: Sarkoplasmamembran *f*
Scarpa's membrane: Membrana tympanica secundaria
schneiderian membrane: Nasenschleimhaut *f*, Tunica mucosa nasi
Schwann's membrane: Schwann-Scheide *f*, Neurilemm *nt*, Neurolemm *nt*, Neurilemma *nt*
secondary tympanic membrane: Membran *f* des Fenestra cochleae, Membrana tympanica secundaria
semipermeable membrane: semipermeable Membran *f*
serous membrane: seröse Haut *f*, Serosa *f*, Tunica serosa **beneath a serous membrane** unter einer serösen Haut/Serosa (liegend), subserös
Shrapnell's membrane: Shrapnell-Membran *f*, Pars flaccida membranae tympanicae
membrane of Slaviansky: Slavjansky-Membran *f*, Glashaut *f*, Follikelglashaut *f*
slits membrane: Schlitzmembran *f*
spiral membrane of cochlear duct: untere Wand *f* des Ductus cochlearis, Membrana spiralis, Paries tympanicus ductus cochlearis
stapedial membrane: Stapesmembran *f*, Membrana stapedialis
statoconic membrane: Membrana statoconiorum, Statolithenmembran *f*
statolithic membrane: Membrana statoconiorum, Statolithenmembran *f*
sternal membrane: Membrana sterni
striated membrane: **1.** Eihülle *f*, Oolemma *nt*, Zona/Membrana pellucida **2.** Area pellucida
subepithelial membrane: Basalmembran *f*, -lamina *f*
subimplant membrane: Subimplantatmembran *f*
submucous membrane: Submukosa *f*, Tela *f* submucosa
submucous membrane of stomach: Tela submucosa ventriculi
subsynaptic membrane: subsynaptische Membran *f*
superficial glial membrane: oberflächliche Gliagrenzmembran *f*, Membrana limitans gliae superficialis
superficial glial limiting membrane: oberflächliche Gliagrenzmembran *f*, Membrana limitans gliae superficialis
superior synovial membrane: Membrana synovialis superior
suprapleural membrane: Sibson-Membran *f*, Sibson-Faszie *f*, Membrana suprapleuralis
synovial membrane (of articular capsule): Synovialis *f*, Membrana synovialis, Stratum synoviale
tarsal membrane: Orbitaseptum *nt*, Septum orbitale
tectorial membrane: Membrana tectoria
tectorial membrane of cochlear duct: Corti-Membran *f*, Membrana tectoria ductus cochlearis
tendinous membrane: Sehnenhaut *f*, -platte *f*, flächenhafte Sehne *f*, Aponeurose *f*, Aponeurosis *f*
Tenon's membrane: Tenon-Kapsel *f*, Vagina bulbi
thylakoid membrane: Thylakoidmembran *f*
thyrohyoid membrane: Membrana thyrohyoidea
Tourtual's membrane: Membrana quadrangularis
tympanic membrane: Trommelfell *nt*, Membrana tympanica
undulating membrane: undulierende Membran *f*
unit membrane: Einheits-, Elementarmembran *f*
urogenital membrane: Urogenitalmembran *f*
vascular membrane of viscera: Tela submucosa
vestibular membrane of cochlear duct: Reissner-Membran *f*, Membrana vestibularis, Paries vestibularis ductus cochlearis
virginal membrane: Jungfernhäutchen *nt*, Hymen *m/nt*
vitelline membrane: Dotterhaut *f*
vitreous membrane: Glaskörpermembran *f*, Membrana vitrea
Wachendorf's membrane: Membrana pupillaris
Zinn's membrane: →*ciliary zonule*

membrane-bound *adj*: membrangebunden, -ständig
mem|bra|nec|to|my [membrə'nektəmiː] *noun*: Membranentfernung *f*, Membranektomie *f*
mem|bra|nelle [membrə'nel] *noun*: Membranelle *f*
mem|bra|ne|ous [mem'breɪnɪəs, -njəs] *adj*: →*membranous*
mem|bra|ni|form [mem'breɪnɪfɔːrm] *adj*: membranartig, -förmig
mem|bra|no|car|ti|lag|i|nous [ˌmembrənəʊˌkɑːrtɪ'lædʒɪnəs] *adj*: membranokartilaginär
mem|bra|noid ['membrənɔɪd] *adj*: membranartig, membranförmig, membranoid
mem|bra|nol|y|sis [membrə'nɑləsɪs] *noun*: Membranauflösung *f*, Membranolyse *f*
mem|bra|no|pro|lif|er|a|tive [ˌmembrənəʊprə'lɪfəˌreɪtɪv] *adj*: membranoproliferativ
mem|bra|nous ['membrənəs] *adj*: Membran betreffend, häutig, membranartig, membranös, Membran-
mem|brum ['membrəm] *noun, plura* **-bra** [-brə]: Glied (-maße *f*) *nt*, Membrum *nt*, Extremitas *f*
mem|o|rize ['meməraɪz] *vt*: sich einprägen, auswendig lernen
mem|o|ry ['meməriː] *noun, plural* **-ries**: **1.** Gedächtnis *nt*,

Erinnerung(svermögen *nt*) *f*, Merkfähigkeit *f* **from/by memory** aus dem Gedächtnis/Kopf, auswendig **2.** Erinnerung *f* (*of* an)
behavioral memory: Verhaltensgedächtnis *nt*
behavioural memory: (*brit.*) →*behavioral memory*
declarative memory: deklaratives Gedächtnis *nt*, explizites Gedächtnis *nt*
declarative (long-term) memory: deklaratives Langzeitgedächtnis *nt*
echoic memory: akustisches/echoisches Gedächtnis *nt*
episodic memory: episodisches Langzeitgedächtnis *nt*
episodic long-term memory: episodisches Langzeitgedächtnis *nt*
eye memory: visuelles/ikonisches Gedächtnis *nt*
genetic memory: genetisches Gedächtnis *nt*
iconic memory: visuelles/ikonisches Gedächtnis *nt*
immunological memory: immunologisches Gedächtnis *nt*
impaired memory: Hypomnesie *f*
knowledge memory: Wissensgedächtnis *nt*
long-term memory: Langzeitgedächtnis *nt*
neuronal memory: neuronales Gedächtnis *nt*
photographic memory: photographisches Gedächtnis *nt*
primary memory: primäres Gedächtnis *nt*
procedural memory: nicht-deklaratives Gedächtnis *nt*, prozedurales Gedächtnis *nt*, implizites Gedächtnis *nt*
procedural long-term memory: prozedurales Langzeitgedächtnis *nt*
remote memory: Altgedächtnis *nt*
secondary memory: Sekundärgedächtnis *nt*
semantic memory: semantisches Langzeitgedächtnis *nt*
semantic long-term memory: semantisches Langzeitgedächtnis *nt*
sensory memory: sensorisches Gedächtnis *nt*
short-term memory: Kurzzeitgedächtnis *nt*
tertiary memory: tertiäres Gedächtnis *nt*
visual memory: visuelles Gedächtnis *nt*

MEN *Abk.*: multiple endocrine neoplasia

men- *präf.*: Men(o)-, Menstruations-

men|ac|me [mə'nækmɪ, mɪ-] *noun*: Menakme *f*

men|a|di|ol [ˌmenə'daɪɔl] *noun*: Menadiol *nt*, Vitamin K_4 *nt*

men|a|di|one [ˌmenə'daɪəʊn] *noun*: Menadion *nt*, Vitamin K_3 *nt*

me|naph|thone [mə'næfθəʊn] *noun*: →*menadione*

men|a|qui|none [ˌmenə'kwɪnəʊn] *noun*: Menachinon *nt*, Vitamin K_2 *nt*

men|ar|chal [mə'nɑːrkl] *adj*: Menarche betreffend

men|ar|che ['menɑːrkɪ, me'nɑːrkɪ, mə-] *noun*: Menarche *f*
premature menarche: prämature Menarche *f*, Menstruatio praecox

men|ar|che|al [mə'nɑːrkɪəl] *adj*: Menarche betreffend

men|ar|chi|al [mə'nɑːrkɪəl] *adj*: →*menarcheal*

men|de|le|vium [ˌmendə'liːvɪəm] *noun*: Mendelevium *nt*

men|hi|dro|sis [menhɪ'drəʊsɪs] *noun*: Menhidrosis *f*, Menidrosis *f*

men|i|dro|sis [menɪ'drəʊsɪs] *noun*: →*menhidrosis*

mening- *präf.*: Hirnhaut-, Mening(o)-

me|nin|ge|al [mɪ'nɪndʒɪəl] *adj*: Hirnhäute/Meningen betreffend, meningeal

me|nin|gem|a|to|ma [mɪˌnɪndʒemə'təʊmə] *noun*: Durahämatom *nt*

me|nin|ge|o|cor|ti|cal [mɪˌnɪndʒɪəʊ'kɔːrtɪkl] *adj*: Hirnhäute/Meningen und Hirnrinde/Cortx betreffend meningeokortikal, meningokortikal

me|nin|ge|o|ma [mɪˌnɪndʒɪ'əʊmə] *noun*: Meningeom *nt*
meningeoma of the falx: Falxmeningeom *nt*
intracranial meningeoma: intrakranielles Meningeom *nt*
spinal meningeoma: spinales Meningeom *nt*

me|nin|ge|or|rha|phy [mɪˌnɪndʒɪ'ɔrəfiː] *noun*: Hirnhautnaht *f*

me|nin|ges [mɪ'nɪndʒiːz] *plural, sing* **me|ninx** ['miːnɪŋks]: Hirn- und Rückenmarkshäute *pl*, Meningen *pl*, Meninges *pl*
spinal meninges: Rückenmarkhäute *pl*

me|ning|haem|a|to|ma [mɪˌnɪndʒhemə'təʊmə] *noun*: (*brit.*) →*meninghematoma*

me|ning|hem|a|to|ma [mɪˌnɪndʒhemə'təʊmə] *noun*: Durahämatom *nt*

men|in|gin|i|tis [ˌmenɪndʒɪ'naɪtɪs] *noun*: Entzündung *f* der weichen Hirnhäute, Leptomeningitis *f*

me|nin|gi|o|ma [mɪˌnɪndʒɪ'əʊmə] *noun, plural* **-mas, -ma|ta** [mɪˌnɪndʒɪ'əʊmətə]: Meningiom *nt*, Meningeom *nt*
angioblastic meningioma: Lindau-Tumor *m*, Angioblastom *nt*, Hämangioblastom *nt*
meningioma of the falx: Falxmeningeom *nt*
sphenoid meningioma: Keilbeinmeningeom *nt*

me|nin|gi|o|ma|to|sis [mɪˌnɪndʒɪˌəʊmə'təʊsɪs] *noun*: Meningiomatose *f*

me|nin|gism [mə'nɪndʒɪzəm, 'menɪndʒɪzəm] *noun*: Meningismus *m*; Pseudomeningitis *f*

men|in|git|ic [ˌmenɪn'dʒɪtɪk] *adj*: Hirnhautentzündung/Meningitis betreffend, meningitisch
basilar meningitic: basalmeningitisch

men|in|gi|tis [menɪn'dʒaɪtɪs] *noun, plural* **-git|i|des** [menɪn'dʒɪtədiːz]: Entzündung *f* der Hirn- *oder* Rückenmarkshäute, Meningitis *f*, Hirnhautentzündung *f*; Rückenmarkshautentzündung *f*
acute aseptic meningitis: lymphozytäre Meningitis *f*
aseptic meningitis: lymphozytäre Meningitis *f*
bacterial meningitis: bakterielle Meningitis *f*
basal meningitis: Basalmeningitis *f*, basale Meningitis *f*
meningitis of the base: Basalmeningitis *f*, basale Meningitis *f*
basilar meningitis: Basalmeningitis *f*, basale Meningitis *f*
benign lymphocytic meningitis: lymphozytäre Meningitis *f*
carcinomatous meningitis: Meningealkarzinose *f*, Meningitis carcinomatosa
cerebral meningitis: Hirnhautentzündung *f*, Meningitis cerebralis
cerebrospinal meningitis: kombinierte Hirnhaut- und Rückenmarkshautentzündung *f*, Meningitis cerebrospinalis
coccidioidal meningitis: Kokzidioidenmeningitis *f*
meningitis of the convexity of the brain: Konvexitätsmeningitis *f*
cryptococcal meningitis: Kryptokokkenmeningitis *f*
eosinophilic meningitis: eosinophile Meningitis/Meningoenzephalitis *f*
epidemic cerebrospinal meningitis: Meningokokkenmeningitis *f*, Meningitis cerebrospinalis epidemica
epidural meningitis: epidurale Pachymeningitis *f*, Pachymeningitis externa
external meningitis: epidurale Pachymeningitis *f*, Pachymeningitis externa
foreign-body meningitis: Fremdkörpermeningitis *f*, Reizmeningitis *f*
fungal meningitis: Pilzmeningitis *f*
Haemophilus influenzae meningitis: Influenzabazillenmeningitis *f*, Haemophilus-influenzae-Meningitis *f*
helmet meningitis: Haubenmeningitis *f*

M

internal meningitis: subdurale Pachymeningitis *f*, Pachymeningitis interna
irritation meningitis: Reizmeningitis *f*, Fremdkörpermeningitis *f*
leukaemic meningitis: (*brit.*) →*leukemic meningitis*
leukemic meningitis: leukämische Hirnhautinfiltration *f*, Meningitis/Meningiosis leucaemica
Listeria meningitis: Listerienmeningitis *f*
lymphocytic meningitis: lymphozytäre Meningitis *f*
meningococcal meningitis: Meningokokkenmeningitis *f*, Meningitis cerebrospinalis epidemica
mumps meningitis: Mumps-Meningitis *f*
otitic meningitis: otogene Meningitis *f*
otogenic meningitis: otogene Meningitis *f*
pneumococcal meningitis: Pneumokokkenmeningitis *f*
purulent meningitis: eitrige Meningitis *f*, Meningitis purulenta
serous meningitis: seröse Meningitis *f*, Meningitis serosa
spinal meningitis: Rückenmarkshautentzündung *f*, Meningitis spinalis
staphylococcal meningitis: Staphylokokkenmeningitis *f*
sterile meningitis: sterile Meningitis *f*
streptococcal meningitis: Streptokokkenmeningitis *f*
sympathetic meningitis: sympathische Meningitis *f*
torula meningitis: Cryptococcus-Meningitis *f*
torular meningitis: →*torula meningitis*
tubercular meningitis: tuberkulöse Meningitis *f*, Meningitis tuberculosa
tuberculous meningitis: tuberkulöse Meningitis *f*, Meningitis tuberculosa
viral meningitis: Virusmeningitis *f*, virale Meningitis *f*
zoster meningitis: Zoster-Meningitis *f*

meningo- *präf.*: Hirnhaut-, Mening(o)-

me|nin|go|ar|te|ri|tis [mɪˌnɪŋɡəˌɑːrtəˈraɪtɪs] *noun*: Entzündung *f* der Meningealarterien

me|nin|go|blas|to|ma [mɪˌnɪŋɡəʊblæsˈtəʊmə] *noun*: malignes Melanom *nt* der Hirnhaut

me|nin|go|cele [ˈmɪˌnɪŋɡəʊsiːl] *noun*: Meningozele *f*
cranial meningocele: Hirnhautbruch *m*, kraniale Meningozele *f*
spinal meningocele: spinale Meningozele *f*, Rückenmark(s)hautbruch *m*
spurious meningocele: traumatische Meningozele *f*
traumatic meningocele: traumatische Meningozele *f*

me|nin|go|ceph|a|li|tis [mɪˌnɪŋɡəʊˌsefəˈlaɪtɪs] *noun*: Entzündung *f* von Gehirn und Hirnhäuten, Meningoenzephalitis *f*, Encephalomeningitis *f*, Meningoencephalitis *f*, Enzephalomeningitis *f*

me|nin|go|cer|e|bri|tis [mɪˌnɪŋɡəʊserəˈbraɪtɪs] *noun*: Entzündung *f* von Gehirn und Hirnhäuten, Meningoenzephalitis *f*, Encephalomeningitis *f*, Meningoencephalitis *f*, Enzephalomeningitis *f*

me|nin|go|coc|cae|mi|a [mɪˌnɪŋɡəʊkɑkˈsiːmiːə] *noun*: (*brit.*) →*meningococcemia*

me|nin|go|coc|ce|mi|a [mɪˌnɪŋɡəʊkɑkˈsiːmiːə] *noun*: Meningokokkensepsis *f*, Meningokokkämie *f*
acute fulminating meningococcemia: Waterhouse-Friderichsen-Syndrom *nt*

me|nin|go|coc|co|sis [mɪˌnɪŋɡəʊkɑˈkəʊsɪs] *noun*: Meningokokkeninfektion *f*, Meningokokkose *f*

me|nin|go|coc|cus [mɪˌnɪŋɡəʊˈkɑkəs] *noun*: Meningokokke *f*, Meningococcus *m*, Neisseria meningitidis

me|nin|go|cor|ti|cal [mɪˌnɪŋɡəʊˈkɔːrtɪkl] *adj*: Hirnhäute und Hirnrinde/Kortex betreffend, meningeokortikal, meningokortikal

me|nin|go|cys|to|cele [mɪˌnɪŋɡəʊˈsɪstəsiːl] *noun*: Meningozystozele *f*

me|nin|go|en|ceph|a|lit|ic [mɪˌnɪŋɡəʊenˌsefəˈlɪtɪk] *adj*: Meningoenzephalitis betreffend, meningoenzephalitisch, enzephalomeningitisch

me|nin|go|en|ceph|a|li|tis [mɪˌnɪŋɡəʊenˌsefəˈlaɪtɪs] *noun*: Entzündung *f* von Gehirn und Hirnhäuten, Meningoenzephalitis *f*, Encephalomeningitis *f*, Meningoencephalitis *f*, Enzephalomeningitis *f*
acute primary haemorrhagic meningoencephalitis: (*brit.*) →*acute primary hemorrhagic meningoencephalitis*
acute primary hemorrhagic meningoencephalitis: Strümpell-Krankheit *f*
diphasic meningoencephalitis: zentraleuropäische Zeckenenzephalitis *f*, Frühsommer-Enzephalitis *f*, Frühsommer-Meningoenzephalitis *f*, Central European encephalitis
eosinophilic meningoencephalitis: eosinophile Meningitis/Meningoenzephalitis *f*
herpetic meningoencephalitis: Herpesmeningoenzephalitis *f*, Meningoencephalitis herpetica
Listeria meningoencephalitis: Listerienmeningoenzephalitis *f*
mumps meningoencephalitis: Mumps-Meningoenzephalitis *f*
primary amebic meningoencephalitis: primäre Amöben-Meningoenzephalitis *f*
primary amoebic meningoencephalitis: (*brit.*) →*primary amebic meningoencephalitis*
syphilitic meningoencephalitis: progressive Paralyse *f*, Paralysis progressiva

me|nin|go|en|ceph|a|lo|cele [mɪˌnɪŋɡəʊenˈsefələsiːl] *noun*: Meningoenzephalozele *f*, Enzephalomeningozele *f*

me|nin|go|en|ceph|a|lo|cys|to|cele [mɪˌnɪŋɡəʊenˌsefələˈsɪstəsiːl] *noun*: Meningoenzephalomyelitis betreffend, Meningoenzephalozystozele *f*

me|nin|go|en|ceph|a|lo|my|e|lit|ic [mɪˌnɪŋɡəʊenˌsefələʊmaɪəˈlɪtɪk] *adj*: Meningoenzephalomyelitis betreffend, meningoenzephalomyelitisch

me|nin|go|en|ceph|a|lo|my|e|li|tis [mɪˌnɪŋɡəʊenˌsefələʊmaɪəˈlaɪtɪs] *noun*: Meningoenzephalomyelitis *f*

me|nin|go|en|ceph|a|lo|my|e|lop|a|thy [mɪˌnɪŋɡəʊenˌsefələʊmaɪəˈlɑpəθiː] *noun*: Meningoenzephalomyelopathie *f*

me|nin|go|en|ceph|a|lop|a|thy [mɪˌnɪŋɡəʊenˌsefəˈlɑpəθiː] *noun*: Meningoenzephalopathie *f*, Enzephalomeningopathie *f*

me|nin|go|fi|bro|blas|to|ma [mɪˌnɪŋɡəˌfaɪbrəblæsˈtəʊmə] *noun*: →*meningioma*

me|nin|go|gen|ic [mɪˌnɪŋɡəˈdʒenɪk] *adj*: von den Meningen ausgehend, meningogen

men|in|go|ma [menɪnˈɡəʊmə] *noun*: →*meningioma*

me|nin|go|ma|la|cia [mɪˌnɪŋɡəʊməˈleɪʃ(ɪ)ə] *noun*: Meningomalazie *f*, -malacia *f*

me|nin|go|my|e|lit|ic [ˌmɪˌnɪŋɡəʊmaɪəˈlɪtɪk] *adj*: Meningomyelitis betreffend, meningomyelitisch, myelomeningitisch

me|nin|go|my|e|li|tis [ˌmɪˌnɪŋɡəʊmaɪəˈlaɪtɪs] *noun*: Entzündung *f* des Rückenmarks und der Rückenmarkshäute, Meningomyelitis *f*, Myelomeningitis *f*

me|nin|go|my|e|lo|cele [ˌmɪˌnɪŋɡəʊˈmaɪələʊsiːl] *noun*: Meningomyelozele *f*

me|nin|go|my|e|lo|en|ceph|a|li|tis [ˌmɪˌnɪŋɡəʊˌmaɪələʊenˌsefəˈlaɪtɪs] *noun*: Meningoenzephalomyelitis *f*

me|nin|go|my|e|lo|ra|dic|u|li|tis [ˌmɪˌnɪŋɡəʊˌmaɪələʊrəˌdɪkjəˈlaɪtɪs] *noun*: Meningomyeloradikulitis *f*, Radikulomeningomyelitis *f*

M

men|in|gop|a|thy [ˌmenɪn'gɑpəθiː] *noun*: Hirnhauterkrankung *f*, Meningopathie *f*
me|nin|go|ra|dic|u|lar [mɪˌnɪŋgəʊrə'dɪkjələr] *adj*: Hirnhäute und Spinalnervenwurzeln betreffend, meningoradikulär
me|nin|go|ra|dic|u|lit|ic [ˌmɪˌnɪŋgəʊrəˌdɪkjə'lɪtɪk] *adj*: Meningoradikulitis betreffend, meningoradikulitisch
me|nin|go|ra|dic|u|li|tis [ˌmɪˌnɪŋgəʊrəˌdɪkjə'laɪtɪs] *noun*: Entzündung *f* von Rückenmark und der Spinalnervenwurzeln, Meningoradikulitis *f*
me|nin|gor|rha|chid|i|an [ˌmɪˌnɪŋgəʊrə'kɪdɪən] *adj*: Hirnhäute und Gehirn betreffend, meningozerebral, zerebromeningeal
me|nin|gor|rha|gi|a [ˌmɪˌnɪŋgəʊ'rædʒ(ɪ)ə] *noun*: Meningorrhagie *f*
me|nin|gor|rhe|a [ˌmɪˌnɪŋgəʊ'rɪə] *noun*: Meningorrhö *f*
me|nin|gor|rhoe|a [ˌmɪˌnɪŋgəʊ'rɪə] *noun*: (*brit.*) →*meningorrhea*
men|in|go|sis [ˌmenɪn'gəʊsɪs] *noun*: Meningose *f*
me|nin|go|the|li|o|ma [mɪˌnɪŋgəˌθiːlɪ'əʊmə] *noun*: →*meningioma*
me|nin|go|vas|cu|lar [mɪˌnɪŋgə'væskjələr] *adj*: Meningealgefäße betreffend; Hirnhäute und Blutgefäße betreffend, meningovaskulär
men|in|gu|ria [ˌmenɪn'g(j)ʊəriːə] *noun*: Meningurie *f*
me|ninx ['miːnɪŋks] *noun*: →*meninges*
me|nis|cal [mɪ'nɪskəl] *adj*: Meniskus betreffend, Meniskus-, Menisko-
men|is|cec|to|my [ˌmenɪ'sektəmiː] *noun*: Meniskektomie *f*
men|is|che|sis [ˌmenɪ'skiːsɪs] *noun*: Menoschesis *f*
me|nis|cit|ic [menɪ'sɪtɪk] *adj*: Meniskitis meniskitisch, meniszitisch
men|i|sci|tis [menɪ'saɪtɪs] *noun*: Meniskusentzündung *f*, Meniskitis *f*, Meniszitis *f*
me|nis|co|cyte [mɪ'nɪskəsaɪt] *noun*: Sichelzelle *f*
me|nis|co|cy|to|sis [mɪˌnɪskəʊsaɪ'təʊsɪs] *noun*: Sichelzellanämie *f*, Sichelzellenanämie *f*, Herrick-Syndrom *nt*
me|nis|coid [mɪ'nɪskɔɪd] *adj*: meniskusähnlich, meniskusförmig, meniskoid
me|nis|co|syn|o|vi|al [mɪˌnɪskəsɪn'əʊvɪəl] *adj*: Meniskus und Membrana synovialis betreffend, meniskosynovial
me|nis|co|tome [mɪ'nɪskətəʊm] *noun*: Meniskotom *nt*
me|nis|cus [mɪ'nɪskəs] *noun, plural* **-cus|es, -nis|ci** [-'nɪs(k)aɪ, -kiː]: **1.** →*articular meniscus* **2.** (*Flüssigkeit*) Meniskus *m* **3.** konkav-konvexe Linse *f*, Meniskus *m*
articular meniscus: Gelenkzwischenscheibe *f*, Meniskus *m*, Meniscus articularis
congenital discoid meniscus: →*discoid meniscus*
converging meniscus: Konkavokonvexlinse *f*
discoid meniscus: (*Kniegelenk*) diskoider Meniskus *m*, Scheibenmeniskus *m*
diverging meniscus: Konvexokonkavlinse *f*
joint meniscus: →*articular meniscus*
lateral meniscus: Außenmeniskus *m*, Meniscus lateralis
lateral discoid meniscus: →*discoid meniscus*
medial meniscus: Innenmeniskus *m*, Meniscus medialis
negative meniscus: Konvexokonkavlinse *f*
positive meniscus: Konkavokonvexlinse *f*
tactile meniscus: Meniscus tactus, Merkel-Tastzelle *f*, Merkel-Tastscheibe *f*
meno- *präf.*: Men(o)-, Menstruations-
men|o|gin|gi|vi|tis [menəʊˌdʒɪndʒɪ'vaɪtɪs] *noun*: Menstruationsgingivitis *f*
men|o|met|ror|rha|gia [ˌmenəˌmiːtrə'rædʒ(ɪ)ə] *noun*: Menometrorrhagie *f*
men|o|paus|al [ˌmenə'pɔːzl] *adj*: Menopause betreffend, in der Menopause auftretend, menopausal
men|o|pause ['menəpɔːz] *noun*: Menopause *f*
delayed menopause: Klimakterium tardum
iatrogenic menopause: Menolyse *f*
precocious menopause: Klimakterium praecox
men|or|rha|gia [ˌmenə'reɪdʒ(ɪ)ə] *noun*: Menorrhagie *f*
juvenile menorrhagia: juvenile Blutung *f*
men|or|rhal|gia [ˌmenə'ræl dʒ(ɪ)ə] *noun*: Dysmenorrhoe *f*, Dysmenorrhoea *f*
men|or|rhe|a [ˌmenə'rɪə] *noun*: Menorrhoe *f*
men|or|rhoe|a [ˌmenə'rɪə] *noun*: (*brit.*) →*menorrhea*
me|nos|che|sis [mə'nɑskəsɪs] *noun*: Menoschesis *f*
men|o|sta|sia [ˌmenə'steɪzɪə] *noun*: Amenorrhoe *f*, Amenorrhoea *f*
men|o|sta|sis [ˌmenə'steɪsɪs] *noun*: Amenorrhoe *f*, Amenorrhoea *f*
men|o|stax|is [ˌmenə'stæksɪs] *noun*: übermäßig starke Menstruation(sblutung *f*) *f*, Hypermenorrhoe *f*
men|o|tro|pin [ˌmenə'trəʊpɪn] *noun*: Menotropin *nt*, Menopausengonadotropin *nt*, humanes Menopausengonadotropin *nt*
men|ses ['mensiːz] *plural*: →*menstruation*
men|stru|al ['menstrʊəl, -strəwəl, -strəl] *adj*: Menstruation betreffend, während der Menstruation, menstrual
men|stru|ate ['menstrəweɪt, -streɪt] *vi*: die Menstruation haben, menstruieren
men|stru|a|tion [ˌmenstrə'weɪʃn] *noun*: Monatsblutung *f*, Periode *f*, Regel *f*, Menses *pl*, Menstruation *f*
anovular menstruation: anovulatorische Menstruation *f*
anovulatory menstruation: anovulatorische Menstruation *f*
delayed menstruation: verzögerte Menstruation *f*, Menstruatio tarda
difficult menstruation: schmerzhafte Regelblutung *f*, Dysmenorrhoe *f*, Menorrhalgie *f*
disordered menstruation: Menstruationsstörungen *pl*, Zyklusstörungen *pl*
infrequent menstruation: Oligomenorrhoe *f*
menopausal menstruation: klimakterische Blutung *f*
nonovulational menstruation: anovulatorische Menstruation *f*
normal menstruation: Eumenorrhoe *f*
painful menstruation: Dysmenorrhoe *f*
precocious menstruation: prämature Menarche *f*, Menstruatio praecox
retained menstruation: Hämatokolpos *m*, Hämokolpos *m*
vicarious menstruation: vikariierende Menstruation *f*
men|stru|ous ['menstrəwəs, -strəs] *adj*: Menstruations-
men|stru|um ['menztr(əw)əm] *noun, plural* **-stru|ums, -strua** [-ztr(əw)ə]: Lösungsmittel *nt*
men|su|al ['menʃəwəl] *adj*: Menses betreffend, monatlich, mensual
ment- *präf.*: Kinn-, Ment(o)-, Geni(o)-
men|tag|ra [men'tægrə] *noun*: Haarfollikelentzündung *f*, Sykose *f*, Sycosis *f*
men|ta|groph|y|ton [ˌmentə'grɑfɪtɑn] *noun*: Trichophyton mentagrophytes
men|tal ['mentəl]: **I** *noun* (*inf.*) Verrückte *m/f* **II** *adj* **1.** mental, geistig, innerlich, intellektuell, Geistes- **2.** (*inf.*) geisteskrank, -gestört **3.** mental, seelisch, psychisch, Gemüts- **4.** Kinn betreffend, zum Kinn gehörend, mental, Kinn-
men|tal|i|ty [men'tælətiː] *noun*: **1.** Mentalität *f*, geistige Einstellung *f*, Haltung *f*, Gesinnung *f* **2.** geistige Fähig-

M

keiten *pl*
men|tal|ly ['mentəliː] *adv*: geistig, Geistes-
mentally-deficient *adj*: geistesgestört
mentally-handicapped *adj*: geistig behindert
mentally-ill *adj*: geisteskrank
men|ta|tion [men'teɪʃn] *noun*: geistige Aktivität *f*
Men|tha ['menθə] *noun*: Minze *f*, Mentha *f*
Mentha piperita: Pfefferminze *f*, Mentha piperita
men|thol ['menθɔl, -θɑl] *noun*: Menthol *nt*
men|thol|at|ed ['menθəleɪtɪd] *adj*: Menthol enthaltend, mit Menthol behandelt
men|thyl ['menθɪl] *noun*: Menthyl-(Radikal *nt*)
mento- *präf.*: Kinn-, Ment(o)-, Geni(o)-
men|to|an|te|ri|or [ˌmentəʊæn'tɪərɪər] *adj*: mentoanterior
men|to|la|bi|al [ˌmentəʊ'leɪbɪəl] *adj*: Kinn und Lippe betreffend, mentolabial
mento-occipital *adj*: Kinn und Hinterhaupt betreffend, mentookzipital, okzipitomental
men|to|plas|ty ['mentəʊplæstiː] *noun*: Kinnplastik *f*, Mentoplastik *f*
men|to|pos|te|ri|or [ˌmentəʊpɑ'stɪərɪər] *adj*: mentoposterior
men|to|trans|verse [ˌmentəʊtrænz'vɜrs] *adj*: mentotransvers
men|tum ['mentəm] *noun, plura* **-ta** [-tə]: Kinn *nt*, Mentum *nt*
MeOH *Abk.*: methyl alcohol
MEOS *Abk.*: microsomal ethanol oxidation system
MEP *Abk.*: **1.** maximal expiratory pressure **2.** mean effective pressure **3.** motor end-plate **4.** motor evoked potential
MEPA *Abk.*: methotrexate, Endoxan, Purinethol, arabinoside C
me|pa|crine ['mepəkrɪn, -kriːn] *noun*: Mepacrin *nt*
me|per|i|dine [mə'perədiːn, -dɪn] *noun*: Pethidin *nt*
me|phen|a|mine [mə'fenəmiːn, -mɪn] *noun*: Orphenadrin *nt*
me|phen|e|sin [mə'fenəsɪn] *noun*: Mephenesin *nt*
me|phit|ic [mɪ'fɪtɪk] *adj*: (*Luft*) verpestet, giftig, mephitisch
me|phi|tis [mɪ'faɪtɪs] *noun*: faule Ausdünstung *f*
me|pin|do|lol [mə'pɪndəlɔl, -lɑl] *noun*: Mepindolol *nt*
me|piv|a|caine [mə'pɪvəkeɪn] *noun*: Mepivacain *nt*
MEPP *Abk.*: motor end-plate potential
me|pro|ba|mate [mə'prəʊbəmeɪt, ˌmeprəʊ'bæmeɪt] *noun*: Meprobamat *nt*
me|pro|scil|la|rin [məprəʊ'sɪlærɪn] *noun*: Meproscillarin *nt*
mep|ta|zi|nol [məp'tæzɪnɔl] *noun*: Meptazinol *nt*
me|pyr|a|mine [mə'pɪrəmiːn] *noun*: Mepyramin *nt*
me|pyr|a|pone [mə'pɪrəpəʊn] *noun*: →*metyrapone*
MEQ *Abk.*: methaqualone
mEq *Abk.*: milliequivalent
meq *Abk.*: milliequivalent
MER *Abk.*: **1.** mean ejection rate **2.** methanol extractable residue
me|ral|gia [mə'rældʒ(ɪ)ə] *noun*: Oberschenkelschmerz(en *pl*) *m*, Schmerzen *pl* im Oberschenkel, Meralgia *f*
mer|bro|min [mər'brəʊmɪn] *noun*: Merbromin *nt*
mer|cap|tan [mər'kæptæn] *noun*: Mercaptan *nt*, Merkaptan *nt*, Thioalkohol *nt*, Thiol *nt*
mer|cap|tide [mər'kæptaɪd] *noun*: Merkaptid *nt*, Mercaptid *nt*
mer|cap|to|eth|a|nol [mərˌkæptəʊ'eθənɔl, -nɑl] *noun*: Merkaptoäthanol *nt*, Mercaptoethanol *nt*
mer|cap|tol [mər'kæptɑl] *noun*: Mercaptol *nt*
6-mer|cap|to|pu|rine [mərˌkæptəʊ'pjʊəriːn] *noun*: 6-Mercaptopurin *nt*, 6-Purinthion *nt*, 6-Purithinol *nt*, Leukerin *nt*
mer|cur|a|mide [mər'kjʊərəmaɪd] *noun*: →*mersalyl*
mer|cu|rate ['mɜrkjəreɪt]: **I** *noun* Quecksilbersalz *nt* **II** *vt* (*chem.*) mit Quecksilber(salz) verbinden *oder* behandeln, merkurieren
mer|cu|ri|al [mər'kjʊərɪəl]: **I** *noun* Quecksilberzubereitung *f*, -präparat *nt* **II** *adj* Quecksilber betreffend, Quecksilber-; quecksilberhaltig, -artig
mer|cu|ri|al|ism [mər'kjʊərɪəlɪzəm] *noun*: Quecksilbervergiftung *f*, Merkurialismus *m*, Hydrargynie *f*, Hydrargyrose *f*
mer|cu|ri|al|ize [mər'kjʊərɪəlaɪz] *vt*: mit Quecksilber behandeln
mer|cu|ri|ate [mər'kjʊərɪɪt, -eɪt] *noun*: Quecksilbersalz *nt*
mer|cu|ric [mər'kjʊərɪk] *adj*: zweiwertiges Quecksilber betreffend *oder* enthaltend, Merkuri-, Mercuri-, Quecksilber-II-
mercuric chloride: →*mercury bichloride*
mer|cu|rize ['mɜrkjəraɪz] *vt*: →*mercurate II*
mer|cu|rous [mər'kjʊərəs, 'mɜrkjə-] *adj*: einwertiges Quecksilber betreffend *oder* enthaltend, Merkuro-, Mercuro-, Quecksilber-I-
mer|cu|ry ['mɜrkjəriː] *noun*: **1.** Quecksilber *nt*, (*chem.*) Hydrargyrum *nt* **2.** Quecksilber(säule *f*) *nt* **3.** (*pharmakol.*) Quecksilberzubereitung *f*, Quecksilberpräparat *nt*
ammoniated mercury: Hydrargyrum praecipitatum album
mercury bichloride: Quecksilber-II-chlorid *nt*, Sublimat *nt*
mild mercury chloride: Hydrargyrum chloratum mite
dental mercury: zahnärztliches Quecksilber *nt*, Zahnquecksilber *nt*
mercury monochloride: Hydrargyrum chloratum, Calomel *nt*, Quecksilber-I-Chlorid *nt*, Kalomel *nt*
mercury perchloride: →*mercury bichloride*
mercury salicylate: Hydrargyrum salicylicum
me|rid|i|an [mə'rɪdɪən] *noun*: Meridian *m*
meridians of eye ball: Meridiani bulbi oculi
me|rid|i|o|nal [mə'rɪdɪənl] *adj*: meridional, Meridian-
mer|i|stem ['merɪstem] *noun*: Meristem *nt*, Bildungsgewebe *nt*
mer|i|sto|ma [ˌmerɪ'stəʊmə] *noun*: Meristom *nt*, Zytoblastom *nt*
mer|maid ['mɜrmeɪd] *noun*: Sirene *f*
mer|o|a|cra|nia [ˌmerəʊə'kreɪnɪə] *noun*: Mero(a)kranie *f*
mer|o|blas|tic [ˌmerəʊ'blæstɪk] *adj*: meroblastisch
mer|o|cele ['merəʊsiːl] *noun*: Schenkelhernie *f*, Merozele *f*, Hernia femoralis/cruralis
mer|o|cox|al|gia [ˌmerəʊkɑk'sældʒ(ɪ)ə] *noun*: Merokoxalgie *f*
mer|o|crine ['merəʊkraɪn] *adj*: merokrin
mer|o|cyst ['merəʊsɪst] *noun*: Merozyst(e *f*) *m*
mer|o|cyte ['merəʊsaɪt] *noun*: Merozyte *f*
mer|o|di|as|tol|ic [ˌmerəʊˌdaɪə'stɑlɪk] *adj*: merodiastolisch
mer|o|dip|loid [ˌmerəʊ'dɪplɔɪd] *adj*: merodiploid
mer|o|gam|ete [ˌmerəʊ'gæmiːt] *noun*: Merogamet *m*
me|rog|a|my [mə'rɑgəmiː] *noun*: Merogamie *f*
mer|o|gas|tru|la [ˌmerəʊ'gæstrʊlə] *noun*: Merogastrula *f*
mer|o|gen|e|sis [ˌmerəʊ'dʒenəsɪs] *noun*: Merogenese *f*
mer|o|ge|net|ic [ˌmerəʊdʒə'netɪk] *adj*: Merogenese betreffend, merogenetisch, merogen
mer|o|gen|ic [ˌmerəʊ'dʒenɪk] *adj*: →*merogenetic*
mer|o|gon|ic [ˌmerəʊ'gɑnɪk] *adj*: Merogonie betreffend, merogon(isch)
me|rog|o|ny [mə'rɑgəniː] *noun*: Merogonie *f*

mer|o|me|li|a [ˌmerəʊˈmiːlɪə] *noun*: Gliedmaßendefekt *m*, Meromelie *f*
mer|o|mi|cro|so|mia [ˌmerəʊˌmaɪkrəˈsəʊmɪə] *noun*: Meromikrosomie *f*
mer|o|my|o|sin [ˌmerəʊˈmaɪəsɪn] *noun*: Meromyosin *nt*
heavy meromyosin: schweres Meromyosin *nt*, H-Meromyosin *nt*
light meromyosin: leichtes Meromyosin *nt*, L-Meromyosin *nt*
me|ro|ne|cro|bi|o|sis [ˌmerəʊˌnekrəbaɪˈəʊsɪs] *noun*: Zellnekrose *f*
me|ro|ne|cro|sis [ˌmerəʊnəˈkrəʊsɪs] *noun*: Zellnekrose *f*
mer|ont [ˈmerɑnt] *noun*: Meront *m*
mer|o|pen|em [ˌmerəˈpenəm] *noun*: Meropenem *nt*
mer|o|ra|chis|chi|sis [ˌmerərəˈkɪskəsɪs] *noun*: Merorrhachischisis *f*, R(h)achischisis partialis
mer|or|rha|chis|chi|sis [ˌmerərəˈkɪskəsɪs] *noun*: →*merorachischisis*
me|ros|mia [məˈrɑsmɪə] *noun*: Merosmie *f*, partielle/elektive Anosmie *f*
mer|o|sys|tol|ic [ˌmerəsɪsˈtɑlɪk] *adj*: merosystolisch
me|rot|o|my [məˈrɑtəmiː] *noun*: Merotomie *f*
mer|o|zo|ite [ˌmerəˈzəʊaɪt] *noun*: Merozoit *m*
mer|o|zy|gote [ˌmerəʊˈzaɪgəʊt, -ˈzɪ-] *noun*: Merozygote *f*
mer|sal|yl [merˈsælɪl, -liːl] *noun*: Mersalyl *nt*
MES *Abk.*: microsomal enzyme system
mes- *präf.*: Mes(o)-
MESA *Abk.*: mean epithelial surface area
me|sal [mezl, ˈmiː-] *adj*: in Richtung zur Zahnbogenmitte (liegend), mesial
me|sal|a|zine [meˈsæləziːn] *noun*: Mesalazin *nt*, 5-Aminosalicylsäure *f*
mes|an|gi|al [mesˈændʒɪəl] *adj*: Mesangium betreffend, mesangial
mes|an|gi|o|cap|il|lar|y [mesˌændʒɪəʊˈkæpəleriː] *adj*: Mesangium und Kapillaren betreffend, mesangiokapillar, mesangiokapillär
mes|an|gi|o|pro|lif|er|a|tive [mesˌændʒɪəʊprəˈlɪfəˌreɪtɪv] *adj*: zu einer Proliferation des Mesangiums führend, mesangioproliferativ
mes|an|gi|um [mesˈændʒɪəm] *noun*: Mesangium *nt*
mes|a|or|tit|ic [ˌmeseɪɔːrˈtɪtɪk] *adj*: Mesaortitis betreffend, mesaortitisch
mes|a|or|ti|tis [ˌmeseɪɔːrˈtaɪtɪs] *noun*: Entzündung *f* der Aortenmedia, Mediaentzündung *f* der Aorta, Mesaortitis *f*
luetic mesaortitis: Aortensyphilis *f*, Mesaortitis luetica, Aortitis syphilitica
syphilitic mesaortitis: →*luetic mesaortitis*
mes|a|ra|ic [ˌmezəˈreɪɪk] *adj*: →*mesenteric*
mes|a|re|ic [ˌmezəˈreɪɪk] *adj*: →*mesenteric*
mes|ar|te|rit|ic [mesɑːrtəˈrɪtɪk] *adj*: Mediaentzündung/Mesarteritis betreffend, mesarteritisch
mes|ar|te|ri|tis [mesɑːrtəˈraɪtɪs] *noun*: Mediaentzündung *f*, Mesarteritis *f*
Mönckeberg's mesarteritis: Mönckeberg-Sklerose *f*, Mediakalzinose *f*
me|sat|i|ce|phal|ic [meˌsætɪsɪˈfælɪk, ˌmesətɪ-] *adj*: mesozephal, mesokephal, normokephal, normozephal
mes|ax|i|o|gin|gi|val [mesˌæksɪədʒɪnˈdʒaɪvl, -ˈdʒɪndʒə-] *adj*: mesaxiogingival, axiomesiogingival, axiomesiozervikal
mes|ax|i|o|in|ci|sal [mesˌæksɪəɪnˈsaɪzl] *adj*: mesioaxioinzisal, axiomesioinzisal
mes|ax|on [mesˈæksɑn] *noun*: Mesaxon *nt*
inner mesaxon: inneres Mesaxon *nt*
outer mesaxon: äußeres Mesaxon *nt*
Mesc *Abk.*: mescaline
mes|ca|line [ˈmeskəliːn] *noun*: Mescalin *nt*, Meskalin *nt*
mes|cal|ism [ˈmeskəlɪzəm] *noun*: Mescalinintoxikation *f*, Mescalismus *m*, Mescalinismus *m*
mes|ec|to|derm [mesˈektədɜrm] *noun*: Mesektoderm *nt*
mes|en|ce|phal [mesˈensəfæl] *noun*: →*mesencephalon*
mes|en|ce|phal|ic [mesˌensəˈfælɪk] *adj*: Mittelhirn/Mesencephalon betreffend, mesenzephal, mesenzephalisch
mes|en|ce|phal|it|ic [mesˌensefəˈlɪtɪk] *adj*: Mesenzephalitis betreffend, mesenzephalitisch
mes|en|ceph|a|li|tis [mesˌensefəˈlaɪtɪs] *noun*: Mesencephalitis *f*, Mittelhirnentzündung *f*, Mesencephalonentzündung *f*, Mesenzephalitis *f*
mes|en|ceph|a|lon [ˌmesənˈsefəlɑn] *noun*: Mittelhirn *nt*, Mesenzephalon *nt*, Mesencephalon *nt*
mes|en|ceph|a|lot|o|my [ˌmesənˌsefəˈlɑtəmiː] *noun*: Mesenzephalotomie *f*
me|sen|chy|ma [mɪˈzeŋkɪmə] *noun*: Mesenchym *nt*, embryonales Bindegewebe *nt*
gonadal mesenchyma: Gonadenmesenchym *nt*
mes|en|chy|mal [mesˈeŋkɪməl] *adj*: embryonales Bindegewebe/Mesenchym betreffend, aus Mesenchym entstehend, mesenchymal
mes|en|chyme [ˈmes(ə)ŋkaɪm] *noun*: →*mesenchyma*
mes|en|chy|mo|ma [ˌmesənkaɪˈməʊmə] *noun*: Mesenchymom *nt*, Mesenchymomo *nt*
malignant mesenchymoma: malignes Mesenchymom *nt*
mes|en|te|rec|to|my [ˌmesəntəˈrektəmiː] *noun*: Mesenteriumresektion *f*, Mesenterektomie *f*
mes|en|ter|ic [ˌmesənˈterɪk] *adj*: Dünndarmgekröse/Mesenterium betreffend, zum Mesenterium gehörend, mesenterial, mesenterisch
mes|en|ter|i|o|lum [ˌmesənterɪˈəʊləm] *noun, plura* **-la** [-lə]: Mesenteriolum *nt*
mes|en|ter|i|o|pex|y [ˌmesənˈterɪəʊpeksiː] *noun*: Mesenteriumfixation *f*, Mesenteriopexie *f*
mes|en|ter|i|or|rha|phy [ˌmesənˌterɪˈɔrəfiː] *noun*: Mesenteriumnaht *f*, Mesenteriorrhaphie *f*, Mesorrhaphie *f*
mes|en|ter|i|pli|ca|tion [ˌmesənˌterɪplɪˈkeɪʃn] *noun*: Mesenteriplikation *f*
mes|en|te|rit|ic [ˌmesəntəˈrɪtɪk] *adj*: Mesenteritis betreffend, mesenteritisch
mes|en|ter|i|tis [ˌmesəntəˈraɪtɪs] *noun*: Entzündung *f* des Mesenteriums, Mesenteritis *f*, Mesenteriumentzündung *f*
mes|en|te|ri|um [ˌmes(ə)nˈtɪəriːəm] *noun, plura* **-ria** [-rɪə]: →*mesentery*
mes|en|ter|on [mesˈentərɑn] *noun*: Mitteldarm *m*, Mesenteron *nt*
mes|en|ter|y [ˈmesənˌteriː] *noun, plural* **-terlies**: **1.** (Dünndarm-)Gekröse *nt*, Mesenterium *nt* **2.** Bauchfellduplikatur *f*, Meso *nt*, Mesokolon *nt*, Mesocolon *nt*
mesentery of ascending (part of) colon: Mesokolon *nt* des aufsteigenden Kolons, Mesocolon ascendens
common ileocolic mesentery: Mesenterium ileocolicum commune
mesentery of descending (part of) colon: Mesokolon *nt* des Colon descendens, Mesocolon descendens
dorsal mesentery: dorsales Mesenterium *nt*
dorsal common mesentery: Mesenterium dorsale commune
mesentery of rectum: Mesorektum *nt*
mesentery of sigmoid colon: Mesokolon *nt* des Sigmas, Mesosigma *nt*, Mesocolon sigmoideum
mesentery of transverse (part of) colon: Mesokolon *nt* des Colon transversum, Mesocolon transversum
urogenital mesentery: Urogenitalmesenterium *nt*,

M

Mesenterium urogenitale
ventral mesentery: ventrales Mesenterium *nt*
mesentery of vermiform appendix: Mesoappendix *nt*
mes|en|tor|rha|phy [ˌmesən'tɔrəfiː] *noun*: Mesenteriumnaht *f*, Mesenteriorrhaphie *f*, Mesorrhaphie *f*
mes|ep|i|the|li|um [mesepɪ'θiːlɪəm] *noun*: →*mesothelium*
mesh|work ['meʃwɜrk] *noun*: Netzwerk *nt*, Maschen *pl*
me|si|al ['meziəl, 'miː-] *adj*: in Richtung zur Zahnbogenmitte (liegend), mesial
me|si|o|an|gu|lar [ˌmiːzɪəʊ'æŋgjələr] *adj*: mesioangulär
me|si|o|ax|i|al [ˌmiːzɪəʊ'æksɪəl] *adj*: mesioaxial, axiomesial
me|si|o|ax|i|o|gin|gi|val [ˌmiːzɪəʊˌæksɪəʊ'dʒɪndʒəvəl] *adj*: mesioaxiogingival
me|si|o|ax|i|o|in|ci|sal [ˌmiːzɪəʊˌæksɪəʊɪn'saɪzəl] *adj*: mesioaxioinzisal
me|si|o|buc|cal [ˌmiːzɪəʊ'bʌkl] *adj*: bukkomesial, mesiobukkal
me|si|o|buc|coc|clu|sal [ˌmiːzɪəʊˌbʌkəʊ'kluːzəl] *adj*: →*mesiobucco-occlusal*
mesiobucco-occlusal *adj*: mesiobukkookklusal
me|si|o|buc|co|pul|pal [ˌmiːzɪəʊˌbʌkəʊ'pʌlpəl] *adj*: mesiobukkopulpal
me|si|oc|clu|sal [ˌmiːzɪəʊ'kluːzəl] *adj*: mesiokklusal
me|si|oc|clu|so|dis|tal [ˌmiːzɪəʊˌkluːzə'dɪstəl] *adj*: mesiokkluso-distal
me|si|o|cer|vi|cal [ˌmiːzɪəʊ'sɜrvɪkl] *adj*: **1.** mesiozervikal **2.** mesiogingival
me|si|o|cli|na|tion [ˌmiːzɪəʊklaɪ'neɪʃn] *noun*: Mesioklination *f*
me|si|o|clu|sion [ˌmiːzɪəʊ'kluːʒn] *noun*: Mesialbiss *m*, Mesiokklusion *f*
bilateral mesioclusion: beidseitiger Mesialbiss *m*, bilaterale Mesiokklusion *f*
unilateral mesioclusion: einseitiger Mesialbiss *m*, unilaterale Mesiokklusion *f*
me|si|o|dens ['mezɪədenz, 'miːz-] *noun*: Mesiodont *m*, Mesiodens *m*
me|si|o|dis|tal [ˌmiːzɪəʊ'dɪstəl] *adj*: mesiodistal
me|si|o|dis|toc|clu|sal [ˌmiːzɪəʊˌdɪstəʊ'kluːzəl] *adj*: →*mesiodisto-occlusal*
mesiodisto-occlusal *adj*: mesiodisto-okklusal, mesiodisto-okklusal, mesio-okkluso-distal
me|si|o|gin|gi|val [ˌmiːzɪəʊ'dʒɪndʒəvəl] *adj*: mesiogingival
me|si|o|gnath|ic [ˌmiːzɪəʊ'næθɪk] *adj*: mesiognath
mesio-incisal *adj*: mesioinzisal
me|si|o|in|ci|so|dis|tal [ˌmiːzɪəʊɪnˌsaɪzəʊ'dɪstəl] *adj*: mesioinzisodistal
me|si|o|la|bi|al [ˌmiːzɪəʊ'leɪbɪəl] *adj*: mesiolabial
me|si|o|la|bi|o|in|ci|sal [ˌmiːzɪəʊˌleɪbɪəʊɪn'saɪzəl] *adj*: mesiolabioinzisal
me|si|o|la|bi|o|pul|pal [ˌmiːzɪəʊˌleɪbɪəʊ'pʌlpəl] *adj*: mesiolabiopulpal
me|si|o|lin|gual [ˌmiːzɪəʊ'lɪŋgwəl] *adj*: mesiolingual
me|si|o|lin|guoc|clu|sal [ˌmiːzɪəʊˌlɪŋgwəʊˌ'kluːzəl] *adj*: →*mesiolinguo-occlusal*
me|si|o|lin|guo|in|ci|sal [ˌmiːzɪəʊˌlɪŋgwəɪn'saɪzəl] *adj*: mesiolinguoinzisal
mesiolinguo-occlusal *adj*: mesiolinguookklusal
me|si|o|lin|guo|pul|pal [ˌmiːzɪəʊˌlɪŋgwəˌpʌlpəl] *adj*: mesiolinguopulpal
mesio-occlusal *adj*: mesio-okklusal
mesio-occlusiodistal *adj*: →*mesiodisto-occlusal*
mesio-occlusion *noun*: Mesialbiss *m*, Mesiokklusion *f*
mesio-occlusodistal *adj*: →*mesiodisto-occlusal*
me|si|o|pal|a|tal [ˌmiːzɪəʊ'pælətəl] *adj*: mesiopalatinal
me|si|o|pul|pal [ˌmiːzɪəʊ'pʌlpəl] *adj*: mesiopulpal
me|si|o|pul|po|la|bi|al [ˌmiːzɪəʊˌpʌlpəʊ'leɪbɪəl] *adj*: mesiopulpolabial
me|si|o|pul|po|lin|gual [ˌmiːzɪəʊˌpʌlpəʊ'lɪŋgwəl] *adj*: mesiopulpolingual
me|si|o|ver|sion [miːzɪəʊ'vɜrʒn] *noun*: Mesioversion *f*
me|sit|y|lene [mɪ'sɪtliːn] *noun*: Mesitylen *nt*
mes|na *noun*: Mesna *nt*, Natrium-2-mercaptoethansulfonat *nt*
meso- *präf.*: Mes(o)-
meso-aortitis *noun*: Entzündung *f* der Aortenmedia; Mediaentzündung *f* der Aorta, Mesaortitis *f*
mes|o|ap|pen|di|cit|ic [ˌmezəʊəˌpendə'sɪtɪk] *adj*: Mesoappendizitis betreffend, mesoappendizitisch
mes|o|ap|pen|di|ci|tis [ˌmezəʊəˌpendə'saɪtɪs] *noun*: Entzündung *f* der Mesoappendix, Mesoappendicitis *f*, Mesoappendizitis *f*
mes|o|ap|pen|dix [ˌmezəʊə'pendɪks] *noun, plural* **-dix|es, -di|ces** [-dɪsiːz]: Mesoappendix *nt*
mes|o|a|ri|al [ˌmezəʊ'eərɪəl] *adj*: →*mesovarial*
mes|o|a|ri|um [ˌmezəʊ'eəriːəm] *noun*: →*mesovarium*
mes|o|a|tri|al [ˌmezəʊ'eɪtrɪəl] *adj*: mesoatrial
mes|o|bi|lin [ˌmezəʊ'baɪlɪn] *noun*: Mesobilin *nt*
mes|o|bil|i|ru|bin [ˌmezəʊ'bɪləruːbɪn] *noun*: Mesobilirubin *nt*
mes|o|bil|i|ru|bin|o|gen [ˌmezəʊˌbɪləruː'bɪnədʒən] *noun*: Mesobilirubinogen *nt*
mes|o|bil|i|vi|o|lin [ˌmezəʊˌbɪlə'vaɪəlɪn] *noun*: Mesobiliviolin *nt*
mes|o|blast ['mezəʊblæst] *noun*: mittleres Keimblatt *nt*, Mesoblast *m*, Mesoderm *nt*
mes|o|blas|te|ma [ˌmezəʊblæ'stiːmə] *noun*: Mesoblastem *nt*
mes|o|blas|tic [ˌmezəʊ'blæstɪk] *adj*: Mesoblast betreffend, vom Mesoblast abstammend, mesoblastisch, mesodermal
mes|o|bron|chi|tis [ˌmezəʊbrɑŋ'kaɪtɪs] *noun*: Mesobronchitis *f*
mes|o|cae|cal [ˌmezəʊ'siːkəl] *adj*: (*brit.*) →*mesocecal*
mes|o|cae|cum [ˌmezəʊ'siːkəm] *noun*: (*brit.*) →*mesocecum*
mes|o|car|dia [ˌmezəʊ'kɑːrdɪə] *noun*: Mesokardie *f*
mes|o|car|di|um [ˌmezəʊ'kɑːrdɪəm] *noun*: Mesokard *nt*
arterial mesocardium: arterielles Mesokard *nt*
dorsal mesocardium: dorsales Mesokard *nt*
venous mesocardium: venöses Mesokard *nt*
ventral mesocardium: ventrales Mesokard *nt*
mes|o|ca|val [ˌmezəʊ'keɪvəl, -'kɑ-] *adj*: mesokaval
mes|o|ce|cal [ˌmezəʊ'siːkəl] *adj*: Mesozäkum betreffend
mes|o|ce|cum [ˌmezəʊ'siːkəm] *noun*: Mesozäkum *nt*, Mesocaecum *nt*
mes|o|ce|phal|ic [ˌmezəʊsɪ'fælɪk] *adj*: mesozephal, mesokephal, normokephal, normozephal
mes|o|ceph|a|lon [ˌmezəʊ'sefəlɑn] *noun*: →*mesencephalon*
mes|o|ceph|a|lous [ˌmezəʊ'sefələs] *adj*: →*mesocephalic*
Mes|o|ces|toi|des [ˌmezəʊses'tɔɪdiːz] *plural*: Mesocestoides *pl*
Mes|o|ces|toi|di|dae [ˌmezəʊses'tɔɪdɪdiː] *plural*: Mesocestoididae *pl*
mes|o|chon|dri|um [ˌmezəʊ'kɑndriːəm] *noun*: Mesochondrium *nt*
mes|o|cho|roi|dea [ˌmezəʊkə'rɔɪdɪə] *noun*: Mesochoroidea *f*
mes|o|col|ic [ˌmezəʊ'kɑlɪk] *adj*: Mesokolon betreffend, mesokolisch
mes|o|co|lon [ˌmezəʊ'kəʊlən] *noun, plural* **-lons, -la** [-lə]:

M

Meso *nt*, Mesokolon *nt*, Mesocolon *nt*
ascending mesocolon: Mesokolon *nt* des aufsteigenden Kolons, Mesocolon ascendens
descending mesocolon: Mesokolon *nt* des Colon descendens, Mesocolon descendens
dorsal mesocolon: dorsales Mesokolon *nt*
iliac mesocolon: Mesokolon *nt* des Sigmas, Mesosigma *nt*, Mesocolon sigmoideum
left mesocolon: Mesokolon *nt* des Colon descendens, Mesocolon descendens
pelvic mesocolon: Mesokolon *nt* des Sigmas, Mesosigma *nt*, Mesocolon sigmoideum
right mesocolon: Mesokolon *nt* des aufsteigenden Kolons, Mesocolon ascendens
sigmoid mesocolon: Mesokolon *nt* des Sigmas, Mesosigma *nt*, Mesocolon sigmoideum
transverse mesocolon: Mesokolon *nt* des Colon transversum, Mesocolon transversum
mes|o|col|o|pex|y [ˌmezəʊ'kəʊləpeksiː] *noun*: Mesokolonfixation *f*, Mesokolopexie *f*
mes|o|col|o|pli|ca|tion [ˌmezəʊkəʊləplaɪ'keɪʃn] *noun*: Mesokoloplikation *f*
mes|o|cor|nea [ˌmezəʊ'kɔːrnɪə] *noun*: Mesokornea *f*, Substantia propria corneae
mes|o|cor|tex [ˌmezəʊ'kɔːrteks] *noun*: Übergangskortex *m*, Mesokortex *m*, -cortex *m*
mes|o|cu|ne|i|form [ˌmezəʊ'kjʊnɪəfɔːrm] *noun*: Os cuneiforme intermedium
mes|o|cy|to|ma [ˌmezəʊsaɪ'təʊmə] *noun*: Bindegewebstumor *m*
mes|o|dens ['mesəʊdens] *noun*: Mesodens *m*, Mesiodens *m*, Mesiodons *m*
mes|o|derm ['mezəʊdɜrm] *noun*: mittleres/drittes Keimblatt *nt*, Mesoderm *nt*; Mesoblast *m*
extraembryonic mesoderm: extraembryonales Mesoderm *nt*
intermediate mesoderm: intermediäres Mesoderm *nt*
intraembryonic mesoderm: intraembryonales Mesoderm *nt*
lateral mesoderm: Seitenplattenmesoderm *nt*
lateral plate mesoderm: Seitenplattenmesoderm *nt*
metanephric mesoderm: metanephrogenes Mesoderm *nt*
paraxial mesoderm: paraxiales Mesoderm *nt*
parietal mesoderm: parietales Mesoderm *nt*
primary mesoderm: extraembryonales Mesoderm *nt*
secondary mesoderm: intraembryonales Mesoderm *nt*
somatic mesoderm: parietales Mesoderm *nt*
somatopleuric mesoderm: somatopleurales Mesoderm *nt*, Somatopleura *f*
splanchnic mesoderm: viszerales Mesoderm *nt*
splanchnopleuric mesoderm: splanchnopleurales Mesoderm *nt*, Splanchnopleura *f*
visceral mesoderm: viszerales Mesoderm *nt*
mes|o|der|mal [ˌmezəʊ'dɜrml] *adj*: Mesoderm betreffend, vom Mesoderm abstammend, mesodermal, mesoblastisch, Mesoderm(al)-
mes|o|der|mic [ˌmezəʊ'dɜrmɪk] *adj*: →*mesodermal*
mes|o|di|as|to|lic [ˌmezəʊdaɪə'stɑlɪk] *adj*: in der Mitte der Diastole (auftretend), mesodiastolisch
mes|o|dont ['mesəʊdɑnt] *adj*: mesodont
mes|o|don|tia [mesəʊ'dɑnʃɪə] *noun*: Mesodontie *f*
mes|o|don|tic [mesəʊ'dɑntɪk] *adj*: mesodont
mes|o|don|tism [mesəʊ'dɑntɪzəm] *noun*: Mesodontie *f*
mes|o|du|o|de|nal [ˌmezəʊˌd(j)uːə'diːnl, -d(j)uː'ɑdnəl] *adj*: Mesoduodenum betreffend, mesoduodenal
mes|o|du|o|de|num [ˌmezəʊˌd(j)uːə'diːnəm, mezəʊd(j)uː'ɑdnəm] *noun*: Mesoduodenum *nt*
dorsal mesoduodenum: dorsales Mesoduodenum *nt*
mes|o|en|ter|i|o|lum [ˌmezəʊentə'rɪələm] *noun*: →*mesenteriolum*
mes|o|ep|i|did|y|mis [ˌmezəʊepɪ'dɪdəmɪs] *noun*: Mesoepididymis *f*
mes|o|e|soph|a|gus [ˌmezəʊɪ'sɑfəgəs] *noun*: Mesoösophagus *m*
mes|o|gas|ter [ˌmezəʊ'gæstər] *noun*: →*mesogastrium*
mes|o|gas|tric [ˌmezəʊ'gæstrɪk] *adj*: Mesogastrium betreffend, mesogastrisch
mes|o|gas|tri|um [ˌmezəʊ'gæstriːəm] *noun*: Mesogastrium *nt*
dorsal mesogastrium: dorsales Mesogastrium *nt*
ventral mesogastrium: ventrales Mesogastrium *nt*
me|sog|li|a [mɪ'sɑglɪə] *noun*: Mesoglia *f*, Hortega-Glia *f*, -Zellen *pl*
mes|o|glu|te|us [ˌmezəʊ'gluːtɪəs] *noun*: Glutäus *m* medius, Musculus gluteus medius
mes|og|nath|ic [mesəʊ'næθɪk] *adj*: mesognath
me|sog|na|thous [mə'sɑgnəθəs] *adj*: mesognath
mes|o|hy|lo|ma [ˌmezəʊhaɪ'ləʊmə] *noun*: →*mesothelioma*
mes|o|il|e|um [ˌmezəʊ'ɪlɪəm] *noun*: Mesoileum *nt*
meso-inositol *noun*: Meso-Inosit *nt*, Myo-Inosit *nt*, Meso-Inositol *nt*, Myo-Inositol *nt*
mes|o|je|ju|num [ˌmezəʊdʒɪ'dʒuːnəm] *noun*: Mesojejunum *nt*
mes|o|lec|i|thal [ˌmezəʊ'lesɪθəl] *adj*: mesolezithal
mes|o|me|lia [ˌmezəʊ'miːlɪə] *noun*: Mesomelie *f*
mes|o|me|lic [ˌmezəʊ'melɪk, -'miː-] *adj*: Mesomelie betreffend, mesomel
mes|o|mere ['mezəʊmɪər] *noun*: Mesomere *f*
mes|o|mer|ic [ˌmezəʊ'merɪk] *adj*: Mesomerie betreffend, mesomer
me|som|er|ism [mɪ'zɑmərɪzəm] *noun*: Strukturresonanz *f*, Mesomerie *f*
mes|o|me|tri|tis [ˌmezəʊmɪ'traɪtɪs] *noun*: Entzündung *f* der Gebärmuttermuskulatur, Myometritis *f*, Myometriumentzündung *f*
mes|o|me|tri|um [ˌmezəʊ'mɪtɪrəm] *noun*: **1.** Mesometrium *nt* **2.** →*myometrium*
mes|o|mor|phic [ˌmezəʊ'mɔːrfɪk] *adj*: Mesomorphie betreffend, mesomorph
mes|o|mor|phy ['mezəʊmɔːrfiː] *noun*: Mesomorphie *f*
me|som|u|la [mɪ'sɑmjələ] *noun*: Mesomula *f*
me|son ['miːzɑn, 'mez-] *noun*: Meson *nt*
mes|o|neph|ric [ˌmezə'nefrɪk] *adj*: Urniere/Mesonephros betreffend, von der Urniere abstammend, mesonephrogen
mes|o|ne|phro|ma [ˌmezəʊnə'frəʊmə] *noun*: Mesonephrom(a) *nt*
mes|o|neph|ron [ˌmezəʊ'nefrɑn] *noun*: Urniere *f*, Mesonephron *nt*, Mesonephros *m*
mes|o|neph|ros [ˌmezəʊ'nefrɑs] *noun, plural* **-roi** [-rɔɪ]: Urniere *f*, Mesonephron *nt*, Mesonephros *m*
mes|o|oe|soph|a|gus [ˌmezəʊɪ'sɑfəgəs] *noun*: (*brit.*) →*mesoesophagus*
meso-omentum *noun*: Mesoomentum *nt*
mes|o|pal|li|um [ˌmezəʊ'pælɪəm] *noun*: Paläopallium *nt*, Paleopallium *nt*, Palaeopallium *nt*
mes|o|pex|y ['mezəʊpeksiː] *noun*: Mesenteriumfixation *f*, Mesenteriopexie *f*
mes|o|phile ['mezəʊfaɪl, -fɪl]: I *noun* (*biolog.*) mesophiler Organismus *m* II *adj* →*mesophilic*
mes|o|phil|ic [ˌmezəʊ'fɪlɪk] *adj*: mesophil
me|soph|i|lous [mɪ'zɑfələs] *adj*: →*mesophilic*
mes|o|phle|bit|ic [ˌmezəʊflɪ'bɪtɪk] *adj*: Mesophlebitis be-

M

treffend, mesophlebitisch
mes|o|phle|bi|tis [ˌmezəʊflɪ'baɪtɪs] *noun*: Mesophlebitis *f*
mes|o|phrag|ma [ˌmezəʊ'fræɡmə] *noun*: Mittelstreifen *m*, Mesophragma *nt*, M-Streifen *m*
me|soph|ry|on [mə'zɑfrɪən, -ɑn] *noun*: Mesophryon *nt*
mes|o|phyll ['mezəfɪl] *noun*: Mesophyll *nt*
mes|o|pneu|mon [ˌmezəʊ'njuːmɑn, -'nʊ-] *noun*: Mesopneumonium *nt*
mes|o|pneu|mo|ni|um [ˌmezəʊnjuː'məʊnɪəm, -nʊ-] *noun*: →*mesopneumon*
mes|o|por|phy|rin [ˌmezəʊ'pɔːrfərɪn] *noun*: Mesoporphyrin *nt*
mes|o|pro|sop|ic [ˌmesəʊprəʊ'sɑpɪk] *adj*: mittelgesichtig, mesoprosop
mes|o|ra|chis|chi|sis [ˌmezəʊrə'kɪskəsɪs] *noun*: →*merorachischisis*
me|sor|chi|um [mɪ'sɔːrkɪəm] *noun, plural* **-chia** [-kɪə]: Mesorchium *nt*
mes|o|rec|tum [ˌmezəʊ'rektəm] *noun*: Mesorektum *nt*
mes|or|rha|chis|chi|sis [ˌmezəʊrə'kɪskəsɪs] *noun*: →*merorachischisis*
mes|or|rha|phy [mə'sɔrəfiː] *noun*: Mesenteriumnaht *f*, Mesenteriorrhaphie *f*, Mesorrhaphie *f*
mes|o|sal|pinx [ˌmezəʊ'sælpɪŋks] *noun, plural* **-sal|pinges** [-sæl'pɪndʒiːz]: Mesosalpinx *f*
mes|o|sig|moid [ˌmezəʊ'sɪɡmɔɪd] *noun*: Mesokolon *nt* des Sigmas, Mesosigma *nt*, Mesocolon sigmoideum
mes|o|sig|moi|di|tis [ˌmezəʊˌsɪɡmɔɪ'daɪtɪs] *noun*: Mesosigmaentzündung *f*
mes|o|sig|moi|do|pex|y [ˌmezəʊsɪɡ'mɔɪdəpeksiː] *noun*: Mesosigmoidopexie *f*
mes|o|some ['mezəʊsəʊm] *noun*: Mesosom *nt*
mes|o|staph|y|line [ˌmezəʊ'stæfɪlaɪn] *adj*: mesostaphylin
mes|o|ste|ni|um [ˌmezəʊ'stiːnɪəm] *noun*: →*mesentery*
mes|o|ster|num [ˌmezəʊ'stɜrnəm] *noun*: Corpus sterni
mes|o|struc|ture ['mezəʊstrʌktʃər] *noun*: Mesostruktur *f*, Mesiostruktur *f*
mes|o|sys|tol|ic [ˌmezəʊsɪs'tɑlɪk] *adj*: in der Mitte der Systole, mesosystolisch
mes|o|tau|ro|don|tism [mezəʊˌtɔːrəʊ'dɑntɪzəm] *noun*: Mesotaurodentismus *m*, Mesotaurodontie *f*
mes|o|ten|di|ne|um [ˌmezəʊten'dɪnɪəm] *noun*: Mesotendineum *nt*, Mesotenon *m*
mes|o|ten|don [ˌmezəʊ'tendən] *noun*: →*mesotendineum*
mes|o|ten|on [ˌmezəʊ'tenən] *noun*: Mesotendineum *nt*, Mesotenon *m*
mes|o|the|li|al [ˌmezəʊ'θiːlɪəl] *adj*: Mesothel betreffend, mesothelial
mes|o|the|li|o|ma [mezəʊˌθiːlɪ'əʊmə] *noun*: Mesotheliom *nt*
benign mesothelioma: benignes Mesotheliom *nt*
diffuse pleural mesothelioma: diffuses Pleuramesotheliom *nt*
fibrous pleural mesothelioma: fibröses Pleuramesotheliom *nt*, Pleurafibrom *nt*
pleural mesothelioma: Pleuramesotheliom *nt*
mes|o|the|li|um [ˌmezəʊ'θiːlɪəm] *noun*: Mesothel *nt*
mes|oth|e|nar [mes'ɑθɪnɑːr] *noun*: Musculus adductor pollicis
mes|o|tho|ri|um [ˌmezə'θɔːrɪəm, -'θəʊr-, ˌmiːz-] *noun*: Mesothorium *nt*
mes|o|tron ['mezətrɑn] *noun*: →*meson*
mes|o|trop|ic [ˌmezə'trɑpɪk, -'trəʊp-] *adj*: mesotrop
mes|o|tym|pa|num [ˌmezəʊ'tɪmpənəm] *noun*: Mesotympanum *nt*, Mesotympanicum *nt*
mes|o|var|i|al [ˌmezəʊ'veərɪəl] *adj*: Mesovarium betreffend, mesovarial, Mesovarial-
mes|o|var|i|an [ˌmezəʊ'veərɪən] *adj*: Mesovarium betreffend, mesovarial, Mesovarial-
mes|o|var|i|um [ˌmezəʊ'veəriːəm] *noun, plural* **-var|ia** [-'veərɪə]: Mesovarium *nt*
mes|sen|ger ['mesɪndʒər]: **I** *noun* Bote *m* **II** *adj* Boten-
chemical messenger: chemischer Bote *m*, chemische Botensubstanz *f*, Chemotransmitter *m*
intracellular messenger: intrazelluläre Botensubstanz *f*, intrazellulärer Bote *m*
second messenger: sekundäre Botensubstanz *f*, second messenger *m*
mes|ter|o|lone [mes'terələʊn] *noun*: Mesterolon *nt*
mes|tra|nol ['mestrənɔl, -nɑl] *noun*: Mestranol *nt*
me|sul|phen [mɪ'sʌlfən] *noun*: Mesulfen *nt*
me|sux|i|mide [mɪ'sʌksəmaɪd] *noun*: Mesuximid *nt*, Methsuximid *nt*
mes|yl|late ['mesɪleɪt] *noun*: Methansulfonat *nt*
MET *Abk.*: **1.** mean epidermal thickness **2.** methionine
META *Abk.*: methacryloxyethyl trimellitic anhydride
Meta *Abk.*: metaldehyde
meta- *präf.*: **1.** Über-, Met(a)- **2.** (*chem.*) meta-
metab. *Abk.*: **1.** metabolic **2.** metabolism
me|tab|a|sis [mə'tæbəsɪs] *noun*: Übergang *m*, Metabasis *f*
met|a|bi|o|sis [ˌmetəbaɪ'əʊsɪs] *noun*: Metabiose *f*
met|a|bol|ic [ˌmetə'bɑlɪk] *adj*: **1.** Stoffwechsel/Metabolismus betreffend, stoffwechselbedingt, metabolisch, Stoffwechsel- **2.** veränderlich, sich verwandelnd
met|a|bo|lim|e|ter [ˌmetəbə'lɪmɪtər] *noun*: Metabolimeter *nt*
met|a|bo|lim|e|try [ˌmetəbə'lɪmətriː] *noun*: Stoffwechselmessung *f*, Metabolimetrie *f*
me|tab|o|lism [mə'tæbəlɪzəm] *noun*: Stoffwechsel *m*, Metabolismus *m*
amino acid metabolism: Aminosäurestoffwechsel *m*, Aminosäuremetabolismus *m*
basal metabolism: Grundstoffwechsel *m*, Grundstoffumsatz *m*
carbohydrate metabolism: Kohlenhydratstoffwechsel *m*, Kohlenhydratmetabolismus *m*
cell metabolism: Zellstoffwechsel *m*, Zellmetabolismus *m*
cellular metabolism: Zellstoffwechsel *m*, Zellmetabolismus *m*
cerebral metabolism: Hirnstoffwechsel *m*, Hirnmetabolismus *m*
defective iodine metabolism: Iodfehlverwertung *f*
energy metabolism: Energiestoffwechsel *m*
fat metabolism: Fettstoffwechsel *m*, Fettmetabolismus *m*, Lipometabolismus *m*
functional metabolism: Betriebsstoffwechsel *m*
glucose metabolism: Glucosestoffwechsel *m*
increased metabolism: erhöhter/gesteigerter Stoffwechsel *m*, Hypermetabolismus *m*
intermediary metabolism: Intermediärstoffwechsel *m*, Zwischenstoffwechsel *m*
iron metabolism: Eisenstoffwechsel *m*, Ferrokinetik *f*
lipid metabolism: Lipidstoffwechsel *m*, -metabolismus *m*, Lipometabolismus *m*
muscle metabolism: Muskelstoffwechsel *m*, -metabolismus *m*
oxidative metabolism: oxidativer Metabolismus *m*
postaggression metabolism: Postaggressionsstoffwechsel *m*
primary metabolism: primärer Stoffwechsel *m*, Zwischenstoffwechsel *m*, Intermediärstoffwechsel *m*
protein metabolism: Eiweißstoffwechsel *m*, Proteinstoffwechsel *m*, Proteinmetabolismus *m*
rapid metabolism: Tachymetabolismus *m*

M

respiratory metabolism: Atmungsstoffwechsel *m*, respiratorischer Stoffwechsel *m*
secondary metabolism: sekundärer Stoffwechsel *m*
sperm metabolism: Spermienstoffwechsel *m*
structural metabolism: Baustoffwechsel *m*
vectorial metabolism: vektorieller Metabolismus *m*
me|tab|o|lite [mə'tæbəlaɪt] *noun*: Stoffwechsel(zwischen)produkt *nt*, Metabolit *m*
essential metabolites: essentielle Metaboliten *pl*
non-essential metabolites: nicht-essentielle Metaboliten *pl*
me|tab|o|liz|a|ble [mə'tæbəlaɪzəbl] *adj*: metabolisierbar
me|tab|o|lize [mə'tæbəlaɪz] *vt, vi*: verstoffwechseln, umwandeln, metabolisieren
met|a|car|pal [ˌmetə'kɑːrpl]: **I** *noun* →*metacarpals* **II** *adj* Mittelhand(knochen) betreffend, metakarpal, Mittelhand-, Metakarpal-
met|a|car|pals [ˌmetə'kɑːrplz] *plural*: Mittelhandknochen *pl*, Metakarpalknochen *pl*, Metacarpalia *pl*, Ossa metacarpalia/metacarpi
met|a|car|pec|to|my [ˌmetəkɑːr'pektəmiː] *noun*: Metakarpalknochenexzision *f*, -resektion *f*
metacarpo- *präf.*: Mittelhand-, Metakarpo-
met|a|car|po|car|pal [ˌmetəˌkɑːrpəʊ'kɑːrpl] *adj*: Handwurzel und Mittelhand/Metakarpus betreffend, karpometakarpal
met|a|car|po|pha|lan|ge|al [ˌmetəˌkɑːrpəʊfə'lændʒɪəl] *adj*: Mittelhand(knochen) und Finger/Phalanges betreffend, metakarpophalangeal
met|a|car|pus [ˌmetə'kɑːrpəs] *noun, plural* **-pi** [-paɪ]: Mittelhand *f*, Metakarpus *m*
met|a|cele ['metəsiːl] *noun*: →*metacoele*
met|a|cen|tric [ˌmetə'sentrɪk] *adj*: metazentrisch
met|a|cer|car|ia [ˌmetəsɜr'keərɪə] *noun, plural* **-riae** [-rɪˌiː]: Metazerkarie *f*
met|a|chro|ma|sia [ˌmetəkrəʊ'meɪzɪə] *noun*: Metachromasie *f*
met|a|chro|mat|ic [ˌmetəkrəʊ'mætɪk, -krə-] *adj*: mit dem selben Farbstoff unterschiedlich färbend, metachromatisch
met|a|chro|ma|tin [ˌmetə'krəʊmətɪn] *noun*: Metachromatin *nt*
met|a|chro|ma|tism [ˌmetə'krəʊmətɪzəm] *noun*: →*metachromasia*
met|a|chro|mi|a [ˌmetə'krəʊmɪə] *noun*: Metachromasie *f*
met|a|chro|mic [ˌmetə'krəʊmɪk] *adj*: →*metachromatic*
met|a|chro|mo|phil [ˌmetə'krəʊməfɪl] *adj*: →*metachromatic*
met|a|chro|mo|phile [ˌmetə'krəʊməfaɪl] *adj*: →*metachromatic*
met|a|chro|mo|some [ˌmetə'krəʊməsəʊm] *noun*: Metachromosom *nt*
me|tach|ro|nous [mə'tækrənəs] *adj*: zu verschiedenen Zeiten auftretend, metachron
me|tach|y|sis [mə'tækəsɪs] *noun*: Bluttransfusion *f*
met|a|coele ['metəsiːl] *noun*: **1.** Metazöl *nt* **2.** Metazölom *nt*
met|a|coe|lo|ma [ˌmetəsɪ'ləʊmə] *noun*: Metazölom *nt*
met|a|cone ['metəkəʊn] *noun*: Metakonus *m*
met|a|co|nid [metə'kəʊnɪd] *noun*: Metakonid *m*
met|a|cor|tan|dra|cin [ˌmetəkɔːr'tændrəsɪn] *noun*: Prednison *nt*
met|a|cor|tan|dra|lone [ˌmetəkɔːr'tændrələʊn] *noun*: Prednisolon *nt*
met|a|cre|sol [ˌmetə'kriːsɔl, -sɑl] *noun*: m-Kresol *nt*, meta-Kresol *nt*
met|a|cryp|to|zo|ite [ˌmetəkrɪptə'zəʊaɪt] *noun*: Metakryptozoit *m*
met|a|cy|e|sis [ˌmetəsaɪ'iːsɪs] *noun*: Extrauteringravidität *f*
met|a|cyst ['metəsɪst] *noun*: Metazyste *f*
met|a|du|o|de|num [ˌmetəˌd(j)uːəʊ'diːnəm] *noun*: Metaduodenum *nt*
met|a|fe|male [ˌmetə'fiːmeɪl] *noun*: **1.** Metafemale *f*, Patientin *f* mit Drei-X-Syndrom *nt* **2.** Drei-X-Syndrom *nt*, Triplo-X-Syndrom *nt*, XXX-Syndrom *nt*
met|a|gas|tru|la [ˌmetə'gæstrʊlə] *noun*: Metagastrula *f*
met|a|gen|e|sis [ˌmetə'dʒenəsɪs] *noun*: Metagenese *f*
met|a|go|ni|mi|a|sis [ˌmetəˌgəʊnɪ'maɪəsɪs] *noun*: Metagonimiasis *f*, Metagonimus-Befall *m*, Metagonimose *f*
Met|a|gon|i|mus [ˌmetə'gɑnɪməs] *noun*: Metagonimus *m*
Metagonimus ovatus: Metagonimus yokogawai
Metagonimus yokogawai: Metagonimus yokogawai
met|a|hae|mo|glo|bin [metə'hiːməgləʊbɪn] *noun*: (*brit.*) →*methemoglobin*
met|a|he|mo|glo|bin [metə'hiːməgləʊbɪn] *noun*: →*methemoglobin*
met|a|ic|ter|ic [ˌmetəɪk'terɪk] *adj*: nach einer Gelbsucht auftretend, metaikterisch
met|a|in|fec|tive [ˌmetəɪn'fektɪv] *adj*: nach einer Infektion auftretend, metainfektiös
met|a|ki|ne|sis [ˌmetəkɪ'niːsɪs] *noun*: **1.** Metakinese *f* **2.** Prometaphase *f*
met|al ['metl]: **I** *noun* Metall *nt* **II** *adj* aus Metall, metallen, Metall-
alkali metal: Alkalimetall *nt*
alkaline metal: →*alkali metal*
alkaline earth metal: Erdalkalimetall *nt*
alloy-forming metal: legierfähiges Metall *nt*
Babbitt metal: Babbitt-Metall *nt*
base metal: Nichtedelmetall *nt*, unedles Metall *nt*; basenbildendes Metall *nt*, basisches Metall *nt*
basic metal: →*base metal*
cast metal: Gussmetall *nt*
d'Arcet's metal: d'Arcet-Metall *nt*
fusible metal: leichtflüssige Legierung *f*, leichtschmelzende Legierung *f*
heavy metal: Schwermetall *nt*
implant metal: Implantatmetall *nt*
light metal: Leichtmetall *nt*
Melotte's metal: Melotte-Metall *nt*
noble metal: Edelmetall *nt*
precious metal: →*noble metal*
rare earth metals: seltene Erden *pl*
white metal: Weißmetall *nt*
Wood's metal: Wood-Metall *nt*
wrought metal: geschmiedetes Metall *nt*
met|al|bu|min [metæl'bjuːmən] *noun*: Metalbumin *nt*, Pseudomuzin *nt*
metal-ceramics *plural*: Metallkeramik *f*
met|al|de|hyde [mɪ'tældəhaɪd, me-] *noun*: Metaldehyd *m*
me|tal|lic [mə'tælɪk] *adj*: Metall betreffend, aus Metall bestehend, Metall enthaltend, metallisch, metallen, Metall(o)-
metallic oxide: Metalloxyd *nt*
me|tal|lo|cy|a|nide [məˌtæləʊ'saɪənaɪd, -nɪd] *noun*: Metall(o)cyanid *nt*
me|tal|lo|en|zyme [məˌtæləʊ'enzaɪm] *noun*: Metall(o)-enzym *nt*
me|tal|lo|fla|vo|pro|tein [məˌtæləʊˌfleɪvəʊ'prəʊtiːn, -tiːɪn] *noun*: Metalloflavoprotein *nt*, Metallflavoprotein *nt*
met|al|loid ['metlɔɪd]: **I** *noun* Nicht-, Halbmetall *nt*, Metalloid *nt* **II** *adj* metallähnlich, metalloid
met|al|loi|dal ['metlɔɪdl] *adj*: →*metalloid II*
me|tal|lo|phil|ic [məˌtæləʊ'fɪlɪk] *adj*: metallophil

M

me|tal|lo|pho|bi|a [mə,tæləʊ'fəʊbɪə] *noun*: Metallophobie *f*, krankhafte Angst vor Metallen *oder* Metallgegenständen
me|tal|lo|pho|bic [mə,tæləʊ'fəʊbɪk] *adj*: Metallophobie betreffend, metallophob
me|tal|lo|por|phy|rin [mə,tæləʊ'pɔːrfərɪn] *noun*: Metall(o)porphyrin *nt*
me|tal|lo|pro|tein [mə,tæləʊ'prəʊtiːn, -tiːɪn] *noun*: Metall(o)protein *nt*
me|tal|lo|pro|tein|ase [mə,tæləʊ'prəʊtɪ(ɪ)neɪz] *noun*: Metalloproteinase *f*
matrix metalloproteinases: Matrix-Metalloproteinasen *pl*
met|al|ules ['metəluː,iːz] *noun*: →*metasyphilis*
met|al|ul|et|ic [,metəluː'etɪk] *adj*: →*metasyphilitic*
met|a|mere ['metəmɪər] *noun*: Metamer *nt*
met|a|mer|ic [,metə'merɪk] *adj*: Metamerie betreffend, durch Metamerie gekennzeichnet, metamer, metamerisch
me|tam|er|ism [mə'tæmərɪzəm] *noun*: Metamerie *f*
met|a|mi|zole ['metəmɪzəʊl] *noun*: Metamizol *nt*, Noramidopyrin *nt*, Novaminsulfon *nt*
met|a|mor|phop|sia [,metəmɔːr'fɑpsɪə] *noun*: Metamorphopsie *f*
met|a|mor|pho|sis [,metəmɔːr'fəʊsɪs, metə'mɔːrfəsɪs] *noun*: Umgestaltung *f*, Umformung *f*, Umwandlung *f*, Metamorphose *f*
central fatty metamorphosis of liver: zentrale Leberverfettung *f*
diffuse fatty metamorphosis of liver: diffuse Leberverfettung *f*
fatty metamorphosis: fettige Metamorphose/Degeneration *f*
fatty metamorphosis of liver: Leberverfettung *f*, Leberepithelverfettung *f*, fettige Metamorphose/Degeneration *f* der Leber
peripheral fatty metamorphosis of liver: periphere Leberverfettung *f*
platelet metamorphosis: visköse Metamorphose *f*
retrograde metamorphosis: retrograde Metamorphose *f*
retrogressive metamorphosis: retrograde Metamorphose *f*
structural metamorphosis: visköse Metamorphose *f*
viscous metamorphosis: visköse Metamorphose *f*
met|a|mor|phot|ic [,metəmɔːr'fɑtɪk] *adj*: metamorph
met|a|my|e|lo|cyte [,metə'maɪələsaɪt] *noun*: jugendlicher Granulozyt *m*, Metamyelozyt *m*; Jugendlicher *m*
giant metamyelocytes: Riesenmetamyelozyten *pl*, Riesenstabkernige *pl*
met|a|neph|ric [,metə'nefrɪk] *adj*: Metanephros betreffend, metanephrogen, Nachnieren-
met|a|neph|rine [,metə'nefrɪn] *noun*: Metanephrin *nt*
met|a|neph|ron [,metə'nefrɑn] *noun*: →*metanephros*
met|a|neph|ros [,metə'nefrɑs] *noun, plural* **-roi** [-rɔɪ]: Nachniere *f*, Metanephros *m*
met|a|neu|tro|phil [,metə'n(j)uːtrəfɪl] *adj*: metaneutrophil
met|a|neu|tro|phile [,metə'n(j)uːtrəfaɪl] *adj*: →*metaneutrophil*
met|a|nu|cle|us [,metə'n(j)uːklɪəs] *noun*: Metanukleus *m*
met|a|phase ['metəfeɪz] *noun*: Metaphase *f*
me|taph|y|se|al [mə'tæfəsɪəl, ,metə'fiːzɪəl] *adj*: Metaphyse betreffend, in der Metaphyse, metaphysär, Metaphysen-
me|taph|y|si|al [mə'tæfəsɪəl, ,metə'fiːzɪəl] *adj*: →*metaphyseal*
me|taph|y|sis [mə'tæfəsɪs] *noun, plural* **-ses** [-siːz]: Knochenwachstumszone *f*, Metaphyse *f*, Metaphysis *f*
me|taph|y|sit|ic [,metəfɪ'sɪtɪk] *adj*: Metaphysitis betreffend, metaphysitisch
me|taph|y|si|tis [,metəfɪ'saɪtɪs, mə,tæfɪ-] *noun*: Metaphysitis *f*, Metaphysenentzündung *f*
met|a|pla|sia [,metə'pleɪʒ(ɪ)ə] *noun*: Metaplasie *f*
agnogenic myeloid metaplasia: idiopathische myeloische Metaplasie *f*, primäre myeloische Metaplasie *f*, Leukoerythroblastose *f*, leukoerythroblastische Anämie *f*
direct metaplasia: direkte Metaplasie *f*
enteral metaplasia: enterale Metaplasie *f*
enterocolic metaplasia: enterokolische Metaplasie *f*
gastric metaplasia: gastrale Metaplasie *f*, Metaplasie *f* der Magenschleimhaut
indirect metaplasia: indirekte Metaplasie *f*
intestinal metaplasia: intestinale Metaplasie *f*
myeloid metaplasia: myeloische Metaplasie *f*
metaplasia of pulp: Pulpametaplasie *f*, Metaplasie *f* der Zahnpulpa
regenerative metaplasia: indirekte Metaplasie *f*
retrograde metaplasia: retrograde Metaplasie *f*, Retroplasie *f*
squamous metaplasia: Plattenepithelmetaplasie *f*, squamöse Metaplasie *f*
sweat gland metaplasia: Schweißdrüsenmetaplasie *f*
met|a|plasm ['metəplæzəm] *noun*: Metaplasma *nt*
met|a|plas|tic [,metə'plæstɪk] *adj*: Metaplasie betreffend, metaplastisch
met|a|plex|us [,metə'pleksəs] *noun*: Plexus choroideus des IV. Ventrikels, Plexus choroideus ventriculi quarti
met|a|pneu|mon|ic [,metən(j)uː'mɑnɪk] *adj*: im Anschluss an eine Lungenentzündung/Pneumonie (auftretend), metapneumonisch, postpneumonisch
met|a|psy|chol|o|gy [,metəsaɪ'kɑlədʒiː] *noun*: Metapsychologie *f*
met|a|py|rone [,metə'paɪrəʊn] *noun*: →*metyrapone*
met|a|ram|i|nol [,metə'ræmɪnəl] *noun*: Metaraminol *nt*
met|a|rho|dop|sin [,metərəʊ'dɑpsɪn] *noun*: Metarhodopsin *nt*
met|ar|te|ri|ole [met,ɑːr'tɪərɪəʊl] *noun*: Metarteriole *f*, Präkapillare *f*
met|a|ru|bri|cyte [,metə'ruːbrəsaɪt] *noun*: azidophiler/orthochromatischer/oxaphiler Normoblast *m*
met|a|sta|ble [,metə'steɪbl] *adj*: metastabil
me|tas|ta|sis [mə'tæstəsɪs] *noun, plural* **-ses** [mə'tæstəsiːz]: **1.** Absiedelung *f*, Tochtergeschwulst *f*, Metastase *f*, Metastasis *f* **2.** Metastasierung *f*, Filialisierung *f* **3.** Abszedierung *f*, Metastasierung *f*
adrenal metastasis: Nebennierenmetastase *f*
axillary metastasis: Achsellymphknotenmetastase *f*
axillary lymph node metastasis: →*axillary metastasis*
bone metastasis: Knochenmetastase *f*, ossäre Metastase *f*
bone marrow metastases: Knochenmarkmetastasierung *f*
bony metastasis: →*bone metastasis*
brain metastases: Hirnmetastasen *pl*
carcinomatous metastasis: Krebsmetastase *f*, Karzinommetastase *f*
cavitary metastasis: kavitäre Metastase *f*
cerebral metastases: Hirnmetastasen *nt*
CNS metastasis: ZNS-Metastase *f*, Metastase *f* ins ZNS
contact metastasis: Kontaktmetastase *f*
crossed metastasis: gekreuzte Metastase *f*
direct metastasis: direkte Metastase *f*

M

distant metastases: Fernmetastasen *pl*
dural metastasis: Durametastase *f*
haematogenous metastasis: (*brit.*) →*hematogenous metastasis*
hematogenous metastasis: hämatogene Metatase *f*
hepatic metastasis: Lebermetastase *f*
iatrogenic metastasis: iatrogene Metastasierung *f*
implantation metastasis: Implantationsmetastase *f*
inoculation metastasis: Impfmetastase *f*
intracavitary metastasis: intrakavitäre Metastasierung *f*
intraluminal metastasis: intraluminale Metastasierung *f*
in-transit metastasis: In-transit-Metastase *f*
liver metastasis: Lebermetastase *f*
local metastasis: lokale Metastase *f*
lymphatic metastasis: lymphogene Metastase *f*
lymph node metastasis: Lymphknotenmetastase *f*
lymphogenous metastasis: lymphogene Metastasierung *f*
meningeal metastases: Meningeosis *f*, Meningeose *f*
myocardial metastasis: Herzmuskel-, Myokardmetastase *f*
neurogenous metastasis: neurogene Metastasierung *f*
osseous metastasis: Knochenmetastase *f*, ossäre Metastase *f*
osteoblastic metastasis: osteoplastische Metastase *f*
osteoblastic-osteolytic metastasis: osteoplastische-osteolytische Metastase *f*
osteoclastic bone metastasis: osteoklastische Knochenmetastase *f*
osteolytic metastasis: osteolytische Metastase *f*
osteoplastic bone metastasis: osteoplastische Knochenmetastase *f*
paradoxical metastasis: paradoxe/retrograde Metastase *f*
peritoneal metastasis: Bauchfellmetastase *f*, Peritonealmetastase *f*
pigment metastasis: Pigmentmetastase *f*
pulmonary metastases: Lungenmetastasen *pl*
regional metastasis: regionäre Metastase *f*
retrograde metastasis: paradoxe/retrograde Metastase *f*
soft tissue metastasis: Weichteilmetastase *f*
solitary metastasis: Solitärmetastase *f*
transplantation metastasis: Transplantationsmetastase *f*
visceral metastasis: Eingeweidemetastase *f*

me|tas|ta|size [mə'tæstəsaɪz] *vt*: Metastasen bilden *oder* setzen, metastasieren
met|a|stat|ic [metə'stætɪk] *adj*: Metastase betreffend, metastasierend, metastatisch, Metastasen-
met|a|ster|num [ˌmetə'stɜrnəm] *noun*: Schwertfortsatz *m*, Processus xiphoideus
Met|a|stron|gy|li|dae [ˌmetəˌstrɑn'dʒɪlə,diː] *plural*: Metastrongylidae *pl*
Met|a|stron|gy|lus [ˌmetə'strɑndʒələs] *noun*: Metastrongylus *m*
met|a|syph|i|lis [ˌmetə'sɪf(ə)lɪs] *noun*: Metasyphilis *f*, Metalues *f*
met|a|syph|i|lit|ic [ˌmetəsɪfə'lɪtɪk] *adj*: Metasyphilis betreffend, metasyphilitisch, metaluetisch
met|a|tar|sal [ˌmetə'tɑːrsl]: I *noun* →*metatarsals* II *adj* Mittelfuß(knochen) betreffend, metatarsal, Mittelfuß-, Metatarsal-
met|a|tar|sal|gia [ˌmetətɑːr'sældʒ(ɪ)ə] *noun*: Metatarsalgie *f*
met|a|tar|sals [ˌmetə'tɑːrsls] *plural*: Mittelfußknochen *pl*, Metatarsalknochen *pl*, Ossa metatarsi, Metatarsalia *pl*
met|a|tar|sec|to|my [ˌmetətɑːr'sektəmiː] *noun*: Metatarsalknochenexzision *f*, Metatarsalknochenresektion *f*, Metatarsektomie *f*
metatarso- *präf.*: Mittelfuß-, Metatarsal-
met|a|tar|so|pha|lan|ge|al [ˌmetəˌtɑːrsəʊfə'lændʒɪəl] *adj*: Mittelfuß(knochen) und Zehen/Phalanges betreffend, metatarsophalangeal
met|a|tar|sus [ˌmetə'tɑːrsəs] *noun, plural* **-si** [-saɪ]: Mittelfuß *m*, Metatarsus *m*
metatarsus varus: Metatarsus varus
met|a|thal|a|mus [ˌmetə'θæləməs] *noun*: Metathalamus *m*
met|a|typ|ic [ˌmetə'tɪpɪk] *adj*: →*metatypical*
met|a|typ|i|cal [ˌmetə'tɪpɪkl] *adj*: metatypisch
met|a|xe|nia [ˌmetə'ziːnɪə, -jə] *noun*: Metaxenie *f*, Ektogonie *f*
me|tax|e|ny [mɪ'tæksəniː] *noun*: →*metaxenia*
Met|a|zoa [metə'zəʊə] *plural*: Mehrzeller *pl*, Vielzeller *pl*, Metazoen *pl*
met|a|zo|al [ˌmetə'zəʊəl] *adj*: →*metazoan II*
met|a|zo|an [ˌmetə'zəʊən]: I *noun* →*metazoon* II *adj* vielzellig, metazoisch
met|a|zo|ic [ˌmetə'zəʊɪk] *adj*: Metazoen betreffend, vielzellig, metazoisch
met|a|zo|on [ˌmetə'zəʊɑn] *noun, plural* **-zoa** [-'zəʊə]: Mehr-, Vielzeller *m*, Metazoon *nt*
met|en|ce|phal [ˌmetən'sefəlɑn] *noun*: →*metencephalon*
met|en|ce|phal|ic [ˌmetˌensɪ'fælɪk] *adj*: Nachhirn/Metenzephalon betreffend, Metenzephalon-
met|en|ceph|a|lon [ˌmetən'sefəlɑn] *noun*: **1.** Brücke *f*, Pons *m* cerebri **2.** Nachhirn *nt*, Metenzephalon *nt*, Metencephalon *nt*
met-enkephalin *noun*: Met-Enkephalin *nt*, Methionin-Enkephalin *nt*
met|en|o|lone [miː'tenələʊn] *noun*: Metenolon *nt*, Methenolon *nt*
me|te|o|rism ['miːtɪərɪzəm] *noun*: Blähsucht *f*, Meteorismus *m*, Tympania *f*
me|te|o|ro|pa|tho|lo|gy [ˌmiːtɪˌɔːrəpə'θɑlədʒiː] *noun*: Meteoropathologie *f*
me|te|o|rop|a|thy [ˌmiːtɪə'rɑpəθiː] *noun*: Meteoropathie *f*
me|te|o|ro|sen|si|tive [ˌmiːtɪˌɔːrə'sensətɪv] *adj*: wetterfühlig
me|te|o|ro|trop|ic [ˌmiːtɪˌɔːrə'trɑpɪk, -'trəʊp-] *adj*: durch das Wetter/Klima bedingt, meteorotrop
me|te|o|rot|ro|pism [miːtɪə'rɑtrəpɪzəm] *noun*: Meteorotropismus *m*, -tropie *f*
met|ep|en|ceph|a|lon [metepən'sefəlɑn] *noun*: →*myelencephalon*
me|ter ['miːtər]: I *noun* **1.** Meter *nt/m* **2.** Messinstrument *nt*, Meter *nt*, Messer *m*, Zähler *m* II *vt* messen
cubic meter: Kubik-, Raum-, Festmeter *m/nt*
exposure meter: Belichtungsmesser *m*
frequency meter: Frequenzmesser *m*
light meter: Belichtungsmesser *m*
peak flow meter: Peak-Flow-Meter *nt*, PEF-Meter *nt*
-meter *suf.*: Maß, Längenmäß; Messgerät, Messer, -meter
meter-candle *noun*: Lux *nt*
met|er|ga|sia [ˌmetər'geɪʒ(ɪ)ə] *noun*: →*metergasis*
met|er|ga|sis [ˌmetər'geɪsɪs] *noun*: Funktionswechsel *m*, Metergie *f*
me|ter|go|line [me'tɜrgəliːn] *noun*: Metergolin *nt*
met|es|trum [mə'testrəm] *noun*: →*metestrus*
met|es|trus [mə'testrəs] *noun*: Nachbrunst *f*, Metöstrus *m*
met|for|min [met'fɔːrmɪn] *noun*: Metformin *nt*, 1,1-Dimethylbiguanid *nt*
meth|ac|ry|late [meθ'ækrəleɪt] *noun*: Methacrylat *nt*
methyl methacrylate: Methylmethacrylat *nt*, Metha-

M

crylsäuremethylester *m*, Methylmethakrylat *nt*
polymethyl methacrylate: Polymethylmethacrylat *nt*
meth|a|done ['meθədəʊn] *noun*: Methadon *nt*
met|haem|al|bu|min [ˌmethiːmæl'bjuːmən] *noun*: (*brit.*) →*methemalbumin*
met|haem|al|bu|mi|nae|mi|a [ˌmethemælˌbjuːmɪ'niːmiːə] *noun*: (*brit.*) →*methemalbuminemia*
met|haeme ['methiːm] *noun*: (*brit.*) →*metheme*
met|hae|mo|glo|bin [met'hiːməgləʊbɪn, -'hemə-] *noun*: (*brit.*) →*methemoglobin*
met|hae|mo|glo|bi|nae|mi|a [metˌhiːməˌgləʊbɪ'niːmiːə] *noun*: (*brit.*) →*methemoglobinemia*
met|hae|mo|glo|bi|nae|mic [metˌhiːməˌgləʊbɪ'niːmɪk] *adj*: (*brit.*) →*methemoglobinemic*
met|hae|mo|glo|bin|u|ri|a [metˌhiːməˌgləʊbɪ'n(j)ʊəriːə] *noun*: (*brit.*) →*methemoglobinuria*
meth|am|phet|a|mine [meθæm'fetəmiːn, -mɪn] *noun*: Methamphetamin *nt*
meth|ane ['meθeɪn] *noun*: Sumpfgas *nt*, Grubengas *nt*, Methan *nt*
meth|ane|sul|fo|nate [ˌmeθeɪn'sʌlfəneɪt] *noun*: Methansulfonat *nt*
meth|ane|sul|pho|nate [ˌmeθeɪn'sʌlfəneɪt] *noun*: (*brit.*) →*methanesulfonate*
meth|a|no|gen ['meθənəʊdʒən] *noun*: methanbildender Mikroorganismus *m*, Methanbildner *m*
meth|a|no|gen|ic [ˌmeθənəʊ'dʒenɪk] *adj*: methanbildend
meth|a|nol ['meθənɔl, -nɑl] *noun*: Methanol *nt*, Methylalkohol *m*
meth|an|the|line [meθ'ænθəliːn] *noun*: Methanthelin *nt*
methantheline bromide: Methantheliniumbromid *nt*
meth|a|qua|lone [mə'θækwələʊn, ˌmeθə'kweɪləʊn] *noun*: Methaqualon *nt*
Met-Hb *Abk.*: methemoglobin
MeThCh *Abk.*: methylthiocholine
met|hem|al|bu|min [ˌmethiːmæl'bjuːmən] *noun*: Methämalbumin *nt*
met|hem|al|bu|mi|ne|mi|a [ˌmethemælˌbjuːmɪ'niːmiːə] *noun*: Methämalbuminämie *f*
met|heme ['methiːm] *noun*: Hämatin *nt*, Hydroxyhämin *nt*
met|he|mo|glo|bin [met'hiːməgləʊbɪn, -'hemə-] *noun*: Methämoglobin *nt*, Hämiglobin *nt*
cyanide methemoglobin: Zyanmethämoglobin *nt*, Cyanmethämoglobin *nt*, Methämoglobincyanid *nt*
met|he|mo|glo|bi|ne|mi|a [metˌhiːməˌgləʊbɪ'niːmiːə] *noun*: erhöhter Methämoglobingehalt *m* des Blutes, Methämoglobinämie *f*
congenital methemoglobinemia: enzymopathische/hereditäre Methämoglobinämie *f*
familial methemoglobinemia: familäre Methämoglobinämie *f*
toxic methemoglobinemia: toxische Methämoglobinämie *f*
met|he|mo|glo|bi|ne|mic [metˌhiːməˌgləʊbɪ'niːmɪk] *adj*: Methämoglobinämie betreffend *oder* verursachend, methämoglobinämisch
met|he|mo|glo|bin|u|ri|a [metˌhiːməˌgləʊbɪ'n(j)ʊəriːə] *noun*: Methämoglobinausscheidung *f* im Harn, Methämoglobinurie *f*
me|the|na|mine [meθ'iːnəmiːn, -mɪn] *noun*: Methenamin *nt*, Hexamin *nt*, Hexamethylentetramin *nt*
meth|ene ['meθiːn] *noun*: →*methylene*
meth|ex|e|nyl [meθ'eksənɪl] *noun*: Hexobarbital *nt*
meth|i|cil|lin [ˌmeθə'sɪlɪn] *noun*: Methizillin *nt*, -cillin *nt*
meth|im|a|zole [meθ'ɪməzəʊl, -'θaɪmə-] *noun*: Methimazol *nt*, Thiamazol *nt*
meth|ine ['meθiːn, -ɪn] *noun*: →*methylidyne*
me|thi|o|nine [mɪ'θaɪəniːn, -nɪn] *noun*: Methionin *nt*
activated methionine: aktives Methionin *nt*, S-Adenosylmethionin *nt*
me|thi|o|nyl [mə'θaɪənɪl] *noun*: Methionyl-(Radikal *nt*)
meth|is|a|zone [meθ'ɪsəzəʊn] *noun*: Methisazon *nt*, Marboran *nt*
meth|o|car|ba|mol [ˌmeθə'kɑːrbəmɔl] *noun*: Methocarbamol *nt*, Guajakolglycerolethercarbamat *nt*
meth|od ['meθəd] *noun*: Methode *f*, Verfahren *nt*; Vorgehensweise *f*, Verfahrensweise *f*; System *nt*
Abbott's method: Skoliosebehandlung *f* nach Abbott
Addis method: Addis-Count *m*, Addis-Hamburger-Count *m*, Addis-Test *m*
agar diffusion method: Agardiffusionsmethode *f*, -test *m*
Alexander's method: Eutonie *f*, Alexander-Technik *f*
Altmann-Gersh method: Altmann-Gersh-Verfahren *nt*, Altmann-Gersh-Technik *f*
Anel's method: Anel-Operation *f*
AO methods: AO-Methoden *pl*, AO-Techniken *pl*
AO/ASIF method: AO/ASIF-Technik *f*
method of application: Anwendungsweise *f*
approximation method: Näherungsverfahren *nt*
Arlt's method: Reposition *f* nach Arlt
ASIF method: ASIF-Technik *f*
auscultatory method: auskultatorische Blutdruckmessung *f* nach Korotkow
auxanographic method: Auxanografie *f*, Diffusionsmethode *f*
Bangerter's method: Pleoptik *f*
Barraquer's method: enzymatische Zonulolyse *f*
Bass' method: Bass-Technik *f*, Bass-Zahnputztechnik *f*
Bass' method of toothbrushing: →*Bass' method*
Bauer-Kirby method: Bauer-Kirby-Methode *f*
Beck's method: Beck-Bohrung *f*
Berger's method: Amputation *f* nach Berger
Bier's method: **1.** Bier-Stauung *f* **2.** intravenöse Regionalanästhesie *f*
Billing's method: Billings-Ovulationsmethode *f*, Ovulationsmethode *f*, Zervixschleimmethode *f*
blood decontamination methods: Blutreinigungsverfahren *pl*
blood detoxification methods: Blutreinigungsverfahren *pl*
Bobath method: Bobath-Methode *f*
Braille's method: Brailleschrift *f*, Blindenschrift *f*
Brandt-Andrews method: Brandt-Andrews-Handgriff *m*
broad marginal confrontation method: Jaboulay-Methode *f*, Jaboulay-Brian-Methode *f*
Bruhn method: Bruhn-Schienung *f*
Cajal's method: Cajal-Silberimprägnierung *f*
Callahan's method: **1.** Callahan-Methode *f*, Callahan-Technik *f* **2.** →*Callahan's root canal filling method*
Callahan's root canal filling method: Wurzelkanalfüllung *f* nach Callahan, Callahan-Technik *f*
canal filling method: Wurzelkanalfüllung *f*
Carrel's method: **1.** Carrel-Naht *f* **2.** (*orthopäd.*) Wundbehandlung *f* nach Dakin-Carrel
Charters' method: Charters-Technik *f*, Charters-Zahnputztechnik *f*
Charters' method of toothbrushing: →*Charters' method*
chloropercha method: Wurzelkanalfüllung *f* mit Chloropercha
chloropercha root canal filling method: →*chloropercha method*
Ciaccio's method: Ciaccio-Lipoidfärbung *f*
Cobb method: Skoliosewinkel *m* nach Cobb

method of constant stimuli: Konstanzverfahren *nt*, Methode *f* der konstanten Reize
Corning's method: Spinalanästhesie *f*, (*inf.*) Spinale *f*
Coulter method: Coulter-Verfahren *nt*
Credé's method: 1. Credé-Prophylaxe *f*, Credéisieren *nt* **2.** Credé-Handgriff *m*
crown-contouring method: Kronenkonturtechnik *f*
CsCl gradient method: CsCl-Gradientenmethode *f*, Cäsiumchloridgradientenmethode *f*
culture method: Kulturverfahren *nt*
cyanmethaemoglobin method: (*brit.*) →*cyanmethemoglobin method*
cyanmethemoglobin method: Methämoglobincyanidmethode *f*, Zyanhämoglobinmethode *f*, Cyanhämoglobinmethode *f*
cytochemical methods: zytochemische Methoden *pl*
Dakin-Carrel method: Wundbehandlung *f* nach Dakin-Carrel
Denis Browne method: funktionelle Schienenbehandlung *f* nach Denis Browne
Denman's method: Denman-Spontanentwicklung *f*
Dick method: Dick-Test *m*, -Probe *f*
Dieffenbach's method: Dieffenbach-Methode *f*, Dieffenbach-Verfahren *nt*, Dieffenbach-Verschiebeplastik *f*
diffusion method: 1. Auxanografie *f* **2.** →*diffusion root canal filling method*
diffusion root canal filling method: Wurzelkanalfüllung *f* nach Johnson, Johnson-Technik *f*
direct method for making inlays: direkte Inlayanfertigung *f*
Douglas' method: Douglas-Selbstentwicklung *f*, -Wendung *f*
Duke's method: Duke-Methode *f*, Bestimmung *f* der Blutungszeit nach Duke
Dwyer's method: Skolioseoperation *f* nach Dwyer
dye dilution method: Farbstoffverdünnungsmethode *f*
Edman method: Edman-Methode *f*
Eicken's method: Eicken-Hypopharyngoskopie *f*
Einthoven's method: Standardableitung *f* nach Einthoven, Einthoven-Dreieck *nt*
enrichment methods: Anreicherungsverfahren *pl*
Esmarch's method: Esmarch-Blutleere *f*
esophageal pressure method: Ösophagusdruckmethode *f*
Ferguson's method: Ferguson-Methode *f*
Fick's method: Fick-Prinzip *nt*
Finsen's method: Finsen-Methode *f*
Fones' method: Fones-Technik *f*, Fones-Zahnputztechnik *f*
Fones' method of toothbrushing: →*Fones' method*
freeze-etch method: Gefrierätzung *f*, Gefrierätzmethode *f*
Fülleborn's method: Fülleborn-Anreicherung *f*
Giemsa method: Giemsa-G-Banding *nt*
Girard's method: Girard-Hernienoperation *f*
glucose oxidase-hydrogen peroxide method: Glucoseoxidase-Peroxidase-Methode *f*
Goldberger's method: Goldberger-(Extremitäten-)Ableitungen *pl*, Ableitungen *pl* nach Goldberger
Golgi's method: Golgi-Färbung *f*
Golgi's staining method: →*Golgi's method*
Gram's method: Gram-Färbung *f*
Hackenbruch's method: Hackenbruch-Methode *f*
Hamilton's method: Hamilton-Methode *f*
Hammerschlag's method: Hammerschlag-Methode *f*
helium dilution method: Heliumeinwaschmethode *f*, Heliumverdünnungsmethode *f*
hexokinase method: Hexokinasemethode *f*
Hibler's method: Hibler-Packung *f*
hippocratic method: Reposition *f* nach Hippokrates
Holmgren method: Holmgren-Test *m*
Hortega method: Hortega-Silberimprägnierung *f*, Hortega-Versilberung *f*
Howe's silver precipitation method: Howe-Wurzelbehandlungsverfahren *nt*
imaging methods: bildgebende Verfahren *pl*
impression method: Abklatschverfahren *nt*
indicator-dilution method: Farbstoffverdünnungsmethode *f*, -technik *f*, Indikatorverdünnungsmethode *f*, -technik *f*
indirect method for making inlays: indirekte Inlayanfertigung *f*
Jaboulay's method: Jaboulay-Methode *f*, Jaboulay-Brian-Methode *f*
Johnson's method: Wurzelkanalfüllung *f* nach Johnson, Johnson-Technik *f*
Johnson's root canal filling method: →*Johnson's method*
Kabat's method: Kabat-Methode *f*, propriozeptive neuromuskuläre Fazilitation *f*
Karman's method: Karman-Methode *f*
Kaufmann's method: Kaufmann-Schema *nt*
Kjeldahl's method: Kjeldahl-Verfahren *nt*, Kjeldahlometrie *f*
Klapp's method: Klapp-Kriechübungen *pl*
Kocher's method: Kocher-Reposition *f*
Korotkoff's method: auskultatorische Blutdruckmessung *f* nach Korotkow
Kristeller's method: Kristeller-Handgriff *m*, Kristellern *nt*
Krönlein's method: Krönlein-Linienschema *nt*
lateral condensation method: laterale Kondensationstechnik *f*
lateral condensation root canal filling method: →*lateral condensation method*
Lee-White method: Lee-White-Probe *f*, Lee-White-Test *m*
Mann's method: Mann-Lentz-Färbung *f*, Mann-Färbung *f*
McSpadden method: McSpadden-Technik *f*, Wurzelkanalfüllung *f* nach McSpadden
measurement method: Messverfahren *nt*, Messmethode *f*, Messtechnik *f*
method of measuring: Messverfahren *nt*, Messmethode *f*, Messtechnik *f*
metric method of analysis: Maßanalyse *f*
modified Stillman's method: modifizierte Stillman-Technik *f*, modifizierte Stillman-Zahnputztechnik *f*
modified Stillman's method of toothbrushing: →*modified Stillman's method*
Moe's method: Bestimmung *f* der Rotation nach Moe und Nash
Moe and Nash method: →*Moe's method*
multiple cone method: laterale Kondensationstechnik *f*
multiple cone root canal filling method: →*multiple cone method*
neutral position method: Neutral-Null-Methode *f*, Neutral-0-Methode *f*
Nissl's method: Nissl-Färbung *f*
nitrogen washout method: Stickstoffauswaschmethode *f*
Oberst's method: Oberst-Anästhesie *f*, Oberst-Leitungsanästhesie *f*
oesophageal pressure method: (*brit.*) →*esophageal pressure method*

Ogino-Knaus method: Knaus-Ogino-Methode *f*
method of operation: Verfahrensweise, Arbeitsmethode *f*
Orsi-Grocco method: palpatorische Herzperkussion *f*
physiologic method of toothbrushing: physiologisches Zähneputzen *nt*
Poelchen's method: Poelchen-Methode *f*
Politzer's method: Politzer-Verfahren *nt*, Luftdusche *f*
Price-Jones method: Price-Jones-Kurve *f*
Pridie's method: Pridie-Bohrung *f*
Quick's method: Thromboplastinzeit *f*, Quickwert *m*, Quick *m*, Prothrombinzeit *f*
radial diffusion method: radiale Diffusionsmethode *f*, Radialimmundiffusion *f*
rapid test method: Schnelltestverfahren *nt*
Read's method: Read-Verfahren *nt*
real-time methods: Real-time-Verfahren *pl*
Rehfuss' method: Rehfuss-Probe *f*, -Test *m*
retrofilling method: retrograde Wurzelfüllung *f*, retrograde Füllung *f*
retrograde filling method: →*retrofilling method*
retrograde root canal filling method: →*retrofilling method*
Rhese's method: Rhese-Goalwin-Aufnahme *f*
rhythm method: Knaus-Ogino-Methode *f*
Rideal-Walker method: Rideal-Walker-Methode *f*
Risser-Ferguson method: Ferguson-Methode *f*
Ritgen's method: Ritgen-Handgriff *m*
Riva-Rocci method: Blutdruckmessung *f* nach Riva-Rocci
root canal filling method: Wurzelkanalfüllung *f*, Wurzelkanalfüllmethode *f*, Wurzelfülltechnik *f*
root-end filling method: →*retrofilling method*
Sargent method: Sargenti-Technik *f*, Wurzelkanalfüllung *f* nach Sargenti
Sayk's method: Sayk-Verfahren *nt*
Schick's method: Schick-Test *m*
sectional method: schrittweise Wurzelkanalfüllung *f*
sectional root canal filling method: →*sectional method*
sedimentation-equilibrium method: Sedimentationsgleichgewichtsmethode *f*
sedimentation-velocity method: Sedimentationsgeschwindigkeitsmethode *f*
segmentation method: →*sectional method*
segmentation root canal filling method: →*sectional method*
Semmelweis' methods: Semmelweis-Verfahren *nt*
sequential Edman method: sequentielle Edman-Methode *f*
silver cone method: Wurzelkanalfüllung *f* mit Silberstiften
silver cone root canal filling method: →*silver cone method*
silver point root canal filling method: →*silver cone method*
single cone method: Zentralstifttechnik *f*, Zentralstiftmethode *f*
single cone root canal filling method: →*single cone method*
single needle method: Single-needle-Methode *f*
Smellie method: Veit-Smellie-Handgriff *m*
Smellie-Veit method: Veit-Smellie-Handgriff *m*
sonographic methods: Echoverfahren *pl*
squeeze method: Squeeze-Technik *f*
staining method: Färbeverfahren *nt*, Färbetechnik *f*, Färbung *f*
Stillman's method: Stillman-Technik *f*, Stillman-Zahnputztechnik *f*
Stillman's method of toothbrushing: →*Stillman's method*
subtraction methods: Subtraktionsverfahren *pl*
subtractive Edman method: subtraktive Edman-Methode *f*
symptothermal method: symptothermale Methode *f*
Taggard's method: Wachsausschmelzverfahren *nt*
temperature method of contraception: Temperaturmethode *f*
thermodilution method: Thermodilutionsmethode *f*
Tweed method: Tweed-Methode *f*
Tweed method of dentofacial analysis: →*Tweed method*
vertical condensation method: vertikale Kondensationstechnik *f*
vertical condensation root canal filling method: →*vertical condensation method*
Vojta's method: Vojta-Methode *f*
washout method: Auswaschmethode *f*
Westergren method: Westergren-Methode *f*
Wheeler method: Wheeler-Operation *f*
Wintrobe method: Wintrobe-Hämatokritbestimmung *f*
working method: Arbeitsverfahren *nt*, -technik *f*

me|thod|ic [mə'θɑdɪk] *adj*: methodisch, planmäßig, systematisch, durchdacht
me|thod|i|cal [mə'θɑdɪkl] *adj*: →*methodic*
meth|o|hex|i|tal [ˌmeθəʊ'heksɪtæl] *noun*: Methohexital *nt*
meth|o|ma|nia [ˌmeθəʊ'meɪnɪə, -jə] *noun*: Methomanie *f*
meth|o|trex|ate [meθə'trekseɪt] *noun*: Methotrexat *nt*
meth|o|tri|mep|ra|zine [ˌmeθəʊtraɪ'meprəziːn] *noun*: Levomepromazin *nt*
me|thox|a|mine [me'θɑksəmiːn] *noun*: Methoxamin *nt*
me|thox|sa|len [me'θɑksələn] *noun*: 8-Methoxypsoralen *nt*
me|thox|y|chlor [mə'θɑksɪklɔːr] *noun*: Methoxychlor *nt*
meth|ox|y|flu|rane [məˌθɑksɪ'flʊəreɪn] *noun*: Methoxyfluran *nt*
8-me|thox|y|psor|a|len [məˌθɑksɪ'sɔːrəlen] *noun*: 8-Methoxypsoralen *nt*
meth|phen|ox|y|di|ol [meθfenˌɑksɪ'daɪɔl] *noun*: Guaifenesin *nt*, Guajacolglycerinäther *m*
meth|yl ['meθəl] *noun*: Methyl-(Radikal *nt*)
methyl benzene: Toluol *nt*, Methylbenzol *nt*
methyl chloride: Methylchlorid *nt*, (Mono-)Chlormethan *nt*
methyl cyanide: Acetonitril *nt*
methyl hydride: →*methane*
methyl iodide: Methyliodid *nt*, -jodid *nt*
methyl methacrylate: Methylmethacrylat *nt*
meth|yl|a|mine [ˌmeθələ'miːn, -'æmɪn] *noun*: Methylamin *nt*, Aminomethan *nt*
meth|yl|ase ['meθəleɪz] *noun*: Methylase *f*
modification methylase: Modifikationsmethylase *f*
meth|yl|ate ['meθəleɪt]: **I** *noun* Methylat *nt* **II** *vt* **1.** methylieren **2.** denaturieren
meth|yl|at|ed ['meθəleɪtɪd] *adj*: **1.** methyliert **2.** denaturiert, vergällt
meth|yl|a|tion [meθə'leɪʃn] *noun*: Methylierung *f*
exhaustive methylation: erschöpfende Methylierung *f*
meth|yl|ben|ze|tho|ni|um chlo|ride [ˌmeθəlˌbenzə'θəʊnɪəm]: Methylbenzethoniumchlorid *nt*
meth|yl|ben|zol [ˌmeθəl'benzɔl, -zɑl] *noun*: →*methyl benzene*
2-methyl-1,3-butadien *noun*: Isopren *nt*, 2-Methyl-1,3-butadien *nt*
meth|yl|co|bal|a|mine [ˌmeθəlkəʊ'bæləmiːn] *noun*: Methylcobalamin *nt*
β-meth|yl|cro|to|nyl|gly|ci|nu|ria [ˌmeθəlˌkrəʊtənɪlˌglaɪsɪ-

'n(j)ʊəriːə] *noun*: β-Methylcrotonyl-CoA-carboxylase-Mangel *m*, β-Methylkrotonylglycinurie *f*, β-Methylcrotonylglycinurie *f*
methlyllcyltolsine [ˌmeθəl'saɪtəsiːn, -sɪn] *noun*: Methylcytosin *nt*
methlyldolpa [ˌmeθəl'dəʊpə] *noun*: Methyldopa *nt*, Alphamethyldopa *nt*
methlyllene ['meθiliːn] *noun*: Methylen *nt*, Methen *nt*
methylene blue: Methylenblau *nt*, Tetramethylthioninchlorid *nt*
methylene chloride: Dichlormethan *nt*, Methylenchlorid *nt*
methylene dichloride: Methylenchlorid *nt*, Dichlormethan *nt*
methylene trichloride: Trichlormethan *nt*, Chloroform *nt*
5,10-methlyllenel tetlralhyldrolfollate [ˌmeθəliːnˌtetrəˌhaɪdrə'fəʊleɪt] *noun*: 5,10-Methylentetrahydrofolat *nt*
methlyllenlolphil [ˌmeθə'lenəfɪl, -'liːnə-] *adj*: →*methylenophilic*
methlyllenlolphile [ˌmeθəl'lenəfaɪl, -'liːnə-] *adj*: →*methylenophilic*
methlyllenlolphillic [ˌmeθɪlenə'fɪlɪk, -'liːnə-] *adj*: leicht mit Methylenblau anfärbbar, methylenophil
methlyllelnophlillous [ˌmeθəlɪ'nɑfɪləs] *adj*: →*methylenophilic*
methlyllerlgolmetlrine [ˌmeθəlˌɜrgəʊ'metriːn] *noun*: Methylergometrin *nt*, Methylergobasin *nt*, Methylergobrevin *nt*, Methylergonovin *nt*
methlyllerlgolnolvine [ˌmeθəlˌɜrgəʊ'nəʊviːn] *noun*: Methylergometrin *nt*, Methylergonovin *nt*
methlyllglylcine [ˌmeθɪl'glaɪsiːn] *noun*: Sarkosin *nt*, Methylglykokoll *nt*, -glycin *nt*
methlyllglyoxlallase [ˌmeθəlglaɪ'ɑksəleɪz] *noun*: Lactoylglutathionlyase *f*, Glyoxalase I *f*
methlyllguanlildine [ˌmeθəl'gwænɪdiːn, -dɪn] *noun*: Methylguanidin *nt*
methlyllgualnine [ˌmeθəl'gwɑniːn] *noun*: Methylguanin *nt*
methlyllhexlalmine [ˌmeθəl'heksəmiːn, -hek'sæmɪn] *noun*: →*methylhexaneamine*
methlyllhexlanelamline [ˌmeθəlˌheksem'æmɪn] *noun*: Methylhexanamin *nt*, 1,3-Dimethylamylamin *nt*
methlyllhisltildine [ˌmeθəl'hɪstɪdiːn] *noun*: Methylhistidin *nt*
methlyllhydlantolin [ˌmeθəlhaɪ'dæntəwɪn] *noun*: Methylhydantoin *nt*
melthyllic [me'θɪlɪk] *adj*: Methyl-
melthyllildyne [me'θɪlɪdaɪn] *noun*: Methin-(Radikal *nt*)
methlyllinldol [ˌmeθɪlɪ'ndəʊl] *noun*: β-Methylindol *nt*, Skatol *nt*
methlylllylsine [ˌmeθəl'laɪsiːn] *noun*: Methyllysin *nt*
methlyllmerlcapltan [ˌmeθəlmər'kæptæn] *noun*: Methylmercaptan *nt*
methlyllmethlane [ˌmeθəl'meθeɪn] *noun*: Äthan *nt*, Ethan *nt*
methlyllmorlphine [ˌmeθɪl'mɔːrfiːn] *noun*: Kodein *nt*, Codein *nt*, Methylmorphin *nt*
methlyllphenlildate [ˌmeθəl'fenɪdeɪt] *noun*: Methylphenidat *nt*
methlyllphenlyllhyldralzine [ˌmeθəlˌfenl'haɪdrəziːn] *noun*: Methylphenylhydrazin *nt*
methlyllpredlnisllolone [ˌmeθəlpred'nɪsələʊn] *noun*: Methylprednisolon *nt*, Prednilen *nt*
methlyllpromlalzine [ˌmeθəl'prəʊməziːn] *noun*: Methylpromazin *nt*, Alimemazin *nt*, Trimeprazine *nt*
6-methlyllpterlin [ˌmeθəl'terɪn] *noun*: 6-Methylpterin *nt*
methlyllpulrine [meθɪl'pjʊəriːn] *noun*: Methylpurin *nt*
methlyllpylralpone [ˌmeθəl'paɪrəpəʊn, -'pɪrə-] *noun*: →*metyrapone*
5-methlyllrelsorlcinlol [ˌmeθəlrɪ'sɔːrsɪnɔl] *noun*: Orcinol *nt*
methlyllroslanlilline chlolride [ˌmeθəlrəʊ'zænəlɪn, -liːn]: Methylrosaliniumchlorid *nt*, Kristallviolett *nt*
methlyllteslto sterlone [ˌmeθəltes'tɑstərəʊn] *noun*: Methyltestosteron *nt*
methlylltetlralhyldrolfollate [ˌmeθɪlˌtetrəˌhaɪdrə'fəʊleɪt] *noun*: Methyltetrahydrofolat *nt*
methlyllthelolbrolmine [meθɪlˌθiːə'brəʊmiːn] *noun*: Koffein *nt*, Coffein *nt*, Methyltheobromin *nt*, 1,3,7-Trimethylxanthin *nt*
methlyllthilolnine chlolride [ˌmeθəl'θaɪəniːn]: →*methylene blue*
methlyllthilolulralcil [ˌmeθəlˌθaɪə'jʊərəsɪl] *noun*: Methylthiouracil *nt*
methlylltranslferlase [ˌmeθɪl'trænsfəreɪz] *noun*: Methyltransferase *f*, Transmethylase *f*
betaine-homocysteine methyltransferase: Betain-Homocystein-methyltransferase *f*
catechol O-methyltransferase: Catechol-O-Methyl-Transferase *f*
dimethylthetin homocysteine methyltransferase: Dimethylthetin-Homocystein-Methyltransferase *f*
homocysteine methyltransferase: Homocystein-methyltransferase *f*
homocysteine:tetrahydrofolate methyltransferase: Homocystein-tetrahydrofolat-methyltransferase *f*, 5-Methyltetrahydrofolat-homocystein-methyltransferase *f*
5-methyltetrahydrofolate-homocysteine methyltransferase: 5-Methyltetrahydrofolat-homocystein-methyltransferase *f*, Homocystein-tetrahydrofolat-methyltransferase *f*
methlyllulralcil [ˌmeθəl'jʊərəsɪl] *noun*: Methyluracil *nt*
5-methlyllulralcil [ˌmeθɪl'jʊərəsɪl] *noun*: Thymin *nt*, 5-Methyluracil *nt*
methlyllulramline [ˌmeθəljʊə'ræmiːn] *noun*: →*methylguanidine*
methlyllxanlthine [ˌmeθəl'zænθiːn, -θɪn] *noun*: Methylxanthin *nt*
methlylprylon [ˌmeθɪ'praɪlɑn] *noun*: Methyprylon *nt*
methlylsergide [meθə'sɜrdʒaɪd] *noun*: Methysergid *nt*
melthysltilcine [mə'θɪstəsiːn] *noun*: Kavain *nt*
meltilamide [mɪ'taɪəmaɪd] *noun*: Metiamid *nt*
meltilldigoxlin [ˌmətɪldɪdʒ'ɑksɪn] *noun*: Metildigoxin *nt*, Betamethyldigoxin *nt*
meltiprálnollol [ˌmətɪl'prænəlɔl, -əʊl] *noun*: Metipranolol *nt*
meltixlene ['mətɪziːn] *noun*: Metixen *nt*
metMb *Abk.*: metmyoglobin
metlmyolglolbin [metˌmaɪə'gləʊbɪn] *noun*: Metmyoglobin *nt*
metloclolpralmide [ˌmetəʊkləʊ'præmaɪd] *noun*: Metoclopramid *nt*
metloeslrum [met'estrəm] *noun*: →*metestrus*
metloesltrus [met'estrəs] *noun*: →*metestrus*
metlolfenlalzate [ˌmetəʊ'fenəzeɪt] *noun*: Metofenazat *nt*
meltollazone [me'təʊləzəʊn] *noun*: Metolazon *nt*
meltonlylmy [mɪ'tɑnəmiː] *noun*: Metonymie *f*
metop- *präf.*: Stirn-, Metop(o)-
meltoplagus [mɪ'tɑpəgəs] *noun*: Meto(po)pagus *m*
meltoplic [mɪ'tɑpɪk] *adj*: stirnwärts, stirnseitig; Stirn *oder* Stirnbein/Os frontale betreffend, frontal
meltolpilon [mə'təʊpɪən] *noun*: Metopion *nt*
metlolpism ['mɪtəʊˌpɪzəm *noun*: Metopismus *m*
metopo- *präf.*: Stirn-, Metop(o)-
metlolpoldynlila [ˌmetəpəʊ'diːnɪə] *noun*: frontale Kopf-

M

schmerzen *pl*, Metopodynie *f*
me|to|po|pa|gus [ˌmetəʊ'pɑpəgəs] *noun*: Meto(po)pagus *m*
me|to|pro|lol [mə'təʊprələl] *noun*: Metoprolol *nt*
me|tox|e|nous [mə'tɑksənəs] *adj*: wirtswechselnd, heterözisch
me|tox|e|ny [mə'tɑksəniː] *noun*: Wirtswechsel *m*
metr- *präf.*: Gebärmutter-, Uterus-, Metr(o)-, Hyster(o)-, Uter(o)-
me|tra ['miːtrə] *noun, plural* **-trae** [-triː]: Gebärmutter *f*, Uterus *m*, Metra *f*
me|tral|gia [mɪ'træld3(ɪ)ə] *noun*: Gebärmutterschmerz(en *pl*) *m*, Hysteralgie *f*, Hysterodynie *f*, Metralgie *f*, Metrodynie *f*
me|tra|to|ni|a [ˌmɪtræ'təʊnɪə] *noun*: Uterusatonie *f*, Atonia uteri
me|tra|tro|phia [ˌmɪtræ'trəʊfɪə] *noun*: Gebärmutteratrophie *f*, Uterusatrophie *f*
me|tre ['miːtər] *noun*: (*brit.*) Meter *nt/m*
me|trec|to|my [mɪ'trektəmiː] *noun*: Gebärmutterentfernung *f*, Hysterektomie *f*
me|tria ['miːtrɪə] *noun*: Gebärmutterentzündung *f* während der Puerperalperiode, Metritis puerperalis
-metria *suf.*: Messen, Messung, -metrie
met|ric ['metrɪk] *adj*: metrisch, Maß-, Meter-
-metric *suf.*: Messung, Maß, Messgerät, -metrisch
met|ri|cal ['metrɪkl] *adj*: →*metric*
me|trit|ic [mə'trɪtɪk] *adj*: Metritis/Gebärmutterentzündung betreffend, metritisch
me|tri|tis [mə'traɪtɪs] *noun*: Metritis *f*, Gebärmutterentzündung *f*, Uterusentzündung *f*
dissecting metritis: Metritis dissecans
puerperal metritis: Gebärmutterentzündung *f* während der Puerperalperiode, Metritis puerperalis
purulent metritis: eitrige Metritis *f*, suppurative Metritis *f*
septic metritis: septische Metritis *f*, Septimetritis *f*
me|triz|a|mide [mɪ'trɪzəmaɪd] *noun*: Metrizamid *nt*
metro- *präf.*: Gebärmutter-, Metr(o)-, Hyster(o)-, Uter(o)-
me|tro|car|ci|no|ma [ˌmiːtrəʊˌkɑːrsɪ'nəʊmə] *noun*: Endometriumkarzinom *nt*, Carcinoma endometriale
me|tro|cele ['miːtrəʊsiːl] *noun*: Hysterozele *f*
me|tro|col|po|cele [ˌmiːtrəʊ'kɑlpəsiːl] *noun*: Hysterokolpozele *f*
me|tro|cyte ['miːtrəʊsaɪt] *noun*: Mutterzelle *f*
me|tro|dyn|ia [ˌmiːtrəʊ'diːnɪə] *noun*: →*metralgia*
me|tro|en|do|me|trit|ic [ˌmiːtrəʊˌendəʊmɪ'trɪtɪk] *adj*: Metroendometritis betreffend, metroendometritisch
me|tro|en|do|me|tri|tis [ˌmiːtrəʊˌendəʊmɪ'traɪtɪs] *noun*: Entzündung *f* von Gebärmutter(wand) und Gebärmutterschleimhaut, Metroendometritis *f*
me|tro|fi|bro|ma [ˌmiːtrəʊfaɪ'brəʊmə] *noun*: Uterusfibrom *nt*
me|trog|ra|phy [mɪ'tɑgrəfiː] *noun*: **1.** (*radiolog.*) Kontrastdarstellung *f* der Gebärmutterhöhle, Hysterographie *f*, Uterographie *f*, Hysterografie *f*, Uterografie *f* **2.** (*gynäkol.*) Hysterographie *f*, Hysterografie *f*
me|tro|lym|phan|gi|tis [ˌmiːtrəʊˌlɪmfæn'd3aɪtɪs] *noun*: Entzündung *f* der Lymphgefäße des Uterus
me|tro|ma|la|cia [ˌmiːtrəʊmə'leɪʃ(ɪ)ə] *noun*: Metromalazie *f*
me|tro|ma|la|co|ma [ˌmiːtrəʊˌmælə'kəʊmə] *noun*: →*metromalacia*
me|tro|ma|la|co|sis [ˌmiːtrəʊˌmælə'kəʊsɪs] *noun*: →*metromalacia*
me|tro|ma|ni|a [ˌmiːtrəʊ'meɪnɪə] *noun*: Metromanie *f*, Nymphomanie *f*, Hysteromanie *f*, Mannstollheit *f*, Ktheromanie *f*, Andromanie *f*
me|tro|men|or|rha|gia [ˌmiːtrəʊˌmenə'reɪd3(ɪ)ə] *noun*: Metromenorrhagie *f*
met|ro|ni|da|zole [ˌmetrə'naɪdəzəʊl, -'nɪdə-] *noun*: Metronidazol *nt*
me|tro|pa|ral|y|sis [ˌmiːtrəʊpə'ræləsɪs] *noun*: Gebärmutter-, Uteruslähmung *f*
me|tro|path|ia [ˌmiːtrə'pæθɪə] *noun*: →*metropathy*
me|tro|path|ic [ˌmiːtrə'pæθɪk] *adj*: Metropathie betreffend
me|trop|a|thy [mɪ'trɑpəθiː] *noun*: Gebärmutter-, Uteruserkrankung *f*, Metropathie *f*
haemorrhagic metropathy: (*brit.*) →*hemorrhagic metropathy*
hemorrhagic metropathy: hämorrhagische Metropathie *f*, Metropathia haemorrhagica
me|tro|per|i|to|ne|al [ˌmiːtrəʊˌperɪtəʊ'niːəl] *adj*: Gebärmutter und Peritoneum betreffend, metroperitoneal
me|tro|per|i|to|nit|ic [ˌmiːtrəʊˌperɪtəʊ'nɪtɪk] *adj*: Metroperitonitis betreffend, metroperitonitisch
me|tro|per|i|to|ni|tis [ˌmiːtrəʊˌperɪtəʊ'naɪtɪs] *noun*: Entzündung *f* von Gebärmutter und angrenzendem Bauchfell, Metroperitonitis *f*
me|tro|phle|bit|ic [ˌmiːtrəʊflɪ'bɪtɪk] *adj*: Metrophlebitis betreffend, metrophlebitisch
me|tro|phle|bi|tis [ˌmiːtrəʊflɪ'baɪtɪs] *noun*: Entzündung *f* der Gebärmuttervenen, Metrophlebitis *f*, Phlebometritis *f*
me|tro|plas|ty ['metrəʊplæstɪ, 'miː-] *noun*: Metroplastik *f*
Strassman's metroplasty: Strassmann-Operation *f*
me|trop|to|sis [ˌmiːtrəʊ'təʊsɪs, -trɑp-] *noun*: Gebärmuttersenkung *f*
me|tror|rha|gia [ˌmiːtrəʊ'reɪd3(ɪ)ə] *noun*: Metrorrhagie *f*
me|tror|rhe|a [ˌmiːtrəʊ'rɪə] *noun*: Metrorrhoe *f*
me|tror|rhex|is [ˌmiːtrəʊ'reksɪs] *noun*: Gebärmutter-, Uterusruptur *f*, Metrorrhexis *f*, Hysterorrhexis *f*
me|tror|rhoe|a [ˌmiːtrəʊ'rɪə] *noun*: (*brit.*) →*metrorrhea*
me|tro|sal|pin|git|ic [ˌmiːtrəʊˌsælpɪn'd3ɪtɪk] *adj*: Metrosalpingitis betreffend, hysterosalpingitisch, metrosalpingitisch
me|tro|sal|pin|gi|tis [ˌmiːtrəʊˌsælpɪn'd3aɪtɪs] *noun*: Entzündung *f* von Gebärmutter und Eileiter, Metrosalpingitis *f*, Hysterosalpingitis *f*
me|tro|sal|pin|gog|ra|phy [ˌmiːtrəʊˌsælpɪn'gɑgrəfiː] *noun*: Hysterosalpingographie *f*, Hysterosalpingografie *f*
met|ro|scope ['miːtrəʊskəʊp] *noun*: Hysteroskop *nt*
me|tro|stax|is [ˌmiːtrəʊ'stæksɪs] *noun*: Metrostaxis *f*, Hysterostaxis *f*
me|tro|ste|no|sis [ˌmiːtrəʊstɪ'nəʊsɪs] *noun*: Metrostenose *f*
me|trot|o|my [mɪ'trɑtəmiː] *noun*: Hysterotomie *f*
me|tro|tu|bog|ra|phy [ˌmiːtrətjuː'bɑgrəfiː] *noun*: Hysterosalpingographie *f*, Hysterosalpingografie *f*
mets *Abk.*: metastases
me|tyr|a|pone [mə'tɪərəpəʊn] *noun*: Metyrapon *nt*
MeV *Abk.*: mega electronvolts
me|val|o|nate [me'væləneɪt] *noun*: Mevalonat *nt*
mev|a|lon|ic|ac|id|u|ria [mevæˌləʊnɪkˌæsɪ'd(j)ʊəriːə] *noun*: Mevalonazidurie *f*
MEVR *Abk.*: modified endocardial viability ratio
MEX *Abk.*: maximal expiratory pressure
mex|i|le|tine ['meksɪlətiːn] *noun*: Mexiletin *nt*
me|ze|re|um ['mɪzɪrɪəm] *noun*: Seidelbast *m*
mez|lo|cil|lin [ˌmezlə'sɪlɪn] *noun*: Mezlocillin *nt*
MF *Abk.*: **1.** maximum flow **2.** medium frequency **3.** megafarad **4.** melamine-formaldehyde **5.** microscopic factor **6.** mitochondrial fragments **7.** mitogenic factor **8.** mitotic factor **9.** multiplying factor **10.** mycosis fun-

M

goides **11.** myelinized nerve fiber **12.** myelofibrosis **13.** myocardial fibrosis **14.** myofilament
Mf. *Abk.*: microfilaria
Mf *Abk.*: microfibril
mF *Abk.*: millifarad
µF *Abk.*: microfarad
MFA *Abk.*: methylfluoroacetate
MFD *Abk.*: **1.** mean fertilizing dose **2.** minimum fatal dose **3.** muscle fiber diameter
mfd *Abk.*: millifarad
MFF *Abk.*: macrophage fusion factor
MFG *Abk.*: modified heat degraded gelatin
M.flac. *Abk.*: membrana flaccida
MFP *Abk.*: **1.** mean filling pressure **2.** monofluorophosphate
MFR *Abk.*: myocardial blood flow reserve
MFS *Abk.*: muscle fiber stretch
MF sol. *Abk.*: merthiolate-formaldehyde solution
MFT *Abk.*: muscle function test
MFVEB *Abk.*: multifocal ventricular ectopic beats
MG *Abk.*: **1.** menopausal gonadotrophin **2.** methylglyoxal **3.** monoglyceride **4.** myasthenia gravis
Mg *Abk.*: **1.** magnesium **2.** milligram
µg *Abk.*: microgram
MGA *Abk.*: **1.** malposition of the great arteries **2.** melengestrol acetate
MG-Aggl. *Abk.*: McGinnis agglutination reaction
MGB *Abk.*: medial geniculate body
MGD *Abk.*: mixed gonadal dysgenesis
mg/dl *Abk.*: milligram/deciliter
MGE *Abk.*: methylglycol ether
MGF *Abk.*: **1.** macrophage-derived growth factor **2.** macrophage growth factor
MGH *Abk.*: monoglyceride hydrolase
MGI *Abk.*: macrophage and granulocyte inducer
MGN *Abk.*: membranous glomerulonephritis
MGO *Abk.*: methylglucamine orotate
MGP *Abk.*: **1.** marginal granulocyte pool **2.** matrix Gla protein
MGTD *Abk.*: metastatic gestational trophoblastic disease
MH *Abk.*: **1.** malignant hyperthermia **2.** mammotrophic hormone **3.** marital history **4.** medical history **5.** melanophore hormone **6.** menstrual history **7.** mental health **8.** molecular hematology
MHA *Abk.*: micro-angiopathic hemolytic anemia
MHb *Abk.*: myohemoglobin
MHC *Abk.*: major histocompatibility complex
MHD *Abk.*: minimal hemolytic dose
MHMA *Abk.*: 3-methoxy-4-hydroxy-mandelic acid
MHN *Abk.*: Mohs hardness number
MHO *Abk.*: microsomal heme oxygenase
mho *Abk.*: **1.** reciprocal ohm **2.** siemens
MHP *Abk.*: mini heparin prophylaxis
MHPG *Abk.*: 3-methoxy-4-hydroxy-phenylglycol
MHR *Abk.*: maximal heart rate
MHS *Abk.*: major histocompatibility system
MHV *Abk.*: murine hepatitis virus
MHz *Abk.*: megahertz
MI *Abk.*: **1.** malignancy index **2.** mentally impaired **3.** metabolic index **4.** migration inhibition **5.** mitral incompetence **6.** mitral insufficiency **7.** myocardial infarction **8.** myocardial ischemia
mi|an|se|rin [mɪ'ænsərɪn] *noun*: Mianserin *nt*
MIBG *Abk.*: meta-iodobenzyl guanidine
MIBK *Abk.*: methylisobutylketone
MIBT *Abk.*: methylisatine-β-thiosemicarbazone
MIC *Abk.*: **1.** minimal inhibitory concentration **2.** minimal isorrheic concentration **3.** minimum inhibitory concentration
mi|cel|la [mɪ'selə, maɪ-] *noun, plura* **-lae** [-liː]: →*micelle*
mi|cel|lar [mɪ'selər] *adj*: mizellenartig, Mizellen-
mi|cel|la|ri|za|tion [mɪˌselərɪ'zeɪʃn] *noun*: Mizellenbildung *f*
mi|celle [mɪ'sel, maɪ-] *noun*: Mizelle *f*, Micelle *f*
soap micelle: Seifenmizelle *f*
mi|con|a|zole [mɪ'kɑnəzəʊl] *noun*: Miconazol *nt*
MICP *Abk.*: mean intracranial pressure
micr- *präf.*: Mikr(o)-, Micr(o)-
mi|cran|a|to|my [ˌmaɪkrən'ætəmiː] *noun*: →*microanatomy*
mi|cran|gi|o|pa|thy [ˌmaɪkrændʒɪ'ɑpəθiː] *noun*: →*microangiopathy*
mi|cren|ce|pha|lia [ˌmaɪkrənsɪ'feɪljə] *noun*: →*microencephaly*
mi|cren|ceph|a|lon [ˌmaɪkrənsefəlɑn] *noun*: →*microencephaly*
mi|cren|ceph|a|ly [ˌmaɪkrən'sefəliː] *noun*: →*microencephaly*
micro- *präf.*: Mikr(o)-, Micr(o)-
mi|cro|ab|scess [ˌmaɪkrəʊ'æbses] *noun*: Mikroabzess *m*
Munro microabscess: Munro-Mikroabszess *m*
Pautrier's microabscess: Pautrier-Mikroabszess *m*
mi|cro|ad|e|no|ma [ˌmaɪkrəʊædə'nəʊmə] *noun*: Mikroadenom *nt*
pituitary microadenoma: Mikroadenom *nt* der Hypophyse
mi|cro|aer|o|bi|on [ˌmaɪkrəʊeə'rəʊbɪˌɑn] *noun*: mikroaerophiler Organismus *m*
mi|cro|aer|o|phil [ˌmaɪkrəʊ'eərəfɪl] *adj*: mikroaerophil
mi|cro|aer|o|phile [ˌmaɪkrəʊ'eərəfaɪl]: **I** *noun* mikroaerophiler Organismus *m* **II** *adj* mikroaerophil
mi|cro|aer|o|phil|ic [ˌmaɪkrəʊˌeərə'fɪlɪk] *adj*: mikroaerophil
mi|cro|aer|oph|i|lous [ˌmaɪkrəʊeə'rɑfɪləs] *adj*: mikroaerophil
mi|cro|ag|gre|gate [ˌmaɪkrəʊ'ægrɪgeɪt] *noun*: Mikroaggregat *nt*
mi|cro|am|me|ter [ˌmaɪkrəʊ'æmiːtər] *noun*: Mikroamperemeter *nt*
mi|cro|am|pere [ˌmaɪkrəʊ'æmpɪər, -æm'pɪər] *noun*: Mikroampere *nt*
mi|cro|a|nal|y|sis [ˌmaɪkrəʊə'næləsɪs] *noun, plural* **-ses** [-siːz]: Mikroanalyse *f*
mi|cro|an|a|lyt|ic [ˌmaɪkrəʊˌænə'lɪtɪk] *adj*: Mikroanalyse betreffend, mikroanalytisch
mi|cro|a|nas|to|mo|sis [ˌmaɪkrəʊəˌnæstə'məʊsɪs] *noun, plural* **-ses** [-siːz]: Mikroanastomose *f*
mi|cro|a|nat|o|my [ˌmaɪkrəʊə'nætəmiː] *noun*: Mikroanatomie *f*, Histologie *f*
mi|cro|an|eu|rysm [ˌmaɪkrəʊ'ænjərɪzəm] *noun*: Mikroaneurysma *nt*
mi|cro|an|gi|o|path|ic [ˌmaɪkrəʊˌændʒɪəʊ'pæθɪk] *adj*: Mikroangiopathie betreffend, mikroangiopathisch
mi|cro|an|gi|op|a|thy [ˌmaɪkrəʊˌændʒɪ'ɑpəθiː] *noun*: Mikroangiopathie *f*
diabetic microangiopathy: diabetische Mikroangiopathie *f*
thrombotic microangiopathy: thrombotische Mikroangiopathie *f*, thrombotisch-thrombozytopenische Purpura *f*, Moschcowitz-Singer-Symmers-Syndrom *nt*, Moschcowitz-Syndrom *nt*, Purpura thrombotica, Purpura thrombotica thrombocytopenica, Purpura Moschcowitz
mi|cro|an|gi|os|co|py [ˌmaɪkrəʊˌændʒɪ'ɑskəpiː] *noun*: Kapillarmikroskopie *f*, Kapillaroskopie *f*
mi|cro|ar|chi|tec|ture [ˌmaɪkrəʊ'ɑːrkɪtektʃər] *noun*: Mi-

M

kroarchitektur *f*
mi|cro|bac|te|ri|um [ˌmaɪkrəʊbæk'tɪəriːəm] *noun, plural* **-ria** [ˌmaɪkrəʊbæk'tɪərɪə]: **1.** Mikrobakterium *nt*, Microbacterium *nt* **2.** Mikroorganismus *m*
mi|cro|bar ['maɪkrəbɑːr] *noun*: Mikrobar *nt*
mi|crobe ['maɪkrəʊb] *noun*: Mikrobe *f*, Mikroorganismus *m*, Mikrobion *nt*
mi|cro|bi|al [maɪ'krəʊbɪəl] *adj*: Mikrobe(n) betreffend, durch sie verursacht, mikrobiell, mikrobisch, Mikroben-
mi|cro|bi|an [maɪ'krəʊbɪən]: I *noun* →*microbe* II *adj* →*microbial*
mi|cro|bic [maɪ'krəʊbɪk] *adj*: →*microbial*
mi|cro|bi|cid|al [ˌmaɪkrəʊbɪ'caɪdl] *adj*: mikrobenabtötend, entkeimend, mikrobizid
mi|cro|bi|cide [maɪ'krəʊbɪsaɪd]: I *noun* mikrobizides Mittel *nt*, Mikrobizid *nt*; Antibiotikum *nt* II *adj* mikrobenabtötend, entkeimend, mikrobizid
mi|cro|bid [maɪ'krəʊbɪd] *noun*: Mikrobid *nt*
mi|cro|bi|o|as|say [ˌmaɪkrəˌbaɪəʊ'æseɪ] *noun*: Mikrobioassay *m*
mi|cro|bi|o|log|ic [ˌmaɪkrəbaɪə'lɑdʒɪk] *adj*: Mikrobiologie betreffend, mikrobiologisch
mi|cro|bi|o|log|i|cal [ˌmaɪkrəʊbaɪə'lɑdʒɪkl] *adj*: →*microbiologic*
mi|cro|bi|ol|o|gist [ˌmaɪkrəʊbaɪ'ɑlədʒɪst] *noun*: Mikrobiologe *m*, -biologin *f*
mi|cro|bi|ol|o|gy [ˌmaɪkrəbaɪ'ɑlədʒiː] *noun*: Mikrobiologie *f*
medical microbiology: medizinische Mikrobiologie *f*
mi|cro|bi|ot|ic [ˌmaɪkrəʊbaɪ'ɑtɪk] *adj*: Mikrobe(n) betreffend, durch sie verursacht, mikrobiell, mikrobisch
mi|cro|bism ['maɪkrəbɪzəm] *noun*: Mikrobeninfektion *f*, Mikrobismus *m*
mi|cro|blast ['maɪkrəblæst] *noun*: Mikroblast *m*
mi|cro|ble|pha|ria [ˌmaɪkrəʊblə'færɪə] *noun*: Mikroblepharie *f*, Mikroblepharon *nt*
mi|cro|bleph|a|rism [ˌmaɪkrəʊ'blefərɪzəm] *noun*: →*microblepharia*
mi|cro|bleph|a|ron [ˌmaɪkrəʊ'blefərɑn] *noun*: →*microblepharia*
mi|cro|bleph|a|ry [ˌmaɪkrəʊ'blefəriː] *noun*: →*microblepharia*
mi|cro|bod|y ['maɪkrəʊbɑdiː] *noun*: Peroxisom *nt*, Microbody *m*
mi|cro|bra|chia [ˌmaɪkrəʊ'breɪkɪə] *noun*: Mikrobrachie *f*
mi|cro|bra|chi|us [ˌmaɪkrəʊ'breɪkɪəs] *noun*: Mikrobrachius *m*
mi|cro|bu|ret [ˌmaɪkrəʊbjʊə'ret] *noun*: Mikrobürette *f*
mi|cro|bu|rette [ˌmaɪkrəʊbjʊə'ret] *noun*: Mikrobürette *f*
mi|cro|cal|ci|fi|ca|tion [ˌmaɪkrəʊˌkælsɪfɪ'keɪʃn] *noun*: Mikroverkalkung *f*, Mikrokalzifikation *f*
mi|cro|ca|lix [ˌmaɪkrəʊ'kælɪks] *noun*: Mikrokalix *f*
mi|cro|cal|lus [ˌmaɪkrəʊ'kæləs] *noun*: Mikrokallus *m*
mi|cro|ca|lyx [ˌmaɪkrəʊ'kælɪks] *noun*: →*microcalix*
mi|cro|car|ci|no|ma [ˌmaɪkrəʊˌkɑːrsə'nəʊmə] *noun*: Mikrokarzinom *nt*
mi|cro|car|dia [ˌmaɪkrəʊ'kɑːrdɪə] *noun*: Mikrokardie *f*
mi|cro|cen|trum [ˌmaɪkrəʊ'sentrəm] *noun*: Mikrozentrum *nt*, Zentrosphäre *f*
mi|cro|ce|pha|lia [ˌmaɪkrəʊsɪ'feɪljə] *noun*: →*microcephaly*
mi|cro|ce|phal|ic [ˌmaɪkrəʊsɪ'fælɪk] *adj*: →*microcephalous*
mi|cro|ceph|a|lism [ˌmaɪkrəʊ'sefəlɪzəm] *noun*: →*microcephaly*
mi|cro|ceph|a|lous [ˌmaɪkrəʊ'sefələs] *adj*: Mikrokephalie betreffend, mikrokephal, mikrozephal
mi|cro|ceph|a|lus [ˌmaɪkrəʊ'sefələs] *noun, plura* **-li** [-laɪ]: Mikrozephalus *m*
mi|cro|ceph|a|ly [ˌmaɪkrəʊ'sefəliː] *noun*: Mikrozephalie *f*, -kephalie *f*, Mikrozephalus *m*
mi|cro|chei|li|a [ˌmaɪkrəʊ'keɪlɪə] *noun*: Mikrocheilie *f*, Mikrochilie *f*
mi|cro|chei|ri|a [ˌmaɪkrəʊ'kaɪrɪə] *noun*: Mikrocheirie *f*, Mikrochirie *f*
mi|cro|chem|i|cal [ˌmaɪkrəʊ'kemɪkl] *adj*: Mikrochemie betreffend, mikrochemisch
mi|cro|chem|is|try [ˌmaɪkrəʊ'keməstriː] *noun*: Mikrochemie *f*
mi|cro|chi|li|a [ˌmaɪkrəʊ'keɪlɪə] *noun*: Mikrocheilie *f*, Mikrochilie *f*
mi|cro|chi|ri|a [ˌmaɪkrəʊ'kaɪrɪə] *noun*: Mikrocheirie *f*, Mikrochirie *f*
mi|cro|cin|e|ma|tog|ra|phy [ˌmaɪkrəʊsɪnəmə'tɑgrəfiː] *noun*: Mikrokinematografie *f*
mi|cro|cir|cuit|ry [ˌmaɪkrəʊ'sɜrkɪtriː] *noun*: Mikroverschaltung *f*
mi|cro|cir|cu|la|tion [ˌmaɪkrəʊˌsɜrkjə'leɪʃn] *noun*: Mikrozirkulation *f*
pulp microcirculation: Pulpamikrozirkulation *f*
mi|cro|cli|mate [ˌmaɪkrəʊ'klaɪmɪt] *noun*: Mikroklima *nt*
Mi|cro|coc|ca|ce|ae [ˌmaɪkrəʊkɑ'keɪsɪˌiː] *plural*: Micrococcaceae *pl*
mi|cro|coc|cal [ˌmaɪkrəʊ'kɑkəl] *adj*: Mikrokokken-
mi|cro|coc|cus [ˌmaɪkrə'kɑkəs] *noun, plural* **-ci** [maɪkrə'kɑksaɪ]: Mikrokokke *f*, Mikrokokkus *m*, Micrococcus *m*
mi|cro|co|lon [ˌmaɪkrəʊ'kəʊlən] *noun*: Mikrokolon *nt*
mi|cro|col|o|ny [ˌmaɪkrəʊ'kɑləniː] *noun*: Mikrokolonie *f*
mi|cro|con|cen|tra|tion [ˌmaɪkrəʊˌkɑnsən'treɪʃn] *noun*: Mikrokonzentration *f*
mi|cro|co|nid|i|um [ˌmaɪkrəʊkə'nɪdɪəm] *noun, plura* **-dia** [-dɪə]: Mikrokonidium *nt*
mi|cro|co|ri|a [ˌmaɪkrəʊ'kɔːrɪə] *noun*: Mikrokorie *f*
mi|cro|cor|ne|a [ˌmaɪkrəʊ'kɔːrnɪə] *noun*: Mikrokornea *f*
mi|cro|cos|mic [ˌmaɪkrəʊ'kɑzmɪk] *adj*: mikrokosmisch
mi|cro|cou|lomb [ˌmaɪkrəʊ'kuːlɑm, -kuː'lɑm, -ləʊm] *noun*: Mikrocoulomb *nt*
mi|cro|cra|ni|a [ˌmaɪkrəʊ'kreɪnɪə] *noun*: Mikrokranie *f*
mi|cro|crys|tal ['maɪkrəʊkrɪstl] *noun*: Mikrokristall *m*
mi|cro|crys|tal|line [ˌmaɪkrəʊ'krɪstlɪn] *adj*: mikrokristallin
mi|cro|cul|ture ['maɪkrəkʌltʃər] *noun*: Mikrokultur *f*
mi|cro|cu|rie [ˌmaɪkrəʊ'kjʊərɪ, -kjʊə'riː] *noun*: Mikrocurie *nt*
mi|cro|cyst ['maɪkrəʊsɪst] *noun*: Mikrozyste *f*
mi|cro|cyte ['maɪkrəsaɪt] *noun*: Mikrozyt *m*
mi|cro|cy|thae|mi|a [ˌmaɪkrəsaɪ'θiːmiːə] *noun*: (*brit.*) →*microcythemia*
mi|cro|cy|the|mi|a [ˌmaɪkrəsaɪ'θiːmiːə] *noun*: →*microcytosis*
mi|cro|cyt|ic [ˌmaɪkrəʊ'sɪtɪk] *adj*: aus kleinen Zellen bestehend; Mikrozyten betreffend, mikrozytär
mi|cro|cy|to|sis [ˌmaɪkrəsaɪ'təʊsɪs] *noun*: Mikrozytose *f*
mi|cro|dac|tyl|i|a [ˌmaɪkrəʊdæk'tiːlɪə] *noun*: →*microdactyly*
mi|cro|dac|tyl|y [ˌmaɪkrəʊ'dæktəliː] *noun*: Mikrodaktylie *f*
mi|cro|den|si|tom|e|ter [ˌmaɪkrəʊˌdensɪ'tɑmɪtər] *noun*: Mikrodensitometer *nt*
mi|cro|den|tism [ˌmaɪkrəʊ'dentɪzəm] *noun*: Mikrodentismus *m*
mi|cro|der|ma|tome [ˌmaɪkrəʊ'dɜrmətəʊm] *noun*: Mikrodermatom *nt*
mi|cro|don|tia [ˌmaɪkrəʊ'dɑnʃɪə] *noun*: Mikrodontie *f*

M

relative generalized microdontia: relative generalisierte Mikrodontie *f*
single-tooth microdontia: solitäre Mikrodontie *f*
true generalized microdontia: echte generalisierte Mikrodontie *f*
mi|cro|don|tic [ˌmaɪkrəʊ'dɑntɪk] *adj*: Mikrodontie betreffend, mikrodont
mi|cro|don|tism [ˌmaɪkrəʊ'dɑntɪzəm] *noun*: →*microdontia*
mi|cro|dre|pa|no|cy|to|sis [ˌmaɪkrəʊˌdrepənəʊsaɪ'təʊsɪs] *noun*: Sichelzellthalassämie *f*, Sichelzellenthalassämie *f*, Mikrodrepanozytenkrankheit *f*, HbS-Thalassämie *f*
mi|cro|e|co|sys|tem [ˌmaɪkrəʊ'ekəʊsɪstəm, -'iːkəʊ-] *noun*: Mikroökosystem *nt*
mi|cro|e|lec|trode [ˌmaɪkrəʊɪ'lektrəʊd] *noun*: Mikroelektrode *f*
mi|cro|e|lec|tron|ics [ˌmaɪkrəʊɪlek'trɑnɪks] *plural*: Mikroelektronik *f*
mi|cro|e|lec|tro|pho|re|sis [ˌmaɪkrəʊɪˌlektrəʊfə'riːsɪs] *noun*: Mikroelektrophorese *f*
mi|cro|e|lec|tro|pho|ret|ic [ˌmaɪkrəʊɪˌlektrəʊfə'retɪk] *adj*: Mikroelektrophorese betreffend, mittels Mikroelektrophorese, mikroelektrophoretisch
mi|cro|em|bo|li [ˌmaɪkrəʊ'embəlaɪ] *plural*: Mikroembolien *pl*
recurrent pulmonary microemboli: rezidivierende Mikroembolien *pl* der Lungen
mi|cro|em|bo|lus [ˌmaɪkrəʊ'embələs] *noun, plura* **-li** [-laɪ]: Mikroembolus *m*
mi|cro|en|ceph|a|lon [ˌmaɪkrəʊen'sefəlɑn] *noun*: →*microencephaly*
mi|cro|en|ceph|a|ly [ˌmaɪkrəʊen'sefəliː] *noun*: Mikroenzephalie *f*, Mikrenzephalie *f*
mi|cro|en|vi|ron|ment [ˌmaɪkrəen'vaɪr(ə)nmənt] *noun*: Mikroumgebung *f*
mi|cro|e|ryth|ro|blast [ˌmaɪkrəɪ'rɪθrəʊblæst] *noun*: Mikroblast *m*
mi|cro|e|ryth|ro|cyte [ˌmaɪkrəɪ'rɪθrəʊsaɪt] *noun*: →*microcyte*
mi|cro|ev|o|lu|tion [ˌmaɪkrəʊevə'luːʃn] *noun*: Mikroevolution *f*
mi|cro|far|ad [ˌmaɪkrəʊ'færəd, -æd] *noun*: Mikrofarad *nt*
mi|cro|fau|na [ˌmaɪkrəʊ'fɔːnə] *noun*: Mikrofauna *f*
mi|cro|fi|bril [ˌmaɪkrəʊ'faɪbrɪl, -'fɪb-] *noun*: Mikrofibrille *f*
mi|cro|fil|a|ment [ˌmaɪkrəʊ'fɪləmənt] *noun*: Mikrofilament *nt*
mi|cro|fil|a|rae|mi|a [ˌmaɪkrəʊˌfɪlə'riːmiːə] *noun*: (*brit.*) →*microfilaremia*
mi|cro|fil|a|re|mi|a [ˌmaɪkrəʊˌfɪlə'riːmiːə] *noun*: Mikrofilariensepsis *f*, Mikrofilarämie *f*
mi|cro|fi|lar|i|a [ˌmaɪkrəʊfɪ'leərɪə] *noun, plural* **-lar|i|ae** [-'leərɪˌiː]: Mikrofilarie *f*, Microfilaria *f*
mi|cro|film ['maɪkrəʊfɪlm]: I *noun* Mikrofilm *m* II *vt* auf Mikrofilm aufnehmen
mi|cro|flo|ra [ˌmaɪkrəʊ'flɔːrə] *noun*: Mikroflora *f*
mi|cro|fluo|rom|e|try [ˌmaɪkrəfluə'rɑmətriː] *noun*: Mikrospektrophotometrie *f*, Mikrospektrofotometrie *f*, Zytophotometrie *f*, Zytofotometrie *f*
mi|cro|fol|li|cu|lar [ˌmaɪkrəʊfə'lɪkjələr] *adj*: mikrofollikulär
mi|cro|frac|ture ['maɪkrəʊfræktʃər] *noun*: Mikrofraktur *f*
mi|cro|gam|ete [ˌmaɪkrəʊ'gæmiːt] *noun*: Mikrogamet *m*, Androgamet *m*
mi|cro|ga|me|to|cyte [ˌmaɪkrəʊgə'miːtəsaɪt] *noun*: Mikrogametozyt *m*
mi|cro|gam|ma [ˌmaɪkrəʊ'gæmə] *noun*: →*picogram*
mi|cro|gam|ont [ˌmaɪkrəʊ'gæmɑnt] *noun*: Mikrogametozyt *m*, Mikrogamont *m*
mi|crog|a|my [maɪ'krɑgəmiː] *noun*: Mikrogamie *f*
mi|cro|gas|tria [ˌmaɪkrə'gæstrɪə] *noun*: Mikrogastrie *f*
mi|cro|gen|e|sis [ˌmaɪkrəʊ'dʒenəsɪs] *noun*: Mikrogenese *f*
mi|cro|gen|ia [ˌmaɪkrəʊ'dʒiːnɪə] *noun*: Mikrogenie *f*
mi|crog|li|a [maɪ'krɑglɪə] *noun*: **1.** Mesoglia *f*, Hortega-Glia *f*, Hortega-Zellen *pl* **2.** Mikroglia *f*
mi|crog|li|a|cytes [maɪ'krɑglɪəsaɪts] *plural*: Mesoglia *f*, Hortega-Glia *f*, Hortega-Zellen *pl*
mi|crog|li|al [maɪ'krɑglɪəl] *adj*: Mikroglia betreffend, Mikroglia-
mi|crog|li|o|cytes [maɪ'krɑglɪəʊsaɪst] *plural*: Mesoglia *f*, Hortega-Glia *f*, Hortega-Zellen *pl*
mi|cro|gli|o|ma [ˌmaɪkrəglaɪ'əʊmə] *noun*: Mikrogliom *nt*
β_2-mi|cro|glob|u|lin [ˌmaɪkrəʊ'glɑbjəlɪn] *noun*: β_2-Mikroglobulin *nt*, beta$_2$-Mikroglobulin *nt*
mi|cro|glos|sia [ˌmaɪkrəʊ'glɑsɪə] *noun*: Mikroglossie *f*
mi|cro|gna|thi|a [ˌmaɪkrəʊ'neɪθɪə] *noun*: Mikrognathie *f*
mandibular micrognathia: mandibuläre Mikrognathie *f*, Mikromandibulie *f*, kongenitale Kleinheit *f* des Unterkiefers
maxillary micrognathia: maxilläre Mikrognathie *f*, Mikromaxillie *f*, kongenitale Kleinheit *f* des Oberkiefers
mi|cro|gna|thic [ˌmaɪkrəʊ'næθɪk] *adj*: Mikrognathie betreffend, mikrognath, brachygnath
mi|cro|gram ['maɪkrəgræm] *noun*: Mikrogramm *nt*
mi|cro|graph ['maɪkrəʊgræf] *noun*: **1.** Mikrograph *m* **2.** mikrographische Darstellung *f*
mi|crog|ra|phy [maɪ'krɑgrəfiː] *noun*: Mikrographie *f*, Mikrografie *f*
mi|cro|gy|ria [ˌmaɪkrəʊ'dʒaɪrɪə] *noun*: Mikrogyrie *f*
mi|cro|gy|rus [ˌmaɪkrəʊ'dʒaɪrəs] *noun, plura* **-gy|ri** [-'dʒaɪraɪ]: Mikrogyrus *m*
mi|cro|hae|mat|o|crit [ˌmaɪkrəʊhɪ'mætəkrɪt] *noun*: (*brit.*) →*microhematocrit*
mi|cro|haem|or|rhage [ˌmaɪkrəʊ'hemərɪdʒ] *noun*: (*brit.*) →*microhemorrhage*
mi|cro|ham|ar|to|ma [ˌmaɪkrəʊˌhæmə(r)'təʊmə] *noun*: Mikrohamartom *nt*
mi|cro|he|mat|o|crit [ˌmaɪkrəʊhɪ'mætəkrɪt] *noun*: Mikrohämatokrit *m*
mi|cro|hem|or|rhage [ˌmaɪkrəʊ'hemərɪdʒ] *noun*: Mikroblutung *f*
mi|cro|he|pa|tia [ˌmaɪkrəʊhɪ'pætɪə] *noun*: Mikrohepatie *f*
mi|cro|his|tol|o|gy [ˌmaɪkrəʊhɪs'tɑlədʒiː] *noun*: mikroskopische Histologie *f*, Mikrohistologie *f*
mi|cro|in|farct [ˌmaɪkrəʊ'ɪnfɑːrkt] *noun*: Mikroinfarkt *m*
mi|cro|in|jec|tion [ˌmaɪkrəʊɪn'dʒekʃn] *noun*: Mikroinjektion *f*
mi|cro|in|va|sion [ˌmaɪkrəɪn'veɪʒn] *noun*: Mikroinvasion *f*
mi|cro|in|va|sive [ˌmaɪkrəʊɪn'veɪsɪv] *adj*: mikroinvasiv
mi|cro|kin|e|ma|tog|ra|phy [ˌmaɪkrəʊkɪnəmæ'tɑgrəfiː] *noun*: Mikrokinematografie *f*
mi|cro|la|ryn|gos|co|py [ˌmaɪkrəʊlærɪn'gɑskəpiː] *noun*: Mikrolaryngoskopie *f*
mi|cro|lec|i|thal [ˌmaɪkrəʊ'lesɪθəl] *adj*: mikrolezithal
mi|cro|le|sion [ˌmaɪkrəʊ'liːʒn] *noun*: Mikroläsion *f*
mi|cro|leu|co|blast [ˌmaɪkrəʊ'luːkəblæst] *noun*: (*brit.*) →*microleukoblast*
mi|cro|leu|ko|blast [ˌmaɪkrəʊ'luːkəblæst] *noun*: Myeloblast *m*
mi|cro|li|ter ['maɪkrəʊliːtər] *noun*: Mikroliter *m*
mi|cro|lith ['maɪkrəʊlɪθ] *noun*: Mikrolith *m*
mi|cro|li|thi|a|sis [ˌmaɪkrəʊlɪ'θaɪəsɪs] *noun*: Mikrolithiasis *f*
mi|cro|li|tre ['maɪkrəʊliːtər] *noun*: (*brit.*) →*microliter*

mi|cro|man|di|ble [ˌmaɪkrəʊ'mændɪbl] *noun*: kongenitale Kleinheit *f* des Unterkiefers, mandibuläre Mikrognathie *f*, Mikromandibulie *f*
mi|cro|ma|ni|a [ˌmaɪkrəʊ'meɪnɪə] *noun*: Kleinheitswahn *m*, Mikromanie *f*
mi|cro|ma|nip|u|la|tion [ˌmaɪkrəʊməˌnɪpjə'leɪʃn] *noun*: Mikromanipulation *f*
mi|cro|ma|nip|u|la|tor [ˌmaɪkrəʊmə'nɪpjəleɪtər] *noun*: Mikromanipulator *m*
mi|cro|ma|nom|e|ter [ˌmaɪkrəʊmə'nɑmɪtər] *noun*: Mikromanometer *nt*
mi|cro|man|o|met|ric [ˌmaɪkrəʊˌmænə'metrɪk] *adj*: mikromanometrisch
mi|cro|mas|tia [ˌmaɪkrəʊ'mæstɪə] *noun*: Mikromastie *f*
mi|cro|max|il|la [ˌmaɪkrəʊmæk'sɪlə] *noun*: kongenitale Kleinheit *f* des Oberkiefers, maxilläre Mikrognathie *f*, Mikromaxillie *f*
mi|cro|ma|zia [ˌmaɪkrəʊ'meɪzɪə] *noun*: Mikromastie *f*
mi|cro|me|li|a [ˌmaɪkrəʊ'miːlɪə] *noun*: Mikromelie *f*
chondrodystrophic micromelia: chondrodystrophe Mikromelie *f*, Micromelia chondromalacia
mi|cro|mel|ic [ˌmaɪkrəʊ'melɪk] *adj*: mikromel
mi|crom|e|lus [maɪ'krɑmələs] *noun*: Patient(in *f*) *m* mit Mikromelie, Mikromelus *m*
mi|cro|mere ['maɪkrəmɪər] *noun*: Mikromere *f*
mi|cro|me|tab|o|lism [ˌmaɪkrəʊmə'tæbəlɪzəm] *noun*: Mikrometabolismus *m*
mi|cro|me|tas|ta|sis [ˌmaɪkrəmɪ'tæstəsɪs] *noun*: Mikrometastase *f*
mi|cro|me|ter ['maɪkrəʊmiːtər; maɪ'krɑmɪtər] *noun*: **1.** Mikrometer *m/nt* **2.** (*Gerät*) Mikrometer *nt*
mi|cro|meth|od ['maɪkrəmeθəd] *noun*: Mikromethode *f*
mi|cro|me|tre ['maɪkrəʊmiːtər; maɪ'krɑmɪtər] *noun*: (*brit.*) Mikrometer *m/nt*
mi|cro|met|ric [ˌmaɪkrəʊ'metrɪk] *adj*: mikrometrisch
mi|cro|met|ri|cal [ˌmaɪkrəʊ'metrɪkl] *adj*: →*micrometric*
mi|cro|mi|lieu [ˌmaɪkrəʊmiːl'jiː, -'jʊ] *noun*: →*microenvironment*
mi|cro|mo|lar [ˌmaɪkrəʊ'məʊlər] *adj*: mikromolar
mi|cro|mo|lec|u|lar [ˌmaɪkrəʊmə'lekjələr] *adj*: mikromolekular
Mi|cro|mo|nos|po|ra [ˌmaɪkrəʊməʊ'nɑspərə] *noun*: Micromonospora *f*
Mi|cro|mo|nos|po|ra|ce|ae [ˌmaɪkrəʊməʊˌnɑspə'reɪsɪˌiː] *plural*: Micromonosporaceae *pl*
mi|cro|mor|phol|o|gy [ˌmaɪkrəʊmɔːr'fɑlədʒiː] *noun*: Mikromorphologie *f*
mi|cro|my|e|li|a [ˌmaɪkrəʊmaɪ'iːlɪə] *noun*: Mikromyelie *f*
mi|cro|my|e|lo|blast [ˌmaɪkrəʊ'maɪələblæst] *noun*: Mikromyeloblast *m*
mi|cro|my|e|lo|lym|pho|cyte [ˌmaɪkrəʊˌmaɪələ'lɪmfəsaɪt] *noun*: →*micromyeloblast*
mi|cron ['maɪkrɑn] *noun, plural* **-crons, -cra** [-krə]: Mikron *nt*, Mikrometer *nt*
mi|cro|neu|ro|sur|ger|y [ˌmaɪkrəʊˌnjʊərə'sɜrdʒərɪ, -ˌnʊ-] *noun*: Mikroneurochirurgie *f*
mi|cro|nod|u|lar [ˌmaɪkrəʊ'nɑdʒələr] *adj*: kleinknotig, mikronodulär
mi|cro|nu|cle|us [ˌmaɪkrəʊ'n(j)uːklɪəs] *noun, plural* **-cle|us|es, -cle|i** [-klɪaɪ]: Kernkörperchen *nt*, Nukleolus *m*, Nucleolus *m*
mi|cro|nych|ia [ˌmaɪkrəʊ'nɪkɪə] *noun*: Mikronychie *f*
micro-orchidia *noun*: →*micro-orchidism*
micro-orchidism *noun*: Mikrorchidie *f*, Mikrorchie *f*
mi|cro|or|gan|ic [ˌmaɪkrəʊɔːr'gænɪk] *adj*: mikroorganisch
mi|cro|or|gan|ism [ˌmaɪkrəʊ'ɔːrgənɪzəm] *noun*: Mikroorganismus *m*
gram-negative microorganism: gram-negativer Mikroorganismus *m*
gram-positive microorganism: gram-positiver Mikroorganismus *m*
pathogenic microorganism: Krankheitserreger *m*, pathogener (Mikro-)Organismus *m*
mi|cro|par|a|site [ˌmaɪkrəʊ'pærəsaɪt] *noun*: Mikroparasit *m*
mi|cro|pa|thol|o|gy [ˌmaɪkrəʊpə'θɑlədʒiː] *noun*: Mikropathologie *f*
mi|cro|pel|vis [ˌmaɪkrəʊ'pelvɪs] *noun*: Miniaturbecken *nt*
mi|cro|pe|nis [ˌmaɪkrəʊ'piːnɪs] *noun*: Mikrophallus *m*
mi|cro|per|fo|ra|tion [ˌmaɪkrəʊˌpɜrfə'reɪʃn] *noun*: Mikroperforation *f*
mi|cro|per|fu|sion [ˌmaɪkrəʊper'fjuːʒn] *noun*: Mikroperfusion *f*
mi|cro|phage ['maɪkrəʊfeɪdʒ] *noun*: Mikrophage *m*
mi|cro|phag|o|cyte [ˌmaɪkrəʊ'fægəsaɪt] *noun*: →*microphage*
mi|cro|pha|kia [ˌmaɪkrəʊ'feɪkɪə] *noun*: Mikrophakie *f*
mi|cro|phal|lus [ˌmaɪkrəʊ'fæləs] *noun*: Mikrophallus *m*
mi|cro|phone ['maɪkrəʊfəʊn] *noun*: Mikrophon *nt*, Mikrofon *nt*
mi|cro|phon|ic [ˌmaɪkrəʊ'fɑnɪk] *adj*: Mikrophon betreffend, Mikrophon-
mi|cro|phon|ics [ˌmaɪkrəʊ'fɑnɪks] *plural*: (kochleäre) Mikrophonpotenziale *pl*
cochlear microphonics: (kochleäre) Mikrophonpotenziale *pl*
mi|cro|pho|to|graph [ˌmaɪkrəʊ'fəʊtəgræf] *noun*: **1.** Mikrofoto *nt*, -photo *nt* **2.** Mikrofotografie *f*, -photographie *f*
mi|croph|thal|mia [ˌmaɪkrɑf'θælmɪə] *noun*: →*microphthalmos*
mi|croph|thal|mos [ˌmaɪkrɑf'θælməs] *noun*: Mikrophthalmie *f*, Mikrophthalmus *m*
mi|croph|thal|mus [ˌmaɪkrɑf'θælməs] *noun*: →*microphthalmos*
mi|cro|phys|ics [ˌmaɪkrəʊ'fɪzɪks] *plural*: Mikrophysik *f*
mi|cro|phys|i|ol|o|gy [ˌmaɪkrəʊfɪzɪ'ɑlədʒiː] *noun*: Mikrophysiologie *f*
mi|cro|pill *noun*: Mikropille *f*
mi|cro|pin|o|cy|to|sis [ˌmaɪkrəʊˌpɪnəsaɪ'təʊsɪs, -ˌpaɪnə-] *noun*: Mikropinozytose *f*
mi|cro|pi|pet [ˌmaɪkrəʊpaɪ'pet, -pɪ-] *noun*: Mikropipette *f*
mi|cro|pla|sia [ˌmaɪkrəʊ'pleɪʒ(ɪ)ə, -zɪə] *noun*: Minder-, Zwergwuchs *m*
mi|cro|pleth|ys|mog|ra|phy [ˌmaɪkrəʊˌpleθɪz'mɑgrəfiː] *noun*: Mikroplethysmografie *f*
mi|cro|po|dia [ˌmaɪkrəʊ'pəʊdɪə] *noun*: Mikropodie *f*
mi|cro|po|ly|gy|ria [ˌmaɪkrəʊˌpɑlɪ'dʒaɪrɪə] *noun*: Mikropolygyrie *f*
mi|cro|pore ['maɪkrəʊpəʊər, -pɔːr] *noun*: Keimmund *m*, Mikropyle *f*
mi|cro|pre|cip|i|ta|tion [ˌmaɪkrəʊprɪˌsɪpə'teɪʃn] *noun*: Mikropräzipitation *f*
mi|cro|probe ['maɪkrəʊprəʊb] *noun*: Mikrosonde *f*
mi|cro|pro|lac|ti|no|ma [ˌmaɪkrəprəʊˌlæktɪ'nəʊmə] *noun*: Mikroprolactinom *nt*
mi|crop|sia [maɪ'krɑpsɪə] *noun*: Mikropsie *f*
mi|cro|punc|ture ['maɪkrəpʌŋktʃər] *noun*: Mikro-, Kapillarpunktion *f*
mi|cro|pyle ['maɪkrəʊpaɪl] *noun*: **1.** (*embryolog.*) Mikropyle *f* **2.** →*micropore*
mi|cro|ra|di|o|gram [ˌmaɪkrəʊ'reɪdɪəgræm] *noun*: Mikroradiogramm *nt*

mi|cro|ra|di|og|ra|phy [maɪkrə,reɪdɪ'ɑgrəfiː] *noun*: Mikroradiographie *f*, Mikroradiografie *f*
mi|cror|chid|ia [,maɪkrɔːr'kɪdɪə] *noun*: Mikrorchidie *f*, Mikrorchie *f*
mi|cro|re|frac|tom|e|ter [,maɪkrərɪ,fræk'tɑmɪtər] *noun*: Mikrorefraktometer *nt*
mi|cro|res|pi|rom|e|ter [,maɪkrəʊ,respɪ'rɑmɪtər] *noun*: Mikrorespirometer *nt*
mi|cro|rhin|ia [,maɪkrəʊ'rɪnɪə] *noun*: Mikrorhinie *f*
mi|cro|sac|cade [,maɪkrəʊsæ'kɑːd, -sə-] *noun*: Mikrosakkade *f*
mi|cro|scel|lous [,maɪkrəʊ'skeləs, maɪ'krɑskələs] *adj*: kurzbeinig
mi|cro|scope ['maɪkrəskəʊp]: I *noun* Mikroskop *nt* II *vt* **1.** mikroskopisch untersuchen **2.** vergrößern
binocular microscope: binokulares Mikroskop *nt*, Doppelmikroskop *nt*, Binokularmikroskop *nt*
compound microscope: Verbundmikroskop *nt*
dark-field microscope: Dunkelfeldmikroskop *nt*
dissecting microscope: Präpariermikroskop *nt*
electron microscope: Elektronenmikroskop *nt*
field-ion microscope: Feldionenmikroskop *nt*
fluorescence microscope: Fluoreszenzmikroskop *nt*
fluorescent microscope: →*fluorescence microscope*
interference microscope: Interferenzmikroskop *nt*
laser microscope: Laser-Scan-Mikroskop *nt*
light microscope: Lichtmikroskop *nt*
operating microscope: Operationsmikroskop *nt*, Op-Mikroskop *nt*
optical microscope: Lichtmikroskop *nt*
phase microscope: Phasenkontrastmikroskop *nt*
phase-contrast microscope: Phasenkontrastmikroskop *nt*
polarizing microscope: Polarisationsmikroskop *nt*
reflecting microscope: Spiegelmikroskop *nt*
scanning microscope: →*scanning electron microscope*
scanning electron microscope: Elektronenrastermikroskop *nt*, Rasterelektronenmikroskop *nt*
slit lamp microscope: Spaltlampenmikroskop *nt*
stereoscopic microscope: Stereomikroskop *nt*
ultrasonic microscope: Ultraschallmikroskop *nt*
ultraviolet microscope: Ultraviolettmikroskop *nt*, UV-Mikroskop *nt*
mi|cro|scop|ic [,maɪkrəʊ'skɑpɪk] *adj*: **1.** winzig klein, mit bloßem Auge nicht sichtbar, mikroskopisch **2.** Mikroskop(ie) betreffend, mittels Mikroskop(ie), mikroskopisch, Mikroskop-
mi|cro|scop|i|cal [,maɪkrəʊ'skɑpɪkl] *adj*: →*microscopic*
light microscopic: lichtmikroskopisch
mi|cros|co|py [maɪ'krɑskəpɪ, 'maɪkrə,skəʊpiː] *noun*: Mikroskopie *f*, Untersuchung *f* mittels Mikroskop
clinical microscopy: klinische Mikroskopie *f*
corneal endothelial microscopy: Hornhautendothel-Mikroskopie *f*
dark-field microscopy: Dunkelfeldmikroskopie *f*
electron microscopy: Elektronenmikroskopie *f*
epiluminescence microscopy: Auflichtmikroskopie *f*
fluorescence microscopy: Fluoreszenzmikroskopie *f*
histofluorescence microscopy: Histofluoreszenzmikroskopie *f*
immunofluorescence microscopy: Immunofluoreszenzmikroskopie *f*, Immunfluoreszenzmikroskopie *f*
phase microscopy: →*phase-contrast microscopy*
phase-contrast microscopy: Phasenkontrastverfahren *nt*, Phasenkontrastmikroskopie *f*
mi|cro|sec|ond [,maɪkrəʊ'sekənd] *noun*: Mikrosekunde *f*
mi|cro|slide ['maɪkrəʊslaɪd] *noun*: Objektträger *m*
mi|cros|mat|ic [,maɪkrɑz'mætɪk] *adj*: mikrosmatisch
mi|cro|so|ma [,maɪkrə'səʊmə] *noun*: Kleinwuchs *m*, Mikrosomie *f*
mi|cro|so|mal [,maɪkrəʊ'səʊməl] *adj*: Mikrosomen betreffend, mikrosomal
mi|cro|so|mat|ic [,maɪkrəʊsəʊ'mætɪk]: I *noun* Mikrosomatiker *m* II *adj* mikrosomatisch
mi|cro|some ['maɪkrəʊsəʊm] *noun*: Mikrosom *nt*
mi|cro|so|mi|a [,maɪkrəʊ'səʊmɪə] *noun*: Kleinwuchs *m*, Mikrosomie *f*
mi|cro|spec|tro|pho|tom|e|ter [,maɪkrəʊ,spektrəfəʊ'tɑmɪtər] *noun*: Mikrospektrophotometer *nt*
mi|cro|spec|tro|pho|tom|e|try [,maɪkrəʊ,spektrəfəʊ'tɑmətriː] *noun*: Mikrospektrophotometrie *f*, Zytophotometrie *f*
mi|cro|spec|tro|scope [,maɪkrəʊ'spektrəskəʊp] *noun*: Mikrospektroskop *nt*
mi|cro|sper|mi|a [,maɪkrəʊ'spɜrmɪə] *noun*: Mikrospermie *f*
mi|cro|sphere ['maɪkrəʊsfɪər] *noun*: **1.** Zentrosom *nt*, Zentriol *nt*, Zentralkörperchen *nt* **2.** Mikrozentrum *nt*, Zentrosphäre *f*
mi|cro|sphe|ro|cyte [,maɪkrəʊ'sfɪərəsaɪt] *noun*: Kugelzelle *f*, Sphärozyt *m*
mi|cro|sphe|ro|cy|to|sis [maɪkrə,sfɪərəsaɪ'təʊsɪs] *noun*: Sphärozytose *f*
mi|cro|sphyg|mia [,maɪkrəʊ'sfɪgmɪə] *noun*: kleiner Puls *m*, Mikrosphygmie *f*
mi|cro|sphyg|my [,maɪkrəʊ'sfɪgmiː] *noun*: →*microsphygmia*
mi|cro|sphyx|ia [,maɪkrəʊ'sfɪxɪə] *noun*: →*microsphygmia*
mi|cro|sple|nia [,maɪkrəʊ'spliːnɪə] *noun*: Mikrosplenie *f*
mi|cro|spo|ran|gi|um [,maɪkrəʊspə'rændʒɪəm, -spəʊ-] *noun*: Mikrosporangium *nt*
mi|cro|spore ['maɪkrəʊspəʊər, -spɔːr] *noun*: Mikrospore *f*, Androspore *f*
mi|cro|spo|ri|di|o|sis [,maɪkrəʊspə,rɪdɪ'əʊsɪs] *noun*: Mikrosporie *f*, Gruby-Krankheit *f*
Mi|cros|po|ron [maɪ'krɑspərɑn] *noun*: →*Microsporum*
Mi|cros|po|rum [maɪ'krɑspərəm] *noun*: Microsporum *nt*, Microsporon *nt*
Microsporum audouinii: Microsporum audouinii
Microsporum canis: Microsporum canis
Microsporum gypseum: Microsporum gypseum
Microsporum hortai: Microsporum hortai, Piedraia hortai, Trichosporon hortai
mi|cros|to|ma [,maɪkrəʊ'stəʊmə] *noun*: Tabaksbeutelmund *m*
mi|cro|sto|mi|a [,maɪkrəʊ'stəʊmɪə] *noun*: Mikrostomie *f*
mi|cro|stra|bis|mus [,maɪkrəʊstrə'bɪzməs] *noun*: Mikrostrabismus *m*, Silberblick *m*
mi|cro|sur|ger|y [,maɪkrəʊ'sɜrdʒəriː] *noun*: Mikrochirurgie *f*
transanal endoscopic microsurgery: transanale endoskopische Mikrochirurgie *f*
mi|cro|sur|gi|cal [,maɪkrəʊ'sɜrdʒɪkl] *adj*: Mikrochirurgie betreffend, mittels Mikrochirurgie, mikrochirurgisch
mi|cro|the|li|a [,maɪkrəʊ'θiːlɪə] *noun*: Mikrothelie *f*
mi|cro|throm|bo|sis [,maɪkrəθrɑm'bəʊsɪs] *noun*: Mikrothrombose *f*
mi|cro|throm|bus [maɪkrə'θrɑmbəs] *noun, plural* **-bi** [maɪkrə'θrɑmbaɪ]: Mikrothrombus *m*
mi|cro|tia [maɪ'krəʊʃɪə] *noun*: Mikrotie *f*
mi|cro|ti|ter [maɪkrəʊ'taɪtər] *noun*: Mikrotiter *m*
mi|cro|ti|tre [maɪkrəʊ'taɪtər] *noun*: *(brit.)* →*microtiter*
mi|cro|tome ['maɪkrətəʊm] *noun*: Mikrotom *nt*
frozen-section microtome: Gefrier(schnitt)mikrotom *nt*

M

sliding microtome: Schlittenmikrotom *nt*
milcrotlolmy [maɪ'krɑtəmiː] *noun*: Mikrotomie *f*
milcroltolnomleter [ˌmaɪkrətəʊ'nɑmɪtər] *noun*: Mikrotonometer *nt*
milcroltooth ['maɪkrəʊtuːθ] *noun*: extrem kleiner Zahn *m*
milcroltranslfulsion [ˌmaɪkrəʊtrænz'f(j)uːʒn] *noun*: Mikrotransfusion *f*
milcroltraulma [ˌmaɪkrəʊ'trɔːmə, -'traʊmə] *noun*: Mikrotrauma *nt*
milcroltulbule [ˌmaɪkrəʊ't(j)uːbjuːl] *noun*: Mikrotubulus *m*
milcrolvillus [ˌmaɪkrəʊ'vɪləs] *noun, plura* **-villi** [-'vɪlaɪ]: Kleinzotte *f*, Mikrovillus *m*
milcrolvislcolsimleter [ˌmaɪkrəʊˌvɪskə'sɪmətər] *noun*: Mikroviskosimeter *nt*
milcrolvolt ['maɪkrəʊvəʊlt] *noun*: Mikrovolt *nt*
milcrolwatt ['maɪkrəʊwɑt] *noun*: Mikrowatt *nt*
milcrolwaves ['maɪkrəʊweɪvz] *plural*: Mikrowellen *pl*
milcrolzoa [ˌmaɪkrəʊ'zəʊə] *plural, sing* **-zolon** [-'zəʊɑn]: Mikrozoen *pl*
milcrolzone ['maɪkrəʊzəʊn] *noun*: Mikrozone *f*
miclition ['mɪkʃn] *noun*: Harnen *nt*, Harnlassen *nt*, Blasenentleerung *f*, Urinieren *nt*, Miktion *f*, Mictio *f*
micltulrate ['mɪktʃəreɪt] *vi*: harnen, Harn lassen, urinieren
micltulriltion [ˌmɪkʃə'rɪʃn] *noun*: →*miction*
involuntary micturition: Mictio involuntaria
slow micturition: verlangsamte Harnentleerung *f*, Bradyurie *f*
MID *Abk.*: **1.** minimal infecting dose **2.** minimum infective dose **3.** minimum inhibiting dose **4.** multi-infarction dementia
mildazlollam ['mɪd[zəˌlæm] *noun*: Midazolam *nt*
midlbrain ['mɪdbreɪn] *noun*: Mittelhirn *nt*, Mesenzephalon *nt*, Mesencephalon *nt*
midldle ['mɪdl]: **I** *noun* **1.** Mitte *f* **in the middle of** (*a. zeitlich*) mitten in/auf, inmitten; in der Mitte (von) **2.** Mittelstück *nt*, mittlerer Teil *m*; Innere(s) *nt* **3.** Bauch *m*, Taille *f* **II** *adj* **4.** (*a. fig.*) *u. zeitlich*) mittlere(r, s), Mittel- **5.** medial
middle-aged *adj*: mittleren Alters, in den mittleren Jahren
midldlelmost ['mɪdlməʊst] *adj*: ganz in der Mitte (liegend)
middle-sized *adj*: von mittlerer Größe
midlfoot ['mɪdfʊt] *noun*: Mittelfuß *m*
midglet ['mɪdʒɪt] *noun*: proportionierter Zwerg *m*
midlgut ['mɪdgʌt] *noun*: Mitteldarm *m*, Mesenteron *nt*
midllife ['mɪdlaɪf]: **I** *noun* Lebensmitte *f*, mittlere Jahre *pl* **II** *adj* →*middle-aged*
midlline ['mɪdlaɪn] *noun*: Mittellinie *f*
mildoldrine ['maɪdədriːn] *noun*: Midodrin *nt*
midlpain ['mɪdpeɪn] *noun*: Mittelschmerz *m*, Intermenstrualschmerz *m*
midlpiece ['mɪdpiːs] *noun*: Mittelstück *nt*, mittlerer Teil *m*
midpiece of spermatozoon: Mittelstück *nt* des Spermiums
midlriff ['mɪdrɪf] *noun*: **1.** Zwerchfell *nt*, Diaphragma *nt* **2.** Obertaille *f*
midlseclition [mɪd'sekʃn] *noun*: **1.** →*midpiece* **2.** →*midriff*
midst [mɪdst] *noun*: Mitte *f* **in the midst of** inmitten, mitten in
midlsterlnum [mɪd'stɜrnəm] *noun*: →*mesosternum*
MIDT *Abk.*: micro-immune diffusion test
midlwife ['mɪdwaɪf]: **I** *noun, plural* **-wives** [-waɪvz] Hebamme *f*, Geburtshelferin *f* **II** *vt* entbinden
male midwife: Entbindungspfleger *m*
midlwifelry [mɪd'wɪfərɪ, 'mɪdwaɪf(ə)riː] *noun*: Geburtshilfe *f*
MIF *Abk.*: **1.** macrophage inhibition factor **2.** macrophage inhibitory factor **3.** melanocyte inhibiting factor **4.** melanocyte stimulating hormone inhibiting factor **5.** membrane immunofluorescence **6.** merthiolate-iodo-formaldehyde **7.** migration-inhibiting factor **8.** migration-inhibition factor **9.** migration-inhibitory factor
MIFC *Abk.*: **1.** merthiolate iod formol concentration **2.** merthiolate-iodo-formaldehyde centrifugation
MIFR *Abk.*: maximal inspiratory flow rate
MIFVC *Abk.*: maximal inspiratory flow-volume curve
milgraine ['maɪgreɪn] *noun*: Migräne *f*
migraine with aura: Migräne mit Aura, klassische Migräne *f*
basilar migraine: Basilarismigräne *f*
basilar artery migraine: Migräne *f* des Basilarisstromgebietes
cervical migraine: Migraine cervicale
classic migraine: klassische Migräne *f*, Migräne mit Aura
common migraine: gewöhnliche Migräne *f*, Migräne ohne Aura
complicated migraine: komplizierte Migräne *f*
hypersynchronous migraine: hypersynchrone Migräne *f*
ocular migraine: →*ophthalmic migraine*
ophthalmic migraine: Augenmigräne *f*, Hemicrania ophthalmoplegica, Migraine ophtalmique
ophthalmoplegic migraine: Möbius-Krankheit *f*, ophthalmoplegische Migräne *f*
retinal migraine: retinale Migräne *f*
migraine without aura: Migräne ohne Aura, gewöhnliche Migräne *f*
milgrainloid [maɪ'greɪnɔɪd] *adj*: migräneartig, Migräne-
milgrainlous [maɪ'greɪnəs] *adj*: migräneartig, Migräne-
milgrate ['maɪgreɪt] *vi*: wandern, migrieren; ziehen
milgraltion [maɪ'greɪʃn] *noun*: **1.** Wanderung *f*, Migration *f*; Abwandern *nt*, Fortziehen *nt*, Zug *m* **2.** Leukozytenwanderung *f*, Leukozytenmigration *f*, (Leukozyten-)Diapedese *f*
cell migration: Zellwanderung *f*
ionic migration: Ionenwanderung *f*
migration of leucocytes: (*brit.*) →*migration of leukocytes*
migration of leukocytes: Leukozytenwanderung *f*, Leukozytenmigration *f*, (Leukozyten-)Diapedese *f*
pathologic tooth migration: pathologische Zahnwanderung *f*
physiologic mesial migration: physiologische Mesialwanderung *f*, mesiale Zahnwanderung *f*, Mesialwanderung *f*, Mesialdrift *m*
physiologic tooth migration: physiologische Zahnwanderung *f*
tooth migration: Zahnwanderung *f*
milgraltolry ['maɪgrətɔːriː, -təʊ-] *adj*: Migration betreffend, wandernd, migratorisch, Zug-, Wander-
MIH *Abk.*: **1.** melanotrophin inhibiting hormone **2.** melanotropin release-inhibiting hormone
MII *Abk.*: multiple insulin injections
mil [mɪl] *noun*: →*milliliter*
mil. *Abk.*: milliliter
millamlmelter [mɪl'æmiːtər] *noun*: Milliamperemeter *nt*
milldew ['mɪl'd(j)uː] *noun*: **1.** Schimmel *m*, Moder *m* **2.** Mehltau *m*, Meltau *m*
millilarlia [mɪlɪ'eərɪə] *plural*: Schweißfrieseln *pl*, Hitzepickel *pl*, Hitzeblattern *pl*, Schweiß-, Schwitzbläschen *pl*, Miliaria *pl*

miliaria alba: Miliaria alba
apocrine miliaria: Fox-Fordyce-Krankheit *f*, apokrine Miliaria *pl*, Hidradenoma eruptivum, Apocrinitis sudoripara pruriens, Akanthosis circumporalis pruriens
miliaria crystallina: Sudamina *pl*
deep miliaria: Miliaria profunda
pustular miliaria: Miliaria pustulosa
millilalry ['mɪlɪˌeriː, 'mɪljəriː] *adj*: hirsekorngroß, miliar
millieu [mɪl'jʊ, miːl-] *noun, plural* **-lieus**: Milieu *nt*, Umgebung *f*
millilum ['mɪlɪəm] *noun, plural* **-ia** ['mɪlɪə]: Hautgrieß *m*
colloid milium: Kolloidmilium *nt*
milk [mɪlk] *noun*: Milch *f*
adapted milk: adaptierte (Säuglings-)Milch *f*
almond milk: Mandelmilch *f*
milk of almonds: Mandelmilch *f*
breast milk: Brust-, Frauen-, Muttermilch *f*
milk of calcium bile: Kalkgalle *f*, Kalkmilchgalle *f*
cancer milk: Krebsmilch *f*
condensed milk: kondensierte Milch *f*, Kondens-, Dosenmilch *f*
cow milk: Kuhmilch *f*
desiccated milk: Trockenmilch *f*
dried milk: →*dry milk*
dry milk: Trockenmilch *f*, Milchpulver *nt*
evaporated milk: Kondensmilch *f*, evaporierte Milch *f*
homogenized milk: homogenisierte Milch *f*
milk of lime: Kalkmilch *f*
long-life milk: H-Milch *f*, haltbare Milch *f*
mature breast milk: reife Muttermilch *f*
Moro's milk: Moro-Milch *f*
mother's milk: →*breast milk*
powdered milk: Trockenmilch *f*, Milchpulver *nt*
milk of sulfur: Schwefelmilch *f*
milk of sulphur: (*brit.*) →*milk of sulfur*
transitional milk: transitorische Milch *f*, transitorische Muttermilch *f*
transitory breast milk: transitorische Milch *f*, transitorische Muttermilch *f*
witch's milk: Hexenmilch *f*, Lac neonatorum
milkler ['mɪlkər] *noun*: Melker *m*
milklilness ['mɪlkɪnəs] *noun*: Milchigkeit *f*
milk-white *adj*: milchweiß
milkly ['mɪlkiː] *adj*: **1.** milchig, milchartig, Milch- **2.** milchweiß
milller ['mɪlər] *noun*: Müller *m*
milllet ['mɪlɪt] *noun*: Hirse *f*
milli- *präf.*: Milli-
millilamlmelter [ˌmɪlɪ'æmiːtər] *noun*: Milliamperemeter *nt*
millilamlpere [ˌmɪlɪ'æmpɪər, -æm'pɪər] *noun*: Milliampere *nt*
millilbar ['mɪlɪbɑːr] *noun*: Millibar *nt*
millilcoullomb [ˌmɪlɪ'kuːlɑm, -kuː'lɑm, -ləʊm] *noun*: Millicoulomb *nt*
millilculrie ['mɪlɪkjʊərɪ, -kjʊəˌriː] *noun*: Millicurie *nt*
millilelquivlallent [ˌmɪlɪɪ'kwɪvələnt] *noun*: Milliäquivalent *nt*
milligamlma [ˌmɪlɪ'gæmə] *noun*: →*nanogram*
millilgram ['mɪlɪgræm] *noun*: Milligramm *nt*
millillilter ['mɪləliːtər] *noun*: Milliliter *m/nt*
millillitre ['mɪləliːtər] *noun*: (*brit.*) →*milliliter*
millilmelter ['mɪlɪmiːtər] *noun*: Millimeter *m/nt*
millilmeltre ['mɪlɪmiːtər] *noun*: (*brit.*) Millimeter *m/nt*
millilmollar [ˌmɪlɪ'məʊlər] *adj*: millimolar
millilmole ['mɪlɪməʊl] *noun*: Millimol *nt*
millionlfold ['mɪljən'fəʊld] *adj*: millionenfach
millilosmol [ˌmɪlɪ'ɑsməʊl, -mɑl] *noun*: Milliosmol *nt*
millilosmole [ˌmɪlɪ'ɑsməʊl, -mɑl] *noun*: Milliosmol *nt*
millilrad ['mɪlɪræd] *noun*: Millirad *nt*
millilrem ['mɪlɪrem] *noun*: Millirem *nt*
millilseclond ['mɪlɪsekənd] *noun*: Millisekunde *f*
millilvolt ['mɪlɪvəʊlt] *noun*: Millivolt *nt*
milzlbrand ['mɪltsbrɑnt] *noun*: Milzbrand *m*, Anthrax *m*
milmelsis [mɪ'miːsɪs, maɪ-] *noun*: Mimese *f*
milmetlic [mɪ'metɪk, maɪ-] *adj*: bewegend, erregend, mimetisch
mimlic ['mɪmɪk] *adj*: **1.** Mimik betreffend, mimisch **2.** bewegend, erregend, mimetisch
mimlicry ['mɪməkriː] *noun*: Mimikry *f*
antigen mimicry: Antigen-Mimikry *f*
molecular mimicry: molekulare Mimikry *f*
milmolsis [mɪ'məʊsɪs, maɪ-] *noun*: →*mimesis*
min *Abk.*: minute
min. *Abk.*: **1.** minimal **2.** minor
MINA *Abk.*: mono-isonitroso-acetone
mind [maɪnd] *noun*: Sinn *m*, Gemüt *nt*; Seele *f*, Verstand *m*, Geist *m*
minlerlal ['mɪn(ə)rəl]: **I** *noun* Mineral *nt* **II** *adj* **1.** Mineral(ien) betreffend *oder* enthaltend, mineralisch, Mineral- **2.** (*chem.*) anorganisch, mineralisch
minlerlallilzaltion [ˌmɪn(ə)rəlaɪ'zeɪʃn, -lɪ'z-] *noun*: Mineralisation *f*
minlerlallize ['mɪn(ə)rəlaɪz] *vt*: mineralisieren, in ein Mineral umwandeln; Mineralstoffe einlagern
minlerlallolcoid ['mɪn(ə)rələʊkɔɪd] *noun*: →*mineralocorticoid*
minlerlallolcorltilcoid [ˌmɪn(ə)rələʊ'kɔːrtɪkɔɪd] *noun*: Mineralokortikoid *nt*, Mineralocorticoid *nt*
MINIA *Abk.*: monkey intranuclear infectious agent
minlilfy ['mɪnəfaɪ] *vt*: vermindern, verkleinern
minlilmal ['mɪnəməl] *adj*: minimal, mindeste(r, s), kleinste(r, s), geringste(r, s), Minimal-, Mindest-
minlilmize ['mɪnəmaɪz] *vt*: auf das Minimum herabsetzen *oder* reduzieren, das Minimum anstreben, minimieren
minlilmum ['mɪnəməm]: **I** *noun, plural* **-mums, -ma** [-mə] Minimum *nt*, Mindestmaß *nt*, -betrag *m*, -wert *m* **at a minimum** auf dem Tiefststand **II** *adj* minimal, mindeste(r, s), kleinste(r, s), geringste(r, s), Minimal-, Mindest-
minlilpill ['mɪnɪpɪl] *noun*: Minipille *f*
minlilplate ['mɪnɪpleɪt] *noun*: Miniplatte *f*
mandibular miniplate: Unterkieferminiplatte *f*, mandibuläre Miniplatte *f*
milnolcylcline [ˌmɪnəʊ'saɪkliːn, -klɪn] *noun*: Minocyclin *nt*
milnor ['maɪnər] *adj*: **1.** kleiner, geringer, weniger bedeutend; minor **2.** Unter-, Neben-, Hilfs-
minloxlildil [mɪ'nɑksɪdɪl] *noun*: Minoxidil *nt*
mint [mɪnt] *noun*: Minze *f*, Mentha *f*
milnus ['maɪnəs]: **I** *adj* negativ, minus, unter null, Minus- **II** *prep* (*mathemat.*) minus, weniger, abzüglich; ohne
minlute [*n, v* 'mɪnɪt; *adj* maɪ'nuːt]: **I** *noun* **1.** Minute *f* **for a minute** eine Minute (lang) **to the minute** auf die Minute **2. minutes** *pl* Protokoll *nt* **take/keep the minutes** das Protokoll führen **II** *adj* **3.** winzig **4.** (*fig.*) unbedeutend, geringfügig **III** *vt* **5.** die Zeit nehmen *oder* messen, mitstoppen **6.** protokollieren, notieren
milnutelness [maɪ'nuːtnəs] *noun*: **1.** Winzigkeit *f* **2.** Genauigkeit *f*
milolcarldia [ˌmaɪə'kɑːrdɪə] *noun*: Systole *f*
miloldidlylmus [ˌmaɪəʊ'dɪdəməs] *noun*: Mio(di)dymus *m*
milodlylmus [maɪ'ɑdɪməs] *noun*: Mio(di)dymus *m*
milolleclithal [ˌmaɪə'lesɪθəl] *adj*: miolezithal

M

mi|o|pap|o|va|vi|rus [maɪə,pæpəʊvæ'vaɪrəs] *noun*: Polyomavirus *nt*, Miopapovavirus *nt*
mi|o|pus ['maɪəpəs] *noun*: Miopus *m*
mi|o|sis [maɪ'əʊsɪs] *noun, plural* **-ses** [-siːz]: **1.** Pupillenverengung *f*, Pupillenengstellung *f*, Miosis *f* **2.** →*meiosis*
paralytic miosis: paralytische Miosis *f*
spastic miosis: spastische Miosis *f*
mi|ot|ic [maɪ'ɑtɪk]: **I** *noun* (*pharmakol.*) pupillenverengendes Mittel *nt*, Miotikum *nt*, Mioticum *nt* **II** *adj* **1.** Miosis betreffend *oder* auslösend, miotisch **2.** →*meiotic*
MIP *Abk.*: **1.** macrophage inflammatory protein **2.** maximal inspiratory pressure
mi|ra|cid|i|um [,maɪrə'sɪdɪəm] *noun, plural* **-dia** [-dɪə]: Miracidium *nt*, Wimperlarve *f*, Mirazidium *nt*
MIRF *Abk.*: macrophage Ia recruting factor
mir|ror ['mɪrər]: **I** *noun* **1.** Spiegel *m* **2.** (*physik.*) Reflektor *m*, Rückstrahler *m* **II** *vt* spiegeln, widerspiegeln; reflektieren
convex mirror: Konvexspiegel *m*
dental mirror: Mundspiegel *m*
frontal mirror: Stirnspiegel *m*
head mirror: Stirnspiegel *m*
laryngeal mirror: Kehlkopfspiegel *m*
mouth mirror: Mundspiegel *m*
parabolic mirror: Parabolspiegel *m*
plane mirror: Planspiegel *m*
van Helmont's mirror: Centrum tendineum
MIS *Abk.*: müllerian inhibiting substance
mis|an|thrope ['mɪsnθrəʊp] *noun*: Menschenfeind *m*, -hasser *m*, Misanthrop *m*
mis|an|thro|pia [,mɪsn'θrəʊpɪə] *noun*: →*misanthropy*
mis|an|throp|ic [,mɪsn'θrɑpɪk] *adj*: misanthropisch, menschenfeindlich, menschenscheu
mis|an|throp|i|cal [,mɪsn'θrɑpɪkl] *adj*: →*misanthropic*
mis|an|thro|pist [mɪs'ænθrəpɪst] *noun*: →*misanthrope*
mis|an|thro|py [mɪs'ænθrəpiː] *noun*: Menschenscheu *f*, Menschenhass *m*, Misanthropie *f*
MISC *Abk.*: mean inhibitory scores per concentration
mis|car|riage [mɪs'kærɪdʒ, 'mɪskærɪdʒ] *noun*: Spontanabort *m*, Fehlgeburt *f*, Abort *m*, Abortus *m*
mis|car|ry [mɪs'kærɪ, 'mɪskæriː] *vi*: **1.** (*gynäkol.*) eine Fehlgeburt haben **2.** misslingen, fehlschlagen, scheitern
mis|ce|ge|na|tion [mɪ,sedʒə'neɪʃn, ,mɪsədʒə-] *noun*: Rassenmischung *f*
mis|ci|bil|i|ty [,mɪsə'bɪlətiː] *noun*: Mischbarkeit *f*
mis|ci|ble ['mɪsəbl] *adj*: mischbar
mis|di|ag|nose [mɪs'daɪəgnəʊs] *vt*: eine Fehldiagnose stellen
mis|di|ag|no|sis [,mɪsdaɪəg'nəʊsɪs] *noun, plural* **-ses** [-siːz]: Fehldiagnose *f*
mi|sog|a|my [mɪ'sɑgəmiː] *noun*: Ehescheu *f*, Misogamie *f*
mi|sog|y|nis|tic [mɪ,sɑdʒə'nɪstɪk] *adj*: frauenfeindlich, misogyn
mi|sog|y|nous [mɪ'sɑdʒənəs] *adj*: frauenfeindlich, misogyn
mi|sog|y|ny [mɪ'sɑdʒəniː] *noun*: Frauenhass *m*, -feindlichkeit *f*, Misogynie *f*
mi|so|pros|tol [mɪsə'prɑsθɔl] *noun*: Misoprostol *nt*
mis|tle|toe ['mɪsəltəʊ] *noun*: Mistel *f*
European mistletoe: Mistel *f*, Viscum album
MIT *Abk.*: **1.** macrophage inhibition test **2.** metabolic inhibition test **3.** migration inhibition test **4.** miracidial immobilization test **5.** monoiodotyrosine **6.** 3-monoiodotyrosine
MITC *Abk.*: minocycline-tetracycline
mite [maɪt] *noun*: Milbe *f*
barley mite: Acarus hordei
bird mite: Dermanyssus avium *m*, Vogelmilbe *f*
cheese mite: Tyrophagus longior
chicken mite: Dermanyssus gallinae *m*, Hühnermilbe *f*
clover mite: Bryobia praetiosa
collie-itch mite: Rhizoglyphus parasiticus
copra mite: Tyrophagus castellani
depluming mite: Knemidokoptes gallinae
face mite: Haarbalgmilbe *f*, Demodex folliculorum
flour mite: Tyrophagus farinae
follicle mite: Haarbalgmilbe *f*, Demodex folliculorum
food mite: Haus-, Wohnungs-, Polstermilbe *f*, Glycyphagus domesticus
fowl mite: Vogelmilbe *f*, Dermanyssus avium
grain itch mite: Gersten-, Getreidemilbe *f*, Pediculoides ventricosus, Acarus tritici
hair follicle mite: Haarbalgmilbe *f*, Demodex folliculorum
harvest mite: Erntemilbe *f*, Herbstgrasmilbe *f*
house dust mites: Hausstaubmilben *pl*
itch mite: Krätzmilbe *f*, Sarcoptes/Acarus scabiei
Kadani mite: Kadanimilbe *f*
Kedani mite: Trombicula akamushi
louse mite: Pyemotes
mange mites: Räudemilbe *f*
meal mite: Tyrophagus
mouse mite: Allodermanyssus sanguineus
mower's mite: Chigger *m*, Trombicula-Larve *f*
Northern fowl mite: Ornithonyssus sylviarum
onion mite: Acarus rhyzoglypticus hyacinthi
poultry mite: Vogelmilbe *f*, Dermanyssus avium
spinning mite: Bryobia praetiosia
straw mite: Pyemotes
straw itch mite: Kugelbauchmilbe *f*, Pyemotes tritici
tropical fowl mite: Ornithonyssus bursa
tropical rat mite: Ornithonyssus bacoti
mi|tel|la [mɪ'telə] *noun*: Mitella *f*
mith|ra|my|cin [mɪθrə'maɪsɪn] *noun*: Mithramycin *nt*
mit|i|ci|dal [,maɪtɪ'saɪdl] *adj*: milben(ab)tötend, mitizid
mit|i|cide ['maɪtɪsaɪd] *noun*: milbentötendes Mittel *nt*, Mitizid *nt*
mit|i|gate ['mɪtəgeɪt] *vt*: mildern, abschwächen, mitigieren; (*Schmerzen*) lindern
mit|i|gat|ed ['mɪtɪgeɪtɪd] *adj*: abgeschwächt, gemildert, mitigiert
mit|i|ga|tion [,mɪtɪ'geɪʃn] *noun*: Linderung *f*, Milderung *f*, Abschwächung *f*, Mitigatio *f*
mit|i|ga|tive ['mɪtɪgeɪtɪv] *adj*: lindernd, mildernd, abschwächend, mitigierend
mit|i|ga|to|ry ['mɪtɪgə,tɔːriː, -təʊ-] *adj*: lindernd, mildernd, abschwächend, mitigierend
mi|to|chon|dri|al [maɪtə'kɑndrɪəl] *adj*: Mitochondrien betreffend, von Mitochondrien stammend, in den Mitochondrien ablaufend, mitochondrial
mi|to|chon|dri|on [,maɪtə'kɑndrɪən] *noun, plural* **-dria** [-drɪə]: Mitochondrie *f*, Mitochondrion *nt*, Mitochondrium *nt*, Chondriosom *nt*
crista type mitochondrion: Mitochondrium *nt* vom Crista-Typ
tubule type mitochondrion: Mitochondrium *nt* vom Tubulustyp
mi|to|gen ['maɪtədʒən] *noun*: Mitogen *nt*
mit|o|ge|ne|sia [,maɪtədʒɪ'niːʒ(ɪ)ə] *noun*: →*mitogenesis*
mi|to|gen|e|sis [,maɪtə'dʒenəsɪs] *noun*: Mitogenese *f*
mi|to|ge|net|ic [,maɪtədʒə'netɪk] *adj*: Mitogenese betreffend *oder* induzierend, mitogenetisch
mi|to|gen|ic [,maɪtə'dʒenɪk] *adj*: mitogen

M

mi|to|my|cin [maɪtə'maɪsɪn] *noun*: Mitomycin *nt*
mi|tos|chi|sis [mɪ'tɑskəsɪs] *noun*: →*mitosis*
mi|to|sis [maɪ'təʊsɪs] *noun, plural* **-ses** [-siːz]: Mitose *f*, mitotische Zellteilung *f*, indirekte Kernteilung *f*; Karyokinese *f*
asymmetrical mitosis: asymmetrische Mitose *f*
heterotype mitosis: →*heterotypic mitosis*
heterotypic mitosis: heterotypische Mitose *f*
multicentric mitosis: multipolare Mitose *f*
multipolar mitosis: multipolare Mitose *f*
pluripolar mitosis: multipolare Mitose *f*
ventricular mitosis: ventrikuläre Mitose *f*
mit|o|some ['mɪtəsəʊm, 'maɪt-] *noun*: Mitosom *nt*
mi|tot|ic [maɪ'tɑtɪk, mɪ-] *adj*: Mitose betreffend, mitotisch
mi|to|xan|trone [ˌmaɪtə'zæntrəʊn] *noun*: Mitoxantron *nt*
mi|tral ['maɪtrəl] *adj*: **1.** mitralförmig, mitral **2.** Mitralklappe betreffend, mitral, Mitral(klappen)-
mi|tral|i|za|tion [ˌmaɪtrəlaɪ'zeɪʃn, -lɪ-] *noun*: Mitralisation *f*
mit|tel|schmerz ['mɪtlʃmerts] *noun*: Mittelschmerz *m*, Intermenstrualschmerz *m*
MIVP *Abk.*: mean intraventricular pressure
MIW *Abk.*: middle inferior wall
mix [mɪks]: (*v* **mixed; mixt**) **I** *n* Gemisch *nt*, Mischung *f* **II** *vt* mixen, (ver-)mischen, vermengen, versetzen (*with* mit) **III** *vi* **1.** sich (ver-)mischen; sich mischen lassen **2.** (*biolog.*) sich kreuzen
mix into *vt* beimischen
mix up *vt* (ver-)mischen; verrühren
MIX *Abk.*: methylisobutyl xanthine
mixed [mɪkst] *adj*: ge-, vermischt, unterschiedlich, Misch-
mix|er ['mɪksər] *noun*: Mischer *m*, Mixer *m*, Rührgerät *nt*
amalgam mixer: Amalgammischer *m*
mix|ing ['mɪksɪŋ] *noun*: Mischen *nt*, Mixing *nt*; Mischung *f*
phenotypic mixing: phänotypische Mischung *f*, Phenotypic-mixing *nt*
mix|o|sco|pia [mɪksə'skəʊpɪə] *noun*: Mixoskopie *f*
mix|ture ['mɪkstʃər] *noun*: Mixtura *f*, Mixtur *f*
additive color mixture: additive Farbmischung *f*
additive colour mixture: (*brit.*) →*additive color mixture*
alveolar gas mixture: alveoläres Gasgemisch *nt*, Alveolarluft *f*
color mixture: Farbmischung *f*
colour mixture: (*brit.*) →*color mixture*
gas mixture: Gasgemisch *nt*
isotope mixture: Isotopengemisch *nt*
nonfreezing mixture: Frostschutzmittel *nt*
racemic mixture: Razemat *nt*, Racemat *nt*
Ringer's mixture: Ringer-Lösung *f*
subtractive color mixture: subtraktive Farbmischung *f*
subtractive colour mixture: (*brit.*) →*subtractive color mixture*
Mi|ya|ga|wa|nel|la [ˌmɪəgɑːwə'nelə] *noun*: Chlamydie *f*, Chlamydia *f*, PLT-Gruppe *f*
MJ *Abk.*: marijuana
MK *Abk.*: **1.** menaquinone **2.** myokinase
ML *Abk.*: **1.** macrophage lysine **2.** malignant lymphoma **3.** mammary leukemia **4.** middle lobe **5.** midline **6.** myeloic leukemia
mL *Abk.*: milliliter
ml *Abk.*: milliliter
µl *Abk.*: microliter
MLAD *Abk.*: marked left axis deviation
MLAO *Abk.*: modified left anterior oblique
MLAP *Abk.*: mean left atrial pressure
MLC *Abk.*: **1.** minimal lethal concentration **2.** mixed lymphocyte culture **3.** murine lymphocytic choriomeningitis **4.** myosin light chain
MLCA *Abk.*: main left coronary artery
MLD *Abk.*: **1.** metachromatic leukodystrophy **2.** minimal lethal dose **3.** minimum lethal dose
MLD$_{50}$ *Abk.*: median lethal dose
MLF *Abk.*: mitochondria lysis factor
MLM *Abk.*: malignant lentigo melanoma
MLNS *Abk.*: mucocutaneous lymph node syndrome
MLR *Abk.*: **1.** mean length of response **2.** micro-liquor reaction **3.** middle-latency response **4.** mixed lymphocyte reaction
mlRNA *Abk.*: messenger-like RNA
MLS *Abk.*: **1.** median life span **2.** median longitudinal section **3.** monocytic-lymphocytogenic system **4.** myatrophic lateral sclerosis
MLT *Abk.*: median lethal time
MLTC *Abk.*: mixed lymphocyte tumor cell culture
MLU *Abk.*: MacLagan unit
MLV *Abk.*: murine leukemia virus
MM *Abk.*: **1.** malignant melanoma **2.** morphium muriaticum **3.** mucous membranes **4.** mumps meningitis **5.** myeloic metaplasia
mM *Abk.*: **1.** millimol **2.** millimolar
µM *Abk.*: micromolar
mm *Abk.*: millimeter
µm *Abk.*: **1.** micrometer **2.** millimicron
MMA *Abk.*: methyl malonic acid
MMb *Abk.*: metmyoglobin
MMC *Abk.*: **1.** metamyelocyte **2.** methylmercury chloride **3.** migration myoelectric complex
MMDA *Abk.*: methoxymethylene dioxyamphetamine
MMEF *Abk.*: maximal mid-expiratory flow
MMF *Abk.*: maximal mid-expiratory flow
MMFR *Abk.*: maximal mid-expiratory flow rate
mmHg *Abk.*: millimeter mercury
MMI *Abk.*: **1.** macrophage migration inhibition **2.** methylmercapto-imidazole
MML *Abk.*: myelomonocytic leukemia
MMM *Abk.*: mitozantrone, methotrexate, mitomycin C
mmm *Abk.*: millimicron
MMMT *Abk.*: **1.** malignant mixed mesodermal tumor **2.** malignant mixed müllerian tumor
M-mode *noun*: M-Scan *m*, M-Mode *m*
mmol *Abk.*: millimole
MMPI *Abk.*: Minnesota Multiphasic Personality Inventory
mmpp *Abk.*: millimeters partial pressure
6-MMPR *Abk.*: 6-methyl-mercaptopurine riboside
MMR *Abk.*: **1.** maternal mortality rate **2.** measles, mumps, rubella **3.** monomethylrutin **4.** monosynaptic mass reflex
MMS *Abk.*: **1.** manufacturing monitoring system **2.** methylmethane sulfonate
MMT *Abk.*: manual muscle test
MMTV *Abk.*: **1.** mouse mammary tumor virus **2.** murine mammary tumor virus
MMU *Abk.*: mercapto-methyluracil
MMuLV *Abk.*: Moloney murine leukemia virus
MMV *Abk.*: mandatory minute volume
mmW *Abk.*: millimeter wave
MMZ *Abk.*: metamizole
MN *Abk.*: **1.** alpha-methylnoradrenaline **2.** metanephrine **3.** methylnoradrenaline **4.** mononuclear **5.** mononucleosis **6.** motor neuron **7.** multinodular **8.** myoneural

Mn *Abk.*: manganese
mN *Abk.*: millinormal
M_n *Abk.*: neutron mass
MNA *Abk.*: **1.** metanoradrenaline **2.** metronidazole
MNCV *Abk.*: motor nerve conduction velocity
MND *Abk.*: **1.** minimal necrotizing dose **2.** modified neck dissection **3.** motor neuron disease
mne|me ['ni:mi:] *noun*: Mneme *f*, Gedächtnis *nt*
mne|men|ic [ni:'menɪk] *adj*: Gedächtnis betreffend, mnestisch, mnemisch
mne|mic ['ni:mɪk] *adj*: Gedächtnis betreffend, mnestisch, mnemisch
mne|mon|ic [ni:'mɑnɪk] *adj*: **1.** →*mnemic* **2.** Mnemotechnik betreffend, mnemonisch, mnemotechnisch
mne|mon|ics [ni:'mɑnɪks] *plural*: Mnemonik *f*, Mnemotechnik *f*
MNJ *Abk.*: myoneural junction
MNP *Abk.*: meningopneumonitis
MNS *Abk.*: MNS blood group system
MNSER *Abk.*: mean normalized systolic ejection rate
MNTI *Abk.*: melanotic neuroectodermal tumor of infancy
MNU *Abk.*: N-methyl-N-nitroso-urea
MNZ *Abk.*: miconazole
MO *Abk.*: **1.** mineral oil **2.** minute output
Mo *Abk.*: **1.** molybdenum **2.** morphin
MOA *Abk.*: 6-methyloctanic acid
MoAb *Abk.*: monoclonal antibodies
mo|bile ['məʊbəl, -bi:l; *brit.* -baɪl] *adj*: **1.** beweglich, mobil; (*a. fig.*) wendig **2.** (*chem.*) leicht-, dünnflüssig **3.** (*soziol.*) mobil
mo|bil|i|ty [məʊ'bɪləti:] *noun*: Beweglichkeit *f*, Bewegungsfähigkeit *f*, Mobilität *f*; (*a. fig.*) Wendigkeit *f*, (*soziol.*) Mobilität *f*
abnormal tooth mobility: erhöhte Zahnbeweglichkeit *f*, pathologische Zahnwanderung *f*
elektrophoretic mobility: elektrophoretische Beweglichkeit *f*
horizontal tooth mobility: horizontale Zahnbeweglichkeit *f*
normal tooth mobility: physiologische Zahnbeweglichkeit *f*, normale Zahnbeweglichkeit *f*
pathologic tooth mobility: →*abnormal tooth mobility*
physiologic tooth mobility: →*normal tooth mobility*
tooth mobility: Zahnbeweglichkeit *f*
mo|bi|li|za|tion [ˌməʊbəlɪ'zeɪʃn] *noun*: Beweglichmachung *f*, Mobilisierung *f*, Mobilisation *f*
mo|bi|lize ['məʊbəlaɪz] *vt*: mobilisieren, (wieder) beweglich machen
MOC *Abk.*: maximum organ concentration
mock-up *noun*: Modell *nt*, Attrappe *f*
MOD *Abk.*: maturity onset diabetes
mo|dal|i|ty [məʊ'dæləti:] *noun, plura* **-ties**: **1.** Anwendung(smethode) *f*, Modalität *f* **2.** (*physiolog.*) (Empfindungs-)Modalität *f*
sensory modality: Sinnesmodalität *f*
mode [məʊd] *noun*: **1.** Art und Weise *f*, Regel *f*, Form *f*, Modus *m*; Erscheinungsform *f* **2.** (*statist.*) Modus *m*, häufigster *oder* dichtester Wert *m*
mode of action: Wirkungsweise, -mechanismus *m*
mode of application: Anwendungsmodus *m*
mode of life: Lebensweise, -gewohnheiten *pl*, -art
mode of taste: Geschmacksqualität *f*
mod|el ['mɑdl]: **I** *noun* **1.** Modell *nt*, Zahnmodell *nt*, Gebissmodell *nt* **2.** Modell *nt*, Muster *nt*, Vorlage *f*, Schema *nt*, Vorbild *nt* (*of* für); (*anatom.*) Phantom *nt* **II** *vt* formen, nachbilden, modellieren **III** *vi* Modell(e) herstellen
ball-and-stick model: Kugel-Stab-Modell *nt*
Britten-Davidson model: Britten-Davidson-Modell *nt*
continuum model: Kontinuum-Modell *nt*
crystallographic model: kristallographisches Modell *nt*
diagnostic implant model: Implantatstudienmodell *nt*
Dreiding model: Dreiding-Modell *nt*
fluid-mosaic model: Fluid-Mosaic-Modell *nt*
globular model: globuläres Modell *nt*, Untereinheitenmodell *nt*
gnathostatic model: gnathostatisches Modell *nt*
implant model: Implantatmodell *nt*
Jacob-Monod model: Jacob-Monod-Hypothese *f*, Jacob-Monod-Modell *nt*
lock-and-key model: Schlüssel-Schloss-Modell *nt*
multi-compartment model: Vielkompartimentmodell *nt*
nuclear model: Kernmodell *nt*
one compartment model: Ein-Kompartiment-Modell *nt*
operon model: Operonmodell *nt*
phase model of psychosexual development: psychoanalytisches Phasenmodell *nt*
sequential model: Sequenzmodell *nt*
sickness model: Krankheitskonzept *nt*
single compartment model: Einkompartimentmodell *nt*
space-filling model: Raummodell *nt*, Kalottenmodell *nt*
study model: Studiermodell *nt*
study implant model: Implantatstudienmodell *nt*
subunit model: Untereinheitenmodell *nt*, globuläres Modell *nt*
symmetry model: Symmetriemodell *nt*
two compartment model: Zweikompartimentmodell *nt*
Watson-Crick model: Watson-Crick-Modell *nt*, Doppelhelix *f*
mod|el|ling ['mɑdlɪŋ] *noun*: Modellieren *nt*
mod|er|ate [*adj* 'mɑd(ə)rɪt; *v* -dəreɪt]: **I** *adj* mäßig, gemäßigt, mittelgradig; maßvoll; mittelmäßig, bescheiden **II** *vt* mäßigen; beruhigen; (*techn.*) dämpfen **III** *vi* sich mäßigen; sich beruhigen, nachlassen, sich abschwächen
mod|er|a|tion [ˌmɑdə'reɪʃn] *noun*: Mäßigung *f*, Maß(halten) *nt* **in moderation** mit Maß(en)
mod|er|a|tor ['mɑdəreɪtər] *noun*: Moderator *m*
mod|i|fi|a|bil|i|ty [ˌmɑdəfaɪə'bɪləti:] *noun*: Modifizierbarkeit *f*
mod|i|fi|a|ble ['mɑdəfaɪəbl] *adj*: modifizierbar
mod|i|fi|ca|tion [ˌmɑdəfɪ'keɪʃn] *noun*: (Ab-, Ver-)Änderung *f*, Ab-, Umwandlung *f*, Modifizierung *f*; (*a. genet.*) Modifikation *f*
behavior modification: Verhaltenstherapie *f*
behaviour modification: (*brit.*) →*behavior modification*
covalent modification: kovalente Modifikation *f*
Hofmeister's modification: Hofmeister-Operation *f*, nach Hofmeister modifizierte Billroth II-Magenresektion *f*
posttranslational modification: posttranslationale Modifizierung *f*
racemic modification: Razemat *nt*, Racemat *nt*
mod|i|fy ['mɑdəfaɪ] *vt*: **1.** modifizieren, (ver-, ab-)ändern, ab-, umwandeln **2.** mildern, abschwächen
mo|di|o|lus [məʊ'daɪələs, mə-] *noun*: Schneckenachse *f*, Schneckenspindel *f*, Modiolus *f*
MODS *Abk.*: Medically-Oriented Data System
mod|u|lar ['mɑdʒələr] *adj*: Modul betreffend, modulär, modular
mod|u|late ['mɑdʒəleɪt] *vt*: abwandeln, abstimmen, regulieren, modulieren
mod|u|la|tion [ˌmɑdʒə'leɪʃn] *noun*: Abwandlung *f*,

Veränderung *f*, Abstimmung *f*, Feinabstimmung *f*, Regulierung *f*, Modulation *f*
frequency modulation: Frequenzmodulation *f*
mod|u|la|tor ['mɑdʒəleɪtər] *noun*: Modulator *m*
allosteric modulator: allosterischer Modulator/Regulator *m*
inhibitory modulator: hemmender/negativer Modulator *m*
negative modulator: hemmender/negativer Modulator *m*
positive modulator: positiver/fördernder/stimulierender Modulator *m*
stimulatory modulator: fördernder/stimulierender/positiver Modulator *m*
mod|u|la|to|ry ['mɑdʒələˌtɔːrɪ, -ˌtəʊ-] *adj*: modulatorisch, Modulations-
mod|u|lus ['mɑdʒələs] *noun*: Modul *m*
bulk modulus of elasticity: Volumenelastizitätsmodul *m*
elastic modulus: Elastizitätsmodul *m*, -koeffizient *m*
modulus of elasticity: Elastizitätsmodul *m*, -koeffizient *m*
MODY *Abk.*: maturity onset diabetes of the young
MOF *Abk.*: multiple-organ failure
mo|fe|bu|ta|zone [mɑfɪ'bjuːtəzəʊn] *noun*: Mofebutazon *nt*
mog|i|ar|thria [ˌmɑdʒɪ'ɑːrθrɪə] *noun*: Mogiarthrie *f*
mog|i|graph|ia [ˌmɑdʒɪ'græfɪə] *noun*: Schreibkrampf *m*, Mogigraphie *f*, Graphospasmus *m*, Mogigrafie *f*
mog|i|la|li|a [ˌmɑdʒɪ'leɪlɪə, -jə] *noun*: Sprachstörung *f*, Mogilalie *f*
mog|i|pho|nia [ˌmɑdʒɪ'fəʊnɪə] *noun*: Mogiphonie *f*
moi|e|ty ['mɔɪətiː] *noun, plura* **-ties**: Teil *m*; Hälfte *f*; Einheit *f*, Untereinheit *f*; (*soziol.*) Moiety *f*
moist [mɔɪst] *adj*: **1.** feucht **2.** (*patholog.*) nässend
mois|ten ['mɔɪsn]: I *vt* anfeuchten, befeuchten, benetzen II *vi* feucht werden
mois|ten|ing ['mɔɪsənɪŋ] *noun*: Benetzung *f*
moist|ness ['mɔɪstnəs] *noun*: Feuchtheit *f*, Feuchte *f*
mois|ture ['mɔɪstʃər] *noun*: Feuchtigkeit *f*
relative skin moisture: relative Hautfeuchtigkeit *f*
mois|tur|ize ['mɔɪstʃəraɪz] *vt*: **1.** (*Luft*) an-, befeuchten **2.** (*Haut*) mit einer Feuchtigkeitscreme behandeln
mois|tur|iz|er ['mɔɪstʃəraɪzər] *noun*: **1.** Luftbefeuchter *m* **2.** (*dermatol.*) Feuchtigkeitscreme *f*
mol *Abk.*: mole
mol. *Abk.*: **1.** molar **2.** molecular **3.** molecule
mo|lal ['məʊləl] *adj*: Molalität betreffend, molal
mo|lal|i|ty [məʊ'lælətiː] *noun*: Molalität *f*
mo|lar ['məʊlər]: I *noun* Mahlzahn *m*, großer Backenzahn *m*, Molar *m*, Dens molares II *adj* **1.** molar, Backen-, Molar-, Mahl- **2.** (*physik.*) Massen- **3.** (*chem.*) molar, Mol(ar)-
anchor molar: Ankermolar *m*
anker molar: →*anchor molar*
deciduous molar: Milchmolar *m*, Milchmahlzahn *m*, Dens molaris deciduus
deciduous molars: Milchmolaren *pl*
first molar: erster Molar *m*, erster bleibender Molar *m*, Sechsjahrmolar *m*
Fournier's molars: Fournier-Zähne *pl*
fourth molar: vierter Molar *m*, Distomolar *m*, Retromolar *m*
impacted molar: impaktierter Molar *m*
mandidular molar: mandibulärer Molar *m*, unterer Molar *m*, Molar *m* des Unterkiefers, Unterkiefermahlzahn *m*, Unterkiefermolar *m*
maxillary molar: maxillärer Molar *m*, oberer Molar *m*, Molar *m* des Oberkiefers, Oberkiefermahlzahn *m*, Oberkiefermolar *m*
Moon's molars: Fournier-Molaren *pl*, Fournier-Zähne *pl*
mulberry molar: Maulbeermolar *m*
second molar: zweiter Molar *m*, zweiter bleibender Molar *m*, Zwölfjahrmolar *m*
sixth-year molar: erster →*first molar*
supernumerary molar: überzähliger Molar *m*, Paramolar *m*, akzessorischer Molar *m*
third molar: Weisheitszahn *m*, dritter Molar *m*, Dens sapiens, Dens serotinus
twelfth-year molar: →*second molar*
mo|lar|i|ty [məʊ'lærətiː] *noun*: Molarität *f*
mold [məʊld]: I *noun* **1.** (Gieß-, Guss-)Form *f* **2.** Abdruck *m*, Guss *m* **3.** (Körper-)Bau *m*, Gestalt *f*; Form *f* II *vt* **4.** gießen; formen, modellieren **5.** (*a. fig.*) formen, bilden, gestalten III *vi* sich formen (lassen)
casting mold: Gussform *f*
inlay mold: Inlaygussform *f*
inlay casting mold: Inlaygussform *f*
mold [məʊld]: I *noun* Schimmel *m*, Moder *m*; Schimmelpilz *m* II *vi* schimm(e)lig werden, (ver-)schimmeln
black molds: Schwärzepilze *pl*
slime molds: Schleimpilze *pl*, Myxomyzeten *pl*
mold|ing ['məʊldɪŋ] *noun*: Formen *nt*, Formung *f*, Formgebung *f*
compression molding: Druckguss *m*, Druckgussverfahren *nt*
injection molding: Spritzguss *m*, Spritzgussverfahren *nt*
mole [məʊl] *noun*: Grammmolekül *nt*, Mol *nt*
mole [məʊl] *noun*: **1.** Mole *f*, Mola *f* **2.** (kleines) Muttermal *nt*, Mal *nt*, Leberfleck *m*, Pigmentfleck *m*, Nävus *m*
blood mole: **1.** Blutmole *f*, Mola sanguinolenta **2.** Fleischmole *f*, Mola carnosa
Breus mole: Breus-Mole *f*
carneous mole: Fleischmole *f*, Mola carnosa
complete hydatid mole: komplette Blasenmole *f*
cystic mole: Blasenmole *f*, Mola hydatidosa
embryonal mole: Embryonalmole *f*
fleshy mole: **1.** Fleischmole *f*, Mola carnosa **2.** Blutmole *f*, Mola sanguinolenta
grape mole: Traubenmole *f*, Mola bothryoides
hairy mole: Haarnävus *m*, Haarmal *nt*, Naevus pilosus
hydatid mole: Blasenmole *f*, Mola hydatidosa
hydatidiform mole: →*hydatid mole*
invasive mole: destruierende Blasenmole *f*, destruierendes Chorionadenom *nt*
invasive hydatid mole: invasive Blasenmole *f*
malignant mole: destruierende Blasenmole *f*, destruierendes Chorionadenom *nt*
metastasizing mole: destruierendes Chorionadenom *nt*, destruierende Blasenmole *f*
partial hydatid mole: partielle Blasenmole *f*
pigmented mole: Pigmentnävus *m*
spider mole: Sternnävus *m*, Spider naevus, Naevus araneus
true mole: echte Mole *f*, Mola vera
tubal mole: Tubenmole *f*
vesicular mole: Blasenmole *f*, Mola hydatidosa
mo|lec|u|lar [mə'lekjələr] *adj*: Molekül(e) betreffend, zum Molekül gehörend, molekular, Molekular-
mol|e|cule ['mɑləkjuːl] *noun*: Molekül *nt*, Molekel *f/nt*
acceptor molecule: Akzeptormolekül *nt*
adherence molecules: Adhäsionsmoleküle *pl*
building block molecule: Bausteinmolekül *nt*
carrier molecule: Träger-, Carriermolekül *nt*
charged molecule: geladenes Molekül *nt*
costimulatory molecules: kostimulatorische Moleküle *pl*
daughter molecule: Tochtermolekül *nt*
fuel molecule: Brennstoffmolekül *nt*

gram molecule: →*gram-molecular weight*
MHC molecule: MHC-Molekül *nt*
nutrient molecule: Nährstoffmolekül *nt*
polar molecule: polares Molekül *nt*
prochiral molecule: prochirales Molekül *nt*
receptor molecule: Rezeptormolekül *nt*
repressor molecule: Repressormolekül *nt*
scent molecule: Duft(stoff)molekül *nt*
uncharged molecule: ungeladenes Molekül *nt*

mollilallila [ˌmɑlə'leɪlɪə, -jə] *noun*: Sprachstörung *f*
mollilmen [mə'laɪmən] *noun, plura* **mollimlilna** [mə'lɪmɪnə]: Molimina *pl*
Mollilcultes [ˌmɑlɪ'kjuːtiːz] *plural*: Mollicutes *pl*
mollilties [məʊ'lɪʃɪˌiːz] *noun*: Weichheit *f*; (*patholog.*) Erweichung *f*, Malazie *f*, Malacia *f*
mollusc ['mɑləsk] *noun*: →*mollusk*
Mollusca [mə'lʌskə] *plural*: Weichtiere *pl*, Mollusken *pl*, Mollusca *pl*
mollusicalcidal [məˌlʌskə'saɪdl] *adj*: →*molluscicide*
mollusicalcide [mə'lʌskəsaɪd] *noun*: Molluskizid *nt*
mollusicilcide [mə'lʌskəsaɪd] *adj*: molluskizid
molluscous [mə'lʌskəs] *adj*: Molluscum betreffend, molluscumartig, -ähnlich
molluscum [mə'lʌskəm] *noun, plural* **-ca** [mə'lʌskə]: **1.** weicher Hauttumor *m*, Molluscum *nt* **2.** →*molluscum contagiosum*
molluscum contagiosum: Dellwarze *f*, Molluscum contagiosum, Epithelioma contagiosum, Epithelioma molluscum

mollusk ['mɑləsk] *noun*: Weichtier *nt*, Molluske *f*
molt [məʊlt]: **I** *noun* Mauser *f*; Federwechsel *m*; Häutung *f*; Haarwechsel *m* **II** *vt* (*Federn, Haare, Haut*) abwerfen, verlieren **III** *vi* sich mausern; sich häuten
moltling ['məʊltɪŋ] *noun*: Mauser *f*; Federwechsel *m*; Häutung *f*; Haarwechsel *m*
mol.wt. *Abk.*: molecular weight
mollybidate [mə'lɪbdeɪt] *noun*: Molybdat *nt*
mollybidelnum [mə'lɪbdənəm] *noun*: Molybdän *nt*
MoM *Abk.*: milk of magnesia
MOMA *Abk.*: 3-methoxy-4-hydroxy-mandelic acid
molment ['məʊmənt] *noun*: Impuls *m*, Moment *nt*; Drehmoment *nt*
bending moment: Biegemoment *nt*
dipole moment: Dipolmoment *nt*
moment of force: Drehmoment *nt*
moment of inertia: Trägheitsmoment *nt*
maximum bending moment: maximales Biegemoment *nt*
moment of torsion: Drehmoment *nt*
torsional moment: Drehmoment *nt*

molmenltum [məʊ'mentəm] *noun, plura* **-ta** [-tə]: Impuls *m*, Moment *nt*
momentum of inertia: Trägheitsmoment *nt*
momentum of torsion: Drehmoment *nt*

MoMLV *Abk.*: Moloney murine leukemia virus
Momp *Abk.*: major outer membrane protein
mon- *präf.*: Einfach-, Mon(o)-
monlaclid [mɑn'æsɪd]: **I** *noun* einbasische/einwertige Säure *f* **II** *adj* einbasisch
monlalcidlic [mɑnə'sɪdɪk] *adj*: einbasisch
monlad ['mɑnæd, 'məʊ-] *noun*: Monade *f*
monlaeslthetlic [mɑnes'θetɪk] *adj*: (*brit.*) →*monesthetic*
monlamlide [mɑn'æmaɪd, -ɪd] *noun*: Monoamid *nt*
monlalmine [ˌmɑn'æmiːn, -mɪn] *noun*: Monoamin *nt*
monlamlilnerlgic [ˌmɑnˌæmɪ'nɜrdʒɪk] *adj*: auf Monoamine als Transmitter ansprechend, monoaminerg
monlarlthritlic [ˌmɑnɑːr'θrɪtɪk] *adj*: **1.** nur ein Gelenk betreffend, auf ein Gelenk beschränkt, monartikulär, monoartikulär **2.** Monarthritis betreffend, monarthritisch
monlarlthriltis [ˌmɑnɑːr'θraɪtɪs] *noun*: Monarthritis *f*
monlarlticlullar [ˌmɑnɑːr'tɪkjələr] *adj*: nur ein Gelenk betreffend, auf ein Gelenk beschränkt, monartikulär, monoartikulär
monlaslter [ˌmɑn'æstər] *noun*: Monaster *f*
monlathleltolsis [ˌmɑnæθə'təʊsɪs] *noun*: Monathetose *f*, Monoathetose *f*
monlaltomlic [ˌmɑnə'tɑmɪk] *adj*: **1.** einatomig **2.** einbasisch **3.** →*monavalent*
monlaulral [ˌmɑn'ɔːrəl] *adj*: nur ein Ohr *oder* das Gehör auf einer Seite betreffend, monaural, monoaural
monlalvallent [ˌmɑnə'veɪlənt] *adj*: mit nur einer Valenz, univalent, einwertig, monovalent
monlaxlilal [ˌmɑn'æksɪəl] *adj*: einachsig, uniaxial, monaxial
molnelcious [mə'niːʃəs, məʊ-] *adj*: →*monoecious*
Molnelra [mə'nɪərə] *plural*: niedere Protisten *pl*, Moneren *pl*, Monera *pl*
monleslthetlic [mɑnes'θetɪk] *adj*: monästhetisch
monlesltrous [mɑn'estrəs] *adj*: monoöstrisch
monlgollilan [mɑŋ'gəʊlɪən, mɑn-] *adj*: **1.** mongolisch **2.** →*mongoloid II*
monlgollism ['mɑŋgəlɪzəm, 'mɑn-] *noun*: →*Down's disease*
monlgolloid ['mɑŋgəlɔɪd, 'mɑn-]: **I** *n* Mongoloide *m/f* **II** *adj* mongoloid
monlillatled ['mɑnɪleɪtɪd] *adj*: →*moniliform*
molnillelthrix [mə'nɪləθrɪks] *noun*: Spindelhaare *pl*, Monilethrichie *f*, Monilethrix(-Syndrom *nt*) *f*, Aplasia pilorum intermittens
Molnillia [mə'nɪlɪə] *noun*: Candida *f*, Monilia *f*, Oidium *nt*
Molnillilalcelae [məˌnɪlɪ'eɪsɪˌiː] *plural*: Moniliaceae *pl*
molnillilal [mə'nɪlɪəl] *adj*: Candida betreffend, durch Candida verursacht, Candida-, Soor-
Molnillilalles [məˌnɪlɪ'eɪliːz] *plural*: Moniliales *pl*
monlillilalsis [mɑnɪ'laɪəsɪs] *noun, plural* **-ses** [mɑnɪ'laɪəsiːz]: Kandidamykose *f*, Candidamykose *f*, Soormykose *f*, Candidiasis *f*, Candidose *f*, Moniliasis *f*, Moniliose *f*
oral moniliasis: Mundsoor *m*, Candidose *f* der Mundschleimhaut

molnillilform [məʊ'nɪləfɔːrm] *adj*: moniliform
Molnillilforlmis [məˌnɪlə'fɔːrmɪs] *noun*: Moniliformis *m*
molnillilid [mə'nɪləɪd] *noun*: Candidid *nt*
molnillilolsis [məˌnɪlə'əʊsɪs] *noun*: →*moniliasis*
monliltor ['mɑnɪtər]: **I** *noun* Monitor *m*; Kontrollgerät *nt* **II** *vt* überwachen, kontrollieren, überprüfen
monliltorling ['mɑnɪtɔːrɪŋ] *noun*: Kontrolle *f*, Beobachtung *f*, Überwachung *f*, Monitoring *nt*
cardiac monitoring: Überwachung *f* der Herzfunktion
Holter monitoring: Holter-Monitoring *nt*
instantaneous heart rate monitoring: instantane Herzschlagregistrierung *f*
intraoperative monitoring: intraoperative Überwachung *f*
transcutaneous oxygen monitoring: transkutane Sauerstoffdruckmessung *f*
video/EEG monitoring: Videodoppelbildaufzeichung *f*

monlkey ['mʌŋkiː] *noun*: Affe *m*
owl monkey: Krallenaffe *m*
rhesus monkey: Rhesusaffe *m*

monkey-paw *noun*: Affenhand *f*
monlkeylpox ['mʌŋkɪpɑks] *plural*: Affenpocken *pl*
monkslbane ['mʌŋksˌbeɪn] *noun*: blauer Eisenhut *m*, Aconitum napellus
Mono *Abk.*: **1.** monocyte **2.** mononucleosis

M

mono- *präf.*: Einfach-, Mon(o)-
mon|o|acid [ˌmɑnəʊˈæsɪd]: I *noun* einbasische/einwertige Säure *f* II *adj* einbasisch
mon|o|acyl|glyc|er|ol [ˌmɑnəʊˌæsɪlˈglɪsərəl, -rɑl] *noun*: Monoacylglycerin *nt*, Monoglycerid *nt*
mon|o|am|ide [ˌmɑnəʊˈæmaɪd, -ɪd] *noun*: Monoamid *nt*
mon|o|a|mine [ˌmɑnəʊˈæmiːn, -mɪn] *noun*: Monoamin *nt*
mon|o|am|i|ner|gic [ˌmɑnəʊˌæmɪˈnɜrdʒɪk] *adj*: auf Monoamine als Transmitter ansprechend, monoaminerg
mon|o|am|i|no|di|phos|pha|tide [ˌmɑnəʊˌæmɪnəʊdaɪˈfɑsfətaɪd] *noun*: Monoaminodiphosphatid *nt*
mon|o|am|i|no|mon|o|phos|pha|tide [ˌmɑnəʊˌæmɪnəʊˌmɑnəˈfɑsfətaɪd] *noun*: Monoaminomonophosphatid *nt*
mon|o|am|i|nu|ri|a [ˌmɑnəʊˌæmɪˈn(j)ʊəriːə] *noun*: Monoaminurie *f*
mon|o|an|aes|the|sia [ˌmɑnəʊˌænəsˈθiːʒə] *noun*: (*brit.*) →*monoanesthesia*
mon|o|an|es|the|sia [ˌmɑnəʊˌænəsˈθiːʒə] *noun*: Mononarkose *f*
mon|o|ar|tic|u|lar [ˌmɑnəʊɑːrˈtɪkjələr] *adj*: nur ein Gelenk betreffend, auf ein Gelenk beschränkt, monartikulär, monoartikulär
mon|o|a|tom|ic [ˌmɑnəʊəˈtɑmɪk] *adj*: **1.** einatomig **2.** einbasisch **3.** →*monovalent*
mon|o|bac|tams [ˌmɑnəʊˈbæktæms] *plural*: Monobactame *pl*
mon|o|ba|sic [ˌmɑnəʊˈbeɪsɪk] *adj*: einbasisch, einbasig
mon|o|ben|zone [ˌmɑnəʊˈbenzəʊn] *noun*: Monobenzon *nt*
mon|o|blast [ˈmɑnəʊblæst] *noun*: Monoblast *m*
mon|o|block [ˈmɑnəʊblɑk] *noun*: →*Andresen monoblock*
Andresen monoblock: Aktivator *m*, Aktivator nach Andresen und Häupl
mon|o|brach|ia [ˌmɑnəʊˈbreɪkɪə] *noun*: Monobrachie *f*
mon|o|bra|chi|us [ˌmɑnəʊˈbreɪkɪəs] *noun*: Monobrachius *m*
mon|o|celled [ˈmɑnəʊseld] *adj*: →*monocellular*
mon|o|cel|lu|lar [ˌmɑnəʊˈseljələr] *adj*: aus einer Zelle bestehend, monozellulär, einzellig, unizellulär
mon|o|ceph|a|lus [ˌmɑnəʊˈsefələs] *noun*: Monozephalus *m*
mon|o|chlo|ride [ˌmɑnəʊˈklɔːraɪd, -ˈkləʊr-] *noun*: Monochlorid *nt*
mon|o|chlor|phen|a|mide [ˌmɑnəʊklɔːrˈfenəmaɪd, -kləʊr-] *noun*: Clofenamid *nt*
mon|o|cho|rea [ˌmɑnəʊkəˈrɪə] *noun*: Monochorea *f*
mon|o|cho|ri|al [ˌmɑnəʊˈkɔːrɪəl] *adj*: (*Zwillinge*) nur eine Zottenhaut/ein Chorion besitzend, monochorial
mon|o|cho|ri|on|ic [ˌmɑnəʊkɔrɪˈɑnɪk] *adj*: (*Zwillinge*) nur eine Zottenhaut/ein Chorion besitzend, monochorial
mon|o|chro|ic [ˌmɑnəʊˈkrəʊɪk] *adj*: →*monochromatic*
mon|o|chro|ma|sia [ˌmɑnəʊkrəʊˈmeɪzɪə, -ʒə] *noun*: →*monochromasy*
mon|o|chro|ma|sy [ˌmɑnəʊˈkrəʊməsiː] *noun*: Farbenblindheit *f*, Einfarbensehen *nt*, Monochromasie *f*, Achromatopsie *f*
atypical monochromasy: atypische/inkomplette Farbenblindheit *f*
complete monochromasy: →*complete achromatopsy*
cone monochromasy: Zapfenblindheit *f*, Zapfenfarbenblindheit *f*
incomplete monochromasy: →*incomplete achromatopsy*
rod monochromasy: Stäbchenfarbenblindheit *f*, Stäbchenblindheit *f*
typical monochromasy: →*typical achromatopsy*
mon|o|chro|mat [ˌmɑnəʊˈkrəʊmæt] *noun*: Patient(in *f*) *m* mit Monochromasie, Monochromate *m/f*
mon|o|chro|mat|ic [ˌmɑnəʊkrəʊˈmætɪk] *adj*: einfarbig, monochrom, monochromatisch
mon|o|chro|ma|tism [ˌmɑnəʊˈkrəʊmətɪzəm] *noun*: →*monochromasy*
mon|o|chro|mat|o|phil [ˌmɑnəʊkrəˈmætəfɪl]: I *noun* monochromatophile Zelle *f* II *adj* monochromatophil
mon|o|chro|mat|o|phile [ˌmɑnəʊkrəˈmætəfiːl] *noun*: monochromatophile Zelle *f*
mon|o|chro|ma|tor [ˌmɑnəʊˈkrəʊmeɪtər] *noun*: Monochromator *m*
mon|o|chrom|ic [ˌmɑnəʊˈkrɑmɪk] *adj*: einfarbig, monochromatisch, monochrom
mon|o|chro|mo|phil|ic [ˌmɑnəʊˌkrəʊməˈfɪlɪk] *adj*: →*monochromatophil II*
mon|o|cle [ˈmɑnəkəl] *noun*: Monokel *nt*
mon|o|clo|nal [ˌmɑnəˈkləʊnl] *adj*: von einer Zelle *oder* einem Zellklon abstammend, monoklonal
mon|o|clo|nal|i|ty [ˌmɑnəkləʊˈnælətiː] *noun*: Monoklonalität *f*
mon|o|cra|ni|us [ˌmɑnəʊˈkreɪnɪəs] *noun*: →*monocephalus*
mon|o|crot|ic [ˌmɑnəʊˈkrɑtɪk] *adj*: monokrot
mo|noc|ro|tism [məˈnɑkrətɪzəm] *noun*: Monokrotie *f*
mon|oc|u|lar [mɑnˈɑkjələr]: I *noun* monokulares Instrument *nt* II *adj* **1.** nur ein Auge betreffend, nur für ein Auge, einäugig, monokular, monokulär **2.** (*Mikroskop*) monokular
mon|oc|u|lus [mɑnˈɑkjələs] *noun*: **1.** (*augenheil.*) einseitiger Augenverband *m*, Monoculus *m* **2.** (*embryolog.*) Zyklop *m*, Zyklozephalus *m*, Synophthalmus *m*
mon|o|cy|clic [ˌmɑnəˈsaɪklɪk, -ˈsɪk-] *adj*: monozyklisch, monocyclisch
mon|o|cyte [ˈmɑnəʊsaɪt] *noun*: mononukleärer Phagozyt *m*, Monozyt *m*
mon|o|cyt|ic [ˌmɑnəʊˈsɪtɪk] *adj*: Monozyten *oder* die monozytäre Reihe betreffend, monozytär
mon|o|cy|toid [ˌmɑnəʊˈsaɪtɔɪd] *adj*: monozytenartig, monozytenförmig, monozytoid
mon|o|cy|to|pe|ni|a [ˌmɑnəʊˌsaɪtəˈpiːnɪə] *noun*: Monozytenverminderung *f*, Monozytopenie *f*
mon|o|cy|to|poi|e|sis [ˌmɑnəʊˌsaɪtəpɔɪˈiːsɪs] *noun*: Monozytenbildung *f*, Monozytopo(i)ese *f*
mon|o|cy|to|sis [ˌmɑnəʊsaɪˈtəʊsɪs] *noun*: Monozytenvermehrung *f*, Monozytose *f*
stasis monocytosis: Ohrblutmonozytose *f*
mon|o|dac|tyl|ia [ˌmɑnəʊdækˈtiːlɪə] *noun*: →*monodactyly*
mon|o|dac|tyl|ism [ˌmɑnəʊˈdæktəlɪzəm] *noun*: →*monodactyly*
mon|o|dac|tyl|ous [ˌmɑnəʊˈdæktɪləs] *adj*: monodaktyl, einfingrig, einzehig
mon|o|dac|tyl|y [ˌmɑnəʊˈdæktəliː] *noun*: Einfingrigkeit *f*, Einzehigkeit *f*, Monodaktylie *f*
mon|o|di|plo|pia [ˌmɑnəʊdɪˈpləʊpɪə] *noun*: monokuläre Diplopie *f*, Monodiplopie *f*
mon|o|dis|perse [ˈmɑnəʊdɪspɜrs] *adj*: monodispers
mon|o|dont [ˈmɑnədɑnt] *adj*: einzahnig, monodont
mo|noe|cious [məˈnɪʃəs] *adj*: einhäusig, monözisch
mon|o|en|er|get|ic [ˌmɑnəˌenərˈdʒetɪk] *adj*: (*Strahlung*) von einer Wellenlänge, monoenergetisch
mon|o|e|no|ic [ˌmɑnəʊɪˈnəʊɪk] *adj*: mit einer Doppelbindung, einfachungesättigt
mon|es|trous [mɑnˈestrəs] *adj*: (*brit.*) →*monestrous*
mon|o|eth|a|nol|a|mine [ˌmɑnəʊeθəˈnɑləmiːn] *noun*: (Mono-)Äthanolamin *nt*, Ethanolamin *nt*
mon|o|fac|to|ri|al [ˌmɑnəʊfækˈtɔːrɪəl] *adj*: nur durch einen Faktor bedingt, unifaktoriell, monofaktoriell
mon|o|fil|a|ment [ˌmɑnəʊˈfɪləmənt] *adj*: aus einem Faden bestehend, einfädig, nicht geflochten, monofil

M

mon|o|film ['mɑnəʊfɪlm] *noun*: monomolekulare Schicht *f*
mon|o|gam|ic [ˌmɑnə'gæmɪk] *adj*: →*monogamous*
mo|nog|a|mist [mə'nɑgəmɪst] *noun*: Monogamist(in *f*) *m*
mo|nog|a|mous [mə'nɑgəməs] *adj*: monogam, monogamisch
mo|nog|a|my [mə'nɑgəmiː] *noun*: Monogamie *f*, Einehe *f*
mon|o|gen|e|sis [ˌmɑnə'dʒenəsɪs] *noun*: Monogenese *f*, Monogenie *f*
mon|o|ge|net|ic [ˌmɑnəʊdʒə'netɪk] *adj*: monogenetisch
mon|o|gen|ic [ˌmɑnəʊ'dʒenɪk] *adj*: monogen
mon|o|ger|mi|nal [ˌmɑnəʊ'dʒɜrmɪnl] *adj*: (*Zwilling*) monovular, monovulär, eineiig
mon|o|glyc|er|ide [ˌmɑnəʊ'glɪsəraɪd, -ɪd] *noun*: →*monoacylglycerol*
mo|nog|o|ny [mə'nɑgəniː] *noun*: Monogonie *f*
mon|o|gyn|ic [ˌmɑnə'dʒɪnɪk] *adj*: →*monogynous*
mo|nog|y|nous [mə'nɑdʒɪnəs] *adj*: einweibig, monogyn
mo|nog|y|ny [mə'nɑdʒəniː] *noun*: Einweibigkeit *f*, Monogynie *f*
mon|o|hap|loid [ˌmɑnə'hæplɔɪd] *adj*: monohaploid
mon|o|hap|loi|dy [ˌmɑnəʊ'hæplɔɪdiː] *noun*: Monohaploidie *f*
mon|o|hy|brid [ˌmɑnəʊ'haɪbrɪd]: **I** *noun* Monohybride *f* **II** *adj* monohybrid
mon|o|hy|brid|ism [ˌmɑnəʊ'haɪbrədɪzəm] *noun*: Monohybridie *f*
mon|o|hy|drate [ˌmɑnəʊ'haɪdreɪt] *noun*: Monohydrat *nt*
mon|o|hy|drat|ed [ˌmɑnəʊ'haɪdreɪtɪd] *adj*: monohydriert
mon|o|hy|dric [ˌmɑnəʊ'haɪdrɪk] *adj*: einwertig
mon|o|i|de|ism [ˌmɑnəʊaɪ'diːɪzəm] *noun*: Monoideismus *m*
mon|o|in|fec|tion [ˌmɑnəʊɪn'fekʃn] *noun*: Reininfektion *f*, Monoinfektion *f*
mon|o|i|o|do|ty|ro|sine [ˌmɑnəʊaɪˌəʊdə'taɪrəsiːn] *noun*: Monoiodtyrosin *nt*, Monojodtyrosin *nt*
mon|o|kar|y|on [ˌmɑnəʊ'kærɪɑn] *noun*: Monokaryon *nt*
mon|o|kine ['mɑnəʊkaɪn] *noun*: Monokin *nt*
mon|o|lat|er|al [ˌmɑnəʊ'lætərəl] *adj*: nur eine Seite betreffend, einseitig, halbseitig, unilateral
mon|o|lay|er [ˌmɑnəʊ'leɪər]: **I** *noun* monomolekulare Schicht *f*, Monolayer *m* **II** *adj* einlagig, -schichtig
mon|o|loc|u|lar [ˌmɑnəʊ'lɑkjələr] *adj*: einkamm(e)rig, unilokular
mon|o|ma|ni|a [ˌmɑnəʊ'meɪnɪə] *noun*: Monomanie *f*
mon|o|ma|ni|ac [ˌmɑnəʊ'meɪnɪæk]: **I** *noun* Monomane *m*, Monomanin *f* **II** *adj* monoman(isch)
mon|o|mas|ti|gote [ˌmɑnəʊ'mæstɪgəʊt] *noun*: Monomastigote *f*
mon|o|max|il|lar|y [ˌmɑnəʊ'mæksəˌleri] *adj*: monomaxillär
mon|o|mer ['mɑnəʊmər] *noun*: Monomer(e) *nt*
fibrin monomer: Fibrinmonomer *nt*
mon|o|mer|ic [ˌmɑnəʊ'merɪk] *adj*: monomer
ε-N-mon|o|meth|yl|ly|sine [ˌmɑnəʊˌmeθɪl'laɪsiːn, -sɪn] *noun*: ε-N-Monomethyllysin *nt*
mon|o|meth|yl|mor|phine [ˌmɑnəʊˌmeθɪl'mɔːrfiːn] *noun*: Kodein *nt*, Codein *nt*, Methylmorphin *nt*
mon|o|meth|yl|xan|thine [ˌmɑnəʊˌmeθɪl'zænθiːn, -θɪn] *noun*: →*methylxanthine*
mon|o|mo|lec|u|lar [ˌmɑnəʊmə'lekjələr] *adj*: monomolekular
mon|o|mor|phic [ˌmɑnəʊ'mɔːrfɪk] *adj*: Monomorphie betreffend, monomorph
mon|o|mor|phism [ˌmɑnəʊ'mɔːrfɪzəm] *noun*: Monomorphie *f*, Eingestaltigkeit *f*, Monomorphismus *m*
mon|o|mor|phous [ˌmɑnəʊ'mɔːrfəs] *adj*: gleichgestaltet, monomorph
mon|om|phal|us [mɑn'ɑmfələs] *noun*: Monomphalus *m*
mon|o|my|o|ple|gia [ˌmɑnəʊˌmaɪə'pliːdʒ(ɪ)ə] *noun*: Monomyoplegie *f*
mon|o|my|o|sit|ic [ˌmɑnəʊmaɪə'sɪtɪk] *adj*: Monomyositis betreffend, monomyositisch
mon|o|my|o|si|tis [ˌmɑnəʊmaɪə'saɪtɪs] *noun*: Monomyositis *f*
mon|o|neph|rous [ˌmɑnəʊ'nefrəs] *adj*: nur eine Niere betreffend, monorenal
mon|o|neu|ral [ˌmɑnəʊ'njʊərəl] *adj*: nur einen Nerv betreffend, mononeural
mon|o|neu|ral|gia [ˌmɑnəʊnjʊə'rældʒ(ɪ)ə] *noun*: Mononeuralgie *f*
mon|o|neu|ric [ˌmɑnəʊ'njʊərɪk, -'nʊ-] *adj*: →*mononeural*
mon|o|neu|rit|ic [ˌmɑnəʊnjʊə'rɪtɪk] *adj*: Mononeuritis betreffend, mononeuritisch
mon|o|neu|ri|tis [ˌmɑnəʊnjʊə'raɪtɪs] *noun*: Mononeuritis *f*
mononeuritis multiplex: Mononeuritis multiplex
mon|o|neu|rop|a|thy [ˌmɑnəʊnjʊə'rɑpəθiː] *noun*: Erkrankung *f* eines einzelnen Nerven, Mononeuropathie *f*
multiple mononeuropathy: Mononeuritis multiplex, Mononeuropathia multiplex, Multiplextyp *m* der Polyneuritis
mon|o|nu|cle|ar [ˌmɑnəʊ'n(j)uːklɪər]: **I** *noun* einkernige Zelle *f* **II** *adj* nur einen Kern besitzend, mononukleär
mon|o|nu|cle|ate [ˌmɑnəʊ'n(j)uːklɪeɪt] *adj*: (*Blutzelle*) nur einen Kern/Nukleus besitzend, mononukleär
mon|o|nu|cle|o|sis [ˌmɑnəʊˌn(j)uːklɪ'əʊsɪs] *noun*: **1.** Mononukleose *f*, Mononucleosis *f* **2.** →*infectious mononucleosis*
cytomegalovirus mononucleosis: Zytomegalievirus-mononukleose *f*, CMV-Mononukleose *f*, Paul-Bunnell-negative infektiöse Mononukleose *f*
infectious mononucleosis: Pfeiffer-Drüsenfieber *nt*, infektiöse Mononukleose *f*, Monozytenangina *f*, Mononucleosis infectiosa
post-transfusion mononucleosis: Postperfusionssyndrom *nt*, Posttransfusionssyndrom *nt*
mon|o|nu|cle|o|tide [ˌmɑnəʊ'n(j)uːklɪətaɪd] *noun*: Mononukleotid *nt*, Mononucleotid *nt*
flavin mononucleotide: Flavinmononucleotid *nt*, Riboflavin(-5-)phosphat *nt*
nicotinic acid mononucleotide: Nicotinsäuremononucleotid *nt*
mono-ovular *adj*: →*monovular*
mon|o|ox|y|gen|ase [ˌmɑnəʊ'ɑksɪdʒəneɪz] *noun*: Monooxygenase *f*, Monoxygenase *f*
dopamine β-monooxygenase: Dopamin-β-monooxygenase *f*, Dopamin-β-hydroxylase *f*
estradiol-6β-monooxygenase: Estradiol-6β-monooxygenase *f*, Östradiol-6β-monooxygenase *f*
flavin monooxygenase: Aryl-4-hydroxylase *f*, unspezifische Monooxygenase *f*
kynurenine-3-monooxygenase: Kynurenin-3-monooxygenase *f*
monophenol monooxygenase: Monophenolmonooxygenase *f*, Monophenyloxidase *f*
oestradiol-6β-monooxygenase: (*brit.*) →*estradiol-6β-monooxygenase*
phenylalanine-4-monooxygenase: Phenylalanin-4-hydroxylase *f*, Phenylalanin-4-monooxygenase *f*, Phenylalaninase *f*
proline-4-monooxygenase: Prolin-4-monooxygenase *f*
squalene monooxygenase: Squalenmonooxigenase *f*
steroid monooxygenases: Steroidoxygenasen *pl*
steroid 11β-monooxygenase: Steroid-11β-monooxy-

genase *f*, 11β-Hydroxylase *f*
steroid 17α-monooxygenase: Steroid-17α-monooxygenase *f*, 17α-Hydroxylase *f*
steroid 21-monooxygenase: Steroid-21-monooxygenase *f*, 21-Hydroxylase *f*
unspecific monooxygenase: Aryl-4-hydroxylase *f*, unspezifische Monooxygenase *f*
mon|o|par|aes|the|sia [ˌmɑnəʊpæresˈθiːʒ(ɪ)ə] *noun*: (*brit.*) →*monoparesthesia*
mon|o|pa|re|sis [ˌmɑnəʊpəˈriːsɪs] *noun*: Monoparese *f*
mon|o|par|es|the|sia [ˌmɑnəʊpæresˈθiːʒ(ɪ)ə] *noun*: Monoparästhesie *f*
mon|o|path|o|pho|bi|a [ˌmɑnəʊˌpæθəʊˈfəʊbɪə] *noun*: Monopathophobie *f*
mon|o|path|o|pho|bic [ˌmɑnəʊˌpæθəʊˈfəʊbɪk] *adj*: Monopathophobie betreffend, monopathophob
mo|nop|a|thy [məˈnɑpəθiː] *noun*: Monopathie *f*
mon|o|pe|ni|a [mɑnəˈpiːnɪə] *noun*: →*monocytopenia*
mon|o|pha|gia [ˌmɑnəʊˈfeɪdʒ(ɪ)ə] *noun*: Monophagie *f*
mo|noph|a|gism [məˈnɑfədʒɪzəm] *noun*: Monophagie *f*
mo|noph|a|gous [məˈnɑfəgəs] *adj*: monophag
mon|o|pha|sia [ˌmɑnəˈfeɪzɪə] *noun*: Monophasie *f*
mon|o|pha|sic [ˌmɑnəʊˈfeɪzɪk] *adj*: ein-, monophasisch
mon|o|pho|bi|a [ˌmɑnəʊˈfəʊbɪə] *noun*: Monophobie *f*
mon|o|pho|bic [ˌmɑnəʊˈfəʊbɪk] *adj*: Monophobie betreffend, monophob
mon|o|phos|phate [ˌmɑnəʊˈfɑsfeɪt] *noun*: Monophosphat *nt*
mon|oph|thal|mus [ˌmɑnɑfˈθælməs] *noun*: Zyklop *m*, Zyklozephalus *m*, Synophthalmus *m*
mon|o|phy|let|ic [ˌmɑnəfaɪˈletɪk] *adj*: monophyletisch
mon|o|phy|le|tism [ˌmɑnəʊˈfaɪlətɪzəm] *noun*: Monophylie *f*, Monophyletismus *m*
mon|o|phy|o|dont [mɑnəˈfaɪədɑnt] *adj*: einmalig zahnend, monophyodont
mon|o|pia [mɑnˈəʊpɪə] *noun*: Zyklopie *f*, Zyklozephalie *f*
mon|o|ple|gia [ˌmɑnəˈpliːdʒ(ɪ)ə] *noun*: Monoparalyse *f*, -plegie *f*
mon|o|po|dia [ˌmɑnəʊˈpəʊdɪə] *noun*: Monopodie *f*, monopodale Symmelie *f*
mon|o|po|di|al [ˌmɑnəʊˈpəʊdɪəl] *adj*: monopodal
mon|o|poi|e|sis [ˌmɑnəʊpɔɪˈiːsɪs] *noun*: →*monocytopoiesis*
mon|ops [ˈmɑnɑps] *noun*: →*monophthalmus*
mon|o|pty|chi|al [ˌmɑnəˈtaɪkɪəl] *adj*: monoptych
mon|or|chia [mɑnˈɔːrkɪə] *noun*: →*monorchism*
mon|or|chid [mɑnˈɔːrkɪd]: **I** *noun* →*monorchis* **II** *adj* Monorchie betreffend, mit nur einem Hoden, monorchid
mon|or|chid|ic [ˌmɑnɔːrˈkɪdɪk] *adj*: Monorchie betreffend, mit nur einem Hoden monorchid
mon|or|chid|ism [mɑnˈɔːrkədɪzəm] *noun*: →*monorchism*
mon|or|chis [mɑnˈɔːrkɪs] *noun*: Patient *m* mit Monorchie, Monorchider *m*
mon|or|chism [mɑnˈɔːrkɪzəm] *noun*: Monorchie *f*, Monorchidie *f*, Monorchidismus *m*, Monorchismus *m*
mon|o|sac|cha|ride [ˌmɑnəˈsækəraɪd, -rɪd] *noun*: Einfachzucker *m*, Monosaccharid *nt*
mon|o|sac|cha|rose [ˌmɑnəʊˈsækərəʊs] *noun*: →*monosaccharide*
mon|ose [ˈmɑnəʊz, ˈməʊn-] *noun*: →*monosaccharide*
mon|o|some [ˈmɑnəʊsəʊm] *noun*: Monosom *nt*
mon|o|so|mi|a [ˌmɑnəˈsəʊmɪə] *noun*: Monosomie *f*
mon|o|so|mic [ˌmɑnəʊˈsəʊmɪk] *adj*: Monosomie betreffend, monosom
mon|o|so|mous [ˌmɑnəˈsəʊməs] *adj*: Monosomie betreffend, monosom
mon|o|so|my [ˈmɑnəʊsəʊmiː] *noun*: Monosomie *f*
monosomy 45,X: Monosomie 45,X *f*, X0-Syndrom *nt*
mon|o|spasm [ˈmɑnəʊspæzəm] *noun*: Monospasmus *m*
mon|o|spe|cif|ic [ˌmɑnəʊspəˈsɪfɪk] *adj*: (*Antikörper*) nur mit einem Antigen reagierend, monospezifisch
mon|o|sper|my [ˈmɑnəʊspɜrmiː] *noun*: Monospermie *f*
Mon|o|spo|rium [ˌmɑnəʊˈspəʊrɪəm, -ˈspɔː-] *noun*: Monosporium *nt*
mon|os|tot|ic [ˌmɑnɑsˈtɑtɪk] *adj*: nur einen Knochen betreffend, auf einen Knochen beschränkt, monostotisch
mon|o|stra|tal [ˌmɑnəˈstreɪtəl] *adj*: nur aus einer Schicht bestehend, einschichtig
mon|o|strat|i|fied [ˌmɑnəʊˈstrætɪfaɪd] *adj*: →*monostratal*
mon|o|sub|sti|tut|ed [ˌmɑnəʊˈsʌbstɪt(j)uːtɪd] *adj*: einfach substituiert
mon|o|symp|tom [ˌmɑnəʊˈsɪm(p)təm] *noun*: Monosymptom *nt*, Einzelsymptom *nt*
mon|o|symp|to|mat|ic [ˌmɑnəʊˌsɪm(p)təˈmætɪk] *adj*: nur ein Symptom aufweisend, monosymptomatisch
mon|o|syn|ap|tic [ˌmɑnəʊsɪˈnæptɪk] *adj*: nur eine Synapse umfassend, monosynaptisch
mon|o|ter|pene [ˌmɑnəʊˈtɜrpiːn] *noun*: Monoterpen *nt*
mon|o|ther|a|py [ˌmɑnəʊˈθerəpiː] *noun*: Monotherapie *f*
individualized sequential monotherapy: individualisierte sequentielle Monotherapie *f*
mon|o|ther|mia [ˌmɑnəʊˈɜrmɪə] *noun*: gleichbleibende Temperatur *f*, Monothermie *f*
mon|ot|ic [mɑnˈɑtɪk] *adj*: →*monaural*
mo|not|o|nous [məˈnɑtnəs] *adj*: eintönig, (ermüdend) einförmig, gleichförmig, monoton
Mon|o|trem|a|ta [ˌmɑnəˈtremətə] *plural*: Kloakentiere *pl*, Monotremen *pl*, Monotremata *pl*
mon|o|treme [ˈmɑnəʊtriːm] *noun*: →*Monotremata*
mo|not|ri|chate [məˈnɑtrɪkət] *adj*: →*monotrichous*
mon|o|trich|ic [ˌmɑnəʊˈtrɪkɪk] *adj*: →*monotrichous*
mo|not|ri|chous [məˈnɑtrɪkəs] *adj*: mit nur einer Geißel, monotrich
mon|o|un|sat|u|rat|ed [ˌmɑnəʌnˈsætʃəreɪtɪd] *adj*: mit einer Doppelbindung, einfachungesättigt
mon|o|va|lence [ˌmɑnəˈveɪləns] *noun*: Einwertigkeit *f*
mon|o|va|lent [ˌmɑnəˈveɪlənt] *adj*: mit nur einer Valenz, univalent, einwertig, monovalent
mon|ov|u|lar [mɑnˈɑvjələr, -ˈəʊvjʊ-, məʊn-] *adj*: eineiig, monovulär
mon|ox|ide [mɑnˈɑksaɪd, məˈnɑk-] *noun*: Monoxid *nt*
mon|ox|y|gen|ase [mɑnˈɑksɪdʒəneɪz] *noun*: →*monooxygenase*
mon|o|zy|got|ic [ˌmɑnəzaɪˈgɑtɪk] *adj*: (*Zwilling*) monovular, monovulär, eineiig
mon|o|zy|gous [ˌmɑnəˈzaɪgəs] *adj*: (*Zwilling*) monovular, monovulär, eineiig
mons [mɑnz] *noun, plural* **mon|tes** [ˈmɑntɪz]: Hügel *m*, Berg *m*, Vorbuchtung *f*, Mons *m*
mons pubis: Mons pubis, Schamhügel *m*, Schamberg *m*, Venushügel *m*
mons veneris: →*mons pubis*
mon|ster [ˈmɑnstər] *noun*: Missbildung *f*, Fehlbildung *f*, Missgeburt *f*, Fehlgeburt *f*, Monstrum *nt*, Monstrositas *f*
double monster: Monstrum duplex, Doppelfehlbildung *f*, Doppelmissbildung *f*, Duplicitas *f*
twin monster: Doppelmissbildung *f*, Doppelfehlbildung *f*, Duplicitas *f*, Monstrum duplex
mon|stros|i|ty [mɑnˈstrɑsətiː] *noun*: →*monster*
mon|strum [ˈmɑnstrəm] *noun, plura* **-stra** [-strə]: →*monster*
month [mʌnθ] *noun*: Monat *m*
lunar month: Lunarmonat *m*

mood [muːd] *noun*: Stimmung *f*, Laune *f*; Gemüt *nt*
disordered mood: Parathymie *f*

MOP *Abk.*: 5-methoxypsoralene

MOPA *Abk.*: morpholinopropane-sulfonic acid

MOPEG *Abk.*: 3-methoxy-4-hydroxyphenylglycol

MOPP *Abk.*: **1.** mechlorethamine, oncovin, procarbazine, prednisone **2.** mustine, oncovin, procarbazine, prednisone

MOPV *Abk.*: monovalent oral polio vaccine

MOR *Abk.*: magneto-optic rotation spectroscopy

Mor|ax|el|la [ˌmɔːræk'selə] *noun*: Moraxella *f*
Moraxella catarrhalis: Branhamella catarrhalis, Neisseria catarrhalis
Moraxella lacunata: Diplobakterium *nt* Morax-Axenfeld, Moraxella lacunata

mor|bid ['mɔːrbɪd] *adj*: erkrankt, krankhaft, krank, pathologisch, kränklich, morbid; von der Norm abweichend, anormal, ungewöhnlich, anormal; nicht normal, abartig

mor|bid|i|ty [mɔːr'bɪdətiː] *noun*: Krankheitshäufigkeit *f*, Erkrankungsrate *f*, Morbidität *f*
late morbidity: Spätmorbidität *f*

mor|bif|ic [mɔːr'bɪfɪk] *adj*: krankheitserregend, krankheitsverursachend, krankmachend, pathogen

mor|big|e|nous [mɔːr'bɪdʒənəs] *adj*: krankheitserregend, krankheitsverursachend, krankmachend, pathogen

mor|bil|li|ty [mɔːr'bɪlətiː] *noun*: Morbidität *f*

mor|bil|li [mɔːr'bɪlaɪ] *plural*: Masern *pl*, Morbilli *pl*

mor|bil|li|form [mɔːr'bɪləfɔːrm] *adj*: masernähnlich, morbilliform

Mor|bil|li|vi|rus [mɔːrˌbɪlɪ'vaɪrəs] *noun*: Morbillivirus *nt*

mor|bil|lous [mɔːr'bɪləs] *adj*: Masern betreffend, Masern-

mor|bus ['mɔːrbəs] *noun, plura* **-bi** [-baɪ]: Krankheit *f*, Morbus *m*

mor|cel|la|tion [ˌmɔːrsə'leɪʃn] *noun*: →*morcellement*

mor|celle|ment [mɔrsɛl'mɑ̃t] *noun*: Morcellement *nt*

MORD *Abk.*: magneto-optic rotation dispersion

mor|dant ['mɔːrdnt]: **I** *noun* Beize *f*; Ätzwasser *nt* **II** *adj* beißend; brennend; beizend, ätzend

Mor|ga|nel|la [mɔːrgə'nelə] *noun*: Morganella *f*

morgue [mɔːrg] *noun*: Leichenschauhaus *nt*

mo|ria ['mɔːrɪə] *noun*: Moria *f*

mor|i|bund ['mɔːrɪbʌnd, 'mɑr-] *adj*: sterbend, im Sterben liegend, moribund

mo|ron ['mɔrɑn, 'məʊ-] *noun*: Schwachsinnige *m/f*

mo|ron|ic [mə'rɑnɪk] *adj*: schwachsinnig

mo|ron|i|ty [mə'rɑnətiː] *noun*: Schwachsinn *m*, Moronität *f*

morph- *präf.*: Form-, Gestalt-, Morph(o)-

-morph *suf.*: -gestaltig, -förmig, -morph

mor|phal|lax|is [ˌmɔːrfə'læksɪs] *noun*: Morphallaxis *f*, Morpholaxis *f*

mor|phea ['mɔːrfɪə] *noun*: zirkumskripte/lokalisierte Sklerodermie *f*, Sclerodermia circumscripta, Morphea *f*, Morphoea *f*
generalized morphea: Morphaea generalisata, pansklerotische Morphaea *f*, generalisierte Morphaea *f*
guttate morphea: Morphaea guttata
linear morphea: lineare Sklerodermie *f*, bandförmige zirkumskripte Sklerodermie *f*, Morphea linearis
subcutaneous morphea: Morphaea profunda, subkutane Morphaea *f*

mor|pheme ['mɔːrfiːm] *noun*: Morphem *nt*

mor|phia ['mɔːrfɪə] *noun*: →*morphine*

-morphia *suf.*: Form, Gestalt, -morphie, -morphia

-morphic *suf.*: -gestaltig, -förmig, -morph

mor|phine ['mɔːrfiːn] *noun*: Morphin *nt*, Morphium *nt*, Morphineum *nt*
dimethyl morphine: Paramorphin *nt*, Thebain *nt*

mor|phin|ic [mɔːr'fɪnɪk] *adj*: Morphin betreffend, Morphin-

mor|phin|ism ['mɔːrfənɪzəm] *noun*: Morphinsucht *f*, Morphinismus *m*, Morphiumsucht *f*; (chronische) Morphinvergiftung *f*

mor|phin|ist ['mɔːrfənɪst] *noun*: Morphin-, Morphiumsüchtige *m/f*, Morphinist(in *f*) *m*

mor|phi|nis|tic [mɔːrfə'nɪstɪk] *adj*: Morphinismus betreffend

mor|phin|i|um [mɔːr'fɪnɪəm] *noun*: →*morphine*

mor|phi|um ['mɔːrfɪəm] *noun*: →*morphine*

morpho- *präf.*: Form-, Gestalt-, Morph(o)-

mor|pho|gen ['mɔːrfədʒən] *noun*: Morphogen *nt*

mor|pho|ge|ne|sia [ˌmɔːrfədʒə'niːʒ(ɪ)ə] *noun*: →*morphogenesis*

mor|pho|gen|e|sis [ˌmɔːrfə'dʒenəsɪs] *noun*: Gestalt- und Formentwicklung *f*, Morphogenese *f*, -genie *f*
viral morphogenesis: Virusmorphogenese *f*

mor|pho|ge|net|ic [ˌmɔːrfədʒə'netɪk] *adj*: Morphogenese betreffend, morphogenetisch

mor|phog|e|ny [mɔːr'fɑdʒəniː] *noun*: →*morphogenesis*

mor|pho|log|ic [ˌmɔːrfə'lɑdʒɪk] *adj*: →*morphological*

mor|pho|log|i|cal [ˌmɔːrfə'lɑdʒɪkl] *adj*: Form/Gestalt/Morphologie betreffend, morphologisch, Form-

mor|phol|o|gist [mɔːr'fɑlədʒɪst] *noun*: Morphologe *m*, -login *f*

mor|phol|o|gy [mɔːr'fɑlədʒiː] *noun*: **1.** Gestaltenlehre *f*, Formenlehre *f*, Morphologie *f* **2.** Gestalt *f*, Form *f*
tooth morphology: Zahnmorphologie *f*

mor|pho|met|ric [ˌmɔːrfə'metrɪk] *adj*: morphometrisch

mor|phom|e|try [mɔːr'fɑmətriː] *noun*: Morphometrie *f*

mor|phon ['mɔːrfɑn] *noun*: Morphon *nt*

mor|pho|sis [mɔːr'fəʊsɪs] *noun, plural* **-ses** [-siːz]: Morphose *f*

mor|pio ['mɔːrpɪəʊ] *noun*: Filzlaus *f*, Phthirus pubis/inguinalis

mor|pi|on ['mɔːrpɪən] *noun*: →*morpio*

mors [mɔːrz] *noun*: Tod *m*, Mors *f*, Exitus letalis

mor|si|ca|tio [mɔːrzɪ'keɪʃɪəʊ] *noun*: Beißen *nt*, Morsicatio *f*
morsicatio buccarum: Wangenbeißen *nt*, Morsicatio buccarum
morsicatio labiorum: Lippenbeißen *nt*, Cheilophagie *f*, Morsicatio labiorum

mor|sus ['mɔːrsəs] *noun*: Biss *m*, Bisswunde *f*, Morsus *m*

mor|tal ['mɔːrtl] *adj*: tödlich, todbringend (*to* für); Tod-, Todes-; sterblich, Sterbe-

mor|tal|i|ty [mɔːr'tælətiː] *noun*: **1.** Sterblichkeit *f*, Mortalität *f* **2.** Sterberate *f*, Sterbeziffer *f*, Mortalitätsrate *f*, Mortalitätsziffer *f*
anaesthesia-related mortality: (*brit.*) →*anaesthesia-related mortality*
anaesthetic-related mortality: (*brit.*) →*anaesthetic-related mortality*
anesthesia-related mortality: Mortalität *f* unter der Narkose
anesthetic-related mortality: Mortalität *f* unter der Narkose
early infant mortality: Frühsterblichkeit *f*
fetoinfantile mortality: fetoinfantile Sterblichkeit *f*
infant mortality: Säuglingssterblichkeit *f*, Erstjahressterblichkeit *f*
infant mortality in the first week: Frühsterblichkeit *f*

late infant mortality: Nachsterblichkeit *f*, Spätsterblichkeit *f*
maternal mortality: mütterliche Mortalität *f*, Müttersterblichkeit *f*
neonatal mortality: Neugeborenensterblichkeit *f*, Sterblichkeit *f* in der Neugeborenenperiode
operative mortality: operative Mortalität *f*
perinatal mortality: perinatale Sterblichkeit *f*, Sterblichkeit *f* in der Perinatalperiode
postoperative mortality: postoperative Mortalität *f*
surgical mortality: chirurgische Mortalität *f*
mor|tar [ˈmɔːrtər] *noun*: Mörser *m*
mor|ti|fi|ca|tion [mɔːrtəfɪˈkeɪʃn] *noun*: Gangrän *f*, Brand *m*, gangräne Nekrose *f*, Gangraena *f*
mor|ti|fied [ˈmɔːrtɪfaɪd] *adj*: Gangrän betreffend, mit einer Gangrän, in Form einer Gangrän, gangränös
mor|tu|ar|y [ˈmɔːrtʃuˌeriː]: **I** *noun* Leichenhalle *f* **II** *adj* Leichen-, Toten-, Begräbnis-
mor|u|la [ˈmɔːr(j)ʊlə] *noun, plural* **-las, -lae** [-liː]: Morula *f*
mor|u|lar [ˈmɔːr(j)ʊlər] *adj*: Morula betreffend, Morula-
mor|u|la|tion [mɔːrəˈleɪʃn, mɑr-] *noun*: Morulabildung *f*
MOS *Abk.*: mitral opening sound
mo|sa|ic [məʊˈzeɪɪk] *noun*: Mosaik *nt*
cell mosaic: Zellmosaik *nt*
trisomy 8 mosaic: Trisomie-8-Mosaik *nt*
mo|sa|i|cism [məʊˈzeɪəsɪzəm] *noun*: Mosaizismus *m*, Mosaik *nt*
erythrocyte mosaicism: Erythrozytenmosaizismus *m*
mOsm *Abk.*: milliosmol
mosm *Abk.*: milliosmol
mos|qui|to [məˈskiːtəʊ] *noun*: Stechmücke *f*, Moskito *m*
tiger mosquito: Gelbfieberfliege *f*, Aedes aegypti
yellow-fever mosquito: →*tiger mosquito*
moss [mɔs, mɑs] *noun*: Moos *nt*
club moss: Bärlapp *m*, Lycopodium clavatum
Iceland moss: isländisches Moos *nt*, Lichen islandicus, Cetraria islandica
moss|y [ˈmɔsɪ, ˈmɑsiː] *adj*: moosartig, moosig, Moos-
moth [mɔθ, mɑθ] *noun*: Motte *f*
moth|er [ˈmʌðər]: **I** *noun* (*a. fig.*) Mutter *f*; (*biolog.*) Muttertier *nt* **II** *adj* Mutter- **III** *vt* bemuttern; groß-, aufziehen
biological mother: leibliche Mutter *f*
nursing mother: **1.** stillende Mutter *f* **2.** Pflegemutter *f*
surrogate mother: Ersatzmutter *f*, Leihmutter *f*
moth|er|hood [ˈmʌðərhʊd] *noun*: Mutterschaft *f*
mother-in-law *noun*: Schwiegermutter *f*
moth|er|less [ˈmʌðərləs] *adj*: mutterlos
moth|er|li|ness [ˈmʌðərlɪnəs] *noun*: Mütterlichkeit *f*
moth|er|ly [ˈmʌðərliː] *adj*: mütterlich, Mutter-
mother-of-pearl: **I** *noun* Perlmutter *f*, Perlmutt *nt* **II** *adj* perlmuttern, Perlmutt-
moth|er|wort [ˈm ðərˌwɜrt] *noun*: Herzgespann *nt*, Leonurus cardiaca, Leonurus quinquelobatus
mo|tile [ˈməʊtl, -tɪl, -taɪl] *adj*: (frei) beweglich, bewegungsfähig
mo|til|in [məʊˈtɪlɪn] *noun*: Motilin *nt*
mo|til|i|ty [məʊˈtɪlətiː] *noun*: Motilität *f*
bowel motility: Darmmotilität *f*
colon motility: Kolonmotilität *f*
colonic motility: Kolonmotilität *f*
esophageal motility: Speiseröhren-, Ösophagusmotilität *f*
gastric motility: Magenmotilität *f*
intestinal motility: Darmmotilität *f*
oesophageal motility: (*brit.*) →*esophageal motility*
sperm motility: Spermienmotilität *f*
mo|tion [ˈməʊʃn] *noun*: **1.** Bewegung *f* **in motion** in Bewegung, sich bewegend **2.** Bewegungsablauf *m*, Gang *m* **3.** Stuhlgang *m*; Stuhl *m*
circular motion: Kreisbewegung *f*
ideokinetic motion: Ideokinese *f*
ideomotor motion: Ideokinese *f*
iterative motion: Iterativbewegung *f*
reactive motion: Reaktivbewegung *f*
rotary motion: Rotationsbewegung *f*, Drehbewegung *f*, Rotation *f*
vortex motion: Wirbelbewegung *f*
mo|tion|al [ˈməʊʃnl] *adj*: Bewegungs-
mo|tion|less [ˈməʊʃnləs] *adj*: unbeweglich, reg(ungs)los, bewegungslos
mo|ti|vate [ˈməʊtɪveɪt] *vt*: **1.** jdn. motivieren, anregen **2.** motivieren, begründen
mo|ti|va|tion [ˌməʊtɪˈveɪʃn] *noun*: **1.** Anregung *f*, Motivation *f*, Motivierung *f* **2.** Motivation *f*, (innere) Bereitschaft *f*, Interesse *nt*
mo|ti|va|tion|al [ˌməʊtɪˈveɪʃnl] *adj*: motivational, Motiv-, Motivations-
mo|tive [ˈməʊtɪv]: **I** *noun* Motiv *nt*, Beweggrund *m*, Antrieb *m* (*for* zu) **II** *adj* treibend, bewegend, Antriebs-, Trieb-
mo|tiv|i|ty [məʊˈtɪvətiː] *noun*: Bewegungsfähigkeit *f*, Bewegungskraft *f*
mo|to|neu|ron [ˌməʊtəˈnjʊərɑn] *noun*: motorische Nervenzelle *f*, Motoneuron *nt*
alpha motoneuron: α-Motoneuron *nt*
gamma motoneuron: γ-Motoneuron *nt*
lower motoneuron: spinales Motoneuron *nt*
mo|tor [ˈməʊtər]: **I** *noun* **1.** Motor *m* **2.** (*fig.*) Motor *m*, treibende Kraft *f* **II** *adj* **3.** bewegend, (an-)treibend, Motor- **4.** (*physiolog.*) Motorik betreffend, Bewegung betreffend, bewegend, motorisch, Bewegungs-
mo|to|ri|al [məʊˈtəʊrɪəl] *adj*: **1.** Motorik betreffend, Bewegung betreffend, bewegend, motorisch, Bewegungs- **2.** bewegend, (an-)treibend
mo|tor|ic [məʊˈtɔːrɪk] *adj*: Motorik betreffend, Bewegung betreffend, bewegend, motorisch, Bewegungs-
mo|to|ric|i|ty [ˌməʊtəˈrɪsətiː] *noun*: Motorik *f*
mo|to|ther|a|py [ˌməʊtəʊˈθerəpiː] *noun*: Mototherapie *f*
mot|tle [ˈmɑtl]: **I** *noun* **1.** (Farb-)Fleck *m* **2.** Sprenkelung *f* **II** *adj* →*mottled*
mot|tled [ˈmɑtlt] *adj*: gefleckt, gesprenkelt, bunt
mot|tling [ˈmɑtlɪŋ] *noun*: Tüpfelung *f*, Sprenkelung *f*
mould [məʊld] *n, v*: (*brit.*) →*mold*
mould|ing [ˈməʊldɪŋ] *noun*: (*brit.*) →*molding*
mound|ing [ˈmaʊndɪŋ] *noun*: idiomuskuläre Kontraktion *f*
mount [maʊnt]: **I** *noun* (*Mikroskop*) Objektträger *m* **II** *vt* **1.** (*Präparat*) fixieren **2.** montieren
film mount: Filmhalter *m*, Röntgenfilmhalter *m*
pubic mount: Schamhügel *m*, Schamberg *m*, Venushügel *m*, Mons pubis
x-ray mount: Filmhalter *m*, Röntgenfilmhalter *m*
moun|tant [ˈmaʊntnt] *noun*: (*Mikroskop*) Fixiermittel *nt*, Fixativ *nt*
mount|ing [ˈmaʊntɪŋ] *noun*: **1.** (*Präparat*) Fixieren *nt*, Fixierung *f*, Fixation *f* **2.** Montage *f*, Einbau *m*, Aufbau *m*; Gestell *nt*; Fassung *f*
film mounting: Filmhalter *m*, Röntgenfilmhalter *m*
mourn [mɔːrn, məʊrn]: **I** *vt* jdn. betrauern, beklagen, trauern um **II** *vi* trauern, klagen (*at, over* über; *for, over* um)
mourn|er [ˈmɔːrnər, ˈməʊrnər] *noun*: Trauernde *m/f*
mourn|ing [ˈmɔːrnɪŋ, ˈməʊrn-]: **I** *noun* Trauer *f*, Trauern

M

nt **in mourning** trauernd, in Trauer **II** *adj* trauernd, traurig, trauervoll, Trauer-
mouse [maʊs] *noun, plural* **mice** [maɪs]: Maus *f*
cartilaginous joint mouse: knorpeliger/chondraler freier Gelenkkörper *m*
joint mouse: Gelenkmaus *f*, freier Gelenkkörper *m*, Corpus liberum
osseous joint mouse: knöcherner/ossärer freier Gelenkkörper *m*
mouse|pox ['maʊspɑks] *plural*: Mäusepocken *pl*
mouth [maʊθ] *noun*: **1.** Mund *m*; (*anatom.*) Os *nt*, Ostium *nt* **2.** (*a. techn.*) Eingang *m*, Ausgang *m*, Mündung *f*, Öffnung *f* **around the mouth** um den Mund herum (liegend), zirkumoral **through the mouth** durch den Mund, peroral **by mouth** durch den Mund, peroral
denture sore mouth: Prothesenstomatitis *f*, Prothesenstomatopathie *f*
external mouth of uterus: äußerer Muttermund *m*, Ostium uteri
sore mouth: Orf *f*, Ecthyma contagiosum/infectiosum, Steinpocken *pl*, atypische Schafpocken *pl*, Stomatitis pustulosa contagiosa
tapir mouth: Tapirlippe *f*, Tapirschnauze *f*, Tapirmund *m*
trench mouth: Plaut-Vincent-Angina *f*, Vincent-Angina *f*, Fusospirillose *f*, Fusospirochätose *f*, Angina ulcerosa/ulceromembranacea
mouth|wash ['maʊθwɑʃ] *noun*: Mundwasser *nt*, Zahnwasser *nt*, Collutorium *nt*
antibacterial mouthwash: antibakterielle Mundspülung *f*
therapeutic mouthwash: therapeutische Mundspülung *f*
MOV *Abk.*: minimal occlusal volume
mov|a|bil|i|ty [ˌmuːvə'bɪlətiː] *noun*: Beweglichkeit *f*, Bewegbarkeit *f*
mov|a|ble ['muːvəbl] *adj*: beweglich, bewegbar; (*techn.*) verschieb-, verstellbar
mov|a|ble|ness ['muːvəblnəs] *noun*: →*movability*
move [muːv]: **I** *noun* **1.** (*fig.*) Schritt *m*, Maßnahme *f* **2.** (Fort-)Bewegung *f* **II** *vt* **3.** (fort-)bewegen, (an-)treiben, in Bewegung setzen *oder* halten **4.** (*Verdauung, Appetit*) anregen **move the bowels** abführen **III** *vi* **5.** sich bewegen; sich fortbewegen, gehen, fahren; (*Maschine*) laufen **6.** (*Darm*) entleeren
move|a|bil|i|ty [ˌmuːvə'bɪlətiː] *noun*: →*movability*
move|a|ble ['muːvəbl] *adj*: →*movable*
move|a|ble|ness ['muːvəblnəs] *noun*: →*movability*
move|ment ['muːvmənt] *noun*: **1.** Bewegung *f* **2.** (*physiolog.*) Stuhlgang *m*; Stuhl *m*
active movement: aktive Bewegung *f*, Willkürbewegung *f*
ameboid movement: →*ameboid cell movement*
ameboid cell movement: amöboide Zellbewegung *f*
amoeboid movement: (*brit.*) →*ameboid cell movement*
amoeboid cell movement: (*brit.*) →*ameboid cell movement*
associated movement: Begleitbewegung *f*
automatic movement: automatische/unwillkürliche Bewegung *f*
Bennett movement: Bennett-Bewegung *f*, Bennett-Kieferbewegung *f*
bodily movement: **1.** Translation *f* **2.** Bodilybewegung *f*, bodily movement *nt*
bodily movement of tooth: Bodilybewegung *f*, bodily movement *nt*
bowel movement: **1.** Darmentleerung *f*, Stuhlgang *m*, Defäkation *f* **2.** Stuhl *m*, Kot *m*, Fäzes *pl*, Faeces *pl*, Fäkalien *pl*
brownian movement: Brown-Molekularbewegung *f*
brownian-Zsigmondy movement: →*brownian movement*
brunonian movement: →*brownian movement*
buccal movement: Bukkalbewegung *f*
cell movement: Zellbewegung *f*
conjugated eye movement: konjugierte Augenbewegung *f*
convergence movement: Konvergenzbewegung *f*
cutting movement: Schneidebewegung *f*
distal movement: Distalbewegung *f*
excursive movement: (Bewegungs-)Ausschlag *m*, Exkursion *f*
eye movement: Augenbewegung *f*
fetal movements: Kindsbewegungen *pl*
flinging movement: Schleuderbewegung *f*
free mandibular movement: freie Unterkieferbewegung *f*, freie Kieferbewegung *f*
functional mandibular movement: funktionelle Unterkieferbewegung *f*, funktionelle Kieferbewegung *f*
gliding movement: Gleitbewegung *f*
grinding movement: Mahlbewegung *f*
hinge movement: Scharnierbewegung *f*
Holzknecht's movement: Holzknecht-Massenbewegung *f*
jaw movement: →*mandibular movement*
labial movement: Labialbewegung *f*
lateral movement: Lateralbewegung *f*, Seitenbewegung *f*, Bewegung *f* zur Seite
linear movement: Linearbewegung *f*
Magnan's movement: Magnan-Zeichen *nt*
Magnan's trombone movement: →*Magnan's movement*
mandibular movement: Unterkieferbewegung *f*, Kieferbewegung *f*
mandibular gliding movement: Gleitbewegung *f* des Unterkiefers
mass movement: Holzknecht-Massenbewegung *f*
masticatory movements: Kaubewegungen *pl*
masticatory mandibular movement: Kaubewegung *f* des Unterkiefers
mesial movement: mesiale Zahnwanderung *f*, Mesialwanderung *f*, Mesialdrift *m*
molecular movement: Brown-Molekularbewegung *f*
oculomotor movement: Okulomotorik *f*
opening movement: Öffnungebewegung *f*
opening mandibular movement: Öffnungsbewegung *f* des Unterkiefers
orthodontic tooth movement: kieferorthopädische Zahnbewegung *f*
passive movement: passive Bewegung *f*
pendular movement: Pendelbewegung *f*
pendulum movements: Wackelbewegungen *pl*, Luxationsbewegungen *pl*
peristaltic movement: Peristaltik *f*
population movement: Populationsbewegung *f*, Abundanzdynamik *f*
posteruptive tooth movement: posteruptive Zahnbewegung *f*
preeruptive tooth movement: präeruptive Zahnbewegung *f*
protrusive movement: Protrusionsbewegung *f*, Vorschubbewegung *f* des Unterkiefers
pursuit movement: (*Auge*) Folgebewegung *f*
rapid eye movement: paradoxer/desynchronisierter Schlaf *m*, Traumschlaf *m*, REM-Schlaf *m*
reflex movement: Reflexbewegung *f*
reflex eye movement: reflektorische Augenbewegung *f*

relative movement: Relativbewegung *f*
retrusive movement: Retrusionsbewegung *f*
rotary movement: Rotationsbewegung *f*, Drehbewegung *f*, Rotation *f*
rotational movement: →*rotary movement*
rotatory movement: →*rotary movement*
spontaneous movement: Spontanbewegung *f*
tilting movement: Kippbewegung *f*
tipping movement: **1.** Kippbewegung *f* **2.** Zahnkippung *f*, Kippen *nt*
tipping movement of tooth: Zahnkippung *f*, Kippen *nt*
tooth movement: Zahnbewegung *f*
translational movement: Translationsbewegung *f*
vermicular movement: Peristaltik *f*
vertical movement: Vertikalbewegung *f*
voluntary movement: Willkürbewegung *f*, Willkürmotorik *f*
Zsigmondy's movement: Brown-Molekularbewegung *f*

movling ['muːvɪŋ] *adj*: beweglich, (sich) bewegend, Bewegungs-; (*Kraft*) treibend, Antriebs-; fließend
moxla ['mɑksə] *noun*: Moxa *f*, Moxabrennen *nt*, Moxibustion *f*
moxlallacltam [ˌmɑksə'læktæm] *noun*: Latamoxef *nt*, Moxalactam *nt*
moxlalvelrine [ˌmɑksə'vəriːn] *noun*: Moxaverin *nt*
moxlilbuslition [ˌmɑksɪ'bʌstʃn] *noun*: →*moxa*
moxlolnildine [ˌmɑksə'nɪdiːn] *noun*: Moxonidin *nt*
MP *Abk.*: **1.** mandibular plane **2.** maximal pulse **3.** menstrual period **4.** metacarpophalangeal **5.** metatarsophalangeal **6.** methylprednisolone **7.** methylpyrazole **8.** microperoxidase **9.** mucopeptide **10.** mucopolysaccharide **11.** multipara **12.** multiparous **13.** myelopathy
m.p. *Abk.*: melting point
mP *Abk.*: mobile phase
M_p *Abk.*: proton mass
6-MP *Abk.*: 6-mercaptopurine
MPA *Abk.*: **1.** main pulmonary artery **2.** microprecipitation in agar
MPAP *Abk.*: mean pulmonary artery pressure
MPB *Abk.*: **1.** male pattern baldness **2.** meprobamate
MPC *Abk.*: **1.** maximum permissible concentration **2.** mean plasma concentration **3.** methylpyrazole-3-carboxylic acid
MPCA *Abk.*: mouse-specific plasma cell antigen
MPCP *Abk.*: mean pulmonary capillary pressure
MPCWP *Abk.*: mean pulmonary capillary wedge pressure
MPD *Abk.*: **1.** maximum permissible dose **2.** minimal pyrogenic dose **3.** minimum phototoxic dose **4.** myofacial pain dysfunction
M.P.D. *Abk.*: maximal permissible dose
MPDE *Abk.*: maximum permissible dose equivalent
MPG *Abk.*: mean pressure gradient
MPGA *Abk.*: mean projected gestational age
MPGN *Abk.*: **1.** membrane-proliferative glomerulonephritis **2.** membranoproliferative glomerulonephritis
Mph *Abk.*: melanophore
MPI *Abk.*: myocardial perfusion imaging
MPL *Abk.*: **1.** maximum permissible level **2.** methylprednisolone
MPMP *Abk.*: N-(1-methylpiperidyl-3-methyl)-phenothiazine
MPO *Abk.*: myeloperoxidase
MPP *Abk.*: mean pulmonary pressure
MPR *Abk.*: **1.** mannose-6-phosphate receptors **2.** marrow production rate
MPS *Abk.*: **1.** membrane plasma separation **2.** mitral valve prolapse syndrome **3.** mononuclear phagocyte system **4.** mononuclear phagocytic system **5.** mucopolysaccharides **6.** mucopolysaccharidosis **7.** multiphasic screening **8.** myeloproliferative syndrome
MPS I-H *Abk.*: mucopolysaccharidosis I H
MPS I-H/S *Abk.*: mucopolysaccharidosis I-H/S
MPS II *Abk.*: mucopolysaccharidosis II
MPS III *Abk.*: mucopolysaccharidosis III
MPS I-S *Abk.*: mucopolysaccharidosis I-S
MPS IV *Abk.*: mucopolysaccharidosis IV
MPS VI *Abk.*: mucopolysaccharidosis VI
MPS VII *Abk.*: mucopolysaccharidosis VII
MPT *Abk.*: **1.** methyl-p-tyrosine **2.** mucoprotein tyrosine
MPTP *Abk.*: 1-methyl-4-phenyl-1,2,3,6-tetrahydropyridine
MPTT *Abk.*: mean pulmonary transit time
MQ *Abk.*: menaquinone
MR *Abk.*: **1.** metabolic rate **2.** methylred reaction **3.** mitral reflux **4.** mitral regurgitation **5.** multiple reactivation
M.R. *Abk.*: methylred reaction
mR *Abk.*: milliroentgen
MRA *Abk.*: magnetic resonance angiography
mrad *Abk.*: millirad
MRAP *Abk.*: mean right atrial pressure
MRBC *Abk.*: monkey red blood cells
MRC *Abk.*: methylrosaniline chloride
MRD *Abk.*: **1.** minimal reacting dose **2.** minimum reacting dose
MRE *Abk.*: maximal respiratory effectiveness
mrem *Abk.*: millirem
MRF *Abk.*: **1.** melanocyte stimulating hormone releasing factor **2.** melanotropin-releasing factor **3.** mesencephalic reticular formation **4.** mitral regurgitant flow **5.** MSH-releasing factor
MRGM *Abk.*: multi-resistant gram-negative microorganisms
MRH *Abk.*: **1.** melanotropin-releasing hormone **2.** MSH-releasing hormone
MRHA *Abk.*: mannose resistant hemagglutination
MRI *Abk.*: **1.** magnetic resonance imaging **2.** magnet resonance imaging
MRIH *Abk.*: melanocyte stimulating hormone release inhibiting hormone
mRNA *Abk.*: **1.** messenger ribonucleic acid **2.** messenger RNA
MRO *Abk.*: muscular receptor organ
MRP *Abk.*: membrane resting potential
MRQ *Abk.*: **1.** mean resistance quote **2.** mitral regurgitation quotient
MRR *Abk.*: marrow release rate
MRS *Abk.*: magnetic resonance spectrum
MRSA *Abk.*: **1.** methicillin-resistant Staphylococcus aureus **2.** multiple-resistant Staphylococcus aureus
MRT *Abk.*: **1.** magnetic resonance tomography **2.** motor reaction time
MRU *Abk.*: minimal reproductive units
MRV *Abk.*: **1.** mitral regurgitation volume **2.** mixed respiratory vaccine
MRVP *Abk.*: methylred Voges-Proskauer medium
MS *Abk.*: **1.** mass screening **2.** mass spectrometry **3.** mass spectroscope **4.** mechanical systole **5.** mediastinal shift **6.** methionine synthetase **7.** mitral stenosis **8.** modal sensitivity **9.** molar solution **10.** morphine sulfate **11.** multiple sclerosis **12.** muscle shortening **13.** muscle spindle **14.** muscle strength **15.** musculoskeletal **16.** myasthenic syndrome **17.** myocardial scintigraphy
ms *Abk.*: millisecond
m/s *Abk.*: meters per second

µs *Abk.*: microsecond
MSA *Abk.*: membrane stabilizing activity
MSAFP *Abk.*: maternal serum alphafetoprotein
MSAP *Abk.*: mean systolic arterial pressure
MSCAV *Abk.*: mid-systolic closure of the aortic valve
MSD *Abk.*: mechanical systole duration
msec *Abk.*: millisecond
MSER *Abk.*: mean systolic ejection rate
MSERI *Abk.*: mean systolic ejection rate index
MSF *Abk.*: **1.** macrophage slowing factor **2.** melanocyte stimulating factor
MSG *Abk.*: **1.** mean systolic gradient **2.** monosodium glutamate **3.** myeloscintigraphy
MSH *Abk.*: melanocyte-stimulating hormone
MSH-IF *Abk.*: MSH-inhibiting factor
MSH-RF *Abk.*: **1.** melanocyte stimulating hormone releasing factor **2.** MSH-releasing factor
MSH-RH *Abk.*: MSH-releasing hormone
MSH-RIF *Abk.*: MSH-release inhibiting factor
MSI *Abk.*: **1.** methionine sulfoximide **2.** mitral valve separation index **3.** multiple subcutaneous injections
MSIF *Abk.*: macrophage spreading inhibitory factor
MSL *Abk.*: midsternal line
MSLA *Abk.*: mouse-specific lymphocyte antigen
MSP *Abk.*: **1.** maximum systolic peak **2.** mefloquine, sulphadoxine, pyrimethamine
MSPG *Abk.*: mean systolic pressure gradient
MSR *Abk.*: maximum secretory response
MSRCL *Abk.*: maximal sinus rhythm cycle length
MSS *Abk.*: **1.** mean severity score **2.** muscular subaortic stenosis **3.** musculoskeletal system
MST *Abk.*: **1.** macrophage stimulation test **2.** maximum stimulation test **3.** mean survival time **4.** microtome section thickness **5.** mitral stenosis
MSt *Abk.*: mitral stenosis
MSTFA *Abk.*: N-methyl-N-trimethylsilyl-trifluoro-acetamide
MsTh *Abk.*: mesothorium
MSU *Abk.*: midstream specimen of urine
MSUD *Abk.*: maple syrup urine disease
MSV *Abk.*: murine sarcoma virus
MT *Abk.*: **1.** mammary tumor **2.** membrana tympani **3.** metatarsal **4.** methoxytyramine **5.** mosaic test **6.** music therapy
MTA *Abk.*: **1.** medical technical assistant **2.** methenamine
MTB *Abk.*: Meinicke's turbidity reaction
MTbR *Abk.*: Meinicke's tuberculosis reaction
MTC *Abk.*: **1.** maximum tolerated concentration **2.** methacycline
MTCL *Abk.*: metoclopramide
MTD *Abk.*: maximal tolerated dose
mtDNA *Abk.*: **1.** mitochondrial deoxyribonucleic acid **2.** mitochondrial DNA
MTF *Abk.*: modulation transfer function
MTGP *Abk.*: mammary tumor glycoprotein
MTHF *Abk.*: 5-methyltetrahydrofolic acid
MTM *Abk.*: modified Thayer-Martin medium
MTOC *Abk.*: microtubular organizing complex
MTP *Abk.*: **1.** metatarsophalangeal **2.** metioprime
MTPJ *Abk.*: metatarsophalangeal joint
MTR *Abk.*: Meinicke's turbidity reaction
mtr. *Abk.*: meter
MTT *Abk.*: **1.** malignant trophoblastic teratoma **2.** mean transit time **3.** minimal transit time
MTTI *Abk.*: myocardial tension time index
MTU *Abk.*: methylthiouracil
MTV *Abk.*: **1.** mammary tumor virus **2.** murine tumor virus
MTX *Abk.*: methotrexate
MU *Abk.*: **1.** Mache unit **2.** milli-unit **3.** mouse unit
mU *Abk.*: milli-unit
m.u. *Abk.*: mouse unit
MUC *Abk.*: maximum urinary concentration
Muc. *Abk.*: mucilage
muci- *präf.*: Schleim-, Muzi-, Muci-, Muko-, Muco-, Myxo-
mu|cid ['mju:sɪd] *adj*: →*mucilaginous*
mu|cif|er|ous [mju:'sɪfərəs] *adj*: →*mucigenous*
mu|ci|form ['mju:sɪfɔ:rm] *adj*: schleimähnlich, schleimartig, schleimig, mukoid, mukös
mu|cig|e|nous [mju:'sɪdʒənəs] *adj*: Schleim produzierend *oder* sezernierend, muzinogen, muciparus, schleimbildend, schleimsezernierend, schleimproduzierend
mu|ci|lage ['mju:sɪlɪdʒ] *noun*: Mucilaginosum *nt*, Mucilago *f*
mu|ci|lag|i|nous [ˌmju:sɪ'lædʒɪnəs] *adj*: Schleim produzierend *oder* sezernierend, muzinogen, muciparus, schleimbildend, schleimsezernierend, schleimproduzierend; schleimig, klebrig, muzilaginös
mu|ci|la|go [mju:sə'leɪgəʊ] *noun, plural* **-lag|i|nes** [-'lædʒɪni:z]: Mucilago *f*, Mucilaginosum *nt*
mu|cin ['mju:sɪn] *noun*: Muzin *nt*, Mukoid *nt*, Mukoproteid *nt*
submaxillary mucin: submaxilläres Muzin *nt*
mu|ci|nae|mia [ˌmju:sɪ'ni:mi:ə] *noun*: (*brit.*) →*mucinemia*
mu|ci|nase ['mju:sɪneɪz] *noun*: Muzinase *f*, Mucinase *f*, Mukopolysaccharidase *f*
mu|ci|ne|mia [ˌmju:sɪ'ni:mi:ə] *noun*: Muzinämie *f*
mu|cin|o|gen [mju:'sɪnədʒən] *noun*: Muzinogen *nt*, Mucinogen *nt*
mu|ci|noid ['mju:sɪnɔɪd] *adj*: **1.** muzinartig **2.** schleimähnlich, schleimartig, schleimig, mukoid, mukös
mu|ci|no|sis [ˌmju:sɪ'nəʊsɪs] *noun*: Muzinose *f*, Myxodermie *f*, Mucinosis *f*
follicular mucinosis: Pinkus Alopezie *f*, Mucinosis follicularis, Alopecia mucinosa, Mucophanerosis intrafollicularis et seboglandularis
papular mucinosis: Lichen myxoedematosus, Mucinosis papulosa seu lichenoides, Myxodermia papulosa, Lichen fibromucinoidosus
reticular erythematous mucinosis: retikuläre erythematöse Muzinose *f*, Rundzellerythromatose *f*, REM-Syndrom *nt*, Mucinosis erythematosa reticularis
mu|ci|nous ['mju:sɪnəs] *adj*: **1.** Muzin betreffend, muzinartig, muzinähnlich, muzinös **2.** schleimähnlich, schleimartig, schleimig, mukoid, mukös
mu|ci|nu|ri|a [ˌmju:sɪ'n(j)ʊəri:ə] *noun*: Muzinurie *f*
mu|cip|a|rous [mju:'sɪpərəs] *adj*: Schleim produzierend *oder* sezernierend, muzinogen, muciparus, schleimbildend, schleimsezernierend, schleimproduzierend
mu|ci|tis [mju:'saɪtɪs] *noun*: Mukosaentzündung *f*, Schleimhautentzündung *f*, Mukositis *f*
muco- *präf.*: **1.** Schleim-, Muzi-, Muci-, Muko-, Muco-, Myxo- **2.** Schleimhaut-, Mukosa-
mu|co|cele ['mju:kəʊsi:l] *noun*: **1.** Schleimzyste *f*, Mukozele *f* **2.** schleimbildender/muköser Polyp *m*
mucocele of appendix: Mukozele *f* der Appendix, Appendicitis myxoglobulosa
maxillary sinus mucocele: Mukozele *f* der Kieferhöhle, Retentionszyste *f* der Kieferhöhlenschleimhaut
mu|co|cil|i|ar|y [ˌmju:kəʊ'sɪlɪˌeri:, 'sɪlɪəri:] *adj*: (*Atemwege*) Schleim/Mukus und Zilien der Epithelzellen betreffend, mukoziliär
mu|co|cla|sis [mju:'kɑkləsɪs] *noun*: Mukoklase *f*

M

mu|co|co|li|tis [ˌmjuːkəʊkə'laɪtɪs] *noun*: Colica mucosa/ mucomembranacea, Colitis mucosa
mu|co|col|pos [ˌmjuːkəʊ'kɑlpɑs] *noun*: Mukokolpos *m*
mu|co|cu|ta|ne|ous [mjuː'kəʊkjuː'teɪnɪəs] *adj*: Haut und Schleimhaut betreffend, mukokutan
mu|co|cys|tic [ˌmjuːkəʊ'sɪstɪk] *adj*: mukoidzystisch
mu|co|en|ter|i|tis [ˌmjuːkəʊentə'raɪtɪs] *noun*: irritables Kolon *nt*, spastisches Kolon *nt*, Reizkolon *nt*, Colon irritabile, Colon spasticum
mu|co|ep|i|der|moid [ˌmjuːkəʊepɪ'dɜrmɔɪd] *adj*: mukoepidermoid, Mukoepidermoid-
mu|co|fi|brous [mjuː'kəʊ'faɪbrəs] *adj*: aus Schleim/Mucus und fibrösem Bindegewebe bestehend, mukofibrös
mu|co|gin|gi|val [mjuːkəʊ'dʒɪndʒəvəl] *adj*: mukogingival
mu|co|glob|u|lin [mjuː'kəʊ'glɑbjəlɪn] *noun*: Mukoglobulin *nt*
mu|coid ['mjuːkɔɪd]: I *noun* Mukoid *nt*, Mucoid *nt* II *adj* schleimähnlich, schleimartig, schleimig, mukoid, mukös
mu|co|i|tin sul|fate [mjuː'kəʊətɪn]: Mukoitinsulfat *nt*
mu|co|i|tin sul|phate [mjuː'kəʊətɪn]: (*brit.*) →*mucoitin sulfate*
mu|co|lip|id [ˌmjuːkə'lɪpɪd] *noun*: Muko-, Mucolipid *nt*
mu|co|lip|i|do|sis [mjuːkəˌlɪpɪ'dəʊsɪs] *noun*: Mukolipidose *f*, Mucolipidosis *f*
mucolipidosis I: Mukolipidose I *f*, Lipomukopolysaccharidose *f*
mucolipidosis II: I-Zellen-Krankheit *f*, Mukolipidose II *f*
mucolipidosis III: Mukolipidose III *f*, Pseudo-Hurler-Dystrophie *f*
mucolipidosis IV: Mukolipidose IV *f*
mu|col|y|sis [mjuː'kɑləsɪs] *noun*: Schleimauflösung *f*, Schleimverflüssigung *f*, Mukolyse *f*
mu|co|lyt|ic [ˌmjuːkə'lɪtɪk]: I *noun* schleimlösendes Mittel *nt*, Mukolytikum *nt*, Mucolyticum *nt* II *adj* schleimlösend, mukolytisch
mu|co|mem|bra|nous [ˌmjuːkəʊ'membrənəs] *adj*: Schleimhaut betreffend, Schleimhaut-, Mukosa-
mu|co|pep|tide [ˌmjuːkəʊ'peptaɪd] *noun*: Muko-, Mucopeptid *nt*; Peptidoglykan *nt*, Murein *nt*
mu|co|per|i|chon|dri|al [ˌmjuːkəʊˌperɪ'kɑndrɪəl] *adj*: Mukoperichondrium betreffend
mu|co|per|i|chon|dri|um [ˌmjuːkəʊˌperɪ'kɑndriːəm] *noun*: Mukoperichondrium *nt*
mu|co|per|i|os|te|al [ˌmjuːkəʊˌperɪ'ɑstɪəl] *adj*: Mukoperiost betreffend, mukoperiostal
mu|co|per|i|os|te|um [ˌmjuːkəʊˌperɪ'ɑstɪəm] *noun*: mit Schleimhaut überzogenes Periost *nt*, muköses Periost *nt*, Mukoperiost *nt*
mu|co|pol|y|sac|cha|ri|dase [ˌmjuːkəʊˌpɑlɪ'sækəraɪdeɪz] *noun*: Muzinase *f*, Mucinase *f*, Mukopolysaccharidase *f*
mu|co|pol|y|sac|cha|ride [ˌmjuːkəʊˌpɑlɪ'sækəraɪd, -rɪd] *noun*: Mukopolysaccharid *nt*, Mucopolysaccharid *nt*, Glykosaminoglykan *nt*
acid mucopolysaccharides: saure Mucopolysaccharide *pl*
mu|co|pol|y|sac|cha|ri|do|sis [mjuːkəʊˌpɑlɪsækərɪ'dəʊsɪs] *noun, plural* **-ses** [-siːz]: Mukopolysaccharidose *f*, Mucopolysaccharidose *f*, Mukopolysaccharid-Speicherkrankheit *f*
mucopolysaccharidosis I H: Hurler-Krankheit *f*, Hurler-Syndrom *nt*, von Pfaundler-Hurler-Krankheit *f*, -Syndrom *nt*, Lipochondrodystrophie *f*, Dysostosis multiplex, Mukopolysaccharidose I-H *f*
mucopolysaccharidosis I H/S: Hurler-Scheie-Variante *f*, Mukopolysaccharidose I-H/S *f*
mucopolysaccharidosis I S: Morbus Scheie *m*, Scheie-Krankheit *f*, Scheie-Syndrom *nt*, Ullrich-Scheie-Krankheit *f*, Ullrich-Scheie-Syndrom *nt*, Mukopolysaccharidose I-S *f*
mucopolysaccharidosis II: Morbus Hunter *m*, Hunter-Syndrom *nt*, Mukopolysaccharidose II *f*
mucopolysaccharidosis III: Sanfilippo-Syndrom *nt*, Morbus Sanfilippo *m*, polydystrophische Oligophrenie *f*, Mukopolysaccharidose III *f*
mucopolysaccharidosis IV: Morquio-Syndrom *nt*, Morquio-Ullrich-Syndrom *nt*, Morquio-Brailsford-Syndrom *nt*, spondyloepiphysäre Dysplasie *f*, Mukopolysaccharidose *f* Typ IV
mucopolysaccharidosis V: →*mucopolysaccharidosis I S*
mucopolysaccharidosis VI: Maroteaux-Lamy-Syndrom *nt*, Morbus Maroteaux-Lamy *m*, Mukopolysaccharidose VI *f*
mucopolysaccharidosis VII: Sly-Syndrom *nt*, Mukopolysaccharidose VII *f*
mu|co|pol|y|sac|cha|ri|du|ri|a [ˌmjuːkəʊˌpɑlɪsækərɪ'd(j)ʊəriːə] *noun*: Mukopolysaccharidurie *f*
mu|co|pro|tein [ˌmjuːkəʊ'prəʊtiːn] *noun*: Mukoprotein *nt*, -proteid *nt*, Mucoprotein *nt*, -proteid *nt*
submaxillary mucoprotein: submaxilläres Mukoprotein *nt*
Tamm-Horsfall mucoprotein: Tamm-Horsfall-Mukoprotein *nt*, Tamm-Horsfall-Glykoprotein *nt*
mu|co|pu|ru|lent [ˌmjuːkəʊ'pjʊər(j)ələnt] *adj*: schleimig-eitrig, mukopurulent
Mu|cor ['mjuːkər, -kɔːər] *noun*: Köpfchenschimmel *m*, Mucor *m*
Mucor mucedo: gemeiner Köpfchenschimmel *m*, Mucor mucedo
Mucor pusillus: kleiner Köpfchenschimmel *m*, Mucor pusillus
Mucor racemosus: Traubenkopfschimmel *m*, Mucor racemosus
Mu|co|ra|ce|ae [ˌmjuːkə'reɪsɪˌiː] *plural*: Mucoraceae *pl*
mu|co|ra|ceous [ˌmjuːkə'reɪʃəs] *adj*: Mucorales betreffend
Mu|co|ra|les [ˌmjuːkə'reɪliːz] *plural*: Mucorales *pl*
mu|co|rin ['mjuːkərɪn] *noun*: Mukorin *nt*, Mucorin *nt*
mu|cor|my|co|sis [ˌmjuːkərmaɪ'kəʊsɪs] *noun*: Mukormykose *f*, Mucormykose *f*
mu|co|sa [mjuː'kəʊzə] *noun, plural* **-sae** [-ziː]: Schleimhaut *f*, Mukosa *f*, Tunica mucosa
alveolar mucosa: Alveolarmukosa *f*, Alveolarschleimhaut *f*, Mucosa alveolaris
anal mucosa: Anal-, Afterschleimhaut *f*
mucosa of auditory tube: Tubenschleimhaut *f*, Tunica mucosa tubae auditivae
mucosa of bladder: Blasenschleimhaut *f*, Tunica mucosa vesicae urinariae
bronchial mucosa: Bronchialschleimhaut *f*, Tunica mucosa bronchi
buccal mucosa: Wangenschleimhaut *f*
cervical mucosa: Zervixschleimhaut *f*
cobblestone mucosa: Pflastersteinrelief *nt*
mucosa of colon: Kolonschleimhaut *f*, Tunica mucosa coli
colonic mucosa: Tunica mucosa coli, Kolonschleimhaut *f*
ectopic gastric mucosa: Magenschleimhautinseln *pl*
esophageal mucosa: Speiseröhren-, Ösophagusschleimhaut *f*, Tunica mucosa oesophageae
mucosa of esophagus: Speiseröhren-, Ösophagusschleimhaut *f*, Tunica mucosa (o)esophagi
mucosa of gallbladder: Gallenblasenschleimhaut *f*, Tu-

M

nica mucosa vesicae biliaris/felleae
gingival mucosa: Gingivalmukosa *f*, Gingivalschleimhaut *f*, Schleimhaut *f* des Zahnfleischs
hypermobile mucosa: hypermobile Mundschleimhaut *f*
ileal mucosa: Ileumschleimhaut *f*
intestinal mucosa: Darmschleimhaut *f*
laryngeal mucosa: →*mucosa of larynx*
mucosa of larynx: Kehlkopfschleimhaut *f*, Tunica mucosa laryngis
lingual mucosa: Zungenschleimhaut *f*, Tunica mucosa linguae
mucosa of mouth: Mundschleimhaut *f*, Tunica mucosa oris
nasal mucosa: Nasenschleimhaut *f*, Tunica mucosa nasi
oesophageal mucosa: (*brit.*) →*esophageal mucosa*
mucosa of oesophagus: (*brit.*) →*mucosa of esophagus*
olfactory mucosa: Riechschleimhaut *f*, Riechfeld *nt*, Regio olfactoria
oral mucosa: Mundschleimhaut *f*, Tunica mucosa oris
oropharyngeal mucosa: Mund- und Rachenschleimhaut *f*
palatal mucosa: Gaumenschleimhaut *f*
palatine mucosa: →*palatal mucosa*
pharyngeal mucosa: →*mucosa of pharynx*
mucosa of pharynx: Rachenschleimhaut *f*, Pharynxschleimhaut *f*, Tunica mucosa pharyngea
propria mucosa: Propria *f* mucosae, Lamina propria mucosae
mucosa of rectum: Rektumschleimhaut *f*, Tunica mucosa recti
mucosa of small intestine: Dünndarmschleimhaut *f*, Tunica mucosa intestini tenuis
mucosa of stomach: Magenschleimhaut *f*, Tunica mucosa gastricae
sublingual mucosa: Schleimhaut *f* der Sublingualregion
mucosa of tongue: Zungenschleimhaut *f*, Tunica mucosa linguae
mucosa of trachea: Trachealschleimhaut *f*, Luftröhrenschleimhaut *f*, Tunica mucosa tracheae
tracheal mucosa: Trachealschleimhaut *f*, Luftröhrenschleimhaut *f*, Tunica mucosa tracheae
mucosa of tympanic cavity: Paukenhöhlenschleimhaut *f*, Tunica mucosa cavi tympani, Tunica mucosa cavitatis tympanicae
mucosa of ureter: Harnleiterschleimhaut *f*, Tunica mucosa ureteris
urethral mucosa: Harnröhrenschleimhaut *f*, Tunica mucosa urethrae
mucosa of urinary bladder: Blasenschleimhaut *f*, Tunica mucosa vesicae urinariae
uterine mucosa: Uterusschleimhaut *f*, Endometrium *nt*, Tunica mucosa uteri
mucosa of uterine tube: Tubenschleimhaut *f*, Tunica mucosa tubae uterinae
mucosa of uterus: Uterusschleimhaut *f*, Endometrium *nt*, Tunica mucosa uteri
mucosa of vagina: Vaginaschleimhaut *f*, Scheidenschleimhaut *f*, Tunica mucosa vaginae
vaginal mucosa: Vaginaschleimhaut *f*, Scheidenschleimhaut *f*, Tunica mucosa vaginae
vestibular mucosa: Vestibulumschleimhaut *f*, Schleimhaut *f* des Mundvorhofs

M

mu|co|sal [mjuː'kəʊzl] *adj*: Schleimhaut/Mukosa betreffend, Schleimhaut-, Mukosa-
mu|co|san|guin|e|ous [ˌmjuːkəʊsæŋ'gwɪnɪəs] *adj*: blutig-schleimig
mu|co|san|guin|o|lent [ˌmjuːkəʊsæŋ'gwɪnlənt] *adj*: blutig-schleimig
mu|co|se|rous [mjuːkəʊ'sɪərəs] *adj*: aus Schleim/Mukus und Serum bestehend, gemischt mukös und serös, mukoserös, mukös-serös, seromukös
mu|co|sit|ic [ˌmjuːkəʊ'sɪtɪk] *adj*: Schleimhautentzündung/Mukositis betreffend, mukositisch
mu|co|si|tis [ˌmjuːkəʊ'saɪtɪs] *noun*: Mukosaentzündung *f*, Schleimhautentzündung *f*, Mukositis *f*
mu|co|so|cu|ta|ne|ous [mjuːˌkəʊsəʊkjuː'teɪnɪəs] *adj*: Haut und Schleimhaut betreffend, mukokutan
mu|co|sta|sis [ˌmjuːkəʊ'steɪsɪs] *noun*: Mukostase *f*, Schleimstauung *f*
mu|co|sul|fa|ti|do|sis [ˌmjuːkəʊˌsʌlfətaɪ'dəʊsɪs] *noun*: Mukosulfatidose *f*
mu|co|sul|pha|ti|do|sis [ˌmjuːkəʊˌsʌlfətaɪ'dəʊsɪs] *noun*: (*brit.*) →*mucosulfatidosis*
mu|cot|o|my [mjuː'kɑtəmiː] *noun*: Mukotomie *f*
mu|cous ['mjuːkəs] *adj*: **1.** Schleim/Mucus betreffend, schleimartig, mukoid, mukös, Schleim- **2.** schleimbedeckt, schleimig **3.** schleimbildend, schleimhaltig, schleimabsondernd, mukös
mucous-catarrhal *adj*: schleimig-katarrhalisch
mucous-producing *adj*: schleimbildend
mu|co|vis|ci|do|sis [ˌmjuːkəʊˌvɪsɪ'dəʊsɪs] *noun*: Mukoviszidose *f*, zystische (Pankreas-)Fibrose *f*, Fibrosis pancreatica cystica
mu|cus ['mjuːkəs] *noun*: Schleim *m*, Mukus *m*, Mucus *m*
producing mucus muciparus
cervical mucus: Zervixschleim *m*
lubricating mucus: Gleitschleim *m*
MUGA *Abk.*: multiple gate acquisition
mug|wort ['mʌgˌwɜrt] *noun*: **1.** Beifuß *m*, Artemisia vulgaris **2.** Artemisiae vulgaris herba
muira-puama *noun*: Muira puama *f*
mul|ber|ry ['mʌlberiː] *noun*: Maulbeere *f*
mul|lein ['mʌlən] *noun*: Königskerze *f*, Verbascum densiflorum; Verbascum phlomoides
mul|tan|gu|lar [mʌl'tæŋgjələr] *adj*: vielwink(e)lig, vieleckig
multi- *präf.*: Viel-, Vielfach-, Multi-
mul|ti|an|gu|lar [ˌmʌltɪ'æŋgjələr] *adj*: →*multangular*
mul|ti|ar|tic|u|lar [ˌmʌltɪɑːr'tɪkjələr] *adj*: mehrere/viele Gelenke betreffend, polyartikulär, multiartikulär
mul|ti|ax|i|al [ˌmʌltɪ'æksɪəl] *adj*: mit mehreren Achsen, multiaxial, mehrachsig, vielachsig
mul|ti|cap|su|lar [ˌmʌltɪ'kæpsələr] *adj*: mehrere Kapseln (besitzend), multikapsulär, multikapsular
mul|ti|cel|lu|lar [ˌmʌltɪ'seljələr] *adj*: aus vielen Zellen bestehend, multizellulär, vielzellig, polyzellulär
mul|ti|cel|lu|lar|i|ty [ˌmʌltɪseljə'leərətiː] *noun*: Vielzelligkeit *f*
mul|ti|cen|tric [ˌmʌltɪ'sentrɪk] *adj*: mehrere Zentren besitzend, polyzentrisch
Mul|ti|ceps ['mʌltɪseps] *noun*: Multiceps *m*
Multiceps multiceps: Quesenbandwurm *m*, Multiceps multiceps
mul|ti|col|ored [ˌmʌltɪ'kʌlərd] *adj*: mehrfarbig, Mehrfarben-
mul|ti|col|oured [ˌmʌltɪ'kʌlərd] *adj*: (*brit.*) →*multicolored*
mul|ti|cus|pid [mʌltaɪ'kʌspɪd] *adj*: mehrhöckerig
mul|ti|cus|pi|date [mʌltaɪ'kʌspɪdeɪt] *adj*: →*multicuspid*
mul|ti|cys|tic [ˌmʌltɪ'sɪstɪk] *adj*: aus mehreren Zysten bestehend, polyzystisch
mul|ti|den|tate [mʌltaɪ'denteɪt] *adj*: vielzahnig
mul|ti|en|zyme [ˌmʌltɪ'enzaɪm] *noun*: Multienzym *nt*

mul|ti|fac|to|ri|al [ˌmʌltɪfæk'tɔːrɪəl, -'təʊr-] *adj*: **1.** aus mehreren Faktoren bestehend, multifaktoriell **2.** durch eine Vielzahl von Faktoren bedingt, multifaktoriell
mul|tif|i|dus [mʌl'tɪfɪdəs] *adj*: Multifidus *m*, Musculus multifidus
mul|ti|fo|cal [ˌmʌltɪ'fəʊkl] *adj*: mehrere Fokusse betreffend, von mehreren Fokussen ausgehend, multifokal
mul|ti|fold ['mʌltɪfəʊld] *adj*: viel-, mehrfach
mul|ti|form ['mʌltɪfɔːrm] *adj*: in vielen Erscheinungsformen/Gestalten vorkommend, polymorph, multiform, mehrgestaltig, vielförmig, vielgestaltig, multimorph, pleomorph
mul|ti|for|mi|ty [ˌmʌltɪ'fɔːrmətiː] *noun*: Vielförmigkeit *f*, -gestaltigkeit *f*
mul|ti|ges|ta [ˌmʌltɪ'dʒestə] *noun*: →*multigravida*
mul|ti|glan|du|lar [ˌmʌltɪ'glændʒələr] *adj*: mehrere Drüsen/Glandulae betreffend, multiglandulär, pluriglandulär, polyglandulär
mul|ti|grav|i|da [ˌmʌltɪ'grævɪdə] *noun, plural* **-das, -dae** [-diː]: Multigravida *f*, Plurigravida *f*
mul|ti|hand|i|capped [ˌmʌltɪ'hændɪkæpt] *adj*: mehrfach behindert
mul|ti|lat|er|al [ˌmʌltɪ'lætərəl] *adj*: mehrseitig, multilateral
mul|ti|lay|ered [ˌmʌltɪ'leɪərd] *adj*: mehrschichtig, mehrreihig
mul|ti|lin|gual [ˌmʌltɪ'lɪŋgwəl] *adj*: mehrsprachig
mul|ti|lo|bar [ˌmʌltɪ'ləʊbər, -bɑːr] *adj*: multilobär, mehrlappig, viellappig
mul|ti|lob|u|lar [ˌmʌltɪ'lɑbjələr] *adj*: multilobulär, mehrlappig, viellappig
mul|ti|loc|u|lar [mʌltɪ'lɑkjələr] *adj*: vielkammrig, vielkammerig, multilokulär
mul|ti|mam|mae [ˌmʌltɪ'mæmiː] *plural*: Polymastie *f*, akzessorische Mammae *f*, Mammae accessoriae
mul|ti|mo|dal [ˌmʌltɪ'məʊdl] *adj*: multimodal
mul|ti|nod|u|lar [ˌmʌltɪ'nɑdʒələr] *adj*: multinodulär
mul|ti|nod|u|late [ˌmʌltɪ'nɑdʒəleɪt] *adj*: aus mehreren Knötchen/Noduli bestehend, multinodulär
mul|ti|nu|cle|ar [ˌmʌltɪ'n(j)uːklɪər] *adj*: multinuklear, multinukleär, polynukleär
mul|ti|nu|cle|ate [ˌmʌltɪ'n(j)uːklɪɪt, -eɪt] *adj*: mehrere Kerne/Nuclei enthaltend, multinuklear, multinukleär, vielkernig, mehrkernig, polynukleär
mul|tip|a|ra [mʌl'tɪpərə] *noun, plural* **-ras, -rae** [-riː]: Mehrgebärende *f*, Multipara *f*, Pluripara *f*
mul|tip|a|rous [mʌl'tɪpərəs] *adj*: multipar
mul|ti|phase ['mʌltɪfeɪz] *adj*: mehrphasig
mul|ti|pha|sic [ˌmʌltɪ'feɪsɪk] *adj*: →*multiphase*
mul|ti|ple ['mʌltɪpl]: I *noun* Vielfache *nt* II *adj* **1.** viel-, mehrfach, vielfältig, mehrere, viele, multipel, multiple, multiplex, vielfach- **2.** vielseitig
mul|ti|plex ['mʌltɪpleks] *adj*: zahlreich, mehrfach, vielfach, -fältig, multipel, multiplex, Mehr(fach)-, Multiplex-
mul|ti|pli|a|ble ['mʌltɪplaɪəbəl] *adj*: multiplizierbar
mul|ti|plic|a|ble [ˌmʌltɪ'plɪkəbl] *adj*: →*multipliable*
mul|ti|pli|cand [ˌmʌltɪplɪ'kænd] *noun*: Multiplikand *m*
mul|ti|pli|ca|tion [ˌmʌltɪplɪ'keɪʃn] *noun*: **1.** Multiplikation *m*; Multiplizieren *nt* **2.** (*fig.*) Vervielfachung *f*; (*biolog.*) Vermehrung *f*
mul|ti|plic|i|ty [ˌmʌltɪ'plɪsətiː] *noun, plura* **-ties**: **1.** Vielfältigkeit *f*, Vielfalt *f* **2.** Vielzahl *f*, Fülle *f*
mul|ti|pli|er ['mʌltɪplaɪər] *noun*: **1.** (*mathemat.*) Multiplikator *m* **2.** (*physik.*) Verstärker *m*, Vervielfacher *m*, Multiplier *m*; Vergrößerungsglas *nt*
mul|ti|ply ['mʌltɪplaɪ]: I *vt* **1.** (*biolog.*) vermehren **2.** vervielfältigen, vervielfachen; (*mathemat.*) multiplizieren (*by* with) II *vi* **3.** (*biolog.*) sich vermehren **4.** sich vervielfachen; (*mathemat.*) multiplizieren
mul|ti|po|lar [ˌmʌltɪ'pəʊlər] *adj*: multipolar
mul|ti|re|cep|tive [ˌmʌltɪrɪ'septɪv] *adj*: multirezeptiv
mul|ti|root|ed [mʌltɪ'ruːtɪd] *adj*: mit mehreren Wurzeln
mul|ti|sae|mi|a [ˌmʌltɪ'siːmiːə] *noun*: (*brit.*) →*multisemia*
mul|ti|se|mi|a [ˌmʌltɪ'siːmiːə] *noun*: Multisemie *f*
mul|ti|sen|so|ry [ˌmʌltɪ'sensəriː] *adj*: multisensorisch
multi-spikes *plural*: multi spikes *pl*
mul|ti|stage ['mʌltɪsteɪdʒ] *adj*: mehrstufig, -phasig, Mehrstufen-
mul|ti|syn|ap|tic [ˌmʌltɪsɪ'næptɪk] *adj*: multisynaptisch, polysynaptisch
mul|ti|vac|u|o|lar [ˌmʌltɪˌvækjuː'əʊlər, -'vækjələr] *adj*: mehrere Drüsen/Glandulae betreffend, pluriglandulär, multiglandulär, polyglandulär
mul|ti|va|lence [ˌmʌltɪ'veɪləns] *noun*: Mehr-, Vielwertigkeit *f*, Multivalenz *f*
mul|ti|va|lent [ˌmʌltɪ'veɪlənt, mʌl'tɪvələnt] *adj*: **1.** mehrwertig, multivalent **2.** multi-, polyvalent
mul|ti|ve|sic|u|lar [ˌmʌltɪvə'sɪkjələr] *adj*: multivesikulär
MuLV *Abk.*: murine leukemia virus
mum|mi|fi|ca|tion [ˌmʌməfɪ'keɪʃn] *noun*: **1.** Mumifikation *f*, Mumifizierung *f* **2.** trockene Gangrän *f*, Mumifikation *f*, Mumifizierung *f*
pulp mummification: Pulpenmumifikation *f*, Mumifikation *f*
mum|mi|fied ['mʌməfaɪd] *adj*: **1.** mumifiziert **2.** vertrocknet, eingetrocknet
mum|mi|fy ['mʌməfaɪ]: I *vt* mumifizieren II *vi* vertrocknen, verdorren
mumps [mʌmps] *noun*: Mumps *m/f*, Ziegenpeter *m*, Parotitis epidemica
mu|pir|o|cin [mjʊ'pɪrəsɪn] *noun*: Mupirocin *nt*, Acidum pseudomonicum, Pseudomoninsäure A *f*
Mur *Abk.*: muramic acid
mu|ral ['mjʊərəl] *adj*: die Wand eines Hohlorgans betreffend, mural; innerhalb der (Organ-)Wand (liegend *oder* ablaufend), intramural
mu|ram|i|dase [mjʊə'ræmɪdeɪz] *noun*: Muramidase *f*, Lysozym *nt*, Muraminidase *f*
murder-suicide *noun*: Mitnahmeselbstmord *m*, erweiterter Suizid *m*
mu|rein ['mjʊəriːn] *noun*: Murein *nt*, Mukopeptid *nt*, Peptidoglykan *nt*
mu|rex|ide [mjʊə'reksaɪd, -sɪd] *noun*: Murexid *nt*
mu|rine ['mjʊəraɪn, 'mjʊərɪn] *adj*: Mäuse *oder* Ratten betreffend, murin
mur|mur ['mɜrmər] *noun*: **1.** Geräusch *nt*, Herzgeräusch *nt* **2.** Rauschen, Murmeln *nt*, Geräusch *nt*
accidental murmur: akzidentelles (Herz-)Geräusch *nt*
amphoric murmur: Amphorenatmen *nt*
anaemic murmur: (*brit.*) →*anemic murmur*
anemic murmur: Herzgeräusch *nt* bei Anämie
aneurysmal murmur: Gefäßgeräusch *nt* über einem Aneurysma
aortic murmur: Aortengeräusch *nt*
apex murmur: Herzspitzengeräusch *nt*
arterial murmur: Arteriengeräusch *nt*
atriosystolic murmur: präsystolisches/spät-diastolisches Geräusch *nt*
Austin Flint murmur: Austin Flint-Geräusch *nt*, Flint-Geräusch *nt*
bronchial murmur: Bronchialatmen *nt*, bronchiales Atemgeräusch *nt*
cardiac murmur: Herzgeräusch *nt*

M

cardiopulmonary murmur: →*cardiorespiratory murmur*
cardiorespiratory murmur: kardiorespiratorisches Geräusch *nt*
Carey Coombs murmur: Coombs-Geräusch *nt*
Cole-Cecil murmur: Cole-Cecil-Geräusch *nt*
continuous murmur: kontinuierliches Geräusch *nt*
cooing murmur: musikalisches (Herz-)Geräusch *nt*
Coombs' murmur: Coombs-Geräusch *nt*, Carey-Coombs-Geräusch *nt*
crescendo murmur: Crescendogeräusch *nt*, Geräusch *nt* mit Crescendocharakter
crescendo-decrescendo murmur: Crescendo-Decrescendo-Geräusch *nt*
Cruveilhier-Baumgarten murmur: Cruveilhier-Baumgarten-Geräusch *nt*
diamond-shaped murmur: Crescendo-Decrescendo-Geräusch *nt*
diastolic murmur: diastolisches Geräusch *nt*, Diastolikum *nt*
distant murmur: Distanzgeräusch *nt*
Duroziez's murmur: Duroziez-Doppelgeräusch *nt*
dynamic murmur: dynamisches Herzgeräusch *nt*
early diastolic murmur: frühdiastolisches Herzgeräusch *nt*, Frühdiastolikum *nt*, protodiastolisches Herzgeräusch *nt*
early systolic murmur: frühsystolisches Herzgeräusch *nt*, Frühsystolikum *nt*, protosystolisches Herzgeräusch *nt*
ejection murmur: Austreibungs-, Ejektionsgeräusch *nt*
Flint's murmur: Austin Flint-Geräusch *nt*, Flint-Geräusch *nt*
friction murmur: Reibegeräusch *nt*
functional murmur: funktionelles Herzgeräusch *nt*
Gibson's murmur: Gibson-Geräusch *nt*
Graham Steell's murmur: Graham Steell-Geräusch *nt*, Steell-Geräusch *nt*
Graham Steell Graham Steell's murmur: Graham Steell-Geräusch *nt*, Steell-Geräusch *nt*
heart murmur: Herzgeräusch *nt*
Hodgkin-Key murmur: Hodgkin-Key-Geräusch *nt*
holosystolic murmur: pansystolisches/holosystolisches Geräusch *nt*
humming-top murmur: Nonnensausen *nt*, -geräusch *nt*, Kreiselgeräusch *nt*, Bruit de diable
incidental murmur: akzidentelles (Herz-)Geräusch *nt*
innocent murmur: funktionelles (Herz-)Geräusch *nt*
inorganic murmur: funktionelles (Herz-)Geräusch *nt*
inspiratory murmur: inspiratorisches Geräusch *nt*
late diastolic murmur: präsystolisches/spät-diastolisches Geräusch *nt*
late systolic murmur: Spätsystolikum *nt*, spätsystolisches Herzgeräusch *nt*
machinery murmur: Maschinengeräusch *nt*
middiastolic murmur: mesodiastolisches Herzgeräusch *nt*
midsystolic murmur: mesosystolisches Herzgeräusch *nt*
mitral murmur: Mitralgeräusch *nt*, Mitralklappengeräusch *nt*
musical murmur: musikalisches Geräusch *nt*
nun's murmur: Nonnensausen *nt*, -geräusch *nt*, Kreiselgeräusch *nt*, Bruit de diable
organic murmur: organisch-bedingtes Herzgeräusch *nt*
pansystolic murmur: pansystolisches/holosystolisches Geräusch *nt*
paracardial murmurs: parakardiale Geräusche *pl*
pericardial murmur: Perikardreiben *nt*
prediastolic murmur: prädiastolisches Geräusch *nt*
presystolic murmur: präsystolisches/spät-diastolisches Geräusch *nt*
protodiastolic murmur: protodiastolisches Geräusch *nt*
pulmonary murmur: Pulmonalgeräusch *nt*, Pulmonalklappengeräusch *nt*
pulmonic murmur: →*pulmonary murmur*
regurgitant murmur: Strömungsgeräusch *nt* bei Klappeninsuffizienz
Roger's murmur: Roger-Geräusch *nt*
Steell's murmur: Graham Steell-Geräusch *nt*, Steell-Geräusch *nt*
stenosal murmur: Stenosegeräusch *nt*
Still's murmur: Still-Geräusch *nt*
subclavicular murmur: Subklavikulargeräusch *nt*
systolic murmur: systolisches Geräusch *nt*, Systolikum *nt*
Traube's murmur: Galopprhythmus *m*
tricuspid murmur: Trikuspidalgeräusch *nt*, Trikuspidalklappengeräusch *nt*
vascular murmur: Gefäßgeräusch *nt*
venous murmur: Venengeräusch *nt*
vesicular murmur: Vesikulär-, Bläschenatmen *nt*, vesikuläres Atemgeräusch *nt*

MurNAc *Abk.*: N-acetylmuramate
Mus [mʌs] *noun*: Maus *f*, Mus *m*
Mus musculus: Hausmaus *f*, Mus musculus
Mus rattus: Hausratte *f*, Mus rattus
Mus|ca ['mʌskə] *noun*: Musca *f*
Musca domestica: Haus-, Stubenfliege *f*, Musca domestica
muscae volitantes: Mückensehen *nt*, Mouches volantes
mus|ca|rine ['mʌskərɪn, -riːn] *noun*: Muskarin *nt*, Muscarin *nt*
mus|ca|rin|ic [mʌksə'rɪnɪk] *adj*: muskarinartig
mus|car|in|ism ['mʌskərɪnɪzəm] *noun*: Muscarinvergiftung *f*, Muscarianismus *m*
Mus|ci|dae ['mʌsədiː] *plural*: Muscidae *pl*
mus|cle ['mʌsəl] *noun*: Muskel *m*, Muskelgewebe *nt*; (*anatom.*) Musculus *m* **beneath a muscle** unter einem Muskel (liegend), submuskulär
muscles of abdomen: Bauchmuskeln *pl*, -muskulatur *f*, Musculi abdominis
abductor muscle: Abduktionsmuskel *m*, Abduktor *m*, Musculus abductor
abductor digiti minimi manus muscle: Abduktor *m* digiti minimi manus, Musculus abductor digiti minimi manus
abductor digiti minimi pedis muscle: Abduktor *m* digiti minimi pedis, Musculus abductor digiti minimi pedis
abductor muscle of great toe: Abduktor *m* hallucis, Musculus abductor hallucis
abductor hallucis muscle: Abduktor *m* hallucis, Musculus abductor hallucis
abductor indicis muscle: Abduktor *m* indicis, Musculus interosseus dorsalis manus I
abductor muscle of little finger: Abduktor *m* digiti minimi manus, Musculus abductor digiti minimi manus
abductor muscle of little toe: Abduktor *m* digiti minimi pedis, Musculus abductor digiti minimi pedis
abductor pollicis muscle: Abduktor *m* pollicis, Musculus abductor pollicis
abductor pollicis brevis muscle: Abduktor *m* pollicis brevis, Musculus abductor pollicis brevis
abductor pollicis longus muscle: Abduktor *m* pollicis longus, Musculus abductor pollicis longus
accessory exspiratory muscles: Hilfsausatmer *pl*
accessory inspiratory muscles: Hilfseinatmer *pl*

accessory respiratory muscles: Atemhilfsmuskeln *pl*, -muskulatur *f*
adductor muscle: Adduktor *m*, Adduktionsmuskel *m*, Musculus adductor
adductor brevis muscle: Adduktor *m* brevis, Musculus adductor brevis
adductor muscle of great toe: Adduktor *m* hallucis, Musculus adductor hallucis
adductor hallucis muscle: Adduktor *m* hallucis, Musculus adductor hallucis
adductor longus muscle: Adduktor *m* longus, Musculus adductor longus
adductor magnus muscle: Adduktor *m* magnus, Musculus adductor magnus
adductor minimus muscle: Adduktor *m* minimus, Musculus adductor minimus
adductor pollicis muscle: Adduktor *m* pollicis, Musculus adductor pollicis
adductor muscle of thumb: Abduktor *m* digiti minimi manus, Musculus abductor digiti minimi manus
Aeby's muscle: Musculus depressor labii inferioris
agonistic muscle: Gegenspieler *m*, Gegenmuskel *m*, Antagonist *m m*
alar muscle: Pars alaris
Albinus' muscle: 1. Musculus risorius **2.** Musculus scalenus medius
anconeus muscle: Ankoneus *m*, Musculus anconeus
anoperinealis muscle: Musculus anoperinealis, Musculus rectourethralis inferior
anorectoperineal muscles: Musculi anorectoperineales, Musculi rectourethrales
antagonistic muscle: Gegenspieler *m*, Gegenmuskel *m*, Antagonist *m*
anterior auricular muscle: Aurikularis *m* anterior, Musculus auricularis anterior
anterior auricularis muscle: Aurikularis *m* anterior, Musculus auricularis anterior
anterior cervical intertransverse muscles: vordere zervikale Intertransversalmuskeln *pl*, Musculi intertransversarii anteriores cervicis/colli
anterior intertransverse muscles of neck: Musculi intertransversarii anteriores cervicis/colli, vordere zervikale Intertransversalmuskeln *pl*
anterior papillary muscle of left ventricle: vorderer Papillarmuskel *m* des linken Ventrikels, Musculus papillaris anterior ventriculi sinistri
anterior papillary muscle of right ventricle: vorderer Papillarmuskel *m* des rechten Ventrikels, Musculus papillaris anterior ventriculi dextri
anterior sacrococcygeal muscle: →*sacrococcygeus ventralis muscle*
anterior scalene muscle: Skalenus *m* anterior, Musculus scalenus anterior
anterior straight muscle of head: Rektus *m* capitis anterior, Musculus rectus capitis anterior
anterior tibial muscle: Tibialis *m* anterior, Musculus tibialis anterior
antitragicus muscle: Musculus antitragicus
antitragus muscle: →*antitragicus muscle*
arrector muscles of hair: Haaraufrichter *pl*, Musculi arrectores pilorum
articular muscle: Gelenkmuskel *m*, Kapselspanner *m*, Musculus articularis
articular muscle of elbow: Artikularis *m* cubiti, Musculus articularis cubiti
articular muscle of knee: Artikularis *m* genus, Musculus articularis genus
aryepiglottic muscle: Aryepiglottikus *m*, Musculus aryepiglotticus
aryepiglotticus muscle: Aryepiglottikus *m*, Musculus aryepiglotticus
arytenoideus obliquus muscle: Arytänoideus *m* obliquus, Musculus arytenoideus obliquus
arytenoideus transversus muscle: Arytänoideus *m* transversus, Musculus arytenoideus transversus
muscles of auditory ossicles: Muskeln *pl* der Gehörknöchelchen, Musculi ossiculorum auditus
auricular muscles: 1. Ohrmuschelmuskeln *pl*, Musculi auriculares **2.** an der Ohrmuschel ansetzende Muskeln, Ohrmuskeln *pl*
auricularis muscle: Ohrmuskel *m*, Aurikularis *m*, Musculus auricularis
auricularis anterior muscle: Musculus auricularis anterior, vorderer Ohrmuskel *m*
auricularis posterior muscle: Musculus auricularis posterior, hinterer Ohrmuskel *m*
auricularis superior muscle: Musculus auricularis superior, oberer Ohrmuskel *m*
autochthonous muscles: autochthone Muskeln/Muskulatur *f*
autochthonous back muscles: autochthone Rückenmuskulatur *f*
back muscles: Rückenmuskeln *pl*, -muskulatur *f*, Musculi dorsi
biceps muscle: zweiköpfiger Muskel *m*, Bizeps *m*, Musculus biceps
biceps muscle of arm: Bizeps *m* (brachii), Musculus biceps brachii
biceps brachii muscle: Bizeps *m* (brachii), Musculus biceps brachii
biceps femoris muscle: Bizeps *m* femoris, Musculus biceps femoris
biceps muscle of thigh: Bizeps *m* femoris, Musculus biceps femoris
bipennate muscle: doppeltgefiederter Muskel *m*, Musculus bipennatus
biventer muscle: Musculus biventer
biventer cervicis muscle: Pars medialis musculi semispinalis capitis
bladder wall muscles: Blasenwandmuskulatur *f*, Detrusor *m* vesicae, Musculus detrusor vesicae
Bowman's muscle: Ziliaris *m*, Ziliarmuskel *m*, Ciliaris *m*, Musculus ciliaris
brachial muscle: Brachialis *m*, Musculus brachialis
brachialis muscle: Brachialis *m*, Musculus brachialis
brachioradial muscle: Oberarm-Speichen-Muskel *m*, Brachioradialis *m*, Musculus brachioradialis
brachioradialis muscle: Oberarm-Speichen-Muskel *m*, Brachioradialis *m*, Musculus brachioradialis
branchial arch muscle: Kiemenbogenmuskel *m*, -muskulatur *f*
Braune's muscle: Musculus puborectalis
bronchoesophageal muscle: →*bronchoesophageus muscle*
bronchoesophageus muscle: Musculus bronchooesophageus
bronchooesophageal muscle: (*brit.*) →*bronchoesophageus muscle*
bronchooesophageus muscle: (*brit.*) →*bronchoesophageus muscle*
Brücke's muscle: Brücke-Fasern *pl*, -Muskel *m*, Fibrae longitudinales musculi ciliaris
buccal muscle: →*buccinator muscle*
buccinator muscle: Wangenmuskel *m*, Bukzinator *m*,

M

Buccinator *m*, Musculus buccinator
buccopharyngeal muscle: Musculus buccopharyngeus, Pars buccopharyngea musculi
buccopharyngeus muscle: Musculus buccopharyngeus, Pars buccopharyngea musculi constrictoris pharyngis superioris
bulbocavernosus muscle: →*bulbospongiosus muscle*
bulbocavernous muscle: →*bulbospongiosus muscle*
bulbospongiosus muscle: Bulbospongiosus *m*, Musculus bulbospongiosus
muscles of buttock: Gesäßmuskeln *pl*, -muskulatur *f*
canine muscle: Musculus levator anguli oris
caninus muscle: →*canine muscle*
cardiac muscle: Herzmuskel *m*, Herzmuskelgewebe *nt*; Myokard *nt*
Casser's muscle: Ligamentum mallei laterale
casserian muscle: Ligamentum mallei laterale
ceratocricoid muscle: →*ceratocricoideus muscle*
ceratocricoideus muscle: Musculus ceratocricoideus
ceratoglossus muscle: Musculus ceratoglossus
ceratopharyngeal muscle: →*ceratopharyngeus muscle*
ceratopharyngeus muscle: Pars ceratopharyngea musculi constrictoris pharyngis medii
cervical muscles: Halsmuskeln *pl*, -muskulatur *f*, Musculi colli/cervicis
cervical interspinal muscles: zervikale Interspinalmuskeln *pl*, Musculi interspinales cervicis, Musculi interspinales colli
cervical intertransverse muscles: zervikale Intertransversalmuskeln *pl*, Musculi intertransversarii cervicis
cheek muscle: →*buccinator muscle*
chin muscle: Kinnmuskel *m*, Mentalis *m*, Musculus mentalis
chondroglossal muscle: →*chondroglossus muscle*
chondroglossus muscle: Chondroglossus *m*, Musculus chondroglossus
chondropharyngeal muscle: Musculus chondropharyngeus, Pars chondropharyngea
chondropharyngeus muscle: **1.** Musculus chondropharyngeus, Pars chondropharyngea **2.** Musculus constrictor pharyngis medius
ciliaris muscle: Ziliaris *m*, Ziliarmuskel *m*, Ciliaris *m*, Musculus ciliaris
ciliary muscle: →*ciliaris muscle*
coccygeal muscle: →*coccygeus muscle*
coccygeus muscle: Steißbeinmuskel *m*, Kokzygeus *m*, Musculus coccygeus
Coiter's muscle: Musculus corrugator supercilii
compressor muscle of anus: Kompressor *m* ani, Musculus compressor ani
compressor naris muscle: Kompressor *m* naris, Musculus compressor naris, Pars transversa musculi nasalis
compressor muscle of naris: →*compressor naris muscle*
compressor urethrae muscle: Kompressor *m* urethrae, Musculus compressor urethrae
constrictor pharyngeal muscle: →*constrictor pharyngis muscle*
constrictor pharyngis muscle: Schlundschnürer *m*, Konstriktor *m* pharyngis, Musculus constrictor pharyngis
constrictor pharyngis inferior muscle: Konstriktor *m* pharyngis inferior, Musculus constrictor pharyngis inferior
constrictor pharyngis medius muscle: Konstriktor *m* pharyngis medius, Musculus constrictor pharyngis medius
constrictor pharyngis superior muscle: Konstriktor *m* pharyngis superior, Musculus constrictor pharyngis superior
constrictor muscle of pharynx: →*constrictor pharyngis muscle*
coracobrachial muscle: →*coracobrachialis muscle*
coracobrachialis muscle: Korakobrachialis *m*, Musculus coracobrachialis
corrugator supercilii muscle: Korrugator *m* supercilii, Musculus corrugator supercilii
Crampton's muscle: Brücke-Fasern *pl*, -Muskel *m*, Fibrae longitudinales/meridionales musculi ciliaris
cremaster muscle: Hodenheber *m*, Kremaster *m*, Musculus cremaster
cricoarytenoid muscle: →*cricoarytenoideus muscle*
cricoarytenoideus muscle: Krikoarytänoideus *m*, Musculus cricoarytenoideus
cricoarytenoideus lateralis muscle: Lateralis *m*, Cricoarytänoideus *m* lateralis, Musculus cricoarytenoideus lateralis
cricoarytenoideus posterior muscle: Postikus *m*, Cricoarytänoideus *m* posterior, Musculus cricoarytenoideus posterior
cricopharyngeal muscle: →*cricopharyngeus muscle*
cricopharyngeus muscle: Musculus cricopharyngeus, Pars cricopharyngea musculi constrictoris pharyngis inferioris
cricothyroid muscle: →*cricothyroideus muscle*
cricothyroideus muscle: Krikothyroideus *m*, Musculus cricothyroideus
cruciate muscle: Muskel *m* mit gekreuzten Fasern, Musculus cruciatus
cutaneous muscle: in die Haut einstrahlender Muskel *m*, Musculus cutaneus
dartos muscle: Muskelhaut *f* des Skrotums, Musculus dartos
deep muscles: tiefe Muskeln *pl oder* Muskulatur *f*
deep back muscles: tiefe *oder* tiefere Rückenmuskulatur *f*
deep extensor muscles: tiefe Streckmuskeln *pl*, tiefe Streckmuskulatur *f*
deep neck muscles: tiefe Nackenmuskulatur *f*
deep transverse muscle of perineum: Musculus transversus perinei profundus
deep trigone muscle: Musculus trigoni vesicae profundus
deltoid muscle: →*deltoideus muscle*
deltoideus muscle: Deltamuskel *m*, Deltoideus *m*, Musculus deltoideus
depressor muscle: Herabzieher *m*, Depressor *m*, Musculus depressor
depressor muscle of angle of mouth: →*depressor anguli oris muscle*
depressor anguli oris muscle: Depressor *m* anguli oris, Musculus depressor anguli oris, Musculus triangularis
depressor labii inferioris muscle: Depressor *m* labii inferioris, Musculus depressor labii inferioris
depressor muscle of lower lip: →*depressor labii inferioris muscle*
depressor septi muscle: Depressor *m* septi, Musculus depressor septi nasi
depressor muscle of septum: →*depressor septi muscle*
depressor supercilii muscle: Depressor *m* supercilii/glabellae, Musculus depressor supercilii
detrusor muscle: Detrusor *m*, Musculus detrusor
detrusor muscle of bladder: →*detrusor vesicae muscle*
detrusor urinae muscle: →*detrusor vesicae muscle*

detrusor vesicae muscle: Blasenwandmuskulatur *f*, Detrusor *m* vesicae, Musculus detrusor vesicae
diaphragmatic muscle: Zwerchfell *nt*, Diaphragma *nt*
digastric muscle: →*digastricus muscle*
digastricus muscle: Digastrikus *m*, Musculus digastricus
dilatator muscle: →*dilator naris muscle*
dilatator naris muscle: Dilatator *m* naris, Pars alaris musculi nasalis, Musculus dilatator naris
dilatator pupillae muscle: Pupillenöffner *m*, Dilatator *m* pupillae, Musculus dilatator pupillae
dilator muscle: Dilatator *m*, Musculus dilatator
dilator naris muscle: →*dilatator naris muscle*
dilator muscle of naris: →*dilatator naris muscle*
dilator muscle of nose: →*dilatator naris muscle*
dilator muscle of pupil: →*dilatator pupillae muscle*
dorsal interossei muscles of foot: dorsale Interossärmuskeln *pl* des Fußes, Interossei *pl* dorsales pedis, Musculi interossei dorsales pedis
dorsal interossei muscles of hand: dorsale Interossärmuskeln *pl* der Hand, Interossei *pl* dorsales manus, Musculi interossei dorsales manus
dorsal interosseous muscles of foot: →*dorsal interossei muscles of foot*
dorsal interosseous muscles of hand: →*dorsal interossei muscles of hand*
Duverney's muscle: Pars lacrimalis musculi orbicularis oculi
ear muscle: Ohrmuskel *m*
epicranial muscle: →*epicranius muscle*
epicranius muscle: Epikranius *m*, Musculus epicranius
erector muscle: Aufrichtemuskel *m*, Erektor *m*, Musculus erector
erector muscle of penis: Ischiokavernosus *m*, Musculus ischiocavernosus
erector spinae muscle: Erektor *m* spinae, Sakrospinalis *m*, Musculus sacrospinalis, Musculus erector spinae
erector muscle of spine: →*erector spinae muscle*
eustachian muscle: Musculus tensor tympani
evertor muscle: Auswärtsdreher *m*, -wender *m*
muscles of expression: Gesichtsmuskeln *pl*, Gesichtsmuskulatur *f*, mimische Muskulatur *f*, Musculi faciei
extensor muscle: Strecker *m*, Streckmuskel *m*, Extensor *m*, Musculus extensor
extensor carpi radialis muscle: radialer Handstrecker *m*, Extensor *m* carpi radialis, Musculus extensor carpi radialis
extensor carpi radialis accessorius muscle: Extensor *m* carpi radialis accessorius, Musculus extensor carpi radialis accessorius
extensor carpi radialis brevis muscle: Extensor *m* carpi radialis brevis, Musculus extensor carpi radialis brevis
extensor carpi radialis intermedius muscle: Extensor *m* carpi radialis intermedius, Musculus extensor carpi radialis intermedius
extensor carpi radialis longus muscle: Extensor *m* carpi radialis longus, Musculus extensor carpi radialis longus
extensor carpi ulnaris muscle: ulnarer Handstrecker *m*, Extensor *m* carpi ulnaris, Musculus extensor carpi ulnaris
extensor digiti minimi muscle: Kleinfingerstrecker *m*, Extensor *m* digiti minimi, Musculus extensor digiti minimi
extensor digitorum muscle: Fingerstrecker *m*, Extensor *m* digitorum, Musculus extensor digitorum
extensor digitorum brevis muscle: kurzer Zehenstrecker *m*, Extensor *m* digitorum brevis, Musculus extensor digitorum brevis
extensor digitorum longus muscle: langer Zehenstrecker *m*, Extensor *m* digitorum longus, Musculus extensor digitorum longus
extensor muscle of fingers: Fingerstrecker *m*, Musculus extensor digitorum
extensor muscle of great toe: →*extensor hallucis muscle*
extensor hallucis muscle: Großzehenstrecker *m*, Extensor *m* hallucis, Musculus extensor hallucis
extensor hallucis brevis muscle: Extensor *m* hallucis brevis, Musculus extensor hallucis brevis
extensor hallucis longus muscle: Extensor *m* hallucis longus, Musculus extensor hallucis longus
extensor muscle of index (finger): →*extensor indicis muscle*
extensor indicis muscle: Zeigefingerstrecker *m*, Extensor *m* indicis, Musculus extensor indicis
extensor muscle of little finger: →*extensor digiti minimi muscle*
extensor pollicis muscle: Daumenstrecker *m*, Extensor *m* pollicis, Musculus extensor pollicis
extensor pollicis brevis muscle: Extensor *m* pollicis brevis, Musculus extensor pollicis brevis
extensor pollicis longus muscle: Extensor *m* pollicis longus, Musculus extensor pollicis longus
extensor muscle of thumb: →*extensor pollicis muscle*
extensor muscle of toes: Zehenstrecker *m*, Extensor *m* digitorum pedis, Musculus extensor digitorum pedis
external intercostal muscles: äußere Interkostalmuskeln *pl*, Musculi intercostales externi
external oblique muscle of abdomen: →*obliquus externus abdominis muscle*
external pterygoid muscle: →*pterygoideus lateralis muscle*
external sphincter muscle of anus: äußerer Schließmuskel *m*, Sphinkter/Sphincter *m* ani externus, Musculus sphincter ani externus
external sphincter muscle of urethra: Sphinkter/Sphincter *m* urethrae externus, Musculus sphincter urethrae externus
extrafusal muscles: extrafusale Muskulatur *f*
extraocular muscles: (äußere) Augenmuskeln *pl*, Musculi bulbi
extrinsic muscles: von außen einstrahlende Muskeln/Muskulatur *f*
extrinsic muscles of larynx: äußere/extrinsische Kehlkopfmuskeln *pl*, äußere/extrinsische Kehlkopfmuskulatur *f*
extrinsic muscles of tongue: extrinsische Zungenmuskulatur *f*
extrinsic ocular muscles: äußere Augenmuskeln *pl*, Musculi bulbi
eye muscle: 1. Augenmuskel *m* **2. eye muscles** *plural* (äußere) Augenmuskeln *pl*, Musculi bulbi
facial muscles: Gesichtsmuskeln *pl*, -muskulatur *f*, mimische Muskulatur *f*, Musculi faciei
facial and masticatory muscles: Gesichts- und Kaumuskeln *pl*, Gesichts- und Kaumuskulatur *f*, Musculi faciei et masticatorii
muscles of facial expression: Gesichtsmuskeln *pl*, -muskulatur *f*, mimische Muskulatur *f*, Musculi faciei
muscles of fauces: →*pharyngeal muscles*
femoral muscle: Vastus *m* intermedius, Musculus vastus intermedius
flat muscle: Musculus planus, flacher Muskel *m*

M

flexor muscle: Beuger *m*, Beugemuskel *m*, Flexor *m*, Musculus flexor
flexor carpi radialis muscle: radialer Handbeuger *m*, Flexor *m* carpi radialis, Musculus flexor carpi radialis
flexor carpi ulnaris muscle: ulnarer Handbeuger *m*, Flexor *m* carpi ulnaris, Musculus flexor carpi ulnaris
flexor digiti minimi brevis manus muscle: kurzer Kleinfingerbeuger *m*, Flexor *m* digiti minimi brevis manus, Musculus flexor digiti minimi brevis manus
flexor digiti minimi brevis pedis muscle: kurzer Kleinzehenbeuger *m*, Flexor *m* digiti minimi brevis pedis, Musculus flexor digiti minimi brevis pedis
flexor digitorum brevis muscle: kurzer Zehenbeuger *m*, Flexor *m* digitorum brevis, Musculus flexor digitorum brevis
flexor digitorum longus muscle: langer Zehenbeuger *m*, Flexor *m* digitorum longus, Musculus flexor digitorum longus
flexor digitorum manus muscle: Fingerbeuger *m*, Flexor *m* digitorum manus, Musculus flexor digitorum manus
flexor digitorum pedis muscle: Zehenbeuger *m*, Flexor *m* digitorum pedis, Musculus flexor digitorum pedis
flexor digitorum profundus muscle: tiefer Fingerbeuger *m*, Flexor *m* digitorum profundus, Musculus flexor digitorum profundus
flexor digitorum superficialis muscle: oberflächlicher Fingerbeuger *m*, Flexor *m* digitorum superficialis, Musculus flexor digitorum superficialis
flexor muscle of fingers: →*flexor digitorum manus muscle*
flexor muscle of great toe: →*flexor hallucis muscle*
flexor hallucis muscle: Großzehenbeuger *m*, Flexor *m* hallucis, Musculus flexor hallucis
flexor hallucis brevis muscle: Flexor *m* hallucis brevis, Musculus flexor hallucis brevis
flexor hallucis longus muscle: Flexor *m* hallucis longus, Musculus flexor hallucis longus
flexor pollicis muscle: Daumenbeuger *m*, Flexor *m* pollicis, Musculus flexor pollicis
flexor pollicis brevis muscle: kurzer Daumenbeuger *m*, Flexor *m* pollicis brevis, Musculus flexor pollicis brevis
flexor pollicis longus muscle: langer Daumenbeuger *m*, Flexor *m* pollicis longus, Musculus flexor pollicis longus
flexor muscle of thumb: →*flexor pollicis muscle*
flexor muscle of toes: →*flexor digitorum pedis muscle*
frontal muscle: →*frontalis muscle*
frontalis muscle: Frontalis *m*, Musculus frontalis, Venter frontalis musculi occipitofrontalis
fusiform muscle: spindelförmiger Muskel *m*, Musculus fusiformis
gastrocnemius muscle: Gastrocnemius *m*, Musculus gastrocnemius
gemellus muscle: Gemellus *m*, Musculus gemellus
gemellus inferior muscle: Gemellus *m* inferior, Musculus gemellus inferior
gemellus superior muscle: Gemellus *m* superior, Musculus gemellus superior
genioglossus muscle: Genioglossus *m*, Musculus genioglossus
geniohyoglossus muscle: →*genioglossus muscle*
geniohyoid muscle: →*geniohyoideus muscle*
geniohyoideus muscle: Geniohyoideus *m*, Musculus geniohyoideus
glossopalatine muscle: →*glossopalatinus muscle*
glossopalatinus muscle: Palatoglossus *m*, Musculus palatoglossus
glossopharyngeal muscle: →*glossopharyngeus muscle*
glossopharyngeus muscle: Musculus glossopharyngeus, Pars glossopharyngea musculi constrictoris pharyngis superioris
gluteal muscle: Gesäßmuskel *m*, Glutäus *m*, Musculus gluteus
gluteus muscle: Gesäßmuskel *m*, Glutäus *m*, Musculus gluteus
gluteus maximus muscle: Glutäus *m* maximus, Musculus gluteus maximus
gluteus medius muscle: Glutäus *m* medius, Musculus gluteus medius
gluteus minimus muscle: Glutäus *m* minimus, Musculus gluteus minimus
gracilis muscle: Grazilis *m*, Musculus gracilis
great adductor muscle: Adduktor *m* magnus, Musculus adductor magnus
greater muscle of helix: Musculus helicis major
greater pectoral muscle: Pektoralis *m* major, Musculus pectoralis major
greater posterior straight muscle of head: →*rectus capitis posterior major muscle*
greater psoas muscle: Psoas *m* major, Musculus psoas major
greater rhomboid muscle: Rhomboideus *m* major, Musculus rhomboideus major
greater zygomatic muscle: Musculus zygomaticus major
greatest gluteus muscle: Glutäus *m* maximus, Musculus gluteus maximus
Guthrie's muscle: Musculus sphincter urethrae
hamstring muscles: ischiokrurale Muskeln/Muskulatur *f*
muscles of head: Kopfmuskeln *pl*, -muskulatur *f*, Musculi capitis
helicis major muscle: Musculus helicis major
helicis minor muscle: Musculus helicis minor
Hilton's muscle: Musculus aryepiglotticus
Horner's muscle: Horner-Muskel *m*, Pars lacrimalis musculi orbicularis oculi
hyoglossal muscle: →*hyoglossus muscle*
hyoglossus muscle: Zungenbeinzungenmuskel *m*, Hyoglossus *m*, Musculus hyoglossus
hypertonic muscle: hypertoner Muskel *m*
hypotonic muscle: hypotoner Muskel *m*
iliac muscle: →*iliacus muscle*
iliacus muscle: Iliakus *m*, Musculus iliacus
iliococcygeal muscle: →*iliococcygeus muscle*
iliococcygeus muscle: Iliokokzygeus *m*, Musculus iliococcygeus
iliocostal muscle: →*iliocostalis muscle*
iliocostal muscle of back: →*iliocostalis thoracis muscle*
iliocostalis muscle: Musculus iliocostalis, Iliokostalis *m*
iliocostalis cervicis muscle: Iliokostalis *m* cervicis, Musculus iliocostalis cervicis
iliocostalis lumborum muscle: Iliokostalis *m* lumborum, Musculus iliocostalis lumborum
iliocostalis thoracis muscle: Iliokostalis *m* thoracis, Musculus iliocostalis thoracis
iliocostal muscle of neck: →*iliocostalis cervicis muscle*
iliopsoas muscle: Iliopsoas *m*, Musculus iliopsoas
incisive muscle of lower lip: Musculus incisivus labii inferioris
incisive muscle of upper lip: Musculus incisivus labii superioris

incisurae helicis muscle: Musculus incisurae terminalis auriculae
indicator muscle: Kennmuskel *m*
inferior constrictor muscle of pharynx: →*constrictor pharyngis inferior muscle*
inferior longitudinal muscle of tongue: Musculus longitudinalis inferior linguae
inferior oblique muscle of eye: Obliquus *m* inferior, Musculus obliquus inferior bulbi
inferior oblique muscle of head: →*obliquus capitis inferior muscle*
inferior rectus muscle of eye: Musculus rectus inferior bulbi
inferior straight muscle: Rektus *m* inferior, Musculus rectus inferior bulbi
inferior tarsal muscle: →*tarsalis inferior muscle*
infrahyoid muscles: infrahyoidale Muskulatur *f*, Musculi infrahyoidei
infraspinatus muscle: Infraspinatus *m*, Musculus infraspinatus
infraspinous muscle: Infraspinatus *m*, Musculus infraspinatus
innermost intercostal muscles: innerste Interkostalmuskeln *pl*, Musculi intercostales intimi
inspiratory muscle: Einatem-, Inspirationsmuskel *m*
intercostal muscles: Zwischenrippenmuskeln *pl*, -muskulatur *f*, Interkostalmuskeln *pl*, -muskulatur *f*, Musculi intercostales
intercostalis muscle: →*intercostal muscles*
intercostalis externus muscle: →*external intercostal muscles*
intercostalis internus muscle: →*internal intercostal muscles*
intercostalis intimus muscle: →*innermost intercostal muscles*
internal intercostal muscles: innere Interkostalmuskeln *pl*, Musculi intercostales interni
internal oblique muscle of abdomen: Obliquus *m* internus abdominis, Internus *m* abdominis, Musculus obliquus internus abdominis
internal pterygoid muscle: →*pterygoideus medialis muscle*
internal sphincter muscle: innerer Schließmuskel *m*
internal sphincter muscle of anus: innerer Afterschließmuskel *m*, Sphinkter *m* ani internus, Musculus sphincter ani internus
internal sphincter muscle of urethra: Sphinkter *m* urethrae internus, Musculus sphincter urethrae internus
interossei muscles: Zwischenknochenmuskeln *pl*, Interossärmuskeln *pl*, Musculi interossei
interosseous muscles: Zwischenknochenmuskeln *pl*, Interossärmuskeln *pl*, Musculi interossei
interspinal muscles: Interspinalmuskeln *pl*, Musculi interspinales
interspinales muscles: Interspinalmuskeln *pl*, Musculi interspinales
interspinales cervicis muscles: zervikale Interspinalmuskeln *pl*, Musculi interspinales cervicis/colli
interspinales lumborum muscles: lumbale Interspinalmuskeln *pl*, Musculi interspinales lumborum
interspinales thoracis muscles: thorakale Interspinalmuskeln *pl*, Musculi interspinales thoracis
interspinal muscles of neck: zervikale Interspinalmuskeln *pl*, Musculi interspinales cervicis/colli
interspinal muscles of thorax: Musculi interspinales thoracis, thorakale Interspinalmuskeln *pl*
intertransversarii muscles: Intertransversalmuskeln *pl*, Musculi intertransversarii
intertransverse muscles: Intertransversalmuskeln *pl*, Musculi intertransversarii
intertransverse muscles of lumbar spine: →*lumbar intertransverse muscles*
intertransverse muscles of neck: →*cervical intertransverse muscles*
intertransverse muscles of thorax: →*thoracic intertransverse muscles*
intrinsic muscles: Binnenmuskel *pl*, -muskulatur *f*
intrinsic muscles of larynx: intrinsische Larynxmuskulatur *f*, intrinsische Kehlkopfmuskulatur *f*
intrinsic muscles of tongue: intrinsische Zungenmuskulatur *m*
involuntary muscles: unwillkürliche Muskulatur *f*
involuntary vesical sphincter muscle: unwillkürlicher Blasenschließmuskel *m*
ischiocavernosus muscle: Ischiokavernosus *m*, Musculus ischiocavernosus
ischiocavernous muscle: →*ischiocavernosus muscle*
Jung's muscle: Musculus pyramidalis auricularis
Koyter's muscle: Musculus corrugator supercilii
lacuna of muscles: Lacuna musculorum retroinguinalis
Langer's muscle: Langer-Achselbogen *m*
muscles of larynx: Kehlkopfmuskeln *pl*, -muskulatur *f*, Musculi laryngis
lateral anconeus muscle: Caput laterale musculi tricipitis brachii
lateral lumbar intertransverse muscles: Musculi intertransversarii laterales lumborum, laterale lumbale Intertransversalmuskeln *pl*
lateral pterygoid muscle: Pterygoideus *m* lateralis/externus, Musculus pterygoideus lateralis
lateral rectus muscle of eye: Musculus rectus lateralis bulbi
lateral straight muscle: Rektus *m* lateralis, Musculus rectus lateralis bulbi
lateral straight muscle of head: Rektus *m* capitis lateralis, Musculus rectus capitis lateralis
latissimus dorsi muscle: Latissimus *m* dorsi, Musculus latissimus dorsi
least gluteus muscle: Glutäus *m* minimus, Musculus gluteus minimus
lesser muscle of helix: Musculus helicis minor
lesser pectoral muscle: Pektoralis *m* minor, Musculus pectoralis minor
lesser rhomboid muscle: Rhomboideus *m* minor, Musculus rhomboideus minor
lesser zygomatic muscle: kleiner Jochbeinmuskel *m*, Zygomatikus *m* minor, Musculus zygomaticus minor
levator muscle: Hebemuskel *m*, Levator *m*, Musculus levator
levator muscle of angle of mouth: →*levator anguli oris muscle*
levator anguli oris muscle: Levator *m* anguli oris, Musculus levator anguli oris
levator ani muscle: Levator *m* ani, Musculus levator ani
levator costae muscle: Levator *m* costae, Musculus levator costae
levator glandulae thyroideae muscle: Levator *m* glandulae thyroideae, Musculus levator glandulae thyroideae
levator labii superioris muscle: Levator *m* labii superioris, Musculus levator labii superioris
levator labii superioris alaeque nasi muscle: Levator *m*

labii superioris alaeque nasi, Musculus levator labii superioris alaeque nasi
levator menti muscle: →*mentalis muscle*
levator palati muscle: →*levator veli palatini muscle*
levator muscle of palatine velum: →*levator veli palatini muscle*
levator palpebrae superioris muscle: Oberlidheber *m*, Levator *m* palpebrae superioris, Musculus levator palpebrae superioris
levator prostatae muscle: Levator *m* prostatae, Musculus levator prostatae, Musculus pubovaginalis
levator muscle of prostate: →*levator prostatae muscle*
levator muscle of ribs: →*levator costae muscle*
levator muscle of scapula: →*levator scapulae muscle*
levator scapulae muscle: Levator *m* scapulae, Musculus levator scapulae
levator muscle of thyroid gland: →*levator glandulae thyroideae muscle*
levator muscle of upper eyelid: Oberlidheber *m*, Musculus levator palpebrae superioris
levator muscle of upper lid: →*levator palpebrae superioris muscle*
levator muscle of upper lip: →*levator labii superioris muscle*
levator muscle of upper lip and nasal wing: →*levator labii superioris alaeque nasi muscle*
levator veli palatini muscle: Levator *m* veli palatini, Musculus levator veli palatini
lingual muscles: Zungenmuskeln *pl*, Zungenmuskulatur *f*, Musculi linguae
lingualis transversus muscle: →*transversus linguae muscle*
lingualis verticalis muscle: →*verticalis linguae muscle*
long abductor muscle of thumb: →*abductor pollicis longus muscle*
long adductor muscle: Adduktor *m* longus, Musculus adductor longus
long back muscles: lange Rücken-/Wirbelsäulenmuskulatur *f*
long fibular muscle: →*peroneus longus muscle*
long fibularis muscle: →*peroneus longus muscle*
long flexor muscle of thumb: Musculus flexor pollicis longus
long muscle of head: →*longus capitis muscle*
longissimus muscle: Musculus longissimus, Longissimus *m*
longissimus muscle of back: →*longissimus thoracis muscle*
longissimus capitis muscle: Longissimus *m* capitis, Musculus longissimus capitis
longissimus cervicis muscle: Longissimus *m* cervicis, Musculus longissimus cervicis
longissimus muscle of head: →*longissimus capitis muscle*
longissimus muscle of neck: →*longissimus cervicis muscle*
longissimus thoracis muscle: Longissimus *m* thoracis, Musculus longissimus thoracis
longitudinalis inferior linguae muscle: Longitudinalis *m* inferior linguae, Musculus longitudinalis inferior linguae
longitudinalis superior linguae muscle: Longitudinalis *m* superior linguae, Musculus longitudinalis superior linguae
long levator muscles of ribs: Musculi levatores costarum longi
long muscle of neck: →*longus colli muscle*
long palmar muscle: →*palmaris longus muscle*
long peroneal muscle: →*peroneus longus muscle*
longus capitis muscle: Longus *m* capitis, Musculus longus capitis
longus colli muscle: Longus *m* colli, Musculus longus colli
muscles of lower limb: Muskeln/Muskulatur *f* der unteren Gliedmaße, Musculi membri inferioris
lumbar interspinal muscles: lumbale Interspinalmuskeln *pl*, Musculi interspinales lumborum
lumbar intertransverse muscles: lumbale Intertransversalmuskeln, Musculi intertransversarii lumborum
lumbar rotator muscles: →*rotatores lumborum muscles*
lumbrical muscles of foot: Lumbrikalmuskeln *pl* des Fußes, Musculi lumbricales pedis
lumbrical muscles of hand: Lumbrikalmuskeln *pl* der Hand, Musculi lumbricales manus
masseter muscle: Kaumuskel *m*, Masseter *m*, Musculus masseter
mastication muscles: →*masticatory muscles*
muscles of mastication: →*masticatory muscles*
masticatory muscles: Kaumuskeln *pl*, Kaumuskulatur *f*, Musculi masticatorii
medial anconeus muscle: Caput mediale musculi tricipitis brachii
medial lumbar intertransverse muscles: Musculi intertransversarii mediales lumborum, mediale lumbale Intertransversalmuskeln *pl*
medial pterygoid muscle: Pterygoideus *m* medialis/internus, Musculus pterygoideus medialis
medial rectus muscle of eye: Musculus rectus medialis bulbi
medial straight muscle: Rektus *m* medialis, Musculus rectus medialis bulbi
mental muscle: →*mentalis muscle*
mentalis muscle: Kinnmuskel *m*, Mentalis *m*, Musculus mentalis
Merkel's muscle: Musculus ceratocricoideus
middle constrictor muscle of pharynx: →*constrictor pharyngis medius muscle*
middle gluteus muscle: Glutäus *m* medius, Musculus gluteus medius
middle scalene muscle: Skalenus *m* medius, Musculus scalenus medius
Müller's muscle: 1. Müller-Muskel *m*, Fibrae circulares musculi ciliaris **2.** Musculus orbitalis
multifidus muscle: Multifidus *m*, Musculus multifidus
multifidus cervicis muscle: Musculus multifidus cervicis/colli
multifidus lumborum muscle: Musculus multifidus lumborum
multifidus thoracis muscle: Musculus multifidus thoracis
multipennate muscle: vielseitig/vielfach gefiederter Muskel *m*, Musculus multipennatus
multisegmental muscle: multisegmentaler Muskel *m*
abductor digiti minimi manus muscle: Abduktor *m* digiti minimi manus, Musculus abductor digiti minimi manus
mylohyoid muscle: →*mylohyoideus muscle*
mylohyoideus muscle: Mylohyoideus *m*, Musculus mylohyoideus
mylopharyngeal muscle: →*mylopharyngeus muscle*
mylopharyngeus muscle: Musculus mylopharyngeus, Pars mylopharyngea musculi constrictoris pharyngis superioris
nasal muscle: →*nasalis muscle*

M

nasalis muscle: Nasenmuskel *m*, Nasalis *m*, Musculus nasalis
nasolabial muscle: Musculus nasolabialis
neck muscles: Halsmuskeln *pl*, Nackenmuskulatur *f*, Musculi colli/cervicis
nonstriated muscles: glatte *oder* unwillkürliche Muskeln/Muskulatur *f*
oblique arytenoid muscle: Arytänoideus *m* obliquus, Musculus arytenoideus obliquus
oblique muscle of auricle: →*obliquus auriculae muscle*
obliquus auriculae muscle: Musculus obliquus auriculae
obliquus auricularis muscle: Musculus obliquus auriculae
obliquus capitis inferior muscle: Obliquus *m* capitis inferior, Musculus obliquus capitis inferior
obliquus capitis superior muscle: Obliquus *m* capitis superior, Musculus obliquus capitis superior
obliquus externus abdominis muscle: Obliquus *m* externus abdominis, Externus *m* abdominis, Musculus obliquus externus abdominis
obliquus inferior muscle: Obliquus *m* inferior, Musculus obliquus inferior bulbi
obliquus internus abdominis muscle: Obliquus *m* internus abdominis, Internus *m* abdominis, Musculus obliquus internus abdominis
obliquus superior muscle: Obliquus *m* superior, Musculus obliquus superior bulbi
obturator externus muscle: Obturatorius *m* externus, Musculus obturator externus
obturator internus muscle: Obturatorius *m* internus, Musculus obturator internus
obturatorius externus muscle: Obturatorius *m* externus, Musculus obturator externus
obturatorius internus muscle: Obturatorius *m* internus, Musculus obturator internus
occipital muscle: →*occipitalis muscle*
occipitalis muscle: Okzipitalis *m*, Musculus occipitalis, Venter occipitalis musculi occipitofrontalis
occipitalis minor muscle: Transversus *m* nuchae, Musculus transversus nuchae
occipitofrontal muscle: Okzipitofrontalis *m*, Musculus occipitofrontalis
occipitofrontalis muscle: Okzipitofrontalis *m*, Musculus occipitofrontalis
ocular muscles: äußere Augenmuskeln *pl*, Musculi bulbi
oculorotatory muscles: äußere Augenmuskeln *pl*, Musculi bulbi
Oddi's muscle: Sphinkter *m* Oddi, Sphinkter *m* ampullae, Musculus sphincter Oddi, Sphincter ampullae, Musculus sphincter ampullae hepatopancreaticae
omohyoid muscle: →*omohyoideus muscle*
omohyoideus muscle: Omohyoideus *m*, Musculus omohyoideus
opponens digiti minimi muscle: Opponens *m* digiti minimi, Musculus opponens digiti minimi
opponens digiti minimi manus muscle: Musculus opponens digiti minimi manus
opponens digiti minimi pedis muscle: Musculus opponens digiti minimi pedis
opponens muscle of little finger: Musculus opponens digiti minimi
opponens pollicis muscle: Opponens *m* pollicis, Musculus opponens pollicis
opposing muscle of little finger: Musculus opponens digiti minimi
opposing muscle of thumb: Musculus opponens pollicis
orbicular muscle: ring-/kreisförmiger Muskel *m*, Orbikularis *m*, Musculus orbicularis
orbicular muscle of eye: →*orbicularis oculi muscle*
orbicularis muscle: Musculus orbicularis, Ringmuskel *m*, Orbicularis *m*, Orbikularis *m*
orbicularis oculi muscle: Ringmuskel *m* des Auges, Orbikularis *m* okuli, Musculus orbicularis oculi
orbicularis oris muscle: Ringmuskel *m* des Mundes, Orbikularis *m* oris, Musculus orbicularis oris
orbicular muscle of mouth: →*orbicularis oris muscle*
orbital muscle: →*orbitalis muscle*
orbitalis muscle: Müller-Muskel *m*, Orbitalis *m*, Musculus orbitalis
organic muscle: Eingeweide-, Viszeralmuskel *m*
palatal muscles: Gaumenmuskeln *pl*, Gaumenmuskulatur *f*
muscles of palate and fauces: Gaumen- und Rachenmuskulatur *f*
palatine muscles: →*palatal muscles*
palatoglossal muscle: →*palatoglossus muscle*
palatoglossus muscle: Palatoglossus *m*, Musculus palatoglossus
palatopharyngeal muscle: →*palatopharyngeus muscle*
palatopharyngeus muscle: Palatopharyngeus *m*, Musculus palatopharyngeus
palatosalpingeus muscle: Tensor *m* veli palatini, Musculus tensor veli palatini
palmar interossei muscles: palmare Interossärmuskeln, Interossei *pl* palmares, Musculi interossei palmares
palmar interosseous muscles: →*palmar interossei muscles*
palmaris brevis muscle: Palmaris *m* brevis, Musculus palmaris brevis
palmaris longus muscle: Palmaris *m* longus, Musculus palmaris longus
papillary muscle: Papillarmuskel *m*, Musculus papillaris cordis
pectinate muscles: Muskelbälkchen *pl* des rechten Vorhofes, Musculi pectinati
pectineal muscle: →*pectineus muscle*
pectineus muscle: Kammmuskel *m*, Pektineus *m*, Musculus pectineus
pectoralis major muscle: Pektoralis *m* major, Musculus pectoralis major
pectoralis minor muscle: Pektoralis *m* minor, Musculus pectoralis minor
pennate muscle: Musculus pennatus, doppelt gefiederter Muskel *m*, Musculus bipennatus
perineal muscles: Dammmuskulatur *f*, Musculi perinei
muscles of perineum: Dammmuskulatur *f*, Musculi perinei
peroneal muscles: Peroneusgruppe *f*, Musculi peronei
peroneus accessorius muscle: Peronäus *m* accessorius, Musculus peroneus accessorius
peroneus brevis muscle: Peronäus *m* brevis, Musculus peroneus/fibularis brevis
peroneus longus muscle: Peronäus *m* longus, Musculus peroneus/fibularis longus
peroneus quartus muscle: Peronäus *m* quartus, Musculus peroneus quartus
peroneus tertius muscle: Peronäus *m* tertius, Musculus peroneus/fibularis tertius
pharyngeal muscles: Schlundmuskeln *pl*, Schlundmuskulatur *f*, Pharynxmuskeln *pl*, Pharynxmuskulatur *f*
pharyngeal constrictor muscle: Schlundschnürer *m*,

M

Musculus constrictor pharyngis
pharyngoglossus muscle: →*glossopharyngeus muscle*
pharyngopalatine muscle: →*palatopharyngeus muscle*
pharyngopalatinus muscle: →*palatopharyngeus muscle*
piriform muscle: →*piriformis muscle*
piriformis muscle: Piriformis *m*, Musculus piriformis
plantar muscle: →*plantaris muscle*
plantar interossei muscles: plantare Interossärmuskeln, Interossei *pl* plantares, Musculi interossei plantares
plantar interosseous muscles: →*plantar interossei muscles*
plantaris muscle: Plantaris *m*, Musculus plantaris
platysma muscle: Hautmuskel *m* des Halses, Platysma *nt*
pleuroesophageal muscle: Musculus pleurooesophageus
pleurooesophageal muscle: (*brit.*) →*pleuroesophageal muscle*
popliteal muscle: →*popliteus muscle*
popliteus muscle: Popliteus *m*, Musculus popliteus
posterior auricular muscle: Aurikularis *m* posterior, Musculus auricularis posterior
posterior auricularis muscle: Aurikularis *m* posterior, Musculus auricularis posterior
posterior cervical intertransverse muscles: hintere zervikale Intertransversalmuskeln *pl*, Musculi intertransversarii posteriores cervicis/colli
posterior intertransverse muscles of neck: Musculi intertransversarii posteriores cervicis/colli, hintere zervikale Intertransversalmuskeln *pl*
posterior papillary muscle of left ventricle: hinterer Papillarmuskel *m* des linken Ventrikels, Musculus papillaris posterior ventriculi sinistri
posterior papillary muscle of right ventricle: hinterer Papillarmuskel *m* des rechten Ventrikels, Musculus papillaris posterior ventriculi dextri
posterior sacrococcygeal muscle: →*sacrococcygeus dorsalis muscle*
posterior scalene muscle: Skalenus *m* posterior, Musculus scalenus posterior
posterior tibial muscle: Tibialis *m* posterior, Musculus tibialis posterior
postural muscles: Haltemuskeln *pl*, -muskulatur *f*
procerus muscle: Prozerus *m*, Musculus procerus
pronator muscle: Musculus pronator, Pronator *m*
pronator quadratus muscle: Pronator *m* quadratus, Musculus pronator quadratus
pronator teres muscle: Pronator *m* teres, Musculus pronator teres
proper muscles of back: Musculi dorsi proprii, autochthone Rückenmuskulatur *f*
psoas major muscle: Psoas *m* major, Musculus psoas major
psoas minor muscle: Psoas *m* minor, Musculus psoas minor
pterygoid muscles: Flügelmuskeln *pl*
pterygoideus muscles: Flügelmuskeln *pl*
pterygoideus externus muscle: →*pterygoideus lateralis muscle*
pterygoideus lateralis muscle: Pterygoideus *m* lateralis/externus, Musculus pterygoideus lateralis
pterygoideus medialis muscle: Pterygoideus *m* medialis/internus, Musculus pterygoideus medialis
pterygopharyngeal muscle: →*pterygopharyngeus muscle*
pterygopharyngeus muscle: Musculus pterygopharyngeus, Pars pterygopharyngea musculi constrictoris pharyngis superioris
puboanalis muscle: Musculus puboanalis, Puboanalis *m*
pubococcygeal muscle: →*pubococcygeus muscle*
pubococcygeus muscle: Pubokokzygeus *m*, Musculus pubococcygeus
puboperineal muscle: Musculus puboperinealis, Puboperinealis *m*
puboprostatic muscle: →*puboprostaticus muscle*
puboprostaticus muscle: Puboprostaticus *m*, Musculus puboprostaticus
puborectal muscle: →*puborectalis muscle*
puborectalis muscle: Puborektalis *m*, Musculus puborectalis
pubovaginal muscle: →*pubovaginalis muscle*
pubovaginalis muscle: Pubovaginalis *m*, Musculus pubovaginalis
pubovesical muscle: →*pubovesicalis muscle*
pubovesicalis muscle: Pubovesicalis *m*, Musculus pubovesicalis
pulled muscle: Muskelfaserriss *m*
pupillomotor muscles: pupillomotorische Muskeln *pl*
pyloric sphincter muscle: Schließmuskel *m* des Magenausgangs, Sphinkter *m* pylori, Musculus sphincter pylori
pyramidal muscle: →*pyramidalis muscle*
pyramidal muscle of auricle: →*pyramidalis auricularis muscle*
pyramidalis muscle: Pyramidenmuskel *m*, Musculus pyramidalis
pyramidalis auriculae muscle: →*pyramidalis auricularis muscle*
pyramidalis auricularis muscle: Musculus pyramidalis auricularis
quadrate muscle: Musculus quadratus
quadrate lumbar muscle: →*quadratus lumborum muscle*
quadrate pronator muscle: Pronator *m* quadratus, Musculus pronator quadratus
quadrate muscle of sole: →*quadratus plantae muscle*
quadrate muscle of thigh: →*quadratus femoris muscle*
quadratus femoris muscle: Quadratus *m* femoris, Musculus quadratus femoris
quadratus lumborum muscle: Quadratus *m* lumborum, Musculus quadratus lumborum
quadratus plantae muscle: Quadratus *m* plantae, Musculus quadratus plantae, Musculus flexor accessorius
quadriceps muscle: Musculus quadriceps femoris, Quadrizeps *m* femoris
quadriceps femoris muscle: Musculus quadriceps femoris, Quadrizeps *m* femoris
quadriceps muscle of thigh: →*quadriceps femoris muscle*
radial extensor muscle of wrist: →*extensor carpi radialis muscle*
radial flexor muscle of wrist: →*flexor carpi radialis muscle*
radial head of flexor digitorum superficialis muscle: Caput radiale musculi flexoris digitorum superficialis
rectococcygeal muscle: →*rectococcygeus muscle*
rectococcygeus muscle: Rektokokzygeus *m*, Rectococcygeus *m*, Musculus rectococcygeus
rectoperinealis muscle: Musculus rectoperinealis, Musculus rectorurethralis superior
rectorurethral muscles: Musculi rectorurethrales, Musculi anorectoperineales
rectorurethralis inferior muscle: Musculus rectorurethralis inferior, Musculus anoperinealis
rectorurethralis superior muscle: Musculus recto-

M

rurethralis superior, Musculus rectoperinealis
rectourethral muscle: →*rectourethralis muscle*
rectourethralis muscle: Rektourethralis *m*, Musculus rectourethralis
rectouterine muscle: →*rectouterinus muscle*
rectouterinus muscle: Rektouterinus *m*, Musculus rectouterinus
rectovesical muscle: →*rectovesicalis muscle*
rectovesicalis muscle: Rektovesikalis *m*, Rectovesicalis *m*, Musculus rectovesicalis
rectus muscle: Musculus rectus, Rektus *m*
rectus abdominis muscle: Rektus *m* abdominis, Musculus rectus abdominis
rectus capitis anterior muscle: Rektus *m* capitis anterior, Musculus rectus capitis anterior
rectus capitis lateralis muscle: Rektus *m* capitis lateralis, Musculus rectus capitis lateralis
rectus capitis posterior major muscle: Rektus *m* capitis posterior major, Musculus rectus capitis posterior major
rectus capitis posterior minor muscle: Rektus *m* capitis posterior minor, Musculus rectus capitis posterior minor
rectus femoris muscle: Rektus *m* femoris, Musculus rectus femoris
rectus inferior muscle: Rektus *m* inferior, Musculus rectus inferior bulbi
rectus lateralis muscle: Rektus *m* lateralis, Musculus rectus lateralis bulbi
rectus medialis muscle: Rektus *m* medialis, Musculus rectus medialis bulbi
rectus superior muscle: Rektus *m* superior, Musculus rectus superior bulbi
red muscle: rote Muskelfaser *f*, rotes Muskelgewebe *nt*
respiratory muscles: Atemmuskeln *pl*, -muskulatur *f*
rhomboideus major muscle: Rhomboideus *m* major, Musculus rhomboideus major
rhomboideus minor muscle: Rhomboideus *m* minor, Musculus rhomboideus minor
rib elevator muscle: Levator *m* costae, Musculus levator costae
Riolan's muscle: 1. Musculus cremaster **2.** Riolan-Muskel *m*
risorius muscle: Lachmuskel *m*, Risorius *m*, Musculus risorius
rotator muscles: Musculi rotatores, Wirbeldreher *pl*
rotatores breves muscles: kurze Wirbeldreher *pl*, Rotatores *pl* breves, Musculi rotatores breves
rotatores cervicis muscles: zervikale Wirbeldreher *pl*, Rotatores *pl* cervicis, Musculi rotatores cervicis
rotatores longi muscles: lange Wirbeldreher *pl*, Rotatores *pl* longi, Musculi rotatores longi
rotatores lumborum muscles: lumbale Wirbeldreher *pl*, Rotatores *pl* lumborum, Musculi rotatores lumborum
rotatores thoracis muscles: thorakale Wirbeldreher *pl*, Rotatores *pl* thoracis, Musculi rotatores thoracis
rotator muscles of neck: →*rotatores cervicis muscles*
rotator muscles of spine: Wirbeldreher *pl*, Musculi rotatores
rotator muscles of thorax: →*rotatores thoracis muscles*
Rouget's muscle: Müller-Muskel *m*, Fibrae circulares musculi ciliaris
round pronator muscle: Pronator *m* teres, Musculus pronator teres
Ruysch's muscle: Ruysch-Muskel *m*
sacrococcygeus dorsalis muscle: hinterer/dorsaler Sakrokokzygeus *m*, Musculus sacrococcygeus dorsalis
sacrococcygeus ventralis muscle: vorderer/ventraler Sakrokokzygeus *m*, Musculus sacrococcygeus ventralis
sacrolumbalis muscle: Iliokostalis *m* lumborum, Musculus iliocostalis lumborum
sacrospinal muscle: Erektor *m* spinae, Sakrospinalis *m*, Musculus sacrospinalis, Musculus erector spinae
sacrospinalis muscle: Erektor *m* spinae, Sakrospinalis *m*, Musculus sacrospinalis, Musculus erector spinae
salpingopharyngeal muscle: →*salpingopharyngeus muscle*
salpingopharyngeus muscle: Salpingopharyngeus *m*, Musculus salpingopharyngeus
Santorini's muscle: →*risorius muscle*
sartorius muscle: Sartorius *m*, Musculus sartorius
scalene muscle: Skalenus *m*, Musculus scalenus
scalenus muscle: Skalenus *m*, Musculus scalenus
scalenus anterior muscle: Skalenus *m* anterior, Musculus scalenus anterior
scalenus medius muscle: Skalenus *m* medius, Musculus scalenus medius
scalenus minimus muscle: Skalenus *m* minimus, Musculus scalenus minimus
scalenus posterior muscle: Skalenus *m* posterior, Musculus scalenus posterior
scalp muscle: Epikranius *m*, Musculus epicranius
semimembranosus muscle: Semimembranosus *m*, Musculus semimembranosus
semimembranous muscle: →*semimembranosus muscle*
semipennate muscle: Musculus semipennatus, einfach gefiederter Muskel *m*, Musculus unipennatus
semispinal muscle: →*semispinalis muscle*
semispinal muscle of head: →*semispinalis capitis muscle*
semispinalis muscle: Musculus semispinalis, Semispinalis *m*
semispinalis capitis muscle: Semispinalis *m* capitis, Musculus semispinalis capitis
semispinalis cervicis muscle: Semispinalis *m* cervicis, Musculus semispinalis cervicis
semispinalis thoracis muscle: Semispinalis *m* thoracis, Musculus semispinalis thoracis
semispinal muscle of neck: →*semispinalis cervicis muscle*
semispinal muscle of thorax: →*semispinalis thoracis muscle*
semitendinosus muscle: Semitendinosus *m*, Musculus semitendinosus
semitendinous muscle: →*semitendinosus muscle*
septal papillary muscles of right ventricle: septale Papillarmuskeln *pl* des rechten Ventrikels, Musculi papillares septales ventriculi dextri
serratus anterior muscle: Serratus *m* anterior/lateralis, Musculus serratus anterior
serratus posterior inferior muscle: Serratus *m* posterior inferior, Musculus serratus posterior inferior
serratus posterior superior muscle: Serratus *m* posterior superior, Musculus serratus posterior superior
short abductor muscle of thumb: Abduktor *m* pollicis brevis, Musculus abductor pollicis brevis
short adductor muscle: Adduktor *m* brevis, Musculus adductor brevis
short back muscles: kurze Rücken-/Wirbelsäulenmuskulatur *f*
short fibular muscle: →*peroneus brevis muscle*
short fibularis muscle: →*peroneus brevis muscle*
short flexor muscle of little finger: →*flexor digiti minimi brevis manus muscle*

short flexor muscle of little toe: →*flexor digiti minimi brevis pedis muscle*
short levator muscles of ribs: Musculi levatores costarum breves
short neck muscles: kurze Nackenmuskulatur *f*
short palmar muscle: →*palmaris brevis muscle*
short peroneal muscle: →*peroneus brevis muscle*
shoulder girdle muscles: Schultergürtelmuskulatur *f*
Sibson's muscle: Skalenus *m* minimus, Musculus scalenus minimus
skeletal muscles: **1.** an Knochen ansetzende Muskeln, Skelettmuskeln *pl* **2.** quergestreifte willkürliche Muskulatur *f*, Skelettmuskulatur *f*
smaller pectoral muscle: →*pectoralis minor muscle*
smaller posterior straight muscle of head: →*rectus capitis posterior minor muscle*
smaller psoas muscle: →*psoas minor muscle*
smallest adductor muscle: →*adductor minimus muscle*
smallest scalene muscle: →*scalenus minimus muscle*
smooth muscle: glatter unwillkürlicher Muskel *m*, glattes unwillkürliches Muskelgewebe *nt*
smooth internal sphincter muscle: unwillkürlicher/glatter innerer Schließmuskel *m*
Soemmering's muscle: Musculus levator glandulae thyroideae
soleus muscle: Soleus *m*, Musculus soleus
somatic muscles: an Knochen ansetzende Muskeln, Skelettmuskeln *pl*
sphincter muscle: Schließmuskel *m*, Sphinkter *m*, Musculus sphincter
sphincter ani externus muscle: äußerer Afterschließmuskel *m*, Sphinkter *m* ani externus, Musculus sphincter ani externus
sphincter ani internus muscle: innerer Afterschließmuskel *m*, Sphinkter *m* ani internus, Musculus sphincter ani internus
sphincter muscle of bile duct: →*sphincter ductus choledochi muscle*
sphincter ductus choledochi muscle: Sphinkter *m* ductus choledochi, Musculus sphincter ductus choledochi
sphincter ductus pancreatici muscle: Sphinkter *m* ductus pancreatici, Musculus sphincter ductus pancreatici
sphincter muscle of hepatopancreatic ampulla: →*sphincter ampullae hepatopancreaticae*
sphincter palatopharyngeus muscle: Musculus sphincter palatopharyngeus
sphincter muscle of pancreatic duct: →*sphincter ductus pancreatici muscle*
sphincter muscle of pupil: →*sphincter pupillae muscle*
sphincter pupillae muscle: Pupillenschließer *m*, Sphinkter *m* pupillae, Musculus sphincter pupillae
sphincter pylori muscle: Schließmuskel *m* des Magenausgangs, Sphinkter *m* pylori, Musculus sphincter pylori
sphincter pyloricus muscle: Musculus sphincter pyloricus, Sphinkter *m* pylori
sphincter muscle of pylorus: →*sphincter pylori muscle*
sphincter muscle of urethra: →*sphincter urethrae muscle*
sphincter urethrae muscle: Harnröhren-, Urethralsphinkter *m*, Sphinkter *m* urethrae, Musculus sphincter urethrae
spinal muscle: Spinalis *m*, Musculus spinalis
spinal muscle of back: →*spinalis thoracis muscle*
spinal muscle of head: →*spinalis capitis muscle*
spinalis muscle: Spinalis *m*, Musculus spinalis
spinalis capitis muscle: Musculus spinalis capitis, Spinalis *m* capitis
spinalis cervicis muscle: Spinalis *m* cervicis, Musculus spinalis cervicis
spinalis thoracis muscle: Spinalis *m* thoracis, Musculus spinalis thoracis
spinal muscle of neck: →*spinalis cervicis muscle*
spinotransversales muscles: Musculi spinotransversales
splenius muscle: Splenius *m*, Musculus splenius
splenius capitis muscle: Splenius *m* capitis, Musculus splenius capitis
splenius cervicis muscle: Splenius *m* cervicis, Musculus splenius cervicis
splenius muscle of head: →*splenius capitis muscle*
splenius muscle of neck: →*splenius cervicis muscle*
square muscle: viereckiger/quadratischer Muskel *m*, Musculus quadratus
stapedius muscle: Musculus stapedius
sternal muscle: →*sternalis muscle*
sternalis muscle: Sternalis *m*, Musculus sternalis
sternocleidomastoid muscle: →*sternocleidomastoideus muscle*
sternocleidomastoideus muscle: Sternokleidomastoideus *m*, Musculus sternocleidomastoideus
sternohyoid muscle: →*sternohyoideus muscle*
sternohyoideus muscle: Sternohyoideus *m*, Musculus sternohyoideus
sternomastoid muscle: →*sternocleidomastoideus muscle*
sternomastoideus muscle: →*sternocleidomastoideus muscle*
sternothyreoideus muscle: Sternothyr(e)oideus *m*, Musculus sternothyroideus
sternothyroid muscle: →*sternothyreoideus muscle*
sternothyroideus muscle: →*sternothyreoideus muscle*
straight muscle of abdomen: Rektus *m* abdominis, Musculus rectus abdominis
straight abdominal muscle: Rektus *m* abdominis, Musculus rectus abdominis
straight muscle of thigh: →*rectus femoris muscle*
strap muscles: Musculi sternohyoideus et thyrohyoideus
striated muscle: quergestreifter unwillkürlicher Muskel *m*, quergestreifte unwillkürliche Muskulatur *f*
striped muscle: →*striated muscle*
styloglossal muscle: →*styloglossus muscle*
styloglossus muscle: Styloglossus *m*, Musculus styloglossus
stylohyoid muscle: →*stylohyoideus muscle*
stylohyoideus muscle: Stylohyoideus *m*, Musculus stylohyoideus
stylopharyngeus muscle: Stylopharyngeus *m*, Musculus stylopharyngeus
subclavius muscle: Subklavius *m*, Musculus subclavius
subcostal muscles: Unterrippenmuskeln *pl*, Subkostalmuskeln *pl*, Musculi subcostales
subcostales muscles: Unterrippenmuskeln *pl*, Subkostalmuskeln *pl*, Musculi subcostales
suboccipital muscles: subokzipitale Muskeln/Muskulatur *f*, Musculi suboccipitales
subscapular muscle: →*subscapularis muscle*
subscapularis muscle: Subskapularis *m*, Musculus subscapularis
superciliary corrugator muscle: Korrugator *m* supercilii, Musculus corrugator supercilii
superciliary depresser muscle: Depressor *m* supercilii/

M

glabellae, Musculus depressor supercilii
superciliary depressor muscle: Depressor *m* supercilii/glabellae, Musculus depressor supercilii
superficial muscles: oberflächliche Muskeln/Muskulatur *f*
superficial back muscles: oberflächliche Rückenmuskulatur *f*
superficial extensor muscles: oberflächliche Streckmuskeln/-muskulatur *f*
superficial transverse muscle of perineum: →*transversus perinei superficialis muscle*
superficial trigone muscle: Musculus trigoni vesicae superficialis
superior auricular muscle: Aurikularis *m* superior, Musculus auricularis superior
superior auricularis muscle: Aurikularis *m* superior, Musculus auricularis superior
superior constrictor muscle of pharynx: →*constrictor pharyngis superior muscle*
superior longitudinal muscle of tongue: →*longitudinalis superior linguae muscle*
superior oblique muscle of eye: Musculus obliquus superior bulbi
superior oblique muscle of head: Musculus obliquus capitis superior
superior rectus muscle of eye: Musculus rectus superior bulbi
superior straight muscle: Rektus *m* superior, Musculus rectus superior bulbi
superior tarsal muscle: Tarsalis *m* superior, Musculus tarsalis superior
supinator muscle: Supinator *m*, Musculus supinator
suprahyoid muscles: obere Zungenbeinmuskeln *pl*, Suprahyoidalmuskulatur *f*, Musculi suprahyoidei
supraspinatus muscle: Supraspinatus *m*, Musculus supraspinatus
supraspinous muscle: →*supraspinatus muscle*
suspensorius duodeni muscle: Treitz-Muskel *m*, Suspensorius *m* duodeni, Musculus suspensorius duodeni
suspensory muscle of duodenum: →*suspensorius duodeni muscle*
synchronous muscle: synchroner Muskel *m*
tailor's muscle: Schneidermuskel *m*, Sartorius *m*, Musculus sartorius
tarsalis inferior muscle: Tarsalis *m* inferior, Musculus tarsalis inferior
tarsalis superior muscle: Tarsalis *m* superior, Musculus tarsalis superior
temporal muscle: →*temporalis muscle*
temporalis muscle: Schläfenmuskel *m*, Temporalis *m*, Musculus temporalis
temporoparietal muscle: →*temporoparietalis muscle*
temporoparietalis muscle: Temporoparietalis *m*, Musculus temporoparietalis
tensor muscle: Musculus tensor, Tensor *m*
tensor fasciae latae muscle: Tensor *m* fasciae latae, Musculus tensor fasciae latae
tensor muscle of fascia lata: →*tensor fasciae latae muscle*
tensor palati muscle: →*tensor veli palatini muscle*
tensor muscle of palatine velum: →*tensor veli palatini muscle*
tensor tympani muscle: Trommelfellspanner *m*, Tensor *m* tympani, Musculus tensor tympani
tensor muscle of tympanic membrane: →*tensor tympani muscle*
tensor muscle of tympanum: →*tensor tympani muscle*
tensor veli palatini muscle: Tensor *m* veli palatini, Musculus tensor veli palatini
tensor muscle of velum palatini: →*tensor veli palatini muscle*
teres major muscle: Teres *m* major, Musculus teres major
teres minor muscle: Teres *m* minor, Musculus teres minor
Theile's muscle: Musculus transversus perinei superficialis
third fibular muscle: →*peroneus tertius muscle*
third fibularis muscle: →*peroneus tertius muscle*
third peroneal muscle: →*peroneus tertius muscle*
thoracic muscles: Brust(korb)muskeln *pl*, Brust(korb)-muskulatur *f*, Musculi thoracis
thoracic interspinal muscles: thorakale Interspinalmuskeln *pl*, Musculi interspinales thoracis
thoracic intertransverse muscles: thorakale Intertransversalmuskeln *pl*, Musculi intertransversarii thoracis
thyreohyoideus muscle: Thyrohyoideus *m*, Musculus thyrohyoideus
thyreopharyngeus muscle: Thyropharyngeus *m*, Pars thyropharyngea musculi constrictoris pharyngis inferioris
thyroarytenoid muscle: →*thyroarytenoideus muscle*
thyroarytenoideus muscle: Thyroarytänoideus *m*, Musculus thyroarytenoideus
thyroepiglottic muscle: →*thyroepiglotticus muscle*
thyroepiglotticus muscle: Thyr(e)oepiglottikus *m*, Musculus thyroepiglotticus, Pars thyroepiglottica
thyrohyoid muscle: →*thyreohyoideus muscle*
thyropharyngeal muscle: →*thyreopharyngeus muscle*
tibialis anterior muscle: Tibialis *m* anterior, Musculus tibialis anterior
tibialis posterior muscle: Tibialis *m* posterior, Musculus tibialis posterior
Tod's muscle: Musculus obliquus auricularis
muscles of tongue: Zungenmuskeln *pl*, Zungenmuskulatur *f*, Musculi linguae
Toynbee's muscle: Musculus tensor tympani
tracheal muscle: glatte Muskulatur *f* der Trachealknorpel, Musculus trachealis
tragicus muscle: Musculus tragicus
muscle of tragus: Musculus tragicus
transverse muscle of abdomen: →*transversus abdominis muscle*
transverse arytenoid muscle: →*arytenoideus transversus muscle*
transverse muscle of auricle: →*transversus auriculae muscle*
transverse muscle of chin: →*transversus menti muscle*
transverse head of adductor hallucis muscle: Caput transversum musculi adductoris hallucis
transverse head of adductor pollicis muscle: Caput transversum musculi adductoris pollicis
transverse lingual muscles: →*transversus linguae muscle*
transverse muscle of nape: →*transversus nuchae muscle*
transverse muscle of the tongue: →*transversus linguae muscle*
transverse muscle of thorax: →*transversus thoracis muscle*
transverse muscle of tongue: →*transversus linguae muscle*
transversospinal muscle: →*transversospinalis muscle*
transversospinalis muscle: Transversospinalis *m*, Musculus transversospinalis
transversus abdominis muscle: Transversus *m* abdo-

minis, Musculus transversus abdominis
transversus auriculae muscle: Musculus transversus auriculae, Transversus *m* auriculae
transversus linguae muscle: Transversus *m* linguae, Musculus transversus linguae
transversus menti muscle: Transversus *m* menti, Musculus transversus menti
transversus nuchae muscle: Transversus *m* nuchae, Musculus transversus nuchae
transversus perinei profundus muscle: Transversus *m* perinei profundus, Musculus transversus perinei profundus
transversus perinei superficialis muscle: Transversus *m* perinei superficialis, Musculus transversus perinei superficialis
transversus thoracis muscle: Transversus *m* thoracis, Musculus transversus thoracis
trapezius muscle: Trapezius *m*, Musculus trapezius
Treitz's muscle: Treitz-Muskel *m*, Suspensorius *m* duodeni, Musculus suspensorius duodeni
triangular muscle: **1.** Depressor *m* anguli oris, Musculus depressor anguli oris **2.** Musculus triangularis
triangularis muscle: Musculus triangularis
triceps muscle: Trizeps *m*, Musculus triceps
triceps muscle of arm: →*triceps brachii muscle*
triceps brachii muscle: Trizeps *m* (brachii), Musculus triceps brachii
triceps muscle of calf: →*triceps surae muscle*
triceps surae muscle: Trizeps *m* surae, Musculus triceps surae
trigonal muscles: Musculi trigoni vesicae
ulnar extensor muscle of wrist: →*extensor carpi ulnaris muscle*
ulnar flexor muscle of wrist: →*flexor carpi ulnaris muscle*
ulnar head of flexor carpi ulnaris muscle: Caput ulnare musculi flexoris carpi ulnaris
ulnar head of pronator teres muscle: Caput ulnare musculi pronatoris teretis
unipennate muscle: einseitig gefiederter Muskel *m*, Musculus unipennatus
unisegmental muscle: unisegmentaler Muskel *m*
unstriated muscle: glatter unwillkürlicher Muskel *m*, glattes unwillkürliches Muskelgewebe *nt*
muscles of upper limb: Muskeln/Muskulatur *f* der oberen Gliedmaße, Musculi membri superioris
urethrovaginal sphincter muscle: Musculus sphincter urethrovaginalis
muscle of uvula: →*uvulae muscle*
uvulae muscle: Zäpfchenmuskel *m*, Musculus uvulae
uvular muscle: →*uvulae muscle*
Valsalva's muscle: Musculus tragicus
vastus intermedius muscle: Vastus *m* intermedius, Musculus vastus intermedius
vastus lateralis muscle: Vastus *m* lateralis, Musculus vastus lateralis
vastus medialis muscle: Vastus *m* medialis, Musculus vastus medialis
verticalis linguae muscle: Vertikalis *m* linguae, Musculus verticalis linguae
vertical lingual muscles: →*verticalis linguae muscle*
vertical muscle of the tongue: →*verticalis linguae muscle*
vertical muscle of tongue: →*verticalis linguae muscle*
vesicoprostaticus muscle: Musculus vesicoprostaticus
vesicovaginalis muscle: Musculus vesicovaginalis
visceral muscle: Eingeweide-, Viszeralmuskel *m*
vocal muscle: →*vocalis muscle*
vocalis muscle: Stimmbandmuskel *m*, Vokalis *m*, Musculus vocalis
voluntary muscles: willkürliche quergestreifte Muskulatur *f*
voluntary urethral sphincter muscle: →*sphincter urethrae muscle*
white muscle: weißes Muskelgewebe *nt*, weiße Muskelfaser *f*
Wilson's muscle: Musculus sphincter urethrae
zygomatic muscle: →*zygomaticus major muscle*
zygomaticus muscle: →*zygomaticus major muscle*
zygomaticus major muscle: großer Jochbeinmuskel *m*, Zygomatikus *m* major, Musculus zygomaticus major
zygomaticus minor muscle: kleiner Jochbeinmuskel *m*, Zygomatikus *m* minor, Musculus zygomaticus minor

mus|cle|bound ['mʌsəlbaʊnd] *adj*: **1. be muscle bound** Muskelkater haben **2.** (*fig.*) starr

mus|cu|lar ['mʌskjələr] *adj*: **1.** Muskel(n) betreffend, muskulär, Muskel- **2.** stark, kräftig, muskulös

mus|cu|la|ris [,mʌskjə'leərɪs] *noun*: Muskularis *f*, Tunica muscularis

mus|cu|lar|i|ty [,mʌskjə'lærəti:] *noun*: muskulöser Körperbau *m*

mus|cu|la|ture ['mʌskjʊlətʃər, -,tʃʊər] *noun*: Muskulatur *f*, Muskelapparat *m*
accessory respiratory musculature: Atemhilfsmuskeln *pl*, -muskulatur *f*
annular musculature: Ringmuskulatur *f*
bronchial musculature: Bronchialmuskulatur *f*
intrinsic musculature of larynx: innere Kehlkopf-, Larynxmuskulatur *f*
laryngeal musculature: Kehlkopf-, Larynxmuskulatur *f*, Musculi laryngis
musculature of larynx: Kehlkopfmuskeln *pl*, -muskulatur, Musculi laryngis
pharyngeal musculature: →*pharyngeal muscles*
pharyngeal arch musculature: branchiogene Muskulatur *f*, Kiemenbogenmuskulatur *f*
respiratory musculature: Atemmuskeln *pl*, -muskulatur *f*
smooth musculature: glatte Muskulatur *f*
sphincteric musculature: Sphinktermuskulatur *f*
tracheal musculature: Luftröhren-, Trachea(l)muskulatur *f*
trunk musculature: Rumpf-, Stammuskulatur *f*
ventricular musculature: (*Herz*) Kammer-, Ventrikelmuskulatur *f*

mus|cu|lo|cu|ta|ne|ous [,mʌskjələʊkju:'teɪnjəs, -nɪəs] *adj*: Haut- und Muskel(gewebe) betreffend, Haut-Muskel-

mus|cu|lo|der|mic [,mʌskjələʊ'dɜrmɪk] *adj*: →*musculocutaneous*

mus|cu|lo|skel|e|tal [,mʌskjələʊ'skelɪtl] *adj*: Knochenskelett und Muskulatur betreffend, Skelettmuskulatur betreffend

mush|bite ['mʌʃbaɪt] *noun*: Quetschbiss *m*, Quetschbissabdruck *m*

mush|room ['mʌʃru:m] *noun*: Pilz *m*
poisonous mushrooms: Giftpilze *pl*, giftige Pilze *pl*

mu|si|cal ['mju:zɪkl] *adj*: musikalisch

mu|si|co|gen|ic [,mju:zɪkəʊ'dʒenɪk] *adj*: musikogen

mu|si|co|ther|a|py [,mju:zɪkəʊ'θerəpi:] *noun*: Musiktherapie *f*

mus|ky ['mʌski:] *adj*: moschusartig, Moschus-; nach Moschus riechend

mu|so|pho|bi|a [,mju:zəʊ'fəʊbɪə] *noun*: Musophobie *f*, Myophobie *f*

M

mu|so|pho|bic [ˌmjuːzəʊˈfəʊbɪk] *adj*: Musophobie betreffend, musophob, myophob
mus|tard [ˈmʌstərd] *noun*: Senf *m*, Mostrich *m*
black mustard: Brassica nigra *f*, schwarzer Senf *m*
nitrogen mustard: Stickstoff-Lost *nt*, N-Lost *nt*, Chlormethin *nt*
white mustard: Sinapis alba *f*, weißer Senf *m*
mu|ta|bil|i|ty [mjuːtəˈbɪlətiː] *noun*: Veränderlichkeit *f*; (*biolog.*) Mutationsfähigkeit *f*, Mutabilität *f*
mu|ta|ble [ˈmjuːtəbəl] *adj*: mutabel
mu|ta|gen [ˈmjuːtədʒən] *noun*: Mutagen *nt*, mutagenes Agens *nt*
chemical mutagen: chemisches Mutagen *nt*
physical mutagen: physikalisches Mutagen *nt*
mu|ta|gen|e|sis [ˌmjuːtəˈdʒenəsɪs] *noun*: Mutagenese *f*
mu|ta|gen|ic [ˌmjuːtəˈdʒenɪk] *adj*: Mutation verursachend *oder* auslösend, mutagen
mu|ta|ge|nic|i|ty [ˌmjuːtədʒəˈnɪsətiː] *noun*: Mutationsfähigkeit *f*, Mutagenität *f*
mu|tant [ˈmjuːtnt]: **I** *noun* Mutante *f* **II** *adj* durch Mutation entstanden, mutiert, mutant
amber mutant: amber-Mutante *f*
asporogenous mutant: nichtsporenbildende Mutante *f*
auxotrophic mutant: auxotrophe Mutante *f*
chain-termination mutant: Kettenabbruchs-, Terminationsmutante *f*
conditional-lethal mutant: konditionell letale Mutante *f*
constitutive mutant: konstitutive Mutante *f*
defective mutant: Mangelmutante *f*
genetic mutant: genetische Mutante *f*
lethal mutant: letale Mutante *f*, Letalmutante *f*
mitochondrial mutant: Mitochondrienmutante *f*
operator-constitutive mutant: Operator-konstitutive-Mutante *f*
rare mutant: seltene Mutante *f*
temperature-sensitive mutant: temperatursensitive Mutante *f*, ts-Mutante *f*
ts mutant: Temperatur-sensitive Mutante *f*, ts-Mutante *f*
mu|ta|ro|tase [ˌmjuːtəˈrəʊteɪz] *noun*: Aldose-1-epimerase *f*, Mutarotase *f*
mu|ta|ro|ta|tion [ˌmjuːtərəʊˈteɪʃn] *noun*: Mutarotation *f*
mu|tase [ˈmjuːteɪz] *noun*: Mutase *f*
acetolactate mutase: Acetolactatmutase *f*
bisphosphoglycerate mutase: Diphosphoglyceratmutase *f*
chorismate mutase: Chorisminsäuremutase *f*
diphosphoglycerate mutase: Diphosphoglyceratmutase *f*
methylmalonyl-CoA mutase: Methylmalonyl-CoA-mutase *f*
phosphoglycerate mutase: Phosphoglyceratmutase *f*, Phosphoglyceromutase *f*, Phosphoglyceratphosphomutase *f*
mu|tate [ˈmjuːteɪt]: **I** *vt* verändern; (*biolog.*) zu einer Mutation führen **II** *vi* sich (ver-)ändern; (*biolog.*) mutieren (*to* zu)
mu|ta|tion [mjuːˈteɪʃn] *noun*: (Ver-)Änderung *f*, Umwandlung *f*; Erbänderung *f*, Mutation *f*
BRCA1 mutations: BRCA1-Mutationen *pl*
BRCA2 mutations: BRCA2-Mutationen *pl*
bud mutation: Sport *m*, Knospen-, Sprossmutation *f*
chromosomal mutation: Chromosomenmutation *f*
conditional lethal mutation: konditional-letale Mutation *f*
endogenous mutation: endogene Mutation *f*, Spontanmutation *f*
mutation of energy: Energieumformung *f*
exogenous mutation: exogene Mutation *f*, induzierte Mutation *f*
frameshift mutation: frameshift-Mutation *f*
gene mutation: Genmutation *f*
genetic mutation: genetische Mutation *f*
genomic mutation: Genommutation *nt*
germinal mutation: gametische Mutation *f*
induced mutation: induzierte Mutation *f*
insertion mutation: Insertionsmutation *f*
K-ras mutation: K-ras-Mutation *f*
lethal mutation: Letalfaktor *m*, Letalgen *nt*
missense mutation: missense-Mutation *f*
nonsense mutation: nonsense-Mutation *f*
numerical chromosomal mutation: numerische Chromosomenmutation *f*
point mutation: Punktmutation *f*
silent mutation: stumme Mutation *f*, silente-Mutation *f*
single-point mutation: Punktmutation *f*
somatic mutation: somatischer Mutation *f*
spontaneous mutation: Spontanmutation *f*
structural chromosomal mutation: strukturelle Chromosomenmutation *f*
suppression mutation: Suppressions-, Suppressormutation *f*, kompensierende Mutation *f*
transitional mutation: Transition *f*
transversional mutation: Transversion *f*
mu|ta|tion|al [mjuːˈteɪʃnl] *adj*: Mutation betreffend, Mutations-; Änderungs-
mute [mjuːt]: **I** *noun* Stumme *m/f* **II** *adj* **1.** stumm **2.** still, schweigend, stumm; wort-, sprachlos
mute|ness [ˈmjuːtnəs] *noun*: **1.** Stummheit *f* **2.** Lautlosigkeit *f*
mu|ti|late [ˈmjuːtleɪt] *vt*: verstümmeln
mu|ti|la|tion [ˌmjuːtəˈleɪʃn] *noun*: Mutilation *f*
mu|tism [ˈmjuːtɪzəm] *noun*: Mutismus *m*
akinetic mutism: Coma vigile, akinetischer Mutismus *m*, vigiles Koma *nt*
elective mutism: elektiver Mutismus *m*
hysterical mutism: neurotischer Mutismus *m*, hysterischer Mutismus *m*
neurotic mutism: hysterischer Mutismus *m*, neurotischer Mutismus *m*
voluntary mutism: elektiver Mutismus *m*
mu|ton [ˈmjuːtɑn] *noun*: Muton *nt*
mut|ter|ing [ˈmʌtərɪŋ] *adj*: mussitierend
mu|tu|al [ˈmjuːtʃəwəl, -tʃəl] *adj*: mutuell, gegenseitig, wechselseitig
mu|tu|al|ism [ˈmjuːtʃ(ə)wəlɪzəm] *noun*: Mutualismus *m*
MUWU *Abk.*: mouse uterine weight unit
MV *Abk.*: **1.** main venule **2.** mechanical ventilation **3.** megavolt **4.** microvibration **5.** microvilli **6.** minute volume **7.** mitral valve **8.** mucoviscidosis
Mv *Abk.*: mendelevium
μV *Abk.*: **1.** microvolt **2.** millivolt
MVA *Abk.*: **1.** mitral valve area **2.** modified vaccinia virus Ankara **3.** multivariate analysis
mval *Abk.*: millival
MVB *Abk.*: **1.** mixed venous blood **2.** multivesicular bodies
MVC *Abk.*: maximal voluntary contraction
MVCAD *Abk.*: multivessel coronary artery disease
MVCF *Abk.*: mean normalized velocity of circumferential fiber shortening
MVCI *Abk.*: mitral valve closure index
MVD *Abk.*: **1.** microvascular decompression **2.** mitral valve disease **3.** multivessel disease
MVE *Abk.*: **1.** mitral valve excursion **2.** Murray Valley encephalitis

MVES *Abk.*: monomorphous ventricular extrasystoles
MVF *Abk.*: mitral valve flow
MVO *Abk.*: mitral valve opening
MVP *Abk.*: mitral valve prolapse
MVPC *Abk.*: multifocal ventricular premature contraction
MVPI *Abk.*: mitral valve prolapse index
MVR *Abk.*: **1.** mitral valve replacement **2.** myocardial vascular resistance
MVRI *Abk.*: mixed vaccine for respiratory infections
MVSD *Abk.*: multiple ventricular septal defect
MVSV *Abk.*: mitral valve stroke volume
MVV *Abk.*: maximum voluntary ventilation
MW *Abk.*: **1.** macroglobulinemia Waldenström **2.** megawatt **3.** microwave **4.** minute work **5.** molecular weight
mw *Abk.*: microwave
μW *Abk.*: microwatt
MWC *Abk.*: maximal work place concentration
MWCS *Abk.*: midwall circumferential systolic stress
MWI *Abk.*: minute work index
MWS *Abk.*: **1.** Mallory-Weiss syndrome **2.** moving window spectrometry
MWT *Abk.*: myocardial wall thickness
mxt. *Abk.*: mixture
My *Abk.*: myopia
my- *präf.*: →*myo-*
my|aes|the|sia [ˌmaɪesˈθiːʒ(ɪ)ə] *noun*: *(brit.)* →*myesthesia*
my|al|gia [maɪˈældʒ(ɪ)ə] *noun*: Muskelschmerz(en *pl*) *m*, Myalgie *f*, Myodynie *f*
myalgia capitis: Myalgia capitis *f*
epidemic myalgia: Bornholmer Krankheit *f*, epidemische Pleurodynie *f*, Myalgia acuta epidemica
MyaR *Abk.*: myasthenic reaction
my|a|sis [ˈmaɪəsɪs] *noun, plura* **-ses** [-siːz]: →*myiasis*
my|as|the|ni|a [ˌmaɪəsˈθiːnɪə] *noun*: Myasthenie *f*, Myasthenia *f*
myasthenia gravis: Myasthenia gravis pseudoparalytica, Erb-Oppenheim-Goldflam-Syndrom *nt*, Erb-Goldflam-Krankheit *f*, Hoppe-Goldflam-Syndrom *nt*, Erb-Oppenheim-Goldflam-Krankheit *f*, Erb-Goldflam-Syndrom *nt*, Goldflam-Krankheit *f*
ocular myasthenia: okuläre Myasthenie *f*
symptomatic myasthenia: symptomatische Myasthenie *f*
my|as|then|ic [ˌmaɪəsˈθʒenɪk] *adj*: Myasthenie betreffend, myasthenisch
my|a|to|ni|a [ˌmaɪəˈtəʊnɪə] *noun*: Myatonie *f*, Amyotonie *f*
myatonia congenita: Myatonia congenita
my|at|o|ny [maɪˈætəniː] *noun*: →*myatonia*
my|at|ro|phy [maɪˈætrəfiː] *noun*: →*muscular atrophy*
my|cel|i|al [maɪˈsiːlɪəl] *adj*: Myzel betreffend, Myzel-
my|cel|i|an [maɪˈsiːlɪən] *adj*: →*mycelial*
my|cel|i|oid [maɪˈsiːlɪɔɪd] *adj*: myzelähnlich, -artig
my|cel|i|um [maɪˈsiːlɪəm] *noun, plural* **-lia** [-lɪə]: Myzel *nt*
aerial mycelium: Luftmyzel *nt*, Reproduktionsmyzel *f*
reproduction mycelium: Reproduktionsmyzel *nt*, Luftmyzel *f*
vegetative mycelium: Substratmyzel *nt*, vegetatives Myzel *nt*
mycet- *präf.*: Pilz-, Myko-, Myzeto-
my|ce|tes [maɪˈsiːtiːz] *plural*: Pilze *f*, Fungi *f*, Myzeten *pl*, Mycota *pl*
my|ce|thae|mi|a [ˌmaɪsəˈθiːmiːə] *noun*: *(brit.)* →*mycethemia*
my|ce|the|mi|a [ˌmaɪsəˈθiːmiːə] *noun*: Pilzsepsis *f*, Fungämie *f*, Mykämie *f*, Myzetämie *f*, Myzethämie *f*
my|ce|tism [ˈmaɪsətɪzəm] *noun*: Myzetismus *m*, Pilzvergiftung *f*
my|ce|tis|mus [maɪsəˈtɪzməs] *noun*: Pilzvergiftung *f*, Myzetismus *m*
myceto- *präf.*: Pilz-, Myko-, Myzeto-
my|ce|to|ge|net|ic [maɪˌsiːtəˈdʒəˈnetɪk] *adj*: durch Pilze verursacht, myzetogen
my|ce|to|gen|ic [ˌmaɪˌsiːtəˈdʒenɪk] *adj*: →*mycetogenetic*
my|ce|tog|e|nous [maɪsɪˈtɑdʒənəs] *adj*: →*mycetogenetic*
my|ce|to|ma [maɪsəˈtəʊmə] *noun, plural* **-mas, -ma|ta** [maɪsəˈtəʊmətə]: Madurafuß *m*, Maduramykose *f*, Myzetom *nt*, Mycetoma *nt*
actinomycotic mycetoma: Aktinomyzetom *nt*
black-grain mycetoma: black-grain mycetoma *nt*
Carter's mycetoma: →*Carter's black mycetoma*
Carter's black mycetoma: Carter-Krankheit *f*, Madurafuß *m* durch Madurella mycetomi
eumycotic mycetoma: Eumyzetom *nt*
my|cid [ˈmaɪsɪd] *noun*: Mykid *nt*
myco- *präf.*: Pilz-, Myko-, Myzeto-
my|co|bac|te|ria [ˌmaɪkəʊbækˈtɪəriːəm] *plural*: →*mycobacterium*
My|co|bac|te|ri|a|ce|ae [ˌmaɪkəʊbækˌtɪərɪˈeɪsɪˌiː] *plural*: Mycobacteriaceae *pl*
my|co|bac|te|ri|o|sis [ˌmaɪkəʊbækˌtɪərɪˈəʊsɪs] *noun*: Mykobakteriose *f*
atypical mycobacteriosis: nichttuberkulöse Mykobakteriose *f*
my|co|bac|te|ri|um [ˌmaɪkəʊbækˈtɪəriːəm] *noun, plural* **-ria** [-rɪə]: Mykobakterium *nt*, Mycobacterium *nt*
anonymous mycobacteria: nicht-tuberkulöse/atypische Mykobakterien *pl*
atypical mycobacteria: atypische/nicht-tuberkulöse Mykobakterien *pl*
group II mycobacteria: skotochromogene Mykobakterien *pl*, Mykobakterien *pl* der Runyon-Gruppe II
group III mycobacteria: nicht-chromogene Mykobakterien *pl*, Mykobakterien *pl* der Runyon-Gruppe III
group IV mycobacteria: schnellwachsende (atypische) Mykobakterien *pl*, Mykobakterien *pl* der Runyon-Gruppe IV
nontuberculous mycobacteria: atypische/nicht-tuberkulöse Mykobakterien *pl*
mycobacteria other than tubercle bacilli: atypische/nicht-tuberkulöse Mykobakterien *pl*
rapidly growing mycobacteria: schnellwachsende (atypische) Mykobakterien *pl*, Mykobakterien *pl* der Runyon-Gruppe IV
My|co|bac|te|ri|um [ˌmaɪkəʊbækˈtɪəriːəm] *noun*: Mycobacterium *nt*
Mycobacterium africanum: Mycobacterium africanum
Mycobacterium avium-intracellulare: Mycobacterium avium-intracellulare, Mycobacterium avium, Mycobacterium intracellulare
Mycobacterium bovis: Rindertuberkelbakterien *pl*, Mycobacterium bovis
Mycobacterium chelonae: Mycobacterium chelonae
Mycobacterium fortuitum: Mycobacterium fortuitum
Mycobacterium kansasii: Mycobacterium kansasii
Mycobacterium leprae: Hansen-Bazillus *m*, Leprabazillus *m*, Leprabakterium *nt*, Mycobacterium leprae
Mycobacterium marinum: Mycobacterium marinum
Mycobacterium paratuberculosis: Johne-Bazillus *m*, Mycobacterium paratuberculosis
Mycobacterium smegmatis: Smegmabakterien *pl*, Mycobacterium smegmatis
Mycobacterium tuberculosis: Tuberkelbazillus *m*, Tuberkulosebazillus *m*, Tuberkelbakterium *nt*, Tuberkulosebakterium *nt*, TB-Bazillus *m*, TB-Erreger *m*, Myco-

bacterium tuberculosis, Mycobacterium tuberculosis var. hominis
Mycobacterium ulcerans: Mycobacterium ulcerans
Mycobacterium xenopi: Mycobacterium xenopi
Mycobacterium brunense: →*Mycobacterium avium-intracellulare*
group I mycobacteria: photochromogene Mykobakterien *pl*, Mykobakterien *pl* der Runyon-Gruppe I

my|co|bac|tin [ˌmaɪkəʊ'bæktɪn] *noun*: Mykobaktin *nt*, Mycobactin *nt*

my|co|der|ma [ˌmaɪkəʊ'dɜrmə] *noun*: Mycoderma *nt*

my|col|o|gy [maɪ'kɑlədʒiː] *noun*: Mykologie *f*, Pilzkunde *f*

my|co|myr|in|gi|tis [ˌmaɪkəʊˌmɪrən'dʒaɪtɪs] *noun*: →*myringomycosis*

my|co|phage ['maɪkəʊfeɪdʒ] *noun*: Pilz-, Mykophage *m*

My|coph|y|ta [maɪ'kɑfɪtə] *plural*: Pilze *pl*, Fungi *pl*, Myzeten *pl*, Mycetes *pl*, Mycophyta *pl*, Mycota *pl*

My|co|plas|ma [maɪkəʊ'plæzmə] *noun*: Mycoplasma *nt*
Mycoplasma hominis: Mycoplasma hominis
Mycoplasma pneumoniae: Eaton-agent *nt*, Mycoplasma pneumoniae
T-strain mycoplasma: Ureaplasma urealyticum

my|co|plas|mal [maɪkəʊ'plæzməl] *adj*: Mykoplasma betreffend, durch Mykoplasma verursacht, Mykoplasma-, Mykoplasmen-

My|co|plas|mas [ˌmaɪkəʊ'plæzməs] *plural*: →*Mycoplasmatales*

My|co|plas|ma|ta|ce|ae [ˌmaɪkəʊˌplæzmə'teɪsɪˌiː] *plural*: Mycoplasmataceae *pl*

My|co|plas|ma|ta|les [ˌmaɪkəʊˌplæzmə'teɪləs] *plural*: Mycoplasmatales *pl*

my|co|plas|mo|sis [ˌmaɪkəʊplæz'məʊsɪs] *noun*: Mykoplasmainfektion *f*

my|cose ['maɪkəʊs] *noun*: Mykose *f*

my|co|side ['maɪkəsaɪd] *noun*: Mykosid *nt*

my|co|sis [maɪ'kəʊsɪs] *noun*: Pilzerkrankung *f*, Mykose *f*, Mycosis *f*
deep mycosis: tiefe Mykose *f*, Systemmykose *f*
mycosis fungoides: Mycosis fungoides
cutaneous mycosis fungoides: kutane Mycosis fungoides, T-Stadium *nt*
mycosis fungoides d'emblée: Mycosis fungoides d'emblée
Gilchrist's mycosis: Gilchrist-Krankheit *f*, nordamerikanische Blastomykose *f*
inoculation mycosis: Verletzungsmykose *f*
interdigital mycosis: Interdigitalmykose *f*
mold mycoses: Schimmelpilz-Mykosen *pl*
obligate pathogenic mycoses: obligat pathogene Mykosen *pl*, außereuropäische Mykosen *pl*
opportunistic mycosis: opportunistische Mykosen *pl*
Posadas' mycosis: Posadas-Mykose *f*, Wüstenfieber *nt*, Wüstenrheumatismus *m*, Talfieber *nt*, kokzidioidales Granulom *nt*, Coccidioidomycose *f*, Coccidioides-Mykose *f*, Kokzidioidomykose *f*, Granuloma coccidioides
subcutaneous mycosis: subkutane Mykose *f*
superficial mycosis: Pilzerkrankung *f* der Haut, oberflächliche Mykose *f*, Dermatomykose *f*, Dermatomycosis *f*
systemic mycosis: tiefe Mykose *f*, Systemmykose *f*
web space mycosis: Interdigitalmykose *f*
yeast mycoses: Hefemykosen *pl*

my|co|stat ['maɪkəstæt]: **I** *noun* fungistatisches Mittel *nt*, Fungistatikum *nt* **II** *adj* Pilzwachstum hemmend, fungistatisch

my|cos|ter|ol [maɪ'kɑstərəl, -rəʊl] *noun*: Mycosterol *nt*

my|co|ta [maɪ'kəʊtə] *plural*: →*mycetes*

my|cot|ic [maɪ'kɑtɪk] *adj*: **1.** Mykose betreffend, mykotisch, Mykose- **2.** durch Pilze verursacht, mykotisch, Pilz-

my|co|tox|i|co|sis [ˌmaɪkəˌtɑksɪ'kəʊsɪs] *noun*, *plural* **-ses** [ˌmaɪkəˌtɑksɪ'kəʊsiːz]: Mykotoxikose *f*

my|co|tox|in [maɪkəʊ'tɑksɪn] *noun*: Pilztoxin *nt*, Mykotoxin *nt*

my|dri|a|sis [mɪ'draɪəsɪs, maɪ-] *noun*: Pupillenweitstellung *f*, -vergrößerung *f*, Mydriasis *f*
alternating mydriasis: Mydriasis alternans, springende Mydriasis *f*, alternierende Mydriasis *f*
amaurotic mydriasis: amaurotische Mydriasis *f*
bounding mydriasis: alternierende/springende Mydriasis *f*, Mydriasis alternans
functional mydriasis: funktionelle Mydriasis *f*
latent mydriasis: latente Mydriasis *f*
leaping mydriasis: alternierende/springende Mydriasis *f*, Mydriasis alternans
paralytic mydriasis: Mydriasis paralytica, paralytische Mydriasis *f*
spasmodic mydriasis: →*spastic mydriasis*
spastic mydriasis: Mydriasis spastica, spastische Mydriasis *f*
spinal mydriasis: Mydriasis spinalis, spinale Mydriasis *f*
springing mydriasis: alternierende/springende Mydriasis *f*, Mydriasis alternans

myd|ri|at|ic [mɪdrɪ'ætɪk, maɪ-]: **I** *noun* pupillenerweiternde Substanz *f*, Mydriatikum *nt*, Mydriaticum *nt* **II** *adj* Pupillenerweiterung/Mydriasis verursachend, pupillenerweiternd, mydriatisch

my|ec|to|my [maɪ'ektəmiː] *noun*: operative Muskel(teil)-entfernung *f*, Myektomie *f*

my|ec|to|pia [ˌmaɪek'təʊpɪə] *noun*: Muskelverlagerung *f*

my|ec|to|py [maɪ'ektəpiː] *noun*: →*myectopia*

myel- *präf.*: Mark-, Rückenmark(s)-, Knochenmark(s)-, Myel(o)-

my|e|lae|mia [maɪə'liːmiːə] *noun*: (*brit.*) →*myelemia*

my|e|lap|o|plex|y [ˌmaɪel'æpəpleksiː] *noun*: Rückenmarks(ein)blutung *f*, Hämatomyelie *f*

my|e|la|te|lia [ˌmaɪelə'tiːlɪə] *noun*: entwicklungsbedingter Rückenmarksdefekt *m*

my|e|lat|ro|phy [ˌmaɪel'ætrəfiː] *noun*: Rückenmark(s)-atrophie *f*

my|e|le|mia [maɪə'liːmiːə] *noun*: →*myelocytosis*

my|e|len|ceph|a|li|tis [ˌmaɪəlenˌsefə'laɪtɪs] *noun*: Entzündung *f* von Gehirn und Rückenmark, Enzephalomyelitis *f*, Encephalomyelitis *f*, Myeloenzephalitis *f*, Myeloencephalitis *f*

my|e|len|ceph|a|lon [ˌmaɪəlen'sefəlɑn] *noun*: **1.** Markhirn *nt*, Myelenzephalon *nt*, Myelencephalon *nt* **2.** Markhirn *nt*, verlängertes Mark *nt*, Medulla oblongata, Bulbus *m* medullae spinalis, Myelencephalon *nt*

my|e|le|ter|o|sis [ˌmaɪəˌletə'rəʊsɪs] *noun*: pathologische Rückenmark(s)veränderung *f*

my|e|lic [maɪ'elɪk] *adj*: **1.** Rückenmark betreffend, Rückenmark(s)- **2.** Knochenmark betreffend, Knochenmark(s)-

my|e|lin ['maɪəlɪn] *noun*: Myelin *nt* **without myelin** ohne Myelin

my|e|li|nat|ed ['maɪəlɪneɪtɪd] *adj*: mit einer Myelinscheide, markhaltig, myelinisiert

my|e|li|na|tion [ˌmaɪəlɪ'neɪʃn] *noun*: Markscheidenbildung *f*, Markreifung *f*, Myelinisation *f*, Myelogenese *f*, Myelinogenese *f*

my|e|lin|ic [maɪə'lɪnɪk] *adj*: Myelin betreffend, Myelin-

my|e|lin|i|za|tion [ˌmaɪəlɪnə'zeɪʃn] *noun*: Markscheidenbildung *f*, Markreifung *f*, Myelinisation *f*, Myel(in)o-

M

genese *f*
my|e|li|noc|la|sis [ˌmaɪəlɪˈnɑkləsɪs] *noun*: Myelinzerstörung *f*
central pontine myelinoclasis: zentrale pontine Myelinolyse *f*
my|e|lin|o|gen|e|sis [ˌmaɪəlɪnəʊˈdʒenəsɪs] *noun*: Markscheidenbildung *f*, Markreifung *f*, Myelinisation *f*, Myel(in)ogenese *f*
my|e|lin|o|ge|net|ic [ˌmaɪəlɪnəʊdʒəˈnetɪk] *adj*: Myel(i-n)ogenese betreffend, myelinbildend, myelinogen
my|e|li|nog|e|ny [ˌmaɪəlɪˈnɑdʒəniː] *noun*: Markscheidenbildung *f*, Markreifung *f*, Myelinisation *f*, Myel(in)o-genese *f*
my|e|li|nol|y|sis [ˌmaɪəlɪˈnɑlɪsɪs] *noun*: Myelinauflösung *f*, Myelinolyse *f*
central pontine myelinolysis: zentrale pontine Myelinolyse *f*
my|e|li|nop|a|thy [ˌmaɪəlɪˈnɑpəθiː] *noun*: Myelinopathie *f*
my|e|lin|o|tox|ic [ˌmaɪəlɪnəˈtɑksɪk] *adj*: die Myelinscheide schädigend, myelinschädigend, myelintoxisch
my|e|lit|ic [ˌmaɪəˈlɪtɪk] *adj*: Rückenmarkentzündung/Myelitis betreffend, myelitisch
my|e|li|tis [ˌmaɪəˈlaɪtɪs] *noun*: **1.** Rückenmarkentzündung *f*, Rückenmarksentzündung *f*, Myelitis *f* **2.** Knochenmarkentzündung *f*, Knochenmarksentzündung *f*, Myelitis *f*, Osteomyelitis *f*
acute myelitis: akute Myelitis *f*
apoplectiform myelitis: apopolektiforme Myelitis *f*, Myelitis apoplectiformis
ascending myelitis: aufsteigende/aszendierende Myelitis *f*
bulbar myelitis: Entzündung *f* der Medulla oblongata
cavitary myelitis: Syringomyelitis *f*
central myelitis: zentrale Myelitis *f*, Myelitis centralis
compression myelitis: Kompressionsmyelopathie *f*
concussion myelitis: →*concussion myelopathy*
descending myelitis: absteigende/deszendierende Myelitis *f*
diffuse myelitis: diffuse Myelitis *f*
disseminated myelitis: disseminierte Myelitis *f*
Foix-Alajouanine myelitis: Foix-Alajouanine-Syndrom *nt*, subakute nekrotisierende Myelitis *f*, Myelitis necroticans
funicular myelitis: Dana-Lichtheim-Krankheit *f*, Lichtheim-Syndrom *nt*, Dana-Syndrom *nt*, Dana-Lichtheim-Putman-Syndrom *nt*, funikuläre Myelose *f*
haemorrhagic myelitis: (*brit.*) →*hemorrhagic myelitis*
hemorrhagic myelitis: hämorrhagische Myelitis/Myelopathie *f*
neuro-optic myelitis: Devic-Syndrom *nt*, Devic-Krankheit *f*, Neuromyelitis optica
phlegmonous myelitis: Markphlegmone *f*
radiation myelitis: Strahlenmyelitis *f*
subacute necrotizing myelitis: Foix-Alajouanine-Syndrom *nt*, subakute nekrotisierende Myelitis *f*, Myelitis necroticans
syphilitic myelitis: syphilitische Myelitis *f*
systemic myelitis: systemische Myelitis *f*
transverse myelitis: Querschnittsmyelitis *f*, Myelitis transversa
traumatic myelitis: traumatische Myelopathie *f*
myelo- *präf.*: Mark-, Rückenmark(s)-, Knochenmark(s)-, Myel(o)-
my|e|lo|ar|chi|tec|ton|ics [ˌmaɪələʊˌɑːrkɪtekˈtɑnɪks] *plural*: Myeloarchitektonik *f*
my|e|lo|blast [ˈmaɪələʊblæst] *noun*: Myeloblast *m*
my|e|lo|blas|tae|mi|a [ˌmaɪələʊblæsˈtiːmiːə] *noun*: (*brit.*) →*myeloblastemia*
my|e|lo|blas|te|mi|a [ˌmaɪələʊblæsˈtiːmiːə] *noun*: Myeloblastämie *f*
my|e|lo|blas|to|ma [ˌmaɪələʊblæsˈtəʊmə] *noun*: Myeloblastom *nt*
my|e|lo|blas|to|ma|to|sis [maɪələʊˌblæstəʊməˈtəʊsɪs] *noun*: Myeloblastomatose *f*
my|e|lo|blas|to|sis [ˌmaɪələʊblæsˈtəʊsɪs] *noun*: Myeloblastose *f*
my|e|lo|cele [ˈmaɪkəʊsiːl] *noun*: Myelozele *f*
my|e|lo|cys|to|cele [ˌmaɪkəʊˈsɪstəsiːl] *noun*: Myelozystozele *f*
my|e|lo|cys|to|me|nin|go|cele [ˌmaɪkəʊˌsɪstəmɪˈnɪŋgəsiːl] *noun*: Myelozystomeningozele *f*
my|e|lo|cyte [ˈmaɪələʊsaɪt] *noun*: Myelozyt *m*
basophilic myelocyte: basophiler Myelozyt *m*
eosinophilic myelocyte: eosinophiler Myelozyt *m*
neutrophilic myelocyte: neutrophiler Myelozyt *m*
my|e|lo|cy|thae|mi|a [ˌmaɪələʊsaɪˈθiːmiːə] *noun*: (*brit.*) →*myelocythemia*
my|e|lo|cy|the|mi|a [ˌmaɪələʊsaɪˈθiːmiːə] *noun*: Myelozytämie *f*, Myelozythämie *f*
my|e|lo|cyt|ic [ˌmaɪələʊˈsɪtɪk] *adj*: Myelozyt(en) betreffend, Myelozyten-
my|e|lo|cy|to|ma [ˌmaɪələʊsaɪˈtəʊmə] *noun*: Myelozytom *nt*
my|e|lo|cy|to|sis [ˌmaɪələʊsaɪˈtəʊsɪs] *noun*: Myelozytose *f*; Myelose *f*
my|e|lo|dys|pla|sia [ˌmaɪələʊdɪsˈpleɪʒ(ɪ)ə, -zɪə] *noun*: Myelodysplasie *f*
my|e|lo|en|ce|phal|ic [ˌmaɪələʊˌensɪˈfælɪk] *adj*: Rückenmark und Gehirn/Zerebrum betreffend, spinozerebral, cerebrospinal, zerebrospinal, enzephalospinal
my|e|lo|en|ceph|a|lit|ic [ˌmaɪələʊenˌsefəˈlɪtɪk] *adj*: Enzephalomyelitis betreffend, myeloenzephalitisch, enzephalomyelitisch
my|e|lo|en|ceph|a|li|tis [ˌmaɪələʊenˌsefəˈlaɪtɪs] *noun*: Entzündung *f* von Gehirn und Rückenmark, Enzephalomyelitis *f*, Encephalomyelitis *f*, Myeloenzephalitis *f*, Myeloencephalitis *f*
my|e|lo|fi|bro|sis [ˌmaɪələʊfaɪˈbrəʊsɪs] *noun*: Knochenmarkfibrose *f*, Knochenmarksfibrose *f*, Myelofibrose *f*, Myelosklerose *f*, Osteomyelofibrose *f*, Osteomyelosklerose *f*
my|e|lof|u|gal [ˌmaɪəˈlɑfjəgəl] *adj*: myelofugal
my|e|lo|gen|e|sis [ˌmaɪələʊˈdʒenəsɪs] *noun*: **1.** Rückenmarksentwicklung *f*, Myelogenese *f* **2.** Markscheidenbildung *f*, Markreifung *f*, Myelinisation *f*, Myelinogenese *f*, Myelogenese *f*
my|e|lo|gen|ic [ˌmaɪələʊˈdʒenɪk] *adj*: →*myelogenous*
my|e|log|e|nous [ˌmaɪəˈlɑdʒənəs] *adj*: im Knochenmark entstanden, aus dem Knochenmark stammend, myelogen, osteomyelogen
my|e|log|e|ny [ˌmaɪəˈlɑdʒəniː] *noun*: Markscheidenbildung *f*, Markreifung *f*, Myelinisation *f*, Myel(in)ogenese *f*
my|e|lo|gram [ˈmaɪələgræm] *noun*: Myelogramm *nt*, Hämatomyelogramm *nt*
my|e|log|ra|phy [ˌmaɪəˈlɑgrəfiː] *noun*: Myelographie *f*, Myelografie *f*
my|e|loid [ˈmaɪələɪd] *adj*: **1.** Knochenmark betreffend, vom Knochenmark stammend, knochenmarkähnlich, markartig, myeloid, Knochenmark(s)- **2.** Rückenmark betreffend, Rückenmark(s)-
my|e|loi|din [ˌmaɪəˈlɔɪdɪn] *noun*: Myeloidin *nt*
my|e|lo|li|po|ma [ˌmaɪələʊlɪˈpəʊmə] *noun*: Myelolipom *nt*
my|e|lol|y|sis [ˌmaɪəˈlɑləsɪs] *noun*: →*myelinolysis*
my|e|lo|ma [ˌmaɪəˈləʊmə] *noun, plural* **-mas, -ma|ta** [maɪəˈləʊmətə]: Myelom *nt*, Myeloma *nt*

Bence-Jones myeloma: Bence-Jones-Krankheit *f*, Bence-Jones-Plasmozytom *nt*, L-Ketten-Krankheit *f*, Leichte-Ketten-Krankheit *f*
endothelial myeloma: endotheliales Myelom *nt*, Ewing-Knochensarkom *nt*
giant cell myeloma: Osteoklastom *nt*
L-chain myeloma: Bence-Jones-Plasmozytom *nt*, Bence-Jones-Krankheit *f*, L-Kettenkrankheit *f*, Leichte-Kettenkrankheit *f*
localized myeloma: solitäres/lokalisiertes Myelom/Plasmozytom *nt*
multiple myeloma: Kahler-Krankheit *f*, Huppert-Krankheit *f*, Morbus *m* Kahler, multiples Myelom *nt*, Plasmozytom *nt*, plasmozytisches Immunozytom *nt*, plasmozytisches Lymphom *nt*
plasma cell myeloma: →*multiple myeloma*
solitary myeloma: solitäres/lokalisiertes Myelom/Plasmozytom *nt*

my|e|lo|ma|la|cia [ˌmaɪələʊmə'leɪʃ(ɪ)ə] *noun*: Myelomalazie *f*

my|e|lo|ma|to|sis [ˌmaɪəˌləʊmə'təʊsɪs] *noun, plural* **-ses** [-siːz]: →*multiple myeloma*

my|e|lo|men|in|git|ic [ˌmaɪələʊˌmenɪn'dʒɪtɪk] *adj*: Myelomeningitis betreffend, myelomeningitisch, meningomyelitisch

my|e|lo|men|in|gi|tis [ˌmaɪələʊˌmenɪn'dʒaɪtɪs] *noun*: Entzündung *f* des Rückenmarks und der Rückenmarkshäute, Myelomeningitis *f*, Meningomyelitis *f*

my|e|lo|me|nin|go|cele [ˌmaɪələʊmɪ'nɪŋgəsiːl] *noun*: Myelomeningozele *f*, Meningomyelozele *f*

my|e|lo|mon|o|cyt|ic [ˌmaɪələʊˌmɑnə'sɪtɪk] *adj*: myelomonozytär

my|e|lo|my|cis [ˌmaɪə'lɑməsiːz] *noun*: →*medullary carcinoma*

my|e|lo|neu|ri|tis [ˌmaɪələʊnjʊə'raɪtɪs, -nʊ-] *noun*: Entzündung *f* von Nerven und Rückenmark, Neuromyelitis *f*

myelo-opticoneuropathy *noun*: Myelooptikoneuropathie *f*
subacute myelo-opticoneuropathy: subakute Myelooptikoneuropathie *f*, subakute myelooptische Neuropathie *f*

my|e|lo|path|ic [ˌmaɪələʊ'pæθɪk] *adj*: Myelopathie betreffend, myelopathisch

my|e|lop|a|thy [ˌmaɪə'lɑpəθiː] *noun*: **1.** Rückenmarkerkrankung *f*, Rückenmarkserkrankung *f*, Myelopathie *f*, Myelopathia *f* **2.** Knochenmarkerkrankung *f*, Knochenmarkserkrankung *f*, Myelopathie *f*, Myelopathia *f*
apoplectiform myelopathy: apoplektiforme Myelopathie *f*, Myelopathia apoplectiformis
ascending myelopathy: aufsteigende/aszendierende Myelopathie *f*
carcinomatous myelopathy: paraneoplastische Myelopathie *f*
compression myelopathy: Kompressionsmyelopathie *f*
concussion myelopathy: traumatische Myelopathie *f*
descending myelopathy: absteigende/deszendierende Myelopathie *f*
funicular myelopathy: funikuläre Myelopathie *f*
haemorrhagic myelopathy: (*brit.*) →*hemorrhagic myelopathy*
hemorrhagic myelopathy: hämorrhagische Myelopathie *f*
paracarcinomatous myelopathy: paraneoplastische Myelopathie *f*
radiation myelopathy: Strahlenmyelopathie *f*
systemic myelopathy: systemische Myelopathie *f*
transverse myelopathy: Querschnittsmyelopathie *f*, Myelopathia transversa
traumatic myelopathy: traumatische Myelopathie *f*
vacuolar myelopathy: vakuoläre Myelopathie *f*

my|e|lo|per|ox|i|dase [ˌmaɪələʊpə'rɑksɪdeɪz] *noun*: Myeloperoxidase *f*

my|e|lo|pe|tal [ˌmaɪə'lɑpətəl] *adj*: myelopetal

my|e|lo|phage ['maɪələʊfeɪdʒ] *noun*: Myelophage *m*

my|e|lo|phthi|sis [ˌmaɪələʊ'tiːsɪs] *noun*: **1.** Rückenmark(s)schwund *m*, Myelophthise *f* **2.** Knochenmark(s)schwund *m*, Panmyelophthise *f*

my|e|lo|plaque ['maɪələʊplæk] *noun*: Knochenmarkriesenzelle *f*, Knochenmarksriesenzelle *f*

my|e|lo|plast ['maɪələʊplæst] *noun*: Myeloplast *m*

my|e|lo|plax ['maɪələʊplæks] *noun, plura* **-plaxes** [-plæksiːz]: →*myeloplaque*

my|e|lo|ple|gia [ˌmaɪələʊ'pliːdʒ(ɪ)ə] *noun*: Spinalparalyse *f*

my|e|lo|poi|e|sis [ˌmaɪələʊpɔɪ'iːsɪs] *noun*: Myelopoese *f*

my|e|lo|poi|et|ic [ˌmaɪələʊpɔɪ'etɪk] *adj*: Myelopoese betreffend, myelopoetisch

my|e|lo|pro|lif|er|a|tive [ˌmaɪələʊprəʊ'lɪfəreɪtɪv] *adj*: durch eine Proliferation des Knochenmarks gekennzeichnet, myeloproliferativ

my|e|lo|ra|dic|u|lit|ic [ˌmaɪələʊrəˌdɪkjə'lɪtɪk] *adj*: Myeloradikulitis betreffend, myeloradikulitisch, radikulomyelitisch

my|e|lo|ra|dic|u|li|tis [ˌmaɪələʊrəˌdɪkjə'laɪtɪs] *noun*: Entzündung *f* von Rückenmark und Spinalnervenwurzeln, Myeloradikulitis *f*, Radikulomyelitis *f*

my|e|lo|ra|dic|u|lo|dys|pla|sia [ˌmaɪələʊrəˌdɪkjələʊdɪs'pleɪʒ(ɪ)ə, -zɪə] *noun*: Myeloradikulodysplasie *f*

my|e|lo|ra|dic|u|lop|a|thy [ˌmaɪələʊrəˌdɪkjə'lɑpəθiː] *noun*: Myeloradikulopathie *f*

my|e|lor|rha|gia [ˌmaɪələʊ'reɪdʒ(ɪ)ə] *noun*: Hämatomyelie *f*

my|e|lo|sar|co|ma|to|sis [ˌmaɪələʊˌsɑːrkəmə'təʊsɪs] *noun*: →*multiple myeloma*

my|e|los|chi|sis [maɪə'lɑskəsɪs] *noun*: Myeloschisis *f*

my|e|lo|scin|ti|gram [ˌmaɪələ'sɪntəgræm] *noun*: Myeloszintigramm *nt*

my|e|lo|scin|tig|ra|phy [ˌmaɪələʊsɪn'tɪgrəfiː] *noun*: Myeloszintigraphie *f*, Myeloszintigrafie *f*

my|e|lo|scle|ro|sis [ˌmaɪələʊsklɪ'rəʊsɪs] *noun*: **1.** →*myelofibrosis* **2.** Myelosklerose *f*

my|e|lo|sis [ˌmaɪə'ləʊsɪs] *noun*: Myelose *f*; Myelozytose *f*
acute erythraemic myelosis: (*brit.*) →*acute erythremic myelosis*
acute erythremic myelosis: Di Guglielmo-Krankheit *f*, Di Guglielmo-Syndrom *nt*, akute Erythrämie *f*, akute Erythromyelose *f*, akute erythrämische Myelose *f*, Erythroblastose *f* des Erwachsenen
aleukaemic myelosis: (*brit.*) →*aleukemic myelosis*
aleukemic myelosis: leukoerythroblastische Anämie *f*, primäre myeloische Metaplasie *f*, idiopathische myeloische Metaplasie *f*, Leukoerythroblastose *f*
chronic nonleukaemic myelosis: (*brit.*) →*chronic nonleukemic myelosis*
chronic nonleukemic myelosis: →*nonleukemic myelosis*
erythraemic myelosis: (*brit.*) →*erythremic myelosis*
erythremic myelosis: Erythromyelose *f*
funicular myelosis: Dana-Lichtheim-Krankheit *f*, funikuläre Myelose *f*
nonleukaemic myelosis: (*brit.*) →*nonleukemic myelosis*
nonleukemic myelosis: primäre myeloische Metaplasie *f*, idiopathische myeloische Metaplasie *f*, Leukoerythroblastose *f*, leukoerythroblastische Anämie *f*

my|e|lo|sup|pres|sion [ˌmaɪələʊsə'preʃn] *noun*: Knochen-

markdepression *f*, Knochenmarksdepression *f*, Knochenmarkhemmung *f*, Knochenmarkshemmung *f*
splenomegalic myelosuppression: splenomegale Markhemmung *f*
my|e|lo|sup|pres|sive [ˌmaɪələʊsəˈpresɪv]: I *noun* myelodepressive Substanz *f* II *adj* knochenmarkhemmend, knochenmarkshemmend, myelodepressiv
my|e|lo|syph|i|lis [ˌmaɪələʊˈsɪf(ə)lɪs] *noun*: Rückenmark(s)syphilis *f*
my|e|lo|sy|rin|go|sis [ˌmaɪələʊsɪrɪŋˈɡəʊsɪs] *noun*: Syringomyelie *f*
my|e|lo|tome [ˈmaɪələtəʊm] *noun*: Myelotom *nt*
my|e|lo|to|mog|ra|phy [ˌmaɪələʊtəˈmɑɡrəfiː] *noun*: Myelotomographie *f*, Myelotomografie *f*
my|e|lot|o|my [ˌmaɪəˈlɑtəmiː] *noun*: Myelotomie *f*
my|e|lo|tox|ic [ˌmaɪələʊˈtɑksɪk] *adj*: das Knochenmark/Medulla ossium schädigend, knochenmarkstoxisch, knochenmarkschädigend, myelotoxisch
my|e|lo|tox|ic|i|ty [ˌmaɪələʊtɑkˈsɪsətiː] *noun*: Knochenmarkschädlichkeit *f*, Knochenmarksschädlichkeit *f*, Myelotoxizität *f*
my|es|the|sia [ˌmaɪesˈθiːʒ(ɪ)ə] *noun*: Muskelsensibilität *f*, -sinn *m*, Myästhesie *f*
MyG *Abk.*: myasthenia gravis
my|ia|sis [ˈmaɪ(j)əsɪs, maɪˈaɪəsɪs] *noun, plural* **-ses** [-siːz]: Fliegenmadenkrankheit *f*, Madenkrankheit *f*, Myiasis *f*
creeping myiasis: creeping disease *nt*, Hautmaulwurf *m*, Larva migrans, Myiasis linearis migrans
dermatobial myiasis: Dasselbeule *f*, furunkuloide Myiasis *f*, Beulenmyiasis *f*, Dermatobiasis *f*
ocular myiasis: Ophthalmomyiasis *f*
wound myiasis: Wundmyiasis *f*, Wundmadenfraß *m*
my|i|o|ceph|a|lon [ˌmaɪjəʊˈsefəlɑn, maɪˌaɪə-] *noun*: Irisprolaps *m*, -hernie *f*, Iridozele *f*
my|i|o|ceph|a|lum [ˌmaɪjəʊˈsefələm] *noun*: →*myiocephalon*
my|i|o|des|op|sia [ˌmaɪjəʊdesˈɑpsɪə] *noun*: →*muscae volitantes*
my|i|o|sis [maɪˈjəʊsɪs, ˌmaɪaɪˈəʊsɪs] *noun, plura* **-ses** [-siːz]: →*myiasis*
my|i|tis [maɪˈaɪtɪs] *noun*: →*myositis*
myko- *präf.*: Pilz-, Myko-, Myzeto-
my|kol [ˈmaɪkəl, -kɑl] *noun*: Mykolsäure *f*
my|lo|hy|oid [ˌmaɪləʊˈhaɪɔɪd] *adj*: Kiefer und Zungenbein betreffend
my|lo|hy|oi|de|an [ˌmaɪləʊhaɪˈɔɪdɪən] *adj*: →*mylohyoid*
my|lo|hy|oi|de|us [ˌmaɪləʊhaɪˈɔɪdɪəs] *noun*: Mylohyoideus *m*, Musculus mylohyoideus
my|lo|pha|ryn|ge|us [ˌmaɪləʊfəˈrɪndʒ(ɪ)əs] *noun*: Pars mylopharyngea musculi constrictoris pharyngis superioris
myo- *präf.*: Muskel-, My(o)-
my|o|al|bu|min [ˌmaɪəʊælˈbjuːmɪn] *noun*: Myoalbumin *nt*
my|o|as|the|ni|a [ˌmaɪəʊæsˈθiːnɪə] *noun*: Muskelschwäche *f*, Myasthenie *f*
my|o|at|ro|phy [ˌmaɪəʊˈætrəfiː] *noun*: Muskelatrophie *f*, Muskelschwund *m*, Myatrophie *f*
my|o|blast [ˈmaɪəʊblæst] *noun*: Myoblast *m*
my|o|blas|tic [ˌmaɪəʊˈblæstɪk] *adj*: Myoblast(en) betreffend, Myoblasten-
my|o|blas|to|ma [ˌmaɪəʊblæsˈtəʊmə] *noun*: Myoblastom *nt*, Abrikossoff-Geschwulst *f*, Abrikossoff-Tumor *m*, Myoblastenmyom *nt*, Granularzelltumor *m*
granular-cell myoblastoma: →*myoblastoma*
my|o|blas|to|my|o|ma [maɪəʊˌblæstəmaɪˈəʊmə] *noun*: →*myoblastoma*
granular-cell myoblastomyoma: →*myoblastoma*
my|o|car|di|ac [ˌmaɪəʊˈkɑːrdɪæk] *adj*: Herzmuskel/Myokard betreffend, myokardial
my|o|car|di|al [ˌmaɪəʊˈkɑːrdɪəl] *adj*: Herzmuskel/Myokard betreffend, myokardial
my|o|car|di|op|a|thy [ˌmaɪəʊkɑːrdɪˈɑpəθiː] *noun*: Myokardiopathie *f*, Kardiomyopathie *f*, Cardiomyopathie *f*
peripartal myocardiopathy: →*peripartal cardiomyopathy*
peripartum myocardiopathy: →*peripartal cardiomyopathy*
postpartal myocardiopathy: postpartale Kardiomyopathie/Myokardiopathie *f*
postpartum myocardiopathy: →*postpartum cardiomyopathy*
secondary myocardiopathy: sekundäre Kardiomyopathie/Myokardiopathie *f*
my|o|car|di|or|rha|phy [ˌmaɪəʊkɑːrdɪˈɔrəfiː] *noun*: Herzmuskel-, Myokardnaht *f*
my|o|car|di|o|sis [ˌmaɪəʊkɑːrdɪˈəʊsɪs] *noun*: Myokardose *f*
my|o|car|dit|ic [ˌmaɪəʊkɑːrˈdɪtɪk] *adj*: Herzmuskelentzündung/Myokarditis betreffend, myokarditisch
my|o|car|di|tis [ˌmaɪəʊkɑːrˈdaɪtɪs] *noun*: Herzmuskelentzündung *f*, Myokardentzündung *f*, Myokarditis *f*, Myocarditis *f*
acute bacterial myocarditis: (akute) bakterielle Myokarditis *f*
acute isolated myocarditis: idiopathische Myokarditis *f*, Fiedler-Myokarditis *f*
bacterial myocarditis: bakterielle Myokarditis *f*
chagasic myocarditis: Chagas-Myokarditis *f*
diphtheritic myocarditis: diphtherische Myokarditis *f*, Myokarditis *f* bei Diphtherie
Fiedler's myocarditis: Fiedler-Myokarditis *f*, idiopathische Myokarditis *f*, akute idiopathische Riesenzellmyokarditis *f*
giant cell myocarditis: Riesenzellmyokarditis *f*
granulomatous myocarditis: granulomatöse Myokarditis *f*
idiopathic myocarditis: idiopathische Myokarditis *f*, Fiedler-Myokarditis *f*, akute idiopathische Riesenzellmyokarditis *f*
infectious-allergic myocarditis: infektiös-allergische Myokarditis *f*, infektallergische Myokarditis *f*
infectious-toxic myocarditis: infekttoxische Myokarditis *f*
interstitial myocarditis: interstitielle Myokarditis *f*
necrotizing myocarditis: nekrotisierende Myokarditis *f*
nonpurulent myocarditis: nicht-eitrige Myokarditis *f*
nonsuppurative myocarditis: nicht-eitrige Myokarditis *f*
purulent myocarditis: eitrige Myokarditis *f*
rheumatic myocarditis: rheumatische Myokarditis *f*, Myocarditis rheumatica
scarlet fever myocarditis: Scharlachmyokarditis *f*
serous myocarditis: seröse Myokarditis *f*
toxic myocarditis: toxische Myokarditis *f*
tuberculoid myocarditis: Riesenzellmyokarditis *f*
tuberculous myocarditis: tuberkulöse Myokarditis *f*
viral myocarditis: Virusmyokarditis *f*
my|o|car|di|um [ˌmaɪəʊˈkɑːrdɪəm] *noun, plural* **-dia** [-dɪə]: Herzmuskulatur *f*, Myokard *nt*, Myocardium *nt*
hibernating myocardium: hibernating myocardium *nt*
ventricular myocardium: Kammer-, Ventrikelmyokard *nt*
working myocardium: Arbeitsmuskulatur *f*, -myokard *nt*
my|o|car|do|sis [ˌmaɪəʊkɑːrˈdəʊsɪs] *noun*: Myokardose *f*
my|o|cele [ˈmaɪəsiːl] *noun*: Muskelhernie *f*, Myozele *f*
my|o|cel|i|al|gia [ˌmaɪəʊˌsiːlɪˈældʒ(ɪ)ə] *noun*: Bauchmus-

kelschmerz(en *pl*) *m*

my|o|cel|li|tis [ˌmaɪəʊsɪˈlaɪtɪs] *noun*: Bauchmuskelentzündung *f*

my|o|cep|tor [ˈmaɪəʊseptər] *noun*: motorische Endplatte *f*

my|o|ce|ro|sis [ˌmaɪəʊsɪˈrəʊsɪs] *noun*: wachsartige Muskeldegeneration *f*

my|o|chor|dit|ic [ˌmaɪəʊkɔːrˈdɪtɪk] *adj*: Stimmmuskelentzündung/Myochorditis betreffend, myochorditisch

my|o|chor|di|tis [ˌmaɪəʊkɔːrˈdaɪtɪs] *noun*: Stimmmuskelentzündung *f*, Myochorditis *f*

my|o|chrome [ˈmaɪəʊkrəʊm] *noun*: Myochrom *nt*

my|o|cin|e|sim|e|ter [ˌmaɪəʊˌsɪnəˈsɪmɪtər] *noun*: →*myokinesimeter*

my|o|clo|nia [ˌmaɪəʊˈkləʊnɪə] *noun*: Myoklonie *f*, Myoclonia *f*

my|o|clon|ic [ˌmaɪəʊˈklɑnɪk, -ˈkləʊ-] *adj*: myoklonisch

my|oc|lo|nus [maɪˈɑklənəs] *noun*: Myoklonus *m*

palatal myoclonus: Gaumensegelnystagmus *m*

physiologic myoclonus: physiologischer Myoklonus *m*

symptomatic myoclonus: symptomatischer Myoklonus *m*

my|o|coe|li|al|gia [ˌmaɪəʊˌsiːlɪˈældʒ(ɪ)ə] *noun*: (*brit.*) →*myocelialgia*

my|o|coe|li|tis [ˌmaɪəʊsɪˈlaɪtɪs] *noun*: (*brit.*) →*myocelitis*

my|o|col|pit|ic [maɪəkɑlˈpɪtɪk] *adj*: Myokolpitis betreffend, myokolpitisch

my|o|col|pi|tis [maɪəkɑlˈpaɪtɪs] *noun*: Entzündung *f* der Scheidenmuskulatur, Myokolpitis *f*

my|oc|u|la|tor [maɪˈɑkjəleɪtər] *noun*: Myokulator *m*

my|o|cyte [ˈmaɪəʊsaɪt] *noun*: Muskelzelle *f*, Myozyt *m*

Anichkov's myocyte: Kardiohistiozyt *m*, Anitschkow-Zelle *f*, Anitschkow-Myozyt *m*

Anitschkow's myocyte: →*Anichkov's myocyte*

my|o|cy|tol|y|sis [ˌmaɪəʊsaɪˈtɑlɪsɪs] *noun*: Muskelfaserauflösung *f*, Myozytolyse *f*

my|o|cy|to|ma [ˌmaɪəʊsaɪˈtəʊmə] *noun*: Myozytom *nt*

my|o|de|gen|er|a|tion [ˌmaɪəʊdɪˌdʒenəˈreɪʃn] *noun*: Muskeldegeneration *f*

my|o|de|mia [ˌmaɪəʊˈdiːmiːə] *noun*: fettige Muskeldegeneration *f*

my|o|de|sis [ˌmaɪəʊˈdiːsɪs] *noun*: Myodese *f*

my|o|des|op|sia [ˌmaɪəʊdesˈɑpsɪə] *noun*: →*muscae volitantes*

my|o|di|as|ta|sis [ˌmaɪəʊdaɪˈæstəsɪs] *noun*: Muskeldiastase *f*

my|o|dy|na|mom|e|ter [ˌmaɪəʊdaɪnəˈmɑmɪtər] *noun*: Myodynamometer *nt*

my|o|dyn|i|a [ˌmaɪəʊˈdiːnɪə] *noun*: Muskelschmerz(en *pl*) *m*, Myodynie *f*, Myalgie *f*

my|o|dys|to|nia [ˌmaɪəʊdɪsˈtəʊnɪə] *noun*: Myodystonie *f*

my|o|dys|to|ny [ˌmaɪəʊˈdɪstəniː] *noun*: →*myodystonia*

my|o|dys|tro|phia [ˌmaɪəʊdɪsˈtrəʊfɪə] *noun*: →*myodystrophy*

my|o|dys|tro|phy [ˌmaɪəʊˈdɪstrəfiː] *noun*: Muskeldystrophie *f*, Myodystrophie *f*, Dystrophia musculorum

my|o|e|de|ma [ˌmaɪəʊɪˈdiːmə] *noun*: **1.** Muskelödem *nt* **2.** idiomuskuläre Kontraktion *f*

my|o|e|las|tic [ˌmaɪəʊɪˈlæstɪk] *adj*: myoelastisch

my|o|e|lec|tric [ˌmaɪəʊɪˈlektrɪk] *adj*: myoelektrisch

my|o|e|lec|tri|cal [ˌmaɪəʊɪˈlektrɪkl] *adj*: myoelektrisch

my|o|en|do|car|dit|ic [ˌmaɪəʊˌendəʊkɑːrˈdɪtɪk] *adj*: Myoendokarditis betreffend, myoendokarditisch

my|o|en|do|car|di|tis [ˌmaɪəʊˌendəʊkɑːrˈdaɪtɪs] *noun*: Entzündung *f* von Myokard und Endokard, Myoendokarditis *f*

my|o|ep|i|the|li|oid [ˌmaɪəʊˌepɪˈθiːlɪɔɪd] *adj*: epithelähnlich, epitheloid

my|o|ep|i|the|li|o|ma [maɪəʊˌepɪˌθɪlɪˈəʊmə] *noun*: Myoepitheliom *nt*

clear cell myoepithelioma: hellzelliges Myoepitheliom *nt*

my|o|ep|i|the|li|um [ˌmaɪəʊepɪˈθiːlɪəm] *noun*: Myoepithel *nt*

my|o|fas|ci|tis [ˌmaɪəʊfəˈsaɪtɪs] *noun*: Myositis fibrosa

my|o|fi|bril [ˌmaɪəʊˈfaɪbrəl, -fɪb-] *noun*: Muskelfaser *f*, Myofibrille *f*

my|o|fi|bril|la [ˌmaɪəʊˈfaɪbrɪlə, -ˈfɪb-] *noun, plura* **-lae** [-liː]: →*myofibril*

my|o|fi|bril|lar [ˌmaɪəʊˈfaɪbrələr, -ˈfɪb-] *adj*: Muskelfaser/Myofibrille betreffend, myofibrillär

my|o|fi|bro|blast [ˌmaɪəʊˈfaɪbrəblæst] *noun*: Myofibroblast *m*

my|o|fi|bro|ma [ˌmaɪəʊfaɪˈbrəʊmə] *noun*: Myofibrom *nt*, Fibromyom *nt*

my|o|fi|bro|sis [ˌmaɪəʊfaɪˈbrəʊsɪs] *noun*: Myofibrosis *f*

myofibrosis of the heart: Myokardfibrose *f*, Myofibrosis cordis

my|o|fi|bro|sit|ic [ˌmaɪəʊˌfaɪbrəˈsɪtɪk] *adj*: Myofibrositis betreffend, myofibrositisch

my|o|fi|bro|si|tis [ˌmaɪəʊˌfaɪbrəˈsaɪtɪs] *noun*: Myofibrositis *f*

my|o|fil|a|ment [ˌmaɪəʊˈfɪləmənt] *noun*: Myofilament *nt*

thick myofilament: Myosinfilament *nt*

thin myofilament: Aktinfilament *nt*

my|o|gel|o|sis [ˌmaɪəʊdʒɪˈləʊsɪs] *noun*: Myogelose *f*

my|o|gen [ˈmaɪəʊdʒən] *noun*: Myogen *nt*

my|o|gen|e|sis [ˌmaɪəʊˈdʒenəsɪs] *noun*: Muskelentwicklung *f*, Myogenese *f*

my|o|ge|net|ic [ˌmaɪəʊdʒəˈnetɪk] *adj*: Myogenese betreffend, myogenetisch

my|o|gen|ic [ˌmaɪəʊˈdʒenɪk] *adj*: **1.** muskel(gewebe)bildend, myogen **2.** vom Muskel(gewebe) ausgehend, myogen

my|og|e|nous [maɪˈɑdʒənəs] *adj*: vom Muskel(gewebe) ausgehend, myogen

my|og|lia [maɪˈɑglɪə] *noun*: Myoglia *f*

my|o|glo|bin [ˌmaɪəˈgləʊbɪn] *noun*: Myoglobin *nt*

my|o|glo|bin|u|ri|a [ˌmaɪəʊˌgləʊbɪˈn(j)ʊəriːə] *noun*: Myoglobinurie *f*

familial myoglobinuria: idiopathische/familiäre Myoglobinurie *f*

idiopathic myoglobinuria: idiopathische/familiäre Myoglobinurie *f*

spontaneous myoglobinuria: idiopathische/familiäre Myoglobinurie *f*

my|o|glo|bin|u|ric [ˌmaɪəʊˌgləʊbɪˈn(j)ʊərɪk] *adj*: Myoglobinurie betreffend, myoglobinurisch

my|o|glob|u|lin [ˌmaɪəʊˈglɑbjəlɪn] *noun*: Myoglobulin *nt*

my|o|glob|u|lin|ae|mi|a [ˌmaɪəʊˌglɑbjəlɪˈniːmiːə] *noun*: (*brit.*) →*myoglobulinemia*

my|o|glob|u|lin|e|mi|a [ˌmaɪəʊˌglɑbjəlɪˈniːmiːə] *noun*: Myoglobulinämie *f*

my|o|glob|u|lin|u|ri|a [ˌmaɪəʊˌglɑbjəlɪˈn(j)ʊəriːə] *noun*: Myoglobulinurie *f*

my|o|gram [ˈmaɪəʊgræm] *noun*: Myogramm *nt*

my|o|graph [ˈmaɪəʊgræf] *noun*: Myograph *m*, Myograf *m*

my|og|ra|phy [maɪˈɑgrəfiː] *noun*: Myographie *f*, Myografie *f*

my|o|hae|ma|tin [ˌmaɪəˈhiːmətɪn, -ˈhem-] *noun*: (*brit.*) →*myohematin*

my|o|hae|mo|glo|bin [ˌmaɪəʊˈhiːməgləʊbɪn] *noun*: (*brit.*) →*myoglobin*

my|o|he|ma|tin [ˌmaɪəˈhiːmətɪn, -ˈhem-] *noun*: **1.** Myohämatin *nt* **2.** →*myoglobin*

my|o|he|mo|glo|bin [ˌmaɪəʊˈhiːməgləʊbɪn] *noun*: →*myoglobin*

my|o|hy|per|pla|sia [ˌmaɪəʊˌhaɪpərˈpleɪʒ(ɪ)ə] *noun*: Mus-

kelhyperplasie *f*, Myohyperplasie *f*, Myohyperplasia *f*
my|o|hy|per|tro|phia [ˌmaɪəʊˌhaɪpər'trəʊfɪə] *noun*: Muskelhypertrophie *f*
my|oid ['maɪɔɪd] *adj*: einem Muskel ähnlich, muskel(zellen)ähnlich, myoid
my|oi|dem [maɪ'ɔɪdem] *noun*: →*myoedema*
my|oi|de|ma [ˌmaɪɔɪ'di:mə] *noun*: →*myoedema*
my|o|id|ism [maɪə'ɪdɪzəm] *noun*: idiomuskuläre Kontraktion *f*
myo-inositol *noun*: meso-Inositol *nt*, meso-Inosit *nt*, myo-Inositol *nt*, myo-Inosit *nt*
my|o|is|chae|mia [ˌmaɪəɪ'ski:mi:ə, -mjə] *noun*: (*brit.*) →*myoischemia*
my|o|is|che|mia [ˌmaɪəɪ'ski:mi:ə, -mjə] *noun*: Muskelischämie *f*
my|o|ke|ro|sis [ˌmaɪəʊke'rəʊsɪs] *noun*: →*myocerosis*
my|o|ki|nase [ˌmaɪəʊ'kaɪneɪz, -'kɪ-] *noun*: Adenylatkinase *f*, Myokinase *f*, AMP-Kinase *f*, A-Kinase *f*
my|o|kin|e|sim|e|ter [ˌmaɪəʊˌkɪnə'sɪmətər] *noun*: Myokinesimeter *nt*
my|o|ki|ne|sis [ˌmaɪəʊkɪ'ni:sɪs, -kaɪ-] *noun*: Muskelbewegung *f*, Myokinese *f*
my|o|kin|in [ˌmaɪəʊ'kaɪnɪn, -'kɪ-] *noun*: Myokinin *nt*
my|o|kym|ia [ˌmaɪəʊ'kɪmɪə, -'kaɪ-] *noun*: Myokymie *f*
my|o|lem|ma [ˌmaɪəʊ'lemə] *noun*: Myolemm *nt*, Sarkolemm *nt*
my|o|li|po|ma [ˌmaɪəʊlaɪ'pəʊmə] *noun*: Myolipom *nt*
my|ol|y|sis [maɪ'ɑlɪsɪs] *noun*: Myolyse *f*
myolysis cardiotoxica: Myolysis cordis toxica
toxic myolysis: toxische Myolyse *f*
my|o|ma [maɪ'əʊmə] *noun, plural* **-mas, -ma|ta** [maɪ'əʊmətə]: Myom *nt*, Myoma *nt*
uterine myoma: Myoma uteri
my|o|ma|la|cia [ˌmaɪəmə'leɪʃ(ɪ)ə] *noun*: Muskelerweichung *f*, Myomalazie *f*, Myomalacia *f*
my|o|ma|tec|to|my [ˌmaɪəʊmə'tektəmi:] *noun*: Myomenukleation *nt*
my|o|ma|to|sis [ˌmaɪəʊmə'təʊsɪs] *noun*: Myomatose *f*
my|om|a|tous [maɪ'ɑmətəs] *adj*: Myom betreffend, einem Myom ähnlich, myomatös
my|o|mec|to|my [maɪə'mektəmi:] *noun*: Myomenukleation *nt*
abdominal myomectomy: transabdominelle Myomektomie *f*, Laparomyomektomie *f*
vaginal myomectomy: transvaginale Myomektomie *f*, Kolpomyomektomie *f*
my|o|mel|a|no|sis [ˌmaɪəʊˌmelə'nəʊsɪs] *noun*: Myomelanose *f*
my|o|mere ['maɪəʊmɪər] *noun*: Muskelsegment *nt*, Myomere *f*
my|om|er|ism ['maɪəʊmərɪzəm] *noun*: Myomerie *f*
my|om|e|ter [maɪ'ɑmɪtər] *noun*: Myometer *nt*
my|o|me|trit|ic [ˌmaɪəmɪ'trɪtɪk] *adj*: Myometritis/Myometriumentzündung betreffend, myometritisch
my|o|me|tri|tis [ˌmaɪəmɪ'traɪtɪs] *noun*: Entzündung *f* der Gebärmuttermuskulatur, Myometritis *f*, Myometriumentzündung *f*
my|o|me|tri|um [ˌmaɪəʊ'mi:tri:əm] *noun*: Muskelschicht *f* der Gebärmutter, Uterusmuskulatur *f*, Myometrium *nt*, Tunica muscularis uteri
my|o|mot|o|my [maɪə'mɑtəmi:] *noun*: Myomotomie *f*
my|on ['maɪɑn] *noun*: Myon *nt*
my|o|ne|cro|sis [ˌmaɪənɪ'krəʊsɪs] *noun*: Muskelnekrose *f*, Myonekrose *f*
clostridial myonecrosis: Gasbrand *m*, Gasgangrän *f*, Gasödem *nt*, malignes Ödem *nt*
my|o|neme ['maɪəni:m] *noun*: Stielfaden *m*, Myonema *nt*
my|o|neu|ral [ˌmaɪəʊ'njʊərəl, -'nʊr-] *adj*: Muskel(n) und Nerv(en) betreffend, von Muskeln und Nerven ausgehend, myoneural, myoneuronal, neuromuskulär
my|o|neu|ral|gia [ˌmaɪəʊnjʊ'rældʒ(ɪ)ə] *noun*: **1.** Muskelschmerz(en *pl*) *m*, Myalgie *f*, Myodynie *f* **2.** Muskelneuralgie *f*
my|on|o|sus [maɪ'ɑnəsəs] *noun*: Myopathie *f*
myo-oedema *noun*: (*brit.*) →*myoedema*
my|o|pa|chyn|sis [ˌmaɪəpə'kɪnsɪs] *noun*: Muskelhypertrophie *f*
my|o|pal|mus [ˌmaɪəʊ'pælməs] *noun*: Muskelzuckung *f*
my|o|pa|ral|y|sis [ˌmaɪəʊpə'rælɪsɪs] *noun*: Myoparalyse *f*
my|o|pa|re|sis [ˌmaɪəʊpə'ri:sɪs] *noun*: unvollständige Muskellähmung *f*, Muskelschwäche *f*, Myoparese *f*
my|o|path|ia [ˌmaɪəʊ'pæθɪə] *noun*: →*myopathy*
my|o|path|ic [ˌmaɪəʊ'pæθɪk] *adj*: Myopathie betreffend, myopathisch
my|op|a|thy [maɪ'ɑpəθi:] *noun*: Muskelerkrankung *f*, Myopathie *f*, Myopathia *f*
acute toxic myopathy: akute toxische Rhabdomyolyse *f*, akute toxische Myopathie *f*
alcoholic myopathy: Alkoholmyopathie *f*
carcinomatous myopathy: Lambert-Eaton-Syndrom *nt*, pseudomyasthenisches Syndrom *nt*
centronuclear myopathy: zentronukleäre Myopathie *f*
corticosteroid-induced myopathy: Steroidmyopathie *f*
endocrine myopathy: endokrine Myopathie *f*
glycogen storage myopathy: Glykogenspeichermyopathie *f*
hereditary metabolic myopathies: hereditäre metabolische Myopathien *pl*
lipid storage myopathy: Lipidspeichermyopathie *f*
metabolic myopathy: metabolische Myopathie *f*
mitochondrial myopathies: mitochondriale Myopathien *pl*
myotubular myopathy: zentronukleäre Myopathie *f*
nemaline myopathy: Nemalinmyopathie *f*
ocular myopathy: okuläre Myopathie *f*
rod myopathy: Nemalinmyopathie *f*
steroid-induced myopathy: Steroidmyopathie *f*
structural myopathy: Strukturmyopathie *f*
thyrotoxic myopathy: thyreotoxische Myopathie *f*
toxic myopathy: toxische Myopathie *f*
my|ope ['maɪəʊp] *noun*: Kurzsichtige *m/f*, Myope *m/f*
my|o|per|i|car|dit|ic [maɪəˌperɪkɑ:r'dɪtɪk] *adj*: Myoperikarditis betreffend, myoperikarditisch, perimyokarditisch
my|o|per|i|car|di|tis [maɪəˌperɪkɑ:r'daɪtɪs] *noun*: Entzündung *f* von Myokard und Perikard, Myoperikarditis *f*, Perimyokarditis *f*
my|o|pia [maɪ'əʊpɪə] *noun*: Kurzsichtigkeit *f*, Myopie *f*
axial myopia: Achsenmyopie *f*
curvature myopia: Krümmungsmyopie *f*
degenerative myopia: →*malignant myopia*
index myopia: Brechungsmyopie *f*
malignant myopia: bösartige/maligne Myopie *f*, Myopia maligna, Myopia progessiva
night myopia: Nachtmyopie *f*
pathologic myopia: →*malignant myopia*
pernicious myopia: →*malignant myopia*
progressive myopia: →*malignant myopia*
severe myopia: hohe Myopie *f*
simple myopia: Schulmyopie *f*, Myopia simplex
transient myopia: vorübergehende/transiente Myopie *f*
my|op|ic [maɪ'ɑpɪk, -'əʊp-] *adj*: Kurzsichtigkeit/Myopie betreffend, von ihr betroffen, myop, kurzsichtig
my|o|plasm ['maɪəplæzəm] *noun*: Myoplasma *nt*

my|o|plas|tic [ˌmaɪəʊ'plæstɪk] *adj*: Myoplastik betreffend, myoplastisch
my|o|plas|ty ['maɪəʊˌplæstiː] *noun*: Myoplastik *f*, Muskelplastik *f*
my|o|pro|tein [ˌmaɪəʊ'prəʊtiːn, -tiːɪn] *noun*: Muskel-, Myoprotein *nt*
my|op|sis [maɪ'ɑpsɪs] *noun*: →*muscae volitantes*
MyoR *Abk.*: myotonic reaction
my|o|re|cep|tor [ˌmaɪərɪ'septər] *noun*: Muskel-, Myorezeptor *m*
my|or|rha|phy [maɪ'ɔrəfiː] *noun*: Muskelnaht *f*, Myorrhaphie *f*
my|or|rhex|is [ˌmaɪə'reksɪs] *noun*: Muskelriss *m*, Muskelruptur *f*, Myorrhexis *f*
my|o|sal|gia [ˌmaɪə'sældʒ(ɪ)ə] *noun*: →*myalgia*
my|o|sal|pin|git|ic [ˌmaɪəʊˌsælpɪŋ'dʒɪtɪk] *adj*: Myosalpingitis betreffend, myosalpingitisch
my|o|sal|pin|gi|tis [ˌmaɪəʊˌsælpɪŋ'dʒaɪtɪs] *noun*: Entzündung *f* der Muskelschicht des Eileiters, Myosalpingitis *f*
my|o|sal|pinx [ˌmaɪəʊ'sælpɪŋks] *noun*: Myosalpinx *f*
my|o|san ['maɪəsæn] *noun*: Myosan *nt*
my|o|sar|co|ma [ˌmaɪəʊsɑːr'kəʊmə] *noun*: Myosarkom *nt*, Myosarcoma *nt*
my|o|schwan|no|ma [ˌmaɪəʊʃwɑ'nəʊmə] *noun*: Schwannom *nt*, Neurinom *nt*, Neurilem(m)om *nt*
my|o|scle|ro|sis [ˌmaɪəʊsklɪ'rəʊsɪs] *noun*: Muskelverhärtung *f*, Myosklerose *f*
my|o|se|rum [ˌmaɪəʊ'sɪərəm] *noun*: Muskelsaft *m*, -serum *nt*
my|o|sid|er|in [ˌmaɪəʊ'sɪdərɪn] *noun*: Myosiderin *nt*
my|o|sin ['maɪəsɪn] *noun*: Myosin *nt*
my|o|sin|o|gen [ˌmaɪə'sɪnədʒən] *noun*: Myogen *nt*
my|o|sin|u|ri|a [ˌmaɪəsɪ'n(j)ʊəriːə] *noun*: Myosinurie *f*
my|o|sis [maɪ'əʊsɪs] *noun*: Pupillenverengung *f*, Pupillenengstellung *f*, Miosis *f*
my|o|sit|ic [ˌmaɪə'sɪtɪk] *adj*: Myositis/Muskelentzündung betreffend, myositisch
my|o|si|tis [ˌmaɪə'saɪtɪs] *noun*: Entzündung *f* des Muskelgewebes, Myositis *f*, Muskelentzündung *f*, Myitis *f*
circumscribed myositis ossificans: Myositis ossificans circumscripta
myositis fibrosa: Myositis fibrosa
inclusion body myositis: Einschlusskörpermyositis *f*
interstitial myositis: interstitielle Myositis *f*, Myositis fibrosa
multiple myositis: Polymyositis *f*
ocular myositis: okuläre Myositis *f*
orbital myositis: Pseudotumor orbitae
myositis ossificans: Myositis ossificans
myositis ossificans circumscripta neurotica: ossifizierende Fibromyopathie *f*, Paraosteoarthropathie *f*, Myositis ossificans circumscripta neurotica
parasitic myositis: parasitäre Myositis *f*
progressive myositis ossificans: Myositis ossificans progressiva, Münchmeyer-Syndrom *nt*, generalisierte Myositis ossificans
progressive ossifying myositis: progressive/generalisierte Myositis ossificans, Myositis ossificans progressiva, Münchmeyer-Syndrom *nt*
myositis purulenta acuta: Myositis acuta purulenta
myositis purulenta tropica: Myositis tropica
spontaneous bacterial myositis: Myositis purulenta tropica
trichinous myositis: Myositis trichinosa
tropical myositis: Myositis tropica
my|o|spasm ['maɪəspæzəm] *noun*: Myospasmus *m*
my|o|spas|mus [ˌmaɪə'spæzməs] *noun*: →*myospasm*
my|o|su|ria [ˌmaɪə's(j)ʊəriːə] *noun*: →*myosinuria*
my|o|su|ture [ˌmaɪəʊ'suːtʃər] *noun*: →*myorrhaphy*
my|o|syn|i|ze|sis [ˌmaɪəʊˌsɪnə'ziːsɪs] *noun*: Muskelverklebung *f*
my|ot|a|sis [maɪ'ɑtəsɪs] *noun*: Muskeldehnung *f*
my|o|tat|ic [ˌmaɪə'tætɪk] *adj*: durch Muskeldehnung ausgelöst, myotatisch
my|o|ten|on|to|plas|ty [ˌmaɪəten'ɑntəplæstiː] *noun*: Sehnen-Muskel-Plastik *f*, Tenomyoplastik *f*
my|o|ten|o|sit|ic [ˌmaɪəˌtenə'sɪtɪk] *adj*: Myotendinitis betreffend, myotendinitisch
my|o|ten|o|si|tis [ˌmaɪəˌtenə'saɪtɪs] *noun*: Myotendinitis *f*
my|o|te|not|o|my [ˌmaɪətə'nɑtəmiː] *noun*: Myotenotomie *f*
my|ot|ic [maɪ'ɑtɪk] *noun*: →*miotic I*
my|o|til|i|ty [ˌmaɪə'tɪlətiː] *noun*: Muskelkontraktilität *f*
my|o|tome ['maɪəʊtəʊm] *noun*: **1.** (*embryolog.*) Myotom *nt* **2.** (*chirurg.*) Myotom *nt*
my|ot|o|my [maɪ'ɑtəmiː] *noun*: Muskeldurchtrennung *f*, Myotomie *f*
cricopharyngeal myotomy: operative Durchtrennung *f* des Musculus cricopharyngeus, krikopharyngeale Myotomie *f*
my|o|tone ['maɪətəʊn] *noun*: →*myotonus*
my|o|to|nia [ˌmaɪə'təʊnɪə] *noun*: Myotonie *f*, Myotonia *f*
acquired myotonia: Talma-Syndrom *nt*, Myotonia acquisata
chondrodystrophic myotonia: Chondrodystrophia myotonica, Schwartz-Jampel-Syndrom *nt*
congenital myotonia: Myotonia congenita, Oppenheim-Krankheit *f*, Thomsen-Syndrom *nt*
hereditary myotonia: Thomsen-Syndrom *nt*, Myotonia congenita
paradoxical myotonia: paradoxe Myotonie *f*
percussion myotonia: Perkussionsmyotonie *f*
my|o|ton|ic [ˌmaɪə'tɑnɪk] *adj*: Myotonie betreffend, myotonisch
my|o|to|nom|e|ter [ˌmaɪətə'nɑmɪtər] *noun*: Myotonometer *nt*
my|ot|o|nus [maɪ'ɑtənəs] *noun*: tonischer Muskelkrampf *m*; Myotonie *f*, Myotonia *f*
my|ot|o|ny [maɪ'ɑtəniː] *noun*: (erhöhte) Muskelspannung *f*, Myotonie *f*, Myotonia *f*
my|ot|ro|phy [maɪ'ɑtrəfiː] *noun*: Muskelernährung *f*, Myotrophie *f*
my|o|trop|ic [ˌmaɪə'trɑpɪk] *adj*: mit besonderer Affinität zu Muskelgewebe, auf die Muskulatur einwirkend, myotrop
MyR *Abk.*: myotonic reaction
Myr|i|ap|o|da [ˌmɪrɪ'æpədə] *plural*: Vielfüßler *pl*, Myriapoden *pl*, Myriopoden *pl*
myring- *präf.*: Trommelfell-, Myring(o)-
my|rin|ga [mɪ'rɪŋgə] *noun*: Trommelfell *nt*, Membrana tympanica
myr|in|gec|to|my [ˌmɪrən'dʒektəmiː] *noun*: Myringektomie *f*
myr|in|git|ic [ˌmɪrən'dʒɪtɪk] *adj*: Trommelfellentzündung/Myringitis betreffend, myringitisch, tympanitisch
myr|in|gi|tis [ˌmɪrən'dʒaɪtɪs] *noun*: Trommelfellentzündung *f*, Myringitis *f*
bullous myringitis: bullöse Trommelfellentzündung/Myringitis *f*, Myringitis bullosa
myringo- *präf.*: Trommelfell-, Myring(o)-
my|rin|go|dec|to|my [mɪˌrɪŋgəʊ'dektəmiː] *noun*: Myringektomie *f*
my|rin|go|der|ma|tit|ic [mɪˌrɪŋgəʊˌdɜrmə'tɪtɪk] *adj*: Myringodermatitis betreffend, myringodermatitisch
my|rin|go|der|ma|ti|tis [mɪˌrɪŋgəʊˌdɜrmə'taɪtɪs] *noun*:

M

Myringodermatitis *f*
my|rin|go|my|co|sis [mɪˌrɪŋgəʊmaɪ'kəʊsɪs] *noun*: Myringomykose *f*
my|rin|go|plas|ty ['mɪˌrɪŋgəʊplæstiː] *noun*: Myringoplastik *f*
my|rin|go|rup|ture [ˌmɪˌrɪŋgəʊ'rʌptʃər] *noun*: Trommelfellruptur *f*
my|rin|go|sta|pe|di|o|pex|y [ˌmɪˌrɪŋgəʊstə'pɪdɪəʊpeksiː] *noun*: Myringostapediopexie *f*
my|rin|go|tome ['mɪˌrɪŋgətəʊm] *noun*: Parazentesemesser *nt*
myr|in|got|o|my [mɪrən'gɑtəmiː] *noun*: Trommelfellschnitt *m*, Myringotomie *f*, Parazentese *f*
my|rinx ['maɪrɪŋks, 'mɪr-] *noun*: Trommelfell *nt*, Membrana tympanica
myr|is|tate ['mɪərɪsteɪt] *noun*: Myristat *nt*
my|ris|ti|cene [mɪ'rɪstəsiːn] *noun*: Myristicin *nt*
myrrh [mɜr] *noun*: Myrrhe *f*, Commiphora molmol
my|so|phil|i|a [ˌmaɪsə'fɪlɪə] *noun*: Mysophilie *f*
my|so|pho|bi|a [ˌmaɪsə'fəʊbɪə] *noun*: Mysophobie *f*
my|so|pho|bic [ˌmaɪsə'fəʊbɪk] *adj*: Mysophobie betreffend, mysophob
myth|o|ma|nia [ˌmɪθə'meɪnɪə, -jə] *noun*: Mythomanie *f*
myth|o|pho|bi|a [ˌmɪθəʊ'fəʊbɪə] *noun*: Mythophobie *f*
myth|o|pho|bic [ˌmɪθəʊ'fəʊbɪk] *adj*: Mythophobie betreffend, mythophob
my|ti|lism ['mɪtɪlɪzəm] *noun*: Mytilotoxismus *m*, Mytilismus *m*
my|ti|lo|tox|in [ˌmɪtɪlə'tɑksɪn] *noun*: Mytilotoxin *nt*
myx- *präf.*: Schleim-, Myx(o)-, Muk(o)-, Muc(o)-, Muz(i)-, Muc(i)-
myx|ad|e|nit|ic [mɪksˌædə'nɪtɪk] *adj*: Schleimdrüsenentzündung/Myxadenitis betreffend, myxadenitisch
myx|ad|e|ni|tis [mɪksˌædə'naɪtɪs] *noun*: Schleimdrüsenentzündung *f*, Myxadenitis *f*
myx|ad|e|no|ma [mɪksˌædə'nəʊmə] *noun*: Myxadenom *nt*
myx|a|me|ba [mɪksə'miːbə] *noun*: Myxamöbe *f*
myx|a|moe|ba [mɪksə'miːbə] *noun*: *(brit.)* →*myxameba*
myx|an|gi|tis [ˌmɪksæn'dʒaɪtɪs] *noun*: Myxangitis *f*
myx|an|go|i|tis [ˌmɪksæŋgə'waɪtɪs] *noun*: →*myxangitis*
myx|e|de|ma [mɪksə'diːmə] *noun*: Myxödem *nt*, Myxoedema *nt*, Myxodermia diffusa
circumscribed myxedema: prätibiales Myxödem *nt*, Myxoedema circumscriptum tuberosum, Myxoedema praetibiale symmetricum
congenital myxedema: Kretinismus *m*
infantile myxedema: infantiles Myxödem *nt*
nodular myxedema: prätibiales Myxödem *nt*, Myxoedema circumscriptum tuberosum, Myxoedema praetibiale symmetricum
operative myxedema: postoperatives Myxödem *nt*
papular myxedema: Skleromyxödem *nt*, Lichen myxoedematosus, Mucinosis papulosa, Myxoedema lichenoides et papulosum
pituitary myxedema: sekundäres/hypophysär-bedingtes Myxödem *nt*
pretibial myxedema: prätibiales Myxödem *nt*, Myxoedema circumscriptum tuberosum, Myxoedema praetibiale symmetricum
secondary myxedema: sekundäres/hypophysenbedingtes Myxödem *nt*
myx|e|dem|a|toid [mɪksə'demətɔɪd] *adj*: myxödemähnlich, myxödemartig
myx|e|dem|a|tous [mɪksə'demətəs, -'diːm-] *adj*: myxödemähnlich, myxödemartig, myxödematös
myxo- *präf.*: Schleim-, Myx(o)-, Muk(o)-, Muc(o)-, Muz(i)-, Muc(i)-
myx|o|ad|e|no|ma [ˌmɪksəʊˌædɪ'nəʊmə] *noun*: Myxadenom *nt*
myx|o|bac|te|ria [ˌmɪksəʊbæk'tɪərɪə] *plural*: Schleimbakterien *pl*, Myxobakterien *pl*
myx|o|blas|to|ma [ˌmɪksəʊblæs'təʊmə] *noun*: →*myxoma*
myx|o|chon|dro|fi|bro|sar|co|ma [mɪksəʊˌkɑndrəʊˌfaɪbrəsɑːr'kəʊmə] *noun*: malignes Mesenchymom *nt*
myx|o|chon|dro|ma [ˌmɪksəʊkɑn'drəʊmə] *noun*: Myxochondrom *nt*
myx|o|chon|dro|os|te|o|sar|co|ma [mɪksəʊˌkɑndrəʊˌɑstɪəʊsɑːr'kəʊmə] *noun*: malignes Mesenchymom *nt*
myx|o|chon|dro|sar|co|ma [ˌmɪksəʊˌkɑndrəʊsɑːr'kəʊmə] *noun*: malignes Mesenchymom *nt*
myx|o|cys|ti|tis [ˌmɪksəʊsɪs'taɪtɪs] *noun*: Entzündung *f* der Blasenschleimhaut
myx|o|cys|to|ma [ˌmɪksəʊsɪs'təʊmə] *noun*: Myxokystom *nt*, Myxozystom *nt*
myx|o|cyte ['mɪksəsaɪt] *noun*: Schleimzelle *f*, Myxozyt *f*
myx|oe|de|ma [mɪksə'diːmə] *noun*: *(brit.)* →*myxedema*
myx|oe|dem|a|toid [mɪksə'demətɔɪd] *adj*: *(brit.)* →*myxedematoid*
myx|oe|dem|a|tous [mɪksə'demətəs, -'diːm-] *adj*: *(brit.)* →*myxedematous*
myx|o|en|chon|dro|ma [mɪksəʊˌenkɑn'drəʊmə] *noun*: Myxoenchondrom *nt*
myx|o|en|do|the|li|o|ma [mɪksəʊˌendəʊˌθɪlɪ'əʊmə] *noun*: Myxoendotheliom *nt*
myx|o|fi|bro|ma [ˌmɪksəʊfaɪ'brəʊmə] *noun*: Fibromyxom *nt*, Myxofibrom *nt*, Myxoma fibrosum
odontogenic myxofibroma: odontogenes Fibromyxom *nt*, odontogenes Myxofibrom *nt*, odontogenes Myxom *nt*
myx|o|fi|bro|sar|co|ma [mɪksəʊˌfaɪbrəsɑːr'kəʊmə] *noun*: Myxofibrosarkom *nt*
myx|o|in|o|ma [ˌmɪksəʊɪn'əʊmə] *noun*: →*myxofibroma*
myx|o|li|po|ma [ˌmɪksəʊlɪ'pəʊmə] *noun*: Myxolipom *nt*, Myxoma lipomatosum
myx|o|ma [mɪk'səʊmə] *noun, plural* **-mas, -ma|ta** [mɪk'səʊmətə]: Myxom *nt*, Myxoma *nt*
giant intracanalicular myxoma: Riesenfibroadenom *nt* der Brust
lipomatous myxoma: Myxoma lipomatodes
odontogenic myxoma: Myxofibrom *nt* des Kiefers, odontogenes Fibromyxom *nt*, odontogenes Myxofibrom *nt*, odontogenes Myxom *nt*
myx|o|ma|to|sis [ˌmɪksəʊmə'təʊsɪs] *noun*: **1.** Myxomatose *f*, Myxomatosis *f* **2.** myxomatöse Degeneration *f*
infectious myxomatosis: Sanarelli-Myxom *nt*
myx|om|a|tous [mɪk'sɑmətəs] *adj*: Myxom betreffend, in der Art eines Myxoms; schleimbildend, schleimig, myxomatös, myxomartig
Myx|o|my|ce|tes [ˌmɪksəʊmaɪ'siːtiːz] *plural*: Myxomyzeten *pl*
myx|o|poi|e|sis [ˌmɪksəpɔɪ'iːsɪs] *noun*: Schleimbildung *f*
myx|or|rhe|a [ˌmɪksəʊ'rɪə] *noun*: Schleimfluss *m*, Myxorrhoe *f*
myx|or|rhoe|a [ˌmɪksəʊ'rɪə] *noun*: *(brit.)* →*myxorrhea*
myx|o|sar|co|ma [ˌmɪksəʊsɑːr'kəʊmə] *noun*: Myxosarkom *nt*, Myxosarcoma *nt*, Myxoma sarcomatosum
myx|o|sar|com|a|tous [ˌmɪksəʊsɑːr'kɑmətəs] *adj*: myxosarkomatös
myx|o|vi|rus|es [ˌmɪksəʊ'vaɪrəsɪs] *plural*: Myxoviren *nt*
MZ *Abk.*: monozygotic

M

N

N *Abk.*: **1.** nausea **2.** negative **3.** neuraminidase **4.** neutron number **5.** newton **6.** nitrogen **7.** normal **8.** nucleoside
n *Abk.*: **1.** frequency **2.** nano- **3.** nasal **4.** neutron **5.** normal **6.** number
n. *Abk.*: neutral
^{13}N *Abk.*: nitrogen-13
^{14}N *Abk.*: nitrogen-14
^{15}N *Abk.*: nitrogen-15
ν *Abk.*: **1.** frequency **2.** kinematic viscosity
NA *Abk.*: **1.** Avogadro's number **2.** nalidixic acid **3.** neuraminidase **4.** neutralizing antibody **5.** nicotinic acid **6.** noradrenaline **7.** nucleic acid **8.** numerical aperture **9.** numeric aperture
Na *Abk.*: **1.** natrium **2.** sodium
NAA *Abk.*: **1.** N-acetylaspartate **2.** naphthalene acetic acid **3.** neutron activation analysis **4.** nicotinic acid amide **5.** no apparent abnormalities
NAAP *Abk.*: N-acetyl-4-aminophenazone
NAB *Abk.*: novarsenobenzol
na|bu|me|tone [nə'bjuːmə,təʊn] *noun*: Nabumeton *nt*
NAC *Abk.*: N-acetyl-L-cysteine
NaCl *Abk.*: sodium chloride
na|cre|ous ['neɪkrɪəs] *adj*: perlmuttartig
na|crous ['neɪkrəs] *adj*: →*nacreous*
NAD *Abk.*: **1.** nicotinamide adenine dinucleotide **2.** no abnormality demonstrable **3.** no appreciable disease
NaDDCT *Abk.*: sodium diethyl-dithiocarbamate
NADH *Abk.*: **1.** nicotinamide adenine dinucleotide (reduced) **2.** reduced nicotinamide adenine dinucleotide
nad|ide ['nædaɪd] *noun*: Nadid *nt*, Nicotinamidadenindinucleotid *nt*
na|do|lol [neɪ'dəʊlɔl, -lɑl] *noun*: Nadolol *nt*
NADP *Abk.*: nicotinamide adenine dinucleotide phosphate
NADP+ *Abk.*: nicotinamide adenine dinucleotide phosphate (oxidized)
NADPH *Abk.*: **1.** nicotinamide adenine dinucleotide phosphate (reduced) **2.** reduced NADP
NaDS *Abk.*: sodium dodecylsulfate
Nae|gle|ria [neɪ'glɪərɪə] *noun*: Naegleria *f*
  Naegleria fowleri: Naegleria fowleri
nae|gle|ri|a|sis [,neɪglə'raɪəsɪs] *noun*: Naegleria-Infektion *f*
naev- *präf.*: (*brit.*) Nävus-, Nävo-
nae|vi ['niːvaɪ] *plural*: (*brit.*) →*naevus*
naevo- *präf.*: (*brit.*) Nävus-, Nävo-
nae|vo|cyte ['niːvəʊsaɪt] *noun*: (*brit.*) Nävuszelle *f*, Nävozyt *m*
nae|vo|cyt|ic [niːvəʊ'sɪtɪk] *adj*: (*brit.*) aus Nävuszellen bestehend, nävozytisch
nae|void ['niːvɔɪd] *adj*: (*brit.*) nävusähnlich, nävusartig, nävoid
nae|vo|li|po|ma [,niːvəʊlaɪ'pəʊmə] *noun*: (*brit.*) Nävolipom *nt*, Naevus lipomatosus
nae|vose ['niːvəʊs] *adj*: (*brit.*) **1.** mit Nävi besetzt, Nävus- **2.** →*naevoid*
nae|vous ['niːvəs] *adj*: (*brit.*) nävusähnlich, nävusartig, nävoid
nae|vo|xan|tho|en|do|the|li|o|ma [,niːvə,zænθə,endəʊ,θiːlɪ'əʊmə] *noun*: (*brit.*) juveniles Riesenzellgranulom *nt*, juveniles Xanthom *nt*, juveniles Xanthogranulom *nt*, Naevoxanthoendotheliom *nt*, Naevoxanthom *nt*
nae|vus ['niːvəs] *noun, plural* **-vi** ['niːvaɪ]: (*brit.*) **1.** Muttermal *nt*, Mal *nt*, Nävus *m*, Naevus *m* **2.** →*naevus cell naevus*
  achromic naevus: hypomelanotischer Nävus *m*, Naevus achromicus/depigmentosus/albus
  amelanotic naevus: amelanotischer Nävus *m*
  naevus anaemicus: Naevus anaemicus, pharmakologischer Nävus *m*, funktioneller Nävus *m*
  balloon cell naevus: Ballonzellnävus *m*
  basal cell naevus: Basalzellnävus *m*
  bathing trunk naevus: Badehosennävus *m*, Schwimmhosennävus *m*
  Becker's naevus: Becker-Nävus *m*, Becker-Melanose *f*, Melanosis naeviformis
  blue naevus: blauer Nävus *m*, Jadassohn-Tièche-Nävus *m*, Naevus caeruleus/coeruleus
  blue rubber bleb naevus: Bean-Syndrom *nt*, Blaue-Gummiblasen-Nävus-Syndrom *nt*, blue rubber bleb nevus syndrome *nt*
  naevus cell naevus: Nävuszellnävus *m*, Nävuszellennävus *m*, Naevus naevocellularis
  cellular naevus: →*naevus cell naevus*
  cerebriform naevus: Naevus cerebriformis
  chromatophore naevus of Naegeli: Melanophorennävus *m*, familiärer Chromatophorennävus *m*
  collagen naevus: Kollagennävus *m*
  comedo naevus: Naevus comedonicus, Naevus follicularis keratosus, Naevus comedo-follicularis
  compound naevus: Kombinationsnävus *nt*, combined nevus *nt*
  connective tissue naevus: Bindegewebsnävus *m*
  dermal naevus: (intra-)dermaler/korialer Nävus *m*
  desmoplastic naevus: desmoplastischer Nävus *m*
  dysplastic naevus: dysplastischer Nävuszellnävus *m*, Clark-Nävus *m*, atypischer Nävuszellnävus *m*
  naevus elasticus: Elastikanävus *m*
  naevus elasticus of Lewandowsky: Naevus elasticus Lewandowsky
  epidermal naevus: epidermaler Nävus *m*, verruköser Nävus *m*, harter epidermaler Nävus *m*, hyperkeratotischer Nävus *m*, harter Nävus *m*, Naevus verrucosus
  epidermic-dermic naevus: Junktionsnävus *m*, Grenznävus *m*, Abtropfungsnävus *m*, Übergangsnävus *m*, junktionaler Nävus *m*
  epithelial naevus: epidermaler Nävus *m*
  epithelioid cell naevus: Spitz-Tumor *m*, Spitz-Nävus *m*, Allen-Spitz-Nävus *m*, Epitheloidzellnävus *m*, Spindelzellnävus *m*, benignes juveniles Melanom *nt*
  facial naevus: Gesichtsnävus *m*
  fatty naevus: Nävolipom *nt*, Naevus lipomatosus
  flammeous naevus: Feuermal *nt*, Gefäßmal *nt*, Portweinfleck *m*, Weinfleck *m*, Naevus flammeus
  giant naevus: Naevus giganteus
  giant congenital pigmented naevus: kongenitaler Riesenpigmentnävus *m*
  giant hairy naevus: **1.** kongenitaler Riesenpigmentnävus *m* **2.** Badehosennävus *m*, Schwimmhosennävus *m*
  giant pigmented naevus: **1.** kongenitaler Riesenpigmentnävus *m* **2.** Badehosennävus *m*, Schwimmhosennävus *m*

hairy naevus: Haarnävus *m*, Haarmal *nt*, Naevus pilosus
halo naevus: Halo-Nävus *m*, Sutton-Nävus *m*, perinaevische Vitiligo *f*, Leucoderma centrifugum acquisitum, Vitiligo circumnaevalis
inflammatory linear verrucous naevus: inflammatorischer lineärer verruköser Nävus *m*, inflammatorischer lineärer verruköser epidermaler Nävus *m*
intradermal naevus: intradermaler/dermaler/korialer Nävus *m*
Ito's naevus: deltoido-akromiale Melanozytose *f*, Nävus Ito *m*, Naevus fuscocoeruleus/acromiodeltoideus/deltoideoacromialis
Jadassohn-Tièche naevus: blauer Nävus *m*, Jadassohn-Tièche-Nävus *m*, Naevus caeruleus/coeruleus
junction naevus: Junktionsnävus *m*, Abtropfungsnävus *m*, Grenznävus *m*, Übergangsnävus *m*, junktionaler Nävus *m*
junctional naevus: Junktionsnävus *m*, Abtropfungsnävus *m*, Grenznävus *m*, Übergangsnävus *m*, junktionaler Nävus *m*
linear verrucous naevus: lineärer verruköser Nävus *m*, Naevus verrucosus linearis, striärer Nävus *m*
naevus lipomatosus cutaneus superficialis: Hoffmann-Zurhelle-Nävus *m*, Naevus lipomatodes superficialis, Naevus lipomatodes cutaneus superficialis
naevus lipomatosus superficialis: Hoffmann-Zurhelle-Nävus *m*, Naevus lipomatodes superficialis, Naevus lipomatodes cutaneus superficialis
lipomatous naevus: Nävolipom *nt*, Naevus lipomatosus
lumbosacral connective tissue naevus: Lumbosakralnävus *m*, Naevus collagenicus lumbosacralis, Pflastersteinnävus *m*, lumbosakraler Bindegewebsnävus *m*
melanocytic naevus: melanozytärer Nävus *m*, Melanozytennävus *m*
naevocellular naevus: →*naevus cell naevus*
naevocytic naevus: →*naevus cell naevus*
nape naevus: Storchenbiss *m*, Unna-Politzer-Nackennävus *m*, Nävus Unna *m*
nuchal naevus: Storchenbiss *m*, Unna-Politzer-Nackennävus *m*, Nävus Unna *m*
oral epithelial naevus: weißer Schleimhautnävus *m*, Naevus spongiosus albus mucosae
organoid naevus: organoider Nävus *m*
Ota's naevus: Nävus Ota *m*, okulodermale Melanozytose *f*, Naevus fuscocoeruleus ophthalmomaxillaris
pigmented naevus: Pigmentnävus *m*, Naevus pigmentosis
pigmented hairy epidermal naevus: Becker-Nävus *m*, Becker-Melanose *f*, Melanosis naeviformis
naevus pigmentosus et papillomatosus: Tierfellnävus *m*, Naevus pigmentosus et papillomatosus
naevus pigmentosus et pilosus: Naevus pigmentosus et pilosus
port-wine naevus: Feuermal *nt*, Naevus flammeus, Naevus vinosus
sebaceous naevus: Talgdrüsennävus *m*, Naevus epitheliomatosus sebaceus, Naevus sebaceus (Jadassohn), organoider Nävus *m*
naevus sebaceus of Jadassohn: Talgdrüsennävus Jadassohn *m*, Nävolipom *nt*, Naevus sebaceus/lipomatosus
spider naevus: Gefäßspinne *f*, Spinnennävus *m*, Sternnävus *m*, Spider naevus, Naevus araneus
naevus spilus: Naevus spilus, Kiebitzeinävus *m*, Kiebitznävus *m*
spindle and epithelioid cell naevus: →*Spitz naevus*
spindle cell naevus: →*Spitz naevus*
Spitz naevus: Spitz-Tumor *m*, Spitz-Nävus *m*, Allen-Spitz-Nävus *m*, Epitheloidzellnävus *m*, Spindelzellnävus *m*, benignes juveniles Melanom *nt*
Spitz-Allen naevus: →*Spitz naevus*
stellar naevus: Sternnävus *m*, Spider naevus, Naevus araneus
strawberry naevus: **1.** vaskulärer Nävus *m*, Naevus vasculosus **2.** kavernöses Hämangiom *nt*, Kavernom *nt*, Haemangioma tuberonodosum **3.** Blutschwamm *m*, blastomatöses Hämangiom *nt*, Haemangioma planotuberosum/simplex
Sutton's naevus: Sutton-Nävus *m*, Halo-Nävus *m*, perinaevische Vitiligo *f*, Leucoderma centrifugum acquisitum, Vitiligo circumnaevalis
naevus syringo-cystadenomatosus papilliferus: Naevus syringo-cystadenomatosus papilliferus
telangiectatic naevus: Naevus teleangiectaticus
naevus unius lateralis: Naevus unius lateralis, Naevus verrucosus unius lateralis
Unna's naevus: Unna-Politzer-Nackennävus *m*, Storchenbiss *m*, Nävus Unna *m*
vascular naevus: vaskulärer Nävus *m*, Naevus vasculosus
verrucous naevus: hyperkeratotischer Nävus *m*, harter Nävus *m*, harter epidermaler Nävus *m*, Naevus verrucosus
white sponge naevus: Naevus spongiosus albus mucosae, weißer Schleimhautnävus *m*, white sponge nevus *nt*
woolly-hair naevus: Kräuselhaarnävus *m*, Wollhaarnävus *m*

NAF *Abk.*: neutrophil activating factor
NaF *Abk.*: sodium fluoride
naf|a|rel|in ['næfə,relɪn] *noun*: Nafarelin *nt*
naf|ti|fine ['næftɪfiːn] *noun*: Naftifin *nt*
NAG *Abk.*: **1.** N-acetyl-β-D-glucosaminidase **2.** N-acetylglutamate **3.** non-agglutinating
na|ga|na [nə'gɑːnə] *noun*: Nagana *f*
nag|a|nol ['nægənɔl, -nɑl] *noun*: Germanin *nt*, Suramin-Natrium *nt*
NAGS *Abk.*: N-acetylglutamate synthetase
NAI *Abk.*: non-accidental injury
nail [neɪl]: **I** *noun* **1.** Finger-, Zehennagel *m*, Nagel *m*, Unguis *m* **2.** Nagel *m* **fasten with nails** annageln **II** *vt* (an-)nageln (*to* an) **beneath a nail** unter einem Nagel (liegend), hyponychial, subungual
crooked nail: Hakennagel *m*
dystrophic nails: Krümelnägel *pl*
hippocratic nails: Uhrglasnägel *pl*, Unguis hippocraticus
ingrown nail: eingewachsener Nagel *m*, Unguis incarnatus
interlocking nail: Verriegelungsnagel *m*
intramedullary nail: Marknagel *m*
Küntscher nail: Küntscher-Nagel *m*
marrow nail: Marknagel *m*
McLaughlin nail: McLaughlin-Nagel *m*
medullary nail: Marknagel *m*
pitted nails: Grübchennägel *pl*, Tüpfelnägel *pl*
polished nails: Glanznägel *pl*, Poliernägel *pl*
proximal femoral nail: proximaler Femurnagel *m*
Smith-Petersen nail: Smith-Petersen-Nagel *m*, Smith-Petersen-Lamellennagel *m*
spoon nail: Löffel-, Hohlnagel *m*, Koilonychie *f*
threaded nail: Gewindestift *m*
triflanged nail: Dreikantlamellennagel *m*

triflange intramedullary nail: Dreikantlamellenmarknagel *m*
watch-crystal nail: Uhrglasnagel *m*, hippokratischer Nagel *m*
Zickel nail: Zickel-Nagel *m*
nail|bit|ing ['neɪl,baɪtɪŋ] *noun*: Nägelkauen *nt*, Onychophagie *f*
nail|ing ['neɪlɪŋ] *noun*: Nagelung *f*, Nageln *nt*
blind intramedullary nailing: gedeckte Marknagelung *f*
blind marrow nailing: gedeckte Marknagelung *f*
blind medullary nailing: gedeckte Marknagelung *f*
compression nailing: Kompressionsnagelung *f*
Ender nailing: Ender-Nagelung *f*
interlocking nailing: Verriegelungsnagelung *f*
intramedullary nailing: Marknagelung *f*
Küntscher nailing: Küntscher-Marknagelung *f*
marrow nailing: Marknagelung *f*
medullary nailing: Marknagelung *f*
open intramedullary nailing: offene Marknagelung *f*
open medullary nailing: offene Marknagelung *f*
nail|pain ['neɪlpeɪn] *noun*: Nagelschmerz *m*, Onychalgie *f*
NAIS *Abk.*: non-adrenergic inhibitory system
Na^+-K^+-ATPase *noun*: Natrium-Kalium-ATPase *f*, Na^+-K^+-ATPase *f*
NAL *Abk.*: naso-auricular line
nal|bu|phine ['nælbjuːfiːn] *noun*: Nalbuphin *nt*
nal|or|phine ['nælərfiːn, næl'ɔːrfiːn] *noun*: Nalorphin *nt*
nal|ox|one [næl'ɑksəʊn, 'næləkּ-] *noun*: Naloxon *nt*
NaLS *Abk.*: sodium laurylsulfate
nal|trex|one [næl'treksəʊn] *noun*: Naltrexon *nt*
NAM *Abk.*: nicotinamide mononucleotide
name [neɪm] *noun*: Name *m*
generic name: 1. Freiname *m*, generic name *m* **2.** Gattungsname *m*
genus name: Gattungsname *m*
International Nonproprietary Names: internationale Freinamen *pl* pharmazeutischer Grundstoffe, International Nonproprietary Names *pl*
middle name: zweiter Vorname *m*
nonproprietary name: Freiname *m*, generic name *m*
proprietary name: Markenname *m*
public name: Freiname *m*, generic name *m*
trivial name: Trivialname *m*
NAME *Abk.*: nevi, atrial myxoma, myxoid neurofibromas, ephilides
NAMT *Abk.*: noradrenaline methyltransferase
nan- *präf.*: Nano-
NANA *Abk.*: N-acetylneuraminic acid
NANB *Abk.*: non-A,non-B hepatitis
NANBNC *Abk.*: non-A, non-B, non-C
NANC *Abk.*: nonadrenergic, noncholinergic
nan|dro|lone ['nændrələʊn] *noun*: Nandrolon *nt*, 19-Nortestosteron *nt*, Nortestrionat *nt*
na|nism ['neɪnɪzəm, 'næn-] *noun*: Minder-, Zwergwuchs *m*, Nan(n)ismus *m*, Nan(n)osomie *f*
Nan|niz|zia [nə'nɪzɪə] *noun*: Nannizzia *f*
nano- *präf.*: Nano-
nan|o|ce|pha|lia [,nænəsɪ'feɪljə, ,neɪnə-] *noun*: →*nanocephaly*
nan|o|ce|phal|ic [,nænəsɪ'fælɪk] *adj*: mikrozephal, -kephal
nan|o|ceph|a|lous [,nænə'sefələs] *adj*: Mikrozephalie betreffend, mikrozephal, mikrokephal
nan|o|ceph|a|lus [,nænə'sefələs] *noun*: Mikrozephalus *m*
nan|o|ceph|a|ly [,nænə'sefəliː] *noun*: Mikrozephalie *f*, Mikrokephalie *f*
nan|o|cor|mi|a [,nænə'kɔːrmɪə] *noun*: Kleinwuchs *m*, Mikrosomie *f*
nan|o|cu|rie [,nænə'kjʊərɪ, -kjʊə'riː] *noun*: Nanocurie *nt*
nan|o|gram ['nænəgræm] *noun*: Nanogramm *nt*
nan|oid ['nænɔɪd, 'neɪn-] *adj*: zwergenhaft
nan|o|kat|al [,nænə'kætæl, ,neɪnə-] *noun*: Nanokatal *nt*
nan|o|li|ter [,nænə'liːtər] *noun*: Nanoliter *m*
nan|o|li|tre [,nænə'liːtər] *noun*: (*brit.*) →*nanoliter*
nan|o|me|li|a [,nænə'miːlɪə] *noun*: Nano-, Mikromelie *f*
na|nom|e|lous [nə'nɑmələs] *adj*: mikromel, nanomel
na|nom|e|lus [nə'nɑmələs] *noun*: Nano-, Mikromelus *m*
nan|o|me|ter [,nænə'miːtər, ,neɪnə-] *noun*: Nanometer *m/nt*
nan|o|me|tre [,nænə'miːtər, ,neɪnə-] *noun*: (*brit.*) Nanometer *m/nt*
nan|oph|thal|mi|a [,nænɑf'θælmɪə] *noun*: →*nanophthalmos*
nan|oph|thal|mos [,nænɑf'θælməs] *noun*: Mikrophthalmie *f*, Mikrophthalmus *m*
nan|oph|thal|mus [,nænɑf'θælməs] *noun*: →*nanophthalmos*
nan|o|sec|ond [,nænə'sekənd, ,neɪnə-] *noun*: Nanosekunde *f*
na|no|so|ma [,nænə'səʊmə] *noun*: →*nanism*
na|no|so|mi|a [,nænə'səʊmɪə] *noun*: →*nanism*
na|nous ['nænəs, 'neɪ-] *adj*: zwergenhaft
na|nu|ka|ya|mi [,nɑːnukɑ'jɑːmiː] *noun*: Nanukayami *nt*, Nanukayami-Krankheit *f*, japanisches Herbstfieber *nt*, japanisches Siebentagefieber *nt*
na|nus ['nænəs, 'neɪ-] *noun*: Zwerg *m*
NaOH *Abk.*: sodium hydroxide
NAP *Abk.*: **1.** N-acetyl-D,L-penicillamine **2.** nasion pogonion **3.** nerve action potential **4.** neutrophil activating protein **5.** neutrophil alkaline phosphatase **6.** nucleic acid phosphate
NAPA *Abk.*: **1.** N-acetyl-p-aminophenol **2.** N-acetyl-procainamide
nape [neɪp] *noun*: Nacken *m*
NaPG *Abk.*: sodium pregnanediol glucuronide
na|phaz|o|line [nə'fæzəliːn] *noun*: Naphazolin *nt*
naph|ta|lin ['næftəlɪn] *noun*: →*naphthalene*
naph|tha ['næfθə] *noun*: Naphtha *nt*
naph|tha|lene ['næfθəliːn] *noun*: Naphthalin *nt*
2-naphthalene sulfonate: 2-Naphthalinsulfonat *nt*, β-Naphthalinsulfonat *nt*
2-naphthalene sulphonate: (*brit.*) →*2-naphthalene sulfonate*
naph|thol ['næfθɔl, 'næp-] *noun*: Naphthol *nt*
naph|thyl ['næfθɪl, 'næp-] *noun*: Naphthyl-(Radikal *nt*)
naph|thyl|a|mine [,næfθɪlə'miːn, -'æmɪn, ,næp-] *noun*: Aminonaphthalin *nt*, Naphthylamin *nt*
naph|tol ['næfθɔl] *noun*: →*naphthol*
naph|to|qui|nones [,næftəkwɪ'nəʊns] *plural*: Naphthochinone *pl*
nap|kin ['næpkɪn] *noun*: (*brit.*) Windel *f*
nap|py ['næpiː] *noun, plura* **-pies**: (*brit.*) Windel *f*
na|prox|en [nə'prɑksən] *noun*: Naproxen *nt*
NAR *Abk.*: nasal airway resistance
nar|a|trip|tan ['nærə,trɪptæn] *noun*: Naratriptan *nt*
nar|cism ['nɑːrsɪzəm] *noun*: Narzissmus *m*
primary narcism: primärer Narzissmus *m*
secondary narcism: sekundärer Narzissmus *m*
nar|cis|sism ['nɑːrsəsɪzəm] *noun*: Narzissmus *m*
nar|cis|sis|tic [,nɑːrsə'sɪstɪk] *adj*: Narzissmus betreffend, narzisstisch
narco- *präf.*: Lähmungs-, Narko-, Narkose-
nar|co|a|nal|y|sis [,nɑːrkəʊə'næləsɪs] *noun*: Narkoanalyse *f*
nar|co|hyp|nia [,nɑːrkəʊ'hɪpnɪə] *noun*: Narkohypnie *f*

N

nar|co|hyp|no|sis [ˌnɑːrkəʊhɪp'nəʊsɪs] *noun*: Narkohypnose *f*

nar|co|lep|sy ['nɑːrkəʊlepsiː] *noun*: Narkolepsie *f*
familial narcolepsy: familiäre Narkolepsie *f*
monosymptomatic narcolepsy: monoymptomatische Narkolepsie *f*
polysymptomatic narcolepsy: polysymptomatische Narkolepsie *f*
symptomatic narcolepsy: symptomatische Narkolepsie *f*

nar|co|lep|tic [ˌnɑːrkəʊ'leptɪk] *adj*: Narkolepsie betreffend, narkoleptisch

nar|co|ma|nia [ˌnɑːrkəʊ'meɪnɪə, -jə] *noun*: Narkomanie *f*

nar|cose ['nɑːrkəʊs] *adj*: Stupor betreffend, von ihm gekennzeichnet, stuporös

nar|co|sine ['nɑːrkəsiːn, -sɪn] *noun*: Noscapin *nt*

nar|co|sis [nɑːr'kəʊsɪs] *noun, plural* **-ses** [-siːz]: Narkose *f*, Vollnarkose *f*, Allgemeinnarkose *f*, -anästhesie *f*
carbon dioxide narcosis: Kohlensäurenarkose *f*
nitrogen narcosis: Stickstoffnarkose *f*

nar|co|syn|the|sis [ˌnɑːrkə'sɪnθəsɪs] *noun*: →*narcoanalysis*

nar|co|ther|a|py [ˌnɑːrkəʊ'θerəpiː] *noun*: Narkotherapie *f*

nar|cot|ic [nɑːr'kɑtɪk]: **I** *noun* **1.** Betäubungsmittel *nt*, Narkotikum *nt* **2.** Rauschgift *nt* **II** *adj* **3.** Narkose betreffend, eine Narkose herbeiführend, narkotisch, Narkose- **4.** berauschend, betäubend, narkotisch

nar|co|tine ['nɑːrkətiːn, -tɪn] *noun*: →*narcosine*

nar|co|tism ['nɑːrkəʊtɪzəm] *noun*: **1.** Narkose *f*, Vollnarkose *f*, Allgemeinnarkose *f*, -anästhesie *f* **2.** Narkotismus *m*

nar|co|tize ['nɑːrkətaɪz] *vt*: betäuben, narkotisieren

nar|cous ['nɑːrkəs] *adj*: Stupor betreffend, von ihm gekennzeichnet, stuporös

na|ris ['neərɪs, 'neɪ-] *noun, plura* **-res** [-riːz]: Nasenloch *nt*, Naris *f*

nar|row ['nærəʊ] *adj*: eng, schmal

narrow-chested *adj*: engbrüstig

nar|row|ing ['nærəʊɪŋ] *noun*: Verengung *f*, Einengung *f*, Verschmälerung *f*
joint space narrowing: Gelenkspaltverschmälerung *f*
narrowing of visual field: Gesichtsfeldeinengung *f*

NAS *Abk.*: **1.** natural antihistamine substance **2.** nickel ammonium sulfate

nas- *präf.*: Nasen-, Nas(o)-, Rhin(o)-

na|sal ['neɪzəl]: **I** *noun* Nasal(laut) *m* **II** *adj* Nase betreffend, nasal, Nasen-, Nasal-

na|sa|lis [neɪ'zælɪs, -'zeɪ-] *noun*: Nasenmuskel *m*, Nasalis *m*, Musculus nasalis

na|sal|i|ty [neɪ'zælətɪ, næ-] *noun*: Nasalität *f*

na|sal|i|za|tion [ˌneɪzəlaɪ'zeɪʃn, ˌnæ-] *noun*: **1.** Näseln *nt*, Näselung *f* **2.** Nasalierung *f*, nasale Aussprache *f*

na|sal|ize ['neɪzəlaɪz, 'næ-]: **I** *vt* nasalieren **II** *vi* näseln, durch die Nase sprechen, nasal sprechen

nas|cent ['næsənt, 'neɪsənt] *adj*: entstehend, freiwerdend, naszierend

na|si|on ['neɪzɪɑn] *noun*: Nasion *nt*

na|si|tis [neɪ'zaɪtɪs] *noun*: Nasenentzündung *f*

naso- *präf.*: Nasen-, Nas(o)-, Rhin(o)-

na|so|an|tral [ˌneɪzəʊ'æntrəl] *adj*: Nase und Kieferhöhle/Sinus maxillaris betreffend, nasoantral

na|so|an|trit|ic [ˌneɪzəʊæn'trɪtɪk] *adj*: Nasoantritis betreffend, nasoantritisch

na|so|an|tri|tis [ˌneɪzəʊæn'traɪtɪs] *noun*: Entzündung *f* von Nase/Nasenhöhle und Kieferhöhle, Nasoantritis *f*

na|so|an|tros|to|my [ˌneɪzəʊæn'trɑstəmiː] *noun*: transnasale Kieferhöhlenfensterung *f*

na|so|fu|gal [ˌneɪzəʊ'fjuːgl] *adj*: nasofugal

na|so|la|bi|al [ˌneɪzəʊ'leɪbɪəl] *adj*: Nase und (Ober-)Lippe betreffend, nasolabial, labionasal

na|so|lac|ri|mal [ˌneɪzəʊ'lækrɪməl] *adj*: Nase und Tränenapparat betreffend, nasolakrimal

na|so|max|il|lar|y [ˌneɪzəʊ'mæksəˌleriː, -mæk'sɪləriː] *adj*: Nase und Oberkiefer/Maxilla betreffend, nasomaxillär

naso-oral *adj*: Mund und Nase betreffend, oronasal

na|sop|e|tal [neɪ'zɑpətəl] *adj*: nasopetal

na|so|pha|ryn|ge|al [ˌneɪzəʊfə'rɪndʒ(ɪ)əl, -ˌfærɪn'dʒiːəl] *adj*: Nase und Rachen/Pharynx betreffend, Nasenrachen/Rhinopharynx betreffend, rhinopharyngeal, epipharyngeal, nasopharyngeal, pharyngonasal, Nasopharyngeal-

na|so|pha|ryn|git|ic [ˌneɪzəʊˌfærən'dʒɪtɪk] *adj*: Nasopharyngitis betreffend, nasopharyngitisch

na|so|pha|ryn|gi|tis [ˌneɪzəʊˌfærən'dʒaɪtɪs] *noun*: Entzündung *f* des Nasenrachens, Nasopharyngitis *f*, Nasenrachenentzündung *f*, Epipharynxentzündung *f*, Nasopharynxentzündung *f*, Epipharyngitis *f*, Rhinopharyngitis *f*

na|so|pha|ryn|go|la|ryn|go|scope [ˌneɪzəʊfəˌrɪŋgəʊlə'rɪŋgəskəʊp] *noun*: Nasopharyngolaryngoskop *nt*

na|so|pha|ryn|go|scope [ˌneɪzəʊfə'rɪŋgəskəʊp] *noun*: Nasopharyngoskop *nt*

na|so|phar|ynx [ˌneɪzəʊ'færɪŋks] *noun, plural* **-pha|ryn|ges** [-fə'rɪndʒiːz]: Nasenrachenraum *m*, Nasopharynx *m*, Rhinopharynx *m*, Epipharynx *m*, Pars nasalis pharyngis

na|so|scope ['neɪzəʊskəʊp] *noun*: Nasenspekulum *nt*

na|so|sep|tal [ˌneɪzəʊ'septəl] *adj*: Nasenseptum betreffend, Septum-

na|so|sep|ti|tis [ˌneɪzəʊsep'taɪtɪs] *noun*: Entzündung *f* des Nasenseptums

na|so|si|nus|i|tis [ˌneɪzəʊˌsaɪnə'saɪtɪs] *noun*: Nebenhöhlenentzündung *f*, Sinusitis *f*

na|so|tra|che|al [ˌneɪzəʊ'treɪkɪəl] *adj*: Nase und Luftröhre/Trachea betreffend; (*Intubation*) durch die Nasenhöhle in die Luftröhre, nasotracheal

nas|tur|tium [næ'stɜrʃəm] *noun*: **1.** Kapuzinerkresse *f*, Tropaeolum majus **2.** Tropaeoli herba

na|sus ['neɪzəs] *noun, plura* **-si** [-saɪ]: (äußere) Nase *f*, Nasus (externus) *m*

na|tal ['neɪtl] *adj*: **1.** Geburt betreffend, natal, Geburts-, Geburten- **2.** Gesäß betreffend, Gesäß-, After-

na|tal|i|ty [neɪ'tælətɪ, nə-] *noun*: Geburtenziffer *f*, Geburtenhäufigkeit *f*, Natalität *f*

nat|a|my|cin [nætə'maɪsn] *noun*: Natamycin *nt*, Pimaricin *nt*

na|tes ['neɪtiːz] *plural*: Hinterbacken *pl*, Gesäß *nt*, Clunes *pl*, Nates *pl*

na|tive ['neɪtɪv]: **I** *noun* **1.** Eingeborene *m/f*, Ureinwohner(in *f*) *m*; Einheimische *m/f* **2.** (*biolog.*) einheimische Pflanze *f*; einheimisches Tier *nt* **II** *adj* **3.** (*chem.*) natürlich, unverändert, nativ, Nativ- **4.** angeboren (*to s.o.* jdm.) **5.** eingeboren, Eingeborenen-; (ein-)heimisch; Mutter-, Heimat-; gebürtig **6.** ursprünglich, eigentlich

na|trae|mi|a [neɪ'triːmiːə] *noun*: (*brit.*) →*natremia*

na|tre|mi|a [neɪ'triːmiːə] *noun*: erhöhter Natriumgehalt *m* des Blutes, Hypernatriämie *f*

na|tri|ae|mi|a [neɪ'triːmiːə] *noun*: (*brit.*) →*natriemia*

na|tri|e|mi|a [neɪ'triːmiːə] *noun*: →*natremia*

nat|ri|um ['neɪtriːəm] *noun*: Natrium *nt*
amalgam natrium: Natriumamalgam *nt*

na|tri|u|re|sis [ˌneɪtrɪjə'riːsɪs, ˌnæ-] *noun*: Natriurese *f*, Natriurie *f*

N

na|tri|u|ret|ic [ˌneɪtrɪjə'retɪk]: I *noun* (*pharmakol.*) Natriuretikum *nt* II *adj* Natriurese betreffend *oder* fördernd, natriuretisch

na|tron ['neɪtrɑn, -trən, 'næt-] *noun*: **1.** Natriumkarbonat *nt*, Soda *f/nt* **2.** Natriumbikarbonat *nt*, doppeltkohlensaures Natron *nt* **3.** Natriumhydroxid *nt*, kaustisches Natron *nt*

na|trum ['neɪtrəm] *noun*: →*natrium*

na|tru|re|sis [ˌnætrə'riːsɪs] *noun*: →*natriuresis*

nat|ru|ret|ic [ˌnætrə'retɪk] *noun, adj*: →*natriuretic*

nat|u|ral ['nætʃ(ə)rəl]: I *noun* natürliche *oder* naturreine Substanz *f* II *adj* **1.** Natur betreffend, natürlich, naturgegeben, Natur- **die a natural death** eines natürlichen Todes sterben **2.** angeboren, natürlich (*to*) **3.** natürlich, ungekünstelt **4.** (*mathemat.*) natürlich

natural-born *adj*: **1.** von Geburt, geboren **2.** gebürtig

nat|u|ral|ist ['nætʃ(ə)rəlɪst] *noun*: Naturwissenschaftler(in *f*) *m*, -forscher(in *f*) *m*

na|ture ['neɪtʃər] *noun*: **1.** Natur *f*, Schöpfung *f* **against nature** gegen die Natur, unnatürlich **2.** (*Person*) Wesen(sart *f*) *nt*, Charakter *m*, Natur *f*; (*Objekt*) Beschaffenheit *f* **by nature** von Natur aus

human nature: menschliche Natur *f*

nature versus nurture: Anlage/Umwelt-Problem *nt*

na|tur|o|path ['neɪtʃərəpæθ, 'nætʃ-] *noun*: Naturheiler(in *f*) *m*; Naturheilkundige *m/f*

na|tu|rop|a|thy [ˌneɪtʃə'rɑpəθɪ, ˌnætʃ-] *noun*: Naturheilkunde *f*

nau|path|ia [nɔː'pæθɪə] *noun*: Seekrankheit *f*, Naupathia *f*

nau|sea ['nɔːzɪə, -ʒə, -ʃə] *noun*: Übelkeit *f*, Brechreiz *m*, Nausea *f*

high-altitude nausea: Berg-, Höhenkrankheit *f*

nau|se|ant ['nɔːzɪənt, -ʒɪ-, -sɪ-, -ʃɪ-]: I *noun* Brechmittel *nt* II *adj* Übelkeit/Brechreiz erregend

nau|se|ate ['nɔːzɪeɪt, -ʒɪ-, -sɪ-, -ʃɪ-] *vt*: Übelkeit/Brechreiz hervorrufen

nau|se|ous ['nɔːʃəs, -zɪəs] *adj*: Übelkeit/Brechreiz erregend

na|vel ['neɪvl] *noun*: Nabel *m*, Umbilikus *m*; (*anatom.*) Umbilicus *m*, Umbo *m* **beneath the navel** unterhalb des Nabels (liegend), subumbilikal

blue navel: Cullen-Zeichen *nt*, Cullen-Syndrom *nt*, Cullen-Hellendall-Zeichen *nt*, Cullen-Hellendall-Syndrom *nt*

enamel navel: Schmelznabel *m*, Zahnschmelznabel *m*

skin navel: Hautnabel *m*, Kutisnabel *m*

na|vic|u|lar [nə'vɪkjələr]: I *noun* Kahnbein *nt*, Os naviculare II *adj* boot-, kahnförmig, navikular

NB *Abk.*: **1.** neuroblastoma **2.** nitrobenzene **3.** novobiocin

Nb *Abk.*: niobium

NBA *Abk.*: **1.** N-bromo-acetamide **2.** nitrobenzoic acid

NBB *Abk.*: normal buffer base

NBC *Abk.*: nuclear, biological, and chemical

NBD *Abk.*: 4-nitrobenzo-2-oxa-1,3-diazole

NBEI *Abk.*: non-butanol-extractable iodine

NBL *Abk.*: nasion basion line

NBP *Abk.*: 4-(4-nitrobenzyl)-pyridine

NBS *Abk.*: N-bromosuccinimide

NBT *Abk.*: nitroblue tetrazolium

NBTE *Abk.*: non-bacterial thrombotic endocarditis

NBT-PABA *Abk.*: N-benzyl-L-tyrosyl-p-aminobenzoic acid

NBTR *Abk.*: nitroblue tetrazolium reductase

NC *Abk.*: **1.** nitrocellulose **2.** nitrochloroform

nc *Abk.*: nanocurie

Nc. *Abk.*: nucleus

NCA *Abk.*: **1.** neurocirculatory asthenia **2.** non-specific cross-reacting antigen

NCF *Abk.*: neutrophil chemotactic factor

NCFA *Abk.*: neutrophil chemotactic factor of anaphylaxis

nCi *Abk.*: nanocurie

Ncl. *Abk.*: nucleolus

NCM *Abk.*: nitrocellulose membrane

NCN *Abk.*: non-collagen nitrogen

NCP *Abk.*: **1.** non-collagen protein **2.** noscapine

NCS *Abk.*: **1.** neocarcinostatin **2.** neurotic cervical syndrome

NCV *Abk.*: nerve conduction velocity

NCVs *Abk.*: noncholera vibrios

ND *Abk.*: **1.** natural death **2.** neoplastic disease **3.** neutral density **4.** normal delivery **5.** normal dose **6.** not detected **7.** not determined

Nd *Abk.*: neodymium

NDBA *Abk.*: N-nitroso-dibutylamine

NDD *Abk.*: nutrient-defined diet

NDMA *Abk.*: **1.** N-nitrosodimethylamine **2.** p-nitrosodimethylaniline

NDP *Abk.*: nucleoside diphosphate

NDV *Abk.*: Newcastle disease virus

NDx *Abk.*: non-diagnostic

Nd:YAG *Abk.*: neodymium:yttrium aluminum-garnet

NE *Abk.*: **1.** neural excitability **2.** neurological examination **3.** norepinephrine **4.** not enlarged **5.** not examined

Ne *Abk.*: neon

ne- *präf.*: Neu-, Jung-, Ne(o)-

near [nɪər] *adj*: **1.** (*örtlich*) nahe, in der Nähe; (*zeitlich*) nahe **2.** nahe (verwandt); vetraut **3.** (*Problem*) akut, brennend

near|sight|ed ['nɪərsaɪtɪd] *adj*: Kurzsichtigkeit/Myopie betreffend, von ihr betroffen, myop, kurzsichtig

near|sight|ed|ness [ˌnɪərsaɪtɪdnəs] *noun*: Kurzsichtigkeit *f*, Myopie *f*

near-threshold *adj*: schwellennah

ne|ar|thro|sis [nɪɑːr'θrəʊsɪs] *noun*: **1.** Gelenkneubildung *f*, Nearthrose *f*; Pseudarthrose *f* **2.** Gelenkprothese *f*, Gelenkersatz *m*, künstliches Gelenk *nt*

neb|u|la ['nebjələ] *noun, plural* **-las** [-liː]: Nebula *f*, Nubecula *f*, Nubekula *f*

neb|u|li|za|tion [ˌnebjəlaɪ'zeɪʃn] *noun*: Aerosoltherapie *f*

jet nebulization: Düsenvernebelung *f*

ultrasonic nebulization: Ultraschallvernebelung *f*

neb|u|lize ['nebjəlaɪz]: I *vt* zerstäuben, vernebeln II *vi* zerstäubt werden

neb|u|liz|er ['nebjəlaɪzər] *noun*: Zerstäuber *m*, Vernebler *m*

jet nebulizer: Düsenvernebler *m*

ultrasonic nebulizer: Ultraschallvernebler *m*

neb|u|lous ['nebjələs] *adj*: trüb, getrübt

NEC *Abk.*: **1.** necrotizing enterocolitis **2.** non-esterified cholesterol

NECA *Abk.*: 5'-N-ethylcarboxamide adenosine

Ne|ca|tor [nɪ'keɪtər] *noun*: Necator *m*

Necator americanus: Necator americanus, Todeswurm *m*

ne|ca|to|ri|a|sis [nɪˌkeɪtə'raɪəsɪs] *noun*: **1.** Necator-Befall *m*, -Infektion *f* **2.** Hakenwurmbefall *m*, -infektion *f*, Ankylostomiasis *f*, -stomatosis *f*, -stomatidose *f*

neck [nek] *noun*: **1.** Hals *m*, (*anatom.*) Collum *nt*, Zervix *f*, Cervix *f* **2.** (*allg.*) Hals(teil *nt*) *m*; (Flaschen-)Hals *m*

anatomical neck of humerus: anatomischer Humerushals *m*, Collum anatomicum humeri

neck of ankle bone: →*neck of talus*

anteverted femoral neck: Coxa antetorta

bladder neck: (Harn-)Blasenhals *m*, Cervix vesicae

buffalo neck: Stiernacken *m*, -höcker *m*, Büffelnacken *m*, -höcker *m*

bull neck: Cäsarenhals *m*

N

bur neck: Bohrerhals *m*
neck of condyloid process of mandible: →*neck of mandible*
dental neck: Zahnhals *m*, Cervix dentis
neck of dorsal horn of spinal cord: Hinterhornhals *m*, Cervix cornus posterioris medullae spinalis
false neck of humerus: chirurgischer Humerushals *m*, Collum chirurgicum humeri
femoral neck: Oberschenkelhals *m*, Schenkelhals *m*, Collum femoris
neck of femur: →*femoral neck*
fractured neck of femur: Schenkelhalsbruch *m*, Schenkelhalsfraktur *f*, Femurhalsfraktur *f*
neck of fibula: Wadenbeinhals *m*, Collum fibulae
neck of gallbladder: Gallenblasenhals *m*, Collum vesicae felleae/biliaris
neck of glans (penis): Ringfurche *f* der Eichel, Collum glandis penis
neck of humerus: Humerushals *m*, Collum humeri
implant neck: Implantathals *m*
Madelung's neck: Madelung-Fetthals *m*
neck of malleus: Hammerhals *m*, Collum mallei
neck of mandible: Collum mandibulae
neck of posterior horn of spinal cord: Hinterhornhals *nt*, Cervix cornus posterioris medullae spinalis
neck of radius: Radiushals *m*, Collum radii
neck of rib: Rippenhals *m*, Collum costae
neck of scapula: Schulterblatthals *m*, Collum scapulae
neck of spermatozoon: Spermienhals *m*
stiff neck: Schiefhals *m*, Torticollis *m*, Caput obstipum
surgical neck of humerus: chirurgischer Humerushals *m*, Collum chirurgicum humeri
surgical neck of tooth: chirurgischer Zahnhals *m*
neck of talus: Talushals *m*, Collum tali
neck of thigh bone: →*femoral neck*
neck of tooth: Zahnhals *m*, Cervix dentis
true neck of humerus: anatomischer Humerushals *m*, Collum anatomicum humeri
neck of urinary bladder: (Harn-)Blasenhals *m*, Cervix vesicae
uterine neck: →*neck of uterus*
neck of uterus: Uterus-, Gebärmutterhals *m*, Zervix *f* (uteri), Cervix uteri
webbed neck: Pterygium colli
neck of womb: →*neck of uterus*
wry neck: Schiefhals *m*, Torticollis *m*, Caput obstipum

necr- *präf.*: Nekrose-, Nekr(o)-
nec|rec|to|my [nek'rektəmiː] *noun*: Nekroseexzision *f*, Nekroseentfernung *f*
necro- *präf.*: Nekrose-, Nekr(o)-
nec|ro|bi|o|sis [ˌnekrəʊbaɪ'əʊsɪs] *noun*: Nekrobiose *f*
necrobiosis lipoidica: Oppenheim-Urbach-Syndrom *nt*, Urbach-Syndrom *nt*, Dermatitis atrophicans lipoides diabetica, Necrobiosis lipoidica, Necrosis lipoidica diabeticorum
nec|ro|bi|ot|ic [ˌnekrəʊbaɪ'ɑtɪk] *adj*: Gewebstod/Nekrobiose betreffend, nekrobiotisch
nec|ro|cy|to|sis [ˌnekrəʊsaɪ'təʊsɪs] *noun*: Zelltod *m*, Zelluntergang *m*, Zytonekrose *f*
nec|ro|gen|ic [ˌnekrəʊ'dʒenɪk] *adj*: in toter Materie lebend, aus toter Materie stammend; Nekrose hervorrufend, nekrogen
ne|crog|e|nous [nɪ'krɑdʒənəs] *adj*: →*necrogenic*
ne|crol|o|gy [nɪ'krɑlədʒiː] *noun*: Nekrologie *f*
ne|crol|y|sis [nɪ'krɑlɪsɪs] *noun*: Nekrolyse *f*, Necrolysis *f*
toxic epidermal necrolysis: Lyell-Syndrom *nt*, medikamentöses Lyell-Syndrom *nt*, Syndrom *nt* der verbrühten Haut, Epidermolysis acuta toxica, Epidermolysis necroticans combustiformis
nec|ro|ma|nia [ˌnekrəʊ'meɪnɪə, -jə] *noun*: Nekromanie *f*
nec|ro|nec|to|my [ˌnekrə'nektəmiː] *noun*: →*necrectomy*
ne|croph|a|gous [nɪ'krɑfəgəs] *adj*: nekrophag, aasfressend
nec|ro|phan|er|o|sis [ˌnekrəʊfænə'rəʊsɪs] *noun*: Nekrophanerose *f*
nec|ro|phil|ia [ˌnekrəʊ'fɪlɪə] *noun*: Nekrophilie *f*
nec|ro|phil|ic [ˌnekrəʊ'fɪlɪk] *adj*: mit besonderer Affinität zu nekrotischem Gewebe, nekrophil
ne|croph|i|lism [nɪ'krɑfəlɪzəm] *noun*: →*necrophilia*
ne|croph|i|lous [nɪ'krɑfɪləs] *adj*: mit besonderer Affinität zu nekrotischem Gewebe, nekrophil
ne|croph|i|ly [nɪ'krɑfəliː] *noun*: →*necrophilia*
nec|ro|pho|bia [ˌnekrə'fəʊbɪə] *noun*: Nekrophobie *f*
nec|ro|pho|bic [ˌnekrə'fəʊbɪk] *adj*: Nekrophobie betreffend, nekrophob
nec|ro|pneu|mo|nia [ˌnekrən(j)uː'məʊnɪə] *noun*: Lungengangrän *f*, Lungenbrand *m*, Gangraena pulmonis
nec|rop|sy ['nekrɑpsiː] *noun*: Autopsie *f*, Obduktion *f*, Nekropsie *f*
nec|ro|sad|ism [ˌnekrə'seɪdɪzəm, -'sæd-] *noun*: Nekrosadismus *m*
ne|cros|co|py [nɪ'krɑskəpiː] *noun*: →*necropsy*
ne|crose [ne'krəʊs, 'ne-]: **I** *vt* nekrotisieren **II** *vi* absterben, brandig werden, nekrotisieren
ne|cro|sis [nɪ'krəʊsɪs] *noun, plural* **-ses** [nɪ'krəʊsiːz]: lokaler Zelltod *m*, lokaler Gewebstod *m*, Nekrose *f*, Necrosis *f*
acute ischaemic tubular necrosis: (*brit.*) →*acute ischemic tubular necrosis*
acute ischemic tubular necrosis: akute ischämische Tubulusnekrose *f*
acute retinal necrosis: akute Retinanekrose *f*
acute toxic tubular necrosis: akute toxische Tubulusnekrose *f*
acute tubular necrosis: akute Tubulusnekrose *f*
adipose tissue necrosis: Fettgewebsnekrose *f*, Adiponecrosis *f*
anuclear necrosis: kernlose Nekrose *f*
apophyseal necrosis: (aseptische) Apophysennekrose/Apophyseonekrose *f*
areactive necrosis: areaktive Nekrose *f*
arteriolar necrosis: Arteriolennekrose *f*, Arteriolonekrose *f*
aseptic necrosis: aseptische Nekrose *f*
aseptic necrosis of bone: aseptische/spontane Knochennekrose *f*
avascular necrosis: aseptische/spontane/avaskuläre Nekrose *f*
avascular necrosis of bone: aseptische/spontane Knochennekrose *f*
avascular necrosis of femoral head: idiopathische Hüftkopfnekrose *f* des Erwachsenen, avaskuläre/ischämische Femurkopfnekrose *f*
avascular necrosis of lunate: Lunatummalazie *f*, Kienböck-Krankheit *f*
avascular necrosis of scaphoid: aseptische/avaskuläre Kahnbeinnekrose *f*
Balser's fatty necrosis: Balser-Nekrose *f*
bone necrosis: Knochennekrose *f*, Osteonekrose *f*
bone marrow necrosis: Knochenmarksnekrose *f*
cardiac muscle necrosis: Herzmuskel-, Myokardnekrose *f*
cartilage necrosis: Knorpelnekrose *f*
caseation necrosis: →*caseous necrosis*

N

caseous necrosis: verkäsende Degeneration *f*, verkäsende Nekrose *f*, Verkäsung *f*
cell necrosis: Zellnekrose *f*, Zytonekrose *f*
central necrosis: zentrale Nekrose *f*, Zentralnekrose *f*
cheesy necrosis: →*caseous necrosis*
chemical bone necrosis: chemische Knochennekrose *f*
coagulation necrosis: Koagulationsnekrose *f*
colliquative necrosis: Kolliquationsnekrose *f*
cutaneous necrosis: Hautnekrose *f*
cystic fat necrosis of the breast: zystische Fettnekrose *f* der Mamma
cystic medial necrosis: Erdheim-Gsell-Syndrom *nt*, Gsell-Erdheim-Syndrom *nt*, Medionecrosis *f* Erdheim-Gsell
dental necrosis: Zahnnekrose *f*
dry necrosis: trockene Nekrose *f*
edema-induced necrosis: Ödemnekrose *f*
edematous necrosis: Quellungsnekrose *f*
epiphyseal necrosis: Epiphysennekrose *f*, Epiphyseonekrose *f*
epiphyseal ischaemic necrosis: (*brit.*) →*epiphyseal ischemic necrosis*
epiphyseal ischaemic bone necrosis: (*brit.*) →*epiphyseal ischemic bone necrosis*
epiphyseal ischemic necrosis: aseptische Epiphysennekrose *f*, Osteochondrose *f*, -chondrosis *f*, Chondroosteonekrose *f*
epiphyseal ischemic bone necrosis: aseptische Epiphysennekrose *f*, Chondroosteonekrose *f*
epiphysial aseptic necrosis: aseptische Epiphysennekrose *f*
Erdheim's cystic medial necrosis: →*Erdheim-Gsell medial necrosis*
Erdheim-Gsell medial necrosis: Erdheim-Gsell-Syndrom *nt*, Gsell-Erdheim-Syndrom *nt*, Medionecrosis *f* Erdheim-Gsell
esophageal necrosis: Speiseröhren-, Ösophagusnekrose *f*
fat necrosis: Fettgewebsnekrose *f*, Fettnekrose *f*, Adiponecrosis *f*
fat tissue necrosis: Fettgewebsnekrose *f*, Fettnekrose *f*, Adiponecrosis *f*
necrosis of the femoral head: Hüftkopfnekrose *f*
focal necrosis: Fokalnekrose *f*
gangrenous necrosis: gangränöse Nekrose *f*
gangrenous pulp necrosis: Pulpagangrän *f*, Gangrän *f* der Pulpa, gangränöse Pulpanekrose *f*
gingival necrosis: Zahnfleischnekrose *f*
necrosis of the head of femur: Hüftkopfnekrose *f*
hepatic necrosis: Lebernekrose *f*, Leberzellnekrose *f*
hepatocellular necrosis: Lebernekrose *f*, Leberzellnekrose *f*
hypophysial necrosis: Hypophysennekrose *f*
hypoxic liver necrosis: hypoxämische Lebernekrose *f*
idiopathic avascular necrosis of the femoral head: idiopathische Hüftkopfnekrose *f* des Erwachsenen, avaskuläre/ischämische Femurkopfnekrose *f*
ischaemic necrosis: (*brit.*) →*ischemic necrosis*
ischemic necrosis: ischämische Nekrose *f*
liquefaction necrosis: Kolliquationsnekrose *f*
liver necrosis: Lebernekrose *f*
marrow necrosis: Knochenmark(s)nekrose *f*
medial necrosis: Medianekrose *f*
moist necrosis: feuchte Nekrose *f*
mummification necrosis: trockene Gangrän *f*, Mumifikation *f*, Mumifizierung *f*
myocardial necrosis: Herzmuskel-, Myokardnekrose *f*
oedema-induced necrosis: (*brit.*) →*edema-induced necrosis*
oedematous necrosis: (*brit.*) →*edematous necrosis*
oesophageal necrosis: (*brit.*) →*esophageal necrosis*
pancreatic necrosis: Pankreasnekrose *f*
papillary necrosis: Papillennekrose *f*
parenchymal necrosis: Parenchymnekrose *f*
peripheral necrosis: periphere Lebernekrose *f*
physical bone necrosis: physikalische Knochennekrose *f*
piecemeal necrosis: Mottenfraßnekrose *f*
postpartum pituitary necrosis: Sheehan-Syndrom *nt*, postpartale Hypophysenvorderlappeninsuffizienz *f*
post-traumatic bone necrosis: →*traumatic bone necrosis*
pressure necrosis: Drucknekrose *f*
progressive emphysematous necrosis: Gasbrand *m*, Gasgangrän *f*, Gasödem *nt*, Gasödemerkrankung *f*, malignes Ödem *nt*, Gasphlegmone *f*, Gangraena emphysematosa
pulp necrosis: Pulpanekrose *f*
pulpal necrosis: Pulpanekrose *f*
radiation necrosis: Strahlennekrose *f*
radiation bone necrosis: Strahlenosteonekrose *f*, Osteoradionekrose *f*
renal cortical necrosis: Nierenrindennekrose *f*
renal papillary necrosis: Papillennekrose *f*
septic necrosis: septische Nekrose *f*
shrinkage necrosis: Schrumpfnekrose *f*
single-cell necrosis: Einzelzellnekrose *f*
single-fiber necrosis: Einzelfasernekrose *f*
single-fibre necrosis: (*brit.*) →*single-fiber necrosis*
subacute hepatic necrosis: subakute Leberatrophie *f*
subcutaneous fat necrosis of the newborn: Underwood-Krankheit *f*, Fettdarre *f*, Sklerem(a) *nt*, Fettsklerem *nt* der Neugeborenen, Sclerema adiposum neonatorum
submassive hepatic necrosis: →*subacute hepatic necrosis*
superficial necrosis: oberflächliche Knochennekrose *f*
suppurative necrosis: eitrige/purulente Nekrose *f*
swelling necrosis: Quellungsnekrose *f*
thermal bone necrosis: thermische Knochennekrose *f*
tracheal necrosis: Tracheanekrose *f*
traumatic bone necrosis: (post-)traumatische Knochennekrose *f*
tubular necrosis: Tubulusnekrose *f*
warfarin necrosis: Cumarinnekrose *f*
Zenker's necrosis: Zenker-Degeneration *f*, wachsartige Degeneration *f* der Skelettmuskulatur

nelcrolsperlmila [ˌnekrəˈspɜrmɪə] *noun*: Nekrozoospermie *f*

nelcrosltelon [nɪˈkrɑstɪɑn] *noun*: Knochen-, Osteonekrose *f*

nelcrosltelolsis [nɪˌkrɑstɪˈəʊsɪs] *noun*: Knochen-, Osteonekrose *f*

nelcrotlic [nɪˈkrɑtɪk] *adj*: Nekrose betreffend, (*Gewebe*) in Nekrose übergegangen, nekrotisch, brandig, abgestorben, Nekro-, Nekrose-
coagulation necrotic: koagulationsnekrotisch
colliquative necrotic: kolliquationsnekrotisch

neclroltize [ˈnekrətaɪz]: **I** *vt* Nekrose verursachen **II** *vi* nekrotisieren

neclroltizling [ˈnekrətaɪzɪŋ] *adj*: in Nekrose übergehend, Nekrose auslösend, nekrotisch werden, nekrotisierend, absterben

nelcrotlolmy [nɪˈkrɑtəmiː] *noun*: **1.** (*chirurg.*) Zerschnei-

dung *f*, Aufspaltung *f*, Dissektion *f*, Dissectio *f* **2.** Sequesterentfernung *f*, Nekrotomie *f*, Sequesterotomie *f*
nec|ro|tox|in [ˌnekrəˈtɑksɪn] *noun*: Nekrotoxin *nt*
nec|ro|zo|o|sper|mi|a [ˌnekrəʊˌzəʊəˈspɜrmɪə] *noun*: Akinospermie *f*, Nekrozoospermie *f*
NED *Abk.*: **1.** no evidence of disease **2.** no evident disease **3.** normal equivalent deviation
NEE *Abk.*: norethisteron enantate
need [niːd]: **I** *noun* **1.** Bedarf *m* (*of, for* an); Bedürfnis *nt* (*of, for* nach) **be in need of** etw. dringend benötigen **2.** Mangel *m* (*of, for* an) **3. needs** *pl* Bedürfnisse *pl*, Erfordernisse *pl* **II** *vt* brauchen, benötigen, nötig haben
basic needs: Grundbedürfnisse *pl*
nutrient needs: Nährstoffbedarf *m*
nutritive needs: Nährstoffbedarf *m*
nee|dle [ˈniːdl]: **I** *noun* **1.** Nadel *f* **2.** Zeiger *m*; (*Waage*) Zunge *f* **II** *vt* (mit einer Nadel) nähen; durchstechen; punktieren
asbestos needles: Asbestnadeln *pl*
aspiration needle: Aspirationsnadel *f*, Punktionsnadel *f*
atraumatic needle: atraumatische Nadel *f*
biopsy needle: Biopsienadel *f*
Chiba needle: Chiba-Nadel *f*
Deschamps' needle: Deschamps-Nadel *f*
endodontic needle: Wurzelkanalnadel *f*
hypodermic needle: Nadel *f* zur subkutanen Injektion
Kobak's needle: Kobak-Kanüle *f*
magnetic needle: Magnetnadel *f*
Menghini's needle: Menghini-Nadel *f*
puncture needle: Punktionskanüle *f*
recording needle: Ableitungselektrode *f*, differente Elektrode *f*, aktive Elektrode *f*
Reverdin needle: Reverdin-Nadel *f*
spruce needles: Fichtennadeln *pl*, Piceae folium
swaged needle: atraumatische Nadel *f*
threaded needle: **1.** (*chirurg.*) Nadel *f* (mit Öhr) **2.** Hohlnagel *m*, Nagel *m* mit Führungskanal
Tuohy needle: Tuohy-Nadel *f*
Veress needle: Veress-Nadel *f*
Vim-Silverman needle: Vim-Silverman-Nadel *f*
ne|en|ceph|a|lon [ˌniːənˈsefəlɑn] *noun*: Neenzephalon *nt*
NEEP *Abk.*: negative end-expiratory pressure
NEFA *Abk.*: non-esterified fatty acids
ne|fluor|o|pho|tom|e|ter [nɪˌflʊərəfəʊˈtɑmɪtər] *noun*: Fluoronephelometer *nt*
nef|o|pam [ˈnefəpæm] *noun*: Nefopam *nt*
neg. *Abk.*: negative
ne|gate [nɪˈgeɪt, ˈnegeɪt] *vt*: verneinen, leugnen, negieren
ne|ga|tion [nɪˈgeɪʃn] *noun*: Negieren *nt*
neg|a|tive [ˈnegətɪv]: **I** *noun* **1.** negative Eigenschaft *f*, Negativfaktor *m*, Negativum *nt*; (*mathemat.*) Minuszeichen *nt*; negative Zahl *f* **2.** (*foto.*) Negativ *nt* **3.** negativer Pol *m* **II** *adj* negativ, erfolg-, ergebnislos; ohne Befund; fehlend, nicht vorhanden **III** *vt* **4.** neutralisieren **5.** negieren, verneinen
serologically negative: seronegativ
neg|a|tiv|ism [ˈnegətɪvɪzəm] *noun*: Negativismus *m*
neg|a|tron [ˈnegətrɑn] *noun*: Negatron *nt*, negatives/negativgeladenes Elektron *nt*
Neis|se|ria [naɪˈsɪərɪə] *noun*: Neisseria *f*
Neisseria flavescens: Neisseria flavescens
Neisseria gonorrhoeae: Gonokokkus *m*, Gonococcus *m*, Neisseria gonorrhoeae
penicillinase-producing Neisseria gonorrhoeae: Penicillinase-produzierende Neisseria gonorrhoeae *f*
Neisseria meningitidis: Meningokokkus *m*, Neisseria meningitidis
Neis|ser|i|a|ce|ae [naɪˌsɪərɪˈeɪsɪiː] *plural*: Neisseriaceae *pl*
neis|se|ri|al [naɪˈsɪərɪəl] *adj*: Neisseria betreffend, durch Neisseria verursacht, Neisserien-
neis|se|ri|an [naɪˈsɪərɪən] *adj*: →*neisserial*
NEM *Abk.*: N-ethylmaleinimide
ne|ma [ˈniːmə] *noun*: →*nematode*
nemat- *präf.*: →*nemato-*
nem|a|thel|minth [ˌneməˈθelmɪnθ] *noun*: Schlauchwurm *m*, Rundwurm *m*, Aschelminth *m*, Nemathelminth *m*
Nem|a|thel|min|thes [ˌneməθelˈmɪnθiːz] *plural*: Schlauchwürmer *pl*, Rundwürmer *pl*, Nemathelminthes *pl*, Aschelminthes *pl*
nem|a|thel|min|thi|a|sis [ˌneməˈθelmɪnˈθaɪəsɪs] *noun*: Nemathelmintheninfektion *f*
ne|mat|i|cide [nəˈmætəsaɪd] *noun, adj*: →*nematocide*
nem|a|ti|za|tion [ˌnemətaɪˈzeɪʃn] *noun*: Nematodeninfektion *f*
nemato- *präf.*: **1.** rund-, nemat(o)- **2.** (*mikrobiolog.*) Rundwurm-, Nemato-
nem|a|to|blast [ˈnemətəʊblæst] *noun*: Spermatide *f*, Spermide *f*, Spermatidium *nt*
nem|a|to|cide [ˈnemətəʊsaɪd]: **I** *noun* Nematozid *nt* **II** *adj* nematoden(ab)tötend, nematozid
nem|a|to|cyst [ˈnemətəsɪst] *noun*: Nesselkapsel *f*, Nematozyste *f*, Knide *f*
Nem|a|to|da [neməˈtəʊdə] *plural*: Fadenwürmer *pl*, Rundwürmer *pl*, Nematoden *pl*, Nematodes *pl*
nem|a|tode [ˈnemətəʊd] *noun*: Rundwurm *m*, Fadenwurm *m*, Nematode *f*
nem|a|to|di|a|sis [ˌnemətəʊˈdaɪəsɪs] *noun*: Nematodeninfektion *f*
Nem|a|to|mor|pha [ˌnemətəˈmɔːrfə] *plural*: Saitenwürmer *pl*, Nematomorpha *pl*
nem|a|to|sis [ˌneməˈtəʊsɪs] *noun*: Nematodeninfektion *f*
Ne|mer|tea [nɪˈmɜrtɪə] *plural*: Schnurwürmer *pl*
ne|mer|te|an [nɪˈmɜrtɪən]: **I** *noun* Schnurwurm *m* **II** *adj* Schnurwürmer betreffend
Nem|er|ti|na [nemərˈtaɪnə, -ˈtɪnə] *plural*: →*Nemertea*
nem|ic [ˈnemɪk] *adj*: Nematoden betreffend, Nematoden-
neo *Abk.*: neoarsphenamine
neo- *präf.*: Neu-, Jung-, Ne(o)-
ne|o|an|ti|gen [ˌniːəʊˈæntɪdʒən] *noun*: Neoantigen *nt*; Tumorantigen *nt*
ne|o|an|ti|mo|san [ˌniːəʊˌæntɪˈməʊsən] *noun*: Stibophen *nt*
ne|o|ar|thro|sis [ˌniːəʊɑːrˈθrəʊsɪs] *noun*: →*nearthrosis*
ne|o|blad|der [ˌniːəʊˈblædər] *noun*: Neoblase *f*, Blasensubstitution *f*, Ersatzblase *f*, Blasenersatz *m*
ne|o|cer|e|bel|lar [ˌniːəʊserəˈbelər] *adj*: neozerebellär, neozerebellar
ne|o|cer|e|bel|lum [ˌniːəʊserəˈbeləm] *noun*: Neozerebellum *nt*, Neocerebellum *nt*
ne|o|cor|tex [ˌniːəʊˈkɔːrteks] *noun*: Neokortex *m*, Neocortex *m*
ne|o|cor|ti|cal [ˌniːəʊˈkɔːrtɪkl] *adj*: neokortikal
ne|o|cy|to|sis [ˌniːəʊsaɪˈtəʊsɪs] *noun*: Neozytose *f*
ne|o|di|a|ther|my [ˌniːəʊˈdaɪəθɜrmiː] *noun*: Kurzwellendiathermie *f*
ne|o|dym|i|um [ˌniːəʊˈdɪmɪəm] *noun*: Neodym *nt*
ne|o|en|ceph|a|lon [ˌniːəʊenˈsefələn] *noun*: →*neencephalon*
ne|o|for|ma|tion [ˌniːəʊfɔːrˈmeɪʃn] *noun*: Neubildung *f*, Neoplasma *nt*; Neoplasie *f*
ne|o|gen|e|sis [ˌniːəʊˈdʒenəsɪs] *noun*: Neubildung *f*, Regeneration *f*, Neogenese *f*
ne|o|ge|net|ic [ˌniːəʊdʒɪˈnetɪk] *adj*: neogenetisch, rege-

N

neratorisch
ne|o|glot|tis [ˌniːəʊ'glɑtɪs] *noun*: Neoglottis *f*
ne|o|gly|co|gen|e|sis [ˌniːəʊˌglaɪkə'dʒenəsɪs] *noun*: Glukoneogenese *f*, Glykoneogenese *f*, Gluconeogenese *f*
ne|o|ki|net|ic [ˌniːəʊkɪ'netɪk] *adj*: neokinetisch
ne|o|la|li|a [ˌniːəʊ'leɪlɪə, -jə] *noun*: Neolalie *f*
ne|o|la|lism [ˌniːəʊ'lælɪzəm] *noun*: →*neolalia*
ne|o|lo|gism [nɪ'ɑlədʒɪzəm] *noun*: Wortneubildung *f*, Neologismus *m*
ne|o|mem|brane [niːəʊ'membreɪn] *noun*: Pseudomembran *f*
ne|o|min ['niːəʊmɪn] *noun*: →*neomycin*
ne|o|morph ['niːəʊmɔːrf] *noun*: neomorphes Teil *nt*
ne|o|mor|phic [ˌniːəʊ'mɔːrfɪk] *adj*: neomorph
ne|o|mor|phism ['niːəʊmɔːrfɪzəm] *noun*: Neomorphismus *m*
ne|o|my|cin [ˌniːəʊ'maɪsn] *noun*: Neomycin *nt*
neomycin B: Framycetin *nt*, Neomycin B *nt*
ne|on ['niːɑn] *noun*: Neon *nt*
ne|o|na|tal [niːəʊ'neɪtl] *adj*: die Neugeborenenperiode betreffend, in der Neugeborenenperiode auftretend, neonatal, neugeboren
ne|o|nate ['niːəʊneɪt]: I *noun* Neugeborene *nt* II *adj* neugeboren
ne|o|na|to|lo|gist [ˌniːəʊneɪ'tɑlədʒɪst] *noun*: Neonatologe *m*, Neonatologin *f*
ne|o|na|to|lo|gy [ˌniːəʊneɪ'tɑlədʒiː] *noun*: Neonatologie *f*
ne|o|pal|li|um [ˌniːəʊ'pælɪəm] *noun*: Neopallium *nt*
ne|o|pa|thy [nɪ'ɑpəθiː] *noun*: Neopathie *f*
ne|o|phre|nia [ˌniːəʊ'friːnɪə] *noun*: Neophrenie *f*
ne|o|pla|sia [ˌniːəʊ'pleɪʒ(ɪ)ə] *noun*: Gewebeneubildung *f*, Neoplasie *f*
cartilage neoplasia: Knorpelgeschwulst *f*, Knorpeltumor *m*, Knorpelneoplasie *f*
cervical intraepithelial neoplasia: zervikale intraepitheliale Neoplasie *f*
conjunctival intraepithelial neoplasia: konjunktivale intrapitheliale Neoplasie *f*
multiple endocrine neoplasia: multiple endokrine Adenopathie *f*, multiple endokrine Neoplasie *f*, pluriglanduläre Adenomatose *f*
multiple endocrine neoplasia I: Wermer-Syndrom *nt*, MEN-Typ I *m*, MEA-Typ I *m*
multiple endocrine neoplasia IIa: Sipple-Syndrom *nt*, MEN-Typ IIa *m*, MEA-Typ IIa *m*
multiple endocrine neoplasia IIb: MMN-Syndrom *nt*, MEN-Typ IIb *m*, MEA-Typ IIb *m*
multiple endocrine neoplasia III: MMN-Syndrom *nt*, MEN-Typ III *m*, MEA-Typ III *m*
testicular intraepithelial neoplasia: testikuläre intraepitheliale Neoplasie *f*
vulvar intraepithelial neoplasia: vulväre intraepitheliale Neoplasie *f*
ne|o|plasm ['niːəʊplæzəm] *noun*: Neubildung *f*, Neoplasma *nt*; Neoplasie *f*, Tumor *m*
intestinal neoplasm: →*small bowel neoplasm*
malignant neoplasm: maligne Geschwulst *f*, malignes Neoplasma *nt*, Malignom *nt*
NK-cell neoplasm: NK-Zell-Neoplasie *f*
precursor B-cell neoplasm: Vorläufer-B-Zell-Neoplasie *f*
precursor T-cell neoplasm: Vorläufer-T-Zell-Neoplasie *f*
small bowel neoplasm: Dünndarmgeschwulst *f*, Dünndarmneoplasma *nt*, Dünndarmtumor *m*
T-cell neoplasm: T-Zell-Neoplasie *f*
ne|o|plas|tic [ˌniːəʊ'plæstɪk] *adj*: Neoplasie *oder* Neoplasma betreffend, in der Art eines Neoplasmas, neoplastisch
ne|op|ter|in [ˌniːə'terɪn] *noun*: Neopterin *nt*
ne|o|ru|brum [ˌniːəʊ'ruːbrəm] *noun*: Neorubrum *nt*
ne|o|stig|mine [ˌniːəʊ'stɪgmiːn, -mɪn] *noun*: Neostigmin *nt*
ne|o|stri|a|tum [ˌniːəʊstraɪ'eɪtəm] *noun*: Neostriatum *nt*
ne|o|te|ny [niː'ɑt(ə)niː] *noun*: Neotenie *f*
ne|o|thal|a|mus [ˌniːəʊ'θæləməs] *noun*: Neothalamus *m*
ne|o|type ['niːəʊtaɪp] *noun*: Neostandard *m*
ne|o|va|gi|na ['niːəʊvə'dʒaɪnə] *noun*: Neovagina *f*, künstliche Scheide *pl*
ne|o|vas|cu|lar|i|za|tion [niːəʊˌvæskjələrɪ'zeɪʃn] *noun*: **1.** (*Tumor*) Gefäßneubildung *f* **2.** Kapillareinsprossung *f*, Revaskularisierung *f*, Revaskularisation *f*
subretinal neovascularization: subretinale Neovaskularisation *f*
vitreous neovascularization: Neovaskularisation *f*, Glaskörperneovaskularisation *f*
NEP *Abk.*: negative expiratory pressure
neph|e|lom|e|ter [nefə'lɑmɪtər] *noun*: Trübungsmesser *m*, Nephelometer *nt*
neph|e|lo|met|ric [ˌnefələ'metrɪk] *adj*: Nephelometrie betreffend, nephelometrisch
neph|e|lom|e|try [ˌnefə'lɑmətriː] *noun*: Nephelometrie *f*, Tyndallometrie *f*
laser nephelometry: Lasernephelometrie *f*
nephr- *präf.*: Niere(n)-, Reno-, Nephr(o)-
neph|rad|e|no|ma [ˌnefrædɪ'nəʊmə] *noun*: Nierenadenom *nt*
ne|phrae|mi|a [nɪ'friːmiːə] *noun*: (*brit.*) →*nephremia*
ne|phral|gia [nɪ'frældʒ(ɪ)ə] *noun*: Nierenschmerz(en *pl*) *m*, Nephralgie *f*
ne|phral|gic [nɪ'frældʒɪk] *adj*: Nephralgie betreffend
neph|ra|pos|ta|sis [ˌnefrə'pɑstəsɪs] *noun*: Nierenabszess *m*
neph|ra|to|nia [ˌnefrə'təʊnɪə] *noun*: Nierenatonie *f*
ne|phrat|o|ny [nɪ'frætəniː] *noun*: →*nephratonia*
neph|rauxe [nef'rɔːksiː] *noun*: →*nephromegaly*
neph|rec|ta|sia [nefrek'teɪʒ(ɪ)ə] *noun*: Nierendilatation *f*, Nephrektasie *f*; Sackniere *f*
ne|phrec|ta|sis [nɪ'frektəsɪs] *noun*: Nephrektasie *f*, Nierendilatation *f*
ne|phrec|ta|sy [nɪ'frektəsiː] *noun*: →*nephrectasia*
ne|phrec|to|mize [nɪ'frektəmaɪz] *vt*: eine Nephrektomie durchführen, nephrektomieren
ne|phrec|to|my [nɪ'frektəmiː] *noun*: Nephrektomie *f*
abdominal nephrectomy: vordere/transabdominelle Nephrektomie *f*
anterior nephrectomy: vordere/transabdominelle Nephrektomie *f*
cancer nephrectomy: Tumornephrektomie *f*
lumbar nephrectomy: hintere Nierenentfernung/Nephrektomie *f*
posterior nephrectomy: hintere Nephrektomie *f*
neph|re|de|ma [nefrɪ'diːmə] *noun*: Stauungsniere *f*
neph|rel|co|sis [nefrel'kəʊsɪs] *noun*: Nierenulzeration *f*
ne|phre|mi|a [nɪ'friːmiːə] *noun*: Stauungsniere *f*
neph|rem|or|rha|gia [nefremə'reɪdʒ(ɪ)ə] *noun*: **1.** Nieren(ein)blutung *f*, Nephrorrhagie *f* **2.** Blutung *f* aus der Niere
neph|ric ['nefrɪk] *adj*: Niere/Ren betreffend, von der Niere ausgehend, durch die Nieren bedingt, renal, nephrogen
ne|phrit|ic [nɪ'frɪtɪk] *adj*: **1.** Nierenentzündung/Nephritis betreffend, nephritisch **2.** Niere/Ren betreffend, von der Niere ausgehend, durch die Nieren bedingt, renal, nephrogen
ne|phri|tis [nɪ'fraɪtɪs] *noun*: Entzündung *f* des Nierenparenchyms, Nierenentzündung *f*, Nephritis *f*
acute nephritis: →*acute glomerulonephritis*

acute interstitial nephritis: akute interstitielle Nephritis *f*
analgesic nephritis: Analgetikaniere *f*, Phenacetinnephropathie *f*
anti-basement membrane nephritis: Anti-Glomerulusbasalmembranantikörper-Nephritis *f*
anti-GBM antibody nephritis: →*anti-basement membrane nephritis*
arteriosclerotic nephritis: arteriosklerotische Nephritis *f*
bacterial nephritis: bakterielle Nephritis *f*
Balkan nephritis: Balkan-Nephropathie *f*, Balkan-Nephritis *f*, chronische endemische Nephropathie *f*
capsular nephritis: Nephritis *f* mit Entzündung der Bowman-Kapsel
caseous nephritis: verkäsende Nephritis *f*, Nephritis caseosa
cheesy nephritis: verkäsende Nephritis *f*, Nephritis caseosa
chronic nephritis: chronische Glomerulonephritis *f*
chronic destructive interstitial nephritis: chronisch interstitielle destruierende Nephritis *f*
chronic interstitial nephritis: chronisch-interstitielle Nephritis *f*
chronic interstitial destructive nephritis: chronisch interstitielle destruierende Nephritis *f*
congenital nephritis: kongenitale Nephritis *f*
croupous nephritis: akute Glomerulonephritis *f*
degenerative nephritis: Nephrose *f*, Nephrosis *f*
dropsical nephritis: nephrotisches Syndrom *nt*; Nephrose *f*
exudative nephritis: exsudative Nephritis *f*
fibrous nephritis: interstitielle Nephritis *f*
focal nephritis: Berger-Nephritis *f*, Herdnephritis *f*, IgA-Nephropathie *f*
glomerular nephritis: Glomerulonephritis *f*
glomerulocapsular nephritis: Nephritis *f* mit Beteiligung der Glomeruluskapsel
haemorrhagic nephritis: (*brit.*) →*hemorrhagic nephritis*
hemorrhagic nephritis: hämorrhagische Nephritis *f*, Nephritis haemorrhagica
hydraemic nephritis: (*brit.*) →*hydremic nephritis*
hydremic nephritis: nephrotisches Syndrom *nt*; Nephrose *f*
hydropigenous nephritis: nephrotisches Syndrom *nt*; Nephrose *f*
immune complex nephritis: Immunkomplexnephritis *f*
interstitial nephritis: interstitielle Nephritis *f*
Löhlein's focal embolic nephritis: Löhlein-Herdnephritis *f*
lupus nephritis: Lupusnephritis *f*, Lupusnephropathie *f*
Masugi's nephritis: Masugi-Nephritis *f*, nephrotoxische Serumnephritis *f*
nephrotoxic serum nephritis: Masugi-Nephritis *f*, nephrotoxische Serumnephritis *f*
parenchymatous nephritis: parenchymatöse Nephritis *f*
pneumococcus nephritis: Pneumokokkennephritis *f*
potassium-losing nephritis: Kaliumverlustniere *f*, kaliumverlierende Nephropathie *f*
nephritis of pregnancy: Schwangerschaftsnephritis *f*, Schwangerschaftsnephropathie *f*, Nephritis gravidarum
productive nephritis: produktive Nephritis *f*
radiation nephritis: Strahlennephritis *f*
salt-losing nephritis: Thorn-Syndrom *nt*, Salzverlustnephritis *f*
saturnine nephritis: Bleischrumpfniere *f*, Nephritis saturnina
scarlatinal nephritis: Scharlachnephritis *f*
serum nephritis: Serumnephritis *f*
subacute nephritis: →*subacute glomerulonephritis*
suppurative nephritis: eitrige Nephritis *f*
syphilitic nephritis: syphilitische Nephritis *f*
transfusion nephritis: Transfusionsnephropathie *f*
tuberculous nephritis: tuberkulöse Nephritis *f*, Nephritis tuberculosa
tubulointerstitial nephritis: tubulo-interstitielle Nephritis *f*

ne|phrit|o|gen|ic [nɪˌfrɪtəʊ'dʒenɪk] *adj*: Nephritis verursachend, nephritogen
nephro- *präf.*: Niere(n)-, Reno-, Nephr(o)-
neph|ro|ab|dom|i|nal [ˌnefrəʊæb'dɑmɪnl] *adj*: Niere(n) und Bauch(wand)/Abdomen betreffend, renoabdominal, nephroabdominal
neph|ro|an|gi|op|a|thy [ˌnefrəʊændʒɪ'ɑpəθiː] *noun*: Nephroangiopathie *f*
neph|ro|an|gi|o|scle|ro|sis [ˌnefrəʊˌændʒɪəʊsklɪ'rəʊsɪs] *noun*: Nephroangiosklerose *f*
neph|ro|blas|to|ma [ˌnefrəblæs'təʊmə] *noun*: Wilms-Tumor *m*, embryonales Adenosarkom *nt*, Adenomyosarkom *nt*, Adenomyorhabdosarkom *nt* der Niere, Nephroblastom *nt*
neph|ro|cal|ci|no|sis [ˌnefrəʊkælsɪ'nəʊsɪs] *noun*: Nephrokalzinose *f*
neph|ro|cap|sec|to|my [ˌnefrəʊkæp'sektəmiː] *noun*: Entfernung *f* der Nierenkapsel, Nierendekapsulation *f*, Nephrokapsulektomie *f*
neph|ro|car|di|ac [ˌnefrəʊ'kɑːrdɪæk] *adj*: Niere(n) und Herz betreffend, renokardial, kardiorenal
neph|ro|cele ['nefrəʊsiːl] *noun*: **1.** (*patholog.*) Nephrozele *f* **2.** (*biolog.*) Nephrozöl *nt*
neph|ro|cel|om [ˌnefrəʊ'siːləm] *noun*: Nephrozöl *nt*
neph|ro|coel|om [ˌnefrəʊ'siːləm] *noun*: (*brit.*) →*nephrocelom*
neph|ro|col|ic [ˌnefrəʊ'kɑlɪk]: **I** *noun* Nierenkolik *f*, Colica renalis **II** *adj* Niere(n) und Kolon betreffend, kolorenal
neph|ro|col|op|to|sis [ˌnefrəʊˌkəʊləp'təʊsɪs] *noun*: Senkung *f* von Niere und Kolon
neph|ro|cyst|a|nas|to|mo|sis [ˌnefrəʊˌsɪstəˌnæstə'məʊsɪs] *noun*: Nieren-Blasen-Fistel *f*
neph|ro|cys|ti|tis [ˌnefrəʊsɪs'taɪtɪs] *noun*: Entzündung *f* von Niere(n) und Blase
neph|ro|e|de|ma [nefrɪ'diːmə] *noun*: (*brit.*) →*nephredema*
neph|ro|gas|tric [ˌnefrəʊ'gæstrɪk] *adj*: Magen und Niere(n) betreffend, gastrorenal, renogastral
neph|ro|gen|ic [ˌnefrəʊ'dʒenɪk] *adj*: Niere/Ren betreffend, von der Niere ausgehend, durch die Nieren bedingt, renal, nephrogen
ne|phrog|e|nous [nə'frɑgənəs, ne-] *adj*: Niere/Ren betreffend, von der Niere ausgehend, durch die Nieren bedingt, renal, nephrogen
neph|ro|gram ['nefrəgræm] *noun*: Nephrogramm *nt*
ne|phrog|ra|phy [nə'frɑgrəfiː] *noun*: Nephrographie *f*, Nephrografie *f*
radioisotope nephrography: Nierensequenzszintigraphie *f*, Radioisotopennephrographie *f*, Radionephrographie *f*, Nierensequenzszintigrafie *f*, Radioisotopennephrografie *f*, Radionephrografie *f*
neph|ro|hae|mi|a [ˌnefrə'hiːmiːə] *noun*: (*brit.*) →*nephrohemia*
neph|ro|he|mi|a [ˌnefrə'hiːmiːə] *noun*: Nierenstauung *f*; Stauungsniere *f*

neph|ro|hy|dro|sis [ˌnefrəʊhaɪ'drəʊsɪs] *noun*: Harnstauungsniere *f*, Wassersackniere *f*, Hydronephrose *f*, Uronephrose *f*
neph|ro|hy|per|tro|phy [ˌnefrəʊhaɪ'pɜrtrəfiː] *noun*: Nierenhypertrophie *f*
neph|roid ['nefrɔɪd] *adj*: nierenförmig, nierenartig, nephroid, reniform
neph|ro|lith ['nefrəlɪθ] *noun*: Nierenstein *m*, Nephrolith *m*, Calculus renalis
neph|ro|li|thi|a|sis [ˌnefrəʊlɪ'θaɪəsɪs] *noun*: Nephrolithiasis *f*
neph|ro|li|thol|y|sis [ˌnefrəʊlɪ'θɑlɪsɪs] *noun*: Nephrolitholyse *f*, Nierensteinauflösung *f*
neph|ro|li|thot|o|my [ˌnefrəʊlɪ'θɑtəmiː] *noun*: Nephrolithotomie *f*
ne|phrol|o|gist [nə'frɑlədʒɪst] *noun*: Nephrologe *m*, Nephrologin *f*
ne|phrol|o|gy [nə'frɑlədʒiː] *noun*: Nephrologie *f*
ne|phrol|y|sis [nə'frɑlɪsɪs] *noun*: **1.** (*patholog.*) Nephrolyse *f* **2.** Nierenlösung *f*, Nephrolyse *f*, Nephroliberation *f*
ne|phro|ma [nə'frəʊmə] *noun*: Nierengeschwulst *f*, Nephrom *nt*
embryonal nephroma: Wilms-Tumor *m*, embryonales Adenosarkom *nt*, embryonales Adenomyosarkom *nt*, Nephroblastom *nt*, Adenomyorhabdosarkom *nt* der Niere
neph|ro|ma|la|cia [ˌnefrəʊmə'leɪʃ(ɪ)ə] *noun*: Nierenerweichung *f*, Nephromalazie *f*
neph|ro|meg|a|ly [ˌnefrəʊ'megəliː] *noun*: Nierenvergrößerung *f*, Nephromegalie *f*
neph|ro|mere ['nefrəʊmɪər] *noun*: →*nephrotome*
neph|ron ['nefrɑn] *noun*: Nephron *nt*
neph|ron|cus [nef'rɑŋkəs] *noun*: →*nephroma*
neph|rone ['nefrəʊn] *noun*: →*nephron*
neph|ro|noph|thi|sis [ˌnefrə'nɑfθəsɪs] *noun*: Nephronophthise *f*, Nephronophthisis *f*
familial juvenile nephronophthisis: familiäre juvenile Nephronophthisis *f*, hereditäre idiopathische Nephronophthisis *f*
neph|ro|path|ia [ˌnefrəʊ'pæθɪə] *noun*: →*nephropathy*
neph|ro|path|ic [ˌnefrə'pæθɪk] *adj*: Nephropathie betreffend, nephropathisch
neph|ro|path|o|gen|ic [ˌnefrəˌpæθə'dʒenɪk] *adj*: nieren-, nephropathogen
ne|phrop|a|thy [nə'frɑpəθiː] *noun*: Nierenerkrankung *f*, Nierenschädigung *f*, Nephropathie *f*, Nephropathia *f*
acute tubular lead nephropathy: akute bleitoxische tubuläre Schrumpfniere *f*
analgesic nephropathy: Analgetikaniere *f*, Analgetika-, Phenacetinnephropathie *f*
Balkan nephropathy: Balkan-Nephropathie *f*, Balkan-Nephritis *f*, chronische endemische Nephropathie *f*
Danubian endemic familial nephropathy: →*Balkan nephropathy*
gout nephropathy: Urat-, Gichtnephropathie *f*
gouty nephropathy: Gicht-, Uratnephropathie *f*
hypokalaemic nephropathy: (*brit.*) →*hypokalemic nephropathy*
hypokalemic nephropathy: hypokaliämische Nephropathie *f*
IgA nephropathy: Berger-Krankheit *f*, Berger-Nephropathie *f*, mesangiale Glomerulonephritis *f*, fokale Glomerulonephritis *f*, fokalbetonte Glomerulonephritis *f*
lead nephropathy: Bleineuropathie *f*, Neuritis saturnina
membranous nephropathy: membranöse Glomerulonephritis *f*
obstructive nephropathy: obstruktive Nephropathie *f*
potassium-losing nephropathy: →*potassium-losing nephritis*
nephropathy of pregnancy: Nephropathia gravidarum
reflux nephropathy: Refluxnephropathie *f*
salt-losing nephropathy: salzverlierende Nephropathie *f*, renales Salzverlustsyndrom *nt*
thin-basement-membrane nephropathy: Syndrom *nt* der dünnen Basalmembranen
urate nephropathy: Gicht-, Uratnephropathie *f*
neph|ro|pexy ['nefrəpeksiː] *noun*: Nephropexie *f*
ne|phroph|thi|sis [nə'frɑfθəsɪs] *noun*: Nierentuberkulose *f*
familial juvenile nephrophthisis: familiäre juvenile Nephronophthisis *f*, hereditäre idiopathische Nephronophthisis *f*
neph|ro|poi|e|tin [ˌnefrəʊ'pɔɪətɪn] *noun*: Nephropo(i)etin *nt*
neph|rop|to|sia [ˌnefrɑp'təʊsɪə] *noun*: →*nephroptosis*
neph|rop|to|sis [ˌnefrɑp'təʊsɪs] *noun*: Nierensenkung *f*, Nephroptose *f*; Senkniere *f*
neph|ro|py|e|li|tis [ˌnefrəʊˌpaɪə'laɪtɪs] *noun*: Entzündung *f* von Nierenbecken und Nierenparenchym, Pyelonephritis *f*
neph|ro|py|e|log|ra|phy [ˌnefrəʊˌpaɪə'lɑgrəfiː] *noun*: Nephropyelographie *f*, Nephropyelografie *f*
neph|ro|py|e|lo|li|thot|o|my [ˌnefrəʊˌpaɪələʊlɪ'θɑtəmiː] *noun*: Nephropyelolithotomie *f*
neph|ro|py|e|lo|plas|ty [ˌnefrəʊ'paɪələplæstiː] *noun*: Nierenbeckenplastik *f*
neph|ro|py|o|sis [ˌnefrəʊpaɪ'əʊsɪs] *noun*: Niereneiterung *f*, Nephropyose *f*
neph|ror|rha|gia [ˌnefrəʊ'reɪdʒ(ɪ)ə] *noun*: Nierenblutung *f*, Nephrorrhagie *f*
ne|phror|rha|phy [ne'frɔːrəfiː] *noun*: Nierennaht *f*, Nephrorrhaphie *f*
neph|ro|scle|ria ['nefrəsklerɪə] *noun*: →*nephrosclerosis*
neph|ro|scle|ro|sis [ˌnefrəʊsklɪ'rəʊsɪs] *noun*: Nephrosklerose *f*
arterial nephrosclerosis: senile Nephrosklerose *f*, Arterionephrosklerose *f*
arteriolar nephrosclerosis: interkapilläre Nephrosklerose *f*, Glomerulosklerose *f*
benign nephrosclerosis: benigne Nephrosklerose *f*
diabetic nephrosclerosis: diabetische Glomerulosklerose *f*, diabetische Nephropathie *f*, Kimmelstiel-Wilson-Syndrom *nt*
hyaline arteriolar nephrosclerosis: benigne Nephrosklerose *f*
hyperplastic arteriolar nephrosclerosis: maligne Nephrosklerose *f*
intercapillary nephrosclerosis: interkapilläre Nephrosklerose *f*, Glomerulosklerose *f*
malignant nephrosclerosis: Fahr-Volhard-Nephrosklerose *f*, maligne Nephrosklerose *f*
senile nephrosclerosis: senile Nephrosklerose *f*, Arterionephrosklerose *f*
ne|phro|sis [nə'frəʊsɪs] *noun, plural* **-ses** [nə'frəʊsiːz]: **1.** Nephrose *f*, Nephrosis *f* **2.** →*nephropathy* **3.** nephrotisches Syndrom *nt*; Nephrose *f*
amyloid nephrosis: Amyloidnephrose *f*
cholaemic nephrosis: (*brit.*) →*cholemic nephrosis*
cholemic nephrosis: cholämische Nephrose *f*
chromoproteinuric nephrosis: chromoproteinurische Nephrose *f*, Chromoproteinniere *f*; Crush-Niere *f*
Epstein's nephrosis: nephrotisches Syndrom *nt*, Nephrose *f*
haemoglobinuric nephrosis: (*brit.*) →*hemoglobinuric nephrosis*

N

hemoglobinuric nephrosis: hämoglobinurische Nephrose *f*
hydropic nephrosis: hypokaliämische Nephropathie *f*
hypokalaemic nephrosis: (*brit.*) →*hypokalemic nephrosis*
hypokalemic nephrosis: hypokaliämische Nephropathie *f*
larval nephrosis: larvierte Nephrose *f*
lipid nephrosis: Lipoidnephrose *f*, Lipidnephrose *f*, Minimal-change-Glomerulonephritis *f*
lipoid nephrosis: Lipoidnephrose *f*, Lipidnephrose *f*, Minimal-change-Glomerulonephritis *f*
lower nephron nephrosis: akute Tubulusnekrose *f*, Crush-Niere *f*, Chromoproteinniere *f*, chromoproteinurische Niere *f*
melanuric nephrosis: melanurische Nephrose *f*
mercury bichloride nephrosis: Sublimatnephrose *f*
myoglobinuric nephrosis: myoglobinurische Nephrose *f*
osmotic nephrosis: hypokaliämische Nephropathie *f*
plasmocyte nephrosis: Plasmozytomnephrose *f*
sublimate nephrosis: Sublimatnephrose *f*, Sublimatniere *f*
toxic nephrosis: toxische Nephrose/Nephropathie *f*
tubular nephrosis: Tubulo-, Tubulusnephrose *f*
vacuolar nephrosis: hypokaliämische Nephropathie *f*

nephlrolsolnelphritlic [nə,frəʊsəʊnɪ'frɪtɪk] *adj*: Nephrosonephritis betreffend, nephrosonephritisch

nephlrolsolnelphriltis [nə,frəʊsəʊnɪ'fraɪtɪs] *noun*: Nephrosonephritis *f*
Korean haemorrhagic nephrosonephritis: (*brit.*) →*Korean hemorrhagic nephrosonephritis*
Korean hemorrhagic nephrosonephritis: hämorrhagisches Fieber *nt* mit renalem Syndrom, Nephropathia epidemica

nephlrolsolnoglralphy [,nefrəsə'nɑgrəfiː] *noun*: Nierensonographie *f*, Nierensonografie *f*

nelphroslto|my [nə'frɑstəmiː] *noun*: Nephrostomie *f*

nelphrotlic [nə'frɑtɪk] *adj*: Nephrose betreffend, nephrotisch
lipoid nephrotic: lipoidnephrotisch

nephlroltome ['nefrətəʊm] *noun*: Nephrotom *nt*

nephlroltolmolgram [,nefrə'təʊməgræm] *noun*: Nephrotomogramm *nt*

nephlroltolmoglralphy [,nefrəʊtə'mɑgrəfiː] *noun*: Nephrotomographie *f*, Nephrotomografie *f*

nelphrotlolmy [nə'frɑtəmiː] *noun*: Nephrotomie *f*

nephlroltoxlic [,nefrə'tɑksɪk] *adj*: nierenschädigend, nierengiftig, nephrotoxisch

nephlroltoxliclilty [,nefrəʊtɑk'sɪsətiː] *noun*: Nierenschädlichkeit *f*, -giftigkeit *f*, Nieren-, Nephrotoxizität *f*

nephlroltoxlin [,nefrəʊ'tɑksɪn] *noun*: Nierengift *nt*, nephrotoxische Substanz *f*, Nephrotoxin *nt*

nephlroltroplic [,nefrəʊ'trɑpɪk] *adj*: mit besonderer Affinität für Nierengewebe/zur Niere, auf die Niere einwirkend, nephrotrop, renotrop

nephlroltulberlcullolsis [,nefrəʊtə,bɜrkjə'ləʊsɪs] *noun*: Nierentuberkulose *f*

nephlrolulrelterlecltolmy [,nefrəʊjə,riːtə'rektəmiː] *noun*: Nephroureterektomie *f*

nephlrolulrelterlolcyslteclto|my [,nefrəʊjə,riːtərəʊsɪs'tektəmiː] *noun*: Nephroureterozystektomie *f*

nephlryldrolsis [nefrɪ'drəʊsɪs] *noun*: →*nephrohydrosis*

neplitulnilum [nep't(j)uːnɪən] *noun*: Neptunium *nt*

NER *Abk.*: no evidence of recurrence

NERD *Abk.*: no evidence of recurrent disease

nervlal ['nɜrvl] *adj*: Nerv/Nervus betreffend, neval, nervös (bedingt), neural, nervlich, Nerven-

nerve [nɜrv] *noun*: Nerv *m*, (*anatom.*) Nervus *m* **beneath a nerve** subneural
abducent nerve: Abduzens *m*, Abducens *m*, VI. Hirnnerv *m*, Nervus abducens
accessory nerve: Akzessorius *m*, XI. Hirnnerv *m*, Nervus accessorius
accessory obturator nerve: Nervus obturatorius accessorius
accessory phrenic nerves: Nervi phrenici accessorii
acoustic nerve: Akustikus *m*, Vestibulokochlearis *m*, VIII. Hirnnerv *m*, Nervus vestibulocochlearis
afferent nerve: afferenter Nerv *m*
alveolar nerves: Alveolarnerven *pl*, Nervi alveolares
Andersch's nerve: Nervus tympanicus
anococcygeal nerve: Nervus anococcygeus
anterior ampullar nerve: Nervus ampullaris anterior
anterior auricular nerves: Nervi auriculares anteriores
anterior ethmoid nerve: →*anterior ethmoidal nerve*
anterior ethmoidal nerve: Nervus ethmoidalis anterior
anterior interosseous nerve of forearm: Nervus interosseus antebrachii anterior
anterior labial nerves: vordere Schamlippennerven *pl*, Nervi labiales anteriores
anterior nerve of lesser curvature: Nervus curvaturae minoris anterior
anterior palatine nerve: →*greater palatine nerve*
anterior scrotal nerves: vordere Skrotalnerven *pl*, Nervi scrotales anteriores
anterior superior alveolar nerve: vordere Oberkieferäste *pl* des Nervus infraorbitalis, Rami alveolares superiores anteriores (nervi infraorbitalis)
anterior supraclavicular nerves: →*medial supraclavicular nerves*
anterior vagal nerve: vorderer Vagusstamm *m*, Truncus vagalis anterior
Arnold's nerve: Ramus auricularis nervi vagi
articular nerve: Nervus articularis
auditory nerve: Akustikus *m*, Vestibulokochlearis *m*, VIII. Hirnnerv *m*, Nervus vestibulocochlearis
auriculotemporal nerve: Nervus auriculotemporalis
autonomic nerve: Eingeweide-, Viszeralnerv *m*, Nervus autonomicus/visceralis
axillary nerve: Axillaris *m*, Nervus axillaris
Bell's nerve: Nervus thoracicus longus
Bock's nerve: Ramus pharyngeus nervi vagi
Bock's pharyngeal nerve: Ramus pharyngeus nervi vagi
branchial arch nerve: Kiemenbogennerv *m*
buccal nerve: Nervus buccalis
buccinator nerve: →*buccal nerve*
caroticotympanic nerves: Nervi caroticotympanici
carotid sinus nerve: Karotissinusnerv *m*, Hering-Blutdruckzügler *m*, Ramus sinus carotici nervi glossopharyngei
cavernous nerves of clitoris: Schwellkörpernerven *pl* der Klitoris, Nervi cavernosi clitoridis
cavernous nerves of penis: Schwellkörpernerven *pl* des Penis, Nervi cavernosi penis
celiac nerves: Vagusäste *pl* zum Plexus coeliacus, Rami coeliaci nervi vagi
centrifugal nerve: efferenter/zentrifugaler Nerv *m*
centripetal nerve: afferenter/zentripetaler Nerv *m*
cerebral nerves: Hirnnerven *pl*, Nervi craniales, Nervi encephalici
cervical nerves: Halsnerven *pl*, Zervikalnerven *pl*, zervikale Spinalnerven *pl*, Nervi cervicales

cervical spinal nerves: →*cervical nerves*
chorda tympani nerve: Paukensaite *f*, Chorda tympani
ciliary nerves: Ziliarnerven *pl*
circumflex nerve: Nervus axillaris
cluneal nerves: Nervi clunium inferiores, medii, superiores
coccygeal nerve: kokzygealer Spinalnerv *m*, Kokzygeus *m*, Nervus coccygeus
cochlear nerve: Hörnerv *m*, Cochlearis *m*, Pars cochlearis nervi vestibulocochlearis, Nervus cochlearis
coeliac nerves: (*brit.*) →*celiac nerves*
common digital nerves: Nervi digitales communes
common fibular nerve: Nervus fibularis/peroneus communis
common palmar digital nerves: Nervi digitales palmares communes
common palmar digital nerves of median nerve: palmare Fingeräste *pl* des Nervus medianus, Nervi digitales palmares communes nervi mediani
common palmar digital nerves of ulnar nerve: palmare Fingeräste *pl* des Nervus ulnaris, Nervi digitales palmares communes nervi ulnaris
common peroneal nerve: Nervus fibularis/peroneus communis
common plantar digital nerves: Nervi digitales plantares communes
common plantar digital nerves of lateral plantar nerve: Nervi digitales plantares communes nervi plantaris lateralis
common plantar digital nerves of medial plantar nerve: Nervi digitales plantares communes nervi plantaris medialis
nerve of Cotunnius: Nervus nasopalatinus
cranial nerves: Hirnnerven *pl*, Nervi craniales, Nervi encephalici
cubital nerve: Ulnaris *m*, Nervus ulnaris
cutaneous nerve: Hautnerv *m*, Nervus cutaneus
dead nerve: toter Nerv *m*
deep fibular nerve: Nervus fibularis/peroneus profundus
deep peroneal nerve: Nervus fibularis/peroneus profundus
deep petrosal nerve: Nervus petrosus profundus
deep radial nerve: Ramus profundus nervi radialis
deep temporal nerves: tiefe Schläfennerven *pl*, Nervi temporales profundi
deep vidian nerve: Nervus petrosus profundus
depressor nerve: depressorischer Nerv *m*
descending cervical nerve: Radix inferior ansae cervicalis
diaphragmatic nerve: Phrenikus *m*, Nervus phrenicus
digastric nerve: Nervus facialis-Ast *m* zum hinteren Digastrikusbauch, Ramus digastricus nervi facialis
digital nerve: Finger- *oder* Zehennerv *m*
dorsal nerve of clitoris: Nervus dorsalis clitoridis
dorsal digital nerves of foot: dorsale Zehennerven *pl*, Nervi digitales dorsales pedis
dorsal digital nerves of hand: dorsale Fingernerven *pl*, Nervi digitales dorsales manus
dorsal digital nerves of lateral surface of great toe and of medial surface of second toe: Nervi digitales dorsales hallucis lateralis et digiti secundi medialis
dorsal digital nerves of radial nerve: dorsale Fingeräste *pl* des Nervus radialis, Nervi digitales dorsales nervi radialis
dorsal digital nerves of ulnar nerve: dorsale Fingeräste *pl* des Nervus ulnaris, Nervi digitales dorsales nervi ulnaris
dorsal nerve of penis: Nervus dorsalis penis
dorsal nerve of scapula: Nervus dorsalis scapulae
efferent nerve: efferenter Nerv *m*
eighth nerve: Akustikus *m*, Vestibulokochlearis *m*, VIII. Hirnnerv *m*, Nervus vestibulocochlearis
eighth cranial nerve: →*eighth nerve*
eleventh nerve: Akzessorius *m*, XI. Hirnnerv *m*, Nervus accessorius
eleventh cranial nerve: →*eleventh nerve*
encephalic nerves: Kopfnerven *pl*, Hirnnerven *pl*, Nervi craniales/encephalici
nerve of external acoustic meatus: Nervus meatus acustici externi
external carotid nerves: Nervi carotici externi
external popliteal nerve: Nervus fibularis/peroneus communis
external pterygoid nerve: →*lateral pterygoid nerve*
external spermatic nerve: Genitalast *m* des Nervus genitofemoralis, Ramus genitalis nervi genitofemoralis
facial nerve: Fazialis *m*, VII. Hirnnerv *m*, Nervus facialis
femoral nerve: Femoralis *m*, Nervus femoralis
fifth nerve: Trigeminus *m*, V. Hirnnerv *m*, Nervus trigeminus
fifth cranial nerve: →*fifth nerve*
first nerve: Riechfäden *pl*, Fila olfactoria, Riechnerv *m*, Olfaktorius *m*, I. Hirnnerv *m*, Nervus olfactorius
first cranial nerve: →*first nerve*
fourth nerve: Trochlearis *m*, IV. Hirnnerv *m*, Nervus trochlearis
fourth cranial nerve: →*fourth nerve*
frontal nerve: Nervus frontalis
gastric nerves: Trunci vagales anterior et posterior
genitofemoral nerve: Genitofemoralis *m*, Nervus genitofemoralis
gingival nerves: Zahnfleischnerven *pl*
glossopharyngeal nerve: Glossopharyngeus *m*, IX. Hirnnerv *m*, Nervus glossopharyngeus
gluteal nerves: untere Clunialnerven *pl*, Nervi clunium inferiores
great auricular nerve: Nervus auricularis magnus
greater occipital nerve: Nervus occipitalis major
greater palatine nerve: großer Gaumennerv *m*, Nervus palatinus major
greater splanchnic nerve: großer Eingeweidenerv *m*, Splanchnikus *m* major, Nervus splanchnicus major
greater thoracic splanchnic nerve: →*greater splanchnic nerve*
Hering's nerve: Hering-Blutdruckzügler *m*, Karotissinusnerv *m*, Ramus sinus carotici nervi glossopharyngei
Hering's sinus nerve: →*Hering's nerve*
hypogastric nerve: Nervus hypogastricus
hypoglossal nerve: Hypoglossus *m*, XII. Hirnnerv *m*, Nervus hypoglossus
iliohypogastric nerve: Iliohypogastrikus *m*, Nervus iliohypogastricus
ilioinguinal nerve: Ilioinguinalis *m*, Nervus ilioinguinalis
incisive nerve: Schneidezahnast *m* des Nervus alveolaris inferior, Inzisivus-Ast *m* des Nervus alveolaris inferior
inferior alveolar nerve: Unterkiefernerv *m*, Alveolaris *m* inferior, Nervus alveolaris inferior
inferior ampullar nerve: →*posterior ampullar nerve*
inferior anal nerves: untere Rektal-/Analnerven *pl*,

N

Nervi anales inferiores, Nervi rectales inferiores
inferior cardiac nerve: Nervus cardiacus cervicalis inferior
inferior cervical cardiac nerve: Nervus cardiacus cervicalis inferior
inferior cluneal nerves: untere Clunialnerven *pl*, Nervi clunium inferiores
inferior dental nerve: →*inferior alveolar nerve*
inferior gluteal nerve: Nervus gluteus inferior
inferior haemorrhoidal nerves: (*brit.*) →*inferior hemorrhoidal nerves*
inferior hemorrhoidal nerves: untere Rektal-/Analnerven *pl*, Nervi rectales inferiores, Nervi anales inferiores
inferior laryngeal nerve: Nervus laryngeus inferior
inferior lateral cutaneous nerve of arm: seitlicher Hautnerv *m* des (Unter-)Arms, Nervus cutaneus brachii lateralis inferior
inferior rectal nerves: untere Rektal-/Analnerven *pl*, Nervi anales/rectales inferiores
inferior splanchnic nerve: kleiner Eingeweidenerv *m*, Splanchnikus *m* minor, Nervus splanchnicus minor
inferior thoracic splanchnic nerve: →*lesser splanchnic nerve*
infraoccipital nerve: Nervus suboccipitalis
infraorbital nerve: Infraorbitalis *m*, Nervus infraorbitalis
infratrochlear nerve: Infratrochlearis *m*, Nervus infratrochlearis
intercostal nerves: Zwischenrippennerven *pl*, Interkostalnerven *pl*, Rami anteriores/ventrales nervorum thoracicorum, Nervi intercostales
intercostobrachial nerve: Nervus intercostobrachialis
intermediary nerve: →*intermediate nerve*
intermediate nerve: Intermedius *m*, Nervus intermedius
intermediate dorsal cutaneous nerve of foot: mittlerer Hautnerv *m* des Fußrückens, Nervus cutaneus dorsalis intermedius
intermediate supraclavicular nerves: Nervi supraclaviculares intermedii
intermediofacial nerve: Fazialis *m*, VII. Hirnnerv *m*, Nervus facialis
intermedius nerve: →*intermediate nerve*
internal auricular nerve: Ramus posterior nervi auricularis magni
internal carotid nerve: Nervus caroticus internus
internal obturator nerve: Nervus musculi obturatorii interni
internal popliteal nerve: Tibialis *m*, Nervus tibialis
internal pterygoid nerve: →*medial pterygoid nerve*
internal superior laryngeal nerve: Ramus internus nervi laryngei superioris
interosseous nerve of leg: Nervus interosseus cruris
ischiadic nerve: Ischiasnerv *m*, Nervus ischiadicus
Jacobson's nerve: Nervus tympanicus
jugular nerve: Nervus jugularis
lacrimal nerve: Nervus lacrimalis
laryngeal nerves: Kehlkopfnerven *pl*, Larynxnerven *pl*
Latarget's nerve: Plexus nervosus hypogastricus superior, Nervus presacralis
Latarjet's nerve: Nervus presacralis, Plexus hypogastricus superior
lateral ampullar nerve: Nervus ampullaris lateralis
lateral cutaneous nerve of calf: seitlicher Hautnerv *m* der Wade, Nervus cutaneus surae lateralis
lateral cutaneous nerve of forearm: seitlicher Hautnerv *m* des Unterarms, Nervus cutaneus antebrachii lateralis
lateral cutaneous nerve of thigh: →*lateral femoral cutaneous nerve*
lateral dorsal cutaneous nerve of foot: lateraler Hautnerv *m* des Fußrückens, Nervus cutaneus dorsalis lateralis
lateral femoral cutaneous nerve: seitlicher Hautnerv *m* des Oberschenkels, Nervus cutaneus femoris lateralis
lateral pectoral nerve: Nervus pectoralis lateralis
lateral plantar nerve: seitlicher Fußsohlennerv *m*, Nervus plantaris lateralis
lateral popliteal nerve: →*external popliteal nerve*
lateral posterior cutaneous nerve of arm: Nervus cutaneus brachii lateralis posterior
lateral pterygoid nerve: Nervus pterygoideus lateralis
lateral supraclavicular nerves: Nervi supraclaviculares laterales
lateral sural cutaneous nerve: seitlicher Hautnerv *m* der Wade, Nervus cutaneus surae lateralis
least occipital nerve: →*third occipital nerve*
left aortic nerve: linker Aortennerv *m*, Nervus depressor sinister
left cardiac depressor nerve: linker Aortennerv *m*, Nervus depressor sinister
left hypogastric nerve: Nervus hypogastricus sinister
lesser occipital nerve: Okzipitalis *m* minor, Nervus occipitalis minor
lesser palatine nerves: kleine Gaumennerven *pl*, Nervi palatini minores
lesser petrosal nerve: Nervus petrosus minor
lesser splanchnic nerve: kleiner Eingeweidenerv *m*, Splanchnikus *m* minor, Nervus splanchnicus minor
lesser thoracic splanchnic nerve: →*lesser splanchnic nerve*
lingual nerve: Nervus lingualis
long ciliary nerves: lange Ziliarnerven *pl*, Nervi ciliares longi
long nasopalatine nerve: Nervus nasopalatinus longus
long thoracic nerve: Nervus thoracicus longus
lowest splanchnic nerve: unterster Eingeweidenerv *m*, Splanchnicus *m* imus, Nervus splanchnicus imus
lowest thoracic splanchnic nerve: →*lowest splanchnic nerve*
lumbar nerves: lumbale Spinalnerven *pl*, Lendennerven *pl*, Lumbalnerven *pl*, Nervi lumbales
lumbar spinal nerves: →*lumbar nerves*
lumbar splanchnic nerves: lumbale Eingeweidenerven *pl*, Nervi splanchnici lumbales
lumboinguinal nerve: Femoralast *m* des Nervus genitofemoralis, Nervus lumboinguinalis, Ramus femoralis nervi genitofemoralis
Luschka's nerve: **1.** Nervus ethmoidalis posterior **2.** Ramus meningeus nervorum spinalium
major splanchnic nerve: großer Eingeweidenerv *m*, Splanchnikus *m* major, Nervus splanchnicus major
major thoracic splanchnic nerve: →*major splanchnic nerve*
malar nerve: →*buccal nerve*
mandibular nerve: dritter Trigeminusast *m*, Mandibularis *m*, Nervus mandibularis
marginal mandibular nerve: Ramus marginalis mandubularis
masseteric nerve: Nervus massetericus
masticator nerve: Radix motoria nervi trigemini
maxillary nerve: zweiter Trigeminusast *m*, Maxillaris *m*, Nervus maxillaris

medial cutaneous nerve of arm: medialer Hautnerv *m* des Oberarms, Nervus cutaneus brachii medialis
medial cutaneous nerve of calf: medialer Hautnerv *m* der Wade, Nervus cutaneus surae medialis
medial cutaneous nerve of foot: Nervus cutaneus dorsalis intermedius
medial cutaneous nerve of forearm: medialer Hautnerv *m* des Unterarms, Nervus cutaneus antebrachii medialis
medial dorsal cutaneous nerve of foot: medialer Hautnerv *m* des Fußrückens, Nervus cutaneus dorsalis medialis
medial palatine nerves: Nervi palatini minores
medial pectoral nerve: Nervus pectoralis medialis
medial plantar nerve: mittlerer Fußsohlennerv *m*, Nervus plantaris medialis
medial popliteal nerve: →*internal popliteal nerve*
medial pterygoid nerve: Nervus pterygoideus medialis
medial supraclavicular nerves: Nervi supraclaviculares mediales
medial sural cutaneous nerve: medialer Hautnerv *m* der Wade, Nervus cutaneus surae medialis
median nerve: Medianus *m*, Nervus medianus
medullated nerve: markhaltige Nervenfaser *f*
meningeal nerve: Ramus meningeus nervi maxillaris
mental nerve: Nervus mentalis
middle cardiac nerve: Nervus cardiacus cervicalis medius
middle cervical cardiac nerve: Nervus cardiacus cervicalis medius
middle cluneal nerves: mittlere Clunialnerven *pl*, Nervi clunium medii
middle gluteal nerves: mittlere Clunialnerven *pl*, Nervi clunium medii
middle meningeal nerve: Hirnhautast *m* des Nervus maxillaris, Ramus meningeus (medius) nervi maxillaris
middle palatine nerves: Nervi palatini minores
middle petrosal nerve: →*lesser petrosal nerve*
middle superior alveolar nerve: Ramus alveolaris superior medius nervi infraorbitalis
middle supraclavicular nerves: →*intermediate supraclavicular nerves*
minor splanchnic nerve: kleiner Eingeweidenerv *m*, Splanchnikus *m* minor, Nervus splanchnicus minor
minor thoracic splanchnic nerve: →*minor splanchnic nerve*
mixed nerve: gemischter Nerv *m*, Nervus mixtus
motor nerve: motorischer Nerv *m*, Nervus motorius
motor nerve of tongue: Hypoglossus *m*, XII. Hirnnerv *m*, Nervus hypoglossus
muscular nerve: Nervus muscularis
musculocutaneous nerve: Nervus musculocutaneus
musculocutaneous nerve of foot: Nervus fibularis/peroneus superficialis
musculocutaneous nerve of leg: Nervus fibularis/peroneus profundus
musculospiral nerve: →*radial nerve*
myelinated nerve: markhaltiger Nerv *m*,markhaltige Nervenfaser *f*
mylohyoid nerve: Nervus mylohyoideus
nasal nerve: →*nasociliary nerve*
nasociliary nerve: Nervus nasociliaris
nasopalatine nerve: Nervus nasopalatinus
ninth nerve: Glossopharyngeus *m*, IX. Hirnnerv *m*, Nervus glossopharyngeus
ninth cranial nerve: →*ninth nerve*
nonmyelinated nerve: marklose Nervenfaser *f*, markloser Nerv *m*
obturator nerve: Obturatorius *m*, Nervus obturatorius
oculomotor nerve: Okulomotorius *m*, III. Hirnnerv *m*, Nervus oculomotorius
olfactory nerve: Riechfäden *pl*, Fila olfactoria, Riechnerv *m*, Olfaktorius *m*, Nervus olfactorius, I. Hirnnerv *m*
ophthalmic nerve: Ophthalmikus *m*, I. Trigeminusast *m*, Nervus ophthalmicus
ophthalmic recurrent nerve: Ramus tentorius nervi ophthalmici
optic nerve: Sehnerv *m*, Optikus *m*, II. Hirnnerv *m*, Nervus opticus
orbital nerve: Nervus zygomaticus
palatine nerve: Nervus palatinus
parasympathetic nerve: parasympathischer Nerv *m*
parotid nerves: Parotisäste *pl* des Nervus auriculotemporalis, Rami parotidei nervi auriculotemporalis
pectoral nerves: Nervi pectorales
pelvic splanchnic nerves: Beckeneingeweidenerven *pl*, Nervi splanchnici pelvici, Nervi erigentes
perforating cutaneous nerve: Nervus cutaneus perforans
perineal nerves: Dammnerven *pl*, Nervi perineales
peripheral nerve: peripherer Nerv *m*
petrosal nerve: Nervus petrosus
pharyngeal nerve: Nervus pharyngeus
phrenic nerve: Phrenikus *m*, Nervus phrenicus
phrenicoabdominal nerves: Rami phrenicoabdominales nervi phrenici
pineal nerve: Nervus pinealis
piriform nerve: Nervus musculi piriformis
posterior ampullar nerve: Nervus ampullaris posterior
posterior auricular nerve: Nervus auricularis posterior
posterior cutaneous nerve of arm: hinterer Hautnerv *m* des Oberarms, Nervus cutaneus brachii posterior
posterior cutaneous nerve of forearm: hinterer Hautnerv *m* des Unterarms, Nervus cutaneus antebrachii posterior
posterior cutaneous nerve of thigh: →*posterior femoral cutaneous nerve*
posterior ethmoid nerve: →*posterior ethmoidal nerve*
posterior ethmoidal nerve: Nervus ethmoidalis posterior
posterior femoral cutaneous nerve: hinterer Hautnerv *m* des Oberschenkels, Nervus cutaneus femoralis posterior
posterior interosseous nerve of forearm: Nervus interosseus antebrachii posterior
posterior labial nerves: hintere Schamlippennerven *pl*, Nervi labiales posteriores
posterior nerve of lesser curvature: Nervus curvaturae minoris posterior
posterior palatine nerve: Nervus palatinus posterior
posterior palatine nerves: Nervi palatini minores
posterior scrotal nerves: hintere Skrotalnerven *pl*, Nervi scrotales posteriores
posterior superior alveolar nerve: hintere Oberkieferäste *pl* des Nervus maxillaris, Rami alveolares superiores posteriores (nervi maxillaris)
posterior superior nasal nerve: →*posterior superior alveolar nerve*
posterior supraclavicular nerves: →*lateral supraclavicular nerves*
posterior vagal nerve: hinterer Vagusstamm *m*, Truncus vagalis posterior
postganglionic nerve: postganglionärer Nerv *m*

predentinal nerve: prädentinale Nervenfaser *f*
presacral nerve: Plexus hypogastricus superior
proper palmar digital nerves: Nervi digitales palmares proprii
proper palmar digital nerves of median nerve: Endäste *pl* der Fingeräste des Nervus medianus, Nervi digitales palmares proprii nervi mediani
proper palmar digital nerves of ulnar nerve: Endäste *pl* der palmaren Fingeräste des Nervus ulnaris, Nervi digitales palmares proprii nervi ulnaris
proper plantar digital nerves: Nervi digitales plantares proprii
proper plantar digital nerves of lateral plantar nerve: Nervi digitales plantares proprii nervi plantaris lateralis
proper plantar digital nerves of medial plantar nerve: Nervi digitales plantares proprii nervi plantaris medialis
nerve of pterygoid canal: Radix facialis, Nervus canalis pterygoidei
pterygopalatine nerves: Nervi pterygopalatini
pudendal nerve: Pudendus *m*, Nervus pudendus
pudic nerve: →*pudendal nerve*
quadrate femoral nerve: Nervus musculi quadrati femoris, Nervus quadratus femoris
nerve of quadrate muscle of thigh: Nervus musculi quadrati femoris, Nervus quadratus femoris
radial nerve: Radialis *m*, Nervus radialis
radial dorsal digital nerves: →*dorsal digital nerves of radial nerve*
recurrent nerve: Rekurrens *m*, Nervus laryngeus recurrens
recurrent laryngeal nerve: Rekurrens *m*, Nervus laryngeus recurrens
right aortic nerve: rechter Aortennerv *m*, Nervus depressor dexter
right cardiac depressor nerve: rechter Aortennerv *m*, Nervus depressor dexter
right hypogastric nerve: Nervus hypogastricus dexter
saccular nerve: Nervus saccularis
sacral nerves: sakrale Spinalnerven *pl*, Sakralnerven *pl*, Kreuzbeinnerven *pl*, Nervi sacrales
sacral spinal nerves: →*sacral nerves*
sacral splanchnic nerves: sakrale Eingeweidenerven *pl*, Nervi splanchnici sacrales
saphenous nerve: Nervus saphenus
Scarpa's nerve: Nervus nasopalatinus
nerve of Scarpa: →*Scarpa's nerve*
sciatic nerve: Ischiasnerv *m*, Nervus ischiadicus
scrotal nerves: Skrotalnerven *pl*, Nervi scrotales
second nerve: Sehnerv *m*, Optikus *m*, II. Hirnnerv *m*, Nervus opticus
second cranial nerve: →*second nerve*
secretory nerve: sekretorischer Nerv *m*
sensory nerve: sensibler/sensorischer Nerv *m*, Nervus sensorius
seventh nerve: Fazialis *m*, VII. Hirnnerv *m*, Nervus facialis
seventh cranial nerve: →*seventh nerve*
short ciliary nerves: kurze Ziliarnerven *pl*, Nervi ciliares breves
short nasopalatine nerves: Nervi nasopalitini breves
short sphenopalatine nerves: →*pterygopalatine nerves*
sinus nerve: Ramus sinus carotici nervi glossopharyngei
sinuvertebral nerve: Ramus meningeus nervi spinalis
sixth nerve: Abduzens *m*, Abducens *m*, VI. Hirnnerv *m*, Nervus abducens
sixth cranial nerve: →*sixth nerve*
small sciatic nerve: Nervus cutaneus femoris posterior
nerve of smell: Riechfäden *pl*, Fila olfactoria, I. Hirnnerv, Nervus olfactorius
somatic nerve: somatischer Nerv *m*
sphenopalatine nerves: →*pterygopalatine nerves*
spinal nerve: Spinal-, Rückenmarksnerv *m*, Nervus spinalis
spinal accessory nerve: →*accessory nerve*
splanchnic nerve: Eingeweidenerv *m*, Splanchnikus *m*, Nervus splanchnicus
stapedial nerve: Nervus stapedius
stapedius nerve: Nervus stapedius
stato-acusticus nerve: →*eighth nerve*
stylohyoid nerve: Fazialisast *m* zum Musculus stylohyoideus, Ramus stylohyoideus nervi facialis
stylopharyngeal nerve: Ramus musculi stylopharyngei nervi glossopharyngei
subclavian nerve: Nervus subclavius
subcostal nerve: Nervus subcostalis
subcutaneous temporal nerves: Schläfenhautäste *pl* des Nervus auriculotemporalis, Nervi temporales superficiales
sublingual nerve: Nervus sublingualis
submaxillary nerves: Rami glandulares ganglii submandibularis
suboccipital nerve: Nervus suboccipitalis
subscapular nerves: Nervi subscapulares
superficial fibular nerve: Nervus fibularis/peroneus superficialis
superficial peroneal nerve: Nervus fibularis/peroneus superficialis
superficial petrosal nerve: →*lesser petrosal nerve*
superficial radial nerve: Ramus superficialis nervi radialis
superficial temporal nerves: Nervi temporales superficiales
superior alveolar nerves: Nervi alveolares superiores
superior ampullar nerve: →*anterior ampullar nerve*
superior anal nerves: Nervi anales superiores, obere Rektalnerven *pl*, obere Analnerven *pl*
superior cardiac nerve: Nervus cardiacus cervicalis superior
superior cervical cardiac nerve: Nervus cardiacus cervicalis superior
superior cluneal nerves: obere Clunialnerven *pl*, Nervi clunium superiores
superior dental nerves: →*superior alveolar nerves*
superior gluteal nerve: Nervus gluteus superior
superior laryngeal nerve: Nervus laryngeus superior
superior lateral cutaneous nerve of arm: seitlicher Hautnerv *m* des (Ober-)Arms, Nervus cutaneus brachii lateralis superior
superior rectal nerves: obere Rektalnerven *pl*, obere Analnerven *pl*, Nervi anales superiores
supraclavicular nerves: supraklavikuläre Hautnerven *pl*, Nervi supraclaviculares
supraorbital nerve: Nervus supraorbitalis
suprascapular nerve: Supraskapularis *m*, Nervus suprascapularis
supratrochlear nerve: Supratrochlearis *m*, Nervus supratrochlearis
sural nerve: Suralis *m*, Nervus suralis
sympathetic nerve: **1.** Grenzstrang *m*, Truncus sympathicus/sympatheticus **2.** sympathischer Nerv *m*
temporal facial nerve: Schläfenäste *pl* des Nervus

facialis, Rami temporales nervi facialis
temporomalar nerve: Nervus zygomaticus
nerve of tensor tympani muscle: Nervus musculi tensoris tympani
nerve of tensor veli palatini muscle: Nervus musculi tensoris veli palatini
tenth nerve: Vagus *m*, X. Hirnnerv *m*, Nervus vagus
tenth cranial nerve: →*tenth nerve*
terminal nerve: Nervus terminalis
third nerve: Okulomotorius *m*, III. Hirnnerv *m*, Nervus oculomotorius
third cranial nerve: →*third nerve*
third occipital nerve: Okzipitalis *m* tertius, Nervus occipitalis tertius
thoracic nerves: Brustnerven *pl*, Thorakalnerven *pl*, thorakale Spinalnerven *pl*, Nervi thoracici
thoracic cardiac nerves: Nervi cardiaci thoracici
thoracic spinal nerves: →*thoracic nerves*
thoracodorsal nerve: Nervus thoracodorsalis
tibial nerve: Tibialis *m*, Nervus tibialis
tonsillar nerves: Rami tonsillares nervi glossopharyngei
transverse cervical nerve: Nervus transversus colli
transverse nerve of neck: Nervus transversus colli
trigeminal nerve: Drillingsnerv *m*, Trigeminus *m*, V. Hirnnerv *m*, Nervus trigeminus
trochlear nerve: Trochlearis *m*, IV. Hirnnerv *m*, Nervus trochlearis
twelfth nerve: Hypoglossus *m*, XII. Hirnnerv *m*, Nervus hypoglossus
twelfth cranial nerve: →*twelfth nerve*
twelth intercostal nerve: XII. Interkostalnerv *m*, Nervus subcostalis
tympanic nerve: Nervus tympanicus
ulnar nerve: Ulnaris *m*, Nervus ulnaris
ulnar dorsal digital nerves: →*dorsal digital nerves of ulnar nerve*
unmyelinated nerve: marklose/myelinfreie Nervenfaser *f*
utricular nerve: Nervus utricularis
utriculoampullar nerve: Nervus utriculoampullaris
vagal accessory nerve: Ramus internus nervi accessorii
vaginal nerves: Vaginaäste *pl* des Plexus uterovaginalis, Nervi vaginales
vagus nerve: Vagus *m*, X. Hirnnerv *m*, Nervus vagus
vascular nerve: Nervus vascularis
vasoconstrictor nerve: vasokonstriktorischer Nerv *m*
vasodilator nerve: vasodilatorischer Nerv *m*
vasomotor nerves: Vasomotoren *pl*, vasomotorische Nerven *pl*
vasosensory nerve: vasosensorischer Nerv *m*
vertebral nerve: Nervus vertebralis
nerves of vessels: Nervi vasorum
vestibular nerve: Gleichgewichtsnerv *m*, Vestibularis *m*, Nervus vestibularis, Pars vestibularis nervi vestibulocochlearis
vestibulocochlear nerve: Akustikus *m*, Vestibulokochlearis *m*, VIII. Hirnnerv *m*, Nervus vestibulocochlearis
vidian nerve: Radix facialis, Nervus canalis pterygoidei
nerve of Vidius: Radix facialis, Nervus Vidianus, Nervus Vidiui, Nervus canalis pterygoidei
visceral nerve: Nervus autonomicus, Nervus visceralis
nerve of Willis: Akzessorius *m*, XI. Hirnnerv, Nervus accessorius
Wrisberg's nerve: **1.** Intermedius *m*, Nervus intermedius **2.** medialer Hautnerv *m* des Oberarms, Nervus cutaneus brachii medialis
zygomatic nerve: Nervus zygomaticus
zygomaticofacial nerve: Ramus zygomaticofacialis nervi zygomatici
zygomaticofacialis nerve: →*zygomaticofacial nerve*
zygomaticotemporal nerve: Ramus zygomaticotemporalis nervi zygomatici
zygomatic temporal nerve: →*zygomaticotemporal nerve*

nerve|less ['nɜrvləs] *adj*: **1.** (*anatom.*) nervenlos, ohne Nerven; (*biolog.*) ohne Adern, ungeädert **2.** kraft-, energielos, schwach

ner|vine ['nɜrvaɪn] *noun*: Nervenheilmittel *nt*, Nervinum *nt*

ner|von ['nɜrvɑn] *noun*: Nervon *nt*

ner|vone ['nɜrvəʊn] *noun*: Nervon *nt*

ner|vos|ity [nɜr'vɑsəti:] *noun*: Nervosität *f*, Aufgeregtheit *f*

ner|vous ['nɜrvəs] *adj*: **1.** Nerv/Nervus betreffend, nerval, nervös (bedingt), neural, nervlich, Nerven- **2.** nervös, aufgeregt; überempfindlich

ner|vous|ness ['nɜrvəsnəs] *noun*: →*nervosity*

ner|vus ['nɜrvəs] *noun, plura* **-vi** [-vaɪ, -vi:]: →*nerve*

ne|sid|i|ec|to|my [nə,sɪdɪ'ektəmi:] *noun*: (*Pankreas*) Exzision *f* des Inselgewebes

ne|sid|i|o|blast [nə'sɪdɪəblæst] *noun*: (*Pankreas*) Inselzelle *f*

ne|sid|i|o|blas|to|ma [nə,sɪdɪəblæs'təʊmə] *noun*: Inselzelladenom *nt*, Nesidioblastom *nt*, Nesidiom *nt*, Adenoma insulocellulare

ne|sid|i|o|blas|to|sis [nə,sɪdɪəblæs'təʊsɪs] *noun*: (*Pankreas*) diffuse Inselzellhyperplasie *f*

nest [nest] *noun*: Nest *nt*
Brunn's epithelial nests: (von) Brunn-Epithelnester *pl*
epithelial nests of von Brunn: (von) Brunn-Epithelnester *pl*

net [net]: I *noun* →*network* II *adj* netto, Netto-; End-; Nutz-
Trolard's net: Venengeflecht *nt* im Hypoglossuskanal, Plexus venosus canalis hypoglossi

NET *Abk.*: **1.** nerve excitability test **2.** norephedrine, theophylline

net|il|mi|cin [netl'maɪsn] *noun*: Netilmicin *nt*

net|like ['netlaɪk] *adj*: netzartig

net-shaped *adj*: areolar

net|ted ['netɪd] *adj*: netzförmig, maschig

net|ting ['netɪŋ] *noun*: Netz(werk) *nt*, Netzgewebe *nt*, Geflecht *nt*

net|tle ['netl] *noun*: **1.** Quaddel *f*, Urtika *f*, Urtica *f* **2.** Nessel *f*
greater nettle: große Brennessel *f*, Urtica dioica
hemp nettle: Hohlzahn *m*, Galeopsis segetum
smaller nettle: Urtica urens, kleine Brennessel *f*
stinging nettle: Brennessel *f*, Brennnessel *f*
white dead nettle: weiße Taubnessel *f*, Lamium album

net|work ['netwɜrk] *noun*: Netz *nt*; Netz-, Maschenwerk *nt*, Netzgewebe *nt*, Geflecht *nt*; (*anatom.*) Rete *nt*
acromial network: Arteriennetz *nt* des Akromions, Rete acromiale
arterial network: Arteriennetz *nt*, Arteriengeflecht *nt*, Rete arteriosum
arterial network of cochlea: Arteriengeflecht *nt* der Cochlea, Glomeruli arteriosi cochleae
arterial network of patella: patelläres Arteriengeflecht *nt*, Rete patellare
articular cubital network: →*articular network of elbow (joint)*
articular network of elbow (joint): Arteriengeflecht *nt* des Ell(en)bogengelenks, Rete articulare cubiti

N

articular network of knee: Arteriengeflecht *nt* des Kniegelenks, Rete articulare genus
calcaneal network: Arteriennetz *nt* am Kalkaneus, Rete calcaneum
Chiari's network: Chiari-Netzwerk *nt*
dorsal carpal network: Arteriennetz *nt* des Handwurzelrückens, Rete carpale dorsale
lateral malleolar network: Arteriengeflecht *nt* am Außenknöchel, Rete malleolare laterale
lymphocapillary network: Lymphkapillarennetz *nt*, Rete lymphocapillare
medial malleolar network: Arteriengeflecht *nt* des Innenknöchels, Rete malleolare mediale
nuclear fibril network: Kerngerüst *nt*
Purkinje's network: Rami subendocardiales
subendocardial terminal network: Rami subendocardiales
network of terminal bars: Schlussleistennetz *nt*
Trolard's network: Venengeflecht *nt* im Hypoglossuskanal, Plexus venosus canalis hypoglossi
venous network: Venengeflecht *nt*, Rete venosum

NeuAc *Abk.*: N-acetylneuraminic acid

neur- *präf.*: Nerven-, Neur(o)-

neu|rag|mia [njʊə'rægmɪə, nʊ-] *noun*: Nervendehnung *f*, -zerrung *f*, -riss *m*

neu|ral ['njʊərəl, 'nʊ-] *adj*: **1.** nerval, neural, nervlich, Nerven- **2.** in der Nähe des Rückenmarks

neu|ral|gia [njʊə'rældʒ(ɪ)ə, nʊ-] *noun*: Neuralgie *f*, Neuralgia *f*
atypical facial neuralgia: →*atypical trigeminal neuralgia*
atypical trigeminal neuralgia: atypische Trigeminusneuralgie *f*
auriculotemporal neuralgia: Aurikulotemporalisneuralgie *f*
buccal neuralgia: Buccalisneuralgie *f*, Neuralgie *f* des Nervus buccalis
cardiac neuralgia: Stenokardie *f*, Angina pectoris
cervicobrachial neuralgia: zervikobrachiale Neuralgie *f*, Zervikobrachialgie *f*
ciliary neuralgia: Ziliarneuralgie *f*
degenerative neuralgia: degenerative Neuralgie *f*
epileptiform neuralgia: →*trigeminal neuralgia*
facial neuralgia: →*trigeminal neuralgia*
Fothergill's neuralgia: →*trigeminal neuralgia*
geniculate neuralgia: Genikulatumneuralgie *f*, Ramsay Hunt-Syndrom *nt*, Neuralgia geniculata, Zoster oticus, Herpes zoster oticus
genitofemoral neuralgia: Spermatikusneuralgie *f*, Neuralgia spermatica
glossopharyngeal neuralgia: Glossopharyngeusneuralgie *f*, Neuralgia glossopharyngealis
Harris' migrainous neuralgia: →*migrainous neuralgia*
Hunt's neuralgia: →*geniculate neuralgia*
idiopathic neuralgia: idiopathische Neuralgie *f*
ilioinguinal neuralgia: Ilioinguinalneuralgie *f*
infraorbital neuralgia: Infraorbitalneuralgie *f*
intercostal neuralgia: Interkostalneuralgie *f*
intermediate nerve neuralgia: Intermediusneuralgie *f*
mandibular joint neuralgia: Kiefergelenkneuralgie *f*
migrainous neuralgia: Bing-Horton-Syndrom *nt*, Bing-Horton-Neuralgie *f*, Horton-Syndrom *nt*, Horton-Neuralgie *f*, Histaminkopfschmerz *m*, Histaminkephalgie *f*, Erythroprosopalgie *f*, Cephalaea histaminica, cluster headache *nt*
Morton's neuralgia: Morton-Neuralgie *f*, Morton-Syndrom *nt*
nasociliary neuralgia: Nasoziliarneuralgie *f*, Charlin-Syndrom *nt*
occipital neuralgia: Okzipitalneuralgie *f*
otic neuralgia: Genikulatumneuralgie *f*, Ramsay Hunt-Syndrom *nt*, Neuralgia geniculata, Zoster oticus, Herpes zoster oticus
peripheral neuralgia: periphere Neuralgie *f*
phrenic neuralgia: Phrenikusneuralgie *f*
plexus neuralgia: Plexusneuralgie *f*
postherpetic neuralgia: Post-Herpes-Neuralgie *f*
pudendal neuralgia: Pudendusneuralgie *f*
red neuralgia: Gerhardt-Syndrom *nt*, Mitchell-Gerhardt-Syndrom *nt*, Weir-Mitchell-Krankheit *f*, Erythromelalgie *f*, Erythralgie *f*, Erythermalgie *f*, Akromelalgie *f*
sciatic neuralgia: Ischialgie *f*, Ischiassyndrom *nt*
Sluder's neuralgia: →*sphenopalatine neuralgia*
spermatic neuralgia: Neuralgia spermatica, Spermatikusneuralgie *f*, Samenstrangneuralgie *f*
sphenopalatine neuralgia: Sluder-Neuralgie *f*, Sluder-Syndrom *nt*, Neuralgia sphenopalatina
neuralgia of the sphenopalatine ganglion: →*sphenopalatine neuralgia*
stump neuralgia: Stumpfneuralgie *f*
supraorbital neuralgia: Supraorbitalneuralgie *f*
symptomatic neuralgia: symptomatische Neuralgie *f*
symptomatic trigeminal neuralgia: symptomatische Trigeminusneuralgie *f*
temporomandibular neuralgia: Costen-Syndrom *nt*, temporomandibuläres Syndrom *nt*, Mandibulargelenkneuralgie *f*
neuralgia of the sphenopalatine ganglion: →*sphenopalatine neuralgia*
trifacial neuralgia: →*trigeminal neuralgia*
trifocal neuralgia: →*trigeminal neuralgia*
trigeminal neuralgia: Trigeminusneuralgie *f*, Neuralgia trigeminalis
vagus neuralgia: Vagusneuralgie *f*

neu|ral|gic [njʊə'rældʒɪk, nʊ-] *adj*: Neuralgie betreffend, neuralgisch

neu|ral|gi|form [njʊə'rældʒɪfɔːrm, nʊ-] *adj*: in der Art einer Neuralgie, neuralgieartig, neuralgiform

neur|a|min|i|dase [ˌnjʊərə'mɪnɪdeɪz, -nʊ-] *noun*: Neuraminidase *f*, Sialidase *f*

neur|an|a|gen|e|sis [ˌnjʊərænə'dʒenəsɪs, ˌnʊ-] *noun*: Nervenregeneration *f*

neu|ra|prax|ia [njʊərə'præksɪə, nʊ-] *noun*: Neurapraxie *f*, Neuropraxie *f*

neur|ar|throp|a|thy [ˌnjʊərɑːr'θrɑpəθiː] *noun*: Neuroarthropathie *f*

neur|as|the|ni|a [ˌnjʊərəs'θiːnɪə, ˌnʊ-] *noun*: Beard-Syndrom *nt*, Nervenschwäche *f*, nervöse Übererregbarkeit *f*, Neurasthenie *f*, Neurasthenia *f*
traumatic neurasthenia: →*traumasthenia*

neur|as|the|ni|ac [ˌnjʊərəs'θiːnɪæk] *noun*: →*neurasthenic I*

neur|as|then|ic [ˌnjʊərəs'θenɪk]: **I** *noun* Neurastheniker(in *f*) *m* **II** *adj* Neurasthenie betreffend, neurasthenisch, Neurasthenie-

neur|ax|i|al [njʊə'ræksɪəl, nʊ-] *adj*: (Neur-)Axon betreffend, Axon-, Achsen-

neur|a|xis [njʊə'ræksɪs, nʊ-] *noun*: **1.** →*neuraxon* **2.** Zentralnervensystem *nt*, Gehirn und Rückenmark *nt*, Systema nervosum centrale, Pars centralis systemae nervosi

neur|a|xon [njʊə'ræksɑn, nʊ-] *noun*: Achsenzylinder *m*, Neuraxon *nt*, Axon *nt*, Neurit *m*

neur|ec|ta|sia [ˌnjʊərek'teɪʒ(ɪ)ə, ˌnʊ-] *noun*: →*neurotony*

neur|ec|ta|sis [njʊə'rektəsɪs, nʊ-] *noun*: →*neurotony*
neur|ec|ta|sy [njʊə'rektəsɪ, nʊ-] *noun*: →*neurotony*
neur|ec|to|my [njʊə'rektəmɪ, nʊ-] *noun*: Neurektomie *f*
retrogasserian neurectomy: retroganglionäre Neurotomie *f*
splanchnic neurectomy: Splanchnikusresektion *f*, Splanchnikektomie *f*
neur|ec|to|pia [ˌnjʊərek'təʊpɪə, nʊ-] *noun*: Nervenektopie *f*, Neurektopie *f*, Neurectopia *f*
neur|ec|to|py [njʊə'rektəpɪ, nʊ-] *noun*: →*neurectopia*
neur|ep|i|the|li|al [njʊərˌepɪ'θiːlɪəl, nʊ-] *adj*: Neuroepithelium betreffend, neuroepithelial
neur|ep|i|the|li|um [ˌnjʊərˌepɪ'θiːlɪəm] *noun*: →*neuroepithelium*
neur|ex|er|e|sis [njʊərek'serəsɪs] *noun*: Neurexhärese *f*, Neurexhairese *f*
neu|ri|at|ria [njʊərɪ'ætrɪ, nʊ-] *noun*: Behandlung *f* von Nervenleiden
neu|ri|a|try [njʊə'raɪətrɪ, nʊ-] *noun*: →*neuriatria*
neu|ri|lem|ma [njʊərɪ'lemə, nʊ-] *noun*: Schwann-Scheide *f*, Neurilemm *nt*, Neurolemm *nt*, Neurilemma *nt*
neu|ri|lem|mit|ic [ˌnjʊərɪle'mɪtɪk] *adj*: Neurilemmitis betreffend, neurilemmitisch, neurolemmitisch
neu|ri|lem|mi|tis [ˌnjʊərɪle'maɪtɪs] *noun*: Entzündung *f* der Schwann-Scheide, Neurolemmitis *f*, Neurilemmitis *f*
neu|ri|lem|mo|ma [ˌnjʊərɪlə'məʊmə] *noun*: →*neurilemoma*
neu|ri|le|mo|ma [ˌnjʊərɪlə'məʊmə] *noun*: Neurilemom *nt*, Neurilemmom *nt*, Neurinom *nt*, Schwannom *nt*
acoustic neurilemoma: Akustikusneurinom *nt*
Antoni type neurilemomas: Antoni-Typen *pl*
neu|rin ['njʊərɪn, 'nʊ-] *noun*: →*neurine*
neu|rine ['njʊəriːn, 'nʊ-] *noun*: Neurin *nt*
neu|ri|no|ma [ˌnjʊərɪ'nəʊmə] *noun*: →*neurilemoma*
acoustic neurinoma: Akustikusneurinom *nt*
neu|rite ['njʊəraɪt, 'nʊ-] *noun*: →*neuraxon*
neu|rit|ic [njʊə'rɪtɪk, nʊ-] *adj*: Nervenentzündung/Neuritis betreffend, neuritisch
neu|ri|tis [ˌnjʊərɪ'raɪtɪs] *noun*: Nervenentzündung *f*, Neuritis *f*
adventitial neuritis: Entzündung *f* der Nervenscheide
alcoholic neuritis: →*alcoholic neuropathy*
ascending neuritis: →*ascending neuropathy*
axial neuritis: parenchymatöse Neuritis *f*
central neuritis: parenchymatöse Neuritis *f*
cochleovestibular neuritis: Neuritis cochleovestibularis
combined neuritis and myositis: Neuromyositis *f*
descending neuritis: →*descending neuropathy*
dietetic neuritis: →*endemic neuritis*
disseminated neuritis: Polyneuritis *f*
Eichhorst's neuritis: interstitielle Neuritis *f*
endemic neuritis: Beriberi *f*, Vitamin B_1-Mangel (-krankheit *f*) *m*, Thiaminmangel(krankheit *f*) *m*
fallopian neuritis: Fazialislähmung *f*, Fazialisparese *f*, Gesichtslähmung *f*, Fazioplegie *f*, Prosopoplegie *f*
Gombault's neuritis: →*interstitial hypertrophic neuritis*
interstitial neuritis: interstitielle Neuritis *f*
interstitial hypertrophic neuritis: Déjérine-Sottas-Syndrom *nt*, Déjérine-Sottas-Krankheit *f*, hereditäre motorische und sensible Neuropathie Typ III *f*, hypertrophische Neuropathie (Déjérine-Sottas) *f*
intraocular neuritis: intraokuläre Entzündung *f* des Nervus opticus
latent neuritis: latente Neuritis *f*
lead neuritis: Bleineuropathie *f*, Neuritis saturnina
migrating neuritis: Neuritis migrans
multiple neuritis: Polyneuritis *f*
optic neuritis: Optikusneuritis *f*, Neuritis nervi optici
orbital optic neuritis: Retrobulbärneuritis *f*, Neuritis optica retrobulbaris
parenchymatous neuritis: parenchymatöse Neuritis *f*
periaxial neuritis: Neuritis periaxialis
peripheral neuritis: periphere Neuritis *f*
postocular neuritis: Retrobulbärneuritis *f*, Neuritis optica retrobulbaris
radiation neuritis: Strahlenneuritis *f*, Radioneuritis *f*
radicular neuritis: Entzündung *f* einer Spinalnervenwurzel, Radikulitis *f*, Wurzelneuritis *f*
retrobulbar neuritis: Retrobulbärneuritis *f*, Neuritis optica retrobulbaris
rheumatic neuritis: rheumatische Neuritis *f*
sciatic neuritis: **1.** Ischiassyndrom *nt*, Cotunnius-Syndrom *nt* **2.** Ischias *f*, Ischiasbeschwerden *pl*, Ischialgie *f*
segmental neuritis: segmentale Neuritis/Neuropathie *f*
senile neuritis: senile Neuritis *f*
serum neuritis: Serumneuritis *f*, serogenetische Polyneuritis *f*
tabetic neuritis: tabische Neuritis *f*
toxic neuritis: toxische Neuritis *f*
traumatic neuritis: (post-)traumatische Neuritis *f*
neuro- *präf.*: Nerven-, Neur(o)-
neu|ro|al|ler|gic [ˌnjʊərəʊə'lɜrdʒɪk] *adj*: Neuroallergie betreffend, neuroallergisch
neu|ro|al|ler|gy [ˌnjʊərəʊ'ælərdʒiː] *noun*: Neuroallergie *f*
neu|ro|am|e|bi|a|sis [ˌnjʊərəʊˌæmə'baɪəsɪs] *noun*: Amöbenneuritis *f*
neu|ro|am|oe|bi|a|sis [ˌnjʊərəʊˌæmə'baɪəsɪs] *noun*: (*brit.*) →*neuroamebiasis*
neu|ro|a|nas|to|mo|sis [ˌnjʊərəʊəˌnæstə'məʊsɪs] *noun*: Nervenanastomose *f*
neu|ro|an|a|tom|i|cal [ˌnjʊərəʊˌænə'tɑmɪkl] *adj*: Neuroanatomie betreffend, neuroanatomisch
neu|ro|a|nat|o|my [ˌnjʊərəʊə'nætəmiː] *noun*: Neuroanatomie *f*
neu|ro|ar|throp|a|thy [ˌnjʊərəʊɑːr'θrɑpəθiː] *noun*: Neuroarthropathie *f*, neurogene Arthropathie *f*, neuropathische Arthropathie *f*, Arthropathia neuropathica
neu|ro|bi|ol|o|gist [ˌnjʊərəʊbaɪ'ɑlədʒɪst] *noun*: Neurobiologe *m*, -biologin *f*
neu|ro|bi|ol|o|gy [ˌnjʊərəʊbaɪ'ɑlədʒiː] *noun*: Neurobiologie *f*
neu|ro|bi|o|tax|is [ˌnjʊərəʊˌbaɪəʊ'tæksɪs] *noun*: Neurobiotaxis *f*
neu|ro|blast ['njʊərəʊblæst] *noun*: Neuroblast *m*
apolar neuroblast: apolarer Neuroblast *m*
bipolar neuroblast: bipolarer Neuroblast *m*
multipolar neuroblast: multipolarer Neuroblast *m*
neu|ro|blas|to|ma [ˌnjʊərəʊblæs'təʊmə] *noun*: Neuroblastom *nt*
Hutchinson's neuroblastoma: Hutchinson-Sympathoblastom *nt*
neu|ro|ca|nal [ˌnjʊərəʊkə'næl] *noun*: Rückenmarkskanal *m*, Spinalkanal *m*, Wirbelkanal *m*, Canalis vertebralis
neu|ro|car|di|ac [ˌnjʊərəʊ'kɑːrdɪæk] *adj*: Nervensystem und Herz betreffend, neurokardial, kardioneural
neu|ro|cer|a|tin [ˌnjʊərəʊ'serətɪn] *noun*: →*neurokeratin*
neu|ro|chem|i|cal [ˌnjʊərəʊ'kemɪkl] *adj*: Neurochemie betreffend, neurochemisch
neu|ro|chem|is|try [ˌnjʊərəʊ'keməstriː] *noun*: Neurochemie *f*
neu|ro|chi|tin [ˌnjʊərəʊ'kaɪtɪn] *noun*: →*neurokeratin*
neu|ro|cho|ri|o|ret|i|nit|ic [ˌnjʊərəʊˌkəʊrɪəʊretɪ'nɪtɪk] *adj*: Neurochorioretinitis betreffend, neurochorioreti-

nitisch

neu|ro|cho|ri|o|ret|i|ni|tis [ˌnjʊərəʊˌkəʊrɪəʊretɪ'naɪtɪs] *noun*: Entzündung *f* von Sehnerv, Aderhaut/Choroidea und Netzhaut/Retina, Neurochorioretinitis *f*

neu|ro|cho|roid|it|ic [ˌnjʊərəʊˌkɔːrɔɪ'dɪtɪk] *adj*: Neurochorioiditis betreffend, neurochorioiditisch

neu|ro|cho|roid|i|tis [ˌnjʊərəʊˌkɔːrɔɪ'daɪtɪs] *noun*: Entzündung *f* von Sehnerv und Aderhaut/Choroidea, Neurochorioiditis *f*

neu|ro|cir|cu|la|to|ry [ˌnjʊərəʊ'sɜrkjələˌtəʊriː] *adj*: Nervensystem und Kreislauf betreffend, neurozirkulatorisch

neu|ro|cra|ni|al [ˌnjʊərəʊ'kreɪnɪəl] *adj*: Hirnschädel/Neurokranium betreffend, neurokranial

neu|ro|cra|ni|um [ˌnjʊərəʊ'kreɪnɪəm] *noun*: Hirnschädel *m*, Neurokranium *nt*, Neurocranium *nt*

cartilaginous neurocranium: Knorpelschädel *m*, Primordialkranium *nt*, Chondrokranium *nt*, Chondrocranium *nt*

membranous neurocranium: Bindegewebsschädel *m*, Desmokranium *nt*, Desmocranium *nt*

neu|ro|crine ['njʊərəʊkraɪn] *adj*: Nervensystem und endokrines System betreffend; neuroendokrines System betreffend, neuroendokrin, neurokrin

neu|ro|cu|ta|ne|ous [ˌnjʊərəʊkjuː'teɪnɪəs] *adj*: Nerven und Haut/Cutis betreffend; Hautnerven betreffend, neurokutan

neu|ro|cys|ti|cer|co|sis [ˌnjʊərəʊˌsɪstɪsər'kəʊsɪs] *noun*: Neurozystizerkose *f*

neu|ro|cyte ['njʊərəʊsaɪt] *noun*: Nervenzelle *f*, Neurozyt *m*, Neuron *nt*

neu|ro|cy|to|lo|gy [ˌnjʊərəʊsaɪ'tɑlədʒiː] *noun*: Neurozytologie *f*

neu|ro|cy|to|ly|sin [ˌnjʊərəʊsaɪ'tɑləsɪn] *noun*: Neurozytolysin *nt*

neu|ro|cy|to|ly|sis [ˌnjʊərəʊsaɪ'tɑlɪsɪs] *noun*: Neuronauflösung *f*, Neurozytolyse *f*

neu|ro|cy|to|ma [ˌnjʊərəʊsaɪ'təʊmə] *noun*: **1.** Neurozytom *nt*, Ganglioneurom *nt* **2.** Neuroepitheliom *nt*

neu|ro|de|al|gia [ˌnjʊərəʊdɪ'ældʒ(ɪ)ə] *noun*: Netzhautschmerz *m*

neu|ro|de|a|tro|phia [ˌnjʊərəʊdɪə'trəʊfɪə] *noun*: Netzhautatrophie *f*

neu|ro|de|gen|er|a|tive [ˌnjʊərəʊdɪ'dʒenərətɪv, -ˌreɪt-] *adj*: neurodegenerativ

neu|ro|den|drite [ˌnjʊərəʊ'dendraɪt] *noun*: Dendrit *m*

neu|ro|den|dron [ˌnjʊərəʊ'dendrɑn] *noun*: Dendrit *m*

neu|ro|derm ['njʊərəʊdɜrm] *noun*: Neuroderm *nt*, neurales Ektoderm *nt*

neu|ro|der|ma|tit|ic [ˌnjʊərəʊˌdɜrmə'tɪtɪk] *adj*: Neurodermitis betreffend, neurodermitisch

neu|ro|der|ma|ti|tis [ˌnjʊərəʊˌdɜrmə'taɪtɪs] *noun*: **1.** Neurodermitis *f*, Neurodermatose *f* **2.** →*disseminated neurodermatitis* **3.** →*circumscribed neurodermatitis*

circumscribed neurodermatitis: Vidal-Krankheit *f*, Lichen Vidal *m*, Lichen simplex chronicus (Vidal), Neurodermitis circumscriptus

disseminated neurodermatitis: atopische Dermatitis *f*, atopisches Ekzem *nt*, endogenes Ekzem *nt*, exsudatives Ekzem *nt*, neuropathisches Ekzem *nt*, konstitutionelles Ekzem *nt*, Prurigo Besnier, Morbus *m* Besnier, Ekzemkrankheit *f*, neurogene Dermatose *f*

exudative neurodermatitis: nummuläres/mikrobielles/nummulär-mikrobielles/parasitäres/diskoides Ekzem *nt*, bakterielles Ekzematoid *nt*, Dermatitis nummularis, Eccema nummularis

localized neurodermatitis: →*circumscribed neurodermatitis*

nummular neurodermatitis: →*exudative neurodermatitis*

neu|ro|der|ma|to|sis [ˌnjʊərəʊˌdɜrmə'təʊsɪs] *noun*: Neurodermitis *f*, Neurodermatose *f*

neu|ro|di|ag|no|sis [ˌnjʊərəʊdaɪəg'nəʊsɪs] *noun*: Neurodiagnose *f*

neu|ro|di|ag|nos|tic [ˌnjʊərəʊdaɪəg'nɑstɪk] *adj*: neurodiagnostisch

neu|ro|dy|nam|ic [ˌnjʊərəʊdaɪ'næmɪk] *adj*: neurodynamisch

neu|ro|dyn|ia [ˌnjʊərəʊ'diːnɪə] *noun*: →*neuralgia*

neu|ro|ec|to|derm [ˌnjʊərəʊ'ektədɜrm] *noun*: Neuroektoderm *nt*

neu|ro|ec|to|der|mal [ˌnjʊərəʊˌektəʊ'dɜrml] *adj*: Nervengewebe und Ektoderm betreffend, neuroektodermal

neu|ro|ec|to|my [ˌnjʊərəʊ'ektəmiː] *noun*: Neurektomie *f*

neu|ro|ef|fec|tor [ˌnjʊərəʊɪ'fektər] *noun*: Neuroeffektor *m*

neu|ro|en|ceph|a|lo|my|e|lop|a|thy [ˌnjʊərəʊenˌsefələʊmaɪə'lɑpəθiː] *noun*: Neuroenzephalomyelopathie *f*

optic neuroencephalomyelopathy: Devic-Krankheit *f*, Neuromyelitis optica

neu|ro|en|do|crine [ˌnjʊərəʊ'endəkrɪn, -kraɪn, -kriːn] *adj*: Nervensystem und endokrines System betreffend; neuroendokrines System betreffend, neuroendokrin, neurokrin

neu|ro|en|do|cri|no|lo|gy [ˌnjʊərəʊˌendəkrɪ'nɑlədʒɪ, -kraɪ-] *noun*: Neuroendokrinologie *f*

neu|ro|ep|i|der|mal [ˌnjʊərəʊepɪ'dɜrml] *adj*: Nervengewebe und Oberhaut/Epidermis betreffend, neuroepidermal

neu|ro|ep|i|the|li|al [ˌnjʊərəʊepɪ'θiːlɪəl] *adj*: Sinnesepithel/Neuroepithel betreffend, aus Neuroepithel bestehend, neuroepithelial

neu|ro|ep|i|the|li|o|ma [ˌnjʊərəʊepɪˌθiːlɪ'əʊmə] *noun*: Neuroepitheliom *nt*

neu|ro|ep|i|the|li|um [ˌnjʊərəʊepɪ'θiːlɪəm] *noun*: Sinnesepithel *nt*, Neuroepithel *nt*, Neuroepithelium *nt*

neuroepithelium of ampullary crest: Sinnes-/Neuroepithel der Crista ampullaris, Neuroepithelium cristae ampullaris

neuroepithelium of maculae: Sinnes-/Neuroepithel der Maculae, Neuroepithelium macularum

neu|ro|fi|ber [ˌnjʊərəʊ'faɪbər] *noun*: Nervenfaser *f*, Neurofibra *f*

afferent neurofibers: Neurofibrae afferentes, afferente Nervenfasern *pl*

association neurofibers: →*association fibers*

commissural neurofibers: Kommissurenfasern *pl*, Neurofibrae commissurales

efferent neurofibers: Neurofibrae efferentes, efferente Nervenfasern *pl*

postganglionic neurofibers: postganglionäre Nervenfasern *pl*, Neurofibrae postganglionares

preganglionic neurofibers: präganglionäre Nervenfasern *pl*, Neurofibrae preganglionares

projection neurofibers: Projektionsfasern *pl*, Neurofibrae projectionis

somatic neurofibers: Neurofibrae somaticae, somatische Nervenfasern *pl*

tangential neurofibers: Neurofibrae tangentiales isocorticis, tangentiale/tangenziale Nervenfasern *pl*

visceral neurofibers: viszerale Nervenfasern *pl*, Neurofibrae viscerales

neu|ro|fi|bra [ˌnjʊərəʊ'faɪbrə] *noun, plura* **-brae** [-briː]: →*neurofiber*

neu|ro|fi|bre [ˌnjʊərəʊ'faɪbər] *noun*: (*brit.*) →*neurofiber*
neu|ro|fi|bril [ˌnjʊərəʊ'faɪbrɪl] *noun*: Neurofibrille *f*
neu|ro|fi|bril|lar [ˌnjʊərəʊfaɪ'brɪlər] *adj*: Neurofibrille(n) betreffend, aus Neurofibrillen bestehend, neurofibrillär
neu|ro|fi|bril|lar|y [ˌnjʊərəʊ'faɪbrələriː] *adj*: →*neurofibrillar*
neu|ro|fi|bro|ma [ˌnjʊərəʊfaɪ'brəʊmə] *noun*: Neurofibrom *nt*
cutaneous neurofibroma: kutanes Neurofibrom *nt*
multiple neurofibroma: Recklinghausen-Krankheit *f*, von Recklinghausen-Krankheit *f*, Neurofibromatosis generalisata
penduloud neurofibroma: pendulierende Neurofibrome *pl*
plexiforme neurofibroma: plexiformes Neurofibrom *nt*
subcutaneous neurofibroma: subkutanes Neurofibrom *nt*
neu|ro|fi|bro|ma|to|sis [ˌnjʊərəʊˌfaɪbrəmə'təʊsɪs] *noun*: Recklinghausen-Krankheit *f*, von Recklinghausen-Krankheit *f*, Neurofibromatosis generalisata
neurofibromatosis II: Neurofibromatose II *f*
neu|ro|fi|bro|sar|co|ma [ˌnjʊərəʊˌfaɪbrəsɑːr'kəʊmə] *noun*: Neurofibrosarkom *nt*
neu|ro|fil|a|ment [ˌnjʊərəʊ'fɪləmənt] *noun*: Neurofilament *nt*
neu|ro|gan|gli|i|tis [ˌnjʊərəʊgæŋglɪ'aɪtɪs] *noun*: Ganglionitis *f*, Ganglionentzündung *f*, Ganglienentzündung *f*, Gangliitis *f*
neu|ro|gang|li|on [ˌnjʊərəʊ'gæŋglɪən] *noun*: Nervenknoten *m*, Ganglion *nt*
neu|ro|gen ['njʊərəʊdʒən] *noun*: Neurogen *nt*
neu|ro|gen|e|sis [ˌnjʊərəʊ'dʒenəsɪs] *noun*: Neurogenese *f*
neu|ro|ge|net|ic [ˌnjʊərəʊdʒə'netɪk] *adj*: Neurogenese betreffend, neurogenetisch
neu|ro|gen|ic [ˌnjʊərəʊ'dʒenɪk] *adj*: →*neurogenous*
neu|rog|e|nous [njʊə'rɑdʒənəs, nʊ-] *adj*: in Nerven(zellen) *oder* im Nervensystem entstehend, vom Nervensystem stammend, Nerven(gewebe) bildend, mit dem Nervensystem zusammenhängend, neurogen
neu|ro|glan|du|lar [njʊərə'glændʒələr, nʊ-] *adj*: neuroglandulär
neu|rog|li|a [njʊə'rɑglɪə, nʊ-] *noun*: Neuroglia *f*, Glia *f*
neu|rog|li|al [njʊə'rɑglɪəl] *adj*: Neuroglia betreffend, neuroglial, glial, gliär neuroglial
neu|rog|li|ar [njʊə'rɑglɪər, nʊ-] *adj*: →*neuroglial*
neu|rog|li|o|cyte [njʊə'rɑglɪəsaɪt, nʊ-] *noun*: Neurogliazelle *f*, Neurogliozyt *m*
neu|rog|li|o|cy|to|ma [njʊəˌrɑglɪəsaɪ'təʊmə] *noun*: →*neuroglioma*
neu|ro|gli|o|ma [ˌnjʊərəʊglaɪ'əʊmə] *noun*: Neurogliom *nt*, Gliom *nt*, Neuroma verum
neu|ro|gli|o|ma|to|sis [ˌnjʊərəʊˌglaɪəmə'təʊsɪs] *noun*: Gliomatose *f*
neu|rog|li|o|sis [njʊəˌrɑglɪ'əʊsɪs, nʊ-] *noun*: Gliomatose *f*
neu|ro|hae|mal [ˌnjʊərəʊ'hiːməl, ˌnʊ-] *adj*: (*brit.*) →*neurohemal*
neu|ro|he|mal [ˌnjʊərəʊ'hiːməl, ˌnʊ-] *adj*: neurohämal
neu|ro|his|tol|o|gy [ˌnjʊərəʊhɪs'tɑlədʒiː] *noun*: Neurohistologie *f*
neu|ro|hor|mo|nal [ˌnjʊərəʊ'hɔːrmənl] *adj*: Neurohormon betreffend, neurohormonal
neu|ro|hor|mone [ˌnjʊərəʊ'hɔːrməʊn] *noun*: Neurohormon *nt*
neu|ro|hu|mor|al [ˌnjʊərəʊ'(h)juːmərəl] *adj*: neurohumoral
neu|ro|hy|poph|y|se|al [ˌnjʊərəʊhaɪˌpɑfə'siːəl, -ˌhaɪpə'fiːzɪəl] *adj*: Hypophysenhinterlappen/Neurohypophyse betreffend, neurohypophysär
neu|ro|hy|po|phys|ec|to|my [ˌnjʊərəʊˌhaɪpəfɪ'sektəmiː] *noun*: Neurohypophysektomie *f*
neu|ro|hy|poph|y|si|al [ˌnjʊərəʊhaɪˌpɑfə'siːəl, -ˌhaɪpə'fiːzɪəl] *adj*: Hypophysenhinterlappen/Neurohypophyse betreffend, neurohypophysär
neu|ro|hy|poph|y|sis [ˌnjʊərəʊhaɪ'pɑfəsɪs] *noun*: Neurohypophyse *f*, Hypophysenhinterlappen *m*, Neurohypophysis *f*, Lobus posterior hypophysis
neu|roid ['njʊərɔɪd, 'nʊ-] *adj*: nervenähnlich, -artig
neu|ro|im|mu|no|log|ic [ˌnjʊərəʊˌɪmjənə'lɑdʒɪk, ˌnʊ-] *adj*: Neuroimmunologie betreffend, neuroimmunologisch
neu|ro|im|mu|nol|o|gy [ˌnjʊərəʊˌɪmjə'nɑlədʒiː] *noun*: Neuroimmunologie *f*
neu|ro|ker|a|tin [ˌnjʊərəʊ'kerətɪn] *noun*: Neurokeratin *nt*, Neurokeratingerüst
neu|ro|lab|y|rin|thit|ic [ˌnjʊərəʊlæbərɪn'θɪtɪk] *adj*: Neurolabyrinthitis betreffend, neurolabyrinthitisch
neu|ro|lab|y|rin|thi|tis [ˌnjʊərəʊlæbərɪn'θaɪtɪs] *noun*: Neurolabyrinthitis *f*
luetic neurolabyrinthitis: luetische Neurolabyrinthitis *f*
neu|ro|lath|y|rism [ˌnjʊərəʊ'læθərɪzəm] *noun*: Kichererbsenvergiftung *f*, Lathyrismus *m*, Lathyrismus-Syndrom *nt*
neu|ro|lem|ma [ˌnjʊərəʊ'lemə] *noun*: →*neurilemma*
neu|ro|lem|mit|ic [ˌnjʊərəʊlə'mɪtɪk] *adj*: Neurolemmitis betreffend, neurolemmitisch, neurilemmitisch
neu|ro|lem|mi|tis [ˌnjʊərəʊlə'maɪtɪs] *noun*: Entzündung *f* der Schwann-Scheide, Neurilemmitis *f*, Neurolemmitis *f*
neu|ro|lem|mo|ma [ˌnjʊərəʊlə'məʊmə] *noun*: →*neurilemoma*
neu|ro|lept|an|aes|the|sia [ˌnjʊərəʊleptænəs'θiːʒə] *noun*: (*brit.*) →*neuroleptanesthesia*
neu|ro|lept|an|aes|thet|ic [ˌnjʊərəʊleptænəs'θetɪk] *adj*: (*brit.*) →*neuroleptanesthetic*
neu|ro|lept|an|al|ge|si|a [ˌnjʊərəʊˌleptænl'dʒiːzɪə] *noun*: Neuroleptanalgesie *f*
neu|ro|lept|an|al|ge|sic [ˌnjʊərəʊˌleptænl'dʒiːzɪk]: **I** *noun* neuroleptanalgetisches Mittel *nt* **II** *adj* Neuroleptanalgesie betreffend, neuroleptanalgetisch, neuroleptanästhetisch
neu|ro|lept|an|es|the|sia [ˌnjʊərəʊleptænəs'θiːʒə] *noun*: Neuroleptanästhesie *f*, Neuroleptnarkose *f*
neu|ro|lept|an|es|thet|ic [ˌnjʊərəʊleptænəs'θetɪk] *adj*: neuroleptanästhetisch
neu|ro|lep|tic [ˌnjʊərəʊ'leptɪk]: **I** *noun* Neuroleptikum *nt*, Antipsychotikum *nt* **II** *adj* neuroleptisch
neu|ro|li|po|ma|to|sis [ˌnjʊərəʊlaɪˌpəʊmə'təʊsɪs] *noun*: Neurolipomatose *f*, Neurolipomatosis *f*
neu|ro|log|ic [ˌnjʊərəʊ'lɑdʒɪk] *adj*: Neurologie betreffend, neurologisch
neu|ro|log|i|cal [ˌnjʊərəʊ'lɑdʒɪkl] *adj*: Neurologie betreffend, neurologisch
neu|rol|o|gist [njʊə'rɑlədʒɪst, nʊ-] *noun*: Neurologe *m*, Neurologin *f*
neu|rol|o|gy [njʊə'rɑlədʒiː] *noun*: Neurologie *f*
developmental neurology: Entwicklungsneurologie *f*
neu|ro|lu|es [ˌnjʊərəʊ'luːˌiːz, ˌnʊ-] *noun*: →*neurosyphilis*
neu|ro|lymph ['njʊərəʊlɪmf] *noun*: Liquor cerebrospinalis
neu|ro|lym|pho|ma|to|sis [ˌnjʊərəʊˌlɪmfəmə'təʊsɪs] *noun*: Neurolymphomatose *f*
neu|rol|y|sin [njʊə'rɑləsɪn, nʊ-] *noun*: Neurolysin *nt*
neu|rol|y|sis [njʊə'rɑlɪsɪs, nʊ-] *noun*: Neurolyse *f*

N

neu|ro|lyt|ic [ˌnjʊərə'lɪtɪk, ˌnʊ-] *adj*: Neurolyse betreffend, neurolytisch

neu|ro|ma [njʊə'rəʊmə] *noun*: Neurom *nt*, Neuroma *nt*

acoustic neuroma: Akustikusneurinom *nt*

amputation neuroma: Amputationsneurom *nt*

facial neuroma: →*facial nerve neuroma*

facial nerve neuroma: Fazialisneurinom *nt*

false neuroma: **1.** Amputationsneurom *nt* **2.** Neuroma spurium

Morton's neuroma: Morton-Syndrom *nt*, Morton-Neuralgie *f*

Morton's interdigital neuroma: →*Morton's neuroma*

plexiform neuroma: Rankenneurom *nt*

stump neuroma: Stumpfneurom *nt*

traumatic neuroma: (post-)traumatisches Neurom *nt*

true neuroma: echtes Neurom *nt*; Ganglioneurom *nt*

neu|ro|ma|la|cia [ˌnjʊərəʊmə'leɪʃ(ɪ)ə] *noun*: Nervenerweichung *f*, Neuromalazie *f*, Neuromalacia *f*

neu|ro|ma|la|kia [ˌnjʊərəʊmə'leɪkɪə] *noun*: →*neuromalacia*

neu|ro|ma|to|sis [ˌnjʊərəʊmə'təʊsɪs] *noun*: Recklinghausen-Krankheit *f*, Fibroma molluscum multiplex, Neurofibromatosis generalisata

neu|ro|mel|a|nin [ˌnjʊərəʊ'melənɪn] *noun*: Neuromelanin *nt*

neu|ro|mi|met|ic [ˌnjʊərəʊmɪ'metɪk]: **I** *noun* neuromimetische Substanz *f*, Neuromimetikum *nt* **II** *adj* neuromimetisch

neu|ro|mod|u|la|tor [ˌnjʊərəʊ'mɑdʒəleɪtər] *noun*: Neuromodulator *m*

neu|ro|mus|cu|lar [ˌnjʊərəʊ'mʌskjələr] *adj*: Nerven und Muskel(n) betreffend, von Nerven und Muskeln ausgehend, neuromuskulär, myoneural, myoneuronal

neu|ro|my|al [ˌnjʊərəʊ'maɪəl] *adj*: →*neuromuscular*

neu|ro|my|as|the|nia [ˌnjʊərəʊˌmaɪəs'θiːnɪə] *noun*: Neuromyasthenie *f*

epidemic neuromyasthenia: epidemische Neuromyasthenie *f*, epidemische myalgische Enzephalomyelopathie *f*, Encephalomyelitis myalgica epidemica, Encephalomyelitis benigna myalgica

neu|ro|my|el|it|ic [ˌnjʊərəʊmaɪə'lɪtɪk] *adj*: Neuromyelitis betreffend, neuromyelitisch

neu|ro|my|el|i|tis [ˌnjʊərəʊmaɪə'laɪtɪs] *noun*: Entzündung *f* von Nerven und Rückenmark, Neuromyelitis *f*

optic neuromyelitis: Devic-Syndrom *nt*, Devic-Krankheit *f*, Neuromyelitis optica

neu|ro|my|ic [ˌnjʊərəʊ'maɪɪk] *adj*: →*neuromuscular*

neu|ro|my|o|ep|i|the|li|al [ˌnjʊərəʊˌmaɪəˌepɪ'θiːlɪəl] *adj*: neuromyoepithelial

neu|ro|my|o|path|ic [ˌnjʊərəʊmaɪə'pæθɪk] *adj*: neuromyopathisch

neu|ro|my|o|sit|ic [ˌnjʊərəʊmaɪə'sɪtɪk] *adj*: Neuromyositis betreffend, neuromyositisch

neu|ro|my|o|si|tis [ˌnjʊərəʊmaɪə'saɪtɪs] *noun*: Neuromyositis *f*

neu|ron ['njʊərɑn, 'nʊ-] *noun*: Nervenzelle *f*, Neuron *nt*

adrenergic neuron: adrenerges Neuron *nt*

afferent neuron: afferentes Neuron *nt*, afferente Nervenzelle *f*

alpha neuron: α-Neuron *nt*

bipolar neuron: bipolare Nervenzelle *f*, bipolares Neuron *nt*

bulbospinal inspiratory neuron: bulbospinal inspiratorisches Neuron *nt*, IBS-Neuron *nt*

catecholaminergic neuron: katecholaminerges Neuron *nt*

cholinergic neuron: cholinerges Neuron *nt*

cortical neuron: Cortexneuron *nt*

dopaminergic neuron: dopaminerges Neuron *nt*

dorsal horn neuron: Hinterhornneuron *nt*

E neuron: E-Neuron *nt*, spätexspiratorisches Neuron *nt*

early-inspiritory neuron: frühinspiratorisches Neuron *nt*, e-I-Neuron *nt*

efferent neuron: efferentes Neuron *nt*, efferente Nervenzelle *f*

e-I neuron: →*early-inspiritory neuron*

expiratory neuron: exspiratorisches Neuron *nt*

gamma neuron: γ-Neuron *nt*

Golgi type I neuron: Neuron *nt* vom Deiters-Typ

Golgi type II neuron: Neuron *nt* vom Golgi-Typ

I_{BS} neuron: IBS-Neuron *nt*, bulbospinal inspiratorisches Neuron *nt*

inspiratory neuron: inspiratorisches Neuron *nt*

intercalary neuron: →*intermediate neuron*

intermediate neuron: Zwischenneuron *nt*, Schaltneuron *nt*, Interneuron *nt*

internuncial neuron: →*intermediate neuron*

intraspinal neurons: intraspinale Binnenzellen *pl*, Binnenzellen *pl* des Eigenapparates

late-expiratory neuron: spätexspiratorisches Neuron *nt*, E-Neuron *nt*

late-inspiratory neuron: spätinspiratorisches Neuron *nt*, L-I-Neuron *nt*

neuron of latency class I: Y-Neuron *nt*, Neuron der Latenzklasse I

neuron of latency class II: X-Neuron *nt*, Neuron der Latenzklasse II

neuron of latency class III: W-Neuron *nt*, Neuron der Latenzklasse III

L-I neuron: →*late-inspiratory neuron*

motor neuron: motorische Nervenzelle *f*, Motoneuron *nt*

multiform neuron: →*multipolar neuron*

multipolar neuron: multipolare Nervenzelle *f*, multipolares Neuron *nt*

multireceptive neuron: multirezeptives Neuron *nt*

neurosecretory neuron: neurosekretorische (Nerven-)Zelle *f*, neurosekretorisches Neuron *nt*

nocisensitive neuron: nozisensitives Neuron *nt*

noradrenergic neuron: noradrenerges Neuron *nt*

parasympathetic neuron: parasympathisches Neuron *nt*

peptidergic neuron: peptiderges Neuron *nt*

p-I neuron: →*postinspiratory neuron*

polymorphic neuron: multipolares Neuron *nt*

postganglionic neuron: postganglionäres Neuron *nt*

postinspiratory neuron: postinspiratorisches Neuron *nt*, p-I-Neuron *nt*

preganglionic neuron: präganglionäres Neuron *nt*

pseudounipolar neuron: pseudounipolare Nervenzelle *f*, pseudounipolares Neuron *nt*

pyramidal neurons: Pyramidenzellen *pl*

red-green-system neuron: Neuron *nt* des Rot-Grün-Systems

relay neuron: Schalt-, Relaisneuron *nt*

REM-off neurons: REM-off-Neurone *pl*

REM-on neurons: REM-on-Neurone *pl*

respiratory neuron: respiratorisches Neuron *nt*

sensory neuron: sensibles Neuron *nt*

serotoninergic neuron: serotoninerges Neuron *nt*

sympathetic neuron: sympathisches Neuron *nt*

synaptic neuron: Schaltneuron *nt*

thermosensitive neuron: thermosensitives Neuron *nt*

unipolar neuron: unipolare Nervenzelle *f*, unipolares Neuron *nt*

yellow-blue-system neuron: Neuron *nt* des Gelb-Blau-

N

Systems
neu|ron|al ['njʊərənl, njʊə'rəʊnl, nʊ-] *adj*: Neuron(en) betreffend, neuronal
neu|rone ['njʊərəʊn, 'nʊ-] *noun*: →*neuron*
neu|ron|ic [njʊə'rɑnɪk, nʊ-] *adj*: Neuron betreffend, Neuron(en)-, Neuro-
neu|ro|nin ['njʊərənɪn, 'nʊ-] *noun*: Neuronin *nt*
neu|ron|it|ic [ˌnjʊərə'nɪtɪk nʊ-] *adj*: Neuronenentzündung/Neuronitis betreffend, neuronitisch
neu|ron|i|tis [ˌnjʊərə'naɪtɪs, nʊ-] *noun*: **1.** Neuron(en)-entzündung *f*, Neuronitis *f* **2.** Guillain-Barré-Syndrom *nt*, (Poly-)Radikuloneuritis *f*, Neuronitis *f*
vestibular neuronitis: akuter unilateraler Vestibularisausfall *m*, Vestibularisneuronitis *f*, Neuronitis vestibularis
neu|ro|nog|ra|phy [ˌnjʊərəʊ'nɑgrəfiː] *noun*: Neuronografie *f*
neu|ron|o|phage [njʊə'rɑnəfeɪdʒ, nʊ-] *noun*: Neuro(no)phage *m*
neu|ron|o|pha|gia [ˌnjʊərənəʊ'feɪdʒ(ɪ)ə, ˌnʊ-] *noun*: Neuronophagie *f*
neu|ro|noph|a|gy [njʊərə'nɑfədʒɪ, nʊ-] *noun*: →*neuronophagia*
neu|ron|o|trop|ic [ˌnjʊərənəʊ'trɑpɪk, -'trəʊp-, ˌnʊ-] *adj*: mit besonderer Affinität zu Neuronen, neuronotrop
neuro-ophthalmologic *adj*: Neuroophthalmologie betreffend, neuroophthalmologisch
neuro-ophthalmology *noun*: Neuroophthalmologie *f*
neuro-otologic *adj*: neurootologisch
neuro-otology *noun*: Neurootologie *f*
neu|ro|pap|il|lit|ic [ˌnjʊərəʊˌpæpə'lɪtɪk, ˌnʊ-] *adj*: Neuropapillitis betreffend, neuropapillitisch, papillitisch
neu|ro|pap|il|li|tis [ˌnjʊərəʊˌpæpə'laɪtɪs, ˌnʊ-] *noun*: Optikusneuritis *f*, Neuritis nervi optici, Neuropapillitis *f*
neu|ro|pa|ral|y|sis [ˌnjʊərəʊpə'rælɪsɪs] *noun*: neurogene Lähmung *f*, Neuroparalyse *f*
neu|ro|par|a|lyt|ic [ˌnjʊərəʊˌpærə'lɪtɪk] *adj*: Neuroparalyse betreffend, neuroparalytisch
neu|ro|path|ic [ˌnjʊərəʊ'pæθɪk] *adj*: Neuropathie betreffend, neuropathisch
neu|ro|path|o|gen|e|sis [ˌnjʊərəʊˌpæθə'dʒenəsɪs] *noun*: Neuropathogenese *f*
neu|ro|path|o|ge|nic|i|ty [ˌnjʊərəʊˌpæθədʒə'nɪsətiː] *noun*: Neuropathogenität *f*
neu|ro|path|o|log|i|cal [ˌnjʊərəʊˌpæθə'lɑdʒɪkl] *adj*: neuropathologisch
neu|ro|pa|thol|o|gist [ˌnjʊərəʊpə'θɑlədʒɪst] *noun*: Neuropathologe *m*, -login *f*
neu|ro|pa|thol|o|gy [ˌnjʊərəʊpə'θɑlədʒiː] *noun*: Neuropathologie *f*
neu|rop|a|thy [njʊə'rɑpəθiː] *noun*: **1.** nicht-entzündliche Nervenerkrankung *f*, Neuropathie *f* **2.** Nervenleiden *nt*, Neuropathie *f*
alcoholic neuropathy: alkoholische/alkoholtoxische Neuropathie *f*
anterior ischaemic optic neuropathy: (*brit.*) →*anterior ischemic optic neuropathy*
anterior ischemic optic neuropathy: anteriore ischämische Optikusneuropathie *f*, Apoplexia pupillae
ascending neuropathy: aufsteigende/aszendierende Neuropathie *f*
brachial plexus neuropathy: Halswirbelsäulensyndrom *nt*, Thoracic-outlet-Syndrom *nt*, zervikales Vertebralsyndrom *nt*, Zervikobrachialsyndrom *nt*
descending neuropathy: absteigende/deszendierende Neuropathie *f*
diabetic neuropathy: diabetische Neuropathie *f*
entrapment neuropathy: Nervenschädigung *f* durch Einklemmung, Nervenkompressionssyndrom *nt*
hereditary hypertrophic neuropathy: Déjérine-Sottas-Krankheit *f*, Déjérine-Sottas-Syndrom *nt*, hereditäre motorische und sensible Neuropathie Typ III *f*, hypertrophische Neuropathie (Déjérine-Sottas) *f*
hereditary motor and sensory neuropathy: hereditäre motorische und sensible Neuropathie *f*
hereditary motor and sensory neuropathy type I: hereditäre motorische und sensible Neuropathie Typ I *f*, Charcot-Marie-Syndrom *nt*, Charcot-Marie-Tooth-Hoffmann-Syndrom *nt*
hereditary motor and sensory neuropathy type III: →*hereditary hypertrophic neuropathy*
hereditary motor and sensory neuropathy type IV: hereditäre motorische und sensible Neuropathie Typ IV *f*, Refsum-Syndrom *nt*, Heredopathia atactica polyneuritiformis
hereditary sensory neuropathy: hereditäre sensible Neuropathie *f*
hereditary sensory radicular neuropathy: hereditäre sensible Neuropathie *f*
hereditary sensory neuropathy type I: hereditäre sensible Neuropathie *f* Typ I
hereditary sensory neuropathy type II: hereditäre sensible Neuropathie *f* Typ II
hereditary sensory neuropathy type III: hereditäre sensible Neuropathie Typ III *f*, Riley-Day-Syndrom *nt*, familiäre Dysautonomie *f*, hereditäre sensible Neuropathie Typ III *f*, Dysautonomie *f*
hereditary neuropathy with liability to pressure palsies: tomakulöse Neuropathie *f*
ischaemic neuropathy: (*brit.*) →*ischemic neuropathy*
ischaemic optic neuropathy: (*brit.*) →*ischemic optic neuropathy*
ischemic neuropathy: ischämische Neuropathie *f*
ischemic optic neuropathy: Apoplexia papillae
isoniazid neuropathy: Isoniazidneuropathie *f*, INH-Polyneuropathie *f*
lead neuropathy: Bleipolyneuropathie *f*
occupational neuropathy: Beschäftigungsneuritis *f*
optic neuropathy: Optikusneuropathie *f*
periaxial neuropathy: segmentale/periaxiale Neuropathie *f*
peripheral neuropathy: periphere Neuropathie *f*
progressive hypertrophic interstitial neuropathy: →*hereditary hypertrophic neuropathy*
segmental neuropathy: segmentale/periaxiale Neuropathie *f*
segmental demyelination neuropathy: →*segmental neuropathy*
serum neuropathy: Serumneuropathie *f*
serum sickness neuropathy: →*serum neuropathy*
tomaculous neuropathy: tomakulöse Neuropathie *f*
vitamin B_{12}-neuropathy: funikuläre Myelose *f*, funikuläre Spinalerkrankung *f*
neu|ro|pep|tide [ˌnjʊərəʊ'peptaɪd, ˌnʊ-] *noun*: Neuropeptid *nt*
neu|ro|phage ['njʊərəʊfeɪdʒ] *noun*: Neurophage *m*
neu|ro|pha|gia [ˌnjʊərəʊ'feɪdʒ(ɪ)ə] *noun*: Neurophagie *f*, Neuronophagie *f*
neu|ro|phar|ma|co|log|ic [ˌnjʊərəʊˌfɑːrməkə'lɑdʒɪk] *adj*: Neuropharmakologie betreffend, neuropharmakologisch
neu|ro|phar|ma|co|log|i|cal [ˌnjʊərəʊˌfɑːrməkə'lɑdʒɪkl] *adj*: →*neuropharmacologic*
neu|ro|phar|ma|col|o|gy [ˌnjʊərəʊˌfɑːrmə'kɑlədʒiː] *noun*:

N

Neuropharmakologie *f*

neu|ro|phil|ic [ˌnjʊərəʊ'fɪlɪk] *adj*: →*neurotropic*

neu|roph|thal|mol|o|gy [ˌnjʊərɑfθæl'mɑlədʒɪ, ˌnʊ-] *noun*: →*neuro-ophthalmology*

neu|ro|phy|sin [ˌnjʊərəʊ'faɪsɪn, ˌnʊ-] *noun*: Neurophysin *nt*

neu|ro|phys|i|o|log|ic [ˌnjʊərəʊˌfɪzɪə'lɑdʒɪk] *adj*: Neurophysiologie betreffend, neurophysiologisch

neu|ro|phys|i|o|log|i|cal [ˌnjʊərəʊˌfɪzɪə'lɑdʒɪkl] *adj*: →*neurophysiologic*

neu|ro|phys|i|ol|o|gist [ˌnjʊərəʊˌfɪzɪ'ɑlədʒɪst] *noun*: Neurophysiologe *m*, Neurophysiologin *f*

neu|ro|phys|i|ol|o|gy [ˌnjʊərəʊˌfɪzɪ'ɑlədʒiː] *noun*: Neurophysiologie *f*, Physiologie des Nervensystems

neu|ro|pil ['njʊərəʊpɪl] *noun*: Nervenfilz *m*, Neuropil *nt*

neu|ro|pile ['njʊərəʊpaɪl] *noun*: →*neuropil*

neu|ro|plasm ['njʊərəʊplæzəm] *noun*: Neuroplasma *f*, Zytoplasma *nt* der Nervenzelle

neu|ro|plas|mic [ˌnjʊərəʊ'plæzmɪk] *adj*: Neuroplasma betreffend, neuroplasmatisch

neu|ro|plas|ty ['njʊərəʊplæstiː] *noun*: Nervenplastik *f*, Neuroplastik *f*

neu|ro|ple|gic [ˌnjʊərəʊ'pliːdʒɪk] *adj*: neuroplegisch

neu|ro|plex|us [ˌnjʊərəʊ'pleksəs] *noun*: Nervenplexus *m*

neu|ro|po|di|on [ˌnjʊərəʊ'pəʊdɪˌɑn] *noun*: →*neuropodium*

neu|ro|po|di|um [ˌnjʊərəʊ'pəʊdɪəm] *noun, plura* **-dia** [-dɪə]: Endfüßchen *nt*

neu|ro|pore ['njʊərəʊpəʊr] *noun*: Neuroporus *m*
  anterior neuropore: oraler/vorderer Neuroporus *m*
  caudal neuropore: hinterer/kaudaler Neuroporus *m*
  oral neuropore: oraler/vorderer Neuroporus *m*
  posterior neuropore: hinterer/kaudaler Neuroporus *m*

neu|ro|po|ten|tial [ˌnjʊərəʊpə'tentʃl] *noun*: Nervenpotenzial *nt*

neu|ro|psy|chi|at|ric [ˌnjʊərəʊˌsaɪkɪ'ætrɪk] *adj*: Neuropsychiatrie betreffend, neuropsychiatrisch

neu|ro|psy|chi|a|trist [ˌnjʊərəʊsɪ'kaɪətrɪst, -saɪ-] *noun*: Neuropsychiater(in *f*) *m*

neu|ro|psy|chi|a|try [ˌnjʊərəʊsɪ'kaɪətriː] *noun*: Neuropsychiatrie *f*, Neurologie und Psychiatrie

neu|ro|psy|chic [ˌnjʊərəʊ'saɪkɪk] *adj*: neuropsychisch

neu|ro|psy|cho|log|i|cal [ˌnjʊərəʊˌsaɪkə'lɑdʒɪkl] *adj*: neuropsychologisch

neu|ro|psy|chol|o|gy [ˌnjʊərəʊsaɪ'kɑlədʒiː] *noun*: Neuropsychologie *f*

neu|ro|psy|cho|phar|ma|col|o|gy [ˌnjʊərəʊˌsaɪkəˌfɑːrmə'kɑlədʒiː] *noun*: Psychopharmakologie *f*

neu|ro|ra|di|o|log|ic [ˌnjʊərəʊreɪdɪə'lɑdʒɪk] *adj*: Neuroradiologie betreffend, neuroradiologisch

neu|ro|ra|di|ol|o|gy [ˌnjʊərəʊreɪdɪ'ɑlədʒiː] *noun*: Neuroradiologie *f*

neu|ro|ret|i|nit|ic [ˌnjʊərəʊretɪ'nɪtɪk] *adj*: Neuroretinitis betreffend, neuroretinitisch

neu|ro|ret|i|ni|tis [ˌnjʊərəʊretɪ'naɪtɪs] *noun*: Entzündung *f* von Sehnerv und Netzhaut/Retina, Neuroretinitis *f*

neu|ro|ret|i|nop|a|thy [ˌnjʊərəʊretɪ'nɑpəθiː] *noun*: Neuroretinopathie *f*

neu|ro|roent|gen|og|ra|phy [ˌnjʊərəʊrentgə'nɑgrəfiː] *noun*: Neuroradiologie *f*

neu|ror|rha|phy [njʊə'rɔːrəfɪ, nʊ-] *noun*: Nervennaht *f*, Neurorrhaphie *f*

neu|ro|sar|co|ma [ˌnjʊərəsɑːr'kəʊmə, ˌnʊ-] *noun*: Neurosarkom *nt*

neu|ro|schwan|no|ma [ˌnjʊərəʃwɑ'nəʊmə] *noun*: →*neurilemoma*

neu|ro|scle|ro|sis [ˌnjʊərəʊsklɪ'rəʊsɪs] *noun*: Nerven-, Neurosklerose *f*

neu|ro|se|cre|tion [ˌnjʊərəʊsɪ'kriːʃn] *noun*: **1.** Neurosekretion *f* **2.** Neurosekret *nt*

neu|ro|se|cre|to|ry [ˌnjʊərəʊsɪ'kriːtəriː] *adj*: Neurosekretion betreffend, neurosekretorisch

neu|ro|sen|so|ry [ˌnjʊərəʊ'sensəriː] *adj*: sensorische Nerven betreffend; sensorisch, neurosensorisch

neu|ro|sis [njʊə'rəʊsɪs, nʊ-] *noun, plural* **-ses** [-siːz]: Neurose *f*
  actual neurosis: Aktualneurose *f*
  anxiety neurosis: Angstneurose *f*
  cardiac neurosis: Herzneurose *f*
  character neurosis: Charakterneurose *f*, Kernneurose *f*
  compensation neurosis: Renten-, Unfall-, Entschädigungsneurose *f*, Rentenbegehren *nt*, -tendenz *f*, traumatische Neurose *f*, tendenziöse Unfallreaktion *f*
  compulsion neurosis: Zwangsneurose *f*, Anankasmus *m*, anankastisches Syndrom *nt*, obsessiv-kompulsive Reaktion *f*
  compulsive neurosis: →*compulsion neurosis*
  conversion hysteric neurosis: Konversionshysterie *f*, Konversionsneurose *f*, Konversionsreaktion *f*
  depersonalization neurosis: (neurotisches) Depersonalisationssyndrom *nt*
  depressive neurosis: Dysthymie *f*
  expectation neurosis: Erwartungsangst *f*
  fatigue neurosis: **1.** Beard-Syndrom *nt*, Nervenschwäche *f*, nervöse Übererregbarkeit *f*, Neurasthenie *f*, Neurasthenia *f* **2.** Psychasthenie *f*
  hypochondriacal neurosis: Hypochondrie *f*, Hypochondria *f*, Krankheitswahn *m*
  hysterical neurosis: hysterische Reaktion/Neurose *f*, Konversionsreaktion *f*, -neurose *f*, -hysterie *f*
  neurasthenic neurosis: hyperästhetisch-emotionaler Schwächezustand *m*, neurasthenisches Syndrom *nt*, psychovegetatives Syndrom *nt*, vasoneurotisches Syndrom *nt*, vegetatives Syndrom *nt*, Nervenschwäche *f*, Neurasthenie *f*, neurozirkulatorische Dystonie *f*, vegetative Dystonie *f*, vegetative Labilität *f*
  obsessional neurosis: →*obsessive-compulsive neurosis*
  obsessive-compulsive neurosis: Zwangsneurose *f*, Zwangskrankheit *f*, Zwangsstörung *f*, anankastisches Syndrom *nt*, obsessiv-kompulsive Reaktion *f*
  occlusal habit neurosis: Karolyi-Effekt *m*, Leerbissmastikation *f*, Parafunktion *f*, Bruxismus *m*, Kaukrämpfe *f*
  organ neurosis: Organneurose *f*
  pension neurosis: →*compensation neurosis*
  phobic neurosis: Phobie *f*
  postconcussion neurosis: Kommotionsneurose *f*
  post-traumatic neurosis: →*compensation neurosis*
  torsion neurosis: Ziehen-Oppenheim-Syndrom *nt*, -Krankheit *f*, Torsionsneurose *f*, -dystonie *f*, Dysbasia lordotica
  transference neurosis: Übertragung *f*, Übertragungsneurose *f*
  traumatic neurosis: posttraumatische Neurose *f*
  vegetative neurosis: Organneurose *f*

neu|ro|skel|e|ton [ˌnjʊərə'skelətn, ˌnʊ-] *noun*: Innen-, Endo-, Entoskelett *nt*

neu|ro|spasm ['njʊərəʊspæzəm] *noun*: neurogener Muskelkrampf *m*

neu|ro|splanch|nic [ˌnjʊərəʊ'splæŋknɪk] *adj*: Nervensystem und Eingeweide/Viszera betreffend, neuroviszeral

neu|ro|spon|gi|o|ma [njʊərəˌspʌndʒɪ'əʊmə] *noun*: Gliageschwulst *f*, Gliatumor *m*, Gliom *nt*

N

Neu|ros|po|ra [njʊə'rɑspərə, nʊ-] *noun*: Brotschimmel *m*, Neurospora *f*
neu|ro|sta|tus [,njʊərə'steɪtəs, ,nʊ-] *noun*: Neurostatus *m*
neu|ro|sur|geon [,njʊərəʊ'sɜrdʒən] *noun*: Neurochirurg(in *f*) *m*
neu|ro|sur|ger|y [,njʊərəʊ'sɜrdʒəriː] *noun*: Neurochirurgie *f*
neu|ro|sur|gi|cal [,njʊərəʊ'sɜrdʒɪkl] *adj*: Neurochirurgie betreffend, neurochirurgisch
neu|ro|su|ture [,njʊərəʊ'suːtʃər] *noun*: →*neurorrhaphy*
neu|ro|syph|i|lis [,njʊərəʊ'sɪf(ə)lɪs] *noun*: Neurosyphilis *f*, Neurolues *f*
asymptomatic neurosyphilis: asymptomatische Neurosyphilis *f*
meningovascular neurosyphilis: meningovaskuläre Neurosyphilis *f*
parenchymatous neurosyphilis: Lues parenchymatosa
paretic neurosyphilis: progressive Paralyse *f*, Paralysis progressiva
tabetic neurosyphilis: Rückenmarkschwindsucht *f*, Rückenmarksdarre *f*, Duchenne-Syndrom *nt*, Tabes dorsalis
neu|ro|ten|di|nous [,njʊərəʊ'tendɪnəs] *adj*: neurotendinös
neu|ro|ten|sin [,njʊərəʊ'tensɪn] *noun*: Neurotensin *nt*
neu|ro|ten|sion [,njʊərəʊ'tenʃn] *noun*: →*neurotony*
neu|ro|ther|a|peu|tics [,njʊərəʊ,θerə'p(j)uːtɪks] *plural*: Behandlung *f* von Nervenleiden, Neurotherapie *f*
neu|ro|ther|a|py [,njʊərəʊ'θerəpiː] *noun*: →*neurotherapeutics*
neu|rot|ic [njʊə'rɑtɪk, nʊ-]: I *noun* Neurotiker(in *f*) *m*, Nervenkranke *m/f* II *adj* **1.** Neurose betreffend, an einer Neurose leidend, auf einer Neurose beruhend, neurotisch
neu|rot|i|cism [njʊə'rɑtəsɪzəm, nʊ-] *noun*: Neurotizismus *m*
neu|rot|i|gen|ic [njʊə,rɑtɪ'dʒenɪk, nʊ-] *adj*: neurotigen, eine Neurose hervorrufend
neu|rot|me|sis [,njʊərɑt'miːsɪs, ,nʊ-] *noun*: Neurotmesis *f*
neu|ro|to|lo|gy [,njʊərə'tɑlədʒɪ, ,nʊ-] *noun*: →*neurootology*
neu|ro|tome ['njʊərətəʊm] *noun*: Neurotom *nt*
neu|ro|to|mog|ra|phy [,njʊərətə'mɑgrəfiː] *noun*: Neurotomographie *f*, Neurotomografie *f*
neu|rot|o|my [njʊə'rɑtəmɪ, nʊ-] *noun*: Neurotomie *f*
retrogasserian neurotomy: retroganglionäre Neurotomie *f*
neu|ro|to|ni|a [,njʊərə'təʊnɪə] *noun*: Neurotonie *f*
neu|ro|ton|ic [,njʊərə'tɑnɪk] *adj*: neurotonisch
neu|rot|o|ny [njʊə'rɑtəniː] *noun*: therapeutische Nervendehnung *f*, Neurotonie *f*
neu|ro|tox|ic [,njʊərə'tɑksɪk, ,nʊ-] *adj*: nervenschädigend, neurotoxisch
neu|ro|tox|ic|i|ty [,njʊərəʊtɑk'sɪsətiː] *noun*: Nervengiftigkeit *f*, Neurotoxizität *f*
neu|ro|tox|i|co|sis [,njʊərəʊ'tɑksɪkəʊsɪs] *noun*: Neurotoxikose *f*
neu|ro|tox|in [,njʊərəʊ'tɑksɪn] *noun*: Nervengift *nt*, Neurotoxin *nt*
neu|ro|trans|mit|ter [,njʊərəʊ'trænzmɪtər] *noun*: Neurotransmitter *m*
neu|ro|trau|ma [,njʊərəʊ'trɔːmə, -'traʊmə] *noun*: Nervenverletzung *f*, -trauma *nt*
neu|ro|trip|sy [,njʊərəʊ'trɪpsiː] *noun*: operative Nervenquetschung *f*, Neurotripsie *f*
neu|ro|troph|ic [,njʊərəʊ'trɑfɪk, -'trəʊ-] *adj*: Neurotrophie betreffend, neurotroph, neurotrophisch
neu|rot|ro|phy [njʊə'rɑtrəfɪ, nʊ-] *noun*: Neurotrophie *f*
neu|ro|trop|ic [,njʊərə'trɑpɪk, ,nʊ-] *adj*: auf Nerven(gewebe) wirkend, mit besonderer Affinität zu Nerven(gewebe), neurotrop
neu|rot|ro|pism [njʊə'rɑtrəpɪzəm, nʊ-] *noun*: Neurotropie *f*
neu|rot|ro|py [njʊə'rɑtrəpɪ, nʊ-] *noun*: →*neurotropism*
neu|ro|tro|sis [,njʊərə'trəʊsɪs, ,nʊ-] *noun*: →*neurotrauma*
neu|ro|tu|bule [,njʊərəʊ't(j)uːbjuːl] *noun*: Neurotubulus *m*
neu|ro|vac|cine [,njʊərə'væksiːn] *noun*: Neurovakzine *f*
neu|ro|var|i|co|sis [,njʊərəʊ,værɪ'kəʊsɪs] *noun*: Neurovarikose *f*
neu|ro|var|i|cos|i|ty [,njʊərəʊ,værɪ'kɑsətiː] *noun*: Neurovarikose *f*
neu|ro|va|ri|o|la [,njʊərəʊvə'raɪələ] *noun*: →*neurovaccine*
neu|ro|vas|cu|lar [,njʊərəʊ'væskjələr] *adj*: Nervensystem und Gefäßsystem betreffend, neurovaskulär
neu|ro|veg|e|ta|tive [,njʊərəʊ'vedʒəteɪtɪv] *adj*: das vegetative Nervensystem betreffend, neurovegetativ
neu|ro|vir|u|lence [,njʊərə'vɪr(j)ələns] *noun*: Neurovirulenz *f*
neu|ro|vir|u|lent [,njʊərə'vɪr(j)ələnt] *adj*: Neurovirulenz betreffend, Neurovirulenz besitzend, neurovirulent
neu|ro|vi|rus [,njʊərə'vaɪrəs] *noun*: Neurovirus *nt*
neu|ro|vis|cer|al [,njʊərəʊ'vɪsərəl] *adj*: Nervensystem und Eingeweide/Viszera betreffend, neuroviszeral
neu|ru|la ['njʊərələ, 'nʊ-] *noun, plura* **-las, -lae** [-liː, -laɪ]: Neurula *f*
neu|ru|la|tion [,njʊərə'leɪʃn, ,nʊ-] *noun*: Neurulation *f*
neu|tral ['n(j)uːtrəl] *adj*: neutral; unbestimmt, indifferent (*to* gegenüber)
neu|tral|i|ty [n(j)uː'træləti:] *noun*: Neutralität *f*
neu|tral|i|za|tion [,n(j)uːtrəlɪ'zeɪʃn, -laɪ-] *noun*: Neutralisierung *f*, Neutralisation *f*, Ausgleich *m*, Aufhebung *f*
neu|tral|ize ['n(j)uːtrəlaɪz] *vt*: neutralisieren, unwirksam *oder* unschädlich machen
neu|tral|iz|ing ['n(j)uːtrəlaɪzɪŋ] *adj*: neutralisierend
neu|tri|no [n(j)uː'triːnəʊ] *noun, plura* **-nos**: Neutrino *nt*
neu|tro|c|clu|sion [,n(j)uːtrə'kluːʒn] *noun*: Neutralbiss *m*, Regelbiss *m*, Neutrogenie *f*
neu|tro|clu|sion [,n(j)uːtrə'kluːʒn] *noun*: →*neutrocclusion*
neu|tro|cyte ['n(j)uːtrəsaɪt] *noun*: neutrophiler Granulozyt *m*, polymorphkerniger Granulozyt *m*, neutrophiler Leukozyt *m*; Neutrophiler *m*
neu|tro|cy|to|pe|ni|a [n(j)uːtrə,saɪtə'piːnɪə] *noun*: →*neutropenia*
neu|tro|cy|to|sis [,n(j)uːtrəsaɪ'təʊsɪs] *noun*: →*neutrophilia*
neu|tron ['n(j)uːtrɑn] *noun*: Neutron *nt*
resonance neutron: Resonanzneutron *nt*
thermal neutron: thermisches Neutron *nt*
neu|tro|pe|ni|a [,n(j)uːtrə'piːnɪə] *noun*: Neutropenie *f*, Neutrozytopenie *f*
congenital neutropenia: kongenitale Leukozytopenie/Neutropenie *f*
cyclic neutropenia: →*periodic neutropenia*
hypersplenic neutropenia: Hypersplenie-bedingte Neutropenie *f*
idiopathic neutropenia: →*malignant neutropenia*
idiosyncratic neutropenia: →*malignant neutropenia*
malignant neutropenia: Agranulozytose *f*, maligne Neutropenie *f*, perniziöse Neutropenie *f*
periodic neutropenia: periodische/zyklische Leukozytopenie *f*, periodische/zyklische Neutropenie *f*

N

primary splenic neutropenia: hypersplenie-bedingte Neutropenie *f*

neu|tro|pe|nic [ˌn(j)uːtrəˈpiːnɪk] *adj*: Neutropenie betreffend, neutropenisch

neu|tro|phil [ˈn(j)uːtrəfɪl]: **I** *noun* neutrophiler/polymorphkerniger Granulozyt *m*, neutrophiler Leukozyt *m*; Neutrophiler *m* **II** *adj* neutrophil

band neutrophil: stabkerniger Granulozyt *m*, Stabkerniger *m*

stab neutrophil: stabkerniger Granulozyt *m*, Stabkerniger *m*

neu|tro|phile [ˈn(j)uːtrəfɪal] *noun*: neutrophile Zelle *f*

neu|tro|phil|i|a [ˌn(j)uːtrəˈfɪlɪə] *noun*: Neutrophilie *f*, Neutrozytose *f*

neu|tro|phil|ic [ˌn(j)uːtrəˈfɪlɪk] *adj*: mit neutralen Farbstoffen färbend, neutrophil

neu|tro|pism [ˈn(j)uːtrəpɪzəm] *noun*: →*neurotropism*

neu|tro|tax|is [ˌn(j)uːtrəˈtæksɪs] *noun*: Neutrotaxis *f*

nev- *präf.*: Nävus-, Nävo-

ne|vi [ˈniːvaɪ] *plural*: →*nevus*

nevo- *präf.*: Nävus-, Nävo-

ne|vo|cyte [ˈniːvəʊsaɪt] *noun*: Nävuszelle *f*, Nävozyt *m*

ne|vo|cyt|ic [niːvəʊˈsɪtɪk] *adj*: aus Nävuszellen bestehend, nävozytisch

ne|void [ˈniːvɔɪd] *adj*: nävusähnlich, nävusartig, nävoid

ne|vo|li|po|ma [ˌniːvəʊlaɪˈpəʊmə] *noun*: Nävolipom *nt*, Naevus lipomatosus

ne|vose [ˈniːvəʊs] *adj*: **1.** mit Nävi besetzt, Nävus- **2.** →*nevoid*

ne|vous [ˈniːvəs] *adj*: nävusähnlich, nävusartig, nävoid

ne|vo|xan|tho|en|do|the|li|o|ma [ˌniːvəˌzænθəˌendəʊˌθiːlɪˈəʊmə] *noun*: juveniles Riesenzellgranulom *nt*, juveniles Xanthom *nt*, juveniles Xanthogranulom *nt*, Naevoxanthoendotheliom *nt*, Naevoxanthom *nt*

N

ne|vus [ˈniːvəs] *noun, plural* **-vi** [ˈniːvaɪ]: **1.** Muttermal *nt*, Mal *nt*, Nävus *m*, Naevus *m* **2.** →*nevus cell nevus*

achromic nevus: hypomelanotischer Nävus *m*, Naevus achromicus/depigmentosus/albus

amelanotic nevus: amelanotischer Nävus *m*

nevus anaemicus: (*brit.*) →*nevus anemicus*

nevus anemicus: Naevus anaemicus, pharmakologischer Nävus *m*, funktioneller Nävus *m*

balloon cell nevus: Ballonzellnävus *m*

basal cell nevus: Basalzellnävus *m*

bathing trunk nevus: Badehosennävus *m*, Schwimmhosennävus *m*

Becker's nevus: Becker-Nävus *m*, Becker-Melanose *f*, Melanosis naeviformis

blue nevus: blauer Nävus *m*, Jadassohn-Tièche-Nävus *m*, Naevus caeruleus/coeruleus

blue rubber bleb nevus: Bean-Syndrom *nt*, Blaue-Gummiblasen-Nävus-Syndrom *nt*, blue rubber bleb nevus syndrome *nt*

nevus cell nevus: Nävuszellnävus *m*, Nävuszellennävus *m*, Naevus naevocellularis

cellular nevus: →*nevus cell nevus*

cerebriform nevus: Naevus cerebriformis

chromatophore nevus of Naegeli: Melanophorennävus *m*, familiärer Chromatophorennävus *m*

collagen nevus: Kollagennävus *m*

comedo nevus: Naevus comedonicus, Naevus follicularis keratosus, Naevus comedo-follicularis

compound nevus: Kombinationsnävus *nt*, combined nevus *nt*

connective tissue nevus: Bindegewebsnävus *m*

dermal nevus: (intra-)dermaler/korialer Nävus *m*

desmoplastic nevus: desmoplastischer Nävus *m*

dysplastic nevus: dysplastischer Nävuszellnävus *m*, Clark-Nävus *m*, atypischer Nävuszellnävus *m*

nevus elasticus: Elastikanävus *m*

nevus elasticus of Lewandowsky: Naevus elasticus Lewandowsky

epidermal nevus: epidermaler Nävus *m*, verruköser Nävus *m*, harter epidermaler Nävus *m*, hyperkeratotischer Nävus *m*, harter Nävus *m*, Naevus verrucosus

epidermic-dermic nevus: Junktionsnävus *m*, Grenznävus *m*, Abtropfungsnävus *m*, Übergangsnävus *m*, junktionaler Nävus *m*

epithelial nevus: epidermaler Nävus *m*

epithelioid cell nevus: Spitz-Tumor *m*, Spitz-Nävus *m*, Allen-Spitz-Nävus *m*, Epitheloidzellnävus *m*, Spindelzellnävus *m*, benignes juveniles Melanom *nt*

facial nevus: Gesichtsnävus *m*

fatty nevus: Nävolipom *nt*, Naevus lipomatosus

flammeous nevus: Feuermal *nt*, Gefäßmal *nt*, Portweinfleck *m*, Weinfleck *m*, Naevus flammeus

giant nevus: Naevus giganteus

giant congenital pigmented nevus: kongenitaler Riesenpigmentnävus *m*

giant hairy nevus: **1.** kongenitaler Riesenpigmentnävus *m* **2.** Badehosennävus *m*, Schwimmhosennävus *m*

giant pigmented nevus: **1.** kongenitaler Riesenpigmentnävus *m* **2.** Badehosennävus *m*, Schwimmhosennävus *m*

hairy nevus: Haarnävus *m*, Haarmal *nt*, Naevus pilosus

halo nevus: Halo-Nävus *m*, Sutton-Nävus *m*, perinaevische Vitiligo *f*, Leucoderma centrifugum acquisitum, Vitiligo circumnaevalis

inflammatory linear verrucous nevus: inflammatorischer lineärer verruköser Nävus *m*, inflammatorischer lineärer verruköser epidermaler Nävus *m*

intradermal nevus: intradermaler/dermaler/korialer Nävus *m*

Ito's nevus: deltoido-akromiale Melanozytose *f*, Nävus Ito *m*, Naevus fuscocoeruleus/acromiodeltoideus/deltoideoacromialis

Jadassohn-Tièche nevus: blauer Nävus *m*, Jadassohn-Tièche-Nävus *m*, Naevus caeruleus/coeruleus

junction nevus: Junktionsnävus *m*, Abtropfungsnävus *m*, Grenznävus *m*, Übergangsnävus *m*, junktionaler Nävus *m*

junctional nevus: Junktionsnävus *m*, Abtropfungsnävus *m*, Grenznävus *m*, Übergangsnävus *m*, junktionaler Nävus *m*

linear verrucous nevus: lineärer verruköser Nävus *m*, Naevus verrucosus linearis, striärer Nävus *m*

nevus lipomatosus cutaneus superficialis: Hoffmann-Zurhelle-Nävus *m*, Naevus lipomatodes superficialis, Naevus lipomatodes cutaneus superficialis

nevus lipomatosus superficialis: Hoffmann-Zurhelle-Nävus *m*, Naevus lipomatodes superficialis, Naevus lipomatodes cutaneus superficialis

lipomatous nevus: Nävolipom *nt*, Naevus lipomatosus

lumbosacral connective tissue nevus: Lumbosakralnävus *m*, Naevus collagenicus lumbosacralis, Pflastersteinnävus *m*, lumbosakraler Bindegewebsnävus *m*

melanocytic nevus: melanozytärer Nävus *m*, Melanozytennävus *m*

nape nevus: Storchenbiss *m*, Unna-Politzer-Nackennävus *m*, Nävus Unna *m*

nevocellular nevus: →*nevus cell nevus*

nevocytic nevus: →*nevus cell nevus*

nuchal nevus: Storchenbiss *m*, Unna-Politzer-Nackennävus *m*, Nävus Unna *m*

oral epithelial nevus: weißer Schleimhautnävus *m*, Naevus spongiosus albus mucosae
organoid nevus: organoider Nävus *m*
Ota's nevus: Nävus Ota *m*, okulodermale Melanozytose *f*, Naevus fuscocoeruleus ophthalmomaxillaris
pigmented nevus: Pigmentnävus *m*, Naevus pigmentosis
pigmented hairy epidermal nevus: Becker-Nävus *m*, Becker-Melanose *f*, Melanosis naeviformis
nevus pigmentosus et papillomatosus: Tierfellnävus *m*, Naevus pigmentosus et papillomatosus
nevus pigmentosus et pilosus: Naevus pigmentosus et pilosus
port-wine nevus: Feuermal *nt*, Naevus flammeus, Naevus vinosus
sebaceous nevus: Talgdrüsennävus *m*, Naevus epitheliomatosus sebaceus, Naevus sebaceus (Jadassohn), organoider Nävus *m*
nevus sebaceus of Jadassohn: Talgdrüsennävus Jadassohn *m*, Nävolipom *nt*, Naevus sebaceus/lipomatosus
spider nevus: Gefäßspinne *f*, Spinnennävus *m*, Sternnävus *m*, Spider naevus, Naevus araneus
nevus spilus: Naevus spilus, Kiebitzeinävus *m*, Kiebitznävus *m*
spindle and epithelioid cell nevus: →*Spitz nevus*
spindle cell nevus: →*Spitz nevus*
Spitz nevus: Spitz-Tumor *m*, Spitz-Nävus *m*, Allen-Spitz-Nävus *m*, Epitheloidzellnävus *m*, Spindelzellnävus *m*, benignes juveniles Melanom *nt*
Spitz-Allen nevus: →*Spitz nevus*
stellar nevus: Sternnävus *m*, Spider naevus, Naevus araneus
strawberry nevus: **1.** vaskulärer Nävus *m*, Naevus vasculosus **2.** kavernöses Hämangiom *nt*, Kavernom *nt*, Haemangioma tuberonodosum **3.** Blutschwamm *m*, blastomatöses Hämangiom *nt*, Haemangioma planotuberosum/simplex
Sutton's nevus: Sutton-Nävus *m*, Halo-Nävus *m*, perinaevische Vitiligo *f*, Leucoderma centrifugum acquisitum, Vitiligo circumnaevalis
nevus syringo-cystadenomatosus papilliferus: Naevus syringo-cystadenomatosus papilliferus
telangiectatic nevus: Naevus teleangiectaticus
nevus unius lateralis: Naevus unius lateralis, Naevus verrucosus unius lateralis
Unna's nevus: Unna-Politzer-Nackennävus *m*, Storchenbiss *m*, Nävus Unna *m*
vascular nevus: vaskulärer Nävus *m*, Naevus vasculosus
verrucous nevus: hyperkeratotischer Nävus *m*, harter Nävus *m*, harter epidermaler Nävus *m*, Naevus verrucosus
white sponge nevus: Naevus spongiosus albus mucosae, weißer Schleimhautnävus *m*, white sponge nevus *nt*
woolly-hair nevus: Kräuselhaarnävus *m*, Wollhaarnävus *m*

new|born ['n(j)uːbɔːrn]: I *noun* Neugeborene(s) *nt* II *adj* neugeboren
new|ton ['n(j)uːtn] *noun*: Newton *nt*
nex|us ['neksəs] *noun, plural* **nex|us**: Nexus *m*, gap junction *nt*
NF *Abk.*: **1.** neutral fat **2.** neutral filter **3.** neutral fraction **4.** nitrofurantoin **5.** normal flow
nF *Abk.*: nanofarad
NFAT *Abk.*: nuclear factor of activated T-cells
NFP *Abk.*: **1.** natural family planning **2.** nifurprazine **3.** nortestosterone furylpropionate
NFT *Abk.*: nifuratel
NG *Abk.*: **1.** nasogastric **2.** neutrophil granulocyte **3.** new growth **4.** nitroglycerin
ng *Abk.*: nanogram
N.g. *Abk.*: Neisseria gonorrhoeae
NGF *Abk.*: nerve growth factor
NGL *Abk.*: nitroglycerin
NGP *Abk.*: normal glycoprotein
NGU *Abk.*: **1.** non-gonococcal urethritis **2.** non-gonorrhoeal urethritis
NH *Abk.*: **1.** neonatal hepatitis **2.** neonatal hyperbilirubinemia
NHC *Abk.*: 3-α-naphthyl-4-hydroxycoumarin
NHG *Abk.*: normal human globulin
NHL *Abk.*: non-Hodgkin lymphoma
NHP *Abk.*: non-heme protein
NHR *Abk.*: net histocompatibility rate
NHS *Abk.*: normal human serum
NH2-terminal *adj*: N-terminal, aminoterminal
NI *Abk.*: **1.** neutralization index **2.** non-infectious
Ni *Abk.*: nickel
Nia *Abk.*: nicotinic acid amide
ni|a|cin ['naɪəsɪn] *noun*: Niacin *nt*, Nikotin-, Nicotinsäure *f*
ni|a|cin|a|mide [ˌnaɪə'sɪnəmaɪd] *noun*: →*nicotinamide*
ni|aou|li [naɪ'ɔːlɪ] *noun*: Niauli *f*, Melaleuca viridiflora; Melaleuca quinquenervia; Melaleuca leucadendra
nib [nɪb] *noun*: Stopferspitze *f*, Kondensiererspitze *f*
ni|ca|me|tate [nɪ'kɑːmɪteɪt] *noun*: Nicametat *nt*, 2-Dimethylaminoethylnicotinat *nt*, Nicotinsäure-2-diethylaminoethylester *m*
ni|car|di|pine [nɪ'kɑːrdɪpiːn] *noun*: Nicardipin *nt*
nic|col|um ['nɪkələm] *noun*: →*nickel*
ni|cer|go|line [naɪ'sɜrgəliːn] *noun*: Nicergolin *nt*
niche [nɪtʃ, niːʃ] *noun*: (*a. radiolog.*) Nische *f*
enamel niche: Schmelznische *f*, Schmelzleiste *f*, Zahnschmelzleiste *f*
en face niche: En-face-Nische *f*
Haudek's niche: Haudek-Nische *f*
immunologic niche: immunologische Nische *f*
ulcer niche: Ulkusnische *f*
nick|el ['nɪkl] *noun*: Nickel *nt*
nickel carbonyl: Nickeltetracarbonyl *nt*
ni|clo|sa|mide [nɪ'kləʊsəmaɪd] *noun*: Niclosamid *nt*
nic|o|tin|a|mide [ˌnɪkə'tɪnəmaɪd] *noun*: Nicotinsäureamid *nt*, Nicotinamid *nt*
nicotinamide mononucleotide: Nicotinamid-mononucleotid *nt*
nicotinamide-adenine dinucleotide: Nicotinamid-adenin-dinucleotid *nt*, Diphosphopyridinnucleotid *nt*, Cohydrase I *f*, Coenzym I *nt*
nicotinamide-adenine dinucleotide phosphate: Nicotinamid-adenin-dinucleotidphosphat *nt*
nic|o|tine ['nɪkətiːn] *noun*: Nikotin *nt*, Nicotin *nt*
nic|o|tine|less ['nɪkətiːnləs] *adj*: nikotinfrei
nicotine-stained *adj*: (*Finger*) nikotingelb
nic|o|tin|ic [nɪkə'tiːnɪk] *adj*: auf Nikotin(derivate) als Transmitter ansprechend, nicotinerg, nikotinerg
nic|o|tin|ism ['nɪkətɪnɪzəm] *noun*: Nikotinvergiftung *f*, Nikotinismus *m*, Nikotianismus *m*, Nicotinismus *m*
nic|o|tin|ize ['nɪkətɪnaɪz] *vt*: mit Nikotin vergiften *oder* sättigen
nic|ta|tion [nɪk'teɪʃn] *noun*: Niktation *f*
nic|ti|ta|tion [ˌnɪktə'teɪʃn] *noun*: Nictitatio *f*, Niktation *f*, Nictatio *f*
NICU *Abk.*: neonatal intensive care unit
NID *Abk.*: normal-weight insulin-dependent diabetic
ni|dal ['naɪdl] *adj*: Nidus betreffend, Nidus-

ni|da|tion [naɪ'deɪʃn] *noun*: Einnistung *f* des Eies, Nidation *f*, Implantation *f*

NIDD *Abk.*: non-insulin-dependent diabetes

NIDDM *Abk.*: non-insulin-dependent diabetes mellitus

ni|dus ['naɪdəs] *noun, plural* **-di** [-daɪ]: **1.** Nest *nt*, Nidus *m* **2.** (*patholog.*) Fokus *m*, Nidus *m* **3.** Kern *m*, Zentrum *nt*

NIEA *Abk.*: negative inotropic effect of activation

NIF *Abk.*: **1.** negative inspiratory force **2.** neutrophil immobilising factor

ni|fed|i|pine [nɪ'fedɪpiːn] *noun*: Nifedipin *nt*

ni|fur|a|tel [nɪ'fjʊərətəl] *noun*: Nifuratel *nt*

ni|fu|rox|a|zide [ˌnɪfjʊ'rɑksəzaɪd] *noun*: Nifuroxazid *nt*

ni|fur|pra|zine [ˌnɪfjʊər'prəziːn] *noun*: Nifurprazin *nt*

ni|fur|ti|mox [nɪ'fjʊərtɪmɑks] *noun*: Nifurtimox *nt*

night [naɪt] *noun*: **1.** Nacht *f* **night after night** jede Nacht **at night/by night** nachts, bei Nacht **all night (long)** die ganze Nacht **night and day** Tag und Nacht **late at night** (tief) in der Nacht **over night** über Nacht **in/during the night** in/während der Nacht **last night** gestern Abend; letzte *oder* heute Nacht **work nights** nachts arbeiten **be on nights** Nachtdienst *oder* -schicht haben **2.** Abend *m*
white night: schlaflose Nacht *f*

night-blind *adj*: nachtblind

night|clothes ['naɪtkləʊ(ð)z] *plural*: Nachtzeug *nt*, -wäsche *pl*

night|dress ['naɪtdres] *noun*: →*nightgown*

night|gown ['naɪtgaʊn] *noun*: (Damen-, Kinder-)Nachthemd *nt*

night|ie ['naɪtiː] *noun*: (*inf.*) →*nightgown*

night-light *noun*: Nachtlicht *nt*

night|long ['naɪtlɔŋ, -lɑŋ] *adj*: die ganze Nacht (dauernd); nächtelang

night|ly ['naɪtliː] *adj*: jede Nacht, (all-)nächtlich, Nacht-; jeden Abend, (all-)abendlich, Abend-

night|mare ['naɪtmeər] *noun*: Alptraum *m*, Nachtmahr *m*, Alpdrücken *nt*

night|mar|ish [naɪt'meərɪʃ] *adj*: alptraum-, grauenhaft

night|shade ['naɪtʃeɪd] *noun*: Nachtschattengewächs *nt*, Solanum *nt*
bittersweet nightshade: bittersüßer Nachtschatten *m*, Waldnachtschatten *m*, Bittersüß *m*, Solanum dulcamara
deadly nightshade: Tollkirsche *f*, Atropa belladonna

night|shirt ['naɪtʃɜrt] *noun*: (Herren-)Nachthemd *nt*

night|stand ['naɪtstænd] *noun*: Nachttisch *m*

night|stool ['naɪtstuːl] *noun*: Nachtstuhl *m*

night-time *noun*: Nacht(zeit) *f* **at night-time** nachts, zur Nachtzeit **in the night-time** nachts, in der Nacht

ni|gra ['naɪgrə] *noun*: Substantia nigra

ni|gral ['naɪgrəl] *adj*: Substantia nigra betreffend

ni|gri|cans ['naɪgrɪkæns, 'nɪg-] *adj*: schwärzlich

ni|gri|ties [naɪ'grɪʃɪˌiːz] *noun*: Schwarzfärbung *f*, Nigrities *f*

ni|gro|pal|li|dal [ˌnaɪgrəʊ'pælɪdl] *adj*: nigropallidal

ni|gro|sin ['naɪgrəsɪn] *noun*: Nigrosin *nt*

ni|gro|sine ['naɪgrəsiːn] *noun*: →*nigrosin*

ni|gro|stri|a|tal [ˌnaɪgrəʊstraɪ'eɪtl] *adj*: nigrostriatal

ni|hil|ism [naɪəlɪzəm] *noun*: Nihilismus *m*
therapeutic nihilism: therapeutischer Nihilismus *m*

ni|hil|is|tic [naɪə'lɪstɪk] *adj*: nihilistisch

ni|mo|di|pine [nɪ'mɑdɪpiːn] *noun*: Nimodipin *nt*

ni|mo|ra|zole [nɪ'mɑrəzəʊl] *noun*: Nimorazol *nt*, Nitrimidazin *nt*

ni|mus|tine [nɪ'məstiːn] *noun*: Nimustin *nt*, Pimustin *nt*

nin|hy|drin [nɪn'haɪdrɪn] *noun*: Ninhydrin *nt*, Triketohydrindenhydrat *nt*

ni|o|bi|um [naɪ'əʊbɪəm] *noun*: Niob *nt*

NIP *Abk.*: normal immunosuppressant protein

ni|per|yt ['naɪpərɪt] *noun*: Pentaerythrityl-Tetranitrat *nt*

nip|ple ['nɪpl] *noun*: Brustwarze *f*, Mamille *f*, Mamilla *f*, Papilla mammaria **above the nipple** oberhalb der Brustwarz/Mamille (liegend), supramamillär **behind the nipple** hinter der Brustwarz/Mamille (liegend), retromamillär **below the nipple** unterhalb der Brustwarz/Mamille (liegend), submamillär
accessory nipples: akzessorische Brustwarzen *pl*, Polythelie *f*
inverted nipple: Hohl-, Schlupfwarze *f*
retracted nipple: Hohl-, Schlupfwarze *f*
supernumerary nipples: akzessorische Brustwarzen *pl*, Polythelie *f*

NIPPV *Abk.*: noninvasive positive pressure ventilation

NIR *Abk.*: non-ischemic region

NIRNA *Abk.*: non-imaging radionuclide angiography

nit [nɪt] *noun*: Nisse *f*

NIT *Abk.*: **1.** naphthyl-isothiocyanate **2.** neuraminidase inhibition test

ni|ta|vi|rus [ˌnaɪtə'vaɪrəs] *noun*: Nitavirus *nt*

ni|ter ['naɪtər] *noun*: Kaliumnitrat *nt*, Kalisalpeter *m*

ni|ton ['naɪtɑn] *noun*: Radon *nt*

ni|trae|mi|a [naɪ'triːmiːə] *noun*: (*brit.*) →*nitremia*

ni|tra|tase ['naɪtrəteɪz] *noun*: Nitratreduktase *f*

ni|trate ['naɪtreɪt]: **I** *noun* Nitrat *nt* **II** *vt* **1.** mit Salpetersäure *oder* Nitrat behandeln **2.** in ein Nitrat umwandeln
organic nitrates: organische Nitrate *pl*

ni|tra|tion [naɪ'treɪʃn] *noun*: Nitrierung *f*

ni|tra|ze|pam [naɪ'træzɪpæm, -'treɪ-] *noun*: Nitrazepam *nt*

ni|tre ['naɪtər] *noun*: →*niter*

ni|tre|mi|a [naɪ'triːmiːə] *noun*: Azotämie *f*

ni|tren|di|pine [naɪ'trændɪpiːn] *noun*: Nitrendipin *nt*

ni|tric ['naɪtrɪk] *adj*: Stickstoff/Nitrogen betreffend *oder* enthaltend, Salpeter-, Stickstoff-
nitric oxide: →*nitrogen monoxide*

ni|tri|da|tion [naɪtrɪ'deɪʃn] *noun*: Nitritbildung *f*

ni|tride ['naɪtraɪd, -trɪd] *noun*: Nitrid *nt*

ni|tri|fi|ca|tion [ˌnaɪtrəfɪ'keɪʃn] *noun*: Nitrifizierung *f*

ni|tri|fi|er ['naɪtrəfaɪər] *noun*: nitrifizierender Mikroorganismus *m*

ni|tri|fy|ing ['naɪtrəfaɪɪŋ] *adj*: nitrifizierend

ni|trile ['naɪtrɪl, -traɪl] *noun*: Nitril *nt*

ni|trite ['naɪtraɪt] *noun*: Nitrit *nt*

ni|tri|tu|ri|a [ˌnaɪtraɪt(j)ʊəriːə] *noun*: Nitriturie *f*

nitro- *präf.*: Nitro-

ni|tro|ben|zene [ˌnaɪtrəʊ'benziːn] *noun*: Nitrobenzol *nt*, Mirbanöl *nt*

ni|tro|ben|zol [ˌnaɪtrəʊ'benzɔl, -zɑl] *noun*: →*nitrobenzene*

ni|tro|blue ['naɪtrəʊbluː] *noun*: Nitroblau *nt*
nitroblue tetrazolium: Nitroblau-Tetrazolium *nt*

ni|tro|cel|lu|lose [ˌnaɪtrəʊ'seljələʊs] *noun*: Nitrozellulose *f*, Zellulosenitrat *nt*, Schießbaumwolle *f*

ni|tro|chlo|ro|form [ˌnaɪtrəʊ'klɔːrəfɔːrm] *noun*: Chlorpikrin *nt*, Trichlornitromethan *nt*

ni|tro|fu|ran [ˌnaɪtrəʊ'fjʊəræn] *noun*: Nitrofuran *nt*

ni|tro|fu|ran|to|in [ˌnaɪtrəʊfjʊə'ræntəwɪn] *noun*: Nitrofurantoin *nt*

ni|tro|fu|ra|zone [ˌnaɪtrəʊ'fjʊərəzəʊn] *noun*: Nitrofurazon *nt*, Nitrofural *nt*

ni|tro|gen ['naɪtrəʊdʒən] *noun*: Stickstoff *m*, Nitrogen *nt*, (*chem.*) Nitrogenium *nt*
atmospheric nitrogen: atmosphärischer Stickstoff *m*
blood urea nitrogen: Blutharnstoffstickstoff *m*
nitrogen dioxide: Stickstoffdioxid *nt*
lime nitrogen: Kalkstickstoff *nt*

molecular nitrogen: molekularer Stickstoff *m*
nitrogen monoxide: Stickoxid *nt*, Stickstoffmonoxid *nt*
nonprotein nitrogen: →*rest nitrogen*
rest nitrogen: Reststickstoff *m*, Rest-N *m/nt*, nichtproteingebundener Stickstoff *m*
total nitrogen: Gesamtstickstoff *m*
urea nitrogen: Harnstoffstickstoff *m*
ni|trog|en|ase [naɪ'trɑdʒəneɪz, 'naɪtrədʒə-] *noun*: Nitrogenase *f*
nitrogen-fixing *adj*: stickstoffbindend, -fixierend
ni|trog|e|nous [naɪ'trɑdʒənəs] *adj*: stickstoffhaltig
ni|tro|glyc|er|in [,naɪtrə'glɪsərɪn] *noun*: Nitroglycerin *nt*, Nitroglyzerin *nt*, Glyceroltrinitrat *nt*
ni|tro|meth|ane [,naɪtrəʊ'meθeɪn] *noun*: Nitromethan *nt*
ni|tro|phe|nol [,naɪtrəʊ'fiːnɔl, -nɑl] *noun*: Nitrophenol *nt*
p-nitrophenyl acetate: p-Nitrophenylacetat *nt*
ni|tro|prus|side [,naɪtrəʊ'prʌsaɪd] *noun*: Nitroprussid *nt*
ni|tros|am|ine [,naɪtrəʊs'æmɪn] *noun*: Nitrosamin *nt*
nitroso- *präf.*: Nitroso-
ni|tro|so|u|rea [naɪ,trəʊsəʊ'(j)ʊəriːə] *noun*: Nitrosoharnstoff(verbindung *f*) *m*
ni|tro|su|gars [,naɪtrə'ʃʊgərz] *plural*: Nitrozucker *pl*, Nitrokörper *pl*
ni|tro|syl ['naɪtrəsɪl] *noun*: Nitrosyl-(Radikal *nt*)
ni|trous ['naɪtrəs] *adj*: nitros, salpetrig, Salpeter-
nitrous oxide: Lachgas *nt*, Distickstoffmonoxid *nt*
ni|trox|o|line [naɪ'trɑksəliːn] *noun*: Nitroxolin *nt*
nits ['nɪtz] *plural*: Nissen *pl*
NIVC *Abk.*: normal intraventricular conduction
niv|e|my|cin [,nɪvə'maɪsn] *noun*: →*neomycin*
ni|zat|i|dine [nɪ'zætɪdiːn] *noun*: Nizatidin *nt*
NK *Abk.*: natural killer cells
NKA *Abk.*: natural killer activity
nkat *Abk.*: nanokatal
NKCF *Abk.*: natural killer cytotoxic factor
NKL *Abk.*: Nemeth-Kellner leukemia
NKSF *Abk.*: natural killer cell stimulating factor
NL *Abk.*: neutral lipid
nl *Abk.*: nanoliter
NLA *Abk.*: **1.** neuroleptic analgesia **2.** neuroleptic anesthesia
Nle *Abk.*: norleucine
NLT *Abk.*: normal lymphocyte transfer
NM *Abk.*: **1.** neomycin **2.** neuromuscular **3.** nitrogen mustard **4.** nodular melanoma **5.** non-motile **6.** normetanephrine **7.** nuclear medicine
nm *Abk.*: **1.** nanometer **2.** nanomolar
NMDA *Abk.*: N-methyl-D-aspartate
NMF *Abk.*: non-migrating fraction
NMGTD *Abk.*: non-metastatic gestational trophoblastic disease
NMI *Abk.*: nuclear magnetic imaging
NMM *Abk.*: nodular malignant melanoma
NMMAA *Abk.*: N-monomethyl acetamide
NMN *Abk.*: **1.** nicotinamide mononucleotide **2.** normetanephrine
nmol *Abk.*: nanomol
NMP *Abk.*: **1.** nucleoside monophosphate **2.** nucleoside-5'-monophosphate
NMPTP *Abk.*: N-methyl-4-phenyl-1,2,3,6-tetra-hydropyridine
NMR *Abk.*: nuclear magnetic resonance
NMR-CT *Abk.*: nuclear magnetic resonance computer tomography
NMT *Abk.*: **1.** neuromuscular tension **2.** N-methyltransferase
NMU *Abk.*: neuromuscular unit
NNa *Abk.*: 1-nitroso-2-naphthol
NND *Abk.*: neonatal death
NNN *Abk.*: N-nitroso-nornicotine
NNP *Abk.*: natrium nitroprusside
No *Abk.*: nobelium
N_2O *Abk.*: nitrous oxide
no|bel|li|um [nəʊ'bɪlɪəm] *noun*: Nobelium *nt*
No|car|dia [nəʊ'kɑːrdɪə] *noun*: Nocardia *f*
Nocardia asteroides: Nocardia asteroides
Nocardia brasiliensis: Nocardia brasiliensis
Nocardia caviae: Nocardia caviae
Nocardia farcinica: Nocardia farcinica
No|car|di|a|ce|ae [nəʊ,kɑːrdɪ'eɪsɪ,iː] *plural*: Nocardiaceae *pl*
no|car|di|al [nəʊ'kɑːrdɪəl] *adj*: Nokardien betreffend, durch Nokardien hervorgerufen, Nokardien-
no|car|di|a|sis [nəʊkɑːr'daɪəsɪs] *noun*: →*nocardiosis*
no|car|di|o|sis [nəʊ,kɑːrdɪ'əʊsɪs] *noun*: Nokardieninfektion *f*, Nokardiose *f*, Nocardiosis *f*
cutaneous nocardioses: Nokardiosen *pl* der Haut
no|ci|cep|tive [,nəʊsɪ'septɪv] *adj*: Schmerzreize aufnehmend, nozirezeptiv, nozizeptiv
no|ci|cep|tor [,nəʊsɪ'septər] *noun*: Nozizeptor *m*, Nozirezeptor *m*
no|ci|per|cep|tion [,nəʊsɪpər'sepʃn] *noun*: Nozirezeption *f*, Nozizeption *f*, Noziperzeption *f*
no|ci|re|cep|tor [,nəʊsɪrɪ'septər] *noun*: →*nociceptor*
no|ci|sen|si|tive [,nəʊsɪ'sensətɪv] *adj*: schmerzempfindlich, nozisensitiv
no|ci|sen|sor [,nəʊsɪ'sensər, -sɔr] *noun*: →*nociceptor*
NOCM *Abk.*: non-obstructive cardiomyopathy
noc|tam|bu|la|tion [nɑk,tæmbjə'leɪʃn] *noun*: Schlafwandeln *nt*, Noktambulismus *m*, Somnambulismus *m*
noc|tam|bu|lism [nɑk'tæmbjəlɪzəm] *noun*: Noktambulismus *m*, Somnambulismus *m*, Schlafwandeln *nt*
noc|tu|ri|a [nɑk't(j)ʊəriːə] *noun*: Nykturie *f*
noc|tur|nal [nɑk'tɜrnl] *adj*: während der Nacht, nächtlich, Nacht-
NOD *Abk.*: non-obese diabetic
nod|al ['nəʊdl] *adj*: Knoten/Nodus betreffend, nodal, Knoten-
nod|ding ['nɑdɪŋ] *adj*: nickend
node [nəʊd] *noun*: **1.** Knoten *m*, Knötchen *nt*, knotige Struktur *f*, Nodus *m*, Nodulus *m* **2.** (*allg.*) Knoten *m*
abdominal lymph nodes: abdominelle Lymphknoten *pl*, Bauchlymphknoten *pl*, Nodi lymphoidei abdominis
accessory lymph nodes: Nodi lymphoidei accessorii
anorectal lymph nodes: pararektale/anorektale Lymphknoten *pl*, Nodi lymphoidei pararectales/anorectales
node of anterior border of epiploic foramen: Lymphknoten *m* am Foramen epiploicum, Nodus foraminalis
anterior cervical lymph nodes: vordere Halslymphknoten *pl*, Nodi lymphoidei cervicales anteriores
anterior jugular lymph nodes: vordere jugulare Lymphknoten *pl*, Nodi lymphoidei jugulares anteriores
anterior mediastinal lymph nodes: vordere Mediastinallymphknoten *pl*, Nodi lymphoidei mediastinales anteriores
anterior tibial node: Lymphknoten *m* der Arteria tibialis anterior, Nodus lymphoideus tibialis anterior
apical axillary lymph nodes: apikale Achsellymphknoten *pl*, Nodi lymphoidei axillarum apicales
apical lymph nodes: apikale Achsellymphknoten *pl*, Nodi lymphoidei axillarum apicales
appendicular lymph nodes: Appendixlymphknoten *pl*, Nodi lymphoidei appendiculares
Aschoff's node: →*Aschoff-Tawara's node*

N

Aschoff-Tawara's node: Atrioventrikularknoten *m*, AV-Knoten *m*, Aschoff-Tawara-Knoten *m*, Nodus atrioventricularis
atrioventricular node: Atrioventrikularknoten *m*, AV-Knoten *m*, Aschoff-Tawara-Knoten *m*, Nodus atrioventricularis
AV node: →*atrioventricular node*
axillary lymph nodes: Achsellymphknoten *pl*, Nodi lymphoidei axillares
Babès' nodes: Babès-Knötchen *pl*, Wutknötchen *pl*
Bouchard's nodes: Bouchard-Knoten *pl*
brachial axillary lymph nodes: →*brachial lymph nodes*
brachial lymph nodes: Oberarmlymphknoten *pl*, Nodi lymphoidei brachiales
brachiocephalic lymph nodes: Nodi lymphoidei brachiocephalici
bronchial lymph nodes: Bronchiallymphknoten *pl*
bronchopulmonary lymph nodes: Hiluslymphknoten *pl*, Nodi lymphoidei bronchopulmonales, Nodi lymphoidei hilares
buccal lymph node: Wangenlymphknoten *m*, Nodus lymphoideus buccinatorius
buccinator lymph node: →*buccal lymph node*
celiac lymph nodes: Lymphknoten *pl* des Truncus coeliacus, Nodi lymphoidei coeliaci
central axillary lymph nodes: Nodi lymphoidei axillares centrales
central lymph nodes: Nodi lymphoidei axillarum centrales
central superior nodes: obere Mesenteriallymphknoten *pl*, Nodi lymphoidei mesenterici superiores, Nodi superiores centrales
cervical lymph nodes: Halslymphknoten *pl*, Zervikallymphknoten *pl*, Nodi lymphoidei cervicales
Cloquet's node: Cloquet-Drüse *f*, Rosenmüller-Cloquet-Drüse *f*, Rosenmüller-Drüse *f*
coeliac lymph nodes: (*brit.*) →*celiac lymph nodes*
collecting lymph nodes: Sammellymphknoten *pl*
common iliac lymph nodes: Lymphknoten *pl* der Arteria iliaca communis, Nodi lymphoidei iliaci communes
common intermediate iliac lymph nodes: Nodi lymphoidei iliaci communes intermedii
common lateral iliac lymph nodes: Nodi lymphoidei iliaci communes laterales
common medial iliac lymph nodes: Nodi lymphoidei iliaci communes mediales
common promontory iliac lymph nodes: Nodi lymphoidei iliaci communes promontorii
common subaortic iliac lymph nodes: Lymphknoten *pl* der Aortengabel, Nodi lymphoidei iliaci communes subaortici
cubital lymph nodes: kubitale Lymphknoten *pl*, Nodi lymphoidei cubitales
cystic node: Lymphknoten *m* am Gallenblasenhals, Nodus lymphoideus cysticus
deep anterior cervical lymph nodes: tiefe vordere Halslymphknoten *pl*, Nodi lymphoidei cervicales anteriores profundi
deep axillary lymph nodes: tiefe Achsellymphknoten *pl*, Nodi lymphoidei axillarum profundi
deep cervical lymph nodes: tiefe Halslymphknoten *pl*, Nodi lymphoidei cervicales profundi
deep cubital lymph nodes: Nodi lymphoidei cubitales profundi
deep inguinal lymph nodes: tiefe Leisten-, Inguinallymphknoten *pl*, Nodi lymphoidei inguinales profundi
deep lateral cervical lymph nodes: tiefe seitliche Halslymphknoten *pl*, Nodi lymphoidei cervicales laterales profundi
deep lymph nodes of upper limb: tiefe Armlymphknoten *pl*, Nodi lymphoidei profundi membri superioris
deep parotid lymph nodes: tiefe Parotislymphknoten *pl*, Nodi lymphoidei parotidei profundi
deep popliteal lymph nodes: tiefe Kniekehlen-/Popliteallymphknoten *pl*, Nodi lymphoidei popliteales profundi
diaphragmatic lymph nodes: obere Zwerchfelllymphknoten *pl*, Nodi lymphoidei phrenici superiores
Dürck's nodes: Dürck-Granulome *pl*
node of epiploic foramen: →*node of anterior border of epiploic foramen*
Ewald's node: Klavikulardrüse *f*, Virchow-Knötchen *nt*, Virchow-Knoten *m*, Virchow-Drüse *f*
external iliac lymph nodes: Lymphknoten *pl* der Arteria iliaca externa, Nodi lymphoidei iliaci externi
external interiliac iliac lymph nodes: Nodi lymphoidei interiliaci
external intermediate iliac lymph nodes: Nodi lymphoidei iliaci externi intermedii
external lateral iliac lymph nodes: Nodi lymphoidei iliaci externi laterales
external medial iliac lymph nodes: Nodi lymphoidei iliaci externi mediales
facial lymph nodes: Gesichtslymphknoten *pl*, Nodi lymphoidei faciales
fibular node: Lymphknoten *m* an der Arteria fibularis, Nodus lymphoideus fibularis
Flack's node: Sinus-Knoten *m*, Sinoatrial-Knoten *m*, SA-Knoten *m*, Keith-Flack-Knoten *m*, Nodus sinuatrialis
foraminal node: Lymphknoten *m* am Foramen epiploicum, Nodus lymphoideus foraminalis
Garrod's nodes: Garrod-Knötchen *pl*, (echte) Fingerknöchelpolster *pl*
gastric lymph nodes: Nodi lymphoidei gastrici
glial nodes: Gliaknötchen *pl*
gouty node: Nodus arthriticus, Gichtknoten *m*
Haygarth's nodes: Haygarth-Knoten *pl*
Heberden's nodes: Heberden-Knoten *pl*
Hensen's node: Primitivknoten *m*
hepatic lymph nodes: Leberlymphknoten *pl*, Leberhiluslymphknoten *pl*, Nodi lymphoidei hepatici
hilar lymph nodes: Hiluslymphknoten *pl*, Nodi lymphoidei bronchopulmonales, Nodi lymphoidei hilares
humeral axillary lymph nodes: Nodi lymphoidei axillares humerales, Nodi lymphoidei axillares laterales
ileocolic lymph nodes: Lymphknoten *pl* der Arteria ileocolica, Nodi lymphoidei ileocolici
inferior epigastric lymph nodes: Lymphknoten *pl* der Arteria epigastrica inferior, Nodi lymphoidei epigastrici inferiores
inferior gluteal lymph nodes: Lymphknoten *pl* der Arteria glutea inferior, Nodi lymphoidei gluteales inferiores
inferior inguinal lymph nodes: untere Leistenlymphknoten *pl*, Nodi lymphoidei inguinales inferiores
inferior mesenteric lymph nodes: untere Mesenteriallymphknoten *pl*, Nodi lymphoidei mesenterici inferiores
inferior pancreatic lymph nodes: untere Pankreaslymphknoten *pl*, Nodi lymphoidei pancreatici inferiores
inferior pancreaticoduodenal lymph nodes: untere pankreatikoduodenale Lymphknoten *pl*, Nodi lym-

phoidei pancraticoduodenales inferiores
inferior phrenic lymph nodes: untere Zwerchfelllymphknoten *pl*, Nodi lymphoidei phrenici inferiores
inferior superficial inguinal lymph nodes: untere oberflächliche Leistenlymphknoten *pl*, Nodi lymphoidei inguinales superficiales inferiores
inferior tracheobronchial lymph nodes: untere tracheobronchiale Lymphknoten *pl*, Nodi lymphoidei tracheobronchiales inferiores
infraauricular lymph nodes: infraaurikuläre Lymphknoten *pl*, Nodi lymphoidei infraauriculares
infraclavicular lymph nodes: Nodi lymphoidei infraclaviculares, Nodi lymphoidei deltopectorales
infrahyoidal lymph nodes: Nodi lymphoidei infrahyoidei
inguinal lymph nodes: Leisten-, Inguinallymphknoten *pl*, Nodi lymphoidei inguinales
intercostal lymph nodes: paravertebrale Interkostallymphknoten *pl*, Nodi lymphoidei intercostales
interiliac lymph nodes: Nodi lymphoidei interiliaci
intermediate lacunar node: →*intermediate lacunar lymph node*
intermediate lacunar lymph node: Nodus lymphoideus lacunaris vasculorum intermedius, mittlerer Lymphknoten *m* der Lacuna vasorum
intermediate lumbar lymph nodes: intermediäre Lumballymphknoten *pl*, Nodi lymphoidei lumbales intermedii
internal iliac lymph nodes: Lymphknoten *pl* der Arteria iliaca interna, Nodi lymphoidei iliaci interni
interpectoral axillary lymph node: →*interpectoral lymph nodes*
interpectoral lymph nodes: Brustwandlymphknoten *pl*, Pektoralislymphknoten *pl*, Nodi lymphoidei interpectorales
interphalangeal nodes: Interphalangealarthrose *f*
intraglandular lymph nodes: in der Parotis liegende Lymphknoten *pl*, Nodi lymphoidei intraglandulares
intrapulmonary lymph nodes: Nodi lymphoidei intrapulmonales, Lungenlymphknoten *pl*
jugulodigastric lymph node: oberster tiefer Halslymphknoten *m*, Nodus lymphoideus jugulodigastricus
jugulo-omohyoid lymph node: Nodus lymphoideus juguloomohyoideus
juxta-articular nodes: Nodositas juxtaarticularis
juxta-esophageal nodes: juxtaösophageale Lymphknoten *pl*, Nodi lymphoidei juxtaoesophageales pulmonales
juxta-intestinal nodes: juxtaintestinale Lymphknoten *pl*, Nodi lymphoidei mesenterici juxtaintestinales
juxta-intestinal lymph nodes: →*juxta-intestinal nodes*
juxta-oesophageal nodes: (*brit.*) →*juxta-esophageal nodes*
Keith's node: →*Keith-Flack's node*
Keith-Flack's node: Sinus-Knoten *m*, Sinoatrial-Knoten *m*, SA-Knoten *m*, Keith-Flack-Knoten *m*, Nodus sinuatrialis
Koch's node: Atrioventrikularknoten *m*, AV-Knoten *m*, Aschoff-Tawara-Knoten *m*, Nodus atrioventricularis
lateral aortic lymph nodes: laterale Aortenlymphknoten *pl*, Nodi lymphoidei aortici laterales
lateral axillary lymph nodes: →*brachial lymph nodes*
lateral caval lymph nodes: laterale Kavalymphknoten *pl*, Nodi lymphoidei cavales laterales
lateral cervical lymph nodes: seitliche Halslymphknoten *pl*, Nodi lymphoidei cervicales laterales
lateral jugular lymph nodes: laterale jugulare Lymphknoten *pl*, Nodi lymphoidei jugulares laterales
lateral lacunar node: lateraler Lymphknoten *m* der Lacuna vasorum, Nodus lymphoideus lacunaris vasculorum lateralis
lateral lacunar lymph node: →*lateral lacunar node*
lateral pericardial lymph nodes: laterale perikardiale Lymphknoten *pl*, Nodi lymphoidei pericardiales laterales
lateral vesical lymph nodes: laterale paravesikale Lymphknoten *pl*, Nodi lymphoidei vesicales laterales
lateral vesicular lymph nodes: laterale paravesikale Lymphknoten *pl*, Nodi lymphoidei vesicales laterales
left colic lymph nodes: Lymphknoten *pl* der Arteria colica sinistra, Nodi lymphoidei mesocolici colici sinistri
left gastric lymph nodes: linke Lymphknotengruppe *f* der kleinen Magenkurvatur, Nodi lymphoidei gastrici sinistri
left gastroepiploic lymph nodes: →*left gastroomental lymph nodes*
left gastroomental lymph nodes: linke Lymphknotengruppe *f* der großen Magenkurvatur, Nodi lymphoidei gastroomentales sinistri
left lumbar lymph nodes: lumbale Lymphknoten *pl* der Bauchaorta, Nodi lymphoidei lumbales sinistri
lienal lymph nodes: Milzlymphknoten *pl*, Nodi lymphoidei lienales/splenici
node of ligamentum arteriosum: Lymphknoten *m* am Ligamentum arteriosum, Nodus ligamenti arteriosi
lingual lymph nodes: Zungenlymphknoten *pl*
lumbar lymph nodes: Nodi lymphoidei lumbales
lymph node: Lymphknoten *m*, Nodus lymphoideus, Lymphonodus *m*
lymph node of arch of azygos vein: Lymphknoten *m* am Azygosbogen, Nodus arcus venae azygos
lymph node of arch of azygous vein: Nodus lymphoideus arcus venae azygos
lymph nodes of the head: Nodi lymphoidei capitis
lymph nodes of lower limb: Beinlymphknoten *pl*, Nodi lymphoidei membri inferioris
lymph nodes of upper limb: Armlymphknoten *m*, Nodi lymphoidei membri superioris
malar lymph node: Wangenlymphknoten *m*, Nodus lymphoideus malaris
mandibular lymph node: Unterkieferlymphknoten *m*, Nodus lymphoideus mandibularis
mastoid lymph nodes: retroaurikuläre Lymphknoten *pl*, Nodi lymphoidei mastoidei/retro-auriculares
medial lacunar node: →*medial lacunar lymph node*
medial lacunar lymph node: Nodus lymphoideus lacunaris vasculorum medialis, medialer Lymphknoten *m* der Lacuna vasorum
mesenteric lymph nodes: Mesenteriallymphknoten *pl*, Nodi lymphoidei mesenterici
mesocolic lymph nodes: mesokolische Lymphknoten *pl*, Nodi lymphoidei mesocolici
Meynet's nodes: Meynet-Knötchen *pl*
middle colic lymph nodes: Lymphknoten *pl* der Arteria colica media, Nodi lymphoidei mesocolici colici medii
milker's node: Melkerknoten *m*, -pocken *pl*, Nebenpocken *pl*, Paravakzineknoten *m*, Paravaccinia *f*
nasolabial lymph node: Lymphknoten *m* der Nasolabialfalte, Nodus lymphoideus nasolabialis
node of neck of gallbladder: Lymphknoten *m* am Gallenblasenhals, Nodus cysticus

N

obturator lymph nodes: Lymphknoten *pl* der Arteria obturatoria, Nodi lymphoidei iliaci externi obturatorii
occipital lymph nodes: okzipitale Lymphknoten *pl*, Nodi lymphoidei occipitales
Osler's nodes: Osler-Knötchen *pl*
pancreatic lymph nodes: Nodi lymphoidei pancreatici, Pankreaslymphknoten *pl*
pancreaticoduodenal lymph nodes: pankreatikoduodenale Lymphknoten *pl*, Nodi lymphoidei pancreaticoduodenales
pancreaticolienal lymph nodes: Nodi lymphoidei pancreaticolienales
paracolic lymph nodes: parakolische Lymphknoten *pl*, Nodi lymphoidei mesocolici paracolici
paramammary lymph nodes: seitliche Mammalymphknoten *pl*, Nodi lymphoidei paramammarii
pararectal lymph nodes: pararektale/anorektale Lymphknoten *pl*, Nodi lymphoidei pararectales/anorectales
parasternal lymph nodes: parasternale Lymphknoten *pl*, Nodi lymphoidei parasternales
paratracheal lymph nodes: paratracheale Lymphknoten *pl*, Nodi lymphoidei paratracheales
parauterine lymph nodes: parauterine Lymphknoten *pl*, Nodi lymphoidei para-uterini
paravaginal lymph nodes: paravaginale Lymphknoten *pl*, Nodi lymphoidei paravaginales
paravesical lymph nodes: paravesikale Lymphknoten *pl*, Nodi lymphoidei paravesicales
paravesicular lymph nodes: →*paravesical lymph nodes*
parietal pelvic lymph nodes: parietale Beckenlymphknoten *pl*, Nodi lymphoidei pelvis parietales
parotid lymph nodes: Parotislymphknoten *pl*, Nodi lymphoidei parotidei
Parrot's node: Parrot-Knoten *m*
pectoral axillary lymph node: →*pectoral lymph nodes*
pectoral lymph nodes: Nodi lymphoidei pectorales
pelvic lymph nodes: Beckenlymphknoten *pl*, Nodi lymphoidei pelvis
pericardial lymph nodes: perikardiale Lymphknoten *pl*, Nodi lymphoidei pericardiales
perivesicular lymph nodes: perivesikuläre Lymphknoten *pl*, Nodi lymphoidei perivesiculares
peroneal node: Lymphknoten *m* an der Arteria peronea, Nodus fibularis
phrenic lymph nodes: Nodi lymphoidei phrenici
popliteal lymph nodes: Nodi lymphoidei poplitei
postaortic lymph nodes: retroaortale Lymphknoten *pl*, Nodi lymphoidei postaortici
postcaval lymph nodes: retrokavale Lymphknoten *pl*, Nodi lymphoidei postcavales
posterior mediastinal lymph nodes: hintere Mediastinallymphknoten *pl*, Nodi lymphoidei mediastinales posteriores
posterior tibial node: Lymphknoten *m* der Arteria tibialis posterior, Nodus tibialis posterior
postvesical lymph nodes: postvesikale Lymphknoten *pl*, Nodi lymphoidei retrovesicales, Nodi lymphoidei postvesicales
postvesicular lymph nodes: →*postvesical lymph nodes*
preaortic lymph nodes: präaortale Lymphknoten *pl*, Nodi lymphoidei preaortici
preauricular lymph nodes: präaurikuläre Lymphknoten *pl*, Nodi lymphoidei preauriculares
precaecal lymph nodes: (*brit.*) →*prececal lymph nodes*
precaval lymph nodes: präkavale Lymphknoten *pl*, Nodi lymphoidei precavales
prececal lymph nodes: präzäkale Lymphknoten *pl*, Nodi lymphoidei precaecales
prelaryngeal cervical lymph nodes: →*prelaryngeal lymph nodes*
prelaryngeal lymph nodes: prälaryngeale Lymphknoten *pl*, Nodi lymphoidei prelaryngei
prepericardial lymph nodes: präperikardiale Lymphknoten *pl*, Nodi lymphoidei prepericardiaci
pretracheal lymph nodes: prätracheale Lymphknoten *pl*, Nodi lymphoidei pretracheales
prevertebral lymph nodes: prävertebrale Lymphknoten *pl*, Nodi lymphoidei prevertebrales
prevesical lymph nodes: prävesikale Lymphknoten *pl*, Nodi lymphoidei prevesicales
prevesicular lymph nodes: →*prevesical lymph nodes*
primitive node: Primitivknoten *m*
pulmonary juxta-esophageal nodes: →*pulmonary juxta-esophageal lymph nodes*
pulmonary juxta-esophageal lymph nodes: juxtaösophageale Lymphknoten *pl*, Nodi lymphoidei juxtaoesophageales
pulmonary juxta-oesophageal nodes: (*brit.*) →*pulmonary juxta-esophageal lymph nodes*
pulmonary juxta-oesophageal lymph nodes: (*brit.*) →*pulmonary juxta-esophageal lymph nodes*
pulmonary lymph nodes: Lungenlymphknoten *pl*, Nodi lymphoidei pulmonales
pyloric lymph nodes: Pylorislymphknoten *pl*, Nodi lymphoidei pylorici
nodes of Ranvier: Ranvier-Schnürringe *pl*, Ranvier-Knoten *pl*
regenerative node: Regeneratknoten *m*
regional lymph nodes: regionale Lymphknoten *pl*, Nodi lymphoidei regionales
retroaortic lymph nodes: retroaortale Lymphknoten *pl*, Nodi lymphoidei postaortici
retroauricular lymph nodes: retroaurikuläre Lymphknoten *pl*, Nodi lymphoidei mastoidei/retro-auriculares
retrocaecal lymph nodes: (*brit.*) →*retrocecal lymph nodes*
retrocaval lymph nodes: retrokavale Lymphknoten *pl*, Nodi lymphoidei retrocavales, Nodi lymphoidei postcavales
retrocecal lymph nodes: retrozäkale Lymphknoten *pl*, Nodi lymphoidei retrocaecales
retropharyngeal lymph nodes: retropharyngeale Lymphknoten *pl*, Nodi lymphoidei retropharyngeales
retropyloric lymph nodes: retropylorische Lymphknoten *pl*, Nodi lymphoidei retropylorici
retrovesical lymph nodes: postvesikale Lymphknoten *pl*, Nodi lymphoidei retrovesicales, Nodi lymphoidei postvesicales
right colic lymph nodes: Lymphknoten *pl* der Arteria colica dextra, Nodi lymphoidei mesocolici colici dextri
right gastric lymph nodes: rechte Lymphknotengruppe *f* der kleinen Magenkurvatur, Nodi lymphoidei gastrici dextri
right gastroepiploic lymph nodes: →*right gastroomental lymph nodes*
right gastroomental lymph nodes: rechte Lymphknotengruppe *f* der großen Magenkurvatur, Nodi lymphoidei gastroomentales dextri
right lumbar lymph nodes: lumbale Lymphknoten *pl* der Vena cava inferior, Nodi lymphoidei lumbales dextri
Rosenmüller's node: Rosenmüller-Drüse *f*, Rosenmüller-Cloquet-Drüse *f*

Rosenmüller's lymph node: →*Rosenmüller's node*
Rosenmüller's lymph nodes: →*deep inguinal lymph nodes*
sacral lymph nodes: sakrale Lymphknoten *pl*, Nodi lymphoidei sacrales
Schmorl's nodes: Knorpelknötchen *pl*, Schmorl-Knorpelknötchen *pl*
sentinel node: Virchow-Knötchen *nt*, Virchow-Knoten *m*, Virchow-Drüse *f*, Klavikulardrüse *f*
sigmoid nodes: Lymphknoten *pl* der Arteria sigmoidea, Nodi lymphoidei sigmoidei
sigmoid lymph nodes: →*sigmoid nodes*
signal node: Klavikulardrüse *f*, Virchow-Knötchen *nt*, Virchow-Knoten *m*, Virchow-Drüse *f*
singer's nodes: Sängerknötchen *pl*, Schreiknötchen *pl*, Noduli vocales
sinoatrial node: Sinusatrialknoten *m*, Sinuatrialknoten *m*, SA-Knoten *m*, Keith-Flack-Knoten *m*, Nodus sinuatrialis
sinuatrial node: →*sinoatrial node*
sinus node: →*sinoatrial node*
Sorgius' nodes: Sorgius-Lymphknotengruppe *f*
splenic lymph nodes: Milzlymphknoten *pl*, Nodi lymphoidei lienales/splenici
stump node: Prothesenrandknoten *m*
submandibular lymph nodes: submandibuläre Lymphknoten *pl*, Nodi lymphoidei submandibulares
submaxillary lymph nodes: →*submandibular lymph nodes*
submental lymph nodes: Kinnlymphknoten *pl*, Nodi lymphoidei submentales
subpyloric lymph nodes: subpylorische Lymphknoten *pl*, Nodi lymphoidei subpylorici
subscapular axillary lymph nodes: →*subscapular lymph nodes*
subscapular lymph nodes: subskapuläre Lymphknoten *pl*, Nodi lymphoidei subscapulares
superficial anterior cervical lymph nodes: vordere oberflächliche Halslymphknoten *pl*, Nodi lymphoidei cervicales anteriores superficiales
superficial axillary lymph nodes: oberflächliche Achsellymphknoten *pl*, Nodi lymphoidei axillarum superficiales
superficial cervical lymph nodes: oberflächliche Halslymphknoten *pl*, Nodi lymphoidei cervicales superficiales
superficial cubital lymph nodes: Nodi lymphoidei cubitales superficiales
superficial inguinal lymph nodes: oberflächliche Leistenlymphknoten *pl*, Nodi lymphoidei inguinales superficiales
superficial lateral cervical lymph nodes: seitliche oberflächliche Halslymphknoten *pl*, Nodi lymphoidei cervicales laterales superficiales
superficial lymph nodes of upper limb: oberflächliche Lymphknoten *pl* des Arms, Nodi lymphoidei membri superioris superficiales
superficial parotid lymph nodes: oberflächliche Parotislymphknoten *pl*, Nodi lymphoidei parotidei superficiales
superficial popliteal lymph nodes: oberflächliche Popliteallymphknoten *pl*, Nodi lymphoidei popliteales superficiales
superior central lymph nodes: Nodi lymphoidei superiores centrales
superior gluteal lymph nodes: Lymphknoten *pl* der Arteria glutea superior, Nodi lymphoidei gluteales superiores
superior mesenteric lymph nodes: obere Mesenteriallymphknoten *pl*, Nodi lymphoidei mesenterici superiores, Nodi superiores centrales
superior pancreatic lymph nodes: obere Pankreaslymphknoten *pl*, Nodi lymphoidei pancreatici superiores
superior pancreaticoduodenal lymph nodes: obere pankreatikoduodenale Lymphknoten *pl*, Nodi lymphoidei pancraticoduodenales superiores
superior phrenic lymph nodes: obere Zwerchfelllymphknoten *pl*, Nodi lymphoidei phrenici superiores
superior rectal lymph nodes: Lymphknoten *pl* der Arteria rectalis superior, Nodi lymphoidei rectales superiores
superior tracheobronchial lymph nodes: obere tracheobronchiale Lymphknoten *pl*, Nodi lymphoidei tracheobronchiales superiores
superolateral inguinal lymph nodes: obere seitliche Leistenlymphknoten *pl*, Nodi lymphoidei inguinales superolaterales
superolateral superficial inguinal lymph nodes: Nodi lymphoidei inguinales superficiales superolaterales
superomedial inguinal lymph nodes: obere mediale Leistenlymphknoten *pl*, Nodi lymphoidei inguinales superomediales
superomedial superficial inguinal lymph nodes: Nodi lymphoidei inguinales superficiales superomediales
supraclavicular lymph nodes: supraklavikuläre Lymphknoten *pl*, Nodi lymphoidei supraclaviculares
suprapyloric lymph nodes: suprapylorische Lymphknoten *pl*, Nodi lymphoidei suprapylorici
supratrochlear lymph nodes: kubitale Lymphknoten *pl*, Nodi lymphoidei cubitales
node of Tawara: Atrioventrikularknoten *m*, AV-Knoten *m*, Aschoff-Tawara-Knoten *m*, Nodus atrioventricularis
thoracic lymph nodes: Thoraxlymphknoten *pl*, Nodi lymphoidei thoracis
thyroid lymph nodes: Schilddrüsenlymphknoten *pl*, Nodi lymphoidei thyroidei
tracheal lymph nodes: paratracheale Lymphknoten *pl*, Nodi lymphoidei paratracheales
tracheobronchial lymph nodes: tracheobronchiale Lymphknoten *pl*, Nodi lymphoidei tracheobronchiales
Troisier's node: Troisier-Knoten *m*
variceal node: Varixknoten *m*
Virchow's node: Klavikulardrüse *f*, Virchow-Knötchen *nt*, Virchow-Knoten *m*, Virchow-Drüse *f*
visceral pelvic lymph nodes: Nodi lymphoidei pelvis viscerales, viszerale Beckenlymphknoten *pl*

no|dose ['nəʊdəʊs, nəʊ'dəʊs] *adj*: Knoten/Knötchen aufweisend, mit Knoten/Knötchen besetzt, knötchenförmig, nodulär, knotig, nodös

no|dos|i|ty [nəʊ'dɑsətiː] *noun*: Knoten *m*, Knötchen *nt*, knotige Struktur *f*, Nodus *m*
Haygarth's nodosities: Haygarth-Knoten *pl*
Heberden's nodosities: Heberden-Knoten *pl*
Meynet's nodosities: →*Meynet's nodes*

no|dous ['nəʊdəs] *adj*: →*nodose*

nod|u|lar ['nɑdʒələr] *adj*: **1.** Knoten betreffend, knoten-, knötchenförmig, nodulär, Knoten- **2.** mit Knoten besetzt, knotig

nodular-papillary *adj*: nodulär-papillär

nod|u|lat|ed ['nɑdʒəleɪtɪd] *adj*: mit Knoten besetzt, knotig

nod|ule ['nɑdʒuːl] *noun*: Knötchen *nt*, Nodulus *m*
aggregated nodules: Peyer-Plaques *pl*, Noduli lympho-

N

idei aggregati
Albini's nodules: Albini-Knötchen *pl*, Cruveilhier-Knötchen *pl*
nodules of aortic valve: →*nodules of Arantius*
nodules of Arantius: Arantius-Knötchen *pl* der Aortenklappe, Noduli valvularum semilunarium
Aschoff's nodules: Aschoff-Knötchen *pl*
Bianchi's nodules: →*nodules of Arantius*
Bouchard's nodules: Bouchard-Knoten *pl*
Caplan's nodules: Caplan-Syndrom *nt*, Caplan-Colinet-Petry-Syndrom *nt*, Silikoarthritis *f*
nodule of cerebellum: medialer Kleinhirnhöcker *m*, Nodulus *m*, Nodulus cerebelli/vermis
cold nodule: kalter Schilddrüsenknoten *m*, kalter Knoten *m*
cold thyroid nodule: kalter Schilddrüsenknoten *m*, kalter Knoten *m*
colloid nodule: Kolloidknoten *m*
Cruveilhier's nodules: Cruveilhier-Knötchen *pl*, Albini-Knötchen *pl*
Dalen-Fuchs nodules: Dalen-Flecken *pl*, Dalen-Fuchs-Knötchen *pl*
enamel nodule: Schmelzknoten *m*, Zahnschmelzknoten *m*
ependymal nodules: Ependymknötchen *pl*
episcleritic nodule: episkleritisches Knötchen *pl*
Fraenkel's nodules: Fraenkel-Knötchen *pl*
Gamna's nodules: →*Gamna-Gandy nodules*
Gamna-Gandy nodules: Gamna-Gandy-Knötchen *pl*, Gandy-Gamna-Knötchen *pl*, Gamna-Gandy-Körperchen *pl*
Gandy-Gamna nodules: →*Gamna-Gandy nodules*
hot nodule: heißer Schilddrüsenknoten *m*, heißer Knoten *m*
hot thyroid nodule: heißer Schilddrüsenknoten *m*, heißer Knoten *m*
lymph nodule: Lymphfollikel *m*, Lymphknötchen *nt*, Folliculus lymphaticus, Nodulus lymphaticus, Lymphonodulus *m*
milker's nodule: →*milker's node*
nodules of pulmonary trunk valve: Arantius-Knötchen *pl* der Pulmonal(is)klappe
pulp nodule: Dentikel *m*, echter Pulpastein *m*, Pulpaknoten *m*
rheumatic nodule: Rheumaknötchen *nt*, Nodulus rheumaticus
rheumatoid nodule: →*rheumatic nodule*
Schmorl's nodules: →*Schmorl's nodes*
nodules of semilunar valves: →*nodules of Arantius*
siderotic nodules: Gamna-Gandy-Knötchen *pl*, Gandy-Gamna-Knötchen *pl*, Gamna-Gandy-Körperchen *pl*
solitary nodule: Solitärknoten *m*
solitary thyroid nodule: Solitärknoten *m*
splenic nodules: Milzknötchen *pl*, -follikel *pl*, Noduli lymphoidei splenici/lienalis
tendon nodules: Sehnenknötchen *pl*
thyroid nodule: Schilddrüsenknoten *m*
typhoid nodule: Typhom *nt*, Typhusgranulom *nt*
nodule of vermis: medialer Kleinhirnhöcker *m*, Nodulus *m*, Nodulus cerebelli/vermis
vocal nodules: Sängerknötchen *pl*, Schreiknötchen *pl*, Stimmlippenknötchen *pl*, Noduli vocales

nodlullous ['nɑdʒələs] *adj*: Knoten/Knötchen aufweisend, mit Knoten/Knötchen besetzt, knötchenförmig, nodulär; knötchenförmig, knotig, nodös
nodlullus ['nɑdʒələs] *noun, plura* **-li** [-laɪ]: **1.** →*nodule* **2.** medialer Kleinhirnhöcker *m*, Nodulus *m*, Nodulus cerebelli/vermis
noldus ['nəʊdəs] *noun, plura* **-di** [-daɪ]: Knoten *m*, Knötchen *nt*, knotige Struktur *f*, Nodus *m*, Nodulus *m*
noise [nɔɪz] *noun*: **1.** Geräusch *nt* **2.** Lärm *m*, Krach *m* **3.** (störendes) Rauschen *nt*
loud noise: Lärm *m*
white noise: weißes Rauschen *nt*, white noise
noiselless ['nɔɪzləs] *adj*: geräuschlos; lautlos, still
noiselllessness ['nɔɪzləsnəs] *noun*: Geräuschlosigkeit *f*
nolma ['nəʊmə] *noun*: Noma *f*, Wangenbrand *m*, Wasserkrebs *m*, infektiöse Gangrän *f* des Mundes, Cancer aquaticus, Chancrum oris, Stomatitis gangraenosa
nolmenlclalture ['nəʊmənkleɪtʃər, nəʊ'menklə-, -tʃʊər] *noun*: Nomenklatur *f*
nolmilfenlsine [ˌnəʊmɪ'fensiːn] *noun*: Nomifensin *nt*
nomlilnal ['nɑmɪnl] *adj*: **1.** (nur) dem Namen nach, nominal, nominell, Nominal-, Namen- **2.** (*techn.*) Soll-, Nenn-, Nominal-
nomlolgram ['nɑməgræm] *noun*: Nomogramm *nt*
nomlolgraph ['nɑməgræf] *noun*: →*nomogram*
nomloltoplic [ˌnəʊmə'tɑpɪk] *adj*: am regelrechten Ort, nomotop
non- *präf.*: Un-, Nicht-, Non-
nonlalcolsane [ˌnɑnə'kəʊseɪn] *noun*: Nonacosan *nt*
nonladldict [nɑn'ædɪkt] *noun*: nicht-abhängiger Drogenkonsument *m*
nonladlherlent [ˌnɑnæd'hɪərənt, -'her-] *adj*: nicht-adhärent
non-adrenergic *adj*: nicht-adrenerg
nonlage ['nɑnɪdʒ, 'nəʊnɪdʒ] *noun*: **1.** Minderjährigkeit *f*, Unmündigkeit *f* **2.** Unreife *f*, unreifes Stadium *nt*
non-agglutinating *adj*: nicht-agglutinierend
nonlallcolhollic [ˌnɑnælkə'hɔlɪk, -'hɑl-] *adj*: alkoholfrei
nonlanltilgenlic [nɑnˌæntɪ'dʒenɪk] *adj*: keine Immunantwort auslösend, nicht-antigen
non-antigen-specific *adj*: nicht-antigenspezifisch
nonlalpepltide [nɑnə'peptaɪd] *noun*: Nonapeptid *nt*
nonlalquelous [nɑn'eɪkwɪəs, -'ækwɪ-] *adj*: nicht-wässrig
nonlarlolmatlic [nɑnˌærə'mætɪk] *adj*: nicht-aromatisch
nonlaslsolcilatling [nɑnə'səʊʃɪeɪtɪŋ, -sɪ-] *adj*: nicht-assoziierend
nonlaslsolcilaltive [nɑnə'səʊʃɪeɪtɪv] *adj*: nicht-assoziativ
nonlbacltelrilal [nɑnbæk'tɪərɪəl] *adj*: frei von Bakterien, bakterienfrei; (*Krankheit*) nicht von Bakterien verursacht, abakteriell
nonlcellullar [nɑn'seljələr] *adj*: nicht-zellulär
non-cholinergic *adj*: nicht-cholinerg
nonlchrolmaflfin [nɑn'krəʊməfɪn] *adj*: nichtchromaffin
nonlchrolmolgens [nɑn'krəʊmədʒəns] *plural*: →*nonphotochromogens*
nonlclotltalble [nɑn'klɑtəbl] *adj*: nicht-gerinnbar
nonlcomlpetlitive [ˌnɑnkəm'petətɪv] *adj*: nicht-kompetitiv
nonlconlducltor [ˌnɑnkən'dʌktər] *noun*: Nichtleiter *m*
nonlcolopleralition [nɑnkəʊˌɑpə'reɪʃn] *noun*: Verweigerung *f* der Mit- *oder* Zusammenarbeit
nonlcolvallent [nɑnkəʊ'veɪlənt] *adj*: nicht-kovalent
nonlcrushling [nɑn'krʌʃɪŋ] *adj*: (*Nadel, Technik*) nichtgewebeschädigend, atraumatisch
nonlcycllic [nɑn'saɪklɪk] *adj*: nichtzyklisch
nonlcyltolpathlolgenlic [nɑnˌsaɪtəˌpæθə'dʒenɪk] *adj*: nicht-zytopathogen
nonldelpollarlizler [nɑndɪ'pəʊləraɪzər] *noun*: nicht-depolarisierendes Muskelrelaxans *nt*
nonldisljuncltion [nɑndɪs'dʒʌŋkʃn] *noun*: Non-disjunction *nt*
meiotic nondisjunction: meiotisches Non-disjunction *f*

mitotic nondisjunction: mitotisches Non-disjunction *f*, Non-separation *f*
non|dis|placed [nandɪs'pleɪst] *adj*: (*Fraktur*) nicht-disloziert
non|dis|so|ci|at|ing [nandɪ'səʊʃɪeɪtɪŋ, -sɪ-] *adj*: nicht-dissoziierend
non|dys|troph|ic [nandɪs'trafɪk, -'trəʊ-] *adj*: nicht-dystrophisch
non|e|las|tic [nanɪ'læstɪk] *adj*: nicht-elastisch
non|e|lec|tro|lyte [nanɪ'lektrəlaɪt] *noun*: Nichtelektrolyt *m*
non|es|sen|tial [nanɪ'senʃl] *adj*: nicht-essentiell, nicht-essenziell, unwesentlich
non|ex|ist|ence [ˌnanɪg'zɪstəns] *noun*: Fehlen *nt*, Nichtvorhandensein *nt*
non|ex|ist|ent [nanɪg'zɪstənt] *adj*: nicht existierend, fehlend
non-fatiguing *adj*: nicht-ermüdend
non|fe|brile [nan'febrɪl] *adj*: fieberfrei
non|fis|sion|a|ble [nan'fɪʃənəbl] *adj*: nicht spaltbar
non|flam|ma|ble [nan'flæməbl] *adj*: nicht-entflammbar, nicht-brennbar
non|freez|ing [nan'friːzɪŋ] *adj*: kältebeständig
non|ge|net|ic [nandʒɪ'netɪk] *adj*: nicht-genetisch
non|hae|mo|lyt|ic [nan,hiːmə'lɪtɪk] *adj*: (*brit.*) →*nonhemolytic*
non|he|mo|lyt|ic [nan,hiːmə'lɪtɪk] *adj*: (*Bakterien*) nicht-hämolytisch, nicht-hämolysierend, gamma-hämolytisch, γ-hämolytisch
non|ho|mol|o|gous [nanhə'maləgəs] *adj*: nicht-homolog
non|i|den|ti|cal [nanaɪ'dentɪkl, -ɪ'den-] *adj*: nicht identisch, ungleich
non|in|fec|tious [nanɪn'fekʃəs] *adj*: nicht-infektiös
non|in|flam|ma|ble [nanɪn'flæməbl] *adj*: nicht entflammbar, nicht brennbar
non|in|flam|ma|to|ry [nanɪn'flæmətɔːriː] *adj*: nicht-entzündlich
non|in|for|ma|tion|al [nan,ɪnfər'meɪʃənl] *adj*: nicht-informative
non|in|va|sive [nanɪn'veɪsɪv] *adj*: nicht-invasiv
non|i|on|ic [nanaɪ'anɪk] *adj*: nicht-ionisch
non|ke|tot|ic [nankiː'tatɪk] *adj*: nicht durch eine Ketose verursacht, nicht-ketotisch
non|lin|e|ar [nan'lɪnɪər] *adj*: nicht-linear
non|liv|ing [nan'lɪvɪŋ] *adj*: unbelebt
non|me|di|at|ed [nan'miːdɪeɪtɪd] *adj*: nicht-vermittelt
non|med|ul|lat|ed [nan'medleɪtɪd] *adj*: ohne eine Myelinscheide, markfrei, markscheidenfrei, myelinlos, myelinfrei
non|met|al [nan'metl] *noun*: Nichtmetall *nt*
non|me|tal|lic [nanmə'tælɪk] *adj*: nichtmetallisch
non|my|e|li|nat|ed [nan'maɪələneɪtɪd] *adj*: ohne eine Myelinscheide, markfrei, markscheidenfrei, myelinlos, myelinfrei
non-myotonic *adj*: nicht-myotonisch
non-neuronal *adj*: nicht-neuronal
non-nucleated *adj*: kernlos, ohne Kern, anukleär
non|oc|clu|sion [nanə'kluːʒn] *noun*: **1.** Nonokklusion *f* **2.** offener Biss *m*, vertikale Nonokklusion *f*
non|on|co|gen|ic [nan,aŋkəʊ'dʒenɪk] *adj*: nicht-onkogen
non|or|gan|ic [nanɔːr'gænɪk] *adj*: **1.** (*chem.*) anorganisch **2.** unorganisch
non|ose ['nanəʊs] *noun*: C_9-Zucker *m*, Nonose *f*
non-osmotic *adj*: nicht-osmotisch
non|ov|u|la|tion|al [nan,avjə'leɪʃnəl] *adj*: anovulatorisch
non|ox|i|da|tive [nan'aksɪdeɪtɪv] *adj*: nicht-oxidativ
non|ox|y|nol [nan'aksɪnəʊl] *noun*: Nonoxinol *nt*
non|par|a|lyt|ic [nan,pærə'lɪtɪk] *adj*: aparalytisch
non|par|ous [nan'pærəs] *adj*: →*nulliparous*
non|path|o|gen [nan'pæθədʒən] *noun*: apathogener Mikroorganismus *m*
non|path|o|ge|net|ic [nan,pæθədʒə'netɪk] *adj*: →*nonpathogenic*
non|path|o|gen|ic [nan,pæθə'dʒenɪk] *adj*: (*Mikroorganismen*) nicht krankheitserregend, apathogen
non|per|ish|a|ble [nan'perɪʃəbl] *adj*: (*Lebensmittel*) haltbar
non|per|mis|sive [nanpɜr'mɪsɪv] *adj*: nicht-permissiv
non-phagocytic *adj*: nichtphagozytär, nichtphagozytierend
non|pho|to|chro|mo|gens [ˌnanfəʊtə'krəʊmədʒəns] *plural*: nicht-chromogene Mykobakterien *pl*
non|pho|to|syn|thet|ic [nan,fəʊtəsɪn'θetɪk] *adj*: nicht-photosynthetisch aktiv
non-piliated *adj*: nicht-pilitragend
non|poi|son|ous [nan'pɔɪzənəs] *adj*: ungiftig
non|po|lar [nan'pəʊlər] *adj*: unpolar
non|pre|cip|i|ta|ble [nanprɪ'sɪpətəbl] *adj*: nicht-präzipitierend
non|pre|cip|i|tat|ing [nanprɪ'sɪpəteɪtɪŋ] *adj*: nicht-präzipitierend
non|pro|duc|tive [nanprə'dʌktɪv] *adj*: unproduktiv, nichtproduktiv
non|pro|lif|er|a|tive [nanprə'lɪfə,reɪtɪv] *adj*: nicht-proliferativ
non|pro|pul|sive [nanprə'pʌlsɪv] *adj*: nichtpropulsiv
non|pu|ru|lent [nan'pjʊər(j)ələnt] *adj*: nicht-eitrig
non|re|flux|ing [nan'rɪflʌksɪŋ] *adj*: refluxverhindernd
non|reg|u|la|to|ry [nan'regjələtɔːriː]: nicht-regulatorisch
non|re|nal [nan'riːnl] *adj*: nicht-nierenbedingt, nicht-nephrogen, nicht-renal
non|re|pet|i|tive [nanrɪ'petɪtɪv] *adj*: nichtrepetitiv
non|res|pi|ra|to|ry [nanrɪ'spaɪrətɔːriː, -təʊ-] *adj*: metabolisch, stoffwechselbedingt
non-responder *noun*: Non-Responder *m*
non|ro|ta|tion [nanrəʊ'teɪʃn] *noun*: Nonrotation *f*
non|sa|pon|i|fi|a|ble [nansə'pəʊnɪfaɪəbl] *adj*: nicht-verseifbar
non|se|cre|tor [nansɪ'kriːtər] *noun*: Nonsekretor *m*, Nichtausscheider *m*
non|se|lec|tive [nansɪ'lektɪv] *adj*: nicht-selektiv
non|self [nan'self] *adj*: nicht-selbst; körperfremd, nonself
non-seminomas *plural*: nicht-germinale Hodentumoren *pl*, Nichtseminome *pl*
non|sep|a|ra|tion [nan,sepə'reɪʃn] *noun*: Non-separation *nt*, mitotisches Non-disjunction *f*
non|sep|tate [nan'septeɪt] *adj*: ohne Septum, nicht-septiert, unseptiert
non|sex|u|al [nan'sekʃəwəl] *adj*: ungeschlechtlich, vegetativ
non|shiv|er|ing [nan'ʃɪvərɪŋ] *adj*: zitterfrei
non|smok|er [nan'sməʊkər] *noun*: Nichtraucher(in *f*) *m*
non-smoking *adj*: Nichtraucher-
non|spe|cif|ic [ˌnanspə'sɪfɪk] *adj*: **1.** unspezifisch **2.** (*Behandlung*) unspezifisch
non|ste|roi|dals [nanstɪ'rɔɪdlz] *plural*: nicht-steroidale Antirheumatika *pl*, nicht-steroidale antiinflammatorisch-wirkende Medikamente *pl*
non|struc|tur|al [nan'strʌktʃərəl] *adj*: nicht-strukturell
non|tox|ic [nan'taksɪk] *adj*: ungiftig, nicht-giftig; nicht durch Gift verursacht, atoxisch
non|tox|ic|i|ty [nantak'sɪsətiː] *noun*: Ungiftigkeit *f*
non|tu|ber|cu|lous [nant(j)uː'bɜrkjələs] *adj*: nicht-tuberkulös

N

non|u|ni|form [nɑn'juːnɪfɔːrm] *adj*: ungleichmäßig
non|un|ion [nɑn'juːnjən] *noun*: Pseudarthrose *f*
fracture non-union: Pseudarthrose(nbildung) *f*
non|va|lent [nɑn'veɪlənt] *adj*: nullwertig
non|ver|bal [nɑn'vɜrbəl] *adj*: nicht-, nonverbal
non|vi|a|ble [nɑn'vaɪəbl] *adj*: nicht lebensfähig, lebensunfähig
non|vi|tal [nɑn'vaɪtl] *adj*: nicht von vitaler Bedeutung, nicht-vital
non|vol|a|tile [nɑn'vɑlətl] *adj*: nicht-flüchtig
non|yl ['nɑnɪl, 'nəʊ-, -iːl] *noun*: Nonyl-(Radikal *nt*)
NOR *Abk*.: **1.** noradrenaline **2.** nucleolus organizer
nor- *präf*.: Nor-
nor|a|dren|a|lin [ˌnɔːrə'drenlɪn] *noun*: →*norepinephrine*
nor|a|dren|a|line [ˌnɔːrə'drenliːn] *noun*: →*norepinephrine*
nor|a|dren|er|gic [nɔːrˌædrə'nɜrdʒɪk] *adj*: auf Noradrenalin als Transmitter ansprechend, noradrenerg
nor|an|dro|sten|o|lone [ˌnɔːrændrəʊ'stenələʊn] *noun*: Nandrolon *nt*
nor|e|phed|rine [nɔːr'fedrɪn, -'efɪdriːn] *noun*: DL-Norephedrin *nt*, Phenylpropanolamin *nt*
nor|ep|i|neph|rine [nɔːrˌepɪ'nefrɪn, -riːn] *noun*: Noradrenalin *nt*, Norepinephrin *nt*, Arterenol *nt*, Levarterenol *nt*
nor|eth|in|drone [nɔːr'eθɪndrəʊn] *noun*: Norethisteron *nt*
nor|eth|is|ter|one [ˌnɔːre'θɪstərəʊn] *noun*: Norethisteron *nt*, Äthinyl-19-nortestosteron *nt*, Norethindron *nt*
nor|fen|ef|rine [ˌnɔːr'fenefriːn] *noun*: Norfenefrin *nt*
nor|flox|a|cin [nɔːr'flɑksəsɪn] *noun*: Norfloxacin *nt*
nor|ges|trel [nɔːr'dʒestrəl] *noun*: Norgestrel *nt*, DL-Norgestrel *nt*
Norleu *Abk*.: norleucine
nor|leu|cine [nɔːr'luːsiːn, -sɪn] *noun*: Norleucin *nt*, α-Amino-n-capronsäure *f*
norm [nɔːrm] *noun*: **1.** Norm *f*, Richtschnur *f*, Regel *m*; Normwert *m* **2.** (Durchschnitts-)Leistung *f* **deviate from the norm** von der Norm abweichen
norm- *präf*.: →*normo-*
nor|ma ['nɔːrmə] *noun*: Norma *f*
nor|mal ['nɔːrml]: **I** *noun* **1.** Normalzustand *m*, das Normale **2.** Normalwert *m*, Durchschnitt *m* **3.** (*mathemat.*) Senkrechte *f*, Normale *f* **II** *adj* **4.** normal, üblich, gewöhnlich, Normal- **5.** (*chem.*) normal; (*mathemat.*) senkrecht, normal **below (the) normal** unter der Norm, subnormal
normal|cy ['nɔːrməlsiː] *noun*: →*normality*
nor|mal|i|ty [nɔːr'mæləti:] *noun*: (*a. chem., mathemat.*) Normalität *f*, normaler Zustand *m* **return to normality** sich (wieder) normalisieren
nor|mal|i|za|tion [ˌnɔːrməlɪ'zeɪʃn] *noun*: Normalisierung *f*
nor|mal|ize ['nɔːrməlaɪz] *vt*: normalisieren
nor|mer|gia [nɔːr'mɜrdʒɪə] *noun*: Normergie *f*
nor|mer|gic [nɔːr'merdʒɪk] *adj*: normerg, normergisch
nor|met|a|neph|rine [nɔrˌmetə'nefriːn] *noun*: Normetanephrin *nt*
normo- *präf*.: Normal-, Norm(o)-
nor|mo|blast ['nɔːrməʊblæst] *noun*: Normoblast *m*
acidophilic normoblast: azidophiler/orthochromatischer/oxyphiler Normoblast *m*
basophilic normoblast: basophiler Normoblast *m*
early normoblast: basophiler Normoblast *m*
eosinophilic normoblast: azidophiler/orthochromatischer Normoblast *m*
intermediate normoblast: polychromatischer Normoblast *m*
late normoblast: azidophiler/orthochromatischer/oxaphiler Normoblast *m*
orthochromatic normoblast: →*orthochromatic erythroblast*
oxyphilic normoblast: orthochromatischer Normoblast *m*
polychromatic normoblast: polychromatischer Normoblast *m*
nor|mo|blas|tic [ˌnɔːrməʊ'blæstɪk] *adj*: Normoblasten betreffend, normoblastisch
nor|mo|blas|to|sis [ˌnɔːrməʊblæs'təʊsɪs] *noun*: Normoblastose *f*
nor|mo|cal|cae|mi|a [ˌnɔːrməʊkæl'siːmiːə] *noun*: (*brit.*) →*normocalcemia*
nor|mo|cal|cae|mic [ˌnɔːrməʊkæl'siːmɪk] *adj*: (*brit.*) →*normocalcemic*
nor|mo|cal|ce|mi|a [ˌnɔːrməʊkæl'siːmiːə] *noun*: Normokalzämie *f*, Normokalziämie *f*
nor|mo|cal|ce|mic [ˌnɔːrməʊkæl'siːmɪk] *adj*: Normokalz(i)ämie betreffend, mit normalem Kalziumspiegel, normokalzämisch, normokalziämisch
nor|mo|cap|nia [ˌnɔːrməʊ'kæpnɪə] *noun*: normale Kohlendioxidspannung *f* des Blutes, Normokapnie *f*, Normokarbie *f*
nor|mo|ce|pha|lia [ˌnɔːrməʊsɪ'feɪljə] *noun*: Normozephalie *f*
nor|mo|ce|phal|ic [ˌnɔːrməʊ'fælɪk] *adj*: normozephal, mesokephal, mesozephal, normokephal
nor|mo|chol|es|ter|ol|ae|mi|a [ˌnɔːrməʊkəˌlestərə'liːmiːə] *noun*: (*brit.*) →*normocholesterolemia*
nor|mo|chol|es|ter|ol|e|mi|a [ˌnɔːrməʊkəˌlestərə'liːmiːə] *noun*: Normocholesterinämie *f*
nor|mo|chro|ma|sia [ˌnɔːrməʊkrəʊ'meɪʒɪə] *noun*: Normochromie *f*
nor|mo|chro|mia [ˌnɔːrməʊ'krəʊmɪə] *noun*: →*normochromasia*
nor|mo|chro|mic [ˌnɔːrməʊ'krəʊmɪk] *adj*: von normaler Farbe, normochrom
nor|mo|cyte ['nɔːrməʊsaɪt] *noun*: (reifer) Erythrozyt *m*, Normozyt *m*
nor|mo|cyt|ic [ˌnɔːrməʊ'sɪtɪk] *adj*: Normozyt betreffend, normozytär
nor|mo|cy|to|sis [ˌnɔːrməʊsaɪ'təʊsɪs] *noun*: Normozytose *f*, Isozytose *f*
nor|mo|e|ryth|ro|cyte [ˌnɔːrməʊɪ'rɪθrəʊsaɪt] *noun*: →*normocyte*
nor|mo|gly|cae|mi|a [ˌnɔːrməʊglaɪ'siːmiːə] *noun*: (*brit.*) →*normoglycemia*
nor|mo|gly|cae|mic [ˌnɔːrməʊglaɪ'siːmɪk] *adj*: (*brit.*) →*normoglycemic*
nor|mo|gly|ce|mi|a [ˌnɔːrməʊglaɪ'siːmiːə] *noun*: Normoglykämie *f*
nor|mo|gly|ce|mic [ˌnɔːrməʊglaɪ'siːmɪk] *adj*: Normoglykämie betreffend, mit normalem Blutzuckerspiegel, normoglykämisch, euglykämisch
nor|mo|ka|lae|mi|a [ˌnɔːrməʊkə'liːmiːə] *noun*: (*brit.*) →*normokalemia*
nor|mo|ka|lae|mic [ˌnɔːrməʊkə'liːmɪk] *adj*: (*brit.*) →*normokalemic*
nor|mo|ka|le|mi|a [ˌnɔːrməʊkə'liːmiːə] *noun*: normaler Kaliumgehalt *m* des Blutes, Normokaliämie *f*, Normokalämie *f*
nor|mo|ka|le|mic [ˌnɔːrməʊkə'liːmɪk] *adj*: Normokal(i)ämie betreffend, mit normalem Kaliumspiegel, normokalämisch, normokaliämisch
nor|mo|ka|li|ae|mi|a [ˌnɔːrməʊˌkæ'liːmiːə] *noun*: (*brit.*) →*normokaliemia*
nor|mo|ka|li|e|mi|a [ˌnɔːrməʊˌkæ'liːmiːə] *noun*: normaler Kaliumgehalt *m* des Blutes, Normokaliämie *f*, Normokalämie *f*

nor|mo|mor|pho|sper|mi|a [ˌnɔːrməʊˌmɔːrfəʊ'spɜrmɪə] *noun*: Normomorphospermie *f*
nor|mo|phos|phat|ae|mi|a [ˌnɔːrməʊfɑsfə'tiːmiːə] *noun*: (*brit.*) →*normophosphatemia*
nor|mo|phos|phat|e|mi|a [ˌnɔːrməʊfɑsfə'tiːmiːə] *noun*: Normophosphatämie *f*
nor|mo|sper|mat|o|gen|ic [ˌnɔːrməʊspɜrˌmætə'dʒenɪk] *adj*: normospermatogen
nor|mo|sper|mi|a [ˌnɔːrməʊ'spɜrmɪə] *noun*: Normospermie *f*, Normozoospermie *f*
nor|mo|sper|mic [ˌnɔːrməʊ'spɜrmɪk] *adj*: normosperm, normozoosperm
nor|mo|sthen|u|ri|a [ˌnɔːrməʊsθɪ'n(j)ʊəriːə] *noun*: Normosthenurie *f*
nor|mo|ten|sion [ˌnɔːrməʊ'tenʃn] *noun*: Normaltonus *m*, -spannung *f*; Normaldruck *m*
nor|mo|ten|sive [ˌnɔːrməʊ'tensɪv] *adj*: mit normalem Blutdruck, normotensiv, normoton, normotonisch
nor|mo|ther|mi|a [ˌnɔːrməʊ'θɜrmɪə] *noun*: Normothermie *f*
nor|mo|ther|mic [ˌnɔːrməʊ'θɜrmɪk] *adj*: normotherm, mit normaler Temperatur
nor|mo|to|ni|a [ˌnɔːrməʊ'təʊniːə] *noun*: Normotonus *m*, Normotonie *f*
nor|mo|ton|ic [ˌnɔːrməʊ'tɑnɪk] *adj*: **1.** mit Normaltonus, euton, normotonisch **2.** mit normalem Blutdruck, normotonisch, normotensiv, normoton
nor|mo|to|pi|a [ˌnɔːrməʊ'təʊpɪə] *noun*: Normotopie *f*
nor|mo|top|ic [ˌnɔːrməʊ'tɑpɪk] *adj*: am regelrechten Ort (liegend *oder* entstanden), normotop, eutop, eutopisch, orthotop
nor|mo|u|ri|cae|mi|a [ˌnɔːrməʊˌjʊərɪ'siːmiːə] *noun*: (*brit.*) →*normouricemia*
nor|mo|u|ri|ce|mi|a [ˌnɔːrməʊˌjʊərɪ'siːmiːə] *noun*: Normourikämie *f*
nor|mo|u|ri|cu|ri|a [ˌnɔːrməʊˌjʊərɪ'kjʊərɪə] *noun*: normale Harnsäureausscheidung *f*, Normourikurie *f*
nor|mo|ven|ti|la|tion [ˌnɔːrməʊˌventə'leɪʃn] *noun*: Normoventilation *f*
nor|mo|vo|lae|mi|a [ˌnɔːrməʊvəʊ'liːmiːə] *noun*: (*brit.*) →*normovolemia*
nor|mo|vo|lae|mic [ˌnɔːrməʊvəʊ'liːmɪk] *adj*: (*brit.*) →*normovolemic*
nor|mo|vo|le|mi|a [ˌnɔːrməʊvəʊ'liːmiːə] *noun*: Normovolämie *f*
nor|mo|vo|le|mic [ˌnɔːrməʊvəʊ'liːmɪk] *adj*: Normovolämie betreffend, mit normalem Gesamtblutvolumen, normovolämisch
norm|ox|ia [nɔːr'mɑksɪə] *noun*: Normoxie *f*
nor|pseu|do|e|phed|rine [nɔːrˌsuːdəʊɪ'fedrɪn, -'efɪdriːn] *noun*: Norpseudoephedrin *nt*, Cathin *nt*
nor|sul|fa|zole [nɔːr'sʌlfəzəʊl] *noun*: Sulfathiazol *nt*
nor|sul|pha|zole [nɔːr'sʌlfəzəʊl] *noun*: (*brit.*) →*norsulfazole*
nor|trip|ty|line [nɔːr'trɪptəliːn] *noun*: Nortriptylin *nt*
nos- *präf.*: Krank-, Krankheit-, Nos(o)-
nos|ae|ti|ol|o|gy [ˌnɑsɪtɪ'ɑlədʒiː] *noun*: (*brit.*) Ätiologie *f*
nos|az|on|tol|o|gy [nɑsˌæzən'tɑlədʒiː] *noun*: Ätiologie *f*
nos|ca|pine [nɑskəpiːn] *noun*: Noscapin *nt*, Narcotin *nt*, Narkotin *nt*, 8-Methoxyhydrastin *nt*
nose [nəʊz] *noun*: **I 1.** Nase *f*, (*anatom.*) Nasus *m* **bleed at the nose** aus der Nase bluten **my nose is bleeding** ich habe Nasenbluten **2.** (*techn.*) Nase *f*, Schnabel *m* **above the nose** oberhalb der Nase (liegend), supranasal **behind the nose** hinter der Nase (liegend), retronasal **below the nose** unterhalb der Nase (liegend), subnasal **through the nose** durch die Nase, transnasal, pernasal **II** *vt* **1.** riechen; beschnüffeln **2.** durch die Nase sprechen, näseln
bottle nose: Säufer-, Trinkernase *f*
brandy nose: →*bulbous nose*
broad nose: Breitnase *f*
bulbous nose: Kartoffel-, Säufer-, Pfund-, Knollennase *f*, Rhinophym *nt*, Rhinophyma *nt*
cleft nose: Nasenspalte *f*
copper nose: →*bulbous nose*
dog nose: Gundu-, Goundou-Syndrom *nt*
external nose: äußere Nase *f*, Nasus externus
hammer nose: →*bulbous nose*
hum nose: →*bulbous nose*
hump nose: Höckernase *f*
lateral cleft nose: laterale Nasenspalte *f*
median cleft nose: mediane Nasenspalte *f*
potato nose: →*bulbous nose*
rum nose: →*bulbous nose*
saddle nose: Sattelnase *f*
saddle-back nose: Sattelnase *f*
scoliotic nose: Schiefnase *f*
swayback nose: Sattelnase *f*
syphilitic saddle nose: syphilitische Sattelnase *f*
toper's nose: →*bulbous nose*
nose|bleed ['nəʊzbliːd] *noun*: Nasenbluten *nt*, Nasenblutung *f*, Epistaxis *f* **have a nosebleed** Nasenbluten haben
nose|piece ['nəʊzpiːs] *noun*: **1.** (*techn.*) Mundstück *nt* **2.** (*Mikroskop*) Revolver *m* **3.** (Brillen-)Steg *m*
nos|e|ti|ol|o|gy [ˌnɑsɪtɪ'ɑlədʒiː] *noun*: Ätiologie *f*
no-smoking *adj*: Nichtraucher-
noso- *präf.*: Krank-, Krankheit-, Nos(o)-
nos|och|tho|nog|ra|phy [nɑsˌɑkθəʊ'nɑgrəfiː] *noun*: Geomedizin *f*
nos|o|co|mi|al [ˌnɑsə'kəʊmɪəl] *adj*: mit Bezug zum Krankenhaus; im Krankenhaus erworben, nosokomial
nos|o|gen|e|sis [ˌnɑsə'dʒenəsɪs] *noun*: Pathogenese *f*
nos|o|gen|ic [ˌnɑsə'dʒenɪk] *adj*: krankheitserregend, krankheitsverursachend, krankmachend, pathogen
no|sog|e|ny [nɑ'sɑdʒəniː] *noun*: Pathogenese *f*
nos|o|ge|og|ra|phy [ˌnɑsəʊdʒɪ'ɑgrəfiː] *noun*: Geomedizin *f*
no|sog|ra|phy [nəʊ'sɑgrəfiː] *noun*: Nosografie *f*
nos|o|log|ic [ˌnɑsə'lɑdʒɪk] *adj*: Nosologie betreffend, nosologisch
no|sol|o|gy [nɑ'sɑlədʒiː] *noun*: Krankheitslehre *f*, Nosologie *f*
nos|o|ma|ni|a [ˌnɑsə'meɪnɪə] *noun*: Krankheitsfurcht *f*, Nosomanie *f*; hypochondrischer Wahn *m*
nos|o|my|co|sis [ˌnɑsəmaɪ'kəʊsɪs] *noun*: Pilzerkrankung *f*, Mykose *f*, Mycosis *f*
no|son|o|my [nəʊ'sɑnəmiː] *noun*: →*nosology*
nos|o|par|a|site [ˌnɑsə'pærəsaɪt] *noun*: Nosoparasit *m*
nos|o|phil|i|a [ˌnɑsə'fɪlɪə] *noun*: Nosophilie *f*
nos|o|pho|bi|a [ˌnəʊsəʊ'fəʊbɪə] *noun*: Nosophobie *f*
nos|o|pho|bic [ˌnəʊsəʊ'fəʊbɪk] *adj*: nosophob
nos|o|phyte ['nɑsəfaɪt] *noun*: Nosophyt *m*
nos|o|poi|et|ic [ˌnɑsəʊpɔɪ'etɪk] *adj*: krankheitserregend, krankheitsverursachend, krankmachend, pathogen
Nos|o|psyl|lus [ˌnəʊsəʊ'sɪləs] *noun*: Nosopsyllus *m*
Nosopsyllus fasciatus: Nosopsyllus fasciatus, Rattenfloh *m*
nos|o|tax|y ['nɑsətæksiː] *noun*: →*nosology*
nos|o|tox|i|co|sis [ˌnɑsˌtɑksɪ'kəʊsɪs] *noun*: Nosotoxikose *f*
nos|o|tox|in [ˌnɑsə'tɑksɪn] *noun*: Nosotoxin *nt*
nos|tal|gia [nɑ'stældʒ(ɪ)ə, nə-] *noun*: Heimweh *nt*, Nostalgie *f*
nos|to|ma|nia [ˌnɑstə'meɪnɪə, -jə] *noun*: krankhaftes

Heimweh *nt*, Nostomanie *f*
nos|to|pho|bi|a [ˌnɑstəˈfəʊbɪə] *noun*: Nostophobie *f*
nos|to|pho|bic [ˌnɑstəˈfəʊbɪk] *adj*: Nostophobie betreffend, nostophob
nos|tril [ˈnɑstrəl] *noun*: Nasenloch *nt*, (*anatom.*) Naris *f*
no|tal [ˈnəʊtl] *adj*: zum Rücken/zur Rückseite hin (liegend), zum Rücken gehörig, am Rücken, dorsal, rückseitig, notal; posterior
no|tal|gia [nəʊˈtældʒ(ɪ)ə] *noun*: Rückenschmerz(en *pl*) *m*, Dorsalgie *f*, Dorsodynie *f*
notch [nɑtʃ]: **I** *noun* Kerbe *f*, Scharte *f*, Einschnitt *m*, Fissur *f*, Inzisur *f*; (*anatom.*) Incisura *f* **II** *vt* (ein-)kerben, (ein-)schneiden
acetabular notch: Incisura acetabuli
angular notch of stomach: Magenknieeinschnitt *m*, Incisura angularis gastricae
anterior cerebellar notch: Incisura cerebelli anterior
anterior notch of ear: Incisura anterior auriculae
auricular notch: Incisura anterior auriculae
cardiac notch of left lung: Incisura cardiaca pulmonis sinistri
cardiac notch of stomach: Incisura cardiaca gastricae
cardial notch: Incisura cardialis
clavicular notch of sternum: Incisura clavicularis
costal notches of sternum: Incisurae costales
cotyloid notch: Incisura acetabuli
ethmoidal notch: Incisura ethmoidalis
fibular notch: Incisura fibularis
frontal notch: Incisura frontalis, Foramen frontale
gastric notch: Magenknieeinschnitt *m*, Incisura angularis gastricae
greater ischial notch: Incisura ischiadica major
greater sacrosciatic notch: Incisura ischiadica major
greater sciatic notch: Incisura ischiadica major
greater semilunar notch of ulna: Incisura trochlearis
greater vertebral notch: Incisura vertebralis inferior
notch in cartilage of acoustic meatus: Incisura cartilaginis meatus acustici
inferior and superior vertebral notch: Incisura vertebralis inferior, superior
inferior thyroid notch: Incisura thyroidea inferior
inferior vertebral notch: Incisura vertebralis inferior
interarytenoid notch: Incisura interarytenoidea
interclavicular notch: Incisura jugularis sterni
intercondylar notch of femur: Fossa intercondylaris
intertragic notch: Incisura intertragica
ischial notch: Incisura ischiadica
jugular notch of occipital bone: Incisura jugularis ossis occipitalis
jugular notch of sternum: Incisura jugularis sterni
jugular notch of temporal bone: Incisura jugularis ossis temporalis
lacrimal notch of maxilla: Incisura lacrimalis
lesser ischial notch: Incisura ischiadica minor
lesser sacrosciatic notch: Incisura ischiadica minor
lesser sciatic notch: Incisura ischiadica minor
lesser semilunar notch of ulna: Incisura radialis
lesser vertebral notch: Incisura vertebralis superior
mandibular notch: Incisura mandibulae
mastoid notch: Incisura mastoidea
nasal notch of maxilla: Incisura nasalis
pancreatic notch: Pankreasrinne *f*, Incisura pancreatis
parietal notch of temporal bone: Incisura parietalis
peroneal notch of tibia: Incisura fibularis
popliteal notch: Fossa intercondylaris
posterior cerebellar notch: Incisura cerebelli posterior
preoccipital notch: Incisura preoccipitalis
pterygoid notch: Incisura pterygoidea
radial notch: Incisura radialis
rivian notch: Incisura tympanica
notch of Rivinus: Incisura tympanica
notch for round ligament: Lebereinschnitt *m* durch das Ligamentum teretis hepatis, Incisura ligamenti teretis
scapular notch: Incisura scapulae
semilunar notch: Incisura scapulae
semilunar notch of mandible: Incisura mandibulae
semilunar notch of radius: Incisura ulnaris
semilunar notch of sternum: Incisura clavicularis
semilunar notch of tibia: Incisura fibularis
sphenopalatine notch: Incisura sphenopalatina
sphenopalatine notch of palatine bone: Incisura sphenopalatina
sternal notch: Incisura jugularis sterni
superior thyroid notch: Incisura thyroidea superior
superior vertebral notch: Incisura vertebralis superior
supraorbital notch: Incisura supraorbitalis, Foramen supraorbitale
suprascapular notch: Incisura scapulae
suprasternal notch: Incisura jugularis sterni
tentorial notch: Tentoriumschlitz *m*, Incisura tentorii
terminal notch of ear: Incisura terminalis auricularis
trochlear notch: Incisura trochlearis
tympanic notch: Incisura tympanica
ulnar notch of radius: Incisura ulnaris
umbilical notch: Incisura ligamenti teretis
no|ti|fi|a|ble [ˈnəʊtəfaɪəbl] *adj*: anzeigepflichtig, meldepflichtig
no|to|chord [ˈnəʊtəkɔːrd] *noun*: Rückensaite *f*, -strang *m*, Chorda dorsalis/vertebralis
definitive notochord: Chorda dorsalis
no|to|chor|do|ma [ˌnəʊtəkɔːrˈdəʊmə] *noun*: Chordom *nt*
no|tom|e|lus [nəʊˈtɑmələs] *noun*: Notomelus *m*
no|vo|bi|o|cen [ˌnəʊvəʊˈbaɪəsɪn] *noun*: Novobiocen *nt*
no|vo|bi|o|cin [ˌnəʊvəʊˈbaɪəsɪn] *noun*: Novobiocin *nt*, Streptonivicin *nt*
no|vo|pho|bi|a [ˌnəʊvəʊˈfəʊbɪə] *noun*: Novophobie *f*
no|vo|pho|bic [ˌnəʊvəʊˈfəʊbɪk] *adj*: Novophobie betreffend, novophob
nox|a [ˈnɑksə] *noun, plural* **-ae** [ˈnɑksiː]: Schadstoff *m*, Noxe *f*
nox|ious [ˈnɑkʃəs] *adj*: (gesundheits-)schädlich, ungesund (*to* für), schädigend, zerstörend, deletär
nox|ious|ness [ˈnɑkʃəsnəs] *noun*: Schädlichkeit *f*
NP *Abk*.: **1.** nasopharyngeal **2.** nasopharynx **3.** necrotizing pancreatitis **4.** neuropsychiatry **5.** nitrophenol **6.** normal plasma **7.** nucleoplasmic index **8.** nucleoprotein
Np *Abk*.: **1.** neper **2.** neptunium
n.p. *Abk*.: normal pressure
NPA *Abk*.: non-palpable arterial pulse
NPB *Abk*.: nodal premature beat
NPC *Abk*.: **1.** nasopharyngeal carcinoma **2.** near point of convergence **3.** nuclear pore complex
NPD *Abk*.: Niemann-Pick's disease
NPDL *Abk*.: nodular poorly-differentiated lymphocytic lymphoma
NPH *Abk*.: **1.** neutral protamine Hagedorn **2.** normal pressure hydrocephalus
NPJT *Abk*.: non-paroxysmal junctional tachycardia
NPL *Abk*.: neoplasm
NPMT *Abk*.: N-pyrrolidine methyltetracycline
NPN *Abk*.: **1.** nitroprusside natrium **2.** nonprotein nitrogen

N

NPP *Abk.*: **1.** nitrophenylphosphate **2.** non-palpable peripheral pulse **3.** nucleus pulposus prolapse
NPSVT *Abk.*: non-paroxysmal supraventricular tachycardia
NPT *Abk.*: nasal provocation test
NPU *Abk.*: **1.** net protein utilization **2.** neuropathic plantar ulcer
NPX *Abk.*: naproxene
NR *Abk.*: **1.** neutral red **2.** nodal rhythm **3.** no recurrence **4.** no response **5.** normal range **6.** nutritive ratio
NRBC *Abk.*: nucleated red blood cells
NRC *Abk.*: normal retinal correspondence
NRDS *Abk.*: neonatal respiratory distress syndrome
NREH *Abk.*: normal renin essential hypertension
NREM *Abk.*: non-rapid eye movement
NRH *Abk.*: normal renin hypertension
NRM *Abk.*: normal retinal movement
nRNA *Abk.*: nuclear RNA
NRS *Abk.*: **1.** normal rabbit serum **2.** numerical rating scale
NS *Abk.*: **1.** nephrotic syndrome **2.** nervous system **3.** neurosurgery **4.** nodular sclerosis **5.** normal saline **6.** normal serum **7.** not significant **8.** nylon suture
ns *Abk.*: nanosecond
NSA *Abk.*: no significant abnormalities
NSAA *Abk.*: non-steroidal anti-inflammatory agents
NSAIA *Abk.*: non-steroidal anti-inflammatory agents
NSAID *Abk.*: non-steroidal anti-inflammatory drug
NSAR *Abk.*: non-steroidal antirheumatic
nsCHE *Abk.*: non-specific cholinesterase
NSD *Abk.*: nominal standard dose
NSE *Abk.*: neuron-specific enolase
nsec *Abk.*: nanosecond
NSER *Abk.*: normalized systolic ejection rate
NSG *Abk.*: neurosecretory granules
NSHA *Abk.*: non-spherocytic hemolytic anemia
NSILA *Abk.*: nonsuppressible insulin-like activity
NSMVT *Abk.*: non-sustained monomorphic ventricular tachycardia
NSN *Abk.*: nicotine-stimulating neurophysin
NSPVT *Abk.*: non-sustained polymorphic ventricular tachycardia
NSR *Abk.*: normal sinus rhythm
NSS *Abk.*: normal saline solution
NST *Abk.*: **1.** non shivering thermogenesis **2.** non-stress test **3.** nuclear stethoscope
NSU *Abk.*: nonspecific urethritis
NSurg *Abk.*: neurosurgery
NSVT *Abk.*: non-sustained ventricular tachycardia
NT *Abk.*: **1.** nasotracheal **2.** Nelson's test **3.** neotetrazolium **4.** neutralization test **5.** normal titer **6.** normotension **7.** normotensive **8.** nortriptyline **9.** nystatin
n.t. *Abk.*: normal temperature
NTA *Abk.*: **1.** natural thymotoxic autoantibody **2.** norethisterone acetate
NTC *Abk.*: negative temperature coefficient
NTD *Abk.*: neural tube defect
N-terminal *adj*: aminoterminal, N-terminal
NTF *Abk.*: nitrofurantoin
NTG *Abk.*: nitroglycerin
NTMI *Abk.*: nontransmural myocardial infarction
NTNG *Abk.*: nontoxic nodular goiter
NTP *Abk.*: **1.** non-invasive temporary pacemaker **2.** normal temperature and pressure **3.** nucleoside-5'-triphosphate **4.** nucleoside triphosphate
NTPP *Abk.*: nortestosterone phenylpropionate
NTR *Abk.*: normal thyroxin rate
NTS *Abk.*: nephrotoxic serum
nU *Abk.*: nanounit

nu|bec|u|la [n(j)uː'bekjələ] *noun, plural* **-lae** [-liː]: Nubecula *f*, Nubekula *f*
Nuc *Abk.*: nucleoside
nu|cha ['n(j)uːkə] *noun, plural* **-chae** [-kiː]: Nacken *m*, Nucha *f*
nu|chal ['n(j)uːkl] *adj*: Nacken betreffend, zum Nacken gehörend, nuchal
Nucl. *Abk.*: nucleus
nucle- *präf.*: →*nucleo-*
nu|cle|ar ['n(j)uːklɪər] *adj*: **1.** (Zell-)Kern *oder* Nukleus betreffend, nukleär, nuklear, Zellkern-, Kern- **2.** Atomkern betreffend, nuklear, (Atom-)Kern-, Nuklear-
nu|cle|ase ['n(j)uːklɪeɪz] *noun*: Nuklease *f*, Nuclease *f*
nu|cle|at|ed ['n(j)uːklɪeɪtɪd] *adj*: kernhaltig
nu|cle|ide ['n(j)uːklɪaɪd] *noun*: Nucleid *nt*, Nukleid *nt*
nu|cle|in ['n(j)uːkliːɪn] *noun*: Nuclein *nt*, Nuklein *nt*
nucleo- *präf.*: Kern-, Nukle(o)-, Nucle(o)-
nu|cle|o|cap|sid [ˌn(j)uːklɪəʊ'kæpsɪd] *noun*: Nucleokapsid *nt*
nu|cle|o|chy|le|ma [ˌn(j)uːklɪəʊkaɪ'liːmə] *noun*: Kernsaft *m*, Karyolymphe *f*
nu|cle|o|chyme ['n(j)uːklɪəʊkaɪm] *noun*: Kernsaft *m*, Karyolymphe *f*
nu|cle|of|u|gal [ˌn(j)uːklɪ'ɑfjəgəl] *adj*: nukleofugal
nu|cle|o|glu|co|pro|tein [ˌn(j)uːklɪəʊˌgluːkəʊ'prəʊtiːn, -tɪiːn] *noun*: Nucleoglucoprotein *nt*
nu|cle|og|ra|phy [ˌn(j)uːklɪ'ɑgrəfiː] *noun*: Nukleographie *f*, Nukleografie *f*
nu|cle|o|his|tone [ˌn(j)uːklɪəʊ'hɪstəʊn] *noun*: Nukleo-, Nucleohiston *nt*
nu|cle|oid ['n(j)uːklɪɔɪd]: **I** *noun* Nukleoid *nt*, Nucleoid *nt* **II** *adj* kernartig, -ähnlich, nukleoid
nu|cle|o|ker|a|tin [ˌn(j)uːklɪəʊ'kerətɪn] *noun*: Nukleo-, Nucleokeratin *nt*
nu|cle|o|lar [n(j)uː'klɪələr] *adj*: Nukleolus betreffend, Nukleolen-, Nukleolus-
nu|cle|ole ['n(j)uːklɪəʊl] *noun*: Kernkörperchen *nt*, Nukleolus *m*, Nucleolus *m*
nu|cle|o|li|form [n(j)uː'klɪəlɪfɔːrm] *adj*: nukleolusartig, -förmig
nu|cle|o|loid ['n(j)uːklɪələɪd] *adj*: →*nucleoliform*
nu|cle|o|lo|ne|ma [n(j)uːklɪˌəʊlə'niːmə] *noun*: Nukleolonema *nt*, Nucleolonema *nt*
nu|cle|o|lo|neme [ˌn(j)uːklɪ'ɑləniːm] *noun*: Nukleolonema *nt*, Nucleolonema *nt*
nu|cle|o|lus [n(j)uː'klɪələs] *noun, plural* **-li** [-laɪ]: Kernkörperchen *nt*, Nukleolus *m*, Nucleolus *m*
chromatin nucleolus: Karyosom *nt*
false nucleolus: Karyosom *nt*
nu|cle|o|lymph ['n(j)uːklɪəlɪmf] *noun*: Kernsaft *m*, Karyolymphe *f*
nu|cle|on ['n(j)uːklɪɑn] *noun*: Nukleon *nt*
nu|cle|on|ic [ˌn(j)uːklɪ'ɑnɪk] *adj*: Kern/Nukleus betreffend, Kern-
nu|cle|on|ics [ˌn(j)uːklɪ'ɑnɪks] *plural*: Kernphysik *f*
nu|cle|op|e|tal [n(j)uːklɪ'ɑpətəl] *adj*: nukleopetal
nu|cle|o|phil ['n(j)uːklɪəʊfɪːl] *adj*: mit besonderer Affinität zu Kernen/Nuklei; nukleophile Substanz betreffend, nukleophil
nu|cle|o|phile ['n(j)uːklɪəʊfaɪl] *noun*: nukleophile Substanz *f*
nu|cle|o|phil|ic [ˌn(j)uːklɪəʊ'fɪlɪk] *adj*: →*nucleophil*
nu|cle|o|phos|pha|tase [ˌn(j)uːklɪəʊ'fɑsfəteɪz] *noun*: →*5'-nucleotidase*
nu|cle|o|plasm ['n(j)uːklɪəplæzəm] *noun*: (Zell-)Kernprotoplasma *nt*, Karyo-, Nukleoplasma *nt*
nu|cle|o|plas|mic [ˌn(j)uːklɪəʊ'plæzmɪk] *adj*: Nukleo-

plasma betreffend, nukleoplasmatisch, karyoplasmatisch

nu|cle|o|pro|tein [ˌn(j)uːklɪəʊ'prəʊtiːn, -tiːɪn] *noun*: Nukleo-, Nucleoprotein *nt*

nu|cle|o|sid|ase [ˌnjʊlɪəʊ'saɪdeɪz] *noun*: Nucleosidase *f*, Nukleosidase *f*

nu|cle|o|side ['n(j)uːklɪəsaɪd] *noun*: Nukleosid *nt*, Nucleosid *nt*

nucleoside diphosphate: Nucleosid(-5-)diphosphat *nt*

minor nucleoside: seltenes Nucleosid *nt*

nucleoside monophosphate: Nucleosid(-5-)monophosphat *nt*

rare nucleosides: seltene Nucleoside *pl*

nucleoside triphosphate: Nucleosid(-5-)triphosphat *nt*

nu|cle|o|sin ['n(j)uːklɪəsɪn] *noun*: Thymopo(i)etin *nt*, Thymin *nt*

nu|cle|o|sis [ˌn(j)uːklɪ'əʊsɪs] *noun*: Kernproliferation *f*

nu|cle|o|some ['n(j)uːklɪəsəʊm] *noun*: Nukleosom *nt*

nu|cle|o|tid|ase [ˌn(j)uːklɪə'taɪdeɪz] *noun*: Nukleotidase *f*, Nucleotidase *f*

5'-nucleotidase: 5-Nukleotidase *f*, 5-Nucleotidase *f*

purine-5'-nucleotidase: 5-Nukleotidase *f*, 5-Nucleotidase *f*

nu|cle|o|tide ['n(j)uːklɪətaɪd] *noun*: Nukleotid *nt*, Nucleotid *nt*

diphosphopyridine nucleotide: →*nicotinamide-adenine dinucleotide*

flavin nucleotides: Flavinnucleotide *pl*

guanine nucleotide: Guanosinmonophosphat *nt*, Guanosin-5-monophosphat *nt*, Guanylsäure *f*

pyridine nucleotide: Pyridinnucleotid *nt*

pyrimidine nucleotide: Pyrimidinnucleotid *nt*

triphosphopyridine nucleotide: Nicotinamid-adenin-dinucleotid-phosphat *nt*, Triphosphopyridinnucleotid *nt*, Cohydrase II *f*, Coenzym II *nt*

N

nu|cle|o|tid|yl [ˌn(j)uːklɪə'taɪdɪl] *noun*: Nucleotidyl-(Rest *m*)

nu|cle|o|tid|yl|ex|o|trans|fer|ase [ˌn(j)uːklɪə'taɪdɪlˌeksəʊ'transfəreɪz] *noun*: Nucleotidylexotransferase *f*

DNA nucleotidylexotransferase: DNS-Nucleotidylexotransferase *f*, DNA-Nucleotidylexotransferase *f*, terminale Desoxynucleotidyltransferase *f*

nu|cle|o|tid|yl|trans|fer|ase [n(j)uːklɪəˌtaɪdɪl'transfəreɪz] *noun*: Nucleotidyltransferase *f*

DNA nucleotidyltransferase: DNA-abhängige DNA-Polymerase *f*, DNS-abhängige DNS-Polymerase *f*, DNS-Nucleotidyltransferase *f*, DNS-Polymerase *f* I, Kornberg-Enzym *nt*

glycosyl-1-phosphate nucleotidyltransferase: Glykosyl-1-phosphatnucleotidyltransferase *f*, Pyrophosphorylase *f*

polyadenylate nucleotidyltransferase: Polynucleotidadenyl(yl)transferase *f*

polyribonucleotide nucleotidyltransferase: Polynucleotidphosphorylase *f*, Polyribonucleotidnucleotidyltransferase *f*

RNA nucleotidyltransferase: DNA-abhängige RNA-Polymerase *f*, DNS-abhängige RNS-Polymerase *f*, Transkriptase *f*

nu|cle|us ['n(j)uːklɪəs] *noun, plural* **-cle|us|es, -cle|i** [-klɪaɪ]: **1.** (Zell-)Kern *m*, Nukleus *m*, Nucleus *m*; (Atom-)Kern *m* **2.** (*ZNS*) Kern *m*, Kerngebiet *nt*, Nucleus *m* **without nucleus** ohne Kern, kernlos, anukleär

abducens nucleus: Abduzenskern *m*, Nucleus abducens, Nucleus nervi abducentis

nucleus of abducens nerve: Abduzenskern *m*, Nucleus abducens, Nucleus nervi abducentis

accessory nucleus: Edinger-Westphal-Kern *m*, Nucleus oculomotorius accessorius

accessory cuneate nucleus: Monakow-Kern *m*, Nucleus cuneatus accessorius

nucleus of accessory nerve: Akzessoriuskern *m*, Nucleus nervi accessorii, Nucleus accessorius

accessory oculomotor nucleus: Edinger-Westphal-Kern *m*, Nucleus oculomotorius accessorius

accessory nucleus of optic tract: Nuclei accessorii tractus optici

accessory nucleus of ventral column of spinal chord: →*nucleus of accessory nerve*

accessory nucleus of ventral column of spinal cord: Akzessoriuskern *m*, Nucleus nervi accessorii

nuclei of acoustic nerve: Vestibulariskerne *pl*, Nuclei vestibulares

ambiguous nucleus: Nucleus ambiguus

amygdaloid nucleus: Mandelkern(komplex *m*) *m*, Mandelkörper *m*, Nucleus amygdalae, Corpus amygdaloideum

nucleus of ansa lenticularis: Kern *m* der Linsenschleife, Nucleus ansae lenticularis

anterior and posterior paraventricular nuclei: Nuclei paraventriculares anteriores et posteriores

anterior cochlear nucleus: vorderer Cochleariskern *m*, Nucleus cochlearis anterior

anterior dorsal nucleus: Nucleus dorsalis anterior

anterior hypothalamic nucleus: vorderer Hypothalamuskern *m*, Nucleus anterior hypothalami

anterior paraventricular nucleus: Nucleus paraventricularis anterior

anterior nucleus of pons: Nucleus anterior pontis

anterior pretectal nucleus: Nucleus pretectalis anterior

anterior pulvinar nucleus: Nucleus pulvinaris anterior

anterior solitary nucleus: Nucleus solitarius anterior

anterior nucleus of spinal cord: Nucleus anterior medullae spinalis

anterior tegmental nuclei: Nuclei tegmentales anteriores

anterior nuclei of thalamus: vordere Kerngruppe *pl* des Thalamus, Nuclei anteriores thalami

anterior nucleus of trapezoid body: Nucleus corporis trapezoidei anterior

anterior ventral nucleus: Nucleus ventrales anterior

anterior ventral nucleus of thalamus: Nucleus ventralis anterior thalami

anterior ventrolateral nucleus: Nucleus anterior ventrolateralis

anterodorsal nucleus of thalamus: Nucleus anterodorsalis thalami

anterolateral solitary nucleus: Nucleus solitarius anterolateralis

anterolateral nucleus of spinal cord: Nucleus anterolateralis medullae spinalis

anteromedial nucleus of spinal cord: Nucleus anteromedialis medullae spinalis

anteromedial nucleus of thalamus: Nucleus anteromedialis thalami

anteroventral nucleus of thalamus: Nucleus anteroinferior thalami

arcuate nucleus: Nucleus arcuatus

arcuate nucleus of hypothalamus: Nucleus arcuatus hypothalami

arcuate nucleus of medulla oblongata: →*arcuate nucleus*

atomic nucleus: Atomkern *m*

autonomic nucleus: Edinger-Westphal-Kern *m*, Nucleus accessorius nervi oculomotorii

basal nuclei: Basalganglien *pl*, Nuclei basales
basal nucleus of amygdaloid body: Nucleus basalis corporis amygdaloidei
basal nucleus of Meynert: Nucleus basalis Meynert
basal ventral medial nucleus: Nucleus basalis ventralis medialis
Bechterew's nucleus: Bechterew-Kern *m*, Nucleus superior nervi vestibularis
Béclard's nucleus: Béclard-Knochenkern *m*
Bekhterev's nucleus: Bechterew-Kern *m*, Nucleus vestibularis superior
Burdach's nucleus: Burdach-Kern *m*, Nucleus cuneatus
nucleus of Burdach's column: Burdach-Kern *m*, Nucleus cuneatus
nucleus of Burdach's tract: Burdach-Kern, Nucleus cuneatus
nucleus caeruleus: Nucleus caeruleus
cartwheel nucleus: Radspeichenkern *m*
nucleus of caudal colliculus: Nucleus colliculi inferioris
caudal olivary nucleus: Olivenhauptkern *m*, Nucleus olivaris inferior
caudal pontine reticular nucleus: Nucleus reticularis pontis caudalis
caudal salivatory nucleus: Nucleus salivarius inferior
caudal vestibular nucleus: Roller-Kern *m*, Nucleus vestibularis inferior
caudate nucleus: Schweifkern *m*, Nucleus caudatus
cell nucleus: Zellkern *m*, Nukleus *m*, Nucleus *m*
central nucleus of amygdaloid body: Nucleus centralis corporis amygdaloidei
central nucleus of inferior colliculus: Nucleus centralis colliculi inferioris
central median nucleus of thalamus: Nucleus centromedianus thalami
nuclei of central nervous system: Nuclei systematis nervosi centralis
central reticular nucleus: Nucleus reticularis centralis
central nucleus of spinal cord: Nucleus centralis medullae spinalis
central nucleus of ventral column of spinal cord: Nucleus centralis
centromedian nucleus of Luys: Nucleus centromedianus thalami
centromedian nucleus of Lyus: Nucleus centromedianus thalami
centromedian nucleus of thalamus: Nucleus centromedianus thalami
nuclei of cerebellum: Kleinhirnkerne *pl*, Nuclei cerebelli
Clarke's nucleus: Clarke-Säule *f*, Clarke-Stilling-Säule *f*, Stilling-Kern *m*, Nucleus thoracicus, Columna thoracica
cleavage nucleus: Zygotenkern *m*
cochlear nuclei: Cochleariskerne *pl*, Nuclei cochleares
nuclei of cochlear nerve: Cochleariskerne *pl*, Nuclei cochleares
commissural nucleus: Nucleus commissuralis
cortical nucleus of amygdaloid body: Nucleus corticalis corporis amygdaloidei
cranial nerve nuclei: Hirnnervenkerne *pl*, Nuclei nervorum cranialium/encephalicorum
nuclei of cranial nerves: Hirnnervenkerne *pl*, Nuclei nervorum cranialium/encephalicorum
cranial salivatory nucleus: Nucleus salivarius superior
cuneate nucleus: Burdach-Kern *m*, Nucleus cuneatus
cuneiform nucleus: Nucleus cuneiformis
Darkshevich's nucleus: Darkschewitsch-Kern *m*, Nucleus Darkschewitsch
daughter nucleus: Tochterkern *m*
Deiters' nucleus: Deiters-Kern *m*, Nucleus vestibularis lateralis
dentate nucleus: Dentatum *nt*, Nucleus dentatus
dividing nucleus: Teilungskern *m*
dorsal nucleus: →*dorsal nucleus of Clarke*
dorsal accessory olivary nucleus: Nucleus olivarius accessorius posterior
dorsal anterior nucleus of thalamus: Nucleus anterodorsalis thalami
dorsal nucleus of Clarke: Clarke-Säule *f*, Clarke-Stilling-Säule *f*, Stilling-Kern *m*, Nucleus thoracicus, Columna thoracica
dorsal cochlear nucleus: hinterer Cochleariskern *m*, Nucleus cochlearis posterior
dorsal column nuclei: Hinterstrangkerne *pl*
dorsal nucleus of glossopharyngeal nerve: Nucleus dorsalis nervi glossopharyngei
dorsal hypothalamic nucleus: dorsaler Hypothalamuskern *m*, Nucleus dorsalis hypothalami
dorsal lateral nucleus of thalamus: Nucleus lateralis dorsalis thalami
dorsal nucleus of medial geniculate body: Nucleus dorsalis corporis geniculati medialis
dorsal medial nucleus of thalamus: Hauptkern *m* der medialen Kerngruppe, Nucleus medialis dorsalis thalami
dorsal paramedian nucleus: Nucleus paramedianus posterior
dorsal premammillary nucleus: Nucleus premammillaris dorsalis
dorsal tegmental nucleus: Nucleus dorsalis tegmenti
dorsal nuclei of thalamus: dorsale Thalamuskerne *pl*, Nuclei dorsales thalami
dorsal nucleus of trapezoid body: dorsaler Trapezkern *m*, Nucleus dorsalis corporis trapezoidei
dorsal vagal nucleus: hinterer Kern *m* des Nervus vagus, Nucleus dorsalis nervi vagi, Nucleus vagalis dorsalis
dorsal nucleus of vagus nerve: hinterer Kern *m* des Nervus vagus, hinterer Vaguskern *m*, Nucleus dorsalis nervi vagi, Nucleus vagalis dorsalis
dorsolateral nucleus (of ventral column of spinal cord): Nucleus posterolateralis
dorsomedial hypothalamic nucleus: dorsomedialer Hypothalamuskern *m*, Nucleus dorsomedialis hypothalami
dorsomedial nucleus of thalamus: Nucleus medialis dorsalis thalami
dorsomedial nucleus of ventral column of spinal cord: Nucleus posteromedialis
Edinger's nucleus: →*Edinger-Westphal nucleus*
Edinger-Westphal nucleus: Edinger-Westphal-Kern *m*, Nucleus accessorius nervi oculomotorii
emboliform nucleus: Nucleus emboliformis
embryonic nucleus of lens: Embryonalkern *m*
end-nuclei: Nuclei terminationis
entopeduncular nucleus: Nucleus endopeduncularis
epiphysial ossification nucleus: Epiphysenkern *m*
external nucleus of inferior colliculus: Nucleus externus colliculi inferioris
eye-muscle nuclei: Augenmuskelkerne *pl*
nucleus of facial nerve: motorischer Fazialiskern *m*, Nucleus nervi facialis
fastigial nucleus: Nucleus fastigii

fusion nucleus: Verschmelzungskern *m*
gelatinous nucleus: Gallertkern *m*, Nucleus pulposus
gelatinous solitary nucleus: Nucleus gelatinosus solitarius
gigantocellular nucleus: Nucleus gigantocellularis
globose nucleus: Kugelkern *m*, Nucleus globosus
nucleus of glossopharyngeal nerve: Nucleus nervi glossopharyngei
Goll's nucleus: Nucleus gracilis
nucleus of Goll's column: Nucleus gracilis
nucleus of Goll's tract: Nucleus gracilis
gustatory nucleus: Nucleus solitarius
nuclei of habenula: Nuclei habenulares medialis et lateralis
habenular nuclei: Nuclei habenulae medialis et lateralis
hydrogen nucleus: Wasserstoffkern *m*
hypoglossal nucleus: Hypoglossuskern *m*, Nucleus nervi hypoglossi, Nucleus hypoglossalis
nucleus of hypoglossal nerve: →*hypoglossal nucleus*
hypothalamic nuclei: Hypothalamuskerne *pl*, Nuclei hypothalamici
nuclei of hypothalamus: Hypothalamuskerne *pl*, Nuclei hypothalamici
nucleus of inferior colliculus: →*nucleus of caudal colliculus*
inferior olivary nuclei: Nuclei olivares inferiores, Complexus olivaris inferior
inferior pulvinar nucleus: Nucleus pulvinaris inferior
inferior rapheal nuclei: untere Raphekerne *pl*
inferior salivatory nucleus: Nucleus salivarius inferior, superior
inferior nucleus of trigeminal nerve: spinaler/unterer Trigeminuskern *m*, Nucleus inferior/spinalis nervi trigeminalis
inferior vestibular nucleus: Roller-Kern *m*, Nucleus vestibularis inferior
infundibular nucleus of hypothalamus: Nucleus arcuatus hypothalami
integrational nucleus: Integrationskern *m*
intercalated nucleus: Nucleus intercalatus
interfascicular nucleus of hypoplossal nerve: Nucleus interfascicularis nervi hypoglossi
interfascicular tegmental nucleus: Nucleus interfascicularis tegmenti
intermediate nuclei: Schaltkerne *pl*
intermediate nuclei of auditory tract: Zwischenkerne *pl* der Hörbahn
intermediate linear nucleus: Nucleus linearis intermedius
intermediate reticular nucleus: Nucleus reticularis intermedius
intermediate solitary nucleus: Nucleus intermedius solitarius
intermediate ventral nucleus: Nucleus ventralis intermedius
intermediate ventral nucleus of thalamus: Nucleus ventralis intermedius thalami
intermediolateral nucleus: Nucleus intermediolateralis
intermediomedial nucleus: Nucleus intermediomedialis
nucleus of internal geniculate body: Kern *m* des medialen Kniehöckers, Nucleus geniculatus medialis
interpeduncular nucleus: Nucleus interpeduncularis
interphase nucleus: Interphase-, Ruhe-, Arbeitskern *m*
interstitial nucleus: Cajal-Kern *m*, Cajal-Zellen *pl*, Nucleus interstitialis
interstitial nucleus of Cajal: Cajal-Kern *m*, Cajal-Zellen *pl*, Nucleus interstitialis
interstitial solitary nucleus: Nucleus interstitialis solitarius
intracerebellar nuclei: Kleinhirnkerne *pl*, Nuclei cerebelli
intralaminar nuclei: Nuclei intralaminares thalami
intralaminar nuclei of thalamus: intralaminäre Thalamuskerne *pl*, Nuclei reticulares intralaminares thalami
Kölliker's nucleus: Kölliker-Kernsubstanz *f*, Substantia intermedia centralis
lacrimal nucleus: Nucleus lacrimalis
large-cell auditory nucleus: Deiters-Kern *m*, Nucleus vestibularis lateralis
large-cell reticular nuclei: Nuclei reticulares magnocellulares
lateral nucleus of amygdaloid body: Nucleus lateralis corporis amygdaloidei
lateral and medial nuclei of mamillary body: Nuclei corporis mammillaris medialis et lateralis
lateral and medial preoptic nuclei: Nuclei preoptici lateralis et medialis
lateral central nucleus of thalamus: Nucleus centralis lateralis thalami
lateral cervical nucleus: Nucleus lateralis cervicalis
lateral cuneate nucleus: Monakow-Kern *m*, Nucleus cuneatus accessorius
lateral dorsal nuclei: Nuclei laterales dorsalis
lateral geniculate nucleus: Kern *m* des lateralen Kniehöckers, Nucleus geniculatus lateralis
nucleus of lateral geniculate body: Kern *m* des lateralen Kniehöckers, Nucleus geniculatus lateralis
lateral gigantocellular nucleus: Nucleus gigantocellularis lateralis
lateral habenular nucleus: Nucleus habenulae lateralis
lateral nucleus of inferior colliculus: Nucleus lateralis colliculi inferioris
nuclei of lateral lemniscus: Nuclei lemnisci lateralis
lateral nucleus of mammillary body: Nucleus mammillaris lateralis
lateral paragigantocellular nucleus: Nucleus paragigantocellularis lateralis
lateral posterior nuclei: Nuclei laterales posterior
lateral posterior pontine nucleus: Nucleus posterior lateralis pontis
lateral preoptic nucleus: Nucleus preopticus lateralis
lateral pulvinar nucleus: Nucleus pulvinaris lateralis
lateral reticular nucleus: Nucleus reticularis lateralis
lateral superior olivary nucleus: Nucleus olivaris superior lateralis
lateral nucleus of trapezoid body: Nucleus lateralis corporis trapezoidei
lateral tuberal nuclei: Nuclei tuberales laterales
lateral ventral nuclei: Nuclei ventrales laterales
lateral ventral nuclei of thalamus: Nuclei ventrales laterales thalami
lateral vestibular nucleus: Deiters-Kern *m*, Nucleus vestibularis lateralis
nucleus of lens: (*Auge*) Linsenkern *m*, Nucleus lentis
lenticular nucleus: Linsenkern *m*, Nucleus lentiformis
behind the lenticular nucleus retrolentikulär
nucleus of lenticular loop: →*nucleus of ansa lenticularis*
lentiform nucleus: Linsenkern *m*, Nucleus lentiformis
nucleus limitans: Nucleus limitans
nucleus of Luys: Luys-Kern *m*, Luys-Körper *m*, Corpus

N

Luys, Nucleus subthalamicus
nucleus magnus: Nucleus magnus
main olivary nucleus: Nucleus olivaris principalis
marginal nucleus of spinal cord: Nucleus marginalis medullae spinalis
medial habenular nucleus: Nucleus habenulae medialis
medial accessory olivary nucleus: Nucleus olivarius accessorius medialis
medial nucleus of amygdaloid body: Nucleus medialis corporis amygdaloidei
medial anterior nucleus of thalamus: Nucleus anteromedialis thalami
medial central nucleus of thalamus: Nucleus centralis medialis thalami
medial geniculate nucleus: Kern *m* des medialen Kniehöckers, Nucleus geniculatus medialis
nucleus of medial geniculate body: Kern *m* des medialen Kniehöckers, Nucleus geniculatus medialis
medial magnocellular nucleus: Nucleus medialis magnocellularis corporis geniculati medialis
medial nucleus of mammillary body: Nucleus mammillaris medialis
medial posterior pontine nucleus: Nucleus posterior lateralis medialis
medial preoptic nucleus: Nucleus preopticus medialis
medial pulvinar nucleus: Nucleus pulvinaris medialis
medial reticular nucleus: Nucleus reticularis medialis
medial solitary nucleus: Nucleus medialis solitarius
medial superior olivary nucleus: Nucleus medialis olivae superioris
medial nuclei of thalamus: mediale Kerngruppe *f* des Thalamus, Nuclei mediales thalami
medial nucleus of trapezoid body: Nucleus medialis corporis trapezoidei
medial ventral nuclei: Nuclei ventrales mediales
medial ventral nucleus of thalamus: Nucleus ventralis medialis thalami
medial vestibular nucleus: Schwalbe-Kern *m*, Nucleus vestibularis medialis
median nucleus of pons: Nucleus medianus pontis
median preoptic nucleus: Nucleus preopticus medianus
nuclei of median raphe: Nuclei raphes
median nuclei of thalamus: mediane Kerngruppe *f* des Thalamus, Nuclei mediani thalami
mediodorsal nucleus: Nucleus mediodorsalis thalami
medioventral nucleus: Nucleus medioventralis thalami
mesencephalic nucleus: Nucleus mesencephalicus
nucleus of mesencephalic tract of trigeminal nerve: oberer Trigeminuskern *m*, Mittelhirnkern *m* des Nervus trigeminus, Nucleus tractus mesencephalici nervi trigemini, Nucleus mesencephalicus trigeminalis, Nucleus mesencephalicus nervi trigemini
mesencephalic nucleus of trigeminal nerve: →*nucleus of mesencephalic tract of trigeminal nerve*
metathalamic nuclei: Nuclei metathalami
Monakow's nucleus: Monakow-Kern *m*, Nucleus cuneatus lateralis
motor nucleus: motorischer Kern *m*
motor nucleus of trigeminal nerve: motorischer Trigeminuskern *m*, Nucleus motorius nervi trigemini
nonspecific thalamic nuclei: trunkothalamische Kerne *pl*, Trunkothalamus *m*, unspezifische Thalamuskerne *pl*
nucleus obscurus: Nucleus obscurus
oculomotor nucleus: Okulomotoriuskern *m*, Nucleus nervi oculomotorii, Nucleus oculomotorius
oculomotor nerve nucleus: →*oculomotor nucleus*
nucleus of oculomotor nerve: →*oculomotor nucleus*
olivary nucleus: Olivenkern *m*, Nucleus olivaris
olivary pretectal nucleus: Nucleus pretectalis olivaris
nuclei of origin: Ursprungskerne *pl*, Nuclei originis
ossification nucleus: Verknöcherungs-, Knochenkern *m*, Centrum ossificationis
pallidal nucleus: Nucleus pallidus
palliothalamic nuclei: palliothalamische Kerne *pl*, Palliothalamus *m*, spezifische Thalamuskerne *pl*
parabrachial nucleus: Nucleus parabrachialis (isthmorhombencephalico)
parabrachial pigmented nucleus: Nucleus pigmentosus parabrachialis
paracentral nucleus of thalamus: Nucleus paracentralis thalami
paracommissural solitary nucleus: Nucleus paracommissuralis solitarius
paralemniscal nucleus: Nucleus paralemniscalis
paramedian pontine nucleus: Nucleus paramedianus pontis
paramedian reticular nucleus: Nucleus reticularis paramedianus
paranigral nucleus: Nucleus paranigralis
parapeduncular nucleus: Nucleus parapeduncularis
parasolitary nucleus: Nucleus solitarius
parasympathetic nucleus of facial nerve: parasympathischer Fazialiskern *m*, Nucleus salivatorius superior
parasympathetic nucleus of glossopharyngeus: parasympathischer Glossopharyngeuskern *m*, Nucleus salivatorius inferior
parasympathetic sacral nuclei: Kerne *pl* des sakralen Parasympathikus, Nuclei parasympathici sacrales
paratenial nucleus: Nucleus parataenialis
paratenial nucleus of thalamus: Nucleus parataenialis
paraventricular nucleus: Nucleus paraventricularis
paraventricular nuclei of hypothalamus: Nuclei paraventriculares hypothalami
parvocellular reticular nucleus: Nucleus reticularis parvocellularis
peduncular pontine nucleus: Nucleus peduncularis pontis
pedunculopontine tegmental nucleus: Nucleus tegmentalis pedunculopontinus
pericentral nucleus of inferior colliculus: Nucleus pericentralis colliculi inferioris
perihypoglossal nuclei: Nuclei perihypoglossales
nucleus of Perlia: Perlia-Kern *m*
phrenic nucleus: Phrenikuskern *m*, Kern *m* des Nervus phrenicus, Nucleus nervi phrenici
nucleus of phrenic nerve: →*phrenic nucleus*
phrenic nucleus of ventral column of spinal cord: →*phrenic nucleus*
nuclei of pons: Brückenkerne *pl*, Nuclei pontis
pontine nuclei: Brückenkerne *pl*, Nuclei pontis
pontine nucleus of trigeminal nerve: sensibler Haupt-/Brückenkern *m* des Nervus trigeminus, Nucleus pontinus nervi trigemini
posterior nucleus: Nucleus posterior
posterior accessory olivary nucleus: Nucleus olivaris accessorius posterior
posterior cochlear nucleus: →*dorsal cochlear nucleus*
posterior dorsal nucleus: Nucleus dorsalis posterior
posterior gigantocellular nucleus: Nucleus gigantocellularis posterior
posterior hypothalamic nucleus: hinterer Hypothalamuskern *m*, Nucleus posterior hypothalami

N

posterior inferior ventral nucleus: Nucleus ventralis posterior inferior
posterior internal ventral nucleus: Nucleus ventralis posterior internus
posterior lateral nucleus of thalamus: Nucleus lateralis posterior thalami
posterior paramedian nucleus: →*dorsal paramedian nucleus*
posterior paraventricular nucleus: Nucleus paraventricularis posterior
posterior periventricular nucleus: Nucleus periventricularis posterior
posterior pontine nucleus: Nucleus posterior pontis
posterior pretectal nucleus: Nucleus pretectalis posterior
posterior solitary nucleus: Nucleus solitarius posterior
posterior tegmental nucleus: Nucleus tegmentalis posterior
posterior nuclei of thalamus: hintere Kerngruppe *f* des Thalamus, Nuclei posteriores thalami
posterior thoracic nucleus: Nucleus thoracicus posterior, Nucleus dorsalis
posterior nucleus of trapezoid body: Nucleus corporis trapezoidei posterior
posterior nucleus of vagus nerve: Nucleus posterior nervi vagi, hinterer Vaguskern *m*, Nucleus dorsalis nervi vagi
posterior ventral nuclei of thalamus: Nuclei ventrales posteriores thalami
posterolateral solitary nucleus: Nucleus solitarius posterolateralis
posterolateral nucleus of spinal cord: Nucleus posterolateralis medullae spinalis
posterolateral tegmental nucleus: Nucleus tegmentalis posterolateralis
posterolateral ventral nucleus: Nucleus ventralis posterolateralis thalami
posterolateral ventral nucleus of thalamus: Nucleus ventralis posterolateralis thalami
posteromedial nucleus of spinal cord: Nucleus posteromedialis medullae spinalis
posteromedial ventral nucleus: Nucleus ventralis posteromedialis thalami
posteromedial ventral nucleus of thalamus: Nucleus ventralis posteromedialis thalami
premamillary nucleus: Nucleus premammillaris
prepositus nucleus: Nucleus prepositus
pretectal nuclei: Nuclei pretectales
pricipal sensory nucleus of trigeminal nerve: Nucleus principalis nervi trigemini
principal nucleus: Hauptkern *m*
principal sensory nucleus of trigeminal nerve: sensibler Haupt-/Brückenkern *m* des Nervus trigeminus, Nucleus pontinus nervi trigemini
principal ventral medial nucleus: Nucleus principalis ventralis medialis
proper nucleus of spinal cord: Nucleus proprius medullae spinalis
nucleus proprius: Nucleus proprius
pulvinar nuclei: Nuclei pulvinares
pyramidal nucleus: Nucleus olivarius accessorius medialis
rapheal nuclei: Nuclei raphes
rapheal nuclei of medulla oblongata: Nuclei raphes in medulla oblongata
rapheal reticular nuclei: Nuclei reticulares raphae
rapheal nuclei of tegmentum of pons: Nuclei raphes in tegmentum pontis
red nucleus: roter Kern *m*, Nucleus ruber
relay nucleus: Relaiskern *m*
reticular nuclei: Nuclei reticulares
nucleus reticularis intermedius gigantocelluaris: Nucleus reticularis intermedius gigantocellularis
nucleus reticularis intermedius medullae oblongatae: Nucleus reticularis intermedius medullae oblongatae
nucleus reticularis intermedius pontis inferioris: Nucleus reticularis intermedius pontis inferioris
nucleus reticularis intermedius pontis superioris: Nucleus reticularis intermedius pontis superioris
nucleus reticularis lateralis medullae oblongatae: Nucleus reticularis lateralis medullae oblongatae
nucleus reticularis lateralis pontis: Nucleus reticularis lateralis pontis
nucleus reticularis lateralis precerebelli: Nucleus reticularis lateralis precerebelli
nucleus reticularis paramedianus precerebelli: Nucleus reticularis paramedianus precerebelli
nucleus reticularis tegmentalis pedunculo-pontinus: Nucleus reticularis tegmentalis pedunculo-pontinus
nucleus reticularis tegmentalis pontinus: Nucleus reticularis tegmentalis pontinus
reticular nuclei of medulla oblongata: Nuclei reticulares in medulla oblongata
reticular nuclei of tectum of midbrain: Nuclei reticulares in mesencephale
reticular nuclei of tegmentum of pons: Nuclei reticulares in tegmento pontis
reticular nucleus of thalamus: Nucleus reticularis thalami
retrodorsolateral nucleus of ventral column of spinal cord: Nucleus retroposterolateralis medullae spinalis
retrofacial nucleus: Nucleus retrofacialis
retroposterolateral nucleus: Nucleus retroposterolateralis medullae spinalis
nucleus reuniens: Nucleus reuniens
nucleus reuniens thalami: Nucleus reuniens thalami
nuclei of rhombencephalon: Rautenhirnkerne *pl*
rhomboidal nucleus: Rautenkern *m* des Thalamus, Nucleus rhomboidalis thalami
rhomboid commissural nucleus: Nucleus commisuralis rhomboidalis
Roller's nucleus: Roller-Kern *m*, Nucleus vestibularis inferior
roof nuclei: Kleinhirnkerne *pl*, Nuclei cerebelli
rostral olivary nucleus: Nucleus olivaris rostralis
rostral pontine reticular nucleus: Nucleus reticularis pontis rostralis
rostral salivatory nucleus: Nucleus salivarius superior
rostral vestibular nucleus: Bechterew-Kern *m*, Nucleus vestibularis superior
nucleus ruber: roter Kern *m*, Nucleus ruber
salivatory nuclei: Speichelkerne *pl*
Sappey's nucleus: Nucleus ruber
Schwalbe's nucleus: Schwalbe-Kern *m*, Nucleus vestibularis medialis
semilunar nucleus: Nucleus semilunaris, Nucleus ventralis posterior thalami
small-cell reticular nuclei: Nuclei reticulares parvocellulares
solitary nucleus: Nucleus tractus solitarii
nucleus of solitary tract: Nucleus tractus solitarius, Nucleus solitarius
somatomotor nuclei: somatomotorische Kerne *pl*
specific thalamic nuclei: palliothalamische Kerne *pl*,

N

Palliothalamus *m*, spezifische Thalamuskerne *pl*
spherical nucleus: Kugelkern *m*, Nucleus globosus
spinal nuclei: Rückenmarkskerne *pl*
spinal nucleus of accessory nerve: Nucleus spinalis nervi accessorii
nuclei of spinal cord: Rückenmarkskerne *pl*
spinal nucleus of trigeminal nerve: spinaler/unterer Trigeminuskern *m*, Nucleus spinalis nervi trigemini
Staderini's nucleus: Nucleus intercalatus
steroid nucleus: Steroidkern *m*
Stilling's nucleus: Clarke-Säule *f*, Clarke-Stilling-Säule *f*, Stilling-Kern, Nucleus thoracicus, Columna thoracica
nucleus subcaeruleus: Nucleus subcaeruleus
subcortical nuclei: subkortikale Kerne *pl*
subcuneiform nucleus: Nucleus subcuneiformis
subhypoglossal nucleus: Nucleus subhypoglossalis
submedial nucleus: Nucleus submedialis thalami
subthalamic nucleus: Luys-Kern *m*, Luys-Körper *m*, Corpus Luys, Nucleus subthalamicus
superior central nucleus: Nucleus centralis superior
superior linear nucleus: Nucleus linearis superior
superior olivary nucleus: 1. Nucleus dorsalis corporis trapezoidei **2.** Nucleus olivaris rostralis
nucleus of superior olive: Nucleus olivaris superioris
superior rapheal nuclei: obere Raphekerne *pl*
superior salivatory nucleus: Nucleus salivarius superior
superior vestibular nucleus: Bechterew-Kern *m*, Nucleus vestibularis superior
suprageniculate nucleus: Nucleus suprageniculatus
supramammillary nucleus: Nucleus supramammillaris
supraoptic nucleus (of hypothalamus): Nucleus supraopticus
tegmental nuclei: Haubenkerne *pl*, Nuclei tegmentales
tegmental nuclei of midbrain: Haubenkerne *pl* des Mittelhirns
tegmental pontine reticular nucleus: Nucleus reticularis tegmenti pontis
terminal nuclei: Endkerne *pl*, Nuclei terminationis
nuclei of termination: Nuclei terminationis
thalamic nuclei: Thalamuskerne *pl*, Nuclei thalami
nuclei of thalamus: Thalamuskerne *pl*, Nuclei thalami
thoracic nucleus: Clarke-Säule *f*, Clarke-Stilling-Säule *f*, Stilling-Kern, Nucleus thoracicus, Columna thoracica
trapezoid nuclei: Trapezkerne *pl*, Kerne *pl* des Corpus trapezoideum
nuclei of trapezoid body: Nuclei corporis trapezoidei
triangular nucleus: Schwalbe-Kern *m*, Nucleus vestibularis medialis
trigeminal mesencephalic nucleus: oberer Trigeminuskern *m*, Mittelhirnkern *m* des Nervus trigeminus, Nucleus tractus mesencephalici nervi trigemini, Nucleus mesencephalicus trigeminalis, Nucleus mesencephalicus nervi trigemini
nuclei of trigeminal nerve: Trigeminuskerne *pl*, Nuclei trigemini
trochlear nucleus: Nucleus nervi trochlearis
trochlear nerve nucleus: Trochleariskern *m*, Nucleus nervi trochlearis
nucleus of trochlear nerve: Trochleariskern *m*, Nucleus nervi trochlearis
trophic nucleus: Makro-, Meganukleus *m*
true nucleus: echter Kern *m*, Eukaryon *nt*
truncothalamic nuclei: trunkothalamische Kerne *pl*, Trunkothalamus *m*, unspezifische Thalamuskerne *pl*
tuberal nuclei: Tuberkerne *pl*, Nuclei tuberales
tuberomamillary nucleus: Nucleus tuberomamillaris
vagoglossopharyngeal nucleus: Nucleus ambiguus
nucleus of vagus nerve: Nucleus nervi vagi
ventral anterior nucleus of thalamus: Nucleus anteroinferior thalami
ventral cochlear nucleus: →*anterior cochlear nucleus*
ventral nucleus of medial geniculate body: Nucleus ventralis corporis geniculati medialis
ventral premammillary nucleus: Nucleus premammillaris ventralis
ventral nuclei of thalamus: ventrale Thalamuskerne *pl*, Nuclei ventrales thalami
ventral nucleus of trapezoid body: ventraler Trapezkern *m*, Nucleus ventralis corporis trapezoidei
ventrobasal nuclei: Nuclei ventrobasales thalami
ventrolateral hypothalamic nucleus: ventrolateraler Hypothalamuskern *m*, Nucleus ventrolateralis hypothalami
ventrolateral posterior nucleus: Nucleus posterior ventrolateralis thalami
ventrolateral nuclei of thalamus: ventrolaterale Kerngruppe *f* des Thalamus, Nuclei ventrolaterales thalami
ventrolateral nucleus of ventral column of spinal cord: Nucleus anterolateralis
ventromedial nucleus: Nucleus ventromedialis hypothalami
ventromedial nucleus of ventral column of spinal cord: Nucleus anteromedialis
ventroposterior parvocellular nucleus: Nucleus ventroposterior parvocellularis thalami
vestibular nuclei: Vestibulariskerne *pl*, Nuclei vestibulares
vestibulocochlear nuclei: Vestibulokochleariskerne *pl*, Nuclei nervi vestibulocochlearis
visceromotor nuclei: viszeromotorische Kerne *pl*

nu|clide ['n(j)uːklaɪd] *noun*: Nuklid *nt*
radioactive nuclide: radioaktives Nuklid *nt*, Radionuklid *nt*

NUD *Abk.*: non-ulcer dyspepsia

nu|do|pho|bi|a [nuːdəʊ'fəʊbɪə] *noun*: Nudophobie *f*

nu|do|pho|bic [nuːdəʊ'fəʊbɪk] *adj*: Nudophobie betreffend, nudophob

NUF *Abk.*: natriuretic factor

NUG *Abk.*: necrotizing ulcerative gingivitis

null [nʌl]: **I** *noun* (*mathemat.*) Null *f* **II** *adj* **1.** fehlend, nicht vorhanden **2.** (*mathemat.*) leer

nul|li|gravi|da [nʌlɪ'grævɪdə] *noun*: Nulligravida *f*

nul|li|pa|ra [nʌ'lɪpərə] *noun, plural* **-ras, -rae** [-riː]: Nullipara *f*

nul|li|pa|rous [nʌ'lɪpərəs] *adj*: nullipar

numb [nʌm]: **I** *adj* **1.** starr, erstarrt, taub **2.** abgestumpft, betäubt **II** *vt* **3.** betäuben, abstumpfen **4.** starr *oder* taub machen, erstarren lassen **go numb** absterben

num|ber ['nʌmbər]: **I** *noun* **1.** (*mathemat.*) Zahl *f*, Ziffer *f* **2.** (Telefon-, Zimmer-)Nummer *f* **3.** (An-)Zahl *f* (*of* an) **II** *vt* **4.** rechnen, zählen; (zusammen-)zählen, aufrechnen **5.** numerieren **III** *vi* zählen
acid number: Säurezahl *f*
atomic number: Ordnungszahl *f*
Avogadro's number: Avogadro-Zahl *f*
Becher's number: Becher-Zahl *f*
Brinell hardness number: Brinell-Härte *f*
cardinal number: Kardinal-, Grundzahl *f*
CAS number: CAS-Nummer *f*
charge number: Ordnungszahl *nt*
code number: Code-, Kennziffer *f*
dibucaine number: Dibucain-Zahl *f*
electronic number: Elektronenzahl *f*

N

erythrocyte number: Erythrozytenzahl *f*
hardness number: Härte *f*
Hüfner's number: Hüfner-Zahl *f*
iodine number: Jodzahl *f*
isotopic number: Isotopenzahl *f*
Kass' number: Kass-Zahl *f*
Knoop hardness number: Knoop-Härte *f*
Koettstorfer number: Verseifungszahl *f*
leucocyte number: (*brit.*) →*leukocyte number*
leukocyte number: Leukozytenzahl *f*
Loschmidt's number: Loschmidt-Zahl *f*, Avogadro-Zahl *f*
mass number: Massenzahl *f*
Mohs hardness number: Mohs-Härte *f*
molar number: Molzahl *f*
neutron number: Neutronenzahl *f*
oxidation number: Oxidationszahl *f*
proportional number: Verhältniszahl *f*
proton number: Protonenzahl *f*
quantum number: Quantenzahl *f*
random number: Zufallszahl *f*, beliebige Zahl *f*
relative number: Verhältniszahl *f*
Reynolds' number: Reynolds-Zahl *f*
Rockwell hardness number: Rockwell-Härte *f*
rounded number: ab- *oder* aufgerundete Zahl *f*
saponification number: Verseifungszahl *f*
turnover number: molare/molekulare Aktivität *f*, Wechselzahl *f*
ventilation number: Ventilationszahl *f*
Vickers hardness number: Vickers-Pyramidendruckhärte *f*, Vickers-Härte *f*, Pyramidenhärte *f*
wave number: Wellenzahl *f*

num|ber|ing ['nʌmbərɪŋ] *noun*: Numerierung *f*
stereospecific numbering: stereospezifische Numerierung *f*

numb|ness ['nʌmnəs] *noun*: **1.** Taubheit *f*, Betäubung *f* **2.** Erstarrung *f*, Starrheit *f*, Taubheit *f*

nu|mer|i|cal [n(j)uː'merɪkl] *adj*: numerisch, Zahlen-

num|mu|lar ['nʌmjələr] *adj*: münzenförmig, nummulär

NUP *Abk.*: necrotizing ulcerative periodontitis

nurse [nɜrs]: I *noun* **1.** (Kranken-)Schwester *f*, (Kranken-)Pfleger(in *f*) *m* **2.** Kindermädchen *nt*, -frau *f* **3.** Amme *f* II *vt* **4.** (*Kranke*) pflegen; schonen **5.** (eine Krankheit) auskurieren **6. nurse a baby** (*Säugling*) stillen **7.** (*Kind*) auf-, großziehen III *vi* **8.** stillen; (*Säugling*) saugen **9.** als Krankenschwester *oder* -pfleger arbeiten/tätig sein
auxiliary nurse: Schwesternhelfer(in *f*) *m*
community nurse: Gemeindeschwester *f*
district nurse: Gemeindeschwester *f*
dry nurse: Säuglingsschwester *f*
geriatric nurse: Altenpfleger *m*
graduate nurse: diplomierte/geprüfte Schwester *f*
hospital nurse: Krankenhausschwester *f*
male nurse: Krankenpfleger *m*
night nurse: Nachtschwester *f*, -pfleger *m*
nursery nurse: Kindergärtnerin *f*
registered nurse: examinierte Krankenschwester *f*
scrub nurse: Instrumentierschwester *f*
student nurse: Schwesternschülerin *f*
theater nurse: (*brit.*) →*theater nurse*
trained nurse: diplomierte/geprüfte (Kranken-)Schwester *f*
trainee nurse: Krankenpflegeschüler(in *f*) *m*
wet nurse: Amme *f*

nurse|ling ['nɜrslɪŋ] *noun*: Säugling *m*

nurs|ery ['nɜrsəriː] *noun*: **1.** Kinderzimmer *nt* **2.** Kindertagesstätte *f*, Kindergarten *m*
day nursery: (Kinder-)Tagesstätte *f*, Tagesheim *nt*

nurs|ing ['nɜrsɪŋ]: I *noun* **1.** Säugen *nt*, Stillen *nt* **2.** Krankenpflege *f* II *adj* Pflege-, Kranken-; Nähr-
functional nursing: Funktionspflege *f*
team nursing: Gruppenpflege *f*

nurs|ling ['nɜrslɪŋ] *noun*: Säugling *m*

nut [nʌt] *noun*: Nuss *f*
betel nut: Betelnuss *f*, Arekasamen *m*, Arekanuss *f*, Semen arecae
cola nut: Colae semen
monkey nut: Affennuss *f*

nu|ta|tion [n(j)uː'teɪʃn] *noun*: **1.** Nicken *nt*, Nutation *f* **2.** (*physik.*) Nutation *f*

nut|gall ['nʌtgɔːl] *noun*: Gallapfel *m*

nut|meg ['nʌtmeg] *noun*: Muskat *m*, Myristica fragrans

nu|tri|ent ['n(j)uːtrɪənt]: I *noun* Nährstoff *m* II *adj* **1.** nahrhaft; (er-)nährend **2.** Ernährungs-, Nähr-
bulk nutrient: Hauptnahrungsmittel *nt*, Hauptnährstoff *m*

nutrient-dense *adj*: nahrhaft, nährstoffreich

nu|tri|ment ['n(j)uːtrɪmənt] *noun*: Nahrung *f*, Nährstoff *m*, Nahrungsmittel *nt*, Nutriment *nt*

nu|tri|men|tal [ˌn(j)uːtrɪ'mentəl] *adj*: nahrhaft, nährend, nutritiv

nu|tri|tion [n(j)uː'trɪʃn] *noun*: **1.** Ernährung *f*, Nutrition *f* **2.** Nahrung *f*, Nährstoff *m*, Nahrungsmittel *nt*, Nutriment *nt* **3.** Nahrungsaufnahme *f*, Ernähren *nt*
balanced nutrition: bilanzierte Ernährung *f*, ausgewogene Ernährung *f*
central venous nutrition: zentralvenöse Ernährung *f*
enteral nutrition: enterale Ernährung *f*
faulty nutrition: Malnutrition *f*
infant nutrition: Säuglingsernährung *f*
parenteral nutrition: parenterale Ernährung *f*
peripheral parenteral nutrition: parenterale Ernährung *f* über einen peripheren Zugang *m*
total parenteral nutrition: vollständige/totale parenterale Ernährung *f*

nu|tri|tion|al [n(j)uː'trɪʃnl] *adj*: Ernährungs-, Nähr-

nu|tri|tion|ist [n(j)uː'trɪʃənɪst] *noun*: Ernährungswissenschaftler(in *f*) *m*, Trophologe *m*, -login *f*

nu|tri|tious [n(j)uː'trɪʃəs] *adj*: nahrhaft, nährend, nutritiv

nu|tri|tious|ness [n(j)uː'trɪʃəsnəs] *noun*: Nahrhaftigkeit *f*

nu|tri|tive ['n(j)uːtrətɪv]: I *noun* Nahrung *f*, Diätetikum *nt* II *adj* **1.** nahrhaft, nährend, nutritiv **2.** ernährend, Nähr-, Ernährungs-

nu|tri|tive|ness ['n(j)uːtrətɪvnəs] *noun*: Nahrhaftigkeit *f*

nu|trix ['n(j)uːtrɪks] *noun*: Amme *f*, Nutrix *f*

Nut|tal|lia [nə'tælɪə] *noun*: →*Babesia*

nux [nʌks] *noun*: Nuss *f*, Nux *f*

NV *Abk.*: **1.** non-venereal **2.** non-volatile **3.** not vaccinated

Nval *Abk.*: norvaline

NVCC *Abk.*: neurovascular cross compression

NVD *Abk.*: neck vein distention

NWDL *Abk.*: nodular well-differentiated lymphocytic lymphoma

NWI *Abk.*: net work index

NX *Abk.*: nonoxinol-9

ny|la|cyne ['naɪəsaɪn] *noun*: →*neomycin*

nyct- *präf.*: Nacht-, Nykt(o)-

nyc|tal|gia [nɪk'tældʒ(ɪ)ə] *noun*: nächtlicher Schmerz *m*, Nyktalgie *f*

nyc|ta|lope ['nɪktələʊp] *noun*: Nachtblinde *m/f*

nyc|ta|lo|pia [ˌnɪktə'ləʊpɪə] *noun*: Nachtblindheit *f*, Hemeralopie *f*

nyc|ta|no|pia [ˌnɪktə'nəʊpɪə] *noun*: →*nyctalopia*

nyc|ter|ine ['nɪktəraɪn] *adj*: **1.** während der Nacht auftretend, nachts, nächtlich **2.** unklar, obskur
nyc|ter|o|hem|er|al [ˌnɪktərəʊ'hemərəl] *adj*: Nacht und Tag betreffend, nykthemeral, nyktohemeral
nycto- *präf.*: Nacht-, Nykt(o)-
nyc|to|hem|er|al [ˌnɪktəʊ'hemərəl] *adj*: Nacht und Tag betreffend, nykthemeral, nyktohemeral
nyc|to|phil|i|a [ˌnɪktəʊ'fɪlɪə] *noun*: Nyktophilie *f*
nyc|to|pho|bi|a [ˌnɪktəʊ'fəʊbɪə] *noun*: Nyktophobie *f*
nyc|to|pho|bic [ˌnɪktəʊ'fəʊbɪk] *adj*: Nyktophobie betreffend, nyktophob, nyktalophob, skotophob
nyc|tu|ri|a [nɪk't(j)ʊəriːə] *noun*: Nykturie *f*
ny|lon ['naɪlɑn] *noun*: Nylon *nt*
nymph [nɪmf] *noun*: Nymphe *f*, Nympha *f*
nym|pha ['nɪmfə] *noun, plural* **-phae** [-fiː]: kleine Schamlippe *f*, Labium minus pudendi, Nympha *f*
nympha of Krause: Kitzler *m*, Klitoris *f*, Clitoris *f*
nym|phec|to|my [nɪm'fektəmiː] *noun*: Nymphektomie *f*
nym|phi|tis [nɪm'faɪtɪs] *noun*: Entzündung *f* der kleinen Schamlippen
nym|pho|cus ['nɪmfəkəs] *noun*: Schwellung *f* der kleinen Schamlippen
nym|pho|ma|ni|a [ˌnɪmfəʊ'meɪnɪə, -jə] *noun*: Nymphomanie *f*
nym|pho|ma|ni|ac [ˌnɪmfəʊ'meɪnɪæk]: **I** *noun* Nymphomanin *f* **II** *adj* Nymphomanie betreffend, an Nymphomanie leidend, mannstoll, nymphoman, nymphomanisch
nym|phot|o|my [nɪm'fɑtəmiː] *noun*: Nymphotomie *f*
nys|tag|mic [nɪ'stægmɪk] *adj*: Nystagmus betreffend, von ihm betroffen *oder* gekennzeichnet, nystagtisch
nys|tag|mi|form [nɪ'stægmɪfɔːrm] *adj*: nystagmusähnlich, -artig, nystagmoid
nys|tag|mo|gram [nɪ'stægməgræm] *noun*: Nystagmogramm *nt*
nys|tag|mo|graph [nɪ'stægməgræf] *noun*: Nystagmograph *m*, Nystagmograf *m*
nys|tag|mog|ra|phy [ˌnɪstæg'mɑgræfiː] *noun*: Nystagmographie *f*, Nystagmografie *f*
nys|tag|moid [nɪ'stægmɔɪd] *adj*: nystagmusähnlich, nystagmusartig, nystagmoid
nys|tag|mus [nɪ'stægməs] *noun*: Nystagmus *m*
adjustment nystagmus: Einstellungsnystagmus *m*, Fixationsnystagmus *m*
amaurotic nystagmus: okulärer Nystagmus *m*
ataxic nystagmus: ataxischer Nystagmus *m*
caloric nystagmus: kalorischer Nystagmus *m*
central nystagmus: zentraler Nystagmus *m*
cervical spine torsion nystagmus: HWS-Torsionsnystagmus *m*
Cheyne's nystagmus: →*Cheyne-Stokes nystagmus*
Cheyne-Stokes nystagmus: Cheyne-Stokes-Nystagmus *m*
congenital nystagmus: angeborener/kongenitaler Nystagmus *m*
congenital (hereditary) nystagmus: kongenitaler Nystagmus *m*
congenital pendular nystagmus: Fixationsnystagmus *m*, kongenitaler/hereditärer Pendelnystagmus *m*
conjugate nystagmus: konjugierter Nystagmus *m*
convergence nystagmus: Konvergenznystagmus *m*, konvergierender Nystagmus *m*
deviational nystagmus: Endstellungs-, Pseudonystagmus *m*
direction changing positional nystagmus: richtungswechselnder Lagenystagmus *m*
direction-determined positional nystagmus: richtungsbestimmter Lagenystagmus *m*
dissociated nystagmus: dissoziierter Nystagmus *m*
dynamic positional nystagmus: dynamischer Lagenystagmus *m*
dysjunctive nystagmus: dissoziierter Nystagmus *m*
electrical nystagmus: elektrischer Nystagmus *m*
end-point nystagmus: →*end-position nystagmus*
end-position nystagmus: Endstellungs-, Pseudonystagmus *m*
fatigue nystagmus: Ermüdungsnystagmus *m*
fixation nystagmus: Fixationsnystagmus *m*, Einstellungsnystagmus *m*
galvanic nystagmus: elektrischer Nystagmus *m*
gaze nystagmus: Blickrichtungsnystagmus *m*, richtungsbestimmter Nystagmus *m*, Blicklähmungsnystagmus *m*
gaze-evoked nystagmus: →*gaze nystagmus*
gaze-paretic nystagmus: Blickrichtungsnystagmus *m*, richtungsbestimmter Nystagmus *m*, Blicklähmungsnystagmus *m*
head shaking nystagmus: Kopfschüttelnystagmus *m*
hereditary pendular nystagmus: Fixationsnystagmus *m*, kongenitaler/hereditärer Pendelnystagmus *m*
horizontal nystagmus: horizontaler Nystagmus *m*
hysterical nystagmus: hysterischer Nystagmus *m*
incongruent nystagmus: dissoziierter Nystagmus *m*
irregular positional nystagmus: regelloser Lagenystagmus *m*
jerk nystagmus: Rucknystagmus *m*
jerky nystagmus: →*jerk nystagmus*
labyrinthine nystagmus: vestibulärer Nystagmus *m*, Labyrinthnystagmus *m*
latent nystagmus: latenter Nystagmus *m*
lateral nystagmus: horizontaler Nystagmus *m*
miner's nystagmus: Bergarbeiternystagmus *m*
ocular nystagmus: okulärer Nystagmus *m*
opticokinetic nystagmus: →*optokinetic nystagmus*
optokinetic nystagmus: optokinetischer Nystagmus *m*
oscillating nystagmus: Pendelnystagmus *m*
palatal nystagmus: Gaumensegelnystagmus *m*, Nystagmus veli palatini
paretic nystagmus: paretischer Nystagmus *m*
paroxysmal positional nystagmus: paroxysmaler Lagenystagmus *m*
pendular nystagmus: Pendelnystagmus *m*
persistent nystagmus: persistierender Nystagmus *m*
positional nystagmus: Lage-, Lagerungsnystagmus *m*
postrotatory nystagmus: postrotatorischer Nystagmus *m*
provoked nystagmus: Provokationsnystagmus *m*
railroad nystagmus: **1.** Eisenbahnnystagmus *m* **2.** optokinetischer Nystagmus *m*
recovery nystagmus: Erholungsnystagmus *m*
regular positional nystagmus: regelmäßiger Lagenystagmus *m*
resilient nystagmus: Rucknystagmus *m*
retraction nystagmus: Retraktionsnystagmus *m*, Nystagmus retractorius
rhythmical nystagmus: Rucknystagmus *m*
rotatory nystagmus: rotatorischer Nystagmus *m*, Drehnystagmus *m*, rotierender Nystagmus *m*
spontaneous nystagmus: Spontannystagmus *m*
stare nystagmus: Stiernystagmus *m*
static positional nystagmus: statischer Lagenystagmus *m*
torsion nystagmus: Torsionsnystagmus *m*
transitory nystagmus: transitorischer Nystagmus *m*
undulatory nystagmus: Pendelnystagmus *m*
unilateral nystagmus: einseitiger/unilateraler Nystagmus *m*

vertical nystagmus: vertikaler Nystagmus *m*
vestibular nystagmus: vestibulärer Nystagmus *m*
vestibular-induced nystagmus: →*vestibular nystagmus*
vibratory nystagmus: Pendelnystagmus *m*

nys|ta|tin ['nɪstətɪn] *noun*: Nystatin *nt*
nys|tax|is [nɪ'stæksɪs] *noun*: →*nystagmus*
nyx|is ['nɪksɪs] *noun, plural* **-es** [-si:z]: Punktion *f*

N

O

O *Abk.*: **1.** occlusal **2.** opium **3.** oral **4.** orotidine **5.** oxygen
o *Abk.*: oral
O_2 *Abk.*: molecular oxygen
O_3 *Abk.*: ozone
OA *Abk.*: **1.** ocular albinism **2.** orotic acid **3.** osteoarthritis **4.** oxaloacetate
OAA *Abk.*: oxaloacetic acid
OAD *Abk.*: **1.** occlusive arterial disease **2.** ophthalmo-arteriodynamometry
OAF *Abk.*: osteoclast activating factor
oak [əʊk] *noun*: Eiche *f*
common oak: Quercus robur, Stieleiche *f*
durmast oak: Quercus petraea, Traubeneiche *f*
poison oak: Gifteiche *f*, Rhus diversiloba, Rhus quercifolium
OAP *Abk.*: **1.** o-aminophenol **2.** ophthalmic artery pressure **3.** oscillatory afterpotential
oa|ri|al|gia [əʊeərɪ'ældʒ(ɪ)ə] *noun*: →*oophoralgia*
oa|ri|ot|o|my [əʊeərɪ'ɑtəmiː] *noun*: →*ovariotomy*
oa|ri|tis [əʊə'raɪtɪs] *noun*: →*oophoritis*
oa|ri|um [əʊ'eəriːəm] *noun*: →*ovary*
oat [əʊt] *noun*: Hafer *m*, Avena sativa
OAT *Abk.*: o-acetyl-L-tyrosine
OB *Abk.*: obstetrics
ob|dor|mi|tion [ɑbdɔːr'mɪʃn] *noun*: (*Glieder*) Einschlafen *nt*, Obdormitio *f*
ob|duc|tion [ɑb'dʌkʃn] *noun*: Obduktion *f*, Autopsie *f*, Nekropsie *f*, Sektion *f*
o|bel|i|ac [əʊ'bɪlɪæk] *adj*: Obelion betreffend
o|bel|i|on [əʊ'bɪlɪɑn] *noun*: Obelion *nt*
o|bese [əʊ'biːs] *adj*: beleibt, füllig, korpulent
o|bese|ness [əʊ'biːsnəs] *noun*: →*obesity*
o|be|si|ty [əʊ'biːsətiː] *noun*: Fettleibigkeit *f*, Fettsucht *f*, Korpulenz *f*, Obesität *f*, Adipositas *f*, Obesitas *f*
adiposogenital puberal obesity: Adiposogigantismus *m*
centripetal obesity: Stammfettsucht *f*
female-type obesity: gynoide Adipositas *f*, Birnenform *f*
male-type obesity: androide Adipositas *f*, Apfelform *f*
morbid obesity: krankhafte Fettleibigkeit/Adipositas *f*
truncal obesity: Stammfettsucht *f*
o|bex ['əʊbeks] *noun*: Obex *m*
ob|fus|cate ['ɑbfəskeɪt, ɑb'fʌskeɪt] *vt*: **1.** verdunkeln, trüben; verfinstern **2.** (*fig.*) trüben, verwirren; (*Sinne*) benebeln
ob|fus|ca|tion [ˌɑbfʌs'keɪʃn] *noun*: **1.** Trübung *f*, Verdunkelung *f* **2.** (*fig.*) Verwirrung *f*
OB/GYN *Abk.*: obstetrics and gynecology
o|bi|dox|ime [ɑbɪ'dɑksiːm] *noun*: Obidoxim *nt*
obidoxime chloride: Obidoximchlorid *nt*
ob|ject ['ɑbdʒɪkt, -dʒekt] *noun*: **1.** Objekt *nt*, Ding *nt*, Gegenstand *m* **2.** Zweck *m*, Ziel *nt*
ob|jec|tive [əb'dʒektɪv]: **I** *noun* Objektiv(linse *f*) *nt* **II** *adj* sachlich, unpersönlich, objektiv
achromatic objective: achromatisches Objektiv *nt*, Achromat *m*
apochromatic objective: apochromatisches Objektiv *nt*, Apochromat *nt*
immersion objective: Immersionsobjektiv *nt*
oil-immersion objective: Ölimmersionsobjektiv *nt*
ob|jec|tive|ness [əb'dʒektɪvnəs] *noun*: →*objectivity*
ob|jec|tiv|i|ty [ˌɑbdʒɪk'tɪvətiː] *noun*: Objektivität *f*
ob|jec|tiv|ize [əb'dʒektɪvaɪz] *vt*: objektivieren
ob|li|gate ['ɑblɪgɪt, -geɪt] *adj*: obligat, obligatorisch
o|blig|a|to|ry [ə'blɪgətɔːrɪ, -təʊ-] *adj*: obligatorisch, verpflichtend (*on, upon* für); Zwangs-, Pflicht-
o|blique [əʊ'bliːk, -'blaɪk] *adj*: schief, schräg, quer, geneigt **at an oblique angle** im spitzen Winkel
o|blique|ness [əʊ'bliːknɪs, -'blaɪk-] *noun*: →*obliquity*
ob|liq|ui|ty [ɑb'lɪkwətiː] *noun*: Schrägheit *f*, Schiefe *f*, Obliquität *f*
Litzmann's obliquity: Litzmann-Obliquität *f*, hinterer Asynklitismus *m*
Naegele's obliquity: Naegele-Obliquität *f*, vorderer Asynklitismus *m*
pelvic obliquity: Beckenschiefstand *m*
ob|lit|er|ate [ə'blɪtəreɪt] *vt*: verschließen, veröden, obliterieren
ob|lit|er|at|ing [ə'blɪtəreɪtɪŋ] *adj*: verschließend, obliterierend, obliterativ
ob|lit|er|a|tion [əˌblɪtə'reɪʃn] *noun*: Verschluss *m*, Verödung *f*, Obliteration *f*, Obliteratio *f*
pericardial obliteration: Obliteratio pericardii
ob|long ['ɑblɔŋ, -lɑŋ]: **I** *noun* (*mathemat.*) Rechteck *nt* **II** *adj* länglich; (*mathemat.*) rechteckig
ob|lon|ga|ta [ˌɑblɔŋ'gɑːtə] *noun*: Medulla oblongata, (*inf.*) Oblongata *f*
ob|lon|ga|tal [ˌɑblɔŋ'gɑːtl] *adj*: Medulla oblongata betreffend, Oblongata-
ob|nu|bi|la|tion [ɑbˌn(j)uːbə'leɪʃn] *noun*: Bewusstseinseintrübung *f*
OBS *Abk.*: organic brain syndrome
obs. *Abk.*: obsolete
ob|serv|ance [əb'zɜrvəns] *noun*: **1.** Vorschrift *f*, Regel *f* **2.** (*Regel*) Einhaltung *f*, Befolgung *f*
ob|serv|ant [əb'zɜrvənt] *adj*: beachtend, verfolgend (*of*)
ob|ser|va|tion [ˌɑbzɜr'veɪʃn]: **I** *noun* **1.** Beobachtung *f*, Überwachung *f*; Wahrnehmung *f* **2.** Beobachtungsgabe *f*, -vermögen *nt* **II** *adj* Beobachtungs-
ob|serve [əb'zɜrv]: **I** *vt* **1.** beobachten, überwachen; betrachten, verfolgen **2.** wahrnehmen, erkennen **3.** etw. befolgen *oder* beachten **4.** sagen, äußern **II** *vi* **5.** aufmerksam sein **6.** Beobachtungen machen
ob|serv|er [əb'zɜrvər] *noun*: Beobachter(in *f*) *m*
ob|serv|ing [əb'zɜrvɪŋ] *adj*: →*observant*
ob|sess [əb'ses] *vt*: jdn. quälen, verfolgen, heimsuchen **be obsessed by/with** besessen sein von
ob|ses|sion [əb'seʃn] *noun*: Besessenheit *f*, Zwangsvorstellung *f*, fixe Idee *f*, Obsession *f*
ob|ses|sion|al [əb'seʃnl] *adj*: mit den Symptomen von Anankasmus, zwanghaft, obsessiv-kompulsiv, anankastisch, obsessiv
ob|ses|sive [əb'sesɪv] *adj*: obsessiv, zwanghaft, Zwangs-
obsessive-compulsive *adj*: mit den Symptomen von Anankasmus, zwanghaft, obsessiv-kompulsiv, anankastisch
ob|so|lete [ɑbsə'liːt, 'ɑbsəliːt] *adj*: obsolet, veraltet, überholt, nicht mehr gebräuchlich
obst. *Abk.*: obstetrical
ob|stet|ric [əb'stetrɪk] *adj*: Geburtshilfe betreffend, geburtshilflich, Geburts-, Geburtshelfer-, Entbindungs-
ob|stet|ri|cal [əb'stetrɪkl] *adj*: →*obstetric*
ob|ste|tri|cian [ˌɑbstɪ'trɪʃn] *noun*: Geburtshelfer *m*, Geburtshelferin *f*

O

ob|stet|rics [əb'sterɪks] *plural*: Geburtshilfe *f*, Obstetrik *f*
ob|sti|pa|tion [ˌɑbstə'peɪʃn] *noun*: (Stuhl-)Verstopfung *f*, Obstipation *f*, Konstipation *f*, Obstructio alvi
ob|struct [əb'strʌkt] *vt*: versperren, verstopfen, blockieren
ob|struc|tion [əb'strʌkʃn] *noun*: Blockierung *f*, Verstopfung *f*, Verlegung *f*, Verschluss *m*, Obstruktion *f*
  airway obstruction: Verlegung *f* der Atemwege, Atemwegsobstruktion *f*
  anastomotic obstruction: Anastomosenobstruktion *f*
  bile duct obstruction: Gallengangs-, Gallenwegsobstruktion *f*
  biliary obstruction: Gallengangs-, Gallenwegsobstruktion *f*
  bladder outlet obstruction: Blasenhalsobstruktion *f*
  bolus obstruction: Bolusobstruktion *f*
  bowel obstruction: Darmverlegung *f*, Darmobstruktion *f*, Darmverschluss *m*; Ileus *m*
  bronchial obstruction: bronchiale Obstruktion *f*
  closed-loop obstruction: Adhäsionsileus/Strangulationsileus *m* einer Darmschleife
  colon obstruction: Dickdarmobstruktion *f*, Dickdarmobstruktionsverschluss *m*, Kolonobstruktion *f*, Kolonobstruktionsverschluss *m*
  colonic obstruction: →*colon obstruction*
  cystic duct obstruction: Zystikusverschluss *m*, Zystikusobstruktion *f*, Ductus-cysticus-Verschluss *m*
  esophageal obstruction: Speiseröhrenobstruktion *f*, Ösophagusobstruktion *f*
  extrahepatic bile duct obstruction: extrahepatische Gallengangsobstruktion *f*
  false colonic obstruction: Ogilvie-Syndrom *nt*, Pseudo-Obstruktionsileus *m*
  functional obstruction: funktionelle Obstruktion *f*
  gastric outlet obstruction: Magenausgangsstenose *f*
  incomplete intestinal obstruction: Subileus *m*
  intestinal obstruction: Darmverlegung *f*, Darmobstruktion *f*, Darmverschluss *m*; Ileus *m*
  large bowel obstruction: →*colon obstruction*
  laryngeal obstruction: Larynx-, Kehlkopfobstruktion *f*
  loop obstruction: (Darm-)Schlingenobstruktion *f*
  mechanical obstruction: mechanische Verlegung/Obstruktion *f*
  mesenteric vascular obstruction: Mesenterialgefäßverschluss *m*
  neonatal bowel obstruction: Neugeborenenileus *m*
  oesophageal obstruction: (*brit.*) →*esophageal obstruction*
  postrenal obstruction: postrenale Harnwegsobstruktion *f*
  pyloric obstruction: Pylorusobstruktion *f*
  small bowel obstruction: Dünndarmverschluss *m*
  strangulated bowel obstruction: Strangulationsileus *m*
  tracheal obstruction: Luftröhren-, Tracheaobstruktion *f*
  ureteral obstruction: Harnleiter-, Ureterobstruktion *f*
  ureteropelvic obstruction: ureteropelvine Obstruktion *f*
  urethral obstruction: Harnröhren-, Urethraobstruktion *f*
  urinary obstruction: Harnsperre *f*, Einflussstauung *f*
  urinary tract obstruction: Harnwegsobstruktion *f*
  venous obstruction: Venensperre *f*
ob|struc|tive [əb'strʌktɪv] *adj*: obstruktiv
ob|stru|ent ['ɑbstrəwənt]: **I** *noun* verstopfendes Mittel *nt* **II** *adj* verstopfend; blockierend
ob|tu|ra|tion [ˌɑbt(j)ə'reɪʃn] *noun*: Verlegung *f*, Verstopfung *f*, Obturation *f*, Obturatio *f*
  retrograde obturation: retrograde Wurzelfüllung *f*, retrograde Füllung *f*
ob|tu|ra|tor ['ɑbt(j)əreɪtər] *noun*: **1.** Verschluss *m*, Verlegung *f* **2.** Verschlussprothese *f*, künstliche Gaumenplatte *f*, Obturator *m*, Obturatorapparat *m*
  esophageal obturator: Ösophagusobturator *m*
  oesophageal obturator: (*brit.*) →*esophageal obturator*
ob|tuse [əb't(j)uːs] *adj*: **1.** stumpf, abgestumpft; begriffsstutzig, beschränkt **2.** (*Schmerz*) dumpf
ob|tu|sion [əb't(j)uːʒn] *noun*: Obtusion *f*
OC *Abk.*: **1.** opening click **2.** oral contraceptives **3.** oxacillin **4.** oxygen consumption
OCA *Abk.*: oculocutaneous albinism
occ. *Abk.*: occipital
oc|cip|i|tal [ɑk'sɪpɪtl]: **I** *noun* Hinterhauptsbein *nt*, Os occipitale **II** *adj* Hinterhaupt(sbein) betreffend, okzipital, Hinterhaupt(s)-
oc|cip|i|ta|lis [ɑkˌsɪpɪ'teɪləs] *noun*: Okzipitalis *m*, Musculus occipitalis, Venter occipitalis musculi occipitofrontalis
oc|cip|i|tal|i|za|tion [ɑkˌsɪpɪtælə'zeɪʃn] *noun*: Okzipitalisation *f*, Atlasassimilation *f*
oc|cip|i|to|an|te|ri|or [ɑkˌsɪpɪtəʊæn'tɪərɪər] *adj*: okzipitoanterior
occipito-atlantal *adj*: Atlas und Hinterhauptsbein/Os occipitale betreffend, atlanto-okzipital, atlanto-occipital
oc|cip|i|to|at|loid [ɑkˌsɪpɪtəʊ'ætlɔɪd] *adj*: →*occipito-atlantal*
oc|cip|i|to|ax|i|al [ɑkˌsɪpɪtəʊ'æksɪəl] *adj*: Os occipitale und Dens axis betreffend
oc|cip|i|to|ax|oid [ɑkˌsɪpɪtəʊ'æksɔɪd] *adj*: →*occipitoaxial*
oc|cip|i|to|cer|vi|cal [ɑkˌsɪpɪtəʊ'sɜrvɪkl] *adj*: Hinterhaupt und Nacken/Zervix betreffend, okzipitozervikal
oc|cip|i|to|fa|cial [ɑkˌsɪpɪtəʊ'feɪʃl] *adj*: Hinterhaupt und Gesicht/Facies betreffend, okzipitofazial
oc|cip|i|to|fron|tal [ɑkˌsɪpɪtəʊ'frʌntəl] *adj*: Hinterhaupt und Stirn/Frons betreffend, okzipitofrontal, frontookzipital
oc|cip|i|to|fron|ta|lis [ɑkˌsɪpɪtəʊfrɑn'teɪlɪs] *noun*: Okzipitofrontalis *m*, Musculus occipitofrontalis
oc|cip|i|to|mas|toid [ɑkˌsɪpɪtəʊ'mæstɔɪd] *adj*: Os occipitale und Processus mastoideus betreffend
oc|cip|i|to|men|tal [ɑkˌsɪpɪtəʊ'mentəl] *adj*: Hinterhaupt und Kinn/Mentum betreffend, okzipitomental, mentookzipital
occipito-odontoid *adj*: Os occipitale und Dens axis betreffend
oc|cip|i|to|pa|ri|e|tal [ɑkˌsɪpɪtəʊpə'raɪɪtl] *adj*: Hinterhaupt und Scheitelbein/Os parietale betreffend, okzipitoparietal, parieto-okzipital
oc|cip|i|to|pon|tine [ɑkˌsɪpɪtəʊ'pɑntaɪn] *adj*: okzipitopontin
oc|cip|i|to|pos|te|ri|or [ɑkˌsɪpɪtəʊpə'stɪərɪər] *adj*: okzipitoposterior
oc|cip|i|to|tem|po|ral [ɑkˌsɪpɪtəʊ'temp(ə)rəl] *adj*: Hinterhaupt und Schläfe betreffend; Hinterhauptsbein und das Schläfenbein/Os temporale betreffend, okzipitotemporal
oc|cip|i|to|thal|am|ic [ɑkˌsɪpɪtəʊθə'læmɪk] *adj*: okzipitothalamisch, thalamookzipital
oc|ci|put ['ɑksɪpʌt] *noun*, *plural* **-puts, oc|cip|i|ta** [ɑk'sɪpɪtə]: Hinterhaupt *nt*, Okziput *nt*, Occiput *nt* **below the occiput** unter dem Hinterhaupt/Okziput (liegend), subokzipital
oc|clude [ə'kluːd]: **I** *vt* **1.** abschließen, verschließen, versperren, verstopfen, einschließen, ausschließen **2.** (*chem.*) absorbieren, okkludieren **II** *vi* (*Zähne*) schließen

O

oc|clud|er [ə'klu:dər] *noun*: Okkludator *m*
oc|clu|sal [ə'klu:zl] *adj*: Kaufläche *oder* Okklusion betreffend, okklusal, Biss-, Okklusions-
oc|clu|sion [ə'klu:ʒn] *noun*: **1.** Verschließung *f*, Verstopfung *f*; Ein-, Ausschließung *f*, Umschließung *f* **2.** (*patholog.*) Verschluss *m*, Okklusion *f* **3.** Zahnreihenschluss *m*, Okklusion *f* **4.** (*chem.*) Absorption *f*, Okklusion *f*
abnormal occlusion: Gebissanomalie *f*, Okklusionsanomalie *f*, Malokklusion *f*
acentric occlusion: azentrische Okklusion *f*, ekzentrische Okklusion *f*
acute arterial occlusion: akuter Arterienverschluss *m*, akuter peripherer Arterienverschluss *m*
acute tubal occlusion: akuter Tubenverschluss, Serotympanum *nt*
adjusted occlusion: adjustierte Okklusion *f*
afunctional occlusion: afunktionelle Okklusion *f*
anatomic occlusion: anatomische Okklusion *f*
anterior occlusion: Mesialbiss *m*, Mesiokklusion *f*
aortoiliacal occlusion: aortoiliakaler Arterienverschluss *m*
arterial occlusion: Arterienverschluss *m*
balanced occlusion: balancierte Okklusion *f*
bilateral balanced occlusion: bilateral balancierte Okklusion *f*, beidseitig balancierte Okklusion *f*
bimaxillary protrusive occlusion: beidseitiger Mesialbiss *m*
branch retinal artery occlusion: Arterienastverschluss *m*
branch retinal vein occlusions: Venenastverschlüsse *pl*
bronchial occlusion: Bronchusverschluss *m*, Bronchienverschluss *m*
buccal occlusion: Bukkalokklusion *f*, bukkale Okklusion *f*
central occlusion: zentrale Okklusion *f*
central retinal artery occlusion: Zentralarterienembolie *f*, Zentralarterienverschluss *m*
central retinal vein occlusion: Zentralvenenverschluss *m*
central vein occlusion: Zentralvenenverschluss *m*
centric occlusion: zentrische Okklusion *f*, stabile Okklusion *f*, maximale Interkuspidation *f*
centrically balanced occlusion: zentrisch balancierte Okklusion *f*
coronary occlusion: Koronararterienverschluss *m*, Koronarverschluss *m*
crossbite occlusion: Kreuzbissokklusion *f*
dental occlusion: Okklusion *f*
distal occlusion: distale Okklusion *f*
dynamic occlusion: dynamische Okklusion *f*
eccentric occlusion: azentrische Okklusion *f*, ekzentrische Okklusion *f*
egde-to-edge occlusion: →*end-to-end occlusion*
end-to-end occlusion: Kantenbiss *m*, Kopfbiss *m*, gerader Biss *m*, Labidontie *f*, Zangenbiss *m*
functional occlusion: funktionelle Okklusion *f*
gliding occlusion: gleitende Okklusion *f*
habitual occlusion: habituelle Okklusion *f*, habituelle Interkuspidation *f*
handheld centric occlusion: handgeführte zentrische Okklusion *f*
hyperfunctional occlusion: traumatische Okklusion *f*, traumatogene Okklusion *f*
ideal occlusion: ideale Okklusion *f*
labial occlusion: labiale Okklusion *f*
lateral occlusion: Lateralokklusion *f*, Laterokklusion *f*
lingual occlusion: linguale Okklusion *f*, Lingualokklusion *f*, Linguokklusion *f*
malfunctional occlusion: Okklusionsanomalie *f*, Malokklusion *f*, Gebissanomalie *f*
mechanically balanced occlusion: mechanisch balancierte Okklusion *f*
mesial occlusion: mesiale Okklusion *f*
neutral occlusion: Neutralbiss *m*, Neutrogenie *f*, Regelbiss *m*
normal occlusion: neutrale Okklusion *f*, normale Okklusion *f*
pathogenic occlusion: pathogene Okklusion *f*
percutaneous transhepatic coronary vein occlusion: perkutane transhepatische Obliteration *f* der Vena coronaria ventriculi
physiologic occlusion: physiologische Okklusion *f*
physiologically balanced occlusion: physiologisch balancierte Okklusion *f*
portal vein occlusion: Pfortaderverschluss *m*
posterior occlusion: Distalbiss *m*, Rückbiss *m*
postnormal occlusion: distale Okklusion *f*
prenormal occlusion: mesiale Okklusion *f*
primary traumatic occlusion: primär traumatische Okklusion *f*
protrusive occlusion: Mesialbiss *m*, Mesiokklusion *f*
retrusive occlusion: Distalbiss *m*, Rückbiss *m*
secondary traumatic occlusion: sekundär traumatische Okklusion *f*
terminal occlusion: terminale Okklusion *f*; Schlussbiss *m*
trauma from occlusion: traumatische Okklusion *f*, traumatogene Okklusion *f*
traumatic occlusion: traumatische Okklusion *f*, traumatogene Okklusion *f*
traumatogenic occlusion: →*traumatic occlusion*
tubal occlusion: Tubenverschluss *m*
vascular occlusion: Gefäßverschluss *m*
venous occlusion: Venenverschluss *m*
oc|clu|sive [ə'klu:sɪv] *adj*: Verschluss/Okklusion betreffend, einen Verschluss bildend, durch Okklusion verursacht, okklusiv, sperrend, hemmend, verschließend, Verschluss-
oc|clu|so|cer|vi|cal [ə,klu:səʊ'sɜrvɪkl] *adj*: okklusozervikal
oc|clu|so|gin|gi|val [ə,klu:səʊ'dʒɪndʒəvəl] *adj*: okklusogingival
oc|clu|som|e|ter [ɑklu:'sɑmɪtər] *noun*: Kaudruckmesser *m*, Gnathodynamometer *nt*
oc|clu|so|re|ha|bil|i|ta|tion [ə,klu:səʊ,rɪ(h)ə,bɪlə'teɪʃn] *noun*: okklusale Rehabilitation *f*
oc|cult [ə'kʌlt, 'ɑkʌlt] *adj*: verborgen, versteckt; okkult, kryptisch
oc|cu|pa|tion [ɑkjə'peɪʃn] *noun*: Beruf *m*, Gewerbe *nt*; Beschäftigung *f*
oc|cu|pa|tion|al [ɑkjə'peɪʃnl] *adj*: beruflich, Berufs-, Arbeits-; Beschäftigungs-
OCD *Abk.*: ovarian cholesterol depletion
o|cel|lus [əʊ'seləs] *noun, plura* **-li** [-laɪ, -li:]: **1.** Punkt-, Neben-, Stirnauge *nt*, Ozelle *f* **2.** Facette *f* **3.** Augenfleck *m*
OCG *Abk.*: oral cholecystogram
o|chrom|e|ter [əʊ'krɑmɪtər] *noun*: Ochrometer *nt*
o|chro|no|sis [,əʊkrə'nəʊsɪs] *noun, plural* **-ses** [-si:z]: Ochronose *f*
o|chro|no|sus [,əʊkrə'nəʊsəs] *noun*: →*ochronosis*
o|chro|no|tic [,əʊkrə'nɑtɪk] *adj*: Ochronose betreffend
OCI *Abk.*: ornithine carbamyl transferase
OCM *Abk.*: obliterative cardiomyopathy
OCMT *Abk.*: orthodromic circus movement tachycardia
OCP *Abk.*: oral contraceptive pill
OCS *Abk.*: oxycorticosteroids
OCT *Abk.*: **1.** ornithine carbamoyltransferase **2.** oxytocin

challenge test
oc|ta|de|ca|no|ate [ˌɑktəˌdekə'nəʊeɪt] *noun*: Stearat *nt*
oc|ta|myl|a|mine [ˌɑktə'mɪləmiːn] *noun*: Octamylamin *nt*
oc|tane ['ɑkteɪn] *noun*: Oktan *nt*, Octan *nt*
oc|ta|pep|tide [ˌɑktə'peptaɪd] *noun*: Oktapeptid *nt*
oc|ta|va|lent [ˌɑktə'veɪlənt] *adj*: oktavalent, achtwertig
oc|tet [ɑk'tet] *noun*: Oktett *nt*
oc|tette [ɑk'tet] *noun*: Oktett *nt*
oc|to|drine ['ɑktədriːn] *noun*: Octodrin *nt*
oc|to|pam|ine [ˌɑktə'pæmiːn] *noun*: Octopamin *nt*, p-Norsynephrin *nt*
oc|tose ['ɑktəʊs] *noun*: Oktose *f*, Octose *f*, C_8-Zucker *m*
ocul- *präf.*: →*oculo-*
oc|u|lar ['ɑkjələr]: I *noun* Okular *nt*, Okularlinse *f* II *adj* Auge betreffend, okular, Augen-, Okulo-
oc|u|len|tum [ɑkjə'lentəm] *noun, plura* **-ta** [-tə]: Augensalbe *f*, Oculentum *nt*, Unguentum ophthalmicum
oc|u|list ['ɑkjəlɪst] *noun*: **1.** →*ophthalmologist* **2.** →*optometrist*
oculo- *präf.*: Augen-, Okul(o)-
oc|u|lo|au|ric|u|lar [ˌɑkjələʊɔː'rɪkjələr] *adj*: Augen und Ohren/Aures betreffend, okuloaurikulär
oc|u|lo|au|ric|u|lo|ver|te|bral [ˌɑkjələʊɔːˌrɪkjələʊ'vɜrtəbrəl] *adj*: Augen, Ohren/Aures und Wirbel/Vertebra betreffend, okuloaurikulovertebral
oc|u|lo|car|di|ac [ˌɑkjələʊ'kɑːrdɪˌæk] *adj*: Augen und Herz betreffend, okulokardial
oc|u|lo|ce|phal|ic [ˌɑkjələʊsɪ'fælɪk] *adj*: Augen und Gehirn/Enzephalon betreffend, okulozephal, okuloenzephalisch
oc|u|lo|ce|re|bral [ˌɑkjələʊsə'riːbrəl, -'serə-] *adj*: Augen und Gehirn/Zerebrum betreffend, okulozerebral
oc|u|lo|cer|e|bro|re|nal [ˌɑkjələʊˌserəbrəʊ'riːnl] *adj*: okulo-zerebro-renal, Augen, Gehirn und Nieren betreffend
oc|u|lo|cu|ta|ne|ous [ˌɑkjələʊkjuː'teɪnɪəs] *adj*: Augen und Haut betreffend, okulokutan
oc|u|lo|den|to|dig|i|tal [ˌɑkjələʊˌdentəʊ'dɪdʒɪtl] *adj*: okulodentodigital
oc|u|lo|der|mal [ˌɑkjələʊ'dɜrml] *adj*: →*oculocutaneous*
oc|u|lo|en|ce|phal|ic [ˌɑkjələʊɔensɪ'fælɪk] *adj*: Augen und Gehirn/Enzephalon betreffend, okuloenzephalisch, okulozephal
oc|u|lo|fa|cial [ˌɑkjələʊɔ'feɪʃl] *adj*: Augen und Gesicht/Facies betreffend, okulofazial
oc|u|lo|glan|du|lar [ˌɑkjələʊ'glændʒələr] *adj*: Augen und Lymphknoten betreffend, okuloglandulär
oc|u|log|ra|phy [ɑkjə'lɑgrəfiː] *noun*: Okulographie *f*, Okulografie *f*
oc|u|lo|man|dib|u|lo|dys|ceph|a|ly [ˌɑkjələʊmænˌdɪbjələʊdɪs'sefəliː] *noun*: Hallermann-Streiff-Syndrom *nt*, Hallermann-Streiff-Francois-Syndrom *nt*, Dysmorphia mandibulo-oculo-facialis
oc|u|lo|mo|tor [ˌɑkjələʊ'məʊtər] *adj*: okulomotorisch
oc|u|lo|mo|to|ri|us [ˌɑkjələʊməʊ'təʊrɪəs] *noun*: Okulomotorius *m*, III. Hirnnerv *m*, Nervus oculomotorius
oc|u|lo|my|co|sis [ˌɑkjələʊmaɪ'kəʊsɪs] *noun*: Pilzerkrankung *f* des Auges
oc|u|lo|na|sal [ˌɑkjələʊɔ'neɪzl] *adj*: Augen und Nase betreffend, okulonasal
oc|u|lop|a|thy [ɑkjə'lɑpəθiː] *noun*: →*ophthalmopathy*
oc|u|lo|pha|ryn|ge|al [ˌɑkjələʊfə'rɪndʒ(ɪ)əl] *adj*: Augen und Rachen betreffend, okulopharyngeal
oc|u|lo|pu|pil|la|ry [ˌɑkjələʊ'pjuːpəˌleriː, -ləriː] *adj*: Pupille betreffend, okulopupillär, pupillär, pupillar
oc|u|lo|spi|nal [ˌɑkjələʊ'spaɪnl] *adj*: Augen und Rückenmark betreffend, okulospinal
oc|u|lo|tox|ic [ˌɑkjələʊ'θɑksɪk] *adj*: okulotoxisch
oc|u|lo|ver|te|bral [ˌɑkjələʊ'vɜrtəbrəl] *adj*: Augen und Wirbel betreffend, okulovertebral
oc|u|lo|ves|tib|u|lar [ˌɑkjələʊvə'stɪbjələr] *adj*: okulovestibulär
oc|u|lus ['ɑkjələs] *noun, plura* **-li** [-laɪ]: Auge *nt*, (*anatom.*) Oculus *nt*
o|cy|to|cin [əʊsɪ'təʊsɪn] *noun*: Ocytocin *nt*, Oxytocin *nt*
OD *Abk.*: **1.** optical density **2.** outside diameter **3.** overdose
ODAC *Abk.*: on-demand analgesia computer
ODC *Abk.*: **1.** ornithine decarboxylase **2.** orotidine-5-phosphate decarboxylase **3.** orotidylic acid decarboxylase **4.** oxygen dissociation curve
od|dit|ic [ɑ'dɪtɪk] *adj*: Odditis betreffend, odditisch
od|di|tis [ɑ'daɪtɪs] *noun*: Odditis *f*
ODG *Abk.*: ophthalmodynamogram
ODM *Abk.*: ophthalmodynamometry
ODN *Abk.*: overt diabetic nephropathy
odont- *präf.*: Zahn-, Dental-, Dent(o)-, Odont(o)-
o|don|tag|ra [əʊdɑn'ægrə] *noun*: →*odontalgia*
o|don|tal|gia [ˌəʊdɑn'tældʒ(ɪ)ə] *noun*: Zahnschmerz(en *pl*) *m*, Odontalgie *f*
phantom odontalgia: Phantomschmerz *m*
o|don|tal|gic [ˌəʊdɑn'tældʒɪk] *adj*: Odontalgie betreffend
o|don|ta|tro|phia [ˌəʊdɑntə'trəʊfɪə] *noun*: Zahnatrophie *f*
o|don|tec|to|my [əʊdɑn'tektəmiː] *noun*: Zahnentfernung *f*, Zahnextraktion *f*
partial odontectomy: partielle Odontektomie *f*
o|don|ti|a|sis [ˌəʊdɑn'taɪəsɪs] *noun*: Zahnen *nt*, Zahndurchbruch *m*, Dentition *f*, Dentitio *f*
o|dont|i|at|ro|gen|ic [əʊˌdɑntaɪˌætrə'dʒenɪk] *adj*: durch den Zahnarzt hervorgerufen, durch zahnärztliche Einwirkung entstanden
o|don|tic [əʊ'dɑntɪk] *adj*: Zahn *oder* Zähne betreffend, dental, Odont(o)-, Dent(o)-, Dental-, Zahn-
o|don|ti|noid [əʊ'dɑntɪnɔɪd] *adj*: zahnartig, odontinoid
o|don|ti|tis [əʊ'dɑntaɪtɪs] *noun*: Entzündung *f* der Zahnpulpa, Pulpitis *f*, Pulpaentzündung *f*, Zahnmarkentzündung *f*
odonto- *präf.*: Zahn-, Dental-, Dent(o)-, Odont(o)-
o|don|to|am|e|lo|blas|to|ma [əʊˌdɑntəʊˌæmələʊblæs'təʊmə] *noun*: Odontoadamantinom *nt*, Odontoameloblastom *nt*, ameloblastisches Fibroodontom *nt*, ameloblastisches Odontom *nt*
o|don|to|am|e|lo|blas|to|sar|co|ma [əʊˌdɑntəʊˌæmələʊˌblæstəsɑːr'kəʊmə] *noun*: Odontoameloblastosarkom *nt*
o|don|to|am|e|lo|sar|co|ma [əʊˌdɑntəˌæmələʊsɑːr'kəʊmə] *noun*: Odontoamelosarkom *nt*
o|don|to|blast ['əʊˌdɑntəʊblæst] *noun*: Odontoblast *m*, Dentinoblast *m*
o|don|to|blas|tic [əʊˌdɑntə'blæstɪk] *adj*: Odontoblast(en) betreffend, Odontoblasten-
o|don|to|blas|to|ma [əʊˌdɑntəʊblæs'təʊmə] *noun*: Odontoblastom *nt*
o|don|to|both|ri|on [əʊˌdɑntəʊ'bɑθrɪɑn] *noun*: Zahnalveole *f*, Alveolus dentalis
o|don|to|both|ri|tis [əʊˌdɑntəʊbɑθ'raɪtɪs] *noun*: Entzündung *f* der Zahnalveole, Alveolitis *f*
o|don|to|both|ri|um [əʊˌdɑntə'bɑθriːəm] *noun*: Zahnalveole *f*, Alveolus dentalis
o|don|to|ce|ram|ic [əʊˌdɑntəsə'ræmɪk] *adj*: zahnkeramisch
o|don|to|chi|rur|gi|cal [əʊˌdɑntəkaɪ'rɜrdʒɪkəl] *adj*: zahnchirurgisch
o|don|to|cla|mis [əʊˌdɑntə'klæmɪs] *noun*: Zahnkappe *f*

o|don|to|cla|sia [əʊ,dɑntə'kleɪzɪə] *noun*: internes Pulpagranulom *nt*, Rosa-Flecken-Krankheit *f*, Pink-spot-disease *nt*, Endodontoma *nt*, internes Pulpengranulom *nt*, innere Zahnresorption *f*, innere Resorption *f*
o|don|to|cla|sis [,əʊdɑn'tɑkləsɪs] *noun*: Odontoklasie *f*
o|don|to|clast [əʊ'dɑntəʊklæst] *noun*: Odontoklast *m*, Odontoclast *m*
o|don|to|clas|to|ma [əʊ,dɑntəklæs'təʊmə] *noun*: →*odontoclasia*
o|don|to|dyn|ia [əʊ,dɑntəʊ'diːnɪə] *noun*: →*odontalgia*
o|don|to|dys|pla|sia [əʊ,dɑntədɪs'pleɪʒ(ɪ)ə] *noun*: Odontodysplasie *f*, Odontodysplasia *f*, Geisterzähne *pl*, ghost teeth *pl*
o|don|to|gen [əʊ'dɑntədʒen] *adj*: von einem Zahn ausgehend, von den Zähnen ausgehend, odontogen, dentogen
o|don|to|gen|e|sis [əʊ,dɑntəʊ'dʒenəsɪs] *noun*: Zahnentwicklung *f*, Zahnbildung *f*, Odontogenese *f*
odontogenesis imperfecta: Capdepont-Syndrom *nt*, hereditär opaleszentes Dentin *nt*, Dentinogenesis imperfecta, Dentinogenesis hypoplastica hereditaria, Odontogenesis hypoplastica hereditaria, Capdepont-Zahnhyperplasie *f*, Stainton-Zahnhyperplasie *f*, Stainton-Syndrom *nt*
o|don|to|ge|net|ic [əʊ,dɑntəʊdʒə'netɪk] *adj*: Odontogenese betreffend, odontogenetisch
o|don|to|gen|ic [əʊ,dɑntəʊ'dʒenɪk] *adj*: **1.** aus *oder* von den Zähnen abstammend, odontogen, dentogen **2.** zahnbildend
o|don|tog|e|nous [,əʊdɑn,tɑdʒənəs] *adj*: aus *oder* von den Zähnen abstammend, odontogen, dentogen
o|don|tog|e|ny [,əʊdɑn'tɑdʒeniː] *noun*: →*odontogenesis*
o|don|to|gram [əʊ'dɑntəgræm] *noun*: Odontogramm *nt*
o|don|to|graph [əʊ'dɑntəgræf] *noun*: Odontograph *m*, Odontograf *m*
o|don|tog|ra|phy [,əʊdɑn'tɑgrəfiː] *noun*: Odontografie *f*
o|don|to|hy|per|aes|the|sia [əʊ,dɑntə,haɪpəres'θiːʒ(ɪ)ə] *noun*: (*brit.*) →*odontohyperesthesia*
o|don|to|hy|per|es|the|sia [əʊ,dɑntə,haɪpəres'θiːʒ(ɪ)ə] *noun*: Überempfindlichkeit *f* der Zähne, Odontohyperästhesie *f*
o|don|to|hy|po|phos|pha|ta|sia [əʊ,dɑntə,haɪpəʊ,fɑsfə'teɪzɪə] *noun*: Odontohypophosphatasie *f*
o|don|toid [əʊ'dɑntɔɪd] *adj*: zahnförmig, zahnähnlich, dentoid, odontoid
o|don|to|lith [əʊ'dɑntəlɪθ] *noun*: Zahnstein *m*, Odontolith *m*, Calculus dentalis
o|don|to|li|thi|a|sis [əʊ,dɑntəlɪ'θaɪəsɪs] *noun*: Zahnsteinablagerung *f*, Zahnsteinansatz *m*, Zahnsteinleiden *nt*, Odontolithiasis *f*
o|don|to|log|i|cal [əʊ,dɑntəʊ'lɑdʒɪkl] *adj*: odontologisch
o|don|tol|o|gist [əʊdɑn'tɑlədʒɪst] *noun*: Zahnarzt *m*, Zahnärztin *f*
o|don|tol|o|gy [,əʊdɑn'tɑlədʒiː] *noun*: Zahn(heil)kunde *f*, Zahnmedizin *f*, Dentologie *f*, Odontologie *f*
forensic odontology: forensische Odontologie *f*
o|don|tol|y|sis [,əʊdɑn'tɑləsɪs] *noun*: Zahnresorption *f*, Zahnabbau *m*, Odontolyse *f*
o|don|to|ma [əʊdɑn'təʊmə] *noun*: **1.** Odontom *nt* **2.** odontogener Tumor *m*
ameloblastic odontoma: Odontoadamantinom *nt*, Odontoameloblastom *nt*, ameloblastisches (Fibro-) Odontom *nt*
calcified odontoma: verkalktes Odontom *nt*
complex odontoma: zusammengesetztes Odontom *nt*, komplexes Odontom *nt*
complex composite odontoma: →*complex odontoma*
composite odontoma: →*complex odontoma*
coronal odontoma: Kronenodontom *nt*, koronales Odontom *nt*
coronary odontoma: →*coronal odontoma*
cystic odontoma: zystisches Odontom *nt*
cystic complex odontoma: zystisches zusammengesetztes Odontom *nt*
dilated odontoma: Zahn *m* im Zahn, Dens in dente, Dens invaginatus
embryoplastic odontoma: embryoplastisches Odontom *nt*
fibrous odontoma: fibröses Odontom *nt*
gestant odontoma: →*dilated odontoma*
invaginated odontoma: invaginiertes Odontom *nt*
malignant odontoma: malignes Odontom *nt*
mixed odontoma: →*complex odontoma*
radicular odontoma: radikuläres Odontom *nt*
soft mixed odontoma: ameloblastisches Fibrom *nt*
o|don|to|ne|cro|sis [əʊ,dɑntənɪ'krəʊsɪs] *noun*: Odontonekrose *f*
o|don|top|a|thy [əʊdɑn'tɑpəθiː] *noun*: Zahnerkrankung *f*, Odontopathie *f*
o|don|to|per|i|os|te|um [əʊ,dɑntə,perɪ'ɑstɪəm] *noun*: Zahnbett *nt*, Parodont *nt*, Parodontium *nt*
o|don|to|pho|bi|a [əʊ,dɑntə'fəʊbɪə] *noun*: Odontophobie *f*
o|don|to|pho|bic [əʊ,dɑntə'fəʊbɪk] *adj*: Odontophobie betreffend, odontophob
o|don|to|plas|ty [əʊ'dɑntəplæstiː] *noun*: Odontoplastik *f*
o|don|to|pri|sis [əʊ,dɑntə'praɪsɪs] *noun*: Karolyi-Effekt *m*, Parafunktion *f*, Bruxismus *m*, Kaukrämpfe *pl*, Leerbissmastikation *f*
o|don|to|ra|di|o|graph [əʊ,dɑntə'reɪdɪəʊgræf] *noun*: Röntgenaufnahme *f* der Zähne
o|don|tor|rha|gia [əʊ,dɑntə'rædʒ(ɪ)ə] *noun*: Odontorrhagie *f*
o|don|tos|chi|sis [,əʊdɑn'tɑskəsɪs] *noun*: Odontoschisis *f*
o|don|to|schism [əʊ'dɑntəskɪzəm] *noun*: Zahnspalt *m*
o|don|to|scope [əʊ'dɑntəskəʊp] *noun*: Odontoskop *nt*
o|don|tos|co|py [,əʊdɑn'tɑskəpiː] *noun*: Odontoskopie *f*
o|don|to|sei|sis [əʊ,dɑntə'saɪsɪs] *noun*: Zahnlockerung *f*
o|don|to|the|ca [əʊ,dɑntə'θiːkə] *noun*: Zahnsäckchen *nt*, Sacculus dentis
o|don|tot|o|my [,əʊdɑn'tɑtəmiː] *noun*: Odontotomie *f*
o|don|to|trip|sis [əʊ,dɑntə'trɪpsɪs] *noun*: Zahnabnutzung *f*
o|dor ['əʊdər] *noun*: Geruch *m*, Odor *m*; Duft *m*, Wohlgeruch *m*
body odor: Körpergeruch *m*
mousy odor: Mäuseuringeruch *m*
penetrating odor: penetranter Geruch *m*
o|dor|ant ['əʊdərənt]: I *noun* Duftstoff *m* II *adj* duftend, wohlriechend
o|dor|if|er|ous [əʊdə'rɪfərəs] *adj*: →*odorant II*
o|do|rim|e|ter [əʊdə'rɪmɪtər] *noun*: Odorimeter *nt*
o|do|rim|e|try [əʊdə'rɪmətriː] *noun*: Odorimetrie *f*
o|dor|less ['əʊdərləs] *adj*: geruchlos
o|dor|ous ['əʊdərəs] *adj*: →*odorant II*
o|dor|ous|ness ['əʊdərəsnəs] *noun*: Duft *m*, Wohlgeruch *m*
ODSG *Abk.*: ophthalmic Doppler sonogram
odyn- *präf.*: →*odyno-*
o|dyn|a|cu|sis [,əʊdɪnə'kjuːsɪs] *noun*: schmerzhaftes Hören *nt*, Hyperakusis dolorosa
odyno- *präf.*: Schmerz-, Odyn(o)-
o|dy|nom|e|ter [əʊdɪ'nɑmɪtər] *noun*: Algesimeter *nt*
o|dyn|o|pha|gia [əʊ,dɪnəʊ'feɪdʒ(ɪ)ə] *noun*: schmerzhaftes Schlucken *nt*, Odynophagie *f*
o|dyn|pha|gia [əʊdɪn'feɪdʒ(ɪ)ə] *noun*: Odynophagie *f*

OE *Abk.*: otitis externa
Oe *Abk.*: oestrogen
OED *Abk.*: optimum erythemogenic dose
oe|de|ma [ɪ'diːmə] *noun, plural* **-mas, -ma|ta** [ɪ'diːmətə]: (*brit.*) Ödem *nt*, Oedema *nt*
alimentary oedema: Hungerödem *nt*
ampullary oedema: Ödem *nt* der Apulla hepaticopancreatica, Ampullenödem *nt*
angioneurotic oedema: angioneurotisches Ödem *nt*, Quincke-Ödem *nt*
appendiceal oedema: Appendixödem *nt*
arm oedema: Armödem *nt*
Berlin's oedema: Berlin-Netzhautödem *nt*, -Netzhauttrübung *f*
brain oedema: Hirnödem *nt*
brown oedema: braunes Lungenödem *nt*
cachectic oedema: kachektisches Ödem *nt*
Calabar oedema: Calabar-Beule *f*, Calabar-Schwellung *f*, Kamerum-Schwellung *f*, Loiasis *f*, Loiase *f*
cardiac oedema: kardiales Ödem *nt*
cardiac pulmonary oedema: kardiales Lungenödem *nt*
cellular oedema: zelluläres Ödem *nt*
cerebral oedema: Hirnödem *nt*
circumscribed oedema: Quincke-Ödem *nt*, angioneurotisches Ödem *nt*
conjunctival oedema: Bindehaut-, Konjunktivalödem *nt*
cytotoxic cerebral oedema: zytotoxisches Hirnödem *nt*
epiglottic oedema: Epiglottisödem *nt*
extracellular oedema: extrazelluläres Ödem *nt*, interstitielles Ödem *nt*
facial oedema: Gesichtsödem *nt*
famine oedema: Hungerödem *nt*
gaseous oedema: Gasödem *nt*
gestational oedema: Schwangerschaftsödem *nt*
giant oedema: Quincke-Ödem *nt*, angioneurotisches Ödem *nt*
glottic oedema: Glottisödem *nt*, Oedema glottidis
hepatic oedema: hepatogenes Ödem *nt*
hereditary angioneurotic oedema: hereditäres Quincke-Ödem *nt*, hereditäres angioneurotisches Ödem *nt*
high-altitude pulmonary oedema: Höhenlungenödem *nt*
hunger oedema: Hungerödem *nt*
hydraemic oedema: hydrämisches Ödem *nt*
idiopathic oedema: idiopathisches Ödem *nt*
indurative oedema: Oedema indurativum
inflammatory oedema: entzündliches Ödem *nt*
insulin oedemas: Insulinödeme *pl*
interstitial oedema: interstitielles Ödem *nt*, extrazelluläres Ödem *nt*
interstitial pulmonary oedema: interstitielles Lungenödem *nt*
intimal oedema: Intimaödem *nt*
intra-alveolar oedema: intraalveoläres Lungenödem *nt*
intra-alveolar pulmonary oedema: intraalveoläres Lungenödem *nt*
inveterate oedema: inveteriertes Lungenödem *nt*
inveterate pulmonary oedema: inveteriertes Lungenödem *nt*
labial oedema: Schamlippenödem *nt*
laryngeal oedema: Larynx-, Kehlkopfödem *nt*
latent oedema: latentes Ödem *nt*
leg oedema: Beinödem *nt*
lid oedema: Lidödem *nt*
oedema of lung: Lungenödem *nt*
lymphatic oedema: Lymphödem *nt*, Lymphoedema *nt*
macular oedema: Makulaödem *nt*
malignant oedema: malignes Ödem *nt*
marantic oedema: marantisches Ödem *nt*
masked oedema: latentes Ödem *nt*
Milroy's oedema: Lymphödem/Trophödem *nt* Typ Nonne-Milroy
Milton's oedema: Quincke-Ödem *nt*, angioneurotisches Ödem *nt*
mucosal oedema: Schleimhautödem *nt*
mucous oedema: Myxödem *nt*, Myxodermia diffusa
nephrotic oedema: nephrotisches Ödem *nt*
non-cardiac pulmonary oedema: nicht-kardiales Lungenödem *nt*
noninflammatory oedema: nicht-entzündliches Ödem *nt*
nutritional oedema: Hungerödem *nt*
oedema of optic disc: Papillenödem *nt*, Stauungspapille *f*
orbital oedema: Orbitaödem *nt*
pancreatic oedema: Pankreasödem *nt*, Zöpfel-Ödem *nt*
periodic oedema: Quincke-Ödem *nt*, angioneurotisches Ödem *nt*
periorbital oedema: periorbitales Ödem *nt*
perivascular oedema: perivaskuläres Ödem *nt*
pharyngeal oedema: Pharynxödem *nt*
placental oedema: Plazentaödem *nt*
pressure oedema: Hochdrucködem *nt*
primary oedema: primäres Ödem *nt*, Überlaufödem *nt*
pulmonary oedema: Lungenödem *nt*
Quincke's oedema: Quincke-Ödem *nt*, angioneurotisches Ödem *nt*
Reinke's oedema: Reinke-Ödem *nt*
renal oedema: renales Ödem *nt*
retinal oedema: Retinaödem *nt*
salt oedema: Salzödem *nt*
scrotal oedema: Skrotal-, Skrotumödem *nt*
secondary oedema: sekundäres Ödem *nt*, Mangelfüllödem *nt*
solid oedema: Myxödem *nt*, Myxoedema *nt*, Myxodermia diffusa
stasis oedema: Stauungsödem *nt*
stump oedema: Stumpfödem *nt*
toxic oedema: toxisches Ödem *nt*
traumatic oedema: traumatisches Ödem *nt*
uvular oedema: Uvulaödem *nt*
vasogenic oedema: vasogenes Ödem *nt*
vasogenic cerebral oedema: vasogenes Hirnödem *nt*
war oedema: Hungerödem *nt*
oe|dem|a|tig|e|nous [ɪˌdemə'tɪdʒənəs] *adj*: (*brit.*) →*oedematogenic*
oe|dem|a|ti|za|tion [ɪˌdemətɪ'zeɪʃn] *noun*: (*brit.*) Ödematisierung *f*
oe|dem|a|to|gen|ic [ɪˌdemətəʊ'dʒenɪk] *adj*: (*brit.*) ödematogen
oe|dem|a|tous [ɪ'demətəs] *adj*: (*brit.*) Ödem betreffend, von ihm gekennzeichnet, ödematös
OEE *Abk.*: outer enamel epithelium
OEMG *Abk.*: oculo-electromyogram
OER *Abk.*: **1.** oxygen enhancement ratio **2.** oxygen excretion rate
OERTC *Abk.*: European Organization for Research on Treatment of Cancer
oesophag- *präf.*: (*brit.*) Speiseröhren-, Ösophag(o)-, Oesophag(o)-, Ösophagus-
oe|soph|a|gal|gia [ɪˌsɑfə'gældʒ(ɪ)ə] *noun*: (*brit.*) Speiseröhrenschmerz *m*, Ösophagusschmerz *m*, Ösophagodynie *f*
oe|soph|a|ge|al [ɪˌsɑfə'dʒiːəl, ˌɪsə'fædʒɪəl] *adj*: (*brit.*) Speiseröhre/Ösophagus betreffend, ösophageal, ösophagisch, Speiseröhren-, Ösophag(o)-, Ösophagus-

oe|soph|a|gec|ta|sia [ɪˌsɑfədʒek'teɪʒ(ɪ)ə] *noun*: (*brit.*) Ösophagusektasie *f*
oe|soph|a|gec|ta|sis [ɪˌsɑfə'dʒektəsɪs] *noun*: (*brit.*) →*oesophagectasia*
oe|soph|a|gec|to|my [ɪˌsɑfə'dʒektəmiː] *noun*: (*brit.*) Ösophagektomie *f*
en bloc oesophagectomy: En-bloc-Ösophagektomie *f*
standard oesophagectomy: Standardösophagektomie *f*
transmediastinal oesophagectomy: transmediastinale Ösophagektomie *f*
oe|soph|a|gism [ɪ'sɑfədʒɪzəm] *noun*: (*brit.*) →*oesophagospasm*
oe|soph|a|gis|mus [ɪˌsɑfə'dʒɪzməs] *noun*: (*brit.*) →*oesophagospasm*
oe|soph|a|git|ic [ɪˌsɑfə'dʒɪtɪk] *adj*: (*brit.*) Speiseröhrenentzündung/Ösophagitis betreffend, ösophagitisch
oe|soph|a|gi|tis [ɪˌsɑfə'dʒaɪtɪs] *noun*: (*brit.*) Entzündung *f* der Speiseröhrenschleimhaut, Ösophagitis *f*, Speiseröhrenentzündung *f*, Ösophagusentzündung *f*, Oesophagitis *f*
candida oesophagitis: Soorösophagitis *f*
chemical oesophagitis: chemische Ösophagitis *f*
chronic peptic oesophagitis: Refluxösophagitis *f*, chronisch peptische Ösophagitis *f*
exfoliative oesophagitis: Oesophagitis exfoliativa
infectious oesophagitis: infektiöse Ösophagitis *f*
peptic oesophagitis: peptische Speiseröhrenentzündung/Ösophagitis *f*
physical oesophagitis: physikalische Ösophagitis *f*
radiation oesophagitis: Strahlenösophagitis *f*
reflux oesophagitis: Refluxösophagitis *f*, chronisch peptische Ösophagitis *f*
ulcerative oesophagitis: ulzerierende/ulzerative Ösophagitis *f*
oe|soph|a|go|an|tros|to|my [ɪˌsɑfəgəʊæn'trɑstəmiː] *noun*: (*brit.*) Ösophagoantrostomie *f*
oe|soph|a|go|bron|chi|al [ɪˌsɑfəgəʊ'brɑŋkɪəl] *adj*: (*brit.*) Speiseröhre und Bronchus/Bronchien betreffend, ösophagobronchial, bronchoösophageal
oe|soph|a|go|car|di|o|my|ot|o|my [ɪˌsɑfəgəʊˌkɑːrdɪəʊmaɪ'ɑtəmiː] *noun*: (*brit.*) Speiseröhren-Kardia-Schnitt *m*, Ösophagokardiomyotomie *f*, Kardiotomie *f*
oe|soph|a|go|car|di|o|plas|ty [ɪˌsɑfəgəʊ'kɑːrdɪəplæstiː] *noun*: (*brit.*) Speiseröhren-Kardia-Plastik *f*, Ösophagokardioplastik *f*
oe|soph|a|go|cele ['ɪsɑfəgəsiːl] *noun*: (*brit.*) Speiseröhrenbruch *m*, Ösophagozele *f*
oe|soph|a|go|co|lo|gas|tros|to|my [ɪˌsɑfəgəʊˌkəʊləgæs'trɑstəmiː] *noun*: (*brit.*) Ösophagokologastrostomie *f*
oe|soph|a|go|co|lo|plas|ty [ɪˌsɑfəgəʊ'kəʊləplæstiː] *noun*: (*brit.*) Ösophagokoloplastik *f*
oe|soph|a|go|du|o|de|nos|to|my [ɪˌsɑfəgəʊd(j)uːədɪ'nɑstəmiː] *noun*: (*brit.*) Ösophagoduodenostomie *f*
oe|soph|a|go|dyn|i|a [ɪˌsɑfəgəʊ'diːnɪə] *noun*: (*brit.*) Speiseröhrenschmerz *m*, Ösophagusschmerz *m*, Ösophagodynie *f*
oe|soph|a|go|en|te|ros|to|my [ɪˌsɑfəgəʊentə'rɑstəmiː] *noun*: (*brit.*) Ösophagus-Darm-Anastomose *f*, Ösophagus-Darm-Fistel *f*, Ösophagoenterostomie *f*
oe|soph|a|go|fun|do|pex|y [ɪˌsɑfəgəʊˌfʌndə'peksiː] *noun*: (*brit.*) Ösophagofundopexie *f*
oe|soph|a|go|fun|do|phren|o|pex|y [ɪˌsɑfəgəʊˌfʌndəˌfrenəʊ'peksiː] *noun*: (*brit.*) Ösophagofundophrenopexie *f*
oe|soph|a|go|gas|trec|to|my [ɪˌsɑfəgəʊgæs'trektəmiː] *noun*: (*brit.*) Ösophagogastrektomie *f*
oe|soph|a|go|gas|tric [ɪˌsɑfəgəʊ'gæstrɪk] *adj*: (*brit.*) Magen und Speiseröhre/Ösophagus betreffend, gastroösophageal, ösophagogastral
oe|soph|a|go|gas|tro|a|nas|to|mo|sis [ɪˌsɑfəgəʊˌgæstrəəˌnæstə'məʊsɪs] *noun*: (*brit.*) Ösophagogastrostomie *f*
oe|soph|a|go|gas|tro|my|ot|o|my [ɪˌsɑfəgəʊˌgæstrəmaɪ'ɑtəmiː] *noun*: (*brit.*) Gottstein-Heller-Operation *f*, Kardiomyotomie *f*
oe|soph|a|go|gas|tro|plas|ty [ɪˌsɑfəgəʊ'gæstrəplæstiː] *noun*: (*brit.*) Speiseröhren-Magen-Plastik *f*, Ösophagogastroplastik *f*, Kardiaplastik *f*
oe|soph|a|go|gas|tros|co|py [ɪˌsɑfəgəʊgæs'trɑskəpiː] *noun*: (*brit.*) Speiseröhren-Magen-Spiegelung *f*, Ösophagogastroskopie *f*
oe|soph|a|go|gas|tros|to|my [ɪˌsɑfəgəʊgæs'trɑstəmiː] *noun*: (*brit.*) Ösophagogastrostomie *f*
oe|soph|a|go|gram [ɪ'sɑfəgəgræm] *noun*: (*brit.*) Ösophagogramm *nt*
oe|soph|a|gog|ra|phy [ɪˌsɑfə'gɑgrəfiː] *noun*: (*brit.*) Kontrastdarstellung *f* der Speiseröhre, Ösophagographie *f*, Ösophagografie *f*
oe|soph|a|go|il|e|o|co|lo|plas|ty [ɪˌsɑfəgəʊˌɪlɪəʊ'kəʊləplæstiː] *noun*: (*brit.*) Ösophagoileokoloplastik *f*
oe|soph|a|go|je|ju|no|gas|tros|to|mo|sis [ɪˌsɑfəgəʊdʒɪˌdʒuːnəʊgæsˌtrɑstə'məʊsɪs] *noun*: (*brit.*) Ösophagus-Jejunum-Fistel *f*, Ösophagojejunogastrostomie *f*
oe|soph|a|go|je|ju|no|gas|tros|to|my [ɪˌsɑfəgəʊdʒɪˌdʒuːnəʊgæs'trɑstəmiː] *noun*: (*brit.*) Ösophagus-Jejunum-Anastomose *f*, Ösophagus-Jejunum-Fistel *f*, Ösophagojejunogastrostomie *f*
oe|soph|a|go|je|ju|no|plas|ty [ɪˌsɑfəgəʊdʒɪ'dʒuːnəplæstiː] *noun*: (*brit.*) Ösophagus-Jejunum-Plastik *f*, Ösophagojejunoplastik *f*
oe|soph|a|go|je|ju|nos|to|my [ɪˌsɑfəgəʊdʒɪdʒuː'nɑstəmiː] *noun*: (*brit.*) Ösophagojejunostomie *f*
oe|soph|a|go|la|ryn|gec|to|my [ɪˌsɑfəgəʊlærɪn'dʒektəmiː] *noun*: (*brit.*) Ösophagolaryngektomie *f*
oe|soph|a|go|ma|la|cia [ɪˌsɑfəgəʊmə'leɪʃ(ɪ)ə] *noun*: (*brit.*) Speiseröhrenerweichung *f*, Ösophagomalazie *f*
oe|soph|a|go|my|co|sis [ɪˌsɑfəgəʊmaɪ'kəʊsɪs] *noun*: (*brit.*) Pilzbefall *m* der Speiseröhre, Speiseröhren-, Ösophagusmykose *f*
oe|soph|a|go|my|ot|o|my [ɪˌsɑfəgəʊmaɪ'ɑtəmiː] *noun*: (*brit.*) **1.** Ösophagomyotomie *f* **2.** Speiseröhren-Kardia-Schnitt *m*, Ösophagokardiomyotomie *f*, Kardiotomie *f*
oe|soph|a|go|oe|soph|a|gos|to|my [ɪˌsɑfəgəʊɪˌsɑfə'gɑstəmiː] *noun*: (*brit.*) Ösophagoösophagostomie *f*
oe|soph|a|go|plas|ty [ɪ'sɑfəgəʊplæstiː] *noun*: (*brit.*) Speiseröhren-, Ösophagusplastik *f*
oe|soph|a|go|pli|ca|tion [ɪˌsɑfəgəʊplaɪ'keɪʃn] *noun*: (*brit.*) Speiseröhrenplikatur *f*, Speiseröhrenplikation *f*, Ösophagusplikatur *f*, Ösophagusplikation *f*, Ösophagoplicatio *f*
oe|soph|a|gop|to|sia [ɪˌsɑfəgɑp'təʊsɪə] *noun*: (*brit.*) →*oesophagoptosis*
oe|soph|a|gop|to|sis [ɪˌsɑfəgɑp'təʊsɪs] *noun*: (*brit.*) Speiseröhren-, Ösophagussenkung *f*, Ösophagoptose *f*
oe|soph|a|go|scope [ɪ'sɑfəgəʊskəʊp] *noun*: (*brit.*) Ösophagoskop *nt*
oe|soph|a|gos|co|py [ɪˌsɑfə'gɑskəpiː] *noun*: (*brit.*) Ösophagoskopie *f*
oe|soph|a|go|spasm [ɪ'sɑfəgəʊˌspæzəm] *noun*: (*brit.*) Speiseröhrenkrampf *m*, Ösophagospasmus *m*
idiopathic diffuse oesophagospasm: idiopathischer diffuser Ösophagospasmus *m*, Korkenzieherösophagus *m*, Nussknackerösophagus *m*
oe|soph|a|go|ste|no|sis [ɪˌsɑfəgəʊstɪ'nəʊsɪs] *noun*: (*brit.*) Ösophagusstenose *f*
oe|soph|a|gos|to|ma [ɪˌsɑfə'gɑstəmə] *noun*: (*brit.*) Öso-

O

phagostoma *nt*
oe|soph|a|go|sto|mi|a|sis [ɪˌsɑfəgəʊstə'maɪəsɪs] *noun*: Oesophagostomum-Infektion *f*, Oesophagostomiasis *f*
Oe|soph|a|gos|to|mum [ɪˌsɑfə'gɑstəməm] *noun*: Oesophagostomum *nt*
oe|soph|a|gos|to|my [ɪˌsɑfə'gɑstəmiː] *noun*: (*brit.*) Ösophagostomie *f*
oe|soph|a|got|o|my [ɪˌsɑfə'gɑtəmiː] *noun*: (*brit.*) Ösophagotomie *f*
oe|soph|a|go|tra|che|al [ɪˌsɑfəgəʊ'treɪkɪəl] *adj*: (*brit.*) Speiseröhre und Luftröhre/Trachea betreffend, ösophagotracheal, tracheoösophageal
oe|soph|a|gram [ɪ'sɑfəgræm] *noun*: (*brit.*) →*oesophagogram*
oe|soph|a|gus [ɪ'sɑfəgəs] *noun, plural* **-gi** [-dʒaɪ, -gaɪ]: (*brit.*) Speiseröhre *f*, Ösophagus *m*, Oesophagus *m*
abdominal oesophagus: Bauchabschnitt *m* der Speiseröhre, Pars abdominalis oesophageae
Barrett's oesophagus: Barrett-Ösophagus *m*
cervical oesophagus: Halsabschnitt *m* der Speiseröhre, Pars cervicalis oesophageae
curling oesophagus: Korkenzieherösophagus *m*
nutcracker oesophagus: Nussknackerösophagus *m*
thoracic oesophagus: Brustabschnitt *m* der Speiseröhre, Pars thoracica oesophageae
oes|tra|di|ol [ˌestrə'daɪɔl, -ɑl] *noun*: (*brit.*) Estradiol *nt*, Östradiol *nt*
oestradiol benzoate: Estradiolbenzoat *nt*, Östradiolbenzoat *nt*
oestradiol dipropionate: Estradioldipropionat *nt*, Östradioldipropionat *nt*
ethinyl oestradiol: Ethinylestradiol *nt*, Äthinylöstradiol *nt*
oestradiol ondecylate: Estradiolondecylat *nt*, Östradiolondecylat *nt*
oestradiol valerate: Östradiolvalerat *nt*, Estradiolvalerat *nt*
oes|tra|mus|tine [ˌestrə'mʌstiːn] *noun*: (*brit.*) Estramustin *nt*
oes|trane ['estreɪn] *noun*: (*brit.*) Östran *nt*, Estran *nt*
oes|tra|pen|ta|ene [ˌestrə'pentəwiːn] *noun*: (*brit.*) Estrapentaen(-Ring *m*) *nt*
oes|tra|tet|ra|ene [ˌestrə'tetrəwiːn] *noun*: (*brit.*) Estratetraen(-Ring *m*) *nt*
oes|tra|tri|ene [ˌestrə'traɪiːn] *noun*: (*brit.*) Estratrien (-Ring *m*) *nt*
Oes|tri|dae ['estrədiː] *plural*: Oestridae *pl*
oes|trin ['estrɪn] *noun*: (*brit.*) Estrogen *nt*, Östrogen *nt*
oes|tri|ol ['estrɪɔl, -ɑl, -traɪ-] *noun*: (*brit.*) Östriol *nt*, Estriol *nt*
oes|tro|gen ['estrədʒən] *noun*: (*brit.*) Estrogen *nt*, Östrogen *nt*
conjugated oestrogens: konjugierte Östrogene *pl*
oes|tro|gen|ic [ˌestrə'dʒenɪk] *adj*: (*brit.*) Östrogen(e) betreffend, östrogenartig (wirkend), östrogen
oes|trog|e|nous [es'trɑdʒənəs] *adj*: (*brit.*) östrogenartig (wirkend), östrogen
oes|trone ['estrəʊn] *noun*: (*brit.*) Estron *nt*, Östron *nt*, Follikulin *nt*, Folliculin *nt*
oes|tro|stil|ben [ˌestrə'stɪlbən] *noun*: (*brit.*) Diäthylstilböstrol *nt*, Diethylstilbestrol *nt*
oes|trous ['estrəs] *adj*: (*brit.*) Östrus betreffend, Östral-, Östrus-
oes|tru|al ['estrəwəl] *adj*: (*brit.*) →*oestrous*
oes|tru|a|tion [estrə'weɪʃn] *noun*: (*brit.*) →*oestrus*
oes|trum ['estrəm] *noun*: (*brit.*) →*oestrus*
oes|trus ['estrəs] *noun*: (*brit.*) Brunst *f*, Östrus *m*

O

OF *Abk.*: **1.** occipitofrontal **2.** oxidation/fermentation
OFA *Abk.*: oncofetal antigens
OFD *Abk.*: oral-facial-digital syndrome
of|fi|cial [ə'fɪʃl] *adj*: **1.** amtlich, dienstlich, behördlich, offiziell, Amts-, Dienst- **2.** formell, förmlich, offiziell **3.** als Heilmittel anerkannt, arzneilich, offizinal, offizinell, Arznei-, Heil-
of|fic|i|nal [ə'fɪʃənl]: **I** *noun* **1.** offizinelles Heilmittel *nt* **2.** Arzneimittel *nt*, Droge *f*; Heilkraut *nt*, Heilpflanze *f* **II** *adj* **3.** als Heilmittel anerkannt, arzneilich, offizinal, offizinell, Arznei-, Heil- **4.** Pharmazeutik betreffend, auf ihr beruhend, arzneikundlich, pharmazeutisch
of|lox|a|cin [ɔːf'lɑksəsɪn] *noun*: Ofloxacin *nt*
OFMA *Abk.*: oncofetal membrane antigens
OFP *Abk.*: oncofetal protein
oGTT *Abk.*: oral glucose tolerance test
OHC *Abk.*: outer hair cells
OHCS *Abk.*: hydroxycorticosteroids
17-OHCS *Abk.*: 17-hydroxycorticosteroids
OHD *Abk.*: organic heart disease
6-OHDA *Abk.*: 6-hydroxydopamine
OHF *Abk.*: Omsk hemorrhagic fever
OHI *Abk.*: **1.** ocular hypertension indicator **2.** oral hygiene index
OHI-S *Abk.*: Simplified Oral Hygiene Index
OHL *Abk.*: oral hairy leukoplakia
OHLG *Abk.*: o-hydroxylysyl glycoside
ohm [əʊm] *noun*: Ohm *nt*
ohm|age ['əʊmɪdʒ] *noun*: Ohmzahl *f*
ohm|ic ['əʊmɪk] *adj*: Ohm-
ohm|me|ter ['əʊmiːtər] *noun*: Ohmmeter *nt*
OHP *Abk.*: **1.** hydroxyprogesterone **2.** Ontario heart project
OHPGDH *Abk.*: 15-hydroxyprostaglandin dehydrogenase
OI *Abk.*: **1.** obstruction index **2.** opportunistic infections **3.** opsonic index **4.** oscillometric index **5.** oxygen intake
oid|i|o|my|co|sis [əʊˌɪdɪəʊmaɪ'kəʊsɪs] *noun*: →*candidiasis*
Oid|i|um [əʊ'ɪdɪəm] *noun*: →*Candida*
OIH *Abk.*: ovulation-inducing hormone
oi|ko|ma|nia [ˌɔɪkə'meɪnɪə, -jə] *noun*: Oikomanie *f*
oi|ko|pho|bi|a [ˌɔɪkəʊ'fəʊbɪə] *noun*: Oikophobie *f*
oi|ko|pho|bic [ˌɔɪkəʊ'fəʊbɪk] *adj*: Oikophobie betreffend, oikophob
oi|ko|trop|ic [ˌɔɪkə'trɑpɪk, -'trəʊp-] *adj*: oikotrop
oil [ɔɪl]: **I** *noun* (*a. chem.*) Öl *nt*, Oleum *nt* **II** *vt* (ein-)ölen, einfetten, schmieren
almond oil: Mandelöl *nt*, Amygdalae oleum
anise oil: Anisöl *nt*, Anisi oleum, Anisi aetheroleum
arachis oil: Erdnussöl *nt*, Arachisöl *nt*
basil oil: Basilici aetheroleum
benzyl mustard oil: Benzylsenföl *nt*
bergamot oil: Bergamotöl *nt*
bitter-almond oil: Bittermandelöl *nt*
buchu oil: Barosma-betulina-Blätteröl *nt*
cajeput oil: Cajeputi aetheroleum
calendula oil: Calendulaöl *nt*
camphor oil: Kampferöl *nt*, Oleum camphoratum
camphorated oil: Oleum camphoratum, Kampferöl *nt*
caraway oil: Kümmelöl *nt*, Carvi aetheroleum
cardamon oil: Cardamomi aetheroleum
cassia oil: Kassiaöl *nt*, chinesisches Zimtöl *pl*, Cinnamomi cassiae aetheroleum
castor oil: Rizinusöl *nt*, Christuspalmöl *nt*, Ricini oleum
cedar oil: Zedernholzöl *nt*

celery oil: Sellerieöl *nt*, Apii aetheroleum
oil of Ceylon cinnamon: Oleum Cinnamomi
chaul|mau|gra oil: →*chaulmoogra oil*
chaulmoogra oil: Chaulmugraöl *nt*, Chaulmoograöl *nt*
chaul|mu|gra oil: →*chaulmoogra oil*
chenopodium oil: Wurmsamenöl *nt*
cinnamon oil: Zimtöl *nt*, Cinnamomi aetheroleum
citronella oil: Citronellöl *nt*, indisches Melissenöl *nt*, Cymbopogonis winteriani aetheroleum, Citronellae aetheroleum
clove oil: Nelkenöl *nt*, Caryophylli aetheroleum
coal oil: Petroleum *nt*
cocoa oil: Oleum Cacao
cod-liver oil: Lebertran *m*, Oleum iecori, Oleum Jecoris, Morrhuae oleum
coriander oil: Korianderöl *nt*, Coriandri aetheroleum
croton oil: Kroton-, Crotonöl *nt*
dill oil: Dillöl *nt*
distilled oil: ätherisches Öl *nt*
dwarf pine needle oil: Latschenkieferöl *nt*, Latschenöl *nt*, Pini pumilionis aetheroleum
essential oil: ätherisches Öl *nt*
ethereal oil: ätherisches Öl *nt*
eucalyptus oil: Eukalyptusöl *nt*, Eucalypti aetheroleum
evening primrose oil: Nachtkerzenöl *nt*
fir needle oil: Fichtenöl *nt*, Piceae aetheroleum
fusel oil: Fuselöl *nt*
oil of geranium: Geranienöl *nt*
guaiac oil: Guaiaci aetheroleum, Guajaköl *nt*
hyssop oil: Ysopöl *nt*, Hyssopi aetheroleum
Japanese peppermint oil: japanisches Pfefferminzöl *nt*, Minzöl *nt*, Menthae arvensis aetheroleum
juniper oil: Wacholderöl *nt*, Wacholderbeerenöl *nt*, Juniperi aetheroleum
lavender oil: Lavendelöl *nt*, Lavandulae aetheroleum
lemon oil: Zitronenöl *nt*, Citri aetheroleum, Citronenöl *nt*, Limonis aetheroleum
lemongrass oil: Lemongrasöl *nt*, Cymbopogonis citrati aetheroleum
linseed oil: Leinöl *nt*
Lorenzo's oil: Lorenzos Öl *nt*
marjoram oil: Majoranae aetheroleum
mineral oil: Oleum Paraffinae
mint oil: Pfefferminzöl *nt*, Menthae piperitae aetheroleum
mustard oil: (ätherisches) Senföl *nt*
niaouli oil: Niauliöl *nt*, Niauli aetheroleum
nutmeg oil: Muskatnussöl *nt*, Myristicae aetheroleum
olive oil: Olivenöl *nt*, Oleae oleum
oregano oil: Origani aetheroleum
peanut oil: Erdnussöl *nt*
peppermint oil: Pfefferminzöl *nt*, Menthae piperitae aetheroleum
pine needle oil: Pinienöl *nt*, Pini aetheroleum
purified turpentine oil: Terebinthinae aetheroleum rectificatum
red oil: Rotöl *nt*, Johanniskrautöl *nt*
Roman chamomile oil: Chamomillae romanae aetheroleum
rosemary oil: Rosmarinöl *nt*, Rosmarini aetheroleum
sage oil: Salbeiöl *nt*, Salviae aetheroleum
sandalwood oil: Santali albi aetheroleum
sesame oil: Sesamöl *nt*
spearmint oil: Menthae crispae aetheroleum
spruce oil: Fichtenöl *nt*, Piceae aetheroleum
St. John's-wort oil: Johanniskrautöl *nt*, Rotöl *nt*
star anise oil: Sternanisöl *nt*, Anisi stellati aetheroleum
sweet almond oil: Mandelöl *nt*
theobroma oil: Kakaobutter *f*
thyme oil: Thymianöl *nt*, Thymi aetheroleum
turpentine oil: Terpentinöl *nt*
valerian oil: Valerianöl *nt*
oil of vitriol: Schwefelsäure *f*
volatile oil: ätherisches Öl *nt*
wild thyme oil: Quendelöl *nt*, Serpylli aetheroleum
wormseed oil: Wurmsamenöl *nt*
zedoary oil: Zitwerwurzelöl *nt*, Zeodariae oleum

oil-based *adj*: auf Ölbasis

oil|i|ness ['ɔɪlɪnəs] *noun*: fettige *oder* ölige Beschaffenheit *f*, Fettigkeit *f*, Öligkeit *f*

oil|y ['ɔɪliː] *adj*: **1.** ölig, ölhaltig, Öl- **2.** fettig, schmierig, voller Öl

oint|ment ['ɔɪntmənt] *noun*: Salbe *f*; Unguentum *nt*
hydrophilic ointments: hydrophile Salben *pl*
hydrophobic ointments: hydrophobe Salben *pl*, lipophile Salben *pl*
nasal ointment: Nasensalbe *f*
ophthalmic ointment: →*oculentum*
water-absorbing ointments: wasseraufnehmende Salben *pl*

OIT *Abk*.: **1.** organic integrity test **2.** oxygen insufficiency theory

OKN *Abk*.: optokinetic nystagmus

OKT *Abk*.: ornithine keto-azide transaminase

o|la|mine ['ɑləmiːn] *noun*: Äthanol-, Ethanolamin *nt*, Colamin *nt*, Monoethanolamin *nt*

o|lan|za|pine [ɑlæn'zəpiːn] *noun*: Olanzapin *nt*

OLB *Abk*.: open lung biopsy

old [əʊld]: **I the old** *pl* die Alten **II** *adj* alt, betagt **grow old** alt werden, altern

ole- *präf*.: Ole(o)-, Öl-

o|le|ag|i|nous [ˌəʊlɪ'ædʒənəs] *adj*: ölhaltig, -artig, ölig, Öl-

o|le|an|der ['əʊliːˌændər] *noun*: Oleander *m*, Nerium Oleander

o|le|an|do|my|cin [ˌəʊlɪˌændəʊ'maɪsɪn] *noun*: Oleandomycin *nt*

o|le|an|drin [əʊlɪ'ændrɪn] *noun*: Oleandrin *nt*

o|le|ate ['əʊlɪeɪt] *noun*: Oleat *nt*

o|lec|ra|nal [əʊ'lekrənl] *adj*: Olekranon betreffend, Olekranon-

o|lec|ra|non [əʊ'lekrənɑn, ˌəʊlɪ'kreɪnɑn] *noun*: Ell(en)bogenfortsatz *m*, -höcker *m*, Olekranon *nt*, Olecranon *nt*
fractured olecranon: Olekranonfraktur *f*

o|le|fin ['əʊləfɪn] *noun*: →*olefine*

o|le|fine ['əʊləfiːn] *noun*: Olefin *nt*, Alken *nt*

o|le|in ['əʊliːɪn] *noun*: Olein *nt*

oleo- *präf*.: Ole(o)-, Öl-

o|le|o|gran|u|lo|ma [ˌəʊlɪəʊˌgrænjə'ləʊmə] *noun*: Oleogranulom *nt*, Lipogranulom *nt*

o|le|o|ma [əʊlɪ'əʊmə] *noun*: Oleom *nt*, Oleosklerom *nt*, Oleogranulom *nt*, Elaiom *nt*

o|le|o|pal|mi|tate [ˌəʊlɪəʊ'pælmɪteɪt, -'pɑː(l)m-] *noun*: Oleopalmitat *nt*

o|le|o|ste|a|rate [ˌəʊlɪəʊ'stɪəreɪt] *noun*: Oleostearat *nt*

o|le|o|tho|rax [ˌəʊlɪəʊ'θɔːræks] *noun*: Oleothorax *m*

o|le|um ['əʊlɪəm] *noun*, *plura* **olea** ['əʊlɪə]: Öl *nt*, Oleum *nt*

o|le|yl [əʊ'liːɪl] *noun*: Oleyl-(Radikal *nt*)

ol|fac|tion [ɑl'fækʃn, əʊl-] *noun*: **1.** Riechen *nt* **2.** Geruchssinn *m*; (*anatom.*) Olfactus *m*
gustatory olfaction: gustatorisches Riechen *nt*

ol|fac|to|gen|i|tal [ɑl'fæktəʊ'dʒenɪtl] *adj*: olfaktogenital

ol|fac|tom|e|ter [ˌɑlfæk'tɑmɪtər, əʊl-] *noun*: Olfaktometer *nt*

ol|fac|tom|e|try [ɑl,fæk'tɑmətriː] *noun*: Olfaktometrie *f*
evoked response olfactometry: evoked response olfactometry *nt*, objective Olfaktometrie *f*
ol|fac|to|pho|bi|a [ɑl,fæktəʊ'fəʊbɪə] *noun*: Osmophobie *f*, Olfaktophobie *f*
ol|fac|to|pho|bic [ɑl,fæktəʊ'fəʊbɪk] *adj*: Olfaktophobie betreffend, olfaktophob, osmophob
ol|fac|to|ry [ɑl'fækt(ə)rɪ, əʊl-] *adj*: Geruchssinn/Olfaktus betreffend, olfaktorisch, Riech-, Geruchs-
olig- *präf.*: Klein-, Olig(o)-
ol|ig|ae|mi|a [ɑlɪ'giːmiːə] *noun*: (*brit.*) →*oligemia*
ol|ig|ae|mic [ɑlɪ'giːmɪk] *adj*: (*brit.*) →*oligemic*
ol|ig|ak|i|su|ri|a [,ɑlɪgækɪ's(j)ʊəriːə] *noun*: Oligakisurie *f*
ol|ig|am|ni|os [ɑlɪ'gæmnɪəs] *noun*: →*oligoamnios*
ol|ig|e|mi|a [ɑlɪ'giːmiːə] *noun*: Hypovolämie *f*, Oligämie *f*
ol|ig|e|mic [ɑlɪ'giːmɪk] *adj*: Hypovolämie betreffend, hypovolämisch
ol|ig|hid|ria [ɑlɪg'hɪdrɪə] *noun*: verminderte Schweißsekretion *f*, Oligohidrosis *f*
ol|ig|id|ria [ɑlɪg'ɪdrɪə] *noun*: →*olighidria*
oligo- *präf.*: Klein-, Olig(o)-
ol|i|go|am|ni|os [,ɑlɪgəʊ'æmnɪəs] *noun*: Oligoamnion *nt*, Oligamnion *nt*, Oligohydramnie *f*
ol|i|go|art|hri|tis [,ɑlɪgəʊɑːr'raɪtɪs] *noun*: Entzündung mehrerer Gelenke, Oligoarthritis *f*
ol|i|go|car|dia [,ɑlɪgəʊ'kɑːrdɪə] *noun*: Bradykardie *f*
ol|i|go|chol|i|a [,ɑlɪgəʊ'kəʊlɪə] *noun*: verminderte/mangelhafte Galle(n)sekretion *f*, Hypocholie *f*, Oligocholie *f*
ol|i|go|chro|ma|sia [,ɑlɪgəʊkrəʊ'meɪʒɪə] *noun*: **1.** Hypochromasie *f* **2.** Hypochromie *f*
ol|i|go|chy|li|a [,ɑlɪgəʊ'kaɪlɪə] *noun*: verminderte Magensaftbildung *f*, Hypochylie *f*, Oligochylie *f*
ol|i|go|cys|tic [,ɑlɪgəʊ'sɪstɪk] *adj*: oligozystisch
ol|i|go|cy|thae|mi|a [,ɑlɪgəʊsaɪ'θiːmiːə] *noun*: (*brit.*) →*oligocythemia*
ol|i|go|cy|the|mi|a [,ɑlɪgəʊsaɪ'θiːmiːə] *noun*: Oligozythämie *f*
ol|i|go|cy|to|sis [,ɑlɪgəʊsaɪ'təʊsɪs] *noun*: →*oligocythemia*
ol|i|go|dac|tyl|ia [,ɑlɪgəʊdæk'tiːlɪə] *noun*: →*oligodactyly*
ol|i|go|dac|ty|ly [,ɑlɪgəʊ'dæktəliː] *noun*: Oligodaktylie *f*
ol|i|go|den|dria [,ɑlɪgəʊ'dendrɪə] *noun*: →*oligodendroglia*
ol|i|go|den|dro|blas|to|ma [ɑlɪgəʊ,dendrəʊblæs'təʊmə] *noun*: Oligodendrogliom *nt*
ol|i|go|den|dro|cyte [,ɑlɪgəʊ'dendrəsaɪt] *noun*: Oligodendrogliazelle *f*, Oligodendrozyt *m*
ol|i|go|den|drog|li|a [,ɑlɪgəʊden'drɑglɪə] *noun*: Oligodendroglia *f*
ol|i|go|den|dro|gli|o|ma [ɑlɪgəʊ,dendrəʊglaɪ'əʊmə] *noun*: Oligodendrogliom *nt*
anaplastic oligodendroglioma: anaplastisches Oligodendrogliom *nt*
ol|i|go|dip|sia [,ɑlɪgəʊ'dɪpsɪə] *noun*: Oligodipsie *f*
ol|i|go|don|tia [,ɑlɪgəʊ'dɑnʃ(ɪ)ə] *noun*: **1.** Oligodontie *f* **2.** Hypodontie *f*
ol|i|go|dy|nam|ia [,ɑlɪgəʊdaɪ'næmɪə] *noun*: Oligodynamie *f*
ol|i|go|dy|nam|ic [,ɑlɪgəʊdaɪ'næmɪk] *adj*: oligodynamisch
ol|i|go|ga|lac|tia [,ɑlɪgəʊgə'lækʃɪə] *noun*: Oligogalaktie *f*
ol|i|go|gene ['ɑlɪgəʊdʒiːn] *noun*: Oligogen *nt*, Hauptgen *nt*
ol|i|go|gen|ic [,ɑlɪgəʊ'dʒenɪk] *adj*: oligogen
ol|i|gog|li|a [ɑlɪ'gɑglɪə] *noun*: Oligodendroglia *f*
oligo-1,6-α-glucosidase *noun*: α-Dextrinase *f*, Oligo-1,6-α-glucosidase *f*
ol|i|go|hae|mi|a [,ɑlɪgəʊ'hiːmiːə] *noun*: (*brit.*) →*oligohemia*
ol|i|go|he|mi|a [,ɑlɪgəʊ'hiːmiːə] *noun*: Hypovolämie *f*
ol|i|go|hy|dram|ni|os [,ɑlɪgəʊhaɪ'dræmnɪɑs] *noun*: →*oligoamnios*
ol|i|go|hy|per|men|or|rhe|a [,ɑlɪgəʊ,haɪpərmenə'rɪə] *noun*: Oligohypermenorrhoe *f*
ol|i|go|hy|per|men|or|rhoe|a [,ɑlɪgəʊ,haɪpərmenə'rɪə] *noun*: (*brit.*) →*oligohypermenorrhea*
ol|i|go|hy|po|men|or|rhe|a [,ɑlɪgəʊ,haɪpəʊmenə'rɪə] *noun*: Oligohypomenorrhoe *f*
ol|i|go|hy|po|men|or|rhoe|a [,ɑlɪgəʊ,haɪpəʊmenə'rɪə] *noun*: (*brit.*) →*oligohypomenorrhea*
ol|i|go|lec|i|thal [,ɑlɪgəʊ'lesɪθəl] *adj*: dotterarm, oligolezithal
ol|i|go|meg|a|ne|phro|ni|a [,ɑlɪgəʊ,megə'nefrəniːə] *noun*: Oligomeganephronie *f*
ol|i|go|men|or|rhe|a [,ɑlɪgəʊmenə'rɪə] *noun*: Oligomenorrhoe *f*
ol|i|go|men|or|rhoe|a [,ɑlɪgəʊmenə'rɪə] *noun*: (*brit.*) →*oligomenorrhea*
ol|ig|o|mer ['ɑlɪgəʊmər] *noun*: Oligomer *nt*
ol|ig|o|mer|ic [,ɑlɪgəʊ'merɪk] *adj*: oligomer
ol|i|go|mor|phic [,ɑlɪgəʊ'mɔːrfɪk] *adj*: oligomorph
ol|i|go|nu|cle|o|tide [,ɑlɪgəʊ'n(j)uːklɪətaɪd] *noun*: Oligonucleotid *nt*
ol|i|go|pep|sia [,ɑlɪgəʊ'pepsɪə] *noun*: mangelhafte Verdauung *f*, Hypopepsie *f*, Oligopepsie *f*
ol|i|go|pep|tide [,ɑlɪgəʊ'peptaɪd] *noun*: Oligopeptid *nt*
ol|i|go|phre|ni|a [,ɑlɪgəʊ'friːnɪə] *noun*: Oligophrenie *f*, Oligophrenia *f*
polydystrophic oligophrenia: Sanfilippo-Syndrom *nt*, Morbus Sanfilippo *m*, polydystrophische Oligophrenie *f*, Mukopolysaccharidose *f* III
ol|i|go|phre|nic [,ɑlɪgəʊ'frenɪk] *adj*: oligophren
ol|i|gop|ne|a [,ɑlɪgɑp'nɪə, ɑlɪ'gɑpnɪə] *noun*: verlangsamte Atmung *f*, Oligopnoe *f*
ol|i|gop|noe|a [,ɑlɪgɑp'nɪə, ɑlɪ'gɑpnɪə] *noun*: (*brit.*) →*oligopnea*
ol|i|go|po|sia [,ɑlɪgəʊ'pəʊzɪə] *noun*: pathologisch verminderte Flüssigkeitsaufnahme *f*
ol|i|gop|o|sy [ɑlɪ'gɑpəsiː] *noun*: →*oligoposia*
ol|i|go|pty|a|lism [,ɑlɪgəʊ'taɪəlɪzəm] *noun*: Oligosialie *f*
ol|i|go|sac|cha|ride [,ɑlɪgəʊ'sækəraɪd, -rɪd] *noun*: Oligosaccharid *nt*
ol|i|go|si|a|li|a [,ɑlɪgəʊsaɪ'eɪlɪə] *noun*: Oligosialie *f*
ol|i|go|sper|ma|tism [,ɑlɪgəʊ'spɜrmətɪzəm] *noun*: →*oligospermia*
ol|i|go|sper|mi|a [,ɑlɪgəʊ'spɜrmɪə] *noun*: Oligozoospermie *f*
ol|i|go|sper|mic [,ɑlɪgəʊ'spɜrmɪk] *adj*: Oligozoospermie betreffend, oligosperm, oligozoosperm
ol|i|go|symp|to|mat|ic [,ɑlɪgəʊ,sɪmptə'mætɪk] *adj*: mit nur wenigen Krankheitszeichen/Symptomen verlaufend, oligosymptomatisch
ol|i|go|syn|ap|tic [,ɑlɪgəʊsɪ'næptɪk] *adj*: über weniger als zwei Synapsen verlaufend, oligosynaptisch
ol|i|go|trich|ia [,ɑlɪgəʊ'trɪkɪə] *noun*: →*oligotrichosis*
ol|i|go|tri|cho|sis [,ɑlɪgəʊtrɪ'kəʊsɪs] *noun*: spärliche Behaarung *f*, Haarmangel *m*, Hypotrichose *f*, Hypotrichosis *f*, Hypotrichia *f*
ol|i|go|zo|o|sper|ma|tism [,ɑlɪgəʊ,zəʊə'spɜrmətɪzəm] *noun*: →*oligospermia*
ol|i|go|zo|o|sper|mi|a [,ɑlɪgəʊ,zəʊə'spɜrmɪə] *noun*: Oligozoospermie *f*
ol|i|gu|re|sia [,ɑlɪgjʊə'riːsɪə] *noun*: →*oliguria*
ol|i|gu|re|sis [,ɑlɪgjʊə'riːsɪs] *noun*: →*oliguria*
ol|i|gu|ri|a [ɑlɪ'g(j)ʊəriːə] *noun*: Oligurie *f*
ol|i|gu|ric [ɑlɪ'g(j)ʊərɪk] *adj*: Oligurie betreffend, oligu-

O

risch

o|li|va [əʊ'laɪvə] *noun, plura* **-vae** [-viː]: Olive *f*, Oliva *f*

o|li|va|ry ['ɑləveriː] *adj*: **1.** olivenartig, -förmig **2.** Olive betreffend, Oliven-

o|live ['ɑlɪv]: I *noun* **1.** (*ZNS*) Olive *f*, Oliva *f* **2.** Oliva *f* II *adj* oliv, oliv(en)farben, -farbig, Oliven-; olivenartig

accessory olive: Nebenolive *f*

o|li|vi|fu|gal [ɑlɪ'vɪfjəgəl] *adj*: olivofugal, olivifugal

o|li|vi|pe|tal [ɑlɪ'vɪpətəl] *adj*: olivopetal, olivipetal

o|li|vo|pon|to|cer|e|bel|lar [ˌɑlɪvəʊˌpɑntəʊˌserə'belər] *adj*: Olive, Pons und Kleinhirn betreffend, olivopontozerebellär

O-locus *noun*: Operatorgen *nt*, O-Gen *nt*

OM *Abk.*: **1.** occupational medicine **2.** oleandomycin **3.** osteomyelitis **4.** otitis media

om- *präf.*: Schulter-, Om(o)-

-oma *suf.*: Geschwulst, -om, -oma

o|ma|ceph|a|lus [ˌəʊmə'sefələs] *noun*: Omazephalus *m*, -cephalus *m*, -kephalus *m*

o|ma|gra [əʊ'mægrə, -'meɪ-] *noun*: Omagra *nt/f*

o|mal|gia [əʊ'mældʒ(ɪ)ə] *noun*: Schulterschmerz(en *pl*) *m*, Omalgie *f*, Omalgia *f*

o|mar|thrit|ic [əʊmɑːr'θrɪtɪk] *adj*: Omarthritis betreffend, omarthritisch, omitisch

o|mar|thri|tis [əʊmɑːr'θraɪtɪs] *noun*: Omarthritis *f*, Schultergelenkentzündung *f*, Schulterentzündung *f*, Omitis *f*

tuberculous omarthritis: Omarthritis tuberculosa

o|ma|sum [əʊ'meɪsəm] *noun*: Blättermagen *m*, Psalter *m*

om|bro|pho|bi|a [ˌɑmbrəʊ'fəʊbɪə] *noun*: Ombrophobie *f*

om|bro|pho|bic [ˌɑmbrəʊ'fəʊbɪk] *adj*: Ombrophobie betreffend, ombrophob

OMC *Abk.*: open mitral commissurotomy

OMCS *Abk.*: oculo-muco-cutaneous syndrome

OMCT *Abk.*: o-methylcatechol transferase

OME *Abk.*: otitis media with effusion

o|me|ga [əʊ'miːgə, -'megə, -'meɪ-] *noun*: Omega *nt*

oment- *präf.*: Netz-, Omentum-, Oment(o)-

o|men|tal [əʊ'mentəl] *adj*: Bauchnetz/Omentum betreffend, omental, epiploisch

o|men|tec|to|my [ˌəʊmen'tektəmiː] *noun*: Omentumresektion *f*, Omentektomie *f*

greater omentectomy: (Teil-)Resektion *f* des Omentum majus

lesser omentectomy: (Teil-)Resektion *f* des Omentum minus

o|men|tit|ic [ˌəʊmen'tɪtɪk] *adj*: Bauchnetzentzündung/Omentitis betreffend, omentitisch, epiploitisch

o|men|ti|tis [ˌəʊmen'taɪtɪs] *noun*: Bauchnetzentzündung *f*, Omentitis *f*, Epiploitis *f*

omento- *präf.*: Netz-, Omentum-, Oment(o)-

o|men|to|fix|a|tion [əʊˌmentəʊfɪk'seɪʃn] *noun*: Omentopexie *f*

o|men|to|mec|to|my [əʊˌmentəʊ'mektəmiː] *noun*: →*omentectomy*

o|men|to|pex|y ['əʊmentəʊpeksiː] *noun*: Omentopexie *f*

o|men|to|plas|ty ['əʊmentəʊplæstiː] *noun*: Netzplastik *f*, Omentumplastik *f*, Omentoplastik *f*

o|men|tor|rha|phy [ˌəʊmen'tɔːrəfiː] *noun*: Omentum-, Netznaht *f*, Omentorrhaphie *f*

o|men|to|to|my [ˌəʊmen'tɑtəmiː] *noun*: Omentotomie *f*

o|men|tum [əʊ'mentəm] *noun, plural* **-ta** [-tə]: (Bauch-) Netz *nt*, Omentum *nt*, Epiploon *nt*

colic omentum: →*greater omentum*

gastrocolic omentum: →*greater omentum*

gastrohepatic omentum: →*lesser omentum*

gastrosplenic omentum: →*splenogastric omentum*

greater omentum: großes Netz *nt*, Omentum majus

lesser omentum: kleines Netz *nt*, Omentum minus

splenogastric omentum: Magen-Milz-Band *nt*, Ligamentum gastrolienale/gastrosplenicum

o|me|pra|zole [ɑ'meprəzəʊl] *noun*: Omeprazol *nt*

OMF *Abk.*: osteomyelofibrosis

OMI *Abk.*: **1.** old myocardial infarction **2.** oocyte maturation inhibitor

o|mi|tis [əʊ'maɪtɪs] *noun*: Omarthritis *f*, Schultergelenkentzündung *f*, Schulterentzündung *f*, Omitis *f*

om|mo|chrome ['ɑməkrəʊm] *noun*: Ommochrom *nt*

om|nip|o|tent [ɑm'nəpəʊtnt] *adj*: omnipotent, totipotent

om|ni|vore ['ɑmnəvɔːr, -vəʊr] *noun*: Allesfresser *m*, Omnivore *m*, Pantophage *m*

om|niv|o|rous [ɑm'nɪvərəs] *adj*: allesfressend, omnivor, pantophag

omo- *präf.*: Schulter-, Om(o)-

o|mo|ceph|a|lus [ˌəʊməʊ'sefələs] *noun*: Omozephalus *m*, Omokephalus *m*, Omocephalus *m*

o|mo|con|a|zole *noun*: Omoconazol *nt*

o|mo|dyn|i|a [ˌəʊməʊ'diːnɪə] *noun*: Schulterschmerz(en *pl*) *m*, Omodynie *f*

o|mo|hy|oid [ˌəʊməʊ'haɪɔɪd] *noun*: Omohyoideus *m*, Musculus omohyoideus

o|mo|hy|oi|de|us [ˌəʊməʊhaɪ'ɔɪdɪəs] *noun*: Omohyoideus *m*, Musculus omohyoideus

OMP *Abk.*: **1.** oligodeoxynucleoside methylphosphonate **2.** orotidine monophosphate **3.** orotidylate **4.** orotidylic acid

Omp *Abk.*: outer membrane protein

OMPA *Abk.*: octamethyl pyrophosphoramide

OMP-A *Abk.*: antisense oligodeoxynucleoside methylphosphonate

omphal- *präf.*: Nabel-, Omphal(o)-

om|pha|lec|to|my [ɑmfə'lektəmiː] *noun*: Nabelexzision *f*, Omphalektomie *f*

om|pha|lel|co|sis [ˌɑmfælel'kəʊsɪs] *noun*: Nabelulzeration *f*

om|phal|ic [ɑm'fælɪk] *adj*: Nabel/Umbilicus betreffend, zum Nabel gehörend, umbilikal

om|pha|lit|ic *adj*: Nabelentzündung/Omphalitis betreffend, omphalitisch

om|pha|li|tis [ˌɑmfə'laɪtɪs] *noun*: Nabelentzündung *f*, Omphalitis *f*

phlegmonous omphalitis: Nabelphlegmone *f*, Omphalophlegmone *f*

purulent omphalitis: Nabelphlegmone *f*, Omphalophlegmone *f*

omphalo- *präf.*: Nabel-, Omphal(o)-

om|pha|lo|cele ['ɑmfələʊsiːl] *noun*: Nabelschnurbruch *m*, Omphalozele *f*, Omphalocele *f*

om|pha|lo|en|ter|ic [ˌmfələʊen'terɪk] *adj*: Nabel und Darm betreffend, omphaloenterisch

om|pha|lo|ma [ɑmfə'ləʊmə] *noun*: →*omphaloncus*

om|pha|lo|mes|a|ra|ic [ˌɑmfələʊmesə'reɪɪk] *adj*: →*omphalomesenteric*

om|pha|lo|mes|en|ter|ic [ˌmfələʊmesən'terɪk] *adj*: Nabel und Darmgekröse/Mesenterium betreffend, omphalomesenterisch

om|pha|lon|cus [ɑmfə'lɑŋkəs] *noun*: Nabelschwellung *f*, Nabeltumor *m*

om|pha|lop|a|gus [ɑmfə'lɑpəgəs] *noun*: Omphalopagus *m*

om|pha|lo|phle|bit|ic [ˌɑmfələʊflɪ'bɪtɪk] *adj*: Omphalophlebitis betreffend, omphalophlebitisch

om|pha|lo|phle|bi|tis [ˌɑmfələʊflɪ'baɪtɪs] *noun*: Nabelvenenentzündung *f*, Omphalophlebitis *f*, Thrombophlebitis umbilicalis

om|phal|or|rha|gia [ˌɑmfələʊ'reɪdʒ(ɪ)ə] *noun*: Nabelblutung *f*
om|phal|or|rhe|a [ˌɑmfələʊ'rɪə] *noun*: Omphalorrhoe *f*
om|phal|or|rhex|is [ˌɑmfələʊ'reksɪs] *noun*: Nabelschnurriss *m*, Omphalorrhexis *f*
om|phal|or|rhoe|a [ˌɑmfələʊ'rɪə] *noun*: (*brit.*) →*omphalorrhea*
om|phal|os ['ɑmfələs, -lɑs] *noun, plura* **-li** [-laɪ, -liː]: Nabel *m*, Umbilikus *m*, Umbilicus *m*, Omphalos *m*, Umbo *m*
om|phal|lot|o|my [ɑmfə'lɑtəmiː] *noun*: Abnabelung *f*
om|pha|lus ['ɑmfələs, -lɑs] *noun*: →*omphalos*
OMS *Abk.*: **1.** organic mental syndrome **2.** osteomyelosclerosis
OMSA *Abk.*: otitis media suppurativa acuta
OMT *Abk.*: o-methyltransferase
o|nan|ism ['əʊnənɪzəm] *noun*: **1.** Selbstbefriedigung *f*, Onanie *f*, Masturbation *f* **2.** Koitus/Coitus interruptus
onc *Abk.*: oncogen
onc- *präf.*: →*onco-*
On|cho|cer|ca [ˌɑŋkəʊ'sɜrkə] *noun*: Onchocerca *f*
Onchocerca volvulus: Knäuelfilarie *f*, Onchocerca volvulus
on|cho|cer|ci|a|sis [ˌɑŋkəʊsɜr'kaɪəsɪs] *noun*: Onchozerkose *f*, Onchocercose *f*, Onchocerciasis *f*, Knotenfilariose *f*, Flussblindheit *f*, Onchocerca-volvulus-Infektion *f*
on|cho|cer|co|sis [ˌɑŋkəʊsɜr'kəʊsɪs] *noun*: →*onchocerciasis*
onco- *präf.*: Tumor-, Geschwulst-, Onko-
On|co|cer|ca [ˌɑŋkəʊ'sɜrkə] *noun*: →*Onchocerca*
on|co|ci|dal [ˌɑŋkə'saɪdl] *adj*: Tumorzellen abtötend, onkozid
on|co|cyte ['ɑŋkəsaɪt] *noun*: Onkozyt *m*
on|co|cyt|ic [ɑŋkə'sɪtɪk] *adj*: aus Onkozyten bestehend, onkozytär
on|co|cy|to|ma [ˌɑŋkəsaɪ'təʊmə] *noun*: **1.** Onkozytom *nt*, Hürthle-Tumor *m*, Hürthle-Zelladenom *nt*, Hürthle-Struma *f*, oxyphiles Schilddrüsenadenom *nt* **2.** Hürthle-Zell-Karzinom *nt*, malignes Onkozytom *nt*
on|co|dna|vi|rus [ɑŋ'kɑdnəvaɪrəs] *noun*: Oncodnavirus *nt*
on|co|fe|tal [ˌɑŋkəʊ'fiːtl] *adj*: in fetalem Gewebe und Tumorgewebe auftretend, onkofetal, onkofötal
on|co|gene ['ɑŋkədʒiːn] *noun*: Onkogen *nt*
cellular oncogene: zelluläres Onkogen *nt*
recessive oncogenes: rezessive Onkogene *pl*
viral oncogene: virales Onkogen *nt*
on|co|gen|e|sis [ɑŋkə'dʒenəsɪs] *noun*: Tumorbildung *f*, Onkogenese *f*
viral oncogenesis: virale/virusinduzierte Onkogenese *f*
on|co|ge|net|ic [ˌɑŋkədʒə'netɪk] *adj*: Tumorbildung/Onkogenese betreffend, onkogenetisch
on|co|gen|ic [ˌɑŋkə'dʒenɪk] *adj*: einen Tumor erzeugend, geschwulsterzeugend, onkogen
on|co|ge|nic|i|ty [ˌɑŋkədʒə'nɪsətiː] *noun*: Fähigkeit *f* zur Tumorbildung, Onkogenität *f*
on|cog|e|nous [ɑŋ'kɑdʒənəs] *adj*: einen Tumor erzeugend, onkogen, geschwulsterzeugend
on|coi|des [ɑŋ'kɔɪdiːz] *noun*: Anschwellung *f*, Intumeszenz; Turgeszenz *f*
on|co|log|ic [ˌɑŋkə'lɑdʒɪk] *adj*: Onkologie betreffend, onkologisch
on|col|o|gist [ɑŋ'kɑlədʒɪst] *noun*: Onkologe *m*, Onkologin *f*
on|col|o|gy [ɑŋ'kɑlədʒiː] *noun*: Geschwulstlehre *f*, Onkologie *f*
surgical oncology: chirurgische Onkologie *f*
on|col|y|sis [ɑŋ'kɑlɪsɪs] *noun*: Geschwulstauflösung *f*, Onkolyse *f*
on|co|lyt|ic [ɑŋkə'lɪtɪk] *adj*: Tumorauflösung/Onkolyse betreffend *oder* auslösend, onkolytisch
on|co|ma [ɑŋ'kəʊmə] *noun*: Geschwulst *f*, Tumor *m*
on|com|e|ter [ɑŋ'kɑmɪtər] *noun*: Onkometer *nt*
on|cor|na|vi|rus [ɑŋ'kɔːrnəvaɪrəs] *noun*: Oncornavirus *nt*
on|co|sis [ɑŋ'kəʊsɪs] *noun*: Onkose *f*
on|co|sphere ['ɑŋkəsfɪər] *noun*: Hakenlarve *f*, Onkosphäre *f*
on|co|stat|ic [ɑŋkəʊ'stɑtɪk] *adj*: das Tumorwachstum hemmend, onkostatisch
on|co|ther|a|py [ɑŋkə'θerəpiː] *noun*: Tumortherapie *f*, Onkotherapie *f*
on|cot|ic [ɑn'kɑtɪk] *adj*: Schwellung *oder* Geschwulst betreffend, onkotisch
on|co|tox|ic [ɑŋkə'θɑksɪk] *adj*: Tumorzellen schädigend, onkotoxisch
on|co|trop|ic [ˌɑŋkə'trɑpɪk] *adj*: mit besonderer Affinität zu Tumoren, tumoraffin, onkotrop
On|co|vir|i|nae [ˌɑŋkəʊ'vɪərəniː] *plural*: Oncovirinae *pl*, Oncoviren *pl*
group C Oncovirinae: Typ-C-Viren *pl*
on|co|vi|rus [ɑŋkə'vaɪrəs] *noun*: Onkovirus *nt*, Oncovirus *nt*
one-fold *adj, adv*: einzeln, einfach
one-armed *adj*: einarmig
one-digit *adj*: (*Zahl*) einstellig
one-dimensional *adj*: eindimensional
one-eyed *adj*: einäugig
one-handed *adj*: **1.** einhändig **2.** (*techn.*) mit nur einer Hand zu bedienen
o|nei|ric [əʊ'naɪrɪk] *adj*: Traum *oder* Träumen betreffend, Traum-
o|nei|rism [əʊ'naɪrɪzm] *noun*: Traumzustand *m*, Oneirismus *m*
oneiro- *präf.*: Traum-, Oneir(o)-
o|nei|ro|crit|ic [əʊˌnaɪrə'krɪtɪk] *noun*: Traumdeuter(in *f*) *m*
o|nei|ro|crit|i|cal [əʊˌnaɪrə'krɪtɪkl] *adj*: traumdeutend, -deuterisch
o|nei|ro|crit|i|cism [əʊˌnaɪrə'krɪtəsɪzəm] *noun*: Traumdeutung *f*
o|nei|ro|dyn|i|a [ˌəʊnaɪ'rəʊ'diːnɪə] *noun*: Oneirodynia *f*, Alptraum *m*
o|nei|ro|gen|ic [əʊˌnaɪrə'dʒenɪk] *adj*: oneirogen
o|nei|roid [əʊ'naɪrɔɪd] *adj*: oneiroid
o|nei|rol|o|gy [ˌəʊnaɪ'rɑlədʒiː] *noun*: Oneirologie *f*
o|nei|ro|phre|nia [əʊˌnaɪrə'friːnɪə] *noun*: Oneirophrenie *f*
o|nei|ros|co|py [əʊnaɪ'rɑskəpiː] *noun*: Traumanalyse *f*, -deutung *f*
one-legged *adj*: einbeinig
one|ness ['wʌnəs] *noun*: **1.** Einheit *f* **2.** Gleichheit *f*, Identität *f*
one-place *adj*: einstellig, -gliedrig
one-sided *adj*: halbseitig, hemilateral
one-sidedness *noun*: (*a. fig.*) Einseitigkeit *f*
o|ni|o|ma|ni|a [ˌəʊnɪəʊ'meɪnɪə] *noun*: krankhafter/zwanghafter Kauftrieb *m*, Oniomanie *f*
on|ion ['ʌnjən] *noun*: Zwiebel *f*, Allium cepa
o|ni|um ['əʊnɪəm] *noun*: Onium *nt*
on|lay ['ɑnleɪ, 'ɔn-] *noun*: **1.** Anlegespan *m*, Onlay-Span *m* **2.** Onlay *nt*, Einlagefüllung *f*
cast gold onlay: Goldgussrestauration *f*
on|o|mat|o|ma|nia [ˌɑnəˌmætə'meɪnɪə, -jə] *noun*: Onomatomanie *f*
on|o|mat|o|pho|bi|a [ˌɑnəˌmætə'fəʊbɪə] *noun*: Onomatophobie *f*
on|o|mat|o|pho|bic [ˌɑnəˌmætə'fəʊbɪk] *adj*: Onomatophobie betreffend, onomatophob

on|o|mat|o|poi|e|sis [ˌɑnəˌmætəpɔɪ'iːsɪs] *noun*: Onomatopoese *f*
on|to|gen|e|sis [ˌɑntə'dʒenəsɪs] *noun*: Ontogenese *f*
on|to|ge|net|ic [ˌɑntədʒə'netɪk] *adj*: Ontogenie/Ontogenese betreffend, ontogenetisch, entwicklungsgeschichtlich
on|to|ge|net|i|cal [ˌɑntədʒə'netɪkl] *adj*: →*ontogenic*
on|to|gen|ic [ˌɑntə'dʒenɪk] *adj*: Ontogenese betreffend, entwicklungsgeschichtlich, ontogenetisch
on|tog|e|ny [ɑn'tɑdʒəniː] *noun*: Ontogenese *f*
onych- *präf.*: Nagel-, Onych(o)-
on|y|chal|gia [ɑnɪ'kældʒ(ɪ)ə] *noun*: Nagelschmerz(en *pl*) *m*, Onychalgie *f*
on|y|cha|tro|phia [ˌɑnɪkə'trəʊfɪə] *noun*: Nagelatrophie *f*, Onychatrophie *f*
on|y|chat|ro|phy [ˌɑnɪ'kætrəfiː] *noun*: →*onychatrophia*
on|y|chaux|is [ɑnɪ'kɔːksɪs] *noun*: Onychauxis *f*
on|y|chec|to|my [ɑnɪ'kektəmiː] *noun*: Nagelexzision *f*, Onychektomie *f*
o|nych|ia [əʊ'nɪkɪə] *noun*: Nagelbettentzündung *f*, Onychie *f*, Onychia *f*, Onychitis *f*, Onyxitis *f*
candida onychia: Candidose *f* der Nägel
on|y|chi|tis [ɑnə'kaɪtɪs] *noun*: →*onychia*
onycho- *präf.*: Nagel-, Onych(o)-
on|y|choc|la|sis [ɑnɪ'kɑkləsɪs] *noun*: Onychoklasie *f*
on|y|cho|cryp|to|sis [ˌɑnɪkəʊkrɪp'təʊsɪs] *noun*: eingewachsener Nagel *m*, Onychokryptosis *f*
on|y|cho|dys|tro|phy [ˌɑnɪkəʊ'dɪstrəfiː] *noun*: Onychodystrophie *f*
on|y|cho|gry|pho|sis [ˌɑnɪkəʊgrɪ'fəʊsɪs, -graɪ-] *noun*: Onychogryphose *f*, Krummnagel *m*, Krallnagel *m*, Krallennagel *m*, Onychogrypose *f*, Onychogryposis *f*
on|y|cho|gry|po|sis [ˌɑnɪkəʊgrɪ'pəʊsɪs] *noun*: Onychogryphose *f*, Krummnagel *m*, Krallnagel *m*, Krallennagel *m*, Onychogrypose *f*, Onychogryposis *f*
on|y|cho|het|er|o|to|pia [ˌɑnɪkəʊˌhetərə'təʊpɪə] *noun*: Nagelheterotopie *f*, Onychoheterotopie *f*
on|y|chol|y|sis [ɑnɪ'kɑlɪsɪs] *noun*: Onycholysis *f*
semilunar onycholysis: Onycholysis semilunaris
on|y|cho|ma [ɑnɪ'kəʊmə] *noun*: Nagelbettgeschwulst *f*, -tumor *m*
on|y|cho|ma|de|sis [ˌɑnɪkəʊmə'diːsɪs] *noun*: Onychomadesis *f*, Onychomadose *f*, Onycholysis totalis
on|y|cho|ma|la|cia [ˌɑnɪkəʊmə'leɪʃ(ɪ)ə] *noun*: Nagelerweichung *f*, Onychomalazie *f*
on|y|cho|my|co|sis [ˌɑnɪkəʊmaɪ'kəʊsɪs] *noun*: Nagelmykose *f*, Onychomykose *f*, -mycosis *f*, Tinea unguium
dermatophytic onychomycosis: Onychomykose *f*, Tinea unguium
on|y|cho|no|sus [ˌɑnɪkəʊ'nəʊsəs] *noun*: →*onychopathy*
onycho-osteodysplasia *noun*: Nagel-Patella-Syndrom *nt*, Osteoonychodysplasie *f*, Osteoonychodysostose *f*, Onycho-osteodysplasie *f*
on|y|cho|path|ic [ɑnɪ'kɑpəθiː] *adj*: Onychopathie betreffend, onychopathisch
on|y|chop|a|thy [ɑnɪ'kɑpəθiː] *noun*: Nagelerkrankung *f*, Onychopathie *f*, Onychose *f*, Onychosis *f*
on|y|cho|pha|gia [ˌɑnɪkəʊ'feɪdʒ(ɪ)ə] *noun*: Onychophagie *f*, Nägelkauen *nt*
on|y|choph|a|gy [ɑnɪ'kɑfədʒiː] *noun*: Nägelkauen *nt*, Onychophagie *f*
on|y|cho|phy|ma [ˌɑnɪkəʊ'faɪmə] *noun*: Nagelhypertrophie *f*, Onychophym *nt*
on|y|cho|plas|ty ['ɑnɪkəʊplæstiː] *noun*: Nagelplastik *f*
Emmert's onychoplasty: Nagelmatrixteilresektion *f*, Emmert-Nagelplastik *f*, Nagelkeilexzision *f*
on|y|chop|to|sis [ˌɑnɪkəp'təʊsɪs] *noun*: →*onychomadesis*
on|y|chor|rhex|is [ˌɑnɪkəʊ'reksɪs] *noun*: Onychorrhexis *f*
on|y|cho|schiz|ia [ˌɑnɪkəʊ'skɪzɪə] *noun*: Onychoschisis *f*
on|y|cho|sis [ɑnɪ'kəʊsɪs] *noun*: →*onychopathy*
on|y|cho|til|lo|ma|nia [ˌɑnɪkəʊˌtɪlə'meɪnɪə] *noun*: Nagelreißen *nt*, Onychotillomanie *f*
on|y|chot|o|my [ɑnɪ'kɑtəmiː] *noun*: Onychotomie *f*
O'nyong-nyong [əʊ'njɑŋ njɑŋ] *noun*: O'nyong-nyong-Fieber *nt*
on|yx ['ɑnɪks, 'əʊ-] *noun*: Nagel *m*, Ungus *m*, Onyx *m*
o|nyx|is [əʊ'nɪksɪs] *noun*: →*onychocryptosis*
on|yx|i|tis [əʊnɪk'saɪtɪs] *noun*: →*onychia*
oo- *präf.*: Ei-, Oo-, Ov(o)-, Ov(i)-
o|o|blast ['əʊəblæst] *noun*: Ooblast *m*
o|o|cen|ter [ˌəʊə'sentər] *noun*: Oozentrum *nt*, Ovozentrum *nt*
o|o|cen|tre [ˌəʊə'sentər] *noun*: (*brit.*) →*oocenter*
o|o|ceph|a|lus [ˌəʊə'sefələs] *noun*: Oozephalus *m*, Ookephalus *m*
o|o|ci|ne|sia [ˌəʊəʊsɪ'niːʒ(ɪ)ə] *noun*: Ookinese *f*
o|o|cy|e|sis [ˌəʊəʊsaɪ'iːsɪs] *noun*: Ovarialgravidität *f*
o|o|cyst ['əʊəʊsɪst] *noun*: Oozyste *f*
o|o|cyte ['əʊəʊsaɪt] *noun*: Eizelle *f*, Oozyt *m*, Oozyte *f*, Ovozyt *m*, Ovocytus *m*
primary oocyte: primärer Oozyt *m*, Oozyt I. Ordnung *f*
secondary oocyte: Oozyt II. Ordnung *f*, sekundärer Oozyt *m*
OOD *Abk.*: osteo-onychodysplasia
o|og|a|mous [əʊəʊ'ɑgəməs] *adj*: **1.** oogam **2.** hetero-, anisogam
o|og|a|my [əʊ'ɑgəmiː] *noun*: Eibefruchtung *f*, Oogamie *f*
o|o|gen|e|sis [ˌəʊəʊ'dʒenəsɪs] *noun*: Eireifung *f*, Oogenie *f*, Ovo-, Oogenese *f*
o|o|ge|net|ic [ˌəʊədʒə'netɪk] *adj*: oogenetisch
o|o|gen|ic [ˌəʊəʊ'dʒenɪk] *adj*: Eireifung/Oogenese betreffend, oogenetisch
o|og|e|nous [əʊ'ɑdʒenəs] *adj*: →*oogenetic*
o|o|go|ni|um [ˌəʊəʊ'gəʊnɪəm] *noun, plural* **-nia** [-nɪə]: Urei(zelle *f*) *nt*, Oogonie *f*, Oogonium *nt*
o|o|ki|ne|sis [ˌəʊəʊkɪ'niːsɪs, -kaɪ-] *noun*: Ookinese *f*
o|o|ki|nete [ˌəʊəʊ'kaɪniːt, -kɪ'niːt] *noun*: Ookinet *m*
o|o|lem|ma [ˌəʊəʊ'lemə] *noun*: Eihülle *f*, Oolemma *nt*, Zona/Membrana pellucida
O|o|my|ce|tes [ˌəʊəʊmaɪ'sɪtiːz] *plural*: Oomyzeten *pl*, Oomycetes *pl*
oophor- *präf.*: Eierstock-, Ovarial-, Oophor(o)-
o|o|pho|ral|gia [ˌəʊəfə'rældʒ(ɪ)ə] *noun*: Eierstockschmerz(en *pl*) *m*, Ovarialgie *f*
o|o|pho|rec|to|mize [ˌəʊəfə'rektəmaɪz] *vt*: eine Oophorektomie durchführen, die Eierstöcke entfernen, oophorektomieren
o|o|pho|rec|to|my [ˌəʊəʊfə'rektəmiː] *noun*: Eierstockentfernung *f*, Ovariektomie *f*, Ovarektomie *f*
bilateral oophorectomy: beidseitige Oophorektomie *f*
o|o|pho|rit|ic [ˌəʊəfə'rɪtɪk] *adj*: Oophoritis betreffend, oophoritisch
o|o|pho|ri|tis [ˌəʊəʊfə'raɪtɪs] *noun*: Eierstockentzündung *f*, Oophoritis *f*
oophoro- *präf.*: Eierstock-, Ovarial-, Oophor(o)-
o|oph|o|ro|cys|tec|to|my [əʊˌɑfərəʊsɪs'tektəmiː] *noun*: Oophorozystektomie *f*
o|oph|o|ro|hys|ter|ec|to|my [əʊˌɑfərəʊhɪstə'rektəmiː] *noun*: Entfernung *f* von Gebärmutter und Eierstöcken, Oophorohysterektomie *f*, Ovariohysterektomie *f*
o|oph|o|ro|ma [əʊˌɑfə'rəʊmə] *noun*: Ovarialschwellung *f*, Ovarialtumor *m*, Eierstockschwellung *f*, Eierstocktumor *m*, Oophorom *nt*
o|oph|o|ron [əʊ'ɑfərɑn] *noun*: →*ovary*

o|oph|or|op|a|thy [əʊ,ɑfə'rɑpəθiː] *noun*: Eierstockerkrankung *f*, Oophoropathie *f*, Ovariopathie *f*
o|oph|or|o|pel|li|o|pex|y [əʊ,ɑfərəʊ'pelɪəʊpeksiː] *noun*: →*ovariopexy*
o|oph|or|o|pex|y [əʊ'ɑfərə,peksiː] *noun*: →*ovariopexy*
o|oph|or|o|plas|ty [əʊ'ɑfərə,plæstiː] *noun*: Eierstockplastik *f*
o|oph|o|ro|sal|pin|gec|to|my [,əʊ,ɑfərəʊ,sælpɪŋ'dʒektəmiː] *noun*: Ovariosalpingektomie *f*, Oophorosalpingektomie *f*
o|oph|o|ro|sal|pin|git|ic [,əʊ,ɑfərəʊsælpɪŋ'dʒɪtɪk *adj*: Oophorosalpingitis betreffend, oophorosalpingitisch, ovariosalpingitisch
o|oph|o|ro|sal|pin|gi|tis [,əʊ,ɑfərəʊsælpɪŋ'dʒaɪtɪs] *noun*: Entzündung *f* von Eierstock und Eileiter, Oophorosalpingitis *f*, Ovariosalpingitis *f*, Salpingo-Oophoritis *f*
o|oph|o|ros|to|my [əʊ,ɑfə'rɑstəmiː] *noun*: Oophorostomie *f*, Ovariostomie *f*
o|oph|o|rot|o|my [əʊ,ɑfə'rɑtəmiː] *noun*: Eierstockschnitt *f*, Ovariotomie *f*, Ovaritomie *f*
o|oph|or|rha|gia [əʊ,ɑfə'reɪdʒ(ɪ)ə] *noun*: Eierstock-, Ovarialblutung *f*
o|o|plasm ['əʊəʊplæzəm] *noun*: Eiplasma *nt*, Ovoplasma *nt*, Ooplasma *nt*
OOR *Abk.*: orbicularis oculi reflex
o|o|sphere ['əʊəʊsfɪər] *noun*: Oosphäre *f*
O|os|po|ra [əʊ'ɑspərə] *noun*: Oospora *f*
o|o|spo|ran|gi|um [,əʊəspə'rændʒɪəm, -spəʊ-] *noun*: Oosporangium *nt*
o|o|spore ['əʊəʊspəʊər, -spɔːr] *noun*: Ei-, Oospore *f*
o|o|the|ca [,əʊəʊ'θiːkə] *noun*: **1.** (*biolog.*) Eikapsel *f* **2.** →*ovary*
o|o|tid ['əʊəʊtɪd] *noun*: Reifei *nt*, Ootide *f*
o|o|type ['əʊəʊtaɪp] *noun*: Ootyp(us) *m*
ooze [uːz]: **I** *noun* Sickern *nt* **II** *vt* ausströmen, (aus-)schwitzen **III** *vi* sickern
ooze away *vi* versickern
ooze in *vi* einsickern, eindringen
ooze out *vt* ausströmen, (aus-)schwitzen
ooze through *vi* durchsickern, durchdringen
o|o|zo|oid [,əʊə'zəʊɔɪd] *noun*: Oozoid *nt*
OP *Abk.*: **1.** osmotic pressure **2.** outpatient **3.** ovine prolactin
O_2P *Abk.*: oxygen pulse
o|pac|i|fi|ca|tion [əʊ,pæsəfɪ'keɪʃn] *noun*: Opakifikation *f*
o|pac|i|ty [əʊ'pæsətiː] *noun*: Opazität *f*, (Licht-, Strahlen-) Undurchlässigkeit *f*, Absorptionsvermögen *nt*
vitreous opacities: Glaskörpertrübungen *pl*, Glaskörperneovaskularisation *f*
o|pal|esce [əʊpə'liːs] *vi*: opalisieren, opaleszieren
o|pal|es|cence [,əʊpæl'lesəns] *noun*: Opaleszenz *f*
o|pal|es|cent [,əʊpæl'lesənt] *adj*: Opaleszenz aufweisend, opaleszierend, opalisierend, opaleszent
o|pal|gia [əʊ'pældʒ(ɪ)ə] *noun*: Trigeminusneuralgie *f*, Neuralgia trigeminalis
o|paque [əʊ'peɪk] *adj*: undurchsichtig, nicht durchscheinend; (strahlen-, licht-)undurchlässig, opak
o|paque|ness [əʊ'peɪknəs] *noun*: →*opacity*
OPC *Abk.*: Outpatient Clinic
OPD *Abk.*: **1.** ostium primum defect **2.** outpatient department
o|pen ['əʊpən]: **I** *adj* **1.** (*allg.*) offen, geöffnet; offen, frei, zugänglich (*to* für); (*fig.*) aufgeschlossen, offen (*to* für); (*Gebiss*) lückenhaft **II** *vt* **1.** (er-)öffnen, aufmachen; beginnen **open the bowels** Stuhlgang haben; abführen **2.** (*chirurg.*) aufschneiden, (er-)öffnen **III** *vi* **3.** aufgehen, sich (er-)öffnen **4.** anfangen, beginnen
open out I *vt* ausbreiten, ausdehnen; erweitern, vergrößern **II** *vi* sich ausbreiten, verbreitern (*into* zu); sich (aus-)weiten, sich öffnen, sich erweitern
open up I *vt* größer *oder* weiter machen, vergrößern; (er-)öffnen, aufmachen **II** *vi* sich (er-)öffnen, aufgehen
potassium channel opener: Kalium-Kanalöffner *m*
o|pen|ing ['əʊpənɪŋ]: **I** *noun* **1.** Öffnung *f*, (Ein-)Mündung *f*, Spalt *m*, Lücke *f*, Loch *nt*; (*anatom.*) Orificium *nt*, Ostium *nt* **2.** Eröffnung *f*; Öffnen *nt*, Aufmachen *nt*, Aufstechen *nt*, Aufbohren *nt* **II** *adj* (Er-)Öffnungs-
abdominal opening of uterine tube: abdominelle Tubenöffnung *f*, Ostium abdominale tubae uterinae
aortic opening: Aortenöffnung *f* des linken Ventrikels, Ostium aortae
aortic opening of diaphragm: Hiatus aorticus
opening of aqueduct of midbrain: Apertura aqueductus cerebri, Apertura aqueductus mesencephali
atrioventricular opening (of heart): Vorhof-Kammer-Öffnung *f*, Ostium atrioventriculare
opening of bladder: innere Harnröhrenöffnung *f*, Harnröhrenanfang *m*, Ostium urethrae internum
cardiac opening: Speiseröhren-, Ösophagusmündung *f*, Ostium cardiacum, Cardia *f*
opening of coronary sinus: Ostium sinus coronarii
duodenal opening of stomach: →*duodenal orifice of stomach*
esophageal opening in diaphragm: Hiatus oesophageus
opening of external acoustic meatus: äußere Öffnung *f* des Gehörganges, Porus acusticus externus
external opening of aqueduct of vestibule: Apertura externa aqueductus vestibuli
external opening of canaliculus of cochlea: Apertura externa canaliculi cochleae
external urethral opening: äußere Harnröhrenöffnung *f*, Harnröhrenmündung *f*, Ostium urethrae externum
opening of ileal papilla: Ostium ileale
ileocaecal opening: (*brit.*) →*ileocecal opening*
ileocecal opening: Ileumeinmündung *f* ins Zäkum, Ostium valvae ilealis
inferior opening of pelvis: Beckenausgang *m*, Apertura pelvis inferior
inferior thoracic opening: untere Thoraxapertur *f*, Brustkorbausgang *m*, Apertura thoracis inferior
opening of inferior vena cava: Mündung *f* der unteren Hohlvene, Ostium venae cavae inferioris
internal urethral opening: innere Harnröhrenöffnung *f*, Harnröhrenanfang *m*, Ostium urethrae internum
lacrimal opening: Punctum lacrimale
left atrioventricular opening (of heart): Ostium atrioventriculare sinistrum
lower thoracic opening: untere Thoraxapertur *f*, Brustkorbausgang *m*, Apertura thoracis inferior
oesophageal opening in diaphragm: (*brit.*) →*esophageal opening in diaphragm*
orbital opening: Aditus orbitalis
ovarian opening of uterine tube: abdominelle Tubenöffnung *f*, Ostium abdominale tubae uterinae
pharyngeal opening of auditory tube: Rachenöffnung *f* der Ohrtrompete, Ostium pharyngeum tubae auditivae/auditoriae
piriform opening: Apertura piriformis
opening of pulmonary trunk: Pulmonalisöffnung *f* des rechten Ventrikels, Ostium trunci pulmonalis
openings of pulmonary veins: Ostia venarum pulmonalium
pyloric opening: Öffnung *f* des Magenpförtners, Osti-

um pyloricum
right atrioventricular opening (of heart): Ostium atrioventriculare dextrum
saphenous opening: Hiatus saphenus
superior opening of pelvis: Beckeneingang *m*, Apertura pelvis superior
superior thoracic opening: obere Thoraxapertur *f*, Brustkorbeingang *m*, Apertura thoracis superior
opening of superior vena cava: Mündung *f* der oberen Hohlvene, Ostium venae cavae superioris
tympanic opening of auditory tube: Paukenhöhlenmündung *f* der Ohrtrompete, Ostium tympanicum tubae auditivae/auditoriae
tympanic opening of canaliculus of chorda tympani: Apertura tympanica canaliculi chordae tympani
tympanic opening of chorda tympani canal: Apertura tympanica canaliculi chordae tympani
upper thoracic opening: obere Thoraxapertur *f*, Brustkorbeingang *m*, Apertura thoracis superior
urethral opening: Meatus urethrae
uterine opening of uterine tube: Tubenmündung *f*, Ostium uterinum tubae uterinae
opening of uterus: (äußerer) Muttermund *m*, Ostium uteri
vaginal opening: Scheidenöffnung *f*, -eingang *m*, Ostium vaginae
opening of vermiform appendix: Wurmfortsatzöffnung *f*, Ostium appendicis vermiformis
vertical opening: Bisshöhe *f*
vesicourethral opening: innere Harnröhrenöffnung *f*, Harnröhrenanfang *m*, Ostium urethrae internum

op|er|a|bil|i|ty [ˌɑpərəˈbɪlətiː] *noun*: **1.** Operabilität *f* **2.** Operationsfähigkeit *f*, Operabilität *f*

op|er|a|ble [ˈɑp(ə)rəbl] *adj*: **1.** (*chirurg.*) durch eine Operation entfernbar, operierbar, operabel **2.** (*techn.*) betriebsfähig

op|er|and [ˈɑpərænd] *noun*: (*Computer*) Operand *m*, Rechengröße *f*

op|er|ant [ˈɑpərənt] *adj*: nicht reizgebunden, operant

op|er|ate [ˈɑpəreɪt]: **I** *vt* (*Gerät*) handhaben, bedienen, betätigen **II** *vi* (*chirurg.*) operieren (*upon/on s.o.* jdn.)

op|er|at|ing [ˈɑpəreɪtɪŋ] *adj*: **1.** Operations- **2.** in Betrieb, Betriebs-, Arbeits-

op|er|a|tion [ɑpəˈreɪʃn] *noun*: **1.** (chirurgischer) Eingriff *m*, Operation *f* **2.** Operation *f*, Technik *f*, Verfahren *nt* **3.** (*techn.*) Betrieb *m*, Tätigkeit *f*, Lauf *m*
Abbé's operation: Abbé-Operation *f*
Albee's operation: Albee-Operation *f*
Albee-Delbet operation: Albee-Delbet-Operation *f*
Albert's operation: Albert-Operation *f*, Kniegelenksarthrodese *f* nach Albert
Alexander's operation: →*Alexander-Adams operation*
Alexander-Adams operation: Alexander-Adams-Operation *f*, Adams-Operation *f*
Ali Krogius operation: Ali-Krogius-Kapselplastik *f*, Krogius-Kapselplastik *f*
Alouette operation: Alouette-Amputation *f*, Hüftgelenksexartikulation *f* nach Alouette
Ammon's operation: Tränensacköffnung *f*, -inzision *f*, Dakryozystotomie *f*
Amussat's operation: Amussat-Schnitt(führung *f*) *m*, Amussat-Technik *f*
Anagnostakis' operation: Anagnostakis-Operation *f*
Anel's operation: Anel-Operation *f*
antireflux operation: Antirefluxoperation *f*, -plastik *f*
Babcock's operation: Babcock-Operation *f*, Babcock-Krampfaderoperation *f*, Babcock-Venenstripping *nt*
Baldy's operation: Baldy-Operation *f*
Baldy-Franke operation: Baldy-Franke-Operation *f*
Baldy-Webster operation: Baldy-Webster-Operation *f*
Bankart's operation (for shoulder dislocation): Operation *f* nach Bankart
Barkan's operation: Goniotomie *f*, Trabekulotomie *f*
Barton's operation: Ankyloseoperation *f* nach Barton
Bassini's operation: Bassini-Operation *f*, Herniotomie *f* nach Bassini
Belsey mark IV operation: transthorakale Ösophagofundophrenopexie *f* nach Belsey
Berger's operation: →*Berger's method*
Bier's operation: →*Bier's amputation*
Bigelow's operation: Litholapaxie *f* nach Bigelow
Billroth's operation: Billroth-Magenresektion *f*, Billroth-Operation *f*
Billroth's operation I: Billroth-I-Magenresektion *f*
Billroth's operation II: Billroth-II-Magenresektion *f*
Blalock-Hanlon operation: Blalock-Hanlon-Operation *f*
Blalock-Taussig operation: Blalock-Taussig-Anastomose *f*, Blalock-Taussig-Operation *f*
Blaskovics operation: Blaskovics-Operation *f*
Blount's operation: Epiphyseodese *f* nach Blount
Bonnet's operation: Bonnet-Operation *f*, Bonnet-Enukleation *f*
Bozeman's operation: Bozeman-Operation *f*, Hysterozystokleisis *f*
Bricker's operation: Bricker-Operation *f*, Bricker-Plastik *f*, Bricker-Blase *f*, Ileum-Conduit *m/nt*, Ileumblase *f*, Dünndarmblase *f*
Brock's operation: **1.** Brock-Operation *f*, transventrikuläre Valvotomie *f* **2.** Brock-Operation *f*, transventrikuläre Infundibulektomie *f*
Browne operation: Browne-Operation *f*
Brunschwig's operation: **1.** Brunschwig-Operation *f* **2.** Pankreatoduodenektomie *f*, Duodenopankreatektomie *f*
Burch-Cowan operation: Burch-Cowan-Operation *f*
Burgess' operation: Unterschenkelamputation *f* nach Burgess
bypass operation: Bypassoperation *f*
caesarean operation: (*brit.*) →*cesarean operation*
Caldwell-Luc operation: Caldwell-Luc-Operation *f*
cataract operation: Kataraktoperation *f*, Staroperation *f*
cesarean operation: Kaiserschnitt *m*, Schnittentbindung *f*, Sectio caesarea
Chiari's operation for congenital hip dislocation: Chiari-Operation *f*, Beckenosteotomie nach Chiari *f*
Child's operation: Child-Methode *f*, -Operation *f*, subtotale distale/linksseitige Pankreatektomie *f*, subtotale Pankreaslinksresektion *f*
Chopart's operation: Chopart-Operation *f*
Coffey operation: Coffey-Mayo-Operation *f*
Colonna's operation: **1.** Colonna-Operation *f* **2.** Colonna-Codivilla-Operation *f*
cosmetic operation: kosmetische Operation *f*
Cotte's operation: Cotte-Operation *f*
Cotting's operation: Cotting-Operation *f*
Cottle operation: Cottle-Septumplastik *f*
Critchett's operation: Critchett-Schieloperation *f*
curative operation: kurativer Eingriff *m*
Dana's operation: Dana-Operation *f*, Rhizotomia posterior
Dandy operation: Dandy-Operation *f*
Daviel's operation: Daviel-Operation *f*, -Linsenextraktion *f*
DeLee's operation: (de) Lee-Spiegelhandgriff *m*
Denis Browne operation: Browne-Operation *f*

O

Denonvilliers' operation: Denonvilliers-Operation *f*
Dieffenbach's operation: Dieffenbach-Methode *f*, Dieffenbach-Verfahren *nt*, Dieffenbach-Verschiebeplastik *f*
Dixon operation: Dixon-Operation *f*
Doléris' operation: Doléris-Operation *f*
Dott's operation: Dott-Operation *f*
Dragstedt's operation: Dragstedt-Operation *f*
Duhamel operation: Duhamel-Operation *f*
Duplay's operation: Duplay-Operation *f*
Dupuy-Dutemps' operation: Dupuy-Dutemps-Operation *f*
Dupuytren's operation: Schultergelenk(s)exartikulation *f* nach Dupuytren
Dwyer's operation: Skolioseoperation *f* nach Dwyer
early operation: Frühoperation *f*
Eden-Hybinette operation: Operation *f* nach Eden-Hybinette
Elliot's operation: Elliot-Trepanation *f*
emergency operation: Notfalloperation *f*, Notfallchirurgie *f*, Not-OP *f*
Emmet's operation: Emmet-Operation *f*, Trachelorrhaphie *f*
endolaryngeal laser operation: endolaryngeale Laseroperation *f*
esophageal operation: Speiseröhren-, Ösophagusoperation *f*
Esser operation: Esser-Technik *f*, Esser-Plastik *f*
Estlander's operation: Estlander-Operation *f*
exploratory operation: operative Exploration *f*
Falk's operation: Falk-Operation *f*
Farabeuf's operation: Beinamputation *f* nach Farabeuf
Fein-Denker operation: Fein-Denker-Operation *f*
fenestration operation: Fensterung *f*, Fenestration *f*
Ferguson's operation: Ferguson-Operation *f*
Fergusson's operation: Fergusson-Schnittführung *f*
fertility operation: Sterilitätsoperation *f*
Finney's operation: Pyloroplastik *f* nach Finney
flap operation: Lappenoperation *f*
Foerster's operation: Foerster-Operation *f*, Rhizotomia posterior
Foley operation: Foley-Plastik *f*
Fontan's operation: Fontan-Operation *f*
Fothergill's operation: Fothergill-Operation *f*, Manchester-Operation *f*
Franco's operation: suprapubische Zystotomie *f*
Franz-Hirsch operation: Franz-Hirsch-Operation *f*
Frazier-Spiller operation: Frazier-Spiller-Operation *f*, Neurotomia retrogasserina
Fredet-Ramstedt operation: Weber-Ramstedt-Operation *f*, Ramstedt-Operation *f*, Pylorotomie *f*, Pyloromyotomie *f*
Gigli's operation: Gigli-Operation *f*
Gilliam's operation: Gilliam-Operation *f*
Gillies' operation: **1.** (*augenheil.*) Gillies-Operation *f* **2.** (*HNO*) Gillies-Technik *f*
Gil-Vernet operation: Gil-Vernet-Operation *f*
Girard's operation: Girard-Hernienoperation *f*
Glenn's operation: Glenn-Operation *f*, Kava-Pulmonalis-Anastomose *f*
Gluck-Soerensen operation: Gluck-Soerensen-Operation *f*
Gonin's operation: Gonin-Operation *f*
Graefe's operation: **1.** von Graefe-Operation *f*, von Graefe-Schielkorrektur *f* **2.** von Graefe-Operation *f*, -Linsenextraktion *f*
Grice operation: extraartikuläre Arthrodese *f* nach Grice
Grice-Green operation: →*Grice operation*
Griffith's operation: Griffith-Hernienoperation *f*
Gritti's operation: Beinamputation *f* nach Gritti
Grotte's operation: Grotte-Operation *f*
Guyon's operation: →*Guyon's amputation*
Halsted's operation: **1.** Halsted-Operation *f*, radikale Mastektomie *f*, Mammaamputation *f*, Ablatio mammae **2.** →*Halsted-Ferguson operation*
Halsted-Ferguson operation: Herniotomie *f* nach Halsted, Herniotomie *f* nach Halsted-Ferguson
Hancock's operation: Hancock-Amputation *f*, supramalleoläre Unterschenkelamputation *f* nach Hancock
Harrington operation: Skoliosekorrektur *f* nach Harrington
Hartmann's operation: Hartmann-Operation *f*
Heineke-Mikulicz operation: Heineke-Mikulicz-Operation *f*, Heineke-Mikulicz-Pyloroplastik *f*
Heller's operation: Heller-Kardiomyotonie *f*
Hey's operation: Hey-Amputation *f*, Vorfußamputation *f* nach Hey
Hibbs' operation: Skoliosekorrektur *f* nach Hibbs, Hibbs-Operation *f*
Hill's operation: posteriore Gastropexie *f* nach Hill
Hochenegg's operation: Hochenegg-Durchzugverfahren *nt*
Hoffa's operation: Hoffa-Plattfußoperation *f*
Hoffa-Lorenz operation: Hoffa-Lorenz-Operation *f*
Hofmeister's operation: Hofmeister-Operation *f*, nach Hofmeister modifizierte Billroth II-Magenresektion *f*
Hohmann's operation: Hohmann-Operation *f*, Hohmann-Keilosteotomie *f*
Holth's operation: Iriseinklemmung *f*, Iridenkleisis *f*, Iridenklisis *f*
Homans's operation: Homans-Operation *f*
Huet's operation: Huet-Operation *f*
Hueter-Mayo operation: Hueter-Mayo-Operation *f*
Huggins' operation: Huggins-Operation *f*
Indian operation: Indische Methode/Rhinoplastik *f*
interval operation: Intervalloperation *f*
Italian operation: italienische Methode/Rhinoplastik *f*
Jaboulay's operation: Jaboulay-Amputation *f*, -Operation *f*, -Hemipelvektomie *f*
Jaboulay-Winkelmann operation: Winkelmann-Operation *f*, Jaboulay-Winkelmann-Operation *f*, Jaboulay-Operation *f*
Jansen's operation: Jansen-Operation *f*
Jansen-Ritter operation: Jansen-Ritter-Radikaloperation *f*, Jansen-Radikaloperation *f*
Kasai operation: Hepatojejunostomie *f* nach Kasai
Kelly's operation: **1.** (*gynäkol.*) Kelly-Operation *f* **2.** Kelly-Operation *f*, Kelly-Arytänoidopexie *f*
Killian-Freer operation: Killian-Septumresektion *f*, subperichondrale Septumresektion *f*
King's operation: Kelly-Operation *f*, Kelly-Arytänoidopexie *f*
Kirschner's operation: Kirschner-Operation *f*
Knapp's operation: Knapp-Operation *f*
Kocher's operation: **1.** (*orthopäd.*) Kocher-Reposition *f* **2.** Kocher-Strumaoperation *f* **3.** Kocher-Duodenalmobilisierung *f*
Kraske's operation: Kraske-Operation *f*
Krogius operation: Krogius-Kapselplastik *f*, Ali-Krogius-Kapselplastik *f*
Krönlein's operation: Krönlein-Orbitalresektion *f*, Krönlein-Operation *f*
Kux' operation: Kux-Operation *f*
Ladd's operation: Ladd-Operation *f*

Lagrange's operation: Lagrange-Operation *f*, Sklerektoiridektomie *f*
Lambrinudi's operation: Lambrinudi-Operation *f*
Langenbeck's operation: Langenbeck-Hämorrhoidenentfernung *f*, Langenbeck-Operation *f*
Lapidus' operation: Lapidus-Operation *f*
Larrey's operation: Larrey-Amputation *f*, Schultergelenkexartikulation *f* nach Larrey
LeFort's operation: LeFort-Amputation *f*, Fußamputation *f* nach LeFort
Le Fort-Neugebauer operation: Le Fort-Neugebauer-Operation *f*
Leriche's operation: Leriche-Brüning-Operation *f*, periarterielle Sympathektomie *f*
Leroux-Robert operation: Leroux-Robert-Operation *f*
Lich-Grégoire operation: Antirefluxplastik *f* nach Lich-Grégoire, Lich-Grégoire-Operation *f*
Lisfranc's operation: **1.** Lisfranc-(Vorfuß-)Amputation *f*, Amputation *f* durch die Lisfranc-Gelenklinie **2.** (*orthopäd.*) Schultergelenk(s)exartikulation *f* nach Dupuytren
Longmire's operation: Longmire-Operation *f*
Lorenz's operation: Lorenz-Umstellungsosteotomie *f*
Luc's operation: Caldwell-Luc-Operation *f*
Luque's operation: Skolioseoperation *f* nach Luque
Madlener's operation: Madlener-Operation *f*
Manchester operation: Fothergill-Operation *f*, Manchester-Operation *f*
Marshall-Marchetti-Krantz operation: Marshall-Marchetti-Krantz-Operation *f*, Kolposuspension *f* nach Marshall-Marchetti-Krantz *f*
Mason's operation: Mason-Operation *f*, parasakrale transsphinktäre Rektumresektion *f*
mastoid operation: Mastoidektomie *f*
Maydl's operation: Maydl-Operation *f*
Mayo's operation: **1.** Mayo-Operation *f*, Mayo-Magenresektion *f* **2.** Mayo-Operation *f*, Mayo-Hernienoperation *f* **3.** Mayo-Operation *f*, Mayo-Venenexhärese *f*
McBride's operation: Operation *f* nach McBride
McBurney's operation: McBurney-Operation *f*
McDonald's operation: McDonald-Operation *f*
McVay's operation: McVay-Lotheissen-Operation *f*
Meredino's operation: Meredino-Technik *f*
Mikulicz's operation: **1.** Mikulicz-Operation *f* **2.** (*chirurg.*) Heineke-Mikulicz-Operation *f*, -Pyloroplastik *f*
Miles' operation: Miles-Operation *f*, abdominoperineale Rektumamputation *f*
Milligan's operation: Milligan-Operation *f*
Millin's operation: Millin-Operation *f*
Millingen's operation: Millingen-Operation *f*
Mitchell's operation: Mitchell-Operation *f*
Moe's operation: Skoliosekorrektur *f* nach Moe
Moschcowitz operation: Moszkowicz-Operation *f*
Moser's operation: Moser-Operation *f*
Mosher-Toti operation: Tränensackeröffnung *f*, -inzision *f*, Dakryozystotomie *f*
Motais' operation: Motais-Operation *f*
Mules' operation: Mules-Operation *f*
Mustard's operation: Mustard-Operation *f*
Naffziger's operation: Naffziger-Operation *f*
Nissen operation: Fundoplicatio *f*
Noble's operation: Noble-Operation *f*
Norwood's operation for hypoplastic left-sided heart: Norwood-Operation *f*
oesophageal operation: (*brit.*) →*esophageal operation*
Ombrédanne's operation: Ombrédanne-Operation *f*, transskrotale Orchidopexie *f*
palliative operation: palliativer Eingriff *m*, Palliativoperation *f*
Palma operation: Palma-Operation *f*
Park's operation: Park-Operation *f*
Patey's operation: eingeschränkt radikale Mastektomie *f*, Mastektomie *f* nach Pattey
Phemister operation: Epiphyseodese *f* nach Phemister
Pirogoff operation: Pirogoff-Operation *f*, Pirogoff-Amputation *f*
plastic operation: Plastik *f*, plastische Chirurgie *f*
Politano-Leadbetter operation: Antirefluxplastik *f* nach Politano-Leadbetter, Politano-Leadbetter-Operation *f*
Pólya's operation: Polya-Operation *f*, Polya-Gastrektomie *f*
Pomeroy's operation: Pomeroy-Methode *f*
Porro operation: Hysterectomia caesarea
Pott's operation: Potts-Operation *f*, Potts-Anastomose *f*
Putti-Platt operation: Putti-Platt-Operation *f*
radical operation: Radikaloperation *f*
Ramstedt's operation: Weber-Ramstedt-Operation *f*, Ramstedt-Operation *f*, Pyloro(myo)tomie *f*
Rastelli's operation: Rastelli-Operation *f*
Renhbein's operation: Rehbein-Operation *f*
Risser's operation: Risser-Operation *f*, Skoliosekorrektur *f* nach Risser
Roux-en-Y operation: Roux-Operation *f*, Y-Schlinge *f*
Saenger's operation: Saenger-Methode *f*
Salter operation: Beckenosteotomie *f* nach Salter
Scanzoni's operation: Scanzoni-Manöver *nt*
Schanz operation: subtrochantäre Amputationsosteotomie *f* nach Schanz
Schauta's operation: Schauta-Operation *f*, Schauta-Stoeckel-Operation *f*, vaginale Hysterektomie *f*
Schauta's vaginal operation: Schauta-Operation *f*, Schauta-Stoeckel-Operation *f*, vaginale Hysterektomie *f*
Schlatter's operation: Schlatter-Operation *f*
Schloffer's operation: Schloffer-Operation *f*
Schuchardt's operation: Schuchardt-Operation *f*
Schweizer's operation: Hepatoenterostomie *f* nach Schweizer
Scott operation: Harnröhrensphinkter *m* nach Scott
second-look operation: Second-look-Operation *f*
shelf operation: Azetabuloplastik *f* mit Knochenkeilinsertion
Shirodkar's operation: Shirodkar-Operation *f*
sling operation: Schlingenoperation *f*
Spitzy operation: Spitzy-Operation *f*
Stacke's operation: Stacke-Operation *f*
Stoffel's operation: Stoffel-Operation *f*
Stokes' operation: Beinamputation *f* nach Gritti-Stokes
Stoppa operation: Stoppa-Operation *f*, Hernienplastik nach Stoppa *f*
Sturmdorf's operation: Sturmdorf-Bonney-Plastik *f*
Swenson's operation: Swenson-Operation *f*
Syme's operation: Fußamputation *f* nach Syme, Syme-Amputation *f*
tagliacotian operation/rhinoplasty: italienische Methode/Rhinoplastik *f*
Talma's operation: Talma-Operation *f*
Tanner's operation: Tanner-Operation *f*
Teale's operation: Teale-Amputation *f*
Thiersch's operation: Thiersch-Technik *f*
Torkildsen's operation: Torkildsen-Operation *f*, Ventrikulozisternostomie *f*
Toti's operation: Toti-Operation *f*, Dakryozystorhinostomie *f*, Dakryorhinostomie *f*

Trendelenburg's operation: Trendelenburg-Operation *f*, transthorakale pulmonale Embolektomie *f*
Tripier's operation: Fußamputation *f* nach Tripier, Tripier-Amputation *f*
Turek's operation: Turek-Operation *f*
Veau's operation: Veau-Rosenthal-Plastik *f*, Veau-Plastik *f*
Veau-Axhausen operation: Veau-Axhausen-Plastik *f*, Veau-Plastik *f*
Vineberg's operation: Vineberg-Operation *f*
visor flap operation: Visierlappenplastik *f*
Vladimiroff-Mikulicz operation: Fußamputation *f* nach Vladimiroff-Mikulicz
Waterstone operation: Waterstone-Anastomose *f*
Weber-Fergusson operation: Fergusson-Schnittführung *f*
Weber-Ramstedt operation: Weber-Ramstedt-Operation *f*, Ramstedt-Operation *f*, Pyloro(myo)tomie *f*
Webster's operation: Baldy-Webster-Operation *f*
Wertheim's operation: Wertheim-Meigs-Operation *f*, Wertheim-Operation *f*
Whipple's operation: Whipple-Operation *f*, partielle Duodenopankreatektomie *f*
Whitehead's operation: Whitehead-Operation *f*
Williams' operation: Kolpopoese *f*
Witzel's operation: Witzel-Fistel *f*, Witzel-Gastrostomie *f*
Wladimiroff-Mikulicz operation: Fußamputation *f* nach Vladimiroff-Mikulicz
Wölfler's operation: Wölfler-Operation *f*
Zielke operation: Zielke-Operation *f*

op|er|a|tive ['ɑpərətɪv, 'ɑprə-, -ˌreɪtɪv] *adj*: Chirurgie betreffend; durch einen chirurgischen Eingriff/eine Operation bedingt, operativ, chirurgisch, Operations-, Operativ-

op|er|a|tor ['ɑpəreɪtər] *noun*: **1.** Operateur(in *f*) *m*, operierender Arzt *m*, operierende Ärztin *f* **2.** (*techn., mathemat.*) Operator *m* **3.** (*genet.*) Operatorgen *nt*, O-Gen *nt*

o|per|cu|lum [əʊ'pɜrkjələm] *noun, plural* **-lums, -la** [-lə]: Operculum *nt*
dental operculum: Zahnkappe *f*
frontal operculum: Operculum frontale
frontoparietal operculum: Operculum frontoparietale
parietal operculum: Operculum parietale
temporal operculum: Operculum temporale

op|er|on ['ɑpəˌrɑn] *noun*: Operon *nt*

OPG *Abk.*: **1.** oculopneumoplethysmography **2.** oxypolygelatin

o|phi|a|sis [əʊ'faɪəsɪs] *noun*: Ophiasis *f*

o|phi|di|a|sis [əʊfɪ'daɪəsɪs] *noun*: →*ophidism*

o|phi|dism ['əʊfɪdɪzəm] *noun*: Schlangengiftvergiftung *f*, Ophidismus *m*

oph|ry|on ['ɑfrɪɑn] *noun*: Ophryon *nt*

ophthalm- *präf.*: Augen-, Ophthalm(o)-, Okul(o)-

oph|thal|ma|gra [ˌɑfθæl'mægrə] *noun*: plötzlicher Augenschmerz *m*, Ophthalmagra *f*

oph|thal|mal|gia [ˌɑfθæl'mældʒ(ɪ)ə] *noun*: Augenschmerz(en *pl*) *m*, Ophthalmalgie *f*, Ophthalmodynie *f*

oph|thal|mi|a [ɑf'θælmɪə] *noun*: Augenentzündung *f*, Ophthalmie *f*, Ophthalmia *f*, Ophthalmitis *f*
Brazilian ophthalmia: Hornhauterweichung *f*, Keratomalazie *f*
catarrhal ophthalmia: katarrhalische/muköse Ophthalmie *f*
caterpillar ophthalmia: →*caterpillar-hair ophthalmia*
caterpillar-hair ophthalmia: Ophthalmia nodosa/pseudotuberculosa
Egyptian ophthalmia: Trachom *nt*, Conjunctivitis trachomatosa
electric ophthalmia: Conjunctivitis actinica/photoelectrica, Keratoconjunctivitis/Ophthalmia photoelectrica
flash ophthalmia: Verblitzung *f*, Keratitis electrica, Keratoconjunctivitis photoelectrica, Ophthalmia photoelectrica
gonorrheal ophthalmia: gonorrhoische Ophthalmie *f*, Ophthalmia gonorrhoica
gonorrhoeal ophthalmia: (*brit.*) →*gonorrheal ophthalmia*
granular ophthalmia: Trachom *nt*, Conjunctivitis trachomatosa
hepatic ophthalmia: Ophthalmia hepatica
metastatic ophthalmia: **1.** sympathische Ophthalmie *f*, Ophthalmia sympathica **2.** metastatische Ophthalmie *f*, Ophthalmia metastatica
migratory ophthalmia: sympathische Ophthalmie *f*, Ophthalmia sympathica
mucous ophthalmia: katarrhalische/muköse Ophthalmie *f*
ophthalmia neonatorum: Blennorrhoea neonatorum, Ophthalmia neonatorum
phlyctenular ophthalmia: Bindehautphlyktäne *f*, Keratoconjunctivitis phlyktaenulosa
pseudotuberculous ophthalmia: Ophthalmia nodosa/pseudotuberculosa
purulent ophthalmia: eitrige Konjunktivitis/Ophthalmie *f*
scrofulous ophthalmia: Keratoconjunctivitis phlyktaenulosa
spring ophthalmia: Conjunctivitis vernalis
strumous ophthalmia: Conjunctivitis/Keratitis/Keratoconjunctivitis eccematosa/eczematosa/scrufulosa/phlyctaenulosa
sympathetic ophthalmia: sympathische Ophthalmie *f*
transferred ophthalmia: sympathische Ophthalmie *f*, Ophthalmia sympathica
ultraviolet ray ophthalmia: Verblitzung *f*, Keratitis electrica, Keratoconjunctivitis photoelectrica, Ophthalmia photoelectrica

oph|thal|mic [ɑf'θælmɪk] *adj*: Auge/Oculus betreffend, mit Hilfe der Augen, zu den Augen gehörend, okulär, okular, ophthalmisch

oph|thal|mit|ic [ˌɑfθæl'mɪtɪk] *adj*: Augenentzündung/Ophthalmitis betreffend, ophthalmitisch

oph|thal|mi|tis [ˌɑfθæl'maɪtɪs] *noun*: Augenentzündung *f*, Ophthalmitis *f*

ophthalmo- *präf.*: Augen-, Ophthalm(o)-, Okul(o)-

oph|thal|mo|blen|nor|rhe|a [ɑfˌθælməʊˌblenə'rɪə] *noun*: Augentripper *m*, Ophthalmoblennorrhoe *f*, Conjunctivitis gonorrhoica

oph|thal|mo|blen|nor|rhoe|a [ɑfˌθælməʊˌblenə'rɪə] *noun*: (*brit.*) →*ophthalmoblennorrhea*

oph|thal|mo|cele ['ɑfθælməʊsiːl] *noun*: Exophthalmos *m*, Exophthalmus *m*, Exophthalmie *f*, Ophthalmoptose *f*, Protrusio/Protopsis bulbi

oph|thal|mo|co|pi|a [ˌɑfθælməʊ'kəʊpɪə] *noun*: Asthenopie *f*

oph|thal|mo|des|mi|tis [ˌɑfθælməʊdez'maɪtɪs] *noun*: Entzündung *f* der Augenmuskelsehnen

oph|thal|mo|di|a|phan|o|scope [ˌɑfθælməʊdaɪə'fænəskəʊp] *noun*: Ophthalmodiaphanoskop *nt*

oph|thal|mo|dy|na|mog|ra|phy [ˌɑfθælməʊˌdaɪnə'mɑgrəfiː] *noun*: Ophthalmodynamographie *f*, Ophthalmo-

dynamografie *f*
oph|thal|mo|dy|na|mom|e|ter [ˌɑfθælməʊˌdaɪnəˈmɑmɪtər] *noun*: Ophthalmodynamometer *nt*
oph|thal|mo|dy|na|mom|e|try [ˌɑfθælməʊˌdaɪnəˈmɑmətriː] *noun*: Ophthalmodynamometrie *f*
oph|thal|mo|dyn|i|a [ˌɑfθælməʊˈdiːnɪə] *noun*: Ophthalmodynie *f*, Ophthalmalgie *f*
oph|thal|mo|gram [ˈɑfθælməʊgræm] *noun*: Ophthalmogramm *nt*
oph|thal|mo|graph [ˈɑfθælməgræf] *noun*: Ophthalmograph *m*, Ophthalmograf *m*
oph|thal|mog|ra|phy [ˌɑfθælˈmɑgrəfiː] *noun*: Ophthalmografie *f*
oph|thal|mo|lith [ɑfˈθælməlɪθ] *noun*: Tränenstein *m*, Dakryolith *m*
oph|thal|mo|log|ic [ɑfˌθæləˈlɑdʒɪk] *adj*: Ophthalmologie betreffend, ophthalmologisch
oph|thal|mo|log|i|cal [ˌɑfθælməˈlɑdʒɪkl] *adj*: →*ophthalmologic*
oph|thal|mol|o|gist [ˌɑfθælˈmɑlədʒɪst] *noun*: Ophthalmologin *f*, Ophthalmologe *m*
oph|thal|mol|o|gy [ɑfˌθælˈmɑlədʒiː] *noun*: Ophthalmologie *f*, Augenheilkunde *f*
oph|thal|mo|ma|la|cia [ɑfˌθælməʊməˈleɪʃ(ɪ)ə] *noun*: Augapfelerweichung *f*, Bulbuserweichung *f*, Ophthalmomalazie *f*
oph|thal|mo|mel|a|no|sis [ˌɑfθælməʊmeləˈnəʊsɪs] *noun*: Ophthalmomelanose *f*
oph|thal|mom|e|ter [ˌɑfθælˈmɑmɪtər] *noun*: Ophthalmometer *nt*, Keratometer *nt*
oph|thal|mom|e|try [ˌɑfθælməʊˈmɑmətriː] *noun*: Ophthalmometrie *f*
oph|thal|mo|my|co|sis [ɑfˌθælməʊmaɪˈkəʊsɪs] *noun*: Ophthalmomykose *f*
oph|thal|mo|my|i|a|sis [ɑfˌθælməʊˈmaɪ(j)əsɪs] *noun*: Ophthalmomyiasis *f*
oph|thal|mo|my|it|ic [ɑfˌθælməʊmaɪˈɪtɪk] *adj*: Ophthalmomyitis betreffend, ophthalmomyitisch
oph|thal|mo|my|i|tis [ɑfˌθælməʊmaɪˈaɪtɪs] *noun*: Entzündung *f* der äußeren Augenmuskeln, Ophthalmomyitis *f*
oph|thal|mo|my|ot|o|my [ɑfˌθælməʊmaɪˈɑtəmiː] *noun*: Ophthalmomyotomie *f*
oph|thal|mo|neu|ri|tis [ˌɑfθælməʊnjʊəˈraɪtɪs, -nʊ-] *noun*: Entzündung *f* des Nervus ophthalmicus
oph|thal|mo|neu|ro|my|e|li|tis [ɑfˌθælməʊˌnjʊərəmaɪəˈlaɪtɪs] *noun*: Devic-Krankheit *f*, Neuromyelitis optica
oph|thal|mop|a|thy [ˌɑfθælˈmɑpəθiː] *noun*: Augenleiden *nt*, -erkrankung *f*, Ophthalmopathie *f*, Ophthalmopathia *f*
endocrine ophthalmopathy: endokrine Orbitopathie *f*
external ophthalmopathy: Ophthalmopathia externa
internal ophthalmopathy: Ophthalmopathia interna
oph|thal|moph|thi|sis [ˌɑfθælˈmɑfθəsɪs] *noun*: Augapfelschwund *m*, Ophthalmophthisis *f*, Phthisis bulbi
oph|thal|mo|plas|ty [ɑfˈθælməʊˌplæstiː] *noun*: Augenplastik *f*
oph|thal|mo|ple|gia [ɑfˌθælməʊˈpliːdʒ(ɪ)ə] *noun*: Augenmuskellähmung *f*, Ophthalmoplegie *f*, Ophthalmoplegia *f*
exophthalmic ophthalmoplegia: exophthalmische Ophthalmoplegie *f*
external ophthalmoplegia: Ophthalmoplegia externa
external and internal ophthalmoplegia: Ophthalmoplegia externa et interna
incomplete ophthalmoplegia: Ophthalmoplegia partialis
internal ophthalmoplegia: Ophthalmoplegia interna
internuclear ophthalmoplegia: internukleäre Ophthalmoplegie *f*
nuclear ophthalmoplegia: nukleäre Ophthalmoplegie *f*
Parinaud's ophthalmoplegia: Parinaud-Syndrom *nt*, vertikale Blicklähmung *f*
partial ophthalmoplegia: Ophthalmoplegia partialis
progressive external ophthalmoplegia: chronisch progressive externe Ophthalmoplegie *f*
total ophthalmoplegia: Ophthalmoplegia totalis
oph|thal|mo|ple|gic [ɑfˌθælməʊˈpliːdʒɪk] *adj*: Ophthalmoplegie betreffend, ophthalmoplegisch
oph|thal|mop|to|sis [ɑfˌθælmɑpˈtəʊsɪs] *noun*: Exophthalmos *m*, Exophthalmus *m*, Exophthalmie *f*, Ophthalmoptose *f*, Protrusio/Protopsis bulbi
oph|thal|mo|re|ac|tion [ɑfˌθælməʊrɪˈækʃn] *noun*: Ophthalmotest *m*
oph|thal|mor|rha|gia [ɑfˌθælməʊˈreɪdʒ(ɪ)ə] *noun*: Augenblutung *f*, Blutung *f* aus dem Auge, Ophthalmorrhagie *f*
oph|thal|mor|rhe|a [ɑfˌθælməʊˈrɪə] *noun*: Sickerblutung *f* aus dem Auge, Ophthalmorrhoe *f*
oph|thal|mor|rhex|is [ɑfˌθælməʊˈreksɪs] *noun*: Augapfel-, Bulbuszerreißung *f*, -ruptur *f*, Ophthalmorrhexis *f*
oph|thal|mor|rhoe|a [ɑfˌθælməʊˈrɪə] *noun*: (*brit.*) →*ophthalmorrhea*
oph|thal|mo|scope [ɑfˌθælməʊskəʊp] *noun*: Augenspiegel *m*, Ophthalmoskop *nt*
binocular ophthalmoscope: binokuläres Ophthalmoskop *nt*, Stereoophthalmoskop *nt*, Stereophthalmoskop *nt*
oph|thal|mo|scop|ic [ɑfˌθælməʊskəʊpɪk] *adj*: Ophthalmoskopie betreffend, mittels Ophthalmoskopie, ophthalmoskopisch
oph|thal|mos|co|py [ˌɑfθælˈmɑskəpiː] *noun*: Augenspiegelung *f*, Ophthalmoskopie *f*, Funduskopie *f*
direct ophthalmoscopy: direkte Ophthalmoskopie *f*, Spiegeln *nt* im aufrechten Bild
indirect ophthalmoscopy: indirekte Ophthalmoskopie *f*
oph|thal|mo|spec|tro|scope [ɑfˌθælməʊˈspektrəskəʊp] *noun*: Ophthalmospektroskop *nt*
oph|thal|mo|spec|tros|co|py [ɑfˌθælməʊspekˈtrɑskəpiː] *noun*: Ophthalmospektroskopie *f*
oph|thal|mo|stat [ɑfˈθælməʊstæt] *noun*: Ophthalmostat *m*
oph|thal|mo|sta|tom|e|ter [ɑfˌθælməʊstəˈtɑmɪtər] *noun*: Exophthalmometer *nt*
oph|thal|mot|o|my [ˌɑfθælˈmɑtəmiː] *noun*: Augapfelinzision *f*, Bulbusinzision *f*, Ophthalmotomie *f*
oph|thal|mo|to|nom|e|ter [ɑfˌθælməʊtəʊˈnɑmɪtər] *noun*: Ophthalmotonometer *nt*, Tonometer *nt*
oph|thal|mo|to|nom|e|try [ɑfˌθælməʊtəʊˈnɑmətriː] *noun*: Ophthalmotonometrie *f*, Tonometrie *f*
oph|thal|mo|tro|pom|e|ter [ɑfˌθælməʊtrəʊˈpɑmɪtər] *noun*: Strabismometer *nt*, Strabometer *nt*
oph|thal|mo|tro|pom|e|try [ɑfˌθælməʊtrəʊˈpɑmətriː] *noun*: Strabismometrie *f*, Strabometrie *f*
oph|thal|mo|vas|cu|lar [ɑfˌθælməʊˈvæskjələr] *adj*: Augengefäße betreffend
oph|thal|mo|xe|ro|sis [ɑfˌθælməʊzɪˈrəʊsɪs] *noun*: Xerophthalmie *f*
o|pi|an [ˈəʊpɪən] *noun*: Noscapin *nt*
o|pi|a|nine [əʊˈpaɪənɪn] *noun*: Noscapin *nt*
o|pi|ate [ˈəʊpɪeɪt]: **I** *noun* **1.** Opiat *nt*, Opiumpräparat *nt*, Opioid *nt* **2.** Schlafmittel *nt*, Hypnotikum *nt*; Beruhigungsmittel *nt*, Sedativum *nt*; Betäubungsmittel *nt*, Narkotikum *nt* **II** *adj* **3.** opiumhaltig **4.** einschläfernd; beruhigend; sedierend; betäubend
o|pi|oid [ˈəʊpɪɔɪd] *noun*: **1.** Opioid *nt* **2.** (endogenes) Opioid *nt*, Opioid-Peptid *nt*
o|pip|ra|mol [əʊˈpɪprəməʊl] *noun*: Opipramol *nt*

o|pis|the|nar [əʊ'pɪsθiːnɑːr] *noun*: Handrücken *m*
o|pis|thi|on [əʊ'pɪsθɪɑn] *noun*: Opisthion *nt*
o|pis|tho|ge|ni|a [əʊ,pɪsθə'dʒiːnɪə] *noun*: Opisthogenie *f*
o|pis|thog|na|thism [əʊpɪs'θɑgnəθɪzəm] *noun*: Opisthognathie *f*
o|pis|tho|mas|ti|gote [ə,pɪsθə'mæstɪgəʊt] *noun*: opisthomastigote Form *f*, Herpetomonas-Form *f*
o|pis|tho|po|reia [ə,pɪsθəpəʊ'raɪə] *noun*: unwillkürliches Rückwärtslaufen *nt*
o|pis|thor|chi|a|sis [ə,pɪsθɔːr'kaɪəsɪs] *noun*: Opisthorchiasis *f*
O|pis|thor|chi|i|dae [ə,pɪsθɔːr'kaɪədiː] *plural*: Opisthorchiidae *pl*
Op|is|thor|chis [,ɑpɪs'θɔːrkɪs] *noun*: Opisthorchis *m*
Opisthorchis felineus: Katzenleberegel *m*, Opisthorchis felineus
Opisthorchis sinensis: chinesischer Leberegel *m*, Clonorchis/Opisthorchis sinensis
Opisthorchis viverrini: Opisthorchis viverrini
o|pis|thor|cho|sis [ə,pɪsθɔːr'kəʊsɪs] *noun*: Opisthorchisinfektion *f*, Opisthorchiasis *f*
op|is|thot|ic [ɑpɪs'θɑtɪk] *adj*: postaural
o|pis|tho|ton|ic [ə,pɪsθə'tɑnɪk] *adj*: Opisthotonus betreffend
op|is|thot|o|noid [ɑpɪs'θɑtənɔɪd] *adj*: opisthotonusähnlich, -artig, opisthotonoid
op|is|thot|o|nos [ɑpɪs'θɑtənəs] *noun*: →*opisthotonus*
o|pis|thot|o|nus [ɑpɪs'θɑtənəs] *noun*: Opisthotonus *m*
o|pi|um ['əʊpɪəm] *noun*: Opium *nt*, Laudanum *nt*, Meconium *nt*
OPM *Abk.*: operation microscope
op|o|ceph|a|lus [,ɑpəʊ'sefələs] *noun*: Opozephalus *m*, Opokephalus *m*
op|o|did|y|mus [,ɑpəʊ'dɪdəməs] *noun*: Opodidymus *m*, Opodymus *m*
o|pod|y|mus [ə'pɑdɪməs] *noun*: →*opodidymus*
OPPA *Abk.*: Oncovin, procarbazine, prednisone, adriamycin
op|plo|ten|tes [,ɑplə'tentəs] *plural*: Mückensehen *nt*, Mouches volantes
op|po|nent [ə'pəʊnənt]: **I** *noun* Gegner *m*, Gegenspieler *m*, Opponent *m* **II** *adj* gegenüberstehend, -liegend
op|por|tun|is|tic [,ɑpərt(j)uː'nɪstɪk] *adj*: opportunistisch
op|pos|ing [ə'pəʊzɪŋ] *adj*: **1.** gegnerisch, feindlich, opponierend **2.** gegenüberstehend, -liegend **3.** (*physik., anatom.*) entgegenwirkend, Gegen- **4.** entgegengesetzt, gegensätzlich, unvereinbar
OPRT *Abk.*: orotate phosphoribosyltransferase
OPS *Abk.*: organic psychic syndrome
OPSI *Abk.*: overwhelming post-splenectomy infection
op|si|al|gia [ɑpsɪ'ældʒ(ɪ)ə] *noun*: Genikulatumneuralgie *f*, Ramsay Hunt-Syndrom *nt*, Neuralgia geniculata, Zoster oticus, Herpes zoster oticus
op|sin ['ɑpsɪn] *noun*: Opsin *nt*
op|sin|o|gen [ɑp'sɪnədʒən] *noun*: →*opsogen*
op|si|om|e|ter [ɑpsɪ'ɑmɪtər] *noun*: →*optometer*
op|si|u|ria [ɑpsə'(j)ʊəriːə] *noun*: Opsiurie *f*
op|so|clo|nia [,ɑpsə'kləʊnɪə] *noun*: →*opsoclonus*
op|so|clo|nus [,ɑpsə'kləʊnəs] *noun*: Opsoklonus *m*, Opsoklonie *f*
op|so|gen ['ɑpsədʒən] *noun*: Opsinogen *nt*, Opsogen *nt*
op|so|ma|nia [,ɑpsə'meɪnɪə, -jə] *noun*: Opsomanie *f*
op|son|ic [ɑp'sɑnɪk] *adj*: Opsonin(e) betreffend, opsonisch
op|so|nin ['ɑpsənɪn] *noun*: Opsonin *nt*
immune opsonin: opsonisierender Antikörper *m*
op|so|ni|za|tion [,ɑpsənaɪ'zeɪʃn] *noun*: Opsonisierung *f*
op|so|nom|e|try [ɑpsə'nɑmətriː] *noun*: Opsonometrie *f*
op|so|no|phil|i|a [,ɑpsənəʊ'fɪlɪə] *noun*: Opsonophilie *f*
op|so|no|phil|ic [,ɑpsənəʊ'fɪlɪk] *adj*: opsonophil
OPSS *Abk.*: overwhelming post-splenectomy sepsis syndrome
-opsy *suf.*: Sehen, -opsie, -opie
OPT *Abk.*: orthopantomogram
opt. *Abk.*: optical
op|tic ['ɑptɪk]: **I** *noun* **1.** Auge *nt* **2.** Optik *f*, optisches System *nt*; Objektiv *nt* **II** *adj* Auge betreffend, zum Auge gehörend, Sehen betreffend, visuell, okulär, okular, Gesichts-, Augen-, Seh-
op|ti|cal ['ɑptɪkl] *adj*: **1.** Optik betreffend, optisch **2.** Auge betreffend, zum Auge gehörend, Sehen betreffend, visuell, okulär, okular, Gesichts-, Augen-, Seh-
op|ti|cian [ɑp'tɪʃn] *noun*: Optiker(in *f*) *m*
op|ti|co|chi|as|mat|ic [,ɑptɪkəʊ,kaɪəz'mætɪk] *adj*: Nervus opticus und Chiasma opticum betreffend
op|ti|co|cil|i|ar|y [,ɑptɪkəʊ'sɪlɪəriː] *adj*: Nervus opticus und Nervi ciliari betreffend
op|tics ['ɑptɪks] *plural*: Optik *f*, Lehre *f* vom Licht
op|ti|mal ['ɑptɪməl] *adj*: →*optimum II*
op|tim|e|ter [ɑp'tɪmətər] *noun*: Optometer *nt*; Refraktometer *nt*
op|ti|mism ['ɑptəmɪzəm] *noun*: Optimismus *m*
op|ti|mist ['ɑptəmɪst] *noun*: Optimist(in *f*) *m*
op|ti|mis|tic [,ɑptə'mɪstɪk] *adj*: zuversichtlich, optimistisch
op|ti|mis|ti|cal [,ɑptə'mɪstɪkl] *adj*: →*optimistic*
op|ti|mi|za|tion [,ɑptəmɪ'zeɪʃn] *noun*: Optimierung *f*
op|ti|mize ['ɑptəmaɪz] *vt*: optimieren
op|ti|mum ['ɑptəməm]: **I** *noun, plural* **-ma** [-mə] das Beste, das Bestmögliche, Höchstmaß *nt*, Optimum *nt* **II** *adj* bestmöglich, optimal, Best- **above (the) optimum** über das Optimum hinaus, über dem Optimum, supraoptimal **below (the) optimum** nicht optimal, suboptimal, unteroptimal
op|to|chi|as|mic [,ɑptəʊkaɪ'æzmɪk] *adj*: →*opticochiasmatic*
op|to|chin ['ɑptəkɪn] *noun*: Optochin *nt*, Äthylhydrocuprein *nt*
op|to|gram ['ɑptəgræm] *noun*: Optogramm *nt*
op|to|me|ninx [,ɑptə'miːnɪŋks] *noun*: Netzhaut *f*, Retina *f*
op|tom|e|ter [ɑp'tɑmɪtər] *noun*: Optometer *nt*, Refraktionsmesser *m*, Dioptometer *nt*
op|tom|e|trist [ɑp'tɑmətrɪst] *noun*: Optometrist(in *f*) *m*
op|tom|e|try [ɑp'tɑmətriː] *noun*: **1.** Sehprüfung *f*, -test *m*, Augenuntersuchung *f* **2.** Optometrie *f*, Sehkraft-, Sehweitemessung *f* **3.** Optometrie *f*
op|to|mo|tor [ɑptə'məʊtər] *adj*: blickmotorisch, optomotorisch
op|to|type [ɑp'tɑtaɪp] *noun*: Optotype *f*, Sehzeichen *nt*
OPV *Abk.*: **1.** oral polio vaccine **2.** oral poliovirus vaccine
OR *Abk.*: **1.** operating room **2.** oxidation/reduction
o|ra ['ɔːrə, 'əʊrə] *noun, plura* **o|ras, o|rae** ['ɔːriː, 'əʊriː]: Rand *m*, Saum *m*, Ora *f*
o|ral ['ɔːrəl, 'əʊrəl] *adj*: **1.** Mund(höhle) betreffend, zum Mund *oder* zur Mundhöhle gehörend, durch den Mund, vom Mund her, oral, Oral-, Mund- **for oral use** zum Einnehmen **2.** mündlich
o|ral|i|ty [ɔː'rælətɪ, əʊ-] *noun*: orale Fixierung *f*
or|ange ['ɔrɪndʒ, 'ɑr-] *noun*: **1.** Orange *f* **2.** Orange *nt*
acridine orange: Akridinorange *nt*
bitter orange: Bitterorange *f*, Citrus aurantium ssp. aurantium
gold orange: Methylorange *nt*, Helianthin *nt*
methyl orange: Methylorange *nt*, Orange III *nt*

Poirier's orange: Methylorange *nt*, Helianthin *nt*
or|bic|u|lar [ɔːr'bɪkjələr] *adj*: **1.** rund, kreisförmig, zirkulär **2.** kugelförmig **3.** ringförmig, Ring-
or|bic|u|la|re [ɔːr,bɪkjə'leəriː] *noun*: Processus lenticularis
or|bic|u|lus [ɔːr'bɪkjələs] *noun, plural* **-li** [-laɪ]: Orbiculus *m*
orbiculus ciliaris: Pars plana, Orbiculus ciliaris
or|bit ['ɔːrbɪt] *noun*: **1.** Augenhöhle *f*, Orbita *f* **2.** Orbital *nt*, Bahn *f* **above the orbit** über/oberhalb der Augenhöhle/Orbita (liegend, supraorbital **around the orbit** um die Augenhöhle/Orbita herum (liegend), zirkumorbital **below the orbit** unterhalb der Augenhöhle/Orbita (liegend), suborbital **through the orbit** durch die Augenhöhle/Orbita, transorbital
or|bi|ta ['ɔːrbɪtə] *noun, plural* **-tae** [-tiː]: Orbita *f*, Augenhöhle *f*
or|bit|al ['ɔːrbɪtl]: I *noun* Orbital *nt*, Bahn *f* II *adj* Augenhöhle betreffend, orbital, Augenhöhlen-, Orbita-
or|bi|ta|le [ɔːrbə'teɪliː, -'tɑː-] *noun*: Orbitale *f*
or|bi|ta|lis [ɔːrbɪ'teɪlɪs] *noun*: Müller-Muskel *m*, Orbitalis *m*, Musculus orbitalis
or|bi|tog|ra|phy [ɔːrbɪ'tɑgrəfiː] *noun*: Orbitografie *f*
or|bi|to|max|il|lec|to|my [,ɔːrbɪtəʊmæksɪ'lektəmiː] *noun*: Orbitomaxillektomie *f*
or|bi|to|na|sal [,ɔːrbɪtəʊ'neɪzl] *adj*: Augenhöhle und Nase *oder* Nasenhöhle betreffend, orbitonasal
or|bi|tot|o|my [ɔːrbɪ'tɑtəmiː] *noun*: Orbitotomie *f*
Or|bi|vi|rus ['ɔːrbɪvaɪrəs] *noun*: Orbivirus *nt*
or|bi|vi|rus|es [,ɔːrbɪ'vaɪrəsɪs] *plural*: Orbiviren *pl*
or|ce|in ['ɔːrsɪɪn, -siːn] *noun*: Orcein *nt*
or|chec|to|my [ɔːr'kektəmiː] *noun*: Orchiektomie *f*
orchi- *präf.*: Hoden-, Orchid(o)-, Orchi(o)-
or|chi|al|gia [,ɔːrkɪ'ældʒ(ɪ)ə] *noun*: Hodenschmerz(en *pl*) *m*, Hodenneuralgie *f*, Orchialgie *f*
or|chi|at|ro|phy [,ɔːrkɪ'ætrəfiː] *noun*: Hodenatrophie *f*
or|chic ['ɔːrkɪk] *adj*: →*orchidic*
orchid- *präf.*: Hoden-, Orchid(o)-, Orchi(o)-
or|chi|dal|gia [,ɔːrkɪ'dældʒ(ɪ)ə] *noun*: →*orchialgia*
or|chi|dec|to|my [,ɔːrkɪ'dektəmiː] *noun*: Orchiektomie *f*
or|chid|ic [ɔːr'kɪdɪk] *adj*: Hoden/Testis betreffend, Hoden-, Orchid(o)-, Orchi(o)-
or|chi|di|tis [ɔːrkɪ'daɪtɪs] *noun*: Orchitis *f*, Hodenentzündung *f*, Didymitis *f*
orchido- *präf.*: Hoden-, Orchid(o)-, Orchi(o)-
or|chi|do|ep|i|did|y|mec|to|my [,ɔːrkɪdəʊ,epɪdɪdə'mektəmiː] *noun*: Orchidoepididymektomie *f*
or|chi|don|cus [,ɔːrkɪ'dɑŋkəs] *noun*: Hodenschwellung *f*, -tumor *m*
or|chi|dop|a|thy [,ɔːrkɪ'dɑpəθiː] *noun*: Orchidopathie *f*, Orchiopathie *f*
or|chi|do|pex|y ['ɔːrkɪdəpeksiː] *noun*: Orchidopexie *f*
or|chi|do|plas|ty ['ɔːrkɪdəplæstiː] *noun*: →*orchioplasty*
or|chi|dop|to|sis [,ɔːrkɪdɑp'təʊsɪs] *noun*: Hodensenkung *f*, Orchidoptose *f*
or|chi|dor|rha|phy [,ɔːrkɪ'dɔrəfiː] *noun*: Orchidopexie *f*
or|chi|dot|o|my [,ɔːrkɪ'dɑtəmiː] *noun*: Orchiotomie *f*
or|chi|ec|to|my [,ɔːrkɪ'ektəmiː] *noun*: Orchiektomie *f*
or|chi|en|ceph|a|lo|ma [ɔːrkɪ,ensefə'ləʊmə] *noun*: embryonales Hodenkarzinom *nt*, Orchiblastom *nt*, Orchioblastom *nt*
or|chi|ep|i|did|y|mi|tis [,ɔːrkɪ,epɪdɪdə'maɪtɪs] *noun*: Entzündung *f* von Hoden und Nebenhoden, Orchiepididymitis *f*
orchio- *präf.*: Hoden-, Orchid(o)-, Orchi(o)-
or|chi|o|ca|tab|a|sis [,ɔːrkɪəʊkə'tæbəsɪs] *noun*: Hodendeszensus *m*, Descensus testis
or|chi|o|cele ['ɔːrkɪəʊsiːl] *noun*: **1.** Hodentumor *m* **2.** Leisten-, Inguinalhoden *m* **3.** Hodenbruch *m*, Skrotalhernie *f*, Hernia scrotalis
or|chi|o|dyn|ia [,ɔːrkɪəʊ'diːnɪə] *noun*: →*orchialgia*
or|chi|o|my|e|lo|ma [,ɔːrkɪəʊmaɪə'ləʊmə] *noun*: Plasmozytom *nt* des Hodens
or|chi|on|cus [ɔːrkɪ'ɑŋkəs] *noun*: Hodentumor *m*, -schwellung *f*
or|chi|o|neu|ral|gia [ɔːrkɪəʊnjʊə'rældʒ(ɪ)ə, -nʊ-] *noun*: Hodenneuralgie *f*, Orchialgie *f*
or|chi|op|a|thy [,ɔːrkɪ'ɑpəθiː] *noun*: Hodenerkrankung *f*, Orchiopathie *f*, Orchidopathie *f*
or|chi|o|pex|y ['ɔːrkɪəʊ,peksiː] *noun*: Orchidopexie *f*
transscrotal orchiopexy: Ombrédanne-Operation *f*, transskrotale Orchidopexie *f*
or|chi|o|plas|ty ['ɔːrkɪəʊ,plæstiː] *noun*: Hodenplastik *f*
or|chi|or|rha|phy [,ɔːrkɪ'ɔrəfiː] *noun*: Orchidopexie *f*
or|chi|o|scir|rhus [ɔːrkɪəʊ's(k)ɪrəs] *noun*: Hodenverhärtung *f*, -sklerosierung *f*
or|chi|ot|o|my [,ɔːrkɪ'ɑtəmiː] *noun*: Orchiotomie *f*
or|chis ['ɔːrkɪs] *noun*: Hoden *m*, Orchis *m*, Testis *m*
or|chit|ic [ɔːr'kɪtɪk] *adj*: Orchitis betreffend, orchitisch, didymitisch
or|chi|tis [ɔːr'kaɪtɪs] *noun*: Orchitis *f*, Hodenentzündung *f*, Didymitis *f*
autoimmune orchitis: Immunorchitis *f*
granulomatous orchitis: granulomatöse Hodenentzündung/Orchitis *f*, Orchitis granulomatosa
mumps orchitis: Mumps-Orchitis *f*
tuberculous orchitis: Orchitis tuberculosa, Hodentuberkulose *f*
or|chot|o|my [ɔːr'kɑtəmiː] *noun*: Orchiotomie *f*
or|cin ['ɔːrsɪn] *noun*: →*orcinol*
or|cin|ol ['ɔːrsɪnɔl, -nəʊl] *noun*: Orcinol *nt*
or|ci|pren|a|line [,ɔːrsɪ'prenəliːn] *noun*: Orciprenalin *nt*
ORD *Abk.*: **1.** optical rotatory dispersion **2.** optic rotation dispersion
Ord *Abk.*: orotidine
or|der ['ɔːrdər] *noun*: Ordnung *f*, Reihenfolge *f*, Ordo *m*
give order(s) anordnen, Anweisung(en) erteilen
chronological order: chronologische Reihenfolge *f*
rank order: Rangordnung *f*
reaction order: Reaktionsordnung *f*
strict orders: strenge Anweisungen *pl*
or|der|li|ness ['ɔːrdərlɪnəs] *noun*: **1.** (*physik.*) Ordnungsgrad *m* **2.** Ordnung *f*, Regelmäßigkeit *f* **3.** Ordentlichkeit *f*
molecular orderliness: molekularer Ordnungsgrad *m*
or|der|ly ['ɔːrdərliː] *noun*: Krankenpfleger *m*; Sanitäter *m*
or|di|nal ['ɔːrdnəl]: I *noun* (*mathemat.*) Ordinal-, Ordnungszahl *f* II *adj* **1.** Ordinal-, Ordnungs- **2.** (*biolog.*) Ordnungs-
or|di|nar|y ['ɔːrdəneriː] *adj*: normal, gewöhnlich, üblich; durchschnittlich, Durchschnitts-; alltäglich
or|di|nate ['ɔːrdnɪt, -neɪt] *noun*: Ordinate *f*
or|dure ['ɔːrdʒər] *noun*: **1.** Ausscheidung *f*, Exkrement *nt*, Excrementum *nt* **2.** Stuhl *m*, Kot *m*, Exkremente *pl*, Fäzes *pl*, Faeces *pl*
ORE *Abk.*: oil retention enema
o|reg|a|no [ɔː'regə,nəʊ] *noun*: **1.** Oregano *m*, wilder Majoran *m*, Dost *m*, Origanum vulgare **2.** Oregano *m*, Origani herba
o|rex|ia [əʊ'reksɪə, ə-] *noun*: Appetit *m*
o|rex|i|gen|ic [əʊ,reksɪ'dʒenɪk] *adj*: appetitanregend
orf [ɑrf] *noun*: Orf *f*, Ecthyma contagiosum, atypische Schafpocken *pl*, Steinpocken *pl*, Stomatitis pustulosa contagiosa
org. *Abk.*: organic

or|gan [ˈɔːrgn] *noun*: **1.** Organ *nt*, Organum *nt*, Organon *nt* **2.** Stimme *f*, Organ *nt*
abdominal organ: Abdominal-, Bauchhöhlenorgan *nt*
accessory organs of eye: Hilfsorgane *pl* des Auges, Adnexa oculi, Organa oculi accessoria
acoustic organ: Corti-Organ *nt*, Organum spirale
adrenal organ: Adrenalorgan *nt*
organ of balance: Gleichgewichtsorgan *nt*
blood-forming organs: blutbildende Organe *pl*
branchiogenic organs: branchiogene Organe *pl*
chest organs: Brustorgane *pl*, Organe *pl* des Brustraumes
Chievitz's organ: Chievitz-Organ *nt*
circumventricular organs: zirkumventrikuläre Organe *pl*
Corti's organ: Corti-Organ *nt*, Organum spirale
critical organ: kritisches Organ *nt*
cupula organ: Kupulaorgan *nt*
cutaneous sensory organs: Hautsinnesorgane *pl*
donor organ: Spenderorgan *nt*
effector organ: Effektor-, Erfolgsorgan *nt*
enamel organ: Schmelzorgan *nt*, Zahnglocke *f*
end organ: motorische Endplatte *f*, Muskelendplatte *f*, neuromuskuläre Synapse *f*
organ of equilibrium: Gleichgewichtsorgan *nt*
excretory organ: exkretorisches Organ *nt*, Ausscheidungsorgan *nt*
extraperitoneal organ: extraperitoneal liegendes Organ *nt*, Organum extraperitoneale
generative organs: →*genital organs*
genital organs: Geschlechts-, Genitalorgane *pl*, Genitalien *pl*, Genitale *pl*, Organa genitalia
Giraldés' organ: Giraldes-Organ *nt*, Beihoden *m*, Paradidymis *f*
glomus organ: Glomusorgan *nt*, Masson-Glomus *nt*, Hoyer-Grosser-Organ *nt*, Knäuelanastomose *f*, Glomus neuromyoarteriale, Anastomosis arteriovenosa glomeriformis
Golgi's organ: Golgi-Sehnenorgan *nt*, Sehnenorgan *nt*, Sehnenspindel *f*
Golgi's tendon organ: Golgi-Sehnenorgan *nt*, Sehnenorgan *nt*, Sehnenspindel *f*
gustatory organ: Geschmacksorgan *nt*, Organum gustatorium/gustus
organ of hearing: (Ge-)Hörorgan *nt*
organ of hearing and balance: Gehör- und Gleichtsgewichtsorgan *nt*, Organon auditus, Organum statoacusticus/vestibulocochleare
organ of hearing and equilibrium: →*organ of hearing and balance*
holdfast organ: Haftorgan *nt*, Haftscheibe *f*
homologous organs: homologe Organe *pl*
integrative organ: Integrationsorgan *nt*
internal organs: innere Organe *pl*
internal genital organs: innere Geschlechts-/Genitalorgane *pl*, innere Genitale *pl*
interrenal organ: Interrenalorgan *nt*
Jacobson's organ: Jacobson-Organ *nt*, Vomeronasalorgan *nt*, Organum vomeronasale
lymphoid organ: lymphatisches Organ *nt*
lymphoreticular organs: lymphoretikuläre Organe *pl*
macula organ: Makulaorgan *nt*, Maculaorgan *nt*, Statolithenorgan *nt*
neck organs: Halsorgane *f*
olfactory organ: Riechorgan *nt*, Organum olfactorium/olfactus
otolith organ: Otolithenorgan *nt*, -apparat *m*
primary organs of immune system: primäre Immunorgane *pl*
primary lymphoid organs: Organa lymphoidea primaria, primäre Lymphorgane *pl*
reproductive organs: →*genital organs*
respiratory organ: Atmungsorgan *nt*
Rosenmüller's organ: Rosenmüller-Organ *nt*, Parovarium *nt*, Nebeneierstock *m*
organs of Ruffini: Ruffini-Endorgane *pl*
secondary organs of immune system: sekundäre Immunorgane *pl*, sekundäre Immunorgane *pl*
secondary lymphoid organs: Organa lymphoidea secundaria, sekundäre Lymphorgane *pl*
sense organs: Sinnesorgane *pl*, Organa sensuum
sensory organs: Sinnesorgane *pl*, Organa sensuum
sex organ: Geschlechts-, Genital-, Sexualorgan *nt*
organ of sight: →*organ of vision*
organ of smell: Riechorgan *nt*, Organum olfactorium/olfactus
speech organ: Sprechorgan *nt*
spiral organ: Corti-Organ *nt*, Organum spirale
statolithic organ: Statolithen-, Makula-, Maculaorgan *nt*
subcommissural organ: Subkommissuralorgan *nt*, Organum subcommissurale
subfornical organ: Subfornikalorgan *nt*, Organum subfornicale
target organ: Erfolgsorgan *nt*, Zielorgan *nt*
organ of taste: Geschmacksorgan *nt*, Organum gustatorium/gustus
tendon organ: Golgi-Sehnenorgan *nt*, Golgi-Sehnenspindel *f*
urinary organs: harnproduzierende und -ausscheidende Organe *pl*, uropoetisches System *nt*, Harnorgane *pl*, Organa urinaria
vascular organ of lamina terminalis: Organum vasculosum laminae terminalis
vestibulocochlear organ: Gehör- und Gleichgewichtsorgan *nt*, Organon auditus, Organum vestibulocochlearis
organ of vision: Sehorgan *nt*, Organum visus/visuale
visual organ: Sehorgan *nt*, Organum visus/visuale
vomeronasal organ: Jacobson-Organ *nt*, Vomeronasalorgan *nt*, Organum vomeronasale
Weber's organ: Utriculus prostaticus
organ of Zuckerkandl: Zuckerkandl-Organ *nt*, Paraganglion aorticum abdominale

or|gan|el|la [ɔːrgəˈnelə] *noun, plura* **-lae** [-liː]: →*organelle*

or|gan|elle [ɔːrgəˈnel] *noun*: (Zell-)Organelle *f*, Organell *nt*
holdfast organelle: Haftorgan *nt*, Haftscheibe *f*
transmitter organelle: Transmitterorganelle *f*

or|gan|ic [ɔːrˈgænɪk]: I *noun* organische Substanz *f* II *adj* **1.** Organ(e) *oder* Organismus betreffend, organisch **2.** organisch, somatisch **3.** (*chem.*) organisch **4.** biodynamisch, organisch

or|gan|i|cism [ɔːrˈgænəsɪzəm] *noun*: Organizismus *m*

or|gan|ism [ˈɔːrgənɪzəm] *noun*: Organismus *m*
pleuropneumonia-like organism: →*mycoplasma*
psychrophilic organisms: Kühlschrankflora *f*
saprophytic organisms: Saprophyten *pl*
saprozoic organism: Saprozoon *nt*

or|gan|is|mal [ˌɔːrgənˈnɪzml] *adj*: Organismus betreffend, zum Organismus gehörend, wie ein Organismus (beschaffen), organismisch

or|gan|is|mic [ˌɔːrgəˈnɪzmɪk] *adj*: →*organismal*

or|gan|i|za|tion [ˌɔːrgənəˈzeɪʃn] *noun*: **1.** Organisation *f*, Aufbau *m*, Gliederung *f*, (An-)Ordnung *f*, Struktur *f* **2.** Organisation *f*, Organisierung *f*, Bildung *f*, Gründung *f* **3.** Organisation *f*, Verband *m*, Zusammenschluss *m* **4.**

O

Organismus *m*, System *nt*
World Health Organization: Weltgesundheitsorganisation *f*
or|gan|ize [ˈɔːrgənaɪz]: **I** *vt* **1.** organisieren, vorbereiten, planen **2.** organisieren, gliedern, (an-)ordnen, einteilen, aufbauen **II** *vi* sich organisieren
or|gan|ized [ˈɔːrgənaɪzd] *adj*: organisiert
or|gan|iz|er [ˈɔːrgənaɪzər] *noun*: Organisator *m*
nucleolus organizer: Nukleolusorganisator *m*
organo- *präf.*: Organ(o)-
or|ga|no|chlo|rine [ˌɔːrgənəʊˈklɔːriːn, -ɪn, -ˈkləʊr-, ɔːrˌgænəʊ-] *noun*: organische Chlorverbindung *f*
or|gan|o|gel [ɔːrˈgænədʒel] *noun*: Organogel *nt*
or|ga|no|gen|e|sis [ˌɔːrgənəʊˈdʒenəsɪs] *noun*: Organentwicklung *f*, Organogenese *f*
or|ga|no|ge|net|ic [ˌɔːrgənəʊdʒəˈnetɪk] *adj*: Organogenese betreffend, organogenetisch
or|ga|no|gen|ic [ˌɔːrgənəʊˈdʒenɪk] *adj*: von einem Organ stammend *oder* ausgehend, organogen
or|ga|nog|e|ny [ˌɔːrgəˈnɑdʒəniː] *noun*: →*organogenesis*
or|ga|nog|ra|phy [ˌɔːrgəˈnɑgrəfiː] *noun*: Organographie *f*, Organografie *f*
or|gan|oid [ˈɔːrgənɔɪd]: **I** *noun* →*organelle* **II** *adj* **1.** organähnlich, -artig, organoid **2.** (*patholog.*) organoid
or|ga|no|lep|tic [ˌɔːrgənəʊˈleptɪk] *adj*: organoleptisch
or|ga|nol|o|gy [ˌɔːrgəˈnɑlədʒiː] *noun*: Organologie *f*
or|ga|no|meg|a|ly [ˌɔːrgənəʊˈmegəliː] *noun*: Eingeweidevergrößerung *f*, Splanchno-, Viszeromegalie *f*
or|ga|no|me|tal|lic [ˌɔːrgənəʊməˈtælɪk] *adj*: metallorganisch
or|ga|non [ˈɔːrgənɑn] *noun, plura* **-na** [-nə]: Organ *nt*, Organum *nt*, Organon *nt*
or|ga|nop|a|thy [ˌɔːrgəˈnɑpəθiː] *noun*: organische Erkrankung *f*, organisches Leiden *nt*
or|ga|no|pex|ia [ˈɔːrgənəʊpeksɪə] *noun*: →*organopexy*
or|ga|no|pex|y [ˈɔːrgənəʊpeksiː] *noun*: Organopexie *f*
or|ga|no|phil|ic [ˌɔːrgənəʊˈfɪlɪk] *adj*: Organotropie betreffend, mit besonderer Affinität zu bestimmten Organen, organotrop
or|ga|noph|i|lism [ɔːrgəˈnɑfəlɪzəm] *noun*: Organotropie *f*
or|ga|no|phos|phate [ˌɔːrgənəʊˈfɑsfeɪt, ɔːrˌgænəʊ-] *noun*: Organophosphat *nt*
or|ga|no|phos|pho|rus [ˌɔːrgənəʊˈfɑsfərəs] *noun*: organische Phosphorverbindung *f*
or|gan|o|sol [ɔːrˈgænəsɑl, -sɔl] *noun*: Organosol *nt*
or|ga|no|tax|is [ˌɔːrgənəʊˈtæksɪs] *noun*: Organotaxis *f*
or|ga|no|ther|a|py [ˌɔːrgənəʊˈθerəpiː] *noun*: Organbehandlung *f*, Organotherapie *f*
or|ga|no|troph|ic [ˌɔːrgənəʊˈtrɑfɪk, -ˈtrəʊ-] *adj*: organotroph(isch)
or|ga|no|trop|ic [ˌɔːrgənəʊˈtrɑpɪk, -ˈtrəʊp-] *adj*: Organotropie betreffend, mit besonderer Affinität zu bestimmten Organen, organotrop
or|ga|not|ro|pism [ˌɔːrgəˈnɑtrəpɪzəm] *noun*: Organotropie *f*
or|ga|not|ro|py [ˌɔːrgəˈnɑtrəpiː] *noun*: →*organotropism*
or|ga|num [ˈɔːrgənəm] *noun, plura* **-nums, -na** [-nə]: Organ *nt*, Organum *nt*, Organon *nt*
or|gasm [ˈɔːrgæzəm] *noun*: (sexueller) Höhepunkt *m*, Orgasmus *m*, Climax *m*, Klimax *m*
o|ri|en|ta|tion [ˌɔːrɪənˈteɪʃn] *noun*: Orientierung *f*
auditory spatial orientation: auditorische Raumorientierung *f*
spatial orientation: räumliche Orientierung *f*
ORIF *Abk.*: open reduction and internal fixation
or|i|fice [ˈɔːrɪfɪs, ˈɑr-] *noun*: Mund *m*, Mündung *f*, Öffnung *f*; (*anatom.*) Orificium *nt*, Ostium *nt*
abdominal orifice of uterine tube: abdominelle Tubenöffnung *f*, Ostium abdominale tubae uterinae
anal orifice: After *m*, Anus *m*
aortic orifice: Aortenöffnung *f* des linken Ventrikels, Ostium aortae
body orifice: Körperöffnung *f*
cardiac orifice: Speiseröhrenmündung *f*, Ösophagusmündung *f*, Ostium cardiacum, Cardia *f*
orifice of coronary sinus: Ostium sinus coronarii
duodenal orifice of stomach: Ostium pyloricum
esophagogastric orifice: →*cardiac orifice*
external orifice of aqueduct of vestibule: Apertura externa aqueductus vestibuli
external orifice of canaliculus of cochlea: Apertura externa canaliculi cochleae
external urethral orifice: äußere Harnröhrenöffnung *f*, Harnröhrenmündung *f*, Ostium urethrae externum
external orifice of uterus: Muttermund *m*, Ostium uteri
external vaginal orifice: Scheidenöffnung *f*, -eingang *m*, Ostium vaginae
gastroduodenal orifice: Ostium pyloricum
golf-hole ureteral orifice: Golflochostium *nt*
internal urethral orifice: innere Harnröhrenöffnung *f*, Harnröhrenanfang *m*, Ostium urethrae internum
mitral orifice: Ostium atrioventriculare sinistrum
orifice of mouth: Mundspalte *f*, Rima oris
oesophagogastric orifice: (*brit.*) →*cardiac orifice*
pharyngeal orifice of auditory tube: Rachenöffnung *f* der Ohrtrompete, Ostium pharyngeum tubae auditivae/auditoriae
pyloric orifice: →*pyloric opening*
tricuspid orifice: Ostium atrioventriculare dextrum
orifice of ureter: Harnleiter(ein)mündung *f*, Ostium ureteris
ureteric orifice: Harnleiter(ein)mündung *f*, Ostium ureteris
uterine orifice of uterine tube: Tubenmündung *f*, Ostium uterinum tubae uterinae
vaginal orifice: Scheidenöffnung *f*, -eingang *m*, Ostium vaginae
vesicourethral orifice: innere Harnröhrenöffnung *f*, Harnröhrenanfang *m*, Ostium urethrae internum
or|i|fi|cial [ɔːrəˈfɪʃl, ɑr-] *adj*: Orificium betreffend
or|i|fi|ci|um [ɔːrəˈfɪʃɪəm, ɑr-] *noun, plura* **-cia** [-ʃɪə]: Mündung *f*, Öffnung *f*, Orificium *nt*
or|i|gin [ˈɔrədʒɪn, ˈɑr-] *noun*: Origo *f*, Ursprung *f*; Herkunft *f*
o|rig|i|nal [əˈrɪdʒənl]: **I** *noun* Original *nt*; Vorlage *f* **II** *adj* **1.** original, ursprünglich, erste(r, s), Original-, Ur- **2.** originell
o|rig|i|nate [əˈrɪdʒəneɪt]: **I** *vt* verursachen, hervorbringen, ins Leben rufen **II** *vi* entstehen (*from* aus; *in* in); ausgehen, herrühren, stammen (*from* von)
o|rig|i|na|tion [əˌrɪdʒəˈneɪʃn] *noun*: Entstehung *f*, Hervorbringung *f*, Erzeugung *f*
ORL *Abk.*: otorhinolaryngology
ORN *Abk.*: osteoradionecrosis
Orn *Abk.*: ornithine
or|nid|a|zole [ɔːrˈnɪdəzəʊl] *noun*: Ornidazol *nt*
or|ni|pres|sin [ɔːrnɪˈpresɪn] *noun*: Ornipressin *nt*
or|ni|thi|nae|mi|a [ˌɔːrnəθɪˈniːmiːə] *noun*: (*brit.*) →*ornithinemia*
or|ni|thine [ˈɔːrnəθiːn, -θɪn] *noun*: Ornithin *nt*
or|ni|thi|ne|mi|a [ˌɔːrnəθɪˈniːmiːə] *noun*: Ornithinämie *f*
or|ni|thi|nu|ri|a [ɔːrnəθɪˈn(j)ʊəriːə] *noun*: Ornithinurie *f*
Or|ni|thod|o|ros [ˌɔːrnɪˈθɑdərəs] *noun*: Ornithodorus *m*

O

Or|ni|thod|o|rus [ˌɔːrnɪˈθɑdərəs] *noun*: Ornithodorus *m*
Ornithodorus moubata: Ornithodorus moubata
or|ni|tho|sis [ˌɔːrnɪˈθəʊsɪs] *noun*: Ornithose *f*, Papageienkrankheit *f*, Psittakose *f*
Oro *Abk.*: **1.** orotate **2.** orotic acid
oro- *präf.*: Mund-, Oro-
o|ro|an|tral [ˌɔːrəʊˈæntrəl] *adj*: oroantral
o|ro|dig|i|to|fa|cial [ˌɔːrəʊˌdɪdʒɪtəʊˈfeɪʃl, ˌəʊrəʊ-] *adj*: Mund, Finger und Gesicht/Facies betreffend, orodigitofazial, orofaziodigital
o|ro|fa|cial [ˌɔːrəʊˈfeɪʃl] *adj*: Mund und Gesicht/Fazies betreffend, orofazial
o|ro|fa|ci|o|dig|i|tal [ˌɔːrəʊˌfeɪʃɪəʊˈdɪdʒɪtl] *adj*: Mund, Finger und Gesicht/Facies betreffend, orofaziodigital, orodigitofazial
o|ro|lin|gual [ˌɔːrəʊˈlɪŋgwəl] *adj*: Mund und Zunge/Lingua betreffend, orolingual
o|ro|max|il|lar|y [ˌɔːrəʊˈmæksəˌleriː] *adj*: oromaxillär
or|o|men|in|gi|tis [ˌɔːrəʊˌmenɪnˈdʒaɪtɪs] *noun*: Serosaentzündung *f*, Serositis *f*
o|ro|na|sal [ˌɔːrəʊˈneɪzl] *adj*: Mund und Nase betreffend, oronasal
o|ro|pha|ryn|ge|al [ˌɔːrəʊfəˈrɪndʒ(ɪ)əl] *adj*: Oropharynx betreffend, oropharyngeal, pharyngo-oral, mesopharyngeal, Oropharyngeal-, Mesopharyngeal-, Mundrachen-
o|ro|phar|ynx [ˌɔːrəʊˈfærɪŋks, ˌəʊrəʊ-] *noun*: Mesopharynx *m*, Oropharynx *m*, Pars oralis pharyngis
or|o|so|mu|coid [ˌɔːrəsəʊˈmjuːkɔɪd] *noun*: →*plasma orosomucoid*
plasma orosomucoid: Plasmaorososomucoid *nt*, Orososomucoid *nt*, saures α_1-Glykoprotein *nt*
or|o|tate [ˈɔːrəteɪt] *noun*: Orotat *nt*
o|rot|ic|ac|i|du|ri|a [ɔːˌrɑtɪkæsɪˈd(j)ʊəriːə] *noun*: hereditäre Orotazidurie *f*, Orotazidurie-Syndrom *nt*
orotidine-5′-phosphate [ɔːˈrɑtɪdiːn] *noun*: Orotidin-5-Phosphat *nt*, Orotidinmonophosphat *nt*, Orotidylsäure *f*
o|ro|tra|che|al [ˌɔːrəʊˈtreɪkɪəl, ˌəʊrəʊ-] *adj*: Mund und Luftröhre/Trachea betreffend; (*Intubation*) durch den Mund in die Lüftröhre, orotracheal
or|phen|a|drine [ɔːrˈfenədriːn] *noun*: Orphenadrin *nt*
or|rho|men|in|gi|tis [ˌɔːrəʊˌmenɪnˈdʒaɪtɪs, ˌəʊrəʊ-] *noun*: Entzündung *f* einer serösen Haut, Serositis *f*, Serosaentzündung *f*
ORS *Abk.*: oral rehydration solution
ORT *Abk.*: oral rehydration therapy
or|the|sis [ɔːrˈθiːsɪs] *noun, plural* **-ses** [-siːs]: Orthese *f*
ortho- *präf.*: **1.** Orth(o)- **2.** (*chem.*) ortho-
or|tho|ac|id [ˌɔːrθəʊˈæsɪd] *noun*: Orthosäure *f*
or|tho|ar|te|ri|ot|o|ny [ˌɔːrθəʊˌɑːrtərɪˈɑtəniː] *noun*: normaler Blutdruck *m*, Normotonus *m*, Normotonie *f*
or|tho|ce|phal|ic [ˌɔːrθəʊsɪˈfælɪk] *adj*: mit normaler Kopfgröße und Konfiguration, orthozephal, orthokephal
or|tho|ceph|a|lous [ˌɔːrθəʊˈsefələs] *adj*: mit normaler Kopfgröße und Konfiguration, orthozephal, orthokephal
or|tho|cho|rea [ˌɔːrθəʊkəˈrɪə] *noun*: Orthochorea *f*
or|tho|chro|mat|ic [ˌɔːrθəʊkrəʊˈmætɪk, -krə-] *adj*: sich mit dem Farbton des Farbstoffs färbend, orthochromatisch, orthochromophil
or|tho|chro|mi|a [ˌɔːrθəʊˈkrəʊmɪə] *noun*: Orthochromie *f*
or|tho|chro|mo|phil [ˌɔːrθəʊˈkrəʊməfɪl] *adj*: →*orthochromatic*
or|tho|chro|mo|phile [ˌɔːrθəʊˈkrəʊməfaɪl, -fɪl] *adj*: →*orthochromatic*
or|tho|cre|sol [ˌɔːrθəʊˈkriːsɔl, -sɑl] *noun*: o-Kresol *nt*, ortho-Kresol *nt*
or|tho|cy|to|sis [ˌɔːrθəʊsaɪˈtəʊsɪs] *noun*: Orthozytose *f*
or|tho|den|tin [ˌɔːrθəʊˈdentɪn] *noun*: Orthodentin *nt*
or|tho|don|tia [ˌɔːrθəʊˈdɑnʃ(ɪ)ə] *noun*: →*orthodontics*
surgical orthodontia: chirurgische Kieferorthopädie *f*
or|tho|don|tic [ˌɔːrθəʊˈdɑntɪk] *adj*: orthodontisch; kieferorthopädisch
or|tho|don|tics [ˌɔːrθəʊˈdɑntɪks] *plural*: Kieferorthopädie *f*, Orthodontie *f*
corrective orthodontics: korrigierende Kieferorthopädie *f*
preventive orthodontics: präventive Kieferorthopädie *f*
prophytactic orthodontics: präventive Kieferorthopädie *f*
surgical orthodontics: chirurgische Kieferorthopädie *f*
or|tho|don|tist [ˌɔːrθəˈdɑntɪst] *noun*: Kieferorthopäde *m*, -orthopädin *f*
or|tho|don|tol|o|gy [ˌɔːrθəʊdɑnˈtɑlədʒiː] *noun*: →*orthodontics*
or|tho|dox [ˈɔːrθədɑks] *adj*: orthodox
or|tho|drom|ic [ˌɔːrθəʊˈdrɑmɪk] *adj*: in normaler Richtung (verlaufend), orthodrom
or|tho|gen|e|sis [ˌɔːrθəʊˈdʒenəsɪs] *noun*: Orthogenese *f*
or|tho|gen|ics [ˌɔːrθəʊˈdʒenɪks] *plural*: Erbhygiene *f*, Eugenik *f*, Eugenetik *f*
or|tho|gly|cae|mic [ˌɔːrθəʊglaɪˈsiːmɪk] *adj*: (*brit.*) →*orthoglycemic*
or|tho|gly|ce|mic [ˌɔːrθəʊglaɪˈsiːmɪk] *adj*: Normoglykämie betreffend, mit normalem Blutzuckerspiegel, normoglykämisch, euglykämisch
or|thog|nath|ia [ˌɔːrθɑgˈneɪθɪə] *noun*: Orthognathie *f*
or|thog|na|thic [ˌɔːrθəʊˈnæθɪk, -ˈneɪθɪk] *adj*: orthognath
or|thog|na|thism [ɔːrˈθɑgnətɪzəm] *noun*: Orthognathie *f*
or|thog|na|thous [ɔːrˈθɑgnəθəs] *adj*: orthognath
or|tho|grade [ˈɔːrθəʊgreɪd] *adj*: aufrecht gehend *oder* stehend, orthograd
or|tho|ker|a|tol|o|gy [ˌɔːrθəʊˌkerəˈtɑlədʒiː] *noun*: Orthokeratologie *f*
or|tho|ker|a|to|sis [ˌɔːrθəʊkerəˈtəʊsɪs] *noun*: Orthokeratose *f*
or|tho|ker|a|tot|ic [ˌɔːrθəʊkerəˈtɑtɪk] *adj*: Orthokeratose betreffend, mit regelrechter Verhornung, orthokeratotisch
or|thom|e|ter [ɔːrˈθɑmɪtər] *noun*: Exophthalmometer *nt*
Or|tho|myx|o|vir|i|dae [ˌɔːrθəʊˌmɪksəʊˈvɪrədiː] *plural*: Orthomyxoviren *pl*, Orthomyxoviridae *pl*
or|tho|myx|o|vi|rus [ˌɔːrθəʊˌmɪksəˈvaɪrəs] *noun*: Orthomyxovirus *nt*
or|tho|pae|dic [ˌɔːrθəʊˈpiːdɪk] *adj*: (*brit.*) →*orthopedic*
or|tho|pae|dics [ˌɔːrθəʊˈpiːdɪks] *plural*: (*brit.*) →*orthopedics*
or|tho|pae|dist [ˌɔːrθəʊˈpiːdɪst] *noun*: (*brit.*) →*orthopedist*
or|tho|pan|to|graph [ˌɔːrθəʊˈpæntəgræf] *noun*: Orthopantomograph *m*, Orthopantomograf *m*
or|tho|pan|tog|ra|phy [ˌɔːrθəʊpænˈtɑgrəfiː] *noun*: Orthopantomographie *f*, Orthopantomografie *f*
or|tho|pe|dic [ˌɔːrθəʊˈpiːdɪk] *adj*: Orthopädie betreffend, orthopädisch
or|tho|pe|dics [ˌɔːrθəʊˈpiːdɪks] *plural*: Orthopädie *f*
dental orthopedics: Kieferorthopädie *f*
dentofacial orthopedics: Kieferorthopädie *f*
or|tho|pe|dist [ˌɔːrθəˈpiːdɪst] *noun*: Orthopäde *m*, -pädin *f*
or|tho|phe|nan|thro|line [ˌɔːrθəʊfɪˈnænθrəliːn] *noun*: o-Phenanthrolin *nt*
or|tho|pho|ria [ˌɔːrθəʊˈfəʊrɪə] *noun*: Orthophorie *f*
or|tho|phor|ic [ˌɔːrθəʊˈfɑrɪk] *adj*: Orthophorie betref-

O

fend, orthophor
or|tho|phos|phate [ˌɔːrθəʊ'fɑsfeɪt] *noun*: (Ortho-)Phosphat *nt*
or|thop|nea [ɔːr'θɑpnɪə, ɔːrˌθɑp'nɪə] *noun*: Orthopnoe *f*
or|thop|ne|ic [ˌɔːrθɑp'niːɪk] *adj*: Orthopnoe betreffend, an Orthopnoe leidend, orthopnoisch
or|thop|noe|a [ɔːr'θɑpnɪə, ɔːrˌθɑp'nɪə] *noun*: (*brit.*) →*orthopnea*
or|thop|noe|ic [ˌɔːrθɑp'niːɪk] *adj*: (*brit.*) →*orthopneic*
or|tho|pod ['ɔːrθəpɑd] *noun*: →*orthopedist*
Or|tho|pox|vi|rus [ˌɔːrθəʊ'pɑksvaɪrəs] *noun*: Orthopoxvirus *nt*
Orthopoxvirus bovis: Orthopoxvirus bovis, Kuhpockenvirus *nt*
or|tho|pros|the|sis [ˌɔːrθəʊprɑs'θiːsɪs] *noun*: Orthoprothese *f*
or|tho|psy|chi|a|try [ˌɔːrθəʊsaɪ'kaɪətrɪ, -sɪ-] *noun*: Orthopsychiatrie *f*
Or|thop|ter|a [ɔːr'θɑptərə] *plural*: Orthoptera *pl*, Orthopteren *pl*
or|thop|tic [ɔːr'θɑptɪk] *adj*: Orthoptik betreffend, orthoptisch
or|thop|tics [ɔːr'θɑptɪks] *plural*: Orthoptik *f*
or|thop|to|scope [ɔːr'θɑptəskəʊp] *noun*: Orthoskop *nt*
or|tho|roent|ge|nog|ra|phy [ˌɔːrθəʊˌrentgə'nɑgrəfiː] *noun*: Orthodiagraphie *f*, Orthodiagrafie *f*, Orthoröntgenographie *f*, Orthoröntgenografie *f*
or|tho|scope ['ɔːrθəskəʊp] *noun*: Orthoskop *nt*
or|tho|scop|ic [ˌɔːrθə'skɑpɪk] *adj*: **1.** Orthoskopie betreffend, orthoskopisch **2.** normalsichtig
or|thos|co|py [ɔːr'θɑskəpiː] *noun*: Orthoskopie *f*
or|tho|sis [ɔːr'θəʊsɪs] *noun, plural* **-ses** [-siːz]: Orthese *f*
or|tho|stat|ic [ˌɔːrθə'stætɪk] *adj*: Orthostase betreffend, orthostatisch
or|tho|stat|ism ['ɔːrθəʊstætɪzəm] *noun*: Orthostase *f*
or|tho|sym|pa|thet|ic [ˌɔːrθəʊˌsɪmpə'θetɪk] *adj*: sympathisches Nervensystem/Symphatikus betreffend, orthosympathisch, sympathisch
or|tho|top|ic [ˌɔːrθəʊ'tɑpɪk] *adj*: (*Organ*) am normalen Ort, an normaler Stelle (liegend), orthotop, normotop, eutop, eutopisch
or|tho|volt|age [ˌɔːrθəʊ'vəʊltɪdʒ] *noun*: Orthovolt *nt*
or|thu|ri|a [ɔːr'θʊərɪə] *noun*: Orthurie *f*
o|ry|ze|nin [əʊ'raɪzənɪn] *noun*: Oryzenin *nt*, Orycenin *nt*
o|ry|zoid [əʊ'raɪzɔɪd] *adj*: reiskornähnlich, oryzoid
OS *Abk.*: osteogenic sarcoma
Os *Abk.*: osmium
os [ɑs] *noun, plura* **o|ra** ['ɔːrə, 'əʊrə]: (Körper-)Öffnung *f*, Mündung *f*; Mund *m*, Os *nt* **per os** durch den Mund, durch die Mundhöhle, peroral, per os, oral
os [ɑs] *noun, plura* **os|sa** ['ɑsə]: Knochen *m*, (Ge-)Bein *nt*, Os *nt*
os calcis: Fersenbein *nt*, Kalkaneus *m*, Calcaneus *m*
os pubis: Schambein *nt*, Pubis *f*, Os pubis
os sacrum: Kreuzbein *nt*, Sacrum *nt*, Os sacrum
OSA *Abk.*: obstructive sleep apnea
osa|mine ['əʊsəmiːn] *noun*: Osamin *nt*
OSAS *Abk.*: obstructive sleep apnea syndrome
osa|zone ['əʊsəzəʊn, 'ɑsə-] *noun*: Osazon *nt*
OSCC *Abk.*: oral squamous cell carcinomas
OSCF *Abk.*: oligomycin-sensitivity-conferring factor
osche- *präf.*: Skrotum-, Skrotal-
os|che|al ['ɑskɪəl] *adj*: Hodensack/Skrotum betreffend, skrotal
os|che|i|tis [ɑskɪ'aɪtɪs] *noun*: Skrotitis *f*, Hodensackentzündung *f*, Skrotumentzündung *f*, Scrotitis *f*
os|chel|e|phan|ti|a|sis [ˌɑskeləfən'taɪəsɪs] *noun*: Skrotalelephantiasis *f*
oscheo- *präf.*: Skrotum-, Skrotal-
os|che|o|cele ['ɑskɪəʊsiːl] *noun*: **1.** Hodenbruch *m*, Skrotalhernie *f*, Hernia scrotalis **2.** Skrotaltumor *m*, -schwellung *f*
os|che|o|hy|dro|cele [ˌɑskɪəʊ'haɪdrəsiːl] *noun*: Hydrozele *f*, Hydrocele testis
os|che|o|ma [ɑskɪ'əʊmə] *noun*: →*oscheoncus*
os|che|on|cus [ɑskɪ'ɑŋkəs] *noun*: Skrotaltumor *m*, -schwellung *f*
os|che|o|plas|ty ['ɑskɪəplæstiː] *noun*: Skrotumplastik *f*
os|chi|tis [ɑs'kaɪtɪs] *noun*: Skrotitis *f*, Hodensackentzündung *f*, Skrotumentzündung *f*, Scrotitis *f*
os|cil|late ['ɑsəleɪt]: **I** *vt* in Schwingungen versetzen **II** *vi* schwingen, schwanken, pendeln, oszillieren
os|cil|lat|ing ['ɑsəleɪtɪŋ] *adj*: schwingend, schwankend, pendelnd, oszillierend, Schwing-
os|cil|la|tion [ɑsə'leɪʃn] *noun*: Oszillation *f*, Schwingung *f*, Schwankung *f*
Bernoulli oscillation: Bernoulli-Schwingung *f*
damped oscillation: gedämpfte Schwingung *f*
sinusoidal oscillation: Sinusschwingung *f*
type 0 oscillation: Oszillationstyp 0 *m*, silenter Typ(us) *m*
type I oscillation: eingeengt-undulatorischer Typ *m*, eingeengt-undulatorischer Typus *m*, Oszillationstyp I *m*
type II oscillation: Oszillationstyp II *m*, undulatorischer Typ(us) *m*
type III oscillation: Oszillationstyp III *m*, saltatorische Undulation *f*, saltatorischer Typ *m*
os|cil|la|tor ['ɑsəleɪtər] *noun*: Oszillator *m*
os|cil|la|to|ry ['ɑsələtɔːrɪ, -təʊ-] *adj*: →*oscillating*
oscillo- *präf.*: Oszillo-, Oszillations-
os|cil|lo|gram [ə'sɪləgræm] *noun*: Oszillogramm *nt*
os|cil|lo|graph [ə'sɪləgræf] *noun*: Oszillograph *m*, Oszillograf *m*, Oszilloskop *nt*, Kathodenstrahlenoszillograph *m*, Kathodenstrahlenoszillograf *m*
os|cil|log|ra|phy [ˌɑsɪ'lɑgrəfiː] *noun*: Oszillographie *f*, Oszillografie *f*
os|cil|lom|e|ter [ɑsɪ'lɑmɪtər] *noun*: Oszillometer *nt*
os|cil|lo|met|ric [ˌɑsɪləʊ'metrɪk] *adj*: Oszillometer *oder* Oszillometrie betreffend, oszillometrisch
os|cil|lom|e|try [ɑsɪ'lɑmətriː] *noun*: Oszillometrie *f*
os|cil|lop|sia [ɑsɪ'lɑpsɪə] *noun*: Oszillopsie *f*, Brückner-Phänomen *nt*
os|cil|lo|scope [ə'sɪləskəʊp] *noun*: Oszilloskop *nt*
cathode ray oscilloscope: Kathodenstrahloszilloskop *nt*
os|ci|tate ['ɑsəteɪt]: **I** *noun* Gähnen *nt* **II** *vi* gähnen
os|ci|ta|tion [ɑsə'teɪʃn] *noun*: Gähnen *nt*
OSF *Abk.*: overgrowth stimulating factor
osm *Abk.*: **1.** osmol **2.** osmole
osm- *präf.*: Geruch(s)-, Osm(o)-
os|mate ['ɑzmeɪt] *noun*: Osmat *nt*
os|mat|ic [ɑz'mætɪk] *adj*: olfaktorisch, Riech-, Geruchs-
os|me|sis [ɑz'miːsɪs] *noun*: Riechen *nt*
os|mic ['ɑzmɪk] *adj*: osmiumhaltig, Osmium-
os|mi|cate ['ɑzmɪkeɪt] *vt*: mit Osmiumtetroxid behandeln
os|mi|dro|sis [ɑzmə'drəʊsɪs] *noun*: Bromhidrose *f*
os|mi|fi|ca|tion [ˌɑzmɪfɪ'keɪʃn] *noun*: Behandlung *f* mit Osmium(verbindungen)
os|mi|o|phil|ic [ˌɑzmɪə'fɪlɪk] *adj*: osmiophil, mit Osmiumtetroxid färbend
os|mi|o|pho|bic [ˌɑzmɪə'fəʊbɪk] *adj*: osmiophob, nur schwer mit Osmiumsalzen anfärbbar
os|mi|um ['ɑzmɪəm] *noun*: Osmium *nt*
osmium tetroxide: Osmiumtetroxid *nt*
osmo- *präf.*: **1.** Geruch(s)-, Osm(o)- **2.** (*physiolog.*)

O

Osm(o)-
os|mo|cep|tor [ˌɑzməʊseptər] *noun*: **1.** Osmorezeptor *m* **2.** Geruchs-, Osmorezeptor *m*
os|mo|gram ['ɑzməʊgræm] *noun*: Elektroolfaktogramm *nt*
os|mol [ɑzməʊl, -mɑl] *noun*: Osmol *nt*
os|mo|lal ['ɑzməlæl] *adj*: osmolal
os|mo|lal|i|ty [ˌɑzməʊ'lælətiː] *noun*: Osmolalität *f*
normal osmolality: Isoosmolalität *f*
plasma osmolality: Plasmaosmolalität *f*
urine osmolality: Harnosmolalität *f*
os|mo|lar [ɑz'məʊlər] *adj*: osmolar
os|mo|lar|i|ty [ˌɑzməʊ'lærətiː] *noun*: Osmolarität *f*
os|mole ['ɑzməʊl] *noun*: Osmol *nt*
os|mol|o|gy [ɑz'mɑlədʒiː] *noun*: Osmologie *f*, Osphresiologie *f*
os|mom|e|ter [ɑz'mɑmɪtər] *noun*: Osmometer *nt*
os|mom|e|try [ɑz'mɑmətriː] *noun*: Osmometrie *nt*
os|mo|phil|ic [ˌɑzməʊ'fɪlɪk] *adj*: osmophil, mit besonderer Affinität für Osmium(verbindungen)
os|mo|pho|bi|a [ˌɑzməʊ'fəʊbɪə] *noun*: Osmophobie *f*, Olfaktophobie *f*
os|mo|re|cep|tor [ˌɑzməʊrɪ'septər] *noun*: **1.** Osmorezeptor *m* **2.** Geruchs-, Osmorezeptor *m*
os|mo|reg|u|la|tion [ˌɑzməʊregjə'leɪʃn] *noun*: Osmoregulation *f*
os|mo|reg|u|la|to|ry [ˌɑzməʊ'regjələtɔːriː] *adj*: Osmoregulation betreffend, osmoregulatorisch
os|mo|sis [ɑz'məʊsɪs] *noun*: Osmose *f*
os|mo|tax|is [ˌɑzməʊ'tæksɪs] *noun*: Osmotaxis *f*
os|mo|ther|a|py [ˌɑzməʊ'θerəpiː] *noun*: Osmotherapie *f*
os|mot|ic [ɑz'mɑtɪk] *adj*: Osmose betreffend, auf ihr beruhend, osmotisch, Osm(o)-
osphresio- *präf.*: Geruchs-, Osphresi(o)-, Osm(o)-, Olfakt(o)-
os|phre|si|o|lag|nia [ɑzˌfriːzɪəʊ'lægnɪə] *noun*: Osphresiolagnie *f*
os|phre|si|ol|o|gy [ɑzˌfriːzɪ'ɑlədʒiː] *noun*: Osphresiologie *f*, Osmologie *f*
os|phre|si|o|phil|i|a [ɑzˌfriːzɪəʊ'fɪlɪə] *noun*: Osphresiophilie *f*
os|phre|si|o|pho|bi|a [ɑzˌfriːzɪəʊ'fəʊbɪə] *noun*: →*osmophobia*
os|phre|sis [ɑz'friːsɪs] *noun*: Geruchssinn *m*, (*anatom.*) Olfactus *m*
os|phret|ic [ɑz'fretɪk] *adj*: Geruchssinn/Olfaktus betreffend, olfaktorisch
os|phy|ar|thro|sis [ˌɑsfɪɑːr'θrəʊsɪs] *noun*: Coxitis *f*, Hüftgelenksentzündung *f*, Koxitis *f*, Koxarthritis *f*, Coxarthritis *f*
os|se|in ['ɑsɪən] *noun*: Kollagen *nt*
os|se|ine *noun*: →*ossein*
os|se|o|al|bu|moid [ˌɑsɪəʊ'ælbjəmɔɪd] *noun*: Osseoalbumoid *nt*
os|se|o|car|ti|lag|i|nous [ˌɑsɪəʊˌkɑːrtɪ'lædʒɪnəs] *adj*: aus Knochengewebe und Knorpelgewebe bestehend, osteochondral, chondro-ossär, osteokartilaginär
os|se|o|fi|brous [ˌɑsɪəʊ'faɪbrəs] *adj*: osteofibrös
os|se|o|mu|cin [ˌɑsɪəʊ'mjuːsɪn] *noun*: Osseomuzin *nt*, Osseomucin *nt*
os|se|o|mu|coid [ˌɑsɪəʊ'mjuːkɔɪd] *noun*: Osseomukoid *nt*
os|se|ous ['ɑsɪəs] *adj*: Knochen/Os betreffend, aus Knochen bestehend, ossär, knöchern, ossal, Knochen-
os|si|cle ['ɑsɪkl] *noun*: kleiner Knochen *m*, Knöchelchen *nt*, Ossiculum *nt*
auditory ossicles: Gehörknöchelchen *pl*, Ossicula auditus/auditoria
ear ossicles: Gehörknöchelchen *pl*, Ossicula auditus/auditoria
Kerckring's ossicle: Kerckring-Knochenkern *m*
os|sic|u|lar [ə'sɪkjələr] *adj*: Knöchelchen/Ossiculum betreffend, insbesondere die Gehörknöchelchen/Ossicula auditus, ossikulär
os|sic|u|late [ə'sɪkjəlɪt] *adj*: →*ossicular*
os|si|cu|lec|to|my [ˌɑsɪkjə'lektəmiː] *noun*: Ossikulektomie *f*
os|si|cu|lo|plas|ty [ˌəʊsɪkjuːləʊ'plæstiː] *noun*: Ossikuloplastik *f*
os|si|cu|lot|o|my [ˌɑsɪkjə'lɑtəmiː] *noun*: Ossikulotomie *f*
os|sic|u|lum [ə'sɪkjələm] *noun, plura* **-la** [-lə]: →*ossicle*
os|si|des|mo|sis [ˌɑsɪdes'məʊsɪs] *noun*: Sehnenverknöcherung *f*
os|sif|er|ous [ə'sɪfərəs] *adj*: Knochen enthaltend; knochenbildend
os|sif|ic [ə'sɪfɪk] *adj*: knochenbildend; sich in Knochen umwandelnd
os|si|fi|ca|tion [ˌɑsəfɪ'keɪʃn] *noun*: **1.** Knochenbildung *f*, Knochenentwicklung *f*, Ossifikation *f*, Osteogenese *f* **2.** (krankhafte) Verknöcherung *f*; Verknöchern *nt*, Ossifikation *f*
cartilaginous ossification: Ersatzknochenbildung *f*, indirekte Ossifikation/Osteogenese *f*, chondrale Ossifikation/Osteogenese *f*, Osteogenesis cartilaginea
defective ossification: Ossifikationsstörung *f*
ectopic ossification: ektope Knochenbildung *f*, ektope Ossifikation *f*, Parostosis *f*
endochondral ossification: en(do)chondrale Knochenbildung/Verknöcherung *f*
intramembranous ossification: direkte/desmale Knochenbildung/Verknöcherung *f*, Osteogenesis membranacea
metaplastic ossification: ektope/ektopische Knochenbildung/Verknöcherung *f*
perichondral ossification: perichondrale Knochenbildung/Verknöcherung *f*
periosteal ossification: periostale Knochenbildung/Verknöcherung *f*
os|sif|lu|ence [ə'sɪfləwəns] *noun*: →*osteolysis*
os|si|form ['ɑsɪfɔːrm] *adj*: knochenähnlich, -artig, osteoid
os|si|fy ['ɑsɪfaɪ] *vt, vi*: verknöchern, ossifizieren
os|si|fy|ing ['ɑsəfaɪɪŋ] *adj*: verknöchernd, ossifizierend
ost- *präf.*: →*oste-*
os|tal|gia [ɑs'tældʒ(ɪ)ə] *noun*: →*ostealgia*
os|tar|thri|tis [ˌɑstɑːr'θraɪtɪs] *noun*: →*osteoarthritis*
oste- *präf.*: Knochen-, Osteo-
os|te|al ['ɑstɪəl] *adj*: Knochen/Os betreffend, aus Knochen bestehend, ossär, knöchern, ossal
os|te|al|bu|moid [ˌɑstɪ'ælbjəmɔɪd] *noun*: →*osseoalbumoid*
os|te|al|gia [ˌɑstɪ'ældʒ(ɪ)ə] *noun*: Knochenschmerz(en *pl*) *m*, Ostealgie *f*, Osteodynie *f*
os|te|an|a|bro|sis [ˌɑstɪˌɑnə'brəʊsɪs] *noun*: Knochenatrophie *f*
os|te|an|a|gen|e|sis [ˌɑstɪˌɑnə'dʒenəsɪs] *noun*: Knochenregeneration *f*
os|te|a|naph|y|sis [ˌɑstɪə'næfəsɪs] *noun*: →*osteanagenesis*
os|te|ar|thri|tis [ˌɑstɪɑːr'θraɪtɪs] *noun*: →*osteoarthritis*
os|tec|to|my [ɑs'tektəmiː] *noun*: Knochenexzision *f*, Knochenresektion *f*
periodontal ostectomy: parodontale Knochenresektion *f*
os|te|ec|to|my [ˌɑstɪ'ektəmiː] *noun*: →*ostectomy*
os|te|ec|to|pia [ˌɑstɪek'təʊpɪə] *noun*: Knochenektopie *f*
os|te|ec|to|py [ˌɑstɪ'ektəpiː] *noun*: →*osteectopia*
os|te|in ['ɑstɪɪn] *noun*: Kollagen *nt*

O

os|te|ine ['ɑstɪɪn, -iːn] *noun*: →*ostein*
os|te|it|ic [ˌɑstɪ'ɪtɪk] *adj*: Knochenentzündung/Ostitis betreffend, von Ostitis betroffen, ostitisch, osteitisch
os|te|i|tis [ˌɑstɪ'aɪtɪs] *noun*: Knochenentzündung *f*, Knochengewebsentzündung *f*, Ostitis *f*, Osteitis *f*
acute osteitis: Knochenmarkentzündung *f*, Osteomyelitis *f*
carious osteitis: Knochenmarkentzündung *f*, Osteomyelitis *f*
caseous osteitis: tuberkulöser Knochenfraß *m*
central osteitis: **1.** Knochenmarkentzündung *f*, Osteomyelitis *f* **2.** Endostentzündung *f*, Endostitis *f*
chronic osteitis: chronische Knochenentzündung *f*, Ostitis chronica
chronic nonsuppurative osteitis: →*Garré's osteitis*
condensing osteitis: →*Garré's osteitis*
cortical osteitis: Periostitis *f*, Knochenhautentzündung *f*, Periostentzündung *f*
osteitis fibrosa localisata: Ostitis fibrosa localisata
fibrous osteitis: Ostitis fibrosa
formative osteitis: Ostitis condensans
Garré's osteitis: sklerosierende/nicht-eitrige Osteomyelitis *f*, Garré-Osteomyelitis *f*, Garré-Krankheit *f*, Osteomyelitis sicca Garré
gummatous osteitis: gummatöse Osteitis *f*
haematogenous osteitis: (*brit.*) →*hematogenous osteitis*
hematogenous osteitis: hämatogene Ostitis *f*
necrotic osteitis: Knochenmarkentzündung *f*, Osteomyelitis *f*
parathyroid osteitis: Ostitis fibrosa cystica
productive osteitis: Ostitis condensans
osteitis pubis: Grazilissyndrom *nt*, Pierson-Krankheit *f*, Ostitis necroticans pubis
sclerosing osteitis: →*Garré's osteitis*
suppurative osteitis: Ostitis purulenta
osteitis typhosa: Ostitis typhosa
os|tem|bry|on [ɑs'tembrɪɑn] *noun*: →*osteopedion*
osteo- *präf.*: Knochen-, Osteo-
os|te|o|a|cu|sis [ˌɑstɪəʊə'kjuːsɪs] *noun*: Knochenleitung *f*, Osteoakusis *f*, Osteophonie *f*
os|te|o|al|bu|mi|noid [ˌɑstɪəʊæl'bjuːmɪnɔɪd] *noun*: Osseoalbumoid *nt*
os|te|o|an|a|gen|e|sis [ˌɑstɪəʊænə'dʒenəsɪs] *noun*: Knochenregeneration *f*
os|te|o|an|eu|rysm [ˌɑstɪəʊ'ænjərɪzəm] *noun*: Knochenaneurysma *nt*
os|te|o|ar|thrit|ic [ˌɑstɪəʊɑːr'θrɪtɪk] *adj*: Osteoarthritis/Osteoarthrose betreffend, osteoarthritisch
os|te|o|ar|thri|tis [ˌɑstɪəʊɑːr'θraɪtɪs] *noun*: degenerative Gelenkerkrankung *f*, Osteoarthrose *f*, Gelenk(s)arthrose *f*, Arthrosis deformans
degenerative osteoarthritis of hip joint: Koxarthrose *f*, Coxarthrosis *f*, Arthrosis deformans coxae, Malum coxae senile
endemic osteoarthritis: Kaschin-Beck-Krankheit *f*, Kaschin-Beck-Syndrom *nt*
osteoarthritis of the fingers: Fingerarthrose *f*
hyperplastic osteoarthritis: Akropachie *f*, hypertrophe Osteoarthropathie *f*, Osteopathia hypertrophicans toxica, Osteoperiostitis ossificans toxica
hyperplastic pulmonary osteoarthritis: →*pulmonary osteoarthropathy*
inflammatory osteoarthritis: entzündliche/rapid-progressive Arthrose *f*
rapidly progressive osteoarthritis: entzündliche/rapid-progressive Arthrose *f*
retropatellar osteoarthritis: Büdinger-Ludloff-Läwen-Syndrom *nt*, Chondromalacia patellae
tuberculous osteoarthritis: Gelenktuberkulose *f*, Arthritis tuberculosa
os|te|o|ar|throp|a|thy [ˌɑstɪəʊɑːr'θrɑpəθiː] *noun*: Osteoarthropathie *f*
familial osteoarthropathy of fingers: Thiemann-Krankheit *f*
hyperostotic osteoarthropathy: hyperostotische Osteoarthropathie *f*
hypertrophic pneumonic osteoarthropathy: →*pulmonary osteoarthropathy*
hypertrophic pulmonary osteoarthropathy: →*pulmonary osteoarthropathy*
idiopathic hypertrophic osteoarthropathy: Pachydermoperiostose *f*, Touraine-Solente-Golé-Syndrom *nt*, familiäre Pachydermoperiostose *f*, idiopathische hypertrophische Osteoarthropathie *f*, Akropachydermie *f* mit Pachydermoperiostose, Hyperostosis generalisata mit Pachydermie
primary hypertrophic osteoarthropathy: →*idiopathic hypertrophic osteoarthropathy*
pulmonary osteoarthropathy: Marie-Bamberger-Syndrom *nt*, Bamberger-Marie-Syndrom *nt*, Akropachie *f*, hypertrophische pulmonale Osteoarthropathie *f*
secondary hypertrophic osteoarthropathy: →*pulmonary osteoarthropathy*
os|te|o|ar|thro|sis [ˌɑstɪəʊɑːr'θrəʊsɪs] *noun*: →*osteoarthritis*
os|te|o|ar|tic|u|lar [ˌɑstɪəʊɑːr'tɪkjələr] *adj*: Knochen und Gelenk(e)/Articulatio(nes) betreffend, osteoartikulär
os|te|o|blast ['ɑstɪəʊblæst] *noun*: Osteoblast *m*, Osteoplast *m*
os|te|o|blas|tic [ˌɑstɪəʊ'blæstɪk] *adj*: **1.** Osteoblasten betreffend, aus Osteoblasten bestehend, osteoblastisch **2.** osteoplastisch
os|te|o|blas|to|ma [ˌɑstɪəʊblæs'təʊmə] *noun*: Osteoblastom *nt*
os|te|o|ca|chex|ia [ˌɑstɪəʊkə'keksɪə] *noun*: **1.** chronische Knochenerkrankung *f* **2.** Kachexie *f* bei chronischer Knochenerkrankung
os|te|o|cal|cin *noun*: Osteocalcin *nt*
os|te|o|camp|sia [ˌɑstɪəʊ'kæmpsɪə] *noun*: Knochenverbiegung *f*, Knochenverkrümmung *f*
os|te|o|camp|sis [ˌɑstɪəʊ'kæmpsɪs] *noun*: →*osteocampsia*
os|te|o|car|ci|no|ma [ɑstɪəʊˌkɑːrsɪ'nəʊmə] *noun*: Knochenkrebs *m*
os|te|o|car|ti|lag|i|nous [ˌɑstɪəʊkɑːrtə'lædʒɪnəs] *adj*: aus Knochengewebe und Knorpelgewebe bestehend, osteochondral, chondro-ossär, osteokartilaginär
os|te|o|chon|dral [ˌɑstɪəʊ'kɑndrəl] *adj*: aus Knochengewebe und Knorpelgewebe bestehend, osteochondral, chondro-ossär, osteokartilaginär
os|te|o|chon|drit|ic [ˌɑstɪəʊkɑn'drɪtɪk] *adj*: Osteochondritis betreffend, osteochondritisch
os|te|o|chon|dri|tis [ˌɑstɪəʊkɑn'draɪtɪs] *noun*: Osteochondritis *f*
osteochondritis of the capitellum: Panner-Krankheit *f*
osteochondritis dissecans: Osteochondrosis dissecans
juvenile deforming metatarsophalangeal osteochondritis: Freiberg-Köhler-Krankheit *f*, Morbus Köhler II *m*
luetic osteochondritis: →*syphilitic osteochondritis*
syphilitic osteochondritis: kongenitale Knochensyphilis *f*, Osteochondritis syphilitica, Wegner-Krankheit *f*
os|te|o|chon|dro|dys|pla|sia [ˌɑstɪəʊˌkɑndrəʊdɪs'pleɪʒ(ɪ)ə, -zɪə] *noun*: Osteochondrodysplasie *f*
os|te|o|chon|dro|dys|tro|phy [ˌɑstɪəʊˌkɑndrəʊ'dɪstrəfiː] *noun*: **1.** Morquio-Syndrom *nt*, Morquio-Ullrich-Syn-

drom *nt*, Morquio-Brailsford-Syndrom *nt*, spondyloepiphysäre Dysplasie *f*, Mukopolysaccharidose *f* Typ IV **2.** Osteochondrodystrophie *f*, Chondroosteodystrophie *f*

familial osteochondrodystrophy: spondyloepiphysäre Dysplasie *f*, Morquio(-Ullrich)-Syndrom *nt*, Morquio-Brailsford-Syndrom *nt*, Mukopolysaccharidose *f* Typ IV

os|te|o|chon|dro|fi|bro|ma [ˌɑstɪəʊˌkɑndrəʊfaɪˈbrəʊmə] *noun*: Osteochondrofibrom(a) *nt*

os|te|o|chon|drol|y|sis [ˌɑstɪəʊkɑnˈdrɑlɪsɪs] *noun*: Osteochondrosis dissecans

os|te|o|chon|dro|ma [ˌɑstɪəʊkɑnˈdrəʊmə] *noun*: Osteochondrom *nt*, knorpelige Exostose *f*, kartilaginäre Exostose *f*, Chondroosteom *nt*

osteochondroma of the epiphysis: Trevor-Erkrankung *f*, Trevor-Syndrom *nt*, Dysplasia epiphysealis hemimelica

fibrosing osteochondroma: Osteochondrofibrom(a) *nt*

os|te|o|chon|dro|ma|to|sis [ˌɑstɪəʊˌkɑndrəməˈtəʊsɪs] *noun*: Osteochondromatosis *f*

synovial osteochondromatosis: Gelenkchondromatose *f*

os|te|o|chon|dro|my|o|sar|co|ma [ˌɑstɪəʊˌkɑndrəˌmaɪəsɑːrˈkəʊmə] *noun*: Osteochondromyosarkom *nt*, -sarcoma *nt*

os|te|o|chon|dro|myx|o|ma [ˌɑstɪəʊˌkɑndrəmɪkˈsəʊmə] *noun*: Osteochondromyxom(a) *nt*

os|te|o|chon|dro|path|ia [ˌɑstɪəʊˌkɑndrəˈpæθɪə] *noun*: →*osteochondropathy*

os|te|o|chon|drop|a|thy [ˌɑstɪəʊkɑnˈdrɑpəθiː] *noun*: Knochen-Knorpel-Erkrankung *f*, Osteochondropathie *f*, Osteochondropathia *f*

os|te|o|chon|dro|phyte [ˌɑstɪəʊˈkɑndrəfaɪt] *noun*: →*osteochondroma*

os|te|o|chon|dro|sar|co|ma [ɑstɪəʊˌkɑndrəsɑːrˈkəʊmə] *noun*: Osteochondrosarkom *nt*, Osteochondrosarcoma *nt*

os|te|o|chon|dro|sis [ˌɑstɪəʊkɑnˈdrəʊsɪs] *noun*: Osteochondrose *f*

aseptic osteochondrosis: aseptische Epiphysennekrose *f*, Chondroosteonekrose *f*

calcaneal osteochondrosis: Apophysitis calcanei

osteochondrosis of capital femoral epiphysis: Perthes-Krankheit *f*, Morbus Perthes *m*, Perthes-Legg-Calvé-Krankheit *f*, Legg-Calvé-Perthes-Waldenström-Krankheit *f*, Legg-Calvé-Perthes-Krankheit *f* Osteochondropathia deformans, Coxae juveniles, Coxa plana (idiopathica)

osteochondrosis dissecans: Osteochondrosis dissecans

osteochondrosis dissecans of the femoral head: idiopathische Hüftkopfnekrose *f* des Erwachsenen, avaskuläre/ischämische Femurkopfnekrose *f*

osteochondrosis dissecans of the knee: Osteochondrosis dissecans am Kniegelenk, Morbus König

osteochondrosis of the head of humerus: Hass-Krankheit *f*, Hass-Syndrom *nt*

intervertebral osteochondrosis: Osteochondrosis intervertebralis

os|te|o|chon|drous [ˌɑstɪəʊˈkɑndrəs] *adj*: aus Knochengewebe und Knorpelgewebe bestehend, osteochondral, chondro-ossär, osteokartilaginär

os|te|o|cla|sia [ˌɑstɪəʊˈkleɪʒ(ɪ)ə] *noun*: →*osteoclasis*

fibrous osteoclasia: Fibroosteoklasie *f*

os|te|oc|la|sis [ˌɑstɪˈɑkləsɪs] *noun*: **1.** Osteoklase *f*, Osteoklasie *f* **2.** (*patholog.*) vermehrte Osteoklastentätigkeit *f*, Osteoklasie *f*, Osteoklase *f*

os|te|o|clast [ˈɑstɪəklæst] *noun*: Knochenfresszelle *f*, Osteoklast *m*, Osteoclastocytus *m*

os|te|o|clas|tic [ˌɑstɪəʊˈklæstɪk] *adj*: Osteoklast(en) *oder* Osteoklasie betreffend, Knochengewebe abbauend *oder* spaltend, osteoklastisch

os|te|o|clas|to|ma [ˌɑstɪəʊklæsˈtəʊmə] *noun*: Riesenzelltumor *m* des Knochens, Osteoklastom *nt*

os|te|o|clas|ty [ˈɑstɪəʊˌklæstiː] *noun*: →*osteoclasis*

os|te|o|cra|ni|um [ˌɑstɪəʊˈkreɪnɪəm] *noun*: knöcherner Schädel *m*, Osteokranium *nt*, -cranium *nt*

os|te|o|cys|to|ma [ˌɑstɪəʊsɪsˈtəʊmə] *noun*: Knochenzyste *f*

os|te|o|cyte [ˈɑstɪəʊsaɪt] *noun*: Osteozyt *m*, Osteocytus *m*

os|te|o|den|tin [ˌɑstɪəʊˈdentɪn] *noun*: Osteodentin *nt*

os|te|o|den|ti|no|ma [ˌɑstɪəʊˌdentɪˈnəʊmə] *noun*: Osteodentinom *nt*

os|te|o|der|mia [ˌɑstɪəʊˈdɜrmɪə] *noun*: Osteoma cutis

os|te|o|des|mo|sis [ˌɑstɪəʊdezˈməʊsɪs] *noun*: Sehnen-, Bandverknöcherung *f*, Osteodesmose *f*

hypertrophic osteodesmosis: Ossidesmosis hypertrophica

os|te|o|dyn|ia [ˌɑstɪəʊˈdiːnɪə] *noun*: →*ostealgia*

os|te|o|dys|tro|phia [ˌɑstɪəʊdɪˈstrəʊfɪə] *noun*: →*osteodystrophy*

os|te|o|dys|tro|phy [ˌɑstɪəʊˈdɪstrəfiː] *noun*: Knochendystrophie *f*, Osteodystrophie *f*, Osteodystrophia *f*

Albright hereditary osteodystrophy: hereditäre Albright-Osteodystrophie *f*

renal osteodystrophy: renale Osteodystrophie *f*

os|te|o|ec|ta|sia [ˌɑstɪəʊekˈteɪʒ(ɪ)ə] *noun*: Knochenverbiegung *f*

familial osteoectasia: juveniler Morbus Paget *m*, Hyperostosis corticalis deformans juvenilis

os|te|o|ec|to|my [ˌɑstɪəʊˈektəmiː] *noun*: Osteoektomie *f*, Knochenexzision *f*, Knochenresektion *f*

os|te|o|en|chon|dro|ma [ˌɑstɪəʊenkɑnˈdrəʊmə] *noun*: Osteochondrom *nt*

os|te|o|e|piph|y|sis [ˌɑstɪəʊɪˈpɪfəsɪs] *noun*: Knochen-, Osteoepiphyse *f*

os|te|o|fi|bro|chon|dro|sar|co|ma [ɑstɪəʊˌfaɪbrəˌkɑndrəsɑːrˈkəʊmə] *noun*: malignes Mesenchymom *nt*

os|te|o|fi|bro|ma [ˌɑstɪəʊfaɪˈbrəʊmə] *noun*: Knochenfibrom *nt*, Osteofibrom *nt*

os|te|o|fi|bro|ma|to|sis [ˌɑstɪəʊˌfaɪbrəməˈtəʊsɪs] *noun*: Osteofibromatose *f*

cystic osteofibromatosis: Jaffé-Lichtenstein-Krankheit *f*, Jaffé-Lichtenstein-Uehlinger-Syndrom *nt*, fibröse (Knochen-)Dysplasie *f*, nicht-ossifizierendes juveniles Osteofibrom *nt*, halbseitige von Recklinghausen-Krankheit *f*, Osteodystrophia fibrosa unilateralis

os|te|o|fi|bro|sar|co|ma [ɑstɪəʊˌfaɪbrəsɑːrˈkəʊmə] *noun*: Osteofibrosarkom *nt*, Osteofibrosarcoma *nt*

os|te|o|fi|bro|sis [ˌɑstɪəʊfaɪˈbrəʊsɪs] *noun*: Knochen-, Osteofibrose *f*

os|te|o|fi|brous [ˌɑstɪəʊˈfaɪbrəs] *adj*: osteofibrös

os|te|o|gen|e|sis [ˌɑstɪəʊˈdʒenəsɪs] *noun*: Knochenbildung *f*, Knochenentwicklung *f*, Knochensynthese *f*, Osteogenese *f*, Osteogenesis *f*

osteogenesis imperfecta: Osteogenesis imperfecta, Osteopsathyrosis *f*

osteogenesis imperfecta with blue sclerae: →*osteogenesis imperfecta tarda*

osteogenesis imperfecta congenita: Vrolik-Krankheit *f*, Vrolik-Typ *m* der Osteogenesis imperfecta, Osteogenesis imperfecta congenita, Osteogenesis imperfecta Typ Vrolik

early form osteogenesis imperfecta: →*osteogenesis imperfecta tarda*

type I osteogenesis imperfecta: →*osteogenesis imper-*

O

fecta tarda
type II osteogenesis imperfecta: →*osteogenesis imperfecta congenita*
lethal perinatal osteogenesis imperfecta: →*osteogenesis imperfecta congenita*
osteogenesis imperfecta tarda: Lobstein-Krankheit *f*, Lobstein-Syndrom *nt*, Lobstein-Typ *m* der Osteogenesis imperfecta, Osteogenesis imperfecta tarda, Osteogenesis imperfecta Typ Lobstein
os|te|o|ge|net|ic [,ɑstɪəʊdʒə'netɪk] *adj*: Knochenbildung/Osteogenese betreffend, osteogenetisch, knochenbildend, osteogen
os|te|o|gen|ic [,ɑstɪəʊ'dʒenɪk] *adj*: **1.** von Knochen(gewebe) ausgehend *oder* stammend, osteogen **2.** →*osteogenetic*
os|te|og|e|nous [,ɑstɪ'ɑdʒənəs] *adj*: →*osteogenetic*
os|te|og|e|ny [,ɑstɪ'ɑdʒəniː] *noun*: →*osteogenesis*
os|te|o|hal|i|ste|re|sis [,ɑstɪəʊ,hæləstə'riːsɪs, -hə,lɪs-] *noun*: Halisterese *f*, Halisteresis *f*
os|te|o|hy|per|tro|phy [,ɑstɪəʊhaɪ'pɜrtrəfiː] *noun*: Knochenhypertrophie *f*
os|te|oid ['ɑstɪɔɪd]: **I** *noun* organische Grundsubstanz *f* des Knochens, Osteoid *nt* **II** *adj* knochenähnlich, knochenartig, osteoid
os|te|o|lip|o|chon|dro|ma [,ɑstɪəʊ,lɪpəkɑn'drəʊmə] *noun*: Osteolipochondrom(a) *nt*
os|te|o|li|po|ma [,ɑstɪəʊlɪ'pəʊmə] *noun*: Osteolipom(a) *nt*
os|te|o|lo|gia [,ɑstɪəʊ'ləʊdʒɪə] *noun*: →*osteology*
os|te|o|lo|gist [,ɑstɪ'ɑlədʒɪst] *noun*: Osteologe *f*, -login *f*
os|te|o|lo|gy [,ɑstɪ'ɑlədʒiː] *noun*: Osteologie *f*, Osteologia *f*, Knochenlehre *f*
os|te|o|ly|sis [ɑstɪ'ɑləsɪs] *noun*: Knochenauflösung *f*, Osteolyse *f*
massive osteolysis: Gorham-Erkrankung *f*, Gorham-Staut-Erkrankung *f*
os|te|o|lyt|ic [,ɑstɪəʊ'lɪtɪk] *adj*: Knochenauflösung/Osteolyse betreffend *oder* hervorrufend, Knochengewebe zerstörend, osteolytisch, knochenauflösend
os|te|o|ma [ɑstɪ'əʊmə] *noun*: (benigne) Knochengeschwulst *f*, Osteom(a) *nt*
cancellous osteoma: spongiöses Osteom *m*, Osteoma spongiosum
compact osteoma: kompaktes Osteom *m*, Osteoma eburneum
dental osteoma: dentales Osteom *nt*
eburnating osteoma: kompaktes Osteom *nt*, Osteoma eburnum
giant osteoid osteoma: Osteoblastom *nt*
osteoid osteoma: Osteoidosteom *nt*
os|te|o|ma|la|cia [,ɑstɪəʊmə'leɪʃ(ɪ)ə] *noun*: Knochenerweichung *f*, Osteomalazie *f*, Osteomalacia *f*
pregnancy osteomalacia: Schwangerschafts-, Graviditätsosteomalazie *f*
renal tubular osteomalacia: renal-tubuläre Osteomalazie *f*
vitamin D-resistant osteomalacia: Vitamin D-resistente Osteomalazie *f*
os|te|o|ma|la|cic [,ɑstɪəʊmə'leɪsɪk] *adj*: Knochenerweichung/Osteomalazie betreffend, durch Osteomalazie charakterisiert, osteomalazisch
os|te|o|ma|la|co|sis [,ɑstɪəʊmælə'kəʊsɪs] *noun*: →*osteomalacia*
os|te|om|a|toid [ɑstɪ'ɑmətɔɪd] *adj*: osteomatoid, osteomartig, osteomähnlich
os|te|o|ma|to|sis [,ɑstɪəʊmə'təʊsɪs] *noun*: Osteomatose *f*
os|te|o|my|e|lit|ic [,ɑstɪəʊ,maɪə'lɪtɪk] *adj*: Knochenmarkentzündung/Osteomyelitis betreffend, osteomyelitisch
os|te|o|my|e|li|tis [,ɑstɪəʊmaɪə'laɪtɪs] *noun*: Knochenmark(s)entzündung *f*, Osteomyelitis *f*
chronic osteomyelitis: chronische Osteomyelitis *f*
chronic nonsuppurative osteomyelitis: →*Garré's osteomyelitis*
chronic relapsing osteomyelitis: chronisch-rezidivierende Osteomyelitis *f*
exogenous osteomyelitis: exogene Osteomyelitis *f*
Garré's osteomyelitis: nicht-eitrige Osteomyelitis *f*, sklerosierende Osteomyelitis *f*, Garré-Osteomyelitis *f*, Garré-Krankheit *f*, Osteomyelitis sicca Garré
haematogenous osteomyelitis: (*brit.*) →*hematogenous osteomyelitis*
hematogenous osteomyelitis: hämatogene Osteomyelitis *f*
infantile osteomyelitis: Säuglingsosteomyelitis *f*
malignant osteomyelitis: →*multiple myeloma*
postoperative osteomyelitis: postoperative Osteomyelitis *f*
post-traumatic osteomyelitis: posttraumatische Osteomyelitis *f*
sclerosing nonsuppurative osteomyelitis: →*Garré's osteomyelitis*
spinal osteomyelitis: Osteomyelitis *f* der Wirbelsäule
osteomyelitis of temporal bone: Schläfenbeinosteomyelitis *f*
zygomatic osteomyelitis: Zygomatizitis *f*, Zygomatitis *f*
os|te|o|my|e|lo|dys|pla|sia [,ɑstɪəʊ,maɪələʊdɪs'pleɪʒ(ɪ)ə, -zɪə] *noun*: Osteomyelodysplasie *f*
os|te|o|my|e|lo|fi|bro|sis [ɑstɪəʊ,maɪələʊfaɪ'brəʊsɪs] *noun*: Knochenmarkfibrose *f*, Knochenmarksfibrose *f*, Myelofibrose *f*, Osteomyelofibrose *f*; Osteomyelosklerose *f*, Myelosklerose *f*
os|te|o|my|e|log|ra|phy [,ɑstɪəʊmaɪə'lɑgrəfiː] *noun*: Medullographie *f*, Osteomedullographie *f*, Osteomyelographie *f*, Medullografie *f*, Osteomedullografie *f*, Osteomyelografie *f*
os|te|o|my|e|lo|re|tic|u|lo|sis [ɑstɪəʊ,maɪələʊ,rɪtɪkjə'ləʊsɪs] *noun*: Osteomyeloretikulose *f*
os|te|o|my|e|lo|scle|ro|sis [ɑstɪəʊ,maɪələʊsklɪ'rəʊsɪs] *noun*: →*osteomyelofibrosis*
os|te|o|myx|o|chon|dro|ma [ɑstɪəʊ,mɪksəkɑn'drəʊmə] *noun*: Osteochondromyxom *nt*
os|te|on ['ɑstɪɑn] *noun*: Havers-System *nt*, Osteon *nt*
os|te|one *noun*: →*osteon*
os|te|o|ne|cro|sis [,ɑstɪəʊnɪ'krəʊsɪs] *noun*: Knochennekrose *f*, Osteonekrose *f*
chemical osteonecrosis: chemische Knochennekrose/Osteonekrose *f*
physical osteonecrosis: physikalische Knochennekrose *f*
radiation osteonecrosis: Strahlungsosteonekrose *f*, Radioosteonekrose *f*, Osteoradionekrose *f*
spontaneous osteonecrosis: spontane/aseptische Knochennekrose *f*
thermal osteonecrosis: thermische Osteonekrose *f*
traumatic osteonecrosis: post-traumatische Osteonekrose *f*, traumatische Osteonekrose *f*
os|te|o|ne|crot|ic [,ɑstɪəʊnɪ'krɑtɪk] *adj*: Osteonekrose betreffend, osteonekrotisch
os|te|o|nec|tin [,ɑstɪəʊ'nektɪn] *noun*: Osteonektin *nt*
os|te|o|neu|ral|gia [,ɑstɪəʊnjʊə'rældʒ(ɪ)ə, nʊ-] *noun*: Knochenneuralgie *f*, Osteoneuralgie *f*
os|te|on|o|sus [ɑstɪ'ɑnəsəs] *noun*: Knochenerkrankung *f*, Osteopathie *f*, -pathia *f*
osteo-odontoma *noun*: Odontoadamantinom *nt*, Odontoameloblastom *nt*, ameloblastisches Fibroodontom *nt*,

ameloblastisches Odontom *nt*
os|te|o|pae|di|on [ˌɑstɪəʊ'pɪdɪɑn] *noun*: (*brit.*) →*osteopedion*
os|te|o|path ['ɑstɪəpæθ] *noun*: Osteopath *m*
os|te|o|path|ia [ˌɑstɪəʊ'pæθɪə] *noun*: →*osteopathy 1.*
osteopathia patellae: Osteopathia patellae, Morbus Sinding-Larsen
osteopathia striata: Osteopathia striata, Voorhoeve-Erkrankung *f*
os|te|o|path|ic [ˌɑstɪəʊ'pæθɪk] *adj*: Knochenerkrankung/Osteopathie betreffend, osteopathisch
os|te|o|pa|thol|o|gy [ˌɑstɪəʊpə'θɑlədʒiː] *noun*: →*osteopathy 1.*
os|te|op|a|thy [ˌɑstɪ'ɑpəθiː] *noun*: **1.** Knochenerkrankung *f*, Osteopathie *f*, Osteopathia *f* **2.** (*Therapie*) Osteopathie *f*
alimentary osteopathy: alimentäre/nutritive Osteopathie *f*, Hungerosteopathie *f*
aluminum osteopathy: Aluminiumosteopathie *f*
calcipenic osteopathy: kalzipenische Osteopathie *f*
dialysis osteopathy: Dialyse-Osteopathie *f*
disseminated condensing osteopathy: Osteopoikilose *f*, Osteopoikilie *f*, Osteopathia condensans disseminata
hunger osteopathy: alimentäre/nutritive Osteopathie *f*, Hungerosteopathie *f*
intestinal osteopathy: intestinale Osteopathie *f*
postmenopausal osteopathy: Osteopathia ovaripriva
post-traumatic osteopathy: Frakturkrankheit *f*
renal osteopathy: renale Osteopathie *f*
toxic osteopathy: toxische Osteopathie *f*
os|te|o|pe|cil|ia [ˌɑstɪəʊpə'sɪlɪə] *noun*: →*osteopoikilosis*
os|te|o|pe|di|on [ˌɑstɪəʊ'pɪdɪɑn] *noun*: Steinkind *nt*, Lithopädion *nt*
os|te|o|pe|ni|a [ˌɑstɪəʊ'piːnɪə] *noun*: Osteopenie *f*
senile osteopenia: Altersosteopenie *f*
os|te|o|pen|ic [ˌɑstɪəʊ'penɪk] *adj*: Osteopenie betreffend, osteopenisch
os|te|o|per|i|os|te|al [ˌɑstɪəʊˌperɪ'ɑstɪəl] *adj*: Knochen und äußere Knochenhaut/Periost betreffend, osteoperiostal
os|te|o|per|i|os|tit|ic [ˌɑstɪəʊˌperɪɑs'tɪtɪk] *adj*: Osteoperiostitis betreffend, osteoperiostitisch
os|te|o|per|i|os|ti|tis [ˌɑstɪəʊˌperɪɑs'taɪtɪs] *noun*: Entzündung *f* von Knochengewebe und Knochenhaut/Periost, Knochen-Periost-Entzündung *f*, Osteoperiostitis *f*
alveolodental osteoperiostitis: Parodontitis *f*, Periodontitis *f*
os|te|o|pe|tro|sis [ˌɑstɪəʊpe'trəʊsɪs] *noun*: Marmorknochenkrankheit *f*, Albers-Schöneberg-Krankheit *f*, Osteopetrose *f*, Osteopetrosis *f*
os|te|o|phage ['ɑstɪəʊfeɪdʒ] *noun*: Osteoklast *m*, Osteophage *m*
os|te|oph|o|ny [ɑstɪ'ɑfəniː] *noun*: Knochenleitung *f*, Osteoakusis *f*, Osteophonie *f*
os|te|o|phy|ma [ˌɑstɪə'faɪmə] *noun*: →*osteophyte*
os|te|o|phyte ['ɑstɪəʊfaɪt] *noun*: Osteophyt *m*
spondylotic osteophyte: spondylotische Randzacke/Randleiste *f*
os|te|o|phy|to|sis [ˌɑstɪəʊfaɪ'təʊsɪs] *noun*: Osteophytenbildung *f*
os|te|o|plast ['ɑstɪəʊplæst] *noun*: Osteoblast *m*, Osteoplast *m*
os|te|o|plas|tic [ˌɑstɪəʊ'plæstɪk] *adj*: **1.** Knochenbildung/Osteogenese betreffend, osteogenetisch, knochenbildend, osteogen **2.** Osteoplastik betreffend, osteoplastisch
os|te|o|plas|ty ['ɑstɪəʊˌplæstiː] *noun*: Knochenplastik *f*, Osteoplastik *f*
os|te|o|poi|kil|o|sis [ˌɑstɪəʊˌpɔɪkɪ'ləʊsɪs] *noun*: Osteopoikilose *f*, Osteopoikilie *f*, Osteopathia condensans disseminata
os|te|o|poi|kil|ot|ic [ˌɑstɪəʊˌpɔɪkɪ'lɑtɪk] *adj*: Osteopoikilose betreffend, osteopoikilotisch
os|te|o|pon|tin [ˌɑstɪəʊ'pɑntɪn] *noun*: Osteopontin *nt*
os|te|o|po|ro|mal|a|cia [ˌɑstɪəʊpərəʊmə'leɪʃ(ɪ)ə] *noun*: Osteoporomalazie *f*
os|te|o|po|ro|sis [ˌɑstɪəʊpə'rəʊsɪs] *noun*: Osteoporose *f*, Osteoporosis *f*
active osteoporosis: aktive Osteoporose *f*
disuse osteoporosis: Inaktivitätsosteoporose *f*
endocrine osteoporosis: endokrine/hormonale Osteoporose *f*
high-turnover osteoporosis: High-turnover-Osteoporose *f*
hunger osteoporosis: Hungerosteoporose *f*
idiopathic osteoporosis: idiopathische Osteoporose *f*
immobilization osteoporosis: Immobilisationsosteoporose *f*
inacitve osteoporosis: ruhende Osteoporose *f*
involutional osteoporosis: Involutionsosteoporose *f*
juvenie osteoporosis: juvenile Osteoporose *f*
localized osteoporosis: Sudeck-Dystrophie *f*, Sudeck-Syndrom *nt*, Morbus Sudeck *m*, sympathische Reflexdystrophie *f*
localized transient osteoporosis: →*localized osteoporosis*
low-turnover osteoporosis: Low-turnover-Osteoporose *f*
metabolic osteoporosis: metabolische Osteoporose *f*
pathologic osteoporosis: pathologische Osteoporose *f*
postmenopausal osteoporosis: postmenopausale/klimakterische Osteoporose *f*, präsenile Involutionsosteoporose *f*
post-traumatic osteoporosis: →*localized osteoporosis*
presenile osteoporosis: präsenile Osteoporose *f*
primary osteoporosis: primäre Osteoporose *f*, idiopathische Osteoporose *f*
secondary osteoporosis: sekundäre Osteoporose *f*
senile osteoporosis: Altersosteoporose *f*, senile Osteoporose *f*
starvation osteoporosis: Hungerosteoporose *f*
steroid osteoporosis: steroidinduzierte Osteoporose *f*, Steroidosteoporose *f*
steroid-induced osteoporosis: steroidinduzierte Osteoporose *f*, Steroidosteoporose *f*
os|te|o|po|rot|ic [ˌɑstɪəʊpə'rɑtɪk] *adj*: Osteoporose betreffend, osteoporotisch
os|te|op|sath|y|ro|sis [ˌɑstɪɑpˌsæθɪ'rəʊsɪs] *noun*: →*osteogenesis imperfecta*
os|te|o|ra|di|o|ne|cro|sis [ˌɑstɪəʊˌreɪdɪəʊnɪ'krəʊsɪs] *noun*: Strahlungsosteonekrose *f*, Strahlenosteonekrose *f*, Osteoradionekrose *f*, Radioosteonekrose *f*
os|te|or|rha|gia [ˌɑstɪəʊ'reɪdʒ(ɪ)ə] *noun*: Knochenblutung *f*, Osteorrhagie *f*
os|te|or|rha|phy [ˌɑstɪ'ɔrəfiː] *noun*: Knochennaht *f*
os|te|o|sar|co|ma [ˌɑstɪəʊsɑːr'kəʊmə] *noun*: Knochensarkom *nt*, Osteosarkom *nt*, Osteosarcoma *nt*, osteogenes Sarkom *nt*, osteoplastisches Sarkom *nt*
chondroblastic osteosarcoma: →*chondrosarcomatous osteosarcoma*
chondrosarcomatous osteosarcoma: chondroblastisches/chondrosarkomatöses Osteosarkom *nt*
fibroblastic osteosarcoma: fibroblastisches Osteosarkom *nt*

osteoblastic osteosarcoma: osteoblastisches/osteoplastisches Osteosarkom *nt*
osteolytic osteosarcoma: osteolytisches Osteosarkom *nt*
periosteal osteosarcoma: periostales Osteosarkom *nt*, perossales Sarkom *nt*, periostales (osteogenes) Sarkom *nt*
peripheral osteosarcoma: →*periosteal osteosarcoma*
soft tissue osteosarcoma: (extraossäres) Weichteilosteosarkom *nt*
telangiectatic osteosarcoma: teleangiektatisches Osteosarkom *nt*

os|te|o|scle|ro|sis [ˌɑstɪəʊsklɪˈrəʊsɪs] *noun:* Knochensklerose *f*, Osteosklerose *f*; Eburnisation *f*, Eburneation *f*
lead osteosclerosis: Bleiosteosklerose *f*

os|te|o|scle|rot|ic [ˌɑstɪəʊsklɪˈrɑtɪk] *adj:* Osteosklerose betreffend, osteosklerotisch

os|te|o|sep|tum [ˌɑstɪəʊˈseptəm] *noun:* knöcherner Abschnitt *m* des Nasenseptums, Pars ossea septi nasi

os|te|o|su|ture [ˈɑstɪəʊˌsuːtʃər] *noun:* Knochennaht *f*

os|te|o|syn|o|vi|tis [ˌɑstɪəʊˌsɪnəˈvaɪtɪs] *noun:* Osteosynovitis *f*

os|te|o|syn|the|sis [ˌɑstɪəʊˈsɪnθəsɪs] *noun:* Osteosynthese *f*
combination osteosynthesis: Verbundosteosynthese *f*
compression osteosynthesis: Druckosteosynthese *f*

os|te|o|tel|an|gi|ec|ta|sia [ˌɑstɪəʊtəlˌændʒɪekˈteɪʒ(ɪ)ə] *noun:* teleangiektatisches Osteosarkom *nt*

os|te|o|throm|bo|phle|bi|tis [ˌɑstɪəʊˌθrɑmbəʊflɪˈbaɪtɪs] *noun:* Osteothrombophlebitis *f*

os|te|o|throm|bo|sis [ˌɑstɪəʊθrɑmˈbəʊsɪs] *noun:* Osteothrombose *f*

os|te|o|tom [ˈɑstɪəʊtəʊm] *noun:* Osteotom *nt*

os|te|o|tome [ˈɑstɪəʊtəʊm] *noun:* Osteotom *nt*

os|te|ot|o|my [ˌɑstɪˈɑtəmiː] *noun:* Knochendurchtrennung *f*, Osteotomie *f*
angulation osteotomy: Angulationsosteotomie *f*
apical osteotomy: apikale Osteotomie *f*, Schröder-Lüftung *f*
bimaxillary osteotomy: bimaxilläre Osteotomie *f*
Chiari's osteotomy: Chiari-Operation *f*, Beckenosteotomie nach Chiari *f*
corrective osteotomy: Korrekturosteotomie *f*
derotation osteotomy: Derotationsosteotomie *f*
derotation-varus osteotomy: Derotationsvarisierungsosteotomie *f*
displacement osteotomy: Umstellungsosteotomie *f*
Hohmann's osteotomy: Hohmann-Operation *f*, -Keilosteotomie *f*
innominate osteotomy: Beckenosteotomie *f*
linear osteotomy: lineare Osteotomie *f*
Lorenz's osteotomy: Lorenz-Umstellungsosteotomie *f*
mandibular osteotomy: Unterkieferosteotomie *f*
mandibular ramus osteotomy: Ramusosteotomie *f*
maxillary osteotomy: Oberkieferspaltung *f*, Oberkieferosteotomie *f*
maxillofacial osteotomy: Mittelgesichtsosteotomie *f*
midfacial osteotomy: Mittelgesichtsosteotomie *f*
pelvic osteotomy: Becken(ring)osteotomie *f*
Pemberton's osteotomy: Azetabulumplastik *f* nach Pemberton
pendular osteotomy: Pendelosteotomie *f*
rotation osteotomy: Drehosteotomie *f*
Salter osteotomy: Salter-Operation *f*, Beckenosteotomie nach Salter *f*
Salter innominate osteotomy: →*Salter osteotomy*
Schanz osteotomy: subtrochantäre Amputationsosteotomie *f* nach Schanz
subapical mandibular osteotomy: subapikale Unterkieferosteotomie *f*
subcondylar mandibular osteotomy: subkondyläre Unterkieferosteotomie *f*
valgus osteotomy: Valgusosteotomie *f*
varus osteotomy: Varusosteotomie *f*
vertical osteotomy of ramus of mandible: vertikale Ramusosteotomie *f*
wedge osteotomy: Keilosteotomie *f*
wedge resection osteotomy: Keilosteotomie *f*

os|te|ot|ro|phy [ˌɑstɪˈɑtrəfiː] *noun:* Knochenernährung *f*

os|ti|al [ˈɑstɪəl] *adj:* Ostium betreffend, Ostium-

os|ti|tis [ɑsˈtaɪtɪs] *noun:* Ostitis *f*, Knochenentzündung *f*, Knochengewebsentzündung *f*, Osteitis *f*

os|ti|um [ˈɑstɪəm] *noun, plural* **-tia** [-tɪə]: Mündung *f*, Eingang *m*, Ostium *nt*; Orificium *nt*
abdominal ostium: abdominelle Tubenöffnung *f*, abdominelle Eileiteröffnung *f*, Ostium abdominale tubae uterinae
anatomic ostium: Ostium anatomicum uteri internum, innerer Muttermund *m*
aortic ostium: Aortenöffnung *f* des linken Ventrikels, Ostium aortae
histological internal ostium: Ostium histologicum uteri internum
sphenoidal ostium: Apertura sinus sphenoidalis
uterine ostium of uterine tube: Tubenmündung *f*, Ostium uterinum tubae uterinae

os|to|my [ˈɑstəmiː] *noun:* **1.** Stomaoperation *f* **2.** Stoma *nt*
Turnbull multiple ostomy: Turnbull-Operation *f*

os|to|sis [ɑsˈtəʊsɪs] *noun:* →*osteogenesis*

OT *Abk.:* **1.** object test **2.** occupational therapist **3.** occupational therapy **4.** old tuberculin **5.** optical tract **6.** orotracheal

ot- *präf.:* Ohr-, Gehör-, Ot(o)-

OTA *Abk.:* **1.** operative transluminal angioplasty **2.** o-toluidine arsenite

o|tag|ra [əʊˈtægrə] *noun:* →*otalgia*

o|tal|gia [əʊˈtældʒ(ɪ)ə] *noun:* Ohrenschmerz(en *pl*) *m*, Otalgie *f*, Otagra *f*, Otodynie *f*, Otalgia *f*
geniculate otalgia: Genikulatumneuralgie *f*, Ramsay Hunt-Syndrom *nt*, Neuralgia geniculata, Zoster oticus, Herpes zoster oticus
reflex otalgia: reflektorische Otalgie *f*, Otalgia reflectoria
tabetic otalgia: tabische Otalgie *f*, Otalgia tabetica

o|tal|gic [əʊˈtældʒɪk] *adj:* Otalgie betreffend, otalgisch

OTC *Abk.:* **1.** ornithine transcarbamoylase **2.** ornithine transcarbamylase **3.** over-the-counter **4.** oxytetracycline

OTCA *Abk.:* operative transluminal coronary angioplasty

OTD *Abk.:* organ tolerance dose

ot|hae|ma|to|ma [əʊˈθiːmətəʊmə, əʊtˈhiːmə-] *noun:* (*brit.*) →*othematoma*

ot|haem|or|rha|gia [əʊˈθiːməreɪdʒ(ɪ)ə, əʊtˈhiːmə-] *noun:* (*brit.*) →*othemorrhagia*

ot|he|ma|to|ma [əʊˈθiːmətəʊmə, əʊtˈhiːmə-] *noun:* Othämatom *nt*

ot|hem|or|rha|gia [əʊˈθiːmereɪdʒ(ɪ)ə, əʊtˈhiːmə-] *noun:* Blutung *f* aus dem Ohr

other-directed *adj:* fremdbestimmt

o|tic [ˈəʊtɪk, ˈɑtɪk] *adj:* Ohr betreffend, zum Ohr gehörend, Ohr-

o|ti|o|bi|o|sis [ˌəʊtɪəʊbaɪˈəʊsɪs] *noun:* →*otobiosis*

O|ti|o|bi|us [əʊtɪˈəʊbɪəs] *noun:* →*Otobius*

o|tit|ic [əʊˈtɪtɪk] *adj:* Ohrentzündung/Otitis betreffend, otitisch

o|ti|tis [əʊˈtaɪtɪs] *noun:* Ohrentzündung *f*, Otitis *f*
acute otitis media: akute Mittelohrentzündung *f*, aku-

O

ter Mittelohrkatarrh *m*, Otitis media acuta
adhesive otitis media: Pauken(höhlen)fibrose *f*, adhäsive Otitis media (chronica)
aviation otitis: Aerotitis *f*, Barotitis *f*, Aerootitis *f*, Barootitis *f*, Otitis barotraumatica
bacterial otitis externa: bakterielle Otitis externa
chronic otitis externa: chronische Otitis externa
chronic otitis media: chronische Mittelohrentzündung *f*, Otitis media chronica
chronic seromucinous otitis media: chronische seromuköse Otitis media, chronischer Tuben-Mittelohrkatarrh *m*, Seromukotympanum *nt*
diffuse otitis externa: Gehörgangekzem *nt*, Otitis externa diffusa
eczematoid external otitis: Gehörgangekzem *nt*, Otitis externa diffusa
otitis externa: Entzündung *f* des äußeren Gehörganges, Otitis externa
circumscribed otitis externa: Gehörgangsfurunkel *m/nt*, Ohrfurunkel *m/nt*, Otitis externa circumscripta/furunculosa
external otitis: Gehörgangentzündung *f*, Otitis externa
furuncular otitis: Ohr-, Gehörgangsfurunkel *m*, Otitis externa furunculosa/circumscripta
influenzal otitis: Grippeotitis *f*
otitis interna: Entzündung *f* des Innenohrlabyrinths, Otitis interna
latent otitis media: latente Otitis media
malignant otitis externa: progressive nekrotisierende Otitis *f*, progrediente Otitis *f*, Otitis externa maligna
measles otitis: Masernotitis *f*
otitis media: Mittelohrentzündung *f*, Otitis media
infantile otitis media: Säuglingsotitis *f*
otitis media purulenta chronica: chronisch mesotympanale Otitis media, chronisch epitympanale Otitis media, chronische Knocheneiterung *f*
swimmer's otitis media: Bade-Otitis media
occult otitis media: latente Otitis media
purulent otitis media: Mittelohreiterung *f*, Otitis media purulenta
scarlet fever otitis: Scharlachotitis *f*
swimmer's otitis externa: Bade-Otitis externa
swimmer's otitis media: Bade-Otitis media
symptomatic otitis: Begleitotitis *f*
viral otitis externa: virale Otitis externa
viral otitis media: virale Otitis media

OTM *Abk.*: o-toluidine manganese sulfate
oto- *präf.*: Ohr-, Gehör-, Ot(o)-
o|to|bi|o|sis [ˌəʊtəbaɪ'əʊsɪs] *noun*: Otobius-Befall *m*, Otobiosis *f*
O|to|bi|us [əʊ'təʊbɪəs] *noun*: Otobius *m*
o|to|blen|nor|rhe|a [ˌəʊtəblenə'rɪə] *noun*: muköser Ohr(en)ausfluss *m*, Otoblennorrhoe *f*
o|to|blen|nor|rhoe|a [ˌəʊtəblenə'rɪə] *noun*: *(brit.)* →*otoblennorrhea*
O|to|cen|tor [ˌəʊtəʊ'sentər] *noun*: Anocentor *m*
o|to|ceph|a|lus [ˌəʊtə'sefələs] *noun*: Otozephalus *m*, Otokephalus *m*
o|to|ceph|a|ly [ˌəʊtə'sefəliː] *noun*: Otozephalie *f*, Otokephalie *f*
o|to|cer|e|bri|tis [ˌəʊtəˌserə'braɪtɪs] *noun*: →*otoencephalitis*
o|to|clei|sis [ˌəʊtə'klaɪsɪs] *noun*: Otokleisis *f*, Otoklisis *f*
o|to|co|ni|a [ˌəʊtə'kəʊnɪə] *plural, sing* **-ni|um** [-nɪəm]: Ohrkristalle *pl*, Otokonien *pl*, Otolithen *pl*, Statokonien *pl*, Statolithen *pl*, Statoconia *pl*, Otoconia *pl*
o|toc|o|nites [əʊ'tɑkənaɪts] *plural*: →*otoconia*
o|to|cyst ['əʊtəsɪst] *noun*: Ohrbläschen *nt*
o|to|dyn|i|a [ˌəʊtə'diːnɪə] *noun*: →*otalgia*
o|to|en|ceph|a|li|tis [ˌəʊtəenˌsefə'laɪtɪs] *noun*: otogene Enzephalitis *f*
o|to|gan|gli|on [ˌəʊtə'gæŋglɪən] *noun*: Ganglion oticum
o|to|gen|ic [ˌəʊtə'dʒenɪk] *adj*: vom Ohr stammend *oder* ausgehend, otogen
o|tog|e|nous [əʊ'tɑdʒənəs] *adj*: →*otogenic*
o|to|lar|yn|gol|o|gist [ˌəʊtəlærɪn'gɑlədʒɪst] *noun*: Otolaryngologin *f*, Otolaryngologe *m*
o|to|lar|yn|gol|o|gy [ˌəʊtəlærɪn'gɑlədʒiː] *noun*: Otolaryngologie *f*
o|to|lites ['əʊtəlaɪts] *plural*: **1.** →*otoconia* **2.** Otolithen *pl*
o|to|li|thi|a|sis [ˌəʊtəlɪ'θaɪəsɪs] *noun*: Otolithiasis *f*
o|to|liths ['əʊtəlɪθs] *plural*: →*otolites*
o|to|log|ic [ˌəʊtə'lɑdʒɪk] *adj*: otolog
o|tol|o|gist [əʊ'tɑlədʒɪst] *noun*: Otologe *m*, Otologin *f*
o|tol|o|gy [əʊ'tɑlədʒiː] *noun*: Otologie *f*, Ohrenheilkunde *f*
o|to|mas|toid|it|ic [ˌəʊtəˌmæstɔɪ'dɪtɪk] *adj*: Otomastoiditis betreffend, otomastoiditisch
o|to|mas|toid|i|tis [ˌəʊtəˌmæstɔɪ'daɪtɪs] *noun*: Otomastoiditis *f*
o|to|mu|cor|my|co|sis [ˌəʊtəˌmjuːkərmaɪ'kəʊsɪs] *noun*: Mukormykose *f* des Ohres
o|to|my|co|sis [ˌəʊtəmaɪ'kəʊsɪs] *noun*: Otomykose *f*
o|to|my|cot|ic [ˌəʊtəmaɪ'kɑtɪk] *adj*: Otomykose betreffend, otomykotisch
o|to|my|i|a|sis [ˌəʊtə'maɪ(j)əsɪs] *noun*: Otomyiasis *f*
o|to|neu|ral|gia [ˌəʊtənjʊə'rældʒ(ɪ)ə, -nʊ-] *noun*: neuralgischer Ohrenschmerz *m*
o|to|os|te|on [ˌəʊtə'ɑstɪən] *noun*: →*otoconia*
o|to|pal|a|to|dig|i|tal [ˌəʊtəˌpælətəʊ'dɪdʒɪtl] *adj*: Ohren, Gaumen/Palatum und Finger/Digiti betreffend, otopalatodigital
o|top|a|thy [əʊ'tɑpəθiː] *noun*: Ohrenerkrankung *f*, Ohrenleiden *nt*, Otopathie *f*
o|to|pex|y [ˌəʊtə'peksiː] *noun*: Otopexie *f*, Otoklisis *f*
o|to|pha|ryn|ge|al [ˌəʊtəfə'rɪndʒ(ɪ)əl] *adj*: Ohr und Rachen/Pharynx betreffend, otopharyngeal
o|to|plas|ty ['əʊtəˌplæstiː] *noun*: Ohrplastik *f*, plastische Chirurgie *f* des Ohrs
o|to|pol|y|pus [ˌəʊtə'pɑlɪpəs] *noun*: Gehörgangspolyp *m*
o|to|py|or|rhe|a [ˌəʊtəˌpaɪə'rɪə] *noun*: eitriger Ohrenausfluss *m*, Otopyorrhoe *f*
o|to|py|or|rhoe|a [ˌəʊtəˌpaɪə'rɪə] *noun*: *(brit.)* →*otopyorrhea*
o|to|rhi|no|lar|yn|gol|o|gist [ˌəʊtəˌraɪnəʊlærɪn'gɑlədʒɪst] *noun*: Otorhinolaryngologe *m*, Otorhinolaryngologin *f*
o|to|rhi|no|lar|yn|gol|o|gy [ˌəʊtəˌraɪnəʊlærɪn'gɑlədʒiː] *noun*: Hals-Nasen-Ohrenheilkunde *f*, Otorhinolaryngologie *f*
o|to|rhi|nol|o|gist [ˌəʊtəraɪ'nɑlədʒɪst] *noun*: Otorhinologe *m*, Otorhinologin *f*
o|to|rhi|nol|o|gy [ˌəʊtəraɪ'nɑlədʒiː] *noun*: Nasen-Ohrenheilkunde *f*, Otorhinologie *f*
o|tor|rha|gia [ˌəʊtə'reɪdʒ(ɪ)ə] *noun*: Ohrblutung *f*, Otorrhagie *f*
o|tor|rhe|a [ˌəʊtə'rɪə] *noun*: Ohren(aus)fluss *m*, Otorrhoe *f*
cerebrospinal fluid otorrhea: Otoliquorrhoe *f*
CSF otorrhea: Otoliquorrhoe *f*
o|tor|rhoe|a [ˌəʊtə'rɪə] *noun*: *(brit.)* →*otorrhea*
o|to|sal|pinx [əʊtə'sælpɪŋks] *noun*: Ohrtrompete *f*, Eustach-Röhre *f*, Eustach-Kanal *m*, Tuba auditiva/auditoria
o|to|scle|ro|sis [ˌəʊtəsklɪ'rəʊsɪs] *noun*: Otosklerose *f*
o|to|scle|rot|ic [ˌəʊtəsklɪ'rɑtɪk] *adj*: Otosklerose betref-

fend, otosklerotisch
o|to|scope ['əʊtəskəʊp] *noun*: Otoskop *nt*; Ohrenspekulum *nt*
Bruening (pneumatic) otoscope: Bruening-Otoskop *nt*
Brunton's otoscope: Brunton-Otoskop *nt*
Politzer's otoscope: Politzer-Otoskop *nt*
Siegle's otoscope: Siegle-Ohrtrichter *m*, Siegle-Otoskop *nt*
Toynbee's otoscope: Toynbee-Otoskop *nt*
o|to|scop|ic [,əʊtə'skɑpɪk] *adj*: Otoskopie betreffend, mittels Otoskopie, otoskopisch
o|tos|co|py [əʊ'tɑskəpiː] *noun*: Ohrspiegelung *f*, Otoskopie *f*
o|to|stro|bos|co|py [,əʊtəstrə'bɑskəpiː] *noun*: Otostroboskopie *f*
o|to|tox|ic [,əʊtə'tɑksɪk] *adj*: das Ohr/Gehörorgan schädigend, ototoxisch
o|to|tox|ic|i|ty [,əʊtətɑk'sɪsətiː] *noun*: Ototoxizität *f*
O.U. *Abk.*: Oxford unit
oua|ba|in [wɑ'bɑːɪn, -beɪɪn] *noun*: Ouabain *nt*, g-Strophanthin *nt*
ounce [aʊnz] *noun*: Unze *f*
OUS *Abk.*: oculo-urethrosynovial syndrome
out [aʊt]: I *noun* Außenseite *f* II *adj* Außen-; über normal, Über- III *adv* **1.** außen, draußen; hinaus, (he-)raus **2.** aus, vorbei, vorüber, zu Ende; erloschen **3. be out** bewusstlos *oder* weg sein; eingeschlafen sein **4.** nicht an der richtigen Stelle sein **out of joint** ausgekugelt, ausgerenkt, verrenkt IV *prep* **5.** aus, heraus/hinaus/ hervor aus **6. out of** aus ... heraus; **out of breath** außer Atem **out of work** arbeitslos, ohne Arbeit **out of balance** aus dem Gleichgewicht
out|break ['aʊtbreɪk] *noun*: (*Epidemie*) Ausbruch *m*
emotional outbreak: Gefühlsausbruch *m*
out|burst ['əʊtbɜrst]: I *noun* (*a. fig.*) Ausbruch *m* II *vi* ausbrechen
outburst of anger: Wutausbruch *m*
outburst of temper: Wutausbruch *m*
out|come ['əʊtkʌm] *noun*: Ergebnis *nt*, Resultat *nt*, Folge(zustand *m*) *f*
out|dat|ed [aʊt'deɪtɪd] *adj*: veraltet, überholt
out|er ['aʊtər] *adj*: äußere(r, s), obere(r, s), Über-, Ober-, Außen-
out|er|most ['aʊtərməʊst] *adj*: äußerste(r, s)
out|fit ['aʊtfɪt] *noun*: Ausrüstung *f*; (*techn.*) Gerät(e *pl*) *nt*, Werkzeug(e *pl*) *nt*
out|flow ['aʊtfləʊ] *noun*: Ab-, Ausfluss *m*; Ab-, Ausfließen *nt*; (*Gas*) Ausströmen *nt*
out|go|ing [,aʊt'gəʊɪŋ] *adj*: extrovertiert, aus sich herausgehend, kontaktfreudig
out|growth ['aʊtgrəʊθ] *noun*: Auswuchs *m*, Exkreszenz *f*
bony outgrowth: Knochenvorsprung *m*
osseous outgrowth: Knochenvorsprung *m*
out|gush ['aʊtgʌʃ] *noun*: **1.** Ausfluss *m* **2.** (*fig.*) Ausbruch *m*, Erguss *m*
out|let ['aʊtlet, -lɪt] *noun*: **1.** Austritt *m*, Auslass *m*, Abfluss *m*, Ausgang *m*, Öffnung *f*, Mündung *f* **2.** (*fig.*) Ventil *nt*, Betätigungsfeld *nt*
pelvic outlet: Beckenausgang *m*, Apertura pelvis/pelvica inferior
thoracic outlet: untere Thoraxapertur *f*, Brustkorbausgang *m*, Apertura thoracis inferior
out|li|er ['aʊtlaɪər] *noun*: Ausreißer *m*
out|line ['aʊtlaɪn]: I *noun* Umriss *m*, Kontur *f*; Umrisslinie *f*; (Gesichts-)Züge *pl* II *vt* umreißen, skizzieren
out|look ['aʊtlʊk] *noun*: **1.** Ansicht(en *pl*) *f*, Einstellung *f*, Standpunkt *m* **2.** (Zukunfts-)Aussichten *pl*; Prognose *f*
out|ly|ing ['aʊtlaɪɪŋ] *adj*: außerhalb gelegen, äußere(r, s), Außen-
out|mod|ed [aʊt'məʊdɪd] *adj*: →*out-of-date*
out-of-balance *adj*: unausgeglichen, unausgewogen
out-of-date *adj*: veraltet, überholt
out-of-focus *adj*: außerhalb des Brennpunkts gelegen; unscharf
out|pa|tient ['aʊtpeɪʃənt] *noun*: ambulanter Patient *m*, ambulante Patientin *f*
out|pock|et|ing [aʊt'pɑkɪtɪŋ] *noun*: Ausstülpung *f*, Evagination *f*
out|pouch|ing [aʊt'paʊtʃɪŋ] *noun*: Ausstülpung *f*, Evagination *f*
out|pour ['aʊtpɔːr, -pəʊr] *noun*: **1.** Aus-, Hervorströmen *nt* **2.** Guss *m*, Strom *m* **3.** (*fig.*) Ausbruch *m*, Erguss *m*
out|pour|ing ['aʊtpɔːrɪŋ, -pəʊr-] *noun*: Aus-, Hervorströmen *nt*, Ausbruch *m*, Erguss *m*
out|put ['aʊtpʊt] *noun*: Output *m*; Abgabe *f*; (Arbeits-, Produktions-)Leistung *f*
basal acid output: (*Magen*) basale Säuresekretion *f*, Basalsekretion *f*
cardiac output: **1.** Herzzeitvolumen *nt* **2.** Herzminutenvolumen *nt*
daily output: Tagesleistung *f*; (Urin) Tagesmenge *f*
effective output: tatsächliche/effektive Leistung *f*
fluid output: Flüssigkeitsausscheidung *f*, Flüssigkeitsabgabe *f*
high cardiac output: High cardiac output *nt*
maximal acid output: (*Magen*) maximale Säuresekretion *f*, maximal acid output *nt*
minute output: Herzminutenvolumen *nt*, Minutenvolumen *nt*
power output: Ausgangsleistung *f*
stroke output: Herzschlagvolumen *nt*, Schlagvolumen *nt*
urinary output: Harnausscheidung *f*, -volumen *nt*
out|set ['aʊtset] *noun*: Beginn *m*, Anfang *m* **at the outset** zu Beginn, am Anfang **from the outset** von Anfang an
out|side [*n* 'aʊtsaɪd; adj, adv aʊt'saɪd]: I *noun* Außenseite *f*; (*a. fig.*) das Äußere, äußere Erscheinung *f* **from the outside** von außen **on the outside of** an der Außenseite II *adj* an der Außenseite befindlich, von außen kommend, äußere(r, s), Außen- III *adv* (dr-)außen, außerhalb; (von) außen, an der Außenseite
out|size ['aʊtsaɪz]: I *noun* Übergröße *f* II *adj* übergroß
out|skirts ['aʊtskɜrts] *plural*: Umgebung *f*, Rand(bezirke *pl*) *m*, Peripherie *f*
out|spread [*adj* 'aʊtspred; *v* aʊt'spred]: I *adj* ausgebreitet II *vt* ausbreiten
out|stand|ing [aʊt'stændɪŋ] *adj*: hervorragend (*for* durch, wegen); außerordentlich, ausgezeichnet
out|stretch [aʊt'stretʃ] *vt*: (aus-)strecken, (aus-)dehnen
out|stretched [aʊt'stretʃd] *adj*: ausgestreckt; (*Arme*) ausgebreitet
out|ward ['aʊtwərd]: I *noun* das Äußere II *adj* **1.** äußerlich, äußere(r, s), Außen-; sichtbar **for outward application** zur äußerlichen Anwendung **2.** nach außen gerichtet, Aus(wärts)-
out|wear [aʊt'weər] *vt*: **1.** überdauern, länger halten als, dauerhafter sein als **2.** abnutzen **3.** (*fig.*) erschöpfen, aufreiben
OV *Abk.*: **1.** ovalbumin **2.** overventilation
ov- *präf.*: Ei-, Oo-, Ov(o)-, Ov(i)-
o|va ['əʊvə] *plural*: →*ovum*
o|val ['əʊvl] *adj*: eiförmig, O-förmig, ellipsenförmig, eirund, ellipsoid, oval
ov|al|bu|min [,ɑvæl'bjuːmɪn, ,əʊv-] *noun*: Ovalbumin *nt*
o|val|o|cy|tar|y [,əʊvələʊ'saɪtərɪ, əʊ,væləʊ-] *adj*: →*ova-*

locytic

o|va|lo|cyte ['əʊvələʊsaɪt] *noun*: Elliptozyt *m*, Ovalozyt *m*

o|va|lo|cyt|ic [əʊvələʊ'sɪtɪk] *adj*: Elliptozyten betreffend, elliptozytär, ovalozytär

o|va|lo|cy|to|sis [ˌəʊvələʊsaɪ'təʊsɪs] *noun*: hereditäre Elliptozytose *f*, Ovalozytose *f*, Kamelozytose *f*, Elliptozytenanämie *f*, Dresbach-Syndrom *nt*

ovari- *präf.*: Eierstock-, Ovarial-, Ovari(o)-, Oophor(o)-

o|var|i|al|gia [əʊˌveərɪ'ældʒ(ɪ)ə] *noun*: Eierstockschmerz *m*, Ovarialgie *f*

o|var|i|an [əʊ'veərɪən] *adj*: Eierstock/Ovar betreffend, zum Eierstock gehörend, ovarial, ovariell

o|var|i|ec|to|my [əʊˌveərɪ'ektəmiː] *noun*: Ovarektomie *f*

ovario- *präf.*: Eierstock-, Ovarial-, Ovari(o)-, Oophor(o)-

o|var|i|o|ab|dom|i|nal [əʊˌveərɪəʊæb'dɑmɪnl] *adj*: Eierstock/Ovar und Bauchhöhle betreffend, ovarioabdominal

o|var|i|o|cele [əʊ'veərɪəʊsiːl] *noun*: Ovariozele *f*, Hernia ovarialis

o|var|i|o|cen|te|sis [əʊˌveərɪəʊsen'tiːsɪs] *noun*: Eierstockpunktion *f*, Ovariozentese *f*

o|var|i|o|cy|e|sis [əʊˌveərɪəʊsaɪ'iːsɪs] *noun*: Ovarialgravidität *f*

o|var|i|o|dys|neu|ria [[əʊˌveərɪəʊdɪs'njʊərɪə, -'nʊ-] *noun*: neuralgischer Eierstockschmerz *m*

o|var|i|o|gen|ic [əʊˌveərɪəʊ'dʒenɪk] *adj*: im Eierstock/Ovar entstehend, aus dem Eierstock stammend, ovariogen

o|var|i|o|hys|ter|ec|to|my [əʊˌveərɪəʊhɪstə'rektəmiː] *noun*: Entfernung *f* von Gebärmutter und Eierstöcken, Ovariohysterektomie *f*, Oophorohysterektomie *f*

o|var|i|on|cus [əʊˌveərɪ'ɑŋkəs] *noun*: →*oophoroma*

o|var|i|op|a|thy [əʊˌveərɪ'ɑpəθiː] *noun*: Ovariopathie *f*, Oophoropathie *f*

o|var|i|o|pex|y [əʊˌveərɪəʊ'peksiː] *noun*: Eierstockfixierung *f*, Ovariopexie *f*

o|var|i|or|rhex|is [əʊˌveərɪəʊ'reksɪs] *noun*: Eierstockruptur *f*, Ovariorrhexis *f*

o|va|r|i|o|sal|pin|gec|to|my [əʊˌveərɪəʊˌsælpɪŋ'dʒektəmiː] *noun*: Entfernung *f* von Eierstock und Eileiter, Ovariosalpingektomie *f*, Oophorosalpingektomie *f*

o|va|ri|o|sal|pin|git|ic [əʊˌveərɪəʊˌsælpɪŋ'dʒɪtɪk] *adj*: Ovariosalpingitis betreffend, ovariosalpingitisch, oophorosalpingitisch

o|var|i|o|sal|pin|gi|tis [əʊˌveərɪəʊˌsælpɪŋ'dʒaɪtɪs] *noun*: Entzündung *f* von Eierstock und Eileiter, Ovariosalpingitis *f*, Oophorosalpingitis *f*

o|var|i|os|to|my [əʊˌveərɪ'ɑstəmiː] *noun*: Ovariostomie *f*, Oophorostomie *f*

o|var|i|o|tes|tis [əʊˌveərɪəʊ'testɪs] *noun*: →*ovotestis*

o|var|i|ot|o|my [əʊˌveərɪ'ɑtəmiː] *noun*: Eierstockschnitt *m*, Eierstockinzision *f*, Ovariotomie *f*, Ovaritomie *f*

o|va|ri|tis [əʊvə'raɪtɪs] *noun*: Eierstockentzündung *f*, Oophoritis *f*

o|var|i|um [əʊ'veəriːəm] *noun, plura* **-var|ia** [-'veərɪə]: →*ovary*

o|va|ry ['əʊvəriː] *noun, plural* **-ries**: weibliche Geschlechts-/Keimdrüse *f*, Eierstock *m*, Ovarium *nt*, Ovar *nt*, Oophoron *nt* **through the ovary** durch den Eierstock, transovarial

polycystic ovary: polyzystisches Ovar *nt*

ov|en ['ʌvn] *noun*: Ofen *m*; Trockenkammer *f*

drying oven: Trockenofen *m*, Trockenschrank *m*

o|ver ['əʊvər]: **I** *noun* Überschuss *m* **II** *adj* obere(r, s), Ober-; äußere(r, s), Außen-; überzählig, übrig, Über- **III** *adv* **1.** hinüber, darüber, herüber; über- **2.** zu Ende, aus, vorbei **3.** allzu, übermäßig, über-

o|ver|ac|cu|mu|la|tion [ˌəʊvərəˌkjuːmjə'leɪʃn] *noun*: übermäßige Anhäufung *f*

o|ver|a|chieve [ˌəʊvərə'tʃiːv] *vi*: mehr leisten als erwartet

o|ver|ac|tive [ˌəʊvər'æktɪv] *adj*: übertrieben aktiv, übermäßig tätig sein, hyperaktiv

o|ver|ac|tiv|i|ty [ˌəʊvəræk'tɪvətiː] *noun*: Hyperaktivität *f*; Überfunktion *f*

thyroid overactivity: Schilddrüsenüberfunktion *f*, Hyperthyreose *f*

o|ver|age ['əʊvəreɪdʒ] *adj*: zu alt; älter als der Durchschnitt

o|ver|all ['əʊvərɔːl]: **I** *noun* **1. overalls** *pl* (*brit.*) Kittel *m* **2.** (Arbeits-)Anzug *m*, Overall *m* **II** *adj* gesamt, Gesamt-; allgemein **III** *adv* insgesamt

o|ver|anx|ious [ˌəʊvər'æŋkʃəs] *adj*: überängstlich, übermäßig besorgt; übernervös

o|ver|bal|ance [*n* 'əʊvərbæləns; *v* ˌəʊvər'bæləns]: **I** *noun* Übergewicht *nt* **II** *vt* **1.** (*a. fig.*) überwiegen, das Übergewicht haben über **2.** umwerfen, -stoßen, (um-)kippen; aus dem Gleichgewicht bringen **III** *vi* umkippen, aus dem Gleichgewicht kommen, das Gleichgewicht verlieren

o|ver|bite ['əʊvərbaɪt] *noun*: Überbiss *m*

deep overbite: tiefer Biss *m*, Tiefbiss *m*

excessive overbite: verstärkter Überbiss *m*

horizontal overbite: horizontaler Überbiss *m*, Overjet *m*

vertical overbite: vertikaler Überbiss *m*, tiefer Überbiss *m*

o|ver|bur|den [*n* 'əʊvərbɜrdn; *v* ˌəʊvər'bɜrdn]: **I** *noun* Überladung *f*, Über(be)lastung *f* **II** *vt* überladen, über(be)lasten

o|ver|ca|pac|i|ty [ˌəʊvərkə'pæsətiː] *noun*: Überkapazität *f*

o|ver|cau|tious [ˌəʊvər'kɔːʃəs] *adj*: übervorsichtig, übertrieben vorsichtig

o|ver|cau|tious|ness [ˌəʊvər'kɔːʃəsnəs] *noun*: übertriebene Vorsicht *f*

o|ver|come [ˌəʊvər'kʌm] *vt*: überstehen, überwinden, bezwingen; (*Angewohnheit*) sich abgewöhnen

o|ver|com|pen|sate [ˌəʊvər'kɑmpənseɪt] *vt, vi*: überkompensieren

o|ver|com|pen|sa|tion [ˌəʊvərˌkɑmpən'seɪʃn] *noun*: Überkompensation *f*, Überkompensierung *f*

o|ver|con|fi|dence [ˌəʊvər'kɑnfɪdəns] *noun*: übersteigertes Selbstbewusstsein *oder* -vertrauen *nt*

o|ver|con|fi|dent [ˌəʊvər'kɑnfɪdənt] *adj*: übertrieben selbstsicher *oder* selbstbewusst

o|ver|con|sump|tion [ˌəʊvərkən'sʌmpʃn] *noun*: zu starker Verbrauch *m* (*of* an)

o|ver|den|ture ['əʊvərdentʃər] *noun*: teleskopierende Totalprothese *f*, Deckprothese *f*

o|ver|de|vel|op [ˌəʊvərdɪ'veləp] *vt*: überentwickeln, überbelichten

o|ver|dos|age [ˌəʊvər'dəʊsɪdʒ] *noun*: **1.** Überdosierung *f*, Verabreichung *f* einer Überdosis **2.** Überdosis *f*, Überdosierung *f*

o|ver|dose [*n* 'əʊvərdəʊs; *v* ˌəʊvər'dəʊs]: **I** *noun* Überdosis *f*, Überdosierung *f* **II** *vt* überdosieren, eine Überdosis verabreichen **III** *vi* eine Überdosis nehmen; an einer Überdosis sterben

o|ver|eat [ˌəʊvər'iːt] *vi*: (*a.* **overeat o.s.**) sich überessen

o|ver|eat|ing [ˌəʊvər'iːtɪŋ] *noun*: Überessen *nt*

o|ver|e|rup|tion [ˌəʊvərɪ'rʌpʃn] *noun*: Supraokklusion *f*

o|ver|ex|cit|a|bil|i|ty [ˌəʊvərɪkˌsaɪtə'bɪlətiː] *noun*: Übererregbarkeit *f*

o|ver|ex|cit|a|ble [ˌəʊvərɪk'saɪtəbl] *adj*: übererregbar

o|ver|ex|cite [ˌəʊvərɪk'saɪt] *vt*: überreizen, zu sehr aufregen

o|ver|ex|cit|ed [ˌəʊvərɪk'saɪtɪd] *adj*: überreizt, zu aufgeregt; (*Kinder*) überdreht

o|ver|ex|er|cise [ˌəʊvər'eksərsaɪz]: I *vt* übertrainieren II *vi* übermäßig viel trainieren

o|ver|ex|ert [ˌəʊvərɪk'zɜrt] *vt*: überanstrengen; **overexert o.s.** sich überanstrengen

o|ver|ex|er|tion [ˌəʊvərɪk'zɜrʃn] *noun*: Überanstrengung *f*

o|ver|ex|pose [ˌəʊvərɪk'spəʊz] *vt*: **1.** (*foto.*) überbelichten **2.** sich übermäßig Kälte, Sonne, Hitze etc. aussetzen

o|ver|ex|po|sure [ˌəʊvərɪk'spəʊʒər] *noun*: Überbelichtung *f*

o|ver|ex|tend|ed [ˌəʊvərɪk'stendɪd] *adj*: (*Gelenk*) überdehnt, überstreckt

o|ver|ex|ten|sion [ˌəʊvərɪk'stenʃn] *noun*: (*Gelenk*) Überstreckung *f*

o|ver|fa|tigue ['əʊvərfətiːg]: I *noun* Übermüdung *f*, Überanstrengung *f* II *vt* übermüden, überanstrengen

o|ver|feed [ˌəʊvər'fiːd] *vt*: überfüttern, überernähren

o|ver|feed|ing [ˌəʊvər'fiːdɪŋ] *noun*: Überfütterung *f*, Überernährung *f*

o|ver|fill|ing [əʊvər'fɪlɪŋ] *noun*: Überfüllung *f*

o|ver|flow [*n* 'əʊvərfləʊ; *v* ˌəʊvər'fləʊ]: I *noun* Überlaufen *nt*, Überfließen *nt*; Überschuss *m* (*of* an); (*techn.*) Überlauf *m* II *vt* überfluten, überschwemmen; zum Überlaufen bringen III *vi* überfließen, überlaufen, überströmen (*with* von); überquellen, überfüllt sein (*with* mit)

o|ver|flow|ing [ˌəʊvər'fləʊɪŋ]: I *noun* Überfließen *nt*, Überströmen *nt* II *adj* überfließend, überströmend, überlaufend

o|ver|grow [ˌəʊvər'grəʊ]: I *vt* überwachsen, -wuchern; hinauswachsen über II *vi* zu groß werden

o|ver|grown [ˌəʊvər'grəʊn] *adj*: überwuchert (*with* von); übergroß, zu groß

o|ver|growth ['əʊvərgrəʊθ] *noun*: (Über-)Wucherung *f*, übermäßiges Wachstum *nt*

gingival overgrowth: Zahnfleischwucherung *f*

o|ver|heat [ˌəʊvər'hiːt]: I *vt* überhitzen, überheizen, übertemperieren II *vi* heißlaufen

o|ver|heat|ing [ˌəʊvər'hiːtɪŋ] *noun*: Überheizen *nt*, Überhitzen *nt*

o|ver|hy|dra|tion [ˌəʊvərhaɪ'dreɪʃn] *noun*: Überwässerung *f*, Hyperhydratation *f*

o|ver|in|fla|tion [ˌəʊvərɪn'fleɪʃn] *noun*: Überblähung *f*

o|ver|jet ['əʊvərdʒet] *noun*: horizontaler Überbiss *m*, Overjet *m*

o|ver|jut ['əʊvərdʒʌt] *noun*: horizontaler Überbiss *m*, Overjet *m*

o|ver|lad|en [ˌəʊvər'leɪdn] *adj*: überladen, über(be)lastet

o|ver|lap [*n* 'əʊvərlæp; *v* ˌəʊvər'læp]: I *noun* Überschneiden *nt*, Überschneidung *f*; (*techn.*) Überlapp(ung *f*) *m*; (*a. physik.*) Überlagerung *f* II *vi* sich überschneiden, teilweise zusammenfallen, sich teilweise decken, (*techn.*) überlappen, überlagern

deep vertical overlap: tiefer Biss *m*, Tiefbiss *m*, tiefer Überbiss *m*

horizontal overlap: horizontaler Überbiss *m*, Overjet *m*

vertical overlap: Überbiss *m*, Deckbiss *m*

o|ver|lay ['əʊvərleɪ] *noun*: **1.** teleskopierende Totalprothese *f*, Deckprothese *f* **2.** Overlay *nt*, Molarenband *nt* **3.** (*psychol.*) Überlagerung *f*

emotional overlay: psychogene Überlagerung *f*

psychogenic overlay: psychogene Überlagerung *f*

vertical overlay: Overbite *m*, vertikaler Überbiss *m*

o|ver|load [*n* 'əʊvərləʊd; *v* ˌəʊvər'ləʊd]: I *noun* Überlast(ung *f*) *f*, Überladung *f*, Überbelastung *f* II *vt* überladen, über(be)lasten

fluid overload: Flüssigkeitsüberladung *f*, Flüssigkeitsüberbelastung *f*

o|ver|night ['əʊvərnaɪt]: I *adj* Nacht-, Übernachtungs- II *adv* die Nacht über, in der Nacht, über Nacht

o|ver|nour|ished [ˌəʊvər'nɜrɪʃd] *adj*: überernährt

o|ver|nour|ish|ment [ˌəʊvər'nɜrɪʃmənt] *noun*: Überernährung *f*

o|ver|nu|tri|tion [ˌəʊvərn(j)uː'trɪʃn] *noun*: →*overnourishment*

o|ver|plus ['əʊvərplʌs]: I *noun* Überschuss *m*, Mehr *nt* (*of* an) II *adj* überschüssig

o|ver|pres|sure [ˌəʊvər'preʃər] *noun*: Überanstrengung *f*; (*techn.*) Überdruck *m*

o|ver|pro|duce [ˌəʊvərprə'd(j)uːs] *vt*: überproduzieren

o|ver|pro|duc|tion ['əʊvərprəˌdʌkʃn] *noun*: Überproduktion *f*

o|ver|pro|tect [ˌəʊvərprə'tekt] *vt*: (*Kind*) überbehüten, zu sehr behüten

o|ver|pro|tec|tive [ˌəʊvərprə'tektɪv] *adj*: (*Eltern*) überängstlich, überfürsorglich

o|ver|re|act [ˌəʊvərrɪ'ækt] *vi*: überreagieren (*to* auf)

o|ver|re|ac|tion [ˌəʊvərrɪ'ækʃn] *noun*: Überreaktion *f* (*to* auf)

o|ver|re|sponse [ˌəʊvərrɪ'spɑns] *noun*: →*overreaction*

o|ver|ride [ˌəʊvər'raɪd] *vt*: sich übereinander schieben, sich überlagern

o|ver|rid|ing [ˌəʊvər'raɪdɪŋ] *adj*: überreitend

o|ver|ripe ['əʊvərraɪp] *adj*: überreif

o|ver|sat|u|ra|tion [ˌəʊvərˌsætʃə'reɪʃn] *noun*: Übersättigung *f*

o|ver|sen|si|tive [əʊvər'sensətɪv] *adj*: überempfindlich (*to* gegen)

o|ver|sen|si|tive|ness [ˌəʊvər'sensətɪvnəs] *noun*: →*oversensitivity*

o|ver|sen|si|tiv|i|ty [ˌəʊvərsensə'tɪvətiː] *noun*: Überempfindlichkeit *f*

o|ver|sew [ˌəʊvər'səʊ] *vt*: übernähen

o|ver|sexed ['əʊvərsekst] *adj*: einen übermäßig starken Sexualtrieb haben, sexbesessen

o|ver|size ['əʊvərsaɪz]: I *noun* Übergröße *f* II *adj* übergroß; überdimensional

o|ver|sized ['əʊvərsaɪzd] *adj*: →*oversize II*

o|ver|strain [ˌəʊvər'streɪn]: I *noun* Überanstrengung *f*, Übermüdung *f*, Über(be)lastung *f* II *vt* überanstrengen, überfordern, über(be)lasten, überbeanspruchen, überstrapazieren **overstrain o.s.** sich übernehmen, sich überanstrengen

o|ver|stretch [ˌəʊvər'stretʃ] *vt*: überdehnen, -strecken, -spannen

o|ver|strung ['əʊvərstrʌŋ] *adj*: (*Nerven, Person*) überreizt

over-the-counter *adj*: rezeptfrei, frei verkäuflich

o|ver|tire [ˌəʊvər'taɪər] *vt*: übermüden

o|ver|tired [ˌəʊvər'taɪərd] *adj*: übermüdet

o|ver|tone ['əʊvərtəʊn] *noun*: Oberton *m*

o|ver|trans|fu|sion [ˌəʊvərtræns'fjuːʒn] *noun*: Übertransfusion *f*

o|ver|use [*n* 'əʊvərjuːz; *v* ˌəʊvər'juːz]: I *noun* Überbeanspruchung *f*, übermäßiger Gebrauch *m* II *vt* übermäßig gebrauchen

o|ver|ven|ti|la|tion [ˌəʊvərˌventɪ'leɪʃn] *noun*: Überbeatmung *f*, Hyperventilation *f*

o|ver|weight ['əʊvərweɪt]: I *noun* Übergewicht *nt* II *adj* zu schwer, übergewichtig

o|ver|work [*n* 'əʊvərwɜrk; *v* ˌəʊvər'wɜrk]: I *noun* Arbeitsüberlastung *f*, Überarbeitung *f* II *vt* überanstrengen, überstrapazieren; mit Arbeit überlasten III *vi* sich überarbeiten

O

o|ver|wrought [ˌəʊvər'rɔːt] *adj*: überarbeitet, erschöpft; überreizt
ovi- *präf.*: Ei-, Oo-, Ov(o)-, Ov(i)-
o|vi|cide ['əʊvɪsaɪd] *noun*: Ovizid *nt*
o|vi|du|cal [ˌəʊvɪ'd(j)uːkl] *adj*: Eileiter betreffend, Eileiter-, Tuben-
o|vi|duct ['əʊvɪdʌkt] *noun*: Eileiter *m*, Tube *f*, Ovidukt *m*, Tuba uterina
o|vi|duc|tal [ˌəʊvɪ'dʌktl] *adj*: Eileiter betreffend, Eileiter-, Tuben-
o|vi|form ['əʊvɪfɔːrm] *adj*: ovoid, eiförmig
o|vi|gen|e|sis [ˌəʊvɪ'dʒenəsɪs] *noun*: →*oogenesis*
o|vi|ge|net|ic [ˌəʊvɪdʒɪ'netɪk] *adj*: →*oogenetic*
o|vi|gen|ic [ˌəʊvɪ'dʒenɪk] *adj*: →*oogenetic*
o|vig|e|nous [əʊ'vɪdʒənəs] *adj*: →*oogenetic*
o|vine ['əʊvaɪn] *adj*: Schaf-
o|vin|ia [əʊ'vɪnɪə] *plural*: Schafpocken *pl*
o|vi|par|i|ty [ˌəʊvɪ'pærətiː] *noun*: Oviparie *f*
o|vip|a|rous [əʊ'vɪpərəs] *adj*: eierlegend, ovipar
ovo- *präf.*: Ei-, Oo-, Ov(o)-, Ov(i)-
o|vo|cen|ter ['əʊvəʊsentər] *noun*: →*oocenter*
o|vo|cen|tre ['əʊvəʊsentər] *noun*: (*brit.*) →*ovocenter*
o|vo|cyte ['əʊvəsaɪt] *noun*: →*oocyte*
o|vo|gen|e|sis [ˌəʊvəʊ'dʒenəsɪs] *noun*: →*oogenesis*
o|vo|glob|u|lin [ˌəʊvəʊ'glɑbjəlɪn] *noun*: Ovoglobulin *nt*
o|vo|go|ni|um [ˌəʊvəʊ'gəʊnɪəm] *noun*: →*oogonium*
o|void ['əʊvɔɪd] *adj*: ovoid, eiförmig
o|vo|lac|to|veg|e|tar|i|an [ˌəʊvəʊˌlæktəˌvedʒɪ'terɪən] *noun*: Ovo-lakto-Vegetarier *m*
o|vo|mu|cin [ˌəʊvəʊ'mjuːsɪn] *noun*: Ovomuzin *nt*, Ovomucin *nt*
o|vo|mu|coid [ˌəʊvəʊ'mjuːkɔɪd] *noun*: Ovomukoid *nt*
o|vo|plasm ['əʊvəʊplæzəm] *noun*: Ovoplasma *nt*, Ooplasma *nt*
o|vo|tes|tis [ˌəʊvə'testɪs] *noun*: Ovotestis *m*
o|vo|vi|vi|par|i|ty [ˌəʊvəʊˌvaɪvə'pærətiː] *noun*: Ovoviviparie *f*
o|vo|vi|vip|a|rous [ˌəʊvəʊvaɪ'vɪpərəs] *adj*: ovovivipar
ov|u|lar ['ɑvjələr, 'əʊv-] *adj*: Ei *oder* Eizelle betreffend, ovulär
ov|u|lar|ly ['ɑvjəleriː, 'əʊv-] *adj*: →*ovular*
ov|u|la|tion [ˌɑvjə'leɪʃn, ˌəʊv-] *noun*: Eisprung *m*, Follikelsprung *m*, Ovulation *f*
ov|u|la|to|ry ['ɑvjələtɔːriː, -təʊ-] *adj*: Eisprung/Ovulation betreffend, ovulatorisch
ov|ule ['ɑvjuːl, 'əʊv-] *noun*: kleines Ei *nt*, Ovulum *nt*
Naboth's ovules: Naboth-Eier *pl*, Ovula Nabothi
nabothian ovule: Naboth-Eier *pl*, Ovula nabothi
ov|u|lum ['ɑvjələm] *noun, plura* **-la** [-lə]: →*ovule*
o|vum ['əʊvəm] *noun, plural* **o|va** ['əʊvə]: weibliche Keimzelle *f*, Ei(zelle *f*) *nt*, Ovum *nt*
alecithal ovum: alezithales Ei *nt*
blighted ovum: Abortivei *nt*, Molenei *nt*, Windei *nt*
centrolecithal ovum: zentrolezithales Ei *nt*
holoblastic ovum: holoblastisches Ei *nt*
isolecithal ovum: isolezithales Ei *nt*
macrolecithal ovum: makrolezithales Ei *nt*
megalecithal ovum: →*macrolecithal ovum*
meroblastic ovum: meroblastisches Ei *nt*
microlecithal ovum: mikrolezithales Ei *nt*
oligolecithal ovum: oligolezithales Ei *nt*
telolecithal ovum: telolezithales Ei *nt*
O/W *Abk.*: oil-in-water
Ox. *Abk.*: oxymel
ox|ac|id [ɑks'æsɪd] *noun*: Oxosäure *f*, Oxysäure *f*
ox|a|cil|lin [ɑksə'sɪlɪn] *noun*: Oxacillin *nt*
ox|al|ae|mi|a [ˌɑksə'liːmiːə] *noun*: (*brit.*) →*oxalemia*
ox|al|al|de|hyde [ɑksəl'ældəhaɪd] *noun*: Oxalaldehyd *m*, Glyoxal *nt*
ox|a|late ['ɑksəleɪt] *noun*: Oxalat *nt*
ox|a|lat|ed ['ɑksəleɪtɪd] *adj*: mit Oxalat versetzt *oder* behandelt
ox|a|le|mi|a [ˌɑksə'liːmiːə] *noun*: Hyperoxalämie *f*
ox|a|lism ['ɑksəlɪzəm] *noun*: Oxalat-, Oxalsäurevergiftung *f*
ox|a|lo|ac|e|tate [ˌɑksələʊ'æsɪteɪt, ɑkˌsæləʊ-] *noun*: Oxalacetat *nt*
ox|a|lo|sis [ɑksə'ləʊsɪs] *noun*: Oxalose *f*, Oxalose-Syndrom *nt*
ox|a|lo|suc|ci|nate [ˌɑksələʊ'sʌksəneɪt, ˌɑkˌsæləʊ-] *noun*: Oxalsuccinat *nt*, Oxalsukzinat *nt*
ox|a|lo|u|rea [ˌɑksələʊjʊə'rɪə] *noun*: Oxalbernsteinsäure *f*
ox|a|lu|ri|a [ˌɑksəl'jʊərɪə] *noun*: erhöhte Oxalatausscheidung *f* im Harn, Oxalurie *f*, Hyperoxalurie *f*
ox|amide [ɑk'sæmɪd, 'ɑksəmaɪd] *noun*: Oxamid *nt*
ox|a|to|mide [ɑk'sætəmaɪd] *noun*: Oxatomid *nt*
ox|az|e|pam [ɑk'sæzəpæm] *noun*: Oxazepam *nt*
OXC *Abk.*: oxacillin
ox|el|a|din [ɑk'seladɪn] *noun*: Oxeladin *nt*
ox|eth|a|zaine [ɑk'seθəzeɪn] *noun*: Oxetacain *nt*, Oxetazin *nt*
ox|gall ['ɑksgɔːl] *noun*: Ochsengalle *f*, Fel bovis/tauri
ox|i|cams ['ɑksɪkæm] *plural*: Oxicame *pl*
ox|i|con|a|zole [ˌɑks'kɑnəzəʊl] *noun*: Oxiconazol *nt*
ox|id ['ɑksɪd] *noun*: Oxid *nt*
ox|i|dant ['ɑksɪdənt] *noun*: Oxidationsmittel *nt*, Oxidans *nt*
ox|i|dase ['ɑksɪdeɪz] *noun*: Oxidase *f*
aldehyde oxidase: Aldehydoxidase *f*
amine oxidase: Monoaminoxidase *f*, Monoaminooxidase *f*
amine oxidase (copper-containing): Diaminooxidase *f*
amine oxidase (flavin-containing): Monoaminoxidase *f*, Monoaminooxidase *f*
amino acid oxidase: Aminosäureoxidase *f*
catechol oxidase: o-Diphenoloxidase *f*, Catecholoxidase *f*, Polyphenoloxidase *f*
coproporphyrinogen oxidase: Koproporphyrinogenoxidase *f*
cytochrome oxidase: Endoxidase *f*, Indophenoloxidase *f*, Warburg-Atmungsferment, Zytochromoxidase *f*
cytochrome c oxidase: Cytochrom a_3 *nt*, Cytochrom-(c)oxidase *f*, Ferrocytochrom-c-Sauerstoff-Oxidoreduktase *f*; Warburg-Atmungsferment *nt*
diamine oxidase: Diaminooxidase *f*, Histaminase *f*
diphenol oxidase: o-Diphenoloxidase *f*, Catecholoxidase *f*, Polyphenoloxidase *f*
direct oxidase: Oxigenase *f*, Oxygenase *f*
dopa oxidase: DOPA-Oxidase *f*
flavin-linked oxidase: flavinabhängige Oxidase *f*
glucose oxidase: Glucoseoxidase *f*
glycolate oxidase: Glykolatoxidase *f*
homogentisate oxidase: Homogentisinsäure(-1,2-)dioxygenase *f*, Homogentisinatoxidase *f*, Homogentisin(säure)oxygenase *f*
homogentisic acid oxidase: →*homogentisate oxidase*
hydroxyproline oxidase: Hydroxyprolinoxidase *f*
hypoxanthine oxidase: Xanthinoxidase *f*, Schardinger-Enzym *nt*
indirect oxidase: Peroxidase *f*
indophenol oxidase: Indophenoloxidase *f*, Zytochromoxidase *f*, Cytochromoxidase *f*
lysyl oxidase: Lysyloxidase *f*
monoamine oxidase: Monoaminooxidase *f*, Monoaminoxidase *f*

monophenyl oxidase: Monophenolmonooxygenase *f*, Monophenyloxidase *f*
NADH oxidase: NADH-Oxidase *f*
NADPH oxidase: NADPH-Oxidase *f*
phenol oxidases: Phenoloxidasen *pl*
p-hydroxyphenylpyruvate oxidase: 4-Hydroxyphenylpyruvatdioxygenase *f*, 4-Hydroxyphenylpyruvatoxidase *f*
primary oxidase: Oxigenase *f*, Oxygenase *f*
proline oxidase: Prolindehydrogenase *f*, Prolin(-5-)oxidase *f*
proporphyrinogen oxidase: →*protoporphyrinogen oxidase*
protoporphyrinogen oxidase: Protoporphyrinogenoxidase *f*
sulfite oxidase: Sulfitoxidase *f*
sulphite oxidase: (*brit.*) →*sulfite oxidase*
tyramine oxidase: Monoaminooxidase *f*, Monoaminoxidase *f*
urate oxidase: Uratoxidase *f*, Urikase *f*, Uricase *f*
xanthine oxidase: Xanthinoxidase *f*, Schardinger-Enzym *nt*

oxidase-negative *adj*: oxidasenegativ
oxidase-positive *adj*: oxidasepositiv
ox|i|date ['ɑksɪdeɪt] *vt, vi*: →*oxidize*
ox|i|da|tion [ɑksɪ'deɪʃn] *noun*: Oxidation *f*, Oxidieren *nt*
aerobic oxidation: aerobe Oxidation *f*
amino acid oxidation: Aminosäureoxidation *f*
beta oxidation: Betaoxidation *f*
biological oxidation: biologische Oxydation *f*
fatty acid oxidation: Fettsäureoxidation *f*
omega oxidation: ω-Oxidation *f*, omega-Oxidation *f*
tissue oxidation: Gewebsoxidation *f*

oxidation-reduction *noun*: Oxidation-Reduktion *f*, Oxidations-Reduktions-Reaktion *f*, Redox-Reaktion *f*
ox|i|da|tive [ɑksɪ'deɪtɪv] *adj*: Oxidation betreffend, mittels Oxidation, oxidierend, oxidativ
ox|ide ['ɑksaɪd] *noun*: Oxid *nt*
ethylene oxide: Äthylenoxid *nt*, Ethylenoxid *nt*
nitrous oxide: Lachgas *nt*, Distickstoffmonoxid *nt*

ox|i|diz|a|ble ['ɑksɪdaɪzəbl] *adj*: oxidierbar
ox|i|dize ['ɑksɪdaɪz] *vt, vi*: oxidieren
ox|i|dized ['ɑksɪdaɪzt] *adj*: oxidiert
ox|i|diz|er ['ɑksɪdaɪzər] *noun*: Oxidationsmittel *nt*, Oxidans *nt*
ox|i|do|re|duc|tase [,ɑksɪdəʊrɪ'dʌkteɪz] *noun*: Oxidoreduktase *f*
ferredoxin-NADP oxidoreductase: Ferredoxin-NADP-oxidoreduktase *f*
L-lysine:NAD oxidoreductase: Lysindehydrogenase *f*

ox|i|do|re|duc|tion [,ɑksɪdəʊrɪ'dʌkʃn] *noun*: Oxidation-Reduktion *f*, Oxidations-Reduktions-Reaktion *f*, Redox-Reaktion *f*
ox|i|do|sis [,ɑksɪ'dəʊsɪs] *noun*: Azidose *f*, Acidose *f*
ox|i|lo|frine [,ɑksɪlə'friːn] *noun*: Oxilofrin *nt*, p-Hydroxyephedrin *nt*
ox|im ['ɑksɪm] *noun*: →*oxime*
ox|ime ['ɑksiːm] *noun*: Oxim *nt*
ox|im|e|ter [ɑk'sɪmətər] *noun*: Oximeter *nt*
ox|im|e|try [ɑk'sɪmətriː] *noun*: Oximetrie *f*
ox|i|pur|i|nol [,ɑksɪ'pjʊərənəl, -nɑl] *noun*: Hydroxyallopurinol *nt*, Oxipurinol *nt*
ox|i|trip|tan [,ɑksɪ'trɪptæn] *noun*: Oxitriptan *nt*, Hydroxytryptophan *nt*
oxo- *präf.*: Oxo-, Keto-, Oxy-
5-ox|o|pro|li|nase [,ɑksəʊ'prəʊlɪneɪz] *noun*: 5-Oxoprolinase *f*
5-ox|o|pro|line [,ɑksəʊ'prəʊliːn, -lɪn] *noun*: 5-Oxoprolin *nt*, Pyroglutaminsäure *f*
5-ox|o|pro|lin|u|ri|a [ɑksəʊ,prəʊlɪ'n(j)ʊəriːə] *noun*: Pyroglutaminazidurie *f*, hämolytische Anämie *f* mit Glutathionsynthetasedefekt
ox|pen|ti|fyl|line [,ɑkspen'tɪfəlɪn] *noun*: Pentoxifyllin *nt*
ox|pren|o|lol [ɑks'prenəʊlɑl, -ləl] *noun*: Oxprenolol *nt*
OXT *Abk.*: oxytocin
oxy- *präf.*: Sauerstoff-, Oxy-, Oxi-
ox|y|ac|id [,ɑksɪ'æsɪd] *noun*: →*oxacid*
ox|y|aes|the|sia [,ɑksɪes'θiːʒ(ɪ)ə] *noun*: (*brit.*) →*oxyesthesia*
ox|y|ben|zene [,ɑksɪ'benziːn] *noun*: Phenol *nt*, Karbolsäure *f*, Monohydroxybenzol *nt*
ox|y|bu|pro|caine [,ɑksɪbjʊ'prəʊkeɪn] *noun*: Oxybuprocain *nt*
ox|y|ce|pha|lia [,ɑksɪsɪ'feɪljə] *noun*: →*oxycephaly*
ox|y|ce|phal|ic [,ɑksɪsɪ'fælɪk] *adj*: Oxyzephalie betreffend, oxyzephal, spitzschädelig, turmschädelig, akrozephal, turrizephal, hypsizephal
ox|y|ceph|a|lous [,ɑksɪ'sefələs] *adj*: →*oxycephalic*
ox|y|ceph|a|ly [,ɑksɪ'sefəliː] *noun*: Spitz-, Turmschädel *m*, Akrozephalie *f*, Oxyzephalie *f*, Hypsizephalie *f*, Turrizephalie *f*
ox|y|cho|line [,ɑksɪ'kəʊliːn, -'kɑ-] *noun*: Muskarin *nt*, Muscarin *nt*
ox|y|chro|mat|ic [,ɑksɪkrəʊ'mætɪk] *adj*: azidophil
ox|y|chro|ma|tin [,ɑksɪ'krəʊmətɪn] *noun*: Oxychromatin *nt*
ox|y|ci|ne|sia [,ɑksɪsɪ'niːʒ(ɪ)ə] *noun*: Bewegungsschmerz *m*
ox|y|co|done [,ɑksɪ'kəʊdəʊn] *noun*: Oxycodon *nt*
ox|y|dase ['ɑksɪdeɪz] *noun*: →*oxidase*
ox|y|do|re|duc|tase [,ɑksɪdəʊrɪ'dʌkteɪz] *noun*: Oxidoreduktase *f*
ox|y|es|the|sia [,ɑksɪes'θiːʒ(ɪ)ə] *noun*: Überempfindlichkeit *f*, Hyperästhesie *f*, Hyperaesthesia *f*
ox|y|gen ['ɑksɪdʒən] *noun*: Sauerstoff *m*, (*chem.*) Oxygen *nt*, Oxygenium *nt*
oxygen debt: Sauerstoffschuld *f*
diatomic oxygen: molekularer Sauerstoff *m*
high-pressure oxygen: Sauerstoffüberdrucktherapie *f*, hyperbare Sauerstofftherapie/Oxygenation *f*
hyperbaric oxygen: →*high-pressure oxygen*
liquid oxygen: flüssiger Sauerstoff *m*, Flüssigsauerstoff *m*
molecular oxygen: molekularer Sauerstoff *m*

ox|y|gen|ase ['ɑksɪdʒəneɪz] *noun*: Oxygenase *f*, Oxigenase *f*
mixed-function oxygenase: mischfunktionelle Oxygenase *f*
tryptophan oxygenase: Tryptophanoxigenase *f*

ox|y|gen|ate ['ɑksɪdʒəneɪt] *vt*: oxygenieren
ox|y|gen|at|ed ['ɑksɪdʒəneɪtɪd] *adj*: arteriell, sauerstoffreich
ox|y|gen|a|tion [,ɑksɪdʒə'neɪʃn] *noun*: Oxygenisation *f*, Oxygenation *f*, Oxygenieren *nt*, Oxygenierung *f*
apneic oxygenation: Diffusionsatmung *f*
apnoeic oxygenation: (*brit.*) →*apneic oxygenation*
extracorporeal membrane oxygenation: extrakorporale Membranoxygenation *f*

ox|y|gen|a|tor [,ɑksɪdʒə'neɪtər] *noun*: Oxygenator *m*
bubble oxygenator: Bubble-Oxygenator *m*
disc oxygenator: (*brit.*) →*disk oxygenator*
disk oxygenator: Scheibenoxygenator *m*
film oxygenator: Filmoxygenator *m*
membrane oxygenator: Membranoxygenator *m*
rotating disc oxygenator: (*brit.*) →*rotating disk oxygenator*
rotating disk oxygenator: Scheibenoxygenator *m*

O

oxygen-enriched *adj*: mit Sauerstoff angereichert
ox|y|gen|ic [ˌɑksɪˈdʒenɪk] *adj*: sauerstoffhaltig
oxygen-producing *adj*: sauerstofferzeugend
oxygen-requiring *adj*: sauerstofferfordernd
oxygen-tolerant *adj*: aerotolerant
ox|y|geu|sia [ˌɑksɪˈgjuːʒ(ɪ)ə] *noun*: gustatorische Hyperästhesie *f*, Hypergeusie *f*
ox|y|haeme [ˈɑksɪhiːm] *noun*: (*brit.*) →*oxyheme*
ox|y|hae|mo|chro|mo|gen [ˌɑksɪˌhiːməˈkrəʊmədʒən, -ˌhemə-] *noun*: (*brit.*) →*oxyhemochromogen*
ox|y|hae|mo|glo|bin [ˌɑksɪˈhiːməˌgləʊbɪn] *noun*: (*brit.*) →*oxyhemoglobin*
ox|y|heme [ˈɑksɪhiːm] *noun*: Hämatin *nt*, Oxyhämin *nt*
ox|y|he|mo|chro|mo|gen [ˌɑksɪˌhiːməˈkrəʊmədʒən, -ˌhemə-] *noun*: Hämatin *nt*, Oxyhämin *nt*
ox|y|he|mo|glo|bin [ˌɑksɪˈhiːməˌgləʊbɪn] *noun*: oxygeniertes Hämoglobin *nt*, Oxyhämoglobin *nt*
ox|y|lu|cif|er|in [ˌɑksɪluːˈsɪfərɪn] *noun*: Oxyluciferin *nt*
ox|y|me|taz|o|line [ˌɑksɪməˈtæzəliːn, -ˈmetəzəʊ-] *noun*: Oxymetazolin *nt*
ox|y|meth|o|lone [ˌɑksɪˈmeθələʊn] *noun*: Oxymetholon *nt*
ox|ym|e|try [ɑkˈsɪmətriː] *noun*: Oxymetrie *f*
pulse oxymetry: Pulsoxymetrie *f*
ox|y|my|o|glo|bin [ɑksɪˌmaɪəˈgləʊbɪn] *noun*: Oxymyoglobin *nt*
ox|y|ner|von [ˌɑksɪˈnɜrvɑn] *noun*: Oxynervonsäure *f*
ox|y|neu|rine [ˌɑksɪˈnjʊəriːn, -ˈnʊ-] *noun*: Oxyneurin *nt*, Trimethylglykokoll *nt*, Glykokollbetain *nt*, Trimethylglycin *nt*, Trimethylaminoessigsäure *f*, Betain *nt*
ox|y|o|pia [ˌɑksɪˈəʊpɪə] *noun*: extreme Scharfsichtigkeit *f*, Oxyopie *f*, Oxyopia *f*
ox|y|o|sis [ˌɑksɪˈəʊsɪs] *noun*: Azidose *f*, Acidose *f*
ox|y|os|mi|a [ˌɑksɪˈɑzmɪə] *noun*: pathologisch gesteigertes Geruchsvermögen *nt*, olfaktorische Hyperästhesie *f*, Hyperosmie *f*
ox|y|os|phre|sia [ˌɑksɪɑsˈfriːʒ(ɪ)ə] *noun*: →*oxyosmia*
ox|y|per|tine [ˌɑksɪˈpertiːn] *noun*: Oxypertin *nt*
ox|y|phen|bu|ta|zone [ˌɑksɪfenˈbjuːtəzəʊn] *noun*: Oxyphenbutazon *nt*, Hydroxyphenylbutazon *nt*
ox|y|phen|cy|cli|mine [ˌɑksɪfenˈsaɪkləmiːn] *noun*: Oxyphencyclimin *nt*
ox|y|phen|yl|eth|yl|a|mine [ˌɑksɪˌfenlˌeθɪlˈæmɪn] *noun*: Tyramin *nt*, Tyrosamin *nt*
ox|y|phil [ˈɑksɪfɪl]: **I** *noun* oxyphile Zelle *f* **II** *adj* mit sauren Farbstoffen färbbar, oxyphil, azidophil
ox|y|phile [ˈɑksɪfaɪl] *noun, adj*: →*oxyphil*
ox|y|phil|ic [ˌɑksɪˈfɪlɪk] *adj*: mit sauren Farbstoffen färbbar, oxyphil, azidophil
ox|yph|i|lous [ɑkˈsɪfələs] *adj*: →*oxyphilic*
ox|y|pho|nia [ˌɑksɪˈfəʊnɪə] *noun*: Oxyphonie *f*
ox|y|pu|rine [ˌɑksɪˈpjʊəriːn, -ɪn] *noun*: Oxypurin *nt*
ox|y|quin|o|line [ˌɑksɪˈkwɪnəliːn] *noun*: 8-Oxychinolin *nt*, 8-Hydroxychinolin *nt*, Oxin *nt*, Chinolinol *nt*
ox|y|re|duc|tase [ˌɑksɪrɪˈdʌkteɪz] *noun*: Oxidoreduktase *f*
ferrocytochrome c-oxygen oxyreductase: Cytochrom a_3 *nt*, Cytochrom(c)oxidase *f*, Warburg-Atmungsferment *nt*, Ferrocytochrom c-Sauerstoff-Oxidoreduktase *f*
ox|y|te|tra|cy|cline [ɑksɪˌtetrəˈsaɪkliːn] *noun*: Oxytetracyclin *nt*
ox|y|thi|a|mine [ˌɑksɪˈθaɪəmiːn, -mɪn] *noun*: Oxythiamin *nt*
ox|y|to|cia [ˌɑksɪˈtəʊʃ(ɪ)ə] *noun*: Sturzgeburt *f*
ox|y|to|cic [ˌɑksɪˈtəʊsɪk]: **I** *noun* Wehenmittel *nt*, Oxytocicum *nt* **II** *adj* die Geburt fördernd *oder* beschleunigend
ox|y|to|cin [ˌɑksɪˈtəʊs(ɪ)n] *noun*: Oxytozin *nt*, Oxytocin *nt*
ox|y|u|ria [ˌɑksɪˈ(j)ʊəriːə] *noun*: →*oxyuriasis*
ox|y|u|ri|a|sis [ˌɑksɪjʊəˈraɪəsɪs] *noun*: Oxyuriasis *f*; Enterobiasis *f*
ox|y|u|ri|cide [ˌɑksɪˈjʊərəsaɪd] *noun*: Oxyurizid *nt*
ox|y|u|rid [ˌɑksɪˈjʊərɪd] *noun*: Oxyurid *m*
Ox|y|u|ri|dae [ˌɑksɪˈjʊərədiː] *plural*: Madenwürmer *pl*, Oxyuridae *pl*
ox|y|u|ri|o|sis [ˌɑksɪˌjʊərɪˈəʊsɪs] *noun*: →*oxyuriasis*
Ox|y|u|ris [ˌɑksɪˈjʊərɪs] *noun*: Oxyuris *f*
Oxyuris vermicularis: Madenwurm *m*, Enterobius/Oxyuris vermicularis
ox|y|u|roid [ˌɑksɪˈjʊərɔɪd] *noun*: Oxyurid *m*
Ox|y|u|roi|dea [ˌɑksɪˌjʊərɔɪˈdɪə] *plural*: Oxyuroidea *pl*
oz. *Abk.*: ounce
o|ze|na [əʊˈziːnə] *noun*: Stinknase *f*, Ozäna *f*, Rhinitis atrophicans cum foetore
o|ze|nous [əʊˈziːnəs] *adj*: Ozäna betreffend
o|zone [ˈəʊzəʊn] *noun*: Ozon *nt*
o|zon|ic [əʊˈzɑnɪk, əʊˈzəʊ-] *adj*: ozonisch
o|zo|nide [ˈəʊzəʊnaɪd] *noun*: Ozonid *nt*
o|zon|i|za|tion [əʊˌzəʊnɪˈzeɪʃn] *noun*: Ozonisierung *f*
o|zon|ize [ˈəʊzənaɪz] *vt*: ozonisieren, mit Ozon behandeln
o|zo|nom|e|ter [əʊzəˈnɑmɪtər] *noun*: Ozonmesser *m*, Ozonometer *nt*
o|zo|sto|mia [əʊzəˈstəʊmɪə] *noun*: Mundgeruch *m*, Atemgeruch *m*, Halitosis *f*, Halitose *f*, Kakostomie *f*, Ozostomia *f*, Foetor ex ore

P

P *Abk.*: **1.** paralysis **2.** parental generation **3.** partial pressure **4.** percentile **5.** percussion **6.** permeability **7.** permeability constant **8.** pharmacopeia **9.** phenolphthalein **10.** phosphorus **11.** pico- **12.** plasma **13.** plasma concentration **14.** poise **15.** pole **16.** position **17.** Pound **18.** power **19.** presbyopia **20.** pressure **21.** probability **22.** proline **23.** protein **24.** pulse **25.** pupil

p *Abk.*: **1.** phosphate **2.** phosphoric ester **3.** pico- **4.** pond **5.** probability **6.** protein

p^+ *Abk.*: proton

P. *Abk.*: **1.** Pasteurella **2.** Plexus **3.** plexus

π *Abk.*: **1.** plane angle **2.** quantum yield

P_2 *Abk.*: **1.** pulmonic second sound **2.** second pulmonic heart sound

PA *Abk.*: **1.** atrial pressure **2.** peptone agar **3.** peridural anesthesia **4.** pernicious anemia **5.** phosphatase activity **6.** phosphatidic acid **7.** phosphoarginine **8.** photoallergenic **9.** plasma activity **10.** plasminogen activator **11.** platelet adhesiveness **12.** polyvalent antigen **13.** posteroanterior **14.** postnatal asphyxia **15.** prealbumin **16.** precipitating antibodies **17.** prenylamine **18.** primary appearance **19.** prolonged action **20.** proteolytic activity **21.** psychoanalysis **22.** psychoanalyst **23.** psychogenic aspermia **24.** pulmonary area **25.** pulmonary artery

pA *Abk.*: postnatal asphyxia

Pa *Abk.*: **1.** pascal **2.** protactinium

p-a *Abk.*: posterior-anterior

p.a. *Abk.*: **1.** posterior-anterior **2.** posteroanterior

P_A *Abk.*: alveolar pressure

P_a *Abk.*: arterial pressure

PAA *Abk.*: **1.** partial agonist activity **2.** poliomyelitis anterior acuta **3.** polyacrylamide **4.** polyacrylic acid **5.** pyridine-acetic acid

PAAG *Abk.*: pregnancy-associated alpha$_2$-glycoprotein

PAB *Abk.*: **1.** p-aminobenzoic acid **2.** para-aminobenzoic acid

PABA *Abk.*: **1.** p-aminobenzoic acid **2.** para-aminobenzoic acid

PABS *Abk.*: p-aminobenzene sulfonamide

pab|u|lum ['pæbjələm] *noun*: Nahrung *f*

PAC *Abk.*: **1.** cis-platinum, adriamycin, cyclophosphamide **2.** pivampicillin **3.** plasma aldosterone concentration **4.** premature atrial contraction **5.** premature auricular contraction

pace [peɪs]: **I** *noun* Schritt *m*, Gang(art *f*) *m*, Tritt *m*; Tempo *nt* **pace for pace** Schritt für Schritt **make/set the pace** das Tempo angeben **keep pace with** Schritt halten mit **stand/stay the pace with** Schritt halten **II** *vt* hin und her gehen, auf und abgehen

pace|mak|er ['peɪsmeɪkər] *noun*: Reizbildungszentrum *nt*, Schrittmacher *m*, Pacemaker *m*

artificial pacemaker: künstlicher Herzschrittmacher *m*, Pacemaker *m*

artificial cardiac pacemaker: künstlicher Herzschrittmacher *m*, Pacemaker

atrial demand pacemaker: vorhofgesteuerter Herzschrittmacher *m*, vorhofgesteuerter Bedarfsschrittmacher *m*

cardiac pacemaker: **1.** (*physiolog.*) Herzschrittmacher **2.** (*kardiol.*) künstlicher Herzschrittmacher, Pacemaker *m*

demand pacemaker: Demand-Herzschrittmacher *m*, Demand-Pacemaker *m*, Bedarfsschrittmacher *m*

ectopic pacemaker: ektoper/ektopischer Schrittmacher *m*

external pacemaker: externer Herzschrittmacher *m*

fixed-rate pacemaker: Festfrequenzschrittmacher *m*

pacemaker of heart: **1.** (*physiolog.*) Herzschrittmacher **2.** (*kardiol.*) künstlicher Herzschrittmacher, Pacemaker *m*

implanted pacemaker: interner/implantierter Herzschrittmacher *m*

internal pacemaker: interner/implantierter Herzschrittmacher *m*

primary pacemaker: primärer Schrittmacher *m*

secondary pacemaker: sekundärer Schrittmacher *m*

shifting pacemaker: wandernder Schrittmacher *m*

standby pacemaker: Stand-by-Schrittmacher *m*

synchronous pacemaker: vorhofgesteuerter Herzschrittmacher *m*, P-gesteuerter Herzschrittmacher *m*

synchronous demand pacemaker: vorhofgesteuerter Herzschrittmacher *m*

tertiary pacemaker: tertiärer Schrittmacher *m*

ventricular pacemaker: ventrikulärer Schrittmacher *m*

ventricular demand pacemaker: kammergesteuerter Bedarfsschrittmacher *m*, kammergesteuerter Herzschrittmacher *m*

wandering pacemaker: wandernder Schrittmacher *m*

ventricular demand pacemakers: kammergesteuerte Herzschrittmacher *m*

pa|chom|e|ter [pə'kɑmɪtər] *noun*: →*pachymeter*

pachy- *präf.*: Dick-, Pachy-

pach|y|bleph|a|ron [pækɪ'blefərɑn] *noun*: Pachyblepharon *nt*; Tylosis ciliaris

pach|y|bleph|a|ro|sis [ˌpækɪblefə'rəʊsɪs] *noun*: →*pachyblepharon*

pach|y|ce|pha|lia [ˌpækɪsɪ'feɪljə] *noun*: →*pachycephaly*

pach|y|ce|phal|ic [ˌpækɪsɪ'fælɪk] *adj*: Pachyzephalie betreffend, pachyzephal

pach|y|ceph|a|lous [ˌpækɪ'sefələs] *adj*: Pachyzephalie betreffend, pachyzephal

pach|y|ceph|a|ly [ˌpækɪ'sefəliː] *noun*: Pachyzephalie *f*

pach|y|chei|lia [pækɪ'kaɪlɪə] *noun*: Pachycheilie *f*, Pachychilie *f*

pach|y|chi|li|a [ˌpækɪ'kaɪlɪə] *noun*: →*pachycheilia*

pach|y|cho|li|a [ˌpækɪ'kəʊlɪə] *noun*: Pachycholie *f*

pach|y|chro|mat|ic [ˌpækɪkrəʊ'mætɪk] *adj*: pachychromatisch, pachychrom

pach|y|dac|tyl|ia [ˌpækɪdæk'tɪlɪə, -jə] *noun*: →*pachydactyly*

pach|y|dac|ty|ly [ˌpækɪ'dæktəliː] *noun*: Pachydaktylie *f*

pach|y|der|ma [ˌpækɪ'dɜrmə] *noun*: Pachydermie *f*

pachyderma laryngis: Pachydermia laryngis

pachyderma laryngis circumscripta: Pachydermia laryngis circumscripta

pachyderma laryngis diffusa: Pachydermia laryngis diffusa

pachyderma laryngis verrucosa: Pachydermia laryngis verrucosa

pach|y|der|ma|to|cele [ˌpækɪ'dɜrmətəsiːl] *noun*: Dermatochalasis *f*, generalisierte Elastolyse *f*

P

pach|y|der|ma|to|sis [ˌpækɪˌdɜrmə'təʊsɪs] *noun*: →*pachyderma*
pach|y|der|ma|tous [ˌpækɪ'dɜrmətəs] *adj*: Pachydermie betreffend, dickhäutig, pachyderm
pach|y|der|mia [ˌpækɪ'dɜrmɪə] *noun*: →*pachyderma*
pach|y|der|mic [ˌpækɪ'dɜrmɪk] *adj*: Pachydermie betreffend, pachyderm
pach|y|der|mo|per|i|os|to|sis [ˌpækɪˌdɜrməˌperɪɑs'təʊsɪs] *noun*: Pachydermoperiostose *f*, Touraine-Solente-Golé-Syndrom *nt*, familiäre Pachydermoperiostose *f*, idiopathische hypertrophische Osteoarthropathie *f*, Akropachydermie *f* mit Pachydermoperiostose, Hyperostosis generalisata mit Pachydermie
pach|y|glos|sia [ˌpækɪ'glɑsɪə] *noun*: Pachyglossie *f*; Makroglossie *f*
pach|y|gy|ria [ˌpækɪ'dʒaɪrɪə] *noun*: Pachygyrie *f*
pach|y|hy|me|nia [ˌpækɪhaɪ'miːnɪə] *noun*: →*pachymenia*
pach|y|lep|to|men|in|git|ic [ˌpækɪˌleptəmenɪn'dʒɪtɪk] *adj*: Pachyleptomeningitis betreffend, pachyleptomeningitisch
pach|y|lep|to|men|in|gi|tis [ˌpækɪˌleptəmenɪn'dʒaɪtɪs] *noun*: Entzündung *f* der harten und weichen Hirn- *oder* Rückenmarkshäute, Pachyleptomeningitis *f*
pach|y|me|nia [ˌpækɪ'miːnɪə] *noun*: **1.** (*dermatol.*) Pachydermie *f*, Pachydermia *f* **2.** Schleimhautverdickung *f*, Pachymenie *f*
pach|y|men|in|git|ic [ˌpækɪmenɪn'dʒɪtɪk] *adj*: Pachymeningitis betreffend, pachymeningitisch
pach|y|men|in|gi|tis [ˌpækɪmenɪn'dʒaɪtɪs] *noun*: Entzündung *f* der harten Hirn- *oder* Rückenmarkhaut/Dura mater, Pachymeningitis *f*, Dura-Entzündung *f*, Dura mater-Entzündung *f*
  haemorrhagic pachymeningitis: (*brit.*) →*hemorrhagic pachymeningitis*
  hemorrhagic pachymeningitis: Pachymeningitis/Pachymeningiosis *f* haemorrhagica interna
  internal haemorrhagic pachymeningitis: (*brit.*) →*internal hemorrhagic pachymeningitis*
  internal hemorrhagic pachymeningitis: Pachymeningitis/Pachymeningiosis haemorrhagica interna
pach|y|men|in|gop|a|thy [ˌpækɪmenɪn'gɑpəθiː] *noun*: Pachymeningopathie *f*
pach|y|me|ninx [ˌpækɪ'miːnɪŋks] *noun, plural* **-me|nin|ges** [-mɪ'nɪndʒiːz]: äußere Hirn- und Rückenmarkshaut *f*, Dura *f*, Dura mater
pa|chym|e|ter [pə'kɪmətər] *noun*: Pachymeter *nt*
pach|y|ne|ma [ˌpækɪ'niːmə] *noun*: →*pachytene*
pa|chyn|sis [pə'kɪnsɪs] *noun*: pathologische Verdickung *f*
pach|y|o|nych|ia [ˌpækɪəʊ'nɪkɪə] *noun*: Pachyonychie *f*
  pachyonychia congenita: Pachyonychia congenita, Pachyonychie-Syndrom *nt*
pach|y|os|to|sis [ˌpækɪəstəʊsɪs] *noun*: Pachyostose *f*
pach|y|o|tia [ˌpækɪ'əʊʃɪə] *noun*: Pachyotie *f*
pach|y|per|i|os|tit|ic [ˌpækɪˌperɪɑs'tɪtɪk] *adj*: Pachyperiostitis betreffend, pachyperiostitisch
pach|y|per|i|os|ti|tis [ˌpækɪˌperɪɑs'taɪtɪs] *noun*: proliferative Periostitis *f*, Pachyperiostitis *f*
pach|y|per|i|to|nit|ic [ˌpækɪperɪtə'nɪtɪk] *adj*: Pachyperitonitis betreffend, pachyperitonitisch
pach|y|per|i|to|ni|tis [ˌpækɪperɪtə'naɪtɪs] *noun*: Pachyperitonitis *f*
pach|y|pleu|ri|tis [ˌpækɪpluː'raɪtɪs] *noun*: **1.** Fibrothorax *m* **2.** Pleuritis *f* fibroplastica
pach|y|sal|pin|gi|tis [ˌpækɪˌsælpɪn'dʒaɪtɪs] *noun*: **1.** chronisch interstitielle Salpingitis *f* **2.** parenchymatöse Salpingitis *f*
pachysalpingo-ovaritis *noun*: chronisch parenchymatöse Entzündung *f* von Eileiter und Eierstock
pach|y|tene ['pækɪtiːn] *noun*: Pachytänstadium *nt*, Pachytän *nt*
PACIA *Abk.*: particle counting immunoassay
pa|cin|i|tis [pæsɪ'naɪtɪs] *noun*: Entzündung *f* der Vater-Pacini-Körperchen
pack [pæk]: **I** *noun* **1.** Ballen *m*, Pack(en) *m*, Bündel *nt* **2.** Packung *f*, Schachtel *f*, Päckchen *nt*, Paket *nt* **3.** Packung *f*; Wickel *m* **4.** (*biolog.*) Rudel *nt*; Meute *f* **II** *vt* **5.** ein-, zusammen-, ab-, verpacken **6.** bepacken, beladen **7.** konservieren
  cold pack: kalter Wickel/Umschlag *m*
  dry pack: trockene Packung *f*
  face pack: (kosmetische) Gesichtspackung *f*, Gesichtsmaske *f*
  facial pack: →*face pack*
  full pack: Ganzpackung *f*
  gingival tissue pack: Zahnfleischverband *m*
  hot pack: heiße Packung *f*
  ice pack: Eispackung *f*
  Kirkland periodontal pack: Kirkland-Periodontalpack *m*, Kirkland-Zahnfleischverband *m*
  partial pack: Teilpackung *f*
  periodontal pack: Zahnfleischverband *m*, Heilverband *m*, Schutzverband *m*
  pressure pack: Druckverband *m*, Kompressionsverband *m*
  three-quarters pack: Dreiviertelpackung *f*
  wet pack: feuchter Umschlag *m*, feuchte Packung *f*, Wickel *m*
  wet sheet pack: →*wet pack*
pack|ing ['pækɪŋ] *noun*: **1.** (Ver-)Packen *nt*; Verpackung *f* **2.** Konservierung *f* **3.** (*radiolog.*) Packing *nt*, Packmethode *f* **4.** Füllmaterial *nt*, Füllung *f*
pac|li|tax|el [ˌpæklɪ'tæksəl] *noun*: Paclitaxel *nt*, Taxol *nt*
PACO$_2$ *Abk.*: alveolar carbon dioxide partial pressure
paCO$_2$ *Abk.*: arterial carbon dioxide partial pressure
PACWP *Abk.*: pulmonary artery capillary wedge pressure
pad [pæd]: **I** *noun* **1.** (Schutz-)Polster *nt*, Kissen *nt* **2.** Kompresse *f* **II** *vt* (*a.* **pad out**) (aus-)polstern, wattieren, füttern
  abdominal pad: Bauchtuch *nt*
  buccal fat pad: Wangenfettpfropf *m*, Bichat-Fettpfropf, *m* Corpus adiposum buccae
  chewing pads: Kauschwielen *pl*
  dorsal knuckle pads: Garrod-Knötchen *pl*, (echte) Fingerknöchelpolster *pl*
  false knuckle pads: falsche Fingerknöchelpolster *pl*
  fat pad: Fettpolster *nt*, -pfropf *m*
  heating pad: Heizkissen *nt*
  ischiorectal fat pad: Corpus adiposum fossae ischiorectalis
  knee pad: Knieschützer *m*
  knuckle pads: Fingerknöchelpolster *pl*
  lap pad: Bauchtuch *nt*
  paranephric fat pad: →*pararenal fat pad*
  pararenal fat pad: Corpus adiposum pararenale
  Passavant's pad: Passavant-Ringwulst *m*, Passavant-Wulst *m*
  preepiglottic fat pad: Corpus adiposum preepiglotticum
  sucking pad: →*buccal fat pad*
  suctorial pad: →*buccal fat pad*
  warming pad: Heizkissen *nt*
PAD *Abk.*: **1.** partial antibiotic decontamination **2.** percutaneous abscess drainage **3.** peripheral arterial disease **4.** premature atrial depolarization **5.** primary afferent

P

depolarization **6.** pulmonary artery pressure, diastolic **7.** pulsatile assist device
pad|ded ['pædɪd] *adj*: gepolstert, wattiert
pad|ding ['pædɪŋ] *noun*: **1.** (Aus-)Polstern *nt*, Wattieren *nt* **2.** (Aus-)Polsterung *f*, Wattierung *f* **line with padding** auspolstern
PADP *Abk.*: pulmonary artery diastolic pressure
Pae|cil|o|my|ces [pɪˌsɪləʊ'maɪsiːz] *noun*: Paecilomyces *m*
paed- *präf.*: (*brit.*) Kind-, Kinder-, Päd(o)-
pae|da|tro|phia [pedə'trəʊfɪə] *noun*: (*brit.*) Pädatrophie *f*
pae|dat|ro|phy [pe'dætrəfiː] *noun*: (*brit.*) →*paedatrophia*
paed|er|ast ['pedəræst, 'piː-] *noun*: (*brit.*) Päderast *m*
paed|er|as|tic [ˌpedə'ræstɪk, ˌpiː-] *adj*: (*brit.*) Päderastie betreffend, päderastisch
paed|er|as|ty ['pedəræstɪ, 'piː-] *noun*: (*brit.*) Päderastie *f*
pae|di|at|ric [piːdɪ'ætrɪk] *adj*: (*brit.*) Pädiatrie betreffend, pädiatrisch, Kinderheilkunde-
pae|di|a|tri|cian [ˌpiːdɪə'trɪʃn] *noun*: (*brit.*) Pädiater *m*, Kinderarzt *m*, Kinderärztin *m*
pae|di|at|rics [piːdɪ'ætrɪks] *plural*: (*brit.*) Kinderheilkunde *f*, Pädiatrie *f*
social paediatrics: Sozialpädiatrie *f*
pae|di|at|rist [piːdɪ'ætrɪst] *noun*: (*brit.*) →*paediatrician*
pae|di|at|ry ['piːdɪætriː] *noun*: (*brit.*) →*paediatrics*
paedo- *präf.*: (*brit.*) Kind-, Kinder-, Päd(o)-
pae|do|don|tia [piːdəʊ'dɑnʃɪə] *noun*: (*brit.*) Kinderzahnheilkunde *f*, Pädodontie *f*, Kinderzahnmedizin *f*
pae|do|don|tic [piːdəʊ'dɑntɪk] *adj*: (*brit.*) kinderzahnheilkundlich
pae|do|don|tics [piːdəʊ'dɑntɪks] *plural*: (*brit.*) Kinderzahnheilkunde *f*, Pädodontie *f*, Kinderzahnmedizin *f*
pae|do|don|tist [piːdəʊ'dɑntɪst] *noun*: (*brit.*) Kinderzahnarzt *m*
pae|dog|a|my [pɪ'dɑgəmiː] *noun*: (*brit.*) Pädogamie *f*
pae|do|gen|e|sis [ˌpiːdəʊ'dʒenəsɪs] *noun*: (*brit.*) Pädogenese *f*
pae|dol|o|gy [pɪ'dɑlədʒiː] *noun*: (*brit.*) Pädologie *f*
pae|do|phil|i|a [ˌpiːdəʊ'fɪlɪə] *noun*: (*brit.*) Pädophilie *f*
pae|do|phil|ic [ˌpiːdəʊ'fɪlɪk] *adj*: (*brit.*) Pädophilie betreffend, pädophil
pae|do|pho|bi|a [ˌpiːdəʊ'fəʊbɪə] *noun*: (*brit.*) Pädophobie *f*
pae|do|pho|bic [ˌpiːdəʊ'fəʊbɪk] *adj*: (*brit.*) Pädophobie betreffend, pädophob
PAEDP *Abk.*: pulmonary artery end-diastolic pressure
PAESP *Abk.*: pulmonary artery end-systolic pressure
PAF *Abk.*: **1.** paroxysmal atrial flutter **2.** percussion, auscultation, fremitus **3.** platelet-activating factor **4.** platelet-aggregating factor **5.** pulmonary arteriovenous fistula
PAFA *Abk.*: platelet-aggregating factor of anaphylaxis
PAG *Abk.*: **1.** phono-angiography **2.** polyacrylamide gel **3.** pregnancy-associated alpha$_2$-glycoprotein **4.** primary antrum gastritis
PAGE *Abk.*: polyacrylamide gel electrophoresis
pag|et|oid ['pædʒətɔɪd] *adj*: pagetoid
PAGIF *Abk.*: polyacrylamide gel isoelectric focusing
pa|go|pha|gia [ˌpeɪgə'feɪdʒ(ɪ)ə] *noun*: Pagophagie *f*
pa|go|plex|ia [ˌpeɪgə'pleksɪə] *noun*: Erfrierung *f*, Kongelation *f*, Congelatio *f*
-pagus *suf.*: Doppelmissbildung, Zwillingsfehlbildung, -pagus
PAH *Abk.*: **1.** p-aminohippuric acid **2.** para-aminohippuric acid **3.** polycyclic aromatic hydrocarbons **4.** pulmonary artery hypertension
PAHA *Abk.*: **1.** p-aminohippuric acid **2.** para-aminohippuric acid
PAI *Abk.*: **1.** platelet aggregation inhibition **2.** porphyria acuta intermittens **3.** pyruvate, adenine, inosine
pai|dol|o|gy [peɪ'dɑlədʒiː] *noun*: Pädologie *f*
PAIDS *Abk.*: pediatric AIDS
pain [peɪn]: **I** *noun* **1.** Schmerz *m*, Schmerzen *pl*, Schmerzempfindung *f* **be in pain** Schmerzen haben **2.** (*meist* **pains** *pl*) Wehen *pl*, Geburtswehen *pl* **II** *vt* jdm. Schmerzen bereiten, jdm. wehtun
abdominal pain: Bauchschmerzen *pl*, Leibschmerzen *pl*, Abdominalschmerzen *pl*, Schmerzen *pl* im Abdomen, Abdominalgie *f*
pain in the abdominal muscles: Bauchmuskelschmerz *m*
aches and pains: (*inf.*) Wehwehchen *pl*
pain in the Achilles tendon: Schmerzen in der Achillessehne, Achillodynie *f*
acute pain: akuter Schmerz *m*
agonizing pain: qualvolle Schmerzen *pl*
alcohol-induced pain: Alkoholschmerz *m*
pain in an antrum: Antrodynie *f*
pain in or at the anus: Enddarmschmerz *m*, Anusschmerz *m*
pain in the aorta: Aortenschmerz *m*, Aortalgie *f*
back pain: Rückenschmerzen *pl*, Dorsalgie *f*
bearing-down pain: Senkungsschmerz *m*
pain in the bladder: Blasenschmerz *m*, Harnblasenschmerz *m*, Harnblasenneuralgie *f*, Blasenneuralgie *f*, Zystalgie *f*, Zystodynie *f*
pain in a blood vessel: Angialgie *f*
pain in the body: Körperschmerz *m*
bone pain: Knochenschmerz(en *pl*) *m*, Ostealgie *f*, Osteodynie *f*
boring pain: bohrender Schmerz *m*
pain in the breast: Schmerzen in der Brustdrüse, Mastalgie *f*
bright pain: heller Schmerz *m*
burning pain: brennender Schmerz *m*
calf pain: Wadenschmerz(en *pl*) *m*
pain in a cartilage: Knorpelschmerz *m*, Chondrodynie *f*
central pain: zentraler Schmerz *m*
chest pain: Brustschmerzen *pl*, Schmerzen *pl* im Brustkorb
pain in the chest wall: Brustwandschmerzen *pl*
chronic pain: chronischer Schmerz *m*, chronische Schmerzen *pl*
pain in the coccygeal region: Steißbeinschmerz *m*, Coccygodynie *f*, Kokzygodynie *f*
pain in or around the coccyx: Steißbeinschmerz *m*, Coccygodynie *f*, Kokzygodynie *f*
colicky pain: kolikartiger Schmerz *m*
pain in the colon: Dickdarmschmerz *m*, Kolonschmerz *m*, Kolonalgie *f*
conversion-neurotic pain: konversionsneurotischer Schmerz *m*
pain in the cornea: Schmerzen in der Augenhornhaut, Hornhautschmerz *m*, Keratalgia *f*, Keratalgie *f*
cramping pain: krampfender/krampfartiger Schmerz *m*
cramp-like calf pain: Wadenschmerz(en *pl*) *m*
deep pain: Tiefenschmerz *m*
delayed pain: zweiter/verzögerter Schmerz *m*
pain in the diaphragm: Schmerz im Zwerchfell, Diaphragmalgie *f*, Zwerchfellschmerz *m*, Phrenalgie *f*
dilating pains: Schmerzen *pl* während der Eröffnungsphase
drawing pain: ziehender Schmerz *m*
dream pain: Schlafschmerz *m*, Hypnalgie *f*
dull pain: dumpfer Schmerz *m*
pain in the ear: Ohrenschmerzen *pl*, Otalgie *f*

P

epigastric pain: Oberbauchschmerzen *pl*, Schmerzen im Epigastrium, Epigastralgie *f*
pain in the epigastric region: →*epigastric pain*
episodic pain: episodischer/episodenartiger Schmerz *m*
pain in the esophagus: Ösophagusschmerz *m*, Speiseröhrenschmerz *m*, Ösophagodynie *f*
excruciating pain: unerträglich starker Schmerz *m*, Schmerz *m* mit Vernichtungsgefühl
expulsive pains: Austreibungswehen *pl*
pain in the extremities: Extremitätenschmerz *m*
pain in the eye: Augenschmerz(en *pl*) *m*
facial pain: Gesichtsschmerz *m*
false pains: Senkwehen *pl*
pain in a finger or fingers: Fingerschmerz *m*, Daktylalgie *f*
first pain: 1. Schmerz *m*
flank pain: Flankenschmerz *m*
pain in the foot: Schmerzen im Fuß, Fußschmerz *m*, Podalgie *f*
fulgurant pain: schießender Schmerz *m*
functional abdominal pain: Nabelkoliken *pl*
gallbladder pain: Gallenblasenschmerzen *pl*
ghost pain: Phantomschmerz *m*
girdle pain: gürtelförmiger Schmerz *m*
pain in a gland: Drüsenschmerz *m*, Adenodynie *f*
gouty pain in the tongue: Glossagra *f*
pain in the groin: Leistenschmerz(en *pl*) *m*
growing pains: Wachstumsschmerzen *pl*
pain in the hand: Handschmerz *m*, Cheiralgie *f*, Chiralgia *f*, Chiralgie *f*
pain in the hands and feet: Schmerzen in Händen und Füßen, Cheiropodalgie *f*
pain in the head: Kopfschmerz(en *pl*) *m*, Kopfweh *nt*, Kephalgie *f*, Kephalalgie *f*, Kephal(a)ea *f*, Cephalgia *f*, Cephalalgia *f*, Cephal(a)ea *f*, Kephalodynie *f*, Zephalgie *f*, Zephalalgie *f*
pain in the heart: Herzschmerz(en *pl*) *m*, Kardialgie *f*
pain in the heel: Fersenschmerz *m*, Talalgie *f*, Kalkaneodynie *f*
hip pain: Hüftschmerz *m*, Hüftgelenkschmerz *m*
hunger pain: Hungerschmerz *m*, Nüchternschmerz *m*
incisional pain: schneidender Schmerz *m*
initial pain: erster Schmerz *m*, Initialschmerz *m*
intermenstrual pain: Mittelschmerz *m*, Intermenstrualschmerz *m*
intermittent pain: intermittierender Schmerz *m*
pain in the intestinal tract: Darmschmerzen *pl*, Enteralgie *f*
pain in the iris: Schmerzen in der Regenbogenhaut, Iridalgie *f*, Irisschmerz *m*
pain in the jaw: Kieferschmerzen *pl*, Gnathalgie *f*
joint pain: Gelenkschmerz *m*, Arthralgie *f*, Arthrodynie *f*
pain in the kidney(s): Nierenschmerzen *pl*, Nephralgie *f*
pain in the knee: Schmerzen im Knie(gelenk), Knieschmerz *m*, Gonalgie *f*
labor pains: Geburtsschmerzen *pl*, Schmerzen *pl* unter der Geburt
labour pains: (*brit.*) →*labor pains*
pain in a lacrimal gland: Tränendrüsenschmerz *m*, Dakryoadenalgie *f*
pain in a lacrimal sac: Tränensackschmerz *m*, Dakryozystalgie *f*
lancinating pain: stechender/lanzinierender Schmerz *m*
pain in the larynx: Schmerzen im Kehlkopf/Larynx, Larynxschmerz *m*, Kehlkopfschmerz *m*, Laryngalgie *f*
late postprandial pain: Spätschmerz *m*
pain in the leg: Beinschmerz(en *pl*) *m*
pain in a ligament: Schmerzen in einem Band, Bandschmerzen *pl*, Desmalgie *f*
lightning pain: schießender Schmerz *m*
pain in a limb: Gliederschmerz(en *pl*) *m*, Melalgie *f*
pain in the lip: Lippenschmerzen *pl*, Cheilalgie *f*, Chilalgie *f*
pain in the liver: Schmerzen in der Leber, Leberschmerz(en *pl*) *m*, Hepatalgie *f*
low back pain: Kreuzschmerzen *pl*
lower abdominal pain: Unterbauch-, Unterleibsschmerzen *pl*, Schmerzen im Unterbauch/Unterleib
lower back pain: Kreuzschmerzen *pl*
lumbar pain: Hexenschuss *m*, Muskelrheumatismus *m* der Lendengegend, Lumbalgie *f*, Lumbago *f*
mandibular facial pain: mandibulärer Gesichtsschmerz *m*
pain in the mastoid region: Schmerzen über dem Processus mastoideus, Schmerzen über dem Warzenfortsatz, Mastoidalgie *f*
pain in the maxillary antrum: Schmerzen in der Kieferhöhle, Antronalgie *f*, Antrodynie *f*
pain in the metatarsal region: Schmerzen im Mittelfuß, Mittelfußschmerz *m*, Metatarsalgie *f*
midcycle pain: Mittelschmerz *m*, Intermenstrualschmerz *m*
middle pain: Mittelschmerz *m*, Intermenstrualschmerz *m*
pain in the mouth: Schmerzen im Mund, Stomatalgie *f*
pain in the muscles of the chest: Schmerzen in den Brustmuskeln, Brustmuskelschmerzen *pl*, Thorakomyodynie *f*
muscular pain: Myalgie *f*, Myodynie *f*
muscular pain in the arms or legs: Melagra *f*
pain in a nail or the nails: Schmerzen in einem Nagel, Nagelschmerzen *pl*, Onychalgie *f*
nasal pain: Schmerzen in der Nase, Nasenschmerzen *pl*, Rhinodynie *f*
neck pain: Nackenschmerzen *pl*
nerve pain: neuralgischer Schmerz *m*, Neuralgie *f*
neuralgic pain: neuralgischer Schmerz *m*, Neuralgie *f*
night pain: nächtlicher Schmerz *m*, Nyktalgie *f*
pain in the nipple: Brustwarzenschmerz *m*, Thelalgie *f*
nocturnal burning pain: Brachialgia paresthetica nocturna
pain in the nose: Schmerzen in der Nase, Nasenschmerzen *pl*, Rhinodynie *f*
obtuse pain: dumpfer Schmerz *m*
odontogenous facial pain: dentogener Gesichtsschmerz *m*
pain in the oesophagus: (*brit.*) →*pain in the esophagus*
pain on coughing: Hustenschmerz *m*, Schmerzen *pl* beim Husten
pain on percussion: Klopfschmerz *m*
pain on sneezing: Niesschmerz *m*, Schmerzen *pl* beim Niesen
pain on weight bearing: Belastungsschmerz *m*
ovarian pain: Eierstockschmerz *m*, Ovarialgie *f*
pain in an ovary: Eierstockschmerz *m*, Ovarialgie *f*
pain on palpation: Druckschmerz *m*
pain in the pancreas or pancreatic region: Pankreasschmerz *m*, Pankrealgie *f*
pain in the penis: Penisschmerz *m*
pain in the peritoneum: Bauchfellschmerz *m*, Peritonealschmerzen *pl*
periumbilical pain: paraumbilikaler Schmerz *m*
persistent pain: anhaltender Schmerz *m*, Dauer-

P

schmerz *m*
phantom pain: Phantomschmerz *m*
phantom limb pain: Amputationstäuschung *f*, Phantomschmerz(en *pl*) *m*, Phantomempfinden *nt*
pain in the pharynx: Rachenschmerzen *pl*, Pharynxschmerz *m*, Pharyngodynie *f*
piercing pain: stechender Schmerz *m*, stechende Schmerzen *pl*
pain in the pleura: Schmerzen im Lungenfell, Pleurodynie *f*
pleuritic pain: pleuritischer Schmerz *m*
post-alcoholic pain: Alkoholschmerz *m*
postprandial pain: postprandialer Schmerz *m*
pounding pain: klopfender Schmerz *m*
projected pain: projizierter Schmerz *m*
pain in the prostate: Prostataschmerz *m*, Prostatodynie *f*
psychic pain: →*psychogenic pain*
psychogenic pain: psychogener Schmerz *m*
pulpal pain: Pulpaschmerz *m*, Pulpalgie *f*
pulsating pain: pulsierender Schmerz *m*
radicular pain: radikulärer Schmerz *m*
pain in the rectum: Anusschmerz *m*
recurrent pain: (immer) wiederkehrender Schmerz *m*
referred pain: übertragener Schmerz *m*
renal pain: Nierenschmerz *m*
pain in the retina: Netzhautschmerz *m*
retrosternal pain: Retrosternalschmerzen *pl*
pain in the ribs: Rippenschmerz *m*, Kostalgie *f*
pain in the sacroiliac joint: Schmerzen im Iliosakralgelenk, Sakrokoxalgie *f*
pain in the sacrum: Sakrodynie *f*, Kreuzbeinschmerz *m*
second pain: 2. Schmerz *m*
pain in several muscles: Schmerzen in mehreren Muskeln, Polymyalgie *f*, Polymyalgia *f*
severe pain: starker Schmerz *m*, starke Schmerzen *pl*
sharp pain: heller stechender Schmerz *m*
pain in the shin: Schienbeinschmerz *m*, Tibiaschmerz *m*
shooting pain: schießender Schmerz *m*
shoulder pain: **1.** Schulterschmerz(en *pl*) *m*, Schmerzen in der Schulter **2.** in die Schulter ausstrahlende Schmerzen
pain in the shoulder blades: Schmerzen in der Schulterblattgegend, Skapulodynie *f*
pain in the skin: Hautschmerz *m*
somatic pain: somatischer Schmerz *m*
pain in a sphincter muscle: Sphinkteralgie *f*
pain in the spinal column: →*pain in the spine*
pain in the spine: Schmerzen in der Wirbelsäule, Rhachialgie *f*, Wirbelsäulenschmerzen *pl*, Spondylalgie *f*
pain in the spleen: Schmerzen in der Milz, Milzschmerzen *pl*, Splenalgie *f*
stabbing pain: stechender Schmerz *m*
pain in the sternum: Brustbeinschmerz *m*, Sternalgie *f*
pain in the stomach: Magenschmerzen *pl*, Gastralgie *f*
stump pain: Stumpfschmerz *m*
subacute pain: subakuter Schmerz *m*
substernal pain: retrosternaler Schmerz *m*, Retrosternalschmerz *m*
sudden pain in the eye: plötzlicher Augenschmerz *m*, Ophthalmagra *nt/f*
superficial pain: Oberflächenschmerz *m*
superficial skin pain: Oberflächenschmerz *m* der Haut
pain in the tarsus: Schmerzen in der Fußwurzel, Tarsalgie *f*
tearing pain: ziehender Schmerz *m*
pain in a tendon: Sehnenschmerz *m*, Tendodynie *f*
terebrant pain: bohrender/stechender Schmerz *m*
terebrating pain: →*terebrant pain*
pain in the testis: Hodenschmerzen *pl*, Hodenneuralgie *f*, Orchialgie *f*
thalamic pain: Thalamusschmerz *m*
pain in the thigh: Schmerzen im Oberschenkel, Oberschenkelschmerzen *pl*, Meralgia *f*
pain in the thigh and hip: Schmerzen in Oberschenkel und Hüfte, Merokoxalgie *f*
throbbing pain: klopfender/pochender Schmerz *m*
thumping pain: →*throbbing pain*
pain in the tongue: Zungenschmerzen *pl*, Glossodynie *f*
pain in a tooth: Dentalgia *f*, Zahnschmerzen *pl*
pain in the tooth pulp: Schmerzen in der Zahnpulpa, Pulpalgie *f*
total pain: Total Pain *nt*
pain in the trachea: Luftröhrenschmerz *m*, Trachealschmerz *m*, Trachealgie *f*
ulcer pain: Ulkusschmerz *m*
upper abdominal pain: Oberbauchschmerzen *pl*, Schmerzen im Oberbauch
pain in the ureter: Harnleiterschmerz *m*, Harnleiterneuralgie *f*, Ureteralgie *f*
pain in the urethra: Harnröhrenschmerz *m*, Urethralgie *f*
uterine pain: Schmerzen in der Gebärmutter, Gebärmutterschmerz(en *pl*) *m*, Hysteralgie *f*, Hysterodynie *f*, Metralgie *f*, Metrodynie *f*
pain in the uterus: →*uterine pain*
pain in the vagina: Scheidenschmerz *m*, Kolpalgie *f*, Vaginodynie *f*
vaginal pain: Scheidenschmerz *m*, Vaginodynie *f*, Kolpalgie *f*
pain in a vein: Venenschmerz *m*, Phlebalgia *f*, Phlebalgie *f*
pain in the vermiform appendix: Schmerzen in der Blinddarmgegend, Appendalgie *f*
pain in a vertebra: Wirbelschmerzen *pl*
pain in a vessel: Gefäßschmerz *m*, Vasalgie *f*
visceral pain: Viszeral-, Eingeweideschmerz *m*, viszeraler Schmerz *m*, Viszeralgie *f*
pain in a viscus: →*visceral pain*
pain in the xiphoid process: Schmerzen im Schwertfortsatz, Xiphalgie *f*

pained [peɪnd] *adj*: (*Gesichtsausdruck*) schmerzerfüllt, gequält
pain-free *adj*: schmerzfrei
pain|ful ['peɪnfəl] *adj*: **1.** schmerzend, schmerzlich, schmerzhaft **2.** beschwerlich, mühsam
pain|ful|ness ['peɪnfəlnəs] *noun*: **1.** Schmerzhaftigkeit *f*, Schmerzlichkeit *f* **2.** Beschwerlichkeit *f*
pain|kill|er ['peɪnkɪlər] *noun*: Schmerzmittel *nt*, schmerzstillendes Mittel *nt*, Analgen *nt*, Analgetikum *nt*
pain|kill|ing ['peɪnkɪlɪŋ] *adj*: schmerzstillend
pain|less ['peɪnləs] *adj*: schmerzlos, indolent; (schmerz-)unempfindlich
pain|less|ness ['peɪnləsnəs] *noun*: Schmerzlosigkeit *f*
pain-relieving *adj*: schmerzstillend
paint [peɪnt]: **I** *noun* **1.** Farbe *f*, Lack *m* (*pharmakol.*) (Farbstoff-)Lösung *f*, Tinktur *f* **II** *vt* an-, bemalen, anstreichen **III** *vi* malen; streichen
carbolfuchsin paint: Castellani-Lösung *f*, Solutio Castellani
Castellani's paint: Castellani-Lösung *f*, Solutio Castellani
pair [peər]: **I** *noun* (*allg.*) Paar *nt*; Ehepaar *nt*; (*biolog.*) Paar *nt*, Pärchen *nt* **II** *vt*, *vi* →*pair off*

P

pair off *vt, vi* paarweise *oder* in Paaren ordnen **III** *vi* **1.** Paare bilden, sich verbinden *oder* vereinigen (*with* mit) **2.** (*biolog.*) sich paaren
acid-base pair: Säure-Basen-Paar *nt*
base pair: Basenpaar *nt*
buffer pair: Pufferpaar *nt*
conjugate redox pair: konjugiertes Redoxpaar *nt*
kilobase pairs: Kilobasenpaare *pl*
nucleoside pair: Basenpaar *nt*
nucleotide pair: Basenpaar *nt*
redox pair: Redoxpaar *nt*

paired [peərd] *adj*: paarig, paarweise, gepaart

pair|ing ['peərɪŋ] *noun*: Paarung *f*
base pairing: Basenpaarung *f*
chromosome pairing: Chromosomenpaarung *f*

PAK *Abk.*: peritoneal artificial kidney

PAL *Abk.*: **1.** posterior axillary line **2.** pyridoxal-5-phosphate

pal|ae|cer|e|bel|lum [ˌpeɪlɪserə'beləm, ˌpælɪ-] *noun*: →*palaeocerebellum*

pal|ae|cor|tex [ˌpeɪlɪ'kɔːrteks] *noun*: →*palaeocortex*

palaeo- *präf.*: Alt-, Ur-, Palae(o)-

pal|ae|o|cer|e|bel|lum [ˌpeɪlɪəʊserə'beləm, ˌpælɪəʊ-] *noun*: Paläozerebellum *nt*, Paleocerebellum *nt*

pal|ae|o|cor|tex [ˌpeɪlɪəʊ'kɔːrteks] *noun*: Paläokortex *m*, Paleocortex *m*

pal|ae|o|cor|ti|cal [ˌpeɪlɪəʊ'kɔːrtɪkl] *adj*: Paläokortex betreffend, paläokortikal

pal|ae|o|en|ceph|a|lon [ˌpeɪlɪəʊen'sefəlɑn] *noun*: Urhirn *nt*, Althirn *nt*, Palaeencephalon *nt*

pal|ae|o|pal|li|um [ˌpeɪlɪəʊ'pælɪəm] *noun*: Paläopallium *nt*, Paleopallium *nt*

pal|ae|o|ru|brum [ˌpeɪlɪəʊ'ruːbrəm, ˌpælɪ-] *noun*: Palaeorubrum *nt*

pal|ae|o|stri|a|tum [ˌpeɪlɪəʊstraɪ'eɪtəm] *noun*: Globus pallidus, Pallidum *nt*, Paläostriatum *nt*

pal|ae|o|thal|a|mus [ˌpeɪlɪəʊ'θæləməs] *noun*: Paläothalamus *m*

palat- *präf.*: Gaumen-, Palato-

pal|a|tal ['pælətl] *adj*: Gaumen/Palatum *oder* Gaumenbein/Os palatinum betreffend, palatal, Gaumen-

pal|ate ['pælət] *noun*: Gaumen *m*, (*anatom.*) Palatum *nt*
artificial palate: Gaumenobturator *m*, Gaumenverschlussplatte *f*
bilateral cleft palate: doppelseitige Gaumenspalte *f*
bony palate: knöcherner Gaumen *m*, Palatum osseum
bony hard palate: harter Gaumen *m*, Palatum durum
cleft palate: Gaumenspalte *f*, Palatoschisis *f*, Uranoschisis *f*, Palatum fissum
complete cleft palate: vollständige Gaumenspalte *f*
gothic palate: →*high palate*
hard palate: harter Gaumen *m*, Palatum durum
high palate: gotischer Gaumen *m*, hoher Gaumen *m*
high-arched palate: →*high palate*
incomplete cleft palate: unvollständige Gaumenspalte *f*
occult cleft palate: okkulte Gaumenspalte *f*
osseous palate: knöcherner Gaumen *m*, Palatum osseum
partial cleft palate: partielle Gaumenspalte *f*
pendulous palate: (Gaumen-)Zäpfchen *nt*, Uvula *f* (palatina)
primary palate: primärer Gaumen *m*
secondary palate: sekundärer Gaumen *m*
smoker's palate: Rauchergaumen *m*, Raucherleukokeratose *f*, Leukokeratosis nicotina palati, Leukokeratosis fumosa palati
soft palate: weicher Gaumen *m*, Palatum molle, Gaumensegel *nt*, Velum palatinum
submucous cleft palate: submuköse Gaumenspalte *f*
subtotal cleft palate: subtotale Gaumenspalte *f*
total cleft palate: vollständige Gaumenspalte *f*
unilateral cleft palate: einseitige Gaumenspalte *f*

pal|at|i|form [pə'lætɪfɔːrm] *adj*: gaumenförmig

pal|a|tine ['pælətaɪn, -tɪn] *adj*: Gaumen/Palatum *oder* Gaumenbein/Os palatinum betreffend, palatal, Gaumen-

pal|at|i|nose [pə'lætɪnəʊz] *noun*: Palatinose *f*, Isomaltulose *f*

pal|a|ti|tis [pælə'taɪtɪs] *noun*: Gaumenentzündung *f*, Uranitis *f*
glandular palatitis: Uranitis glandularis
granulomatous palatitis: Uranitis granulomatosa

palato- *präf.*: Gaumen-, Palato-

pal|a|to|glos|sal [ˌpælətəʊ'glɑsəl] *adj*: Gaumen und Zunge/Glossa betreffend, palatolingual, glossopalatinal

pal|a|to|glos|sus [ˌpælətəʊ'glɑsəs, -'glɔ-] *noun*: Palatoglossus *m*, Musculus palatoglossus

pal|a|to|gram ['pælətəʊgræm] *noun*: Palatogramm *nt*

pal|a|to|graph ['pælətəʊgræf] *noun*: Palatograph *m*, Palatograf *m*

pal|a|tog|ra|phy [pælə'tɑgrəfiː] *noun*: Palatographie *f*, Palatografie *f*

pal|a|to|la|bi|al [ˌpælətə'leɪbɪəl] *adj*: labiopalatal, palatolabial

pal|a|to|max|il|lar|y [ˌpælətəʊ'mæksɪləriː] *adj*: Gaumen und Oberkiefer/Maxilla betreffend, palatomaxillär

pal|a|to|my|o|graph [ˌpælətəʊ'maɪəgræf] *noun*: Palatomyograph *m*, Palatomyograf *m*

pal|a|to|my|og|ra|phy [ˌpælətəʊmaɪ'ɑgrəfiː] *noun*: Palatomyographie *f*, Palatomyografie *f*

pal|a|to|na|sal [ˌpælətəʊ'neɪzl] *adj*: Gaumen und Nase *oder* Nasenhöhle betreffend, palatonasal

pal|a|top|a|gus [pælə'tɑpəgəs] *noun*: Palatopagus *m*

pal|a|to|pha|ryn|ge|al [ˌpælətəʊfə'rɪndʒ(ɪ)əl, -ˌfærɪn'dʒiːəl] *adj*: Gaumen und Rachen/Pharynx betreffend, palatopharyngeal, pharyngopalatinal

pal|a|to|pha|ryn|ge|us [ˌpælətəʊfə'rɪndʒ(ɪ)əs, -ˌfærɪn'dʒiːəs] *noun*: Palatopharyngeus *m*, Musculus palatopharyngeus

pal|a|to|pha|ryn|go|plas|ty [ˌpælətəfə'rɪŋgəʊplæstiː] *noun*: Gaumenpharynxplastik *f*

pal|a|to|pha|ryn|gor|rha|phy [ˌpælətəʊˌfærɪn'gɔrəfiː] *noun*: Palatopharyngorrhaphie *f*, Staphylopharyngorrhaphie *f*, Staphylouranorrhaphie *f*

pal|a|to|plas|ty ['pælətəʊplæstiː] *noun*: Gaumenplastik *f*, Palatoplastik *f*
von Langenbeck palatoplasty: Brückenlappenplastik *f*, von Langenbeck-Brückenlappenplastik *f*, von Langenbeck-Ernst-Veau-Axhausen-Brückenlappenplastik *f*
V-Y palatoplasty: V-Y-Gaumenplastik *f*

pal|a|to|ple|gia [ˌpælətəʊ'pliːdʒ(ɪ)ə] *noun*: Gaumensegellähmung *f*

pal|a|to|prox|i|mal [ˌpælətə'prɑksɪməl] *adj*: palatoproximal

pal|a|tor|ra|phy [pælə''tɔrəfiː] *noun*: Gaumennaht *f*, Palatorrhaphie *f*, Uranorrhaphie *f*, Staphylorrhaphie *f*

pal|a|tor|rha|phy [pælə'tɔrəfiː] *noun*: →*palatorraphy*

pal|a|to|sal|pin|ge|us [ˌpælətəʊsæl'pɪndʒɪəs] *noun*: Tensor *m* veli palatini, Musculus tensor veli palatini

pal|a|tos|chi|sis [pælə'tɑskəsɪs] *noun*: Gaumenspalte *f*, Palatoschisis *f*, Uranoschisis *f*, Palatum fissum

pal|a|tum [pə'leɪtəm, -'lɑː-] *noun, plura* **-ta** [-tə]: →*palate*

pale [peɪl]: **I** *adj* blass, bleich, fahl **II** *vt* bleich machen,

P

erbleichen lassen **III** *vi* blass *oder* bleich werden, erbleichen, erblassen
pale- *präf.*: Alt-, Ur-, Palae(o)-
palleleniceph|allon [ˌpeɪlɪen'sefəlɑn] *noun*: Urhirn *nt*, Althirn *nt*, Palaeencephalon *nt*
palelness *noun*: Pallor *m*
paleo- *präf.*: Alt-, Ur-, Palae(o)-
pa|le|o|cer|e|bel|lum [ˌpeɪlɪəʊserə'beləm, ˌpælɪəʊ-] *noun*: Paläozerebellum *nt*, Paleocerebellum *nt*
pa|le|o|cor|tex [ˌpeɪlɪəʊ'kɔːrteks] *noun*: Paläokortex *m*, Paleocortex *m*
pa|le|o|en|ceph|a|lon [ˌpeɪlɪəʊen'sefəlɑn] *noun*: Urhirn *nt*, Althirn *nt*, Palaeencephalon *nt*
pa|le|o|pal|li|um [ˌpeɪlɪəʊ'pælɪəm] *noun*: Paläopallium *nt*, Paleopallium *nt*
pa|le|o|ru|brum [ˌpeɪlɪəʊ'ruːbrəm, ˌpælɪ-] *noun*: Palaeorubrum *nt*
pa|le|o|stri|a|tum [ˌpeɪlɪəʊstraɪ'eɪtəm] *noun*: Globus pallidus, Pallidum *nt*, Paläostriatum *nt*
pa|le|o|thal|a|mus [ˌpeɪlɪəʊ'θæləməs] *noun*: Paläothalamus *m*
pal|i|ci|ne|sia [ˌpælɪsɪ'niːʒ(ɪ)ə] *noun*: →*palikinesia*
pal|i|ki|ne|sia [ˌpælɪkɪ'niːʒ(ɪ)ə, -kaɪ-] *noun*: Palikinesie *f*
pal|i|la|li|a [ˌpælɪ'leɪlɪə, -jə] *noun*: Palilalie *f*
pal|in|aes|the|sia [ˌpælɪnes'θiːʒ(ɪ)ə] *noun*: (*brit.*) →*palinesthesia*
pal|in|drome ['pælɪndrəʊm] *noun*: Palindrom *nt*
pal|in|dro|mia [ˌpælɪn'drəʊmɪə] *noun*: (Krankheits-)Rezidiv *nt*, Rückfall *m*
pal|in|dro|mic [ˌpælɪn'drɑmɪk] *adj*: wiederauftretend, rezidivierend, palindromisch
pal|in|es|the|sia [ˌpælɪnes'θiːʒ(ɪ)ə] *noun*: Palinästhesie *f*
pal|in|gra|phia [ˌpælɪn'græfɪə] *noun*: Palingraphie *f*, Palingrafie *f*
pal|in|mne|sis [ˌpælɪn'niːsɪs] *noun*: Palinmnese *f*
pal|in|op|sia [ˌpælɪn'ɑpsɪə] *noun*: Palinopsie *f*
pal|in|phra|sia [ˌpælɪn'freɪʒ(ɪ)ə, -zɪə] *noun*: Palinphrasie *f*
pal|i|phra|sia [ˌpælɪ'freɪʒ(ɪ)ə, -zɪə] *noun*: →*palinphrasia*
pal|i|sade ['pælɪseɪd] *noun*: Palisadenstellung *f*
pal|la|di|um [pə'leɪdɪəm] *noun*: Palladium *nt*
pall|aes|the|sia [ˌpæləs'ʒiːʒ(ɪ)ə] *noun*: (*brit.*) →*pallesthesia*
pall|an|aes|the|sia [pælˌænəs'θiːʒə] *noun*: (*brit.*) →*pallanesthesia*
pall|an|es|the|sia [pælˌænəs'θiːʒə] *noun*: Pallanästhesie *f*
pal|les|cense [pə'lesnt, peɪ-] *noun*: →*pallor*
pall|es|the|sia [ˌpæləs'ʒiːʒ(ɪ)ə] *noun*: Vibrationsempfindung *f*, Pallästhesie *f*
pall|hyp|aes|the|sia [ˌpælhaɪpes'θiːʒ(ɪ)ə] *noun*: (*brit.*) →*pallhypesthesia*
pall|hyp|es|the|sia [ˌpælhaɪpes'θiːʒ(ɪ)ə] *noun*: Pallhypästhesie *f*
pal|li|al ['pælɪəl] *adj*: Pallium betreffend, Pallium-
pal|li|ate ['pælɪeɪt] *vt*: lindern, mildern
pal|li|a|tion [pælɪ'eɪʃn] *noun*: (Krankheits-, Symptom-) Milderung *f*, Linderung *f*, Palliation *f*
pal|li|a|tive ['pælɪətɪv]: **I** *noun* Linderungsmittel *nt*, Palliativum *nt*, Palliativ *nt* **II** *adj* mildernd, lindernd, palliativ, Palliativ-
pal|li|dal ['pælɪdl] *adj*: pallidal
pal|li|dec|to|my [ˌpælɪ'dektəmiː] *noun*: Pallidumexzision *f*, Pallidektomie *f*
pal|li|do|fu|gal [ˌpælɪ'dɑfjəgəl, ˌpælɪdəʊ'fjuːgl] *adj*: pallidofugal
pal|li|do|hy|po|thal|am|ic [ˌpælɪdəʊˌhaɪpəʊθə'læmɪk] *adj*: Palidum und Hypothalamus betreffend, pallidohypothalamisch
pal|li|do|sub|thal|am|ic [ˌpælɪdəʊsʌbθə'læmɪk] *adj*: pallidosubthalamisch
pal|li|do|teg|men|tal [ˌpælɪdəʊteg'mentəl] *adj*: pallidotegmental
pal|li|dot|o|my [pælɪ'dɑtəmiː] *noun*: Pallidotomie *f*
pal|li|dum ['pælɪdəm] *noun*: Pallidum *nt*
dorsal pallidum: Pallidum dorsale
pallidum I: Globus pallidus lateralis
pallidum II: Globus pallidus medialis
ventral pallidum: Pallidum ventrale
pal|li|o|thal|a|mus [ˌpælɪəʊ'θæləməs] *noun*: palliothalamische Kerne *pl*, Palliothalamus *m*, spezifische Thalamuskerne *pl*
pal|li|um ['pælɪəm] *noun, plural* **-li|ums, -lia** [-lɪə]: **1.** Hirnmantel *m*, Pallium *nt* **2.** (Groß-)Hirnrinde *f*, Cortex cerebri
pal|lor ['pælər] *noun*: Blässe *f*, Bleichheit *f*, Pallor *m*
circumoral pallor: periorale Blässe *f*
deadly pallor: Todes-, Leichenblässe *f*
perioral pallor: periorale Blässe *f*
temporal pallor: temporale Abblassung *f*
palm [pɑː(l)m] *noun*: **1.** Handteller *m*, Hand(innen)fläche *f*, hohle Hand *f*; (*anatom.*) Palma *f*, Vola manus **2.** Handbreit *f* **3.** (*biolog.*) Palme *f*
betel palm: Areca catechu
pal|ma ['pælmə, 'pɑː(l)mə] *noun, plura* **-mae** [-miː]: →*palm 1.*
pal|maes|the|sia [ˌpælmes'θiːʒ(ɪ)ə] *noun*: (*brit.*) →*palmesthesia*
pal|man|aes|the|sia [ˌpælmænes'θiːʒ(ɪ)ə] *noun*: (*brit.*) →*palmanesthesia*
pal|man|es|the|sia [ˌpælmænes'θiːʒ(ɪ)ə] *noun*: Pallanästhesie *f*
pal|mar ['pælmər, 'pɑː(l)m-] *adj*: Handinnenfläche/Hohlhand betreffend, auf der Hohlhandseite (liegend), zur Hohlhand gehörend, palmar, volar
pal|mate ['pælmeɪt, 'pɑː(l)-] *adj*: handförmig
pal|mat|ed ['pælmeɪtɪd] *adj*: →*palmate*
pal|mes|the|sia [ˌpælmes'θiːʒ(ɪ)ə] *noun*: Vibrationsempfindung *f*, Pallästhesie *f*
pal|mic ['pælmɪk] *adj*: klopfend, schlagend
pal|mi|tate ['pælmɪteɪt] *noun*: Palmitat *nt*
pal|mi|tin ['pælmɪtɪn] *noun*: Palmitin *nt*
1-pal|mi|to|di|ste|a|rin [ˌpælmɪtəʊdaɪ'stɪərɪn] *noun*: 1-Palmitodistearin *nt*, 1-Palmityldistearylglycerin *nt*
pal|mi|to|le|yl [ˌpælmɪtəʊ'liːɪl] *noun*: Palmitoleyl-(Radikal *nt*)
pal|mi|to|yl [pæl'mɪtəwɪl] *noun*: Palmityl-(Radikal *nt*)
pal|mi|tyl ['pælmɪtɪl] *noun*: Palmityl-(Radikal *nt*)
pal|mo|plan|tar [ˌpælmə'plæntər] *adj*: palmoplantar
pal|mus ['pælməs] *noun, plural* **-mi** [-maɪ]: **1.** Palpitation *f*, Palpitatio *f* **2.** Bell-Spasmus *m*, Fazialiskrampf *m*, Fazialis-Tick *m*, Gesichtszucken *nt*, mimischer Gesichtskrampf *m*, Tic convulsif/facial **3.** Herzschlag *m* **4.** Bamberger-Krankheit *f*, saltatorischer Reflexkrampf *m*
PALP *Abk.*: pyridoxal-5-phosphate
pal|pa|bil|i|ty [ˌpælpə'bɪlətiː] *noun*: Tast-, Greif-, Fühlbarkeit *f*
pal|pa|ble ['pælpəbəl] *adj*: durch Austastung/Palpation wahrnehmbar, palpabel, palpierbar, fühlbar, tastbar
pal|pate ['pælpeɪt] *vt*: ab-, betasten, befühlen, beklopfen, palpieren
pal|pa|tion [pæl'peɪʃn] *noun*: Be-, Abtasten *nt*, Palpation *f*, Palpieren *nt*
abdominal palpation: Palpation *f* des Abdomens/der Bauchdecke
pal|pa|to|ry ['pælpətəʊriː] *adj*: Austastung/Palpation be-

treffend, durch Palpation diagnostizierbar, palpatorisch

pal|pe|bra ['pælpɪbrə, pæl'piː-] *noun, plural* **-brae** [-briː]: (Augen-)Lid *nt*, Palpebra *f*

lower palpebra: Unterlid *nt*, Palpebra inferior

upper palpebra: Oberlid *nt*, Palpebra superior

pal|pe|bral ['pælpəbrəl, pæl'piː-] *adj*: Lid/Palpebra betreffend, palpebral, Lid-

pal|pe|brate ['pælpəbreɪt, -brɪt, pæl'piː-]: **I** *adj* (*biolog.*) mit Lidern versehen **II** *vi* blinzeln, zwinkern

pal|pe|bra|tion [,pælpə'breɪʃn] *noun*: Blinzeln *nt*

pal|pe|bri|tis [,pælpə'braɪtɪs] *noun*: Blepharitis *f*, Lidentzündung *f*, Augenlidentzündung *f*

pal|pi|ta|tion [,pælpɪ'teɪʃn] *noun*: **1.** Palpitation *f*, Palpitatio *f* **2.** Herzklopfen *nt*, Palpitatio cordis, Palpitation *f*, Kardiopalmus *m*

PALS *Abk.*: **1.** periarterial lymphatic sheath **2.** prison-acquired lymphadenopathy syndrome

pal|sied ['pɔːlsiːd] *adj*: gelähmt

pal|sy ['pɔːlziː]: **I** *noun* (vollständige) Lähmung *f*, Paralyse *f*, Paralysis *f*, Plegie *f* **II** *vt* (*a. fig.*) lähmen, paralysieren

accessory palsy: Akzessoriuslähmung *f*

accessory nerve palsy: Akzessoriuslähmung *f*

atactic cerebral palsy: ataktische Zerebralparese *f*

Bell's palsy: einseitige Fazialislähmung/Fazialisparese *f*, Bell-Lähmung *f*

biker's palsy: Radfahrerlähmung *f*, Motorradfahrerlähmung *f*

bilateral recurrent nerve palsy: doppelseitige Rekurrensparese *f*

bilateral spastic cerebral palsy: bilaterale spastische Zerebralparese *f*

birth palsy: Geburtslähmung *f*, kindliche Entbindungslähmung *f*

brachial palsy: Armplexuslähmung *f*

bulbar palsy: Bulbärparalyse *f*

central facial palsy: zentrale Fazialisparese *f*, zentrale faziale Parese *f*

cerebral palsy: Zerebralparese *f*, infantile Zerebralparese *f*

crutch palsy: Krückenlähmung *f*

dislocation palsy: Luxationslähmung *f*

diver's palsy: Druckluft-, Caissonkrankheit *f*

drummer's palsy: Trommlerlähmung *f*

dyskinetic cerebral palsy: dyskinetische Zerebralparese *f*

Erb's palsy: Brachialislähmung *f*, Duchenne-Erb-Lähmung *f*, Erb-Duchenne-Lähmung *f*

facial palsy: Fazialislähmung *f*, Fazialisparese *f*, Gesichtslähmung *f*, Fazioplegie *f*, Prosopoplegie *f*

facial nerve palsy: →*facial palsy*

femoral palsy: Femoralislähmung *f*

Féréol-Graux palsy: Féréol-Lähmung *f*

fourth nerve palsy: Trochlearislähmung *m*

glossopharyngeal palsy: Glossopharyngeuslähmung *f*

high radial palsy: obere Radialislähmung *f*

hyperextension palsy: Dehnungslähmung *f*

hypoglossal palsy: Hypoglossuslähmung *f*

idiopathic facial palsy: idiopathische Fazialisparese *f*

infantile cerebral palsy: zerebrale Kinderlähmung *f*, infantile Zerebralparese *f*

inflammatory facial palsy: entzündliche Fazialisparese *f*

ischaemic palsy: (*brit.*) →*ischemic palsy*

ischemic palsy: ischämische Lähmung/Paralyse *f*

Klumpke's palsy: Klumpke-Déjérine-Lähmung *f*, Klumpke-Lähmung *f*, untere Armplexuslähmung *f*

Landry's palsy: Landry-Paralyse *f*, Paralysis spinalis ascendens acuta

lateral cricoarytenoid muscle palsy: Lateralislähmung *f*

lead palsy: Bleilähmung *f*

lower arm type of brachial palsy: →*Klumpke's palsy*

lower brachial palsy: →*Klumpke's palsy*

low radial palsy: untere Radialislähmung *f*

median palsy: Medianuslähmung *f*

median nerve palsy: Medianuslähmung *f*

middle radial palsy: mittlere Radialislähmung *f*

milker's palsy: Melkerlähmung *f*

myoplegic palsy: myoplegische Lähmung *f*

phonic palsy: phonische Lähmung *f*

posticus palsy: Postikuslähmung *f*, -paralyse *f*

progressive supranuclear palsy: progressive supranukleäre Ophthalmoplegie *f*, Steele-Richardson-Olszewski-Syndrom *nt*

pseudobulbar palsy: Pseudobulbärparalyse *f*

radial palsy: Radialislähmung *f*

recurrent laryngeal nerve palsy: →*recurrent nerve palsy*

recurrent nerve palsy: Rekurrenslähmung *f*, Rekurrensparese *f*, Rekurrensparalyse *f*

scriveners' palsy: Schreibkrampf *m*, Graphospasmus *m*, Mogigraphie *f*, Mogigrafie *f*

shaking palsy: Parkinson-Krankheit *f*, Morbus Parkinson *m*, Paralysis agitans

spastic cerebral palsy: spastische Zerebralparese *f*

tardy median palsy: Karpaltunnelsyndrom *nt*

Todd's palsy: Todd-Lähmung *f*

total ulnar nerve palsy: vollständige Ulnarislähmung *f*

transversus arytenoideus palsy: Transversusschwäche *f*

trembling palsy: Parkinson-Krankheit *f*, Morbus Parkinson *m*, Paralysis agitans

uinilateral recurrent nerve palsy: einseitige Rekurrensparese *f*

ulnar nerve palsy: Ulnarislähmung *f*

upper arm type of brachial palsy: obere Armplexuslähmung *f*, Erb-Lähmung *f*, Erb-Duchenne-Lähmung *f*

pal|u|dism ['pæljədɪzəm] *noun*: Sumpf-, Wechselfieber *nt*, Malaria *f*

PAM *Abk.*: **1.** penicillin-G aluminum monostearate **2.** phenylalanine mustard **3.** piracetam **4.** primary amebic meningoencephalitis **5.** pulmonary artery mean pressure **6.** pulse amplitude modulation **7.** pyridine-2-aldoxim-N-methyliodide

PAm *Abk.*: pulmonary artery mean pressure

2-PAM *Abk.*: 2-pralidoxime

PAMBA *Abk.*: p-aminomethylbenzoic acid

PAMN *Abk.*: propionylatropine methylnitrate

PAMP *Abk.*: pulmonary artery mean pressure

pam|pin|i|form [pæm'pɪnəfɔːrm] *adj*: rankenförmig, gewunden

pam|pin|o|cele [pæm'pɪnəsiːl] *noun*: Krampfaderbruch *m*, Varikozele *f*, Hernia varicosa

pam|ple|gi|a [pæm'pliːdʒ(ɪ)ə] *noun*: vollständige Lähmung *f*; Paralyse *f*

PAMSA *Abk.*: p-aminomethyl-salicylic acid

PAN *Abk.*: **1.** peroxyacetyl nitrate **2.** polyacryl nitrile **3.** polyarteritis nodosa **4.** pyridyl azonaphthol

pan [pæn] *noun*: Pfanne *f*

collecting pan: Auffangschale *f*, Auffanggefäß *nt*

knee pan: Kniescheibe *f*, Patella *f*

skull pan: knöchernes Schädeldach *nt*, Kalotte *f*, Calvaria *f*

warming pan: Wärmflasche *f*

pan- *präf.*: Ganz-, Pan-

pan|a|cea [pænə'sɪə] *noun*: Allheilmittel *nt*

pan|ac|i|nar [ˌpæn'æsɪnər] *adj*: panazinär
pan|aes|the|sia [ˌpænes'θiːʒ(ɪ)ə] *noun*: (*brit.*) →*panesthesia*
pan|aes|thet|ic [ˌpænes'θetɪk] *adj*: (*brit.*) →*panesthetic*
pan|ag|glu|tin|a|ble [ˌpænə'gluːtɪnəbl] *adj*: panagglutinierbar, panagglutinabel
pan|ag|glu|ti|na|tion [ˌpænəˌgluːtə'neɪʃn] *noun*: Panagglutination *f*
pan|ag|glu|ti|nin [ˌpænə'gluːtənɪn] *noun*: Panagglutinin *nt*
pan|an|gi|it|ic [ˌpænændʒɪ'ɪtɪk] *adj*: Panangiitis betreffend, panangiitisch, panangitisch
pan|an|gi|i|tis [ˌpænændʒɪ'aɪtɪs] *noun*: Panangiitis *f*
pan|a|ris ['pænərɪs, pə'nærɪs] *noun*: Panaritium *nt*
analgesic panaris: Morvan-Syndrom *nt*, Panaritium analgicum
milker's panaris: Melkerpanaritium *nt*
pan|ar|te|rit|ic [ˌpænɑːrtə'rɪtɪk] *adj*: Panarteriitis betreffend, panarteriitisch
pan|ar|te|ri|tis [ˌpænɑːrtə'raɪtɪs] *noun*: Panarteriitis *f*
panarteritis nodosa: Panarteriitis nodosa, Polyarteriitis nodosa, Periarteriitis nodosa
pan|ar|thrit|ic [ˌpænɑːr'θrɪtɪk] *adj*: Panarthritis betreffend, panarthritisch
pan|ar|thri|tis [ˌpænɑːr'θraɪtɪs] *noun*: Panarthritis *f*
pan|blas|tic [ˌpæn'blæstɪk] *adj*: alle Keimschichten betreffend
pan|car|dit|ic [ˌpænkɑːr'dɪtɪk] *adj*: Pankarditis betreffend, pankarditisch
pan|car|di|tis [ˌpænkɑːr'daɪtɪs] *noun*: Entzündung aller Herzwandschichten, Pankarditis *f*, Endoperimyokarditis *f*, Endomyoperikarditis *f*, Pancarditis *f*
pan|chrest ['pænkrest] *noun*: Allheilmittel *nt*
pan|chro|mat|ic [ˌpænkrəʊ'mætɪk] *adj*: panchromatisch
pan|chro|mia [ˌpæn'krəʊmɪə] *noun*: Panchromie *f*
pan|coch|le|ar [ˌpæn'kɑklɪər] *adj*: pankochleär
pan|col|lec|to|my [pænkə'lektəmiː] *noun*: totale Kolektomie *f*, Pankolektomie *f*
pan|co|li|tis [pænkə'laɪtɪs] *noun*: Pankolitis *f*
pan|cre|al|gia [ˌpæŋkrɪ'ældʒ(ɪ)ə, pæn-] *noun*: Pankrealgie *f*, Pankreatalgie *f*, Pankreasschmerz *m*
pan|cre|as ['pænkrɪəs, 'pæŋ-] *noun, plural* **-cre|a|ta** [pæŋ'krɪətə, ˌpænkrɪ'eɪtə]: Bauchspeicheldrüse *f*, Pankreas *nt*, Pancreas *nt*
aberrant pancreas: →*heterotopic pancreas*
accessory pancreas: Nebenbauchspeicheldrüse *f*, Nebenpankreas *nt*, Pancreas accessorium
annular pancreas: Pancreas anulare, Pancreas annulare
anular pancreas: Pancreas anulare, Pancreas annulare
burned-out pancreas: ausgebranntes Pankreas *nt*
cystic pancreas: Zystenpankreas *nt*
dorsal pancreas: dorsales Pankreas *nt*
ectopic pancreas: →*heterotopic pancreas*
heterotopic pancreas: heterotopes/ektopes Pankreas(gewebe *nt*) *nt*, Pankreasektopie *f*, Pankreasheterotopie *f*
lesser pancreas: Processus uncinatus pancreatis
small pancreas: Processus uncinatus pancreatis
unciform pancreas: Processus uncinatus pancreatis
uncinate pancreas: →*unciform pancreas*
ventral pancreas: ventrales Pankreas *nt*
Willis' pancreas: Processus uncinatus pancreatis
Winslow's pancreas: Processus uncinatus pancreatis
pancreat- *präf.*: Bauchspeicheldrüsen-, Pankreas-, Pankreatiko-, Pankreato-
pan|cre|a|tal|gia [ˌpæŋkrɪə'tældʒ(ɪ)ə] *noun*: Pankreasschmerz *m*, Pankrealgie *f*, Pankreatalgie *f*
pan|cre|a|tec|to|my [ˌpæŋkrɪə'tektəmiː] *noun*: Pankreatektomie *f*
caudal pancreatectomy: distale Pankreatektomie *f*, Linksresektion *f*
distal pancreatectomy: Pankreaslinksresektion *f*, distale Pankreasresektion *f*
subtotal distal pancreatectomy: Child-Operation *f*, subtotale distale/linksseitige Pankreatektomie *f*, subtotale Pankrealinksresektion *f*
pan|cre|at|ic [ˌpænkrɪ'ætɪk, ˌpæŋ-] *adj*: Bauchspeicheldrüse betreffend, aus dem Pancreas stammend, pankreatisch
pancreatico- *präf.*: Bauchspeicheldrüsen-, Pankreas-, Pankreatiko-, Pankreato-
pan|cre|at|i|co|du|o|de|nal [ˌpænkrɪˌætɪkəʊd(j)uːə'diːnl, -d(j)uː'ɑdnəl, ˌpæŋ-] *adj*: Bauchspeicheldrüse und Zwölffingerdarm/Duodenum betreffend, pankreatikoduodenal
pan|cre|at|i|co|du|o|de|nec|to|my [ˌpænkrɪˌætɪkəʊˌd(j)uːədɪ'nektəmiː] *noun*: Duodenopankreatektomie *f*
pan|cre|at|i|co|du|o|de|nos|to|my [ˌpænkrɪˌætɪkəʊˌd(j)uːədɪ'nɑstəmiː] *noun*: Pankreatikoduodenostomie *f*, Pankreatoduodenostomie *f*
pan|cre|at|i|co|en|ter|os|to|my [ˌpænkrɪˌætɪkəʊˌentə'rɑstəmiː] *noun*: Pankreatoenterostomie *f*, Pankreatikoenterostomie *f*
pan|cre|at|i|co|gas|tros|to|my [ˌpænkrɪˌætɪkəʊgæs'trɑstəmiː] *noun*: Pankreatikogastrostomie *f*, Pankreatogastrostomie *f*
pan|cre|at|i|co|je|ju|nos|to|my [ˌpænkrɪˌætɪkəʊˌdʒɪdʒuː'nɑstəmiː] *noun*: Pankreatojejunostomie *f*, Pankreatikojejunostomie *f*
laterolateral pancreaticojejunostomy: Puestow-Mercadier I-Operation *f*, longitudinale laterolaterale Pankreatikojejunostomie *f*
lateroterminal pancreaticojejunostomy: Puestow-Mercadier II-Operation *f*, longitudinale lateroterminale Pankreatikojejunostomie *f*
longitudinal laterolateral pancreaticojejunostomy: →*laterolateral pancreaticojejunostomy*
longitudinal lateroterminal pancreaticojejunostomy: →*lateroterminal pancreaticojejunostomy*
Roux-en-Y pancreaticojejunostomy: Pankreatojejunostomie *f* mit Roux-Y-Schlinge
pan|cre|a|tit|ic [ˌpæŋkrɪə'tɪtɪk] *adj*: Bauchspeicheldrüsenentzündung/Pankreatitis betreffend, pankreatitisch
pan|cre|a|ti|tis [ˌpæŋkrɪə'taɪtɪs, ˌpæn-] *noun*: Bauchspeicheldrüsenentzündung *f*, Pankreasentzündung *f*, Pankreatitis *f*, Pancreatitis *f*
acute pancreatitis: akute Pankreatitis *f*
acute haemorrhagic pancreatitis: (*brit.*) →*acute hemorrhagic pancreatitis*
acute hemorrhagic pancreatitis: akut-hämorrhagische Pankreatitis *f*
alcoholic pancreatitis: alkoholische Pankreatitis *f*
biliary pancreatitis: biliäre Pankreatitis *f*
chronic pancreatitis: chronische Pankreatitis *f*
chronic recurrent pancreatitis: chronisch-rezidivierende Pankreatitis *f*
edematous pancreatitis: Zöpfel-Ödem *nt*, Pankreasödem *nt*
enzymatic pancreatitis: tryptische Pankreatitis *f*, Pankreasnekrose *f*
gallstone pancreatitis: Gallensteinpankreatitis *f*
haemorrhagic necrotizing pancreatitis: (*brit.*) →*hemorrhagic necrotizing pancreatitis*

P

hemorrhagic necrotizing pancreatitis: hämorrhagisch-nekrotisierende Pankreatitis *f*
mucinous pancreatitis: Speichelödem *nt* des Pankreas
mumps pancreatitis: Mumps-Pankreatitis *f*
oedematous pancreatitis: (*brit.*) →*edematous pancreatitis*
post-traumatic pancreatitis: posttraumatische Pankreatitis *f*
pancreato- *präf.*: Bauchspeicheldrüsen-, Pankreas-, Pankreatiko-, Pankreato-
pan|cre|a|to|du|o|de|nec|to|my [ˌpænkrɪətəʊˌd(j)uːədɪ'nektəmɪ, pæŋ-] *noun*: Duodenopankreatektomie *f*
Brunschwig's pancreatoduodenectomy: Pankreatoduodenektomie *f*, Duodenopankreatektomie *f*
pan|cre|a|to|du|o|de|nos|to|my [ˌpænkrɪətəʊˌd(j)uːədɪ'nastəmiː] *noun*: Pankreatikoduodenostomie *f*, Pankreatoduodenostomie *f*
pan|cre|a|to|en|ter|os|to|my [ˌpænkrɪətəʊˌentə'rastəmiː] *noun*: Pankreatoenterostomie *f*, Pankreatikoenterostomie *f*
pan|cre|at|o|gas|tros|to|my [ˌpænkrɪətəʊgæs'trastəmiː] *noun*: Pankreatogastrostomie *f*, Pankreatikogastrostomie *f*
pan|cre|a|to|gen|ic [ˌpænkrɪətəʊ'dʒenɪk] *adj*: von der Bauchspeicheldrüse/dem Pankreas ausgehend, pankreatogen
pan|cre|a|tog|e|nous [pænkrɪə'tɑdʒənəs, pæŋ-] *adj*: vom Pankreas ausgehend, pankreatogen
pan|cre|at|o|gram [pænkrɪ'ætəgræm] *noun*: Pankreat(ik)ogramm *nt*
pan|cre|a|tog|ra|phy [pænkrɪə'tɑgrəfɪ, pæŋ-] *noun*: Pankreatographie *f*, Pankreatografie *f*, Pankreatikographie *f*, Pankreatikografie *f*
endoscopic retrograde pancreatography: endoskopische retrograde Pankreatographie *f*, endoskopische retrograde Pankreatografie *f*
intraoperative pancreatography: intraoperative Pankreatografie *f*
operative pancreatography: intraoperative Pankreatografie *f*
pan|cre|at|o|lith [pænkrɪ'ætəlɪθ, pæŋ-] *noun*: Pankreasstein *m*, Pankreatolith *m*
pan|cre|a|to|li|thec|to|my [ˌpænkrɪətəʊlɪ'θektəmiː] *noun*: Pankreatolithektomie *f*
pan|cre|a|to|li|thi|a|sis [ˌpænkrɪətəʊlɪ'θaɪəsɪs] *noun*: Pankreolithiasis *f*
pan|cre|a|to|li|thot|o|my [ˌpænkrɪətəʊlɪ'θɑtəmiː] *noun*: Pankreatolithotomie *f*
pan|cre|a|tol|y|sis [ˌpænkrɪə'tɑləsɪs, ˌpæŋ-] *noun*: Pankreatolyse *f*, Pankreasautolyse *f*, Pankreolyse *f*
pan|cre|a|to|lyt|ic [ˌpænkrɪətəʊ'lɪtɪk, ˌpæŋ-] *adj*: Pankreatolyse betreffend, pankreatolytisch, pankreolytisch
pan|cre|at|o|my [pænkrɪ'ætəmɪə] *noun*: Pankreatotomie *f*
pan|cre|a|top|a|thy [ˌpænkrɪə'tɑpəθiː] *noun*: Bauchspeicheldrüsen-, Pankreaserkrankung *f*, Pankreatopathie *f*, Pankreopathie *f*
pan|cre|a|tot|o|my [ˌpænkrɪə'tɑtəmiː] *noun*: Pankreatotomie *f*
pan|cre|a|to|trop|ic [ˌpænkrɪətəʊ'trɑpɪk, -'trəʊp-, ˌpæŋ-] *adj*: auf das Pankreas einwirkend, mit besonderer Affinität zur Bauchspeicheldrüse, pankreatotrop, pankreotrop
pan|cre|a|trop|ic [pænkrɪə'trɑpɪk, -'trəʊ-, ˌpæŋ-] *adj*: →*pancreatotropic*
pan|cre|ec|to|my [pænkrɪ'ektəmɪ, pæŋ-] *noun*: Pankreatektomie *f*
pan|cre|o|cy|min [ˌpænkrɪə'saɪmɪn] *noun*: Pankreozymin *nt*
pan|cre|o|lith ['pænkrɪəʊlɪθ] *noun*: Pankreasstein *m*, Pankreatolith *m*
pan|cre|o|li|thot|o|my [ˌpænkrɪəʊlɪ'θɑtəmiː] *noun*: Pankreatolithotomie *f*
pan|cre|ol|y|sis [ˌpænkrɪ'ɑlɪsɪs] *noun*: Pankreasauflösung *f*, Pankreasselbstverdauung *f*, Pankreasautolyse *f*, Pankreatolyse *f*, Pankreolyse *f*
pan|cre|o|lyt|ic [ˌpænkrɪəʊ'lɪtɪk, ˌpæŋ-] *adj*: Pankreasauflösung/Pankreolyse betreffend, das Pankreas abbauend *oder* zerstörend, pankreatolytisch, pankreolytisch
pan|cre|op|a|thy [ˌpænkrɪ'ɑpəθɪ, ˌpæŋ-] *noun*: →*pancreatopathy*
pan|cre|o|priv|ic [ˌpænkrɪəʊ'prɪvɪk, ˌpæŋ-] *adj*: nach Ausfall der Bauchspeicheldrüse, ohne Pankreas, pankreopriv
pan|cre|o|ther|a|py [ˌpænkrɪəʊ'θerəpiː] *noun*: Behandlung *f* mit Pankreasenzymen
pan|cre|o|trop|ic [ˌpænkrɪəʊ'trɑpɪk, -'trəʊp-] *adj*: auf das Pankreas einwirkend, mit besonderer Affinität zur Bauchspeicheldrüse, pankreatotrop, pankreotrop
pan|cre|o|zy|min [ˌpænkrɪəʊ'zaɪmɪn] *noun*: Pankreozymin *nt*, Cholezystokinin *nt*
pan|cu|ro|ni|um [ˌpænkjʊə'rəʊnɪəm] *noun*: Pancuronium *nt*
pancuronium bromide: Pancuroniumbromid *nt*
pan|cys|tit|ic [ˌpænsɪs'tɪtɪk] *adj*: Panzystitis betreffend, panzystitisch
pan|cys|ti|tis [ˌpænsɪs'taɪtɪs] *noun*: Panzystitis *f*
pan|cy|to|pe|nia [pænˌsaɪtə'piːnɪə] *noun*: Panzytopenie *f*
congenital pancytopenia: →*Fanconi's pancytopenia*
Fanconi's pancytopenia: Fanconi-Anämie *f*, Fanconi-Syndrom *nt*, konstitutionelle infantile Panmyelopathie *f*
hypersplenic pancytopenia: Hypersplenie-bedingte Panzytopenie *f*
primary splenic pancytopenia: hypersplenie-bedingte Panzytopenie *f*
pan|de|mi|a [pæn'diːmiːə] *noun*: Pandemie *f*
pan|dem|ic [pæn'demɪk]: **I** *noun* Pandemie *f* **II** *adj* pandemisch
pan|en|ceph|a|lit|ic [ˌpænenˌsefə'lɪtɪk] *adj*: Panenzephalitis betreffend, panenzephalitisch
pan|en|ceph|a|li|tis [ˌpænenˌsefə'laɪtɪs] *noun*: Panenzephalitis *f*, Panencephalitis *f*
nodular panencephalitis: →*Pette-Döring panencephalitis*
Pette-Döring panencephalitis: einheimische Panenzephalitis *f*, Enzephalitis Pette-Döring, Panenzephalitis Pette-Döring
progressive rubella panencephalitis: progressive Rötelnpanenzephalitis *f*
subacute sclerosing panencephalitis: Masernenzephalitis *f*, subakute sklerosierende Panenzephalitis *f*
pan|en|do|crine [ˌpæn'endəʊkrɪn, -kraɪn] *adj*: panendokrin
pan|en|do|scope [ˌpæn'endəskəʊp] *noun*: Panendoskop *nt*
pan|es|the|sia [ˌpænes'θiːʒ(ɪ)ə] *noun*: Panästhesie *f*
pan|es|thet|ic [ˌpænes'θetɪk] *adj*: Panästhesie betreffend, panästhetisch
pang [pæŋ] *noun*: plötzlicher stechender Schmerz *m*
breast pang: Stenokardie *f*, Angina pectoris
brow pang: **1.** Supraorbitalneuralgie *f* **2.** Halbseitenkopfschmerz *m*, halbseitiger/einseitiger Kopfschmerz *m*, Hemikranie *f*, Hemicrania *f*
pan|gas|tri|tis *noun*: Pangastritis *f*
pan|hae|ma|to|pe|nia [pænˌhiːmətəʊ'piːnɪə] *noun*: (*brit.*) →*pancytopenia*

pan|he|ma|to|pe|ni|a [pæn,hiːmətəʊ'piːnɪə] *noun*: →*pancytopenia*
pan|hy|per|ae|mia [,pæn,haɪpər'iːmiːə] *noun*: (*brit.*) →*panhyperemia*
pan|hy|per|e|mia [,pæn,haɪpər'iːmiːə] *noun*: Panhyperämie *f*
pan|hy|po|gam|ma|glob|u|lin|ae|mi|a [pæn,haɪpəʊ,gæmə,glɑbjəlɪ'niːmiːə] *noun*: (*brit.*) →*panhypogammaglobulinemia*
pan|hy|po|gam|ma|glob|u|lin|e|mi|a [pæn,haɪpəʊ,gæmə,glɑbjəlɪ'niːmiːə] *noun*: Hypogammaglobulinämie *f*
pan|hy|po|go|nad|ism [,pæn,haɪpəʊ'gəʊnædɪzəm] *noun*: Panhypogonadismus *m*
pan|hy|po|pi|tu|i|tar|ism [,pæn,haɪpəʊpɪ't(j)uːətərɪzəm] *noun*: Panhypopituitarismus *m*
pan|hys|ter|ec|to|my [,pæn,hɪstə'rektəmiː] *noun*: totale Gebärmutterentfernung *f*, Uterusexstirpation *f*, Hysterektomie *f*
pan|ic ['pænɪk]: I *noun* Panik *f*, panischer Schrecken *m*, panische Angst *f* II *adj* panisch III *vt* in Panik versetzen, eine Panik auslösen IV *vi* in Panik geraten, von panischer Angst erfasst *oder* ergriffen werden
pan|im|mu|ni|ty [,pænɪ'mjuːnətiː] *noun*: Panimmunität *f*
pan|lob|u|lar [,pæn'lɑbjələr] *adj*: panlobulär
pan|mix|i|a [,pæn'mɪksɪə] *noun*: →*panmixis*
pan|mix|is [,pæn'mɪksɪs] *noun*: Panmixie *f*, Panmixis *f*
pan|my|e|loid [pæn'maɪələɪd] *adj*: alle Knochenmarkselemente betreffend, panmyeloid
pan|my|e|lo|path|ia [,pæn,maɪələʊ'pæθɪə] *noun*: →*panmyelopathy*
pan|my|e|lop|a|thy [pæn,maɪə'lɑpəθiː] *noun*: Panmyelopathie *f*
constitutional infantile panmyelopathy: Fanconi-Anämie *f*, Fanconi-Syndrom *nt*, konstitutionelle infantile Panmyelopathie *f*
pan|my|e|loph|thi|sis [pæn,maɪə'lɑfθəsɪs] *noun*: **1.** Knochenmarkschwund *m*, Knochenmarksschwund *m*, Panmyelophthise *f* **2.** aplastische Anämie *f*
pan|my|e|lo|sis [pæn,maɪə'ləʊsɪs] *noun*: Panmyelose *f*
pan|nic|u|lal|gia [pə,nɪkjə'lældʒ(ɪ)ə] *noun*: Adiposalgie *f*
pan|nic|u|lec|to|my [pə,nɪkjə'lektəmiː] *noun*: Exzision *f* der Fettschürze, Pannikulektomie *f*
pan|nic|u|lit|ic [pə,nɪkjə'lɪtɪk] *adj*: Pannikulitis betreffend, pannikulitisch
pan|nic|u|li|tis [pə,nɪkjə'laɪtɪs] *noun*: Entzündung *f* des Unterhautfettgewebes, Pannikulitis *f*, Fettgewebsentzündung *f*, Panniculitis *f*; Pimelitis *f*
circumscribed lobular panniculitis: umschriebene lobuläre Pannikulitis *f*
cold panniculitis: Kältepannikulitis *f*
LE panniculitis: Lupus erythematodes profundus
lobular panniculitis: lobuläre Pannikulitis *f*
lupus panniculitis: Lupus erythematodes profundus
nodular nonsuppurative panniculitis: →*Weber-Christian panniculitis*
relapsing febrile nodular nonsuppurative panniculitis: →*Weber-Christian panniculitis*
septal panniculitis: septale Pannikulitis *f*
systemic lobular panniculitis: systemische lobuläre Pannikulitis *f*
traumatic panniculitis: mechanisch-traumatische Pannikulitis *f*
Weber-Christian panniculitis: Pfeiffer-Weber-Christian-Syndrom *nt*, Weber-Christian-Syndrom *nt*, rezidivierende fieberhafte nicht-eitrige Pannikulitis *f*, Panniculitis nodularis nonsuppurativa febrilis et recidivans
pan|nic|u|lus [pə'nɪkjələs] *noun, plural* **-li** [-laɪ]: Panniculus *m*
pan|nus ['pænəs] *noun, plural* **-ni** [-naɪ]: Unterhautfettgewebe *nt*, Panniculus adiposus
corneal pannus: Pannus corneae
dry pannus: Pannus sicca
thick pannus: Pannus crassus
thin pannus: Pannus tenuis
pan|o|pho|bi|a [pænə'fəʊbɪə] *noun*: Panphobie *f*
pan|oph|thal|mi|a [,pænɑf'θælmɪə] *noun*: Panophthalmitis *f*, Panophthalmie *f*, Pantophthalmie *f*
pan|oph|thal|mit|ic [,pænɑfθæl'mɪtɪk] *adj*: Panophthalmitis betreffend, panophthalmitisch
pan|oph|thal|mi|tis [,pænɑfθæl'maɪtɪs] *noun*: Panophthalmie *f*, Panophthalmitis *f*, Pantophthalmie *f*
pan|op|tic [pæn'ɑptɪk] *adj*: (*Färbung*) alle Strukturen sichtbar machend, panoptisch
pan|os|te|i|tis [,pænɑstɪ'aɪtɪs] *noun*: Panostitis *f*
pan|os|tit|ic [,pænɑs'tɪtɪk] *adj*: Panostitis betreffend, panostitisch, panosteitisch
pan|os|ti|tis [,pænɑs'taɪtɪs] *noun*: Panostitis *f*
pan|o|tit|ic [,pænəʊ'tɪtɪk] *adj*: Panotitis betreffend, panotitisch
pan|o|ti|tis [,pænəʊ'taɪtɪs] *noun*: Panotitis *f*
pan|pho|bi|a [,pæn'fəʊbɪə] *noun*: Panphobie *f*
pan|pho|bic [,pæn'fəʊbɪk] *adj*: Panphobie betreffend, panphob
pan|ple|gia [,pæn'pliːdʒ(ɪ)ə] *noun*: Panplegie *f*
pan|proc|to|co|lec|to|my [,pæn,prɑktəʊkəʊ'lektəmiː] *noun*: Panproktokolektomie *f*
pan|scle|ro|sis [,pænsklɪ'rəʊsɪs] *noun*: Pansklerose *f*
pan|si|nu|i|tis [,pænsaɪnə'waɪtɪs] *noun*: →*pansinusitis*
pan|si|nu|sit|ic [,pænsaɪnə'sɪtɪk] *adj*: Pansinusitis betreffend, pansinusitisch
pan|si|nu|si|tis [,pænsaɪnə'saɪtɪs] *noun*: Entzündung aller Nasennebenhöhlen, Pansinusitis *f*
Pan|stron|gy|lus [,pæn'strɑŋdʒələs] *noun*: Panstrongylus *m*
Panstrongylus megistus: brasilianische Schreitwanze *f*, Panstrongylus megistus, Triatoma megista
pan|sy ['pænsɪː] *noun*: Stiefmütterchen *nt*, Viola tricolor
pan|sys|tol|ic [,pænsɪs'tɑlɪk] *adj*: während der ganzen Systole, pansystolisch, holosystolisch
pant [pænt]: I *noun* Keuchen *nt*, Japsen *nt*, Schnaufen *nt* II *vi* keuchen, japsen, schnaufen
pant- *präf.*: All-, Pant(o)-
pan|tal|gia [pæn'tældʒ(ɪ)ə] *noun*: Pantalgie *f*
pan|ta|mor|phic [,pæntə'mɔːrfɪk] *adj*: ohne Form, formlos
pan|tan|en|ce|pha|lia [,pæntænensɪ'feɪljə] *noun*: →*pantanencephaly*
pan|tan|en|ceph|a|ly [,pæntænen'sefəliː] *noun*: komplette Anenzephalie *f*
pan|tan|ky|lo|bleph|a|ron [pæn,tæŋkɪləʊ'blefərɑn] *noun*: Lidverklebung *f*, -verwachsung *f*, Blepharosynechie *f*, -symphysis *f*, Symblepharon *nt*
pan|te|the|ine [,pæntə'θiːɪn] *noun*: Pantethein *nt*
pan|the|nol ['pænθɪnɑl, -nɔl] *noun*: Panthenol *nt*, Pantothenol *nt*
panto- *präf.*: All-, Pant(o)-
pan|to|graph ['pæntəgræf] *noun*: Pantograph *m*
pan|to|mo|gram [pæn'təʊməgræm] *noun*: Panoramaaufnahme *f*, Pantomogramm *nt*
tooth pantomogram: Zahnpanoramaaufnahme *f*
pan|to|mo|graph [pæn'təʊməgræf] *noun*: Pantomograph *m*, Pantomograf *m*
pan|to|mog|ra|phy [,pæntə'mɑgrəfiː] *noun*: Pantomographie *f*, Pantomografie *f* Panorama(aufnahme)tech-

P

nik *f*

pan|to|pho|bi|a [ˌpæntəʊ'fəʊbɪə] *noun*: Panphobie *f*

pan|to|pra|zole [ˌpæntəʊ'prəzəʊl] *noun*: Pantoprazol *nt*

pan|to|then ['pæntəθen] *noun*: Pantothensäure *f*, Vitamin B_3 *nt*

pan|to|then|ate [ˌpæntə'θeneɪt, pæn'tɑθə-] *noun*: Pantothenat *nt*

pan|to|the|nol [ˌpæntə'θiːnɑl, -nɔl] *noun*: Panthenol *nt*, Pantothenol *nt*

pan|to|trop|ic [ˌpæntəʊ'trɑpɪk, -'trəʊp-] *adj*: mit Affinität zu allen Geweben, pantotrop, pantrop

pan|to|yl|tau|rine [ˌpæntəwɪl'tɔːriːn] *noun*: Pantoyltaurin *nt*, Thiopansäure *f*

pan|trop|ic [pæn'trɑpɪk, -'trəʊp-] *adj*: mit Affinität zu allen Geweben, pantotrop, pantrop

pan|u|ve|it|ic [pænˌjuːvɪ'ɪtɪk] *adj*: Panuveitis betreffend, panuveitisch

pan|u|ve|i|tis [pænˌjuːvɪ'aɪtɪs] *noun*: Panuveitis *f*

pan|zer|herz ['pænzərherts; 'pantsərhɛrts] *noun*: Panzerherz *nt*, Pericarditis calcarea

PAO *Abk.*: peak acid output

pAO *Abk.*: aortic pressure

PAO_2 *Abk.*: alveolar oxygen partial pressure

paO_2 *Abk.*: arterial oxygen partial pressure

PAOP *Abk.*: pulmonary artery occluded pressure

pap [pæp] *noun*: Brei *m*, Mus *nt*

Pap *Abk.*: **1.** Papanicolaou **2.** Papanicolaou smear test **3.** Papanicolaou's stain

pap. *Abk.*: papilla

PAP *Abk.*: **1.** Papanicolaou **2.** peroxidase-antiperoxidase **3.** peroxidase antiperoxidase complex **4.** 3'-phosphoadenosine 5'-phosphate **5.** primary atypical pneumonia **6.** prostatic acid phosphatase **7.** pulmonary alveolar proteinosis **8.** pulmonary artery pressure

pa|pa|in [pə'peɪɪn] *noun*: Papain *nt*, Papayotin *nt*

PAPase *Abk.*: phosphatidic acid phosphohydrolase

Pa|pav|er [pə'pævər, -'peɪv-] *noun*: Papaver *nt*

Papaver somniferum: Schlafmohn *m*, Papaver somniferum

pa|pav|er|ine [pə'pævərɪn, pə'peɪ-] *noun*: Papaverin *nt*

pa|pa|ya [pə'pɑːyə] *noun*: **1.** Papaya *f*, Melonenbaum *m*, Carica papaya **2.** Papaya *f*, Caricae papayae fructus

pa|pay|o|tin [pə'paɪətɪn] *noun*: →*papain*

PAPD *Abk.*: pulmonary artery pressure, diastolic

pa|per ['peɪpər]: **I** *noun* **1.** Papier *nt*; (wissenschaftliche) Abhandlung *oder* Arbeit *f*, Referat *nt*, Vortrag *m* (*on* über); **papers** *plural* Dokumente *pl*, Papiere *pl*, Urkunden *pl* **2.** Blatt *nt*, Papier *nt* **II** *adj* papierähnlich, hauchdünn

filter paper: Filter-, Filtrierpapier *nt*

filtering paper: →*filter paper*

graph paper: Millimeterpapier *nt*

Guthrie paper: Guthrie-Karte *f*

litmus paper: Lackmuspapier *nt*

occluding paper: Okklusionspapier *nt*

scientific paper: wissenschaftliche Arbeit *f*

test paper: Reagenzpapier *nt*

toilet paper: Toilettenpapier *nt*

turmeric paper: Kurkumapapier *nt*

pa|per|y ['peɪpəriː] *adj*: papierähnlich, hauchdünn

pa|pes|cent [pə'pesənt] *adj*: breiig, brei-, musartig

pa|pil|la [pə'pɪlə] *noun, plural* **-lae** [-liː]: warzenförmige Hauterhebung *f*, Wärzchen *nt*, Papille *f*, Papilla *f* **near a papilla** in Papillennähe liegend, juxtapapillär **through a papilla** durch eine Papille, transpapillär

acoustic papilla: Organum spirale

arcuate papillae of tongue: →*filiform papillae*

bile papilla: Vater-Papille *f*, Papilla duodeni major, Papilla Vateri

papilla of the breast: Brustwarze *f*, Mamille *f*, Papilla mammaria

caliciform papillae: →*vallate papillae*

capitate papillae: →*vallate papillae*

circumvallate papillae: →*vallate papillae*

clavate papillae: →*fungiform papillae*

conical papillae of Soemmering: konische Papillen *pl*, Papillae concicae

dental papilla: mesenchymale Zahnpapille *f*, Papilla dentis

dermal papillae: Hautpapillen *pl*, Papillae dermis

duodenal papilla: Duodenalpapille *f*, Papilla duodeni

filiform papillae: fadenförmige Papillen *pl*, Papillae filiformis

foliate papillae: blattförmige Papillen *pl*, Papillae foliatae

fungiform papillae: pilzförmige Papillen *pl*, Papillae fungiformes

gingival papilla: Interdentalpapille *f*, Papilla gingivalis/interdentalis

gustatory papillae: →*lingual papillae*

hair papilla: Haarpapille *f*, Papilla pili

ileal papilla: Papilla ilealis

ileocaecal papilla: (*brit.*) →*ileocecal papilla*

ileocecal papilla: Papilla ilealis

incisive papilla: Papilla incisiva

interdental papilla: Interdentalpapille *f*, Papilla gingivalis/interdentalis

interproximal papilla: →*interdental papilla*

lacrimal papilla: Tränenpapille *f*, Papilla lacrimalis

lentiform papillae: linsenförmige Papillen *pl*, kurze pilzförmige Papillen *pl*, Papillae lentiformes

lingual papillae: Zungenpapillen *pl*, Papillae linguales

major duodenal papilla: Vater-Papille *f*, Papilla duodeni major, Papilla Vateri

mammary papilla: Brustwarze *f*, Mamille *f*, Papilla mammaria

minor duodenal papilla: kleine Duodenalpapille *f*, Papilla duodeni minor

optic papilla: →*optic nerve papilla*

optic nerve papilla: Sehnervenpapille *f*, Papille *f*, Discus/Papilla nervi optici

palatine papilla: Papilla incisiva

parotid papilla: Papilla ductus parotidei

renal papillae: Nierenpapillen *pl*, Papillae renales

Santorini's papilla: Vater-Papille *f*, Papilla Vateri, Papilla duodeni major

skin papillae: Hautpapillen *pl*, Papillae dermis

sublingual papilla: Karunkel *f*, Caruncula sublingualis

vallate papillae: Wallpapillen *pl*, Papillae vallatae

Vater's papilla: Vater-Papille *f*, Papilla duodeni major, Papilla Vateri

villous papillae: fadenförmige Papillen *pl*, Papillae filiformes

conical papillae: Papillae conicae

primary papillae: Primärpapillen *pl*

secondary papillae: Sekundärpapillen *pl*

pap|il|lar ['pæpɪlər, pə'pɪlər] *adj*: →*papillary*

pap|il|lar|y ['pæpɪˌleriː, pə'pɪləriː] *adj*: **1.** Papille *oder* Warze betreffend, papillenförmig, warzenförmig, papillär, papillar, Papillen-, Warzen- **2.** mit Papillen *oder* Wärzchen bedeckt, warzig

pap|il|late ['pæpəleɪt, pə'pɪlət] *adj*: →*papillary*

pap|il|lat|ed ['pæpɪleɪtɪd] *adj*: →*papillary*

pap|il|lec|to|my [ˌpæpɪ'lektəmiː] *noun*: Papillenexzision

f, Papillektomie *f*
pap|il|le|de|ma [ˌpæpəlɪ'diːmə] *noun*: Stauungspapille *f*
pap|il|lif|er|ous [ˌpæpə'lɪfərəs] *adj*: mit Papillen besetzt
pa|pil|li|form [pə'pɪləfɔːrm] *adj*: papillenförmig, warzenförmig, papillar, papilliform
pa|pil|lit|ic [ˌpæpɪ'lɪtɪk] *adj*: Papillenentzündung/Papillitis betreffend, papillitisch
pap|il|li|tis [ˌpæpɪ'laɪtɪs] *noun*: **1.** (*augenheil.*) Papillenentzündung *f*, Papillitis *f* **2.** (*augenheil.*) Optikusneuritis *f*, Neuritis nervi optici **3.** Entzündung *f* der Duodenalpapille, Papillitis *f* **4.** Entzündung *f* der Analpapillen, Papillitis *f*
necrotizing papillitis: Papillennekrose *f*, Papillitis necroticans
necrotizing renal papillitis: →*necrotizing papillitis*
pa|pil|lo|ad|e|no|cys|to|ma [ˌpæpɪləʊˌædnəʊsɪs'təʊmə] *noun*: papilläres Zystadenom *nt*, papilläres Kystadenom *nt*, papilläres Adenokystom *nt*
pa|pil|lo|car|ci|no|ma [pæpɪləʊˌkɑːrsɪ'nəʊmə] *noun*: papilläres Karzinom *nt*, Carcinoma papillare, Carcinoma papilliferum
pap|il|loe|de|ma [ˌpæpəlɪ'diːmə] *noun*: (*brit.*) →*papilledema*
pap|il|lo|ma [pæpɪ'ləʊmə] *noun*: Papillom *nt*, Papilloma *nt*
bladder papilloma: Harnblasenpapillom *nt*, Blasenpapillom *nt*
cutaneous papilloma: Stielwarze *f*, Akrochordon *nt*, Acrochordom *nt*
duct papilloma: intraduktales Papillom *nt*
ductal breast papilloma: Milchgangspapillom *nt*
fibroepithelial papilloma: fibroepitheliales Papillom *nt*, Fibropapillom *nt*
gallbladder papilloma: Gallenblasenpapillom *nt*
intracanalicular papilloma: intrakanalikuläres Papillom *nt*
intraductal papilloma: intraduktales Papillom *nt*
inverted papilloma: invertiertes Papillom *nt*
laryngeal papilloma: Kehlkopfpapillom *nt*
malignant Wegelin's papilloma: malignes Papillom *nt* Wegelin
multiple papillomas of the palate: Papillomatose *f*, Papillomatosis *f*
plexus papilloma: Plexuspapillom *nt*
renal pelvic papilloma: Nierenbeckenpapillom *nt*
squamous cell papilloma: Plattenepithelpapillom *nt*
transitional cell papilloma: Übergangsepithelpapillom *nt*
papilloma of the ureter: Harnleiter-, Ureterpapillom *nt*
urinary bladder papilloma: Harnblasenpapillom *nt*, Blasenpapillom *nt*
villous papilloma: Papillom *nt*
zymotic papilloma: Frambösie *f*, Pian *f*, Parangi *f*, Yaws *f*, Framboesia tropica
pa|pil|lo|mac|u|lar [ˌpæpɪləʊ'mækjələr] *adj*: papillomakulär
pap|il|lo|ma|to|sis [ˌpæpɪləʊmə'təʊsɪs] *noun*: Papillomatose *f*, Papillomatosis *f*
confluent and reticulate papillomatosis: Gougerot-Carteaud-Syndrom *nt*, Papillomatosis confluens et reticularis
papillomatosis cutis carcinoides: Papillomatosis cutis carcinoides Gottron
laryngeal papillomatosis: Larynx-, Kehlkopfpapillomatose *f*
palatal papillomatosis: Gaumenpapillomatose *f*
pap|il|lom|a|tous [pæpɪ'ləʊmətəs] *adj*: Papillom betreffend, papillomartig, papillomatös
pap|il|lo|ma|vi|rus [pæpɪ'ləʊməvaɪrəs] *noun*: Papillomavirus *nt*
cutaneous human papillomaviruses: kutane humane Papillomaviren *pl*, humane Papillomaviren *pl* vom Hauttyp
human papillomaviruses: humane Papillomaviren *pl*, HP-Viren *pl*, HPV-Viren *pl*, humane Papillomviren *pl*, Warzenvirus *nt* des Menschen
mucocutaneous human papillomaviruses: mukokutane humane Papillomaviren *pl*, humane Papillomaviren *pl* vom Schleimhauttyp
pa|pil|lo|ret|i|nit|ic [ˌpæpɪləʊˌretə'nɪtɪk] *adj*: Papilloretinitis betreffend, papilloretinitisch, retinopapillitisch
pap|il|lo|ret|i|ni|tis [ˌpæpɪləʊˌretə'naɪtɪs, pəˌpɪləʊ-] *noun*: Entzündung *f* von Sehnervenpapille und Netzhaut/Retina, Papilloretinitis *f*, Retinopapillitis *f*
pap|il|lose ['pæpɪləʊz] *adj*: Papille *oder* Warze betreffend, papillar, papillenförmig, warzenförmig, papilliform
pap|il|lo|sphinc|ter|ot|o|my [ˌpæpɪləʊˌsfɪŋktə'rɑtəmiː] *noun*: Papillosphinkterotomie *f*, Papillotomie *f*, Sphinkterotomie *f*
pap|il|lo|tome ['pæpɪlətəʊm] *noun*: Papillotom *nt*
pap|il|lot|o|my [pæpɪ'lɑtəmiː] *noun*: Papillotomie *f*
pap|il|lo|tu|bu|lar [ˌpæpɪləʊ't(j)uːbjələr] *adj*: papillär-tubulär
PAPM *Abk.*: pulmonary artery pressure, mean
Papova *Abk.*: papilloma-polyoma-vacuolating agent
Pa|po|va|vir|i|dae [pəˌpəʊvə'vɪrədiː] *plural*: Papovaviridae *pl*
pap|o|va|vi|rus [pəˌpəʊvə'vaɪrəs] *noun*: Papovavirus *nt*
PAPP *Abk.*: p-aminopropiophenone
PAPS *Abk.*: **1.** adenosine 3,5-cyclic phosphate phosphodiesterase **2.** adenosine 3'-phosphate 5'-phosphosulfate **3.** 3'-phosphoadenosine-5'-phosphosulfate **4.** pulmonary artery pressure, systolic
PAPs *Abk.*: pulmonary artery pressure, systolic
pap|u|lar ['pæpjulər] *adj*: Papel betreffend, mit Papelbildung, papulös
pap|u|la|tion [ˌpæpjə'leɪʃn] *noun*: Papelbildung *f*
pap|ule ['pæpjuːl] *noun*: Papel *f*
Gottron's papule: **1.** Acrogeria Gottron, Gottron-Syndrom I *nt* **2.** Gottron-Syndrom II *nt*, Erythrokeratodermia progressiva symmetrica Gottron, Erythrokeratodermia verrucosa progressiva, Erythrodermia congenitalis progressiva symmetrica
moist papule: **1.** Feig-, Feuchtwarze *f*, spitzes Kondylom *nt*, Condyloma acuminatum, Papilloma acuminatum/venereum **2.** breites Kondylom *nt*, Condyloma latum
mucous papule: →*moist papule*
pearly penile papules: Hirsuties papillaris coronae glandis
pruritic urticarial papules and plaques of pregnancy: polymorphe Schwangerschaftsdermatose *f*, pruritic urticarial papules and plaques of pregnancy *nt*
seborrheic papules: seborrhoische Papeln *pl*
seborrhoeic papules: (*brit.*) →*seborrheic papules*
pap|u|lo|er|y|them|a|tous [ˌpæpjələʊerɪ'θemətəs, -'θiːmə-] *adj*: papuloerythematös
pap|u|loid ['pæpjulɔɪd] *adj*: papelähnlich, papelartig, papuloid
pap|u|lo|ne|crot|ic [ˌpæpjələʊnə'krɑtɪk] *adj*: papulonekrotisch
pap|u|lo|pus|tu|lar [ˌpæpjuləʊ'pʌstʃələr] *adj*: aus Papeln und Pusteln bestehend, papulopustulös
pap|u|lo|sis [ˌpæpju'ləʊsɪs] *noun*: Papulose *f*, Papulosis *f*
bowenoid papulosis: bowenoide Papulose *f*

P

lymphomatoid papulosis: lymphomatoide Papulose *f*, T-Zell-Pseudolymphom *nt*
malignant atrophic papulosis: Köhlmeier-Degos-Syndrom *nt*, Degos-Delort-Tricot-Syndrom *nt*, tödliches kutaneointestinales Syndrom *nt*, Papulosis maligna atrophicans (Degos), Papulosis atrophicans maligna, Thrombangitis cutaneaintestinalis disseminata
pap|u|lo|squa|mous [ˌpæpjələʊ'skeɪməs] *adj*: papulosquamös
pap|u|lo|ve|sic|u|lar [ˌpæpjələʊ'vesɪkjələr] *adj*: papulovesikulär
PAPVC *Abk.*: partial anomalous pulmonary venous connection
pap|y|ra|ceous [pæpə'reɪʃəs] *adj*: papierartig, pergamentartig
PAR *Abk.*: **1.** postanesthetic recovery **2.** pulmonary arteriolar resistance
par- *präf.*: →*para-*
par|a [pærə] *noun*: Gebärende *f*
para- *präf.*: **1.** bei, neben-, über ... hinaus, par(a)-, Neben-, Par(a)- **2.** (*patholog.*) fehlerhaft, gestört, abweichend, teilweise, para-
-para *suf.*: Gebärende, -para
par|aes|the|sia [pæres'θiːʒ(ɪ)ə] *noun*: (*brit.*) →*paresthesia*
para-anaesthesia *noun*: (*brit.*) →*para-anaesthesia*
para-analgesia *noun*: Paranalgesie *f*, Paraanalgesie *f*
para-anesthesia *noun*: Paraanästhesie *f*, Paranästhesie *f*
para-appendicitic *adj*: Paraappendizitis betreffend, paraappendizitisch, periappendizitisch
para-appendicitis *noun*: Entzündung *f* der periappendizealen Gewebe, Paraappendizitis *f*, Periappendizitis *f*; Perityphlitis *f*
par|a|bal|lism [ˌpærə'bælɪzəm] *noun*: Paraballismus *m*
par|ab|i|on [pær'æbɪɑn] *noun*: →*parabiont*
par|a|bi|ont [pær'æbɪɑnt] *noun*: Parabiot *m*, Parabiont *m*
par|a|bi|o|sis [ˌpærəbaɪ'əʊsɪs] *noun*: **1.** (*immunolog.*) Parabiose *f* **2.** (*psychol.*) Parabiose *f* **3.** (*neurol.*) Parabiose *f*
dialytic parabiosis: parabiotische Dialyse *f*
par|a|blast ['pærəblæst] *noun*: Parablast *nt*
par|a|blas|tic [ˌpærə'blæstɪk] *adj*: parablastisch
par|a|blep|sia [ˌpærə'blepsɪə] *noun*: Parablepsie *f*
pa|rab|o|la [pə'ræbələ] *noun*: Parabel *f*
par|a|bol|ic [ˌpærə'bɑlɪk] *adj*: parabelförmig, parabolisch, Parabel-
pa|rab|o|loid [pə'ræbəlɔɪd] *noun*: Paraboloid *nt*
par|a|bu|li|a [ˌpærə'bjuːlɪə] *noun*: Parabulie *f*
par|a|car|ci|no|ma|tous [ˌpærəˌkɑːrsɪ'nəʊmətəs] *adj*: von einem (malignen) Tumor in Funktion und Struktur abweichend, paraneoplastisch
par|a|car|di|ac [ˌpærə'kɑːrdɪæk] *adj*: neben dem Herzen (liegend), parakardial
par|a|ca|sein [ˌpærə'keɪsiː(ɪ)n, -keɪ'siːn] *noun*: Parakasein *nt*, Paracasein *nt*
par|a|cel|lu|lar [ˌpærə'seljələr] *adj*: neben Zellen, in den Interzellulärspalten, parazellulär
par|a|cel|lu|lose [ˌpærə'seljələʊs] *noun*: Parazellulose *f*
par|a|ce|naes|the|sia [ˌpærəˌsɪnes'θiːʒ(ɪ)ə] *noun*: (*brit.*) →*paracenesthesia*
par|a|ce|nes|the|sia [ˌpærəˌsɪnes'θiːʒ(ɪ)ə] *noun*: Parazenästhesie *f*
par|a|cen|te|sis [ˌpærəsen'tiːsɪs] *noun*: **1.** (*chirurg.*) Stichinzision *f*, Parazentese *f* **2.** Trommelfellschnitt *m*, Parazentese *f*, Myringotomie *f*, Auripunktur *f*
paracentesis of the abdomen: Abdominozentese *f*
paracentesis of heart: Herzpunktion *f*, Kardiozentese *f*
par|a|cen|tet|ic [ˌpærəsen'tetɪk] *adj*: Parazentese betreffend, Parazentese-
par|a|cen|tral [ˌpærə'sentrəl] *adj*: neben einem Zentrum (liegend), parazentral
par|a|ceph|a|lus [ˌpærə'sefələs] *noun*: Parazephalus *m*
par|a|cer|vi|cal [ˌpærə'sɜrvɪkl] *adj*: parazervikal
par|a|cer|vix [ˌpærə'sɜrvɪks] *noun*: Parazervix *f*, Paracervix *f*
par|ac|et|al|de|hyde [pærˌæsɪ'tældəhaɪd] *noun*: →*paraldehyde*
par|ac|et|am|ol [pærə'setəməʊl] *noun*: Paracetamol *nt*
par|a|chlo|ro|phe|nol [ˌpærəˌklɔːrəʊ'fiːnɔl, -nɑl] *noun*: p-Chlorphenol *nt*, p-Chlorophenol *nt*
par|a|chol|era [ˌpærə'kɑlərə] *noun*: Paracholera *f*
par|a|chord|al [ˌpærə'kɔːrdl] *adj*: parachordal
par|a|chroi|a [ˌpærə'krɔɪə] *noun*: →*parachroma*
par|a|chro|ma [ˌpærə'krəʊmə] *noun*: abnormale/pathologische Hautverfärbung *f*
par|a|chro|ma|tin [ˌpærə'krəʊmətɪn] *noun*: Parachromatin *nt*
par|a|chro|ma|tism [ˌpærə'krəʊmətɪzəm] *noun*: →*parachromatopsia*
par|a|chro|ma|top|sia [ˌpærəkrəʊmə'tɑpsɪə] *noun*: Dichromasie *f*, Bichromasie *f*, Dichromatopsie *f*
par|a|chro|ma|to|sis [ˌpærəˌkrəʊmə'təʊsɪs] *noun*: →*parachroma*
par|a|ci|ne|sia [ˌpærəsɪ'niːʒ(ɪ)ə] *noun*: →*parakinesia*
par|a|ci|ne|sis [ˌpærəsɪ'niːsɪs, -saɪ-] *noun*: →*parakinesia*
par|a|clin|i|cal [ˌpærə'klɪnɪkl] *adj*: paraklinisch
Par|a|coc|cid|i|oi|des bra|sil|i|en|sis [ˌpærəkɑkˌsɪdɪ'ɔɪdiːz] *noun*: Paracoccidioides/Blastomyces brasiliensis
par|a|coc|cid|i|oi|din [ˌpærəkɑkˌsɪdɪ'ɔɪdɪn] *noun*: Parakokzidioidin *nt*
par|a|coc|cid|i|oi|do|my|co|sis [ˌpærəkɑksɪdɪˌɔɪdəʊmaɪ'kəʊsɪs] *noun*: Paracoccidioides-Mykose *f*, Granuloma brasiliense
par|a|col|ic [ˌpærə'kɑlɪk] *adj*: neben dem Kolon (liegend), parakolisch
par|a|co|lit|ic [ˌpærəkə'lɪtɪk] *adj*: Parakolitis betreffend, parakolitisch
par|a|co|li|tis [ˌpærəkə'laɪtɪs] *noun*: Entzündung *f* der Dickdarmserosa, Parakolitis *f*
par|a|col|pit|ic [ˌpærəkɑl'pɪtɪk] *adj*: Parakolpitis betreffend, parakolpitisch
par|a|col|pi|tis [ˌpærəkɑl'paɪtɪs] *noun*: Entzündung *f* des paravaginalen Bindegewebes, Parakolpitis *f*, Paravaginitis *f*
par|a|col|pi|um [ˌpærə'kɑlpɪəm] *noun*: Paracolpium *nt*
par|a|cone ['pærəkəʊn] *noun*: Parakonus *m*
par|a|co|nid [pærə'kəʊnɪd] *noun*: Parakonid *m*
par|a|cor|tex [ˌpærə'kɔːrteks] *noun*: (*Lymphknoten*) thymusabhängiges Areal *nt*, T-Areal *nt*, thymusabhängige/parakortikale Zone *f*
par|a|cor|ti|cal [ˌpærə'kɔːrtɪkl] *adj*: parakortikal
par|a|cou|sis [ˌpærə'kuːsɪs] *noun*: →*paracusis*
par|a|cre|sol [ˌpærə'kriːsɔl, -sɑl] *noun*: p-Kresol *nt*, para-Kresol *nt*
par|a|crine ['pærəkrɪn] *adj*: (*Hormon*) eine direkte/lokale Wirkung zeigend, parakrin
par|a|crys|tals [ˌpærə'krɪstlz] *plural*: Parakristalle *pl*
par|a|cu|sia [ˌpærə'k(j)uːʒ(ɪ)ə] *noun*: →*paracusis*
par|a|cu|sis [ˌpærə'k(j)uːsɪs] *noun*: Hörstörung *f*, Parakusis *f*, Paracusis *f*
false paracusis: Paracusis Willisii
paracusis of Willis: Paracusis Willisii
par|a|cy|e|sis [ˌpærəsaɪ'iːsɪs] *noun*: Extrauteringravidität *f*
par|a|cys|tic [ˌpærə'sɪstɪk] *adj*: neben der Harnblase/Vesica urinaria (liegend), paravesikal, parazystisch

par|a|cys|tit|ic [ˌpærəsɪs'tɪtɪk] *adj*: Parazystitis betreffend, parazystitisch
par|a|cys|ti|tis [ˌpærəsɪs'taɪtɪs] *noun*: Entzündung *f* des Bindegewebes um die Harnblase, Parazystitis *f*
par|a|cys|ti|um [ˌpærə'sɪstɪəm] *noun, plural* **-tia** [-tɪə]: Paracystium *nt*
par|a|den|tal [pærə'dentəl] *adj*: paradental
par|a|den|ti|tis [ˌpærəden'taɪtɪs] *noun*: Wurzelhautentzündung *f*, Periodontitis *f*; Entzündung *f* des Zahnhalteapparates/Parodontium, Parodontitis *f*
adult paradentitis: Paradontose *f*
juvenile paradentitis: Parodontitis *f*, Periodontitis *f*
par|a|den|ti|um [ˌpærə'dentɪəm, -tʃ(ɪ)əm] *noun*: **1.** Wurzelhaut *f*, Desmodontium *nt*, Periodontium *nt* **2.** Zahnbett *nt*, Zahnhalteapparat *m*, Parodont *nt*, Parodontium *nt*
par|a|den|to|sis [ˌpærəden'təʊsɪs] *noun*: Paradontose *f*, Parodontose *f*
par|a|did|y|mis [ˌpærə'dɪdəmɪs] *noun, plural* **-di|dym|i|des** [-dɪ'dɪmədiːz]: Beihoden *m*, Paradidymis *f*
par|a|di|meth|yl|a|mi|no|benz|al|de|hyde [ˌpærədaɪˌmeθələˌmiːnəʊben'zældəhaɪd] *noun*: p-Dimethylaminobenzaldehyd *m*
par|a|dip|sia [ˌpærə'dɪpsɪə] *noun*: Paradipsie *f*
par|a|dox ['pærədɑks] *noun*: Paradox *nt*, Paradoxon *nt*
par|a|du|o|de|nal [ˌpærəˌd(j)uːəʊ'diːnl, -d(j)uː'ɑdnəl] *adj*: neben dem Zwölffingerdarm/Duodenum (liegend), in der Nähe des Duodenums (liegend), paraduodenal
par|a|dys|en|ter|y [ˌpærə'dɪsnteriː] *noun*: Paradysenterie *f*
par|a|e|quil|ib|ri|um [ˌpærəˌɪkwə'lɪbriːəm] *noun*: Paraäquilibrium *nt*, Paräquilibrium *nt*
par|a|e|ryth|ro|blasts [ˌpærəɪ'rɪθrəʊblæsts] *plural*: Paraerythroblasten *pl*
par|a|e|soph|a|ge|al [ˌpærəɪˌsɑfə'dʒiːəl] *adj*: neben der Speiseröhre/des Ösophagus (liegend), paraösophageal
par|aes|the|sia [pæres'θiːʒ(ɪ)ə] *noun*: (*brit.*) →*paresthesia*
par|aes|thet|ic [pæres'θetɪk] *adj*: (*brit.*) →*paresthetic*
par|af|fin ['pærəfɪn]: I *noun* **1.** Paraffin *nt*, Paraffinum *nt* **2.** Alkan *nt* II *vt* mit Paraffin behandeln, paraffinieren
hard paraffin: Parafinwachs *nt*, Hartparaffin *nt*, Paraffinum solidum, hartes Paraffin *nt*
liquid paraffin: Paraffinum liquidum, Paraffinöl *nt*, Paraffinum subliquidum, dickflüssiges Paraffin *nt*
par|af|fine ['pærəfiːn] *noun*: Paraffin *nt*, Paraffinum *nt*
par|af|fi|no|ma [ˌpærəfɪ'nəʊmə] *noun*: Paraffinom *nt*
par|a|floc|cu|lus [ˌpærə'flɑkjələs] *noun*: Paraflocculus *m*
par|a|fol|lic|u|lar [ˌpærəfə'lɪkjələr] *adj*: neben einem Follikel (liegend), parafollikulär
par|a|form|al|de|hyde [ˌpærəˌfɔːr'mældəhaɪd] *noun*: Paraformaldehyd *m*, Paraform *nt*
par|a|fo|ve|al [ˌpærə'fəʊvɪəl] *adj*: parafoveal
par|a|fre|nal [ˌpærə'friːnl] *adj*: parafrenal
par|a|fuch|sin [ˌpærə'f(j)uːksɪn] *noun*: Parafuchsin *nt*, Pararosanilin *nt*
par|a|func|tion [ˌpærə'fʌŋkʃn] *noun*: Dysfunktion *f*
par|a|gam|ma|cism [ˌpærə'gæməzɪsəm] *noun*: Paragammazismus *m*
par|a|gan|gli|o|ma [pærəˌgæŋglɪ'əʊmə] *noun*: Paragangliom *nt*
medullary paraganglioma: Phäochromozytom *nt*
nonchromaffin paraganglioma: nicht-chromaffines Paragangliom *nt*, Chemodektom *nt*
par|a|gan|gli|on [ˌpærə'gæŋglɪən] *noun, plural* **-ons, -glia** [-glɪə]: Paraganglion *nt*
jugular paraganglion: Paraganglion jugulare, Paraganglion tympanicum
laryngeal paraganglion: Paraganglion laryngeum
parasympathetic paraganglia: parasympathische Paraganglien *pl*, nicht chromaffine Paraganglien *pl*
sympathetic paraganglia: sympathische Paraganglien *pl*, chromaffine Paraganglien *pl*, Paraganglia sympathica
par|a|geu|sia [ˌpærə'g(j)uːzɪə] *noun*: Parageusie *f*
par|a|geu|sic [ˌpærə'g(j)uːzɪk] *adj*: Parageusie betreffend
pa|rag|na|thus [pə'rægnəθəs] *noun*: Paragnathus *m*
par|a|gon|i|mi|a|sis [ˌpærəˌgɑnɪ'maɪəsɪs] *noun*: Lungenegelbefall *m*, Paragonimiasis *f*, Paragonimose *f*
par|a|gon|i|mo|sis [ˌpærəˌgɑnɪ'məʊsɪs] *noun*: →*paragonimiasis*
Par|a|gon|i|mus [ˌpærə'gɑnɪməs] *noun*: Paragonimus *m*
Paragonimus ringeri: →*Paragonimus westermani*
Paragonimus westermani: Lungenegel *m*, Paragonimus ringeri/westermani
Par|a|gor|di|us [ˌpærə'gɔːrdɪəs] *noun*: Paragordius *m*
par|a|gram|ma|tism [ˌpærə'græmətɪzəm] *noun*: Paragrammatismus *m*
par|a|gran|u|lo|ma [pærəˌgrænjə'ləʊmə] *noun*: lymphozytenreiche Form *f* des Hodgkin-Lymphoms, Hodgkin-Paragranulom *nt*, Paragranulom *nt*
par|a|graph|ia [ˌpærə'græfɪə] *noun*: Paragraphie *f*, Paragrafie *f*
par|a|hae|mo|phil|i|a [pærəˌhiːmə'fɪlɪə] *noun*: (*brit.*) →*parahemophilia*
par|a|he|mo|phil|i|a [pærəˌhiːmə'fɪlɪə] *noun*: Parahämophilie *f*, Parahämophilie *f* A, Owren-Syndrom *nt*, Faktor-V-Mangel *m*, Hypoproakzelerinämie *f*, Hypoproaccelerinämie *f*
par|a|he|pat|ic [ˌpærəhɪ'pætɪk] *adj*: **1.** um die Leber herum (liegend), perihepatisch **2.** neben der Leber (liegend), in der Nähe der Leber (liegend), parahepatisch
par|a|hep|a|ti|tis [ˌpærəˌhepə'taɪtɪs] *noun*: Entzündung *f* der Leberkapsel, Perihepatitis *f*
par|a|hi|dro|sis [ˌpærəhaɪ'drəʊsɪs] *noun*: Parahidrosis *f*, Paridrosis *f*
par|a|hor|mone [ˌpærə'hɔːrməʊn] *noun*: Parahormon *nt*
par|a|hyp|no|sis [ˌpærəhɪp'nəʊsɪs] *noun*: Parahypnose *f*
par|a|ker|a|to|sis [ˌpærəkerə'təʊsɪs] *noun*: Parakeratose *f*
par|a|ker|a|tot|ic [ˌpærəkerə'tɑtɪk] *adj*: Parakeratose betreffend, parakeratotisch
par|a|ki|ne|sia [ˌpærəkɪ'niːʒ(ɪ)ə, -kaɪ-] *noun*: Parakinese *f*, Parakinesis *f*
par|a|ki|ne|sis [ˌpærəkɪ'niːsɪs] *noun*: Parakinese *f*
par|a|ki|net|ic [ˌpærəkɪ'netɪk, -kaɪ-] *adj*: Parakinese betreffend, parakinetisch
par|a|lab|y|rin|thine [ˌpærəˌlæbə'rɪnθɪn] *adj*: paralabyrinthär
par|a|la|li|a [ˌpærə'leɪlɪə] *noun*: Sprachstörung *f*, Paralalie *f*
par|a|lamb|da|cism [ˌpærə'læmdəsɪzəm] *noun*: Paralambdazismus *m*
par|al|bu|min [ˌpærəl'bjuːmɪn] *noun*: Paralbumin *nt*
par|al|de|hyde [pə'rældəhaɪd] *noun*: Paraldehyd *m*
par|a|leu|co|blasts [ˌpærə'luːkəʊblæsts] *plural*: (*brit.*) →*paraleukoblasts*
par|a|leu|ko|blasts [ˌpærə'luːkəʊblæsts] *plural*: Paraleukoblasten *pl*
par|a|lex|ia [ˌpærə'leksɪə] *noun*: Lesestörung *f*, Paralexie *f*
par|a|lex|ic [ˌpærə'leksɪk] *adj*: Paralexie betreffend, paralektisch
par|al|ge|sia [ˌpærəl'dʒiːzɪə] *noun*: Paralgesie *f*
par|al|ge|sic [ˌpærəl'dʒiːzɪk] *adj*: Paralgesie betreffend, paralgetisch
par|al|gia [pær'ældʒɪə] *noun*: →*paralgesia*

P

par|a|li|nin [ˌpærəˈlaɪnɪn] *noun*: Kernsaft *m*, Karyolymphe *f*
par|al|lac|tic [ˌpærəˈlæktɪk] *adj*: Parallaxe betreffend, parallaktisch
par|al|lax [ˈpærəlæks] *noun*: Parallaxe *f*
par|al|lel [ˈpærələl, -lel]: **I** *noun* Parallele *f* **in parallel with** parallel zu **II** *adj* **1.** parallel (*to, with* zu, mit) **2.** (*fig.*) vergleichbar; parallel verlaufend, gleichgerichtet, -laufend, parallel **III** *vt* **3.** vergleichen (*with* mit) **4.** anpassen, angleichen (*with, to* an)
par|al|lel|ism [ˈpærəlelɪzəm] *noun*: Parallelität *f*; (*fig.*) Ähnlichkeit *f*, gleiche Entwicklung *f*, Parallelität *f*
par|al|ler|gic [ˌpærəˈlɜrdʒɪk] *adj*: parallergisch
par|al|ler|gy [pærˈælərdʒiː] *noun*: Parallergie *f*; parallergische Reaktion *f*
par|a|lo|gia [ˌpærəˈləʊdʒ(ɪ)ə] *noun*: Paralogie *f*
pa|ral|o|gism [pəˈrælədʒɪzəm] *noun*: →*paralogia*
pa|ral|o|gy [pəˈrælədʒiː] *noun*: →*paralogia*
par|a|lym|pho|blasts [ˌpærəˈlɪmfəblæsts] *plural*: Paralymphoblasten *pl*
pa|ral|y|sis [pəˈrælɪsɪs] *noun, plural* **-ses** [pəˈrælɪsiːz]: (vollständige) Lähmung *f*, Paralyse *f*, Plegie *f*; Parese *f* **without paralysis** ohne Lähmung (verlaufend), aparalytisch
abducens paralysis: Abduzensparese *f*
paralysis of accommodation: Akkommodationslähmung *f*
acoustic paralysis: kochleäre Schwerhörigkeit *f*
acute ascending spinal paralysis: **1.** Landry-Lähmung *f*, Landry-Paralyse *f*, Landry-Typ *m*, Paralysis spinalis ascendens acuta **2.** Guillain-Barré-Syndrom *nt*, (Poly-) Radikuloneuritis *f*, Neuronitis *f*
acute atrophic paralysis: Heine-Medin-Krankheit *f*, spinale Kinderlähmung *f*, Poliomyelitis epidemica anterior acuta
acute bulbar paralysis: akute Bulbärparalyse *f*
acute infantile paralysis: Polioencephalitis acuta infantum
acute infectious paralysis: epidemische Poliomyelitis *f*
acute vestibular paralysis: akuter unilateraler Vestibularisausfall *m*, Vestibularisneuronitis *f*, Neuronitis vestibularis
alcoholic paralysis: alkohol-toxische Paralyse *f*
alternate paralysis: Hemiplegia alternans
alternating paralysis: →*alternate paralysis*
ambiguo-accessorius paralysis: Schmidt-Syndrom *nt*
ambiguo-accessorius-hypoglossal paralysis: Jackson-Syndrom *nt*, Jackson-Lähmung *f*
ambiguo-hypoglossal paralysis: Tapia-Syndrom *nt*
ambiguo-spinothalamic paralysis: Avellis-Syndrom *nt*, Longhi-Avellis-Syndrom *nt*
anaesthesia paralysis: (*brit.*) →*anaesthesia paralysis*
anesthesia paralysis: postanästhetische Paralyse *f*
anterior spinal paralysis: (epidemische/spinale) Kinderlähmung *f*, Heine-Medin-Krankheit *f*, Poliomyelitis (epidemica) anterior acuta
arthrogenic vocal cord paralysis: arthrogene Stimmlippenlähmung *f*, arthrogene Kehlkopflähmung *f*
ascending paralysis: aufsteigende Lähmung *f*
association paralysis: (progressive) Bulbärparalyse *f*, Duchenne-Syndrom *nt*
asthenic bulbar paralysis: Myasthenia gravis pseudoparalytica
asthenobulbospinal paralysis: →*bulbospinal paralysis*
atrophic spinal paralysis: →*anterior spinal paralysis*
Avellis' paralysis: Avellis-Longhi-Syndrom *nt*, Longhi-Avellis-Syndrom *nt*, Avellis-Syndrom *nt*
axillary nerve paralysis: Axillarislähmung *f*
Bell's paralysis: einseitige Fazialislähmung/Fazialisparese *f*, Bell-Lähmung *f*
bilateral paralysis: Diplegie *f*, Diplegia *f*
birth paralysis: Geburtslähmung *f*, geburtstraumatische Lähmung *f*
brachial paralysis: Armplexuslähmung *f*, Lähmung *f* des Plexus brachialis
Brown-Séquard's paralysis: Brown-Séquard-Lähmung *f*, -Syndrom *nt*
bulbar paralysis: (progressive) Bulbärparalyse *f*, Duchenne-Syndrom *nt*
bulbar vocal cord paralysis: bulbäre Stimmlippenlähmung *f*
bulbospinal paralysis: Erb-Goldflam-Syndrom *nt*, Erb-Goldflam-Krankheit *f*, Erb-Oppenheim-Goldflam-Syndrom *nt*, Erb-Oppenheim-Goldflam-Krankheit *f*, Hoppe-Goldflam-Syndrom *nt*, Myasthenia gravis pseudoparalytica
central paralysis: zentrale Lähmung *f*
central facial paralysis: zentrale Fazialislähmung *f*
cerebral paralysis: Zerebralparalyse *f*; Zerebralparese *f*
compression paralysis: Druck-, Kompressionslähmung *f*
congenital abducens-facial paralysis: Möbius-Syndrom *nt*, Möbius-Kernaplasie *f*
congenital facial paralysis: angeborene Fazialislähmung *f*
congenital oculofacial paralysis: Möbius-Syndrom *nt*, Möbius-Kernaplasie *f*
conjugate paralysis: Konjugationslähmung *f*
convergence paralysis: Konvergenzlähmung *f*
cord paralysis: Stimmbandlähmung *f*
cortical paralysis: kortikale Lähmung *f*
crossed paralysis: **1.** Hemiplegia alternans **2.** Hemiplegia cruciata
cruciate paralysis: →*crossed paralysis*
crutch paralysis: →*crutch palsy*
Cruveilhier's paralysis: Cruveilhier-Krankheit *f*, spinale progressive Muskelatrophie *f*
deglutition paralysis: Schlucklähmung *f*
Déjérine-Klumpke paralysis: untere Armplexuslähmung *f*, Klumpke-Lähmung *f*, Klumpke-Déjérine-Lähmung *f*
diaphragmatic paralysis: Zwerchfelllähmung *f*, Zwerchfellparalyse *f*
diphtheric paralysis: (post-)diphtherische Lähmung *f*
diphtheritic paralysis: →*diphtheric paralysis*
diver's paralysis: Druckluft-, Caissonkrankheit *f*
divergence paralysis: Divergenzlähmung *f*
Duchenne's paralysis: **1.** Duchenne-Syndrom *nt*, progressive Bulbärparalyse *f* **2.** Erb-Duchenne-Lähmung *f*, Erb-Lähmung *f*, obere Armplexuslähmung *f* **3.** Duchenne-Krankheit *f*, Duchenne-Muskeldystrophie *f*, Duchenne-Typ *m* der progressiven Muskeldystrophie, pseudohypertrophe pelvifemorale Form *f*, Dystrophia musculorum progressiva Duchenne
Duchenne-Erb paralysis: Erb-Duchenne-Lähmung *f*, Erb-Lähmung *f*, obere Armplexuslähmung *f*
epidemic infantile paralysis: epidemische Poliomyelitis *f*
Erb's paralysis: **1.** Erb-Muskelatrophie *f*, -Muskeldystrophie *f*, -Syndrom *nt*, Dystrophia musculorum progressiva Erb **2.** →*Erb-Duchenne paralysis* **3.** →*Erb's spastic paraplegia*
Erb-Duchenne paralysis: obere Armplexuslähmung *f*, Erb-Lähmung *f*, Erb-Duchenne-Lähmung *f*

extremity paralysis: Gliedmaßenlähmung *f*, -parese *f*, Extremitätenlähmung *f*, -parese *f*
eye-muscle paralysis: Augenmuskellähmung *f*, -parese *f*
facial paralysis: Fazialislähmung *f*, Fazialisparese *f*, Gesichtslähmung *f*, Fazioplegie *f*, Prosopoplegie *f*
facial nerve paralysis: →*facial paralysis*
false paralysis: Pseudoparalyse *f*, -paralysis *f*
familial periodic paralysis: familiäre paroxysmale hypokalämische Lähmung *f*
faucial paralysis: Schlundlähmung *f*, Isthmoplegie *f*
femoral nerve paralysis: Femoralislähmung *f*
Féréol-Graux paralysis: Féréol-Lähmung *f*
flaccid paralysis: schlaffe Lähmung *f*
frontalis muscle paralysis: Frontalislähmung *f*, Musculus-frontalis-Lähmung *f*
functional paralysis: funktionelle Lähmung *f*
paralysis of gaze: Blicklähmung *f*
general paralysis: →*general paralysis of the insane*
general paralysis of the insane: progressive Paralyse *f*, Paralysis progressiva
ginger paralysis: Ingwerlähmung *f*
glossolabial paralysis: Duchenne-Syndrom *nt*, (progressive) Bulbärparalyse *f*
glossopharyngolabial paralysis: →*glossolabial paralysis*
Gubler's paralysis: Gubler-Hemiplegie *f*, Millard-Gubler-Syndrom *nt*, Hemiplegia alternans facialis
horizontal paralysis of gaze: horizontale Blicklähmung *f*
hyperextension paralysis: Dehnungslähmung *f*
hyperkalaemic periodic paralysis: (*brit.*) →*hyperkalemic periodic paralysis*
hyperkalemic periodic paralysis: Gamstorp-Syndrom *nt*, Adynamia episodica hereditaria
hypokalaemic periodic paralysis: (*brit.*) →*hypokalemic periodic paralysis*
hypokalemic periodic paralysis: familiäre paroxysmale hypokaliämische Lähmung *f*
hysterical paralysis: hysterische/psychogene Lähmung *f*
immune paralysis: Immunparalyse *f*
immunologic paralysis: Immunparalyse *f*
incomplete paralysis: leichte *oder* unvollständige Lähmung *f*, motorische Schwäche *f*, Parese *f*
infantile paralysis: (epidemische/spinale) Kinderlähmung *f*, Heine-Medin-Krankheit *f*, Poliomyelitis (epidemica) anterior acuta
infantile spastic paralysis: →*infantile cerebral palsy*
infectious bulbar paralysis: Aujeszky-Krankheit *f*, Pseudowut *f*, -lyssa *f*, -rabies *f*
ischaemic paralysis: (*brit.*) →*ischemic paralysis*
ischemic paralysis: →*ischemic palsy*
jake paralysis: Ingwerlähmung *f*
Jamaica ginger paralysis: Ingwerlähmung *f*
juvenile paralysis: infantile Paralyse *f*
juvenile paralysis agitans of Hunt: Pallidumsyndrom *nt*, progressive Pallidumatrophie Hunt *f*, Paralysis agitans juveniles
Klumpke's paralysis: Klumpke-Déjérine-Lähmung *f*, Klumpke-Lähmung *f*, untere Armplexuslähmung *f*
Klumpke-Déjérine paralysis: →*Klumpke's paralysis*
labial paralysis: Duchenne-Syndrom *nt*, progressive Bulbärparalyse *f*
labioglossolaryngeal paralysis: →*labial paralysis*
labioglossopharyngeal paralysis: →*labial paralysis*
Landry's paralysis: Landry-Lähmung *f*, Landry-Paralyse *f*, Landry-Typ *m*, Paralysis spinalis ascendens acuta
lead paralysis: Bleilähmung *f*
paralysis of the leg: Beinparalyse *f*
lingual paralysis: Zungenlähmung *f*
Lissauer's paralysis: Lissauer-Paralyse *f*
lower arm type of brachial paralysis: →*lower brachial paralysis*
lower brachial paralysis: Klumpke-Lähmung *f*, Klumpke-Déjérine-Lähmung *f*, untere Armplexuslähmung *f*
masticatory paralysis: Lähmung *f* der Kaumuskulatur
maternal postnatal paralysis: mütterliche Entbindungslähmung *f*
Millard-Gubler paralysis: Millard-Gubler-Syndrom *nt*, Gubler-Lähmung *f*, Brücken-Mittelhirn-Syndrom *nt*, Hemiplegia alternans inferior
mimetic paralysis: Lähmung *f* der mimischen Muskulatur
mixed paralysis: gemischte Lähmung *f*
motor paralysis: motorische Lähmung *f*
muscular paralysis: Myoparalyse *f*
myogenic paralysis: (epidemische/spinale) Kinderlähmung *f*, Heine-Medin-Krankheit *f*, Poliomyelitis (epidemica) anterior acuta
myogenic vocal cord paralysis: myogene Stimmlippenlähmung *f*, myogene Kehlkopflähmung *f*
myopathic paralysis: myopathische/myogene Lähmung *f*
normokalaemic periodic paralysis: (*brit.*) →*normokalemic periodic paralysis*
normokalemic periodic paralysis: periodische normokaliämische Lähmung *f*
nuclear paralysis: Kernlähmung *f*
nuclear vocal cord paralysis: nukleäre Stimmlippenlähmung *f*, zentrale Stimmlippenlähmung *f*
obstetric paralysis: Geburtslähmung *f*, geburtstraumatische Lähmung *f*
obstetrical paralysis: →*obstetric paralysis*
ocular paralysis: totale/komplette Okulomotoriuslähmung *f*, totale/komplette Augenmuskellähmung *f*
oculomotor paralysis: Okulomotoriuslähmung *f*, Oculomotoriuslähmung *f*
organic paralysis: organische/neurogene Lähmung *f*
otogenic facial paralysis: otogene Fazialislähmung *f*
palatal paralysis: Gaumensegellähmung *f*
Parrot's pseudoparalysis: Bednar-Parrot-Pseudoparalyse *f*, Parrot-Lähmung *f*
periodic paralysis: dyskaliämische Lähmung *f*, periodische Lähmung *f*
periodic ocular paralysis: Möbius-Krankheit *f*, periodische Okulomotoriuslähmung *f* mit Neuralgie
peripheral paralysis: periphere Lähmung *f*
peripheral facial paralysis: periphere Fazialisparese *f*, periphere Fazialislähmung *f*
peroneal paralysis: Fibularis-, Peronäuslähmung *f*
phrenic paralysis: Phrenikuslähmung *f*
paralysis of phrenic nerve: Phrenikuslähmung *f*
plexus paralysis: Plexuslähmung *f*
postdiphtheric paralysis: (post-)diphtherische Lähmung *f*
postdiphtheritic paralysis: →*postdiphtheric paralysis*
posticus paralysis: →*posticus palsy*
Pott's paralysis: Pott-Lähmung *f*, Pott-Paraplegie *f*
pressure paralysis: Druck-, Kompressionslähmung *f*
progressive bulbar paralysis: (progressive) Bulbärparalyse *f*, Duchenne-Syndrom *nt*
progressive bulbar paralysis in children: familiäre progressive Bulbärparalyse *f*, Fazio-Londe-Syndrom *nt*
pseudobulbar paralysis: Pseudobulbärparalyse *f*
pseudohypertrophic muscular paralysis: Duchenne-

P

Krankheit *f*, -Muskeldystrophie *f*, Duchenne-Typ *m* der progressiven Muskeldystrophie, pseudohypertrophe pelvifemorale Form *f*, Dystrophia musculorum progressiva Duchenne
radial paralysis: Radialislähmung *f*, Radialisparese *f*
Ramsey Hunt paralysis: progressive Pallidumatrophie Hunt *f*, Pallidumsyndrom *nt*, Paralysis agitans juvenilis
recurrent laryngeal paralysis: Rekurrenslähmung *f*, Rekurrensparese *f*, Rekurrensparalyse *f*
recurrent laryngeal nerve paralysis: →*recurrent laryngeal paralysis*
reflex paralysis: reflektorische Lähmung *f*
Remak's paralysis: Bleilähmung *f*
respiratory paralysis: Atemlähmung *f*
rucksack paralysis: Rucksacklähmung *f*
sensory paralysis: sensorische Lähmung *f*; Anästhesie *f*; sensible Lähmung *f*
serratus anterior paralysis: Serratuslähmung *f*
serum paralysis: Serumlähmung *f*
sleep paralysis: Schlafparalyse *f*
sleep pressure paralysis: Schlafdrucklähmung *f*
sodium-responsive periodic paralysis: →*normokalemic periodic paralysis*
soft palate paralysis: Gaumensegellähmung *f*
spastic pseudoparalysis: Creutzfeldt-Jakob-Syndrom *nt*, Creutzfeldt-Jakob-Erkrankung *f*, Jakob-Creutzfeldt-Syndrom *nt*, Jakob-Creutzfeldt-Erkrankung *f*
spastic spinal paralysis: Erb-Charcot-Syndrom *nt*, spastische Spinalparalyse *f*
spinal paralysis: Spinalparalyse *f*
splanchnic nerve paralysis: Splanchnikusparese *f*
supranuclear paralysis: supranukleäre Lähmung *f*
swallowing paralysis: Schlucklähmung *f*, Schlundlähmung *f*
syphilitic pseudoparalysis: Bednar-Parrot-Pseudoparalyse *f*, Parrot-Lähmung *f*
tibial nerve paralysis: Tibialislähmung *f*
Todd's paralysis: Todd-Lähmung *f*
Todd's postepileptic paralysis: →*Todd's paralysis*
paralysis of transverse arytenoid muscle: Transversuslähmung *f*
trapezius muscle paralysis: Trapeziuslähmung *f*
traumatic facial paralysis: traumatische Fazialislähmung *f*
trigeminal paralysis: Trigeminuslähmung *f*, Trigeminusparalyse *f*
trochlear nerve paralysis: Trochlearislähmung *m*
twelfth nerve paralysis: Hypoglossuslähmung *f*, Hypoglossusparese *f*
type III periodic paralysis: →*normokalemic periodic paralysis*
type II periodic paralysis: →*hyperkalemic periodic paralysis*
type I periodic paralysis: →*hypokalemic periodic paralysis*
ulnar nerve paralysis: Ulnarislähmung *f*
unilateral facial paralysis: Bell-Lähmung *f*, einseitige Fazialislähmung *f*
upper arm type of brachial paralysis: →*upper brachial paralysis*
upper brachial paralysis: obere Armplexuslähmung *f*, Erb-Lähmung *f*, Erb-Duchenne-Lähmung *f*
vagal nerve paralysis: Vaguslähmung *f*
vasomotor paralysis: vasomotorische Lähmung *f*, Vasoparese *f*
vertical paralysis of gaze: vertikale Blicklähmung *f*, vertikale Blicklähmung *f*
vocal cord paralysis: Stimmlippenlähmung *f*, Kehlkopflähmung *f*, Larynxlähmung *f*, Laryngoplegie *f*, Laryngoparalyse *f*
Volkmann's ischaemic paralysis: (*brit.*) →*Volkmann's ischemic paralysis*
Volkmann's ischemic paralysis: Volkmann-Kontraktur *f*
waking paralysis: Wachanfälle *pl*
wasting paralysis: spinale Muskelatrophie *f*
Weber's paralysis: Weber-Syndrom *nt*, Hemiplegia alternans oculomotorica
Werdnig-Hoffmann paralysis: Werdnig-Hoffmann-Krankheit *f*, Werdnig-Hoffmann-Syndrom *nt*, infantile spinale Muskelatrophie (Werdnig-Hoffmann) *f*
writer's paralysis: Schreibkrampf *m*, Graphospasmus *m*, Mogigraphie *f*, Mogigrafie *f*

par|a|lys|or ['pærəlaɪzər] *noun*: →*paralyzer*
par|a|lyt|ic [,pærə'lɪtɪk]: **I** *noun* Gelähmte *m/f*, Paralytiker(in *f*) *m* **II** *adj* Paralyse betreffend, von ihr betroffen, lähmend, gelähmt, paralytisch, Lähmungs-
par|a|lyt|o|gen|ic [,pærə,lɪtə'dʒenɪk] *adj*: eine Paralyse verursachend *oder* auslösend, lähmend, paralytisch, paralytogen
par|a|ly|zant ['pærəlaɪzənt]: **I** *noun* eine Lähmung verursachendes Mittel *nt* **II** *adj* eine Paralyse auslösend, lähmend, paralytisch
par|a|ly|za|tion [,pærəlaɪ'zeɪʃn] *noun*: →*paralysis*
par|a|lyze ['pærəlaɪz] *vt*: lähmen, paralysieren
par|a|lyzed ['pærəlaɪzd] *adj*: Paralyse betreffend, gelähmt, paralytisch
par|a|lyz|er ['pærəlaɪzər] *noun*: Hemmstoff *m*, Hemmer *m*, Inhibitor *m*
par|a|mag|net|ic [,pærəmæg'netɪk] *adj*: Paramagnetismus betreffend *oder* zeigend, paramagnetisch
par|a|mag|net|ism [,pærə'mægnətɪzəm] *noun*: Paramagnetismus *m*
par|a|mas|ti|tis [,pærəmæs'taɪtɪs] *noun*: Paramastitis *f*
par|a|mas|toid|i|tis [,pærəmæstɔɪ'daɪtɪs] *noun*: Paramastoiditis *f*
par|a|me|a|tal [,pærəmɪ'eɪtəl] *adj*: parameatal
Par|a|me|ci|um [,pærə'miːʃ(ɪ)əm] *noun*: Pantoffeltierchen *nt*, Paramecium *nt*
par|a|me|di|an [,pærə'miːdɪən] *adj*: neben der Medianlinie *oder* Mittelebene (liegend), paramedian
par|a|med|ic [,pærə'medɪk] *noun*: **1.** Sanitäter *m* **2.** ärztlicher Assistent *m*, ärztliche Assistentin *f*, Gehilfe *m*, Gehilfin *f*
par|a|med|i|cal [,pærə'medɪkl] *adj*: nichtärztlich
par|a|med|i|cine [,pærə'medɪsən] *noun*: Paramedizin *nt*
par|a|me|ni|a [,pærə'miːnɪə] *noun*: Menstruationsstörung *f*, Paramenie *f*
par|a|me|si|al [,pærə'miːsɪəl] *adj*: →*paramedian*
pa|ram|e|ter [pə'ræmɪtər] *noun*: Parameter *m*
growth parameter: Wachstumsparameter *m*, wachstumsbeeinflussender Parameter *m*
radiation parameters: Strahlungsmessgrößen *pl*
par|a|meth|a|sone [,pærə'meθəsəʊn] *noun*: Paramethason *nt*
par|a|me|tri|al [,pærə'miːtrɪəl] *adj*: **1.** Parametrium betreffend, parametran, parametrisch **2.** neben der Gebärmutter (liegend), parametran
par|a|met|ric [,pærə'metrɪk] *adj*: **1.** Parametrium betreffend, parametran, parametrisch **2.** parametrisch, Parameter-
par|a|me|tris|mus [,pærəmə'trɪzməs] *noun*: Parametropathia spastica, Pelvipathia vegetativa
par|a|me|trit|ic [,pærəmə'trɪtɪk] *adj*: Parametritis betreffend, parametritisch

P

par|a|me|tri|tis [ˌpærəmɪ'traɪtɪs] *noun*: Entzündung *f* des Parametriums, Parametritis *f*
par|a|me|tri|um [ˌpærə'miːtriːəm] *noun, plural* **-tria** [-trɪə]: Parametrium *nt*
par|a|mim|ia [ˌpærə'mɪmɪə] *noun*: Paramimie *f*
par|a|mi|tome [ˌpærə'maɪtəʊm] *noun*: Hyaloplasma *nt*, Grundzytoplasma *nt*, zytoplasmatische Matrix *f*
par|a|mi|to|sis [ˌpærəmaɪ'təʊsɪs] *noun*: Paramitose *f*
par|am|ne|sia [ˌpæræm'niːʒə] *noun*: Erinnerungsverfälschung *f*, Paramnesie *f*
Par|a|moe|ba [ˌpærə'miːbə] *noun*: Entamoeba *f*
par|a|mo|lar [pærə'məʊlər] *noun*: **1.** überzähliger Molar *m*, Paramolar *m* **2.** Paramolar *m*, akzessorischer Molar *m*
Par|am|phis|to|ma|ti|dae [pærˌæmfɪ'stəmətɪdiː] *noun*: Paramphistomatidae *pl*
par|am|phi|sto|mi|a|sis [pærˌæmfɪstə'maɪəsɪs] *noun*: Paramphistomiasis *f*
Par|am|phis|to|mum [ˌpæræm'fɪstəməm] *noun*: Paramphistomum *nt*
par|a|mu|cin [ˌpærə'mjuːsɪn] *noun*: Paramuzin *nt*
par|a|mu|sia [ˌpærə'mjuːzɪə] *noun*: Paramusie *f*
par|a|my|e|lin [ˌpærə'maɪəlɪn] *noun*: Paramyelin *nt*
par|a|my|e|lo|blast [pærə'maɪələblæst] *noun*: Paramyeloblast *m*
par|a|my|loi|do|sis [pærˌæmɪlɔɪ'dəʊsɪs] *noun*: Paramyloidose *f*
par|a|my|oc|lo|nus [ˌpærəmaɪ'ɑkləŋəs] *noun*: Paramyoklonus *m*, Paramyoclonus *m*
par|a|my|o|sin [ˌpærə'maɪəsɪn] *noun*: Paramyosin *nt*, Tropomyosin A *nt*
par|a|my|o|sin|o|gen [ˌpærəˌmaɪə'sɪnədʒən] *noun*: Paramyosinogen *nt*
par|a|my|o|tone [ˌpærə'maɪətəʊn] *noun*: →*paramyotonia*
par|a|my|o|to|nia [ˌpærəˌmaɪə'təʊnɪə] *noun*: Paramyotonie *f*, Paratonia *f*
congenital paramyotonia: Eulenburg-Syndrom *nt*, Eulenburg-Krankheit *f*, Paramyotonia congenita
par|a|my|ot|o|nus [ˌpærəmaɪ'ɑtənəs] *noun*: →*paramyotonia*
Par|a|myx|o|vir|i|dae [ˌpærəˌmɪksəʊ'vɪrədiː] *plural*: Paramyxoviridae *pl*
par|a|myx|o|vi|rus [pærəˌmɪskə'vaɪrəs] *noun*: Paramyxovirus *nt*
par|an|aes|the|sia [pærˌænəs'θiːʒə] *noun*: (*brit.*) →*paranesthesia*
par|an|al|ge|sia [pærˌænl'dʒiːzɪə] *noun*: Paranalgesie *f*, Paraanalgesie *f*
par|a|na|sal [ˌpærə'neɪzl] *adj*: neben der Nase *oder* Nasenhöhle (liegend), paranasal
par|a|ne|o|pla|sia [pærəˌniːəʊ'pleɪʒ(ɪ)ə] *noun*: Paraneoplasie *f*, paraneoplastisches Syndrom *nt*
par|a|ne|o|plas|tic [pærəˌniːə'plæstɪk] *adj*: von einem (malignen) Tumor in Funktion und Struktur abweichend, paraneoplastisch
par|a|neph|ric [ˌpærə'nefrɪk] *adj*: **1.** neben *oder* in der Umgebung der Niere/Ren (liegend), pararenal **2.** Paranephritis betreffend, paranephritisch, epinephritisch
par|a|ne|phri|tis [ˌpærənɪ'fraɪtɪs] *noun*: Paranephritis *f*
par|a|ne|phro|ma [ˌpærənɪ'frəʊmə] *noun*: Nebennierentumor *m*, Nebennierengeschwulst *f*
par|a|nephr|os [ˌpærə'nefrɑs] *noun, plural* **-roi** [-rɔɪ]: Nebenniere *f*, Glandula suprarenalis
par|an|es|the|sia [pærˌænəs'θiːʒə] *noun*: Paranästhesie *f*, Paraanästhesie *f*
par|a|neu|ral [ˌpærə'njʊərəl] *adj*: in der Nähe eines Nervs, neben einem Nerv verlaufend, paraneural
pa|ran|gi [pə'rændʒiː] *noun*: Frambösie *f*, Pian *f*, Parangi *f*, Yaws *f*, Framboesia tropica
par|a|nod|al [ˌpærə'nəʊdl] *adj*: neben einem Knoten/Nodus (liegend), paranodal
par|a|noi|a [ˌpærə'nɔɪə] *noun*: Paranoia *f*
alcoholic paranoia: Alkoholparanoia *f*, Alkoholwahn *m*
par|a|noi|ac [ˌpærə'nɔɪæk, -ɪk]: **I** *noun* an Paranoia Leidende(r), Paranoiker(in *f*) *m* **II** *adj* Paranoia betreffend, auf Paranoia beruhend, paranoisch, wahnhaft
par|a|noid ['pærənɔɪd] *adj*: einer Paranoia ähnlich, wahnhaft, paranoid
par|a|no|mi|a [ˌpærə'nəʊmɪə] *noun*: Paranomie *f*
par|a|nor|mal [ˌpærə'nɔːrml] *adj*: über das Normale *oder* das Natürliche hinaus, nicht auf natürliche Weise erklärbar, paranormal, übersinnlich, parapsychisch
par|a|nu|cle|ar [ˌpærə'n(j)uːklɪər] *adj*: **1.** um einen Kern herum, paranukleär **2.** Paranukleus betreffend
par|a|nu|cle|o|lus [ˌpærən(j)uː'klɪələs] *noun*: Paranukleolus *m*
par|a|nu|cle|us [ˌpærə'n(j)uːklɪəs] *noun*: Nebenkern *m*, Paranukleus *m*
par|a|oe|soph|a|ge|al [ˌpærəɪˌsɑfə'dʒiːəl] *adj*: (*brit.*) →*paraesophageal*
par|a|om|phal|ic [ˌpærəɑm'fælɪk] *adj*: um den Nabel/Umbilicus herum (liegend), neben dem Nabel, paraumbilikal, parumbilikal
par|a|o|ral [ˌpærə'ɔːrəl] *adj*: neben dem Mund, in der Nähe des Mundes; nicht durch den Mund verabreicht, paraoral
par|a|os|mia [ˌpærə'ɑzmɪə] *noun*: →*parosmia*
par|a|os|se|ous [ˌpærə'ɑsɪəs] *adj*: neben/auf einem Knochen (liegend), paraossal
par|a|o|var|i|an [ˌpærəəʊ'veərɪən] *adj*: neben dem Eierstock (liegend), paraovarial
par|a|pan|cre|at|ic [ˌpærəˌpænkr'ætɪk] *adj*: neben der Bauchspeicheldrüse/dem Pankreas (liegend), parapankreatisch
par|a|par|e|sis [ˌpærəpə'riːsɪs] *noun*: Paraparese *f*
par|a|pa|ret|ic [ˌpærəpə'retɪk]: **I** *noun* Paraparetiker(in *f*) *m* **II** *adj* Paraparese betreffend, paraparetisch
par|a|pe|de|sis [ˌpærəpə'diːsɪs] *noun*: Parapedese *f*
par|a|per|i|to|ne|al [ˌpærəˌperətə'niːəl] *adj*: außerhalb des Bauchfells/Peritoneums liegend; in der Nähe des Bauchfells, paraperitoneal
par|a|per|tus|sis [ˌpærəpər'tʌsɪs] *noun*: Parapertussis *f*
par|a|pes|tis [ˌpærə'pestɪs] *noun*: Pestis minor
par|a|pha|ryn|ge|al [ˌpærəfə'rɪn'dʒ(ɪ)əl] *adj*: neben dem Rachen/Pharynx (liegend), parapharyngeal
par|a|pha|sia [ˌpærə'feɪʒə] *noun*: Paraphasie *f*
literal paraphasia: literale Paraphasie *f*, phonematische Paraphasie *f*
thematic paraphasia: semantische Paraphrasie *f*
verbal paraphasia: verbale Paraphasie *f*
par|a|pha|sic [ˌpærə'feɪzɪk] *adj*: Paraphasie betreffend
par|a|phe|mia [ˌpærə'fiːmiːə] *noun*: Paraphemie *f*
par|a|phen|yl|ene|di|am|ine [ˌpærəˌfenəliːndaɪ'æmɪn] *noun*: Paraphenylendiamin *nt*
pa|ra|phia [pə'reɪfɪə, -'ræf-] *noun*: Störung *f* des Tastsinns, Parapsis *f*
par|a|phil|ia [ˌpærə'fɪlɪə] *noun*: Paraphilie *f*
par|a|phil|i|ac [ˌpærə'fɪlɪæk]: **I** *noun* Paraphile *m/f* **II** *adj* Paraphilie betreffend, paraphil
par|a|phi|mo|sis [ˌpærəfaɪ'məʊsɪs] *noun*: Paraphimose *f*, Capistratio *f*
par|a|pho|bia [ˌpærə'fəʊbɪə] *noun*: Paraphobie *f*
par|a|pho|nia [ˌpærə'fəʊnɪə] *noun*: Paraphonie *f*, Paraphonia *f*
par|a|phra|sia [ˌpærə'freɪʒ(ɪ)ə] *noun*: Paraphrasie *f*

par|a|phre|ni|a [ˌpærəˈfriːnɪə] *noun*: Paraphrenie *f*
par|a|phre|nic [ˌpærəˈfrenɪk]: **I** *noun* Paraphreniker(in *f*) *m* **II** *adj* Paraphrenie betreffend, paraphrenisch
par|a|phre|nit|ic [ˌpærəfrɪˈnɪtɪk] *adj*: Paraphrenitis betreffend, paraphrenitisch
par|a|phre|ni|tis [ˌpærəfrɪˈnaɪtɪs] *noun*: Paraphrenitis *f*
par|a|phys|e|al [ˌpærəˈfiːzɪəl] *adj*: Paraphyse betreffend, paraphysär
pa|raph|y|sis [pəˈræfəsɪs] *noun, plura* **-ses** [-siːz]: Paraphyse *f*
par|a|plasm [ˈpærəplæzəm] *noun*: **1.** Hyaloplasma *nt*, Grundzytoplasma *nt*, zytoplasmatische Matrix *f* **2.** Paraplasma *nt*, Alloplasma *nt*
par|a|plas|mat|ic [ˌpærəplæzˈmætɪk] *adj*: Paraplasma betreffend, im Paraplasma (liegend), paraplasmatisch
par|a|plas|mic [ˌpærəˈplæzmɪk] *adj*: Paraplasma betreffend, im Paraplasma (liegend), paraplasmatisch
par|a|plec|tic [ˌpærəˈplektɪk] *noun, adj*: →*paraplegic*
par|a|ple|gia [ˌpærəˈpliːdʒ(ɪ)ə] *noun*: Paraparalyse *f*, Paraplegie *f*, Querschnittlähmung *f*
alcoholic paraplegia: alkohol-toxische Paraplegie *f*
ataxic paraplegia: ataktische Paraplegie *f*
cerebral paraplegia: zerebrale Paraplegie *f*
Erb's spastic paraplegia: luische Spinalparalyse Erb *f*
Erb's syphilitic spastic paraplegia: →*Erb's spastic paraplegia*
flaccid paraplegia: schlaffe Paraplegie *f*
high paraplegia: Paraplegia brachialis, Paraplegia superior
low paraplegia: Paraplegia inferior, Paraplegia cruralis
painful paraplegia: Paraplegia dolorosa
peripheral paraplegia: periphere Paraplegie *f*
Pott's paraplegia: Pott-Lähmung *f*, Pott-Paraplegie *f*
reflex paraplegia: reflektorische Paraplegie *f*
spastic paraplegia: spastische Paraplegie *f*
syphilitic paraplegia: luische Spinalparalyse *f* Erb
toxic paraplegia: toxische Paraplegie *f*
par|a|ple|gic [ˌpærəˈpliːdʒɪk, -ˈpledʒɪk]: **I** *noun* Querschnittsgelähmte *m/f*, Paraplegiker(in *f*) *m* **II** *adj* Paraplegie betreffend, querschnittsgelähmt, paraplegisch
par|a|pleg|i|form [ˌpærəˈpledʒɪfɔːrm] *adj*: paraplegiform
par|a|pleu|rit|ic [ˌpærəpluːˈrɪtɪk] *adj*: Parapleuritis betreffend, parapleuritisch
par|a|pleu|ri|tis [ˌpærəpluːˈraɪtɪs] *noun*: Parapleuritis *f*
par|a|pneu|mo|nia [ˌpærən(j)uːˈməʊnɪə] *noun*: Parapneumonie *f*
par|a|pneu|mon|ic [ˌpærən(j)uːˈmɑnɪk] *adj*: im Verlauf einer Lungenentzündung/Pneumonie auftretend, parapneumonisch
Par|a|pox|vi|rus [ˌpærəˈpɑksvaɪrəs] *noun*: Parapoxvirus *nt*
par|a|prax|ia [ˌpærəˈpræksɪə] *noun*: Parapraxie *f*
par|a|prax|is [ˌpærəˈpræksɪs] *noun*: →*parapraxia*
par|a|proc|tit|ic [ˌpærəprɑkˈtɪtɪk] *adj*: Paraproktitis betreffend, paraproktitisch
par|a|proc|ti|tis [ˌpærəprɑkˈtaɪtɪs] *noun*: Entzündung *f* des pararektalen Bindegewebes/Paraproctiums, Paraproktitis *f*
par|a|proc|ti|um [ˌpærəˈprɑktɪəm] *noun*: Paraproctium *nt*
par|a|pros|ta|tit|ic [ˌpærəˌprɑstəˈtɪtɪk] *adj*: Paraprostatitis betreffend, paraprostatitisch
par|a|pros|ta|ti|tis [ˌpærəˌprɑstəˈtaɪtɪs] *noun*: Entzündung *f* des paraprostatischen Bindegewebes, Paraprostatitis *f*
par|a|pro|tein [ˌpærəˈprəʊtiːn, -tiːɪn] *noun*: Paraprotein *nt*
par|a|pro|tein|ae|mia [pærəˌprəʊtɪˈniːmiːə] *noun*: (*brit.*) →*paraproteinemia*
par|a|pro|tein|e|mia [pærəˌprəʊtɪˈniːmiːə] *noun*: Paraproteinämie *f*
par|a|pro|tein|u|ria [pærəˌprəʊtɪˈn(j)ʊəriːə] *noun*: Paraproteinurie *f*
pa|rap|sia [pəˈræpsɪə] *noun*: →*parapsis*
pa|rap|sis [pəˈræpsɪs] *noun*: Störung *f* des Tastsinns, Parapsis *f*
par|a|pso|ri|a|sis [ˌpærəsəˈraɪəsɪs] *noun*: Parapsoriasis *f*
acute parapsoriasis: Mucha-Habermann-Krankheit *f*
atrophic parapsoriasis: →*large plaque parapsoriasis*
chronic parapsoriasis: Juliusberg-Krankheit *f*
parapsoriasis en plaques: Brocq-Krankheit *f*, Parapsoriasis en plaques, chronische superfizielle Dermatitis *f*
simple parapsoriasis en plaques: Parapsoriasis en plaques simples
guttate parapsoriasis: Parapsoriasis guttata, Pityriasis lichenoides
large plaque parapsoriasis: großherdig-entzündliche Form *f* der Parapsoriasis en plaques, prämaligne Form *f* der Parapsoriasis en plaques, großfleckige Parapsoriasis en plaques, Parapsoriasis en plaques simples
poikilodermatous parapsoriasis: **1.** →*large plaque parapsoriasis* **2.** Parapsoriasis lichenoides, Parakeratosis variegata, Lichen variegatus
poikilodermic parapsoriasis: **1.** →*large plaque parapsoriasis* **2.** Parapsoriasis lichenoides, Parakeratosis variegata, Lichen variegatus
retiform parapsoriasis: Parapsoriasis lichenoides, Parakeratosis variegata, Lichen variegatus
small plaque parapsoriasis: kleinherdiger Typ *m* der Parapsoriasis en plaques, benigne kleinherdige Form *f* der Parapsoriasis en plaques, kleinfleckige Parapsoriasis en plaques, Parapsoriasis digitiformis
par|a|psy|chic [ˌpærəˈsaɪkɪk] *adj*: nicht auf natürliche Weise erklärbar, parapsychisch, übersinnlich, paranormal
par|a|psy|chi|cal [ˌpærəˈsaɪkɪkl] *adj*: nicht auf natürliche Weise erklärbar, parapsychisch, übersinnlich, paranormal
par|a|psy|cho|log|i|cal [ˌpærəsaɪkəˈlɑdʒɪkl] *adj*: Parapsychologie betreffend, parapsychologisch
par|a|psy|chol|o|gist [ˌpærəsaɪˈkɑlədʒɪst] *noun*: Parapsychologe *m*, -login *f*
par|a|psy|chol|o|gy [ˌpærəsaɪˈkɑlədʒiː] *noun*: Parapsychologie *f*
par|a|quat [ˈpærəkwɑːt] *noun*: Paraquat *nt*
par|a|rec|tal [ˌpærəˈrektl] *adj*: **1.** neben dem Rektum, pararektal **2.** neben dem Musculus rectus abdominis, pararektal, Pararektal-
par|a|re|flex|ia [ˌpærərɪˈfleksɪə] *noun*: Reflexstörung *f*, Parareflexie *f*
par|a|re|nal [ˌpærəˈriːnl] *adj*: neben *oder* in der Umgebung der Niere/Ren (liegend), pararenal
par|a|rho|ta|cism [ˌpærəˈrəʊtəsɪzəm] *noun*: Pararhotazismus *m*
par|a|ros|an|i|line [ˌpærərəʊˈzænɪlɪn, -liːn] *noun*: Pararosanilin *nt*, Parafuchsin *nt*
par|ar|rhyth|mi|a [ˌpærəˈrɪðmɪə] *noun*: Pararhythmie *f*
par|ar|thria [pæˈrɑːrθrɪə] *noun*: Pararthrie *f*, Pararthria *f*
par|a|sa|cral [ˌpærəˈseɪkrəl] *adj*: neben dem Kreuzbein/Sakrum (liegend), am Kreuzbein (liegend), parasakral
par|a|sal|pin|git|ic [ˌpærəˌsælpɪnˈdʒɪtɪk] *adj*: Parasalpingitis betreffend, parasalpingitisch
par|a|sal|pin|gi|tis [ˌpærəˌsælpɪnˈdʒaɪtɪs] *noun*: Entzündung *f* des Bindegewebes um den Eileiter, Parasalpingitis *f*
par|a|scap|u|lar [ˌpærəˈskæpjələr] *adj*: paraskapulär, in der Nähe des Schulterblattes/der Skapula (liegend)

par|a|scar|la|ti|na [ˌpærəˌskɑːrlə'tiːnə] *noun*: Dukes-Krankheit *f*, Dukes-Filatoff-Krankheit *f*, vierte Krankheit *f*, Parascarlatina *f*, Rubeola scarlatinosa
par|a|scar|let [ˌpærə'skɑːrlɪt] *noun*: →*parascarlatina*
par|a|sel|lar [ˌpærə'selər] *adj*: parasellär, neben der Sella turcica (liegend)
par|a|sep|tal [ˌpærə'septl] *adj*: neben einem Septum (liegend), paraseptal
par|a|sex|u|al [ˌpærə'sekʃəwəl] *adj*: parasexuell
par|a|sex|u|al|i|ty [ˌpærəˌseksʃə'wælətiː] *noun*: Parasexualität *f*
par|a|sig|ma|tism [ˌpærə'sɪgmətɪzəm] *noun*: Lispeln *nt*
par|a|si|noi|dal [ˌpærəsaɪ'nɔɪdl] *adj*: parasinuidal, parasinoidal, neben einem Sinus (liegend)
par|a|sit|ae|mi|a [ˌpærəsaɪ'tiːmiːə] *noun*: (*brit.*) →*parasitemia*
par|a|si|tal [ˌpærə'saɪtl] *adj*: →*parasitic*
par|a|si|ta|ry [ˌpærə'saɪtəriː] *adj*: →*parasitic*
par|a|site ['pærəsaɪt] *noun*: **1.** Schmarotzer *m*, Parasit *m* **2.** (*embryolog.*) Parasit *m*
accidental parasite: Zufallsparasit *m*
animal parasite: tierischer Parasit *m*, Zooparasit *m*
energy parasites: Energieparasiten *pl*
external parasite: Außenparasit *m*
facultative parasite: fakultativer Parasit *m*
human parasite: Humanparasit *m*, Parasit *m* des Menschen
incidental parasite: Zufallsparasit *m*
intermittent parasite: vorübergehender Parasit *m*
internal parasite: Binnenschmarotzer *m*, Innenschmarotzer *m*, Endoparasit *m*, Entoparasit *m*, Endosit *m*
intestinal parasite: Darmparasit *m*
malaria parasite: Malariaerreger *m*, Malariaplasmodium *nt*, Plasmodium *nt*
malarial parasite: →*malaria parasite*
malignant tertian parasite: Plasmodium falciparum
non-pathogenic parasite: apathogener Parasit *m*
obligatory parasite: obligater Parasit *m*
ovale parasite: Plasmodium ovale
pathogenic parasite: pathogener Parasit *m*
periodic parasite: periodischer Parasit *m*
permanent parasite: stationärer Parasit *m*
plant parasite: pflanzlicher Parasit *m*, Phytoparasit *m*
quartan parasite: Plasmodium malariae
sacral parasite: Sakralparasit *m*
stenoxenous parasite: stenoxener Parasit *m*
temporary parasite: temporärer Parasit *m*
vivax parasite: Plasmodium vivax
par|a|sit|e|mi|a [ˌpærəsaɪ'tiːmiːə] *noun*: Parasitämie *f*
par|a|sit|ic [pærə'sɪtɪk] *adj*: Parasiten betreffend, durch sie bedingt *oder* ausgelöst, schmarotzend, schmarotzerhaft, parasitär, parasitisch
par|a|sit|i|cal [ˌpærə'sɪtɪkl] *adj*: →*parasitic*
par|a|sit|i|ci|dal [pærəˌsɪtɪ'saɪdl] *adj*: parasitenabtötend, parasitizid
par|a|sit|i|cide [pærə'sɪtɪsaɪd]: I *noun* parasitentötendes Mittel *nt*, parasitenabtötendes Mittel *nt*, Parasitizid *nt* II *adj* →*parasiticidal*
par|a|sit|i|cid|ic [ˌpærəˌsɪtɪ'sɪdɪk] *adj*: →*parasiticidal*
par|a|sit|i|fer [pærə'sɪtɪfər] *noun*: Parasitenwirt *m*
par|a|sit|ism ['pærəsɪtɪzm] *noun*: **1.** Schmarotzertum *nt*, schmarotzende Lebensweise *f*, Parasitismus *m*, Parasitie *f* **2.** →*parasitization*
larval parasitism: Larvenparasitismus *m*
par|a|sit|i|za|tion [ˌpærəsɪtə'zeɪʃn] *noun*: Parasitenbefall *m*, Parasiteninfektion *f*
par|a|si|tize ['pærəsɪtaɪz] *vt*: schmarotzen, als Parasit leben, parasitieren
par|a|si|to|gen|ic [pærəˌsaɪtə'dʒenɪk] *adj*: durch Parasiten verursacht, parasitogen
par|a|sit|oid ['pærəsaɪtɔɪd, -sɪ-]: I *noun* Parasitoid *m* II *adj* parasitenähnlich
par|a|si|to|log|ic [ˌpærəsaɪtə'lɑdʒɪk] *adj*: →*parasitological*
par|a|si|to|log|i|cal [ˌpærəsaɪtə'lɑdʒɪkl] *adj*: parasitologisch
par|a|si|tol|o|gist [ˌpærəsaɪ'tɑlədʒɪst] *noun*: Parasitologe *m*, -login *f*
par|a|si|tol|o|gy [ˌpærəsaɪ'tɑlədʒiː] *noun*: Schmarotzerkunde *f*, Parasitologie *f*
medical parasitology: medizinische Parasitologie *f*
par|a|si|to|pho|bi|a [ˌpærəˌsaɪtə'fəʊbɪə] *noun*: Parasitophobie *f*
par|a|si|to|pho|bic [ˌpærəˌsaɪtə'fəʊbɪk] *adj*: Parasitophobie betreffend, parasitophob
par|a|si|to|sis [ˌpærəsaɪ'təʊsɪs] *noun*: Parasitenerkrankung *f*, Parasitose *f*
par|a|si|to|trope [ˌpærə'saɪtətrəʊp] *adj*: →*parasitotropic*
par|a|si|to|trop|ic [ˌpærəˌsaɪtə'trɑpɪk] *adj*: mit besonderer Affinität zu Parasiten, parasitotrop
par|a|si|tot|ro|pism [ˌpærəsaɪ'tɑtrəpɪzəm] *noun*: →*parasitotropy*
par|a|si|tot|ro|py [ˌpærəsaɪ'tɑtrəpiː] *noun*: Parasitotropie *f*
par|a|so|ma [ˌpærə'səʊmə] *noun*: →*paranucleus*
par|a|som|ni|a [ˌpærə'sɑmnɪə] *noun*: Parasomnie *f*
par|a|spa|di|a [ˌpærə'speɪdɪə] *noun*: →*paraspadias*
par|a|spa|di|as [ˌpærə'speɪdɪəs] *noun*: Paraspadie *f*
par|a|spasm ['pærəspæzəm] *noun*: Paraspastik *f*
par|a|spas|mus [ˌpærə'spæzməs] *noun*: →*paraspasm*
par|a|spe|cif|ic [ˌpærəspə'sɪfɪk] *adj*: unspezifisch
par|a|ster|nal [ˌpærə'stɜrnl] *adj*: neben dem Brustbein/Sternum (liegend), parasternal
par|a|stru|ma [ˌpærə'struːmə] *noun*: Parastruma *f*
par|a|sym|pa|thet|ic [ˌpærəˌsɪmpə'θetɪk] *adj*: parasympathisches Nervensystem/Parasympathikus betreffend, parasympathisch
par|a|sym|path|i|co|to|ni|a [ˌpærəsɪmˌpæθɪkəʊ'təʊnɪə] *noun*: Vagotonie *f*
par|a|sym|pa|tho|lyt|ic [ˌpærəˌsɪmpəθəʊ'lɪtɪk]: I *noun* Parasympatholytikum *nt*, Anticholinergikum *nt*, cholinerger Antagonist *m* II *adj* die Wirkung von Acetylcholin hemmend; das parasympathische System hemmend, parasympatholytisch, anticholinerg, vagolytisch
par|a|sym|pa|tho|mi|met|ic [ˌpærəˌsɪmpəθəʊmɪ'metɪk, -maɪ-]: I *noun* Parasympathomimetikum *nt* II *adj* mit aktivierender Wirkung auf das parasympathische Nervensystem, parasympathomimetisch, vagomimetisch
par|a|sym|pa|tho|par|a|lyt|ic [ˌpærəˌsɪmpəθəʊˌpærə'lɪtɪk] *noun, adj*: →*parasympatholytic*
par|a|sym|pa|tho|to|ni|a [ˌpærəˌsɪmpəθəʊ'təʊnɪə] *noun*: Vagotonie *f*
par|a|syn|ap|sis [ˌpærəsɪ'næpsɪs] *noun*: Parasynapsis *f*, Parasyndesis *f*
par|a|syn|de|sis [ˌpærəsɪn'diːsɪs] *noun*: →*parasynapsis*
par|a|syn|o|vi|tis [ˌpærəsɪnə'vaɪtɪs] *noun*: Parasynovitis *f*
par|a|syph|i|lis [ˌpærə'sɪf(ə)lɪs] *noun*: Parasyphilis *f*
par|a|syph|i|lit|ic [ˌpærəsɪfə'lɪtɪk] *adj*: Parasyphilis betreffend, parasyphilitisch
par|a|syph|i|lo|sis [ˌpærəsɪfə'ləʊsɪs] *noun*: →*parasyphilis*
par|a|sys|to|le [ˌpærə'sɪstəliː] *noun*: Parasystolie *f*
par|a|sys|tol|ic [ˌpærəsɪs'tɑlɪk] *adj*: Parasystolie betreffend, parasystolisch
par|a|tax|i|a [ˌpærə'tæksɪə] *noun*: →*parataxis*
par|a|tax|is [ˌpærə'tæksɪs] *noun*: Parataxie *f*

P

par|a|ten|ic [ˌpærəˈtenɪk] *adj*: paratenisch

par|a|ten|on [ˌpærəˈtenən] *noun*: Paratenon *nt*, Paratendineum *nt*

par|a|ten|o|nit|ic [ˌpærətenəˈnɪtɪk] *adj*: Paratenonitis betreffend, paratendinitisch, paratenonitisch

par|a|ten|o|ni|tis [ˌpærətenəˈnaɪtɪs] *noun*: Entzündung *f* des Sehnengleitgewebes, Paratendinitis *f*, Paratenonitis *f*
stenosing paratenonitis: Paratendinitis stenosans, Paratenonitis stenosans

par|a|thi|on [ˌpærəˈθaɪɑn] *noun*: Parathion *nt*, E 605 *nt*

par|a|thor|mone [ˌpærəˈθɔːrməʊn] *noun*: Parathormon *nt*, Parathyrin *nt*

par|a|thy|mi|a [ˌpærəˈθaɪmɪə] *noun*: Parathymie *f*

par|a|thy|rin [ˌpærəˈθaɪrɪn] *noun*: Parathormon *nt*, Parathyrin *nt*

par|a|thy|roid [ˌpærəˈθaɪrɔɪd]: **I** *noun* Nebenschilddrüse *f*, Epithelkörperchen *nt*, Parathyr(e)oidea *f*, Glandula parathyroidea **II** *adj* →*parathyroidal*

par|a|thy|roi|dal [ˌpærəˈθaɪrɔɪdl] *adj*: Nebenschilddrüse betreffend, parathyreoid, parathyreoidal, parathyroid, parathyroidal; neben der Schilddrüse, parathyroidal, parathyreoidal

par|a|thy|roid|ec|to|mize [ˌpærəˌθaɪrɔɪˈdektəmaɪz] *vt*: die Nebenschilddrüsen entfernen, eine Parathyreoidektomie durchführen, parathyreoidektomieren

par|a|thy|roid|ec|to|my [ˌpærəθaɪrɔɪˈdektəmiː] *noun*: Nebenschilddrüsen-, Epithelkörperchenentfernung *f*, Parathyroidektomie *f*, Parathyreoidektomie *f*

par|a|thy|roi|do|ma [pærəˌθaɪrɔɪˈdəʊmə] *noun*: **1.** Nebenschilddrüsenadenom *nt*, Epithelkörperchenadenom *nt*, Parathyreoidom *nt* **2.** Nebenschilddrüsenkarzinom *nt*, Epithelkörperchenkarzinom *nt*, Karzinom *nt* der Nebenschilddrüse

par|a|thy|rop|a|thy [ˌpærəθaɪˈrɑpəθiː] *noun*: Parathyreopathie *f*

par|a|thy|ro|pri|val [ˌpærəˌθaɪrəˈpraɪvəl] *adj*: →*parathyroprivic*

par|a|thy|ro|priv|ic [ˌpærəˌθaɪrəˈprɪvɪk] *adj*: durch ein Fehlen der Nebenschilddrüse/Epithelkörperchen bedingt, parathyreopriv

par|a|thy|rop|ri|vous [ˌpærəθaɪˈrɑprɪvəs] *adj*: →*parathyroprivic*

par|a|thy|ro|troph|ic [ˌpærəˌθaɪrəˈtrɑfɪk, -ˈtrəʊ-] *adj*: →*parathyrotropic*

par|a|thy|ro|trop|ic [ˌpærəˌθaɪrəˈtrɑpɪk] *adj*: auf die Nebenschilddrüse/Epithelkörperchen wirkend, parathyreotrop

par|a|to|nia [ˌpærəˈtəʊnɪə] *noun*: Paratonie *f*

par|a|tope [ˈpærətəʊp] *noun*: Paratop *nt*

par|a|tra|che|al [ˌpærəˈtreɪkɪəl] *adj*: neben der Luftröhre/Trachea (liegend), paratracheal

par|a|tra|cho|ma [ˌpærətrəˈkəʊmə] *noun*: Paratrachom *nt*

par|a|tu|ber|cu|lo|sis [ˌpærətəˌbɜrkjəˈləʊsɪs] *noun*: Pseudotuberkulose *f*

par|a|type [ˈpærətaɪp] *noun*: Paratyp *m*, -typus *m*

par|a|typh|lit|ic [ˌpærətɪfˈlɪtɪk] *adj*: Paratyphlitis betreffend, paratyphlitisch, epithyphlitisch

par|a|typh|li|tis [ˌpærətɪfˈlaɪtɪs] *noun*: Entzündung *f* des Bindegewebes um den Blinddarm, Paratyphlitis *f*, Epityphlitis *f*

par|a|ty|phoid [pærəˈtaɪfɔɪd] *noun*: **1.** Paratyphus *m* **2.** Salmonellenenteritis *f*; Salmonellose *f*
paratyphoid A: Paratyphus A *m*
paratyphoid B: Paratyphus B *m*
paratyphoid C: Paratyphus C *m*

par|a|um|bil|i|cal [ˌpærəʌmˈbɪlɪkl] *adj*: um den Nabel/Umbilicus herum (liegend), neben dem Nabel, paraumbilikal, parumbilikal

par|a|u|re|thral [ˌpærəjʊəˈriːθrəl] *adj*: neben der Harnröhre/Urethra (liegend), paraurethral

par|a|u|re|thrit|ic [ˌpærəˌjʊərəˈθrɪtɪk] *adj*: Paraurethritis betreffend, paraurethritisch

par|a|u|re|thri|tis [ˌpærəˌjʊərəˈθraɪtɪs] *noun*: Entzündung *f* des paraurethralen Bindegewebes, Paraurethritis *f*

par|a|u|ter|ine [ˌpærəˈjuːtərɪn, -raɪn] *adj*: neben der Gebärmutter/dem Uterus (liegend), parauterin

par|a|vac|cin|ia [ˌpærəvækˈsɪnɪə] *noun*: Melkerknoten *m*, Nebenpocken *pl*, Melkerpocken *pl*, Paravakzineknoten *pl*, Paravaccinia *f*

par|a|vag|i|nal [ˌpærəˈvædʒənl] *adj*: neben der Scheide/Vagina (liegend), paravaginal

par|a|vag|i|nit|ic [ˌpærəˌvædʒəˈnɪtɪk] *adj*: Paravaginitis betreffend, paravaginitisch, parakolpitisch

par|a|vag|i|ni|tis [ˌpærəˌvædʒəˈnaɪtɪs] *noun*: Entzündung *f* des paravaginalen Bindegewebes, Parakolpitis *f*, Paravaginitis *f*

par|a|var|i|ce|al [ˌpærəˌværɪˈsiːəl] *adj*: paravasal

par|a|vas|cu|lar [ˌpærəˈvæskjələr] *adj*: paravaskulär, paravasal

par|a|ve|nous [ˌpærəˈviːnəs] *adj*: neben einer Vene (liegend), paravenös

par|a|ven|tric|u|lar [ˌpærəvenˈtrɪkjələr] *adj*: um einen Ventrikel herum (liegend), paraventrikulär, periventrikulär

par|a|ver|te|bral [ˌpærəˈvɜrtəbrəl] *adj*: neben der Wirbelsäule *oder* einem Wirbel/Vertebra (liegend), in der Umgebung eines Wirbels, paravertebral

par|a|ves|i|cal [ˌpærəˈvesɪkl] *adj*: neben der Harnblase/Vesica urinaria (liegend), paravesikal, parazystisch

par|a|ve|sic|u|lar [ˌpærəvəˈsɪkjələr] *adj*: →*paravesical*

par|ax|i|al [pærˈæksɪəl] *adj*: paraxial

par|a|zo|on [pærəˈzəʊɑn] *noun*: tierischer Parasit *m*, Parazoon *nt*

par|ec|ta|sia [ˌpærekˈteɪʒ(ɪ)ə] *noun*: →*parectasis*

par|ec|ta|sis [pærˈektəsɪs] *noun*: Überdehnung *f*, Überblähung *f*

par|ec|tro|pia [ˌpærekˈtrəʊpɪə] *noun*: Apraxie *f*

pa|ren|chy|ma [pəˈreŋkɪmə] *noun*: Parenchym *nt*, Parenchyma *nt*
breast parenchyma: Brust(drüsen)parenchym *nt*
glandular parenchyma of prostate: →*parenchyma of prostate*
liver parenchyma: Leberparenchym *nt*
parenchyma of prostate: Drüsenparenchym *nt* der Prostata, Parenchyma prostatae
renal parenchyma: Nierenparenchym *nt*
parenchyma of testis: Hodengewebe *nt*, -parenchym, Parenchyma testis

pa|ren|chy|mal [pəˈreŋkɪml] *adj*: Parenchym betreffend, parenchymatös

par|en|chym|a|ti|tis [ˌpærəŋˌkɪməˈtaɪtɪs] *noun*: Parenchymentzündung *f*, Entzündung *f* des Organparenchyms

par|en|chym|a|tous [ˌpærəŋˈkɪmətəs] *adj*: Parenchym betreffend, parenchymatös

par|ent [ˈpeərənt, ˈpær-]: **I parents** *plural* Eltern *pl* **II** *adj* Stamm-, Mutter; ursprünglich, Ur-
biological parents: leibliche Eltern *pl*
single parent: alleinerziehender Elternteil *m*, Alleinerzieher(in *f*) *m*

par|ent|age [ˈpeərəntɪdʒ, ˈpær-] *noun*: Herkunft *f*, Abstammung *f*

pa|ren|tal [pəˈrentl] *adj*: elterlich, Eltern-

par|en|ter|al [pæ'rentərəl] *adj*: unter Umgehung des Magen-Darm-Kanals, parenteral
par|ent|hood ['peərənthʊd, 'pær-] *noun*: Elternschaft *f*
par|ent|less ['peərəntləs] *adj*: elternlos
par|ep|i|did|y|mis [pær,epɪ'dɪdəmɪs] *noun*: →*paradidymis*
par|er|ga|sia [pærər'geɪʒ(ɪ)ə] *noun*: Schizophrenie *f*, Schizophrenia *f*
pa|re|sis [pə'riːsɪs, 'pærəsɪs] *noun, plural* **-ses** [-siːz]: leichte *oder* unvollständige Paralyse/Lähmung *f*, motorische Schwäche *f*, Parese *f*
abductor paresis: Abduktorenlähmung *f*
adductor paresis: Adduktorenlähmung *f*
anticus paresis: Antikuslähmung *f*
bilateral paresis: Diparese *f*
facial nerve paresis: Fazialislähmung *f*, Fazialisparese *f*, Gesichtslähmung *f*, Fazioplegie *f*, Prosopoplegie *f*
general paresis: progressive Paralyse *f*
imminent paresis: Paralysis imminens
vocal cord paresis: →*vocal cord paralysis*
par|es|the|sia [pæres'θiːʒ(ɪ)ə] *noun*: Parästhesie *f*
Berger's paresthesia: Berger-Parästhesie *f*
Bernhardt's paresthesia: Meralgia paraesthetica, Inguinaltunnelsyndrom *nt*, Bernhardt-Roth-Syndrom *nt*
meralgia paresthesia: Meralgia paraesthetica, Inguinaltunnelsyndrom *nt*, Bernhardt-Roth-Syndrom *nt*
par|es|thet|ic [pæres'θetɪk] *adj*: Parästhesie betreffend, parästhetisch
pa|ret|ic [pə'retɪk, pə'rɪtɪk]: I *noun* Paretiker(in *f*) *m* II *adj* Parese betreffend, von ihr betroffen, (teilweise *oder* unvollständig) gelähmt, paretisch, Parese-
pa|ri|es ['peərɪ,iːz] *noun, plura* **pa|ri|e|tes** [pə'raɪətiːz]: Wand *f*, Paries *m*
pa|ri|e|tal [pə'raɪtl]: I *noun* Scheitelbein *nt*, Os parietale II *adj* **1.** seitlich, wandständig, randständig, parietal, Wand-, Parietal- **2.** Scheitelbein/Os parietale betreffend, parietal
pa|ri|e|tog|ra|phy [pə,raɪə'tɑgrəfiː] *noun*: Parietographie *f*, Parietografie *f*
parieto-occipital *adj*: Scheitelbein und Hinterhauptsbein/Os occipitale betreffend, parieto-okzipital, okzipitoparietal
pa|ri|e|to|sphe|noid [pə,raɪətəʊ'sfiːnɔɪd] *adj*: Scheitelbein und Keilbein/Os sphenoidale betreffend, parietosphenoidal, sphenoparietal
pa|ri|e|to|splanch|nic [pə,raɪətəʊ'splæŋknɪk] *adj*: parietoviszeral
pa|ri|e|to|tem|po|ral [pə,raɪətəʊ'temprəl] *adj*: Scheitelbein und Schläfenbein/Os temporale betreffend, parietotemporal, temporoparietal
pa|ri|e|to|vis|cer|al [pə,raɪətəʊ'vɪsərəl] *adj*: parietoviszeral
par|kin|so|ni|an [,pɑːrkɪn'səʊnɪən]: I *noun* Parkinsonpatient(in *f*) *m* II *adj* Parkinson-Krankheit betreffend, Parkinson-
par|kin|son|ism ['pɑːrkɪnsənɪzəm] *noun*: **1.** Parkinson-Krankheit *f*, Morbus Parkinson *m*, Paralysis agitans **2.** Parkinsonoid *nt*
akinetic parkinsonism: akinetisches Parkinson-Syndrom *nt*, akinetischer Typ *m*
drug-induced parkinsonism: medikamentös-toxisch induziertes Parkinson-Syndrom *nt*
encephalitic parkinsonism: enzephalitischer Parkinsonismus *m*
postencephalitic parkinsonism: Parkinson-Syndrom *nt*
posthypoxic parkinsonism: posthypoxisches Parkinson-Syndrom *nt*
senile parkinsonism: Altersparkinsonoid *nt*
tremor-dominant parkinsonism: tremor-dominantes Parkinson-Syndrom *nt*, tremor-dominanter Typ *m*
vascular parkinsonism: vaskulär bedingtes Parkinson-Syndrom bei zerebraler Mikroangiopathie *f*
par|o|dont|al ['pærədɑntl] *adj*: das Parodontium betreffend, parodontal
par|o|don|tit|ic [,pærədɑn'tɪtɪk] *adj*: Parodontitis betreffend, parodontitisch
par|o|don|ti|tis [,pærədɑn'taɪtɪs] *noun*: **1.** Entzündung *f* des Zahnhalteapparates/Parodontium, Parodontitis *f* **2.** Entzündung *f* der Zahnwurzelhaut, Wurzelhautentzündung *f*, Periodontitis *f*
par|o|don|ti|um [pærə'dɑnʃɪəm] *noun*: Zahnbett *nt*, Zahnhalteapparat *m*, Parodont *nt*, Parodontium *nt*
par|o|don|top|a|thy [,pærəʊdɑn'tɑpəθiː] *noun*: Parodontopathie *f*
par|o|don|to|sis [,pærəʊdɑn'təʊsɪs] *noun*: Parodontose *f*, Parodontosis *f*
par|o|mo|my|cin [,pærəməʊ'maɪsɪn] *noun*: Paromomycin *nt*
par|om|phal|o|cele [pær'ɑmfələʊsiːl] *noun*: Paromphalozele *f*
par|o|nych|ia [,pærəʊ'nɪkɪə] *noun*: Nagelfalzentzündung *f*, Umlauf *m*, Paronychie *f*, Paronychia *f*
acute paronychia: akute Paronychie *f*
chronic paronychia: chronische Paronychie *f*
herpetic paronychia: Herpesparonychie *f*
par|o|nych|i|al [,pærəʊ'nɪkɪəl] *adj*: paronychial, Nagelfalz betreffend
par|o|oph|o|rit|ic [,pærəʊɑfə'rɪtɪk] *adj*: Paroophoritis betreffend, paroophoritisch, parophoritisch
par|o|oph|o|ri|tis [,pærəʊɑfə'raɪtɪs] *noun*: Entzündung *f* des Paroophorons *oder* des Bindegewebes um die Eierstöcke, Paroophoritis *f*, Parophoritis *f*
par|o|oph|o|ron [,pærə'ɑfərɑn] *noun*: Beieierstock *m*, Paroophoron *nt*
par|oph|thal|mia [pærɑf'θælmɪə] *noun*: Parophthalmie *f*
par|op|sia [pær'ɑpsɪə] *noun*: Paropsie *f*, Parablepsie *f*
par|op|sis [pær'ɑpsɪs] *noun*: Sehstörung *f*, Paropsie *f*
par|or|chis [pær'ɔːrkɪs] *noun*: Nebenhoden *m*, Epididymis *f*
par|o|rex|ia [pærə'reksɪə] *noun*: Parorexie *f*, Pikazismus *m*, Pica-Syndrom *nt*
par|os|mia [pær'ɑzmɪə] *noun*: Fehlriechen *nt*, Geruchstäuschung *f*, Parosmie *f*, Parosphresie *f*
par|os|phre|sia [pærɑz'friːzɪə] *noun*: →*parosmia*
par|os|phre|sis [pærɑz'friːzɪs] *noun*: →*parosmia*
par|os|te|al [pær'ɑstɪəl] *adj*: **1.** Knochenhaut/Periost betreffend, von der Knochenhaut ausgehend, periostal **2.** auf/neben einem Knochen (liegend), parosteal
par|os|te|i|tis [pær,ɑstɪ'aɪtɪs] *noun*: Entzündung *f* der paraossären Weichteile, Parostitis *f*
par|os|te|o|sis [pær,ɑstɪ'əʊsɪs] *noun*: →*parostitis*
par|os|tit|ic [pærɑs'tɪtɪk] *adj*: Parostitis betreffend, parostitisch
par|os|ti|tis [pærɑs'taɪtɪs] *noun*: Entzündung *f* der paraossären Weichteile, Parostitis *f*
par|os|to|sis [pærɑs'təʊsɪs] *noun*: Parostosis *f*
pa|rot|ic [pə'rəʊtɪk]: I *noun* Ohrspeicheldrüse *f*, Parotis *f*, Glandula parotidea II *adj* in der Nähe des Ohres (liegend)
pa|rot|id [pə'rɑtɪd]: I *noun* Ohrspeicheldrüse *f*, Parotis *f*, Glandula parotidea II *adj* **1.** in der Nähe des Ohres **2.** Ohrspeicheldrüse/Glandula parotidea betreffend, Parotis-, Ohrspeicheldrüsen-
pa|rot|i|de|an [pə,rɑtɪ'dɪən] *adj*: Ohrspeicheldrüse/Glandula parotidea betreffend, Parotis-, Ohrspeicheldrüsen-

P

pa|rot|i|dec|to|my [pə,rɑtɪ'dektəmiː] *noun*: Parotisentfernung *f*, Parotidektomie *f*
facial nerve-preserving parotidectomy: Parotidektomie *f* mit Fazialiserhaltung, Fazialis-erhaltende Parotidektomie *f*
pa|rot|id|i|tis [pə,rɑtɪ'daɪtɪs] *noun*: →*parotitis*
pa|ro|tit|ic [,pærə'tɪtɪk] *adj*: Parotitis betreffend, parotitisch
par|o|ti|tis [,pærə'taɪtɪs] *noun*: Entzündung *f* der Ohrspeicheldrüse(n), Parotitis *f*, Parotisentzündung *f*
acute parotitis: Parotitis acuta
acute suppurative parotitis: akute eitrige Parotitis *f*
chronic recurrent parotitis: chronisch rezidivierende Parotitis *f*
chronic recurring parotitis: chronisch-rezidivierende Parotitis *f*
epidemic parotitis: Mumps *f*, Ziegenpeter *m*, Parotitis epidemica
obstructive parotitis: obstruktive Parotitis *f*
recurrent parotitis: rezidivierende Parotitis *f*
staphylococcal parotitis: Staphylokokkenparotitis *f*
suppurative parotitis: eitrige Parotitis *f*
par|o|var|i|an [,pærə'veərɪən] *adj*: **1.** Parovarium betreffend, parovarial **2.** neben dem Eierstock, paraovarial
par|o|var|i|um [,pærə'veəriːəm] *noun*: Nebeneierstock *m*, Rosenmüller-Organ *nt*, Parovarium *nt*, Epoophoron *nt*
par|o|xe|tine [pærək'setiːn] *noun*: Paroxetin *nt*
par|ox|ysm ['pærəksɪzəm] *noun*: **1.** (plötzlicher) Anfall *m*, Paroxysmus *m* **2.** paroxysmaler Krampf *m*
par|ox|ys|mal [pærək'sɪzməl] *adj*: in Anfällen auftretend, paroxysmal, anfallsartig
par|rot ['pærət] *noun*: Papagei *m*
pars [pɑːrz] *noun, plural* **par|tes** ['pɑːrtiːz]: Teil *m*, Abschnitt *m*, Pars *f*
pars copularis lobuli paramediani: Pars copularis lobuli paramediani, Pars lateralis lobuli biventralis
pars flaccida: Pars flaccida membranae tympanicae
pars intermembranacea: Pars intermembranacea rimae glottidis
pars pylorica: Pars pylorica gastricae
pars tensa: Pars tensa membranae tympanicae
pars|ley ['pɑːrsliː] *noun*: Petersilie *f*, Petroselinum crispum/sativum/hortense
curly leaf parsley: Blattpetersilie *f*, Petroselinum crispum ssp. tuberosum
Italian parsley: Knollenpetersilie *f*, Petroselinum crispum ssp. crispum
spotted parsley: Conium maculatum
pars-planitis *noun*: Pars-planitis *f*, intermediäre Uveitis *f*
part [pɑːrt]: **I** *noun* **1.** (An-, Bestand-)Teil *m*, (Einzel-)Teil *m*, Abschnitt *m*, Stück *nt* **in part** teilweise, zum Teil **take part** teilnehmen (*in* an); mitmachen (*in* bei) **2.** (*mathemat.*) Bruchteil *m* **3.** Körperteil *nt/m*, Glied *nt* **4.** Ersatzteil *nt* **II** *adj* Teil- **III** *adv* zum Teil, teilweise **IV** *vt* **6.** (ein-, zer-)teilen **7.** (*Haar*) scheiteln **V** *vi* sich lösen, aufgehen; sich öffnen; sich teilen, sich trennen
abdominal part of aorta: Bauchschlagader *f*, Abdominalaorta *f*, Aorta abdominalis, Pars abdominalis aortae
abdominal part of autonomic nervous system: Bauchabschnitt *m* des vegetativen Nervensystems, Pars abdominalis systematis autonomici, Pars abdominalis autonomica
abdominal part of esophagus: Bauchabschnitt *m* der Speiseröhre, Pars abdominalis oesophageae
abdominal part of oesophagus: (*brit.*) →*abdominal part of esophagus*
abdominal part of pectoralis major muscle: Pars abdominalis musculi pectoralis major
abdominal part of thoracic duct: Bauchabschnitt *m* des Ductus thoracicus, Pars abdominalis ductus thoracici
abdominal part of ureter: Bauchabschnitt *m* des Harnleiters, Pars abdominalis ureteris
acral parts: Akren *pl*
acromial part of deltoid muscle: Pars acromialis musculi deltoidei
alar part of nasalis muscle: Pars alaris
alveolar part of mandible: Pars alveolaris mandibulae
ampullary part of (uterine) tube: Tubenampulle *f*, Ampulla tubae uterinae
anterior part of cerebral peduncle: (vorderer) Hirnschenkel *m*, Crus cerebri, Pars anterior/ventralis pedunculi cerebri
anterior part of fornix of vagina: vorderes Scheidengewölbe *nt*, Pars anterior fornicis vaginae
anterior tibiotalar part: Pars tibiotalaris anterior
anterior part of tongue: Pars anterior linguae, Pars presulcalis
anterior part of trabecular retinaculum: vorderer Abschnitt *m* des Hueck-Bandes, Pars corneoscleralis sclerae
anular part of fibrous sheaths: Pars anularis vaginae fibrosae
aryepiglottic part of arytenoideus obliquus muscle: Pars aryepiglottica musculi arytenoideus obliquus, Aryepiglottikus *m*, Musculus aryepiglotticus
ascending part of aorta: aufsteigende Aorta *f*, aufsteigender Aortenteil *m*, Aorta ascendens, Pars ascendens aortae
ascending part of duodenum: aufsteigender Duodenumabschnitt *m*, Pars ascendens duodeni
ascending part of trapezius: Pars ascendens musculi trapezii
atlantic part of vertebral artery: Atlasabschnitt *m* der Arteria vertebralis, Pars atlantica arteriae vertebralis
basilar part of pons: ventraler Brückenteil *m*, Pars basilaris pontis
basolateral part of amygdaloid body: untere Kerngruppe *f* des Mandelkerns, Pars basolateralis
blind part of retina: Pars caeca retinae
bony part of auditory tube: knöcherner Tubenabschnitt *m*, Pars ossea tubae auditivae
bony part of nasal septum: knöcherner Abschnitt *m* des Nasenseptums, Pars ossea septi nasi
buccopharyngeal part: Pars buccopharyngea
bulboventricular part of heart tube: bulboventrikulärer Abschnitt *m* des Herzschlauchs
cardiac part of stomach: Cardia *f*, Kardia *f*, Magenmund *m*, Pars cardiaca gastricae
cartilaginous part of auditory tube: knorpeliger Tubenabschnitt *m*, Pars cartilaginea tubae auditivae
cartilaginous part of nasal septum: knorpeliger Abschnitt *m* der Nasenscheidewand, Pars cartilaginea septi nasi
caudal part of spinal nucleus of trigeminal nerve: Pars caudalis nuclei spinalis nervi trigeminalis
cavernous part of internal carotid artery: Sinus cavernosus-Abschnitt *m* der Arteria carotis interna, Pars cavernosa arteriae carotidis internae
cavernous part (of male urethra): spongiöser Urethraabschnitt *m*, Pars spongiosa
central part of cuneate nucleus: Pars centralis nuclei cuneati
central part of lateral ventricle: mittlerer/zentraler

Seitenhornabschnitt *m*, Pars centralis ventriculi lateralis
ceratopharyngeal part: Pars ceratopharyngea
cerebral part of hypophysis: Neurohypophyse *f*, Hypophysenhinterlappen *m*, Neurohypophysis *f*, Lobus posterior hypophysis
cerebral part of internal carotid artery: intraduraler/zerebraler Abschnitt *m* der Arteria carotis interna, Pars cerebralis arteriae carotidis internae
cerebral part of retina: Stratum cerebrale, Pars nervosa
cervical part of esophagus: Halsabschnitt *m* der Speiseröhre, Pars cervicalis oesophageae
cervical part of internal carotid artery: Halsabschnitt *m* der Arteria carotis interna, Pars cervicalis arteriae carotidis internae
cervical part of oesophagus: (*brit.*) →*cervical part of esophagus*
cervical part of spinal cord: Halssegmente *pl*, Zervikalsegmente *pl*, Halsmark *nt*, Halsabschnitt *m* des Rückenmarks, Cervicalia *pl*, Pars cervicalis medullae spinalis
cervical part of sympathetic trunk: Halssympathikus *m*
cervical part of thoracic duct: Halsabschnitt *m* des Ductus thoracicus, Pars cervicalis ductus thoracici
cervical part of trachea: Halsabschnitt *m* der Luftröhre, Pars cervicalis tracheae
cervical part of vertebral artery: Halsabschnitt *m* der Arteria vertebralis, Pars transversaria arteriae vertebralis
chondropharyngeal part: Pars chondropharyngea
ciliary part of retina: Ziliarabschnitt *m* der Retina, Pars ciliaris retinae
clavicular part of deltoid muscle: Pars clavicularis musculi deltoidei
clavicular part of pectoralis major muscle: Pars clavicularis musculi pectoralis major
coccygeal part of spinal cord: Steißbein-, Kokzygealsegmente *pl*, Steißbeinabschnitt *m* des Rückenmarks, Coccygea *pl*, Pars coccygea medullae spinalis
compact part: Pars compacta
compact part of substantia nigra: Pars compacta substantiae nigrae
component part: (Bestand-)Teil *m*
connecting part: Verbindungsstück *nt*
convoluted part of renal cortex: Rindenlabyrinth *nt*, Pars convoluta
corneoscleral part of trabecular retinaculum: vorderer Abschnitt *m* des Hueck-Bands, Pars corneoscleralis sclerae
cortical part of middle cerebral artery: Rindenabschnitt *m* der Arteria cerebri media, Pars terminalis/corticalis arteriae cerebri mediae
cortical part of posterior cerebral artery: Rindenabschnitt *m* der Arteria cerebri posterior, Pars terminalis/corticalis arteriae cerebri posterioris
corticomedial part of amygdaloid body: kortikomediale Kerngruppe *f* des Mandelkerns, Pars corticomedialis/olfactoria
costal part of diaphragm: Pars costalis diaphragmatis
costal part of pleura: Pars costalis pleurae parietalis, Rippenfell *nt*, Pleura costalis
cranial part: Pars cranialis
craniocervical part: Pars craniocervicalis
cricopharngeal part: Pars cricopharngea, Musculus cricopharyngeus
crown part of pulp: Kronenabschnitt *m*, Cavitas coronae
cruciform part of fibrous sheaths: Pars cruciformis vaginae fibrosae
cuneiform part: Pars cuneiformis vomeris
deep part of external sphincter muscle of anus: Pars profunda musculi sphincteris ani externus
deep part of flexor compartment of forearm: Pars profunda compartimenti antebrachii flexorii
deep part of masseter muscle: Pars profunda musculi masseterica
deep part of palpebral part: Pars profunda partis palpebralis musculi orbicularis oculi
deep part of parotid gland: Pars profunda glandulae parotideae
deep part of posterior compartment of leg: Pars solealis compartimenti, Pars profunda compartimenti cruris posterioris
descending part of aorta: absteigende Aorta *f*, Aorta descendens, Pars descendens aortae
descending part of duodenum: absteigender Duodenumabschnitt *m*, Pars descendens duodeni
descending part of trapezius: Pars descendens musculi trapezii
diaphragmatic part of pleura: Pars diaphragmatica pleurae parietalis, Zwerchfellpleura *f*, Pleura diaphragmatica
distal part of adenohypophysis: Prähypophyse *f*, Pars distalis adenohypophysis
distal part of prostate: Pars distalis prostatae
distal part of prostatic urethra: Pars distalis urethrae prostaticae
dorsal part of cerebral peduncle: Pars dorsalis/posterior pedunculi cerebri
dorsal part of lateral geniculate body: Kern *m* des lateralen Kniehöckers, Nucleus corporis geniculati lateralis
dorsal part of medial geniculate body: Kern *m* des medialen Kniehöckers, Nucleus corporis geniculati medialis
dorsal part of pons: Tegmentum pontis, Pars posterior pontis
dorsomedial part of red nucleus: Pars dorsomedialis nuclei rubri
dural part of terminal filum: Pars duralis fili terminalis
endocrine part of pancreas: endokrines Pankreas *nt*, Langerhans-Inseln *pl*, Inselorgan *nt*, Pars endocrina pancreatis
exocrine part of pancreas: exokrines Pankreas *nt*, Pars exocrina pancreatis
extraocular part of central retinal artery: Pars extraocularis arteriae centralis retinae
extraocular part of central retinal vein: Pars extraocularis venae centralis retinae
extrapyramidal part of medial longitudinal fasciculus: extrapyramidaler Anteil *m* des Fasciculus longitudinalis medialis
female part: Matrize *f*
fetal part of placenta: kindlicher Teil *m* der Plazenta, Pars fetalis placentae
funicular part of deferent duct: Pars funicularis ductus deferentis
glandular part of hypophysis: Adenohypophyse *f*, Hypophysenvorderlappen *m*, Adenohypophysis *f*, Lobus anterior hypophysis
glossopharyngeal part: Pars glossopharyngea
horizontal part: Pars horizontalis arteriae cerebri mediae, Pars sphenoidalis arteriae cerebri mediae

P

horizontal part of duodenum: unterer/horizontaler Duodenumabschnitt *m*, Pars horizontalis duodeni
iliac part: Pars iliaca
iliac part of iliac fascia: Pars iliaca fasciae iliacae
part in canal: Pars canalis nervi optici
inferior part of duodenum: unterer/horizontaler Duodenumabschnitt *m*, Pars horizontalis/inferior duodeni
infraclavicular part of brachial plexus: infraklavikulärer Teil *m* des Plexus brachialis, Pars infraclavicularis plexus brachialis
infundibular part of adenohypophysis: Trichterlappen *m*, Pars infundibularis adenohypophysis, Pars tuberalis adenohypophysis
inguinal part of deferent duct: Pars inguinalis ductus deferentis
insular part of middle cerebral artery: Inselabschnitt *m* der Arteria cerebri media, Pars insularis arteriae cerebri mediae
intercartilaginous part: Pars intercartilaginea
intermediate part of adenohypophysis: Hypophysenmittellappen *m*, Pars intermedia adenohypophysis
intermediate part of bulbus of vestibule: Pars intermedia bulborum
intermediate part of urethra: Pars intermedia urethrae, Pars membranacea urethrae
intermembranous part: Pars intermembranacea
interpolar part of spinal nucleus of trigeminal nerve: Pars interpolaris nuclei spinalis nervi trigeminalis
intracanalicular part of optic nerve: Canalis-opticus-Abschnitt *m* des Nervus opticus, Pars intracanalicularis nervi optici
intracranial part of optic nerve: intrakranieller Abschnitt *m* des Nervus opticus, Pars intracranialis nervi optici
intracranial part of vertebral artery: intrakranieller Abschnitt *m* der Arteria vertebralis, Pars intracranialis arteriae vertebralis
intralaminar part of optic nerve: Lamina-cribrosa-Abschnitt *m* des Nervus opticus, Pars intralaminaris nervi optici
intramural part of female urethra: Pars intramuralis urethrae feminiae
intramural part of male urethra: Pars intramuralis urethrae masculinae, Pars preprostatica
intramural part of ureter: Pars intramuralis ureteris
intramural part of uterine tube: intramuraler Tubenabschnitt *m*, Pars intramuralis tubae uterinae
intraocular part of central retinal artery: Pars intraocularis arteriae centralis retinae
intraocular part of central retinal vein: Pars intraocularis venae centralis retinae
intraocular part of optic nerve: Augapfelabschnitt *m* des Nervus opticus, Pars intraocularis nervi optici
iridial part of retina: Irisabschnitt *m* der Retina, Pars iridica retinae
labial part: Pars labialis musculi orbicularis oris
lacrimal part: Pars lacrimalis musculi orbicularis oculi
lateral part of biventral lobule: Pars lateralis lobuli biventralis
lateral part of fornix of vagina: Seitengewölbe *nt*, Pars lateralis fornicis vaginae
lateral part of globus pallidus: lateraler Teil *m* des Globus pallidus, Globus pallidus lateralis
lateral part of left lobe of liver: Divisio lateralis sinistra hepatis
lateral part of occipital bone: Pars lateralis ossis occipitalisw
lateral parvocellular part: Pars parvocellularis lateralis
lateral part of right lobe of liver: Divisio lateralis dextra hepatis
lateral part of substantia nigra: Pars lateralis substantiae nigrae
lateral part of vaginal fornix: Seitengewölbe *nt* der Scheide, Pars lateralis fornicis vaginae
left part of liver: Pars hepatis sinistra
lenticulothalamic part of internal capsule: Pars thalamolenticularis capsulae internae
lumbar part of autonomic nervous system: Bauchabschnitt *m* des vegetativen Nervensystems, Pars abdominalis systematis autonomici, Pars abdominalis autonomica
lumbar part of diaphragm: Pars lumbalis diaphragmatis
lumbar part of ilocostalis lumborum muscle: Pars lumbalis musculi iliocostalis lumborum, Divisio lateralis musculi erectoris spinae lumborum
lumbar part of longissimus thoracis muscle: Pars lumbalis musculi longissimus thoracis, Divisio medialis musculi erectoris spinae lumborum
lumbar part of spinal cord: Lenden-, Lumbalsegmente *pl*, Lendenmark *nt*, Lendenabschnitt *m* des Rückenmarks, Lumbaria *pl*, Pars lumbaris medullae spinalis
magnocellular part of nucleus ruber: großzelliger Abschnitt *m* des Nucleus ruber, Pars magnocellularis nuclei rubri
major part of mandibular nerve: Portio major nervi mandibularis
male part: Patrize *f*
marginal part: Pars marginalis musculi orbicularis oris
maternal part of placenta: Pars materna placentae, Pars uterina
medial part of biventral lobule: Pars medialis lobuli biventralis
medial part of globus pallidus: medialer Teil *m* des Globus pallidus, Globus pallidus medialis
medial part of left lobe of liver: Divisio medialis sinistra hepatis
medial magnocellular part: Pars magnocellularis medialis
medial part of right lobe of liver: Divisio medialis dextra hepatis
mediastinal part of pleura: Pars mediastinalis pleurae parietalis, Mediastinalpleura *f*, Pleura mediastinalis
membranous part of interventricular septum: membranöser Teil *m* des Kammerseptums, Pars membranacea septi interventricularis cordis
membranous part of male urethra: membranöser/diaphragmaler Abschnitt *m* der (männlichen) Harnröhre, Pars membranacea urethrae masculinae
membranous part of nasal septum: membranöser Abschnitt *m* der Nasenscheidewand, Pars membranacea septi nasi
middle part: Mittelstück *nt*
minor part of mandibular nerve: Portio minor nervi mandibularis
mobile part of nasal septum: Pars mobilis septi nasi
muscular part of interventricular septum: muskulärer Teil *m* des Kammerseptums, Pars muscularis septi interventricularis
mylopharyngeal part: Pars mylopharyngea
nasal part of pharynx: Epipharynx *m*, Nasenrachenraum *m*, Nasopharynx *m*

P

nervous part of retina: Stratum cerebrale, Pars nervosa
neural part of neurohypophysis: Pars nervosa neurohypophysi
neural part of retina: Stratum cerebrale, Pars nervosa
occluded part of umbilical artery: Pars occlusa
olfactory part of amygdaloid body: kortikomediale Kerngruppe *f* des Mandelkerns, Pars corticomedialis/olfactoria corporis amygdaloidei
opercular part of inferior frontal gyrus: Operculum frontale, Pars opercularis
optic part of retina: lichtempfindlicher Netzhautteil *m*, Pars optica retinae
oral part of pharynx: Pars oralis pharyngis, Mundrachenraum *m*, Mesopharynx *m*, Oropharynx *m*
orbital part: Pars orbitalis musculi orbicularis oculi
orbital part of inferior frontal gyrus: Pars orbitalis gyrus frontalis inferioris
orbital part of lacrimal gland: oberer Hauptteil *m* der Tränendrüse, Glandula lacrimalis superior, Pars orbitalis glandulae lacrimalis
orbital part of optic nerve: Orbita-Abschnitt *m* des Nervus opticus, Pars orbitalis nervi optici
osseous part of auditory tube: knöcherner Tubenabschnitt *m*, Pars ossea tubae auditivae
osseous part of nasal septum: knöcherner Abschnitt *m* des Nasenseptums, Pars ossea septi nasi
palpebral part: Pars palpebralis musculi orbicularis oculi
palpebral part of lacrimal gland: Rosenmüller-Drüse *f*, Glandula lacrimalis inferior, Pars palpebralis glandulae lacrimalis
paralaminar part: Pars paralaminaris
parvocellular part of nucleus ruber: kleinzelliger Abschnitt *m* des Nucleus ruber, Pars parvocellularis
patent part of umbilical artery: Pars patens
pelvic part of autonomic nervous system: Beckenabschnitt *m* des vegetativen Nervensystems, Pars pelvica autonomica
pelvic part of defernt duct: Pars pelvica ductus deferentis
pelvic part of parasympathetic nervous system: Pars pelvica, Beckenabschnitt *m* des parasympathischen Nervensystems
pelvic part of ureter: Beckenabschnitt *m* des Harnleiters, Pars pelvina ureteris
parts per million: Teilchen *pl* pro Million
petrosal part of internal carotid artery: Felsenbeinabschnitt *m* der Arteria carotis interna, Pars petrosa arteriae carotidis internae
petrous part of temporal bone: Felsenbein *nt*, Felsenbeinpyramide *f*, Pyramis ossis temporalis, Pars petrosa ossis temporalis
pharyngeal part of adenohypophysis: Pars pharyngea lobi anterioris hypophyseos
pial part of terminal filum: Pars pialis fili terminalis
pigmented part of retina: Pigmentepithel *nt* der Netzhaut, Stratum pigmentosum retinae, Pars pigmentosa retinae
postcommissural part of fornix: postkommissuraler Teil *m* des Fornix, Fornix cerebri
postcommunical part of anterior cerebral artery: Pars postcommunicalis arteriae cerebri anteriores, Arteria pericallosa
postcommunical part of posterior cerebral artery: Pars postcommunicalis arteriae cerebri posterioris
posterior part of cerebral peduncle: Mittelhirnhaube *f*, Tegmentum *nt* mesencephali, Pars dorsalis/posterior pedunculi cerebri
posterior part of fornix of vagina: Pars posterior fornicis vaginae, hinteres Scheidengewölbe *nt*
posterior part of liver: Pars posterior hepatis, Spieghel-Leberlappen *m*, Lobus caudatus hepatis
posterior tibiotalar part: Pars tibiotalaris posterior
posterior part of tongue: Pars posterior linguae, Pars postsulcalis
posterior part of trabecular retinaculum: hinterer Abschnitt *m* des Hueck-Bandes, Pars uvealis sclerae
posteromedial part of nucleus ruber: Pars posteromedialis nuclei rubri
postlaminar part of optic nerve: postlaminärer Abschnitt *m* des Nervus opticus, Pars postlaminaris nervi optici
postsulcal part of tongue: Pars postsulcalis
precommissural part of fornix: präkommissuraler Teil *m* des Fornix, Fornix cerebri
precommunical part of anterior cerebral artery: Pars precommunicalis arteriae cerebri anterioris
precommunical part of posterior cerebral artery: Pars precommunicalis arteriae cerebri posterioris
prelaminar part of optic nerve: prälaminärer Abschnitt *m* des Nervus opticus, Pars prelaminaris nervi optici
presenting part: Leitstelle *f*
presulcal part of tongue: Pars presulcalis
prevertebral part of vertebral artery: prävertebraler Abschnitt *m* der Arteria vertebralis, Pars prevertebralis arteriae vertebralis
prostatic part of urethra: Prostataabschnitt *m* der Harnröhre, Pars prostatica
proximal part of prostate: Pars proximalis prostatae
proximal part of prostatic urethra: Pars proximalis urethrae prostaticae
psoatic part of iliac fascia: Pars psoatica fasciae iliacae
pterygopharyngeal part: Pars pterygopharyngea
pubic part: Pars pubica
radial part of extensor compartment of forearm: Pars lateralis compartimenti antebrachii extensorii
radiate part of renal cortex: Pars radiata
replacement parts: Ersatzteile *pl*
reticular part of substantia nigra: Pars reticularis substantiae nigrae
retrolenticular part of internal capsule: retrolentikulärer Kapselabschnitt *m*, Pars retrolentiformis
retrolentiform part of internal capsule: →*retrolenticular part of internal capsule*
retrorubral part of substantia nigra: Pars retrorubralis substantiae nigrae
right part of liver: Pars hepatis dextra
root part of pulp: Wurzelabschnitt *m* der Pulpa, Pulpa radicularis
rostral part of cuneate nucleus: Pars rostralis nuclei cuneati
saccular part of otic vesicle: Sacculus-Abschnitt *m* des Ohrbläschens
sacral part of spinal cord: Sakralabschnitt *m* des Rückenmarks, Sakralmark *nt*, Kreuzbein-, Sakralsegmente *pl*, Pars sacralis medullae spinalis, Sacralia *pl*
scrotal part: Pars scrotalis ductus deferentis
soft parts: Weichteile *pl*
sphenoidal part of middle cerebral artery: Pars sphenoidalis arteriae cerebri medii
spinal part of deltoid muscle: Pars spinalis musculi deltoidei
spinal part of terminal filum: Pars spinalis fili ter-

P

minalis
spongy part of (male) urethra: spongiöser Urethraabschnitt *m*, Pars spongiosa
sternal part of diaphragm: Pars sternalis diaphragmatis
sternocostal part of pectoralis major muscle: Pars sternocostalis musculi pectoralis major
subcutaneous part of external sphincter muscle of anus: Pars subcutanea musculi sphincteris ani externus
sublenticular part of internal capsule: sublentikulärer Kapselabschnitt *m*, Pars sublentiformis capsulae internae
sublentiform part of internal capsule: →*sublenticular part of internal capsule*
superficial part of external sphincter muscle of anus: Pars superficialis musculi sphincteris ani externus
superficial part of flexor compartment of forearm: Pars superficialis compartimenti antebrachii flexorii
superficial part of masseter muscle: Pars superficialis musculi masseterica
superficial part of parotid gland: Pars superficialis glandulae parotidis
superficial part of posterior compartment of leg: Pars tricipitalis compartimenti cruris posterioris, Pars gastrocnemialis compartimenti cruris posterioris
superior part of duodenum: oberer horizontaler Duodenumabschnitt *m*, Pars superior duodeni
supraclavicular part of brachial plexus: supraklavikulärer Teil *m* des Plexus brachialis, Pars supraclavicularis plexus brachialis
supravaginal part of cervix uteri: Portio supravaginalis cervicis
tegmental part of pons: Tegmentum pontis, Pars dorsalis pontis
terminal part: Pars terminalis
terminal part of middle cerebral artery: Rindenabschnitt *m* der Arteria cerebri media, Pars terminalis arteriae cerebri mediae
terminal part of posterior cerebral artery: Rindenabschnitt *m* der Arteria cerebri posterior, Pars terminalis arteriae cerebri posterioris
thalamolenticular part of internal capsule: Pars thalamolenticularis/thalamolentiformis
thoracic part: Pars thoracica, Thorakalabschnitt *m*, Brustabschnitt *m*
thoracic part of aorta: Brustschlagader *f*, Aorta thoracica, Pars thoracica aortae
thoracic part of autonomic nervous system: Thorakalabschnitt *m* des vegetativen Nervensystems, Pars thoracica autonomica
thoracic part of esophagus: Brustabschnitt *m* der Speiseröhre, Pars thoracica oesophageae
thoracic part of oesophagus: (*brit.*) →*thoracic part of esophagus*
thoracic part of spinal cord: Brust-, Thorakalsegmente *pl*, Brustmark *nt*, Brustabschnitt *m* des Rückenmarks, Thoracica *pl*, Pars thoracica medullae spinalis
thoracic part of thoracic duct: intrathorakaler Teil *m* des Ductus thoracicus, Pars thoracica ductus thoracici
thoracic part of trachea: intrathorakaler Abschnitt *m* der Luftröhre, Pars thoracica tracheae
thyroepiglottic part of thyroarytenoideus muscle: Pars thyroepiglottica musculi thyroarytenoidei, Thyroepiglottikus *m*, Musculus thyroepiglotticus
thyropharyngeal part: Pars thyropharyngea, Musculus thyropharyngeus
tibiocalcaneal part: Pars tibiocalcanea
tibionavicular part: Pars tibionavicularis
transverse part of nasal muscle: Kompressor *m* naris, Musculus compressor naris, Pars transversa musculi nasalis
transverse part of trapezius: Pars transversa musculi trapezii
transverse part of vertebral artery: Halsabschnitt *m* der Arteria vertebralis, Pars transversaria arteriae vertebralis
triangular part of inferior frontal gyrus: Pars triangularis
tubular part of adenohypophysis: Trichterlappen *m*, Pars infundibularis/tuberalis adenohypophyseos
umbilical part of left branch of portal vein: Pars umbilicalis rami sinistri venae portae hepatis
umbilical part of portal vein: Pars umbilicalis
uterine part of placenta: Pars uterina placentae, Pars materna
uterine part of uterine tube: Uterusabschnitt *m* der Tube, Pars uterina tubariae
utricular part of otic vesicle: Utriculusabschnitt *m* des Ohrbläschens
uveal part: Pars uvealis
uveal part of trabecular retinaculum: vorderer Abschnitt *m* des Hueck-Bands, Pars uvealis sclerae
vaginal part of cervix uteri: Portio *f*, Portio vaginalis cervicis
vaginal part of uterus: →*vaginal part of cervix uteri*
ventral part of cerebral peduncle: Hirnschenkel *m*, Basis pedunculi cerebri, Crus cerebri, Pars anterior pedunculi cerebri
ventral part of pons: ventraler Brückenteil *m*, Pars basilaris/ventralis pontis
ventral part of substantia nigra: Pars reticularis substantiae nigrae
vestibular part of medial longitudinal fasciculus: vestibulärer Anteil *m* des Fasciculus longitudinalis medialis

P_{art} *Abk.*: arterial pressure
par|tal ['pɑːrtəl] *adj*: Geburt/Entbindung betreffend, Geburts-, Entbindungs-
part|ed ['pɑːrtɪd] *adj*: **1.** getrennt, geteilt, gespalten **2.** (*Haar*) gescheitelt
par|the|no|car|py [ˌpɑːrθənəʊ'kɑːrpiː] *noun*: Parthenokarpie *f*
par|the|no|gen|e|sis [ˌpɑːrθənəʊ'dʒenəsɪs] *noun*: Parthenogenese *f*, Jungfernzeugung *f*
par|the|no|ge|net|ic [ˌpɑːrθənəʊdʒə'netɪk] *adj*: auf Parthenogenese beruhend, aus unbefruchteten Keimzellen entstehend, parthenogenetisch
par|the|no|pho|bi|a [ˌpɑːrθənəʊ'fəʊbɪə] *noun*: Parthenophobie *f*
par|the|no|pho|bic [ˌpɑːrθənəʊ'fəʊbɪk] *adj*: Parthenophobie betreffend, parthenophob
par|tho|gen|e|sis [ˌpɑːrθəʊ'dʒenəsɪs] *noun*: →*parthenogenesis*
par|tial ['pɑːrʃl] *adj*: teilweise, partiell, Teil-, Partial-
par|ti|ble ['pɑːrtɪbl] *adj*: teil-, trennbar
par|tic|i|pant [pɑːr'tɪsəpənt]: **I** *noun* Teilnehmer(in *f*) *m* **II** *adj* teilnehmend, Teilnehmer-
par|tic|i|pate [pɑːr'tɪsəpeɪt]: **I** *vt* teilen, gemeinsam haben (*with* mit) **II** *vi* sich beteiligen *oder* teilnehmen (*in* an)
par|tic|i|pa|tion [pɑːrˌtɪsə'peɪʃn] *noun*: Teilnahme *f*, (Mit-)Beteiligung *f*, Mitwirkung *f*
par|ti|cle ['pɑːrtɪkl] *noun*: (*a. physik.*) Teilchen *nt*, Kör-

P

perchen *nt*, Partikel *nt*
α particle: α-Teilchen *nt*, alpha-Teilchen *nt*
alpha particle: →*α particle*
β particle: β-Teilchen *nt*, beta-Teilchen *nt*
beta particle: →*β particle*
Dane particle: Hepatitis-B-Virus *nt*
defective interfering virus particles: →*DI particles*
DI particles: defekte interferierende Viruspartikel *pl*, DI-Partikel *pl*
electron transport particles: Elektronentransportpartikel *pl*
elementary particle: Elementarteilchen *nt*
fundamental particle: Elementarteilchen *nt*
nuclear particles: Howell-Jolly-Körperchen *pl*, Jolly-Körperchen *pl*
viral particle: Viruspartikel *m*, Virion *nt*
virus particle: Viruspartikel *m*, Virion *nt*
Zimmermann's elementary particle: (Blut-)Plättchen *nt*, Thrombozyt *m*
par|tic|u|late [pər'tɪkjəlɪt, -leɪt] *adj*: aus Teilchen/Partikeln bestehend, Teilchen-, Partikel-, Korpuskel-
par|tite ['pɑːrtaɪt] *adj*: geteilt, -teilig
par|ti|tion [pɑːr'tɪʃn, pər-]: **I** *noun* **1.** (Auf-, Zer-, Ver-)Teilung *f*, Trennung *f* **2.** Abtrennung *f*, Trenn-, Scheidewand *f*; Septum *nt* **3.** Teil *nt*, Abschnitt *m*, Sektor *m*, Abteilung *f* **II** *vt* (auf-, zer-, ver-)teilen, spalten, (ab-)trennen
par|to|graph ['pɑːr təgræf] *noun*: Partogramm *nt*
par|tu|ri|ent [pɑːr't(j)ʊərɪənt] *adj*: Geburt/Entbindung betreffend, Geburts-, Entbindungs-, Gebär-
par|tu|ri|fa|cient [pɑːr,t(j)ʊərɪ'feɪʃənt]: **I** *noun* Wehenmittel *nt* **II** *adj* die Wehen anregend
par|tu|ri|tion [,pɑːrt(j)ʊə'rɪʃn] *noun*: Geburt *f*, Entbindung *f*, Partus *m*
rapid parturition: Sturzgeburt *f*
par|tus ['pɑːrtəs] *noun*: Geburt *f*, Entbindung *f*, Partus *m*
pa|ru|lis [pə'ruːlɪs] *noun*: Parulis *f*
par|um|bil|i|cal [pɑːrʌm'bɪlɪkl] *adj*: um den Nabel/Umbilicus herum (liegend), neben dem Nabel, paraumbilikal, parumbilikal
par|vi|cel|lu|lar [,pɑːrvɪ'seljələr] *adj*: kleinzellig, aus kleinen Zellen bestehend
par|vi|sae|mi|a [,pɑːrvɪ'siːmiːə] *noun*: (*brit.*) →*parvisemia*
par|vi|se|mi|a [,pɑːrvɪ'siːmiːə] *noun*: Parvisemie *f*
par|vo|cel|lu|lar [,pɑːrvəʊ'seljələr] *adj*: kleinzellig, aus kleinen Zellen bestehend
Par|vo|vir|i|dae [pɑːrvəʊ'vɪrədiː] *plural*: Parvoviren *pl*, Parvoviridae *pl*
Par|vo|vi|rus [,pɑːrvəʊ'vaɪrəs] *noun*: Parvovirus *nt*
par|vule ['pɑːrvjuːl] *noun*: (sehr) kleine Pille *f*
PAS *Abk.*: **1.** p-aminosalicylic acid **2.** para-aminosalicylic acid **3.** periodic acid-Schiff **4.** periodic acid-Schiff reaction **5.** periodic acid-Schiff stain
Pas *Abk.*: p-aminosalicylic acid
PASA *Abk.*: p-aminosalicylic acid
pas|cal [pæ'skæl; pas'kal] *noun*: Pascal *nt*
PASP *Abk.*: pulmonary artery systolic pressure
pasque|flow|er ['pæsk,flaʊər] *noun*: **1.** Küchenschelle *f*, Pulsatilla *f* **2.** Pulsatillae herba
European pasqueflower: gemeine Küchenschelle *f*, Pulsatilla vulgaris
meadow pasqueflower: Pulsatilla pratensis, Wiesenküchenschelle *f*
PAS-reaction *noun*: PAS-Reaktion *f*, PAS-Schiff-Reaktion *f*
pass [pæs, pɑːs]: **I** *vt* **1.** (*Fremdkörper*) ausscheiden; (*Darm*) entleeren; (*Urin*) lassen **2.** (*Barriere*) passieren, überwinden; (*Instrument*) einführen **3.** (*Test*) bestehen; bestehen lassen **II** *vi* **4.** (hin-)durchgehen, durchkommen, (*Barriere*) überwinden, passieren (*through* durch) **5.** (*Fremdkörper*) abgehen; abgeführt *oder* ausgeschieden werden **6.** (*Schmerz*) vorbei-, vorübergehen, sich legen; (*Zeit*) verstreichen **7.** (*Test*) bestehen
pass away *vi* **1.** (*Schmerz*) vorüber-, vorbeigehen **2.** sterben, entschlafen, verscheiden
pass off *vi* (*Schmerz*) vorüber-, vorbeigehen
pass on *vt* (*Krankheit*) übertragen, weiterleiten, -geben, -reichen (*to* an)
pass out *vi* in Ohnmacht fallen, ohnmächtig werden
pass through *vi* passieren, hindurchgehen
pass|a|ble ['pæsəbl, 'pɑːs-] *adj*: **1.** passierbar **2.** leidlich (gut), erträglich, passabel
pas|sage ['pæsɪdʒ] *noun*: **1.** Passage *f*, (Durch-, Verbindungs-)Gang *m* **2.** Gang *m*, Weg *m*; (**passages** *plural*) Trakt *m*, Wege *pl* **3.** (Darm-)Entleerung *f*, (Urin-)Ausscheidung *f*
air passages: Luftwege *pl*, Atemwege *pl*
animal passage: Tierpassage *f*
lacrimal passages: Tränenwege *pl*
lower respiratory passages: untere Luftwege *pl*
lower urinary passages: untere/ableitende Harnwege *pl*
natural passage: Via naturalis
respiratory passages: Luft-, Atemwege *pl*, Respirationstrakt *m*, Apparatus respiratorius, Systema respiratorium
seminal passages: (ableitende) Samenwege *pl*
upper respiratory passages: obere Luftwege *pl*
pas|sage|way ['pæsɪdʒweɪ] *noun*: Passage *f*, (Durch-, Verbindungs-)Gang *m*
pas|si|bil|i|ty [,pæsə'bɪlətiː] *noun*: Empfindungsvermögen *nt*
pas|si|ble ['pæsɪbl] *adj*: empfindungsfähig
pass|ing ['pæsɪŋ, 'pɑːs-]: **I** *noun* Vorbei-, Durchgehen *nt* **II** *adj* **1.** vorbei-, durchgehend **2.** vorübergehend, flüchtig, vergänglich
pas|sion ['pæʃn] *noun*: **1.** Leidenschaft(lichkeit) *f*, Passion *f* **2.** Wut *f*, Zorn *m*
pas|si|vate ['pæsɪveɪt] *vt*: passivieren
pas|sive ['pæsɪv] *adj*: **1.** (*allg., elektr.*) passiv, nicht aktiv; (*psychol.*) passiv, untätig, träge, teilnahmslos **2.** (*chem.*) Passivität aufweisend, träge, passiv
pas|sive|ness ['pæsɪvnəs] *noun*: Untätigkeit *f*, Teilnahmslosigkeit *f*, Trägheit *f*, Passivität *f*
pas|siv|ism ['pæsɪvɪzəm] *noun*: Passivismus *m*, Masochismus *m*
pas|siv|i|ty [pæ'sɪvətiː] *noun*: →*passiveness*
past [pæst, pɑːst]: **I** *noun* Vergangenheit *f*, Vorleben *nt* **in the past** in der Vergangenheit **II** *adj* vergangen, vorüber, frühe(r, s), vergangene(r, s)
pas|ta ['pɑːstə] *noun, plura* **-tae** [-tiː]: (*pharmakol.*) Paste *f*, Pasta *f*
paste [peɪst]: **I** *noun* **1.** (teigartige *oder* breiige) Masse *f*, Paste *f*, Brei *m* **2.** Klebstoff *m*, Kleister *m* **3.** (*pharmakol.*) Paste *f*, Pasta *f* **II** *vt* (zusammen-)kleben, (ein-)kleistern
denture paste: Prothesenreinigungspasta *m*, Prothesenreiniger *m*
denture adherent paste: Prothesenhaftpaste *f*, Adhäsionspaste *f*
Lassar's plain zinc paste: Pasta Zinci
zinc oxid paste: Pasta Zinci, Zinkpaste *f*, Zinkoxidpaste *f*, Zinci pasta
zinc oxide-eugenol impression paste: Zinkoxid-Euge-

P

nol-Paste *f*
Pas|teu|rel|la [pæstə'relə] *noun*: Pasteurella *f*
Pasteurella multocida: Pasteurella multocida
Pasteurella pestis: Pestbakterium *nt*, Yersinia pestis
Pas|teu|rel|la|ce|ae [pæstərə'leɪsiiː] *plural*: Pasteurellaceae *pl*
pas|teu|rel|lo|sis [ˌpæstʃərə'ləʊsɪs] *noun*: Pasteurellainfektion *f*, Pasteurellose *f*
pas|teur|i|za|tion [ˌpæstʃəraɪ'zeɪʃn] *noun*: Pasteurisierung *f*
pas|teur|ize ['pæstʃəraɪz] *vt*: pasteurisieren
pas|til ['pæstɪl] *noun*: →*pastille*
pas|tille [pæ'stiːl, -stɪl] *noun*: Pastille *f*
past|i|ness ['peɪstɪnəs] *noun*: (*Gewebe*) teigige *oder* breiige Beschaffenheit *f*
past|y ['peɪstiː] *adj*: (*Haut*) teigig, gedunsen, aufgeschwemmt, pastös
PAT *Abk.*: **1.** paroxysmal atrial tachycardia **2.** photometric aggregation test **3.** platelet aggregation test
pat. *Abk.*: patient
patch [pætʃ]: **I** *noun* **1.** Fleck *m*, Flecken *m*, Flicken *m*, Lappen *m* **2.** (*chirurg.*) Lappen *m*, Gewebelappen *m*, Läppchen *nt*, Patch *m/nt* **3.** Pflaster *nt*, Heftpflaster *nt*; Augenklappe *f*, Augenbinde *f* **II** *vt* (zusammen-)flicken, ausbessern
Bitot's patches: Bitot-Flecken *pl*
cotton wool patches: Cotton-wool-Herde *pl*
eye patch: Augenklappe *f*
gastric fundic patch: (gestielter) Magenfunduslappen *m*
Hutchinson's patch: Hornhautfleck(en *pl*) *m* bei konnataler Lues
moth patch: Chloasma *nt*, Melasma *nt*
omental patch: Netzzipfel *m*, Netzläppchen *nt*
Peyer's patches: Peyer-Plaques *pl*, Noduli lymphoidei aggregati
salmon patch: **1.** (*augenheil.*) Hornhautfleck(en *pl*) *m* bei konnataler Lues **2.** (*dermatol.*) Feuermal *nt*, Gefäßmal *nt*, Portweinfleck *m*, Weinfleck *m*, Naevus flammeus
salt patches: Salzflecke *pl*
serosal patch: Serosapatch *m/nt*
shagreen patch: Chagrinleder-Haut *f*
smoker's patches: orale Leukoplakie *f*, Leukoplakie *f* der Mundschleimhaut, Leukoplakia oris
vein patch: →*venous patch*
venous patch: Venenpatch *m/nt*, Venenflicken *m*
patch|y ['pætʃɪ] *adj*: fleckig
pa|tel|la [pə'telə] *noun, plural* **-lae** [-liː]: Kniescheibe *f*, Patella *f* **above the patella** oberhalb der Kniescheibe/Patella (liegend), suprapatellar **behind the patella** hinter der Kniescheibe/Patella (liegend), retropatellar **below the patella** unterhalb der Kniescheibe/Patella (liegend), subpatellar
patella alta: Patella alta, Patellahochstand *m*
bipartite patella: Patella bipartita
divided patella: Patella partita
floating patella: tanzende Patella *f*
fractured patella: Kniescheibenbruch *m*, -fraktur *f*, Patellafraktur *f*
slipping patella: gleitende Patella *f*
pa|tel|lar [pə'telər] *adj*: Kniescheibe/Patella betreffend, patellar
pat|el|lec|to|my [ˌpætə'lektəmiː] *noun*: Patellaresektion *f*, Patellektomie *f*
pa|tel|lo|fem|o|ral [pəˌteləʊ'femərəl] *adj*: Kniescheibe und Oberschenkel/Femur betreffend, patellofemoral
pat|en|cy ['pætənsɪ, 'peɪ-] *noun*: (*Gang*) Offensein *nt*, Durchgängigkeit *f*
catheter patency: Katheterdurchgängigkeit *f*
tubal patency: Tubendurchlässigkeit *f*
pa|tent ['pætnt, 'peɪ-]: **I** *noun* Patent *nt* **II** *adj* **1.** (*Gang*) offen, durchgängig, nicht-verschlossen **2.** offenkundig, -sichtlich, evident **3.** patentiert **III** *vt* **4.** patentieren, ein Patent erteilen auf **5.** *etw.* patentieren lassen
pa|ter|nal [pə'tɜrnl] *adj*: väterlich, väterlicherseits
pa|ter|ni|ty [pə'tɜrnətiː] *noun*: Vaterschaft *f* **accept paternity** die Vaterschaft anerkennen
path [pæθ, pɑːθ] *noun, plural* **paths** [pæðz, pɑːðs]: Bahn *f*, Weg *m*; Leitung *f*
Path. *Abk.*: **1.** pathogenesis **2.** pathology
path of conduction: Leitungsbahn *f*
condyle path: Kondylenbahn *f*, Gelenkbahn *f*
path of current: Stromweg *m*
diffusion path: Diffusionsstrecke *f*
path of discharge: Entladungsstrecke *f*
path of electrons: Elektronenbahn *f*
incisal path: Schneidezahnführungsbahn *f*
incisor path: Schneidezahnführungsbahn *f*
occlusal path: Okklusionsweg *m*
reflex path: Reflexweg *m*, -bahn *f*
pa|ther|gia [pə'θɜrdʒɪə] *noun*: →*pathergy*
path|er|gic ['pæθərdʒɪk] *adj*: Pathergie betreffend, patherg(isch)
path|er|gy ['pæθərdʒiː] *noun*: Pathergie *f*
path|find|er ['pæθfaɪndər] *noun*: Wurzelkanalsonde *f*
-pathic *suf.*: erkrankt, -pathisch
patho- *präf.*: Path(o)-, Krankheits-
path|o|an|a|tom|i|cal [ˌpæθəʊˌænə'tɑmɪkl] *adj*: pathologisch-anatomisch
path|o|a|nat|o|my [ˌpæθəʊə'nætəmiː] *noun*: pathologische Anatomie *f*
path|o|bi|ol|o|gy [ˌpæθəʊbaɪ'ɑlədʒiː] *noun*: Pathobiologie *f*
path|o|cli|sis [ˌpæθəʊ'klɪsɪs] *noun*: Pathoklise *f*
path|o|don|tia [ˌpæθəʊ'dɑntʃ(ɪ)ə] *noun*: Zahnpathologie *f*
path|o|gen ['pæθəʊdʒən] *noun*: Krankheitserreger *m*, pathogener Organismus *m*, pathogener Mikroorganismus *m*
facultative pathogen: fakultativ pathogener Erreger *m*, Opportunist *m*
mucosal pathogen: pathogener Schleimhautparasit *m*
obligate pathogen: obligat pathogener Erreger *m*
opportunistic pathogen: fakultativ pathogener Erreger *m*, Opportunist *m*
path|o|gen|e|sis [pæθəʊ'dʒenəsɪs] *noun*: Krankheitsentstehung *f*, Krankheitsentwicklung *f*, Pathogenese *f*
path|o|gen|e|sy [ˌpæθəʊ'dʒenəsiː] *noun*: →*pathogenesis*
path|o|ge|net|ic [ˌpæθəʊdʒə'netɪk] *adj*: **1.** Pathogenese betreffend, pathogenetisch **2.** →*pathogenic*
path|o|gen|ic [pæθəʊ'dʒenɪk] *adj*: krankheitserregend, krankheitsverursachend, krankmachend, pathogen
path|o|ge|nic|i|ty [ˌpæθəʊdʒə'nɪsətiː] *noun*: Pathogenität *f*
pa|thog|e|ny [pə'θɑdʒəniː] *noun*: →*pathogenesis*
pa|thog|no|mon|ic [pəˌθɑ(g)nə'mɑmɪk] *adj*: für eine Krankheit kennzeichnend, krankheitskennzeichnend, pathognomonisch, pathognostisch
path|og|nos|tic [ˌpæθəg'nɑstɪk] *adj*: →*pathognomonic*
path|o|log|ic [ˌpæθə'lɑdʒɪk] *adj*: →*pathological*
path|o|log|i|cal [ˌpæθəʊ'lɑdʒɪkl] *adj*: **1.** Pathologie betreffend; pathologisch **2.** krankhaft, pathologisch; erkrankt, krankhaft, krank, pathologisch, kränklich, morbid
pa|thol|o|gist [pə'θɑlədʒɪst] *noun*: Pathologin *f*, Patholo-

P

ge *m*
cellular pathologist: Zellloge *m*, -login *f*, Zytopathologe *m*, -login *f*
pa|thol|o|gy [pə'θalədʒiː] *noun*: **1.** Krankheitslehre *f*, Pathologie *f* **2.** pathologischer Befund *m* **3.** (Abteilung für) Pathologie *f*
anatomical pathology: pathologische Anatomie *f*
cellular pathology: Zellpathologie *f*, Zytopathologie *f*
clinical pathology: klinische Pathologie *f*
comparative pathology: vergleichende Pathologie *f*
dental pathology: Zahnpathologie *f*, dentale Pathologie *f*
experimental pathology: experimentelle Pathologie *f*
functional pathology: funktionelle Pathologie *f*
general pathology: allgemeine Pathologie *f*
geographical pathology: Geopathologie *f*
internal pathology: medizinische Pathologie *f*
medical pathology: medizinische Pathologie *f*
molecular pathology: Molekularpathologie *f*
neural pathology: Neuralpathologie *f*
oral pathology: Pathologie *f* der Mundhöhle
perinatal pathology: Perinatalpathologie *f*
relation pathology: Relationspathologie *f*
special pathology: spezielle Pathologie *f*
surgical pathology: chirurgische Pathologie *f*
path|o|mi|me|sis [ˌpæθəmɪ'miːsɪs] *noun*: Simulation *f*, Simulieren *nt*
path|o|mim|ia [ˌpæθə'mɪmɪə] *noun*: →*pathomimesis*
path|o|mim|ic|ry [ˌpæθə'mɪməkriː] *noun*: →*pathomimesis*
path|o|mor|phism [ˌpæθə'mɔːrfɪzəm] *noun*: Pathomorphologie *f*
patho-occlusion *noun*: pathologische Okklusion *f*
path|o|pho|bi|a [ˌpæθəʊ'fəʊbɪə] *noun*: pathologische Angst *f* vor Krankheiten, Nosophobie *f*, Pathophobie *f*
path|o|pho|bic [ˌpæθəʊ'fəʊbɪk] *adj*: Pathophobie betreffend, pathophob
path|o|phys|i|o|log|ic [ˌpæθəʊˌfɪzɪə'lɑdʒɪk] *adj*: Pathophysiologie betreffend, pathophysiologisch
path|o|phys|i|o|log|i|cal [ˌpæθəʊˌfɪzɪə'lɑdʒɪkl] *adj*: →*pathophysiologic*
path|o|phys|i|ol|o|gy [pæθəʊˌfɪzɪ'ɑlədʒiː] *noun*: Pathophysiologie *f*
path|o|pro|tein|ae|mi|a [ˌpæθəʊˌprəʊtɪɪ'niːmiːə] *noun*: (*brit.*) →*pathoproteinemia*
path|o|pro|tein|e|mi|a [ˌpæθəʊˌprəʊtɪɪ'niːmiːə] *noun*: Pathoproteinämie *f*
path|o|psy|chol|o|gy [ˌpæθəʊsaɪ'kɑlədʒiː] *noun*: Pathopsychologie *f*
path|o|psy|cho|sis [ˌpæθəʊsaɪ'kəʊsɪs] *noun*: organische/symptomatische Psychose *f*
path|way ['pæθweɪ, 'pɑːθ-] *noun*: Bahn *f*, Weg *m*; Leitung *f*
afferent pathway: afferente Bahn *f*
alternative pathway: (*Komplement*) alternative Aktivierung *f*
alternative complement pathway: →*alternative pathway*
amphibolic pathway: amphibolischer Stoffwechselweg *m*
anabolic pathway: anabol(isch)er Stoffwechselweg *m*
anaerobic pathway: anaerober (Stoffwechsel-)Weg *m*
ascending pathways: (*ZNS*) aufsteigende Bahnen *pl*
association pathways: Assoziationsbahnen *pl*
auditory pathway: Hörbahn *f*
biosynthetic pathway: Biosyntheseweg *m*, biosynthetischer (Stoffwechsel-)Weg *m*
C_4-pathway: Hatch-Slack-Zyklus *m*, C_4-Zyklus *m*
catabolic pathway: katabolischer Stoffwechselweg *m*
central shivering pathway: zentrale Zitterbahn *f*
cervico-ocular pathway: zerviko-okuläre Reflexbahn *f*
classic pathway: (*Komplement*) klassischer Aktivierungsweg *m*
classic complement pathway: →*classic pathway*
degradative pathway: Abbauweg *m*
Embden-Mayerhof pathway: Embden-Mayerhof-Weg *m*
Embden-Mayerhof-Parnas pathway: →*Embden-Mayerhof pathway*
Entner-Doudoroff pathway: Entner-Doudoroff-Abbau *m*
extrinsic pathway: extrinsisches System der Fibrinolyse *f*
extrinsic pathway of coagulation: extrinsisches System *nt* der Blutgerinnung, extravaskuläres System *nt* der Blutgerinnung
feeder pathway: zuführender Stoffwechselweg *m*, Nachschubweg *m*
fermentative pathway: glykolytischer/fermentativer Stoffwechselweg *m*
fumarate pathway: Fumaratweg *m*
glycolytic pathway: glykolytischer Stoffwechselweg *m*
Hatch-Slack pathway: Hatch-Slack-Zyklus *m*, C_4-Zyklus *m*
hypothalamic pathways: Hypothalamusbahnen *pl*
pathways of hypothalamus: Hypothalamusbahnen *pl*
intrinsic pathway: intrinsic-System *nt*
intrinsic pathway of coagulation: intravaskuläres System *nt* der Blutgerinnung, intrinsisches System *nt* der Blutgerinnung
α-ketoglutarate pathway: α-Ketoglutaratweg *m*
lipoxygenase pathway: Lipoxygenaseweg *m*, Lipoxygenasereaktionsweg *m*
metabolic pathway: Stoffwechselweg *m*
motor pathway: motorische Bahn *f*
optic pathway: Sehbahn *f*
oxaloacetate pathway: Oxalacetatweg *m*
pentose phosphate pathway: Pentosephosphatzyklus *m*, Phosphogluconatweg *m*
phosphogluconate pathway: →*pentose phosphate pathway*
preparatory pathway: vorbereitender Stoffwechselweg *m*
properdin pathway: Properdin-System *nt*, alternativer Weg *m* der Komplementaktivierung
reaction pathway: Reaktionsweg *m*
rolling circle pathway: Rolling-circle-Weg *m*
sensory pathway: sensorische Bahn *f*
spinocerebellar pathways: spinozerebelläre Bahnen *pl*
subthalamic pathways: subthalamische Bahnen *pl*
thermoafferent pathways: thermoafferente Bahnen *pl*
visual pathway: Sehbahn *f*
-pathy *suf.*: Krankheit, Erkrankung, -pathie, -pathia
pa|tience ['peɪʃəns] *noun*: Geduld *f* **have (no) patience** (keine) Geduld haben (*with* mit)
pa|tient ['peɪʃənt]: I *noun* Patient(in *f*) *m*, Kranke *m/f* II *adj* **1.** geduldig **2.** zulassend, gestattend
alcoholic patient: Alkoholiker(in *f*) *m*, Alkoholsüchtige *m/f*
ambulatory patient: gehfähiger Patient *m*, gehfähige Patientin *f*
burn patient: Verbrennungspatient(in *f*) *m*, Patient(in *f*) *m* mit Verbrennung(sverletzung)
cancer patient: Krebspatient(in *f*) *m*, Patient(in *f*) *m* mit Krebserkrankung
cirrhotic patient: Patient(in *f*) *m* mit Zirrhose, Zirrhotiker(in *f*) *m*
high-risk patient: Risikopatient(in *f*) *m*, Patient(in *f*) *m* mit erhöhtem Risiko

P

hypertensive patient: Hochdruckpatient(in *f*) *m*, Hypertoniker(in *f*) *m*
jaundiced patient: ikterischer Patient *m*, ikterische Patientin *f*, Patient(in *f*) *m* mit Gelbsucht/Ikterus
mental patient: Geisteskranke *m/f*
patient in rehabilitation: Rehabilitand *m*
surgical patient: chirurgischer Patient *m*, chirurgische Patientin *f*
trauma patient: →*traumatized patient*
traumatized patient: unfallverletzter/traumatisierter Patient *m*, unfallverletzte/traumatisierte Patientin *f*, Traumapatient(in *f*) *m*
ventilated patient: Beatmungspatient(in *f*) *m*, beatmeter Patient *m*

pat|ri|cide ['pætrɪsaɪd] *noun*: **1.** Vatermord *m* **2.** Vatermörder(in *f*) *m*

pat|ri|lin|e|al [ˌpætrɪ'lɪnɪəl] *adj*: in der männlichen Linie vererbt, patrilinear, patrilineal

pat|ro|cli|nous [ˌpætrəʊ'klaɪnəs] *adj*: von der väterlichen Seite stammend, patroklin

pat|ro|gen|e|sis [ˌpætrəʊ'dʒenəsɪs] *noun*: Androgenese *f*

pat|tern ['pætərn; *brit.* 'pætn]: **I** *noun* **1.** Muster *nt*, Vorlage *f*, Modell *nt*, Pattern *nt* **2.** (*Krankheitsverlauf*) Schema *nt*, Struktur *f*, Phänomen *nt* **II** *vt* formen, gestalten, (nach-)bilden (*after* nach)
antigenic pattern: Antigenmuster *nt*
behavior pattern: Verhaltensmuster *nt*, -weise *f*
behaviour pattern: (*brit.*) →*behavior pattern*
Christmas tree pattern: Christbaumblase *f*
diffraction pattern: Beugungsmuster *nt*
discharge pattern: Entladungsmuster *nt*
distribution pattern: Verteilungsmuster *nt*
electrical stimulus pattern: elektrisches Reizmuster *nt*
electrophoretic pattern: Elektrophoresemuster *nt*
enzyme pattern: Enzymmuster *nt*
excitation pattern: Erregungsmuster *nt*
flow pattern: Stromlinienbild *nt*
frequency stimulus pattern: Frequenzreizmuster *nt*
gait pattern: Gangbild *nt*, -muster *nt*
herringbone pattern: fischzugartiges Muster *nt*
interference pattern: Interferenzmuster *nt*
lightning patterns: Blitzfiguren *pl*
manifestation pattern: Manifestationsmuster *nt*
memory pattern: Gedächtnisspur *f*
metastatic pattern: Metastasierungsmuster *nt*
mosaic pattern: Felderung *f*
movement pattern: Bewegungsmuster *nt*
moving pattern: bewegliches (Reiz-)Muster *nt*
neurogenic pattern: neurogenes Muster *nt*
occlusal pattern: Okklusionsmuster *nt*
place pattern: Ortsmuster *nt*
random pattern: Zufallsmuster *nt*
repetitive behavioral patterns: repetitiv-wiederkehrende Verhaltensmuster *pl*
repetitive behavioural patterns: (*brit.*) →*repetitive behavioral patterns*
schlieren pattern: Schlierenmuster *nt*
stimulus pattern: Reizmuster *nt*
sunray pattern: (*Knochen*) Spikulaebildung *f*, Sonnenstrahlenprotuberanzen *pl*
temporal stimulus pattern: zeitliches Reizmuster *nt*
time pattern: Zeitmuster *nt*

pat|u|lin ['pætjəlɪn] *noun*: Patulin *nt*, Clavacin *nt*

pau|ci|ar|tic|u|lar [ˌpɔːsɪɑːr'tɪkjələr] *adj*: oligoartikulär

pau|ci|syn|ap|tic [ˌpɔːsɪsɪ'næptɪk] *adj*: oligosynaptisch

paunch [pɔːntʃ, pɑːntʃ] *noun*: **1.** Bauch *m*, Wanst *m* **2.** (*biolog.*) Pansen *m*

paunch|y ['pɔːntʃɪ, 'pɑːn-] *adj*: dickbäuchig

pause [pɔːz]: **I** *noun* Pause *f*, Unterbrechung *f* **II** *vi* eine Pause machen, pausieren, innehalten **without (a) pause** pausenlos, ohne Unterbrechung
compensatory pause: kompensatorische Pause *f*
inspiratory pause: inspiratorische Pause *f*
postextrasystolic pause: postextrasystolische Pause *f*
pre-automatic pause: präautomatische Pause *f*

PAV *Abk.*: procarbazine, alkeran, vinblastine

PAVB *Abk.*: paroxysmal atrioventricular block

PAVC *Abk.*: partial atrioventricular canal

PAVF *Abk.*: pulmonary arteriovenous fistula

pa|vor ['peɪvəʊr] *noun*: Pavor *m*
pavor diurnus: Pavor diurnus, Tagangst *f*
pavor nocturnus: Nachtangst *f*, Pavor nocturnus

PAW *Abk.*: **1.** proximal anterior wall **2.** pulmonary artery wedge pressure

P_{aw} *Abk.*: airway pressure

PAWP *Abk.*: pulmonary artery wedge pressure

PB *Abk.*: **1.** phenobarbital **2.** pressure breathing

Pb *Abk.*: **1.** lead **2.** plumbum **3.** presbyopia

P_B *Abk.*: barometric pressure

PBAN *Abk.*: polybutadiene acrylnitrile

PBB *Abk.*: **1.** peribronchial biopsy **2.** polybromated biphenyls

PBBO *Abk.*: 2-(p-biphenylyl)-6-phenyl-benzoxazole

PBC *Abk.*: **1.** penicillin-binding component **2.** primary biliary cirrhosis

PBD *Abk.*: 2-phenyl-5-(4-biphenyl)-1,3,4-oxadiazole

PBE *Abk.*: proton balance equation

PBF *Abk.*: **1.** peripheral blood flow **2.** pulmonary blood flow

PBG *Abk.*: **1.** porphobilinogen **2.** progesterone-binding globulin

PBI *Abk.*: **1.** phenethyl biguanide **2.** protein-bound iodine

P biatriale: →*P cardiale*

PBK *Abk.*: phosphorylase-b-kinase

PBL *Abk.*: peripheral blood lymphocytes

PBMC *Abk.*: peripheral blood mononuclear cells

PBNAA *Abk.*: partial body neutron activation analysis

PBO *Abk.*: 2-phenyl-5-(4-biphenyl)-1,3,4-oxadiazole

PBP *Abk.*: penicillin-binding proteins

PBPV *Abk.*: percutaneous balloon pulmonary valvuloplasty

PBR *Abk.*: Paul-Bunnell reaction

PBS *Abk.*: **1.** phosphate buffered saline **2.** polybutadiene styrene

PBSC *Abk.*: penicillin, bacitracin, streptomycin, caprylate

PBV *Abk.*: pulmonary blood volume

pBV *Abk.*: pulsating blood volume

PBZ *Abk.*: **1.** phenylbutazone **2.** pyribenzamine

P.c. *Abk.*: Pneumocystis carinii

PCA *Abk.*: **1.** parietal cell antibodies **2.** passive cataneous anaphylaxis **3.** passive cutaneous anaphylaxis **4.** patient controlled analgesia **5.** pentachloroanisol **6.** peptone-casein hydrolysate **7.** perchloric acid **8.** portocaval anastomosis **9.** posterior cerebral artery

PCAg *Abk.*: plasma cell antigen

P cardiale: P cardiale, P biatriale, P congenitale

PCAVB *Abk.*: permanent complete atrioventricular block

PCAVC *Abk.*: partial common atrioventricular canal

PCB *Abk.*: **1.** paracervical block **2.** pentachlorobenzene **3.** polychlorinated biphenyls

PCC *Abk.*: **1.** pheochromocytoma **2.** phosphate carrier compound

PCD *Abk.*: polycystic disease

PCE *Abk.*: pseudocholine esterase

P

PCECV *Abk.*: purified chick embryo cell vaccine
PCF *Abk.*: **1.** pharyngoconjunctival fever **2.** prothrombin converting factor
PCG *Abk.*: **1.** pancreatocholangiography **2.** penicillin G **3.** phonocardiogram **4.** phonocardiography
PCH *Abk.*: **1.** paroxysmal cold hemoglobinuria **2.** pheochromocytoma
PCh *Abk.*: phosphatidyl choline
PCHE *Abk.*: **1.** phosphocholine esterase **2.** pseudocholine esterase
pCi *Abk.*: picocurie
PCIS *Abk.*: post cardiac injury syndrome
PCK *Abk.*: phosphoenol pyruvate carboxykinase
PCL *Abk.*: **1.** persistent corpus luteum **2.** posterior cruciate ligament of knee
PCM *Abk.*: **1.** paracetamol **2.** protein calorie malnutrition **3.** pulmonary capillary mean pressure **4.** pulse-code modulation
PCm *Abk.*: pulmonary capillary mean pressure
PCMB *Abk.*: p-chloromercuribenzoate
p-CMB *Abk.*: p-chloromercuribenzoate
PCMV *Abk.*: premature closure of the mitral valve
PCMX *Abk.*: parachlorometaxylenol
PCN *Abk.*: **1.** penicillin **2.** percutaneous nephrolithotomy **3.** pregnenolone carbonitrile
PCNA *Abk.*: proliferating cell nuclear antigen
PCNL *Abk.*: percutaneous nephrolithotomy
pCO_2 *Abk.*: **1.** carbon dioxide partial pressure **2.** partial pressure of carbon dioxide
PCOD *Abk.*: polycystic ovarian disease
P congenitale: →*P cardiale*
PCP *Abk.*: **1.** pentachlorophenol **2.** phencyclidine **3.** 1-(1-phenylcyclohexyl)-piperidine **4.** Pneumocystis carinii pneumonia **5.** primary chronic polyarthritis **6.** pulmonary capillary pressure
pcP *Abk.*: primary chronic polyarthritis
PCPA *Abk.*: p-chlorophenylalanine
pcpn. *Abk.*: precipitation
PCPS *Abk.*: peroral cholangiopancreatoscopy
pcpt. *Abk.*: perception
PCR *Abk.*: **1.** plasma clearance rate **2.** polymerase chain reaction
PCS *Abk.*: portocaval shunt
PC-sensor *noun*: Sensor *m* der Vater-Pacini-Körperchen, PC-Sensor *m*
PCT *Abk.*: **1.** plasmacrit test **2.** porphyria cutanea tarda **3.** prothrombin clotting time **4.** proximal convoluted tubule
pct. *Abk.*: per cent
PCTFE *Abk.*: polychlorotrifluoro-ethylene
PCV *Abk.*: **1.** packed-cell volume **2.** penicillin V **3.** polycythemia vera **4.** postcapillary venule
PCVP *Abk.*: pulmonary capillary venous pressure
PCWP *Abk.*: pulmonary capillary wedge pressure
PCZ *Abk.*: procarbazine
PD *Abk.*: **1.** papillary diameter **2.** paralytic dose **3.** Parkinson's disease **4.** pars distalis **5.** peridural **6.** peritoneal dialysis **7.** phase discriminator **8.** phenyldichloroarsine **9.** phosphate dextrose **10.** potential difference **11.** prediabetes **12.** present disease **13.** primary disease **14.** prism diopter **15.** proliferative disease **16.** protodiabetes **17.** provocation dose **18.** psychotic depression **19.** pulse difference **20.** pupillary distance **21.** pyrimidine derivative
Pd *Abk.*: **1.** diastolic pressure **2.** palladium
p.d. *Abk.*: prism diopter
PDA *Abk.*: **1.** patent ductus arteriosus **2.** peridural anesthesia **3.** posterior descending artery
PDAB *Abk.*: p-dimethylamino-benzaldehyde
PDB *Abk.*: p-dichlorobenzene
PDC *Abk.*: **1.** pyridinol carbamate **2.** pyridyl carbinol **3.** pyruvate decarboxylase
PDCA *Abk.*: peroral direct cholangioscopy
PDE *Abk.*: **1.** paroxysmal dyspnea on exertion **2.** phosphodiesterase **3.** pulsed Doppler echocardiography
PDETA *Abk.*: pentamethyl diethyl triamine
P dextroatriale: →*P pulmonale*
P dextrocardiale: →*P pulmonale*
PDF *Abk.*: protodiastolic filling
PDFR *Abk.*: peak diastolic filling rate
PDGA *Abk.*: pteroyldiglutamic acid
PDH *Abk.*: pyruvate dehydrogenase
PDHC *Abk.*: pyruvate dehydrogenase complex
P_{diast} *Abk.*: diastolic pressure
P-diol *Abk.*: pregnanediol
PDL *Abk.*: **1.** periodontal ligament **2.** poorly-differentiated lymphocytic lymphoma
PDLL *Abk.*: poorly-differentiated lymphocytic lymphoma
PDM *Abk.*: **1.** predentin matrix **2.** progressive muscular dystrophy **3.** pulse duration modulation
PDMB *Abk.*: p-dimethylamino-benzaldehyde
PDME *Abk.*: phosphatidyl dimethyl ethanolamine
PDP *Abk.*: **1.** papular dermatitis of pregnancy **2.** paracetamol-dextropropoxyphen
PDPA *Abk.*: pulmonary artery diastolic pressure
pdpt *Abk.*: prism diopter
PDR *Abk.*: proliferative diabetic retinopathy
pdr. *Abk.*: powder
PDS *Abk.*: **1.** polydextrane sulfate **2.** prednisone
PD-sensor *noun*: Proportional-Differenzialsensor *m*, PD-Sensor *m*
PDT *Abk.*: photodynamic therapy
PDTA *Abk.*: 1,2-propylenediamine tetra-acetic acid
PDV *Abk.*: pustulous dermatitis virus
PDWA *Abk.*: proliferative disease without atypia
PE *Abk.*: **1.** palmar erythema **2.** paper electrophoresis **3.** parallel-elastic element **4.** pericardial effusion **5.** permissible error **6.** pharyngoesophageal **7.** phenylephrine **8.** phosphatidylethanolamine **9.** phosphorylethanolamine **10.** physical examination **11.** placebo effect **12.** polyethylene **13.** potential energy **14.** preerythroblast **15.** probable error **16.** psychomotor epilepsy **17.** pulmonary embolism **18.** pulmonary embolus
Pe *Abk.*: pressure on expiration
PEA *Abk.*: **1.** phenethyl alcohol **2.** phenethylamine
peak [piːk] *noun*: Gipfel *m*, Maximum *nt*, Spitze *f*, Peak *m*
energy peak: Energiegipfel *m*, -peak *m*
pea|nut [ˈpiːnʌt] *noun*: Erdnuss *f*
pearl [pɜrl]: I *noun* Perle *f*; Perlmutt *nt*, Perlmutter *f*; Kügelchen *nt* II *vi* tropfen, perlen, Perlen bilden
Bohn's epithelial pearls: Bohn-Drüsen *pl*, Bohn-Perlen *pl*
enamel pearl: Schmelzperle *f*, Enamelom *nt*
Epstein's pearls: Epstein-Perlen *pl*, Bohn-Perlen *pl*, Bohn-Drüsen *pl*, Epithelperlen *pl*
Elschnig's pearls: Elschnig-Körperchen *pl*
peau [pəʊ; po] *noun*: (*franz.*) Haut *f*
peau de Chagrin: Chagrinleder-Haut *f*
peau d'orange: Orangen(schalen)haut *f*, Apfelsinen(schalen)haut *f*, Peau d'orange
PEB *Abk.*: pentobarbital
peb|ble [ˈpebəl] *noun*: **1.** Bergkristall *m* **2.** Bergkristalllinse *f*
PEC *Abk.*: pyrogenic exotoxin C

pec|cant ['pekənt] *adj*: krankheitserregend, krankheitsverursachend, krankmachend, pathogen
pec|ca|ti|pho|bi|a [ˌpekətɪ'fəʊbɪə] *noun*: Peccatiphobie *f*
pech|y|ag|ra [pekɪ'ægrə, -'eɪg-] *noun*: Ell(en)bogengicht *f*
PECO *Abk.*: carbon monoxide expiration pressure
PECT *Abk.*: positron emission computerized tomography
pec|ten ['pektən] *noun, plural* **-tens, -ti|nes** [-təˌniːz]: Kamm *m*, kammartiger Fortsatz *m*, Pecten *m*
anal pecten: Analkamm *m*, Pecten analis
pecten of anus: Analkamm *m*, Pecten analis
pecten of pubis: Pecten ossis pubis
pec|te|nit|ic [ˌpektɪ'nɪtɪk] *adj*: Pektenitis betreffend, pektenitisch
pec|te|ni|tis [ˌpektɪ'naɪtɪs] *noun*: Entzündung *f* des Pecten analis, Pektenitis *f*
pec|te|no|sis [ˌpektɪ'nəʊsɪs] *noun*: Pektenose *f*
pec|te|not|o|my [ˌpektɪ'nɑtəmiː] *noun*: Pektenotomie *f*
pec|tic ['pektɪk] *adj*: Pektin betreffend, Pektin-
pec|tin ['pektɪn] *noun*: Pektin *nt*
pec|ti|nal ['pektɪnəl] *adj*: Schambein/Os pubis *oder* Schamgegend betreffend, pubisch
pec|ti|nate ['pektɪneɪt] *adj*: kammartig, -förmig
pec|ti|nat|ed ['pektɪneɪtɪd] *adj*: kammartig, -förmig
pec|tin|e|al [pek'tɪnɪəl] *adj*: **1.** kammartig, -förmig **2.** Schambein betreffend, pubisch, pektineal, Schambein-
pec|tin|i|form [pek'tɪnəfɔːrm] *adj*: kammförmig, -artig
pec|to|ral ['pektərəl] *adj*: Brust *oder* Brustkorb betreffend, zur Brust gehörend, pektoral, thorakal
pec|to|ral|gia [pektə'rældʒ(ɪ)ə] *noun*: Schmerzen *pl* in der Brust, Brustschmerz(en *pl*) *m*
pec|to|ril|o|quy [ˌpektəʊ'rɪləkwɪ] *noun*: Bronchophonie *f*, Bronchialstimme *f*
pec|to|roph|o|ny [ˌpektəʊ'rɑfəniː] *noun*: Bronchophonie *f*
pec|tous ['pektəs] *adj*: Pektin betreffend, aus Pektin bestehend, pektinartig, Pektin-
pec|tus ['pektəs] *noun, plura* **-to|ra** [-tərə]: Brust *f*, Brustkorb *m*, Pectus *nt*
PED *Abk.*: pre-ejection diameter
ped- *präf.*: Kind-, Kinder-, Päd(o)-; Fuß-, Pedi-
ped|al ['pedl, 'piːdl] *adj*: Fuß betreffend, Fuß-
pe|da|tro|phia [pedə'trəʊfɪə] *noun*: Pädatrophie *f*
pe|dat|ro|phy [pe'dætrəfiː] *noun*: →*pedatrophia*
ped|er|ast ['pedəræst, 'piː-] *noun*: Päderast *m*
ped|er|as|tic [ˌpedə'ræstɪk, ˌpiː-] *adj*: Päderastie betreffend, päderastisch
ped|er|as|ty ['pedəræstɪ, 'piː-] *noun*: Päderastie *f*
pe|des ['piːdiːz, 'pediːz] *plural*: →*pes*
pedi- *präf.*: Fuß-, Pedi-
ped|i|al|gia [pedɪ'ældʒ(ɪ)ə] *noun*: (neuralgischer) Fußschmerz *m*
pe|di|at|ric [piːdɪ'ætrɪk] *adj*: Pädiatrie betreffend, pädiatrisch, Kinderheilkunde-
pe|di|a|tri|cian [ˌpiːdɪə'trɪʃn] *noun*: Pädiater *m*, Kinderarzt *m*, Kinderärztin *m*
pe|di|at|rics [piːdɪ'ætrɪks] *plural*: Kinderheilkunde *f*, Pädiatrie *f*
social pediatrics: Sozialpädiatrie *f*
pe|di|at|rist [piːdɪ'ætrɪst] *noun*: →*pediatrician*
pe|di|at|ry ['piːdɪætriː] *noun*: →*pediatrics*
ped|i|cel ['pedəsel] *noun*: (*Podozyt*) Füßchen *nt*
pe|dic|el|late [pə'dɪsəleɪt] *adj*: gestielt
ped|i|cel|lat|ed ['pedɪsəleɪtɪd] *adj*: gestielt
ped|i|cle ['pedɪkl] *noun*: Füßchen *nt*, Stiel *m*, Pediculus *m*
kidney pedicle: Nierenstiel *m*
pedicle of lung: Lungenwurzel *f*, Radix pulmonis
renal pedicle: Nierenstiel *m*
pedicle of vertebral arch: Bogenfuß *m*, Pediculus arcus vertebrae
ped|i|cled ['pedɪkəld] *adj*: gestielt
pe|dic|u|lar [pɪ'dɪkjələr] *adj*: durch Läuse verursacht, Läuse-
pe|dic|u|late [pɪ'dɪkjəlɪt] *adj*: gestielt
pe|dic|u|la|tion [pɪˌdɪkjə'leɪʃn] *noun*: Läusebefall *m*, Verlausung *f*; Pedikulose *f*, Pediculosis *f*
pe|dic|u|li|cide [pɪ'dɪkjələsaɪd]: **I** *noun* Pedikulizid *nt* **II** *adj* läuseabtötend, pedikulizid
Ped|i|cu|li|dae [pedə'kjuːlədiː] *plural*: Menschenläuse *pl*, Pediculidae *pl*
pe|dic|u|lo|pho|bi|a [pəˌdɪkjələ'fəʊbɪə] *noun*: Pedikulophobie *f*
pe|di|cu|lo|pho|bic [pəˌdɪkjələ'fəʊbɪk] *adj*: Pedikulophobie betreffend, pedikulophob, phthiriophob
pe|dic|u|lo|sis [pəˌdɪkjə'ləʊsɪs] *noun*: Pedikulose *f*
pediculosis capitis: Kopflausbefall *m*, Pediculosis capitis
pediculosis corporis: Körperlausbefall *m*, Kleiderlausbefall *m*, Pediculosis corporis/vestimentorum
pediculosis pubis: Filzlausbefall *m*, Pediculosis pubis, Phthiriase *f*, Phthiriasis *f*
pediculosis vestimentorum: →*pediculosis corporis*
pe|dic|u|lous [pɪ'dɪkjələs] *adj*: mit Läusen infestiert, von Läusen befallen
Pe|dic|u|lus [pɪ'dɪkjələs] *noun*: Pediculus *m*
Pediculus humanus: Menschenlaus *f*, Pediculus humanus
Pediculus humanus capitis: Kopflaus *f*, Pediculus (humanus) capitis
Pediculus humanus corporis: Kleiderlaus *f*, Körperlaus *f*, Pediculus (humanus) corporis, Pediculus humanus vestimentorum, Pediculus vestimenti
ped|i|cure ['pedɪkjʊər] *noun*: **1.** Fußpflege *f*, Pediküre *f* **2.** →*podiatrist*
ped|i|gree ['pedəgriː] *noun*: Stammbaum *m*
ped|i|lu|vi|um [pedɪ'luːvɪəm] *noun*: Fußbad *nt*
pedo- *präf.*: Kind-, Kinder-, Päd(o)-; Fuß-, Pedi-
pe|do|don|tia [piːdəʊ'dɑnʃɪə] *noun*: Kinderzahnheilkunde *f*, Pädodontie *f*, Kinderzahnmedizin *f*
pe|do|don|tic [piːdəʊ'dɑntɪk] *adj*: kinderzahnheilkundlich
pe|do|don|tics [piːdəʊ'dɑntɪks] *plural*: Kinderzahnheilkunde *f*, Pädodontie *f*, Kinderzahnmedizin *f*
pe|do|don|tist [piːdəʊ'dɑntɪst] *noun*: Kinderzahnarzt *m*
pe|dog|a|my [pɪ'dɑgəmiː] *noun*: Pädogamie *f*
pe|do|gen|e|sis [ˌpiːdəʊ'dʒenəsɪs] *noun*: Pädogenese *f*
ped|o|gram ['pedəʊgræm] *noun*: Pedigramm *nt*
ped|o|graph ['pedəʊgræf] *noun*: Pedigraph *m*, Pedigraf *m*
pe|dog|ra|phy [pɪ'dɑgrəfiː] *noun*: Pedigrafie *f*, Pedigraphie *f*
pe|dol|o|gy [pɪ'dɑlədʒiː] *noun*: Pädologie *f*
pe|dop|a|thy [pɪ'dɑpəθiː] *noun*: Fußerkrankung *f*
pe|do|phil|i|a [ˌpiːdəʊ'fɪlɪə] *noun*: Pädophilie *f*
pe|do|phil|ic [ˌpiːdəʊ'fɪlɪk] *adj*: Pädophilie betreffend, pädophil
pe|do|pho|bi|a [ˌpiːdəʊ'fəʊbɪə] *noun*: Pädophobie *f*
pe|do|pho|bic [ˌpiːdəʊ'fəʊbɪk] *adj*: Pädophobie betreffend, pädophob
pe|dun|cle [pɪ'dʌŋkl] *noun*: Stiel *m*, Stamm *m*, Pedunculus *m*
anterior thalamic peduncle: vorderer Thalamusstiel *m*, Pedunculus thalamicus caudalis/inferior
caudal cerebellar peduncle: unterer Kleinhirnstiel *m*, Pedunculus cerebellaris inferior
caudal thalamic peduncle: vorderer Thalamusstiel *m*, Pedunculus thalamicus caudalis/inferior

P

cerebellar peduncle: Kleinhirnstiel *m*, Pedunculus cerebellaris
peduncle of cerebellum: Kleinhirnstiel *m*, Pedunculus cerebellaris
cerebral peduncle: Hirnstiel *m*, Pedunculus cerebri
peduncle of cerebrum: Hirnstiel *m*, Pedunculus cerebri
cranial cerebellar peduncle: →*superior cerebellar peduncle*
peduncle of flocculus: Pedunculus flocculi
inferior cerebellar peduncle: unterer Kleinhirnstiel *m*, Pedunculus cerebellaris inferior
inferior thalamic peduncle: vorderer Thalamusstiel *m*, Pedunculus thalamicus caudalis/inferior
peduncle of mamillary body: Pedunculus corporis mammillaris
middle cerebellar peduncle: mittlerer Kleinhirnstiel *m*, Pedunculus cerebellaris medius
pineal peduncle: Zirbeldrüsen-, Epiphysenstiel *m*, Habenula *f*
pontine cerebellar peduncle: →*middle cerebellar peduncle*
posterior thalamic peduncle: hinterer Thalamusstiel *m*, Pedunculus thalamicus posterior
rostral cerebellar peduncle: →*superior cerebellar peduncle*
superior cerebellar peduncle: oberer Kleinhirnstiel *m*, Pedunculus cerebellaris superior

pe|dun|cled [pɪˈdʌŋkəld] *adj*: gestielt

pe|dun|cu|lar [pɪˈdʌŋkjələr] *adj*: gestielt, stielförmig, Stiel-

pe|dun|cu|lat|ed [pɪˈdʌŋkjəleɪtɪd] *adj*: gestielt

pe|dun|cu|lo|to|my [pɪˌdʌŋkjəˈlɑtəmiː] *noun*: Pedunkulotomie *f*

pe|dun|cu|lus [pɪˈdʌŋkjələs] *noun, plura* **-li** [-laɪ]: →*peduncle*

peel [piːl]: I *noun* Rinde *f*, Schale *f*, Haut *f* II *vt, vi* →*peel off*
peel off I *vt* abschälen, abziehen, ablösen II *vi* sich (ab-)schälen, sich (ab-)lösen; (*Haut*) (ab-)schilfern, abblättern, sich schuppen
bitter orange peel: Pomeranzenschale *f*, Aurantii pericarpium
pleural peel: Pleuraschwarte *f*, Pleuraschwiele *f*
rose hip peel: Hagebuttenschalen *pl*, Cynosbati fructus sine semine, Rosae pseudofructus

peel|ing [ˈpiːlɪŋ] *noun*: **1.** (*Haut*) (Ab-)Schälen *nt*; Schuppung *f*, Schuppen *nt* **2.** (abgeschälte) Haut *f*, Schale *f*, Rinde *f*

PEF *Abk.*: peak expiratory flow

pef|lox|a|cin [pəfˈlɑksəsɪn] *noun*: Pefloxacin *nt*

PEFR *Abk.*: peak expiratory flow rate

PEFV *Abk.*: partial expiratory flow volume curve

peg [peg]: I *noun* Nagel *m*, Stift *m*, Dübel *m*, Keil *m*, Splint *m*; (*a. anatom.*) Zapfen *m* II *vt* (*techn.*) festnageln, pflocken; (an-, ver-)dübeln

PEG *Abk.*: **1.** percutaneous endoscopic gastrostomy **2.** pneumencephalography **3.** pneumoencephalography **4.** polyethylene glycol

peg-shaped *adj*: griffelförmig

PEI *Abk.*: phosphate excretion index

PEIP *Abk.*: positive end-inspiratory pressure

pe|jo|ra|tive [pɪˈdʒɔːrətɪv, ˈpedʒəreɪtɪv] *adj*: verschlechternd, pejorativ

PEL *Abk.*: permissible exposure limit

pelade [pəˈlɑːd] *noun*: Pelade *f*, kreisrunder Haarausfall *m*, Alopecia areata, Area celsi

pellage [ˈpelɪdʒ] *noun*: Fell *nt*, Haarkleid *nt*

pel|id|no|ma [pɪlɪdˈnəʊmə] *noun*: Pelioma *nt*

pel|i|o|ma [ˌpɪlɪˈəʊmə] *noun*: Pelioma *nt*

pel|i|o|sis [ˌpəlɪˈəʊsɪs] *noun*: Peliose *f*, Peliosis *f*
bacillary peliosis: bazilläre Peliose *f*, bazilläre Peliosis hepatis *f*

pel|la|gra [pəˈlægrə, -ˈleɪ-] *noun*: Pellagra *nt/f*

pel|lag|ra|gen|ic [pəˌleɪgrəˈdʒenɪk, -læg-] *adj*: Pellagra verursachend

pel|lag|ral [pəˈleɪgrəl, -ˈlæg-] *adj*: Pellagra betreffend, durch Pellagra hervorgerufen, Pellagra-

pel|lag|ra|min [pəˈlægrəmɪn] *noun*: Niacin *nt*, Nikotin-, Nicotinsäure *f*

pel|lag|roid [pəˈlægrɔɪd]: I *noun* Pellagroid *nt* II *adj* pellagraähnlich, pellagroid

pel|lag|rose [pəˈlægrəʊs] *adj*: →*pellagrous*

pel|la|gro|sis [peləˈgrəʊsɪs] *noun*: Hauterscheinungen *pl* bei Pellagra

pel|lag|rous [pəˈleɪgrəs, -ˈlæg-] *adj*: von Pellagra betroffen, Pellagra-

pel|let [ˈpelɪt] *noun*: Mikrodragée *nt*, Pellet *nt*
gold foil pellet: Goldpellet *nt*

pel|li|cle [ˈpelɪkl, ˈpeliː-] *noun*: **1.** Film *m*, Häutchen *nt* **2.** (*biolog.*) Pellikula *f*, Pellicula *f*
dental pellicle: Schmelzoberhäutchen *nt*, Zahnhäutchen *nt*

pel|lo|te [pəˈləʊtə, pəˈjəʊ-] *noun*: →*peyote*

pel|lu|cid [pəˈluːsɪd] *adj*: (licht-)durchlässig, durchsichtig, transparent, klar

peloid [ˈpelɔɪd] *noun*: Peloid *nt*

pe|lop|a|thy [peˈlɑpəθiː] *noun*: →*pelotherapy*

pe|lo|ther|a|py [ˌpiːləˈθerəpiː] *noun*: Behandlung/Therapie *f* mit Heilschlamm

PELS *Abk.*: propionyl erythromycin lauryl sulfate

pel|tate [ˈpelteɪt] *adj*: schildförmig

pel|vec|to|my [pelˈvektəmiː] *noun*: Pelviektomie *f*, pelvine Viszerektomie *f*

pel|vic [ˈpelvɪk] *adj*: Becken/Pelvis betreffend, pelvin, Becken-

pel|vi|cal|i|ce|al [pelvɪˌkæləˈsɪəl] *adj*: Nierenbecken und Kelche betreffend

pel|vi|cal|y|ce|al [pelvɪˌkæləˈsɪəl] *adj*: →*pelvicaliceal*

pel|vi|cel|lu|li|tis [ˌpelvɪˌseljəˈlaɪtɪs] *noun*: Parametritis *f*

pel|vi|fem|o|ral [ˌpelvɪˈfemərəl] *adj*: Becken und Oberschenkel(knochen)/Femur betreffend, pelvifemoral

pel|vi|li|tho|to|my [ˌpelvɪlɪˈθɑtəmiː] *noun*: Pyelolithotomie *f*

pel|vim|e|ter [pelˈvɪmɪtər] *noun*: Pelvimeter *nt*

pel|vim|e|try [pelˈvɪmətriː] *noun*: Beckenmessung *f*, Pelvimetrie *f*

pel|vi|og|ra|phy [ˌpelvɪˈɑgrəfiː] *noun*: Pelvigraphie *f*, Pelvigrafie *f*

pel|vi|o|i|le|o|ne|o|cys|tos|to|my [ˌpelvɪəʊˌɪlɪəʊˌniːəʊsɪsˈtɑstəmiː] *noun*: Pelvioileoneozystostomie *f*

pel|vi|o|li|tho|to|my [ˌpelvɪəʊlɪˈθɑtəmiː] *noun*: →*pyelolithotomy*

pel|vi|o|ne|os|to|my [ˌpelvɪəʊnɪˈɑstəmiː] *noun*: Ureteropyeloneostomie *f*, Uretero(neo)pyelostomie *f*

pel|vi|o|per|i|to|nit|ic [ˌpelvɪəʊˌperɪtəʊˈnɪtɪk] *adj*: Pelvioperitonitis betreffend, pelvioperitonitisch

pel|vi|o|per|i|to|ni|tis [ˌpelvɪəʊˌperɪtəʊˈnaɪtɪs] *noun*: Pelvioperitonitis *f*, Beckenbauchfellentzündung *f*, Pelveoperitonitis *f*

pel|vi|o|plas|ty [ˈpelvɪəʊˌplæstiː] *noun*: →*pyeloplasty*

pel|vi|o|ra|di|og|ra|phy [ˌpelvɪəʊˌreɪdɪˈɑgrəfiː] *noun*: Pelvigraphie *f*, Pelvigrafie *f*

pel|vi|os|co|py [ˌpelvɪˈɑskəpiː] *noun*: Pelviskopie *f*

pel|vi|os|to|my [ˌpelvɪˈɑstəmiː] *noun*: Pyelostomie *f*

P

pel|vi|ot|o|my [ˌpelvɪ'ɑtəmiː] *noun*: **1.** Pelviotomie *f*, Pubeotomie *f* **2.** (*urolog.*) Pyelotomie *f*

pel|vi|per|i|to|ni|tis [ˌpelvɪˌperɪtə'naɪtɪs] *noun*: Pelvioperitonitis *f*, Beckenbauchfellentzündung *f*, Pelveoperitonitis *f*

pel|vi|ra|di|og|ra|phy [ˌpelvɪˌreɪdɪ'ɑgrəfiː] *noun*: Pelvigraphie *f*, Pelvigrafie *f*

pel|vi|rec|tal [ˌpelvɪ'rektəl] *adj*: Becken und Mastdarm/Rektum betreffend, pelvirektal

pel|vi|roent|gen|og|ra|phy [ˌpelvɪˌrentgə'nɑgrəfiː] *noun*: →*pelviradiography*

pel|vis ['pelvɪs] *noun, plural* **-ves, -vis|es** [-viːz]: Becken *nt*, Pelvis *f* **above the pelvis** oberhalb des Beckens (liegend), suprapelvin

android pelvis: androides Becken *nt*
ankylotic pelvis: ankylotisches Becken *nt*
anthropoid pelvis: anthropoides Becken *nt*
assimilation pelvis: Assimilationsbecken *nt*
beaked pelvis: Schnabelform *f*
bony pelvis: knöchernes Becken *nt*, Beckenring *m*
brachypellic pelvis: transvers-ovales Becken *nt*
caoutchouc pelvis: Gummibecken *nt*
contracted pelvis: verengtes Becken *nt*, enges Becken *nt*
cordate pelvis: Kartenherzbecken *nt*
cordiform pelvis: Kartenherzbecken *nt*
coxalgic pelvis: Koxitisbecken *nt*
dolichopellic pelvis: longitudinal-ovales Becken *nt*
dwarf pelvis: Zwergbecken *nt*
false pelvis: großes Becken *nt*, Pelvis major
flat pelvis: plattes Becken *nt*, flaches Becken *nt*
flat rachitic pelvis: platt-rachitisches Becken *nt*
functionally contracted pelvis: funkionell enges Becken *nt*
funnel-shaped pelvis: Trichterbecken *nt*
pelvis of the gallbladder: Hartmann-Sack *m*
generally contracted pelvis: allgemein verengtes Becken *nt*
giant pelvis: allgemein vergrößertes Becken *nt*
greater pelvis: Pelvis major, großes Becken *nt*, falsches Becken *nt*
gynaecoid pelvis: (*brit.*) →*gynecoid pelvis*
gynecoid pelvis: gynäkoides Becken *nt*
heart-shaped pelvis: Kartenherzbecken *nt*
high-assimilation pelvis: hohes Assimilationsbecken *nt*
infantile pelvis: infantiles Becken *nt*, juveniles Becken *nt*
irregular contracted pelvis: unregelmäßig verengtes Becken *nt*
juvenile pelvis: infantiles/juveniles Becken *nt*
kyphoscoliotic pelvis: Kyphoskoliosebecken *nt*
kyphotic pelvis: Kyphosebecken *nt*
large pelvis: großes Becken *nt*, Pelvis major
lesser pelvis: Pelvis minor, kleines Becken *nt*, echtes Becken *nt*
longitudinal oval pelvis: longitudinal-ovales Becken *nt*
lordotic pelvis: Lordosebecken *nt*
low-assimilation pelvis: niedriges Assimilationsbecken *nt*
masculine pelvis: männliches/viriles Becken *nt*
mesatipellic pelvis: rundes Becken *nt*
Naegele's pelvis: Naegele-Becken *nt*
narrow pelvis: enges Becken *nt*, Pelvis angusta
oblique pelvis: Nägele-Becken *nt*
oblique contracted pelvis: schräg verengtes Becken *nt*
osteomalacic pelvis: osteomalazisches Becken *nt*
ostitic-synostotic pelvis: ostitisch-synostotisches Becken *nt*
Otto's pelvis: Otto-Chrobak-Becken *nt*, Protrusionsbecken *nt*, Protrusio acetabuli
platypellic pelvis: gerad-verengtes Becken *nt*
platypelloid pelvis: →*platypellic pelvis*
Prague pelvis: Wirbelgleitbecken *nt*, spondylolisthetisches Becken *nt*, Pelvis spondylolisthetica
pseudo-osteomalacic pelvis: pseudo-osteomalazisches Becken *nt*
rachitic pelvis: rachitisches Becken *nt*
renal pelvis: Nierenbecken *nt*, Pelvis renalis, Pyelon *nt*
reniform pelvis: nierenförmiges Becken *nt*
Robert's pelvis: Robert-Becken *nt*
Rokitansky's pelvis: Wirbelgleitbecken *nt*, spondylolisthetisches Becken *nt*, Pelvis spondylolisthetica
rostrate pelvis: osteomalazisches Becken *nt*, Pelvis osteomalacica
round pelvis: rundes Becken *nt*
rubber pelvis: Gummibecken *nt*
scoliotic pelvis: Skoliosebecken *nt*
simple flat pelvis: gerad-verengtes Becken *nt*
small pelvis: kleines Becken *nt*
split pelvis: Spaltbecken *nt*
spondylolisthetic pelvis: Spondylolisthesebecken *nt*, Wirbelgleitbecken *nt*, spondylolisthetisches Becken *nt*
transverse contracted pelvis: quer verengtes Becken *nt*
transverse oval pelvis: transvers-ovales Becken *nt*
true pelvis: kleines Becken *nt*, Pelvis minor
true contracted pelvis: anatomisch enges Becken *nt*
pelvis of the ureter: Nierenbecken, Pyelon *nt*, Pelvis renalis

pel|vi|sa|cral [ˌpelvɪ'sækrəl, -'seɪ-] *adj*: Becken und Kreuzbein/Sakrum betreffend, pelvisakral

pel|vi|scope ['pelvɪskəʊp] *noun*: Pelviskop *nt*

pel|vi|scop|ic [ˌpelvɪ'skɑpɪk] *adj*: Pelviskopie betreffend, mittels Pelviskopie, pelviskopisch

pel|vis|co|py [ˌpelvɪs'kɑpiː] *noun*: Pelviskopie *f*

pel|vit|o|my [pel'vɪtəmiː] *noun*: Pelvitomie *f*, Pelviotomie *f*

pel|vi|u|re|te|rog|ra|phy [ˌpelvɪjəˌriːtə'rɑgrəfiː] *noun*: Pyelographie *f*, Pyelografie *f*

PEM *Abk.*: **1.** photoelectron emission microscope **2.** protein-energy malnutrition

PEMF *Abk.*: pulsating electromagnetic fields

pem|o|line ['pemәliːn] *noun*: Pemolin *nt*, Phenilon *nt*

pem|phi|goid ['pem(p)fɪgɔɪd]: **I** *noun* Pemphigoid *nt* **II** *adj* pemphigusartig, pemphigoid

benign mucosal pemphigoid: →*cicatricial pemphigoid*
benign mucous membrane pemphigoid: →*cicatricial pemphigoid*
bullous pemphigoid: bullöses Pemphigoid *nt*, Alterspemphigus *m*, Parapemphigus *m*
cicatricial pemphigoid: vernarbendes Pemphigoid *nt*, benignes Schleimhautpemphigoid *nt*, okulärer Pemphigus *m*, Dermatitis pemphigoides mucocutanea chronica
dyshidrotiform bullous pemphigoid: dyshidrosiformes bullöses Pemphigoid *nt*
erythrodermatic bullous pemphigoid: erythrodermatisches bullöses Pemphigoid *nt*
herpetiform bullous pemphigoid: herpetiformes bullöses Pemphigoid *nt*, vesikulöses bullöses Pemphigoid *nt*
juvenile bullous pemphigoid: juveniles bullöses Pemphigoid *nt*
localized bullous pemphigoid: lokalisiertes bullöses Pemphigoid *nt*
localized chronic pemphigoid: lokalisiertes bullöses Pemphigoid *nt*
nodular bullous pemphigoid: noduläres bullöses Pem-

P

phigoid *nt*
ocular pemphigoid: →*cicatricial pemphigoid*
vesicular bullous pemphigoid: vesikulöses bullöses Pemphigoid *nt*, herpetiformes bullöses Pemphigoid *nt*
pem|phi|gus ['pem(p)fɪgəs, pem'faɪgəs] *noun*: **1.** Blasensucht *f*, Pemphigus *m* **2.** Pemphigus vulgaris
benign familial pemphigus: Hailey-Hailey-Syndrom *nt*, Hailey-Hailey-Krankheit *f*, Morbus Hailey-Hailey, Gougerot-Hailey-Hailey-Krankheit *f*, Pemphigus Gougerot-Hailey-Hailey *m*, familiärer gutartiger Pemphigus *m*, Pemphigus chronicus benignus familiaris (Hailey-Hailey), Dyskeratosis bullosa (hereditaria)
Brazilian pemphigus: brasilianischer Pemphigus *m*, brasilianischer Pemphigus foliaceus *m*, Pemphigus brasiliensis, Fogo Salvagem
familial benign chronic pemphigus: →*benign familial pemphigus*
pemphigus foliaceus: Pemphigus foliaceus
pemphigus neonatorum: Schälblasenausschlag *m*, Pemphigoid *nt* der Neugeborenen, Impetigo bullosa, Pemphigus (acutus) neonatorum
Neumann type pemphigus vegetans: Pyostomatitis vegetans, Typ Neumann des Pemphigus vegetans
ocular pemphigus: Pemphigus conjunctivae
South American pemphigus: brasilianischer Pemphigus *m*, brasilianischer Pemphigus foliaceus *m*, Pemphigus brasiliensis, Fogo Salvagem
syphilitic palmoplantar pemphigus: Pemphigus palmoplantaris syphiliticus
pemphigus vulgaris: Pemphigus vulgaris
wildfire pemphigus: brasilianischer Pemphigus *m*, brasilianischer Pemphigus foliaceus *m*, Pemphigus brasiliensis, Fogo Salvagem
pen|bu|to|lol [pen'bjuːtələl, -ləʊl] *noun*: Penbutolol *nt*
pen|cil ['pensl]: **I** *noun* **1.** (*physik., mathemat.*) Büschel *nt*, (Strahlen-)Bündel *nt* **2.** (Blei-, Farb-)Stift *m*; (Kosmetik-)Stift *m* **3.** (*biolog.*) Büschel *nt* **II** *vt* (auf-)zeichnen, skizzieren; markieren
pen|del|luft ['pendəlʊft] *noun*: Pendelluft *f*
pen|du|lous ['pendələs, 'pendʒə-] *adj*: (herab-)hängend, pendelnd
pen|du|lum ['pendələn] *noun*: Pendel *nt*
pe|nec|to|my [pɪ'nektəmiː] *noun*: Penisentfernung *f*, Penisexstirpation *f*, Penektomie *f*, Phallektomie *f*, Exphalatio *f*
pen|e|tra|bil|i|ty [,penɪtrə'bɪlətiː] *noun*: Durchdringbarkeit *f*, Durchdringlichkeit *f*
pen|e|tra|ble ['penɪtrəbl] *adj*: durchdringbar, erfassbar
pen|e|trance ['penɪtrəns] *noun*: Penetranz *f*
variable penetrance: variable Penetranz *f*
pen|e|trate ['penɪtreɪt]: **I** *vt* **1.** durch-, eindringen (*into* in); durchstoßen, -stechen, penetrieren **2.** penetrieren, einführen (des Penis) **3.** (*fig.*) (seelisch) durchdringen, ergreifen **II** *vi* eindringen (*into, in* in)
pen|e|trat|ing ['penɪtreɪtɪŋ] *adj*: durchdringend, penetrierend; (*a. fig.*) durchbohrend; (*Geruch*) penetrant; (*Geschwür*) perforierend; (*Schmerz*) stechend
pen|e|tra|tion [,penɪ'treɪʃn] *noun*: **1.** Ein-, Durchdringen *nt* (*into* in); Penetration *f*, Penetrierung *f* **2.** Schärfe *f*, Auflösungsvermögen *nt*
penile penetration: Immissio penis
tissue penetration: Gewebe-Eindringtiefe *f*
pen|e|tra|tive ['penɪtreɪtɪv] *adj*: **1.** durchdringend, Eindringungs- **2.** →*penetrating*
PENG *Abk.*: **1.** photoelectronystagmogram **2.** photoelectronystagmography
pen|gi|tox|in [pendʒɪ'tɑksɪn] *noun*: Pengitoxin *nt*, Gitoxinpentaacetat *nt*, Pentaacetylgitoxin *nt*
-penia *suf.*: Armut, Mangel, -penie, -penia
pe|ni|al ['piːnɪəl] *adj*: männliches Glied/Penis betreffend, penil, phallisch
-penic *suf.*: arm an, mangelnd, -penisch
pen|i|cil|la|mine [penə'sɪləmiːn] *noun*: Penizillamin *nt*, Penicillamin *nt*
pen|i|cil|lin [penə'sɪlɪn] *noun*: Penizillin *nt*, Penicillin *nt*
acyl amino penicillins: Acylaminopenicilline *pl*, Ureidopenicilline *pl*
benzyl penicillin: Benzylpenicillin *nt*, Penicillin G
β-lactamase-resistant penicillin: β-Lactamase-festes Penicillin *nt*
clemizole penicillin: Benzylpenicillin-Clemizol *nt*
clemizole penicillin G: Clemizol-Penicillin G *nt*, Clemizol-Benzylpenicillin *nt*
depot penicillins: Depotpenicilline *pl*
dimethoxyphenyl penicillin: Methizillin *nt*, Methicillin *nt*
penicillin F: 2-Pentenylpenicillin *nt*, Penicillin F *nt*, Penicillin I *nt*
penicillin G: Penicillin G *nt*, Benzylpenicillin *nt*
penicillin G benzathine: Benzathin-Penicillin G *nt*, Benzathin-Benzylpenicillin *nt*
clemizole penicillin G: Clemizol-Penicillin G *nt*, Clemizol-Benzylpenicillin *nt*
penicillin G procaine: Procain-Penicillin G *nt*, Procain-Benzylpenicillin *nt*
penicillin I: →*penicillin F*
penicillin II: →*penicillin G*
penicillin III: →*penicillin X*
isoxazolyl penicillins: Isoxazolyl-Penicilline *pl*
penicillin IV: →*penicillin K*
penicillin K: Heptylpenicillin *nt*, Penicillin K *nt*, Penicillin IV *nt*
penicillin N: Adicillin *nt*, Penicillin N *nt*, Cephalosporin N *nt*
penicillin O: Penicillin O *nt*, Allylmercaptomethylpenicillinsäure *f*, Almecillin *nt*, Penicillin AT *nt*
oral penicillin: Oralpenicillin *nt*, oralverabreichbares Penicillin *nt*
phenoxymethyl penicillin: →*penicillin V*
penicillin V: Penicillin V *nt*, Phenoxymethylpenicillin *nt*
penicillin X: Hydroxybenzylpenicillin *nt*, Penicillin X *nt*
penicillin amide-β-lactamhydrolase: →*penicillinase*
pen|i|cil|lin|ase [penə'sɪləneɪz] *noun*: Penizillinase *f*, Penicillinase *f*, Penicillin-Beta-Lactamase *f*
penicillinase-resistent *adj*: penicillinasefest
penicillin-fast *adj*: penicillinfest
penicillin-resistant *adj*: nicht auf Penicillin ansprechend, penicillinresistent
pen|i|cil|li of spleen [,penə'sɪlaɪ] *plural*: Pinselarterien *pl*, Endbäumchen *pl*, Penicilli *pl*, Penicilli arteria lienalis/splenicae
pen|i|cil|li|o|sis [penə,sɪlɪ'əʊsɪs] *noun*: Penicillium-Infektion *f*
Pen|i|cil|li|um [penə'sɪlɪəm] *noun*: Pinselschimmel *m*, Penicillium *nt*
Penicillium candidum: Penicillium candidum
Penicillium chrysogenum: Penicillium chrysogenum
Penicillium glaucum: grüner Pinselschimmel *m*, Penicillium glaucum
Penicillium notatum: Penicillium notatum
Penicillium roquefort: Penicillium roquefort
pe|nile ['piːnl, 'piːnaɪl] *adj*: männliches Glied/Penis betreffend, penil, phallisch
pe|nis ['piːnɪs] *noun*: (männliches) Glied *nt*, Penis *m*, Phallus *m*, Membrum virile

P

bifid penis: Diphallus *m*, Penis duplex
double penis: Diphallus *m*, Penis duplex
saxophone penis: Saxophonpenis *m*
webbed penis: Penis palmatus
pe|nis|chi|sis [pɪ'nɪskəsɪs] *noun*: Harnröhren-, Penisspalte *f*
pe|nit|ic [pɪ'nɪtɪk] *adj*: Penitis betreffend, penitisch
pe|ni|tis [pɪ'naɪtɪs] *noun*: Penisentzündung *f*, Penitis *f*
pen|nate ['peneɪt] *adj*: →*penniform*
pen|ni|form ['penɪfɔːrm] *adj*: federförmig, federartig; gefiedert
pe|no|scro|tal [ˌpiːnəʊ'skrəʊtl] *adj*: Penis und Hodensack/Skrotum betreffend, penoskrotal
pen|sion ['penʃn] *noun*: Rente *f*
pen|ta|ba|sic [ˌpentə'beɪsɪk] *adj*: fünfbasisch
pen|ta|cyc|lic [ˌpentə'saɪklɪk, -'sɪk-] *adj*: pentazyklisch
pen|tad ['pentæd] *noun*: **1.** Pentade *f* **2.** (*chem.*) fünfwertiges Element *oder* Radikal *nt*
pen|ta|dac|tyl [ˌpentə'dæktɪl] *adj*: pentadaktyl
pen|ta|ene ['pentəwiːn] *noun*: Pentaen *nt*
pen|ta|e|ryth|ri|tol [ˌpentəɪ'rɪθrətɔl, -tɑl] *noun*: Pentaerythrityl *nt*
pentaerythritol tetranitrate: Pentaerythrityltetranitrat *nt*, Nitropenthrit *nt*, Pentrit *nt*
pen|ta|e|ryth|ri|tyl [ˌpentəɪ'rɪθrətɪl] *noun*: →*pentaerythritol*
pen|ta|gas|trin [ˌpentə'gæstrɪn] *noun*: Pentagastrin *nt*
pen|ta|gly|cine [ˌpentə'glaɪsiːn] *noun*: Pentaglycin *nt*
pen|tal|o|gy [pen'tælədʒiː] *noun*: Pentalogie *f*
pentalogy of Cantrell: Cantrell-Pentalogie *f*
pentalogy of Fallot: Fallot-Pentalogie *f*, Fallot V *m*
pen|ta|mer ['pentəmər] *noun*: Pentamer *nt*
pen|ta|me|tho|ni|um [ˌpentəmɪ'θəʊnɪəm] *noun*: Pentamethonium *nt*
pen|ta|meth|yl|ene|di|am|ine [ˌpentəˌmeθɪliːn'daɪəmiːn, -daɪ'æmɪn] *noun*: Pentamethylendiamin *nt*, 1,5-Diaminopentan *nt*
pen|tam|i|dine [pen'tæmədiːn] *noun*: Pentamidin *nt*
pen|tane ['penteɪn] *noun*: Pentan *nt*
pen|ta|pep|tide [pentə'peptaɪd] *noun*: Pentapeptid *nt*
pen|ta|sac|cha|ride [pentə'sækəraɪd] *noun*: Pentasaccharid *nt*
pen|ta|so|my [ˌpentə'səʊmiː] *noun*: Pentasomie *f*
Pen|tas|to|ma [pen'tæstəmə] *noun*: Pentastomum *nt*
Pentastoma denticulatum: Pentastomum denticulatum, Pentastomum taenioides
pen|ta|sto|mi|a|sis [ˌpentəstəʊ'maɪəsɪs] *noun*: Zungenwurmbefall *m*, Pentastomiasis *f*
pen|ta|sto|mid [ˌpentə'stəʊmɪd] *noun*: Zungenwurm *m*, Pentastomid *m*
Pen|ta|stom|i|da [ˌpentə'stɑmɪdə] *plural*: Zungenwürmer *pl*, Pentastomida *pl*, Linguatulida *pl*, Pentastomiden *pl*
pen|ta|tom|ic [ˌpentə'tɑmɪk] *adj*: **1.** aus fünf Atomen bestehend, fünfatomig **2.** →*pentabasic*
Pen|ta|trich|o|mon|as [ˌpentəˌtrɪkə'məʊnəs, -trɪ'kɑmə-] *noun*: Pentatrichomonas *f*
pen|ta|va|lent [ˌpentə'veɪlənt] *adj*: fünfwertig, pentavalent
pen|taz|o|cine [pen'tæzəsiːn, -sɪn] *noun*: Pentazocin *nt*
pent|dy|o|pent [pent'daɪəpent] *noun*: Pentdyopent *nt*
pen|tene ['pentiːn] *noun*: Penten *nt*, Amylen *nt*
2-pen|te|nyl|pen|i|cil|lin [ˌpentənɪlˌpenɪ'sɪlɪn] *noun*: 2-Pentenylpenicillin *nt*, Penicillin F *nt*, Penicillin I
pen|thrit ['penθrɪt] *noun*: →*pentaerythritol tetranitrate*
pen|to|bar|bi|tal [ˌpentəʊ'bɑːrbɪtɔl, -tæl] *noun*: Pentobarbital *nt*
pen|to|bar|bi|tone [ˌpentə'bɑːrbɪtəʊn] *noun*: →*pentobarbital*
pen|tone ['pentəʊn] *noun*: Penton *nt*
pen|to|sae|mi|a [ˌpentəʊ'siːmiːə] *noun*: (*brit.*) →*pentosemia*
pen|to|san ['pentəsæn] *noun*: Pentosan *nt*
pen|to|sa|zone [pen'təʊsəzəʊn, ˌpentəʊ'saɪzəʊn] *noun*: Pentosazon *nt*
pen|tose ['pentəʊs] *noun*: Pentose *f*, C_5-Zucker *m*
pentose phosphate: Pentosephosphat *nt*
pen|to|se|mi|a [ˌpentəʊ'siːmiːə] *noun*: Pentosämie *f*
pen|to|side ['pentəsaɪd] *noun*: Pentosid *nt*
pen|to|stat|in [ˌpentə'stætɪn] *noun*: Pentostatin *nt*, 2-Desoxycoformycin *nt*
pen|to|su|ri|a [ˌpentəʊ's(j)ʊəriːə] *noun*: Pentosurie *f*
alimentary pentosuria: alimentäre Pentosurie *f*
essential pentosuria: benigne essentielle Pentosurie *f*, Xylulosurie *f*
primary pentosuria: benigne essentielle Pentosurie *f*, Xylulosurie *f*
pen|to|su|ric [ˌpentəʊ'sʊərɪk] *adj*: Pentosurie betreffend, pentosurisch
pen|to|syl ['pentəsɪl] *noun*: Pentosyl-(Radikal *nt*)
pent|ox|ide [pen'tɑksaɪd] *noun*: Pentoxid *nt*
pen|tox|i|fyl|line [ˌpentɑk'sɪfəlɪn] *noun*: Pentoxifyllin *nt*
pen|tox|y|ve|rine [ˌpentɑk'sɪveriːn] *noun*: Pentoxyverin *nt*
pen|tri|ni|trol [ˌpentraɪ'naɪtrəʊl] *noun*: →*pentaerythritol tetranitrate*
pe|o|ny ['piːəniː] *noun*: Pfingstrose *f*, Paeonia *f*
pe|o|til|lo|ma|ni|a [ˌpɪəˌtɪlə'meɪnɪə] *noun*: Peotillomanie *f*, Pseudomasturbation *f*
pe|ot|o|my [pɪ'ɑtəmiː] *noun*: →*penectomy*
PEP *Abk.*: **1.** phosphoenolpyruvate **2.** photic evoked potential **3.** polyestradiol phosphate **4.** preejection period **5.** pre-ejection period
PEPC *Abk.*: polyphenyl phosphatidyl choline
PEPCK *Abk.*: phosphoenol pyruvate carboxykinase
pep|lo|mer ['pepləmər] *noun*: Peplomer *nt*
pep|los ['pepləs] *noun*: Peplos *nt*
pep|per ['pepər] *noun*: Pfeffer *m/nt*
black pepper: Fructus Piperis nigri
cayenne chili pepper: Cayennepfeffer *m*, Capsici fructus acer *m*
monk's pepper: Fructus Agni casti
red pepper: Capsici fructus
pep|per|mint ['pepərmɪnt] *noun*: Pfefferminze *f*, Mentha piperita
Japanese peppermint: Ackerminze *f*, Mentha arvensis var. piperscens
pep|sase ['pepseɪz] *noun*: →*pepsin*
-pepsia *suf.*: Verdauung, -pepsie, -pepsia
pep|sic ['pepsɪk] *adj*: verdauungsfördernd, verdauungsanregend, peptisch, Verdauungs-
pep|sin ['pepsɪn] *noun*: Pepsin *nt*
pepsin A: Pepsin A *nt*
pepsin B: Pepsin B *nt*
pepsin C: Pepsin C *nt*, Gastricsin *nt*, Gastricisin *nt*
pep|sin|ate ['pepsɪneɪt] *vt*: mit Pepsin behandeln
pep|sin|ia [pep'sɪnɪə] *noun*: Pepsinsekretion *f*
pep|si|nif|er|ous [pepsɪ'nɪfərəs] *adj*: Pepsin produzierend *oder* sezernierend
pep|sin|o|gen [pep'sɪnədʒən] *noun*: Pepsinogen *nt*
pep|si|nu|ri|a [pepsɪ'n(j)ʊəriːə] *noun*: Pepsinurie *f*
pep|tic ['peptɪk] *adj*: verdauungsfördernd, -anregend, peptisch, Verdauungs-
-peptic *suf.*: verdauend, -peptisch
pep|tid ['peptɪd] *noun*: →*peptide*

pep|ti|dase ['peptɪdeɪz] *noun*: Peptidase *f*, Peptidhydrolase *f*
procollagen peptidase: Prokollagenpeptidase *f*, Prokollagenprotease *f*
pep|tide ['peptaɪd] *noun*: Peptid *nt*
antigenic peptides: antigene Peptide *pl*
atrial natriuretic peptide: atrialer natriuretischer Faktor *m*, Atriopeptid *nt*, Atriopeptin *nt*
C peptide: C-Peptid *nt*
gastrointestinal peptide: gastrointestinales Peptid *nt*
glucose dependent insulinotropic peptide: gastrisches inhibitorisches Polypeptid *nt*
phenylthiocarbamoyl peptide: PTC-Peptid *nt*, Phenylthiocarbamid-Peptid *nt*
PTC peptide: →*phenylthiocarbamoyl peptide*
vasoactive intestinal peptide: vasoaktives intestinales Peptid/Polypeptid *nt*
pep|ti|der|gic [,peptɪ'dɜrdʒɪk] *adj*: auf Peptide als Transmitter ansprechend, peptiderg
pep|ti|do|gly|can [,peptɪdəʊ'glaɪkæn] *noun*: Peptidoglykan *nt*, Murein *nt*, Mukopeptid *nt*
peptidyl-tRNA *noun*: Peptidyl-tRNA *f*, Peptidyl-tRNS *f*
pep|ti|za|tion [,peptɪ'zeɪʃn] *noun*: Peptisation *f*
pep|tize ['peptaɪz] *vt*: peptisieren
Pep|to|coc|ca|ce|ae [,peptəʊkə'keɪsɪ,iː] *plural*: Peptococcaceae *pl*
Pep|to|coc|cus [peptəʊ'kɑkəs] *noun*: Peptococcus *m*
pep|to|gen|ic [,peptə'dʒenɪk] *adj*: **1.** pepsinbildend, peptogen **2.** peptonbildend, peptogen **3.** die Verdauung fördernd
pep|tog|e|nous [pep'tɑdʒənəs] *adj*: →*peptogenic*
pep|tol|y|sis [pep'tɑləsɪs] *noun*: Peptonhydrolyse *f*, Peptolyse *f*
pep|to|lyt|ic [,peptə'lɪtɪk] *adj*: Peptone hydrolysierend, peptolytisch
pep|tone ['peptəʊn] *noun*: Pepton *nt*
pep|ton|ic [pep'tɑnɪk] *adj*: Pepton betreffend, Pepton-
pep|to|noid ['peptənɔɪd] *noun*: peptonartige Substanz *f*
Pep|to|strep|to|coc|cus [peptəʊ,streptəʊ'kɑkəs] *noun*: Peptostreptococcus *m*
Peptostreptococcus anaerobius: Peptostreptococcus anaerobius
PER *Abk.*: **1.** peak ejection rate **2.** perchlorethylene
per|ac|e|tate [pər'æsɪteɪt] *noun*: Peroxyacetat *nt*
per|ac|id [pər'æsɪd] *noun*: Peroxisäure *f*, Persäure *f*
per|a|cute [pərə'kjuːt] *adj*: (*Verlauf, Reaktion*) extrem akut, hyperakut, perakut
per a|num [pər 'ənəm]: durch den After, peranal
per|ar|tic|u|la|tion [pərɑːr,tɪkjə'leɪʃn] *noun*: echtes Gelenk *nt*, Diarthrose *f*, Articulatio synovialis
per|a|zine ['pərəziːn] *noun*: Perazin *nt*
per|ceiv|a|ble [pər'siːvəbl] *adj*: →*perceptive*
per|ceive [pər'siːv] *vt*: **1.** wahrnehmen, empfinden, perzipieren **2.** verstehen, erkennen, begreifen
per|cent [pər'sent]: I *noun* Prozent *nt* II *adj* -prozentig
per|cent|age [pər'sentɪdʒ] *noun*: **1.** Prozentsatz *m* **2.** (An-)Teil *m*, Gehalt *nt* (*of* an); Rate *f* **3.** Prozentgehalt *m*
percentage of malformed spermatozoa: Fehlformenrate *f*
per|cent|al [pər'sentl] *adj*: prozentual, in Prozenten (gerechnet *oder* ausgedrückt), prozentisch, Prozent-
per|cen|tile [pər'sentɪl, -taɪl] *noun*: Perzentile *f*, Perzentil *nt*
per|cep|ti|bil|i|ty [pər,septə'bɪlətiː] *noun*: Perzeptibilität *f*, Perzeptivität *f*
per|cep|ti|ble [pər'septɪbl] *adj*: wahrnehmbar, spürbar, fühlbar, merklich, deutlich, perzeptibel
per|cep|tion [pər'sepʃn] *noun*: **1.** (Reiz-)Wahrnehmung *f*, Empfindung *f*, Perzeption *f* **2.** Wahrnehmungsvermögen *nt*, Auffassungsgabe *f*, Perzeptibilität *f*
catathymic image perception: katathymes Bilderleben *nt*
conscious perception: bewusste Wahrnehmung *f*, Apperzeption *f*
delusional perception: Wahnwahrnehmung *f*
depth perception: Tiefenwahrnehmung *f*, -perzeption *f*
extrasensory perception: außersinnliche/übersinnliche Wahrnehmung *f*, extrasensory perception *nt*
false perception: Sinnestäuschung *f*, Trugwahrnehmung *f*
form perception: Gestaltwahrnehmung *f*
perception of light: Lichtempfindung *f*
movement perception: Bewegungswahrnehmung *f*, -perzeption *f*
sense perception: Sinneswahrnehmung *f*
per|cep|tive [pər'septɪv] *adj*: **1.** Perzeption betreffend, auf ihr beruhend, durch sie bewirkt, wahrnehmend, perzeptiv, perzeptorisch **2.** auffassungsfähig
per|cep|tive|ness [pər'septɪvnəs] *noun*: Wahrnehmungsvermögen *nt*, Auffassungsgabe *f*, Perzeptibilität *f*
per|cep|tiv|i|ty [,pərsep'tɪvətiː] *noun*: **1.** →*perceptiveness* **2.** Fähigkeit zur Perzeption, Perzeptivität *f*
per|cep|to|ri|um [pərsep'tɔːrɪəm, -'təʊr-] *noun*: Bewusstsein *nt*, Sensorium *nt*
per|chlo|rate [pər'klɔːreɪt, -'kləʊr-] *noun*: Perchlorat *nt*
per|chlo|ride [pər'klɔːraɪd, -ɪd, -'kləʊr-] *noun*: Perchlorid *nt*
per|chlor|methane [pər,klɔːr'meθeɪn] *noun*: Tetrachlorkohlenstoff *m*, Kohlenstofftetrachlorid *nt*
per|chlor|meth|yl|for|mate [pərklɔːr,meθɪl'fɔːrmeɪt, -,kləʊr-] *noun*: Diphosgen *nt*
per|chlo|ro|eth|yl|ene [pər,klɔːrəʊ'eθəliːn, -,kləʊr-] *noun*: Perchloräthylen *nt*, Tetrachloräthylen *nt*, Tetrachlorethylen *nt*, Äthylentetrachlorid *nt*, Ethylentetrachlorid *nt*
per|cip|i|ence [pər'sɪpɪəns] *noun*: **1.** Wahrnehmung *f*, Perzeption *f* **2.** Wahrnehmungsvermögen *nt*, Perzeptibilität *f*
per|cip|i|ent [pər'sɪpɪənt]: I *noun* Wahrnehmer(in *f*) *m*, Wahrnehmende *m/f* II *adj* Perzeption betreffend, auf ihr beruhend, durch sie bewirkt, wahrnehmend, perzeptiv, perzeptorisch
per|co|late [*n* 'pɜrkəlɪt, -leɪt; *v* -leɪt]: I *noun* Filtrat *nt*, Perkolat *nt* II *vt* filtern, filtrieren, perkolieren III *vi* **1.** durchsickern, -laufen, versickern **2.** gefiltert werden
per|co|la|tion [,pɜrkə'leɪʃn] *noun*: Filtration *f*, Perkolation *f*, Perkolieren *nt*
per|co|la|tor ['pɜrkəleɪtər] *noun*: Filtrierapparat *m*, Perkolator *m*
per|con|dy|lar [pər'kɑndɪlər] *adj*: durch eine Kondyle hindurch, perkondylär
per|cuss [pər'kʌs] *vt*: mittels Perkussion untersuchen, be-, abklopfen, perkutieren
per|cus|sion [pər'kʌʃn]: I *noun* **1.** Be-, Abklopfen *nt*, Perkutieren *nt*, Perkussion *f* **2.** Klopfmassage *f* **3.** Schlag *m*, Stoß *m*, Erschütterung *f* II *adj* mittels Perkussion, perkutorisch, perkussorisch Perkussions-; Schlag-, Stoß-
auscultatory percussion: auskultatorische Perkussion *f*
bimanual percussion: Finger-Finger-Perkussion *f*
comparative percussion: vergleichende Perkussion *f*
cranial percussion: Schädelperkussion *f*
direct percussion: direkte Perkussion *f*, unmittelbare Perkussion *f*
finger percussion: Finger-Finger-Perkussion *f*
Goldscheider's percussion: Goldscheider-Perkussion *f*
immediate percussion: unmittelbare Perkussion *f*,

P

direkte Perkussion *f*
indirect percussion: indirekte Perkussion *f*, mittelbare Perkussion *f*
instrumental percussion: instrumentelle Perkussion *f*
mediate percussion: mittelbare Perkussion *f*, indirekte Perkussion *f*
pain on percussion: Klopfschmerz *m*
palpatory percussion: Tastperkussion *f*, palpatorische Perkussion *f*
pleximetric percussion: Plessimeter-Perkussion *f*
threshold percussion: abgrenzende Perkussion *f*
per|cus|sive [pər'kʌsɪv] *adj*: schlagend, perkussiv
per|cus|sor [pər'kʌsər] *noun*: Perkussionsinstrument *m*, Hammer *m*
per|cu|ta|ne|ous [pɜrkjuː'teɪnɪəs] *adj*: durch die Haut hindurch (wirkend), perkutan, transdermal, transkutan
per|en|ceph|al|y [perən'sefəliː] *noun*: →*porencephaly*
per|en|ni|al [pə'renɪəl] *adj*: (alljährlich) wiederkehrend, unaufhörlich, ständig, immerwährend; das ganze Jahr über (andauernd), perennial
per|fect [*adj* 'pɜrfɪkt; *v* pər'fekt]: **I** *adj* vollkommen, vollendet, tadellos, makellos, ideal, perfekt **II** *vt* vervollständigen, vervollkommnen, perfektionieren
per|fec|tion|ism [pər'fekʃənɪzəm] *noun*: Perfektionismus *m*
per|fo|rate [*adj* 'pɜrfərɪt, -reɪt; *v* 'pɜrfəreɪt]: **I** *adj* mit Löchern versehen, perforiert, durchbohrt, durchlöchert **II** *vt* durchbohren, durchlöchern, lochen, perforieren **III** *vi* sich durchbohren, penetrieren, durchbrechen
per|fo|rat|ed ['pɜrfəreɪtɪd] *adj*: →*perforate I*
per|fo|rat|ing ['pɜrfəreɪtɪŋ] *adj*: perforierend
per|fo|ra|tion [ˌpɜrfə'reɪʃn] *noun*: Durchbruch *m*, Perforation *f*
Bezold's perforation: Bezold-Mastoidperforation *f*
bowel perforation: Darmdurchbruch *m*, -perforation *f*
colonic perforation: Dickdarm-, Kolonperforation *f*
covered perforation: gedeckte Perforation *f*
duodenal perforation: Duodenumperforation *f*
esophageal perforation: Speiseröhren-, Ösophagusperforation *f*
free perforation: freie Perforation *f*
free colonic perforation: freie Kolonperforation *f*
gallbladder perforation: Gallenblasenperforation *f*, -durchbruch *m*
intramural perforation: intramurale Perforation *f*
oesophageal perforation: (*brit.*) →*esophageal perforation*
root perforation: Wurzelperforation *f*, Zahnwurzelperforation *f*
septal perforation: Septumperforation *f*
small bowel perforation: Dünndarmperforation *f*
stomach perforation: Magenperforation *f*
thoracic perforation: Thoraxperforation *f*
tooth perforation: Zahnperforation *f*
tympanic membrane perforation: Trommelfellperforation *f*
ulcer perforation: Ulkusperforation *f*
visceral perforation: Eingeweideperforation *f*
walled-of perforation: gedeckte Perforation *f*
per|fo|ra|tor ['pɜrfəreɪtər] *noun*: Perforatorium *nt*
per|form [pər'fɔːrm]: **I** *vt* (*Operation*) aus-, durchführen (*on* bei); vornehmen, verrichten, leisten; (*Pflicht*) erfüllen **II** *vi* **1.** etw. erfüllen *oder* leisten *oder* ausführen **2.** (*techn.*) (*Maschine*) funktionieren
per|form|a|ble [pər'fɔːrməbl] *adj*: aus-, durchführbar
per|for|mance [pər'fɔːrməns] *noun*: Leistung *f*
cardiac performance: Herzleistung *f*
long-term performance: Langzeit-, Ausdauerleistung *f*
maximum performance: Höchst-, Spitzenleistung *f*
medium-term performance: Mittelzeitleistung *f*
physical performance: physische/körperliche Leistung *f*
psychological performance: psychische Leistung *f*
sensorimotor performance: sensomotorische Leistung *f*
short-term performance: Kurzzeitleistung *f*
performance-limiting *adj*: leistungsbegrenzend
per|frig|er|a|tion [pərˌfrɪdʒə'reɪʃn] *noun*: Erfrierung *f*, Kongelation *f*, Congelatio *f*
per|fus|ate [pər'fjuːzeɪt, -zɪt] *noun*: Perfusionsflüssigkeit *f*, Perfusat *nt*
per|fuse [pər'fjuːz] *vt*: **1.** durchspülen, -strömen, perfundieren **2.** übergießen, -strömen, besprengen (*with* mit)
per|fu|sion [pər'fjuːʒn] *noun*: **1.** Durchspülung *f*, -strömung *f*, Durchblutung *f*, Perfusion *f* **2.** Perfusionsflüssigkeit *f*
abdominal perfusion: abdominelle Durchblutung/Perfusion *f*
acral perfusion: Akrendurchblutung *f*, -perfusion *f*
brain perfusion: Hirndurchblutung *f*, -perfusion *f*
cardiac perfusion: Herzdurchblutung *f*, -perfusion *f*
coronary perfusion: Koronardurchblutung *f*, -perfusion *f*
extracorporeal hepatic perfusion: extrakorporale Leberperfusion *f*
impaired perfusion: Durchblutungsstörung *f*
intravascular regional perfusion in hypothermia: intravasale Extremitätenperfusion in regionaler Hyperthermie *f*
lung perfusion: Lungendurchblutung *f*, -perfusion *f*
muscle perfusion: Muskeldurchblutung *f*, -perfusion *f*
organ perfusion: Organdurchblutung *f*, -perfusion *f*
pulmonary perfusion: Lungendurchblutung *f*, -perfusion *f*
renal perfusion: Nierendurchblutung *f*, -perfusion *f*
skin perfusion: Hautdurchblutung *f*, -perfusion *f*
tissue perfusion: Gewebedurchblutung *f*, -perfusion *f*
per|gol|ide [pər'gɑlaɪd] *noun*: Pergolid *nt*
per|hex|il|ine [pər'heksəliːn] *noun*: Perhexilin *nt*
peri- *präf.*: Peri-
per|i|ac|i|nal [ˌperɪ'æsɪnæl] *adj*: um einen Azinus herum (liegend), periazinär, periazinös
per|i|ac|i|nous [ˌperɪ'æsɪnəs] *adj*: um einen Azinus herum (liegend), periazinär, periazinös
per|i|ad|e|nit|ic [ˌperɪˌædɪ'nɪtɪk] *adj*: Periadenitis betreffend, periadenitisch
per|i|ad|e|ni|tis [ˌperɪˌædɪ'naɪtɪs] *noun*: Entzündung *f* des Gewebes um eine Drüse, Periadenitis *f*
per|i|ad|ven|ti|tial [ˌperɪˌædven'tɪʃ(ɪ)əl] *adj*: um die Adventitia herum, periadventitial
per|i|am|pul|la|ry [ˌperɪæm'pʌləriː] *adj*: um eine Ampulle herum, periampullär
per|i|a|myg|da|loid [ˌperɪə'mɪgdəlɔɪd] *adj*: periamygdalär
per|i|a|nal [ˌperɪ'eɪnl] *adj*: in der Umgebung des Afters/Anus (liegend), um den After herum, perianal, zirkumanal
per|i|a|nas|to|mot|ic [ˌperɪəˌnæstə'mɑtɪk] *adj*: um eine Anastomose herum (liegend *oder* entstehend), perianastomotisch
per|i|an|gi|i|tis [ˌperɪændʒɪ'aɪtɪs] *noun*: Periangitis *f*, Periangiitis *f*, Perivaskulitis *f*, Perivasculitis *f*
per|i|an|gi|o|chol|i|tis [ˌperɪˌændʒɪəʊkəʊ'laɪtɪs] *noun*: Entzündung *f* des Lebergewebes um die Gallengänge,

P

Pericholangitis *f*

per|i|an|git|ic [ˌperɪæn'dʒɪtɪk] *adj*: Periangitis betreffend, periangitisch, periangiitisch, perivaskulitisch

per|i|an|gi|tis [ˌperɪæn'dʒaɪtɪs] *noun*: Periangitis *f*, Periangiitis *f*, Perivaskulitis *f*, Perivasculitis *f*

per|i|a|or|tic [ˌperɪeɪ'ɔːrtɪk] *adj*: um die Aorta herum (liegend), periaortal

per|i|a|or|tit|ic [ˌperɪˌeɪɔːr'tɪtɪk] *adj*: Periaortitis betreffend, periaortitisch

per|i|a|or|ti|tis [ˌperɪˌeɪɔːr'taɪtɪs] *noun*: Entzündung *f* des periaortalen Gewebes, Periaortitis *f*

per|i|ap|i|cal [ˌperɪ'eɪpɪkl] *adj*: in der Umgebung einer (Organ-)Spitze/eines Apex (liegend), in der Umgebung der Zahnwurzelspitze, periapikal

per|i|ap|pen|di|ce|al [ˌperɪˌæpən'dɪʃl, perɪəˌpendɪ'siːəl] *adj*: um die Appendix vermiformis herum (liegend), periappendikal, periappendizeal

per|i|ap|pen|di|cit|ic [ˌperɪəˌpendɪ'sɪtɪk] *adj*: **1.** Periappendizitis betreffend, periappendizitisch, paraappendizitisch **2.** Paraappendizitis betreffend, paraappendizitisch, periappendizitisch

per|i|ap|pen|di|ci|tis [ˌperɪəˌpendɪ'saɪtɪs] *noun*: Entzündung *f* der periappendizealen Gewebe, Periappendizitis *f*, Paraappendizitis *f*; Perityphlitis *f*

per|i|ap|pen|dic|u|lar [ˌperɪˌæpən'dɪkjələr] *adj*: um die Appendix vermiformis herum (liegend), periappendikal, periappendizeal

per|i|aq|ue|duc|tal [ˌperɪˌækwɪ'dʌktl] *adj*: um einen Aquädukt herum (liegend), periaquäduktal

per|i|ar|chi|cor|tex [ˌperɪˌɑːrkɪ'kɔːrteks] *noun*: Periarchikortex *m*

per|i|a|re|o|lar [ˌperɪə'rɪələr] *adj*: um den Warzenvorhof herum (liegend), periareolar

per|i|ar|te|ri|al [ˌperɪɑːr'tɪərɪəl] *adj*: um eine Arterie herum (liegend), eine Arterie umgebend, periarteriell

per|i|ar|te|rit|ic [ˌperɪˌɑːrtə'rɪtɪk] *adj*: Periarteriitis betreffend, periarteriitisch

per|i|ar|te|ri|tis [ˌperɪˌɑːrtə'raɪtɪs] *noun*: Entzündung *f* der Arterienadventitia und der umgebenden Gewebe, Periarteriitis *f*

per|i|ar|thric [ˌperɪ'ɑːrθrɪk] *adj*: um ein Gelenk herum (liegend), in der Umgebung eines Gelenks, periartikulär, zirkumartikulär

per|i|ar|thrit|ic [ˌperɪɑːr'θrɪtɪk] *adj*: Periarthritis betreffend, periarthritisch

per|i|ar|thri|tis [ˌperɪɑːr'θraɪtɪs] *noun*: Entzündung *f* des periartikulären Gewebes, Periarthritis *f*

adhesive periarthritis: Periarthropathia humeroscapularis adhaesiva, adhäsives Subakromialsyndrom *nt*

calcifying periarthritis: Subakromialsyndrom *nt* mit Kalkdepot, Periarthropathia humeroscapularis calcificans

deforming periarthritis: Periarthropathia humeroscapularis deformans, strukturelle Schultersteife *f*

destructive periarthritis: Periarthropathia humeroscapularis destructiva

pseudoparalytic periarthritis: Periarthropathia humeroscapularis pseudoparalytica

periarthritis of shoulder: schmerzhafte Schultersteife *f*, Periarthritis/Periarthropathia humeroscapularis

simple periarthritis: Periarthropathia humeroscapularis simplex, funktionelle Schultersteife *f*

per|i|ar|tic|u|lar [ˌperɪɑːr'tɪkjələr] *adj*: um ein Gelenk herum (liegend), in der Umgebung eines Gelenks, zirkumartikulär, periartikulär

per|i|a|tri|al [ˌperɪ'eɪtrɪəl] *adj*: (*Herz*) um den Kammervorhof/das Atrium herum (liegend), periatrial, periaurikulär

per|i|au|ric|u|lar [ˌperɪɔː'rɪkjələr] *adj*: **1.** →*periatrial* **2.** um die Ohrmuschel herum, periaurikulär

per|i|ax|i|al [ˌperɪ'æksɪəl] *adj*: um eine Achse herum (liegend), periaxial

per|i|ax|il|lar|y [ˌperɪ'æksɪleriː] *adj*: in der Umgebung der Achselhöhle/Axilla (liegend *oder* ablaufend), periaxillär, zirkumaxillär

per|i|blast ['perɪblæst] *noun*: Periblast *m*

per|i|bron|chi|al [ˌperɪ'brɑŋkɪəl] *adj*: in der Umgebung eines Bronchus (liegend), peribronchial

per|i|bron|chi|o|lar [ˌperɪˌbrɑŋkɪ'əʊlər] *adj*: um die Bronchiolen herum (liegend), peribronchiolar, peribronchiolär

per|i|bron|chi|o|lit|ic [ˌperɪˌbrɑŋkɪəʊ'lɪtɪk] *adj*: Peribronchiolitis betreffend, peribronchiolitisch

per|i|bron|chi|o|li|tis [ˌperɪˌbrɑŋkɪəʊ'laɪtɪs] *noun*: Entzündung *f* des Bindegewebes um die Bronchiolen, Peribronchiolitis *f*

per|i|bron|chit|ic [ˌperɪbrɑŋ'kɪtɪk] *adj*: Peribronchitis betreffend, peribronchitisch

per|i|bron|chi|tis [ˌperɪbrɑŋ'kaɪtɪs] *noun*: Entzündung *f* des Bindegewebes um die Bronchien, Peribronchitis *f*

per|i|bul|bar [ˌperɪ'bʌlbər] *adj*: um einen Bulbus herum (liegend), insbesondere den Augapfel/Bulbus oculi, peribulbär, zirkumbulbär

per|i|cae|cal [ˌperɪ'siːkəl] *adj*: (*brit.*) →*pericecal*

per|i|can|a|lic|u|lar [ˌperɪˌkænə'lɪkjələr] *adj*: um ein Kanälchen/einen Kanalikulus herum (liegend), perikanalikulär

per|i|cap|il|lar|y [ˌperɪkə'pɪlərɪ, perɪ'kæpəˌleriː] *adj*: um eine Kapillare herum (liegend), perikapillär

per|i|cap|su|lar [ˌperɪ'kæpsələr] *adj*: um eine Kapsel herum (liegend), perikapsulär

per|i|car|dec|to|my [ˌperɪkɑːr'dektəmiː] *noun*: Perikardektomie *f*

per|i|car|di|ac [ˌperɪ'kɑːrdɪæk] *adj*: **1.** Herzbeutel/Perikard betreffend, in der Umgebung des Herzens, perikardial, Perikard- **2.** in der Umgebung des Magenmundes/der Kardia, perikardial

per|i|car|di|al [ˌperɪ'kɑːrdɪəl] *adj*: Perikard betreffend, in der Umgebung des Herzens, perikardial

per|i|car|di|cen|te|sis [ˌperɪˌkɑːrdɪsen'tiːsɪs] *noun*: Perikardpunktion *f*

per|i|car|di|ec|to|my [ˌperɪˌkɑːrdɪ'ektəmiː] *noun*: Perikardektomie *f*

per|i|car|di|o|cen|te|sis [ˌperɪˌkɑːrdɪəʊsen'tiːsɪs] *noun*: Perikardpunktion *f*

per|i|car|di|o|ly|sis [ˌperɪˌkɑːrdɪ'ɑlɪsɪs] *noun*: Perikardiolyse *f*

per|i|car|di|o|me|di|as|ti|ni|tis [ˌperɪˌkɑːrdɪəʊmɪdɪˌæstɪ'naɪtɪs] *noun*: Mediastinoperikarditis *f*, Perikardiomediastinitis *f*

per|i|car|di|o|pleu|ral [ˌperɪˌkɑːrdɪəʊ'plʊərəl] *adj*: Herzbeutel und Brustfell/Pleura betreffend, perikardiopleural

per|i|car|di|or|rha|phy [ˌperɪkɑːrdɪ'ɔrəfiː] *noun*: Herzbeutel-, Perikardnaht *f*, Perikardiorrhaphie *f*

per|i|car|di|os|to|my [ˌperɪˌkɑːrdɪ'ɑstəmiː] *noun*: Herzbeutel-, Perikardfensterung *f*, Perikardiostomie *f*

per|i|car|di|ot|o|my [ˌperɪˌkɑːrdɪ'ɑtəmiː] *noun*: Perikardiotomie *f*

per|i|car|dit|ic [ˌperɪkɑːr'dɪtɪk] *adj*: Perikarditis betreffend, perikarditisch

per|i|car|di|tis [ˌperɪkɑːr'daɪtɪs] *noun*: Herzbeutelentzündung *f*, Perikardentzündung *f*, Perikarditis *f*, Pericarditis *f*

P

acute pericarditis: akute Perikarditis *f*
acute benign pericarditis: idiopathische Perikarditis *f*
acute fibrinous pericarditis: akute fibrinöse Perikarditis *f*
adhesive pericarditis: adhäsive/verklebende Perikarditis *f*, Pericarditis adhaesiva
amebic pericarditis: Amöbenperikarditis *f*
amoebic pericarditis: (*brit.*) →*amebic pericarditis*
bacterial pericarditis: bakterielle Perikarditis *f*
carcinous pericarditis: Perikardkarzinose *f*, Herzbeutelkarzinose *f*
chronic pericarditis: chronische Perikarditis *f*
chronic constrictive pericarditis: chronisch konstriktive Perikarditis *f*
chronic non-constrictive pericarditis: chronisch nichtkonstriktive Perikarditis *f*
constrictive pericarditis: konstriktive Perikarditis *f*, Pericarditis constrictiva
dry pericarditis: trockene Perikarditis *f*, Pericarditis sicca
fibrinous pericarditis: fibrinöse Perikarditis *f*, Pericarditis fibrinosa
fibrous pericarditis: fibrinöse Perikarditis *f*, Pericarditis fibrinosa
haemorrhagic pericarditis: (*brit.*) →*hemorrhagic pericarditis*
hemorrhagic pericarditis: hämorrhagische Perikarditis *f*, Pericarditis haemorrhagica
idiopathic pericarditis: idiopathische Perikarditis *f*
infectious pericarditis: infektiöse Perikarditis *f*
localized pericarditis: chronische lokalisierte Perikarditis *f*
obliterating pericarditis: obliterierende Perikarditis *f*, Pericarditis obliterans
postinfarction pericarditis: Pericarditis epistenocardica
purulent pericarditis: eitrige Perikarditis *f*, Pericarditis purulenta
rheumatic pericarditis: rheumatische Perikarditis *f*, Pericarditis rheumatica
serofibrinous pericarditis: serofibrinöse Perikarditis *f*, Pericarditis serofibrinosa
serous pericarditis: seröse/exsudative Perikarditis *f*, Pericarditis exsudativa
suppurative pericarditis: eitrige Perikarditis *f*, Pericarditis purulenta
tuberculous pericarditis: tuberkulöse Perikarditis *f*, Pericarditis tuberculosa
uraemic pericarditis: (*brit.*) →*uremic pericarditis*
uremic pericarditis: urämische Perikarditis *f*, Pericarditis uraemica

per|i|car|di|um [ˌperɪ'kɑːrdɪəm] *noun, plural* **-dia** [-dɪə]: Herzbeutel *m*, Perikard *nt*, Pericardium *nt* **beneath the pericardium** unter dem Herzbeutel/Perikard (liegend), subperikardial
adherent pericardium: adhäsive/verklebende Perikarditis *f*, Pericarditis adhaesiva
cardiac pericardium: Epikard *nt*, viszerales Perikard *nt*, Lamina visceralis pericardii, Epicardium *nt*
fibrous pericardium: äußeres fibröses Perikard *nt*
parietal pericardium: parietales Perikard *nt*, parietales Blatt *nt* des Perikards, Lamina parietalis pericardii
serous pericardium: seröses inneres Perikard *nt*, Pericardium serosum
visceral pericardium: Epikard *nt*, viszerales Perikard *nt*, Lamina visceralis pericardii, Epicardium *nt*

per|i|car|dot|o|my [ˌperɪkɑːr'dɑtəmiː] *noun*: Perikardiotomie *f*

per|i|carp ['perɪˌkɑːrp] *noun*: Pericarpium *nt*
bean pericarp: Phaseoli pericarpium

per|i|car|y|on [ˌperɪ'kærɪˌɑn, -ən] *noun*: →*perikaryon*

per|i|ce|cal [ˌperɪ'siːkəl] *adj*: um den Blinddarm/das Zäkum herum (liegend), perizäkal, perizökal

per|i|cel|lu|lar [ˌperɪ'seljələr] *adj*: um eine Zelle herum (liegend), in Umgebung einer Zelle, perizellulär

per|i|ce|men|ti|tis [perɪˌsɪmən'taɪtɪs] *noun*: Perizementitis *f*, Pericementitis *f*
apical pericementitis: Wurzelspitzenabszess *m*
chronic suppurative pericementitis: Alveolarpyorrhoe *f*, Parodontitis marginalis

per|i|ce|men|tum [ˌperɪsɪ'mentəm] *noun*: Wurzelhaut *f*, Desmodont *nt*, Periodontium *nt*

per|i|cen|tral [ˌperɪ'sentrəl] *adj*: um ein Zentrum herum (liegend), perizentral

per|i|cer|vi|cal [ˌperɪ'sɜrvɪkl] *adj*: um die Zervix herum (liegend), perizervikal

per|i|chol|an|gi|o|lar [ˌperɪkəʊlæn'dʒɪələr] *adj*: um Gallengänge herum (liegend), pericholangiolär

per|i|chol|an|git|ic [ˌperɪˌkəʊlæn'dʒɪtɪk] *adj*: Pericholangitis betreffend, pericholangitisch

per|i|chol|an|gi|tis [ˌperɪˌkəʊlæn'dʒaɪtɪs] *noun*: Entzündung *f* des Lebergewebes um die Gallengänge, Pericholangitis *f*

per|i|chol|e|cys|tic [ˌperɪˌkəʊlə'sɪstɪk] *adj*: um die Gallenblase/Vesica fellea herum (liegend), pericholezystisch, pericholezystitisch

per|i|chol|e|cys|tit|ic [ˌperɪˌkəʊləsɪs'tɪtɪk] *adj*: Pericholezystitis betreffend, pericholezystitisch

per|i|chol|e|cys|ti|tis [ˌperɪˌkəʊləsɪs'taɪtɪs] *noun*: Entzündung *f* der Gewebe um die Gallenblase, Pericholezystitis *f*
gaseous pericholecystitis: emphysematöse Gallenblasenentzündung/Cholezystitis *f*, Cholecystitis emphysematosa

per|i|chon|dral [ˌperɪ'kɑndrəl] *adj*: **1.** Knorpelhaut/Perichondrium betreffend, perichondral **2.** in Knorpelnähe, perichondral

per|i|chon|dri|al [perɪ'kɑndrɪəl] *adj*: Knorpelhaut/Perichondrium betreffend, perichondral

per|i|chon|drit|ic [ˌperɪkɑn'drɪtɪk] *adj*: Perichondritis betreffend, perichondritisch

per|i|chon|dri|tis [ˌperɪkɑn'draɪtɪs] *noun*: Perichondritis *f*, Perichondriumentzündung *f*
peristernal perichondritis: Tietze-Syndrom *nt*
relapsing perichondritis: Meyenburg-Altherr-Uehlinger-Syndrom *nt*, Panchondritis *f*, rezidivierende Polychondritis *f*, Altherr-Uehlinger-Syndrom *nt*

per|i|chon|dri|um [ˌperɪ'kɑndriːəm] *noun*: Knorpelhaut *f*, Perichondrium *nt*

per|i|chon|dro|ma [ˌperɪkɑn'drəʊmə] *noun*: Perichondrom(a) *nt*

per|i|chord ['perɪkɔːrd] *noun*: Chordascheide *f*, Perichord *nt*

pe|r|i|cho|ri|oi|dal [ˌperɪkɔːrɪ'ɔɪdl, kəʊr-] *adj*: →*perichoroidal*

per|i|cho|roi|dal [ˌperɪkə'rɔɪdl] *adj*: (*Auge*) um die Aderhaut/Chor(i)oidea herum (liegend), perichorioidal, perichoroidal

per|i|co|lic [ˌperɪ'kɑlɪk] *adj*: um den Dickdarm/das Kolon herum (liegend), perikolisch

per|i|co|lit|ic [ˌperɪkə'lɪtɪk] *adj*: Perikolitis betreffend, perikolitisch

per|i|co|li|tis [ˌperɪkə'laɪtɪs] *noun*: Entzündung *f* der Dickdarmserosa, Perikolitis *f*

P

peri|colon|itis [ˌperɪˌkəʊlə'naɪtɪs] *noun*: Entzündung *f* der Dickdarmserosa, Perikolitis *f*
peri|col|pit|ic [ˌperɪkɑl'pɪtɪk] *adj*: Perikolpitis betreffend, perikolpitisch
peri|col|pi|tis [ˌperɪkɑl'paɪtɪs] *noun*: Entzündung *f* der perivaginalen Gewebe, Perivaginitis *f*, Perikolpitis *f*
peri|col|um|nar [ˌperɪkə'lʌmnər] *adj*: perikolumnar
peri|con|chal [ˌperɪ'kɑŋkəl] *adj*: um die Orhrmuschel herum (liegend), periconchal
peri|cor|ne|al [ˌperɪ'kɔːrnɪəl] *adj*: um die Hornhaut/Kornea herum (liegend), zirkumkorneal, perikorneal
peri|co|ro|nal [ˌperɪkə'rəʊnl, perɪ'kɔːrənl] *adj*: um die Zahnkrone/Corona dentis herum (liegend), perikoronal
peri|co|ro|ni|tis [perɪˌkɔːrə'naɪtɪs] *noun*: Perikoronitis *f*
peri|cox|it|ic [ˌperɪkɑk'sɪtɪk] *adj*: Perikoxitis betreffend, perikoxitisch
peri|cox|i|tis [ˌperɪkɑk'saɪtɪs] *noun*: Entzündung *f* des Bindegewebes um das Hüftgelenk, Pericoxitis *f*, Perikoxitis *f*
peri|cra|ni|al [ˌperɪ'kreɪnɪəl] *adj*: Perikranium betreffend, perikranial
peri|cra|nit|ic [ˌperɪkreɪ'nɪtɪk] *adj*: Perikranitis betreffend, perikranitisch
peri|cra|ni|tis [ˌperɪkreɪ'naɪtɪs] *noun*: Entzündung *f* des Pericraniums, Perikranitis *f*
peri|cra|ni|um [ˌperɪ'kreɪnɪəm] *noun, plural* **-nia** [-nɪə]: Periost *nt* der Schädelaußenfläche, Perikranium *nt*, Pericranium *nt*
peri|cy|a|zine [ˌperɪ'saɪəziːn] *noun*: Periciazin *nt*
peri|cys|tec|to|my [ˌperɪsɪs'tektəmiː] *noun*: Perizystektomie *f*
peri|cys|tic [ˌperɪ'sɪstɪk] *adj*: in der Umgebung einer Blase (liegend), um die Harnblase herum (liegend), perivesikal, perizystisch
peri|cys|tit|ic [ˌperɪsɪs'tɪtɪk] *adj*: Perizystitis betreffend, perizystitisch
peri|cys|ti|tis [ˌperɪsɪs'taɪtɪs] *noun*: Entzündung *f* der Harnblasenserosa, Perizystitis *f*
peri|cyte ['perɪsaɪt] *noun*: Perizyt *m*, Adventitiazelle *f*
capillary pericytes: Rouget-Zellen *pl*
peri|cy|tial [ˌperɪ'sɪʃ(ɪ)əl, -'sɪtɪəl] *adj*: →*pericellular*
peri|dec|to|my [ˌperɪ'dektəmiː] *noun*: Peridektomie *f*, Periektomie *f*, Peritomie *f*
peri|def|er|en|tit|ic [ˌperɪˌdefərən'tɪtɪk] *adj*: Perideferentitis betreffend, perideferentitisch
peri|def|er|en|ti|tis [ˌperɪˌdefərən'taɪtɪs] *noun*: Entzündung *f* der Gewebe um den Samenleiter, Perideferentitis *f*
peri|den|drit|ic [ˌperɪden'drɪtɪk] *adj*: peridendritisch
peri|den|tal [ˌperɪ'dentəl] *adj*: um einen Zahn herum (liegend), peridental, periodontal
peri|den|ti|tis [ˌperɪden'taɪtɪs] *noun*: →*periodontitis*
peri|den|ti|um [perɪ'dentʃɪəm, -tɪəm] *noun*: Zahnbett *nt*, Zahnhalteapparat *m*, Parodont *nt*, Parodontium *nt*
peri|derm ['perɪdɜrm] *noun*: Periderm *nt*, Epitrichium *nt*
peri|der|mal [ˌperɪ'dɜrməl] *adj*: das Periderm/Epitrichium betreffend, peridermal
peri|der|mic [ˌperɪ'dɜrmɪk] *adj*: das Periderm/Epitrichium betreffend, peridermal
peri|des|mic [ˌperɪ'dezmɪk] *adj*: **1.** Peridesmium betreffend **2.** →*periligamentous*
peri|des|mi|tis [ˌperɪdez'maɪtɪs] *noun*: Peridesmiumentzündung *f*, Peridesmitis *f*
peri|des|mi|um [ˌperɪ'dezmɪəm] *noun*: Peridesmium *nt*
peri|di|as|to|le [ˌperɪdaɪ'æstəliː] *noun*: Prädiastole *f*
peri|di|as|tol|ic [ˌperɪˌdaɪə'stɑlɪk] *adj*: vor der Diastole (auftretend), prädiastolisch
peri|did|y|mis [ˌperɪ'dɪdəmɪs] *noun*: Perididymis *f*, Tunica vaginalis testis
peri|did|y|mit|ic [ˌperɪˌdɪdə'mɪtɪk] *adj*: Perididymitis betreffend, perididymitisch
peri|did|y|mi|tis [ˌperɪˌdɪdə'maɪtɪs] *noun*: Perididymitis *f*, Perididymisentzündung *f*, Vaginitis *f* testis
pe|rid|i|um [pə'rɪdɪəm] *noun, plura* **-dia** [-dɪə]: Peridie *f*, Peridium *nt*
peri|di|ver|tic|u|lit|ic [ˌperɪˌdaɪvərˌtɪkjə'lɪtɪk] *adj*: Peridivertikulitis betreffend, peridivertikulitisch
peri|di|ver|tic|u|li|tis [ˌperɪˌdaɪvərˌtɪkjə'laɪtɪs] *noun*: Entzündung *f* des Gewebes um ein Divertikel, Peridivertikulitis *f*
peri|don|to|ses [ˌperɪden'təʊsiːs] *plural*: Parodontopathien *pl*
apical peridontoses: apikale Parodontopathien *pl*
marginal peridontoses: marginale Parodontopathien *pl*
peri|duc|tal [ˌperɪ'dʌktəl] *adj*: um einen Gang/Ductus herum (liegend), periduktal
peri|duc|tile [ˌperɪ'dʌktaɪl] *adj*: →*periductal*
peri|du|o|de|nit|ic [ˌperɪˌd(j)uːədɪ'nɪtɪk] *adj*: Periduodenitis betreffend, periduodenitisch
peri|du|o|de|ni|tis [ˌperɪˌd(j)uːədɪ'naɪtɪs] *noun*: Entzündung *f* der Duodenalserosa, Periduodenitis *f*
peri|du|ral [ˌperɪ'd(j)ʊərəl] *adj*: **1.** auf der Dura mater (liegend), epidural, supradural **2.** in der Nähe der Dura mater, außerhalb der Dura mater (liegend), peridural, extradural
peri|en|ceph|a|lit|ic [ˌperɪenˌsefə'lɪtɪk] *adj*: Perienzephalitis betreffend, perienzephalitisch
peri|en|ceph|a|li|tis [ˌperɪenˌsefə'laɪtɪs] *noun*: Perienzephalitis *f*, Periencephalitis *f*
peri|en|ter|ic [ˌperɪen'terɪk] *adj*: um den Darm/das Intestinum herum (liegend), periintestinal, perienteral, zirkumintestinal
peri|en|ter|it|ic [ˌperɪˌentə'rɪtɪk] *adj*: Perienteritis betreffend, perienteritisch
peri|en|ter|i|tis [ˌperɪˌentə'raɪtɪs] *noun*: Entzündung *f* der Darmserosa, Perienteritis *f*, Peritonitis visceralis
peri|en|ter|on [ˌperɪ'entərɑn] *noun*: Perienteron *nt*
peri|ep|en|dy|mal [ˌperɪə'pendɪməl] *adj*: um das Ependym herum (liegend), periependymal
peri|ep|i|the|li|o|ma [ˌperɪepɪˌθɪlɪ'əʊmə] *noun*: Nebennierenrindenkarzinom *nt*, NNR-Karzinom *nt*
peri|e|soph|a|ge|al [ˌperɪɪˌsɑfə'dʒiːəl] *adj*: um die Speiseröhre/den Ösophagus herum (liegend), periösophageal
peri|e|soph|a|git|ic [ˌperɪɪˌsɑfə'dʒɪtɪk] *adj*: Periösophagitis betreffend, periösophagitisch
peri|e|soph|a|gi|tis [ˌperɪɪˌsɑfə'dʒaɪtɪs] *noun*: Entzündung *f* des Bindegewebes um die Speiseröhre, Periösophagitis *f*
peri|fas|cic|u|lar [ˌperɪfə'sɪkjələr] *adj*: um ein Faserbündel/einen Faszikel herum (liegend), perifaszikulär
peri|fo|cal [ˌperɪ'fəʊkl] *adj*: um einen Fokus herum, perifokal
peri|fol|lic|u|lar [ˌperɪfə'lɪkjələr] *adj*: um einen Follikel herum (liegend), insbesondere den Haarfollikel/Folliculus pili, perifollikulär
peri|fol|lic|u|lit|ic [ˌperɪfəˌlɪkjə'lɪtɪk] *adj*: Perifollikulitis betreffend, perifollikulitisch
peri|fol|lic|u|li|tis [ˌperɪfəˌlɪkjə'laɪtɪs] *noun*: Entzündung *f* des perifollikulären Gewebes, Perifolliculitis *f*, Perifollikulitis *f*
perifolliculitis capitis abscedens et suffodiens: Perifolliculitis capitis abscedens et suffodiens, profunde de-

kalvitierende Follikulitis *f*
superficial pustular perifolliculitis: Staphyloderma follicularis, Ostiofollikulitis/Ostiofolliculitis/Impetigo Bockhart, Impetigo follicularis Bockhart, Folliculitis staphylogenes superficialis, Folliculitis pustolosa, Staphylodermia Bockhart

perlilfolvea [ˌperɪ'fəʊvɪə] *noun*: Perifovea *f*

perlilganlglilonlic [ˌperɪgæŋglɪ'ɑnɪk] *adj*: um ein Ganglion herum (liegend), periganglionär

perlilgasltric [ˌperɪ'gæstrɪk] *adj*: um den Magen herum (liegend), perigastral, perigastrisch, periventral

perlilgasltritlic [ˌperɪgæs'trɪtɪk] *adj*: Perigastritis betreffend, perigastritisch

perlilgasltriltis [ˌperɪgæs'traɪtɪs] *noun*: Entzündung *f* der Magenserosa, Perigastritis *f*

perlilgemlmal [ˌperɪ'dʒeml] *adj*: in der Umgebung einer Knospe (liegend), insbesondere einer Geschmacksknospe/Gemma gustatoria, perigemmal, zirkumgemmal

perlilglanldullar [ˌperɪ'glændʒələr] *adj*: in der Umgebung einer Drüse/Glandula (liegend), periglandulär

perlilglanldullitlic [ˌperɪˌglændjə'lɪtɪk] *adj*: Periglandulitis betreffend, periglandulitisch

perlilglanldulliltis [ˌperɪˌglændjə'laɪtɪs] *noun*: Entzündung *f* des periglandulären Gewebes, Periglandulitis *f*

perlilglilal [ˌperɪ'glaɪəl] *adj*: die Neurogliazellen umgebend, periglial

perlilglolmerlullar [perɪgləʊ'mer(j)ələr] *adj*: um das Glomerulum herum (liegend), periglomerulär

perlilglosIsiltis [ˌperɪglɑ'saɪtɪs] *noun*: Periglossitis *f*

perlilglotltic [ˌperɪ'glɑtɪk] *adj*: um die Zunge herum (liegend), periglottisch, perilingual

perlilglotltis [ˌperɪ'glɑtɪs] *noun*: Zungenschleimhaut *f*, Periglottis *f*

perlilhelpatlic [ˌperɪhɪ'pætɪk] *adj*: um die Leber herum (liegend), perihepatisch

perlilheplaltitlic [ˌperɪˌhepə'tɪtɪk] *adj*: Perihepatitis betreffend, perihepatitisch

perlilheplaltiltis [ˌperɪˌhepə'taɪtɪs] *noun*: Entzündung *f* der Leberkapsel, Perihepatitis *f*
gonococcal perihepatitis: gonorrhoische Perihepatitis *f*

perlilherlnilal [ˌperɪ'hɜrnɪəl] *adj*: um eine Hernie herum (liegend), perihernial

perlilhillar [ˌperɪ'haɪlər] *adj*: um einen Hilus herum (liegend), perihilär

peri-insular *adj*: periinsulär

peri-islet *adj*: periinsulär

perlijeljulnitlic [ˌperɪˌdʒɪdʒuː'nɪtɪk] *adj*: Perijejunitis betreffend, perijejunitisch

perlijeljulniltis [ˌperɪˌdʒɪdʒuː'naɪtɪs] *noun*: Entzündung *f* der Jejunalserosa, Perijejunitis *f*

perlilkarlylon [ˌperɪ'kærɪˌɑn, -ən] *noun, plural* **-karlya** [ˌ-'kærɪə]: Zellkörper/-leib *m* der Nervenzelle, Perikaryon *nt*

perlilkelratlic [ˌperɪkə'rætɪk] *adj*: um die Hornhaut/Kornea herum (liegend), perikorneal, zirkumkorneal

perlillablylrinlthitlic [ˌperɪˌlæbərɪn'θɪtɪk] *adj*: Perilabyrinthitis betreffend, perilabyrinthitisch

perlillablylrinlthiltis [ˌperɪˌlæbərɪn'θaɪtɪs] *noun*: Entzündung *f* der Gewebe um das Innenohrlabyrinth, Perilabyrinthitis *f*

perlillarlynlgelal [ˌperɪlə'rɪndʒ(ɪ)əl] *adj*: um den Kehlkopf/Larynx herum (liegend), perilaryngeal

perlillarlynlgitlic [ˌperɪˌlærɪn'dʒɪtɪk] *adj*: Perilaryngitis betreffend, perilaryngitisch

perlillarlynlgiltis [ˌperɪˌlærɪn'dʒaɪtɪs] *noun*: Entzündung *f* der perilaryngealen Gewebe, Perilaryngitis *f*

perlillenlticlullar [ˌperɪlen'tɪkjələr] *adj*: um die (Augen-) Linse herum (liegend), perilental, perilentikulär, zirkumlental, zirkumlentikulär

perlillig|alment|tous [ˌperɪlɪgə'mentəs] *adj*: um ein Band/Ligament herum (liegend), periligamentär

perlillolbar [ˌperɪ'ləʊbər] *adj*: um einen (Organ-)Lappen/Lobus herum (liegend), im Randgebiet eines Organlappens, perilobär, perilobar

perlilloblullar [ˌperɪ'lɑbjələr] *adj*: um ein (Organ-)Läppchen/einen Lobulus herum (liegend), im Randgebiet eines Organläppchens, perilobulär, perilobular

perlilloblullitlic [ˌperɪˌlɑbjə'lɪtɪk] *adj*: Perilobulitis betreffend, perilobulitisch

perlilloblulliltis [ˌperɪˌlɑbjə'laɪtɪs] *noun*: Entzündung *f* des perilobulären Lungengewebes, Perilobulitis *f*

perlillulnar [ˌperɪ'luːnər] *adj*: um das Mondbein/Os lunatum herum (liegend), perilunär

perlillymph ['perɪlɪmf] *noun*: Cotunnius-Flüssigkeit *f*, Perilymphe *f*, Perilympha *f*, Liquor cotunnii

perlillymlpha [ˌperɪ'lɪmfə] *noun*: →*perilymph*

perlillymphladlelnitlic [ˌperɪlɪmˌfædɪ'nɪtɪk] *adj*: Perilymphadenitis betreffend, perilymphadenitisch

perlillymphladlelniltis [ˌperɪlɪmˌfædɪ'naɪtɪs] *noun*: Entzündung *f* des Gewebes um einen Lymphknoten, Perilymphadenitis *f*

perlillymlphanlgelal [ˌperɪlɪm'fændʒɪəl] *adj*: um ein Lymphgefäß herum, perilymphatisch

perlillymlphanlgitlic [perɪˌlɪmfæn'dʒɪtɪk] *adj*: Perilymphangitis betreffend, perilymphangitisch

perlillymlphanlgiltis [perɪˌlɪmfæn'dʒaɪtɪs] *noun*: Entzündung *f* des Gewebes um ein Lymphgefäß, Perilymphangitis *f*

perlillymlphatlic [ˌperɪlɪm'fætɪk] *adj*: **1.** Perilymphe betreffend, perilymphatisch **2.** um ein Lymphgefäß herum, perilymphatisch

perlilmasltitlic [ˌperɪmæs'tɪtɪk] *adj*: Perimastitis betreffend, perimastitisch

perlilmasltiltis [ˌperɪmæs'taɪtɪs] *noun*: Entzündung *f* des perimammären Gewebes, Perimastitis *f*

perlilmaltrix [ˌperɪ'meɪtrɪks] *noun*: Perimatrix *f*

perlilmedlullarly [ˌperɪ'medəˌleriː] *adj*: um das Mark herum (liegend), perimedullär

perlilmenlinlgiltis [ˌperɪˌmenɪn'dʒaɪtɪs] *noun*: Dura-Entzündung *f*, Dura mater-Entzündung *f*, Pachymeningitis *f*

pelrimlelter [pə'rɪmɪtər] *noun*: **1.** (*mathemat.*) Umfang *m*, Perimeter *m* **2.** (*augenheil.*) Perimeter *nt*
dental perimeter: Zahnumfangsmesser *m*

perlilmetlric [ˌperɪ'metrɪk] *adj*: **1.** in der Umgebung des Uterus **2.** Perimetrium betreffend, Perimetrium-

perlilmeltritlic [ˌperɪmɪ'trɪtɪk] *adj*: Perimetritis betreffend, perimetritisch

perlilmeltriltis [ˌperɪmɪ'traɪtɪs] *noun*: **1.** Entzündung *f* des Perimetriums, Perimetritis *f*, Perimetriumentzündung *f* **2.** Entzündung *f* von Gebärmutter und angrenzendem Bauchfell/Peritoneum, Metroperitonitis *f*

perlilmeltrilum [ˌperɪ'miːtriːəm] *noun, plural* **-tria** [-trɪə]: Perimetrium *nt*, Tunica serosa uteri

perlilmeltrolsallpinlgitlic [ˌperɪˌmetrəʊˌsælpɪn'dʒɪtɪk] *adj*: Perimetrosalpingitis betreffend, perimetrosalpingitisch

perlilmetlrolsallpinlgiltis [ˌperɪˌmetrəʊˌsælpɪn'dʒaɪtɪs] *noun*: Entzündung *f* von Perimetrium und Eileiter/Salpinx, Perimetrosalpingitis *f*

pelrimleltry [pə'rɪmətriː] *noun*: Perimetrie *f*
blue-yellow perimetry: Blau-Gelb-Perimetrie *f*
kinetic perimetry: kinetische Perimetrie *f*, Isopterenperimetrie *f*

P

static perimetry: statische Perimetrie *f*
per|i|my|e|lis [ˌperɪˈmaɪəlɪs] *noun*: innere Knochenhaut *f*, Endost *nt*, Endosteum *nt*
per|i|my|e|li|tis [ˌperɪmaɪəˈlaɪtɪs] *noun*: **1.** Endostentzündung *f*, Endostitis *f* **2.** Rückenmarkshautentzündung *f*, Meningitis spinalis
per|i|my|o|car|dit|ic [ˌperɪˌmaɪəkɑːrˈdɪtɪk] *adj*: Perimyokarditis betreffend, perimyokarditisch, myoperikarditisch
per|i|my|o|car|di|tis [ˌperɪˌmaɪəkɑːrˈdaɪtɪs] *noun*: Entzündung *f* von Myokard und Perikard, Myoperikarditis *f*, Perimyokarditis *f*
per|i|my|o|en|do|car|di|tis [ˌperɪˌmaɪəˌendəʊkɑrˈdaɪtɪs] *noun*: Entzündung aller Herzwandschichten, Pankarditis *f*, Endoperimyokarditis *f*, Endomyoperikarditis *f*, Pancarditis *f*
per|i|my|o|sit|ic [ˌperɪmaɪəˈsɪtɪk] *adj*: Perimyositis betreffend, perimyositisch
per|i|my|o|si|tis [ˌperɪmaɪəˈsaɪtɪs] *noun*: Entzündung *f* des perimuskulären Gewebes, Perimyositis *f*
per|i|my|si|al [ˌperɪˈmɪzɪəl] *adj*: Muskelhüllgewebe/Perimysium betreffend; um einen Muskel herum (liegend), perimysial
per|i|my|si|i|tis [ˌperɪˌmɪsɪˈaɪtɪs] *noun*: **1.** →*perimysitis* **2.** →*perimyositis*
per|i|my|sit|ic [ˌperɪmɪˈsɪtɪk] *adj*: Perimysiitis betreffend, perimysitisch, perimysiitisch
per|i|my|si|tis [ˌperɪmɪˈsaɪtɪs] *noun*: Entzündung *f* des Perimysiums, Perimysitis *f*, Perimysiumentzündung *f*, Perimysiitis *f*
per|i|my|si|um [ˌperɪˈmiːzɪəm] *noun, plural* **-sia** [-zɪə]: Muskelhüllgewebe *nt*, Perimysium *nt*
external perimysium: Muskelhüllgewebe *nt* des Sekundärbündels, Perimysium externum
internal perimysium: Muskelhüllgewebe *nt* des Primärbündels, Perimysium internum
per|i|na|tal [ˌperɪˈneɪtl] *adj*: Perinatalperiode betreffend, um die Zeit der Geburt herum, perinatal
per|i|na|tol|o|gist [ˌperɪneɪˈtɑlɪdʒɪst] *noun*: Perinatologin *f*, Perinatologe *m*
per|i|na|tol|o|gy [ˌperɪneɪˈtɑlədʒiː] *noun*: Perinatalmedizin *f*
per|in|do|pril [perˈɪndəprɪl] *noun*: Perindopril *nt*
per|i|ne|al [ˌperɪˈniːəl] *adj*: Damm/Perineum betreffend, perineal
per|i|ne|o|cele [ˌperɪˈniːəʊsiːl] *noun*: Perineozele *f*, Dammbruch *m*, Hernia perinealis/ischiorectalis
per|i|ne|om|e|ter [ˌperɪnɪˈɑmɪtər] *noun*: Perineometer *nt*
per|i|ne|o|plas|ty [ˌperɪˈniːəplæstiː] *noun*: Perineoplastik *f*
per|i|ne|or|rha|phy [ˌperɪnɪˈɔrəfiː] *noun*: Dammnaht *f*, Perineorrhaphie *f*
per|i|ne|o|scro|tal [ˌperɪˌniːəˈskrəʊtl] *adj*: Damm und Hodensack/Skrotum betreffend, perineoskrotal
per|i|ne|ot|o|my [ˌperɪnɪˈɑtəmiː] *noun*: Dammschnitt *m*
per|i|ne|o|vag|i|nal [ˌperɪniːəʊˈvædʒɪnl] *adj*: Damm und Scheide/Vagina betreffend, perineovaginal, vaginoperineal
per|i|ne|o|vag|i|no|rec|tal [ˌperɪniːəˌvædʒɪnəʊˈrektəl] *adj*: Damm, Scheide/Vagina und Mastdarm/Rektum betreffend, perineovaginorektal
per|i|ne|o|vul|var [ˌperɪˌniːəʊˈvʌlvər] *adj*: Damm und Vulva betreffend, perineovulvar, perineovulvär
per|i|neph|ri|al [ˌperɪˈnefrɪəl] *adj*: Perinephrium betreffend, perinephrial
per|i|neph|ric [ˌperɪˈnefrɪk] *adj*: **1.** →*perinephrial* **2.** um die Niere herum, perirenal
per|i|ne|phrit|ic [ˌperɪnɪˈfrɪtɪk] *adj*: Nierenkapselentzündung/Perinephritis betreffend, perinephritisch
per|i|ne|phri|tis [ˌperɪnɪˈfraɪtɪs] *noun*: Entzündung *f* der Nierenkapsel, Perinephritis *f*, Nierenkapselentzündung *f*
fibrous perinephritis: Perinephritis fibrosa
granular perinephritis: Perinephritis granularis
haemorrhagic perinephritis: (*brit.*) →*hemorrhagic perinephritis*
hemorrhagic perinephritis: Perinephritis haemorrhagica
sclerotic perinephritis: Perinephritis scleroticans
per|i|neph|ri|um [ˌperɪˈnefriːəm] *noun, plural* **-ria** [-rɪə]: Perinephrium *nt*
per|i|ne|um [ˌperɪˈniːəm] *noun*: Damm *m*, Perineum *nt* **through the perineum** durch den Damm, transperineal
anterior perineum: Vorderdamm *m*
gynaecological perineum: (*brit.*) →*gynecological perineum*
gynecological perineum: Sehnenplatte *f* des Damms, Centrum tendineum perinei
posterior perineum: Hinterdamm *m*
per|i|neu|ral [ˌperɪˈnjʊərəl] *adj*: um einen Nerv herum, perineural, Perineural-
per|i|neu|ri|al [ˌperɪˈnjʊərɪəl] *adj*: **1.** Perineurium betreffend, perineural, perineurial **2.** →*perineural*
per|i|neu|rit|ic [ˌperɪnjʊəˈrɪtɪk, -nʊ-] *adj*: Perineuritis betreffend, perineuritisch
per|i|neu|ri|tis [ˌperɪnjʊəˈraɪtɪs] *noun*: Entzündung *f* des Perineuriums, Perineuritis *f*, Perineumentzündung *f*
per|i|neu|ri|um [ˌperɪˈnjʊəriːəm] *noun, plural* **-ria** [-rɪə]: Perineurium *nt*
per|i|nod|u|lar [ˌperɪˈnɑdʒələr] *adj*: perinodulär
per|i|nu|cle|ar [ˌperɪˈn(j)uːklɪər] *adj*: um einen Kern/Nukleus herum (liegend), insbesondere den Zellkern, zirkumnukleär, perinukleär
per|i|oc|u|lar [ˈnɑdʒələrˈɑkjələr] *adj*: um das Auge/den Oculus herum (liegend), periokular, periokulär, zirkumokulär, periophthalmisch
pe|ri|od [ˈpɪərɪəd] *noun*: **1.** Periode *f*, Zyklus *m*; Zeitspanne *f*, -dauer *f*, -raum *m* **for the period of** für die Dauer von **for an indefinite period (of time)** für unbestimmte Dauer **2.** Monats-, Regelblutung *f*, Menstruation *f*, Menses *pl*, Periode *f*
absolute refractory period: absolute Refraktärperiode *f*
acceleration period: Beschleunigungsphase *f*
active period: Aktivphase *f*
asymptomatic period: Krankheitsvorfeld *nt*
biological half-life period: biologische Halbwertszeit *f*
contraction period: Anspannungsphase *f*
dreaming period: Traumphase *f*
eclipse period: Virusfinsternis *f*, Eklipse *f*
effective half-life period: effektive Halbwertzeit *f*
effective half-live period: effektive Halbwertzeit *f*
effective refractory period: effektive Refraktärperiode *f*
ejection period: (*Herz*) Austreibungsphase *f*
embryonal period: Embryonalperiode *f*
embryonic period: Embryonalperiode *f*
exponential period: (*Wachstum*) exponentielle Phase *f*, log-Phase *f*
period of exposure: Belichtungszeit *f*
extrinsic incubation period: äußere Inkubationszeit *f*, Inkubationszeit im Vektor
fetal period: Fötal-, Fetalperiode *f*
filling period: Füllungsphase *f*
fixation period: Fixationsperiode *f*
functional refractory period: funktionelle Refraktärperiode *f*

G_1 period: G_1-Phase *f*
G_2 period: G_2-Phase *f*
Gap_1 period: G_1-Phase *f*
Gap_2 period: G_2-Phase *f*
gestation period: Schwangerschaftsdauer *f*; (*biolog.*) Tragzeit *f*
growth periods: Wachstumsperioden *pl*
half-life period: Halbwertzeit *f*
half-live period: →*half-life period*
incubation period: **1.** (*patholog.*) Inkubationszeit *f* **2.** (*mikrobiolog.*) Inkubationszeit *f*, Latenzperiode *f* **3.** (*mikrobiolog.*) äußere Inkubationszeit *f*, Inkubationszeit *f* im Vektor
induction period: Induktionsphase *f*
isoelectric period: (*EKG*) isoelektrische Periode *f*
isometric period: isometrische Kontraktionsphase *f*, Phase *f* der isometrischen Anspannung
period of isometric contraction: isometrische Kontraktionsphase *f*, Phase *f* der isometrischen Anspannung
period of isometric relaxation: Phase *f* der isometrischen Entspannung
lactation period: Stillzeit *f*, Laktationsperiode *f*
lag period: lag-Phase *f*, Latenzphase *f*
latency period: **1.** (*psychol.*) Latenzphase *f* **2.** (*mikrobiolog.*) Latenzzeit *f*, Inkubationszeit *f*
latent period: **1.** (*mikrobiolog.*) Latenzzeit *f*, Inkubationszeit *f* **2.** (*physiolog.*) Latenz *f*, Latenzzeit *f*
log period: log-Phase *f*, exponentielle Phase *f*, logarithmische Phase *f*
logarithmic period: log-Phase *f*, exponentielle Phase *f*
M period: M-Phase *f*
mitotic period: M-Phase *f*
monthly period: Monats-, Regelblutung *f*, Menstruation *f*, Menses *pl*, Periode *f*
multiplication period: Vermehrungs-, Multiplikationsperiode *f*
neonatal period: Neugeborenenperiode *f*
nursing period: Stillzeit *f*
oedipal period: →*oedipal phase*
on-off periods: On-Off-Perioden *pl*
optimum conception period: Konzeptionsoptimum *nt*
oral period: →*oral phase*
perinatal period: Perinatalperiode *f*
postnatal period: Nachgeburtsperiode *f*
postsphygmic period: →*period of isometric relaxation*
prepatent period: Präpatentperiode *f*, Präpatenz *f*
presphygmic period: isometrische Kontraktionsphase *f*, Phase *f* der isometrischen Anspannung
prodromal period: Prodromalstadium *nt*, Prodromalphase *f*, Vorläuferstadium *nt*
push-out period: Pressphase *f*
realization period: Realisationsphase *f*
refractory period: Refraktärphase *f*, -stadium *nt*, -periode *f*
relative refractory period: relative Refraktärperiode *f*
relaxation period: Entspannungsphase *f*
retardation period: →*retardation phase*
S period: S-Phase *f*
silent period: Innovationsstille *f*, silent period *nt*
sphygmic period: Austreibungsphase *f*
stationary period: →*stationary phase*
synthesis period: S-Phase *f*
teratogenic determination period: teratogene Determinationsperiode *f*
terminal sac period: Terminalsäckchenphase *f*
total refractory period: totale Refraktärperiode *f*
trial period: Probezeit *f*
vegetative period: Vegetationsperiode *f*, -zeit *f*
vulnerable period: vulnerable Periode *f*
Wenckebach period: Wenckebach-Periodik *f*, AV-Block II. Grades Typ 1 *m*

per|i|o|date [pəˈraɪədeɪt] *noun*: Perjodat *nt*, Periodat *nt*

pe|ri|od|ic [ˌpɪərɪˈɑdɪk] *adj*: **1.** periodisch, regelmäßig (wiederkehrend), phasenhaft (ablaufend), zyklisch; in Schüben verlaufend **2.** aus Perjodsäure bestehend *oder* abstammend, perjodsauer

pe|ri|od|i|cal [ˌpɪərɪˈɑdɪkl] *adj*: periodisch, regelmäßig (wiederkehrend), phasenhaft (ablaufend), zyklisch; in Schüben verlaufend

pe|ri|o|dic|i|ty [ˌpɪərɪəˈdɪsətiː] *noun*: Periodik *f*, Periodizität *f*
circadian periodicity: Zirkadianperiodik *f*
major periodicity: Hauptperiodizität *f*
minor periodicity: Neben-, Unterperiodizität *f*

per|i|o|don|tal [ˌperɪəʊˈdɑntl] *adj*: **1.** um einen Zahn herum, peridental, periodontal **2.** Wurzelhaut/Periodontium betreffend, periodontal

per|i|o|don|tal|gia [ˌperɪəʊdɑnˈtældʒ(ɪ)ə] *noun*: Periodontalgie *f*

per|i|o|don|tia [ˌperɪəʊˈdɑnʃɪə] *noun*: Parodontologie *f*

per|i|o|don|tics [ˌperɪəʊˈdɑntɪks] *plural*: Parodontologie *f*
preventive periodontics: präventive Parodontologie *f*

per|i|o|don|tist [ˌperɪəʊˈdɑntɪst] *noun*: Parodontologe *m*, Parodontologin *f*

per|i|o|don|tit|ic [ˌperɪdɑnˈtɪtɪk] *adj*: Periodontitis betreffend, periodontitisch

per|i|o|don|ti|tis [ˌperɪdɑnˈtaɪtɪs] *noun*: **1.** Entzündung *f* des Zahnhalteapparates/Parodontium, Parodontitis *f* **2.** Entzündung *f* der Zahnwurzelhaut, Wurzelhautentzündung *f*, Periodontitis *f*
acute periodontitis: akute Parodontitis *f*, Parodontitis acuta
adult periodontitis: Paradontose *f*
apical periodontitis: Parodontitis apicalis
chronic periodontitis: chronische Parodontitis *f*
chronic apical periodontitis: Zahngranulom *nt*, Wurzelspitzengranulom *nt*, Zahnwurzelspitzengranulom *nt*, Granuloma apicale
chronic periapical periodontitis: →*chronic apical periodontitis*
HIV periodontitis: HIV-assoziierte Periodontitis *f*
HIV-associated periodontitis: HIV-assoziierte Periodontitis *f*
human immunodeficiency virus-associated periodontitis: →*HIV periodontitis*
interradicular periodontitis: Parodontitis interradicularis
juvenile periodontitis: Parodontitis *f*, Periodontitis *f*
marginal periodontitis: Parodontitis marginalis, Alveolarpyorrhoe *f*
prepubertal periodontitis: präpuberale Parodontitis *f*
primary periodontitis: →*marginal periodontitis*
rapidly progressive periodontitis: rapid-progressive Parodontitis *f*
simple periodontitis: Alveolarpyorrhoe *f*, Parodontitis marginalis
suppurative apical periodontitis: Parodontitis apicalis acuta purulenta

per|i|o|don|tium [ˌperɪəʊˈdɑnʃ(ɪ)əm] *noun*, *plural* **-tia** [-ʃ(ɪ)ə]: **1.** Zahnbett *nt*, Zahnhalteapparat *m*, Parodont *nt*, Parodontium *nt* **2.** Wurzelhaut *f*, Desmodontium *nt*, Periodontium *nt*
inserting periodontium: Periodontium insertionis

per|i|o|don|tol|o|gy [ˌperɪəʊdɑn'tɑlədʒiː] *noun*: Parodontologie *f*
per|i|o|don|tol|y|sis [ˌperɪəʊdɑn'tɑləsɪs] *noun*: Parodontolyse *f*
per|i|o|don|top|a|thy [ˌperɪəʊdɑn'tɑpəθiː] *noun*: Parodontopathie *f*
per|i|o|don|to|sis [ˌperɪəʊdɑn'təʊsɪs] *noun*: Paradontose *f*, Parodontose *f*
per|i|oe|soph|a|ge|al [ˌperɪɪˌsɑfə'dʒiːəl] *adj*: (*brit.*) →*periesophageal*
per|i|oe|soph|a|git|ic [ˌperɪɪˌsɑfə'dʒɪtɪk] *adj*: (*brit.*) →*periesophagitic*
per|i|oe|soph|a|gi|tis [ˌperɪɪˌsɑfə'dʒaɪtɪs] *noun*: (*brit.*) →*periesophagitis*
per|i|om|phal|ic [ˌperɪɑm'fælɪk] *adj*: um den Nabel/Umbilikus herum (liegend), periumbilikal
per|i|o|nych|ia [ˌperɪəʊ'nɪkɪə] *noun*: Nagelfalzentzündung *f*, Umlauf *m*, Paronychie *f*, Paronychia *f*
herpetic perionychia: Herpesparonychie *f*
per|i|o|nych|i|um [ˌperɪəʊ'niːkɪəm] *noun, plural* **-nych|ia** [-'niːkɪə]: Nagelhaut *f*, Perionychium *nt*
per|i|o|nyx|is [ˌperɪəʊ'nɪksɪs] *noun*: →*perionychia*
per|i|o|o|pho|rit|ic [ˌperɪəʊəfə'rɪtɪk] *adj*: Perioophoritis betreffend, perioophoritisch
per|i|o|o|pho|ri|tis [ˌperɪəʊəfə'raɪtɪs] *noun*: Entzündung *f* der Gewebe um den Eierstock, Perioophoritis *f*
per|i|o|oph|o|ro|sal|pin|gi|tis [ˌperɪəʊˌɑfərəʊˌsælpɪŋ'dʒaɪtɪs] *noun*: Entzündung *f* der Gewebe um Eierstock und Eileiter, Perisalpingoovaritis *f*, Perioophorosalpingitis *f*
per|i|o|o|the|ci|tis [ˌperɪˌəʊəθɪ'saɪtɪs] *noun*: Entzündung *f* der Gewebe um den Eierstock, Perioophoritis *f*
per|i|op|er|a|tive [perɪ'ɑp(ə)rətɪv] *adj*: um die Zeit einer Operation herum, perioperativ
per|i|oph|thal|mi|a [ˌperɪɑf'θælmɪə] *noun*: Entzündung *f* der periokulären Gewebe, Periophthalmitis *f*
per|i|oph|thal|mic [ˌperɪɑf'θælmɪk] *adj*: um das Auge/den Oculus herum (liegend), periokular, periokulär, zirkumokulär, periophthalmisch
per|i|oph|thal|mit|ic [ˌperɪɑfθæl'mɪtɪk] *adj*: Periophthalmitis betreffend, periophthalmitisch
per|i|oph|thal|mi|tis [ˌperɪɑfθæl'maɪtɪs] *noun*: Entzündung *f* der periokulären Gewebe, Periophthalmitis *f*
per|i|op|tom|e|try [ˌperɪɑp'tɑmətriː] *noun*: Perimetrie *f*
per|i|o|ral [ˌperɪ'ɔːrəl, perɪ'əʊrəl] *adj*: um den Mund/Os herum (liegend), in der Umgebung der Mundöffnung, zirkumoral, perioral
per|i|or|bit [ˌperɪ'ɔːrbɪt] *noun*: Periorbita *f*, Orbitaperiost *nt*
per|i|or|bi|ta [ˌperɪ'ɔːrbɪtə] *noun*: Periorbita *f*, Orbitaperiost *nt*
per|i|or|bit|al [ˌperɪ'ɔːrbɪtl] *adj*: um die Augenhöhle/Orbita herum (liegend), zirkumorbital, periorbital
per|i|or|bi|tit|ic [ˌperɪˌɔːrbə'tɪtɪk] *adj*: Periorbititis betreffend, periorbititisch
per|i|or|bi|ti|tis [ˌperɪˌɔːrbə'taɪtɪs] *noun*: Entzündung *f* der Periobita, Periorbititis *f*
per|i|or|chit|ic [ˌperɪɔːr'kɪtɪk] *adj*: Periorchitis betreffend, periorchitisch
per|i|or|chi|tis [ˌperɪɔːr'kaɪtɪs] *noun*: Periorchitis *f*, Hodenhüllenentzündung *f*, Hodenscheidenentzündung *f*; Vaginalitis *f*
pseudofibromatous periorchitis: pseudofibromatöse Periorchitis *f*, fibröser Pseudotumor *m*
per|i|or|chi|um [ˌperɪ'ɔːrkɪəm] *noun*: Periorchium *nt*, Lamina parietalis tunicae vaginalis testis
per|i|ost ['perɪɑst] *noun*: →*periosteum*
per|i|os|te|al [ˌperɪ'ɑstɪəl] *adj*: Knochenhaut/Periost betreffend, von der Knochenhaut ausgehend, periostal, Periost-
per|i|os|te|i|tis [ˌperɪˌɑstɪ'aɪtɪs] *noun*: Entzündung *f* der Knochenhaut, Periostitis *f*, Knochenhautentzündung *f*, Periostentzündung *f*
periosteo- *präf.*: Knochenhaut-, Periost-
per|i|os|te|o|de|ma [ˌperɪˌɑstɪəʊ'diːmə] *noun*: →*periosteoedema*
per|i|os|te|o|e|de|ma [ˌperɪˌɑstɪəʊɪ'diːmə] *noun*: Periost-, Knochenhautödem *nt*
per|i|os|te|o|ma [ˌperɪɑstɪ'əʊmə] *noun*: Periosteom *nt*
per|i|os|te|o|med|ul|li|tis [ˌperɪˌɑstɪəʊmedə'laɪtɪs] *noun*: Entzündung *f* von Knochenhaut und Knochenmark, Periosteomyelitis *f*
per|i|os|te|o|my|e|lit|ic [ˌperɪˌɑstɪəʊmaɪə'lɪtɪk] *adj*: Periosteomyelitis betreffend, periosteomyelitisch
per|i|os|te|o|my|e|li|tis [ˌperɪˌɑstɪəʊmaɪə'laɪtɪs] *noun*: Entzündung *f* von Knochenhaut und Knochenmark, Periosteomyelitis *f*
periosteo-oedema *noun*: (*brit.*) →*periosteoedema*
per|i|os|te|op|a|thy [ˌperɪɑstɪ'ɑpəθiː] *noun*: Periosterkrankung *f*, Periostopathie *f*
per|i|os|te|o|phyte [ˌperɪ'ɑstɪəfaɪt] *noun*: →*periosteoma*
per|i|os|te|o|sis [ˌperɪɑstɪ'əʊsɪs] *noun*: Periostose *f*
per|i|os|te|o|tome [perɪ'ɑstɪətəʊm] *noun*: Periosteotom *nt*; Raspatorium *nt*
per|i|os|te|ot|o|my [ˌperɪɑstɪ'ɑtəmiː] *noun*: Periosteotomie *f*
per|i|os|te|ous [ˌperɪ'ɑstɪəs] *adj*: **1.** →*periosteal* **2.** aus Periost bestehend *oder* entstehend, periostal
per|i|os|te|um [ˌperɪ'ɑstɪəm] *noun, plural* **-tea** [-tɪə]: (äußere) Knochenhaut *f*, Periost *nt*, Periosteum *nt*
beneath the periosteum unter der Knochenhaut/dem Periost (liegend), subperiostal
alveolar periosteum: Zahnbett *nt*, -halteapparat *m*, Parodont *nt*, Parodontium *nt*
dental periosteum: Wurzelhaut *f*, Desmodont *nt*, Desmodontium *nt*, Periodontium *nt*, Periost *nt* der Zahnwurzel, Ligamentum alveolodentale, Ligamentum dentoalveolare
inner periosteum: innere Knochenhaut *f*, Endost(eum) *nt*, Periosteum internum
per|i|os|tit|ic [ˌperɪɑs'tɪtɪk] *adj*: Periostitis betreffend, periostitisch
per|i|os|ti|tis [ˌperɪɑs'taɪtɪs] *noun*: Entzündung *f* der Knochenhaut, Periostitis *f*, Knochenhautentzündung *f*, Periostentzündung *f*
alveolodental periostitis: Parodontitis *f*, Periodontitis *f*
gummous periostitis: Periostitis gummosa
luetic periostitis: luetische Periostitis *f*, syphilitische Periostitis *f*, Periostitis syphilitica
onion-skin periostitis: Zwiebelschalenperiostitis *f*
orbital periostitis: orbitale Periostitis *f*
ossifying periostitis: Periostitis ossificans
syphilitic periostitis: luetische Periostitis *f*, syphilitische Periostitis *f*, Periostitis syphilitica
per|i|os|to|ma [ˌperɪɑs'təʊmə] *noun*: →*periosteoma*
per|i|os|to|med|ul|li|tis [ˌperɪˌɑstəʊˌmedə'laɪtɪs] *noun*: Entzündung *f* von Knochenhaut und Knochenmark, Periosteomyelitis *f*
per|i|os|to|sis [ˌperɪɑs'təʊsɪs] *noun*: Periostose *f*
hyperplastic periostosis: Caffey-de Toni-Syndrom *nt*, Caffey-Silverman-Syndrom *nt*, Caffey-Smith-Syndrom *nt*, Hyperostosis corticalis infantilis
per|i|os|tos|te|i|tis [ˌperɪɑsˌtɑstɪ'aɪtɪs] *noun*: Entzündung *f* von Knochengewebe und Knochenhaut/Periost, Knochen-Periost-Entzündung *f*, Osteoperiostitis *f*
per|i|os|to|tome [ˌperɪ'ɑstətəʊm] *noun*: →*periosteotome*

P

per|i|os|tot|o|my [,perɪɑs'tɑtəmiː] *noun*: →*periosteotomy*
per|i|o|tic [,perɪ'əʊtɪk] *adj*: um das (Innen-)Ohr herum (liegend)
per|i|o|va|ri|tis [,perɪ,əʊvə'raɪtɪs] *noun*: Entzündung *f* der Gewebe um den Eierstock, Perioophoritis *f*
per|i|o|vu|lar [,perɪ'ɑvjələr] *adj*: um eine Eizelle/ein Ovum herum (liegend), periovulär
per|i|pach|y|men|in|gi|tis [,perɪ,pækɪ,menɪn'dʒaɪtɪs] *noun*: Peripachymeningitis *f*
per|i|pa|lae|o|cor|tex [,perɪ,peɪlɪəʊ'kɔːrteks] *noun*: Peripalaeokortex *m*
per|i|pa|le|o|cor|tex [,perɪ,peɪlɪəʊ'kɔːrteks] *noun*: Peripalaeokortex *m*
per|i|pan|cre|at|ic [,perɪ,pænkrɪ'ætɪk] *adj*: um die Bauchspeicheldrüse/das Pankreas herum (liegend), peripankreatisch
per|i|pan|cre|a|tit|ic [,perɪ,pænkrɪə'tɪtɪk] *adj*: Peripankreatitis betreffend, peripankreatitisch
per|i|pan|cre|a|ti|tis [,perɪ,pænkrɪə'taɪtɪs] *noun*: Entzündung *f* der Pankreasserosa, Peripankreatitis *f*
per|i|pap|il|lar|y [,perɪ'pæpɪləriː] *adj*: um eine Papille herum (liegend), peripapillär
per|i|par|tal [,perɪ'pɑːrtl] *adj*: um die Zeit der Geburt herum (auftretend), peripartal
per|i|par|tum [,perɪ'pɑːrtəm] *adj*: um die Zeit der Geburt herum (auftretend), peripartal
per|i|pa|tel|lar [,perɪpə'telər] *adj*: um die Kniescheibe/Patella herum (liegend), peripatellär
per|i|pha|ci|tis [,perɪfə'saɪtɪs] *noun*: Periphakitis *f*
per|i|pha|kit|ic [,perɪfə'kɪtɪk] *adj*: Periphakitis betreffend, periphakitisch
per|i|pha|ki|tis [,perɪfə'kaɪtɪs] *noun*: Entzündung *f* der Gewebe um die Linsenkapsel, Periphakitis *f*
per|i|pha|ryn|ge|al [,perɪfə'rɪndʒ(ɪ)əl] *adj*: um den Rachen/Pharynx herum (liegend), peripharyngeal
pe|riph|er|al [pə'rɪfərəl] *adj*: **1.** am Rand/an der Peripherie, peripher(isch) **2.** im äußeren (Körper-)Bereich, zur Körperoberfläche hin, peripher
per|i|pher|ic [,perɪ'ferɪk] *adj*: →*peripheral*
pe|riph|er|y [pə'rɪfəriː] *noun*: Rand *m*, Randgebiet *nt*, Randzone *f*, Peripherie *f*
denture periphery: Gebissrand *m*
per|i|phle|bit|ic [,perɪflɪ'bɪtɪk] *adj*: Periphlebitis betreffend, periphlebitisch
per|i|phle|bi|tis [,perɪflɪ'baɪtɪs] *noun*: Entzündung *f* der Venenadventitia und umgebender Gewebe, Periphlebitis *f*
sclerosing periphlebitis: Mondor-Krankheit *f*
per|i|pho|ria [,perɪ'fəʊrɪə] *noun*: Zyklophorie *f*
per|i|phre|nit|ic [,perɪfrɪ'nɪtɪk] *adj*: Periphrenitis betreffend, periphrenitisch
per|i|phre|ni|tis [,perɪfrɪ'naɪtɪs] *noun*: Entzündung *f* von Zwerchfellpleura und -peritoneum, Periphrenitis *f*
per|i|plasm ['perɪplæzəm] *noun*: Periplasma *nt*
per|i|plas|mic [,perɪ'plæzmɪk] *adj*: periplasmatisch
per|i|pleu|ral [,perɪ'plʊərəl] *adj*: um das Brustfell/die Pleura herum (liegend), peripleural
per|i|pleu|rit|ic [,perɪplʊə'rɪtɪk] *adj*: Peripleuritis betreffend, peripleuritisch
per|i|pleu|ri|tis [,perɪplʊə'raɪtɪs] *noun*: Peripleuritis *f*
per|i|pneu|mo|ni|a [,perɪn(j)uː'məʊnɪə] *noun*: Entzündung *f* des Lungenparenchyms, Lungenentzündung *f*, Pneumonie *f*, Pneumonia *f*
per|i|pneu|mo|ni|tis [,perɪ,n(j)uːmə'naɪtɪs] *noun*: Entzündung *f* des Lungenparenchyms, Lungenentzündung *f*, Pneumonie *f*, Pneumonia *f*
per|i|po|lar [,perɪ'pəʊlər] *adj*: peripolar
per|i|po|le|sis [,perɪpəʊ'liːsɪs] *noun*: Peripolese *f*, Peripolesis *f*
per|i|po|ri|tis [,perɪpə'raɪtɪs] *noun*: Periporitis *f*
per|i|por|tal [,perɪ'pɔːrtl] *adj*: **1.** im Bereich der Leberpforte, periportal **2.** um die Pfortader herum, periportal
per|i|proc|tic [,perɪ'prɑktɪk] *adj*: in der Umgebung des Afters/Anus (liegend), um den After herum, perianal, zirkumanal
per|i|proc|tit|ic [,perɪprɑk'tɪtɪk] *adj*: Periproktitis betreffend, periproktitisch
per|i|proc|ti|tis [,perɪprɑk'taɪtɪs] *noun*: Entzündung *f* der periproktischen Gewebe, Periproktitis *f*
per|i|pros|tat|ic [,perɪprɑs'tætɪk] *adj*: um die Vorsteherdrüse/Prostata herum (liegend), periprostatisch
per|i|pros|ta|tit|ic *adj*: Periprostatitis betreffend, periprostatitisch
per|i|pros|ta|ti|tis [,perɪ,prɑstə'taɪtɪs] *noun*: Entzündung *f* der periprostatischen Gewebe, Periprostatitis *f*
per|i|py|le|phle|bit|ic [,perɪ,paɪləflɪ'bɪtɪk] *adj*: Peripylephlebitis betreffend, peripylephlebitisch
per|i|py|le|phle|bi|tis [,perɪ,paɪləflɪ'baɪtɪs] *noun*: Entzündung *f* der Gewebe um die Pfortader, Peripylephlebitis *f*
per|i|py|lor|ic [,perɪ'paɪ'lɔːrɪk] *adj*: um den Magenpförtner/Pylorus herum (liegend), peripylorisch
per|i|ra|dic|u|lar [,perɪrə'dɪkjələr] *adj*: um eine Wurzel/Radix herum (liegend), periradikulär
per|i|rec|tal [,perɪ'rektəl] *adj*: in der Umgebung des Mastdarms/Rektum (liegend), perirektal
per|i|rec|ti|tis [,perɪrek'taɪtɪs] *noun*: Entzündung *f* der periproktischen Gewebe, Periproktitis *f*
per|i|re|nal [,perɪ'riːnl] *adj*: um die Niere/Ren herum (liegend), zirkumrenal, perirenal
per|i|rhi|nal [,perɪ'raɪnl] *adj*: um die Nase *oder* Nasenhöhle herum (liegend), perinasal
per|i|sal|pin|git|ic [,perɪ,sælpɪn'dʒɪtɪk] *adj*: Perisalpingitis betreffend, perisalpingitisch
per|i|sal|pin|gi|tis [,perɪ,sælpɪn'dʒaɪtɪs] *noun*: Entzündung *f* der Gewebe um die Eileiter, Perisalpingitis *f*
perisalpingo-ovaritis *noun*: Entzündung *f* der Gewebe um Eierstock und Eileiter, Perisalpingoovaritis *f*, Perioophorosalpingitis *f*
per|i|sal|pinx [,perɪ'sælpɪŋks] *noun*: Perisalpinx *f*
per|i|scaph|o|lu|nar [,perɪ,skæfə'luːnər] *adj*: periskapholunär
per|i|scop|ic [,perɪ'skɑpɪk] *adj*: periskopisch
per|i|sig|moid|it|ic [,perɪsɪgmɔɪ'dɪtɪk] *adj*: Perisigmoiditis betreffend, perisigmoiditisch
per|i|sig|moid|i|tis [,perɪsɪgmɔɪ'daɪtɪs] *noun*: Entzündung *f* der Gewebe um das Sigma, Perisigmoiditis *f*
per|i|si|nu|i|tis [,perɪ,saɪnə'waɪtɪs] *noun*: Entzündung *f* des Gewebes um einen Sinus, Perisinusitis *f*
per|i|sin|u|ous [,perɪ'sɪnjəwəs] *adj*: in der Umgebung eines Sinus (liegend), perisinuös, perisinös, perisinusoidal
per|i|sin|u|sit|ic [,perɪ,saɪnə'sɪtɪk] *adj*: Perisinusitis betreffend, perisinusitisch
per|i|si|nu|si|tis [,perɪ,saɪnə'saɪtɪs] *noun*: Entzündung *f* des Gewebes um einen Sinus, Perisinusitis *f*
per|i|si|nus|oi|dal [,perɪ,saɪnə'sɔɪdl] *adj*: perisinusoidal
per|i|sper|ma|tit|ic [,perɪ,spɜrmə'tɪtɪk] *adj*: Perispermatitis betreffend, perispermatitisch
per|i|sper|ma|ti|tis [,perɪ,spɜrmə'taɪtɪs] *noun*: Entzündung *f* der Gewebe um den Samenstrang, Perispermatitis *f*
per|i|splanch|nic [,perɪ'splæŋknɪk] *adj*: die Eingeweide/Viszera umgebend, in der Umgebung der Eingewei-

P

de (liegend), periviszeral
per|i|splanch|nit|ic [ˌperɪsplæŋk'nɪtɪk] *adj*: Perisplanchnitis betreffend, perisplanchnitisch
per|i|splanch|ni|tis [ˌperɪsplæŋk'naɪtɪs] *noun*: Entzündung *f* der Gewebe um ein Organ, Perisplanchnitis *f*
per|i|splen|ic [ˌperɪ'spliːnɪk] *adj*: um die Milz/Splen herum (liegend), perisplenisch, perilienal
per|i|sple|nit|ic [ˌperɪsplɪ'nɪtɪk] *adj*: Perisplenitis betreffend, perisplenitisch
per|i|sple|ni|tis [ˌperɪsplɪ'naɪtɪs] *noun*: Entzündung *f* der Milzkapsel, Perisplenitis *f*, Milzkapselentzündung *f*, Episplenitis *f*
cartilaginous perisplenitis: Perisplenitis pseudocartilaginea
per|i|spon|dyl|ic [ˌperɪspɑn'dɪlɪk] *adj*: um einen Wirbel/Vertebra herum (liegend), perivertebral
per|i|spon|dy|lit|ic [ˌperɪspɑndə'lɪtɪk] *adj*: Perispondylitis betreffend, perispondylitisch
per|i|spon|dy|li|tis [ˌperɪspɑndə'laɪtɪs] *noun*: Entzündung *f* des Gewebes um einen Wirbel, Perispondylitis *f*
per|i|stal|sis [ˌperɪ'stɔːlsɪs] *noun, plural* **-ses** [-siːz]: Peristaltik *f*
mass peristalsis: Holzknecht-Massenbewegung *f*
nonpropulsive peristalsis: nichtpropulsive Peristaltik *f*
orthograde peristalsis: orthograde Peristaltik *f*
propulsive peristalsis: propulsive Peristaltik *f*
retrograde peristalsis: retrograde Peristaltik *f*
reversed peristalsis: retrograde Peristaltik *f*
slow peristalsis: Bradystaltik *f*
per|i|stal|tic [ˌperɪ'stɔːltɪk] *adj*: Peristaltik betreffend, in der Art einer Peristaltik, peristaltisch
per|i|staph|y|line [ˌperɪ'stæfəliːn] *adj*: um die Uvula herum (liegend), periuvulär
per|i|staph|y|lit|ic [ˌperɪˌstæfə'lɪtɪk] *adj*: Peristaphylitis betreffend, peristaphylitisch
per|i|staph|y|li|tis [ˌperɪˌstæfə'laɪtɪs] *noun*: Entzündung *f* des Gewebes um das Gaumenzäpfchen, Peristaphylitis *f*
pe|ris|ta|sis [pə'rɪstəsɪs] *noun*: Peristase *f*, Peristasis *f*
per|i|stat|ic [ˌperɪ'stætɪk] *adj*: Peristaltik betreffend, in der Art einer Peristaltik, peristaltisch
pe|ris|to|le [pə'rɪstəʊlɪ] *noun*: Peristole *f*
per|i|stol|ic [ˌperɪ'stɑlɪk] *adj*: Peristole betreffend, peristolisch
per|i|sto|ma [pə'rɪstəmə, perɪ'stəʊmə] *noun*: →*peristome*
per|i|sto|mal [ˌperɪ'stəʊməl] *adj*: **1.** um den Mund/Os herum (liegend), in der Umgebung der Mundöffnung, perioral, zirkumoral **2.** um eine künstliche Öffnung/ein Stoma herum (liegend), peristomal
per|i|sto|ma|tous [perɪ'stəʊmətəs] *adj*: **1.** →*peristomal* **2.** →*perioral*
per|i|stome ['perɪstəʊm] *noun*: Peristom *nt*, Peristomfeld *nt*, -scheibe *f*, Mundfeld *nt*, -scheibe *f*
per|i|sto|mi|al [ˌperɪ'stəʊmɪəl] *adj*: Peristom betreffend, Peristom-
per|i|stru|mi|tis [ˌperɪstruː'maɪtɪs] *noun*: Entzündung *f* der Schilddrüsenkapsel, Perithyreoiditis *f*, Perithyroiditis *f*
per|i|stru|mous [ˌperɪ'struːməs] *adj*: um einen Kropf/eine Struma herum (liegend), peristrumal
per|i|syn|o|vi|al [ˌperɪsɪ'nəʊvɪəl] *adj*: um eine Synovialis herum (liegend), perisynovial
per|i|sy|rin|git|ic [ˌperɪˌsɪrɪn'dʒɪtɪk] *adj*: Perisyringitis betreffend, perisyringitisch
per|i|sy|rin|gi|tis [ˌperɪˌsɪrɪn'dʒaɪtɪs] *noun*: Entzündung *f* des Gewebes um eine Schweißdrüse, Perisyringitis *f*
per|i|sys|to|le [ˌperɪ'sɪstəliː] *noun*: Präsystole *f*
per|i|sys|tol|ic [ˌperɪsɪs'tɑlɪk] *adj*: Präsystole betreffend, in der Präsystole; vor der Systole (auftretend), präsystolisch
per|i|tec|to|my [ˌperɪ'tektəmiː] *noun*: Peritektomie *f*, Periektomie *f*, Peritomie *f*
per|i|ten|din|e|um [ˌperɪten'diːnɪəm] *noun, plural* **-nea** [-nɪə]: Sehnengleitgewebe *nt*, Peritendineum *nt*, Peritenonium *nt*
external peritendineum: Peritendineum externum
internal peritendineum: Peritendineum internum
per|i|ten|di|ni|tis [ˌperɪˌtendə'naɪtɪs] *noun*: Sehnenscheidenentzündung *f*, Tendovaginitis *f*, Tendosynovitis *f*, Tenosynovitis *f*
adhesive peritendinitis: schmerzhafte Schultersteife *f*, Periarthritis/Periarthropathia humeroscapularis
per|i|ten|di|nous [ˌperɪ'tendɪnəs] *adj*: um eine Sehne/Tendo herum (liegend), peritendinös
per|i|ten|on [ˌperɪ'tenən] *noun*: Sehnengleitgewebe *nt*, Peritendineum *nt*, Peritenonium *nt*
per|i|ten|o|ni|tis [ˌperɪˌtenə'naɪtɪs] *noun*: Sehnenscheidenentzündung *f*, Tendovaginitis *f*, Tendosynovitis *f*, Tenosynovitis *f*
supraspinous peritenonitis: Peritendinitis supraspinata
per|i|ten|on|ti|tis [ˌperɪˌtenən'taɪtɪs] *noun*: →*peritenonitis*
per|i|the|ci|um [ˌperɪ'θiːsɪəm, -ʃɪəm] *noun*: Perithezium *nt*, -thecium *nt*
per|i|the|li|o|ma [ˌperɪˌθɪlɪ'əʊmə] *noun*: Peritheliom *nt*
per|i|the|li|um [ˌperɪ'θiːlɪəm] *noun, plural* **-lia** [-lɪə]: Perithelium *nt*
per|i|tho|rac|ic [ˌperɪθə'ræsɪk] *adj*: um den Brustkorb/Thorax herum (liegend), perithorakal
per|i|thy|re|oid|it|ic [ˌperɪθaɪrɪɔɪ'dɪtɪk] *adj*: Perithyreoiditis betreffend, perithyreoiditisch, perithyroiditisch
per|i|thy|re|oid|i|tis [ˌperɪθaɪrɪɔɪ'daɪtɪs] *noun*: Entzündung *f* der Schilddrüsenkapsel, Perithyreoiditis *f*, Perithyroiditis *f*
per|i|thy|roid|i|tis [ˌperɪˌθaɪrɔɪ'daɪtɪs] *noun*: →*perithyreoiditis*
pe|rit|o|my [pə'rɪtəmiː] *noun*: **1.** (*urolog.*) Beschneidung *f*, Zirkumzision *f* **2.** (*augenheil.*) Peritektomie *f*, Periektomie *f*, Peritomie *f*
peritone- *präf.*: Bauchfell-, Peritoneal-, Peritone(o)-
per|i|to|ne|al [ˌperɪtəʊ'niːəl] *adj*: Bauchfell/Peritoneum betreffend, aus Peritoneum bestehend, peritoneal
per|i|to|ne|al|gia [perɪˌtəʊnə'ældʒ(ɪ)ə] *noun*: Bauchfell-, Peritonealschmerz(en *pl*) *m*
per|i|to|ne|al|ize [ˌperɪtə'nɪəlaɪz] *vt*: mit Peritoneum bedecken *oder* abdecken
peritoneo- *präf.*: Bauchfell-, Peritoneal-, Peritone(o)-
per|i|to|ne|o|cen|te|sis [perɪtəˌnɪəsen'tiːsɪs] *noun*: **1.** Bauchhöhlenpunktion *f*, Zöliozentese *f* **2.** Peritoneozentese *f*
per|i|to|ne|oc|ly|sis [ˌperɪtənɪ'ɑklɪsɪs] *noun*: Abdominallavage *f*
per|i|to|ne|op|a|thy [ˌperɪtənɪ'ɑpəθiː] *noun*: Bauchfellerkrankung *f*, Peritoneopathie *f*
per|i|to|ne|o|per|i|car|di|al [perɪtəˌnɪəˌperɪ'kɑːrdɪəl] *adj*: Bauchfell und Herzbeutel/Perikard betreffend, peritoneoperikardial
per|i|to|ne|o|pex|y [perɪ'təʊnɪəpeksiː] *noun*: Peritoneopexie *f*
per|i|to|ne|o|plas|ty [perɪ'təʊplæstiː] *noun*: Bauchfell-, Peritoneoplastik *f*
per|i|to|ne|o|scope ['perɪskəʊp] *noun*: Peritoneoskop *nt*
per|i|to|ne|os|co|py [perɪˌtəʊnɪ'ɑskəpiː] *noun*: Peritoneo-

P

skopie *f*
per|i|to|ne|ot|o|my [perɪˌtəʊ'ɑtəmiː] *noun*: Peritoneotomie *f*
per|i|to|ne|o|ve|nous [perɪtəˌnɪə'viːnəs] *adj*: Bauchfell/Peritoneum und Vene verbindend, peritoneovenös
per|i|to|ne|um [ˌperɪtə'niːəm] *noun, plural* **-neums, -nea** [-'niːə]: Bauchfell *nt*, Peritoneum *nt* **beneath the peritoneum** unter dem Bauchfell/Peritoneum (liegend), subperitoneal **through the peritoneum** durch das Bauchfell/Peritoneum, transperitoneal
abdominal peritoneum: Peritoneum *nt* der Bauchwand, parietales Peritoneum *nt*, Peritoneum parietale
anterior parietal peritoneum: Peritoneum parietale anterius
intestinal peritoneum: Peritoneum *nt* der Baucheingeweide, viszerales Peritoneum *nt*, Peritoneum viscerale
parietal peritoneum: Peritoneum *nt* der Bauchwand, parietales Peritoneum *nt*, Peritoneum parietale
urogenital peritoneum: Peritoneum urogenitale
visceral peritoneum: Peritoneum *nt* der Baucheingeweide, viszerales Peritoneum *nt*, Peritoneum viscerale
per|i|to|nism ['perɪtəʊnɪzəm] *noun*: **1.** (*patholog.*) Peritonismus *m* **2.** (*psychiat.*) Pseudoperitonitis *f*
diabetic peritonism: Pseudoperitonitis diabetica
per|i|to|nit|ic [ˌperɪtə'nɪtɪk] *adj*: Bauchfellentzündung/Peritonitis betreffend, peritonitisch
per|i|to|ni|tis [ˌperɪtə'naɪtɪs] *noun*: Peritonitis *f*, Bauchfellentzündung *f*
adhesive peritonitis: adhäsive/verklebende Peritonitis *f*
peritonitis arenosa: Peritonitis arenosa
asymptomatic peritonitis: asymptomatische Peritonitis *f*
bacterial peritonitis: bakterielle Peritonitis *f*
benign paroxysmal peritonitis: familiäres Mittelmeerfieber *nt*, familiäre rekurrente Polyserositis *f*
bile peritonitis: gallige Peritonitis *f*, Choleperitonitis *f*
biliary peritonitis: →*bile peritonitis*
CAPD peritonitis: CAPD-Peritonitis *f*
chemical peritonitis: Reizperitonitis *f*
circumscribed peritonitis: örtlich umschriebene Bauchfellentzündung *f*, Peritonitis circumscripta
diffuse peritonitis: generalisierte Bauchfellentzündung *f*, Peritonitis diffusa
encysted peritonitis: **1.** Peritonitis encapsulans **2.** Bauchfellabszess *m*, Peritonealabszess *m*
faecal peritonitis: (*brit.*) →*fecal peritonitis*
fecal peritonitis: kotige/fäkulente Peritonitis *f*
fibrinous peritonitis: fibrinöse Peritonitis *f*
general peritonitis: generalisierte Bauchfellentzündung *f*, Peritonitis diffusa
haemorrhagic peritonitis: (*brit.*) →*hemorrhagic peritonitis*
hemorrhagic peritonitis: hämorrhagische Peritonitis *f*
localized peritonitis: örtlich umschriebene Bauchfellentzündung *f*, Peritonitis circumscripta
meconium peritonitis: Mekoniumperitonitis *f*
pelvic peritonitis: Pelvioperitonitis *f*, Beckenbauchfellentzündung *f*, Pelveoperitonitis *f*
perforation peritonitis: Perforationsperitonitis *f*
periodic peritonitis: familiäre rekurrierende Polyserositis *f*
permeation peritonitis: Durchwanderungsperitonitis *f*
productive peritonitis: Peritonitis productiva
purulent peritonitis: eitrige Peritonitis *f*, Peritonitis purulenta
septic peritonitis: septische Bauchfellentzündung/Peritonitis *f*
serous peritonitis: seröse Peritonitis *f*, Peritonitis serosa
silent peritonitis: asymptomatische Peritonitis *f*
spontaneous bacterial peritonitis: spontane bakterielle Peritonitis *f*
traumatic peritonitis: traumatische Peritonitis *f*
tuberculous peritonitis: Peritonealtuberkulose *f*, Peritonitis tuberculosa
per|i|to|ni|za|tion [ˌperɪtəʊnaɪ'zeɪʃn] *noun*: Bauchfelldeckung *f*, Bauchfell-, Peritoneoplastik *f*
per|i|to|nize ['perɪtnaɪz] *vt*: mit Bauchfell bedecken *oder* abdecken
per|i|ton|sil|lit|ic [ˌperɪˌtɑn(t)sə'lɪtɪk] *adj*: Peritonsillitis betreffend, peritonsillitisch
per|i|ton|sil|li|tis [ˌperɪˌtɑn(t)sə'laɪtɪs] *noun*: Entzündung *f* des peritonsillären Gewebes, Peritonsillitis *f*
per|i|tra|che|al [ˌperɪ'treɪkɪəl] *adj*: um die Luftröhre/Trachea herum (liegend), peritracheal
pe|rit|ri|chal [pə'rɪtrɪkl] *adj*: →*peritrichous*
pe|rit|ri|chate [pə'rɪtrɪkɪt, -keɪt] *adj*: →*peritrichous*
Per|i|trich|ia [ˌperɪ'trɪkɪə] *plural*: Peritrichia *pl*
per|i|trich|ic [ˌperɪ'trɪkɪk] *adj*: →*peritrichous*
Per|i|trich|i|da [ˌperɪ'trɪkədə] *plural*: Peritrichida *pl*
pe|rit|ri|chous [pə'rɪtrɪkəs] *adj*: völlig begeißelt, peritrich
per|i|tro|chan|ter|ic [ˌperɪˌtrəʊkən'terɪk] *adj*: um einen Trochanter herum (liegend), peritrochantär
per|i|tu|bal [ˌperɪ't(j)uːbəl] *adj*: um eine Tube herum (liegend), peritubar
per|i|tu|ber|cu|lo|sis [ˌperɪtəˌbɜrkjə'ləʊsɪs] *noun*: Pseudotuberkulose *f*
per|i|tu|bu|lar [ˌperɪ't(j)uːbjələr] *adj*: peritubulär
per|i|tu|mo|rous [ˌperɪ't(j)uːmərəs] *adj*: in der Umgebung eines Tumors/einer Geschwulst (liegend), peritumoral
per|i|tu|mou|rous [ˌperɪ't(j)uːmərəs] *adj*: (*brit.*) →*peritumorous*
per|i|typh|lic [ˌperɪ'tɪflɪk] *adj*: um den Blinddarm/das Zäkum herum (liegend), perizäkal, perizökal
per|i|typh|lit|ic [ˌperɪtɪf'lɪtɪk] *adj*: Perityphlitis betreffend, perityphlitisch
per|i|typh|li|tis [ˌperɪtɪf'laɪtɪs] *noun*: Entzündung *f* der periappendizealen Gewebe, Periappendizitis *f*, Paraappendizitis *f*; Entzündung *f* der Blinddarmserosa, Perityphlitis *f*
per|i|um|bil|i|cal [ˌperɪʌm'bɪlɪkl] *adj*: um den Nabel/Umbilikus herum (liegend), periumbilikal
per|i|un|gual [ˌperɪ'ʌŋgwəl] *adj*: um einen Nagel/Unguis herum (liegend), periungual
per|i|u|re|ter|al [ˌperɪjə'riːtərəl] *adj*: um einen Harnleiter/Ureter herum (liegend), periureteral
per|i|u|re|ter|ic [ˌperɪˌjʊərə'terɪk] *adj*: um einen Harnleiter/Ureter herum (liegend), periureteral
per|i|u|re|te|rit|ic [ˌperɪjəˌriːtə'rɪtɪk] *adj*: Periureteritis betreffend, periureteritisch
per|i|u|re|ter|i|tis [ˌperɪjəˌriːtə'raɪtɪs] *noun*: Entzündung *f* des periureteralen Bindegewebes, Periureteritis *f*
per|i|u|re|thral [ˌperɪjə'riːθrəl] *adj*: um die Harnröhre/Urethra herum (liegend), periurethral
per|i|u|re|thrit|ic [ˌperɪˌjʊərə'θrɪtɪk] *adj*: Periurethritis betreffend, periurethritisch
per|i|u|re|thri|tis [ˌperɪˌjʊərə'θraɪtɪs] *noun*: **1.** Entzündung *f* des periurethralen Bindegewebes, Periurethritis *f* **2.** Entzündung *f* des Penisschwellkörpers, Spongiitis *f*, Schwellkörperentzündung *f*, Spongitis *f*, Spongiositis *f*
per|i|u|ter|ine [ˌperɪ'juːtərɪn, -raɪn] *adj*: in der Umgebung der Gebärmutter/des Uterus, periuterin
per|i|u|vu|lar [ˌperɪ'juːvjələr] *adj*: um das Zäpfchen

P

herum (liegend), periuvulär
per|i|vag|i|nal [ˌperɪˈvædʒənl] *adj*: um die Scheide/Vagina herum (liegend), perivaginal
per|i|vag|i|nit|ic [ˌperɪˌvædʒəˈnɪtɪk] *adj*: Perivaginitis betreffend, perivaginitisch, perikolpitisch
per|i|vag|i|ni|tis [ˌperɪˌvædʒəˈnaɪtɪs] *noun*: Entzündung *f* der perivaginalen Gewebe, Perikolpitis *f*, Perivaginitis *f*
per|i|vas|cu|lar [ˌperɪˈvæskjələr] *adj*: um ein Gefäß herum (liegend), zirkumvaskulär, perivasal, perivaskulär
per|i|vas|cu|lit|ic [ˌperɪˌvæskjəˈlɪtɪk] *adj*: Perivaskulitis betreffend, perivaskulitisch, periangiitisch
per|i|vas|cu|li|tis [ˌperɪˌvæskjəˈlaɪtɪs] *noun*: Perivaskulitis *f*, Periangitis *f*, Periangiitis *f*, Perivasculitis *f*
per|i|ve|nous [ˌperɪˈviːnəs] *adj*: um eine Vene herum (liegend), in Umgebung einer Vene, perivenös
per|i|ven|tric|u|lar [ˌperɪvenˈtrɪkjələr] *adj*: um einen Ventrikel herum (liegend), periventrikulär, paraventrikulär
per|i|ver|te|bral [ˌperɪˈvɜrtəbrəl] *adj*: um einen Wirbel/Vertebra herum (liegend), perivertebral
per|i|ves|i|cal [ˌperɪˈvesɪkl] *adj*: in der Umgebung einer Blase (liegend), insbesondere um die Harnblase/Vesica urinaria herum (liegend), perivesikal, perizystisch
per|i|ve|sic|u|lar [ˌperɪvəˈsɪkjələr] *adj*: um die Bläschendrüse/Samenblase herum (liegend), perivesikulär
per|i|ve|sic|u|lit|ic [ˌperɪvəˌsɪkjəˈlɪtɪk] *adj*: Perivesikulitis betreffend, perivesikulitisch
per|i|ve|sic|u|li|tis [ˌperɪvəˌsɪkjəˈlaɪtɪs] *noun*: Entzündung *f* der Gewebe um die Samenblase, Perivesikulitis *f*
per|i|vis|cer|al [ˌperɪˈvɪsərəl] *adj*: die Eingeweide/Viszera umgebend, in der Umgebung der Eingeweide (liegend), periviszeral
per|i|vis|cer|i|tis [ˌperɪˌvɪsəˈraɪtɪs] *noun*: Entzündung *f* der Gewebe um ein Organ, Perisplanchnitis *f*
per|i|vi|tel|line [ˌperɪvaɪˈtelɪn, -liːn] *adj*: den Dotter/Vitellus umgebend, perivitellin
per|i|win|kle [ˈperɪˌwɪŋkəl] *noun*: **1.** Immergrün *nt*, Vinca minor **2.** Vincae minoris herba
per|lèche [perˈleʃ, pɜr-] *noun*: Perlèche *f*, Faulecken *pl*, Mundwinkelcheilitis *f*, Mundwinkelrhagaden *pl*, Cheilitis/Stomatitis angularis, Angulus infectiosus oris/candidamycetica
syphilitic perlèche: syphilitische Perlèche *f*
per|lin|gual [pɜrˈlɪŋgwəl] *adj*: perlingual
per|ma|nence [ˈpɜrmənəns] *noun*: Permanenz *f*
per|ma|nen|cy [ˈpɜrmənənsiː] *noun*: Permanenz *f*
per|ma|nent [ˈpɜrmənənt] *adj*: permanent
per|man|ga|nate [pərˈmæŋgəneɪt] *noun*: Permanganat *nt*
per|me|a|bil|i|ty [ˌpɜrmɪəˈbɪlətiː] *noun*: Durchlässigkeit *f*, Durchdringlichkeit *f*, Permeabilität *f*
capillary permeability: Kapillardurchlässigkeit *f*, Kapillarpermeabilität *f*
cell permeability: Zellpermeabilität *f*
vascular permeability: Gefäßpermeabilität *f*
water permeability: Wasserdurchlässigkeit *f*
per|me|a|ble [ˈpɜrmɪəbl] *adj*: durchlässig, durchdringbar, permeabel (*to* für)
per|me|ance [ˈpɜrmɪəns] *noun*: **1.** →*permeation* **2.** (*physik.*) magnetischer Leitwert *m*
per|me|ant [ˈpɜrmɪənt] *adj*: durchdringend
per|me|ase [ˈpɜrmɪeɪz] *noun*: Permease *f*, Permeasesystem *nt*
galactoside permease: Galaktosidpermease *f*
per|me|ate [ˈpɜrmɪeɪt]: I *noun* Permeat *nt* II *vt* (hin-) durchdringen, permeieren, penetrieren III *vi* (durch-) sickern (*through* durch); (ein-)dringen (*into* in); sich verbreiten (*among* unter)
per|me|a|tion [ˌpɜrmɪˈeɪʃn] *noun*: Ein-, Durchdringen *nt*, Permeieren *nt*, Permeation *f*, Penetration *f*
per|meth|rin [pɜrˈmɪθrɪn] *noun*: Permethrin *nt*
per|mis|sive [pərˈmɪsɪv] *adj*: erlaubend, gewährend, permissiv; erlaubt, zulässig
per|mit [ˈpɜrmɪt]: I *noun* Genehmigung *f*, Zulassung *f*, Einwilligung *f* II *vt* erlauben, zulassen, genehmigen
operative permit: Einwilligung/Einverständniserklärung *f* zur Operation
per|mit|tiv|i|ty [ˌpɜrmɪˈtɪvətiː] *noun*: Dielektrizitätskonstante *f*, Dielektrizitätszahl *f*
perm|se|lec|tiv|i|ty [pɜrmˌsɪlekˈtɪvətiː] *noun*: Permselektivität *f*
per|mu|ta|tion [ˌpɜrmjuːˈteɪʃn] *noun*: Austausch *m*, Umstellung *f*, Vertauschung *f*, Permutation *f*
circular permutation: zirkuläre Permutation *f*
per|mute [pɜrˈmjuːt] *vt*: aus-, vertauschen, permutieren
per|mut|ed [pɜrˈmjuːtɪd] *adj*: permutiert
per|na [ˈpɜrnə] *noun*: Perna *nt*, Perchlornaphthalin *nt*
per|na|sal [pərˈneɪzl] *adj*: durch die Nase, pernasal
per|ni|cious [pərˈnɪʃəs] *adj*: gefährlich, schwer, bösartig, perniziös
per|nio [ˈpɜrnɪəʊ] *noun*, *plural* **per|ni|o|nes** [pɜrnɪˈəʊniːz]: Pernio *f*, Frostbeule *f*
per|ni|o|nes [pɜrnɪˈəʊniːz] *plural*: →*perniosis*
per|ni|o|sis [ˌpɜrnɪˈəʊsɪs] *noun*: Frostbeulen *pl*, Pernionen *pl*, Perniones *pl*, Perniosis *f*
pero- *präf.*: Pero-
pe|ro|bra|chi|us [ˌpɪrəʊˈbreɪkɪəs] *noun*: Perobrachius *m*
pe|ro|ceph|a|lus [ˌpɪrəʊˈsefələs] *noun*: Perozephalus *m*, Perokephalus *m*, Perocephalus *m*
pe|ro|chi|rus [ˌpɪrəʊˈkaɪrəs] *noun*: Perochirus *m*, Perocheirus *m*
pe|ro|cor|mus [ˌpɪrəʊˈkɔːrməs] *noun*: Perosomus *m*
pe|ro|dac|ty|lus [ˌpɪrəʊˈdæktɪləs] *noun*: Perodaktylus *m*
pe|ro|dac|ty|ly [ˌpɪrəʊˈdæktəliː] *noun*: Stummelfingrigkeit *f*, Perodaktylie *f*
pe|ro|me|li|a [ˌpɪrəʊˈmiːlɪə] *noun*: Stummelgliedrigkeit *f*, Peromelie *f*
pe|ro|mel|ic [ˌpɪrəʊˈmelɪk] *adj*: Peromelie betreffend, peromel
pe|rom|e|lus [pəˈrɑmələs] *noun*: Peromelus *m*
pe|rom|e|ly [pəˈrɑməliː] *noun*: Stummelgliedrigkeit *f*, Peromelie *f*
per|o|ne [pərˈəʊniː] *noun*: Wadenbein *nt*, Fibula *f*
per|o|ne|al [ˌperəʊˈniːəl] *adj*: Wadenbein/Fibula *oder* Peronäusnerv betreffend, peronäal, peroneal, fibular
pe|ro|ne|o|tib|i|al [perəˌnɪəˈtɪbɪəl] *adj*: Wadenbein und Schienbein/Tibia betreffend, peroneotibial, fibulotibial, tibiofibular
pe|ro|pus [ˈpɪrəʊpəs] *noun*: Peropus *m*
per|o|ral [pɜrˈɔːrəl, -ˈrəʊr-] *adj*: durch den Mund, durch die Mundhöhle, peroral, per os, oral
pe|ro|so|mus [ˌpɪrəˈsəʊməs] *noun*: Perosomus *m*
per|ox|i|dase [pərˈɑksɪdeɪz] *noun*: Peroxidase *f*
fatty acid peroxidase: Fettsäureperoxidase *f*
glutathione peroxidase: Glutathionperoxidase *f*, GSH-Peroxidase *f*
horseradish peroxidase: Meerrettichperoxidase *f*
iodide peroxidase: Iodidperoxidase *f*, Jodidperoxidase *f*, Jodinase *f*
thyroid peroxidase: Jodidperoxidase *f*, Jodinase *f*
per|ox|ide [pərˈɑksaɪd] *noun*: Peroxid *nt*
per|ox|i|dize [pərˈɑksɪdaɪz] *vt, vi*: peroxidieren
per|ox|i|some [pərˈɑksɪsəʊm] *noun*: Peroxisom *nt*, Microbody *m*

P

peroxy- *präf.*: Peroxi-, Peroxy-
per|pen|dic|u|lar [ˌpɜrpənˈdɪkjələr]: I *noun* Senkrechte *f* II *adj* **1.** lot-, senkrecht, vertikal, perpendikular, perpendikulär (*to* zu) **2.** rechtwink(e)lig (*to* zu)
per|pen|dic|u|lar|i|ty [ˌpɜrpənˌdɪkjəˈlærətiː] *noun*: senkrechte Richtung *oder* Haltung *f*, Senkrechtstehen *nt*
per|pet|u|al [pərˈpetʃəwəl] *adj*: fortwährend, immerwährend, unaufhörlich, andauernd, beständig, ständig, perpetuell
per|phen|a|zine [pərˈfenəziːn, -zɪn] *noun*: Perphenazin *nt*, Chlorpiprazin *nt*
per|se|cu|tion [pərˌseˈkuːʃn]: Verfolgung *f*
per|sev|er|ate [pərˈsevəreɪt] *vi*: perseverieren, ständig wiederkehren
per|sev|er|a|tion [pərˌsevəˈreɪʃn] *noun*: Perseveration *f*
visual perseveration: Palinopsie *f*
per|sist [pɜrˈsɪst] *vi*: **1.** anhalten, fortdauern, fort-, weiterbestehen, persistieren **2.** be-, verharren (*in* auf, bei); bleiben (*in* bei); bestehen (*in* auf)
per|sist|ence [pərˈsɪstəns] *noun*: Persistenz *f*
epiphyseal persistence: persistierende Epiphyse *f*
virus persistence: Viruspersistenz *f*
per|sist|en|cy [pərˈsɪstənsiː] *noun*: Persistenz *f*
persistency of follicle: Follikelpersistenz *f*
intercellular persistency: intrazelluläre Persistenz *f*
persistency of pathogens: Persistenz *f* von Erregern
per|sist|ent [pərˈsɪstənt] *adj*: anhaltend, andauernd, fortbestehend, persistent; beharrlich, hartnäckig, ausdauernd, persistierend
per|sis|ter [pərˈsɪstər] *noun*: Persister *m*
per|son [ˈpɜrsn] *noun*: Person *f*, Mensch *m* **in person** persönlich
left-handed person: Linkshänder(in *f*) *m*
right-handed person: Rechthänder(in *f*) *m*
per|son|al [ˈpɜrsnəl] *adj*: **1.** persönlich, Personen-, Personal- **2.** vertraulich, privat, persönlich **3.** äußere(r, s), körperlich
per|son|al|i|ty [ˌpɜrsəˈnælətiː] *noun*: **1.** Persönlichkeit *f*, Person *f*; Charakter *m*; persönliche Ausstrahlung *f*; Individualität *f* **2.** (*psychol.*) Persönlichkeit(sstörung *f*) *f*, Psychopathie *f*, Charakterneurose *f*
affective personality: zyklothymes Temperament *nt*, zyklothyme Persönlichkeit *f*, Zyklothymie *f*
authoritarian personality: autoritäre Persönlichkeit *f*
compulsive personality: zwanghafte/anankastische Persönlichkeit(sstörung) *f*, Zwangscharakter *m*
cycloid personality: →*cyclothymic personality*
cyclothymic personality: Zyklothymie *f*
histrionic personality: →*hysterical personality*
hysterical personality: hysterische/histrionische Persönlichkeit(sstörung) *f*
multiple personality: multiple/gespaltene Persönlichkeit *f*
paranoid personality: paranoide Persönlichkeit(sstörung) *f*
passive-aggressive personality: passiv-aggressive Persönlichkeit(sstörung) *f*
psychopathic personality: Psychopath *m*
querulous personality: Querulanz *f*, Rechtsneurose *f*
sadistic personality: sadistische Persönlichkeit(sstörung) *f*
schizoid personality: schizoide Persönlichkeit(sstörung) *f*
schizotypal personality: schizotypische Persönlichkeit(sstörung *f*) *f*
seclusive personality: schizoide Persönlichkeit(sstörung *f*) *f*
shut-in personality: →*schizoid personality*
sociopathic personality: antisoziale Persönlichkeit(sstörung *f*) *f*
split personality: multiple/gespaltene Persönlichkeit *f*
per|spec|tive [pərˈspektɪv]: I *noun* Perspektive *f*; (*a. fig.*) Aussicht *f*, Ausblick *m* II *adj* perspektivisch
per|spi|ra|tion [ˌpɜrspəˈreɪʃn] *noun*: **1.** Hautatmung *f*, Perspiration *f*, Perspiratio *f* **2.** Schwitzen *nt*, funktionelle Schweißsekretion *f* **3.** Schweiß *m*, Sudor *m*
extraglandular perspiration: →*insensible perspiration*
glandular perspiration: →*sensible perspiration*
insensible perspiration: extraglanduläre Wasserabgabe *f*, extraglandulärer Wasserverlust *m*, Perspiratio insensibilis
sensible perspiration: Schwitzen *nt*, Transpiration *f*, glandulärer Wasserverlust *m*, Wasserverlust *m* durch Schwitzen, Perspiratio sensibilis
per|spir|a|to|ry [pərˈspaɪrətɔːrɪ, -təʊ-, ˈpɜrspə-] *adj*: **1.** Perspiration betreffend, perspiratorisch **2.** Schweiß *oder* Schwitzen betreffend, Schwitzen anregend *oder* verursachend
per|spire [pərˈspaɪər] *vi*: schwitzen, perspirieren, transpirieren
per|sua|sion [pərˈsweɪʒn] *noun*: Persuasion *f*
per|sul|fate [pərˈsʌlfeɪt] *noun*: Persulfat *nt*
per|sul|fide [pərˈsʌlfaɪd, -fɪd] *noun*: Persulfid *nt*
per|sul|phate [pərˈsʌlfeɪt] *noun*: (*brit.*) →*persulfate*
per|sul|phide [pərˈsʌlfaɪd, -fɪd] *noun*: (*brit.*) →*persulfide*
per|troch|an|ter|ic [pərˌtrəʊkənˈterɪk] *adj*: durch einen Trochanter hindurchgehend, pertrochantär
per|tu|ba|tion [ˌpərtjuːˈbeɪʃn] *noun*: Pertubation *f*, Persufflation *f*, Tubenperflation *f*, Insufflation *f*
per|tus|si|gen [pərˈtʌsɪdʒən] *noun*: Pertussistoxin *nt*
per|tus|sis [pərˈtʌsɪs] *noun*: Keuchhusten *m*, Pertussis *f*, Tussis convulsiva
per|tus|soid [pərˈtʌsɔɪd]: I *noun* Pertussoid *m* II *adj* keuchhustenartig, pertussisartig, pertussoid
per|vade [pərˈveɪd] *vt*: durchdringen, ziehen
per|va|sion [pərˈveɪʒn] *noun*: Durchdringung *f*
per|va|sive [pərˈveɪzɪv] *adj*: durchdringend
per|verse [pərˈvɜrs] *adj*: **1.** verkehrt, falsch; verstockt, querköpfig **2.** (*psychol.*) pervers
per|verse|ness [pərˈvɜrsnəs] *noun*: →*perversity*
per|ver|sion [pərˈvɜrʒn, -ʃn] *noun*: Perversion *f*
sexual perversion: Perversion *f*
per|ver|si|ty [pərˈvɜrsətiː] *noun*: **1.** Verkehrtheit *f*, Verstocktheit *f*, Querköpfigkeit *f* **2.** (*psychol.*) Perversität *f*
per|vert [*n* ˈpɜrvərt; *v* pərˈvɜrt]: I *noun* perverser Mensch *m* II *vt* verdrehen, (ver-)fälschen, verzerren, entstellen, pervertieren
per|vi|gil|i|um [pərvɪˈdʒɪlɪəm] *noun*: Schlaflosigkeit *f*, Pervigilium *nt*
per|vi|ous [ˈpɜrvɪəs] *adj*: durchlässig, durchdringbar, permeabel
per|vi|ous|ness [ˈpɜrvɪəsnəs] *noun*: Durchlässigkeit *f*; (*fig.*) Zugänglichkeit *f*, Empfänglichkeit *f* (*to* für)
pes [piːs, peɪs] *noun, plural* **pe|des** [ˈpiːdiːz, ˈpediːz]: Fuß *m*, fußähnliche Struktur *f*, Pes *m*
pes abductus: **1.** Pes abductus **2.** Knickfuß *m*, Pes valgus
acquired pes calcaneus: erworbener Hackenfuß *m*
pes adductus: Sichelfuß *m*, Pes adductus, Metatarsus varus
adolescent pes planovalgus: Adoleszentenknickplattfuß *m*
adult pes planovalgus: Knickplattfuß *m* des Erwachsenen

P

pes anserinus: **1.** Pes anserinus **2.** Plexus nervosus intraparotideus
pes calcaneocavus: Hackenhohlfuß *m*, Pes calcaneocavus
pes calcaneus: Hackenfuß *m*, Pes calcaneus
pes cavus: Hohlfuß *m*, Pes cavus
childhood pes planovalgus: kindlicher Knickplattfuß *m*
congenital pes calcaneus: angeborener Hackenfuß *m*, Pes calcaneus congenitus
congenital pes planus: Pes planus congenitus, Schaukelfuß *m*, Tintenlöscherfuß *m*, angeborener Plattfuß *m*
pes equinocavus: Ballenhohlfuß *m*
pes equinovalgus: Pes equinovalgus
pes equinovarus: Klumpfuß *m*, Pes equinovarus (excavatus et adductus)
pes equinus: Spitzfuß *m*, Pes equinus
pes hippocampi: (eigentliches) Ammonshorn *nt*, Cornu ammonis, Pes hippocampi
ligamental pes planovalgus: ligamentärer Knickplattfuß *m*
pes metatarsovalgus: Pes metatarsovalgus
pes metatarsus: Spreizfuß *m*, Pes metatarsus
minor pes hippocampi: Calcar avis
muscular pes planovalgus: muskulärer Knickplattfuß *m*
osseous pes planovalgus: ossärer Knickplattfuß *m*
pes planovalgus: Knickplattfuß *m*, Pes planovalgus
pes planus: Plattfuß *m*, Pes planus
pes transversoplanus: Platt-Spreizfuß *m*, Pes transversoplanus
pes transversus: Pes transversus
pes valgus: Knickfuß *m*, Pes valgus
pes varus: Pes varus

PES *Abk.*: **1.** photoelectron spectroscopy **2.** programmed electrostimulation

PESP *Abk.*: post-extrasystolic potentiation

pes|sa|ry ['pesəriː] *noun*: **1.** Pessar *nt* **2.** Vaginalzäpfchen *nt*, -suppositorium *nt*
arabin pessary: Arabin-Pessar *nt*
cup pessary: Portiokappe *f*
diaphragm pessary: Diaphragmapessar *nt*, Diaphragma *nt*
Hodge's pessary: Hodge-Pessar *nt*
ring pessary: Ringpessar *nt*
Smith-Hodge pessary: Smith-Hodge-Pessar *nt*

pest [pest] *noun*: **1.** Pest *f*, Pestis *f* **2.** Seuche *f*, Plage *f*
avian pest: →*chicken pest*
chicken pest: Hühner-, Geflügelpest *f*
fowl pest: →*chicken pest*
insect pest: Insektenplage *f*

pes|ti|cae|mi|a [,pestɪ'siːmiːə] *noun*: (*brit.*) →*pesticemia*

pes|ti|ce|mi|a [,pestɪ'siːmiːə] *noun*: Pestsepsis *f*, -septikämie *f*, septische/septikämische Pest *f*

pes|ti|cid|al [,pestɪ'saɪdl] *adj*: schädlingsbekämpfend, Schädlinge abtötend, pestizid

pes|ti|cide ['pestəsaɪd] *noun*: Schädingsbekämpfungsmittel *nt*, Pestizid *nt*, Biozid *nt*

pes|tif|er|ous [pe'stɪfərəs] *adj*: →*pestilential*

pes|ti|lence ['pestləns] *noun*: **1.** Pest *f*, Pestis *f* **2.** Seuche *f*, Plage *f* **3.** Seuche *f*, Plage *f*, Pest *f*, Pestilenz *f*

pes|ti|lent ['pestlənt] *adj*: →*pestilential*

pes|ti|len|tial [,pestə'lenʃl] *adj*: **1.** pestbringend, verpestend, ansteckend **2.** verderblich, schädlich

pes|tis ['pestɪs] *noun*: →*pest*

pes|tle ['pesl, 'pestl]: **I** *noun* **1.** (*chem.*) Pistill *nt* **2.** (*Mörser*) Stößel *m* **II** *vt* zerstoßen, zerreiben, zermahlen

PET *Abk.*: **1.** partial exchange transfusion **2.** positron-emission tomography **3.** pre-eclamptic toxemia **4.** proteolytic enzyme test

pe|te|chia [pɪ'tiːkɪə, pɪ'tekɪə] *noun*, *plural* **-chiae** [pɪ'tiːkɪ,iː]: Punktblutung *f*, Petechie *f*
Tardieu's petechiae: Tardieu-Flecken *pl*
calcaneal petechiae: Black heel *nt*, Tennisferse *f*

pe|te|chi|al [pɪ'tiːkɪəl, pɪ'tekɪəl] *adj*: (*Blutung*) punktförmig, fleckförmig, petechienartig, petechial

peth|i|dine ['peθədiːn] *noun*: Pethidin *nt*

pet|i|o|late ['petɪəleɪt] *adj*: gestielt

pet|i|o|lat|ed ['petɪəleɪtɪd] *adj*: gestielt

pet|i|ole ['petɪəʊl] *noun*: Stiel *m*, Petiolus *m*
epiglottic petiole: Epiglottis-, Kehldeckelstiel *m*, Petiolus epiglottidis

pet|i|oled ['petɪəʊld] *adj*: gestielt

pe|ti|o|lus [pɪ'taɪələs] *noun*: →*petiole*

petit mal ['petiː; p(ə)'ti] *noun*: Absence *f*, Petit mal *nt*, Petit-mal-Epilepsie *f*
impulsive petit mal: Herpin-Janz-Syndrom *nt*, Impulsiv-petit-mal *nt*
retropulsive petit mal: Retropulsiv-Petit-mal *nt*

PETN *Abk.*: pentaerythritol tetranitrate

PETP *Abk.*: polyethylene terephthalate

pet|ri|fac|tion [,petrə'fækʃn] *noun*: Petrifikation *f*

pét|ris|sage [peɪtrɪ'sɑːʒ; petrɪ'saːʒ] *noun*: Kneten *nt*, Knetmassage *f*, Pétrissage *f*

pe|tro|a|pi|ci|tis [,petrəʊ,eɪpɪ'saɪtɪs] *noun*: Petroapicitis *f*

pe|troc|cip|i|tal [pə,trɑk'sɪpɪtl] *adj*: Felsenbein und Hinterhauptsbein/Os occipitale betreffend, petrookzipital

pet|ro|mas|toid [,petrəʊ'mæstɔɪd] *adj*: Felsenbein und Warzenfortsatz/Processus mastoideus betreffend, petromastoid

petro-occipital *adj*: Felsenbein und Hinterhauptsbein/Os occipitale betreffend, petrookzipital

pe|tro|sal [pɪ'trəʊsl] *adj*: Felsenbein betreffend, Felsenbein-

pet|ro|sal|pin|go|staph|y|li|nus [,petrəʊsæl,pɪŋgəʊ,stæfə'laɪnəs] *noun*: Musculus levator veli palatini

pet|ro|sec|to|my [,petrəʊ'sektəmiː] *noun*: Felsenbeinspitzenresektion *f*

pet|ro|sit|ic [,petrəʊ'sɪtɪk] *adj*: Petrositis betreffend, petrositisch

pet|ro|si|tis [,petrəʊ'saɪtɪs] *noun*: Felsenbeinentzündung *f*, Petrositis *f*

pet|ro|so|mas|toid [pə,trəʊsə'mæstɔɪd] *adj*: Felsenbein und Warzenfortsatz/Processus mastoideus betreffend, petromastoid

pet|ro|sphe|noid [,petrəʊ'sfiːnɔɪd] *adj*: Felsenbein und Keilbein/Os sphenoidale betreffend, petrosphenoidal

pet|ro|sphe|noi|dal [,petrəʊsfiː'nɔɪdl] *adj*: Felsenbein und Keilbein/Os sphenoidale betreffend, petrosphenoidal

pet|ro|squa|mo|sal [,petrəʊskwə'məʊzl] *adj*: Pars petrosa und squamosa des Schläfenbeins betreffend

pet|ro|squa|mous [,petrəʊ'skweɪməs] *adj*: Pars petrosa und squamosa des Schläfenbeins betreffend

pet|ro|staph|y|li|nus [,petrəʊ,stæfə'laɪnəs] *noun*: Musculus levator veli palatini

pet|ro|tym|pan|ic [,petrəʊtɪm'pænɪk] *adj*: Felsenbein und Paukenhöhle betreffend

pet|rous ['petrəs, 'piː-] *adj*: **1.** felsig, (stein-)hart, steinig **2.** →*petrosal*

pet|rous|i|tis [,petrə'saɪtɪs] *noun*: Felsenbeinentzündung *f*, Petrositis *f*

PETT *Abk.*: **1.** positron emission transaxial tomography **2.** positron emission transverse tomography

PEV *Abk.*: **1.** peak expiratory velocity **2.** pulmonary extravascular volume

pex|ia ['peksɪə] *noun*: →*pexis*
-pexia *suf.*: Befestigen, Fixierung, -pexie
pex|ic ['peksɪk] *adj*: einlagernd, fixierend
pex|in ['peksɪn] *noun*: Chymosin *nt*, Rennin *nt*, Labferment *nt*
pex|is ['peksɪs] *noun*: **1.** (*chirurg.*) Anheftung *f*, Fixierung *f* **2.** (*patholog.*) Einlagerung *f*, Fixierung *f*
pe|yo|te [peɪ'(j)əʊtiː] *noun*: **1.** Peyotel-Kaktus *m* **2.** Peyotel *nt*
pe|yotl [peɪ'(j)əʊtl] *noun*: →*peyote*
PF *Abk.*: **1.** partial filling **2.** peak flow **3.** permeability factor **4.** phenol formaldehyde **5.** plantar flexion **6.** platelet factor **7.** potentiating factor **8.** proflavin **9.** pulmonary factor **10.** pulse frequency **11.** Purkinje fibers
PF_1 *Abk.*: platelet factor 1
PF_2 *Abk.*: platelet factor 2
PF_3 *Abk.*: platelet factor 3
PF_4 *Abk.*: platelet factor 4
PFA *Abk.*: **1.** p-fluorophenylalanine **2.** 1-phosphofructaldolase
PFB *Abk.*: posterior fascicular block
PFC *Abk.*: **1.** persistent fetal circulation **2.** plaque forming cell
Pfeif|fer|el|la [(p)faɪfə'relə] *noun*: Pfeifferella *f*
PFER *Abk.*: peak fractional ejection rate
PFFD *Abk.*: proximal femoral focal deficiency
PFGE *Abk.*: pulsed field gradient gel electrophoresis
PFI *Abk.*: peak flow index
PFK *Abk.*: 6-phosphofructokinase
PFM *Abk.*: **1.** peak flow meter **2.** pulse frequency modulation
PFO *Abk.*: patent foramen ovale
PFP *Abk.*: platelet-free plasma
PFR *Abk.*: **1.** peak filling rate **2.** peak flow rate
PFS *Abk.*: primary fibromyalgia syndrome
PFT *Abk.*: **1.** peak flow time **2.** pulmonary function test
PFU *Abk.*: **1.** plaque-forming unit **2.** pock-forming unit
PFV *Abk.*: **1.** peak flow velocity **2.** physiological full value
PG *Abk.*: **1.** pentagastrin **2.** peptidoglycane **3.** phosphogluconic acid **4.** phosphoglycerate **5.** pneumography **6.** postgraduate **7.** pregnanediol glucuronide **8.** progesterone **9.** propylgallate **10.** prostaglandin **11.** proteoglycane **12.** pyogenic granuloma
pg *Abk.*: picogram
6-PG *Abk.*: 6-phosphogluconate
PGA *Abk.*: **1.** phosphoglyceric acid **2.** 3-phosphoglycerin aldehyde **3.** polyglycolic acid **4.** prostaglandin A **5.** pteroylglutamic acid
PGAD *Abk.*: phosphoglycerin aldehyde dehydrogenase
PGADH *Abk.*: phosphoglycerin aldehyde dehydrogenase
PGB *Abk.*: prostaglandin B
PGD_2 *Abk.*: prostaglandin D_2
6-PGD *Abk.*: 6-phosphogluconate dehydrogenase
PGDH *Abk.*: prostaglandin dehydrogenase
6-PGDH *Abk.*: 6-phosphogluconate dehydrogenase
PGE *Abk.*: prostaglandin E
PGE_1 *Abk.*: prostaglandin E_1
PGE_2 *Abk.*: prostaglandin E_2
$PGF_{2\alpha}$ *Abk.*: prostaglandin $F_{2\alpha}$
PGFM *Abk.*: prostaglandin F metabolite
PGG *Abk.*: prostaglandin G
PGH *Abk.*: **1.** pituitary growth hormone **2.** prostaglandin H
PGH_2 *Abk.*: prostaglandin H_2
PGI *Abk.*: **1.** phosphoglucose isomerase **2.** prostaglandin I
PGI_2 *Abk.*: prostaglandin I_2
PGK *Abk.*: phosphoglycerate kinase
PGL *Abk.*: **1.** persistent generalized lymphadenopathy **2.** progressive generalized lymphadenopathy
PGLUM *Abk.*: phosphoglucomutase
PGM *Abk.*: **1.** phosphoglucomutase **2.** phosphoglycerate mutase
PGN *Abk.*: primary chronic glomerulonephritis
PGP *Abk.*: **1.** paralysis generalisata progressiva **2.** phosphoglycerate phosphate **3.** polyglycerophosphatide
PGR *Abk.*: psychogalvanic response
PGSI *Abk.*: prostaglandin synthetase inhibitor
PGSR *Abk.*: psychogalvanic skin response
PGTT *Abk.*: prednisone glucose tolerance test
PGU *Abk.*: postgonococcal urethritis
PGUT *Abk.*: phosphogalactose uridyl transferase
PGV *Abk.*: proximal gastric vagotomy
PGX *Abk.*: prostacyclin
PH *Abk.*: **1.** passive hemagglutination **2.** past history **3.** phenylalanine hydroxylase **4.** portal hypertension **5.** prolactin hormone **6.** public health
pH *noun*: pH *m*, pH-Wert *m*
blood pH: Blut-pH *m*, Blut-pH-Wert *m*
gastric pH: Magensaft-pH *m*
optimum pH: pH-Optimum *nt*
pH *Abk.*: hydrogen ion concentration
Ph_1 *Abk.*: Philadelphia chromosome
PHA *Abk.*: **1.** passive hemagglutination **2.** phenylalanine **3.** phytohemagglutinins **4.** primary habitual abortion **5.** pulse height analyzer
pHa *Abk.*: arterial pH
pha|cec|to|my [fə'sektəmiː] *noun*: Phakektomie *f*, Lentektomie *f*, Linsenextraktion *f*, Linsenexstirpation *f*, Linsenentfernung *f*, Phakoeresis *f*
extracapsular phacectomy: extrakapsuläre Phakektomie *f*, extrakapsuläre Lentektomie *f*
intracapsular phacectomy: intrakapsuläre Phakektomie *f*, intrakapsuläre Lentektomie *f*
pha|ci|tis [fə'saɪtɪs] *noun*: Entzündung *f* der Augenlinse, Lentitis *f*, Linsenentzündung *f*, Phakitis *f*, Phacitis *f*
phaco- *präf.*: Augenlinsen-, Linsen-, Phak(o)-, Phac(o)-
phac|o|an|a|phy|lac|tic [ˌfækəʊˌænəfɪ'læktɪk] *adj*: phakoantigen
phac|o|an|ti|gen|ic [ˌfækəʊˌæntɪ'dʒenɪk] *adj*: phakoantigen
phac|o|cele ['fækəʊsiːl] *noun*: Linsenhernie *f*
phac|o|cyst ['fækəʊsɪst] *noun*: Linsenkapsel *f*, Capsula lentis
phac|o|cys|tec|to|my [ˌfækəʊsɪs'tektəmiː] *noun*: Linsenkapselresektion *f*, Phakozystektomie *f*
phac|o|cys|tit|ic [ˌfækəʊsɪs'tɪtɪk] *adj*: Phakozystitis betreffend, phakozystitisch
phac|o|cys|ti|tis [ˌfækəʊsɪs'taɪtɪs] *noun*: Entzündung *f* der Linsenkapsel, Phakozystitis *f*, Linsenkapselentzündung *f*
phac|o|don|e|sis [ˌfækəʊdə'niːsɪs] *noun*: Linsenschlottern *nt*, Phakodenesis *f*
phac|o|e|mul|si|fi|ca|tion [ˌfækəʊɪˌmʌlsəfɪ'keɪʃn] *noun*: Phakoemulsifikation *f*
phac|o|er|y|sis [ˌfækəʊ'erəsɪs] *noun*: Linsenextraktion *f*, Phakoeresis *f*
phac|o|hy|me|ni|tis [ˌfækəʊˌhaɪmə'naɪtɪs] *noun*: Entzündung *f* der Linsenkapsel, Phakozystitis *f*, Linsenkapselentzündung *f*
phac|oid ['fækɔɪd] *adj*: linsenförmig, phakoid
phac|oi|di|tis [ˌfækɔɪ'daɪtɪs] *noun*: Entzündung *f* der Augenlinse, Phakitis *f*, Linsenentzündung *f*, Phacitis *f*, Lentitis *f*
pha|coi|do|scope [fə'kɔɪdəskəʊp] *noun*: →*phacoscope*
pha|col|y|sis [fə'kɑlɪsɪs] *noun*: Linsenauflösung *f*, Phako-

P

lyse *f*
phac|o|lyt|ic [ˌfækəˈlɪtɪk] *adj*: Phakolyse betreffend, phakolytisch
pha|co|ma [fæˈkəʊmə] *noun*: →*phakoma*
phac|o|ma|la|cia [ˌfækəʊməˈleɪʃ(ɪ)ə] *noun*: Linsenerweichung *f*, Phakomalazie *f*
phac|o|ma|to|sis [ˌfækəməˈtəʊsɪs] *noun*: Phakomatose *f*, neurokutanes Syndrom *nt*
phac|o|met|a|cho|re|sis [ˌfækəʊˌmetəkəˈriːsɪs] *noun*: Linsenverlagerung *f*, -luxation *f*
phac|o|met|e|ce|sis [ˌfækəʊˌmetəˈsiːsɪs] *noun*: →*phacometachoresis*
phac|o|pla|ne|sis [ˌfækəʊpləˈniːsɪs] *noun*: pathologische Mobilität *f* der Linse
phac|o|scle|ro|sis [ˌfækəʊsklɪˈrəʊsɪs] *noun*: Linsenverhärtung *f*
phac|o|scope [ˈfækəskəʊp] *noun*: Phakoskop *nt*
pha|cos|co|py [fæˈkɑskəpiː] *noun*: Phakoskopie *f*
phac|o|sco|tas|mus [ˌfækəskəʊˈtæzməs] *noun*: Linsentrübung *f*
phac|o|tox|ic [ˌfækəʊˈtɑksɪk] *adj*: die Augenlinse schädigend, phakotoxisch
phae|o|hy|pho|my|cetes [ˌfiːəˌhaɪfəʊˈmaɪsiːts] *plural*: Phaeohyphomyzeten *pl*, Schwärzepilze *pl*, Dematiazeen *pl*
phag- *präf.*: Fress-, Phage(n)-, Phag(o)-
-phag *suf.*: fressend, essend, vertilgend, -phag, -phagisch
phage [feɪdʒ] *noun*: Bakteriophage *m*, Phage *m*, bakterienpathogenes Virus *nt*
defective phage: defekter Phage *m*
mature phage: reifer Phage *m*
transducing phage: transduzierender Phage *m*
virulent phage: nichttemperenter/lytischer/virulenter Bakteriophage *m*
-phage *suf.*: Fressorganismus, Fresser, -phage
phag|e|de|na [ˌfædʒəˈdiːnə] *noun*: Phagedaena *f*
phag|e|den|ic [ˌfædʒəˈdenɪk] *adj*: fortschreitend, sich ausbreitend, phagedänisch
-phagia *suf.*: -phagie, -phagia
phago- *präf.*: Fress-, Phage(n)-, Phag(o)-
phag|o|cyt|able [ˌfægəˈsaɪtəbl] *adj*: durch Phagozytose aufnehmbar *oder* abbaubar, phagozytierbar
phag|o|cyte [ˈfægəsaɪt] *noun*: Fresszelle *f*, Phagozyt *m*
alveolar phagocyte: Alveolarmakrophag *m*, Alveolarphagozyt *m*, Staub-, Körnchen-, Rußzelle *f*
mononuclear phagocytes: Makrophagen *pl*
phag|o|cyt|ic [ˌfægəˈsɪtɪk] *adj*: Phagozyt *oder* Phagozytose betreffend, phagozytär, phagozytisch
phag|o|cyt|ize [ˈfægəsɪtaɪz] *vt*: durch Phagozytose abbauen, durch/mittels Phagozytose aufnehmen, phagozytieren
phag|o|cy|to|ly|sis [ˌfægəsaɪˈtɑlɪsɪs] *noun*: Phago(zyto)lyse *f*
phag|o|cy|to|lyt|ic [fægəʊˌsaɪtəˈlɪtɪk] *adj*: Phagozytolyse betreffend, phagozytolytisch, phagolytisch
phag|o|cy|tose [ˈfægəsaɪtəʊz] *vt*: →*phagocytize*
phag|o|cy|to|sis [ˌfægəʊsaɪˈtəʊsɪs] *noun, plural* **-ses** [ˌfægəʊsaɪˈtəʊsiːz]: Phagozytose *f*
phag|o|cy|tot|ic [ˌfægəsaɪˈtɑtɪk] *adj*: Phagozytose betreffend, phagozytisch
pha|gol|y|sis [fəˈgɑlɪsɪs] *noun, plural* **-ses** [-siːz]: Phago(zyto)lyse *f*
phag|o|ly|so|some [ˌfægəˈlaɪsəsəʊm] *noun*: Phagolysosom *nt*
phag|o|lyt|ic [fægəʊˈlɪtɪk] *adj*: Phagozytolyse betreffend, phagozytolytisch, phagolytisch
phag|o|ma|nia [ˌfægəʊˈmeɪnɪə, -jə] *noun*: Phagomanie *f*
phag|o|pho|bi|a [ˌfædʒəʊˈfəʊbɪə] *noun*: Phagophobie *f*
phag|o|pho|bic [ˌfædʒəʊˈfəʊbɪk] *adj*: Phagophobie betreffend, phagophob
phag|o|some [ˈfægəsəʊm] *noun*: Phagosom *nt*
phag|o|type [ˈfægəʊtaɪp] *noun*: →*phagovar*
phag|o|var [ˈfægəʊvɑːr] *noun*: Lysotyp *m*, Phagovar *m*
phak- *präf.*: Augenlinsen-, Linsen-, Phak(o)-, Phac(o)-
pha|kit|ic [fəˈkɪtɪk] *adj*: Phakitis betreffend, lentitisch, phakitisch
pha|ki|tis [fəˈkaɪtɪs] *noun*: Entzündung *f* der Augenlinse, Lentitis *f*, Linsenentzündung *f*, Phakitis *f*, Phacitis *f*
phako- *präf.*: Augenlinsen-, Linsen-, Phak(o)-, Phac(o)-
pha|ko|ma [fəˈkəʊmə] *noun*: Phakom(a) *nt*
phak|o|ma|to|sis [ˌfækəməˈtəʊsɪs] *noun*: Phakomatose *f*, neurokutanes Syndrom *nt*
PHAL *Abk.*: preleukemic acute human leukemia
phalang- *präf.*: Phalangen-, Phalango-
pha|lange [ˈfæləndʒ, ˈfeɪ-, fəˈlændʒ] *noun*: →*phalanx*
pha|lan|ge|al [fəˈlændʒɪəl] *adj*: Phalanx betreffend, phalangeal
pha|lan|gec|to|my [ˌfælənˈdʒektəmiː] *noun*: Phalangenexzision *f*, Phalangektomie *f*
pha|lan|git|ic [ˌfælənˈdʒɪtɪk] *adj*: Phalangitis betreffend, phalangitisch
pha|lan|gi|tis [ˌfælənˈdʒaɪtɪs] *noun*: Entzündung *f* eines Finger- *oder* Zehenglieds, Phalangitis *f*, Phalangenentzündung *f*
phalango- *präf.*: Phalangen-, Phalango-
pha|lanx [ˈfeɪlæŋks, ˈfæ-] *noun, plural* **-lanx|es, -lan|ges** [fəˈlændʒiːz, fæ-]: Phalanx *f*, Finger-, Zehenglied *nt*
distal phalanx: distales Glied *nt*, Endglied *nt*, -phalanx *f*, Nagelglied *nt*, Phalanx distalis
middle phalanx: mittleres Glied *nt*, Mittelglied *nt*, -phalanx *f*, Phalanx media
proximal phalanx: proximales Glied *nt*, Grundglied *nt*, -phalanx *f*, Phalanx proximalis
phall- *präf.*: Glied-, Penis-, Phallus-, Phall(o)-
phal|lal|gia [fæˈlældʒ(ɪ)ə] *noun*: →*phallodynia*
phal|lec|to|my [fæˈlektəmiː] *noun*: Exphallatio *f*, Phallektomie *f*, Penektomie *f*, Penisentfernung *f*, Penisamputation *f*
phal|lic [ˈfælɪk] *adj*: phallisch
phal|li|form [ˈfælɪfɔːrm] *adj*: →*phalloid*
phal|li|tis [fæˈlaɪtɪs] *noun*: Penisentzündung *f*, Penitis *f*, Phallitis *f*
phallo- *präf.*: Glied-, Penis-, Phallus-, Phall(o)-
phal|lo|dyn|ia [ˌfæləˈdiːnɪə] *noun*: Penisschmerz *m*, Phallodynie *f*
phal|lo|gram [ˈfæləgræm] *noun*: Phallogramm *nt*
phal|log|ra|phy [fəˈlɑgrəfiː] *noun*: Phallographie *f*, Phallografie *f*
phal|loid [ˈfælɔɪd] *adj*: phallisch, phalloid
phal|loi|din [fæˈlɔɪdn] *noun*: Phalloidin *nt*
phal|loi|dine [fæˈlɔɪdiːn, -dɪn] *noun*: →*phalloidin*
phal|lon|cus [fæˈlɑŋkəs] *noun*: Penisschwellung *f*, Penistumor *m*
phal|lo|plas|ty [ˈfæləplæstiː] *noun*: Penisplastik *f*, Phalloplastik *f*
phal|lor|rha|gia [ˌfæləˈreɪdʒ(ɪ)ə] *noun*: Penisblutung *f*, Phallusblutung *f*
phal|lot|o|my [fæˈlɑtəmiː] *noun*: Phallotomie *f*
phal|lo|tox|in [ˌfæləʊˈtɑksɪn] *noun*: Phallotoxin *nt*
phal|lus [ˈfæləs] *noun, plural* **-lus|es, -li** [-laɪ]: (erigiertes) männliches Glied *nt*, Phallus *m*, Phallos *m*
phan|er|o|ge|net|ic [ˌfænərəʊdʒɪˈnetɪk] *adj*: →*phanerogenic*
phan|er|o|gen|ic [ˌfænərəʊˈdʒenɪk] *adj*: (*Krankheit*) mit

P

bekannter Ursache; spezifisch
phan|er|o|scope ['fænərəskəʊp] *noun*: Phaneroskop *nt*
phan|er|os|copy [fænə'rɑskəpiː] *noun*: Phaneroskopie *f*
phan|er|o|sis [fænə'rəʊsɪs] *noun*: Phanerose *f*, Phanerosis *f*
fat phanerosis: Lipo-, Fettphanerose *f*
phan|tasm ['fæntæzəm] *noun*: Phantasma *nt*
phan|tas|mal [fæn'tæzməl] *adj*: **1.** halluzinatorisch, Phantasie- **2.** unwirklich, trügerisch, imaginär
phan|tas|mat|ic [ˌfæntæz'mætɪk] *adj*: →*phantasmal*
phan|tas|mic [fæn'tæzmɪk] *adj*: eingebildet; erfunden, frei ersonnen, imaginär
phan|tast ['fæntæst] *noun*: Träumer *m*, Phantast *m*
phan|ta|sy ['fæntəsiː]: I *noun* **1.** Einbildung(skraft) *f*, Vorstellungsvermögen *nt*, Phantasie *f* **2.** Phantasie *f*, Phantasiegebilde *nt*; Hirngespinst *nt*, Trugbild *nt* **3.** Tag-, Wachtraum *m* **4.** Phantasieren *nt* II *vt* sich jdn. *oder* etw. vorstellen III *vi* **5.** phantasieren (*about* von) **6.** (tag-)träumen
phan|tom ['fæntəm]: I *noun* **1.** (anatomisches) Modell *nt*, Phantom *nt* **2.** Sinnestäuschung *f*, Schein-, Trugbild *nt*; Hirngespinst *nt* II *adj* **3.** eingebildet, scheinbar **4.** falsch, fiktiv
PHAR *Abk.*: phytohemagglutination reaction
phar|ma|cal ['fɑːrməkəl] *adj*: →*pharmaceutic*
phar|ma|ceu|tic [ˌfɑːrmə'suːtɪk] *adj*: Pharmazeutik betreffend, auf ihr beruhend, pharmazeutisch, arzneikundlich
phar|ma|ceu|ti|cal [ˌfɑːrmə'suːtɪkl]: I *noun* Arzneimittel *nt*, Pharmazeutikum *nt* II *adj* →*pharmaceutic*
phar|ma|ceu|tics [ˌfɑːrmə'suːtɪks] *plural*: Arzneikunde *f*, Arzneilehre *f*, Pharmazeutik *f*, Pharmazie *f*
phar|ma|ceu|tist [ˌfɑːrmə'suːtɪst] *noun*: →*pharmacist*
phar|ma|cist ['fɑːrməsɪst] *noun*: **1.** Pharmazeut *m*, Apotheker *m* **2.** pharmazeutischer Chemiker *m*
pharmaco- *präf.*: Arzneimittel-, Pharma-, Pharmako-
phar|ma|co|chem|is|try [ˌfɑːrməkəʊ'keməstriː] *noun*: pharmazeutische Chemie *f*
phar|ma|co|di|ag|no|sis [ˌfɑːrməkəʊˌdaɪəg'nəʊsɪs] *noun*: Pharmakodiagnostik *f*
phar|ma|co|dy|nam|ic [ˌfɑːrməkəʊdaɪ'næmɪk] *adj*: Pharmakodynamik betreffend, pharmakodynamisch
phar|ma|co|dy|nam|ics [ˌfɑːrməkəʊdaɪ'næmɪks] *plural*: Pharmakodynamik *f*
phar|ma|co|en|do|cri|nol|o|gy [ˌfɑːrməkəʊˌendəʊkrɪ'nɑlədʒiː] *noun*: Pharmakoendokrinologie *f*
phar|ma|co|ge|net|ics [ˌfɑːrməkəʊdʒɪ'netɪks] *plural*: Pharmakogenetik *f*
phar|ma|cog|nos|tics [ˌfɑːrməkɑg'nɑstɪks] *plural*: Pharmakognosie *f*
phar|ma|cog|no|sy [ˌfɑːrmə'kɑgnəsiː] *noun*: Pharmakognosie *f*
pharm|a|co|ki|net|ic [ˌfɑːrməkəʊkɪ'netɪk] *adj*: Pharmakokinetik betreffend, pharmakokinetisch
phar|ma|co|ki|net|ics [ˌfɑːrməkəʊkɪ'netɪks] *plural*: Pharmakokinetik *f*
phar|ma|co|log|ic [ˌfɑːrməkə'lɑdʒɪk] *adj*: Pharmakologie betreffend, pharmakologisch
phar|ma|co|log|i|cal [ˌfɑːrməkə'lɑdʒɪkl] *adj*: →*pharmacologic*
phar|ma|col|o|gist [ˌfɑːrmə'kɑlədʒɪst] *noun*: Pharmakologe *m*, -login *f*
phar|ma|col|o|gy [fɑːrmə'kɑlədʒiː] *noun*: Arzneimittellehre *f*, Arzneimittelforschung *f*, Pharmakologie *f*
phar|ma|co|ma|ni|a [ˌfɑːrməkəʊ'meɪnɪə, -jə] *noun*: Arzneimittelsucht *f*
phar|ma|con ['fɑːrməkɑn] *noun*: Arzneistoff *m*, Arzneimittel *nt*, Wirkstoff *m*, Pharmakon *nt*
phar|ma|co|peia [ˌfɑːrməkəʊ'peɪ(j)ə] *noun*: Arzneibuch *nt*, Pharmakopoe *f*
phar|ma|co|pei|al [ˌfɑːrməkəʊ'peɪ(j)əl] *adj*: Pharmakopoe betreffend
phar|ma|co|phil|i|a [ˌfɑːrməkəʊ'fɪlɪə] *noun*: Pharmakophilie *f*
phar|ma|co|pho|bi|a [ˌfɑːrməkəʊ'fəʊbɪə] *noun*: Pharmakophobie *f*
phar|ma|co|pho|bic [ˌfɑːrməkəʊ'fəʊbɪk] *adj*: Pharmakophobie betreffend, pharmakophob
phar|ma|co|phore ['fɑːrməkəʊˌfəʊər, -fɔːr] *noun*: pharmakophore Gruppe *f*
phar|ma|co|poe|i|a [ˌfɑːrməkəʊ'peɪ(j)ə] *noun*: Arzneibuch *nt*, Pharmakopöe *f*
German Pharmacopoeia: Deutsches Arzneibuch *nt*
phar|ma|co|psy|cho|sis [ˌfɑːrməkəʊsaɪ'kəʊsɪs] *noun*: Pharmakopsychose *f*
phar|ma|co|ra|di|o|an|gi|og|ra|phy [ˌfɑːrməkəʊˌreɪdɪəʊændʒɪ'ɑgrəfiː] *noun*: Pharmakoradioangiographie *f*, Pharmakoradioangiografie *f*
phar|ma|co|ra|di|og|ra|phy [ˌfɑːrməkəʊˌreɪdɪ'ɑgrəfiː] *noun*: Pharmakoradiographie *f*, Pharmakoradiografie *f*
phar|ma|co|roent|gen|og|ra|phy [ˌfɑːrməkəʊrentgə'nɑgrəfiː] *noun*: Pharmakoradiographie *f*, Pharmakoradiografie *f*
phar|ma|co|ther|a|py [ˌfɑːrməkəʊ'θerəpiː] *noun*: Pharmakotherapie *f*
phar|ma|cy ['fɑːrməsiː] *noun, plural* **-cies**: **1.** Arzneikunde *f*, Arzneilehre *f*, Pharmazeutik *f*, Pharmazie *f* **2.** Apotheke *f*
pharyng- *präf.*: Rachen-, Schlund-, Pharyng(o)-, Pharynx-
pha|ryn|gal [fə'rɪŋgl] *adj*: →*pharyngeal*
phar|yn|gal|gia [færɪn'gældʒ(ɪ)ə] *noun*: Rachenschmerz *m*, Pharynxschmerz *m*, Pharyngalgie *f*, Pharyngodynie *f*
pha|ryn|ge|al [fə'rɪndʒ(ɪ)əl, færɪn'dʒiːəl] *adj*: Rachen/Pharynx betreffend, pharyngeal, Schlund-, Rachen-, Pharynx-
phar|yn|gec|ta|sia [ˌfærɪndʒek'teɪʒ(ɪ)ə] *noun*: →*pharyngocele*
phar|yn|gec|to|my [færɪn'dʒektəmiː] *noun*: Pharyngektomie *f*
phar|yn|gem|phrax|is [ˌfærɪndʒem'fræksɪs] *noun*: Pharynxobstruktion *f*
phar|yn|gism ['færɪndʒɪzəm] *noun*: →*pharyngismus*
phar|yn|gis|mus [ˌfærɪn'dʒɪzməs] *noun*: Schlundkrampf *m*, Pharyngismus *m*, Glossopharyngeuskrampf *m*, Pharyngospasmus *m*
phar|yn|git|ic [ˌfærɪn'dʒɪtɪk] *adj*: Rachenschleimhautentzündung/Pharyngitis betreffend, pharyngitisch
phar|yn|gi|tis [ˌfærɪn'dʒaɪtɪs] *noun*: Rachenkatarrh *m*, Rachenschleimhautentzündung *f*, Pharyngitis *f*
acute pharyngitis: Angina catarrhalis
acute lymphonodular pharyngitis: akute lymphonoduläre Pharyngitis *f*
atrophic pharyngitis: Pharyngitis chronica atrophicans
catarrhal pharyngitis: Angina catarrhalis
chronic pharyngitis: Pharyngitis chronica
chronic hyperplastic pharyngitis: Pharyngitis chronica hyperplastica, granuläre Pharyngitis *f*, Pharyngitis chronica granulosa
croupous pharyngitis: kruppöse/pseudomembranöse Pharyngitis *f*
diphtheritic pharyngitis: Rachendiphtherie *f*
febrile pharyngitis: akute febrile Pharyngitis *f*

P

fibrinous pharyngitis: fibrinöse Pharyngitis *f*
follicular pharyngitis: follikuläre Pharyngitis *f*
gangrenous pharyngitis: gangränöse Pharyngitis *f*, Pharyngitis gangraenosa
glandular pharyngitis: follikuläre Pharyngitis *f*
granular pharyngitis: granuläre Pharyngitis *f*
hypertrophic pharyngitis: Pharyngitis hypertrophicans
lateral pharyngitis: Seitenstrangangina *f*, Pharyngitis lateralis, Angina lateralis
lymphonodular pharyngitis: lymphonoduläre Pharyngitis *f*
membranous pharyngitis: kruppöse/pseudomembranöse Pharyngitis *f*
phlegmonous pharyngitis: Pharynxphlegmone *f*
recurrent pharyngitis: rezidivierende Pharyngitis *f*
viral pharyngitis: virale Pharyngitis *f*

pharyngo- *präf.*: Rachen-, Schlund-, Pharyng(o)-, Pharynx-

pha|ryn|go|cele [fəˌrɪŋgəʊsiːl] *noun*: Pharynxdivertikel *nt*

pha|ryn|go|cer|a|to|sis [fəˌrɪŋgəʊˌserə'təʊsɪs] *noun*: Pharynxkeratose *f*

pha|ryn|go|con|junc|ti|vit|ic [fəˌrɪŋgəʊkənˌdʒʌŋktə'vɪtɪk] *adj*: Pharyngokonjunktivitis betreffend, pharyngokonjunktivitisch

pha|ryn|go|con|junc|ti|vi|tis [fəˌrɪŋgəʊkənˌdʒʌŋktə'vaɪtɪs] *noun*: Pharyngokonjunktivitis *f*

pha|ryn|go|dyn|ia [fəˌrɪŋgəʊ'diːnɪə] *noun*: →*pharyngalgia*

pha|ryn|go|ep|i|glot|tic [fəˌrɪŋgəʊepɪ'glɑtɪk] *adj*: Rachen und Kehldeckel/Epiglottis betreffend, pharyngoepiglottisch

pha|ryn|go|ep|i|glot|tid|e|an [ˌfəˌrɪŋgəʊˌepɪglɑ'tiːdɪən] *adj*: →*pharyngoepiglottic*

pha|ryn|go|e|soph|a|ge|al [fəˌrɪŋgəʊɪˌsɑfə'dʒiːəl, -ˌɪsə'fædʒɪəl] *adj*: Rachen und Speiseröhre/Oesophagus betreffend, pharyngoösophageal, ösophagopharyngeal

pha|ryn|go|e|soph|a|git|ic [ˌfəˌrɪŋgəʊ ɪˌsɑfə'dʒɪtɪk] *adj*: Pharyngoösophagitis betreffend, pharyngoösophagitisch

pha|ryn|go|e|soph|a|gi|tis [ˌfəˌrɪŋgəʊ ɪˌsɑfə'dʒaɪtɪs] *noun*: Pharyngoösophagitis *f*

pha|ryn|go|e|soph|a|go|plas|ty [ˌfəˌrɪŋgəʊɪ'sɑfəgəʊˌplæstiː] *noun*: Pharynx-Ösophagus-Plastik *f*

pha|ryn|go|glos|sal [fəˌrɪŋgəʊ'glɑsl, -'glɔs-] *adj*: Zunge und Rachen/Pharynx betreffend, glossopharyngeal

pha|ryn|go|ker|a|to|sis [fəˌrɪŋgəʊˌkerə'təʊsɪs] *noun*: Pharynxkeratose *f*

pha|ryn|go|la|ryn|ge|al [fəˌrɪŋgəʊlə'rɪndʒɪəl, -ˌlærɪn'dʒiːəl] *adj*: Rachen und Kehlkopf/Larynx betreffend, pharyngolaryngeal, laryngopharyngeal

pha|ryn|go|lar|yn|git|ic [fəˌrɪŋgəʊˌlærɪn'dʒɪtɪk] *adj*: Pharyngolaryngitis betreffend, pharyngolaryngitisch

pha|ryn|go|lar|yn|gi|tis [fəˌrɪŋgəʊˌlærɪn'dʒaɪtɪs] *noun*: Entzündung *f* von Rachen- und Kehlkopfschleimhaut, Pharyngolaryngitis *f*

pha|ryn|go|lith [fə'rɪŋgəʊlɪθ] *noun*: Pharyngolith *m*

pha|ryn|go|max|il|lar|y [fəˌrɪŋgəʊ'mæksəˌleriː, -mæk'sɪləriː] *adj*: Rachen und Oberkiefer/Maxilla betreffend, pharyngomaxillär, pharyngomaxillar, maxillopharyngeal

pha|ryn|go|my|co|sis [fəˌrɪŋgəʊmaɪ'kəʊsɪs] *noun*: Rachen-, Pharynxmykose *f*, Pharyngomykose *f*

pha|ryn|go|na|sal [fəˌrɪŋgəʊ'neɪzl] *adj*: Rachen und Nase/Nasus betreffend; Rhinopharynx betreffend, pharyngonasal, epipharyngeal, nasopharyngeal, rhinopharyngeal

pha|ryn|go|oe|soph|a|ge|al [fəˌrɪŋgəʊɪˌsɑfə'dʒiːəl, -ˌɪsə'fædʒɪəl] *adj*: Rachen und Speiseröhre/Oesophagus betreffend, pharyngoösophageal, ösophagopharyngeal

pha|ryn|go|oe|soph|a|git|ic [ˌfəˌrɪŋgəʊ ɪˌsɑfə'dʒɪtɪk] *adj*: (*brit.*) →*pharyngoesophagitic*

pha|ryn|go|oe|soph|a|gi|tis [ˌfəˌrɪŋgəʊ ɪˌsɑfə'dʒaɪtɪs] *noun*: (*brit.*) →*pharyngoesophagitis*

pha|ryn|go|oe|soph|a|go|plas|ty [ˌfəˌrɪŋgəʊɪ'sɑfəgəʊˌplæstiː] *noun*: (*brit.*) →*pharyngoesophagoplasty*

pha|ryn|go|ooe|soph|a|ge|al [fəˌrɪŋgəʊɪˌsɑfə'dʒiːəl, -ˌɪsə'fædʒɪəl] *adj*: (*brit.*) →*pharyngooesophageal*

pha|ryn|go|o|ral [fəˌrɪŋgəʊ'ɔːrəl, -'əʊr-] *adj*: Mund und Rachen/Pharynx betreffend; Oropharynx betreffend, oropharyngeal, pharyngo-oral, mesopharyngeal

pha|ryn|go|pal|a|tine [fəˌrɪŋgəʊ'pælətaɪn, -tɪn] *adj*: Rachen und Gaumen/Palatum betreffend, pharyngopalatinal, palatopharyngeal

pha|ryn|go|pa|ral|y|sis [fəˌrɪŋgəʊpə'rælɪsɪs] *noun*: Schlundlähmung *f*, Schlundmuskellähmung *f*, Pharyngoplegie *f*

phar|yn|gop|a|thy [færɪn'gɑpəθiː] *noun*: Rachen-, Pharynxerkrankung *f*, Pharyngopathie *f*

pha|ryn|go|plas|ty [fə'rɪŋgəʊplæstiː] *noun*: Rachenplastik *f*, Pharynxplastik *f*, Pharyngoplastik *f*

pha|ryn|go|ple|gia [fəˌrɪŋgəʊ'pliːdʒ(ɪ)ə] *noun*: →*pharyngoparalysis*

pha|ryn|go|rhi|nit|ic [fəˌrɪŋgəʊraɪ'nɪtɪk] *adj*: Pharyngorhinitis betreffend, pharyngorhinitisch

pha|ryn|go|rhi|ni|tis [fəˌrɪŋgəʊraɪ'naɪtɪs] *noun*: Entzündung *f* von Rachen- und Nasenschleimhaut, Pharyngorhinitis *f*

pha|ryn|go|rhi|nos|co|py [fəˌrɪŋgəʊraɪ'nɑskəpiː] *noun*: Pharyngorhinoskopie *f*

pha|ryn|gor|rha|gia [fəˌrɪŋgəʊ'reɪdʒ(ɪ)ə] *noun*: Rachenblutung *f*, Pharynxblutung *f*, Pharyngorrhagie *f*

pha|ryn|gor|rhe|a [fəˌrɪŋgəʊ'rɪə] *noun*: Pharyngorrhoe *f*

pha|ryn|gor|rhoe|a [fəˌrɪŋgəʊ'rɪə] *noun*: (*brit.*) →*pharyngorrhea*

pha|ryn|go|sal|pin|git|ic [fəˌrɪŋgəʊˌsælpɪn'dʒɪtɪk] *adj*: Pharyngosalpingitis betreffend, pharyngosalpingitisch

pha|ryn|go|sal|pin|gi|tis [fəˌrɪŋgəʊˌsælpɪn'dʒaɪtɪs] *noun*: Entzündung *f* von Rachen- und Tubenschleimhaut, Pharyngosalpingitis *f*

pha|ryn|go|scle|ro|ma [fəˌrɪŋgəʊsklɪ'rəʊmə] *noun*: Pharynx-, Pharyngosklerom *nt*

pha|ryn|go|scope [færɪn'gəskəʊp] *noun*: Pharyngoskop *nt*

phar|yn|gos|co|py [færɪn'gɑskəpiː] *noun*: Pharyngoskopie *f*

pha|ryn|go|spasm [fə'rɪŋgəspæzəm] *noun*: Pharyngismus *m*, Schlundkrampf *m*, Glossopharyngeuskrampf *m*, Pharyngospasmus *m*

pha|ryn|go|ste|no|sis [fəˌrɪŋgəʊstɪ'nəʊsɪs] *noun*: Pharynxstenose *f*, Pharyngostenose *f*

phar|yn|gos|to|ma [færɪn'gɑstəmə] *noun*: Pharyngostoma *nt*

phar|yn|gos|to|my [færɪn'gɑstəmiː] *noun*: Pharyngostomie *f*

pha|ryn|go|tome [fə'rɪŋgətəʊm] *noun*: Pharyngotom *nt*

phar|yn|got|o|my [færɪn'gɑtəmiː] *noun*: Pharyngotomie *f*

pha|ryn|go|ton|sil|lit|ic [fəˌrɪŋgəˌtɑnsə'lɪtɪk] *adj*: Pharyngotonsillitis betreffend, pharyngotonsillitisch

pha|ryn|go|ton|sil|li|tis [fəˌrɪŋgəˌtɑnsə'laɪtɪs] *noun*: Entzündung *f* von Rachenschleimhaut und Rachenmandel, Pharyngotonsillitis *f*

pha|ryn|go|xe|ro|sis [ˌfəˌrɪŋgəʊzɪ'rəʊsɪs] *noun*: pathologische Trockenheit *f* der Rachenschleimhaut

phar|ynx ['færɪŋks] *noun*, *plural* **phar|ynx|es, -ryn|ges** [fə-

P

'rɪndʒiːz]: Rachen *m*, Schlund *m*, Pharynx *m* **behind the pharynx** hinter dem Rachen/Pharynx (liegend), retropharyngeal **below the pharynx** unterhalb des Rachens/Pharynx (liegend), subpharyngeal
nasal pharynx: Epipharynx *m*, Nasenrachenraum *m*, Nasopharynx *m*
oral pharynx: Mundrachen *m*, Oropharynx *m*, Mesopharynx *m*, Pars oralis pharyngis

phase [feɪz]: I *noun* Phase *f*, Abschnitt *m*; (Entwicklungs-) Stufe *f*, Stadium *nt* II *vt* in Phase bringen; aufeinander abstimmen, gleichschalten, synchronisieren
acceleration phase: →*acceleration period*
alpha phase: →*estrogenic phase*
anabolic phase: anabole Phase *f*
anaerobic phase: anaerobe (Stoffwechsel-)Phase *f*
anal phase: anale Phase *f*
antidiuretic phase: antidiuretische Phase *f*, antidiuretisches Stadium *nt*
aqueous phase: wässrige Phase *f*
beta phase: →*gestagenic phase*
canalicular phase: Phase *f* des Gangwachstums
cephalic phase: vagale/zephale Phase *f*
collecting phase: Sammelphase *f*
continuous phase: äußere/dispergierende Phase *f*, Dispergens *nt*, Dispersionsmedium *nt*, -mittel *nt*
convalescence phase: Rekonvaleszenzphase *f*
critical phase: kritische Phase *f*
dark phase: →*dark reactions*
death phase: Absterbephase *f*
phase of decline: Absterbephase *f*
deformation phase: Umformungszeit *f*
depolarization phase: Depolarisationsphase *f*
desquamative phase: Desquamationsphase *f*
desquamative and regenerative phase: Desquamations-Regenerations-Phase *f*
developmental phases: Entwicklungsphasen *pl*
discontinuous phase: disperse/innere Phase *f*, Dispersum *nt*
disinfection phase: Desinfektionsphase *f*
disperse phase: disperse Phase *f*, innere Phase *f*
dispersed phase: Dispersum *nt*, disperse Phase *f*, innere Phase *f*
dispersion phase: äußere/dispergierende Phase *f*, Dispergens *nt*, Dispersionsmedium *nt*, -mittel *nt*
diuretic phase: diuretische Phase *f*, polyurische Phase *f*
eclipse phase: Virusfinsternis *f*, Eklipse *f*
elongation phase: Elongationsphase *f*
emptying phase: Entleerungsphase *f*
erythrocytic phase: erythrozytärer Zyklus *m*, erythrozytäre Phase *f*
estrin phase: →*estrogenic phase*
estrogenic phase: östrogene/proliferative Phase *f*, Proliferations-, Follikelreifungsphase *f*
excitation phase: Erregungsphase *f*
excitative phase: (*Narkose*) Exzitationsstadium *nt*
execution phase: Ausführungsphase *f*
exoerythrocytic phase: exoerythrozytärer Zyklus *m*, exoerythrozytäre Phase *f*
exponential phase: exponentielle Phase *f*, logarithmische Phase *f*, log-Phase *f*
external phase: äußere/dispergierende Phase *f*, Dispergens *nt*, Dispersionsmedium *nt*, -mittel *nt*
exudation phase: Exsudationsphase *f*
fertile phase: fruchtbare Tage *pl*
final phase: Endphase *f*, -stadium *nt*
flowing phase: Fließphase *f*, bewegliche Phase *f*
follicle phase: Follikelphase *f*
follicle-maturation phase: →*estrogenic phase*
follicular phase: →*estrogenic phase*
G phases: G-Phasen *pl*
G_0 phase: G_0-Phase *f*
G_1 phase: G_1-Phase *f*
G_2 phase: G_2-Phase *f*
gas phase: Gasphase *f*
gastric phase: (*Verdauung*) gastrale Phase *f*
genital phase: genitale Phase *f*
gestagenic phase: gestagene Phase *f*, Sekretions-, Lutealphase *f*
growth phase: Wachstumsphase *f*, -periode *f*
haploid phase: Haplophase *f*
hepatolienal phase: Phase *f* der hepatolienalen Blutbildung
high-flow phase: High-flow-Phase *f*
hydrocarbon phase: Kohlenwasserstoffphase *f*
hydrophobic phase: hydrophobe Phase *f*
hyperdynamic phase: hyperdynamische Phase *f*, hyperdynamisches Stadium *nt*
hypodynamic phase: hypodynamische Phase *f*, hypodynamisches Stadium *nt*
inductive phase: Einleitung *f*, Einleitungsphase *f*, Induktionsphase *f*
infiltration phase: Infiltrationsphase *f*
initiation phase: Initiationsphase *f*
injury phase: Verletzungsphase *f*
internal phase: disperse/innere Phase *f*, Dispersum *nt*
intestinal phase: (*Verdauung*) intestinale Phase *f*
ischaemic phase: (*brit.*) →*ischemic phase*
ischaemic phase of endometrium: (*brit.*) →*ischemic phase of endometrium*
ischemic phase: Ischämiephase *f*, ischämische Phase *f*
ischemic phase of endometrium: (*Endometrium*) ischämische Phase *f*
lag phase: lag-Phase *f*, Lagphase *f*, Latenzphase *f*
lallation phase: Lallphase *f*
latency phase: **1.** (*psychol.*) Latenzphase *f* **2.** (*mikrobiolog.*) Latenzzeit *f*, Inkubationszeit *f*
liquid phase: flüssige Phase *f*
log phase: log-Phase *f*, exponentielle Phase *f*
logarithmic phase: logarithmische Phase *f*, exponentielle Phase *f*, log-Phase *f*
low-flow phase: Low-flow-Phase *f*
luteal phase: →*gestagenic phase*
lympocytic-eosinophilic phase: lymphozytär-eosinophile Heilphase *f*
Marchi's phase: Marchi-Phase *f*, Marchi-Stadium *nt*
maturation phase: Reifungsphase *f*, Reifungsperiode *f*
medullary phase: medulläre Periode/Phase *f*
megaloblastic phase: (*Blut*) megaloblastische Periode/Phase *f*
menstrual phase: Menses *pl*, Menstruation *f*, Periode *f*, Regelblutung *f*
phases of menstrual cycle: Zyklusphasen *pl*
phase of mitosis: Mitosephase *f*
monocytic phase: monozytäre Abwehrphase *f*
moving phase: bewegliche Phase *f*
oedipal phase: ödipale Phase *f*
oestrogenic phase: (*brit.*) →*estrogenic phase*
oil phase: Ölphase *f*
oral phase: orale Phase *f*
orgasmic phase: Orgasmusphase *f*
paralytic phase: Lähmungsstadium *nt*, paralytisches Stadium *nt*
phallic phase: →*phallic stage*
plateau phase: Plateauphase *f*

P

polyuric phase: polyurische Phase *f*, diuretische Phase *f*
postmeiotic phase: postmeiotische Phase *f*
postmitotic resting phase: postmitotische Ruhephase *f*
postreduction phase: →*postmeiotic phase*
preeruptive phase: präeruptive Phase *f*
preerythrocytic phase: präerythrozytärer Zyklus *m*, präerythrozytäre Phase *f*
pregenital phase: prägenitale Phase *f*
premeiotic phase: prämeiotische Phase *f*
premitotic resting phase: prämitotische Ruhephase *f*
premitotic rsting phase: prämitotische Ruhephase *f*
pre-oedipal phase: präödipale Phase *f*
preparation phase: Vorbereitungsphase *f*
prereduction phase: →*premeiotic phase*
pressure-increase phase: Druckanstiegszeit *f*
prodromal phase: →*prodromal period*
progestational phase: gestagene/sekretorische Phase *f*, Sekretions-, Lutealphase *f*
proliferative phase: →*estrogenic phase*
reconstruction phase: Rekonstruktionsphase *f*
recovery phase: Erholungsphase *f*, Erregungsrückbildungsphase *f*
regenerative phase: Regenerationsphase *f*
repolarization phase: Repolarisationsphase *f*
resolution phase: Rückbildungsphase *f*
resting phase: Ruhestadium *nt*
restitution phase: Restitutionsphase *f*
resuscitation phase: Reanimationsphase *f*
retardation phase: Verzögerungsphase *f*
S phase: S-Phase *f*
scarlet red phase: Scharlachrotphase *f*, -stadium *nt*
secretory phase: →*gestagenic phase*
SEM phase: SEM-Phase *f*
sensitive phase: sensible Phase *f*
slow eye movements phase: SEM-Phase *f*
solid phase: feste Phase *f*
stationary phase: stationäre Phase *f*
synaptic phase: Chromosomenpaarung *f*, Synapsis *f*
synthesis phase: Synthesephase *f*
termination phase: Terminationsphase *f*
vagal phase: (*Verdauung*) vagale/zephale Phase *f*

pha|sic ['feɪsɪk] *adj*: phasisch, Phasen-
pha|sin ['feɪsɪn] *noun*: Phasin *nt*
phas|ing ['feɪzɪŋ] *noun*: Gleichschaltung *f*, Synchronisierung *f*
PHB *Abk.*: **1.** phenobarbital **2.** p-hydroxybenzoic acid **3.** polyhydroxybutyric acid
PHBA *Abk.*: polyhydroxybutyric acid
PHBE *Abk.*: p-hydroxybenzoic acid ester
PHC *Abk.*: **1.** pheneticillin **2.** primary health care **3.** primary hepatocellular carcinoma
PHD *Abk.*: post-heparin diamine oxidase
pH-dependence *noun*: pH-Abhängigkeit *f*, pH-Wert-Abhängigkeit *f*
PHE *Abk.*: post-heparin esterase
Phe *Abk.*: phenylalanine
phen- *präf.*: →*pheno-*
phe|nac|e|mide [fɪ'næsəmaɪd] *noun*: Phenacemid *nt*
phen|ac|e|tin [fɪ'næsətɪn] *noun*: Phenazetin *nt*, Phenacetin *nt*
phe|nan|threne [fə'nænθriːn] *noun*: Phenanthren *nt*
phe|nan|thro|lene [fə'nænθrəliːn] *noun*: o-Phenanthrolin *nt*
phe|nate ['fiːneɪt] *n, vt*: →*phenolate*
phen|a|zone ['fenəzəʊn] *noun*: Phenazon *nt*, Dimethyloxychinizin *nt*
phen|az|o|pyr|i|dine [fen,æzəʊ'pɪrədiːn] *noun*: Phenazopyridin *nt*
phen|eth|i|cil|lin [fen,eθə'sɪlɪn] *noun*: Pheneticillin *nt*
phen|for|min [fen'fɔːrmɪn] *noun*: Phenformin *nt*
phen|go|pho|bi|a [,fengəʊ'fəʊbɪə] *noun*: →*photophobia*
phen|i|din ['fenədɪn] *noun*: →*phenacetin*
phe|nin ['fiːnɪn] *noun*: →*phenacetin*
phe|nin|da|mine [fə'nɪndəmiːn] *noun*: Phenindamin *nt*
phen|ir|a|mine [fen'ɪərəmiːn] *noun*: Pheniramin *nt*
phen|met|ra|zine [fen'metrəziːn] *noun*: Phenmetrazin *nt*, Dexphenmetrazinum *nt*
pheno- *präf.*: **1.** Phen(o)- **2.** Phän(o)-
phe|no|bar|bi|tal [,fiːnəʊ'bɑːrbɪtɔl, -tæl] *noun*: Phenobarbital *nt*, Phenylethylbarbitursäure *f*
phe|no|bar|bi|tone [,fiːnəʊ'bɑːrbɪtəʊn] *noun*: →*phenobarbital*
phe|no|co|py ['fiːnəʊkɑpiː] *noun*: Phänokopie *f*
phe|no|din ['fiːnəʊdɪn] *noun*: Hämatin *nt*, Oxyhämin *nt*
phe|no|ge|net|ics [,fiːnəʊdʒɪ'netɪks] *plural*: Phänogenetik *f*
phe|nol ['fiːnɔl, -nɑl] *noun*: **1.** Phenol *nt*, Karbolsäure *f*, Monohydroxybenzol *nt* **2. phenols** *plural* Phenole *pl*
methyl phenol: Kresol *nt*
phe|no|lae|mi|a [,fiːnəʊ'liːmiːə] *noun*: (*brit.*) →*phenolemia*
phe|no|lase ['fiːnəleɪz] *noun*: Phenoloxidase *f*, Phenolase *f*
phe|no|late ['fiːnəleɪt]: **I** *noun* Phenolat *nt* **II** *vt* mit Phenol behandeln *oder* sterilisieren
phe|no|le|mi|a [,fiːnəʊ'liːmiːə] *noun*: Phenolämie *f*
phe|no|lic [fɪ'nəʊlɪk] *adj*: Phenol betreffend *oder* enthaltend, phenolisch
phe|no|li|za|tion [,fiːnəlaɪ'zeɪʃn] *noun*: Behandlung *f* mit Phenol, Phenolisieren *nt*
phe|no|lo|gic [fiːnə'lɑdʒɪk] *adj*: Phänologie betreffend, phänologisch
phe|no|lo|gy [fɪ'nɑlədʒiː] *noun*: Phänologie *f*
phe|nol|phthal|e|in [,fiːnɔl'(f)θæliːn, -liːɪn] *noun*: Phenolphthalein *nt*
phe|nol|sul|fone|phthal|ein [,fiːnɔl,sʌlfəʊn'(f)θæliːn, -liːɪn] *noun*: Phenolsulfophthalein *nt*, Phenolsulfonphthalein *nt*, Phenolrot *nt*
phe|nol|sul|phone|phthal|ein [,fiːnɔl,sʌlfəʊn'(f)θæliːn, -liːɪn] *noun*: (*brit.*) →*phenolsulfonephthalein*
phe|nol|u|ri|a [,fiːnɔl'(j)ʊəriːə] *noun*: Phenolurie *f*
phe|nom|e|no|log|ic [fɪ,nɑmənə'lɑdʒɪk] *adj*: Phänomenologie betreffend, zu Phänomenologie gehörend, phänomenologisch
phe|nom|e|no|log|i|cal [fɪ,nɑmənə'lɑdʒɪkl] *adj*: →*phenomenologic*
phe|nom|e|nol|o|gy [fɪ,nɑmə'nɑlədʒiː] *noun*: Phänomenologie *f*
phe|nom|e|non [fɪ'nɑmə,nɑn] *noun, plural* **-na** [fɪ'nɑmənə]: Erscheinung *f*, Zeichen *nt*, (objektives) Symptom *nt*, Phänomen *nt*
adhesion phenomenon: Immunadhärenz *f*
anterior drawer phenomenon: vorderes Schubladenphänomen *nt*
Arias-Stella phenomenon: Arias-Stella-Phänomen *nt*
Arthus phenomenon: Arthus-Phänomen *nt*, Arthus-Reaktion *f*
Aschner's phenomenon: Aschner-Versuch *m*, Aschner-Dagnini-Versuch *m*, Bulbusdruckversuch *m*
Ashley's phenomenon: okulokardialer Reflex *m*, Bulbusdruckreflex *m*, Aschner-Dagnigni-Bulbusdruckversuch *m*
Auspitz' phenomenon: Phänomen *nt* des blutigen Taus, Auspitz-Phänomen *nt*
Austin Flint phenomenon: Austin Flint-Geräusch *nt*, Flint-Geräusch *nt*

P

Babinski's phenomenon: Babinski-Zeichen *nt*, Babinski-Reflex *m*, Großzehenreflex *m*, Zehenreflex *m*
Becker's phenomenon: Becker-Zeichen *nt*
Bell's phenomenon: Bell-Phänomen *nt*
Bielschowsky's phenomenon: Bielschowsky-Zeichen *nt*
blue toe phenomenon: Blue-toe-Phänomen *nt*
Bordet-Gengou phenomenon: Bordet-Gengou-Reaktion *f*, Bordet-Gengou-Phänomen *nt*
borrowing-lending phenomenon: Borrowing-lending-Phänomen *nt*
candle phenomenon: Kerzenfleckphänomen *nt*, Kerzentropfphänomen *nt*, Kerzenspanphänomen *nt*
Capgras' phenomenon: Capgras-Syndrom *nt*
chip phenomenon: Hobelspanphänomen *nt*
clasp-knife phenomenon: Taschenmesserphänomen *nt*, Klappmesserphänomen *nt*
click phenomenon: Click-Phänomen *nt*
clostridium tumor phenomenon: Clostridien-Tumorphänomen *nt*
clostridium tumour phenomenon: (*brit.*) →*clostridium tumor phenomenon*
coffin-lid phenomenon: Sargdeckelphänomen *nt*
cogwheel phenomenon: Zahnradphänomen *nt*, Negro-Zeichen *nt*
Cushing's phenomenon: Cushing-Effekt *m*, -Phänomen *nt*
Dale's phenomenon: Dale-Versuch *m*
Danysz's phenomenon: Danysz-Phänomen *nt*
dawn phenomenon: Dawn-Phänomen *nt*
Déjérine's hand phenomenon: Déjérine-Handreflex *m*
Déjérine-Lichtheim phenomenon: Déjérine-Lichtheim-Phänomen *nt*, Déjérine-Phänomen *nt*
delayed blanch phenomenon: Delayed-blanch-Phänomen *nt*
d'Herelle phenomenon: Bakteriophagie *f*, d'Herelle-Phänomen *nt*, Twort-d'Herelle-Phänomen *nt*
diaphragm phenomenon: Litten-Phänomen *nt*
diaphragmatic phenomenon: Litten-Phänomen *nt*
doll's head phenomenon: Cantelli-Zeichen *nt*, Puppenaugenphänomen *nt*
Donath-Landsteiner phenomenon: Donath-Landsteiner-Phänomen *nt*
Doppler phenomenon: Doppler-Effekt *m*
drawer phenomenon: Schubladenphänomen *nt*, -zeichen *nt*
Duckworth's phenomenon: Duckworth-Phänomen *nt*
Ehret's phenomenon: Gewohnheitslähmung *f*
entoptic phenomenon: entoptische Wahrnehmung *f*
Erb's phenomenon: Erb-Zeichen *nt*
escape phenomenon: Escape-Phänomen *nt*
face phenomenon: Chvostek-Zeichen *nt*
facialis phenomenon: Chvostek-Zeichen *nt*
fern phenomenon: Arborisationsphänomen *nt*, Farnkrautphänomen *nt*
Fick phenomenon: Fick-Zeichen *nt*, Vakuumphänomen *nt*
finger phenomenon: Gordon-Fingerspreizzeichen *nt*, -Reflex *m*
Friedreich's phenomenon: Friedreich-Zeichen *nt*, -Kavernenzeichen *nt*
Galassi's pupillary phenomenon: Westphal-Piltz-Phänomen *nt*, Orbikularisphänomen *nt*, Lid-Pupillen-Reflex *m*
Gallavardin's phenomenon: Gallavardin-Phänomen *nt*
Gärtner's phenomenon: Gärtner-Zeichen *nt*
Gärtner's vein phenomenon: Gärtner-Zeichen *nt*
generalized Shwartzman phenomenon: →*Sanarelli-Shwartzman phenomenon*
Gengou phenomenon: Gengou-Phänomen *nt*, Komplementbindung *f*
Gerhardt's phenomenon: Biermer-Schallwechsel *m*, Gerhardt-Schallwechsel *m*
Goldblatt's phenomenon: Goldblatt-Mechanismus *m*
Gowers' phenomenon: Gowers-Zeichen *nt*, An-sich-selbst-Hochklettern *nt*
Grasset's phenomenon: **1.** Grasset-Zeichen *nt*, Bychowski-Zeichen *nt* **2.** Grasset-Zeichen *nt*, Hoover-Zeichen *nt*, Phänomen *nt* der komplementären Opposition
Grasset-Gaussel phenomenon: Grasset-Zeichen *nt*, Hoover-Zeichen *nt*, Phänomen *nt* der komplementären Opposition
Gunn's phenomenon: Zeichen *nt*, Gunn-Kreuzungszeichen *nt*
Hamburger phenomenon: Hamburger-Phänomen *nt*, Hamburger-Gesetz *nt*, Chloridverschiebung *f*
Hecht phenomenon: Rumpel-Leede-Phänomen *nt*
Hertwig-Magendie phenomenon: Hertwig-Magendie-Syndrom *nt*, Magendie-Schielstellung *f*
Hoffmann's phenomenon: Hoffmann-Phänomen *nt*
Holmes' phenomenon: →*rebound phenomenon*
Holmes-Stewart phenomenon: →*rebound phenomenon*
Houssay phenomenon: Houssay-Phänomen *nt*, Houssay-Effekt *m*
Hübener-Thomsen-Friedenreich phenomenon: Thomsen-Phänomen *nt*, Hübener-Thomsen-Friedenreich-Phänomen *nt*, T-Agglutinationsphänomen *nt*
hyperflexion phenomenon: Hyperflexionsphänomen *nt*
imitation phenomenon: Imitationsphänomen *nt*, affektive Resonanz *f*
iris phenomenon: Irisblendenphänomen *nt*
jaw-winking phenomenon: Gunn-Zeichen *nt*, Kiefer-Lid-Phänomen *nt*
Kienböck's phenomenon: Kienböck-Zeichen *nt*
knee phenomenon: Patellarsehnenreflex *m*, Quadrizepssehnenreflex *m*
Koch's phenomenon: Koch-Phänomen *nt*
Koebner's phenomenon: Koebner-Phänomen *nt*, isomorpher Reizeffekt *m*
last cuticle phenomenon: Phänomen *nt* des letzten Häutchens
LE phenomenon: Erythematodes-Phänomen *nt*, Lupus erythematodes-Zellen-Phänomen *nt*, L.E.-Phänomen *nt*, L.E.-Zellen-Phänomen *nt*, Lupus erythematodes-Phänomen *nt*
LE cell phenomenon: →*LE phenomenon*
Leede-Rumpel phenomenon: Rumpel-Leede-Phänomen *nt*
leg phenomenon: Pool-Beinphänomen *nt*, Pool-Schlesinger-Phänomen *nt*
Leichtenstern's phenomenon: Leichtenstern-Phänomen *nt*
Litten's phenomenon: Litten-Phänomen *nt*
Litten's diaphragm phenomenon: Litten-Phänomen *nt*
Lucio's phenomenon: Lucio-Phänomen *nt*
Lust's phenomenon: Lust-Zeichen *nt*, Fibularisphänomen *nt*
Mach phenomenon: Mach-Phänomen *m*, Mach-Täuschung *f*
Mansfeld's phenomenon: Mansfeld-Effekt *m*
Marcus Gunn phenomenon: Gunn-Zeichen *nt*, Kiefer-Lid-Phänomen *nt*
Marcus Gunn pupillary phenomenon: Marcus-Gunn-Phänomen *nt*
mattress phenomenon: Matratzenphänomen *nt*

P

Mizuo's phenomenon: Mizuo-Phänomen *nt*
Negro's phenomenon: Zahnradphänomen *nt*
Neisser-Wechsberg phenomenon: Neisser-Wechsberg-Phänomen *nt*
no reflow phenomenon: No-Reflow-Phänomen *nt*
on-off phenomenon: On-Off-Effekt *m*
orbicularis phenomenon: Westphal-Piltz-Phänomen *nt*, Orbikularisphänomen *nt*, Lid-Pupillen-Reflex *m*
paradoxical pupillary phenomenon: Bechterew-Pupillenreflex *m*, paradoxer Pupillenreflex *m*
peroneal phenomenon: Fibularisphänomen *nt*, Lust-Zeichen *nt*
peroneal-nerve phenomenon: →*peroneal phenomenon*
Pfeiffer's phenomenon: Pfeiffer-Phänomen *nt*
phrenic phenomenon: Litten-Phänomen *nt*
Piltz-Westphal phenomenon: Westphal-Piltz-Phänomen *nt*, Orbikularisphänomen *nt*, Lid-Pupillen-Reflex *m*
plateau phenomenon: Plateauphänomen *nt*
Pool's phenomenon: **1.** Pool-Beinphänomen *nt*, Pool-Schlesinger-Phänomen *nt* **2.** Pool-Armphänomen *nt*
posterior drawer phenomenon: hinteres Schubladenphänomen *nt*
Prosènc phenomena: Prosènc-Phänomene *pl*
prozone phenomenon: Hemmungsphänomen *nt*, Prozonenphänomen *nt*, Zonenphänomen *nt*
pulsion phenomenons: Pulsionsphänomene *pl*
pupillary phenomenon: Pupillenreflex *m*, -reaktion *f*
Purkinje's phenomenon: Purkinje-Phänomen *nt*
Queckenstedt's phenomenon: Queckenstedt-Zeichen *nt*
quellung phenomenon: Kapselquellungsreaktion *f*, Neufeld-Reaktion *f*
radial phenomenon: Radialisphänomen *nt*
Raynaud's phenomenon: Raynaud-Phänomen *nt*
rebound phenomenon: Holmes-Phänomen *nt*, Holmes-Stewart-Phänomen *nt*, Rückstoß-, Rückschlag-, Reboundphänomen *nt*
reclotting phenomenon: Thixotropie *f*
red-drop phenomenon: Red-drop-Phänomen *nt*
reentry phenomenon: Reentry *nt*, Reentrance *nt*
R-on-T phenomenon: R-auf-T-Phänomen *nt*
Rumpel-Leede phenomenon: Rumpel-Leede-Phänomen *nt*
Sanarelli's phenomenon: →*Sanarelli-Shwartzman phenomenon*
Sanarelli-Shwartzman phenomenon: Sanarelli-Shwartzman-Phänomen *nt*, Sanarelli-Shwartzman-Reaktion *f*
satellite phenomenon: Ammenphänomen *nt*, Ammenwachstum *nt*, Satellitenphänomen *nt*, Satellitenwachstum *nt*
Schellong-Strisower phenomenon: Schellong-Phänomen *nt*
Schramm's phenomenon: Schramm-Sphinkterphänomen *nt*
Schultz-Charlton phenomenon: Schultz-Charlton(-Auslösch)-Phänomen *nt*
scissors phenomenon: Scherenphämomen *nt*
Shwartzman phenomenon: →*Sanarelli-Shwartzman phenomenon*
sound phenomenon: Sondenphänomen *nt*
staircase phenomenon: Treppenphänomen *nt*
Staub-Traugott phenomenon: Staub-Traugott-Effekt *m*
steal phenomenon: Anzapfsyndrom *nt*, Steal-Phänomen *nt*
Strassmann's phenomenon: Strassmann-Zeichen *nt*
Strümpell's phenomenon: Strümpell-Zeichen *nt*
tack phenomenon: Reißnagelphänomen *nt*, Tapeziernagelphänomen *nt*
Thomsen phenomenon: Hübener-Thomsen-Friedenreich-Phänomen *nt*, Thomsen-Phänomen *nt*, T-Agglutinationsphänomen *nt*
tibial phenomenon: (von) Strümpell-Tibialiszeichen *nt*
toe phenomenon: Babinski-Zeichen *nt*, Babinski-Reflex *m*, Großzehenreflex *m*, Zehenreflex *m*
tongue phenomenon: Zungenphänomen *nt*
T-P phenomenon: T-P-Phänomen *nt*
Trousseau's phenomenon: Trousseau-Zeichen *nt*
Tullio's phenomenon: Tullio-Phänomen *nt*
Twort phenomenon: →*Twort-d'Herelle phenomenon*
Twort-d'Herelle phenomenon: d'Herelle-Phänomen *nt*, Twort-d'Herelle-Phänomen *nt*, Bakteriophagie *f*
Tyndall phenomenon: Tyndall-Effekt *m*
vacuum phenomenon: Fick-Zeichen *nt*, Vakuumphänomen *nt*
vital phenomena: Lebenserscheinungen *pl*
walk-through phenomenon: Walk-through-Phänomen *nt*, Durchgeh-Phänomen *nt*
Wenckebach phenomenon: Wenckebach-Phänomen *nt*
Westphal's phenomenon: **1.** (*neurol.*) Westphal-Zeichen *nt*, -Reflex *m* **2.** Westphal-Piltz-Phänomen *nt*, Orbikularisphänomen *nt*, Lid-Pupillen-Reflex *m*
Westphal-Piltz phenomenon: →*Westphal-Piltz sign*
Wever-Bray phenomenon: (kochleäres) Mikrophonpotenzial *nt*

phe|no|thi|a|zine [ˌfiːnəˈθaɪəziːn] *noun*: Phenothiazin *nt*, Phenthiazin *nt*, Thiodiphenylamin *nt*
phe|no|type [ˈfiːnətaɪp] *noun*: (äußeres) Erscheinungsbild *nt*, Phänotyp *m*, -typus *m*
phe|no|typ|ic [ˌfiːnəˈtɪpɪk] *adj*: Phänotyp betreffend, phänotypisch
phe|nox|ide [fɪˈnɑksaɪd] *noun*: Phenolat *nt*
phenoxy- *präf.*: Phenoxy-
phe|nox|y|ben|za|mine [fɪˌnɑksɪˈbenzəmiːn] *noun*: Phenoxybenzamin *nt*
phe|nox|y|meth|yl|pen|i|cil|lin [fɪˌnɑksɪˌmeθlpenəˈsɪlɪn] *noun*: Phenoxymethylpenicillin *nt*, Penicillin V *nt*
phen|pro|ba|mate [fenˈprəʊbəmeɪt] *noun*: Phenprobamat *nt*
phen|pro|cou|mon [ˌfenprəʊˈkuːmɑn] *noun*: Phenprocoumon *nt*
phen|tol|a|mine [fenˈtɑləmiːn] *noun*: Phentolamin *nt*
phen|yl [ˈfenɪl, ˈfiːnɪl] *noun*: Phenyl-(Radikal *nt*), Benzolrest *m*
phen|yl|ac|e|tyl|u|rea [ˌfenɪləˌsiːtɪljʊəˈrɪə] *noun*: →*phenacemide*
phen|yl|al|a|nin|ae|mi|a [ˌfenɪlˌæləniˈniːmiːə] *noun*: (*brit.*) →*phenylalaninemia*
phen|yl|al|a|nine [ˌfenɪlˈæləniːn] *noun*: Phenylalanin *nt*
phenylalanine-4-hydroxylase *noun*: Phenylalanin-4-hydroxylase *f*, Phenylalanin-4-monooxygenase *f*, Phenylalaninase *f*
phen|yl|al|a|ni|ne|mi|a [ˌfenɪlˌælənɪˈniːmiːə] *noun*: Hyperphenylalaninämie *f*
phenylalanine-4-monooxygenase *noun*: Phenylalanin-4-hydroxylase *f*, Phenylalanin-4-monooxygenase *f*, Phenylalaninase *f*
phen|yl|al|a|nyl [ˌfenɪlˈælənɪl] *noun*: Phenylalanyl-(Radikal *nt*)
phen|yl|a|mine [ˌfenɪləˈmiːn, -ˈæmɪn] *noun*: Anilin *nt*
phen|yl|bu|ta|zone [ˌfenɪlˈbjuːtəzəʊn] *noun*: Phenylbutazon *nt*
phen|yl|car|bi|nol [ˌfenɪlˈkɑːrbɪnɔl, -nɑl] *noun*: Benzylalkohol *m*, Phenylcarbinol *nt*
phen|yl|di|meth|yl|py|ra|zo|lon [ˌfenɪldaɪˌmeθlpaɪˈræzə-

lɑn] *noun*: →*phenazone*
phen|yl|eph|rine [ˌfenɪl'efriːn, -rɪn] *noun*: Phenylephrin *nt*, Neosynephrin *nt*
phen|yl|eth|a|nol|a|mine [ˌfenɪlˌeθə'nɑləmiːn] *noun*: Phenyläthanolamin *nt*
phenylethanolamine-N-methyltransferase *noun*: Phenyläthanolamin-N-methyltransferase *f*
phen|yl|hy|dra|zine [ˌfenɪl'haɪdrəziːn, -zɪn] *noun*: Phenylhydrazin *nt*
phe|nyl|ic [fə'nɪlɪk] *adj*: phenylisch, Phenyl-
phen|yl|i|so|thi|o|cy|a|nate [ˌfenlˌaɪsəˌθaɪəʊ'saɪəneɪt] *noun*: Phenylisothiocyanat *nt*, Edman-Reagenz *nt*
phen|yl|ke|to|nu|ri|a [ˌfenɪlˌkiːtə'n(j)ʊəriːə] *noun*: Fölling-Krankheit *f*, Morbus Fölling *m*, Phenylketonurie *f*, Brenztraubensäureschwachsinn *m*, Oligophrenia phenylpyruvica
atypical phenylketonuria: atypische Phenylketonurie *f*
classical phenylketonuria: Fölling-Krankheit *f*, -Syndrom *nt*, Morbus Fölling *m*, Phenylketonurie *f*, Brenztraubensäureschwachsinn *m*, Oligophrenia phenylpyruvica
phenylketonuria II: Dihydropteridinreduktase-Mangel *m*, DHPR-Mangel *m*, maligne Hyperphenylalaninämie *f*, Hyperphenylalaninämie Typ *f* IV
phenylketonuria III: Dihydrobiopterinreduktase-Mangel *m*, atypische Phenylketonurie *f*, Hyperphenylalaninämie Typ *f* V
maternal phenylketonuria: maternale Phenylketonurie *f*
phenylmercuric acetate: Phenylmercuriacetat *nt*
phen|yl|meth|a|nol [ˌfenɪl'meθənɔl, -nɑl] *noun*: Benzylalkohol *m*, Phenylcarbinol *nt*
phen|yl|o|sa|zone [ˌfenɪl'əʊsəzəʊn] *noun*: Phenylosazon *nt*
phen|yl|pro|pa|nol|a|mine [ˌfenɪlˌprəʊpə'nɔləmiːn] *noun*: Phenylpropanolamin *nt*, DL-Norephedrin *nt*
phen|yl|py|ru|vate [ˌfenɪlpaɪ'ruːveɪt, -pɪ-] *noun*: Phenylpyruvat *nt*
phen|yl|pyr|u|vic|ac|i|du|ri|a [ˌfenɪlpaɪ'ruːvɪkæsɪ'd(j)ʊəriːə] *noun*: Fölling-Krankheit *f*, Morbus Fölling *m*, Phenylketonurie *f*, Brenztraubensäureschwachsinn *m*, Oligophrenia phenylpyruvica
phen|yl|thi|o|car|ba|mide [ˌfenɪlˌθaɪəʊ'kɑːrbəmaɪd] *noun*: →*phenylthiourea*
phen|yl|thi|o|u|rea [ˌfenɪlˌθaɪəʊjʊə'rɪə] *noun*: Phenylthiocarbamid *nt*, Phenylthioharnstoff *m*
phen|yl|tol|ox|a|mine [ˌfenɪltɑl'ɑksəmiːn] *noun*: Bristamin *nt*, Phenyltoloxamin *nt*
phen|y|to|in [fenɪ'təʊɪn, fə'nɪtəʊɪn] *noun*: Phenytoin *nt*, Diphenylhydantoin *nt*
phe|o|chrome ['fiːəkrəʊm] *adj*: leicht mit Chromsalzen färbbar, phäochrom, chromaffin, chromaphil
phe|o|chro|mo|blast [ˌfiːə'krəʊməblæst] *noun*: Phäochromoblast *m*
phe|o|chro|mo|blas|to|ma [fiːəˌkrəʊməblæs'təʊmə] *noun*: →*pheochromocytoma*
phe|o|chro|mo|cytes [ˌfiːə'krəʊməsaɪts] *plural*: phäochrome/chromaffine Zellen *pl*
phe|o|chro|mo|cy|to|ma [fiːəˌkrəʊməsaɪ'təʊmə] *noun*: Phäochromozytom *nt*
phe|o|mel|a|nin [ˌfiːə'melənɪn] *noun*: Phäomelanin *nt*
phe|re|sis [fə'riːsɪs] *noun*: Pherese *f*, Apherese *f*
pher|o|mone ['ferəməʊn] *noun*: Pheromon *nt*
sex pheromone: Sexpheromon *nt*
PHG *Abk.*: pertussis hyperimmunoglobulin
Phgly *Abk.*: phenylglycine
PHH *Abk.*: progressive hypergammaglobulinemic hepatitis

PhHA *Abk.*: phytohemagglutinin
PHI *Abk.*: **1.** past history of illness **2.** phosphohexose isomerase
phi|al ['faɪəl] *noun*: Phiole *f*
phi|a|lide ['faɪəlaɪd] *noun*: Phialide *f*
Phi|a|loph|o|ra [faɪə'lɑfərə] *noun*: Phialophora *nt*
Phialophora verrucosa: Phialophora verrucosa
phi|a|lo|phore ['faɪələfəʊər, -fɔːr] *noun*: Phialophore *f*
phi|a|lo|spore ['faɪələspəʊər, -spɔːr] *noun*: Phialospore *f*
-phil *suf.*: zugeneigt, angezogen, -phil
-phile *suf.*: zugeneigt, angezogen, -phil
-philia *suf.*: Vorliebe, Neigung, Zuneigung, -philie, -philia
-philic *suf.*: zugeneigt, angezogen, -phil
phil|trum ['fɪltrəm] *noun, plural* **-tra** [-trə]: Oberlippenrinne *f*, Philtrum *nt*
phi|mo|sis [faɪ'məʊsɪs, fɪ-] *noun*: Phimose *f*
phi|mot|ic [faɪ'mɑtɪk, fɪ-] *adj*: Phimose betreffend, Phimosen-
PHLA *Abk.*: post-heparin lipolytic activity
phleb- *präf.*: Venen-, Phleb(o)-, Ven(o)-
phle|bal|gia [flɪ'bældʒ(ɪ)ə] *noun*: Venen-, Varizenschmerz *m*, Phlebalgie *f*, Phlebalgia *f*; phlebogener Schmerz *m*
phleb|an|aes|the|sia [flebˌænəs'θiːʒ(ɪ)ə] *noun*: (*brit.*) →*phlebanesthesia*
phleb|an|es|the|sia [flebˌænəs'θiːʒ(ɪ)ə] *noun*: intravenöse Anästhesie *f*
phleb|an|gi|o|ma [ˌflebændʒɪ'əʊmə] *noun*: Venenaneurysma *nt*, venöses Aneurysma *nt*
phleb|ar|te|ri|ec|ta|sia [ˌflebˌɑːrtɪərɪek'teɪʒ(ɪ)ə] *noun*: Phlebarteriektasie *f*
phleb|as|the|nia [ˌflebæs'θiːnɪə] *noun*: Phlebasthenie *f*
phleb|ec|ta|sia [ˌflebek'teɪʒ(ɪ)ə] *noun*: Venenerweiterung *f*, Phlebektasie *f*, Venektasie *f*, Phlebectasia *f*
phlebectasia laryngis: Phlebectasia laryngea
phle|bec|ta|sis [fle'bektəsɪs] *noun*: →*phlebectasia*
phle|bec|to|my [fle'bektəmiː] *noun*: Phlebektomie *f*
phleb|ec|to|pia [ˌflebek'təʊpɪə] *noun*: →*phlebectopy*
phle|bec|to|py [fle'bektəpiː] *noun*: Venenektopie *f*
phleb|em|phrax|is [ˌflebem'fræksɪs] *noun*: Venenthrombose *f*
phleb|ex|ai|re|sis [ˌflebek'saɪrəsɪs] *noun*: Phlebex(h)airese *f*, Venenexhärese *f*, Venenex(h)airese *f*
phle|bit|ic [fle'bɪtɪk] *adj*: Venenentzündung/Phlebitis betreffend, phlebitisch
phle|bi|tis [fle'baɪtɪs] *noun*: Entzündung *f* der Venenwand, Phlebitis *f*, Venenentzündung *f*
blue phlebitis: Pseudoembolie Nicole *f*, Phlegmasia coerulea dolens
iron wire phlebitis: Eisendrahtphlebitis *f*
migrating phlebitis: Phlebitis saltans, Phlebitis migrans
productive phlebitis: Phlebosklerose *f*
puerperal phlebitis: Phlegmasia puerperalis
retinal phlebitis: Phlebitis retinae
septic phlebitis: eitrige Venenentzündung/Phlebitis *f*
sinus phlebitis: Entzündung *f* eines Hirnsinus
suppurative phlebitis: eitrige Phlebitis *f*
phlebo- *präf.*: Venen-, Phleb(o)-, Ven(o)-
phle|boc|ly|sis [fle'bɑkləsɪs] *noun*: intravenöse Infusion/Injektion *f*
phleb|o|dy|nam|ics [ˌflebəʊdaɪ'næmɪks] *plural*: Phlebodynamik *f*
phleb|o|dy|na|mom|e|try [ˌflebəʊdaɪ'næ'mɑmətriː] *noun*: Phlebodynamometrie *f*
phleb|o|fi|bro|sis [ˌflebəʊfaɪ'brəʊsɪs] *noun*: Phlebofibrose *f*

P

phle|bog|e|nous [flə'bɑdʒənəs] *adj*: aus einer Vene stammend, von einer Vene ausgehend, phlebogen
phle|bo|gram ['flebəʊgræm] *noun*: **1.** (*radiolog.*) Phlebogramm *nt* **2.** (*kardiol.*) Phlebogramm *nt*
phle|bo|graph ['flebəʊgræf] *noun*: Phlebograph *m*, Phlebograf *m*
phle|bog|ra|phy [flə'bɑgrəfiː] *noun*: **1.** (*radiolog.*) Phlebographie *f*, Phlebografie *f*, Venographie *f*, Venografie *f* **2.** (*kardiol.*) Phlebographie *f*, Phlebografie *f*
occlusion phlebography: Okklusionsphlebographie *f*, Okklusionsphlebografie *f*
phle|boid ['flebɔɪd] *adj*: **1.** venenartig, -förmig **2.** venös
phle|bo|lite ['flebəlaɪt] *noun*: →*phlebolith*
phle|bo|lith ['flebəlɪθ] *noun*: Venenstein *m*, Phlebolith *m*
phle|bo|li|thi|a|sis [ˌflebəʊlɪ'θaɪəsɪs] *noun*: Phlebolithiasis *f*
phle|bol|o|gy [ˌfle'bɑlədʒiː] *noun*: Phlebologie *f*
phle|bo|ma|nom|e|ter [ˌflebəʊmə'nɑmɪtər] *noun*: Phlebomanometer *nt*
phle|bo|me|trit|ic [ˌflebəʊmɪ'trɪtɪk] *adj*: Phlebometritis betreffend, phlebometritisch
phle|bo|me|tri|tis [ˌflebəʊmɪ'traɪtɪs] *noun*: Entzündung *f* der Uterusvenen, Phlebometritis *f*, Metrophlebitis *f*
phle|bo|my|o|ma|to|sis [ˌflebəʊˌmaɪəmə'təʊsɪs] *noun*: Phlebomyomatose *f*
phle|bo|nar|co|sis [ˌflebəʊnɑːr'kəʊsɪs] *noun*: intravenöse Anästhesie *f*
phle|bo|phle|bos|to|my [ˌflebəʊflɪ'bɑstəmiː] *noun*: Venen-Venen-Anastomose *f*, Phlebophlebostomie *f*, Venovenostomie *f*
phle|bo|pi|e|zom|e|try [ˌflebəʊˌpɪə'zɑmətrɪ, -ˌpaɪə-] *noun*: Venendruckmessung *f*, Bestimmung *f* des venösen Blutdrucks
phle|bo|plas|ty ['flɪbəʊplæstiː] *noun*: Venen-, Phleboplastik *f*
phle|bor|rha|gia [ˌflɪbəʊ'reɪdʒ(ɪ)ə] *noun*: venöse Blutung *f*
phle|bor|rha|phy [flə'bɔrəfiː] *noun*: Venennaht *f*, Phleborrhaphie *f*
phle|bor|rhex|is [ˌflebə'reksɪs] *noun*: Venenruptur *f*, Phleborrhexis *f*
phle|bo|scle|ro|sis [ˌflebəʊsklɪ'rəʊsɪs] *noun*: Phlebosklerose *f*
phle|bos|co|py [ˌfle'bɑskəpiː] *noun*: Phleboskopie *f*
phle|bo|sta|sia [ˌflebəʊ'steɪʒ(ɪ)ə] *noun*: →*phlebostasis*
phle|bos|ta|sis [flə'bɑstəsɪs] *noun*: unblutiger Aderlass *m*
phle|bo|ste|no|sis [ˌflebəʊstɪ'nəʊsɪs] *noun*: Venenstenose *f*
phle|bo|throm|bo|sis [ˌflɪbəʊθrɑm'bəʊsɪs] *noun*: Phlebothrombose *f*
phlebothrombosis of the leg: Beinvenenthrombose *f*
phle|bo|tome ['flebəʊtəʊm] *noun*: Phlebotom *nt*
Phle|bot|o|mi|nae [flə'bɑtəmɪniː] *plural*: Phlebotominae *pl*, Sandfliegen *pl*, Sandmücken *pl*
Phle|bot|o|mus [flə'bɑtəməs] *noun*: Phlebotomus *m*
Phlebotomus papatasi: Phlebotomus papatasi
phle|bot|o|my [flə'bɑtəmiː] *noun*: **1.** Venenschnitt *m*, Phlebotomie *f*, Venaesectio *f* **2.** Venenpunktion *f* **3.** Veneneröffnung *f*, Venaesectio *f*
bloodless phlebotomy: unblutiger Aderlass *m*
phle|bo|vi|rus [ˌflebəʊ'vaɪrəs] *noun*: Phlebovirus *nt*
phlegm [flem] *noun*: Schleim *m*
phleg|ma|sia [fleg'meɪʒ(ɪ)ə] *noun*: Entzündung *f*, Fieber *nt*, Phlegmasia *f*, Phlegmasie *f*
phlegmasia rubra dolens: Phlegmasia rubra dolens
thrombotic phlegmasia: Milchbein *nt*, Leukophlegmasie *f*, Phlegmasia alba dolens
phleg|mat|ic [fleg'mætɪk] *adj*: träge, schwerfällig, phlegmatisch
phleg|mon ['flegmɑn] *noun*: Phlegmone *f*, phlegmonöse Entzündung *f*
phlegmon of the colon: Dickdarmphlegmone *f*
phlegmon of the floor of the mouth: Mundbodenphlegmone *f*
phlegmon of the gastric wall: Magenwandphlegmone *f*
pancreatic phlegmon: Pankreasphlegmone *f*
periurethral phlegmon: periurethrale Phlegmone *f*
Reclus' phlegmon: Reclus-Phlegmone *f*
V-shaped phlegmon: V-Phlegmone *f*
orbital phlegmone: Orbitaphlegmone *f*, Orbitalphlegmone *f*
phleg|mo|no|sis [ˌflegmə'nəʊsɪs] *noun*: Entzündung *f*, Fieber *nt*, Phlegmasia *f*, Phlegmasie *f*
phleg|mon|ous ['flegmənəs] *adj*: Phlegmone betreffend, in der Art einer Phlegmone, phlegmonös
phlog- *präf.*: →*phlogo-*
phlo|gis|tic [fləʊ'dʒɪstɪk] *adj*: Entzündung betreffend, entzündlich, phlogistisch, Entzündungs-
phlo|gis|ton [fləʊ'dʒɪstən] *noun*: Phlogiston *nt*
phlogo- *präf.*: Entzündung(s)-
phlog|o|cytes ['flɑgəsaɪts] *plural*: Entzündungszellen *pl*
phlog|o|gen|ic [ˌflɑgə'dʒenɪk] *adj*: eine Entzündung verursachend *oder* hervorrufend, phlogogen
phlo|gog|e|nous [fləʊ'gɑdʒənəs] *adj*: eine Entzündung verursachend *oder* hervorrufend, phlogogen
phlo|got|ic [fləʊ'gɑtɪk] *adj*: →*phlogistic*
phlor|e|tin ['flɔːrətɪn, 'flɑ-, flə'riːtɪn] *noun*: Phloretin *nt*
phlo|rhi|zin ['flɑrzɪn, fləʊ'raɪzɪn] *noun*: Phlorizin *nt*, Phlorrhidzin *nt*, Phlorrhizin *nt*
phlo|rid|zin [flə'rɪdzɪn] *noun*: →*phlorhizin*
phlor|i|zin [flə'rɪzɪn] *noun*: →*phlorhizin*
phlor|o|glu|cin [ˌflɔːrəʊ'gluːsɪn, ˌflɑr-] *noun*: Phloroglucin *nt*, 1,3,5-Trihydroxybenzol *nt*
phlor|o|glu|cin|ol [ˌflɔːrəʊ'gluːsənɔl, -nɑl] *noun*: →*phloroglucin*
phlor|rhi|zin [flə'rɪzɪn] *noun*: →*phlorhizin*
phlyc|ten ['flɪkten] *noun*: →*phlyctena*
phlyc|te|na [flɪk'tiːnə] *noun, plural* **-nae** [-niː]: Phlyktaena *f*
phlyc|te|noid [flɪk'tiːnɔɪd, 'flɪktə-] *adj*: phlyktän-ähnlich
PHM *Abk.*: pulmonary hyaline membranes
PhNCS *Abk.*: phenylisothiocyanate
PHNO *Abk.*: 4-propyl-9-hydroxy-naphthoxazine
pho|bia ['fəʊbɪə] *noun*: Phobie *f*
AIDS phobia: AIDS-Phobie *f*
school phobia: Schulangst *f*
-phobia *suf.*: Angst, Furcht, -phobie, -phobia
pho|bic ['fəʊbɪk] *adj*: Phobie betreffend, in der Art einer Phobie, ängstlich, phobisch
-phobic *suf.*: abgeneigt, abgestoßen, -phob, -phobisch
pho|bo|pho|bi|a [ˌfəʊbəʊ'fəʊbɪə] *noun*: Phobophobie *f*
pho|bo|pho|bic [ˌfəʊbəʊ'fəʊbɪk] *adj*: Phobophobie betreffend, phobophob
pho|co|me|li|a [ˌfəʊkəʊ'miːlɪə, -ljə] *noun*: Robbengliedrigkeit *f*, Phokomelie *f*
pho|co|me|lic [ˌfəʊkəʊ'miːlɪk] *adj*: Phokomelie betreffend, robbengliedrig, phokomel
pho|com|e|lus [fəʊ'kɑmələs] *noun*: Phokomelus *m*
pho|com|e|ly [fəʊ'kɑməliː] *noun*: →*phocomelia*
pho|ko|me|lia [ˌfəʊkəʊ'miːlɪə, -ljə] *noun*: →*phocomelia*
phol|co|dine ['fɑlkəʊdiːn] *noun*: Pholcodin *nt*, Morpholinylethylmorphin *nt*
phol|e|drine ['fəʊlədriːn] *noun*: Pholedrin *nt*
phon [fɑn] *noun*: Phon *nt*
phon- *präf.*: Stimm-, Schall-, Phon(o)-

P

pho|nal ['fəʊnl] *adj*: Stimm-, Phon-
phon|as|the|ni|a [,fəʊnæs'θiːnɪə] *noun*: Stimmschwäche *f*, Phonasthenie *f*
pho|nate ['fəʊneɪt] *vi*: Laute bilden, phonieren
pho|na|tion [fəʊ'neɪʃn] *noun*: Laut-, Stimmbildung *f*, Phonation *f*
subenergetic phonation: Stimmschwäche *f*, Hypophonie *f*, Hypophonesie *f*, Phonasthenie *f*
pho|na|to|ry ['fəʊnətɔːriː, -təʊ-] *adj*: Phonation betreffend, Phonations-
phon|au|to|graph [fəʊ'nɔːtəgræf] *noun*: Phonautograph *m*, Phonautograf *m*
pho|neme ['fəʊniːm] *noun*: **1.** Phonem *nt* **2.** (*psychiat.*) akustische Sinnestäuschung *f*, Stimmenhören *nt*, Phonem *nt*
pho|ne|mic [fə'niːmɪk, fəʊ-] *adj*: phonemisch, phonematisch, Phonem-
phon|en|do|scope [fəʊ'nendəskəʊp] *noun*: Phonendoskop *nt*
pho|net|ic [fə'netɪk, fəʊ-] *adj*: →*phonetical*
pho|net|i|cal [fə'netɪkl, fəʊ-] *adj*: Phonetik betreffend, phonetisch
pho|net|ics [fə'netɪks] *plural*: Laut(bildungs)lehre *f*, Phonetik *f*
-phonia *suf.*: Klang, Klingen, Stimme, -phonie, -phonia
pho|ni|at|rics [fəʊnɪ'ætrɪks] *plural*: Phoniatrie *f*
phon|ic ['fɑnɪk] *adj*: Stimme betreffend, phonisch, Stimm-, Phon-
pho|nism ['fəʊnɪzəm] *noun*: Phonismus *m*
phono- *präf.*: Stimm-, Schall-, Phon(o)-
pho|no|an|gi|og|ra|phy [,fəʊnəʊændʒɪ'ɑgrəfiː] *noun*: Phonoangiographie *f*, Phonoangiografie *f*, Fonoangiografie *f*
pho|no|aus|cul|ta|tion [,fəʊnəʊ,ɔːskəl'teɪʃn] *noun*: Phonoauskultation *f*, Fonoauskultation *f*
pho|no|car|di|o|gram [,fəʊnəʊ'kɑːrdɪəgræm] *noun*: Phonokardiogramm *nt*, Fonokardiogramm *nt*
pho|no|car|di|o|graph [,fəʊnəʊ'kɑːrdɪəgræf] *noun*: Phonokardiograph *m*, Phonokardiograf *m*, Fonokardiograf *m*
pho|no|car|di|o|graph|ic [,fəʊnəʊ,kɑːrdɪə'græfɪk] *adj*: Phonokardiografie betreffend, mittels Phonokardiografie, phonokardiographisch, phonokardiografisch, fonokardiografisch
pho|no|car|di|og|ra|phy [,fəʊnəʊ,kɑːrdɪ'ɑgrəfiː] *noun*: Phonokardiographie *f*, Phonokardiografie *f*, Fonokardiografie *f*
pho|no|cath|e|ter [,fəʊnəʊ'kæθɪtər] *noun*: Phonokatheter *m*
pho|no|gram ['fəʊnəʊgræm] *noun*: Phonogramm *nt*, Fonogramm *nt*
pho|nog|ra|phy [,fəʊn'ɑgrəfiː] *noun*: Phonographie *f*, Phonografie *f*, Fonografie *f*
pho|nol|o|gy [fəʊ'nɑlədʒiː] *noun*: Phonologie *f*, Lautlehre *f*, Phonematik *f*, Phonemik *f*
pho|no|ma|nia [,fəʊnəʊ'meɪnɪə, -jə] *noun*: Phonomanie *f*
pho|nom|e|ter [fəʊ'nɑmɪtər] *noun*: Phonometer *nt*, Fonometer *nt*
pho|no|my|oc|lo|nus [,fəʊnəmaɪ'ɑklənəs] *noun*: Phonomyoklonus *m*
pho|no|my|o|gram [,fəʊnəʊ'maɪəgræm] *noun*: Phonomyogramm *nt*, Fonomyogramm *nt*
pho|no|my|og|ra|phy [,fəʊnəʊmaɪ'ɑgrəfiː] *noun*: Phonomyographie *f*, Phonomyografie *f*, Fonomyografie *f*
pho|no|pho|bi|a [,fəʊnəʊ'fəʊbɪə] *noun*: Phonophobie *f*
pho|no|pho|bic [,fəʊnəʊ'fəʊbɪk] *adj*: Phonophobie betreffend, phonophob
pho|nop|si|a [fəʊ'nɑpsɪə] *noun*: Phonopsie *f*, Auditio colorata
pho|no|scope ['fəʊnəskəʊp] *noun*: Fonoskop *nt*, Phonoskop *nt*
pho|nos|co|py [fəʊ'nɑskəpiː] *noun*: Phonoskopie *f*, Fonoskopie *f*
-phor *suf.*: Träger; tragend, -phor
pho|re|sis [fə'riːsɪs] *noun*: Elektrophorese *f*
-phoresis *suf.*: Tragen, Transport, -phorese
phor|e|sy ['fɔːrəsiː] *noun*: Phoresie *f*
pho|ri|a ['fəʊrɪə, 'fɔːr-] *noun*: Neigung *f* zum Schielen, Heterophorie *f*
-phoric *suf.*: tragend, -phorisch
phor|o|blast ['fɔːrəblæst] *noun*: Fibroblast *m*
phor|o|cyte ['fɔːrəsaɪt] *noun*: Bindegewebszelle *f*, Fibrozyt *m*
pho|rom|e|ter [fə'rɑmɪtər] *noun*: Phorometer *nt*
pho|rom|e|try [fə'rɑmətriː] *noun*: Phorometrie *f*
phor|o|plast ['fɔːrəplæst] *noun*: Bindegewebe *nt*
pho|rop|ter [fə'rɑptər] *noun*: Phoropter *nt*
phose [fəʊz] *noun*: Phose *f*
phos|gene ['fɑzdʒiːn] *noun*: Phosgen *nt*
phos|pha|gen ['fɑsfədʒən] *noun*: Phosphagen *nt*
phos|pha|gen|ic [,fɑsfə'dʒenɪk] *adj*: phosphatbildend
phos|pha|tae|mi|a [,fɑsfə'tiːmiːə] *noun*: (*brit.*) →*phosphatemia*
phos|pha|tase ['fɑsfəteɪz] *noun*: Phosphatase *f*
acid phosphatase: saure Phosphatase *f*
alkaline phosphatase: alkalische Phosphatase *f*
bisphosphoglycerate phosphatase: Diphosphoglyceratphosphatase *f*
choline phosphatase: Phospholipase D *f*, Lecithinase D *f*
diphosphoglycerate phosphatase: Diphosphoglyceratphosphatase *f*
erythrocyte acid phosphatase: saure Erythrozytenphosphatase *f*
glucose-6-phosphatase: Glucose-6-phosphatase *f*
histidinol phosphatase: Histidinolphosphatase *f*
leucocyte alkaline phosphatase: (*brit.*) →*leukocyte alkaline phosphatase*
leukocyte alkaline phosphatase: alkalische Leukozytenphosphatase *f*
phosphatidate phosphatase: Phosphatidsäurephosphatase *f*
phosphoglycolate phosphatase: Phosphoglykolatphosphatase *f*
phosphoprotein phosphatase: Phosphoproteinphosphatase *f*
phosphorylase phosphatase: Phosphorylasephosphatase *f*
phosphoserine phosphatase: Phosphoserinphosphatase *f*
polynucleotide phosphatase: Polynucleotidphosphatase *f*
pyruvate dehydrogenase phosphatase: Pyruvatdehydrogenasephosphatase *f*
phos|phate ['fɑsfeɪt] *noun*: Phosphat *nt*
adenosine phosphates: Adenosinphosphate *pl*
alkaline phosphate: alkalisches Phosphat *nt*
alkyl phosphates: Alkylphosphate *pl*
dibasic phosphate: sekundäres Phosphat *nt*
dolichyl phosphate: Dolichylphosphat *nt*
γ-glutamyl phosphate: γ-Glutamylphosphat *nt*
high energy phosphates: energiereiche Phosphate *pl*
inorganic phosphate: anorganisches Phosphat *nt*
monobasic phosphate: primäres Phosphat *nt*
organic phosphate: organisches Phosphat *nt*

3-phosphoglyceroyl phosphate: Negelein-Ester *m*, 1,3-Diphosphoglycerat *nt*, 3-Phosphoglyceroylphosphat *nt*
primary phosphate: primäres Phosphat *nt*
secondary phosphate: sekundäres Phosphat *nt*
tertiary phosphate: tertiäres Phosphat *nt*
tribasic phosphate: tertiäres Phosphat *nt*
tricalcium phosphate: Tricalciumphosphat *nt*
tricresyl phosphate: Trikresylphosphat *nt*
triple phosphate: Tripelphosphat *nt*
undecaprenyl phosphate: Undecaprenylphosphat *nt*

phosphate-ATP-exchange *noun*: Phosphat-ATP-Austausch *m*

phos|phat|ed ['fɑsfeɪtɪd] *adj*: phosphatisch

phos|pha|te|mi|a [ˌfɑsfə'tiːmiːə] *noun*: Phosphatämie *f*

phosphate-water-exchange *noun*: Phosphat-Wasser-Austausch *m*

phos|phat|ic [fɑs'fætɪk] *adj*: Phosphat betreffend, phosphathaltig, Phosphat-

phos|pha|ti|dase [ˌfɑsfə'taɪdeɪz] *noun*: Phosphatidase *f*, Phospholipase A_2 *f*

phos|pha|tide ['fɑsfətaɪd, -tɪd] *noun*: →*phosphoglyceride*
glycerol phosphatides: Glycerinphosphatide *pl*, Phosphatide *pl*

phos|pha|ti|do|li|pase [ˌfɑsfətaɪdəʊ'lɪpeɪz] *noun*: →*phosphatidase*

phos|pha|ti|do|sis [ˌfɑsfətɪ'dəʊsɪs] *noun*: Phosphatidspeicherkrankheit *f*, Phosphatidose *f*
choline phosphatidyl: →*choline phosphoglyceride*

phos|pha|ti|dyl|cho|line [ˌfɑsfəˌtaɪdl'kəʊliːn] *noun*: Phosphatidylcholin *nt*, Cholinphosphoglycerid *nt*, Lecithin *nt*

phos|pha|ti|dyl|eth|a|nol|a|mine [ˌfɑsfəˌtaɪdl,eθə'nɑləmiːn] *noun*: Phosphatidylethanolamin *nt*, Phosphatidyläthanolamin *nt*

phos|pha|ti|dyl|glyc|er|ol [ˌfɑsfəˌtaɪdl'glɪsərəl, -rɑl] *noun*: Phosphatidylglycerol *nt*, Phosphatidylglycerin *nt*

phos|pha|ti|dyl|in|o|sine [ˌfɑsfəˌtaɪdl'ɪnəsiːn] *noun*: Phosphatidylinosin *nt*
phosphatidylinosine diphosphate: Phosphatidylinosindiphosphat *nt*

phos|pha|ti|dyl|in|o|si|tol [ˌfɑsfəˌtaɪdlɪ'nəʊsɪtəl, -təʊl] *noun*: Phosphatidylinositol *nt*
phosphatidylinositol diphosphate: →*phosphatidylinosine diphosphate*

phos|pha|ti|dyl|ser|ine [ˌfɑsfəˌtaɪdl'seriːn, -'sɪər-] *noun*: Phosphatidylserin *nt*

phos|pha|tu|ri|a [ˌfɑsfət(j)ʊəriːə] *noun*: Phosphaturie *f*

phos|phene ['fɑsfiːn] *noun*: Phosphen *nt*
accommodation phosphene: Akkommodationsphosphen *nt*
electrical phosphene: elektrisches Phosphen *nt*
migraine phosphene: Migränephosphen *nt*
pressure phosphene: Druckphosphen *nt*

phos|phide ['fɑsfaɪd] *noun*: Phosphid *nt*

phos|phine ['fɑsfiːn, -fɪn] *noun*: Phosphorwasserstoff *m*, Phosphin *nt*

phos|phite ['fɑsfaɪt] *noun*: Phosphit *nt*

phos|pho|am|i|dase [ˌfɑsfəʊ'æmɪdeɪz] *noun*: Phosphoamidase *f*

phos|pho|ar|gi|nine [ˌfɑsfəʊ'ɑːrdʒəniːn] *noun*: Arginin(o)phosphat *nt*

phos|pho|cho|line [ˌfɑsfəʊ'kəʊliːn, 'kɑl-] *noun*: Phosphocholin *nt*
phosphocholine cytidylyltransferase: Phosphocholincytidyltransferase *f*, Phosphocholincytidylyltransferase *f*

phos|pho|cre|a|tine [ˌfɑsfəʊ'krɪətiːn, -tɪn] *noun*: Phosphokreatin *nt*, Kreatinphosphat *nt*, Creatinphosphat *nt*

phos|pho|di|es|ter [ˌfɑsfəʊdaɪ'estər] *noun*: Phosphodiester *m*

phos|pho|di|es|ter|ase [ˌfɑsfəʊdaɪ'estəreɪz] *noun*: Phosphodiesterase *f*
sphingomyelin phosphodiesterase: Sphingomyelinase *f*, Sphingomyelinphosphodiesterase *f*

phos|pho|e|nol|pyr|u|vate [ˌfɑsfəʊ,iːnɑlpaɪ'ruːveɪt] *noun*: Phosphoenolpyruvat *nt*
phosphoenolpyruvate carboxykinase (GTP): Phosphoenolpyruvatcarboxykinase (GTP) *f*, Phosphopyruvatcarboxykinase *f*

phos|pho|en|zyme [ˌfɑsfəʊ'enzaɪm] *noun*: Phosphoenzym *nt*

phos|pho|eth|a|nol|a|mine [ˌfɑsfəʊ,eθə'nɑləmiːn, -'nəʊlə-, -nə'læmɪn] *noun*: Phosphoäthanolamin *nt*, Phosphoethanolamin *nt*
phosphoethanolamine cytidylyltransferase: Phosphoäthanolamincytidylyltransferase *f*, Phosphoäthanolamincytidyltransferase *f*

phos|pho|fruc|to|al|do|lase [ˌfɑsfəʊ,frʌktə'ældəleɪz] *noun*: Fructosediphosphataldolase *f*, -bisphosphataldolase *f*, Aldolase *f*

phos|pho|fruc|to|ki|nase [ˌfɑsfəʊ,frʌktə'kaɪneɪz] *noun*: Phosphofructokinase *f*, Phosphofructokinase *f*

phos|pho|glob|u|lin [ˌfɑsfəʊ'glɑbjəlɪn] *noun*: Phosphoglobulin *nt*

phos|pho|glu|co|ki|nase [ˌfɑsfəʊ,gluːkəʊ'kaɪneɪz] *noun*: Phosphoglukokinase *f*, Phosphoglucokinase *f*

phos|pho|glu|co|mu|tase [ˌfɑsfəʊ,gluːkəʊ'mjuːteɪz] *noun*: Phosphoglukomutase *f*, -glucomutase *f*

6-phos|pho|glu|co|nate [ˌfɑsfəʊ'gluːkəneɪt] *noun*: 6-Phosphogluconat *nt*

6-phos|pho|glu|co|no|lac|tone [ˌfɑsfəʊ,gluːkənəʊ'læktəʊn] *noun*: 6-Phosphogluconolacton *nt*

phos|pho|glu|co|pro|tein [ˌfɑsfəʊ,gluːkəʊ'prəʊtiːn, -tiːɪn] *noun*: Phosphoglykoprotein *nt*

phos|pho|glu|cose [ˌfɑsfəʊ'gluːkəʊz] *noun*: Phosphoglucose *f*

3-phos|pho|glyc|er|al|de|hyde [ˌfɑsfəʊ,glɪsər'ældəhaɪd] *noun*: Glycerinaldehyd-3-phosphat *nt*, 3-Phosphoglycerinaldehyd *m*

phos|pho|glyc|er|ate [ˌfɑsfəʊ'glɪsəreɪt] *noun*: Phosphoglycerat *nt*

phos|pho|glyc|er|ide [ˌfɑsfəʊ'glɪsəraɪd, -ɪd] *noun*: Phosphoglycerid *nt*, Glycerophosphatid *nt*, Phospholipid *nt*, Phosphatid *nt*
ethanolamine phosphoglyceride: Ethanolaminphosphoglycerid *nt*, Äthanolaminphosphoglycerid *nt*, Phosphatidyläthanolamin *nt*, Phosphatidylethanolamin *nt*

phos|pho|glyc|er|o|mu|tase [ˌfɑsfəʊ,glɪsərəʊ'mjuːteɪz] *noun*: Phosphoglyceratmutase *f*, Phosphoglyceromutase *f*, Phosphoglyceratphosphomutase *f*

phos|pho|gly|co|late [ˌfɑsfəʊ'glaɪkəleɪt] *noun*: Phosphoglykolat *nt*

phos|pho|guan|i|dine [ˌfɑsfəʊ'gwænɪdiːn] *noun*: Phosphoguanidin *nt*, Guanidinphosphat *nt*

phos|pho|hex|o|i|som|er|ase [ˌfɑsfəʊ,heksəʊaɪ'sɑməreɪz] *noun*: Glucose(-6-)phosphatisomerase *f*, Phosphohexoseisomerase *f*, Phosphoglucoseisomerase *f*

phos|pho|hex|o|ki|nase [ˌfɑsfəʊ,heksəʊ'kaɪneɪz] *noun*: (6-)Phosphofructokinase *f*

phos|pho|in|o|si|tol [ˌfɑsfəʊɪ'nəʊsɪtəl, -təʊl] *noun*: Phosphoinositol *nt*, Inosittriphosphat *nt*

phos|pho|ke|to|lase [ˌfɑsfəʊ'ketleɪz] *noun*: Phosphoketolase *f*

phos|pho|ki|nase [fɑsfəʊ'kaɪneɪz] *noun*: Phosphokinase *f*
choline phosphokinase: Cholinkinase *f*

phos|pho|li|pase [ˌfɑsfəʊ'laɪpeɪz] *noun*: Phospholipase *f*, Lezithinase *f*, Lecithinase *f*
phospholipase A_1: Phospholipase A_1 *f*, Lecithinase A *f*
phospholipase A_2: Phospholipase A_2 *f*, Lecithinase A *f*
phospholipase B: Phospholipase B *f*
phospholipase C: Phospholipase C *f*, Lecithinase C *f*, Lipophosphodiesterase I *f*
phospholipase D: Phospholipase D *f*, Lecithinase D *f*
phos|pho|lip|id [ˌfɑsfəʊ'lɪpɪd] *noun*: **1.** Phospholipid *nt*; Phosphatid *nt* **2.** →*phosphoglyceride*
phos|pho|lip|in [ˌfɑsfəʊ'lɪpɪn] *noun*: **1.** Phospholipid *nt*, Phosphatid *nt* **2.** →*phosphoglyceride*
phos|pho|li|po|pro|tein [ˌfɑsfəʊˌlɪpə'prəʊtiːn, -tiːɪn] *noun*: Phospholipoprotein *nt*
phos|pho|mev|al|on|ate [ˌfɑsfəʊmevə'lɑneɪt] *noun*: Phosphomevalonat *nt*
phos|pho|mon|o|es|ter|ase [ˌfɑsfəʊˌmɑnə'estəreɪz] *noun*: **1.** alkalische Phosphatase *f* **2.** saure Phosphatase *f*
acid phosphomonoesterase: →*acid phosphatase*
phos|pho|mu|tase [ˌfɑsfəʊ'mjuːteɪz] *noun*: Phosphomutase *f*
phos|pho|ne|cro|sis [ˌfɑsfəʊnɪ'krəʊsɪs] *noun*: Phosphornekrose *f*
phos|pho|nu|cle|ase [ˌfɑsfəʊ'njuːklɪeɪz] *noun*: Nukleo-, Nucleotidase *f*
4'-phos|pho|pan|te|the|ine [ˌfɑsfəʊˌpæntə'θiːɪn, -pæn'teθ-] *noun*: 4-Phosphopantethein *nt*
phos|pho|pe|nia [ˌfɑsfəʊ'pɪnɪə] *noun*: Phosphormangel *m*
phos|pho|pro|tein [ˌfɑsfəʊ'prəʊtiːn, -tiːɪn] *noun*: Phosphoprotein *nt*
phos|pho|rate ['fɑsfəreɪt] *vt*: phosphorisieren
phos|pho|rat|ed ['fɑsfəreɪtɪd] *adj*: phosphorhaltig
phos|pho|res|cence [ˌfɑsfə'resəns] *noun*: Phosphoreszenz *f*
phos|pho|res|cent [ˌfɑsfə'resənt] *adj*: Phosphoreszenz betreffend *oder* zeigend, phosphoreszierend
phos|pho|ret|ted ['fɑsfəretɪd] *adj*: →*phosphorated*
phos|pho|ri|bo|i|som|er|ase [ˌfɑsfəʊˌraɪbəʊaɪ'sɑməreɪz] *noun*: Ribosephosphatisomerase *f*, Phosphoriboisomerase *f*
5-phos|pho|ri|bo|syl|a|mine [ˌfɑsfəʊˌraɪbə'sɪləmiːn] *noun*: 5-Phosphoribosylamin *nt*
phosphoribosyl-AMP-cyclohydrolase *noun*: Phosphoribosyl-AMP-cyclohydrolase *f*
phos|pho|ri|bo|syl|py|ro|phos|phate [ˌfɑsfəʊˌraɪbəsɪlˌpaɪrə'fɑsfeɪt] *noun*: Phosphoribosylpyrophosphat *nt*
phos|pho|ri|bo|syl|trans|fer|ase [ˌfɑsfəʊˌraɪbəsɪl'trænsfəreɪz] *noun*: Phosphoribosyltransferase *f*
ATP-phosphoribosyltransferase: ATP-Phosphoribosyltransferase *f*
hypoxanthine phosphoribosyltransferase: →*hypoxanthine guanine phosphoribosyltransferase*
hypoxanthine guanine phosphoribosyltransferase: Hypoxanthinphosphoribosyltransferase *f*, Hypoxanthin-Guanin-phosphoribosyltransferase *f*
orotate phosphoribosyltransferase: Orotsäurephosphoribosyltransferase *f*
phos|pho|ri|bu|lo|ki|nase [ˌfɑsfəʊˌraɪbjələʊ'kaɪneɪz] *noun*: Phosphoribulokinase *f*
phos|pho|rize ['fɑsfəraɪz] *vt*: phosphorisieren
phos|pho|rized ['fɑsfəraɪzd] *adj*: phosphorhaltig
phos|pho|rol|y|sis [ˌfɑsfə'rɑlɪsɪs] *noun*: Phosphorolyse *f*
phos|pho|ro|lyt|ic [ˌfɑsfərəʊ'lɪtɪk] *adj*: Phosphorolyse betreffend, mittels Phosphorolyse, phosphorolytisch
phos|phor|o|scope [fɑs'fɔrəskəʊp] *noun*: Phosphoroskop *nt*
phos|pho|rous ['fɑsf(ə)rəs] *adj*: Phosphor betreffend *oder* enthaltend, phosphorhaltig
phos|phor|pe|nia [ˌfɑsfɔr'pɪnɪə] *noun*: Phosphormangel *m*
phos|phor|u|ri|a [ˌfɑsfə'(j)ʊəriːə] *noun*: Phosphaturie *f*
phos|pho|rus ['fɑsf(ə)rəs] *noun*: Phosphor *m*
amorphous phosphorus: roter/amorpher Phosphor *m*
black phosphorus: schwarzer Phosphor *m*
labeled phosphorus: radioaktiver Phosphor *m*, Radiophosphor *m*
ordinary phosphorus: weißer/gelber/gewöhnlicher Phosphor *m*
radioactive phosphorus: Radiophosphor *nt*
red phosphorus: roter/amorpher Phosphor *m*
white phosphorus: weißer/gelber/gewöhnlicher Phosphor *m*
yellow phosphorus: weißer/gelber/gewöhnlicher Phosphor *m*
phos|pho|ryl ['fɑsfərɪl] *noun*: Phosphoryl-(Radikal *nt*)
phos|pho|ryl|ase [fɑs'fɔrəleɪz, 'fɑsfɔrə-] *noun*: **1.** Phosphorylase *f* **2.** Glykogen-, Stärkephosphorylase *f*
α-phosphorylase: Phosphorylase a *f*
β-phosphorylase: Phosphorylase b *f*
α(1→4)glucan phosphorylase: α(1→4)Glucanphosphorylase *f*
glycogen phosphorylase: Glykogen-Phosphorylase *f*
inosine phosphorylase: Purinnucleosidphosphorylase *f*
maltose phosphorylase: Maltosephosphorylase *f*
muscle phosphorylase: Muskelphosphorylase *f*
nucleoside phosphorylase: Nucleosidphosphorylase *f*
polynucleotide phosphorylase: Polynucleotidphosphorylase *f*, Polyribonucleotidnucleotidyltransferase *f*
purine-nucleoside phosphorylase: Purinnucleosidphosphorylase *f*
starch phosphorylase: Stärke-, Glykogenphosphorylase *f*
sucrose phosphorylase: Saccharosephosphorylase *f*
phos|pho|ryl|ate ['fɑsfɔrəleɪt] *vt*: phosphorylieren
phos|pho|ryl|a|tion [ˌfɑsfɔːrə'leɪʃn] *noun*: Phosphorylierung *f*
cyclic phosphorylation: zyklische Phosphorylierung *f*
light-independent phosphorylation: lichtunabhängige Phosphorylierung *f*
noncyclic phosphorylation: nichtzyklische Phosphorylierung *f*
oxidative phosphorylation: oxidative Phosphorylierung *f*
photosynthetic phosphorylation: →*photophosphorylation*
respiratory-chain phosphorylation: Atmungskettenphosphorylierung *f*, oxidative Phosphorylierung *f*
substrate-level phosphorylation: Substratkettenphosphorilierung *f*
phos|pho|ryl|dol|i|chol [ˌfɑsfərɪl'dɑlɪkəl, -kɑl] *noun*: Dolicholphosphat *nt*
phos|pho|ryl|y|sis [ˌfɑsfə'rɪləsɪs] *noun*: →*phosphorolysis*
phos|pho|ser|ine [ˌfɑsfə'seriːn, -ɪn, -'sɪər-] *noun*: Phosphoserin *nt*
phos|pho|sug|ar [ˌfɑsfə'ʃʊgər] *noun*: Phosphatzucker *m*
phos|pho|trans|fer|ase [ˌfɑsfəʊ'trænsfəreɪz] *noun*: Phosphotransferase *f*
choline phosphotransferase: Cholinphosphotransferase *f*
creatine phosphotransferase: Kreatinkinase *f*, Creatinkinase *f*, Kreatinphosphokinase *f*, Creatinphosphokinase *f*
phos|pho|tri|ose [ˌfɑsfəʊ'traɪəʊz] *noun*: Triosephosphat *nt*
phos|phu|re|sis [ˌfɑsfjə'riːsɪs] *noun*: Phosphurese *f*
phos|phu|ret|ed ['fɑsfjəretɪd] *adj*: →*phosphorated*
phos|phu|ri|a [fɑs'fjʊərɪə] *noun*: Phosphaturie *f*

P

phot [fɑt, fəʊt] *noun*: Phot *nt*
phot- *präf.*: →*photo-*
pho|taes|the|sia [ˌfəʊtes'θiːʒ(ɪ)ə] *noun*: (*brit.*) →*photesthesia*
pho|taes|the|sin [ˌfəʊtes'θiːsɪn] *noun*: (*brit.*) →*photesthesin*
pho|tal|gia [fəʊ'tældʒ(ɪ)ə] *noun*: →*photodynia*
pho|tau|gi|a|pho|bi|a [fəʊˌtɔːdʒɪə'fəʊbɪə] *noun*: Photaugiaphobie *f*
pho|te|ryth|rous [ˌfəʊtɪ'rɪθrəs] *adj*: deuteranop
pho|tes|the|sia [ˌfəʊtes'θiːʒ(ɪ)ə] *noun*: Phot(o)ästhesie *f*
pho|tes|the|sin [ˌfəʊtes'θiːsɪn] *noun*: Photästhesin *f*
pho|tic ['fəʊtɪk] *adj*: Licht betreffend, Licht-, Phot(o)-
pho|tism ['fəʊtɪzəm] *noun*: Photismus *m*
pho|to ['fəʊtəʊ] *noun*: Bild *nt*, Aufnahme *f*, Photographie *f*, Fotografie *f*, Photo *nt* **take a photo** eine Aufnahme machen
photo- *präf.*: Licht-, Phot(o)-, Fot(o)-
pho|to|ab|la|tion [ˌfəʊtəʊæb'leɪʃn] *noun*: Fotoablation *f*, Photoablation *f*
pho|to|ac|tin|ic [ˌfəʊtəʊæk'tɪnɪk] *adj*: photoaktinisch, fotoaktinisch
pho|to|ac|tive [ˌfəʊtəʊ'æktɪv] *adj*: photoaktiv, fotoaktiv
pho|to|aes|thet|ic [ˌfəʊtəʊes'θetɪk] *adj*: (*brit.*) →*photoesthetic*
pho|to|al|ler|gic [ˌfəʊtəʊə'lɜrdʒɪk] *adj*: Photoallergie betreffend, photoallergisch, fotoallergisch
pho|to|al|ler|gy [fəʊtəʊ'ælərdʒiː] *noun*: Photoallergie *f*, Fotoallergie *f*, Lichtallergie *f*
pho|to|au|to|troph [ˌfəʊtəʊ'ɔːtətrɑf, -trəʊf] *noun*: photoautotropher Organismus *m*, Photoautrotroph *m*
pho|to|au|to|troph|ic [ˌfəʊtəʊˌɔːtə'trɑfɪk, -trəʊf-] *adj*: photoautotroph
pho|to|bac|te|ria [ˌfəʊtəʊbæk'tɪərɪə] *plural*: Photobakterien *pl*
Pho|to|bac|te|ri|um [ˌfəʊtəʊbæk'tɪəriːəm] *noun*: Photobacterium *nt*
pho|to|bi|o|log|ic [ˌfəʊtəʊbaɪə'lɑdʒɪk] *adj*: photobiologisch
pho|to|bi|o|log|i|cal [ˌfəʊtəʊbaɪə'lɑdʒɪkl] *adj*: →*photobiologic*
pho|to|bi|ol|o|gy [ˌfəʊtəʊbaɪ'ɑlədʒiː] *noun*: Photobiologie *f*
pho|to|ca|tal|y|sis [ˌfəʊtəʊkə'tæləsɪs] *noun*: Photo-, Lichtkatalyse *f*
pho|to|cat|a|lyst [ˌfəʊtəʊ'kætlɪst] *noun*: Photokatalysator *m*, Fotokatalysator *m*
pho|to|cat|a|lyt|ic [ˌfəʊtəʊˌkætə'lɪtɪk] *adj*: Photokatalyse betreffend *oder* verursachend, photokatalytisch, fotokatalytisch
pho|to|cat|a|lyz|er [ˌfəʊtəʊ'kætlaɪzər] *noun*: →*photocatalyst*
pho|to|cep|tor [ˌfəʊtəʊ'septər] *noun*: Photorezeptor *m*, Fotorezeptor *m*
pho|to|chem|i|cal [ˌfəʊtəʊ'kemɪkl] *adj*: Photochemie betreffend, photochemisch, fotochemisch
pho|to|chem|is|try [ˌfəʊtəʊ'keməstriː] *noun*: Photochemie *f*, Fotochemie *f*
pho|to|che|mo|ther|a|py [fəʊtəʊˌkiːmə'θerəpiː] *noun*: Photochemotherapie *f*, Fotochemotherapie *f*
local photochemotherapy: lokale Fotochemotherapie *f*
oral photochemotherapy: orale Fotochemotherapie *f*
pho|to|chro|mo|gen|ic [ˌfəʊtəʊˌkrəʊmə'dʒenɪk] *adj*: photochromogen
pho|to|chro|mo|gens [ˌfəʊtəʊ'krəʊmədʒəns] *plural*: photochromogene Mykobakterien
pho|to|co|ag|u|la|tion [ˌfəʊtəʊkəʊˌægjə'leɪʃn] *noun*: Lichtkoagulation *f*, Photokoagulation *f*, Fotokoagulation *f*
infrared photocoagulation: Infrarot-Kontaktkoagulation *f*
panretinal laser photocoagulation: panretinale Laserkoagulation *f*
pho|to|co|ag|u|la|tor [ˌfəʊtəʊkəʊ'ægjəleɪtər] *noun*: Lichtkoagulator *m*, Photokoagulator *m*, Fotokoagulator *m*
pho|to|der|ma|tit|ic [ˌfəʊtəʊˌdɜrmə'tɪtɪk] *adj*: Photodermatitis betreffend, photodermatitisch, fotodermatitisch
pho|to|der|ma|ti|tis [ˌfəʊtəʊˌdɜrmə'taɪtɪs] *noun*: Photodermatitis *f*, Fotodermatitis *f*
pho|to|der|ma|to|sis [ˌfəʊtəʊˌdɜrmə'təʊsɪs] *noun*: Lichtdermatose *f*, Photodermatose *f*, Fotodermatose *f*
pigmented photodermatosis: Photodermatitis pigmentaria
pho|to|de|tec|tor [ˌfəʊtəʊdɪ'tektər] *noun*: Photodetektor *m*, Fotodetektor *m*
pho|tod|ro|my [fəʊ'tɑdrəmiː] *noun*: Photodromie *f*, Fotodromie *f*
pho|to|dy|nam|ic [ˌfəʊtəʊdaɪ'næmɪk] *adj*: photodynamisch, fotodynamisch
pho|to|dy|nam|ics [ˌfəʊtəʊdaɪ'næmɪks] *plural*: Photodynamik *f*, Fotodynamik *f*
pho|to|dyn|ia [ˌfəʊtəʊ'diːnɪə] *noun*: Photodynie *f*, Fotodynie *f*
pho|to|dys|pho|ria [ˌfəʊtəʊdɪs'fəʊrɪə] *noun*: Photodysphorie *f*, (extreme) Photophobie *f*, Fotodysphorie *f*, (extreme) Fotophobie *f*
pho|to|dys|pho|ric [ˌfəʊtəʊdɪs'fəʊrɪk] *adj*: photodysphorisch, fotodysphorisch
pho|to|e|lec|tric [ˌfəʊtəʊɪ'lektrɪk] *adj*: photoelektrisch, fotoelektrisch
pho|to|e|lec|tri|cal [ˌfəʊtəʊɪ'lektrɪkl] *adj*: →*photoelectric*
pho|to|e|lec|tric|i|ty [ˌfəʊtəʊˌɪlek'trɪsətiː] *noun*: Photoelektrizität *f*, Fotoelektrizität *f*
pho|to|e|lec|tron [ˌfəʊtəʊɪ'lektrɑn] *noun*: Photoelektron *nt*, Fotoelektron *nt*
pho|to|e|lec|tro|nys|tag|mo|gram [ˌfəʊtəʊɪˌlektrəʊnɪs'tægməgræm] *noun*: Photoelektronystagmogramm *nt*, Fotoelektronystagmogramm *nt*
pho|to|e|lec|tro|nys|tag|mog|ra|phy [ˌfəʊtəʊɪˌlektrəʊnɪ'stæg'mɑgrəfiː] *noun*: Photoelektronystagmographie *f*, Photoelektronystagmografie *f*, Fotoelektronystagmographie *f*, Fotoelektronystagmografie *f*
pho|to|el|e|ment [ˌfəʊtəʊ'eləmənt] *noun*: Photoelement *nt*, Fotoelement *nt*, Solarzelle *f*
pho|to|e|mis|sion [ˌfəʊtəʊɪ'mɪʃn] *noun*: Photoemission *f*, Fotoemission *f*
pho|to|e|mul|sion [ˌfəʊtəʊɪ'mʌlʃn] *noun*: Photoemulsion *f*, Fotoemulsion *f*
pho|to|er|y|the|ma [ˌfəʊtəʊerə'θiːmə] *noun*: Lichterythem *nt*, Photoerythem *nt*
pho|to|es|thet|ic [ˌfəʊtəʊes'θetɪk] *adj*: lichtempfindlich, photästhetisch, photoästhetisch
pho|to|fluo|rog|ra|phy [ˌfəʊtəʊfluə'rɑgrəfiː] *noun*: (Röntgen-)Schirmbildverfahren *nt*
pho|to|gen ['fəʊtəʊdʒən] *noun*: photogener Mikroorganismus *m*
pho|to|gene ['fəʊtəʊdʒiːn] *noun*: Nachbild *nt*
pho|to|gen|ic [ˌfəʊtəʊ'dʒenɪk] *adj*: **1.** durch Licht verursacht, photogen, fotogen **2.** Licht ausstrahlend, photogen, fotogen, Leucht-
pho|to|graph ['fəʊtəʊgræf]: **I** *noun* Bild *nt*, Aufnahme *f*, Fotografie *f*, Foto *nt* **take a photograph** →*photograph* **II** *vt* eine Aufnahme machen, photographieren, fotogra-

P

fieren (*of* von) III *vi* fotografiert werden
x-ray photograph: →*x-ray picture*
pho|tog|ra|pher [fə'tɑgrəfər] *noun*: Photograph(in *f*) *m*, Fotograf(in *f*) *m*
pho|to|graph|ic [ˌfəʊtə'græfɪk] *adj*: photographisch, fotografisch, Bild-, Photo-, Foto-
pho|tog|ra|phy [fə'tɑgrəfiː] *noun*: Photographie *f*, Fotografie *f*
pho|to|het|er|o|troph [ˌfəʊtəʊ'hetərətrɑf, -trəʊf] *noun*: photoheterotropher Organismus *m*
pho|to|het|er|o|troph|ic [ˌfəʊtəʊˌhetərə'trɑfɪk, -trəʊ-] *adj*: photoheterotroph
pho|to|in|ac|ti|va|tion [ˌfəʊtəʊɪnˌæktə'veɪʃn] *noun*: Photoinaktivierung *f*, Fotoinaktivierung *f*
pho|to|ki|ne|sis [ˌfəʊtəʊkɪ'niːsɪs, -kaɪ-] *noun*: Photokinese *f*, Fotokinese *f*
pho|to|ki|net|ic [ˌfəʊtəʊkɪ'netɪk] *adj*: Photokinese betreffend, photokinetisch, fotokinetisch
pho|to|ky|mo|graph [ˌfəʊtəʊ'kaɪməgræf] *noun*: Photokymograph *m*, Fotokymograph *m*
pho|to|lith|o|troph [ˌfəʊtəʊ'lɪθətrɑf, -trəʊf] *noun*: photolithotropher Organismus *m*, Photolithotroph *m*
pho|to|lith|o|troph|ic [ˌfəʊtəʊlɪθə'trɑfɪk, -'trəʊ-] *adj*: photolithotroph
pho|to|lu|mi|nes|cence [ˌfəʊtəʊˌluːmɪ'nesəns] *noun*: Photolumineszenz *f*, Fotolumineszenz *f*
pho|tol|y|sis [fəʊ'tɑləsɪs] *noun*: Photolyse *f*, Fotolyse *f*
pho|to|lyt|ic [ˌfəʊtəʊ'lɪtɪk] *adj*: Photolyse betreffend, photolytisch, fotolytisch
pho|to|ma [fəʊ'təʊmə] *noun*: Photom *nt*
pho|to|mag|net|ism [ˌfəʊtəʊ'mægnɪtɪzəm] *noun*: Photomagnetismus *m*, Fotomagnetismus *m*
pho|to|ma|nia [ˌfəʊtəʊ'meɪnɪə, -jə] *noun*: Photomanie *f*, Fotomanie *f*
pho|tom|e|ter [fəʊ'tɑmɪtər] *noun*: Fotometer *m*, Photometer *m*
flame photometer: Flammenphotometer *nt*, Flammphotometer *nt*, Flammfotometer *nt*, Flammenfotometer *nt*
flow photometer: Durchflussphotometer *nt*, Durchflussfotometer *nt*
pho|to|met|ric [ˌfəʊtə'metrɪk] *adj*: Photometrie betreffend, mittels Photometrie, fotometrisch, photometrisch
pho|tom|e|try [fəʊ'tɑmətriː] *noun*: Photometrie *f*, Fotometrie *f*
flame photometry: Flammenphotometrie *f*, Flammenemissionsfotometrie *f*, Flammenfotometrie *f*, Flammenemissionsphotometrie *f*
pho|to|mi|cro|graph [ˌfəʊtə'maɪkrəgræf] *noun*: Mikrophotograf *m*
pho|to|mi|cro|graph|ic [ˌfəʊtəʊˌmaɪkrə'græfɪk] *adj*: mikrophotografisch
pho|to|mi|crog|ra|phy [ˌfəʊtəʊmaɪ'krɑgrəfiː] *noun*: Mikrophotografie *f*
pho|to|mul|ti|plier [ˌfəʊtəʊ'mʌltəplaɪər] *noun*: Photomultiplier *m*, Sekundärelektronenvervielfacher *m*
pho|ton ['fəʊtɑn] *noun*: Photon *nt*, Licht-, Strahlungsquant *nt*, Quant *nt*
pho|ton|o|sus [fəʊ'tɑnəsəs] *noun*: →*photopathy*
photo-onycholysis *noun*: Photoonycholyse *f*
pho|to|or|ga|no|troph [ˌfəʊtəʊɔːr'gænətrɑf, -'trəʊf] *noun*: photoorganotropher Organismus *m*, Photoorganotroph *m*
pho|to|or|ga|no|troph|ic [ˌfəʊtəʊˌɔːrgənəʊ'trɑfɪk, -'trəʊf-] *adj*: photoorganotroph
pho|top|a|thy [fəʊ'tɑpəθiː] *noun*: Photopathie *f*, Fotopathie *f*
pho|to|per|cep|tion [ˌfəʊtəpər'sepʃn] *noun*: Lichtwahrnehmung *f*, Photoperzeption *f*, Fotoperzeption *f*
pho|to|phil|ic [ˌfəʊtəʊ'fɪlɪk] *adj*: photophil, fotophil
pho|to|pho|bi|a [ˌfəʊtəʊ'fəʊbɪə] *noun*: Lichtscheu *f*, Photophobie *f*, Fotophobie *f*
pho|to|pho|bic [ˌfəʊtəʊ'fəʊbɪk] *adj*: lichtscheu, photophob, fotophob
pho|to|phos|pho|ryl|at|ion [ˌfəʊtəʊfɑsˌfɔːrə'leɪʃn] *noun*: photosynthetische Phosphorylierung *f*, Photophosphorylierung *f*
pho|to|pia [fəʊ'təʊpɪə] *noun*: Tages(licht)sehen *nt*, photopisches Sehen *nt*
pho|top|ic [fəʊ'tɑpɪk, -'təʊp-] *adj*: photopisch
pho|to|prod|uct ['fəʊtəʊprɑdʌkt, -dəkt] *noun*: Photoprodukt *nt*, Fotoprodukt *nt*
pho|top|sia [fəʊ'tɑpsɪə] *noun*: Photopsie *f*
pho|top|sin [fəʊ'tɑpsɪn] *noun*: Photopsin *nt*
pho|top|sy [fəʊ'tɑpsiː] *noun*: →*photopsia*
pho|top|tom|e|ter [ˌfəʊtɑp'tɑmɪtər] *noun*: Photoptometer *nt*
pho|top|tom|e|try [ˌfəʊtɑp'tɑmətriː] *noun*: Photoptometrie *f*
pho|to|ra|di|om|e|ter [ˌfəʊtəʊˌreɪdɪ'ɑmɪtər] *noun*: Photoradiometer *nt*, Fotoradiometer *nt*
pho|to|re|ac|tion [ˌfəʊtəʊrɪ'ækʃn] *noun*: Photoreaktion *f*, Fotoreaktion *f*, photochemische Reaktion *f*
pho|to|re|ac|ti|va|tion [ˌfəʊtəʊrɪˌæktɪ'veɪʃn] *noun*: Photoreaktivierung *f*, Fotoreaktivierung *f*
pho|to|re|cep|tion [ˌfəʊtəʊrɪ'sepʃn] *noun*: Photorezeption *f*, Fotorezeption *f*
pho|to|re|cep|tive [ˌfəʊtəʊrɪ'septɪv] *adj*: Lichtreize aufnehmend, photorezeptiv, fotorezeptiv
pho|to|re|cep|tor [ˌfəʊtəʊrɪ'septər] *noun*: Photorezeptor *m*, Fotorezeptor *m*
pho|to|re|duc|tion [ˌfəʊtəʊrɪ'dʌkʃn] *noun*: Photoreduktion *f*, Fotoreduktion *f*
pho|to|res|pi|ra|tion [ˌfəʊtəʊˌrespɪ'reɪʃn] *noun*: Lichtatmung *f*, Photorespiration *f*
pho|to|ret|i|ni|tis [ˌfəʊtəʊˌretə'naɪtɪs] *noun*: aktinische Retinopathie *f*
pho|to|ret|i|nop|a|thy [ˌfəʊtəʊˌretɪ'nɑpəθiː] *noun*: Retinopathia actinica, Retinopathia solaris
pho|to|re|ver|sal [ˌfəʊtəʊrɪ'vɜrsl] *noun*: →*photoreactivation*
pho|to|scan ['fəʊtəʊskæn] *noun*: Photoszintigraphie *f*, Photoszintigrafie *f*, Fotoszintigrafie *f*
pho|to|scan|ner [ˌfəʊtəʊ'scænər] *noun*: Photoscanner *m*, Fotoscanner *m*
pho|to|scope ['fəʊtəskəʊp] *noun*: Fluoroskop *nt*
pho|tos|co|py [fəʊ'tɑskəpiː] *noun*: Durchleuchtung *f*, Röntgendurchleuchtung *f*, Fluoroskopie *f*
pho|to|sen|si|tive [ˌfəʊtəʊ'sensɪtɪv] *adj*: lichtempfindlich
pho|to|sen|si|tiv|i|ty [ˌfəʊtəʊˌsensə'tɪvətiː] *noun*: Lichtempfindlichkeit *f*
pho|to|sen|si|ti|za|tion [ˌfəʊtəʊˌsensətaɪ'zeɪʃn, -tɪ-] *noun*: Fotosensibilisierung *f*, Photosensibilisierung *f*
pho|to|sen|so|ry [ˌfəʊtəʊ'sensəriː] *adj*: verstärkt auf Lichtreize ansprechend, lichtsensibel; lichtempfindlich, photosensibel, fotosensibel
pho|to|sta|ble ['fəʊtəʊsteɪbl] *adj*: lichtstabil
pho|to|stim|u|la|tion [ˌfəʊtəʊˌstɪmjə'leɪʃn] *noun*: Fotostimulation *f*, Photostimulation *f*
pho|to|syn|the|sis [ˌfəʊtəʊ'sɪnθəsɪs] *noun*: Photosynthese *f*, Fotosynthese *f*
pho|to|syn|thet|ic [ˌfəʊtəʊsɪn'θetɪk] *adj*: Photosynthese betreffend, mittels Photosynthese, photosynthetisch,

fotosynthetisch, Photosynthese(n)-
pho|to|tax|is [fəʊtə'tæksɪs] *noun*: Photo-, Heliotaxis *f*
pho|to|ther|a|py [ˌfəʊtəʊ'θerəpiː] *noun*: Licht-, Foto-, Phototherapie *f*
selective ultraviolet phototherapy: selektive Ultraviolettphototherapie *f*
pho|to|tox|ic [ˌfəʊtəʊ'tɑksɪk] *adj*: durch schädliche Lichteinwirkung hervorgerufen, phototoxisch, fototoxisch
pho|to|tox|ic|i|ty [ˌfəʊtəʊ tɑk'sɪsətiː] *noun*: Phototoxizität *f*, Fototoxizität *f*
pho|to|trans|duc|tion [ˌfəʊtəʊtrænz'dʌkʃn] *noun*: Phototransduktion *f*, Fototransduktion *f*
pho|to|troph ['fəʊtətrɑf, -trəʊf] *noun*: phototropher Organismus *m*, Phototroph *m*
pho|to|troph|ic [ˌfəʊtə'trɑfɪk, -'trəʊf-] *adj*: phototroph
pho|tot|ro|phy [fəʊ'tɑtrəfiː] *noun*: Phototrophie *f*
pho|to|trop|ic [ˌfəʊtə'trɑpɪk, -'trəʊ-] *adj*: Phototropismus betreffend, phototrop(isch); heliotrop(isch)
pho|tot|ro|pism [fəʊ'tɑtrəpɪzəm] *noun*: Phototropismus *m*, Heliotropismus *m*
pho|to|tur|bi|do|met|ric [ˌfəʊtəʊˌtɜrbɪdə'metrɪk] *adj*: phototurbidometrisch, fototurbidometrisch
PHP *Abk.*: **1.** post-heparin phospholipase **2.** pseudohypoparathyroidism
PHPAA *Abk.*: p-hydroxyphenyl-acetic acid
PHPLA *Abk.*: p-hydroxyphenyl-lactic acid
PHPPA *Abk.*: p-hydroxyphenyl-pyruvic acid
PHPT *Abk.*: primary hyperparathyroidism
phrag|mo|plast ['frægməplæst] *noun*: Phragmoplast *m*
phren ['fren, 'friːn] *noun*: **1.** Zwerchfell *nt*, Phren *f*, Diaphragma *nt* **2.** Geist *m*, Verstand *m*; Seele *f*, Gemüt *nt*
phren- *präf.*: Zwerchfell-, Phren(o)-, Phrenik(o)-; Phrenikus-
phre|nal|gia [frɪ'næld͡ʒ(ɪ)ə] *noun*: Zwerchfellschmerz *m*, Phrenalgie *f*, Phrenikodynie *f*
phre|nec|to|my [frɪ'nektəmiː] *noun*: Zwerchfellresektion *f*, Phrenektomie *f*
phren|em|phrax|is [ˌfrenem'fræksɪs] *noun*: →*phrenicotripsy*
phre|net|ic [frɪ'netɪk]: **I** *noun* **1.** Maniker(in *f*) *m* **2.** Wahnsinnige *m/f*, Verrückte *m/f* **II** *adj* **3.** an einer Manie leidend, manisch **4.** wahnsinnig, verrückt, irr(e)
phren|ic ['frenɪk] *adj*: **1.** Zwerchfell betreffend, diaphragmal, Zwerchfell-, Phreniko- **2.** Geist *oder* Seele betreffend, Geistes-, Seelen-, Phren(o)-, Psycho-
phren|i|cec|to|my [frenɪ'sektəmiː] *noun*: Phrenikusexhairese *f*
phren|i|cla|sia [ˌfrenɪ'kleɪʒ(ɪ)ə] *noun*: →*phrenicotripsy*
phren|i|cla|sis [ˌfrenɪ'kleɪsɪs] *noun*: →*phrenicotripsy*
phrenico- *präf.*: Zwerchfell-, Phrenik(o)-, Phren(o)-
phren|i|co|col|ic [ˌfrenɪkəʊ'kɑlɪk] *adj*: Zwerchfell und Kolon betreffend, phrenikokolisch
phren|i|co|cos|tal [ˌfrenɪkəʊ'kɑstl] *adj*: Zwerchfell und Rippen/Costae betreffend, phrenikokostal, kostodiaphragmal, kostophrenisch
phren|i|co|e|soph|a|ge|al [ˌfrenɪkəʊɪˌsɑfə'd͡ʒiːəl, frenɪkəʊˌɪsə'fæd͡ʒɪəl] *adj*: Zwerchfell und Speiseröhre/Ösophagus betreffend, phrenikoösophageal
phren|i|co|ex|ai|re|sis [ˌfrenɪkəʊek'saɪriːsɪs] *noun*: Phrenikusexhairese *f*
phren|i|co|ex|er|e|sis [ˌfrenɪkəʊek'serəsɪs] *noun*: Phrenikusexhairese *f*
phren|i|co|gas|tric [ˌfrenɪkəʊ'gæstrɪk] *adj*: Zwerchfell und Magen/Gaster betreffend, phrenikogastral, gastrodiaphragmal, gastrophrenisch
phren|i|co|li|e|nal [ˌfrenɪkəʊlaɪ'iːnl, -'laɪənl] *adj*: Zwerchfell und Milz/Lien betreffend, phrenikolienal
phren|i|co|me|di|as|ti|nal [ˌfrenɪkəʊˌmɪdɪə'staɪnl] *adj*: Zwerchfell und Mittelfellraum/Mediastinum betreffend, phrenikomediastinal
phren|i|co|neu|rec|to|my [ˌfrenɪkəʊnjʊə'rektəmiː] *noun*: Phrenikusexhairese *f*
phren|i|co|oe|soph|a|ge|al [ˌfrenɪkəʊɪˌsɑfə'd͡ʒiːəl, frenɪkəʊˌɪsə'fæd͡ʒɪəl] *adj*: (*brit.*) →*phrenicoesophageal*
phren|i|co|pleu|ral [ˌfrenɪkəʊ'plʊərəl] *adj*: Zwerchfell und Brustfell/Pleura betreffend, phrenikopleural; pleurodiaphragmal
phren|i|co|splen|ic [ˌfrenɪkəʊ'spliːnɪk] *adj*: Zwerchfell und Milz/Lien betreffend, phrenikolienal
phren|i|cot|o|my [frenɪ'kɑtəmiː] *noun*: Phrenikusdurchtrennung *f*, Phrenikotomie *f*
phren|i|co|trip|sy [ˌfrenɪkəʊ'trɪpsiː] *noun*: Phrenikusquetschung *f*, Phrenikotripsie *f*
phre|ni|tis [frɪ'naɪtɪs] *noun*: **1.** Zwerchfellentzündung *f*, Diaphragmitis *f* **2.** Delirium *nt*, Delir *nt*
phreno- *präf.*: Zwerchfell-, Phren(o)-, Phrenik(o)-; Phrenikus-
phren|o|car|dia [ˌfrenəʊ'kɑːrdɪə] *noun*: DaCosta-Syndrom *nt*, Effort-Syndrom *nt*, Phrenikokardie *f*, neurozirkulatorische Asthenie *f*, Soldatenherz *nt*
phren|o|col|ic [ˌfrenəʊ'kɑlɪk] *adj*: Zwerchfell und Kolon betreffend, phrenikokolisch
phren|o|cos|tal [ˌfrenəʊ'kɑstl] *adj*: Zwerchfell und Rippen/Costae betreffend, phrenikokostal, kostodiaphragmal, kostophrenisch
phren|o|dyn|ia [ˌfrenəʊ'diːnɪə] *noun*: →*phrenalgia*
phren|o|e|soph|a|ge|al [ˌfrenəʊɪˌsɑfə'd͡ʒiːəl, frenəʊɪsə'fæd͡ʒɪəl] *adj*: Zwerchfell und Speiseröhre/Ösophagus betreffend, phrenikoösophageal
phren|o|gas|tric [ˌfrenəʊ'gæstrɪk] *adj*: Zwerchfell und Magen/Gaster betreffend, phrenikogastral, gastrodiaphragmal, gastrophrenisch
phren|o|glot|tic [ˌfrenəʊ'glɑtɪk] *adj*: Zwerchfell und Glottis betreffend, phrenikoglottisch
phren|o|graph ['frenəʊgræf] *noun*: Phrenograph *m*, Phrenograf *m*
phren|o|he|pat|ic [ˌfrenəʊhɪ'pætɪk] *adj*: Zwerchfell und Leber/Hepar betreffend, phrenikohepatisch, hepatodiaphragmal
phren|o|oe|soph|a|ge|al [ˌfrenəʊɪˌsɑfə'd͡ʒiːəl, frenəʊɪsə'fæd͡ʒɪəl] *adj*: (*brit.*) →*phrenoesophageal*
phren|o|per|i|car|dit|ic [ˌfrenəʊˌperɪkɑːr'dɪtɪk] *adj*: Phrenoperikarditis betreffend, phrenoperikarditisch
phren|o|per|i|car|di|tis [ˌfrenəʊˌperɪkɑːr'daɪtɪs] *noun*: Phrenoperikarditis *f*
phren|o|ple|gia [ˌfrenəʊ'pliːd͡ʒ(ɪ)ə] *noun*: Zwerchfelllähmung *f*
phren|op|to|sia [ˌfrenɑp'təʊsɪə] *noun*: Zwerchfelltiefstand *m*
phren|o|sin ['frenəsɪn] *noun*: Phrenosin *nt*, Cerebron *nt*
phren|o|spasm ['frenəʊspæzəm] *noun*: Zwerchfellkrampf *m*, -spasmus *m*
phren|o|splen|ic [ˌfrenəʊ'spliːnɪk] *adj*: Zwerchfell und Milz/Lien betreffend, phrenikolienal
phryg|i|an ['frɪd͡ʒɪən] *adj*: phrygisch
phryn|o|der|ma [ˌfrɪnə'dɜrmə, ˌfraɪ-] *noun*: Krötenhaut *f*, Phrynoderm *nt*, Phrynodermie *f*, Hyperkeratosis follicularis (metabolica)
PHS *Abk.*: **1.** periarthritis humeroscapularis **2.** primary hypoventilation syndrome
PHT *Abk.*: phenytoin
phthal|ate ['(f)θæleɪt] *noun*: Phthalat *nt*
dimethyl phthalate: Dimethylphthalat *nt*

P

phthallein ['(f)θæliːn, -liːɪn] *noun*: Phthalein *nt*
phthallyllsullfalthilalzole [θælɪl,sʌlfə'θaɪəzəʊl] *noun*: Phthalylsulfathiazol *nt*
phthallyllsullphalthilalzole [θælɪl,sʌlfə'θaɪəzəʊl] *noun*: (*brit.*) →*phthalylsulfathiazole*
phthilrilalsis [θaɪ'raɪəsɪs] *noun, plural* **-ses** [-siːz]: Phthiriasis *f*
Phthilrus ['θaɪrəs] *noun*: Phthirus *m*
Phthirus pubis: Filzlaus *f*, Phthirus/Pediculus pubis
phthilsis ['θaɪsɪs, 'taɪ-] *noun, plural* **-ses** [-siːz]: **1.** (Parenchym-)Schwund *m*, Schrumpfung *f*, Phthise *f*, Phthisis *f* **2.** Schwindsucht *f*, Auszehrung *f*, Phthise *f*, Phthisis *f* **3.** Lungenschwindsucht *f*, -tuberkulose *f*, Phthisis pulmonum
coal miner's phthisis: Kohlenstaublunge *f*
dorsal phthisis: Wirbeltuberkulose *f*, Spondylitis tuberculosa
essential phthisis: Ophthalmophthisis *f*
essential phthisis of eye: Augapfel-, Bulbuserweichung *f*, Ophthalmomalazie *f*
miner's phthisis: Kohlenstaublunge *f*
ocular phthisis: Ophthalmophthisis *f*
pulmonary phthisis: Lungenschwindsucht *f*, -tuberkulose *f*, Phthisis pulmonum
PHV *Abk.*: peak height velocity
phylcolbillin [,faɪkəʊ'baɪlɪn, -'bɪl-] *noun*: Phykobilin *nt*, Phycobilin *nt*
phylcolcylalnin [,faɪkəʊ'saɪənɪn] *noun*: Phykozyanin *nt*, Phycocyanin *nt*
phylcolcylanlolgen [,faɪkəʊsaɪ'ænədʒən] *noun*: Phykozyanogen *nt*, Phycocyanogen *nt*
phylcolerlylthrin [,faɪkəʊ'erəθrɪn, ɪ'rɪθ-] *noun*: Phykoerythrin *nt*, Phycoerythrin *nt*
phylcolelrythlrolbillin [,faɪkəʊɪ,rɪθrəʊ'bɪliːn] *noun*: Phycoerythrobilin *nt*, Erythrobilin *nt*
Phylcolmylceltae [,faɪkəʊmaɪ'siːtiː] *plural*: →*Phycomycetes*
Phylcolmylceltes [,faɪkəʊmaɪ'siːtiːz] *plural*: niedere Pilze *pl*, Algenpilze *pl*, Phykomyzeten *pl*, Phycomycetes *pl*
phylcolmylceltolsis [,faɪkəʊmaɪsiː'təʊsɪs] *noun*: Phykomyzetose *f*
subcutaneous phycomycetosis: →*subcutaneous phycomycosis*
phylcolmylceltous [,faɪkəʊmaɪ'siːtəs] *adj*: Phykomyzeten betreffend, Phykomyzeten-
phylcolmylcolsis [,faɪkəʊmaɪ'kəʊsɪs] *noun*: Phykomykose *f*, Mukormykose *f*
phycomycosis entomophthorae: Entomophthorose *f*, Entomophthora-Phykomykose *f*, Rhinophykomykose *f*
subcutaneous phycomycosis: Basidiobolose *f*
phylgolgallacltic [,faɪgəʊgə'læktɪk]: **I** *noun* die Milchsekretion hemmendes Mittel *nt*, Lakti-, Lactifugum *nt* **II** *adj* die Milchsekretion hemmend, milchvermindernd, milchhemmend
phylla ['faɪlə] *plural*: →*phylum*
phyllaclic [fɪ'læktɪk] *adj*: Phylaxis betreffend, vor Infekten schützend, phylaktisch, schützend
phyllaxlis [fɪ'læksɪs] *noun*: Phylaxis *f*
phylletlic [faɪ'letɪk] *adj*: Phylum *oder* Phylogenese betreffend, phyletisch
phylllode ['fɪləʊd] *adj*: blattförmig, -ähnlich
phylllolquilnone [,fɪləʊkwɪ'nəʊn] *noun*: Phyllochinon *nt*
phyllolgenlelsis [,faɪləʊ'dʒenəsɪs] *noun*: Stammesgeschichte *f*, Phylogenese *f*
phyllolgelnetlic [,faɪləʊdʒə'netɪk] *adj*: Phylogenese betreffend, stammesgeschichtlich, phylogenetisch
phyllolgenlic [,faɪləʊ'dʒenɪk] *adj*: Phylogenese betreffend, stammesgeschichtlich, phylogenetisch
phyllogleny [faɪ'lɑdʒəniː] *noun*: Stammesgeschichte *f*, Phylogenie *f*, Phylogenese *f*
phyllum ['faɪləm] *noun, plural* **-la** ['faɪlə]: Stamm *m*, Phylum *nt*
phylma ['faɪmə] *noun, plural* **-mas, -malta** [-mətə]: Phyma *f*
physlallifleriolus [,fɪsə'lɪfərəs, -,faɪ-] *adj*: blasig, blasenhaltig
phylsallilform [fɪ'sæləfɔːrm] *adj*: blasenförmig, blasig
phylsallilphore [fɪ'sæləfəʊər, -fɔːr] *noun*: Physaliphore *f*
physlalliphlolrous [fɪsə'lɪfərəs, faɪ-] *adj*: blasig, blasenhaltig
physlallis ['fɪsəlɪs] *noun*: Wasserblase *f*, Physalis *f*
Physlallopltерla [faɪsə'lɑptərə] *plural*: Physaloptera *f*
physlallopltеrlilalsis [faɪsə,lɑptə'raɪəsɪs] *noun*: Physalopteriasis *f*, Physaloptera-Infektion *f*
physlilaltrilcian [fɪzɪə'trɪʃn] *noun*: →*physiatrist*
physlilatlrics [,fɪzɪ'ætrɪks] *plural*: Naturheilkunde *f*, Physiatrie *f*
physlilatlrist [fɪzɪ'ætrɪst, fɪ'zaɪə-] *noun*: Naturheilkundige *m/f*, Physiater(in *f*) *m*
phylsilaltry [fɪ'zaɪətriː] *noun*: **1.** Naturheilkunde *f*, Physiatrie *f* **2.** Bewegungstherapie *f*, Kranken-, Heilgymnastik *f* **3.** physikalische Therapie *f*, Physiotherapie *f*
physlic ['fɪzɪk]: **I** *noun* **1.** Abführmittel *nt*, Laxans *nt*, Laxativ(um) *nt* **2.** Arznei(mittel *nt*) *f*, Medikament *nt* **II** *vt* **3.** jdm. ein Abführmittel verabreichen **4.** mit Medikamenten behandeln
physlilcal ['fɪzɪkl]: **I** *noun* körperliche Untersuchung *f* **II** *adj* **1.** Körper betreffend, physisch, körperlich, Körper-, Physio- **2.** Physik betreffend, physikalisch; naturwissenschaftlich
physlilcallly-handicapped ['fɪzɪkliː] *adj*: körperbehindert, körperlich behindert
phylsilcian [fɪ'zɪʃn] *noun*: **1.** (praktischer) Arzt *m*, (praktische) Ärztin *f* **2.** Arzt/Ärztin für Innere Krankheiten, Internist(in *f*) *m*
emergency physician: Notarzt *m*, Notärztin *f*
physlilcist ['fɪzəsɪst] *noun*: Physiker(in *f*) *m*
nuclear physicist: Kernphysiker(in *f*) *m*
particle physicist: Hochenergiephysiker(in *f*) *m*
physlilcolchemlilcal [,fɪzɪkəʊ'kemɪkl] *adj*: physikochemisch, chemisch-physikalisch
physlilcotherlalpeultics [,fɪzɪkəʊ,θerə'pjuːtɪks] *plural*: Physiotherapie *f*, Physikotherapie *f*
physlics ['fɪzɪks] *plural*: Physik *f*
high-energy physics: Hochenergie-, Elementarteilchenphysik *f*
nuclear physics: Kernphysik *f*
particle physics: Hochenergie-, Elementarteilchenphysik *f*
quantum physics: Quantenphysik *f*
solid physics: Festkörperphysik *f*
physlilolchemlilcal [,fɪzɪəʊ'kemɪkl] *adj*: Biochemie betreffend, biochemisch
physlilolchemlislry [,fɪzɪəʊ'keməstriː] *noun*: Biochemie *f*
physlilolgenlelsis [,fɪzɪəʊ'dʒenəsɪs] *noun*: Embryologie *f*
physliloglnomlic [,fɪzɪəg'nəmɪk] *adj*: physiognomisch
physliloglnolmy [,fɪziː'ɑgnəmiː] *noun*: Physiognomie *f*
physliloglnolsis [,fɪziːɑg'nəʊsɪs] *noun*: Physiognomik *f*
physlilollogic [,fɪzɪəʊ'lɑdʒɪk] *adj*: **1.** normal, natürlich, physiologisch **2.** Physiologie betreffend, physiologisch
physlilollogliical [,fɪzɪəʊ'lɑdʒɪkl] *adj*: →*physiologic*
physlilollogllicolanlaltomlilcal [fɪzɪə,lɑdʒɪkəʊ,ænə'tɑmɪkl] *adj*: physiologisch-anatomisch
physlilollolgist [,fɪzɪ'ɑlədʒɪst] *noun*: Physiologe *m*, Phy-

P

siologin *f*
occupational physiologist: Arbeitsphysiologe *m*, Arbeitsphysiologin *f*
work physiologist: →*occupational physiologist*
phys|i|ol|o|gy [ˌfɪzɪəʊ'ɑlədʒiː] *noun*: Physiologie *f*
bacterial physiology: Bakterienphysiologie *f*
cell physiology: Zell-, Zytophysiologie *f*
dental physiology: Zahnphysiologie *f*
environmental physiology: Umweltphysiologie *f*
human physiology: Humanphysiologie *f*
microbial physiology: Mikrobenphysiologie *f*
muscle physiology: Muskelphysiologie *f*
nutrition physiology: Ernährungsphysiologie *f*
occupational physiology: Arbeitsphysiologie *f*
pathologic physiology: Pathophysiologie *f*
sensory physiology: Sinnesphysiologie *f*, Physiologie *f* der Sinnesorgane
visual physiology: Sehphysiologie *f*, Physiologie *f* des Sehens
work physiology: Arbeitsphysiologie *f*
phys|i|o|pa|thol|o|gy [ˌfɪzɪəʊpə'θɑlədʒiː] *noun*: Pathophysiologie *f*
phys|i|o|ther|a|peu|tist [ˌfɪzɪəʊˌθerə'pjuːtɪst] *noun*: Heilgymnastiker(in *f*) *m*, Physiotherapeut(in *f*) *m*
phys|i|o|ther|a|pist [ˌfɪzɪəʊ'θerəpɪst] *noun*: Heilgymnastiker(in *f*) *m*, Physiotherapeut(in *f*) *m*
phys|i|o|ther|a|py [ˌfɪzɪəʊ'θerəpiː] *noun*: Bewegungstherapie *f*, Kranken-, Heilgymnastik *f*
chest physiotherapy: Atemgymnastik *f*
pulmonary physiotherapy: Atemgymnastik *f*
phy|sique [fɪ'ziːk] *noun*: Körperbau *m*, Konstitution *f*, Statur *f*
physo- *präf.*: Luft-, Gas-, Physo-
phy|so|cele ['faɪzəsiːl] *noun*: Phyozele *f*
phy|so|haem|a|to|me|tra [ˌfaɪzəʊˌhemətə'miːtrə] *noun*: (*brit.*) →*physohematometra*
phy|so|he|ma|to|me|tra [ˌfaɪzəʊˌhemətə'miːtrə] *noun*: Physohämatometra *f*
phy|so|hy|dro|me|tra [ˌfaɪzəʊhaɪdrə'miːtrə] *noun*: Physohydrometra *f*
phy|so|me|tra [ˌfaɪzəʊ'miːtrə] *noun*: Physometra *f*, Uterustympanie *f*, Tympania uteri
phy|so|py|o|sal|pinx [ˌfaɪzəʊˌpaɪə'sælpɪŋks] *noun*: Physopyosalpinx *f*
phy|so|stig|mine [ˌfaɪzəʊ'stɪgmiːn] *noun*: Physostigmin *nt*, Eserin *nt*
phy|so|stig|min|ism [ˌfaɪzəʊ'stɪgmənɪzəm] *noun*: Physostigminvergiftung *f*, Physostigminismus *m*, Eserismus *m*
phyt- *präf.*: Pflanzen-, Phyt(o)-
phyt|ag|glu|ti|nin [ˌfaɪtə'gluːtnɪn] *noun*: Phytagglutinin *nt*
phy|tase ['faɪteɪz] *noun*: Phytase *f*
-phyte *suf.*: Pflanze, -phyt
-phytic *suf.*: pflanzlich, -phytisch
phy|tin ['faɪtn] *noun*: Phytin *nt*
phyto- *präf.*: Pflanzen-, Phyt(o)-
phy|to|bal|ne|ol|o|gy [ˌfaɪtəʊˌbælnɪ'ɑlədʒiː] *noun*: Phytobalneologie *f*
phy|to|be|zoar [ˌfaɪtəʊ'biːzɔːr] *noun*: Phytobezoar *m*
phy|to|chem|is|try [ˌfaɪtəʊ'keməstriː] *noun*: Phytochemie *f*
phy|to|cho|les|ter|ol [ˌfaɪtəʊkə'lestərəʊl, -rɔl] *noun*: →*phytosterol*
phy|to|haem|ag|glu|ti|nin [faɪtəʊˌhiːmə'gluːtənɪn] *noun*: (*brit.*) →*phytohemagglutinin*
phy|to|hem|ag|glu|ti|nin [faɪtəʊˌhiːmə'gluːtənɪn] *noun*: Phytohämagglutinin *nt*
phy|to|hor|mone [ˌfaɪtəʊ'hɔːrməʊn] *noun*: Pflanzenhormon *nt*, Phytohormon *nt*
phy|toid ['faɪtɔɪd] *adj*: phytoid
phy|tol ['faɪtɔl, -tɑl] *noun*: Phytol *nt*
Phy|to|mas|ti|goph|o|ra [ˌfaɪtəʊˌmæstɪ'gɑf(ə)rə] *plural*: →*Phytomastigophorea*
Phy|to|mas|ti|goph|o|rea [ˌfaɪtəʊˌmæstɪˌgɑfə'rɪə] *plural*: Phytomastigophorea *pl*
phy|to|me|lin [ˌfaɪtəʊ'melɪn] *noun*: Rutin *nt*, Rutosid *nt*
phy|to|men|a|di|one [faɪtəʊˌmenə'daɪəʊn] *noun*: →*phytonadione*
phy|to|mi|to|gen [ˌfaɪtəʊ'maɪtədʒən] *noun*: Phytomitogen *nt*
phy|to|na|di|one [ˌfaɪtəʊnə'daɪəʊn] *noun*: Phyto(me)nadion *nt*, Vitamin K_1 *nt*
phy|ton|cides [faɪ'tɑnsaɪds] *plural*: Phytonzide *pl*
phy|to|no|sis [faɪ'tɑnəsɪs] *noun*: Phytonose *f*
phy|to|par|a|site [ˌfaɪtəʊ'pærəsaɪt] *noun*: pflanzlicher Parasit *m*, Phytoparasit *m*
phy|toph|a|gous [faɪ'tɑfəgəs] *adj*: pflanzenfressend, phytophag; vegetarisch
phy|to|pho|to|der|ma|ti|tis [ˌfaɪtəʊˌfəʊtəʊˌdɑrmə'taɪtɪs] *noun*: **1.** Phytophotodermatitis *f* **2.** Wiesengräserdermatitis *f*, Wiesengrasdermatitis *f*, Pflanzendermatitis *f*, Phyto-Photodermatitis *f*, Dermatitis (bullosa) pratensis, Photodermatitis phytogenica
phy|to|plank|ton [ˌfaɪtəʊ'plæŋktən] *noun*: Phytoplankton *nt*
phy|to|sphin|go|sine [ˌfaɪtəʊ'sfɪŋgəsiːn, -sɪn] *noun*: Phytosphingosin *nt*, 4-Hydroxysphinganin *nt*
phy|tos|te|rin [faɪ'tɑstərɪn] *noun*: Phytosterol *nt*, Phytosterin *nt*
phy|tos|te|rol [faɪ'tɑstərɔl, -rɑl] *noun*: Phytosterol *nt*, Phytosterin *nt*
phy|to|ther|a|py [ˌfaɪtəʊ'θerəpiː] *noun*: Phytotherapie *f*
phy|to|tox|in [ˌfaɪtəʊ'tɑksɪn] *noun*: Phytotoxin *nt*
phy|to|trich|o|be|zoar [ˌfaɪtəʊˌtrɪkə'biːzɔːr] *noun*: Phytotrichobezoar *m*
PI *Abk.*: **1.** inspiration pressure **2.** pancreatic insufficiency **3.** parodontopathy index **4.** penetration index **5.** perfusion index **6.** periodontal index **7.** phosphatidyl inositol **8.** plaque index **9.** present illness **10.** primary infection **11.** proactive inhibition **12.** prognostic index **13.** progression index **14.** prostacyclin **15.** protamine insulin **16.** protease inhibitor **17.** protective index **18.** pulmonary insufficiency **19.** pulsatility index
Pi *Abk.*: **1.** inorganic phosphate **2.** P inorganic **3.** pressure of inspiration
pI *Abk.*: pH of the isoelectric point
pi- *präf.*: Fett-, Lip(o)-
pia ['paɪə, 'piːə]: **I** *noun* →*pia mater* **II** *adj* weich
beneath the pia unter der Pia mater (liegend), subpial
cranial pia mater: Pia mater cranialis/encephali
pia mater: Pia *f*, Pia mater
spinal pia mater: Pia mater spinalis
PIA *Abk.*: **1.** N^6-phenylisopropyl adenosine **2.** parainfectious arthritis **3.** photoelectronic intravenous angiography **4.** postinfectious arthritis
pia-arachnitis *noun*: Entzündung *f* der weichen Hirnhäute, Leptomeningitis *f*
pia-arachnoid *noun*: weiche Hirn- und Rückenmarkshaut *f*, Leptomeninx *f*
pi|al ['paɪəl, 'piː-] *adj*: Pia mater betreffend, pial
pi|a|ma|tral [ˌpaɪə'meɪtrəl] *adj*: Pia mater betreffend, pial
pi|an [pɪ'ɑːn, 'piːæn] *noun*: Frambösie *f*, Pian *f*, Parangi *f*, Yaws *f*, Framboesia tropica
pian bois: südamerikanische Hautleishmaniase *f*, kutane Leishmaniase Südamerikas *f*, Chiclero-Ulkus *nt*

P

haemorrhagic pian: (*brit.*) →*hemorrhagic pian*
hemorrhagic pian: Peruwarze *f*, Verruga peruana
pi|a|rach|ni|tis [ˌpaɪəˌræk'naɪtɪs] *noun*: Entzündung *f* der weichen Hirnhäute, Leptomeningitis *f*
pi|a|rach|noid [ˌpaɪə'ræknɔɪd] *noun*: →*pia-arachnoid*
PIB *Abk.*: polyisobutylene
PIBI *Abk.*: polyisobutylene isoprene
PIC *Abk.*: protease inhibitor complex
pi|ca ['paɪkə] *noun*: Pica-Syndrom *nt*, Pikazismus *m*
PICA *Abk.*: posterior inferior cerebellar artery
Pi|chin|de [pɪ'tʃɪndiː] *noun*: Pichinde *f*
pick [pɪk] *noun*: Heber *m*, Hebel *m*
apical pick: Apikalwurzelheber *m*
Heidbrink root pick: Heidbrink-Wurzelhebel *m*
Heidbrink root-tip pick: Heidbrink-Wurzelhebel *m*
Potts root pick: Poots-Wurzelhebel *m*
root pick: Apikalwurzelheber *m*
PICO *Abk.*: inspiratory carbon monoxide pressure
pico- *präf.*: Piko-, Pico-
pi|co|cu|rie [ˌpaɪkə'kjʊərɪ, -kjʊə'riː] *noun*: Picocurie *nt*
pi|cod|na|vi|rus [paɪˌkɑdnə'vaɪrəs] *noun*: →*Parvovirus*
pi|cod|na|vi|rus|es [paɪˌkɑdnə'vaɪrəsɪs] *plural*: →*Parvoviridae*
pi|co|gram ['paɪkəgræm] *noun*: Picogramm *nt*
pi|co|kat|al [ˌpaɪkə'kætæl] *noun*: Picokatal *nt*
Pi|cor|na|vir|i|dae [paɪˌkɔːrnə'vɪrədiː] *plural*: Picornaviren *pl*, Picornaviridae *pl*
pi|cor|na|vi|rus [paɪˌkɔːrnə'vaɪrəs] *noun*: Picornavirus *nt*
pic|rate ['pɪkreɪt] *noun*: Pikrat *nt*
pic|ro|geu|sia [ˌpɪkrəʊ'gjuːʒ(ɪ)ə] *noun*: Pikrogeusie *f*
pic|ro|tin ['pɪkrətɪn] *noun*: Picrotin *nt*
pic|ro|tox|in [ˌpɪkrəʊ'tɑksɪn] *noun*: Picrotoxin *nt*
pic|ro|tox|in|in [ˌpɪkrəʊ'tɑksɪnɪn] *noun*: Picrotoxinin *nt*
pic|ro|tox|i|nism [ˌpɪkrəʊ'tɑksɪnɪzəm] *noun*: Pikrotoxinvergiftung *f*
PICSO *Abk.*: pressure-controlled intermittent coronary sinus occlusion
pic|ture ['pɪktʃər]: **I** *noun* Bild *nt*; Foto *nt*, fotografische Aufnahme *f*; Illustration *f*; Darstellung *f* **take a picture** eine Aufnahme machen **II** *vt* abbilden; darstellen, beschreiben
ash picture: Aschenbild *nt*, Spodogramm *nt*
blood picture: Blutbild *nt*
clinical picture: klinisches (Krankheits-)Bild *nt*, Befund *m*
complete picture: Vollbild *nt*
x-ray picture: Röntgenbild *nt*, Röntgenaufnahme *f*
PICU *Abk.*: pulmonary intensive care unit
PID *Abk.*: **1.** patient identification number **2.** pelvic inflammatory disease **3.** photoionization detector **4.** prolapsed intervertebral disc
PIE *Abk.*: **1.** positive inotropic effect **2.** pulmonary infiltration with eosinophilia **3.** pulmonary interstitial emphysema
PIEA *Abk.*: positive inotropic effect of activation
pie|bald|ism ['paɪbɔːldɪzəm] *noun*: partieller/umschriebener Albinismus *m*, Albinismus circumscriptus, Piebaldismus *m*
pie|bald|ness ['paɪbɔːldnəs] *noun*: →*piebaldism*
piece [piːs] *noun*: Stück *nt*; Teil *m*/nt
main piece: Pars principalis
middle piece: Pars intermedia
mouth piece: Mundstück *nt*
pi|e|dra [pɪ'eɪdrə, 'pjeɪ-] *noun*: Haarknötchenkrankheit *f*, Piedra *f*, Trichosporie *f*, Trichosporose *f*
black piedra: schwarze Haarknötchenkrankheit *f*, Piedra nigra
white piedra: Beigel-Krankheit *f*, (weiße) Piedra *f*, Piedra alba, Trichomycosis nodosa
Pi|e|drai|a [paɪɪ'draɪə] *noun*: Piedraia *f*
Piedraia hortai: Trichosporon hortai, Piedraia hortai
Pi|e|drai|a|ce|ae [ˌpaɪɪdraɪ'eɪsɪiː] *plural*: Piedraiaceae *pl*
pierce [pɪərs]: **I** *vt* durchbohren, durchstechen, durchstoßen; (*fig.*) durchdringen; (*techn.*) durchlöchern, perforieren **II** *vi* (ein-)dringen (*into* in)
pierc|er ['pɪərsər] *noun*: Bohrer *m*
pierc|ing ['pɪərsɪŋ] *adj*: durchdringend, stechend, schneidend
pi|aes|aes|the|sia [paɪˌɪzes'θiːʒ(ɪ)ə] *noun*: (*brit.*) →*piesesthesia*
pi|es|es|the|sia [paɪˌɪzes'θiːʒ(ɪ)ə] *noun*: Druckempfindlichkeit *f*, Drucksinn *m*
pi|e|sim|e|ter [paɪɪ'sɪmətər] *noun*: Piezometer *nt*
pi|e|sis ['paɪəsɪs] *noun*: Blutdruck *m*
pi|e|som|e|ter [paɪɪ'sɑmɪtər] *noun*: →*piesimeter*
pi|ez|aes|the|sia [ˌpaɪɪzes'θiːʒ(ɪ)ə] *noun*: (*brit.*) →*piesesthesia*
pi|ez|es|the|sia [ˌpaɪɪzes'θiːʒ(ɪ)ə] *noun*: →*piesesthesia*
pi|e|zo|car|di|o|gram [paɪˌiːzəʊ'kɑːrdɪəgræm, paɪˌiːzəʊ-] *noun*: Piezokardiogramm *nt*
pi|e|zo|chem|is|try [paɪˌiːzəʊ'kemәstriː] *noun*: Piezochemie *f*
pi|e|zo|e|lec|tric [paɪˌiːzəʊɪ'lektrɪkˌɪzəʊ-] *adj*: piezoelektrisch, druckelektrisch
pi|e|zo|e|lec|tric|i|ty [paɪˌiːzəʊɪlek'trɪsətiː] *noun*: Piezoelektrizität *f*
pi|e|zom|e|ter [paɪɪ'zɑmɪtər] *noun*: →*piesimeter*
PIF *Abk.*: **1.** peak inspiratory flow **2.** prolactin-inhibiting factor **3.** proliferation inhibiting factor **4.** prostatic interstitial fluid
PIFR *Abk.*: peak inspiratory flow rate
pig [pɪg] *noun*: Schwein *nt*
guinea pig: **1.** Meerschweinchen *nt* **2.** (*fig.*) Versuchskaninchen *nt*
pig|bel ['pɪgbel] *noun*: Darmbrand *m*, Enteritis necroticans
pigeon-breasted *adj*: hühnerbrüstig
pig|ment ['pɪgmənt]: **I** *noun* Farbe *f*, Farbstoff *m*, Farbkörper *m*, Pigment *nt* **II** *vt* pigmentieren, färben **III** *vi* sich pigmentieren, sich färben
bile pigments: Gallenfarbstoffe *pl*
blood pigment: **1.** hämoglobinogenes Pigment *nt* **2.** Blutfarbstoff *m*, Hämoglobin *nt*
carotenoid pigment: Karotinoidpigment *nt*
coal pigment: Kohle(n)pigment *nt*
endogenous pigment: endogenes Pigment *nt*
exogenous pigment: exogenes Pigment *nt*
flavin pigment: Flavinpigment *nt*
formalin pigment: Formalinpigment *nt*
haematogenous pigment: (*brit.*) →*hematogenous pigment*
hematogenous pigment: hämoglobinogenes Pigment *nt*
hepatogenous pigment: hepatogenes Pigment *nt*
light-absorbing pigment: lichtabsorbierendes Pigment *nt*
lipochrome pigment: Lipochrom *nt*, Lipoidpigment *nt*
malarial pigment: Malariapigment *nt*
melanotic pigment: Melanin *nt*
photosynthetic pigment: Photosynthesepigment *nt*
phycobilin pigment: Phycobilinpigment *nt*
plant pigment: Pflanzenpigment *nt*
respiratory pigment: Atmungspigment *nt*
visual pigment: Sehfarbstoff *m*, -pigment *nt*
wear and tear pigment: Abnutzungspigment *nt*, Lipofuszin *nt*

pig|men|tal [pɪɡ'mentəl] *adj*: →*pigmentary*
pig|men|tar|y ['pɪɡmən,teriː, -təriː] *adj*: Pigment betreffend, pigmentär
pig|men|ta|tion [,pɪɡmən'teɪʃn] *noun*: Färbung *f*, Pigmentierung *f*, Pigmentation *f*
gingival pigmentation: Zahnfleischpigmentierung *f*
pregnancy pigmentation: Schwangerschaftspigmentierung *f*
pig|ment|ed ['pɪɡmentɪd] *adj*: pigmentiert, pigmenthaltig
pig|men|to|gen|e|sis [pɪɡ,mentəʊ'dʒenəsɪs] *noun*: Pigmentbildung *f*
pig|men|to|ly|sin [,pɪɡmən'tɑləsɪn] *noun*: Pigmentolysin *nt*
pig|men|tol|y|sis [,pɪɡmentɑlɪsɪs] *noun*: Pigmentauflösung *f*, Pigmentzerstörung *f*, Pigmentolyse *f*
pig|men|to|phage [pɪɡ'mentəfeɪdʒ] *noun*: Pigmentophage *m*, Chromophage *m*
pig|men|to|phages [pɪɡ'mentəfeɪdʒɪz] *plural*: Pigmentophagen *pl*
pig|my ['pɪɡmiː] *noun*: →*pygmy*
PIH *Abk.*: **1.** phenylisopropyl hydrazine **2.** pregnancy-induced hypertension **3.** preoperative isovolemic hemodilution **4.** prolactin inhibiting hormone
PIHPS *Abk.*: pregnancy-induced hypertension
pi|li|tis [paɪ'aɪtɪs] *noun*: Entzündung *f* der Pia mater, Piaentzündung *f*
pil- *präf.*: Haar-, Tricho-, Pil(o)-
pilar ['paɪlər] *adj*: das Haar/Pilus betreffend, pilär, haarig, pilar
pil|a|ry ['paɪləriː] *adj*: →*pilar*
pil|as|ter of Broca [pɪ'læstər] *noun*: Linea aspera
pile [paɪl] *noun*: **1.** Haufen *m*, Stapel *m*, Stoß *m* **2.** (*physik.*) (galvanische/voltaische) Säule *f* **3.** (*physik.*) (Atom-)Meiler *m*, (Kern-)Reaktor *m* **4.** →*piles*
piles [paɪlz] *plural*: Hämorrhoiden *pl*
pi|li ['paɪlaɪ] *plural*: **1.** →*pilus* **2.** Pili *pl*, Fimbrien *pl*
sex pili: Sexpili *pl*
pi|li|al ['paɪlɪəl] *adj*: Pilus betreffend, Pilus-
pi|li|ate ['paɪlɪeɪt, -ɪt] *adj*: pilitragend
pil|i|form ['pɪləfɔːrm] *adj*: haarförmig, -artig
pi|lin ['paɪlɪn] *noun*: Pilusprotein *nt*
pill [pɪl]: **I** *noun* **1.** (*pharmakol.*) Pille *f*; Dragee *nt*, Pilula *f* **2. the pill** (Antibaby-)Pille *f* **be/go on the pill** die Pille nehmen **II** *vt* Pillen drehen
birth-control pill: (Antibaby-)Pille *f*
morning-after pill: Nidationshemmer *m*
once-a-month pill: Einmonatspille *f*
sleeping pill: Schlaftablette *f*
water pill: Wassertablette *f*; harntreibendes Mittel *nt*, Diuretikum *nt*
pil|lar ['pɪlər] *noun*: Säule *f*, Pfeiler *m*; (Wasser-, Rauch-) Säule *f*
anterior pillar of fauces: vorderer Gaumenbogen *m*, Arcus palatoglossus
anterior pillar of fornix: Gewölbesäule *f*, -pfeiler *m*, Fornixsäule *f*, -pfeiler *m*, Columna fornicis
central pillar of cochlea: Schneckenachse *f*, -spindel *f*, Modiolus *f*
Corti's pillars: Pfeilerzellen *pl*, Corti-Pfeilerzellen *pl*
pillars of Corti's organ: →*Corti's pillars*
pillar of fauces: Gaumenbogen *m*
posterior pillar of fauces: hinterer Gaumenbogen *m*, Arcus palatopharyngeus
posterior pillar of fornix: Crus fornicis
pill|box ['pɪlbɑks] *noun*: Pillenschachtel *f*
pil|let ['pɪlət] *noun*: kleine Pille *f*
pill|head ['pɪlhed] *noun*: (*inf.*) Tablettensüchtige *m/f*
pill-rolling *noun*: Pillendrehen *nt*, Münzenzählen *nt*
pilo- *präf.*: Haar-, Tricho-, Pil(o)-
pi|lo|be|zoar [,paɪləʊ'biːzɔːr, -zəʊr] *noun*: Trichobezoar *m*
pi|lo|car|pine [,paɪləʊ'kɑːrpiːn] *noun*: Pilocarpin *nt*
pi|lo|e|rec|tion [,paɪləʊɪ'rekʃn] *noun*: Piloarrektion *f*, Piloerektion *f*, Pilo(motoren)reaktion *f*
pi|loid ['paɪlɔɪd] *adj*: haarähnlich, -artig, -förmig
pi|lo|ma|tri|co|ma [paɪlə,mætrɪ'kəʊmə] *noun*: →*pilomatrixoma*
malignant pilomatricoma: malignes Pilomatrixom *nt*, Haarfollikelkarzinom *nt*, Matrixkarzinom *nt*
pi|lo|ma|trix|o|ma [paɪlə,meɪtrɪk'səʊmə] *noun*: Pilomatrixom *nt*, Pilomatricoma *nt*, verkalktes Epitheliom *nt*, Epithelioma calcificans, Epithelioma calcificans Malherbe
pi|lo|mo|tor|func|tion [,paɪləʊ,məʊtər'fʌŋkʃn] *noun*: Pilomotorik *f*
pi|lose ['paɪləʊs] *adj*: mit Haaren bedeckt, haarig
pi|lo|se|ba|ceous [,paɪləʊsɪ'beɪʃəs] *adj*: Haarfollikel und Talgdrüsen betreffend
pil|u|la ['pɪljələ] *noun, plura* **-lae** [-liː]: →*pill 1.*
pil|u|lar ['pɪljələr] *adj*: Pille betreffend, pillenartig, -ähnlich, Pillen-, Tabletten-
pil|ule ['pɪljuːl] *noun*: kleine Pille *f*
pi|lus ['paɪləs] *noun, plura* **-li** [-laɪ]: **1.** (*anatom.*) Haar *nt*, Pilus *m* **2.** *sing* →*pili 2.*
F pilus: Sexualpilus *m*
sex pilus: Sexualpilus *m*
PIM *Abk.*: pimaricin
pi|mar|i|cin [pɪ'mærɪsɪn, paɪ-] *noun*: Pimaricin *nt*, Natamycin *nt*
pimel- *präf.*: Fett-, Pimel(o)-, Lip(o)-
pim|e|lit|ic [,pɪmə'lɪtɪk] *adj*: Pimelitis betreffend, pimelitisch
pim|e|li|tis [,pɪmə'laɪtɪs] *noun*: Entzündung *f* des Unterhautfettgewebes, Panniculitis *f*, Fettgewebsentzündung *f*, Pannikulitis *f*, Pimelitis *f*
pimelo- *präf.*: Fett-, Pimel(o)-, Lip(o)-
pim|e|lo|ma [pɪmə'ləʊmə] *noun*: Fettgeschwulst *f*, Fettgewebstumor *m*, Lipom *nt*
pim|e|lo|pte|ryg|i|um [,pɪmələʊtə'rɪdʒɪəm] *noun*: Pimelopterygium *nt*
pim|e|lor|rhea [,pɪmələ'rɪə] *noun*: Fettdurchfall *f*
pim|e|lor|rhoea [,pɪmələ'rɪə] *noun*: (*brit.*) →*pimelorrhea*
pim|e|lo|sis [,pɪmə'ləʊsɪs] *noun*: **1.** (*patholog.*) degenerative Verfettung *f*, fettige Degeneration *f*, Degeneratio adiposa **2.** Fettleibigkeit *f*, Fettsucht *f*, Adipositas *f*, Obesitas *f*
pim|e|lu|ria [,pɪmə'l(j)ʊəriːə] *noun*: Fettausscheidung *f* im Harn; Lipidurie *f*
pi|mo|zide ['paɪməsaɪd] *noun*: Pimozid *nt*
pim|per|nel ['pɪmpər,nel] *noun*: Bibernelle *f*, Pimpinella *f*
pim|ple ['pɪmpəl]: **I** *noun* Pickel *m*, Pustel *f* **II** *vi* pick(e)lig werden
pim|pled ['pɪmpəld] *adj*: pick(e)lig, pustelig
pim|ply ['pɪmpliː] *adj*: →*pimpled*
pin [pɪn]: **I** *noun* **1.** (Steck-)Nadel *f* **2.** Nagel *m*; Stift *m*; Spickdraht *m* **II** *vt* **3.** heften, stecken, festmachen, befestigen **4.** nageln
channel shoulder pin: Rillen-Schulter-Stift *m*
endodontic pin: endodontisch enossales Implantat *nt*
friction pin: Friktionsstift *m*
friction-retained pin: Friktionsstift *m*
incisal pin: Schneidezahnführungsstift *m*
incisal guide pin: Schneidezahnführungsstift *m*
Knowles pin: Knowles-Nagel *m*
Moore's pin: Moore-Nagel *m*

P

retention pin: Retentionsstift *m*, Wurzelstift *m*
Rush pin: Rush-Nagel *m*
screw pin: Gewindestift *m*
sprue pin: Gussstift *m*
Steinmann's pin: Steinmann-Nagel *m*
threaded pin: Gewindestift *m*
PIN *Abk.*: prostatic intraepithelial neoplasia
pin|cers ['pɪnsərz] *plural*: (Kneif-, Beiß-)Zange *f*; Pinzette *f*
pinch [pɪntʃ]: **I** *noun* Kneifen *nt*, Zwicken *nt*, Quetschen *nt* **II** *vt* **1.** zwicken, kneifen, quetschen, klemmen **2.** (*fig.*) drücken, beengen, beschränken; (*Kälte*) beißen; (*Durst, Hunger*) plagen, quälen **III** *vi* drücken, kneifen, zwicken; (*fig.*) quälen
PIND *Abk.*: premunity inducer
pin|do|lol ['pɪndələl, -lɑl] *noun*: Pindolol *nt*
pine [paɪn] *noun*: Kiefer *f*
dwarf pine: Latschenkiefer *f*, Pinus mugo ssp. pumilio
pi|ne|al ['pɪnɪəl, 'paɪ-]: **I** *noun* Zirbel-, Pinealdrüse *f*, Pinea *f*, Corpus pineale, Glandula pinealis, Epiphyse *f*, Epiphysis cerebri **II** *adj* Zirbeldrüse betreffend, pineal, Pineal(o)-
pi|ne|al|ec|to|my [pɪnɪə'lektəmiː] *noun*: Pinealektomie *f*
pi|ne|al|o|blas|to|ma [ˌpɪnɪæləʊblæs'təʊmə] *noun*: Pinealoblastom *nt*
pi|ne|al|o|cyte ['pɪnɪəlesaɪt] *noun*: Pinealozyt *m*, Pinealzelle *f*
pi|ne|al|o|cy|to|ma [ˌpɪnɪæləʊsaɪ'təʊmə] *noun*: →*pinealoma*
pi|ne|al|o|ma [pɪnɪə'ləʊmə] *noun*: Pinealom *nt*, Pinealozytom *nt*
pi|ne|al|op|a|thy [pɪnɪə'lɑpəθiː] *noun*: Pinealopathie *f*
pi|nene ['pɪniːn] *noun*: Pinen *nt*
pin|e|o|blas|to|ma [ˌpɪnɪəʊblæs'təʊmə] *noun*: Pinealoblastom *nt*
pin|e|o|cy|to|ma [ˌpɪnɪəʊsaɪ'təʊmə] *noun*: →*pinealoma*
pin|gue|cu|la [pɪŋ'gwekjələ] *noun, plural* **-lae** [-liː, -laɪ]: Lidspaltenfleck *m*, Pinguecula *m*
pin|gui|cu|la [pɪŋ'gwɪkjələ] *noun*: →*pinguecula*
pin|i|form ['pɪnəfɔːrm, 'paɪ-] *adj*: konusförmig, konisch
pink|eye ['pɪŋkaɪ] *noun*: Koch-Weeks-Konjunktivitis *f*, akute kontagiöse Konjunktivitis *f*, Konjunktivitis *f* durch Haemophilus aegyptius
pink puffer: Pink puffer *m*, PP-Typ *m*
pin|lay ['pɪnleɪ] *noun*: Pinlay *nt*
pin|ledge ['pɪnledʒ] *noun*: Pinledge *nt*
pin|na ['pɪnə] *noun*: Ohrmuschel *f*, Aurikel *f*, Auricula *f*
pin|ning ['pɪnɪŋ] *noun*: **1.** Nagelung *f* **2.** Spickung *f*, Drahtfixierung *f*
percutaneous pinning: perkutane (Draht-)Spickung *f*
pi|no|cyte ['paɪnəsaɪt, 'pɪnə-] *noun*: Pinozyt *m*
pi|no|cyt|ic [ˌpɪnə'sɪtɪk] *adj*: **1.** Pinozyt betreffend, pinozytär, Pinozyten- **2.** →*pinocytotic*
pi|no|cy|to|sis [ˌpɪnəʊsaɪ'təʊsɪs] *noun*: Pinozytose *f*
pi|no|cy|tot|ic [ˌpɪnəʊsaɪ'tɑtɪk] *adj*: Pinozytose betreffend, pinozytotisch
pi|no|some ['pɪnəʊsəʊm] *noun*: Pinozytosebläschen *nt*, pinozytäres Bläschen *nt*
pin|ta ['pɪntə] *noun*: Pinta *f*, Mal del Pinto, Carate *f*
pin|tid ['pɪntɪd] *noun*: Pintid *nt*
pi|nus ['paɪnəs] *noun*: Zirbel-, Pinealdrüse *f*, Pinea *f*, Corpus pineale, Glandula pinealis, Epiphyse *f*, Epiphysis cerebri
pin|worm ['pɪnwɜrm] *noun*: Madenwurm *m*, Enterobius vermicularis, Oxyuris vermicularis
pio- *präf.*: Fett-, Lip(o)-
pi|on ['paɪɑn] *noun*: Pion *nt*
pi|o|nae|mi|a [paɪə'niːmiːə] *noun*: (*brit.*) →*pionemia*
pi|o|ne|mi|a [paɪə'niːmiːə] *noun*: Lipämie *f*, Lipaemia *f*, Hyperlipämie *f*
Pi|oph|i|la [paɪ'ɑfɪlə] *noun*: Piophila *f*
Piophila casei: Käsefliege *f*, Piophila casei
PIP *Abk.*: **1.** peak inspiratory pressure **2.** phosphatidyl inositol diphosphate **3.** proximal interphalangeal
PIP$_2$ *Abk.*: phosphatidylinosine diphosphate
pi|pam|pe|rone [pɪ'pæmpərəʊn] *noun*: Pipamperon *nt*
pi|paz|e|thate [pɪ'pæzɪθeɪt] *noun*: Pipazetat *nt*
pi|pen|zo|late [paɪ'penzəleɪt] *noun*: Pipenzolat *nt*
pipenzolate bromide: Pipenzolatbromid *nt*
pi|per|a|cil|lin [paɪˌperə'sɪlɪn] *noun*: Piperacillin *nt*
pip|er|az|i|dine [pɪpə'ræzɪdiːn] *noun*: →*piperazine*
pi|per|a|zine [pɪ'perəziːn, paɪ-] *noun*: Piperazin *nt*, Diäthylendiamin *nt*
pipet [paɪ'pet, pɪ'pet] *noun*: →*pipette*
pi|pette [paɪ'pet, pɪ'pet]: **I** *noun* Pipette *f* **II** *vt* pipettieren
full pipette: Vollpipette *f*
graduated pipette: Messpipette *f*
pi|pox|o|lan [pɪ'pɑksəlæn] *noun*: Pipoxolan *nt*
pi|pra|drol ['paɪprədrɔl, -drɑl] *noun*: Pipradrol *nt*
pip|rin|hy|dri|nate [pɪprɪn'haɪdrɪneɪt] *noun*: Piprinhydrinat *nt*
pip|ro|zo|lin [ˌpɪprə'zəʊlɪn] *noun*: Piprozolin *nt*
pi|qûre [pɪ'kyːr] *noun*: **1.** (*chirurg.*) Einstich *m*, Punktion *f*, Piqûre *f* **2.** Bernard-Zuckerstich *m*
pir|bu|ter|ol [pɪr'bjuːtərəʊl] *noun*: Pirbuterol *nt*
pi|ren|ze|pine [ˌpɪrən'zepiːn] *noun*: Pirenzepin *nt*
pir|i|form ['pɪrɪfɔːrm] *adj*: birnenförmig, piriform
pir|i|ni|tra|mide [ˌpɪərɪ'naɪtrəmaɪd] *noun*: →*piritramide*
pi|rit|ra|mide [paɪ'rɪtrəmaɪd] *noun*: Piritramid *nt*
Pir|o|plas|ma ['paɪrəplæzmə] *noun*: Babesia *f*
pir|o|plas|mo|sis [ˌpɪrɪplæz'məʊsɪs] *noun*: Piroplasmose *f*, Babesiose *f*, Babesiasis *f*
pi|rox|i|cam [pɪr'ɑksɪkæm, paɪ-] *noun*: Piroxicam *nt*
pir|pro|fen [pɪr'prəʊfen] *noun*: Pirprofen *nt*
PIS *Abk.*: **1.** pathology information system **2.** pulmonary immune system
PIs *Abk.*: performance indicators
PISCES *Abk.*: percutaneously inserted spinal cord electrostimulator
pi|si|form ['pɪsɪfɔːrm, 'paɪ-]: **I** *noun* Erbsenbein *nt*, Os pisiforme **II** *adj* erbsenförmig, Erbsen-; pisiform
pi|so|un|ci|form [ˌpɪsəʊ'ʌnsəfɔːrm] *adj*: Os pisiforme und Os hamatum betreffend
pi|so|un|ci|nate [ˌpɪsəʊ'ʌnsənɪt, -neɪt] *adj*: Os pisiforme und Os hamatum betreffend
pis|til ['pɪstl] *noun*: **1.** (*biolog.*) Stempel *m*, Pistill(um) *nt* **2.** Pistill *nt*
pit [pɪt]: **I** *noun* **1.** (*a. anatom.*) Grube *f*, Vertiefung *f*, Einsenkung *f*, Loch *nt* **2.** (Pocken-)Narbe *f* **II** *vt* mit Narben bedecken; (pocken-)narbig
anal pit: Aftergrube *f*, Proctodaeum *nt*
arm pit: Achselhöhle *f*
articular pit of radial head: Fovea articularis capitis radii
auditory pit: Ohrgrübchen *nt*
central pit: Sehgrube *f*, Fovea centralis
costal pit: Fovea costalis inferior
costal pit of transverse process: Fovea costalis processus transversi
distal pit: distale Grube *f*
ear pit: Ohrgrübchen *nt*
gastric pits: Magengrübchen *pl*, Foveolae gastricae
granular pits: Foveolae granulares

P

pit of head of femur: Fovea capitis ossis femoris
Herbert's pits: Herbert-Dellen *pl*
lens pit: Linsengrübchen *nt*
nasal pit: Riechgrube *f*
oblong pit (of arytenoid cartilage): Fovea oblonga cartilaginis arytenoideae
olfactory pit: Riechgrube *f*
optic pit: Augentrichter *m*
otic pit: Ohrgrübchen *nt*
postanal pit: Steißbeingrübchen *nt*, Foveola coccygea
postnatal pit: Steißbeingrübchen *nt*, Foveola coccygea
pterygoid pit: Fovea pterygoidea
pit of stomach: Magengrube *f*
suprameatal pit: Foveola suprameatica/suprameatalis
tonsillar pits: Tonsillenkrypten *pl*, Mandelkrypten *pl*, Cryptae tonsillares
triangular pit of arytenoid cartilage: Fovea triangularis cartilaginis arytenoideae
trochlear pit: Fovea trochlearis
tumor pit: Krebsnabel *m*
tumour pit: (*brit.*) →*tumor pit*

PIT *Abk.*: **1.** pacing-induced tachycardia **2.** personality inventory test
PITC *Abk.*: phenylisothiocyanate
pitch [pɪtʃ] *noun*: **1.** Teer *m*, Pech *nt*, Pix *f* **2.** Tonhöhe *f*
tone pitch: Tonhöhe *f*
pitch-black *adj*: pech(raben)schwarz, kohlrabenschwarz
pitchly ['pɪtʃɪ] *adj*: pech-, teerartig; pechschwarz; teerig, voller Teer
pith [pɪθ] *noun*: Knochenmark *m*
PITR *Abk.*: plasma iron turnover rate
pit|ted ['pɪtɪd] *adj*: grübchenförmig
pi|tu|i|cyte [pɪ't(j)uɪsaɪt] *noun*: Pituizyt *m*
pi|tu|i|cy|to|ma [pɪ,t(j)uːəsaɪ'təʊmə] *noun*: Pituizytom *nt*
pi|tu|i|ta [pɪ't(j)uːətə] *noun*: wässrig-fadenziehender Schleim *m*, Pituita *f*
pi|tu|i|tar|ism [pɪ't(j)uːəterɪzəm] *noun*: Hypophysenfehlfunktion *f*, Hypophysendysfunktion *f*, Pituitarismus *m*
pi|tu|i|ta|ri|um [pɪ,t(j)uːə'teəriːəm] *noun*: →*pituitary I*
pi|tu|i|tar|y [pɪ't(j)uːə,teriː]: **I** *noun* Hirnanhangdrüse *f*, Hypophyse *f*, Pituitaria *f*, Hypophysis *f*, Glandula pituitaria **II** *adj* Hypophyse betreffend, hypophysär, pituitär, Hypophysen-
anterior pituitary: Adenohypophyse *f*, Hypophysenvorderlappen *m*, Adenohypophysis *f*, Lobus anterior hypophysis
pharyngeal pituitary: Pars pharyngea lobi anterioris hypophyseos
posterior pituitary: Neurohypophyse *f*, Hypophysenhinterlappen *m*, Neurohypophysis *f*, Lobus posterior hypophysis
pi|tu|i|tec|to|my [pɪ,t(j)uːə'tektəmiː] *noun*: Hypophysenentfernung *f*, Hypophysektomie *f*
pi|tu|i|tous [pɪ't(j)uːətəs] *adj*: Pituita/Schleim betreffend, schleimig, pituitös
pit|y|ri|a|sic [,pɪtə'raɪəsɪk] *adj*: Pityriasis betreffend
pit|y|ri|a|sis [,pɪtɪ'raɪəsɪs] *noun*: Pityriasis *f*
acute lichenoid pityriasis: Mucha-Habermann-Syndrom *nt*, Pityriasis lichenoides et varioliformis acuta (Mucha-Habermann)
pityriasis alba: Pityriasis alba, Pityriasis simplex
pityriasis cachecticorum: Pityriasis cachecticorum
chronic lichenoid pityriasis: Pityriasis lichenoides chronica
pityriasis nigra: Pityriasis nigra, Tinea nigra, Cladosporiosis epidemica
pityriasis rosea: Pityriasis rosea
pityriasis rosea irritans: Pityriasis rosea irritans
pityriasis rubra pilaris: Pityriasis rubra pilaris
pityriasis senilis: Pityriasis senilis, Ichthyosis senilis
pityriasis simplex: Pityriasis alba, Pityriasis simplex
pityriasis simplex corporis: Pityriasis simplex corporis
pityriasis simplex faciei: Pityriasis simplex faciei
pityriasis versicolor: Kleienpilzflechte *f*, Eichstedt-Krankheit *f*, Willan-Krankheit *f*, Pityriasis/Tinea versicolor
pit|y|roid ['pɪtɪrɔɪd] *adj*: kleienartig, -förmig
Pit|y|ros|po|ron [,pɪtɪ'rɑspərɑn] *noun*: →*Pityrosporum*
Pit|y|ros|po|rum [,pɪtɪ'rɑspərəm] *noun*: Pityrosporon *nt*, Pityrosporum *nt*
Pityrosporum orbiculare: Malassezia furfur, Pityrosporum ovale
Pityrosporum ovale: Pityrosporum ovale, Malassezia furfur

PIV *Abk.*: parainfluenza virus
piv|a|late ['pɪvəleɪt] *noun*: Trimethylacetat *nt*
piv|am|pi|cil|lin [pɪv,æmpɪ'sɪlɪn] *noun*: Pivampicillin *nt*
piv|ot ['pɪvət] *noun*: (Dreh-)Zapfen *m*; Achse *f*, Spindel *f*; Stift *m*
piv|ot|al ['pɪvətl] *adj*: Zapfen-, Angel-
pix [pɪks] *noun*: Teer *m*, Pech *nt*, Pix *f*
pix|el ['pɪksəl, -sel] *noun*: Bild-, Rasterpunkt *m*, Pixel *nt*
pi|zo|ti|fen [pɪ'zəʊtɪfen] *noun*: Pizotifen *nt*
PJRT *Abk.*: permanent junctional reciprocating tachycardia
PJS *Abk.*: Peutz-Jeghers syndrome
PK *Abk.*: **1.** psychokinesis **2.** pyruvate kinase
pkat *Abk.*: picokatal
PKI *Abk.*: pyruvate kinase isoenzyme
PKR *Abk.*: Prausnitz-Küstner reaction
PKU *Abk.*: phenylketonuria
pkV *Abk.*: peak kilovoltage
pkv *Abk.*: peak kilovoltage
PL *Abk.*: **1.** phospholipids **2.** placental lactogen **3.** plasma lipids
PLA *Abk.*: **1.** passive latex agglutination **2.** phospholipase A
pLA *Abk.*: left atrial pressure
P_{LA} *Abk.*: left atrial pressure
pla|ce|bo [plə'siːbəʊ] *noun*: Plazebo *nt*, Placebo *nt*
pla|cen|ta [plə'sentə] *noun*, *plural* **-tas, -tae** [-tiː]: Mutterkuchen *m*, Plazenta *f*, Placenta *f*, Nachgeburt *f* **behind the placenta** hinter der Plazenta (liegend), retroplazentar **beneath the placenta** unter der Plazenta (liegend), subplazentar **through or across the placenta** durch die Plazenta, transplazentar
accessory placenta: akzessorische Plazenta *f*, Placenta accessoria
placenta accreta: Placenta accreta
adherent placenta: Placenta adhaerens
annular placenta: Ring-, Gürtelplazenta *f*, Placenta anularis
anular placenta: Placenta anularis, Placenta zonaria
bidiscoidal placenta: Placenta bidiscoidea
bilobate placenta: zweigeteilte Plazenta *f*, Placenta bilobata/bipartita
bilobed placenta: →*bilobate placenta*
bipartite placenta: →*bilobate placenta*
central placenta previa: Placenta praevia centralis
cervical placenta: Zervixplazenta *f*, Placenta cervicalis
chorioallantoic placenta: Placenta chorio-allantoica
chorioamnionic placenta: Placenta chorio-amniotica
choriovitelline placenta: Placenta choriovitellina

P

circumvallate placenta: Placenta circumvallata
cirsoid placenta: Placenta cirsoidea
complete placenta previa: →*central placenta previa*
cotyledonary placenta: Placenta cotyledonaria
deciduate placenta: Placenta deciduata
deciduous placenta: →*deciduate placenta*
dimediate placenta: Placenta duplex
discoid placenta: diskoidale Plazenta *f*, Placenta discoidalis
disc-shaped placenta: (*brit.*) →*disk-shaped placenta*
disk-shaped placenta: diskoide/scheibenförmige Plazenta *f*, Placenta discoidea
Duncan placenta: Duncan-Plazenta *f*
duplex placenta: Placenta duplex
endotheliochorial placenta: Placenta endotheliochorialis
epitheliochorial placenta: Placenta epitheliochorialis
placenta extrachorales: Placenta extrachorialis
extrachorial placenta: Placenta extrachorialis
fenestrated placenta: Placenta fenestrata
fetal placenta: fötale Plazenta *f*, kindlicher Teil *m* der Plazenta, Placenta foetalis, Pars foetalis placentae
fundal placenta: Placenta fundalis
furcate placenta: gelappte Plazenta *f*, Lappenplazenta *f*, Placenta lobata
haemochorial placenta: (*brit.*) →*hemochorial placenta*
haemoendothelial placenta: (*brit.*) →*hemoendothelial placenta*
hemochorial placenta: hämochoriale Plazenta *f*, Placenta haemochorialis
hemoendothelial placenta: Placenta haemo-endothelialis
horseshoe placenta: Hufeisenplazenta *f*
incarcerated placenta: eingeklemmte Plazenta *f*, Placenta incarcerata
incomplete placenta previa: →*partial placenta previa*
placenta increta: Placenta increta
kidney-shaped placenta: nierenförmige Plazenta *f*, Placenta reniformis
labyrinthine placenta: Placenta labyrinthina
lateral placenta previa: →*marginal placenta previa*
lobed placenta: gelappte Plazenta *f*, Lappenplazenta *f*, Placenta lobata
marginal placenta previa: Placenta praevia marginalis
placenta marginata: Placenta marginata
maternal placenta: maternale Plazenta *f*, mütterlicher Teil *m* der Plazenta, Pars uterina/materna placentae
multilobate placenta: Placenta multilobata
multilobed placenta: Placenta multilobata
panduriform placenta: Placenta panduraformis
partial placenta previa: Placenta praevia partialis
placenta percreta: Placenta percreta
placenta previa: Placenta praevia
placenta previa cervicalis: Zervixplazenta *f*, Placenta cervicalis
retained placenta: Plazentaretention *f*, Retentio placentae
Schultze placenta: Schultze-Plazenta *f*
succenturiate placenta: Nebenplazenta *f*, Placenta succenturiata
supernumerary placenta: **1.** akzessorische Planzenta *f*, Placenta accessoria **2.** Nebenplazenta *f*, Placenta succenturiata
total placenta previa: →*central placenta previa*
trilobate placenta: dreigeteilte Plazenta *f*, Placenta trilobata
tripartite placenta: →*trilobate placenta*
velamentous placenta: Placenta velamentosa
villous placenta: Placenta villosa
yolk sac placenta: Placenta choriovitellina
zonary placenta: **1.** Placenta zonaria **2.** Ring-, Gürtelplazenta *f*, Placenta anularis
zonular placenta: Placenta anularis

pla|cen|tal [plə'sentəl] *adj*: Mutterkuchen/Plazenta betreffend, zur Plazenta gehörend, plazentar, plazental

Plac|en|ta|lia [plæsn'teɪlɪə] *plural*: Plazentatiere *pl*, Plazentalier *pl*, Placentalia *f*

plac|en|tar|y ['plæsən,teri:, plə'sentəri:] *adj*: →*placental*

pla|cen|ta|scan [plə'sentəskæn] *noun*: Plazentaszintigraphie *f*, Plazentaszintigrafie *f*

pla|cen|ta|tion [plæsən'teɪʃn] *noun*: Plazentation *f*
anomalous placentation: Plazentationsstörungen *pl*

pla|cen|tit|ic [,plæsən'tɪtɪk] *adj*: Plazentitis betreffend, plazentitisch

pla|cen|ti|tis [,plæsən'taɪtɪs] *noun*: Plazentaentzündung *f*, Plazentitis *f*, Placentitis *f*

pla|cen|to|gram [plə'sentəgræm] *noun*: Plazentogramm *nt*

pla|cen|tog|ra|phy [,plæsən'tɑgrəfi:] *noun*: Plazentographie *f*, Plazentografie *f*

pla|cen|to|ma [,plæsən'təʊmə] *noun*: Plazentom *nt*, Placentoma *nt*

pla|cen|top|a|thy [,plæsən'tɑpəθi:] *noun*: Plazentaerkrankung *f*, Plazentopathie *f*

plac|ode ['plækəʊd] *noun*: Plakode *f*
auditory placode: Ohrplakode *f*
ectodermal placode: Ektodermplakode *f*
lens placode: Linsenplatte *f*, -plakode *f*
nasal placode: Riechplakode *f*
olfactory placode: Riechplakode *f*
optic placode: Linsenplatte *f*, -plakode *f*
otic placode: Ohrplakode *f*
sensory placode: Sinnesplakode *f*

plagio- *präf.*: Schief-, Plagio-

pla|gi|o|ce|phal|ic [,pleɪdʒɪəʊsɪ'fælɪk] *adj*: schiefköpfig

pla|gi|o|ceph|a|lism [,pleɪdʒɪəʊ'sefəlɪzəm] *noun*: →*plagiocephaly*

pla|gi|o|ceph|a|ly [,pleɪdʒɪəʊ'sefəli:] *noun*: Schiefköpfigkeit *f*, Plagiozephalie *f*

plague [pleɪg] *noun*: **1.** Pest *f*, Pestis *f*; schwarzer Tod *m* **2.** Seuche *f*, Pest *f*, Plage *f*, Pestilenz *f*, Pestis *f*
ambulant plague: abortive Pest *f*, Pestis minor
ambulatory plague: →*ambulant plague*
avian plague: Hühner-, Geflügelpest *f*
Brunswick bird plague: Hühner-, Geflügelpest *f*
bubonic plague: Beulen-, Bubonenpest *f*, Pestis bubonica/fulminans/major
cattle plague: Rinderpest *f*
cutaneous plague: Hautpest *f*
fowl plague: Hühner-, Geflügelpest *f*
glandular plague: Beulen-, Bubonenpest *f*, Pestis bubonica/fulminans/major
haemorrhagic plague: (*brit.*) →*hemorrhagic plague*
hemorrhagic plague: hämorrhagische Beulenpest/Bubonenpest *f*
larval plague: abortive Pest *f*, Pestis minor
lung plague: Lungenpest *f*, Pestpneumonie *f*
meningeal plague: Pestmeningitis *f*
Pahvant Valley plague: Tularämie *f*, Hasen-, Nagerpest *f*, Lemming-Fieber *nt*, Ohara-, Francis-Krankheit *f*
pneumonic plague: Lungenpest *f*, Pestpneumonie *f*
pulmonic plague: Lungenpest *f*, Pestpneumonie *f*
septic plague: Pestsepsis *f*, Pestseptikämie *f*, Pestikämie *f*, septische/septikämische Pest *f*
septicaemic plague: (*brit.*) →*septicemic plague*

septicemic plague: →*septic plague*
siderating plague: →*septic plague*
white plague: Tuberkulose *f*, Tuberculosis *f*
pla|nar ['pleɪnər] *adj*: eben, flächenhaft, planar, Planar-
plane [pleɪn]: I *noun* (ebene) Fläche *f*, Ebene *f*; (*anatom.*) Planum *nt* **II** *adj* eben, flach, plan, Plan- **III** *vt* glätten, ebnen; (ab-, glatt-)hobeln
Addison's planes: Addison-Ebenen *pl*
auricular plane of sacral bone: Facies auricularis ossis sacri
auriculo-infraorbital plane: →*Frankfort plane*
axial plane: Achsenebene *f*
axiolabiolingual plane: axiolabiolinguale Ebene *f*, Axiolabiolingualebene *f*
bite plane: Biss-, Okklusionsebene *f*
planes of the body: Ebenen *pl* des Körpers, Körperebenen *pl*
Broca's plane: Sehebene *f*
buccolingual plane: Bukkolingualebene *f*
Camper's plane: Camper-Ebene *f*, Nasoaurikularebene *f*
coronal plane: →*frontal plane*
cusp plane: Höckerebene *f*
ear plane: →*Frankfort plane*
equatorial plane: Äquatorialebene *f*
focal plane: Brennebene *f*
Frankfort plane: Deutsche Horizontale *f*, Frankfurter Horizontale *f*, Ohr-Augen-Ebene *f*
Frankfort horizontal plane: →*Frankfort plane*
frontal plane: Planum frontale, Frontalebene *f*, Planum coronale
ground plane: Horizontalebene *f*
guide plane: Führungsebene *f*
guiding plane: Führungsebene *f*
Hodge's planes: Hodge-Ebenen *pl*
horizontal plane: Planum horizontale, Horizontalebene *f*, Horizontale *f*
plane of incidence: Einfallsebene *f*
inclined plane: schiefe Ebene *f*
plane of inlet: Beckeneingangsebene *f*
interparietal plane: Planum occipitale
interparietal plane of occipital bone: Planum occipitale
interspinal plane: Planum interspinale
intertubercular plane: Planum intertuberculare
labiolingual plane: Labiolingualebene *f*
mandibular plane: Unterkieferebene *f*, Mandibularebene *f*, Unterkiefergrundebene *f*
median plane: Planum medianum, Medianebene *f*, Mediansagittale *f*, Mediansagittalebene *f*
mesiodistal plane: mesiodistale Ebene *f*, Mesiodistalebene *f*
midsagittal plane: →*median plane*
occipital plane: Planum occipitale
occlusal plane: Bissebene *f*, Okklusionsebene *f*
plane of occlusion: →*occlusal plane*
optical plane: optische Ebene *f*
orbital plane: Sehebene *f*
planes for orientation: Orientierungsebenen *pl*
plane of outlet: Beckenausgangsebene *f*
paramedian plane: Planum paramedianum, Paramedianebene *f*
parasagittal plane: Parasagittalebene *f*
pelvic plane: Beckenebene *f*
plane of pelvic canal: Beckenachse *f*, Führungslinie *f* des Beckens, Axis pelvis
pelvic plane of inlet: Beckeneingang *m*, Apertura pelvis superior
pelvic plane of outlet: Beckenausgang *m*, Apertura pelvis inferior
plane of reference: Bezugsebene *f*
plane of refraction: Brechungsebene *f*
sagittal plane: Planum sagittale, Sagittalebene *f*, Sagittale *f*
subcostal plane: Planum subcostale
supracrestal plane: Planum supracristale
tangential plane: Berührungsebene *f*
temporal plane: Planum temporale
tooth plane: Zahnebene *f*
transpyloric plane: Planum transpyloricum
transverse plane: Transversalebene *f*, Planum transversale
upper horizontal plane: obere Horizontale *f*
valve plane: Ventilebene *f*
vertical plane: Vertikalebene *f*
visual plane: Sehebene *f*
plane-polarized *adj*: linear polarisiert
pla|ni|gram ['pleɪnəgræm, 'plæ-] *noun*: Schichtaufnahme *f*, Tomogramm *nt*
pla|nig|ra|phy [plə'nɪgrəfiː] *noun*: Schichtaufnahmetechnik *f*, Tomographie *f*, Planigraphie *f*, Tomografie *f*, Planigrafie *f*
pla|nim|e|ter [plə'nɪmɪtər] *noun*: Planimeter *nt*
pla|nim|e|try [plə'nɪmətriː] *noun*: Planimetrie *f*
plan|ing ['pleɪnɪŋ] *noun*: Glätten *nt*, Ebnen *nt*; Glatthobeln *nt*
root planing: Wurzelglätten *nt*, Zahnwurzelglätten *nt*
plank|ton ['plæŋktən] *noun*: Plankton *nt*
plank|ton|ic [plæŋk'tɑnɪk] *adj*: Plankton betreffend, planktonisch, planktisch, planktontisch, Plankton-
plan|ning ['plænɪŋ] *noun*: Planung *f*, Planen *nt*
care planning: Pflegeplanung *f*
family planning: Familienplanung *f*, Geburtenregelung *f*
pla|no|cel|lu|lar [,pleɪnəʊ'seljələr] *adj*: aus flachen Zellen bestehend, flachzellig
pla|no|con|cave [,pleɪnəʊ'kɑnkeɪv] *adj*: planokonkav, plankonkav
pla|no|con|vex [,pleɪnəʊ'kɑnveks] *adj*: planokonvex, plankonvex
plan|o|cyte ['plænəseɪt] *noun*: Planozyt *m*; Leptozyt *m*
pla|no|gram ['pleɪnəgræm, 'plæ-] *noun*: →*planigram*
pla|nog|ra|phy [plə'nɑgrəfiː] *noun*: →*planigraphy*
pla|nont ['plænɑnt] *noun*: →*planospore*
plan|o|spore ['plænəspəʊər, -spɔːr] *noun*: Schwärmspore *f*, Schwärmzelle *f*, Schwärmer *m*, Plano-, Zoospore *f*
plant [plænt, plɑnt]: I *noun* **1.** (*biolog.*) Pflanze *f*, Gewächs *nt* **2.** Anlage(n *pl*) *f*, Einrichtung(en *pl*) *f* **II** *vt* (ein-, an-)pflanzen
plant out *vt* aus-, um-, verpflanzen
castor oil plant: Christuspalme *f*, Ricinus communis
egg plant: Eierfrucht *f*, Aubergine *f*, Solanum melongena
endosseous vent plant: enossales Hohlschraubenimplantat *nt*, Hohlschraubenimplantat *nt*
grapple plant: südafrikanische Teufelskralle *f*, Harpagophytum procumbens
leguminous plants: Hülsenfrüchtler *pl*, Leguminosen *pl*
purifying plant: Reinigungsanlage *f*
plan|tain ['plæntɪn] *noun*: Plantago *f*
broad-leaved plantain: Breitwegerich *m*, Plantago major
English plantain: **1.** Spitzwegerich *m*, Plantago lanceolata **2.** Plantaginis lanceolatae herba
plan|tal|gia [plæn'tældʒ(ɪ)ə] *noun*: (Fuß-)Sohlenschmerz *m*, Plantalgie *f*

P

plan|tar ['plæntər] *adj*: Fußsohle betreffend, plantar
plan|tar|is [plæn'teərɪs] *noun*: Plantaris *m*, Musculus plantaris
plan|u|la ['plænjələ] *noun, plura* **-lae** [-liː]: Planula *f*
invaginate planula: Gastrula *f*
pla|num ['pleɪnəm] *noun, plura* **-na** [-nə]: →*plane 1.*
plaque [plæk] *noun*: **1.** (*patholog.*) Fleck *m*, Plaque *f* **2.** (*mikrobiolog.*) Plaque *f*, Phagenloch *nt* **3.** →*dental plaque*
Alzheimer's plaques: senile Plaques *pl*
atheromatous plaque: atheromatöses Beet *nt*
bacterial plaques: →*mucous plaques*
bacteriophage plaque: Plaque *f*
dental plaque: Zahnbelag *m*, Plaque *f*
Lichtheim's plaques: Lichtheim-Flecken *pl*
mineralized plaques: mineralisierte Plaques *pl*
mucinous plaque: →*mucous plaque*
mucous plaques: Plaques muqueuses
Peyer's plaques: Peyer-Plaques *pl*, Noduli lymphoidei aggregati
primary plaque: Primärmedaillon *nt*, Tache mère
Randall's plaque: Randall-Plaque *f*
senile plaques: senile Drusen *pl*, Alzheimer-Drusen *pl*, -Plaques *pl*
calcified plaques: verkalkte Plaques *pl*
Fawcett plaques: Fawcett-Plaques *pl*
-plasia *suf.*: Bildung, Formung, -plasie, -plasia
plasm ['plæzəm] *noun*: →*plasma*
plasm- *präf.*: Plasma-, Plasm(o)-
-plasm *suf.*: Plasma, -plasma
plas|ma ['plæzmə] *noun*: **1.** Blutplasma *nt*, Plasma *nt* **2.** Zellplasma *nt*, Zytoplasma *nt* **3.** zellfreie Lymphe *f* **4.** (*physik.*) Plasma *nt*
antihaemophilic human plasma: (*brit.*) →*antihemophilic human plasma*
antihemophilic human plasma: antihämophiles Plasma *nt*
blood plasma: Blutplasma *nt*, zellfreie Blutflüssigkeit *f*, Plasma *nt*
cell plasma: Zellplasma *nt*, Zytoplasma *nt*
citrated plasma: Zitratplasma *nt*, Citratplasma *nt*
dried plasma: Trockenplasma *nt*
fresh frozen plasma: Fresh-frozen-Plasma *nt*
germ plasma: Keimplasma *nt*, Erbplasma *nt*, Idioplasma *nt*
milk plasma: Milchplasma *nt*
nutritive plasma: Trophoplasma *nt*, Nährplasma *nt*
oxalate plasma: Oxalatplasma *nt*
pool plasma: Poolplasma *nt*
reticulum plasma: Retikulumplasma *nt*
sperm plasma: Spermaplasma *nt*
plasma- *präf.*: Plasma-, Plasm(o)-
plas|ma|cel|lu|lar [,plæzmə'seljələr] *adj*: →*plasmacytic*
plas|ma|cyte ['plæzməsaɪt] *noun*: Plasmazelle *f*, Plasmozyt *m*
plas|ma|cyt|ic [,plæzmə'sɪtɪk] *adj*: Plasmazelle(n) betreffend, aus Plasmazellen bestehend, plasmazellulär, plasmozytisch
plas|ma|cy|toid [,plæzmə'saɪtɔɪd] *adj*: plasmozytoid
plas|ma|cy|to|ma [,plæzməsaɪ'təʊmə] *noun*: **1.** (solitärer) Plasmazelltumor *m*, Plasmozytom *nt* **2.** →*multiple plasmacytoma of bone*
asymptomatic plasmacytoma in a plateau phase: asymptomatisches Plasmozytom *nt* in einer so genannten Plateau-Phase
multiple plasmacytoma of bone: Kahler-Krankheit *f*, Huppert-Krankheit *f*, Morbus *m* Kahler, Plasmozytom *nt*, multiples Myelom *nt*, plasmozytisches Immunozytom *nt*, plasmozytisches Lymphom *nt*
non-secreting plasmacytoma: nicht-sezernierendes Plasmozytom *nt*
plasmoblastic plasmacytoma: plasmoblastisches Plasmozytom *nt*, unreifzelliges Plasmozytom *nt*
plasmocytic plasmacytoma: plasmozytisches Plasmozytom *nt*, reifzelliges Plasmozytom *nt*
solitary plasmacytoma: solitäres Plasmozytom *nt*
plas|ma|cy|to|sis [,plæzməsaɪ'təʊsɪs] *noun*: Plasmazellvermehrung *f*, Plasmozytose *f*
plas|ma|gel ['plæzmədʒel] *noun*: Plasmagel *nt*
plas|ma|gene ['plæzmədʒiːn] *noun*: Plasmagen *nt*, Plasmafaktor *m*
plas|ma|lem|ma [,plæzmə'lemə] *noun*: Zellmembran *f*, -wand *f*, Plasmalemm *nt*
plas|ma|lem|mal [,plæzmə'leməl] *adj*: Plasmalemm betreffend, aus Plasmalemm bestehend
plas|mal|o|gen [plæz'mælədʒɪn] *noun*: Plasmalogen *nt*, Acetalphosphatid *nt*
plas|ma|pher|e|sis [,plæzməfə'riːsɪs] *noun*: Plasmapherese *f*
plas|ma|phe|ret|ic [,plæzməfə'retɪk] *adj*: Plasmapherese betreffend
plas|ma|ther|a|py [,plæzmə'θerəpiː] *noun*: Therapie/Behandlung *f* mit (Blut-)Plasma, Plasmatherapie *f*
plas|mat|ic [plæz'mætɪk] *adj*: Plasma betreffend, im Plasma, plasmatisch, Plasma-
-plasmatic *suf.*: Plasma, -plasmatisch
plas|mat|o|fi|brous [,plæzmætəʊ'faɪbrəs] *adj*: plasmatofibrillär
plas|ma|tog|a|my [,plæzmə'tɑgəmiː] *noun*: Plasmaverschmelzung *f*, Plasmogamie *f*
plas|mic ['plæzmɪk] *adj*: →*plasmatic*
plas|mid ['plæzmɪd] *noun*: Plasmid *nt*
chimeric plasmid: Rekombinationsplasmid *nt*
Ent plasmids: Ent-Plasmide *pl*
F plasmid: F-Plasmid *nt*
R plasmid: R-Plasmid *nt*, Resistenz-Transfer-Faktor *m*
recombinant plasmid: Rekombinationsplasmid *nt*
resistance plasmid: Resistenzplasmid *nt*, Resistenzfaktor *m*, R-Plasmid *nt*, R-Faktor *m*
plas|min ['plæzmɪn] *noun*: Plasmin *nt*, Fibrinolysin *nt*
plas|min|ae|mi|a [plæzmɪn'iːmiːə] *noun*: (*brit.*) →*plasminemia*
plas|min|e|mi|a [plæzmɪn'iːmiːə] *noun*: Hyperplasminämie *f*
plas|min|o|gen [plæz'mɪnədʒən] *noun*: Plasminogen *nt*, Profibrinolysin *nt*
plasmo- *präf.*: Plasma-, Plasm(o)-
plas|mo|cyte ['plæzməsaɪt] *noun*: Plasmazelle *f*, Plasmozyt *m*
plas|mo|cy|to|ma [,plæzməsaɪ'təʊmə] *noun*: →*plasmacytoma*
plas|mo|desm ['plæzmədezəm] *noun*: Plasmabrücke *f*, Plasmodesma *nt*
plas|mo|des|ma [,plæzmə'dezmə] *noun, plura* **-ma|ta** [-mətə]: →*plasmodesm*
plas|mo|di|al [plæz'məʊdɪəl] *adj*: Plasmodien betreffend, Plasmodien-
plas|mo|di|blast [plæz'məʊdɪblæst] *noun*: Synzytiotrophoblast *m*
plas|mo|di|ci|dal [,plæzmədɪ'saɪdl] *adj*: plasmodienabtötend, plasmodizid
plas|mo|di|cide [plæz'məʊdəsaɪd] *noun*: Plasmodizid *nt*
plas|mo|di|troph|o|blast [plæz,məʊdaɪ'trɑfəblæst] *noun*: Synzytiotrophoblast *m*

Plas|mo|di|um [plæz'məʊdɪəm] *noun*: Plasmodium *nt*
Plasmodium falciparum: Plasmodium falciparum
Plasmodium malariae: Plasmodium malariae
Plasmodium ovale: Plasmodium ovale
Plasmodium vivax: Plasmodium vivax
plas|mog|a|my [plæz'mɑgəmiː] *noun*: Plasmaverschmelzung *f*, Plasmogamie *f*
plas|mo|gen ['plæzmədʒən] *noun*: →*protoplasm*
plas|mo|ki|nin [ˌplæzməʊ'kaɪnɪn] *noun*: antihämophiles Globulin *nt*, Antihämophiliefaktor *m*, Faktor VIII *m*
plas|mo|lem|ma [ˌplæzmə'lemə] *noun*: →*plasmalemma*
plas|mo|ly|sis [plæz'mɑləsɪs] *noun*: Plasmolyse *f*
plas|mo|lyt|ic [ˌplæzmə'lɪtɪk] *adj*: Plasmolyse betreffend, plasmolytisch
plas|mo|ma [plæz'məʊmə] *noun*: →*plasmacytoma*
plas|mon ['plæzmɑn] *noun*: Plasmon *nt*, Plasmotyp *m*, Plasmotypus *m*
plas|mo|some ['plæzməsəʊm] *noun*: **1.** Kernkörperchen *nt*, Nukleolus *m*, Nucleolus *m* **2.** Mitochondrie *f*, -chondrion *nt*, -chondrium *nt*, Chondriosom *nt*
plas|mot|o|my [plæz'mɑtəmiː] *noun*: Plasmotomie *f*
plas|mo|troph|o|blast [ˌplæzmə'trɑfəblæst] *noun*: Synzytiotrophoblast *m*
plas|mo|type ['plæzməʊtaɪp] *noun*: →*plasmon*
plas|mo|zyme ['plæzməʊzaɪm] *noun*: →*prothrombin*
-plast *suf.*: Bildner, Keimzelle, -plast
plas|ter ['plæstər, 'plɑːstər]: **I** *noun* **1.** →*adhesive plaster* **2.** →*plaster of Paris* **II** *vt* **3.** (*a.* **put in plaster**) (ein-)gipsen, in Gips legen, einen Gipsverband anlegen **4.** ein (Heft-)Pflaster auflegen
adhesive plaster: Heftpflaster *nt*, (*inf.*) Pflaster *nt*
collar plaster: Gipskrawatte *f*
dental plaster: dentalmedizinischer Gips *m*, Gips *m*
fenestrated plaster: Fenstergips *m*
impression plaster: Abdruckgips *m*
mustard plaster: Senfpflaster *nt*
plaster of Paris: **1.** Gips *m*, Calciumsulfat(-dihydrat *nt*) *nt* **2.** (*brit.*) Gips(verband *m*) *m*
thorax-halo plaster: Thorax-Diademgipsverband *m*
walking plaster: Gehgips *m*
plas|tic ['plæstɪk]: **I** *noun* Kunststoff(e *pl*) *m*, Plastikstoff(e *pl*) *m*, Plastik *nt* **II** *adj* **1.** aus Plastik, Plastik-, Kunststoff- **2.** plastisch, formgebend, gestaltend **3.** (ver-)formbar, modellier-, knetbar **4.** (*chirurg.*) plastisch
modeling plastic: Impression-Compound *nt*
plas|ti|cine ['plæstəsiːn] *noun*: Knetmasse *f*, Plastilin *nt*
plas|tic|i|ty [plæs'tɪsətiː] *noun*: (Ver-)Formbarkeit *f*, Modellierbarkeit *f*, Knetbarkeit *f*, Plastizität *f*
plas|ti|ciz|er ['plæstɪsaɪzər] *noun*: Weichmacher *m*, Plastifikator *m*
plas|tics ['plæstɪks]: **I** *plural* Kunststoff(e *pl*) *m*, Plastikstoff(e *pl*) *m*, Plastik *nt* **II** *adj* Kunststoff-, Plastik-
plas|tid ['plæstɪd] *noun*: Plastid *nt*
plas|to|cy|a|nin [ˌplæstəʊ'saɪənɪn] *noun*: Plastocyanin *nt*
plas|tog|a|my [plæs'tɑgəmiː] *noun*: →*plasmogamy*
plas|to|gel ['plæstədʒel] *noun*: Plastogel *nt*
plas|to|quin|one [ˌplæstəʊkwɪ'nəʊn] *noun*: Plastochinon *nt*
plas|ty ['plæstiː] *noun*: Plastik *f*, plastische Chirurgie *f*
Boari plasty: Boari-Plastik *f*, Boari-Zipfelplastik *f*
Fenger's plasty: Fenger-Plastik *f*
muff plasty: Muff-Plastik *f*
reduction plasty: Reduktionsplastik *f*, Reduktion *f*
triangular flap plasty: Dreiecklăppchenplastik *f*
V-Y plasty: V-Y-Plastik *f*
Y-V plasty: Y-V-Plastik *f*
-plasty *suf.*: Bildung, Formung, -plastik
plate [pleɪt] *noun*: **1.** (Glas-, Metall-)Platte *f* **2.** (*anatom.*) Platte *f* **3.** (Gebiss-, Gaumen-)Platte *f*
active plate: aktive Platte *f*
agar plate: Agarplatte *f*
alar plate: Flügelplatte *f*, Lamina alaris
anal plate: Analplatte *f*
axial plate: Primitivstreifen *m*
basal plate: **1.** Dezidual-, Basalplatte *f* **2.** (*embryolog.*) Basal-, Grundplatte *f*, Lamina basalis
basal plate of neural tube: Flügelplatte *f*, Lamina alaris
basal plate of spermatozoon: (*Spermium*) Basalplatte *f*
base plate: Basisplatte *f*
bite plate: Bissplatte *f*
blood plate: Blutplättchen *nt*, Thrombozyt *m*
blood agar plate: Blutagarplatte *f*
bone plate: (Knochen-)Platte *f*
bridging plate: Überbrückungsplatte *f*
buccal alveolar plate: Bukkalplatte *f*
buttress plate: Abstützplatte *f*
cardiogenic plate: kardiogene Platte *f*, Herzanlage *f*
cartilage plate: **1.** Epiphysen(fugen)knorpel *m*, epiphysäre Knorpelzone *f*, Cartilago epiphysialis **2.** epiphysäre Wachstumszone *f*, Epiphysenfuge *f*
cell plate: Zellplatte *f*
cerebellar plate: Kleinhirnplatte *f*
chorionic plate: Zotten-, Chorionplatte *f*, Chorion frondosum
Coffin plate: Coffin-Platte *f*
Coffin split plate: →*Coffin plate*
commissural plate: Kommissurenplatte *f*
compression plate: Zugplatte *f*
cortical plate: Rindenplatte *f*
cough plate: Hustenplatte *f*
cover plate: Abdeckplatte *f*
covering plate: Abdeckplatte *f*
cribriform plate of ethmoid bone: Siebbeinplatte *f*, Lamina cribrosa ossis ethmoidalis
culture plate: Kulturplatte *f*
cutis plate: Dermatom *nt*
decidual plate: Dezidual-, Basalplatte *f*
deck plate: Deckplatte *f*
dental plate: künstliches Gebiss *nt*, Zahnersatz *m*, Zahnprothese *f*, (Teil-)Gebiss *nt*
dorsal plate: Deckplatte *f*
dorsolateral plate: Flügelplatte *f*, Lamina alaris
epiphyseal plate: **1.** epiphysäre Wachstumszone *f*, Epiphysenfuge *f* **2.** Epiphysenfuge *f*, Cartilago epiphysialis
epiphyseal growth plate: epiphysäre Wachstumszone *f*, Epiphysenfuge *f*
epiphysial plate: Epiphysenfuge *f*, Cartilago epiphysialis
equatorial plate: Äquatorialplatte *f*
external pterygoid plate: Lamina lateralis processus pterygoidei
floor plate: Bodenplatte *f*
foot plate: Fußplatte *f*
growth plate: epiphysäre Wachstumszone *f*, Epiphysenfuge *f*
hand plate: Handplatte *f*
horizontal plate of palatine bone: horizontale Platte *f* des Gaumenbeins, Lamina horizontalis ossis palatini
inferior tarsal plate: Lidplatte *f* des Unterlids, Unterlidplatte *f*, Tarsus inferior
inner plate of cranial bone: inneres Blatt *nt* des knöchernen Schädeldaches, Lamina interna calvariae
Ishihara plates: Ishihara-Tafeln *pl*
jumping-the-bite plate: Kingsley-Platte *f*, Bissumstellungsplatte *f*, Jumping-the-bite-Platte *f*

P

Kingsley plate: →*jumping-the-bite plate*
Lane's plates: Lane-Platten *pl*
lateral plate: Seitenplatte *f*
lateral pterygoid plate: →*external pterygoid plate*
left plate of thyroid cartilage: Lamina sinistra
levator plate: Levatorplatte *f*
lingual plate: Zungenschild *nt*
mandibular plate: Unterkieferplatte *f*
maxillary bite plate: Oberkieferbissplatte *f*, maxilläre Bissplatte *f*
medullary plate: Medullaplatte *f*
metal plates: Metallplatten *pl*
metaphase plate: Äquatorialplatte *f*
middle plate: Nephrotom *nt*
plate of modiolus: Endplatte *f* der Lamina spiralis ossea, Lamina modioli cochleae
motor basal plate: motorische Grundplatte *f*
muscle plate: Myotom *nt*
nail plate: Nagelplatte *f*, Corpus unguis
neural plate: Neuralplatte *f*
neutral plate: Neutralisationsplatte *f*
Nieden plates: Nieden-Tafeln *pl*
Nord plate: Nord-Platte *f*, Nord-Dehnplatte *f*, Nord-Dehnungsplatte *f*
Nord expansion plate: →*Nord plate*
notochordal plate: Chordafortsatz *m*
object plate: (*Mikroskop*) Objektträger *m*, Objektglas *nt*, Deckglas *nt*
oral plate: Mundbucht *f*, Mundnische *f*, Stomadeum *nt*, Stomatodeum *nt*
orbital plate of ethmoid bone: Lamina orbitalis ossis ethmoidalis
orbital plate of frontal bone: Pars orbitalis ossis frontalis
outer plate of cranial bone: äußeres Blatt *nt* des knöchernen Schädeldaches, Lamina externa calvariae
palatal plate: →*palate plate*
palate plate: Gaumenplatte *f*
paper plate: Lamina orbitalis ossis ethmoidalis
papyraceous plate: →*paper plate*
perpendicular plate of ethmoid bone: Lamina perpendicularis ossis ethmoidale
perpendicular plate of palatine bone: Lamina perpendicularis ossis palatini
Petri plate: Petri-Platte *f*
pour plate: Gießplatte *f*
prechordal plate: Prächordalplatte *f*
pressure plate: Druckplatte *f*
prochordal plate: Prächordalplatte *f*
pseudoisochromatic plates: pseudoisochromatische Tafeln *pl*
quadrigeminal plate: Vierhügelplatte *f*, Lamina quadrigemina, Lamina tecti
retention plate: Retentionsplatte *f*
right plate of thyroid cartilage: Lamina dextra
roof plate: Deckplatte *f*
self-compressing plate: selbstspannende Kompressionsplatte *f*
sensory alar plate: sensible Flügelplatte *f*
sieve plate: Siebbeinplatte *f*, Lamina cribrosa ossis ethmoidalis
spiral plate: Lamina spiralis ossea
superior tarsal plate: Lidplatte *f* des Oberlids, Oberlidplatte *f*, Tarsus superior
tarsal plate: Lidknorpel *m*, Lidplatte *f*, Tarsalplatte *f*, Tarsus *m*
tarsal plate of lower lid: Unterlidplatte *f*, Tarsus inferior
tarsal plate of upper lid: Oberlidplatte *f*, Tarsus superior
tectal plate: Vierhügelplatte *f*, Lamina quadrigemina, Lamina tecti
tellurite plate: Telluritplatte *f*
terminal plate of hypothalamus: Lamina terminalis hypothalami
urethral plate: Urethraplatte *f*
vaginal plate: Vaginaplatte *f*
ventral plate: Bodenplatte *f*
wing plate: Flügelplatte *f*, Lamina alaris
Zuelzer plate: Zuelzer-Klammer *f*

pla|teau [plæ'təʊ] *noun, plura* **-teaux, -teaus** [-təʊz]: Plateau *nt*, Plateauphase *f*
tibial plateau: Tibiaplateau *nt*

plate|let ['pleɪtlɪt] *noun*: **1.** Plättchen *nt* **2.** →*blood platelet*
Bizzozero's platelet: →*blood platelet*
blood platelet: Blutplättchen *nt*, Plättchen *nt*, Thrombozyt *m*

plate|let|pher|e|sis [ˌpleɪtlɪtfə'riːsɪs] *noun*: Thrombopherese *f*, Thrombozytopherese *f*

plat|ing ['pleɪtɪŋ] *noun*: **1.** Plattenosteosynthese *f*, Stabilisierung *f* mit einer Platte(nosteosynthese) **2.** Plattieren *nt*, Plattierung *f* **3.** Anlegen *nt* einer Plattenkultur, Übertragung *f* auf eine Plattenkultur
gold plating: Vergolden *nt*

plat|i|num ['plætnəm] *noun*: Platin *nt*

platy- *präf.*: Breit-, Platt-, Platy-

plat|y|ba|sia [ˌplætɪ'beɪsɪə] *noun*: Platybasie *f*, basilare Impression *f*

plat|y|ce|phal|ic [ˌplætɪsɪ'fælɪk] *adj*: mit flachem, niedrigem Schädel, platyzephal, flachköpfig, platykephal, platykranial

plat|y|ceph|a|lous [ˌplætɪ'sefələs] *adj*: →*platycephalic*

plat|y|ceph|a|ly [ˌplætɪ'sefəliː] *noun*: Platt-, Breitköpfigkeit *f*, Platt-, Breitkopf *m*, Platyzephalie *f*, -kephalie *f*, -kranie *f*

plat|y|c|ne|mi|a [ˌplætɪ(k)'niːmiːə] *noun*: Platyknemie *f*

plat|y|c|ne|mic [ˌplætɪ(k)'niːmɪk] *adj*: Platyknemie betreffend

plat|y|c|ne|mism [ˌplætɪ(k)'niːmɪzəm] *noun*: →*platycnemia*

plat|y|cra|ni|a [ˌplætɪ'kreɪnɪə] *noun*: →*platycephaly*

plat|y|cyte ['plætɪsaɪt] *noun*: Platyzyt *m*

plat|y|glos|sal [ˌplætɪ'glɑsl] *adj*: platyglossal

plat|y|hel|minth [ˌplætɪ'helmɪnθ] *noun*: Plattwurm *m*, Plathelminth *m*

Plat|y|hel|min|thes [ˌplætɪhel'mɪnθiːz] *plural*: Plattwürmer *pl*, Plathelminthes *pl*

plat|yk|ne|mia [ˌplætɪ(k)'niːmiːə] *noun*: →*platycnemia*

plat|y|mor|phi|a [ˌplætɪ'mɔːrfɪə] *noun*: Platymorphie *f*

plat|y|mor|phic [ˌplætɪ'mɔːrfɪk] *adj*: Platymorphie betreffend

plat|y|o|nych|i|a [ˌplætɪəʊ'nɪkɪə] *noun*: Platonychie *f*

pla|typ|ne|a [plə'tɪpnɪə] *noun*: Platypnoe *f*

pla|typ|noe|a [plə'tɪpnɪə] *noun*: (*brit.*) →*platypnea*

pla|tys|ma [plə'tɪzmə] *noun*: Hautmuskel *m* des Halses, Platysma *nt*

pla|tys|mal [plə'tɪzməl] *adj*: Platysma betreffend, Platysma-

plat|y|spon|dyl|ia [ˌplætɪspɑn'dɪlɪə] *noun*: Platyspondylie *f*

plat|y|spon|dyl|i|sis [ˌplætɪspɑn'dɪləsɪs] *noun*: (kongenitaler) Flachwirbel *m*, (kongenitale) Flachwirbelbildung *f*, Platyspondylie *f*

plau|si|bil|i|ty [ˌplɔːzə'bɪlətiː] *noun*: Wahrscheinlichkeit *f*, Plausibilität *f*

P

plau|si|ble ['plɔːzɪbl] *adj*: glaubhaft, einleuchtend, möglich, plausibel
PLAW *Abk.*: posterior left atrial wall
PLB *Abk.*: percutaneous liver biopsy
PLD *Abk.*: **1.** phospholipase D **2.** polymorphous light dermatosis **3.** potentially lethal damage
pleat [pliːt]: **I** *noun* Falte *f* **II** *vt* falten, fälteln
-plectic *suf.*: schlagartig, -plektisch
Plec|trid|i|um [plek'trɪdɪəm] *noun*: Plectridium *nt*, Plectridium-Form *f*
Plectridium tetani: Plectridium tetani
plec|tron ['plektrɑn] *noun, plura* **-tra** [-trə]: Plectridium-Form *f*
plec|trum ['plektrəm] *noun, plural* **-trums, tra** [-trə]: **1.** Zäpfchen *nt*, zapfenförmige Struktur *f*, Uvula *f* **2.** (Gaumen-)Zäpfchen *nt*, Uvula *f* **3.** Processus styloideus ossis temporalis
pledg|et ['pledʒɪt] *noun*: Tupfer *m*, (Watte-)Bausch *m*
-plegia *suf.*: Schlag, Lähmung, -plegie, -plegia
-plegic *suf.*: gelähmt, lähmend, -pleg, -plegisch
pleio- *präf.*: Viel-, Mehr-, Pleo-, Pleio-, Poly-
plei|o|tro|pia [ˌplaɪə'trəʊpɪə] *noun*: →*pleiotropy*
plei|o|trop|ic [ˌplaɪ'trɑpɪk, -'trəʊp-] *adj*: Pleiotropie betreffend, auf ihr beruhend, pleiotrop, polyphän
plei|ot|ro|pism [plaɪ'ɑtrəpɪzəm] *noun*: →*pleiotropy*
plei|ot|ro|py [plaɪə'ɑtrəpiː] *noun*: Pleiotropie *f*, Polyphänie *f*
plek|tron ['plektrɑn] *noun, plura* **-tra** [-trə]: →*plectridium*
pleo- *präf.*: Viel-, Mehr-, Pleo-, Pleio-, Poly-
ple|o|car|y|o|cyte [ˌpliːəʊ'kærɪəsaɪt] *noun*: →*pleokaryocyte*
ple|o|chro|ic [ˌpliːə'krəʊɪk] *adj*: →*pleochromatic*
ple|och|ro|ism [plɪ'ɑkrəwɪzəm] *noun*: →*pleochromatism*
ple|o|chro|mat|ic [ˌpliːəʊkrə'mætɪk] *adj*: pleochrom, pleiochrom
ple|o|chro|ma|tism [ˌpliːəʊ'krəʊmətɪzəm] *noun*: Pleochroismus *m*
ple|o|cy|to|sis [ˌpliːəʊsaɪ'təʊsɪs] *noun*: erhöhte Zellzahl *f*, Pleozytose *f*
irritation pleocytosis: Reizpleozytose *f*
ple|o|cy|tot|ic [ˌpliːəʊsaɪ'tɑtɪk] *adj*: Pleozytose betreffend, von ihr gekennzeichnet, mit erhöhter Zellzahl, pleozytotisch
ple|o|kar|y|o|cyte [ˌpliːəʊ'kærɪəsaɪt] *noun*: Pleo-, Polykaryozyt *m*
ple|o|mas|tia [ˌpliːəʊ'mæstɪə] *noun*: Polymastie *f*
ple|o|mas|tic [ˌpliːəʊ'mæstɪk] *adj*: →*polymastic*
ple|o|ma|zia [ˌpliːəʊ'meɪʒ(ɪ)ə, -zɪə] *noun*: →*polymastia*
ple|o|mor|phic [ˌpliːəʊ'mɔːrfɪk] *adj*: in vielen Erscheinungsformen/Gestalten vorkommend, polymorph, multiform, mehrgestaltig, vielförmig, vielgestaltig, multimorph, pleomorph
ple|o|mor|phism [ˌpliːəʊ'mɔːrfɪzəm] *noun*: Mehrgestaltigkeit *f*, Pleomorphismus *m*, Polymorphismus *m*
cellular pleomorphism: Zellpleomorphismus *m*
ple|o|mor|phous [ˌpliːəʊ'mɔːrfəs] *adj*: →*pleomorphic*
ple|on|os|te|o|sis [plɪɑnˌɑstɪ'əʊsɪs] *noun*: Pleonostose *f*
Léri's pleonosteosis: Léri-Layani-Weill-Syndrom *nt*
ple|op|tics [plɪ'ɑptɪks] *plural*: binokulare Schulung *f*, Pleoptik *f*
ple|ro|cer|coid [plɪərə'sɜrkɔɪd] *noun*: Plerozerkoid *nt*
plesio- *präf.*: Plesio-
Ple|si|o|mo|nas [ˌpliːsɪəʊ'məʊnæs] *noun*: Plesiomonas *f*
Plesiomonas shigelloides: Plesiomonas/Aeromonas shigelloides
ple|si|o|mor|phic [ˌpliːsɪəʊ'mɔːrfɪk] *adj*: plesiomorph
ple|si|o|mor|phism [ˌpliːsɪəʊ'mɔːrfɪzəm] *noun*: Plesiomorphismus *m*
ple|si|o|mor|phous [ˌpliːsɪəʊ'mɔːrfəs] *adj*: →*plesiomorphic*
plaes|saes|the|sia [ˌpleses'θiːʒ(ɪ)ə] *noun*: (*brit.*) →*plessesthesia*
ples|ses|the|sia [ˌpleses'θiːʒ(ɪ)ə] *noun*: Tastperkussion *f*, palpatorische Perkussion *f*
ples|sim|e|ter [ple'sɪmətər] *noun*: Plessimeter *nt*
ples|si|met|ric [ˌplesɪ'metrɪk] *adj*: Plessimeter betreffend, mittels Plessimeter, plessimetrisch
ples|sor ['plesər] *noun*: →*plexor*
pleth|o|ra ['pleθərə] *noun*: Überfüllung *f*, Blutüberfüllung *f*, Plethora *f*
polycythaemic plethora: (*brit.*) →*polycythemic plethora*
polycythemic plethora: Plethora polycythaemica
serous plethora: Plethora serosa
true plethora: Plethora sanguis, Plethora vera
pleth|o|ric ['pleθərɪk, plə'θɔːrɪk] *adj*: Plethora betreffend, Plethora-
ple|thys|mo|gram [ple'θɪzməgræm] *noun*: Plethysmogramm *nt*
ple|thys|mo|graph [ple'θɪzməgræf] *noun*: Plethysmograph *m*, Plethysmograf *m*
body plethysmograph: Körperplethysmograph *m*, Körperplethysmograf *m*
pleth|ys|mog|ra|phy [pleθɪz'mɑgrəfiː] *noun*: Plethysmographie *f*, Plethysmografie *f*
body plethysmography: Ganzkörperplethysmografie *f*, Körperplethysmografie *f*, Body-Plethysmografie *f*
venous occlusion plethysmography: Venenverschlussplethysmographie *f*, Venenverschlussplethysmografie *f*
pleur- *präf.*: Brustfell-, Rippenfell-, Pleura-, Pleur(o)-; Rippen-
pleu|ra ['plʊərə] *noun, plural* **-rae** [-riː]: Brustfell *nt*, Pleura *f* **beneath the pleura** unter der Pleura (liegend), subpleural **through the pleura** durch die Pleura, transpleural
cervical pleura: Pleurakuppel *f*, Cupula pleurae
costal pleura: Rippenfell *nt*, Pleura costalis
diaphragmatic pleura: Zwerchfellpleura *f*, Pleura diaphragmatica
mediastinal pleura: Mediastinalpleura *f*, Pleura mediastinalis
parietal pleura: parietales Blatt *nt* der Pleura, Parietalpleura *f*, Pleura parietale
pericardial pleura: Perikardpleura *f*, Pleura pericardiaca
pulmonary pleura: Lungenfell *nt*, Viszeralpleura *f* der Lunge, Pleura visceralis/pulmonalis
visceral pleura: →*pulmonary pleura*
pleu|ra|cen|te|sis [ˌplʊərəsen'tiːsɪs] *noun*: Pleurapunktion *f*, Thorakozentese *f*
pleu|ra|cot|o|my [ˌplʊərə'kɑtəmiː] *noun*: Thorakotomie *f*
pleu|ral ['plʊərəl] *adj*: Brustfell/Pleura betreffend, zur Pleura gehörend, pleural
pleur|al|gia [plʊə'rældʒ(ɪ)ə] *noun*: Pleuraschmerz *m*, Pleuralgie *f*, Pleurodynie *f*
pleur|al|gic [plʊə'rældʒɪk] *adj*: Pleuralgie betreffend, pleuralgisch
pleur|ec|to|my [plʊə'rektəmiː] *noun*: Rippenfell-, Pleuraresektion *f*, Pleurektomie *f*
partial pleurectomy: partielle Pleurektomie *f*
pleur|i|sy ['plʊərəsiː] *noun*: Entzündung *f* der Pleura parietalis *oder* visceralis, Pleuritis *f*; Lungenfellentzündung *f*; Rippenfellentzündung *f*
acute pleurisy: akute Rippenfellentzündung/Pleuritis *f*

P

adhesive pleurisy: verklebende/adhäsive Pleuritis *f*
benign dry pleurisy: Bornholmer-Krankheit *f*, epidemische Pleurodynie *f*, Myalgia epidemica
costal pleurisy: Rippenfellentzündung *f*
diaphragmatic pleurisy: basale Pleuritis *f*, Pleuritis diaphragmatica
diffuse pleurisy: diffuse Pleuritis *f*
dry pleurisy: trockene Pleuritis *f*, Pleuritis sicca
epidemic benign dry pleurisy: Bornholmer Krankheit *f*, epidemische Pleurodynie *f*, Myalgia acuta epidemica
epidemic diaphragmatic pleurisy: Bornholmer Krankheit *f*, epidemische Pleurodynie *f*, Myalgia acuta epidemica
exudative pleurisy: exsudative Pleuritis *f*, Pleuritis exsudativa
fibrinous pleurisy: fibrinöse Pleuritis *f*, Pleuritis fibrinosa
haemorrhagic pleurisy: (*brit.*) →*hemorrhagic pleurisy*
hemorrhagic pleurisy: hämorrhagische Pleuritis *f*, Pleuritis haemorrhagica
indurative pleurisy: indurative Brustfellentzündung/Pleuritis *f*
interlobular pleurisy: Interlobärpleuritis *f*, Pleuritis interlobaris
mediastinal pleurisy: Pleuritis mediastinalis
metapneumonic pleurisy: metapneumonische/postpneumonische Pleuritis *f*
organizing pleurisy: Pleuritis *f* in Organisation
parapneumonic pleurisy: parapneumonische Pleuritis *f*
plastic pleurisy: proliferative Brustfellentzündung/Pleuritis *f*
pulmonary pleurisy: Lungenfellentzündung *f*
purulent pleurisy: **1.** eitrige Pleuritis *f*, Pleuritis purulenta **2.** Thoraxempyem *nt*
sacculated pleurisy: Pleuritis saccata
serofibrinous pleurisy: serofibrinöse Pleuritis *f*
serous pleurisy: seröse Pleuritis *f*, Pleuritis serosa
sinus pleurisy: Sinuspleuritis *f*
suppurative pleurisy: **1.** eitrige Pleuritis *f*, Pleuritis purulenta **2.** Thoraxempyem *nt*
tuberculous pleurisy: Pleuritis tuberculosa
visceral pleurisy: tuberkulöse Pleuritis *f*, Pleuritis tuberculosa
wet pleurisy: exsudative Pleuritis *f*, Pleuritis exsudativa

pleu|rit|ic [plʊə'rɪtɪk] *adj*: Pleuritis betreffend, pleuritisch
pleu|ri|tis [plʊə'raɪtɪs] *noun*: →*pleurisy*
pleuro- *präf.*: Brustfell-, Rippenfell-, Pleura-, Pleur(o)-; Rippen-
pleu|ro|bron|chit|ic [,plʊərəʊbrɑŋ'kɪtɪk] *adj*: Pleurobronchitis betreffend, pleurobronchitisch
pleu|ro|bron|chi|tis [,plʊərəʊbrɑŋ'kaɪtɪs] *noun*: Entzündung *f* von Pleura und Bronchien, Pleurobronchitis *f*
pleu|ro|cele ['plʊərəʊsiːl] *noun*: →*pneumonocele*
pleu|ro|cen|te|sis [,plʊərəʊsen'tiːsɪs] *noun*: Pleurapunktion *f*, Thorakozentese *f*
pleu|rod|e|sis [plʊə'rɑdəsɪs] *noun*: Pleurodese *f*
talcum pleurodesis: Talkumpleurodese *f*, Poudrage *f*
pleu|ro|dont ['plʊərədɑnt] *noun*: Pleurodont *m*
pleu|ro|dyn|i|a [,plʊərəʊ'diːnɪə] *noun*: **1.** Pleurodynie *f* **2.** Pleuraschmerz *m*, Pleuralgie *f*, Pleurodynie *f*
epidemic pleurodynia: Bornholmer-Krankheit *f*, epidemische Pleurodynie *f*, Myalgia epidemica
pleu|ro|gen|ic [,plʊərəʊ'dʒenɪk] *adj*: von der Pleura stammend, pleurogen
pleu|rog|e|nous [plʊə'rɑdʒənəs] *adj*: von der Pleura stammend, pleurogen
pleu|rog|ra|phy [plʊə'rɑgrəfiː] *noun*: Pleurographie *f*, Pleurografie *f*
pleu|ro|hep|a|tit|ic [,plʊərəʊhepə'tɪtɪk] *adj*: Pleurohepatitis betreffend, pleurohepatitisch
pleu|ro|hep|a|ti|tis [,plʊərəʊhepə'taɪtɪs] *noun*: Entzündung *f* von Leber und Brustfell, Pleurohepatitis *f*
pleu|ro|lith ['plʊərəlɪθ] *noun*: Pleurastein *m*, Pleurolith *m*
pleu|rol|y|sis [plʊə'rɑlɪsɪs] *noun*: Pleurolyse *f*
pleu|ro|me|lus [,plʊərə'miːləs] *noun*: Pleuromelus *m*
pleu|ro|pa|ri|e|to|pex|y [,plʊərəʊpə'raɪətəʊpeksiː] *noun*: Pleuroparietopexie *f*
pleu|ro|per|i|car|di|al [,plʊərəʊ,perɪ'kɑːrdɪəl] *adj*: Pleura und Herzbeutel/Perikard betreffend, pleuroperikardial
pleu|ro|per|i|cardit|ic [,plʊərəʊ,perɪkɑːr'dɪtɪk] *adj*: Pleuroperikarditis betreffend, pleuroperikarditisch
pleu|ro|per|i|car|di|tis [,plʊərəʊ,perɪkɑːr'daɪtɪs] *noun*: Entzündung *f* von Herzbeutel und aufliegendem Brustfell, Pleuroperikarditis *f*, Pericarditis externa
pleu|ro|per|i|to|ne|al [,plʊərəʊ,perɪtəʊ'niːəl] *adj*: Pleura und Bauchfell/Peritoneum betreffend, pleuroperitoneal
pleu|ro|pneu|mo|nec|to|my [,plʊərəʊ,n(j)uːmə'nektəmiː] *noun*: Pleuropneumektomie *f*
pleu|ro|pneu|mo|ni|a [,plʊərəʊn(j)uː'məʊnɪə] *noun*: Pleuropneumonie *f*
pleu|ro|pneu|mo|nol|y|sis [,plʊərəʊ,n(j)uːmə'nɑlɪsɪs] *noun*: Pleuropneumonolyse *f*
pleu|ro|pneu|mo|per|i|car|dec|to|my [,plʊərəʊ,n(j)uːmə,perɪkɑːr'dektəmiː] *noun*: Pleuropneumoperikardektomie *f*
pleuropneumopericardio-phrenectomy *noun*: Pleuropneumoperikardio-Diaphragmektomie *f*
pleu|ro|pul|mo|nar|y [,plʊərəʊ'pʌlməneriː, -nəriː] *adj*: Pleura und Lunge(n)/Pulmo betreffend, pleuropulmonal
pleu|ror|rhe|a [,plʊərəʊ'rɪə] *noun*: **1.** Pleuraerguss *m*, Pleurorrhoe *f* **2.** Hydrothorax *m*
pleu|ror|rhoe|a [,plʊərəʊ'rɪə] *noun*: (*brit.*) →*pleurorrhea*
pleu|ros|co|py [plʊə'rɑskəpiː] *noun*: Pleuroskopie *f*
pleu|ro|so|ma [,plʊərə'səʊmə] *noun*: →*pleurosomus*
pleu|ro|so|mus [,plʊərə'səʊməs] *noun*: Pleurosomus *m*
pleu|ro|thot|o|nos [,plʊərə'θɑtənəs] *noun*: Pleurothotonos *m*, Pleurotonus *m*
pleu|ro|thot|o|nus [,plʊərə'θɑtənəs] *noun*: →*pleurothotonos*
pleu|ro|tome ['plʊərətəʊm] *noun*: Pleurotom *nt*
pleu|rot|o|my [plʊə'rɑtəmiː] *noun*: Thorakotomie *f*
pleu|ro|vis|cer|al [,plʊərəʊ'vɪsərəl] *adj*: Pleura und Eingeweide/Viszera betreffend, pleuroviszeral, viszeropleural
PLEVA *Abk.*: pityriasis lichenoides et varioliformis acuta
plex|al ['pleksəl] *adj*: Plexus betreffend, Plexus-
plex|ec|to|my [plek'sektəmiː] *noun*: Plexusresektion *f*, Plexektomie *f*
-plexia *suf.*: Schlag, -plexie
ple|xi|form ['pleksɪfɔːrm] *adj*: geflechtartig, plexiform, plexusartig
plex|im|e|ter [plek'sɪmətər] *noun*: Plessimeter *nt*
plex|i|met|ric [,pleksɪ'metrɪk] *adj*: Plessimeter betreffend, mittels Plessimeter, plessimetrisch
plex|im|e|try [plek'sɪmətriː] *noun*: Plessimetrie *f*
plex|i|tis [plek'saɪtɪs] *noun*: Plexusentzündung *f*
plex|om|e|ter [plek'sɑmɪtər] *noun*: →*pleximeter*
plex|op|a|thy [plek'sɑpəθiː] *noun*: Plexuserkrankung *f*, Plexopathie *f*
brachial plexopathy: Halswirbelsäulensyndrom *nt*, Thoracic-outlet-Syndrom *nt*, zervikales Vertebralsyndrom *nt*, Zervikobrachialsyndrom *nt*

P

plex|or ['pleksər] *noun*: Perkussionshammer *m*
plex|us ['pleksəs] *noun, plural* **-us, -us|es**: Plexus *m*, Geflecht *nt*
abdominal aortic plexus: vegetativer Plexus *m* der Bauchaorta, Plexus nervosus aorticus abdominalis
anserine plexus: Parotisplexus *m* des Nervus facialis, Plexus nervosus intraparotideus
anterior cardiac plexus: Plexus nervosus cardiacus superficialis
anterior coronary plexus of heart: Plexus coronarius cordis anterior
anterior external vertebral venous plexus: Plexus venosus vertebralis externus anterior
anterior gastric plexus: vordere Magenäste *pl* des Nervus vagus, Rami gastrici anteriores
anterior internal vertebral venous plexus: Plexus venosus vertebralis internus anterior
anterior pulmonary plexus: Plexus nervosus pulmonalis anterior
anterior sacral plexus: Plexus venosus sacralis
aortic plexus: vegetativer Plexus *m* der Aorta, Plexus nervosus aorticus
areolar plexus: Venenplexus *m* der Brustwarze, Plexus venosus areolaris
areolar venous plexus: →*areolar plexus*
Auerbach's plexus: Auerbach-Plexus *m*, Plexus nervosus myentericus
autonomic plexus: autonomes/vegetatives Nervengeflecht *nt*, autonomer/vegetativer (Nerven-)Plexus *m*, Plexus nervosus autonomicus
autonomic brachial plexus: Plexus autonomicus brachialis
axillary lymphatic plexus: axillärer Lymph(gefäß)plexus *m*, Plexus lymphaticus axillaris
basilar plexus: Plexus venosus basilaris
Batson's plexus: Venenplexus *pl* der Wirbelsäule, Plexus venosi vertebralis externi et interni
Batson's venous plexus: Venenplexus *pl* der Wirbelsäule, Plexus venosi vertebralis externi et interni
brachial plexus: Armgeflecht *nt*, Armplexus *m*, Plexus nervosus brachialis, Plexus brachialis
cardiac plexus: vegetatives Herzgeflecht *nt*, vegetativer Herzplexus *m*, Plexus nervosus cardiacus
carotid plexus: vegetatives Geflecht *nt* der Arteria carotis interna, Plexus nervosus caroticus internus
cavernous plexus: Sinus cavernosus-Plexus *m*, Plexus cavernosus
cavernous plexus of clitoris: Plexus venosus cavernosus clitoridis
cavernous plexus of concha: Venenplexus *m* der Nasenmuschel, Plexus venosus cavernosi concharum
cavernous plexus of penis: Plexus venosus cavernosus penis
celiac plexus: **1.** Sonnengeflecht *nt*, Plexus solaris, Plexus nervosus coeliacus **2.** lymphatischer Plexus coeliacus
cervical plexus: Halsgeflecht *nt*, Halsplexus *m*, Plexus nervosus cervicalis, Plexus cervicalis
cervicobrachial plexus: Plexus brachialis et cervicalis
choroid plexus: Plexus venosus choroideus
choroid plexus of fourth ventricle: Plexus choroideus des IV. Ventrikels, Plexus venosus choroideus ventriculi quarti
choroid plexus of lateral ventricle: Plexus choroideus des Seitenventrikels, Plexus venosus choroideus ventriculi lateralis
choroid plexus of third ventricle: Plexus choroideus des III. Ventrikels, Plexus venosus choroideus ventriculi tertii
coccygeal plexus: Steißbein-, Kokzygealplexus *m*, Plexus coccygeus
coeliac plexus: (*brit.*) →*celiac plexus*
common carotid plexus: vegetatives Geflecht *nt* der Arteria carotis communis, Plexus nervosus caroticus communis
crural plexus: vegetativer Plexus *m* der Arteria femoralis, Plexus nervosus femoralis
Cruveilhier's plexus: Cruveilhier-Plexus *m*
cystic plexus: vegetativer Plexus *m* der Arteria cystica
deep cardiac plexus: Plexus nervosus cardiacus profundus
deferential plexus: Ductus-deferens-Geflecht *nt*, Plexus nervosus deferentialis
diaphragmatic plexus: Plexus nervosus phrenicus
dorsal venous plexus of foot: Venenplexus *m* des Fußrückens, Rete venosum dorsale pedis
dorsal venous plexus of hand: Venenplexus *m* des Handrückens, Rete venosum dorsale manus
enteric plexus: enterischer Plexus *m*, Plexus nervosus entericus
epigastric plexus: Sonnengeflecht *nt*, Plexus solaris, Plexus nervosus coeliacus
esophageal plexus: vegetatives Speiseröhrengeflecht *nt*, Vagusgeflecht *nt* des Ösophagus, Plexus oesophagealis
external carotid plexus: vegetatives Geflecht *nt* der Arteria carotis externa, Plexus nervosus caroticus externus
facial plexus: vegetativer Plexus *m* der Arteria facialis
plexus of facial artery: vegetativer Plexus *m* der Arteria facialis
femoral plexus: vegetativer Plexus *m* der Arteria femoralis, Plexus nervosus femoralis
gastric plexuses: Magenplexus *pl*, Plexus nervosus gastrici
gastric coronary plexus: Magenplexus *pl*, Plexus gastrici
great cardiac plexus: →*deep cardiac plexus*
haemorrhoidal plexus: (*brit.*) →*hemorrhoidal plexus*
haemorrhoidal venous plexus: (*brit.*) →*rectal venous plexus*
Heller's plexus: Heller-Plexus *m*
hemorrhoidal plexus: rektaler Venenplexus *m*, Hämorrhoidalplexus *m*, Plexus hemorrhoidalis, Plexus venosus rectalis
hemorrhoidal venous plexus: →*rectal venous plexus*
hepatic plexus: Plexus nervosus hepaticus
Hyrtl's plexus: Hyrtl-Plexus *m*
ileocolic plexus: vegetativer Plexus *m* der Arteria ileocolica
iliac plexuses: vegetative Plexus *pl* der Arteriae iliacae, Plexus nervosus iliaci
inferior choroid plexus: →*choroid plexus of fourth ventricle*
inferior dental plexus: Plexus nervosus dentalis inferior, Plexus dentalis inferior
inferior hypogastric plexus: Beckengeflecht *nt*, Beckenplexus *m*, Plexus nervosus hypogastricus inferior, Plexus nervosus pelvicus
inferior mesenteric plexus: Plexus nervosus mesentericus inferior
inferior rectal plexus: Plexus nervosus rectalis inferior
inferior thyroid plexus: vegetativer Plexus *m* der Arteria thyroidea inferior, Plexus venosus thyroideus infe-

P

rior
inguinal plexus: lymphatischer Leistenplexus *m*
intercavernous plexus: Sinus cavernosi-verbindender Venenplexus *m*
intermesenteric plexus: Plexus intermesentericus
internal carotid plexus: Venenplexus *m* im Karotiskanal, Plexus venosus caroticus internus
internal carotid venous plexus: →*internal carotid plexus*
intramural plexus: intramuraler Plexus *m*
intrascleral plexus: intraskleraler Venenplexus *m*
ischiadic plexus: **1.** Kreuzbein-, Sakralplexus *m*, Plexus nervosus sacralis **2.** Plexus venosus sacralis
Jacobson's plexus: Jacobson-Plexus *m*, Plexus tympanicus
jugular plexus: lymphatischer Plexus *m* der Vena jugularis interna
Leber's plexus: Leber-Plexus *m*
left colic plexus: Arteria colica sinistra-Abschnitt *m* des Plexus mesentericus inferior
lienal plexus: Plexus nervosus lienalis
lingual plexus: vegetativer Plexus *m* der Arteria lingualis
lumbar plexus: **1.** Lenden-, Lumbalplexus *m*, Plexus nervosus lumbalis **2.** lymphatischer Lendenplexus *m*, Plexus lumbalis
lumbosacral plexus: Plexus nervosus lumbosacralis
lymphatic plexus: Lymphgefäßnetz *nt*, Plexus lymphaticus
lymphatic axillary plexus: Plexus lymphaticus axillaris
Meissner's plexus: Meissner-Plexus *m*, Plexus nervosus submucosus
middle colic plexus: Arteria colica media-Abschnitt *m* des Plexus mesentericus superior
middle haemorrhoidal plexus: (*brit.*) →*middle hemorrhoidal plexus*
middle hemorrhoidal plexus: Plexus nervosus hemorrhoidalis medius, Plexus rectalis medius
middle rectal plexus: Plexus hemorrhoidalis medius, Plexus nervosus rectalis medius
myenteric plexus: Auerbach-Plexus *m*, Plexus nervosus myentericus
nerve plexus: Nervengeflecht *nt*, Nervenplexus *m*, Plexus nervosus
nervous plexus: nervöser Plexus *m*
occipital plexus: vegetativer Plexus *m* der Arteria occipitalis
oesophageal plexus: (*brit.*) →*esophageal plexus*
ophthalmic plexus: vegetativer Plexus *m* der Arteria ophthalmica
ovarian plexus: Plexus nervosus ovaricus
pampiniform plexus: Venengeflecht *nt* des Samenstranges, Plexus venosus pampiniformis
pancreatic plexus: Pankreasplexus *m*, Plexus nervosus pancreaticus
parotid plexus of facial nerve: Parotisplexus *m* des Nervus facialis, Plexus nervosus intraparotideus
pelvic plexus: Beckenplexus *m*, Plexus nervosus pelvicus, Plexus nervosus hypogastricus inferior
periarterial plexus: vegetatives Adventitiageflecht *nt* der Arterien, Plexus nervosus periarterialis
pharyngeal plexus: Venengeflecht *nt* des Pharynx, Plexus venosus pharyngeus
pharyngeal plexus of vagus nerve: Plexus pharyngealis nervi vagi
phrenic plexus: Plexus nervosus phrenicus
posterior coronary plexuses of heart: Plexus coronarius cordis posterior
posterior external vertebral venous plexus: Plexus venosus vertebralis externus posterior
posterior gastric plexus: hintere Magenäste *pl* des Nervus vagus, Rami gastrici posteriores
posterior internal vertebral venous plexus: Plexus venosus vertebralis internus posterior
posterior pulmonary plexus: Plexus nervosus pulmonalis posterior
presacral plexus: sakraler Venenplexus *m*, Plexus venosus sacralis
prostatic plexus: **1.** Prostataplexus *m*, Plexus prostaticus **2.** venöser Prostataplexus *m*, Plexus venosus prostaticus
prostatic venous plexus: venöser Prostataplexus *m*, Plexus venosus prostaticus
pterygoid plexus: Venengeflecht *nt* auf den Musculi pterygoidei, Plexus venosus pterygoideus
pudendal plexus: venöser Prostataplexus *m*, Plexus venosus prostaticus
pulmonary plexus: vegetatives Lungengeflecht *nt*, Plexus nervosus pulmonalis
Quénu's haemorrhoidal plexus: (*brit.*) →*Quénu's hemorrhoidal plexus*
Quénu's hemorrhoidal plexus: Quénu-Plexus *m*
rectal venous plexus: rektaler Venenplexus *m*, Hämorrhoidalplexus *m*, Plexus hemorrhoidalis, Plexus venosus rectalis
Remak's plexus: Meissner-Plexus *m*, Plexus submucosus
renal plexus: Plexus renalis, Plexus nervosus renalis
right colic plexus: Arteria colica dextra-Abschnitt *m* des Plexus mesentericus superior
sacral plexus: **1.** Kreuzbein-, Sakralplexus *m*, Plexus nervosus sacralis **2.** Plexus venosus sacralis
sacral venous plexus: sakraler Venenplexus *m*, Plexus venosus sacralis
Santorini's plexus: **1.** Prostataplexus *m*, Plexus prostaticus **2.** venöser Prostataplexus *m*, Plexus venosus prostaticus
Sappey's plexus: Sappey-Plexus *m*
Sappey's subareolar plexus: →*Sappey's plexus*
solar plexus: Sonnengeflecht *nt*, Plexus solaris, Plexus nervosus coeliacus
spermatic plexus: **1.** Venengeflecht *nt* des Samenstranges, Plexus venosus pampiniformis **2.** Plexus nervosus testicularis
spinal nerve plexus: Plexus spinalium
plexus of spinal nerves: Plexus nervorum spinalium
splenic plexus: Plexus nervosus lienalis
subclavian plexus: vegetatives Geflecht *nt* der Arteria subclavia, Plexus nervosus subclavius
subdentinoblastic capillary plexus: subodontoblastaler Plexus *m*
subepithelial nerve plexus: subepithelialer Nervenplexus *m*
submucosal plexus: Meissner-Plexus *m*, Plexus nervosus submucosus
submucous plexus: Meissner-Plexus *m*, Plexus nervosus submucosus
submucous intestinal plexus: Meissner-Plexus *m*, Plexus nervosus submucosus
suboccipital venous plexus: subokzipitales Venengeflecht *nt*, Plexus venosus suboccipitalis
subodontoblastic plexus: subodontoblastaler Plexus *m*
subserosal plexus: seröser Peritonealplexus *m*, Plexus

nervosus subserosus
subserous plexus: seröser Peritonealplexus *m*, Plexus nervosus subserosus
superficial cardiac plexus: Plexus cardiacus superficialis, Plexus nervosus cardiacus superficialis
superior dental plexus: Plexus nervosus dentalis superior
superior haemorrhoidal plexus: (*brit.*) →*superior hemorrhoidal plexus*
superior hemorrhoidal plexus: Plexus nervosus hemorrhoidalis superior, Plexus rectalis superior
superior hypogastric plexus: Nervus presacralis, Plexus nervosus hypogastricus superior
superior mesenteric plexus: Plexus nervosus mesentericus superior
superior rectal plexus: Plexus hemorrhoidalis superior, Plexus nervosus rectalis superior
superior thyroid plexus: vegetativer Plexus *m* der Arteria thyroidea superior, Plexus venosus thyroideus superior
suprarenal plexus: Nebennierenplexus *m*, Plexus nervosus suprarenalis
testicular plexus: Plexus nervosus testicularis
thoracic aortic plexus: vegetativer Plexus *m* der Brustaorta, Plexus aorticus thoracicus
Trolard's plexus: Venengeflecht *nt* im Hypoglossuskanal, Plexus venosus canalis hypoglossi
tympanic plexus: Jacobson-Plexus *m*, Plexus tympanicus
unpaired thyroid plexus: Venengeflecht *nt* unter der Schilddrüse, Plexus venosus thyroideus impar
ureteric plexus: Harnleitergeflecht *nt*, Plexus nervosus uretericus
uterine plexus: 1. uteriner Teil *m* des Plexus uterovaginalis **2.** Plexus venosus uterinus
uterine venous plexus: venöser Uterusplexus *m*, Plexus venosus uterinus
uterovaginal plexus: 1. Plexus uterovaginalis **2.** Plexus venosus uterinis et vaginalis
vaginal plexus: 1. vaginaler Teil *m* des Plexus uterovaginalis **2.** Plexus venosus vaginalis
vaginal venous plexus: Plexus venosus vaginalis
vascular plexus: Gefäßgeflecht *nt*, -plexus *m*, Plexus nervosus vasculosus
venous plexus: venöser Plexus *m*, Plexus venosus
venous plexus of foramen ovale: Venengeflecht *nt* im Foramen ovale, Plexus venosus foraminis ovalis
venous plexus of hypoglossal canal: Venengeflecht *nt* im Hypoglossuskanal, Plexus venosus canalis hypoglossi
venous prostatic plexus: Plexus venosus prostaticus, Plexus prostaticus
vertebral plexus: vegetatives Geflecht *nt* der Arteria vertebralis, Plexus vertebralis
vesical plexus: 1. Harnblasengeflecht *nt*, Plexus nervosus vesicalis **2.** Plexus venosus vesicalis
vesical venous plexus: Venengeflecht *nt* am Blasengrund, Plexus venosus vesicalis
visceral plexus: autonomes/vegetatives Nervengeflecht *nt*, autonomer/vegetativer (Nerven-)Plexus *m*, Plexus nervosus autonomicus, Plexus nervosus visceralis

PLF *Abk.*: pulmonary lesion factor
PLGA *Abk.*: polymorphous low-grade adenocarcinoma
PLGV *Abk.*: psittacosis-lymphogranuloma venereum
PLH *Abk.*: **1.** posterior lobe of hypophysis **2.** pulmonary lymphoid hyperplasia
PLI *Abk.*: posterolateral infarction

pli|ca ['plaɪkə] *noun, plural* **-cae** [-siː]: Falte *f*, Plica *f*
alar plicae: Plicae alares, Flügelfalten *pl*
gastric plicae: Magenschleimhautfalten *pl*, Plicae gastricae
mediopatellar plica: Plica mediopatellaris
sublingual plica: Plica sublingualis
synovial plicae: Plicae synoviales

pli|ca|den|tin [ˌplaɪkə'dentɪn] *noun*: Plicidentin *nt*, Plizidentin *nt*, Trabekulardentin *nt*
pli|ca|my|cin [ˌpliːkə'maɪsiː] *noun*: Aureolsäure *f*, Plicamycin *nt*, Mithramycin *nt*
pli|cate ['plaɪkeɪt, -kɪt] *adj*: faltig; gefaltet
pli|cat|ed ['plaɪkeɪtɪd] *adj*: →*plicate*
pli|ca|tion [plɪ'keɪʃn] *noun*: **1.** Falte *f*; Faltenbildung *f*, Faltung *f* **2.** (*chirurg.*) Plikation *f*, Plicatio *f*
Noble's bowel plication: Noble-Operation *f*
pli|ca|ture ['plɪkətʃər] *noun*: →*plication*
pli|ci|den|tin [ˌplaɪsɪ'dentɪn] *noun*: Plicidentin *nt*, Plizidentin *nt*, Trabekulardentin *nt*
pli|cot|o|my [plaɪ'kɑtəmiː] *noun*: Plikotomie *f*
pli|ers ['plaɪərs] *plural*: (Draht-, Kneif-)Zange *f*
lingual arch-forming pliers: Lingualbogenbiegezange *f*
matrix pliers: Matrizenzange *f*
orthodontic pliers: orthodontischer Zirkel *m*
Tweed pliers: Tweed-Zange *f*
PLLA *Abk.*: poly L-lactic acid
PLMI *Abk.*: posterolateral myocardial infarction
plnn *Abk.*: pathologic lymph nodes
-ploid *suf.*: -fach, -ploid
plom|bage [pləm'bɑːʒ] *noun*: Plombierung *f*
PLOP *Abk.*: partial laryngopharyngectomy
plo|sive ['pləʊsɪv]: **I** *noun* Verschlusslaut *m*, Explosionslaut *m*, Plosivlaut *m*, Plosiv *m* **II** *adj* Verschluss-, Explosions-, Plosiv-
plot [plɑt]: **I** *noun* graphische Darstellung *f*, Diagramm *nt*, Schema *nt* **II** *vt* (*Kurve*) aufzeichnen, auftragen
Eadie-Hofstee plot: Eadie-Hofstee-Darstellung *f*
Lineweaver-Burk plot: Lineweaver-Burk-Darstellung *f*
Ramachandran plot: Ramachandran-Auftragung *f*, -Darstellung *f*, -Diagramm *nt*
PLP *Abk.*: **1.** parathyroid hormone-like protein **2.** pyridoxal phosphate
PLS *Abk.*: persistent lymphadenopathy syndrome
PLSVC *Abk.*: persistent left superior vena cava
PLT *Abk.*: **1.** pancreolauryl test **2.** primed lymphocyte typing
plug [plʌg]: **I** *noun* **1.** Pfropf(en) *m* **2.** (*zahnmed.*) (Zahn-)Plombe *f* **3.** Stöpsel *m*, Stecker *m* **pull the plug on** aktive Sterbehilfe leisten **II** *vt* **4.** ver-, zustopfen, zupfropfen **plug one's ears** sich die Ohren zustopfen **5.** (*zahnmed.*) plombieren **III** *vi* verstopfen
plug in *vt* einstöpseln, (hin-)einstecken
plug up I *vt* ver-, zustopfen, zupfropfen **II** *vi* verstopfen
Dittrich's plugs: Dittrich-Pfröpfe *pl*
Imlach's fat plug: Imlach-Fettpfropf *m*
meatal plug: Gehörgangsplatte *f*
mucous plug: Schleimpfropf *m*
platelet plug: weißer Abscheidungsthrombus *m*, Thrombozytenpfropf *m*
Traube's plugs: Dittrich-Pfröpfe *pl*
plug|ger ['plʌgər] *noun*: Stopfer *m*, Kondensierer *m*
amalgam plugger: Amalgamkondensierer *m*, Amalgamstopfer *m*, Bergendahl-Kondensierer *m*
automatic plugger: mechanischer Kondensierer *m*, mechanischer Stopfer *m*
back-action plugger: Back-action-Kondensierer *m*, Back-action-Stopfer *m*

P

bayonet plugger: Bajonettstopfer *m*
endodontic plugger: →*root canal plugger*
foil plugger: →*gold plugger*
foot plugger: fußförmiger Stopfer *m*, fußförmiger Kondensierer *m*
gold plugger: Goldstopfer *m*, Goldkondensierer *m*
reverse plugger: →*back-action plugger*
root canal plugger: Wurzelkanalstopfer *m*
tonsillar plugs: Mandelpfröpfe *pl*

plum|ba|go [plʌm'beɪgəʊ] *noun*: Graphit *m*
plum|bic ['plʌmbɪk] *adj*: Blei betreffend *oder* enthaltend, bleihaltig, Blei-
plum|bism ['plʌmbɪzəm] *noun*: Bleivergiftung *f*
plum|bo|ther|a|py [,plʌmbəʊ'θerəpiː] *noun*: Behandlung *f* mit Bleiverbindungen
plum|bum ['plʌmbəm] *noun*: Plumbum *nt*
plu|mose ['pluːməʊs] *adj*: federartig
pluri- *präf.*: Viel-, Pluri-, Multi-, Poly-
plu|ri|cau|sal [,plʊərɪ'kɔːzəl] *adj*: zwei *oder* mehr Ursachen habend, plurikausal
plu|ri|glan|du|lar [,plʊərɪ'glændʒələr] *adj*: mehrere Drüsen/Glandulae betreffend, multiglandulär, pluriglandulär, polyglandulär
plu|ri|grav|i|da [,plʊərɪ'grævɪdə] *noun*: Pluri-, Multigravida *f*
plu|ri|loc|u|lar [,plʊərɪ'lɑkjələr] *adj*: vielkamm(e)rig, multilokulär
plu|ri|men|or|rhe|a [,plʊərɪ,menə'rɪə] *noun*: Polymenorrhoe *f*
plu|ri|men|or|rhoe|a [,plʊərɪ,menə'rɪə] *noun*: (*brit.*) →*plurimenorrhea*
plu|ri|nu|cle|ar [,plʊərɪ'n(j)uːklɪər] *adj*: viele Kerne/Nuclei enthaltend, polynukleär, vielkernig, mehrkernig, multinukleär, multinuklear
plu|rip|a|ra [plu'rɪpərə] *noun*: Pluripara *f*, Multipara *f*, Mehrgebärende *f*
plu|rip|a|rous [,plʊərɪ'pərəs] *adj*: pluripar
plu|ri|po|lar [,plʊərɪ'pəʊlər] *adj*: (*Nervenzelle*) mit mehreren Fortsätzen, pluripolar, multipolar
plu|ri|po|tent [,plʊərɪ'pəʊtnt, plʊə'rɪpətənt] *adj*: über sämtliche Entwicklungsmöglichkeiten verfügend, omnipotent, totipotent
plu|ri|po|ten|tial [,plʊərɪpə'tentʃl] *adj*: →*pluripotent*
plu|ri|po|ten|ti|al|i|ty [,plʊərɪpə,tentʃɪ'æləti:] *noun*: Pluripotenz *f*
plur|i|vac|u|o|lar [,plʊərɪ,vækjuː'əʊlər, -'vækjuːə-, -'vækjələr] *adj*: plurivakulär
plu|to|ni|um [pluː'təʊnɪəm] *noun*: Plutonium *nt*
PLV *Abk.*: **1.** phenylalanine, lysine, vasopressin **2.** posterior wall of left ventricle
pLV *Abk.*: left ventricular pressure
pLVED *Abk.*: left ventricular end-diastolic pressure
PLVP *Abk.*: peak left ventricular pressure
pLVS *Abk.*: left ventricular systolic pressure
PLVW *Abk.*: posterior left ventricular wall
PM *Abk.*: **1.** pacemaker **2.** panmyelopathy **3.** papillary muscle **4.** pellicular membrane **5.** perinatal mortality **6.** periodontal membrane **7.** phase modulation **8.** photometer **9.** photomultiplier **10.** physical medicine **11.** poliomyelitis **12.** polymyositis **13.** premolar **14.** presystolic murmur **15.** preventative medicine **16.** prostatic massage **17.** pulse modulation
Pm *Abk.*: **1.** mean pressure **2.** promethium
pM *Abk.*: picomolar
pm *Abk.*: picometer
P.m. *Abk.*: Pasteurella multocida
p.m. *Abk.*: postmortal
PMA *Abk.*: **1.** progressive muscular atrophy **2.** pyridylmercuric acetate
PMAOA *Abk.*: platelet monoamine oxidase activity
PMB *Abk.*: **1.** p-mercuric benzoate **2.** polychrome methylene blue **3.** polymorphonuclear basophil **4.** polymorphonuclear basophil leukocyte **5.** postmenopausal bleeding
PMC *Abk.*: **1.** phenylmercuric chloride **2.** premotor cortex **3.** promyelocyte **4.** pseudomembranous colitis
PMCA *Abk.*: polymethylchloroacrylate
PMD *Abk.*: **1.** primary myocardial disease **2.** progressive muscular dystrophy
PME *Abk.*: **1.** phosphomonoester **2.** polymorphonuclear eosinophil **3.** polymorphonuclear eosinophil leukocyte **4.** progressive myoclonic encephalopathy
PMEA *Abk.*: 9-(2-phosphonylmethoxy-ethyl)-adenine
PMEDAP *Abk.*: 9-(2-phosphonylmethoxy-ethyl)-2,6-diaminopurine
PMEMAP *Abk.*: 9-(2-phosphonylmethoxy-ethyl)-2-aminopurine
PMF *Abk.*: progressive massive fibrosis
PMG *Abk.*: **1.** photomotograph **2.** postmenopausal gonadotrophin
PMH *Abk.*: past medical history
PMI *Abk.*: **1.** phosphomannose isomerase **2.** point of maximal impulse **3.** point of maximal intensity **4.** posterior myocardial infarction **5.** previous medical illness
P mitrale: P mitrale, P sinistroatriale, P sinistrocardiale
PML *Abk.*: **1.** pemoline **2.** polymorphonuclear leukocyte **3.** posterior mitral leaflet **4.** progressive multifocal leukoencephalopathy
PMLE *Abk.*: **1.** polymorphic light eruption **2.** progressive multifocal leukoencephalopathy
PMM *Abk.*: perilacunar mineral matrix
PMMA *Abk.*: polymethyl methacrylate
PMN *Abk.*: **1.** polymorphonuclear leukocyte **2.** polymorphonuclear neutrophil **3.** polymorphonuclear neutrophil leukocyte
PMNR *Abk.*: periadenitis mucosa necrotica recurrens
pmol *Abk.*: picomole
PMP *Abk.*: **1.** persistent mentoposterior **2.** phenylmethyl oxadiazole **3.** previous menstrual period
PMPEA *Abk.*: p-methoxyphenyl ethylamine
PMR *Abk.*: **1.** palmomental reflex **2.** perinatal mortality rate **3.** proportional mortality ratio **4.** proton magnetic resonance
^{31}P-MRS *Abk.*: ^{31}P magnetic resonance spectroscopy
PMS *Abk.*: **1.** phenazine methosulfate **2.** postmenopausal syndrome **3.** pregnant mare's serum **4.** premenstrual syndrome
PMSF *Abk.*: **1.** phenylmethane sulfonylfluoride **2.** progressive motility sustaining factor
PMSG *Abk.*: pregnant mare's serum gonadotrophin
PMT *Abk.*: premenstrual tension
PMV *Abk.*: posterior mitral valve
PMVL *Abk.*: posterior mitral valve leaflet
PN *Abk.*: **1.** peptone nutritional solution **2.** periarteritis nodosa **3.** peripheral nerve **4.** platelet-rich normal plasma **5.** postnatal **6.** protein nitrogen **7.** psychoneurotic **8.** pyelonephritis
Pn *Abk.*: pneumonia
p.n. *Abk.*: postnatal
PNA *Abk.*: **1.** peanut agglutinin **2.** pentose nucleic acid **3.** plasma noradrenaline **4.** prenylamine
PNB *Abk.*: pudendal nerve blockade
PNBT *Abk.*: p-nitroblue tetrazolium
PNC *Abk.*: **1.** penicillin **2.** purine nucleotide cycle

PND *Abk.*: **1.** paroxysmal nocturnal dyspnea **2.** postnasal drainage **3.** postnasal drip
PNDMA *Abk.*: p-nitroso-dimethylamine
-pnea *suf.*: Atmen, Atmung, -pnoe
-pneic *suf.*: atmend, -pnoisch
pne|o|dy|nam|ics [ˌniːəʊdaɪˈnæmɪks] *plural*: →*pneumodynamics*
pne|o|gram [ˈniːəʊɡræm] *noun*: Spirogramm *nt*
pne|o|graph [ˈniːəʊɡræf] *noun*: Spirograph *m*, Spirograf *m*
pne|om|e|ter [nɪˈɑmɪtər] *noun*: Spirometer *nt*
Pneu *Abk.*: pneumothorax
pneuma- *präf.*: Luft-, Gas-, Atem-, Atmungs-, Lungen-, Pneumo-, Pulmo-
pneu|mal [ˈnjuːməl, ˈnʊ-] *adj*: Lunge betreffend, pulmonal, Lungen-, Pulmonal-
pneu|mar|thro|gram [n(j)uːˈmɑːrθrəɡræm] *noun*: Pneumarthrogramm *nt*
pneu|mar|throg|ra|phy [ˌn(j)uːmɑːrˈθrɑɡrəfiː] *noun*: Pneumarthrographie *f*, Pneumarthrografie *f*
pneu|mar|thro|sis [ˌn(j)uːmɑːrˈθrəʊsɪs] *noun*: Pneumarthrosis *f*
pneu|ma|thae|mi|a [ˌn(j)uːməˈθiːmiːə] *noun*: (*brit.*) →*pneumathemia*
pneu|ma|the|mi|a [ˌn(j)uːməˈθiːmiːə] *noun*: Luftembolie *f*
pneu|mat|ic [njuːˈmætɪk, nʊ-] *adj*: Pneumatik betreffend; (Druck-)Luft *oder* Gas *oder* Atmung betreffend, lufthaltig, pneumatisch
pneu|mat|ics [njuːˈmætɪks, nʊ-] *plural*: Pneumatik *f*
pneu|ma|ti|nu|ri|a [ˌn(j)uːmətɪˈn(j)ʊəriːə] *noun*: Pneumaturie *f*
pneu|ma|ti|za|tion [njuːˌmætɪˈzeɪʃn] *noun*: (*Knochen*) Pneumatisation *f*
pneu|ma|tized [ˈn(j)uːmətaɪzd] *adj*: lufthaltig
pneumato- *präf.*: Luft-, Gas-, Atem-, Atmungs-, Lungen-, Pneumo-, Pulmo-
pneu|ma|to|car|dia [ˌn(j)uːmətəʊˈkɑːrdɪə] *noun*: Pneumatokardie *f*
pneu|ma|to|cele [ˈn(j)uːmətəʊsiːl] *noun*: **1.** Luftgeschwulst *f*, Pneumatozele *f* **2.** Hernia pulmonalis, Mediastinalhernie *f*, Lungenhernie *f*, Pneumatozele *f*, Pneumozele *f* **3.** Aerozele *f*
intracranial pneumatocele: Pneumozephalus *m*, Pneumatozephalus *m*
pneu|ma|to|ceph|al|us [ˌn(j)uːmətəʊˈsefələs] *noun*: Pneumozephalus *m*, Pneumatozephalus *m*
pneu|ma|to|gram [ˈn(j)uːmətəʊɡræm] *noun*: Spirogramm *nt*
pneu|ma|to|graph [ˈn(j)uːmətəʊɡræf] *noun*: Spirograph *m*, Spirograf *m*
pneu|ma|to|hae|mi|a [ˌn(j)uːmətəʊˈhiːmiːə] *noun*: (*brit.*) →*pneumatohemia*
pneu|ma|to|he|mi|a [ˌn(j)uːmətəʊˈhiːmiːə] *noun*: Luftembolie *f*
pneu|ma|tom|e|ter [ˌn(j)uːməˈtɑmɪtər] *noun*: **1.** Spirometer *nt* **2.** Pneumatometer *nt*
pneu|ma|tom|e|try [ˌn(j)uːmətəʊˈtɑmətriː] *noun*: Spirometrie *f*
pneu|ma|tor|rha|chis [ˌn(j)uːmətəʊˈtɔːrəkɪs] *noun*: Pneumorrhachis *f*
pneu|ma|to|sis [ˌn(j)uːmətəʊˈtəʊsɪs] *noun*: Pneumatose *f*, Pneumatosis *f*
intestinal pneumatosis: Darm(wand)emphysem *nt*, Pneumatosis cystoides intestini
pneu|ma|to|tho|rax [ˌn(j)uːmətəʊˈθɔːræks] *noun*: Pneumothorax *m*
pneu|ma|tu|ri|a [ˌn(j)uːməˈt(j)ʊəriːə] *noun*: Pneumaturie *f*
pneu|mec|to|my [n(j)uːˈmektəmiː] *noun*: Lungenresektion *f*, Pneumektomie *f*
pneum|en|ceph|a|log|ra|phy [ˌn(j)uːmenˌsefəˈlɑɡrəfiː] *noun*: Pneumenzephalographie *f*, Pneumenzephalografie *f*
pneumo- *präf.*: Luft-, Gas-, Atem-, Atmungs-, Lungen-, Pneumo-, Pulmo-
pneu|mo|ar|throg|ra|phy [ˌn(j)uːməʊɑːrˈθrɑɡrəfiː] *noun*: Pneumarthrographie *f*, Pneumarthrografie *f*
pneu|mo|ba|cil|lus [ˌn(j)uːməʊbəˈsɪləs] *noun*: →*Friedländer's pneumobacillus*
Friedländer's pneumobacillus: Friedländer-Bakterium *nt*, Friedländer-Bacillus *m*, Bacterium pneumoniae Friedländer, Klebsiella pneumoniae
pneu|mo|bil|i|a [ˌn(j)uːməʊˈbɪlɪə] *noun*: Pneumobilie *f*
pneu|mo|bron|chog|ra|phy [ˌn(j)uːməʊbrɑnˈkɑɡrəfiː] *noun*: Pneumobronchographie *f*, Pneumobronchografie *f*
pneu|mo|bul|bar [ˌn(j)uːməʊˈbʌlbər, -bɑːr] *adj*: pneumobulbär
pneu|mo|bul|bous [ˌn(j)uːməʊˈbʌlbəs] *adj*: →*pneumobulbar*
pneu|mo|car|di|al [ˌn(j)uːməˈkɑːrdɪəl] *adj*: Lunge(n) und Herz betreffend, pneumokardial, kardiopulmonal
pneu|mo|cele [ˈn(j)uːməʊsiːl] *noun*: →*pneumatocele*
pneu|mo|cen|te|sis [ˌn(j)uːməʊsenˈtiːsɪs] *noun*: Pneumozentese *f*, Lungenpunktion *f*
pneu|mo|ceph|al|us [ˌn(j)uːməʊˈsefələs] *noun*: Pneumatozephalus *m*
pneu|mo|cho|le|cys|ti|tis [ˌn(j)uːməʊˌkəʊləsɪsˈtaɪtɪs] *noun*: emphysematöse Gallenblasenentzündung/Cholezystitis *f*, Cholecystitis emphysematosa
pneu|mo|cis|ter|nog|ra|phy [ˌn(j)uːməʊˌsɪstərˈnɑɡrəfiː] *noun*: Pneumozisternographie *f*, Pneumozisternografie *f*
pneu|mo|coc|cae|mi|a [ˌn(j)uːməʊkɑkˈsiːmiːə] *noun*: (*brit.*) →*pneumococcemia*
pneu|mo|coc|cal [n(j)uːməʊˈkɑkl] *adj*: Pneumokokken betreffend, Pneumokokken-
pneu|mo|coc|ce|mi|a [ˌn(j)uːməʊkɑkˈsiːmiːə] *noun*: Pneumokokkensepsis *f*, Pneumokokkämie *f*
pneu|mo|coc|ci [n(j)uːməʊˈkɑkaɪ, n(j)uːməʊˈkɑsaɪ] *plural*: →*pneumococcus*
pneu|mo|coc|cic [n(j)uːməʊˈkɑksɪk] *adj*: Pneumokokken betreffend, Pneumokokken-
pneu|mo|coc|ci|dal [ˌn(j)uːməʊkɑkˈsaɪdl] *adj*: Pneumokokken zerstörend
pneu|mo|coc|co|sis [ˌn(j)uːməʊkəˈkəʊsɪs] *noun*: Pneumokokkeninfektion *f*, Pneumokokkose *f*
pneu|mo|coc|co|su|ri|a [ˌn(j)uːməʊˌkɑkəˈs(j)ʊəriːə] *noun*: Pneumokokkosurie *f*
pneu|mo|coc|cus [n(j)uːməʊˈkɑkəs] *noun, plural* **-ci** [n(j)uːməʊˈkɑkaɪ, n(j)uːməʊˈkɑsaɪ]: Pneumokokkus *m*, Fränkel-Pneumokokkus *m*, Pneumococcus *m*, Streptococcus pneumoniae, Diplococcus pneumoniae
pneu|mo|co|lon [ˌn(j)uːməʊˈkəʊlən] *noun*: Pneumokolon *nt*
pneu|mo|co|ni|o|sis [ˌn(j)uːməʊˌkəʊnɪˈəʊsɪs] *noun*: Staublunge *f*, Staublungenerkrankung *f*, Pneumokoniose *f*
bauxite pneumoconiosis: Korundschmelzerlunge *f*
pneumoconiosis of coal workers: Kohlenstaublunge *f*, Lungenanthrakose *f*, Anthracosis pulmonum
heavy metal pneumoconiosis: Hartmetalllunge *f*, Hartmetallfibrose *f*
metal pneumoconiosis: Hartmetalllunge *f*, Hartmetallfibrose *f*
rheumatoid pneumoconiosis: Caplan-Syndrom *nt*,

Caplan-Colinet-Petry-Syndrom *nt*, Silikoarthritis *f*
talc pneumoconiosis: Talkose *f*
pneu|mo|cra|nia [ˌn(j)uːməʊ'kreɪnɪə] *noun*: →*pneumocephalus*
pneu|mo|cra|ni|um [ˌn(j)uːməʊ'kreɪnɪəm] *noun*: Pneumatozephalus *m*
pneu|mo|cys|tic [n(j)uːməʊ'sɪstɪk] *adj*: Pneumocystis betreffend, durch Pneumocystis hervorgerufen, Pneumocystis-
Pneu|mo|cys|tis [n(j)uːməʊ'sɪstɪs] *noun*: Pneumocystis *f*
Pneumocystis carinii: Pneumocystis carinii *f*
pneu|mo|cys|tog|ra|phy [ˌn(j)uːməʊsɪs'tɑgrəfiː] *noun*: Pneumozystographie *f*, Pneumozystografie *f*
pneu|mo|cys|to|sis [ˌn(j)uːməʊsɪs'təʊsɪs] *noun*: interstitielle plasmazelluläre Pneumonie *f*, Pneumocystis-carinii-Pneumonie *f*
pneu|mo|cyte ['n(j)uːməsaɪt] *noun*: →*pneumonocyte*
pneu|mo|der|ma [ˌn(j)uːməʊ'dɜrmə] *noun*: Hautemphysem *nt*
pneu|mo|dy|nam|ics [ˌn(j)uːməʊdaɪ'næmɪks] *plural*: Atem-, Pneumodynamik *f*
pneu|mo|em|py|e|ma [ˌn(j)uːməʊempaɪ'iːmə] *noun*: Pyopneumothorax *m*
pneu|mo|en|ceph|a|li|tis [ˌn(j)uːməʊenˌsefə'laɪtɪs] *noun*: atypische Geflügelpest *f*, Newcastle disease *nt*
pneu|mo|en|ceph|a|lo|gram [ˌn(j)uːməʊen'sefələgræm] *noun*: Pneumenzephalogramm *nt*, Pneumoenzephalogramm *nt*
pneu|mo|en|ceph|a|log|ra|phy [ˌn(j)uːməʊenˌsefə'lɑgrəfiː] *noun*: Pneumenzephalographie *f*, Pneumenzephalografie *f*
pneu|mo|en|ceph|a|lo|my|e|lo|gram [ˌn(j)uːməʊenˌsefələʊ'maɪələgræm] *noun*: Pneum(o)enzephalomyelogramm *nt*
pneu|mo|en|ceph|a|lo|my|e|log|ra|phy [ˌn(j)uːməʊenˌsefələʊˌmaɪə'lɑgrəfiː] *noun*: Pneumoenzephalomyelographie *f*, Pneumoenzephalomyelografie *f*, Pneumenzephalomyelographie *f*, Pneumenzephalomyelografie *f*
pneu|mo|en|te|rit|ic [ˌn(j)uːməʊentə'rɪtɪk] *adj*: Pneumoenteritis betreffend, pneumoenteritisch
pneu|mo|en|ter|i|tis [ˌn(j)uːməʊentə'raɪtɪs] *noun*: Pneumoenteritis *f*
pneu|mo|fas|ci|o|gram [ˌn(j)uːməʊ'fæsɪəgræm] *noun*: Pneumofasziogramm *nt*
pneu|mo|ga|lac|to|cele [ˌn(j)uːməʊgə'læktəsiːl] *noun*: Pneumogalaktozele *f*
pneu|mo|gas|tric [ˌn(j)uːməʊ'gæstrɪk] *adj*: pneumogastral, gastropulmonal
pneu|mo|gas|trog|ra|phy [ˌn(j)uːməʊgæs'trɑgrəfiː] *noun*: Pneumogastrographie *f*, Pneumogastrografie *f*
pneu|mo|gram ['n(j)uːməgræm] *noun*: **1.** Spirogramm *nt* **2.** (*radiolog.*) Pneumogramm *nt*
pneu|mo|graph ['n(j)uːməgræf] *noun*: Spirograph *m*, Spirograf *m*
pneu|mog|ra|phy [n(j)uː'mɑgrəfiː] *noun*: Pneumographie *f*, Pneumografie *f*
pneu|mo|hae|mi|a [ˌn(j)uːmə'hiːmiːə] *noun*: (*brit.*) →*pneumohemia*
pneu|mo|hae|mo|per|i|car|di|um [ˌn(j)uːməˌhiːməˌperɪ'kɑːrdɪəm] *noun*: (*brit.*) →*pneumohemopericardium*
pneu|mo|hae|mo|tho|rax [ˌn(j)uːməʊˌhiːmə'θɔːræks] *noun*: (*brit.*) →*pneumohemothorax*
pneu|mo|he|mi|a [ˌn(j)uːmə'hiːmiːə] *noun*: Luftembolie *f*
pneu|mo|he|mo|per|i|car|di|um [ˌn(j)uːməˌhiːməˌperɪ'kɑːrdɪəm] *noun*: Pneumohämoperikard *nt*, Hämopneumoperikard *nt*
pneu|mo|he|mo|tho|rax [ˌn(j)uːməʊˌhiːmə'θɔːræks] *noun*: Hämatopneumothorax *m*
pneu|mo|hy|dro|me|tra [ˌn(j)uːməʊˌhaɪdrə'miːtrə] *noun*: Pneumohydrometra *f*
pneu|mo|hy|dro|per|i|car|di|um [ˌn(j)uːməʊˌhaɪdrəˌperɪ'kɑːrdɪəm] *noun*: Pneumohydroperikard *nt*, Hydropneumoperikard *nt*
pneu|mo|hy|dro|per|i|to|ne|um [ˌn(j)uːməʊˌhaɪdrəˌperɪtən'iːəm] *noun*: Pneumohydroperitoneum *nt*, Hydropneumoperitoneum *nt*
pneu|mo|hy|dro|tho|rax [ˌn(j)uːməʊˌhaɪdrə'θɔːræks] *noun*: Pneumohydrothorax *m*, Hydropneumothorax *m*
pneu|mo|hy|po|der|ma [ˌn(j)uːməʊˌhaɪpə'dɜrmə] *noun*: Hautemphysem *nt*
pneu|mo|ko|ni|o|sis [ˌn(j)uːməʊˌkəʊnɪ'əʊsɪs] *noun*: Staublunge *f*, Pneumokoniose *f*
pneu|mo|lip|oi|do|sis [ˌn(j)uːməʊlɪpɔɪ'dəʊsɪs] *noun*: Lipidpneumonie *f*, Ölaspirationspneumonie *f*, Fettaspirationspneumonie *f*
pneu|mo|lith ['n(j)uːməʊlɪθ] *noun*: Lungenstein *m*, Pneumolith *m*
pneu|mo|li|thi|a|sis [ˌn(j)uːməʊlɪ'θaɪəsɪs] *noun*: Pneumolithiasis *f*
pneu|mol|o|gy [n(j)uː'mɑlədʒiː] *noun*: Pneumologie *f*, Pneumonologie *f*, Pulmonologie *f*, Pulmologie *f*
pneu|mol|y|sis [n(j)uː'mɑlɪsɪs] *noun*: Pleurolyse *f*
pneu|mo|ma|la|cia [ˌn(j)uːməʊmə'leɪʃ(ɪ)ə] *noun*: Lungenerweichung *f*, Pneumomalazie *f*
pneu|mo|me|di|as|ti|no|gram [ˌn(j)uːməʊˌmɪdɪə'staɪnəgræm] *noun*: Pneumomediastinogramm *nt*
pneu|mo|me|di|as|ti|nog|ra|phy [ˌn(j)uːməʊˌmɪdɪæstaɪ'nɑgrəfiː] *noun*: Pneumomediastinographie *f*, Pneumomediastinografie *f*
pneu|mo|me|di|as|ti|num [ˌn(j)uːməʊˌmɪdɪə'staɪnəm] *noun*: (spontanes) Mediastinalemphysem *nt*, Hamman-Syndrom *nt*, Pneumomediastinum *nt*
pneu|mo|mel|a|no|sis [ˌn(j)uːməʊnˌmelə'nəʊsɪs] *noun*: Pneumomelanose *f*, Pneumonomelanose *f*
pneu|mom|e|ter [n(j)uː'mɑmɪtər] *noun*: **1.** Pneumatometer *nt* **2.** Spirometer *nt*
pneu|mo|my|co|sis [ˌn(j)uːməʊmaɪ'kəʊsɪs] *noun*: Pilzerkrankung *f* der Lunge, Lungenmykose *f*, Pneumomykose *f*, Pneumonomykose *f*
pneu|mo|my|e|log|ra|phy [ˌn(j)uːməʊmaɪə'lɑgrəfiː] *noun*: Pneumomyelographie *f*, Pneumomyelografie *f*
pneu|mo|nae|mi|a [ˌn(j)uːmə'niːmiːə] *noun*: (*brit.*) →*pneumonemia*
pneu|mon|ec|ta|sia [ˌn(j)uːmɑnek'teɪʒ(ɪ)ə] *noun*: Lungenemphysem *nt*
pneu|mo|nec|ta|sis [ˌn(j)uːmə'nektəsɪs] *noun*: Lungenüberblähung *f*; Lungenemphysem *nt*
pneu|mo|nec|to|my [ˌn(j)uːmə'nektəmiː] *noun*: Pneumonektomie *f*, Pneumektomie *f*
pneu|mo|ne|de|ma [ˌn(j)uːmɑnɪ'diːmə] *noun*: Lungenödem *nt*
pneu|mo|ne|mi|a [ˌn(j)uːmə'niːmiːə] *noun*: Lungenstauung *f*
pneu|mo|ni|a [n(j)uː'məʊnɪə] *noun*: Entzündung *f* des Lungenparenchyms, Pneumonie *f*, Lungenentzündung *f*, Pneumonia *f*
abscess-forming pneumonia: abszedierende Pneumonie *f*
acute pneumonia: akute Pneumonie *f*
adenoviral pneumonia: Adenoviruspneumonie *f*
amebic pneumonia: Amöbenpneumonie *f*
amoebic pneumonia: (*brit.*) →*amebic pneumonia*
anthrax pneumonia: Lungenmilzbrand *m*, Wollsortiererkrankheit *f*, Lumpensortiererkrankheit *f*, Hadern-

krankheit *f*
apex pneumonia: Spitzenpneumonie *f*
apical pneumonia: Spitzenpneumonie *f*
aspiration pneumonia: Aspirationspneumonie *f*
atypical pneumonia: atypische/primär-atypische Pneumonie *f*
bacterial pneumonia: bakterielle Lungenentzündung/Pneumonie *f*
bilious pneumonia: biliöse Pneumonie *f*
bronchial pneumonia: Bronchopneumonie *f*, lobuläre Pneumonie *f*
Buhl's desquamative pneumonia: käsige Pneumonie *f*
caseating pneumonia: käsige/verkäsende Pneumonie *f*
caseous pneumonia: käsige/verkäsende Pneumonie *f*
catarrhal pneumonia: Bronchopneumonie *f*, lobuläre Pneumonie *f*
cheesy pneumonia: käsige/verkäsende Pneumonie *f*
chemical pneumonia: chemische Pneumonie *f*
chlamydial pneumonia: Chlamydienpneumonie *f*
chronic pneumonia: chronische Lungenentzündung/Pneumonie *f*
chronic eosinophilic pneumonia: eosinophile Pneumonie *f*, eosinophiles Lungeninfiltrat *nt*
chronic fatty degeneration pneumonia: chronisch verfettende Pneumonie *f*
chronic fibrous pneumonia: interstitielle Lungenfibrose *f*
cold agglutinin pneumonia: atypische/primär-atypische Pneumonie *f*
contusion pneumonia: Kontusionspneumonie *f*
croupous pneumonia: Lobär-, Lappenpneumonie *f*
cytomegalovirus pneumonia: Zytomegalieviruspneumonie *f*, CMV-Pneumonie *f*
deglutition pneumonia: Aspirationspneumonie *f*
desquamative pneumonia: käsige/verkäsende Pneumonie *f*
desquamative interstitial pneumonia: desquamative interstitielle Pneumonie *f*
double pneumonia: doppelseitige Pneumonie *f*
Eaton agent pneumonia: Mycoplasma-pneumoniae-Pneumonie *f*, Mykoplasmapneumonie *f*
embolic pneumonia: (post-)embolische Pneumonie *f*
enterococcal pneumonia: Enterokokkenpneumonie *f*
eosinophilic pneumonia: eosinophilzellige Pneumonie *f*
fibrinous pneumonia: fibrinöse Pneumonie *f*
fibrous pneumonia: fibrös-organisierte Pneumonie *f*
focal pneumonia: Herdpneumonie *f*, Fokalpneumonie *f*, Bronchopneumonie *f*
Friedländer's pneumonia: Friedländer-Pneumonie *f*, Klebsiellenpneumonie *f*
Friedländer's bacillus pneumonia: →*Friedländer's pneumonia*
fungal pneumonia: Pilzpneumonie *f*
gangrenous pneumonia: gangränöse Pneumonie *f*
gelatinous pneumonia: gelatinöse Pneumonie *f*
giant cell pneumonia: Masernpneumonie *f*, Riesenzellpneumonie *f*
haemorrhagic pneumonia: (*brit.*) →*hemorrhagic pneumonia*
haemorrhagic necrotizing pneumonia: (*brit.*) →*hemorrhagic necrotizing bronchopneumonia*
Hecht's pneumonia: Masernpneumonie *f*, Riesenzellpneumonie *f*
hemorrhagic pneumonia: hämorrhagische Pneumonie *f*
hemorrhagic necrotizing pneumonia: →*hemorrhagic necrotizing bronchopneumonia*
hypostatic pneumonia: hypostatische Pneumonie *f*
indurative pneumonia: indurative Pneumonie *f*, chronische Indurativpneumonie *f*
influenza pneumonia: →*influenzal pneumonia*
influenzal pneumonia: Grippepneumonie *f*
influenza virus pneumonia: →*influenzal pneumonia*
inhalation pneumonia: **1.** Aspirationspneumonie *f* **2.** Bronchopneumonie *f* durch Gasinhalation *f*
interstitial pneumonia: interstitielle Pneumonie *f*, Pneumonitis *f*
interstitial plasma cell pneumonia: Pneumocystis-Pneumonie *f*, interstitielle Plasmazellpneumonie *f*, Pneumocystose *f*
interstitial pneumonia with obliterating bronchitis: interstitielle Pneumonie *f* mit Bronchiolitis obliterans
intrauterine pneumonia: intrauterine Pneumonie *f*
Klebsiella pneumonia: Klebsiellenpneumonie *f*, Friedländer-Pneumonie *f*
lipid pneumonia: Lipidpneumonie *f*, Öl-, Fettaspirationspneumonie *f*
lipoid pneumonia: Lipidpneumonie *f*, Öl-, Fettaspirationspneumonie *f*
lobar pneumonia: Lobär-, Lappenpneumonie *f*
lobular pneumonia: Bronchopneumonie *f*, lobuläre Pneumonie *f*; Herd-, Fokalpneumonie *f*
Löffler's pneumonia: Löffler-Syndrom *nt*, eosinophiles Lungeninfiltrat *nt*
lymphoid interstitial pneumonia: lymphoide interstitielle Pneumonie *f*
manganese pneumonia: Manganpneumonie *f*
massive pneumonia: massive Pneumonie *f*
metastatic pneumonia: metastatische Pneumonie *f*
migratory pneumonia: wandernde Pneumonie *f*, Pneumonia migrans
mural interstitial pneumonia: murale interstitielle Pneumonie *f*
mycoplasmal pneumonia: Mycoplasma-pneumoniae-Pneumonie *f*, Mykoplasmapneumonie *f*
Mycoplasma pneumoniae pneumonia: Mycoplasma-pneumoniae-Pneumonie *f*, Mykoplasmapneumonie *f*
nonbacterial pneumonia: abakterielle Pneumonie *f*
non-nosocomial pneumonia: ambulant erworbene Pneumonie *f*
nosocomial pneumonia: nosokomiale Pneumonie *f*
oil pneumonia: Öl-, Fettaspirationspneumonie *f*, Lipidpneumonie *f*
oil-aspiration pneumonia: Öl-, Fettaspirationspneumonie *f*, Lipidpneumonie *f*
organizing pneumonia: fibrös-organisierte Pneumonie *f*
peribronchial focal pneumonia: peribronchiale Herdpneumonie *f*
Pittsburgh pneumonia: Pittsburgh-Pneumonie *f*
plague pneumonia: Lungenpest *f*, Pestpneumonie *f*
plasma cell pneumonia: Pneumocystis-Pneumonie *f*, interstitielle Plasmazellpneumonie *f*, Pneumocystose *f*
pleuritic pneumonia: kombinierte Pleuritis *f* und Pneumonie, Pleuropneumonie *f*
pneumococcal pneumonia: Pneumokokkenpneumonie *f*
Pneumocystis pneumonia: Pneumocystis-Pneumonie *f*, interstitielle Plasmazellpneumonie *f*, Pneumocystose *f*
postoperative pneumonia: postoperative Pneumonie *f*
primary atypical pneumonia: atypische Pneumonie *f*, primär-atypische Pneumonie *f*
Pseudallescheria boydii pneumonia: Pseudallescheria boydii-Pneumonie *f*

P

purulent pneumonia: eitrige Pneumonie *f*
Q fever pneumonia: Q-Fieber-Pneumonie *f*
secondary pneumonia: sekundäre Pneumonie *f*
serous pneumonia: seröse Pneumonie *f*
staphylococcal pneumonia: Staphylokokkenpneumonie *f*
streptococcal pneumonia: Streptokokkenpneumonie *f*
suppurative pneumonia: eitrige Pneumonie *f*
terminal pneumonia: terminale Pneumonie *f*
traumatic pneumonia: (post-)traumatische Pneumonie *f*
tuberculous pneumonia: tuberkulöse Pneumonie *f*
tularaemic pneumonia: (*brit.*) →*tularemic pneumonia*
tularemic pneumonia: pulmonale Tularämie *f*
typhoid pneumonia: Typhuspneumonie *f*, Pneumonia typhosa
typical pneumonia: typische Pneumonie *f*
uraemic pneumonia: (*brit.*) →*uremic pneumonia*
uremic pneumonia: →*uremic pneumonitis*
varicella pneumonia: Varizellen-Pneumonie *f*
viral pneumonia: Viruspneumonie *f*
wandering pneumonia: wandernde Pneumonie *f*, Pneumonia migrans
white pneumonia: Pneumonia alba
woolsorter's pneumonia: Lungenmilzbrand *m*, Wollsortierer-, Lumpensortierer-, Hadernkrankheit *f*
xanthomatous pneumonia: xanthomatöse Pneumonie *f*

pneu|mon|ic [n(j)uː'mɑnɪk] *adj*: **1.** Lunge betreffend, pulmonal, Lungen- **2.** Lungenentzündung/Pneumonie betreffend, pneumonisch

pneu|mo|nit|ic [ˌn(j)uːmə'nɪtɪk] *adj*: Pneumonitis betreffend, pneumonitisch

pneu|mo|ni|tis [ˌn(j)uːmə'naɪtɪs] *noun*: Entzündung *f* des Lungenparenchyms, Lungenentzündung *f*, Pneumonie *f*, Pneumonia *f*
acute interstitial pneumonitis: atypische/primär-atypische Pneumonie *f*
aspiration pneumonitis: Aspirationspneumonie *f*
chlamydial pneumonitis: Chlamydienpneumonie *f*
hypersensitivity pneumonitis: Hypersensitivitätspneumonitis *f*, exogen-allergische Alveolitis *f*
nonbacterial pneumonitis: →*nonbacterial pneumonia*
pneumocystis carinii pneumonitis: Pneumocystis-Pneumonie *f*, interstitielle Plasmazellpneumonie *f*, Pneumocystose *f*
radiation pneumonitis: Strahlenpneumonitis *f*, Strahlenpneumonie *f*
uraemic pneumonitis: (*brit.*) →*uremic pneumonitis*
uremic pneumonitis: urämische Pneumonie *f*, hämorrhagisch-fibrinöses Lungenödem *nt* bei Urämie, urämische Wasserlunge *f*

pneumono- *präf.*: Luft-, Gas-, Atem-, Atmungs-, Lungen-, Pneumo-, Pulmo-

pneu|mo|no|cele ['n(j)uːməʊnəʊsiːl] *noun*: Lungenhernie *f*, Pneumatozele *f*, Pneumozele *f*

pneu|mo|no|cen|te|sis [ˌn(j)uːməʊnəʊsen'tiːsɪs] *noun*: Lungenpunktion *f*, Pneumozentese *f*

pneu|mo|no|cir|rho|sis [ˌn(j)uːməʊnəʊsɪ'rəʊsəs] *noun*: Lungenfibrose *f*, Lungenzirrhose *f*

pneu|mo|no|coc|cus [ˌn(j)uːməʊnəʊ'kɑkəs] *noun*: Fränkel-Weichselbaum-Diplokokkus *m*, Pneumococcus *m*, Streptococcus pneumoniae, Diplococcus pneumoniae

pneu|mo|no|co|ni|o|sis [ˌn(j)uːməʊnəʊˌkəʊnɪ'əʊsɪs] *noun*: Staublunge *f*, Staublungenerkrankung *f*, Pneumokoniose *f*

pneu|mon|o|cyte [n(j)uː'mɑnəsaɪt] *noun*: Alveolarzelle *f*, Pneumozyt *m*
granular pneumonocytes: Pneumozyten Typ II *pl*, große Alveolarepithelzellen *pl*, Alveolarepithelzellen Typ II *pl*, Nischenzellen *pl*
membranous pneumonocytes: Pneumozyten Typ I *pl*, kleine Alveolarepithelzellen *pl*, Deckzellen *pl*, Alveolarepithelzellen Typ I *pl*

pneu|mo|noe|de|ma [ˌn(j)uːmɑnɪ'diːmə] *noun*: (*brit.*) →*pneumonedema*

pneu|mo|no|en|ter|i|tis [ˌn(j)uːmənəʊˌentə'raɪtɪs] *noun*: Pneumoenteritis *f*

pneu|mo|nog|ra|phy [ˌn(j)uːmə'nɑgrəfiː] *noun*: Pneumographie *f*, Pneumografie *f*

pneu|mo|no|ko|ni|o|sis [ˌn(j)uːmənəʊˌkəʊnɪ'əʊsɪs] *noun*: →*pneumoconiosis*

pneu|mo|no|lip|oi|do|sis [ˌn(j)uːməʊnəʊlɪpɔɪ'dəʊsɪs] *noun*: Lipidpneumonie *f*, Öl-, Fettaspirationspneumonie *f*

pneu|mo|nol|y|sis [ˌn(j)uːmə'nɑlɪsɪs] *noun*: Pleurolyse *f*

pneu|mo|no|mel|a|no|sis [ˌn(j)uːmənəʊmelə'nəʊsɪs] *noun*: →*pneumomelanosis*

pneu|mo|no|mon|il|i|a|sis [ˌn(j)uːmənəʊˌmɑnɪ'laɪəsɪs] *noun*: Lungencandidose *f*

pneu|mo|no|my|co|sis [ˌn(j)uːmənəʊmaɪ'kəʊsɪs] *noun*: →*pneumomycosis*

pneu|mo|no|pal|u|dism [ˌn(j)uːmənəʊ'pæljədɪzəm] *noun*: Bruns-Krankheit *f*

pneu|mo|nop|a|thy [ˌn(j)uːmə'nɑpəθiː] *noun*: Lungenerkrankung *f*, Pneumopathie *f*

pneu|mo|no|pex|y [n(j)uː'mɑnəpeksiː] *noun*: Pneumo-, Pneumonopexie *f*

pneu|mon|oph|thi|sis [ˌn(j)uːmɑnɑf'θaɪsɪs] *noun*: Lungentuberkulose *f*

pneu|mo|no|pleu|ri|tis [ˌn(j)uːmənəʊplʊə'raɪtɪs] *noun*: Pleuropneumonie *f*

pneu|mo|no|re|sec|tion [ˌn(j)uːmənəʊrɪ'sekʃn] *noun*: →*pneumoresection*

pneu|mo|nor|rha|gia [n(j)uːˌməʊnə'reɪdʒ(ɪ)ə] *noun*: →*pneumorrhagia*

pneu|mo|nor|rha|phy [ˌn(j)uːməʊ'nɔrəfiː] *noun*: Lungennaht *f*, Pneumorrhaphie *f*

pneu|mo|no|sis [ˌn(j)uːməʊ'nəʊsɪs] *noun*: Pneumonose *f*

pneu|mo|not|o|my [ˌn(j)uːməʊ'nɑtəmiː] *noun*: Lungenschnitt *m*, Pneumotomie *f*

pneu|mo|pal|u|dism [ˌn(j)uːmənəʊ'pæljədɪzəm] *noun*: Bruns-Krankheit *f*

pneu|mop|a|thy [n(j)uː'mɑpəθiː] *noun*: Lungenerkrankung *f*, Pneumopathie *f*

pneu|mo|per|i|car|di|um [ˌn(j)uːməˌperɪ'kɑːrdɪəm] *noun*: Pneumoperikard *nt*

pneu|mo|per|i|to|ne|um [ˌn(j)uːməʊˌperɪtə'niːəm] *noun*: Pneumoperitoneum *nt*

pneu|mo|per|i|to|nit|ic [ˌn(j)uːməʊˌperɪtə'nɪtɪk] *adj*: Pneumoperitonitis betreffend, pneumoperitonitisch

pneu|mo|per|i|to|ni|tis [ˌn(j)uːməʊˌperɪtə'naɪtɪs] *noun*: Pneumoperitonitis *f*

pneu|mo|pex|y ['n(j)uːmənəʊˌpeksiː] *noun*: Pneumonopexie *f*, Pneumopexie *f*

pneu|mo|pha|gia [ˌn(j)uːməʊ'feɪdʒ(ɪ)ə] *noun*: (krankhaftes) Luft(ver)schlucken *nt*, Aerophagie *f*

pneu|mo|pleu|rit|ic [ˌn(j)uːməʊpluː'rɪtɪk] *adj*: Pneumopleuritis betreffend, pneumopleuritisch

pneu|mo|pleu|ri|tis [ˌn(j)uːməʊpluː'raɪtɪs] *noun*: Pleuropneumonie *f*, Pneumopleuritis *f*

pneu|mo|py|e|log|ra|phy [ˌn(j)uːməʊˌpaɪə'lɑgrəfiː] *noun*: Pneumopyelographie *f*, Pneumopyelografie *f*

pneu|mo|py|o|per|i|car|di|um [ˌn(j)uːməʊˌpaɪəˌperɪ'kɑːrdɪəm] *noun*: Pneumopyoperikard *nt*

pneu|mo|py|o|tho|rax [ˌn(j)uːməʊˌpaɪəˈθɔːræks] *noun*: Pneumopyothorax *m*
pneu|mo|ra|di|og|ra|phy [ˌn(j)uːməʊˌreɪdɪˈɑɡrəfiː] *noun*: Pneumographie *f*, Pneumografie *f*
pneu|mo|re|sec|tion [ˌn(j)uːməʊrɪˈsekʃn] *noun*: Lungenteilentfernung *f*, resektion *f*
pneu|mo|ret|ro|per|i|to|ne|um [ˌn(j)uːməʊˌretrəʊperɪtəˈniːəm] *noun*: Pneumoretroperitoneum *nt*
pneu|mo|roent|gen|og|ra|phy [ˌn(j)uːməʊrentɡəˈnɑɡrəfiː] *noun*: Pneumographie *f*, Pneumografie *f*
pneu|mor|rha|chis [n(j)uːˈmɔrəkɪs] *noun*: Pneumorrhachis *f*
pneu|mor|rha|gia [ˌn(j)uːməˈreɪdʒ(ɪ)ə] *noun*: Lungenblutung *f*, Pneumorrhagie *f*
pneu|mo|se|ro|tho|rax [ˌn(j)uːməʊˌsɪərəˈθɔːræks] *noun*: Pneumoserothorax *m*, Hydropneumothorax *m*
pneu|mo|sil|i|co|sis [ˌn(j)uːməʊˌsɪlɪˈkəʊsɪs] *noun*: Silikose *f*
pneu|mo|tach|o|gram [ˌn(j)uːməʊˈtækəɡræm] *noun*: Pneumotachogramm *nt*
pneu|mo|tach|o|graph [ˌn(j)uːməʊˈtækəɡræf] *noun*: Pneumotachograph *m*, Pneumotachograf *m*
pneu|mo|ta|chog|ra|phy [ˌn(j)uːməʊtəˈkɑɡrəfiː] *noun*: Pneumotachographie *f*, Pneumotachografie *f*
pneu|mo|ta|chom|e|ter [ˌn(j)uːməʊtæˈkɑmɪtər] *noun*: Pneumotachometer *nt*
pneu|mo|tach|y|gram [ˌn(j)uːməʊˈtækɪɡræm] *noun*: →*pneumotachogram*
pneu|mo|tach|y|graph [ˌn(j)uːməʊˈtækɪɡræf] *noun*: Pneumotachograph *m*, Pneumotachograf *m*
pneu|mo|tho|rax [ˌn(j)uːməʊˈθɔːræks] *noun*: Pneumothorax *m*, Pneu *m*
artificial pneumothorax: künstlicher Pneumothorax *m*
closed pneumothorax: geschlossener Pneumothorax *m*
extrapleural pneumothorax: extrapleuraler Pneumothorax *m*
induced pneumothorax: künstlicher Pneumothorax *m*
mantle pneumothorax: Mantelpneumothorax *m*
open pneumothorax: offener Pneumothorax *m*
pressure pneumothorax: Spannungspneumothorax *m* Spannungspneu *m*
spontaneous pneumothorax: Spontanpneumothorax *m*
tension pneumothorax: Spannungspneumothorax *m*
therapeutic pneumothorax: therapeutischer Pneumothorax *m*, künstlicher Pneumothorax *m*
valve pneumothorax: Ventilpneu *m*, Ventilpneumothorax *m*
valvular pneumothorax: Ventilpneu *m*, Ventilpneumothorax *m*
pneu|mot|o|my [n(j)uːˈmɑtəmiː] *noun*: Pneumotomie *f*, Lungenschnitt *m*, Lungeninzision *f*
pneu|mo|trop|ic [ˌn(j)uːməˈtrɑpɪk] *adj*: auf die Lunge einwirkend, mit besonderer Affinität zur Lunge, pneumotrop
pneu|mot|ro|pism [n(j)uːˈmɑtrəpɪzəm] *noun*: Pneumotropismus *m*, Pneumotropie *f*
pneu|mo|tym|pa|num [ˌn(j)uːməˈtɪmpənəm] *noun*: Pneumotympanum *nt*
pneu|mo|u|ri|a [ˌn(j)uːməʊˈ(j)ʊəriːə] *noun*: Pneumaturie *f*
pneu|mo|ven|tri|cle [ˌn(j)uːməʊˈventrɪkl] *noun*: Pneumoventrikel *m*
pneu|mo|ven|tric|u|log|ra|phy [ˌn(j)uːməʊvenˌtrɪkjəˈlɑɡrəfiː] *noun*: Pneumoventrikulographie *f*, Pneumoventrikulografie *f*
Pneu|mo|vi|rus [ˌn(j)uːməʊˈvaɪrəs] *noun*: Pneumovirus *nt*
pneu|sis [ˈn(j)uːsɪs] *noun*: Atmung *f*
PNF *Abk.*: proprioceptive neuromuscular facilitation
PNH *Abk.*: **1.** non-hereditary porphyria **2.** paroxysmal nocturnal hemoglobinuria
PNI *Abk.*: **1.** peripheral nerve injury **2.** postnatal infection **3.** prognostic nutritional index **4.** psychoneuroimmunology
PNMT *Abk.*: phenylethanolamine N-methyltransferase
-pnoea *suf.*: (*brit.*) →*-pnea*
-pnoeic *suf.*: (*brit.*) →*-pneic*
PNP *Abk.*: **1.** p-nitrophenol **2.** polyneuropathy **3.** psychogenic nocturnal polydipsia
PnP *Abk.*: pneumoperitoneum
PNPase *Abk.*: polynucleotide phosphorylase
PNPB *Abk.*: positive-negative pressure breathing
PNPG *Abk.*: p-nitrophenylglycerin
PNPP *Abk.*: p-nitrophenylphosphate
PNPR *Abk.*: positive-negative pressure respiration
PNPS *Abk.*: p-nitrophenylsulfate
PNS *Abk.*: **1.** paraneoplastic syndrome **2.** parasympathetic nervous system **3.** peripheral nervous system **4.** posterior nasal spine
PNU *Abk.*: protein nitrogen unit
Pnx *Abk.*: pneumothorax
Po *Abk.*: polonium
pO_2 *Abk.*: **1.** oxygen partial pressure **2.** partial pressure of oxygen
POA *Abk.*: **1.** pancreatic oncofetal antigen **2.** paraosteoarthropathy **3.** primary optic atrophy
POAG *Abk.*: primary open angle glaucoma
POB *Abk.*: phenoxybenzamine
pock [pɑk] *noun*: Pocke *f*
pock|et [ˈpɑkɪt] *noun*: **1.** Tasche *f* **2.** (*anatom.*) Tasche *f*, Sack *m*, Beutel *m* **3.** Zahnfleischtasche *f*, Tasche *f*
absolute pocket: absolute Zahnfleischtasche *f*, absolute Tasche *f*
bleeding pocket: blutende Zahnfleischtasche *f*, blutende Tasche *f*
complex pocket: komplexe Zahnfleischtasche *f*, komplexe Tasche *f*
compound pocket: kombinierte Knochentasche *f*
dural pocket: Duratasche *f*
false pocket: Pseudotasche *f*
false periodontal pocket: →*false pocket*
gingival pocket: gingivale Tasche *f*
infrabony pocket: Knochentasche *f*, infraalveoläre Tasche *f*
infracrestal pocket: →*infrabony pocket*
intra-alveolar pocket: →*infrabony pocket*
intrabony pocket: →*infrabony pocket*
periodontal pocket: Parodontaltasche *f*
relative pocket: relative Zahnfleischtasche *f*, relative Tasche *f*
retraction pocket: (*Ohr*) Retraktionstasche *f*
simple pocket: einfache Zahnfleischtasche *f*, einfache Tasche *f*
subcrestal pocket: →*infrabony pocket*
suprabony pocket: supraalveoläre Tasche *f*, supraalveoläre Zahnfleischtasche *f*
supracrestal pocket: →*suprabony pocket*
true pocket: echte Zahnfleischtasche *f*, echte Tasche *f*
Zahn's pocket: Zahn-Tasche *f*
pock|mark [ˈpɑkmɑːrk] *noun*: Pockennarbe *f*
POD *Abk.*: peroxidase
pod- *präf.*: Fuß-, Pod(o)-
po|dag|ra [pəʊˈdæɡrə, ˈpɑdəɡrə] *noun*: Podagra *nt/f*
po|dag|ral [pəʊˈdæɡrəl] *adj*: Podagra betreffend, an Podagra leidend, podagrisch
po|dag|ric [pəʊˈdæɡrɪk] *adj*: →*podagral*

P

po|dag|rous [pəʊ'dægrəs] *adj*: →*podagral*
po|dal|gia [pəʊ'dældʒ(ɪ)ə] *noun*: Schmerzen *pl* im Fuß, Fußschmerz(en *pl*) *m*, Podalgie *f*, Pododynie *f*
po|dal|ic [pəʊ'dældʒɪk] *adj*: Fuß *oder* Füße betreffend, Pod(o)-, Fuß-
pod|ar|thrit|ic [ˌpɑdɑːr'θrɪtɪk] *adj*: Podarthritis betreffend, podarthritisch
pod|ar|thri|tis [ˌpɑdɑːr'θraɪtɪs] *noun*: Entzündung *f* der Fußgelenke, Podarthritis *f*, Fußgelenkentzündung *f*
pod|e|de|ma [pɑdɪ'diːmə] *noun*: Fuß- und Knöchelödem *nt*
pod|en|ceph|a|lus [ˌpɑden'sefələs] *noun*: Podenzephalus *m*
po|di|at|ric [pəʊdɪ'ætrɪk] *adj*: Fußpflege betreffend
po|di|a|trist [pə'daɪətrɪst, pəʊ-] *noun*: Fußpfleger(in *f*) *m*, Pediküre *f*, Podologe *m*, Podologin *f*
po|di|a|try [pə'daɪətrɪ, pəʊ-] *noun*: Fußpflege *f*, Pediküre *f*
po|dis|mus [pəʊ'dɪzməs] *noun*: →*podospasm*
po|di|tis [pəʊ'daɪtɪs] *noun*: entzündliche Fußerkrankung *f*
podo- *präf.*: Fuß-, Pod(o)-
pod|o|cyte ['pɑdəsaɪt] *noun*: Füßchen-, Deckzelle *f*, Epizyt *m*, Podozyt *m*
pod|o|dyn|ia [ˌpɑdə'diːnɪə] *noun*: →*podalgia*
pod|oe|de|ma [pɑdɪ'diːmə] *noun*: (*brit.*) →*podedema*
pod|o|gram ['pɑdəgræm] *noun*: Podogramm *nt*
pod|o|graph ['pɑdəgræf] *noun*: Podograph *m*
po|dol|o|gist [pə'dɑlədʒɪst] *noun*: →*podiatrist*
po|dol|o|gy [pə'dɑlədʒiː] *noun*: →*podiatry*
pod|o|phyl|lin [ˌpɑdə'fɪlɪn] *noun*: Podophyllin *nt*, Podophyllinum *nt*, Resina Podophylli, Podophyllumharz *nt*
pod|o|phyl|lo|tox|in [ˌpɑdəˌfɪlə'tɑksɪn] *noun*: Podophyllotoxin *nt*
Pod|o|phyl|lum [ˌpɑdə'fɪləm] *noun*: Podophyllum *nt*
Podophyllum peltatum: Podophyllum peltatum
pod|o|spasm ['pɑdəʊspæzəm] *noun*: Fußkrampf *m*, Fußmuskelkrampf *m*, Podospasmus *m*
pod|o|spas|mus [ˌpɑdə'spæzməs] *noun*: →*podospasm*
PODx *Abk.*: preoperative diagnosis
POEMS *Abk.*: polyneuropathy, organomegaly, endocrinopathy, monoclonal gammopathy, skin changes
POF *Abk.*: pyruvate oxidation factor
PofE *Abk.*: portal of entry
-poiesis *suf.*: Bildung, -poese, -poiese
-poietic *suf.*: bildend, -poetisch
poikilo- *präf.*: Bunt-, Poikil(o)-
poi|ki|lo|blast ['pɔɪkɪləʊblæst] *noun*: Poikiloblast *m*
poi|kil|o|cyte ['pɔɪkɪləʊsaɪt] *noun*: Poikilozyt *m*
poi|kil|o|cy|thae|mi|a [ˌpɔɪkɪləʊsaɪ'θiːmiːə] *noun*: (*brit.*) →*poikilocythemia*
poi|kil|o|cy|the|mi|a [ˌpɔɪkɪləʊsaɪ'θiːmiːə] *noun*: →*poikilocytosis*
poi|kil|o|cy|to|sis [ˌpɔɪkɪləʊsaɪ'təʊsɪs] *noun*: Poikilozytose *f*, Poikilozythämie *f*
poi|kil|o|cy|tot|ic [ˌpɔɪkɪləʊsaɪ'tɑtɪk] *adj*: Poikilozytose betreffend, von ihr gekennzeichnet, poikilozytotisch, poikilozythämisch
poi|kil|o|der|ma [ˌpɔɪkɪləʊ'dɜrmə] *noun*: Poikilodermie *f*
poikiloderma of Civatte: Civatte-Krankheit *f*, Civatte-Poikilodermie *f*
radiation poikiloderma: Röntgenpoikiloderm *nt*
poi|kil|os|mo|sis [ˌpɔɪkɪlɑz'məʊsɪs] *noun*: Poikilosmose *f*
poi|kil|os|mot|ic [ˌpɔɪkɪlɑz'mɑtɪk] *adj*: Poikilosmose betreffend, poikilosmotisch
poi|ki|lo|therm [pɔɪ'kɪləθɜrm, 'pɔɪkələʊ-] *noun*: wechselwarmes/poikilothermes Lebewesen *nt*, Wechselblüter *m*
poi|kil|lo|ther|mal [ˌpɔɪkɪləʊ'θɜrml, ˌpɔɪkələʊ-] *adj*: →*poikilothermic*
poi|kil|lo|ther|mic [ˌpɔɪkɪləʊ'θɜrmɪk] *adj*: poikilotherm, allotherm, heterotherm
poi|kil|lo|ther|mism [ˌpɔɪkɪləʊ'θɜrmɪzəm] *noun*: →*poikilothermy*
poi|kil|lo|ther|my [ˌpɔɪkɪləʊ'θɜrmiː] *noun*: Poikilothermie *f*
poi|kil|lo|throm|bo|cyte [ˌpɔɪkɪləʊ'θrɑmbəsaɪt] *noun*: Poikilothrombozyt *m*
point [pɔɪnt]: **I** *noun* (Messer-, Nadel-)Spitze *f*; (Dezimal-)Punkt *m*, Komma *nt*; (geometrischer) Punkt *m*; (*Thermometer*) Grad *m*; (*anatom.*) Punctum *nt* **II** *vt* **1.** (an-, zu-)spitzen **2.** hinweisen, zeigen, deuten (*to* auf); richten (*at* auf) **III** *vi* **3.** (*Abszess*) reifen, reif werden **4.** hinweisen, hindeuten (*to* auf)
point out *vt* hinweisen, zeigen, deuten (*to* auf); richten (*at* auf)
absolute near point: absoluter Nahpunkt *m*
point of action: →*point of application*
Addison's point: Addison-Punkt *m*
alveolar point: Alveolarpunkt *m*, A-Punkt *m*
angular point: Scheitelpunkt *m*
apophysary point: Trousseau-Punkt *m*
apophyseal point: Trousseau-Punkt *m*
point of application: Angriffspunkt (der Kraft) *m*
auriculotemporal point: Aurikulotemporalpunkt *m*
auscultation point: Punctum maximum
Boas' point: Boas-Druckpunkt *m*
boiling point: Siedepunkt *m*
breaking point: Bruch-, Zerreißgrenze *f* **have reached/be at breaking point** (*fig.*) am Ende seiner Kraft sein, vor dem (physischen *oder* psychischen) Zusammenbruch
Brewer's point: Brewer-Punkt *m*
Cannon's point: Cannon-Böhm-Punkt *m*
cardinal point: Kardinalpunkt *m*
central point: Mittelpunkt *m*
Chauffard's point: Chauffard-Punkt *m*
Clado's point: Clado-Punkt *m*
cold point: Kaltpunkt *m*, Kältepunkt *m*
condenser point: Stopferspitze *f*, Kondensiererspitze *f*
point of congelation: Gefrierpunkt *m*
contact point: **1.** Kontaktpunkt *m*, Berührungspunkt *m* **2.** Kontaktfläche *f*, Berührungsfläche *f*, Approximalfläche *f*, Facies contactus dentis
point of convergence: Konvergenzpunkt *m*
corresponding points: korrespondierende Netzhautpunkte *pl*
critical point: kritische Temperatur *f*
Desjardins' point: Desjardins-Punkt *m*
dew point: Taupunkt *m*
disparate points: disparate Netzhautpunkte *pl*
point of divergence: Divergenzpunkt *m*
point of elbow: Ell(en)bogenfortsatz *m*, -höcker *m*, Olekranon *nt*, Olecranon *nt*
end point: Endpunkt *m*
Erb's point: Erb-Punkt *m*
eutectic point: eutektischer Punkt *m*
far point: Fernpunkt *m*, Punctum remotum
far point of convergence: Konvergenzfernpunkt *m*
point of fixation: Blick-, Fixierpunkt *m*
fixed point: Fest-, Fixpunkt *m*
focal point: Brennpunkt *m*
freezing point: Gefrierpunkt *m*
fusion point: Schmelzpunkt *m*
gastrocnemius point: Gastrocnemiuspunkt *m*
gutta-percha point: Guttaperchastift *m*, Wurzelkanalstift *m* aus Guttapercha
hardness indenter point: Eindringkörper *m*
Hartmann's point: →*Hartmann's critical point*

Hartmann's critical point: Sudeck-Punkt *m*
hinge-axis point: Scharnierachsenreferenzpunkt *m*
hot point: Thermokauter *m*
point Id: Interdentale *nt*
identical points: korrespondierende Netzhautpunkte *pl*
point IdI: Interdentale *nt* inferius
point IdS: Interdentale *nt* superius
point of incidence: Einfallspunkt *m*
incisal point: Inzisalpunkt *m*
incisor point: →*incisal point*
indenter point: Eindringkörper *m*
inflection point: Umkehrpunkt *m*
initiation point: Start-, Initiationspunkt *m*
insufficiency point: Insuffizienzpunkt *m*
point of intersection: Schnitt-, Kreuzungspunkt *m*
isoelectric point: isoelektrischer Punkt *m*
isoionic point: isoionischer Punkt *m*
itch point: Juckpunkt *m*
J point: J-Punkt *m*
knife point: Messerspitze *f*
Knoop hardness indenter point: →*Knoop indenter point*
Knoop indenter point: Knoop-Eindringkörper *m*
Kümmell's point: Kümmell-Punkt *m*
lacrimal point: Tränenpünktchen *nt*, Punctum lacrimale
Lanz's point: Lanz-Punkt *m*
leak point: (*Niere*) Glucoseschwelle *f*
Lenzmann's point: Lenzmann-Punkt *m*
Mayo-Robson point: Mayo-Robson-Punkt *m*
McBurney's point: McBurney-Punkt *m*
melting point: Schmelzpunkt *m*
metopic point: Metopion *nt*
Meyer's points: Meyer-Druckpunkte *pl*
Monro-Richter point: Monro-Punkt *m*
Morris' point: Morris-Punkt *m*
motor point: motorischer Nervenpunkt *m*, Reizpunkt *m*
Munro's point: Munro-Punkt *m*
Nageotte point: Nageotte-Stelle *f*
near point: Nahpunkt *m*, Punctum proximum
near point of convergence: Konvergenznahpunkt *m*
nerve pressure points: Nervendruckpunkte *pl*
nodal point: Knotenpunkt *m*
ossification point: Verknöcherungskern *m*, Knochenkern *m*, Centrum ossificationis
pain point: Schmerzpunkt *m*
painful points: Valleix-Punkte *pl*
phrenic-pressure point: Phrenikuspunkt *m*, Milzpunkt *m*
pivotal point: Drehpunkt *m*, Angelpunkt *m*
popliteal point: Poplitealpunkt *m*
pressure point: Druckpunkt *m*
principal point: Hauptpunkt *m*
point of regard: Blick-, Fixierpunkt *m*
relative near point: relativer Nahpunkt *m*
retention point: Retentionsstelle *f*
Rilliet's points: Rilliet-Druckpunkte *pl*
saturation point: Sättigungspunkt *m*
set point: Sollwert *m*
silver point: Silberstift *m*, Wurzelkanalstift *m* aus Silber
soleus muscle point: Soleuspunkt *m*
Sonnenburg's point: Sonnenburg-Punkt *m*
starting point: Ausgangsbasis *f*
Sudeck's point: →*Sudeck's critical point*
Sudeck's critical point: Sudeck-Punkt *m*
supranasal point: Ophryon *nt*
supraorbital point: Ophryon *nt*
tender points: Valleix-Punkte *pl*
trigger point: Triggerpunkt *m*
triple point: Tripelpunkt *m*
Trousseau's points: Trousseau-Punkte *pl*
turning point: Wendephase *f*
upper reversal point: oberer Umschlagspunkt *m*
Valleix's points: Valleix-Punkte *pl*
point of view: Ansicht *f*, Stand-, Gesichtspunkt *m*
warm point: Warmpunkt *m*

point|ed ['pɔɪntɪd] *adj*: spitz, zugespitzt; (*fig.*) scharf, spitz

point|ed|ness ['pɔɪntɪdnəs] *noun*: Spitzigkeit *f*; (*a. fig.*) Schärfe *f*

point|er ['pɔɪntər] *noun*: **1.** (*Messgerät*) Zeiger *m* **2.** Fingerzeig *m*, Tip *m*, Hinweis *m*; Anzeichen *nt*

point|less ['pɔɪntləs] *adj*: **1.** ohne Spitze, stumpf **2.** sinnlos

poise [pɔɪz] *noun*: Poise *nt*

poi|son ['pɔɪzn]: I *noun* (*a. fig.*) Gift *nt* II *adj* gift-, Gift- III *vt* **1.** vergiften **poison o.s.** sich vergiften **2.** infizieren
arrow poison: Pfeilgift *nt*
blood poison: Blutvergiftung *f*; Sepsis *f*, Septikämie *f*
chromosome poisons: Chromosomengifte *pl*
contact poisons: Kontaktgifte *pl*
cumulative poisons: Summationsgifte *pl*
inhalation poisons: Atemgifte *pl*
metabolic poison: Stoffwechselgift *nt*
mitotic poison: Mitosegift *nt*
nerve poison: Nervengift *nt*, Neurotoxin *nt*
plant poisons: Pflanzengifte *pl*
spindle poison: Spindelgift *nt*

poi|son|ing ['pɔɪzənɪŋ] *noun*: Vergiftung *f*; Vergiften *nt*, Intoxikation *f*
alcoholic poisoning: Alkoholvergiftung *f*, -intoxikation *f*
antimony poisoning: Antimonvergiftung *f*
arsenical poisoning: Arsenvergiftung *f*
bacterial food poisoning: bakterielle Lebensmittelvergiftung *f*
beryllium poisoning: Berylliose *f*
blood poisoning: Blutvergiftung *f*; Sepsis *f*, Septikämie *f*
cadmium poisoning: Cadmiumvergiftung *f*
carbon dioxide poisoning: Kohlendioxidvergiftung *f*, CO_2-Vergiftung *f*
carbon disulfide poisoning: Schwefelkohlenstoffvergiftung *f*
carbon disulphide poisoning: (*brit.*) →*carbon disulfide poisoning*
carbon monoxide poisoning: Kohlenmonoxidvergiftung *f*, CO-Vergiftung *f*, CO-Intoxikation *f*
cheese poisoning: Käsevergiftung *f*, Tyrotoxikose *f*
chromium poisoning: Chromvergiftung *f*
chronic fluoride poisoning: →*chronic fluorine poisoning*
chronic fluorine poisoning: **1.** Fluorose *f* **2.** →*dental fluorosis*
CO poisoning: Kohlenmonoxidvergiftung *f*, CO-Vergiftung *f*, CO-Intoxikation *f*
coffee poisoning: Koffeinvergiftung *f*, -intoxikation *f*, Koffeinismus *m*
cyanide poisoning: Zyanidvergiftung *f*, Cyanidvergiftung *f*
digitalis poisoning: Digitalisintoxikation *f*
endogenous acetylcholine poisoning: endogene Acetylcholinvergiftung *f*
endotoxin poisoning: Endotoxinvergiftung *f*
ergot poisoning: Vergiftung *f* durch Mutterkornalkaloide, Ergotismus *m*
fish poisoning: Fischvergiftung *f*, Ichthyismus *m*, Ichthysmus *m*
fluoride poisoning: Fluorvergiftung *f*

fluorine poisoning: Fluorvergiftung *f*
food poisoning: Lebensmittelvergiftung *f*
gas poisoning: Gasvergiftung *f*
heavy metal poisoning: Schwermetallvergiftung *f*
hydrogen sulfide poisoning: Schwefelwasserstoffvergiftung *f*
hydrogen sulphide poisoning: (*brit.*) →*hydrogen sulfide poisoning*
inky cap poisoning: Tintlingintoxikation *f*
lead poisoning: Bleivergiftung *f*, Saturnismus *m*, Saturnialismus *m*
manganese poisoning: (chronische) Manganvergiftung *f*, Manganismus *m*, Manganose *f*
mass poisoning: Massenvergiftung *f*
meat poisoning: Fleischvergiftung *f*
mercurial poisoning: →*mercury poisoning*
mercury poisoning: Quecksilbervergiftung *f*, Merkurialismus *m*, Hydrargyrie *f*, Hydrargyrose *f*
mercury bichloride poisoning: Sublimatvergiftung *f*
methanol poisoning: Methanolvergiftung *f*
methyl alcohol poisoning: Methanolvergiftung *f*
mushroom poisoning: Pilzvergiftung *f*, Myzetismus *m*
mussel poisoning: Muschelvergiftung *f*
nickel carbonyl poisoning: Nickeltetracarbonylvergiftung *f*
nicotine poisoning: Nicotinvergiftung *f*
nitrate poisoning: Nitratvergiftung *f*
nitric acid ester poisoning: Salpetersäureestervergiftung *f*
oxygen poisoning: Sauerstoffvergiftung *f*
pantherina poisoning: Pantherinasyndrom *nt*
phenol poisoning: Phenolvergiftung *f*, -intoxikation *f*, Karbolismus *m*
phosphine poisoning: Phosphorwasserstoffvergiftung *f*
phosphoric acid ester poisoning: Phosphorsäureestervergiftung *f*
phosphorus poisoning: Phosphorvergiftung *f*
puffer poisoning: Tetrodotoxinvergiftung *f*, Tetrodotoxismus *m*
saturnine poisoning: Bleivergiftung *f*, Saturnismus *m*, Saturnialismus *m*
sausage poisoning: Wurstvergiftung *f*, Allantiasis *f*
scombroid poisoning: Skombrotoxismus *m*
selenium poisoning: Selenose *f*, Selenvergiftung *f*, Selenosis *f*
shellfish poisoning: Miesmuschelvergiftung *f*
silver poisoning: Silberintoxikation *f*, Argyrie *f*, Argyrosis *f*, Argyrose *f*
solanine poisoning: Solanismus *m*
strychnine poisoning: Strychnismus *m*
tetraodon poisoning: Tetrodotoxinvergiftung *f*, Tetrodotoxismus *m*
thallium poisoning: Thalliumvergiftung *f*
trichloroethylene poisoning: Trichloräthylenvergiftung *f*
tricresyl phosphate poisoning: Triarylphosphat-Vergiftung *f*, Trikresylphosphat-Vergiftung *f*
turpentine poisoning: Terpentinvergiftung *f*
zinc poisoning: Zinkvergiftung *f*

poi|son|less ['pɔɪznləs] *adj*: keine Gifte enthaltend, giftfrei
poi|son|ous ['pɔɪzənəs] *adj*: als Gift wirkend, Gift(e) enthaltend, giftig, toxisch, Gift-
pol *Abk.*: polymerase
po|lar [pəʊlər] *adj*: die Pole betreffend, zu den Polen gehörend, polar, Pol-, Polar-
po|la|rim|e|ter [ˌpəʊlə'rɪmɪtər] *noun*: Polarimeter *nt*
po|lar|i|met|ric [pəʊˌlærə'metrɪk] *adj*: Polarimetrie betreffend, mittels Polarimetrie, polarimetrisch
po|la|rim|e|try [ˌpəʊlə'rɪmətriː] *noun*: Polarimetrie *f*
po|lar|i|scope [pəʊ'lærɪskəʊp] *noun*: Polariskop *nt*
po|lar|i|scop|ic [ˌpəʊlærɪ'skɑpɪk] *adj*: Polariskop *oder* Polariskopie betreffend, polariskopisch
po|la|ris|co|py [ˌpəʊlə'rɪskəpiː] *noun*: Polariskopie *f*
po|lar|i|ty [pəʊ'lærətɪ, pə-] *noun*: Polarität *f*; (*fig.*) Gegensätzlichkeit *f*
antiparallel polarity: antiparallele Polarität *f*
po|lar|i|za|tion [ˌpəʊlərɪ'zeɪʃn] *noun*: **1.** (*physik., fig.*) Polarisation *m*; Polarisieren *nt* **2.** (*embryolog.*) Polarisation *f*
fluorescence polarization: Fluoreszenzpolarisation *f*
membrane polarization: Membranpolarisation *f*
plane polarization: lineare Polarization *f*
po|lar|ize ['pəʊləraɪz]: **I** *vt* (*physik.*) polarisieren, ausrichten **II** *vi* (*fig.*) sich polarisieren, sich spalten (*into* in)
po|lar|ized ['pəʊləraɪzd] *adj*: polarisiert
po|lar|iz|er ['pəʊləˌraɪzər] *noun*: Polarisator *m*
po|lar|o|gram [pəʊ'lærəgræm] *noun*: Polarogramm *nt*
po|lar|o|graph|ic [ˌpəʊlərə'græfɪk] *adj*: Polarografie betreffend, polarographisch
po|la|rog|ra|phy [ˌpəʊlə'rɑgrəfiː] *noun*: Polarografie *f*, Polarographie *f*
pole [pəʊl] *noun*: Pol *m*, (*anatom.*) Polus *m*
abembryonic pole: abembryonaler Pol *m*
anterior pole of eyeball: vorderer Augenpol *m*, Polus anterior bulbi oculi
anterior pole of lens: vorderer Linsenpol *m*, Polus anterior lentis
embryoblast pole: Embryoblastenpol *m*
embryonic pole: embryonaler Pol *m*
pole of eyeball: Augenpol *m*, Polus bulbi oculi
frontal pole: Polus frontalis, Frontalpol *m*
inferior pole of testis: Polus inferior testis, unterer Hodenpol *m*
pole of kidney: Nierenpol *m*, Extremitas renis
pole of lens: Linsenpol *m*, Polus lentis
occipital pole: Polus occipitalis, Okzipitalpol *m*
positive pole: **1.** Pluspol *m* **2.** Anode *f*, positive Elektrode *f*, positiver Pol *m*
posterior pole of eyeball: hinterer Augenpol *m*, Polus posterior bulbi oculi
posterior pole of lens: hinterer Linsenpol *m*, Polus posterior lentis
spindle pole: Spindelpol *m*
superior pole of testis: Polus superior testis, oberer Hodenpol *m*
temporal pole: Polus temporalis, Schläfenpol *m*
pole of testis: Hodenpol *m*, Extremitas testis
tubular pole: Harnpol *m*, Polus tubularis
upper pole of kidney: oberer Nierenpol *m*, Extremitas superior renis
upper pole of testis: oberer Hodenpol *m*, Extremitas superior testis
urinary pole: Harnpol *m*, Polus tubularis
vascular pole: Gefäßpol *m*, Polus vascularis
poli- *präf.*: Poli(o)-
pol|i|clin|ic [ˌpɑlɪ'klɪnɪk] *noun*: Poliklinik *f*
pol|i|en|ceph|a|li|tis [ˌpəʊlɪenˌsefə'laɪtɪs] *noun*: Entzündung *f* der grauen Hirnsubstanz, Polioencephalitis *f*, Polioenzephalitis *f*
pol|i|en|ceph|a|lo|my|e|li|tis [ˌpəʊlɪenˌsefələʊˌmaɪə'laɪtɪs] *noun*: Entzündung *f* der grauen Substanz von Hirn und Rückenmark, Polioenzephalomyelitis *f*, Poliomye-

loenzephalitis *f*
pollio ['pəʊlɪəʊ] *noun*: Entzündung *f* der grauen Rückenmarksubstanz, Poliomyelitis *f*
polio- *präf.*: Poli(o)-
pollilolclasltic [ˌpəʊlɪəʊ'klæstɪk] *adj*: die graue Substanz zerstörend, polioklastisch
polliloldysltrolphia [ˌpəʊlɪəʊdɪs'trəʊfɪə] *noun*: →*poliodystrophy*
polliloldysltrolphy [ˌpəʊlɪəʊ'dɪstrəfiː] *noun*: Poliodystrophie *f*, -dystrophia *f*
progressive cerebral poliodystrophy: Alpers-Syndrom *nt*, Poliodystrophia cerebri progressiva infantilis
pollilolenlcephlallitlic [ˌpəʊlɪəʊenˌsefə'lɪtɪk] *adj*: Polioenzephalitis betreffend, polioenzephalitisch
pollilolenlcephlallilits [ˌpəʊlɪəʊenˌsefə'laɪtɪs] *noun*: Entzündung *f* der grauen Hirnsubstanz, Polioenzephalitis *f*, Polioencephalitis *f*
acute bulbar polioencephalitis: akute Bulbärparalyse *f*
acute infantile polioencephalitis: Polioencephalitis acuta infantum
acute superior haemorrhagic polioencephalitis: (*brit.*) →*superior hemorrhagic polioencephalitis*
acute superior hemorrhagic polioencephalitis: →*superior hemorrhagic polioencephalitis*
inferior polioencephalitis: Polioencephalitis inferior
superior haemorrhagic polioencephalitis: (*brit.*) →*superior hemorrhagic polioencephalitis*
superior hemorrhagic polioencephalitis: Wernicke-Enzephalopathie *f*, Wernicke-Syndrom *nt*, Polioencephalitis haemorrhagica superior (Wernicke)
pollilolenlcephlallolmelninlgolmylellilits [ˌpəʊlɪəʊenˌsefələʊmɪˌnɪŋgəʊˌmaɪə'laɪtɪs] *noun*: Polioenzephalomeningomyelitis *f*
pollilolenlcephlallolmylellitlic [ˌpəʊlɪəʊenˌsefələʊˌmaɪə'lɪtɪk] *adj*: Polioenzephalomyelitis betreffend, polioenzephalomyelitisch, poliomyeloenzephalitisch
pollilolenlcephlallolmylellilits [ˌpəʊlɪəʊenˌsefələʊˌmaɪə'laɪtɪs] *noun*: Entzündung *f* der grauen Substanz von Hirn und Rückenmark, Polioenzephalomyelitis *f*, Poliomyeloenzephalitis *f*
pollilolenlcephlalloplathy [ˌpəʊlɪəʊenˌsefə'lɑpəθiː] *noun*: Polioenzephalopathie *f*, Polioencephalopathia *f*
pollilolmylellenlcephlallilits [ˌpəʊlɪəʊˌmaɪəlenˌsefə'laɪtɪs] *noun*: Entzündung *f* der grauen Substanz von Hirn und Rückenmark, Poliomyeloenzephalitis *f*, Polioenzephalomyelitis *f*
pollilolmylellitlic [pəʊlɪəʊˌmaɪə'lɪtɪk] *adj*: Poliomyelitis betreffend, poliomyelitisch
pollilolmylellilits [pəʊlɪəʊˌmaɪə'laɪtɪs] *noun*: Entzündung *f* der grauen Rückenmarksubstanz, Poliomyelitis *f*, Polio *f*
abortive poliomyelitis: abortive Verlaufsform *f* der Poliomyelitis
acute anterior poliomyelitis: (epidemische/spinale) Kinderlähmung *f*, Heine-Medin-Krankheit *f*, Poliomyelitis (epidemica) anterior acuta
acute lateral poliomyelitis: spinale Form *f* der Kinderlähmung
anterior poliomyelitis: Poliomyelitis anterior
bulbar poliomyelitis: bulbopontine Form *f* der Kinderlähmung
cerebral poliomyelitis: Polioenzephalitis *f*, Polioencephalitis *f*
endemic poliomyelitis: endemische Poliomyelitis *f*
epidemic poliomyelitis: epidemische Poliomyelitis *f*
nonparalytic poliomyelitis: aparalytische Poliomyelitis *f*
postvaccinal poliomyelitis: vakzineassoziierte paralytische Poliomyelitis *f*
spinal paralytic poliomyelitis: spinale Form *f* der Kinderlähmung
pollilolmylellolenlcephlallitlic [ˌpəʊlɪəʊˌmaɪələʊenˌsefə'lɪtɪk] *adj*: Poliomyeloenzephalitis betreffend, poliomyeloenzephalitisch, polioenzephalomyelitisch
pollilolmylellolenlcephlallilits [ˌpəʊlɪəʊˌmaɪələʊenˌsefə'laɪtɪs] *noun*: Entzündung *f* der grauen Substanz von Hirn und Rückenmark, Poliomyeloenzephalitis *f*, Polioenzephalomyelitis *f*
pollilolmylelloplathy [ˌpəʊlɪəʊˌmaɪə'lɑpəθiː] *noun*: Poliomyelopathie *f*
pollilolsis [pɑlɪ'əʊsɪs] *noun*: Poliose *f*, Poliosis *f* (circumscripta)
pollilolvilrus [pəʊlɪəʊ'vaɪrəs] *noun*: Poliomyelitis-Virus *nt*, Polio-Virus *nt*
pollitlzerlilzaltion [ˌpɑlɪtsəraɪ'zeɪʃn] *noun*: Politzer-Verfahren *nt*, Luftdusche *f*
polklslsen [pəʊl'kɪsən] *noun*: (*Niere*) Polkissen *nt*
pollalkilsulrila [ˌpɑləkɪ's(j)ʊəriːə] *noun*: Pollakisurie *f*, Pollakiurie *f*
pollalkilulrila [ˌpɑləkɪ'(j)ʊəriːə] *noun*: häufige Blasenentleerung *f*, Pollakisurie *f*, Pollakiurie *f*
pollen ['pɑlən] *noun*: Blütenstaub *m*, Pollen *m*
pollelnolgenlic [ˌpɑlɪnəʊ'dʒenɪk] *adj*: durch Pollen hervorgerufen, Pollen-
pollelnolsis [pɑlɪ'nəʊsɪs] *noun*: →*pollinosis*
pollex ['pɑleks] *noun, plural* **-lilces** ['pɑləsiːz]: Daumen *m*, Pollex *m*
pollex flexus: Pollex flexus
pollilcilzaltion [ˌpɑlɪsɪ'zeɪʃn] *noun*: plastischer Daumenersatz *m*, Pollizisation *f*
pollilnolsis [pɑlɪ'nəʊsɪs] *noun*: Pollinose *f*, Pollinosis *f*; Pollenallergie *f*; Heuschnupfen *m*, Heufieber *nt*
pollultant [pə'luːtənt] *noun*: Schad-, Schmutzstoff *m*
pollute [pə'luːt] *vt*: verunreinigen, verschmutzen, verpesten
pollutled [pə'luːtɪd] *adj*: verschmutzt, verunreinigt, verseucht
pollutler [pə'luːtər] *noun*: (Umwelt-)Verschmutzer *m*
pollultion [pə'luːʃn] *noun*: **1.** (*Umwelt etc.*) Verschmutzung *f*, Verseuchung *f*, Verunreinigung *f* **2.** Verschmutzen *nt*, Verseuchen *nt*, Verunreinigen *nt*
air pollution: Luftverunreinigung *f*, -verschmutzung *f*
radioactive pollution: Strahlenverseuchung *f*
water pollution: Wasserverschmutzung *f*, -unreinigung *f*
pollolcyte ['pəʊləsaɪt] *noun*: →*polar body*
pollolnilum [pə'ləʊnɪəm] *noun*: Polonium *nt*
polloxlalmer [pə'lɑksəmər] *noun*: Poloxamer *nt*
polly ['pɑlɪ] *noun*: →*neutrophilic leukocyte*
poly *Abk.*: polymorphonuclear leukocyte
poly- *präf.*: Viel-, Poly-
polyA *Abk.*: **1.** polyadenylate **2.** polyadenylic acid
Poly-A *Abk.*: polyadenylic acid
pollylalcryllalmide [ˌpɑlɪə'krɪləmaɪd, -ˌækrə'læmaɪd, -mɪd] *noun*: Polyacrylamid *nt*
pollylaldelnia [ˌpɑlɪə'diːnɪə] *noun*: Polyadenie *f*, -adenia *f*
pollyladlelnitlic [ˌpɑlɪˌædə'nɪtɪk] *adj*: Polyadenitis betreffend, polyadenitisch
pollyladlelnilits [ˌpɑlɪˌædə'naɪtɪs] *noun*: Entzündung mehrerer Drüsen, Polyadenitis *f*
pollyladlelnolma [pɑlɪˌædə'nəʊmə] *noun*: Polyadenom *nt*
pollyladlelnolmaltolsis [ˌpɑlɪˌædənəʊmə'təʊsɪs] *noun*: Polyadenomatose *f*
pollyladlelnoplathy [ˌpɑlɪædə'nɑpəθiː] *noun*: Polyadenopathie *f*

pol|y|ad|e|no|sis [ˌpɑlɪædəˈnəʊsɪs] *noun*: Polyadenose *f*, -adenosis *f*
pol|y|ad|e|nous [ˌpɑlɪˈædənəs] *adj*: mehrere Drüsen/Glandulae betreffend, polyglandulär, multiglandulär, pluriglandulär
pol|y|a|den|yl|ate [ˌpɑlɪəˈdenlɪt, -eɪt, -ˈædnl-] *noun*: Polyadenylat *nt*
pol|y|aes|the|sia [ˌpɑlɪesˈθiːʒ(ɪ)ə] *noun*: (*brit.*) →*polyesthesia*
pol|y|am|ide [ˌpɑlɪˈæmaɪd, -ɪd] *noun*: Polyamid *nt*
pol|y|a|mine [ˌpɑlɪəˈmiːn, -ˈæmɪn] *noun*: Polyamin *nt*
pol|y|an|drous [ˌpɑlɪˈændrəs] *adj*: polyandrisch
pol|y|an|dry [ˈpɑlɪændriː] *noun*: Polyandrie *f*
pol|y|an|gi|it|ic [ˌpɑlɪˌændʒɪˈɪtɪk] *adj*: Polyangiitis betreffend, polyangiitisch, polyvaskulitisch
pol|y|an|gi|i|tis [ˌpɑlɪˌændʒɪˈaɪtɪs] *noun*: Entzündung mehrerer Blut- *oder* Lymphgefäße, Polyvaskulitis *f*, Polyangiitis *f*
pol|y|an|git|ic [ˌpɑlɪænˈdʒɪtɪk] *adj*: Polyangiitis betreffend, polyangiitisch, polyvaskulitisch
pol|y|an|gu|lar [ˌpɑlɪˈæŋgjələr] *adj*: vieleckig, Vielecks-
pol|y|ar|te|rit|ic [ˌpɑlɪˌɑːrtəˈrɪtɪk] *adj*: Panarteriitis betreffend, polyarteriitisch
pol|y|ar|te|ri|tis [ˌpɑlɪˌɑːrtəˈraɪtɪs] *noun*: Panarteriitis *f*
benign cutaneous polyarteritis nodosa: Periarteriitis nodosa cutanea benigna
pol|y|ar|thric [ˌpɑlɪˈɑːrθrɪk] *adj*: mehrere/viele Gelenke betreffend, multiartikulär, polyartikulär
pol|y|ar|thri|tis [ˌpɑlɪɑːrˈθraɪtɪs] *noun*: Entzündung *f* mehrerer Gelenke, Polyarthritis *f*
acute rheumatic polyarthritis: rheumatisches Fieber *nt*, Febris rheumatica, akuter Gelenkrheumatismus *m*, Polyarthritis rheumatica acuta
epidemic polyarthritis: epidemische Polyarthritis *f*, Ross-River-Fieber *nt*
pol|y|ar|throp|a|thy [ˌpɑlɪɑːrˈθrɑpəθiː] *noun*: Polyarthrose *f*
pol|y|ar|tic|u|lar [ˌpɑlɪɑːrˈtɪkjələr] *adj*: mehrere/viele Gelenke betreffend, multiartikulär, polyartikulär
pol|y|a|tom|ic [ˌpɑlɪəˈtɑmɪk] *adj*: aus mehreren Atomen bestehend
pol|y|aux|o|troph|ic [ˌpɑlɪˌɔːksəˈtrɑfɪk] *adj*: polyauxotroph
pol|y|a|vi|ta|min|o|sis [ˌpɑlɪeɪˌvaɪtəmɪˈnəʊsɪs] *noun*: Polyavitaminose *f*
pol|y|ax|i|al [ˌpɑlɪˈæksɪəl] *adj*: multiaxial, mehrachsig, vielachsig
pol|y|ax|on [ˌpɑlɪˈæksɑn] *noun*: Polyaxon *nt*
pol|y|ax|on|ic [ˌpɑlɪækˈsɑnɪk] *adj*: polyaxonal
pol|y|ba|sic [ˌpɑlɪˈbeɪsɪk]: **I** *noun* mehrbasische Säure *f* **II** *adj* mehrbasich
pol|y|blen|nia [ˌpɑlɪˈblenɪə] *noun*: übermäßige Schleimsekretion *f*
pol|y|car|dia [ˌpɑlɪˈkɑːrdɪə] *noun*: Herzjagen *nt*, Tachykardie *f*
pol|y|cel|lu|lar [ˌpɑlɪˈseljələr] *adj*: aus vielen Zellen bestehend, polyzellulär, vielzellig, multizellulär
pol|y|cen|tric [ˌpɑlɪˈsentrɪk] *adj*: mehrere Zentren besitzend, polyzentrisch
pol|y|chei|ri|a [ˌpɑlɪˈkaɪrɪə] *noun*: Polych(e)irie *f*
pol|y|che|mo|ther|a|py [ˌpɑlɪˌkiːməˈθerəpiː] *noun*: Polychemotherapie *f*
pol|y|chlo|rin|at|ed [ˌpɑlɪˈklɔːrəneɪtɪd] *adj*: polychloriert
pol|y|cho|lia [ˌpɑlɪˈkəʊlɪə] *noun*: übermäßige Gallensekretion *f*
pol|y|chon|drit|ic [ˌpɑlɪkɑnˈdrɪtɪk] *adj*: Polychondritis betreffend, polychondritisch
pol|y|chon|dri|tis [ˌpɑlɪkɑnˈdraɪtɪs] *noun*: Entzündung *f* mehrerer Knorpel, Polychondritis *f*
relapsing polychondritis: rezidivierende Polychondritis *f*, (von) Meyenburg-Altherr-Uehlinger-Syndrom *nt*, systematisierte Chondromalazie *f*
pol|y|chon|dro|path|ia [ˌpɑlɪˌkɑndrəˈpæθɪə] *noun*: →*polychondropathy*
pol|y|chon|drop|a|thy [ˌpɑlɪkɑnˈdrɑpəθiː] *noun*: (von) Meyenburg-Altherr-Uehlinger-Syndrom *nt*, rezidivierende Polychondritis *f*, systematisierte Chondromalazie *f*
pol|y|chrest [ˌpɑlɪkrest] *noun*: Polychrest *nt*
pol|y|chro|ma|sia [ˌpɑlɪkrəʊˈmeɪʒɪə] *noun*: **1.** (*histolog.*) Polychromatophilie *f*, Polychromasie *f* **2.** (*hämat.*) Polychromasie *f*
pol|y|chro|ma|tia [ˌpɑlɪkrəʊˈmeɪʃɪə] *noun*: Polychromatophilie *f*, Polychromasie *f*
pol|y|chro|mat|ic [ˌpɑlɪkrəʊˈmætɪk] *adj*: vielfarbig, bunt, polychromatisch, polychrom
pol|y|chro|mat|o|cyte [ˌpɑlɪkrəʊˈmætəsaɪt] *noun*: polychromatische Zelle *f*
pol|y|chro|ma|to|cy|to|sis [ˌpɑlɪˌkrəʊmətəʊsaɪˈtəʊsɪs] *noun*: Polychromatophilie *f*, Polychromasie *f*
pol|y|chro|mat|o|phil [ˌpɑlɪkrəʊˈmætəfɪl]: **I** *noun* polychromatische Zelle *f* **II** *adj* vielfarbig, bunt, polychromatisch, polychrom
pol|y|chro|mat|o|phile [ˌpɑlɪkrəʊˈmætəfaɪl] *noun, adj*: →*polychromatophil*
pol|y|chro|ma|to|phil|i|a [pɑlɪˌkrəʊmətəʊˈfɪlɪə] *noun*: Polychromatophilie *f*, Polychromasie *f*
pol|y|chro|ma|to|phil|ic [ˌpɑlɪˌkrəʊmətəʊˈfɪlɪk] *adj*: vielfarbig, bunt, polychromatisch, polychrom
pol|y|chro|ma|to|sis [ˌpɑlɪˌkrəʊməˈtəʊsɪs] *noun*: Polychromatophilie *f*, Polychromasie *f*
pol|y|chro|mic [ˌpɑlɪˈkrəʊmɪk] *adj*: vielfarbig, bunt, polychromatisch, polychrom
pol|y|chro|mo|phil [ˌpɑlɪˈkrəʊməfɪl] *noun, adj*: →*polychromatophil*
pol|y|chro|mo|phil|i|a [ˌpɑlɪˌkrəʊməˈfɪlɪə] *noun*: Polychromatophilie *f*, Polychromasie *f*
pol|y|chyl|ia [ˌpɑlɪˈkaɪlɪə] *noun*: übermäßige Chylusbildung *f*
pol|y|clo|nal [ˌpɑlɪˈkləʊnl] *adj*: aus vielen Klonen (bestehend), polyklonal
pol|y|co|ria [ˌpɑlɪˈkɔːrɪə] *noun*: Polykorie *f*
pol|y|crot|ic [ˌpɑlɪˈkrɑtɪk] *adj*: Polykrotie betreffend, polykrot, mehrgipfelig
pol|yc|ro|tism [pəˈlɪkrətɪzəm] *noun*: Polykrotie *f*, polykroter Puls *m*, Pulsus polycrotus
pol|y|cy|clic [ˌpɑlɪˈsaɪklɪk] *adj*: polyzyklisch
pol|y|cy|e|sis [ˌpɑlɪsaɪˈiːsɪs] *noun*: Mehrlingsschwangerschaft *f*
pol|y|cys|tic [ˌpɑlɪˈsɪstɪk] *adj*: aus mehreren Zysten bestehend, polyzystisch
pol|y|cy|thae|mi|a [ˌpɑlɪsaɪˈθiːmiːə] *noun*: (*brit.*) →*polycythemia*
pol|y|cy|the|mi|a [ˌpɑlɪsaɪˈθiːmiːə] *noun*: **1.** Polyzythämie *f*, Polycythaemia *f* **2.** Polyglobulie *f*
benign polycythemia: Gaisböck-Syndrom *nt*, Polycythaemia hypertonica, Polycythaemia rubra hypertonica
myelopathic polycythemia: Morbus *m* Osler-Vaquez, Vaquez-Osler-Syndrom *nt*, Osler-Vaquez-Krankheit *f*, Osler-Krankheit *f*, Erythrämie *f*, Polycythaemia vera, Polycythaemia rubra vera
polycythemia of the newborn: Polyglobulie *f* des Neugeborenen
primary polycythemia: →*myelopathic polycythemia*

P

secondary polycythemia: Reizpolyglobulie *f*, sekundäre Polyzythämie *f*
splenomegalic polycythemia: →*myelopathic polycythemia*
stress polycythemia: Gaisböck-Syndrom *nt*, Polycythaemia (rubra) hypertonica
pol|y|dac|tyl|ia [ˌpɑlɪdæk'tiːlɪə] *noun*: →*polydactyly*
pol|y|dac|tyl|ism [ˌpɑlɪ'dæktəlɪzəm] *noun*: →*polydactyly*
pol|y|dac|tyl|ous [ˌpɑlɪ'dæktɪləs] *adj*: Polydaktylie betreffend, polydaktyl, mehrfingrig
pol|y|dac|tyl|y [ˌpɑlɪ'dæktəliː] *noun*: Polydaktylie *f*
rudimentary polydactyly: rudimentäre Polydaktylie *f*
pol|y|den|tate [pɑlɪ'denteɪt] *adj*: vielzahnig, polydent
pol|y|de|ox|y|ri|bo|nu|cle|o|tide [ˌpɑlɪdɪˌɑksɪˌraɪbəʊ'n(j)uːklɪətaɪd] *noun*: Polydesoxyribonucleotid *nt*
pol|y|di|men|sion|al [ˌpɑlɪdɪ'menʃənl, -daɪ-] *adj*: mehrdimensional
pol|y|dip|sia [ˌpɑlɪ'dɪpsɪə] *noun*: Polydipsie *f*
hysterical polydipsia: psychogene Polydipsie *f*
psychogenic polydipsia: psychogener Pseudodiabetes insipidus *m*, psychogene Polydipsie *f*
pol|y|dys|pla|sia [ˌpɑlɪdɪs'pleɪʒ(ɪ)ə] *noun*: Polydysplasie *f*, Polydysplasia *f*
hereditary ectodermal polydysplasia: anhidrotisch ektodermale Dysplasie *f*, ektodermale (kongenitale) Dysplasie *f*, Christ-Siemens-Syndrom *nt*, Guilford-Syndrom *nt*, Jacquet-Syndrom *nt*, Anhidrosis hypotrichotica/congenita
pol|y|dys|tro|phia [ˌpɑlɪdɪs'trəʊfɪə] *noun*: →*polydystrophy*
pol|y|dys|troph|ic [ˌpɑlɪdɪs'trɑfɪk] *adj*: Polydystrophie betreffend, polydystrophisch
pol|y|dys|tro|phy [ˌpɑlɪ'dɪstrəfiː] *noun*: Polydystrophie *f*, Polydystrophia *f*
pseudo-Hurler polydystrophy: Mukolipidose III *f*, Pseudo-Hurler-Dystrophie *f*
pol|y|em|bry|o|ny [ˌpɑlɪem'braɪəniː] *noun*: Polyembryonie *f*
pol|y|en|do|crine [ˌpɑlɪ'endəʊkraɪn, -krɪn] *adj*: mehrere endokrine Drüsen betreffend, polyendokrin
pol|y|en|do|cri|no|ma [pɑlɪˌendəkraɪ'nəʊmə] *noun*: multiple endokrine Adenopathie *f*, multiple endokrine Neoplasie *f*, pluriglanduläre Adenomatose *f*
pol|y|en|do|cri|nop|a|thy [ˌpɑlɪendəʊkrɪ'nɑpəθiː] *noun*: Polyendokrinopathie *f*
pol|y|ene ['pɑlɪˌiːn] *noun*: Polyen *nt*
pol|y|en|oic [ˌpɑlɪɪ'nəʊɪk] *adj*: mehrfach ungesättigt
pol|y|es|ter ['pɑlɪestər, ˌ-'estər] *noun*: Polyester *m*
pol|y|es|the|sia [ˌpɑlɪes'θiːʒ(ɪ)ə] *noun*: Polyästhesie *f*
pol|y|es|tra|di|ol [ˌpɑlɪˌestrə'daɪɔl] *noun*: Polyestradiol *nt*
polyestradiol phosphate: Polyestradiolphosphat *nt*
pol|y|eth|yl|ene [ˌpɑlɪ'eθəliːn] *noun*: Polyäthylen *nt*
pol|y|fruc|tose [ˌpɑlɪ'frʌktəʊs] *noun*: Polyfructose *f*, Fruktosan *nt*, Fructosan *nt*, Levulan *nt*, Laevulan *nt*, Polyfruktose *f*
pol|y|ga|lac|tia [ˌpɑlɪgə'lækʃɪə] *noun*: übermäßige Milchsekretion *f*, Poly-, Hypergalaktie *f*
pol|yg|a|mous [pɑ'lɪgəməs] *adj*: Polygamie betreffend, polygam
pol|yg|a|my [pɑ'lɪgəmiː] *noun*: **1.** (*soziol.*) Vielehe *f*, Polygamie *f* **2.** (*biolog.*) Polygamie *f*
pol|y|gan|gli|on|ic [ˌpɑlɪˌgæŋglɪ'ɑnɪk] *adj*: polyganglionär
pol|y|gem|i|ny [ˌpɑlɪ'dʒeməniː] *noun*: Polygeminie *f*
pol|y|gene ['pɑlɪdʒiːn] *noun*: Polygen *nt*
pol|y|gen|ia [ˌpɑlɪ'dʒiːnɪə] *noun*: Polygenie *f*
pol|y|gen|ic [ˌpɑlɪ'dʒenɪk] *adj*: polygen, polygenisch
pol|yg|e|ny [pɑ'lɪdʒəniː] *noun*: →*polygenia*
pol|y|glan|du|lar [ˌpɑlɪ'glændʒələr] *adj*: mehrere Drüsen/Glandulae betreffend, pluriglandulär, multiglandulär, polyglandulär
pol|y|gly|col [ˌpɑlɪ'glaɪkɔl, -kɑl] *noun*: Polyglykol *nt*
pol|y|gram ['pɑlɪgræm] *noun*: Polygramm *nt*
pol|y|graph ['pɑlɪgræf] *noun*: **1.** Polygraf *m*, Polygraph *m* **2.** Lügendetektor *m*
pol|yg|ra|phy [pɑ'lɪgræf]ɪ] *noun*: Polygraphie *f*, Polygrafie *f*
pol|yg|y|nous [pɑlɪdʒənəs] *adj*: polygyn
pol|yg|y|ny [pɑ'lɪdʒəniː] *noun*: Polygynie *f*
pol|y|gy|ria [ˌpɑlɪ'dʒaɪrɪə] *noun*: Polygyrie *f*
pol|y|he|dral [ˌpɑlɪ'hiːdrəl, -'he-] *adj*: polyedrisch
pol|y|he|dric [ˌpɑlɪ'hiːdrɪk, -'he-] *adj*: →*polyhedral*
pol|y|he|dron [ˌpɑlɪ'hiːdrən] *noun, plura* **-drons, -dra** [-drə]: Vielflächner *m*, Polyeder *nt*
poly-HEMA *Abk.*: poly-2-hydroxyethyl methacrylate
pol|y|hex|ose [ˌpɑlɪ'heksəʊs] *noun*: Polyhexose *f*
ceramide polyhexosides: Ceramidpolyhexoside *pl*
pol|y|hi|dro|sis [ˌpɑlɪhaɪ'drəʊsɪs, -hɪ-] *noun*: übermäßiges Schwitzen *nt*, Hyperhidrose *f*, Polyhidrose *f*, Hyper(h)idrosis *f*, Poly(h)idrosis *f*
pol|y|hi|drot|ic [ˌpɑlɪhaɪ'drɑtɪk, -hɪ-] *adj*: Polyhidrose betreffend, polyhidrotisch, hyperhidrotisch
pol|y|hy|dram|ni|os [ˌpɑlɪhaɪ'dræmnɪɑs] *noun*: Polyhydramnie *f*, Polyhydramnion *nt*, Hydramnion *nt*
pol|y|hy|per|men|or|rhe|a [ˌpɑlɪˌhaɪpərmenə'rɪə] *noun*: Polyhypermenorrhoe *f*
pol|y|hy|per|men|or|rhoe|a [ˌpɑlɪˌhaɪpərmenə'rɪə] *noun*: (*brit.*) →*polyhypermenorrhea*
pol|y|hy|po|men|or|rhe|a [ˌpɑlɪˌhaɪpəʊmenə'rɪə] *noun*: Polyhypomenorrhoe *f*
pol|y|hy|po|men|or|rhoe|a [ˌpɑlɪˌhaɪpəʊmenə'rɪə] *noun*: (*brit.*) →*polyhypomenorrhea*
Poly-IC *Abk.*: polyribo-inosinic-cytidylic acid
pol|y|id|ro|sis [ˌpɑlɪɪd'rəʊsɪs] *noun*: Hyperhidrose *f*, Polyhidrose *f*, Polyhidrose *f*
pol|y|ines [pɑl'ɪiːns] *plural*: Polyine *pl*
pol|y|i|on|ic [ˌpɑlɪaɪ'ɑnɪk] *adj*: viel-, mehrionisch
pol|y|kar|y|o|cyte [ˌpɑlɪ'kærɪəsaɪt] *noun*: Polykaryozyt *m*
pol|y|lec|i|thal [ˌpɑlɪ'lesɪθəl] *adj*: poly-, makrolezithal
pol|y|lep|tic [ˌpɑlɪ'leptɪk] *adj*: (*Krankheit*) in mehreren Schüben verlaufend
pol|y|ly|sine [ˌpɑlɪ'laɪsiːn, -sɪn] *noun*: Polylysin *nt*
pol|y|mas|tia [ˌpɑlɪ'mæstɪə] *noun*: Polymastie *f*, akzessorische Mammae *f*, Mammae accessoriae
pol|y|mas|tic [ˌpɑlɪ'mæstɪk] *adj*: Polymastie betreffend, von ihr betroffen *oder* gekennzeichnet
Pol|y|mas|ti|gi|da [ˌpɑlɪmæs'tɪdʒɪdə] *plural*: mehrgeißelige Flagellaten *pl*, Polymastigida *pl*
pol|y|mas|ti|gote [ˌpɑlɪ'mæstɪgəʊt] *noun*: Polymastigote *f*
pol|y|mas|ty [ˌpɑlɪ'mæstiː] *noun*: →*polymastia*
pol|y|me|li|a [ˌpɑlɪ'miːlɪə, -ljə] *noun*: Polymelie *f*
pol|ym|e|lus [pə'lɪmələs, ˌpɑlɪ'miːləs] *noun*: Polymelus *m*
pol|ym|e|ly [pə'lɪməlɪ, ˌpɑlɪ'miːliː] *noun*: →*polymelia*
pol|y|me|ni|a [ˌpɑlɪ'miːnɪə] *noun*: Polymenorrhoe *f*
pol|y|men|or|rhe|a [ˌpɑlɪmenə'rɪə] *noun*: Polymenorrhoe *f*
pol|y|men|or|rhoe|a [ˌpɑlɪmenə'rɪə] *noun*: (*brit.*) →*polymenorrhea*
pol|y|mer ['pɑlɪmər] *noun*: Polymer(e) *nt*
fibrin polymers: Fibrinpolymere *pl*
pol|ym|er|ase [pə'lɪməreɪz] *noun*: Polymerase *f*
DNA polymerase: DNS-Polymerase *f*, DNA-Polymerase *f*
DNA-directed DNA polymerase: DNA-abhängige DNA-Polymerase *f*, DNS-abhängige DNS-Polymerase

P

f, DNS-Nucleotidyltransferase *f*, DNS-Polymerase *f* I, Kornberg-Enzym *nt*
DNA-directed RNA polymerase: DNA-abhängige RNA-Polymerase *f*, DNS-abhängige RNS-Polymerase *f*, Transkriptase *f*
DNA polymerase I: →*DNA-directed DNA polymerase*
DNA polymerase II: →*DNA-directed RNA polymerase*
hepatitis B DNA polymerase: Hepatitis-B-DNA-polymerase *f*
nucleotide polymerase: Nucleotidpolymerase *f*
RNA polymerase: RNA-Polymerase *f*, RNS-Polymerase *f*
RNA-directed DNA polymerase: RNS-abhängige DNS-Polymerase *f*, RNA-abhängige DNA-Polymerase *f*, reverse Transkriptase *f*
RNA-directed RNA polymerase: RNS-abhängige RNS-Polymerase *f*, RNA-abhängige RNA-Polymerase *f*

pol|y|me|ria [,pɑlɪ'mɪərɪə] *noun*: Polymerie *f*

pol|y|mer|ic [,pɑlɪ'merɪk] *adj*: polymer

po|lym|er|id [pə'lɪmərɪd, -raɪd] *noun*: →*polymer*

po|lym|er|ism [pə'lɪmərɪzəm, 'pɑləmə-] *noun*: Polymerisieren *nt*, Polymerisierung *f*
nuclear polymerism: Kernpolymerie *f*

po|lym|er|i|za|tion [pə,lɪmərɪ'zeɪʃn] *noun*: Polymerisation *f*

po|lym|er|ize [pə'lɪməraɪz, 'pɑlɪm-] *vt, vi*: polymerisieren, ein Polymer bilden

pol|y|met|a|phos|phate [,pɑlɪ,metə'fɑsfeɪt] *noun*: Poly(meta)phosphat *nt*

pol|y|mi|cro|bi|al [,pɑlɪmaɪ'krəʊbɪəl] *adj*: durch mehrere Mikroorganismen hervorgerufen

pol|y|mi|cro|bic [,pɑlɪmaɪ'krəʊbɪk] *adj*: →*polymicrobial*

pol|y|mi|cro|gy|ria [,pɑlɪ,maɪkrə'dʒaɪrɪə] *noun*: Polymikrogyrie *f*

pol|y|mor|bid|i|ty [,pɑlɪmɔːr'bɪdətiː] *noun*: Mehrfacherkrankung *f*, Polymorbidität *f*

pol|y|morph ['pɑlɪmɔːrf] *noun*: **1.** (*inf.*) neutrophiler Granulozyt *m*, polymorphkerniger Granulozyt *m*, neutrophiler Leukozyt *m*; Neutrophiler *m* **2.** (*chem., biolog.*) polymorpher Körper *m*

pol|y|mor|phic [,pɑlɪ'mɔːrfɪk] *adj*: in vielen Erscheinungsformen/Gestalten vorkommend, pleomorph, multiform, mehrgestaltig, vielförmig, vielgestaltig, multimorph, polymorph

pol|y|mor|phism [,pɑlɪ'mɔːrfɪzəm] *noun*: Vielförmig-, Vielgestaltigkeit *f*; Polymorphismus *m*, Polymorphie *f*
cellular polymorphism: Zellpolymorphie *f*
chromosomal polymorphism: chromosomaler Polymorphismus *m*
enzyme polymorphism: Enzympolymorphismus *m*
genetic polymorphism: genetischer Polymorphismus *m*
nuclear polymorphism: Kernpolymorphie *f*
restriction fragment length polymorphism: Restriktions-Fragment-Längen-Polymorphismus *m*

pol|y|mor|pho|cel|lu|lar [,pɑlɪ,mɔːrfəʊ'seljələr] *adj*: aus unterschiedlichen Zellen bestehend, polymorphzellig

pol|y|mor|pho|nu|cle|ar [,pɑlɪ,mɔːrfə'n(j)uːklɪər]: **I** *noun* neutrophiler Granulozyt *m*, polymorphkerniger Granulozyt *m*, neutrophiler Leukozyt *m*; Neutrophiler *m* **II** *adj* polymorphkernig

pol|y|mor|phous [,pɑlɪ'mɔːrfəs] *adj*: →*polymorphic*

pol|y|my|al|gia [,pɑlɪmaɪ'ældʒ(ɪ)ə] *noun*: Polymyalgie *f*, -myalgia *f*
polymyalgia rheumatica: Polymyalgia rheumatica

pol|y|my|op|a|thy [,pɑlɪmaɪ'ɑpəθiː] *noun*: Polymyopathie *f*

pol|y|my|o|sit|ic [,pɑlɪmaɪə'sɪtɪk] *adj*: Polymyositis betreffend, polymyositisch

pol|y|my|o|si|tis [,pɑlɪmaɪə'saɪtɪs] *noun*: Entzündung mehrerer Muskeln *oder* Muskelgruppen, Polymyositis *f*
acute polymyositis: Polymyositis acuta
trichinous polymyositis: Trichinose *f*

pol|y|myx|in [pɑlɪ'mɪksɪn] *noun*: Polymyxin *nt*, Polymyxinantibiotikum *nt*
polymyxin B: Polymyxin B *nt*
polymyxin E: Polymyxin E *nt*, Colistin *nt*

pol|y|neu|ral [,pɑlɪ'njʊərəl] *adj*: mehrere Nerven betreffend, von mehreren Nerven versorgt, Polyneuro-

pol|y|neu|ral|gia [,pɑlɪnjʊə'rældʒ(ɪ)ə] *noun*: Polyneuralgie *f*

pol|y|neu|ric [,pɑlɪ'njʊərɪk, -nʊ-] *adj*: →*polyneural*

pol|y|neu|rit|ic [,pɑlɪ,njʊə'rɪtɪk] *adj*: Polyneuritis betreffend, polyneuritisch

pol|y|neu|ri|tis [pɑlɪ,njʊə'raɪtɪs] *noun*: Entzündung mehrerer Nerven, Polyneuritis *f*
acute febrile polyneuritis: **1.** Landry-Lähmung *f*, Landry-Paralyse *f*, Landry-Typ *m*, Paralysis spinalis ascendens acuta **2.** Guillain-Barré-Syndrom *nt*, Neuronitis *f*, (Poly-)Radikuloneuritis *f*
cranial polyneuritis: Polyneuritis cranialis
endemic polyneuritis: Beriberi *f*
Guillain-Barré polyneuritis: Guillain-Barré-Syndrom *nt*, Neuronitis *f*, (Poly-)Radikuloneuritis *f*
idiopathic polyneuritis: →*Guillain-Barré polyneuritis*
infectious polyneuritis: infektiöse Polyneuritis *f*
infective polyneuritis: →*Guillain-Barré polyneuritis*
Jamaica ginger polyneuritis: Ingwerlähmung *f*
periarteritic polyneuritis: periarteriitische Polyneuritis *f*
postinfectious polyneuritis: →*Guillain-Barré polyneuritis*
serum polyneuritis: serogenetische Polyneuritis *f*, Serumneuritis *f*

pol|y|neu|ro|my|o|sit|ic [,pɑlɪ,njʊərə,maɪə'sɪtɪk] *adj*: Polyneuromyositis betreffend, polyneuromyositisch

pol|y|neu|ro|my|o|si|tis [,pɑlɪ,njʊərə,maɪə'saɪtɪs] *noun*: Polyneuromyositis *f*

pol|y|neu|ro|nit|ic [,pɑlɪ,njʊərə'nɪtɪk] *adj*: Polyneuronitis betreffend, polyneuronitisch

pol|y|neu|ro|ni|tis [,pɑlɪ,njʊərə'naɪtɪs] *noun*: Entzündung *f* mehrerer Nervenzellgruppen, Polyneuronitis *f*

pol|y|neu|rop|a|thy [,pɑlɪnjʊə'rɑpəθiː] *noun*: Polyneuropathie *f*
acute postinfectious polyneuropathy: Guillain-Barré-Syndrom *nt*, Neuronitis *f*, Radikuloneuritis *f*, Polyradikuloneuritis *f*
arsenical polyneuropathy: Arsenpolyneuropathie *f*
axonal polyneuropathy: axonale Polyneuropathie *f*
demyelinating polyneuropathy: demyelinisierende Polyneuropathie *f*, Markscheidenpolyneuropathie *f*
diabetic polyneuropathy: diabetische Polyneuropathie *f*, Polyneuropathia diabetica
erythredema polyneuropathy: Akrodynie *f*, Trophodermatoneurose *f*
erythroedema polyneuropathy: (*brit.*) →*erythredema polyneuropathy*
hereditary polyneuropathy: hereditäre Polyneuropathie *f*
inflammatory polyneuropathy: entzündliche Polyneuropathie *f*
metabolic polyneuropathy: metabolische Polyneuropathie *f*
toxic polyneuropathy: toxische Polyneuropathie *f*

pol|y|neu|ro|ra|dic|u|li|tis [,pɑlɪ,njʊərərə,dɪkjə'laɪtɪs] *noun*: Polyneuroradikulitis *f*

pol|y|nu|cle|ar [,pɑlɪ'n(j)uːklɪər] *adj*: viele Kerne/Nuclei

P

enthaltend, polynukleär, vielkernig, mehrkernig, multinukleär, multinuklear, polynukleär
pollylnulclelate [ˌpɑlɪ'n(j)uːklɪɪt, -eɪt] *adj*: →*polynuclear*
pollylnulclelatled [ˌpɑlɪ'n(j)uːklɪeɪtɪd] *adj*: →*polynuclear*
pollylnulcleloltidlase [ˌpɑlɪˌn(j)uːklɪəʊ'taɪdeɪz] *noun*: →*polynucleotide phosphatase*
pollylnulcleloltide [ˌpɑlɪ'n(j)uːklɪətaɪd] *noun*: Polynukleotid *nt*, -nucleotid *nt*
pollyloldonltia [pɑlɪəʊ'dɑnʃɪə] *noun*: Zahnüberzahl *f*, Polyodontie *f*, Polydontie *f*
pollyloesltraldilol [ˌpɑlɪˌestrə'daɪɔl] *noun*: (*brit.*) →*polyestradiol*
polyoestradiol phosphate: (*brit.*) →*polyestradiol phosphate*
Pollylolmalvilrus [ˌpɑlɪˌəʊmə'vaɪrəs] *noun*: Polyomavirus *nt*, Miopapovavirus *nt*
pollylolnychlia [ˌpɑlɪəʊ'nɪkɪə] *noun*: Polyonychie *f*
pollylolpia [ˌpɑlɪ'əʊpɪə] *noun*: Polyopie *f*
binocular polyopia: Doppel-, Doppeltsehen *nt*, Diplopie *f*, Diplopia *f*
pollyloplsia [ˌpɑlɪ'ɑpsɪə] *noun*: →*polyopia*
pollylolpy ['pɑlɪəʊpiː] *noun*: →*polyopia*
pollylorlchildism [ˌpɑlɪ'ɔːrkədɪzəm] *noun*: Polyorchidie *f*, Polyorchie *f*
pollylorlchism [ˌpɑlɪ'ɔːrkɪzəm] *noun*: →*polyorchidism*
pollylosltotlic [ˌpɑlɪɑs'tɑtɪk] *adj*: mehrere Knochen betreffend, polyostotisch
pollylotia [ˌpɑlɪ'əʊʃɪə] *noun*: Polyotie *f*
pollylovlullar [ˌpɑlɪ'ɑvjələr] *adj*: mehr als ein Ei/Ovum enthaltend, aus mehr als einem Ei entstanden, polyovulär
pollylovlullaltion [ˌpɑlɪˌɑvjə'leɪʃn] *noun*: Polyovulation *f*
pollylovlullaltolry [ˌpɑlɪ'ɑvjələtɔːriː] *adj*: polyovulatorisch, polyzygot
pollyp ['pɑlɪp] *noun*: Polyp *m*, Polypus *m*
adenomatous polyp: adenomatöser Polyp *m*
anal polyp: hypertrophe Analpapille *f*, Analpolyp *m*
aural polyp: Ohrpolyp *m*
bleeding polyp: angimatöser Polyp *m*
bronchial polyp: Bronchialpolyp *m*
cardiac polyp: Herzpolyp *m*
cellular polyp: adenomatöser Polyp *m*
cervical polyp: Zervixpolyp *m*
choanal polyp: Choanalpolyp *m*
colonic polyp: Dickdarm-, Kolonpolyp *m*
cystic polyp: zystischer Polyp *m*; gestielte Zyste *f*
dental polyp: →*pulp polyp*
endometrial polyp: Korpusadenom *nt*, Korpuspolyp *m*
fibrinous polyp: fibrinöser Polyp *m*
fibrous polyp: fibröser Polyp *m*
gastric polyp: Magenpolyp *m*
gelatinous polyp: Myxom *nt*
glandular-cystic endometrial polyp: Matronenpolyp *m*
gum polyp: Zahnfleischpolyp *m*, Gingivalpolyp *m*
hydatid polyp: zystischer Polyp *m*; gestielte Zyste *f*
hyperplastic polyps: hyperplastische Polypen *pl*
inflammatory polyps: entzündliche Polypen *pl*
intestinal polyp: Darmpolyp *m*
laryngeal polyp: Larynx-, Kehlkopfpolyp *m*
mucous polyp: schleimbildender/muköser Polyp *m*
multiple endometrial polyps: Polyposis corporis uteri
nasal polyp: Nasenpolyp *m*
neoplastic polyps: neoplastische Polypen *pl*
non-neoplastic polyps: nicht-neoplastische Polypen *pl*
pedunculated polyp: gestielter Polyp *m*
placental polyp: Plazentarpolyp *m*
pulp polyp: Pulpapolyp *m*, Pulpitis chronica aperta granulomatosa
rectal polyp: Rektumpolyp *m*
sessile polyp: breitbasiger/sessiler Polyp *m*
tooth polyp: →*pulp polyp*
urethral polyp: Harnröhrenpolyp *m*, Urethralpolyp *m*
uterine polyp: Gebärmutterpolyp *m*, Uteruspolyp *m*
vaginal polyp: Vaginalpolyp *m*
vascular polyp: angiomatöser Polyp *m*
villous polyp: Zottenpolyp *m*
vocal cord polyp: Stimmbandpolyp *m*
pollylpaplillolma trolpilcum [ˌpɑlɪˌpæpə'ləʊmə]: Frambösie *f*, Pian *f*, Parangi *f*, Yaws *f*, Framboesia tropica
pollylpalrelsis [ˌpɑlɪpə'riːsɪs] *noun*: →*general paralysis of the insane*
pollylpathlia [ˌpɑlɪ'pæθɪə] *noun*: Mehrfachleiden *nt*, Multimorbidität *f*, Polypathie *f*
pollylpecltolmy [ˌpɑlɪ'pektəmiː] *noun*: Polypenabtragung *f*, Polypektomie *f*
endoscopic polypectomy: endoskopische Polypenabtragung/Polypektomie *f*
pollylpepltidlaelmila [ˌpɑlɪˌpeptɪ'diːmiːə] *noun*: (*brit.*) →*polypeptidemia*
pollylpepltildase [ˌpɑlɪ'peptɪdeɪz] *noun*: Peptidase *f*, Peptidhydrolase *f*
pollylpepltide [ˌpɑlɪ'peptaɪd, -tɪd] *noun*: Polypeptid *nt*
gastric inhibitory polypeptide: →*glucose dependent insulinotropic peptide*
pancreatic polypeptide: pankreatisches Polypeptid *nt*
vasoactive intestinal polypeptide: →*vasoactive intestinal peptide*
pollylpepltidlelmila [ˌpɑlɪˌpeptɪ'diːmiːə] *noun*: Polypeptidämie *f*
pollylpepltildorlrhalchia [ˌpɑlɪˌpeptɪdəʊ'reɪkɪə] *noun*: Polypeptidorrhachie *f*
pollylperlilosltitlic [ˌpɑlɪˌperɪɑs'tɪtɪk] *adj*: Polyperiostitis betreffend, polyperiostitisch
pollylperlilosltiltis [ˌpɑlɪˌperɪɑs'taɪtɪs] *noun*: Polyperiostitis *f*
pollylphalgia [ˌpɑlɪ'feɪdʒ(ɪ)ə] *noun*: krankhafte Gefräßigkeit *f*, Polyphagie *f*
pollylphallanlgia [ˌpɑlɪfə'lændʒ(ɪ)ə] *noun*: Vielgliedrigkeit *f*, Poly-, Hyperphalangie *f*
pollylphallanlgism [ˌpɑlɪfə'lændʒɪzəm] *noun*: Vielgliedrigkeit *f*, Polyphalangie *f*, Hyperphalangie *f*
pollylpharlmalcy [ˌpɑlɪ'fɑːrməsiː] *noun*: Polypragmasie *f*
pollylphase ['pɑlɪfeɪz] *adj*: mehr-, viel-, verschiedenphasig, Mehrphasen-
pollylphalsic [ˌpɑlɪ'feɪzɪk] *adj*: →*polyphase*
pollylphenlic [ˌpɑlɪ'fenɪk] *adj*: polyphän, pleiotrop
pollylphelnolloxlildase [ˌpɑlɪˌfiːnɑl'ɑksɪdeɪz] *noun*: o-Diphenoloxidase *f*, Catecholoxidase *f*, Polyphenoloxidase *f*
pollylpholbila [ˌpɑlɪ'fəʊbɪə] *noun*: Polyphobie *f*
pollylpholbic [ˌpɑlɪ'fəʊbɪk] *adj*: Polyphobie betreffend, polyphob
pollylphoslphate [ˌpɑlɪ'fɑsfeɪt] *noun*: Polyphosphat *nt*
pollylphralsia [ˌpɑlɪ'freɪzɪə] *noun*: Polyphrasie *f*, Redesucht *f*, Zungendelirium *nt*, Logorrhö *f*
pollylphylletlic [ˌpɑlɪfaɪ'letɪk] *adj*: polyphyletisch
pollylphyloldont [pɑlɪ'faɪədɑnt] *adj*: mehrfach zahnend, polyphyodont
pollyplilform [pəʊ'lɪpəfɔːrm] *adj*: Polyp(en) betreffend, in Polypenform, polypenartig, polypenähnlich, polypenförmig, polypös, polypoid
pollylplaslmila [pɑlɪ'plæzmɪə] *noun*: Verdünnungsanämie *f*, Hydrämie *f*, Hydroplasmie *f*
pollylplasltic [ˌpɑlɪ'plæstɪk] *adj*: polyplastisch
pollylplelgia [ˌpɑlɪ'pliːdʒ(ɪ)ə] *noun*: Polyplegie *f*

P

pol|y|ploid ['pɑlɪplɔɪd]: I *noun* polyploide Zelle *f*, polyploider Organismus *m* II *adj* polyploid
pol|y|ploi|dy ['pɑlɪplɔɪdiː] *noun*: Polyploidie *f*, Polyploidisierung *f*
pol|yp|ne|a [pɑlɪp'nɪə] *noun*: Tachypnoe *f*
pol|yp|noe|a [pɑlɪp'nɪə] *noun*: (*brit.*) →*polypnea*
pol|y|po|dia [ˌpɑlɪ'pəʊdɪə] *noun*: Polypodie *f*
pol|y|poid ['pɑlɪpɔɪd] *adj*: in Polypenform, polypenartig, polypenähnlich, polypenförmig, polypoid
pol|yp|o|rous [pə'lɪpərəs] *adj*: siebartig, siebförmig, Sieb-
Po|lyp|o|rus [pə'lɪpərəs] *noun*: Polyporus *m*
pol|y|po|sia [ˌpɑlɪ'pəʊzɪə] *noun*: anhaltendes übermäßiges Trinken *nt*
pol|yp|o|sis [pɑlɪ'pəʊsɪs] *noun*: Polypose *f*, Polyposis *f*
adenomatous polyposis coli: →*familial polyposis*
colonic polyposis: Dickdarmpolypose *f*
familial polyposis: familiäre Polypose *f*, Polyposis familiaris, Adenomatosis coli
familial intestinal polyposis: →*familial polyposis*
gastric polyposis: Magenpolypose *f*, Polyposis gastrici, Polyposis ventriculi
hyperplastic polyposis: metaplastische Polypose *f*
intestinal polyposis: gastrointestinale Polypose *f*, Polyposis intestinalis
juvenile polyposis: juvenile Polypose *f*
multiple familial polyposis: →*familial polyposis*
nasal polyposis: Polyposis nasi, Woakes-Syndrom *nt*
Peutz-Jeghers intestinal polyposis: Jeghers-Syndrom *nt*, Peutz-Jeghers-Syndrom *nt*
small bowel polyposis: gastrointestinale Polypose *f*, Polyposis intestinalis
pol|yp|o|tome [pə'lɪpətəʊm] *noun*: Polypotom *nt*
pol|y|pous ['pɑlɪpəs] *adj*: Polyp(en) betreffend, in Polypenform, polypenartig, polypenähnlich, polypenförmig, polypös, polypoid
pol|y|prag|ma|sy [ˌpɑlɪ'prægməsiː] *noun*: Polypragmasie *f*
pol|y|pro|pyl|ene [ˌpɑlɪ'prəʊpəliːn] *noun*: Polypropylen *nt*
pol|y|pus ['pɑlɪpəs] *noun, plura* **-pi** [-paɪ, -piː]: →*polyp*
pol|y|ra|dic|u|lit|ic [ˌpɑlɪrəˌdɪkjə'lɪtɪk] *adj*: Polyradikulitis betreffend, polyradikulitisch
pol|y|ra|dic|u|li|tis [ˌpɑlɪrəˌdɪkjə'laɪtɪs] *noun*: Entzündung mehrerer Spinalnervenwurzeln, Polyradikulitis *f*
neuroallergic polyradiculitis: neuroallergische Polyradikulitis *f*
pol|y|ra|dic|u|lo|my|op|a|thy [ˌpɑlɪrəˌdɪkjələʊmaɪ'ɑpəθiː] *noun*: Polyradikulomyopathie *f*
pol|y|ra|dic|u|lo|neu|ri|tis [ˌpɑlɪrəˌdɪkjələʊnjʊə'raɪtɪs] *noun*: Polyradikuloneuritis *f*
pol|y|ra|dic|u|lo|neu|rop|a|thy [ˌpɑlɪrəˌdɪkjələʊnjʊə'rɑpəθiː] *noun*: Guillain-Barré-Syndrom *nt*, Polyradikuloneuritis *f*, Radikuloneuritis *f*, Neuronitis *f*
pol|y|ri|bo|nu|cle|o|tide [ˌpɑlɪˌraɪbəʊ'n(j)uːklɪətaɪd] *noun*: Polyribonucleotid *nt*
pol|y|ri|bo|some [ˌpɑlɪ'raɪbəsəʊm] *noun*: Poly(ribo)som *nt*, Ergosom *nt*
pol|yr|rhe|a [ˌpɑlɪ'rɪə] *noun*: Polyrrhoe *f*
pol|yr|rhi|nia [ˌpɑlɪ'rɪnɪə] *noun*: Polyrrhinie *f*
pol|yr|rhoe|a [ˌpɑlɪ'rɪə] *noun*: (*brit.*) →*polyrrhea*
pol|y|sac|cha|ride [ˌpɑlɪ'sækəraɪd, -rɪd] *noun*: Polysaccharid *nt*, hochmolekulares Kohlenhydrat *nt*
bacterial polysaccharides: Bakterienpolysaccharide *pl*
capsule polysaccharide: Kapselpolysaccharid *nt*
core polysaccharide: Kernpolysaccharid *nt*
pneumococcal polysaccharide: Pneumokokkenpolysaccharid *nt*
pol|y|sac|cha|rose [ˌpɑlɪ'sækərəʊs] *noun*: →*polysaccharide*
pol|y|scler|ad|e|nit|ic [ˌpɑlɪˌsklɪrædɪ'nɪtɪk] *adj*: Polyskleradenitis betreffend, polyskleradenitisch
pol|y|scler|ad|e|ni|tis [ˌpɑlɪˌsklɪrædɪ'naɪtɪs] *noun*: Polyskleradenitis *f*
pol|y|scope ['pɑlɪskəʊp] *noun*: Diaphanoskop *nt*
pol|y|se|ro|sit|ic [ˌpɑlɪˌsɪrəʊ'sɪtɪk] *adj*: Polyserositis betreffend, polyserositisch, polyseritisch
pol|y|se|ro|si|tis [ˌpɑlɪˌsɪrəʊ'saɪtɪs] *noun*: Entzündung *f* mehrerer seröser Häute, Polyserositis *f*, Polyseritis *f*
familial paroxysmal polyserositis: →*familial recurrent polyserositis*
familial recurrent polyserositis: familiäre rekurrente Polyserositis *f*, familiäres Mittelmeerfieber *nt*
periodic polyserositis: →*familial recurrent polyserositis*
recurrent polyserositis: →*familial recurrent polyserositis*
pol|y|si|a|li|a [ˌpɑlɪsaɪ'eɪlɪə] *noun*: vermehrter Speichelfluss *m*, Polysialie *f*, Ptyalismus *m*
pol|y|sin|u|i|tis [ˌpɑlɪˌsɪnjə'waɪtɪs] *noun*: Entzündung mehrerer Nasennebenhöhlen, Polysinusitis *f*
pol|y|si|nu|sec|to|my [ˌpɑlɪˌsaɪnə'sektəmiː] *noun*: Polysinusektomie *f*
pol|y|si|nu|sit|ic [ˌpɑlɪˌsaɪnə'sɪtɪk] *adj*: Polysinusitis betreffend, polysinusitisch
pol|y|si|nu|si|tis [ˌpɑlɪˌsaɪnə'saɪtɪs] *noun*: Entzündung mehrerer Nasennebenhöhlen, Polysinusitis *f*
pol|y|some ['pɑlɪsəʊm] *noun*: →*polyribosome*
pol|y|so|mic [ˌpɑlɪ'səʊmɪk] *adj*: polysom
pol|y|so|my [pɑlɪ'səʊmiː] *noun*: Polysomie *f*
pol|y|sper|mi|a [ˌpɑlɪ'spɜrmɪə] *noun*: **1.** (*embryolog.*) Polyspermie *f* **2.** Polyspermie *f*, Polysemie *f* **3.** Polyzoospermie *f*, Polyspermie *f* **4.** Spermatorrhoe *f*, Polyspermie *f*
pol|y|sper|mism [ˌpɑlɪ'spɜrmɪzəm] *noun*: →*polyspermia*
pol|y|sper|my [ˌpɑlɪ'spɜrmiː] *noun*: Polyspermie *f*
pol|y|sple|ni|a [ˌpɑlɪ'spliːnɪə] *noun*: Polysplenie *f*
pol|y|stich|ia [ˌpɑlɪ'stɪkɪə] *noun*: Polystichiasis *f*
pol|y|sty|rene [ˌpɑlɪ'staɪriːn] *noun*: Polystyrol *nt*
pol|y|syn|ap|tic [ˌpɑlɪsɪ'næptɪk] *adj*: polysynaptisch, multisynaptisch
pol|y|syn|dac|ty|ly [ˌpɑlɪsɪn'dæktəliː] *noun*: Polysyndaktylie *f*
pol|y|syn|o|vit|ic [ˌpɑlɪˌsɪnə'vɪtɪk] *adj*: Polysynovitis betreffend, polysynovitisch
pol|y|syn|o|vi|tis [ˌpɑlɪˌsɪnə'vaɪtɪs] *noun*: Polysynovitis *f*
pol|y|ten|di|nit|ic [ˌpɑlɪˌtendɪ'nɪtɪk] *adj*: Polytendinitis betreffend, polytendinitisch
pol|y|ten|di|ni|tis [ˌpɑlɪˌtendɪ'naɪtɪs] *noun*: Polytendinitis *f*
pol|y|ten|di|no|bur|si|tis [ˌpɑlɪˌtendɪnəʊbɜr'saɪtɪs] *noun*: Polytendinobursitis *f*
pol|y|tene ['pɑlɪtiːn] *noun*: Polytän *nt*
pol|y|ten|o|syn|o|vit|ic [ˌpɑlɪˌtenəʊˌsɪnə'vɪtɪk] *adj*: Polytenosynovitis betreffend, polytenosynovitisch
pol|y|ten|o|syn|o|vi|tis [ˌpɑlɪˌtenəʊˌsɪnə'vaɪtɪs] *noun*: Polytenosynovitis *f*
pol|y|te|ny [ˌpɑlɪ'tiːniː] *noun*: Polytänie *f*
pol|y|ter|pene [ˌpɑlɪ'tɜrpiːn] *noun*: Polyterpen *nt*
pol|y|the|li|a [ˌpɑlɪ'θiːlɪə] *noun*: Polythelie *f*
pol|y|the|lism [ˌpɑlɪ'θiːlɪzəm] *noun*: →*polythelia*
pol|y|thene ['pɑlɪθiːn] *noun*: →*polyethylene*
pol|y|thi|a|zide [ˌpɑlɪ'θaɪəzaɪd] *noun*: Polythiazid *nt*
pol|y|to|mo|gram [ˌpɑlɪ'təʊməgræm] *noun*: Polytomogramm *nt*
pol|y|to|mo|graph|ic [ˌpɑlɪˌtəʊmə'græfɪk] *adj*: Polytomografie betreffend, polytomographisch, polytomogra-

P

fisch
pol|y|to|mog|ra|phy [ˌpɑlɪtə'mɑgrəfiː] *noun*: Tomografie *f* in mehreren Ebenen, Polytomographie *f*, Polytomografie *f*
pol|y|top|ic [ˌpɑlɪ'tɑpɪk] *adj*: polytop
pol|y|trich|ia [ˌpɑlɪ'trɪkɪə] *noun*: übermäßige Behaarung *f*, Polytrichie *f*, Hypertrichie *f*, Hypertrichose *f*
pol|y|tri|cho|sis [ˌpɑlɪtrɪ'kəʊsɪs] *noun*: →*polytrichia*
pol|y|trop|ic [ˌpɑlɪ'trɑpɪk, -'trəʊp-] *adj*: polytrop
poly(u) *Abk.*: polyuridylic acid
pol|y|un|guia [ˌpɑlɪ'ʌŋgwɪə] *noun*: Polyonychie *f*
pol|y|un|sat|u|rat|ed [ˌpɑlɪʌn'sætʃəreɪtɪd] *adj*: mehrfach ungesättigt
pol|y|u|ri|a [ˌpɑlɪ'(j)ʊəriːə] *noun*: Polyurie *f*
forced polyuria: Zwangspolyurie *f*
pol|y|u|ric [ˌpɑlɪ'(j)ʊərɪk] *adj*: Polyurie betreffend, polyurisch
pol|y|va|lence [ˌpɑlɪ'veɪləns] *noun*: Mehr-, Vielwertigkeit *f*, Polyvalenz *f*
pol|y|va|lent [ˌpɑlɪ'veɪlənt, pə'lɪvələnt] *adj*: mit mehreren Valenzen, polyvalent, mehrwertig, multivalent
pol|y|vi|nyl [pɑlɪ'vaɪnl] *adj*: Polyvinyl-
polyvinyl acetat: Polyvinylacetat *nt*
polyvinyl chloride: Polyvinylchlorid *nt*
pol|y|vi|nyl|pyr|rol|i|done [ˌpɑlɪˌvaɪnlpɪ'rəʊlɪdəʊn, -'rɑl-] *noun*: Polyvinylpyrrolidon *nt*, Polyvidon *nt*
polyvinylpyrrolidone-iodine *noun*: Polyvinylpyrrolidon-Jod *nt*, Polyvidon-Jod *nt*, Polyvidon-Iod *nt*
pol|y|zy|got|ic [ˌpɑlɪzaɪ'gɑtɪk] *adj*: mehr als ein Ei/Ovum enthaltend, aus mehr als einem Ei entstanden, polyovulär
POM *Abk.*: **1.** polymyxins **2.** prescription only medicine
po|made [pəʊ'meɪd] *noun*: Pomade *f*
POMB *Abk.*: polymyxin B
POMC *Abk.*: proopiomelanocortin
POME *Abk.*: polymyxin E
POMP *Abk.*: **1.** prednisone, oncovin, methotrexate, purinethol **2.** principal outer-membrane protein **3.** purinethol, oncovin, methotrexate, prednisone
pom|phol|yx ['pɑm(p)fəlɪks] *noun*: Pompholyx *f*, dyshidrotisches Ekzem *nt*, Dyshidrose *f*, Dyshidrosis *f*, Dyshidrose-Syndrom *nt*
pons [pɑnz] *noun, plural* **pon|tes** ['pɑntiːz]: Pons *m*, Brücke *f*
pon|tic ['pɑntɪk] *noun*: Pontik *m*
porcelain-fused-to-metal pontics: Porzellan auf Metall-Pontik *m*
pon|til ['pɑntɪl] *adj*: →*pontine*
pon|tile ['pɑntaɪl] *adj*: →*pontine*
pon|tine ['pɑntiːn, -taɪn] *adj*: Brücke/Pons cerebri betreffend, pontin
pon|to|bul|bar [ˌpɑntəʊ'bʌlbər, -bɑːr] *adj*: Brücke/Pons und Medulla oblongata betreffend, pontobulbär
pon|to|bul|bi|a [ˌpɑntəʊ'bʌlbɪə] *noun*: Syringobulbie *f*
pon|to|cer|e|bel|lar [ˌpɑntəʊserə'belər] *adj*: Brücke und Kleinhirn/Zerebellum betreffend, pontozerebellar, pontozerebellär
pon|to|cer|e|bel|lum [ˌpɑntəʊserə'beləm] *noun*: Pontozerebellum *nt*
pon|to|med|ul|lar|y [ˌpɑntəʊ'medəleriː, -mə'dʌləriː] *adj*: Brücke und Markhirn/Medulla oblongata betreffend, pontomedullär, pontobulbär
pon|to|mes|en|ce|phal|ic [ˌpɑntəʊmesənsə'fælɪk] *adj*: Brücke und Mittelhirn/Mesenzephalon betreffend, pontomesenzephal
pon|toon [pɑn'tuːn] *noun*: Dünndarmschlinge *f*
pool [puːl]: **I** *noun* **1.** Pool *m*; (*hämat.*) Pool *m*, Mischplasma *nt*, Mischserum *nt* **2.** Ansammlung *f*, Blutansammlung *f*, Flüssigkeitsansammlung *f* **II** *vt* einen Pool bilden *oder* mischen, poolen
amino acid pool: Aminosäurepool *m*
bile acid pool: Gallensäurepool *m*
cytosol pool: Zytosolpool *m*
gene pool: Genpool *m*
labile iron pool: labiler Eisenpool *m*
plasma pool: Mischplasma *nt*, Poolplasma *nt*
serum pool: Mischserum *nt*, Poolserum *nt*
stem cell pool: Stammzellenspeicher *m*
pool|ing ['puːlɪŋ] *noun*: Poolen *nt*, Poolung *f*
venous pooling: venöses Pooling *nt*
poor [pʊər]: **I** *noun* Arme *m/f*, **the poor** die Armen *pl* **II** *adj* **1.** (*fig.*) arm (*in* an); mangelhaft, schlecht, schwach, unzulänglich **2.** mittellos, arm
poor|ly ['pʊərliː]: **I** *adj* (*inf.*) kränklich, unwohl **II** *adv* mangelhaft, schlecht; dürftig
poorly-myelinated *adj*: nur mit einer dünnen Myelinscheide, markarm, markscheidenarm, myelinarm
POP *Abk.*: **1.** persistent occipito-posterior **2.** plasma osmotic pressure **3.** plaster of Paris
pop|lar ['pɑplər] *noun*: Pappel *f*, Populus *f*
pop|les ['pɑpliːz] *noun*: Kniekehle *f*, Fossa poplitea
pop|lit|e|al [pɑp'lɪtɪəl, ˌpɑplə'tiː-] *adj*: Kniekehle/Fossa poplitea betreffend, popliteal
pop|py ['pɑpiː] *noun*: Mohn *m*, Papaver somniferum
California poppy: Goldmohn *m*, kalifornischer Mohn *m*, Eschscholtzia *f*, Eschscholzia californica
corn poppy: Klatschmohn *m*, Papaver rhoeas
pop|u|la|tion [pɑpjə'leɪʃn] *noun*: **1.** Bevölkerung *f* **2.** Bevölkerungszahl *f*, Einwohnerzahl *f*, Gesamtzahl *f*, Bestand *m*, Population *f*
cell population: Zellpopulation *f*
laboratory population: Laborpopulation *f*
species population: Artenpopulation *f*
por|a|de|nia [ˌpɔːrə'diːnɪə] *noun*: →*poradenitis*
por|ad|e|nit|ic [pɔːrˌædə'nɪtɪk] *adj*: Poradenitis betreffend, poradenitisch
por|ad|e|ni|tis [pɔːrˌædə'naɪtɪs] *noun*: Entzündung *f* der Leistenlymphknoten, Poradenitis *f*
poradenitis nostras: →*poradenolymphitis*
subacute inguinal poradenitis: →*poradenolymphitis*
poradenitis venerea: →*poradenolymphitis*
por|ad|e|no|lym|phi|tis [pɔːrˌædnəʊlɪm'faɪtɪs] *noun*: Nicolas-Durand-Favre-Krankheit *f*, Lymphogranuloma inguinale, Lymphogranuloma venereum, Lymphopathia venerea, Morbus Durand-Nicolas-Favre *m*, klimatischer Bubo *m*, vierte Geschlechtskrankheit *f*, Poradenitis inguinalis
por|al ['pəʊrəl, 'pɔːr-] *adj*: Pore(n) betreffend, Poren-
por|ce|lain ['pɔːrs(ə)lɪn, 'pəʊr-]: **I** *noun* Porzellan *nt* **II** *adj* Porzellan-
dental porcelain: Dentalporzellan *nt*, Porzellan *nt*
synthetic porcelain: Silikatzement *m*, Porzellanzement *m*, Füllungsporzellan *m*, Porzellan *m*
por|cine ['pɔːrsaɪn, -sɪn] *adj*: Schweine-
pore [pɔːr, pəʊr] *noun*: kleine Öffnung *f*, Pore *f*; (*anatom.*) Porus *m*
alveolar pores: →*Kohn's pores*
endothelial pore: Endothelpore *f*, -fenster *nt*
external acoustic pore: äußere Öffnung *f* des knöchernen Gehörgangs, Porus acusticus externus
Galen's pore: Leistenkanal *m*, Canalis inguinalis
gustatory pore: Geschmackspore *f*, Porus gustatorius
interalveolar pores: →*Kohn's pores*
internal acoustic pore: Eingang *m* des inneren Gehör-

gangs, Porus acusticus internus
Kohn's pores: Kohn-Poren *pl*, (Inter-)Alveolarporen *pl*
nuclear pore: Kernpore *f*
slit pores of glomerulus: Filtrations-/Schlitzporen *pl* des Glomerulus
sudoriferous pore: Schweißdrüsenpore *f*, Porus sudoriferus
sweat pore: Schweißdrüsenpore *f*, Porus sudoriferus
taste pore: Geschmackspore *f*, Porus gustatorius
por|en|ce|pha|li|a [ˌpɔːrensɪ'feɪljə] *noun*: Porenzephalie *f*
por|en|ce|phal|ic [ˌpɔːrensɪ'fælɪk] *adj*: Porenzephalie betreffend
por|en|ceph|a|lit|ic [ˌpɔːrenˌsefə'lɪtɪk] *adj*: Porenzephalitis betreffend, porenzephalitisch
por|en|ceph|a|li|tis [ˌpɔːrenˌsefə'laɪtɪs] *noun*: Porenzephalitis *f*
por|en|ceph|a|lous [ˌpɔːren'sefələs] *adj*: →*porencephalic*
por|en|ceph|a|ly [ˌpɔːren'sefəliː] *noun*: Porenzephalie *f*
medullary porencephaly: Markporenzephalie *f*
po|rif|er|ous [pɔː'rɪfərəs, pəʊ-] *adj*: mit Poren (versehen), porig
po|rin ['pɔːrɪn, 'pəʊ-] *noun*: Porin *nt*, porenbildendes Protein *nt*
po|ri|o|ma|ni|a [ˌpɔːrɪəʊ'meɪnɪə, -jə, pɔː-] *noun*: krankhafter Wandertrieb *m*, Poriomanie *f*
po|ro|ceph|a|li|a|sis [ˌpɔːrəʊˌsefə'laɪəsɪs] *noun*: Porocephalusinfektion *f*, Porozephalose *f*
Po|ro|ce|phal|i|da [ˌpɔːrəʊsɪ'fælɪdə] *plural*: Porocephalida *pl*
Po|ro|ce|phal|i|dae [ˌpɔːrəʊsɪ'fælədiː] *plural*: Porocephalidae *pl*
po|ro|ceph|a|lo|sis [ˌpɔːrəʊˌsefə'ləʊsɪs] *noun*: Porozephalose *f*
Po|ro|ceph|a|lus [ˌpɔːrəʊ'sefələs] *noun*: Porocephalus *m*
po|ro|ker|a|to|sis [ˌpɔːrəʊkerə'təʊsɪs] *noun*: Mibelli-Krankheit *f*, Porokeratosis/Parakeratosis Mibelli *f*, Keratoatrophodermie *f*, Hyperkeratosis concentrica, Hyperkeratosis figurata centrifugata atrophicans, Keratodermia excentrica
disseminated porokeratosis: disseminierte aktinische Porokeratose *f*, Porokeratosis superficialis disseminata actinica, Porokeratosis disseminata actinica superficialis
disseminated superficial actinic porokeratosis: Porokeratosis disseminata actinica superficialis
porokeratosis of Mibelli: →*porokeratosis*
po|ro|ker|a|tot|ic [ˌpɔːrəʊkerə'tɑtɪk] *adj*: Porokeratose betreffend, porokeratotisch
po|ro|ma [pə'rəʊmə] *noun*: Porom *nt*
eccrine poroma: ekkrines Porom *nt*, Poroakanthom *nt*
po|ro|sis [pə'rəʊsɪs] *noun, plural* **-ses** [-siːz]: Porose *f*
cerebral porosis: Porenzephalie *f*
po|ros|i|ty [pɔː'rɑsətɪ, pəʊ-] *noun*: **1.** Pore *f*, poröse Stelle *f* **2.** (Luft-, Gas-, Wasser-)Durchlässigkeit *f*, Porosität *f*
po|rot|o|my [pə'rɑtəmiː] *noun*: Meatotomie *f*
po|rous ['pɔːrəs, 'pəʊ-] *adj*: **1.** (gas-, luft-, wasser-) durchlässig, porös **2.** mit Poren versehen, porös
po|rous|ness ['pɔːrəsnɪs, 'pəʊ-] *noun*: →*porosity*
PORP *Abk.*: partial ossicular replacement prosthesis
por|phin ['pɔːrfɪn] *noun*: Porphin *nt*
por|pho|bi|lin|o|gen [ˌpɔːrfəʊbaɪ'lɪnədʒən] *noun*: Porphobilinogen *nt*
por|pho|bi|lin|o|gen|u|ri|a [ˌpɔːrfəʊbaɪˌlɪnədʒə'n(j)ʊəriːə] *noun*: Porphobilinogenurie *f*
por|phy|ran ['pɔːrfɪræn] *noun*: Metalloporphyrin *nt*
por|phyr|i|a [pɔːr'fɪərɪə] *noun*: Porphyrie *f*
acute porphyria: →*acute intermittent porphyria*
acute intermittent porphyria: akute intermittierende Porphyrie *f*, Schwedischer Typ *m* der Porphyrie, Porphyria acuta intermittens
congenital erythropoietic porphyria: kongenitale erythropoetische Porphyrie *f*, Günther-Krankheit *f*, Porphyria erythropoetica congenita
congenital photosensitive porphyria: →*congenital erythropoietic porphyria*
cutaneous porphyria: Porphyria cutanea
erythropoietic porphyria: erythropoetische Porphyrie *f*
hepatic porphyria: hepatische Porphyrie *f*, Porphyria hepatica
hepatic-cutaneous porphyria: Porphyria cutanea tarda, Porphyria hepatica chronica, akquirierte hepatische Porphyrie *f*, symptomatische Porphyrie *f*, chronische hepatische Porphyrie *f*
mixed porphyria: gemischte (hepatische) Porphyrie *f*, südafrikanische genetische Porphyrie *f*, (hereditäre) Protokoproporphyrie *f*, Porphyria variegata
South African genetic porphyria: →*mixed porphyria*
Swedish genetic porphyria: →*acute intermittent porphyria*
variegate porphyria: →*mixed porphyria*
por|phy|rin ['pɔːrfərɪn] *noun*: Porphyrin *nt*
por|phy|rin|ae|mi|a [ˌpɔːrfɪrɪ'niːmiːə] *noun*: (*brit.*) →*porphyrinemia*
por|phy|rin|e|mi|a [ˌpɔːrfɪrɪ'niːmiːə] *noun*: Porphyrinämie *f*
por|phy|rin|o|gen [ˌpɔːrfɪ'rɪnədʒən] *noun*: Porphyrinogen *nt*
por|phyr|in|op|a|thy [ˌpɔːrfɪrɪ'nɑpəθiː] *noun*: Porphyrinopathie *f*
por|phy|rin|u|ri|a [ˌpɔːrfɪrɪ'n(j)ʊəriːə] *noun*: Porphyrinurie *f*
primary porphyrinuria: primäre Porphyrinurie *f*
secondary porphyrinuria: sekundäre Porphyrinurie *f*
por|phy|rism ['pɔːrfɪrɪzəm] *noun*: →*porphyria*
por|phy|ris|mus [ˌpɔːrfɪ'rɪzməs] *noun*: Porphyrismus *m*
por|phy|ri|za|tion [ˌpɔːrfɪraɪ'zeɪʃn] *noun*: Pulverisieren *nt*, Pulverisierung *f*
por|phy|rop|sin [ˌpɔːrfɪ'rɑpsɪn] *noun*: Porphyropsin *nt*
por|phyr|u|ri|a [ˌpɔːrfɪ'(j)ʊəriːə] *noun*: Porphyrinurie *f*
por|ri|go [pəʊ'raɪgəʊ] *noun*: Porrigo *m*
por|ta|ca|val [ˌpɔːrtə'keɪvl] *adj*: Pfortader und Vena cava betreffend, portokaval
por|tal ['pɔːrtl, 'pəʊr-]: **I** *noun* **1.** Pforte *f*, Portal *nt*; (*anatom.*) Porta *f* **2.** Pfortader *f*, Vena portae **II** *adj* **3.** Pfortader/Vena portae betreffend, portal, Portal- **4.** Leberpforte/Porta hepatis betreffend, portal, Portal-
hepatic portal: Leberpforte *f*, Porta hepatis
por|tio ['pɔːrʃɪəʊ] *noun*: Teil *m*, Anteil *m*, Portio *f*; Pars *m*
por|tion ['pɔːrʃn, 'pəʊrʃn]: **I** *noun* **1.** (An-)Teil *m* (*of* an); Abschnitt *m*, Stück *nt* **2.** Menge *f*, Quantum *nt*; (*Essen*) Portion *f* **II** *vt* aufteilen, zuteilen
portion out *vt* auf-, verteilen (*among* unter)
alveolar portion of mandible: Pars alveolaris mandibulae
deep portion of parotid gland: Pars profunda glandulae parotideae
female portion: Matrize *f*
male portion: Patrize *f*
saccular portion of otic vesicle: Sacculus-Abschnitt *m* des Ohrbläschens
superficial portion of parotid gland: Pars superficialis glandulae parotidis
utricular portion of otic vesicle: Utriculusabschnitt *m* des Ohrbläschens

por|to|ca|val [ˌpɔːrtəʊˈkeɪvl] *adj*: Pfortader und Hohlvene/Vena cava betreffend, portokaval
por|to|en|ter|os|to|my [ˌpɔːrtəʊˌentəˈrɑstəmɪ, ˌpəʊr-] *noun*: →*hepatic portoenterostomy*
hepatic portoenterostomy: intrahepatische Cholangiojejunostomie *f*, Hepatoportoenterostomie *f*, Hepatoenterostomie *f*
Kasai portoenterostomy: Hepatojejunostomie *f* nach Kasai
por|to|gram [ˈpɔːrtəgræm] *noun*: Portogramm *nt*
por|tog|ra|phy [pɔːrˈtɑgrəfɪ, pəʊr-] *noun*: Portographie *f*, Portografie *f*
splenic portography: Splenoportographie *f*, Splenoportografie *f*
transhepatic portography: transhepatische Portografie *f*
por|to|hep|a|tog|ra|phy [ˌpɔːrtəʊhepəˈtɑgrəfiː] *noun*: Portohepatographie *f*, Portohepatografie *f*
por|to|je|ju|nos|to|my [ˌpɔːrtəʊˌdʒɪdʒuːˈnɑstəmɪ, pəʊr-] *noun*: →*hepatic portoenterostomy*
por|to|sys|tem|ic [ˌpɔːrtəʊsɪsˈtemɪk] *adj*: Pfortader und Hohlvene/Vena cava betreffend, portokaval
por|to|ve|no|gram [ˌpɔːrtəʊˈviːnəgræm] *noun*: →*portogram*
por|to|ve|nog|ra|phy [ˌpɔːrtəʊvɪˈnɑgrəfiː] *noun*: Portographie *f*, Portografie *f*
po|rus [ˈpɔːrəs, ˈpəʊ-] *noun, plura* **-ri** [-raɪ]: Öffnung *f*, Porus *m*
pos. *Abk.*: positive
pose [pəʊz]: I *noun* Haltung *f*, Stellung *f*, Pose *f*, Positur *f* II *vi* posieren, eine Pose einnehmen und einhalten
po|si|tion [pəˈzɪʃn]: I *noun* **1.** Lage *f*, Anordnung *f*, Stellung *f*, Haltung *f*, Position *f*; (*anatom.*) Positio *f* **in position** in der richtigen Lage, an der richtigen Stelle **out of position** nicht in der richtigen Lage, an der falschen Stelle **2.** (*chirurg.*) Lage *f*, Lagerung *f*, Stellung *f*, Position *f*; (körperliche) Haltung *f* **3.** (*gynäkol.*) Stellung *f*, Positio *f* **4.** (soziale) Stellung *f*, Position *f*; (Sach-)Lage *f*, Situation *f*; Standpunkt *m*, Haltung *f*, Einstellung *f* II *vt* aufstellen, einstellen, anbringen, in die richtige Lage bringen
anatomical position: anatomische Stellung/Lage/Position *f*
anomalous positions: Haltungsanomalien *pl*
anti-Trendelenburg's position: Fußtieflagerung *f*, Anti-Trendelenburg-Lagerung *f*
Avellis' position: Avellis-Stellung *f*
backward position: →*retruded position*
batrachian position: Frosch(schenkel)stellung *f*
Bonnet's position: Bonnet-Position *f*
Bozeman's position: Bozeman-Lagerung *f*
cadaveric position: Kadaverstellung *f*
Casselberry's position: Casselberry-Lagerung *f*
centric position: zentrische Stellung *f*, zentrische Position *f*
cis-trans position: Cis-Trans-Position *f*
coordination position: Koordinationsstelle *f*
distoangular position: distoanguläre Retention *f*
dorsal position: Rückenlage *f*
dorsosacral position: Steinschnittlage *f*
eccentric position: ekzentrische Relation *f*, ekzentrische Kieferrelation *f*
eccentric jaw position: →*eccentric position*
Edebohls' position: Simon-Lage *f*
Elliot's position: Elliot-Lagerung *f*
emergeny position: Notfallagerung *f*
English position: Sims-Lage *f*
erect position: aufrechte Körperhaltung *f*, Orthostase *f*
Fowler's position: Fowler-Lagerung *f*
Fritsch's position: Fritsch-Lagerung *f*
froglike position: Frosch(schenkel)stellung *f*
functional position of the hand: Funktionsstellung *f* der Hand
genucubital position: Knie-Ellenbogen-Lage *f*
genupectoral position: Knie-Brust-Lage *f*
guard position: Fechterstellung *f*
Heidelbeg position: Heidelberger-Lagerung *f*
intercuspal position: zentrische Okklusion *f*, stabile Okklusion *f*, maximale Interkuspidation *f*
intermediary position: Intermediärstellung *f*
jackknife position: Klappmesserposition *f*, Jackknife-Lagerung *f*
Jackson's position: Jackson-Lagerung *f*
jaw-to-jaw position: zentrale Relation *f*, terminale Scharnierachsenposition *f*, retrale Scharnierachsenposition *f*
knee-chest position: Knie-Brust-Lage *f*
knee-elbow position: Knie-Ellenbogen-Lage *f*
Kraske position: Klappmesserposition *f*, Jackknife-Lagerung *f*
Lange's position: Lange-Stellung *f*
lateral recumbent position: Sims-Lage *f*
left anterior oblique position: Boxerstellung *f*
ligamentous position: →*jaw-to-jaw position*
lithotomy position: Steinschnittlage *f*
Lorenz's position: Lorenz-Stellung *f*, Froschstellung *f*
Mayo-Robson's position: Mayo-Robson-Lagerung *f*
mentoanterior position: mentoanteriore (Gesichts-) Lage *f*
mentoposterior position: mentoposteriore (Gesichts-) Lage *f*
mentotransverse position: mentotransverse (Gesichts-) Lage *f*
most retruded position: →*jaw-to-jaw position*
muscular position: →*jaw-to-jaw position*
obstetrical position: Sims-Lage *f*
occlusal position: Okklusionsstellung *f*, Schlussbissstellung *f*
occlusal retrusive position: retrudierte Okklusion *f*
Overholt position: Overholt-Lagerung *f*
paramedian position: Paramedianstellung *f*
persistent occiput position: Hinterscheitelbeineinstellung *f*
physiologic rest position: physiologische Ruhelage *f*
prone position: Bauchlagerung *f*, -lage *f*
protrusive occlusal position: protrusive Okklusion *f*
Quincke's position: Quincke-Lagerung *f*
Rautek's position: Rautek-Lagerung *f*
recumbent position: liegende Stellung *f*, (im) Liegen *nt*
rest position: Relation *f* in Ruhelage
resting expiratory position: Atemruhelage *f*, Atemmittellage *f*
retruded position: **1.** retrale Kontaktposition *f*, retrudierte Kontaktposition *f* **2.** →*jaw-to-jaw position*
retruded contact position: →*retruded position*
Roederer's position: Roederer-Kopfeinstellung *f*
side position: stabile Seitenlagerung *f*, NATO-Lagerung *f*
Simon's position: Simon-Lage *f*
Sims' position: Sims-Lage *f*
sniffing position: Schnüffelstellung *f*
standing position: aufrechte Körperhaltung *f*, Orthostase *f*
supine position: Rückenlage *f*

P

terminal hinge position: terminale Scharnierachsenposition *f*, retrale Scharnierachsenposition *f*
tooth position: Zahnstellung *f*
tooth-to-tooth position: →*intercuspal position*
Trendelenburg's position: Trendelenburg-Lage(rung) *f*
uterine positions: Uteruslagen *pl*
position of the uterus: Positio uteri
vertical position: vertikale Relation *f*
Walcher's position: Walcher-Hängelage *f*
po|si|tion|al [pə'zɪʃnəl] *adj*: Lage-, Stellungs-, Positions-
position-dependent *adj*: lageabhängig, positionsabhängig
po|si|tion|er [pə'zɪʃnər] *noun*: Positioner *m*
tooth positioner: Positioner *m*
position-independent *adj*: lageunabhängig, positionsunabhängig
pos|i|tive ['pɑzɪtɪv]: **I** *noun* **1.** positive Eigenschaft *f*, positiver Faktor *m*, Positivum *nt* (*foto.*) Positiv *nt* **II** *adj* **3.** positiv **4.** (*Befund*) positiv **5.** (*Antwort*) positiv, bejahend; (*allg.*) eindeutig, sicher, feststehend; definitiv
pos|i|tiv|i|ty [pɑzɪ'tɪvəti:] *noun*: Positivität *f*
premotor positivity: prämotorische Positivität *f*
pos|i|tron [pɑsɪtrɑn] *noun*: Antielektron *nt*, Positron *nt*
POSM *Abk.*: patient-operated selector mechanism
post. *Abk.*: posterior
post- *präf.*: Nach-, Post-
post|ab|sorp|tive [ˌpəʊstæb'sɔ:rptɪv] *adj*: postabsorptiv, -resorptiv
post-acute *adj*: nach dem akuten Stadium einer Krankheit (auftretend), postakut
post|a|do|les|cence [ˌpəʊstædə'lesəns] *noun*: Postadoleszenz *f*, Postpubertät *f*
post|an|aes|thet|ic [ˌpəʊstænəs'θetɪk] *adj*: (*brit.*) →*postanesthetic*
post|an|es|thet|ic [ˌpəʊstænəs'θetɪk] *adj*: nach einer Narkose/Anästhesie (auftretend), postanästhetisch
post|ap|o|plec|tic [ˌpəʊstæpə'plektɪk] *adj*: nach einem apoplektischen Anfall (auftretend), postapoplektisch
post|au|ric|u|lar [ˌpəʊstɔ:'rɪkjələr] *adj*: hinter der Ohrmuschel/Aurikel (liegend), retroaurikulär, postaurikulär
post|ax|i|al [ˌpəʊst'æksɪəl] *adj*: hinter einer Achse (liegend), postaxial
post|bra|chi|al [ˌpəʊst'breɪkɪəl] *adj*: auf der Rückseite des Oberarms (liegend), postbrachial
post|buc|cal [pəʊst'bʌkl] *adj*: postbukkal
post|bul|bar [ˌpəʊst'bʌlbər, -bɑ:r] *adj*: postbulbär
post|cap|il|lar|y [ˌpəʊst'kæpəˌleri:]: **I** *noun* venöse Kapillare *f* **II** *adj* postkapillär
post|ca|va [ˌpəʊst'keɪvə] *noun*: untere Hohlvene *f*, Vena cava inferior
post|ca|val [ˌpəʊst'keɪvl] *adj*: hinter der Vena cava inferior (liegend), retrokaval, retrocaval
post|cen|tral [ˌpəʊst'sentrəl] *adj*: hinter einem Zentrum (liegend), postzentral, retrozentral
post|ci|bal [ˌpəʊst'caɪbl] *adj*: nach dem Essen/der Mahlzeit/Nahrungsaufnahme (auftretend), postzenal, postzönal, postalimentär, postprandial
post|cis|ter|na [ˌpəʊstsɪs'tɜrnə] *noun*: Cisterna cerebellomedularis/magna
post|co|i|tal [ˌpəʊst'kəʊɪtəl] *adj*: nach dem Geschlechtsverkehr (auftretend), postkoital
post|com|mis|su|ral [ˌpəʊstkə'mɪʃərəl, pəʊstˌkɑmə'ʃʊərəl] *adj*: hinter einer Kommissur (liegend), postkommissural
post|con|cep|tion|al [ˌpəʊstkən'sepʃənl] *adj*: nach der Konzeption (auftretend), postkonzeptionell
post|con|cus|sion|al [ˌpəʊstkən'kʌʃənl] *adj*: nach einer Gehirnerschütterung/Commotio cerebri (auftretend), postkommotionell
post|con|vul|sive [ˌpəʊstkən'vʌlsɪv] *adj*: postkonvulsiv
post|cor|nu [ˌpəʊst'kɔ:rn(j)u:] *noun*: Hinterhorn *nt* des Seitenventrikels, Cornu posterius ventriculi lateralis
post|di|as|tol|ic [ˌpəʊstˌdaɪə'stɑlɪk] *adj*: nach der Diastole (auftretend), postdiastolisch
post|di|crot|ic [ˌpəʊstdaɪ'krɑtɪk] *adj*: postdikrot
post|diph|ther|ic [ˌpəʊstdɪf'θerɪk] *adj*: nach einer Diphtherie auftretend, im Anschluss an eine Diphtherie, postdiphtherisch
post|dor|mi|tal [ˌpəʊst'dɔ:rmɪtæl] *adj*: Postdormitium betreffend
post|dor|mi|tum [ˌpəʊst'dɔ:rmɪtəm] *noun*: Postdormitium *nt*
post|em|bry|on|ic [ˌpəʊstembrɪ'ɑnɪk] *adj*: nach dem Embryonalstadium (auftretend), postembryonal
post|en|ceph|a|lit|ic [ˌpəʊstenˌsefə'lɪtɪk] *adj*: nach einer Gehirnentzündung/Enzephalitis (auftretend), postenzephalitisch
post|e|pi|lep|tic [ˌpəʊstepɪ'leptɪk] *adj*: nach einem (epileptischen) Anfall (auftretend), postiktal, postepileptisch
pos|te|ri|or [pɑ'stɪərɪər, pəʊ-]: **I** *noun* Hintern *m*, Hinterteil *nt* **II** *adj* **1.** hinten, hintere(r, s), posterior, Hinter- **2.** hinter, später (*to* als)
postero- *präf.*: postero-
pos|ter|o|an|te|ri|or [ˌpɑstərəʊæn'tɪərɪər] *adj*: von hinten nach vorne (verlaufend), posterior-anterior, posteroanterior
pos|ter|o|clu|sion [ˌpɑsrərəʊ'klu:ʃn] *noun*: Distalbiss *m*, Rückbiss *m*
pos|ter|o|ex|ter|nal [ˌpɑstərəʊɪk'stɜrnl] *adj*: →*posterolateral*
pos|ter|o|in|fe|ri|or [ˌpɑstərəʊɪn'fɪərɪər] *adj*: posterior-inferior, posteroinferior
pos|ter|o|in|ter|nal [ˌpɑstərəʊɪn'tɜrnl] *adj*: →*posteromedial*
pos|ter|o|lat|er|al [ˌpɑstərəʊ'lætərəl] *adj*: posterior-lateral, posterolateral
pos|ter|o|me|di|al [ˌpɑstərəʊ'mi:dɪəl] *adj*: posterior-medial, posteromedial
pos|ter|o|me|di|an [ˌpɑstərəʊ'mi:dɪən] *adj*: posterior-median, posteromedian
pos|ter|o|pa|ri|e|tal [ˌpɑstərəʊpə'raɪɪtl] *adj*: posteroparietal
pos|ter|o|su|pe|ri|or [ˌpɑstərəʊsə'pɪərɪər, -su:-] *adj*: posterior-superior, posterosuperior
pos|ter|o|tem|po|ral [ˌpɑstərəʊ'temp(ə)rəl] *adj*: posterotemporal
post|ex|tra|sys|tol|ic [ˌpəʊstˌekstrəsɪ'stɑlɪk] *adj*: nach einer Extrasystole auftretend, im Anschluss an eine Extrasystole, postextrasystolisch
post|gan|gli|on|ic [ˌpəʊstˌgæŋglɪ'ɑnɪk] *adj*: distal eines Ganglions (liegend), postganglionär
post|glo|mer|u|lar [ˌpəʊstgləʊ'merjələr] *adj*: distal eines Nierenglomerulus (auftretend *oder* liegend), postglomerulär
post|gon|o|coc|cal [ˌpəʊstgɑnə'kɑkəl] *adj*: nach einer Gonorrhoe auftretend, im Anschluss an eine Gonorrhoe, postgonorrhoisch
post|haem|or|rha|gic [ˌpəʊsthemə'rædʒɪk] *adj*: (*brit.*) →*posthemorrhagic*
post|hem|i|ple|gic [ˌpəʊsthemɪ'pli:dʒɪk] *adj*: posthemiplegisch
post|hem|or|rha|gic [ˌpəʊsthemə'rædʒɪk] *adj*: nach einer Blutung (auftretend), posthämorrhagisch

post|he|pat|ic [ˌpəʊsthɪˈpætɪk] *adj*: nach/hinter der Leber (auftretend *oder* liegend), posthepatisch

post|he|pa|tit|ic [ˌpəʊsthepəˈtɪtɪk] *adj*: nach einer Leberentzündung/Hepatitis (auftretend), posthepatitisch

pos|thet|o|my [pɑsˈθetəmiː] *noun*: Beschneidung *f*, Zirkumzision *f*

pos|thi|o|plas|ty [ˈpɑsθaɪəplæstiː] *noun*: Vorhautplastik *f*

pos|thit|ic [pɑsˈθɪtɪk] *adj*: Posthitis betreffend, posthitisch

pos|thi|tis [pɑsˈθaɪtɪs] *noun*: Posthitis *f*, Vorhautentzündung *f*

pos|tho|lith [ˈpəʊsθəlɪθ] *noun*: Vorhaut-, Präputialstein *m*, Postholith *m*, Balanolith *m*, Smegmolith *m*

post|hu|mous [ˈpɑstʃəməs] *adj*: nach dem Tod erfolgend, posthum

post|hyp|no|tic [ˌpəʊsthɪpˈnɑtɪk] *adj*: nach der Hypnose (auftretend), posthypnotisch

post|ic|ter|ic [ˌpəʊstɪkˈterɪk] *adj*: nach einem Ikterus (auftretend), postikterisch

post|in|fec|tious [ˌpəʊstɪnˈfekʃəs] *adj*: nach einer Infektion(skrankheit) (auftretend), postinfektiös

post|in|fec|tive [ˌpəʊstɪnˈfektɪv] *adj*: nach einer Infektion(skrankheit) (auftretend), postinfektiös

post|in|flam|ma|to|ry [ˌpəʊstɪnˈflæmətɔːriː] *adj*: nach einer Entzündung (auftretend), postentzündlich

post|in|spi|ra|tion [ˌpəʊstˌɪnspəˈreɪʃn] *noun*: Postinspiration *f*

post|in|spir|a|to|ry [ˌpəʊstɪnˈspaɪərəˌtɔːriː] *adj*: postinspiratorisch

post|is|chae|mic [ˌpəʊstɪˈskiːmɪk] *adj*: (*brit.*) →*postischemic*

post|is|che|mic [ˌpəʊstɪˈskiːmɪk] *adj*: nach einer Ischämie (auftretend), postischämisch

post|lam|i|nar [ˌpəʊstˈlæmɪnər] *adj*: postlaminär

post|ma|ture [ˌpəʊstməˈtʃʊər] *adj*: (*Säugling*) viel später als zum errechneten Termin geboren, übertragen, postmatur

post|me|di|as|ti|num [ˌpəʊstmɪdɪæˈstaɪnəm] *noun*: hinterer Mediastinalraum *m*, hinteres Mediastinum *nt*, Mediastinum posterius, Cavum mediastinale posterius

post|mei|ot|ic [ˌpəʊstmaɪˈɑtɪk] *adj*: nach der Meiose (auftretend), postmeiotisch

post|men|in|git|ic [ˌpəʊstˌmenɪnˈdʒɪtɪk] *adj*: nach einer Hirnhautentzündung/Meningitis (auftretend), postmeningitisch

post|men|o|pau|sal [ˌpəʊstˌmenəˈpɔːzl] *adj*: nach der Menopause (auftretend), postmenopausal

post|men|o|pause [ˌpəʊstˌmenəˈpɔːz] *noun*: Postmenopause *f*

post|men|stru|al [ˌpəʊstˈmenstr(ʊ)əl, -strəwəl] *adj*: nach der Monatsblutung/Menstruation, postmenstrual, postmenstruell

post|men|stru|um [ˌpəʊstˈmenstr(ʊ)əm, -strəwəm] *noun, plural* **-strulums, -stru|a** [-str(ʊ)ə, -strəwə]: Postmenstrualphase *f*, Postmenstrualstadium *nt*, Postmenstruum *nt*

post|mes|en|ter|ic [ˌpəʊstmesənˈterɪk] *adj*: hinter dem Mesenterium (liegend), postmesenterial, retromesenterial

post|mi|ot|ic [ˌpəʊstmaɪˈɑtɪk] *adj*: nach der Meiose (auftretend), postmeiotisch

post|mi|tot|ic [ˌpəʊstmaɪˈtɑtɪk] *adj*: nach der Mitose (auftretend), postmitotisch

post|mor|tal [ˌpəʊstˈmɔːrtl] *adj*: nach dem Tode (auf- *oder* eintretend), postmortal, post mortem

post|mor|tem [ˌpəʊstˈmɔːrtəm]: I *noun* Leicheneröffnung *f*, Obduktion *f*, Autopsie *f*, Nekropsie *f* II *adj* nach dem Tode (auf- *oder* eintretend), postmortal, post mortem

post|na|sal [ˌpəʊstˈneɪzl] *adj*: hinter der Nase (liegend), postnasal

post|na|tal [ˌpəʊstˈneɪtl] *adj*: nach der Geburt (eintretend), postnatal, nachgeburtlich, postpartal

post|ne|crot|ic [ˌpəʊstnəˈkrɑtɪk] *adj*: nach der Nekrose (auftretend), postnekrotisch

post|ne|o|na|tal [ˌpəʊstniːəʊˈneɪtl] *adj*: nach der Geburt (auftretend), postneonatal

post|ob|struc|tive [ˌpəʊstəbˈstrʌktɪv] *adj*: postobstruktiv

post|op|er|a|tive [pəʊstˈɑp(ə)rətɪv] *adj*: nach einer Operation (eintretend *oder* auftretend), postoperativ

post|par|tal [ˌpəʊstˈpɑːrtl] *adj*: nach der Geburt (eintretend *oder* auftretend), postpartal, post partum, postpartual, postnatal

post|par|tum [ˌpəʊstˈpɑːrtəm] *adj*: nach der Geburt (eintretend *oder* auftretend), postpartal, post partum, postpartual, postnatal

post|pneu|mon|ic [ˌpəʊstnjuːˈmɑnɪk] *adj*: nach einer Lungenentzündung/Pneumonie (auftretend), postpneumonisch, metapneumonisch

post|pran|di|al [ˌpəʊstˈprændɪəl] *adj*: nach dem Essen/der Mahlzeit/Nahrungsaufnahme (auftretend), postalimentär, postprandial, postzenal, postzönal

post|pu|ber|al [ˌpəʊstˈpjuːbərəl] *adj*: nach der Pubertät (auftretend), postpubertär, postpuberal, postpubertal

post|pu|ber|tal [ˌpəʊstˈpjuːbərtəl] *adj*: nach der Pubertät (auftretend), postpubertär, postpuberal, postpubertal

post|pu|ber|ty [ˌpəʊstˈpjuːbərtiː] *noun*: Postpubertät *f*

post|pu|bes|cence [ˌpəʊstpjuːˈbesəns] *noun*: Postpubertät *f*

post|pu|bes|cent [ˌpəʊstpjuːˈbesnt] *adj*: nach der Pubertät (auftretend), postpubertär, postpuberal, postpubertal

post|py|lo|ric [ˌpəʊstpaɪˈlɔrɪk] *adj*: hinter dem Pylorus (liegend)postpylorisch

post|re|nal [ˌpəʊstˈriːnl] *adj*: hinter der Niere (liegend); nach Passieren der Niere (auftretend), postrenal

post|ro|ta|to|ry [ˌpəʊstˈrəʊtətɔːriː] *adj*: postrotatorisch

post|si|nous [ˌpəʊstˈsaɪnəs] *adj*: postsinuös

post|sphyg|mic [ˌpəʊstˈsfɪgmɪk] *adj*: nach der Pulswelle

post|splen|ic [ˌpəʊstˈspliːnɪk] *adj*: hinter der Milz/Splen (liegend), postsplenisch

post|ste|not|ic [ˌpəʊststɪˈnɑtɪk] *adj*: hinter einer Stenose (liegend), poststenotisch

post|sur|gi|cal [pəʊstˈsɜrdʒɪkl] *adj*: nach einer Operation (eintretend *oder* auftretend), postoperativ

post|syn|ap|tic [ˌpəʊstsɪˈnæptɪk] *adj*: hinter einer Synapse (liegend), postsynaptisch

post-term *adj*: postmatur, übertragen

post|te|tan|ic [ˌpəʊsttəˈtænɪk] *adj*: posttetanisch

post-thrombotic *adj*: nach einer Thrombose (auftretend), postthrombotisch

post|tran|scrip|tion|al [ˌpəʊsttrænˈskrɪpʃənl] *adj*: posttranskriptional

post|trans|fu|sion|al [ˌpəʊsttrænzˈfjuːʒənl] *adj*: nach einer Transfusion (auftretend), posttransfusionell

post|trans|la|tion|al [ˌpəʊsttrænsˈleɪʃənl] *adj*: posttranslational

post-traumatic *adj*: nach einem Unfall (auftretend), durch eine Verletzung hervorgerufen, als Folge eines Unfalls, posttraumatisch, traumatisch

pos|tu|late [*n* ˈpɑstʃəleɪt; *v* -lɪt, -leɪt]: I *noun* Forderung *f*, Gebot *nt*, (Grund-)Bedingung *f*, Postulat *nt* II *vt*

fordern, verlangen; voraussetzen, behaupten, postulieren
Koch's postulates: Koch-Postulate *pl*, Koch-Henle-Postulate *pl*, Henle-Koch-Postulate *pl*
pos|tur|al ['pɑstʃərəl] *adj*: (Körper-)Haltung *oder* Lage betreffend, postural
pos|ture ['pɑstʃər]: I *noun* (Körper-)Haltung *f*, Stellung *f*; Lage *f*; Pose *f*, Positur *f* II *vt* in eine Stellung *oder* Haltung bringen III *vi* eine Haltung einnehmen *oder* einhalten
erect posture: →*erect position*
meningitic posture: Jagdhundstellung *f*, Chien-de-fusil-Stellung *f*
relieve posture: Schonhaltung *f*
post|vac|ci|nal [,pəʊst'væksənəl] *adj*: nach einer Impfung (auftretend), als Folge einer Impfung, postvakzinal
post|val|var [,pəʊst'vælvər] *adj*: →*postvalvular*
post|val|vu|lar [,pəʊst'vælvjələr] *adj*: hinter einer Klappe/Valva (liegend), postvalvulär
post|ve|sic|u|lar [,pəʊstvɪ'sɪkjələr] *adj*: hinter der Blase (liegend), postvesikal
post|vi|tal [,pəʊst'vaɪtəl] *adj*: postvital
post|zone ['pəʊstzəʊn] *noun*: Postzone *f*, Zone *f* des Antigenüberschusses
post|zy|got|ic [,pəʊstzaɪ'gɑtɪk] *adj*: postzygotisch
pot [pɑt] *noun*: Topf *m*; (Tee-, Kaffee-)Kanne *f*, Krug *m*; Tiegel *m*
po|ta|ble ['pəʊtəbl]: I **potables** *pl* Getränke *pl* II *adj* trinkbar, Trink-
pot|ash ['pɑtæʃ] *noun*: Pottasche *f*, Kaliumkarbonat *nt*
caustic potash: Ätzkali *nt*, Kaliumhydroxid *nt*
pot|as|sae|mi|a [pɑtə'siːmiːə] *noun*: (*brit.*) →*potassemia*
pot|as|se|mi|a [pɑtə'siːmiːə] *noun*: Hyperkaliämie *f*
po|tas|sic [pə'tæsɪk] *adj*: kaliumhaltig, Kalium-, Kali-
po|tas|si|um [pə'tæsɪəm] *noun*: Kalium *nt*
potassium canrenoate: Kaliumcanrenoat *nt*
potassium carbonate: →*potash*
potassium chlorate: Kaliumchlorat *nt*
potassium chloride: Kaliumchlorid *nt*
potassium cyanide: Kaliumcyanid *nt*, Zyankali *nt*, Cyankali *nt*
potassium ferricyanide: Kaliumferricyanid *nt*
potassium gymnemate: Kaliumgymnemat *nt*
potassium hydroxide: Kaliumhydroxid *nt*
potassium iodide: Kaliumjodid *nt*, Kaliumiodid *nt*
potassium nitrate: Kaliumnitrat *nt*, Salpeter *m*
potassium oxalate: Kaliumoxalat *nt*
potassium permanganate: Kaliumpermanganat *nt*
serum potassium: Serumkalium *nt*
potassium tellurite: Kaliumtellurit *nt*
potassium thiocyanate: Kaliumthiocyanat *nt*
po|ta|tion [pəʊ'teɪʃn] *noun*: **1.** Trinken *nt*; Schluck *m* **2.** (alkoholisches) Getränk *nt*
pot|bel|lied ['pɑtbeliːd] *adj*: dick-, schmerbäuchig
pot|bel|ly ['pɑtbeliː] *noun*: Dick-, Schmerbauch *m*
po|tence ['pəʊtəns] *noun*: **1.** Potenz *f*, Potentia coeundi **2.** Wirksamkeit *f*, Stärke *f*, Kraft(entfaltung *f*) *f*; Wirkung *f*
po|ten|cy ['pəʊtənsiː] *noun*: **1.** Potenz *f*, Potentia coeundi **2.** Wirksamkeit *f*, Stärke *f*, Kraft(entfaltung *f*) *f*; Wirkung *f*
C potency: C-Potenz *f*, Centesimalpotenz *f*
centesimal potency: Centesimalpotenz *f*, C-Potenz *f*
decimal potency: D-Potenz *f*, Dezimalpotenz *f*
Korsakoff's potency: Korsakoff-Potenz *f*, Einglaspotenz *f*
LM potency: LM-Potenz *f*
Q potency: Q-Potenz *f*, Quinquagesimillesimapotenz *f*, LM-Potenz *f*
quinquagesimillesima potency: Quinquagesimillesimapotenz *f*, Q-Potenz *f*, LM-Potenz *f*
sexual potency: Potentia coeundi
po|tent ['pəʊtənt] *adj*: **1.** potent **2.** wirksam, stark
po|ten|tial [pə'tenʃəl]: I *noun* Potential *nt*, Potenzial *nt*; elektrische Spannung *f* II *adj* potentiell, potenziell, Potential-, Potenzial-
action potential: Aktionspotential *nt*, Aktionspotenzial *nt*
auditory evoked potential: akustisch evoziertes Potenzial *nt*
bioelectric potential: bioelektrisches Potenzial *nt*
brain stem potential: Hirnstammpotenzial *nt*, Hirnstammpotential *nt*
brain stem auditory evoked potentials: auditorisch evozierte Hirnstammpotenziale *pl*
cochlear potentials: (kochleäre) Mikrophonpotenziale *pl*
corneoretinal potential: Korneoretinalpotenzial *nt*, Korneoretinalpotential *nt*
cortical potential: Rindenpotenzial *nt*, Rindenpotential *nt*
DC potential: Gleichspannungs-, Bestandspotenzial *nt*, Gleichspannungs-, Bestandspotential *nt*
demarcation potential: Demarkationspotenzial *nt*, Demarkationspotential *nt*
denervation potential: Denervierungspotenzial *nt*, Denervierungspotential *nt*
dependence potential: Abhängigkeitspotenzial *nt*, Abhängigkeitspotential *nt*
diffusion potential: Diffusionspotenzial *nt*, Diffusionspotential *nt*
discharge potential: Entladungspotenzial *nt*, Entladungspotential *nt*
early receptor potential: frühes/primäres Rezeptorpotenzial *nt*, early receptor potential *nt*
electrochemical potential: elektrochemisches Potenzial *nt*
electrode potential: Elektrodenspannung *f*, Elektrodenpotenzial *nt*, Elektrodenpotential *nt*
electrotonic potential: elektrotonisches Potenzial *nt*
endocochlear potential: endokochleäres Potenzial *nt*
end-plate potential: Endplattenpotenzial *nt*, Endplattenpotential *nt*
epileptic potentials: epilepsietypische Potenziale *pl*, Krampfpotenziale *pl*, Krampfpotentiale *pl*
equilibrium potential: Gleichgewichtspotenzial *nt*, Gleichgewichtspotential *nt*
event-related potential: ereigniskorreliertes Potenzial *nt*, event-related potential *nt*
evoked potential: evoziertes Potenzial *nt*
evoked cortical potential: evoziertes Rindenpotenzial *nt*
excitatory nerve-terminal potential: erregendes Nervenendpotenzial *nt*, excitatory nerve-terminal potential *nt*
excitatory postsynaptic potential: erregendes postsynaptisches Potenzial *nt*, excitatory postsynaptic potential *nt*
expectancy potential: Erwartungspotential *nt*, Erwartungspotenzial *nt*, Erwartungswelle *f*
fasciculation potentials: Faszikulationspotenziale *pl*, Faszikulationspotentiale *pl*
fast cortical potentials: mittlere neurogene Potenziale *pl*, schnelle Rindenpotenziale *pl*
fibrillation potential: Fibrillationspotenzial *nt*, Fibrillationspotential *nt*
flow potential: Strömungspotenzial *nt*, Strömungspo-

tential *nt*
generator potential: Generatorpotenzial *nt*, Generatorpotential *nt*
giant potentials: Riesenpotenziale *pl*, Riesenpotentiale *pl*
inhibitory nerve-terminal potential: inhibitorisches Nervenendpotenzial *nt*
inhibitory postsynaptic potential: inhibitorisches postsynaptisches Potenzial *nt*, inhibitory postsynaptic potential *nt*
injury potential: Demarkationspotenzial *nt*
late cortical potentials: späte kortikale Gleichspannungspotenziale *pl*, contingent negative variation *nt*
late receptor potential: spätes/sekundäres Rezeptorpotenzial *nt*, late receptor potential *nt*
membrane potential: Membranpotenzial *nt*, Membranpotential *nt*
microphonic potentials: (kochleäre) Mikrophonpotenziale *pl*
middle neurogenic potentials: mittlere neurogene Potenziale *pl*, schnelle Rindenpotenziale *pl*
midpoint oxidation-reduction potential: Normalpotenzial *nt*, Normalpotential *nt*
midpoint redox potential: Normalpotenzial *nt*, Normalpotential *nt*
motor-evoked potentials: motorisch evozierte Potenziale *pl*
muscle action potential: Muskelaktionspotenzial *nt*, Muskelaktionspotential *nt*
Nernst potential: Nernst-Potenzial *nt*
nerve action potential: Nervenaktionspotenzial *nt*, Nervenaktionspotential *nt*
Ottoson potential: Elektroolfaktogramm *nt*
oxidation-reduction potential: Redoxpotential *nt*, Redoxpotenzial *nt*
pacemaker potential: Schrittmacherpotenzial *nt*, Schrittmacherpotential *nt*
pattern-reversal potential: Musterwechselpotenzial *nt*, Musterwechselpotential *nt*
pattern-reversal visual evoked potential: Musterwechsel-VEP *nt*
phosphate-group transfer potential: Phosphatgruppenübertragungspotenzial *nt*, Phosphatgruppenübertragungspotential *nt*
phosphorylation potential: Phosphorylierungspotenzial *nt*, Phosphorylierungspotential *nt*
postsynaptic potential: postsynaptisches Potenzial *nt*
primary receptor potential: →*early receptor potential*
readiness potential: Bereitschaftspotential *nt*, Bereitschaftspotenzial *nt*
receptor potential: Rezeptorpotenzial *nt*, Rezeptorpotential *nt*
redox potential: Redoxpotential *nt*, Redoxpotenzial *nt*
reference potential: Referenz-, Bezugspotenzial *nt*, Referenz-, Bezugspotential *nt*
resting potential: Ruhepotential *nt*, Ruhepotenzial *nt*
reversal potential: Umkehrpotenzial *nt*, Umkehrpotential *nt*
secondary receptor potential: →*late receptor potential*
seizure potentials: Krampfpotenziale *pl*, Krampfpotentiale *pl*, epilepsietypische Potenziale *pl*
sensor potential: Sensorpotenzial *nt*, Sensorpotential *nt*
somatic evoked potential: somatisch/somatosensorisch evoziertes Potenzial *nt*
spike potential: Spikepotenzial *nt*, Spitzenpotenzial *nt*, Spitzenaktionspotenzial *nt*
standard potential: Normalpotential *nt*, Normalpotenzial *nt*
standard oxidationreduction potential: Normalpotential *nt*, Normalpotenzial *nt*
standard redox potential: Normalpotential *nt*, Normalpotenzial *nt*
standing potential: Gleichspannungs-, Bestandspotenzial *nt*, Gleichspannungs-, Bestandspotential *nt*
steady potential: Gleichspannungs-, Bestandspotenzial *nt*, Gleichspannungs-, Bestandspotential *nt*
synaptic potential: synaptisches Potenzial *nt*
test potential: Testpotenzial *nt*, Testpotential *nt*
threshold potential: Schwellenpotenzial *nt*, Schwellenpotential *nt*
toxic potential: toxisches Potenzial *nt*
transdifferential potential: Transdifferenzierungspotenzial *nt*, Transdifferenzierungspotential *nt*
transfer potential: Übertragungspotenzial *nt*, Übertragungspotential *nt*
transmembrane potential: transmembranöses Potenzial *nt*
transport potential: Transportpotenzial *nt*, Transportpotential *nt*
visual evoked potential: visuell evoziertes Potenzial *nt*
zeta potential: Zeta-Potenzial *nt*

potential-dependent *adj*: potenzialabhängig

po|ten|ti|al|i|ty [pə,tenʃɪ'æləti:] *noun*: (Entwicklungs-)Möglichkeit *f*, Potenzialität *f*

po|ten|ti|al|i|za|tion [pə,tentʃəlaɪ'zeɪʃn] *noun*: →*potentiation*

po|ten|tial|ize [pə'tentʃəlaɪz] *vt*: →*potentiate*

po|ten|ti|ate ['pə'tentʃɪeɪt] *vt*: steigern, verstärken, wirksam(er) machen, potenzieren

po|ten|ti|a|tion [pə,tentʃɪ'eɪʃn] *noun*: Potenzierung *f*, Dynamisierung *f*
postextrasystolic potentiation: postextrasystolische Potenzierung *f*
posttetanic potentiation: posttetanische Potenzierung *f*
tetanic potentiation: tetanische Potenzierung *f*

po|ten|ti|om|e|ter [pə,tentʃɪ'ɑmɪtər] *noun*: Potentiometer *nt*

po|tion ['pəʊʃn] *noun*: (Arznei-, Gift-)Trank *m*

po|to|ma|ni|a [,pəʊtə'meɪnɪə] *noun*: **1.** Trunksucht *f*, Potomanie *f* **2.** Dilirium tremens

pouch [paʊtʃ] *noun*: (*a. anatom.*) Beutel *m*, Tasche *f*, (kleiner) Sack *m*, Pouch *m*
anterior pouch of Tröltsch: vordere Schleimhauttasche *f* des Trommelfells, Recessus anterior membranae tympanicae
branchial pouches: Schlundtaschen *pl*
craniobuccal pouch: Rathke-Tasche *f*
craniopharyngeal pouch: Rathke-Tasche *f*
deep perineal pouch: Spatium perinei profundum
pouch of Douglas: Douglas-Raum *m*, Excavatio rectouterina
gastric pouch: Ersatzmagenbildung *f*
Hart's pouch: Hart-Tasche *f*
Hartmann's pouch: Hartmann-Sack *m*
Heidenhain pouch: Heidenhain-Magentasche *f*
hepatorenal pouch: hepatorenale Peritonealgrube *f*, Recessus hepatorenalis
intestinal pouch: Magenersatz *m*, Ersatzmagen *m*
Kock's pouch: Kock-Pouch *m*
laryngeal pouch: Kehlkopfblindsack *m*, Sacculus laryngis, Appendix ventriculi laryngis
Mainz urinary pouch: Mainz-Pouch *m*
Mainz urostomy pouch: Mainz-Pouch-Nabelstoma *nt*
marsupial pouch: Hodensack *m*, Scrotum *nt*, Skrotum *nt*
Morison's pouch: hepatorenale Peritonealgrube *f*, Re-

cessus hepatorenalis
neurobuccal pouch: Rathke-Tasche *f*
obturator pouch: seitlicher Abschnitt *m* der Excavatio vesicouterina
paracystic pouch: seitlicher Abschnitt *m* der Excavatio vesicouterina
pararectal pouch: seitlicher Abschnitt *m* der Excavatio rectouterina
paravesical pouch: seitlicher Abschnitt *m* der Excavatio vesicouterina
Pavlov pouch: Pawlow-Magen *m*, -Tasche *f*
pharnygeal pouches: Schlundtaschen *pl*
posterior pouch of Tröltsch: hintere Schleimhauttasche *f* des Trommelfells, Recessus posterior membranae tympanicae
Prussak's pouch: Prussak-Raum *m*, Recessus superior membranae tympanicae
Rathke's pouch: Rathke-Tasche *f*
rectal pouch: Rektumblindsack *m*
rectouterine pouch: Douglas-Raum *m*, Excavatio rectouterina
rectovaginal pouch: Douglas-Raum *m*, Excavatio rectouterina
rectovesical pouch: Proust-Raum *m*, Excavatio rectovesicalis
superficial perineal pouch: Spatium perinei superficiale
suprapatellar pouch: Recessus suprapatellaris
uterovesical pouch: vorderer Douglas-Raum *m*, Excavatio vesicouterina
vesicouterine pouch: vorderer Douglas-Raum *m*, Excavatio vesicouterina
Willis' pouch: kleines Netz *nt*, Omentum minus
Zenker's pouch: Zenker-Divertikel *nt*

pouched [paʊtʃt] *adj*: beutelig, beutel-, sackförmig, Beutel-, Sack-; ausgebuchtet

poul|drage [puː'draːʒ] *noun*: Poudrage *f*, Talkumpleurodese *f*

poul|tice ['pəʊltɪs]: **I** *noun* Breipackung *f*, -umschlag *m*, Kräuterpackung *f*, -umschlag *m*, Kataplasma *nt* **II** *vt* mit Breiumschlägen behandeln, einen Breiumschlag auflegen

pound [paʊnd]: **I** *noun* Stampfen *nt* **II** *vt* **1.** (zer-)stoßen, (-)stampfen **2.** hämmern, schlagen, (fest-)stampfen **III** *vi* hämmern, trommeln, schlagen (*on, against* gegen); (*Herz*) pochen

pound [paʊnd] *noun*: (*Gewicht*) Pfund *nt*

pound|er ['paʊndər] *noun*: (*Mörser*) Stößel *m*, Stößer *m*

pound|ing ['paʊndɪŋ] *adj*: klopfend, pochend, hämmernd

POV *Abk.*: pentoxyverine

pov|er|ty ['pɑvərtiː] *noun*: Armut *f*, Mangel *m* (*of, in* an)
poverty of movement: Bewegungsarmut *f*
poverty in vitamins: Vitaminmangel *m*

po|vi|done ['pəʊvɪdəʊn] *noun*: Polyvinylpyrrolidon *nt*, Polyvidon *nt*

povidone-iodine *noun*: Polyvidon-Iod *nt*, Povidon-Iod *nt*, Polyvinylpyrrolidon-Iod *nt*

POVT *Abk.*: puerperal ovarian vein thrombosis

pow|der ['paʊdər]: **I** *noun* Pulver *nt*, Puder *m*; (*pharmakol.*) Pulvis *m*; Staub *m* **II** *vt* pulverisieren, zu Puder zerkleinern; (be-, über-, ein-)pudern **III** *vi* zu Pulver werden, zu Staub zerfallen
bleaching powder: Bleichpulver *nt*, Chlorkalk *m*, Calciumhypochlorit *nt*
denture adherent powder: Prothesenhaftpulver *nt*, Adhäsionspulver *nt*, Haftpulver *nt*
face powder: Gesichtspuder *m*
granular powder: Granulat *nt*
itching powder: Juckpulver *nt*
milk powder: Trockenmilch *f*, Milchpulver *nt*
tooth powder: Zahnpulver *nt*

pow|der|y ['paʊdəriː] *adj*: pulv(e)rig, puderig, Pulver-, Puder-; staubig; gepudert

pow|er ['paʊər] *noun*: **1.** Kraft *f*, Stärke *f*, Energie *f* **2.** (*mathemat.*) Potenz *f* **3.** Vergrößerung(skraft *f*) *f*, (Brenn-) Stärke *f*
absorbing power: Aufnahmefähigkeit *f*
absorption power: Aufnahmefähigkeit *f*
attractive power: Anziehungskraft *f*
buffering power: Puffervermögen *nt*, Pufferkapazität *f*
cardiac power: Herzleistung *f*
power of concentration: Konzentrationsfähigkeit *f*
corrosive power: Ätzkraft *f*
generative power: Zeugungskraft *f*
mechanical power: mechanische Leistung *f*
motive power: Triebkraft *f*
nuclear power: Atomkraft *f*, Kernenergie *f*
refractive power: Brech(ungs)kraft *f*, -vermögen *nt*, Refraktionskraft *f*, -vermögen *nt*
resolving power: Auflösungsvermögen *nt*
solar power: Sonnenenergie *f*
solvent power: Auflösungsvermögen *nt*
vital power: Lebenskraft *f*
working power: Arbeitskraft *f*

pow|er|ful ['paʊərfəl] *adj*: stark, kraftvoll, kräftig, gewaltig; wirkungsvoll; (*fig.*) einflussreich

pox [pɑks] *noun*: **1.** pockenähnliche Erkrankung *f* **2.** →*syphilis*
animal pox: Tierpocken *pl*
glass pox: weiße Pocken *pl*, Alastrim *nt*, Variola minor
milk pox: Alastrim *nt*, weiße Pocken *pl*, Variola minor

Pox|vir|i|dae [pɑks'vɪrədiː] *plural*: Pockenviren *pl*, Poxviridae *pl*

pox|vi|rus [pɑks'vaɪrəs] *noun*: Pockenvirus *nt*, Poxvirus *nt*

PP *Abk.*: **1.** pancreatic polypeptide **2.** partial pressure **3.** pellagra preventing **4.** pericardial pressure **5.** placenta protein **6.** pluripara **7.** polypeptide **8.** polypropylene **9.** posterior pituitary **10.** primipara **11.** private patient **12.** private practice **13.** proactivator plasminogen **14.** progressive paralysis **15.** protoporphyria **16.** pulse pressure **17.** pyrophosphate

PP_i *Abk.*: pyrophosphate inorganic

PPA *Abk.*: **1.** phenoxypropylamide **2.** phenylpropanolamine hydrochloride **3.** phenylpyruvic acid **4.** Pittsburgh pneumonia agent **5.** prephase accelerator

pPA *Abk.*: pulmonary artery pressure

P_{PA} *Abk.*: pulmonary artery pressure

PPAM *Abk.*: pneumatic post-amputation mobility

PPAP *Abk.*: peak pulmonary artery pressure

PPB *Abk.*: positive pressure breathing

ppb *Abk.*: parts per billion

PPC *Abk.*: **1.** pentose phosphate cycle **2.** postoperative pulmonary complications **3.** pulmonary capillary pressure

PPCA *Abk.*: **1.** plasma prothrombin conversion accelerator **2.** proserum prothrombin conversion accelerator

PP-cells *noun*: (*Pankreas*) F-Zellen *pl*

PPCF *Abk.*: plasma prothrombin conversion factor

PPCV *Abk.*: pulmonary capillary venous pressure

PPD *Abk.*: **1.** p-phenylenediamine **2.** purified protein derivative

PPDS *Abk.*: purified protein derivative-standard

PPE *Abk.*: pentosane polysulfoester
PPF *Abk.*: **1.** pasteurized plasma protein fraction **2.** pellagra preventive factor
PPG *Abk.*: photoplethysmography
PPH *Abk.*: **1.** phenylpropyl hydrazine **2.** postpartum hemorrhage **3.** precapillary pulmonary hypertension **4.** primary pulmonary hypertension
PPHP *Abk.*: pseudo-pseudohypoparathyroidism
PPI *Abk.*: performance-pulse index
PPi *Abk.*: inorganic pyrophosphate
PPL *Abk.*: **1.** penicilloyl polylysine **2.** posterior pulmonary leaflet
PPLO *Abk.*: pleuropneumonia-like organism
PPLP *Abk.*: peak pleural pressure
PPM *Abk.*: posterior papillary muscle
ppm *Abk.*: parts per million
PPMA *Abk.*: post-poliomyelitis progressive muscular atrophy
PPMI *Abk.*: progressive pacemaker inhibition
PPN *Abk.*: peripheral parenteral nutrition
PPNG *Abk.*: penicillinase-producing Neisseria gonorrhoeae
PPO *Abk.*: **1.** 2,5-diphenyloxazole **2.** peak pepsin output **3.** pleuropneumonia organisms **4.** polyphenyloxide
PPP *Abk.*: **1.** paroxypropione **2.** platelet-poor plasma
3-PPP *Abk.*: propyl-3-(3-hydroxyphenyl)-piperidine
PPPPP *Abk.*: pain, pallor, paresthesia, pulselessness, paralysis
PPPPPP *Abk.*: pain, pallor, paresthesia, pulselessness, paralysis, prostration
PPR *Abk.*: Price precipitation reaction
PPRF *Abk.*: paramedian pontine reticular formation
PPS *Abk.*: **1.** pentosane polysulfoester **2.** phosphoribosyl-1-pyrophosphate synthetase **3.** plasma protein solution **4.** postpartum sterilization **5.** postperfusion syndrome **6.** protein polysaccharide
PPSB *Abk.*: prothrombin, proconvertin, Stuart-Prower factor, antihemophilic factor B
PPT *Abk.*: **1.** partial prothrombin time **2.** prednisone provocation test **3.** pyrexin provocation test
ppt *Abk.*: parts per trillion
Ppt. *Abk.*: precipitate
PPTL *Abk.*: postpartum tubal ligation
PPU *Abk.*: persistent proteinuria
P pulmonale: P pulmonale, P dextroatriale, P dextrocardiale
PPV *Abk.*: **1.** positive pressure ventilation **2.** pulmonary venous pressure
PPVL *Abk.*: posterior pulmonary valve leaflet
PPVO *Abk.*: premature pulmonary valve opening
PPX *Abk.*: pipecolylxylidine
PQ *Abk.*: **1.** permeability quotient **2.** plastoquinone
PR *Abk.*: **1.** pallida reaction **2.** paramagnetic resonance **3.** partial remission **4.** peripheral resistance **5.** phenol red **6.** pityriasis rosea **7.** pregnancy rate **8.** pressoreceptor **9.** production rate **10.** progressive resistance **11.** prothrombin ratio **12.** pulse rate
Pr *Abk.*: **1.** praseodymium **2.** presbyopia **3.** prism **4.** prolactin **5.** propane
PRA *Abk.*: **1.** phosphoribosylamine **2.** plasma renin activity
pRA *Abk.*: right atrial pressure
prac|ti|ca|bil|i|ty [,præktɪkə'bɪləti:] *noun*: **1.** Anwendbar-, Brauchbarkeit *f*, Praktikabilität *f* **2.** Aus-, Durchführbarkeit *f*
prac|ti|ca|ble ['præktɪkæbl] *adj*: **1.** anwendbar, brauchbar, praktikabel **2.** aus-, durchführbar
prac|ti|ca|ble|ness ['præktɪkæblnəs] *noun*: →*practicability*
prac|ti|cal ['præktɪkl] *adj*: **1.** angewandt, praktisch **2.** praktisch (veranlagt), geschickt **3.** praktisch, nützlich, brauchbar, zweckmäßig, nutzbringend
prac|ti|cal|i|ty [,præktɪ'kæləti:] *noun*: praktische Anwendung *oder* Veranlagung *f*, das Praktische
prac|ti|cal|ness ['præktɪklnəs] *noun*: →*practicality*
prac|tice ['præktɪs]: I *noun* **1.** (Arzt-, Dental-)Praxis *f* **be in (medical) practice** (Medizin) praktizieren **2.** Übung *f*, Training *nt* **be in practice** in Übung sein **be out of practice** aus der Übung sein **keep in practice** in Übung bleiben **3.** Praxis *f* **in practice** in der Praxis **put in(to) practice** in die Tat umsetzen II *vt* **4.** praktizieren; (*Beruf*) ausüben **5.** (ein-)üben, probieren, proben III *vi* praktizieren; (sich) üben
group practice: Gemeinschaftspraxis *f*
private practice: Privatpraxis *f*
prac|ticed ['præktɪst] *adj*: geübt (*in* in); erfahren
prac|tic|ing ['pæktɪsɪŋ] *adj*: praktizierend
prac|ti|tion|er [præk'tɪʃənər] *noun*: Praktiker *m*
general practitioner: praktischer Arzt *m*, praktische Ärztin *f*, Arzt *m*/Ärztin *f* für Allgemeinmedizin, Allgemeinmediziner(in *f*) *m*
medical practitioner: praktischer Arzt *m*, praktische Ärztin *f*
prac|to|lol ['præktələl, -ləʊl] *noun*: Practolol *nt*
prae- *präf.*: →*pre-*
prag|mat|ag|no|sia [,prægmætæg'nəʊʒ(ɪ)ə] *noun*: Pragmatagnosie *f*
prag|mat|am|ne|sia [,prægmætæm'ni:ʒə] *noun*: Pragmatamnesie *f*
prag|mat|ic [præg'mætɪk]: I *noun* Pragmatiker(in *f*) *m* II *adj* sachlich, den Tatsachen/Erfahrungen entsprechend, pragmatisch
prag|ma|tism ['prægmətɪzəm] *noun*: Pragmatismus *m*
pral|i|dox|ime [prælɪ'dɑksi:m] *noun*: Pralidoxim *nt*
pralidoxime iodide: Pralidoximiodid *nt*, Pyridinaldoximmethyliodid *nt*
pra|mi|pex|ole [præmɪ'peksəʊl] *noun*: Pramipexol *nt*
pran|di|al ['prændɪəl] *adj*: Essen *oder* Mahlzeit betreffend; während des Essens (auftretend), prandial
PRAS *Abk.*: prereduced anaerobically sterilized
pra|se|o|dym|i|um [,preɪzɪəʊ'di:mi:əm] *noun*: Praseodym *nt*
prav|a|stat|in [,prævə'stætɪn] *noun*: Pravastatin *nt*
PRAVT *Abk.*: pre-entry AV tachycardia
pra|ze|pam ['præzɪpæm] *noun*: Prazepam *nt*
pra|zi|quan|tel [,præzɪ'kwɑntəl] *noun*: Praziquantel *nt*
pra|zo|sin ['præzəsɪn] *noun*: Prazosin *nt*
PRBBB *Abk.*: proximal right bundle branch block
PRC *Abk.*: **1.** plasma renin concentration **2.** polymerase chain reaction
PRD *Abk.*: partial reaction of degeneration
prdpt *Abk.*: prism diopter
PRE *Abk.*: **1.** photon relaxation enhancement **2.** progressive resistive exercise
pre- *präf.*: (*zeitlich, räumlich*) Vor-, Prä-, Ante-
pre|ad|o|les|cence [,prɪædə'lesəns] *noun*: Präadoleszenz *f*, späte Kindheit *f*
pre|ad|o|les|cent [,prɪædə'lesənt]: I *noun* Jugendliche *m/f* in der Prädadoleszenz II *adj* präadoleszent, Präadoleszenten-, Präadoleszenz-
pre|al|bu|min [,prɪæl'bju:mən] *noun*: Präalbumin *nt*
thyroxine-binding prealbumin: thyroxinbindendes Präalbumin *nt*
pre|am|pli|fi|er [prɪ'æmplɪfaɪər] *noun*: Vorverstärker *m*

P

pre|aor|tic [ˌpriːeɪ'ɔːrtɪk] *adj*: vor der Aorta (liegend), präaortal
pre|ar|thrit|ic [ˌpriɑːr'θrɪtɪk] *adj*: Präarthrose betreffend, von ihr betroffen, präarthrotisch
pre|au|ric|u|lar [ˌpriɔː'rɪkjələr] *adj*: vor der Ohrmuschel/Aurikel (liegend), präaurikulär
pre|ax|i|al [prɪ'eɪksɪəl] *adj*: vor einer Achse (liegend), präaxial
pre|be|ta|lip|o|pro|tein [prɪˌbiːtəˌlɪpəˌprəʊtiː'n] *noun*: Lipoprotein *nt* mit sehr geringer Dichte, prä-β-Lipoprotein *nt*
pre|be|ta|lip|o|pro|tein|ae|mi|a [prɪˌbiːtəˌlɪpəˌprəʊtiː'niːmiːə] *noun*: (*brit.*) →*prebetalipoproteinemia*
pre|be|ta|lip|o|pro|tein|e|mi|a [prɪˌbiːtəˌlɪpəˌprəʊtiː'niːmiːə] *noun*: Erhöhung *f* der Präbetalipoproteine im Blut, Hyperpräbetalipoproteinämie *f*
pre|bi|ot|ic [ˌprɪbaɪ'ɑtɪk] *adj*: präbiotisch
pre|blad|der [prɪ'blædər] *noun*: Vorblase *f*
pre|cae|cal [prɪ'siːkl] *adj*: (*brit.*) →*prececal*
pre-calciferols *plural*: Präcalciferole *pl*
pre|can|cer [prɪ'kænsər] *noun*: Präkanzerose *f*, prämaligne Läsion *f*
pre|can|cer|o|sis [ˌprɪkænsə'rəʊsɪs] *noun*: →*precancer*
pre|can|cer|ous [prɪ'kænsərəs] *adj*: vor einem Malignom auftretend, einem Malignom vorausgehend; (*Geschwulst*) noch nicht bösartig/maligne, prämaligne, präkanzerös, präneoplastisch
pre|cap|il|lar|y [prɪ'kæpəˌleriː, -kə'pɪləriː]: **I** *noun* Präkapillare *f*, End-, Metarteriole *f* **II** *adj* präkapillar, präkapillär
pre|car|ci|no|ma|tous [prɪˌkɑːrsɪ'nəʊmətəs] *adj*: →*precancerous*
pre|car|di|ac [prɪ'kɑːrdɪæk] *adj*: vor dem Herzen (liegend), präkordial, präkardial
pre|car|di|um [prɪ'kɑːrdɪəm] *noun*: Precordium *nt*, Präkordialregion *f*
pre|car|i|ous [prɪ'keərɪəs] *adj*: prekär
pre|car|i|ous|ness [prɪ'keərɪəsnəs] *noun*: Unsicherheit *f*; Gefährlichkeit *f*
pre|car|ti|lage [prɪ'kɑːrtlɪdʒ] *noun*: Vorknorpel *m*
pre|car|ti|lag|i|nous [prɪˌkɑːrtɪ'lædʒənəs] *adj*: aus Vorknorpel bestehend, präkartilaginär
pre|cau|tion [prɪ'kɔːʃn] *noun*: Vorsicht *f*; Vorsichtsmaßnahme *f*, Vorsichtsregel *f*, (Sicherheits-)Vorkehrung *f*, **precautions** *plural* Kautelen *pl*, Vorsichtmaßnahmen *pl* **as a precaution** vorsorglich, vorsichtshalber **take precautions** Vorsorge treffen
pre|cau|tion|ar|y [prɪ'kɔːʃəˌneriː] *adj*: vorbeugend, Sicherheits-, Vorsichts-
pre|ca|va [prɪ'keɪvə] *noun*: obere Hohlvene *f*, Vena cava superior
pre|ca|val [prɪ'keɪvl] *adj*: vor der Vena cava inferior liegend, präkaval
pre|ce|cal [prɪ'siːkl] *adj*: vor dem Zäkum (liegend), präzäkal
pre|ce|men|tum [prɪsɪ'mentəm] *noun*: unverkalktes Zement *nt*, unverkalktes Zahnzement *nt*, Zementoid *nt*
pre|cen|tral [prɪ'sentrəl] *adj*: präzentral
pre|chi|as|mat|ic [prɪˌkaɪæz'mætɪk] *adj*: prächiasmal, prächiasmatisch, präoptisch
pre|cip|i|ta|bil|i|ty [prɪˌsɪpɪtæ'bɪlətiː] *noun*: Ausfällbarkeit *f*, Präzipitationsfähigkeit *f*
pre|cip|i|ta|ble [prɪ'sɪpɪtəbl] *adj*: präzipitierbar
pre|cip|i|tant [prɪ'sɪpɪtənt]: **I** *noun* Fällmittel *nt*, (Aus-)Fällungsagens *nt* **II** *adj* sich als Niederschlag absetzend
pre|cip|i|tate [*n, adj* prɪ'sɪpɪtət, -teɪt; *v* prɪ'sɪpɪteɪt]: **I** *noun* (*chem.*) Präzipitat *nt*, Niederschlag *m*, Kondensat *nt* **II** *vt* (*chem.* (aus-)fällen, niederschlagen, präzipitieren **III** *vi* (*chem.*) ausfällen, sich niederschlagen
haemoglobin precipitate: (*brit.*) →*hemoglobin precipitate*
hemoglobin precipitate: Hämoglobinpräzipitat *nt*, -zylinder *m*
myoglobin precipitate: Myoglobinpräzipitat *nt*, -zylinder *m*
white mercuric precipitate: Hydrargyrum praecipitatum album
pre|cip|i|ta|tion [prɪˌsɪpɪ'teɪʃn] *noun*: (Aus-)Fällung *f*, Ausflockung *f*, Präzipitation *f*; Ausfällen *nt*, Präzipitieren *nt*
fractional precipitation: fraktionierte Ausfällung/Präzipitation *f*
haemoglobin precipitation: (*brit.*) →*hemoglobin precipitation*
hemoglobin precipitation: Hämoglobinpräzipitation *f*, -ausfällung *f*
isoelectric precipitation: isoelektrische Ausfällung/Präzipitation *f*
pre|cip|i|ta|tive [prɪ'sɪpɪteɪtɪv] *adj*: ausfällend, präzipitierend
pre|cip|i|ta|tor [prɪ'sɪpɪteɪtər] *noun*: **1.** Fällmittel *nt*, (Aus-)Fällungsagens *nt* **2.** Ausfällapparat *m*
pre|cip|i|tin [prɪ'sɪpɪtɪn] *noun*: Präzipitin *nt*
pre|cip|i|tin|o|gen [prɪˌsɪpə'tɪnədʒən] *noun*: Präzipitinogen *nt*
pre|cip|i|to|gen [prɪ'sɪpɪtəʊdʒən] *noun*: →*precipitinogen*
pre|cise [prɪ'saɪs] *adj*: genau, exakt, präzis(e)
pre|cise|ness [prɪ'saɪsnəs] *noun*: Genauigkeit *f*, Exaktheit *f*
pre|ci|sion [prɪ'sɪʒn]: **I** *noun* Präzision *f*, Genauigkeit *f*, Exaktheit *f* **II** *adj* Präzisions-, Fein-
precision-made *adj*: Präzisions-
pre|clin|i|cal [prɪ'klɪnɪkl]: **I** *noun* (*inf.*) Vorklinik *f*, vorklinischer Studienabschnitt *m* **II** *adj* vor dem Ausbruch einer Krankheit *oder* dem Auftreten von Symptomen, präklinisch, vorklinisch
pre|co|cious [prɪ'kəʊʃəs] *adj*: **1.** vorzeitig, verfrüht, früh **2.** frühreif, vorzeitig *oder* frühzeitig (entwickelt)
pre|co|cious|ness [prɪ'kəʊʃəsnəs] *noun*: →*precocity*
pre|coc|i|ty [prɪ'kɑsətiː] *noun*: **1.** Vor-, Frühzeitigkeit *f* **2.** (*Person*) Frühreife *f*
pre|cog|ni|tion [ˌprɪkɑg'nɪʃn] *noun*: Präkognition *f*
pre|col|lag|e|nous [prɪkə'lædʒənəs] *adj*: präkollagenös
pre|co|ma [prɪ'kəʊmə] *noun*: Präkoma *nt*
pre|com|a|tose [prɪ'kɑmətəʊs] *adj*: präkomatös
pre|con|cep|tion|al [prɪkən'sepʃənl] *adj*: präkonzeptionell
pre|con|di|tion [prɪkən'dɪʃn]: **I** *noun* Vorbedingung *f*, Voraussetzung *f* **II** *vt* (*Material etc.*) vorbehandeln
pre|con|scious [prɪ'kɑnʃəs]: **I** *noun* das Vorbewusste **II** *adj* vorbewusst
pre|con|vul|sive [prɪkən'vʌlsɪv] *adj*: präkonvulsiv
pre|cor|dial [prɪ'kɔːrdɪəl] *adj*: **1.** →*precardiac* **2.** Praecordium betreffend, präkordial, Präkordial-
pre|cor|di|al|gia [ˌprɪkɔːrdɪ'ældʒ(ɪ)ə] *noun*: Präkordialschmerz *m*
pre|cor|di|um [prɪ'kɔːrdɪəm] *noun, plural* **-dia** [-dɪə]: Precordium *nt*, Präkordialregion *f*
pre|cor|nu [prɪ'kɔːrn(j)uː] *noun*: Vorderhorn *nt* des Seitenventrikels, Cornu frontale/anterius ventriculi lateralis
pre|cos|tal [prɪ'kɑstl, -'kɔstl] *adj*: vor den Rippen/Costae (liegend), präkostal
pre|cu|ne|ate [prɪ'kjuːnɪɪt, -nɪeɪt] *adj*: Präcuneus betreffend

pre|cu|ne|us [prɪ'kjuːnɪəs] *noun*: Präcuneus *m*, Precuneus *m*
pre|cur|sive [prɪ'kɜrsɪv] *adj*: →*precursory*
pre|cur|sor [prɪ'kɜrsər] *noun*: Vorläufer *m*, Vorstufe *f*, Präkursor *m*
pre|cur|so|ry [prɪ'kɜrsəriː] *adj*: **1.** vorhergehend, vorausgehend **2.** einleitend, vorbereitend
pre|cyst [prɪ'sɪst] *noun*: Präzyste *f*
pre|de|lir|i|um [prɪdɪ'lɪəriːəm] *noun*: Prädelir *nt*
pre|den|tin [prɪ'dentn, -tɪn] *noun*: unverkalkte Dentinmatrix *f*, Prädentin *nt*, Odontoid *nt*, Substantia preformativa
pre|den|ti|nal [prɪ'dentɪnl] *adj*: Prädentin-
pre|di|a|be|tes [prɪˌdaɪə'biːtəs] *noun*: Prädiabetes *m*
pre|di|as|to|le [ˌprɪdaɪ'æstəliː] *noun*: Prädiastole *f*
pre|di|a|sto|lic [prɪˌdaɪə'stɑlɪk] *adj*: vor der Diastole (auftretend), prädiastolisch
pre|di|cro|tic [ˌprɪdaɪ'krɑtɪk] *adj*: prädikrot
pre|di|gest [ˌprɪdɪ'dʒest, -daɪ-] *vt*: vorverdauen
pre|di|ges|tion [ˌprɪdɪ'dʒestʃn, -daɪ-] *noun*: Vorverdauung *f*
pre|dis|po|si|tion [prɪˌdɪspə'zɪʃn] *noun*: Veranlagung *f*, Neigung *f*, Empfänglichkeit *f*, Anfälligkeit *f*
pred|ni|mus|tine [ˌprednɪ'mʌstiːn] *noun*: Prednimustin *nt*
pred|nis|o|lone [pred'nɪsələʊn] *noun*: Prednisolon *nt*
pred|ni|sone ['prednɪsəʊn] *noun*: Prednison *nt*
pred|nyl|i|dene [priːd'nɪlədiːn] *noun*: Prednyliden *nt*, 16-Methylenprednisolon *nt*
pre|dor|mi|tal [prɪ'dɔːrmɪtæl] *adj*: Prädormitium betreffend
pre|dor|mi|tum [prɪ'dɔːrmɪtəm] *noun*: Prädormitium *nt*
pre|duc|tal [prɪ'dʌktəl] *adj*: vor der Mündung des Ductus Botalli (liegend), präduktal
pre|e|clamp|sia [prɪɪ'klæmpsɪə] *noun*: **1.** Präeklampsie *f* **2.** EPH-Gestose *f*
superimposed preeclampsia: Pfropfgestose *f*
pre|ep|i|glot|ic [prɪˌepɪ'glɑtɪk] *adj*: vor dem Kehldeckel/der Epiglottis (liegend), präepiglottisch
pre|e|rup|tive [prɪɪ'rʌptɪv] *adj*: vor dem Ausbruch einer Krankheit, präeruptiv
pre|e|ryth|ro|cyt|ic [prɪɪˌrɪθrəʊ'sɪtɪk] *adj*: präerythrozytär
pre|ex|ci|ta|tion [prɪˌeksaɪ'teɪʃn] *noun*: **1.** Präexzitation *f* **2.** →*ventricular preexcitation*
ventricular preexcitation: WPW-Syndrom *nt*, Wolff-Parkinson-White-Syndrom *nt*
pre|ex|ist|ing [prɪɪg'zɪstɪŋ] *adj*: präexistent
pre|fol|lic|u|lar [prɪfə'lɪkjələr] *adj*: präfollikulär
pre|form|ed [prɪ'fɔːrmd] *adj*: präformiert
pre|fron|tal [prɪ'frʌntəl] *adj*: im vorderen Stirnlappenbereich (liegend), präfrontal
pre|gan|gli|on|ic [prɪˌgæŋglɪ'ɑnɪk] *adj*: vor einem Ganglion (liegend), präganglionär
pre|gen|i|tal [prɪ'dʒenɪtl] *adj*: prägenital
preg|nan|cy ['pregnənsiː] *noun*: Schwangerschaft *f*, Gravidität *f*, Graviditas *f*
abdominal pregnancy: Bauchhöhlenschwangerschaft *f*, Abdominalschwangerschaft *f*, Abdominalgravidität *f*, abdominale Schwangerschaft *f*, Graviditas abdominalis
ampullar pregnancy: ampulläre Tubargravidität *f*, Graviditas tubaria ampullaris
bigeminal pregnancy: Zwillingsschwangerschaft *f*
broad ligament pregnancy: ektopische Schwangerschaft *f* im Ligamentum latum uteri
cervical pregnancy: zervikale Gravidität *f*, Zervikalgravidität *f*
combined pregnancy: kombinierte uterine und extrauterine Schwangerschaft *f*
ectopic pregnancy: ektope Schwangerschaft *f*, Extrauteringravidität *f*, Graviditas extrauterina
eutopic pregnancy: eutopische/intrauterine Schwangerschaft *f*
extraamniotic pregnancy: Graviditas examnialis
extrachorial pregnancy: Graviditas exochorialis
extrauterine pregnancy: Extrauterinschwangerschaft *f*, Extrauteringravidität *f*, ektopische Schwangerschaft *f*, Graviditas extrauterina
fallopian pregnancy: Eileiterschwangerschaft *f*, Tubenschwangerschaft *f*, Tubarschwangerschaft *f*, Tubargravidität *f*, Graviditas tubaria
false pregnancy: Scheinschwangerschaft *f*, Pseudokyesis *f*, Pseudogravidität *f*
gemellary pregnancy: Zwillingsschwangerschaft *f*
heterotopic pregnancy: **1.** →*extrauterine pregnancy* **2.** kombinierte uterine und extrauterine Schwangerschaft *f*
high-risk pregnancy: Risikoschwangerschaft *f*
hysteric pregnancy: psychogene Scheinschwangerschaft *f*
interstitial pregnancy: intramurale/interstitielle Schwangerschaft *f*, Graviditas interstitialis
intraligamentary pregnancy: ektopische Schwangerschaft *f* im Ligamentum latum uteri
intraligamentous pregnancy: →*intraligamentary pregnancy*
intramural pregnancy: →*interstitial pregnancy*
intraperitoneal pregnancy: →*abdominal pregnancy*
intrauterine pregnancy: eutopische/intrauterine Schwangerschaft *f*
monovular multiple pregnancy: eineiige Mehrlingsschwangerschaft *f*
multiple pregnancy: Mehrlingsschwangerschaft *f*
mural pregnancy: →*interstitial pregnancy*
nervous pregnancy: psychogene Scheinschwangerschaft *f*
ovarian pregnancy: Eierstockschwangerschaft *f*, Eierstockgravidität *f*, Ovarialschwangerschaft *f*, Ovarialgravidität *f*, Graviditas ovarica
ovarioabdominal pregnancy: ovarioabdominale Schwangerschaft *f*
over-term pregnancy: Übertragung *f*
oviductal pregnancy: →*tubal pregnancy*
parietal pregnancy: →*interstitial pregnancy*
phantom pregnancy: Scheinschwangerschaft *f*, Pseudokyesis *f*, Pseudogravidität *f*
plural pregnancy: Mehrlingsschwangerschaft *f*
polyovular multiple pregnancy: mehreiige Mehrlingsschwangerschaft *f*
spurious pregnancy: Scheinschwangerschaft *f*, Pseudokyesis *f*, Pseudogravidität *f*
tubal pregnancy: Eileiterschwangerschaft *f*, Tubenschwangerschaft *f*, Tubarschwangerschaft *f*, Tubargravidität *f*, Graviditas tubaria
tuboabdominal pregnancy: tuboabdominelle/tuboabdominale Schwangerschaft *f*
tubo-ovarian pregnancy: Tuboovarialschwangerschaft *f*, Tuboovarialgravidität *f*
tubouterine pregnancy: →*interstitial pregnancy*
twin pregnancy: Zwillingsschwangerschaft *f*
uterine pregnancy: (intra-)uterine/eutopische Schwangerschaft/Gravidität *f*
pregnancy with heterospecific antibodies: heterospezifische Gravidität *f*
preg|nane ['pregneɪn] *noun*: Pregnan *nt*

P

preg|nane|di|ol [ˌpregneɪn'daɪɔl, -ɑl] *noun*: Pregnandiol *nt*
preg|nane|tri|ol [ˌpregneɪn'traɪɔl, -ɑl] *noun*: Pregnantriol *nt*
preg|nant ['pregnənt] *adj*: schwanger, gravid
preg|nen|o|lone [preg'niːnələʊn] *noun*: Pregnenolon *nt*
pre|hal|lux [prɪ'hæləks] *noun*: Prähallux *m*
pre|hen|sion [prɪ'henʃn] *noun*: **1.** (Er-)Greifen *nt*, Fassen *nt*, Aufnehmen *nt*, Aufheben *nt* **2.** (*fig.*) Begreifen *nt*, Erfassen *nt*, Verstehen *nt*
pre|he|pat|ic [ˌprɪhɪ'pætɪk] *adj*: vor der Leber/Hepar (liegend *oder* auftretend), prähepatisch, antehepatisch
pre|in|va|sive [ˌprɪɪn'veɪzɪv] *adj*: präinvasiv
pre|kal|li|kre|in [prɪˌkælə'kriːɪn] *noun*: Präkallikrein *nt*, Fletscher-Faktor *m*
pre|lam|i|nar [prɪ'læmɪnər] *adj*: prälaminär
pre|la|ryn|ge|al [prɪlə'rɪndʒ(ɪ)əl, ˌlærɪn'dʒiːəl] *adj*: vor dem Kehlkopf/Larynx (liegend), prälaryngeal
pre|leu|kae|mi|a [ˌprɪluː'kiːmiːə] *noun*: (*brit.*) →*preleukemia*
pre|leu|kae|mic [ˌprɪluː'kiːmɪk] *adj*: (*brit.*) →*preleukemic*
pre|leu|ke|mi|a [ˌprɪluː'kiːmiːə] *noun*: Präleukämie *f*, präleukämisches Syndrom *nt*
pre|leu|ke|mic [ˌprɪluː'kiːmɪk] *adj*: Präleukämie betreffend, von Präleukämie betroffen, präleukämisch
pre|lim|i|nar|y [prɪ'lɪmɪnərɪ] *adj*: präliminar
pre|load ['prɪləʊd] *noun*: Last *f*, Vorbelastung *f*, Preload *nt*
pre|ma|lig|nant [ˌprɪmə'lɪgnənt] *adj*: vor einem Malignom auftretend, einem Malignom vorausgehend; (*Geschwulst*) noch nicht bösartig/maligne, prämaligne, präkanzerös, präneoplastisch
pre|ma|ture [ˌprɪmə'tʃʊər, -'t(j)ʊər; *brit.* 'pre-]: **I** *noun* Frühgeborene *nt*, Frühgeburt *f*, Frühchen *nt* **II** *adj* **1.** verfrüht (auftretend), prämatur, vorzeitig, frühzeitig **2.** frühreif, nicht ausgereift, prämatur
pre|ma|ture|ness [ˌprɪmə'tʃʊərnɪs, -'t(j)ʊər-; *brit.* 'pre-] *noun*: →*prematurity*
pre|ma|tu|ri|ty [ˌprɪmə'tʃʊərətiː] *noun*: **1.** Früh-, Vorzeitigkeit *f* **2.** Frühreife *f*, Prämaturität *f* **3.** Frühkontakt *m*
pre|max|il|la [ˌprɪmæk'sɪlə] *noun*: Prämaxilla *f*
pre|max|il|lar|y [prɪ'mæksəleriː, prɪmæk'sɪləriː]: **I** *noun* Zwischenkiefer *m*, Os incisivum **II** *adj* prämaxillär
pre|med|i|ca|tion [ˌprɪmedɪ'keɪʃn] *noun*: Prämedikation *f*
dental premedication: zahnärztliche Prämedikation *f*
pre|mei|ot|ic [ˌprɪmaɪ'ɑtɪk] *adj*: vor der Meiose, prämeiotisch
pre|men|o|pau|sal [prɪˌmenə'pɔːzl] *adj*: vor der Menopause, prämenopausal, präklimakterisch
pre|men|o|pause [prɪˌmenə'pɔːz] *noun*: Prämenopause *f*
pre|men|stru|al [prɪ'menstr(ʊ)əl, -strəwəl] *adj*: vor der Monatsblutung/Menstruation, prämenstrual, prämenstruell
pre|men|stru|um [prɪ'menstr(ʊ)əm, -strəwəm] *noun, plural* **-stru|ums, -stru|a** [-str(ʊ)ə, -strəwə]: Prämenstrualstadium *nt*, Prämenstrualphase *f*, Prämenstruum *nt*
pre|mi|tot|ic [ˌprɪmaɪ'tɑtɪk] *adj*: vor der Mitose, prämitotisch
pre|mo|lar [prɪ'məʊlər]: **I** *noun* vorderer/kleiner Backenzahn *m*, Prämolar(zahn *m*) *m*, Dens premolaris **II** *adj* prämolar
first premolar: erster Prämolar *m*
mandibular premolar: mandibulärer Prämolar *m*, unterer Prämolar *m*
second premolar: zweiter Prämolar *m*
pre|mo|ni|tion [ˌprɪmə'nɪʃn, ˌpremə-] *noun*: **1.** (Vor-)Warnung *f* **2.** (Vor-)Ahnung *f*, (Vor-)Gefühl *nt*
pre|mon|i|to|ry [prɪ'mɑnɪtɔːriː] *adj*: Prodrom betreffend, ankündigend, vorangehend, prodromal; (vor-)warnend, ankündigend, prämonitorisch
pre|mon|o|cyte [prɪ'mɑnəsaɪt] *noun*: →*promonocyte*
pre|mor|bid [prɪ'mɔːrbɪd] *adj*: vor Krankheitsausbruch (auftretend), prämorbid
pre|mor|tal [prɪ'mɔːrtl] *adj*: vor dem Tod (eintretend), dem Tod vorausgehend, prämortal, präfinal, präterminal
pre|mu|cin [prɪ'mjuːsɪn] *noun*: Prämuzin *nt*
pre|mu|ni|tion [ˌprəmjuː'nɪʃn] *noun*: begleitende Immunität *f*, Prämunität *f*, Präimmunität *f*, Prämunition *f*
pre|my|e|lo|blast [prɪ'maɪələblæst] *noun*: Prämyeloblast *m*
pre|my|e|lo|cyte [prɪ'maɪələsaɪt] *noun*: Promyelozyt *m*
pre|nar|co|sis [ˌprɪnɑːr'kəʊsɪs] *noun*: Pränarkose *f*
pre|nar|cot|ic [ˌprɪnɑːr'kɑtɪk] *adj*: vor einer Narkose/Anästhesie, Pränarkose betreffend, pränarkotisch
pre|na|tal [prɪ'neɪtl] *adj*: vor der Geburt *oder* während der Schwangerschaft (auftretend *oder* entstehend), pränatal, antenatal
pre|ne|o|plas|tic [prɪˌniːəʊ'plæstɪk] *adj*: präneoplastisch, prämaligne, präkanzerös
pre|o|don|to|blast [prɪəʊ'dɑntəblæst] *noun*: Präodontoblast *m*
pre|op|er|a|tive [prɪ'ɑpərətɪv] *adj*: vor einer Operation, präoperativ
pre|op|tic [prɪ'ɑptɪk] *adj*: vor der Sehnervenkreuzung/dem Chiasma opticum (liegend), präoptisch, prächiasmal, prächiasmatisch
pre|os|te|o|blast [prɪ'ɑstɪəblæst] *noun*: Präosteoblast *m*
pre|o|tic [prɪ'əʊtɪk, -'ɑtɪk] *adj*: präotisch
pre|ovu|la|to|ry [prɪ'ɑvjələtɔːriː] *adj*: vor dem Eisprung/der Ovulation, präovulatorisch
pre|o|vum [prɪ'əʊvəm] *noun*: sekundäre Oozyte *f*
pre|ox|y|gen|a|tion [prɪˌɑksɪdʒə'neɪʃn] *noun*: Präoxigenierung *f*
prep. *Abk.*: preparation
pre|par|a|lyt|ic [prɪˌpærə'lɪtɪk] *adj*: präparalytisch
prep|a|ra|tion [ˌprepə'reɪʃn] *noun*: **1.** Vorbereitung *f* (*for* für) **in preparation for** als Vorbereitung für **make preparations** Vorbereitungen treffen (*for* für) **2.** (*a. pharmakol.*) (Zu-)Bereitung *f*, Herstellung *f*, Präparation *f* **3.** (*pharmakol.*) Präparat *nt*, (Arznei-)Mittel *nt*; Fertigarzneimittel *nt* **3.** Vorbereitung *f*, Präparation *f*
bowel preparation: (präoperative) Darmvorbereitung *f*
cavity preparation: Kavitätenpräparation *f*
depot preparations: Depotpräparate *pl*
dry preparations: Trockenpräparate *pl*
preparations for long-term use: Langzeitpräparate *pl*
impression preparation: Abklatschpräparat *nt*
native preparation: Nativpräparat *nt*
potassium hydroxide preparation: Kalilaugepräparat *nt*
radioactive preparations: radioaktive Präparate *pl*
retard preparation: Retardpräparate *pl*
slow release preparations: Langzeitpräparate *pl*
teased preparation: Zupfpräparat *nt*
pre|par|a|tive [prɪ'pærətɪv]: **I** *noun* Vorbereitung *f* (*for* für, auf); vorbereitende Maßnahme *f* (*to* zu) **II** *adj* →*preparatory*
pre|par|a|tor [prɪ'pærətər, -'peər-] *noun*: Präparator *m*
pre|par|a|to|ry [prɪ'pærətɔːriː, -təʊ-, 'prepərə-] *adj*: als Vorbereitung dienen (*to* für, auf, zu); vorbereitend, Vorbereitungs-
pre|pare [prɪ'peər]: **I** *vt* **1.** (vor-, zu-)bereiten **2.** bearbeiten, anfertigen; präparieren; (*chem.*) darstellen; (*techn.*) herstellen **3.** jdn. (seelisch) vorbereiten (*to do* zu tun; *for* auf) **II** *vi* sich vorbereiten (*for* auf); Vorbereitungen treffen (*for* für)
pre|pared [prɪ'peərd] *adj*: **1.** vorbereitet, bereit, fertig;

(*Person*) gefasst, bereit, gewillt (*for* auf) **2.** (*anatom.*) präpariert, seziert, zerlegt; imprägniert
pre|par|tal [prɪˈpɑːrtəl] *adj*: unmittelbar vor der Entbindung/Geburt (auftretend *oder* entstehend), präpartal, vorgeburtlich, antepartal
pre|pa|tel|lar [ˌprɪpəˈtelər] *adj*: vor der Kniescheibe/Patella (liegend), präpatellar
pre|pep|sin [prɪˈpepsɪn] *noun*: →*pepsinogen*
pre|per|i|car|di|al [prɪˌperɪˈkɑːrdɪəl] *adj*: präperikardial
pre|per|i|to|ne|al [ˌprɪperɪtəˈniːəl] *adj*: zwischen dem parietalem Peritoneum und der Bauchwand (liegend); vor dem Bauchfell/Peritoneum (liegend), präperitoneal
pre|pir|i|form [prɪˈpɪrəfɔːrm] *adj*: präpiriform
pre|pon|der|ance [prɪˈpɑndərəns] *noun*: Vorherrschaft *f*, Übergewicht *nt*, Präponderanz *f*
pre|pon|der|an|cy [prɪˈpɑndərənsiː] *noun*: →*preponderance*
pre|pon|der|ant [prɪˈpɑndərənt] *adj*: vorwiegend, überwiegend, entscheidend
pre|po|tence [prɪˈpəʊtns] *noun*: **1.** Vorherrschaft *f*, Übermacht *f*, Überlegenheit *f* **2.** (*genet.*) Individualpotenz *f*, Präpotenz *f*
pre|po|ten|cy [prɪˈpəʊtnsiː] *noun*: →*prepotence*
pre|po|tent [prɪˈpəʊtnt] *adj*: **1.** vorherrschend, überlegen, stärker **2.** (*genet.*) präpotent
pre|po|ten|tial [ˌprɪpəˈtenʃl] *noun*: Präpotenzial *nt*, Präpotential *nt*
pre|pran|di|al [prɪˈprændɪəl] *adj*: vor der Mahlzeit/Nahrungsaufnahme, präprandial
pre|pro|hor|mone [ˌprɪprəʊˈhɔːrməʊn] *noun*: Präprohormon *nt*
pre|pro|in|su|lin [ˌprɪprəʊˈɪnsələn] *noun*: Präproinsulin *nt*
pre|pro|phage [prɪˈprəʊfeɪdʒ] *noun*: Präprophage *m*
pre|pro|pro|tein [ˌprɪprəʊˈprəʊtiːn, -tiːɪn] *noun*: Präproprotein *nt*
pre|pros|thet|ic [ˌprɪprɑsˈθetɪk] *adj*: präprothetisch
pre|pro|tein [prɪˈprəʊtiːn, -tiːɪn] *noun*: Präprotein *nt*
hormone preprotein: Prohormon *nt*, Hormonogen *nt*, Hormogen *nt*
pre|pu|ber|al [prɪˈpjuːbərəl] *adj*: vor der Pubertät (auftretend), präpubertär, präpuberal, präpubertal
pre|pu|ber|ty [prɪˈpjuːbərtiː] *noun*: Präpubertät *f*
pre|pu|bes|cence [ˌprɪpjuːˈbesəns] *noun*: Präpubertät *f*
pre|pu|bes|cent [ˌprɪpjuːˈbesnt] *adj*: vor der Pubertät (auftretend), präpubertär, präpuberal, präpubertal
pre|puce [ˈpriːpjuːs] *noun*: **1.** bedeckende Hautfalte *f*, Präputium *nt* **2.** →*prepuce of penis*
prepuce of clitoris: Klitorisvorhaut *f*, Praeputium clitoridis
prepuce of penis: Vorhaut *f*, Präputium *nt*, Preputium penis
pre|pu|tial [prɪˈpjuːʃl] *adj*: Vorhaut/Präputium betreffend, präputial
pre|pu|ti|um [prɪˈpjuːʃ(ɪ)əm] *noun*, *plura* **-tia** [-ʃ(ɪ)ə]: →*prepuce*
pre|py|lo|ric [ˌprɪpaɪˈlɔrɪk, -ˈlɑr] *adj*: vor dem Magenpförtner/Pylorus (liegend), präpylorisch
pre|re|nal [prɪˈriːnl] *adj*: vor der Niere/Ren (liegend), prärenal
pre|req|ui|site [prɪˈrekwəzɪt]: **I** *noun* Voraussetzung *f*, Vorbedingung *f* (*for, to* für) **II** *adj* voraussetzend, erforderlich, notwendig (*for, to* für)
pre|sa|cral [prɪˈseɪkrəl] *adj*: vor dem Kreuzbein/Sakrum (liegend), präsakral
presby- *präf.*: Alters-, Presby-
pres|by|a|cou|sia [ˌprezbɪəˈkjuːʒ(ɪ)ə] *noun*: →*presbyacusis*
pres|by|a|cu|sia [ˌprezbɪəˈkjuːʒ(ɪ)ə] *noun*: →*presbyacusis*
pres|by|a|cu|sis [ˌprezbɪəˈkjuːsɪs] *noun*: Altersschwerhörigkeit *f*, Presbyakusis *f*
conductive cochlear presbyacusis: kochleärer Leitungstyp *m* der Presbyakusis *f*
neural presbyacusis: neurale Altersschwerhörigkeit/Presbyakusis *f*
pathologic presbyacusis: pathologische Presbyakusis *f*
physiologic presbyacusis: physiologische Altersschwerhörigkeit *f*, Presbyakusis *f*
sensory presbyacusis: sensorische Presbyakusis *f*
pres|by|at|rics [ˌprezbɪˈætrɪks] *plural*: Geriatrie *f*
pres|by|car|dia [ˌprezbɪˈkɑːrdɪə] *noun*: Altersherz *nt*, senile Herzkrankheit *f*, Presbykardie *f*
pres|by|cu|sis [ˌprezbɪˈkjuːsɪs] *noun*: →*presbyacusis*
pres|by|e|soph|a|gus [ˌprezbɪɪˈsɑfəgəs] *noun*: Presbyösophagus *m*
pres|by|oe|soph|a|gus [ˌprezbɪɪˈsɑfəgəs] *noun*: (*brit.*) →*presbyesophagus*
pres|by|ope [ˈprezbɪəʊp] *noun*: Presbyope *m/f*
pres|by|o|phre|nia [ˌprezbɪəʊˈfriːnɪə] *noun*: senile Demenz *f*, Altersdemenz *f*, Presbyophrenie *f*
pres|by|o|pia [ˌprezbɪˈəʊpɪə] *noun*: Alterssichtigkeit *f*, Presbyopie *f*
pres|by|op|ic [ˌprezbɪˈɑpɪk] *adj*: Presbyopie betreffend, presbyop, presbyopisch
pres|by|phre|nia [ˌprezbɪˈfriːnɪə] *noun*: Dementia senilis
pres|by|tia [prezˈbɪʃɪə] *noun*: →*presbyopia*
pres|by|tism [ˈprezbətɪzəm] *noun*: →*presbyopia*
pre|school [ˈprɪskuːl] *noun*: Vorschule *f*
pre|scle|rot|ic [ˌprɪsklɪˈrɑtɪk] *adj*: Präsklerose betreffend, vor der Sklerose (auftretend), präsklerotisch
pre|scribe [prɪˈskraɪb]: **I** *vt* **1.** verschreiben, verordnen **prescribe sth.** etw. verschreiben/verordnen **2.** vorschreiben, anordnen **II** *vi* etw. verschreiben *oder* verordnen (*to, for*); ein Rezept ausstellen
pre|scrip|tion [prɪˈskrɪpʃn] *noun*: **1.** Rezept *nt*, Verordnung *f* **2.** verordnete Medizin *f* **3.** Vorschrift *f*, Verordnung *f*
long-term prescription: Dauerverordnung *f*
pre|se|cre|tin [ˌprɪsɪˈkriːtɪn] *noun*: →*prosecretin*
pre|se|cre|to|ry [ˌprɪsɪˈkriːtəriː] *adj*: vor der Sekretion/Abgabe, präsekretorisch
pre|se|nile [prɪˈsɪnaɪl, -nɪl] *adj*: vor dem Greisenalter/Senium (auftretend), im Präsenium, präsenil
pre|se|nil|i|ty [ˌprɪsɪˈnɪlətiː] *noun*: vorzeitige Alterung *f*, Präsenilität *f*
pre|se|ni|um [prɪˈsiːnɪəm] *noun*: Präsenium *nt*
pre|sen|ta|tion [preznˈteɪʃn] *noun*: Präsentation *f*; (Frucht-)Einstellung *f*, Praesentatio (fetus) *f*, Lage *f*
acromion presentation: Schulterlage *f*
antigen presentation: Antigenpräsentation *f*
breech presentation: Beckenendlage *f*; Steißlage *f*
brow presentation: Stirnlage *f*
cephalic presentation: Kopflage *f*, Schädellage *f*
complete breech presentation: vollkommene Steißfußlage *f*
complete foot presentation: unvollkommene Fußlage *f*
complete footling presentation: vollkommene Steiß-Fuß-Lage *f*
complete knee presentation: vollständige Knielage *f*, komplette Knielage *f*
deep transverse presentation: tiefer Querstand *m*
double breech presentation: Steißfußlage *f*
double footling presentation: vollkommene Fußlage *f*
face presentation: Gesichtslage *f*
fetal presentation: Kindslage *f*

foot presentation: Fußlage *f*
footling presentation: Fußlage *f*
frank breech presentation: einfache Steißlage *f*
funic presentation: Nabelschnurvorfall *m*, Nabelschnurvorliegen *nt*
funis presentation: Nabelschnurvorfall *m*
head presentation: Kopf-, Schädellage *f*
icomplete knee presentation: komplette Knielage *f*, vollständige Knielage *f*
incomplete breech presentation: unvollkommene Steiß-Fuß-Lage *f*
incomplete foot presentation: vollkommene Fußlage *f*
incomplete footling presentation: unvollkommene Steiß-Fuß-Lage *f*
incomplete knee presentation: unvollständige Knielage *f*, inkomplette Knielage *f*
knee presentation: Knielage *f*
oblique presentation: Querlage *f*
occipitoanterior presentation: vordere Hinterhauptslage *f*, dorsoanteriore Hinterhauptslage *f*, regelrechte Hinterhauptslage *f*
occipitoposterior presentation: dorsoposteriore Hinterhauptslage *f*, hintere Hinterhauptslage *f*
pelvic presentation: Beckenendlage *f*; Steißlage *f*
persistent occiput presentation: Hinterscheitelbeineinstellung *f*
placental presentation: Placenta praevia
shoulder presentation: Schulterlage *f*
single breech presentation: →*frank breech presentation*
single footling presentation: unvollkommene Fußlage *f*
transverse presentation: Querlage *f*
trunk presentation: Querlage *f*
vertex presentation: Hinterhauptslage *f*

pres|er|va|tion [ˌprezər'veɪʃn] *noun*: Bewahrung *f*, Schutz *m* (*from* vor); Erhaltung *f*, Konservierung *f*
organ preservation: Organkonservierung *f*
species preservation: Arterhaltung *f*
sperm preservation: Spermakonservierung *f*

pre|serv|a|tive [prɪ'zɜrvətɪv]: I *noun* Konservierungsmittel *nt* II *adj* **1.** schützend, bewahrend, Schutz- **2.** erhaltend, konservierend, Konservierungs-

pre|serve [prɪ'zɜrv] *vt*: **1.** bewahren, (be-)schützen (*from* vor) **2.** erhalten, konservieren

pre|sin|u|ous [prɪ'sɪnjəwəs] *adj*: präsinuös

pre|so|mite [prɪ'səʊmaɪt] *adj*: Präsomitenstadium betreffend, Präsomiten-

pre|sper|ma|tid [prɪ'spɜrmətɪd] *noun*: sekundärer Spermatozyt *m*, Präspermatide *f*

pre|sphyg|mic [prɪ'sfɪgmɪk] *adj*: vor der Pulswelle

pre|spon|dy|lo|lis|the|sis [prɪˌspɑndɪləʊlɪs'θiːsɪs] *noun*: Präspondylolisthese *f*

pre|spore ['prɪspɔːr, -spəʊr] *noun*: Vorspore *f*

pres|som|e|ter [pre'sɑmɪtər] *noun*: Druckmesser *m*, Manometer *nt*

pres|so|re|cep|tive [ˌpresəʊrɪ'septɪv] *adj*: pressorezeptiv, pressozeptiv, pressosensorisch

pres|so|re|cep|tor [ˌpresəʊrɪ'septər] *noun*: Pressorezeptor *m*, Pressozeptor *m*, Pressosensor *m*

pres|so|sen|si|tive [ˌpresəʊ'sensətɪv] *adj*: auf Druckänderung ansprechend, pressorezeptiv, pressozeptiv, pressosensorisch

pres|so|sen|sor [ˌpresəʊ'sensər, -sɔr] *noun*: →*pressoreceptor*

pres|sure ['preʃər]: I *noun* **1.** Druck *m* **under pressure** unter Druck **2.** Drücken *nt*, Pressen *nt*, Druck *m* **apply pressure** drücken, Druck ausüben **3.** (*fig.*) Druck *m*, Stress *m*, Last *f*; Zwang *m* II *vt* →*pressurize*
air pressure: Luftdruck *m*
alveolar pressure: Alveolardruck *m*
aortic pressure: Aortendruck *m*
aortic diastolic pressure: diastolischer Aortendruck *m*
aortic systolic pressure: systolischer Aortendruck *m*
arterial pressure: Arteriendruck *m*, arterieller Druck *m*
arterial blood pressure: arterieller (Blut-)Druck *m*
arterial mean blood pressure: arterieller Mitteldruck *m*
arterial oxygen partial pressure: arterieller Sauerstoffpartialdruck *m*
atmospheric pressure: atmosphärischer Druck *m*, Luftdruck *m*
atrial filling pressure: Vorhoffüllungsdruck *m*
barometric pressure: atmosphärischer Druck *m*, Atmosphärendruck *m*
basal blood pressure: Ruheblutdruck *m*, basaler Blutdruck *m*
bending pressure: Biegedruck *m*, -beanspruchung *f*, -spannung *f*
biliary pressure: Gallengangsdruck *m*
blood pressure: Blutdruck *m*
capillary pressure: Kapillardruck *m*
carbon dioxide partial pressure: Kohlendioxidpartialdruck *m*, CO_2-Partialdruck *m*
central venous pressure: zentralvenöser Druck *m*, zentraler Venendruck *m*
cerebrospinal pressure: Liquordruck *m*
CFS pressure: Liquordruck *m*
closing pressure: Verschlussdruck *m*
colloid osmotic pressure: kolloidosmotischer Druck *m*
compression pressure: Verdichtungsdruck *m*
continuous positive airway pressure: kontinuierlicher positiver Atemwegsdruck *m*, continuous positive airway pressure *nt*
CO_2 partial pressure: CO_2-Partialdruck *m*, Kohlendioxidpartialdruck *m*
critical pressure: kritischer Druck *m*
critical closing pressure: kritischer Verschlussdruck *m*
crystalloid osmotic pressure: kristalloidosmotischer Druck *m*
CSF pressure: Liquordruck *m*
diastolic pressure: →*diastolic blood pressure*
diastolic arterial pressure: diastolischer Arteriendruck *m*, diastolischer arterieller (Blut-)Druck *m*
diastolic blood pressure: diastolischer (Blut-)Druck *m*
diffusion pressure: Diffusionsdruck *m*
Donders' pressure: intrapleuraler Druck *m*, Donders-Druck *m*
effective filtration pressure: effektiver Filtrationsdruck *m*
effective osmotic pressure: effektiver osmotischer Druck *m*
end-diastolic pressure: enddiastolischer (Füllungs-) Druck *m*
exercise blood pressure: Belastungsblutdruck *m*
filling pressure: Füllungsdruck *m*
filtration pressure: Filtrationsdruck *m*
fluid pressure: hydraulischer Druck *m*
half-saturation pressure: Halbsättigungsdruck *m*
high-blood pressure: Bluthochdruck *m*, (arterielle) Hypertonie *f*, Hypertension *f*, Hypertonus *m*, Hochdruckkrankheit *f*
hydrostatic pressure: hydrostatischer Druck *m*
hyperbaric pressure: Überdruck *m*
inspiratory pressure: Inspirationsdruck *m*
inspiratory oxygen partial pressure: inspiratorischer Sauerstoffpartialdruck *m*

P

intraabdominal pressure: intraabdomineller Druck *m*
intra-alveolar pressure: intraalveolärer Druck *m*
intracranial pressure: intrakranialer Druck *m*, Hirndruck *m*
intraluminal pressure: intraluminaler Druck *m*
intraocular pressure: intraokulärer Druck *m*, Augeninnendruck *m*
intraoral pressure: intraoraler Druck *m*
intrapleural pressure: intrapleuraler Druck *m*
intrapulmonary pressure: intrapulmonaler Druck *m*
intrathecal pressure: intrathekaler Druck *m*
intrathoracic pressure: intrathorakaler Druck *m*
intraventricular pressure: intraventrikulärer Druck *m*, Ventrikel-, Kammerdruck *m*
intravesical pressure: intravesikaler Druck *m*
low pressure: Niederdruck *m*
low blood pressure: niedriger Blutdruck *m*, Hypotonie *f*, Hypotonus *m*, Hypotonia *f*, Hypotension *f*
low intraocular pressure: Hypotonia bulbi
mean pressure: Mitteldruck *m*, mittlerer Druck *m*
mean arterial pressure: arterieller Mitteldruck *m*
mean blood pressure: →*arterial mean blood pressure*
mean filling pressure: mittlerer Füllungsdruck *m*, statischer Blutdruck *m*
mean respiratory pressure: Beatmungsmitteldruck *m*
micturition pressure: Miktionsdruck *m*
O_2 partial pressure: →*oxygen partial pressure*
occlusal pressure: Kaudruck *m*, Okklusionsdruck *m*
oncotic pressure: kolloidosmotischer/onkotischer Druck *m*
osmotic pressure: osmotischer Druck *m*
oxygen partial pressure: Sauerstoffpartialdruck *m*, O_2-Partialdruck *m*
partial pressure: Partialdruck *m*
peripheral venous pressure: peripherer Venendruck *m*
pleural surface pressure: intrapleuraler Druck *m*
population pressure: Bevölkerungs-, Populationsdruck *m*
portal pressure: Pfortaderdruck *m*
portal vein pressure: →*portal pressure*
positive pressure: Überdruck *m*
positive end-expiratory pressure: positiver endexspiratorischer Druck *m*, positive end-expiratory pressure *nt*
precordial pressure: Präkordialangst *f*
pulmonary pressure: →*pulmonary artery pressure*
pulmonary artery pressure: Pulmonalarteriendruck *m*, Pulmonalisdruck *m*
pulmonary artery wedge pressure: pulmonaler Kapillardruck *m*, pulmonary artery/capillary wedge pressure
pulmonary artery wegde pressure: Lungenkapillaren-Verschlussdruck *m*, Wedge-Druck *m*
pulmonary capillary wedge pressure: Wedge-Druck *m*, Lungenkapillaren-Verschlussdruck *m*
pulse pressure: Pulsdruck *m*
reabsorption pressure: Reabsorptionsdruck *m*, Resorptionsdruck *m*
pressure of the respiratory system: intraalveolärer/intrapulmonaler Druck *m*
resting pressure: Ruhedruck *m*
resting blood pressure: →*basal blood pressure*
selection pressure: Selektionsdruck *m*
sinusoidal pressure: sinusoidaler Druck *m*
sound pressure: Schalldruck *m*
standard pressure: Standarddruck *m*
static blood pressure: statischer Blutdruck *m*, mittlerer Füllungsdruck *m*
subglottal pressure: subglottischer Druck *m*
systolic pressure: systolischer Druck *m*
systolic arterial pressure: systolischer Arteriendruck *m*, systolischer arterieller (Blut-)Druck *m*
systolic blood pressure: systolischer Blutdruck *m*
tenderness on pressure: Druckschmerz *m*
total osmotic pressure: totaler osmotischer Druck *m*
transmural pressure: transmuraler Druck *m*
transpulmonary pressure: transpulmonaler Druck *m*
transthoracic pressure: transthorakaler Druck *m*
vapor pressure: Dampfdruck *m*
vapour pressure: (*brit.*) →*vapor pressure*
venous pressure: Venendruck *m*, venöser Blutdruck *m*
venous blood pressure: venöser (Blut-)Druck *m*
venous oxygen partial pressure: venöser Sauerstoffpartialdruck *m*
vesical pressure: Blasendruck *m*, intravesikaler Druck *m*
water-vapor partial pressure: Wasserdampfpartialdruck *m*
water-vapour partial pressure: (*brit.*) →*water-vapor partial pressure*

pressure-sensitive *adj*: druckempfindlich
pres|sur|ize ['preʃəraɪz] *vt*: unter Druck setzen
pre|sta|sis [prɪ'steɪsɪs] *noun*: Prästase *f*
pre|ster|num [prɪ'stɜrnəm] *noun*: Manubrium sterni
pres|tin ['prɪstɪn] *noun*: Prestin *nt*
pre|stretch|ing [prɪ'stretʃɪŋ] *noun*: Vordehnung *f*
pre|sub|ic|ulum [prɪsə'bɪkjələm] *noun*: Presubiculum *nt*, Praesubiculum *nt*,
pre|sume [prɪ'zuːm] *vt*: annehmen, vermuten, voraussetzen
pre|sump|tion [prɪ'zʌmpʃn] *noun*: **1.** Vermutung *f*, Annahme *f*, Präsumtion *f* **2.** Wahrscheinlichkeit *f*
pre|sump|tive [prɪ'zʌmptɪv] *adj*: wahrscheinlich, voraussichtlich, vermutlich, erwartungsgemäß, präsumtiv
pre|sur|gi|cal [prɪ'sɜrdʒɪkl] *adj*: vor einer Operation, präoperativ
pre|syn|ap|tic [,prɪsɪ'næptɪk] *adj*: vor einer Synapse (liegend), präsynaptisch
pre|syn|thet|ic [,prɪsɪn'θetɪk] *adj*: präsynthetisch
pre|sys|to|le [prɪ'sɪstəliː] *noun*: Präsystole *f*
pre|sys|tol|ic [,prɪsɪs'tɑlɪk] *adj*: Präsystole betreffend, in der Präsystole; vor der Systole (auftretend), präsystolisch
pre|tar|sal [prɪ'tɑːrsl] *adj*: prätarsal
pre|tec|tum [prɪ'tektəm] *noun*: Area pretectalis
pre|ther|a|peu|tic [prɪ,θerə'pjuːtɪk] *adj*: vor einer Therapie, prätherapeutisch
pre|thy|roid [prɪ'θaɪrɔɪd] *adj*: vor der Schilddrüse/Glandula thyroidea *oder* dem Schildknorpel/Cartilago thyroidea (liegend), präthyroidal, präthyreoidal
pre|thy|roi|de|al [,prɪθaɪ'rɔɪdɪəl] *adj*: →*prethyroid*
pre|thy|roi|de|an [,prɪθaɪ'rɔɪdɪən] *adj*: →*prethyroid*
pre|tib|i|al [prɪ'tiːbɪəl] *adj*: vor dem Schienbein/der Tibia (liegend), prätibial
pre|tra|che|al [prɪ'treɪkɪəl] *adj*: vor der Luftröhre/Trachea (liegend), prätracheal
pre-transplant *adj*: prätransplantär
pre|treat [prɪ'triːt] *vt*: vorbehandeln
pre|treat|ment [prɪ'triːtmənt] *noun*: Vorbehandlung *f*
pre-uraemia *noun*: (*brit.*) →*pre-uremia*
pre-uraemic *adj*: (*brit.*) →*pre-uremic*
pre-uremia *noun*: Präurämie *f*, dekompensierte Retention *f*, präterminale Niereninsuffizienz *f*
pre-uremic *adj*: Präurämie betreffend, präurämisch
pre|vac|cin|al [prɪ'væksɪnl] *adj*: vor einer Impfung, prävakzinal

P

prev|a|lence ['prevələns] *noun*: Prävalenz *f*
period prevalence: Periodenprävalenz *f*
point prevalence: Punktprävalenz *f*
pre|vent [prɪ'vent] *vt*: verhindern, verhüten, vorbeugen
pre|vent|a|ble [prɪ'ventəbl] *adj*: verhütbar, abwendbar
pre|vent|a|tive [prɪ'ventətɪv] *noun, adj*: →*preventive*
pre|vent|i|ble [prɪ'ventɪbl] *adj*: →*preventable*
pre|ven|tion [prɪ'venʃn] *noun*: **1.** Verhinderung *f*, Verhütung *f* **2.** Vorbeugung *f*, Verhütung *f*, Prävention *f*; Prophylaxe *f*
prevention of accidents: Unfallverhütung *f*
extension for prevention: Extension for prevention *nt*
primary prevention: primäre Prävention *f*
secondary prevention: sekundäre Prävention *f*
suicide prevention: Suizidprophylaxe *f*
tertiary prevention: tertiäre Prävention *f*
pre|ven|tive [prɪ'ventɪv]: **I** *noun* **1.** Vorbeugungsmittel *nt*, Schutzmittel *nt*, Präventivmittel *nt* **2.** Schutzmaßnahme *f*, Vorsichtsmaßnahme *f* **II** *adj* verhütend, vorbeugend, präventiv, Vorbeugungs-, Schutz-; prophylaktisch
pre|ver|te|bral [prɪ'vɜrtəbrəl] *adj*: vor der Wirbelsäule/Columna vertebralis *oder* einem Wirbelkörper (liegend), prävertebral
pre|ves|i|cal [prɪ'vesɪkl] *adj*: vor der Harnblase/Vesica urinaria (liegend), prävesikal
pre|ve|sic|u|lar [ˌprɪvə'sɪkjələr] *adj*: prävesikal
pre|zone ['prɪzəʊn] *noun*: →*prozone*
pre|zy|got|ic [ˌprɪzaɪ'gɑtɪk] *adj*: vor der Befruchtung, präzygot
PRF *Abk.*: **1.** prolactin-releasing factor **2.** pulse repetition frequency
PRH *Abk.*: Prolactin releasing hormone
PRI *Abk.*: pressure-rate index
pri|a|pism ['praɪəpɪzəm] *noun*: Priapismus *m*
pri|a|pi|tis [ˌpraɪə'paɪtɪs] *noun*: Penisentzündung *f*, Penitis *f*
pri|a|pus [praɪ'eɪpəs] *noun*: →*penis*
prick [prɪk]: **I** *noun* **1.** Stich *m*, Insektenstich *m*, Nadelstich *m* **2.** Stechen *nt*, stechender Schmerz *m* **3.** Dorn *m*, Stachel *m* **II** *vt* stechen, einstechen, aufstechen, durchstechen; punktieren **III** *vi* stechen, schmerzen
prick|ing ['prɪkɪŋ] *noun*: (*Schmerz*) Stechen *nt*
prick|le ['prɪkl]: **I** *noun* **1.** Stachel *m*, Dorn *m* **2.** Stechen *nt*, Jucken *nt*, Kribbeln *nt*, Prickeln *nt* **II** *vi* stechen, jucken, kribbeln
prick|ly ['prɪkliː] *adj*: **1.** dornig, stachlig **2.** juckend, stechend, prickelnd
pri|din|ol ['prɪdɪnəʊl] *noun*: Pridinol *nt*
PRIF *Abk.*: prolactin-release inhibiting factor
PRIH *Abk.*: prolactin-release inhibiting hormone
pril|o|caine ['prɪləʊkeɪn] *noun*: Prilocain *nt*, Propitocain *nt*
prim. *Abk.*: primary
pri|ma|cy ['praɪməsiː] *noun*: Primat *nt*
pri|ma|quine ['praɪməkwɪn] *noun*: Primaquin *nt*
pri|ma|ry ['praɪˌmeriː, -məriː] *adj*: **1.** wichtigste(r, s), wesentlich, primär, Haupt-; elementar, Grund- **2.** erste(r, s), ursprünglich, Ur-, Erst-, Anfangs- **3.** (*chem.*) primär, Primär-
primary-retroperitoneal *adj*: primär retroperitoneal
pri|mate ['praɪmeɪt] *noun*: Primat *m*
Pri|ma|tes [praɪ'meɪtiːz] *plural*: Herrentiere *pl*, Primaten *pl*
prim|er ['praɪmər] *noun*: Primer *m*, Starter *m*
cavity primer: Kavitätenprimer *m*
RNA primer: RNA-primer *m*, RNA-Starterstrang *m*
prim|i|done ['prɪmədəʊn] *noun*: Primidon *nt*
pri|mi|grav|id [ˌpraɪmɪ'grævɪd] *adj*: zum ersten Mal schwanger
pri|mi|grav|i|da [ˌpraɪmɪ'grævɪdə] *noun, plural* **-das, -dae** [-diː]: erstmals Schwangere *f*, Primigravida *f*
pri|mip|a|ra [praɪ'mɪpərə] *noun, plural* **-ras, -rae** [-riː]: Erstgebärende *f*, Primipara *f*
pri|mip|a|rous [praɪ'mɪpərəs] *adj*: erstgebärend, primipar
prim|i|tive ['prɪmətɪv] *adj*: erste(r, s), ursprünglich, primitiv, Ur-, Primitiv-
pri|mor|di|al [praɪ'mɔːrdɪəl, -djəl] *adj*: **1.** von Anfang an, ursprünglich, primordial, Ur- **2.** im Ansatz vorhanden, im Keim angelegt, primordial, Ur-
pri|mor|di|um [praɪ'mɔːrdɪəm] *noun, plural* **-dia** [-dɪə]: Embryonalanlage *f*, Primordium *nt*
breast primordium: Brustkeim *m*
cardiac primordia: Herzanlagen *pl*
gland primordium: Drüsenanlage *f*
liver primordium: Leberanlage *f*
renal primordium: Nierenanlage *f*
respiratory primordium: Anlage *f* des Respirationstraktes
tooth primordium: Zahnanlage *f*
prim|rose ['prɪmˌrəʊs] *noun*: Primel *f*, Schlüsselblume *f*
evening primrose: Nachtkerze *f*, Oenothera biennis
tall primrose: hohe Schlüsselblume *f*, Primula elatior
true primrose: Frühlingsschlüsselblume *f*, Primula veris
Primula elatior: hohe Schlüsselblume *f*, Primula elatior
prin|ci|pal ['prɪnsɪpl] *adj*: wichtigste(r, s), erste(r, s), hauptsächlich, Haupt-
prin|ci|ple ['prɪnsəpl] *noun*: **1.** Prinzip *nt*, (Grund-)Satz *m*, (Grund-)Regel *f*, (Grund-)Lehre *f*; Gesetz *nt*, Gesetzmäßigkeit *f* **in/on principle** in/aus Prinzip **2.** (*chem.*) Wirkstoff *m*, wirksamer Bestandteil *m*; Grundbestandteil *m*
active principle: Wirkstoff *m*
autocorrelation principle: Autokorrelationsprinzip *nt*
Bernoulli's principle: Bernoulli-Gesetz *nt*, -Prinzip *nt*
principle of causality: Kausalitätsprinzip *nt*
common-intermediate principle: Prinzip *nt* des gemeinsamen Zwischenprodukts
convergence principle: Konvergenzprinzip *nt*
countercurrent principle: Gegenstromprinzip *nt*
Dall's principle: Dall-Prinzip *nt*
divergence principle: Divergenzprinzip *nt*
Doppler principle: Doppler-Effekt *m*, -Prinzip *nt*
exclusion principle: **1.** (*mathemat.*) Prinzip *nt* der Ausschließung **2.** (*physik.*) Äquivalenzprinzip *nt*
Fick's principle: Fick-Prinzip *nt*
follicle-stimulating principle: follikelstimulierendes Hormon *nt*, Follitropin *nt*, Follikelreifungshormon *nt*
principle of function: Funktionsprinzip *nt*
Kohler's principle: Kohler-Prinzip *nt*
Köhler's principle: Kohler-Prinzip *nt*
luteinizing principle: luteinisierendes Hormon *nt*, Luteinisierungshormon *nt*, Interstitialzellen-stimulierendes Hormon *nt*, interstitial cell stimulating hormone *nt*
organization principle: Organisationsprinzip *nt*
principle of relativity: Relativitätstheorie *f*, -lehre *f*
symmetry principle: Symmetrieprinzip *nt*
PRINS *Abk.*: partially reversible ischemic neurologic symptoms
print|out ['prɪntəʊt] *noun*: (Computer-)Ausdruck *m*
pri|on ['praɪɑn] *noun*: Prion *nt*
prion *Abk.*: proteinaceous infectious particle
PRIS *Abk.*: protective response inducing substance
prism ['prɪzəm] *noun*: Prisma *nt*
enamel prisms: Schmelzprismen *pl*, Zahnschmelzpris-

P

men *pl*
Nicol prism: Nicol-Prisma *nt*
pris|mat|ic [prɪz'mætɪk] *adj*: prismatisch
pris|moid ['prɪzmɔɪd] *adj*: prismoid
pri|vate ['praɪvɪt] *adj*: privat, eigene(r, s), Privat-, Eigen-
in private allein, alleine
PRK *Abk.*: photorefractive keratectomy
PRL *Abk.*: prolactin
Prl *Abk.*: prolactin
PRM *Abk.*: **1.** paromomycin **2.** primidone
Pro *Abk.*: proline
pro|ac|cel|er|in [ˌprəuæk'selərɪn] *noun*: Proakzelerin *nt*, Proaccelerin *nt*, Acceleratorglobulin *nt*, labiler Faktor *m*, Faktor V *m*
pro|ac|tin|i|um [ˌprəuæk'tɪnɪəm] *noun*: →*protactinium*
pro|ac|ti|va|tor [prəʊ'æktɪveɪtər] *noun*: Proaktivator *m*
C3 proactivator: C3-Proaktivator *m*, Faktor B *m*, glycinreiches Beta-Globulin *nt*
plasminogen proactivator: Plasminogenproaktivator *m*
pro|ac|tive [prəʊ'æktɪv] *adj*: proaktiv
pro|ae|mi|al [prəʊ'iːmiːəl] *adj*: (*brit.*) →*proemial*
pro|az|a|mine [prəʊ'æzəmiːn] *noun*: →*promethazine*
prob|a|bil|i|ty [prɑbə'bɪlətiː] *noun*: Wahrscheinlichkeit *f*
in all probability aller Wahrscheinlichkeit nach, höchstwahrscheinlich
prob|a|ble ['prɑbəbl] *adj*: wahrscheinlich
pro|bac|te|ri|o|phage [ˌprəubæk'tɪərɪəfeɪdʒ] *noun*: Prophage *m*
pro|band ['prəubænd] *noun*: Testperson *f*, Versuchsperson *f*, Proband *m*
pro|ba|to|ry ['prəubəˌtɔːriː] *adj*: probatorisch
probe [prəub]: **I** *noun* **1.** Sonde *f* **2.** Gensonde *f*, Probe *f* **3.** Untersuchung *f* **II** *vt* **4.** sondieren, **5.** erforschen, untersuchen
Anel's probe: →*Anel's lacrimal probe*
Anel's lacrimal probe: Anel-Sonde *f*
ball probe: Knopfsonde *f*
Bowman's probe: Bowman-Sonde *f*
cotton probe: →*cotton wool probe*
cotton wool probe: Watteträger *m*
Fox probe: Fox-Parodontometer *nt*
Fox-Williams probe: Fox-Williams-Parodontometer *nt*
gall duct probe: Gallengangssonde *f*
gallstone probe: Gallensteinsonde *f*
Gilmore's probe: Gilmore-Nadel *f*
Glickman's periodontal probe: Glickman-Parodontometer *nt*
Goldman-Fox probe: Goldman-Fox-Williams-Zahnfleischtaschensonde *f*
nasal probe: Nasensonde *f*
periodontal probe: Taschenmesssonde *f*, Zahnfleischtaschensonde *f*, Parodontometer *nt*
pocket probe: →*periodontal probe*
pocket measuring probe: →*periodontal probe*
root canal probe: Wurzelkanalsonde *f*
silver probe: Knopfsonde *f*
Williams probe: Williams-Parodontometer *nt*
Williams periodontal probe: →*Williams probe*
Williams round probe: →*Williams probe*
pro|ben|e|cide [prəʊ'benəsaɪd] *noun*: Probenecid *nt*
prob|ing ['prəubɪŋ] *noun*: Sondierung *f*, Sondieren *nt*
pro|bos|cis [prəʊ'bɑsɪs, -kɪs] *noun*, *plura* **-bos|cis|es, -bos|ci|des** [-'bɑsədiːz]: Rüssel *m*, Proboscis *m*
pro|bu|col ['prəubjuːkəʊl] *noun*: Probucol *nt*
Proc. *Abk.*: process
pro|cain|am|ide [ˌprəukeɪn'æmaɪd, prəʊ'keɪnəmaɪd] *noun*: Procainamid *nt*
pro|caine [prəʊ'keɪn, 'prəukeɪn] *noun*: Procain *nt*, 4-Aminobenzoesäure-β-dimethylaminoethylester *m*
pro|cal|lus [prəʊ'kæləs] *noun*: Prokallus *m*
pro|cap|sid [prəʊ'kæpsɪd] *noun*: Prokapsid *nt*, Procapsid *nt*
pro|car|ba|zine [prəʊ'kɑːrbəziːn] *noun*: Procarbazin *nt*
pro|car|box|y|pep|ti|dase [ˌprəukɑːrˌbɑksɪ'peptɪdeɪz] *noun*: Procarboxypeptidase *f*
pro|car|cin|o|gen [ˌprəukɑːr'sɪnədʒən] *noun*: Prokarzinogen *nt*
Pro|car|y|o|tae [prəʊˌkærɪ'əʊtiː] *plural*: Prokaryoten *pl*, Prokaryonten *pl*, Procaryotae *pl*
pro|car|y|ote [prəʊ'kærɪəut, -ɪət] *noun*: →*prokaryote*
pro|car|y|ot|ic [prəʊˌkærɪ'ɑtɪk] *adj*: →*prokaryotic*
pro|cat|er|ol [prəʊ'kəterəʊl] *noun*: Procaterol *nt*
pro|ce|dur|al [prə'siːdʒərəl] *adj*: verfahrensmäßig, prozedural, Verfahren-, Prozedur-
pro|ce|dure [prə'siːdʒər] *noun*: Vorgehen *nt*; Eingriff *m*, Methode *f*, (*a. techn.*) Verfahren *nt*, Technik *f*
Akabori procedure: Akabori-Reaktion *f*
anaesthetic procedure: (*brit.*) →*anaesthetic procedure*
anesthetic procedure: Anästhesie-, Narkoseverfahren *nt*
antireflux procedure: Antirefluxoperation *f*, -plastik *f*
Astrup procedure: Astrup-Methode *f*
Bassini's procedure: Bassini-Operation *f*, Herniotomie *f* nach Bassini
Bellocq's procedure: Bellocq-Tamponade *f*
Blount's procedure for bone growth asymmetry: Epiphyseodese *f* nach Blount
breast-preserving procedure: brusterhaltende Technik/Operation *f*
burn-out procedure: Wachsausschmelzverfahren *nt*
Caldwell-Luc procedure: Caldwell-Luc-Operation *f*
Caldwell-Luc window procedure: Caldwell-Luc-Operation *f*
Child's procedure: Child-Methode *f*, Child-Operation *f*, subtotale distale/linksseitige Pankreatektomie *f*, subtotale Pankreaslinksresektion *f*
Churchill's procedure: Mediastinotomie nach Churchill *f*
Denis Browne procedure: funktionelle Schienenbehandlung *f* nach Denis Browne
Dwyer scoliosis procedure: Dwyer-Operation *f*
Edlan-Mejchar procedure: Edlan-Mejchar-Vestibulumplastik *f*
elective procedure: Elektivoperation *f*, Wahleingriff *m*
elective surgical procedure: →*elective procedure*
Eloesser procedure: Eloesser-Operation *f*
filtration procedure: Filtrationsoperation *f*
flap procedure: Lappenoperation *f*
Girdlestone procedure: Girdlestone-Plastik *f*, Girdlestone-Operation *f*
Grice procedure: extraartikuläre Arthrodese *f* nach Grice
Grice procedure for talipes valgus: →*Grice procedure*
Grice-Green procedure: →*Grice procedure*
Hartmann's procedure: →*Hartmann's operation*
imaging procedure: bildgebendes Verfahren *nt*
Ladd's procedure: Ladd-Operation *f*
legal procedure: gerichtliches Verfahren *nt*
Millard's procedure: Millard-Lippenplastik *f*
palatal lengthening procedure: Gaumenverlängerung *f*
Puestow's procedure I: longitudinale laterolaterale Pankreatikojejunostomie *f*, Puestow-Mercadier I-Operation *f*
Puestow's procedure II: longitudinale lateroterminale Pankreatikojejunostomie *f*, Puestow-Mercadier II-Operation *f*
pull-through procedure: Durchzugsverfahren *nt*

P

push-back procedure: Gaumenrückverlagerung *f*, Push-back-Operation *f*
Putti-Platt procedure: Putti-Platt-Operation *f*
Rastelli's procedure: Rastelli-Operation *f*
Rehrmann's procedure: Rehrmann-Plastik *f*
reverse filling procedure: retrograde Wurzelfüllung *f*, retrograde Füllung *f*
Riedel frontoethmoidectomy procedure: Riedel-Operation *f*
standard procedure: Standardmethode *f*, -prozedur *f*, -technik *f*
surgical procedure: **1.** Eingriff *m*, Operation *f* **2.** Eingriff *m*, Verfahren *nt*, Technik *f*
TRAM procedure: TRAM-Plastik *f*
V-Y procedure: V-Y-Plastik *f*
Whipple procedure: **1.** distale Pankreasresektion *f*, Linksresektion *f* **2.** Whipple-Operation *f*, partielle Duodenopankreatektomie *f*

pro|ceed [prə'siːd] *vi*: **1.** vorgehen, verfahren **2.** (*Krankheit, Geräusch*) kommen, ausgehen (*from* von) **3.** (*fig.*) Fortschritte machen, vorankommen; weitermachen, fortfahren (*in, with* in, mit); prozessieren, einen Prozess anstrengen (*against* gegen)

pro|cen|tri|ole [prəʊ'sentrɪəʊl] *noun*: Prozentriole *f*

pro|ce|phal|ic [ˌprəʊsɪ'fælɪk] *adj*: Vorderkopf betreffend

pro|cer|coid [prəʊ'sɜrkɔɪd] *noun*: Prozerkoid *nt*, Vorfinne *f*

proc|ess ['prɑses; *brit.* 'prəʊses]: **I** *noun, plural* **-ess|es 1.** Fortsatz *m*, Vorsprung *m*, Processus *m* **2.** (*a. chem.*) Prozess *m*, Verfahren *nt*; Vorgang *m*, Verlauf *m* **II** *vt* bearbeiten, verarbeiten, behandeln, einem Verfahren unterwerfen
accessory process: Processus accessorius
acromial process: Akromion *nt*
acromion process: Akromion *nt*
acute process of helix: Helixhöcker *m*, Spina helicis
aging process: Alterungsprozess *m*
alar process: Ala cristae galli
alveolar process of mandible: Pars alveolaris mandibulae
alveolar process of maxilla: Alveolarfortsatz *m* des Oberkiefers, Processus alveolaris maxillae
ameloblastic processes: Ameloblastenfortsätze *pl*
anconeal process of ulna: Ell(en)bogenfortsatz *m*, -höcker *m*, Olekranon *nt*, Olecranon *nt*
anterior clinoid process: Processus clinoideus anterior
anterior process of malleus: vorderer Hammerfortsatz *m*, Processus anterior mallei
articular process: Gelenkfortsatz *m*, Processus articularis
axillary process of mammary gland: Achselfortsatz *m* der Brustdrüse, Processus axillaris, Processus lateralis mammae
Blumenbach's process: Processus uncinatus ossis ethmoidalis
Burns' falciform process: **1.** Margo falciformis (hiatus saphenus) **2.** Cornu superius hiatus saphenus
calcaneal process of cuboid (bone): Processus calcaneus ossis cuboidei
caudate process: Processus caudatus lobi caudati hepatis
ciliary processes: Ziliarfortsätze *pl*, Processus ciliares
Civinini's process: Processus pterygospinosus
clinoid process: Processus clinoideus
cochleariform process: Processus cochleariformis
process of combustion: Verbrennungsvorgang *m*
condylar process: Unterkieferköpfchen *nt*, Processus condylaris mandibularis
condyloid process: →*condylar process*
conjugation process: Konjugationsprozess *m*
coracoid process: Rabenschnabelfortsatz *m*, Processus coracoideus **beneath the coracoid process** unterhalb des Processus coracoideus (liegend)
coronoid process: Kronenfortsatz *m*, Processus coronoideus mandibulae
coronoid process of ulna: Processus coronoideus ulnae
costal process: Lendenwirbelquerfortsatz *m*, Processus costalis
dendritic process: dendritischer Fortsatz *m*, Dendrit *m*
dental process: Alveolarfortsatz *m* des Oberkiefers, Processus alveolaris maxillae
dentoid process of axis: Dens axis
disease process: Krankheitsprozess *m*, -verlauf *m*
equilibrium process: Gleichgewichtsprozess *m*
ethmoidal process (of inferior nasal concha): Processus ethmoidalis
exchange process: Austauschvorgang *m*
falciform process: Processus falciformis
falciform process of cerebellum: Kleinhirnsichel *f*, Falx cerebelli
falciform process of cerebrum: (Groß-)Hirnsichel *f*, Falx cerebri
fibroblast process: Fibroblastenfortsatz *m*
folian process: vorderer Hammerfortsatz *m*, Processus anterior mallei
process of Folius: vorderer Hammerfortsatz *m*, Processus anterior mallei
foot process: (*Podozyt*) Füßchen *nt*
freezing process: Tiefkühlverfahren *nt*
frontal process of maxilla: Stirnfortsatz *m* des Oberkiefers, Processus frontalis maxillae
frontal process of zygomatic bone: Stirnfortsatz *m* des Jochbeins, Processus frontalis ossis zygomatici
head process: Chordafortsatz *m*
inferior articular process: unterer Gelenkfortsatz *m* der Wirbelkörper, Processus articularis inferior, Zygapophysis inferior
inferior condyloid process of vertebrae: unterer Gelenkfortsatz *m* der Wirbelkörper, Processus articularis inferior, Zygapophysis inferior
infundibular process: Neurallappen *m* der Neurohypophyse, Lobus nervosus neurohypophysis
Ingrassia's process: kleiner Keilbeinflügel *m*, Ala minor ossis sphenoidalis
intercondylar process of tibia: Eminentia intercondylaris
intrajugular process: Processus intrajugularis
intrajugular process of occipital bone: Processus intrajugularis ossis occipitalis
intrajugular process of temporal bone: Processus intrajugularis ossis temporalis
jugular process: Processus jugularis
lacrimal process (of inferior nasal concha): Processus lacrimalis conchae nasalis inferioris
lateral process of calcaneal tuberosity: Processus lateralis tuberis calcanei
lateral process of cartilage of nasal septum: Processus lateralis cartilaginis septi
lateral process of malleus: seitlicher Hammerfortsatz *m*, Processus lateralis mallei
lateral process of mammary gland: Achselfortsatz *m* der Brustdrüse, Processus axillaris, Processus lateralis mammae
lateral process of talus: Processus lateralis tali
lead-chamber process: Bleikammerverfahren *nt*

learning process: Lernprozess *m*
lenticular process of incus: Processus lenticularis incudis
lost wax process: Wachsausschmelzverfahren *nt*
malar process: Jochfortsatz *m* des Oberkiefers, Processus zygomaticus maxillae
mamillary process: Processus mammillaris
mamillary process of temporal bone: →*mastoid process*
mastoid process: Warzenfortsatz *m*, Mastoid *nt*, Processus mastoideus
maturation process: Reifungs-, Maturationsprozess *m*
maxillary process (of inferior nasal concha): Processus maxillaris conchae nasalis inferioris
medial process of calcaneal tuberosity: Processus medialis tuberis calcanei
medial clinoid process: Processus clinoideus medius
mental process: **1.** Denkprozess *m* **2.** (*anatom.*) Protuberantia mentalis
muscular process of arytenoid process: Muskelfortsatz *m* des Aryknorpels, Processus muscularis cartilaginis arytenoideae
muscular process of arytenoid cartilage: Processus muscularis
nasal process of frontal bone: Pars nasalis ossis frontalis
non-stochastic processes: nichtstochastische Prozesse *pl*
notochordal process: →*notochordal plate*
nursing process: Pflegeprozess *m*
odontoblast processes: →*odontoblastic processes*
odontoblastic processes: Odontoblastenfortsätze *pl*
odontoid process of axis: Dens axis
olecranon process of ulna: Ell(en)bogenfortsatz *m*, -höcker *m*, Olekranon *nt*, Olecranon *nt*
orbital process of palatine bone: Processus orbitalis ossis palatini
palatine process of maxilla: Gaumenfortsatz *m* des Oberkieferknochens, Processus palatinus maxillae
papillary process of liver: Papillenvorsprung *m* des Lobus caudatus, Processus papillaris lobi caudati hepatis
paramastoid process: Processus paramastoideus
phalangeal process: (*Ohr*) Außenruder *nt*
posterior process of cartilage of nasal septum: Processus posterior/sphenoidalis
posterior clinoid process: Processus clinoideus posterior
posterior process of talus: Processus posterior tali
primary process: Primärprozess *m*
pterygoid process: Flügelfortsatz *m* des Keilbeins, Processus pterygoideus
pterygospinous process: Processus pterygospinosus
pyramidal process of palatine bone: Processus pyramidalis ossis palatini
Rau's process: vorderer Hammerfortsatz *m*, Processus anterior mallei
ravian process: vorderer Hammerfortsatz *m*, Processus anterior mallei
regeneration process: Regenerationsprozess *m*
regulatory process: Regelungsvorgang *m*
rejection process: Abstoßungsprozess *m*
replication process: Replikationsprozess *m*
restiform process of Henle: unterer Kleinhirnstiel *m*, Pedunculus cerebellaris inferior
retromandibular process: Processus retromandibularis
reversal process: Umkehrentwicklung *f*
process of selection: Ausleseprozess *m*
self-assembly process: Spontanaggregationsprozess *m*
sphenoidal process of cartilage of nasal septum: Processus sphenoidalis cartilago septi nasi
sphenoid process of palatine bone: Processus sphenoidalis ossis palatini
spinous process: Dornfortsatz *m*, Processus spinosus vertebrae **below a spinous process** subspinal
Stieda's process: Processus posterior tali
stochastic processes: stochastische Prozesse *pl*
styloid process: Griffelfortsatz *m*, Processus styloideus
styloid process of radius: Griffelfortsatz *m* des Radius, Processus styloideus radii
styloid process of temporal bone: Processus styloideus ossis temporalis
styloid process of third metacarpal bone: Processus styloideus ossis metacarpalis tertii
styloid process of ulna: Griffelfortsatz *m* der Ulna, Processus styloideus ulnae
sucker process: Saugfüßchen *nt*
superior articular process: Processus articularis superior vertebrae, Zygapophysis superior
superior articular process of sacrum: Processus articularis superior
superior condyloid process of vertebrae: oberer Gelenkfortsatz *m* der Wirbelkörper, Processus articularis superior, Zygapophysis superior
supracondylar process: Processus supracondylaris
temporal process of mandible: Kronenfortsatz *m* des Unterkiefers, Processus coronoideus mandibulae
temporal process of zygomatic bone: Processus temporalis ossis zygomatici
Tomes' processes: Tomes-Fasern *pl*, Tomes-Fortsätze *pl*, Dentinfasern *pl*
transduction process: Transduktionsprozess *m*
transport process: Transportprozess *m*
transverse process: Querfortsatz *m*, Processus transversus vertebrae
uncinate process: Hakenfortsatz *m*, hakenförmiger Fortsatz *m*, Processus uncinatus
uncinate process of cervical vertebra: Processus uncinatus vertebrae cervicales, Uncus corporis vertebrae cervicales
uncinate process of ethmoid: Hakenfortsatz *m* des Siebbeins, Processus uncinatus ossis ethmoidalis
uncinate process of ethmoid bone: Processus uncinatus ossis ethmoidalis
uncinate process of first thoracic vertebrae: Processus uncinatus vertebrae thoracicae primae, Uncus corporis vertebrae thoracicae primae
uncinate process of lacrimal bone: Hamulus lacrimalis
uncinate process of pancreas: Processus uncinatus pancreatis
vaginal process of peritoneum: Processus vaginalis peritonei
vaginal process of sphenoid bone: Processus vaginalis ossis sphenoidalis
vaginal process of testis: Processus vaginalis testis
vermiform process: Wurmfortsatz *m* des Blinddarms, Wurm *m*, Blinddarm *m*, Appendix vermiformis
vocal process of arytenoid cartilage: Stimmbandfortsatz *m* des Aryknorpels, Processus vocalis cartilaginis arytenoideae
xiphoid process: Schwertfortsatz *m*, Processus xiphoideus
zygomatic process: Jochfortsatz *m*, Processus zygomaticus
zygomatic process of frontal bone: Jochfortsatz *m* des

P

Stirnbeins, Processus zygomaticus ossis frontalis
zygomatic process of maxilla: Jochfortsatz *m* des Oberkiefers, Processus zygomaticus maxillae
zygomatic process of temporal bone: Jochfortsatz *m* des Schläfenbeins, Processus zygomaticus ossis temporalis

pro|cess|ing ['prasesıŋ] *noun*: Modifikation *f*
cotranslational processing: cotranslationale Modifikation *f*
data processing: Datenverarbeitung *f*
electronic data processing: elektronische Datenverarbeitung *f*
posttranscriptional processing: posttranskriptionales Processing *nt*, posttranskriptionaler Reifungsprozess *m*
post-translational processing: posttranslationale Modifikation *f*

pro|cheil|ia [prəʊ'kaılıə] *noun*: Procheilie *f*

pro|chil|ia [prəʊ'kaılıə] *noun*: Procheilie *f*

pro|chi|ral [prəʊ'kaırəl] *adj*: prochiral

pro|chi|ral|il|ty [ˌprəʊkaı'rælətiː] *noun*: Prochiralität *f*

pro|chro|mo|some [prəʊ'krəʊməsəʊm] *noun*: Prochromosom *nt*

pro|chy|mo|sin [prəʊ'kaıməsın] *noun*: Prochymosin *nt*, Prorennin *nt*

pro|col|la|gen [prəʊ'kalədʒən] *noun*: Prokollagen *nt*

pro|col|la|gen|ase [prəʊka'lædʒəneız] *noun*: Prokollagenase *f*

pro|con|ver|tin [ˌprəʊkən'vɜrtın] *noun*: Prokonvertin *nt*, Proconvertin *nt*, Faktor VII *m*, Autothrombin I *nt*, Serum-Prothrombin-Conversion-Accelerator *m*, stabiler Faktor *m*

proct- *präf.*: Enddarm-, Mastdarm-, Ano-, Anus-, Prokt(o)-, Rektum-, Rekto-

proc|tag|ra [prak'tægrə] *noun*: Proktalgie *f*

proc|tal|gia [prak'tældʒ(ı)ə] *noun*: Proktalgie *f*

proc|ta|tre|sia [ˌpraktə'triːʒ(ı)ə] *noun*: Analatresie *f*

proc|tec|ta|sia [ˌpraktek'teıʒ(ı)ə] *noun*: Anus-, Rektum-, Mastdarmdehnung *f*, Proktektasie *f*

proc|tec|to|my [prak'tektəmiː] *noun*: Rektumresektion *f*

proc|ten|clei|sis [ˌpraktən'klısəs] *noun*: Anusstenose *f*, Rektumstenose *f*, Mastdarmstenose *f*, Proktostenose *f*

proc|ten|cli|sis [ˌpraktən'klaısəs] *noun*: →*proctencleisis*

proc|tit|ic [prak'tıtık] *adj*: Mastdarmentzündung/Proktitis betreffend, proktitisch, rektitisch

proc|ti|tis [prak'taıtıs] *noun*: Proktitis *f*, Rektumentzündung *f*, Mastdarmentzündung *f*, Proctitis *f*, Rektitis *f*
acute radiation proctitis: akute Strahlenproktitis *f*
chronic radiation proctitis: chronische Strahlenproktitis *f*
factitial proctitis: Strahlenproktitis *f*, aktinische Proktitis *f*
gonococcal proctitis: Gonokokkenproktitis *f*
herpetic proctitis: herpetische Proktitis *f*, Proctitis herpetica
ischaemic proctitis: (*brit.*) →*ischemic proctitis*
ischemic proctitis: ischämische Proktitis *f*
radiation proctitis: Strahlenproktitis *f*, aktinische Proktitis *f*
ulcerative proctitis: ulzerative Proktitis *f*

procto- *präf.*: Enddarm-, Mastdarm-, Ano-, Anus-, Prokt(o)-, Rektum-, Rekto-

proc|to|cele ['praktəʊsiːl] *noun*: Proktozele *f*, Rektozele *f*

proc|to|coc|cy|pex|y [ˌpraktəʊ'kaksıpeksiː] *noun*: Proktokokzygopexie *f*

proc|to|col|lec|to|my [ˌpraktəʊkə'lektəmiː] *noun*: Proktokolektomie *f*

proc|to|co|lit|ic [ˌpraktəʊkəʊ'lıtık] *adj*: Proktokolitis betreffend, proktokolitisch, koloproktitisch, rektokolitisch

proc|to|co|li|tis [ˌpraktəʊkəʊ'laıtıs] *noun*: Rektokolitis *f*, Proktokolitis *f*, Koloproktitis *f*

proc|to|co|lon|os|co|py [ˌpraktəʊˌkəʊlən'askəpiː] *noun*: Proktokoloskopie *f*

proc|to|col|po|plas|ty [ˌpraktəʊ'kalpəplæstiː] *noun*: Rektum-Scheiden-Plastik *f*

proc|to|cys|to|plas|ty [ˌpraktəʊ'sıstəplæstiː] *noun*: Rektum-Blasen-Plastik *f*

proc|to|cys|tot|o|my [ˌpraktəʊsıs'tatəmiː] *noun*: transrektale Zystotomie *f*

proc|to|dae|um [ˌpraktəʊ'diːəm] *noun*: →*proctodeum*

proc|to|de|um [ˌpraktəʊ'diːəm] *noun*: Aftergrube *f*, Proctodaeum *nt*

proc|to|dyn|i|a [ˌpraktəʊ'diːnıə] *noun*: Proktalgie *f*

proc|to|el|y|tro|plas|ty [ˌpraktəʊ'elıtrəʊplæstiː] *noun*: →*proctocolpoplasty*

proc|to|lo|gy [prak'talədʒiː] *noun*: Proktologie *f*

proc|to|me|nia [ˌpraktəʊ'miːnıə] *noun*: rektale Endometriose *f*

proc|to|pa|ra|ly|sis [ˌpraktəʊpə'ræləsıs] *noun*: Lähmung/Paralyse *f* der Analmuskulatur

proc|to|per|i|ne|o|plas|ty [ˌpraktəʊˌperı'niːəʊplæstiː] *noun*: Rektum-Damm-Plastik *f*

proc|to|per|i|ne|or|rha|phy [ˌpraktəʊˌperənı'ɔrəfiː] *noun*: Rektum-Damm-Naht *f*

proc|to|pex|y ['praktəʊpeksiː] *noun*: Rektopexie *f*

proc|to|plas|ty ['praktəʊplæstiː] *noun*: Proktoplastik *f*

proc|to|ple|gia [ˌpraktəʊ'pliːdʒ(ı)ə] *noun*: →*proctoparalysis*

proc|to|pol|y|pus [ˌpraktəʊ'palıpəs] *noun*: Rektumpolyp *m*

proc|top|to|sia [ˌpraktap'təʊsıa] *noun*: Prolapsus ani et recti

proc|top|to|sis [ˌpraktap'təʊsıs] *noun*: →*proctoptosia*

proc|tor|rha|gia [ˌpraktəʊ'reıdʒ(ı)ə] *noun*: Mastdarmblutung *f*, Enddarmblutung *f*, Rektumblutung *f*

proc|tor|rha|phy [pak'tɔrəfiː] *noun*: Rektumnaht *f*

proc|to|scope ['praktəskəʊp] *noun*: Proktoskop *nt*, Rektoskop *nt*

proc|tos|co|py [prak'taskəpiː] *noun*: Mastdarmspiegelung *f*, Proktoskopie *f*, Rektoskopie *f*

proc|to|sig|moid|ec|to|my [ˌpraktəʊˌsıgmɔı'dektəmiː] *noun*: Proktosigmoidektomie *f*

proc|to|sig|moid|it|ic [ˌpraktəʊˌsıgmɔı'dıtık] *adj*: Proktosigmoiditis betreffend, proktosigmoiditisch

proc|to|sig|moid|i|tis [ˌpraktəʊˌsıgmɔı'daıtıs] *noun*: Entzündung *f* von Mastdarm und Sigmoid, Proktosigmoiditis *f*

proc|to|sig|moid|o|scope [ˌpraktəʊsıg'mɔıdəskəʊp] *noun*: Rektosigmoidoskop *nt*, Proktosigmoidoskop *nt*

proc|to|sig|moi|dos|co|py [praktəˌsıgmɔı'daskəpiː] *noun*: Proktosigmoidoskopie *f*, Proktosigmoideoskopie *f*, Rektosigmoidoskopie *f*, Rektosigmoideoskopie *f*

proc|to|spasm ['praktəʊspæzəm] *noun*: Proktospasmus *m*

proc|to|ste|no|sis [ˌpraktəʊstə'nəʊsıs] *noun*: Proktostenose *f*, Rektumstenose *f*, Anusstenose *f*, Mastdarmstenose *f*

proc|tos|to|my [prak'tastəmiː] *noun*: Rekto-, Proktostomie *f*

proc|tot|o|my [prak'tatəmiː] *noun*: Rekto-, Proktotomie *f*

pro|cum|bent [prəʊ'kʌmbənt] *adj*: auf dem Bauch liegend

pro|cur|sive [prəʊ'kɜrsıv] *adj*: prokursiv, Prokursiv-

pro|cur|va|tion [ˌprəʊkɜr'veıʃn] *noun*: Beugung/Biegung *f* nach vorne, Vorwärtsbeugung *f*

pro|cy|cli|dine [prəʊ'saıklədiːn] *noun*: Procyclidin *nt*

P

pro|di|gi|o|sin [ˌprəʊdɪdʒɪ'əʊsɪn] *noun*: Prodigiosin *nt*
pro|dro|ma [prə'drəʊmə, 'prɑdrəmə] *noun, plura* **-mas, -ma|ta** [-mətə]: →*prodrome*
pro|dro|mal [prə'drəʊməl, 'prɑdrəməl] *adj*: ankündigend, vorangehend, prodromal, Prodromal-
pro|drome ['prəʊdrəʊm] *noun*: Prodromalerscheinung *f*, Prodrom *nt*, Vorzeichen *nt*, Frühsymptom *nt*
pro|drom|ic [prə'drɑmɪk] *adj*: →*prodromal*
prod|ro|mous ['prɑdrəməs] *adj*: →*prodromal*
prod|ro|mus ['prɑdrəməs] *noun*: →*prodrome*
pro|drug ['prəʊdrʌg] *noun*: Prodrug *nt/f*
pro|duce [prə'd(j)uːs] *vt*: erzeugen, hervorbringen, hervorrufen, bewirken, schaffen; (*Wirkung*) erzielen
prod|uct ['prɑdʌkt] *noun*: **1.** Erzeugnis *nt*, Produkt *nt* **2.** Ergebnis *nt*, Resultat *nt*, Werk *nt*, Produkt *nt*
assimilatory product: Assimilationsprodukt *nt*, Assimilat *nt*
catabolic product: Abbauprodukt *nt*
cleavage product: Spaltprodukt *nt*
decay product: Zerfallsprodukt *nt*
decomposition product: Abbauprodukt *nt*
degradative product: Abbauprodukt *nt*
end product: Endprodukt *nt*
excretory product: Exkretionsprodukt *nt*
fermentation product: Gärungsprodukt *nt*
fibrin degradation products: →*fibrinolytic split products*
fibrinogen degradation products: →*fibrinolytic split products*
fibrinolytic split products: Fibrinogenspaltprodukte *pl*, Fibrinspaltprodukte *pl*, Fibrindegradationsprodukte *pl*, Fibrinogendegradationsprodukte *pl*
fission product: Spaltungsprodukt *nt*, Spaltprodukt *nt*
gene product: Genprodukt *nt*
intermediate product: Zwischenprodukt *nt*
ion product: Ionenprodukt *nt*
ionization product: Ionisationsprodukt *nt*
metabolic product: Stoffwechselprodukt *nt*
partial product: Teilprodukt *nt*
residual product: Nebenprodukt *nt*
solubility product: Löslichkeitsprodukt *nt*
split product: Spaltprodukt *nt*
substitution product: Substitutionsprodukt *nt*
waste product: **1.** (*techn.*) Abfallprodukt *nt* **2.** (*physiolog.*) Ausscheidungsstoff *m*
heat production: Wärmebildung *f*, -produktion *f*
voice production: Stimm-, Lautbildung *f*, Phonation *f*
pro|duc|tive [prə'dʌktɪv] *adj*: **1.** ertragreich, fruchtbar, produktiv **2.** (*patholog.*) produktiv, Produktions-
pro|e|las|tase [ˌprəʊɪ'læsteɪz] *noun*: Proelastase *f*
pro|e|las|tin [ˌprəʊɪ'læstɪn] *noun*: Proelastin *nt*
pro|e|mi|al [prəʊ'iːmiːəl] *adj*: →*prodromal*
pro|en|ceph|a|lon [ˌprəʊen'sefəlɑn] *noun*: →*prosencephalon*
pro|en|ceph|a|lus [ˌprəʊen'sefələs] *noun*: Proenzephalus *m*
pro|en|zyme [prəʊ'enzaɪm] *noun*: Enzymvorstufe *f*, Proenzym *nt*, Zymogen *nt*
pro|e|ryth|ro|blast [ˌprəʊɪ'rɪθrəʊblæst] *noun*: Proerythroblast *m*, Pronormoblast *m*
pro|e|ryth|ro|cyte [ˌprəʊɪ'rɪθrəʊsaɪt] *noun*: Erythrozytenvorläufer *m*, Erythrozytenvorläuferzelle *f*
pro|es|tro|gen [prəʊ'estrədʒən] *noun*: Proöstrogen *nt*
prof. *Abk.*: profound
pro|fer|ment [prəʊ'fɜrment] *noun*: →*proenzyme*
pro|fi|bri|no|ly|sin [ˌprəʊfaɪbrə'nɑləsɪn] *noun*: Plasminogen *nt*, Profibrinolysin *nt*
pro|file ['prəʊfaɪl]: **I** *noun* **1.** Seitenansicht *f*, Profil *nt*; Umriss *m*, Kontur *f* **2.** Profil *nt*; Längsschnitt *m*; Durchschnitt *m*; Querschnitt *m* **3.** (Persönlichkeits-, Leistungs-)Diagramm *nt*, Kurve *f* **II** *vt* im Profil darstellen, profilieren
antigenic profile: Antigenprofil *nt*
diurnal profile: Tagesprofil *nt*
enzyme profile: Enzymprofil *nt*, Enzymmuster *nt*
facial profile: Gesichtsprofil *nt*
prognathic profile: prognathes Profil *nt*
retrognathic profile: retrognathes Profil *nt*
urethral pressure profile: Urethradruckprofil *nt*
pro|fla|vine [prəʊ'fleɪviːn] *noun*: Proflavin *nt*, Diaminoacridin *nt*
pro|fun|da|plas|ty [prəʊ'fʌndəplæstiː] *noun*: Profundaplastik *f*, Arteria-profunda-femoris-Plastik *f*
pro|fun|do|plas|ty [prəʊˌfʌndəplæstiː] *noun*: →*profundaplasty*
pro|gam|ic [prəʊ'gæmɪk] *adj*: vor der Befruchtung, progam
prog|a|mous ['prɑgəməs] *adj*: →*progamic*
pro|gas|trin [prəʊ'gæstrɪn] *noun*: Progastrin *nt*
pro|gen|e|sis [prəʊ'dʒenəsɪs] *noun*: Progenese *f*
pro|ge|nia [prəʊ'dʒiːnɪə] *noun*: →*prognathism*
pro|gen|i|tive [prəʊ'dʒenətɪv] *adj*: zeugungsfähig, Zeugungs-
pro|gen|i|tor [prəʊ'dʒenɪtər] *noun*: **1.** Vorläufer *m*; Vorfahr *m* **2.** Vorläufer *m*, Vorläuferzelle *f*
B-cell progenitor: B-Zellvorläufer *m*, B-Zellvorläuferzelle *f*
committed progenitor: determinierte Vorläuferzelle *f*
erythrocyte progenitor: Erythrozytenvorläufer(zelle *f*) *m*
leucocyte progenitor: (*brit.*) →*leukocyte progenitor*
leukocyte progenitor: Leukozytenvorläufer(zelle *f*) *m*
lymphatic progenitor: Lymphozytenvorläuferzelle *f*
T cell progenitor: T-Zellvorläufer *m*, T-Zellvorläuferzelle *f*
prog|e|ny ['prɑdʒəniː] *noun*: Nachkommen(schaft *f*) *pl*, Abkömmlinge *pl*, Kinder *pl*, Progenitur *f*
virus progeny: Virusnachkommen(schaft *f*) *pl*
pro|ge|ria [prəʊ'dʒɪərɪə] *noun*: Hutchinson-Gilford-Syndrom *nt*, Gilford-Syndrom *nt*, Progerie *f*, greisenhafter Zwergwuchs *m*, Progeria Hutchinson-Gilford, Progeria infantilis
progeria with cataract: Hallermann-Streiff-Syndrom *nt*, Hallermann-Streiff-Francois-Syndrom *nt*, Dyskephaliesyndrom *nt* von Francois, Dysmorphia mandibulo-oculo-facialis
progeria with microphthalmia: →*progeria with cataract*
pro|ges|ta|gen [prəʊ'dʒestədʒən] *noun*: →*progestogen*
pro|ges|ta|tion|al [prəʊdʒe'steɪʃənl] *adj*: Lutealphase betreffend
pro|ges|te|roid [prəʊ'dʒestərɔɪd] *noun*: Progesteroid *nt*
pro|ges|ter|one [prəʊ'dʒestərəʊn] *noun*: Gelbkörperhormon *nt*, Progesteron *nt*, Corpus-luteum-Hormon *nt*
pro|ges|to|gen [prəʊ'dʒestədʒən] *noun*: Progestagen *nt*, Progestogen *nt*
pro|glos|sis [prəʊ'glɑsɪs] *noun*: Zungenspitze *f*
pro|glot|tid [prəʊ'glɑtɪd] *noun*: Bandwurmglied *nt*, Proglottid *m*
pro|glot|tis [prəʊ'glɑtɪs] *noun, plura* **-ti|des** [-tədiːz]: →*proglottid*
pro|glu|ca|gon [prəʊ'gluːkəgɑn] *noun*: Proglucagon *nt*
pro|glu|mide [prəʊ'gluːmaɪd] *noun*: Proglumid *nt*
prog|na|thia [prəʊ'neɪθɪə, -'næθ-, prɑg-] *noun*: →*prognathism*
prog|nath|ic [prəʊ'neɪθɪk, -'næθ-, prɑg-] *adj*: Progna-

thie betreffend, prognath
pro|gna|thism ['prɑgnəθɪzəm] *noun*: Prognathie *f*, Progenie *f*
mandibular prognathism: Progenie *f*
maxillary prognathism: maxilläre Prognathie *f*, maxilläre Protrusion *f*
pro|gna|thom|e|ter [ˌprɑgnə'θɑmɪtər] *noun*: Prognathometer *nt*
pro|gna|thous ['prɑgnəθəs] *adj*: Prognathie betreffend, prognath
pro|gnose [prɑg'nəʊz] *vt, vi*: eine Prognose stellen, prognostizieren
pro|gno|sis [prɑg'nəʊsɪs] *noun, plural* **-ses** [-siːz]: Voraussage *f*, Vorhersage *f*, Prognose *f* **make a prognosis** eine Prognose stellen
dental prognosis: zahnärztliche Prognose *f*
denture prognosis: Prothesenprognose *f*
false prognosis: Fehlprognose *f*
pro|gnos|tic [prɑg'nɑstɪk]: **I** *noun* **1.** (An-)Zeichen *nt*, Prognostikum *nt* **2.** Voraus-, Vorhersage *f* **II** *adj* voraus-, vorhersagend, prognostisch
pro|gnos|ti|cate [prɑg'nɑstɪkeɪt] *vt*: **1.** voraus-, vorhersagen, prognostizieren **2.** anzeigen
pro|gnos|ti|ca|tion [prɑgnɑstɪ'keɪʃn] *noun*: →*prognosis*
pro|gnos|tics [prɑg'nɑstɪks] *noun*: Prognostik *f*
pro|grade [prəʊ'greɪd] *adj*: prograd
pro|gram ['prəʊgræm, -grəm]: **I** *noun* **1.** Programm *nt*, Plan *m* **2.** (Computer-)Programm *nt* **II** *vt* **3.** planen, ein Programm aufstellen **4.** (*Computer*) programmieren
movement program: Bewegungsprogramm *nt*
research program: Forschungsprogramm *nt*
program-controlled *adj*: programmgesteuert
pro|gram|ma|ble ['prəʊgræməbl, prəʊ'græm-] *adj*: (*Computer*) programmierbar
pro|gramme ['prəʊgræm, -grəm] *noun*: (*brit.*) →*program*
pro|gram|ming ['prəʊgræmɪŋ, -grəmɪŋ] *noun*: Programmieren, *nt*, Programmierung *f*
pro|gran|u|lo|cyte [prəʊ'grænjələsaɪt] *noun*: →*promyelocyte*
pro|gress [*n* 'prɑgres, 'prəʊ-; *v* prə'gres]: **I** *noun* Fortschritt *m*, -schritte *pl*, Fortgang *m*, Lauf *m* **in progress** im Werden (begriffen), im Gange **check/retard the progress of a disease** den Krankheitsverlauf aufhalten **II** *vi* Fortschritte machen, fortschreiten, seinen Fortgang nehmen, sich (fort-, weiter-)entwickeln
pro|gres|sion [prə'greʃn] *noun*: Progression *f*
tumor progression: Tumorprogression *f*
tumour progression: (*brit.*) →*tumor progression*
pro|gres|sive [prə'gresɪv] *adj*: progressiv, progredient
pro|guan|il [prəʊ'gwænɪl] *noun*: Proguanil *nt*
pro|hor|mone [prəʊ'hɔːrməʊn] *noun*: Prohormon *nt*
pro|in|su|lin [prəʊ'ɪnsələn] *noun*: Proinsulin *nt*
pro|i|so|cor|tex [prəʊ'aɪsəkɔːrteks] *noun*: Proisocortex *m*
pro|ject [*n* 'prɑdʒekt, -ɪkt; *v* prə'dʒekt]: **I** *noun* Plan *m*, Entwurf *m*, Vorhaben *nt*, Unternehmen *nt*, Projekt *nt* **II** *vt* **1.** projizieren **2.** (voraus-)planen, entwerfen, (ein-)schätzen, projektieren; (*statist.*) hochrechnen, überschlagen **III** *vi* **3.** (her-)vorspringen, (her-)vorstehen, (her-)vorragen (*from* aus) **4.** (*psychol.*) projizieren
pro|ject|ed [prə'dʒektɪd] *adj*: projiziert
pro|jec|tion [prə'dʒekʃn] *noun*: **1.** Projektion *f* **2.** Vorsprung *m*, Überhang *m*, Fortsatz *m* **3.** (Her-)Vorspringen *nt*, Vorstehen *nt*
axial projection: axiale Projektion *f*
Caldwell projection: Caldwell-Projection *f*, Caldwell-Technik *f*
enamel projection: Schmelzsporn *m*, Zahnschmelzsporn *m*
extradental projection: extradentale Projektion *f*
Fischer projection: Fischer-Projektion *f*
Haworth projection: Haworth-Projektion *f*
lateral jaw projection: seitliche Kieferaufnahme *f*
mossy-fiber projections: (*ZNS*) Moosfaserprojektionen *pl*
mossy-fibre projections: (*brit.*) →*mossy-fiber projections*
oblique projection: Fechterstellung *f*
Stenvers projection: Stenvers-Aufnahme *f*
Towne projection: Aufnahme *f* nach Towne
pro|jec|tion|al [prə'dʒekʃənl] *adj*: Projektions-
pro|jec|tive [prə'dʒektɪv] *adj*: projektiv, Projektions-; (*a. psychol.*) projizierend
pro|kal|li|kre|in [prəʊˌkælə'kriːɪn] *noun*: →*prekallikrein*
Pro|kar|y|o|tae [prəʊˌkærɪˌəʊtiː] *plural*: Prokaryoten *pl*, Prokaryonten *pl*, Procaryotae *pl*
pro|kar|y|ote [prəʊ'kærɪəʊt, -ɪət] *noun*: Prokaryo(n)t *m*
pro|kar|y|ot|ic [prəʊˌkærɪ'ɑtɪk] *adj*: Prokaryo(n)ten betreffend, prokaryontisch, prokaryotisch
pro|lac|tin [prəʊ'læktɪn] *noun*: Prolaktin *nt*, Prolactin *nt*, laktogenes Hormon *nt*
pro|lac|ti|no|ma [prəʊˌlæktɪ'nəʊmə] *noun*: Prolaktinom *nt*, Prolactinom *nt*
pro|lam|in [prəʊ'læmɪn, 'prəʊləmɪn] *noun*: Prolamin *nt*
pro|lam|ine [prəʊ'læmiːn, 'prəʊləmɪn] *noun*: Prolamin *nt*
anal prolaps: Analprolaps *m*, Prolapsus ani
pro|lapse ['prəʊlæps]: **I** *noun* Vorfall *m*, Prolaps *m*, Prolapsus *m* **II** *vi* vorfallen, hervortreten, prolabieren
anal prolapse: Analprolaps *m*, Prolapsus ani
prolapse of the anus: Analprolaps *m*, Prolapsus ani
prolapse of the arm: Armvorfall *m*
bowel prolapse: Darmvorfall *m*
cerebral prolapse: Hirnprolaps *m*
cervical disc prolapse: (*brit.*) →*cervical disk prolapse*
cervical disk prolapse: zervikaler Bandscheibenprolaps *m*
complete anal prolapse: kompletter Analprolaps *m*, Rektumprolaps *m*
disc prolapse: (*brit.*) →*disk prolapse*
disk prolapse: Bandscheibenvorfall *m*, Bandscheibenprolaps *m*, Bandscheibenhernie *f*
first-degree prolapse: Partialprolaps *m*
incomplete anal prolapse: inkompletter Analprolaps *m*, Mukosaprolaps *m*
intestinal prolapse: Darmvorfall *m*
lumbar disc prolapse: (*brit.*) →*lumbar disk prolapse*
lumbar disk prolapse: lumbaler Bandscheibenprolaps *m*
mass prolapse: (*Bandscheibe*) Massenprolaps *m*
mucosal prolapse: Mukosaprolaps *m*, inkompletter Analprolaps *m*
mucous membrane prolapse: →*mucosal prolapse*
rectal prolapse: Mastdarmprolaps *m*, Mastdarmvorfall *m*, Rektumprolaps *m*, Rektumvorfall *m*, Prolapsus recti
prolapse of the rectum: →*rectal prolapse*
sequestrated disc prolapse: (*brit.*) →*sequestrated disk prolapse*
sequestrated disk prolapse: sequestrierter/freier Bandscheibenprolaps *m*
thoracic disc prolapse: (*brit.*) →*thoracic disk prolapse*
thoracic disk prolapse: thorakaler Bandscheibenprolaps *m*
thrid-degree prolapse of uterus: Totalprolaps *m*
prolapse of umbilical cord: Omphaloproptosis *f*
urethral prolapse: Harnröhrenschleimhautprolaps *m*
prolapse of the uterus: Gebärmuttervorfall *m*, -prolaps

P

m, Uterusprolaps *m*, Prolapsus uteri
valvular prolapse: Herzklappenvorfall *m*
pro|lapsed [prəʊ'læpst] *adj*: prolabiert
pro|lap|sus [prəʊ'læpsəs] *noun, plura* **-sus|es**: Vorfall *m*, Prolaps *m*, Prolapsus *m*
pro|leu|co|cyte [prəʊ'luːkəsaɪt] *noun*: (*brit.*) →*proleukocyte*
pro|leu|ko|cyte [prəʊ'luːkəsaɪt] *noun*: Leukozytenvorläufer *m*, Leukozytenvorläuferzelle *f*
pro|li|dase ['prɑlɪdeɪz] *noun*: Prolinase *f*, Prolyldipeptidase *f*
pro|lif|er|ate [prə'lɪfəreɪt, prəʊ-] *vi*: wuchern, proliferieren; sich (rasch) ausbreiten *oder* vermehren
pro|lif|er|a|tion [prəˌlɪfə'reɪʃn] *noun*: **1.** Wucherung *f*, Proliferation *f* **2.** Wuchern *nt*, Proliferieren *nt*, (rasche) Ausbreitung *f*
cartilage proliferation: Knorpelproliferation *f*
epithelial proliferation: Epithelproliferation *f*, Epithelwucherung *f*
gingival proliferation: Zahnfleischwucherung *f*
iliac vein proliferation: Beckenvenensporn *m*
lymphoepithelial proliferation: lymphoepitheliale Proliferation *f*
monoclonal lymphocyte proliferation of unknown significance: monoklonale Lymphozytenproliferation *f* unbekannter Signifikanz
pseudopapillary proliferation: pseudopapilläre Wucherung *f*
pro|lif|er|a|tive [prə'lɪfəˌreɪtɪv] *adj*: proliferativ, proliferierend, wuchernd, Vermehrungs-, Proliferations-
pro|lif|er|ous [prəʊ'lɪfərəs] *adj*: →*proliferative*
pro|lif|ic [prə'lɪfɪk] *adj*: fruchtbar
pro|li|nae|mi|a [ˌprəʊlɪ'niːmiːə] *noun*: (*brit.*) →*prolinemia*
pro|li|nase ['prɑlɪneɪz] *noun*: Prolinase *f*, Prolyldipeptidase *f*
pro|line ['prəʊliːn, -lɪn] *noun*: Prolin *nt*
proline(-5-)oxidase: Prolindehydrogenase *f*, Prolin(-5-)oxidase *f*
pro|li|ne|mi|a [ˌprəʊlɪ'niːmiːə] *noun*: Hyperprolinämie *f*
pro|lin|tane [prəʊ'lɪnteɪn] *noun*: Prolintan *nt*
pro|longed [prə'lɔːŋt] *adj*: protrahiert, verlängert, hinausgezögert
pro|lyl ['prəʊlɪl] *noun*: Prolyl-(Radikal *nt*)
pro|lym|pho|cyte [prəʊ'lɪmfəsaɪt] *noun*: Prolymphozyt *m*
PROM *Abk.*: premature rupture of the membranes
pro|mas|ti|gote [prəʊ'mæstɪgəʊt] *noun*: promastigote Form *f*, Leptomonas-Form *f*
pro|ma|zine ['prəʊməziːn] *noun*: Promazin *nt*
pro|meg|a|kar|y|o|cyte [prəʊˌmegə'kærɪəsaɪt] *noun*: Promegakaryozyt *m*
pro|meg|a|lo|blast [prəʊ'megələblæst] *noun*: Promegaloblast *m*
pro|met|a|phase [prəʊ'metəfeɪz] *noun*: Prometaphase *f*
pro|meth|a|zine [prəʊ'meθəziːn] *noun*: Promethazin *nt*
pro|me|thi|um [prə'miːθɪəm] *noun*: Promethium *nt*
prom|i|nence ['prɑmɪnəns] *noun*: Vorsprung *m*, (Vor-)Wölbung *f*, Prominentia *f*; (Her-)Vorragen *nt*, -stehen *nt*; deutliche Sichtbarkeit *f*
dorsal prominence of the foot: dorsaler Fußrückenhöcker *m*
facial prominences: Gesichtswülste *pl*
frontal prominence: Stirnhöcker *m*, Tuber frontale, Eminentia frontalis
frontonasal prominence: Frontonasalhöcker *m*, -wulst *m*
laryngeal prominence: Adamsapfel *m*, Prominentia laryngea
lateral nasal prominence: lateraler Nasenwulst *m*
mallear prominence of tympanic membrane: Prominentia mallearis
mandibular prominences: Unterkieferwülste *pl*
maxillary prominences: Oberkieferwülste *pl*
medial nasal prominence: medialer Nasenwulst *m*
nasal prominence: Nasenhöcker *m*, -wulst *m*
rib prominence: Rippenbuckel *m*
spiral prominence: Prominentia spiralis
styloid prominence: Prominentia styloidea
thenar prominence: Daumenballen *m*, Thenar *nt*, Eminentia thenaris
tubal prominence: Torus tubarius
prom|i|nent ['prɑmɪnənt] *adj*: **1.** vorstehend, -springend, prominent **2.** auffallend, markant, hervorstechend
prom|i|nen|tia [ˌprɑmɪ'nenʃɪə] *noun, plura* **-tiae** [-ʃɪˌiː]: Vorsprung *m*, (Vor-)Wölbung *f*, Prominentia *f*
PROMIS *Abk.*: problem-oriented medical information system
prom|is|cu|i|ty [ˌprɑmɪ'skjuːətɪ, ˌprəʊ-] *noun*: Promiskuität *f*
pro|mis|cu|ous [prə'mɪskjəwəs] *adj*: Promiskuität betreffend, häufig den Sexualpartner wechselnd, promiskuitiv, promiskuos, promiskuös
pro|mi|to|sis [ˌprəʊmaɪ'təʊsɪs] *noun*: Promitose *f*
pro|mon|o|cyte [prəʊ'mɑnəsaɪt] *noun*: Promonozyt *m*
pro|mon|to|ri|um [ˌprɑmən'tɔːrɪəm, -'təʊ-] *noun, plura* **-ria** [-rɪə]: →*promontory*
prom|on|to|ry ['prɑməntɔːriː, -təʊ-] *noun*: vorspringender (Körper-)Teil *m*, Promontorium *nt*
tympanic promontory: Promontorium ossis temporalis
promontory of tympanic cavity: Promontorium tympani
pro|mote [prə'məʊt] *vt*: fördern, unterstützen, begünstigen, anregen
pro|mot|er [prə'məʊtər] *noun*: Promotor *m*, Aktivator *m*
inducible promoters: therapie-induzierbare Promotoren *pl*
tumor promoter: Tumorpromotor *m*
tumour promoter: (*brit.*) →*tumor promoter*
pro|mo|tion [prə'məʊʃn] *noun*: Förderung *f*, Unterstützung *f*, Begünstigung *f*, Anregung *f*
tumor promotion: Tumorpromotion *f*
tumour promotion: (*brit.*) →*tumor promotion*
pro|my|el|o|cyte [prəʊ'maɪələsaɪt] *noun*: Promyelozyt *m*
pro|my|el|o|cyt|ic [prəʊˌmaɪələʊ'sɪtɪk] *adj*: Promyelozyt(en) betreffend, promyelozytär
pro|nase ['prəʊneɪz] *noun*: Pronase *f*
pro|nate ['prəʊneɪt] *vt*: einwärtsdrehen um die Längsachse, pronieren
pro|na|tion [prəʊ'neɪʃn] *noun*: Einwärtsdrehung *f* um die Längsachse, Pronation *f*
pro|na|tor [prə'neɪtər, 'prəʊneɪ-] *noun*: Pronator *m*, Musculus pronator
prone [prəʊn] *adj*: **1.** proniert, auf dem Bauch liegend, mit dem Gesicht nach unten liegend; (flach) hingestreckt liegend **2.** geneigt, gebeugt **3.** mit nach unten gedrehter Handfläche
prone|ness ['prəʊnəs] *noun*: Neigung *f*, Hang *m*, Veranlagung *f* (*to* zu)
pro|neph|ric [prəʊ'nefrɪk] *adj*: Pronephros betreffend, pronephrogen
pro|neph|ron [prəʊ'nefrən, -rɑn] *noun*: →*pronephros*
pro|neph|ros [prəʊ'nefrəs, -rɑs] *noun, plural* **-ra, -roi** [-rə, -rɔɪ]: Vorniere *f*, Pronephros *m*
pro|nor|mo|blast [prəʊ'nɔːrməblæst] *noun*: Proerythroblast *m*, Pronormoblast *m*

P

pro|nu|cle|us [prəʊ'n(j)uːklɪəs] *noun, plural* **-clei** [-klɪaɪ]: Vorkern *m*, Pronukleus *m*, Pronucleus *m*
female pronucleus: weiblicher Vorkern/Pronukleus *m*
male pronucleus: männlicher Vorkern/Pronukleus *m*

pro|oes|tro|gen [prəʊ'estrədʒən] *noun:* (*brit.*) →*proestrogen*

proof [pruːf] *noun:* Beweis *m*, Nachweis *m*
culture proof: kultureller Nachweis *m*
visual proof: optischer Nachweis *m*

pro|o|pi|o|mel|an|o|cor|tin [prəʊˌəʊpɪəʊˌmelənəʊ'kɔːrtɪn] *noun:* Proopiomelanocortin *nt*

prop [prɑp]: **I** *noun* (*a. fig.*) Stütze *f*, Halt *m* **II** *vt* (ab-)stützen, halten
prop up *vt* (ab-)stützen, halten
mouth prop: Mundsperrer *m*, Kieferdilatator *m*

pro|pa|fe|none [ˌprɑpə'fənəʊn] *noun:* Propafenon *nt*

prop|a|gate ['prɑpəgeɪt]: **I** *vt* **1.** (*Krankheit*) übertragen **2.** (*Schall, Licht*) weiter-, fortleiten, übertragen **propagate o.s.** sich vermehren *oder* fortpflanzen **3.** (*Lehre*) verbreiten, propagieren **II** *vi* **4.** sich fortpflanzen *oder* vermehren **5.** sich aus- *oder* verbreiten

prop|a|ga|tion [ˌprɑpə'geɪʃn] *noun:* Propagation *f*

prop|a|ga|tive ['prɑpəgeɪtɪv] *adj:* ver-, ausbreitend; weiter-, fortleitend; (sich) fortpflanzend, Fortpflanzungs-

prop|a|gule ['prɑpəgjuːl] *noun:* Brutkörper *m*

pro|pag|u|lum [prəʊ'pægjələm] *noun:* Brutkörper *m*

pro|pane ['prəʊpeɪn] *noun:* Propan *nt*

pro|pan|i|did [prəʊ'pænədɪd] *noun:* Propanidid *nt*

pro|pan|the|line [prəʊ'pænθəliːn] *noun:* Propanthelin *nt*
propantheline bromide: Propanthelinbromid *nt*

pro|pe|deu|tic [ˌprəʊpe'd(j)uːtɪk] *adj:* vorbereitend, einführend, propädeutisch

pro|pe|deu|tics [ˌprəʊpe'd(j)uːtɪks] *plural:* vorbereitende Einführung *f*, Propädeutik *f*

pro|pene ['prəʊpiːn] *noun:* →*propylene*

pro|pep|sin [prəʊ'pepsɪn] *noun:* →*pepsinogen*

prop|er [prɑpər] *adj:* **1.** eigen (*to*), (*anatom.*) proprius **2.** richtig, passend, ordnungsgemäß **3.** wirklich, echt, richtig **4.** korrekt, einwandfrei; genau, exakt

pro|per|din [prəʊ'pɜrdɪn, 'prəʊpərdɪn] *noun:* Properdin *nt*

pro|per|i|to|ne|al [ˌprəʊperɪtə'niːəl] *adj:* präperitoneal

prop|er|ty ['prɑpərtiː] *noun, plural* **-ties:** Eigenschaft *f*; Fähigkeit *f*, Vermögen *nt*
antigenic property: Antigeneigenschaft *f*
cancerogenic property: Kanzerogenität *f*, Karzinogenität *f*
colligative properties: kolligative Eigenschaften *pl*
individual properties: Individualeigenschaften *pl*
optical properties: optische Eigenschaften *pl*
physical properties: physikalische Eigenschaften *pl*
solvent property: Lösungseigenschaft *f*
staining properties: Färbeeigenschaften *pl*, Anfärbbarkeit *f*
stretch properties: Elastizität *f*, Dehnungseigenschaften *pl*

pro|phage ['prəʊfeɪdʒ] *noun:* Prophage *m*

pro|phase ['prəʊfeɪz] *noun:* Prophase *f*

pro|phen|pyr|rid|a|mine [ˌprəʊfenpaɪ'rɪdəmiːn] *noun:* →*pheniramine*

pro|phy|lac|tic [ˌprəʊfɪ'læktɪk]: **I** *noun* **1.** vorbeugendes Mittel *nt*, Prophylaktikum *nt* **2.** vorbeugende Maßnahme *f* **3.** Präservativ *nt*, Kondom *nt* **II** *adj* vorbeugend, prophylaktisch, Vorbeugungs-, Schutz-

pro|phy|lac|to|don|tia [prəʊfəˌlæktə'dɑnʃɪə] *noun:* präventive Zahnheilkunde *f*

pro|phy|lac|to|don|tics [prəʊfəˌlæktə'dɑntɪks] *plural:* präventive Zahnheilkunde *f*

pro|phy|lax|is [ˌprəʊfɪ'læksɪk] *noun:* vorbeugende Behandlung *f*, Präventivbehandlung *f*, Vorbeugung *f*, Prophylaxe *f*
antibiotic prophylaxis: Antibiotikaprophylaxe *f*
anti-D prophylaxis: Anti-D-Prophylaxe *f*, Rhesus-Desensibilisierung *f*
antitetanic prophylaxis: Tetanusprophylaxe *f*
aspiration prophylaxis: Aspirationsprophylaxe *f*
chemical prophylaxis: Chemoprophylaxe *f*
contracture prophylaxis: Kontrakturenprophylaxe *f*
decubitus prophylaxis: Dekubitusprophylaxe *f*
dental prophylaxis: prophylaktische Zahnheilkunde *f*
drug prophylaxis: medikamentöse Infektionsprophylaxe *f*
embolism prophylaxis: Embolieprophylaxe *f*
exposure prophylaxis: Expositionsprophylaxe *f*
induction prophylaxis: Induktionsprophylaxe *f*
kidney stone prophylaxis: Steinprophylaxe *f*
malaria prophylaxis: Malariaprophylaxe *f*
oral prophylaxis: prophylaktische Zahnheilkunde *f*
oral antimicrobial prophylaxis: orale antimikrobielle Prophylaxe *f*
parotitis prophylaxis: Parotitisprophylaxe *f*
pneumonia prophylaxis: Pneumonieprophylaxe *f*
postexposure prophylaxis: postexpositionelle Prophylaxe *f*, Postexpositionsprophylaxe *f*
preexposure prophylaxis: präexpositionelle Prophylaxe *f*, Präexpositionsprophylaxe *f*
serum prophylaxis: Serumprophylaxe *f*
tetanus prophylaxis: Tetanusprophylaxe *f*
thrush prophylaxis: Soorprophylaxe *f*
vitamin D prophylaxis: Vitamin-D-Prophylaxe *f*
vitamin K prophylaxis: Vitamin-K-Prophylaxe *f*

pro|pi|cil|lin [ˌprəʊpɪ'sɪlɪn] *noun:* Propicillin *nt*, Phenoxypropylpenicillin *nt*

pro|pi|o|nate ['prəʊpɪəneɪt] *noun:* Propionat *nt*

Pro|pi|on|i|bac|te|ri|a|ce|ae [ˌprəʊpɪɑnɪbækˌtɪərɪ'eɪsɪˌiː, -əʊnɪ-] *plural:* Propionibacteriaceae *pl*

Pro|pi|on|i|bac|te|ri|um [ˌprəʊpɪɑnɪbæk'tɪəriːəm] *noun:* Propionibacterium *nt*
Propionibacterium acnes: Corynebacterium acnes

pro|pi|o|ni|trile [ˌprəʊpɪəʊ'naɪtrɪl, -triːl, -traɪl] *noun:* Propionitril *nt*, Äthylzyanid *nt*, Ethylcyanid *nt*

pro|pi|o|nyl ['prəʊpɪənɪl, -niːl] *noun:* Propionyl-(Radikal *nt*)

pro|plas|min [prəʊ'plæzmɪn] *noun:* →*plasminogen*

pro|plas|tid [prəʊ'plæstɪd] *noun:* Proplastide *f*

pro|po|fol ['prɑpəfəʊl] *noun:* Propofol *nt*, Diisopropylphenol *nt*

prop|o|lis ['prɑpəlɪs] *noun:* Propolis *nt*, Bienenharz *nt*

pro|por|tion [prə'pɔːrʃn, -'pəʊr-] *noun:* **1.** (*a. mathemat.*) Verhältnis *nt*, Proportion *f* **in proportion to** im Verhältnis zu **be in proportion** im Verhältnis stehen (*to, with* zu; *to one another* zueinander) **be out of proportion** in keinem Verhältnis stehen (*to, with* zu; *to one another* zueinander) **2.** (verhältnismäßiger) Anteil *m* **in proportion** anteilig, anteilmäßig **3.** Symmetrie *f*, Ebenmaß *nt* **4. proportions** *pl* Ausmaße *pl*
relative proportions: Mengen-, Größenverhältnis *nt*

pro|por|tion|al [prə'pɔːrʃnəl, -'pəʊr-] *adj:* proportional (*to* zu); anteilmäßig (*to* zu); verhältnismäßig, Proportions-, Proportional-, Verhältnis- **reciprocally proportional** umgekehrt proportional

pro|por|tion|al|i|ty [prəˌpɔːrʃə'nælətɪ, -ˌpəʊr-] *noun:* Verhältnis(mäßigkeit *f*) *nt*, Proportionalität *f*

pro|por|tion|ate [prə'pɔːrʃənɪt, -'pəʊr-] *adj:* proportional, proportioniert, im richtigenVerhätnis stehend (*to*

zu); angemessen
pro|pran|o|lol [prəʊ'prænələl, -əʊl] *noun*: Propranolol *nt*
pro|pria ['prɑprɪə] *noun*: Propria *f*, Tunica propria
pro|pri|e|tar|y [prə'praɪəteriː]: I *noun* (*pharmakol.*) Markenartikel *m* II *adj* gesetzlich geschützt, Marken-
pro|pri|o|cep|tion [ˌprəʊprɪəʊ'sepʃn] *noun*: proprio(re)-zeptive/kinästhetische Sensibilität *f*, Tiefensensibilität *f*, Propriozeption *f*, Propriorezeption *f*
pro|pri|o|cep|tive [ˌprəʊprɪəʊ'septɪv] *adj*: Körpereigenempfindungen aufnehmend, propriorezeptiv, propriozeptiv
pro|pri|o|cep|tor [ˌprəʊprɪəʊ'septər] *noun*: Propriozeptor *m*, Propriorezeptor *m*
pro|pri|o|re|cep|tive [ˌprəʊprɪəʊ'rɪseptɪv] *adj*: Körpereigenempfindungen aufnehmend, propriorezeptiv, propriozeptiv
pro|pri|o|spi|nal [ˌprəʊprɪəʊ'spaɪnl] *adj*: propriospinal
pro|pro|tein [prəʊ'prəʊtiːn, -tiːɪn] *noun*: Proprotein *nt*
prop|tom|e|ter [prɑp'tɑmɪtər] *noun*: Exophthalmometer *nt*
prop|to|sis [prɑp'təʊsɪs] *noun*: Glotzauge *nt*, Exophthalmus *m*, Exophthalmos *m*, Exophthalmie *f*, Ophthalmoptose *f*, Proptosis/Protrusio bulbi
pro|pul|sion [prə'pʌlʃn] *noun*: Antrieb *m*; Antriebskraft *f*; Vorwärts-, Fortbewegung *f*
pro|pul|sive [prə'pʌlsɪv] *adj*: vorantreibend, vorwärtsdrängend, vorwärtstreibend, propulsiv
pro|pul|sor [prə'pʌlsər] *noun*: Propulsor *m*, Mühlemann-Propulsor *m*
pro|pyl ['prəʊpɪl] *noun*: Propyl-(Radikal *nt*)
pro|pyl|ene ['prəʊpəliːn] *noun*: Propylen *nt*, Propen *nt*
pro|pyl|i|o|done [ˌprəʊpɪl'aɪədəʊn] *noun*: Propyliodon *nt*
pro|pyl|thi|o|ur|a|cil [ˌprəʊpɪlˌθaɪəʊ'jʊərəsɪl] *noun*: Propylthiouracil *nt*
pro|py|phen|a|zone [ˌprəʊpɪ'fenəzəʊn] *noun*: Propyphenazon *nt*, Isopropylphenazon *nt*, Isopropylantipyrin *nt*
pro|qua|zone ['prəʊkwəzəʊn] *noun*: Proquazon *nt*
pro|ren|nin [prəʊ'renɪn] *noun*: Prorennin *nt*
pro|ru|bri|cyte [prəʊ'ruːbrəsaɪt] *noun*: basophiler Normoblast *m*
pro|scil|lar|i|din [prəʊsɪl'ærədɪn] *noun*: Proscillaridin *nt*
pro|se|cre|tin [ˌprəʊsɪ'kriːtɪn] *noun*: Prosekretin *nt*
pro|se|cre|to|ry [ˌprəʊsɪ'kriːtəriː] *adj*: →*presecretory*
pros|en|ceph|a|lon [ˌprɑsən'sefələn, -lɑn] *noun, plural* **-la** [-lə]: Vorderhirn *nt*, Prosenzephalon *nt*, Prosencephalon *nt*
pros|o|gas|ter ['prɑsəgæstər] *noun*: Kopf-, Vorderdarm *m*
prosop- *präf.*: Gesichts-, Prosop(o)-
pros|op|ag|no|sia [ˌprɑsɑpæg'nəʊʒ(ɪ)ə, -zɪə] *noun*: Prosopagnosie *f*
pro|sop|a|gus [prəʊ'sɑpəgəs] *noun*: →*prosopopagus*
pros|o|pal|gia [ˌprɑsə'pældʒ(ɪ)ə] *noun*: Gesichtsneuralgie *f*, Prosopalgie *f*; Trigeminusneuralgie *f*
pros|o|phe|no|sia [ˌprɑsəfɪ'nəʊsɪə] *noun*: →*prosopagnosia*
pros|o|pla|sia [ˌprɑsə'pleɪʒ(ɪ)ə, -zɪə] *noun*: Prosoplasie *f*
prosopo- *präf.*: Gesichts-, Prosop(o)-
pros|o|po|a|nos|chi|sis [ˌprɑsəpəʊə'nɑskɪsɪs] *noun*: Wangenspalte *f*, Meloschisis *f*
pros|o|po|di|ple|gia [ˌprɑsəpəʊədaɪ'pliːdʒ(ɪ)ə] *noun*: beidseitige Gesichtslähmung/Fazialislähmung *f*, Prosopodiplegie *f*
pros|o|po|dys|mor|phia [ˌprɑsəpəʊədɪs'mɔːrfɪə] *noun*: Romberg-Parry-Syndrom *nt*, Romberg-Syndrom *nt*, Romberg-Trophoneurose *f*, progressive halbseitige Gesichtsatrophie *f*, Hemiatrophia faciei/facialis progressiva, Atrophia facialis/hemifacialis
pros|o|po|neu|ral|gia [ˌprɑsəpəʊnjʊə'rældʒ(ɪ)ə, -nʊ-] *noun*: →*prosopalgia*
pros|o|pop|a|gus [prɑsə'pɑpəgəs] *noun*: Prosopopagus *m*
pros|o|po|ple|gia [ˌprɑsəpəʊ'pliːdʒ(ɪ)ə] *noun*: Fazialislähmung *f*, Fazialisparese *f*, Fazioplegie *f*, Prosopoplegie *f*
pros|o|pos|chi|sis [prɑsə'pɑskəsɪs] *noun*: Gesichtsspalte *f*, Prosoposchisis *f*, Fissura facialis
pros|o|po|spasm ['prɑsəpəʊspæzəm] *noun*: Bell-Spasmus *m*, Fazialiskrampf *m*, Gesichtszucken *nt*, mimischer Gesichtskrampf *m*, Fazialis-Tic *m*, Tic convulsif, Tic facial
pros|o|po|ster|no|dy|mus [ˌprɑsəpəʊˌstɜrnəʊ'daɪməs] *noun*: Prosoposternodymus *m*
pros|o|po|tho|ra|cop|a|gus [ˌprɑsəpəʊˌθəʊrə'kɑpəgəs, -ˌθɔː-] *noun*: Prosopothorakopagus *m*
pros|pect ['prɑspekt] *noun*: (*fig.*) Aussicht *f* (*of* auf)
pro|spec|tive [prə'spektɪv] *adj*: voraussichtlich, (zu-)künftig, Prospektiv-
pros|ta|cy|clin [ˌprɑstə'saɪklɪn] *noun*: Prostazyklin *nt*, Prostacyclin *nt*, Prostaglandin I_2 *nt*
pros|ta|glan|din [ˌrɑstə'glændɪn] *noun*: Prostaglandin *nt*
prostaglandin D_2: Prostaglandin D_2 *nt*
prostaglandin E_1: Prostaglandin E_1 *nt*, Alprostadil *nt*
prostaglandin E_2: Prostaglandin E_2 *nt*, Dinoproston *nt*
prostaglandin $F_2\alpha$: Prostaglandin $F_{2\alpha}$ *nt*, Dinoprost *nt*
prostaglandin $F_{2\alpha}$: Prostaglandin $F_{2\alpha}$ *nt*, Dinoprost *nt*
prostaglandin H_2: Prostaglandin H_2 *nt*
prostaglandin I_2: →*prostacyclin*
pros|ta|ta ['prɑstətə] *noun*: →*prostate I*
pros|ta|tal|gia [ˌprɑstə'tældʒ(ɪ)ə] *noun*: →*prostatodynia*
pros|ta|taux|e [ˌprɑstə'tɔːksiː] *noun*: Prostatavergrößerung *f*
pros|tate ['prɑsteɪt]: I *noun* Vorsteherdrüse *f*, Prostata *f*, Prostatadrüse *f*, Glandula prostatica II *adj* →*prostatic*
pros|ta|tec|to|my [ˌprɑstə'tektəmiː] *noun*: Prostataentfernung *f*, Prostatektomie *f*
partial prostatectomy: partielle Prostatektomie *f*
perineal prostatectomy: perineale Prostatektomie *f*
radical prostatectomy: radikale Prostatektomie *f*
retropubic prevesical prostatectomy: retropubische prävesikale Prostatektomie *f*
suprapubic transvesical prostatectomy: suprapubische transvesikale Prostatektomie *f*
transuethral prostatectomy: transurethrale Prostataresektion *f*
transurethral prostatectomy: transurethrale Prostatektomie *f*
pros|tat|ic [prɑs'tætɪk] *adj*: Vorsteherdrüse/Prostata betreffend, von der Prostata ausgehend, prostatisch
pros|tat|i|co|ves|i|cal [prɑsˌtætɪkəʊ'vesɪkl] *adj*: Prostata und (Harn-)Blase betreffend
pros|ta|tism [prɑs'tətɪzəm] *noun*: Prostatitis-Syndrom *nt*
pros|ta|tit|ic [ˌprɑstə'tɪtɪk] *adj*: Prostatitis betreffend, prostatitisch
pros|ta|ti|tis [ˌprɑstə'taɪtɪs] *noun*: Prostataentzündung *f*, Prostatitis *f*
abacterial prostatitis: abakterielle Prostatitis *f*, nichtbakterielle Prostatitis *f*
acute bacterial prostatitis: akute bakterielle Prostatitis *f*
chronic prostatitis: chronische Prostatitis *f*
chronic abacterial prostatitis: chronisch-abakterielle Prostatitis *f*
chronic bacterial prostatitis: chronisch-bakterielle Prostatitis *f*
phlegmonous prostatitis: Prostataphlegmone *f*
pros|ta|to|cys|tit|ic [ˌprɑstətəʊsɪs'tɪtɪk] *adj*: Prostatozys-

P

titis betreffend, prostatozystitisch
pros|ta|to|cys|ti|tis [ˌprɑstətəʊsɪs'taɪtɪs] *noun*: Entzündung *f* von Prostata und Harnblase, Prostatozystitis *f*
pros|ta|to|cys|tot|o|my [ˌprɑstətəʊsɪs'tɑtəmiː] *noun*: Prostatozystotomie *f*
pros|ta|to|dyn|i|a [ˌprɑstətəʊ'diːnɪə] *noun*: Prostataschmerz *m*, Prostatodynie *f*
pros|tat|o|lith [prɑs'tætəlɪθ] *noun*: Prostatastein *m*, Prostatakonkrement *nt*, Prostatolith *m*
pros|tat|o|li|thot|o|my [ˌprɑstətəʊlɪ'θɑtəmiː] *noun*: Prostatolithotomie *f*
pros|ta|to|meg|a|ly [ˌprɑstətəʊ'megəliː] *noun*: Prostatavergrößerung *f*
pros|tat|o|my [prɑs'tætəmiː] *noun*: Prostatotomie *f*
pros|ta|top|a|thy [ˌprɑstə'tɑpəfiː] *noun*: Prostatopathie *f*
pros|ta|tor|rhe|a [ˌprɑstətə'rɪə] *noun*: Prostatorrhoe *f*
pros|ta|tor|rhoe|a [ˌprɑstətə'rɪə] *noun*: (*brit.*) →*prostatorrhea*
pros|ta|tot|o|my [prɑstə'tɑtəmiː] *noun*: Prostatotomie *f*
pros|ta|to|u|reth|ro|ve|sic|u|li|tis [ˌprɑstətəʊˌjuːˌriːθrəʊvəˌsɪkjə'laɪtɪs] *noun*: Entzündung *f* von Prostata, Bläschendrüse und hinterer Harnröhre, Prostatourethrovesikulitis *f*
pros|ta|to|ve|sic|u|lec|to|my [ˌprɑstətəʊvəˌsɪkjə'lektəmiː] *noun*: Prostatovesikulektomie *f*
pros|ta|to|ve|sic|u|li|tis [ˌprɑstətəʊvəˌsɪkjə'laɪtɪs] *noun*: Entzündung *f* von Prostata und Bläschendrüse, Prostatovesikulitis *f*
pros|the|sis [prɑs'θiːsɪs, 'prɑsθɪsɪs] *noun*, *plural* **-ses** [-siːz]: Prothese *f*, Gliedersatz *m*, Kunstglied *nt*
above-knee prosthesis: Oberschenkelprothese *f*
Angelchik's antireflux prosthesis: Angelchik-Prothese *f*
antireflux prosthesis: Antirefluxprothese *f*
Austin Moore prosthesis: Moore-(Hüft-)Prothese *f*
below-knee prosthesis: Unterschenkelprothese *f*
bifurcated prosthesis: Bifurkationsprothese *f*
bifurcation prosthesis: Bifurkationsprothese *f*
breast prosthesis: Mammaprothese *f*
cement-retained prosthesis: einzementierte Prothese *f*
Charnley hip prosthesis: Charnley-Prothese *f*
cleft palate prosthesis: Gaumenspaltenprothese *f*
complete dental prosthesis: Vollprothese *f*, Totalprothese *f*, totale Prothese *f*
complete denture prosthesis: →*complete dental prosthesis*
condylar prosthesis: Kondylenprothese *f*
cosmetic arm prosthesis: Schmuckarm *m*
definitive prosthesis: definitive Prothese *f*, Dauerprothese *f*
dental prosthesis: künstliches Gebiss *nt*, Zahnersatz *m*, Zahnprothese *f*, (Teil-)Gebiss *nt*
electrical arm prosthesis: elektrische Armprothese *f*
eye prosthesis: Augenprothese *f*
femoral head prosthesis: Hüftkopfprothese *f*
fixed prosthesis: festsitzende Brücke *f*, festsitzende Prothese *f*, festsitzende Teilprothese *f*, fixe Brücke *f*
fixed bridge prosthesis: →*fixed prosthesis*
hip prosthesis: Hüftgelenkprothese *f*, künstliche Hüfte *f*, Hüftendoprothese *f*
hybrid prosthesis: Hybridprothese *f*
immediate prosthesis: Immediatprothese *f*, Sofortprothese *f*
immediate postsurgical prosthesis: prosthetische Sofortversorgung *f*
implant-supported prosthesis: implantat-gestützte Prothese *f*
mammary prosthesis: Mammaprothese *f*
maxillary prosthesis: Oberkieferprothese *f*
maxillofacial prosthesis: maxillofaziale Prothese *f*
metal prosthesis: Metallprothese *f*
metal-on-metal prosthesis: Metall-Metall-Prothese *f*
myoelectric prosthesis: myoelektrische Prothese *f*
myoelectric hand prosthesis: myoelektrischer Handersatz *m*
nose prosthesis: künstliche Nase *f*
obturator prosthesis: Obturatorprothese *f*
overlay prosthesis: →*telescopic prosthesis*
partial denture prosthesis: abnehmbare Brücke *f*, abnehmbare Prothese *f*, abnehmbare Teilprothese *f*
penile prosthesis: Schwellkörperprothese *f*, Penisimplantat *nt*, Schwellkörperimplantationsprothese *f*
penis prosthesis: Penisprothesen *pl*
permanent prosthesis: Dauerprothese *f*, definitive Prothese *f*
plastic prosthesis: Kunststoffprothese *f*
provisional prosthesis: provisorische Prothese *f*
radial head prosthesis: Radiusköpfchenprothese *f*
Sauerbruch's prosthesis: Sauerbruch-Prothese *f*
seamless prosthesis: nahtlose Gefäßprothese *f*
stapes prosthesis: Stapesprothese *f*
Starr-Edwards prosthesis: Starr-Edwards-Klappe *f*
swing-lock prosthesis: Teilprothese *f* mit Schwenkriegel
telescopic prosthesis: teleskopierende Totalprothese *f*, Deckprothese *f*
temporary prosthesis: provisorische Prothese *f*
testicular prosthesis: Hodenprothese *f*
therapeutic prosthesis: therapeutisches Hilfsmittel *nt*
Thompson prosthesis: Thompson-Prothese *f*
total prosthesis: Totalendoprothese *f*, Totalprothese *f*
total hip prosthesis: Hüfttotalendoprothese *f*, Hüft-TEP *f*
trial prosthesis: Probeprothese *f*
vascular prosthesis: Gefäßprothese *f*
voice prostheses: Stimmprothesen *pl*
pros|thet|ic [prɑs'θetɪk] *adj*: Prothese *oder* Prothetik betreffend, prothetisch
pros|thet|ics [prɑs'θetɪks] *plural*: Prothetik *f*, Gliederersatzkunde *f*
complete denture prosthetics: Prothethik *f* von Totalprothesen, Totalprothetik *f*
dental prosthetics: Zahntechnik *f*, Zahnersatzkunde *f*, zahnärztliche Prothetik *f*
denture prosthetics: →*dental prosthetics*
pros|the|tist ['prɑsθɪtɪst] *noun*: Orthopädietechniker(in *f*) *m*
pros|tho|don|tia [ˌprɑsθə'dɑnʃ(ɪ)ə] *noun*: →*prosthodontics*
pros|tho|don|tics [ˌprɑsθə'dɑntɪks] *plural*: Prothetik *f*, Zahnersatzkunde *f*, zahnärztliche Prothetik *f*
complete prosthodontics: Prothethik *f* von Totalprothesen, Totalprothetik *f*
crown and bridge prosthodontics: Kronen und Brückenprothetik *f*
pros|tho|don|tist [ˌprɑsθə'dɑntɪst] *noun*: Zahnprothetiker(in *f*) *m*
pros|tra|tion [prəʊ'streɪʃn] *noun*: Prostration *f*
heat prostration: Hitzeerschöpfung *f*
nervous prostration: Beard-Syndrom *nt*, Nervenschwäche *f*, nervöse Übererregbarkeit *f*, Neurasthenie *f*, Neurasthenia *f*
prot- *präf.*: Erst-, Ur-, Prot(o)-
prot|ac|tin|i|um [ˌprəʊtæk'tɪnɪəm] *noun*: Protactinium *nt*
pro|ta|gon ['prəʊtəgæn] *noun*: Protagon *nt*

pro|tam|i|nase ['prəʊ'tæmɪneɪz] *noun*: Carboxypeptidase B *f*

prot|a|mine ['prəʊtəmiːn, prɑ'tæmɪn] *noun*: Protamin *nt*
protamine chloride: Protaminchlorid *nt*
protamine sulfate: Protaminsulfat *nt*
protamine sulphate: (*brit.*) →*protamine sulfate*

pro|tan ['prəʊtæn]: I *noun* **1.** Protanomale *m/f* **2.** Protanope *m/f* II *adj* **3.** Protanomalie betreffend, von ihr betroffen, protanomal **4.** Protanopie betreffend, von ihr betroffen, rotblind, protanop

prot|an|drous [prəʊt'ændrəs] *adj*: vormännlich, protandrisch, proterandrisch

prot|an|dry [prəʊt'ændriː] *noun*: Vormännlichkeit *f*, Protandrie *f*, Proterandrie *f*

pro|ta|nom|al [ˌprəʊtə'nɑməl] *noun*: Protanomale *m/f*

pro|ta|nom|a|lous [ˌprəʊtə'nɑmələs] *adj*: Rotschwäche betreffend, von ihr betroffen, protanomal

pro|ta|nom|a|ly [ˌprəʊtə'nɑməliː] *noun*: Protanomalie *f*, Rotschwäche *f*

pro|ta|nope ['prəʊtənəʊp] *noun*: Rotblinde *m/f*, Protanope *m/f*

pro|ta|no|pia [ˌprəʊtə'nəʊpɪə] *noun*: Protanopie *f*, Rotblindheit *f*, Protanopsie *f*

pro|ta|nop|ic [ˌprəʊtə'nɑpɪk] *adj*: Rotblindheit betreffend, von ihr betroffen, protanop, rotblind

pro|ta|nop|sia [ˌprəʊtə'nɑpsɪə] *noun*: Anerythropsie *f*, Protanopie *f*, Rotblindheit *f*

prote- *präf.*: →*proteo-*

pro|te|ase ['prəʊtɪeɪz] *noun*: Proteinase *f*, Protease *f*
HIV protease: HIV-Protease *f*
IgA_1 protease: IgA_1-Protease *f*
pancreatic proteases: Pankreasproteasen *pl*
pineapple protease: Ananase *f*
procollagen protease: →*procollagen peptidase*
serine proteases: Serinproteasen *pl*

pro|tect [prə'tekt]: I *vt* (be-)schützen (*from* vor; *against* gegen); (ab-)sichern II *vi* schützen (*against* vor)

pro|tec|tion [prə'tekʃn] *noun*: Schutz *m* (*from* vor; (*against*) gegen)
data protection: Datenschutz *m*
environmental protection: Umweltschutz *m*
medical data protection: medizinischer Datenschutz *m*
radiation protection: Strahlenschutz *m*
species protection: Artenschutz *m*

pro|tec|tive [prə'tektɪv] *adj*: **1.** (be-)schützend, Schutz- **2.** beschützerisch (*towards* gegenüber)

pro|tec|tor [prə'tektər] *noun*: Schutz *m*, Schutzvorrichtung *f*, Schutzmittel *nt*, Schützer *m*
ear protector: Ohrenschützer *m*, -schutz *m*
eye protector: Augenklappe *f*, -schützer *m*

pro|teid ['prəʊtiːd, -tiːɪd] *noun*: Eiweiß *nt*, Protein *nt*

pro|te|id|ic [prəʊtɪ'ɪdɪk] *adj*: Protein(e) betreffend, Protein-

pro|tein ['prəʊtiːn, 'prəʊtiːɪn]: I *noun* Eiweiß *nt*, Protein *nt* II *adj* eiweißartig, proteinartig, eiweißhaltig, proteinhaltig, Protein-, Eiweiß-
protein A: Protein A *nt*
AA protein: AA-Protein *nt*, Amyloidprotein-A *nt*
actin-binding protein: Aktin-bindendes Protein *nt*
acute-phase proteins: Akute-Phase-Proteine *pl*
acyl carrier protein: Acyl-Carrier-Protein *nt*
adhesion proteins: Adhäsionsproteine *pl*
AL protein: AL-Protein *nt*, Amyloidprotein-L *nt*
alcohol-soluble protein: Prolamin *nt*
amyloid A protein: AA-Protein *nt*, Amyloidprotein-A *nt*
amyloid light chain protein: AL-Protein *nt*, Amyloidprotein-L *nt*
androgen binding protein: androgenbindendes Protein *nt*
antifreeze protein: Anti-Frier-Protein *nt*, Anti-Frost-Protein *nt*
bacterial protein: Bakterienprotein *nt*
bcl-2 protein: bcl-2-Protein *nt*
Bence-Jones protein: Bence-Jones-Protein *nt*, Bence-Jones-Eiweiß *nt*
binding protein: Bindungsprotein *nt*
biotin carboxyl-carrier protein: Biotin-Carboxyl-Carrier-Protein *nt*
blood group protein: Blutgruppenprotein *nt*
protein C: Protein C *nt*
capsid protein: Kapsidprotein *nt*
carrier protein: Carrierprotein *nt*
catabolite gene-activator protein: Cyclo-AMP-Rezeptorprotein *nt*, Katabolit-Gen-Aktivatorprotein *nt*
channel protein: Kanalprotein *nt*
coagulated protein: koaguliertes Protein *nt*
coat proteins: Hüllproteine *pl*
compound protein: →*conjugated protein*
conjugated protein: zusammengesetztes Protein *nt*
contractile protein: kontraktiles Protein *nt*
core protein: Coreprotein *nt*
corticosteroid-binding protein: Transkortin *nt*, Transcortin *nt*, Cortisol-bindendes Globulin *nt*
C-reactive protein: C-reaktives Protein *nt*
cross-reactive protein: kreuzreagierendes Protein *nt*
cyclic AMP receptor protein: Cyclo-AMP-Rezeptorprotein *nt*
denatured protein: denaturiertes Protein *nt*
derived protein: Eiweiß-, Proteinderivat *nt*
early proteins: Frühproteine *pl*
electron-transfering protein: elektronenübertragendes Protein *nt*
enamel protein: Schmelzprotein *nt*, Zahnschmelzprotein *nt*
eosinophil cationic protein: eosinophiles cationisches Protein *nt*
eosinophil protein X: eosinophiles Protein X *nt*
estrogen-receptor protein: Östrogenrezeptorprotein *nt*
extrinsic protein: äußeres/peripheres Membranprotein *nt*
extrinsic membrane protein: äußeres/peripheres Membranprotein *nt*
F protein: F-Protein *nt*, Fusionsprotein *nt*
fatty-acid binding protein: Fettsäure-bindendes Protein *nt*
fibrillar protein: Faser-, Skleroprotein *nt*
fibrous protein: →*fibrillar protein*
foreign protein: Fremdeiweiß *nt*, -protein *nt*
functional proteins: Funktionsproteine *pl*
fusion protein: Fusionsprotein *nt*, F-Protein *nt*
G proteins: G-Proteine *pl*
gestational proteins: Schwangerschaftsproteine *pl*
globular proteins: Sphäroproteine *pl*
haemagglutinin neuraminidase protein: (*brit.*) →*hemagglutinin neuraminidase protein*
haeme protein: (*brit.*) →*heme protein*
Hbx protein: HBx-Protein *nt*
heat-shock proteins: Hitzeschockproteine *pl*
hemagglutinin neuraminidase protein: Hämagglutinin-Neuraminidaseprotein *nt*, HN-Protein *nt*
heme protein: hämhaltiges Protein *nt*, Hämoprotein *nt*
heterologous protein: Fremdeiweiß *nt*
HN protein: →*hemagglutinin neuraminidase protein*
immediate proteins: Sofortproteine *pl*

P

immune protein: Antikörper *m*
initiator protein: Initiator-, Starterprotein *nt*
integral protein: integrales (Membran-)Protein *nt*
integral membrane protein: intrinsisches/integrales Membranprotein *nt*
intrinsic protein: intrinsisches/integrales Membranprotein *nt*
intrinsic membrane protein: intrinsisches/integrales Membranprotein *nt*
ion channel protein: Ionenkanalprotein *nt*
iron protein: Eisenprotein *nt*, Ferroprotein *nt*
iron-sulfur protein: Eisen-Schwefel-Protein *nt*
iron-sulphur protein: (*brit.*) →*iron-sulfur protein*
islet-activating protein: Pertussistoxin *nt*
late proteins: Spätproteine *pl*
M protein: **1.** monoklonaler Antikörper *m* **2.** M-Protein *nt*
major outer membrane protein: major outer membrane protein *nt*
matrix protein: Matrixprotein *nt*
membrane proteins: Membranproteine *pl*
MHC proteins: MHC-Proteine *pl*
M-line protein: M-Linien-Protein *nt*
monoclonal protein: monoklonaler Antikörper *m*
multidrug resistance proteins: Multiple-Medikamentenresistenz-Proteine *pl*
native protein: natives Protein *nt*
nonhistone protein: Nicht-Histon-Protein *nt*
oestrogen-receptor protein: (*brit.*) →*estrogen-receptor protein*
oligomeric protein: oligomeres Protein *nt*
outer membrane proteins: periphere Membranproteine *pl*
penicillin-binding protein: penicillinbindende Proteine *pl*
peripheral membrane protein: →*extrinsic membrane protein*
periplasmic protein: periplasmatisches Protein *nt*
pilin protein: Pilusprotein *nt*
placenta protein: humanes Plazenta-Lactogen *nt*, Chorionsomatotropin *nt*
plasma protein: Plasmaprotein *nt*, Plasmaeiweiß *nt*
platelet release proteins: Thrombozyten-Release-Proteine *pl*
pore protein: Porin *nt*, porenbildendes Protein *nt*
pore-forming protein: →*pore protein*
protective protein: Schutzprotein *nt*
purified placental protein: humanes Plazenta-Lactogen *nt*, Chorionsomatotropin *nt*
R protein: R-Protein *nt*
receptor protein: Rezeptorprotein *nt*
retinoblastoma protein: Retinoblastomprotein *nt*
protein S: Protein S *nt*
seed protein: Samenprotein *nt*
serum proteins: Serumproteine *pl*
sheath proteins: Hüllproteine *pl*
simple proteins: Sphäroproteine *pl*
sterol carrier protein: Sterin-Carrier-Protein *nt*
storage protein: Speicherprotein *nt*
stress proteins: Stressproteine *pl*
structural proteins: Strukturproteine *pl*
sulfate-binding protein: sulfatbindendes Protein *nt*
sulphate-binding protein: (*brit.*) →*sulfate-binding protein*
surfactant protein: Surfactantprotein *nt*
T_3 proteins: T_3-Proteine *pl*
thyroxine-binding protein: Thyroxin-bindendes Globulin *nt*
total protein: Gesamteiweiß *nt*
total serum protein: Gesamteiweiß *nt*
transformation proteins: Transformationsproteine *f*
transmembrane protein: Transmembranprotein *nt*
transport protein: Transportprotein *nt*
viral protein: Virusprotein *nt*
viral tumor proteins: Virustumorproteine *pl*
viral tumour proteins: (*brit.*) →*viral tumor proteins*
virulence-associated protein: →*virulence-associated surface protein*
virulence-associated surface protein: virulenz-assoziiertes (Oberflächen-)Protein *nt*

pro|te|in|a|ceous [ˌprəʊtɪ(ɪ)'neɪʃəs] *adj*: Protein betreffend, proteinartig, Protein-, Eiweiß-
pro|tein|ae|mi|a [ˌprəʊtɪ(ɪ)'niːmiːə] *noun*: (*brit.*) →*proteinemia*
pro|tein|ase ['prəʊtɪ(ɪ)neɪz] *noun*: Proteinase *f*, Protease *f*
procollagen N-proteinase: →*procollagen peptidase*
serine proteinase: Serinproteinase *f*
pro|tein|e|mi|a [ˌprəʊtɪ(ɪ)'niːmiːə] *noun*: erhöhter Proteingehalt *m* des Blutes, Proteinämie *f*
broad-beta proteinemia: Hyperlipoproteinämie Typ III *f*, primäre/essentielle/essenzielle Hyperlipoproteinämie Typ III *f*, Hypercholesterinämie *f* mit Hypertriglyzeridämie, Broad-Beta-Disease *nt*, Hyperlipoproteinämie *f* mit breiter Betabande
floating-beta proteinemia: →*broad-beta proteinemia*
pro|tein|ic [prəʊ'tiːnɪk, ˌprəʊtɪ'ɪnɪk] *adj*: Protein betreffend, Eiweiß-, Protein-
pro|te|in|o|chrome [ˌprəʊtɪ'ɪnəkrəʊm] *noun*: Proteinochrom *nt*
pro|tei|nog|e|nous [ˌprəʊtɪ(ɪ)'nɑdʒənəs] *adj*: von Proteinen abstammend, aus Proteinen gebildet, proteinogen
pro|tein|oid ['prəʊtɪ(ɪ)nɔɪd] *noun*: Proteinoid *nt*
pro|tein|o|sis [prəʊtɪ(ɪ)'nəʊsɪs] *noun*: Proteinose *f*
lipid proteinosis: Lipidproteinose *f*, Urbach-Wiethe-Syndrom *nt*, Hyalinosis cutis et mucosae
lipoid proteinosis: →*lipid proteinosis*
monoclonal proteinosis: monoklonale Proteinose *f*, Paraproteinose *f*
pulmonary alveolar proteinosis: pulmonale alveoläre Proteinose *f*, Lungen-, Alveolarproteinose *f*
protein-polysaccharide *noun*: Proteinpolysaccharid *nt*
protein-shell *noun*: Proteinhülle *f*
pro|tein|u|ri|a [prəʊtɪ(ɪ)'n(j)ʊəriːə] *noun*: Eiweißausscheidung *f* im Harn, Proteinurie *f*, Albuminurie *f*
accidental proteinuria: akzidentelle Albuminurie *f*, akzidentelle Proteinurie *f*
adolescent proteinuria: Adoleszenten-, Pubertätsalbuminurie *f*, Adoleszenten-, Pubertätsproteinurie *f*
adventitious proteinuria: →*accidental proteinuria*
athletic proteinuria: Marsch-, Anstrengungsproteinurie *f*, Marsch-, Anstrengungsalbuminurie *f*
Bence-Jones proteinuria: Bence-Jones-Proteinurie *f*
benign proteinuria: essentielle Albuminurie/Proteinurie *f*
cardiac proteinuria: kardial-bedingte Albuminurie/Proteinurie *f*
dietetic proteinuria: diätetische Albuminurie/Proteinurie *f*
digestive proteinuria: diätetische Albuminurie/Proteinurie *f*
effort proteinuria: Marschproteinurie *f*, -albuminurie *f*, Anstrengungsproteinurie *f*, -albuminurie *f*
essential proteinuria: essentielle Albuminurie/Proteinurie *f*

false proteinuria: akzidentelle Albuminurie/Proteinurie *f*
febrile proteinuria: Fieberalbuminurie *f*, Fieberproteinurie *f*, febrile Albuminurie/Proteinurie *f*
functional proteinuria: funktionelle/physiologische/intermittierende Proteinurie/Albuminurie *f*
gestational proteinuria: Schwangerschaftsproteinurie *f*, -albuminurie *f*
intermittent proteinuria: funktionelle/physiologische/intermittierende Proteinurie/Albuminurie *f*
intrinsic proteinuria: intrinsische Albuminurie/Proteinurie *f*
lordotic proteinuria: lordotische/orthostatische Albuminurie/Proteinurie *f*
nephrogenous proteinuria: echte/renale Proteinurie/Albuminurie *f*
orthostatic proteinuria: lordotische/orthostatische Albuminurie/Proteinurie *f*
overflow proteinuria: Überlaufproteinurie *f*, -albuminurie *f*
palpatory proteinuria: palpatorische Albuminurie/Proteinurie *f*
paroxysmal proteinuria: paroxysmale Albuminurie/Proteinurie *f*
physiologic proteinuria: **1.** physiologische Albuminurie/Proteinurie *f* **2.** funktionelle Albuminurie/Proteinurie *f*
postrenal proteinuria: postrenale Proteinurie *f*, postrenale Albuminurie *f*
postural proteinuria: lordotische/orthostatische Albuminurie/Proteinurie *f*
prerenal proteinuria: prärenale Proteinurie *f*, prärenale Albuminurie *f*
renal proteinuria: echte/renale Proteinurie/Albuminurie *f*
serous proteinuria: intrinsische Albuminurie/Proteinurie *f*
transient proteinuria: transiente Albuminurie/Proteinurie *f*
transitory functional proteinuria: paroxysmale Albuminurie/Proteinurie *f*
true proteinuria: intrinsische Albuminurie/Proteinurie *f*
work proteinuria: Arbeitsproteinurie *f*

pro|tein|u|ric [ˌprəʊtɪ(ɪ)'n(j)ʊərɪk] *adj*: Proteinurie betreffend, proteinurisch, albuminurisch
proteo- *präf.*: Eiweiß-, Protein-, Prote(o)-
pro|te|o|clas|tic [ˌprəʊtɪəʊ'klæstɪk] *adj*: eiweißspaltend, proteoklastisch
pro|te|o|gly|can [ˌprəʊtɪəʊ'glaɪkæn] *noun*: Proteoglykan *nt*
pro|te|o|hor|mone [ˌprəʊtɪəʊ'hɔːrməʊn] *noun*: Proteo-, Polypeptidhormon *nt*
pro|te|o|li|pid [ˌprəʊtɪəʊ'lɪpɪd, -'laɪ-] *noun*: Proteolipid *nt*
pro|te|o|li|pin [prəʊtɪəʊ'lɪpɪn] *noun*: Proteolipid *nt*
pro|te|o|ly|sis [prəʊtɪ'ɑlɪsɪs] *noun*: Proteinspaltung *f*, Eiweißspaltung *f*, Proteolyse *f*
pro|te|o|lyt|ic [ˌprəʊtɪəʊ'lɪtɪk]: I *noun* proteolytisches Enzym *nt*; Proteinase *f*, Protease *f* II *adj* Proteolyse betreffend, eiweißspaltend, proteolytisch
pro|te|o|met|a|bol|ic [ˌprəʊtɪəʊˌmetə'bɑlɪk] *adj*: Eiweißstoffwechsel betreffend
pro|te|o|me|tab|o|lism [ˌprəʊtɪəʊmə'tæbəlɪzəm] *noun*: Proteinstoffwechsel *m*, -metabolismus *m*, Eiweißstoffwechsel *m*, -metabolismus *m*
Pro|te|o|my|ces [ˌprəʊtɪəʊ'maɪsiːz] *noun*: Trichosporon *nt*
pro|te|o|pec|tic [ˌprəʊtɪəʊ'pektɪk] *adj*: →*proteopexic*
pro|te|o|pep|sis [ˌprəʊtɪəʊ'pepsɪs] *noun*: Eiweißverdauung *f*
pro|te|o|pep|tic [ˌprəʊtɪəʊ'peptɪk] *adj*: Eiweißverdauung betreffend, proteopeptisch, eiweißverdauend
pro|te|o|pex|ic [ˌprəʊtɪəʊ'peksɪk] *adj*: eiweißeinlagernd, -fixierend
pro|te|o|pex|y ['prəʊtɪəʊˌpeksiː] *noun*: Fixierung/Einlagerung *f* von Eiweiß
pro|te|ose ['prəʊtɪəʊs] *noun*: Proteose *f*
pro|ter|an|drous [ˌprəʊtər'ændrəs, ˌprɑ-] *adj*: →*protandrous*
pro|ter|an|dry ['prəʊtərændriː] *noun*: →*protandry*
pro|te|rog|y|nous [ˌprɑtə'rɑdʒənəs] *adj*: →*protogynous*
pro|te|rog|y|ny [ˌprɑtə'rɑdʒəniː] *noun*: →*protogyny*
pro|te|u|ria [ˌprəʊtɪ'(j)ʊəriːə] *noun*: →*proteinuria*
pro|te|u|ric [ˌprəʊtɪ'(j)ʊərɪk] *adj*: →*proteinuric*
Pro|te|us ['prəʊtɪəs, -tjuːs] *noun*: Proteus *m*
Proteus mirabilis: Proteus mirabilis
Proteus vulgarius: Proteus vulgaris
pro|thi|on|am|ide [prəʊˌθaɪən'æmaɪd] *noun*: Prothionamid *nt*
pro|thi|pen|dyl [prəʊ'θaɪpendɪl] *noun*: Prothipendyl *nt*
pro|throm|bin [prəʊ'θrɑmbɪn] *noun*: Prothrombin *nt*, Faktor II *m*
pro|throm|bin|ase [prəʊ'θrɑmbɪneɪz] *noun*: Thrombokinase *f*, Thromboplastin *nt*, Prothrombinaktivator *m*
pro|throm|bi|no|pe|nia [prəʊˌθrɑmbɪnəʊ'piːnɪə] *noun*: Faktor-II-Mangel *m*, Hypoprothrombinämie *f*
pro|throm|bo|ki|nase [prəʊˌθrɑmbəʊ'kaɪneɪz, -'kɪ-] *noun*: Prokonvertin *nt*, Proconvertin *nt*, Faktor VII *m*, Autothrombin I *nt*, Serum-Prothrombin-Conversion-Accelerator *m*, stabiler Faktor *m*
pro|ti|dae|mia [ˌprəʊtɪ'diːmiːə] *noun*: (*brit.*) →*protidemia*
pro|tide ['prəʊtaɪd] *noun*: Eiweiß *nt*, Protein *nt*
pro|ti|de|mia [ˌprəʊtɪ'diːmiːə] *noun*: →*proteinemia*
pro|tin|i|um [prəʊ'tɪnɪəm] *noun*: →*protium*
pro|ti|on|a|mide [ˌprəʊtɪ'ɑnəmaɪd] *noun*: Protionamid *nt*, Prothionamid *nt*
pro|ti|rel|in [prəʊ'taɪrɪlɪn] *noun*: Protirelin *nt*, Lopremon *nt*
pro|tist ['prəʊtɪst] *noun*: Einzeller *m*, Protist *m*
eukaryotic protist: höherer Protist *m*, Eukaryot *m*, Eukaryont *m*
higher protist: →*eukaryotic protist*
lower protist: →*prokaryotic protist*
prokaryotic protist: niederer Protist *m*, Prokaryo(n)t *m*
Pro|tis|ta [prəʊ'tɪstə] *plural*: Einzeller *pl*, Protisten *pl*, Protista *pl*
pro|ti|um ['prəʊtɪəm, -ʃɪəm] *noun*: leichter Wasserstoff *m*, Protium *nt*
proto- *präf.*: Erst-, Ur-, Prot(o)-
pro|to|ac|tin|i|um [ˌprəʊtəʊæk'tɪnɪəm] *noun*: →*protactinium*
pro|to|cell ['prəʊtəʊsel] *noun*: Proto-, Urzelle *f*
pro|to|col ['prəʊtəʊkɔl, -kɑl] *noun*: Protokoll *nt*
James-Box protocol: James-Box-Versuch *m*, Kletterstufentest *m*
pro|to|col|la|gen [ˌprəʊtəʊ'kɑlədʒən] *noun*: Protokollagen *nt*
pro|to|cone ['prəʊtəkəʊn] *noun*: Protokonus *m*, Archikonus *m*
pro|to|co|nid [ˌprəʊtəʊ'kəʊnɪd] *noun*: Protokonid *m*
pro|to|cop|ro|por|phyr|ia [ˌprəʊtəʊˌkɑprəpɔːr'fɪərɪə] *noun*: Protokoproporphyrie *f*
pro|to|di|a|stol|ic [ˌprəʊtəʊˌdaɪə'stɑlɪk] *adj*: Protodiastole betreffend, am Anfang der Diastole, protodiastolisch, frühdiastolisch
pro|to|du|o|de|num [ˌprəʊtəʊˌd(j)uːə'diːnəm] *noun*: Pro-

toduodenum *nt*
pro|to|fi|bril [ˌprəʊtəʊ'faɪbrəl, -'fɪb-] *noun*: Elementar-, Protofibrille *f*
pro|to|gene ['prəʊtəʊdʒən] *noun*: Urgen *nt*, Protogen *nt*
pro|to|gy|nous [ˌprəʊtə'dʒaɪnəs] *adj*: vorweiblich, protogyn, proterogyn
pro|tog|y|ny [prəʊ'tɑdʒəniː] *noun*: Vorweiblichkeit *f*, Protogynie *f*, Proterogynie *f*
pro|to|haeme ['prəʊtəʊhiːm] *noun*: (*brit.*) →*protoheme*
pro|to|heme ['prəʊtəʊhiːm] *noun*: Protohäm *nt*, Häm *nt*
pro|to|hy|dro|gen [ˌprəʊtəʊ'haɪdrədʒən] *noun*: →*protium*
Pro|to|mas|tig|i|da [ˌprəʊtəʊmæs'tɪdʒɪdə] *plural*: Kinetoplastida *pl*
pro|to|mer ['prəʊtəʊmər] *noun*: Protomer *nt*
pro|tom|e|ter [prəʊ'tɑmɪtər] *noun*: Exophthalmometer *m*
Pro|to|mon|a|di|na [ˌprəʊtəˌmɑnə'daɪnə, -'diːnə] *plural*: Kinetoplastida *pl*
pro|ton ['prəʊtɑn] *noun*: Proton *nt*
proton-absorbing *adj*: protonenaufnehmend, -absorbierend
pro|ton|at|ed ['prəʊtneɪtɪd] *adj*: protoniert
pro|to|na|tion [ˌprəʊtə'neɪʃn] *noun*: Protonierung *f*
pro|to|neph|ron [ˌprəʊtə'nefrɑn] *noun*: →*pronephros*
pro|to|neph|ros [ˌprəʊtə'nefrɑs] *noun*: →*pronephros*
proton-yielding *adj*: protonenliefernd
proto-oncogene *noun*: Protoonkogen *nt*
RET proto-oncogene: RET-Protoonkogen *nt*
pro|to|path|ic [ˌprəʊtə'pæθɪk] *adj*: **1.** ohne erkennbare Ursache (entstanden), selbständig, idiopathisch; essentiell, essenziell, primär, genuin **2.** gestört, entdifferenziert; protopathisch
pro|to|plasm ['prəʊtəʊplæzəm] *noun*: Protoplasma *nt*
pro|to|plas|mal [ˌprəʊtəʊ'plæzməl] *adj*: →*protoplasmic*
pro|to|plas|mat|ic [ˌprəʊtəʊplæz'mætɪk] *adj*: →*protoplasmic*
pro|to|plas|mic [ˌprəʊtəʊ'plæzmɪk] *adj*: Protoplasma betreffend *oder* enthaltend, aus Protoplasma bestehend, protoplasmatisch
pro|to|plast ['prəʊtəʊplæst] *noun*: Protoplast *m*
pro|to|por|phyr|ia [ˌprəʊtəʊpɔːr'fɪərɪə] *noun*: Protoporphyrie *f*, Protoporphyria *f*
erythrohepatic protoporphyria: erythrohepatische Porphyrie *f*, Porphyria erythrohepatica
erythropoietic protoporphyria: Protoporphyria erythropoetica *f*, protoporphyrinämische Lichtdermatose *f*, erythropoetische Protoporphyrie *f*
pro|to|por|phy|rin [ˌprəʊtəʊ'pɔːrfərɪn] *noun*: Protoporphyrin *nt*
pro|to|por|phy|rin|o|gen [ˌprəʊtəʊpɔːrfə'rɪnədʒən] *noun*: Protoporphyrinogen *nt*
pro|to|por|phy|rin|u|ri|a [ˌprəʊtəʊˌpɔːrfərɪ'n(j)ʊəriːə] *noun*: Protoporphyrinurie *f*
pro|to|spasm ['prəʊtəʊspæzəm] *noun*: Protospasmus *m*
pro|to|sto|ma [ˌprəʊtəʊ'stəʊmə] *noun*: Urmund *m*, Urdarmöffnung *f*, Blastoporus *m*
Pro|to|sto|mia [ˌprəʊtəʊ'stəʊmɪə] *plural*: Erst-, Alt-, Urmünder *pl*, Protostomier *pl*
pro|to|troph|ic [ˌprəʊtəʊ'trɑfɪk, -'trəʊ-] *adj*: prototroph
pro|to|type ['prəʊtəʊtaɪp] *noun*: Urform *f*, Urtyp *m*, Prototyp *m*
Pro|to|zoa [prəʊtə'zəʊə] *plural*: Urtierchen *pl*, tierische Einzeller *pl*, Protozoen *pl*, Protozoa *pl*
pro|to|zo|al [ˌprəʊtə'zəʊəl] *adj*: Protozoen betreffend, Protozoen-
pro|to|zo|an [ˌprəʊtə'zəʊən]: **I** *noun* →*protozoon* **II** *adj* →*protozoal*
pro|to|zo|i|a|sis [ˌprəʊtəzəʊ'aɪəsɪs] *noun*: Protozoonose *f*, Protozoeninfektion *f*
pro|to|zo|on [ˌprəʊtə'zəʊən, -'zəʊɑn] *noun*, *plura* **-zoa** [-'zəʊə]: Urtierchen *nt*, Protozoon *nt*
pro|to|zo|o|sis [ˌprəʊtəzəʊ'əʊsɪs] *noun*: Protozoeninfektion *f*
pro|tract [prəʊ'trækt, prə-] *vt*: in die Länge ziehen, hinausziehen, hinauszögern, verschleppen, verzögern, verlängern, protrahieren
pro|tract|ed [prəʊ'træktɪd, prə-] *adj*: über einen längeren Zeitraum (wirkend *oder* anhaltend), protrahiert, verzögert, verlängert, aufgeschoben
pro|trac|tion [prəʊ'trækʃn, prə-] *noun*: Hinausschieben *nt*, Hinausziehen *nt*, Hinauszögern *nt*, Verschleppen *nt*, Verzögern *nt*, Verzögerung *f*, Protrahieren *nt*, Protrahierung *f*, Protraktion *f*
mandibular protraction: Progenie *f*
pro|trip|ty|line [prəʊ'trɪptəliːn] *noun*: Protriptylin *nt*
pro|trude [prəʊ'truːd, prə'truːd]: **I** *vt* herausstrecken **II** *vi* vorstehen, vorragen, vortreten
pro|tru|sion [prə'truːʒn] *noun*: **1.** Vorstehen *nt*, Vortreten *nt*, Herausragen *nt* **2.** Vorsprung *m*, Vorwölbung *f*, (*anatom.*) Protrusion *f*, Protusio *f*
protrusion of the acetabulum: Protrusio acetabuli
bimaxillary protrusion: bimaxilläre Protrusion *f*
bimaxillary dentoalveolar protrusion: bimaxilläre dentoalveoläre Protrusion *f*
protrusion of the bulb: Glotzauge *nt*, Exophthalmus *m*, Exophthalmos *m*, Exophthalmie *f*, Ophthalmoptose *f*, Proptosis/Protrusio bulbi
protrusion of the disc: (*brit.*) →*protrusion of the disk*
protrusion of the disk: Bandscheibenprotusion *f*
protrusion of the eyeball: →*protrusion of the bulb*
intrapelvic protrusion: Protrusio acetabuli
jaw protrusion: **1.** Prognathie *f* **2.** Progenie *f*
mandibular protrusion: Progenie *f*
maxillary protrusion: maxilläre Prognathie *f*, maxilläre Protrusion *f*
maxillary alveolar protrusion: alveoläre maxilläre Protrusion *f*
pro|tru|sive [prə'truːsɪv] *adj*: hervortretend, vorstehend
pro|tryp|sin [prəʊ'trɪpsɪn] *noun*: Trypsinogen *nt*
pro|tu|ber|ance [prəʊ't(j)uːbərəns, prə-] *noun*: **1.** Vorsprung *m*, (*anatom.*) Höcker *m*, Beule *f*, Protuberanz *f*, Protuberantia *f*; (*Knochen*) Apophyse *f* **2.** (Her-)Vorstehen *nt*, (Her-)Vortreten *nt*
protuberance of chin: Protuberantia mentalis
external occipital protuberance: Protuberantia occipitalis externa
internal occipital protuberance: Protuberantia occipitalis interna
laryngeal protuberance: Adamsapfel *m*, Prominentia laryngea
mental protuberance: Kinn *nt*, Kinnvorsprung *m*, Protuberantia mentalis
occipital protuberance: Protuberantia occipitalis
palatine protuberance: Torus palatinus
tubal protuberance: Torus tubarius
pro|tu|ber|ant [prəʊ't(j)uːbərənt, prə-] *adj*: (her-)vorstehend, -tretend
pro|tu|ber|an|tia [prəʊˌt(j)uːbə'rænʃɪə] *noun*: Höcker *m*, Beule *f*, Protuberanz *f*, Protuberantia *f*; (*Knochen*) Apophyse *f*
pro|ve|ni|ence [prəʊ'viːniːəns] *noun*: Provenienz *f*
Pro|vi|den|cia [prɑvə'densɪə] *noun*: Providencia *f*
pro|vi|ral [prəʊ'vaɪrəl] *adj*: proviral
pro|vi|rus [prəʊ'vaɪrəs] *noun*: Provirus *nt*
pro|vi|sion|al [prə'vɪʒənl] *adj*: vorläufig, vorübergehend,

provisorisch, Behelfs-
pro|vi|ta|min [prəʊ'vaɪtəmɪn] *noun*: Provitamin *nt*
provitamin A: Provitamin A *nt*, β-Karotin *nt*, β-Carotin *nt*, Betacarotin *nt*, Betacaroten *nt*
provitamin D_3: Provitamin D_3 *nt*, 7-Dehydrocholesterin *nt*
pro|vo|ca|tion [,prɑvə'keɪʃn] *noun*: **1.** Provokation *f*; Herausforderung *f*; Reiz *m* **2.** Provokation *f*, Provokationstest *m*, -probe *f*
conjunctival provocation: konjunktivaler Provokationstest *m*
nasal provocation: nasaler Provokationstest *m*
pro|vo|ca|tive [prə'vɑkətɪv] *adj*: provozierend, herausfordernd, aufreizend, erregend
pro|voke [prəʊ'vəʊk] *vt*: reizen, provozieren, herausfordern
prox. *Abk.*: proximal
prox|i|mal ['prɑksɪməl] *adj*: rumpfwärts (liegend), zur Körpermitte hin (liegend), proximal
prox|i|mo|buc|cal [,prɑksɪməʊ'bʌkl] *adj*: proximobukkal
proximo-incisal *adj*: proximoinzisal
prox|i|mo|la|bi|al [,prɑksɪməʊ'leɪbɪəl] *adj*: proximolabial, labioproximal
prox|i|mo|lin|gual [,prɑksɪməʊ'lɪŋgwəl] *adj*: proximolingual, linguoproximal
proximo-occlusal *adj*: proximo-okklusal
prox|y|met|a|caine [,prɑksɪmɪtə'keɪɪn] *noun*: Proxymetacain *nt*
pro|zone ['prəʊzəʊn] *noun*: Prozone *f*
PRP *Abk.*: **1.** platelet-rich plasma **2.** progressive rubella panencephalitis **3.** psychotic reaction profile
PrP *Abk.*: prion protein
PRPP *Abk.*: phosphoribosyl pyrophosphate
PRPP-AT *Abk.*: phosphoribosyl pyrophosphate amidotransferase
PRS *Abk.*: **1.** Pierre-Robin syndrome **2.** procto-recto-sigmoidoscopy
PRT *Abk.*: **1.** pacemaker re-entry tachycardia **2.** phosphoribosyl transferase
prt *Abk.*: protease
PRU *Abk.*: peripheral resistance unit
pru|rig|i|nous [prʊə'rɪdʒənəs] *adj*: Prurigo betreffend, durch sie bedingt; juckend, mit Jucken einhergehend, pruriginös
pru|ri|go [prʊə'raɪgəʊ] *noun*: Juckblattersucht *f*, Prurigo *f*
actinic prurigo: aktinische Prurigo *f*
Besnier's prurigo: Besnier-Prurigo *f*, Prurigo Besnier
Besnier prurigo of pregnancy: Prurigo gestationis/gravidarum
prurigo gestationis: Prurigo gestationis
prurigo gestationis of Besnier: →*Besnier prurigo of pregnancy*
Hebra's prurigo: Hebra-Krankheit *f*, Kokardenerythem *nt*, Erythema multiforme, Erythema exsudativum multiforme, Hidroa vesiculosa
melanotic prurigo: Prurigo melanotica
nodular prurigo: nodulöse Prurigo *f*, Prurigo nodularis Hyde
prurigo simplex chronica: Prurigo simplex chronica
summer prurigo: polymorphe Lichtdermatose (Haxthausen) *f*, polymorpher Lichtausschlag *m*, Lichtekzem *nt*, Sommerprurigo *f*, Lupus erythematodes-artige Lichtdermatose *f*, Prurigo aestevalis, Eccema solare, Dermatopathia photoelectrica
summer prurigo of Hutchinson: **1.** Sommerprurigo Hutchinson *f*, Hidroa vacciniformia/aestivalia/vacciniformis, Hydroa aestivale/vacciniforme, Dermatopathia photogenica **2.** →*summer prurigo*
pru|rit|ic [prʊə'rɪtɪk] *adj*: Pruritus betreffend, mit Juckreiz verbunden, juckend
pru|ri|tus [prʊə'raɪtəs] *noun*: (Haut-)Jucken *nt*, Juckreiz *m*, Pruritus *m*
anal pruritus: Afterjucken *nt*, Analpruritus *m*, Pruritus ani
pruritus ani: →*anal pruritus*
pruritus cum materia: Pruritus cum materia
genital pruritus: Pruritus genitalis
pruritus gravidarum: Pruritus gravidarum
scrotal pruritus: Pruritus scroti
senile pruritus: Pruritus senilis
pruritus sine materia: Pruritus sine materia
prus|si|ate ['prʌʃɪeɪt, -ɪt, 'prʌs-] *noun*: Zyanid *nt*, Cyanid *nt*
PRV *Abk.*: posterior wall of right ventricle
pRV *Abk.*: right ventricular pressure
PRVED *Abk.*: right ventricular end-diastolic pressure
PS *Abk.*: **1.** paradoxical sleep phase **2.** Parkinson's syndrome **3.** pathological staging **4.** patient's serum **5.** penicillin-sulfonamide combination **6.** phenolsteroid **7.** phosphatidyl serine **8.** physical status **9.** plastic surgery **10.** polystyrene **11.** pregnant serum **12.** pregnenolone sulfate **13.** problem solving **14.** pulmonary stenosis
Ps *Abk.*: **1.** prescription **2.** systolic pressure
Ps. *Abk.*: Pseudomonas
PSA *Abk.*: prostate-specific antigen
psal|te|ri|um [sɔːl'tɪəriːəm] *noun, plural* **-te|ria** [-'tɪərɪə]: Fornix-, Hippocampuskommissur *f*, Commissura hippocampi/fornicis
psammo- *präf.*: Sand-, Psamm(o)-
psam|mo|car|ci|no|ma [sæmə,kɑːrsɪ'nəʊmə] *noun*: Psammokarzinom *nt*
psam|mo|ma [sæ'məʊmə] *noun, plural* **-mas, -ma|ta** [sæ'məʊmətə]: Sandgeschwulst *f*, Psammom *nt*
dural psammoma: Durapsammom *nt*
Virchow's psammoma: Sandgeschwulst *f*, Psammom *nt*
psam|mom|a|tous [sæ'məʊmətəs, -'mɑm-] *adj*: durch Psammomkörperchen gekennzeichnet
psam|mo|sar|co|ma [,sæməsɑːr'kəʊmə] *noun*: Psammosarkom *nt*
psam|mo|ther|a|py [,sæmə'θerəpiː] *noun*: Psammotherapie *f*
psam|mous ['sæməs] *adj*: sandig
PSAN *Abk.*: polystyrene acrylnitrile
PSAn *Abk.*: **1.** psychoanalysis **2.** psychoanalyst
PSB *Abk.*: parasympathetic blockade
PSC *Abk.*: **1.** Porter silver chromogens **2.** posterior subcapsular cataract **3.** proscillaridine
PSCA *Abk.*: proximal subcontact area
PSCC *Abk.*: posterior subcapsular cataract
PSE *Abk.*: portosystemic encephalopathy
psel|a|phe|sia [,selə'fiːzɪə, -ʒə] *noun*: Tastsinn *m*, Pselaphesie *f*
psel|a|phe|sis [,selə'fiːsɪs] *noun*: →*pselaphesia*
P-selectins *plural*: P-Selektine *pl*
psel|lism ['selɪzəm] *noun*: Stammeln *nt*, Stottern *nt*, Psellismus *m*
PSER *Abk.*: peak systolic ejection rate
pseud- *präf.*: Falsch-, Schein-, Pseud(o)-
pseud|a|cou|sis [,suːdə'kjuːsɪs] *noun*: →*pseudacousma*
pseud|a|cous|ma [,suːdə'kəʊzmə] *noun*: Pseudakusie *f*
pseud|ac|ro|meg|a|ly [suː,dækrə'megəliː] *noun*: Pseudoakromegalie *f*
pseud|aes|the|sia [,suːdes'θiːʒ(ɪ)ə] *noun*: (*brit.*) →*pseud-*

P

esthesia

pseud|a|graph|ia [ˌsuːdəˈɡræfɪə] *noun*: Pseudoagrafie *f*

pseud|al|bu|min|u|ri|a [ˌsuːdælˌbjuːmɪˈn(j)ʊəriːə] *noun*: zyklische/intermittierende Albuminurie *f*

Pseud|al|les|che|ria boy|dii [ˌsuːdæləsˈkiːrɪə]: Pseudallescheria boydii

pseud|al|les|che|ri|a|sis [ˌsuːdæləsˈkiːˈraɪəsɪs] *noun*: Pseudallescheriose *f*, Allescheriasis *f*, Allescheriose *f*

pseud|an|gi|na [ˌsuːdænˈdʒaɪnə] *noun*: →*pseudoangina*

pseud|an|ky|lo|sis [suːˌdæŋkəˈləʊsɪs] *noun*: Pseud(o)ankylose *f*

pseud|aph|ia [suːˈdæfɪə] *noun*: Störung *f* des Tastsinns, Parapsis *f*

pseud|ar|thro|sis [ˌsuːdɑːrˈθrəʊsɪs] *noun*: Falsch-, Schein-, Pseudogelenk *nt*, Pseudarthrose *f*

pseudarthrosis after loss of bone substance: Defektpseudarthrose *f*

avascular pseudarthrosis: avitale Pseudarthrose *f*

congenital pseudarthrosis: kongenitale Pseudarthrose *f*

scaphoid pseudarthrosis: Kahnbeinpseudarthrose *f*

tibial pseudarthrosis: Tibiapseudarthrose *f*

vascular pseudarthrosis: vitale Pseudarthrose *f*

pseud|en|ceph|a|lus [ˌsuːdenˈsefələs] *noun*: Pseudenzephalus *m*

pseud|es|the|sia [ˌsuːdesˈθiːʒ(ɪ)ə] *noun*: Pseudästhesie *f*, Scheinempfindung *f*

pseudo- *präf.*: Falsch-, Schein-, Pseud(o)-

pseu|do|ac|an|tho|sis [ˌsuːdəʊˌækənˈθəʊsɪs] *noun*: Pseudoakanthose *f*, Pseudoacanthosis *f*

pseu|do|a|ceph|a|lus [ˌsuːdəʊeɪˈsefələs] *noun*: Pseudoazephalus *m*

pseu|do|a|chon|dro|pla|sia [ˌsuːdəʊeɪˌkɑndrəʊˈpleɪʒ(ɪ)ə, -zɪə] *noun*: Pseudoachondroplasie *f*

pseu|do|ac|i|nus [ˌsuːdəʊˈæsɪnəs] *noun*: Pseudoazinus *m*, -acinus *m*

pseu|do|aes|the|sia [ˌsuːdəʊesˈθiːʒ(ɪ)ə] *noun*: (*brit.*) →*pseudoesthesia*

pseu|do|ag|glu|ti|na|tion [ˌsuːdəʊəˌɡluːtəˈneɪʃn] *noun*: **1.** Pseudoagglutination *f* **2.** Geldrollenbildung *f*, Pseudoagglutination *f*, Pseudohämagglutination *f*

pseu|do|a|graph|ia [ˌsuːdəʊeɪˈɡræfɪə] *noun*: Pseudoagrafie *f*

pseu|do|al|bu|min|u|ri|a [ˌsuːdəʊælˌbjuːmɪˈn(j)ʊəriːə] *noun*: zyklische/intermittierende Albuminurie *f*

pseu|do|al|leles [ˌsuːdəʊəˈliːlz] *plural*: Pseudoallele *pl*

pseu|do|al|lel|ic [ˌsuːdəʊəˈliːlɪk] *adj*: Pseudoallele betreffend, pseudoallel

pseu|do|al|lel|ism [ˌsuːdəʊˈælɪlɪzəm] *noun*: Pseudoallelie *f*

pseu|do|al|ler|gic [ˌsuːdəʊəˈlɜrdʒɪk] *adj*: scheinbar auf einer allergischen Reaktion beruhend, pseudoallergisch

pseudo-alopecia areata: Pseudo-Alopezie *f*

pseu|do|a|nae|mi|a [ˌsuːdəʊəˈniːmiːə] *noun*: (*brit.*) →*pseudoanemia*

pseu|do|an|a|phy|lax|is [suːdəʊˌænəfɪˈlæksɪs] *noun*: anaphylaktoide Reaktion *f*

pseu|do|a|ne|mi|a [ˌsuːdəʊəˈniːmiːə] *noun*: Pseudoanämie *f*

pseu|do|an|eu|rysm [ˌsuːdəʊˈænjərɪzəm] *noun*: Pseudoaneurysma *nt*

pseu|do|an|gi|na [ˌsuːdəʊænˈdʒaɪnə] *noun*: Pseudoangina *f*, Angina pectoris vasomotoria

pseu|do|an|ky|lo|sis [ˌsuːdəʊæŋkɪˈləʊsɪs] *noun*: Pseud(o)ankylose *f*

pseu|do|an|o|don|tia [ˌsuːdəʊˌænəˈdɑnʃɪə] *noun*: Pseudoanodontie *f*

pseu|do|an|tag|o|nist [ˌsuːdəʊænˈtæɡənɪst] *noun*: Pseudoantagonist *m*

pseu|do|ap|o|plex|y [ˌsuːdəʊˈæpəpleksiː] *noun*: Pseudoapoplexie *f*

pseu|do|ap|pen|di|cit|ic [ˌsuːdəʊəˌpendəˈsɪtɪk] *adj*: Pseudoappendizitis betreffend, pseudoappendizitisch

pseu|do|ap|pen|di|ci|tis [ˌsuːdəʊəˌpendəˈsaɪtɪs] *noun*: Pseudoappendizitis *f*

pseu|do|ar|thro|sis [ˌsuːdəʊɑːrˈθrəʊsɪs] *noun*: →*pseudarthrosis*

pseu|do|asth|ma [ˌsuːdəʊˈæzmə] *noun*: paroxysmale Dyspnoe *f*

pseu|do|a|tax|ia [ˌsuːdəʊəˈtæksɪə] *noun*: Pseudotabes *f*

pseu|do|ath|e|to|sis [ˌsuːdəʊˌæθəˈtəʊsɪs] *noun*: Pseudoathetose *f*

pseu|do|bas|e|dow [ˌsuːdəʊˈbɑːzədəʊ] *noun*: Basedoid *nt*

Pseu|do|bil|har|zi|a [ˌsuːdəʊbɪlˈhɑːrzɪə] *noun*: Pseudobilharzia *f*, Trichobilharzia *f*

pseu|do|blep|sia [ˌsuːdəʊˈblepsɪə] *noun*: →*pseudopsia*

pseu|do|blep|sis [ˌsuːdəʊˈblepsɪs] *noun*: →*pseudopsia*

pseu|do|bul|bar [ˌsuːdəʊˈbʌlbər, -bɑːr] *adj*: pseudobulbär

pseu|do|cap|il|lar|y [ˌsuːdəʊkəˈpɪlərɪ, -ˈkæpəleriː] *adj*: pseudokapillär

pseu|do|cap|sule [ˌsuːdəʊˈkæpsəl, -s(j)uːl] *noun*: Schein-, Pseudokapsel *f*

pseudocapsule of prostate: chirurgische Prostatakapsel *f*, Pseudokapsel der Prostata

pseu|do|cast [ˈsuːdəʊkæst, suːdəʊkɑːst] *noun*: Zylindroid *nt*

pseu|do|cele [ˈsuːdəʊsiːl] *noun*: Cavum septi pellucidi

pseu|do|ceph|a|lo|cele [ˌsuːdəʊˈsefələsiːl] *noun*: Pseudozephalozele *f*

pseu|do|chol|e|cys|tit|ic [ˌsuːdəʊˌkəʊləsɪsˈtɪtɪk] *adj*: Pseudocholezystitis betreffend, pseudocholezystitisch

pseu|do|chol|e|cys|ti|tis [ˌsuːdəʊˌkəʊləsɪsˈtaɪtɪs] *noun*: Pseudocholezystitis *f*

pseu|do|chol|es|te|a|to|ma [ˌsuːdəʊkəʊˌlestɪəˈtəʊmə] *noun*: Pseudocholesteatom *nt*

pseu|do|chol|in|es|ter|ase [ˌsuːdəʊˌkəʊlɪˈnestəreɪz] *noun*: unspezifische/unechte Cholinesterase *f*, Pseudocholinesterase *f*, Typ II-Cholinesterase *f*, β-Cholinesterase *f*, Butyrylcholinesterase *f*

pseu|do|cho|rea [ˌsuːdəʊkəˈrɪə] *noun*: Pseudochorea *f*

pseu|do|chrom|aes|the|sia [ˌsuːdəʊˌkrəʊmesˈθiːʒ(ɪ)ə, -zɪə] *noun*: (*brit.*) →*pseudochromesthesia*

pseu|do|chrom|es|the|sia [ˌsuːdəʊˌkrəʊmesˈθiːʒ(ɪ)ə, -zɪə] *noun*: Pseudochromästhesie *f*

pseu|do|chrom|hi|dro|sis [ˌsuːdəʊkrəʊmhaɪˈdrəʊsɪs] *noun*: Pseudochrom(h)idrose *f*

pseu|do|chro|mi|dro|sis [ˌsuːdəʊkrəʊmaɪˈdrəʊsɪs] *noun*: →*pseudochromhidrosis*

pseu|do|chy|lous [ˌsuːdəʊˈkaɪləs] *adj*: dem Milchsaft/Chylus ähnelnd, pseudochylös

pseu|do|cir|rho|sis [ˌsuːdəʊsɪˈrəʊsɪs] *noun*: Stauungsinduration *f* der Leber, Cirrhose cardiaque

pericardial pseudocirrhosis: perikarditische Pseudoleberzirrhose *f*, Pick-Zirrhose *f*

pseu|do|clau|di|ca|tion [ˌsuːdəʊˌklɔːdɪˈkeɪʃn] *noun*: Claudicatio intermittens *f* des Rückenmarks/der Cauda equina

pseu|do|clo|nus [ˌsuːdəʊˈkləʊnəs] *noun*: Pseudoklonus *m*

pseu|do|co|arc|ta|tion (of the aorta) [ˌsuːdəʊˌkəʊɑːrkˈteɪʃn] *noun*: Pseudocoarctatio aortae

pseu|do|coele [ˈsuːdəʊsiːl] *noun*: →*pseudocele*

pseu|do|col|loid [ˌsuːdəʊˈkɑlɔɪd] *noun*: Pseudokolloid *nt*

pseu|do|col|o|bo|ma [ˌsuːdəʊˌkɑləˈbəʊmə] *noun*: Pseudokolobom *nt*

pseu|do|cow|pox [ˌsuːdəʊ'kaʊpɑks] *noun*: Melkerknoten *m*, Nebenpocken *pl*, Paravaccinia *f*, Melkerpocken *pl*, Paravakzineknoten *pl*

pseu|do|cox|al|gia [ˌsuːdəʊkɑk'sældʒ(ɪ)ə] *noun*: Coxa plana

pseu|do|cri|sis [suː'dɑkrɪsɪs] *noun*: (*Fieber*) Pseudokrise *f*

pseu|do|croup ['suːdəkruːp] *noun*: falscher Krupp *m*, Pseudokrupp *m*, subglottische Laryngitis *f*, Laryngitis subglottica

pseu|do|cy|e|sis [ˌsuːdəʊsaɪ'iːsɪs] *noun*: Scheinschwangerschaft *f*, Pseudokyesis *f*, Pseudogravidität *f*

pseu|do|cyl|in|droid [ˌsuːdəʊsɪlɪn'drɔɪd] *noun*: (*Harn*) Pseudozylindroid *nt*

pseu|do|cyst ['suːdəʊsɪst] *noun*: Pseudozyste *f*
pseudocysts of lung: Zystenlunge *f*
pancreatic pseudocyst: Pankreaspseudozyste *f*
pulmonary pseudocysts: Zystenlunge *f*

pseu|do|cys|tic [ˌsuːdəʊ'sɪstɪk] *adj*: Pseudozyste(n) betreffend, aus Pseudozysten bestehend, pseudozystisch

pseu|do|de|men|tia [ˌsuːdəʊdɪ'menʃ(ɪ)ə] *noun*: Pseudodemenz *f*
hysterical pseudodementia: psychogene Pseudodemenz *f*

pseu|do|dex|tro|car|dia [ˌsuːdəʊˌdekstrəʊ'kɑːrdɪə] *noun*: Pseudodextrokardie *f*

pseu|do|di|a|be|tes [ˌsuːdəʊdaɪə'biːtɪs] *noun*: subklinischer Diabetes (mellitus) *m*

pseu|do|di|ar|rhe|a [ˌsuːdəʊdaɪə'rɪə] *noun*: Pseudodiarrhoe *f*, uneigentlicher Durchfall *m*, Verstopfungsdurchfall *m*, Diarrhoea stercoralis, Diarrhoea paradoxa

pseu|do|di|ar|rhoe|a [ˌsuːdəʊdaɪə'rɪə] *noun*: (*brit.*) →*pseudodiarrhea*

pseu|do|di|as|tol|ic [ˌsuːdəʊdaɪə'stɑlɪk] *adj*: pseudodiastolisch

pseu|do|diph|the|ri|a [ˌsuːdəʊdɪf'θɪərɪə] *noun*: diphtheroide Erkrankung *f*, Diphtheroid *nt*

pseu|do|di|ver|tic|u|lo|sis [ˌsuːdəʊdaɪvərˌtɪkjə'ləʊsɪs] *noun*: Pseudodivertikulose *f*
esophageal pseudodiverticulosis: Ösophaguspseudodivertikulose *f*
oesophageal pseudodiverticulosis: (*brit.*) →*esophageal pseudodiverticulosis*

pseu|do|di|ver|tic|u|lum [ˌsuːdəʊdaɪvər'tɪkjələm] *noun*: Pseudodivertikel *nt*

pseu|do|dom|i|nant [ˌsuːdəʊ'dɑmɪnənt] *adj*: quasidominant

pseu|do|dys|en|ter|y [ˌsuːdəʊ'dɪsntriː] *noun*: Pseudodysenterie *f*

pseu|do|e|de|ma [ˌsuːdəʊɪ'diːmə] *noun*: Pseudoödem *nt*

pseu|do|em|bry|on|ic [ˌsuːdəʊˌembrɪ'ɑnɪk] *adj*: pseudoembryonal

pseu|do|em|phy|se|ma [ˌsuːdəʊˌemfə'siːmə] *noun*: Pseudoemphysem *nt*

pseu|do|en|do|cri|nop|a|thy [ˌsuːdəʊendəkrɪ'nɑpəθiː] *noun*: Pseudoendokrinopathie *f*

pseu|do|e|phed|rine [ˌsuːdəʊ'efɪdriːn, -ɪ'fedrɪn] *noun*: Pseudoephedrin *nt*

pseu|do|e|piph|y|sis [ˌsuːdəʊɪ'pɪfəsɪs] *noun*: Pseudoepiphyse *f*

pseu|do|ep|i|the|li|o|ma|tous [ˌsuːdəʊepɪˌθiːlɪ'ɑmətəs] *adj*: pseudoepitheliomatös

pseu|do|e|ro|sion [ˌsuːdəʊɪ'rəʊʒn] *noun*: Pseudoerosion *f*

pseu|do|er|y|sip|e|las [ˌsuːdəʊˌerɪ'sɪpələs] *noun*: Schweinerotlauf *m*, Pseudoerysipel *nt*, Erysipeloid *nt*, Rosenbach-Krankheit *f*, Erythema migrans

pseu|do|es|the|sia [ˌsuːdəʊes'θiːʒ(ɪ)ə] *noun*: Phantomschmerz *m*

pseu|do|ex|o|pho|ria [ˌsuːdəʊˌeksə'fəʊrɪə] *noun*: Pseudoexophorie *f*

pseu|do|fis|tu|la [ˌsuːdəʊ'fɪstʃələ] *noun*: Pseudofistel *f*

pseu|do|fol|lic|u|li|tis [ˌsuːdəʊfəˌlɪkjə'laɪtɪs] *noun*: Pseudofolliculitis barbae, Pili incarnati/recurvati

pseu|do|frac|ture [ˌsuːdəʊ'fræktʃər] *noun*: Schein-, Pseudofraktur *f*

pseu|do|gan|gli|on [ˌsuːdəʊ'gæŋglɪən] *noun*: Pseudoganglion *nt*

pseu|do|gene ['suːdədʒiːn] *noun*: Pseudogen *nt*

pseu|do|ges|ta|tion [ˌsuːdəʊdʒe'steɪʃn] *noun*: Scheinschwangerschaft *f*, Pseudokyese *f*, Pseudogravidität *f*

pseu|do|geu|saes|the|sia [ˌsuːdəʊˌgjuːzes'θiːʒ(ɪ)ə] *noun*: (*brit.*) →*pseudogeusesthesia*

pseu|do|geu|ses|the|sia [ˌsuːdəʊˌgjuːzes'θiːʒ(ɪ)ə] *noun*: Pseudogeusästhesie *f*

pseu|do|geu|sia [ˌsuːdəʊ'gjuːʒ(ɪ)ə] *noun*: Pseudogeusie *f*

pseu|do|glan|ders [ˌsuːdəʊ'glændərs] *noun*: Pseudomalleus *m*, Whitmore-Krankheit *f*, Pseudorotz *m*, Melioidose *f*, Malleoidose *f*, Melioidosis *f*

pseu|do|gli|o|ma [ˌsuːdəʊglaɪ'əʊmə] *noun*: Pseudogliom *nt*

pseu|do|glo|mer|u|lar [ˌsuːdəʊgləʊ'mer(j)ələr] *adj*: pseudoglomerulär

pseu|do|gon|or|rhe|a [ˌsuːdəʊˌgɑnə'rɪə] *noun*: unspezifische/nicht-gonorrhoische Urethritis *f*

pseu|do|gon|or|rhoe|a [ˌsuːdəʊˌgɑnə'rɪə] *noun*: (*brit.*) →*pseudogonorrhea*

pseu|do|gout ['suːdəʊgaʊt] *noun*: Pseudogicht *f*, Chondrokalzinose *f*, Chondrocalcinosis *f*

pseu|do|graph|ia [ˌsuːdəʊ'græfɪə] *noun*: Pseudografie *f*

pseu|do|gyn|ae|co|mas|tia [ˌsuːdəʊˌdʒɪnɪkəʊ'mæstɪə] *noun*: (*brit.*) →*pseudogynecomastia*

pseu|do|gyn|e|co|mas|tia [ˌsuːdəʊˌdʒɪnɪkəʊ'mæstɪə] *noun*: Pseudogynäkomastie *f*

pseu|do|hae|mag|glu|ti|na|tion [suːdəʊˌhiːməˌgluːtn'eɪʃn] *noun*: (*brit.*) →*pseudohemagglutination*

pseu|do|hae|ma|tu|ri|a [ˌsuːdəʊˌhiːmə't(j)ʊəriːə] *noun*: (*brit.*) →*pseudohematuria*

pseu|do|hae|mo|phil|i|a [suːdəʊˌhiːmə'fɪlɪə] *noun*: (*brit.*) →*pseudohemophilia*

pseu|do|hae|mop|ty|sis [ˌsuːdəʊhɪ'mɑptəsɪs] *noun*: (*brit.*) →*pseudohemoptysis*

pseu|do|hal|lu|ci|na|tion [ˌsuːdəʊhəˌluːsɪ'neɪʃn] *noun*: Pseudohalluzination *f*

pseu|do|haus|tra|tion [ˌsuːdəʊhɔː'streɪʃn] *noun*: Pseudohaustrierung *f*

pseu|do|he|mag|glu|ti|na|tion [suːdəʊˌhiːməˌgluːtn'eɪʃn] *noun*: Geldrollenbildung *f*, Pseudoagglutination *f*, Pseudohämagglutination *f*

pseu|do|he|ma|tu|ri|a [ˌsuːdəʊˌhiːmə't(j)ʊəriːə] *noun*: Pseudohämaturie *f*

pseu|do|he|mo|phil|i|a [suːdəʊˌhiːmə'fɪlɪə] *noun*: Willebrand-Jürgens-Syndrom *nt*, von Willebrand-Jürgens-Syndrom *nt*, konstitutionelle Thrombopathie *f*, hereditäre Pseudohämophilie *f*, vaskuläre Pseudohämophilie *f*, Angiohämophilie *f*
hereditary pseudohemophilia: →*pseudohemophilia*

pseu|do|he|mop|ty|sis [ˌsuːdəʊhɪ'mɑptəsɪs] *noun*: Pseudohämoptoe *f*

pseu|do|he|red|i|tar|y [ˌsuːdəʊhə'redɪtəriː] *adj*: pseudohereditär

pseu|do|her|maph|ro|dism [ˌsuːdəʊhɜr'mæfrədɪzəm] *noun*: →*pseudohermaphroditism*

pseu|do|her|maph|ro|dite [ˌsuːdəʊˌhɜrmæfrədaɪt] *noun*: Pseudohermaphrodit *m*, Scheinzwitter *m*

pseu|do|her|maph|ro|di|tism [ˌsuːdəʊhɜr'mæfrədaɪtɪzəm] *noun*: Pseudohermaphroditismus *m*

P

female pseudohermaphroditism: Pseudohermaphroditismus feminius
male pseudohermaphroditism: Pseudohermaphroditismus masculinus
pseu|do|her|ni|a [ˌsuːdəʊˈhernɪə] *noun*: Pseudohernie *f*, Scheinbruch *m*, Hernia spuria
pseu|do|het|er|o|to|pia [ˌsuːdəʊˌhetərəˈtəʊpɪə] *noun*: Pseudoheterotopie *f*
pseu|do|hy|dro|ceph|a|lus [ˌsuːdəʊˌhaɪdrəˈsefələs] *noun*: Pseudohydrozephalus *m*
pseu|do|hy|dro|ne|phro|sis [ˌsuːdəʊˌhaɪdrənɪˈfrəʊsɪs] *noun*: Pseudohydronephrose *f*, pararenale/paranephritische Zyste *f*
pseu|do|hy|per|ka|lae|mia [ˌsuːdəʊˌhaɪpərkəˈliːmiːə] *noun*: (*brit.*) →*pseudohyperkalemia*
pseu|do|hy|per|ka|le|mia [ˌsuːdəʊˌhaɪpərkəˈliːmiːə] *noun*: Pseudohyperkal(i)ämie *f*
pseu|do|hy|per|par|a|thy|roid|ism [ˌsuːdəʊˌhaɪpərˌpærəˈθaɪrɔɪdɪzəm] *noun*: Pseudohyperparathyreoidismus *m*
pseu|do|hy|per|troph|ic [ˌsuːdəʊˌhaɪpərˈtrɑfɪk] *adj*: Pseudohypertrophie betreffend, pseudohypertrophisch, pseudohypertroph
pseu|do|hy|per|tro|phy [ˌsuːdəʊhaɪˈpɜrtrəfiː] *noun*: Pseudohypertrophie *f*
pseudohypertrophy of the calf muscles: Gnomenwaden *pl*
pseu|do|hy|phae [ˌsuːdəʊˈhaɪfiː, -faɪ] *plural*: Pseudohyphen *pl*
pseu|do|hy|po|al|dos|ter|on|ism [ˌsuːdəʊˌhaɪpəʊælˈdɑsterəʊnɪzəm] *noun*: Pseudohypoaldosteronismus *m*
pseu|do|hy|po|na|trae|mia [ˌsuːdəʊˌhaɪpəʊneɪˈtriːmiːə] *noun*: (*brit.*) →*pseudohyponatremia*
pseu|do|hy|po|na|tre|mia [ˌsuːdəʊˌhaɪpəʊneɪˈtriːmiːə] *noun*: Pseudohyponatr(i)ämie *f*
pseu|do|hy|po|par|a|thy|roid|ism [ˌsuːdəʊˌhaɪpəʊˌpærəˈθaɪrɔɪdɪzəm] *noun*: Pseudohypoparathyreoidismus *m*
pseu|do|hy|po|phos|pha|ta|sia [ˌsuːdəʊˌhaɪpəfɑsfəˈteɪzɪə] *noun*: Pseudohypophosphatasie *f*
pseu|do|hy|po|thy|roid|ism [ˌsuːdəʊˌhaɪpəʊˈθaɪrɔɪdɪzəm] *noun*: Pseudohypothyreoidismus *m*
pseu|do|ic|ter|us [ˌsuːdəʊˈɪktərəs] *noun*: Pseudogelbsucht *f*, Pseudoikterus *m*
pseu|do|il|e|us [ˌsuːdəʊˈɪlɪəs] *noun*: Pseudoileus *m*
pseu|do|in|farc|tion [ˌsuːdəʊɪnˈfɑːrkʃn] *noun*: Pseudoinfarkt *m*
pseu|do|i|so|chro|mat|ic [ˌsuːdəʊˌaɪsəkrəʊˈmætɪk] *adj*: scheinbar von derselben Farbe, pseudoisochromatisch
pseu|do|jaun|dice [ˌsuːdəʊˈdʒɔːndɪz] *noun*: Pseudogelbsucht *f*, Pseudoikterus *m*
pseu|do|ker|a|tin [ˌsuːdəʊˈkerətɪn] *noun*: Pseudokeratin *nt*
pseu|do|la|mel|lar [ˌsuːdəʊləˈmelər, -ˈlæmə-] *adj*: pseudolamellär
pseu|do|leu|co|der|ma [ˌsuːdəʊluːkəʊˈdɜrmə] *noun*: (*brit.*) →*pseudoleukoderma*
pseu|do|leu|kae|mi|a [ˌsuːdəʊluːˈkiːmiːə] *noun*: (*brit.*) →*pseudoleukemia*
pseu|do|leu|ke|mi|a [ˌsuːdəʊluːˈkiːmiːə] *noun*: Pseudoleukämie *f*
pseu|do|leu|ko|der|ma [ˌsuːdəʊluːkəʊˈdɜrmə] *noun*: Pseudoleucoderma *nt*
pseudoleukoderma angiospasticum: Pseudoleucoderma angiospasticum
pseudoleukoderma atopicum: Pseudoleucoderma atopicum
pseudoleukoderma psoriaticum: Pseudoleucoderma psoriaticum
pseu|do|li|po|ma [ˌsuːdəʊlɪˈpəʊmə] *noun*: Pseudolipom *nt*
pseu|do|li|thi|a|sis [ˌsuːdəʊlɪˈθaɪəsɪs] *noun*: Pseudolithiasis *f*
pseu|do|lo|gy [suːˈdɑlədʒiː] *noun*: Lügen *nt*, Pseudologie *f*, Pseudologia *f*
pseu|do|lux|a|tion [ˌsuːdəʊlʌkˈseɪʃn] *noun*: Pseudoluxation *f*
pseu|do|lym|pho|ma [ˌsuːdəʊlɪmˈfəʊmə] *noun*: Pseudolymphom *nt*
B-cell pseudolymphomas: B-Zell-Pseudolymphome *pl*
follicular B-cell pseudolymphomas: follikuläre B-Zell-Pseudolymphome *pl*
non-follicular B-cell pseudolymphomas: nicht-follikuläre B-Zell-Pseudolymphome *pl*
Spiegler-Fendt pseudolymphoma: multiples Sarkoid *nt*, Bäfverstedt-Syndrom *nt*, benigne Lymphoplasie *f* der Haut, Lymphozytom *nt*, Lymphocytoma cutis, Lymphadenosis benigna cutis
T-cell pseudolymphoma: T-Zell-Pseudolymphom *nt*, lymphomatoide Papulose *f*
pseu|do|mam|ma [ˌsuːdəʊˈmæmə] *noun*: Pseudomamma *f*
pseu|do|ma|nia [ˌsuːdəʊˈmeɪnɪə, -jə] *noun*: Pseudomanie *f*
pseu|do|mas|toid|it|ic [ˌsuːdəʊˌmæstɔɪˈdɪtɪk] *adj*: Pseudomastoiditis betreffend, pseudomastoiditisch
pseu|do|mas|toid|i|tis [ˌsuːdəʊˌmæstɔɪˈdaɪtɪs] *noun*: Pseudomastoiditis *f*
pseu|do|mas|tur|ba|tion [ˌsuːdəʊmæstərˈbeɪʃn] *noun*: Peotillomanie *f*, Pseudomasturbation *f*
pseu|do|meg|a|co|lon [ˌsuːdəʊˈmegəkəʊlən] *noun*: Pseudomegakolon *nt*
pseu|do|mel|a|no|ma [ˌsuːdəʊmeləˈnəʊmə] *noun*: Pseudomelanom *nt*
pseu|do|mel|a|no|sis [ˌsuːdəʊmeləˈnəʊsɪs] *noun*: Pseudomelanose *f*
pseu|do|me|lia [ˌsuːdəʊˈmiːlɪə] *noun*: Phantomglied *nt*
pseu|do|mem|brane [ˌsuːdəʊˈmembraɪn] *noun*: Pseudomembran *f*
pseu|do|mem|bra|nous [ˌsuːdəʊˈmembrənəs] *adj*: eine Pseudomembran bildend, entzündlich-fibrinös, pseudomembranös
pseudomembranous-necrotizing *adj*: pseudomembranösnekrotisierend
pseu|do|men|in|git|ic [ˌsuːdəʊˌmenɪnˈdʒɪtɪk] *adj*: Pseudomeningitis betreffend, pseudomeningitisch
pseu|do|men|in|gi|tis [ˌsuːdəʊˌmenɪnˈdʒaɪtɪs] *noun*: Meningismus *f*
pseu|do|men|stru|a|tion [ˌsuːdəʊˌmenstrʊˈeɪʃn] *noun*: Pseudomenstruation *f*
pseu|do|mes|en|chy|mal [ˌsuːdəʊmesˈeŋkɪməl] *adj*: pseudomesenchymal
pseu|do|met|a|pla|sia [ˌsuːdəʊˌmetəˈpleɪʒ(ɪ)ə, -zɪə] *noun*: histologische Anpassung *f*, Pseudometaplasie *f*
pseu|do|met|hae|mo|glo|bin [ˌsuːdəʊmetˌhiːməˈgləʊbɪn] *noun*: (*brit.*) →*pseudomethemoglobin*
pseu|do|met|he|mo|glo|bin [ˌsuːdəʊmetˌhiːməˈgləʊbɪn] *noun*: Methämalbumin *nt*
pseu|do|mi|cro|ceph|a|lus [ˌsuːdəʊˌmaɪkrəˈsefələs] *noun*: Pseudomikrozephalus *m*
pseu|dom|ne|sia [ˌsuːdɑmˈniːzɪə] *noun*: Pseudomnesie *f*
pseu|do|mo|nad [ˌsuːdəˈməʊnæd, suːˈdɑmənæd] *noun*: Pseudomonade *f*
Pseu|dom|o|na|da|ce|ae [suːˌdɑmənəˈdeɪsɪˌiː, ˌsuːdəˌmɑnəˈd-] *plural*: Pseudomonadaceae *pl*
Pseu|do|mo|nas [ˌsuːdəˈməʊnəs] *noun*: Pseudomonas *f*
Pseudomonas aeruginosa: Pseudomonas aeruginosa, Pyozyaneus *m*, Pyozyaneusbakterium *nt*
Pseudomonas mallei: Rotzbakterien *pl*, Pseudomonas

mallei
Pseudomonas pseudomallei: Pseudomonas pseudomallei
Pseudomonas pyocyanea: →*Pseudomonas aeruginosa*
Pseu|do|mo|nil|ia [ˌsuːdəməʊˈnɪlɪə] *noun*: Candida *f*, Monilia *f*, Oidium *nt*
pseu|do|mor|phine [ˌsuːdəʊˈmɔːrfiːn] *noun*: Pseudomorphin *nt*, Dehydromorphin *nt*
pseu|do|mu|cin [ˌsuːdəʊˈmjuːsɪn] *noun*: Pseudomuzin *nt*, Metalbumin *nt*
pseu|do|mu|ci|nous [ˌsuːdəʊˈmjuːsənəs] *adj*: Pseudomuzin betreffend, pseudomuzinös
pseu|do|my|cel|i|um [ˌsuːdəʊmaɪˈsiːlɪəm] *noun*: Pseudomyzel *nt*
pseu|do|my|co|sis [ˌsuːdəʊmaɪˈkəʊsɪs] *noun*: Pseudomykose *f*
pseu|do|my|ia|sis [ˌsuːdəʊˈmaɪ(j)əsɪs] *noun*: Pseudomyiasis *f*
pseu|do|my|o|pia [ˌsuːdəʊmaɪˈəʊpɪə] *noun*: Pseudomyopie *f*
pseu|do|myx|o|ma [ˌsuːdəmɪkˈsəʊmə] *noun*: Pseudomyxom *nt*
peritoneal pseudomyxoma: Gallertbauch *m*, Hydrops spurius, Pseudomyxoma peritonei
pseudomyxoma peritonei: →*peritoneal pseudomyxoma*
pseu|do|nar|cot|ic [ˌsuːdəʊnɑːrˈkɑtɪk] *adj*: pseudonarkotisch
pseu|do|ne|o|plasm [ˌsuːdəʊˈniːəplæzəm] *noun*: Pseudoneoplasma *nt*
pseu|do|neu|rit|ic [ˌsuːdəʊnjʊəˈrɪtɪk] *adj*: Pseudoneuritis betreffend, pseudoneuritisch
pseu|do|neu|ri|tis [ˌsuːdəʊnjʊəˈraɪtɪs] *noun*: Scheinneuritis *f*, Pseudoneuritis (optica) *f*
hypermetropic pseudoneuritis: Pseudoneuritis hypermetropica
pseudoneuritis optica: Scheinneuritis *f*, Pseudoneuritis (optica) *f*
pseu|do|neu|ro|ma [ˌsuːdənjʊəˈrəʊmə] *noun*: Pseudoneurom *nt*
pseu|do|neu|ro|sis [ˌsuːdəʊnjʊəˈrəʊsɪs] *noun*: Pseudoneurose *f*
pseu|do|neu|rot|ic [ˌsuːdəʊnjʊəˈrɑtɪk, -nʊ-] *adj*: Pseudoneurose betreffend, pseudoneurotisch
pseu|do|nu|cle|o|lus [ˌsuːdəʊn(j)uːˈklɪələs] *noun*: Karyosom *nt*
pseu|do|nys|tag|mus [ˌsuːdəʊnɪˈstægməs] *noun*: Endstellungs-, Pseudonystagmus *m*
pseudo-obstruction *noun*: Pseudoobstruktion *f*, Pseudookklusion *f*
pseudo-oedema *noun*: (*brit.*) →*pseudoedema*
pseudo-osteomalacia *noun*: Pseudoosteomalazie *f*
pseu|do|pap|il|lar|y [ˌsuːdəʊpəˈpɪləriː] *adj*: pseudopapillär
pseu|do|pap|il|le|de|ma [ˌsuːdəʊˌpæpəlɪˈdiːmə] *noun*: Pseudostauungspapille *f*, Pseudopapillitis vascularis
pseu|do|pa|pil|lit|ic [ˌsuːdəʊˌpæpəˈlɪtɪk] *adj*: Pseudopapillitis betreffend, pseudopapillitisch
pseu|do|pap|il|loe|de|ma [ˌsuːdəʊˌpæpəlɪˈdiːmə] *noun*: (*brit.*) →*pseudopapilledema*
pseu|do|pa|ral|y|sis [ˌsuːdəʊpəˈræləsɪs] *noun*: Pseudoparalyse *f*, Scheinlähmung *f*
congenital atonic pseudoparalysis: Oppenheim-Krankheit *f*, Oppenheim-Syndrom *nt*, Myotonia congenita
pseu|do|par|a|ple|gia [ˌsuːdəʊˌpærəˈpliːdʒ(ɪ)ə] *noun*: Pseudoparaplegie *f*
pseu|do|par|a|site [ˌsuːdəʊˈpærəsaɪt] *noun*: Pseudoparasit *m*
pseu|do|pa|re|sis [ˌsuːdəʊpəˈriːsɪs] *noun*: **1.** Scheinlähmung *f*, Pseudoparalyse *f*, -paralysis *f* **2.** psychogene Parese *f*, Pseudoparese *f*
pseu|do|pel|ade [ˌsuːdəʊpɪˈlɑːd, suːdəʊˈpiːleɪd] *noun*: Alopecia atrophicans, Pseudopelade *f*, Pseudopelade Brocq *f*
pseu|do|per|i|car|di|al [ˌsuːdəʊˌperɪˈkɑːrdɪəl] *adj*: pseudoperikardial
pseu|do|per|i|car|di|tis [ˌsuːdəʊˌperɪkɑːrˈdaɪtɪs] *noun*: pseudoperikardiales Geräusch *nt*
pseu|do|per|i|to|nit|ic [ˌsuːdəʊˌperɪtəˈnɪtɪk] *adj*: Pseudoperitonitis betreffend, pseudoperitonitisch
pseu|do|per|i|to|ni|tis [ˌsuːdəʊˌperɪtəˈnaɪtɪs] *noun*: Pseudoperitonitis *f*, Peritonismus *m*
diabetic pseudoperitonitis: Pseudoperitonitis diabetica
pseu|do|ple|gia [ˌsuːdəʊˈpliːdʒ(ɪ)ə] *noun*: **1.** psychogene Paralyse *f* **2.** →*pseudoparalysis* **3.** →*pseudoapoplexy*
pseu|do|pock|et [ˌsuːdəʊˈpɑkɪt] *noun*: Pseudotasche *f*
pseu|do|pod [ˈsuːdəʊpɑd] *sing*: →*pseudopodia*
pseu|do|po|dia [ˌsuːdəʊˈpəʊdɪə] *plural*, *sing* **-di|um** [-dɪəm]: Pseudopodien *pl*
pseu|do|po|di|al [ˌsuːdəʊˈpəʊdɪəl] *adj*: Pseudopodien betreffend, pseudopodienähnlich
pseu|do|po|di|um [ˌsuːdəʊˈpəʊdɪəm] *sing*: →*pseudopodia*
pseu|do|pol|y|cy|thae|mi|a [suːdəˌpɑlɪsaɪˈθiːmiːə] *noun*: (*brit.*) →*pseudopolycythemia*
pseu|do|pol|y|cy|the|mi|a [suːdəˌpɑlɪsaɪˈθiːmiːə] *noun*: Pseudopolyglobulie *f*, relative Polyglobulie *f*
pseu|do|pol|yp [ˌsuːdəʊˈpɑlɪp] *noun*: Pseudopolyp *m*
pseu|do|pol|y|po|sis [ˌsuːdəʊˌpɑlɪˈpəʊsɪs] *noun*: entzündliche Polypose *f*, Pseudopolyposis *f*
ileal pseudopolyposis: Pseudopolyposis lymphatica ilei
pseu|do|preg|nan|cy [ˌsuːdəʊˈpregnənsiː] *noun*: Pseudokyesis *f*, Scheinschwangerschaft *f*, Pseudogravidität *f*
pseu|do|prog|na|thism [ˌsuːdəʊˈprɑgnəθɪzəm] *noun*: Pseudoprogenie *f*, Scheinprogenie *f*, unechte Progenie *f*
pseu|do|pseu|do|hy|po|par|a|thy|roid|ismus [ˌsuːdəʊˌsuːdəʊˌhaɪpəʊˌpærəˈθaɪrɔɪdɪzəm] *noun*: Pseudo-Pseudohypoparathyreoidismus *m*
pseu|dop|sia [suːˈdɑpsɪə] *noun*: visuelle Halluzination *f*, Pseudop(s)ie *f*
pseu|do|psy|cho|sis [ˌsuːdəʊsaɪˈkəʊsɪs] *noun*: Scheinblödsinn *m*, Pseudodemenz *f*, Zweckpsychose *f*, pseudodementes Syndrom *nt*, Ganser-Syndrom *nt*
pseu|do|pte|ryg|i|um [ˌsuːdəʊtəˈrɪdʒɪəm] *noun*: Pseudopterygium *nt*
pseu|dop|to|sis [ˌsuːdɑpˈtəʊsɪs] *noun*: Pseudoptose *f*
pseu|do|pu|ber|ty [ˌsuːdəʊˈpjuːbərtiː] *noun*: Pseudopubertät *f*, Pseudopubertas *f*
precocious pseudopuberty: Pseudopubertas praecox
pseu|do|ra|bies [suːdəˈreɪbiːz] *noun*: Pseudowut *f*, Pseudolyssa *f*, Pseudorabies *f*, Aujeszky-Krankheit *f*
pseu|do|re|ac|tion [ˌsuːdəʊrɪˈækʃn] *noun*: Pseudoreaktion *f*
pseu|do|re|duc|tion [ˌsuːdəʊrɪˈdʌkʃn] *noun*: Pseudoreduktion *f*
pseu|do|rheu|ma|tism [ˌsuːdəʊˈruːmətɪzəm] *noun*: Pseudorheumatismus *m*
pseu|do|rick|ets [ˌsuːdəʊˈrɪkɪts] *plural*: renale Rachitis *f*
pseu|do|ro|sette [ˌsuːdərəʊˈzet] *noun*: Pseudorosette *f*
pseu|do|ru|bel|la [ˌsuːdəruːˈbelə] *noun*: Pseudorubella *f*, Dreitagefieber *nt*, sechste Krankheit *f*, Exanthema subitum, Roseola infantum
pseu|do|sar|co|ma [ˌsuːdəsɑːrˈkəʊmə] *noun*: Pseudosarkom *nt*
pseu|do|sar|co|ma|to|sis [ˌsuːdəʊsɑːrˌkəʊməˈtəʊsɪs] *noun*:

Pseudosarkomatose *f*
pseu|do|sar|com|a|tous [ˌsuːdəsɑːr'kɑmətəs] *adj*: Pseudosarkom betreffend, in der Art eines Pseudosarkoms, pseudosarkomatös
pseu|do|scle|re|ma [ˌsuːdəʊsklɪ'riːmə] *noun*: Adiponecrosis subcutanea neonatorum
pseu|do|scle|ro|der|ma [ˌsuːdəʊˌsklɪrəʊ'dɜrmə] *noun*: Pseudosklerodermie *f*
pseu|do|scle|ro|sis [ˌsuːdəʊsklɪə'rəʊsɪs] *noun*: **1.** Pseudosklerose *f*, Pseudosklerosierung *f* **2.** →*Strümpell-Westphal pseudosclerosis*
spastic pseudosclerosis: Creutzfeldt-Jakob-Krankheit *f*, Jakob-Creutzfeldt-Erkrankung *f*, subakute präsenile Polioenzephalopathie *f*
Strümpell-Westphal pseudosclerosis: Westphal-Strümpell-Syndrom *nt*, Westphal-Strümpell-Pseudosklerose *f*
Westphal's pseudosclerosis: →*Strümpell-Westphal pseudosclerosis*
Westphal-Strümpell pseudosclerosis: →*Strümpell-Westphal pseudosclerosis*
pseu|do|se|rous [ˌsuːdəʊ'sɪərəs] *adj*: pseudoserös
pseu|do|small|pox [ˌsuːdə'smɔːlpɑks] *noun*: weiße Pocken *pl*, Alastrim *nt*, Variola minor
pseu|dos|mi|a [suː'dɑzmɪə] *noun*: osmische Halluzination *f*, Geruchshalluzination *f*, Pseudosmie *f*
pseu|do|stra|bis|mus [ˌsuːdəstrə'bɪzməs] *noun*: Pseudostrabismus *m*
pseu|do|ta|bes [ˌsuːdə'teɪbiːz] *noun*: Pseudotabes *f*
pupillotonic pseudotabes: Adie-Syndrom *nt*
pseu|do|tet|a|nus [ˌsuːdəʊ'tetənəs] *noun*: Pseudotetanus *m*
pseu|do|trun|cus [ˌsuːdəʊ'trɑŋkəs] *noun*: Pseudotruncus *m*
pseudotruncus arteriosus: Pseudotruncus aortalis, Pulmonalatresie *f* ohne Ventrikelseptumdefekt
pseu|do|tu|ber|cle [ˌsuːdəʊ't(j)uːbərkl] *noun*: Pseudotuberkel *nt*
pseu|do|tu|ber|cu|lo|ma [ˌsuːdəʊt(j)uːˌbɜrkjə'ləʊmə] *noun*: Pseudotuberkulom *nt*, -tuberculoma *nt*
pseu|do|tu|ber|cu|lo|sis [ˌsuːdəʊt(j)uːˌbɜrkjə'ləʊsɪs] *noun*: Pseudotuberkulose *f*
Yersinia pseudotuberculosis: Yersinia pseudotuberculosis
pseu|do|tu|bu|lar [ˌsuːdəʊ't(j)uːbjələr] *adj*: pseudotubulär
pseu|do|tu|mor [ˌsuːdə't(j)uːmər] *noun*: Scheingeschwulst *f*, falsche Geschwulst *f*, Pseudotumor *m*
pseudotumor cerebri: Pseudotumor cerebri
fibrous pseudotumor: fibröser Pseudotumor *m*, pseudofibromatöse Periorchitis *f*
orbital pseudotumor: Collier-Syndrom *nt*, Pseudotumor orbitae
pseu|do|tu|mour [ˌsuːdə't(j)uːmər] *noun*: (*brit.*) →*pseudotumor*
pseu|do|type ['suːdəʊtaɪp] *noun*: (*Virus*) Pseudotyp *m*
pseu|do|u|ni|po|lar [ˌsuːdəʊˌjuːnɪ'pəʊlər] *adj*: (*Neuron*) mit scheinbar nur einem Fortsatz, pseudounipolar
pseu|do|u|rae|mia [ˌsuːdəʊjə'riːmiːə] *noun*: (*brit.*) →*pseudouremia*
pseu|do|u|re|mia [ˌsuːdəʊjə'riːmiːə] *noun*: Pseudourämie *f*
pseu|do|u|ri|dine [ˌsuːdəʊ'jʊərədiːn, -dɪn] *noun*: Pseudouridin *nt*
pseu|do|vac|u|ole [ˌsuːdəʊ'vækjəwəʊl] *noun*: Pseudovakuole *f*
pseu|do|valve ['suːdəʊvælv] *noun*: Pseudoklappe *f*
pseu|do|ven|tri|cle [ˌsuːdəʊ'ventrɪkl] *noun*: Cavum septi pellucidi
pseu|do|vi|ri|on [ˌsuːdəʊ'vaɪrɪɑn, -'vɪrɪ-] *noun*: Pseudovirion *nt*
pseu|do|vi|ta|min [ˌsuːdəʊ'vɪtəmɪn] *noun*: Pseudovitamin *nt*
pseudovitamin B_{12}: Pseudovitamin B_{12} *nt*
pseu|do|vom|it|ing [ˌsuːdəʊ'vɑmɪtɪŋ] *noun*: Scheinerbrechen *nt*
pseu|do|xan|tho|ma e|las|ti|cum [ˌsuːdəʊzæn'θəʊmə]: Darier-Grönblad-Strandberg-Syndrom *nt*, Grönblad-Strandberg-Syndrom *nt*, systematische Elastorrhexis *f*, Pseudoxanthoma elasticum
PSF *Abk.*: pleuritis serofibrinosa
PSG *Abk.*: prednisolone stearoylglycolate
PSH *Abk.*: post-stimulation histogram
PSI *Abk.*: **1.** posterior sagittal index **2.** presynaptic inhibition
psi|cose ['saɪkəʊz] *noun*: Psicose *f*
psi|lo|cin ['saɪəsɪn] *noun*: Psilocin *nt*
psi|lo|cy|bin [saɪlə'saɪbɪn, -'sɪb-] *noun*: Psilocybin *nt*
psi|lo|sis [saɪ'ləʊsɪs] *noun*: Psilosis *f*
psilosis of the tongue: Psilosis linguae, tropische Aphthen *pl*
P sinistroatriale: P mitrale, P sinistroatriale, P sinistrocardiale
P sinistrocardiale: P mitrale, P sinistroatriale, P sinistrocardiale
psit|ta|co|sis [sɪtə'kəʊsɪs] *noun*: Psittakose *f*, Ornithose *f*, Papageienkrankheit *f*
PSL *Abk.*: prednisolone
PSMA *Abk.*: progressive spinal muscular atrophy
PSMF *Abk.*: protein-substituted modified fasting
pso|as ['səʊəs] *noun*: Psoas *m*, Musculus psoas
pso|it|ic [səʊ'ɪtɪk] *adj*: Psoitis betreffend, psoitisch
pso|i|tis [səʊ'aɪtɪs] *noun*: Entzündung *f* des Musculus psoas major *oder* minor, Psoitis *f*
p.sol. *Abk.*: partly soluble
pso|ra ['sɔːrə] *noun*: Psoriasis *f*, Schuppenflechte *f*
pso|ra|len ['sɔːrələn, 'səʊr-] *noun*: Psoralen *nt*
pso|ri|as|ic [sɔːrɪ'æsɪk] *adj*: Schuppenflechte/Psoriasis betreffend, von Psoriasis betroffen, psoriatisch, psoriasiform
pso|ri|a|si|form [səʊ'raɪəsɪfɔːrm, ˌsəʊraɪ'æsɪ-] *adj*: psoriasisartig, psoriasisähnlich, psoriasiform, psoriatisch
pso|ri|a|sis [sə'raɪəsɪs] *noun*: Schuppenflechte *f*, Psoriasis *f* (vulgaris)
annular psoriasis: Psoriasis anularis
arthritic psoriasis: Arthritis/Arthropathia psoriatica
Barber's psoriasis: Psoriasis pustulosa Typ Königsbeck-Barber, Psoriasis pustulosa palmaris et plantaris
circinate psoriasis: Psoriasis anularis
discoid psoriasis: Psoriasis discoidea
eraly-onset psoriasis: early-onset Psoriasis *f*
erythrodermic psoriasis: psoriatische Erythrodermie *f*, Erythrodermia psoriatica, Psoriasis erythrodermica
exfoliative psoriasis: Psoriasis erythrodermica
figurate psoriasis: Psoriasis figurata
flexural psoriasis: Psoriasis inversa
generalized psoriasis: Psoriasis generalisata/universalis
generalized pustular psoriasis: Psoriasis pustulosa vom Typ Zumbusch, Psoriasis pustulosa generalisata, Psoriasis pustulosa gravis Zumbusch
generalized pustular psoriasis of Zumbusch: →*generalized pustular psoriasis*
psoriasis geographica: Psoriasis geographica
guttate psoriasis: Psoriasis guttata
gyrate psoriasis: Psoriasis gyrata
psoriasis intertriginosa: Psoriasis intertriginosa

intertriginous psoriasis: Psoriasis intertriginosa
inverse psoriasis: Psoriasis inversa
late-onset psoriasis: late-onset Psoriasis *f*
localized pustular psoriasis: Psoriasis pustulosa Typ Königsbeck-Barber, Psoriasis pustulosa palmaris et plantaris
nummular psoriasis: Psoriasis nummularis
ostraceous psoriasis: Psoriasis ostracea/rupioides
palmar psoriasis: Psoriasis palmarum
palmoplantar psoriasis: Psoriasis palmaris et plantaris, Psoriasis palmoplantaris
punctate psoriasis: Psoriasis punctata
pustular psoriasis: **1.** pustulöse Psoriasis vulgaris, Psoriasis pustulosa **2.** Psoriasis pustulosa vom Typ Zumbusch, Psoriasis pustulosa generalisata, Psoriasis pustulosa gravis Zumbusch
seborrheic psoriasis: Psoriasis inversa
seborrhoeic psoriasis: (*brit.*) →*seborrheic psoriasis*
type I psoriasis: Typ-I-Psoriasis *f*
type II psoriasis: Typ-II-Psoriasis *f*
volar psoriasis: **1.** Psoriasis inversa **2.** Psoriasis palmarum
von Zumbusch's psoriasis: Psoriasis pustulosa vom Typ Zumbusch, Psoriasis pustulosa generalisata, Psoriasis pustulosa gravis Zumbusch

pso|ri|at|ic [sɔːrɪ'ætɪk, səʊ-]: I *noun* Patient(in *f*) *m* mit Psoriasis, Psoriatiker(in *f*) *m* II *adj* Psoriasis betreffend, von ihr betroffen, Psoriasis-artig, -ähnlich, psoriatisch, psoriasiform

PSP *Abk.*: **1.** pancreatic stone protein **2.** peak systolic pressure **3.** phenolsulfonphthalein **4.** phenolsulfonphthaleine **5.** post-stimulation potentiation **6.** postsynaptic potential

PSPA *Abk.*: systolic pulmonary artery pressure

PSPP *Abk.*: presqualene pyrophosphate

PSRS *Abk.*: Psychiatric Self-Rating Scale

PSS *Abk.*: **1.** personality scale system **2.** physiological saline solution **3.** physiological stability score **4.** progressive systemic sclerosis

PST *Abk.*: **1.** paroxysmal supraventricular tachycardia **2.** penicillin, streptomycin, tetracycline

PSTH *Abk.*: post-stimulus time histogram

PSV *Abk.*: **1.** pressure support ventilation **2.** proximal selective vagotomy

PSVT *Abk.*: paroxysmal supraventricular tachycardia

PSWS *Abk.*: peak systolic wall stress

psych- *präf.*: Psych(o)-, Seele(n)-

psy|chal|gal|ia [ˌsaɪkæl'geɪlɪə] *noun*: →*psychalgia*

psy|chal|gia [saɪ'kældʒ(ɪ)ə] *noun*: psychogener Schmerz *m*, Psychalgie *f*

psy|cha|nal|y|sis [ˌsaɪkə'næləsɪs] *noun*: →*psychoanalysis*

psy|cha|nop|sia [ˌsaɪk'nɑpsɪə] *noun*: zerebralbedingte/organbedingte Blindheit *f*

psy|chas|the|ni|a [ˌsaɪkæs'θiːnɪə] *noun*: Psychasthenie *f*

psy|che ['saɪkiː] *noun*: Psyche *f*

psych|e|del|ic [ˌsaɪkɪ'delɪk]: I *noun* Psychedelikum *nt* II *adj* das Bewusstsein erweiternd *oder* verändernd; durch Halluzinogene erzeugt, psychedelisch, rauschartig, psychodelisch

psy|chi|at|ric [ˌsaɪkɪ'ætrɪk] *adj*: Psychiatrie betreffend, psychiatrisch

psy|chi|at|rics [ˌsaɪkɪ'ætrɪks] *plural*: Psychiatrie *f*

psy|chi|a|trist [saɪ'kaɪətrɪst] *noun*: Psychiater *m*, Psychiaterin *f*
paediatric psychiatrist: (*brit.*) →*pediatric psychiatrist*
pediatric psychiatrist: Kinderpsychiater(in *f*) *m*

psy|chi|a|try [saɪ'kaɪətriː] *noun*: Psychiatrie *f*
analytic psychiatry: psychoanalytische Psychiatrie *f*
biological psychiatry: biologische Psychiatrie *f*
child psychiatry: Kinderpsychiatrie *f*
community psychiatry: Gemeindepsychiatrie *f*
cross-cultural psychiatry: transkulturelle Psychiatrie *f*
descriptive psychiatry: beschreibende Psychiatrie *f*
dynamic psychiatry: psychoanalytische Psychiatrie *f*
existential psychiatry: existentielle Psychotherapie *f*
forensic psychiatry: forensische/gerichtliche Psychiatrie *f*
legal psychiatry: forensische/gerichtliche Psychiatrie *f*
psychoanalytic psychiatry: psychoanalytische Psychiatrie *f*
social psychiatry: Sozialpsychiatrie *f*
transcultural psychiatry: transkulturelle Psychiatrie *f*

psy|chic ['saɪkɪk] *adj*: Psyche betreffend, psychisch, seelisch, geistig; mental, psychogen; psychisch/seelisch bedingt, in der Psyche begründet; oft gleichgesetzt mit hysterisch, psychogen

PSYCHIS *Abk.*: Psychiatric Information System

psycho- *präf.*: Psych(o)-, Seele(n)-

psy|cho|an|a|lep|tic [ˌsaɪkəʊˌænə'leptɪk]: I *noun* (*pharmakol.*) Psychoanaleptikum *nt* II *adj* die psychische Aktivität erhöhend/steigernde, psychoanaleptisch

psy|cho|a|nal|y|sis [ˌsaɪkəʊ'nælɪsɪs] *noun*: Psychoanalyse *f*
adlerian psychoanalysis: →*adlerian psychology*
classic psychoanalysis: orthodoxe Psychoanalyse *f*, klassische Psychoanalyse *f*
jungian psychoanalysis: analytische Psychologie *f*

psy|cho|an|a|lyst [ˌsaɪkəʊ'ænlɪst] *noun*: Psychoanalytiker *m*, Psychoanalytikerin *f*

psy|cho|an|a|lyt|ic [ˌsaɪkəʊˌænə'lɪtɪk] *adj*: Psychoanalyse betreffend, mittels Psychoanalyse, psychoanalytisch

psy|cho|an|a|lyt|i|cal [ˌsaɪkəʊˌænə'lɪtɪkl] *adj*: →*psychoanalytic*

psy|cho|an|a|lyze [ˌsaɪkəʊ'ænəlaɪz] *vt*: psychologisch untersuchen *oder* behandeln, psychoanalysieren

psy|cho|bi|ol|o|gy [ˌsaɪkəʊbaɪ'ɑlədʒiː] *noun*: Psychobiologie *f*

psy|cho|car|di|ac [ˌsaɪkəʊ'kɑːrdɪæk] *adj*: psychokardial

psy|cho|ca|thar|sis [ˌsaɪkəʊkə'θɑːrsɪs] *noun*: Katharsis *f*

psy|cho|chem|i|stry [ˌsaɪkəʊ'keməstriː] *noun*: Psychochemie *f*

psy|cho|del|ic [ˌsaɪkəʊ'delɪk] *noun, adj*: →*psychedelic*

psy|cho|di|ag|no|sis [ˌsaɪkəʊˌdaɪəg'nəʊsɪs] *noun*: Psychodiagnostik *f*

psy|cho|di|ag|nos|tics [ˌsaɪkəʊˌdaɪəg'nɑstɪks] *plural*: Psychodiagnostik *f*

Psy|chod|i|dae [saɪ'kɑdədiː, -'kəʊdə-] *plural*: Schmetterlingsmücken *pl*, Psychodidae *pl*

psy|cho|dra|ma [ˌsaɪkəʊ'drɑːmə, -'dræmə] *noun*: Psychodrama *nt*

psy|cho|dy|nam|ics [ˌsaɪkəʊdaɪ'næmɪks] *plural*: Psychodynamik *f*

psy|cho|dys|lep|tic [ˌsaɪkəʊdɪs'leptɪk]: I *noun* Halluzinogen *nt*, Psychodysleptikum *nt*, Psychomimetikum *nt*, Psychotomimetikum *nt* II *adj* seelisch enthemmend, halluzinogen, psychodysleptisch, psychomimetisch

psy|cho|en|do|cri|nol|o|gy [ˌsaɪkəʊˌendəʊkrɪ'nɑlədʒiː] *noun*: Psychoendokrinologie *f*

psy|cho|gal|van|ic [ˌsaɪkəʊgæl'vænɪk] *adj*: psychogalvanisch

psy|cho|gal|va|nom|e|ter [ˌsaɪkəʊˌgælvə'nɑmɪtər] *noun*: Psychogalvanometer *nt*

psy|cho|gen|e|sis [ˌsaɪkəʊ'dʒenəsɪs] *noun*: **1.** geistige Entwicklung *f* **2.** Psychogenie *f*

psy|cho|gen|e|tic [ˌsaɪkəʊdʒɪ'netɪk] *adj*: **1.** →*psychogenic*

P

2. die geistige Entwicklung betreffend, psychogenetisch

psy|cho|gen|ic [ˌsaɪkəʊ'dʒenɪk] *adj*: psychisch/seelisch bedingt, in der Psyche begründet, seelisch, psychisch, psychogen

psy|chog|e|ny [saɪ'kɑdʒəniː] *noun*: Psychogenie *f*

psy|cho|ger|i|at|rics [ˌsaɪkəʊˌdʒɪərɪ'ætrɪks] *plural*: Psychogeriatrie *f*

psy|cho|gram ['saɪkəʊgræm] *noun*: Psychogramm *nt*

psy|cho|graph ['saɪkəʊgræf] *noun*: →*psychogram*

psy|chog|ra|phy [saɪ'kɑgrəfiː] *noun*: Psychografie *f*, Psychographie *f*

psy|cho|ki|ne|sia [ˌsaɪkəʊkɪ'niːʒ(ɪ)ə, -kaɪ-] *noun*: →*psychokinesis*

psy|cho|ki|ne|sis [ˌsaɪkəʊkɪ'niːsɪs, -kaɪ-] *noun*: Psychokinese *f*

psy|cho|lag|ny ['saɪkəʊlægniː] *noun*: Psycholagnie *f*

psy|cho|log|ic [ˌsaɪkəʊ'lɑdʒɪk] *adj*: Psychologie betreffend, auf ihr beruhend, mit den Methoden der Psychologie, psychologisch

psy|cho|log|i|cal [ˌsaɪkəʊ'lɑdʒɪkl] *adj*: →*psychologic*

psy|chol|o|gist [saɪ'kɑlədʒɪst] *noun*: Psychologe *m*, Psychologin *f*
  child psychologist: Kinderpsychologe *m*, -psychologin *f*

psy|chol|o|gy [saɪ'kɑlədʒiː] *noun*: Psychologie *f*
  adlerian psychology: Individualpsychologie *f*
  analytic psychology: analytische Psychologie *f*
  analytical psychology: analytische Psychologie *f*, komplexe Psychologie *f*
  behavioral psychology: →*behavioristic psychology*
  behavioristic psychology: behavioristische Psychologie *f*
  behavioural psychology: (*brit.*) →*behavioristic psychology*
  behaviouristic psychology: (*brit.*) →*behavioristic psychology*
  child psychology: Kinderpsychologie *f*
  clinical psychology: klinische Psychologie *f*
  comparative psychology: vergleichende Psychologie *f*
  deep psychology: Psychoanalyse *f*
  depth psychology: Tiefenpsychologie *f*
  developmental psychology: Entwicklungspsychologie *f*
  differential psychology: differentielle Psychologie *f*
  environmental psychology: Umweltpsychologie *f*
  experimental psychology: experimentelle Psychologie *f*
  forensic psychology: forensische Psychologie *f*, Kriminalpsychologie *f*
  functional psychology: Funktionspsychologie *f*
  holistic psychology: holistische Psychologie *f*, Ganzheitspsychologie *f*
  hormic psychology: hormische Psychologie *f*, Antriebspsychologie *f*, Hormismus *m*
  individual psychology: Individualpsychologie *f*
  industrial psychology: Arbeits-, Betriebspsychologie *f*
  medical psychology: medizinische Psychologie *f*
  occupational psychology: Arbeitspsychologie *f*
  perception psychology: Wahrnehmungspsychologie *f*
  personality psychology: Persönlichkeitspsychologie *f*
  social psychology: Sozialpsychologie *f*
  structural psychology: Strukturpsychologie *f*

psy|cho|met|rics [ˌsaɪkə'metrɪks] *plural*: Psychometrie *f*

psy|chom|e|try [saɪ'kɑmətriː] *noun*: Psychometrie *f*

psy|cho|mo|tor [ˌsaɪkə'məʊtər] *adj*: Psychomotorik betreffend, psychomotorisch

psy|cho|neu|ro|sis [ˌsaɪkəʊnjʊə'rəʊsɪs] *noun*: **1.** Psychoneurose *f* **2.** Neurose *f*

psy|cho|neu|rot|ic [ˌsaɪkəʊnjʊə'rɑtɪk] *adj*: Psychoneurose betreffend, psychoneurotisch

psy|cho|path ['saɪkəʊpæθ] *noun*: Psychopath(in *f*) *m*

psy|cho|path|ic [ˌsaɪkəʊ'pæθɪk] *adj*: Psychopathie betreffend, an Psychopathie leidend, seelisch-charakterlich gestört, psychopathisch

psy|cho|pa|thol|o|gy [ˌsaɪkəʊpə'θɑlədʒiː] *noun*: Psychopathologie *f*

psy|chop|a|thy [saɪ'kɑpəθiː] *noun*: Psychopathie *f*

psy|cho|phar|ma|col|o|gy [ˌsaɪkəˌfɑːrmə'kɑlədʒiː] *noun*: Psychopharmakologie *f*

psy|cho|phys|i|cal [ˌsaɪkəʊ'fɪzɪkl] *adj*: Psychosomatik betreffend; Geist/Psyche und Körper/Soma betreffend, seelisch-körperliche Wechselwirkungen betreffend, psychosomatisch, seelisch-leiblich, seelisch-körperlich, psychophysisch; Psychophysik betreffend

psy|cho|phys|ics [ˌsaɪkəʊ'fɪzɪks] *plural*: Psychophysik *f*
  Fechner's psychophysics: Fechner-Psychophysik *f*
  Stevens's psychophysics: Stevens-Psychophysik *f*

psy|cho|phys|i|o|log|ic [ˌsaɪkəʊˌfɪzɪə'lɑdʒɪk] *adj*: Psychophysiologie betreffend, psychophysiologisch

psy|cho|phys|i|ol|o|gy [ˌsaɪkəʊˌfɪzɪ'ɑlədʒiː] *noun*: physiologische Psychologie *f*, Psychophysiologie *f*

psy|cho|ple|gic [ˌsaɪkəʊ'pliːdʒɪk] *noun*: Psychoplegikum *nt*

psy|cho|pro|phy|lax|is [ˌsaɪkəʊˌprəʊfɪ'læksɪs] *noun*: Psychoprophylaxe *f*

psy|cho|sed|a|tive [ˌsaɪkəʊ'sedətɪv]: **I** *noun* Psychosedativum *nt*, Tranquilizer *m*, Ataraktikum *nt* **II** *adj* mit beruhigender Wirkung auf das Zentralnervensystem, psychosedativ

psy|cho|sen|so|ri|al [ˌsaɪkəʊsen'sɔːrɪəl, -'səʊ-] *adj*: →*psychosensory*

psy|cho|sen|so|ry [ˌsaɪkəʊ'sensəriː] *adj*: psychosensorisch

psy|cho|sex|u|al [ˌsaɪkəʊ'sekʃəwəl] *adj*: die geistigen *oder* emotionalen Aspekte der Sexualität betreffend, psychosexuell

psy|cho|sin [saɪ'kəsɪn] *noun*: Psychosin *nt*

psy|cho|sis [saɪ'kəʊsɪs] *noun, plural* **-ses** [-siːz]: Psychose *f*
  affective psychosis: affektive Psychose *f*
  alcoholic psychosis: Alkoholpsychose *f*
  amnestic psychosis: →*Korsakoff's psychosis*
  atypical psychosis: zykloide Randpsychose *f*, atypische Psychose *f*
  bipolar psychosis: manisch-depressive Psychose *f*
  brief reactive psychosis: Durchgangssyndrom *nt*
  Cheyne-Stokes psychosis: Cheyne-Stokes-Psychose *f*
  circular psychosis: manisch-depressive Psychose *f*
  confusion psychosis: erregt-gehemmte Verwirrtheitspsychose *f*
  cycloid psychosis: zykloide Randpsychose *f*, atypische Psychose *f*
  cycloid marginal psychosis: zykloide Randpsychose *f*, atypische Psychose *f*
  depersonalisation psychosis: Entfremdungspsychose *f*
  drug psychosis: Drogenpsychose *f*
  dysmnesic psychosis: →*Korsakoff's psychosis*
  endogenous psychosis: endogene Psychose *f*
  epileptic psychosis: epileptische Psychose *f*
  exhaustion psychosis: Erschöpfungspsychose *f*
  exogenous psychosis: exogene Psychose *f*
  experimental psychosis: experimentelle Psychose *f*
  functional psychosis: Funktionspsychose *f*
  gestational psychosis: Schwangerschaftspsychose *f*
  hyperkinetic-akinetic motility psychosis: hyperkinetisch-akinetische Motilitätspsychose *f*
  infection psychosis: Infektionspsychose *f*
  involutional psychosis: Involutionspsychose *f*

P

Korsakoff's psychosis: Korsakow-Psychose *f*, Korsakow-Syndrom *nt*
manias with psychosis: Manien *pl* mit psychotischen Symptomen
manias without psychosis: Manien *pl* ohne psychotische Symptome
manic-depressive psychosis: manisch-depressive Psychose *f*
marginal psychosis: zykloide Randpsychose *f*
mild brief reactive psychosis: leichtes Durchgangssyndrom *nt*
moderate brief reactive psychosis: mittelschweres Durchgangssyndrom *nt*
motility psychosis: Motilitätspsychose *f*
oneroid psychosis: oneiroide Psychose *f*
organic psychosis: organische Psychose *f*
polyneuritic psychosis: →*Korsakoff's psychosis*
post-abortion psychosis: Abortpsychose *f*
postconcussional psychosis: Kommotionspsychose *f*
postconcussional organic psychosis: Kontusionspsychose *f*
postoperative psychosis: postoperative Psychose *f*
postpartum psychosis: Wochenbett-, Puerperalpsychose *f*
post-traumatic psychosis: posttraumatische Psychose *f*
prison psychosis: Gefängnispsychose *f*, Haftpsychose *f*
puerperal psychosis: Wochenbett-, Puerperalpsychose *f*
schizoaffective psychosis: schizoaffektive Psychose *f*
senile psychosis: senile Psychose *f*
severe brief reactive psychosis: schweres Durchgangssyndrom *nt*
symbiotic psychosis: symbiotische Psychose *f*
symbiotic infantile psychosis: symbiotische Psychose *f*
symptomatic psychosis: symptomatische Psychose *f*
toxic psychosis: toxische Psychose *f*
transitory psychosis: Durchgangssyndrom *nt*
traumatic psychosis: posttraumatische Psychose *f*

psy|cho|so|cial [ˌsaɪkəˈsəʊʃəl] *adj*: psychosozial

psy|cho|so|mat|ic [ˌsaɪkəʊsəˈmætɪk, -səʊ-] *adj*: Psychosomatik betreffend; Geist/Psyche und Körper/Soma betreffend, seelisch-körperliche Wechselwirkungen betreffend, psychosomatisch, seelisch-leiblich, seelisch-körperlich, psychophysisch

psy|cho|so|mi|met|ic [ˌsaɪkəʊsəmɪˈmetɪk] *noun, adj*: →*psychotomimetic*

psy|cho|stim|u|lant [ˌsaɪkəʊˈstɪmjələnt]: **I** *noun* Psychostimulans *nt*, Psychotonikum *nt* **II** *adj* die Psyche anregend, psychotonisch

psy|cho|sur|ger|y [ˌsaɪkəʊˈsɜrdʒəriː] *noun*: Psychochirurgie *f*

psy|cho|ther|a|peu|tic [ˌsaɪkəʊˌθerəˈpjuːtɪk] *adj*: Psychotherapeutik *oder* Psychotherapie betreffend, psychotherapeutisch

psy|cho|ther|a|peu|tics [ˌsaɪkəʊˌθerəˈpjuːtɪks] *plural*: Psychotherapie *f*

psy|cho|ther|a|pist [ˌsaɪkəʊˈθerəpɪst] *noun*: Psychotherapeut(in *f*) *m*

psy|cho|ther|a|py [ˌsaɪkəʊˈθerəpiː] *noun*: Psychotherapie *f*
group psychotherapy: Gruppenpsychotherapie *f*

psy|chot|ic [saɪˈkɑtɪk]: **I** *noun* Psychotiker(in *f*) *m* **II** *adj* Psychose betreffend, an einer Psychose leidend, psychotisch

psy|chot|o|mi|met|ic [saɪˌkɑtəʊmɪˈmetɪk]: **I** *noun* Psychodysleptikum *nt*, Halluzinogen *nt*, Psychomimetikum *nt*, Psychotomimetikum *nt* **II** *adj* die Psyche anregend, psychomimetisch; seelisch enthemmend, halluzinogen, psychodysleptisch

psy|cho|trop|ic [ˌsaɪkəˈtrəʊpɪk] *adj*: psychotrop

psychro- *präf.*: Kälte-, Psychro-, Kry(o)-

psy|chro|aes|the|sia [ˌsaɪkəʊesˈθiːʒ(ɪ)ə] *noun*: (*brit.*) →*psychroesthesia*

psy|chro|al|gia [ˌsaɪkrəʊˈældʒ(ɪ)ə] *noun*: schmerzhafte Kälteempfindung *f*, Psychroalgie *f*, Psychrohyperästhesie *f*

psy|chro|es|the|sia [ˌsaɪkəʊesˈθiːʒ(ɪ)ə] *noun*: Psychroästhesie *f*

psy|chro|phile [ˈsaɪkəʊfaɪl] *noun*: kälteliebender/psychrophiler Mikroorganismus *m*

psy|chro|phil|ic [ˌsaɪkrəʊˈfɪlɪk] *adj*: kälteliebend, psychrophil

psy|chro|ther|a|py [ˌsaɪkrəʊˈθerəpiː] *noun*: Kryotherapie *f*

P_{syst} *Abk.*: systolic blood pressure

PT *Abk.*: **1.** parathyroid **2.** paroxysmal tachycardia **3.** passage time **4.** peak time **5.** phototoxicity **6.** physical therapist **7.** physical therapy **8.** physical training **9.** plasmolysis test **10.** pneumotachograph **11.** precipitation test **12.** primary tumor **13.** promontory stimulation test **14.** propylthiouracil **15.** prothrombin time **16.** psychotherapy **17.** pulmonary trunk **18.** pulmonary tuberculosis

Pt *Abk.*: platinum

pt *Abk.*: pint

pt. *Abk.*: **1.** part **2.** patient **3.** point

PTA *Abk.*: **1.** patient-triggered analgesia **2.** percutaneous transluminal angioplasty **3.** peritonsillar abscess **4.** pharmaceutical-technical assistant **5.** phosphotransacetylase **6.** plasma thromboplastin antecedent **7.** posttraumatic amnesia **8.** primary tubular acidosis **9.** prothionamide

ptar|mus [ˈtɑːrməs] *noun*: Nieskrampf *m*, Ptarmus *m*

Ptase *Abk.*: phosphatase

PTAV *Abk.*: percutaneous transluminal atrial valvuloplasty

PTB *Abk.*: **1.** prothrombin **2.** pulmonary tuberculosis

PTBD *Abk.*: percutaneous biliary drainage

PTC *Abk.*: **1.** percutaneous transhepatic cholangiography **2.** phenylthiocarbamide **3.** phenylthiocarbamoyl **4.** plasma thromboplastin component **5.** positive temperature coefficient **6.** posttraumatic cephalgia **7.** primary traumatic coma

PTCA *Abk.*: percutaneous transluminal coronary angioplasty

PTCD *Abk.*: percutaneous transhepatic cholangio-drainage

PTCR *Abk.*: percutaneous transluminal coronary recanalization

PTD *Abk.*: **1.** percutaneous transhepatic drainage **2.** permanent total disability **3.** photodynamic therapy

Ptd *Abk.*: phosphatidyl

PtdCho *Abk.*: phosphatidylcholine

PtdEth *Abk.*: phosphatidylethanolamine

PTE *Abk.*: **1.** parathyroid extract **2.** pulmonary thromboembolism **3.** pulmonary thromboendarterectomy

PTEA *Abk.*: pulmonary thromboendarterectomy

PTEN *Abk.*: **1.** pentaerythritol tetranitrate **2.** pentaerythrityl tetranitrate

pter|i|dine [ˈterədiːn, -dɪn] *noun*: Pteridin *nt*

pter|in [ˈterɪn] *noun*: Pterin *nt*

pter|op|ter|in [terˈɑptərɪn] *noun*: Pteroyltriglutaminsäure *f*

pter|o|yl|glu|ta|mate [ˌterəwɪlˈgluːtəmeɪt] *noun*: Folinat *nt*

pte|ryg|i|um [təˈrɪdʒɪəm] *noun, plural* **-giums, -gia** [-dʒɪə]: Nagelhäutchen *nt*, Pterygium *nt*
cervical pterygium: Pterygium colli
scar pterygium: Pseudopterygium *nt*

pter|y|goid ['terɪgɔɪd] *adj*: flügelähnlich, -förmig, Flügel-; Processus pterygoideus betreffend
pter|y|goi|dal ['terɪgɔɪdl] *adj*: →*pterygoid*
pter|y|goi|de|us [ˌterɪ'gɔɪdɪəs] *noun*: Pterygoideus *m*, Musculus pterygoideus
PTF *Abk.*: **1.** plasma thromboplastin factor **2.** proximal tubular flow
PTFE *Abk.*: polytetrafluoroethylene
PTH *Abk.*: **1.** parathormone **2.** parathyroid hormone **3.** phenylthiohydantoin **4.** posttransfusion hepatitis **5.** prothionamide
PTHC *Abk.*: percutaneous transhepatic cholangiography
Pthir|us ['θɪrəs] *noun*: →*Phthirus*
pti|lo|sis [tə'ləʊsɪs, taɪ-] *noun, plural* **-ses** [-siːz]: Ptilosis *f*
PTJC *Abk.*: percutaneous transjugular cholangiography
PTJV *Abk.*: percutaneous transtracheal jet ventilation
PTL *Abk.*: **1.** posterior tricuspid leaflet **2.** psittacosis-trachoma-lymphogranuloma
PTM *Abk.*: **1.** phenyltrimethylammonium **2.** posttransfusion mononucleosis **3.** pressure time per minute **4.** pulse-time modulation
PTMA *Abk.*: phenyltrimethylammonium
PTMV *Abk.*: percutaneous transluminal mitral valvuloplasty
pto|maine ['təʊmeɪn] *noun*: Ptomain *nt*, Leichengift *nt*, Leichenalkaloid *nt*
pto|ma|tine ['təʊmətɪn] *noun*: →*ptomaine*
pto|ma|top|sia [ˌtəʊmə'tɑpsɪə] *noun*: →*ptomatopsy*
pto|ma|top|sy [ˌtəʊmə'tɑpsiː] *noun*: Autopsie *f*, Obduktion *f*, Nekropsie *f*
pto|mat|ro|pine [təʊ'mætrəpiːn] *noun*: Ptomatropin *nt*
ptosed [təʊst] *adj*: Ptose betreffend, von Ptose betroffen, herabhängend; nach unten verlagert, ptotisch
pto|sis ['təʊsɪs] *noun*: **1.** (Organ-)Senkung *f*, Ptose *f*, Ptosis *f* **2.** →*palpebral ptosis*
congenital ptosis: Ptosis congenita
Horner's ptosis: Horner-Trias *f*, Horner-Syndom *nt*, Horner-Komplex *m*
myogenic ptosis: myogene Ptosis *f*
palpebral ptosis: Lidptose *f*, Ptose *f*, Ptosis (palpebrae) *f*, Blepharoptose *f*
paralytic ptosis: Ptosis paralytica
senile ptosis: senile Ptosis *f*
-ptosis *suf.*: Senkung, Vorfall, -ptose, -ptosis
ptot|ic ['tɑtɪk] *adj*: Ptose betreffend, von Ptose betroffen, herabhängend; nach unten verlagert, ptotisch
-ptotic *suf.*: gesenkt, herabhängend, vorfallend, -ptotisch
PTP *Abk.*: posttetanic potentiation
PTR *Abk.*: **1.** patella tendon reflex **2.** percutaneous transluminal recanalization **3.** plasma transfusion reaction **4.** pulmonary total resistance
PTRA *Abk.*: percutaneous transluminal renal angioplasty
PTRD *Abk.*: percutaneous transluminal renal dilatation
PTS *Abk.*: **1.** permanent threshold shift **2.** phosphotransferase system **3.** postthrombotic syndrome
6-PTS *Abk.*: 6-pyruvoyltetrahydropterin synthase
PTT *Abk.*: partial thromboplastin time
PTTK *Abk.*: partial thromboplastin time with kaolin
PTT-test *noun*: PTT-Bestimmung *f*, Bestimmung *f* der partiellen Thromboplastinzeit
PTU *Abk.*: propylthiouracil
PTV *Abk.*: posterior tibial vein
PTVS *Abk.*: percutaneous transhepatic venous sampling
PTX *Abk.*: **1.** pengitoxin **2.** pentoxyphylline
PTx *Abk.*: parathyroidectomy
ptyal- *präf.*: Speichel-, Ptyal(o)-, Sial(o)-
pty|al|a|gogue [taɪ'æləgɑg]: **I** *noun* Sialagogum *nt* **II** *adj* den Speichelfluss anregend, sialagog
pty|a|lec|ta|sis [taɪə'lektəsɪs] *noun, plural* **-ses** [-siːz]: Sialektasie *f*
pty|a|lin ['taɪəlɪn] *noun*: Ptyalin *nt*, Speicheldiastase *f*
pty|a|lism ['taɪəlɪzəm] *noun*: übermäßiger Speichelfluss *m*, Ptyalismus *m*, Sialorrhoe *f*, Hypersalivation *f*
ptyalism of pregnancy: Ptyalismus gravidarum
ptyalo- *präf.*: Speichel-, Ptyal(o)-, Sial(o)-
pty|a|lo|cele ['taɪələʊˌsiːl] *noun*: Speichelzyste *f*
sublingual ptyalocele: Ranula *f*
pty|a|log|ra|phy [taɪə'lɑgrəfiː] *noun*: Sialographie *f*, Sialografie *f*
pty|a|lo|lith ['taɪələlɪθ] *noun*: Speichelstein *m*, Sialolith *m*
pty|a|lo|li|thi|a|sis [ˌtaɪələʊlɪ'θaɪəsɪs] *noun*: Sialolithiasis *f*
pty|a|lo|li|thot|o|my [ˌtaɪələʊlɪ'θɑtəmiː] *noun*: Sialolithotomie *f*
pty|a|lor|rhe|a [ˌtaɪələʊ'rɪə] *noun*: →*ptyalism*
pty|a|lor|rhoe|a [ˌtaɪələʊ'rɪə] *noun*: (*brit.*) →*ptyalism*
pty|a|lose ['taɪələʊs] *noun*: Maltose *f*
-ptysis *suf.*: Spucken, -ptyse, -ptoe, -ptysis
PTZ *Abk.*: pentylene tetrazole
PU *Abk.*: **1.** peptic ulcer **2.** pregnancy urine
Pu *Abk.*: plutonium
pu|bar|che [pjuː'bɑrkiː] *noun*: Pubarche *f*
pu|ber|al ['pjuːbərəl] *adj*: Geschlechtsreife/Pubertät betreffend, während der Pubertät auftretend, pubertär, pubertierend, puberal, Pubertäts-
pu|ber|tal ['pjuːbərtl] *adj*: →*puberal*
pu|ber|tas ['pjuːbərtæs] *noun*: →*puberty*
pu|ber|ty ['pjuːbərtiː] *noun*: Geschlechtsreife *f*, Pubertät *f*, Pubertas *f*
delayed puberty: Pubertas tarda
precocious puberty: Pubertas praecox
pu|bes ['pjuːbiːz] *noun, plura* **pu|bes**: **1.** Scham *f*, Schambeinregion *f*, Pubes *f*, Hypogastrium *nt*, Regio pubica **2.** Schamhaare *pl*, Pubes *f*
pu|bes|cence [pjuː'besəns] *noun*: Geschlechtsreifung *f*, Pubeszenz *f*
pu|bes|cent [pjuː'besənt] *adj*: in der Pubertät befindlich, heranwachsend, pubeszent
pu|bic ['pjuːbɪk] *adj*: Schambein/Os pubis *oder* Schamgegend betreffend, pubisch
pu|bi|o|plas|ty ['pjuːbɪəʊplæstiː] *noun*: Pubeo-, Pubioplastik *f*
pu|bi|ot|o|my [ˌpjuːbɪ'ɑtəmiː] *noun*: Pubeo-, Pubiotomie *f*, Hebetomie *f*, Hebotomie *f*, Beckenringosteotomie *f*
pu|bis ['pjuːbɪs] *noun, plura* **-bes** [-biːz]: Schambein *nt*, Pubis *f*, Os pubis
pub|lic ['pʌblɪk]: **I** *noun* die Öffentlichkeit **II** *adj* öffentlich
general public: Allgemeinheit *f*
pu|bo|fem|o|ral [ˌpjuːbəʊ'femərəl] *adj*: Schambein und Femur betreffend, pubofemoral
pu|bo|pros|tat|ic [ˌpjuːbəʊprɑ'stætɪk] *adj*: Schambein und Vorsteherdrüse/Prostata betreffend, puboprostatisch
pu|bo|rec|tal [ˌpjuːbəʊ'rektl] *adj*: Schambein und Mastdarm/Rektum betreffend, puborektal
pu|bo|vag|i|nal [ˌpjuːbəʊ'vædʒənl] *adj*: Schambein und Scheide/Vagina betreffend, pubovaginal
pu|bo|ves|i|cal [ˌpjuːbəʊ'vesɪkl] *adj*: Schambein und Harnblase/Vesica urinaria betreffend, pubovesikal
PUC *Abk.*: premature uterine contractions
PUD *Abk.*: peptic ulcer disease
PuD *Abk.*: pulmonary disease
pu|den|dal [pjuː'dendl] *adj*: **1.** Schambein/Os pubis *oder* Schamgegend betreffend, pubisch **2.** Scham(gegend)

P

betreffend, zur Scham(gegend) gehörend, pudendal

pu|den|dum [pjuː'dendəm] *noun, plural* **-da** [-də]: (weibliche) Scham(gegend *f*) *f*, Vulva *f*, äußere weibliche Geschlechtsorgane/Genitalien *pl*, Pudendum *nt*

pu|dic ['pjuːdɪk] *adj*: →*pudendal*

pu|er|ile ['pjuːərɪl, 'pjʊərɪl, -aɪl] *adj*: pueril

pu|er|i|lism ['pjuːərəlɪzəm, 'pjʊər-] *noun*: Puerilismus *m*
psychogenic puerilism: hysterischer Puerilismus *m*

pu|er|per|a [pjuː'ɜrpərə] *noun, plural* **-per|ae** [-pəriː]: Wöchnerin *f*, Puerpera *f*

pu|er|per|al [pjuː'ɜrpərəl] *adj*: Wochenbett/Puerperium betreffend, während des Kindbetts auftretend, puerperal

pu|er|per|ant [pjuː'ɜrpərənt]: I *noun* →*puerpera* II *adj* →*puerperal*

pu|er|pe|ri|um [pjuːər'pɪəriːəm] *noun*: Wochenbett *nt*, Kindbett *nt*, Puerperium *nt*

PUFA *Abk.*: polyunsaturated fatty acid

puff [pʌf]: I *noun* **1.** (*genet.*) Puff *m* **2.** (kurzer) Atemzug *m*; Schnauben *nt*, Schnaufen *nt* **3.** Schwellung *f*, Beule *f* II *vt* **4.** blasen, pusten **5.** aufblasen, (auf-)blähen III *vi* **6.** keuchen, blasen, pusten, schnaufen, schnaufen **puff and blow** keuchen und schnaufen **7.** sich (auf-)blähen
puff out *vi* sich (auf-)blähen
puff up I *vt* aufblasen, (auf-)blähen II *vi* sich (auf-)blähen
chromosome puff: Puff *m*

puffed [pʌft] *adj*: (*Haut*) teigig, gedunsen, aufgeschwemmt, pastös **puffed eyes** geschwollene Augen

puff|i|ness ['pʌfɪnəs] *noun*: **1.** Aufgeblähtsein *nt*, Aufgeblasenheit *f*, Gedunsenheit *f*; Schwellung *f* **2.** Kurzatmigkeit *f*

puff|ing ['pʌfɪŋ] *noun*: Puffing *nt*

puff|y ['pʌfiː] *adj*: (*Haut*) teigig, gedunsen, aufgeschwemmt, pastös

pul|ex ['pjuːleks] *noun*: Pulex *m*; Floh *m*
Pulex cheopis: Pestfloh *m*, Xenopsylla cheopis
Pulex dugesi: →*Pulex irritans*
Pulex irritans: Menschenfloh *m*, Pulex irritans
Pulex penetrans: Sandfloh *m*, Tunga/Dermatophilus penetrans

pu|lic|i|cide [pjuː'lɪsəsaɪd] *noun*: →*pulicide*

Pu|lic|i|dae [pjuː'lɪsədiː] *plural*: Pulicidae *pl*

pu|li|cide ['pjuːləsaɪd] *noun*: Pulizid *nt*

pull [pʊl]: I *noun* Ruck *m*, Zug *m*; Ziehen *nt*; (*a. fig.*) Anziehungskraft *f* II *vt* **1.** ziehen, zerren **pull a muscle** sich einen Muskel zerren **2.** (her-)ausziehen, (her-)ausreißen; (*Zahn*) extrahieren III *vi* **3.** ziehen, zerren, reißen (*at* an) **4.** saugen (*at* an)
pull out *vt* (her-)ausziehen, (her-)ausreißen; (*Zahn*) extrahieren
cicatricial pull: Narbenzug *m*
gravitational pull: Anziehungskraft *f*

pul|ley ['pʊliː] *noun, plura* **-leys**: Ringband *nt*
flexor pulley: (*Finger*) Ringband *nt* der Beugeseite

pul|lu|late ['pʌljəleɪt] *vi*: keimen, sprossen, knospen

pul|lu|la|tion [,pʌljə'leɪʃn] *noun*: Sprossen *nt*, Keimen *nt*, Knospen *nt*

pulm. *Abk.*: pulmonary

pul|mo ['pʌlməʊ] *noun, plural* **-mo|nes** [-'məʊniːz]: Lunge *f*, Lungenflügel *m*, (*anatom.*) Pulmo *m*

pulmo- *präf.*: Lungen-, Pulmonal-, Pulmo-

pul|mo|a|or|tic [,pʌlməʊeɪ'ɔːrtɪk] *adj*: Aorta und Lungenschlagader/Truncus pulmonalis betreffend, aortikopulmonal, aortopulmonal

pul|mo|lith ['pʌlməʊlɪθ] *noun*: Lungenstein *m*, Pulmolith *m*, Pneumolith *m*

pulmon- *präf.*: Lungen-, Pulmonal-, Pulmo-

pul|mo|nal ['pʌlmənl] *adj*: →*pulmonary*

pul|mo|nar|y ['pʌlmə,neriː, -nərɪ, 'pʊl-] *adj*: Lunge/Pulmo betreffend, pulmonal

pul|mo|nec|to|my [,pʌlmə'nektəmiː] *noun*: →*pneumonectomy*

pul|mon|ic [pʌl'mɑnɪk, pʊl-] *adj*: Lunge/Pulmo betreffend, pulmonal

pul|mo|ni|tis [,pʌlmə'naɪtɪs] *noun*: Lungenentzündung *f*, Pneumonie *f*, Pneumonia *f*

pulmono- *präf.*: Lungen-, Pulmonal-, Pulmo-

pul|mo|nol|o|gy [,pʌlmə'nɑlədʒiː] *noun*: →*pneumology*

pul|mo|no|per|i|to|ne|al [,pʌlmənəʊ,perɪtə'niːəl] *adj*: Lunge(n) und Bauchfell/Peritoneum betreffend, pulmoperitoneal

pulp [pʌlp]: I *noun* **1.** (*Organ*) Mark *nt*, Parenchym *nt*, Pulpa *f* **2.** Fruchtfleisch *nt*; Brei *m*, breiige Masse *f* II *vt* zu Brei verarbeiten III *vi* breiig werden
atrophic pulp: Pulpaatrophie *f*
coronal pulp: Kronenabschnitt *m* der Zahnhöhle, Cavitas coronae
dead pulp: devitalisierte Pulpa *f*, tote Pulpa *f*
dental pulp: Zahnpulpa *f*, Pulpa *f*, Pulpa dentis **below the dental pulp** unter der Zahnpulpa (liegend)
dentinal pulp: →*dental pulp*
devitalized pulp: →*dead pulp*
enamel pulp: Schmelzpulpa *f*, Zahnschmelzpulpa *f*
exposed pulp: freigelegte Pulpa *f*, eröffnete Pulpa *f*
finger pulp: Fingerkuppe *f*, -beere *f*
fruit pulp: Fruchtfleisch *nt*
hyperactive pulp: →*hypersensitive pulp*
hypersensitive pulp: Pulpahypersensibilität *f*
mummified pulp: mumifizierte Pulpa *f*
necrotic pulp: nekrotische Pulpa *f*
nonvital pulp: →*dead pulp*
normal pulp: normale Pulpa *f*
radicular pulp: Wurzelabschnitt *m* der Pulpa, Pulpa radicularis
red pulp: →*pulp of spleen*
pulp of spleen: rote Pulpa *f*, Milzpulpa *f*, Pulpa splenica/lienis
splenic pulp: →*pulp of spleen*
tooth pulp: →*dental pulp*
vertebral pulp: Nucleus pulposus
vital pulp: vitale Pulpa *f*
white pulp: weiße Pulpa *f*, Noduli lymphoidei splenici

pul|pa ['pʌlpə] *noun*: →*pulp*
pulpa proper: Innenzone *f* der Pulpa, Pulpakern *m*

pul|pal ['pʌlpəl] *adj*: Mark/Pulpa betreffend, Pulpa-, Mark-

pul|pal|gia [pʌl'pældʒ(ɪ)ə] *noun*: Pulpalgie *f*
acute pulpalgia: akute Pulpalgie *f*
chronic pulpalgia: chronische Pulpalgie *f*
hyperactive pulpalgia: Pulpahypersensibilität *f*
hyperreactive pulpalgia: hyperreaktive Pulpalgie *f*
hypersensitive pulpalgia: Pulpahypersensibilität *f*

pul|pec|to|my [pʌl'pektəmiː] *noun*: Zahnmarkentfernung *f*, Pulpaexstirpation *f*, Pulpenexstirpation *f*, Pulpaentfernung *f*, Pulpektomie *f*
complete pulpectomy: totale Zahnmarkentfernung *f*, Pulpaexstirpation *f*, Pulpenexstirpation *f*, Pulpektomie *f*
partial pulpectomy: partielle Pulpektomie *f*

pulp|i|ness ['pʌlpɪnəs] *noun*: Weichheit *f*, Breiigkeit *f*, Fleischigkeit *f*

pul|pit|ic [pʌl'pɪtɪk] *adj*: Pulpitis betreffend, pulpitisch

pul|pi|tis [pʌl'paɪtɪs] *noun*: Entzündung *f* der Zahnpulpa, Pulpitis *f*, Pulpaentzündung *f*, Zahnmarkentzün-

P

dung *f*
acute pulpitis: akute Pulpaentzündung *f*, Pulpitis acuta
ascending pulpitis: Pulpitis ascendens, retrograde Pulpitis *f*
chronic pulpitis: chronische Pulpitis *f*, Pulpitis chronica
chronic hyperplastic pulpitis: Pulpapolyp *m*, Pulpitis chronica aperta granulomatosa
chronic ulcerative pulpitis: chronisch ulzerierende Pulpitis *f*, Pulpitis chronica ulcerosa
closed pulpitis: geschlossene Pulpitis *f*, Pulpitis clausa
generalized pulpitis: generalisierte Pulpitis *f*
hyperplastic pulpitis: →*chronic hyperplastic pulpitis*
hypertrophic pulpitis: →*chronic hyperplastic pulpitis*
irreversible pulpitis: irreversible Pulpitis *f*
nonpainful pulpitis: schmerzarme Pulpitis *f*
open pulpitis: offene Pulpitis *f*, Pulpitis aperta
painful pulpitis: schmerzhafte Pulpitis *f*
partial pulpitis: partielle Pulpitis *f*, Pulpitis partialis
reversible pulpitis: reversible Pulpitis *f*
subacute pulpitis: subakute Pulpitis *f*, Pulpitis subacuta
suppurative pulpitis: eitrige Pulpitis *f*, Pulpitis suppurativa
total pulpitis: totale Pulpitis *f*
ulcerative pulpitis: ulzerative Pulpitis *f*, Pulpitis ulcerosa

pulp|less ['pʌlpləs] *adj*: ohne Pulpa, pulpalos
pul|po|ax|i|al [,pʌlpəʊ'æksɪəl] *adj*: pulpoaxial
pul|po|buc|co|ax|i|al [,pʌlpəʊ,bʌkəʊ'æksɪəl] *adj*: pulpobukkoaxial
pul|po|dis|tal [,pʌlpəʊ'dɪstəl] *adj*: distopulpal
pul|po|la|bi|al [,pʌlpəʊ'leɪbɪəl] *adj*: pulpolabial
pul|po|lin|gual [,pʌlpəʊ'lɪŋgwəl] *adj*: pulpolingual
pul|po|lin|guo|ax|i|al [,pʌlpəʊ,lɪŋgwə'æksɪəl] *adj*: pulpolinguoaxial
pul|po|ma [pʌl'pəʊmə] *noun*: internes Pulpagranulom *nt*, internes Pulpengranulom *nt*, innere Zahnresorption *f*, innere Resorption *f*, Rosa-Flecken-Krankheit *f*, Pink-spot-disease *nt*, Endodontoma *nt*
pul|po|me|si|al [,pʌlpəʊ'miːzɪəl] *adj*: pulpomesial
pul|po|me|si|o|ax|i|al [,pʌlpəʊ,miːzɪəʊ'æksɪəl] *adj*: pulpomesioaxial
pul|po|sis [pʌl'pəʊsɪs] *noun*: Pulpose *f*, (degenerative) Pulpaerkrankung *f*
atrophic pulposis: Pulpaatrophie *f*
calcific pulposis: verkalkende Pulpose *f*
hyperplastic pulposis: Pulpapolyp *m*
pul|pot|o|my [pʌl'pɑtəmiː] *noun*: Pulpotomie *f*
complete pulpotomy: Pulpaamputation *f*, komplette Pulpotomie *f*
partial pulpotomy: partielle Pulpotomie *f*
total pulpotomy: Pulpaamputation *f*, komplette Pulpotomie *f*
pulp|y ['pʌlpiː] *adj*: weich, breiig, fleischig, markartig, markig, pulpös; medullar, markähnlich
pul|sate ['pʌlseɪt] *vi*: **1.** (rhythmisch) schlagen *oder* pochen, pulsieren **2.** vibrieren
pul|sa|tile ['pʌlsətɪl, -taɪl] *adj*: (rhythmisch) schlagend *oder* klopfend, pochend, pulsierend, pulsatil
pul|sat|ing ['pʌlseɪtɪŋ] *adj*: pulsierend
pul|sa|tion [pʌl'seɪʃn] *noun*: **1.** Schlagen *nt*, Pochen *nt*, Pulsieren *nt*, Pulsation *f*, Pulsatio *f* **2.** Pulsschlag *m* **3.** Vibrieren *nt*
carotid pulsation: Karotidenpulsation *f*
epigastric pulsations: epigastrische Pulsationen *pl*
villous pulsation: Zottenpuls *m*
pul|sa|tive ['pʌlsətɪv] *adj*: →*pulsatile*
pul|sa|to|ry ['pʌlsətɔːriː, -təʊ-] *adj*: →*pulsatile*
pulse [pʌls]: **I** *noun* **1.** Puls *m*, Pulsschlag *m*; Pulsus *m* **feel/take s.o.'s pulse** jdm. den Puls fühlen *oder* messen, (*inf.*) pulsen **2.** Pulsieren *nt* **3.** (*physik.*) Impuls *m* **II** *vi* →*pulsate*
abdominal pulse: Puls *m* über der Aorta abdominalis, Pulsus abdominalis
absent pulse: fehlender Puls(schlag) *m*
alternating pulse: Alternans *m*, Pulsus alternans
anacrotic pulse: Anakrotie *f*, anakroter Puls *m*, Pulsus anacrotus
anadicrotic pulse: Anadikrotie *f*, anadikroter Puls *m*, Pulsus anadicrotus
anatricrotic pulse: Anatrikrotie *f*, anatrikroter Puls *m*, Pulsus anatricrotus
arterial pulse: Arterienpuls *m*
biferious pulse: →*bisferious pulse*
bigeminal pulse: Bigeminus *m*, Bigeminuspuls *m*, Bigeminusrhythmus *m*, Pulsus bigeminus
bisferious pulse: Pulsus bisferiens
bounding pulse: Pulsus capricans
cannonball pulse: **1.** Corrigan-Puls *m*, Pulsus celer et altus **2.** Wasserhammerpuls *m*
capillary pulse: Kapillarpuls *m*, Quincke-Zeichen *nt*
carotid pulse: Karotispuls *m*
catacrotic pulse: Katakrotie *f*, katakroter Puls *m*, Pulsus catacrotus
catadicrotic pulse: Katadikrotie *f*, katadikroter Puls *m*, Pulsus catadicrotus
catatricrotic pulse: Katatrikrotie *f*, katatrikroter Puls *m*, Pulsus catatricrotus
collapsing pulse: **1.** Corrigan-Puls *m*, Pulsus celer et altus **2.** Wasserhammerpuls *m*
contracted pulse: Pulsus contractus
Corrigan's pulse: Corrigan-Puls *m*, Pulsus celer et altus
coupled pulse: →*bigeminal pulse*
cross-sectional pulse: Querschnittspuls *m*, Volumenpuls *m*
current pulse: Stromstoß *m*
deficient pulse: Pulsus deficiens
dicrotic pulse: Dikrotie *f*, dikroter Puls *m*, Pulsus dicrotus
dropped-beat pulse: intermittierender Puls *m*, Pulsus intermittens
elastic pulse: elastischer Puls *m*
epigastric pulse: Puls *m* über der Aorta abdominalis, Pulsus abdominalis
equal pulse: Pulsus aequalis
femoral pulse: Femoralispuls *m*
filiform pulse: fadenförmiger/dünner Puls *m*, Pulsus filiformis
flow pulse: Strompuls *m*
frequent pulse: schneller/frequenter Puls *m*, Pulsus frequens
full strong pulse: Pulsus fortis
hard pulse: harter/gespannter Puls *m*, Pulsus durus
hepatic pulse: Leberpuls *m*
infrequent pulse: langsamer Puls *m*, Pulsus rarus
intermittent pulse: intermittierender Puls *m*, Pulsus intermittens
irregular pulse: unregelmäßiger Puls *m*, Pulsus irregularis
jugular pulse: Jugularispuls *m*
Kussmaul's (paradoxical) pulse: paradoxer Puls *m*, Pulsus paradoxus
labile pulse: labiler Puls *m*

P

leaping pulse: Pulsus capricans
long pulse: schleichender Puls *m*, Pulsus tardus
monocrotic pulse: Monokrotie *f*, monokroter Puls *m*, Pulsus monocrotus
mousetail pulse: Pulsus myurus
nail pulse: Nagelpuls *m*
oxygen pulse: Sauerstoffpuls *m*
paradoxical pulse: Pulsus paradoxus, paradoxer Puls *m*
penetrating pulse: penetrierender Venenpuls *m*, Pulsus penetrans
pulses per unit of time: Impulsrate *f*
pistol-shot pulse: Wasserhammerpuls *m*
piston pulse: **1.** Corrigan-Puls *m*, Pulsus celer et altus **2.** Wasserhammerpuls *m*
plateau pulse: Plateaupuls *m*
polycrotic pulse: Polykrotie *f*, polykroter Puls *m*, Pulsus polycrotus
pressure pulse: Druckpuls *m*
quadrigeminal pulse: Quadrigeminus *m*, Quadrigeminuspuls *m*, Quadrigeminusrhythmus *m*, Pulsus quadrigeminus
quick pulse: **1.** kurzer Puls *m* **2.** schneller Puls *m*
Quincke's pulse: Kapillarpuls *m*, Quincke-Zeichen *nt*
radial pulse: Radialispuls *m*
rare pulse: langsamer Puls *m*, Pulsus rarus
regular pulse: regelmäßiger Puls *m*, Pulsus regularis
short pulse: kurzer Puls *m*, Pulsus celer
slow pulse: langsamer Puls *m*, Pulsus rarus
soft pulse: weicher Puls *m*, Pulsus mollis
strong pulse: starker/hoher Puls *m*, Pulsus magnus
tense pulse: gespannter Puls *m*
thready pulse: fadenförmiger/dünner Puls *m*, Pulsus filiformis
tricrotic pulse: Trikrotie *f*, trikroter Puls *m*, Pulsus tricrotus
trigeminal pulse: Trigeminus *m*, Trigeminuspuls *m*, -rhythmus *m*, Pulsus trigeminus
trip-hammer pulse: **1.** Corrigan-Puls *m*, Pulsus celer et altus **2.** Wasserhammerpuls *m*
undulating pulse: undulierender Puls *m*, Pulsus undulosus
unequal pulse: Pulsus inaequalis
vagus pulse: Vaguspuls *m*
venous pulse: Venenpuls *m*, Pulsus venosus
vibrating pulse: Pulsus vibrans
voltage pulse: Spannungsimpuls *m*
volume pulse: Volumenpuls *m*, Querschnittspuls *m*
water-hammer pulse: Wasserhammerpuls *m*
weak pulse: kleiner Puls *m*, Pulsus parvus
wiry pulse: Drahtpuls *m*, Eisendrahtpuls *m*

pulse|beat ['pʌlsbiːt] *noun*: Pulsschlag *m*
pulse|less|ness ['pʌlsləsnəs] *noun*: Pulslosigkeit *f*, Akrotie *f*
pul|sim|e|ter [pʌl'sɪmətər] *noun*: Pulsmesser *m*
pul|som|e|ter [pʌl'sɑmɪtər] *noun*: →*pulsimeter*
pul|sus ['pʌlsəs] *noun*: →*pulse 1.*
pulsus irregularis respiratorius: Pulsus irregularis respiratorius
pul|ver|a|ble ['pʌlvərəbl] *adj*: pulverisierbar
pul|ver|iz|a|ble ['pʌlvəraɪzəbl] *adj*: →*pulverable*
pul|ver|i|za|tion [ˌpʌlvərɪ'zeɪʃn] *noun*: Pulverisierung *f*, Pulverisieren *nt*
pul|ver|ize ['pʌlvəraɪz] *vt*: zerreiben, zerstoßen, zermahlen, pulverisieren
pul|ver|u|lent [pʌl'verjələnt, -'verə-] *adj*: pulv(e)rig; staubig
pul|vi|nar [pʌl'vaɪnər] *noun, plural* **-nar|ia** [ˌpʌlvə'neərɪə]: Pulvinar thalami *nt*
pul|vi|nate ['pʌlvəneɪt] *adj*: kissenförmig
pul|vis ['pʌlvɪs] *noun*: Pulver *nt*, Pulvis *m*; Puder *m*
pu|mex ['pjuːmeks] *noun*: →*pumice*
pum|ice ['pʌmɪs] *noun*: Bimsstein *m*
pump [pʌmp]: **I** *noun* Pumpe *f* **II** *vt, vi* pumpen
calcium pump: Kalziumpumpe *f*, Ca-Pumpe *f*
insulin pump: Insulinpumpe *f*, kontinuierliche subkutane Insulininfusion *f*
iodide pump: Iodidpumpe *f*, Jodidpumpe *f*
lymphatic pump: Lymphpumpe *f*
membrane pump: Membranpumpe *f*
muscle pump: Muskel(venen)pumpe *f*
Na^+ pump: Natriumpumpe *f*
proton pump: Protonenpumpe *f*
respiratory pump: Saug-Druck-Pumpeneffekt *m* der Atmung
sodium pump: Natriumpumpe *f*, Na^+-Pumpe *f*
sodium-potassium pump: Natrium-Kalium-Pumpe *f*, Na^+-K^+-Pumpe *f*
stomach pump: Magenpumpe *f*
vacuum pump: Vakuumpumpe *f*
pump|kin ['pʌmpkɪn] *noun*: Ölkürbis *m*, Cucurbita pepo
pump-oxygenator *noun*: Herz-Lungen-Maschine *f*
pu|na ['puːnɑ] *noun*: Höhenkrankheit *f*
punch-drunk *noun*: Boxerenzephalopathie *f*, Encephalopathia traumatica
punc|tate ['pʌŋkteɪt] *adj*: **1.** punktiert, getüpfelt **2.** punktförmig, Punkt-
punc|tat|ed ['pʌŋkteɪtɪd] *adj*: →*punctate*
punc|ta|tion [pʌŋk'teɪʃn] *noun*: **1.** Tüpfelung *f*, Punktierung *f* **2.** Punkt *m*, Tüpfel *m*
Schüffner's punctuation: Schüffner-Tüpfelung *f*
punc|tum ['pʌŋktəm] *noun, plura* **-ta** [-tə]: Punkt *m*, Punctum *nt*
punc|ture ['pʌŋktʃər]: **I** *noun* **1.** Stich *m*, Einstich *m*, Loch *nt* **2.** Punktion *f*, Punktur *f*, Punctio *f* **II** *vt* **3.** durchstechen, durchbohren **4.** punktieren
aortic puncture: Aortenpunktion *f*
apical puncture: →*dental puncture*
Bernard's puncture: Bernard-Zuckerstich *m*
bone marrow puncture: Knochenmarkpunktion *f*
cisternal puncture: Subokzipital-, Zisternen-, Hirnzisternenpunktion *f*
cranial puncture: →*cisternal puncture*
dental puncture: Wurzeltrepanation *f*, Wurzelspitzentrepanation *f*
diabetic puncture: Bernard-Zuckerstich *m*
fontanelle puncture: Fontanellenpunktion *f*
iliac crest puncture: Beckenkammpunktion *f*
intracisternal puncture: Subokzipital-, Zisternen-, Hirnzisternenpunktion *f*
jugular puncture: Jugularispunktion *f*
lumbar puncture: Lumbalpunktion *f*
Quincke's puncture: Lumbalpunktion *f*
spinal puncture: Lumbalpunktion *f*
splenic puncture: Milzpunktion *f*
sternal puncture: Brustbein-, Sternumpunktion *f*
subclavian puncture: Subklaviapunktion *f*
subclavian vein puncture: Subklaviapunktion *f*
suboccipital puncture: Subokzipital-, Zisternen-, Hirnzisternenpunktion *f*
suprapubic puncture: suprapubische Blasenpunktion *f*
thyroid puncture: Schilddrüsenpunktion *f*
ventricular puncture: Ventrikelpunktion *f*
pun|gen|cy ['pʌndʒənsiː] *noun*: Schärfe *f*, Stechen *nt*, Beißen *nt*

P

pun|gent ['pʌndʒənt] *adj*: (*Geruch*) stechend, beißend; (*Schmerz*) stechend; (*Geschmack*) scharf
pu|pa ['pju:pə] *noun, plura* **-pas, -pae** [-pi:]: Puppe *f*, Pupa *f*
pu|pal ['pju:pəl] *adj*: Puppen-
pu|pil ['pju:pl, -pɪl] *noun*: **1.** (*Auge*) Pupille *f*, Pupilla *f* **2.** Schüler(in *f*) *m*, Praktikant(in *f*) *m*
absolute fixed pupil: absolute Pupillenstarre *f*
Adie's pupil: Adie-Pupille *f*, Pupillotonie *f*
amaurotic fixed pupil: amaurotische Pupillenstarre *f*
Argyll Robertson pupil: →*Robertson pupil*
Bumke's pupil: Bumke-Zeichen *nt*
fixed pupil: starre/fixierte Pupille *f*, Pupillenstarre *f*
Hutchinson's pupil: Hutchinson-Pupille *f*
keyhole pupil: Schlüssellochpupille *f*
occluded pupil: Occlusio pupillae
pinhole pupil: Stecknadelpupille *f*
Robertson pupil: Argyll Robertson-Pupille *f*, Argyll Robertson-Zeichen *nt*, Argyll Robertson-Phänomen *nt*, Robertson-Zeichen *nt*
stiff pupil: →*Robertson pupil*
stiff fixed pupil: reflektorische Pupillenstarre *f*
tonic pupil: **1.** Adie-Pupille *f*, Pupillotonie *f* **2.** Westphal-Piltz-Phänomen *nt*, Orbikularisphänomen *nt*, Lid-Pupillen-Reflex *m*
Westphal-Piltz pupil: Westphal-Piltz-Phänomen *nt*, Orbikularisphänomen *nt*, Lid-Pupillen-Reflex *m*
pupill- *präf.*: Pupillen-, Pupill(o)-, Pupillar-
pu|pil|la [pju:'pɪlə] *noun, plura* **-lae** [-li:]: Pupille *f*, Pupilla *f*
pu|pil|lar|y ['pju:pə,leri:, -ləri:] *adj*: Pupille betreffend, pupillär, pupillar, okulopupillär
pu|pil|la|to|ni|a [,pju:pɪlə'təʊnɪə] *noun*: Adie-Pupille *f*, Pupillotonie *f*
pupillo- *präf.*: Pupillen-, Pupill(o)-, Pupillar-
pu|pil|lo|graph [pju:'pɪləgræf] *noun*: Pupillograph *m*, Pupillograf *m*
pu|pil|log|ra|phy [,pju:pɪ'lɑgrəfi:] *noun*: Pupillographie *f*, Pupillografie *f*
pu|pil|lom|e|ter [,pju:pɪ'lɑmɪtər] *noun*: Pupillometer *nt*, Pupillenmesser *m*, Koriometer *nt*
pu|pil|lom|e|try [,pju:pɪ'lɑmətri:] *noun*: Pupillometrie *f*
pu|pil|lo|mo|tor [,pju:pɪləʊ'məʊtər] *adj*: die Pupillenbewegung betreffend, pupillomotorisch
pu|pil|lo|ple|gia [,pju:pɪləʊ'pli:dʒ(ɪ)ə] *noun*: Pupillotonie *f*
pu|pil|los|co|py [,pju:pɪ'lɑskəpi:] *noun*: Retinoskopie *f*, Skiaskopie *f*
pu|pil|lo|sta|tom|e|ter [pju:,pɪləʊstə'tɑmɪtər] *noun*: Pupillostatometer *nt*
pu|pil|lo|to|ni|a [,pju:pɪlə'təʊnɪə] *noun*: Adie-Pupille *f*, Pupillotonie *f*
PUR *Abk.*: polyurethane
Pur *Abk.*: purine
pure [pjʊər] *adj*: rein, unvermischt, pur
pur|ga|tion [pɜr'geɪʃn] *noun*: (Darm-)Reinigung *f*, (Darm-)Entleerung *f*
pur|ga|tive ['pɜrgətɪv]: **I** *noun* Abführmittel *nt*, Purgativ *nt*, Purgativum *nt* **II** *adj* reinigend, abführend, purgierend, Abführ-
purge [pɜrdʒ]: **I** *noun* **1.** Reinigung *f*, Säuberung *f* **2.** Darmentleerung *f*, -reinigung *f* **II** *vt* **3.** reinigen, säubern, befreien (*of, from* von); (*Flüssigkeit*) klären **4.** (*Darm*) entleeren, reinigen, entschlacken; ein Abführmittel geben **III** *vi* Stuhlgang haben; abführen
pu|ric ['pjʊərɪk] *adj*: **1.** Eiter betreffend, Eiter- **2.** Purin betreffend, Purin-
pu|ri|fi|ca|tion [,pjʊərəfɪ'keɪʃn] *noun*: Reinigung *f*; Klärung *f*
pu|ri|fied ['pjʊərəfaɪd] *adj*: gereinigt, geklärt, raffiniert
pu|ri|fier ['pjʊərɪfaɪər] *noun*: Reiniger *m*, Reinigungsmittel *nt oder* -apparat *m*
pu|ri|form ['pjʊərɪfɔ:rm] *adj*: Eiter betreffend, eiterartig, eiterähnlich, eitrig, puriform, pyoid
pu|ri|fy ['pjʊərɪfaɪ] *vt*: reinigen, klären, aufbereiten (*of, from* von); raffinieren
pu|ri|nae|mia [pjʊərɪ'ni:mi:ə] *noun*: (*brit.*) →*purinemia*
pu|rine ['pjʊəri:n, -rɪn] *noun*: Purin *nt*
pu|ri|ne|mia [pjʊərɪ'ni:mi:ə] *noun*: Purinämie *f*
purine-5'-nucleotidase *noun*: 5-Nukleotidase *f*, 5-Nucleotidase *f*
pu|ri|ty ['pjʊərəti:] *noun*: Reinheit *f*, Reinheitsgrad *m*
pur|ple ['pɜrpəl] *noun*: Purpur *m*
bromcresol purple: Bromkresolpurpur *m*
visual purple: Sehpurpur *m*, Rhodopsin *nt*
pur|pu|ra ['pɜrpjʊərə] *noun*: Purpura *f*
acute vascular purpura: →*Henoch-Schönlein purpura*
allergic purpura: **1.** allergische Purpura *f*, Purpura allergica **2.** →*Henoch-Schönlein purpura*
allergic vascular purpura: →*Henoch-Schönlein purpura*
anaphylactoid purpura: **1.** allergische Purpura *f*, Purpura allergica **2.** →*Henoch-Schönlein purpura*
brain purpura: Hirnpurpura *f*, Purpura cerebri
cerebral purpura: Hirnpurpura *f*, Purpura cerebri
cryoglobulinaemic purpura: (*brit.*) →*cryoglobulinemic purpura*
cryoglobulinemic purpura: Purpura kryoglobulinaemica
purpura fulminans: Purpura Henoch, Purpura fulminans, Henoch-Syndrom *nt*
Henoch's purpura: **1.** →*Henoch-Schönlein purpura* **2.** Purpura Henoch, Purpura fulminans, Henoch-Syndrom *nt*
Henoch-Schönlein purpura: Schoenlein-Henoch-Syndrom *nt*, Purpura *f* Schoenlein-Henoch, anaphylaktoide Purpura *f* Schoenlein-Henoch, rheumatoide Purpura *f*, athrombopenische Purpura *f*, Immunkomplexpurpura *f*, Immunkomplexvaskulitis *f*, Purpura anaphylactoides (Schoenlein-Henoch), Purpura rheumatica (Schoenlein-Henoch)
hyperglobulinaemic purpura: (*brit.*) →*hyperglobulinemic purpura*
hyperglobulinemic purpura: Purpura hyperglobulinaemica, Purpura hyperglobulinaemica Waldenström
idiopathic thrombocytopenic purpura: idiopathische thrombozytopenische Purpura *f*, essentielle/essenzielle Thrombozytopenie *f*, idiopathische Thrombozytopenie *f*, Morbus *m* Werlhof
infectious purpura: infektiöse Purpura *f*
itching purpura: ekzematidartige Purpura *f*, epidemische purpurisch-lichenoide Dermatitis *f*, disseminierte pruriginöse Angiodermatitis *f*
Majocchi's purpura: Purpura Majocchi, Majocchi-Krankheit *f*, Purpura anularis teleangiectodes (atrophicans), Teleangiectasia follicularis anulata
malignant purpura: Meningokokkenmeningitis *f*
nonthrombocytopenic purpura: Purpura simplex
orthostatic purpura: Purpura jaune d'ocre
post-transfusion purpura: posttransfusionelle Purpura *f*
purpura pulicosa: Purpura pulicosa
Schönlein's purpura: →*Schönlein-Henoch disease*

Schönlein-Henoch purpura: →*Schönlein-Henoch disease*
scorbutic purpura: Purpura scorbutica
purpura senilis: Purpura senilis
steroid purpura: Steroidpurpura *f*
thrombocytopenic purpura: **1.** thrombozytopenische Purpura *f* **2.** idiopathische thrombozytopenische Purpura *f*, essentielle/essenzielle Thrombozytopenie *f*, idiopathische Thrombozytopenie *f*, Morbus *m* Werlhof
thrombopenic purpura: →*thrombocytopenic purpura*
thrombotic thrombocytopenic purpura: thrombotische Mikroangiopathie *f*, thrombotisch-thrombozytopenische Purpura *f*, Moschcowitz-Singer-Symmers-Syndrom *nt*, Moschcowitz-Syndrom *nt*, Purpura thrombotica, Purpura thrombotica thrombocytopenica, Purpura Moschcowitz
Waldenström's purpura: Purpura hyperglobinaemica (Waldenström)
Claviceps purpurea: Claviceps purpurea *f*
pur|pu|ric [pɜr'pjʊərɪk] *adj*: Purpura betreffend, purpurisch
pur|pu|rin ['pɜrpjʊərɪn] *noun*: Uroerythrin *nt*
purr [pɜr] *noun*: (*Auskultation*) Schnurren *nt*, Summen *nt*
purse|string [pɜrs'strɪŋ] *noun*: Tabaksbeutel *m*
pur|suit [pər's(j)uːt] *noun*: (*Beruf*) Ausübung *f*
pu|ru|hep|a|ti|tis [pjʊərəˌhepə'taɪtɪs] *noun*: Leberabszess *m*
pu|ru|lence ['pjʊər(j)ələns] *noun*: **1.** Eitrigkeit *f* **2.** Eiter *m*
pu|ru|len|cy ['pjʊər(j)ələnsiː] *noun*: →*purulence*
pu|ru|lent ['pjʊər(j)ələnt] *adj*: eiterbildend, mit Eiter gefüllt, aus Eiter bestehend, eitrig, eiternd, purulent, suppurativ
pu|ru|loid ['pjʊər(j)əlɔɪd] *adj*: Eiter betreffend, eiterartig, eiterähnlich, eitrig, puriform, pyoid
pu|ru|mu|cous [ˌpjʊərə'mjuːkəs] *adj*: schleimig-eitrig, mukopurulent
pus [pʌs] *noun*: Eiter *m* **without pus** ohne Eiter
pus-forming *adj*: eiterbildend, eitrig, eiternd, suppurativ, purulent, pyogen, pyogenetisch
push-back *noun*: Push-back-Operation *f*
V-Y palatal push-back: V-Y-Push-back-Operation *f*
push|ing ['pʊʃɪŋ] *plural*: Presswehen *pl*
pus|tu|la ['pʌstʃələ] *noun, plura* **-lae** [-liː]: →*pustule*
pus|tu|lar ['pʌstʃələr] *adj*: Pustel/Pustula betreffend, mit Pustelbildung einhergehend, pustulös
pus|tu|la|tion [ˌpʌstʃə'leɪʃn] *noun*: Pustelbildung *f*
pus|tule ['pʌstʃʊl] *noun*: Eiterbläschen *nt*, Pustel *f*, Pustula *f*
malignant pustule: Pustula maligna
spongiform pustule of Kogoj: Kogoj-Pustel *f*
pus|tu|li|form ['pʌstʃəlɪfɔːrm] *adj*: pustelartig, pustuliform
pus|tu|lo|sis [pʌstʃə'ləʊsɪs] *noun*: Pustulose *f*, Pustulosis *f*
palmoplantar pustulosis: Psoriasis pustulosa palmaris et plantaris, Psoriasis pustulosa Typ Königsbeck-Barber
put [pʊt] *vt*: (**put; put**) **1.** setzen, stellen, legen; (*zu Bett*) bringen; (*in Ordnung*) bringen; (*in Gang*) setzen; (*Vorschlag*) vorbringen **2.** anbringen (*on* an); befestigen *oder* machen (*on* an) **3.** schreiben, malen, zeichnen
put away *vt* **1.** (*inf.*) jdn. in eine Anstalt stecken **2.** (*Tier*) einschläfern
put back *vt* **1.** zurückschieben, -stellen, -tun, -setzen, -legen; (*Uhr*) zurückstellen **2.** etw. auf-, verschieben
put down *vt* **1.** weglegen, -tun, -setzen, -stellen **2.** (*Tier*) einschläfern **3.** (auf-, nieder-)schreiben **4.** heruntersetzen, reduzieren; beschränken **5.** zuschreiben (*to*); zurückführen (*to* auf)
put in *vt* herein-, hineinlegen, -stellen, -setzen; einbauen
put off *vt* **1.** etw. ver-, aufschieben; hinauszögern **2.** (*Licht etc.*) ausschalten **3.** jdn. hinhalten (*with* mit) **4.** jdm. abraten (*from* von); jdn. abbringen (*from* von) **5.** jdm. etw. verleiden
put on *vt* **1.** (*Kleidung*) anziehen; (*Brille*) aufsetzen **2.** (*Gewicht*) zunehmen **3.** (*Salbe*) auftragen, (*Verband*) auflegen **4. put on a diet** auf Diät setzen **put on a splint** (*Bruch*) schienen
put out *vt* **1.** (*Hand, Zunge*) aus-, herausstrecken **2.** (*Gliedmaße*) auskugeln, aus-, verrenken **3.** (*Feuer*) löschen, ausmachen **4.** bewusstlos machen, betäuben
put up *vt* **1.** jdn. unterbringen **2.** (*Arm*) hochheben **3.** aufstellen, errichten, aufhängen **4.** (*Dosis*) erhöhen, heraufsetzen
put up with *vi* sich abfinden mit, sich gefallen lassen
PUT *Abk.*: phosphate uridyl transferase
pu|ta|men [pjuː'teɪmɪn] *noun, plural* **-tam|i|na** [-'tæmɪnə]: Putamen *nt*
pu|tre|fa|cient [ˌpjuːtrə'feɪʃnt] *adj*: →*putrefactive*
pu|tre|fac|tion [ˌpjuːtrə'fækʃn] *noun*: **1.** Fäulnis *f*, Verwesung *f*, Zersetzung *f*, Putrefaktion *f*; Faulen *nt*, Putreszieren *nt* **2.** Verfall *m*
pu|tre|fac|tive [ˌpjuːtrə'fæktɪv] *adj*: fäulniserregend, Fäulnis-
pu|tre|fy ['pjuːtrəfaɪ]: **I** *vt* zum (Ver-)Faulen bringen **II** *vi* in Fäulnis übergehen, (ver-)faulen, verwesen, putreszieren
pu|tres|cence [pjuː'tresəns] *noun*: Faulen *nt*, Fäulnis(vorgang *m*) *f*; Putreszenz *f*
pu|tres|cen|cy [pjuː'tresənsiː] *noun*: →*putrescence*
pu|tres|cent [pjuː'tresənt] *adj*: (ver-)faulend, verwesend; faulig, Fäulnis
pu|tres|cine [pjuː'tresiːn, -sɪn] *noun*: Putrescin *nt*
pu|trid ['pjuːtrɪd] *adj*: **1.** faulig, übelriechend, putrid **2.** zersetzt, verwest, verfault, Fäulnis-, Faul-
put|ty ['pʌtiː] *noun*: Kitt *m*
PUVA *Abk.*: psoralen ultraviolet A
PV *Abk.*: **1.** paraventricular **2.** pemphigus vulgaris **3.** per vagina **4.** plasma volume **5.** polycythemia vera **6.** polyoma virus **7.** portal vein **8.** pressure/volume **9.** primary vaccine **10.** pulmonary vein
p.v. *Abk.*: post vaccination
PVA *Abk.*: **1.** polyvinyl acetate **2.** polyvinyl alcohol **3.** pulmonary valve atresia
PVAC *Abk.*: polyvinyl acetate
PVAL *Abk.*: polyvinyl alcohol
PVB *Abk.*: premature ventricular beat
PVC *Abk.*: **1.** polyvinyl chloride **2.** premature ventricular contraction **3.** pulmonary venous capillary pressure
PVCAC *Abk.*: polyvinylchloride acetate
PVCO *Abk.*: pulmonary venous channel obstruction
PVCP *Abk.*: pulmonary venous capillary pressure
PVD *Abk.*: **1.** peripheral vascular disease **2.** pulmonary vascular disease
PVDC *Abk.*: polyvinylidene chloride
PVE *Abk.*: **1.** postvaccinal encephalitis **2.** prosthetic valve endocarditis
PVES *Abk.*: polymorphous ventricular extrasystole
PVF *Abk.*: **1.** polyvinyl formol **2.** primary ventricular fibrillation
PVFS *Abk.*: postviral fatigue syndrome
PVL *Abk.*: Panton-Valentine leukocidin
PVM *Abk.*: pneumonia virus of the mouse
PVNO *Abk.*: polyvinylpyridine-N-oxide

P

PVNS *Abk.*: pigmented villonodular synovitis
PVO *Abk.*: pulmonary venous obstruction
PVO_2 *Abk.*: venous oxygen pressure
PVP *Abk.*: polyvinylpyrrolidone
PVPH *Abk.*: primary vascular pulmonary hypertension
PVP-I *Abk.*: polyvinylpyrrolidone-iodine
PVR *Abk.*: **1.** peripheral vascular resistance **2.** pulmonary vascular resistance
PVS *Abk.*: **1.** persistent vegetative state **2.** premature ventricular systole
PVT *Abk.*: **1.** paroxysmal ventricular tachycardia **2.** pressure, volume, temperature
PVVD *Abk.*: peripheral vascular disease
PW *Abk.*: pulse width
PWC *Abk.*: physical working capacity
PWC-test *noun*: W_{170}-Test *m*
PWI *Abk.*: posterior wall infarction
PWLA *Abk.*: posterior wall of left atrium
PWM *Abk.*: pokeweed mitogen
PWP *Abk.*: **1.** pulmonary artery wedge pressure **2.** pulmonary wedge pressure
PWS *Abk.*: pickwickian syndrome
PWT *Abk.*: **1.** posterior wall thickness **2.** pulse wave time
PWV *Abk.*: pulse wave velocity
PX *Abk.*: **1.** physical examination **2.** pyridoxine
Px *Abk.*: pneumothorax
PXDH *Abk.*: pancreatic xanthine dehydrogenase
PXE *Abk.*: pseudoxanthoma elasticum
Py *Abk.*: pyrimidine nucleoside
py- *präf.*: Eiter-, Py(o)-
PYA *Abk.*: psychoanalysis
py|ae|mi|a [paɪ'iːmiːə] *noun*: *(brit.)* →*pyemia*
py|ae|mic [paɪ'iːmɪk] *adj*: *(brit.)* →*pyemic*
py|ar|thro|sis [ˌpaɪɑːr'θrəʊsɪs] *noun*: **1.** eitrige Gelenkentzündung *f*, Pyarthrose *f* **2.** Gelenkeiterung *f*, -empyem *nt*, Pyarthrose *f*, Pyarthros *m*
PyC *Abk.*: pyogenic culture
pyc|no|sis [pɪk'nəʊsɪs] *noun*: →*pyknosis*
pyc|no|tic [pɪk'nɑtɪk] *adj*: →*pyknotic*
pyel- *präf.*: Nierenbecken-, Pyel(o)-; Becken-
py|e|lec|ta|sia [ˌpaɪəlek'teɪʒ(ɪ)ə] *noun*: →*pyelectasis*
py|e|lec|ta|sis [ˌpaɪəl'ektəsɪs] *noun*: Nierenbeckenerweiterung *f*, Pyelektasie *f*, Pyelokaliektasie *f*
py|e|lic [paɪ'elɪk] *adj*: Nierenbecken betreffend, Nierenbecken-, Pyel(o)-
py|e|lit|ic [ˌpaɪə'lɪtɪk] *adj*: Nierenbeckenentzündung/Pyelitis betreffend, pyelitisch
py|e|li|tis [ˌpaɪə'laɪtɪs] *noun*: Pyelitis *f*, Nierenbeckenentzündung *f*
  tuberculous pyelitis: Pyelitis tuberculosa
pyelo- *präf.*: Nierenbecken-, Pyel(o)-; Becken-
py|e|lo|cal|i|ec|ta|sis [ˌpaɪələʊˌkælɪ'ektəsɪs] *noun*: **1.** Nierenbeckenerweiterung *f*, Pyelektasie *f*, Pyelokaliektasie *f* **2.** Nierenkelchdilatation *f*, Kalikektasie *f*
py|e|lo|cys|tit|ic [ˌpaɪələʊsɪs'tɪtɪk] *adj*: Pyelozystitis betreffend, pyelozystitisch
py|e|lo|cys|ti|tis [ˌpaɪələʊsɪs'taɪtɪs] *noun*: Entzündung *f* von Nierenbecken und Harnblase, Pyelozystitis *f*
py|e|lo|gram ['paɪələgræm] *noun*: Pyelogramm *nt*
  intravenous pyelogram: intravenöses Pyelogramm *nt*, i.v.-Pyelogramm *nt*
  respiration pyelogram: Veratmungspyelogramm *nt*
py|e|lo|graph ['paɪələgræf] *noun*: →*pyelogram*
py|e|log|ra|phy [paɪə'lɑgrəfiː] *noun*: Pyelographie *f*, Pyelografie *f*
  air pyelography: Pneumopyelographie *f*, Pneumopyelografie *f*
  antegrade pyelography: antegrade Pyelografie, anterograde Pyelografie *f*
  ascending pyelography: retrograde Pyelografie *f*
  pyelography by elimination: →*intravenous pyelography*
  excretion pyelography: →*intravenous pyelography*
  intravenous pyelography: Ausscheidungspyelographie *f*, Ausscheidungspyelografie *f*, intravenöse Pyelografie *f*
  respiration pyelography: Veratmungspyelographie *f*, Veratmungspyelografie *f*
  respiratory pyelography: Veratmungspyelographie *f*, Veratmungspyelografie *f*
  retrograde pyelography: *f*, retrograde Pyelografie *f*
  washout pyelography: Auswaschpyelografie *f*, Auswaschpyelographie *f*
py|e|lo|li|thot|o|my [ˌpaɪələʊlɪ'θɑtəmiː] *noun*: Pyelolithotomie *f*
py|e|lo|ne|os|to|my [ˌpaɪələʊnɪ'ɑstəmiː] *noun*: Pyeloneostomie *f*
py|e|lo|neph|rit|ic [ˌpaɪələʊnɪ'frɪtɪk] *adj*: Pyelonephritis betreffend, pyelonephritisch
py|e|lo|ne|phri|tis [ˌpaɪələʊnɪ'fraɪtɪs] *noun*: Entzündung *f* von Nierenbecken und Nierenparenchym, Pyelonephritis *f*
  abscess-forming pyelonephritis: abszedierende Pyelonephritis *f*
  acute pyelonephritis: akute Pyelonephritis *f*
  ascending pyelonephritis: aufsteigende/aszendierende Pyelonephritis *f*
  chronic pyelonephritis: chronische Pyelonephritis *f*
  pyelonephritis of pregnancy: Pyelonephritis *f* der Schwangeren, Pyelonephritis gravidarum
  xanthogranulomatous pyelonephritis: xantho(granulo)matöse Pyelonephritis *f*
  xanthomatous pyelonephritis: xanthomatöse/xanthogranulomatöse Pyelonephritis *f*
py|e|lo|ne|phro|sis [ˌpaɪələʊnɪ'frəʊsɪs] *noun*: Pyelonephrose *f*
py|e|lop|a|thy [paɪə'lɑpəθiː] *noun*: Nierenbeckenerkrankung *f*, Pyelopathie *f*
py|e|lo|phle|bi|tis [ˌpaɪələʊflɪ'baɪtɪs] *noun*: Pyelophlebitis *f*
py|e|lo|plas|ty ['paɪələʊplæstiː] *noun*: Nierenbeckenplastik *f*, Pyeloplastik *f*
  Anderson-Hynes pyeloplasty: Anderson-Hynes-Plastik *f*, Nierenbeckenplastik *f* nach Anderson-Hynes
  Foley Y-plasty pyeloplasty: Foley-Plastik *f*, Nierenbeckenplastik nach Foley
py|e|los|co|py [paɪə'lɑskəpiː] *noun*: Pyeloskopie *f*
py|e|los|to|my [paɪə'lɑstəmiː] *noun*: Pyelostomie *f*
  percutaneous pyelostomy: perkutane Pyelostomie *f*
py|e|lot|o|my [paɪə'lɑtəmiː] *noun*: Pyelotomie *f*
  extended pyelotomy: Gil-Vernet-Operation *f*
py|e|lo|u|re|ter|ec|ta|sis [ˌpaɪələʊjʊəˌriːtər'ektəsɪs] *noun*: Pyeloureterektasie *f*
py|e|lo|u|re|te|rog|ra|phy [ˌpaɪələʊjʊəˌriːtə'rɑgrəfiː] *noun*: Pyelographie *f*, Pyelografie *f*
py|e|lo|u|re|te|rol|y|sis [ˌpaɪələʊjʊəˌriːtə'rɑlɪsɪs] *noun*: Pyeloureterolyse *f*
py|e|lo|u|re|ter|o|plas|ty [ˌpaɪələʊjʊə'riːtərəplæstiː] *noun*: Nierenbecken-Ureter-Plastik *f*, Pyeloureteroplastik *f*
py|em|e|sis [paɪ'eməsɪs] *noun*: Eitererbrechen *nt*
py|e|mi|a [paɪ'iːmiːə] *noun*: Pyämie *f*
py|e|mic [paɪ'iːmɪk] *adj*: Pyämie betreffend, pyämisch
py|en|ceph|a|lus [ˌpaɪen'sefələs] *noun*: Pyozephalus *m*
py|e|sis [paɪ'iːsɪs] *noun*: Eiterung *f*, Suppuration *f*
pyg- *präf.*: →*pygo-*

P

py|gal ['paɪgəl] *adj*: Gesäß betreffend, Gesäß-, Pygo-
py|gmy ['pɪgmiː] *noun*: (physiologischer) Zwerg *m*; Pygmäe *m*
pygo- *präf.*: Gesäß-, Pyg(o)-
py|go|a|mor|phus [ˌpaɪgəə'mɔːrfəs] *noun*: Pygoamorphus *m*
py|go|di|dy|mus [ˌpaɪgə'dɪdəməs] *noun*: Pygodidymus *m*
py|gom|e|lus [paɪ'gɑmələs] *noun*: Pygomelus *m*
py|gop|a|gus [paɪ'gɑpəgəs] *noun*: Pygopagus *m*
py|ic ['paɪɪk] *adj*: purulent, eitrig, Eiter-
pyk|nic ['pɪknɪk]: I *noun* Pykniker(in *f*) *m* II *adj* untersetzt, stämmig, pyknisch
pyk|no|cyte ['pɪknəsaɪt] *noun*: Pyknozyt *m*
pyk|no|cy|to|ma [ˌpɪknəʊsaɪ'təʊmə] *noun*: Onkozytom *nt*, Hürthle-Tumor *m*, Hürthle-Zelladenom *nt*, Hürthle-Struma *f*, oxyphiles Schilddrüsenadenom *nt*
pyk|no|cy|to|sis [ˌpɪknəʊsaɪ'təʊsɪs] *noun*: Pyknozytose *f*
pyk|no|dys|os|to|sis [ˌpɪknəʊdɪsɑs'təʊsɪs] *noun*: Pyknodysostose *f*
pyk|no|ep|i|lep|sy [ˌpɪknəʊ'epɪlepsiː] *noun*: Pyknoepilepsie *f*, Pyknolepsie *f*
pyk|nom|e|ter [pɪk'nɑmɪtər] *noun*: Pyknometer *nt*
pyk|nom|e|try [pɪk'nɑmətriː] *noun*: Pyknometrie *f*
pyk|no|mor|phic [ˌpɪknə'mɔːrfɪk] *adj*: pyknomorph
pyk|no|mor|phous [ˌpɪknə'mɔːrfəs] *adj*: →*pyknomorphic*
pyk|no|sis [pɪk'nəʊsɪs] *noun*: (Kern-)Verdichtung *f*, Verdickung *f*, Pyknose *f*, Karyo-, Kernpyknose *f*
pyk|not|ic [pɪk'nɑtɪk] *adj*: Pyknose betreffend, pyknotisch, karyopyknotisch
pyle- *präf.*: Pfortader-, Pyle-
py|le|phle|bec|ta|sia [ˌpaɪləˌflebek'teɪʒ(ɪ)ə] *noun*: Pfortaderdilatation *f*, -ektasie *f*
py|le|phle|bec|ta|sis [ˌpaɪləflɪ'bektəsɪs] *noun*: →*pylephlebectasia*
py|le|phle|bit|ic [ˌpaɪləflɪ'bɪtɪk] *adj*: Pylephlebitis betreffend, pylephlebitisch
py|le|phle|bi|tis [ˌpaɪləflɪ'baɪtɪs] *noun*: Entzündung *f* der Pfortader, Pylephlebitis *f*, Pfortaderentzündung *f*
py|le|throm|bo|phle|bi|tis [ˌpaɪləˌθrɑmbəʊflɪ'baɪtɪs] *noun*: Pylethrombophlebitis *f*
py|le|throm|bo|sis [ˌpaɪləθrɑm'bəʊsɪs] *noun*: Pfortaderthrombose *f*
py|lic ['paɪlɪk] *adj*: Pfortader betreffend, Pfortader-, Pyle-
pylor- *präf.*: Magenausgangs-, Pylorus-, Pylor(o)-
py|lo|ral|gia [ˌpaɪlə'rældʒ(ɪ)ə] *noun*: Schmerz(en *pl*) *m* in der Pylorusregion
py|lo|rec|to|my [ˌpaɪlə'rektəmiː] *noun*: Pylorusresektion *f*, Pylorektomie *f*
py|lo|ric [paɪ'lɔːrɪk] *adj*: Magenpförtner/Pylorus *oder* Pars pylorica betreffend, pylorisch
py|lo|ri|ste|no|sis [paɪˌlɔːrɪstɪ'nəʊsɪs] *noun*: Pylorusstenose *f*
congenital pyloristenosis: kongenitale Pylorusstenose *f*, Pylorustenose *f* der Säuglinge
hypertrophic pyloristenosis: hypertrophe Pylorusstenose *f*
py|lo|rit|ic [ˌpaɪlə'rɪtɪk] *adj*: Pyloritis betreffend, pyloritisch
py|lo|ri|tis [ˌpaɪlə'raɪtɪs] *noun*: Entzündung *f* des Pylorus, Pylorusentzündung *f*, Pyloritis *f*
pyloro- *präf.*: Magenausgangs-, Pylorus-, Pylor(o)-
py|lo|ro|du|o|de|nit|ic [paɪˌlɔːrəʊˌd(j)uːədɪ'nɪtɪk] *adj*: Pyloroduodenitis betreffend, pyloroduodenitisch
py|lo|ro|du|o|de|ni|tis [paɪˌlɔːrəʊˌd(j)uːədɪ'naɪtɪs] *noun*: Entzündung *f* von Pylorus und Zwölffingerdarm/Duodenum, Pyloroduodenitis *f*
py|lo|ro|gas|trec|to|my [paɪˌlɔːrəʊˌgæs'trektəmiː] *noun*: Gastropylorektomie *f*, Pylorektomie *f*
py|lo|ro|my|ot|o|my [paɪˌlɔːrəʊˌmaɪ'ɑtəmiː] *noun*: Weber-Ramstedt-Operation *f*, Pyloro(myo)tomie *f*, Ramstedt-Operation *f*
py|lo|ro|plas|ty ['paɪlɔːrəʊˌplæstiː] *noun*: Pyloroplastik *f*
Finney's pyloroplasty: Pyloroplastik *f* nach Finney
Heineke-Mikulicz pyloroplasty: Heineke-Mikulicz-Operation *f*, -Pyloroplastik *f*
Jaboulay's pyloroplasty: Pyloroplastik *f* nach Jaboulay
py|lo|ro|spasm ['paɪlɔːrəʊspæzəm] *noun*: Magenpförtnerkrampf *m*, Pylorospasmus *m*
reflex pylorospasm: Pseudopylorospasmus *m*
py|lo|ro|ste|no|sis [ˌpaɪlɔːrəʊstɪ'nəʊsɪs] *noun*: Pylorusstenose *f*
benign pylorostenosis: benigne Pylorusstenose *f*
congenital pylorostenosis: kongenitale Pylorusstenose *f*, Pylorustenose *f* der Säuglinge
hypertrophic pylorostenosis: hypertrophe Pylorusstenose *f*
py|lo|ros|to|my [ˌpaɪlə'rɑstəmiː] *noun*: Pylorostomie *f*
py|lo|rot|o|my [ˌpaɪlə'rɑtəmiː] *noun*: Pylorotomie *f*
py|lo|rus [paɪ'lɔːrəs, -'ləʊr-, pɪ-] *noun, plural* **-rus|es, -ri** [-raɪ]: (Magen-)Pförtner *m*, Magenausgang *m*, Pylorus *m* **near the pylorus** juxtapylorisch
PYM *Abk.*: psychosomatic medicine
pyo- *präf.*: Eiter-, Py(o)-
py|o|ar|thro|sis [ˌpaɪəʊɑːr'θrəʊsɪs] *noun*: →*pyarthrosis*
py|o|cele ['paɪəʊsiːl] *noun*: Pyozele *f*
py|o|ce|li|a [ˌpaɪəʊ'siːlɪə] *noun*: Pyoperitoneum *nt*
py|o|ceph|a|lus [ˌpaɪəʊ'sefələs] *noun*: Pyozephalus *m*
py|o|che|zi|a [ˌpaɪəʊ'kiːzɪə] *noun*: eitriger Stuhl *m*
py|o|cin ['paɪəʊsɪn] *noun*: Pyocin *nt*, Pyozin *nt*
py|o|coc|cic [ˌpaɪəʊ'kɑksɪk] *adj*: Pyokokken betreffend
py|o|coc|cus [paɪəʊ'kɑkəs] *noun, plural* **-coc|ci** [paɪəʊ'kɑksaɪ]: Eiterkokkus *m*, Pyokokkus *m*
py|o|coe|li|a [ˌpaɪəʊ'siːlɪə] *noun*: (*brit.*) →*pyocelia*
py|o|col|po|cele [ˌpaɪəʊ'kɑlpəsiːl] *noun*: Pyokolpozele *f*
py|o|col|pos [ˌpaɪəʊ'kɑlpɑs] *noun*: Pyokolpos *m*
py|o|cy|an|ic [ˌpaɪəʊsaɪ'ænɪk] *adj*: Pseudomonas aeruginosa betreffend, Pyozyaneus-
py|o|cy|a|nin [paɪəʊ'saɪənɪn] *noun*: Pyozyanin *nt*, Pyocyanin *nt*
py|o|cy|a|no|gen|ic [ˌpaɪəʊˌsaɪənəʊ'dʒenɪk] *adj*: Pyozyanin-bildend
py|o|cy|a|no|sis [paɪəʊˌsaɪə'nəʊsɪs] *noun*: Pyozyaneus-Infektion *f*, Pseudomonas-aeruginosa-Infektion *f*
py|o|cyst ['paɪəʊsɪst] *noun*: Eiterzyste *f*, Pyozyste *f*
py|o|cys|tis [ˌpaɪəʊ'sɪstɪs] *noun*: eitrige (Harn-)Blasenentzündung *f*, Eiterblase *f*
py|o|cytes ['paɪəʊsaɪts] *plural*: Eiterzellen *pl*, Eiterkörperchen *pl*
py|o|der|ma [ˌpaɪəʊ'dɜrmə] *noun*: Eiter-, Grindausschlag *m*, Pyodermie *f*, Pyodermitis *f*, Pyodermia *f*
chancriform pyoderma: Pyodermia chancriformis
malignant pyoderma: maligne Pyodermie *f*
streptococcal pyoderma: Eiter-, Grind-, Krusten-, Pustelflechte *f*, feuchter Grind *m*, Impetigo contagiosa/vulgaris
pyoderma vegetans: Pyoderma vegetans, Hallopeau-Krankheit *f*, Typ Hallopeau des Pemphigus vegetans
py|o|der|ma|tit|ic [ˌpaɪəʊˌdɜrmə'tɪtɪk] *adj*: Pyodermie betreffend, pyodermitisch
py|o|der|ma|ti|tis [ˌpaɪəʊˌdɜrmə'taɪtɪs] *noun*: →*pyoderma*
py|o|der|ma|to|sis [ˌpaɪəʊˌdɜrmə'təʊsɪs] *noun*: →*pyoderma*
py|o|der|mia [ˌpaɪəʊ'dɜrmɪə] *noun*: →*pyoderma*
py|o|fe|cia [ˌpaɪəʊ'fiːsɪə] *noun*: eitriger Stuhl *m*

py|o|gen|e|sis [ˌpaɪəʊ'dʒenəsɪs] *noun*: Pyogenese *f*
py|o|gen|ic [paɪə'dʒenɪk] *adj*: eiterbildend, pyogen, pyogenetisch, suppurativ, purulent
py|og|e|nin [paɪ'ɑdʒənɪn] *noun*: Pyogenin *nt*
py|og|e|nous [paɪ'ɑdʒənəs] *adj*: durch Eiter verursacht, pyogen
py|o|hae|mi|a [ˌpaɪəʊ'hiːmiːə] *noun*: (*brit.*) →*pyohemia*
py|o|hae|mo|tho|rax [ˌpaɪəʊˌhiːmə'θɔːræks] *noun*: (*brit.*) →*pyohemothorax*
py|o|he|mi|a [ˌpaɪəʊ'hiːmiːə] *noun*: Pyämie *f*
py|o|he|mo|tho|rax [ˌpaɪəʊˌhiːmə'θɔːræks] *noun*: Pyohämothorax *m*
py|o|hy|dro|ne|phro|sis [ˌpaɪəʊˌhaɪdrənɪ'frəʊsɪs] *noun*: Pyohydronephrose *f*
py|oid ['paɪɔɪd] *adj*: Eiter betreffend, eiterartig, eiterähnlich, eitrig, pyoid, puriform
py|o|lab|y|rin|thi|tis [ˌpaɪəʊˌlæbərɪn'θaɪtɪs] *noun*: eitrige Labyrinthitis *f*
py|o|mel|a|nin [ˌpaɪəʊ'melənɪn] *noun*: Pyomelanin *nt*
py|o|me|tra [ˌpaɪəʊ'miːtrə] *noun*: Pyometra *f*
py|o|me|trit|ic [ˌpaɪəʊmɪ'trɪtɪk] *adj*: Pyometritis betreffend, pyometritisch
py|o|me|tri|tis [ˌpaɪəʊmɪ'traɪtɪs] *noun*: eitrige/suppurative Gebärmutterentzündung *f*, Pyometritis *f*
py|o|me|tri|um [ˌpaɪəʊ'miːtriːəm] *noun*: Pyometra *f*
py|o|my|o|ma [ˌpaɪəʊmaɪ'əʊmə] *noun*: Pyomyom *nt*
py|o|my|o|sit|ic [ˌpaɪəʊˌmaɪə'sɪtɪk] *adj*: Pyomyositis betreffend, pyomyositisch
py|o|my|o|si|tis [ˌpaɪəʊˌmaɪə'saɪtɪs] *noun*: eitrige/suppurative Myositis *f*, Myositis purulenta, Pyomyositis *f*
tropical pyomyositis: Myositis purulenta tropica
py|o|ne|phrit|ic [ˌpaɪəʊnɪ'frɪtɪk] *adj*: Pyonephritis betreffend, pyonephritisch
py|o|ne|phri|tis [ˌpaɪəʊnɪ'fraɪtɪs] *noun*: Pyonephritis *f*
py|o|neph|ro|li|thi|a|sis [ˌpaɪəʊˌnefrəʊlɪ'θaɪəsɪs] *noun*: Pyonephrolithiasis *f*
py|o|ne|phro|sis [ˌpaɪəʊnɪ'frəʊsɪs] *noun*: Pyonephrose *f*
py|o|ne|phrot|ic [ˌpaɪəʊnɪ'frɑtɪk] *adj*: Pyonephrose betreffend, pyonephrotisch
pyo-ovarium *noun*: Pyoovar(ium *nt*) *nt*, Pyovar *nt*
py|o|per|i|car|dit|ic [ˌpaɪəʊˌperɪkɑːr'dɪtɪk] *adj*: Pyoperikarditis betreffend, pyoperikarditisch
py|o|per|i|car|di|tis [ˌpaɪəʊˌperɪkɑːr'daɪtɪs] *noun*: eitrige Perikarditis *f*, Pyoperikarditis *f*
py|o|per|i|car|di|um [ˌpaɪəʊperɪ'kɑːrdɪəm] *noun*: Pyoperikard *nt*
py|o|per|i|to|ne|um [ˌpaɪəʊˌperɪtəʊ'niːəm] *noun*: Pyoperitoneum *nt*
py|o|per|i|to|nit|ic [ˌpaɪəʊˌperɪtə'nɪtɪk] *adj*: Pyoperitonitis betreffend, pyoperitonitisch
py|o|per|i|to|ni|tis [ˌpaɪəʊˌperɪtə'naɪtɪs] *noun*: eitrige Peritonitis *f*, Pyoperitonitis *f*
py|oph|thal|mi|a [ˌpaɪɑf'θælmɪə] *noun*: Pyophthalmie *f*
py|oph|thal|mi|tis [ˌpaɪɑfθæl'maɪtɪs] *noun*: Pyophthalmie *f*
py|o|phy|so|me|tra [ˌpaɪəʊˌfaɪsə'miːtrə] *noun*: Pyopneumometra *f*
py|o|pneu|mo|chol|e|cys|ti|tis [ˌpaɪəʊˌn(j)uːməˌkəʊləsɪs'taɪtɪs, -ˌkɑlə-] *noun*: Pyopneumocholezystitis *f*
py|o|pneu|mo|cyst [ˌpaɪəʊ'n(j)uːməsɪst] *noun*: Pyopneumozyste *f*
py|o|pneu|mo|hep|a|ti|tis [ˌpaɪəʊˌn(j)uːməˌhepə'taɪtɪs] *noun*: luft- und eiterhaltiger Leberabszess *m*
py|o|pneu|mo|per|i|car|di|um [ˌpaɪəʊˌn(j)uːməˌperɪ'kɑːrdɪəm] *noun*: Pyopneumoperikard *nt*
py|o|pneu|mo|per|i|to|ne|um [ˌpaɪəʊˌn(j)uːməˌperɪtəʊ'niːəm] *noun*: Pyopneumoperitoneum *nt*
py|o|pneu|mo|per|i|to|ni|tis [ˌpaɪəʊˌn(j)uːməˌperɪtə'naɪtɪs] *noun*: Pyopneumoperitonitis *f*
py|o|pneu|mo|tho|rax [ˌpaɪəʊˌn(j)uːmə'θɔːræks] *noun*: Pyopneumothorax *m*
py|o|poi|e|sis [ˌpaɪəʊpɔɪ'iːsɪs] *noun*: Eiterbildung *f*, Pyogenese *f*; Eiterung *f*, Suppuration *f*
py|o|poi|et|ic [ˌpaɪəʊpɔɪ'etɪk] *adj*: eiterbildend, pyogen, pyogenetisch, suppurativ, purulent
py|op|ty|sis [paɪ'ɑptɪsɪs] *noun*: Eiterspucken *nt*, Pyoptyse *f*
py|or|rhe|a [ˌpaɪəʊ'rɪə] *noun*: **1.** Eiterfluss *m*, Pyorrhoe *f* **2.** →*pyorrhea alveolaris*
pyorrhea alveolaris: Alveolarpyorrhoe *f*, Parodontitis marginalis
py|or|rhoe|a [ˌpaɪəʊ'rɪə] *noun*: (*brit.*) →*pyorrhea*
py|o|ru|bin [ˌpaɪəʊ'ruːbɪn] *noun*: Pyorubin *nt*
py|o|sal|pin|git|ic [ˌpaɪəʊˌsælpɪn'dʒɪtɪk] *adj*: Pyosalpingitis betreffend, pyosalpingitisch
py|o|sal|pin|gi|tis [ˌpaɪəʊˌsælpɪn'dʒaɪtɪs] *noun*: eitrige Salpingitis *f*, Salpingitis purulenta, Pyosalpingitis *f*
pyosalpingo-oophoritis *noun*: Pyosalpingo-Oophoritis *f*
pyosalpingo-oothecitis *noun*: →*pyosalpingo-oophoritis*
py|o|sal|pinx [ˌpaɪəʊ'sælpɪŋks] *noun*: Pyosalpinx *f*
py|o|sep|ti|cae|mi|a [paɪəˌseptɪ'siːmiːə] *noun*: (*brit.*) →*pyosepticemia*
py|o|sep|ti|ce|mi|a [paɪəˌseptɪ'siːmiːə] *noun*: Pyoseptikämie *f*, Pyosepsis *f*
py|o|sin ['paɪəʊsɪn] *noun*: Pyosin *nt*
py|o|sis [paɪ'əʊsɪs] *noun*: Eiterung *f*, Pyosis *f*
py|o|sper|mi|a [ˌpaɪəʊ'spɜrmɪə] *noun*: Pyospermie *f*
py|o|sto|ma|tit|ic [paɪəʊˌstəʊmə'tɪtɪk] *adj*: Pyostomatitis betreffend, pyostomatitisch
py|o|sto|ma|ti|tis [paɪəʊˌstəʊmə'taɪtɪs] *noun*: eitrige/purulente Stomatitis *f*, Stomatitis purulenta, Pyostomatitis *f*
py|o|tho|rax [ˌpaɪəʊ'θɔːræks] *noun*: Pyothorax *m*
py|o|tox|i|nae|mi|a [ˌpaɪəʊˌtɑksɪ'niːmiːə] *noun*: (*brit.*) →*pyotoxinemia*
py|o|tox|i|ne|mi|a [ˌpaɪəʊˌtɑksɪ'niːmiːə] *noun*: Pyotoxinämie *f*
py|o|um|bil|i|cus [ˌpaɪəʊʌm'bɪləkəs] *noun*: eitrige/purulente Nabelentzündung *f*
py|o|u|ra|chus [ˌpaɪəʊ'jʊərəkəs] *noun*: Pyourachus *m*
py|o|u|re|ter [ˌpaɪəʊjʊə'riːtər] *noun*: Pyureter *m*
py|o|ver|din [ˌpaɪəʊ'verdɪn] *noun*: Pyoverdin *nt*
py|o|xan|thin [ˌpaɪəʊ'zænθɪn] *noun*: Pyoxanthin *nt*
PyP *Abk.*: pyridoxamine phosphate
Pyr *Abk.*: **1.** pyridine **2.** pyrimidine **3.** pyroglutamic acid
pyr- *präf.*: Pyro-; Feuer-, Pyr(o)-
pyr|a|cin ['pɪərəsɪn] *noun*: Pyrazin *nt*
pyr|a|mid ['pɪrəmɪd] *noun*: Pyramide *f*, pyramidenähnliche Struktur *f*; (*anatom.*) Pyramis *f*
age pyramid: Bevölkerungs-, Alterspyramide *f*
cerebellar pyramid: →*pyramid of vermis*
pyramid of cerebellum: →*pyramid of vermis*
pyramids of Ferrein: (*Niere*) Markstrahlen *pl*, Radii medullares renis
giant pyramids: Betz-Riesen(pyramiden)zellen *pl*
Lalouette's pyramid: Lobus pyramidalis
Malacarne's pyramid: oberer Teil *m* der Pyramis vermis
pyramids of Malpighi: Nierenpyramiden *pl*, Pyramides renales
pyramid of medulla oblongata: Pyramide *f*, Pyramis medullae oblongatae
petrous pyramid: Felsenbeinpyramide *f*, Felsenbein *nt*, Pyramis ossis temporalis, Pars petrosa ossis temporalis
population pyramid: Bevölkerungs-, Alterspyramide *f*

renal pyramids: Nierenpyramiden *pl*, Pyramides renales
pyramid of thyroid: Pyramidenlappen *m* der Schilddrüse, Lobus pyramidalis glandulae thoroideae
pyramid of vermis: Pyramis vermis
pyramid of vestibule: oberer Teil *m* der Crista vestibuli, Pyramis vestibuli
py|ram|i|dal [pɪ'ræmɪdl] *adj*: pyramidenartig, pyramidenförmig, pyramidal, Pyramiden-
py|ram|i|da|le [pɪˌræmɪ'deɪliː] *noun*: Dreiecksbein *nt*, Os triquetrum
py|ram|i|dot|o|my [pɪˌræmɪ'dɑtəmiː] *noun*: Pyramidenbahndurchtrennung *f*, Pyramidotomie *f*
py|ra|mis ['pɪrəmɪs] *noun, plura* **py|ra|mi|des** [pɪ'ræmɪdiːz]: →*pyramid*
py|ran ['paɪræn, paɪ'ræn] *noun*: Pyran *nt*
pyr|a|nin ['pɪrənɪn] *noun*: Pyranin *nt*
py|ra|nis|a|mine [ˌpaɪrə'nɪsəmiːn] *noun*: Mepyramin *nt*
py|ra|nose ['paɪrənəʊz] *noun*: Pyranose *f*
py|ran|tel [pɪ'ræntəl] *noun*: Pyrantel *nt*
pyr|a|zin|a|mide [pɪərə'zɪnəmaɪd, -mɪd] *noun*: Pyrazinamid *nt*, Pyrazincarboxamid *nt*
pyr|a|zine ['pɪərəziːn] *noun*: Pyrazin *nt*
py|raz|o|lone [pɪ'ræzələʊn, paɪ-] *noun*: Pyrazolon *nt*
py|rec|tic [paɪ'rektɪk] *noun, adj*: →*pyretic*
pyret- *präf.*: Fieber-, Pyret(o)-
py|re|ther|a|py [ˌpaɪrə'θerəpiː] *noun*: →*pyretotherapy*
py|ret|ic [paɪ'retɪk]: **I** *noun* fiebererzeugendes Mittel *nt*, Pyretikum *nt* **II** *adj* mit Fieber (verbunden), fieberhaft, fiebernd, fiebrig, fieberig, fieberkrank, febril **2.** fiebererzeugend, fieberverursachend, pyretisch, pyrogen
pyreto- *präf.*: Fieber-, Pyret(o)-
py|ret|o|gen [paɪ'retədʒən] *noun*: fiebererzeugendes Mittel *nt*, Pyretikum *nt*
pyr|e|to|gen|e|sis [ˌpaɪrətəʊ'dʒenəsɪs] *noun*: Fieberauslösung *f*, Pyretogenese *f*
pyr|e|to|ge|net|ic [ˌpaɪrətəʊdʒə'netɪk] *adj*: **1.** fieberauslösend, pyretogen, pyrogen **2.** fiebererzeugend, fieberverursachend, pyrogen, pyretisch
pyr|e|to|gen|ic [ˌpaɪrətəʊ'dʒenɪk] *adj*: fieberauslösend, pyrogen, pyretogen
pyr|e|tog|e|nous [paɪrə'tɑdʒənəs, paɪre-] *adj*: fieberauslösend, pyrogen, pyretogen
pyr|e|to|ther|a|py [ˌpɪrətəʊ'θerəpɪ, ˌpaɪ-] *noun*: **1.** Fiebertherapie *f* **2.** Behandlung *f* von Fieber
pyr|e|to|ty|pho|sis [ˌpɪrətəʊtaɪ'fəʊsɪs] *noun*: Fieberdelir(ium) *nt*
py|rex|ia [paɪ'reksɪə] *noun*: Fieber *nt*, fieberhafte Erkrankung *f*, Pyrexie *f*
Pel-Ebstein pyrexia: Pel-Ebstein-Fieber *nt*
py|rex|i|al [paɪ'reksɪəl] *adj*: Fieber/Pyrexie betreffend, Fieber-
py|rex|i|o|gen|ic [paɪˌreksɪəʊ'dʒenɪk] *adj*: fieberauslösend, pyrogen, pyretogen
py|rex|y ['paɪreksiː] *noun*: →*pyrexia*
pyr|i|dine ['pɪrɪdiːn, -dɪn] *noun*: Pyridin *nt*
pyr|i|do|stig|mine [ˌpɪrədəʊ'stɪgmiːn] *noun*: Pyridostigmin *nt*
pyridostigmine bromide: Pyridostigminbromid *nt*
pyr|i|dox|al [ˌpɪrə'dɑksəl, -sæl] *noun*: Pyridoxal *nt*
pyridoxal phosphate: Codecarboxylase *f*, Pyridoxalphosphat *nt*
pyr|i|dox|a|mine [ˌpɪrɪ'dɑksəmiːn] *noun*: Pyridoxamin *nt*
pyridoxamine phosphate: Pyridoxaminphosphat *nt*
pyr|i|dox|ine [ˌpɪrɪ'dɑksiːn, -sɪn] *noun*: Pyridoxin *nt*, Vitamin B_6 *nt*
pyr|i|dox|ol [ˌpɪrɪ'dɑksɔl] *noun*: Pyridoxol *nt*
pyr|i|dyl|meth|a|nol [ˌpɪrɪdɪlm'eθənɔl] *noun*: Pyridylmethanol *nt*, Pyridylcarbinol *nt*, Nicotinylalkohol *m*, Betapyridylcarbinol *nt*
pyr|i|form ['pɪrɪfɔːrm] *adj*: →*piriform*
py|ril|a|mine [pɪ'rɪləmiːn, paɪ-] *noun*: Mepyramin *nt*
pyr|i|meth|a|mine [pɪrɪ'meθəmiːn] *noun*: Pyrimethamin *nt*
py|rim|i|dine [paɪ'rɪmɪdiːn, 'pɪrəmɪdiːn] *noun*: Pyrimidin *nt*
pyr|i|thi|a|mine [ˌpɪrə'θaɪəmiːn] *noun*: Pyrithiamin *nt*
pyr|i|tin|ol [pɪ'rɪtɪnɔl] *noun*: Pyritinol *nt*, Pyritioxin *nt*, Pyrithioxin *nt*
pyro- *präf.*: **1.** Pyro- **2.** Feuer-, Pyr(o)-
py|ro|bo|rate [ˌpaɪrəʊ'bɔːreɪt, -ɪt, -'bəʊr-] *noun*: Tetraborat *nt*
py|ro|cat|e|chin [ˌpaɪrəʊ'kætɪtʃɪn, -kɪn] *noun*: →*pyrocatechol*
py|ro|cat|e|chol [ˌpaɪrəʊ'kætɪkɑl,- kɔl] *noun*: Pyrocatechol *nt*, o-Dihydroxybenzol *nt*, Brenzcatechin *nt*, Brenzkatechin *nt*, Pyrokatechin *nt*, Pyrocatechusäure *f*, Catechol *nt*
py|ro|gal|lol [ˌpaɪrəʊ'gælɔl, -gə'lɑl] *noun*: Pyrogallol *nt*, Pyrogallin *nt*, Pyrogallussäure *f*, Acidum pyrogallicum
py|ro|gen ['paɪrəʊdʒən] *noun*: pyrogene Substanz *f*, Pyrogen *nt*
endogenous pyrogen: endogenes Pyrogen *nt*
exogenous pyrogen: exogenes Pyrogen *nt*
leucocytic pyrogen: (*brit.*) →*leukocytic pyrogen*
leukocytic pyrogen: endogenes Pyrogen *nt*
py|ro|ge|net|ic [ˌpaɪrəʊdʒɪ'netɪk] *adj*: →*pyretogenic*
py|ro|gen|ic [ˌpaɪrəʊ'dʒenɪk] *adj*: fieberauslösend, pyrogen, pyretogen
py|rog|e|nous [paɪ'rɑdʒənəs] *adj*: **1.** durch Fieber verursacht **2.** fieberauslösend, pyrogen, pyretogen
py|ro|glob|u|lin [paɪrəʊ'glɑbjəlɪn] *noun*: Pyroglobulin *nt*
py|ro|glu|ta|mase [ˌpaɪrəʊ'gluːtəmeɪz] *noun*: 5-Oxoprolinase *f*
py|ro|glu|ta|mate [ˌpaɪrəʊ'gluːtəmeɪt] *noun*: 5-Oxoprolin *nt*, Pyroglutaminsäure *f*
py|ro|lag|nia [ˌpaɪrəʊ'lægnɪə] *noun*: Pyrolagnie *f*
py|rol|y|sis [paɪ'rɑləsɪs] *noun*: Pyrolyse *f*
py|ro|ma|nia [ˌpaɪrə'meɪnɪə, -jə] *noun*: Pyromanie *f*
erotic pyromania: Pyrolagnie *f*
py|rom|e|ter [paɪ'rɑmɪtər] *noun*: Pyrometer *nt*
py|ro|nin ['paɪrənɪn] *noun*: Pyronin *nt*
py|ro|nin|o|phil|ia [ˌpaɪrəʊˌnɪnə'fɪlɪə] *noun*: Pyroninophilie *f*
py|ro|nin|o|phil|ic [ˌpaɪrəʊˌnɪnə'fɪlɪk] *adj*: pyroninophil
py|ro|pho|bia [ˌpaɪrəʊ'fəʊbɪə] *noun*: Pyrophobie *f*
py|ro|pho|bic [ˌpaɪrəʊ'fəʊbɪk] *adj*: Pyrophobie betreffend, pyrophob
py|ro|phos|pha|tase [ˌpaɪrəʊ'fɑsfəteɪz] *noun*: Pyrophosphatase *f*
inorganic pyrophosphatase: anorganische Pyrophosphatase *f*
py|ro|phos|phate [ˌpaɪrəʊ'fɑsfeɪt] *noun*: Pyrophosphat *nt*
isopentenyl pyrophosphate: Isopentenylpyrophosphat *nt*, aktives Isopren *nt*
presqualene pyrophosphate: Präsqualenpyrophosphat *nt*
tetraethyl pyrophosphate: Tetraäthylpyrophosphat *nt*, Tetraethylpyrophosphat *nt*
py|ro|phos|pho|ki|nase [ˌpaɪrəʊˌfɑsfəʊ'kaɪneɪz] *noun*: Diphosphotransferase *f*, Pyrophosphokinase *f*, Pyrophosphotransferase *f*
py|ro|phos|pho|me|val|o|nate [ˌpaɪrəʊˌfɑsfəʊmə'væləneɪt] *noun*: Pyrophosphomevalonat *nt*
py|ro|phos|pho|rol|y|sis [ˌpaɪrəʊˌfɑsfə'rɑləsɪs] *noun*: Pyrophosphorolyse *f*

P

py|ro|phos|pho|ry|lase [ˌpaɪrəʊfɑs'fɔːrəleɪz] *noun*: Pyrophosphorylase *f*, Glykosyl-1-phosphatnucleotidyltransferase *f*
orotidine-5'-phosphate pyrophosphorylase: →*orotate phosphoribosyltransferase*
UDPglucose pyrophosphorylase: UDPglucose-hexose-1-phosphaturidylyltransferase *f*, UDPglucose-galaktose-1-phosphaturidylyltransferase *f*, Galaktose-1-phosphat-uridyltransferase *f*

py|ro|phos|pho|trans|fer|ase [ˌpaɪrəʊˌfɑsfəʊ'trænsfəreɪz] *noun*: Diphosphotransferase *f*, Pyrophosphokinase *f*, Pyrophosphotransferase *f*

py|ro|sis [paɪ'rəʊsɪs] *noun*: Sodbrennen *nt*, Pyrosis *f*

py|rot|ic [paɪ'rɑtɪk] *adj*: brennend, ätzend

py|ro|tox|in [ˌpaɪrə'tɑksɪn] *noun*: Pyrotoxin *nt*

py|rox|y|lin [paɪ'rɑksəlɪn, pɪ-] *noun*: Schießbaumwolle *f*, Nitrozellulose *f*
tryptophan pyrrolase: Tryptophanpyrrolase *f*, Tryptophan-2,3-dioxigenase *f*

pyr|role [pɪ'rəʊl, 'pɪrəʊl] *noun*: Pyrrol *nt*

pyr|rol|i|dine [pɪ'rəʊlɪdiːn, -dɪn, -'rɑlɪ-] *noun*: Pyrrolidin *nt*, Tetrahydropyrrol *nt*

pyr|ro|line ['pɪrəliːn, -lɪn] *noun*: Pyrrolin *nt*

Δ^1-pyrroline-5-carboxylate *noun*: Δ^1-Pyrrolin-5-carboxylat *nt*

pyr|ro|lo|por|phyr|ia [ˌpɪərələʊpɔːr'fɪərɪə] *noun*: akute intermittierende Porphyrie *f*, Schwedischer Typ *m* der Porphyrie, Porphyria acuta intermittens

pyr|u|vate [paɪ'ruːveɪt, pɪ-] *noun*: Pyruvat *nt*
pyruvate orthophosphate dikinase: Pyruvatphosphatdikinase *f*, Pyruvatorthophosphatdikinase *f*

pyr|vin|i|um [pɪər'vɪnɪəm] *noun*: Pyrvinium *nt*
pyrvinium embonate: Pyrviniumembonat *nt*
pyrvinium pamoate: Pyrvinium-Pamoat *nt*

py|u|ri|a [paɪ'jʊərɪə] *noun*: Pyurie *f*

PZ *Abk.*: pancreozymin

PZA *Abk.*: pyrazinamide

PZC *Abk.*: perphenacine

PZI *Abk.*: protamin zinc insulin

Q

Q *Abk.*: **1.** coenzyme Q **2.** coulomb **3.** electric charge **4.** pseudouridine **5.** quality factor **6.** quality index **7.** quantity **8.** quartile **9.** quaternary **10.** quinacrine **11.** quotient
QAC *Abk.*: quaternary ammonium compound
QAR *Abk.*: quantitative autoradiography
QC *Abk.*: quality control
QCThr *Abk.*: quantitative computerized tomography with high resolution special scanner
QCTwb *Abk.*: quantitative computerized tomography with whole body scanner
Q-H_2 *Abk.*: ubiquinol
QIE *Abk.*: quantitative immune electrophoresis
QKM *Abk.*: quantitative kinetic microfluorometry
QMT *Abk.*: quantitative muscle test
QO_2 *Abk.*: oxygen quotient
Q_0 *Abk.*: oxygen consumption
QP *Abk.*: quanti-Pirquet reaction
QS *Abk.*: Queckenstedt's sign
QT *Abk.*: Quick's test
qt *Abk.*: quart
quack [kwæk]: I *noun* Quacksalber *m*, Kurpfuscher *m* II *adj* quacksalberisch, kurpfuscherisch III *vt* herumpfuschen an IV *vi* quacksalbern
quack|er|y ['kwækəriː] *noun*: Quacksalberei *f*, Kurpfuscherei *f*
quack|sal|ver ['kwæksælvər] *noun*: Quacksalber *m*, Kurpfuscher *m*
quad|ran|gu|lar [kwɑd'ræŋgjələr] *adj*: viereckig, quadrangulär
quad|rant ['kwɑdrənt] *noun*: Quadrant *m*
quad|ran|tal [kwɑ'dræntl] *adj*: Quadranten-
quad|ran|ta|no|pia [ˌkwɑdræntə'nəʊpɪə] *noun*: Quadrantenanopsie *f*
quad|ran|ta|nop|sia [ˌkwɑdræntə'nɑpsɪə] *noun*: Quadrantenanopsie *f*
quad|ran|tec|to|my [ˌkwɑdræn'tektəmiː] *noun*: Quadrantenresektion *f*, Segmentresektion *f*, Lumpektomie *f*, Tylektomie *f*
quad|rate ['kwɑdrɪt, -reɪt]: I *noun* Vier-, Rechteck *nt* II *adj* vier-, rechteckig, quadratisch, Quadrat-, Viereck-, Rechteck-
quad|ren|ni|al [kwɑ'drenɪəl] *adj*: vierjährig
quadri- *präf.*: Vier-, Quadri-, Tetra-
quad|ri|ba|sic [ˌkwɑdrɪ'beɪsɪk] *adj*: vierbasisch
quad|ri|ceps ['kwɑdrɪseps]: I *noun, plural* **-ceps, -ceps|es** Quadrizeps *m*, Musculus quadriceps II *adj* vierköpfig
quadriceps of thigh: Quadrizeps *m*, Musculus quadriceps femoris
quad|ri|ceps|plas|ty [ˌkwɑdrɪ'sepsplæstiː] *noun*: Quadrizepsnaht *f*
quad|ri|cip|i|tal [ˌkwɑdrɪ'sɪpɪtl] *adj*: Quadrizeps betreffend
quad|ri|cus|pid [ˌkwɑdrɪ'kʌspɪd] *adj*: tetrakuspid
quad|ri|den|tate [ˌkwɑdrɪ'denteɪt] *adj*: vierzähnig
quad|ri|dig|i|tate [ˌkwɑdrɪ'dɪdʒəteɪt] *adj*: vierfingrig, vierzehig, tetradaktyl
quad|ri|gem|i|nus [ˌkwɑdrɪ'dʒemɪnəs] *noun*: Vierling *m*
quad|ri|gem|i|ny [ˌkwɑdrɪ'dʒeməniː] *noun*: Quadrigeminus *m*, Quadrigeminusrhythmus *m*
quad|ri|lat|er|al [ˌkwɑdrɪ'lætərəl]: I *noun* Viereck *nt*, Vierseit *nt* II *adj* vierseitig
quad|ri|nu|cle|ate [ˌkwɑdrɪ'n(j)uːklɪɪt] *adj*: vierkernig
quad|ri|par|tite [ˌkwɑdrɪ'pɑːrtaɪt] *adj*: viergeteilt
quad|ri|ple|gia [ˌkwɑdrɪ'pliːdʒ(ɪ)ə] *noun*: hohe Querschnittslähmung *f*, Tetra-, Quadriplegie *f*
qua|dri|ple|gic [ˌkwɑdrɪ'pliːdʒɪk]: I *noun* Patient(in *f*) *m* mit Tetraplegie, Tetraplegiker(in *f*) *m* II *adj* Quadriplegie betreffend, quadriplegisch, tetraplegisch
quad|ri|po|lar [ˌkwɑdrɪ'pəʊlər] *adj*: vierpolig
quad|ri|sect ['kwɑdrɪsekt] *vt*: vierteilen
quad|ri|sec|tion [ˌkwɑdrɪ'sekʃn] *noun*: Vierteilung *f*
quad|ri|va|lence [ˌkwɑdrɪ'veɪləns, kwɑ'drɪvələns] *noun*: Vierwertigkeit *f*
quad|ri|va|len|cy [ˌkwɑdrɪ'veɪlənsiː] *noun*: →*quadrivalence*
quad|ri|va|lent [ˌkwɑdrɪ'veɪlənt, kwɑ'drɪvələnt] *adj*: vierwertig, tetravalent
quad|roon [kwɑ'druːn] *noun*: Terzerone *m*, Terzeronin *f*
quad|ru|ped ['kwɑdrəped]: I *noun* (*biolog.*) Vierfüß(l)er *m*, Quadrupede *m*, Tetrapode *m* II *adj* vierfüßig, quadruped, tetrapod
quad|ru|ple [kwɑ'druːpl, -'drʌpl, 'kwɑdrʊpl]: I *noun* das Vierfache II *adj* vierfach, Vierer- III *vt* vervierfachen IV *vi* sich vervierfachen
quad|ru|plet [kwɑ'drʌplɪt, -'druːp-, 'kwɑdrʊplɪt] *noun*: **1.** Vierling *m* **2. quadruplets** *pl* Vierlinge *pl*
quad|ru|plex ['kwɑdrʊpleks, kwɑ'druː-] *adj*: vierfach, Vierfach-
qual.anal. *Abk.*: qualitative analysis
qual|i|ta|tive ['kwɑlɪteɪtɪv] *adj*: Qualität betreffend, qualitativ, Qualitäts-
qual|i|tive ['kwɑlətɪv] *adj*: →*qualitative*
qual|i|ty ['kwɑlətiː] *noun*: **1.** Eigenschaft *f*, (Eigen-)Art *f*, Beschaffenheit *f*, Qualität *f* **in quality** qualitativ **2.** Talent *nt*, Fähigkeit *f*, Qualität *f*
quality of life: Lebensqualität *f*
odor quality: Geruchsqualität *f*
pain quality: Schmerzqualität *f*
pulse quality: Pulsqualität *f*
sensory quality: Sinnesqualität *f*
stimulus quality: Reizqualität *f*
qualities of taste: Geschmacksqualitäten *pl*
quan|tal ['kwɑntl] *adj*: Quant betreffend, Quanten-
quant.anal. *Abk.*: quantitative analysis
quan|ti|fi|a|ble ['kwɑntɪfaɪəbl] *adj*: quantifizierbar
quan|ti|fi|ca|tion [ˌkwɑntəfɪ'keɪʃn] *noun*: Quantifizierung *f*, Quantitätsbestimmung *f*, Messung *f*
quan|ti|fy ['kwɑntəfaɪ] *vt*: quantitativ bestimmen, messen, quantifizieren
quan|ti|ta|tive ['kwɑntɪteɪtɪv] *adj*: quantitativ, mengenmäßig, Mengen-
quan|ti|tive ['kwɑntətɪv] *adj*: →*quantitative*
quan|ti|ty ['kwɑntətiː] *noun*: Menge *f*, Größe *f*, Quantität *f*; Quantum *nt*; große Menge *f*, Unmenge *f*, Masse *f*; (*mathemat., physik.*) Größe *f*
quantity of electric charge: Elektrizitätsmenge *f*
quantity of heat: Wärmemenge *f*
maximum daily quantity: Höchstabgabemenge *f*
quan|ti|za|tion [ˌkwɑntɪ'zeɪʃn] *noun*: Quantelung *f*
quan|tum ['kwɑntəm] *noun, plural* **-ta** [-tə]: Quant *m*, Lichtquant *m*, Strahlungsquant *m*, Photon *nt*

light quantum: Lichtquant *m*, Strahlungsquant *m*
Planck's quantum: Planck-Wirkungsquantum *nt*
Quar|an|fil ['kwɔːrənfɪl] *noun*: Quaranfil *nt*
quar|an|tine ['kwɔːrəntiːn, 'kwɑr-]: **I** *noun* **1.** Quarantäne *f* **in quarantine** unter Quarantäne (sein *oder* stehen) **put s.o. in quarantine** jdn. unter Quarantäne stellen **2.** Quarantäne-, Isolierstation *f* **II** *vt* jdn. unter Quarantäne stellen
quar|tile ['kwɔːrtaɪl, -tɪl] *noun*: Viertelswert *m*, Quartil *nt*
quar|ti|sect ['kwɔːrtɪsekt] *vt*: vierteilen, in vier Teile teilen
quartz [kwɔːrts] *noun*: Quarz *m*, Siliziumdioxid *nt*, Siliciumdioxid *nt*
quartz|if|er|ous ['kwɔːrt'sɪfərəs] *adj*: quarzig, quarzhaltig, Quarz-
qua|si|dom|i|nant [ˌkweɪzɪ'dɑmɪnənt] *adj*: quasidominant
qua|si|spe|cies [ˌkwɑːsɪ'spiːʃiːz] *noun*: Quasispezies *f*
quas|sia ['kwɑʃə] *noun*: Quassia *f*, Bitterholz *nt*
Jamaican quassia: Jamaika-Bitterholz *nt*, Picrasma excelsa
Surinam quassia: Surinam-Bitterholz *nt*, Quassia amara
quat|er|nar|y ['kwɑtərneriː, kwə'tɜrnəriː] *adj*: vier Elemente *oder* Gruppen enthaltend, quarternär
quea|si|ness ['kwiːzɪnəs] *noun*: **1.** Übelkeit *f* **2.** (Über-) Empfindlichkeit *f*
quea|sy ['kwiːziː] *adj*: **1.** unwohl **2.** (*Magen*) (über-)empfindlich
queer [kwɪər]: **I** *noun* Homosexuelle *m/f*; (*inf.*) Schwule *m/f* **II** *adj* **1.** komisch, seltsam, eigenartig **2.** homosexuell; (*inf.*) schwul
quench [kwentʃ] *vt*: **1.** (*Feuer*) (aus-)löschen **2.** (*Durst*) löschen; (*Verlangen*) stillen **3.** (*Schwingung*) abdämpfen, löschen
quer|ce|tin *noun*: Quercetin *nt*
quick [kwɪk]: **I** *noun* **1.** Nagelhäutchen *nt*, Eponychium *nt* **2.** Nagelhaut *f*, Cuticula *f*, Perionychium *nt*, Perionyx *m* **II** *adj* **3.** schnell, sofort, umgehend, rasch, prompt **4.** schnell, flink, geschwind **5.** (*Temperament*) hitzig, aufbrausend **6.** (*Auge*) scharf; (*Ohr*) fein **7.** (*gynäkol.*) (hoch-)schwanger
quick-acting *adj*: schnellwirkend
quick|en ['kwɪkən]: **I** *vt* **1.** anregen, beleben, stimulieren **2.** (*Puls*) beschleunigen **II** *vi* **3.** (*Fetus*) sich bewegen; (*Schwangere*) Kindsbewegungen spüren **4.** (*Puls*) sich beschleunigen
quick|en|ing ['kwɪkənɪŋ] *noun*: erste Kindsbewegungen *pl*
quick-freeze: **I** *noun* Tiefkühlverfahren *nt*, Gefrierverfahren *nt* **II** *vt* tiefkühlen, einfrieren
quick|lime ['kwɪklaɪm] *noun*: Calciumoxid *nt*
quick|sil|ver ['kwɪksɪlvər] *noun*: Quecksilber *nt*, (*chem.*) Hydrargyrum *nt*
quick-tempered *adj*: reizbar, leicht aufbrausend, hitzig
qui|es|cent [kwiː'esnt] *adj*: ruhig, still; bewegungslos
qui|na ['kiːnə] *noun*: Chinarinde *f*
quin|a|crine ['kwɪnəkriːn, -krɪn] *noun*: Quinacrin *nt*, Chinacrin *nt*
quin|a|go|lide ['kwɪnəˌgəlaɪd] *noun*: Quinagolid *nt*
quin|al|bar|bi|tone [ˌkwɪnæl'bɑːrbɪtəʊn] *noun*: Secobarbital *nt*
qui|na|qui|na [kiːnə'kiːnə] *noun*: Chinarinde *f*
quin|es|trol [kwɪn'estrəʊl] *noun*: Quinestrol *nt*
quin|i|dine ['kwɪnɪdiːn, -dɪn] *noun*: Chinidin *nt*, Quinidine *nt*
qui|nine ['kwɪnɪn, kwɪ'niːn] *noun*: Chinin *nt*
qui|nin|ism ['kwaɪnɪnɪzəm, 'kwɪn-] *noun*: Chininvergiftung *f*, Chinchonismus *m*, Cinchonismus *m*
quin|oes|trol [kwɪn'estrəʊl] *noun*: (*brit.*) →*quinestrol*
quin|o|line ['kwɪnəliːn] *noun*: Chinolin *nt*
8-quin|o|lin|ol [ˌkwɪnə'lɪnɔl] *noun*: Chinolinol *nt*, 8-Hydroxychinolin *nt*
quin|o|lone ['kwɪnələʊn] *noun*: Chinolon *nt*, Quinolon *nt*, Chinolon-Antibiotikum *nt*
qui|none ['kwɪnəʊn, 'kwaɪnəʊn] *noun*: Chinon *nt*
quin|que|cus|pid [ˌkwɪŋkwə'kʌspɪd] *adj*: fünfhöckerig
quin|que|va|lent [ˌkwɪŋkwə'veɪlənt, kwɪn'kwevələnt] *adj*: fünfwertig
quin|qui|na [kwɪn'kwaɪnə] *noun*: Chinarinde *f*
quin|qui|va|lent [ˌkwɪŋkwə'veɪlənt, kwɪn'kwevələnt] *adj*: →*quinquevalent*
quin|sy ['kwɪnziː] *noun*: Peritonsillarabszess *m*
quin|tu|ple [kwɪn't(j)uːpl, -'tʌpl, 'kwɪnt(j)ʊpl]: **I** *noun* das Fünffache **II** *adj* fünffach **III** *vt* verfünffachen **IV** *vi* sich verfünffachen
quin|tu|plet [kwɪn'tʌplɪt, -'t(j)uːp-, 'kwɪnt(j)ʊ-] *noun*: **1.** Fünfling *m* **2. quintuplets** *pl* Fünflinge *pl*
quo|tid|i|an [kwəʊ'tɪdɪən]: **I** *noun* **1.** Febris quotidiana **2.** Febris quotidiana bei Malaria (tropica), Malaria quotidiana **II** *adj* täglich
quo|tient ['kwəʊʃnt] *noun*: Quotient *m*
Ayala's quotient: Ayala-Quotient *m*, Ayala-Gleichung *f*
blood quotient: Färbeindex *m*, Hämoglobinquotient *m*
caloric quotient: kalorischer Quotient *m*
intelligence quotient: Intelligenzquotient *m*
rachidian quotient: Ayala-Quotient *m*, Ayala-Gleichung *f*
respiratory quotient: respiratorischer Austauschquotient *m*; respiratorischer Quotient *m*
spinal quotient: Ayala-Quotient *m*, Ayala-Gleichung *f*
Szent-Györgyi quotient: Szent-Györgyi-Quotient *m*

Q

R

R *Abk.*: **1.** coefficient of correlation **2.** correlation coefficient **3.** electrical resistance **4.** gas constant **5.** purine nucleoside **6.** radical **7.** remainder **8.** resistence factor **9.** respiration **10.** respiratory exchange ratio **11.** Reynolds' number **12.** ribose **13.** right **14.** roentgen **15.** root **16.** rough **17.** Rydberg's constant

r *Abk.*: **1.** racemic **2.** radius **3.** resistance allele **4.** resistance rate **5.** roentgen

R. *Abk.*: Rickettsia

ϱ *Abk.*: population correlation coefficient

RA *Abk.*: **1.** radioactive **2.** residual air **3.** rheumatoid arthritis **4.** right atrial **5.** right atrium

Ra *Abk.*: radium

RAA *Abk.*: right atrial appendage

RAAA *Abk.*: ruptured aneurysm of the abdominal aorta

RAAS *Abk.*: renin-angiotensin-aldosterone system

ra|bit ['ræbɪt] *noun*: Kaninchen *nt*; Hase *m*

rab|bit|pox ['ræbɪtpɑks] *noun*: Kaninchenpocken *pl*

rab|id ['ræbɪd] *adj*: **1.** von Tollwut befallen, tollwütig **2.** rasend, wütend

ra|bies ['reɪbiːz] *noun*: Tollwut *f*, Rabies *f*, Lyssa *f*
sylvatic rabies: sylvatische Tollwut *f*
urban rabies: urbane Tollwut *f*

ra|bi|form ['reɪbɪfɔːrm] *adj*: tollwutähnlich, tollwutartig, rabiform

RAC *Abk.*: right atrial contraction

rac *Abk.*: racemate

RACAT *Abk.*: rapid-acquisition computed axial tomography

race [reɪs] *noun*: Rasse *f*; Gattung *f*, Unterart *f*
human race: Menschengeschlecht *nt*
low race: primitive Rasse *f*

ra|ce|mase ['ræsəmeɪz] *noun*: Razemase *f*, Racemase *f*
alanine racemase: Alaninracemase *f*
methylmalonyl-CoA racemase: Methylmalonyl-CoA-epimerase *f*, Methylmalonyl-CoA-racemase *f*

ra|ce|mate ['ræsəmeɪt] *noun*: Razemat *nt*, Racemat *nt*

ra|ceme [reɪ'siːm, rə-] *noun*: **1.** (*biolog.*) Traube *f* **2.** →*racemate*

ra|ce|mic [reɪ'siːmɪk, -'sem-] *adj*: razemisch, racemisch

ra|ce|mi|za|tion [ˌræsɪmɪ'zeɪʃn, ˌreɪsɪ-] *noun*: Razemisierung *f*, Racemisierung *f* Racemisierungsreaktion *f*

rac|e|mize ['ræsəmaɪz, reɪ'siː-] *vt*: razemisieren, racemisieren

rac|e|mose ['ræsəməʊz] *adj*: traubenförmig, Trauben-

rachi- *präf.*: Rückgrat-, Wirbelsäulen-, Spinal-, Rachi(o)-, Rhachi(o)-

ra|chi|al ['reɪkɪəl] *adj*: →*rachidial*

ra|chi|al|gia [ˌreɪkɪ'ældʒ(ɪ)ə] *noun*: Wirbelsäulenschmerz *m*, Rhachi(o)algie *f*, Rachiodynie *f*

ra|chi|an|aes|the|sia [ˌreɪkɪˌænəs'θiːʒə] *noun*: (*brit.*) →*rachianesthesia*

ra|chi|an|al|ge|sia [ˌreɪkɪˌænl'dʒiːzɪə] *noun*: Spinalanästhesie *f*; Spinale *f*

ra|chi|an|es|the|sia [ˌreɪkɪˌænəs'θiːʒə] *noun*: Spinalanästhesie *f*; Spinale *f*

ra|chi|cen|te|sis [ˌreɪkɪsen'tiːsɪs] *noun*: Lumbalpunktion *f*

ra|chid|i|al [rə'kɪdɪəl] *adj*: Wirbelsäule betreffend, Wirbelsäulen-, Rückgrat-, Spinal-, Rachi(o)-, Rhachi(o)-

ra|chid|i|an [rə'kɪdɪən] *adj*: →*rachidial*

ra|chil|y|sis [rə'kɪləsɪs] *noun*, *plura* **-ses** [-siːz]: Rhachi(o)lyse *f*

rachio- *präf.*: Rückgrat-, Wirbelsäulen-, Spinal-, Rachi(o)-, Rhachi(o)-

ra|chi|o|camp|sis [ˌreɪkɪəʊ'kæmpsɪs] *noun*: Wirbelsäulenkrümmung *f*, -biegung *f*

ra|chi|o|cen|te|sis [ˌreɪkɪəʊsen'tiːsɪs] *noun*: Lumbalpunktion *f*

ra|chi|o|cy|pho|sis [ˌreɪkɪəʊsaɪ'fəʊsɪs] *noun*: Kyphose *f*

ra|chi|o|dyn|ia [ˌreɪkɪəʊ'diːnɪə] *noun*: →*rachialgia*

ra|chi|o|ky|pho|sis [ˌreɪkɪəʊkaɪ'fəʊsɪs] *noun*: Kyphose *f*

ra|chi|o|my|e|li|tis [ˌreɪkɪəʊˌmaɪə'laɪtɪs] *noun*: Rückenmark(s)entzündung *f*

ra|chi|op|a|gus [ˌreɪkɪ'ɑpəgəs] *noun*: Rachiopagus *m*, Rhachiopagus *m*

ra|chi|op|a|thy [ˌreɪkɪ'ɑpəθiː] *noun*: Wirbelsäulenerkrankung *f*, Spondylopathie *f*

ra|chi|o|ple|gia [ˌreɪkɪəʊ'pliːdʒ(ɪ)ə] *noun*: Spinalparalyse *f*

ra|chi|o|sco|li|o|sis [ˌreɪkɪəʊskəʊlɪ'əʊsɪs] *noun*: Skoliose *f*

ra|chi|o|tome ['reɪkɪəʊtəʊm] *noun*: Rhachitom *nt*, Rhachiotom *nt*

ra|chi|ot|o|my [ˌreɪkɪ'ɑtəmiː] *noun*: **1.** Kolumnotomie *f*, Rhachitomie *f*, Rhachiotomie *f* **2.** Laminektomie *f*

ra|chip|a|gus [rə'kɪpəgəs] *noun*: Rachiopagus *m*, Rhachiopagus *m*

ra|chis ['reɪkɪs] *noun*, *plural* **-es, ra|chi|des** ['rækədiːz]: Wirbelsäule *f*, Columna vertebralis

ra|chis|a|gra [ˌreɪkɪs'ægrə] *noun*: gichtbedingte Wirbelsäulenschmerzen *pl*, Rhachisagra *f*

ra|chis|chi|sis [rə'kɪskəsɪs] *noun*: Rachischisis *f*, Rhachischisis *f*
anterior rachischisis: Rachischisis anterior, Wirbelkörperspalte *f*
complete rachischisis: Rachischisis totalis, Holorachischisis *f*, Holorhachischisis *f*
posterior rachischisis: Rachischisis posterior, Wirbelbogenspalte *f*

ra|chit|ic [rə'kɪtɪk] *adj*: Rachitis betreffend, rachitisch

ra|chi|tis [rə'kaɪtɪs] *noun*: **1.** Rachitis *f* **2.** entzündliche Wirbelsäulenerkrankung *f*

rach|i|to|gen|ic [ˌrækɪtəʊ'dʒenɪk] *adj*: Rachitis verursachend *oder* auslösend, rachitogen

rach|i|tome ['rækɪtəʊm] *noun*: Rhachitom *nt*, Rhachiotom *nt*

ra|chit|o|my [rə'kɪtəmiː] *noun*: Kolumnotomie *f*, Laminektomie *f*, Rhachiotomie *f*

ra|cial ['reɪʃl] *adj*: Rasse betreffend, rassisch, Rassen-

racket-shaped *adj*: tennisschlägerförmig

RAD *Abk.*: **1.** right anterior descending **2.** right axis deviation

rad. *Abk.*: radial

Rad *Abk.*: radiation absorbed dose

rad *Abk.*: **1.** radian **2.** radiant **3.** roentgen absorbed dose

ra|di|a|bil|i|ty [ˌreɪdɪə'bɪlətiː] *noun*: (Röntgen-)Strahlendurchlässigkeit *f*

ra|di|a|ble ['reɪdɪəbl] *adj*: (röntgen-)strahlendurchlässig

ra|di|al ['reɪdɪəl, -jəl] *adj*: **1.** (*anatom.*) Radius betreffend, zur Radialseite hin, radial, Radial-, Radius-, Speichen- **2.** Radius betreffend, radial, strahlenförmig, strahlig, Strahlen-, Radial-

ra|di|an ['reɪdɪən] *noun*: Radiant *m*

ra|di|ant ['reɪdɪənt]: I *noun* Strahl *m*, Strahlungspunkt *m*

R

II *adj* (aus-)strahlend, aussendend, Strahlungs-

raldilate [*adj* 'reɪdɪɪt, -eɪt; *v* 'reɪdɪeɪt]: **I** *adj* strahlenförmig, sternförmig, radial, Radial-, Strahl(en)- **II** *vt* abstrahlen, ausstrahlen **III** *vi* **1.** ausstrahlen (*from* von); ausgestrahlt werden; Strahlen aussenden, strahlen **2.** strahlenförmig *oder* sternförmig ausgehen (*from* von)

raldilaltherlmy [reɪˌdaɪə'θɜrmiː] *noun*: Kurzwellendiathermie *f*

raldilaltio [reɪdɪ'eɪʃɪəʊ, ˌræd-] *noun, plura* **-tilolnes** [-ʃɪ-'əʊniːz]: Strahlung *f*, Radiatio *f*

raldilaltion [reɪdɪ'eɪʃn] *noun*: **1.** (Aus-)Strahlung *f*, (Aus-) Strahlen *nt*, Radiation *f* **contaminated with radiation** strahlenverseucht **2.** (*radiolog.*) Bestrahlung *f*, Strahlentherapie *f*, Strahlenbehandlung *f*, Radiotherapie *f* **3.** (*anatom.*) Strahlung *f*, Radiatio *f*

acoustic radiation: Hörstrahlung *f*, Radiatio acustica
alpha radiation: Alphastrahlung *f*, α-Strahlung *f*
annihilation radiation: Annihilationsstrahlung *f*, Vernichtungsstrahlung *f*
anterior thalamic radiation: vordere Thalamusstrahlung *f*, Radiatio thalami anterior
auditory radiation: Hörstrahlung *f*, Radiatio acustica
β radiation: β-Strahlung *f*, Betastrahlung *f*
back radiation: (*Schmerz*) Ausstrahlung zum *oder* in den Rücken
background radiation: Hintergrundstrahlung *f*
beta radiation: Betastrahlung *f*, β-Strahlung *f*
braking radiation: Bremsstrahlung *f*
castration radiation: Kastrationsbestrahlung *f*
central optic radiation: zentrale Sehstrahlung *f*
central thalamic radiation: zentrale/obere Thalamusstrahlung *f*, Radiatio thalami centralis
cobalt radiation: Kobaltbestrahlung *f*
radiation of corpus callosum: Balkenstrahlung *f*, Radiatio corporis callosi
corpuscular radiation: Teilchenstrahlung *f*, Partikelstrahlung *f*, Korpuskelstrahlung *f*
cosmic radiation: Höhenstrahlung *f*, kosmische Strahlung *f*
deep radiation: Tiefentherapie *f*
electromagnetic radiation: elektromagnetische Strahlung *f*
fixed field radiation: Stehfeldbestrahlung *f*
fractionated radiation: fraktionierte Bestrahlung *f*
γ radiation: γ-Strahlung *f*, Gammastrahlung *f*
gamma radiation: Gammastrahlung *f*, γ-Strahlung *f*
geniculocalcarine radiation: Gratiolet-Sehstrahlung *f*, Radiatio optica
radiation of Gratiolet: Gratiolet-Sehstrahlung *f*, Radiatio optica
heat radiation: Wärmestrahlung *f*
high-energy radiation: Hochenergiestrahlung *f*
inferior thalamic radiation: Radiatio inferior thalami
ionizing radiation: ionisierende Strahlung *f*
isocentric radiation: isozentrische Bestrahlung *f*
megavoltage radiation: Megavoltstrahlung *f*
monochromatic radiation: monochromatisches Licht *nt*
monoenergetic radiation: monoenergetische Strahlung *f*
movable radiation: Bewegungsbestrahlung *f*
natural radiation: terrestrische Strahlung *f*
neck radiation: (*Schmerzen*) Ausstrahlung *f* in den Nacken
nuclear radiation: Radioaktivität *f*, Kernstrahlung *f*
occipitothalamic radiation: →*optic radiation*
optic radiation: Gratiolet-Sehstrahlung *f*, Radiatio optica
radiation of pain: Schmerzausstrahlung *f*
particulate radiation: Teilchen-, Korpuskel-, Korpuskularstrahlung *f*, korpuskuläre/materielle Strahlung *f*
pendular radiation: Pendelbestrahlung *f*
posterior thalamic radiation: hintere Thalamusstrahlung *f*, Radiatio thalamica posterior
postoperative radiation: Nachbestrahlung *f*, postoperative Bestrahlung *f*
preoperative radiation: Vorbestrahlung *f*, präoperative Bestrahlung *f*
primary radiation: Primärstrahlung *f*
proton radiation: Protonentherapie *f*
PUVA radiation: Blacklight-Therapie *f*
resonance radiation: Resonanzstrahlung *f*
rotatory radiation: Rotationsbestrahlung *f*
scattered radiation: Streustrahlung *f*
short distance radiation: Brachytherapie *f*
shoulder radiation: (*Schmerz*) Ausstrahlung *f* in die Schulter
soft radiation: weiche Strahlung *f*
superficial radiation: Oberflächentherapie *f*
superior thalamic radiation: →*central thalamic radiation*
supervoltage radiation: ultraharte Strahlen *pl*
terrestric radiation: terrestrische Strahlung *f*
thalamic radiation: Thalamusstrahlung *f*, Radiatio thalami
thalamotemporal radiation: Hörstrahlung *f*, Radiatio acustica
radiation of thalamus: Thalamusstrahlung *f*, Radiatio thalami
therapeutic radiation: therapeutische Bestrahlung *f*, Strahlentherapie *f*
total body radiation: →*whole-body radiation*
ultraviolet radiation: Ultraviolettstrahlung *f*, UV-Strahlung *f*
visual radiation: Gratiolet-Sehstrahlung *f*, Radiatio optica
whole-body radiation: Ganzkörperbestrahlung *f*
whole-brain radiation: Ganzhirnbestrahlung *f*

raldilaltionlal [reɪdɪ'eɪʃnl] *adj*: Strahlung betreffend, Strahlungs-

raldilaltive ['reɪdɪeɪtɪv] *adj*: →*radiatory*

raldilaltolry ['reɪdɪəˌtɔːriː, -təʊ-] *adj*: ab-, ausstrahlend, Strahlungs-

radlilcal ['rædɪkl]: **I** *noun* **1.** (*chem.*) Radikal *nt* (*mathemat.*) Wurzel *f*; Wurzelzeichen *nt* **3.** (*fig.*) Grundlage *f*, Basis *f* **II** *adj* **4.** drastisch, extrem, radikal, Radikal-; fundamental, grundlegend, Grund- **5.** (*biolog., mathemat.*) Wurzel- **6.** (*chem.*) Radikal-

acetyl radical: Acetylgruppe *f*
acid radical: Säurerest *m*
acyl radical: Acyl gruppe *f*
alkyl radical: Alkyl gruppe *f*
amino radical: Aminogruppe *f*
carboxyl radical: Carboxylgruppe *f*
free radical: freies Radikal *nt*
hydroxyl radical: Hydroxylgruppe *f*
methyl radical: Methylgruppe *f*
succinyl radical: Succinylgruppe *f*
sulfhydryl radical: Sulfhydrylgruppe *f*
sulphhydryl radical: (*brit.*) →*sulfhydryl radical*
superoxide radicals: Superoxid-Radikale *pl*

raldicliform [rə'dɪsəfɔːrm] *adj*: wurzelförmig

radlilcle ['rædɪkl] *noun*: **1.** (kleine) (Nerven-, Gefäß-) Wurzel *f* **2.** (*chem.*) Radikal *nt*

radlilcotlolmy [rædɪ'kɑtəmiː] *noun*: →*rhizotomy*

radicul- *präf.*: Wurzel-, Radikul(o)-
ra|di|cu|la [rə'dɪkjələ] *noun*: (kleine) (Nerven-, Gefäß-) Wurzel *f*
ra|di|cu|lal|gia [rə,dɪkjə'lædʒ(ɪ)ə] *noun*: Wurzelneuralgie *f*
ra|di|cu|lar [rə'dɪkjələr] *adj*: **1.** Wurzel/Radix betreffend, von einer Wurzel ausgehend, radikulär, Wurzel-, Radikul(o)- **2.** (*chem.*) Radikal betreffend, Radikal-
ra|di|cu|lec|to|my [rə,dɪkjə'lektəmiː] *noun*: **1.** Wurzelresektion *f*, Radikulektomie *f* **2.** Rhizotomie *f*, Rhizotomia *f*, Radikulotomie *f*
ra|di|cu|lit|ic [rə,dɪkjə'lɪtɪk] *adj*: Radikulitis betreffend, radikuloganglionitisch, radikulitisch
ra|di|cu|li|tis [rə,dɪkjə'laɪtɪs] *noun*: Entzündung *f* der Spinalnervenwurzel, Radikulitis *f*, Wurzelneuritis *f*, Wurzelentzündung *f*
sacral radiculitis: Radiculitis sacralis, Elsberg-Syndrom *nt*
radiculo- *präf.*: Wurzel-, Radikul(o)-
ra|di|cu|lo|gan|gli|on|it|is [rə,dɪkjələʊ,gæŋglɪə'naɪtɪs] *noun*: Entzündung *f* von Spinalnervenwurzel und Ganglion, Radikuloganglionitis *f*
ra|di|cu|log|ra|phy [rə,dɪkjə'lɑgrəfiː] *noun*: Radikulographie *f*, Radikulografie *f*
ra|di|cu|lo|me|nin|go|my|e|li|tis [rə,dɪkjələʊmɪ,nɪŋgəʊmaɪə'laɪtɪs] *noun*: Radikulomeningomyelitis *f*, Meningomyeloradikulitis *f*
ra|di|cu|lo|my|e|lop|a|thy [rə,dɪkjələʊmaɪə'lɑpəθiː] *noun*: Radikulomyelopathie *f*
ra|di|cu|lo|neu|rit|ic [rə,dɪkjələʊnjʊə'rɪtɪk, -nʊ-] *adj*: Radikulitis betreffend, radikuloneuritisch, radikulitisch
ra|di|cu|lo|neu|ri|tis [rə,dɪkjələʊnjʊə'raɪtɪs, -nʊ-] *noun*: Entzündung *f* der Spinalnervenwurzel, Radikulitis *f*, Wurzelneuritis *f*, Wurzelentzündung *f*
ra|di|cu|lo|neu|rop|a|thy [rə,dɪkjələʊnjʊə'rɑpəθiː] *noun*: Radikuloneuropathie *f*
ra|di|cu|lop|a|thy [rə,dɪkjə'lɑpəθiː] *noun*: Radikulopathie *f*
ra|di|ec|to|my [reɪdɪ'ektəmiː] *noun*: Wurzelamputation *f*, Zahnwurzelamputation *f*
ra|dif|er|ous [reɪ'dɪf(ə)rəs] *adj*: radiumhaltig
radio- *präf.*: **1.** Radio-, Radius-, Radial-, Speichen- **2.** (*radiolog.*) Strahl(en)-, Strahlungs-, Radio- **3.** (*physik.*) Radioaktivität betreffend, Radium-, Radio-
ra|di|o|ab|la|tion [,reɪdɪəʊæb'leɪʃn] *noun*: Radioresektion *f*
ra|di|o|ac|tion [,reɪdɪəʊ'ækʃn] *noun*: →*radioactivity*
ra|di|o|ac|ti|vate [,reɪdɪəʊ'æktɪveɪt] *vt*: radioaktiv machen
ra|di|o|ac|tive [,reɪdɪəʊ'æktɪv] *adj*: Radioaktivität betreffend *oder* aufweisend, radioaktiv
ra|di|o|ac|tiv|i|ty [,reɪdɪəʊæk'tɪvətiː] *noun*: Radioaktivität *f*
artificial radioactivity: künstliche Radioaktivität *f*
induced radioactivity: künstliche Radioaktivität *f*
ra|di|o|au|to|gram [,reɪdɪəʊ'ɔːtəgræm] *noun*: →*radioautograph*
ra|di|o|au|to|graph [,reɪdɪəʊ'ɔːtəgræf] *noun*: Autoradiogramm *nt*
ra|di|o|au|tog|ra|phy [,reɪdɪəʊɔː'tɑgrəfiː] *noun*: Autoradiographie *f*, Autoradiografie *f*, Autohistoradiographie *f*, Autohistoradiografie *f*
ra|di|o|bi|o|log|ic [,reɪdɪəʊbaɪə'lɑdʒɪk] *adj*: Strahlenbiologie betreffend, strahlenbiologisch, radiobiologisch
ra|di|o|bi|o|log|i|cal [,reɪdɪəʊbaɪə'lɑdʒɪkl] *adj*: →*radiobiologic*
ra|di|o|bi|ol|o|gy [,reɪdɪəʊbaɪ'ɑlədʒiː] *noun*: Strahlenbiologie *f*, Strahlungsbiologie *f*, Radiobiologie *f*, Strahlenforschung *f*
ra|di|o|cal|ci|um [,reɪdɪəʊ'kælsɪəm] *noun*: Radiocalcium *nt*
ra|di|o|car|bon [,reɪdɪəʊ'kɑːrbən] *noun*: Radiokohlenstoff *m*, Radiokarbon *nt*
ra|di|o|car|di|o|gram [,reɪdɪəʊ'kɑːrdɪəgræm] *noun*: Radiokardiogramm *nt*
ra|di|o|car|di|og|ra|phy [,reɪdɪəʊ,kɑːrdɪ'ɑgrəfiː] *noun*: Radiokardiographie *f*, Radiokardiografie *f*
ra|di|o|car|pal [,reɪdɪəʊ'kɑːrpl] *adj*: Speiche/Radius und Handwurzel/Karpus betreffend, radiokarpal
ra|di|o|car|pus [,reɪdɪəʊ'kɑːrpəs] *noun*: Musculus flexor carpi radialis
ra|di|o|chem|i|cal [,reɪdɪəʊ'kemɪkl] *adj*: Radio-/Strahlenchemie betreffend, radiochemisch, strahlenchemisch
ra|di|o|chem|is|try [,reɪdɪəʊ'keməstriː] *noun*: Radiochemie *f*, Strahlenchemie *f*
ra|di|o|cur|a|bil|i|ty [,reɪdɪəʊ,kjʊərə'bɪlətiː] *noun*: Heilbarkeit *f* durch Strahlenbehandlung
ra|di|o|cur|a|ble [,reɪdɪəʊ'kjʊərəbl] *adj*: durch Strahlentherapie heilbar
ra|di|o|cys|tit|ic [,reɪdɪəʊsɪs'tɪtɪk] *adj*: Radiozystitis betreffend, radiozystitisch
ra|di|o|cys|ti|tis [,reɪdɪəʊsɪs'taɪtɪs] *noun*: Strahlenzystitis *f*, Radiozystitis *f*
ra|di|o|dense ['reɪdɪəʊdens] *adj*: strahlendicht
ra|di|o|den|si|ty [,reɪdɪəʊ'densətiː] *noun*: Strahlendichte *f*, Strahlenundurchlässigkeit *f*
ra|di|o|der|ma|tit|ic [reɪdɪəʊ,dɜrmə'tɪtɪk] *adj*: Radiodermatitis betreffend, radiodermatitisch
ra|di|o|der|ma|ti|tis [reɪdɪəʊ,dɜrmə'taɪtɪs] *noun*: Strahlendermatitis *f*, Radiodermatitis *f*, Radiumdermatitis *f*
ra|di|o|di|ag|no|sis [reɪdɪəʊ,daɪəg'nəʊsɪs] *noun*: Radiodiagnose *f*
ra|di|o|di|ag|nos|tics [reɪdɪəʊ,daɪəg'nɑstɪks] *plural*: Radiodiagnostik *f*
ra|di|o|dig|it|al [,reɪdɪəʊ'dɪdʒɪtl] *adj*: Speiche/Radius und Finger/Digiti betreffend, radiodigital
ra|di|o|don|tia [,reɪdɪəʊ'dɑnʃɪə] *noun*: zahnärztliche Radiologie *f*
ra|di|o|don|tics [,reɪdɪəʊ'dɑntɪks] *plural*: zahnärztliche Radiologie *f*
ra|di|o|e|col|o|gy [,reɪdɪəʊɪ'kɑlədʒiː] *noun*: Radioökologie *f*
ra|di|o|e|lec|tro|car|di|o|gram [,reɪdɪəʊɪ,lektrə'kɑːrdɪəgræm] *noun*: Radioelektrokardiogramm *nt*
ra|di|o|e|lec|tro|car|di|og|ra|phy [,reɪdɪəʊɪ,lektrə,kɑːrdɪ'ɑgrəfiː] *noun*: Radioelektrokardiographie *f*, Radioelektrokardiografie *f*
ra|di|o|el|e|ment [,reɪdɪəʊ'eləmənt] *noun*: Radioelement *nt*
ra|di|o|en|ceph|a|lo|gram [,reɪdɪəʊen'sefələgræm] *noun*: Radioenzephalogramm *nt*
ra|di|o|en|ceph|a|log|ra|phy [,reɪdɪəʊen,sefə'lɑgrəfiː] *noun*: Radioenzephalographie *f*, Radioenzephalografie *f*
ra|di|o|ep|i|der|mi|tis [,reɪdɪəʊepɪdɜr'maɪtɪs] *noun*: →*radiodermatitis*
ra|di|o|ep|i|the|li|tis [,reɪdɪəʊepɪθɪ'laɪtɪs] *noun*: →*radiodermatitis*
ra|di|o|gen ['reɪdɪəʊdʒen] *noun*: Radiogen *nt*
ra|di|o|gene ['reɪdɪəʊ,dʒiːn] *noun*: radioaktive Substanz *f*, Radiogen *nt*
ra|di|o|gen|ic [,reɪdɪəʊ'dʒenɪk] *adj*: von radioaktiver Herkunft, radiogen
ra|di|o|gold ['reɪdɪəʊgəʊld] *noun*: Radiogold *nt*
ra|di|o|gram ['reɪdɪəʊgræm] *noun*: Röntgenbild *nt*, Röntgenaufnahme *f*, Radiogramm *nt*, Röntgenogramm *nt*
ra|di|o|graph ['reɪdɪəʊgræf]: **I** *noun* Röntgenbild *nt*, Röntgenaufnahme *f*, Radiogramm *nt*, Röntgenogramm

nt II *vt* eine Röntgenaufnahme machen/anfertigen, ein Röntgenbild machen/anfertigen; röntgen
abdominal radiograph: Röntgenaufnahme *f* des Abdomens, Abdomenaufnahme *f*
anteroposterior radiograph: a.p.-Röntgenbild *nt*, a.p.-Aufnahme *f*
a.p. radiograph: a.p.-Röntgenbild *nt*, a.p.-Aufnahme *f*
bitewing radiograph: Bissflügelaufnahme *f*
cephalometric radiograph: kephalometrische Aufnahme *f*, kephalometrische Röntgenaufnahme *f*
contact radiograph: Kontaktaufnahme *f*
contrast radiograph: Kontrastaufnahme *f*
extraoral radiograph: extraorale Röntgenaufnahme *f*
intraoral radiograph: intraorale Röntgenaufnahme *f*, intraorale Aufnahme *f*
jaw radiograph: Kieferaufnahme *f*, Unterkieferaufnahme *f*
lateral jaw radiograph: Seitenaufnahme *f* des Kiefers
lateral skull radiograph: Seitenaufnahme *f* des Schädels
maxilla radiograph: Oberkieferaufnahme *f*
occlusal radiograph: Okklusalfilm *m*, okklusale Röntgenaufnahme *f*
panoramic radiograph: **1.** Panoramaaufnahme *f*, Pantomogramm *nt* **2.** Pantomograph *m*
periapical radiograph: periapikale Aufnahme *f*
plain radiograph: Leeraufnahme *f*
plain abdominal radiograph: Abdomenleeraufnahme, Abdomenübersicht(saufnahme) *f*
posteroanterior skull radiograph: p.a.-Schädelaufnahme *f*
skull radiograph: Schädelaufnahme *f*, Schädelröntgenaufnahme *f*
transpharyngeal temporomandibular joint radiograph: transpharyngeale Kiefergelenkaufnahme *f*

ra|di|o|graph|ic [ˌreɪdɪəʊ'græfɪk] *adj*: Radiografie betreffend, mittels Radiografie, radiographisch, radiografisch

ra|di|og|ra|phy [reɪdɪ'ɑgrəfiː] *noun*: Röntgen *nt*, Röntgenuntersuchung *f*, Radiographie *f*, Radiografie *f*, Röntgenographie *f*, Röntgenografie *f*
contrast radiography: Röntgenkontrastdarstellung *f*
double-contrast radiography: Doppelkontrastmethode *f*, Bikontrastmethode *f*
mucosal relief radiography: Doppelkontrastmethode *f*, Bikontrastmethode *f*
occlusal film radiography: Okklusalfilm *m*, okklusale Röntgenaufnahme *f*
panoramic radiography: Pantomographie *f*, Panorama(aufnahme)technik *f*, Pantomografie *f*
stereoscopic radiography: Stereoröntgenografie *f*, Stereoröntgenographie *f*

ra|di|o|hu|mer|al [ˌreɪdɪəʊ'(h)juːmərəl] *adj*: Speiche/Radius und Oberarmknochen/Humerus betreffend, radiohumeral, humeroradial

ra|di|o|im|mu|no|as|say [ˌreɪdɪəʊˌɪmjənəʊ'æseɪ] *noun*: Radioimmunoassay *m*

ra|di|o|im|mu|no|de|tec|tion [ˌreɪdɪəʊˌɪmjənəʊdɪ'tekʃn] *noun*: Radioimmundetektion *f*

ra|di|o|im|mu|no|dif|fu|sion [ˌreɪdɪəʊˌɪmjənəʊdɪ'fjuːʒn] *noun*: Radioimmundiffusion *f*, Radioimmunodiffusion *f*

ra|di|o|im|mu|no|e|lec|tro|pho|re|sis [reɪdɪəʊˌɪmjənəʊɪˌlektrəʊfə'riːsɪs] *noun*: Radioimmunoelektrophorese *f*

ra|di|o|im|mu|no|lo|cal|i|za|tion [ˌreɪdɪəʊˌɪmjənəʊˌləʊkəlaɪ'zeɪʃn] *noun*: Radioimmunlokalisation *f*

ra|di|o|i|o|dine [ˌreɪdɪəʊ'aɪədaɪn] *noun*: Radiojod *nt*, Radioiod *nt*

ra|di|o|i|ron [ˌreɪdɪəʊ'aɪərn] *noun*: radioaktives Eisen *nt*, Radioeisen *nt*

ra|di|o|i|so|tope [ˌreɪdɪəʊ'aɪsətəʊp] *noun*: radioaktives Isotop *nt*, Radioisotop *nt*

ra|di|o|ky|mog|ra|phy [ˌreɪdɪəʊkaɪ'mɑgrəfiː] *noun*: Flächenkymographie *f*, Röntgenkymographie *f*, Flächenkymografie *f*, Röntgenkymografie *f*

ra|di|o|la|belled [ˌreɪdɪəʊ'leɪbəlt] *adj*: radioaktivmarkiert

ra|di|o|log|ic [ˌreɪdɪəʊ'lɑdʒɪk] *adj*: Radiologie betreffend, radiologisch

ra|di|o|log|i|cal [ˌreɪdɪəʊ'lɑdʒɪkl] *adj*: →*radiologic*

ra|di|o|lo|gist [ˌreɪdɪ'ɑlədʒɪst] *noun*: Radiologin *f*, Radiologe *m*

ra|di|o|lo|gy [reɪdɪ'ɑlədʒiː] *noun*: Strahlenkunde *f*, Strahlenheilkunde *f*, Radiologie *f*
dental radiology: dentale Radiologie *f*

ra|di|o|lu|cen|cy [ˌreɪdɪəʊ'luːsnsiː] *noun*: Strahlendurchlässigkeit *f*

ra|di|o|lu|cent [ˌreɪdɪəʊ'luːsənt] *adj*: strahlendurchlässig

ra|di|o|lu|mi|nes|cence [ˌreɪdɪəʊˌluːmɪ'nesəns] *noun*: Radiolumineszenz *f*

ra|di|o|ly|sis [ˌreɪdɪ'ɑləsɪs] *noun*: Radiolyse *f*

ra|di|om|e|ter [ˌreɪdɪ'ɑmɪtər] *noun*: Strahlungsmesser *m*, Radiometer *nt*

ra|di|om|e|try [ˌreɪdɪ'ɑmətriː] *noun*: Radiometrie *f*

ra|di|o|mi|crom|e|ter [ˌreɪdɪəʊmaɪ'krɑmɪtər] *noun*: Radiomikrometer *nt*

ra|di|o|mi|met|ic [ˌreɪdɪəʊmɪ'metɪk]: I *noun* Radiomimetikum *nt* II *adj* radiomimetisch

ra|di|o|mus|cu|lar [ˌreɪdɪəʊ'mʌskjələr] *adj*: Speiche/Radius und angrenzende Muskeln betreffend, radiomuskulär

ra|di|o|ne|cro|sis [ˌreɪdɪəʊnɪ'krəʊsɪs] *noun*: Strahlennekrose *f*, Radionekrose *f*

ra|di|o|neu|rit|ic [ˌreɪdɪəʊnjʊə'rɪtɪk, -nʊ-] *adj*: Radioneuritis betreffend, radioneuritisch

ra|di|o|neu|ri|tis [ˌreɪdɪəʊnjʊə'raɪtɪs, -nʊ-] *noun*: Strahlenneuritis *f*, Radioneuritis *f*

ra|di|o|nu|clide [ˌreɪdɪəʊ'n(j)uːklaɪd] *noun*: radioaktives Nuklid *nt*, Radionuklid *nt*
gamma radionuclide: Gammastrahler *m*

radio-opacity *noun*: Strahlendichte *f*, Strahlenundurchlässigkeit *f*

ra|di|o|pac|i|ty [ˌreɪdɪəʊ'pæsətiː] *noun*: Strahlendichte *f*, Strahlenundurchlässigkeit *f*

ra|di|o|paque [ˌreɪdɪəʊ'peɪk] *adj*: strahlendicht, strahlenundurchlässig; röntgendicht

ra|di|o|par|en|cy [ˌreɪdɪəʊ'pærənsiː] *noun*: Strahlendurchlässigkeit *f*

ra|di|o|par|ent [reɪdɪəʊ'pærənt] *adj*: strahlendurchlässig

ra|di|o|pa|thol|o|gy [ˌreɪdɪəʊpə'θɑlədʒiː] *noun*: Strahlenpathologie *f*

ra|di|o|pen|e|tra|ble [ˌreɪdɪəʊ'penətrəbl] *adj*: strahlendurchlässig

ra|di|o|phar|ma|ceu|ti|cals [ˌreɪdɪəʊˌfɑːrmə'suːtɪkls] *plural*: Radiopharmaka *pl*

ra|di|o|pho|bi|a [ˌreɪdɪəʊ'fəʊbɪə] *noun*: Radiophobie *f*

ra|di|o|pho|bic [ˌreɪdɪəʊ'fəʊbɪk] *adj*: Radiophobie betreffend, radiophob

ra|di|o|phos|pho|rus [ˌreɪdɪəʊ'fɑsfərəs] *noun*: Radiophosphor *nt*

ra|di|o|phys|ics [ˌreɪdɪəʊ'fɪzɪks] *plural*: Strahlenphysik *f*

ra|di|o|pill ['reɪdɪəʊpɪl] *noun*: Telemetriesonde *f*, Telemetriekapsel *f*

ra|di|o|po|tas|si|um [ˌreɪdɪəʊpə'tæsɪəm] *noun*: Radiokalium *nt*

R

ra|di|o|re|sis|tance [ˌreɪdɪəʊrɪ'zɪstəns] *noun*: Strahlenunempfindlichkeit *f*, Strahlenresistenz *f*
ra|di|o|re|sis|tant [ˌreɪdɪəʊrɪ'zɪstənt] *adj*: strahlenunempfindlich, strahlenresistent
ra|di|o|scope ['reɪdɪəʊskəʊp] *noun*: Radioskop *nt*
ra|di|o|scop|ic [ˌreɪdɪəʊ'skɑpɪk] *adj*: Radioskopie betreffend, mittels Röntgenuntersuchung, radioskopisch
ra|di|o|scop|i|cal [ˌreɪdɪəʊ'skɑpɪkl] *adj*: →*radioscopic*
ra|di|os|co|py [ˌreɪdɪ'ɑskəpiː] *noun*: Röntgenuntersuchung *f*, Röntgendurchleuchtung *f*, Röntgenoskopie *f*, Radioskopie *f*
ra|di|o|sen|si|bil|i|ty [ˌreɪdɪəʊˌsensə'bɪlətiː] *noun*: Strahlenempfindlichkeit *f*
ra|di|o|sen|si|tive [ˌreɪdɪəʊ'sensətɪv] *adj*: strahlenempfindlich
ra|di|o|sen|si|tive|ness [ˌreɪdɪəʊ'sensətɪvnəs] *noun*: Strahlenempfindlichkeit *f*
ra|di|o|sen|si|tiv|i|ty [ˌreɪdɪəʊsensɪ'tɪvətiː] *noun*: Strahlenempfindlichkeit *f*
ra|di|o|so|di|um [ˌreɪdɪəʊ'səʊdɪəm] *noun*: Radionatrium *nt*
ra|di|o|stron|ti|um [ˌreɪdɪəʊ'strɑnʃ(ɪ)əm] *noun*: Radiostrontium *nt*; Strontium 90 *nt*
ra|di|o|sul|fur [ˌreɪdɪəʊ'sʌlfər] *noun*: radioaktiver Schwefel *m*, Radioschwefel *m*
ra|di|o|sul|phur [ˌreɪdɪəʊ'sʌlfər] *noun*: (*brit.*) →*radiosulfur*
ra|di|o|tel|em|e|try [ˌreɪdɪəʊtə'lemətriː] *noun*: Radiotelemetrie *f*; Biotelemetrie *f*
ra|di|o|ther|a|peu|tics [ˌreɪdɪəʊˌθerə'pjuːtɪks] *plural*: **1.** Strahlen(heil)kunde *f*, Radiologie *f* **2.** →*radiotherapy*
ra|di|o|ther|a|pist [ˌreɪdɪəʊ'θerəpɪst] *noun*: Strahlen-, Röntgentherapeut(in *f*) *m*
ra|di|o|ther|a|py [ˌreɪdɪəʊ'θerəpiː] *noun*: Bestrahlung *f*, Strahlentherapie *f*, Strahlenbehandlung *f*, Radiotherapie *f*
adjuvant radiotherapy: adjuvante Strahlentherapie *f*
interstitial radiotherapy: interstitielle Strahlentherapie *f*
needle radiotherapy: Spickmethode *f*
proton beam radiotherapy: Protonenstrahltherapie *f*
short-distance radiotherapy: Brachytherapie *f*
supervoltage radiotherapy: Supervolttherapie *f*, Hochvolttherapie *f*, Megavolttherapie *f*
ra|di|o|ther|my ['reɪdɪəʊθɜrmiː] *noun*: **1.** Wärmestrahlenbehandlung *f* **2.** Kurzwellenbehandlung *f*
ra|di|o|tho|ri|um [ˌreɪdɪəʊ'θɔːrɪəm, -'θəʊ-] *noun*: Radiothorium *nt*; Thorium 228 *nt*
ra|di|o|trac|er ['reɪdɪəʊtreɪsər] *noun*: radioaktiver Tracer *m*, Radiotracer *m*
ra|di|o|trans|par|en|cy [reɪdɪəʊˌtræns'peərənsiː] *noun*: Strahlendurchlässigkeit *f*
ra|di|o|trans|par|ent [reɪdɪəʊˌtræns'pærənt] *adj*: strahlendurchlässig
ra|di|o|ul|nar [ˌreɪdɪəʊ'ʌlnər] *adj*: Speiche/Radius und Elle/Ulna betreffend, radioulnar, ulnoradial
rad|ish ['rædɪʃ] *noun*: Rettich *m*, Raphanus sativus
black radish: schwarzer Rettich *m*, Raphanus sativus var. niger
white radish: weißer Rettich *m*, Raphanus sativus ssp. niger var. albus
ra|di|um ['reɪdɪəm] *noun*: Radium *nt*
ra|di|us ['reɪdɪəs] *noun, plural* **-di|us|es, -di|i** [-dɪaɪ]: **1.** Radius *m* **2.** (*anatom.*) Speiche *f*, Radius *m*
fractured radius: Speichenbruch *m*, Radiusfraktur *f*
Stokes' radius: Stokes-Radius *m*
van der Waals radius: van der Waals-Radius *m*
ra|dix ['reɪdɪks] *noun, plura* **rad|i|ces** ['rædəsiːz, 'reɪdə-]: **1.** (*anatom.*) Wurzel *f*, Radix *f* **2.** (*mathemat.*) Grundzahl *f*, Basis *f*
Eleutherococci radix: Taigawurzel *f*, Eleutherococci radix
ra|don ['reɪdɑn] *noun*: Radon *nt*, Radiumemanation *f*
RADP *Abk.*: right atrial diastolic pressure
RAE *Abk.*: right atrial electrogram
RAEB *Abk.*: refractory anemia with excess of blasts
RAEF *Abk.*: right atrial ejection fraction
RaEm *Abk.*: radium emanation
RAER *Abk.*: right atrial expansion rate
RAERP *Abk.*: right atrial effective refractory period
rest|har|row ['restˌhærəʊ] *noun*: (*brit.*) →*restharrow*
RAESV *Abk.*: right atrial end-systolic volume
raf|fi|nose ['ræfɪnəʊs] *noun*: Raffinose *f*, Melitriose *f*, Melitose *f*
rage [reɪdʒ]: **I** *noun* Wut *f*, Raserei *f*, Zorn *m*, Rage *f*, Wutanfall *m* **II** *vi* (*Krankheit*) wüten
maniacal rage: Tobsucht *f*
RAGGS *Abk.*: rheumatoid agglutinating serum
rag|ing ['reɪdʒɪŋ] *adj*: furibund
rag|o|cyte ['rægəsaɪt] *noun*: Ragozyt *m*, Rhagozyt *m*, RA-Zelle *f*
rag|sort|er ['rægˌsɔːrtər] *noun*: Wollsortierer *m*, Lumpensortierer *m*
rag|wort [ˌræg'wɜrt] *noun*: Senecio *m*
fox ragwort: Fuchsreuzkraut *m*, Senecio nemorensis ssp. fuchsii, Senecio fuchsii, Senecio ovatus
tansy ragwort: **1.** Jakobskreuzkraut *nt*, Jakobsgreiskraut *nt*, Jacobaea vulgaris, Senecio jacobaea **2.** Senecionis jacobaeae herba
RAH *Abk.*: right atrial hypertrophy
RAI *Abk.*: radioactive iodine
RAID *Abk.*: radioimmunodetection
Rail|li|e|ti|na [ˌraɪlɪə'taɪnə] *noun*: Raillietina *f*
rail|li|e|ti|ni|a|sis [ˌraɪlɪətɪ'naɪəsɪs] *noun*: Raillietina-Befall *m*
RAITI *Abk.*: right atrial inversion time index
RAIU *Abk.*: radioactive iodine uptake
rales [ræls, rɑːlz] *plural*: Rasselgeräusche *pl*
amphoric rales: amphorische Rasselgeräusche *pl*, Amphorenrasseln *nt*
atelectatic rales: Entfaltungsknistern *nt*, Entfaltungsrasseln *nt*
bronchial rales: Bronchialatmen *nt*
bubbling rales: grobblasige Rasselgeräusche *pl*, großblasige Rasselgeräusche *pl*
cavernous rales: Kavernenjauchzen *nt*, Kavernenjuchzen *nt*
cellophane rales: trockenes Knisterrasseln *nt*
consonating rales: metallische Rasselgeräusche *pl*, metallisches Rasseln *nt*
crackling rales: Knisterrasseln *nt*
crepitant rales: feinblasiges Knisterrasseln *nt*
dry rales: trockene Rasselgeräusche *pl*
gurgling rales: grobblasige Rasselgeräusche *pl*, großblasige Rasselgeräusche Rasselgeräusche *pl*
metallic rales: metallische Rasselgeräusche *pl*, metallisches Rasseln *nt*
moist rales: feuchte Rasselgeräusche *pl*
non-sonorous rales: nicht-klingende Rasselgeräusche *pl*
pleural rales: Pleurareibegeräusche *pl*
sibilant rales: Rhonchi sibilantes
sonorous rales: Rhonchi sonori, klingende Rasselgeräusche *pl*
subcrepitant rales: mittelblasige Rasselgeräusche *pl*
vesicular rales: feinblasiges Knisterrasseln *nt*

R

whistling rales: pfeifende Rasselgeräusche *pl*
RAM *Abk.*: radar absorbent material
ra|mal ['reɪməl] *adj*: Ramus/Zweig betreffend
ram|i|cot|o|my [ræmɪ'kɑtəmiː] *noun*: Ramikotomie *f*, Ramisektion *f*
ram|i|fi|ca|tion [ˌræmɪfɪ'keɪʃn] *noun*: **1.** Verzweigung *f*, Verästelung *f*, Aufzweigung *f* **2.** Zweig *m*, Spross *m*
ram|i|fy ['ræmɪfaɪ]: **I** *vt* verzweigen **II** *vi* sich verzweigen, sich verästeln
ra|mi|pril [rə'mɪprɪl] *noun*: Ramipril *nt*
ram|i|sec|tion [ˌræmɪ'sekʃn] *noun*: Ramikotomie *f*, Ramisektion *f*
ram|i|sec|to|my [ˌræmɪ'sektəmiː] *noun*: →*ramisection*
ra|mose ['reɪməʊz] *adj*: verzweigt
ra|mous ['reɪməs] *adj*: verzweigt
RAMP *Abk.*: right atrial mean pressure
ram|son ['ræmsən] *noun*: Bärlauch *m*, Allium ursinum
ram|u|lus ['ræmjələs] *noun, plura* **-li** [-laɪ]: kleiner Ast *m*, Ramulus *m*
ra|mus ['reɪməs] *noun, plural* **-mi** [-maɪ]: Ast *m*, Zweig *m*, Abzweigung *f*, Ramus *m*
ascending ramus of pubis: →*superior ramus of pubis*
communicans white ramus: Ramus communicans albus
descending ramus of pubis: →*inferior ramus of pubis*
dorsal primary ramus: primärer Dorsal-/Rückenast *m*, Ramus dorsalis primarii
gray ramus communicans: Ramus communicans griseus
grey ramus communicans: (*brit.*) →*gray ramus communicans*
inferior pubic ramus: →*inferior ramus of pubis*
inferior ramus of pubis: unterer Schambeinast *m*, Ramus inferior ossis pubis
ischial ramus: Sitzbeinast *m*, Ramus ossis ischii
ramus of ischium: Sitzbeinast *m*, Ramus ossis ischii
lower ramus of pubis: →*inferior ramus of pubis*
ramus of mandible: →*mandibular ramus*
mandibular ramus: Unterkieferast *m*, Ramus mandibulae
pubic ramus: Schambeinast *m*, Ramus ossis pubis
ramus of pubis: →*pubic ramus*
superior pubic ramus: →*superior ramus of pubis*
superior ramus of pubis: oberer Schambeinast *m*, Ramus superior ossis pubis
upper ramus of pubis: →*superior ramus of pubis*
ventral primary ramus: primärer Ventral-/Bauchast *m*, Ramus ventralis primarii
white ramus communicans: Ramus communicans albus
RANA *Abk.*: rheumatoid arthritis associated nuclear antigen
ran|cid ['rænsɪd] *adj*: (*Butter*) ranzig
ran|cid|i|ty [ræn'sɪdətiː] *noun*: Ranzigkeit *f*
ran|dom ['rændəm] *adj*: zufällig, wahllos, willkürlich, Zufalls- **at random** blindlings, blindlings, wahllos, ziellos, auf gut Glück
ran|dom|i|za|tion [ˌrændəmaɪ'zeɪʃn] *noun*: Randomisierung *f*, Randomisieren *nt*
ran|dom|ize ['rændəmaɪz] *vt*: eine Zufallsauswahl treffen, randomisieren
ran|dom|ness ['rændəmnəs] *noun*: Unordnung *f*, Ungeordnetheit *f*, zufallsbedingte Verteilung *f*
range [reɪndʒ]: **I** *noun* **1.** (Aktions-)Radius *m*; Reichweite *f*; (Mess-, Skalen-)Bereich *m*; (*Gelenk*) Spiel-, Freiraum *m*; (Stimmen-)Umfang *m* **2.** Toleranz-, Streuungsbreite *f*, Bereich *m* **3.** Gebiet *nt*, Raum *m*, Bereich *m* **4.** (*biolog.*) Verbreitung(sgebiet *nt*) *f* **II** *vt* (an-, ein-)ordnen, einteilen, klassifizieren **III** *vi* **5.** variieren; schwanken, sich bewegen, liegen (*from ... to* zwischen ... und); gehen (*from ... to* von ... bis) **6.** (*biolog.*) vorkommen, verbreitet sein in, sich erstrecken (*over* über)
range of accommodation: Akkommodationsbreite *f*
range of action: Aktionsbereich *m*, -radius *m*
range of activities: Aktionsbereich *m*, Betätigungsfeld *nt*
range of application: Anwendungsbereich *m*
range of atom: Atombezirk *m*
buffer range: Pufferbereich *m*
range of convergence: Konvergenzbreite *f*, -amplitude *f*
frequency range: Frequenzbereich *m*
hearing range: Hörbereich *m*, -dynamik *f*
host range: Wirtsspektrum *nt*
range of knowledge: Wissensbereich *m*
measuring range: Messbereich *m*
range of motion: (*Gelenk*) Bewegungsfreiraum *m*, -spielraum *m*
range of movement: →*range of motion*
neutral range: Indifferenzbereich *m*
range of normal: Normalbereich *m*
stimulus range: Reizbereich *m*
range of uses: Anwendungsmöglichkeiten *pl*, Verwendungsbereich *m*
range of vision: Gesichtsfeld *nt*
vocal range: Stimmumfang *m*
ra|ni|ti|dine [reɪ'naɪtədiːn] *noun*: Ranitidin *nt*
rank [ræŋk]: **I** *noun* Rang *m*, Stand *m*; Aufstellung *f*; Reihe *f*, Kette *f* **form into ranks** sich ordnen, sich formieren **II** *vt* (ein-)ordnen, einreihen **III** *vi* sich ordnen, sich formieren
ran|u|la ['rænjələ] *noun*: Ranula *f*, Fröschleingeschwulst *f*
RAP *Abk.*: **1.** rate-adapted pacing **2.** right atrial pressure
RAPD *Abk.*: rapid analysis of polymorphic DNA
rape [reɪp]: **I** *noun* Vergewaltigung *f* **II** *vt* vergewaltigen
ra|phe ['reɪfɪ] *noun, plural* **-phae** [-fiː]: Naht *f*, Verwachsungsnaht *f*, Raphe *f*, Raphé *f*, Rhaphe *f*
abdominal raphe: Linea alba
anococcygeal raphe: Ligamentum anococcygeum
lateral palpebral raphe: Raphe palpebralis lateralis
longitudinal raphe of tongue: Sulcus medianus linguae
median longitudinal raphe of tongue: Sulcus medianus linguae
median raphe of medulla oblongata: Raphe medullae oblongatae
median perineal raphe: Perinealraphe *f*, -naht *f*, Raphe perinealis
median raphe of pons: Raphe pontis
median pontine raphe: Raphe pontis
raphe of medulla oblongata: Raphe medullae oblongatae
raphe of palate: →*palatine raphe*
palatine raphe: Gaumenleiste *f*, Raphe palati
raphe of penis: Penisnaht *f*, -raphe *f*, Raphe penis
raphe of penis and scrotum: Raphe penis et scroti
perineal raphe: Perinealraphe *f*, -naht *f*, Raphe perinei
raphe of perineum: Perinealraphe *f*, -naht *f*, Raphe perinealis
pharyngeal raphe: Raphe pharyngis
raphe of pharynx: →*pharyngeal raphe*
raphe of pons: Raphe pontis
pontine raphe: Raphe pontis
pterygomandibular raphe: Raphe pterygomandibularis
scrotal raphe: Skrotalnaht *f*, -raphe *f*, Raphe scroti

R

raphe of scrotum: Skrotalnaht *f*, -raphe *f*, Raphe scroti
ralpid ['ræpɪd] *adj*: schnell, rasch, rapide, Schnell-
raplport [ræ'pɔːr, -'pəʊr, rə-] *noun*: **1.** (persönliches) Verhältnis *nt*, Beziehung *f*, Verbindung *f* **2.** (*psychol.*) Rapport *m*
raplture ['ræptʃər] *noun*: Entzückung *nt*, Verzückung *f*, Begeisterung *f*; Begeisterungstaumel *m*, Ekstase *f*
rapture of the deep: Tiefenrausch *m*
rare [reər] *adj*: selten, rar; (*Atmosphäre*) dünn; (*Materie*) porös; (*Strahlung*) schwach
rarlelfacltion [reərə'fækʃn] *noun*: **1.** (*physik.*) Verdünnung *f* **2.** (*patholog.*) Rarefizierung *f*, Rarefactio *f*, Rareficatio *f*
rarlilty ['reərətiː] *noun*: Seltenheit *f*, Rarität *f*
RAS *Abk.*: **1.** rapid atrial stimulation **2.** recurrent aphthous stomatitis **3.** renin-angiotensin system **4.** reticular activating system **5.** reticulo-endothelium activating serum **6.** rheumatoid arthritis serum
RASER *Abk.*: roentgen amplification by stimulated emission of radiation
rash [ræʃ] *noun*: **1.** Ausschlag *m*, Exanthem *nt* **2.** Vorexanthem *nt*, Rash *m/nt*
ampicillin rash: Ampicillinexanthem *nt*
barber's rash: **1.** Bartflechte *f*, Sycosis barbae/simplex/vulgaris, Folliculitis barbae/simplex **2.** (tiefe) Bartflechte *f*, Tinea barbae, Trichophytia (profunda) barbae, Sycosis (barbae) parasitaria **3.** Pseudofollikulitis *f*
butterfly rash: Schmetterlingserythem *nt*
crystal rash: Sudamina *pl*, Miliaria cristallina
diaper rash: Windeldermatitis *f*, Dermatitis ammoniacalis
drug rash: Arzneimitteldermatitis *f*, Arzneimittelexanthem *nt*, Dermatitis medicamentosa
gum rash: Zahnfleischausschlag *m*, Zahnfleischenanthem *nt*
heat rash: Roter Hund *m*, tropische Flechte *f*, Miliaria rubra
influenza rash: Grippeexanthem *nt*
iodide rash: Iodausschlag *m*
measles rash: Masernexanthem *nt*
nappy rash: Windeldermatitis *f*, Dermatitis ammoniacalis
nettle rash: Nesselausschlag *m*, Nesselfieber *nt*, Nesselsucht *f*, Urtikaria *f*, Urticaria *f*
postvaccinal rash: postvakzinales Exanthem *nt*
scarlet fever rash: Scharlachexanthem *nt*
skin rash: Hautausschlag *m*, Exanthem *nt*
summer rash: Roter Hund *m*, tropische Flechte *f*, Miliaria rubra
wandering rash: Landkartenzunge *f*, Wanderplaques *pl*, Lingua geographica, Exfoliatio areata linguae/dolorosa, Glossitis exfoliativa marginata, Glossitis areata exsudativa
wildfire rash: Roter Hund *m*, tropische Flechte *f*, Miliaria rubra
rasp [ræsp]: I *noun* Raspel *f*; (Grob-)Feile *f* II *vt, vi* raspeln, feilen, schaben
bone rasp: Knochenfeile *f*
femoral shaft rasp: Femurraspel *f*
R-type rasp: Rattenschwanzfeile *f*
RASP *Abk.*: right atrial systolic pressure
ras|pa|to|ry ['ræspətɔːriː, -təʊ-] *noun*: Knochenschaber *m*, Raspatorium *nt*
Doyen's raspatory: Doyen-Raspatorium *nt*
rasplberlry ['ræzberɪ, -bərɪ, 'rɑːz-] *noun*: **1.** Himbeere *f*, Rubus idaeus **2.** Himbeere *f*, Rubi idaei fructus
raspling ['ræspɪŋ]: I *noun* Raspeln *nt* II *adj* kratzend; (*Stimme*) rauh, krächzend
RAST *Abk.*: radioallergosorbent test
rat [ræt] *noun*: Ratte *f*
rate [reɪt]: I *noun* Quote *f*, Rate *f*; Geschwindkeit *f*, Tempo *nt* **at the rate of** im Verhältnis von II *vt* (ein-)schätzen, einstufen, bewerten, beurteilen
basal metabolic rate: Basalumsatz *m*, Grundumsatz *m*
baseline rate: Basalfrequenz *f*, Basisfrequenz *f*, Baseline *f*
baseline fetal heart rate: basale Herzfrequenz *f*
baseline heart rate: Basalfrequenz *f*, Basisfrequenz *f*, Baseline *f*
birth rate: Geburtenziffer *f*, Natalität *f*
rate of change: Änderungsgeschwindigkeit *f*
constant dose rate: Dosisleistungskonstante *f*
rate of consumption: Verbrauch(sgeschwindigkeit *f*) *m*
death rate: Sterbeziffer *f*, Sterblichkeitsziffer *f*, Sterberate *f*, Sterblichkeitsrate *f*, Mortalität *f*, Zahl *f* der Todesfälle
decay rate: Abklingquote *f*
DEF rate: DEF-Index *m*, DEF-Zahl *f*
DF rate: DF-Index *m*, DF-Zahl *f*
DMF rate: DMF-Index *m*, EKF-Index *m*, DMF-Zahl *f*
DMFS rate: DMFS-Index *m*, DMFS-Zahl *f*
dose rate: Dosisleistung *f*
elimination rate: Abklingquote *f*
equivalent dose rate: Äquivalentdosisleistung *f*
erythrocyte sedimentation rate: Blutkörperchensenkung *f*, Blutkörperchensenkungsgeschwindigkeit *f*, Blutsenkung *f*
fatality rate: →*death rate*
fertility rate: Fruchtbarkeitsziffer *f*
fetal heart rate: fetale Herzfrequenz *f*
filtration rate: Filtrationsrate *f*
five-year survival rate: Fünfjahresüberlebensrate *f*
flotation rate: Flotationsrate *f*, Flotation *f*
rate of flow: Durchflussgeschwindigkeit *f*, -menge *f*, Fluss *m*
rate of formation: Bildungsgeschwindigkeit *f*
generation rate: Generationsrate *f*
glomerular filtration rate: glomuläre Filtrationsrate *f*
graft patency rate: Graft-patency rate *nt*, Patency rate *nt*
growth rate: Wuchsgeschwindigkeit *f*
heart rate: Herzfrequenz *f*
incidence rate: Inzidenzrate *f*
infant mortality rate: Säuglingssterblichkeit *f*, Erstjahressterblichkeit *f*
leisure metabolic rate: Freizeitumsatz *m*
maternal mortality rate: maternale Sterblichkeit/Mortalität *f*
maximal possible rate of shortening: maximale Verkürzungsgeschwindigkeit *f*
maximal rate of pressure increase: maximale Druckanstiegsgeschwindigkeit *f*
maximal rate of shortening: →*maximal possible rate of shortening*
metabolic rate: Stoffwechselumsatz *m*
metabolic rate at rest: Ruheumsatz *m*
mitotic rate: Mitoserate *f*
morbidity rate: Krankheitshäufigkeit *f*, Erkrankungsrate *f*, Morbidität *f*
mortality rate: →*death rate*
mutation rate: Mutationsrate *f*
neonatal mortality rate: neonatale Sterblichkeit/Mortalität *f*
perinatal mortality rate: perinatale Sterblichkeit/Mortalität *f*
periodontal disease rate: Russell-Parodontalindex *m*

R

population growth rate: Populationswachstumsrate *f*
prenatal mortality rate: pränatale Mortalität *f*
prevalence rate: Prävalenzrate *f*
puerperal mortality rate: maternale Sterblichkeit/Mortalität *f*
pulse rate: Pulsfrequenz *f*; Puls *m*
pumping rate: Pumprate *f*
reaction rate: Reaktionsgeschwindigkeit *f*, Umsatzgeschwindigkeit *f*
respiration rate: Atemfrequenz *f*
rate of respiratory metabolism: respiratorische Stoffwechselrate *f*
sickness rate: Krankheitshäufigkeit *f*, Erkrankungsrate *f*, Morbidität *f*
single-nephron filtration rate: Einzelnephronfiltrat *nt*
specific reaction rate: Reaktionsgeschwindigkeitskonstante *f*
spontaneous mutation rate: Spontanrate *f*
survival rate: Überlebensrate *f*, -quote *f*
working metabolic rate: Leistungsumsatz *m*, Arbeitsumsatz *m*

rate-limiting *adj*: geschwindigkeitsbestimmend, geschwindigkeitsbegrenzend

RATG *Abk.*: rabbit antithymocyte globulin

ra|tio ['reɪʃ(ɪ)əʊ] *noun, plural* **-tios**: Verhältnis *nt*; Verhältniszahl *f*; Quotient *m* **in inverse ratio** umgekehrt proportional
acceptor control ratio: Akzeptorkontrollindex *m*, -ratio *f*
A-G ratio: →*albumin-globulin ratio*
albumin-globulin ratio: Albumin-Globulin-Quotient *m*, Eiweißquotient *m*
bilirubin-urobilin ratio: Urobilinquotient *m*
calcium/phosphorus ratio: Calcium/Phosphor-Quotient *m*
cardiothoracic ratio: Herz/Lungen-Quotient *m*
correlation ratio: Korrelationsverhältnis *nt*
curative ratio: therapeutische Breite *f*, therapeutischer Index *m*
Delpech-Lichtblau protein ratio: Delpech-Lichtblau-Quotient *m*
dose-effect ratio: Dosis/Wirkungsbeziehung *f*
dose-response ratio: Dosis/Wirkungsbeziehung *f*
energy ratio: Energiequotient *m*
expiratory exchange ratio: respiratorischer Austauschquotient *m*, respiratorischer Quotient *m*
gender ratio: Geschlechtsverhältnis *nt*
Heubner's energy ratio: Heubner-Energiequotient *m*
inspiratory-expiratory ratio: Atemphasen-Zeit-Verhältnis *nt*
karyoplasmic ratio: Kern-Zytoplasma-Relation *f*
LDL/HDL ratio: LDL/HDL-Cholesterinquotient *m*
lecithin-sphingomyelin ratio: L/S-Quotient *m*, Lecithin/Sphingomyelin-Quotient *m*
L/S ratio: L/S-Quotient *m*, Lecithin/Sphingomyelin-Quotient *m*
mental ratio: Intelligenzquotient *m*
molar ratio: molares Verhältnis *f*
Na/K ratio: Natrium/Kalium-Quotient *m*
nucleocytoplasmic ratio: Kern-Zytoplasma-Relation *f*
oxygen pulse ratio: Sauerstoffpuls *m*
polyunsaturated-to-saturated fatty acids ratio: P/S-Quotient *m*
potasium/calcium ratio: Kalium/Calcium-Quotient *m*
P/S ratio: P/S-Quotient *m*
quantitative ratio: Mengenverhältnis *nt*
reciprocal ratio: umgekehrtes Verhältnis *nt*
regurgitation ratio: Regurgitationsquotient *m*
respiratory exchange ratio: respiratorischer Austauschquotient *m*, respiratorischer Quotient *m*
Ritis ratio: Ritis-Quotient *m*
sodium-potassium ratio: Natrium/Kalium-Quotient *m*
therapeutic ratio: therapeutische Breite *f*, therapeutischer Index *m*
ventilation-perfusion ratio: Ventilation/Perfusionsverhältnis *nt*

ra|tion|al ['ræʃənl] *adj*: **1.** vernünftig, verständig, rational **2.** rationell, praktisch **3.** (*mathemat.*) rational

ra|tion|ale [ræʃə'næl] *noun*: logische Grundlage *f*, Grundprinzip *nt*

ra|tio|nal|i|za|tion [,ræʃənəlɪ'zeɪʃn] *noun*: Rationalisierung *f*

rat|i|zide ['rætɪsaɪd] *noun*: Ratizid *nt*

RAtx *Abk.*: radiation therapy

RAU *Abk.*: recurrent aphthous ulcer

Rau|wol|fia [rɔː'wʊlfɪə, raʊ-] *noun*: Rauwolfia *f*
Rauwolfia serpentina: Schlangenholz *nt*, Rauvolfia serpentina Rauwolfia serpentina

RAV *Abk.*: Rous-associated virus

RAVA *Abk.*: regurgitant aortic valvular area

RAVO *Abk.*: right atrioventricular orifice

R_{aw} *Abk.*: airway resistance

ray [reɪ]: **I** *noun* Strahl *m*; Lichtstrahl *m* **II** *vt* **1.** ausstrahlen **2.** bestrahlen **III** *vi* Strahlen aussenden, strahlen; sich strahlenförmig ausbreiten
α rays: α-Strahlen *pl*, Alphastrahlen, α-Strahlung *f*
alpha rays: →*α rays*
anode rays: Anodenstrahlen *pl*, Anodenstrahlung *f*
astral rays: Spindelfasern *pl*
beta rays: Betastrahlen *pl*, β-Strahlen *pl*
borderline rays: Bucky-Strahlen *pl*, Grenzstrahlen *pl*
Bucky's rays: Bucky-Strahlen *pl*, Grenzstrahlen *pl*
cathode rays: Kathodenstrahlen *pl*, -strahlung *f*
central ray: Zentralstrahl *m*
convergent rays: konvergente/konvergierende Strahlen *pl*
cosmic rays: kosmische Strahlung *f*, Höhenstrahlung *f*
delta rays: Deltastrahlen *pl*
direct rays: Primärstrahlen *pl*
divergent rays: divergente/divergierende Strahlen *pl*
Dorno's rays: Dorno-Strahlung *f*
electron rays: Elektronenstrahlung *f*
finger ray: Fingerstrahl *m*
Finsen rays: Finsen-Licht *nt*
γ rays: γ-Strahlen *pl*, Gammastrahlen *pl*
gamma rays: →*γ rays*
grenz rays: Bucky-Strahlen *pl*, Grenzstrahlen *pl*
hard rays: harte/energiereiche Röntgenstrahlung *f*
heat rays: Infrarotstrahlen *pl*
hertzian rays: Radiowellen *pl*
incident ray: einfallender Strahl *m*
infrared rays: Infrarotstrahlen *pl*
ionic rays: α-Strahlen *pl*, Alphastrahlen *pl*, Alphastrahlung *f*
medullary rays: Markstrahlen *pl*, Radii medullares renis
Millikan rays: kosmische Strahlung *f*
parallel rays: Parallelstrahlen *pl*
polar ray: Polarstrahl *m*
positive rays: Anodenstrahlen *pl*, -strahlung *f*
primary rays: Primärstrahlen *pl*
principal visual ray: Sehstrahl *m*
proton ray: Protonenstrahl *m*
reflected ray: reflektierter Strahl *m*
refracted ray: gebrochener Strahl *m*

roentgen rays: Röntgenstrahlen *pl*, Röntgenstrahlung *f*
scattered rays: Streustrahlung *f*
soft rays: weiche/energiearme Röntgenstrahlung *f*
ultraviolet rays: Ultraviolettstrahlen *pl*, Ultraviolettstrahlung *f*, UV-Strahlen *pl*, UV-Strahlung *f*

ray|less ['reɪləs] *adj*: strahlenlos; lichtlos, dunkel
Rb *Abk.*: **1.** ribosome **2.** rubidium
RBA *Abk.*: recurrent benign aphthosis
R-band *noun*: (*Chromosom*) R-Bande *f*
RBBB *Abk.*: right bundle-branch block
RBC *Abk.*: **1.** red blood cell **2.** red blood cell count **3.** red blood corpuscle **4.** red blood count
RBC/hpf *Abk.*: red blood cells per high-power field
RBD *Abk.*: **1.** relative biological dose **2.** right border of dullness
RBE *Abk.*: relative biologic effectiveness
RBF *Abk.*: renal blood flow
RBFD *Abk.*: renal blood flow distribution
RBP *Abk.*: retinol-binding protein
RBV *Abk.*: regional blood volume
RC *Abk.*: **1.** red cell **2.** red cross **3.** resistance capacitance **4.** respiratory center **5.** retention catheter **6.** reticulocyte count
RCA *Abk.*: **1.** red cell agglutination **2.** right coronary artery
RCBF *Abk.*: **1.** regional cerebral blood flow **2.** regional cortical blood flow
RCC *Abk.*: **1.** red cell concentrate **2.** red cell count **3.** right coronary cusp
RCCA *Abk.*: right common carotid artery
RCD *Abk.*: **1.** relative cardiac dullness **2.** relative cross-sectional area difference
RCG *Abk.*: radiocirculography
RCLAAR *Abk.*: red cell linked antigen-antiglobulin reaction
RCM *Abk.*: **1.** red cell mass **2.** reinforced clostridial medium **3.** restrictive cardiomyopathy **4.** right costal margin
Rcor *Abk.*: **1.** coronary reserve **2.** coronary resistance
RCR *Abk.*: renal clearance rate
RCS *Abk.*: **1.** reticulum cell sarcoma **2.** retrocardial space
RCT *Abk.*: **1.** Race-Coombs test **2.** radiation and chemotherapy **3.** radionuclide computerized tomography **4.** randomized controlled trial
RCWI *Abk.*: right ventricular cardiac work index
RD *Abk.*: **1.** reaction of degeneration **2.** retinal detachment **3.** retinopathia diabetica
R.D. *Abk.*: reaction of degeneration
Rd *Abk.*: rutherford
rd *Abk.*: **1.** rad **2.** radiant **3.** radiation absorbed dose
RDA *Abk.*: **1.** recommended daily allowance **2.** recommended dietary allowance
RDBBB *Abk.*: rate-dependent bundle branch block
RDE *Abk.*: receptor destroying enzymes
RDF *Abk.*: redistribution factor
RDH *Abk.*: ribitol dehydrogenase
rDNA *Abk.*: recombinant DNA
RDS *Abk.*: respiratory distress syndrome
RDT *Abk.*: regular dialysis treatment
RE *Abk.*: **1.** expiratory resistance **2.** radium emanation **3.** rectal examination **4.** resting energy **5.** reticuloendothelium
Re *Abk.*: **1.** Reynolds' number **2.** rhenium
re|ab|sorb [riːæb'zɔːrb] *vt*: →*resorb*
re|ab|sorb|ing [riːæb'zɔːrbɪŋ] *adj*: →*resorbent*
re|ab|sorp|tion [riːæb'zɔːrpʃn] *noun*: **1.** Reabsorption *f* **2.** →*resorption*
REAC *Abk.*: relative erythrocyte aggregation capacity

re|act [rɪ'ækt]: **I** *vt* (*chem.*) zur Reaktion bringen **II** *vi* **1.** (negativ) reagieren (*to* auf); entgegenwirken (*against*) **slow to react** (*chem.*) reaktionsträge **2.** (*chem.*) reagieren, eine Reaktion bewirken
re|ac|tance [rɪ'æktəns] *noun*: Blindwiderstand *m*, Reaktanz *f*
capacitive reactance: kapazitiver Widerstand *m*, Kapazitanz *f*

re|ac|tant [rɪ'æktənt] *noun*: Reaktionspartner *m*, Reaktant *m*
acute-phase reactant: Akute-Phase-Protein *nt*

re|ac|tion [rɪ'ækʃn] *noun*: Reaktion *f* (*to* auf; *against* gegen); Rück-, Gegenwirkung *f* (*on*) auf)
abnormal situational reaction: abnorme Erlebnisreaktion *f*
accelerated reaction: beschleunigte Reaktion *f*
acetic acid reaction: Rivalta-Probe *f*
acid reaction: **1.** saure Reaktion *f*, saures Verhalten *nt* **2.** Säurenachweis *m*
acid-base reaction: Säure-Basen-Reaktion *f*
acid phosphatase reaction: Saure-Phosphatase-Reaktion *f*
acrosome reaction: Akrosomreaktion *f*
acute inflammation reaction: akute Entzündungsreaktion *f*
acute-phase reaction: Akute-Phase-Reaktion *f*
acute situational reaction: →*acute stress reaction*
acute stress reaction: akute Stressreaktion *f*
adverse reaction: unerwartete schädigende Nebenwirkung *f*
agglutination inhibiting reaction: Agglutinationshemmungsreaktion *f*
Akabori reaction: Akabori-Reaktion *f*
alarm reaction: Alarmreaktion *f*
alkaline reaction: **1.** basische Reaktion *f*, basisches Verhalten *nt* **2.** Basennachweis *m*
allergic reaction: Überempfindlichkeitsreaktion *f*
allergic cross reaction: Kreuzallergie *f*
allograft reaction: Allotransplantatabstoßung(sreaktion) *f*
amphoteric reaction: amphotere Reaktion *f*
anamnestic reaction: anamnestische Reaktion *f*, Anamnesephänomen *nt*
anaphylactoid reaction: anaphylaktoide Reaktion *f*
anaplerotic reaction: Auffüllungsreaktion *f*, anaplerotische Reaktion *f*
antigen-antibody reaction: Antigen-Antikörper-Reaktion *f*
antistaphylolysin reaction: Antistaphylolysin-Reaktion *f*
anxiety reaction: hysterische Angst *f*, Angstneurose *f*
apparent first-order reaction: pseudomonomolekulare Reaktion *f*
Arias-Stella reaction: Arias-Stella-Phänomen *nt*
arousal reaction: Weckreaktion *f*
Arthus reaction: Arthus-Phänomen *nt*, Arthus-Reaktion *f*
Arthus-type reaction: Arthus-Typ *m* der Überempfindlichkeitsreaktion, Immunkomplex-vermittelte Überempfindlichkeitsreaktion *f*
Ascoli's reaction: Ascoli-Reaktion *f*
axon reaction: retrograde Degeneration *f*, Axonreaktion *f*
axonal reaction: →*axon reaction*
Bence-Jones reaction: Bence-Jones-Reaktion *f*
Berger's reaction: Berger-Reaktion *f*
Berlin blue reaction: Berliner-Blau-Reaktion *f*, Ferri-

R

ferrocyanid-Reaktion *f*

biuret reaction: Biuretreaktion *f*

Bordet-Gengou reaction: Bordet-Gengou-Reaktion *f*, Bordet-Gengou-Phänomen *nt*

bradycardia reactions: Bradykardiereaktionen *pl*

cadaveric reaction: Kadaverreaktion *f*

Calmette's conjunctival reaction: Calmette-Konjunktivaltest *m*

Calmette's ophthalmic reaction: Calmette-Konjunktivaltest *m*

Cannizzaro's reaction: Cannizzaro-Reaktion *f*

capsule swelling reaction: Neufeld-Reaktion *f*, Kapselquellungsreaktion *f*

Carr-Price reaction: Carr-Price-Reaktion *f*

Casoni's reaction: Casoni-Test *m*

Casoni's intradermal reaction: Casoni-Test *m*

Casoni's skin reaction: Casoni-Test *m*

catastrophic reaction: Katastrophenreaktion *f*

cell-mediated reaction: 1. zellvermittelte Reaktion *f* **2.** T-zellvermittelte Überempfindlichkeitsreaktion *f*, Tuberkulin-Typ *m* der Überempfindlichkeitsreaktion, Spät-Typ *m* der Überempfindlichkeitsreaktion, Typ IV *m* der Überempfindlichkeitsreaktion

cellular reaction: Zellreaktion *f*

chain reaction: Kettenreaktion *f*

chemical reaction: chemische Reaktion *f*

cholera-red reaction: Cholera-Rotreaktion *f*, Nitrosoindolreaktion *f*

colloid reaction: Kolloidreaktion *f*

colloidal gold reaction: →*gold reaction*

color reaction: Farbreaktion *f*

colour reaction: (*brit.*) →*color reaction*

complement binding reaction: →*complement fixation reaction*

complement fixation reaction: Komplementbindungsreaktion *f*

compluetic reaction: Wassermann-Test *m*, Wassermann-Reaktion *f*, Komplementbindungsreaktion *f* nach Wassermann

condensation reaction: Kondensierungsreaktion *f*

conglutination reaction: Konglutinationsreaktion *f*, Konglutinationstest *m*

conjunctival reaction: Konjunktivalprobe *f*, Konjunktivaltest *m*, Ophthalmoreaktion *f*, Ophthalmotest *m*

consensual reaction: 1. →*consensual reflex* **2.** konsensuelle Reaktion *f*

consensual light reaction: konsensuelle Lichtreaktion *f*

constitutional reaction: konstitutionelle Reaktion *f*

conversion reaction: Konversionshysterie *f*, Konversionsneurose *f*, Konversionsreaktion *f*

cortical reaction: kortikale Reaktion *f*

coupled reactions: gekoppelte Reaktionen *pl*

cross reaction: Kreuzreaktion *f*

cutaneous reaction: Hautreaktion *f*, Kutireaktion *f*, Dermoreaktion *f*

cytotoxic reaction: zytotoxische Reaktion *f*

Dale's reaction: Dale-Versuch *m*

dark reactions: Dunkelreaktionen *pl*, Dunkelphase *f*

decidua reaction: deziduale Reaktion *f*

decidual reaction: →*decidua reaction*

defence reaction: (*brit.*) →*defense reaction*

defense reaction: 1. Abwehrmechanismus *m* **2.** (*physiolog.*) Abwehrapparat *m*, Abwehrmechanismus *m*

reaction of degeneration: Entartungsreaktion *f*

delayed hypersensitivity reaction: T-zellvermittelte Überempfindlichkeitsreaktion *f*, Tuberkulin-Typ/Spät-Typ/Typ IV *m* der Überempfindlichkeitsreaktion

depressive reaction: Dysthymie *f*

dermotuberculin reaction: Pirquet-Reaktion *f*, Pirquet-Test *m*

desaturation reaction: Desaturierungsreaktion *f*

diazo reaction: Ehrlich-Diazoreaktion *f*

Dick reaction: Dick-Test *m*, -Probe *f*

digitonin reaction: Digitoninreaktion *f*

displacement reaction: Verdrängungsreaktion *f*

dissociative reaction: dissoziative Störung *f*

double displacement reaction: doppelte Verdrängungsreaktion *f*, Ping-Pong-Mechanismus *m*, Ping-Pong-Reaktion *f*

Ebbecke's reaction: Hautschrift *f*, Dermographie *f*, Dermographia *f*, Dermographismus *m*, Dermografie *f*, Dermografia *f*, Dermografismus *m*

Ehrlich's diazo reaction: Ehrlich-Diazoreaktion *f*

Eisenmenger's reaction: Eisenmenger-Reaktion *f*

emergency reaction: Notfallreaktion *f*

endergonic reaction: endergone/endergonische Reaktion *f*

endothermal reaction: endotherme Reaktion *f*

endothermic reaction: →*endothermal reaction*

epileptic reactions: epileptische Reaktionen *pl*, Okkasionsanfälle *pl*, Gelegenheitsanfälle *pl*

equilibrium reaction: Gleichgewichtsreaktion *f*

erythrocyte sedimentation reaction: Blutkörperchensenkung *f*, Blutkörperchensenkungsgeschwindigkeit *f*, Blutsenkung *f*

exchange reaction: Austauschreaktion *f*

exergonic reaction: exergonische Reaktion *f*

reaction of exhaustion: Erschöpfungsreaktion *f*

exothermal reaction: exotherme Reaktion *f*

exothermic reaction: →*exothermal reaction*

FA reaction: →*fluorescent antibody reaction*

false-negative reaction: falsch-negative Reaktion *f*

false-positive reaction: falsch-positive Reaktion *f*

Feer's reaction: Feer-Reaktion *f*

Felix-Weil reaction: Weil-Felix-Reaktion *f*, Weil-Felix-Test *m*

Fernandez reaction: Fernandez-Reaktion *f*

Feulgen reaction: Feulgen-Nuklealreaktion *f*

Feulgen's nuclear reaction: Feulgen-Nuklealreaktion *f*

fight-or-flight reaction: Alarmreaktion *f*

first-order reaction: Reaktion *f* erster Ordnung

fixation reaction: Komplementbindung *f*

flocculation reaction: Trübungsreaktion *f*, Ballungsreaktion *f*, Flockungsreaktion *f*

fluorescent antibody reaction: Immunfluoreszenz *f*, Immunfluoreszenztest *m*, Fluoreszenz-Antikörper-Reaktion *f*

focal reaction: Lokalreaktion *f*, lokale/örtliche Reaktion *f*

foreign-body reaction: Fremdkörperreaktion *f*

Forssman reaction: Forssman-Antikörper-Reaktion *f*

Forssman antigen-antibody reaction: →*Forssman reaction*

Frei's reaction: →*Frei's skin reaction*

Frei-Hoffman reaction: →*Frei's skin reaction*

Frei's skin reaction: Frei-Hauttest *m*, Frei-Intrakutantest *m*

galvanic skin reaction: →*galvanic skin response*

general-adaptation reaction: Adaptationssyndrom *nt*, allgemeines Anpassungssyndrom *nt*

Gerhardt's reaction: Gerhardt-Probe *f*

Gmelin's reaction: Gmelin-Probe *f*

gold reaction: Goldsolreaktion *f*

graft-versus-host reaction: Transplantat-Wirt-Reakti-

R

on *f*, Graft-versus-Host-Reaktion *f*, GvH-Reaktion *f*
graft-versus-leukaemia reaction: (*brit.*) →*graft-versus-leukemia reaction*
graft-versus-leukemia reaction: Graft-versus-Leukemia-Effekt *m*
grief reaction: Trauerreaktion *f*
group reaction: Gruppenagglutination *f*
group-transferring reaction: gruppenübertragende Reaktion *f*
Gruber's reaction: →*Gruber-Widal reaction*
Gruber-Widal reaction: Gruber-Widal-Reaktion *f*, Gruber-Widal-Test *m*, Widal-Reaktion *f*, Widal-Test *m*
GVH reaction: →*graft-versus-host reaction*
haemagglutination-inhibition reaction: (*brit.*) →*hemagglutination-inhibition reaction*
haemoclastic reaction: (*brit.*) →*hemoclastic reaction*
haemolytic transfusion reaction: (*brit.*) →*hemolytic transfusion reaction*
Hanganutziu-Deicher reaction: Hanganutziu-Deicher-Reaktion *f*
harlequin reaction: Harlekinfetus *m*, Harlekin-Farbwechsel *m*
Hayashi-Mitsuda reaction: Hayashi-Mitsuda-Reaktion *f*
hemagglutination-inhibition reaction: Hämagglutinationshemmtest *m*, Hämagglutinationshemmungsreaktion *f*
hemiopic reaction: Wernicke-Phänomen *nt*
hemiopic pupillary reaction: Wernicke-Phänomen *nt*
hemoclastic reaction: hämoklastische Reaktion *f*
hemolytic transfusion reaction: hämolytischer Transfusionszwischenfall *m*
Herxheimer's reaction: Jarisch-Herxheimer-Reaktion *f*
Hill reaction: Hill-Reaktion *f*
homograft reaction: Allotransplantatabstoßung *f*, Allotransplantatabstoßungsreaktion *f*
host-versus-graft reaction: Wirt-anti-Transplantat-Reaktion *f*, Host-versus-Graft-Reaktion *f*
HVG reaction: →*host-versus-graft reaction*
hyperkinetic reaction: hyperkinetisches Syndrom *nt* des Kindesalters
hypersensitivity reaction: Überempfindlichkeitsreaktion *f*
id reaction: Id-Typ *m*, Id-Reaktion *f*
reaction of identity: Identitätsreaktion *f*
immediate hypersensitivity reaction: anaphylaktische Überempfindlichkeit *f*, anaphylaktische Allergie *f*, anaphylaktischer Typ *m* der Überempfindlichkeitsreaktion, Überempfindlichkeitsreaktion *f* vom Soforttyp, Typ I *m* der Überempfindlichkeitsreaktion
immune reaction: Immunantwort *f*, Immunreaktion *f*, immunologische Reaktion *f*
immunological reaction: →*immune reaction*
immunologic transfusion reaction: immunologischer Transfusionszwischenfall *m*
IMViC reactions: IMViC-Testkombination *f*
incompatibility reaction: Unverträglichkeitsreaktion *f*
incompatible blood transfusion reactions: Transfusionszwischenfälle *pl*
indicator reaction: Indikatorreaktion *f*
indirect fluorescent antibody reaction: indirekter Immunfluoreszenztest *m*
intracutaneous reaction: Intrakutanreaktion *f*
intracuti reaction: Frei-Hauttest *m*, Frei-Intrakutantest *m*
intradermal reaction: →*intracutaneous reaction*
intravital reaction: vitale Reaktion *f*
iodine reaction: Iodreaktion *f*
iron reaction: Eisenreaktion *f*
Ito-Reenstierna reaction: Ito-Reenstierna-Reaktion *f*
Jaffé's reaction: Jaffé-Probe *f*
Jarisch-Herxheimer reaction: Jarisch-Herxheimer-Reaktion *f*, Herxheimer-Jarisch-Reaktion *f*
Jolly's reaction: Jolly-Reaktion *f*, myasthenische Reaktion *f*
Jones-Mote reaction: Jones-Mote-Reaktion *f*
Kahn's albumin A reaction: Kahn-Flockungsreaktion *f*
labyrinthine reaction: Labyrinthreaktion *f*
Lange's reaction: Goldsolreaktion *f*
late reaction: Spätreaktion *f*
lentochol reaction: Lentochol-Reaktion *f*, Sachs-Georgi-Reaktion *f*
lepra reaction: Leprareaktion *f*
lepromin reaction: Leprominreaktion *f*, Mitsuda-Reaktion *f*
leucoagglutinin reaction: (*brit.*) →*leukoagglutinin reaction*
leukaemic reaction: (*brit.*) →*leukemic reaction*
leukemic reaction: →*leukemoid reaction*
leukemoid reaction: leukämoide Reaktion *f*, leukämische Reaktion *f*, Leukämoid *nt*
leukoagglutinin reaction: (*Transfusion*) Leukoagglutininreaktion *f*
Liebermann-Burchard reaction: Liebermann-Burchard-Reaktion *f*
ligase chain reaction: Ligase-Kettenreaktion *f*
light reactions: Lichtreaktionen *pl*, -phase *f*
local reaction: Lokalreaktion *f*, lokale/örtliche Reaktion *f*
Lohmann reaction: Lohmann-Reaktion *f*
magnet reaction: Magnetreaktion *f*
Mantoux reaction: Mendel-Mantoux-Probe *f*, Mendel-Mantoux-Test *m*
Marchi's reaction: Marchi-Reaktion *f*
Meinicke reaction: Meinicke-Klärungsreaktion *f*
Mendel's reaction: Mendel-Mantoux-Tuberkulinprobe *f*
Millon's reaction: Millon-Probe *f*
Mitsuda reaction: Mitsuda-Reaktion *f*, Lepromintest *m*
mixed agglutination reaction: Mischzellagglutination *f*
mixed lymphocyte reaction: gemischte Lymphozytenkultur *f*, Lymphozytenmischkultur *f*, mixed lymphocyte culture *nt*, MLC-Assay *m*, MLC-Test *m*
modification reaction: Modifikationsreaktion *f*
Moloney reaction: Moloney-Underwood-Test *m*
Montenegro reaction: Montenegro-Test *m*, Leishmanin-Test *m*
Moritz reaction: Moritz-Probe *f*
myasthenic reaction: Jolly-Reaktion *f*, myasthenische Reaktion *f*
myosin adenosine triphosphatase reaction: Myosin-ATPase-Reaktion *f*
myosin ATPase reaction: Myosin-ATPase-Reaktion *f*
myotonic reaction: myotonische Reaktion *f*
Nadi reaction: Nadi-Reaktion *f*
near reaction: Akkommodationstrias *f*, Konvergenzreaktion *f*, Naheinstellungsreaktion *f*
near-point reaction: Naheinstellungsreaktion *f*, Naheinstellungsreflex *m*
negative supporting reactions: negative Stützreaktionen *pl*
Neufeld's reaction: Neufeld-Reaktion *f*, Kapselquellungsreaktion *f*
neurotonic reaction: neurotonische Reaktion *f*
neutral reaction: neutrale Reaktion *f*
ninhydrin reaction: Ninhydrinreaktion *f*
reaction of nonidentity: Nichtidentitätsreaktion *f*

R

non-immunologic transfusion reactions: nicht-immunologische Transfusionszwischenfälle *pl*
Nonne-Apelt reaction: Nonne-Apelt-Reaktion *f*, Nonne-Apelt-Reaktion *f*
nuclear reaction: Kernreaktion *f*
obsessive-compulsive reaction: zwanghafte/anankastische Persönlichkeit(sstörung) *f*, Zwangscharakter *m*
ocular tilt reaction: Ocular-tilt-Reaktion *f*
one-substrate reaction: Ein-Substrat-Reaktion *f*
onion-peel reaction: Zwiebelschalenstruktur *f*, zwiebelschalenartige Reaktion *f*
onion-skin reaction: →*onion-peel reaction*
ophthalmic reaction: Konjunktivalprobe *f*, Konjunktivaltest *m*, Ophthalmoreaktion *f*, Ophthalmotest *m*
orbicularis reaction: →*orbicularis pupillary reflex*
ordered single-displacement reaction: geordnete Verdrängungsreaktion *f*
oxidase reaction: Glucoseoxidase-Peroxidase-Reaktion *f*
oxidation-reduction reaction: →*redox reaction*
pain reaction: Schmerzreaktion *f*
Pándy's reaction: Pandy-Test *m*
paradoxical reactions: inflammatorische Erkrankungen *pl*, Immunrekonstitutionserkrankungen *pl*, paradoxe Reaktionen *pl*
reaction of partial identity: Teilidentitätsreaktion *f*
PAS reaction: Periodsäure-Leukofuchsin-Reaktion *f*, PAS-Reaktion *f*
Pasteur reaction: Pasteur-Effekt *m*
Paul's reaction: Paul-Versuch *m*
Paul-Bunnell reaction: Paul-Bunnell-Reaktion *f*
periodic acid-Schiff reaction: PAS-Reaktion *f*, PAS-Schiff-Reaktion *f*
peroxidase reaction: Peroxidasereaktion *f*
Pfeiffer's reaction: Pfeiffer-Versuch *m*
phosphorylase reaction: Phosphorylase-Reaktion *f*
photochemical reaction: photochemische Reaktion *f*
photogenic chain reaction: Kernphotoeffekt *m*
phototoxic reaction: phototoxische Reaktion *f*
ping-pong reaction: doppelte Verdrängungsreaktion *f*, Ping-Pong-Mechanismus *m*, Ping-Pong-Reaktion *f*
Pirquet's reaction: Pirquet-Reaktion *f*, Pirquet-Tuberkulinprobe *f*
P-K reaction: →*Prausnitz-Küstner reaction*
plasma coagulase reaction: Plasmakoagulasereaktion *f*
polymerase chain reaction: Polymerasekettenreaktion *f*
Porter-Silber reaction: Porter-Silber-Farbreaktion *f*
positive supporting reactions: positive Stützreaktionen *pl*
Prausnitz-Küstner reaction: Prausnitz-Küstner-Reaktion *f*
precipitation reaction: Präzipitationsreaktion *f*
predecidual reaction: prädeziduale Reaktion *f*
primary reaction: Primärreaktion *f*
priming reaction: Starter-, Initialreaktion *f*
primitive reaction: Primitivreaktion *f*
prozone reaction: Prozonenphänomen *nt*
Prussian-blue reaction: Berliner-Blau-Reaktion *f*, Ferriferrocyanid-Reaktion *f*
pseudoallergic reaction: pseudoallergische Reaktion *f*; Pseudoallergie *f*
pseudo first-order reaction: pseudomonomolekulare Reaktion *f*
psychogalvanic reaction: →*psychogalvanic response*
psychogalvanic skin reaction: →*psychogalvanic response*
pupillary reaction: Pupillenreaktion *f*, -reflex *m*
quellung reaction: Kapselquellungsreaktion *f*, Neufeld-Reaktion *f*
racemization reaction: →*racemization*
radiation reaction: Strahlenreaktion *f*
radical chain reaction: Radikalkettenreaktion *f*
random single-displacement reaction: zufällige Verdrängungsreaktion *f*
redox reaction: Oxidations-Reduktionsreaktion *f*, Redoxreaktion *f*
rejection reaction: →*rejection response*
reverse transcription-polymerase chain reaction: reverse Transkription-Polymerasekettenreaktion *f*
reversible reaction: reversible/umkehrbare Reaktion *f*
rickettsial agglutination reaction: Rickettsien-Agglutinationsreaktion *f*
Rivalta's reaction: Rivalta-Probe *f*
Sachs-Georgi reaction: Sachs-Georgi-Reaktion *f*, Lentochol-Reaktion *f*
Sanger reaction: Sanger-Reaktion *f*
scalar chemical reaction: skalare/ungerichtete (chemische) Reaktion *f*
Schardinger reaction: Schardinger-Reaktion *f*
Schick reaction: Schick-Probe *f*
Schultz-Charlton reaction: Schultz-Charlton(-Auslösch)-Phänomen *nt*
Schultz-Dale reaction: Schultz-Dale-Versuch *m*
secondary reaction: Sekundärreaktion *f*, Sekundärantwort *f*
secondary rejection reaction: Zweitabstoßungsreaktion *f*
second-order reaction: Reaktion *f* zweiter Ordnung
sedimentation reaction: Blutkörperchensenkung *f*, Blutsenkung *f*, Senkungsreaktion *f*
serological reaction: Seroreaktion *f*
serum reaction: Seroreaktion *f*
serum lability reactions: Serumlabilitätsreaktionen *pl*
serum sickness-like reaction: Reaktion *f* vom Serumkrankheittyp
Shwartzman reaction: →*Sanarelli-Shwartzman phenomenon*
single-displacement reaction: einfache Verdrängung(sreaktion) *f*
single step reaction: Einstufentest *m*
skin reaction: Hautreaktion *f*, Hauttest *m*
Spatz-Stiefler reaction: Spatz-Stiefler-Reaktion *f*
specific reaction: spezifische Immunreaktion *f*
startle reaction: →*startle reflex*
stress reaction: Stressreaktion *f*
supporting reactions: Stützreaktionen *pl*, -reflexe *pl*
sympathetic stress reaction: Alarmreaktion *f*
symptomatic reaction: symptomatische Reaktion *f*
Szent-Györgyi reaction: Szent-Györgyi-Reaktion *f*
tendon reaction: →*tendon reflex*
thermal labyrinthine reaction: thermale/kalorische Labyrinthreaktion *f*
third-order reaction: Reaktion *f* dritter Ordnung
toxin-antitoxin reaction: Toxin-Antitoxin-Reaktion *f*
transfusion reactions: Transfusionszwischenfälle *pl*
trauma reaction: Traumareaktion *f*
Treponema pallidum immobilization reaction: Treponema-Pallidum-Immobilisationstest *m*, TPI-Test *m*, Nelson-Test *m*
trigger reaction: Triggerreaktion *f*
triphenyltetrazolium chloride reaction: Triphenyltetrazoliumchloridreaktion *f*, TTC-Reaktion *f*
tryptophan reaction: Tryptophantest *m*
TTC reaction: Triphenyltetrazoliumchloridreaktion *f*, TTC-Reaktion *f*

R

tuberculin reaction: Tuberkulinreaktion *f*
Turnbull's blue reaction: Turnbull-Blau-Reaktion *f*
two-substrate reaction: Zwei-Substrat-Reaktion *f*
type-I reactions: Typ-I-Reaktionen *pl*
type-II reactions: Typ-II-Reaktionen *pl*
van den Bergh's reaction: (van den) Bergh-Reaktion *f*
vectorial chemical reaction: vektorielle/gerichtete (chemische) Reaktion *f*
vital reaction: vitale Reaktion *f*
Voges-Proskauer reaction: Voges-Proskauer-Reaktion *f*
von Pirquet's reaction: Pirquet-Reaktion *f*, Pirquet-Tuberkulinprobe *f*
Wassermann reaction: Wassermann-Test *m*, Wassermann-Reaktion *f*, Komplementbindungsreaktion *f* nach Wassermann
Weil-Felix reaction: Weil-Felix-Reaktion *f*, Weil-Felix-Test *m*
Wernicke's reaction: Wernicke-Phänomen *nt*
Widal's reaction: Widal-Reaktion *f*, Widal-Test *m*, Gruber-Widal-Reaktion *f*, Gruber-Widal-Test *m*
xanthoproteic reaction: Xanthoprotein-Reaktion *f*
zero-order reaction: Reaktion *f* nullter Ordnung
zona reaction: Zona-pellucida-Reaktion *f*
zona pellucida reaction: Zona-pellucida-Reaktion *f*

reaction-formation *noun*: Reaktionsbildung *f*

re|ac|ti|vate [rɪ'æktəveɪt] *vt*: reaktivieren

re|ac|ti|va|tion [rɪˌæktɪ'veɪʃn] *noun*: Reaktivierung *f*
endogenous reactivation: endogene Reaktivierung *f*

re|ac|tive [rɪ'æktɪv] *adj*: rückwirkend, gegenwirkend; empfänglich, reaktiv

re|ac|tiv|ity [ˌrɪæk'tɪvətiː] *noun*: Reaktivität *f*

re|ac|tor [rɪ'æktər] *noun*: **1.** (*immunolog.*) positiv Reagierende *m/f* **2.** (*physik.*) (Kern-)Reaktor *m* **3.** (*chem.*) Reaktionsgefäß *nt*; Reaktionsmittel *nt*
fusion reactor: Fusionsreaktor *m*
nuclear reactor: Kernreaktor *m*

read|i|ness ['redɪnəs] *noun*: Bereitschaft *f* **in readiness** bereit, in Bereitschaft

read|ing ['riːdɪŋ] *noun*: **1.** Lesen *nt* **2.** (*techn.*) Stand *m*, Wert *m*, Anzeige *m*; Ablesung *f* **3.** Deutung *f*, Auslegung *f*
thought reading: Telepathie *f*

re|ad|just [riːə'dʒʌst] *vt*: neu einstellen, nachstellen, -richten, anpassen, korrigieren

re|ad|just|ment [riːə'dʒʌstmənt] *noun*: Neueinstellung *f*, Nachstellung *f*, Anpassung *f*, Korrektur *f*

re|ad|mis|sion [riːəd'mɪʃn] *noun*: Wiederaufnahme *oder* -einweisung *f* (*ins Krankenhaus*)

re|ad|mit [riːəd'mɪt] *vt*: wieder aufnehmen *oder* einweisen (*ins Krankenhaus*)

re|ad|mit|tance [riːəd'mɪtəns] *noun*: →*readmission*

read|out ['riːdaʊt] *noun*: **1.** (*techn.*) Stand *m*, Wert *m*, Anzeige *m*; Ablesung *f* **2.** (Computer-)Ausdruck *m*

re|a|gent [rɪ'eɪdʒənt] *noun*: Reagenz *nt*, Reagens *nt*
Bial's reagent: Bial-Reagens *nt*
blocking reagent: Schutz-, Blockierungsreagenz *nt*
Brücke's reagent: Brücke-Reagenz *nt*
Edman's reagent: Phenylisothiocyanat *nt*, Edman-Reagenz *nt*
Ehrlich's aldehyde reagent: Ehrlich-Aldehydreagenz *nt*
Ehrlich's diazo reagent: Ehrlich-Diazoreagenz *nt*
Ellman's reagent: Ellman-Reagenz *nt*, 5,5-Dithiobis-2-nitrobenzoesäure *f*
Hill reagent: Hill-Reagenz *nt*
labeling reagent: Markierungsreagenz *nt*
protecting reagent: Schutz-, Blockierungsreagenz *nt*
Sanger reagent: (2,4-)Dinitrofluorbenzol *nt*, Sanger-Reagenz *nt*
Schiff's reagent: Schiff-Reagenz *nt*

re|a|gin [riː'eɪdʒɪn, -gɪn] *noun*: Reagin *nt*, IgE-Antikörper *m*
atopic reagin: **1.** Prausnitz-Küstner-Antikörper *pl*, P-K-Antikörper *pl* **2.** Reagin *nt*, IgE-Antikörper *m*

re|a|gin|ic [rɪə'dʒɪnɪk] *adj*: Reagin betreffend, Reagin-

ream [riːm] *vt*: (auf-, aus-)bohren, (auf-, aus-)räumen

ream|er ['riːmər] *noun*: Reibahle *f*, Räumahle *f*; Fräse *f*; Raspel *f*
acetabular reamer: Hüftpfannenfräse *f*, Pfannenfräse *f*
ball reamer: Kugelfräse *f*
ball-tip reamer: →*ball reamer*
cup reamer: Hüftpfannenfräse *f*, Pfannenfräse *f*
endodontic reamer: Wurzelkanalräumer *m*
femoral neck reamer: Femurhalsraspel *f*, Halsraspel *f*
G-type reamer: Gates-Bohrer *m*, Gates-Glidden-Bohrer *m*
medullary canal reamer: Markraumbohrer *m*, Markraumraspel *f*
P-type reamer: Peeso-Bohrer *m*, Peeso-Wurzelkanalerweiterer *m*
shaft reamer: Diaphysenraspel *f*

re|a|nas|to|mo|sis [rɪəˌnæstə'məʊsɪs] *noun*: Reanastomosierung *f*

re|ap|pear [rɪə'pɪər] *vi*: wiedererscheinen

re|ap|pli|ca|tion [rɪˌæplɪ'keɪʃn] *noun*: **1.** wiederholte/erneute Anwendung *f* **2.** wiederholte Bewerbung *f*

re|ap|ply [rɪə'plaɪ]: **I** *vt* wieder *oder* erneut anwenden **II** *vi* **1.** wieder Anwendung finden **2.** sich erneut bewerben (*for* um)

re|ar|range|ment [rɪə'reɪndʒmənt] *noun*: Umbau *m*, Rearrangement *nt*
gene rearrangement: Genrearrangement *nt*, genetischer Umbau *m*
genetic rearrangement: →*gene rearrangement*

re|as|sess [rɪə'ses] *vt*: (*Situation, Verlauf*) erneut/neu beurteilen, nochmals ab-/einschätzen

re|as|sess|ment [rɪə'sesmənt] *noun*: (*Situation, Verlauf*) erneute Ab-/Einschätzung *f*, erneute/neue Beurteilung *f*

re|as|sort|ant [rɪə'sɔːrtənt] *noun*: (*Virus*) Reassortante *f*

re|as|sort|ment [rɪə'sɔːrtmənt] *noun*: (*Virus*) Reassortment *nt*
genetic reassortment: genetisches Reassortment *nt*

re|at|tach|ment [rɪə'tætʃmənt] *noun*: Reattachment *nt*, Wiederanhaftung *f*, Wiederanwachsen *nt*

re|bound [*n* 'riːbaʊnd; *v* rɪ'baʊnd]: **I** *noun* **1.** Rückprall *m*, Zurückprallen *nt*; Rebound *m/nt* **2.** Absetzphänomen *nt*, Reboundphänomen *nt* **II** *vt* zurückprallen lassen **III** *vi* zurückprallen, abprallen (*from* von)

rec. *Abk.*: recurrent

re|cal|ci|fi|ca|tion [rɪˌkælsəfɪ'keɪʃn] *noun*: Rekalzifizierung *f*, Rekalzifikation *f*

re|call [*n* 'riːkɔːl, rɪ'kɔːl; *v* rɪ'kɔːl]: **I** *noun* (*Erinnerung*) Wachrufen *nt* **II** *vt* sich erinnern an, sich ins Gedächtnis zurückrufen

re|can|al|i|za|tion [rɪˌkænəlɪ'zeɪʃn] *noun*: Rekanalisierung *f*

re|ceiv|er [rɪ'siːvər] *noun*: **1.** Empfänger(in *f*) *m* **2.** (*labor.*) (Aufnahme-, Auffang-)Gefäß *nt*, (Sammel-)Behälter *m*; (*physik.*) Glasglocke *f*, Rezipient *m*

re|cep|ta|cle [rɪ'septəkl] *noun*: **1.** (*labor.*) Behälter *m*, Gefäß *nt* **2.** Steckdose *f*
sperm receptacle: Receptaculum seminis

re|cep|tion [rɪ'sepʃn] *noun*: **1.** An-, Aufnahme *f*, Empfang *m* **2.** (*physiolog.*) (Reiz-)Aufnahme *f*, (Reiz-)Empfindung *f*, Wahrnehmung *f*, Rezeption *f*
reception of taste: Geschmacksempfindung *f*, Ge-

R

schmackswahrnehmung *f*

re|cep|tive [rɪ'septɪv] *adj*: **1.** aufnahmefähig, empfänglich (*to, of* für) **2.** Rezeptor(en) *oder* Rezeption betreffend, rezeptiv, sensorisch, Rezeptoren-, Reiz-, Sinnes-

re|cep|tive|ness [rɪ'septɪvnəs] *noun*: →*receptivity*

re|cep|tiv|ity [riːsep'tɪvətiː] *noun*: Rezeptivität *f*

re|cep|tor [rɪ'septər] *noun*: Rezeptor *m*

α receptors: α-Rezeptoren *pl*, alphaadrenerge Rezeptoren *pl*, Alpharezeptoren *pl*

α_1 receptors: α_1-Rezeptoren *pl*

α_2 receptors: α_2-Rezeptoren *pl*

α-adrenergic receptors: →*α receptors*

adrenergic receptor: adrenerger Rezeptor *m*

alpha receptors: →*α receptors*

alpha-adrenergic receptors: →*α receptors*

amino acid receptor: Aminosäurerezeptor *m*

antigen receptor: Antigenrezeptor *m*

atrial receptors: Vorhofrezeptoren *pl*

β receptors: β-Rezeptoren *pl*, Betarezeptoren *pl*, β-adrenerge Rezeptoren *pl*

β_1 receptors: β_1-Rezeptoren *pl*

β_2 receptors: β_2-Rezeptoren *pl*

β-adrenergic receptors: →*β receptors*

beta receptors: →*β receptors*

beta-adrenergic receptors: →*β receptors*

cardiovascular receptor: kardiovaskulärer Rezeptor *m*

catecholamine receptor: →*catecholaminergic receptor*

catecholaminergic receptor: katecholaminerger Rezeptor *m*

C-C chemokine receptor: C-C-Chemokinrezeptor *m*

cholinergic receptor: Cholinozeptor *m*, Cholinorezeptor *m*, cholinerger Rezeptor *m*

cold receptor: Kälterezeptor *m*, Kaltrezeptor *m*

complement receptor: Komplement-bindender Rezeptor *m*

contact receptor: Kontaktrezeptor *m*

cutaneous receptor: Hautrezeptor *m*

C-X-C chemokine receptor: C-X-C-Chemokinrezeptor *m*

cytoplasmic receptor: zytoplasmatischer Rezeptor *m*

D_1 receptors: D_1-Rezeptoren *pl*

D_2 receptors: D_2-Rezeptoren *pl*

dopamine receptors: Dopaminrezeptoren *pl*

estrogen receptors: Östrogenrezeptoren *pl*

Fc receptors: Fc-Rezeptoren *pl*

growth factor receptors: Wachstumsfaktor-Rezeptoren *pl*

gustatory receptor: Geschmacksrezeptor *m*

H receptor: →*histamine receptor*

H_1 receptor: →*histamine 1 receptor*

H_2 receptor: →*histamine 2 receptor*

hair receptor: Haarrezeptor *m*

high-affinity IgE receptor: hoch-affiner IgE-Rezeptor *m*

histamine receptor: Histaminrezeptor *m*, H-Rezeptor *m*

histamine 1 receptor: Histamin 1-Rezeptor *m*, Histamin-H_1-Rezeptor *m*, H_1-Rezeptor *m*

histamine 2 receptor: Histamin 2-Rezeptor *m*, Histamin-H_2-Rezeptor *m*, H_2-Rezeptor *m*

hormone receptor: Hormonrezeptor *m*

5HT1 receptors: 5HT1-Rezeptoren *pl*

5HT2 receptors: 5HT2-Rezeptoren *pl*

5HT3 receptors: 5HT3-Rezeptoren *pl*

IgE receptor: IgE-Rezeptor *m*

insulin receptors: Insulinrezeptoren *pl*

J receptors: J-Rezeptoren *pl*, juxtakapilläre Rezeptoren *pl*

juxtacapillary receptors: J-Rezeptoren *pl*, juxtakapilläre Rezeptoren *pl*

LDL receptor: LDL-Rezeptor *m*

lectin receptors: Lektinrezeptoren *pl*

light receptor: Lichtrezeptor *m*

low-affinity IgE receptor: niedrig-affiner IgE-Rezeptor *m*

low-density lipoprotein receptor: LDL-Rezeptor *m*

mechanosensitive receptor: mechanosensitiver Rezeptor *m*, Mechanorezeptor *m*

morphine receptor: Morphinrezeptor *m*

muscarinic receptors: muskarinerge Rezeptoren *pl*, m-Rezeptoren *pl*, muskarinische Rezeptoren *pl*

muscle receptor: Muskelrezeptor *m*

nicotinic receptors: nicotinische Rezeptoren *pl*, nicotinerge Rezeptoren *pl*, n-Rezeptoren *pl*

nuclear receptor: nukleärer Rezeptor *m*

oestrogen receptors: (*brit.*) →*estrogen receptors*

opiate receptors: Opiatrezeptoren *pl*, Opioidrezeptoren *pl*

pain receptor: Schmerzrezeptor *m*, Nozizeptor *m*, Nozirezeptor *m*

pressure receptor: Druckrezeptor *m*, Barorezeptor *m*, Barosensor *m*

progesterone receptor: Progesteronrezeptor *m*

RA receptor: →*rapidly-adapting receptor*

rapidly-adapting receptor: schnell adaptierender Rezeptor/Sensor *m*, RA-Rezeptor *m*, RA-Sensor *m*

retinal receptor: Netzhautrezeptor *m*

SA receptor: →*slowly-adapting receptor*

sensory receptor: sensorischer/sinnesphysiologischer Rezeptor *m*, Sensor *m*

sensory-physiological receptor: sensorischer/sinnesphysiologischer Rezeptor *m*, Sensor *m*

serotonin receptors: Serotoninrezeptoren *pl*

skin receptor: Hautrezeptor *m*

slowly-adapting receptor: langsam adaptierender Rezeptor/Sensor *m*, SA-Rezeptor *m*, SA-Sensor *m*

steroid receptor: Steroidrezeptor *m*

stretch receptor: Dehnungsrezeptor *m*

taste receptors: Geschmacksrezeptoren *pl*

T cell receptor: T-Zell-Rezeptor *m*

T cell antigen receptor: T-Zellantigenrezeptor *m*, T3/T-Rezeptor *m*

tendon receptor: Sehnenrezeptor *m*

T_3/T receptor: T_3/T-Rezeptor *m*

T3/T cell receptor: →*T cell antigen receptor*

vascular receptors: Angiorezeptoren *pl*

ventricular receptors: (*Herz*) Kammer-, Ventrikelrezeptoren *pl*

vibration receptor: Vibrationsrezeptor *m*

volume receptor: Volumenrezeptor *m*

warm receptor: Warmrezeptor *m*

receptor-mediated *adj*: rezeptor-gesteuert, rezeptorvermittelt

re|cess [rɪ'ses, 'riːses] *noun*: **1.** kleine Ausbuchtung/Höhlung/Vertiefung *f*, Nische *f*, Recessus *m* **2.** Pause *f*, Unterbrechung *f*

accessory recess of elbow: Recessus sacciformis articulationis cubiti

anterior recess of tympanic membrane: vordere Schleimhauttasche *f* des Trommelfells, Recessus anterior membranae tympanicae

Arlt's recess: Arlt-Sinus *m*, Maier-Sinus *m*

axillary recess: Recessus axillaris

caecal recess: (*brit.*) →*cecal recess*

cecal recess: Retrozäkalgrube *f*, Recessus retrocaecalis

chiasmatic recess: Recessus opticus

cochlear recess: Recessus cochlearis

Cole's recess: Cole-Rezessus *m*

costodiaphragmatic recess: Kostodiaphragmalsinus *m*, -spalte *f*, Sinus phrenicocostalis, Recessus costodiaphragmaticus

R

costomediastinal recess: Kostomediastinalsinus *m*, -spalte *f*, Recessus costomediastinalis
duodenal recess: duodenale Bauchfelltasche *f*, Recessus duodenalis
duodenojejunal recess: Treitz-Grube *f*, Recessus duodenalis superior
elliptical recess (of vestibule): Recessus ellipticus, Recessus utricularis
epitympanic recess: Kuppelraum *m*, Attikus *m*, Epitympanum *nt*, Epitympanon *nt*, Recessus epitympanicus
hepatorenal recess: hepatorenale Peritonealgrube *f*, Recessus hepatorenalis
hypotympanic recess: Recessus hypotympanicus
Hyrtl's recess: →*epitympanic recess*
ileocaecal recess: (*brit.*) →*ileocecal recess*
ileocecal recess: ileozäkale Bauchfelltasche *f*, Recessus ileocaecalis
inferior duodenal recess: Recessus duodenalis inferior
inferior ileocaecal recess: (*brit.*) →*inferior ileocecal recess*
inferior ileocecal recess: Recessus ileocaecalis inferior
inferior omental recess: Recessus inferior bursae omentalis
infundibular recess: Recessus infundibularis/infundibuli
infundibuliform recess: Rosenmüller-Grube *f*, Recessus pharyngeus
recess of infundibulum: Recessus infundibularis/infundibuli
intersigmoidal recess: Recessus intersigmoideus
laryngopharyngeal recess: Recessus piriformis
lateral recess of fourth ventricle: seitliche Ausstülpung *f* des IV. Ventrikels, Recessus lateralis ventriculi quarti
lateral recess of nasopharynx: →*pharyngeal recess*
mesentericoparietal recess: Broesike-Raum *m*, Fossa parajejunalis
omental recess: Recessus omentalis
optic recess: Recessus opticus
paracolic recesses: parakolische Bauchfellnischen *pl*, Sulci paracolici
paraduodenal recess: paraduodenale Bauchfelltasche *f*, Recessus paraduodenalis
pharyngeal recess: Rosenmüller-Grube *f*, Recessus pharyngeus
phrenicocostal recess: Kostodiaphragmalsinus *m*, -spalte *f*, Sinus phrenicocostalis, Recessus costodiaphragmaticus
phrenicomediastinal recess: Phrenikomediastinalsinus *m*, -spalte *f*, Recessus phrenicomediastinalis
pineal recess: Recessus pinealis
piriform recess: Recessus piriformis
pleural recesses: Pleurasinus *pl*, -buchten *pl*, Recessus pleurales
posterior recess of tympanic membrane: hintere Schleimhauttasche *f* des Trommelfells, Recessus posterior membranae tympanicae
preoptic recess: Recessus preopticus
Reichert's recess: Recessus cochlearis
retrocaecal recess: (*brit.*) →*retrocecal recess*
retrocecal recess: Retrozäkalgrube *f*, Recessus retrocaecalis
retroduodenal recess: retroduodenale Bauchfelltasche *f*, Recessus retroduodenalis
Rosenmüller's recess: →*pharyngeal recess*
sacciform recess of articulation of elbow: Recessus sacciformis articulationis cubiti
sacciform recess of distal radioulnar joint: Recessus sacciformis articulationis radioulnaris distalis
sacciform recess of elbow (joint): Recessus sacciformis articulationis cubiti
sphenoethmoidal recess: Recessus sphenoethmoidalis
spherical recess: Recessus sphericus
splenic recess: Recessus lienalis bursae omentalis
subhepatic recess: Recessus subhepaticus
subphrenic recess: Recessus subphrenicus
subpopliteal recess: Recessus subpopliteus
superior duodenal recess: Treitz-Grube *f*, Recessus duodenalis superior
superior ileocaecal recess: (*brit.*) →*superior ileocecal recess*
superior ileocecal recess: Recessus ileocaecalis superior
superior omental recess: Recessus superior bursae omentalis
superior recess of tympanic membrane: Prussak-Raum *m*, Recessus superior membranae tympanicae
supraoptic recess: Recessus supraopticus
suprapineal recess: Recessus suprapinealis
supratonsillar recess: Fossa supratonsillaris
Tarini's recess: Recessus anterior fossae interpeduncularis
Tröltsch's recesses: Tröltsch-Taschen *pl*
tubotympanic recess: tubotympanale Ausbuchtung *f*, Recessus tubotympanicus
recesses of tympanic membrane: Trommelfelltaschen *pl*, Recessus membranae tympanicae
utricular recess: Recessus utricularis, Recessus ellipticus
vertebromediastinal recess: Recessus vertebromediastinalis

re|ces|sion [rɪˈseʃn] *noun*: Rückgang *m*; Zurückweichen *nt*, Zurückgehen *nt*, Zurücktreten *nt*
gingival recession: Gingivarezession *f*, Gingivaretraktion *f*
periodontal recession: parodontale Rezession *f*

re|ces|sive [rɪˈsesɪv] *adj*: **1.** von einem dominanten Gen überdeckt, rezessiv **2.** zurücktretend, zurückgehend

re|ces|sive|ness [rɪˈsesɪvnəs] *noun*: Rezessivität *f*

re|ces|sus [rɪˈsesəs] *noun, plura* **-sus**: kleine Ausbuchtung/Höhlung/Vertiefung *f*, Nische *f*, Recessus *m*

RECG *Abk.*: radio-electrocardiography

re|cid|i|va|tion [rɪˌsɪdəˈveɪʃn] *noun*: →*recidivism*

re|cid|i|vism [rɪˈsɪdəvɪzəm] *noun*: **1.** (*patholog.*) Rückfall *m*, Rezidiv *nt* **2.** (*rechtsmed.*) Rückfall *m*, Rückfälligkeit *f*

rec|i|pe [ˈresəpiː] *noun*: **1.** Rezept *nt*, Zubereitungsvorschrift *f* **2.** Verschreibung *f*, Rezept *nt*

re|cip|i|ence [rɪˈsɪpɪəns] *noun*: →*recipiency*

re|cip|i|en|cy [rɪˈsɪpɪənsiː] *noun*: Aufnahme *f*, Aufnehmen *nt*; Aufnahmefähigkeit *f*, Empfänglichkeit *f*

re|cip|i|ent [rɪˈsɪpɪənt]: **I** *noun* Empfänger(in *f*) *m* **II** *adj* empfänglich, aufnahmefähig (*to, of* für); aufnehmend
general recipient: Universalempfänger(in *f*) *m*
organ recipient: Organempfänger(in *f*) *m*
transplant recipient: Transplantatempfänger(in *f*) *m*
universal recipient: Universalempfänger(in *f*) *m*
welfare recipient: Sozialhilfeempfänger(in *f*) *m*

re|cip|ro|cal [rɪˈsɪprəkl]: **I** *noun* (*mathemat.*) Kehrwert *m* **II** *adj* wechsel-, gegenseitig, Gegen-; (*mathemat.*) reziprok

re|cip|ro|cate [rɪˈsɪprəkeɪt]: **I** *vt* (gegenseitig) austauschen **II** *vi* in Wechselbeziehung stehen, sich gegenseitig beeinflussen, gegenseitig aufeinander einwirken

rec|i|proc|i|ty [resɪˈprɑsətiː] *noun*: Austausch *m*; Wechselwirkung *f*, Wechselseitigkeit *f*, Reziprozität *f*

R

re|cir|cu|la|tion [ˌrɪsɜrkjə'leɪʃn] *noun*: Rezirkulation *f*, Kreislauf *m*
lymphocyte recirculation: Lymphozytenrezirkulation *f*
rec|li|na|tion ['rəkləˌneɪʃn] *noun*: Reklination *f*
re|cline [rɪ'klaɪn]: **I** *vt* **1.** (an-, zurück-)lehnen (*on, upon* an) **2.** hinlegen (*on* auf) **II** *vi* **3.** sich (an-, zurück-)lehnen (*on, upon* an) **4.** ruhen, liegen (*on, upon* an, auf)
rec|og|ni|tion [ˌrekəg'nɪʃn] *noun*: (Wieder-)Erkennen *nt*, (Wieder-)Erkennung *f*
antigen recognition: Antigenerkennung *f*
form recognition: Formerkennung *f*
shape recognition: Form-, Gestalterkennung *f*
rec|og|nize ['rekəgnaɪz] *vt*: (wieder-)erkennen
re|col|lect [riːkə'lekt]: **I** *vt* sich erinnern (an); sich besinnen auf, sich ins Gedächtnis zurückrufen **II** *vi* sich erinnern
re|col|lec|tion [riːkə'lekʃn] *noun*: **1.** Erinnerungsvermögen *nt*, Gedächtnis *nt*, Erinnerung *f* **2.** Erinnerung *f* (*of* an)
re|com|bi|nant [riː'kɑmbɪnənt]: **I** *noun* (*genet.*) Rekombinante *f* **II** *adj* (*genet.*) rekombinant
re|com|bi|na|tion [ˌriːkɑmbɪ'neɪʃn] *noun*: Rekombination *f*
gene recombination: Genrekombination *f*
homologous recombination: homologe/legitime Rekombination *f*
illegitimate recombination: illegitime/nichthomologe Rekombination *f*
legitimate recombination: legitime/homologe Rekombination *f*
nonhomologous recombination: illegitime/nichthomologe Rekombination *f*
viral recombination: virale Rekombination *f*
re|com|bine [riːkəm'baɪn] *vt*: rekombinieren
re|con|sti|tu|ent [ˌriːkən'stɪtʃəwənt]: **I** *noun* Kräftigungs-, Stärkungsmittel *nt*, Roborans *nt* **II** *adj* kräftigend, stärkend
re|con|sti|tute [riː'kɑnstɪt(j)uːt] *vt*: **1.** wiederherstellen, rekonstruieren, rekonstituieren **2.** (*chem.*) aus einem Konzentrat herstellen; in Wasser auflösen
re|con|sti|tut|ed [riː'kɑnstɪt(j)uːtɪd] *adj*: rekonstituiert
re|con|sti|tu|tion [riːˌkɑnstɪ't(j)uːʃn] *noun*: Wiederherstellung *f*, Neubildung *f*, Rekonstitution *f*
re|con|struct [ˌriːkən'strʌkt] *vt*: wieder aufbauen *oder* herstellen; umbauen, rekonstruieren
re|con|struc|tion [riːkən'strʌkʃn] *noun*: Umbau *m*; Wiederaufbau *m*, Wiederherstellung *f*; Rekonstruktion *f*
arterial reconstruction: Arterienrekonstruktion *f*
extra-anatomic reconstruction: extraanatomische Rekonstruktion *f*
immediate reconstruction: Sofortrekonstruktion *f*
mandibular reconstruction: Unterkieferrekonstruktion *f*
palate reconstruction: Gaumenrekonstruktion *f*
vascular reconstruction: Gefäßrekonstruktion *f*
re|con|struc|tive [riːkən'strʌktɪv] *adj*: (*Operation*) wiederaufbauend, rekonstruktiv
re|cord [*n, adj* 'rekərd; *v* rɪ'kɔːrd]: **I** *noun* **1.** Niederschrift *f*, (schriftlicher) Bericht *m* **2.** Dokument *nt*, Akte *f*, Unterlage *f* **on record** aktenkundig, in den Akten **3.** Krankenakte *f*, Krankengeschichte *f*, Patientenunterlagen *pl*, Falldokumentation *f* **4.** Registrierung *f*, Aufzeichnung *f* **5.** Verzeichnis *nt*, Register *nt*, Liste *f* **II** *vt* **6.** aufschreiben, niederschreiben, aufnehmen; protokollieren, dokumentieren **7.** (*Daten*) registrieren, erfassen, aufnehmen **III** *vi* registrieren, aufzeichnen
lateral interocclusal record: seitlicher Checkbiss *m*, laterales interokklusales Registrat *nt*, laterale interokklusale Registration *f*
medical record: Krankenakte *f*, Krankengeschichte *f*, Patientenunterlagen *pl*, Falldokumentation *f*
nursing record: Pflegedokumentation *f*
re|cord|er [rɪ'kɔːrdər] *noun*: Registriergerät *nt*, Aufnahmegerät *nt*, Bildschreiber *m*, Kurvenschreiber *m*
re|cord|ing [rɪ'kɔːrdɪŋ]: **I** *noun* **1.** Aufzeichnung *f*, Registrierung *f*; Protokollierung *f*; (Band-)Aufnahme *f* **2.** (*EKG*) Ableitung *f* **II** *adj* aufzeichnend, registrierend
recording against a reference electrode: Ableitung *f* gegen eine Durchschnittsreferenzelektrode
bipolar recording: bipolare Ableitung *f*
intracardiac recording: intrakardiale Ableitung *f*
limb recording: Extremitätenableitung *f*
unipolar recording: unipolare Ableitung *f*
re|cov|er [rɪ'kʌvər]: **I** *vt* wiederbekommen, wieder finden, zurückgewinnen; (*Bewusstsein*) wiedererlangen **II** *vi* **1.** genesen, gesunden; sich erholen (*from, of* von) **2.** (*Bewusstsein*) wiedererlangen, wieder zu sich kommen
re|cov|er|y [rɪ'kʌvəriː] *noun*: **1.** Genesung *f*, Gesundung *f*, Rekonvaleszenz *f*; Erholung *f* **make a quick recovery** sich schnell erholen (*from* von) **past/beyond recovery** unheilbar **2.** Zurückgewinnung *f*, Wiederherstellung *f*, Wiedergutmachung *f*; (*Bewusstsein*) Wiedererlangung *f*
complete recovery: →*full recovery*
full recovery: vollständige/komplette Wiederherstellung *f*, vollständige/komplette Heilung *f*, vollständige/komplette Erholung *f*; Restitutio ad integrum
rec|re|a|tion [ˌrekrɪ'eɪʃn] *noun*: Freizeit *f*, Erholung *f*
re|cru|des|cence [ˌriːkruː'desəns] *noun*: **1.** Wiederverschlimmerung *f*, Rekrudeszenz *f* **2.** Rückfall *m*, Rezidiv *nt*
re|cru|des|cent [ˌriːkruː'desənt] *adj*: sich wieder verschlimmernd, rekrudeszent; wiederkehrend, wiederauftretend, rezidivierend
re|cruit [rɪ'kruːt]: **I** *vt* **1.** stärken; jdn. (gesundheitlich) wiederherstellen **recruit o.s.** sich stärken **2.** (an-)werben, heranziehen, ein-, anstellen **II** *vi* sich erholen, genesen, wieder gesund werden
re|cruit|ment [rɪ'kruːtmənt] *noun*: **1.** Lautheitsausgleich *m*, Rekrutierung *f*, Rekrutierungsphänomen *nt*, Recruitment *nt* **2.** Stärkung *f*, Erholung *f*; Verstärkung *f*, Auffrischung *f*; Werbung *f*, Einstellung *f*, Rekrutierung
rect- *präf.*: Enddarm-, Anus-, Ano-, Prokt(o)-, Mastdarm-, Rekt(o)-, Rektal-, Rektum-
rec|tal ['rektl] *adj*: Mastdarm/Rektum betreffend, zum Rektum gehörend, im Rektum befindlich, durch den Mastdarm, rektal
rec|tal|gia [rek'tældʒ(ɪ)ə] *noun*: Proktalgie *f*
rec|tan|gle ['rektæŋgl] *noun*: Rechteck *nt*
rec|tan|gu|lar [rek'tæŋgjələr] *adj*: rechteckig; rechtwinklig
rec|tec|to|my [rek'tektəmiː] *noun*: Rektumresektion *f*
rec|ti|fi|ca|tion [ˌrektəfɪ'keɪʃn] *noun*: **1.** Berichtigung *f*, Korrektur *f*, Richtigstellung *m*; Beseitigung *f*, Behebung *f* **2.** (*chem.*) Rektifikation *f*; (*physik.*) Gleichrichtung *f*
rec|ti|fi|er ['rektəfaɪər] *noun*: Rektifizierapparat *m*; (*physik.*) Gleichrichter *m*
rec|ti|fy ['rektəfaɪ] *vt*: **1.** berichtigen, korrigieren, richtigstellen **2.** (*chem.*) rektifizieren; (*physik.*) gleichrichten
rec|tit|ic [rek'tɪtɪk] *adj*: Mastdarmentzündung/Rektitis betreffend, rektitisch, proktitisch
rec|ti|tis [rek'taɪtɪs] *noun*: Proktitis *f*, Rektumentzündung *f*, Mastdarmentzündung *f*, Proctitis *f*, Rektitis *f*
factitial rectitis: →*radiation rectitis*
radiation rectitis: Strahlenproktitis *f*, aktinische Prok-

titis *f*
recto- *präf.*: Enddarm-, Anus-, Ano-, Prokt(o)-, Mastdarm-, Rekt(o)-, Rektal-, Rektum-
rec|to|ab|dom|i|nal [ˌrektəʊæb'dɑmɪnl] *adj*: Rektum und Bauch/Abdomen betreffend, rektoabdominal
rec|to|a|nal [ˌrektəʊ'eɪnl] *adj*: After und Mastdarm/Rektum betreffend, anorektal
rec|to|cele ['rektəʊsiːl] *noun*: Rektozele *f*, Hernia rectovaginalis
rec|to|coc|cyg|e|al [ˌrektəʊkɑk'siːdʒɪəl] *adj*: Rektum und Steißbein/Os coccygis betreffend, rektokokzygeal
rec|to|coc|cy|pex|y [ˌrektəʊ'kɑksɪpeksiː] *noun*: Proktokokzygopexie *f*
rec|to|co|lit|ic [ˌrektəʊkə'lɪtɪk] *adj*: Rektokolitis betreffend, rektokolitisch, koloproktitisch, proktokolitisch
rec|to|co|li|tis [ˌrektəʊkə'laɪtɪs] *noun*: Entzündung *f* von Mastdarm und Dickdarm/Kolon, Proktokolitis *f*, Koloproktitis *f*, Rektokolitis *f*
rec|to|cys|tot|o|my [ˌrektəʊsɪs'tɑtəmiː] *noun*: transrektale Zystotomie *f*
rec|to|la|bi|al [ˌrektəʊ'leɪbɪəl] *adj*: rektolabial
rec|to|per|i|ne|al [ˌrektəʊˌperɪ'niːəl] *adj*: Rektum und Damm/Perineum betreffend, rektoperineal
rec|to|per|i|ne|or|rha|phy [ˌrektəʊˌperɪnɪ'ɔrəfiː] *noun*: Rektum-Damm-Plastik *f*, -Naht *f*
rec|to|pex|y ['rektəʊpeksiː] *noun*: Rektopexie *f*
rec|to|plas|ty ['rektəʊplæstiː] *noun*: Proktoplastik *f*
rec|to|ro|man|o|scope [ˌrektəʊrəʊ'mænəskəʊp] *noun*: Rektosigmoidoskop *nt*, Rektosigmoideoskop *nt*
rec|to|ro|ma|nos|co|py [ˌrektəʊrəʊmə'nɑskəpiː] *noun*: Rektosigmoidoskopie *f*, Rektosigmoideoskopie *f*
rec|tor|rha|phy [rek'tɔrəfiː] *noun*: Rektumnaht *f*
rec|to|scope ['rektəskəʊp] *noun*: Rektoskop *nt*
rec|tos|co|py [rek'tɑskəpiː] *noun*: Mastdarmspiegelung *f*, Rektoskopie *f*
rec|to|sig|moid [ˌrektəʊ'sɪgmɔɪd]: **I** *noun* Rektum und Sigma, Rektosigma *nt* **II** *adj* Enddarm/Rektum und Sigma betreffend, rektosigmoidal
rec|to|sig|moi|dec|to|my [rektəˌsɪgmɔɪ'dektəmiː] *noun*: Resektion *f* von Sigma und Rektum, Rektosigmoidektomie *f*
rec|to|ste|no|sis [ˌrektəʊstɪ'nəʊsɪs] *noun*: Mastdarm-, Enddarm-, Rektumstenose *f*
rec|tos|to|my [rek'tɑstəmiː] *noun*: Rekto-, Proktostomie *f*
rec|tot|o|my [rek'tɑtəmiː] *noun*: Rekto-, Proktotomie *f*
rec|to|u|re|thral [ˌrektəʊjʊə'riːθrəl] *adj*: Rektum und Harnröhre/Urethra betreffend, rektourethral
rec|to|u|ter|ine [ˌrektəʊ'juːtərɪn, -raɪn] *adj*: Rektum und Gebärmutter/Uterus betreffend, rektouterin, uterorektal
rec|to|vag|i|nal [ˌrektəʊ'vædʒənl, -və'dʒaɪnl] *adj*: Rektum und Scheide/Vagina betreffend, rektovaginal
rec|to|ves|i|cal [ˌrektəʊ'vesɪkl] *adj*: Rektum und Harnblase/Vesica urinaria betreffend, rektovesikal, vesikorektal
rec|to|vul|var [ˌrektəʊ'vʌlvər] *adj*: Rektum und Scham/Vulva betreffend, rektovulvär, rektovulvar, vulvorektal
rec|tum ['rektəm] *noun, plural* **-tums, -ta** [-tə]: End-, Mastdarm *m*, Rektum *nt*, Rectum *nt*, Intestinum rectum **below the rectum** subrektal
rec|tus ['rektəs] *noun, plural* **-ti** [-taɪ]: Rektus *m*, Musculus rectus
re|cum|ben|cy [rɪ'kʌmbənsiː] *noun*: liegende Stellung *f*, Liegen *nt*; Ruhestellung *f*, Ruhelage *f*
re|cum|bent [rɪ'kʌmbənt] *adj*: liegend, ruhend (*on* auf); sich lehnend (*on* auf)
re|cu|per|ate [rɪ'k(j)uːpəreɪt]: **I** *vt* (*Gesundheit*) wiedererlangen **II** *vi* sich erholen
re|cu|per|a|tion [rɪˌk(j)uːpə'reɪʃn] *noun*: Genesung *f*, Erholung *f*
re|cu|per|a|tive [rɪ'k(j)uːpərətɪv, -ˌreɪtɪv] *adj*: stärkend, kräftigend; Erholungs-
re|cur [rɪ'kɜr] *vi*: wiederkehren, wieder auf- *oder* eintreten, sich wiederholen, rezidivieren; (*mathemat.*) sich periodisch wiederholen
re|cur|rence [rɪ'kɜrəns] *noun*: Wiederkehr *f*, Wiederauftreten *nt*, Wiederauftauchen *nt*; Rückfall *m*, Rezidiv *nt*; (*mathemat.*) Rekursion *f*
late recurrence: Spätrezidiv *nt*
local recurrence: Lokalrezidiv *nt*
suture line recurrence: Anastomosenrezidiv *nt*
re|cur|rent [rɪ'kɜrənt] *adj*: (regelmäßig *oder* ständig) wiederkehrend, sich wiederholend, rezidivierend, rekurrent, phasenhaft (ablaufend); in Schüben verlaufend, periodisch, zyklisch, intermittierend; gewohnheitsmäßig, wiederholt auftretend, rezidivierend, habituell, habitual
re|cur|ring [rɪ'kɜrɪŋ] *adj*: wiederauftretend, rezidivierend, palindromisch
re|cur|vate [rɪ'kɜrvɪt, -veɪt] *adj*: nach hinten gebogen *oder* gebeugt, zurückgebogen
re|cur|va|tion [rɪkɜr'veɪʃn] *noun*: Beugung/Biegung *f* nach hinten
red [red]: **I** *noun* Rot *nt*, rote Farbe *f*, roter Farbstoff *m* **II** *adj* **1.** rot **2.** rot, gerötet **3.** rot(haarig); rot(häutig); rot (-glühend) **turn red** rot werden, erröten
brilliant vital red: Brillantrot *nt*
carmine red: Karminrot *nt*
Congo red: Kongorot *nt*
copper red: Kupferrot *nt*
cresol red: Kresolrot *nt*
methyl red: Methylrot *nt*
neutral red: Neutralrot *nt*
nuclear-fast red: Kernechtrot *nt*
phenol red: Phenolsulfophthalein *nt*, Phenolsulfonphthalein *nt*, Phenolrot *nt*
scarlet red: Scharlach *m*, Scharlachrot *nt*
Sudan red: Sudanrot *nt*
trypan red: →*trypanroth*
vital red: Brillantrot *nt*
red-blind *adj*: rotblind
red|den ['redn]: **I** *vt* röten, rot färben **II** *vi* rot werden, erröten; sich röten
red|den|ing ['rednɪŋ] *noun*: Rötung *f*
red|dish ['redɪʃ] *adj*: rötlich
red-eyed *adj*: mit geröteten Augen
red-faced *adj*: rotgesichtig, mit rotem Kopf/Gesicht
re|dia ['riːdɪə] *noun, plural* **-di|ae** [dɪˌiː]: Redia *f*, Redie *f*, Stablarve *f*
red|in|te|grate [red'ɪntɪgreɪt, rɪ'dɪn-] *vt*: **1.** wieder herstellen **2.** erneuern
red|in|te|gra|tion [redˌɪntɪ'greɪʃn, rɪˌdɪn-] *noun*: **1.** Wiederherstellung *f*, Redintegration *f* **2.** Erneuerung *f*, Redintegration *f*
re|dis|trib|ute [rɪdɪs'trɪbjuːt] *vt*: neu-, umverteilen
re|dis|tri|bu|tion [rɪˌdɪstrə'bjuːʃn] *noun*: Neu-, Umverteilung *f*
red|ness ['rednəs] *noun*: Röte *f*; Rötung *f*
facial redness: Gesichtsröte *f*, Rubeosis faciei
re|dox ['riːdɑks] *noun*: Oxidation-Reduktion *f*, Redox-Reaktion *f*
redox *Abk.*: reduction-oxidation
re|dress [rɪ'dres]: **I** *vt* **1.** wieder anziehen, wieder ankleiden **2.** (*Wunde*) neu verbinden **II** *vi* sich wieder anklei-

R

den

re|dresse|ment [rɪdres'ment] *noun*: Redressement *nt*

re|duce [rɪ'd(j)uːs]: **I** *vt* **1.** herabsetzen, verringern, vermindern, verkleinern, reduzieren (*by* um; *to* auf); drosseln, senken; (*Schmerz*) lindern; (*Lösung*) schwächen, verdünnen **2.** (*chirurg.*) reponieren, reduzieren, einrichten, einrenken **3.** (*mathemat., chem.*) reduzieren **5.** etw. verwandeln (*to* in, zu) **reduce to powder** zermahlen, pulverisieren **6.** zurückführen, reduzieren (*to* auf) **II** *vi* **7.** abnehmen, eine Schlankheitskur machen **8.** (*biolog.*) sich meiotisch teilen

re|duced [rɪ'd(j)uːst] *adj*: reduziert

re|duc|i|ble [rɪ'd(j)uːsɪbl] *adj*: (*Fraktur*) einrenkbar, einrichtbar, reponibel, reponierbar

re|duc|tant [rɪ'dʌktənt] *noun*: Reduktionsmittel *nt*

re|duc|tase [rɪ'dʌkteɪz] *noun*: Reduktase *f*

5α-reductase: 5α-Reduktase *f*

acetaldehyde reductase: Alkoholdehydrogenase *f*

acetoacetyl-CoA reductase: Acetoacetyl-CoA-Reduktase *f*

aldose reductase: Aldosereduktase *f*

cysteine reductase (NADH): Cysteinreduktase (NADH) *f*

cytochrome b_5 reductase: Cytochrom b_5-Reduktase *f*

cytochrome P_{450} reductase: NADPH-Cytochromreduktase *f*, Cytochrom-P_{450}-Reduktase *f*

dihydrobiopterin reductase: Dihydrobiopterinreduktase *f*

dihydrofolate reductase: Dihydrofolatreduktase *f*

dihydrofolic acid reductase: →*dihydrofolate reductase*

dihydropteridine reductase: Dihydropteridinreduktase *f*

enoyl-ACP reductase (NADPH): Enoyl-ACP-reduktase (NADPH) *f*

glucuronate reductase: Glucuronatreduktase *f*

glutathione reductase: GSSG-Reduktase *f*, Glutathionreduktase *f*

glutathione reductase (NAD(P)H): Glutathionreductase (NAD(P)H) *f*

β-hydroxy-β-methylglutaryl-CoA reductase: HMG-CoA-reduktase *f*

β-ketoacyl-ACP reductase: β-Ketoacyl-ACP-reduktase *f*

ketoglutarate reductase (lysine): Saccharopindehydrogenase ($NADP^+$, L-Lysin-bildend) *f*

lysine ketoglutarate reductase: Saccharopindehydrogenase *f* ($NADP^+$, L-Lysin-bildend)

methaemoglobin reductase (NADPH): (*brit.*) →*methemoglobin reductase (NADPH)*

methemoglobin reductase (NADPH): Methämoglobinreduktase (NADPH) *f*

5,10-methylenetetrahydrofolate reductase ($FADH_2$): 5,10-Methylentetrahydrofolatreduktase ($FADH_2$) *f*

NADH cytochrome b_5-reductase: Cytochrom b_5-Reduktase *f*

NADH-ferredoxin reductase: NADH-Ferredoxin-reduktase *f*

NADH-methaemoglobin reductase: (*brit.*) →*NADH-methemoglobin reductase*

NADH-methemoglobin reductase: NADH-abhängige Methämoglobinreduktase *f*, NADH-Methämoglobinreduktase *f*

NADPH-cytochrome reductase: NADPH-Cytochromreduktase *f*, Cytochrom-P_{450}-Reduktase *f*

NADPH-ferrihaemoprotein reductase: (*brit.*) →*NADPH-cytochrome reductase*

NADPH-ferrihemoprotein reductase: →*NADPH-cytochrome reductase*

NADPH-methaemoglobin reductase: (*brit.*) →*NADPH-methemoglobin reductase*

NADPH-methemoglobin reductase: Methämoglobinreduktase (NADPH) *f*, NADPH-abhängige Methämoglobinreduktase *f*

nitrate reductase: Nitratreduktase *f*

nitrite reductase: Nitritreduktase *f*

photosynthetic pyridine nucleotide reductase: photosynthetische Pyridinnucleotidreduktase *f*

pyridine nucleotide reductase: Pyridinnucleotidreduktase *f*

pyrroline-5-carboxylate reductase: Pyrrolin-5-carboxylat-reduktase *f*

pyrroline-2-carboxylic acid reductase: Pyrrolin-2-carbonsäurereduktase *f*

retinal reductase: Retinalreduktase *f*

ribonucleoside diphosphate reductase: Ribonucleosiddiphosphatreduktase *f*, RDP-Reduktase *f*, Ribonucleotidreduktase *f*

ribonucleotide reductase: →*ribonucleoside diphosphate reductase*

steroid 5α-reductase: Steroid-5α-reduktase *f*, 5α-Reduktase *f*

sulfite reductase: Sulfitreduktase *f*

sulphite reductase: (*brit.*) →*sulfite reductase*

thioreduxin reductase: Thioxinreduktase *f*

ubiquinol-cytochrome c reductase: Ubichinol-Cytochrom c-Reduktase *f*

xylulose reductase: Xylulosereduktase *f*

re|duc|tion [rɪ'dʌkʃn] *noun*: **1.** Herabsetzung *f*, Verringerung *f*, Verminderung *f*, Verkleinerung *f*, Reduzierung *f* (*by* um; *to* auf); Drosselung *f*, Senkung *f*; (Ab-)Schwächung *f*; (*Schmerz*) Linderung *f* **2.** (*chirurg.*) Reposition *f*, Einrichtung *f*, Einrenkung *f* **3.** (*chem. mathemat.*) Reduktion *f*; (*biolog.*) Reduktion(steilung *f*) *f*, Meiose *f*

anxiety reduction: Anxiolyse *f*

closed reduction: geschlossene Reposition *f*

open reduction: offene Reposition *f*

weight reduction: Gewichtsabnahme *f*, Gewichtsreduktion *f*

re|duc|tive [rɪ'dʌktɪv]: **I** *noun* (*chem.*) Reduktionsmittel *nt* **II** *adj* Reduktion bewirkend, reduzierend, vermindernd (*of*); reduktiv

re|dun|dance [rɪ'dʌndəns] *noun*: →*redundancy*

re|dun|dan|cy [rɪ'dʌndənsiː] *noun*: **1.** (*physik., genet.*) Redundanz *f* **2.** (*allg.*) Überfluss *m*, Übermaß *nt*; Überflüssigkeit *f*

gene redundancy: Genredundanz *f*

re|du|pli|cate [rɪ'd(j)uːplɪkeɪt] *vt*: verdoppeln, wiederholen, reduplizieren

re|du|pli|ca|tion [rɪˌd(j)uːplɪ'keɪʃn] *noun*: Reduplikation *f*

gene reduplication: Genverdoppelung *f*, -reduplikation *f*

identical reduplication: identische Reduplikation *f*, Autoreduplikation *f*

re|du|pli|ca|tive [rɪ'd(j)uːplɪkeɪtɪv] *adj*: reduplizierend

re|du|vi|id [rɪ'd(j)uːvɪɪd] *noun*: Raubwanze *f*

Red|u|vi|i|dae [red(j)uː'vaɪədiː] *plural*: Raubwanzen *pl*

red|wat|er ['redwɔːtər] *noun*: Texas-Fieber *nt*

re|ed|u|cate [rɪ'edʒʊkeɪt] *vt*: umerziehen, umschulen

re|ed|u|ca|tion [rɪˌedʒʊ'keɪʃn] *noun*: Umerziehung *f*, Umschulung *f*, Reedukation *f*

re|en|try [riː'entriː] *noun*: Reentry *nt*, Reentrance *nt*

AV nodal reentry: AV-Knoten-Reentry *nt*, AV-Knoten-Reentrytachykardie *f*

re|ep|i|the|li|al|i|za|tion [rɪˌepɪˌθɪlɪælɪ'zeɪʃn] *noun*: Reepithelialisation *f*, Reepithelisierung *f*

re|es|tab|lish [rɪə'stæblɪʃ] *vt*: wiederherstellen

R

re|ex|am|i|na|tion [riːɪɡ,zæmɪ'neɪʃn] *noun*: Nachprüfung *f*, -untersuchung *f*, erneute Untersuchung *f*
re|ex|am|ine [riːɪɡ'zæmɪn] *vt*: nachuntersuchen, erneut untersuchen
REF *Abk.*: **1.** regional ejection fraction **2.** renal erythropoietic factor
re|fer [rɪ'fɜr] *vt*: **1.** verweisen, weiterleiten (*to* an); (*Patient*) überweisen (*to* an) **2.** zuschreiben, zurückführen (*to* auf) **3.** sich wenden (*to* an); konsultieren
ref|er|ence ['ref(ə)rəns] *noun*: **1.** Weiterleitung *f*, Übergabe *f* (*to* an) **2.** Referenz *f*, Zeugnis *nt* **3.** Verweis *m*, Hinweis *m*, Bezug *m* (*to* auf)
re|ferred [rɪ'fɜrd] *adj*: übertragen
re|fer|til|i|za|tion [rɪ,fɜrtlə'zeɪʃn] *noun*: Refertilisierung *f*, Refertilisation *f*
re|fine [rɪ'faɪn] *vt*: reinigen, klären, veredeln, raffinieren
re|fined [rɪ'faɪnd] *adj*: raffiniert, Fein-
re|fine|ment [rɪ'faɪnmənt] *noun*: Verfeinerung *f*, Reinigung *f*, Klärung *f*, Raffinierung *f*, Raffination *f*
re|flect [rɪ'flekt]: **I** *vt* **1.** zurückwerfen, reflektieren; spiegeln **2.** (*anatom.*) zurückbiegen, reflektieren **II** *vi* **3.** reflektieren **4.** nachdenken (*upon* über)
re|flect|ance [rɪ'flektəns] *noun*: Reflektionskoeffizient *m*, Reflektanz *f*, Reflexion *f*
spectral reflectance: spektrale Reflektanz *f*
re|flec|tion [rɪ'flekʃn] *noun*: **1.** Reflexion *f*, Reflektierung *f*; (Wieder-)Spiegelung *f*; Spiegelbild *nt* **2.** (*anatom.*) Zurückbiegung *f*, -beugung *f* **3.** (*anatom.*) Umschlagsfalte *f*, Duplikatur *f*
peritoneal reflection: peritoneale Umschlag(s)falte *f*
re|flec|tive [rɪ'flektɪv] *adj*: reflektierend
re|flec|tom|e|try [,rɪflek'tɑmətriː] *noun*: Reflektometrie *f*
re|flec|tor [rɪ'flektər] *noun*: Beleuchtungsspiegel *m*, Reflektorspiegel *m*, Reflektor *m*
dental reflector: Zahnspiegel *m*
re|flex [*n, adj* 'riːfleks; *v* rɪ'fleks]: **I** *noun* **1.** Reflex *m* **2.** Reflexion *f*, Reflektierung *f*; (Wieder-)Spiegelung *f*; Spiegelbild *nt* **II** *adj* **3.** reflektorisch, Reflex- **4.** (*Licht*) zurückgeworfen, gespiegelt, reflektiert **5.** (*anatom.*) zurückgebogen, reflektiert **III** *vt* zurückbiegen
abdominal reflex: Bauchdeckenreflex *m*, Bauchhautreflex *m*
abdominocardiac reflex: abdominokardialer Reflex *m*
Abrams's reflex: Abrams-Lungenreflex *m*
Abrams's heart reflex: Abrams-Herzreflex *m*
accommodation reflex: Naheinstellungsreaktion *f*, -reflex *m*, Akkommodationsreflex *m*
Achilles tendon reflex: Achillessehnenreflex *m*
acoustic reflex: Stapediusreflex *m*
acousticofacial reflex: akustikofazialer Reflex *m*
adductor reflex: Adduktorenreflex *m*
anal reflex: Analreflex *m*
ankle reflex: Achillessehnenreflex *m*
antagonistic reflex: antagonistischer Reflex *m*
aortic reflex: Depressorreflex *m*
aponeurotic reflex: Weingrow-Reflex *m*
Aschner's reflex: Aschner-Dagnigni-Bulbusreflex *m*, okulokardialer Reflex *m*, Bulbusdruckreflex *m*
Aschner-Dagnini reflex: →*Aschner's reflex*
asymmetric tonic neck reflex: asymmetrisch-tonischer Nackenreflex/Halsreflex *m*
attitudinal reflexes: Stellreflexe *pl*
auricocervical nerve reflex: Snellen-Reflex *m*
auricopalpebral reflex: Kehrer-Reflex *m*, akustischer Lidreflex *m*
auropalpebral reflex: auripalpebraler Reflex *m*
autonomic reflex: vegetativer Reflex *m*
axon reflex: Axonreflex *m*
Babinski's reflex: Babinski-Reflex *m*, Babinski-Phänomen *nt*
Babkin reflex: Babkin-Reflex *m*
back-of-foot reflex: Mendel-Bechterew-Reflex *m*, -Zeichen *nt*
Bainbridge reflex: Bainbridge-Reflex *m*
baroreceptor reflex: Barorezeptor(en)reflex *m*
basal joint reflex: Mayer-Reflex *m*, Daumenmitbewegungsphänomen *nt*
Bechterew's reflex: →*Bekhterev's reflex*
Bechterew-Mendel reflex: →*Bekhterev-Mendel reflex*
behavior reflex: erworbener/bedingter Reflex *m*
behaviour reflex: (*brit.*) →*behavior reflex*
Bekhterev's reflex: **1.** Bechterew-Hackenreflex *m* **2.** Bechterew-Augenreflex *m* **3.** femoroabdominaler Reflex *m* **4.** Bechterew-Reflex *m*, paradoxer Pupillenreflex *m* **4.** Bechterew-Jacobsohn-Reflex *m*, Karpometakarpalreflex *m*, Handrückenreflex *m*
Bekhterev-Mendel reflex: Mendel-Bechterew-Reflex *m*, Mendel-Bechterew-Zeichen *nt*
Bezold-Jarisch reflex: Bezold-Jarisch-Reflex *m*
biceps reflex: Bizepssehnenreflex *m*, Bizepsreflex *m*
biceps femoris reflex: Bizeps-Femoris-Reflex *m*
Bing's reflex: Bing-Reflex *m*
bladder reflex: →*bladder evacuation reflex*
bladder evacuation reflex: Blasenentleerungsreflex *m*
blink reflex: Kornealreflex *m*, Blinzelreflex *m*, Lidreflex *m*
brachioradial reflex: Radiusreflex *m*, Radiusperiostreflex *m*
Brain's reflex: Brain-Reflex *m*
brain stem reflex: Hirnstamm-, Stammhirnreflex *m*
brisk reflexes: gute Reflexe *pl*
Brissaud's reflex: Brissaud-Reflex *m*
Brudzinski's reflex: Brudzinski-Kontralateralreflex *m*, Brudzinksi-Zeichen *nt*, Brudzinski-kontralateraler Reflex *m*
bulbocavernous reflex: Bulbocavernosus-Reflex *m*
bulbomimic reflex: bulbomimischer Reflex *m*, Mondonesi-Reflex *m*
Capps's reflex: Capps-Reflex *m*
cardiac depressor reflex: Depressorreflex *m*
cardio-cardiac reflex: kardio-kardialer Reflex *m*
Carnot's reflex: Carnot-Reflex *m*
carotid sinus reflex: **1.** Karotissinisreflex *m* **2.** Karotissinussyndrom *nt*, hyperaktiver Karotissinusreflex *m*, Charcot-Weiss-Baker-Syndrom *nt*
carpometacarpal reflex: Karpometakarpalreflex *m*
cephalic reflexes: Hirnnervenreflexe *pl*
cerebral cortex reflex: Haab-Reflex *m*, Rindenreflex *m* der Pupille
cerebropupillary reflex: Haab-Reflex *m*, Rindenreflex *m* der Pupille
Chaddock reflex: Chaddock-Zeichen *nt*, Chaddock-Reflex *m*
chain reflex: Reflexkette *f*
chemoreceptor reflex: Chemorezeptorenreflex *m*
chin reflex: Masseter-, Unterkieferreflex *m*
Chodzko's reflex: Chodzko-Reflex *m*
ciliary reflex: Ziliarreflex *m*
ciliospinal reflex: ziliospinaler Reflex *m*
cochleo-orbicular reflex: →*cochleopalpebral reflex*
cochleopalpebral reflex: **1.** auropalpebraler Reflex *m* **2.** Kochleopalpebralreflex *m*
cochleopupillary reflex: Kochleopupillarreflex *m*
cochleostapedial reflex: Stapediusreflex *m*
colonic evacuation reflex: Darmentleerungsreflex *m*

R

conditioned reflex: erworbener/bedingter Reflex *m*
conjunctival reflex: Konjunktivalreflex *m*
consensual reflex: gekreuzter/diagonaler/konsensueller Reflex *m*
consensual light reflex: konsensueller Lichtreflex *m*
contralateral reflex: Brudzinski-Zeichen *nt*, Brudzinski-Kontralateralreflex *m*, Brudzinski-kontralateraler Reflex *m*
coordinated reflex: koordinierter Reflex *m*
corneal reflex: **1.** (*neurol.*) Kornealreflex *m*, Blinzelreflex *m*, Lidreflex *m* **2.** (*augenheil.*) Hornhautreflex *m*, Hornhautreflexion *f*
coronary reflex: Koronararterienreflex *m*, Koronarreflex *m*
corticopupillary reflex: Haab-Reflex *m*, Rindenreflex *m* der Pupille
costal arch reflex: Rippenbogenreflex *m*
costopectoral reflex: Pektoralis-major-Reflex *m*
cough reflex: Hustenreflex *m*
coughing reflex: Hustenreflex *m*
craniocardiac reflex: kraniokardialer Reflex *m*
cremasteric reflex: Hoden-, Kremaster-, Cremasterreflex *m*
crossed reflex: gekreuzter/diagonaler/konsensueller Reflex *m*
crossed adductor reflex: gekreuzter Adduktorenreflex *m*
crossed extensor reflex: gekreuzter Streckreflex *m*
crossed knee reflex: gekreuzter Patellar(sehnen)reflex *m*
cuboidodigital reflex: Mendel-Bechterew-Reflex *m*
cutaneous pupil reflex: ziliospinaler Reflex *m*
cutaneous pupillary reflex: →*cutaneous pupil reflex*
deep reflex: Sehnenreflex *m*
defaecation reflex: (*brit.*) →*defecation reflex*
defecation reflex: Defäkationsreflex *m*
defence reflexes: (*brit.*) →*defense reflexes*
defense reflexes: Abwehrreflexe *pl*
deglutition reflex: Schluckreflex *m*
Déjérine's reflex: Déjérine-Handreflex *m*
delayed reflex: verzögerter Reflex *m*
depressor reflex: Depressorreflex *m*
digital reflex: Fingerbeugereflex *m*, Trömner-Reflex *m*, Trömner-Fingerzeichen *nt*, Knipsreflex *m*
direct reflex: direkter Reflex *m*, homolateraler Reflex *m*, homonymer Reflex *m*
direct light reflex: direkter Lichtreflex *m*
diving reflex: Tauchreflex *m*
doll's eye reflex: Cantelli-Zeichen *nt*, Puppenaugenphänomen *nt*
dorsocuboidal reflex: Mendel-Bechterew-Reflex *m*
dorsum pedis reflex: Mendel-Bechterew-Reflex *m*
ejaculation reflex: Ejakulationsreflex *m*
elbow reflex: Trizepssehnenreflex *m*
embrace reflex: Moro-Reflex *m*
enterogastric reflex: enterogastrischer Reflex *m*
epigastric reflex: epigastrischer Reflex *m*
erection reflex: Erektionsreflex *m*
escape reflex: Fluchtreflex *m*
esophagosalivary reflex: Roger-Reflex *m*
Euler-Liljestrand reflex: (von) Euler-Liljestrand-Reflex *m*
evacuation reflex: Entleerungsreflex *m*
extensor reflex: Streck-, Extensorreflex *m*
external auditory meatus reflex: Kehrer-Zeichen *nt*
exteroceptive reflex: exterozeptiver Reflex *m*, exterorezeptiver Reflex *m*
extrinsic reflex: Fremdreflex *m*
eye reflex: Fundusreflex *m*
eyeball compression reflex: →*eyeball-heart reflex*
eyeball-heart reflex: okulokardialer Reflex *m*, Bulbusdruckreflex *m*, Aschner-Dagnigni-Bulbusdruckversuch *m*
eyelid closure reflex: Korneal-, Blinzel-, Lidreflex *m*
facial reflex: bulbomimischer Reflex *m*, Mondonesi-Reflex *m*
faucial reflex: Würgereflex *m*, Würgreflex *m*
femoral reflex: Femoralisreflex *m*, Remak-Zeichen *nt*
femoroabdominal reflex: femoroabdominaler Reflex *m*
Ferguson's reflex: Ferguson-Reflex *m*
finger-thumb reflex: Mayer-Reflex *m*, Daumenmitbewegungsphänomen *nt*
flexor reflex: Beugereflex *m*, Flexorreflex *m*
fundus reflex: Fundusreflex *m*
gag reflex: Würgereflex *m*, Würgreflex *m*
Galant's reflex: Galant-Reflex *m*
gastrocolic reflex: gastrokolischer Reflex *m*
gastroileal reflex: Gastroilealreflex *m*
Gauer-Henry reflex: Gauer-Henry-Reflex *m*, Diuresereflex *m*
Gault's cochleopalpebral reflex: Gault-Reflex *m*
Geigel's reflex: Geigel-Reflex *m*, Leistenreflex *m*, Femoroabdominalreflex *m*
genital reflex: Genitalreflex *m*
Gifford's reflex: Westphal-Piltz-Phänomen *nt*, Orbikularisphänomen *nt*, Lid-Pupillen-Reflex *m*
Gifford-Galassi reflex: Westphal-Piltz-Phänomen *nt*, Orbikularisphänomen *nt*, Lid-Pupillen-Reflex *m*
gluteal reflex: Glutäal-, Glutealreflex *m*
Gordon's reflex: Gordon-Reflex *m*
grasp reflex: Greifreflex *m*
grasping reflex: →*grasp reflex*
great-toe reflex: Babinski-Zeichen *nt*, Babinski-Reflex *m*, Großzehenreflex *m*, Zehenreflex *m*
Guillain-Barré reflex: Weingrow-Reflex *m*
gustofacial reflex: gustofazialer Reflex *m*
Haab's reflex: Haab-Reflex *m*, Rindenreflex *m* der Pupille
heart reflex: Abrams-Herzreflex *m*
Henry-Gauer reflex: Henry-Gauer-Reflex *m*
hepatojugular reflex: hepatojugulärer Reflux *m*
Hering-Breuer reflex: Hering-Breuer-Reflex *m*
Hoffmann's reflex: Fingerbeugereflex *m*, Trömner-Reflex *m*, Trömner-Fingerzeichen *nt*, Knipsreflex *m*
hypogastric reflex: femoroabdominaler Reflex *m*
inborn reflex: angeborener Reflex *m*
indirect reflex: gekreuzter Reflex *m*, diagonaler Reflex *m*, kontralateraler Reflex *m*
infraspinatus reflex: Infraspinatusreflex *m*
inguinal reflex: Geigel-Reflex *m*, Leistenreflex *m*, Femoroabdominalreflex *m*
inhibitory reflex: hemmender/inhibitorischer Reflex *m*, Hemmreflex *m*
innate reflex: angeborener Reflex *m*
interoceptive reflex: interozeptiver Reflex *m*, interorezeptiver Reflex *m*
intestino-intestinal reflex: intestino-intestinaler Reflex *m*
intestino-intestinal inhibitory reflex: intestino-intestinaler Hemmreflex *m*
intramural reflex: intramuraler Reflex *m*
intrinsic reflex: Eigenreflex *m*
inverted reflex: paradoxer Reflex *m*
inverted radial reflex: dissoziierter Radius(periost)reflex *m*
investigatory reflex: Orientierungsreaktion *f*
ipsilateral reflex: homolateraler/homonymer Reflex *m*
iris contraction reflex: **1.** Pupillenreflex *m*, -reaktion *f*

R

2. (*Pupille*) Lichtreaktion *f*, -reflex *m*
ischaemic reflex: (*brit.*) →*ischemic reflex*
ischemic reflex: Ischämiereflex *m*, -reaktion *f*
jaw reflex: Masseterreflex *m*, Unterkieferreflex *m*
jaw-working reflex: Gunn-Zeichen *nt*, Kiefer-Lid-Phänomen *nt*
Juster reflex: Juster-Reflex *m*
knee reflex: Patellarsehnenreflex *m*, Quadrizepssehnenreflex *m*
knee-jerk reflex: →*knee reflex*
Kratschmer-Holmgren reflex: Kratschmer-Holmgren-Reflex *m*
labyrinth reflexes: Labyrinthreflexe *pl*
labyrinthine reflexes: Labyrinthreflexe *pl*
labyrinthine righting reflex: Labyrinthstellreflex *m*
lacrimal reflex: Tränenreflex *m*
lacrimo-gustatory reflex: gustatorisches Weinen *nt*
Landau's reflex: Landau-Reflex *m*
laryngeal reflex: Kehlkopfreflex *m*
laryngospastic reflex: Stimmritzenkrampf *m*, Laryngospasmus *m*
latent reflex: latenter Reflex *m*
laughter reflex: Lachreflex *m*
learned reflex: erlernter Reflex *m*
let-down reflex: Milchejektionsreflex *m*
lid reflex: Korneal-, Blinzel-, Lidreflex *m*
Liddel and Sherrington reflex: Muskeldehnungsreflex *m*
light reflex: 1. Trommelfellreflex *m*, Lichtreflex *m* 2. (*augenheil.*) Lichtreflex *m*, Lichtreaktion *f*
lip reflex: Lippenreflex *m*
Livierato's reflex: Abrams-Herzreflex *m*
Lovén's reflex: Lovén-Reflex *m*
Lust's reflex: Lust-Zeichen *nt*, Fibularisphänomen *nt*
maculo-ocular reflex: makulookulärer Reflex *m*
maculospinal reflex: makulospinaler Reflex *m*
magnet reflex: →*magnet reaction*
Magnus' reflex: Magnus-Reflex *m*
mandibular reflex: Masseter-, Unterkieferreflex *m*
Marie-Foix reflex: Marie-Foix-Reflex *m*
mass reflex: Massenreflex *m*
masseter reflex: Masseter-, Unterkieferreflex *m*
mass flexor reflex: Flexormassenreflex *m*
Mayer's reflex: Mayer-Grundgelenkreflex *m*, Mitbewegungsphänomen *nt*
McCarthy's reflex: Supraorbitalis-Reflex *m*
Mendel's reflex: Mendel-Bechterew-Reflex *m*, Mendel-Zeichen *nt*
Mendel-Bechterew reflex: →*Mendel's reflex*
Mendel-Bekhterev reflex: →*Mendel's reflex*
Mendel's dorsal reflex of foot: →*Mendel's reflex*
metacarpothenar reflex: Daumenreflex *m*
metatarsal reflex: →*Mendel's reflex*
micturition reflex: Blasenentleerungsreflex *m*
milk-ejection reflex: Milchejektionsreflex *m*
milk let-down reflex: →*milk-ejection reflex*
Monakow's reflex: Monakow-Zeichen *nt*
Mondonesi's reflex: bulbomimischer Reflex *m*, Mondonesi-Reflex *m*
monosynaptic reflex: monosynaptischer Reflex *m*
monosynaptic stretch reflex: monosynaptischer Dehnungsreflex *m*, Eigenreflex *m*
Moro's reflex: Moro-Reflex *m*
Moro's embrace reflex: Moro-Reflex *m*
motion reflexes: Bewegungsreflexe *pl*
motor reflex: motorischer Reflex *m*, Bewegungsreflex *m*
multisynaptic reflex: poly-/multisynaptischer Reflex *m*
muscular reflex: Muskeldehnungsreflex *m*, monosynaptischer Dehnungsreflex *m*
myotatic reflex: Muskeldehnungsreflex *m*, monosynaptischer Dehnungsreflex *m*
nasolabial reflex: Nasolabialreflex *m*
nasomental reflex: Nasomentalreflex *m*
near reflex: Naheinstellungsreaktion *f*, -reflex *m*, Konvergenzreaktion *f*, Akkommodationsreflex *m*
nipple reflex: Mamillarreflex *m*
nociceptive reflex: nozizeptiver Reflex *m*
nose-bridge-lid reflex: Orbicularis-oculi-Reflex *m*
nose-eye reflex: Orbicularis-oculi-Reflex *m*
oculocardiac reflex: okulokardialer Reflex *m*, Bulbusdruckreflex *m*, Aschner-Dagnini-Bulbusdruckversuch *m*
oculocephalic reflex: okulozephaler Reflex *m*
oculopharyngeal reflex: okulopharyngealer Reflex *m*
oculopupillary reflex: Trigeminusreflex *m*
oculosensory cell reflex: Trigeminusreflex *m*
oculovestibular reflex: okulovestibulärer Reflex *m*, okulovestibuläre Reaktion *f*
oesophagosalivary reflex: (*brit.*) →*esophagosalivary reflex*
Oppenheim's reflex: Oppenheim-Zeichen *nt*
optic reflex: optischer Reflex *m*
opticofacial reflex: Blinzelreflex *m*
orbicularis reflex: →*orbicularis pupillary reflex*
orbicularis oculi reflex: Orbicularis-oculi-Reflex *m*
orbicularis oris reflex: Orbicularis-oris-Reflex *m*
orbicularis pupillary reflex: Westphal-Piltz-Phänomen *nt*, Orbikularisphänomen *nt*, Lid-Pupillen-Reflex *m*
orienting reflex: Orientierungsreaktion *f*
oxytocin reflex: Oxytozinreflex *m*
palatal reflex: Gaumenreflex *m*
palatine reflex: →*palatal reflex*
palmar reflex: Palmarreflex *m*
palm-chin reflex: →*palmomental reflex*
palmomental reflex: Palmomentalreflex *m*
paradoxical pupillary reflex: Bechterew-Pupillenreflex *m*, paradoxer Pupillenreflex *m*
patellar reflex: →*patellar tendon reflex*
patellar tendon reflex: Patellarsehnenreflex *m*, Quadrizepssehnenreflex *m*
pathologic reflex: pathologischer Reflex *m*
Pavlov's reflex: Pawlow-Reflex *m*
pectoral reflex: Pektoralis-major-Reflex *m*
penile reflex: Bulbocavernosus-Reflex *m*
penis reflex: Bulbocavernosus-Reflex *m*
perianal reflex: Analreflex *m*
pharyngeal reflex: 1. Würgereflex *m*, Würgreflex *m* 2. Schluckreflex *m*
phasic reflex: phasischer Reflex *m*
physiologic reflex: physiologischer Reflex *m*
pilomotor reflex: Pilomotorenreaktion *f*
plantar reflex: Plantarreflex *m*, Fußsohlen(haut)reflex *m*
plantar muscle reflex: Zehenbeugereflex *m*, Rossolimo-Reflex *m*, Rossolimo-Zeichen *nt*, Plantarmuskelreflex *m*
polysynaptic reflex: polysynaptischer Reflex *m*, Fremdreflex *m*
positional reflexes: Lagereflexe *pl*
postural reflexes: Stehreflexe *pl*
pressoreceptor reflex: Karotissinussyndrom *nt*, Charcot-Weiss-Baker-Syndrom *nt*, hyperaktiver Karotissinusreflex *m*
primitive reflexes: frühkindliche Reflexe *pl*, primitive Reflexe *pl*, Neugeborenenreflexe *pl*
prolactin reflex: Prolaktinreflex *m*
proprioceptive reflex: propriozeptiver Reflex *m*, Eigen-

R

reflex *m*
protective reflex: Schutzreflex *m*
psychocardiac reflex: psychokardialer Reflex *m*
psychogalvanic reflex: →*psychogalvanic response*
psychogalvanic skin reflex: →*psychogalvanic response*
pupillary reflex: **1.** Pupillenreflex *m*, -reaktion *f* **2.** (*Pupille*) Lichtreaktion *f*, -reflex *m*
pupillary accommodation reflex: Akkommodationsreaktion *f*, -reflex *m*, Naheinstellungsreaktion *f*, -reflex *m*
pupillary light reflex: (*Pupille*) Lichtreaktion *f*, -reflex *m*
pupillary-skin reflex: ziliospinaler Reflex *m*
Puusepp's reflex: Puusepp-Reflex *m*
pyloric reflex: Pylorusreflex *m*
quadriceps reflex: Patellarsehnenreflex *m*, Quadrizepssehnenreflex *m*
quadripedal extensor reflex: Brain-Reflex *m*
radial reflex: →*radioperiosteal reflex*
radioperiosteal reflex: Periostreflex *m*, Radiusperiostreflex *m*
rectal reflex: Defäkationsreflex *m*
red reflex: Fundusreflex *m*
regional reflex: segmentaler Reflex *m*
Remak's reflex: Remak-Zeichen *nt*, Femoralisreflex *m*
renointestinal reflex: renointestinaler Reflex *m*
renorenal reflex: renorenaler Reflex *m*
resistance reflex: Babinski-Zeichen *nt*, Babinski-Reflex *m*, Großzehenreflex *m*, Zehenreflex *m*
retching reflex: Würgereflex *m*, Würgreflex *m*
reversed pupillary reflex: →*paradoxical pupillary reflex*
righting reflexes: Stellreflexe *pl*
Robinson's reflex: Robinson-Reflex *m*
Roger's reflex: Roger-Reflex *m*
rooting reflex: reflektorisches Brustsuchen *nt*
Rossolimo's reflex: Rossolimo-Reflex *m*, Zehenbeugereflex *m*
scapulohumeral reflex: Skapulohumeralreflex *m*
scapuloperiosteal reflex: →*scapulohumeral reflex*
Schaltenbrand's reflex: Schaltenbrand-Reflex *m*, Sprungbereitschaft *f*
scrotal reflex: Skrotalreflex *m*
segmental reflex: segmentaler Reflex *m*
simple reflex: einfacher Reflex *m*
skin reflex: Hautreflex *m*, -reaktion *f*
skin-muscle reflex: →*skin reflex*
skin-pupillary reflex: ziliospinaler Reflex *m*
snapping reflex: Trömner-Reflex *m*, Trömner-Fingerzeichen *nt*, Fingerbeugereflex *m*, Knipsreflex *m*
sneezing reflex: Niesreflex *m*
snout reflex: Orbicularis-oris-Reflex *m*, Schnauzenreflex *m*
sole reflex: Plantarreflex *m*
sole tap reflex: Weingrow-Reflex *m*
somatointestinal reflex: somatointestinaler Reflex *m*
somatosympathetic reflex: somatosympathischer Reflex *m*
spinal reflex: spinaler Reflex *m*
spinator reflex: →*radioperiosteal reflex*
stapedial reflex: Stapediusreflex *m*
stapedius reflex: Stapediusreflex *m*
startle reflex: Moro-Reflex *m*
static reflexes: statische Reflexe *pl*
statokinetic reflexes: statokinetische Reflexe *pl*
statotonic reflexes: Stellreflexe *pl*
stepping reflex: Schreitreflex *m*
stretch reflex: Muskeldehnungsreflex *m*
styloradial reflex: →*radioperiosteal reflex*
sucking reflex: Saugreflex *m*
superficial reflex: oberflächlicher Reflex *m*
supination reflex: →*supinator reflex*
supinator reflex: Supinatorreflex *m*
supinator longus reflex: →*supinator reflex*
supporting reflexes: →*supporting reactions*
supraorbital reflex: Supraorbitalis-Reflex *m*
suprapatellar reflex: Suprapatellarreflex *m*
supraumbilical reflex: epigastrischer Reflex *m*
swallowing reflex: Schluckreflex *m*
tarsophalangeal reflex: Mendel-Bechterew-Reflex *m*
tendon reflex: Sehnenreflex *m*
thumb reflex: Daumenreflex *m*
tibialis posterior reflex: Tibialis-posterior-Reflex *m*
toe reflex: **1.** Babinski-Zeichen *nt*, Babinski-Reflex *m*, Großzehenreflex *m*, Zehenreflex *m* **2.** Zehenklonus *m*
tonic reflex: tonischer Reflex *m*
tonic labyrinth reflex: tonischer Labyrinthreflex *m*
tonic neck reflex: tonischer Nacken-/Halsreflex *m*
tonic stretch reflex: tonischer Dehnungsreflex *m*
trained reflex: erworbener/bedingter Reflex *m*
triceps reflex: Trizepssehnenreflex *m*
triceps surae reflex: Achillessehnenreflex *m*
trigeminofacial reflex: Supraorbitalis-Reflex *m*
trigeminus reflex: Trigeminusreflex *m*
trochanter reflex: Trochanterreflex *m*
Trömner reflex: Trömner-Reflex *m*, Fingerbeugereflex *m*
unconditioned reflex: unbedingter Reflex *m*
ureteral reflex: Harnleiter-, Ureterreflex *m*
urinary reflex: Blasenentleerungsreflex *m*
vagovagal reflex: vagovagaler Reflex *m*
vagus reflex: Vagusreflex *m*
vasomotor reflex: vasomotorischer Reflex *m*
vasopressor reflexes: Vasopressorreflexe *pl*
vesical reflex: Blasenentleerungsreflex *m*
vestibular reflex: Vestibularisreflex *m*
vestibulo-ocular reflex: vestibulo-okulärer Reflex *m*
visceral reflex: viszeraler Reflex *m*
viscerocardiac reflex: viszerokardialer Reflex *m*
viscerocutaneous reflexes: viszerokutane Reflexe *pl*
viscerogenic reflex: viszerogener Reflex *m*
visceromotor reflex: viszeromotorischer Reflex *m*
viscerosensory reflex: viszerosensorischer Reflex *m*
viscero-visceral reflex: viszero-viszeraler Reflex *m*
voiding reflex: Entleerungsreflex *m*
vomiting reflex: Brechreflex *m*
Weingrow's reflex: Weingrow-Reflex *m*
Westphal-Piltz reflex: Westphal-Piltz-Phänomen *nt*, Orbikularisphänomen *nt*, Lid-Pupillen-Reflex *m*
Westphal's pupillary reflex: →*Westphal-Piltz reflex*
wink reflex: Blinzelreflex *m*
withdrawal reflex: **1.** Wegziehreflex *m*, Fluchtreflex *m* **2.** Beuge-, Flexorreflex *m*

reflex-controlled *adj*: reflexgesteuert

re|flex|ion [rɪ'flekʃn] *noun*: (*brit.*) →*reflection*

re|flex|o|gen|ic [ˌrɪfleksə'dʒenɪk] *adj*: Reflexe auslösend, eine Reflexaktion verstärkend, reflexogen

re|flex|og|e|nous [riːflek'sɑdʒənəs] *adj*: →*reflexogenic*

re|flex|o|phil [rɪ'fleksəfɪl] *adj*: mit gesteigerten Reflexen (einhergehend)

re|flex|o|phile [rɪ'fleksəfaɪl] *adj*: →*reflexophil*

re|flex|o|ther|a|py [ˌrɪfleksə'θerəpiː] *noun*: Reflextherapie *f*

re|flux ['riːflʌks] *noun*: Reflux *m*, Zurückfließen *nt*, Rückfluss *m*
abdominojugular reflux: hepatojugulärer Reflux *m*
acid reflux: Säurereflux *m*

R

bile reflux: Galle(n)reflux *m*
duodenogastric reflux: duodenogastrischer Reflux *m*
esophageal reflux: Speiseröhren-, Ösophagusreflux *m*, gastroösophagealer Reflux *m*
gastroesophageal reflux: →*esophageal reflux*
gastrooesophageal reflux: (*brit.*) →*esophageal reflux*
hepatojugular reflux: hepatojugulärer Reflux *m*
high-pressure reflux: high-pressure reflux *m/nt*
intrarenal reflux: intrarenaler Reflux *m*
low-pressure reflux: low-pressure reflux *nt/m*
oesophageal reflux: (*brit.*) →*esophageal reflux*
primary gastroesophageal reflux: primäre Refluxkrankheit *f*
primary gastrooesophageal reflux: (*brit.*) →*primary gastroesophageal reflux*
secondary gastroesophageal reflux: sekundäre Refluxkrankheit *f*
secondary gastrooesophageal reflux: (*brit.*) →*secondary gastroesophageal reflux*
ureterovesical reflux: ureterovesikaler Reflux *m*
vesicorenal reflux: vesikorenaler Reflux *m*
vesicoureteral reflux: vesikoureteraler Reflux *m*
vesicoureteric reflux: vesikoureteraler Reflux *m*

re|fract [rɪˈfrækt] *vt*: **1.** (*Licht, Wellen*) brechen **2.** (*augenheil.*) Refraktionsanomalien erkennen und behandeln

re|fract|ed [rɪˈfræktɪd] *adj*: gebrochen

re|fract|ing [rɪˈfræktɪŋ] *adj*: (*Licht, Wellen*) brechend, Brechungs-, Refraktions-

re|frac|tion [rɪˈfrækʃn] *noun*: **1.** (*Licht, Wellen*) Brechung *f*, Refraktion *f* **2.** Brechkraft *f* des Auges, Refraktion(svermögen *nt*) *f*
double refraction of flow: Strömungsdoppelbrechung *f*

re|frac|tive [rɪˈfræktɪv] *adj*: refraktiv, brechend

re|frac|tiv|i|ty [ˌrɪfræk'tɪvətiː] *noun*: Brech(ungs)kraft *f*, Brech(ungs)vermögen *nt*, Refraktionskraft *f*, Refraktionsvermögen *nt*

re|frac|tom|e|ter [ˌrɪfræk'tɑmɪtər] *noun*: Refraktometer *m*, Refraktionsophthalmoskop *nt*, Refraktionsmesser *m*

re|frac|tom|e|try [ˌrɪfræk'tɑmətriː] *noun*: Bestimmung *f* von Brechungsindizes, Refraktometrie *f*

re|frac|tor [rɪˈfræktər] *noun*: brechendes Medium *nt*, Refraktor *m*

re|frac|to|ri|ness [rɪˈfræktərɪnəs] *noun*: **1.** (*physiolog.*) (Reiz-)Unempfindlichkeit *f* (*to* für), Refraktärität *f* **2.** (*Krankheit*) Hartnäckigkeit *m*; Widerstandsfähigkeit *f*, Refraktärität *f* **3.** (*Kind*) Eigensinn *m*, Störrisch-, Halsstarrigkeit *f* **4.** (*techn.*) Hitzebeständigkeit *f*, Feuerfestigkeit *f*
absolute refractoriness: absolute Refraktärität *f*
relative refractoriness: relative Refraktärität *f*

re|frac|to|ry [rɪˈfræktəriː] *adj*: nicht auf eine Therapie ansprechend, therapierefraktär, refraktär

re|frac|ture [rɪˈfræktʃər] *noun*: **1.** Refraktur *f* **2.** Refrakturierung *f*

re|fran|gi|bil|i|ty [rɪˌfrændʒəˈbɪlətiː] *noun*: (*Strahlen*) Brechbarkeit *f*

re|fran|gi|ble [rɪˈfrændʒɪbl] *adj*: (*Strahlen*) brechbar

re|fresh [rɪˈfreʃ]: **I** *vt* erfrischen, frisch machen **II** *vi* sich erfrischen

re|frig|er|ant [rɪˈfrɪdʒərənt]: **I** *noun* (*techn.*) Kühl-, Kältemittel *nt*; (*pharmakol.*) kühlendes Mittel *nt*, Refrigerans *nt* **II** *adj* (ab-)kühlend, kühl-; erfrischend

re|frig|er|ate [rɪˈfrɪdʒəreɪt] *vt*: kühlen, tiefkühlen; vereisen

re|frig|er|a|tion [rɪˌfrɪdʒəˈreɪʃn] *noun*: **1.** Kühlung *f*, Tiefkühlung *f* **2.** (*Therapie*) (Ab-)Kühlung *f*, Kühlen *nt*, Refrigeration *f*

re|frig|er|a|tive [rɪˈfrɪdʒərətɪv] *adj*: →*refrigeratory*

re|frig|er|a|tor [rɪˈfrɪdʒəreɪtər] *noun*: Kühlschrank *m*, Kühlraum *m*, Kühlkammer *f*, Kühlanlage *f*, -vorrichtung *f*

re|frig|er|a|to|ry [rɪˈfrɪdʒərətɔːriː, -təʊ-] *adj*: kälteerzeugend, (ab-)kühlend, Kühl-, Kälte-

re|frin|gence [rɪˈfrɪndʒəns] *noun*: →*refractivity*

re|frin|gent [rɪˈfrɪndʒənt] *adj*: →*refractive*

re|fu|sion [rɪˈfjuːʒn] *noun*: Wiederdurchblutung *f*, Refusion *f*, Reperfusion *f*

REG *Abk.*: **1.** radioencephalogram **2.** rheoencephalogram

re|gain [rɪˈgeɪn] *vt*: zurückgewinnen, -erlangen, wiedergewinnen, -erlangen; (*Bewusstsein*) wiedererlangen **regain one's breath/strength** wieder zu Atem/Kräften kommen **regain one's health** wieder gesund werden

re|gen|er|ate [*adj* rɪˈdʒenərɪt; *v* rɪˈdʒenəreɪt]: **I** *adj* regeneriert **II** *vt* erneuern, neubilden, regenerieren **III** *vi* sich neubilden, sich erneuern, sich regenerieren

re|gen|er|a|tion [rɪˌdʒenəˈreɪʃn] *noun*: (Neubildung *f*, Erneuerung *f*, Regeneration *f*
blood regeneration: Blutmauserung *f*
guided tissue regeneration: gesteuerte Geweberegeneration *f*
nerve regeneration: Nervenregeneration *f*

re|gen|er|a|tive [rɪˈdʒenərətɪv, -ˌreɪtɪv] *adj*: Regeneration betreffend, regenerationsfähig, sich regenerierend, sich erneuernd, regenerativ

re|gen|er|a|tor [rɪˈdʒenəreɪtər] *noun*: Regenerator *m*

re|gio [ˈredʒɪəʊ, ˈriː-] *noun*, *plura* **-gi|o|nes** [ˌ-dʒɪˈəʊniːz]: →*region 1.*

re|gion [ˈriːdʒn] *noun*: **1.** Region *f*, (Körper-)Gegend *f*, (Körper-)Bereich *m*, Regio *f* **2.** Gebiet *nt*, Region *f*, Bereich *m*
abdominal regions: Bauchwandfelder *pl*, -regionen *pl*, Regiones abdominales
anal region: Analgegend *f*, -region *f*, Regio analis
antebrachial region: Unterarmfläche *f*, -region *f*, Regio antebrachialis
anterior ankle region: vordere Knöchelregion *f*, Regio talocruralis anterior
anterior antebrachial region: vordere Unterarmfläche *f*, Regio antebrachialis anterior
anterior brachial region: Oberarmvorderfläche *f*, vordere Oberarmregion *f*, Regio brachialis anterior
anterior carpal region: Vorder-/Beugeseite *f* der Handwurzel, Regio carpalis anterior
anterior cervical region: vorderes Halsdreieck *nt*, Regio cervicalis anterior, Trigonum cervicale anterius
anterior crural region: Unterschenkelvorderseite *f*, Regio cruris anterior
anterior cubital region: vordere Ell(en)bogengegend *f*, Regio cubitalis anterior
anterior elbow region: vordere Ell(en)bogenregion *f*, Regio cubitalis anterior
anterior femoral region: Oberschenkelvorderfläche *f*, Regio femoris anterior
anterior hypothalamic region: vordere Hypothalamusregion *f*, Area hypothalamica anterior
anterior knee region: Knievorderseite *f*, Regio genus anterior
anterior malleolar region: vordere Knöchelregion *f*, Regio talocruralis anterior
anterior region of neck: vorderes Halsdreieck *nt*, Regio cervicalis anterior, Trigonum cervicale anterius
anterior talocrural region: vordere Knöchelregion *f*, Regio talocruralis anterior
auricular region: Regio auricularis, Ohrregion *f*, Ohr-

R

gegend *f*
axillary region: Achselgegend *f*, -region *f*, Regio axillaris
basal cortical region: basale Rindenregion *f*
regions of the body: Körperregionen *pl*, Regiones corporis
brachial region: Regio brachialis, Oberarmregion *f*, Oberarmfläche *f*
Broca's region: Broca-Windung *f*, Broca-Gyrus *m*
Broca's motor region: →*Broca's motor speech region*
Broca's motor speech region: motorisches Sprachzentrum *nt*, motorische/frontale Broca-Region *f*, Broca-Feld *nt*
Broca's speech region: →*Broca's motor speech region*
buccal region: Wangengegend *f*, Wangenregion *f*, Regio buccalis
C region: konstante Region *f*, C-Region *f*
calcaneal region: Ferse *f*, Fersenregion *f*, Calx *f*, Regio calcanea
cardia region: Kardiaregion *f*
cardiac region: Herzgegend *f*, -region *f*
carpal region: Handwurzel *f*, Handwurzelgegend *f*, -region *f*, Regio carpalis
central region of brain: Zentralregion *f*
cervical regions: Halsregionen *pl*, Regiones cervicales
cheek region: Wangengegend *f*, -region *f*, Regio buccalis
chin region: Kinngegend *f*, Kinnregion *f*, Regio mentalis
clavicular region: Schlüsselbeinregion *f*, Regio clavicularis
constant region: C-Region *f*, konstante Region *f*
cortical region: (*ZNS*) Rindenbezirk *m*, -region *f*
crural region: Unterschenkel(region *f*) *m*, Regio cruris
cubital region: Regio cubitalis, Ellenbogengegend *f*, Ellenbogenregon *f*
deltoid region: Deltoidgegend *f*, -region *f*, Regio deltoidea
dorsal regions: Rückenfelder *pl*, -regionen *pl*, Regiones dorsales
dorsal hypothalamic region: dorsale Hypothalamusregion *f*, Area hypothalamica dorsalis
elbow region: Ell(en)bogengegend *f*, Regio cubitalis
entorhinal region: Regio entorhinalis
epigastric region: Oberbauch(gegend *f*) *m*, Epigastrium *nt*, Regio epigastrica
facial regions: Gesichtsregionen *pl*, Regiones faciales
femoral region: Oberschenkelregion *f*, Regio femoris
foot region: Fußregion *f*, Regio pedis
frontal region: Stirngegend *f*, Frontalregion *f*, Regio frontalis
frontal speech region: motorisches Sprachzentrum *nt*, motorische/frontale Broca-Region *f*, Broca-Feld *nt*
fundus-corpus region: (*Magen*) Fundus-Corpus-Region *f*
genitourinary region: Urogenitalregion *f*, Regio urogenitalis
gluteal region: Gesäßregion *f*, Regio glutealis
hand region: Handregion *f*, Regio manus
head regions: Kopfregionen *pl*, Regiones capitis
hilar region: Hilumregion *f*, -gegend *f*
hinge region: Gelenk-, Scharnierregion *f*
hip region: Hüftgegend *f*, Regio coxae, Hüftregion *f*
hypervariable region: hypervariable Region *f*
hypochondriac region: Hypochondrium *nt*, Regio hypochondriaca
hypogastric region: Unterbauch(gegend *f*) *m*, Scham(-beinregion) *f*, Hypogastrium *nt*, Regio pubica
inferior labial region: Unterlippenregion *f*, Regio labialis inferior
regions of the inferior limb: Regiones membri inferioris
inferior palpebral region: Unterlidregion *f*, Regio palpebralis inferior
infraclavicular region: Mohrenheim-Grube *f*, Trigonum deltopectorale, Fossa infraclavicularis
inframammary region: Regio inframammaria
infraorbital region: Infraorbitalregion *f*, Regio infraorbitalis
infrascapular region: Unterschulterblattregion *f*, Regio infrascapularis
infratemporal region: Unterschläfengrube *f*, Fossa infratemporalis
inguinal region: Leiste *f*, Leistengegend *f*, -region *f*, Regio inguinalis
insular region: Inselregion *f*
intermediate hypothalamic region: intermediäre Hypothalamusregion *f*, Regio hypothalamica intermediae
knee region: Kniegegend *f*, -region *f*, Regio genus
lateral region: Regio lateralis, Latus *nt*
lateral cervical region: hinteres Halsdreieck *nt*, Regio cervicalis lateralis, Trigonum cervicale posterius
lateral hypothalamic region: seitliche Hypothalamusregion *f*, Area hypothalamica lateralis
lateral neck region: →*lateral cervical region*
lateral pectoral region: Regio pectoralis lateralis
lateral retromalleolar region: Regio retromalleolaris lateralis
left lateral region: linke Seiten-/Lateralregion *f*, Regio lateralis sinistra
lower abdominal region: Unterbauch *m*, Regio abdominalis inferior, Unterbauchgegend *f*
lumbar region: Lende *f*, Lendengegend *f*, -region *f*, Regio lumbalis
mammary region: Mammaregion *f*, Regio mammaria
mastoid region: Mastoidregion *f*, Regio mastoidea
medial retromalleolar region: Regio retromalleolaris medialis
mental region: →*chin region*
metacarpal region: Regio metacarpalis, Metakarpalregion *f*
metatarsal region: Regio metatarsalis, Metatarsalregion *f*
middle abdominal region: Regio abdominalis media, Mittelbauch *m*
motor region: motorischer Cortex *m*, motorischer Kortex *m*, motorische Rinde(nregion *f*) *f*, Motokortex *m*, -cortex *m*
motor-sensory region: motorisch-sensorische Region *f*
region of nape: Nackengegend *f*, -region *f*, Regio cervicalis posterior, Regio nuchalis
nasal region: Nasengegend *f*, Nasenregion *f*, Regio nasalis
neck region: Nackengegend *f*, -region *f*, Regio cervicalis posterior, Regio nuchalis
nuchal region: →*neck region*
occipital region: Hinterhauptsgegend *f*, Okzipitalregion *f*, Regio occipitalis
ocular region: →*orbital region*
olfactory region: Riechschleimhaut *f*, -feld *nt*, Regio olfactoria
oral region: Mundgegend *f*, Mundregion *f*, Regio oralis
orbital region: Orbitaregion *f*, Regio orbitalis
orbital cortical region: orbitale Rindenregion *f*

R

ovarian cancer cluster region: ovarian cancer cluster-Region *f*
parafoveal region: (*Auge*) parafoveale Region *f*
parietal region: Parietal-, Scheitelregion *f*, Regio parietalis
parotideomasseteric region: Regio parotideomasseterica
pectoral region: Pektoralisgegend *f*, -region *f*, Regio pectoralis
periamygdaloid region: Regio periamygdalaris
perineal region: Damm *m*, Dammgegend *f*, -region *f*, Regio perinealis
pleuropulmonary regions: Regiones pleuropulmonales
polar region: →*polar cortical region*
polar cortical region: polare Rindenregion *f*
posterior ankle region: hintere Knöchelregion *f*, Regio talocruralis posterior
posterior antebrachial region: hintere Unterarmfläche *f*, Regio antebrachialis posterior
posterior brachial region: Oberarmhinterfläche *f*, hintere Oberarmregion *f*, Regio brachialis posterior
posterior carpal region: Rück-/Streckseite *f* der Handwurzel, Regio carpalis posterior
posterior cervical region: Nackengegend *f*, -region *f*, Regio cervicalis posterior, Regio nuchalis
posterior crural region: Unterschenkelrückseite *f*, Regio cruris posterior
posterior cubital region: hintere Ell(en)bogenregion *f*, Regio cubitalis posterior
posterior elbow region: hintere Ell(en)bogenregion *f*, Regio cubitalis posterior
posterior femoral region: Oberschenkelrückseite *f*, Regio femoris posterior
posterior hypothalamic region: hintere Hypothalamusregion *f*, Area hypothalamica posterior
posterior knee region: Knierückseite *f*, Regio genus posterior
posterior malleolar region: hintere Knöchelregion *f*, Regio talocruralis posterior
posterior talocrural region: hintere Knöchelregion *f*, Regio talocruralis posterior
precentral region: Präzentralregion *f*
premotor region: prämotorische Rindenregion *f*
premotor cortical region: prämotorische Rindenregion *f*
preoptic region: Area preoptica
prepiriform region: Regio prepiriformis
presternal region: Brustbeingegend *f*, -region *f*, Regio presternalis
pretectal region: Area pretectalis
pubic region: Scham *f*, Schambeinregion *f*, Pubes *f*, Hypogastrium *nt*, Regio pubica
pyloric region: Pylorusregion *f*
radial antebrachial region: Radialseite *f* des Unterarms, Regio antebrachialis radialis
respiratory region: Regio respiratoria
right lateral region: rechte Lateralregion *f*, Regio lateralis dextra
rolandic region: →*motor region*
sacral region: Kreuzbeinregion *f*, -gegend *f*, Regio sacralis
scapular region: Schulterblattregion *f*, Regio scapularis
sensorimotor region: sensorisch-motorische (Rinden-) Region *f*
sternocleidomastoid region: Regio sternocleidomastoidea
submandibular region: Unterkieferdreieck *nt*, Trigonum submandibulare
submaxillary region: →*submandibular region*
subthalamic region: subthalamisches Gebiet *nt*, Regio subthalamica
superior labial region: Oberlippenregion *f*, Regio labialis superior
regions of the superior limb: Regiones membri superioris
superior palpebral region: Oberlidregion *f*, Regio palpebralis superior
supraorbital region: Supraorbitalregion *f*, Regio supraorbitalis
suprasternal region: Regio suprasternalis
sural region: Wade *f*, Wadenregion *f*, Sura *f*, Regio suralis
talocrural region: Knöchelgegend *f*, -region *f*, Regio talocruralis
tarsal region: Regio tarsalis
tegmental region: Haubenregion *f*
temporal region: Schläfenregion *f*, Temporalregion *f*, Regio temporalis
ulnar antebrachial region: Ulnarseite *f* des Unterarms, Regio antebrachialis ulnaris
umbilical region: Nabelregion *f*, -gegend *f*, Regio umbilicalis
upper abdominal region: Regio abdominalis superior, Oberbauch *m*
urogenital region: Urogenitalgegend *f*, -region *f*, Regio urogenitalis
V region: →*variable region*
variable region: variable Region *f*, V-Region *f*
vertebral region: Wirbelsäulengegend *f*, -region *f*, Vertebralregion *f*, Regio vertebralis
volar antebrachial region: →*anterior antebrachial region*
Wernicke's speech region: Wernicke-Sprachregion *f*, temporale Sprachregion *f*
Wernicke's temporal speech region: Wernicke-Sprachregion *f*, temporale Sprachregion *f*
zygomatic region: Jochbeingegend *f*, Jochbeinregion *f*, Regio zygomatica

re|gion|al ['ri:dʒənl] *adj*: regional, regionär, lokal, örtlich (begrenzt), Regional-

reg|is|ter ['redʒɪstər]: **I** *noun* Register *nt*, Verzeichnis *nt*, Liste *f* **II** *vt* registrieren, eintragen *oder* einschreiben (lassen), anmelden, (amtlich) erfassen **III** *vi* sich einschreiben (*for* für); sich anmelden (*at, with* bei)
cancer register: Krebsregister *nt*
register of diseases: Krankheitsregister *nt*
oncologic follow-up register: onkologische Nachsorgeregister *nt*

reg|is|tered ['redʒɪstərd] *adj*: **1.** registriert, eingetragen **2.** (*Arzt*) approbiert; (*Krankenschwester*) staatlich geprüft, examiniert

reg|is|tra|tion [redʒɪ'streɪʃn] *noun*: Anmeldung *f*, Zulassung *f*, Registrierung *f*, Erfassung *f*
bite registration: Bissregistrierung *f*
maxillomandibular registration: maxillomandibuläre Registrierung *f*

re|gress [rɪ'gres]: **I** *noun* Rückbildung *f*, Rückentwicklung *f*, rückläufige Entwicklung *f*, Regression *f* **II** *vi* sich rückläufig entwickeln, sich zurückbilden, sich zurückentwickeln

re|gres|sion [rɪ'greʃn] *noun*: **1.** Rückbildung *f*, Rückentwicklung *f*, rückläufige Entwicklung *f*, Regression *f* **2.** Rückwärtsbewegung *f*, Regression *f*

R

calcific regression of pulp: verkalkende Pulpose *f*
focal calcific regression of pulp: Dentikel *m*, echter Pulpastein *m*, Pulpaknoten *m*
tumor regression: Tumorregression *f*
tumour regression: (*brit.*) →*tumor regression*

re|gres|sive [rɪ'gresɪv] *adj*: **1.** sich zurückbildend, sich zurückentwickelnd, regressiv, Regressions- **2.** zurückgehend, rückläufig

reg|u|lar ['regjələr] *adj*: regelmäßig; genau, pünktlich; regulär, normal, gewohnt; (*Atmung, Puls*) regel-, gleichmäßig; (*Lebensweise*) geordnet, geregelt; (*Zähne*) regelmäßig; (*Gesichtszüge*) ebenmäßig; (*Dreieck*) gleichseitig; (*Arzt*) approbiert **at regular intervals** regelmäßig, in regelmäßigen Abständen

reg|u|lar|i|ty [ˌregjə'lærətiː] *noun*: Regelmäßigkeit *f*; Genauigkeit *f*, Pünktlichkeit *f*; Gewohnheit *f*; Gleichmäßigkeit *f*; Richtigkeit *f*, Ordnung *f*; Ebenmäßigkeit *f*; Gleichseitigkeit *f*

reg|u|late ['regjəleɪt] *vt*: (*a. physiolog.*) regeln, einstellen, steuern, regulieren

reg|u|lat|ing ['regjəleɪtɪŋ] *adj*: regelnd, steuernd, regulierend, Regulier-, Steuer-

reg|u|la|tion [ˌregjə'leɪʃn] *noun*: Regelung *f*, Einstellung *f*, Steuerung *f*, Regulierung *f*
allosteric regulation: allosterische Regulation *f*
coordinated regulation: koordinierte Regulation *f*
enzymatic regulation: enzymatische Regulation *f*
gene regulation: Genregulation *f*
metabolic regulation: Stoffwechselkontrolle *f*, -regulation *f*
orthostatic regulation: orthostatische Regulation *f*

reg|u|la|tive ['regjəleɪtɪv, -lətɪv] *adj*: regelnd, ordnend, regulierend, regulativ

reg|u|la|tor ['regjəleɪtər] *noun*: Regler *m*, Regulator *m*
motility regulators: Motilitätsregulatoren *pl*

reg|u|la|to|ry ['regjələtɔːriː, -təʊ-] *adj*: regulatorisch, Regulations-, Regulator-, Steuer-, Ausführungs-, Durchführungs-

re|gur|gi|tant [rɪ'gɜrdʒɪtənt] *adj*: zurückfließend, zurückströmend

re|gur|gi|tate [rɪ'gɜrdʒɪteɪt]: **I** *vt* **1.** zurückfließen lassen **2.** (*Essen*) erbrechen **II** *vi* zurückfließen

re|gur|gi|ta|tion [rɪˌgɜrdʒɪ'teɪʃn] *noun*: Regurgitation *f*; Insuffizienz *f*
aortic regurgitation: Aorteninsuffizienz *f*, Aortenklappeninsuffizienz *f*
funtional aortic regurgitation: Pseudoaorteninsuffizienz *f*
mitral regurgitation: Mitralinsuffizienz *f*
pulmonary regurgitation: Pulmonalisinsuffizienz *f*, Pulmonal(klappen)insuffizienz *f*
pulmonic regurgitation: →*pulmonary regurgitation*
tricuspid regurgitation: Trikuspidalisinsuffizienz *f*, Trikuspidal(klappen)insuffizienz *f*
valvular regurgitation: Herzklappeninsuffizienz *f*, Klappeninsuffizienz *f*
vesicoureteral regurgitation: →*vesicoureteral reflux*

re|ha|bil|i|tate [ˌrɪ(h)ə'bɪləteɪt] *vt*: eine Rehabilitierung durchführen, (wieder-)eingliedern, rehabilitieren

re|ha|bil|i|ta|tion [ˌrɪ(h)əˌbɪlə'teɪʃn] *noun*: Rehabilitation *f*, Rehabilitierung *f*
occlusal rehabilitation: okklusale Rehabilitation *f*
oral rehabilitation: orale Rehabilitation *f*

re|hy|dra|tion [rɪhaɪ'dreɪʃn] *noun*: Rehydratation *f*, Rehydrierung *f*

REIA *Abk.*: radio-enzyme immunoassay

re|im|plant [riːɪm'plænt]: **I** *noun* Reimplantat *nt* **II** *vt* wieder einpflanzen, reimplantieren

re|im|plan|ta|tion [ˌriːɪmplæn'teɪʃn] *noun*: Wiedereinpflanzung *f*, Reimplantation *f*; Replantation *f*
Cohen reimplantation: Antirefluxplastik nach Cohen *f*
intentional tooth reimplantation: →*tooth reimplantation*
tooth reimplantation: Zahnreimplantation *f*, Zahnreplantation *f*

re|in|farc|tion [riːɪn'fɑːrkʃn] *noun*: Reinfarkt *m*

re|in|fec|tion [riːɪn'fekʃn] *noun*: **1.** Reinfektion *f* **2.** Reinfekt *m*, Reinfektion *f*
apical reinfection: (*Tuberkulose*) apikaler Reinfekt *m*
endogenous reinfection: endogene Reinfektion *f*
exogenous reinfection: exogene Reinfektion *f*, exogener Reinfekt *m*
tuberculous reinfection: tuberkulöser Reinfekt *m*

re|in|force [ˌriːɪn'fɔːrs] *vt*: (*a. fig., psychol.*) verstärken; stärken, stützen

re|in|force|ment [riːɪn'fɔːrsmənt] *noun*: (*a. fig., psychol.*) Verstärkung *f*; Stärkung *f*, Stützung *f*
negative reinforcement: negative Verstärkung *f*
positive reinforcement: positive Verstärkung *f*
primary reinforcement: Primärverstärkung *f*
secondary reinforcement: Sekundärverstärkung *f*

re|in|forc|er [riːɪn'fɔːrsər] *noun*: Verstärker *m*
negative reinforcer: negativer Verstärker *m*
positive reinforcer: positiver Verstärker *m*
primary reinforcer: Primärverstärker *m*
secondary reinforcer: Sekundärverstärker *m*

re|in|ner|va|tion [rɪˌɪnər'veɪʃn] *noun*: Reinnervierung *f*, Reinnervation *f*

re|in|oc|u|la|tion [riːɪˌnɑkjə'leɪʃn] *noun*: Reinokulation *f*

re|in|tu|ba|tion [rɪˌɪnt(j)uː'beɪʃn] *noun*: Reintubation *f*

re|ject [rɪ'dʒekt] *vt*: **1.** (*Transplantat*) abstoßen **2.** zurückweisen, abschlagen, ablehnen

re|jec|tion [rɪ'dʒekʃn] *noun*: Abstoßung *f*, Abstoßungsreaktion *f*
accelerated rejection: beschleunigte Abstoßung *f*
acute rejection: akute Abstoßung *f*
antibody-mediated rejection: antikörpervermittelte Abstoßung *f*
cell-mediated rejection: zelluläre Abstoßung *f*
chronic rejection: chronische Abstoßung *f*
first-set rejection: Erstabstoßungsreaktion *f*
graft rejection: Transplantatabstoßung *f*
humoral rejection: humorale Abstoßung *f*
hyperacute rejection: hyperakute Abstoßung *f*
interstitial rejection: interstitielle Abstoßung *f*
transplant rejection: Transplantatabstoßung *f*
vascular rejection: vaskuläre Abstoßung *f*
white rejection: weiße Abstoßung *f*

re|lapse [*n* rɪ'læps, 'riːlæps; *v* rɪ'læps]: **I** *noun* Rückfall *m*, Relaps *m*; Rezidiv *nt* **II** *vi* einen Rückfall erleiden
early relapse: Frührezidiv *nt*
late relapse: Spätrezidiv *nt*
local relapse: →*local recurrence*

re|laps|ing [rɪ'læpsɪŋ] *adj*: wiederkehrend, wiederauftretend, rezidivierend

re|lat|ed [rɪ'leɪtɪd] *adj*: **1.** verwandt (*to, with* mit); Verwandten- **2.** verbunden, verknüpft (*to* mit)

re|la|tion [rɪ'leɪʃn] *noun*: **1.** Beziehung *f*, Verhältnis *nt*; Bezug *m*, Bezogenheit *f*; **relations** *pl* Beziehungen *pl* **in relation to** im Verhältnis zu, in bezug auf **2.** Verwandte *m/f* **3.** (*mathemat.*) Relation *f* **4.** (*zahnmed.*) Relation *f*, Beziehung *f*
acquired centric relation: erworbene zentrale Relation *f*
acquired eccentric relation: erworbene ekzentrische

Relation *f*
acquired eccentric jaw relation: →*acquired eccentric relation*
buccolingual relation: bukkolinguale Relation *f*, bukkolinguale Beziehung *f*
centric relation: zentrale Relation *f*, terminale Scharnierachsenposition *f*, retrale Scharnierachsenposition *f*
centric jaw relation: →*centric relation*
cusp-fossa relation: Höcker-Fossa-Beziehung *f*, Höcker-Kauflächengruben-Beziehung *f*
dynamic relation: dynamische Relation *f*, dynamische Kieferrelation *f*
eccentric relation: ekzentrische Relation *f*, ekzentrische Kieferrelation *f*
eccentric jaw relation: →*eccentric relation*
Hill force-velocity relation: Hill-Kraft-Geschwindigkeitsbeziehung *f*
jaw relation: Kieferrelation *f*
jaw-to-jaw relation: →*jaw relation*
Laplace's relation: Laplace-Gesetz *nt*, Laplace-Beziehung *f*
lateral relation: laterale Relation *f*
mandibular centric relation: zentrale Relation *f*, zentrische Relation *f*
maxillomandibular relation: maxillomandibuläre Relation *f*
median relation: mediane Kieferrelation *f*
median jaw relation: →*median relation*
median retruded relation: →*centric relation*
occlusal relation: Schlussbissstellung *f*, Okklusionsstellung *f*
rest relation: Relation *f* in Ruhelage
rest jaw relation: →*rest relation*
sexual relation: Geschlechtsbeziehung *f*
static relation: statische Relation *f*
vertical relation: vertikale Relation *f*

re|la|tion|ship [rɪ'leɪʃnʃɪp] *noun*: Beziehung *f*, Verbindung *f*, Verhältnis *nt* (*to* zu); Verwandtschaft *f* (*to* mit)
blood relationship: Blutsverwandtschaft *f*, Konsanguinität *f*
buccolingual relationship: bukkolinguale Relation *f*, bukkolinguale Beziehung *f*
doctor-patient relationship: Arzt-Patient-Beziehung *f*
host-parasite relationship: Wirt-Parasit-Wechselwirkung *f*
lock-and-key relationship: Schlüssel-Schloss-Beziehung *f*
occlusal relationship: Schlussbissstellung *f*, Okklusionsstellung *f*
reciprocal relationship: Wechselbeziehung *f*
virus-host relationship: Virus-Wirtbeziehung *f*

rel|a|tive ['relətɪv]: I *noun* **1.** Verwandte *m/f* **2.** (verwandtes) Derivat *nt* II *adj* **3.** vergleichsweise, ziemlich, verhältnismäßig, relativ, Verhältnis- **4.** bezüglich, (sich) beziehend (*to* auf); Bezugs-

rel|a|tiv|i|ty [relə'tɪvətiː] *noun*: Relativität *f*

re|lax [rɪ'læks]: I *vt* entspannen, lockern **relax one's muscles** die Muskeln lockern **relax the bowels** den Stuhlgang fördern II *vi* sich entspannen, ausspannen, sich erholen; sich lockern; erschlaffen, schlaff werden

re|lax|ant [rɪ'læksənt]: I *noun* (*pharmakol.*) entspannungförderndes Mittel *nt*, Relaxans *nt*; Muskelrelaxans *nt* II *adj* entspannend, relaxierend
central muscle relaxants: zentrale Muskelrelaxanzien *pl*
depolarizing muscle relaxants: Depolarisationsblocker *pl*, depolarisierende Muskelrelaxanzien *pl*
muscle relaxants: Muskelrelaxanzien *pl*, Muskelrelaxans *nt*
nondepolarizing muscle relaxants: stabilisierende Muskelrelaxanzien *pl*, nicht-depolarisierende Muskelrelaxanzien *pl*
peripheral muscle relaxants: periphere Muskelrelaxanzien *pl*

re|lax|a|tion [ˌrɪlæk'seɪʃn] *noun*: Entspannung *f*, Ausspannung *f*, Erholung *f*; Lockerung *f*, Erschlaffung *f*, Relaxation *f*
muscle relaxation: Muskelerschlaffung *f*, Muskelentspannung *f*, Muskelrelaxation *f*
pelvic relaxation: Beckenringlockerung *f*
pelvic ring relaxation: Beckenringlockerung *f*
reverse stress relaxation: reverse Stressrelaxation *f*
stress relaxation: Stressrelaxation *f*, delayed-Compliance *f*

re|laxed [rɪ'lækst] *adj*: ohne Tonus/Spannung, schlaff, kraftlos, atonisch

re|lax|in [rɪ'læksɪn] *noun*: Relaxin *nt*

re|lax|ing [rɪ'læksɪŋ] *adj*: relaxierend

re|lay ['riːleɪ] *noun*: Schalter *m*, Relais *nt*

re|lease [rɪ'liːs]: I *noun* Ausschüttung *f*, Abgabe *f*; Freisetzung *f*, Freigabe *f*; Auslösung *f* II *vt* ausschütten, abgeben; freigeben, freisetzen; auslösen
drug release: Arzneistofffreisetzung *f*
hormone release: Hormonausschüttung *f*, Hormonausscheidung *f*, Hormonabgabe *f*
tendon release: Tenotomie *f*
trigger finger release: Tenosynovektomie *f* bei Trigger-Finger

re|li|a|bil|i|ty [rɪˌlaɪə'bɪlətiː] *noun*: Reliabilität *f*

re|lief [rɪ'liːf] *noun*: **1.** Erleichterung *m*; Entlastung *m*; Unterstützung *f*, Hilfe *f* **2.** Entspannung *f*, Abwechslung *f* **3.** Vertretung *f*, Aushilfe *f*
gingival relief: Zahnfleischrelief *nt*
pain relief: Schmerzlinderung *f*, Schmerzstillung *f*

re|lief [rɪ'liːf] *noun*: Relief *nt*

re|lieve [rɪ'liːv] *vt*: **1.** (*Schmerzen*) erleichtern, lindern **2.** jdn. entlasten *oder* unterstützen, jdn. von etw. befreien **3.** jdn. erleichtern; beruhigen

re|luc|tance [rɪ'lʌktəns] *noun*: **1.** Widerstreben *nt*, Abneigung *f* (*to* gegen) **2.** (*physik.*) Reluktanz *f*, magnetischer Widerstand *m*

re|luc|tiv|i|ty [ˌrelək'tɪvətiː] *noun*: Reluktivität *f*, spezifischer magnetischer Widerstand *m*

rem [rem] *noun*: Rem *nt*

Rem *Abk.*: **1.** roentgen equivalent man **2.** roentgen equivalent man

rem. *Abk.*: remedy

REM *Abk.*: **1.** rapid eye movement **2.** reticular erythematous mucinosis

REMAB *Abk.*: radiation equivalent manikin absorption

rem|a|nence ['remənəns] *noun*: Remanenz *f*, Restmagnetismus *m*

rem|a|nent ['remənənt] *adj*: remanent

REMCAL *Abk.*: radiation equivalent manikin calibration

re|me|di|a|ble [rɪ'miːdɪəbl] *adj*: heilend, auf Heilung ausgerichtet, heilungsfördernd, kurativ

re|me|di|al [rɪ'miːdɪəl] *adj*: heilend, auf Heilung ausgerichtet, heilungsfördernd, kurativ, Heil-

rem|e|dy ['remɪdiː]: I *noun*, *plural* **rem|e|dies** Heilmittel *nt*, Mittel *nt*, Arzneimittel *nt*, Arznei *f*, Remedium *nt*, Kur *f* (*for, against* gegen) II *vt* heilen, kurieren (*for, against* gegen)
acute remedy: Akutmittel *nt*
coronary remedy: Koronartherapeutikum *nt*
gynaecologic remedy: (*brit.*) →*gynecologic remedy*

R

gynecologic remedy: Gynäkologikum *nt*
major remedy: großes Arzneimittel *nt*
skin remedy: Dermatikum *nt*, Dermatotherapeutikum *nt*
small remedy: kleines Arzneimittel *nt*
universal remedy: Universalmittel *nt*, Panacea *f*

re|min|er|al|i|za|tion [rɪ,mɪn(ə)rəlɪ'zeɪʃn] *noun*: Remineralisation *f*

rem|i|nis|cence [remə'nɪsəns] *noun*: Erinnerung *f*, Reminiszenz *f*

re|mis|sion [rɪ'mɪʃn] *noun*: vorübergehende Besserung *f*, Remission *f*
complete remission: Vollremission *f*, komplette Remission *f*
partial remission: Teilremission *f*, partielle Remission *f*

re|mit|tence [rɪ'mɪtns] *noun*: vorübergehende Besserung *f*

re|mit|tent [rɪ'mɪtnt] *adj*: (vorübergehend) nachlassend, abklingend, in Remission gehend, remittierend

rem|nant ['remnənt]: I *noun* **1.** Überrest *m*, Rest *m*, Residuum *nt*, Überbleibsel *nt* **2.** (*physik.*) Rest *m*, Residuum *nt* II *adj* restlich, Rest-
enamel organ remnant: primäres Schmelzoberhäutchen *nt*, primäres Schmelzhäutchen *nt*

remote-controlled *adj*: **1.** ferngelenkt, ferngesteuert **2.** mit Fernbedienung

re|mov|a|ble [rɪ'muːvəbl] *adj*: abnehmbar, auswechselbar, entfernbar

re|mov|al [rɪ'muːvəl] *noun*: Ablösung *f*; Abnahme *f*, Abnehmen *nt*; Ausräumung *f*; Ausscheiden *nt*, Ausscheidung *f*; (*chirurg.*) Ausräumung *f*, Ablatio *f*, Ablation *f*, Abtragung *f*, Abtrennung *f* **removal by suction** Absaugung *f*
disc removal: (*brit.*) →*disk removal*
disk removal: Nukleotomie *f*
nail removal: Nagelextraktion *f*
removal of proximal segment of greater saphenous vein: Crossektomie *f*, Krossektomie *f*
total removal: Totalexstirpation *f*

re|move [rɪ'muːv]: I *vt* **1.** (*chirurg.*) entnehmen, entfernen, abtragen; exzidieren; amputieren **2.** entfernen, wegnehmen; abnehmen; (*Kleidung*) ablegen, abnehmen; wegräumen, wegbringen, abtransportieren II *vi* aus-, um-, verziehen

ren [ren] *noun, plura* **re|nes** ['riːniːz]: Niere *f*, Ren *m*, Nephros *m*

ren- *präf.*: Nieren-, Nephr(o)-, Ren(o)-

re|nal ['riːnl] *adj*: Niere/Ren betreffend, von der Niere ausgehend, durch die Nieren bedingt, renal, nephrogen

re|na|tur|a|tion [rɪ,neɪtʃə'reɪʃn] *noun*: Renaturierung *f*

re|na|ture [rɪ'neɪʃər] *vt*: renaturieren

ren|cu|lus ['renkjələs] *noun, plural* **-li** [-laɪ]: Renculus *m*

ren|i|cap|sule ['renɪ,kæpsəl, -s(j)uːl] *noun*: **1.** Nierenkapsel *f* **2.** Nebenniere *f*

re|nic|u|lus [rɪ'nɪkjələs] *noun, plura* **-li** [-laɪ]: Nierenläppchen *nt*, Renculus *m*

ren|i|form ['renɪfɔːrm] *adj*: nierenförmig, nierenartig, nephroid, reniform

re|nin ['riːnɪn] *noun*: Renin *nt*

re|nin|ism ['riːnɪn,ɪsəm] *noun*: Hyperreninismus *m*
primary reninism: primärer Hyperreninismus *m*, Robertson-Kihara-Syndrom *nt*

ren|i|pel|vic [,renɪ'pelvɪk] *adj*: Nierenbecken betreffend, Nierenbecken-

ren|net ['renɪt] *noun*: →*rennin*

ren|nin ['renɪn] *noun*: Rennin *nt*, Chymosin *nt*, Labferment *nt*

reno- *präf.*: Nieren-, Nephr(o)-, Ren(o)-

re|no|cor|ti|cal [,riːnəʊ'kɔːrtɪkl] *adj*: Nierenrinde betreffend, Nierenrinden-

re|no|cu|ta|ne|ous [,riːnəʊkjuː'teɪnɪəs] *adj*: Niere(n) und Haut betreffend

re|no|cys|to|gram [,riːnəʊ'sɪstəgræm] *noun*: →*renogram*

re|no|fa|cial [,riːnəʊ'feɪʃl] *adj*: renofazial

re|no|gas|tric [,riːnəʊ'gæstrɪk] *adj*: Niere(n) und Magen/Gaster betreffend, renogastral, gastrorenal

re|no|gen|ic [,riːnəʊ'dʒenɪk] *adj*: **1.** Niere/Ren betreffend, von der Niere ausgehend, durch die Nieren bedingt, renal, nephrogen **2.** aus der Niere stammend, von den Nieren ausgehend, durch die Niere bedingt, nephrogen

re|no|gram ['riːnəgræm] *noun*: Renogramm *nt*

re|nog|ra|phy [rɪ'nɑgrəfiː] *noun*: Nephrographie *f*, Nephrografie *f*

re|no|in|tes|ti|nal [,riːnəʊɪn'testɪnl] *adj*: Darm/Intestinum und Niere(n)/Ren(es) betreffend, enterorenal, intestinorenal, renointestinal

re|no|pa|ren|chy|mal [,riːnəʊpə'reŋkɪml] *adj*: das Nierenparenchym betreffend, vom Nierenparenchym ausgehend, renoparenchymal

re|nop|a|thy [rɪ'nɑpəθiː] *noun*: Nierenerkrankung *f*, Renopathie *f*, Nephropathie *f*

re|no|pri|val [,riːnəʊ'praɪvl] *adj*: renopriv

re|no|re|nal [,riːnəʊ'riːnl] *adj*: renorenal

re|no|trop|ic [,riːnəʊ'trɑpɪk] *adj*: mit besonderer Affinität für Nierengewebe/zur Niere, auf die Niere einwirkend, renotrop, nephrotrop

re|no|vas|cu|lar [,riːnəʊ'væskjələr] *adj*: die Nierengefäße betreffend, renovaskulär

re|nun|cu|lus [rɪ'nʌŋkjələs] *noun*: →*reniculus*

re|op|er|a|tion [rɪɑpə'reɪʃn] *noun*: Reoperation *f*

re-orientation *noun*: Reorientierungsphase *f*

Re|o|vir|i|dae [,riːəʊ'vɪrədiː] *plural*: Reoviridae *pl*

re|o|vi|rus [,riːəʊ'vaɪrəs] *noun*: Reovirus *nt*

re|ox|i|da|tion [rɪ,ɑksɪ'deɪʃn] *noun*: Reoxidation *f*

re|ox|i|dize [rɪ'ɑksɪdaɪz] *vt, vi*: reoxidieren

REP *Abk.*: retrograde pyelogram

rep *Abk.*: roentgen equivalent physical

re|pair [rɪ'peər]: I *noun* **1.** operative Versorgung *f*, Operation *f*; Technik *f*; Naht *f* **2.** Wiederherstellung *f*, Reparatur *f* II *vt* **3.** operativ versorgen **4.** reparieren, ausbessern, instandsetzen
arterial repair: operative Arteriennaht/-versorgung *f*
Bankart's repair: Operation *f* nach Bankart
Bankart's shoulder repair: Operation *f* nach Bankart
Belsey mark IV repair: transthorakale Ösophagofundophrenopexie *f* nach Belsey
bone-block repair: Operation *f* nach Eden-Hybinette
bundle repair: interfaszikuläre Nervennaht *f*
duodenal repair: Versorgung *f oder* Verschluss *m* einer Duodenumverletzung
epineurial repair: Epineurialnaht *f*, primäre (End-zu-End-)Nervennaht *f*
excision repair: Exzisionsreparatur *f*
fascicular repair: perineuriale Nervennaht *f*, Perineuralnaht *f*
group fascicular repair: interfaszikuläre Nervennaht *f*
Lich-Grégoire repair: Lich-Grégoire-Operation *f*
McVay hernia repair: McVay-Lotheissen-Operation *f*
operative repair: operativer Verschluss *m*, operative Versorgung *f*
periapical tooth repair: apikale Parodontalbehandlung *f*
Putti-Platt repair: Putti-Platt-Operation *f*
recombination repair: Rekombinationsreparatur *f*
secondary repair: Sekundärversorgung *f*, -verschluss *m*
Shouldice hernia repair: Hernienplastik nach Shoul-

R

dice *f*, Shouldice-Operation *f*
suture repair: Nahtverschluss *m*, Naht *f*, Vernähen *nt*
tendon repair: Sehnennaht *f*, Tenorrhaphie *f*
re|peat [rɪ'piːt]: **I** *noun* Repeat *nt* **II** *vt* wiederholen **II** *vi* **1.** (sich) wiederholen **2.** (*Magen*) aufstoßen
BRC repeats: BRC-repeats *pl*
long terminal repeat: LTR-Sequenz *f*
re|pellent [rɪ'pelənt]: **I** *noun* Abschreck-, Abwehrmittel *nt*, Repellent *m* **II** *adj* abstoßend
insect repellents: Insektenabwehrmittel *pl*, Insektenvertreibungsmittel *pl*, insect repellents *pl*
rep|e|ti|tion [repɪ'tɪʃn] *noun*: Wiederholung *f*, Repetition *f*
inverted repetition: inverse Repetition *f*
terminal repetition: terminale Repetition *f*
rep|e|ti|tious [ˌrepɪ'tɪʃəs] *adj*: (sich) (dauernd) wiederholend; monoton, eintönig, gleichbleibend
re|pet|i|tive [rɪ'petɪtɪv] *adj*: (sich) wiederholend, repetitiv
re|phos|pho|ry|late [rɪfɑs'fɔːrəleɪt] *vt*: rephosphorylieren
re|phos|pho|ry|la|tion [rɪfɑsˌfɔːrə'leɪʃn] *noun*: Rephosphorylierung *f*
re|place [rɪ'pleɪs] *vt*: **1.** ersetzen (*by, with* durch); austauschen; wieder einsetzen **2.** jdn. ersetzen *oder* ablösen, an die Stelle treten von **3.** (zurück-)erstatten, ersetzen
re|place|a|ble [rɪ'pleɪsəbl] *adj*: ersetzbar, austauschbar
re|place|ment [rɪ'pleɪsmənt] *noun*: Prothese *f*
cardiac valve replacement: Herzklappenersatz *m*
fluid replacement: Flüssigkeitsersatz *m*
hip replacement: Hüftendoprothese *f*, Hüftgelenkersatz *f*
joint replacement: Gelenkersatz *m*, künstliches Gelenk *nt*
total hip replacement: Hüfttotalendoprothese *f*, Hüft-TEP *f*
total joint replacement: Totalendoprothese *f*
volume replacement: Volumenersatz *m*
re|plant [riː'plænt]: **I** *noun* Replantat *nt* **II** *vt* ver-, umpflanzen, replantieren
re|plan|ta|tion [ˌriːplæn'teɪʃn] *noun*: Replantation *f*, Reimplantation *f*
re|plen|ish [rɪ'plenɪʃ] *vt*: (wieder) auffüllen, nachfüllen, ergänzen
re|plen|ish|ment [rɪ'plenɪʃmənt] *noun*: (Wieder-)Auffüllung *f*, Ergänzung *f*
rep|li|ca ['replɪkə] *noun*: Kopie *f*, Nachbildung *f*, Reproduktion *f*
polymer tooth replica: Kunststoffzahn *m*
rep|li|case ['replɪkeɪz] *noun*: Replikase *f*, Replicase *f*
RNA replicase: RNS-abhängige RNS-Polymerase *f*, RNA-abhängige RNA-Polymerase *f*
rep|li|cate [*adj* 'replɪkɪt; *v* -keɪt]: **I** *noun* Wiederholung *f* **II** *adj* zurückgebogen, zurückgekrümmt, zurückgeschlagen **III** *vt* **1.** zurückbiegen, -schlagen, umbiegen, -schlagen **2.** verdoppeln, kopieren, wiederholen; (*biochem.*) replizieren **IV** *vi* (*biochem.*) replizieren, sich verdoppeln
rep|li|cat|ed ['replɪkeɪtɪd] *adj*: zurückgebogen, zurückgekrümmt, zurückgeschlagen
rep|li|ca|tion [ˌreplɪ'keɪʃn] *noun*: Replikation *f*, Autoduplikation *f*
bidirectional replication: bidirektionale Replikation *nt*
conservative replication: konservative Replikation *f*
dispersive replication: dispersive Replikation *f*
semiconservative replication: semikonservative Replikation *f*
unidirectional replication: unidirektionale Replikation *f*
virus replication: Virusreplikation *f*
rep|li|ca|tive ['replɪkeɪtɪv] *adj*: replikativ
rep|li|con ['replɪkɑn] *noun*: Replikationseinheit *f*, Replikon *nt*, Replicon *nt*
re|po|lar|i|za|tion [rɪˌpəʊlərɪ'zeɪʃn] *noun*: Repolarisation *f*
re|port|a|ble [rɪ'pɔːrtəbl] *adj*: anzeigepflichtig, meldepflichtig
re|po|si|tion|ing [riːpə'zɪʃənɪŋ] *noun*: Reposition *f*
re|press [rɪ'pres] *vt*: eindämmen, hemmen, unterdrücken, beschränken, reprimieren; (*fig., Gefühle*) unterdrücken; (*psychiat.*) verdrängen
re|pressed [rɪ'prest] *adj*: reprimiert
re|press|i|ble [rɪ'presɪbl] *adj*: reprimierbar
re|pres|sion [rɪ'preʃn] *noun*: **1.** (*biochem.*) Repression *f*, Verdrängung *f* **2.** Unterdrückung *f*, Hemmung *f*, Eindämmung *f*; (Gefühls-)Unterdrückung *f*; (*psychiat.*) Verdrängung *f*, Repression *f*
catabolite repression: Katabolitenrepression *f*
coordinate repression: koordinierte Repression *f*
end-product repression: Endproduktrepression *f*
enzyme repression: Enzymrepression *f*
gene repression: Genrepression *f*
re|pres|sive [rɪ'presɪv] *adj*: repressiv
re|pres|sor [rɪ'presər] *noun*: Repressor *m*
gene repressors: Genrepressoren *pl*
re|pro|duce [ˌrɪprə'd(j)uːs]: **I** *vt* **1.** züchten, fortpflanzen **2.** (wieder-)erzeugen; wiedergeben, wiederholen; (*biolog.*) neu bilden, regenerieren **3.** (*foto.*) reproduzieren, vervielfältigen **II** *vi* sich vermehren, sich fortpflanzen
re|pro|duc|i|ble [ˌrɪprə'd(j)uːsɪbl] *adj*: reproduzierbar
re|pro|duc|tion [ˌrɪprə'dʌkʃn] *noun*: **1.** Fortpflanzung *f*, Vermehrung *f*, Reproduktion *f* **2.** Replikation *f*, Duplikation *f*, Reproduktion *f*; Vervielfältigung *f*; Kopie *f*
asexual reproduction: ungeschlechtliche/vegetative Fortpflanzung *f*
assisted reproduction: assistierte Reproduktion *f*
cytogenic reproduction: eingeschlechtliche Fortpflanzung *f*
sexual reproduction: geschlechtliche/generative/sexuelle Fortpflanzung *f*
re|pro|duc|tive [rɪprə'dʌktɪv] *adj*: Fortpflanzung betreffend, reproduzierend, (sich) fortpflanzend, (sich) vermehrend, Fortpflanzungs-, Reproduktions-; Regenerations-
re|pro|ter|ol [rɪprəʊ'terəʊl] *noun*: Reproterol *nt*
rep|til|ase ['reptɪleɪz] *noun*: Reptilase *f*
rep|tile ['reptaɪl, -tɪl] *noun*: Reptil *nt*
Rep|til|ia [rep'tɪlɪə] *plural*: Kriechtiere *pl*, Reptilien *pl*
re|pulse [rɪ'pʌls]: **I** *noun* (*physik.*) Rückstoß *m* **II** *vt* zurückschlagen, zurückwerfen
re|pul|sion [rɪ'pʌlʃn] *noun*: Abstoßung *f*, Rückstoß *m*
electrostatic repulsion: elektrostatische Abstoßung *f*
re|quire|ment [rɪ'kwaɪərmənt] *noun*: Bedarf *m*; Notwendigkeit *f*
caloric requirement: Kalorienbedarf *m*
fluid requirement: Flüssigkeitsbedarf *m*
functional protein requirement: funktionelles Eiweißminimum *nt*, funktioneller Eiweißbedarf *m*
nutrient requirement: Nährstoffbedarf *m*
nutritive requirement: Nährstoffbedarf *m*
physiologic protein requirement: physiologisches Eiweißminimum *nt*, minimaler Eiweißbedarf *m*
protein requirement: Eiweißbedarf *m*, Eiweißminimum *nt*
water requirement: Wasserbedarf *m*
RER *Abk.*: rough endoplasmic reticulum
R-ER *Abk.*: rough endoplasmic reticulum
re|rout|ing [rɪ'ruːtɪŋ] *noun*: Rerouting *nt*

R

RERP *Abk.*: retrograde effective refractory period
RES *Abk.*: reticuloendethelial system
Res. *Abk.*: research
re|scin|na|mine [rɪ'sɪnəmɪn] *noun*: Rescinnamin *nt*
re|search [rɪ'sɜrtʃ, 'riːsɜrtʃ]: I *noun* **1.** Forschung *f*; Forschungsarbeit *f*, (wissenschaftliche) Untersuchung *f* (*into, on* über) **do/carry out research** forschen, Forschung betreiben **2.** (genaue) Untersuchung *f*, Nachforschung *f* (*after, for* nach) II *adj* Forschungs- III *vt* erforschen, untersuchen IV *vi* forschen, Forschung(en) betreiben (*on* über)
applied research: angewandte Forschung *f*, Zweckforschung *f*
basic research: Grundlagenforschung *f*
conflict research: Konfliktforschung *f*
fundamental research: Grundlagenforschung *f*
motivation research: Motivationsforschung *f*; (*soziol.*) Motivforschung *f*
motivational research: →*motivation research*
twin research: Zwillingsmethode *f*
re|search|er [rɪ'sɜrtʃər] *noun*: Forscher(in *f*) *m*
re|sect [rɪ'sekt] *vt*: wegschneiden, ausschneiden, operativ entfernen, resezieren
re|sec|ta|bil|i|ty [rɪ,sektə'bɪlətiː] *noun*: Resezierbarkeit *f*
re|sec|ta|ble [rɪ'sektəbl] *adj*: resezierbar
re|sec|tion [rɪ'sekʃn] *noun*: operative (Teil-)Entfernung *f*, Resektion *f*
abdominoperineal resection: abdominoperineale Rektumamputation *f*, Miles-Operation *f*
abdominoperineal rectal resection: abdominoperineale Rektumamputation *f*, Miles-Operation *f*
anterior rectal resection: anteriore Rektumresektion *f*
anteroposterior rectal resection: →*abdominoperineal rectal resection*
borderline resection: Grenzzonenamputation *f*
colon resection: →*colonic resection*
colonic resection: Kolonresektion *f*
colorectal resection: kolorektale Resektion *f*
curative resection: kurative Resektion *f*
en bloc resection: En-bloc-Resektion *f*, Blockresektion *f*, En-Bloc-Exstirpation *f*
en bloc resection of kidney: En-bloc-Tumornephrektomie *f*
esophageal resection: Speiseröhren-, Ösophagusresektion *f*
gastric resection: Magenresektion *f*, Magenteilentfernung *f*, partielle Gastrektomie *f*
gum resection: Zahnfleischresektion *f*
Heller rib resection: Jalousieplastik *f*
hepatic resection: Leberresektion *f*, Leberteilentfernung *f*
interdental resection: interdentale Zahnfleischabtragung *f*, interdentale Gingivektomie *f*
intestinal resection: Darmresektion *f*, Darmentfernung *f*
joint resection: Gelenkresektion *f*
liver resection: Leberresektion *f*
major hepatic resection: subtotale Leberresektion *f*
major liver resection: subtotale Leberresektion *f*
maxillary resection: Oberkieferresektion *f*
Miles' resection: Quénu-Miles-Operation *f*, Quénu-Operation *f*, Miles-Operation *f*
oesophageal resection: (*brit.*) →*esophageal resection*
parasacral transsphincteral rectal resection: parasakrale transsphinktäre Rektumresektion *f*, Mason-Operation *f*
parathyroid resection: partielle Parathyreoidektomie *f*
pulmonary resection: Lungenresektion *f*
pulmonary segment resection: Lungensegmentresektion *f*
radical hepatic resection: radikale Leberresektion *f*, Dreiviertelresektion *f*
radical liver resection: radikale Leberresektion *f*, Dreiviertelresektion *f*
ray resection: (*Hand*) Strahlenamputation *f*, -resektion *f*
rectal resection: Rektumresektion *f*, Rektumamputation *f*, Proktektomie *f*
root resection: Wurzelspitzenresektion *f*, Wurzelamputation *f*, apikale Radikaloperation *f*, apikale Osteotomie *f*, Apikoektomie *f*
segmental breast resection: Segment-, Quadrantenresektion *f*, Lumpektomie *f*, Tylektomie *f*
small bowel resection: Dünndarmresektion *f*, Enterektomie *f*
submucous resection: Killian-Septumresektion *f*, submuköse Septumresektion *f*
transoral resection: transorale Resektion *f*
transurethral resection: transurethrale Resektion *f*
varicose vein resection: Varikektomie *f*, Varizenentfernung *f*, Krampfaderoperation *f*, Krampfaderentfernung *f*
wedge resection: Keilresektion *f*
Whipple's resection: Whipple-Operation *f*, partielle Duodenopankreatektomie *f*
re|sec|to|scope [rɪ'sektəskəʊp] *noun*: Resektionszystoskop *nt*, Resektoskop *nt*
res|er|pine ['resərpɪn, -piːn, rɪ'sɜr-] *noun*: Reserpin *nt*
re|serve [rɪ'zɜrv]: I *noun* **1.** Reserve *f*, Vorrat *m* **in reserve** vorrätig, in Reserve **2.** Ersatz *m* **3.** Zurückhaltung *f*, Verschlossen-, Reserviertheit *f* II *vt* aufsparen, aufheben
alkali reserve: Alkalireserve *f*
alkaline reserve: Alkalireserve *f*
breathing reserve: Atemreserve *f*
cardiac reserve: Reservekraft *f*
coronary reserve: Koronarreserve *f*
reserve of energy: Kraftreserven *pl*
functional reserve: funktionelle Reserve *f*
reserve of strength: →*reserve of energy*
re|served [rɪ'zɜrvd] *adj*: zurückhaltend, verschlossen, reserviert; Reserve-
res|er|voir ['rezə(r)vwɑːr] *noun*: **1.** Behälter *m*, Reservoir *nt*; (*a. anatom.*) Becken *nt* **2.** Vorrat *m*, Bestand *m*, Reservoir *nt* (*of* an) **3.** Speicher *m*, Lager *nt* **4.** (*mikrobiolog.*) Parasitenreservoir *nt*
bone marrow reservoir: Knochenmarkspeicher *m*
chromatin reservoir: Karyosom *nt*
host reservoir: Parasitenreservoir *nt*
ileal reservoir: Ileumneoblase *f*
Kock's reservoir: Kock-Pouch *m*
Ommaya reservoir: Ommaya-Reservoir *nt*
Pecquet's reservoir: Cisterna chyli
stem cell reservoir: Stammzellenspeicher *m*
vitelline reservoir: Vitellarium *nt*, Dotterdrüse *f*, -stock *m*
res|i|dent ['rezɪdənt] *noun*: Assistenzarzt *m*, -ärztin *f*
re|sid|u|al [rɪ'zɪdʒəwəl, -dʒəl]: I *noun* **1.** Rückstand *m*, Rest *m*, Überbleibsel *nt*, Residuum *nt* **2.** Rest(wert *m*) *m*; Abweichung *f*, Variation *f* II *adj* übrig, übriggeblieben, restlich, Residual-, Rest-
res|i|due ['rezɪd(j)uː] *noun*: Rest *m*, Überbleibsel *nt*, Rückstand *m*, Residuum *nt*
amino acid residue: Aminosäurerest *m*
nuclear residues: Kernreste *pl* in Erythrozyten
placental residues: Plazentareste *pl*
re|sid|u|um [rɪ'zɪdʒəwəm] *noun, plura* **-dua** [-dʒəwə]:

R

→*residue*

re|sil|ience [rɪ'sɪljəns, -'zɪlɪəns] *noun*: →*resiliency*

re|sil|ien|cy [rɪ'sɪljənsɪ, -'zɪlɪənsiː] *noun*: **1.** (*physik.*) Elastizität *f* **2.** Spannkraft *f*, Elastizität *f*

re|sil|ient [rɪ'sɪljənt, -'zɪlɪənt] *adj*: elastisch

re|sil|in [rə'zɪlɪn] *noun*: Resilin *nt*

res|in ['rez(ɪ)n] *noun*: **1.** Harz *nt*, Resina *f* **2.** Ionenaustauscher(harz *nt*) *m*, Resin *nt*

acrylic resin: Polymethylmethacrylat *nt*, Polymethylmethakrylat *nt*

anion exchange resin: Anionenaustauscherharz *nt*, Anresin *nt*

cation exchange resin: Kationenaustauscherharz *nt*, Katresin *nt*

dental resin: zahnäztliches Kunstharz *nt*

denture base resin: Prothesenbasisharz *nt*

ion-exchange resin: Ionenaustauscherharz *nt*, Resin *nt*

melamine resin: Melaminharz *nt*

podophyllum resin: Podophyllin *nt*, Podophyllinum *nt*, Resina Podophylli, Podophyllumharz *nt*

synthetic resin: Kunstharz *nt*

turpentine resin: Terebinthinae resina *f*, Colophonium *nt*

res|in|ous ['rezɪnəs] *adj*: harzig, Harz-

re|sist|ance [rɪ'zɪstəns] *noun*: **1.** Widerstand *m* (*to* gegen) **2.** Widerstandskraft *f*, Widerstandsfähigkeit *f*, Abwehr (-kraft *f*) *f* (*to* gegen); Resistenz *f* **3.** (*physiolog.*) Atemwegswiderstand *m*, Resistance *f*

acoustic resistance: (Schall-)Impedanz *f*, akustischer Widerstand *m*, akustische Impedanz *f*

acoustic wave resistance: Schallwellenwiderstand *m*

acquired resistance: erworbene Resistenz *f*, erworbene Antibiotikaresistenz *f*

airway resistance: Atemwegswiderstand *m*, Resistance *f*

antibiotic resistance: Antibiotikaresistenz *f*

APC resistance: APC-Resistenz *f*

bacteriophage resistance: Phagenresistenz *f*

bending resistance: Biegesteifigkeit *f*

capillary resistance: Kapillarresistenz *f*

chromosomal resistance: chromosomale Resistenz *f*

circulatory resistance: Kreislaufwiderstand *m*

cross resistance: Parallelresistenz *f*, Kreuzresistenz *f*

diffusion resistance: Diffusionswiderstand *m*

drug resistance: Arzneimittelresistenz *f*

effective resistance: Wirkwiderstand *m*

elastic resistance: elastischer Widerstand *m*

electrical resistance: elektrischer Widerstand *m*

erythrocyte resistance: Erythrozytenresistenz *f*

expiratory resistance: exspiratorische Resistance *f*

extrachromosomal resistance: extrachromosomale Resistenz *f*

resistance to flow: Fließ-, Strömungswiderstand *m*

frictional resistance: Reibungswiderstand *m*

heat resistance: Hitzebeständigkeit *f*

host resistance: Wirtsresistenz *f*

immunologic resistance: Immunresistenz *f*

incubation resistance: Inkubationsresistenz *f*

inductive resistance: Blindwiderstand *m*, Reaktanz *f*

inertial resistance: Trägheitswiderstand *m*

inspiratory resistance: inspiratorische Resistance *f*

insulation resistance: Isolationswiderstand *m*

insulin resistance: Insulinresistenz *f*

load resistance: Belastungs-, Arbeitswiderstand *m*

longitudinal resistance: Längswiderstand *m*

membrane resistance: Membranwiderstand *m*

multiple drug resistance: infektiöse Mehrfachresistenz *f*

nasal resistance: Nasenwiderstand *m*

natural resistance: natürliche Resistenz *f*, natürliche Antibiotikaresistenz *f*

nonelastic resistance: nichtelastischer/visköser Widerstand *m*

nonelastic tissue resistance: nichtelastischer Gewebswiderstand *m*

ohmic resistance: Ohm-Widerstand *m*

osmotic resistance: osmotische Resistenz von Erythrozyten *pl*

peripheral resistance: peripherer Widerstand *m*

primary resistance: primäre Antibiotikaresistenz *f*, primäre Resistenz *f*

respiratory resistances: Atmungswiderstände *pl*

secondary resistance: sekundäre Resistenz *f*, sekundäre Antibiotikaresistenz *f*

serum resistance: Serumresistenz *f*

shear resistance: (Ab-)Scherfestigkeit *f*

steam resistance: Dampfresistenz *f*

resistance to stretch: Dehnungswiderstand *m*

thermal resistance: Wärme(durchgangs)widerstand *m*

thyroid hormone resistance: Schilddrüsenhormonresistenz *f*

tissue resistance: Gewebswiderstand *m*

total peripheral resistance: totaler peripherer Widerstand *m*

vascular resistance: Gefäßwiderstand *m*

viscous resistance: visköser/nichtelastischer Widerstand *m*

resistance to wear: Verschleißfestigkeit *f*

re|sist|ant [rɪ'zɪstənt] *adj*: **1.** (*immunolog.*) widerstandsfähig, resistent, nicht anfällig, immun (*to* gegen) **2.** beständig, haltbar (*to* gegen) **resistant to light** lichtecht

res|o|lu|tion [ˌrezə'luːʃn] *noun*: **1.** Auflösung(svermögen *nt*) *f*, Resolution *f* **2.** (*chem.*) Auflösung *f*, Zerlegung (*into* in)

optical resolution: Auflösung(svermögen *nt*) *f*, Resolution *f*

spatial resolution: räumliche Auflösung *f*, räumliches Auflösungsvermögen *nt*

re|sol|u|tive [rɪ'zɑljətɪv, 'rezəluː-] *adj*: (auf-)lösend

re|solve [rɪ'zɑlv]: **I** *vt* (*chem., opt.*) auflösen (*into* in); (*patholog.*) (auf-)lösen, zerteilen **II** *vi* sich auflösen (*into* in)

re|sol|vent [rɪ'zɑlvənt]: **I** *noun* (*chem.*) Lösungsmittel *nt*; (*pharmakol.*) Lösemittel *nt*, Solvens *nt*, Solventium *nt*, Resolvens *nt*, Resolventium *nt* **II** *adj* (auf-)lösend; (*patholog.*) auflösend, zerteilend

res|o|nance ['rezənəns] *noun*: Mitschwingen *nt*, Nach-, Widerhall *m*, Resonanz *f*

affective resonance: affektive Resonanz *f*

amphoric resonance: Amphorenatmen *nt*, Amphorengeräusch *nt*, Amphorophonie *f*

bandbox resonance: hypersonorer Klopfschall *m*

bellmetal resonance: Münzenklirren *nt*

cavernous resonance: Amphorenatmen *nt*, Amphorengeräusch *nt*, Amphorophonie *f*

cracked-pot resonance: Geräusch *nt* des gesprungenen Topfes, Bruit du pot fêlé

electron paramagnetic resonance: →*electron spin resonance*

electron spin resonance: Elektronenspinresonanz *f*

hydatid resonance: Hydatidenschwirren *nt*

magnetic resonance: Magnetresonanz *f*

nuclear magnetic resonance: Kernresonanz *f*, Kernspinresonanz *f*

pulmonary resonance: Lungenschall *m*

tympanic resonance: tympanitischer/tympanischer Klopfschall *m*

R

tympanitic resonance: →*tympanic resonance*
vesiculotympanic resonance: hypersonorer Klopfschall *m*
vesiculotympanitic resonance: →*vesiculotympanic resonance*
wooden resonance: hypersonorer Klopfschall *m*
res|o|nant ['rezənənt] *adj*: Resonanz betreffend *oder* erzeugend, mitschwingend, widerhallend, resonant
res|o|nate ['rezəneɪt] *vi*: mitschwingen
res|o|na|tor ['rezəneɪtər] *noun*: Resonator *m*; Resonanzkasten *m*
re|sorb [rɪ'zɔːrb] *vt*: aufnehmen, (wieder) aufsaugen, resorbieren, reabsorbieren
re|sorb|ence [rɪ'zɔːrbəns] *noun*: →*resorption*
re|sorb|ent [rɪ'zɔːrbnt] *adj*: einsaugend, aufsaugend, aufnehmend, resorbierend
re|sor|cin [rɪ'zɔːrsɪn] *noun*: →*resorcinol*
re|sor|cin|ol [rɪ'zɔːrsɪnɔl, -nəʊl] *noun*: Resorcin *nt*, Resorzin *nt*, m-Dihydroxybenzol *nt*, 1,3-Benzoldiol *nt*
re|sor|cin|ol|phthal|ein [rɪ'zɔːrsənɔl'(f)θæliːn, -liːɪn] *noun*: Fluorescein *nt*, -zein *nt*, Resorcinphthalein *nt*
re|sorp|tion [rɪ'zɔːrpʃn] *noun*: (Flüssigkeits-)Aufnahme *f*, Aufsaugung *f*, Resorption *f*, Reabsorption *f*
apical root resorption: Wurzelspitzenresorption *f*, Zahnwurzelspitzenresorption *f*
cemental resorption: Zementresorption *f*, Zahnzementresorption *f*
central resorption: →*internal resorption*
external root resorption: äußere Wurzelresorption *f*, äußere Zahnwurzelresorption *f*
external tooth resorption: externe Zahnresorption *f*
gingival resorption: Gingivaresorption *f*
internal resorption: internes Pulpagranulom *nt*, internes Pulpengranulom *nt*, innere Zahnresorption *f*, innere Resorption *f*, Rosa-Flecken-Krankheit *f*, Pink-spot-disease *nt*, Endodontoma *nt*
internal root resorption: →*internal resorption*
internal tooth resorption: →*internal resorption*
intracanalicular resorption: →*internal resorption*
paraportal resorption: paraportale Resorption *f*
root resorption: Wurzelresorption *f*, Zahnwurzelresorption *f*
surface root resorption: →*external root resorption*
tooth resorption: Zahnresorption *f*, Zahnabbau *m*, Odontolyse *f*
water resorption: Wasserresorption *f*
res|pi|ra|ble ['respɪrəbl, rɪ'spaɪə-] *adj*: **1.** zum Einatmen geeignet, atembar, respirabel **2.** atemfähig
res|pi|ra|tion [ˌrespɪ'reɪʃn] *noun*: **1.** Lungenatmung *f*, (äußere) Atmung *f*, Atmen *nt*, Respiration *f* **2.** (innere) Atmung *f*, Zell-, Gewebeatmung *f*
abdominal respiration: Bauchatmung *f*
accelerated respiration: beschleunigte Atmung *f*
active respiration: aktive Atmung *f*, Atmungszustand 3 *nt*
aerobic respiration: aerobe Atmung *f*
amphoric respiration: amphorisches Atmen *nt*, Amphorophonie *f*, Krugatmen *nt*
anaerobic respiration: anaerobe Atmung *f*
artificial respiration: künstliche Beatmung *f*
assisted respiration: assistierte Beatmung *f*
Austin Flint respiration: Kavernenatmen *nt*
auxiliary respiration: Auxiliaratmung *f*
Biot's respiration: Biot-Atmung *f*
bronchial respiration: Bronchialatmen *nt*, bronchiales Atmen *nt*
bronchovesicular respiration: bronchovesikuläres/vesikobronchiales Atmen/Atmungsgeräusch *nt*
cavernous respiration: Kavernenatmen *nt*
cell respiration: innere Atmung *f*, Zell-, Gewebeatmung *f*
cerebral respiration: Corrigan-Atmung *f*
Cheyne-Stokes respiration: Cheyne-Stokes-Atmung *f*, periodische Atmung *f*
controlled respiration: kontrollierte Beatmung *f*, intermittend positive pressure ventilation *nt*, continous mandatory ventilation *nt*
Corrigan's respiration: Corrigan-Atmung *f*
costal respiration: Brustatmung *f*
diaphragmatic respiration: Zwerchfellatmung *f*
difficult respiration: schwere Atmung *f*
diffusion respiration: Diffusionsatmung *f*
easy respiration: normale/freie/ungestörte Atmung *f*, normale Ruheatmung *f*, Eupnoe *f*
electrophrenic respiration: elektrophrenische Atmung *f*
external respiration: äußere Atmung/Respiration *f*, Lungenatmung *f*
flank respiration: Flankenatmung *f*
forced respiration: forcierte Atmung *f*, willkürliche Hyperventilation *f*
harsh respiration: bronchovesikuläres/vesikobronchiales Atmen/Atmungsgeräusch *nt*
intermittent positive pressure respiration: intermittierende positive Druck(be)atmung *f*, intermittierende Überdruckbeatmung *f*
internal respiration: innere Atmung *f*, Zell-, Gewebeatmung *f*
Kussmaul respiration: Lufthunger *m*, Kussmaul-Atmung *f*, Kussmaul-Kien-Atmung *f*
Kussmaul-Kien respiration: Azidoseatmung *f*, Kussmaul-Atmung *f*
labored respiration: erschwerte Atmung *f*, Atemnot *f*, Dyspnoe *f*
laboured respiration: (*brit.*) →*labored respiration*
mouth respiration: Mundatmung *f*
mouth-to-mouth respiration: Mund-zu-Mund-Beatmung *f*
nasal respiration: Nasenatmung *f*
nervous respiration: Corrigan-Atmung *f*
nitrate respiration: Nitratatmung *f*
normal respiration: normale/freie/ungestörte Atmung *f*, normale Ruheatmung *f*, Eupnoe *f*
oral respiration: Mundatmung *f*
paradoxical respiration: paradoxe Atmung *f*
periodic respiration: Cheyne-Stokes-Atmung *f*, periodische Atmung *f*
positive pressure respiration: →*continuous positive airway pressure breathing*
pulmonary respiration: Lungenatmung *f*, (äußere) Atmung *f*, Atmen *nt*, Respiration *f*
rude respiration: bronchovesikuläres/vesikobronchiales Atmen/Atmungsgeräusch *nt*
shallow respiration: flache Atmung *f*
slow respiration: verlangsamte Atmung *f*
spontaneous respiration: Spontanatmung *f*, spontane Ventilation *f*
state 3 respiration: aktive Atmung *f*, Atmungszustand 3 *m*
state 4 respiration: Atmungszustand 4 *m*
thoracic respiration: Brustatmung *f*
tidal respiration: Cheyne-Stokes-Atmung *f*, periodische Atmung *f*
tissue respiration: innere Atmung *f*, Zell-, Gewebeatmung *f*
transitional respiration: bronchovesikuläres/vesikobronchiales Atmen *nt*
vesicular respiration: Vesikuläratmen *nt*, Bläschenat-

men *nt*, vesikuläres Atmen *nt*
respiration-dependent *adj*: atmungsabhängig
respiration-independent *adj*: atmungsunabhängig
res|pi|ra|tor ['respəreɪtər] *noun*: **1.** Beatmungs-, Atemgerät *nt*, Respirator *m* **2.** Atemfilter *m*
electrophrenic respirator: Elektrolunge *f*
res|pi|ra|to|ry ['respɪrətɔːriː, rɪ'spaɪərə-] *adj*: Atmung/Respiration betreffend, mit der Atmung verbunden, respiratorisch, atmungsbedingt
re|spire [rɪ'spaɪər] *vt, vi*: (ein-)atmen, respirieren
res|pi|rom|e|ter [respɪ'rɑmɪtər] *noun*: Respirometer *nt*
re|spond [rɪ'spɑnd] *vi*: antworten (*to* auf); reagieren, ansprechen (*to* auf) **respond poorly** schlecht/kaum ansprechen *oder* reagieren (*to* auf)
re|sponse [rɪ'spɑns] *noun*: **1.** Antwort *f* (*to* auf) **in response to** als Antwort auf **2.** Reaktion *f*, Reizantwort *f*, Response *f*, Antwort *f* (*to* auf); Ansprechen *nt*, Reagieren *nt* (*to* auf)
abnormal situational response: abnorme seelische Reaktion *f*
anamnestic response: anamnestische Reaktion *f*, Anamnesephänomen *nt*
anticipatory response: Erwartungsreaktion *f*
autoimmune response: Autoimmunreaktion *f*
booster response: immunologisches Gedächtnis *nt*
brain stem electric responses: brain stem electric responses *pl*
caloric response: thermische Reizantwort *f*
cardiovascular response: kardiovaskuläre Reizantwort/Reaktion/Anpassung *f*
cellular immune response: zelluläre Immunantwort *f*
CO_2 response: CO_2-Ventilationsantwort *f*
conditioned response: konditionierte Reaktion *f*
consensual light response: konsensuelle Lichtreaktion *f*
convergence response: Naheinstellungs-, Konvergenzreaktion *f*
Cushing's response: Cushing-Effekt *m*, -Phänomen *nt*
delayed immune response: Immunreaktion *f* vom verzögerten Typ
differential response: dynamische/phasische Antwort *f*, Differenzialantwort *f*
direct light response: direkte Lichtreaktion *f*
dynamic response: dynamische/phasische Antwort *f*, Differenzialantwort *f*
electrofocal response: Elektrofokaltest *m*
frequency-following responses: Frequency-Following-Responses *pl*
galvanic skin response: psychogalvanischer Hautreflex *m* psychogalvanischer Reflex *m*
heat-shock response: Hitzeschockreaktion *f*
hemianopic pupillary response: hemianopische Pupillenreaktion *f*
hormonal response: hormonelle/hormongesteuerte Reizantwort/Reaktion/Anpassung *f*
humoral immune response: humorale Immunantwort *f*
immediate immune response: Immunreaktion *f* vom Soforttyp
immune response: Immunantwort *f*, Immunreaktion *f*, immunologische Reaktion *f*
immunological response: →*immune response*
inborn response: angeborener Auslösemechanismus *m*
inflammatory response: Entzündungsreaktion *f*
isomorphic response: isomorpher Reizeffekt *m*, Köbner-Phänomen *nt*
late response: Spätreaktion *f*, T-zellvermittelte Überempfindlichkeitsreaktion *f*, Spät-Typ *m* der Überempfindlichkeitsreaktion, Typ IV *m* der Überempfindlichkeitsreaktion, Tuberkulin-Typ *m*
light response: Lichtreaktion *f*
metabolic response: Stoffwechselreaktion *f*, metabolische Reizantwort/Reaktion *f*
near-vision response: Naheinstellungsreaktion *f*, Naheinstellungsreflex *m*, Konvergenzreaktion *f*, Akkommodationsreflex *m*
neuroendocrine response: neuroendokrine Antwort/Anpassung/Reaktion *f*
O_2 response: O_2-Antwort *f*
orienting response: →*orienting reflex*
pH response: pH-Antwort *f*
phasic response: dynamische/phasische Antwort *f*, Differenzialantwort *f*
primary response: Primärreaktion *f*, Primärantwort *f*
primary immune response: Primärantwort, Primärreaktion *f*
proportional response: proportionale/statische/tonische Antwort *f*
psychogalvanic response: psychogalvanischer Hautreflex *m*, psychogalvanischer Reflex *m*
psychogalvanic skin response: →*psychogalvanic response*
pupil response: Pupillenreaktion *f*
recruiting response: Lautheitsausgleich *m*, Rekrutierung *f*, Rekrutierungsphänomen *nt*, Recruitment *nt*
reflex response: Reflexwirkung *f*
rejection response: Abstoßung *f*, Abstoßungsreaktion *f*
secondary response: →*secondary immune response*
secondary immune response: Sekundärantwort *f*, Sekundärreaktion *f*
skin response: Hautreflex *m*, Hautreaktion *f*
static response: statische/tonische/proportionale Antwort *f*
step response: Übergangsfunktion *m*
strain response: Beanspruchungsreaktion *f*
tissue response: Gewebereaktion *f*, Gewebeantwort *f*
tonic response: tonische/statische/proportionale Antwort *f*
unconditioned response: unbedingte Reaktion *f*
re|spon|si|bil|i|ty [rɪ'spɑnsə'bɪlətiː] *noun*: Verantwortung *f* (*for, of* für); Verantwortlichkeit *f* **take responsibility** Verantwortung übernehmen **accept/assume responsibility** Verantwortung übernehmen/akzeptieren; Zurechnungsfähigkeit *f*; Haftbarkeit *f*
criminal responsibility: Schuldfähigkeit *f*
diminished responsibility: Unzurechnungsfähigkeit *f*
re|spon|sive [rɪ'spɑnsɪv] *adj*: **1.** antwortend, als Antwort (*to* auf); Antwort- **2.** (leicht) reagierend *oder* ansprechend (*to* auf); empfänglich (*to* für)
re|spon|sive|ness [rɪ'spɑnsɪvnəs] *noun*: Reagibilität *f*
rest [rest]: **I** *noun* **1.** Ruhe *f*; (Ruhe-)Pause *f*, Erholung *f* **have a good night's rest** gut schlafen **take a rest** (sich) ausruhen, (sich) entspannen **be at rest** ruhig sein **2.** Ruhelage *f* **be at rest** sich in Ruhelage *oder* -stellung befinden **3.** Stütze *f*, Halt *m*, Lehne *f*, Auflage *f*; (*Brillen*) Steg *m* **II** *vt* **4.** ruhen lassen, (sich) ausruhen, schonen **5.** legen, lagern (*on* auf); lehnen, stützen (*against* gegen, *on* auf) **III** *vi* **6.** ruhen, (sich) ausruhen **7.** sich stützen *oder* lehnen (*on* an, *against* gegen); ruhen (*on* auf)
bed rest: **1.** Bettruhe *f* **place/keep a patient on complete bed rest** einem Patienten absolute Bettruhe verordnen **2.** (*Bett*) verstellbare Rückenstütze *f*
cingulum rest: Lingualauflage *f*
continuous bar rest: **1.** fortlaufende Klammer *f*, Schienungsklammer *f* **2.** Lingualbügel *m*, Unterzungenbügel *m*, Kennedy-Bügel *m*

R

intracoronal rest: intrakoronale Auflage *f*
lingual rest: Lingualauflage *f*
occlusal rest: okklusale Auflage *f*
occlusion rest: →*occlusal rest*
rest [rest] *noun*: Rest *m*
epithelial rests of Malassez: →*Malassez' rests*
Malassez' rests: Malassez-Epithelreste *pl*, Malassez-Epithelnester *pl*, Débris épithéliaux
Walthard's cell rests: Walthard-Zellinseln *pl*
rest|bite ['restbaɪt] *noun*: Ruhebiss *m*
rest|ed ['restɪd] *adj*: erholt, ausgeruht
re|ste|no|sis [rɪstɪ'nəʊsɪs] *noun*: Restenose *f*
rest|ful ['restfəl] *adj*: erholsam
rest|har|row ['rest,hærəʊ] *noun*: dornige Hauhechel *f*, Ononis spinosa
res|ti|form ['restɪfɔːrm] *adj*: seil-, strangförmig, schnurartig
rest|ing ['restɪŋ] *adj*: ruhend, inaktiv, Ruhe-
res|ti|tu|tio [,restɪ't(j)uːʃɪəʊ] *noun*: →*restitution*
res|ti|tu|tion [restɪ't(j)uːʃn] *noun*: Wiederherstellung *f*, Restitution *f*
rest|less ['restləs] *adj*: nervös, unruhig, rast-, ruhelos; schlaflos
rest|less|ness ['restləsnəs] *noun*: Nervosität *f*, (nervöse) Unruhe *f*, Unrast *f*, Ruhelosigkeit *f*; Schlaflosigkeit *f*
pupillary restlessness: Pupillenunruhe *f*
re|stor|a|ble [rɪ'stɔːrəbl] *adj*: wiederherstellbar
res|to|ra|tion [,restə'reɪʃn] *noun*: **1.** Wiederherstellung *f*, Restauration *f* **2.** Instandsetzung *f*; Rekonstruktion *f* **3.** Plombieren *nt*
buccal restoration: bukkale Restauration *f*
cusp restoration: Höckerrestauration *f*, Höckerschutz *m*
dental restoration: Zahnrestauration *f*
distal extension restoration: Freiendprothese *f*, freiendende partielle Prothese *f*, freiendende Teilprothese *f*
restoration of health: gesundheitliche Wiederherstellung *f*, Genesung *f*
restoration to life: Reanimation *f*, Wiederbelebung *f*
overlay restoration: teleskopierende Totalprothese *f*, Deckprothese *f*
pin-supported restoration: Amalgamfüllung *f* mit Verankerungsstiften
porcelain-fused-to-metal restoration: Porzellan auf Metall-Restauration *f*
provisional restoration: provisorische Restauration *f*
root canal restoration: Wurzelkanalrestauration *f*
restoration of spontaneous circulation: Wiederherstellung *f* eines Spontankreislaufs
restoration from sickness: →*restoration of health*
silver amalgam restoration: Silberamalgamrestauration *f*
surgical voice restoration: chirurgische Stimmrehabilitation *f*
voice restoration: konservative Stimmrehabilitation *f*
re|stor|a|tive [rɪ'stɔːrətɪv, -'stəʊr-]: **I** *noun* Aufbau-, Stärkungsmittel *nt* **II** *adj* **1.** stärkend, aufbauend, Stärkungs- **2.** wiederherstellend
re|store [rɪ'stɔːr, -'stəʊr] *vt*: **1.** wiederherstellen **restore s.o.** jdn. (gesundheitlich) wiederherstellen **2.** (*techn.*) instand setzen; rekonstruieren
re|strain [rɪ'streɪn] *vt*: **1.** zurückhalten, hindern; (*Gefühle*) unterdrücken **2.** einsperren, einschließen, in einer Anstalt unterbringen
re|straint [rɪ'streɪnt] *noun*: **1.** Ein-, Beschränkung *m*; Zwang *m* **2.** Freiheitsbeschränkung *f*, Haft *m*; Unterbringung *f* in einer Anstalt
head restraint: →*headrest*
re|strict [rɪ'strɪkt] *vt*: ein-, beschränken, begrenzen (*to* auf)
re|strict|ed [rɪ'strɪktɪd] *adj*: eingeschränkt, beschränkt, begrenzt
re|stric|tion [rɪ'strɪkʃn] *noun*: Restriktion *f*, Beschränkung *f*, Einschränkung *f*
diet restriction: Kostbeschneidung *f*, -beschränkung *f*, Diätbeschneidung *f*, -beschränkung *f*
fluid restriction: Flüssigkeitsbeschränkung *f*
HLA restriction: HLA-Restriktion *f*
light chain restriction: Leichtkettenrestriktion *f*
MHC restriction: MHC-Restriktion *f*
re|stric|tive [rɪ'strɪktɪv] *adj*: restriktiv
re|sult [rɪ'zʌlt]: **I** *noun* **1.** Ergebnis *nt*, Resultat *nt* **without result(s)** ergebnislos, negativ **2.** Erfolg *m*, (gutes) Ergebnis *nt* **get results** gute Ergebnisse erzielen (*from* mit) **3.** Nach-, Auswirkung *f*, Folge *f* **as a result** folglich **II** *vi* sich ergeben, resultieren (*from* aus)
result in *vi* enden mit, zur Folge haben führen zu
net result: Endresultat *nt*
re|sult|ant [rɪ'zʌltnt]: **I** *noun* **1.** (*mathemat.*) Resultante *f*, Resultierende *f* **2.** Ergebnis *nt*, Resultat *nt* **II** *adj* sich ergebend, resultierend (*from* aus)
re|sus|ci|tate [rɪ'sʌsɪteɪt]: **I** *vt* wieder beleben, reanimieren **II** *vi* das Bewusstsein wiedererlangen
re|sus|ci|ta|tion [rɪ,sʌsɪ'teɪʃn] *noun*: **1.** Wiederbelebung *f*, Reanimation *f* **2.** Notfalltherapie *f*, Reanimationstherapie *f*
cardiac resuscitation: kardiale Reanimation *f*, Herzwiederbelebung *f*
cardiopulmonary resuscitation: kardiopulmonale Reanimation *f*, kardiopulmonale Wiederbelebung *f*
intrauterine resuscitation: intrauterine Reanimation *f*
mouth-to-mouth resuscitation: Atemspende *f*, Mund-zu-Mund-Beatmung *f*
mouth-to-nose resuscitation: Mund-zu-Nase-Beatmung *f*
primary resuscitation: Neugeborenenreanimation *f*, primäre Reanimation *f*
pulmonary resuscitation: Lungenwiederbelebung *f*, respiratorische Reanimation *f*
respiratory resuscitation: Lungenwiederbelebung *f*, respiratorische Reanimation *f*
re|sus|ci|ta|tive [rɪ'sʌsɪteɪtɪv] *adj*: wieder belebend, reanimierend, Wiederbelebungs-, Reanimations-
re|sus|ci|ta|tor [rɪ'sʌsɪteɪtər] *noun*: Reanimator *m*
bag-valve-mask resuscitator: Handbeatmungsbeutel *m*, Ruben-Beutel *m*
re|syn|the|sis [rɪ'sɪnθəsɪs] *noun*: Resynthese *f*
RET *Abk.*: repetitive extrasystole threshold
ret *Abk.*: roentgen equivalent therapy
ret. *Abk.*: retarded
re|tain|er [rɪ'teɪnər] *noun*: Retainer *m*
C & L retainer: C & L-Geschiebe *nt*
continuous retainer: **1.** fortlaufende Klammer *f*, Schienungsklammer *f* **2.** Lingualbügel *m*, Unterzungenbügel *m*, Kennedy-Bügel *m*
continuous bar retainer: →*continuous retainer*
coping retainer: Primäranker *m*, Coping *nt*, Primärkrone *f*
Hawley retainer: Hawley-Retainer *m*
intracoronal retainer: intrakoronale Verankerung *f*, intrakoronales Geschiebe *nt*, intrakoronales Attachment *nt*, Präzisionsgeschiebe *nt*
lingual retainer: Lingualretainer *m*
matrix retainer: Matrizenhalter *m*, Matrizenspanner *m*
space retainer: Lückenhalter *m*, Platzhalteapparatur *f*,

R

Space-Retainer *m*
re|tard [rɪ'tɑːrd]: I *vt* (*a. biolog., physiolog.*) verlangsamen, hemmen, aufhalten, verzögern, retardieren II *vi* sich verzögern, zurückbleiben
re|tar|date [rɪ'tɑːrdeɪt] *noun*: (geistig/körperlich) Zurückgebliebene *m/f*
re|tar|da|tion [ˌrɪtɑːr'deɪʃn] *noun*: Verlangsamung *f*, (Entwicklungs-)Hemmung *f*, Verzögerung *f*, Retardierung *f*, Retardation *f*
fetal growth retardation: fetale Dystrophie *f*, fetale Hypotrophie *f*, intrauterine Mangelentwicklung *f*
growth retardation: Wachstumsverzögerung *f*
intrauterine growth retardation: fetale Dystrophie *f*, fetale Hypotrophie *f*, intrauterine Mangelentwicklung *f*
mental retardation: Geistesschwäche *f*, -störung *f*, mentale Retardierung *f*
mild mental retardation: leichte Debilität *f*
moderate mental retardation: Debilität *f*
profound mental retardation: Idiotie *f*
severe mental retardation: Imbezillität *f*
re|tard|a|tive [rɪ'tɑːrdətɪv] *adj*: verlangsamend, hemmend, verzögernd, retardierend
re|tard|a|to|ry [rɪ'tɑːrdətɔːrɪ, -təʊ-] *adj*: →*retardative*
re|tard|ed [rɪ'tɑːrdɪd]: I *noun* (geistig/körperlich) Zurückgebliebene *m/f* II *adj* ((geistig *oder* körperlich) zurückgeblieben, verspätet, verzögert, retardiert, Spät-
re|tard|ee [rɪtɑːr'diː] *noun*: (geistig/körperlich) Zurückgebliebene *m/f*
retch|ing ['retʃɪŋ] *noun*: Brechreiz *m*, Würgen *nt*
re|te ['riːtiː] *noun, plural* **re|ti|a** ['riːʃ(ɪ)ə, -tɪə]: Netz *nt*, Netzwerk *nt*, Rete *nt*
acromial rete: Arteriennetz *nt* des Akromions, Rete acromiale
arterial rete: Arteriengeflecht *nt*, Rete arteriosum
arterial rete mirabile: Arteriennetz *nt*, Rete arteriosum
arterial rete of patella: patelläres Arteriengeflecht *f*, Rete patellare
articular rete: Gefäßgeflecht *nt* eines Gelenks, Rete vasculosum articulare
articular cubital rete: Arteriengeflecht *nt* des Ell(en)bogengelenks, Rete articulare cubiti
articular rete of elbow: →*articular cubital rete*
articular rete of knee: Arteriengeflecht *nt* des Kniegelenks, Rete articulare genus
calcaneal rete: Arteriennetz *nt* am Kalkaneus, Rete calcaneum
dorsal carpal rete: Arteriennetz *nt* des Handwurzelrückens, Rete carpale dorsale
dorsal venous rete of foot: Venengeflecht *nt* des Fußrückens, Rete venosum dorsale pedis
dorsal venous rete of hand: Venengeflecht *nt* des Handrückens, Rete venosum dorsale manus
rete of Haller: Haller-Netz *nt*, Rete testis
lateral malleolar rete: Rete malleolare laterale
lymphocapillary rete: Lymphkapillarennetz *nt*, Rete lymphocapillare
malpighian rete: Rete Malpighii
medial malleolar rete: Rete malleolare mediale
rete mirabile: Wundernetz *nt*, Rete mirabile
venous rete mirabile: Venennetz *nt*, Rete venosum
rete ovarii: Rete ovarii
rete of patella: patelläres Arteriengeflecht *nt*, Rete patellare
plantar venous rete: Rete venosum plantare
rete testis: Rete testis, Haller-Netz *nt*
venous rete: Venengeflecht *nt*, Rete venosum
re|ten|tion [rɪ'tenʃn] *noun*: Zurückhaltung *f*, Zurückhalten *nt*, Verhaltung *f*, Retention *f*, Retentio *f*; (*chirurg.*) Ruhigstellung *f*, Retention *f*
compensated retention: kompensierte Retention *f*
decompensated retention: dekompensierte Retention *f*, Präurämie *f*, präterminale Niereninsuffizienz *f*
dental retention: Zahnretention *f*
denture retention: Prothesenhaftung *f*, Prothesenhalt *m*
faecal retention: (*brit.*) →*fecal retention*
fecal retention: Retentio alvi
fluid retention: Flüssigkeitsretention *f*
pin retention: Stiftverankerung *f*
radicular retention: Wurzelrest *m*, Radix relicta
salt retention: Salzeinlagerung *f*, Salzretention *f*
sodium retention: Natriumretention *f*
urinary retention: Harnstauung *f*, Harnverhalt *m*, Harnverhaltung *f*
re|te|the|li|o|ma [ˌrɪtəˌθɪlɪ'əʊmə] *noun*: **1.** Hodgkin-Krankheit *f*, Hodgkin-Lymphom *nt*, Morbus *m* Hodgkin, Hodgkin-Paltauf-Steinberg-Krankheit *f*, Paltauf-Steinberg-Krankheit *f*, (maligne) Lymphogranulomatose *f*, Lymphogranulomatosis maligna **2.** non-Hodgkin-Lymphom *nt*
re|ti|al ['riːʃɪəl] *adj*: Rete betreffend
reticul- *präf.*: Netz-, Retikul(o)-, Retikulum-
re|tic|u|lar [rɪ'tɪkjələr] *adj*: das Retikulum betreffend, zum Retikulum gehörend; netzförmig, netzartig, retikulär, retikular, Netz-
re|tic|u|late [rɪ'tɪkjəleɪt] *adj*: →*reticular*
re|tic|u|lat|ed [rɪ'tɪkjəleɪtɪd] *adj*: →*reticular*
re|tic|u|la|tion [rɪˌtɪkjə'leɪʃn] *noun*: Netz *nt*, Netzwerk *nt*, Geflecht *nt*
re|tic|u|lin [rɪ'tɪkjəlɪn] *noun*: Retikulin *nt*, Reticulin *nt*
reticulo- *präf.*: Netz-, Retikul(o)-, Retikulum-
re|tic|u|lo|cyte [rɪˌtɪkjələʊsaɪt] *noun*: Retikulozyt *m*
re|tic|u|lo|cy|to|pe|ni|a [rɪˌtɪkjələʊˌsaɪtə'piːnɪə] *noun*: Retikulopenie *f*, Retikulozytopenie *f*
re|tic|u|lo|cy|to|sis [rɪˌtɪkjələʊsaɪ'təʊsɪs] *noun*: Retikulozytose *f*
re|tic|u|lo|en|do|the|li|al [rɪˌtɪkjələʊˌendəʊ'θiːlɪəl] *adj*: retikuloendotheliales Gewebe *oder* System betreffend, retikuloendothelial, retikulohistiozytär
re|tic|u|lo|en|do|the|li|o|ma [rɪˌtɪkjələʊˌendəʊˌθiːlɪ'əʊmə] *noun*: →*retethelioma*
re|tic|u|lo|en|do|the|li|o|sis [rɪˌtɪkjələʊˌendəʊˌθiːlɪ'əʊsɪs] *noun*: Retikuloendotheliose *f*
leukaemic reticuloendotheliosis: (*brit.*) →*leukemic reticuloendotheliosis*
leukemic reticuloendotheliosis: Haarzellenleukämie *f*, leukämische Retikuloendotheliose *f*
re|tic|u|lo|en|do|the|li|um [rɪˌtɪkjələʊˌendəʊ'θiːlɪəm] *noun*: retikuloendotheliales Gewebe *nt*
re|tic|u|lo|his|ti|o|cytic [rɪˌtɪkjələʊˌhɪstɪə'sɪtɪk] *adj*: retikulohistiozytär
re|tic|u|lo|his|ti|o|cy|to|ma [rɪˌtɪkjələʊˌhɪstɪəʊsaɪ'təʊmə] *noun*: **1.** retikulohistiozytisches Granulom *nt*, Riesenzellhistiozytom *nt*, Retikulohistiozytom (Cak) *nt* **2. reticulohistiocytomata** *plural* multiple Retikulohistiozytome *pl*, multizentrische Retikulohistiozytose *f*, Lipoiddermatoarthritis *f*, Reticulohistiocytosis disseminata
re|tic|u|lo|his|ti|o|cy|to|sis [rɪˌtɪkjələʊˌhɪstɪəʊsaɪ'təʊsɪs] *noun*: Retikulohistiozytose *f*
multicentric reticulohistiocytosis: multiple Retikulohistiozytome *pl*, multizentrische Retikulohistiozytose *f*, Lipoiddermatoarthritis *f*, Reticulohistiocytosis disseminata
re|tic|u|loid [rɪ'tɪkjələɪd]: I *noun* Retikuloid *nt* II *adj* Re-

R

tikulose-ähnlich, retikuloid
actinic reticuloid: aktinisches Retikuloid *nt*, aktinische retikuläre Hyperplasie *f*, Aktinoretikulose *f*

re|ti|cu|lo|pe|ni|a [rɪˌtɪkjələʊ'piːnɪə] *noun*: Retikulopenie *f*, Retikulozytopenie *f*

re|ti|cu|lo|sis [rɪˌtɪkjə'ləʊsɪs] *noun*: Retikulose *f*
benign inoculation reticulosis: Katzenkratzkrankheit *f*, cat-scratch-disease *nt*, benigne Inokulationslymphoretikulose *f*
familial haemophagocytic reticulosis: (*brit.*) →*histiocytic medullary reticulosis*
familial hemophagocytic reticulosis: →*histiocytic medullary reticulosis*
familial histiocytic reticulosis: →*histiocytic medullary reticulosis*
histiocytic medullary reticulosis: maligne Histiozytose *f*, maligne Retikulohistiozytose *f*, histiozytäre medulläre Retikulose *f*
leukaemic reticulosis: (*brit.*) →*leukemic reticulosis*
leukemic reticulosis: (akute) Monozytenleukämie *f*
lipomelanic reticulosis: →*lipomelanotic reticulosis*
lipomelanotic reticulosis: Pautrier-Woringer-Syndrom *nt*, dermatopathische Lymphopathie/Lymphadenitis *f*, lipomelanotische Retikulose *f*
pagetoid reticulosis: Morbus Woringer-Kolopp *m*, pagetoide/epidermotrope Retikulose *f*

re|ti|cu|lo|tha|lam|ic [rɪˌtɪkjələʊθə'læmɪk] *adj*: retikulothalamisch

re|ti|cu|lo|the|li|um [rɪˌtɪkjələʊ'θiːlɪəm] *noun*: Retothel *nt*

re|ti|cu|lum [rɪ'tɪkjələm] *noun, plural* **-la** [-lə]: **1.** Retikulum *nt* **2.** retikuläres Bindegewebe *nt*
agranular reticulum: →*smooth reticulum*
agranular endoplasmic reticulum: →*smooth reticulum*
Chiari's reticulum: Chiari-Netzwerk *nt*
endoplasmic reticulum: endoplasmatisches Retikulum *nt*
granular endoplasmic reticulum: →*rough endoplasmic reticulum*
rough endoplasmic reticulum: raues/granuläres endoplasmatisches Retikulum *nt*, Ergastoplasma *nt*
sarcoplasmic reticulum: sarkoplasmatisches Retikulum *nt*
smooth reticulum: glattes/agranuläres endoplasmatisches Retikulum *nt*
smooth endoplasmic reticulum: →*smooth reticulum*
trabecular reticulum: Hueck-Band *nt*, Stenon-Band *nt*, iridokorneales Balkenwerk *nt*, Reticulum trabeculare, Ligamentum pectinatum

re|ti|form ['riːtəfɔːrm, 'retə-] *adj*: netzförmig

ret|i|na ['retɪnə] *noun*: Netzhaut *f*, Retina *f* **beneath the retina** unter der Netzhaut/Retina (liegend), subretinal
detached retina: Netzhautablösung *f*, Ablatio retinae
leopard retina: Fundus tabulatus
tessellated retina: Fundus tabulatus
tigroid retina: Fundus tabulatus

ret|i|nac|u|lum [ˌretə'nækjələm] *noun, plural* **-la** [-lə]: Halteband *nt*, Retinakulum *nt*, Retinaculum *nt*
carpal retinaculum: Retinaculum musculorum flexorum manus, Ligamentum carpi transversum
caudal retinaculum: Retinaculum caudale
extensor retinaculum of foot: Strecksehnenband *nt* des Fußes, Retinaculum musculorum extensorum pedis
extensor retinaculum of hand: Strecksehnenband *nt* der Hand, Retinaculum extensorum manus
flexor retinaculum of foot: Halteband *nt* der Plantarflexoren, Retinaculum musculorum flexorum pedis
flexor retinaculum of hand: Retinaculum musculorum flexorum manus, Ligamentum carpi transversum
inferior extensor retinaculum of foot: Y-Band *nt*, Retinaculum musculorum extensorum inferius pedis
inferior peroneal retinaculum: Retinaculum musculorum peroneorum inferius
lateral patellar retinaculum: Retinaculum patellae laterale
medial patellar retinaculum: Retinaculum patellae mediale
Morgagni's retinaculum: Bändchen *nt* der Bauhin-Klappe, Frenulum valvae ilealis
retinacula of nail: Retinacula unguis
peroneal retinaculum: Halteband *nt* der Peronäussehnen, Retinaculum musculorum peroneorum
retinacula of skin: Retinacula cutis
superior extensor retinaculum of foot: oberes Strecksehnenband *nt*, Retinaculum musculorum extensorum superius pedis
superior peroneal retinaculum: Retinaculum musculorum peroneorum superius
suspensory retinaculum of breast: Retinaculum cutis mammae, Ligamenta suspensoria mammaria
uterine retinacula: Retinacula uteri

ret|i|nal ['retɪnəl] *noun*: Retinal *nt*, Vitamin A_1-Aldehyd *m*
11-cis retinal: 11-cis-Retinal *nt*
retinal$_2$: Dehydroretinal *nt*, Retinal$_2$ *nt*
all-trans retinal: Sehgelb *nt*, Xanthopsin *nt*, all-trans-Retinal *nt*

ret|i|nal ['retɪnəl] *adj*: Netzhaut/Retina betreffend, retinal

ret|i|nene ['retniːn] *noun*: →*retinal*

ret|i|ni|tic [retɪ'nɪtɪk] *adj*: Netzhautentzündung/Retinitis betreffend, retinitisch

ret|i|ni|tis [retɪ'naɪtɪs] *noun*: Netzhautentzündung *f*, Retinitis *f*
actinic retinitis: aktinische Retinitis/Retinopathie *f*
albuminuric retinitis: Retinitis/Retinopathia albuminurica
apoplectic retinitis: Verschluss *m* der Arteria centralis retinae, Zentralarterienthrombose *f*, Apoplexia retinae
azotaemic retinitis: (*brit.*) →*azotemic retinitis*
azotemic retinitis: azotämische Retinitis/Retinopathie *f*
central angiospastic retinitis: Chorioretinopathia centralis serosa, Retinitis centralis serosa, Retinopathia centralis serosa
circinate retinitis: Retinitis/Retinopathia circinata
CMV retinitis: CMV-Retinitis *f*
Coats' retinitis: Coats-Syndrom *nt*, Morbus Coats *m*, Retinitis exsudative externa
cytomegalovirus retinitis: Zytomegalieretinitis *f*
diabetic retinitis: Retinopathia diabetica
disciform retinitis: Kuhnt-Junius-Krankheit *f*, scheibenförmige/disziforme senile feuchte Makuladegeneration *f*
dominant retinitis pigmentosa: autosomal-dominante Retinitis pigmentosa
exudative retinitis: Coats-Syndrom *nt*, Retinitis exsudativa
gravidic retinitis: →*gravidic retinopathy*
herpes retinitis: Herpesretinitis *f*
hypertensive retinitis: →*hypertensive retinopathy*
Jacobson's retinitis: Retinitis syphilitica
Jensen's retinitis: Retinochorioiditis juxtapapillaris Jensen
leukaemic retinitis: (*brit.*) →*leukemic retinitis*
leukemic retinitis: →*leukemic retinopathy*
metastatic retinitis: septische Retinitis *f*

R

retinitis nehritica albuminurica: Retinopathia nephritica albuminurica
nephritic retinitis: renale Retinopathie *f*
retinitis pigmentosa: Retinitis pigmentosa, Retinopathia pigmentosa
proliferating retinitis: Retinitis proliferans, Retinopathia proliferans
retinitis punctata albescens: Retinitis punctata albescens
recessive retinitis pigmentosa: autosomal-rezessive Retinitis pigmentosa
renal retinitis: →*renal retinopathy*
septic retinitis: septische Retinitis *f*
serous retinitis: seröse Retinitis *f*, Retinitis serosa
simple retinitis: seröse Retinitis *f*, Retinitis serosa
solar retinitis: Retinopathia solaris
sporadic retinitis pigmentosa: sporadische Retinitis pigmentosa
suppurative retinitis: eitrige Retinitis *f*
syphilitic retinitis: Retinitis syphilitica
uraemic retinitis: (*brit.*) →*uremic retinitis*
uremic retinitis: urämische Retinitis *f*
X-linked retinitis pigmentosa: X-chromosomal-rezessive Retinitis pigmentosa

ret|i|no|blas|to|ma [ˌretɪnəʊblæsˈtəʊmə] *noun*: Retinoblastom *nt*, Glioma retinae

ret|i|no|cho|roid [ˌretɪnəʊˈkɔːrɔɪd, -ˈkəʊr-] *adj*: Aderhaut und Netzhaut/Retina betreffend, chorioretinal

ret|i|no|cho|roid|it|ic [ˌretɪnəʊˌkɔːrɔɪˈdɪtɪk] *adj*: Retinochorioiditis betreffend, retinochorioiditisch, chorioretinitisch

ret|i|no|cho|roid|i|tis [ˌretɪnəʊˌkɔːrɔɪˈdaɪtɪs] *noun*: Entzündung *f* von Aderhaut und Netzhaut, Chorioretinitis *f*, Retinochorioiditis *f*
Jensen's retinochoroiditis: Retinochorioiditis juxtapapillaris Jensen
toxoplasmic retinochoroiditis: Toxoplasmose-Retinochorioiditis *f*, Toxoplasmose-Chorioretinitis *f*

ret|i|no|graph [ˈretɪnəgræf] *noun*: Funduskamera *f*, Retinograph *m*

ret|i|nog|ra|phy [retɪˈnɑgrəfiː] *noun*: Retinographie *f*, Retinografie *f*

ret|i|no|hy|po|tha|lam|ic [ˌretɪnəʊˌhaɪpəʊθəˈlæmɪk] *adj*: retinohypothalamisch

ret|i|noid [ˈretɪnɔɪd]: I *noun* Retinoid *nt* II *adj* harzartig, Harz-

ret|i|nol [ˈretnɔl, -nɑl] *noun*: Retinol *nt*, Vitamin A_1 *nt*, Vitamin-A-Alkohol *m*
retinol$_2$: 3-Dehydroretinol *nt*, Vitamin A_2 *nt*

ret|i|no|ma|la|cia [ˌretɪnəʊməˈleɪʃ(ɪ)ə] *noun*: Netzhauterweichung *f*, Retinomalazie *f*, -malacia *f*

ret|i|no|pap|il|lit|ic [ˌretɪnəʊpæpəˈlɪtɪk] *adj*: Retinopapillitis betreffend, retinopapillitisch

ret|i|no|pap|il|li|tis [ˌretɪnəʊpæpəˈlaɪtɪs] *noun*: Entzündung *f* von Netzhaut und Sehnervenpapille, Retinopapillitis *f*, Papilloretinitis *f*
retinopapillitis of premature infants: →*retinopathy of prematurity*

ret|i|nop|a|thy [retɪˈnɑpəθiː] *noun*: (nicht-entzündliche) Netzhauterkrankung *f*, Retinopathie *f*, Retinopathia *f*, Retinose *f*
AIDS-related retinopathy: AIDS-Retinopathie *f*, HIV-Retinopathie *f*
angiospastic retinopathy: angiospastische Retinopathie *f*, Retinopathia angiospastica
arteriosclerotic retinopathy: arteriosklerotische Retinopathie *f*, Retinopathia arteriosclerotica
background type diabetic retinopathy: nicht-proliferative diabetische Retinopathie *f*
central angiospastic retinopathy: Retinitis/Chorioretinopathia centralis serosa
central disc-shaped retinopathy: (*brit.*) →*central disk-shaped retinopathy*
central disk-shaped retinopathy: Kuhnt-Junius-Krankheit *f*, scheibenförmige/disziforme senile feuchte Makuladegeneration *f*
central serous retinopathy: Chorioretinopathia centralis serosa, Retinitis centralis serosa, Retinopathia centralis serosa
circinate retinopathy: Retinitis circinata, Retinopathia circinata
diabetic retinopathy: diabetische Retinopathie *f*, Retinopathia diabetica
eclamptic retinopathy: Retinopathia eclamptica gravidarum
external exudative retinopathy: Coats-Syndrom *nt*, Morbus Coats *m*, Retinitis exsudativa externa
exudative retinopathy: Coats-Syndrom *nt*, Retinitis exsudativa
exudative diabetic retinopathy: Retinopathia diabetica exsudativa
gravidic retinopathy: Retinopathia eclamptica gravidarum
haemorrhagic retinopathy: (*brit.*) →*hemorrhagic retinopathy*
haemorrhagic proliferating diabetic retinopathy: (*brit.*) →*hemorrhagic proliferating diabetic retinopathy*
hemorrhagic retinopathy: hämorrhagische Retinopathie/Retinitis *f*, Retinitis/Retinopathia haemorrhagica
hemorrhagic proliferating diabetic retinopathy: Retinopathia diabetica haemorrhagica proliferans
hypertensive retinopathy: Retinopathia hypertensiva, Retinopathia hypertonica
hypertensive angiospastic diabetic retinopathy: Retinopathia diabetica hypertensiva (angiospastica)
leukaemic retinopathy: (*brit.*) →*leukemic retinopathy*
leukemic retinopathy: leukämische Netzhautinfiltration *f*
pigmentary retinopathy: Retinitis/Retinopathia pigmentosa
posttraumatic retinopathy: Retinopathia sclopetaria
retinopathy of prematurity: retrolentale Fibroplasie *f*, Frühgeborenenretinopathie *f*, Terry-Syndrom *nt*, Retinopathia praematurorum
proliferative retinopathy: Retinopathia diabetica haemorrhagica proliferans
proliferative type diabetic retinopathy: proliferative diabetische Retinopathie *f*
Purtscher's angiopathic retinopathy: Purtscher-Netzhautschädigung *f*, Angiopathia retinae traumatica
renal retinopathy: renale Retinopathie *f*
sickle cell retinopathy: Sichelzellenretinopathie *f*
simple diabetic retinopathy: Retinopathia diabetica simplex
toxaemic retinopathy of pregnancy: (*brit.*) →*toxemic retinopathy of pregnancy*
toxemic retinopathy of pregnancy: Retinopathia eclamptica gravidarum
toxic retinopathy: toxische Retinopathie *f*

ret|i|nos|chi|sis [ˌretɪˈnɑskəsɪs] *noun*: Retinoschisis *f*
juvenile retinoschisis: juvenile Retinoschisis *f*
senile retinoschisis: senile Retinoschisis *f*

ret|i|no|scope [ˈretɪnəskəʊp] *noun*: Retinoskop *nt*, Skiaskop *nt*

R

ret|i|nos|co|py [ˌretɪˈnɑskəpiː] *noun*: Retinoskopie *f*, Skiaskopie *f*
ret|i|no|sis [ˌretɪnəʊˈnəʊsɪs] *noun*: Retinopathia *f*
ret|i|no|top|ic [ˌretɪnəˈtɑpɪk] *adj*: retinotop
ret|i|no|tox|ic [ˌretɪnəʊˈtɑksɪk] *adj*: die Netzhaut/Retina schädigend, netzhautschädlich, netzhautschädigend, retinotoxisch
re|tort [rɪˈtɔːrt] *noun*: Retorte *f*
Re|tor|ta|mo|nad|i|da [rɪˌtɔːrtəməʊˈnædɪdə] *plural*: Retortamonadida *pl*
Re|tor|tam|o|nas [ˌrɪtɔːrˈtæmənæs] *noun*: Retortamonas *f*
re|to|thel [ˈriːtəʊθel] *adj*: →*reticuloendothelial*
re|to|the|li|al [ˌriːtəʊˈθiːlɪəl] *adj*: das Retothel betreffend, retothelial
ret|o|the|li|um [ˌretəʊˈθiːlɪəm] *noun*: Retothel *nt*
re|tract [rɪˈtrækt]: **I** *vt* zurückziehen, zusammenziehen, einziehen, kontrahieren **II** *vi* sich zusammenziehen, kontrahieren
re|tract|a|bil|i|ty [rɪˌtræktəˈbɪlətiː] *noun*: Retraktionsfähigkeit *f*
re|tract|a|ble [rɪˈtræktəbl] *adj*: zurück-, einziehbar, retraktionsfähig, retraktil
re|trac|ta|tion [ˌrɪtrækˈteɪʃn] *noun*: →*retraction*
re|tract|ed [rɪˈtræktɪd] *adj*: eingezogen
re|tract|i|bil|i|ty [rɪˌtræktəˈbɪlətiː] *adj*: →*retractability*
re|tract|i|ble [rɪˈtræktəbl] *adj*: →*retractable*
re|trac|tile [rɪˈtræktɪl] *adj*: retraktil
re|trac|til|i|ty [ˌriːtrækˈtɪlətiː] *noun*: →*retractability*
re|trac|tion [rɪˈtrækʃn] *noun*: Zurückziehen *nt*, Zusammenziehen *nt*, Einziehen *nt*, Einziehung *f*; Schrumpfung *f*, Verkürzung *f*, Retraktion *f*
blood clot retraction: Blutgerinnselretraktion *f*
gingival retraction: Gingivarezession *f*, Gingivaretraktion *f*
mandibular retraction: Unterkieferrücklage *f*
palatal retraction: Velotractio *f*
skin retraction: Hauteinziehung *f*, Hautretraktion *f*
tissue retraction: Gewebeeinziehung *f*, Geweberetraktion *f*
re|trac|tom|e|try [ˌriːtrækˈtɑmətriː] *noun*: Retraktiometrie *f*
re|trac|tor [rɪˈtræktər] *noun*: **1.** (Wund-)Haken *m*; Wundspreizer *m*, Wundsperrer *m* **2.** Retraktionsmuskel *m*
abdominal retractor: **1.** Bauchdeckenhaken *m* **2.** Bauchdeckenhalter *m*
anal retractor: Analretraktor *m*
Desmarres lid retractor: Desmarres-Lidhalter *m*
duodenal retractor: Duodenumspreizer *m*
Fritsch retractor: Fritsch-Bauchdeckenhaken *m*
Hohmann's retractor: Hohmann-Knochenhebel *m*
Langenbeck's retractor: Langenbeck-Wundhaken *m*
lid retractor: Lidsperrer *m*
liver retractor: Leberhaken *m*
meniscal retractor: Meniskushaken *m*
palate retractor: Gaumensegelhaken *m*
Roux retractor: Roux-Bauchdeckenhaken *m*
saddle retractor: Sattelhaken *m*
self-retaining retractor: selbsthaltender (Wund-)Spreizer *m*
tendon retractor: Sehnenhaken *m*
re|trans|plan|ta|tion [rɪˌtrænsplænˈteɪʃn] *noun*: Retransplantation *f*
retro- *präf.*: Zurück-, Retro-, Rück-, Rückwärts-
ret|ro|act [ˈretrəʊækt] *vi*: zurückwirken; entgegengesetzt wirken
ret|ro|ac|tion [ˌretrəʊˈækʃn] *noun*: Rückwirkung *f*
ret|ro|ac|tive [ˌretrəʊˈæktɪv] *adj*: umgekehrt wirkend, retroaktiv
ret|ro|au|ric|u|lar [ˌretrəʊɔːˈrɪkjələr] *adj*: hinter der Ohrmuschel/Aurikel (liegend), retroaurikulär, postaurikulär
ret|ro|buc|cal [ˌretrəʊˈbʌkəl] *adj*: hinter der Wange/Bucca (liegend), retrobukkal
ret|ro|bul|bar [ˌretrəʊˈbʌlbər, -bɑːr] *adj*: **1.** hinter dem Augapfel/Bulbus oculi, retrobulbär **2.** (*ZNS*) hinter der Brücke, retrobulbär
ret|ro|cae|cal [ˌretrəʊˈsiːkəl] *adj*: (*brit.*) →*retrocecal*
ret|ro|cal|ca|ne|o|bur|si|tis [ˌretrəʊkælˌkeɪnɪəʊbɜrˈsaɪtɪs] *noun*: Entzündung *f* der Bursa tendinis calcanei, Achillobursitis *f*, Bursitis *f* achillea
ret|ro|car|di|ac [ˌretrəʊˈkɑːrdɪæk] *adj*: hinter dem Herzen (liegend), retrokardial
ret|ro|ce|cal [ˌretrəʊˈsiːkəl] *adj*: hinter dem Blinddarm/Zäkum (liegend), retrozäkal, retrozökal
ret|ro|cede [ˌretrəʊˈsiːd] *vi*: zurückgehen, -weichen; (*Ausschlag*) nach innen schlagen
ret|ro|ced|ence [ˌretrəʊˈsiːdəns] *noun*: →*retrocession*
ret|ro|cer|vi|cal [ˌretrəʊˈsɜrvɪkl, retrəʊsɜrˈvaɪkl] *adj*: hinter dem Gebärmutterhals/der Zervix (liegend), retrozervikal
ret|ro|ces|sion [ˌretrəʊˈseʃn] *noun*: Retrozession *f*
ret|ro|ces|sive [ˌretrəʊˈsesɪv] *adj*: zurückgehend, -weichend; (*Ausschlag*) nach innen schlagend
ret|ro|coch|le|ar [ˌretrəʊˈkɑklɪər] *adj*: hinter der Gehörgangsschnecke/Kochlea (liegend), retrokochleär, retrokochlear
ret|ro|col|ic [ˌretrəʊˈkɑlɪk] *adj*: hinter dem Kolon (liegend), retrokolisch
ret|ro|col|lis [ˌretrəʊˈkɑlɪs] *noun*: Retrocollis *m*
spasmodic retrocollis: Retrocollis spasmodicus
ret|ro|con|duc|tion [ˌretrəʊkənˈdʌkʃn] *noun*: retrograde Erregungsleitung *f*
ret|ro|cur|sive [ˌretrəʊˈkɜrsɪv] *adj*: rückwärts gehend *oder* laufend, retrokursiv
ret|ro|de|vi|a|tion [ˌretrəʊdɪvɪˈeɪʃn] *noun*: Rückwärtsbiegung *f*, -beugung *f*, Retrodeviation *f*
ret|ro|dis|place|ment [ˌretrəʊdɪsˈpleɪsmənt] *noun*: Verlagerung *f* nach hinten
ret|ro|du|o|de|nal [ˌretrəʊd(j)uːəʊˈdiːnl, retrəʊd(j)uːˈɑdnəl] *adj*: hinter dem Zwölffingerdarm/Duodenum (liegend), retroduodenal
ret|ro|e|soph|a|ge|al [ˌretrəʊɪˌsɑfəˈdʒiːəl] *adj*: hinter der Speiseröhre/dem Ösophagus (liegend), retroösophageal
ret|ro|fil|ling [ˌretrəʊˈfɪlɪŋ] *noun*: retrograde Wurzelfüllung *f*, retrograde Füllung *f*
ret|ro|flec|ted [ˈretrəʊflektɪd] *adj*: nach hinten abgeknickt *oder* gebogen, zurückgebogen, retroflektiert, retroflex
ret|ro|flec|tion [ˌretrəʊˈflekʃn] *noun*: →*retroflexion*
ret|ro|flex [ˈretrəʊfleks]: **I** *adj* nach hinten/rückwärts gebeugt, zurückgebogen, retroflektiert **II** *vt* nach hinten biegen *oder* wenden **III** *vi* sich nach hinten biegen *oder* wenden
ret|ro|flexed [ˈretrəʊflekst] *adj*: nach hinten abgeknickt *oder* gebogen, zurückgebogen, retroflektiert, retroflex
ret|ro|flex|io [ˌretrəʊˈflekʃiːəʊ] *noun*: →*retroflexion*
retroflexio uteri fixata: Retroflexio uteri fixata
retroflexio uteri mobilis: Retroflexio uteri mobilis
ret|ro|flex|ion [ˌretrəʊˈflekʃn] *noun*: Rückwärtsbiegung *f*, -beugung *f*, Retroflexion *f*
retroflexion of the gravid uterus: Retroflexio uteri gravidi
incarcerated retroflexion of the gravid uterus: Retroflexio uteri incarcerata

R

uterine retroflexion: Retroflexio uteri
ret|ro|gnath|ia [ˌretrəʊˈnæθɪə] *noun*: Retrognathie *f*
mandibular retrognathia: Retrogenie *f*
maxillary retrognathia: maxilläre Retrognathie *f*, maxilläre Retrusion *f*
ret|ro|gnath|ic [ˌretrəʊˈnæθɪk] *adj*: Retrognathie betreffend, retrognath
ret|ro|gnath|ism [ˌretrəʊˈnæθɪzəm] *noun*: →*retrognathia*
bird-face retrognathism: Vogelgesicht *nt*
mandibular retrognathism: Retrogenie *f*
ret|ro|gra|da|tion [ˌretrəʊgreɪˈdeɪʃn] *noun*: Zurückgehen *nt*, Abnahme *f*, Rückgang *m*; Verschlechterung *f*
ret|ro|grade [ˈretrəʊgreɪd]: **I** *adj* rückläufig, rückgängig, von hinten her, retrograd, Rückwärts-; rückwirkend, zeitlich/örtlich zurückliegend **II** *vi* entarten, degenerieren
ret|ro|gress [ˈretrəʊgres] *vi*: zurückentwickeln; zurückgehen, zurückweichen
ret|ro|gres|sion [ˌretrəʊˈgreʃn] *noun*: rückläufige Entwicklung *f*, Degeneration *f*, Kataplasie *f*, Rückbildung *f*, Regression *f*
ret|ro|gres|sive [ˌretrəʊˈgresɪv] *adj*: sich zurückbildend, sich zurückentwickelnd, in Rückbildung begriffen, rückschreitend, rückgehend, retrogressiv, regressiv
ret|ro|il|e|al [ˌretrəʊˈɪlɪəl] *adj*: hinter dem Ileum (liegend), retroileal
re|tro|in|fec|tion [ˌretrəʊɪnˈfekʃn] *noun*: Retroinfektion *f*
ret|ro|in|gui|nal [ˌretrəʊˈɪŋgwɪnl] *adj*: hinter dem Leistenband (liegend), retroinguinal
ret|ro|in|hi|bi|tion [ˌretrəʊˌɪn(h)ɪˈbɪʃn] *noun*: Endprodukt-, Rückkopplungshemmung *f*, Feedback-Hemmung *f*
ret|ro|jec|tion [ˌretrəʊˈdʒekʃn] *noun*: Retrojektion *f*
re|tro|lab|y|rin|thine [ˌretrəʊˌlæbəˈrɪnθɪn, -θiːn] *adj*: hinter dem Labyrinth (liegend), retrolabyrinthär
re|tro|len|tal [ˌretrəʊˈlentl] *adj*: hinter der Augenlinse/Lens cristallina (liegend), retrolental, retrokristallin
ret|ro|len|tic|u|lar [ˌretrəʊlenˈtɪkjələr] *adj*: hinter dem Linsenkern/Nucleus lentiformis (liegend), retrolentikulär
ret|ro|lin|gual [ˌretrəʊˈlɪŋgwəl] *adj*: hinter der Zunge/Lingua (liegend), retrolingual
re|tro|mal|le|o|lar [ˌretrəʊməˈlɪələr] *adj*: hinter dem Knöchel/Malleolus Augenlinse/Lens cristallina (liegend), retromalleolär
ret|ro|mam|ma|ry [ˌretrəʊˈmæməriː] *adj*: hinter der Brust (-drüse)/Mamma (liegend), retromammär
ret|ro|man|dib|u|lar [ˌretrəʊmænˈdɪbjələr] *adj*: hinter dem Unterkiefer/der Mandibula (liegend), retromandibular
ret|ro|max|il|la|ry [ˌretrəʊˈmæksəˌleriː] *adj*: hinter dem Oberkiefer/der Maxilla (liegend), retromaxillär
ret|ro|mo|lar [ˌretrəʊˈməʊlər]: **I** *noun* vierter Molar *m*, Distomolar *m*, Retromolar *m* **II** *adj* retromolar, distomolar
ret|ro|mor|pho|sis [ˌretrəʊmɔːrˈfəʊsɪs] *noun*: retrograde Metamorphose *f*
re|tro|na|sal [ˌretrəʊˈneɪzl] *adj*: hinter der Nase (liegend), retronasal
retro-ocular *adj*: hinter dem Augapfel/Bulbus oculi (liegend), retrobulbär
ret|ro|oe|soph|a|ge|al [ˌretrəʊɪˌsɑfəˈdʒiːəl] *adj*: (*brit.*) →*retroesophageal*
re|tro|pa|tel|lar [ˌretrəʊpəˈtelər] *adj*: hinter der Kniescheibe/Patella (liegend), retropatellar
ret|ro|per|i|to|ne|al [retrəʊˌperɪtəˈniːəl] *adj*: hinter dem Bauchfell/Peritoneum (liegend), im Retroperitonealraum (liegend), retroperitoneal
ret|ro|per|i|to|ne|um [ˌretrəʊˌperɪtəˈniːəm] *noun*: Retroperitonealraum *m*, Spatium retroperitoneale
re|tro|per|i|to|nit|ic [ˌretrəʊˌperɪtəˈnɪtɪk] *adj*: Retroperitonitis betreffend, retroperitonitisch
ret|ro|per|i|to|ni|tis [ˌretrəʊˌperɪtəˈnaɪtɪs] *noun*: Entzündung *f* des Retroperitonealraums, Retroperitonitis *f*
ret|ro|pha|ryn|ge|al [ˌretrəʊfəˈrɪnˈdʒ(ɪ)əl, retrəʊˌfærɪnˈdʒiːəl] *adj*: hinter dem Rachen/Pharynx (liegend), retropharyngeal, Retropharyngeal-
re|tro|phar|yn|git|ic [ˌretrəʊˌfærɪnˈdʒɪtɪk] *adj*: Retropharyngitis betreffend, retropharyngitisch
ret|ro|phar|yn|gi|tis [ˌretrəʊˌfærɪnˈdʒaɪtɪs] *noun*: Entzündung *f* im Retropharygealraum, Retropharyngitis *f*
ret|ro|pla|cen|tal [ˌretrəʊpləˈsentəl] *adj*: hinter dem Mutterkuchen/der Plazenta (liegend), zwischen Plazenta und Uteruswand (ablaufend), retroplazentar
ret|ro|pla|sia [ˌretrəʊˈpleɪzɪə] *noun*: retrograde Metaplasie *f*, Retroplasie *f*
ret|ro|posed [ˈretrəʊpəʊzd] *adj*: nach hinten verlagert
ret|ro|po|si|tion [ˌretrəpəˈzɪʃn] *noun*: Rückwärtsverlagerung *f*, Retroposition *f*, Retropositio *f*
mandibular retroposition: Retrogenie *f*
maxillary retroposition: maxilläre Retrognathie *f*, maxilläre Retrusion *f*
retroposition of uterus: Retroposition *f* des Uterus, Retropositio uteri
ret|ro|pu|bic [ˌretrəʊˈpjuːbɪk] *adj*: hinter dem Schambein/Os pubis (liegend), retropubisch
ret|ro|pul|sion [ˌretrəʊˈpʌlʃn] *noun*: Retropulsion *f*
ret|ro|py|lo|ric [ˌretrəʊpaɪˈlɔːrɪk] *adj*: retropylorisch
ret|ro|spect [ˈretrəʊspekt] *noun*: Rückblick *m*, Rückschau *f* **in retrospect** rückschauend, im Rückblick
ret|ro|spec|tion [ˌretrəʊˈspekʃn] *noun*: Rückblick *m*, Rückschau *f*; Zurückblicken *nt*, Zurückschauen *nt*, Retrospektion *f*
ret|ro|spec|tive [ˌretrəʊˈspektɪv] *adj*: nach rückwärts gerichtet, zurückschauend, zurückblickend, retrospektiv
ret|ro|spon|dy|lo|lis|the|sis [ˌretrəʊˌspɑndɪləʊlɪsˈθiːsɪs] *noun*: Retrospondylolisthese *f*
ret|ro|ster|nal [ˌretrəʊˈstɜrnl] *adj*: hinter dem Brustbein/Sternum (liegend), retrosternal, substernal
ret|ro|ton|sil|lar [ˌretrəʊˈtɑnsɪlər] *adj*: hinter der Gaumenmandel/Tonsilla palatina (liegend), retrotonsillär, Retrotonsillar-
ret|ro|u|re|thral [ˌretrəʊjʊəˈriːθrəl] *adj*: hinter der Harnröhre/Urethra (liegend), retrourethral
ret|ro|u|ter|ine [ˌretrəʊˈjuːtərɪn, -raɪn] *adj*: hinter der Gebärmutter/dem Uterus (liegend), retrouterin
ret|ro|vas|cu|lar [ˌretrəʊˈvæskjələr] *adj*: hinter einem Gefäß (liegend), retrovaskulär
ret|ro|verse [ˈretrəʊvɜrs] *adj*: →*retroverted*
ret|ro|ver|si|o|flex|ion [ˌretrəʊˌversɪəʊˈflekʃn, ˌ-ˌvɜrʒəʊ-] *noun*: Retroversion und -flexion *f*, Retroversioflexion *f*
ret|ro|ver|sion [ˌretrəʊˈvɜrʒn, -ʃn] *noun*: **1.** Rückwärtsneigung *f*, -beugung *f*, Retroversion *f* **2.** →*retroversion of uterus*
retroversion of uterus: Retroversion *f* des Uterus, Retroversio uteri
ret|ro|vert|ed [ˌretrəʊˈvɜrtɪd] *adj*: nach hinten *oder* rückwärts geneigt, rückwärtsverlagert, retrovertiert
Ret|ro|vir|i|dae [retrəʊˈvɪrədiː] *plural*: Retroviren *pl*, Retroviridae *pl*
ret|ro|vi|rus [retrəʊˈvaɪrəs] *noun*: Retrovirus *nt*
AIDS-associated retrovirus: human immunodeficiency virus *nt*, humanes T-Zell-Leukämie-Virus III *nt*, Lymphadenopathie-assoziiertes Virus *nt*, Aids-Virus *nt*

R

endogenous retrovirus: endogenes Retrovirus *nt*
exogenous retrovirus: exogenes Retrovirus *nt*
re|trud|ed [rɪ'truːdɪd] *adj*: nach hinten verlagert, retrudiert
re|tru|sion [rɪ'truːʃn, -ʒn] *noun*: Zurückverlagerung *f*, Retrusion *f*
mandibular retrusion: Retrogenie *f*
maxillary retrusion: maxilläre Retrognathie *f*, maxilläre Retrusion *f*
retrusion of the teeth: Retrusion *f*, Rückverlagerung *f* der Zähne
re|tru|sive [rɪ'truːsɪv] *adj*: retrusiv
re|turn [rɪ'tɜrn]: I *noun* Rückkehr *f*; Wiederkehr *f*, Wiederauftreten *nt*; Rücklauf *m*, Rückstrom *m* II *vt* zurückschicken, -senden; (*Schall*) zurückwerfen III *vi* zurückkehren, -kommen (*to* zu, nach; *from* von)
venous return: venöser Rückstrom *m*
REV *Abk.*: reticuloendotheliosis virus
re|vac|ci|na|tion [rɪ,væksə'neɪʃn] *noun*: Wiederholungsimpfung *f*, Wiederimpfung *f*, Revakzination *f*
re|vas|cu|lar|i|za|tion [rɪ,væskjələrɪ'zeɪʃn] *noun*: **1.** (*patholog.*) Kapillareinsprossung *f*, Revaskularisierung *f*, Revaskularisation *f* **2.** (*chirurg.*) Revaskularisation *f*, Revaskularisierung *f*
re|ver|ber|ant [rɪ'vɜrbərənt] *adj*: nach-, widerhallend; reflektierend
re|ver|ber|ate [*adj* rɪ'vɜrbərɪt; *v* -reɪt]: I *adj* →*reverberant* II *vt* (*Licht, Hitze*) zurückwerfen, reflektieren III *vi* nach-, widerhallen; (*Hitze, Licht*) reflektieren
re|ver|ber|at|ing [rɪ'vɜrbəreɪtɪŋ] *adj*: reverberatorisch
re|ver|ber|a|tion [rɪ,vɜrbə'reɪʃn] *noun*: Nach-, Widerhall *m*; (*Licht, Hitze*) Zurückstrahlen *nt*, -werfen *nt*, Reflexion *f*
re|ver|ber|a|to|ry [rɪ'vɜrbərətɔːriː, -təʊ-] *adj*: zurückgeworfen, reflektiert, reverberatorisch, Reverberier-
re|ver|sal [rɪ'vɜrsl] *noun*: Umkehrung *f*, Umkehren *nt*
adrenaline reversal: Adrenalinumkehr *f*
epinephrine reversal: Adrenalinumkehr *f*
pharmacologic reversal: pharmakologische Umkehr *f*
photo reversal: Umkehrung *f*
reversal of polarity: Umpolung *f*
sex reversal: Geschlechtsumwandlung *f*
shunt reversal: Shunt-Umkehr *f*
re|verse [rɪ'vɜrs]: I *noun* **1.** Gegenteil *nt*, das Umgekehrte **2.** Rückseite *f* II *adj* **3.** umgekehrt, verkehrt, entgegengesetzt (*to*); Gegen-; (*opt.*) seitenverkehrt **4.** rückwärts, rückläufig, Rückwärts- III *vt* umkehren, -drehen, wenden, herumdrehen; (*elektr.*) umpolen
re|vers|i|bil|i|ty [rɪ,vɜrsə'bɪlətiː] *noun*: Umkehrbarkeit *f*, Reversibilität *f*
re|vers|i|ble [rɪ'vɜrsɪbl] *adj*: reversibel
re|ver|sion [rɪ'vɜrʒn, -ʃn] *noun*: Rückmutation *f*, Reversion *f*
genotypic reversion: genotypische Reversion *f*
phenotypic reversion: phänotypische Reversion *f*
re|ver|tant [rɪ'vɜrtnt] *noun*: Revertante *f*
re|vi|sion [rɪ'vɪʃn] *noun*: Umwandlungsoperation *f*, Revision *f*
re|viv|i|fi|ca|tion [rɪ,vɪvəfɪ'keɪʃn] *noun*: (*Wundrand*) Auffrischung *f*, Auffrischen *nt*
re|viv|i|fy [rɪ'vɪvəfaɪ] *vt*: (*Wundrand*) auffrischen
rev|o|lute ['revəluːt] *adj*: zurückgerollt
re|vul|sant [rɪ'vʌlsənt] *adj*: →*revulsive*
re|vul|sion [rɪ'vʌlʃn] *noun*: Ableitung *f*, Revulsion *f*
re|vul|sive [rɪ'vʌlsɪv] *adj*: ableitend, revulsiv
RF *Abk.*: **1.** radiofrequency **2.** receptive field **3.** recognition factor **4.** regeneration factor **5.** regurgitant fraction **6.** rejection fraction **7.** relative flow **8.** releasing factors **9.** renal function **10.** replicative form **11.** residual fraction **12.** resistance factor **13.** respiratory failure **14.** reticular formation **15.** rheumatic fever **16.** rheumatoid factor **17.** riboflavin **18.** risk factor
R_F *Abk.*: **1.** rate of flow **2.** retention factor
RFA *Abk.*: **1.** right frontoanterior position **2.** roentgen fluorescence analysis
RF_{AO} *Abk.*: aortic regurgitation fraction
RFB *Abk.*: respiratory biofeedback
RFC *Abk.*: rosette-forming cells
RF-center *noun*: RF-Zentrum *nt*
RF-centre *noun*: (*brit.*) →*RF-center*
RFF *Abk.*: rapid filling fraction
RF-FSH *Abk.*: FSH-releasing factor
RFI *Abk.*: **1.** regurgitant fraction index **2.** renal failure index
RF-LH *Abk.*: LH-releasing factor
RFLP *Abk.*: restriction fragment length polymorphism
RFLS *Abk.*: rheumatoid factor-like substance
RFP *Abk.*: **1.** rapid filling phase **2.** right frontoposterior position
RF-periphery *noun*: RF-Peripherie *f*
RFS *Abk.*: relapse-free survival
RFT *Abk.*: **1.** radio-fibrinogen test **2.** rapid filling time **3.** right frontotransverse position
RFW *Abk.*: rapid filling wave
RGC *Abk.*: **1.** radio-gas chromatography **2.** retinal ganglion cell
RGE *Abk.*: relative gas expansion
RGPD *Abk.*: range-gated pulsed Doppler
RH *Abk.*: **1.** radiant heat **2.** reactive hyperemia **3.** relative humidity **4.** releasing hormone
Rh *Abk.*: **1.** rhesus **2.** rhesus factor **3.** rhodium
Rh. *Abk.*: Rhipicephalus
RHA *Abk.*: rheumatoid arthritis
Rha. *Abk.*: L-rhamnose
rhabd- *präf.*: →*rhabdo-*
rhab|dit|ic [ræb'dɪtɪk] *adj*: Rhabditis *oder* Rhabditoidea betreffend
rhab|dit|i|form [ræb'dɪtəfɔːrm] *adj*: →*rhabdoid*
Rhab|di|tis [ræb'daɪtɪs] *noun*: Rhabditis *f*
rhab|di|toid ['ræbdɪtɔɪd] *adj*: →*rhabdoid*
Rhab|di|toi|dea [ræbdɪ'tɔɪdɪə] *plural*: Rhabditoidea *pl*
rhabdo- *präf.*: Stab-, Rhabd(o)-
rhab|do|cyte ['ræbdəsaɪt] *noun*: Metamyelozyt *m*
rhab|doid ['ræbdɔɪd] *adj*: stabförmig
Rhab|do|mo|na|di|na [,ræbdə,məʊnə'daɪnə] *plural*: Rhabdomonadina *pl*
Rhab|do|mo|nas [,ræbdə'məʊnæs] *noun*: Rhabdomonas *f*
rhab|do|my|o|blas|to|ma [ræbdəʊ,maɪəblæs'təʊmə] *noun*: Rhabdosarkom *nt*, Rhabdomyosarkom *nt*
rhab|do|my|o|chon|dro|ma [ræbdəʊ,maɪəkɑn'drəʊmə] *noun*: benignes Mesenchymom *nt*
rhab|do|my|o|fi|bril [,ræbdə,maɪə'fɪbrɪl, -'faɪ-] *noun*: Rhabdomyofibrille *f*
rhab|do|my|o|ly|sis [,ræbdəʊmaɪ'ɑlɪsɪs] *noun*: Rhabdomyolyse *f*
rhab|do|my|o|ma [,ræbdəʊmaɪ'əʊmə] *noun*: Rhabdomyom *nt*
rhab|do|my|o|myx|o|ma [ræbdəʊ,maɪəmɪk'səʊmə] *noun*: benignes Mesenchymom *nt*
rhab|do|my|o|sar|co|ma [ræbdəʊ,maɪəsɑːr'kəʊmə] *noun*: Rhabdosarkom *nt*, Rhabdomyosarkom *nt*
alveolar rhabdomyosarcoma: alveoläres Rhabdomyosarkom *nt*
pleomorphic rhabdomyosarcoma: pleomorphes Rhab-

R

domyosarkom *nt*
Rhab|do|ne|ma [ˌræbdəˈniːmə] *noun*: →*Rhabditis*
rhab|do|sar|co|ma [ˌræbdəʊsɑːrˈkəʊmə] *noun*: Rhabdosarkom *nt*, Rhabdomyosarkom *nt*
rhab|do|vi|rus [ˌræbdəˈvaɪrəs] *noun*: Rhabdovirus *nt*
rhae|bo|cra|nia [ˌriːbəʊˈkreɪnɪə] *noun*: Schiefhals *m*, Torticollis *m*
rhag|a|des [ˈrægədiːz] *plural*: Hautschrunden *pl*, Hautfissuren *pl*, Rhagaden *pl*
anal rhagades: Analrhagaden *pl*
rha|gad|i|form [rəˈgædɪfɔːrm] *adj*: rhagadenähnlich, -förmig
(L-)rham|nose [ˈræmnəʊz] *noun*: Isodulcit *nt*, (L-)Rhamnose *f*, 6-Desoxy-L-mannose *f*
rham|no|side [ˈræmnəsaɪd] *noun*: Rhamnosid *nt*
rha|phe [ˈreɪfiː] *noun*: →*raphe*
rhat|a|ny [ˈrætniː] *noun*: Ratanhiawurzel *f*, Ratanhiae radix
RHC *Abk.*: **1.** resin hemoperfusion column **2.** right hypochondrium
RHD *Abk.*: **1.** relative hepatic dullness **2.** rheumatic heart disease
rheg|ma [ˈregmə] *noun*: Riss *m*, Fissur *f*, Bruch *m*
rhe|ni|um [ˈriːnɪəm] *noun*: Rhenium *nt*
rheo- *präf.*: Fluss-, Rheo-
rhe|o|base [ˈriːəbeɪs] *noun*: Rheobase *f*
rhe|o|car|di|og|ra|phy [ˌriːəkɑːrdɪˈɑgrəfiː] *noun*: Rheokardiographie *f*
rhe|o|cord [ˈriːəkɔːrd] *noun*: Rheostat *m*
rhe|o|en|ceph|a|lo|gram [ˌriːəenˈsefələgræm] *noun*: Rheoenzephalogramm *nt*
rhe|o|en|ceph|a|log|ra|phy [ˌriːəensefəˈlɑgrəfiː] *noun*: Rheoenzephalografie *f*
rhe|o|gram [ˈriːəgræm] *noun*: Rheogramm *nt*
rhe|og|ra|phy [rɪˈɑgrəfiː] *noun*: Rheographie *f*, Rheografie *f*
rhe|ol|o|gy [rɪˈɑlədʒiː] *noun*: Rheologie *f*, Fließlehre *f*
rhe|om|e|ter [rɪˈɑmɪtər] *noun*: **1.** Rheometer *nt* **2.** Galvanometer *nt*
rhe|om|e|try [rɪˈɑmətriː] *noun*: Rheometrie *f*
rhe|o|pex|y [ˈriːəpeksiː] *noun*: Rheopexie *f*, Dilatanz *f*
rhe|o|stat [ˈriːəstæt] *noun*: Rheostat *m*
rhe|os|to|sis [ˌriːəsˈtəʊsɪs] *noun*: Rheostose *f*, Melorheostose *f*
rhe|o|ta|chy|gra|phy [ˌriːətæˈkɪgrəfiː] *noun*: Rheotachygrafie *f*
rhe|o|tac|tic [ˌriːəʊˈtæktɪk] *adj*: Rheotaxis betreffend, Rheotaxis zeigend, rheotaktisch
rhe|o|tax|is [ˌriːəʊˈtæksɪs] *noun*: Bewegung *f* in einem Flüssigkeitsstrom, Rheotaxis *f*
negative rheotaxis: Bewegung *f* mit einem Flüssigkeitsstrom, negative Rheotaxis *f*
positive rheotaxis: Bewegung *f* gegen einen Flüssigkeitsstrom, positive Rheotaxis *f*
rhe|ot|ro|pism [riːˈɑtrəpɪzəm] *noun*: Rheotropismus *m*
rhesus-negative *adj*: rhesus-negativ, rh-negativ
rhesus-positive *adj*: Rhesus-positiv, Rh-positiv
rheum [ruːm] *noun*: wässrige *oder* seröse Flüssigkeit *f*, Schleim *m*
rheu|ma [ˈruːmə] *noun*: →*rheum*
rheu|ma|py|ra [ˌruːməˈpaɪrə] *noun*: rheumatisches Fieber *nt*, Febris rheumatica, akuter Gelenkrheumatismus *m*, Polyarthritis rheumatica acuta
rheu|mar|thri|tis [ˌruːmɑːrˈθraɪtɪs] *noun*: →*chronic articular rheumatism*
rheu|ma|tal|gia [ˌruːməˈtældʒɪə] *noun*: (chronischer) Rheumaschmerz *m*, (chronische) Rheumaschmerzen *pl*
rheu|mat|ic [ruːˈmætɪk]: **I** *noun* Rheumatiker *m* **II** *adj* rheumatisch, Rheuma-
rheu|ma|tid [ˈruːmətɪd] *noun*: Rheumatid *nt*
rheu|ma|tism [ˈruːmətɪzəm] *noun*: rheumatische Erkrankung *f*, Erkrankung *f* des rheumatischen Formenkreises, Rheumatismus *m*, Rheuma *nt*
acute articular rheumatism: →*inflammatory rheumatism*
articular rheumatism: Gelenkrheumatismus *m*
chronic articular rheumatism: rheumatoide Arthritis *f*, progrediente/primär chronische Polyarthritis *f*
degenerative rheumatism: degenerativer Rheumatismus *m*
desert rheumatism: San Joaquin-Valley-Fieber *nt*, Wüsten-, Talfieber *nt*, Primärform *f* der Kokzidioidomykose
Heberden's rheumatism: Heberden-Polyarthrose *f*
inflammatory rheumatism: rheumatisches Fieber *nt*, Febris rheumatica, akuter Gelenkrheumatismus *m*, Polyarthritis rheumatica acuta
lumbar rheumatism: Hexenschuss *m*, Lumbago *f*, Lumbalsyndrom *nt*
muscular rheumatism: Muskelrheumatismus *m*, Weichteilrheumatismus *m*, Fibrositis *f*, Fibromyalgie *f*, fibromyalgisches Syndrom *nt*, Fibrositis-Syndrom *nt*
osseous rheumatism: rheumatoide Arthritis *f*, progrediente/primär chronische Polyarthritis *f*
palindromic rheumatism: palindromischer Rheumatismus *m*
Poncet's rheumatism: Poncet-Krankheit *f*
soft tissue rheumatism: extraartikulärer Rheumatismus *m*, Weichteilrheumatismus *m*
tuberculous rheumatism: Poncet-Krankheit *f*
rheu|ma|tis|mal [ˌruːməˈtɪzməl] *adj*: →*rheumatic*
rheu|ma|to|cel|is [ˌruːmətəʊˈsiːlɪs] *noun*: Schoenlein-Henoch-Syndrom *nt*, (anaphylaktoide) Purpura Schoenlein-Henoch *f*, rheumatoide/athrombopenische Purpura *f*, Immunkomplexpurpura *f*, Immunkomplexvaskulitis *f*, Purpura anaphylactoides (Schoenlein-Henoch), Purpura rheumatica (Schoenlein-Henoch)
rheu|ma|to|gen|ic [ˌruːmətəʊˈdʒenɪk] *adj*: rheumatogen
rheu|ma|toid [ˈruːmətɔɪd] *adj*: **1.** rheumaähnlich, rheumatoid, Rheuma- **2.** rheumatisch, Rheuma-
rheu|ma|tol|o|gist [ˌruːməˈtɑlədʒɪst] *noun*: Rheumatologin *f*, Rheumatologe *m*
rheu|ma|tol|o|gy [ˌruːməˈtɑlədʒiː] *noun*: Rheumatologie *f*
rheu|ma|to|py|ra [ˌruːmətəʊˈpaɪrə] *noun*: rheumatisches Fieber *nt*, Febris rheumatica, akuter Gelenkrheumatismus *m*, Polyarthritis rheumatica acuta
rheum|ic [ˈruːmɪk] *adj*: →*rheumy*
rheum|y [ˈruːmiː] *adj*: Schnupfen hervorrufen, verschnupft; katarrhalisch; (*Augen*) (vom Schnupfen) wässrig und gerötet
rhex|is [ˈreksɪs] *noun, plural* **rhex|es** [ˈreksiːz]: Rhexis *f*
RHF *Abk.*: right heart failure
RHI *Abk.*: right heart insufficiency
RHIG *Abk.*: **1.** Rh_0 D immune globulin **2.** Rh_0 immune globulin
rhi|go|sis [rɪˈgəʊsɪs] *noun*: Kaltempfindung *f*, -empfindsamkeit *f*
rhin- *präf.*: Nasen-, Naso-, Rhin(o)-
rhin|aes|the|sia [ˌraɪnesˈθiːʒə] *noun*: (*brit.*) →*rhinesthesia*
rhi|nal [ˈraɪnl] *adj*: Nase/Nasus betreffend, nasal, Nasen-, Naso-, Rhino-
rhin|al|gia [raɪˈnældʒɪə] *noun*: Nasenschmerz(en *pl*) *m*, Rhinalgie *f*, Rhinodynie *f*
rhin|al|ler|go|sis [ˌraɪnælərˈgəʊsɪs] *noun*: allergische Rhinitis/Rhinopathie *f*, Rhinitis/Rhinopathia allergica,

R

Rhinallergose *f*
rhin|e|de|ma [raɪnɪ'diːmə] *noun*: Ödem *nt* der Nasenschleimhaut, Nasenschleimhautödem *nt*
rhin|en|ce|phal|i|a [ˌraɪnən'sefəlɪə] *noun*: Rhinenzephalie *f*, Rhinozephalie *f*
rhin|en|ceph|a|lon [ˌraɪnən'sefəlɑn] *noun, plural* **-lons, -la** [-lə]: Riechhirn *nt*, Rhinenzephalon *nt*, Rhinencephalon *nt*
rhin|en|ceph|a|lus [ˌraɪnən'sefələs] *noun*: Rhinenzephalus *m*, Rhinozephalus *m*
rhin|en|chy|sis [raɪ'nenkəsɪs] *noun*: Nasendusche *f*
rhin|es|the|sia [ˌraɪnes'θiːʒə] *noun*: Geruchssinn *m*
rhi|nit|ic [raɪ'nɪtɪk] *adj*: Rhinitis betreffend, rhinitisch
rhi|ni|tis [raɪ'naɪtɪs] *noun*: Entzündung *f* der Nasenschleimhaut, Nasenschleimhautentzündung *f*, Rhinitis *f*; Schnupfen *m*
acute rhinitis: Nasenkatarrh *m*, Koryza *f*, Coryza *f*, Rhinitis acuta
acute bacterial rhinitis: akute bakterielle Rhinitis *f*
acute catarrhal rhinitis: →*acute rhinitis*
allergic rhinitis: allergische Rhinitis *f*, Rhinopathia vasomotorica allergica
allergic vasomotor rhinitis: →*allergic rhinitis*
anaphylactic rhinitis: →*allergic rhinitis*
atopic rhinitis: perenniale Rhinitis *f*, perenniale allergische Rhinitis *f*
atrophic rhinitis: atrophische Rhinitis *f*, Rhinitis atrophicans
bacterial rhinitis: bakterielle Rhinitis *f*
chronic rhinitis: chronische Rhinitis *f*, chronische Rhinopathie *f*
chronic hyperplastic rhinitis: chronische hyperplastische Rhinitis/Rhinopathie *f*, Rhinitis hyperplastica/hypertrophicans, Rhinopathia chronica hyperplastica
croupous rhinitis: pseudomembranöse/fibrinöse Rhinitis *f*, Rhinitis pseudomembranacea
drug-induced rhinitis: arzneimittelinduzierte Rhinopathie *f*, Rhinopathia medicamentosa
fibrinous rhinitis: pseudomembranöse/fibrinöse Rhinitis *f*, Rhinitis pseudomembranacea
fungal rhinitis: mykotische Rhinitis *f*
gonorrheal rhinitis: gonorrhoische Rhinitis *f*
gonorrhoeal rhinitis: (*brit.*) →*gonorrheal rhinitis*
hyperplastic rhinitis: chronisch-hyperplastische Rhinitis/Rhinopathie *f*, Rhinitis hyperplastica/hypertrophicans, Rhinopathia chronica hyperplastica
hypertrophic rhinitis: Rhinitis hypertrophicans
infectious rhinitis: infektiöse Rhinitis *f*
membranous rhinitis: pseudomembranöse/fibrinöse Rhinitis *f*, Rhinitis pseudomembranacea
nonallergic vasomotor rhinitis: Rhinitis vasomotorica nonallergica
nonseasonal allergic rhinitis: →*atopic rhinitis*
perennial rhinitis: →*atopic rhinitis*
pregnancy rhinitis: Schwangerschaftsrhinopathie *f*
pseudomembranous rhinitis: pseudomembranöse/fibrinöse Rhinitis *f*, Rhinitis pseudomembranacea
purulent rhinitis: eitrige Rhinitis *f*, Rhinitis purulenta
reserpine rhinitis: Reserpinschnupfen *m*
seasonal rhinitis: saisonale Rhinitis *f*, Pollenschnupfen *m*, saisonale Rhinokonjunktivitis *f*
seasonal allergic rhinitis: allergische saisongebundene Rhinitis *f*; Heuschnupfen *m*, Heufieber *nt*
rhinitis sicca: Rhinitis sicca
syphilitic rhinitis: syphilitische Rhinitis *f*
vasomotor rhinitis: vasomotorische Rhinitis *f*, Rhinitis vasomotorica

rhino- *präf.*: Nasen-, Naso-, Rhin(o)-
rhi|no|an|tri|tis [ˌraɪnəʊæn'traɪtɪs] *noun*: Entzündung *f* von Nasen- und Kieferhöhle(n)
rhi|no|blen|nor|rhe|a [ˌraɪnəʊˌblenə'rɪə] *noun*: Rhinoblennorrhoe *f*
rhi|no|blen|nor|rhoe|a [ˌraɪnəʊˌblenə'rɪə] *noun*: (*brit.*) →*rhinoblennorrhea*
rhi|no|by|on [raɪ'nəʊbɪɑn] *noun*: Nasentampon *m*
rhi|no|ce|phal|ia [ˌraɪnəʊsɪ'feɪljə] *noun*: →*rhinocephaly*
rhi|no|ceph|a|lus [ˌraɪnəʊ'sefələs] *noun*: Rhinozephalus *m*, Rhinenzephalus *m*
rhi|no|ceph|a|ly [ˌraɪnəʊ'sefəliː] *noun*: Rhinozephalie *f*, Rhinenzephalie *f*
rhi|no|chei|lo|plas|ty [ˌraɪnəʊ'kaɪləˌplæstiː] *noun*: Lippen-Nasen-Plastik *f*
rhi|no|chi|lo|plas|ty [ˌraɪnəʊ'kaɪləˌplæstiː] *noun*: →*rhinocheiloplasty*
rhi|no|clei|sis [ˌraɪnəʊ'klaɪsɪs] *noun*: →*rhinostenosis*
rhi|no|con|junc|ti|vi|tis [ˌraɪnəʊkənˌdʒʌŋktə'vaɪtɪs] *noun*: Rhinokonjunktivitis *f*, Rhinoconjunctivitis *f*
rhi|no|dac|ry|o|lith [ˌraɪnəʊ'dækrɪəlɪθ] *noun*: Rhinodakryolith *m*
rhi|no|dyn|i|a [ˌraɪnəʊ'diːnɪə] *noun*: Nasenschmerz(en *pl*) *m*, Rhinodynie *f*, Rhinalgie *f*
rhin|oe|de|ma [raɪnɪ'diːmə] *noun*: (*brit.*) →*rhinedema*
rhi|no|en|to|moph|tho|ro|my|co|sis [ˌraɪnəʊˌentəʊˌmɑfθərəʊmaɪ'kəʊsɪs] *noun*: Entomophthoro-Mykose *f*
Rhin|oes|trus [raɪn'estrəs] *noun*: Rhinoestrus *f*
rhi|no|gen|ic [ˌraɪnə'dʒenɪk] *adj*: von der Nase ausgehend, rhinogen
rhi|nog|e|nous [raɪ'nɑdʒənəs] *adj*: von der Nase ausgehend, rhinogen
rhi|no|la|li|a [ˌraɪnəʊ'leɪlɪə] *noun*: näselnde Sprache *f*, Näseln *nt*, Rhinolalie *f*, Rhinolalia *f*
rhinolalia aperta: →*open rhinolalia*
rhinolalia clausa: →*closed rhinolalia*
closed rhinolalia: Rhinophonia clausa, Rhinolalia clausa, geschlossenes Näseln *nt*, Hyporhinolalie *f*
rhinolalia mixta: Rhinophonia mixta, Rhinolalia mixta
open rhinolalia: Rhinophonia aperta, offenes Näseln *nt*, Rhinophasie *f*, Rhinophasia *f*, Rhinolalia aperta
rhi|no|lar|yn|git|ic [ˌraɪnəʊˌlærɪn'dʒɪtɪk] *adj*: Rhinolaryngitis betreffend, rhinolaryngitisch
rhi|no|lar|yn|gi|tis [ˌraɪnəʊˌlærɪn'dʒaɪtɪs] *noun*: Entzündung *f* von Nasen- und Rachenschleimhaut, Rhinolaryngitis *f*, Nasen-Rachen-Kntzündung *m*
rhi|no|lar|yn|gol|o|gist [ˌraɪnəʊˌlærɪn'gɑlədʒɪst] *noun*: Rhinolaryngologe *m*, Rhinolaryngologin *f*
rhi|no|lar|yn|gol|o|gy [ˌraɪnəʊˌlærɪn'gɑlədʒiː] *noun*: Rhinolaryngologie *f*
rhi|no|lite ['raɪnəʊlaɪt] *noun*: →*rhinolith*
rhi|no|lith ['raɪnəʊlɪθ] *noun*: Nasenstein *m*, Rhinolith *m*
rhi|no|li|thi|a|sis [ˌraɪnəʊlɪ'θaɪəsɪs] *noun*: Rhinolithiasis *f*
rhi|nol|o|gist [raɪ'nɑlədʒɪst] *noun*: Rhinologe *m*, Rhinologin *f*
rhi|nol|o|gy [raɪ'nɑlədʒiː] *noun*: Nasenheilkunde *f*, Rhinologie *f*
rhi|no|ma|nom|e|ter [ˌraɪnəmə'nɑmɪtər] *noun*: Rhinomanometer *nt*
rhi|no|ma|nom|e|try [ˌraɪnəʊmə'nɑmətriː] *noun*: Rhinomanometrie *f*
rhi|no|mu|cor|my|co|sis [ˌraɪnəʊˌmjuːkərmaɪ'kəʊsɪs] *noun*: →*rhinophycomycosis*
rhi|no|my|co|sis [ˌraɪnəʊmaɪ'kəʊsɪs] *noun*: Pilzerkrankung *f* der Nase(nschleimhaut), Rhinomykose *f*
rhi|no|ne|cro|sis [ˌraɪnəʊnɪ'krəʊsɪs] *noun*: Nekrose *f* der Nasenknochen

R

rhi|no|path|ia [ˌraɪnəʊ'pæθɪə] *noun*: →*rhinopathy*
rhi|nop|a|thy [raɪ'nɑpəθiː] *noun*: Nasenerkrankung *f*, Rhinopathie *f*, Rhinopathia *f*
allergic rhinopathy: →*allergic rhinitis*
toxic rhinopathy: toxische Rhinopathie *f*
rhi|no|pha|ryn|ge|al [ˌraɪnəʊfəˌrɪn'dʒ(ɪ)əl] *adj*: Nase und Rachen/Pharynx betreffend, Nasenrachen/Nasopharynx betreffend, nasopharyngeal, epipharyngeal, rhinopharyngeal, pharyngonasal, Nasopharyngeal-
rhi|no|phar|yn|git|ic [ˌraɪnəʊˌfærɪn'dʒɪtɪk] *adj*: Rhinopharyngitis betreffend, rhinopharyngitisch
rhi|no|phar|yn|gi|tis [ˌraɪnəʊˌfærɪn'dʒaɪtɪs] *noun*: Entzündung *f* des Nasenrachens/Rhinopharynx, Rhinopharyngitis *f*, Epipharynxentzündung *f*, Nasopharynxentzündung *f*, Nasopharyngitis *f*, Epipharyngitis *f*
chronic rhinopharyngitis: chronische Rhinopharyngitis *f*
rhi|no|pha|ryn|go|cele [ˌraɪnəʊfə'rɪŋgəsiːl] *noun*: Rhinopharyngozele *f*
rhi|no|pha|ryn|go|lith [ˌraɪnəʊfə'rɪŋgəlɪθ] *noun*: Rhinopharyngolith *m*
rhi|no|phar|ynx ['raɪnəʊfærɪŋks] *noun*: Nasenrachen *m*, Epipharynx *m*, Nasopharynx *m*, Rhinopharynx *m*, Pars nasalis pharyngis
rhi|no|pho|ni|a [ˌraɪnəʊ'fəʊnɪə] *noun*: **1.** näselnde Sprache *f*, Näseln *nt*, Rhinolalie *f*, Rhinolalia *f* **2.** offenes Näseln *nt*, Rhinophasie *f*, Rhinophasia *f*, Rhinolalia aperta
rhi|no|phy|co|my|co|sis [ˌraɪnəʊˌfaɪkəʊmaɪ'kəʊsɪs] *noun*: Entomophthorose *f*, Entomophthora-Phykomykose *f*, Rhinophykomykose *f*
rhi|no|phy|ma [ˌraɪnəʊ'faɪmə] *noun*: Kartoffel-, Säufer-, Pfund-, Knollennase *f*, Rhinophym *nt*, Rhinophyma *nt*
rhi|no|plas|tic [ˌraɪnəʊ'plæstɪk] *adj*: Rhinoplastik betreffend, rhinoplastisch
rhi|no|plas|ty ['raɪnəʊ'plæstiː] *noun*: Nasenplastik *f*, Rhinoplastik *f*
Carpoe's rhinoplasty: indische Methode *f*, indische Rhinoplastik *f*
corrective rhinoplasty: korrektive Rhinoplastik *f*
functional rhinoplasty: funktionelle Rhinoplastik *f*
Indian rhinoplasty: indische Methode *f*, indische Rhinoplastik *f*
Italian rhinoplasty: italienische Methode *f*, italienische *f*
tagliacotian rhinoplasty: →*Italian rhinoplasty*
rhi|no|pol|y|pus [ˌraɪnəʊ'pɑlɪpəs] *noun*: Nasenpolyp *m*
rhi|nor|rha|gia [ˌraɪnəʊ'reɪdʒ(ɪ)ə] *noun*: (starkes) Nasenbluten *nt*, Rhinorrhagie *f*, Epistaxis *f*
rhi|nor|rha|phy [raɪ'nɔrəfiː] *noun*: Rhinorrhaphie *f*
rhi|nor|rhe|a [ˌraɪnə'rɪə] *noun*: Nasenausfluss *m*, Nasenfluss *m*, Rhinorrhoe *f*
cerebrospinal rhinorrhea: nasale Liquorrhoe *f*, Liquorrhoe *f* aus der Nase
CSF rhinorrhea: nasale Liquorrhoe *f*, Liquorrhoe *f* aus der Nase
rhi|nor|rhoe|a [ˌraɪnə'rɪə] *noun*: (*brit.*) →*rhinorrhea*
rhi|no|sal|pin|git|ic [ˌraɪnəʊˌsælpɪn'dʒɪtɪk] *adj*: Rhinosalpingitis betreffend, rhinosalpingitisch
rhi|no|sal|pin|gi|tis [ˌraɪnəʊˌsælpɪn'dʒaɪtɪs] *noun*: Entzündung *f* der Schleimhaut von Nase und Ohrtrompete, Rhinosalpingitis *f*
rhi|no|scle|ro|ma [ˌraɪnəʊsklɪ'rəʊmə] *noun*: Rhinosklerom *nt*
rhi|no|scope ['raɪnəʊskəʊp] *noun*: Nasenspekulum *nt*
rhi|no|scop|ic [ˌraɪnəʊ'skɑpɪk] *adj*: Rhinoskopie betreffend, mittels Rhinoskopie, rhinoskopisch
rhi|nos|co|py [raɪ'nɑskəpiː] *noun*: Nasenspiegelung *f*, Nasenhöhlenspiegelung *f*, Rhinoskopie *f*, Rhinoscopia *f*
anterior rhinoscopy: vordere Rhinoskopie *f*, Rhinoscopia anterior
median rhinoscopy: Rhinoscopia media, mittlere Rhinoskopie *f*
posterior rhinoscopy: Postrhinoskopie *f*, Epipharyngoskopie *f*, Rhinoscopia posterior
rhi|no|spo|rid|i|o|sis [ˌraɪnəʊspəˌrɪdɪ'əʊsɪs] *noun*: Rhinosporidiose *f*
Rhi|no|spo|rid|i|um [ˌraɪnəʊspə'rɪdɪəm] *noun*: Rhinosporidium
Rhinosporidium seeberi: Rhinosporidium seeberi
rhi|no|ste|no|sis [ˌraɪnəʊstɪ'nəʊsɪs] *noun*: Rhinostenose *f*
rhi|not|o|my [raɪ'nɑtəmiː] *noun*: Rhinotomie *f*
rhi|no|tra|che|it|ic [ˌraɪnəʊˌtreɪkɪ'ɪtɪk] *adj*: Rhinotracheitis betreffend, rhinotracheitisch
rhi|no|tra|che|i|tis [ˌraɪnəʊˌtreɪkɪ'aɪtɪs] *noun*: Entzündung *f* der Schleimhaut von Nase und Luftröhre/Trachea, Rhinotracheitis *f*
rhi|no|vi|ral [ˌraɪnəʊ'vaɪrəl] *adj*: Rhinoviren betreffend, Rhinovirus-, Rhinoviren-
rhi|no|vi|rus [ˌraɪnəʊ'vaɪrəs] *noun*: Rhinovirus *nt*
Rhi|pi|cen|tor [ˌraɪpɪ'sentər] *noun*: Rhipicentor *m*
Rhi|pi|ceph|a|lus [ˌraɪpɪ'sefələs] *noun*: Rhipicephalus *m*
Rhiz. *Abk.*: Rhizobium
rhiz. *Abk.*: rhizome
rhiz|ar|thri|tis [ˌraɪzɑːr'θraɪtɪs] *noun*: Rhizarthrose *f*, Daumensattelgelenkarthrose *f*
rhizo- *präf.*: Wurzel-, Rhiz(o)-
Rhi|zo|bi|a|ce|ae [raɪˌzəʊbɪ'eɪsɪˌiː] *plural*: Rhizobiaceae *pl*
Rhi|zo|bi|um [raɪ'zəʊbɪəm] *noun*: Rhizobium *nt*
Rhi|zog|ly|phus [raɪ'zɑglɪfəs] *noun*: Rhizoglyphus *m*
rhi|zoid ['raɪzɔɪd]: **I** *noun* Rhizoid *nt* **II** *adj* wurzelähnlich, rhizoid
rhi|zoi|dal [raɪ'zɔɪdl] *adj*: wurzelähnlich, rhizoid
rhi|zol|y|sis [raɪ'zɑlɪsɪs] *noun*: Rhizolyse *f*
rhi|zome ['raɪzəʊm] *noun*: Wurzelstock *m*, Rhizoma *nt*, Rhizom *nt*
butcher's-broom rhizome: Rusci aculeati rhizoma
herb bennet rhizome: Gei urbani rhizoma, Caryophyllatae rhizoma
scopolia rhizome: Scopoliae carniolicae rhizoma
zedoary rhizome: Zitwerwurzel *f*, Zedoariae rhizoma
rhi|zo|mel|ic [ˌraɪzə'melɪk] *adj*: rhizomel, rhizomelisch
rhi|zo|me|nin|go|my|e|li|tis [ˌraɪzəʊmɪˌnɪŋgəʊmaɪə'laɪtɪs] *noun*: Radikulomeningomyelitis *f*, Meningomyeloradikulitis *f*
rhi|zo|neure ['raɪzəʊn(j)ʊər, -nʊr] *noun*: Rhizoneuron *nt*
rhi|zo|plast ['raɪzəʊplæst] *noun*: Rhizoplast *nt*
Rhi|zop|o|da [raɪ'zɑpədə] *plural*: Wurzelfüßler *pl*, Rhizopoden *pl*, Rhizopoda *pl*
rhi|zo|po|di|um [ˌraɪzə'pəʊdɪəm] *noun*: Wurzelfüßchen *nt*, Rhizopodium *nt*
Rhi|zo|pus ['raɪzəʊpəs] *noun*: Rhizopus *m*, Wurzelkopfschimmel *m*
rhi|zot|o|my [raɪ'zɑtəmiː] *noun*: Rhizotomie *f*, Rhizotomia *f*, Radikulotomie *f*
anterior rhizotomy: Rhizotomia anterior
dorsal rhizotomy: Rhizotomia posterior
percutaneous radiofraquency rhizotomy: perkutane Thermorhizolyse *f*
posterior rhizotomy: Dana-Operation *f*, Rhizotomia posterior
retrogasserian rhizotomy: retroganglionäre Neurotomie *f*
trigeminal rhizotomy: retroganglionäre Neurotomie *f*
RhLA *Abk.*: rhesus leukocyte antigen

rhm *Abk.*: roentgen hour meter
RHN *Abk.*: Rockwell hardness number
Rhneg. *Abk.*: Rhesus factor negative
rho *Abk.*: density
rhod- *präf.*: →*rhodo-*
rho|da|mine ['rəʊdəmiːn, -mɪn, rəʊ'dæmɪn] *noun*: Rhodamin *nt*
rho|da|nate ['rəʊdəneɪt] *noun*: Rhodanat *nt*, Thiozyanat *nt*
rho|da|nine ['rəʊd(ə)niːn, rəʊ'dænɪn] *noun*: Rhodanin *nt*
rho|di|um ['rəʊdɪəm] *noun*: Rhodium *nt*
Rhod|ni|us ['rɑdnɪəs prəʊ'lɪksəs] *noun*: Rhodnius *m*
Rhodnius prolixus: Rhodnius prolixus, venezolanische Schreitwanze *f*
rhodo- *präf.*: Rot-, Rhod(o)-
rho|do|gen|e|sis [ˌrəʊdəʊ'dʒenəsɪs] *noun*: Rhodogenese *f*
rho|dop|sin [rəʊ'dɑpsɪn] *noun*: Sehpurpur *nt*, Rhodopsin *nt*
Rho|do|tor|u|la [ˌrəʊdəʊ'tɔr(j)ələ, -'tɑr-] *plural*: rote Hefen *pl*, Rhodotorula *pl*
rhom|ben|ce|phal|ic [ˌrɑmbənsə'fælɪk] *adj*: Rautenhirn/Rhombencephalon betreffend, rhombenzephalisch
rhom|ben|ceph|a|lon [ˌrɑmbən'sefəlɑn] *noun, plural* **-lons, -la** [-lə]: Rautenhirn *nt*, Rhombenzephalon *nt*, Rhombencephalon *nt*
rhom|bic ['rɑmbɪk] *adj*: →*rhomboidal*
rhom|boid ['rɑmbɔɪd]: **I** *noun* Rhomboid *nt* **II** *adj* →*rhomboidal*
Michaelis rhomboid: Michaelis-Raute *f*
rhom|boi|dal [rɑm'bɔɪdl] *adj*: Rhombus *oder* Rhomboid betreffend, rauten-, rhombenförmig, rhombisch, rhomboidisch, Rauten-
rhom|bus ['rɑmbəs] *noun, plura* **-bus|es, -bi** [-baɪ]: Raute *f*, Rhombus *m*
rhon|chal ['rɑŋkəl] *adj*: Rhonchus/Rhonchi betreffend
rhon|chi ['rɑŋkaɪ] *plural*: Rasselgeräusche *pl*, Rhonchi *pl*
cavernous rhonchi: Kavernenjauchzen *nt*, Kavernenjuchzen *nt*
sibilant rhonchi: giemende/pfeifende Rasselgeräusche *pl*, Giemen *nt*, Pfeifen *nt*
sonorous rhonchi: brummende Rasselgeräusche *pl*, Brummen *nt*
rhon|chi|al ['rɑŋkɪəl] *adj*: Rhonchus/Rhonchi betreffend
rhon|chus ['rɑŋkəs] *noun, plura* **-chi** [-kaɪ, -kiː]: →*rhonchi*
rho|ta|cism ['rəʊtəsɪzəm] *noun*: Rhotazismus *m*
Rhpos. *Abk.*: Rhesus factor positive
RHR *Abk.*: resting heart rate
RHS *Abk.*: reticulohistiocytic system
rhu|barb ['ruːbɑːrb] *noun*: Rhabarber *m*
garden rhubarb: Rheum palmatum
medicinal rhubarb: Rheum officinale, Medizinalrhabarber *m*
rHuEPO *Abk.*: recombinant human erythropoietin
Rhus ['rʌs, 'ruːs] *noun*: Rhus *f*
Rhus diversiloba: Rhus diversiloba, Gifteiche *f*
Rhus quercifolium: Rhus quercifolium
Rhus radicans: Rhus radicans, Giftefeu *m*
Rhus vernix: Rhus vernix, Giftsumach *m*
rhythm ['rɪðəm] *noun*: Rhythmus *m*
alpha rhythm: α-Rhythmus *m*, Alpha-Rhythmus *m*, Berger-Rhythmus *m*
atrioventricular rhythm: →*AV rhythm*
atrioventricular nodal rhythm: →*AV rhythm*
AV rhythm: Atrioventrikularrhythmus *m*, AV-Knotenrhythmus *m*, AV-Rhythmus *m*, Knotenrhythmus *m*
A-V nodal rhythm: →*AV rhythm*
basic electrical rhythm: (*Darm*) elektrischer Basisrhythmus *m*
Berger's rhythm: α-Rhythmus *m*, Alpha-Rhythmus *m*, Berger-Rhythmus *m*
beta rhythm: β-Rhythmus *m*, Betarhythmus *m*
bicircadian rhythm: bizirkadianer Rhythmus *m*
bigeminal rhythm: Bigeminus *m*, Bigeminuspuls *m*, Bigeminusrhythmus *m*, Pulsus bigeminus
biological rhythm: biologischer Rhythmus *m*, Biorhythmus *m*
body rhythm: biologischer Rhythmus *m*, Biorhythmus *m*
cantering rhythm: Galopp *m*, Galopprhythmus *m*
circadian rhythm: zirkadianer Rhythmus *m*, 24-Stunden-Rhythmus *m*, Tagesrhythmus *m*
coupled rhythm: Bigeminus *m*, Bigeminuspuls *m*, Bigeminusrhythmus *m*, Pulsus bigeminus
defective rhythm: Dysrhythmie *f*
delta rhythm: δ-Rhythmus *m*, Deltarhythmus *m*
diurnal rhythm: Tagesrythmus *m*, tageszyklischer/tagesperiodischer Rhythmus *m*
ectopic rhythm: ektope/ektopische Erregungsbildung *f*
escape rhythm: Ersatzrhythmus *m*
fetal rhythm: Pendel-Rhythmus *m*, Tick-Tack-Rhythmus *m*, Embryokardie *f*
gallop rhythm: Galopp *m*, Galopprhythmus *m*
gamma rhythm: γ-Rhythmus *m*, Gammarhythmus *m*
idioventricular rhythm: idioventrikuläre Erregungsbildung *f*, Kammerautomatie *f*, -automatismus *m*
lower nodal rhythm: unterer Knotenrhythmus *m*
midnodal rhythm: mittlerer Knotenrhythmus *m*
midnodal nodal rhythm: mittlerer Knotenrhythmus *m*
nodal rhythm: →*AV rhythm*
normal cardiac rhythm: Herzautomatismus *m*
parasystolic rhythm: Parasystolie *f*
pendulum rhythm: Pendel-Rhythmus *m*, Tick-Tack-Rhythmus *m*, Embryokardie *f*
quadrigeminal rhythm: Quadrigeminus *m*, Quadrigeminusrhythmus *m*
respiratory rhythm: Atemrhythmus *m*, Atmungsrhythmus *m*
SA rhythm: Sinusrhythmus *m*
sinus rhythm: Sinusrhythmus *m*
sleeping-waking rhythm: Schlaf-Wach-Rhythmus *m*
systolic gallop rhythm: systolischer Galopp *m*
theta rhythm: θ-Rhythmus *m*, Thetarhythmus *m*
tic-tac rhythm: Pendelrhythmus *m*, Tick-Tack-Rhythmus *m*, Embryokardie *f*
trigeminal rhythm: (*kardiol.*) Trigeminie *f*
upper nodal rhythm: oberer Knotenrhythmus *m*
ventricular rhythm: Kammerrhythmus *m*
rhythm-generating *adj*: rhythmusbildend
rhyth|mic ['rɪðmɪk] *adj*: gleichmäßig, regelmäßig, rhythmisch
rhyth|mi|cal ['rɪðmɪkl] *adj*: →*rhythmic*
rhythm-inhibiting *adj*: rhythmushemmend
rhythm|less ['rɪðəmləs] *adj*: ohne Rhythmus, arrhythmisch, arhythmisch
rhyth|mo|gen|e|sis [ˌrɪðmə'dʒenəsɪs] *noun*: Rhythmusbildung *f*, Rhythmusentstehung *f*, Rhythmogenese *f*
rhyt|i|dec|to|my [rɪtɪ'dektəmiː] *noun*: Face-Lifting *f*, Rhytidektomie *f*
rhyt|i|do|plas|ty ['rɪtɪdəʊplæstiː] *noun*: →*rhytidectomy*
RI *Abk.*: **1.** radiation intensity **2.** reduction index **3.** refractive index **4.** regeneration index **5.** regurgitant index **6.** release-inhibiting **7.** replicative intermediate **8.** respiratory illness **9.** respiratory index **10.** respiratory insufficiency **11.** retroactive inhibition
RIA *Abk.*: **1.** radioimmunoassay **2.** reversible ischemic attack

R

RIA-DA *Abk.*: radioimmunoassay double antibody
RIAGT *Abk.*: radio-immune antiglobulin test
rib [rɪb] *noun*: Rippe *f*, (*anatom.*) Costa *f* **above a rib/the ribs** über oder auf einer Rippe (liegend), suprakostal **beneath a rib/the ribs** unterhalb einer Rippe oder der Rippen (liegend), subkostal
abdominal ribs: falsche Rippen *pl*, Costae spuriae
asternal ribs: falsche Rippen *pl*, Costae spuriae
bifid rib: Gabel-, Spaltrippe *f*
bony rib: Rippenknochen *m*, knöcherne Rippe *f*
bruised ribs: Brustkorbprellung *f*, Contusio thoracis
cervical rib: Halsrippe *f*, Costa cervicalis
false ribs: falsche Rippen *pl*, Costae spuriae
first rib: Costa prima, erste Rippe *f*
floating ribs: Costae fluitantes
fractured rib: Rippenbruch *m*, -fraktur *f*
lumbar rib: Lendenrippe *f*
second rib: zweite Rippe *f*, Costa secunda
slipping rib: Gleitrippe *f*
spurious ribs: falsche Rippen *pl*, Costae spuriae
sternal ribs: echte Rippen *pl*, Costae verae
true ribs: echte Rippen *pl*, Costae verae
vertebral ribs: Costae fluctuantes
vertebrochondral ribs: falsche Rippen *pl*, Costae spuriae
vertebrosternal ribs: echte Rippen *pl*, Costae verae
Rib *Abk.*: **1.** ribose **2.** ribosome
ri|ba|vi|rin [ˌraɪbəˈvaɪrɪn] *noun*: Ribavirin *nt*, Virazol *nt*
rib|bon [ˈrɪbən] *noun*: Band *nt*, Strang *m*; Streifen *m*
ri|bi|tol [ˈraɪbətɔl, -təʊl] *noun*: Ribitol *nt*, Ribit *nt*
ri|bo|fla|vin [ˌraɪbəʊˈfleɪvɪn, ˌrɪb-] *noun*: Riboflavin *nt*, Lactoflavin *nt*, Vitamin B_2 *nt*
riboflavin-5′-phosphate *noun*: Flavinmononucleotid *nt*, Riboflavin(-5-)phosphat *nt*
ri|bo|nu|cle|ase [ˌraɪbəʊˈn(j)uːklɪeɪz] *noun*: Ribonuclease *f*
ribonuclease H: Ribonuclease H *f*
ribonuclease I: alkalische Ribonuclease *f*, Pankreasribonuclease *f*
pancreatic ribonuclease: alkalische Ribonuclease *f*, Pankreasribonuclease *f*
ri|bo|nu|cle|o|pro|tein [ˌraɪbəʊˌn(j)uːklɪəʊˈprəʊtiːn, -tiːɪn] *noun*: Ribonucleoprotein *nt*
ri|bo|nu|cle|o|side [ˌraɪbəʊˈn(j)uːklɪəsaɪd] *noun*: Ribonucleosid *nt*
ribonucleoside 2',3'-cyclic phosphate: zyklisches Ribonucleosid-2',3-phosphat *nt*
ribonucleoside monophosphate: Ribonucleosidmonophosphat *nt*
ribonucleoside-2′-phosphate *noun*: Ribonucleosid-2-phosphat *nt*
ribonucleoside-3′-phosphate *noun*: Ribonucleosid-3-phosphat *nt*
ri|bo|nu|cle|o|tide [ˌraɪbəʊˈn(j)uːklɪətaɪd] *noun*: Ribonucleotid *nt*
guanine ribonucleotide: Guanosinmonophosphat *nt*, Guanosin-5-monophosphat *nt*, Guanylsäure *f*
purine ribonucleotide: Purinribonucleotid *nt*
ri|bo|py|ra|nose [ˌraɪbəʊˈpaɪrənəʊz] *noun*: Ribopyranose *f*
ri|bose [ˈraɪbəʊs] *noun*: Ribose *f*
ribose-5-phosphate *noun*: Ribose-5-phosphat *nt*
ri|bo|so|mal [ˌraɪbəˈsəʊml] *adj*: Ribosomen betreffend, ribosomal
ri|bo|some [ˈraɪbəʊsəʊm] *noun*: Ribosom *nt*, Palade-Granulum *nt*
mitochondrial ribosome: mitochondriales Ribosom *nt*
ri|bo|su|ri|a [rɪbəʊˈs(j)ʊəriːə] *noun*: erhöhte Riboseausscheidung *f* im Harn, Ribosurie *f*
ri|bo|syl [ˈraɪbəsɪl] *noun*: Ribosyl(-Radikal) *nt*
5-ri|bo|syl|u|ri|dine [ˌraɪbəsɪlˈjʊərɪdiːn, -dɪn] *noun*: Pseudouridin *nt*
ri|bo|vi|rus [rɪbəʊˈvaɪrəs] *noun*: RNA-Virus *nt*
Ribu *Abk.*: ribulose
ri|bu|lose [ˈraɪbjələʊz] *noun*: Ribulose *f*, Riboketose *f*
ribulose-5-phosphate *noun*: Ribulose-5-phosphat *nt*
RIC *Abk.*: rectangular impulse characteristics
rice [raɪs] *noun*: Reis *m*
rich [rɪtʃ] *adj*: **1.** reich (*in, with* an); reichhaltig; (*Essen*) schwer, nahrhaft, fett, kräftig; (*Aroma*) schwer, stark; (*Farbe*) kräftig, voll, satt; (*Ton*) voll, satt; (*Stimme*) voll, klangvoll **2.** (*chem., techn.*) schwer, fett, reich
richly-myelinated *adj*: myelinreich
rich|ness [ˈrɪtʃnəs] *noun*: **1.** Reichtum *m*, Reichhaltigkeit *f*, Fülle *f*; (*Essen*) Nahrhaftigkeit *m*; Gehalt *m*, Schwere *m*; Sattheit *m*; Klangfülle *f* **3.** Gehalt *m*, Schwere *f*, Ergiebigkeit *f*
ri|cin [ˈraɪsn, ˈrɪ-] *noun*: Ricin *nt*, Rizin *nt*
ri|cin|in [ˈraɪsnɪn, ˈrɪ-] *noun*: Ricinin *nt*, Rizinin *nt*
ric|in|ism [ˈrɪsənɪzəm] *noun*: Ricinvergiftung *f*, Rizinismus *m*
rick|ets [ˈrɪkɪts] *plural*: Rachitis *f*
acute rickets: rachitischer Säuglingsskorbut *m*, Möller-Barlow-Krankheit *f*
adult rickets: Osteomalazie *f*, -malacia *f*, Knochenerweichung *f*
fetal rickets: Achondroplasie *f*
haemorrhagic rickets: (*brit.*) →*hemorrhagic rickets*
hemorrhagic rickets: rachitischer Säuglingsskorbut *m*, Möller-Barlow-Krankheit *f*
pseudodeficiency rickets: familiäre Hypophosphatämie *f*, Vitamin D-resistente Rachitis *f*, Vitamin D-refraktäre Rachitis *f*, refraktäre Rachitis *f*
refractory rickets: familiäre Hypophosphatämie *f*, Vitamin D-resistente Rachitis *f*, Vitamin D-refraktäre Rachitis *f*, refraktäre Rachitis *f*
renal rickets: renale Rachitis *f*
renal glycosuric rickets: renale glykosurische Rachitis *f*, Fanconi-Syndrom *nt*
scurvy rickets: rachitischer Säuglingsskorbut *m*, Moeller-Barlow-Krankheit *f*
vitamin D deficiency rickets: Vitamin-D-Mangel-Rachitis *f*, Englische Krankheit *f*, Glisson-Krankheit *f*
vitamin D refractory rickets: Vitamin D-refraktäre Rachitis *f*, refraktäre Rachitis *f*, Vitamin D-resistente Rachitis *f*
vitamin D resistant rickets: Vitamin D-resistente Rachitis *f*, refraktäre Rachitis *f*, Vitamin D-refraktäre Rachitis *f*
pseudodeficiency ricketts: Pseudomangelrachitis *f*
rick|ett|sae|mia [rɪkətˈsiːmiːə] *noun*: (*brit.*) →*rickettsemia*
rick|ett|se|mia [rɪkətˈsiːmiːə] *noun*: Rickettsiensepsis *f*
rick|ett|sia [rɪˈketsɪə] *noun, plural* **-si|ae** [rɪˈketsɪˌiː]: Rickettsie *f*, Rickettsia *f*
Rickettsia akamushi: Rickettsia tsutsugamushi
Rickettsia akari: Rickettsia akari
Rickettsia australis: Rickettsia australis
Rickettsia burnetii: Rickettsia burneti
Rickettsia conorii: Rickettsia conorii
Rickettsia mooseri: Rickettsia mooseri
Rickettsia prowazekii: Rickettsia prowazekii
Rickettsia quintana: Rickettsia quintana
Rickettsia rickettsii: Rickettsia rickettsii
Rickettsia tsutsugamushi: Rickettsia tsutsugamushi

R

Rickettsia typhi: Rickettsia typhi
Rick|ett|si|a|ce|ae [rɪˌketsɪˈeɪsɪˌiː] *plural*: Rickettsiaceae *pl*
Rick|ett|si|ae [rɪˈketsɪˌiː] *plural*: Rickettsieae *pl*
rick|ett|si|al [rɪˈketsɪəl] *adj*: Rickettsien betreffend, durch Rickettsien hervorgerufen, Rickettsien-
Rick|ett|si|a|les [rɪˌketsɪˈeɪliːz] *plural*: Rickettsiales *pl*
rick|ett|si|al|pox [rɪˈketsɪəlpɑks] *plural*: Rickettsienpocken *pl*
rick|ett|si|ci|dal [rɪˌketsɪˈsaɪdl] *adj*: rickettsienabtötend, rickettsizid
Rick|ett|si|e|ae [ˌrɪketˈsaɪəˌiː] *plural*: Rickettsieae *pl*
rick|ett|si|o|sis [rɪˌketsɪˈəʊsɪs] *noun*: Rickettsienerkrankung *f*, Rickettsieninfektion *f*, Rickettsiose *f*
vesicular rickettsiosis: Pockenfleckfieber *nt*, Rickettsienpocken *pl*
rick|ett|si|o|stat|ic [rɪˌketsɪəˈstætɪk]: **I** *noun* Rickettsiostatikum *nt* **II** *adj* das Rickettsienwachstum hemmend, rickettsiostatisch
rick|et|y [ˈrɪkətiː] *adj*: Rachitis betreffend, rachitisch
RID *Abk.*: **1.** radial immunodiffusion **2.** radioimmunodiffusion
ridge [rɪdʒ] *noun*: (*a. anatom.*) Kamm *m*, Grat *m*, Kante *f*, Rücken *m*; Leiste *f*, Wulst *m*
alveolar ridge: Alveolarfortsatz *m*, Processus alveolaris maxillae
anterior bicipital ridge: Crista tuberculi minoris
apical ectodermal ridge: apikale (Ektoderm-)Randleiste *f*
basal ridge: Cingulum *nt*
bony ridge: Knochenkamm *m*, Knochenleiste *f*
buccal cervical ridge: →*buccogingival ridge*
buccocervical ridge: →*buccogingival ridge*
buccogingival ridge: Bukkogingivalfurche *f*
cusp ridge: Höckerkamm *m*
deltoid ridge: Tuberositas deltoidea
dental ridge: Höckerleiste *f*
dermal ridges: Hautleisten *pl*, Cristae cutis
distal cusp ridge: distaler Höckerkamm *m*
distolingual cusp ridge: distolingualer Höckerkamm *m*
edentulous ridge: Alveolarkamm *m*
enamel ridge: Schmelzsporn *m*
epicardial ridge: Herzwulst *m*
epidermal ridges: Hautleisten *pl*, Cristae cutis
external bicipital ridge: Crista tuberculi majoris
genital ridge: →*gonadal ridge*
germ ridge: →*gonadal ridge*
gonadal ridge: Genitalleiste *f*, -falte *f*, Geschlechtsleiste *f*, -falte *f*
inner ridge: (*Ohr*) innere Leiste *f*
internal bicipital ridge: →*anterior bicipital ridge*
interosseous ridge of fibula: Margo interosseus fibulae
interosseous ridge of radius: Margo interosseus radii
interosseous ridge of tibia: Margo interosseus tibiae
interosseous ridge of ulna: Margo interosseus ulnae
intertrochanteric ridge: Crista intertrochanterica
interureteric ridge: interureterische Schleimhautfalte *f*, Plica interureterica
lateral supracondylar ridge of humerus: Crista supracondylaris lateralis
linguocervical ridge: Cingulum *nt*
linguogingival ridge: Cingulum *nt*
longitudinal ridge of hard palate: Gaumenleiste *f*, Raphe palati
mammary ridge: Milchleiste *f*
marginal ridge: Crista marginalis
marginal ridge of tooth: Randleiste *f* von Schneide- und Eckzähnen, Crista marginalis
medial supracondylar ridge of humerus: Crista supracondylaris medialis
mesonephric ridge: Urnierenleiste *f*
milk ridge: Milchleiste *f*
nasal ridge: Agger nasi
ridge of nose: Nasenwall *m*, Agger nasi
outer ridge: (*Ohr*) äußere Leiste *f*
Passavant's ridge: Passavant-Wulst *m*, Passavant-Ringwulst *m*
pectoral ridge: Crista tuberculi majoris
pharyngeal ridge: Passavant-Wulst *m*, Passavant-Ringwulst *m*
posterior bicipital ridge: →*external bicipital ridge*
rough ridge of femur: Linea aspera femoris
skin ridges: Hautleisten *pl*, Cristae cutis
sublingual ridge: Zungenbändchen *nt*, Frenulum linguae
superciliary ridge: Arcus superciliaris
transverse ridge: Crista transversalis
triangular ridge: Crista triangularis
urethral ridge: Carina urethralis vaginae
urogenital ridge: Urogenitalleiste *f*
wolffian ridge: Urnierenleiste *f*
rid|ing [ˈraɪdɪŋ]: **I** *noun* Reiten *nt* **II** *adj* reitend
therapeutic riding: therapeutisches Reiten *nt*
RIEP *Abk.*: radio-immune electrophoresis
RIF *Abk.*: **1.** renal interstitial fluid **2.** resistance-inducing factor **3.** rifampicin **4.** right iliac fossa
RIFA *Abk.*: rifampicin
rif|a|bu|tin [rɪfəˈbjuːtɪn] *noun*: Rifabutin *nt*
rif|am|pi|cin [ˈrɪfæmpəsɪn] *noun*: Rifampizin *nt*, Rifampicin *nt*
rif|am|pin [ˈrɪfæmpɪn] *noun*: →*rifampicin*
rif|a|my|cin [rɪfəˈmaɪsɪn] *noun*: Rifamycin *nt*
rif|o|my|cin [rɪfəˈmaɪsɪn] *noun*: →*rifamycin*
RIG *Abk.*: rabies immune globulin
RIGH *Abk.*: rabies immune globulin human
right [raɪt]: **I** *noun* **1.** Recht *nt*; Anrecht *nt*, Anspruch *m*; das Richtige **in the right** im Recht **of right/by rights** von Rechts wegen **2.** rechte Seite *f*; rechte Hand *f* **at/on/ to the right** rechts, auf der rechten Seite (*of* von) **II** *adj* **3.** richtig, recht; korrekt; wahr; geeignet; in Ordnung **4.** rechte(r, s), Rechts- **on/to the right side** rechts, rechter Hand **from the right** von rechts **III** *adv* **5.** rechts (*from* von; *to* nach); auf der rechten Seite **6.** direkt, sofort, gerade(wegs); genau; richtig, korrekt **IV** *vi* sich (wieder) aufrichten
right-angled *adj*: rechtwink(e)lig
right-hand *adj*: **1.** rechte(r, s), Rechts-; (*chem.*) rechtsdrehend **2.** rechtshändig, mit der rechten Hand
right-handed *adj*: rechtshändig, mit der rechten Hand
right-handedness *noun*: Rechtshändigkeit *f*
right-hander *noun*: Rechtshänder(in *f*) *m*
right|ward [ˈraɪtwərd] *adj*: nach rechts (gerichtet), Rechts-
rig|id [ˈrɪdʒɪd] *adj*: rigide, rigid
ri|gid|i|ty [rɪˈdʒɪdətiː] *noun*: **1.** Starre *f*, Starrheit *f*, Steifheit *f*, Unbiegsamkeit *f*, Rigidität *f* **2.** (*neurol.*) Rigor *m*, Rigidität *f*
abdominal rigidity: bretthartes Abdomen *nt*
board-like rigidity: bretthartes Abdomen *nt*
bowel rigidity: Darmsteifung *f*
cadaveric rigidity: Leichen-, Totenstarre *f*, Rigor mortis
clasp-knife rigidity: Taschenmesserphänomen *nt*, Klappmesserphänomen *nt*
cogwheel rigidity: Zahnradphänomen *nt*, Negro-Zeichen *nt*
decerebration rigidity: Enthirnungs-, Dezerebrie-

rungsstarre *f*
lead-pipe rigidity: plastischer Rigor *m*
myopathic spinal rigidity: Rigiditas dorsalis myopathica
postmortem rigidity: Leichen-, Totenstarre *f*, Rigor mortis
rig|or ['rɪgər] *noun*: Rigor *m*
death rigor: Leichen-, Totenstarre *f*, Rigor mortis
rigor mortis: Leichen-, Totenstarre *f*, Rigor mortis
cataleptic rigor mortis: kataleptische Totenstarre *f*
RIH *Abk.*: right inguinal hernia
RIHSA *Abk.*: radio-iodinated human serum albumin
rim [rɪm]: I *noun* Rand *m*, Kante *f*; (*Brille*) Fassung *f* **II** *vt* (ein-)fassen, umranden
bite rim: 1. Bissschablone *f* **2.** Bisswall *m*
occlusion rim: Bisswall *m*
orbital rim: Augenrand *m*
record rim: 1. Bissschablone *f* **2.** Bisswall *m*
ri|ma ['raɪmə] *noun, plura* **-mae** [-miː]: Ritze *f*, Spalt(e *f*) *m*, Furche *f*, Rima *f*
RIMA *Abk.*: **1.** reversible inhibitor of monoaminooxidase **2.** right internal mammary artery
ri|mal ['raɪməl] *adj*: Rima betreffend
ri|man|ta|dine [raɪ'mæntədiːn] *noun*: Rimantadin *nt*
rim|less ['rɪmləs] *adj*: ohne Rand, randlos
ri|mose ['raɪməʊs, raɪ'məʊs] *adj*: rissig, zerklüftet, furchig
ri|mous ['raɪməs] *adj*: rissig, zerklüftet, furchig
rim|u|la ['rɪmjələ] *noun, plura* **-lae** [-liː]: kleinste Spalte *f*, kleinster Riss *m*
RIN *Abk.*: radio-isotope nephrography
RIND *Abk.*: reversible ischemic neurological deficits
ring [rɪŋ]: I *noun* **1.** Ring *m*, Kreis *m*; (*anatom.*) Anulus *m* **2.** (*chem.*) Ring *m*, geschlossene *oder* kontinuierliche Kette *f* **II** *vt* umkreisen, umgeben, umringen
Abbé's rings: Abbe-Ringe *pl*
abdominal inguinal ring: innerer Leistenring *m*, Anulus inguinalis profundus
anterior limiting ring: vorderer Schwalbe-Grenzring *m*
aromatic ring: aromatischer Ring *m*, aromatische Ringstruktur *f*
Bandl's ring: Bandl-Kontraktionsring *m*
basal rings (of alveoli): (*Lungenalveolen*) Basalringe *pl*
benzene ring: Benzolring *m*
Bickel's ring: →*pharyngeal lymphoid ring*
β-lactam ring: β-Lactamring *m*
Braun's ring: Bandl-Kontraktionsring *m*
Cannon's ring: Cannon-Böhm-Punkt *m*
cardiac lymphatic ring: Lymphknotenring *m* der Kardia, Anulus lymphaticus cardiae
casting ring: Gussküvette *f*
ciliary ring: Orbiculus ciliaris
common tendinous ring: Zinn-Sehnenring *m*, Anulus tendineus communis
conjunctival ring: Anulus conjunctivae
crural ring: Anulus femoralis
deep abdominal ring: innerer Leistenring *m*, Anulus inguinalis profundus
deep inguinal ring: innerer Leistenring *m*, Anulus inguinalis profundus
Döllinger's tendinous ring: Döllinger-Sehnenring *m*
Donders' rings: Donders-Ringe *pl*
esophageal ring: Schatzki-Ring *m*
external abdominal ring: äußerer Leistenring *m*, Anulus inguinalis superficialis
external inguinal ring: äußerer Leistenring *m*, Anulus inguinalis superficialis
femoral ring: Eingang *m* des Canalis femoralis, Anulus femoralis
fibrocartilaginous ring of tympanic membrane: fibrokartilaginärer Trommelfellring *m*, Anulus fibrocartilagineus membranae tympani
fibrous ring: Faserring *m*, Anulus fibrosus
fibrous ring of heart: Faserring *m* der Herzostien, Anulus fibrosus cordis
Fleischer ring: Fleischer-Ring *m*
Fleischer-Strümpell ring: Kayser-Fleischer-Ring *m*
furan ring: Furanring *m*
furanose ring: Furanosering *m*
glaucomatous ring: Halo glaucomatosus
greater ring of iris: Ziliarabschnitt *m* der Iris, Anulus iridis major
heterocyclic ring: heterozyklischer Ring *m*, heterozyklische Ringstruktur *f*
homocyclic ring: homozyklischer Ring *m*, homozyklische Ringstruktur *f*
inguinal ring: Leistenring *m*, Anulus inguinalis
internal abdominal ring: innerer Leistenring *m*, Anulus inguinalis profundus
internal inguinal ring: innerer Leistenring *m*, Anulus inguinalis profundus
isocyclic ring: isozyklische/homozyklische Ringstruktur *f*
karaya ring: Karayaring *m*
Kayser-Fleischer ring: Kayser-Fleischer-Ring *m*
Landolt's rings: Landolt-Ringe *pl*
lesser ring of iris: Pupillarabschnitt *m* der Iris, Anulus iridis minor
lilac ring: Lilac-Ring *m*
Lower's ring: Anulus fibrosus cordis
lymphatic ring of the cardia: Anulus lymphaticus cardiae
lymphoid ring: →*pharyngeal lymphoid ring*
Newton's rings: Newton-Ringe *pl*
oesophageal ring: (*brit.*) →*esophageal ring*
pathologic retraction ring: Bandl-Kontraktionsring *m*
pelvic ring: Beckenring *m*
pharyngeal lymphoid ring: Anulus lymphoideus pharyngis, Waldeyer-Rachenring *m*, lymphatischer Rachenring *m*
porphyrin ring: Porphyrinring *m*
posterior limiting ring: hinterer Schwalbe-Grenzring *m*
pyran ring: Pyranring *m*
pyranose ring: Pyranosering *m*
pyridine ring: Pyridinring *m*
pyrrole ring: Pyrrolring *m*
retraction ring: Kontraktionsring *m*
Schatzki's ring: Schatzki-Ring *m*, unterer Ösophagusring *m*, Mukosaring *m*, B-Zone *f*
Schwalbe's ring: Schwalbe-Grenzring *m*
signet ring: Siegelring *m*; (*histolog.*) siegelringähnliche Struktur *f*
subcutaneous inguinal ring: äußerer Leistenring *m*, Anulus inguinalis superficialis
superficial abdominal ring: äußerer Leistenring *m*, Anulus inguinalis superficialis
superficial inguinal ring: äußerer Leistenring *m*, Anulus inguinalis superficialis
teething ring: Beißring *m*
terminal ring of spermatozoon: Schlussring *m* des Spermiums
thiazole ring: Thiazolring *m*
thiazolidine ring: Thiazolidinring *m*
thiophene ring: Thiophen(ring *m*) *nt*

tonsillar ring: →*pharyngeal lymphoid ring*
tracheal rings: Knorpelspangen *pl* der Luftröhre, Trachealknorpel *pl*, Cartilagines tracheales
tympanic ring: Trommelfellring *m*, Anulus tympanicus
umbilical ring: Nabelring *m*, Anulus umbilicalis
Vieussens' ring: Limbus fossae ovalis
Vossius' lenticular ring: Vossius-Ringtrübung *f*
Waldeyer's ring: →*pharyngeal lymphoid ring*
Waldeyer's tonsillar ring: →*pharyngeal lymphoid ring*
Zinn's ring: Zinn-Sehnenring *m*, Anulus tendineus communis

RING *Abk.*: radioisotope nephrogram

ringed [rɪŋd] *adj*: **1.** ringförmig, Ring- **2.** eingeschlossen, umringt **3.** beringt

ring-shaped *adj*: ringförmig, zirkulär, anulär; cricoid, krikoid

ring|worm ['rɪŋwɜrm] *noun*: Tinea *f*; Trichophytie *f*, Trichophytia *f*
ringworm of the beard: (tiefe) Bartflechte *f*, Tinea barbae, Trichophytia (profunda) barbae
ringworm of the body: oberflächliche Trichophytie *f* des Körpers, Tinea/Trichophytia/Epidermophytia corporis
crusted ringworm: Erbgrind *m*, Flechtengrind *m*, Kopfgrind *m*, Pilzgrind *m*, Favus *m*, Tinea (capitis) favosa, Dermatomycosis favosa
ringworm of the face: oberflächliche Tinea *f* des Gesichts, Tinea faciei
ringworm of the feet: Athleten-, Sportlerfuß *m*, Fußpilz *m*, Fußpilzerkrankung *f*, Fußmykose *f*, Tinea *f* der Füße, Tinea/Epidermophytia pedis/pedum
ringworm of the genitocrural region: Tinea inguinalis, Epidermophytia inguinalis, Eccema marginatum, Ekzema marginatum Hebra
ringworm of the groin: →*ringworm of the genitocrural region*
ringworm of the hand: Fadenpilzerkrankung/Tinea *f* der Hände, Tinea/Epidermophytia manus/manuum
honeycomb ringworm: Favus *m*, Erb-, Flechten-, Kopf-, Pilzgrind *m*, Tinea (capitis) favosa, Dermatomycosis favosa
ringworm of the nail: Tinea *f* des Nagels, Nagel-, Onychomykose *f*, Onychomycosis *f*, Tinea unguium
Oriental ringworm: orientalische/indische/chinesische Flechte *f*, Tinea imbricata (Tokelau), Trichophytia corporis superficialis
ringworm of the scalp: Tinea *f* der Kopfhaut, Tinea capitis/capillitii, Trichophytia capillitii
scaly ringworm: →*Oriental ringworm*
Tokelau ringworm: →*Oriental ringworm*

rinse [rɪns]: **I** *noun* (Aus-)Spülung *f* **give sth. a rinse** etw. (ab-, aus-)spülen **II** *vt* (ab-, aus-, nach-)spülen **rinse one's hands** sich die Hände waschen **rinse out** *vt* (*Mund*) ausspülen
oral rinse: Mundspülung *f*

rins|ing ['rɪnsɪŋ]: **I** *noun* **1.** (Aus-)Spülen *nt*, (Aus-)Spülung *f* **2. rinsings** *pl* Spülwasser *nt* **II** *adj* (aus-)spülend, Spül-

RIP *Abk.*: **1.** radioimmunoprecipitation **2.** renin inhibitory peptide **3.** respiratory inductive plethysmography

RIPA *Abk.*: radioimmunoprecipitation assay

RIPT *Abk.*: radioimmunoprecipitation test

RIS *Abk.*: **1.** radiographic imaging system **2.** respiratory insufficiency syndrome

RISA *Abk.*: **1.** radioactive iodinated serum albumin **2.** radioimmunosorbent assay **3.** radioiodinated serum albumin

risk [rɪsk] *noun*: **1.** Risiko *nt* **2.** Risiko *nt*, Gefahr *f*, Wagnis *nt*
aggravated risk: erhöhtes Risiko *nt*
anaesthesia risk: (*brit.*) →*anaesthesia risk*
anesthesia risk: Narkoserisiko *nt*
calculated risk: kalkuliertes Risiko *nt*
cancer risk: Krebsrisiko *nt*
operative risk: Operationsrisiko *nt*
perioperative risk: perioperatives Risiko *nt*
radiation risk: Strahlenrisiko *nt*

ri|so|ri|us [rɪ'səʊrɪəs] *noun*: Lachmuskel *m*, Risorius *m*, Musculus risorius

ris|per|i|done [rɪs'perɪdəʊn] *noun*: Risperidon *nt*

RIST *Abk.*: radioimmunosorbent test

RIT *Abk.*: radioiodinated triolein

RITC *Abk.*: rhodamine isothiocyanate

RITE *Abk.*: rapid intraoperative tissue expander

rit|o|drine ['rɪtədriːn] *noun*: Ritodrin *nt*

rit|u|al ['rɪtʃuːəl] *noun*: Ritual *nt*

ri|val|ry ['raɪvəlriː] *noun*: Rivalität *f*
binocular rivalry: Netzhautrivalität *f*
retinal rivalry: Netzhautrivalität *f*

RIVC *Abk.*: right inferior vena cava

RIVT *Abk.*: right idiopathic ventricular tachycardia

riz|i|form ['rɪzəfɔːrm] *adj*: reiskornartig

RKY *Abk.*: roentgenkymography

RL *Abk.*: **1.** reduction level **2.** Ringer lactate

Rl *Abk.*: **1.** rale **2.** roentgen liter

RLAS *Abk.*: rapid left atrial stimulation

RLBCD *Abk.*: right lower border of cardiac dullness

RLC *Abk.*: residual lung capacity

RLD *Abk.*: **1.** related living donor **2.** ruptured lumbar disc

RLE *Abk.*: right lower extremity

RLF *Abk.*: retrolental fibroplasia

RLL *Abk.*: right lower lobe

RLM *Abk.*: rat liver mitochondria

RLP *Abk.*: rat liver protein

RLPV *Abk.*: right lower pulmonary vein

RLQ *Abk.*: right lower quadrant

RLSh *Abk.*: right-left shunt

RLV *Abk.*: Rauscher leukemia virus

RM *Abk.*: **1.** radical mastectomy **2.** range of movement **3.** reactive monocytosis **4.** respiratory movement

R_m *Abk.*: **1.** magnetic resistance **2.** relative mobility

RMA *Abk.*: right mentoanterior position

RMBF *Abk.*: regional myocardial blood flow

RMCA *Abk.*: right middle cerebral artery

RMCD *Abk.*: rat mast cell degranulation

RMD *Abk.*: retromanubrial dullness

RMK *Abk.*: rhesus monkey kidney

RML *Abk.*: right middle lobe

RMP *Abk.*: **1.** regional myocardial perfusion **2.** resting membrane potential **3.** rifampicin **4.** right mentoposterior position

RMSF *Abk.*: Rocky Mountain spotted fever

RMT *Abk.*: right mentotransverse position

RMTC *Abk.*: rhesus monkey tissue culture

rMTR *Abk.*: relative mortality rate

RMV *Abk.*: respiratory minute volume

RN *Abk.*: red nucleus

Rn *Abk.*: **1.** radium emanation **2.** radon

RNA *Abk.*: **1.** radionuclide angiography **2.** ribonucleic acid
activator RNA: Aktivator-RNA *f*, Aktivator-RNS *f*
double-stranded RNA: Doppelstrang-RNA *f*, Doppelstrang-RNS *f*
heterogeneous nuclear RNA: heterogene Kern-RNS *f*,

heterogene Kern-RNA *f*
negative-sense RNA: Minus-Strang-RNA *f*
negative-strand RNA: →*negative-sense RNA*
nuclear RNA: Kern-RNA *f*, Kern-RNS *f*
positive-sense RNA: Plus-Strang-RNA *f*, Plus-Strang-RNS *f*
priming RNA: Starter-RNA *f*, Starter-RNS *f*, priming-RNA *f*
viral RNA: Virus-RNA *f*, virale RNA *f*, Virus-RNS *f*, virale RNS *f*

RNA-priming *noun*: RNA-priming *nt*
RNase *Abk.*: ribonuclease
RNase D *Abk.*: ribonuclease D
RNCA *Abk.*: radionuclide cineangiogram
RND *Abk.*: **1.** radical neck dissection **2.** radionucleotide dacryography
RNG *Abk.*: radionephrography
RNP *Abk.*: **1.** ribonucleophosphate **2.** ribonucleoprotein
RNPAg *Abk.*: ribonucleoprotein antigen
RNV *Abk.*: **1.** radionuclide venography **2.** radionuclide ventriculography
RNVG *Abk.*: radionuclide ventriculography
ROA *Abk.*: right occipitoanterior position
rob|o|rant ['rɑbərənt]: I *noun* Stärkungsmittel *nt*, Roborans *nt*, Roborantium *nt* II *adj* stärkend
ro|bo|vi|ru|ses [rəʊbəʊ'vaɪrəsɪs] *plural*: durch Nager/Rodentia übertragene Viren *pl*, rodent-borne viruses *pl*
Ro|cha|li|mae|a [ˌrəʊkəlaɪ'mɪə] *noun*: Rochalimaea *f*
Rochalimaea quintana: Rickettsia quintana
ROCM *Abk.*: restrictive obliterative cardiomyopathy
rod [rɑd] *noun*: Zapfen *m*; Stab *m*, Stange *f*
Corti's rods: Pfeilerzellen *pl*, Corti-Pfeilerzellen *pl*
enamel rods: Schmelzprismen *pl*, Zahnschmelzprismen *pl*
Harrington rods: Harrington-Stäbe *pl*
Luque's rods: Luque-Stäbe *pl*
Maddox rod: Maddox-Zylinder *m*
Meckel's rod: Meckel-Knorpel *m*
retinal rods: Stäbchen *pl*, Stäbchenzellen *pl*

ro|dent ['rəʊdnt]: I *noun* Nager *m*, Nagetier *nt* II *adj* (*Ulcus*) fressend, exulzerierend
Ro|den|tia [rəʊ'denʃ(ɪ)ə, -tɪə] *plural*: Nager *pl*, Nagetiere *pl*, Rodentia *pl*
ro|den|ti|cide [rəʊ'dentɪzaɪd]: I *noun* Rodentizid *nt* II *adj* Nagetiere abtötend, rodentizid
ro|do|nal|gia [rəʊdɑn'ældʒɪə] *noun*: Mitchell-Gerhardt-Syndrom *nt*, Gerhardt-Syndrom *nt*, Weir-Mitchell-Krankheit *f*, Erythromelalgie *f*, Erythralgie *f*, Erythermalgie *f*, Akromelalgie *f*
roent|gen ['rentgən]: I *noun* Röntgen *nt*, Röntgeneinheit *f* II *adj* Röntgen-
roent|gen|ize ['rentgənaɪz] *vt*: mit Röntgenstrahlen behandeln, bestrahlen; eine Röntgenuntersuchung durchführen, durchleuchten, röntgen
roent|gen|ky|mo|graph [ˌrentgən'kaɪməgræf] *noun*: Röntgenkymograph *m*, Röntgenkymograf *m*
roent|gen|ky|mog|ra|phy [ˌrentgənkaɪ'mɑgrəfiː] *noun*: Röntgenkymographie *f*, Röntgenkymografie *f*
roent|gen|o|cin|e|ma|tog|ra|phy [ˌrentgənəʊˌsɪnəmə'tɑgrəfiː] *noun*: Röntgenkinematographie *f*, Röntgenkinematografie *f*
roent|gen|o|gram ['rentgənəʊgræm] *noun*: Röntgenaufnahme *f*, Röntgenbild *nt*
abdominal roentgenogram: →*abdominal radiograph*
anteroposterior roentgenogram: a.p.-Röntgenbild *nt*, a.p.-Aufnahme *f*
a.p. roentgenogram: a.p.-Röntgenbild *nt*, a.p.-Aufnahme *f*
cephalometric roentgenogram: Kephalogramm *nt*
maxillary sinus roentgenogram: Kieferhöhlenaufnahme *f*
plain roentgenogram: Leeraufnahme *f*
Towne roentgenogram: Aufnahme *f* nach Towne
Wangensteen-Rice roentgenogram: Röntgenaufnahme *f* nach Wangensteen

roent|gen|o|graph ['rentgənəʊgræf] *noun*: →*roentgenogram*
roent|gen|o|graph|ic [ˌrentgənəʊ'græfɪk] *adj*: Radiografie betreffend, mittels Radiografie, radiographisch, radiografisch; radiologisch
roent|gen|og|ra|phy [ˌrentgə'nɑgrəfiː] *noun*: **1.** Röntgenfotografie *f* Röntgenphotographie *f* **2.** Röntgenuntersuchung *f*, Röntgen *nt*
contrast roentgenography: →*contrast radiography*
sectional roentgenography: Schichtaufnahmeverfahren *nt*

roent|gen|o|ky|mo|graph [ˌrentgənəʊ'kaɪməgræf] *noun*: Röntgenkymograph *m*, Röntgenkymograf *m*
roent|gen|o|log|ic [ˌrentgənəʊ'lɑdʒɪk] *adj*: Röntgenologie betreffend, röntgenologisch
roent|gen|o|log|i|cal [ˌrentgənəʊ'lɑdʒɪkl] *adj*: Röntgenologie betreffend, auf Röntgenologie beruhend, röntgenologisch, Röntgen-
roent|gen|o|lo|gist [ˌrentgə'nɑlədʒɪst, -dʒə-] *noun*: Röntgenologe *m*, -login *f*
roent|gen|ol|o|gy [ˌrentgə'nɑlədʒiː] *noun*: Röntgenologie *f*
roent|gen|o|lu|cent [ˌrentgənəʊ'luːsnt] *adj*: →*radiolucent*
roent|ge|nom|e|ter [ˌrentgə'nɑmɪtər] *noun*: →*radiometer*
roent|gen|o|paque [ˌrentgənə'peɪk] *adj*: strahlendicht, strahlenundurchlässig; röntgendicht
roent|gen|o|par|ent [ˌrentgənəʊ'peərənt] *adj*: strahlendurchlässig
roent|gen|o|scope ['rentgəskəʊp] *noun*: Röntgen-, Durchleuchtungsapparat *m*, Fluoroskop *nt*; Bestrahlungsgerät *nt*
roent|gen|os|co|py [ˌrentgə'nɑskəpiː] *noun*: Röntgenuntersuchung *f*, Röntgendurchleuchtung *f*, Röntgenoskopie *f*, Fluoroskopie *f*
roent|gen|o|ther|a|py [ˌrentgənəʊ'θerəpiː] *noun*: Röntgentherapie *f*; Strahlentherapie *f*
roet|eln ['retəln] *plural*: Röteln, Rubella, Rubeola
role [rəʊl] *noun*: Rolle *f*
doctor role: Arztrolle *f*
patient role: Krankenrolle *f*, Patientenrolle *f*
social role: soziale Rolle *f*

role-playing *noun*: Rollenspiel *nt*
ro|li|tet|ra|cy|cline [rəʊlˌtetrə'saɪkliːn] *noun*: Rolitetracyclin *nt*
roll [rəʊl] *noun*: **1.** Wulst *m*, Rolle *f* **2.** (*techn.*) Rolle *f*, Walze *f*
ROM *Abk.*: **1.** range of motion **2.** range of movement
rom|berg|ism ['rɑmbərgɪzəm] *noun*: Romberg-Zeichen *nt*
ron|geur [rəʊn'ʒɜr *noun*: (*franz.*) Knochenzange *f*, Knochenschneider *m*
bayonet rongeur: Bajonettzange *f*
bone rongeur: Knochenfasszange *f*, Knochenhaltezange *f*
Luer rongeur: →*Luer bone rongeur*
Luer bone rongeur: Luer-Knochenzange *f*

rönt|gen|og|ra|phy [ˌrentgə'nɑgrəfiː] *noun*: →*roentgenography*
roof [ruːf, rʊf]: I *noun* Dach *nt*, dachähnliche Struktur *f*; Gewölbe *nt* II *vt* mit einem Dach versehen, überdachen; bedecken

R

roof of fourth ventricle: Dach *nt* des IV. Ventrikels, Tegmen ventriculi quarti
roof of mesencephalon: Tectum mesencephali
roof of mouth: Gaumen *m*, Palatum *nt*
roof of orbit: →*orbital roof*
orbital roof: Augenhöhlen-, Orbitadach *nt*, Paries superior orbitae
roof of skull: knöchernes Schädeldach *nt*, Kalotte *f*, Calvaria *f*
roof of tympanic cavity: Paukenhöhlendach *nt*, Tegmen tympani
roof of tympanum: →*roof of tympanic cavity*

room [ruːm, rʊm] *noun*: Raum *m*, Zimmer *nt*; Platz *m*, Raum *m* **make room** Platz machen (*for* für)
changing room: Umkleideraum *m*
cold room: Kühlraum *m*
delivery room: Kreißsaal *m*
elbow room: (*fig.*) Bewegungsfreiheit *f*, Spielraum *m*
emergency room: Notaufnahme *f*
fitness room: Fitnessraum *m*
operating room: Operationssaal *m*, Operationsraum *m*
pump room: Trinkhalle *f*, Brunnenhaus *nt* (in Kurorten)
recovery room: Aufwachraum *m*
toilet room: Toilette *f*
twin-bedded room: Zweibettzimmer *nt*

rooming-in *noun*: Rooming-in *nt*

roomly [ˈruːmɪ, ˈrʊmiː] *adj*: geräumig

root [ruːt]: **I** *noun* **1.** (*anatom., biolog., mathemat.*) Wurzel *f*, Radix *f* **pull out by the root** mit der Wurzel herausziehen **2.** (*fig.*) Wurzel *f*, Ursache *f*, Kern *m* **II** *vi* **3.** Wurzeln schlagen, wurzeln **4.** (*fig.*) wurzeln (*in* in); seinen Ursprung haben (*in* in)
root out/up *vt* mit der Wurzel ausreißen, ausrotten
accessory root: Radix accessoria, akzessorische Radix *f*, akzessorische Wurzel *f*, akzessorische Zahnwurzel *f*
accessory buccal root: akzessorische bukkale Radix *f*, akzessorische bukkale Wurzel *f*, Bolk-Höcker *m*
adjacent root: Nachbarwurzel *f*
alkanet root: Alkannae radix
anatomical root (of tooth): anatomische (Zahn-)Wurzel *f*, Radix dentis
angelica root: Angelicae radix
anterior root: vordere/motorische Spinalnervenwurzel *f*, Vorderwurzel *f*, Radix anterior
artificial root: künstliche Wurzel *f*, künstliche Zahnwurzel *f*
asparagus root: Spargelwurzel *f*, Asparagi rhizoma
aspidium root: Farnwurzel *f*
barberry root: Berberitzenwurzel *f*, Berberidis radix
belladonna root: Belladonnawurzel *f*, Belladonnae radix
bicanaled root: zweikanalige Wurzel *f*
bitter root: Radix Gentianae
blackberry root: Rubi fruticosi radix
black cohosh root: Cimicifugae racemosae rhizoma
Bolk's paramolar root: →*accessory buccal root*
bryony root: Bryoniae radix
buccal root: bukkale Radix *f*, bukkale Zahnwurzel *f*, bukkale Wurzel *f*, Radix buccalis
burdock root: Klettenwurzel *f*, Arctii radix, Bardanae radix
butterbur root: Petasitidis rhizoma
carline thistle root: Eberwurzwurzel *f*, Carlinae radix
celery root: Apii radix
chicory root: Cichorii radix
clinical root: klinische Zahnwurzel *f*, Radix clinica dentis
cochlear root of vestibulocochlear nerve: Pars inferior nervi vestibulocochlearis
comfrey root: Beinwellwurzel *f*, Symphyti radix
common broom root: Besenginsterwurzel *f*, Cytisi scoparii radix
couch grass root: Agropyri repentis rhizoma, Graminis rhizoma
cranial root of accessory nerve: obere Akzessoriuswurzel *f*, Radix cranialis, Pars vagalis
dandelion root: Löwenzahnwurzel *f*, Taraxaci radix
dandelion root with herb: Taraxaci radix cum herba
deadly nightshade root: Radix Belladonnae
dental root: Zahnwurzel *f*, Radix dentis
distal root: distale Radix *f*, distale Zahnwurzel *f*, distale Wurzel *f*, Radix distalis
distobuccal root: distobukkale Radix *f*, distobukkale Wurzel *f*, distobukkale Zahnwurzel *f*
dorsal root: hintere/sensible Spinalnervenwurzel *f*, Radix sensoria nervi spinalis
dorsal root of spinal nerves: →*dorsal root*
Echinacea angustifolia root: Echinaceae angustifoliae radix
Echinacea pallida root: Echinaceae pallidae radix
Echinacea purpurea root: Echinaceae purpureae radix
elecampane root: Helenkrautwurzel *f*, Helenii rhizoma
facial root: Fazialiswurzel *f*, Radix nervi facialis
facial nerve root: →*facial root*
fern root: Farnwurzel *f*
root of foot: Fußwurzel *f*, Tarsus *m*
galingale root: Galangae rhizoma
ginger root: Ingwerwurzel *f*, Zingiberis rhizoma
ginseng root: Ginsengwurzel *f*, Ginseng radix
grapple plant root: Harpagophyti radix
hair root: Haarwurzel *f*, Radix pili
herb bennet root: Gei urbani rhizoma, Caryophyllatae rhizoma
horseradish root: Meerrettichwurzel *f*, Armoraciae rusticanae radix
hound's-tongue root: Cynoglossi radix
hypercemented root: Hyperzementose *f*, Zementhyperplasie *f*, Zementhypertrophie *f*
inferior root of ansa cervicalis: untere/vordere Wurzel *f* der Ansa cervicalis, Radix inferior ansae cervicalis
inferior root of cervical loop: →*inferior root of ansa cervicalis*
inferior root of vestibulocochlear nerve: Radix cochlearis/inferior nervi vestibulocochlearis
insane root: Bilsenkraut *nt*, Hyoscyamus niger
intra-alveolar root: intraalveoläre Wurzel *f*, intraalveolärer Wurzelabschnitt *m*
iris root: Iriswurzel *f*, Schwertlilienwurzelstock *m*, Veilchenwurzel *f*, Iridis rhizoma
Javanese Turmeric root: Curcumae xanthorrhizae rhizoma
kava-kava roots: Kava-Kava-Wurzelstock *m*
lateral root of median nerve: laterale Medianuswurzel *f*, Radix lateralis nervi mediani
lateral root of optic tract: Radix lateralis tractus optici
licorice root: Süßholzwurzel *f*, Liquiritiae radix
lingual root: **1.** linguale Radix *f*, linguale Zahnwurzel *f*, linguale Wurzel *f* **2.** →*root of tongue*
liquorice root: Süßholz(wurzel *f*) *nt*
long root of ciliary ganglion: Radix nasociliaris ganglii ciliaris
lovage root: Levistici radix
root of lung: Lungenwurzel *f*, Radix pulmonis

madder root: Krappwurzel *f*, Rubiae tinctorum radix
marsh mallow root: Eibischwurzel *f* Althaeae radix
medial root of median nerve: mediale Medianuswurzel *f*, Radix medialis nervi mediani
medial root of optic tract: Radix medialis tractus optici
root of mesentery: Mesenterial-, Gekrösewurzel *f*, Radix mesenterii
mesial root: mesiale Radix *f*, mesiale Zahnwurzel *f*, mesiale Wurzel *f*, Radix mesialis
mesiobuccal root: Radix mesiobuccalis, mesiobukkale Radix *f*, mesiobukkale Wurzel *f*, mesiobukkale Zahnwurzel *f*
mesiolingual root: Radix mesiolingualis, mesiolinguale Radix *f*, mesiolinguale Wurzel *f*, mesiolinguale Zahnwurzel *f*
motor root: Radix motoria, motorische Wurzel *f*
motor root of ciliary ganglion: Radix oculomotoria ganglii ciliaris
motor root of mandibular nerve: Radix motoria nervi mandibularis, Portio minor nervi mandibularis
motor root of spinal nerves: vordere/motorische Spinalnervenwurzel *f*, Radix motoria nervorum spinalium
motor root of trigeminal nerve: motorische Trigeminuswurzel *f*, Portio minor nervi trigemini, Radix motoria nervi trigemini
mugwort root: Beifußwurzel *f*, Artemisiae vulgaris radix
multiple root: mehrwertige Wurzel *f*
nail root: Nagelwurzel *f*, Radix unguis
nasal root: Nasenwurzel *f*, Radix nasi
nasociliary root of ciliary ganglion: sensorische Wurzel *f* des Ganglion ciliare, Ramus communicans ganglii ciliaris cum nervi nasociliaris, Radix sensoria/nasociliaris ganglii ciliaris
nerve root: Nervenwurzel *f*
nettle root: Brennnesselwurzel *f*, Urticae radix
root of nose: Nasenwurzel *f*, Radix nasi
oculomotor root of ciliary ganglion: Radix oculomotoria ganglii ciliaris, Ramus ad ganglion
palatine root: Radix palatinalis
parasympathetic root of ciliary ganglion: Radix parasympathica ganglii ciliaris, Ramus ad ganglion
parasympathetic root of otic ganglion: Radix parasympathica ganglii otici, Nervus petrosus minor
parasympathetic root of pterygopalatine ganglion: Radix parasympathica ganglii pterygopalatini
parasympathetic root of sublingual ganglion: Radix parasympathica ganglii sublingualis
parasympathetic root of submandibular ganglion: Radix parasympathica ganglii submandibularis
root of penis: Peniswurzel *f*, Radix penis
peony root: Paeoniae radix
physiological root: physiologische Zahnwurzel *f*
Pimpinella root: Pimpinellae radix
posterior root: hintere/sensible Spinalnervenwurzel *f*, Radix sensoria nervi spinalis
posterior root of spinal nerves: →*posterior root*
primrose root: Primulae radix
pyramidal root: pyramidaler Wurzelstock *m*
rauwolfia root: Rauwolfiawurzel *f*, Rauwolfiae radix
red soapwort root: Saponariae rubrae radix, rote Seifenwurzel *f*
restharrow root: Ononidis radix
retained root: Wurzelrest *m*, Radix relicta
rhubarb root: Rhei radix
sand sedge root: Caricis rhizoma
sarsaparilla root: Sarsaparillae radix
senega root: Senegawurzel *f*, Polygalae radix, Senegae radix
sensory root: sensorische Wurzel *f*, Radix sensoria
sensory root of ciliary ganglion: sensorische Wurzel *f* des Ganglion ciliare, Ramus communicans ganglii ciliaris cum nervi nasociliaris, Radix sensoria/nasociliaris ganglii ciliaris
sensory root of mandibular nerve: Radix sensoria nervi mandibularis, Portio major nervi mandibularis
sensory root of otic ganglion: Radix sensoria ganglii otici, Rami ganglionares ad ganglion oticum
sensory root of pelvic ganglia: Radix sensoria gangliorum pelvicorum
sensory root of pterygopalatine ganglion: Radix sensoria ganglii pterygopalatini
sensory root of spinal nerves: hintere/sensible Spinalnervenwurzel *f*, Radix sensoria nervi spinalis
sensory root of sublingual ganglion: Radix sensoria ganglii sublingualis, Rami ganglionares nervi mandibularis
sensory root of submandibular ganglion: Radix sensoria ganglii submandibularis, Rami ganglionares nervi mandibularis
sensory root of trigeminal nerve: sensible Trigeminuswurzel *f*, Portio major nervi trigemini, Radix sensoria nervi trigemini
short root of ciliary ganglion: Radix oculomotoria/parasympathica ggl. ciliaris
Siberian ginseng root: Taigawurzel *f*, Eleutherococci radix
spinal roots of accessory nerve: untere/spinale Akzessoriuswurzeln *pl*, Radices spinales nervi accessorii, Pars spinalis nervi accessorii
spinal nerve roots: Spinalnervenwurzeln *pl*, Radices spinales
superior root of ansa cervicalis: obere/hintere Wurzel *f* der Ansa cervicalis, Radix superior ansae cervicalis
superior root of cervial loop: →*superior root of ansa cervicalis*
superior root of vestibulocochlear nerve: Pars superior nervi vestibulocochlearis
supernumerary root: überzählige Radix *f*, überzählige Wurzel *f*, überzählige Zahnwurzel *f*
sympathetic root of ciliary ganglion: Radix sympathica ganglii ciliaris
sympathetic root of otic ganglion: Radix sympathica ganglii otici
sympathetic root of pterygopalatine ganglion: Radix sympathica ganglii pterygopalatini
sympathetic root of sublingual ganglion: Radix sympathica ganglii sublingualis
sympathetic root of submandibular ganglion: Radix sympathica ganglii submandibularis
tip of root: Wurzelspitze *f*, Apex radicis dentis
root of tongue: Zungenwurzel *f*, Radix linguae
root of tooth: →*dental root*
tormentil root: Tormentillae rhizoma
turmeric root: Kurkumawurzel *f*, Curcumae domesticae rhizoma
uzara root: Uzarawurzel *f*, Uzarae radix
valerian root: Baldrianwurzel *f*, Valerianae radix
ventral root: vordere/motorische (Spinal-)Nervenwurzel *f*, Vorderwurzel *f*, Radix motoria nervi spinalis
vestibular root of vestibulocochlear nerve: oberer vestibulärer Anteil *m* des Nervus vestibulocochlearis, Radix superior/vestibularis nervi vestibulocochlearis

R

violet root: echte Veilchenwurzel *f*, Violae odoratae rhizoma
white soapwort root: Gypsophilae radix, weiße Seifenwurzel *f*
yellow jasmine root: gelbe Jasminwurzel *f*, Gelsemii rhizoma
Yellow Jessamine root: →*yellow jasmine root*
root-and-branch *adj*: restlos, radikal
rootled ['ru:tɪd] *adj*: (fest) verwurzelt
rootledlness ['ru:tɪdnəs] *noun*: Verwurzelung *f*
rootlless ['ru:tləs] *adj*: wurzellos; (*fig.*) entwurzelt
rootllet ['ru:tlɪt] *noun*: kleine Wurzel *f*, Wurzelfaser *f*
flagellar rootlet: Rhizoplast *nt*
ROP *Abk.*: **1.** retinopathy of prematurity **2.** right occipitoposterior position
rolpinlolrole [rəʊ'pɪnərəʊl] *noun*: Ropirinol *nt*
rolsalcea [rəʊ'zeɪʃɪə, -zɪə] *noun*: Kupferfinnen *pl*, Rosacea *f*, Rotfinnen *pl*
erythematous rosacea: Rosacea erythematosa, Stadium teleangiektaticum
granulomatous rosacea: lupoide Rosazea *f*, Rosacea granulomatosa
lupoid rosacea: lupoide Rosazea *f*, Rosacea granulomatosa
papular rosacea: Rosacea papulosa, Stadium papulosum und papulopustulosum
steroid rosacea: Steroidrosacea *f*
rachitic rosary: rachitischer Rosenkranz *m*
rose [rəʊz] *noun*: **1.** Wundrose *f*, Rose *f*, Erysipel *nt*, Erysipelas *nt*, Streptodermia cutanea lymphatica **2.** Rose *f*
Alpine rose: Alpenrose *f*, Almrausch *m*, Rhododendron ferrugineum
roselmarly ['rəʊz,meəri:] *noun*: Rosmarin *m*, Rosmarinus officinalis
rolselolla [rəʊ'zɪələ] *noun*: **1.** Roseola *f* **2.** →*roseola infantum*
roseola infantum: Dreitagefieber *nt*, sechste Krankheit *f*, Exanthema subitum, Roseola infantum
syphilitic roseola: makulöses Syphilid *nt*, Roseola syphilitica
roseola typhosa: Roseola typhosa
rolset [rəʊ'zet] *noun*: Rosette *f*
rolsette [rəʊ'zet] *noun*: Rosette *f*
rolsetlting [rəʊ'zetɪŋ] *noun*: Rosettenmethode *f*
rosltelllum [rɑ'steləm] *noun, plura* **-la** [-lə]: Rostellum *nt*
rosltral ['rɑstrəl] *adj*: **1.** kopfwärts, zum Körperende *oder* Kopf hin, rostral **2.** (*ZNS*) Rostrum betreffend, rostral
rosltrilform ['rɑstrɪfɔ:rm] *adj*: schnabelförmig
rosltrum ['rɑstrəm] *noun, plural* **-trums, -tra** [-trə]: Rostrum sphenoidale
rostrum of corpus callosum: Balkenvorderende *m*, -schnabel, Rostrum corporis callosi
sphenoid rostrum: Rostrum sphenoidale
sphenoidal rostrum: Rostrum sphenoidale
rolsuxlalcin [rəʊ'sʌksəsɪn] *noun*: Rosuxacin *nt*
rosly-cheeked ['rəʊzi:] *adj*: rotbäckig
rot [rɑt]: I *noun* Fäulnis *f*, Verwesung *f* II *vt* (ver-)faulen lassen III *vi* (ver-)faulen, (ver-)modern
ROT *Abk.*: right occipitotransverse position
roltarly ['rəʊtəri:] *adj*: rotierend, (sich) drehend, kreisend, umlaufend, Dreh-, Umlauf-, Rotations-, Kreis-
roltate ['rəʊteɪt; *brit.* rəʊ'teɪt]: I *vt* **1.** drehen *oder* rotieren lassen **2.** turnusmäßig abwechseln II *vi* **3.** rotieren, kreisen, sich drehen **4.** sich (turnusmäßig) abwechseln
roltaltion [rəʊ'teɪʃn] *noun*: Rotatio *f*, Drehung *f*, Rotation *f*
clockwise rotation: Drehung *f* im Uhrzeigersinn; Rechtsdrehung *f*
external rotation: Exorotatio *f*, Außenrotation *f*, Rotatio externa, Rotatio lateralis
internal rotation: Endorotatio *f*, Innenrotation *f*, Rotatio interna, Rotatio medialis
optical rotation: optische Drehung *f*
right rotation: Rechtsdrehung *f*
specific rotation: spezifische Drehung *f*
roltaltor ['rəʊteɪtər] *noun, plural* **-tors, -tolres** [,rəʊtə'təʊrɪz, -'tɔ:r-]: Rotator *m*
roltaltolry ['rəʊtətɔ:ri:, -təʊ-] *adj*: **1.** rotierend, (sich) drehend, kreisend, umlaufend, Dreh-, Umlauf-, Rotations-, Kreis- **2.** turnusmäßig, abwechselnd
Roltalvilrus ['rəʊtəvaɪrəs] *noun*: Rotavirus *nt*
rötleln ['retəln] *plural*: →*rubella*
Rothlia ['rɑθɪə] *noun*: Rothia *f*
Rothia dentocariosus: Rothia dentocariosus
rotllauf ['rɑtlaʊf] *noun*: →*swine rotlauf*
swine rotlauf: Schweinerotlauf *m*, Pseudoerysipel *nt*, Erysipeloid *nt*, Rosenbach-Krankheit *f*, Erythema migrans
rotlten ['rɑtn] *adj*: faulig, übelriechend, putrid
rough [rʌf]: I *noun* Rauheit *f*, Unebenheit *f*, Rauhe *nt*, Unebene *nt*; Rohzustand *m* **in the rough** im Rohzustand II *adj* **1.** rauh, rau, uneben; zerklüftet; unfertig, roh; (*Haare*) struppig; (*Haut*) rauh, rau **2.** (*fig.*) roh, grob, ungehobelt, Roh- **3.** (*Schätzungen*) grob, ungefähr III *adv* roh, rauh, rau, hart IV *vt* **4.** an-, aufrauhen **5.** (*Person*) misshandeln V *vi* rauh werden
roughlage ['rʌfɪdʒ] *noun*: Ballaststoffe *pl*
roughlen ['rʌfn]: I *vt* an-, aufrauhen, rauh machen II *vi* rauh(er) werden
roughlness ['rʌfnəs] *noun*: **1.** Rauheit *f*, Unebenheit *m*; rauhe Stelle *f* **2.** (*fig.*) Roheit *f*, Grobheit *f*, Härte *f*
round [raʊnd]: I *noun* **1.** Kreis *m*, Ring *m*, Rundung *f* **out of round** unrund **2.** Kreislauf *m*, Runde *f* **3.** Runde *f*, Rundgang *m* II *adj* **4.** (kreis-, kugel-)rund, zylindrisch; ringförmig; (ab-)gerundet **5.** (*fig.*) rund, voll **6.** (*mathemat.*) ganz (*ohne Bruch*); auf-, abgerundet; annähernd, ungefähr III *vt* rund machen, abrunden IV *vi* **7.** rund werden, sich (ab-)runden **8.** umgeben, umschließen; umkreisen **9.** (*Visite*) die Runde machen
round off *vt* (*Kante*) abrunden; (*Zahl*) auf-, abrunden (*to* auf)
roundled ['raʊndɪd] *adj*: (ab-)gerundet, rundlich, rund, Rund-; (*fig.*) abgerundet
roundling ['raʊndɪŋ]: I *noun* (Ab-)Rundung *f* II *adj* rund(lich), Rund-
roundlish ['raʊndɪʃ] *adj*: rundlich
roundlness ['raʊndnəs] *noun*: Rundung *f*, Rundheit *f*, das Runde
round-the-clock *adj*: rund um die Uhr, 24stündig
roundlworm ['raʊndwɜrm] *noun*: Rund-, Fadenwurm *m*, Nematode *f*
common roundworm: Spulwurm *m*, Ascaris lumbricoides
ROV *Abk.*: respiratory orphan virus
rowlan ['rəʊən] *noun*: Eberesche *f*, Vogelbeerbaum *m*, Sorbus aucuparia
roxlaltildine [rɑk'sətɪdi:n] *noun*: Roxatidin *nt*
roxlilthrolmylcin [,rɑksɪθrəʊ'maɪsi:n] *noun*: Roxithromycin *nt*
RP *Abk.*: **1.** radial pulse **2.** radiophotography **3.** rapid processing **4.** rectum prolapse **5.** refractory period **6.** Reiter's protein **7.** retrograde pyelogram **8.** rhinopharyngitis
R-1-P *Abk.*: ribose-1-phosphate
R-5-P *Abk.*: ribose-5-phosphate

R

RPA *Abk.*: right pulmonary artery
RPAV *Abk.*: right pulmonary artery volume
RPC *Abk.*: recurrent parotitis in childhood
RPCF *Abk.*: Reiter protein complement fixation
RPD *Abk.*: removable partial denture
RPE *Abk.*: retinal pigment epithelial cells
RPEP *Abk.*: right ventricular pre-ejection period
RPF *Abk.*: **1.** relaxed pelvic floor **2.** renal plasma flow **3.** retroperitoneal fibrosis
RPHA *Abk.*: reverse passive hemagglutination
RPL *Abk.*: radiophotoluminescence
RPM *Abk.*: **1.** repetitive pulse method **2.** retropulsive petit mal
rpm *Abk.*: revolutions per minute
RPP *Abk.*: **1.** rate-pressure product **2.** renal perfusion pressure **3.** retropneumoperitoneum **4.** retropubic prostatectomy
RPPL *Abk.*: right posterior pulmonic leaflet
RPPR *Abk.*: red cell percursor production rate
RPR *Abk.*: radius periosteal reflex
RPR-CT *Abk.*: rapid plasma reagin circle card test
RPS *Abk.*: **1.** renal pressor substance **2.** repetitive pulse sequence **3.** Rockland-Pollin scale
rps *Abk.*: revolutions per second
RPV *Abk.*: right portal vein
RQ *Abk.*: **1.** recovery quotient **2.** respiratory quotient
RR *Abk.*: **1.** radiation response **2.** recovery room **3.** respiratory rate
RRA *Abk.*: radioreceptor assay
RRF *Abk.*: radionuclide regurgitant fraction
-rrhagia *suf.*: Blutung, -rrhagie, -rrhagia
-rrhagic *suf.*: blutend, -rrhagisch
-rrhaphy *suf.*: Naht, -rrhaphie, -rrhaphia
-rrhea *suf.*: Fließen, Fluss, -rrhö, -rrhoe, -rrhöe, -rrhoea
-rrheic *suf.*: fließend, -rrhoisch
-rrhexis *suf.*: Reißen, Riss, Ruptur, -rrhexis
-rrhoea *suf.*: (*brit.*) →*-rrhea*
-rrhoeic *suf.*: (*brit.*) →*-rrheic*
RRM *Abk.*: rhino-rheomanometry
rRNA *Abk.*: **1.** ribosomal ribonucleic acid **2.** ribosomal RNA
RRP *Abk.*: relative refractory period
RS *Abk.*: **1.** rauwolfia serpentina **2.** recipient's serum **3.** reinforcing stimulus **4.** resorcinol sulfur **5.** respiratory system **6.** Reye's syndrome **7.** right septal border **8.** Ringer's solution
R/S *Abk.*: reaction/stimulus ratio
RSA *Abk.*: **1.** rabbit serum albumin **2.** relative specific radioactivity **3.** respiratory syncytial agents **4.** right sacroanterior position
RSC *Abk.*: Reed-Sternberg cells
RSD *Abk.*: reflex sympathetic dystrophy
RSI *Abk.*: Repetitive strain injury
RSIVP *Abk.*: rapid sequence intravenous pyelogram
RSMT *Abk.*: radioselenium methionine test
RSNRT *Abk.*: relative sinus node recovery time
RSP *Abk.*: receptor-specific protein
RSPK *Abk.*: recurrent spontaneous psychokinesis
RSR *Abk.*: regular sinus rhythm
RSS *Abk.*: relative score sums
RSSE *Abk.*: Russian spring-summer encephalitis
RST *Abk.*: **1.** radiosensitivity testing **2.** reticulospinal tract **3.** right sacrotransverse position
RSV *Abk.*: **1.** relative stroke volume **2.** respiratory syncytial virus **3.** Rous sarcoma virus
RSVC *Abk.*: right superior vena cava
RSVI *Abk.*: regurgitant stroke volume index
RSVT *Abk.*: recurrent supraventricular tachycardia
RSWI *Abk.*: right ventricular stroke work index
RT *Abk.*: **1.** radioisotope technique **2.** radiotherapy **3.** radium therapy **4.** reaction time **5.** recirculation time **6.** recovery time **7.** rectal temperature **8.** resistance transfer **9.** respiratory therapy **10.** retransfusion **11.** reverse transcriptase **12.** room temperature
rT_3 *Abk.*: reverse triiodothyronine
RT_3U *Abk.*: triiodothyronine resin uptake
R_T *Abk.*: total resistance
RTA *Abk.*: **1.** renal tubular acidosis **2.** road traffic accident
RTB *Abk.*: radio-iodine labelled toluidine blue
RTBS *Abk.*: real-time B-scan
R_{Te} *Abk.*: total expiratory resistance
RTF *Abk.*: resistance transfer factor
R_{Ti} *Abk.*: total inspiratory resistance
RTL *Abk.*: radiothermoluminescence
rTMP *Abk.*: ribothymidylic acid
RTPCFR *Abk.*: Reiter treponema protein complement fixation reaction
RTR *Abk.*: red blood cell turnover rate
RTS *Abk.*: radiotelemetric system
R-type *noun*: (*Kolonie*) R-Form *f*
RU *Abk.*: **1.** rat unit **2.** roentgen unit
Ru *Abk.*: **1.** ribulose **2.** ruthenium
rub [rʌb]: I *noun* **1.** (Ab-)Reiben *nt*, Abreibung *f* (*kardiol.*) Reibegeräusch *nt*, Reiben *nt* II *vt* **3.** reiben **rub one's hands** sich die Hände reiben **4.** reiben, streichen III *vi* reiben, streifen (*against, upon, on* an)
friction rub: Reibegeräusch *nt*, Reiben *nt*
pericardial rub: Perikardreiben *nt*
peuritic rub: Pleurareiben *nt*
pleural rub: Pleurareiben *nt*
pleuritic rub: Pleurareiben *nt*
pleuropericardial rub: extraperikardiales Reiben *nt*
rublber ['rʌbər]: I *noun* **1.** (Natur-)Kautschuk *m*, Gummi *nt/m* **2.** (Radier-)Gummi *m/nt* **3.** Gummiring *m*, -band *m*, Gummi *m* **4.** (*inf.*) Kondom *nt* II *vt* mit Gummi überziehen, gummieren
India rubber: Naturgummi *nt*, Kautschuk *m*
natural rubber: Naturkautschuk *m*
polyether rubber: Polyäthergummi *nt*
rublberlize ['rʌbəraɪz] *vt*: mit Gummi überziehen, gummieren
rublbing ['rʌbɪŋ] *noun*: Reibung *f*, Friktion *f*
rulbelfalcient [ruːbə'feɪʃənt]: I *noun* hyperämisierendes Mittel *nt*, Hyperämikum *nt*, Rubefaciens *nt* II *adj* hautrötend, hyperämisierend
rulbellla [ruː'belə] *noun*: Röteln *pl*, Rubella *f*, Rubeola *f*
rulbelolla [ruː'bɪələ, ˌruːbɪ'əʊlə] *noun*: Masern *pl*, Morbilli *pl*
rulbelolsis [ˌruːbɪ'əʊsɪs] *noun*: Rötung *f*, Rubeosis *f*, Rubeose *f*
rubeosis diabetica: Rubeosis diabetica
rubeosis iridis: Rubeosis iridis
rulbeslcent [ruː'besənt] *adj*: rötlich; rötend
rulbidlilum [ruː'bɪdɪəm] *noun*: Rubidium *nt*
rulbidlolmylcin [ruː'bɪdəʊmaɪsɪn] *noun*: Rubidomycin *nt*, Daunomycin *nt*
rulbiglilnose [ruː'bɪdʒənəʊs] *adj*: (*Sputum*) rostfarben, rubiginös
rulbin ['ruːbɪn] *noun*: Fuchsin *nt*
Rulbilvilrus [ruːbə'vaɪrəs] *noun*: Rubivirus *nt*
rulbrilblast ['ruːbrɪblæst] *noun*: Proerythroblast *m*
rulbrilcyte ['ruːbrɪsaɪt] *noun*: polychromatischer Normoblast *m*
ruclus ['rʌktəs] *noun*: Aufstoßen *nt*, Rülpsen *nt*, Ructa-

R

tio *f*, Ruktation *f*, Ruktus *m*, Ructus *m*, Eruktation *f*

ru|di|ment ['ruːdɪmənt] *noun*: Rudiment *nt*, Überbleibsel
rib rudiment: Rippenrest *m*, -rudiment *nt*

ru|di|men|tal [ˌruːdɪ'mentəl] *adj*: zurückgebildet, verkümmert, rudimentär

ru|di|men|ta|ry [ˌruːdɪ'mentəriː] *adj*: zurückgebildet, verkümmert, rudimentär

rue [ruː] *noun*: Raute *f*, Gartenraute *f*, Weinraute *f*, Ruta graveolens ssp. vulgaris
goat's rue: Geißraute *f*, Galega officinalis

RUE *Abk.*: right upper extremity

ru|ga ['rugə] *noun*, *plural* **-gae** [-dʒiː]: Runzel *f*, Falte *f*, Ruga *f*
rugae of stomach: Magenfalten *pl*, -runzeln *pl*, Rugae gastricae
rugae of vagina: Querfalten *pl* der Vaginalschleimhaut, Rugae vaginales
vaginal rugae: →*rugae of vagina*
palatine rugae: Gaumenfalten *pl*, Rugae palatinae

ru|gate ['ruːgeɪt, -gɪt] *adj*: faltig, runz(e)lig, gerunzelt

ru|gec|to|my [ruː'dʒektəmiː] *noun*: Rugektomie *f*

ru|gine [ruː'ʒiːn] *noun*: Raspatorium *nt*

ru|gose ['ruːgəʊs] *adj*: →*rugate*

ru|gos|i|ty [ruː'gɑsətiː] *noun*: **1.** Faltigkeit *f*, Runz(e)ligkeit *f* **2.** →*ruga*

ru|gous ['ruːgəs] *adj*: →*rugate*

RUL *Abk.*: **1.** right upper lid **2.** right upper lobe

rule [ruːl]: **I** *noun* **1.** Regel *f*, das Übliche **as a rule** in der Regel, normalerweise **2.** Gesetz *nt*, Vorschrift *f*, Richtlinie *f*, Richtschnur *f*, Bestimmung *f*, Norm *f* **by rule** laut Vorschrift **II** *vt* anordnen, bestimmen, entscheiden
ABCD rule: ABCD-Regel *f*
Arey's rule: Arey-Regel *f*
Bartholomew's rule of fourths: Bartholomew-Viererregel *f*
Baxter's rule: Baxter-Regel *f*
Brooke's rule: Brooke-Formel *f*
Budin's rule: Budin-Regel *f*
Casper's rule: Casper-Regel *f*
rules of conduct: Richtlinien *pl*
correlation rule: Korrelationsregel *f*
delivery date rule: Naegele-Regel *f*
Dost's rule: Dost-Prinzip *nt*
Evans' rule: Evans-Regel *f*
Friedrich's rule: 8-Stunden-Regel *f*
Goodsall's rule: Goodsall-Regel *f*
Haase's rule: Haase-Regel *f*
Haber's rule: Haber-Regel *f*
Hardy-Weinberg rule: Hardy-Weinberg-Gesetz *nt*
Landsteiner's rule: Landsteiner-Regel *f*
Meyer-Weigert rule: Meyer-Weigert-Regel *f*
Naegele's rule: Naegele-Regel *f*
rule of nines: Neunerregel *f*
Ogino-Knaus rule: Knaus-Ogino-Methode *f*
phase rule: Gibb-Phasenregel *f*, Phasenregel *f*
Rolleston's rule: Rolleston-Regel *f*
safety rules: Sicherheits-, Unfallverhütungsvorschriften *pl*
rule of thumb: Daumen-, Faustregel *f*
van't Hoff's rule: van't Hoff-Gesetz *nt*, van't Hoff-Regel *f*
Wahl's rule: Wahl-Gesetz *nt*
Wallace's rule of nine: Wallace-Neunerregel *f*
Weinberg's rule: Weinberg-Methode *f*

rum-blossom [rʌm] *noun*: →*bulbous nose*

ru|men ['ruːmɪn] *noun*, *plura* **-mens, -mi|na** [-mɪnə]: Pansen *m*

ru|mi|nant ['ruːmɪnənt] *noun*: Wiederkäuer *m*

ru|mi|nate ['ruːmɪneɪt] *vt*, *vi*: **1.** (*biolog.*) wiederkäuen **2.** (*psychiat.*) ruminieren **3.** (*pädiat.*) wiederkäuen, ruminieren

ru|mi|na|tion [ruːmɪ'neɪʃn] *noun*: Rumination *f*

run [rʌn]: (*v* **run; run**) **I** *n* **1.** Laufen *nt*, Rennen *nt*; Laufschritt *m*; Lauf *m* **at/on the run** im Lauf(schritt), im Dauerlauf **go for/take a run** laufen, einen Lauf machen **2.** (*fig.*) (Ver-)Lauf *m*, Fortgang *m*; Tendenz *f* **in the long run** auf lange Sicht, auf die Dauer, langfristig **in the short run** kurzfristig **II** *adj* geschmolzen **III** *vt* **3.** rennen, laufen; (*a. fig.*) (durch-)laufen, zurücklegen **4.** (*Fieber*) haben, fiebern **run a temperature** **5.** (*Test, Experimente*) durchführen **IV** *vi* **6.** laufen, rennen, eilen; davon-, weglaufen **7.** (*techn.*) laufen; arbeiten, funktionieren, gehen, in Gang sein **8.** (*Blut*) fließen, strömen; (*Nase*) laufen; (*Augen*) tränen; (*Tränen*) laufen; (*Abszess*) eitern **9.** (*Zeit*) vergehen; dauern
run down *vi* **1.** (*Zeit*) ablaufen; (*Batterie*) leer werden **2. be run down** erschöpft *oder* ausgepumpt *oder* abgespannt sein
run out *vi* **1.** (*Flüssigkeit*) herauslaufen **2.** (*Zeit*) ablaufen, zu Ende gehen **3.** (*Vorrat*) knapp werden (*of* an), ausgehen
run over *vt* (mit dem Auto) überfahren
run through *vi* (*Infektion*) durchlaufen, sich hindurchziehen durch ein Gebiet
run to *vi* neigen zu **run to fat** Fett ansetzen

run-down: **I** *noun* Analyse *f*, Zusammenfassung *f*, Bericht *m*, Übersicht *f* (*on* über) **II** *adj* **1.** abgespannt, erschöpft; (*Batterie*) verbraucht, leer; (*Zeit*) abgelaufen **2.** heruntergekommen

run|nel ['rʌnl] *noun*: **1.** Rinnsal *nt* **2.** Rinne *f*

run|ning ['rʌnɪŋ] *adj*: **1.** laufend **2.** (*Wasser*) fließend; (*Wunde*) eiternd; (*Augen*) tränend; (*Nase*) laufend **3.** wässerig, flüssig **4.** (fort-)laufend; aufeinanderfolgend

RUO *Abk.*: right ureteral orifice

RUOQ *Abk.*: right upper outer quadrant

Ru-1,5-P_2 *Abk.*: ribulose-1,5-diphosphate

Ru-5-P *Abk.*: ribulose-5-phosphate

ru|pia ['ruːpɪə] *noun*: Rupia *f*, Rupia syphilitica

ru|pi|al ['ruːpɪəl] *adj*: Rupia betreffend

ru|pi|oid ['ruːpɪɔɪd] *adj*: rupiaähnlich

rup|ture ['rʌptʃər]: **I** *noun* **1.** Bruch *m*, Riss *m*, Ruptur *f* **2.** Brechen *nt*, Zerplatzen *nt*, Zerreißen *nt* **3.** Bruch *m*, Hernie *f*, Hernia *f* **II** *vt* brechen, zersprengen, zerreißen, rupturieren **III** *vi* zerspringen, zerreißen, einen Riss bekommen, bersten, rupturieren
rupture of the Achilles tendon: Achillessehnenruptur *f*
amnion rupture: Blasensprung *m*, Amnionruptur *f*
rupture of an artery: Arterienriss *m*, Arteriorhexis *f*, Arteriorrhexis *f*
aneurysm rupture: Aneurysmaruptur *f*
aortic rupture: Aortenruptur *f*
bladder rupture: Blasenruptur *f*
bronchial rupture: Bronchusriss *m*
capsel rupture: Fruchtkapselaufbruch *f*
cardiac rupture: Herzmuskelriss *m*, -ruptur *f*, Myokardruptur *f*
chorda tendinae rupture: Chordafadenabriss *m*, Sehnenfädenabriss *m*
collateral ligament rupture: Außenbandruptur *f*
concealed rupture of uterus: gedeckte Uterusruptur *f*, gedeckte Uterusruptur *f*
rupture of diaphragm: Zwerchfellruptur *f*
early amnion rupture: frühzeitiger Blasensprung *f*
esophageal rupture: Ösophagusruptur *f*
rupture of the extensor tendon: Fingerstrecksehnen-

abriss *m*

fascial rupture: Faszienruptur *f*

follicular rupture: Ei-, Follikelsprung *m*, Ovulation *f*

rupture of the fornix: Fornixruptur *f*

gallbladder rupture: Gallenblasenruptur *f*, -riss *m*

iatrogenic splenic rupture: iatrogene Milzruptur *f*

ligament rupture: Bänderriss *f*, Bandruptur *f*

rupture of ligament of knee: Kniegelenkbandruptur *f*, Kniegelenkbänderriss *m*

liver rupture: Leberruptur *f*, -riss *m*

myocardial rupture: Myokardruptur *f*, Herzruptur *f*

rupture of the myocardial wall: Herz(wand)ruptur *f*

oesophageal rupture: (*brit.*) →*esophageal rupture*

one-step splenic rupture: einzeitige Milzruptur *f*

open rupture of uterus: offene Uterusruptur *f*, offene Uterusruptur *f*

rupture of the papillary muscles: Papillarmuskelruptur *f*, -abriss *m*

plaques rupture: Plaqueruptur *f*

postemetic esophageal rupture: Boerhaave-Syndrom *nt*, spontane/postemetische/emetogene Ösophagusruptur *f*

postemetic oesophageal rupture: (*brit.*) →*postemetic esophageal rupture*

postmature amnion rupture: verspäteter Blasensprung *f*

prelabor amnion rupture: hoher Blasensprung *f*

prelabour amnion rupture: (*brit.*) →*prelabor amnion rupture*

premature amnion rupture: unzeitiger Blasensprung *f*, vorzeitiger Blasensprung *f*

scleral rupture: Skleraruptur *f*

septum rupture: Septumruptur *f*

silent rupture of uterus: stille Uterusruptur *f*

splenic rupture: Milzriss *m*, -ruptur *f*

spontaneous esophageal rupture: →*postemetic esophageal rupture*

spontaneous rupture of esophagus: →*postemetic esophageal rupture*

spontaneous oesophageal rupture: (*brit.*) →*postemetic esophageal rupture*

spontaneous rupture of oesophagus: (*brit.*) →*postemetic esophageal rupture*

spontaneous splenic rupture: spontane Milzruptur *f*

spontaneous rupture of uterus: spontane Uterusruptur *f*

rupture of the symphysis pubis: Symphysenruptur *f*, Ruptur der Symphysis pubis

rupture of tendinous cords: Sehnenfädenabriss *m*

tendon rupture: Sehnenruptur *f*, Sehnenriss *m*

timely amnion rupture: rechtzeitiger Blasensprung *f*

tracheal rupture: Luftröhrenruptur *f*, Trachealruptur *f*

traumatic splenic rupture: traumatische Milzruptur *f*

tubal rupture: Tubar-, Tubenruptur *f*

two-step splenic rupture: zweizeitige Milzruptur *f*

rup|ture|wort ['rʌpdʒər,wɜrt] *noun*: **1.** Bruchkraut *nt*, Herniaria *f* **2.** Bruchkraut *nt*, Herniariae herba

RUPV *Abk.*: right upper pulmonary vein

RUQ *Abk.*: **1.** right upper quadrant **2.** right upper quadrant rat virus

rust [rʌst]: **I** *noun* **1.** Rost *m*; (*biolog.*) Rost *m*, Brand *m* **II** *vt* verrosten lassen, rostig machen **III** *vi* (ein-, ver-)rosten, rostig werden

rut [rʌt] *noun*: (*biolog.*) Brunft *f*; Brunst *f*; Brunft-, Brunstzeit *f*

ru|the|ni|um [ruː'θiːnɪəm, -jəm] *noun*: Ruthenium *nt*

ru|tin ['ruːtn] *noun*: Rutin *nt*, Rutosid *nt*

ru|ti|nose ['ruːtnəʊs] *noun*: Rutinose *f*

ru|to|side ['ruːtəsaɪd] *noun*: →*rutin*

RV *Abk.*: **1.** regurgitant volume **2.** reserve volume **3.** residual volume **4.** right ventricle **5.** rubella vaccine

RVA *Abk.*: renal vascular resistance

RVAC *Abk.*: retrograde ventriculo-atrial conduction

RVAE *Abk.*: right ventricular apical electrocardiogram

RVAW *Abk.*: right ventricular anterior wall

RVC *Abk.*: relative velocity of contraction

RVCD *Abk.*: right ventricular conduction defect

RVD *Abk.*: **1.** relative vertebral density **2.** renovascular disease **3.** right ventricular diameter **4.** right ventricular dysplasia

RVE *Abk.*: right ventricular enlargement

RVEDD *Abk.*: right ventricular end-diastolic diameter

RVEDL *Abk.*: right ventricular end-diastolic fiber length

RVEDP *Abk.*: right ventricular end-diastolic pressure

RVEDV *Abk.*: right ventricular end-diastolic volume

RVEF *Abk.*: right ventricular ejection fraction

RVERP *Abk.*: right ventricular effective refractory period

RVESL *Abk.*: right ventricular end-systolic fiber length

RVESV *Abk.*: right ventricular end-systolic volume

RVET *Abk.*: right ventricular ejection time

RVF *Abk.*: **1.** Rift Valley fever **2.** right ventricular failure

RVG *Abk.*: **1.** radionuclide ventriculography **2.** renovasography

RVH *Abk.*: right ventricular hypertrophy

RVI *Abk.*: right ventricular infarction

RVICT *Abk.*: right ventricular isovolumic contraction time

RVMAP *Abk.*: right ventricular monophasic action potential

RVMWI *Abk.*: right ventricular minute work index

RVN *Abk.*: retrolabyrinthine vestibular neurectomy

RVO *Abk.*: relaxed vaginal outlet

RVOT *Abk.*: right ventricular outflow tract

RVOTO *Abk.*: right ventricular outflow tract obstruction

RVP *Abk.*: right ventricular pressure

RVPC *Abk.*: right ventricular premature contraction

RVPD *Abk.*: repetitive ventricular premature depolarization

RVPEP *Abk.*: right ventricular pre-ejection period

RVR *Abk.*: **1.** renal vascular resistance **2.** repetitive ventricular response

RVRA *Abk.*: renal venous renin activity

RVRT *Abk.*: repetitive ventricular response threshold

RVS *Abk.*: relative value scale

RVSP *Abk.*: right ventricular systolie pressure

RVSTI *Abk.*: right ventricular systolic time intervals

RVSV *Abk.*: **1.** right ventricular stroke volume **2.** right ventricular systolic volume

RVSVWI *Abk.*: right ventricular stroke work index

RVT *Abk.*: renal venous thrombosis

RVV *Abk.*: right ventricular volume

RVWT *Abk.*: ripht ventricular wall thickness

RWM *Abk.*: regional wall motion

Rx *Abk.*: prescription

rye [raɪ] *noun*: Roggen *m*

S

s *Abk.*: **1.** second **2.** sedimentation coefficient **3.** sedimentation constant **4.** selection coefficient **5.** stem line
S_1 *Abk.*: first heart sound
S_2 *Abk.*: second heart sound
S_3 *Abk.*: third heart sound
S_4 *Abk.*: fourth heart sound
σ *Abk.*: reflection coefficient
SA *Abk.*: **1.** salicylamide **2.** salicylic acid **3.** sarcoma **4.** serum albumin **5.** sinoatrial **6.** sinus arrhythmia **7.** specific activity **8.** sulfadiazine **9.** sulfanilamide **10.** surface area
SAA *Abk.*: sinoatrial arrhythmia
SAAT *Abk.*: serum aspartate aminotransferase
SAB *Abk.*: subarachnoidal bleeding
sa|bal ['seɪbəl] *noun*: Sägepalmenfrüchte *pl*, Sabal fructus
sab|i|nism ['sæbənɪzəm] *noun*: Sabinaölvergiftung *f*, Sabinismus *m*
sab|i|nol ['sæbɪnɑl, -nɔl] *noun*: Sabinol *nt*
Sab|ou|rau|dia [sæbjə'rəʊdɪə] *noun*: Trichophyton *nt*
Sab|ou|rau|di|tes [sæbjərəʊ'daɪtiːz] *noun*: Microsporon *nt*, Microsporum *nt*
SABP *Abk.*: **1.** systemic arterial blood pressure **2.** systolic arterial blood pressure
sab|u|lous ['sæbjələs] *adj*: sandig, grießig, Sand-
sa|bur|ra [sə'bʌrə] *noun*: Saburra *f*
sa|bur|ral [sə'bʌrəl] *adj*: Saburra betreffend, saburrös
sac [sæk] *noun*: Sack *m*, Aussackung *f*, Beutel *m*, Saccus *m*
abdominal sac: Abdominalsack *m*
air sacs: Alveolar-, Alveolensäckchen *pl*, Sacculi alveolares
allantoic sac: Allantoissack *m*
alveolar sacs: Alveolar-, Alveolensäckchen *pl*, Sacculi alveolares
amniotic sac: Amnionsack *m*, Fruchtblase *f*
aneurysmal sac: Aneurysmasack *m*
aortic sac: Aortensack *m*, -wurzel *f*
chorion sac: Zottenhaut *f*, mittlere Eihaut *f*, Chorion *nt*
chorionic sac: →*chorion sac*
conjunctival sac: Bindehautsack *m*, Saccus conjunctivalis
sacculations of colon: Kolon-, Dickdarmhaustren *pl*, Haustra coli
cupular blind sac: Caecum cupulare
definitive yolk sac: sekundärer Dottersack *m*
dental sac: Zahnsäckchen *nt*, Zahnfollikel *m*, Sacculus dentis
dural sac: Duralsack *m*
embryonic sac: Blastozyste *f*
endolymphatic sac: Saccus endolymphaticus
epiploic sac: Netzbeutel *m*, Bauchfelltasche *f*, Bursa omentalis
heart sac: Herzbeutel *m*, Perikard *nt*, Pericardium *nt*
hernia sac: Bruchsack *m*
hernial sac: Bruchsack *m*
Hilton's sac: Kehlkopfblindsack *m*, Sacculus laryngis, Appendix ventriculi laryngis
lacrimal sac: Tränensack *m*, Saccus lacrimalis
lens sac: Linsenbläschen *nt*
omental sac: Netzbeutel *m*, Bauchfelltasche *f*, Bursa omentalis
omphalocele sac: Bruchsack *m* bei Omphalozele
pericardial sac: Herzbeutel *m*, Perikard *nt*, Pericardium *nt*
pleural sac: Pleurahöhle *f*, Pleuraspalt *m*, Pleuraraum *m*, Cavitas pleuralis
primitive yolk sac: primärer Dottersack *m*
secondary yolk sac: →*definitive yolk sac*
splenic sac: Recessus lienalis bursae omentalis
tear sac: Tränensack *m*, Saccus lacrimalis
tooth sac: →*dental sac*
vitelline sac: Nabelbläschen *nt*, Dottersack *m*
yolk sac: Nabelbläschen *nt*, Dottersack *m*
sac|cade [sæ'kɑːd, sə-] *noun*: Sakkade *f*
corrective saccade: Korrektursakkade *f*
gaze saccade: Blicksakkade *f*
regression saccade: Regressionssakkade *f*
sac|cad|ic [sæ'kɑːdɪk, sə-] *adj*: ruckartig, stoßartig, ruckartig unterbrochen, sakkadisch, sakkadiert
sac|cate ['sækɪt, -eɪt] *adj*: sackförmig, -artig, beutelförmig, -artig
sacchar- *präf.*: Sa(c)char(o)-, Zucker-
sac|cha|rase ['sækəreɪz] *noun*: Saccharase *f*, β-Fructofuranosidase *f*
sac|cha|rate ['sækəreɪt] *noun*: Saccharat *nt*, Sacharat *nt*
sac|cha|rat|ed ['sækəreɪtɪd] *adj*: zuckerhaltig, saccharosehaltig
sac|char|ephi|dro|sis [sækər,efɪ'drəʊsɪs] *noun*: Zuckerausscheidung *f* im Schweiß
sac|cha|ride ['sækəraɪd, -rɪd] *noun*: Kohlenhydrat *nt*, Saccharid *nt*; Zucker *m*
sac|cha|rif|er|ous [,sækə'rɪfərəs] *adj*: zuckerhaltig; zuckerbildend
sac|char|i|fi|ca|tion [sə,kærəfɪ'keɪʃn] *noun*: Umwandlung *f* in einen Zucker
sac|char|i|fy [sə'kærɪfaɪ] *vt*: **1.** verzuckern, saccharifizieren **2.** zuckern, süßen
sac|cha|rim|e|ter [,sækə'rɪmɪtər] *noun*: Saccharimeter *nt*, Sacharimeter *nt*
Einhorn's saccharimeter: Einhorn-Gärungsröhrchen *nt*
sac|cha|rim|e|try [,sækə'rɪmətriː] *noun*: Saccharimetrie *f*, Sacharimetrie *f*
sac|cha|rin ['sækərɪn] *noun*: Saccharin *nt*, o-Benzoesäuresulfimid *nt*, Glusidum *nt*, o-Sulfobenzoesäureimid *nt*
sac|cha|rine ['sækərɪn, -riːn, -raɪn] *adj*: süß, zuck(e)rig, Zucker-
sac|char|i|nol [sə'kærɪnɔl, -əʊl] *noun*: →*saccharin*
sac|cha|ri|num [,sækə'raɪnəm] *noun*: →*saccharin*
saccharo- *präf.*: Sa(c)char(o)-, Zucker-
sac|cha|ro|bi|ose [,sækərəʊ'baɪəʊs] *noun*: Saccharobiose *f*, Sacharobiose *f*
sac|cha|ro|ga|lac|tor|rhe|a [,sækərəʊgə,læktə'rɪə] *noun*: Saccharogalaktorrhoe *f*
sac|cha|ro|ga|lac|tor|rhoe|a [,sækərəʊgə,læktə'rɪə] *noun*: (*brit.*) →*saccharogalactorrhea*
sac|cha|ro|lyt|ic [,ækərəʊ'lɪtɪk] *adj*: zuckerspaltend, saccharolytisch
sac|cha|ro|met|a|bol|ic [,ækərəʊ,metə'bɑlɪk] *adj*: den Zuckerstoffwechsel betreffend
sac|cha|ro|me|tab|o|lism [,ækərəʊmə'tæbəlɪzəm] *noun*: Zuckerstoffwechsel *m*, Zuckermetabolismus *m*
sac|cha|rom|e|ter [,sækə'rɑmɪtər] *noun*: →*saccharimeter*

S

Sac|cha|ro|my|ces [ˌsækərəʊˈmaɪziːz] *noun*: Saccharomyces *m*
Busse's saccharomyces: Cryptococcus neoformans
Saccharomyces cerevisiae: Back-, Bierhefe *f*, Saccharomyces cerevisiae
Sac|cha|ro|my|ce|ta|ce|ae [ˌsækərəʊˌmaɪsəˈteɪsɪˌiː] *plural*: Saccharomycetaceae *pl*
sac|cha|ro|my|cet|ic [ˌsækərəʊmaɪˈsetɪk] *adj*: Saccharomyceten betreffend, durch sie hervorgerufen, Saccharomyceten-
sac|cha|ro|pine [ˈækərəʊpiːn] *noun*: Saccharopin *nt*
sac|cha|ror|rhe|a [ˌsækərəʊˈrɪə] *noun*: Zuckerausscheidung *f* im Harn, Glukosurie *f*, Glucosurie *f*, Glykosurie *f*, Glykurie *f*, Glukurese *f*, Glucurese *f*
sac|cha|ror|rhoe|a [ˌsækərəʊˈrɪə] *noun*: (*brit.*) →*saccharorrhea*
sac|cha|rose [ˈsækərəʊz] *noun*: Rüben-, Rohrzucker *m*, Saccharose *f*
sac|cha|ro|su|ri|a [ˌsækərəʊˈs(j)ʊəriːə] *noun*: übermäßige Saccharoseausscheidung *f* im Harn, Saccharosurie *f*, Sucrosuria *f*
sac|cha|rum [ˈsækərəm] *noun*: **1.** Zucker *m*, Saccharum *nt* **2.** Rüben-, Rohrzucker *m*, Saccharose *f*
sac|cha|ru|ria [sækəˈr(j)ʊəriːə] *noun*: →*saccharorrhea*
sac|ci|form [ˈsæk(s)ɪfɔːrm] *adj*: sackförmig, -artig
sac|cu|lar [ˈsækjələr] *adj*: sackförmig, -artig
sac|cu|lat|ed [ˈsækjəleɪtɪd] *adj*: →*saccular*
sac|cu|la|tion [ˌsækjəˈleɪʃn] *noun*: Aussackung *f*, Sacculation *f*, Sacculatio *f*
sac|cule [ˈsækjuːl] *noun*: **1.** kleine Aussackung *f*, Säckchen *nt*, Sacculus *m* **2.** (*Ohr*) Sakkulus *m*, Sacculus *m*
air saccules: Alveolarsäckchen *pl*, Alveolensäckchen *pl*, Sacculi alveolares
alveolar saccules: Alveolarsäckchen *pl*, Alveolensäckchen *pl*, Sacculi alveolares
mitochondrial saccules: Sacculi mitochondriales
sac|cu|lo|coch|le|ar [ˌsækjələʊˈkɑklɪər] *adj*: Sacculus und Cochlea betreffend, sacculokochlear
sac|cu|lot|o|my [ˌsækjuˈlɑtəmiː] *noun*: Saccotomie *f*
sac|cu|lus [ˈsækjələs] *noun, plural* **-li** [-laɪ]: kleiner Sack *m*, Säckchen *nt*, Sacculus *m*
laryngeal sacculus: Kehlkopfblindsack *m*, Sacculus laryngis, Appendix ventriculi laryngis
sac|cus [ˈsækəs] *noun, plura* **-ci** [-kaɪ, -saɪ, -kiː]: Sack *m*, Saccus *m*
SACD *Abk.*: subacute combined degeneration
SACE *Abk.*: serum angiotensin converting enzyme
sacr- *präf.*: Sakral-, Sakr(o)-, Kreuzbein-
sa|cral [ˈsækrəl, ˈseɪ-] *adj*: Kreuzbein/Sakrum *oder* die Kreuzbeinregion betreffend, sakral
sa|cral|gia [seɪˈkrældʒ(ɪ)ə] *noun*: Kreuzbeinschmerz *m*, Sakralgie *f*, Sakrodynie *f*
sa|cral|i|za|tion [ˌseɪkrəlɪˈzeɪʃn] *noun*: Sakralisation *f*
sa|crec|to|my [seɪˈkrektəmiː] *noun*: Kreuzbeinresektion *f*, Sakrektomie *f*
sacro- *präf.*: Sakral-, Sakr(o)-, Kreuzbein-
sac|ro|coc|cyg|e|al [ˌseɪkrəʊkɑkˈsɪdʒ(ɪ)əl] *adj*: Kreuzbein und Steißbein/Os coccygis betreffend, sakrokokzygeal
sa|cro|coc|cyx [ˌseɪkrəʊˈkɑksɪks] *noun*: Kreuzbein und Steißbein, Sacrococcyx *f*
sa|cro|cox|al|gia [ˌseɪkrəʊkɑkˈsældʒ(ɪ)ə] *noun*: Sakrokoxalgie *f*
sa|cro|cox|it|ic [ˌseɪkrəʊkɑkˈsɪtɪk] *adj*: Sakrokoxitis betreffend, sakrokoxitisch
sa|cro|cox|i|tis [ˌseɪkrəʊkɑkˈsaɪtɪs] *noun*: Entzündung *f* des Iliosakralgelenks, Sakrokoxitis *f*, Sakrocoxitis *f*
sa|cro|dyn|i|a [ˌseɪkrəʊˈdiːnɪə] *noun*: Kreuzbeinschmerz *m*, Sakrodynie *f*
sac|ro|il|i|ac [ˌseɪkrəʊˈɪlɪæk] *adj*: Kreuzbein und Darmbein/Ilium betreffend, sakroiliakal, iliosakral
sa|cro|il|i|i|tis [ˌseɪkrəʊˌɪlɪˈaɪtɪs] *noun*: Entzündung *f* des Iliosakralgelenks, Sakrokoxitis *f*, Sakrocoxitis *f*
sa|cro|lis|the|sis [ˌseɪkrəʊlɪsˈθiːsɪs] *noun*: Wirbelgleiten *nt*
sa|cro|lum|bar [ˌseɪkrəʊˈlʌmbər] *adj*: Kreuzbein/Os sacrum und Lendenregion *oder* Lendenwirbel betreffend, sakrolumbal, lumbosakral
sa|cro|per|i|ne|al [ˌseɪkrəʊperɪˈniːəl] *adj*: Kreuzbein und Damm/Perineum betreffend, sakroperineal, perineosakral
sac|ro|sci|at|ic [ˌseɪkrəʊsaɪˈætɪk] *adj*: Sitzbein und Kreuzbein/Os sacrale betreffend, ischiosakral
sac|ro|spi|nal [ˌseɪkrəʊˈspaɪnl] *adj*: Kreuzbein und Wirbelsäule/Columna vertebralis betreffend, sakrospinal, spinosakral
sac|ro|spi|nous [ˌseɪkrəʊˈspaɪnəs] *adj*: Kreuzbein und Wirbelsäule/Columna vertebralis betreffend, sakrospinal, spinosakral
sa|crot|o|my [seɪˈkrɑtəmiː] *noun*: Sakrotomie *f*
sac|ro|tu|ber|al [ˌseɪkrəʊˈt(j)uːbərəl, ˌsæk-] *adj*: Kreuzbein und Tuber ischiadicum betreffend, tuberosakral, sakrotuberal
sac|ro|tu|ber|ous [ˌseɪkrəʊˈt(j)uːbərəs] *adj*: →*sacrotuberal*
sa|cro|u|ter|ine [ˌseɪkrəʊˈjuːtərɪn, -raɪn] *adj*: Kreuzbein und Gebärmutter/Uterus vertebralis betreffend, sakrouterin, uterosakral
sa|cro|ver|te|bral [ˌseɪkrəʊˈvɜrtəbrəl] *adj*: Kreuzbein und Wirbel/Vertebra betreffend, sakrovertebral, vertebrosakral
sa|crum [ˈseɪkrəm, ˈsæk-] *noun, plural* **sa|cra** [-krə]: Kreuzbein *nt*, Sakrum *nt*, Sacrum *nt*, Os sacrum
through or across the sacrum transsakral
arcuate sacrum: Spitzsakrum *nt*, Sacrum arcuatum
sacrum arcuatum: Spitzsakrum *nt*, Sacrum arcuatum
fractured sacrum: Kreuzbeinbruch *m*, -fraktur *f*
SACT *Abk.*: sinoatrial conduction time
sac|to|sal|pinx [ˌsæktəʊˈsælpɪŋks] *noun*: Saktosalpinx *f*
SAD *Abk.*: **1.** seasonal affective disorder **2.** small airway disease **3.** sudden artery death
SADA *Abk.*: serum adenosine desaminase
SADC *Abk.*: succinyl amino-dodecyl cellulose
sad|dle [ˈsædl] *noun*: Sattel *m*, sattelähnliche Struktur *f*
denture base saddle: **1.** Prothesensattel *m* **2.** Sattelbasis *f*, Sattelprothesenbasis *f*
Turkish saddle: Sella turcica
sa|dism [ˈseɪdɪzəm, ˈsæd-] *noun*: Sadismus *m*
sa|dist [ˈseɪdɪst] *noun*: Sadist(in *f*) *m*
sa|dis|tic [seɪˈdɪstɪk] *adj*: Sadismus betreffend, durch Sadismus *oder* sadistische Handlungen gekennzeichnet, sadistisch
sa|do|mas|och|ism [ˌseɪdəʊˈmæsəkɪzəm, ˌsæd-] *noun*: Sadomasochismus *m*
sad|o|mas|o|chis|tic [ˌseɪdəʊˌmæsəˈkɪstɪk] *adj*: Sadomasochismus betreffend, sadomasochistisch
SAE *Abk.*: surface averaging electrogram
SAF *Abk.*: **1.** scrapie-associated fibrils **2.** spinal anterior flexion
SAFA *Abk.*: soluble antigen fluorescent antibody
safe|ty [ˈseɪftiː]: I *noun* **1.** Sicherheit *f*, Gefahrlosigkeit *f* **2.** Sicherheit *f*, Zuverlässigkeit *f*, Verlässlichkeit *f* **3.** Schutzvorrichtung *f*, Sicherheitsvorrichtung *f*, Sicherung *f* II *adj* Sicherheits-
industrial safety: Arbeitsschutz *m*
saf|fron [ˈsæfrən] *noun*: Safran *m*, Krokus *m*, Crocus sativus

S

meadow saffron: Herbstzeitlose *f*
saf|ra|nin ['sæfrənɪn] *noun*: →*safranine*
saf|ra|nine ['sæfrəniːn, -nɪn] *noun*: Safranin *nt*
SAG *Abk.*: Swiss type of agammaglobulinemia
sage [seɪdʒ] *noun*: Salbei *m*, echter dalmatinischer Salbei *m*, Salvia officinalis
Greek sage: dreilappiger griechischer Salbei *m*, Salvia triloba
sag|it|tal ['sædʒɪtl] *adj*: sagittal, pfeilartig, Pfeil-
sa|go ['seɪgəʊ] *noun*: Sago *m*
SAH *Abk.*: **1.** S-adenosyl-L-homocysteine **2.** subarachnoidal hemorrhage
SAHC *Abk.*: succinyl aminohexyl cellulose
SAI *Abk.*: sulfanilaminoimidazole
SAIB *Abk.*: sucrose acetate isobutyrate
SAICAR *Abk.*: succino-5-amino-4-imidazole carboxamide ribotide
SAIDS *Abk.*: simian AIDS
SAJ *Abk.*: sinoatrial junction
sal [sæl] *noun*: Sal *nt*
SAL *Abk.*: serum antilymphocytes
sal|a|cet|am|ide [sælə'setəmaɪd] *noun*: Salacetamid *nt*, N-Acetylsalicylamid *nt*
S-ALAT *Abk.*: serum alanine aminotransferase
sal|a|zo|sul|fa|pyr|i|dine [ˌsæləzəʊˌsʌlfə'pɪrɪdiːn] *noun*: Salazosulfapyridin *nt*, Sulfasalazin *nt*, Salicylsulfapyridin *nt*
sal|a|zo|sul|pha|pyr|i|dine [ˌsæləzəʊˌsʌlfə'pɪrɪdiːn] *noun*: (*brit.*) →*salazosulfapyridine*
sal|bu|ta|mol [sæl'bjuːtəmɑl, -məl] *noun*: Salbutamol *nt*
sal|i|cin ['sæləsɪn] *noun*: Salicin *nt*
sal|i|cyl ['sæləsɪl] *noun*: Salizyl-, Salicyl-(Radikal *nt*)
sal|i|cyl|ae|mi|a [ˌsæləsɪliːmiːə] *noun*: (*brit.*) →*salicylemia*
sal|i|cyl|al|de|hyde [ˌsæləsɪl'ældəhaɪd] *noun*: Salizylaldehyd *nt*
sal|i|cyl|am|ide [ˌsæləsɪl'æmaɪd, sælə'sɪləmaɪd] *noun*: Salicylamid *nt*, Salizylamid *nt*, Salicylsäureamid *nt*, o-Hydroxybenzamid *nt*
sa|lic|yl|ate [sə'lɪsəleɪt, -lɪt]: I *noun* Salizylat *nt*, Salicylat *nt* II *vt* mit Salicylsäure behandeln
hydroxyethyl salicylate: Hydroxyethylsalicylat *nt*, Ethylenglykolsalicylat *nt*, Glykolsalicylat *nt*
sa|lic|yl|at|ed [sə'lɪsəleɪtɪd] *adj*: mit Salicylsäure behandelt; Salicylsäure-haltig
sal|i|cyl|a|zo|sul|fa|pyr|i|dine [ˌsæləsɪlˌeɪzəʊˌsʌlfə'pɪrɪdiːn] *noun*: Salazosulfapyridin *nt*
sal|i|cyl|a|zo|sul|pha|pyr|i|dine [ˌsæləsɪlˌeɪzəʊˌsʌlfə'pɪrɪdiːn] *noun*: (*brit.*) →*salicylazosulfapyridine*
sal|i|cyl|e|mi|a [ˌsæləsɪliːmiːə] *noun*: Salicylämie *f*
sal|i|cyl|ism ['sæləsɪlɪzəm] *noun*: Salicylsäurevergiftung *f*, Salicylvergiftung *f*, Salizylismus *m*, Salicylismus *m*
sal|i|cyl|ize ['sæləsɪlaɪz, sə'lɪsə-] *vt*: mit Salicylsäure behandeln
sa|li|ent ['seɪljənt, -lɪənt] *adj*: (her-)vorspringend, herausragend
sa|lif|er|ous [sə'lɪfərəs] *adj*: salzbildend; salzhaltig
sal|i|fi|a|ble ['sælɪfaɪəbl] *adj*: salzbildend
sal|i|fy ['sæləfaɪ] *vt*: **1.** in ein Salz umwandeln **2.** ein Salz bilden mit
sa|lim|e|ter [sə'lɪmɪtər] *noun*: Salimeter *nt*
sa|line ['seɪliːn, -laɪn]: I *noun* Salzlösung *f*; (physiologische) Kochsalzlösung *f* II *adj* salzig, salzhaltig, -artig, salinisch, Salz-
half-normal saline: Halbelektrolytlösung *f*
isotonic saline: isotone Kochsalzlösung *f*
normal saline: physiologische Kochsalzlösung *f*
physiologic saline: physiologische Kochsalzlösung *f*
sa|lin|i|ty [sə'lɪnətiː] *noun*: Salzigkeit *f*, Salzhaltigkeit *f*; Salzgehalt *m*
sal|i|nom|e|ter [sælɪ'nɑmɪtər] *noun*: Salinometer *nt*
sa|li|va [sə'laɪvə] *noun*: Speichel *m*, Saliva *f* **producing saliva** sialogen
parotid saliva: Parotisspeichel *m*
sublingual saliva: Sublingualisspeichel *m*
submandibular saliva: Submandibularisspeichel *m*
submaxillary saliva: →*submandibular saliva*
sympathetic saliva: Sympathikusspeichel *m*
sal|i|vant ['sælɪvənt]: I *noun* den Speichelfluss anregendes Mittel *nt* II *adj* den Speichelfluss anregend
sal|i|var|y ['sæləˌveriː, -vəriː] *adj*: **1.** Speichel/Saliva betreffend, Speichel-, Sial(o)- **2.** Speichel produzierend
sal|i|vate ['sælɪveɪt]: I *vt* vermehrten Speichelfluss hervorrufen II *vi* Speichel/Saliva produzieren
sal|i|va|tion [ˌsælɪ'veɪʃn] *noun*: **1.** Speichelbildung *f*, Speichelabsonderung *f*, Salivation *f* **2.** übermäßiger Speichelfuß *m*, Hypersalivation *f*, Sialorrhoe *f*
sal|i|va|tor ['sælɪveɪtər] *noun*: den Speichelfluss anregendes Mittel *nt*
sal|i|va|to|ry ['sælɪvətɔːriː, -təʊ-] *adj*: die Speichelsekretion betreffend *oder* fördernd
sal|i|vo|li|thi|a|sis [ˌsælɪvəʊlɪ'θaɪəsɪs] *noun*: →*sialolithiasis*
Salm. *Abk.*: Salmonella
sal|me|te|rol [sæl'mɪterɔl] *noun*: Salmeterol *nt*
sal|mi|ac ['sælmɪˌæk] *noun*: Salmiak *nt*, Ammoniumchlorid *nt*, Ammonium chloratum
Sal|mo|nel|la [sælmə'nelə] *noun*: Salmonella *f*
Salmonella bongori: Salmonella bongori
Salmonella enterica: Salmonella enterica
enteric fever salmonellae: Enteritis-Salmonellen *pl*
Salmonella enteritidis: Gärtner-Bazillus *m*, Salmonella enteritidis
Salmonella paratyphi: Salmonella paratyphi
Salmonella typhi: Typhusbazillus *m*, Typhusbacillus *m*, Salmonella typhi
Salmonella typhimurium: Salmonella typhimurium
Salmonella typhosa: →*Salmonella typhi*
sal|mo|nel|lal [sælmə'neləl] *adj*: Salmonellen betreffend, durch Salmonellen verusacht, Salmonellen-
sal|mo|nel|lo|sis [ˌsælmənə'ləʊsɪs] *noun*: Salmonellose *f*
sa|lol ['sælɔl, -ɑl] *noun*: Phenylsalicylat *nt*
salping- *präf.*: Salping(o)-, Syring(o)-; Eileiter-, Tuben-, Salping(o)-
sal|pin|gec|to|my [ˌsælpɪŋ'dʒektəmiː] *noun*: Salpingektomie *f*
abdominal salpingectomy: transabdominelle Salpingektomie *f*, Zöliosalpingektomie *f*, Laparosalpingektomie *f*
sal|pin|gem|phrax|is [ˌsælpɪndʒəm'fræksɪs] *noun*: **1.** (*HNO*) Verlegung/Obstruktion *f* der Ohrtrompete **2.** (*gynäkol.*) Eileiterverlegung *f*, Eileiterobstruktion *f*
sal|pin|gi|an [sæl'pɪndʒɪən] *adj*: **1.** Ohrtrompete betreffend, Salping(o)-, Syring(o)- **2.** (*gynäkol.*) Eileiter betreffend, Eileiter-, Salping(o)-, Tuben-
sal|pin|gi|o|ma [ˌsælpɪndʒɪ'əʊmə] *noun*: Eileitertumor *m*
sal|pin|git|ic [ˌsælpɪn'dʒɪtɪk] *adj*: Salpingitis betreffend, salpingitisch
sal|pin|gi|tis [ˌsælpɪn'dʒaɪtɪs] *noun*: **1.** (*gynäkol.*) Eileiterentzündung *f*, Salpingitis *f* **2.** Entzündung *f* der Ohrtrompete, Syringitis *f*, Salpingitis *f*
chronic interstitial salpingitis: chronisch interstitielle Salpingitis *f*
eustachian salpingitis: Entzündung *f* der Ohrtrompete/Tuba auditiva, Syringitis *f*, Salpingitis *f*

S

follicular salpingitis: follikuläre Salpingitis *f*, Salpingitis follicularis
gonococcal salpingitis: Gonokokkensalpingitis *f*
salpingitis isthmica nodosa: Tubenwandendometriose *f*, Salpingitis isthmica nodosa
mural salpingitis: parenchymatöse Salpingitis *f*
parenchymatous salpingitis: parenchymatöse Salpingitis *f*
purulent salpingitis: eitrige Salpingitis *f*, Salpingitis purulenta, Pyosalpingitis *f*
tuberculous salpingitis: tuberkulöse Salpingitis *f*, Salpingitis tuberculosa

salpingo- *präf.*: **1.** (*HNO*) Salping(o)-, Syring(o)- **2.** (*gynäkol.*) Eileiter-, Tuben-, Salping(o)-

sal|pin|go|cele [sæl'pɪŋgəʊsiːl] *noun*: Salpingozele *f*

sal|pin|go|cy|e|sis [sæl,pɪŋgəʊsaɪ'iːsɪs] *noun*: Eileiterschwangerschaft *f*, Tubenschwangerschaft *f*, Tubarschwangerschaft *f*, Tubargravidität *f*, Graviditas tubaria

sal|pin|gog|ra|phy [,sælpɪŋ'gɑgrəfiː] *noun*: Salpingographie *f*, Salpingografie *f*

sal|pin|go|li|thi|a|sis [sæl,pɪŋgəʊlɪ'θaɪəsɪs] *noun*: Salpingolithiasis *f*

sal|pin|gol|y|sis [,sælpɪŋ'gɑlɪsɪs] *noun*: Salpingolyse *f*

salpingo-oophorectomy *noun*: Salpingoophorektomie *f*

salpingo-oophoritis *noun*: Entzündung *f* von Eierstock und Eileiter, Salpingo-Oophoritis *f*, Ovariosalpingitis *f*, Oophorosalpingitis *f*

salpingo-oophorocele *noun*: Salpingo-Oophorozele *f*

salpingo-oothecitis *noun*: Entzündung *f* von Eierstock und Eileiter, Salpingo-Oophoritis *f*, Ovariosalpingitis *f*, Oophorosalpingitis *f*

salpingo-oothecocele *noun*: →*salpingo-oophorocele*

salpingo-ovariectomy *noun*: Salpingoophorektomie *f*

salpingo-ovariotomy *noun*: →*salpingo-oophorectomy*

sal|pin|go|pal|a|tine [sæl,pɪŋgəʊ'pælətaɪn] *adj*: Ohrtrompete/Tuba auditiva und Gaumen/Palatum betreffend

sal|pin|go|per|i|to|nit|ic [sæl,pɪŋgəʊ,perɪtə'nɪtɪk] *adj*: Salpingoperitonitis betreffend, salpingoperitonitisch

sal|pin|go|per|i|to|ni|tis [sæl,pɪŋgəʊ,perɪtə'naɪtɪs] *noun*: Salpingoperitonitis *f*

sal|pin|go|pex|y [sæl'pɪŋgəʊpeksiː] *noun*: Eileiterfixation *f*, Salpingopexie *f*

sal|pin|go|pha|ryn|ge|al [sæl,pɪŋgəʊfə'rɪn'dʒ(ɪ)əl] *adj*: Ohrtrompete/Tuba auditiva und Rachen/Pharynx betreffend

sal|pin|go|plas|ty [sæl'pɪŋgəʊplæstiː] *noun*: Eileiterplastik *f*, Tubenplastik *f*, Salpingoplastik *f*

sal|pin|gor|rha|gia [sæl,pɪŋgəʊ'reɪdʒ(ɪ)ə] *noun*: Eileiterblutung *f*, Salpingorrhagie *f*

sal|pin|gor|rha|phy [,sælpɪŋ'gɔrəfiː] *noun*: Eileiternaht *f*, Tubennaht *f*, Salpingorrhaphie *f*

sal|pin|go|scop|ic [,sælpɪŋgəʊ'skɑpɪk] *adj*: Salpingoskopie betreffend, mittels Salpingoskopie, salpingoskopisch, tuboskopisch

sal|pin|gos|co|py [,sælpɪŋ'gɑskəpiː] *noun*: **1.** (*gynäkol.*) Salpingoskopie *f* **2.** (*HNO*) Salpingoskopie *f*

sal|pin|go|sto|mat|o|my [sæl,pɪŋgəʊstəʊ'mætəmiː] *noun*: Salpingostomatomie *f*, Salpingostomatotomie *f*, Salpingostomatoplastik *f*

sal|pin|go|sto|mat|o|plas|ty [sæl,pɪŋgəʊstəʊ'mætəplæstiː] *noun*: Salpingostomatoplastik *f*

sal|pin|gos|to|my [,sælpɪŋ'gɑstəmiː] *noun*: **1.** (*gynäkol.*) Salpingostomatomie *f*, Salpingostomatotomie *f*, Salpingostomatoplastik *f* **2.** Salpingostomie *f*

sal|pin|got|o|my [,sælpɪŋ'gɑtəmiː] *noun*: Salpingotomie *f*
abdominal salpingotomy: transabdominelle Salpingotomie *f*, Zöliosalpingotomie *f*, Laparosalpingotomie *f*

sal|pinx ['sælpɪŋks] *noun*: **1.** Salpinx *f* **2.** Eileiter *m*, Salpinx *f*, Tube *f*, Tuba uterina **3.** Ohrtrompete *f*, Tuba auditiva/auditoria, Salpinx *f*

sal|sal|ate ['sæsəleɪt] *noun*: Salsalat *nt*, o-Salicyloylsalicylsäure *f*, Disalicylsäure *f*

salt [sɔːlt]: **I** *noun* **1.** Salz *nt* **2.** Koch-, Tafelsalz *nt*, Natriumchlorid *nt* **II** *adj* salzig, Salz-
acid salt: saures Salz *nt*
ammonium salts: Ammoniumsalze *pl*
basic salt: basisches Salz *nt*
bath salt: Badesalz *nt*
bile salts: Salze *pl* der Gallensäuren
buffer salt: Puffersalz *nt*
Carlsbad salt: Karlsbader Salz *nt*, Sal Carolinum
common salt: Kochsalz *nt*, Natriumchlorid *nt*
crystalline salt: Ionenkristall *m*
double salt: Doppelsalz *nt*
Ems salt: Emser Salz *nt*
Epsom salt: Bittersalz *nt*, Magnesiumsulfat *nt*
Glauber's salt: Glaubersalz *nt*
iodized salt: iodiertes Kochsalz *nt*, iodiertes Speisesalz *nt*
iron salt: Eisensalz *nt*
mineral salt: Mineralsalz *nt*, Mineral *nt*
neutral salt: Neutralsalz *nt*
normal salt: Neutralsalz *nt*
Preston salt: Seignettesalz *nt*, Natrium-Kalium-Tartrat *nt*
prussiate salts: Blutlaugensalze *pl*
Rivière's salt: Kaliumcitrat *nt*
Rochelle salt: Seignettesalz *nt*, Natrium-Kalium-Tartrat *nt*
Seignette's salt: Seignettesalz *nt*, Natrium-Kalium-Tartrat *nt*
table salt: Koch-, Tafelsalz *nt*, Natriumchlorid *nt*
triple salt: Tripelsalz *nt*
urate salts: Uratsalze *pl*, Urate *pl*
volatile salt: Riechsalz *nt*

sal|ta|tion [sæl'teɪʃn] *noun*: **1.** Springen *nt*, Tanzen *nt* **2.** (*neurol.*) Veitstanz *m*, Chorea *f* **3.** saltatorische Erregungsleitung *f* **4.** (*genet.*) (sprunghafte) Mutation *f*

sal|ta|to|ri|al [,sæltə'təʊrɪəl, -'tɔːr-] *adj*: →*saltatory*

sal|ta|to|ric [,sæltə'tɔːrɪk, -'təʊ-] *adj*: →*saltatory*

sal|ta|to|ry ['sæltətəʊriː, -,tɔː-] *adj*: saltatorisch, sprunghaft, (über-)springend, hüpfend

salt-craving *noun*: Salzhunger *m*

salt|ed ['sɔːltɪd] *adj*: (ein-)gesalzen

salt-free *adj*: (*Diät*) salzfrei; salzarm

salt|i|ness ['sɔːltɪnəs] *noun*: Salzigkeit *f*, Salzgeschmack *m*; Salzgehalt *m*

salting-in *noun*: Einsalzen *nt*

salting-out *noun*: Aussalzen *nt*

salt|less ['sɔːltləs] *adj*: salzlos, -frei

salt-losing *adj*: salzverlierend

salt|ness ['sɔːltnəs] *noun*: →*saltiness*

salt|pe|ter [sɔːlt'piːtər] *noun*: Salpeter *m*, Kaliumnitrat *nt*
Chile saltpeter: Chilesalpeter *m*, Natriumnitrat *nt*

salt|y ['sɔːltiː] *adj*: salzig, salzhaltig, salzartig, salinisch

sal|u|bri|ous [sə'luːbrɪəs] *adj*: gesund, bekömmlich, heilsam, saluber

sal|u|bri|ty [sə'luːbrətiː] *noun*: Heilsamkeit *f*, Bekömmlichkeit *f*, Salubrität *f*

sal|u|re|sis [,sæljuː'riːsɪs] *noun*: Salurese *f*, Salidiurese *f*

sal|u|ret|ic [,sæljuː'retɪk]: **I** *noun* Saluretikum *nt* **II** *adj* Salurese betreffend *oder* fördernd, saluretisch

sal|u|tar|y ['sæljəteriː] *adj*: heilsam, gesund, bekömmlich, Heil-

salve [sæv, sɑːv] *noun*: Salbe *f*, Unguentum *nt*

S

SAM *Abk.*: **1.** S-adenosyl methionine **2.** scanning acoustic microscope **3.** systolic anterior movement
SAMA *Abk.*: serum agar measuring aid
sa|mar|i|um [sə'meəriːəm] *noun*: Samarium *nt*
SAMI *Abk.*: serum agar measuring integrator
sam|ple ['sæmpəl, 'sɑːm-]: **I** *noun* **1.** Probe *f* **2.** Stichprobe *f*, Probeerhebung *f*, Sample *nt* **II** *adj* Muster-, Probe-
assay sample: Probe(material *nt*) *f*
blood sample: Blutprobe *f*
random sample: (Zufalls-)Stichprobe *f*
sputum sample: Sputumprobe *f*
sam|pling ['sæmplɪŋ] *noun*: **1.** Stichprobenerhebung *f* **2.** Muster *nt*, Probe *f*
blood sampling: Blut(proben)entnahme *f*
percutaneous transhepatic venous sampling: (*Pankreas*) perkutane transhepatische Venenblutentnahme *f*
random sampling: (Zufalls-)Stichprobenerhebung *f*
SAN *Abk.*: sinoatrial node
SANA *Abk.*: sinoatrial node automaticity
san|a|tive ['sænətɪv] *adj*: heilend, auf Heilung ausgerichtet, heilungsfördernd, kurativ
san|a|to|ri|um [ˌsænə'tɔːrɪəm, -'təʊ-] *noun, plura* **-ri|ums, -ri|a** [-rɪə]: **1.** Sanatorium *nt*; Erholungsheim *nt* **2.** Lungenheilstätte *f*, Sanatorium *nt* **3.** (Höhen-, Luft-)Kurort *m*
san|a|to|ry ['sænətɔːriː, -təʊ-] *adj*: heilend, auf Heilung ausgerichtet, heilungsfördernd, kurativ
sand [sænd] *noun*: Sand *m*
brain sand: Hirnsand *m*, Sandkörner *pl*, Psammomkörner *pl*, Acervulus, Corpora arenacea
sand|bag ['sændbæg] *noun*: Sandsack *m*
sand|fly ['sændflaɪ] *noun*: Sandfliege *f*, Stechfliege *f*; Sandmücke *f*; Kriebelmücke *f*, Phlebotomus *f*
sand|y ['sændiː] *adj*: **1.** sandig, Sand-; sandartig, körnig **2.** sandfarben, rotblond
sane [seɪn] *adj*: (geistig) normal, gesund; (*rechtsmed.*) zurechnungsfähig
sangui- *präf.*: Blut-, Sangui-, Häma-, Hämat(o)-, Häm(o)-
san|gui|fa|cient [ˌsæŋgwə'feɪʃnt] *adj*: Blutbildung/Hämopoese betreffend, die Hämopoese anregend, blutbildend, hämopoetisch, hämatopoetisch, hämatopoietisch, hämopoietisch
san|guif|er|ous [sæŋ'gwɪfərəs] *adj*: bluthaltig, -führend, blutig
san|gui|fi|ca|tion [ˌsæŋgwəfɪ'keɪʃn] *noun*: Blutbildung *f*, Hämatopo(i)ese *f*, Hämopo(i)ese *f*
san|guine ['sæŋgwɪn] *adj*: **1.** (blut-)rot **2.** (*Temperament*) sanguinisch
san|guin|e|ous [sæŋ'gwɪnɪəs] *adj*: Blut betreffend, blutig, Blut-
san|guin|o|lent [sæŋ'gwɪnələnt] *adj*: Blut enthaltend, mit Blut vermischt, blutig, sanguinolent
san|gui|no|poi|et|ic [ˌsæŋgwɪnəʊpɔɪ'etɪk] *adj*: Blutbildung/Hämopoese betreffend, die Hämopoese anregend, blutbildend, hämopoetisch, hämatopoetisch, hämatopoietisch, hämopoietisch
san|gui|no|pu|ru|lent [ˌsæŋgwɪnəʊ'pjʊər(j)ələnt] *adj*: blutig-eitrig
san|gui|nous ['sæŋgwɪnəs] *adj*: Blut betreffend, blutig, Blut-
san|guis ['sæŋgwɪs] *noun*: Blut *nt*, Sanguis *m*
san|guiv|o|rous [sæŋ'gwɪvərəs] *adj*: blutsaugend, -fressend
san|i|cle ['sænɪkəl] *noun*: Sanikel *f*, Sanicula europaea
sa|ni|es ['seɪnɪiːz] *noun*: blutig-eitriger Ausfluss *m*
san|i|tar|y ['sænɪteriː] *adj*: **1.** Hygiene betreffend, auf Hygiene beruhend, der Gesundheit dienend hygienisch, gesundheitlich, sanitär, Gesundheits- **2.** hygienisch (einwandfrei), sauber, frei von Verschmutzung
san|i|ti|za|tion [ˌsænətɪ'zeɪʃn] *noun*: Sanitizing *nt*, Sanitization *f*, Sanitation *f*
san|i|tize ['sænətaɪz] *vt*: keimfrei machen, sterilisieren
san|i|ty ['sænətiː] *noun*: (geistige) Gesundheit *f*; (*rechtsmed.*) Zurechnungsfähigkeit *f*
SANRT *Abk.*: sinoatrial node recovery time
sap [sæp] *noun*: Gewebe-, Zell-, Pflanzensaft *m*
cell sap: Zytosol *nt*
SAP *Abk.*: **1.** subsidiary atrial pacemaker **2.** systemic arterial pressure **3.** systolic arterial pressure
saph|e|nec|to|my [sæfɪ'nektəmiː] *noun*: Saphenaexzision *f*, -resektion *f*, Saphenektomie *f*
sa|phe|nous [sə'fiːnəs]: **I** *noun* Vena saphena **II** *adj* Vena saphena betreffend
sap|id ['sæpɪd] *adj*: einen Geschmack habend, schmackhaft
sa|po ['seɪpəʊ] *noun*: Seife *f*, Sapo *m*
sa|pog|e|nin [sə'pɑdʒənɪn, ˌsæpə'dʒenɪn] *noun*: Sapogenin *nt*
sap|o|na|ceous [ˌsæpə'neɪʃəs] *adj*: seifenartig, wie Seife, seifig
sa|pon|i|fi|a|ble [sə'pɑnɪfaɪəbl] *adj*: verseifbar
sa|pon|i|fi|ca|tion [səˌpɑnəfɪ'keɪʃn] *noun*: Saponifikation *f*
sa|pon|i|fi|er [sə'pɑnɪfaɪər] *noun*: Verseifungsmittel *nt*
sa|pon|i|fy [sə'pɑnɪfaɪ] *vt, vi*: verseifen, saponifizieren
sap|o|nin ['sæpənɪn] *noun*: Saponin *nt*
steroid saponins: Steroidsaponine *pl*
triterpene saponins: Triterpensaponine *pl*
sap|phism ['sæfɪzəm] *noun*: weibliche Homosexualität *f*, Lesbianismus *m*, Sapphismus *m*
sa|prae|mi|a [səp'riːmiːə] *noun*: (*brit.*) →*sapremia*
sa|pre|mi|a [səp'riːmiːə] *noun*: Saprämie *f*
sapro- *präf.*: Faul-, Fäulnis-, Sapr(o)-
sap|robe ['sæprəʊb] *noun*: →*saprobiont*
sa|pro|bic [sə'prəʊbɪk] *adj*: saprobisch
sap|ro|bi|ont [ˌsæprəʊ'baɪɑnt, sə'prəʊbɪɑnt] *noun*: Saprobiont *m*, Saprobie *f*
sap|ro|gen|ic [ˌsæprəʊ'dʒenɪk] *adj*: saprogen
sa|prog|e|nous [sə'prɑdʒənəs] *adj*: →*saprogenic*
sap|ro|no|sis [ˌsæprə'nəʊsɪs] *noun*: Sapronose *f*
sap|ro|phile ['sæprəfaɪl] *adj*: saprophil
sa|proph|i|lous [sə'prɑfɪləs] *adj*: **1.** →*saprophile* **2.** →*saprophytic*
sap|ro|phyte ['sæprəfaɪt] *noun*: Moder-, Fäulnispflanze *f*, Saprophyt *m*
sap|ro|phyt|ic [ˌsæprə'fɪtɪk] *adj*: saprophytisch, saprophytär, Saprophyten-
sap|ro|zo|ic [ˌsæprə'zəʊɪk] *adj*: saprozoisch
SAR *Abk.*: **1.** scaffold-associated regions **2.** search and rescue **3.** sexual attitude reassessment **4.** specific absorption rate **5.** structure activity relationship **6.** subordination-authority relation **7.** sulfarsphenamine **8.** systemic arteriolar resistance
Sar *Abk.*: sarcosine
sar|al|a|sin [sær'æləsɪn] *noun*: Saralasin *nt*
sarc- *präf.*: →*sarco-*
sar|ci|na ['sɑːrsɪnə, -kɪnə] *noun*: Sarcine *f*, Sarcina *f*
sarco- *präf.*: Fleisch-, Sark(o)-, Sarc(o)-
sar|co|blast ['sɑːrkəʊblæst] *noun*: Sarkoblast *m*
sar|co|car|ci|no|ma [sɑːrkəʊˌkɑːrsɪ'nəʊmə] *noun*: Sarcocarcinoma *nt*, Carcinosarcoma *nt*
sar|co|cele ['sɑːrkəʊsiːl] *noun*: Sarkozele *f*
sar|co|cyst ['sɑːrkəʊsɪst] *noun*: **1.** Sarcocystis *f* **2.** Rainey-Körperchen *pl*, Miescher-Schläuche *pl*
sar|co|cys|tin [ˌsɑːrkəʊ'sɪstɪn] *noun*: Sarcozystin *nt*, Sarkocystin *nt*

S

Sar|co|cys|tis [ˌsɑːrkəʊ'sɪstɪs] *noun*: Sarcocystis *f*
Sarcocystis hominis: Sarcocystis hominis
Sarcocystis suihominis: Sarcocystis suihominis
sar|co|cys|to|sis [ˌsɑːrkəʊsɪs'təʊsɪs] *noun*: Sarcocystis-Infektion *f*, Sarkozystose *f*, Sarcocystosis *f*, Sarkosporidiose *f*
Sar|co|di|na [ˌsɑːrkəʊ'daɪnə, -'diːnə] *plural*: Sarcodina *pl*
sar|co|en|chon|dro|ma [ˌsɑːrkəʊˌenkɑn'drəʊmə] *noun*: Chondrosarkom *nt*, -sarcoma *nt*
sar|co|gen|ic [ˌsɑːrkəʊ'dʒenɪk] *adj*: sarkogen
sar|cog|li|a [sɑːr'kɑglɪə, ˌsɑːrkəʊ'glaɪə] *noun*: Sarkoglia *f*, Sarcoglia *f*
sar|co|hy|dro|cele [ˌsɑːrkəʊ'haɪdrəsiːl] *noun*: Sarkohydrozele *f*
sar|coid ['sɑːrkɔɪd]: **I** *noun* **1.** →*sarcoidosis* **2.** sarkomähnlicher Tumor *m*, Sarkoid *nt* **II** *adj* sarkoid
Boeck's sarcoid: →*sarcoidosis*
Darier-Roussy sarcoid: Darier-Roussy-Sarkoid *nt*
Schaumann's sarcoid: →*sarcoidosis*
Spiegler-Fendt sarcoid: multiples Sarkoid *nt*, Bäfverstedt-Syndrom *nt*, benigne Lymphoplasie *f* der Haut, Lymphozytom *nt*, Lymphocytoma cutis, Lymphadenosis benigna cutis
sar|coi|do|sis [ˌsɑːrkɔɪ'dəʊsɪs] *noun*: Sarkoidose *f*, Morbus *m* Boeck, Boeck-Sarkoid *nt*, Besnier-Boeck-Schaumann-Krankheit *f*, Lymphogranulomatosa benigna
pulmonary sarcoidosis: Lungensarkoidose *f*
sar|co|lem|ma [ˌsɑːrkəʊ'lemə] *noun*: Plasmalemm *nt* der Muskelfaser, Sarkolemm *nt*
sar|co|lem|mal [ˌsɑːrkəʊ'leməl] *adj*: Sarkolemm betreffend, sarkolemmal
sar|co|lem|mic [ˌsɑːrkəʊ'lemɪk] *adj*: →*sarcolemmal*
sar|co|lem|mous [ˌsɑːrkəʊ'leməs] *adj*: →*sarcolemmal*
sar|col|y|sis [sɑːr'kɑlɪsɪs] *noun*: Sarkolyse *f*, Sarcolysis *f*
sar|co|ma [sɑːr'kəʊmə] *noun, plural* **-mas, -mata** [sɑːr'kəʊmətə]: Sarkom *nt*, Sarcoma *nt*
adipose sarcoma: Liposarkom *nt*, Liposarcoma *nt*
African Kaposi's sarcoma: afrikanisches Kaposi-Sarkom *nt*
ameloblastic sarcoma: Ameloblastosarkom *nt*, Sarcoma ameloblasticum
avian sarcoma: Rous-Sarkom *nt*
B-cell immunoblastic sarcoma: B-Zellen-immunoblastisches Sarkom *nt*
B-cell immunoplastic sarcoma: B-Zellen-immunoplastisches Sarkom *nt*
botryoid sarcoma: Sarkoma botryoides
cervical sarcoma: Zervixsarkom *nt*
chloromatous sarcoma: Chlorom *nt*, Chloroleukämie *f*, Chlorosarkom *nt*
classic Kaposi's sarcoma: klassisches Kaposi-Sarkom *nt*
cutaneous sarcoma: Hautsarkom *nt*
cystic Kaposi's sarcoma: zystisches Kaposi-Sarkom *nt*
deciduocellular sarcoma: Chorioblastom *nt*, (malignes) Chorionepitheliom *nt*, fetaler Zottenkrebs *m*, Chorionkarzinom *nt*
embryonal sarcoma: Wilms-Tumor *m*, embryonales Adenosarkom *nt*, embryonales Adenomyosarkom *nt*, Nephroblastom *nt*, Adenomyorhabdosarkom *nt* der Niere
endemic Kaposi's sarcoma: endemisches Kaposi-Sarkom *nt*
endometrial sarcoma: Endometriumsarkom *nt*
epidemic Kaposi's sarcoma: epidemisches Kaposi-Sarkom *nt*
epithelioid sarcoma: Epitheloidsarkom *nt*
Ewing's sarcoma: Ewing-Sarkom *nt*, Ewing-Knochensarkom *nt*, endotheliales Myelom *nt*
fascicular sarcoma: spindelzelliges Sarkom *nt*, Spindelzellsarkom *nt*
fibroblastic sarcoma: Fibrosarkom *nt*, Fibrosarcoma *nt*
gastric sarcoma: Magensarkom *m*
giant cell sarcoma: Riesenzellsarkom *nt*, Sarcoma gigantocellulare
granulocytic sarcoma: Chlorosarkom *nt*, Chlorom *nt*, Chloroleukämie *f*
Hodgkin's sarcoma: Hodgkin-Sarkom *nt*
iatrogenic Kaposi's sarcoma: iatrogenes Kaposi-Sarkom *nt*
idiopathic multiple pigmented haemorrhagic sarcoma: (*brit.*) →*Kaposi's sarcoma*
idiopathic multiple pigmented hemorrhagic sarcoma: →*Kaposi's sarcoma*
immunoblastic sarcoma: immunoblastisches (malignes) Lymphom *nt*, Retikulumzellensarkom *nt*
Jensen's sarcoma: Jensen-Sarkom *nt*
juxtacortical sarcoma: parostales/juxtakortikales Sarkom *nt*
juxtacortical ossifying sarcoma: periostales Osteosarkom *nt*, perossales Sarkom *nt*, periostales (osteogenes) Sarkom *nt*
Kaposi's sarcoma: Kaposi-Sarkom *nt*, Morbus *m* Kaposi, Retikuloangiomatose *f*, Angioretikulomatose *f*, idiopathisches multiples Pigmentsarkom *nt* Kaposi, Sarcoma idiopathicum multiplex haemorrhagicum
leucocytic sarcoma: (*brit.*) →*leukocytic sarcoma*
leukocytic sarcoma: **1.** Leukosarkom *nt*, Leukolymphosarkom *nt* **2.** Leukämie *f*, Leukose *f*
lymphatic sarcoma: Lymphosarkom *nt*
melanotic sarcoma: malignes Melanom *nt*, Melanoblastom *nt*, Melanozytoblastom *nt*, Nävokarzinom *nt*, Melanokarzinom *nt*, Melanomalignom *nt*, malignes Nävoblastom *nt*
mixed cell sarcoma: malignes Mesenchymom *nt*
Müller's sarcoma of uterus: Müller-Mischtumor *m*
multiple idiopathic haemorrhagic sarcoma: (*brit.*) →*Kaposi's sarcoma*
multiple idiopathic hemorrhagic sarcoma: →*Kaposi's sarcoma*
nerve sheath sarcoma: Neurosarkom *nt*
osteoblastic sarcoma: →*osteoid sarcoma*
osteogenic sarcoma: →*osteoid sarcoma*
osteoid sarcoma: Knochensarkom *nt*, Osteosarkom *nt*, Osteosarcoma *nt*, osteogenes Sarkom *nt*, osteoplastisches Sarkom *nt*
Paget's sarcoma: Paget-Sarkom *nt*
parosteal sarcoma: **1.** parosteales Sarkom *nt*, juxtakortikales Sarkom *nt* **2.** periostales Osteosarkom *nt*, perossales Sarkom *nt*, periostales Sarkom *nt*, periostales osteogenes Sarkom *nt*
periosteal sarcoma: periostales Osteosarkom *nt*, perossales Sarkom *nt*, periostales Sarkom *nt*, periostales osteogenes Sarkom *nt*
periosteal osteogenic sarcoma: →*periosteal sarcoma*
polymorphous sarcoma: malignes Mesenchymom *nt*
polymorphous cell sarcoma: polymorphzelliges Sarkom *nt*
pseudo-Kaposi sarcoma: Pseudo-Kaposi-Syndrom *nt*, Akroangiodermatitis *f*, Pseudosarcoma Kaposi
reticular sarcoma of bone: Ewing-Sarkom *nt*, Ewing-Knochensarkom *nt*, endotheliales Myelom *nt*
reticulocytic sarcoma: →*reticulum cell sarcoma*
reticulocytic sarcoma of bone: →*reticulum cell sarcoma of bone*

reticuloendothelial sarcoma: *→reticulum cell sarcoma*
reticuloendothelial sarcoma of bone: *→reticulum cell sarcoma of bone*
reticulum cell sarcoma: Retikulosarkom *nt*, Retikulumzellsarkom *nt*, Retikulumzellensarkom *nt*, Retothelsarkom *nt*
reticulum cell sarcoma of bone: Retikulumzell(en)-sarkom/Retikulosarkom/Retothelsarkom des Knochens, malignes Lymphom *nt* des Knochens
retothelial sarcoma: *→reticulum cell sarcoma*
retothelial sarcoma of bone: *→reticulum cell sarcoma of bone*
round cell sarcoma: rundzelliges Sarkom *nt*, Rundzellensarkom *nt*
Rous sarcoma: Rous-Sarkom *nt*
soft tissue sarcoma: Weichteilsarkom *nt*
spindle cell sarcoma: spindelzelliges Sarkom *nt*, Spindelzellsarkom *nt*
sporadic Kaposi's sarcoma: sporadisches Kaposi-Sarkom *nt*
stromal sarcoma: Stromasarkom *nt*
synovial sarcoma: malignes Synoviom *nt*, malignes Synovialom *nt*, Synovialsarkom *nt*
synovial cell sarcoma: *→synovial sarcoma*
T-cell immunoblastic sarcoma: T-Zellen-immunoblastisches Sarkom *nt*
thyroid sarcoma: Schilddrüsensarkom *nt*
uterine sarcoma: Uterussarkom *nt*
sarcoma-like *adj*: *→sarcomatoid*
Sar|co|mas|ti|goph|o|ra [ˌsɑːrkəʊˌmæstɪˈgɑfərə] *plural*: Sarcomastigophora *pl*
sar|co|ma|toid [sɑːrˈkəʊmətɔɪd] *adj*: Sarkom betreffend, in der Art eines Sarkoms, sarkomartig, sarkomatös
sar|co|ma|to|sis [sɑːrˌkəʊməˈtəʊsɪs] *noun*: Sarkomatose *f*, Sarcomatosis *f*
meningeal sarcomatosis: Meningeosis sarcomatosa
sar|com|a|tous [sɑːrˈkɑmətəs] *adj*: Sarkom betreffend, sarkomatös, Sarkom-
sar|co|mere [ˈsɑːrkəmɪər] *noun*: Sarkomer *nt*
sar|com|phal|o|cele [ˌsɑːrkɑmˈfæləsiːl] *noun*: Sarkomphalozele *f*
Sar|coph|a|ga [sɑːrˈkɑfəgə] *noun*: Fleischfliege *f*, Sarcophaga *f*
Sar|co|phag|i|dae [ˌsɑːrkəˈfædʒədiː] *plural*: Fleischfliegen *pl*, Sarcophagidae *pl*, Sarcophaginae *pl*
sar|coph|a|gous [sɑːrˈkɑfəgəs] *adj*: fleischfressend, sarkophag
sar|co|plasm [ˈsɑːrkəplæzəm] *noun*: Protoplasma *nt* der Muskelzelle, Sarkoplasma *nt*
sar|co|plas|mic [ˌsɑːrkəʊˈplæzmɪk] *adj*: Sarkoplasma betreffend, im Sarkoplasma (liegend), sarkoplasmatisch
sar|co|plast [ˈsɑːrkəʊplæst] *noun*: interstitielle Muskelzelle *f*, Sarkoplast *m*
Sar|cop|syl|la [ˌsɑːrkɑpˈsɪlə, ˌsɑːrkəʊ-] *noun*: Sarcopsylla *f*, Tunga *f*
Sarcopsylla penetrans: Sandfloh *m*, Sarcopsylla/Tunga penetrans
Sar|cop|tes [sɑːrˈkɑptiːz] *noun*: Sarcoptes *f*
Sarcoptes scabiei: Krätzmilbe *f*, Sarcoptes/Acarus scabiei
sar|cop|tic [sɑːrˈkɑptɪk] *adj*: Sarcoptes betreffend, durch Sarcoptes verursacht, Krätzmilben-
sar|cop|ti|do|sis [sɑːrˌkɑptɪˈdəʊsɪs] *noun*: Sarcoptesbefall *m*, Krätzmilbenbefall *m*
sar|co|si|nae|mi|a [ˌsɑːrkəsɪnˈiːmiːə] *noun*: (*brit.*) *→sarcosinemia*
sar|co|sine [ˈsɑːrkəsiːn, -sɪn] *noun*: Sarkosin *nt*, Methylglykokoll *nt*, Methylglycin *nt*
sar|co|si|ne|mi|a [ˌsɑːrkəsɪnˈiːmiːə] *noun*: Sarkosinämie *f*, Hypersarkosinämie *f*
sar|co|si|nu|ri|a [ˌsɑːrkəsɪˈn(j)ʊəriːə] *noun*: Sarkosinurie *f*
sar|co|some [ˈsɑːrkəʊsəʊm] *noun*: Mitochondrion *nt* der Muskelfaser, Sarkosom *nt*
sar|co|spo|ri|di|a|sis [ˌsɑːrkəʊspəʊrɪˈdaɪəsɪs] *noun*: *→sarcocystosis*
sar|co|spo|rid|i|o|sis [ˌsɑːrkəʊspəˌrɪdɪˈəʊsɪs] *noun*: *→sarcocystosis*
sar|co|tu|bules [ˌsɑːrkəʊˈt(j)uːbjuːls] *plural*: Sarkotubuli *pl*
sar|cous [ˈsɑːrkəs] *adj*: von fleischiger Konsistenz, fleischig, Fleisch-; Muskel-
sar|don|ic [sɑːrˈdɑnɪk] *adj*: sardonisch
sar|sa|pa|ril|la [ˌsæspəˈrɪlə] *noun*: Sarsaparille *f*, Smilax *f*
SART *Abk.*: sinoatrial recovery time
SAS *Abk.*: **1.** subaortic stenosis **2.** subarachnoidal space **3.** sulfasalazine
S-ASAT *Abk.*: serum aspartate aminotransferase
SASP *Abk.*: salazosulfapyridine
sas|sa|fras [ˈsæsəˌfræs] *noun*: Sassafras (albidum) *nt*
SAT-chromosomes *plural*: Trabantenchromosomen *pl*, Satellitenchromosomen *pl*
sat|el|lite [ˈsætlaɪt] *noun*: **1.** (*genet.*) Satellit *m* **2.** Begleitvene *f*
bacterial satellite: Satellitenkolonie *f*
sat|el|li|tism [ˈsætlɪtɪzəm] *noun*: Ammenphänomen *nt*, Ammenwachstum *nt*, Satellitenphänomen *nt*, Satellitenwachstum *nt*
sat|el|lit|osis [ˌsætlɪˈtəʊsɪs] *noun*: Satellitose *f*
sa|ti|ate [*adj* ˈseɪʃɪɪt, -eɪt; *v* -eɪt]: **I** *adj* gesättigt, gestillt, befriedigt; übersättigt **II** *vt* (*Hunger*) sättigen; (*Durst*) stillen; befriedigen; übersättigen
sa|ti|a|tion [seɪʃɪˈeɪʃn] *noun*: Befriedigung *f*, Übersättigung *f*
sa|ti|e|ty [səˈtaɪətɪ, seɪˈʃɪətiː] *noun*: **1.** (*Hunger*) Sättigung *f*; (*Durst*) Stillung *f* **2.** Übersättigung *f* (*of* mit)
early satiety: Syndrom *nt* des zu kleinen Restmagens
sat|u|rant [ˈsætʃərənt]: **I** *noun* sättigendes Mittel *nt* **II** *adj* (*chem.*) (ab-)sättigend
sat|u|rate [*n, adj* ˈsætʃəreɪt, -rɪt; *v* -reɪt]: **I** *noun* Fett *nt* aus gesättigten Fettsäuren **II** *adj* *→saturated* **III** *vt* **1.** (*chem.*) (ab-)sättigen, saturieren **2.** (durch-)tränken
sat|u|rat|ed [ˈsætʃəreɪtɪd] *adj*: **1.** (ab-)gesättigt, saturiert **2.** durchtränkt
sat|u|ra|tion [ˌsætʃəˈreɪʃn] *noun*: **1.** (Ab-, Auf-)Sättigung *f*, Saturation *f* **2.** (Ab-, Auf-)Sättigen *nt*, Saturieren *nt*
oxygen saturation: Sauerstoffsättigung *f*
substrate saturation: Substratsättigung *f*
water-vapor saturation: Wasserdampfsättigung *f*
water-vapour saturation: (*brit.*) *→water-vapor saturation*
sat|ur|nine [ˈsætərnaɪn] *adj*: Blei-
sat|urn|ism [sætərˈnɪzəm] *noun*: (chronische) Bleivergiftung *f*, Saturnismus *m*, Saturnialismus *m*
sa|ty|ri|a|sis [seɪtəˈraɪəsɪs] *noun*: Satyriasis *f*, Satyrismus *m*
sa|ty|ro|ma|nia [ˌseɪtɪrəʊˈmeɪnɪə, -jə, ˌsæ-] *noun*: *→satyriasis*
SAU *Abk.*: statistical analysis unit
sau|ri|a|sis [sɔːˈraɪəsɪs] *noun*: *→sauriderma*
sau|ri|der|ma [ˌsɔːrɪˈdɜrmə] *noun*: **1.** Fischschuppenkrankheit *f*, Ichthyosis vulgaris **2.** Saurier-, Krokodil-, Alligatorhaut *f*, Sauriasis *f*
sau|ri|o|sis [ˌsɔːrɪˈəʊsɪs] *noun*: *→sauriderma*
sau|ro|der|ma [ˌsɔːrəˈdɜrmə] *noun*: *→sauriderma*
sau|sage [ˈsɔsɪdʒ] *noun*: Wurst *f*

SAVS *Abk.*: supravalvular aortic stenosis
saw [sɔː]: I *noun* Säge *f* II *vt, vi* sägen
amputation saw: Amputationssäge *f*
bone saw: Knochensäge *f*
gold saw: Goldsäge *f*
oscillating saw: oszillierende Säge *f*
oscillatory saw: oszillierende Säge *f*
sax|i|frage ['sæksəfrɪdʒ] *noun*: Bibernelle *f*
burnet saxifrage: kleine Bibernelle *f*, Pimpinella saxifraga
greater burnet saxifrage: große Bibernelle *f*, Pimpinella major
sax|i|tox|in [ˌsæksɪ'tɑksɪn] *noun*: Saxitoxin *nt*
SB *Abk.*: **1.** saddle block **2.** serum bilirubin **3.** sinus bradycardia **4.** spontaneous breathing **5.** standard bicarbonate
Sb *Abk.*: **1.** antimony **2.** stibium
SBA *Abk.*: soybean agglutinin
SBAP *Abk.*: systolic brachial artery pressure
SBE *Abk.*: **1.** shortness of breath on exertion **2.** sporadic bovine encephalomyelitis **3.** subacute bacterial endocarditis
SBF *Abk.*: **1.** small bowel factor **2.** systemic blood flow
SBG *Abk.*: selenite brilliant green
SBI *Abk.*: **1.** soybean inhibitor **2.** sterol biosynthesis inhibition
SBP *Abk.*: **1.** spontaneous bacterial peritonitis **2.** steroid-binding plasma protein **3.** suprapubic bladder puncture **4.** systolic blood pressure
SBPR *Abk.*: systolic blood pressure response
SBPS *Abk.*: sinubronchopulmonary syndrome
SBR *Abk.*: **1.** sheep blood cell agglutination reaction **2.** strict bed rest
SBTI *Abk.*: soybean trypsin inhibitor
SC *Abk.*: **1.** serum calcium **2.** sex chromatin **3.** sickle cell **4.** subclavian artery
Sc *Abk.*: **1.** scandium **2.** scanner
s.c. *Abk.*: subcutaneous
SCA *Abk.*: **1.** sickle cell anemia **2.** single channel analyzer **3.** sperm-coating antigen
scab [skæb]: I *noun* (Wund-)Schorf *m*, Grind *m*, Kruste *f* II *vi* verschorfen, (sich) verkrusten
sca|bet|ic [skə'betɪk] *adj*: Krätze/Skabies betreffend, von Skabies betroffen, krätzig, skabiös
sca|bi|ci|dal [skeɪbɪ'saɪdl] *adj*: gegen Krätzmilben wirkend
sca|bi|cide ['skeɪbɪsaɪd]: I *noun* Antiskabiosum *nt*, gegen Krätzmilben wirkendes Mittel *nt* II *adj* →*scabicidal*
sca|bies ['skeɪbiːz] *noun*: Krätze *f*, Skabies *f*, Scabies *f*, Akariasis *f*, Acariasis *f*
crusted scabies: Borkenkrätze *f*, norwegische Skabies *f*, Scabies crustosa/norvegica
granulomatous scabies: Scabies granulomatosa, granulomatöse Skabies *f*
larvate scabies: Scabies larvata, gepflegte Skabies *f*
norwegian scabies: →*crusted scabies*
sca|bi|et|ic [ˌskeɪbɪ'etɪk] *adj*: Krätze/Skabies betreffend, von Skabies betroffen, krätzig, skabiös
sca|bi|et|i|cide [ˌskeɪbɪ'etɪsaɪd] *noun*: Antiskabiosum *nt*, gegen Krätzmilben wirkendes Mittel *nt*
sca|bi|ous ['skeɪbɪəs] *adj*: Krätze/Skabies betreffend, von Skabies betroffen, krätzig, skabiös
sca|bri|ti|es [skeɪ'brɪʃɪˌiːz] *noun*: (*Haut*) Rauhigkeit *f*, Scabrities *f*
sca|brous ['skæbrəs, 'skeɪ-] *adj*: (*Haut*) rauh, rau, schuppig
SCAD *Abk.*: suspected coronary artery disease
sca|la ['skeɪlə] *noun, plural* **-lae** [-liː]: Treppe *f*, Stufe *f*, Scala *f*
scala of Löwenberg: (häutiger) Schneckengang *m*, Ductus cochlearis
tympanic scala: Scala tympani
vestibular scala: Scala vestibuli
sca|lar ['skeɪlər]: I *noun* Skalar *m*, skalare Größe *f* II *adj* ungerichtet, skalar
sca|lar|i|form [skə'lærɪfɔːrm] *adj*: leiterförmig
scald [skɔːld]: I *noun* Verbrühung *f*, Verbrühungsverletzung *f* II *vt* verbrühen
scald|ed ['skɔːldɪd] *adj*: verbrüht
scale [skeɪl]: I *noun* **1.** Schuppe *f*, schuppige Struktur *f* **2.** Zahn-, Kesselstein *m* II *vt* **3.** (ab-)schuppen, (ab-)schälen, (ab-)häuten **4.** Zahnstein entfernen III *vi* **5.** sich abschuppen *oder* -lösen, sich schälen, abschilfern; abblättern **6.** Zahnstein ansetzen
epidermic scale: Squama *f*
horny scale: (*Haut*) Hornschuppe *f*
skin scale: Hautschuppe *f*
waver-like scale: Deckelschuppe *f*
scale [skeɪl]: I *noun* **1.** Skala *f*, Grad-, Maßeinteilung *f*; (Stufen-)Leiter *f*, Staffelung *f* **2.** Maßstab *m*; Größenordnung *f*, Umfang *m* **on a large scale** in großem Umfang/Stil **3.** Waagschale *f*; **(a pair of) scales** *pl* Waage *f* II *vt* **4.** erklettern, ersteigen, erklimmen **5.** (ab-)wiegen **6.** mit einer Skala versehen; einstufen III *vi* auf einer Skala klettern *oder* steigen
absolute scale: Kelvin-Skala *f*
absolute temperature scale: Kelvin-Skala *f*
Apgar scale: Apgar-Index *m*, -Schema *nt*
Baumés's scale: Baumé-Skala *f*
Binet's scale: Binet-Skala *f*
Binet-Simon scale: Binet-Simon-Skala *f*
Brinell hardness scale: Brinell-Härteskala *f*
Celsius scale: Celsius-Skala *f*
Epworth sleepiness scale: Epworth-Schläfrigkeits-Skala *f*
Fahrenheit scale: Fahrenheit-Skala *f*
French scale: Charrière-Scheibe *f*, -Skala *f*
Gaffky's scale: Gaffky-Skala *f*
Glasgow coma scale: Glasgow-Koma-Skala *f*
gray scale: Grauskala *f*
grey scale: (*brit.*) →*gray scale*
interval scale: Intervallskala *f*
Karnofsky performance scale: Karnofsky-Index *m*, Karnofsky-Skala *f*
Kelvin scale: Kelvin-Skala *f*
Knoop hardness scale: Knoop-Härteskala *f*
Mohs hardness scale: Mohs-Härteskala *f*
nominal scale: Nominalskala *f*
ordinal scale: Ordinalskala *f*
pH scale: pH-Skala *f*
phon scale: Phonskala *f*
Rankine scale: Rankine-Skala *f*
rational scale: Rationalskala *f*
Réaumur's scale: Réaumur-Skala *f*
Rockwell hardness scale: Rockwell-Härteskala *f*
Sörensen scale: pH-Skala *f*
scale of sound intensity: Schallintensitätsskala *f*, Schallstärkeskala *f*
Stanford sleepiness scale: Stanford-Schläfrigkeits-Skala *f*
temperature scale: Temperaturskala *f*
thermometer scale: Thermometerskala *f*
Vickers hardness scale: Vickers-Härteskala *f*
Wechsler Adult Intelligence Scale: Hamburg-Wechsler-

Intelligenztest *m* für Erwachsene
Wechsler Intelligence Scale for Children: Hamburg-Wechsler-Intelligenztest *m* für Kinder
centigrade scale: **1.** hundertteilige Skala *f* **2.** Celsius-Skala *f*
Charrière scale: Charrière-Scheibe *f*, -Skala *f*
scaled [skeɪld] *adj*: mit Schuppen bedeckt, voller Schuppen, schuppig
scale-like *adj*: schuppenförmig, schuppenähnlich, schuppig
scallene [skeɪ'liːn] *adj*: **1.** ungleichseitig; schief **2.** Skalenusmuskel betreffend, Skalenus-
scallelneclto|my [ˌskeɪlɪ'nektəmiː] *noun*: Skalenusresektion *f*, Skalenektomie *f*
scallelnotlolmy [ˌskeɪlɪ'nɑtəmiː] *noun*: Skalenusdurchtrennung *f*, Skalenotomie *f*
scallelnus [skeɪ'liːnəs] *noun*: Skalenus *m*, Musculus scalenus
scaller ['skeɪlər] *noun*: **1.** Zahnsteinschaber *m*, Scaler *m* **2.** (*physik.*) Frequenzteiler *m*
chisel scaler: meißelförmiger Zahnreiniger *m*
periodontal scaler: Parodontal-Scaler *m*
scallilness ['skeɪlɪnəs] *noun*: Schuppigkeit *f*
scalling ['skeɪlɪŋ] *noun*: **1.** (Ab-)Schuppen *nt*, (Ab-)Schuppung *f*, Abschilfern *nt*, Abblättern *nt* **2.** Zahnsteinentfernung *f*, Scaling *nt*
coronal scaling: Kronenscaling *nt*
deep scaling: →*subgingival scaling*
electrosurgical scaling: elektrochirurgisches Scaling *nt*
hand scaling: manuelles Scaling *nt*
root scaling: →*subgingival scaling*
subgingival scaling: Wurzelscaling *nt*, subgingivales Scaling *nt*
supragingival scaling: supragingivales Scaling *nt*
ultrasonic scaling: Ultraschallscaling *nt*
scall [skɔːl] *noun*: (Kopf-)Grind *m*, Schorf *m*
milk scall: Milchschorf *m*
scallloped ['skɑləpt, 'skæl-] *adj*: muschelartig, -förmig
scalp [skælp]: **I** *noun* Skalp *m*, Kopfschwarte/Galea aponeurotica und Kopfhaut **II** *vi* skalpieren, die Kopfhaut abziehen
gyrate scalp: faltenartige Pachydermie *f*, Cutis/Pachydermia verticis gyrata, Naevus cerebriformis
scallpel ['skælpəl] *noun*: Skalpell *nt*; chirurgisches Messer *nt*
electric scalpel: Schneideelektrode *f*, differente Elektrode *f*, aktive Elektrode *f*
scalpler ['skælpər] *noun*: Knochenschaber *m*
scallpriform ['skælprɪfɔːrm] *adj*: meißelförmig
scally ['skeɪliː] *adj*: **1.** schuppig, geschuppt, Schuppen-; schuppenartig; squamös **2.** sich (ab-)schuppend, abschilfernd, abblätternd
scan [skæn]: **I** *noun* **1.** Abtastung *f*, Scan *m*, Scanning *nt* **2.** Szintigramm *nt*, Scan *m* **II** *vt* (*radiolog.*) abtasten, scannen
adrenal scan: Nebennierenszintigrafie *f*, Nebennierenszintigraphie *f*
bone scan: **1.** Knochenszintigraphie *f*, Knochenscan *m*; Skelettszintigraphie *f* **2.** Knochenszintigramm *nt*, Knochenscan *m*
brain scan: Hirnszintigraphie *f*, Gammaenzephalographie *f*, Hirnszintigrafie *f*, Gammaenzephalografie *f*
continous-wave Doppler scan: cw-Doppler-Sonografie *f*, continous-wave-Doppler-Sonografie *f*
heart scan: Herzszintigrafie *f*, Herzszintigraphie *f*
isotopic scan: Radionuklid-Scan *m*
kidney scan: Nierenszintigraphie *f*, Renoszintigraphie *f*, Isotopennephrographie *f*, Nierenszintigrafie *f*, Renoszintigrafie *f*, Isotopennephrografie *f*
liver scan: Leberszintigraphie *f*, Leberszintigrafie *f*
pancreas scan: Pankreasszintigraphie *f*, Pankreasszintigrafie *f*
parathyroid scan: Nebenschilddrüsenszintigrafie *f*, Nebenschilddrüsenszintigraphie *f*
perfusion scan: Perfusionsszintigraphie *f*, Perfusionsszintigrafie *f*
perfusion lung scan: Perfusionsszintigraphie *f*, Perfusionsszintigrafie *f*
perfusion pulmonary scan: Lungenperfusionsszintigraphie *f*, Lungenperfusionsszintigrafie *f*
pulmonary scan: Lungenszintigraphie *f*, Lungenszintigrafie *f*
radionuclide scan: Radionuklid-Scan *m*
suppression scan: Suppressionsszintigrafie *f*, Suppressionsszintigraphie *f*
thyroid scan: Schilddrüsenszintigraphie *f*, Schilddrüsenszintigrafie *f*
ventilation lung scan: Lungenventilationsszintigraphie *f*, Ventilationsszintigraphie *f*, Lungenventilationsszintigrafie *f*, Ventilationsszintigrafie *f*
ventilation pulmonary scan: Lungenventilationsszintigraphie *f*, Ventilationsszintigraphie *f*, Lungenventilationsszintigrafie *f*, Ventilationsszintigrafie *f*
scanldilum ['skændɪəm] *noun*: Scandium *nt*
scanlner ['skænər] *noun*: Abtastgerät *nt*, Abtaster *m*, Scanner *m*; Szintiscanner *m*
scintillation scanner: Szintiscanner *m*
scanlning ['skænɪŋ] *noun*: Abtasten *nt*, Abtastung *f*, Scanning *nt*, Szintigraphie *f*, Szintigrafie *f*, Scan *m*
bone scanning: Knochenszintigraphie *f*, Knochenszintigrafie *f*, Knochenscan *m*; Skelettszintigraphie *f*, Skelettszintigrafie *f*
color scanning: Farbszintigraphie *f*, Farbszintigrafie *f*, Farb-Scanning *nt*
colour scanning: (*brit.*) →*color scanning*
fluorescence scanning: Fluoreszenzszintigraphie *f*, Fluoreszenzszintigrafie *f*
inhalation scanning: Inhalationsszintigraphie *f*, Inhalationsszintigrafie *f*
liquor scanning: Liquorszintigraphie *f*, Liquorszintigrafie *f*
liver scanning: Leberszintigraphie *f*, Leberszintigrafie *f*
myocardial scanning: Myokardszintigraphie *f*, Myokardszintigrafie *f*
nuclear resonance scanning: Kernspinresonanztomographie *f*, Kernspinresonanztomografie *f*, NMR-Tomographie *f*, NMR-Tomografie *f*, MR-Tomographie *f*, MR-Tomografie *f*
pattern scanning: Musterabtastung *f*
radioisotope scanning: Szintigraphie *f*, Szintigrafie *f*; Scanning *nt*
radionuclide scanning: Radionuklid-Scanning *nt*
scintillation scanning: →*scintiscanning*
scanlsion ['skænʃn] *noun*: →*scanning*
scaph- *präf.*: →*scapho-*
scalpha ['skæfə] *noun*: Scapha *f*
scapho- *präf.*: Kahn-, Skaph(o)-, Scaph(o)-
scaphlolcelphallia [ˌskæfəsɪ'feɪljə] *noun*: →*scaphocephaly*
scaphlolcelphallic [ˌskæfəsɪ'fælɪk] *adj*: →*scaphocephalous*
scaphlolcephlallism [ˌskæfə'sefəlɪzəm] *noun*: →*scaphocephaly*
scaphlolcephlallous [ˌskæfə'sefələs] *adj*: Skaphozephalie

S

betreffend, von Skaphozephalie gekennzeichnet, skaphozephal, skaphokephal
scaph|o|ceph|a|ly [ˌskæfə'sefəliː] *noun*: Kahn-, Leistenschädel *m*, Skaphokephalie *f*, -zephalie *f*
scaph|o|hy|dro|ceph|a|lus [ˌskæfəˌhaɪdrə'sefələs] *noun*: Skaphohydrozephalus *m*, Skaphohydrozephalie *f*
scaph|oid ['skæfɔɪd]: I *noun* Kahnbein *nt*, Os scaphoideum II *adj* boot-, kahnförmig, navikular
scap|u|la ['skæpjələ] *noun, plural* **-las, -lae** [-liː]: Schulterblatt *nt*, Skapula *f*, Scapula *f* **above the scapula** oberhalb des Schulterblattes/der Skapula (liegend), supraskapular **below the scapula** unterhalb des Schulterblattes/der Skapula (liegend), subskapulär
alar scapula: Scapula alata
winged scapulae: Scapulae alatae
scap|u|lal|gia [skæpjə'lældʒ(ɪ)ə] *noun*: Skapulodynie *f*, Skapulalgie *f*
scap|u|lar ['skæpjələr] *adj*: Schulterblatt/Skapula betreffend, skapular
scap|u|lec|to|my [skæpjə'lektəmiː] *noun*: Schulterblattentfernung *f*, Skapulektomie *f*
scap|u|lo|cla|vic|u|lar [ˌskæpjələʊklə'vɪkjələr] *adj*: Schulterblatt/Scapula und Schlüsselbein/Clavicula betreffend
scap|u|lo|cos|tal [ˌskæpjələʊ'kastl, skæpjələʊ'kɔstl] *adj*: Schulterblatt und Rippen/Costae betreffend, skapulokostal, kostoskapular
scap|u|lo|dyn|i|a [ˌskæpjələʊ'diːnɪə] *noun*: Schmerzen *pl* in der Schulterblattgegend, Skapulodynie *f*, Skapulalgie *f*
scap|u|lo|hu|mer|al [ˌskæpjələʊ'(h)juːmərəl] *adj*: Schulterblatt und Oberarmknochen/Humerus betreffend, skapulohumeral, humeroskapular
scap|u|lo|pex|y ['skæpjələʊpeksiː] *noun*: Schulterblattfixierung *f*, Skapulopexie *f*
sca|pus ['skeɪpəs] *noun, plura* **-pi** [-paɪ]: Schaft *m*, Stamm *m*, Scapus *m*
scar [skɑːr] *noun*: Narbe *f*, Cicatrix *f* **scar over** *vi* eine Narbe bilden, vernarben, verheilen
avascular scar: avaskuläre Narbe *f*
cardiac scar: Herzmuskelschwiele *f*, Herzmuskelnarbe *f*, Myokardschwiele *f*, Myokardnarbe *f*
connective tissue scar: Bindegewebsnarbe *f*, -schwiele *f*
corneal scar: Hornhautnarbe *f*
Emmet' scar: Emmet-Riss *m*
glial scar: Glianarbe *f*
hypertrophic scar: Wulstnarbe *f*, hypertrophe Narbe *f*
intimal scar: Intimanarbe *f*
muscle scar: Muskelschwiele *f*
myocardial scar: Herzmuskelschwiele *f*, -narbe *f*, Myokardschwiele *f*, -narbe *f*
pyelonephritic scars: pyelonephritische Narben *pl*
rheumatic scar: rheumatische Narbe *f*
scar|i|fi|ca|tion [skærəfɪ'keɪʃn] *noun*: Hautritzung *f*, Skarifikation *f*
scar|i|fy ['skærəfaɪ] *vt*: (*Haut*) ritzen, skarifizieren
scar|la|ti|na [ˌskɑːrlə'tiːnə] *noun*: Scharlach *m*, Scharlachfieber *nt*, Scarlatina *f*
anginose scarlatina: Scarlatina anginosa
puerperal scarlatina: puerperaler Scharlach *m*, Scarlatina puerperalis
scar|la|ti|nal [ˌskɑːrlə'tiːnəl] *adj*: Scharlach betreffend, Scharlach-
scar|la|ti|nel|la [ˌskɑːrlətɪ'nelə] *noun*: Dukes-Krankheit *f*, Dukes-Filatoff-Krankheit *f*, vierte Krankheit *f*, Filatow-Dukes-Krankheit *f*, Parascarlatina *f*, Rubeola scarlatinosa
scar|la|ti|ni|form [ˌskɑːrlə'tɪnəfɔːrm] *adj*: dem Scharlach(exanthem) ähnlich, skarlatiniform, skarlatinös, skarlatinoid
scar|la|ti|noid [ˌskɑːrlə'tɪnɔɪd, skɑːr'lætnɔɪd]: I *noun* →*scarlatinella* II *adj* →*scarlatiniform*
scar|let ['skɑːrlət]: I *noun* Scharlach *m*, Scharlachrot *nt* II *adj* scharlachrot, scharlachfarben
scarred [skɑːrd] *adj*: voller Narben, mit Narben bedeckt, narbig; vernarbt
scar|ring ['skɑːrɪŋ] *noun*: Vernarbung *f*, Narbenbildung *f*
fibrous scarring: Narbenfibromatose *f*
pleural scarring: Pleuravernarbung *f*
scarring of tissue: Gewebsvernarbung *f*
SCAT *Abk.*: sheep cell agglutination test
scat- *präf.*: Stuhl-, Skat(o)-
scat|a|cra|tia [skætə'kreɪʃ(ɪ)ə] *noun*: Stuhl-, Darminkontinenz *f*, Skatoakratie *f*, Skatakratie *f*, Incontinentia alvi
sca|tae|mia [skeɪ'tiːmiːə] *noun*: (*brit.*) →*scatemia*
sca|te|mia [skeɪ'tiːmiːə] *noun*: intestinale Autointoxikation *f*
scato- *präf.*: Stuhl-, Skat(o)-
sca|tol ['skætɔl, -əʊl] *noun*: Skatol *nt*
scat|o|log|ic [ˌskætə'lɑdʒɪk] *adj*: Stuhl-, Skat(o)-
sca|tol|o|gy [skə'tɑlədʒiː] *noun*: Skatologie *f*
sca|to|ma [skə'təʊmə] *noun*: Kotgeschwulst *f*, Sterkorom *nt*, Koprom *nt*, Fäkalom *nt*
sca|toph|a|gy [skə'tɑfədʒiː] *noun*: Koprophagie *f*
sca|tos|co|py [skə'tɑskəpiː] *noun*: Skatoskopie *f*
scat|ter ['skætər]: I *noun* (Ver-, Aus-, Zer-)Streuen *nt*; (*statist.*) Streuung *f* II *vt* ver-, ausstreuen; (*physik.*) (zer-)streuen III *vi* sich ver-, zerstreuen, sich verteilen, sich verbreiten
scat|tered ['skætərd] *adj*: vereinzelt; zerstreut *oder* verstreut *oder* gestreut liegend
scat|ter|gram ['skætərgræm] *noun*: →*scatterplot*
scat|ter|graph ['skætərgræf] *noun*: →*scatterplot*
scat|ter|ing ['skætərɪŋ]: I *noun* (*physik.*) Streuung *f* II *adj* →*scattered*
Compton scattering: Quanten-, Compton-Streuung *f*
light scattering: Lichtstreuung *f*
modified scattering: Quantenstreuung *f*, Compton-Streuung *f*
Rayleigh scattering: Rayleigh-Streuung *f*
Thomson scattering: klassische Streuung *f*, Thomson-Streuung *f*
unmodified scattering: klassische Streuung *f*, Thomson-Streuung *f*
scat|ter|plot ['skætərplɑt] *noun*: Streuungsdiagramm *nt*
scat|u|la ['skætʃələ] *noun, plura* **-lae** [-liː]: Schachtel *f*, Scatula *f*
SCC *Abk.*: squamous cell carcinoma
SCCK *Abk.*: secretin-cholecystokinin test
SCCL *Abk.*: small cell carcinoma of the lung
SCD *Abk.*: **1.** sequential pneumatic compression device **2.** sickle cell disease **3.** subacute coronary disease **4.** sudden coronary death
SCE *Abk.*: saturated calomel electrode
scel|al|gia [skɪ'lældʒ(ɪ)ə] *noun*: Beinschmerz(en *pl*) *m*
scel|o|tyr|be [selə'tɜrdiː] *noun*: spastische Beinparalyse *f*
scent [sent]: I *noun* **1.** Geruch *m*; Duft *m* **2.** Geruchsinn *m* II *vt* etw. riechen
family scent: Familiengeruch *m*
scent|less ['sentləs] *adj*: geruchlos
SCFA *Abk.*: short-chain fatty acid
SCG *Abk.*: sodium cromoglycate
SChE *Abk.*: serum cholinesterase
sched|u|lar ['skedʒələr; 'ʃedjʊ-] *adj*: Tabellen-, Listen-

S

sched|ule ['skedʒuːl; 'ʃedjuːl]: I *noun* **1.** Liste *f*, Tabelle *f*, Aufstellung *f*, Verzeichnis *nt* **2.** (Lehr-, Arbeits-, Stunden-, Zeit-)Plan *m* II *vt* **3.** (in eine Liste) einfügen, eintragen; in einer Liste zusammenstellen **4.** festlegen, -setzen; planen, vorsehen
vaccination schedule: Impfplan *m*, Impfkalender *m*
sche|ma ['skiːmə] *noun, plura* **-ma|ta** [-mətə]: **1.** Schema *nt*, System *nt*, Plan *m*, Programm *nt* **2.** Schema *nt*, Aufstellung *f*, Tabelle *f*; Übersicht *f*, schematische Darstellung *f*
sche|mat|ic [skɪ'mætɪk]: I *noun* schematische Darstellung *f* II *adj* schematisch
scheme ['skiːm] *noun*: →*schema*
sche|ro|ma [skɪ'rəʊmə] *noun*: Xerophthalmie *f*
schin|dy|le|sis [ˌskɪndə'liːsɪs] *noun*: Schindylesis *f*
-schisis *suf.*: Spalte, Spaltung, -schisis
schisto- *präf.*: Spalt-, Schist(o)-, Schiz(o)-
schis|to|cel|i|a [ˌskɪstəʊ'siːlɪə] *noun*: Bauchspalte *f*, Schistocoelia *f*
schis|to|ceph|a|lus [ˌskɪstəʊ'sefələs] *noun*: Schisto-, Schizozephalus *m*
schis|to|coe|li|a [ˌskɪstəʊ'siːlɪə] *noun*: Bauchspalte *f*, Schistocoelia *f*
schis|to|cor|mi|a [ˌskɪstəʊ'kɔːrmɪə] *noun*: Schistokormie *f*, -somie *f*
schis|to|cys|tis [ˌskɪstəʊ'sɪstɪs] *noun*: Blasenspalte *f*, Schistozystis *f*; Spaltblase *f*
schis|to|cyte ['skɪstəʊsaɪt] *noun*: Schistozyt *m*
schis|to|cy|to|sis [ˌskɪstəʊsaɪ'təʊsɪs] *noun*: Schistozytose *f*
schis|to|glos|sia [ˌskɪstəʊ'glɔsɪə] *noun*: Zungenspalte *f*, Schistoglossia *f*
schis|to|mel|i|a [ˌskɪstəʊ'miːlɪə] *noun*: Schistomelie *f*, -melia *f*
schis|tom|el|us [skɪs'tɑmələs] *noun*: Schistomelus *m*
schis|to|pro|so|pia [ˌskɪstəprəʊ'səʊpɪə] *noun*: Gesichtsspalte *f*, Schistoprosopie *f*, Schizoprosopie *f*
schis|tor|a|chis [skɪs'tɔrəkɪs] *noun*: Rhachischisis *f*, Rachischisis *f*
Schis|to|so|ma [ˌskɪstə'səʊmə] *noun*: Pärchenegel *m*, Schistosoma *nt*, Bilharzia *f*
Schistosoma haematobium: Blasenpärchenegel *m*, Schistosoma haematobium
Schistosoma intercalatum: Darmpärchenegel *m*, Schistosoma intercalatum
Schistosoma japonicum: japanischer Pärchenegel *m*, Schistosoma japonicum
Schistosoma mansoni: Schistosoma mansoni
schis|to|so|ma|ci|dal [ˌskɪstəʊˌsəʊmə'saɪdl] *adj*: schistosomenabtötend, schistosomizid
schis|to|so|ma|cide [ˌskɪstəʊ'səʊməsaɪd] *noun*: Schistosomenmittel *nt*, Schistosomizid *nt*
schis|to|so|mal [ˌskɪstəʊ'səʊməl] *adj*: Schistosomen betreffend, durch Schistosomen verursacht, Schistosomen-
schis|to|some ['skɪstəʊsəʊm] *noun*: Schistosoma *nt*, Pärchenegel *m*, Bilharzia *f*
schis|to|so|mia [ˌskɪstəʊ'səʊmɪə] *noun*: →*schistocormia*
schis|to|so|mi|a|sis [ˌskɪstəʊsəʊ'maɪəsɪs] *noun*: Schistosomiasis *f*, Bilharziose *f*
Asiatic schistosomiasis: →*Japanese schistosomiasis*
cutaneous schistosomiasis: Schwimmbadkrätze *f*, Weiherhippel *m*, Bade-, Schistosomen-, Zerkariendermatitis *f*
Eastern schistosomiasis: →*Japanese schistosomiasis*
genitourinary schistosomiasis: →*urinary schistosomiasis*
hepatic schistosomiasis: hepatolienale Schistosomiasis *f*
intestinal schistosomiasis: →*Manson's schistosomiasis*
Japanese schistosomiasis: japanische Schistosomiasis/Bilharziose *f*, Schistosomiasis japonica
Manson's schistosomiasis: Manson-Krankheit *f*, Manson-Bilharziose *f*, Schistosomiasis mansoni
Oriental schistosomiasis: →*Japanese schistosomiasis*
pulmonary schistosomiasis: Lungenbilharziose *f*, Schistosomiasis pulmonalis
urinary schistosomiasis: Urogenitalbilharziose *f*, Blasenbilharziose *f*, Harnblasenbilharziose *f*, Schistosomiasis urogenitalis
vesical schistosomiasis: →*urinary schistosomiasis*
visceral schistosomiasis: viszerale Schistosomiasis *f*, Schistosomiasis visceralis
schis|to|so|mi|ci|dal [ˌskɪstəʊˌsəʊmɪ'saɪdl] *adj*: schistosomenabtötend, schistosomizid
schis|to|so|mi|cide [ˌskɪstəʊ'səʊmɪsaɪd] *noun*: Schistosomenmittel *nt*, Schistosomizid *nt*
Schis|to|som|u|la [ˌskɪstəʊ'sɑmjələ *plural*: Schistosomula *pl*
Schis|to|so|mum [ˌskɪstəʊ'səʊməm] *noun*: →*Schistosoma*
schis|to|ster|ni|a [ˌskɪstəʊ'stɜrnɪə] *noun*: Schisto-, Schizosternia *f*
schis|to|tho|rax [ˌskɪstəʊ'θɔːræks] *noun*: Schisto-, Schizothorax *m*
schiz- *präf.*: Spalt-, Schiz(o)-, Schist(o)-
schiz|a|cu|sis [ˌskɪzə'kjuːsɪs] *noun*: Schizakusis *f*
schiz|am|ni|on [skɪz'æmnɪən] *noun*: Schizamnion *nt*
schiz|ax|on [skɪz'æksɑn] *noun*: Schizaxon *nt*
schiz|en|ceph|a|ly [skɪzən'sefəliː] *noun*: Schizenzephalie *f*
schizo- *präf.*: Spalt-, Schiz(o)-, Schist(o)-
schiz|o|af|fec|tive [ˌskɪzəʊæ'fektɪv] *adj*: schizoaffektiv
schiz|o|cyte ['skɪzəʊsaɪt] *noun*: →*schistocyte*
schiz|o|cy|to|sis [ˌskɪzəʊsaɪ'təʊsɪs] *noun*: →*schistocytosis*
schiz|o|don|tia [skɪzə'dɑnʃɪə] *noun*: Schizodontie *f*
schiz|o|don|tism [skɪzə'dɑntɪzəm] *noun*: Schizodontie *f*
schi|zog|a|my [skɪ'zɑgəmiː] *noun*: Schizogamie *f*
schiz|o|gen|e|sis [ˌskɪzə'dʒenəsɪs] *noun*: Schizogenese *f*
schiz|o|gen|ic [ˌskɪzə'dʒenɪk] *adj*: schizogam
schi|zog|e|nous [skɪ'zɑdʒənəs] *adj*: Schizogenie betreffend, schizogen
schiz|og|na|thism [skɪ'zɑgnətɪzəm] *noun*: Kieferspalte *f*, Schizognathie *f*
schi|zog|o|ny [skɪ'zɑgəniː] *noun*: Zerfallsteilung *f*, Schizogonie *f*
erythrocytic schizogony: Blutschizogonie *f*, erythrozytäre Schizogonie *f*
preerythrocytic schizogony: Gewebeschizogonie *f*, präerythrozytäre Schizogonie *f*
schiz|o|gy|ria [ˌskɪzə'dʒaɪrɪə] *noun*: Schizogyrie *f*
schiz|oid ['skɪtsɔɪd]: I *noun* Schizoide *m/f* II *adj* schizophrenie-ähnlich, schizoid
schiz|o|ki|ne|sis [ˌskɪzəkɪ'niːsɪs, -kaɪ-] *noun*: Schizokinese *f*
schiz|o|my|cete [ˌskɪzə'maɪsiːt] *noun*: Spaltpilz *m*, Schizomyzet *m*
Schiz|o|my|ce|tes [ˌskɪzəʊmaɪ'siːtiːz] *plural*: Spaltpilze *pl*, Schizomyzeten *pl*, Schizomycetes *pl*
schiz|o|my|cet|ic [ˌskɪzəmaɪ'setɪk] *adj*: Spaltpilze betreffend, Schizomyzeten-
schiz|ont ['skɪzɑnt] *noun*: Schizont *m*
schi|zon|ti|cide [skɪ'zɑntɪsaɪd] *noun*: Schizontizid *nt*
schiz|o|nych|ia [ˌskɪzə'nɪkɪə] *noun*: Schizoonychie *f*
schiz|o|pha|sia [ˌskɪzə'feɪzɪə] *noun*: Wortsalat *m*, Schizophasie *f*, Schizophrasie *f*
schiz|o|phre|ni|a [ˌskɪzə'friːnɪə, -jə] *noun*: Schizophrenie

S

f, Schizophrenia *f*
acute schizophrenia: akute schizophrene Episode *f*, akute Schizophrenie *f*
ambulatory schizophrenia: ambulatorische Schizophrenie *f*
borderline schizophrenia: latente Schizophrenie *f*, Borderline-Psychose *f*, Borderline-Schizophrenie *f*
catatonic schizophrenia: katatone Schizophrenie *f*, Katatonie *f*
cenaesthesic schizophrenia: (*brit.*) →*cenesthesic schizophrenia*
cenesthesic schizophrenia: zönästhetische Schizophrenie *f*, zönästhetisches Syndrom *nt*, koenästhetische Schizophrenie *f*, leibhypochondrische Schizophrenie *f*
coenaesthetic schizophrenia: (*brit.*) →*cenesthesic schizophrenia*
coenesthetic schizophrenia: →*cenesthesic schizophrenia*
disorganized schizophrenia: hebephrene Schizophrenie *f*, Hebephrenie *f*
hebephrenic schizophrenia: hebephrene Schizophrenie *f*, Hebephrenie *f*
latent schizophrenia: →*borderline schizophrenia*
late-onset schizophrenia: Spätschizophrenie *f*
paranoid schizophrenia: paranoid-halluzinatorische Schizophrenie *f*
post-traumatic schizophrenia: traumatische Schizophrenie *f*
prepsychotic schizophrenia: →*borderline schizophrenia*
pseudoneurotic schizophrenia: pseudoneurotische Schizophrenie *f*
reactive schizophrenia: schizophrene Reaktion *f*
residual schizophrenia: schizophrenes Residuum *nt*
schizoaffective schizophrenia: schizoaffektive Psychose *f*
simple schizophrenia: Schizophrenia simplex
undifferentiated schizophrenia: undifferenzierte Schizophrenie *f*

schiz|o|phren|ic [ˌskɪzə'frenɪk]: I *noun* Schizophrene *m/f* II *adj* Schizophrenie betreffend, an Schizophrenie leidend, für Schizophrenie kennzeichned, schizophren

schiz|o|phren|i|form [ˌskɪzə'frenɪfɔːrm] *adj*: schizophrenie-ähnlich, schizoid

schiz|o|phyte ['skɪzəfaɪt] *noun*: Spaltpflanze *f*, Schizophyt *m*

schiz|o|pro|so|pia [ˌskɪzəprə'səʊpɪə] *noun*: →*schistoprosopia*

schiz|o|thy|mia [ˌskɪzə'θaɪmɪə] *noun*: Schizothymie *f*

schiz|o|thy|mic [ˌskɪzə'θaɪmɪk]: I *noun* Schizothyme *m/f* II *adj* Schizothymie betreffend, von Schizothymie gekennzeichnet, schizothym

schiz|o|to|nia [ˌskɪzə'təʊnɪə] *noun*: Schizotonie *f*

schiz|o|trich|ia [ˌskɪzə'trɪkɪə] *noun*: Schizotrichie *f*

schiz|o|tryp|a|no|so|mi|a|sis [ˌskɪzəˌtrɪpənəʊsəʊ'maɪəsɪs] *noun*: Chagas-Krankheit *f*, amerikanische Trypanosomiasis *f*

Schiz|o|tryp|a|num [ˌskɪzə'trɪpənəm] *noun*: Schizotrypanum
Schizotrypanum cruzi: Trypanosoma cruzi, Schizotrypanum cruzi

schiz|o|ty|pal [ˌskɪzə'taɪpl] *adj*: schizotypisch

schiz|o|zo|ite [ˌskɪzə'zəʊaɪt] *noun*: Schizozoit *m*, Merozoit *m*

schol|ar ['skɑlər] *noun*: Gelehrte *m/f*, (Geistes-)Wissenschaftler(in *f*) *m*; Gebildete *m/f*

schol|ar|ly ['skɑlərliː] *adj*: gelehrt, wissenschaftlich, Wissenschafts-

school [skuːl]: I *noun* **1.** Schule *f* **2.** Schule *f*, Schulhaus *nt*, -gebäude *nt* **3.** Kurs *m*, Lehrgang *m* **4.** Fachbereich *m*, Fakultät *f* II *vt* schulen, ausbilden (*in* in)
medical school: medizinische Fakultät *f*
nursery school: Kindergarten *m*

school-age *adj*: schulpflichtig

schwan|ni|tis [ʃwɑ'naɪtɪs] *noun*: →*schwannosis*

schwan|no|gli|o|ma [ˌʃwɑnəglaɪ'əʊmə] *noun*: →*schwannoma*

schwan|no|ma [ʃwɑ'nəʊmə] *noun*: Schwannom *nt*, Neurinom *nt*, Neurilemom *nt*, Neurilemmom *nt*
acoustic schwannoma: Akustikusneurinom *nt*
granular-cell schwannoma: Abrikossoff-Geschwulst *f*, Abrikossoff-Tumor *m*, Myoblastenmyom *nt*, Myoblastom *nt*, Granularzelltumor *m*

schwan|no|sis [ʃwɑ'nəʊsɪs] *noun*: Hypertrophie *f* der Schwann-Zellen

sci|at|ic [saɪ'ætɪk] *adj*: **1.** Ischiasnerv betreffend, ischiatisch, Ischias- **2.** Sitzbein betreffend, zum Sitzbein gehörend, Ischias-, Sitzbein-

sci|at|i|ca [saɪ'ætɪkə] *noun*: **1.** Ischiassyndrom *nt*, Cotunnius-Syndrom *nt* **2.** Ischias *f*, Ischiasbeschwerden *pl*, Ischialgie *f*
high lumbar sciatica: hohes lumbales Wurzelsyndrom *nt*
L_5 sciatica: L_5-Ischialgie *f*
S_1 sciatica: S_1-Ischialgie *f*

SCID *Abk.*: **1.** severe combined immunodeficiency **2.** severe combined immunodeficiency disease

sci|ence ['saɪəns] *noun*: Wissenschaft *f*; Naturwissenschaft *f*
behavioral science: Verhaltensforschung *f*
behavioural science: (*brit.*) →*behavioral science*
biobehavioral science: biologische Verhaltensforschung *f*, biologische Ethologie *f*
biobehavioural science: (*brit.*) →*biobehavioral science*
computer science: Informatik *f*
descriptive science: beschreibende/deskriptive Wissenschaft *f*
health sciences: Gesundheitswissenschaften *pl*
life science: Biowissenschaft *f*
medical science: Medizin *f*, Heilkunst *f*, -kunde *f*, ärztliche Wissenschaft *f*
natural sciences: Naturwissenschaften *pl*
physical sciences: Naturwissenschaften *pl*

sci|en|tif|ic [saɪən'tɪfɪk] *adj*: **1.** (natur-)wissenschaftlich **2.** systematisch, exakt

sci|en|tism ['saɪəntɪzəm] *noun*: Wissenschaftlichkeit *f*

sci|en|tist ['saɪəntɪst] *noun*: Wissenschaftler(in *f*) *m*, Forscher(in *f*) *m*
behavioral scientist: Verhaltensforscher(in *f*) *m*
behavioural scientist: (*brit.*) →*behavioral scientist*
computer scientist: Informatiker(in *f*) *m*
natural scientist: Naturwissenschaftler(in *f*) *m*
physical scientist: Naturwissenschaftler(in *f*) *m*

scil|la ['sɪlə] *noun*: Meerzwiebel *f*, Scilla *f*

scil|la|bi|ose [ˌsɪlə'baɪəʊs] *noun*: Scillabiose *f*

scil|la|ren ['sɪləren] *noun*: Scillaren *nt*

scil|lism ['sɪlɪzəm] *noun*: Scillavergiftung *f*, Scillismus *m*

scin|ti|gram ['sɪntɪgræm] *noun*: →*scintiscan*

scin|ti|graph|ic [sɪntɪ'græfɪk] *adj*: Szintigrafie betreffend, mittels Szintigrafie, szintigraphisch, szintigrafisch

scin|tig|ra|phy [sɪn'tɪgrəfiː] *noun*: Szintigraphie *f*, Szintigrafie *f*; Scanning *nt*
adrenal scintigraphy: Nebennierenszintigrafie *f*, Nebennierenszintigraphie *f*
computerized scintigraphy: Computerszintigraphie *f*,

Computerszintigrafie *f*
lung perfusion scintigraphy: Lungenperfusionsszintigraphie *f*, Lungenperfusionsszintigrafie *f*
myocardial scintigraphy: Myokardszintigraphie *f*, Myokardszintigrafie *f*
myocardial perfusion scintigraphy: Myokardszintigraphie *f*, Myokardszintigrafie *f*
pancreas scintigraphy: Pankreasszintigrafie *f*, Pankreasszintigraphie *f*
parathyroid scintigraphy: Nebenschilddrüsenszintigrafie *f*, Nebenschilddrüsenszintigraphie *f*
pulmonary scintigraphy: Lungenszintigraphie *f*, Lungenszintigrafie *f*
renal scintigraphy: Nierenszintigraphie *f*, Nierenszintigrafie *f*, Renoszintigraphie *f*, Renoszintigrafie *f*
total body scintigraphy: Ganzkörperszintigraphie *f*, Ganzkörperszintigrafie *f*
scin|til|la|scope [sɪn'tɪləskəʊp] *noun*: Szintillationszähler *m*, Szintillationsdetektor *m*, Szintillator *m*
scin|til|late ['sɪntleɪt] *vi*: aufblitzen, flimmern, funkeln, szintillieren
scin|til|la|tion [ˌsɪntə'leɪʃn] *noun*: **1.** Funkeln *nt*, Aufblitzen *nt*, Szintillation *f* **2.** (*physik.*) Szintillation *f*
scin|til|la|tor ['sɪntleɪtər] *noun*: Szintillationszähler *m*, Szintillationsdetektor *m*, Szintillator *m*
scin|til|lom|e|ter [ˌsɪntə'lɑmɪtər] *noun*: →*scintillator*
scin|ti|scan ['sɪntɪskæn] *noun*: Szintigramm *nt*, Scan *m*
scin|ti|scan|ner [sɪntɪ'skænər] *noun*: Szintiscanner *m*
scin|ti|scan|ning [sɪntɪ'skænɪŋ] *noun*: Szintigraphie *f*, Szintigrafie *f*, Scanning *nt*
scir|rho|ma [skɪə'rəʊmə] *noun*: szirrhöses Karzinom *nt*, Faserkrebs *m*, Szirrhus *m*, Skirrhus *m*, Carcinoma scirrhosum
scir|rhous ['skɪrəs] *adj*: Szirrhus betreffend, derb, verhärtet, szirrhös
scir|rhus ['skɪrəs] *noun*: →*scirrhoma*
scis|sion ['sɪʒn, 'sɪʃn] *noun*: **1.** Schneiden *nt*, Spalten *nt*; Schnitt *m* **2.** (*chem.*) Spaltung *f*
scis|sor ['sɪzər] *vt*: (mit einer Schere) schneiden, zerschneiden, zuschneiden
scis|sors ['sɪzərz] *plural*: (*a.* **pair of scissors**) Schere *f*
bayonet scissors: Bajonettschere *f*
blunt scissors: stumpfe Schere *f*
capsulotomy scissors: Kapselschere *f*
Cooper scissors: Cooper-Schere *f*
curved scissors: gebogene Schere *f*
dissecting scissors: Präparierschere *f*
enucleation scissors: Enukleationsschere *f*
episiotomy scissors: Episiotomieschere *f*
iridectomy scissors: Iridektomieschere *f*
nail scissors: Nagelschere *f*
strabismus scissors: Strabismusschere *f*
straight scissors: gerade Schere *f*
vascular scissors: Gefäßschere *f*
scissors-bite *noun*: Scherenbiss *m*, Psalidodontie *f*
scis|su|ra [sɪ'sʊərə] *noun, plura* **-rae** [-riː]: Spalte *f*, Fissur *f*, Scissura *f*
scis|sure ['sɪʒər, 'sɪʃ-] *noun*: →*scissura*
SCK *Abk.*: serum creatine kinase
SCKT *Abk.*: secretin-cholecystokinin test
SCLE *Abk.*: subacute cutaneous lupus erythematosus
scler- *präf.*: Lederhaut-, Sklera-, Skler(o)-; Skler(o)-
scle|ra ['sklɪərə] *noun, plural* **-ras, -rae** [-riː, -raɪ]: (*Auge*) Lederhaut *f*, Sklera *f*, Sclera *f* **beneath the sclera** unter der Sklera (liegend), subskleral
blue sclerae: blaue Skleren *pl*
scler|ad|e|nit|ic [ˌsklɪrædɪ'nɪtɪk] *adj*: Skleradenitis betreffend, skleradenitisch
scler|ad|e|ni|tis [ˌsklɪrædɪ'naɪtɪs] *noun*: Skleradenitis *f*
scle|ral ['sklɪərəl, 'skle-] *adj*: Lederhaut/Sklera betreffend, skleral
scle|ra|ti|tis [ˌsklɪərə'taɪtɪs] *noun*: →*scleritis*
scle|ra|tog|e|nous [ˌsklɪərə'tɑdʒənəs] *adj*: Sklerose verursachend, sklerogen
scler|ec|ta|sia [sklɪrek'teɪʒ(ɪ)ə] *noun*: Sklerektasie *f*
scle|rec|to|ir|i|dec|to|my [sklɪ'rektəʊˌɪrɪ'dektəmiː] *noun*: Lagrange-Operation *f*, Sklerektoiridektomie *f*
scle|rec|to|my [sklɪ'rektəmiː] *noun*: Sklerektomie *f*
deep sclerectomy: tiefe Sklerektomie *f*
scler|e|de|ma [ˌsklɪərə'diːmə] *noun*: Buschke-Sklerödem *nt*, Scleroedema adultorum (Buschke), Scleroedema Buschke
Buschke's scleredema: →*scleredema*
scle|re|ma [sklɪ'riːmə] *noun*: **1.** Sklerem *nt*, Sklerema *nt*, Sclerema *nt* **2.** Underwood-Krankheit *f*, Fettsklerem *nt* der Neugeborenen, Sclerema adiposum neonatorum
sclerema edematosum neonatorum: Sclerema oedematosum neonatorum
scler|en|ce|pha|li|a [ˌsklɪərensɪ'feɪljə] *noun*: Sklerenzephalie *f*, Sclerencephalia *f*
scler|en|ceph|a|ly [ˌsklɪəren'sefəliː] *noun*: →*sclerencephalia*
scle|ri|a|sis [sklɪ'raɪəsɪs] *noun*: Skleriasis *f*, Scleriasis *f*
scle|ri|rit|o|my [ˌsklɪərɪ'rɪtəmiː] *noun*: Skleriritomie *f*
scle|rit|ic [sklɪ'rɪtɪk] *adj*: Lederhautentzündung/Skleritis betreffend, skleritisch
scle|ri|tis [sklɪ'raɪtɪs] *noun*: Entzündung *f* der Lederhaut des Auges, Lederhautentzündung *f*, Skleraentzündung *f*, Skleritis *f*, Scleritis *f*
annular scleritis: Scleritis anularis
anterior scleritis: Scleritis anterior
anular scleritis: Skleritis anularis
diffuse scleritis: diffuse Skleritis *f*
necrotizing scleritis: nekrotisierende Skleritis *f*, Scleritis necroticans
nodular scleritis: noduläre Skleritis *f*
posterior scleritis: Scleritis posterior
sclero- *präf.*: **1.** (*augenheil.*) Lederhaut-, Sklera-, Skler(o)- **2.** (*patholog.*) Skler(o)-
scle|ro|blas|te|ma [ˌsklɪrəʊblæs'tiːmə, ˌsklerəʊ-] *noun*: Skleroblastem *nt*
scle|ro|cho|roid|i|tic [ˌsklɪrəʊkɔːrɔɪ'dɪtɪk, -ˌkəʊ-] *adj*: Sklerochorioiditis betreffend, sklerochorioiditisch
scle|ro|cho|roid|i|tis [ˌsklɪrəʊkɔːrɔɪ'daɪtɪs, -ˌkəʊ-] *noun*: Entzündung *f* von Lederhaut und Aderhaut/Choroidea, Sklerochorioiditis *f*
scle|ro|con|junc|ti|val [ˌsklɪrəʊˌkəndʒʌŋk'taɪvl] *adj*: Lederhaut/Sklera und Bindehaut/Konjunktiva betreffend, sklerokonjunktival
scle|ro|con|junc|ti|vit|ic [ˌsklɪrəʊkənˌdʒʌŋktə'vɪtɪk] *adj*: Sklerokonjunktivitis betreffend, sklerokonjunktivitisch
scle|ro|con|junc|ti|vi|tis [ˌsklɪrəʊkənˌdʒʌŋktə'vaɪtɪs] *noun*: Entzündung *f* von Lederhaut und Bindehaut/Konjunktiva, Sklerokonjunktivitis *f*
scle|ro|cor|nea [ˌsklɪrəʊ'kɔːrnɪə] *noun*: Sklerokornea *f*
scle|ro|cor|ne|al [ˌsklɪrəʊ'kɔːrnɪəl] *adj*: Lederhaut/Sklera und Hornhaut/Kornea betreffend, sklerokorneal, korneoskleral
scle|ro|dac|tyl|ia [ˌsklɪrəʊdæk'tiːlɪə] *noun*: →*sclerodactyly*
scle|ro|dac|tyl|y [ˌsklɪrəʊ'dæktəliː] *noun*: Sklerodaktylie *f*
scler|o|der|ma [ˌsklɪrəʊ'dɜrmə] *noun*: Sklerodermie *f*, Sclerodermia *f*

S

circumscribed scleroderma: zirkumskripte Sklerodermie *f*, lokalisierte Sklerodermie *f*, Sclerodermia circumscripta, Morphoea *f*, Morphaea *f*
diffuse scleroderma: diffuse/progressive/systemische Sklerodermie *f*, systemische Sklerose *f*, Systemsklerose *f*, Sclerodermia diffusa/progressiva
diffuse systemic scleroderma: diffuse systemische Sklerodermie *f*
scleroderma en coup de sabre: Coup de sabre-Sklerodermie *f*
generalized scleroderma: →*diffuse scleroderma*
linear scleroderma: lineare Sklerodermie *f*, bandförmige zirkumskripte Sklerodermie *f*, Morphea linearis
localized scleroderma: →*circumscribed scleroderma*
localized systemic scleroderma: limitierte systemische Sklerodermie *f*
scleroderma malabsorptiva: Sclerodermia malabsorptiva
systemic scleroderma: →*diffuse scleroderma*
scler|o|der|ma|ti|tis [ˌsklɪrəʊˌdɜrmə'taɪtɪs] *noun*: Sklerodermatitis *f*
scle|ro|der|ma|tous [ˌsklɪrəʊ'dɜrmətəs] *adj*: Skleroderm(ie) betreffend
scler|oe|de|ma [ˌsklɪərə'diːmə] *noun*: (*brit.*) →*scleredema*
scle|ro|gen|ic [ˌsklɪrəʊ'dʒenɪk] *adj*: →*sclerogenous*
scle|rog|e|nous [sklɪ'rɑdʒənəs] *adj*: Sklerose verursachend, sklerogen
scler|oid ['sklɪərɔɪd] *adj*: Sklerose betreffend, von ihr betroffen, durch sie bedingt; verhärtet, hart, sklerotisch
scle|ro|i|rit|ic [ˌsklɪrəʊaɪ'rɪtɪk, ˌskle-] *adj*: Skleroiritis betreffend, iridoskleritisch, skleroiritisch
scler|o|i|ri|tis [ˌsklɪrəʊaɪ'raɪtɪs, ˌskle-] *noun*: Entzündung *f* von Regenbogenhaut/Iris und Lederhaut/Sklera, Iridoskleritis *f*, Skleroiritis *f*
scle|ro|ker|a|tit|ic [ˌsklɪrəʊˌkerə'tɪtɪk] *adj*: Sklerokeratitis betreffend, korneoskleritisch, sklerokeratitisch
scle|ro|ker|a|ti|tis [ˌsklɪrəʊˌkerə'taɪtɪs] *noun*: Entzündung *f* von Hornhaut/Kornea und Lederhaut/Sklera, Korneoskleritis *f*, Sklerokeratitis *f*
scle|ro|ker|a|to|i|ri|tis [ˌsklɪrəʊˌkerətəʊaɪ'raɪtɪs] *noun*: Entzündung *f* von Lederhaut, Hornhaut/Kornea und Regenbogenhaut/Iris, Sklerokeratoiritis *f*
scle|ro|ker|a|to|sis [ˌsklɪrəʊkerə'təʊsɪs] *noun*: Entzündung *f* von Hornhaut/Kornea und Lederhaut/Sklera, Korneoskleritis *f*, Sklerokeratitis *f*
scle|ro|ma [sklɪ'rəʊmə] *noun*: Sklerom *nt*
scle|ro|ma|la|cia [ˌsklɪrəʊmə'leɪʃ(ɪ)ə, ˌskle-] *noun*: Skleromalazie *f*
scle|ro|me|ninx [ˌsklɪrəʊ'miːnɪŋks, -'men-] *noun*: Dura mater
scle|ro|mere ['sklɪrəʊmɪər] *noun*: Skleromer *nt*
scle|ro|mite ['sklɪrəʊmaɪt] *noun*: Skleromit *m*
scle|ro|myx|e|de|ma [ˌsklɪrəʊmɪksə'diːmə] *noun*: **1.** Arndt-Gottron-Syndrom *nt*, Skleromyxödem *nt* **2.** Lichen myxoedematosus/fibromucinoidosus, Mucinosis papulosa/lichenoides, Myxodermia papulosa
scle|ro|myx|oe|de|ma [ˌsklɪrəʊmɪksə'diːmə] *noun*: (*brit.*) →*scleromyxedema*
scle|ro|nych|ia [ˌsklɪrəʊ'nɪkɪə] *noun*: Scleronychia *f*, Skleronychie *f*
acquired scleronychia: Scleronychia acquisita
scle|ro|nyx|is [ˌsklɪrəʊ'nɪksɪs] *noun*: Sklerapunktion *f*, Skleronyxis *f*
sclero-oophoritis *noun*: sklerosierende Eierstockentzündung/Oophoritis *f*
sclero-oothecitis *noun*: →*sclero-oophoritis*
scle|roph|thal|mi|a [ˌsklɪrɑf'θælmɪə] *noun*: Sklerophthalmie *f*
scle|ro|pro|tein [ˌsklɪərə'prəʊtiːn, -tiːɪn, ˌskle-] *noun*: Gerüsteiweiß *nt*, Skleroprotein *nt*
scle|ro|sal [sklɪ'rəʊsl] *adj*: →*scleroid*
scle|ro|sant [sklɪ'rəʊsnt] *noun*: sklerosierendes Mittel *nt*
scle|rose [sklɪ'rəʊs] *vt, vi*: (ver-)härten, sklerosieren
scle|rosed [sklɪ'rəʊst, 'sklɪərəʊzd] *adj*: Sklerose betreffend, von ihr betroffen, durch sie bedingt; verhärtet, hart, sklerotisch
scle|ros|ing [sklɪə'rəʊsɪŋ] *adj*: sklerosierend
scle|ro|sis [sklɪə'rəʊsɪs] *noun, plural* **-ses** [sklɪə'rəʊsiːz]: Sklerose *f*, Sclerosis *f*
Alzheimer's sclerosis: Alzheimer-Krankheit *f*
amyotrophic lateral sclerosis: Charcot-Krankheit *f*, myatrophische/amyotrophe/amyotrophische Lateralsklerose *f*
arterial sclerosis: Arterienverkalkung *f*, Arteriosklerose *f*, -sclerosis *f*
sclerosis of the arteries: →*arterial sclerosis*
arteriocapillary sclerosis: →*arterial sclerosis*
arteriolar sclerosis: Arteriolosklerose *f*
bladder neck sclerosis: Blasenhalssklerose *f*
bone sclerosis: Knochensklerosierung *f*, -sklerose *f*, Osteosklerose *f*
Canavan's sclerosis: Canavan-Syndrom *nt*, Canavan-van Bogaert-Bertrand-Syndrom *nt*, van Bogaert-Bertrand-Syndrom *nt*, frühinfantile spongiöse Dystrophie *f*
Charcot's sclerosis: →*amyotrophic lateral sclerosis*
choroidal sclerosis: Chorioideasklerose *f*
combined sclerosis: Dana-Lichtheim-Krankheit *f*, funikuläre Myelose *f*, funikuläre Spinalerkrankung *f*
concentric sclerosis of Baló: Baló-Krankheit *f*, konzentrische Sklerose *f*, Leucoencephalitis periaxialis concentrica
coronary sclerosis: Koronarsklerose *f*, Koronararteriensklerose *f*
coronary artery sclerosis: Koronarsklerose *f*, Koronararteriensklerose *f*
dentinal sclerosis: transparentes Dentin *nt*, sklerotisches Dentin *nt*, Dentinsklerosierung *f*
diaphyseal sclerosis: Camurati-Engelmann-Erkrankung *f*, Engelmann-Erkrankung *f*, Camurati-Engelmann-Syndrom *nt*, Engelmann-Syndrom *nt*, Osteopathia hyperostotica multiplex infantilis
diffuse sclerosis: **1.** Schilder-Krankheit *f*, Encephalitis periaxialis diffusa **2.** systemische Sklerose *f*, Systemsklerose *f*, progressive/diffuse/systemische Sklerodermie *f*, Sclerodermia diffusa/progressiva
diffuse infantile familial sclerosis: Krabbe-Syndrom *nt*, Globoidzellen-Leukodystrophie *f*, Galaktozerebrosidlipidose *f*, Galaktozerebrosidose *f*, Angiomatosis encephalo-cutanea, Leukodystrophia cerebri progressiva hereditaria
diffuse inflammatory sclerosis of Schilder: Schilder-Krankheit *f*, Encephalitis periaxialis diffusa
diffuse systemic sclerosis: systemische Sklerose *f*, Systemsklerose *f*, progressive/diffuse/systemische Sklerodermie *f*, Sclerodermia diffusa/progressiva
disseminated sclerosis: →*multiple sclerosis*
emphysematous sclerosis: emphysematöse Lungensklerose *f*
emphysematous pulmonary sclerosis: emphysematöse Lungensklerose *f*
endocardial sclerosis: Endokardfibroelastose *f*, Fibroelastosis endocardii
Erb's sclerosis: Erb-Charcot-Krankheit *f*, spastische Spinalparalyse *f*, Paralysis spinalis spastica, Diplegia

S

spinalis progressiva
familial centrolobar sclerosis: Pelizaeus-Merzbacher-Krankheit *f*, Pelizaeus-Merzbacher-Krankheit-Syndrom *nt*, orthochromatische Leukodystrophie *f*, sudanophile Leukodystrophie *f* Typ Pelizaeus-Merzbacher
fat tissue sclerosis: Fettsklerose *f*
focal sclerosis: →*multiple sclerosis*
focal glomerular sclerosis: fokal-segmentale Glomerulosklerose *f*
gastric sclerosis: Schrumpfmagen *m*, Linitis plastica
hippocampal sclerosis: Ammonshornsklerose *f*
insular sclerosis: →*multiple sclerosis*
lateral sclerosis: Lateralsklerose *f*
lateral spinal sclerosis: →*lateral sclerosis*
Marie's sclerosis: Nonne-Marie-Krankheit *f*, Nonne-Marie-Syndrom *nt*, Pierre Marie-Krankheit *f*, Pierre Marie-Syndrom *nt*, Marie-Krankheit *f*, Marie-Syndrom *nt*, zerebellare Heredoataxie *f*, Heredoataxia cerbellaris
Mönckeberg's sclerosis: Mönckeberg-Sklerose *f*, Mediakalzinose *f*
multiple sclerosis: multiple Sklerose *f*, Polysklerose *f*, Sclerosis multiplex, Encephalomyelitis disseminata
nodular sclerosis: Atherosklerose *f*
nuclear sclerosis: Linsensklerosierung *f*
Pelizaeus-Merzbacher sclerosis: Pelizaeus-Merzbacher-Krankheit *f*, -Syndrom *nt*, orthochromatische Leukodystrophie *f*, sudanophile Leukodystrophie *f* Typ Pelizaeus-Merzbacher
posterior sclerosis: Rückenmark(s)schwindsucht *f*, Rückenmarksdarre *f*, Ducchenne-Syndrom *nt*, Tabes dorsalis
posterior spinal sclerosis: Tabes dorsalis
posterolateral sclerosis: Lichtheim-Syndrom *nt*, Dana-Lichtheim-Krankheit *f*, Dana-Syndrom *nt*, Dana-Lichtheim-Putnam-Syndrom *nt*, funikuläre Spinalerkrankung/Myelose *f*
primary lateral spinal sclerosis: Erb-Charcot-Krankheit *f*, Paralysis spinalis spastica, spastische Spinalparalyse *f*, Diplegia spinalis progressiva
progressive systemic sclerosis: systemische Sklerose *f*, Systemsklerose *f*, progressive/diffuse/systemische Sklerodermie *f*, Sclerodermia diffusa/progressiva
pulmonary sclerosis: Lungensklerose *f*
sclerosis of the pulmonary artery: Pulmonalsklerose *f*
sphincteral sclerosis: Sphinktersklerose *f*
subendocardial sclerosis: Endokardfibroelastose *f*, Fibroelastosis endocardii
systemic sclerosis: systemische Sklerose *f*, Systemsklerose *f*, progressive/diffuse/systemische Sklerodermie *f*, Sclerodermia diffusa/progressiva
tuberous sclerosis (of brain): Bourneville-Syndrom *nt*, Morbus Bourneville *m*, tuberöse Sklerose *f*, tuberöse Hirnsklerose *f*, Epiloia *f*
valvular sclerosis: Herzklappensklerose *f*, Klappensklerose *f*
vascular sclerosis: Arterienverkalkung *f*, Arteriosklerose *f*

sclelrolstelnolsis [ˌsklɪrəʊstɪˈnəʊsɪs] *noun*: Sklerostenose *f*
sclelrosltolmy [sklɪˈrɑstəmiː] *noun*: Sklerostomie *f*
sclelroltherlalpy [ˌsklɪərəʊˈθerəpɪ, ˌskle-] *noun*: Verödung *f*, Sklerosierung *f*, Sklerotherapie *f*
endoscopic sclerotherapy: endoskopische Sklerosierung/Sklerotherapie *f*
sclelrotlic [sklɪˈrɑtɪk] *adj*: **1.** Lederhaut/Sklera betreffend, skleral **2.** Sklerose betreffend, von ihr betroffen, durch sie bedingt; verhärtet, hart, sklerotisch
coronary sclerotic: koronarsklerotisch
sclelrotlilca [sklɪˈrɑtɪkə] *noun*: →*sclera*
sclelrotlilcolcholroidlitis [sklɪˌrɑtɪkəʊˌkɔːrɔɪˈdaɪtɪs, -ˌkəʊ-] *noun*: Entzündung *f* von Lederhaut und Aderhaut/Choroidea, Sklerochorioiditis *f*
sclelroltin [ˈsklɪərətɪn, ˈskler-] *noun*: Sklerotin *nt*
Sclelroltinlia [ˌsklɪərəˈtɪnɪə] *noun*: Sclerotinia *f*
Sclelroltinlilacelae [ˌsklɪrəʊtɪnaɪˈeɪsiiː] *plural*: Sclerotiniaceae *pl*
sclelroltiltis [ˌsklɪəˈtaɪtɪs] *noun*: Entzündung *f* der Lederhaut des Auges, Lederhautentzündung *f*, Skleraentzündung *f*, Skleritis *f*, Scleritis *f*
sclelroltilum [sklɪˈrəʊʃɪəm] *noun, plura* **-tia** [-ʃɪə]: Dauermyzel *nt*, Sklerotium *nt*, Sclerotium *nt*
sclelroltome [ˈsklerətəʊm, ˈsklɪr-] *noun*: Sklerotom *nt*
sclelrotlolmy [sklɪˈrɑtəmiː] *noun*: Sklerotomie *f*
sclelrous [ˈsklɪərəs] *adj*: Sklerose betreffend, von ihr betroffen, durch sie bedingt; verhärtet, hart, sklerotisch
SCM *Abk.*: splenius cervicis muscle
SCMC *Abk.*: spontaneous cell-mediated cytotoxicity
scolleciLalsis [skəʊlɪˈsaɪəsɪs] *noun*: Scoleciasis *f*
scollecilform [skəʊˈlesɪfɔːrm] *adj*: scolex-artig, scolexähnlich
scoleco- *präf.*: Wurm-
scollelcoid [ˈskəʊlɪkɔɪd] *adj*: **1.** →*scoleciform* **2.** wurmartig, wurmähnlich, Wurm- **3.** hydatid
scollelcollolgy [ˌskəʊlɪˈkɑlədʒiː] *noun*: Helminthologie *f*
scollex [ˈskəʊleks] *noun, plural* **scollelces, scollilces** [skəʊˈliːsiːz]: Bandwurmkopf *m*, Skolex *m*, Scolex *m*
scolio- *präf.*: Skolio-, Scolio-
scollilolkylpholsis [ˌskəʊlɪəʊkaɪˈfəʊsɪs] *noun*: Skoliokyphose *f*
scollilolsilomleltry [ˌskəʊlɪəʊsɪˈɑmətriː] *noun*: Skoliosimetrie *f*
scollilolsis [ˌskəʊlɪˈəʊsɪs, ˌskɑ-] *noun, plural* **-ses** [-siːz]: Skoliose *f*, Scoliosis *f*
adolescent scoliosis: Adoleszentenskoliose *f*
Brissaud's scoliosis: ischialgie-bedingte Skoliose *f*
cicatricial scoliosis: Narbenskoliose *f*
compensatory scoliosis: kompensatorische Skoliose *f*
congenital scoliosis: kongenitale/angeborene Skoliose *f*
C-shaped scoliosis: C-förmige Skoliose *f*
double S-shaped scoliosis: doppelt S-förmige Skoliose *f*
hysterical scoliosis: hysterische/psychogene Skoliose *f*
idiopathic scoliosis: idiopathische Skoliose *f*
infantile scoliosis: Säuglingsskoliose *f*
inflammatory scoliosis: infektiös-bedingte Skoliose *f*
lumbar scoliosis: Lendenskoliose *f*
myopathic scoliosis: myopathische Skoliose *f*
neuromuscular scoliosis: neuromuskuläre Skoliose *f*
neuropathic scoliosis: neuropathische Skoliose *f*
ocular scoliosis: okuläre Skoliose *f*
ophthalmic scoliosis: okuläre Skoliose *f*
osteopathic scoliosis: osteopathische Skoliose *f*
paralytic scoliosis: paralytische Skoliose *f*
post-traumatic scoliosis: posttraumatische Skoliose *f*
postural scoliosis: haltungsbedingte Skoliose *f*
rachitic scoliosis: rachitische Skoliose *f*
rheumatic scoliosis: rheumatische Skoliose *f*
sciatic scoliosis: ischialgie-bedingte Skoliose *f*
sciatica-induced scoliosis: →*sciatic scoliosis*
S-shaped scoliosis: S-förmige Skoliose *f*
static scoliosis: statische Skoliose *f*
structural scoliosis: strukturelle Skoliose *f*
thoracic scoliosis: thorakale Skoliose *f*
thoracolumbar scoliosis: thorakolumbale Skoliose *f*
triple scoliosis: Trippelskoliose *f*, Tripelskoliose *f*
true scoliosis: echte Skoliose *f*

scol|li|ot|ic [ˌskəʊlɪ'ɑtɪk] *adj*: Skoliosebetreffend, durch Skoliose gekennzeichnet, skoliotisch
scoop [sku:p] *noun*: Löffel *m*
Scop. *Abk.*: scopolamine
-scope *suf.*: Messgerät, Instrument, -skop
-scopic *suf.*: betrachtend, untersuchend, -skopisch
sco|pin ['skəʊpi:n, -pɪn] *noun*: Scopin *nt*
sco|pol|a|mine [skə'pɑləmi:n, ˌskəʊpə'læmɪn] *noun*: Scopolamin *nt*
sco|po|phil|i|a [ˌskɑpə'fɪlɪə] *noun*: Skopophilie *f*, Skoptophilie *f*, Schaulust *f*, Voyeurismus *m*, Voyeurtum *nt*
active scopophilia: Voyeurismus *m*, Voyeurtum *nt*
passive scopophilia: Exhibitionismus *m*
sco|po|pho|bi|a [ˌskɑpə'fəʊbɪə] *noun*: Skopophobie *f*, Skoptophobie *f*
sco|po|pho|bic [ˌskɑpə'fəʊbɪk] *adj*: Skopophobie betreffend, skopophob, skoptophob
scop|to|phil|i|a [ˌskɑptə'fɪlɪə] *noun*: →*scopophilia*
scop|to|pho|bi|a [ˌskɑptə'fəʊbɪə] *noun*: →*scopophobia*
Scop|u|lar|i|op|sis [ˌskɑpjəˌleərɪ'ɑpsɪs] *noun*: Scopulariopsis *f*
Scopulariopsis brevicaulis: Scopulariopsis brevicaulis
scop|u|lar|i|op|so|sis [ˌskɑpjəˌleərɪɑp'səʊsɪs] *noun*: Scopulariopsidosis *f*, Scopulariopsosis *f*
-scopy *suf.*: Untersuchung, Erforschung, -skopie
scor|a|cra|tia [ˌskɔ:rə'kreɪʃɪə] *noun*: →*scatacratia*
scor|bu|tic [skɔ:r'bju:tɪk] *adj*: Skorbut betreffend, von Skorbut gekennzeichnet, skorbutisch
scor|bu|ti|gen|ic [skɔ:rˌbju:tɪ'dʒenɪk] *adj*: skorbutigen
score [skɔ:r] *noun*: Score *m*
Apgar score: Apgar-Index *m*, -Schema *nt*
atopic score: Atopie-Score *m*
cervix score: Cervix score *m*
Child-Pugh score: Child-Pugh-Klassifikation *f*
CTG score: CTG-Score *m*
Fischer score: Fischer-Score *m*
Halperin score: Halperin-Score *m*
oral hygiene score: Oralhygieneindex *m*
periodontal score: Parodontalindex *m*, Ramfjord-Parodontalindex *m*
periodontal disease score: Russell-Parodontalindex *m*
Saling score: Saling-Schema *nt*
scor|ings ['skɔ:rɪŋs] *plural*: (*Röntgenbild*) Wachstumslinien *pl*
scor|pi|on ['skɔ:rpɪən, pjən] *noun*: Skorpion *m*
Scor|pi|on|i|da [skɔ:rpɪ'ɑnɪdə] *plural*: Skorpione *pl*, Scorpionidae *pl*
Scot. *Abk.*: scotoma
scoto- *präf.*: Dunkel-, Skot(o)-
sco|to|chro|mo|gen|ic [ˌskəʊtəˌkrəʊmə'dʒenɪk, ˌskɑtə-] *adj*: skotochromogen
sco|to|chro|mo|gens [ˌskəʊtə'krəʊmədʒəns] *plural*: **1.** skotochromogene Mykobakterien *pl*, Mykobakterien der Runyon-Gruppe II **2.** skotochromogene Mikroorganismen *pl*
sco|to|ma [skə'təʊmə] *noun, plural* **-mas, -ma|ta** [-mətə]: Gesichtsfeldausfall *m*, Skotom *nt*, Scotoma *nt*
absolute scotoma: absolutes Skotom *nt*
annular scotoma: Ringskotom *nt*
aural scotoma: Skotom *nt* des Ohres, Scotoma auris
Bjerrum's scotoma: Bjerrum-Zeichen *nt*, Bjerrum-Skotom *nt*
caecocentral scotoma: (*brit.*) →*cecocentral scotoma*
cecocentral scotoma: zentrozäkales Skotom *nt*
central scotoma: Zentralskotom *nt*, zentrales Skotom *nt*
centrocaecal scotoma: (*brit.*) →*centrocecal scotoma*
centrocecal scotoma: zentrozäkales Skotom *nt*
color scotoma: Farbskotom *nt*
colour scotoma: (*brit.*) →*color scotoma*
flittering scotoma: Flimmerskotom *nt*, Scotoma scintillans
hemianopic scotoma: hemianopes Skotom *nt*
negative scotoma: negatives/objektives Skotom *nt*
paracentral scotoma: parazentrales Skotom *nt*
pericentral scotoma: perizentrales Skotom *nt*
peripapillary scotoma: peripapilläres Skotom *nt*
peripheral scotoma: peripheres Skotom *nt*
physiologic scotoma: physiologisches Skotom *nt*
physiological scotoma: →*physiologic scotoma*
positive scotoma: positives/subjektives Skotom *nt*
quadrantic scotoma: Quadrantenskotom *nt*
relative scotoma: relatives Skotom *nt*
ring scotoma: Ringskotom *nt*
scintillating scotoma: Flimmerskotom *nt*, Scotoma scintillans
Seidel's scotoma: Seidel-Skotom *nt*
sickle scotoma: Bjerrum-Zeichen *nt*, Bjerrum-Skotom *nt*
sco|to|ma|graph [skə'təʊməgræf] *noun*: Skotomagraph *m*
sco|tom|a|tous [skə'tɑmətəs] *adj*: Skotom betreffend, Skotom-
sco|tom|e|ter [skə'tɑmɪtər] *noun*: Skotometer *nt*
sco|tom|e|try [skə'tɑmətri:] *noun*: Skotometrie *f*
sco|to|phil|i|a [ˌskəʊtə'fɪlɪə] *noun*: Nyktophilie *f*
sco|to|pho|bi|a [ˌskəʊtəʊ'fəʊbɪə] *noun*: Nyktophobie *f*, Nachtangst *f*, Skotophobie *f*
sco|to|pho|bic [ˌskəʊtəʊ'fʊbɪk] *adj*: Nachtangst/Skotophobie betreffend, skotophob, nyktalophob, nyktophob
sco|to|pia [skə'təʊpɪə] *noun*: Dämmerungs-, Nachtsehen *nt*, skotopes Sehen *nt*, Skotopsie *f*, Skotopie *f*
sco|top|ic [skə'tɑpɪk] *adj*: Skotop(s)ie betreffend, Dunkel-
sco|top|sin [skə'tɑpsɪn] *noun*: Skotopsin *nt*, Scotopsin *nt*
sco|tos|co|py [skəʊ'tɑskəpi:] *noun*: →*skiascopy*
SCP *Abk.*: **1.** secondary chronic polyarthritis **2.** single cell protein **3.** spinal cord protein **4.** supernormal conduction period
S-CPPV *Abk.*: synchronized continuous positive pressure ventilation
scrap|ie [skreɪ'pi:] *noun*: Scrapie *f*
scratch [skrætʃ]: **I** *noun* Kratzer *m*, Schramme *f*, Riss *m* **II** *vt* (zer-)kratzen, ritzen **III** *vi* sich kratzen, sich scheuern
screen [skri:n]: **I** *noun* **1.** Schutzschirm *m*, Schirm *m* **2.** Filter *m/nt*, Blende *f* **3.** (*radiolog.*) Schirm *m*, Screen *nt* **II** *vt* (ab-, be-)schirmen, (be-)schützen (*from* vor)
screen off *vt* abschirmen (*from* gegen)
Bjerrum screen: Bjerrum-Schirm *m*
fluorescent screen: Leuchtschirm *m*
intensifying screens: Verstärkerfolien *pl*
screen off: *vt* abschirmen (*from* gegen)
optical screen: Filter *nt*/m, Blende *f*
oral screen: Mundvorhofplatte *f*, Vestibularplatte *f*
rare-earth screens: Seltene-Erden-Folien *pl*
tangent screen: Bjerrum-Schirm *m*
vestibular screen: Mundvorhofplatte *f*, Vestibularplatte *f*
screen|ing ['skri:nɪŋ] *noun*: **1.** Screening *nt* **2.** Vortest *m*, Suchtest *m*, Siebtest *m*, Screeningtest *m*
genetic screening: Genanalyse *f*
hypothyroidism screening: Hypothyreose-Screening *nt*
screw [skru:]: **I** *noun* Schraube *f* **II** *vt* schrauben
screw down *vt* einschrauben, festschrauben
screw on *vt* anschrauben
bone screw: Knochenschraube *f*
cancellous screw: Spongiosaschraube *f*

S

compression screw: Zugschraube *f*, Kompressionsschraube *f*
corticalis screw: Kortikalisschraube *f*
dynamic hip screw: dynamische Hüftschraube *f*
implant screw: Implantatschraube *f*
interlocking screw: Verriegelungsschraube *f*
orthodontic screw: orthodontische Schraube *f*
Schanz' screw: Schanz-Schraube *f*
self-tapping screw: selbstschneidende Schraube *f*
self-tapping bone screw: selbstschneidende Knochenschraube *f*
screwed [skru:d] *adj*: (*Schraube*) mit Gewinde
scrib|o|ma|ni|a [,skrɪbə'meɪnɪə] *noun*: Kritzelsucht *f*, Graphorrhoe *f*
scrof|u|la ['skrɑfjələ] *noun*: Skrofulose *f*, Scrofulosis *f*
scrof|u|lar ['skrɑfjələr] *adj*: Tuberkulose betreffend, tuberkulös
scrof|u|lo|der|ma [,skrɑfjələ'dɜrmə] *noun*: Skrofuloderm *nt*
scrof|u|lous ['skrɑfjələs] *adj*: Tuberkulose betreffend, tuberkulös
scro|tal ['skrəʊtəl] *adj*: Hodensack/Skrotum betreffend, skrotal
scro|tec|to|my [skrəʊ'tektəmi:] *noun*: Hodensack-, Skrotumexzision *f*, Skrotektomie *f*
scro|tit|ic [skrəʊ'tɪtɪk] *adj*: Skrotitis betreffend, skrotitisch
scro|ti|tis [skrəʊ'taɪtɪs] *noun*: Skrotitis *f*, Hodensackentzündung *f*, Skrotumentzündung *f*, Scrotitis *f*
scro|to|cele ['skrəʊtəsi:l] *noun*: Hodenbruch *m*, Skrotalhernie *f*, Hernia scrotalis
scro|to|plas|ty ['skrəʊtə,plæsti:] *noun*: Skrotumplastik *f*
scro|tum ['skrəʊtəm] *noun, plural* **-tums, -ta** [-tə]: Hodensack *m*, Skrotum *nt*, Scrotum *nt*
acute scrotum: akutes Skrotum *nt*
lymph scrotum: Elephantiasis scroti
scrub [skrʌb]: **I** *noun* Scheuern *nt*, Schrubben *nt* **II** *vt* schrubben, scheuern, (ab-)reiben **III** *vi* scheuern, schrubben, reiben
scrup up *vt* (*chirurg.*) sich die Hände desinfizieren
scrub [skrʌb] *noun*: Gestrüpp *nt*, Buschwerk *nt*
scrub|bing ['skrʌbɪŋ] *noun*: chirurgische Desinfektion *f*
hand scrubbing: chirurgische Händedesinfektion *f*
scru|ple ['skru:pl] *noun*: **1.** (*pharmakol.*) Skrupel *nt* **2.** Skrupel *m*, Zweifel *m*, Bedenken *pl*
scru|pu|los|i|ty [skru:pjə'lɑsəti:] *noun*: (übertriebene) Gewissenhaftigkeit *f*, Genauigkeit *f*, (Über-)Ängstlichkeit *f*
scru|pu|lous ['skru:pjələs] *adj*: **1.** (über-)gewissenhaft, (über-)vorsichtig, (peinlich) genau **2.** voller Skrupel *oder* Bedenken
scru|pu|lous|ness ['skru:pjələsnəs] *noun*: →*scrupulosity*
SCT *Abk.*: **1.** serial computerized tomography **2.** staphylococci clumping test
SCTZ *Abk.*: 5-(2-chlorethyl)-4-methyl-thiazole
SCU *Abk.*: Special Care Unit
scum [skʌm]: **I** *noun* Schaum *m* **II** *vi* schäumen, Schaum bilden
scuPA *Abk.*: single-chain urokinase plasminogen activator
scurf [skɜrf] *noun*: **1.** Schorf *m*, Grind *m* **2.** (*Kopf*) Schuppen *pl*, Pityriasis simplex capitis
scurf|y ['skɜrfi:] *adj*: schorfig, grindig; schuppig, verkrustet
scur|vy ['skɜrvi:] *noun*: Skorbut *m*, (*alt*) Scharbock *m*
Alpine scurvy: Pellagra *f*, Vitamin-B_2-Mangelsyndrom *nt*, Niacinmangelsyndrom *nt*
haemorrhagic scurvy: (*brit.*) →*hemorrhagic scurvy*
hemorrhagic scurvy: Möller-Barlow-Krankheit *f*, Säuglingsskorbut *m*, Osteopathia haemorrhagica infantum
infantile scurvy: rachitischer Säuglingsskorbut *m*, Möller-Barlow-Krankheit *f*
land scurvy: idiopathische thrombozytopenische Purpura *f*, essentielle/idiopathische Thrombozytopenie *f*, Morbus Werlhof *m*
sea scurvy: Skorbut *m*, (*alt*) Scharbock *m*
true scurvy: Skorbut *m*, (*alt*) Scharbock *m*
scu|tate ['skju:teɪt] *adj*: →*scutiform*
scute [skju:t] *noun*: Schild *m*
scu|ti|form ['sk(j)u:tɪfɔ:rm] *adj*: schildförmig
scu|tu|lar ['skju:tjələr] *adj*: Skutulum betreffend
scu|tu|lum ['skju:tjələm, -tʃələm] *noun, plural* **-la** [-lə]: Scutulum *nt*, Favusskutulum *nt*
scu|tum ['sk(j)u:təm] *noun*: Schild *m*, Scutum *nt*
SCV *Abk.*: simultaneous compression and ventilation
scy|ba|lous ['sɪbələs] *adj*: Skybala betreffend
scy|ba|lum ['sɪbələm] *noun, plural* **-la** [-lə]: harter Kotballen *m*, Skybalum *nt*, Scybalum *nt*
scy|phi|form ['saɪfəfɔ:rm] *adj*: becher-, kelch-, tassenförmig
scy|phoid ['saɪfɔɪd] *adj*: →*scyphiform*
SD *Abk.*: **1.** scleroderma **2.** senile dementia **3.** septal defect **4.** serological determinant **5.** short-term dialysis **6.** skin dose **7.** sphincter dilatation **8.** spontaneous delivery **9.** streptodornase **10.** stroke dimension **11.** subclinical diabetes **12.** sudden death **13.** systematic desensitization **14.** systole duration **15.** systolic discharge
S.D. *Abk.*: standard deviation
SDA *Abk.*: **1.** specially denaturated alcohol **2.** succinate dehydrogenase activity
S.D.A. *Abk.*: specific dynamic action
SDAT *Abk.*: senile dementia of Alzheimer type
SDBP *Abk.*: supine diastolic blood pressure
SDC *Abk.*: **1.** salivary duct carcinoma **2.** succinyl dicholine
SDE *Abk.*: specific dynamic effect
SDF *Abk.*: slow death factor
SDH *Abk.*: **1.** L-serine dehydratase **2.** sorbitol dehydrogenase **3.** subdural hematoma **4.** succinate dehydrogenase
SDI *Abk.*: selective dissemination of information
SDP *Abk.*: **1.** seduheptulose diphosphate **2.** slow diastolic depolarization
SDS *Abk.*: **1.** simple descriptive scale **2.** sodium dodecyl sulfate
SDSE *Abk.*: sodium dodecyl sulfate electrophoresis
SDS-PAGE *Abk.*: sodium dodecyl sulfate polyacrylamide gel electrophoresis
SDZ *Abk.*: sulfadiazine
SE *Abk.*: **1.** saline enema **2.** series-elastic element **3.** standard error **4.** staphylococcal extract **5.** systemic lupus erythematosus
Se *Abk.*: selenium
SEA *Abk.*: **1.** sheep erythrocyte agglutination **2.** spontaneous electrical activity
seal [si:l]: **I** *noun* **1.** Siegel *nt* **2.** (wasserdichter/luftdichter) Verschluss *m*; (Ab-)Dichtung *f*; Versiegelung *f*; Versiegler *m* **II** *vt* (ver-)siegeln
seal up *vt* (wasserdicht *oder* luftdicht) verschließen, abdichten, versiegeln
cavity seal: Kavitätenversiegler *m*
seal|ant ['si:lənt] *noun*: Dichtungsmittel *nt*; Versiegler *m*
dental sealant: Zahnversiegler *m*
seal|er ['si:lər] *noun*: →*sealant*
endodontic sealer: →*root canal sealer*

S

root canal sealer: Wurzelfüllmaterial *nt*
seal|ing ['siːlɪŋ] *noun*: Versiegelung *f*
fissure sealing: Fissurenversiegelung *f*
seam [siːm] *noun*: Saum *m*, Naht *f*
seam|less ['siːmləs] *adj*: (*Prothese*) nahtlos
search|er ['sɜrtʃər] *noun*: Sonde *f*
SEAS *Abk.*: sympathetic-ergotropic-adrenergic system
sea|sick|ness ['siːˌsɪknəs] *noun*: Seekrankheit *f*, Naupathie *f*, Nausea marina
sea|son ['siːzn] *noun*: (Jahres-)Zeit *f*, Saison *f*
SEAT *Abk.*: sheep erythrocyte agglutination test
seat|worm ['siːtwɜrm] *noun*: Madenwurm *m*, Enterobius vermicularis, Oxyuris vermicularis
sea|weed ['siːwiːd] *noun*: Tang *m*, Fucus *m*
seb- *präf.*: →*sebo-*
se|ba|ceous [sɪ'beɪʃəs] *adj*: **1.** talgartig, talgig, Talg- **2.** talgbildend, -absondernd
sebi- *präf.*: →*sebo-*
seb|i|a|gog|ic [ˌsebɪə'gɑdʒɪk] *adj*: →*sebiparous*
se|bif|e|rous [sɪ'bɪfərəs] *adj*: →*sebiparous*
se|bip|a|rous [sɪ'bɪpərəs] *adj*: sebipar
sebo- *präf.*: Talg-, Seb(o)-
seb|o|cytes ['sebəsaɪts] *plural*: Sebozyten *pl*
seb|o|lith ['sebəlɪθ] *noun*: Sebolith *m*
seb|or|rhe|a [ˌsebəʊ'rɪə] *noun*: **1.** Seborrhoe *f*, Seborrhö *f*, Seborrhoea *f* **2.** Unna-Krankheit *f*, seborrhoisches Ekzem *nt*, seborrhoische/dysseborrhoische Dermatitis *f*, Morbus Unna *m*, Dermatitis seborrhoides
seb|or|rhe|al [ˌsebəʊ'rɪəl] *adj*: Seborrhoe betreffend, seborrhoisch
seb|or|rhe|ic [ˌsebəʊ'rɪɪk] *adj*: Seborrhoe betreffend, seborrhoisch
seb|or|rhi|a|sis [ˌsebəʊ'raɪəsɪs] *noun*: **1.** Seborrhiasis *f* **2.** Psoriasis inversa
seb|or|rhoe|a [ˌsebəʊ'rɪə] *noun*: (*brit.*) →*seborrhea*
seb|or|rhoe|al [ˌsebəʊ'rɪəl] *adj*: (*brit.*) →*seborrheal*
seb|or|rhoe|ic [ˌsebəʊ'rɪɪk] *adj*: (*brit.*) →*seborrheic*
seb|o|sta|sis [ˌsebəʊ'steɪsɪs] *noun*: Sebostase *f*
seb|o|trop|ic [ˌsebəʊ'trɑpɪk] *adj*: sebotrop
se|bum ['siːbəm] *noun*: (Haut-)Talg *m*, Sebum *nt*
cutaneous sebum: Hauttalg *m*, Sebum cutaneum
SEC *Abk.*: secondary electron conduction
sec *Abk.*: **1.** second **2.** secondary
se|ca|le [sɪ'keɪlɪ] *noun*: Secale *nt/f*
Secale cornutum: Secale cornutum, Mutterkorn *nt*
sec|o|bar|bi|tal [ˌsekəʊ'bɑːrbɪtɔl, -tæl] *noun*: Secobarbital *nt*
se|co|dont ['siːkəʊdɑnt] *adj*: sekodont
sec|ond ['sekənd]: **I** *noun* **1.** Sekunde *f*; Sekunde *f*, Moment *m*, Augenblick *m* **2.** (der, die, das) Zweite **II** *adj* **3.** zweite(r, s), zweit- **a second time** noch einmal **every second day** jeden zweiten Tag **4.** zweitklassig, -rangig **III** *adv* zweitens, an zweiter Stelle **IV** *vt* unterstützen, beistehen
sec|ond|ar|y ['sekənˌderiː, -dəriː]: **I** *noun* **1.** (etw.) Untergeordnetes; Untergeordnete *m/f*, Stellvertreter(in *f*) *m* **2.** (*physik.*) sekundärer (Strom-)Kreis *m* **II** *adj* **3.** nächstfolgend, sekundär, Sekundär-; (nach-)folgend (*to* auf) **4.** zweitrangig, -klassig, sekundär; neben-, untergeordnet, begleitend, Nach-, Neben-, Sekundär-
secondary-retroperitoneal *adj*: sekundär retroperitoneal
se|cre|ta|gogue [sɪ'kriːtəgɑg]: **I** *noun* Sekretagogum *nt*, Sekretogogum *nt* **II** *adj* die Sekretion anregend, sekretorisch, sekretagog
se|crete [sɪ'kriːt] *vt*: absondern, sezernieren
se|cre|tin [sɪ'kriːtɪn] *noun*: Secretin *nt*, Sekretin *nt*
se|cre|tion [sɪ'kriːʃn] *noun*: **1.** Absondern *nt*, Sezernieren *nt* **2.** Absonderung *f*, Sekretion *f* **without secretion** ohne Sekretion **3.** Absonderung *f*, Sekret *nt*, Secretum *nt*
apocrine secretion: apokrine Sekretion *f*
basal secretion: Nüchternsekretion *f*
bronchial secretion: Bronchialsekret *nt*
cervical secretion: Zervixsekret *nt*
endocrine secretion: endokrine Sekretion *f*, innere Sekretion *f*
exocrine secretion: exokrine Sekretion *f*, äußere Sekretion *f*
gastric secretion: Magensekret *nt*, -saft *m*
ileal secretion: Ileumsekret *nt*
internal secretion: Inkretion *f*, Incretum *nt*
jejunal secretion: Jejunal-, Jejunumsekret *nt*
lacrimal secretion: Tränenflüssigkeit *f*
pancreatic secretion: Pankreassekret *nt*
paracrine secretion: parakrine Sekretion *f*; parakrines Sekret *nt*
prostatic secretion: Prostatasekret *nt*
secretion of sweat: Schweißsekretion *f*
vaginal secretion: Vagina(l)sekret *nt*
watery secretion: wässriges Sekret *nt*
se|cre|tive ['siːkrətɪv, sɪ'kriː-] *adj*: Sekret *oder* Sekretion betreffend, auf Sekretion beruhend, sekretorisch, Sekret-, Sekretions
se|cre|to|gogue [sɪ'kriːtəgɑg] *noun, adj*: →*secretagogue*
se|cre|to|in|hib|i|to|ry [sɪˌkriːtəʊɪn'hɪbətɔːriː] *adj*: sekretionshemmend, antisekretorisch
se|cre|to|mo|tor [ˌsiːkrɪtəʊ'məʊtər] *adj*: die Sekretion stimulierend, sekretomotorisch
se|cre|to|mo|to|ry [ˌsiːkrɪtəʊ'məʊtəriː] *adj*: →*secretomotor*
se|cre|tor [sɪ'kriːtər] *noun*: Sekretor *m*, Ausscheider *m*
se|cre|to|ry [sɪ'kriːtəriː]: **I** *noun, plural* **-ries** sekretorisches Organ *nt* **II** *adj* Sekret *oder* Sekretion betreffend, auf Sekretion beruhend, sekretorisch, Sekret-, Sekretions-
sec|tile ['sektɪl, -taɪl] *adj*: schneidbar
sec|tion ['sekʃn]: **I** *noun* **1.** Schnitt *m*, Einschnitt *m*, Inzision *f* **2.** (mikroskopischer) Schnitt *m* **3.** (Einzel-, Bestand-)Teil *m*; Abschnitt *m*, Ausschnitt *m*; Bezirk *m* **II** *vt* **4.** einen Schnitt machen, durch Inzision eröffnen, inzidieren **5.** abteilen, unterteilen, einteilen
abdominal section: **1.** operative Eröffnung *f* der Bauchhöhle, Zöliotomie *f*, Laparotomie *f* **2.** Bauch(decken)-schnitt *m*
caesarean section: (*brit.*) →*cesarean section*
cesarean section: Kaiserschnitt *m*, Schnittentbindung *f*, Sectio *f*, Sectio caesarea
classic caesarean section: (*brit.*) →*classic cesarean section*
classic cesarean section: klassische Schnittentbindung *f*, Sectio caesarea classica
corporeal caesarean section: (*brit.*) →*classic cesarean section*
corporeal cesarean section: →*classic cesarean section*
cross section: Querschnitt *m*; Querschnittszeichnung *f*; (*fig.*) Querschnitt *m* (*of* durch)
elective caesarean section: (*brit.*) →*elective cesarean section*
elective cesarean section: primäre Sectio caesarea, elektive Sectio caesarea
extraperitoneal caesarean section: (*brit.*) →*extraperitoneal cesarean section*
extraperitoneal cesarean section: abdominale extraperitoneale Schnittentbindung *f*, Sectio caesarea abdominalis extraperitonealis

female section: Matrize *f*
four-chamber section: Vier-Kammer-Ebene *f*
frozen section: Gefrierschnitt *m*
legal section: Sectio legalis
longitudinal section: Längsschnitt *m*
male section: Patrize *f*
Porro's caesarean section: (*brit.*) →*Porro's cesarean section*
Porro's cesarean section: Hysterectomia caesarea
repeat caesarean section: (*brit.*) →*repeat cesarean section*
repeat cesarean section: Resectio *f*
sagittal section: Sagittalschnitt *m*
secondary caesarean section: (*brit.*) →*secondary cesarean section*
secondary cesarean section: sekundäre Sectio caesarea
serial section: Serienschnitt *m*
transperitoneal caesarean section: (*brit.*) →*transperitoneal cesarean section*
transperitoneal cesarean section: abdominale interperitoneale Schnittentbindung *f*, Sectio caesarea abdominalis interperitonealis
transverse section: Querschnitt *m*
vaginal caesarean section: (*brit.*) →*vaginal cesarean section*
vaginal cesarean section: vaginaler Kaiserschnitt *m*, Sectio caesarea vaginalis

sec|tor ['sektər] *noun*: Sektor *m*, Abschnitt *m*
sec|to|ri|al [sek'tɔːrɪəl, -'təʊ-] *adj*: Sektor-, Sektoren-
se|cun|di|gra|vi|da [sɪ,kʌndɪ'grævɪdə] *noun*: Secundigravida *f*
sec|un|di|na [,sekən'daɪnə] *noun, plural* **-nae** [-niː]: Nachgeburt *f*
se|cun|dines ['sekəndaɪnz] *plural*: Nachgeburt *f*
sec|un|dip|a|ra [,sekən'dɪpərə] *noun*: Zweitgebärende *f*, Secundipara *f*
sec|un|dip|a|rous [,sekən'dɪpərəs] *adj*: zweitgebärend, sekundipar
SED *Abk.*: skin erythema dose
se|date [sɪ'deɪt] *vt*: ein Beruhigungsmittel verabreichen, sedieren
se|da|tion [sɪ'deɪʃn] *noun*: Sedieren *nt*, Sedierung *f*
sed|a|tive ['sedətɪv]: **I** *noun* Beruhigungsmittel *nt*, Sedativum *nt* **II** *adj* beruhigend, sedierend, sedativ; einschläfernd
sed|en|tar|y ['sednteriː] *adj*: **1.** sitzend **2.** (*biolog.*) sitzend, sesshaft, sedentär
sed|i|ment ['sedɪmənt] *noun*: Niederschlag *m*, (Boden-) Satz *m*, Sediment *nt*
erythrocyte sediment: Erythrozytensediment *nt*
leucine-tyrosine sediment: Leucin-Tyrosin-Sediment *nt*
urine sediment: Harnsediment *nt*
sed|i|men|tal [,sedɪ'mentəl] *adj*: →*sedimentary*
sed|i|men|ta|ry [,sedɪ'mentəriː] *adj*: sedimentär, Sediment-
sed|i|men|ta|tion [,sedɪmən'teɪʃn] *noun*: Ablagerung *f*, Sedimentbildung *f*, Sedimentation *f*, Sedimentieren *nt*
se|do|hep|tu|lose [siːdəʊ'heptələʊz] *noun*: Sedoheptulose *f*
sedoheptulose-1,7-diphosphate *noun*: Sedoheptulose-1,7-diphosphat *nt*
sedoheptulose-7-phosphate *noun*: Sedoheptulose-7-phosphat *nt*
seed [siːd] *noun*: **1.** Same(n *pl*) *m* **2.** männliche Keimzelle *f*, Spermium *nt*, Spermie *f*, Samenfaden *m*, Spermatozoon *nt* **3.** Seed *nt*
angelica seed: Angelicae fructus
anise seed: Anisi fructus
black mustard seed: Sinapis nigrae semen
caraway seed: Kümmelkörner *pl*, Carvi fructus
cardamon seed: Cardamomi fructus
celery seed: Apii fructus
cocoa seeds: Kakaosamen *pl*, Cacao semen
coriander seed: Coriandri fructus
dill seed: Anethi fructus
fennel seed: Foeniculi fructus
fenugreek seed: Bockshornsamen *pl*, Foenugraeci semen
fleawort seed: Flohsamen *pl*, Psyllii semen
gold seeds: Goldseeds *pl*
Indian fleawort seed: indische Flohsamen *pl*, Plantaginis ovatae semen
jambool seed: Syzygii cumini semen
jimson weed seed: Stramonii semen
millet seed: Hirsekorn *nt*
papaya seed: Caricae papayae fructus, Papayafrucht *f*
peony seed: Paeoniae semen
plantain seed: Flohsamen *pl*, Semen Psyllii
psyllium seed: Flohsamen *pl*, Semen Psyllii
pumpkin seeds: Kürbissamen *pl*, Cucurbitae peponis semen
quaker button seed: Strychni semen, Nux vomica
saint-mary's-thistle seed: Cardui mariae fructus
star anise seed: Anisi stellati fructus
white mustard seed: weiße Senfsamen *pl*, Sinapis albae semen

SEEG *Abk.*: stereoelectroencephalogram
SEF *Abk.*: **1.** sodium excreting factor **2.** staphylococcal enterotoxin F
SEG *Abk.*: sonoencephalogram
seg *Abk.*: **1.** segmented leukocyte **2.** segmented neutrophil
seg|ment ['segmənt]: **I** *noun* Teil *m*, Abschnitt *m*, Segment *nt*; (*anatom.*) Segmentum *nt* **through or across a segment** transsegmental **II** *vt* in Segmente teilen, segmentieren
segment A1: Segmentum A1 *nt*
segment A2: Segmentum A2 *nt*
anterior segment: Vordersegment *nt*, Segmentum anterius pulmonis
anterior basal segment: vorderes Basalsegment *nt*, Segmentum basale anterius pulmonis
anterior segment of eyeball: Segmentum anterius bulbi oculi
anterior segment of lung: Vordersegment *nt*, Segmentum anterius pulmonis
apical segment: Segmentum apicale pulmonis dextri, Spitzensegment *nt*, Apikalsegment *nt*
apicoposterior segment: Spitzen- und Hintersegment *nt*, apikoposteriores Segment *nt*, Segmentum apicoposterius pulmonis
basal segment: Basalsegment *nt*, Segmentum basale pulmonis
bronchopulmonary segments: Lungensegmente *pl*, Segmenta bronchopulmonalia
cardiac segment of inferior pulmonary lobe: medialbasales Segment *nt* des Lungenunterlappens, Segmentum cardiacum, Segmentum basale mediale pulmonis
cervical segments of spinal cord: Hals-, Zervikalsegmente *pl*, Halsmark *nt*, Halsabschnitt *m* des Rückenmarks, Cervicalia *pl*, Pars cervicalis medullae spinalis
chromatid segment: Chromatidabschnitt *m*
coccygeal segments of spinal cord: Steißbein-, Kokzygealsegmente *pl*, Steißbeinabschnitt *m* des Rücken-

S

marks, Coccygea *pl*, Pars coccygea medullae spinalis
connecting segment: Verbindungsstück *nt*
external segment of globus pallidus: äußeres Pallidumglied/-segment *nt*
hepatic segments: Lebersegmente *pl*, Segmenta hepatis
inferior anterior segment of kidney: Segmentum anterius inferius renis
inferior segment of kidney: Segmentum inferius renis
inferior lingular segment: unteres Lingularsegment *nt*, Segmentum lingulare inferius pulmonis
inner segment: Innenglied *nt*
interannular segment: →*internodal segment*
intermaxillary segment: Zwischenkiefer-, Intermaxillarsegment *nt*
internal segment of globus pallidus: inneres Pallidumsegment *nt*
internodal segment: internodales/interanuläres Segment *nt*, Internodium *nt*
segments of kidney: Nierensegmente *pl*, Segmenta renalia
labyrinthine segment of facial nerve: labyrinthäres Segment *nt* des Nervus facialis
lateral segment: Lateralsegment *nt*
lateral basal segment: seitliches Basalsegment *nt*, Segmentum basale laterale pulmonis
lateral segment of left lobe of liver: Segmentum laterale
lateral segment of right lung: Lateralsegment *nt* des Mittellappens, Segmentum laterale pulmonis
segments of liver: Lebersegmente *pl*, Segmenta hepatis
lower uterine segment: unteres Uterussegment *nt*, Uterusenge *f*, Isthmus uteri
lumbar segments of spinal cord: Lenden-, Lumbalsegmente *pl*, Lendenmark *nt*, Lendenabschnitt *m* des Rückenmarks, Lumbaria *pl*, Pars lumbalis medullae spinalis
segment M1: Segmentum M1 *nt*
segment M2: Segmentum M2 *nt*
mastoid segment of facial nerve: mastoidales Segment *nt* des Nervus facialis
meatal segment of facial nerve: meatales Segment *nt* des Nervus facialis
medial segment: mediales Segment *nt* des Mittellappens, Medialsegment *nt*, Segmentum mediale pulmonis
medial basal segment: mediales Basalsegment *nt*, medial-basales Segment *nt*, Segmentum basale mediale pulmonis, Segmentum cardiacum pulmonis
medial segment of left lobe of liver: Segmentum mediale sinistrum hepatis
medial segment of right lung: →*medial segment*
medullary segment: Marksegment *nt*
mesoblastic segment: Ursegment *nt*, Somit *m*
mesodermal segment: Ursegment *nt*, Somit *m*
outer segment: Außenglied *nt*
segment P1: Segmentum P1 *nt*
segment P2: Segmentum P2 *nt*
segment P3: Segmentum P3 *nt*
segment P4: Segmentum P4 *nt*
posterior basal segment of lung: hinteres Basalsegment *nt*, Segmentum basale posterius pulmonis
posterior segment of eyeball: Segmentum posterius bulbi oculi
posterior segment of kidney: Segmentum posterius renis
posterior segment of right lobe of liver: Segmentum posterius hepatis
posterior segment of right lung: Dorsalsegment *nt* des rechten Oberlappens, Segmentum posterius pulmonis
posterior segment of thalamus: hinterer Teil *m* des Thalamus, Pulvinar thalami
PQ segment: PQ-Strecke *f*, PQ-Segment *nt*
primitive segment: Ursegment *nt*
Ranvier's segment: Internodalsegment *nt*
renal segments: Nierensegmente *pl*, Segmenta renalia
rivinian segment: Incisura tympanica
segment of Rivinus: Incisura tympanica
sacral segments of spinal cord: Sakralabschnitt *m* des Rückenmarks, Sakralmark *nt*, Kreuzbein-, Sakralsegmente *pl*, Pars sacralis medullae spinalis, Sacralia *pl*
Schmidt-Lanterman segment: Marksegment *nt*
sclerotome segment: Sklerotomsegment *nt*
spinal segment: spinales Segment *nt*
ST segment: ST-Strecke *f*, ST-Segment *nt*
hyperacute ST-segment: Erstickungs-T *nt*
subsuperior segment (of lung): subapikales Lungensegment *nt*, Segmentum subapikale
superior segment: Spitzensegment *nt* des Unterlappens, Segmentum apicale/superius pulmonis
superior anterior segment of kidney: Segmentum anterius superius renis
superior segment of kidney: Segmentum superius renis
superior lingular segment: oberes Lingularsegment *nt*, Segmentum lingulare superius pulmonis
superior segment of lung: →*superior segment*
thoracic segments of spinal cord: Brust-, Thorakalsegmente *pl*, Brustmark *nt*, Brustabschnitt *m* des Rückenmarks, Thoracica *pl*, Pars thoracica medullae spinalis
tympanic segment of facial nerve: tympanales Segment *nt* des Nervus facialis

seg|men|tal [seg'mentəl] *adj*: segmentär, segmental, segmentar

seg|men|tar|y ['segmən,teriː,- təriː] *adj*: →*segmental*

seg|men|tate ['segmənteɪt] *adj*: aus Segmenten bestehend

seg|men|ta|tion [,segmən'teɪʃn] *noun*: Segmentation *f*
nuclear segmentation: Kernlappung *f*, Kernsegmentierung *f*

seg|men|tec|to|my [,segmən'tektəmiː] *noun*: Segmentresektion *f*

seg|men|ter ['segmentər] *noun*: Segmenter *m*, reifer Schizont *m*

seg|re|ga|tion [segrɪ'geɪʃn] *noun*: **1.** (Auf-)Spaltung *f*, Auftrennung *f*, Segregation *f* **2.** Abtrennung *f*, Separation *f*

sei|zure ['siːʒər] *noun*: **1.** (plötzlicher) Anfall *m*, Iktus *m*, Ictus *m* **2.** epileptischer Anfall *m*
absence seizure: Absence *f*
complex partial seizure: komplex partieller Anfall *m*, Temporallappenanfall *m*, psychomotorischer Anfall *m*
epileptic seizure: epileptischer Anfall *m*
focal motor seizure: fokal-motorischer Anfall *m*
hysterical seizure: psychogener Anfall *m*
paralytiv seizure: paralytischer Anfall *m*
petit mal seizures: Petit-mal(-Epilepsie) *f*
psychic seizure: psychogener Anfall *m*
repeated seizures: Anfallserie *f*
salaam seizures: Blitz-Nick-Salaam-Krämpfe *pl*, BNS-Krämpfe *pl*, Nickkrämpfe *pl*, Propulsiv-petit-mal *nt*, Spasmus nutans, Salaam-Krämpfe *pl*, West-Syndrom *nt*
simple partial seizure: somatosensorischer einfach-partieller Anfall *m*
supplemental psychomotor seizure: supplementär-

S

motorischer Anfall *m*
temporal lobe seizure: Temporallappenanfall *m*, komplex partieller Anfall *m*, psychomotorischer Anfall *m*
tetanic seizure: tetanischer Krampf *m*
tonic-clonic seizure: Grand-mal-Anfall *m*, tonisch-klonischer Anfall *m*, großer epileptischer Anfall *m*
withdrawal seizure: Entzugsanfälle *pl*
sellecltin [sɪˈlektɪn] *noun*: Selektin *nt*
leucocyte selectins: (*brit.*) →*leukocyte selectins*
leukocyte selectins: Leukozytenselektine *pl*, L-Selektine *pl*
sellecltion [sɪˈlekʃn] *noun*: **1.** Auslese *f*, Selektion *f* **2.** Wahl *f*; Auswahl *f* (*of* an)
antibiotic-induced selection: Infektionswechsel *m*
continuous selection: kontinuierlichen Selektion *f*
genetic selection: genetische Selektion *f*
host selection: Wirtswahl *f*
natural selection: natürliche Auslese *f*
remedy selection: Arzneimittelwahl *f*
tooth selection: Zahnwahl *f*
sellecltive [sɪˈlektɪv] *adj*: auswählend, abgetrennt, selektiv
sellecltivlilty [sɪlekˈtɪvətiː] *noun*: Selektivität *f*
ion selectivity: Ionenselektivität *f*
sensory selectivity: sensorische Trennschärfe/Selektivität *f*
sellegliline [sɪˈledʒəliːn] *noun*: Selegilin *nt*
sellelnite [ˈselənaɪt] *noun*: Selenit *nt*
sellelnilum [sɪˈliːnɪəm] *noun*: Selen *nt*
sellelnoldont [sɪˈliːnəodɑnt] *adj*: selenodont
sellelnolsis [seləˈnəʊsɪs] *noun*: Selenose *f*, Selenvergiftung *f*, Selenosis *f*
self [self] *noun, plural* **selves**: Selbst *nt*, Ich *nt*
self-abasement *noun*: Selbsterniedrigung *f*
self-abuse *noun*: **1.** Missbrauch *m* mit der eigenen Gesundheit **2.** Masturbation *f*, Onanie *f*
self-actualization *noun*: Selbstverwirklichung *f*
self-adjusting *adj*: selbstregulierend, selbsteinstellend
self-affirmation *noun*: Selbstbewusstsein *nt*
self-analysis *noun*: Selbstanalyse *f*
self-antigen *noun*: Autoantigen *nt*
self-assembly *noun*: Spontanaggregation *f*, Self-assembly *nt*
self-assessment *noun*: Selbsteinschätzung *f*
self-assurance *noun*: Selbstsicherheit *f*
self-assured *adj*: selbstsicher, -bewusst
self-awareness *noun*: Selbstbewusstsein *nt*
self-centered *adj*: ichbezogen, egozentrisch
self-centeredness *noun*: Ichbezogenheit *f*, Egozentrik *f*
self-confidence *noun*: Selbstbewusstsein *nt*, -vertrauen *nt*
self-confident *adj*: selbstbewusst
self-conscious *adj*: **1.** gehemmt, unsicher, befangen **2.** selbstbewusst
self-consciousness *noun*: **1.** Gehemmtheit *f*, Unsicherheit *f*, Befangenheit *f* **2.** (*psychol.*) Selbstbewusstsein *nt*
self-control *noun*: Selbstbeherrschung *f*
self-controlled *adj*: selbstbeherrscht
self-destruction *noun*: Autodestruktion *f*, Selbstzerstörung *f*; Selbstmord *m*
self-destructive *adj*: Selbstmord/Suizid betreffend; selbstmordgefährdet, suizidal, suicidal
self-digestion *noun*: Selbstverdauung *f*, Autodigestion *f*
self-excitation *noun*: Selbst-, Eigenerregung *f*
self-fermentation *noun*: **1.** Autolyse *f* **2.** →*self-digestion*
self-fertilization *noun*: Selbstbefruchtung *f*, Autogamie *f*
self-fertilized *adj*: selbstbefruchtet
self-hypnosis *noun*: Autohypnose *f*
self-image *noun*: Selbstbild *nt*
self-induced *adj*: **1.** (*physik.*) selbstinduziert **2.** selbstverursacht, selbstzugefügt, selbstbeigebracht
self-induction *noun*: Eigeninduktion *f*
self-infection *noun*: Selbstansteckung *f*, Selbstinfizierung *f*, Autoinfektion *f*
self-inflicted *adj*: selbstverursacht, selbstzugefügt, selbstbeigebracht
self-inhibition *noun*: Eigenhemmung *f*
selflish [ˈselfɪʃ] *adj*: ichbezogen, egozentrisch, selbstsüchtig; egoistisch
self-love *noun*: **1.** Eigenliebe *f*, Selbstliebe *f* **2.** (*psychiat.*) Narzissmus *m*
self-mutilation *noun*: Selbstverstümmelung *f*
self-organizing *adj*: selbstorganisierend
self-poisoning *noun*: Selbstvergiftung *f*, Autointoxikation *f*, Autotoxikose *f*, Endointoxikation *f*, endogene Intoxikation *f*
self-possessed *adj*: selbstbeherrscht
self-possession *noun*: Selbstbeherrschung *f*
self-preservation *noun*: Selbsterhaltung *f*
self-protection *noun*: Selbstschutz *m*
self-regulating *adj*: selbstregelnd, -regulierend
self-regulation *noun*: Selbst-, Autoregulation *f*
self-replicating *adj*: selbst-, autoreplizierend
self-replication *noun*: Selbst-, Autoreplikation *f*
self-respect *noun*: Selbstachtung *f*
self-restraint *noun*: Selbstbeherrschung *f*
self-stimulation *noun*: Selbstreizung *f*, Auto-, Eigenstimulation *f*
self-sufficiency *noun*: Unabhängigkeit *f*, Autarkie *f*
self-sufficient *adj*: selbständig, unabhängig, autark
self-suggestion *noun*: Autosuggestion *f*
self-tolerance *noun*: Autoimmuntoleranz *f*
self-treatment *noun*: Eigen-, Selbstbehandlung *f*, Autotherapie *f*
sellla [ˌselə] *noun*: Sella *f* **above the sella** suprasellär
sella turcica: Sella turcica *f*, Sella *f*, Türkensattel *m*
SEM *Abk.*: **1.** scanning electron micrograph **2.** scanning electron microscope **3.** scanning electron microscopic **4.** scanning electron microscopy **5.** standard error of mean **6.** standard error of median **7.** systolic ejection murmur
selmanltic [sɪˈmæntɪk] *adj*: Semantik betreffend, semantisch
selmanltics [sɪˈmæntɪks] *plural*: Semantik *f*, Bedeutungslehre *f*, Semasiologie *f*
selmalsilollolgy [sɪˌmeɪsɪˈɑlədʒiː] *noun*: →*semantics*
selmeiolgralphy [siːmiːˈɑgrəfɪ, semɪ-, siːmiː-] *noun*: Semiografie *f*
selmeilollolgy [ˌsemiːˈɑlədʒiː] *noun*: **1.** Symptomatologie *f*, Semiologie *f* **2.** Gesamtheit *f* der (Krankheits-)Symptome, Symptomatik *f*, Symptomatologie *f*
selmeilotlics [ˌsemiːˈɑtɪks] *plural*: →*semeiology*
selmen [ˈsiːmən, -men] *noun, plural* **-mens, selmilna** [ˈsemɪnə, ˈsiː-]: Samen *m*, Sperma *nt*, Semen *m*
selmelnulrila [ˌsiːməˈn(j)ʊəriːə] *noun*: Spermaturie *f*
SEMI *Abk.*: subendocardial myocardial infarction
semi- *präf.*: Halb-, Semi-
semlilalldelhyde [semɪˈældəhaɪd] *noun*: Semialdehyd *m*
aminoadipate semialdehyde: Aminoadipatsemialdehyd *m*
aminoadipic acid semialdehyde: Aminoadipinsäuresemialdehyd *m*
2-aminomuconic acid semialdehyde: 2-Aminomuconsäuresemialdehyd *m*
aspartate semialdehyde: Aspartatsemialdehyd *m*
glutamic acid semialdehyde: Glutaminsäuresemialde-

S

hyd *m*

sem|i|ca|nal [ˌsemɪkəˈnæl] *noun*: Halbkanal *m*, Rinne *f*, (*anatom.*) Semicanalis *m*

semicanal of auditory tube: Semicanalis tubae auditivae/auditoriae

semicanal of tensor tympani muscle: Semicanalis musculi tensoris tympani

sem|i|ca|na|lis [ˌsemɪkəˈneɪlɪs] *noun, plura* **-les** [-liːz]: →*semicanal*

sem|i|car|ba|zide [ˌsemɪˈkɑːrbəzaɪd] *noun*: Semicarbazid *nt*, Aminoharnstoff *m*, Carbaminsäurehydrazid *nt*

sem|i|car|ba|zone [ˌsemɪˈkɑːrbəzəʊn] *noun*: Semicarbazon *nt*

sem|i|car|ti|lag|i|nous [ˌsemɪˌkɑːrtɪˈlædʒɪnəs, ˌsemaɪ-] *adj*: semikartilaginär

sem|i|cir|cle [ˈsemɪsɜrkl] *noun*: Halbkreis *m*

sem|i|cir|cu|lar [ˌsemɪˈsɜrkjələr] *adj*: halbbogenförmig, halbkreisförmig, semizirkulär

sem|i|closed [ˌsemɪˈkləʊzd] *adj*: halbgeschlossen

sem|i|co|ma [ˌsemɪˈkəʊmə] *noun*: Semikoma *nt*

sem|i|com|a|tose [ˌsemɪˈkɑmətəʊs] *adj*: semikomatös

sem|i|con|duc|tor [ˌsemɪkənˈdʌktər] *noun*: Halbleiter *m*

sem|i|con|scious [ˌsemɪˈkɑnʃəs] *adj*: nicht bei vollem Bewusstsein

sem|i|con|serv|a|tive [ˌsemɪkənˈsɜrvətɪv] *adj*: semikonservativ

sem|i|dom|i|nance [ˌsemɪˈdɑmɪnəns] *noun*: Semidominanz *f*, unvollständige Dominanz *f*

sem|i|flex|ion [ˌsemɪˈflekʃn] *noun*: Semiflexion *f*

sem|i|flu|id [ˌsemɪˈfluːɪd]: **I** *noun* halb-/zähflüssige Substanz *f* **II** *adj* halb-, zähflüssig

sem|i|liq|uid [ˌsemɪˈlɪkwɪd]: **I** *noun* halb-/zähflüssige Substanz *f* **II** *adj* halb-, zähflüssig

sem|i|lu|nar [ˌsemɪˈluːnər] *adj*: halbmondförmig, mondsichelförmig, semilunar, lunular

sem|i|lux|a|tion [ˌsemɪlʌkˈseɪʃn] *noun*: Subluxation *f*

sem|i|ma|lig|nant [ˌsemɪməˈlɪgnənt] *adj*: semimaligne

sem|i|mem|bra|nous [ˌsemɪˈmembrənəs] *adj*: semimembranös

sem|i|nal [ˈsemɪnl] *adj*: Samen/Sperma *oder* Samenflüssigkeit betreffend, seminal, spermatisch

sem|i|nar|co|sis [ˌsemɪnɑːrˈkəʊsɪs] *noun*: Dämmerschlaf *m*

sem|i|na|tion [ˌsemɪˈneɪʃn] *noun*: Befruchtung *f*, Insemination *f*

sem|i|nif|er|ous [ˌsemɪˈnɪfərəs] *adj*: Samen produzierend *oder* ableitend, samenführend, seminifer

sem|i|no|ma [ˌsemɪˈnəʊmə] *noun*: Seminom *nt*

anaplastic seminoma: anaplastisches Seminom *nt*

classical seminoma: klassisches Seminom *nt*

ovarian seminoma: Seminom *nt* des Ovars, Dysgerminom *nt*

spermatocytic seminoma: spermatozytisches Seminom *nt*

sem|i|nor|mal [ˌsemɪˈnɔːrml] *adj*: halb-, seminormal

sem|i|nose [ˈsemɪnəʊs] *noun*: Mannose *f*

sem|i|nu|ri|a [ˌsiːmɪˈn(j)ʊərɪə, ˌsemɪ-] *noun*: Spermaturie *f*

se|mi|og|ra|phy [ˌsemɪˈɑgrəfɪ, ˌsemɪ-] *noun*: Semiografie *f*

se|mi|ol|o|gy [ˌsemɪˈɑlədʒiː] *noun*: Semiologie *f*, Symptomatologie *f*, Semiotik *f*

sem|i|o|pen [ˌsemɪˈəʊpən] *adj*: halboffen

sem|i|or|bic|u|lar [ˌsemɪɔːrˈbɪkjələr] *adj*: halbkreisförmig

sem|i|par|a|site [ˌsemɪˈpærəsaɪt] *noun*: Halb-, Hemiparasit *m*, Halbschmarotzer *m*

sem|i|per|me|a|bil|i|ty [ˌsemɪˌpɜrmɪəˈbɪlətiː] *noun*: Semipermeabilität *f*

sem|i|per|me|a|ble [ˌsemɪˈpɜrmɪəbl] *adj*: halbdurchlässig, semipermeabel

sem|i|ple|gia [ˌsemɪˈpliːdʒ(ɪ)ə] *noun*: (vollständige) Halbseitenlähmung *f*, Hemiplegie *f*, Hemiplegia *f*

sem|i|quan|ti|ta|tive [ˌsemɪˈkwɑntɪteɪtɪv] *adj*: semiquantitativ

sem|i|qui|none [ˌsemɪkwɪˈnəʊn, -ˈkwɪn-] *noun*: Semichinon *nt*

sem|i|sid|er|a|tio [ˌsemɪˌsɪdəˈreɪʃɪəʊ] *noun*: →*semiplegia*

sem|i|sol|id [ˌsemɪˈsɑlɪd]: **I** *noun* halbfeste Substanz *f* **II** *adj* halbfest, semisolide, semisolid

sem|i|som|nus [ˌsemɪˈsɑmnəs] *noun*: →*semicoma*

sem|i|so|por [ˌsemɪˈsəʊpər] *noun*: →*semicoma*

sem|i|spi|na|lis [ˌsemɪspaɪˈneɪlɪs] *noun*: Musculus semispinalis, Semispinalis *m*

sem|i|syn|thet|ic [ˌsemɪsɪnˈθetɪk] *adj*: halb-, semisynthetisch

sem|i|ten|di|nous [ˌsemɪˈtendɪnəs] *adj*: semitendinös

sem|i|trans|par|ent [ˌsemɪtrænsˈpeərənt] *adj*: halbdurchsichtig, halbtransparent

sem|i|vow|el [ˈsemɪvaʊəl] *noun*: Halb-, Semivokal *m*

sem|o|li|na [ˌseməˈliːnə] *noun*: (Weizen-)Grieß *m*, Grießmehl *nt*

sem|per|vi|rine [ˌsəmpərˈvaɪriːn] *noun*: Sempervirin *nt*

send [send] *vt*: (**sent; sent**) **1.** jdn. senden, schicken **send s.o. to bed** jdn. ins Bett schicken **2.** (*Hilfe*) schicken (*to* an)

send for *vi* **1.** etw. anfordern, sich kommen lassen **2.** nach jdm. schicken, jdn. kommen/holen/rufen lassen; etw. bringen lassen

send forth *vt* (*Geruch*) verströmen; (*Licht, Wärme*) ausstrahlen, aussenden

send out *vt* ver-, ausströmen; austrahlen; (*Hitze*) abgeben; (*Rauch*) ausstoßen

sen|e|ga [ˈsenɪgə] *noun*: Senega *f*, Polygala senega

se|nes|cence [sɪˈnesəns] *noun*: Altern *nt*, Altwerden *nt*, Seneszenz *f*

dental senescence: Zahnalterung *f*

replicative senescence: replikative Seneszenz *f*

se|nes|cent [sɪˈnesənt] *adj*: alternd, altersbedingt, Alters-

se|nile [ˈsɪnaɪl, ˈsenaɪl] *adj*: **1.** altersschwach, greisenhaft, senil, Alters- **2.** Senilität betreffend, durch Senilität bedingt, altersschwach, senil

se|nil|ism [ˈsiːnɪlɪzəm] *noun*: Senilismus *m*

se|nil|i|ty [sɪˈnɪlətiː] *noun*: **1.** →*senium* **2.** Altern *nt*, Älterwerden *nt*, Vergreisung *f*, Altersschwäche *f*, Senilität *f*, Senilitas *f*

precocious senility: Senilitas praecox

premature senility: Senilismus *m*

se|ni|um [ˈsɪnɪəm] *noun*: (Greisen-)Alter *nt*, Senium *nt*, Senilitas *f*

sen|na [ˈsenə] *noun*: Sennesblätter *pl*, Sennae folium

Alexandrian senna: →*Cassia senna*

Cassia senna: Cassia senna, Khartum-Senna *f*, Alexandriner-Senna *f*

India senna: Cassia angustifolia

Khartoum senna: →*Cassia senna*

Tinnevelly senna: Tinnevelly-Senna *f*, Cassia angustifolia

sen|no|side [ˈsenəsaɪd] *noun*: Sennosid *nt*

SENS *Abk.*: sensitivity test

sen|sate [ˈsenseɪt] *adj*: mit den Sinnen wahrgenommen, sinnlich

sen|sa|tion [senˈseɪʃn] *noun*: (Sinnes-)Wahrnehmung *f*, (Sinnes-)Empfindung *f*, (Sinnes-)Eindruck *m*, Sensation *f*, Sensibilität *m*; Gefühl *nt*

articular sensation: Gelenkempfindung *f*, -sensibilität *f*, Arthrästhesie *f*

auditory sensation: Hörempfindung *f*
cincture sensation: Gürtelgefühl *nt*, Zonästhesie *f*
cold sensation: Kaltempfindung *f*
crude pressure sensation: grobe Druckempfindung *f*
crude touch sensation: grobe Berührungsempfindung *f*
cutaneous sensation: kutane Sensibilität *f*
deep sensation: →*deep sensibility*
dermal sensation: kutane Sensibilität *f*
general sensation: Allgemeinempfindung *f*
girdle sensation: Gürtelgefühl *nt*, Zonästhesie *f*
heat sensation: Wärme-, Hitzeempfindung *f*
joint sensation: Gelenkempfindung *f*, -sensibilität *f*, Arthrästhesie *f*
pain sensation: Schmerzrezeption *f*
pressure sensation: Druckempfindung *f*
skin sensation: Hautsensibilität *f*
superficial sensation: Oberflächensensibilität *f*
superficial skin sensation: oberflächliche Hautsensibilität *f*
tactile sensation: Tast-, Berührungsempfindung *f*
temperature sensation: Temperaturempfindung *f*
sensation of thirst: Durstgefühl *nt*
touch sensation: Berührungsempfindung *f*
vibration sensation: Vibrationsempfindung *f*
warm sensation: Warmempfindung *f*

sen|sa|tion|al [sen'seɪʃənl] *adj*: Sinn(e) *oder* Sinnesempfindung betreffend, sinnlich, Sinnes-

sense [sens]: I *noun* **1.** Sinn *m*, Sinnesorgan *nt* **2. senses** *plural* (klarer) Verstand *m*; Vernunft *f* **3.** Sinnes-, Empfindungsfähigkeit *f*; Empfindung *f*; Gefühl *nt* (*of* für); Gespür *nt*
sense of balance: Gleichgewichtssinn *m*
chemical senses: chemische Sinne *pl*
sense of cold: Kaltsinn *m*
color sense: Farbsinn *m*
colour sense: (*brit.*) →*color sense*
common sense: gesunder Menschenverstand *m* **in common sense** vernünftigerweise
sense of direction: Orientierungssinn *m*
sense of equilibrium: Gleichgewichtssinn *m*
sense of force: Kraftsinn *m*
sense of hearing: Hörsinn *m*, Gehör *nt*, Hören *nt*
impaired gustatory sense: Geschmacksstörung *f*
kinaesthetic sense: (*brit.*) →*kinaesthetic sense*
kinesthetic sense: Muskelsensibilität *f*, -sinn *m*, Myästhesie *f*
labyrinthine sense: Gleichgewichtssinn *m*
sense of movement: Bewegungssinn *m*
muscle sense: Muskelsinn *m*, Muskelsensibilität *f*
pain sense: Schmerzsinn *m*
sense of posture: Stellungssinn *m*
pressure sense: Druck-, Gewichtssinn *m*, Barästhesie *f*
proprioceptive sense: Propriozeption *f*, Tiefensensibilität *f*
seventh sense: Eingeweidesinn *m*
sense of shame: Schamgefühl *nt*
sense of sight: Gesichtssinn *m*, Sehen *nt*, Sehvermögen *nt*
sixth sense: Zönästhesie *f*
sense of smell: Geruchsinn *m*; (*anatom.*) Olfactus *m*
space sense: Raumsinn *m*
static sense: Gleichgewichtssinn *m*
tactile sense: Tast-, Berührungssinn *m*
sense of taste: Geschmack *m*, Geschmackssinn *m*, -empfindung *f*
temperature sense: Temperatursinn *m*, Thermorezeption *f*
thermal sense: Thermorezeption *f*
thermic sense: Temperatursinn *m*, Thermorezeption *f*
time sense: Zeitsinn *m*
sense of touch: Tastsinn *m*, Tactus *m*
visceral sense: Eingeweidesinn *m*
sense of warmth: Warmsinn *m*
weight sense: Gewichtssinn *m*

sense|less ['sensləs] *adj*: ohne Bewusstsein, besinnungslos, bewusstlos, ohnmächtig

sense|less|ness ['sensləsnəs] *noun*: **1.** Unempfindlichkeit *f*, Gefühllosigkeit *f* **2.** Bewusstlosigkeit *f*, Besinnungslosigkeit *f* **3.** Sinnlosigkeit *m*; Unvernunft *f*

sen|si|bil|i|ty [ˌsensɪ'bɪləti:] *noun*: Empfindung(svermögen *nt*, -fähigkeit *f*) *f*, Sensibilität *f*
articular sensibility: Gelenkempfindung *f*, -sensibilität *f*, Arthrästhesie *f*
bone sensibility: Vibrationsempfindung *f*, Pallästhesie *f*
bronchial histamine sensibility: bronchialer Histamintest *m*
common sensibility: Zönästhesie *f*
deep sensibility: propriorezeptive/propriozeptive/kinästhetische Sensibilität *f*, Tiefensensibilität *f*, Propriozeption *f*, Propriorezeption *f*
epicritic sensibility: epikritische Sensibilität *f*
exteroceptive sensibility: exterorezeptive/exterozeptive Sensibilität *f*
interoceptive sensibility: interozeptive Sensibilität *f*
joint sensibility: Gelenkempfindung *f*, -sensibilität *f*, Arthrästhesie *f*
kinaesthetic sensibility: (*brit.*) →*somesthetic sensibility*
kinesthetic sensibility: →*somesthetic sensibility*
muscle sensibility: Muskelsensibilität *f*, -sinn *m*, Myästhesie *f*
nasal histamine sensibility: nasale Histaminschwellentitration *f*
pallaesthetic sensibility: (*brit.*) →*pallaesthetic sensibility*
pallesthetic sensibility: Vibrationsempfindung *f*, Pallästhesie *f*
palmaesthetic sensibility: (*brit.*) →*palmaesthetic sensibility*
palmesthetic sensibility: Vibrationsempfindung *f*, Pallästhesie *f*
pressure sensibility: Druckempfindlichkeit *f*, Drucksinn *m*
proprioceptive sensibility: →*somesthetic sensibility*
protopathic sensibility: protopathische Sensibilität *f*
somaesthetic sensibility: (*brit.*) →*somaesthetic sensibility*
somesthetic sensibility: propriorezeptive/propriozeptive/kinästhetische Sensibilität *f*, Tiefensensibilität *f*, Propriozeption *f*, Propriorezeption *f*
splanchnaesthetic sensibility: (*brit.*) →*splanchnaesthetic sensibility*
splanchnesthetic sensibility: Eingeweidesinn *m*, -sensibilität *f*
vibratory sensibility: Vibrationsempfindung *f*, Pallästhesie *f*
visceral sensibility: viszerale Sensibilität *f*, Eingeweidesensibilität *f*

sen|si|bil|i|za|tion [ˌsensɪˌbɪlɪ'zeɪʃn] *noun*: Sensibilisierung *f*

sen|si|ble ['sensɪbl] *adj*: empfänglich, (reiz-)empfindlich, sensibel (*to* für); sensuell, sensual

sen|si|tive ['sensɪtɪv] *adj*: **1.** Sensibilität betreffend, empfänglich, (reiz-)empfindlich, sensibel **2.** Sensorium betreffend, mit den Sinnesorganen/Sinnen wahrnehmend, sensorisch, sensoriell **3.** fühlend, sensibel, emp-

S

findend, empfindsam, einfühlsam, feinfühlig, Empfindungs- **4.** sensitiv, (über-)empfindlich (*to* gegen) **3.** (*physiolog.*) sensorisch, Sinnes-

sen|si|tive|ness ['sensɪtɪvnəs] *noun*: →*sensitivity*

sen|si|tiv|i|ty [ˌsensɪ'tɪvətiː] *noun*: **1.** Sensibilität *f* (*to*); Empfindsamkeit *f*, Feinfühligkeit *f*, Feingefühl *nt* **2.** Sensitivität *f*, (Über-)Empfindlichkeit *f* (*to* gegen) **3.** Empfindlichkeit *f* (*to*); Lichtempfindlichkeit *f*, Sensibilität *f*
acquired sensitivity: Allergie *f*
inuced sensitivity: Allergie *f*
light sensitivity: Lichtempfindlichkeit *f*
movement sensitivity: Bewegungsempfindlichkeit *f*
multiple chemical sensitivity: multiple chemische Sensibilität *f*
opiate sensitivity: Opiatempfindlichkeit *f*
pain sensitivity: Schmerzempfindsamkeit *f*
sensitivity to pain: →*pain sensitivity*
temperature sensitivity: Temperaturempfindlichkeit *f*
tooth sensitivity: Zahnüberempfindlichkeit *f*, Hypersensibilität *f*
sensitivity to touch: Berührungsempfindlichkeit *f*
tuberculin sensitivity: Tuberkulinsensibilität *f*

sen|si|ti|za|tion [ˌsensətɪ'zeɪʃn] *noun*: Sensibilisierung *f*

sen|si|tize ['sensɪtaɪz] *vt*: sensibel *oder* empfindsamer machen, sensibilisieren

sen|si|tiz|er ['sensɪtaɪzər] *noun*: Allergen *nt*

sen|so|mo|bile [ˌsensəʊ'məʊbɪl] *adj*: sensomobil

sen|so|mo|bil|i|ty [ˌsensəʊməʊ'bɪlətiː] *noun*: Sensomobilität *f*

sen|so|mo|tor [ˌsensəʊ'məʊtər] *adj*: sowohl sensorisch als auch motorisch, sensomotorisch, sensorisch-motorisch

sen|sor ['sensər] *noun*: **1.** sensorischer/sinnesphysiologischer Rezeptor *m*, Sensor *m* **2.** (Mess-)Fühler *m*, Sensor *m*
acceleration sensor: Beschleunigungssensor *m*
cold sensor: Kaltsensor *m*
D sensor: →*differential sensor*
differential sensor: Differenzialsensor *m*, D-Sensor *m*, D-Fühler *m*
hair-follicle sensor: Haarfollikelsensor *m*
intensity sensor: Intensitätssensor *m*
joint sensor: Gelenksensor *m*
osmoreceptive sensor: **1.** Osmorezeptor *m* **2.** Geruchs-, Osmorezeptor *m*
P sensor: →*proportional sensor*
pacinian-corpuscle sensor: Sensor *m* der Vater-Pacini-Körperchen, PC-Sensor *m*
proportional sensor: Proportionalsensor *m*, P-Sensor *m*
proportional-differential sensor: Proportional-Differenzialsensor *m*, PD-Sensor *m*
RA sensor: →*rapidly-adapting sensor*
rapidly-adapting sensor: schnell adaptierender Rezeptor/Sensor *m*, RA-Rezeptor *m*, RA-Sensor *m*
SA sensor: →*slowly-adapting receptor*
slowly-adapting sensor: langsam adaptierender Rezeptor/Sensor *m*, SA-Rezeptor *m*, SA-Sensor *m*
velocity sensor: Geschwindigkeitssensor *m*
vibration sensor: Vibrationssensor *m*
volume sensor: Volumensensor *m*
warm sensor: Warmsensor *m*

sen|so|ri|al [sen'sɔːrɪəl] *adj*: Sensorium betreffend, mit den Sinnesorganen/Sinnen wahrnehmend, sensorisch, sensoriell

sen|so|ri|glan|du|lar [ˌsensərɪ'glændʒələr] *adj*: sensoriglandulär

sen|so|ri|mo|tor [ˌsensərɪ'məʊtər] *adj*: sowohl sensorisch als auch motorisch, sensomotorisch, sensorisch-motorisch

sen|so|ri|um [sen'sɔːriːəm] *noun, plural* **-ri|ums, -ria** [-rɪə]: **1.** Bewusstsein *nt*, Sensorium *nt* **2.** sensorisches Nervenzentrum *nt*, Sensorium *nt*

sen|so|ry ['sensəriː] *adj*: **1.** mit den Sinnesorganen/Sinnen wahrnehmend, sensorisch, sensoriell, Sinnes- **2.** (*Nerv*) sensibel

sen|su|al ['senʃəwəl, -ʃəl] *adj*: sensuell, sensual

sen|su|al|ism ['senʃəwælɪzəm] *noun*: **1.** Empfindungsvermögen *nt*, Sinnlichkeit *f*, Sensualität *f* **2.** Sinnlichkeit *f*, Sensualismus *m*, Sensualität *f*

sen|tience ['sentʃ(ɪ)əns] *noun*: →*sentiency*

sen|tien|cy ['sentʃ(ɪ)ənsiː] *noun*: **1.** Empfindung *f* **2.** Empfindungsvermögen *nt*

sen|tient ['sent(ɪ)ənt] *adj*: empfindungsfähig, empfindend, fühlend

SEP *Abk.*: **1.** somatic evoked potential **2.** somatosensory evoked potentials **3.** systolic ejection period

sep|a|ra|bil|i|ty [ˌsep(ə)rə'bɪlətiː] *noun*: Separabilität *f*

sep|a|ra|ble ['sep(ə)rəbl] *adj*: separabel

sep|a|ra|ble|ness ['sep(ə)rəblnəs] *noun*: →*separability*

sep|a|rate [*adj* 'sepərɪt; *v* 'sepəreɪt]: **I** *adj* getrennt, (ab-)gesondert, isoliert (*from* von); separat; einzeln, Einzel- **II** *vt* **1.** trennen, (ab-)sondern, isolieren (*from* von) **2.** spalten, aufteilen, zerteilen (*into* in) **3.** (*chem., techn.*) scheiden, trennen, (ab-)spalten, aufteilen (*into* in); zentrifugieren **4.** (*chirurg.*) abtrennen *oder* durchtrennen **III** *vi* sich trennen, sich scheiden, sich lösen (*from* von), (*chem.*) sich absondern

sep|a|ra|tion [ˌsepə'reɪʃn] *noun*: Trennung *f*, Absonderung *f*; (*chem.*) Abscheidung *f*, Spaltung *f*; (*zahnmed.*) Separation *f*, Separieren *nt*
costochondral separation: kostochondraler Abriss *m*
cricotracheal separation: krikotrachealer Abriss *m*
gradual tooth separation: graduelle Zahnseparation *f*, langsame Zahnseparation *f*, graduelles Separieren *nt*
immediate tooth separation: →*mechanical tooth separation*
laryngotracheal separation: laryngotrachealer Abriss *m*
manual placental separation: manuelle Plazentalösung *f*
mechanical tooth separation: mechanische Zahnseparation *f*, mechanisches Separieren *nt*
placental separation: Plazentalösung *f*
plasma separation: Plasmaseparation *f*
slow tooth separation: →*gradual tooth separation*
tooth separation: Zahnseparation *f*, Separieren *nt*, Separation *f*

sep|a|ra|tor ['sepəreɪtər] *noun*: Separator *m*, (Ab-)Scheider *m*, Zentrifuge *f*

sep|sis ['sepsɪs] *noun*: Blutvergiftung *f*, Sepsis *f*; Septikämie *f*, Septikhämie *f*, septikämisches Syndrom *nt*
anthrax sepsis: Milzbrandsepsis *f*, Anthrax malignus
catheter sepsis: Kathetersepsis *f*
fulminating tuberculous sepsis: Landouzy-Sepsis *f*, Landouzy-Typhobazillose *f*, Sepsis tuberculosa acutissima
herpes sepsis: Herpessepsis *f*
intra-abdominal sepsis: intraabdominale Sepsis *f*
sepsis lenta: Lentasepsis *f*, Sepsis lenta
neonatal sepsis: Neugeborenensepsis *f*
overwhelming post-splenectomy sepsis: Post-Splenektomiesepsis *f*, Post-Splenektomiesepsissyndrom *nt*, Overwhelming-post-splenectomy-Sepsis *f*, Overwhelming-post-splenectomy-Sepsis-Syndrom *nt*
peritoneal sepsis: Peritonealsepsis *f*

puerperal sepsis: Kindbettfieber *nt*, Puerperalfieber *nt*, Puerperalsepsis *f*, Wochenbettfieber *nt*, Febris puerperalis
staphylococcal sepsis: Staphylokokkensepsis *f*, Staphylokokkämie *f*
subacute sepsis: Subsepsis *f*
tonsillitic sepsis: tonsillogene Sepsis *f*
tuberculous sepsis: Tuberkulosesepsis *f*, Sepsis tuberculosa
umbilical sepsis: Nabelsepsis *f*
wound sepsis: Wundsepsis *f*

sept- *präf.*: Septum-, Sept(o)-, Septal-

sep|tae|mi|a [sep'tiːmiːə] *noun*: (*brit.*) →*septemia*

sep|tal ['septl] *adj*: Scheidewand/Septum betreffend, septal

sep|ta|nose ['septənəʊs] *noun*: Septanose *f*

sep|tate ['septeɪt] *adj*: durch ein Septum abgetrennt, septiert

sep|ta|tion [sep'teɪʃn] *noun*: Septierung *f*

sep|ta|tome ['septətəʊm] *noun*: →*septotome*

sep|ta|valent [ˌseptə'veɪlənt] *adj*: →*septivalent*

sep|tec|to|my [sep'tektəmiː] *noun*: Septumexzision *f*, Septumresektion *f*, Septektomie *f*
submucosal septectomy: Killian-Septumresektion *f*, submuköse Septumresektion *f*

sep|te|mi|a [sep'tiːmiːə] *noun*: →*septicemia*

sep|tic ['septɪk] *adj*: **1.** Sepsis betreffend, eine Sepsis verursachend, septisch **2.** nicht-keimfrei, septisch

sep|ti|cae|mi|a [septə'siːmiːə] *noun*: (*brit.*) →*septicemia*

sep|ti|cae|mic [septə'siːmɪk] *adj*: (*brit.*) →*septicemic*

sep|ti|ce|mi|a [septə'siːmiːə] *noun*: Septikämie *f*, Septikhämie *f*, Blutvergiftung *f*; Sepsis *f*
focal septicemia: Fokalsepsis *f*
Fusobacterium necrophorum septicemia: Fundiliformis-Sepsis *f*
herpes septicemia: Herpessepsis *f*
plague septicemia: septische/septikämische Pest *f*, Pestsepsis *f*, Pestseptikämie *f*, Pestikämie *f*
puerperal septicemia: Kindbettfieber *nt*, Puerperalfieber *nt*, Puerperalsepsis *f*, Wochenbettfieber *nt*, Febris puerperalis
tonsillogenic septicemia: tonsillogene Sepsis *f*

sep|ti|ce|mic [septə'siːmɪk] *adj*: Septikämie betreffend, septikämisch; septisch

sep|ti|co|py|ae|mi|a [ˌseptɪkəʊpaɪ'iːmiːə] *noun*: (*brit.*) →*septicopyemia*

sep|ti|co|py|ae|mic [ˌseptɪkəʊpaɪ'iːmɪk] *adj*: (*brit.*) →*septicopyemic*

sep|ti|co|py|e|mi|a [ˌseptɪkəʊpaɪ'iːmiːə] *noun*: Septikopyämie *f*

sep|ti|co|py|e|mic [ˌseptɪkəʊpaɪ'iːmɪk] *adj*: Septikopyämie betreffend, septikopyämisch

sep|ti|grav|i|da [ˌseptɪ'grævɪdə] *noun*: Septigravida *f*

sep|tile ['septaɪl] *adj*: Scheidewand/Septum betreffend, septal

sep|ti|me|tri|tis [ˌseptɪmɪ'traɪtɪs] *noun*: septische Uterusentzündung/Metritis *f*, Septimetritis *f*

sep|tip|a|ra [sep'tɪpərə] *noun*: Septipara *f*

sep|ti|va|lent [ˌseptɪ'veɪlənt] *adj*: siebenwertig

septo- *präf.*: Septum-, Sept(o)-, Septal-

sep|to|na|sal [ˌseptəʊ'neɪzl] *adj*: Nasenseptum betreffend, Septum-

sep|to|plas|ty ['septəʊplæstɪs] *noun*: Septumplastik *f*

sep|to|rhi|no|plas|ty [ˌseptəʊraɪnəʊ'plæstiː] *noun*: Septorhinoplastik *f*

sep|tos|to|my [sep'tɑstəmiː] *noun*: Septostomie *f*
balloon septostomy: Ballonatrioseptostomie *f*

sep|to|tome ['septətəʊm] *noun*: Septotom *nt*

sep|tot|o|my [sep'tɑtəmiː] *noun*: Septotomie *f*

sep|tu|lum ['septjələm] *noun*, *plural* **-la** [-lə]: Septulum *nt*

sep|tum ['septəm] *noun*, *plural* **-ta** [-tə]: Trennwand *f*, (Scheide-)Wand *f*, Septum *nt* **above a septum** oberhalb eines Septums (liegend), supraseptal **through or across a septum** durch ein Septum, transseptal
alveolar septa: Alveolarsepten *pl*, Interalveolarsepten *pl*
anterior crural intermuscular septum: Septum intermusculare cruris anterius
anterior intermuscular septum of lower leg: Septum intermusculare cruris anterius
anterior peroneal septum: Septum intermusculare cruris anterius
anteromedial intermuscular septum of thigh: Septum intermusculare vastoadductorium
aorticopulmonary septum: Septum aorticopulmonale
atrioventricular septum: Vorhofkammerseptum *nt*, Septum atrioventriculare
septum of auditory tube: →*septum of musculotubal canal*
Bigelow's septum: Bigelow-Septum *nt*, Schenkelsporn *m*, Calcar femorale
bony septum of nose: knöcherner Abschnitt *m* des Nasenseptums, Pars ossea septi nasi
cartilaginous nasal septum: knorpeliger Abschnitt *m* des Nasenseptums, Pars cartilaginea septi nasi
septum of cavernous body of clitoris: Trennwand *f* der Klitorisschwellkörper, Septum corporum cavernosorum
Cloquet's septum: Cloquet-Septum *nt*, Septum femorale
congenital retinal septum: Ablatio falciformis congenita, Septum retinale congenitale
crural septum: Cloquet-Septum *nt*, Septum femorale
crural intermuscular septum: Septum intermusculare cruris
decidual septa: Deziduasepten *pl*
dorsal median septum: hinteres Rückenmarksseptum *nt*, Septum medianum posterius
enamel septum: Schmelzseptum *nt*
esophagotracheal septum: ösophagotracheale Scheidewand *f*, Septum oesophagotracheale
external intermuscular septum of thigh: Septum intermusculare femoris laterale
femoral septum: Cloquet-Septum *nt*, Septum femorale
fibrous nasal septum: bindegewebiger Abschnitt *m* des Nasenseptums, Pars fibrosa septi nasi
fibrous septum of nose: bindegewebiger Abschnitt *m* der Nasenscheidewand, Pars fibrosa septi nasi
septum of frontal sinuses: Sinus frontalis-Trennwand *f*, Septum sinuum frontalium
septum of glans penis: Eichelseptum *nt*, Septum glandis penis
interalveolar septa: **1.** interalveolare Trennwände *pl*, Septa interalveolaria **2.** (*Lunge*) (Inter-)Alveolarsepten *pl*
interatrial septum: Vorhofseptum *nt*, Septum interatriale
interauricular septum: →*interatrial septum*
interdental septa: interalveolare Trennwände *pl*, Septa interalveolaria
interlobular septa: Läppchengrenzmembranen *pl*, Septa interlobularia
intermediate cervical septum: Septum cervicale intermedium
intermuscular septum: Septum intermusculare

S

intermuscular septum of arm: Septum intermusculare brachii
intermuscular septum of (lower) leg: Septum intermusculare cruris
intermuscular septum of thigh: Septum intermusculare femoris
interradicular septa: Interradikularsepten *pl*, interradikuläre Septen *pl*, Septa interradicularia
interventricular septum: Kammerseptum *nt*, Interventrikularseptum *nt*, Ventrikelseptum *nt*, Septum interventriculare
lateral intermuscular septum of arm: Septum intermusculare brachii laterale
lateral intermuscular septum of thigh: Septum intermusculare femoris laterale
lingual septum: Zungenseptum *nt*, Septum linguale
medial intermuscular septum of arm: Septum intermusculare brachii mediale
medial intermuscular septum of thigh: Septum intermusculare femoris mediale
membranous nasal septum: membranöser Abschnitt *m* des Nasenseptums, Pars membranacea septi nasi
membranous septum of nose: membranöser Abschnitt *m* des Nasenseptums, Pars membranacea septi nasi
nasal septum: Nasenscheidewand *f*, Nasenseptum *nt*, Septum nasi
oesophagotracheal septum: (*brit.*) →*esophagotracheal septum*
orbital septum: Orbitaseptum *nt*, Septum orbitale
osseous septum: knöcherner Abschnitt *m* des Nasenseptums, Pars ossea septi nasi
osseous nasal septum: →*osseous septum*
osseous septum of nose: →*osseous septum*
pellucid septum: Septum pellucidum
septum of penis: Penistrennwand *f*, -septum *nt*, Septum pectiniforme corporis callosi, Septum penis
posterior crural intermuscular septum: Septum intermusculare cruris posterius
posterior intermuscular septum of (lower) leg: Septum intermusculare cruris posterius
posterior median septum: hinteres Rückenmarksseptum *nt*, Septum medianum posterius
posterior peroneal septum: Septum intermusculare cruris posterius
precommissural septum: Septum precommissurale
rectovaginal septum: rektovaginale Scheidewand *f*, rektovaginales Septum *nt*, Septum rectovaginale
rectovesical septum: Harnblasen-Rektum-Scheidewand *f*, rektovesikales Septum *nt*, Septum rectovesicale
scrotal septum: Medianseptum *nt* des Skrotums, Skrotal-, Skrotumseptum *nt*, Septum scroti
septum of scrotum: →*scrotal septum*
sphenoidal septum: Trennwand *f* der Keilbeinhöhlen, Septum sinuum sphenoidalium
septum of sphenoidal sinuses: Trennwand *f* der Keilbeinhöhlen, Septum sinuum sphenoidalium
spurious septum: Septum spurium
testicular septa: Hodenscheidewände *pl*, -septen *pl*, Septula testis
septum of testis: Mediastinum testis, Corpus Highmori
septa of testis: Hodenscheidewände *pl*, -septen *pl*, Septula testis
tracheoesophageal septum: ösophagotracheale Scheidewand *f*, Septum oesophagotracheale
tracheooesophageal septum: (*brit.*) →*tracheoesophageal septum*
truncoconal septum: Konusseptum *nt*
truncus septum: Trunkusseptum *nt*
urorectal septum: Urorektalseptum *nt*, Septum urorectale
uterine septum: Uterusseptum *nt*
ventricular septum: Kammer-, Interventrikular-, Ventrikelseptum *nt*, Septum interventriculare
vesicovaginal septum: Septum vesicovaginale

sep|tup|let [sep'tʌplɪt, 'septəplɪt] *noun*: **1.** Siebenling *m* **2. septuplets** *pl* Siebenlinge *pl*

se|quel ['siːkwəl] *noun*: **1.** (Aufeinander-)Folge *f* **2.** Folgeerscheinung *f*, (Aus-)Wirkung *f*, Konsequenz *f*

se|quel|la [sɪ'kwelə] *noun, plura* **-lae** [-liː]: Folge *f*, Folgeerscheinung *f*, -zustand *m*

se|quence ['siːkwəns] *noun*: Reihe *f*, Folge *f*, Aufeinander-, Reihenfolge *f*, Sequenz *f*
amino acid sequence: Aminosäuresequenz *f*
base sequence: Basensequenz *f*
coding sequence: kodierende Sequenz *f*, Codesequenz *f*
enhancer sequence: Enhancer-, Verstärkersequenz *f*
insertion sequence: Insertionssequenz *f*
intervening sequence: Intron *nt*
nucleotide sequence: Nucleotidsequenz *f*
polyp-cancer sequence: polyp-cancer sequence *f*
repetitive sequence: repetitive Sequenz *f*
twin disruption sequence: Zwillingsdisruptionssequenz *f*

se|quenc|ing ['siːkwənsɪŋ] *noun*: Sequenzierung *f*

se|quen|tial [sɪ'kwenʃl] *adj*: Sequenz betreffend, (aufeinander-)folgend, (nach-)folgend (*to, upon* auf); sequentiell, sequenziell, Sequenz-

se|ques|ter [sɪ'kwestər] *vt*: abstoßen, absondern, sequestrieren

se|ques|tered [sɪ'kwestərd] *adj*: sequestriert

se|ques|tral [sɪ'kwestrəl] *adj*: Sequester betreffend, Sequester-

se|ques|tra|tion [ˌsɪkwəs'treɪʃn] *noun*: Sequesterbildung *f*, Sequestrierung *f*, Sequestration *f*; Dissektion *f*, Demarkation *f*
pulmonary sequestration: Lungensequestration *f*, Nebenlunge
third space sequestration: Flüssigkeitsverschiebung *f* in den dritten Raum

se|ques|trec|to|my [ˌsɪkwəs'trektəmiː] *noun*: Sequesterentfernung *f*, Sequestrektomie *f*

se|ques|trot|o|my [ˌsɪkwəs'trɑtəmiː] *noun*: →*sequestrectomy*

se|ques|trum [sɪ'kwestrəm] *noun, plural* **-tra** [sɪ'kwestrə]: **1.** Sequester *nt* **2.** Knochensequester *nt*
bony sequestrum: Knochensequester *nt*

se|quoi|o|sis [ˌsɪkwɔɪ'əʊsɪs] *noun*: Sequoiose *f*

SER *Abk.*: **1.** smooth endoplasmic reticulum **2.** somatosensory evoked response **3.** subendocardial resection **4.** systolic ejection rate

Ser *Abk.*: serine

S-ER *Abk.*: smooth endoplasmic reticulum

se|ra ['serəm] *plural*: →**serum**

se|ral ['sɪərəl] *adj*: Sukzessionsserie betreffend, Serien-

ser|al|bu|min [ˌsɪəræl'bjuːmɪn] *noun*: Serumalbumin *nt*

ser|an|gi|tis [ˌsɪəræn'dʒaɪtɪs] *noun*: Entzündung *f* der Penisschwellkörper, Cavernitis *f*, Kavernitis *f*

sere [sɪər] *noun*: Sukzessionsserie *f*, -folge *f*, Serie *f*

ser|e|tin ['serətɪn] *noun*: Kohlenstofftetrachlorid *nt*, Tetrachlorkohlenstoff *m*

se|ri|al ['sɪərɪəl]: **I** *noun* (Veröffentlichungs-)Reihe *f*, Serie *f* **II** *adj* Serien-, Reihen-

ser|i|cine ['serəsiːn] *noun*: Serizin *nt*

se|ries ['sɪəriːz, -rɪz] *noun, plural* **-ries**: Serie *f*, Reihe *f*, Folge *f*; homologe Reihe *f*
basophil series: basophile Reihe *f*
basophilic series: →*basophil series*
color series: Bunte Reihe *f*
colour series: (*brit.*) →*color series*
eosinophil series: eosinophile Reihe *f*
eosinophilic series: →*eosinophil series*
erythrocyte series: →*erythrocytic series*
erythrocytic series: erythrozytäre Reihe *f*
series of experiments: Versuchsreihe *f*
exponential series: Exponenzialreihe *f*
granulocyte series: granulozytäre Reihe *f*
granulocytic series: →*granulocyte series*
Hofmeister's series: Hofmeister-Reihen *pl*, lyotrope Reihen *pl*
homologous series: homologe Reihe *f*
leucocytic series: (*brit.*) →*leukocytic series*
leukocytic series: granulozytäre Reihe *f*
lymphocyte series: lymphozytäre Reihe *f*
lymphocytic series: →*lymphocyte series*
lyotropic series: Hofmeister-Reihen *pl*, lyotrope Reihen *pl*
monocyte series: monozytäre Reihe *f*
monocytic series: →*monocyte series*
myelocytic series: →*myeloid series*
myeloid series: myeloide/myelozytäre Reihe *f*
neutrophil series: neutrophile Reihe *f*
neutrophilic series: →*neutrophil series*
plasmacyte series: plasmazytäre Reihe *f*
plasmacytic series: →*plasmacyte series*
radioactive series: Zerfallsreihe *f*
red cell series: rote Reihe *f*
successional series: Sukzessionsserie *f*, -folge *f*, Serie *f*
thrombocyte series: thrombozytäre Reihe *f*
thrombocytic series: →*thrombocyte series*
upper gastrointestinal series: Magen-Darm-Passage *f*
upper GI series: Magen-Darm-Passage *f*
ser|i|flux ['serɪflʌks, 'sɪər-] *noun*: wässriger Ausfluss *m*
ser|ine ['seriːn, -ɪn, 'sɪər-] *noun*: Serin *nt*
sero- *präf.*: Serum-, Sero-
se|ro|al|bu|mi|nous [ˌsɪərəʊæl'bjuːmɪnəs] *adj*: seroalbuminös
se|ro|cele ['sɪərəʊsiːl] *noun*: Serozele *f*
se|ro|co|li|tis [ˌsɪərəʊkə'laɪtɪs] *noun*: Entzündung *f* der Dickdarmserosa, Perikolitis *f*
se|ro|con|ver|sion [ˌsɪərəʊkən'vɜrʒn] *noun*: Serokonversion *f*
se|ro|cul|ture ['sɪərəʊkʌltʃər] *noun*: Serumkultur *f*
se|ro|di|ag|nosis [sɪərəʊˌdaɪəg'nəʊsɪs] *noun*: Serodiagnostik *f*, Serumdiagnostik *f*
se|ro|di|ag|nos|tic [sɪərəʊˌdaɪəg'nɑstɪk] *adj*: Serodiagnostik betreffend, serodiagnostisch
se|ro|en|ter|i|tis [ˌsɪərəʊentə'raɪtɪs] *noun*: Entzündung *f* der Darmserosa, Perienteritis *f*, Peritonitis visceralis
se|ro|epi|de|mi|o|lo|gy [ˌsɪərəʊepɪˌdiːmɪ'ɑlədʒiː] *noun*: Seroepidemiologie *f*
se|ro|fast ['sɪərəʊfæst] *adj*: serum-fest
se|ro|fi|brin|ous [ˌsɪərəʊ'faɪbrɪnəs] *adj*: aus Serum und Fibrin bestehend, sowohl serös als auch fibrinös, serofibrinös, serös-fibrinös
se|ro|fi|brous [ˌsɪərəʊ'faɪbrəs] *adj*: sowohl serös als auch faserig/fibrös, serofibrös, fibroserös, fibrös-serös
se|ro|flu|id [ˌsɪərəʊ'fluːɪd] *noun*: seröse Flüssigkeit *f*
se|ro|glob|u|lin [ˌsɪərəʊ'glɑbjəlɪn] *noun*: Seroglobulin *nt*
se|ro|group ['sɪərəʊgruːp] *noun*: Serogruppe *f*
se|ro|lo|gic [sɪərəʊ'lɑdʒɪk] *adj*: Serologie betreffend, serologisch
se|ro|lo|gi|cal [ˌsɪərəʊ'lɑdʒɪkl] *adj*: →*serologic*
se|ro|lo|gist [sɪ'rɑlədʒɪst] *noun*: Serologe *m*
se|ro|lo|gy [sɪ'rɑlədʒiː] *noun*: Serumkunde *f*, Serologie *f*
blood group serology: Blutgruppenserologie *f*
diagnostic serology: Serodiagnostik *f*, Serumdiagnostik *f*
se|ro|ly|sin [sɪ'rɑləsɪn] *noun*: Sero-, Serumlysin *nt*
se|ro|ma [sɪ'rəʊmə] *noun*: Serom *nt*
se|ro|mem|bra|nous [sɪərəʊ'membrənəs] *adj*: eine seröse Haut/Serosa betreffend; sowohl serös als auch membranös, seromembranös, serös-membranös
se|ro|mu|coid [ˌsɪərəʊ'mjuːkɔɪd] *adj*: →*seromucous*
se|ro|mu|cous [ˌsɪərəʊ'mjuːkəs] *adj*: aus Serum und Schleim/Mukus bestehend, gemischt serös und mukös, seromukös, mukoserös, mukös-serös
se|ro|mu|cus [ˌsɪərəʊ'mjuːkəs] *noun*: seromuköses Sekret *nt*
se|ro|mus|cu|lar [ˌsɪərəʊ'mʌskjələr] *adj*: seromuskulär
se|ro|neg|a|tive [ˌsɪərəʊ'negətɪv] *adj*: mit negativer Seroreaktion, nichtreaktiv, seronegativ
se|ro|neg|a|tiv|i|ty [ˌsɪərəʊˌnegə'tɪvətiː] *noun*: Seronegativität *f*
se|ro|pap|ule [ˌsɪərəʊ'pæpjuːl] *noun*: Seropapel *f*
se|ro|phil|ic [ˌsɪərəʊ'fɪlɪk] *adj*: serophil
se|ro|plas|tic [ˌsɪərəʊ'plæstɪk] *adj*: aus Serum und Fibrin bestehend, sowohl serös als auch fibrinös, serofibrinös, serös-fibrinös
se|ro|pneu|mo|tho|rax [ˌsɪərəʊˌn(j)uːmə'θɔːræks] *noun*: Seropneumothorax *m*
se|ro|pos|i|tive [ˌsɪərəʊ'pɑsətɪv] *adj*: mit positiver Seroreaktion, reaktiv, seropositiv
se|ro|pos|i|tiv|i|ty [ˌsɪərəʊˌpɑsə'tɪvətiː] *noun*: Seropositivität *f*
se|ro|pu|ru|lent [ˌsɪərəʊ'pjʊər(j)ələnt] *adj*: sowohl serös als auch eitrig, seropurulent, eitrig-serös, serös-eitrig
se|ro|pus ['sɪərəʊpʌs] *noun*: eitriges Serum *nt*, seröser Eiter *m*
se|ro|re|ac|tion [ˌsɪərəʊrɪ'ækʃn] *noun*: Seroreaktion *f*
se|ro|re|sist|ance [ˌsɪərəʊrɪ'zɪstəns] *noun*: Seroresistenz *f*
se|ro|re|sist|ant [ˌsɪərəʊrɪ'zɪstənt] *adj*: seroresistent
se|ro|sa [sɪə'rəʊsə, -zə] *noun, plural* **-sas, -sae** [-siː]: seröse Haut *f*, Serosa *f*, Tunica serosa
se|ro|sal [sɪə'rəʊsl] *adj*: Serosa betreffend, Serosa-
se|ro|sa|mu|cin [sɪˌrəʊsə'mjuːsɪn] *noun*: Serosamuzin *nt*
se|ro|san|guin|e|ous [ˌsɪərəʊsæŋ'gwɪnɪəs] *adj*: sowohl serös als auch blutig, serosanguinös, blutig-serös
se|ro|se|rous [ˌsɪərəʊ'sɪərəs] *adj*: seroserös
se|ro|sit|ic [ˌsɪərəʊ'sɪtɪk] *adj*: Serositis/Serosaentzündung betreffend, serositisch
se|ro|si|tis [ˌsɪərəʊ'saɪtɪs] *noun*: Entzündung *f* einer serösen Haut, Serositis *f*, Serosaentzündung *f*
multiple serositis: Entzündung *f* mehrerer seröser Häute, Polyserositis *f*, Polyseritis *f*
se|ros|i|ty [sɪ'rɑsətiː] *noun*: **1.** seröse Flüssigkeit *f*, Serum *nt* **2.** seröse Eigenschaft *f*
se|ro|syn|o|vi|al [ˌsɪərəʊsɪn'əʊvɪəl] *adj*: Serum und Gelenkschmiere/Synovia betreffend, serosynovial
se|ro|syn|o|vi|tis [ˌsɪərəʊˌsɪnə'vaɪtɪs] *noun*: seröse Synovitis *f*
se|ro|ther|a|py [ˌsɪərəʊ'θerəpiː] *noun*: Serotherapie *f*, Serumtherapie *f*
se|ro|tho|rax [ˌsɪərəʊ'θɔːræks] *noun*: Serothorax *m*, Hydrothorax *m*
se|ro|to|ner|gic [ˌserətə'nɜrdʒɪk, ˌsɪər-] *adj*: auf Serotonin als Transmitter ansprechend, serotoninerg, serotonerg

S

se|ro|to|nin [ˌserəˈtəʊnɪn, ˌsɪər-] *noun*: Serotonin *nt*, 5-Hydroxytryptamin *nt*

se|ro|to|ni|ner|gic [serəˌtəʊnɪˈnɜrdʒɪk] *adj*: auf Serotonin als Transmitter ansprechend, serotoninerg, serotonerg

se|ro|type [ˈsɪərətaɪp, ˈserə-]: **I** *noun* Serotyp *m*, Serovar *m* **II** *vt* in Serotypen einteilen

Hikojima serotype: Hikojimavariante *f*

Inaba serotype: Inabavariante *f*

Ogawa serotype: Ogawavariante *f*

se|rous [ˈsɪərəs] *adj*: **1.** (Blut-)Serum betreffend, aus Serum bestehend, serumhaltig, serös, Sero-, Serum- **2.** serumartige Flüssigkeit enthaltend *oder* absondernd, serös

se|ro|vac|ci|na|tion [ˌsɪərəʊˌvæksəˈneɪʃn] *noun*: Serovakzination *f*, Simultanimpfung *f*

se|ro|var [ˈsɪərəʊvær] *noun*: Serotyp *m*, Serovar *m*

serovar-specific *adj*: serovar-spezifisch

se|ro|zyme [ˈsɪərəʊzaɪm] *noun*: Prothrombin *nt*, Faktor II *m*

SERP *Abk.*: segmental early relaxation phenomenon

ser|pig|i|nous [sərˈpɪdʒɪnəs] *adj*: girlandenförmig, schlangenförmig, serpiginös

ser|ra|pep|tase [ˌserəˈpepteɪz] *noun*: Serrapeptase *f*, Serratiopeptidase *f*

ser|rate [ˈserɪt, -eɪt] *adj*: →*serrated*

ser|rat|ed [ˈsereɪtɪd, səˈreɪ-] *adj*: gesägt, gezackt

Ser|ra|tia [səˈreɪʃ(ɪ)ə, -tɪə] *noun*: Serratia *f*

Serratia liquefaciens: Serratia liquefaciens

Serratia marcescens: Serratia marcescens

Serratia rubideae: Serratia rubideae

ser|ra|tion [səˈreɪʃn] *noun*: (sägeförmige) Auszackung *f*

ser|ru|late [ˈser(j)əleɪt, -lɪt] *adj*: feingezackt

ser|ru|lat|ed [ˈser(j)əleɪtɪd] *adj*: →*serrulate*

ser|to|con|a|zole [ˌsɜrtəˈkɑnəzəʊl] *noun*: Sertoconazol *nt*

se|rum [ˈsɪərəm, ˈserəm] *noun, plural* **-rums, -ra** [-rə]: **1.** Serum *nt* **2.** (Blut-)Serum *nt* **3.** Antiserum *nt*, Immunserum *nt*

anaerobic immue serum: Anaerobierimmunserum *nt*

anticomplementary serum: Antikomplementserum *nt*

antilymphocyte serum: Antilymphozytenserum *nt*

antirabies serum: Tollwut-Immunserum *nt*

anti-RH immune serum: Anti-Rh-Serum *nt*

anti-T cell serum: Anti-T-Zell(en)serum *nt*

antitetanic serum: Tetanusserum *nt*

antitoxic serum: **1.** (*pharmakol.*) Gegengift *nt*, Antitoxin *nt* **2.** (*immunolog.*) Antitoxinantikörper *m*, Toxinantikörper *m*, Antitoxin *nt*

articular serum: Gelenkschmiere *f*, Synovia *f*

banked serum: Serumkonserve *f*

blood serum: (Blut-)Serum *nt*

convalescence serum: →*convalescent human serum*

convalescent serum: →*convalescent human serum*

convalescent human serum: Rekonvaleszentenserum *nt*

convalescents' serum: →*convalescent human serum*

diphtheria immune serum: Diphtherieserum *nt*

donor serum: Spenderserum *nt*

foreign serum: Fremdserum *nt*

heterologous serum: heterologes Serum *nt*

homologous serum: homologes Serum *nt*

human serum: Humanserum *nt*

hyperimmune serum: Hyperimmunserum *nt*

immune serum: Immunserum *nt*, Antiserum *nt*

Löffler's serum: Löffler-Serum(nährboden *m*) *nt*

monovalent serum: monovalentes Serum *nt*, spezifisches Serum *nt*

normal serum: Normalserum *nt*

panagglutinable serum: panagglutinierendes Serum *nt*

pericardial serum: Perikardflüssigkeit *f*, Liquor pericardii

polyvalent serum: polyvalentes Serum *nt*

pool serum: Poolserum *nt*, Mischserum *nt*

recipient serum: Empfängerserum *nt*

specific serum: monovalentes Serum *nt*, spezifisches Serum *nt*

test serum: Testserum *nt*

se|rum|al [ˈsɪərəməl, ˈser-] *adj*: Serum betreffend, aus Serum gewonnen, Serum-

serum-fast *adj*: serum-fest

se|rum|u|ria [ˌsɪərəmˈ(j)ʊəriːə] *noun*: Albuminurie *f*, Proteinurie *f*

ser|vo|con|trol [ˈsɜrvəʊkənˌtrəʊl] *noun*: Servokontrolle *f*

ser|vo|mech|a|nism [ˌsɜrvəʊˈmekənɪzm] *noun*: Servomechanismus *m*

ser|yl [ˈsɪərɪl, ˈser-] *noun*: Seryl-(Radikal *nt*)

SES *Abk.*: **1.** socioeconomic status **2.** supraventricular extrasystole

ses|a|me [ˈsesəmiː] *noun*: Sesam *m*

ses|a|moid [ˈsesəmɔɪd]: **I** *noun* Sesambein *nt*, Sesamknochen *m*, Os sesamoideum **II** *adj* sesamkornähnlich, Sesam-

ses|qui|ox|ide [ˌseskwɪˈɑksaɪd, -sɪd] *noun*: Sesquioxid *nt*

ses|qui|sul|fate [ˌseskwɪˈsʌlfeɪt] *noun*: Sesquisulfat *nt*

ses|qui|sul|fide [ˌseskwɪˈsʌlfaɪd] *noun*: Sesquisulfid *nt*

ses|qui|sul|phate [ˌseskwɪˈsʌlfeɪt] *noun*: (*brit.*) →*sesquisulfate*

ses|qui|sul|phide [ˌseskwɪˈsʌlfaɪd] *noun*: (*brit.*) →*sesquisulfide*

ses|qui|ter|pene [ˌseskwɪˈtɜrpiːn] *plural*: Sesquiterpene *pl*

ses|sile [ˈsesəl, -aɪl] *adj*: (*Polyp*) festsitzend, breit aufsitzend, sessil

set [set]: **I** *noun* **1.** Serie *f*, Reihe *f*, Gruppe *f* **2.** Satz *m*, Set *nt*, (Instrumenten-)Besteck *nt* **3.** (*psychol.*) (innere) Bereitschaft *f* (*for* zu); (*fig.*) Tendenz *f* (*towards* zu) **II** *adj* **4.** fest, hart; geronnen; (*Färbung*) fixiert; (*Meinung*) fest; (*Gesichtsausdruck*) starr **5.** festgesetzt, -gelegt; vorgeschrieben, vorgegeben, bestimmt **6.** fertig, bereit **III** *vt* **7.** setzen, stellen, legen **8.** (*Milch*) gerinnen lassen, zum Gerinnen bringen; (*Färbung*) fixieren **9.** festsetzen, -legen, anordnen, vorschreiben, bestimmen **10.** einrichten; einstellen (*at* auf); regulieren **11.** (*Bruch*) (ein-)richten, reponieren; (*Verrenkung*) einrenken **IV** *vi* **12.** fest- *oder* hartwerden; gerinnen; erstarren; sich absetzen; (*Gips*) abbinden **13.** (*Gesichtsausdruck*) erstarren **14.** (*Knochen*) sich einrenken; (*Bruch*) zusammenwachsen

set back *vt* **1.** (*Uhr, Zähler*) zurückstellen **2.** jdn./etw. zurückwerfen (*by* um); verzögern, behindern

set forward *vt* **1.** (*Uhr, Zähler*) vorstellen **2.** jdn./etw. voranbringen *oder* weiterbringen

set in *vi* einsetzen, -treten, ausbrechen, beginnen

intubation set: Intubationsbesteck *nt*

set of teeth: Gebiss *nt*

se|ta|ceous [sɪˈteɪʃəs] *adj*: borstig

se|tar|i|a|sis [ˌsɪtəraɪˈəsɪs] *noun*: Setariose *f*

set|back [ˈsetbæk] *noun*: Rückschlag *m*, Rückfall *m*

SETD *Abk.*: sulfaethyl thiadiazole

se|tif|er|ous [sɪˈtɪfərəs] *adj*: →*setigerous*

se|ti|form [ˈsetɪfɔːrm] *adj*: borstig, borstenförmig

se|tig|er|ous [sɪˈtɪdʒərəs] *adj*: mit Borsten besetzt, Borsten tragend, borstig

SETS *Abk.*: staphylogenic epidermolytic toxic syndrome

set|ting [ˈsetɪŋ] *noun*: **1.** Einrichten *nt*; Einrenken *nt*; Einstellung *f* **2.** (*Gips*) Abbinden *nt*

clinical setting: klinisches Gesamtbild *nt*, klinischer

S

Gesamteindruck *m*
set|tle ['setl]: I *vt* (*Flüssigkeit*) klären II *vi* **1.** sich (ab-) setzen, sich niederschlagen, sich klären **2.** (*Erreger*) sich ansiedeln, sich festsetzen (*on, in* in)
settle down I *vt* jdn. beruhigen; (*Nerven*) beruhigen II *vi* sich beruhigen, ruhiger werden; sich legen
set|tle|ment ['setlmənt] *noun*: **1.** (Bakterien-)Ansiedlung *f* **2.** (*Sediment*) Absetzen *nt* **3.** Regelung *f*, Vereinbarung *m*; Entscheidung *f*
set|up ['setʌp] *noun*: **1.** Aufbau *m*, Organisation *m*; Anordnung *f* **2.** (Körper-)Haltung *f* **3.** Umstände *pl*, Zustände *pl*, Situation *f*
SEV *Abk.*: surface epithelial volume
se|vere [sə'vɪər] *adj*: (*Krankheit*) schlimm, schwer; (*Schmerz*) heftig, stark
se|ver|ilty [sə'verətiː] *noun, plura* **-ties**: Strenge *f*, Schärfe *f*, Härte *f*; Rauhheit *f*; Ernst *m*; Heftigkeit *f*, Stärke *f*
SEVM *Abk.*: systolic endocardial velocity maximum
sew [səʊ] *vt, vi*: (**sewed; sewn**) nähen
sew|age ['suːɪdʒ] *noun*: Abwasser *nt*
sex [seks]: I *noun* **1.** Geschlecht *nt* **2.** Geschlechtstrieb *m*, Sexualität *f* **3.** Sex *m*, Gechlechtsverkehr *m*, Koitus *m* **4.** Geschlecht *nt*, Geschlechtsteile *pl* II *adj* Sex-, Sexual-
chromosomal sex: chromosomales/genetisches Geschlecht *nt*
endocrinologic sex: endokrinologisches Geschlecht *nt*
genetic sex: chromosomales/genetisches Geschlecht *nt*
genital sex: genitales Geschlecht *nt*, phänotypisches Geschlecht *nt*
gonadal sex: gonadales Geschlecht *nt*
nuclear sex: Kerngeschlecht *nt*
phenotypic sex: phänotypisches Geschlecht *nt*, genitales Geschlecht *nt*
sex|an|gu|lar [seks'æŋgjələr] *adj*: sechseckig
sex|a|va|lent [ˌseksə'veɪlənt] *adj*: sechswertig, hexavalent
sex|dig|i|tate [seks'dɪdʒɪteɪt] *adj*: sechsfingrig, sechszehig
sex|duc|tion [seks'dʌkʃn] *noun*: Sexduktion *f*, F-Duktion *f*
sex-influenced *adj*: geschlechtsbeeinflusst
sex|i|va|lent [ˌseksɪ'veɪlənt] *adj*: →*sexavalent*
sex|less ['seksləs] *adj*: geschlechtslos, asexuell, ungeschlechtlich
sex-limited *adj*: auf ein Geschlecht beschränkt, geschlechtsbeschränkt
sex-linked *adj*: geschlechtsgebunden
sex|o|log|i|cal [ˌseksə'lɑdʒɪkl] *adj*: Sexologie betreffend, sexualwissenschaftlich, sexologisch
sex|ol|o|gist [sek'sɑlədʒɪst] *noun*: Sexologin *f*, Sexologe *m*
sex|ol|o|gy [sek'sɑlədʒiː] *noun*: Sexologie *f*
sex|op|a|thy [sek'sɑpəθiː] *noun*: Sexopathie *f*, Sexualpathie *f*, Sexualpsychopathie *f*
sex-specific *adj*: geschlechtsspezifisch
sex|ti|grav|i|da [ˌsektɪ'grævɪdə] *noun*: Sextigravida *f*
sex|tip|a|ra [seks'tɪpərə] *noun*: Sextipara *f*
sex|tu|ple [seks't(j)uːpl, -'tʌp-]: I *noun* das Sechsfache II *adj* sechsfach III *vt* versechsfachen IV *vi* sich versechsfachen
sex|tu|plet [seks't(j)uːplɪt, -'tʌp-] *noun*: **1.** Sechsling *m* **2. sextuplets** *pl* Sechslinge *pl*
sex|u|al ['sekʃəwəl] *adj*: die Sexualität betreffend, auf ihr beruhend, sexuell, geschlechtlich, sexual
sex|u|al|i|ty [seksʃə'wælətiː] *noun*: Sexualität *f*
abnormal sexuality: Parasexualität *f*
perverted sexuality: Parasexualität *f*
SEZ *Abk.*: sulfethoxypyridazine
SF *Abk.*: **1.** scarlet fever **2.** seminal fluid **3.** serum fibrinogen **4.** spinal fluid **5.** Streptococcus faecalis **6.** sulfation factor **7.** synovial fluid
S_f *Abk.*: **1.** flotation constant **2.** Svedberg flotation
SFB *Abk.*: superior fascicular block
SFC *Abk.*: spinal fluid count
SFFR *Abk.*: sulcus fluid flow rate
SFH *Abk.*: stroma-free hemolysate
SFI *Abk.*: synovial fluid
SFMC *Abk.*: soluble fibrin monomer complex
SFO *Abk.*: subfornical organ
SFP *Abk.*: slow filling phase
SFR *Abk.*: stroke with full recovery
SFT *Abk.*: Sabin-Feldman test
SFV *Abk.*: Semliki forest virus
SFW *Abk.*: slow filling wave
SG *Abk.*: **1.** secretory granula **2.** serum glycoside **3.** spatial ventricular gradient **4.** specific gravity **5.** sphygmogram **6.** structural gene **7.** sulfaguanidine **8.** supplemental groove
SGA *Abk.*: small for gestational age
SGN *Abk.*: secondary chronic glomerulonephritis
SGOT *Abk.*: serum glutamic oxaloacetic transaminase
SGPT *Abk.*: serum glutamic-pyruvic transaminase
SGR *Abk.*: Sachs-Georgi reaction
SGTT *Abk.*: steroid glucose tolerance test
SGV *Abk.*: **1.** salivary gland virus **2.** selective gastric vagotomy
SH *Abk.*: **1.** serum hepatitis **2.** social history **3.** somatotrophic hormone **4.** somatotropic hormone **5.** sulfhydryl **6.** surgical history
Sh *Abk.*: sheep
Sh. *Abk.*: Shigella
SHA *Abk.*: sinusoidal harmonic acceleration
shad|ow ['ʃædəʊ]: I *noun* **1.** (*a. psychol.*) Schatten *m*, Schattenbild *nt* (*radiolog.*) Schatten *m* **2.** Halbmondkörper *m*, Achromozyt *m*, Achromoretikulozyt *m* II *vt* verdunkeln, ein Schatten werfen auf, trüben
acoustic shadow: (*Ultraschall*) Schallschatten *m*
erythrocyte shadows: Erythrozytenschatten *pl*, Blutschatten *pl*, Blutkörperchenschatten *pl*
Gumprecht's shadows: Gumprecht-Kernschatten *pl*, Gumprecht-Schatten *pl*
heart shadow: Herzschatten *m*
Ponfick's shadow: Halbmondkörper *m*
psoas shadow: Psoasschatten *m*
Purkinje's shadows: Purkinje-Nachbilder *pl*
ring shadow: Ringschatten *m*
shad|ow|gram ['ʃædəʊgræm] *noun*: Röntgenaufnahme *f*, -bild *nt*
shad|ow|graph ['ʃædəʊgræf] *noun*: Röntgenaufnahme *f*, -bild *nt*
shad|ow|graph|y ['ʃædəʊgræfiː] *noun*: **1.** Röntgenphotografie *f*, Röntgenphotographie *f* **2.** Röntgenuntersuchung *f*, Röntgen *nt*
shaft [ʃæft, ʃɑːft] *noun*: **1.** Schaft *m*, Stiel *m*, Stamm *m*; Mittelteil *m* **2.** Knochenschaft *m*, Diaphyse *f* **3.** (Licht-)Strahl *m*
shaft of bone: Knochenschaft *m*, Diaphyse *f*
femoral shaft: Oberschenkelschaft *m*, Femurschaft *m*, Femurdiaphyse *f*, Corpus femoris
shaft of femur: →*femoral shaft*
shaft of fibula: Fibulaschaft *m*, Fibuladiaphyse *f*, Corpus fibulae
hair shaft: Haarschaft *m*, Scapus pili
humeral shaft: Oberarmschaft *m*, Humerusschaft *m*, Humerusdiaphyse *f*, Corpus humeri
shaft of humerus: →*humeral shaft*

S

shaft of penis: Penisschaft *m*, Corpus penis
shaft of radius: Radiusschaft *m*, Radiusdiaphyse *f*, Corpus radii
shaft of tibia: Tibiaschaft *m*, Tibiadiaphyse *f*, Corpus tibiae
shaft of ulna: Ulnaschaft *m*, Ulnadiaphyse *f*, Corpus ulnae

SH-Ag *Abk.*: serum hepatitis antigen

shag|gy ['ʃægiː] *adj*: mit Zotten/Villi besetzt, zottig, zottenförmig, villös

shake [ʃeɪk]: (*v* **shook; shaken**) **I** *n* Schütteln *nt*, Rütteln *nt*; Beben *nt*, Zittern *nt* **II** *vt* schütteln **III** *vi* schwanken, beben, wanken; zittern, beben

shakes [ʃeɪks] *plural*: Schüttelfrost *m*
teflon shakes: Polymerenfieber *nt*

shal|low ['ʃæləʊ] *adj*: flach

shank [ʃæŋk] *noun*: **1.** Schaft *m* **2.** Unterschenkel *m*; Schienbein *nt*, Tibia *f*; Bein *nt*
bur shank: Bohrerschaft *m*

shape [ʃeɪp]: **I** *noun* **1.** Form *f*, Gestalt *f*; Figur *f* **put into shape** formen, gestalten **2.** (körperliche *oder* geistige) Verfassung *f*, Form *f* **in (good) shape** in (guter) Form, in gutem Zustand **in bad shape** in schlechter Verfassung/Form, in schlechtem Zustand **3.** (*techn.*) (Guss-)Form *f*, Formstück *nt*, Modell *nt* **II** *vt* (*a. techn., psychol.*) formen (*into* zu); (*Leben*) gestalten **III** *vi* sich formen; sich entwickeln
apple shape: Apfelform *f*, androide Adipositas *f*
flame shape: flammenförmiger Diamantschleifer *m*, flammenförmiger Diamantbohrer *m*
pear shape: Birnenform *f*, gynoide Adipositas *f*
pelvic shapes: Beckenformen *pl*
safety pin shape: Sicherheitsnadelform *f*

shape|less ['ʃeɪpləs] *adj*: **1.** unförmig **2.** form-, gestaltlos

shape|less|ness ['ʃeɪpləsnəs] *noun*: **1.** Unförmigkeit *f* **2.** Form-, Gestaltlosigkeit *f*

sharp [ʃɑːrp] *adj*: scharf; (*Messer*) scharf; (*Nadel*) spitz; (*Geruch, Geschmack*) scharf, beißend; (*Schmerz*) heftig, stechend

sharp-edged *adj*: (*Messer*) scharfkantig

sharp-eyed *adj*: scharfsichtig

sharp|ness ['ʃɑːrpnəs] *noun*: Schärfe *f*; Spitzheit *f*; Deutlichkeit *f*; Strenge *f*; Heftigkeit *f*; Wachsamkeit *f*, Scharfsinn *m*; Schrillheit *f*
sharpness of vision: Sehschärfe *f*

sharp-sighted *adj*: →*sharp-eyed*

SHB *Abk.*: supra-His block

SHBD *Abk.*: serum hydroxybutyrate dehydrogenase

SHBE *Abk.*: surface His bundle electrogram

SHBG *Abk.*: sex hormone binding globuline

SHD *Abk.*: sudden heart death

SHDI *Abk.*: supraoptical hypophyseal diabetes insipidus

SHE *Abk.*: standard hydrogen electrode

shear [ʃɪər]: (*v* **sheared/shore; sheared/shorn**) **I** *n* **1. shears** *pl* (große) Schere *f*; Blechschere *f* **2.** Scheren *nt*, Schur *f* **3.** (*physik.*) (Ab-)Scherung *f* **II** *vt* (ab-)scheren, (ab-)schneiden **III** *vi* schneiden, mähen (*through* durch)
rib shears: Rippenresektionsschere *f*

shear|ing ['ʃɪərɪŋ] *noun*: **1.** Scheren *nt*, Schur *f* **2.** (*physik.*) (Ab-)Scherung *f*

sheath [ʃiːθ]: **I** *noun, plural* **sheaths** [ʃiːðz] **1.** Scheide *f*; Hülle *f*, Mantel *m*, Ummantelung *f* **2.** Kondom *m/nt* **II** *vt* →*sheathe*
anterior tarsal tendinous sheaths: Vaginae tendinum tarsales anteriores
arachnoid sheath: Arachnoideascheide *f* des Nervus opticus
axon sheath: Axonscheide *f*
bulbar sheath: Tenon-Kapsel *f*, Vagina bulbi
carotid sheath: Karotisscheide *f*, Vagina carotica
carpal tendinous sheaths: Vaginae tendinum carpales
common tendinous sheath of flexor muscles: Vagina communis tendinum musculorum flexorum
common tendinous sheath of peroneal muscles: gemeinsame Sehnenscheide *f* der Peronäussehnen, Vagina communis tendinum musculorum peroneorum, Vagina communis tendinum musculorum fibularium
common sheath of testis and spermatic cord: Fascia spermatica interna
connective tissue sheath: bindegewebige Scheide/Umhüllung *f*, Bindegewebsscheide *f*, Bindegewebshülle *f*
connective tissue sheath of Key and Retzius: Endoneurium *nt*
connective tissue root sheath: bindegewebige Wurzelscheide *f*, Haarbalg *m*
dentinal sheath: Neumann-Scheide *f*
dermal root sheath: →*connective tissue root sheath*
dorsal carpal tendinous sheaths: Vaginae tendinum carpales dorsales
dural sheath: Durascheide *f* des Nervus opticus
endoneural sheath: Endoneuralscheide *f*
epithelial root sheath: epitheliale Wurzelscheide *f*
external sheath of optic nerve: äußere Durahülle *f* des Nervus opticus, Vagina externa nervi optici
sheath of eyeball: Tenon-Kapsel *f*, Vagina bulbi
fibrous sheath of optic nerve: äußere Durahülle *f* des Nervus opticus, Vagina externa nervi optici
fibrous tendon sheath: fibröse Sehnenscheide *f*, Vagina fibrosa tendinis
fibrous tendon sheaths of foot: Vaginae fibrosae tendinum digitorum pedis
fibrous tendon sheaths of hand: Vaginae fibrosae digitorum manus
fibrous tendon sheaths of toes: Vaginae fibrosae digitorum pedis
fibular tarsal tendinous sheaths: Vaginae tendinum tarsales fibulares
gliding sheath: Gleithülle *f*, -scheide *f*
hair sheath: (Haar-)Wurzelscheide *f*
Henle's sheath: Endoneurium *nt*
Huxley's sheath: Huxley-Schicht *f*, Huxley-Membran *f*
inner sheath of optic nerve: innere Meningealscheide *f* des Nervus opticus, Vagina interna nervi optici
internal sheath of optic nerve: innere Meningealscheide *f* des Nervus opticus, Vagina interna nervi optici
sheath of Key and Retzius: Endoneurium *nt*
lymphoid sheath: (*Milz*) periarterielle Lymphscheide *f*
Mauthner's sheath: Axolemm *nt*
medullary sheath: Mark-, Myelinscheide *f*
mucous sheath of tendon: Sehnenscheide *f*, Vagina synovialis tendinis
mucous sheaths of tendons of fingers: **1.** Sehnenscheiden *pl* der Beugersehnen, Vaginae synoviales tendinum digitorum pedis **2.** Vaginae tendinum digitorum pedis
mucous sheaths of tendons of toes: Vaginae synoviales digitorum pedis
myelin sheath: Mark-, Myelinscheide *f*
nerve sheath: Nervenscheide *f*, Epineurium *nt*
Neumann's sheath: Neumann-Scheide *f*
neurilemmal sheath: Schwann-Scheide *f*, Neurilemm *nt*, Neurolemm *nt*, Neurilemma *nt*
sheaths of optic nerve: Meningealhüllen *pl* des Nervus opticus, Vaginae nervi optici

S

palmar carpal tendinous sheaths: Vaginae tendinum carpales palmares
periarterial lymphatic sheath: (*Milz*) periarterielle Lymphscheide *f*
periarterial lymphoid sheath: →*periarterial lymphatic sheath*
perineural sheath: Perineuralscheide *f*
pial sheath: Piascheide *f* des Nervus opticus
plantar tendinous sheath of peroneus longus muscle: Vagina plantaris tendinis musculi peronei longi, Vagina plantaris tendinis musculi fibularis longi
rectus sheath: Rektusscheide *f*, Vagina musculi recti abdominis
sheath of rectus abdominis muscle: Rektusscheide *f*, Vagina musculi recti abdominis
root sheath: (*Haar*) Wurzelscheide *f*
Scarpa's sheath: Fascia cremasterica
Schwann's sheath: Schwann-Scheide *f*, Neurilemm *nt*, Neurolemm *nt*, Neurilemma *nt*
Schweigger-Seidel sheath: Schweigger-Seidel-Hülse *f*, Ellipsoid *nt*
synovial sheath: →*synovial sheath of tendon*
synovial sheaths of foot: Vaginae synoviales digitorum pedis
synovial sheaths of hand: Vaginae synoviales digitorum manus
synovial sheath of intertubercular groove: Vagina tendinis intertubercularis
synovial sheath of tendon: Sehnenscheide *f*, Vagina synovialis tendinis
tendinous sheath of abductor longus and extensor pollicis brevis muscl: Vagina tendinum musculorum abductoris longi et extensoris pollicis brevis
tendinous sheath of extensor carpi radialis muscle: Vagina tendinum musculorum extensorum carpi radialium
tendinous sheath of extensor carpi ulnaris muscle: Vagina tendinis musculi extensoris carpi ulnaris
tendinous sheath of extensor digiti minimi brevis muscle: Vagina tendinis musculi extensoris digiti minimi brevis
tendinous sheath of extensor digitorum and extensor indicis muscle: Vagina tendinum musculorum extensoris digitorum et extensoris indicis
tendinous sheath of extensor digitorum longus muscle: Vagina tendinis musculi extensoris digitorum longi
tendinous sheath of extensor hallucis longus muscle: Vagina tendinis musculi extensoris hallucis longi
tendinous sheath of extensor pollicis longus muscle: Vagina tendinis musculi extensoris pollicis longi
tendinous sheath of flexor carpi radialis muscle: Vagina tendinis musculi flexoris carpi radialis
tendinous sheath of flexor digitorum longus muscle: Vagina tendinis musculi flexoris digitorum longi
tendinous sheath of flexor hallucis longus muscle: Vagina tendinis musculi flexoris hallucis longi
tendinous sheath of flexor pollicis longus muscle: Vagina tendinis musculi flexoris pollicis longi
tendinous sheaths of tendons of toes: Vaginae tendinum digitorum pedis
tendinous sheath of tibialis anterior muscle: Vagina tendinis musculi tibialis anterioris
tendinous sheath of tibialis posterior muscle: Vagina tendinis musculi tibialis posterioris
tendon sheath: →*synovial sheath of tendon*
tibial tarsal tendinous sheaths: Vaginae tendinum tarsales tibiales
Waldeyer's sheath: Waldeyer-Scheide *f*

sheathe [ʃiːð] *vt*: umhüllen, ummanteln

sheep-pox *noun*: Schafpocken *pl*

sheet [ʃiːt]: **I** *noun* **1.** Bettuch *nt*, (Bett-)Laken *nt*, Leintuch *nt* **2.** Bogen *m*, Blatt *nt* **3.** (dünne) Platte *f* **II** *vt* **4.** (*Bett*) beziehen **5.** mit einer dünnen Schicht bedecken
β-sheet: →*pleated sheet*
bath sheet: Badetuch *nt*
beta sheet: →*pleated sheet*
beta pleated sheet: →*pleated sheet*
flow sheet: Fließschema *nt*
pleated sheet: Faltblatt *nt*, Faltblattstruktur *f*
β-pleated sheet: →*pleated sheet*

shell [ʃel]: **I** *noun* **1.** Schale *f*, Hülse *f*, Rinde *f*, Muschel *f* **2.** (*a. fig.*) Gerüst *nt*, Gerippe *nt* **II** *vt* (ab-)schälen, enthülsen
corrective plaster shell: Umkrümmungsgipsliegeschale *f*
cytotrophoblast shell: Zytotrophoblasthülle *f*
electron shell: Elektronenschale *f*
hydrational shell: Wasserhülle *f*, Hydratationshülle *f*, Hydrationshülle *f*
plaster shell: Gipsschale *f*
walnut shells: Walnussschalen *pl*, Juglandis regiae cortex

shellac [ʃə'læk] *noun*: Schellack *m*

SHF *Abk.*: super high frequency

SHG *Abk.*: scatter histogram

shield [ʃiːld]: **I** *noun* **1.** Schild *m* **2.** Schutzschild *m*, Schutzschirm *m* **II** *vt* (be-)schützen, (be-)schirmen (*from* vor); (*physik.*) abschirmen
beryllium shield: Berylliumfenster *nt*
buccal shield: Bukkalschild *nt*
Buller's shield: Buller-Augenschutz *m*, -Schild *nt*
embryonic shield: Keimscheibe *f*. Keimschild *m*, Blastodiskus *m*
eye shield: Augenschutz *m*, Augenschützer *m*, Augenschutzschild *nt*
gonadal shield: Gonadenschutz *m*
lingual shield: Zungenschild *nt*
oral shield: Mundvorhofplatte *f*, Vestibularplatte *f*

SH-IF *Abk.*: somatotropin inhibiting factor

shift [ʃɪft]: **I** *noun* Verlagerung *f*, Verschiebung *f*, Wechsel *m*, Veränderung *f* **II** *vt* verlagern, verschieben; umstellen (*to* auf); verändern; (aus-)wechseln, (aus-)tauschen **III** *vi* sich verlagern, sich verschieben; wechseln
acetabular shift: Pfannenwanderung *f*
antigenic shift: Antigenshift *f*
Bennett shift: Bennett-Bewegung *f*, Bennett-Kieferbewegung *f*
chloride shift: Hamburger-Phänomen *nt*, Chloridverschiebung *f*
Doppler shift: Doppler-Verschiebung *f*
Hamburger's shift: Hamburger-Phänomen *nt*, Hamburger-Gesetz *nt*, Chloridverschiebung *f*
lateral shift of mandible: →*Bennett shift*
shift to the left: Linksverschiebung *f*
leftward shift: Linksverschiebung *f*
mediastinal shift: Mediastinalverschiebung *f*, Verschiebung *f* des Mediastinums
net shift: Nettoverschiebung *f*
night shift: Nachtschicht *f* **be/work on night shift** Nachtschicht haben *oder* arbeiten
parallactic shift: parallaktische Verschiebung *f*
parallel shift: Parallelverschiebung *f*
permanent threshold shift: permanente Schwellenabwanderung *f*
phase shift: Phasenverschiebung *f*

Purkinje's shift: Purkinje-Phänomen *nt*
shift to the right: Rechtsverschiebung *f*
rightward shift: Rechtsverschiebung *f*
set point shift: Sollwertschiebung *f*
side shift of mandible: →*Bennett shift*
syndrome shift: Syndrome-shift *nt*, Syndromwechsel *m*
temporary threshold shift: (*Gehör*) vorübergehende Schwellenabwanderung *f*, temporary threshold shift *nt*

shift|ing ['ʃɪftɪŋ] *adj*: sich verlagernd; wechselnd, veränderlich

Shig. *Abk.*: Shigella

Shi|gel|la [ʃɪ'gelə] *noun*: Shigella *f*
Shigella alkalescens: Escherich-Bakterium *nt*, Colibakterium *nt*, -bazillus *m*, Kolibazillus *m*, Escherichia/Bacterium coli
Shigella ambigua: →*Shigella dysenteriae type 2*
Shigella boydii: Shigella boydii
Shigella ceylonsis: →*Shigella sonnei*
Shigella dispar: →*Shigella alkalescens*
Shigella dysenteriae: Shigella dysenteriae
Shigella dysenteriae type 1: Shiga-Kruse-Ruhrbakterium *nt*, Shigella dysenteriae Typ 1
Shigella dysenteriae type 2: Shigella schmitzii, Shigella ambigua, Shigella dysenteriae Typ 2
Shigella flexneri: Flexner-Bazillus *m*, Shigella flexneri
Shigella madampensis: →*Shigella alkalescens*
Shigella paradysenteriae: →*Shigella flexneri*
Shigella schmitzii: →*Shigella dysenteriae type 2*
Shigella shigae: →*Shigella dysenteriae type 1*
Shigella sonnei: Kruse-Sonne-Ruhrbakterium *nt*, E-Ruhrbakterium *nt*, Shigella sonnei

shig|el|lo|sis [ʃɪgə'ləʊsɪs] *noun*: Shigellainfektion *f*, Shigellose *f*; Bakterienruhr *f*

shik|i|mene ['ʃɪkəmiːn] *noun*: →*sikimin*

shin [ʃɪn] *noun*: Schienbein *nt*, Schienbeinregion *f*
saber shin: Säbelscheidentibia *f*
toasted shins: Erythema caloricum

shin|bone ['ʃɪnbəʊn] *noun*: Schienbein *nt*, Tibia *f*

shin|gles ['ʃɪŋgəls] *plural*: Gürtelrose *f*, Zoster *m*, Zona *f*, Herpes zoster

shiv|er ['ʃɪvər]: **I** *noun* Schauer *m*, Zittern *nt*, Frösteln *nt* **II** *vi* zittern, frösteln, (er-)schauern

shiv|er ['ʃɪvər]: **I** *noun* Splitter *m*, (Bruch-)Stück *nt* **II** *vt*, *vi* (zer-)splittern, (zer-)schmettern

shiv|er|y ['ʃɪvəriː] *adj*: fröstelnd; schauernd; zitt(e)rig; fiebrig

SHML *Abk.*: sinus histiocytosis with massive lymphadenopathy

SHN *Abk.*: subacute hepatic necrosis

shock [ʃɑk]: **I** *noun* **1.** Schock *m*, Schockzustand *m*, Schockreaktion *f* **be in (a state of) shock** einen Schock haben, unter Schock stehen **2.** elektrischer Schlag *m*; Elektroschock *m*, Schock *m* **3.** (seelische) Erschütterung *f*, Schlag *m*, Schock *m* (*to* für) **II** *vt* **4.** erschüttern; (*fig.*) schockieren, erschüttern **5.** (*patholog.*) Schock(reaktion) auslösen *oder* verursachen **6.** schocken, einer Schockbehandlung unterziehen
allergic shock: allergischer Schock *m*, anaphylaktischer Schock *m*, Anaphylaxie *f*
anaphylactic shock: allergischer Schock *m*, anaphylaktischer Schock *m*, Anaphylaxie *f*
anaphylactoid shock: anaphylaktoide Reaktion *f*
burn shock: Verbrennungsschock *m*
cardiac shock: kardialer/kardiogener/kardiovaskulärer Schock *m*, Kreislaufschock *m*
cardiogenic shock: →*cardiac shock*
cardiovascular shock: →*cardiac shock*
circulatory shock: Kreislaufschock *m*
cold shock: **1.** kalter Schock *m* **2.** Kälteschock *m*
compensated shock: kompensierter Schock *m*
cultural shock: Kulturschock *m*
decompensated shock: dekompensierter Schock *m*
deferred shock: verzögerter Schock *m*
delayed shock: verzögerter Schock *m*
distribution shock: Verteilungsschock *m*
electric shock: **1.** elektrischer Schlag *m*, Stromschlag *m* **2.** (*physiolog.*) Elektroschock *m*
electroconvulsive shock: Elektrokrampftherapie *f*, Elektrokonvulsionsbehandlung *f*, Elektroschockbehandlung *f*, Elektrokrampfbehandlung *f*
endocrinopathic shock: endokriner Schock *m*
endogenous hypovolaemic shock: (*brit.*) →*endogenous hypovolemic shock*
endogenous hypovolemic shock: endogener Volumenmangelschock *m*
endotoxic shock: Endotoxinschock *m*
endotoxin shock: →*endotoxic shock*
exogenous hypovolaemic shock: (*brit.*) →*exogenous hypovolemic shock*
exogenous hypovolemic shock: exogener Volumenmangelschock *m*
haematogenic shock: (*brit.*) →*hematogenic shock*
haemorrhagic shock: (*brit.*) →*hemorrhagic shock*
heat shock: Hitzeschock *m*
hematogenic shock: Volumenmangelschock *m*, hypovolämischer Schock *m*
hemorrhagic shock: hämorrhagischer Schock *m*, Blutungsschock *m*
histamine shock: Histaminschock *m*
hyperdynamic shock: hyperdynamischer Schock *m*
hypoglycaemic shock: (*brit.*) →*hypoglycemic shock*
hypoglycemic shock: hypoglykämischer Schock *m*, hypoglykämisches Koma *nt*, Coma hypoglycaemicum
hypovolaemic shock: (*brit.*) →*hypovolemic shock*
hypovolemic shock: Volumenmangelschock *m*, hypovolämischer Schock *m*
insulin shock: Insulinschock *m*
irreversible shock: irreversibler/paralytischer/refraktärer Schock *m*
neurogenic shock: neurogener Schock *m*
oligaemic shock: (*brit.*) →*oligemic shock*
oligemic shock: Volumenmangelschock *m*, hypovolämischer Schock *m*
oliguric shock: hypovolämischer Schock *m*, Volumenmangelschock *m*
osmotic shock: osmotischer Schock *m*
red shock: warmer/roter Schock *m*
refractory shock: refraktärer Schock *m*
septic shock: septischer Schock *m*
serum shock: Serumschock *m*
solar plexus shock: Solarplexusschock *m*
spinal shock: spinaler Schock *m*
toxic shock: toxischer Schock *m*
traumatic shock: traumatischer Schock *m*
vasogenic shock: vasogener Schock *m*
warm shock: warmer/roter Schock *m*
wet shock: Insulinschock *m*

shocked [ʃɑkd] *adj*: **1.** im Schock (befindlich) **be shocked** unter Schock stehen, in einem Schockzustand sein **2.** erschüttert, schockiert, bestürzt

shoe [ʃuː] *noun*: Schuh *m*
orthopaedic shoe: (*brit.*) →*orthopedic shoe*
orthopedic shoe: orthopädischer Schuh *m*
surgical shoe: orthopädischer Schuh *m*

S

build-up shoes: Schuhe *pl* mit überhoher Sohle
shootling [ˈʃuːtɪŋ] *adj*: (*Schmerz*) schießend
short [ʃɔːrt]: **I** *noun* (*elektr.*) Kurzschluss *m* **II** *adj* **1.** (*zeitlich*) kurz, knapp **2.** (*Gestalt*) klein, kurz **3.** kurz angebunden, barsch **4.** zuwenig, knapp (*of* an) **III** *vt* einen Kurzschluss verursachen, kurzschließen
short of breath kurzatmig, dyspnoisch
short-acting *adj*: kurzwirkend
shortlage [ˈʃɔːrtɪdʒ] *noun*: Knappheit *f*, Mangel *m* (*of* an)
short-circuit *vt*: **1.** einen Kurzschluss verursachen, kurzschließen **2.** (etw.) ausschalten, umgehen
shortlcomling [ˈʃɔːrtkʌmɪŋ] *noun*: Mangel *m*, Fehler *m*; Unzulänglichkeit *f*
shortlen [ʃɔːrtn] *vt*: (ab-, ver-)kürzen, kürzer machen
shortlenling [ˈʃɔːrtnɪŋ] *noun*: (Ab-, Ver-)Kürzung *f*
short-lived *adj*: kurzlebig
shortlness [ˈʃɔːrtnəs] *noun*: **1.** Kürze *m*; Kleinheit *f* **2.** Knappheit *f*, Mangel *m* (*of* an)
shortness of breath: Kurzatmigkeit *f*; Dyspnoe *f*
shortness of the neck: Kurz-, Froschhals *m*
shortness of sight: Kurzsichtigkeit *f*, Myopie *f*
shortlsightled [ˈʃɔːrtsaɪtɪd] *adj*: Kurzsichtigkeit/Myopie betreffend, von ihr betroffen, myop, kurzsichtig
shortlsightledness [ˈʃɔːrtsaɪtɪdnəs] *noun*: Kurzsichtigkeit *f*, Myopie *f*
short-tempered *adj*: aufbrausend, reizbar, jähzornig
short-term *adj*: kurzzeitig, -fristig, Kurzzeit-
shortlwave [ˈʃɔːrtweɪv] *noun*: Kurzwelle *f*
short-wave *adj*: kurzwellig, Kurzwellen-
short-winded *adj*: dyspnoisch, kurzatmig
shot [ʃɑt] *noun*: Impfung *f*, Injektion *f*
booster shot: Boosterimpfung *f*, Auffrischungsimpfung *f*
shoullder [ˈʃəʊldər] *noun*: Schulter *f*; Schultergelenk *nt*
frozen shoulder: schmerzhafte Schultersteife *f*, Periarthritis/Periarthropathia humeroscapularis
show [ʃəʊ] *noun*: (*gynäkol.*) Zeichnen *nt*
shrink [ʃrɪŋk]: (*v* **shrank; shrunk**) **I** *n* (*inf.*) Psychiater(in *f*) *m* **II** *vt* (ein-)schrumpfen lassen **III** *vi* (ein-, zusammen-)schrumpfen, abnehmen, schwinden
shrinklage [ˈʃrɪŋkɪdʒ] *noun*: (Ein-, Zusammen-)Schrumpfen *nt*; Schrumpfung *f*, Verminderung *f*, Schwund *m*, Abnahme *f*
gingival shrinkage: Zahnfleischschrumpfung *f*
gold shrinkage: Goldschrumpfung *f*
thermal shrinkage: thermische Schrumpfung *f*
tumor shrinkage: Tumorschrumpfung *f*
tumour shrinkage: (*brit.*) →*tumor shrinkage*
wax shrinkage: Wachsschrumpfung *f*
SHS *Abk.*: supine hypotensive syndrome
SHT *Abk.*: Sims-Huhner test
shunt [ʃʌnt]: **I** *noun* **1.** Nebenschluss *m*, Shunt *m*; Bypass *m* **2.** (*physik.*) Nebenschluss *m*, Nebenwiderstand *m*, Shunt *m* **II** *vt* **3.** (*chirurg.*) einen Shunt anlegen, shunten **4.** (*physik.*) nebenschließen, shunten
arteriovenous shunt: arteriovenöser Shunt/Bypass *m*
A-V shunt: arteriovenöser Shunt/Bypass *m*
Brescia-Cimino shunt: Brescia-Cimino-Fistel *f*, Brescia-Cimino-Shunt *m*, Cimino-Fistel *f*, Cimino-Shunt *m*
bucket handle shunt: Korbhenkel-Shunt *m*
Cimino shunt: Brescia-Cimino-Fistel *f*, Brescia-Cimino-Shunt *m*, Cimino-Fistel *f*, Cimino-Shunt *m*
Denver shunt: Denver-Ventil *nt*
dialysis shunt: Dialyseshunt *m*
Dickens shunt: Pentosephosphatzyklus *m*, Phosphogluconatweg *m*
distal splenorenal shunt: distale splenorenale Anastomose *f*
Ebbehoy-Winter shunt: Ebbehoy-Winter-Shunt *m*
Grayhack's shunt: Grayhack-Shunt *m*
hexose monophosphate shunt: Pentosephosphatzyklus *m*, Phosphogluconatweg *m*
ileal shunt: Ileumausschaltung *f*
intrapulmonary shunt: intrapulmonaler Shunt *m*
jejunal shunt: Ileumausschaltung *f*
jejunolileal shunt: Ileumausschaltung *f*
left-to-right shunt: Links-Rechts-Shunt *m*
LeVeen shunt: LeVeen-Shunt *m*
LeVeen peritoneovenous shunt: LeVeen-Shunt *m*
Linton shunt: Linton-Shunt *m*, proximale splenorenale Anastomose *f*, proximaler splenorenaler Shunt *m*
mesoatrial shunt: mesoatriale Anastomose *f*, mesoatrialer Shunt *m*
mesocaval shunt: mesokavale Anastomose *f*, mesokavaler Shunt *m*
mesocaval H-graft shunt: Clatworthy-Operation *f*
pendular shunt: Pendel-Shunt *m*
pentose shunt: Pentosephosphatzyklus *m*, Phosphogluconatweg *m*
peritoneovenous shunt: peritoneovenöser Shunt *m*
portacaval shunt: portokavaler Shunt *m*, portokavale Anastomose *f*
portosystemic shunt: →*portacaval shunt*
postcaval shunt: →*portacaval shunt*
proximal splenorenal shunt: Linton-Shunt *m*, proximale splenorenale Anastomose *f*, proximaler splenorenaler Shunt *m*
Quackels shunt: Quackels-Shunt *m*
Quinton and Scribner shunt: Quinton-Scribner-Shunt *m*, Scribner-Shunt *m*
radiocephalic shunt: Arteria radialis-Vena cephalica-Shunt *m*
radiocephalic arteriovenous shunt: Arteria radialis-Vena cephalica-Shunt *m*
Rapoport-Luebering shunt: Rapoport-Luebering-Shunt *m*
reversed shunt: Rechts-Links-Shunt *m*
right-to-left shunt: Rechts-Links-Shunt *m*
Scribner shunt: Scribner-Shunt *m*, Quinton-Scribner-Shunt *m*
Spitz-Holter VA shunt: Spitz-Holter-Drainage *f*
splenorenal shunt: splenorenale Anastomose *f*, splenorenaler Shunt *m*
transjugular intrahepatic portosystemic shunt: transjugulärer intrahepatischer portosystemischer Shunt *nt*
ventriculoatrial shunt: ventrikuloatrialer Shunt *m*
ventriculoperitoneal shunt: ventrikuloperitonealer Shunt *m*
ventriculovenous shunt: Ventrikulovenostomie *f*, ventrikulovenöser Shunt *m*
Warburg-Lipmann-Dickens shunt: Pentosephosphatzyklus *m*, Phosphogluconatweg *m*
Warren shunt: Warren-Shunt *m*, distale splenorenale Anastomose *f*, distaler splenorenaler Shunt *m*
Waterston shunt: Waterston-Anastomose *f*, Waterston-Cooley-Operation *f*, Waterston-Cooley-Anastomose *f*
Waterston-Cooley shunt: →*Waterston shunt*
shuttlle [ˈʃʌtl] *noun*: Shuttle *m*
fatty acid shuttle: Fettsäureshuttle *m*
glycerol phosphate shuttle: Glycerinphosphatshuttle *m*
malate-aspartate shuttle: Malat-Aspartat-Shuttle *m*
NADH shuttle: NADH-Shuttle *m*
SI *Abk.*: **1.** sacroiliac **2.** safety index **3.** saline infusion **4.** saturation index **5.** selectivity index **6.** septum inter-

S

ventriculare **7.** serum iron **8.** shock index **9.** soluble insulin **10.** staining intensity **11.** stroke index **12.** subendocardial ischemia **13.** sympathetic inhibition **14.** Système International d'Unites

Si *Abk.*: silicon

SIA *Abk.*: synalbumin-insulin antagonism

Sia *Abk.*: sialic acids

SIADH *Abk.*: syndrome of inappropriate ADH-secretion

si|a|gon|an|tri|tis [ˌsaɪəɡɑnæn'traɪtɪs] *noun*: Kieferhöhlenentzündung *f*

sial- *präf.*: Speichel-, Sial(o)-, Ptyal(o)-

si|al|a|den [saɪ'ælədən] *noun*: Speicheldrüse *f*

si|al|ad|e|nec|to|my [ˌsaɪəlˌædə'nektəmiː] *noun*: Sialadenektomie *f*, Sialoadenektomie *f*, Speicheldrüsenexzision *f*

si|al|ad|e|nit|ic [ˌsaɪəlˌædə'nɪtɪk] *adj*: Speicheldrüsenentzündung/Sialadenitis betreffend, sialadenitisch, sialoadenitisch

si|al|ad|e|ni|tis [ˌsaɪəlˌædə'naɪtɪs] *noun*: Speicheldrüsenentzündung *f*, Sialoadenitis *f*, Sialadenitis *f*

acute sialadenitis: akute Speicheldrüsenentzündung *f*

acute purulent sialadenitis: akute eitrige Sialadenitis *f*

acute suppurative sialadenitis: akute eitrige Sialadenitis *f*

allergic sialadenitis: allergische Sialadenitis *f*

bacterial sialadenitis: bakterielle Sialadenitis *f*

chronic sialadenitis: chronische Sialadenitis *f*

chronic nonspecfic sialadenitis: Sialadenose *f*, Sialose *f*

granulomatous sialadenitis: granulomatöse Sialadenitis *f*

obstructive sialadenitis: obstruktive Sialadenitis *f*

suppurative sialadenitis: eitrige Sialadenitis *f*

viral sialadenitis: virale Sialadenitis *f*

si|al|ad|e|nog|ra|phy [ˌsaɪəlˌædə'nɑɡrəfiː] *noun*: Sialoadenografie *f*, Sialadenografie *f*, Sialoadenographie *f*, Sialadenographie *f*

si|al|ad|e|non|cus [ˌsaɪəlˌædə'nɑŋkəs] *noun*: Speicheldrüsenschwellung *f*

si|al|ad|e|nop|a|thy [ˌsaɪəlˌædə'nɑpəθiː] *noun*: Speicheldrüsenvergrößerung *f*, Speicheldrüsenerkrankung *f*, Sialadenose *f*

drug-induced sialadenopathy: medikamentöse Sialadenose *f*

dystrophic sialadenopathy: dystrophisch-metabolische Sialadenose *f*

endocrine sialadenopathy: endokrine Sialadenose *f*

neurogenic sialadenopathy: neurogene Sialadenose *f*

si|al|ad|e|no|sis [ˌsaɪəlˌædə'nəʊsɪs] *noun*: **1.** Speicheldrüsenentzündung *f*, Sialoadenitis *f*, Sialadenitis *f* **2.** Speicheldrüsenerkrankung *f*, Sialadenose *f*

si|al|ad|e|not|o|my [ˌsaɪəlˌædə'nɑtəmiː] *noun*: Sialadenotomie *f*, Sialoadenotomie *f*

si|al|a|gog|ic [ˌsaɪələ'ɡɑdʒɪk] *adj*: den Speichelfluss anregend, sialagog

si|al|a|gogue [saɪ'æləɡɔɡ, -ɡɑɡ]: **I** *noun* Sialagogum *nt* **II** *adj* den Speichelfluss anregend, sialagog

si|al|ate ['saɪəleɪt] *noun*: Sialat *nt*

si|al|ec|ta|sia [ˌsaɪəlek'teɪʒ(ɪ)ə] *noun*: Sialektasie *f*

si|al|em|e|sis [ˌsaɪə'eməsɪs] *noun*: Speichelerbrechen *nt*, Sialemesis *f*

si|al|ic [saɪ'ælɪk] *adj*: **1.** Speichel betreffend, Speichel-, Sial(o)-, Ptyal(o)- **2.** Sialinsäure betreffend

si|al|i|dase [saɪ'ælɪdeɪz] *noun*: Sialidase *f*, Neuraminidase *f*

si|al|i|do|sis [saɪˌælɪ'dəʊsɪs] *noun*: Neuraminsäurespeicherkrankheit *f*, Salla-Krankheit *f*, Sialinsäurespeicherkrankheit *f*

si|al|ine ['saɪəlaɪn, -liːn] *adj*: **1.** Speichel/Saliva betreffend, Speichel-, Sial(o)- **2.** Speichel produzierend

si|al|ism ['saɪəlɪzəm] *noun*: (übermäßiger) Speichelfluss *m*, Sialorrhoe *f*, Ptyalismus *m*, Hypersalivation *f*

si|al|is|mus [saɪə'lɪzməs] *noun*: →*sialism*

si|al|i|tis [saɪə'laɪtɪs] *noun*: Sialitis *f*

sialo- *präf.*: Speichel-, Sial(o)-, Ptyal(o)-

si|a|lo|ad|e|nec|to|my [ˌsaɪələʊˌædə'nektəmiː] *noun*: Speicheldrüsenexzision *f*, Sial(o)adenektomie *f*

si|a|lo|ad|e|nit|ic [ˌsaɪələʊædə'nɪtɪk] *adj*: →*sialadenitic*

si|a|lo|ad|e|ni|tis [ˌsaɪələʊædə'naɪtɪs] *noun*: →*sialadenitis*

si|a|lo|ad|e|not|o|my [ˌsaɪələʊædə'nɑtəmiː] *noun*: Sialadenotomie *f*, Sialoadenotomie *f*

si|a|lo|aer|o|pha|gia [ˌsaɪələʊˌeərə'feɪdʒ(ɪ)ə] *noun*: Sialoaerophagie *f*

si|a|lo|aer|oph|a|gy [ˌsaɪələʊeə'rɑfədʒiː] *noun*: Sialoaerophagie *f*

si|a|lo|an|gi|ec|ta|sis [ˌsaɪələʊˌændʒɪ'ektəsɪs] *noun*: Sial(o)angiektasie *f*

si|a|lo|an|gi|it|ic [ˌsaɪələʊændʒɪ'ɪtɪk] *adj*: Sialoangitis betreffend, sialangitisch, sialdochitisch, sialductitisch, sialoangitisch, sialodochitisch, sialoductitisch

si|a|lo|an|gi|i|tis [ˌsaɪələʊændʒɪ'aɪtɪs] *noun*: Sialangitis *f*, Sialoangitis *f*, Sialdochitis *f*, Sialductitis *f*, Sialodochitis *f*, Sialoductitis *f*

si|a|lo|an|gi|og|ra|phy [ˌsaɪələʊændʒɪ'ɑɡrəfiː] *noun*: Sialoangiographie *f*, Sialangiografie *f*, Sialoangiografie *f*, Sialoangiographie *f*

si|a|lo|an|gi|tis [ˌsaɪələʊæn'dʒaɪtɪs] *noun*: Sialangitis *f*, Sialoangitis *f*, Sialdochitis *f*, Sialductitis *f*, Sialodochitis *f*, Sialoductitis *f*

si|a|lo|cele ['saɪələʊsiːl] *noun*: Sialozele *f*

si|a|lo|do|chi|tis [ˌsaɪələʊdəʊ'kaɪtɪs] *noun*: Sialangitis *f*, Sialoangitis *f*, Sialdochitis *f*, Sialductitis *f*, Sialodochitis *f*, Sialoductitis *f*

si|a|lo|do|cho|plas|ty [ˌsaɪələʊ'dəʊkəplæstiː] *noun*: Sialodochoplastik *f*

si|a|lo|duc|ti|tis [ˌsaɪələʊdʌk'taɪtɪs] *noun*: Sialangitis *f*, Sialoangitis *f*, Sialdochitis *f*, Sialductitis *f*, Sialodochitis *f*, Sialoductitis *f*

si|a|log|e|nous [saɪə'lɑdʒənəs] *adj*: speichelbildend, sialogen

si|a|lo|gog|ic [ˌsaɪələʊ'ɡɑdʒɪk] *adj*: den Speichelfluss anregend, sialagog

si|a|lo|gogue [saɪ'æləɡɔɡ, -ɡɑɡ] *noun, adj*: →*sialagogue*

si|a|lo|gram [saɪ'æləɡræm] *noun*: Sialogramm *nt*

si|a|lo|graph [saɪ'æləɡræf] *noun*: →*sialogram*

si|a|log|ra|phy [saɪə'lɑɡrəfiː] *noun*: Sialographie *f*, Sialografie *f*

si|a|lo|lith ['saɪələʊlɪθ] *noun*: Speichelstein *m*, Sialolith *m*

si|a|lo|li|thi|a|sis [ˌsaɪələʊlɪ'θaɪəsɪs] *noun*: Sialolithiasis *f*

si|a|lo|li|thot|o|my [ˌsaɪələʊlɪ'θɑtəmiː] *noun*: Sialolithotomie *f*

si|a|lo|ma [saɪə'ləʊmə] *noun*: Speicheldrüsengeschwulst *f*, Speicheldrüsentumor *m*, Sialom *nt*

si|a|lo|met|a|pla|sia [ˌsaɪələʊˌmetə'pleɪʒ(ɪ)ə, -zɪə] *noun*: Speicheldrüsenmetaplasie *f*

si|a|lo|mu|cin [ˌsaɪələʊ'mjuːsɪn] *noun*: Sialomuzin *nt*, Sialomucin *nt*

si|a|lo|pha|gia [ˌsaɪələʊ'feɪdʒ(ɪ)ə] *noun*: (übermäßiges) Speichelverschlucken *nt*, Sialophagie *f*

si|a|lo|pro|tein [ˌsaɪələʊ'prəʊtiːn, -tiːɪn] *noun*: Sialoprotein *nt*

si|a|lor|rhe|a [ˌsaɪələʊ'rɪə] *noun*: Sialorrhoe *f*, Ptyalismus *m*, Hypersalivation *f*, (übermäßiger) Speichelfluss *m*

si|a|lor|rhoe|a [ˌsaɪələʊ'rɪə] *noun*: (*brit.*) →*sialorrhea*

si|a|los|chi|sis [saɪə'lɑskəsɪs] *noun*: Hemmung *f* der Speichelsekretion

si|a|lo|sis [saɪə'ləʊsɪs] *noun*: **1.** Speichelfluss *m* **2.** (übermäßiger) Speichelfluss *m*, Sialorrhoe *f*, Ptyalismus *m*, Hypersalivation *f*
si|a|lo|ste|no|sis [ˌsaɪələʊstɪ'nəʊsɪs] *noun*: Sialostenose *f*
si|a|lo|sy|rinx [ˌsaɪələʊ'sɪrɪŋks] *noun*: Speichelfistel *f*
si|a|lyl|o|li|go|sac|cha|ride [ˌsaɪəlɪlˌɑlɪgəʊ'sækəraɪd] *noun*: Sialyloligosaccharid *nt*
si|a|lyl|trans|fer|ase [ˌsaɪəlɪl'trænsfəreɪz] *noun*: Sialyltransferase *f*
SIAS *Abk.*: severe intra-abdominal sepsis
sib [sɪb]: **I** *noun* →*sibling* **II** *adj* blutsverwandt (*to* mit)
sib|i|lant ['sɪbələnt] *adj*: (*Geräusch*) zischend, pfeifend
sib|ling ['sɪblɪŋ] *noun*: **1.** Bruder *m*, Schwester *f*; **siblings** *pl* Geschwister *pl* **2.** (*biolog.*) Nachkommenschaft *f*
sib|ship ['sɪpʃɪp] *noun*: Blutsverwandtschaft *f*; Blutsverwandte *pl*
SiC *Abk.*: silicon carbide
sic|ca|tive ['sɪkətɪv]: **I** *noun* Trockenmittel *nt*, Sikkativ *nt* **II** *adj* trocknend
sic|cha|sia [sɪ'keɪzɪə] *noun*: Übelkeit *f*, Brechreiz *m*, Nausea *f*
sic|co|la|bile [ˌsɪkəʊ'leɪbl] *adj*: trocknungsunbeständig, -labil
sic|co|sta|bile [ˌsɪkəʊ'steɪbl, -bɪl] *adj*: trocknungsstabil
sick [sɪk]: **I** *noun* **1.** Kranke *m/f*; **the sick** *pl* die Kranken **2.** Übelkeit *f* **II** *adj* **3.** krank (*of* an) **fall sick** krank werden, erkranken **4.** schlecht, übel **be sick** sich übergeben (müssen) **feel sick** einen Brechreiz verspüren **5.** Kranken-, Krankheits-
sick|en ['sɪkn]: **I** *vt* Übelkeit verursachen **II** *vi* **1.** erkranken, krank werden **2.** kränkeln **3.** sich ekeln (*at* vor)
sick|en|ing ['sɪkənɪŋ] *adj*: Übelkeit erregend
sick|ish ['sɪkɪʃ] *adj*: **1.** kränklich, unpässlich, unwohl **2.** Übelkeit erregend
sick|lae|mi|a [sɪk'liːmiːə] *noun*: (*brit.*) →*sicklemia*
sick|le ['sɪkəl] *noun*: Sichel *f*
sick|le|mi|a [sɪk'liːmiːə] *noun*: Sichelzellanämie *f*, Sichelzellenanämie *f*, Herrick-Syndrom *nt*
sickle-shaped *adj*: sichelförmig, falciform
sick|li|ness ['sɪklɪnəs] *noun*: **1.** Kränklichkeit *f* **2.** (*Klima*) Ungesundheit *f*
sick|ling ['sɪklɪŋ] *noun*: Sichelzellbildung *f*
sick|ly ['sɪkliː]: **I** *adj* **1.** kränklich, schwächlich; krankhaft, kränklich, blass **2.** (*Klima*) ungesund **II** *vt* krank machen
sick|ness ['sɪknəs] *noun*: **1.** Krankheit *f*, Erkrankung *f*; Leiden *nt* **2.** Übelkeit *f*, Erbrechen *nt*
acute mountain sickness: d'Acosta-Syndrom *nt*, akute Bergkrankheit *f*, Mal di Puna
acute sleeping sickness: ostafrikanische Schlafkrankheit/Trypanosomiasis *f*
aerial sickness: Fliegerkrankheit *f*
African sleeping sickness: afrikanische Schlafkrankheit *f*, afrikanische Trypanosomiasis *f*
air sickness: Fliegerkrankheit *f*
altitude sickness: **1.** Höhenkrankheit *f* **2.** d'Acosta-Syndrom *nt*, akute Bergkrankheit *f*, Mal di Puna
aviation sickness: Fliegerkrankheit *f*
bay sickness: Haff-Krankheit *f*
caisson sickness: Druckluft-, Caissonkrankheit *f*
chronic mountain sickness: Monge-Krankheit *f*, chronische Höhenkrankheit *f*
chronic sleeping sickness: westafrikanische Schlafkrankheit *f*, westafrikanische Trypanosomiasis *f*
compressed-air sickness: Druckluftkrankheit *f*, Caissonkrankheit *f*
decompression sickness: Druckluftkrankheit *f*, Caissonkrankheit *f*
East African sleeping sickness: ostafrikanische Schlafkrankheit *f*, ostafrikanische Trypanosomiasis *f*
falling sickness: Epilepsie *f*, Epilepsia *f*
Gambian sleeping sickness: westafrikanische Schlafkrankheit *f*, westafrikanische Trypanosomiasis *f*
green sickness: Chlorose *f*, Chlorosis *f*
high-altitude sickness: Berg-, Höhenkrankheit *f*
laughing sickness: Pseudobulbärparalyse *f*
morning sickness (of pregnancy): morgendliche Übelkeit *f* der Schwangeren, Nausea gravidarum
motion sickness: Bewegungs-, Reisekrankheit *f*, Kinetose *f*
mountain sickness: **1.** Berg-, Höhenkrankheit *f* **2.** (akute) Bergkrankheit *f*, d'Acosta-Syndrom *nt*, Mal di Puna **3.** Monge-Krankheit *f*, chronische Höhenkrankheit *f*
radiation sickness: Strahlenkrankheit *f*
Rhodesian sleeping sickness: ostafrikanische Schlafkrankheit *f*, ostafrikanische Trypanosomiasis *f*
sea sickness: Seekrankheit *f*, Vomitus marinus
serum sickness: Serumkrankheit *f*
sleeping sickness: Schlafkrankheit *f*, Hypnosie *f*
spotted sickness: Pinta *f*, Mal del Pinto, Carate *f*
West African sleeping sickness: westafrikanische Schlafkrankheit *f*, westafrikanische Trypanosomiasis *f*
x-ray sickness: Strahlenkrankheit *f*
sick-nursing *noun*: Krankenpflege *f*
side [saɪd]: **I** *noun* **1.** Seite *f*; (Körper-)Seite *f*; (*mathemat.*) Seite *f*, Seitenlinie *f*, -fläche *f*; Seite *f*, Teil *m/nt*; Rand *m*; (*fig.*) Seite *f*, Charakterzug *m* **II** *adj* seitlich, Seiten-
extensor side of wrist: Rück-/Streckseite *f* der Handwurzel, Regio carpalis posterior
flexor side of wrist: Vorder-/Beugeseite *f* der Handwurzel, Regio carpalis anterior
left-hand side: linke Seite *f*
palmar side: Hohlhand-, Handflächen(innen)seite *f*
right side: Oberseite *f*, rechte Seite *f*
right-hand side: rechte Seite *f*
sider- *präf.*: →*sidero-*
sid|er|i|nu|ria [ˌsɪdərɪ'n(j)ʊəriːə] *noun*: Eisenausscheidung *f* im Harn
sidero- *präf.*: Eisen-, Sider(o)-
sid|er|o|a|chres|tic [ˌsɪdərəʊə'krestɪk] *adj*: sideroachrestisch
sid|er|o|blast ['sɪdərəʊblæst] *noun*: Sideroblast *m*
ring sideroblast: Ringsideroblast *m*
ringed sideroblast: Ringsideroblast *m*
sid|er|o|cyte ['sɪdərəʊsaɪt] *noun*: Siderozyt *m*
sid|er|o|der|ma [ˌsɪdərəʊ'dɜrmə] *noun*: Siderodermie *f*, Sideroderma *nt*
sid|er|o|fi|bro|sis [ˌsɪdərəʊfaɪ'brəʊsɪs] *noun*: Siderofibrose *f*
sid|e|rog|e|nous [sɪdə'rɑdʒənəs] *adj*: eisenbildend
sid|er|o|my|cin [ˌsɪdərəʊ'maɪsɪn] *noun*: Sideromycin *nt*
sid|er|o|pe|ni|a [sɪdərəʊ'piːnɪə] *noun*: (systemischer) Eisenmangel *m*, Sideropenie *f*
sid|er|o|pe|nic [sɪdərəʊ'piːnɪk] *adj*: Eisenmangel/Sideropenie betreffend, von ihm betroffen *oder* ihn bedingt, sideropenisch
sid|er|o|phage ['sɪdərəʊfeɪdʒ] *noun*: Siderophage *m*, Herzfehlerzelle *f*
sid|er|o|phil ['sɪdərəʊfɪl]: **I** *noun* siderophile Struktur *f* **II** *adj* mit Affinität für Eisen, mit eisenhaltigen Farbstoffen färbend, eisenliebend, siderophil
si|de|roph|i|lin [ˌsɪdə'rɑfəlɪn] *noun*: Transferrin *nt*, Siderophilin *nt*

sid|e|roph|il|lous [sɪdə'rɑfɪləs] *adj*: mit Affinität für Eisen, mit eisenhaltigen Farbstoffen färbend, eisenliebend, siderophil

sid|er|o|phore ['sɪdərəfəʊər, -fɔːr] *noun*: **1.** eisenbindende Substanz *f* **2.** →*siderophage*

sid|er|o|scope ['sɪdərəskəʊp] *noun*: Sideroskop *nt*

sid|er|o|sil|i|co|sis [ˌsɪdərəʊsɪlɪ'kəʊsɪs] *noun*: Siderosilikose *f*, Silikosiderose *f*

sid|er|o|sis [sɪdə'rəʊsɪs] *noun*: Siderose *f*, Siderosis *f*
  siderosis bulbi: Siderosis bulbi
  cutaneous siderosis: Siderosis cutis
  siderosis cutis: Siderosis cutis
  hepatic siderosis: Lebersiderose *f*, Siderose *f* der Leber
  myocardial siderosis: Herzmuskel-, Myokardsiderose *f*
  ocular siderosis: Siderosis bulbi
  pulmonary siderosis: Eisenlunge *f*, Eisenstaublunge *f*, Lungensiderose *f*, Siderosis pulmonum

sid|er|o|somes ['sɪdərəʊˌsəʊms] *plural*: Siderosomen *pl*

sid|er|ot|ic [sɪdə'rɑtɪk] *adj*: Siderose betreffend, siderotisch

sid|er|ous ['sɪdərəs] *adj*: eisenhaltig, Eisen-

SIDES *Abk.*: symptomatic idiopathic diffuse esophageal spasm

SIDS *Abk.*: sudden infant death syndrome

sie|mens ['siːmənz] *noun*: Siemens *nt*

sieve [sɪv]: **I** *noun* Sieb *nt* **II** *vt* (aus-, durch-)sieben **III** *vi* sieben
  molecular sieve: Molekularsieb *nt*

sieve-like *adj*: siebförmig, -ähnlich

sie|vert ['siːvərt] *noun*: Sievert *nt*

SIF *Abk.*: **1.** serum inhibitory factor **2.** somatotrophin release-inhibiting factor **3.** somatotropin release-inhibiting factor

SIg *Abk.*: standard immunoglobulin

SIgA *Abk.*: secretory active immunoglobulin A

sigh [saɪ]: **I** *noun* Seufzer *m* **II** *vi* seufzen, tief (auf-)atmen

sight [saɪt] *noun*: **1.** Sehvermögen *nt*; Sehkraft *f*, Sehen *nt*, Augenlicht *nt* **2.** (An-)Blick *m*, Sicht *f* **at first sight** beim ersten Anblick
  day sight: Nachtblindheit *f*, Hemeralopie *f*
  far sight: Weitsichtigkeit *f*, Hyperopie *f*, Hypermetropie *f*
  long sight: Weitsichtigkeit *f*, Hyperopie *f*, Hypermetropie *f*
  near sight: Kurzsichtigkeit *f*, Myopie *f*
  night sight: Tagblindheit *f*, Nykteralopie *f*, Nyktalopie *f*
  old sight: Alterssichtigkeit *f*, Presbyopie *f*
  short sight: Kurzsichtigkeit *f*, Myopie *f*

sig|ma ['sɪgmə] *noun*: Sigma *nt*

sig|ma|sism ['sɪgməsɪzəm] *noun*: →*sigmatism*

sig|ma|tism ['sɪgmətɪzəm] *noun*: Lispeln *nt*, Sigmatismus *m*

sig|moid ['sɪgmɔɪd]: **I** *noun* Sigma *nt*, Sigmoid *nt*, Colon sigmoideum **II** *adj* **1.** Σ-förmig, s-förmig, sigmaförmig **2.** Sigmoid betreffend, sigmoid, Sigma-, Sigmoid-

sigmoid- *präf.*: Sigma-, Sigmoid(o)-, Sigmoideo-

sig|moid|ec|to|my [ˌsɪgmɔɪ'dektəmiː] *noun*: Sigmaresektion *f*, Sigmoidektomie *f*

sig|moid|it|ic [ˌsɪgmɔɪ'dɪtɪk] *adj*: Sigmoiditis betreffend, sigmoiditisch

sig|moid|i|tis [ˌsɪgmɔɪ'daɪtɪs] *noun*: Entzündung *f* der Sigmaschleimhaut, Sigmoiditis *f*, Sigmaentzündung *f*

sigmoido- *präf.*: Sigma-, Sigmoid(o)-, Sigmoideo-

sig|moi|do|pex|y [sɪg'mɔɪdəʊpeksiː] *noun*: Sigmaanheftung *f*, Sigmoidopexie *f*

sig|moi|do|proc|tos|co|py [ˌsɪgmɔɪdəʊprɑk'tɑskəpiː] *noun*: Sigmoid(e)orektoskopie *f*

sig|moi|do|proc|tos|to|my [ˌsɪgmɔɪdəʊprɑk'tɑstəmiː] *noun*: Sigma-Rektum-Anastomose *f*, Sigmoideoproktostomie *f*, Sigmoideorektostomie *f*, Sigmoidoproktostomie *f*, Sigmoidorektostomie *f*

sig|moi|do|rec|tos|co|py [ˌsɪgmɔɪdəʊrek'tɑskəpiː] *noun*: Sigmoidorektoskopie *f*, Sigmoideorektoskopie *f*

sig|moi|do|rec|tos|to|my [ˌsɪgmɔɪdəʊrek'tɑstəmiː] *noun*: →*sigmoidoproctostomy*

sig|moi|do|scope ['sɪgmɔɪdəskəʊp] *noun*: Sigmoidoskop *nt*, Sigmoidoskop *nt*

sig|moi|dos|co|py [sɪgmɔɪ'dɑskəpiː] *noun*: Sigmoidoskopie *f*

sig|moi|do|sig|moi|dos|to|my [sɪgˌmɔɪdəˌsɪgmɔɪ'dɑstəmiː] *noun*: Sigmoidosigmoidostomie *f*, Sigmoidosigmoideostomie *f*

sig|moi|dos|to|my [sɪgmɔɪ'dɑstəmiː] *noun*: **1.** Sigmoideostomie *f*, Sigmoidostomie *f* **2.** Sigmaafter *m*, Sigmoideostomie *f*, Sigmoidostomie *f*
  segmental sigmoidostomy: Sigmasegmentresektion *f*, partielle Sigmoidektomie *f*

sig|moi|dot|o|my [sɪgmɔɪ'dɑtəmiː] *noun*: Sigmaeröffnung *f*, Sigmoidotomie *f*, Sigmoideotomie *f*

sig|moi|do|ves|i|cal [sɪgˌmɔɪdə'vesɪkl] *adj*: Sigma und Harnblase/Vesica urinaria betreffend, sigmoidovesikal, sigmoideovesikal, vesikosigmoid

sig|mo|scope ['sɪgməskəʊp] *noun*: Sigmoidoskop *nt*, Sigmoideoskop *nt*

sign [saɪn]: **I** *noun* **1.** Zeichen *nt*, Symptom *nt* **2.** Zeichen *nt*, Symbol *nt*, Kennzeichen *nt* **II** *vt* unterzeichnen, unterschreiben, signieren **III** *vi* unterschreiben, unterzeichnen
  Aaron's sign: (von) Aaron-Zeichen *nt*, (von) Aaron-Symptom *nt*
  Abadie's sign: Abadie-Zeichen *nt*, Dalrymple-Zeichen *nt*
  Abrahams' sign: Abrahams-Zeichen *nt*
  accessory sign: Begleit-, Nebensymptom *nt*
  Ahlfeld's sign: Ahlfeld-Nabelschnurzeichen *nt*
  air-cushion sign: Klemm-Zeichen *nt*
  Allis's sign: Allis-Zeichen *nt*
  Amoss' sign: Amoss-Zeichen *nt*, Dreifußzeichen *nt*
  Andral's sign: Andral-Zeichen *nt*
  antecedent sign: Prodromalsymptom *nt*
  anterior tibial sign: Tibialis-anterior-Zeichen *nt*
  Apley's sign: Apley-Grinding-Zeichen *nt*, Apley-Zeichen *nt*
  Argyll Robertson sign: Argyll Robertson-Phänomen *nt*, Argyll Robertson-Zeichen *nt*, Argyll Robertson-Pupille *f*
  Arroyo's sign: Arroyo-Zeichen *nt*, Asthenokorie *f*
  Aschner's sign: Aschner-Dagnigni-Versuch *m*, okulokardialer Reflex *m*
  asident sign: Nebensymptom *nt*
  Auenbrugger's sign: Auenbrugger-Zeichen *nt*
  Auspitz' sign: Auspitz-Phänomen *nt*
  Babinski's sign: **1.** Babinski-Zeichen *nt* **2.** →*Babinski's toe sign*
  Babinski's toe sign: Babinski-Zeichen *nt*, Babinski-Reflex *m*, Großzehenreflex *m*, Zehenreflex *m*
  Baillarger sign: Baillarger-Zeichen *nt*
  Ballance's sign: Ballance-Zeichen *nt*
  Ballet's sign: Ballet-Zeichen *nt*
  Bamberger's sign: Allocheirie *f*, Allochirie *f*
  bandage sign: Rumpel-Leede-Phänomen *nt*
  Bárány's sign: Bárány-Zeichen *nt*
  Bard's sign: Bard-Zeichen *nt*
  Barré's sign: Barré-Beinhalteversuch *m*
  Barré's pyramidal sign: Barré-Beinhalteversuch *m*

Bassler's sign: Bassler-Zeichen *nt*
Bastedo's sign: Bastedo-Zeichen *nt*
Battle's sign: Battle-Zeichen *nt*, Mastoidknötchen *nt* bei Schädelbasisfraktur
Baumès's sign: retrosternaler Schmerz *m* bei Angina pectoris
Bechterew's sign: →*Bekhterev's sign*
Becker's sign: Becker-Zeichen *nt*
Béclard's sign: Béclard-Reifezeichen *nt*
Bekhterev's sign: **1.** Bechterew-Symptom *nt* **2.** Bechterew-Hackenreflex *m* **3.** Bechterew-Augenreflex *m* **4.** femoroabdominaler Reflex *m* **5.** Bechterew-Reflex *m*, paradoxer Pupillenreflex *m*
Bell's sign: Bell-Phänomen *nt*
Berger's sign: Berger-Zeichen *nt*
Bezold's sign: Bezold-Zeichen *nt*
Biederman's sign: Biederman-Zeichen *nt*
Bielschowsky's sign: Bielschowsky-Zeichen *nt*
Biermer's sign: Biermer-Schallwechsel *m*, Gerhardt-Schallwechsel *m*
Biernacki's sign: Biernacki-Zeichen *nt*
Bird's sign: Bird-Zeichen *nt*
Bisgaard's sign: Bisgaard-Zeichen *nt*
Bjerrum's sign: Bjerrum-Zeichen *nt*
Blatin's sign: Hydatidenschwirren *nt*
Bloch's sign: Bloch-Zeichen *nt*
Blumberg's sign: Loslassschmerz *m*, Blumberg-Zeichen *nt*, -Symptom *nt*
Böhler's meniscus sign: Böhler-Zeichen *nt*
Bonhoeffer's sign: Bonhoeffer-Zeichen *nt*
Bonnet's sign: Bonnet-Zeichen *nt*
Boston's sign: Boston-Zeichen *nt*
Bouillaud's sign: Bouillaud-Zeichen *nt*
Bouveret's sign: Bouveret-Zeichen *nt*
Bragard's sign: Bragard-Zeichen *nt*
Branham's sign: Nicoladoni-Branham-Zeichen *nt*, Branham-Zeichen *nt*, Nicoladoni-Isreal-Branham-Zeichen *nt*, Nicoladoni-Isreal-Branham-Phänomen *nt*
Brickner's sign: Brickner-Zeichen *nt*
Broadbent's sign: Broadbent-Zeichen *nt*
Broadbent's inverted sign: Broadbent-Aneurysmazeichen *nt*
Brockenbrough's sign: Brockenbrough-Zeichen *nt*
Brodie's sign: Brodie-Zeichen *nt*
Brown-Séquard's sign: Brown-Séquard-Lähmung *f*, -Syndrom *nt*
Brudzinski's sign: **1.** Brudzinski-Nackenzeichen *nt*, Brudzinski-Zeichen *nt* **2.** Brudzinski-Kontralateralreflex *m*, Brudzinksi-Zeichen *nt*, Brudzinski-kontralateraler Reflex *m*
Bruns' sign: Bruns-Syndrom *nt*
Bryant's sign: Bryant-Zeichen *nt*
Burger's sign: Burger-Zeichen *nt*, Heryng-Zeichen *nt*
Bürger's sign: Bürger-Zeichen *nt*
Burton's sign: Bleisaum *m*
Cantelli's sign: Cantelli-Zeichen *nt*, Puppenaugenphänomen *nt*
Capps's sign: **1.** Capps-Zeichen *nt* **2.** Capps-Reflex *m*
Carman's sign: Carman-Meniskus *m*
Carnett's sign: Carnett-Zeichen *nt*
carpal sign: Karpalzeichen *nt*
Carvallo's sign: Carvallo-Zeichen *nt*
Castellani-Low sign: Castellani-Low-Zeichen *nt*
Cattell's sign: Cattell-Zeichen *nt*
cavern signs: Kavernensymptome *pl*
Cegka's sign: Cejka-Zeichen *nt*
certain death signs: sichere Todeszeichen *pl*
Chaddock's sign: Chaddock-Zeichen *nt*
Charcot's sign: **1.** Charcot-Zeichen *nt*, Charcot-Steppergang *m* **2.** Charcot-Zeichen *nt*, Charcot-Predigerhand *f*
Chaussier's sign: Chaussier-Zeichen *nt*
Cheyne-Stokes sign: Cheyne-Stokes-Atmung *f*, periodische Atmung *f*
Chilaiditi's sign: Chilaiditi-Syndrom *nt*, Interpositio coli/hepatodiaphragmatica
Chrobak's sign: Chrobak-Zeichen *nt*
Chvostek's sign: Chvostek-Zeichen *nt*, Fazialiszeichen *nt*
Chvostek-Weiss sign: Chvostek-Zeichen *nt*, Fazialiszeichen *nt*
Claude's hyperkinesis sign: Claude-Zeichen *nt*, Claude-Hyperkinesezeichen *nt*
Clauss' sign: Clauß-Zeichen *nt*
clavicular sign: Higouménakis-Zeichen *nt*
Claybrook's sign: Claybrook-Zeichen *nt*
Cleeman's sign: Cleeman-Zeichen *nt*
clinical sign: (klinischer) Befund *m*
Codman's sign: Codman-Zeichen *nt*
cogwheel sign: Zahnradphänomen *nt*, Negro-Zeichen *nt*
Cole's sign: Cole-Zeichen *nt*
colon cut-off sign: Colon-cut-off-Zeichen *nt*
Comolli's sign: Comolli-Zeichen *nt*
complementary opposition sign: Grasset-Zeichen *nt*, Hoover-Zeichen *nt*, Phänomen *nt* der komplementären Opposition
contralateral sign: Brudzinski-Zeichen *nt*, Brudzinski-Kontralateralreflex *m*, Brudzinski-kontralateraler Reflex *m*
contralateral Brudzinski's sign: →*contralateral sign*
contralateral Lasègue's sign: Moutard-Martin-Zeichen *nt*
Coopernail's sign: Coopernail-Zeichen *nt*
Cope's sign: Psoaszeichen *nt*, Cope-Zeichen *nt*
Corrigan's sign: **1.** Corrigan-Linie *f* **2.** Corrigan-Atmung *f*
Courvoisier's sign: Courvoisier-Zeichen *nt*
Cowen's sign: Cowen-Zeichen *nt*
Crichton-Browne's sign: Crichton-Browne-Zeichen *nt*
Cruveilhier's sign: Medusenhaupt *nt*, Cirsomphalus *m*, Caput medusae
Cullen's sign: Cullen-Hellendall-Zeichen *nt*, Cullen-Hellendall-Syndrom *nt*, Cullen-Zeichen *nt*, Cullen-Syndrom *nt*
Dalrymple's sign: Dalrymple-Zeichen *nt*, Abadie-Zeichen *nt*
Damoiseau's sign: Ellis-Damoiseau-Linie *f*
Dance's sign: Dance-Zeichen *nt*
Danforth's sign: Danforth-Symptom *nt*
Darier's sign: Darier-Zeichen *nt*
Davidsohn's sign: Davidsohn-Zeichen *nt*
Dawbarn's sign: Dawbarn-Zeichen *nt*
death signs: Leichenerscheinungen *pl*, Todeszeichen *pl*, Signa mortis
Déjérine's sign: Déjérine-Zeichen *nt*
Delbet's sign: Delbet-Zeichen *nt*
Demarquay's sign: Demarquay-Zeichen *nt*
de Musset's sign: Musset-Zeichen *nt*
Denecke's sign: Denecke-Zeichen *nt*
Desault's sign: Desault-Zeichen *nt*
digito-ocular sign: Augenbohren *nt*, digito-okuläres Zeichen *nt*
Dixon Mann's sign: Mann-Zeichen *nt*
doll's eye sign: Cantelli-Zeichen *nt*, Puppenaugenphänomen *nt*
Dorendorf's sign: Dorendorf-Zeichen *nt*

S

double-bubble sign: Double-bubble-Zeichen *nt*
drawer sign: Schubladenphänomen *nt*
Drehnmann's sign: Drehnmann-Zeichen *nt*
Drummond's sign: Drummond-Zeichen *nt*
D.T.P. sign: Tinel-Hoffmann-Klopfzeichen *nt*
Duchenne's sign: Duchenne-Zeichen *nt*
Duckworth's sign: Duckworth-Phänomen *nt*
Dugas' sign: Dugas-Zeichen *nt*
Dupuytren's sign: Dupuytren-Zeichen *nt*
Duroziez's sign: Duroziez-Doppelgeräusch *nt*
early death signs: frühe Leichenerscheinungen *pl*
Ebbecke's sign: Ebbecke-Phänomen *f*
Elliot's sign: Elliot-Skotom *nt*
Ellis' sign: Ellis-Zeichen *nt*
Ely's sign: Ely-Zeichen *nt*
Enroth's sign: Enroth-Zeichen *nt*
Erb's sign: **1.** Erb-Zeichen *nt* **2.** →*Erb-Westphal sign*
Erb-Westphal sign: Erb-Westphal-Zeichen *nt*, Westphal-Zeichen *nt*
Erichsen's sign: Erichsen-Zeichen *nt*
Escudero-Nemenov sign: Escudero-Nemenow-Zeichen *nt*
Ewart's sign: Ewart-Zeichen *nt*, Pins-Zeichen *nt*
external malleolar sign: Chaddock-Zeichen *nt*, Chaddock-Reflex *m*
eyeball sign: Bulbuszeichen *nt*
facial sign: Chvostek-Zeichen *nt*, Fazialiszeichen *nt*
Finkelstein's sign: Finkelstein-Zeichen *nt*
first sign: Ansatz *m*
fist clenching sign: Faustschlussprobe *f*
forearm sign: Léri-Zeichen *nt*
formication sign: Tinel-Hoffmann-Klopfzeichen *nt*, Hoffmann-Tinel-Zeichen *nt*, Tinel-Hoffmann-Zeichen *nt*
Fothergill's sign: Fothergill-Phänomen *nt*
Fournier's sign: Fournier-Zeichen *nt*
fracture signs: Frakturzeichen *nt*
Fränkel's sign: Fränkel-Zeichen *nt*
Friedreich's sign: **1.** Friedreich-Zeichen *nt*, Halsvenenkollaps *m* **2.** Friedreich-Zeichen *nt*, -Kavernenzeichen *nt*
Froment's sign: Froment-Zeichen *nt*
Froment's paper sign: Froment-Zeichen *nt*
Frostberg's sign: umgekehrte Drei-Zeichen *nt*, Frostberg-Zeichen *nt*, ε-Zeichen *nt*
Gaenslen's sign: Gaenslen-Zeichen *nt*
Galeazzi's sign: Galeazzi-Zeichen *nt*, relative Beinverkürzung *f*
Garel's sign: Burger-Zeichen *nt*, Heryng-Zeichen *nt*
Gauss' sign: Gauss-Effekt *m*, Eintrittseffekt *m*, Gauss-Eintrittseffekt *m*
Gerhardt's sign: Biermer-Schallwechsel *m*, Gerhardt-Schallwechsel *m*
Gianelli's sign: Tournay-Zeichen *nt*
Gifford's sign: Gifford-Zeichen *nt*
Gilbert's sign: Gilbert-Zeichen *nt*
Glasgow's sign: Glasgow-Zeichen *nt*
Goldstein's sign: Goldstein-Zehenzeichen *nt*
Gordon's sign: Gordon-Kniephänomen *nt*
Gottron's sign: Gottron-Syndrom II *nt*, Erythrokeratodermia progressiva symmetrica Gottron, Erythrokeratodermia verrucosa progressiva, Erythrodermia congenitalis progressiva symmetrica
Gowers' sign: Gowers-Zeichen *nt*, An-sich-selbst-Hochklettern *nt*
Graefe's sign: Graefe-Zeichen *nt*
Grasset's sign: Grasset-Zeichen *nt*, Bychowski-Zeichen *nt*
Grasset-Bychowski sign: →*Grasset's sign*
Grasset-Gaussel-Hoover sign: Grasset-Zeichen *nt*, Hoover-Zeichen *nt*, Phänomen *nt* der komplementären Opposition
Graves' eye signs: Augensymptome *pl* bei Morbus Basedow
Grey Turner sign: Turner-Zeichen *nt*, Turner-Grey-Zeichen *nt*, Grey-Zeichen *nt*
Griesinger's sign: Griesinger-Zeichen *nt*
Griffith's sign: Griffith-Zeichen *nt*
Grocco's sign: **1.** Grocco-Leberzeichen *nt* **2.** Grocco-Rauchfuß-Dreieck *nt*
Gubler's sign: Gubler-Tumor *m*, Gubler-Zeichen *nt*
Gudden-Wanner sign: Gudden-Wanner-Zeichen *nt*
Gunn's sign: Gunn-Zeichen *nt*, Gunn-Kreuzungszeichen *nt*
Gunn's crossing sign: Gunn-Kreuzungszeichen *nt*, Gunn-Zeichen *nt*
Gutmann's sign: Gutmann-Zeichen *nt*
Guyon's sign: Guyon-Symptom *nt*
halo sign: Halozeichen *nt*, Deuel-Halozeichen *nt*
Hamman's sign: Hamman-Zeichen *nt*
harlequin sign: Harlekinfetus *m*, Harlekin-Farbwechsel *m*
Harzer's sign: Harzer-Zeichen *nt*
Hatchcock's sign: Hatchcock-Zeichen *nt*
Haudek's sign: Haudek-Nische *f*
Heberden's signs: Heberden-Knoten *pl*
Hegar's sign: Hegar-Zeichen *nt*
Hegouménakis's sign: Hegouménakis-Zeichen *nt*
Heim-Kreysig sign: Heim-Kreysig-Zeichen *nt*
Hellendall's sign: Cullen-Zeichen *nt*, Cullen-Syndrom *nt*, Cullen-Hellendall-Zeichen *nt*, Cullen-Hellendall-Syndrom *nt*
Hennebert's sign: Hennebert-Fistelsymptom *nt*
Hennebert's fistula sign: Hennebert-Fistelsymptom *nt*
Hertoghe's sign: Hertoghe-Zeichen *nt*
Heryng's sign: Burger-Zeichen *nt*, Heryng-Zeichen *nt*
Highouménakis' sign: Highouménakis-Zeichen *nt*
Higouménakis's sign: Higouménakis-Zeichen *nt*
Hill's sign: Hill-Zeichen *nt*
Hitzelberger's sign: Hitzelberger-Zeichen *nt*
Hochsinger's sign: Hochsinger-Infiltrate *pl*
Hoffmann's sign: **1.** Hoffmann-Trigeminuszeichen *nt* **2.** (*neurol.*) Fingerbeugereflex *m*, Trömner-Reflex *m*, Trömner-Fingerzeichen *nt*, Knipsreflex *m*
Holmes' sign: Holmes-Phänomen *nt*, Holmes-Stewart-Phänomen *nt*, Rückstoß-, Rückschlag-, Reboundphänomen *nt*
Homans' sign: Homans-Zeichen *nt*
Horn's sign: ten Horn-Zeichen *nt*, Horn-Zeichen *nt*
Horner's sign: Spalding-Zeichen *nt*
Howship-Romberg sign: Romberg-Zeichen *nt*, Romberg-Phänomen *nt*, Howship-von Romberg-Zeichen *nt*, Howship-von Romberg-Phänomen *nt*
Hueter's sign: Hueter-Zeichen *nt*
Hutter's sign: Hutter-Zeichen *nt*, Psoasrandzeichen *nt*, Psoasrandphänomen *nt*, Psoaszeichen *nt*
hyperkinesis sign: Claude-Hyperkinesezeichen *nt*, Claude-Zeichen *nt*
iliopsoas sign: Cope-Zeichen *nt*, Psoaszeichen *nt*
inverted 3-sign: umgekehrte Drei-Zeichen *nt*, Frostberg-Zeichen *nt*, ε-Zeichen *nt*
Jaccoud's sign: Jaccoud-Zeichen *nt*
Jellinek's sign: Jellinek-Zeichen *nt*
Jendrassik's sign: Jendrassik-Zeichen *nt*
jugular sign: Queckenstedt-Zeichen *nt*
Kanavel's sign: Kanavel-Zeichen *nt*
Kantor's sign: Kantor-Zeichen *nt*, String sign *nt*

S

Keen's sign: Keen-Zeichen *nt*
Kehr's sign: Kehr-Zeichen *nt*
Kehrer's sign: Kehrer-Zeichen *nt*
Keining's sign: Keinig-Zeichen *nt*
Kernig's sign: Kernig-Zeichen *nt*
Kindler's sign: Kindler-Thrombosezeichen *nt*
Koplik's sign: Koplik-Flecken *pl*
Kreysig's sign: Heim-Kreysig-Zeichen *nt*
Küstner's sign: Küstner-Zeichen *nt*
Labhardt's sign: Labhardt-Zeichen *nt*
Lancisi's sign: Lancisi-Zeichen *nt*
Lasègue's sign: Lasègue-Zeichen *nt*
late death signs: späte Leichenerscheinungen *pl*
Laugier's sign: Laugier-Zeichen *nt*
leg sign: Beintest *m*
Leichtenstern's sign: Leichtenstern-Phänomen *nt*
Léri's sign: Léri-Vorderarmzeichen *nt*, Hand-Vorderarm-Zeichen *nt*
Lhermitte's sign: Lhermitte-Zeichen *nt*, Nackenbeugezeichen nach Lhermitte *nt*
Lichtheim's sign: Déjérine-Phänomen *nt*, Déjérine-Lichtheim-Phänomen *nt*
lip sign: Lippenzeichen *nt*
Litten's sign: Litten-Phänomen *nt*
Lombard's sign: Lombard-Zeichen *nt*
Louvel's sign: Louvel-Zeichen *nt*
Ludloff's sign: **1.** Ludloff-Zeichen *nt* **2.** Ludloff-Hohmann-Zeichen *nt*
Lust's sign: Lust-Zeichen *nt*, Fibularisphänomen *nt*
Macewen's sign: Macewen-Zeichen *nt*, Schädelschettern *nt*
Mackenzie's sign: Mackenzie-Zeichen *nt*
Magendie's sign: →*Magendie-Hertwig sign*
Magendie-Hertwig sign: Hertwig-Magendie-Phänomen *nt*, Hertwig-Magendie-Syndrom *nt*, Magendie-Hertwig-Schielstellung *f*, Magendie-Schielstellung *f*, Magendie-Zeichen *nt*
Magnan's sign: Magnan-Zeichen *nt*
Mahler's sign: Kletterpuls *m*, Mahler-Zeichen *nt*
Maissoneuve's sign: Maisonneuve-Zeichen *nt*
Mann's sign: Mann-Zeichen *nt*
Marcus Gunn sign: **1.** Gunn-Zeichen *nt*, Kreuzungsphänomen *nt* **2.** Gunn-Zeichen *nt*, Kiefer-Lid-Phänomen *nt*
Marfan's sign: Marfan-Zeichen *nt*
Marie-Foix sign: Marie-Foix-Zeichen *nt*
Marinesco's sign: Tatzenhand *f*
signs of maturity: Reifezeichen *pl*
McBurney's sign: McBurney-Zeichen *nt*
McGinn-White sign: McGinn-White-Syndrom *nt*
McMurray's sign: McMurray-Zeichen *nt*
Mendel's sign: Mendel-Zeichen *nt*
Mendel-Bechterew sign: →*Mendel's sign*
Mendel-Bekhterev sign: →*Mendel's sign*
meniscus signs: Meniskuszeichen *pl*
Mennell's sign: Mennell-Zeichen *nt*
metacarpal sign: Metakarpalzeichen *nt*
Minor's sign: Minor-Zeichen *nt*
Möbius' sign: Moebius-Zeichen *nt*
Monakow' sign: Monakow-Reflex *m*
Moschcowitz's sign: Moszkowicz-Kollateralzeichen *nt*
Moutard-Martin sign: Moutard-Martin-Zeichen *nt*
Müller's sign: Müller-Zeichen *nt*
Murphy's sign: Murphy-Zeichen *nt*
Musset's sign: (de) Musset-Zeichen *nt*
neck sign: Brudzinski-Nackenzeichen *nt*, Brudzinski-Zeichen *nt*
negative sign: Minuszeichen *nt*, negatives Vorzeichen *nt*
Negro's sign: Zahnradphänomen *nt*
Neri's sign: Neri-Zeichen *nt*
niche sign: Haudek-Nische *f*
Nicoladoni's sign: Nicoladoni-Israel-Branham-Zeichen *nt*
Nikolsky's sign: Nikolski-Zeichen *nt*
Noble's sign: Noble-Zeichen *nt*
objective sign: objektives Zeichen *nt*
obturator sign: (*Appendizitis*) Obturatorzeichen *nt*
Oliver's sign: Oliver-Cardarelli-Zeichen *nt*
Oppenheim's sign: Oppenheim-Zeichen *nt*
Ortolani's sign: Ortolani-Zeichen *nt*, Ortolani-Click *m*
Osiander's sign: Osiander-Zeichen *nt*
Osler's sign: Osler-Knötchen *pl*
Ott's sign: Ott-Zeichen *nt*
paradoxical diaphragm sign: Waagebalkenphänomen *nt*
Parrot's sign: **1.** Parrot-Zeichen *nt* **2.** Parrot-Knoten *pl*
Patrick's sign: **1.** Patrick-Probe *f* **2.** Patrick-Phänomen *nt*
Payr's sign: Payr-Zeichen *nt*
physical sign: objektives Zeichen *nt*
Pinard's sign: Pinard-Zeichen *nt*
Pins' sign: Pins-Zeichen *nt*, Ewart-Zeichen *nt*
Piskacek's sign: Piskacek-Ausladung *f*
Pitres's sign: **1.** Pitres-Zeichen *nt* **2.** (*neurol.*) Berührungsempfindlichkeit *f* der Haut, Haphalgesie *f*
pneumatic sign: Hennebert-Fistelsymptom *nt*
Pochhammer's sign: Pochhammer-Zeichen *nt*
Pool-Schlesinger sign: Pool-Phänomen *nt*, Pool-Schlesinger-Phänomen *nt*
Porter's sign: Oliver-Cardarelli-Zeichen *nt*
positive sign: positives Vorzeichen *nt*, Pluszeichen *nt*
postmaturity signs: Übertragungszeichen *nt*, Runge-Zeichen *nt*
pregnancy sign: Schwangerschaftszeichen *nt*
Prehn's sign: Prehn-Zeichen *nt*
psoas sign: Psoaszeichen *nt*
psoas margin sign: Psoasrandzeichen *nt*, Hutter-Zeichen *nt*, Psoasrandphänomen *nt*, Psoaszeichen *nt*
pyramid signs: Pyramidenbahnzeichen *nt*
pyramidal signs: Pyramidenbahnzeichen *nt*
Queckenstedt's sign: Queckenstedt-Zeichen *nt*
Quincke's sign: Kapillarpuls *m*, Quincke-Kapillarpuls *m*
radical sign: Wurzelzeichen *nt*
Rasin's sign: Jellinek-Zeichen *nt*
Rauber's sign: Rauber-Zeichen *nt*
Raynaud's sign: Akroasphyxia *f*, Akroasphyxie *f*, Akrozyanose *f*
Remak's sign: Remak-Zeichen *nt*, Femoralisreflex *m*
reversed Lasègue's sign: umgekehrter Lasègue *m*
Rigler's sign: Rigler-Zeichen *nt*
Robertson's sign: **1.** Robertson-Zeichen *nt* **2.** Argyll Robertson-Pupille *f*, Argyll Robertson-Zeichen *nt*, Argyll Robertson-Phänomen *nt*, Robertson-Zeichen *nt*
Rocher's sign: Schubladenphänomen *nt*
Romaña's sign: Romaña-Zeichen *nt*
Romberg's sign: Romberg-Zeichen *nt*
Roque's sign: Roque-Zeichen *nt*
Rossolimo's sign: **1.** Zehenbeugereflex *m*, Rossolimo-Reflex *m*, Rossolimo-Zeichen *nt*, Plantarmuskelreflex *m* **2.** Rossolimo-Fingerzeichen *nt*
Rovsing's sign: Rovsing-Zeichen *nt*, Rovsing-Symptom *nt*
Rumpel-Leede sign: Rumpel-Leede-Phänomen *nt*
Runge's signs: Runge-Zeichen *pl*
Saegesser's sign: Saegesser-Zeichen *nt*
Schlange's sign: Schlange-Zeichen *nt*
Schlesinger's sign: Poole-Schlesinger-Phänomen *nt*,

S

Poole-Phänomen *nt*
Schober's sign: Schober-Zeichen *nt*, Schober-Distanz *f*
Schroeder's sign: Schröder-Zeichen *nt*
Schultze's sign: Chvostek-Zeichen *nt*
Schultze-Chvostek sign: Chvostek-Zeichen *nt*
sentinel loop sign: Sentinel loop-Zeichen *nt*
setting-sun sign: Zeichen *nt* der untergehenden Sonne
Sicard's sign: Sicard-Zeichen *nt*
Sitkovski's sign: Sitkowski-Zeichen *nt*
Snellen's sign: Snellen-Zeichen *nt*
Spalding's sign: Spalding-Zeichen *nt*
spine sign: Kniekussphänomen *nt*, Spine sign *nt*
Steinmann's sign: Steinmann-Zeichen *nt*
Stellwag's sign: Stellwag-Zeichen *nt*
Stemmer's sign: Stemmer-Zeichen *nt*
Sternberg's sign: Sternberg-Zeichen *nt*
Stewart-Holmes sign: Holmes-Phänomen *nt*, Holmes-Stewart-Phänomen *nt*, Rückstoß-, Rückschlag-, Reboundphänomen *nt*
Stierlin's sign: Stierlin-Zeichen *nt*
string sign: Kantor-Zeichen *nt*, String sign *nt*
Strümpell's sign: Strümpell-Zeichen *nt*
subjective sign: subjektives Zeichen *nt*
Tay's sign: Tay-Fleck *m*
ten Horn's sign: ten Horn-Zeichen *nt*, Horn-Zeichen *nt*
Thomayer's sign: Thomayer-Zeichen *nt*
Thomsen's sign: Thomsen-Zeichen *nt*
tibialis sign: von Strümpell-Tibialiszeichen *nt*, Strümpell-Tibialiszeichen *nt*
Tinel's sign: Tinel-Hoffmann-Klopfzeichen *nt*, Hoffmann-Tinel-Klopfzeichen *nt*
toe's sign: Babinski-Zeichen *nt*, Babinski-Reflex *m*, Großzehenreflex *m*, Zehenreflex *m*
Tournay's sign: Tournay-Zeichen *nt*
Traube's sign: Traube-Doppelton *m*
Trendelenburg's sign: Trendelenburg-Zeichen *nt*
trepidation sign: Patellarklonus *m*
Trömner's sign: Trömner-Reflex *m*, Trömner-Fingerzeichen *nt*, Fingerbeugereflex *m*, Knipsreflex *m*
Trousseau's sign: Trousseau-Zeichen *nt*
Turner's sign: Turner-Zeichen *nt*
umbilical cord sign: Nabelschnurzeichen *nt*
uncertain death signs: unsichere Todeszeichen *pl*
Vallen's sign: Vallen-Zeichen *nt*
Vanzetti's sign: Vanzetti-Zeichen *nt*
Voltolini's sign: Burger-Zeichen *nt*, Heryng-Zeichen *nt*
von Graefe's sign: von Graefe-Zeichen *nt*
Wahl's sign: Wahl-Zeichen *nt*
watering-can sign: Gießkannenphänomen *nt*
Weber's sign: →*Weber's syndrome*
Wegner's sign: Wegner-Zeichen *nt*
Weiss's sign: Chvostek-Zeichen *nt*
Wernicke's sign: Wernicke-Phänomen *nt*
Westphal's sign: Westphal-Zeichen *nt*, Westphal-Reflex *m*, Erb-Westphal-Zeichen *nt*
Westphal-Erb sign: →*Westphal's sign*
Westphal-Piltz sign: Westphal-Piltz-Phänomen *nt*, Orbikularisphänomen *nt*, Lid-Pupillen-Reflex *m*
Williams' sign: Trachealton *m*
Winterbottom's sign: Winterbottom-Zeichen *nt*
Wintrich's sign: Wintrich-Schallwechsel *m*
Wood's sign: Wood-Zeichen *nt*
Zohlen's sign: Zohlen-Zeichen *nt*

sig|nal ['sɪgnl] *noun*: (An-)Zeichen *nt* (*of* für); Signal *nt*
controlling signal: Kontrollsignal *nt*, -größe *f*, Steuersignal *nt*, -größe *f*, Stellsignal *nt*, -größe *f*
entraining signal: Zeitgeber *m*
nuclear localization signals: nukleäre Lokalisationssignale *pl*
reference signal: Sollwert *m*
termination signal: Abbruch-, Terminationssignal *nt*

sig|nal|lize ['sɪgnəlaɪz] *vt*: ankündigen, signalisieren; kennzeichnen

sig|na|ture ['sɪgnətʃər] *noun*: **1.** (*pharmakol.*) Signatur *f*, Signatura *f* **2.** Unterschrift *f*, Namenszug *m*, Signatur *f*

sig|net ['sɪgnɪt] *noun*: Siegel *nt*

sig|nif|i|cance [sɪg'nɪfəkəns] *noun*: **1.** Bedeutung *f*, Bedeutsamkeit *f*, Wichtigkeit *f*, Signifikanz *f* **2.** (*statist.*) Signifikanz *f*

sig|nif|i|cant [sɪg'nɪfəkənt] *adj*: signifikant

SIH *Abk.*: **1.** somatotrophin release-inhibiting hormone **2.** somatotropin release inhibiting hormone

sik|i|min ['sɪkəmɪn] *noun*: Shikimin *nt*, Sikimin *nt*

SILA *Abk.*: suppressible insulin-like activity

sil|den|al|fil [sɪl'denəfɪl] *noun*: Sildenafil *nt*

si|lent ['saɪlənt] *adj*: **1.** still, ruhig, leise; schweigsam, schweigend; stumm **2.** (*Krankheit*) latent; untätig, inaktiv, nicht aktiv; okkult

sil|hou|ette [ˌsɪluː'et] *noun*: Umriss *m*, Schatten(bild *nt*) *m*, Silhouette *f*
cardiac silhouette: Herzform *f*

sil|i|bin|in ['sɪlɪbɪnɪn] *noun*: Silibinin *nt*, Silybin *nt*

sil|i|ca ['sɪlɪkə] *noun*: Siliziumdioxid *nt*, Siliciumdioxid *nt*

sil|i|cate ['sɪlɪkeɪt, -kɪt] *noun*: Silikat *nt*, Silicat *nt*

sil|i|ca|to|sis [ˌsɪlɪkə'təʊsɪs] *noun*: Silikatose *f*

sil|i|ceous [sɪ'lɪʃəs] *adj*: siliziumhaltig, quarzhaltig

sil|i|cious [sɪ'lɪʃəs] *adj*: →*siliceous*

sil|i|ci|um [sɪ'lɪʃɪəm] *noun*: →*silicon*

sil|i|co|an|thra|co|sis [ˌsɪlɪkəʊˌænθrə'kəʊsɪs] *noun*: Anthrakosilikose *f*

sil|i|co|ar|thri|tis [ˌsɪlɪkəʊɑːr'θraɪtɪs] *noun*: Silikoarthrose *f*, Caplan-Colinet-Petry-Syndrom *nt*, Caplan-Syndrom *nt*, Silikoarthritis *f*

sil|i|con ['sɪlɪkən, -kɑn] *noun*: Silizium *nt*, Silicium *nt*
silicon carbide: Siliciumkarbid *nt*, Karborund *nt*, Carborundum *nt*
silicon dioxide: Siliciumdioxid *nt*, Siliziumdioxid *nt*

sil|i|cone ['sɪlɪkəʊn] *noun*: Silikon *nt*

sil|i|co|sid|er|o|sis [ˌsɪlɪkəʊˌsɪdə'rəʊsɪs] *noun*: Silikosiderose *f*, Siderosilikose *f*

sil|i|co|sis [sɪlə'kəʊsɪs] *noun*: Quarzlunge *f*, Kiesellunge *f*, Steinstaublunge *f*, Silikose *f*, Silicosis *f*
infective silicosis: Silikotuberkulose *f*

sil|i|cot|ic [sɪlə'kɑtɪk] *adj*: Silikose betreffend, silikotisch

sil|i|co|tu|ber|cu|lo|sis [ˌsɪlɪkəʊtəˌbɜrkjə'ləʊsɪs] *noun*: Silikotuberkulose *f*

sil|i|cris|tin ['sɪlɪkrɪstɪn] *noun*: Silicristin *nt*, Silycristin *nt*

sil|i|di|a|nin [sɪlɪ'daɪənɪn] *noun*: Silidianin *nt*, Silydianin *nt*

sil|i|ma|rin ['sɪlɪmərɪn] *noun*: Silymarin *nt*

silk [sɪlk]: **I** *noun* Seide *f*, Seidenfaser *f*, -faden *m*, -gewebe *nt* **II** *adj* seiden, Seiden-
dental silk: Zahnseide *f*
dental floss silk: Zahnseide *f*
floss silk: Zahnseide *f*

silk|worm ['sɪlkwɜrm] *noun*: Seidenraupe *f*

sil|vat|ic [sɪl'vætɪk] *adj*: Wald-

sil|ver ['sɪlvər]: **I** *noun* Silber *nt*, (*chem.*) Argentum *nt* **II** *adj* silbern, Silber-
silver fluoride: Silberfluorid *nt*
silver nitrate: Silbernitrat *nt*
fused silver nitrate: →*molded silver nitrate*
molded silver nitrate: Höllenstift *m*, Lapis infernalis
toughened silver nitrate: →*molded silver nitrate*
silver oxide: Silberoxid *nt*

S

sil|ver|plat|ed ['sɪlvərpleɪtɪd] *adj*: versilbert
sil|ver|plat|ing ['sɪlvərpleɪtɪŋ] *noun*: Versilberung *f*
sil|ver|weed ['sɪlvər,wiːd] *noun*: **1.** Gänsefingerkraut *nt*, Potentilla anserina **2.** Gänsefingerkraut *nt*, Potentillae anserinae herba
SIMA *Abk.*: secondary ion microanalysis
si|meth|i|cone [sɪ'meθɪkəʊn] *noun*: Simethicon *nt*, Dimeticon-Siliciumdioxid *nt*
sim|i|an ['sɪmɪən]: I *noun* (Menschen-)Affe *m* II *adj* affenartig, Affen-
sim|i|lar ['sɪmələr] *adj*: ähnlich; (fast *oder* ungefähr) gleich (*to*); gleichartig
sim|i|lar|i|ty [,sɪmə'lærətiː] *noun*: Ähnlichkeit *f* (*to* mit); Gleichartigkeit *f*
sim|ple ['sɪmpl]: I *noun* (*pharmakol.*) Heilpflanze *f* II *adj* **1.** einfach; rein, unverfälscht; unkompliziert; (*Person*) einfältig; (*Leben*) schlicht, einfach **2.** (*chem.*) unvermischt **3.** (*Epithel*) einschichtig **4.** (*Fraktur*) glatt, einfach
simple-minded *adj*: **1.** einfältig **2.** einfach, schlicht
SIMS *Abk.*: secondary ion mass spectrometry
sim|u|late ['sɪmjəleɪt] *vt*: **1.** vortäuschen, vorspiegeln, simulieren **2.** nachahmen, imitieren, simulieren; nachbilden
sim|u|la|tion [sɪmjə'leɪʃn] *noun*: Simulation *f*
computer simulation: Computersimulation *f*
sim|u|la|tor ['sɪmjəleɪtər] *noun*: Simulant(in *f*) *m*
Si|mu|li|i|dae [,sɪmjə'laɪə,diː] *plural*: Kriebelmücken *pl*, Simuliidae *pl*
Si|mu|li|um [sɪ'mjuːlɪəm] *noun*: Simulium *nt*
si|mul|ta|ne|i|ty [,sɪməltə'niːətɪ, ,saɪ-] *noun*: Gleichzeitigkeit *f*
si|mul|ta|ne|ous [,sɪməl'teɪnɪəs, ,saɪ-] *adj*: simultan
SIMV *Abk.*: **1.** spontaneous intermittent mandatory ventilation **2.** synchronized intermittent mandatory ventilation
sim|va|stat|in [,sɪmvə'stætɪn] *noun*: Simvastatin *nt*, Synvinolin *nt*
si|nal ['saɪnl] *adj*: Sinus betreffend, Sinus-, Sin(o)-
sin|ci|put ['sɪnsɪpət] *noun, plural* **-puts, sin|cip|i|ta** [sɪn'sɪpɪtə]: Vorderkopf *m*, Sinciput *nt*
sin|ew ['sɪnjuː] *noun*: (Muskel-)Sehne *f*
sing|er ['sɪŋər] *noun*: Sänger *m*
sin|gle ['sɪŋgəl] *adj*: einzige(r, s), einzel(n), einfach, Einzel-, Einfach-; ledig
single-chain *adj*: einkettig
single-phase *adj*: einphasig, Einphasen-
single-strand *adj*: →*single-stranded*
single-stranded *adj*: einstrangig, Einzelstrang-
single-toothed *adj*: einzahnig, monodont
single-valued *adj*: einwertig, eindeutig
sin|gul|ta|tion [,sɪŋgəl'teɪʃn] *noun*: →*singultus*
sin|gul|tous [sɪŋ'gʌltəs] *adj*: Schluckauf betreffend
sin|gul|tus [sɪŋ'gʌltəs] *noun, plural* **-tus|es**: Singultus *m*, Schluckauf *m*
SINH *Abk.*: streptomycin isonicotinic acid hydrazide
sinistr- *präf.*: Links-, Sinistr(o)-
sin|is|tral ['sɪnəstrəl]: I *noun* Linkshänder(in *f*) *m* II *adj* **1.** linkshändig **2.** linke Seite betreffend, linksseitig, Links-
sin|is|tral|i|ty [sɪnə'strælətiː] *noun*: Linkshändigkeit *f*
sinistro- *präf.*: Links-, Sinistr(o)-
sin|is|tro|car|dia [,sɪnəstrəʊ'kɑːrdɪə] *noun*: Sinistrokardie *f*, Lävokardie *f*
sin|is|tro|ce|re|bral [,sɪnəstrəʊsə'riːbrəl, -'serə-] *adj*: die linke Hirnhemisphäre betreffend
sin|is|troc|u|lar [sɪnə'strɑkjələr] *adj*: linksäugig
sin|is|troc|u|lar|i|ty [sɪnə,strɑkjə'leərətiː] *noun*: Linksäugigkeit *f*
sin|is|tro|gy|ra|tion [,sɪnəstrədʒaɪ'reɪʃn] *noun*: →*sinistrotorsion*
sin|is|tro|man|u|al [,sɪnəstrəʊ'mænjuːəl] *adj*: linkshändig
sin|is|trop|e|dal [sɪnə'strɑpədəl] *adj*: linksfüßig
sin|is|trorse ['sɪnəstrɔːrs] *adj*: nach links gedreht
sin|is|tro|tor|sion [,sɪnəstrə'tɔːrʃn] *noun*: Drehung *f* nach links, Linksdrehung *f*, Sinistrotorsion *f*, Lävorotation *f*, Lävotorsion *f*
sin|is|trous ['sɪnəstrəs, sɪ'nɪstrəs] *adj*: die linke Seite betreffend, linksseitig, Links-
sin|kal|ine ['sɪŋkəlɪn] *noun*: Sinkalin *nt*, Bilineurin *nt*
si|no|a|tri|al [,saɪnəʊ'eɪtrɪəl] *adj*: Sinusknoten und Vorhof/Atrium betreffend, sinuatrial, sinuaurikulär
si|no|au|ric|u|lar [,saɪnəʊɔː'rɪkjələr] *adj*: Sinusknoten und Vorhof/Atrium betreffend, sinuatrial, sinuaurikulär
si|no|bron|chi|al [,saɪnəʊ'brɑŋkɪəl] *adj*: Nasennebenhöhlen/Sinus paranasales und Lunge(n)/Pulmo betreffend, sinupulmonal, sinubronchial
si|no|bron|chit|ic [,saɪnəʊbrɑŋ'kɪtɪk] *adj*: Sinubronchitis betreffend, sinubronchitisch, sinobronchitisch
si|no|bron|chi|tis [,saɪnəʊbrɑŋ'kaɪtɪs] *noun*: Sinobronchitis *f*, Sinubronchitis *f*, sinubronchiales/sinupulmonales Syndrom *nt*
si|no|gram ['saɪnəʊgræm] *noun*: **1.** Röntgenaufnahme *f* der Nasennebenhöhlen, Sinogramm *nt* **2.** Röntgenaufnahme *f* eines Fistelgangs, Sinogramm *nt*
si|nog|ra|phy [saɪ'nɑgrəfiː] *noun*: Sinographie *f*, Sinografie *f*
si|no|pul|mo|nar|y [,saɪnə'pʌlmə'neriː] *adj*: Nasennebenhöhlen/Sinus paranasales und Lunge(n)/Pulmo betreffend, sinupulmonal, sinubronchial
si|nos|co|py [saɪ'nɑskəpiː] *noun*: Sinuskopie *f*
maxillary sinoscopy: Antroskopie *f* der Kieferhöhle *f*
si|no|ven|tric|u|lar [,saɪnəven'trɪkjələr] *adj*: Sinusknoten und Herzkammer/Ventrikel betreffend, sinuventrikulär
si|nu|a|tri|al [,saɪn(j)uː'eɪtrɪəl] *adj*: Sinusknoten und Vorhof/Atrium betreffend, sinuatrial, sinuaurikulär
si|nu|au|ric|u|lar [,saɪn(j)uɔː'rɪkjələr] *adj*: Sinusknoten und Vorhof/Atrium betreffend, sinuatrial, sinuaurikulär
sin|u|ous ['sɪnjəwəs] *adj*: sich schlängelnd, sich windend, gewunden, wellenförmig
si|nus ['saɪnəs] *noun, plural* **si|nus, si|nus|es**: **1.** Höhle *f*, Höhlung *f*, Bucht *f*, Tasche *f*, Sinus *m* **2.** Knochenhöhle *f*, Markhöhle *f*, Sinus *m*; (*Nase*) Nebenhöhle *f*; (*Gehirn*) venöser Sinus *m* **3.** Fistelgang *m*, Fisteltasche *f*, Sinus *m*
accessory sinuses of nose: →*nasal sinuses*
air sinuses: →*nasal sinuses*
anal sinuses: Morgagni-Krypten *pl*, Analkrypten *pl*, Sinus anales
anterior sinuses: vordere Siebbeinzellen *pl*, Cellulae ethmoidales anteriores
aortic sinus: Aortensinus *m*, Sinus aortae
Arlt's sinus: Arlt-Sinus *m*, Maier-Sinus *m*
Bochdalek's sinus: Bochdalek-Foramen *nt*, Hiatus pleuroperitonealis
bony frontal sinus: knöcherne Stirnhöhle *f*, Sinus frontalis osseus
bony maxillary sinus: Sinus maxillaris osseus
bony sphenoidal sinus: knöcherne Keilbeinhöhle *f*, Sinus sphenoidalis osseus
Breschet's sinus: Sinus sphenoparietalis

S

carotid sinus: Karotissinus *m*, Carotissinus *m*, Sinus caroticus
cavernous sinus: Sinus cavernosus
cervical sinus: Sinus cervicalis
coronary sinus: Sinus coronarius
cortical sinuses: Rindensinus *pl*
costodiaphragmatic sinus: Kostodiaphragmalsinus *m*, Kostodiaphragmalspalte *f*, Sinus phrenicocostalis, Recessus costodiaphragmaticus
costomediastinal sinus: Kostomediastinalspalte *f*, Kostomediastinalsinus *m*, Recessus costomediastinalis
cranial sinuses: Durasinus *pl*, Hirnsinus *pl*, Sinus *pl* der Dura mater encephali, Sinus venosi durales, Sinus durae matris
Cuvier's sinuses: Kardinalvenen *pl*
dermal sinus: Sinus dermalis
sinuses of dura mater: →*cranial sinuses*
Englisch's sinus: Sinus petrosus inferior
sinus of epididymis: Nebenhodenspalt *m*, Nebenhodensinus, Sinus epididymidis
ethmoidal sinuses: Sinus ethmoidales
frontal sinus: Stirnhöhle *f*, Sinus frontalis
Huguier's sinus: Fossula fenestrae vestibuli
inferior longitudinal sinus: Sinus sagittalis inferior
inferior petrosal sinus: Sinus petrosus inferior
inferior sagittal sinus: Sinus sagittalis inferior
intercavernous sinuses: Sinus intercavernosi
intermediate sinuses: Intermediärsinus *pl*
intervavernous sinus: Sinus intercavernosus
lacteal sinuses: Milchsäckchen *pl*, Sinus lactiferi
lactiferous sinuses: Milchsäckchen *pl*, Sinus lactiferi
laryngeal sinus: Morgagni-Ventrikel *m*, Morgagni-Tasche *f*, Galen-Ventrikel *m*, Galen-Tasche *f*, Kehlkopf-Tasche *f*, Ventriculus laryngis
Lauth's sinus: Schlemm-Kanal *m*, Sinus venosus sclerae
lymph sinus: →*lymphatic sinus*
lymphatic sinus: Lymph(knoten)sinus *m*
sinus of Maier: Maier-Sinus *m*, Arlt-Sinus *m*
marginal sinus: **1.** Randsinus *m*, Marginalsinus *m* **2.** Sinus marginalis
mastoid sinuses: Warzenfortsatzzellen *pl*, Cellulae mastoideae
maxillary sinus: Oberkieferhöhle *f*, Kieferhöhle *f*, Sinus maxillaris
medullary sinus: Marksinus *m*
middle sinuses: mittlere Siebbeinzellen *pl*, Cellulae ethmoidales mediae, Sinus medii
sinus of Morgagni: **1.** Aortensinus *m*, Sinus aortae **2.** →*laryngeal sinus*
nail sinus: Nageltasche *f*, Sinus unguis
nasal sinuses: Nasennebenhöhlen *pl*, Nebenhöhlen *pl*, Sinus paranasales
oblique sinus of pericardium: Sinus obliquus pericardii
occipital sinus: Sinus occipitalis
oral sinus: Mundbucht *f*, Mundnische *f*, Stomadeum *nt*, Stomatodeum *nt*
osseous frontal sinus: knöcherne Stirnhöhle *f*, Sinus frontalis osseus
osseous maxillary sinus: knöcherne Kieferhöhle *f*, Sinus maxillaris osseus
osseous sphenoidal sinus: knöcherne Keilbeinhöhle *f*, Sinus sphenoidalis osseus
paranasal sinuses: →*nasal sinuses*
sinus of pericardium: Perikardnische *f*, Perikardsinus *m*, Sinus pericardii
Petit's sinus: Aortensinus *m*, Sinus aortae
petrosquamous sinus: Sinus petrosquamosus
phrenicocostal sinus: Kostodiaphragmalsinus *m*, Kostodiaphragmalspalte *f*, Sinus phrenicocostalis, Recessus costodiaphragmaticus
phrenicomediastinal sinus: Phrenikomediastinalspalte *f*, Phrenikomediastinalsinus *m*, Recessus phrenicomediastinalis
pilonidal sinus: Pilonidalsinus *m*, Sinus pilonidalis
pleural sinuses: Pleurasinus *pl*, -buchten *pl*, Recessus pleurales
posterior sinuses: hintere Siebbeinzellen *pl*, Sinus posteriores, Cellulae ethmoidales posteriores
posterior sinus of tympanic cavity: Sinus posterior cavi tympani
prostatic sinus: Prostatasinus *m*, -rinne *f*, Sinus prostaticus
sinuses of pulmonary trunk: Sinus trunci pulmonalis
rectal sinuses: Morgagni-Krypten *pl*, Analkrypten *pl*, Sinus anales
renal sinus: Nierensinus *m*, Sinus renalis
Ridley's sinuses: Sinus intercavernosi
Rokitansky-Aschoff sinus: Rokitansky-Aschoff-Sinus *pl*
sacrococcygeal sinus: Pilonidalsinus *m*, -fistel *f*, Fistula pilonidalis
sigmoid sinus: Sinus sigmoideus
sphenoidal sinus: Keilbeinhöhle *f*, Sinus sphenoidalis
sphenoparietal sinus: Sinus sphenoparietalis
sinus of spleen: Milzsinus *m*, Sinus lienis
splenic sinus: Milzsinus *m*, Sinus lienalis
straight sinus: Sinus rectus
subarachnoidal sinuses: Subarachnoidalzisternen *pl*, -liquorräume *pl*, Cisternae subarachnoideae
subcapsular sinus: Rand-, Marginalsinus *m*
superior longitudinal sinus: Sinus sagittalis superior
superior petrosal sinus: Sinus petrosus superior
superior sagittal sinus: Sinus sagittalis superior
tarsal sinus: Tarsalkanal *m*, Sinus tarsi
tonsillar sinus: Gaumenmandelnische *f*, Tonsillennische *f*, Fossa tonsillaris
Tourtual's sinus: Fossa supratonsillaris
transverse sinus: Sinus transversus
transverse sinus of dura mater: Sinus transversus
transverse sinus of pericardium: Sinus transversus pericardii
tympanic sinus: Sinus tympani
umbilical sinus: Nabelfistel *f*, Fistula umbilicalis
urachal sinus: Urachussinus *m*
urogenital sinus: Urogenitalsinus *m*, Sinus urogenitalis
sinus of Valsalva: Aortensinus *m*, Sinus aortae
sinus of venae cavae: Venensinus *m* des rechten Vorhofs, Sinus venarum cavarum
venous sinus: venöser Sinus *m*, Sinus venosus
venous sinuses of dura mater: Dura-Hirn-Sinus *pl*, Sinus der Dura mater encephali, Sinus venosi durales, Sinus durae matris
venous sinus of sclera: Schlemm-Kanal *m*, Sinus venosus sclerae

si|nus|al ['saɪnəsəl] *adj*: Sinus betreffend, Sinus-, Sino-
si|nus|it|ic [saɪnə'sɪtɪk] *adj*: Sinusitis betreffend, sinusitisch, sinuitisch
si|nus|i|tis [saɪnə'saɪtɪs] *noun*: Nebenhöhlenentzündung *f*, Nasennebenhöhlenentzündung *f*, Sinusitis *f*, Sinuitis *f*
acute sinusitis: akute Sinusitis *f*
acute maxillary sinusitis: akute Kieferhöhlenentzündung *f*, Sinusitis maxillaris acuta
acute purulent frontal sinusitis: Stirnhöhleneiterung *f*
acute purulent maxillary sinusitis: Kieferhöhleneite-

S

rung *f*, akute eitrige Kieferhöhlenentzündung *f*
allergic sinusitis: allergische Nebenhöhlenentzündung *f*, allergische Sinusitis *f*
bacterial sinusitis: bakterielle Sinusitis *f*
catarrhal sinusitis: katarrhalische Sinusitis *f*
chronic sinusitis: chronische Sinusitis *f*
chronic maxillary sinusitis: chronische Kieferhöhlenentzündung *f*, Sinusitis maxillaris chronica
ethmoidal sinusitis: Entzündung *f* der Siebbeinzellen, Ethmoiditis *f*, Sinusitis ethmoidalis
frontal sinusitis: Stirnhöhlenentzündung *f*, Sinusitis frontalis
latent sinusitis: okkulte/latente Sinusitis *f*
maxillary sinusitis: Kieferhöhlenentzündung *f*, Sinusitis maxillaris
occult sinusitis: okkulte/latente Sinusitis *f*
paranasal sinusitis: Nebenhöhlenentzündung *f*, Nasennebenhöhlenentzündung *f*, Sinusitis *f*, Sinuitis *f*
polypoid sinusitis: polypöse Sinusitis *f*
polypous sinusitis: Sinusitis polyposa
purulent sinusitis: eitrige Sinusitis *f*, Sinusitis purulenta
sphenoidal sinusitis: Entzündung *f* der Keilbeinhöhle, Sphenoiditis *f*, Keilbeinhöhlenentzündung *f*, Sinusitis sphenoidalis

si|nus|oid ['saɪnəsɔɪd]: **I** *noun* **1.** sinusartige Struktur *f*, Sinusoid *m* **2.** Sinusoid *nt*, Sinusoidgefäß *nt*, Vas sinusoideum **II** *adj* Sinusoid betreffend, sinusartig, sinusoid, sinusoidal, Sinus-
liver sinusoids: Lebersinusoide *pl*

si|nus|oi|dal [saɪnə'sɔɪdl] *adj*: →*sinusoid II*

si|nus|ot|o|my [saɪnə'sɑtəmiː] *noun*: Sinusotomie *f*

si|nu|ven|tric|u|lar [,saɪnəven'trɪkjələr] *adj*: Sinusknoten und Herzkammer/Ventrikel betreffend, sinuventrikulär

SiO2 *Abk.*: silicon dioxide

si|phon ['saɪfən] *noun*: Siphon *m*
carotid siphon: Karotissiphon *m*, Siphon caroticum

Si|pho|nap|tera [,saɪfə'næptərə] *plural*: Siphonaptera *pl*, Flöhe *pl*, Aphaniptera *pl*

S-IPPV *Abk.*: synchronized intermittent positive pressure ventilation

si|re|no|mel|i|a [,saɪrənəʊ'miːlɪə] *noun*: Sirenenbildung *f*, Sirene *f*, Sirenomelie *f*, Sympodie *f*

si|re|nom|e|lus [,saɪrə'nɑmələs] *noun, plura* **-li** [-laɪ]: Sirene *f*, Sirenomelus *m*

si|ri|a|sis [sɪ'raɪəsɪs] *noun*: →*sunstroke*

si|ro|haeme ['saɪrəhiːm] *noun*: (*brit.*) →*siroheme*

si|ro|heme ['saɪrəhiːm] *noun*: Sirohäm *nt*

SIRS *Abk.*: soluble immune response suppressor

SIRT *Abk.*: simultaneous iterative reconstruction technique

sir|up ['sɪrəp, 'sɜr-] *noun*: →*syrup*

SIS *Abk.*: **1.** scintigraphic ischemic score **2.** sterile injectable suspension

SISI *Abk.*: short increment sensitivity index

sis|o|mi|cin [sɪsəʊ'maɪsɪn] *noun*: Sisomicin *nt*, Sisomycin *nt*

sis|ter ['sɪstər]: **I** *noun* **1.** Schwester *f* **2.** (*brit.*) (Stations-) Schwester *f* **II** *adj* Schwester(n)-
half sister: Halbschwester *f*
twin sister: Zwillingsschwester *f*

SiSV *Abk.*: simian sarcoma virus

sit- *präf.*: →*sito-*

site [saɪt] *noun*: Ort *m*, Platz *m*, Stelle *f*
A binding site: →*aminoacyl binding site*
aminoacyl site: →*aminoacyl binding site*
aminoacyl binding site: A-Stelle *f*, A-Bindungsstelle *f*, Aminoacyl-Stelle *f*, Aminoacyl-Bindungsstelle *f*
antigen binding site: Antigenbindungsstelle *f*
attachment site: Ansatzstelle *f*, -punkt *m*
binding site: Bindungsstelle *f*
combining site: Antigenbindungsstelle *f*
complement binding site: Komplementbindungsstelle *f*
enzyme recognition site: Enzymerkennungsstelle *f*
Fc-receptor binding site: F_c-Rezeptorbindungsstelle *f*
fracture site: Bruchstelle *f*
P site: →*peptidyl site*
peptidyl site: P-Bindungsstelle *f*, Peptidylbindungsstelle *f*, Peptidylstelle *f*
receptor site: Rezeptorstelle *f*
recognition site: Erkennungsstelle *f*

sit|i|ol|o|gy [saɪtɪ'ɑlədʒiː] *noun*: Sitologie *f*, Sitiologie *f*

sit|i|o|ma|ni|a [,saɪtɪə'meɪnɪə, -jə] *noun*: Sitomanie *f*, Heißhunger *m*, Esssucht *f*, Fresssucht *f*, Hyperorexie *f*, Bulimie *f*, Bulimia *f*, Sitiomanie *f*

sit|i|o|pho|bi|a [,saɪtɪəʊ'fəʊbɪə] *noun*: Sitophobie *f*, Cibophobie *f*, Sitiophobie *f*

sito- *präf.*: Nahrungs-, Sit(i)o-

si|tol|o|gy [saɪ'tɑlədʒiː] *noun*: Sitologie *f*, Sitiologie *f*

si|to|ma|ni|a [,saɪtə'meɪnɪə, -jə] *noun*: →*sitiomania*

si|to|pho|bi|a [,saɪtəʊ'fəʊbɪə] *noun*: krankhafte Nahrungsverweigerung *f*, Sitophobia *f*, Sitiophobia *f*

si|to|pho|bic [,saɪtəʊ'fəʊbɪk] *adj*: Sitophobia betreffend, sitiophob, sitophob, cibophob

si|tos|ter|ol [sɪ'tɑstərɑl, ,saɪtəʊ'stɪərɔl] *noun*: Sitosterin *nt*
β-sitosterol: β-Sitosterin *nt*, Sitosterol *nt*

sit|u|at|ed ['sɪtʃəweɪtɪd] *adj*: (*a. anatom.*) gelegen; lokalisiert **be situated** liegen

sit|u|a|tion [,sɪtʃuː'weɪʃn] *noun*: **1.** (*fig.*) Lage *f*, Zustand *m*, Situation *m*; Umstände *pl* **2.** (örtliche) Lage *f*
emergency situation: Not(fall)situation *f*

sit|u|a|tion|al [,sɪtʃuː'weɪʃənl] *adj*: Situations-, Lage-

situation-specific *adj*: situationsspezifisch

si|tus ['saɪtəs] *noun, plural* **-tus**: Lage *f*, Situs *m*
situs transversus: Situs inversus viscerum, Transpositio viscerum

SIV *Abk.*: **1.** septum interventriculare **2.** simian immune deficiency virus

SIVT *Abk.*: septal idiopathic ventricular tachycardia

size [saɪz] *noun*: Größe *f*, Maß *nt*, Format *nt*; Umfang *m*; (Schuh-, Kleider-, Körper-)Größe *f*; (*fig.*) Ausmaß *nt*
fetal size: Fetalgröße *f*
heart size: Herzgröße *f*
population size: Populationsgröße *f*

SK *Abk.*: **1.** serum kallikrein **2.** streptokinase

Sk-Ag *Abk.*: skin antigen

ska|tole ['skætəʊl, -əl] *noun*: Skatol *nt*, β-Methylindol *nt*

ska|to|sin [skæ'təʊsɪn] *noun*: Skatosin *nt*

ska|tox|yl [skæ'tɑksɪl] *noun*: Skatoxyl *nt*

skein [skeɪn] *noun*: Spirem *nt*

skel|al|gia [skɪ'lældʒ(ɪ)ə] *noun*: Beinschmerz(en *pl*) *m*

skel|as|the|nia [,skɪlæs'θiːnɪə] *noun*: Beinschwäche *f*

skel|e|tal ['skelɪtl] *adj*: das Skelett betreffend, skelettal

skel|e|ti|za|tion [,skelətɪ'zeɪʃn] *noun*: **1.** (*patholog.*) extreme Abmagerung *f* **2.** (*chirurg.*) Skelettieren *nt*, Skelettierung *f*

skel|e|tog|e|nous [skelɪ'tɑdʒənəs] *adj*: Skeletogenese betreffend, skelettbildend, skeletogen

skel|e|tog|e|ny [skelɪ'tɑdʒəniː] *noun*: Skeletogenese *f*

skel|e|to|mo|tor [,skelɪtəʊ'məʊtər] *adj*: skeletomotorisch

skel|e|ton ['skelɪtn]: **I** *noun* Skelett *nt*, Skelet *nt*, Knochengerüst *nt*, Gerippe *nt* **II** *adj* Skelett-
appendicular skeleton: Skeleton appendiculare, Achsenskelett *nt*

axial skeleton: Skeleton axiale
bony skeleton: Skelett *nt*, Skelet *nt*, Knochengerüst *nt*
carbon skeleton: Kohlenstoffgerüst *nt*
cardiac skeleton: Herzskelett *nt*
fibrous skeleton of heart: Herzskelett *nt*
foot skeleton: Fußskelett *nt*
laryngeal skeleton: Kehlkopfskelett *nt*
neurokeratin skeleton: Neurokeratingerüst *nt*
thoracic skeleton: knöcherner Brustkorb/Thorax *m*, Skeleton thoracis, Thoraxskelett *nt*
skeleton of thorax: →*thoracic skeleton*
visceral skeleton: Viszeralskelett *nt*

ske|ne|i|tis [skɪnɪ'ɪtɪs] *noun*: Entzündung *f* der Skene-Gänge, Skenitis *f*, Skeneitis *f*
ske|nit|ic [skɪ'nɪtɪk] *adj*: Skenitis betreffend, skenitisch, skeneitisch
ske|ni|tis [skɪ'naɪtɪs] *noun*: →*skeneitis*
ske|no|scope ['skɪnəskəʊp] *noun*: Skenoskop *nt*
ske|o|cy|to|sis [ˌskɪəʊsaɪ'təʊsɪs] *noun*: Linksverschiebung *f*
skep|to|phy|lax|is [ˌskeptəʊfɪ'læksɪs] *noun*: Skeptophylaxie *f*
skew [skjuː]: I *noun* Schiefe *f*, Schrägheit *f*; (*mathemat.*) Asymmetrie *f* II *adj* schief, schräg; abschüssig; (*mathemat.*) asymmetrisch III *vi* schielen
skew|ness ['skjuːnəs] *noun*: Schiefe *f*, Schrägheit *f*; (*mathemat.*) Asymmetrie *f*; (*statist.*) Abweichung *f*
skia- *präf.*: Schatten-, Skia-; Radio-
ski|a|gram ['skaɪəgræm] *noun*: Roentgenaufnahme *f*, Roentgenbild *nt*
ski|a|graph ['skaɪəgræf] *noun*: →*skiagram*
ski|ag|ra|phy [skaɪ'ægrəfiː] *noun*: **1.** Röntgenfotografie *f*, Röntgenphotographie *f* **2.** Röntgenuntersuchung *f*, Röntgen *nt*
ski|am|e|try [skaɪ'æmətriː] *noun*: Retinoskopie *f*, Skiaskopie *f*
ski|a|scope ['skaɪəskəʊp] *noun*: Skiaskop *nt*, Retinoskop *nt*
ski|as|co|py [skaɪ'ɑskəpiː] *noun*: **1.** (*augenheil.*) Retinoskopie *f*, Skiaskopie *f* **2.** (*radiolog.*) Röntgendurchleuchtung *f*, Fluoroskopie *f*
skim|ming ['skɪmɪŋ] *noun*: **1.** (*Schaum*) Abschöpfen *nt*, Abschäumen *nt*, Skimming *nt* **2. skimmings** *pl* Schaum *m*
plasma skimming: Plasma-Skimming *nt*
skin [skɪn]: I *noun* **1.** Haut *f*; (*anatom.*) Integumentum commune **2.** äußere Haut *f*; (*anatom.*) Kutis *f*, Cutis *f* **3.** (*techn.*) Haut *f*, Schicht *f* II *vt* schälen, abhäuten; (*Haut*) aufschürfen **beneath the skin** unter der Haut (liegend), hypodermal, subkutan **through the skin** durch die Haut hindurch (wirkend), perkutan, transkutan
alligator skin: **1.** Fischschuppenkrankheit *f*, Ichthyosis vulgaris **2.** Saurier-, Krokodil-, Alligatorhaut *f*, Sauriasis *f*
baby skin: Aprikosenhaut *f*
bone skin: Knochenhaut *f*, Periost *nt*
bronzed skin: Bronze-Haut *f*
crocodile skin: **1.** Fischschuppenkrankheit *f*, Ichthyosis vulgaris **2.** Saurier-, Krokodil-, Alligatorhaut *f*, Sauriasis *f*
elastic skin: Danlos-Syndrom *nt*, Ehlers-Danlos-Syndrom *nt*, Fibrodysplasia elastica generalisata congenita
farmer's skin: Farmer-, Landmanns-, Seemannshaut *f*
fish skin: **1.** Fischschuppenkrankheit *f*, Ichthyosis vulgaris **2.** Saurier-, Krokodil-, Alligatorhaut *f*, Sauriasis *f*
glabrous skin: glatte haarlose Haut *f*
glossy skin: Glanzhaut *f*, Atrophoderma neuriticum
horny skin: Hornhaut *f*
India rubber skin: Ehlers-Danlos-Syndrom *nt*
lax skin: Schlaff-, Fallhaut *f*, Dermatochalasis *f*, Dermatolysis *f*, Dermatomegalie *f*, Chalodermie *f*, Chalazodermie *f*, Cutis laxa-Syndrom *nt*, Zuviel-Haut-Syndrom *nt*
leopard skin: Leopardenhaut *f*
loose skin: →*lax skin*
marble skin: Cutis marmorata, Livedo reticularis
nail skin: Nagelhaut *f*
oil skin: Öltuch *nt*, Ölhaut *f*
orange skin: Orangenhaut *f*, Apfelsinenhaut *f*, Orangenschalenhaut *f*, Apfelsinenschalenhaut *f*, Peau d'orange
outer skin: Oberhaut *f*, Epidermis *f*
piebald skin: Weißfleckenkrankheit *f*, Scheckhaut *f*, Vitiligo *f*
porcupine skin: Erythrodermia congenitalis ichthyosiformis bullosa
sailor's skin: Farmer-, Landmanns-, Seemannshaut *f*
shagreen skin: Chagrinleder-Haut *f*
stippled skin: Cutis linearis punctata colli, Erythrosis interfollicularis colli
toad skin: Phrynodermie *f*

skin|less ['skɪnləs] *adj*: ohne Haut, hautlos
skinned [skɪnd] *adj*: häutig; enthäutet; -häutig
skinn|y ['skɪniː] *adj*: mager, dürr, abgemagert
SKSD *Abk.*: streptokinase-streptodornase
skull [skʌl] *noun*: Schädel *m*; Schädeldach *nt*, Schädeldecke *f*, Hirnschale *f*
caoutchouc skull: Kautschukschädel *m*, Caput membranaceum
cloudy skull: Wolkenschädel *m*
cloverleaf skull: Kleeblattschädel *m*
fenestrated skull: Lückenschädel *m*
fractured skull: Schädel(dach)bruch *m*, -fraktur *f*
map-like skull: Landkartenschädel *m*
steeple skull: Spitz-, Turmschädel *m*, Akrozephalie *f*, Oxyzephalie *f*, Hypsizephalie *f*, Turrizephalie *f*
tower skull: →*steeple skull*

skull|cap [skʌl'kæp] *noun*: Calvaria *f*, Kalotte *f*
SL *Abk.*: **1.** sarcolysin **2.** sodium lactate **3.** spironolactone **4.** streptolysin **5.** sympatholytic
s.l. *Abk.*: sublingual
SLA *Abk.*: serum lipase activity
slant [slænt, slɑːnt]: I *noun* Schräge *f* II *adj* schräg, schief III *vt* schräg legen, kippen IV *vi* schräg liegen, schief liegen; sich neigen, kippen
agar slant: Schrägagar *m/nt*
slant of occlusal plane: Neigung *f* der Okklusionsebene *f*
SLD *Abk.*: serum lactate dehydrogenase
SLDH *Abk.*: serum lactate dehydrogenase
SLE *Abk.*: **1.** St. Louis encephalitis **2.** systemic lupus erythematosus
sleep [sliːp]: (*v* **slept; slept**) I *noun* Schlaf *m* **full of sleep** schläfrig, verschlafen **get some sleep** ein wenig schlafen **get/go to sleep** einschlafen; schlafen gehen **have a good night's sleep** sich richtig ausschlafen **in one's sleep** im Schlaf **put to sleep** jdn. zum Schlafen bringen; (*Tier*) einschläfern. **talk in one's sleep** im Schlaf sprechen. **walk in one's sleep** nacht-, schlafwandeln II *vt, vi* schlafen
active sleep: →*REM sleep*
deep sleep: Tiefschlaf *m*
desynchronized sleep: →*REM sleep*
dreaming sleep: →*REM sleep*
electrotherapeutic sleep: Elektroheilschlaf *m*, Elektroschlaftherapie *f*, Elektroschlaf *m*
fast sleep: fester *oder* tiefer Schlaf *m*
fast wave sleep: →*REM sleep*

FW sleep: →*REM sleep*
induced sleep: künstlich erzeugter Schlaf *m*
intermediate sleep: mittlerer Schlaf *m*
light sleep: leichter Schlaf *m*
non-rapid eye movement sleep: →*non-REM sleep*
non-REM sleep: Nicht-REM-Schlaf *m*, Non-REM-Schlaf *m*, NREM-Schlaf *m*
NREM sleep: →*non-REM sleep*
orthodox sleep: →*non-REM sleep*
paradoxical sleep: →*REM sleep*
paroxysmal sleep: Narkolepsie *f*
periodic movements during sleep: periodische Bewegungen im Schlaf *pl*, periodic movements during sleep *pl*
postanaesthetic sleep: (*brit.*) →*postanaesthetic sleep*
postanesthetic sleep: Nachschlaf *m*
postictal sleep: Nachschlaf *m*
quiet sleep: quiet sleep *nt*, F1-Status *m*
rapid eye movement sleep: →*REM sleep*
REM sleep: paradoxer/desynchronisierter Schlaf *m*, Traumschlaf *m*, REM-Schlaf *m*
S sleep: →*slow wave sleep*
slow-wave sleep: Langsame-Wellen-Schlaf *m*, Slow-wave-sleep *nt*
SW sleep: →*slow-wave sleep*
synchronized sleep: →*slow-wave sleep*
terminal sleep: Erschöpfungsschlaf *m*
twilight sleep: Dämmerschlaf *f*

sleeper ['sli:pər] *noun*: **1.** Schlafende *m/f* **be a light/heavy sleeper** einen leichten/festen Schlaf haben **2.** (*a. sleepers pl*) (Kinder-)Schlafanzug *m*
sleeplilness ['sli:pɪnəs] *noun*: (krankhafte) Schläfrigkeit *f*, Verschlafenheit *f*, Müdigkeit *f*, Somnolenz *f*
sleeping ['sli:pɪŋ] *adj*: schlafend, Schlaf-
sleepless ['sli:pləs] *adj*: schlaflos
sleeplessness ['sli:pləsnəs] *noun*: Schlaflosigkeit *f*, Wachheit *f*, Insomnie *f*
sleeptalking ['sli:ptɔ:kɪŋ] *noun*: Somniloquie *f*
sleepwalk ['sli:pwɔ:k] *vi*: schlafwandeln, nachtwandeln
sleepwalker ['sli:pwɔ:kər] *noun*: Schlafwandler(in *f*) *m*, Nachtwandler(in *f*) *m*, Somnambulist *m*
sleepwalking ['sli:pwɔ:kɪŋ]: **I** *noun* Schlafwandeln *nt*, Nachtwandeln *nt*, Somnambulismus *m*, Noktambulismus *m* **II** *adj* schlaf-, nachtwandlerisch, -wandelnd
sleepy ['sli:pi:] *adj*: schläfrig, müde, verschlafen; einschläfernd
slide [slaɪd]: (*v* **slid; slid**) **I** *noun* **1.** Gleiten *nt*, Rutschen *nt* **2.** →*object slide* **3.** Dia(positiv *nt*) *nt* **II** *vi* gleiten, rutschen
slide out *vi* herausgleiten, -rutschen
microscopic slide: →*object slide*
object slide: Objektträger *m*, Objektglas *nt*, Deckglas *nt*
slide in temperature: Temperaturabfall *m*
sliding ['slaɪdɪŋ] *adj*: gleitend, Gleit-, Schiebe-
sling [slɪŋ] *noun*: Schlinge *f*
Glisson's sling: Glisson-Schlinge *f*
pelvic sling: Beckenschwebe *f*
puborectalis sling: Puborektalisschlinge *f*
Rauchfuss' sling: Rauchfuß-Schwebe *f*
slip [slɪp]: **I** *noun* Gleiten *nt*, (Aus-, Ab-)Rutschen *nt* **II** *vi* gleiten, rutschen
slipping ['slɪpɪŋ] *noun*: Gleiten *nt*, (Aus-, Ab-)Rutschen *nt*
fracture slipping: Abrutschen *nt* der Frakturenden
slipping of the upper femoral epiphysis: Epiphyseolysis capitis femoris
slipping of vertebrae: →*spondylolisthesis*
slit [slɪt]: (*v* **slit; slit**) **I** *n* Schlitz *m*, Ritz(e *f*) *m* **II** *vt* **1.** aufschlitzen, -schneiden **2.** in Streifen schneiden; spalten **3.** ritzen
filtration slits: Filtrationsschlitze *pl*
pudendal slit: Rima pudendi, Schamspalte *f*
vulvar slit: Schamspalte *f*, Rima pudendi
slitlamp ['slɪtlæmp] *noun*: Spaltlampe *f*
slope [sləʊp]: **I** *noun* Neigung *f*, Gefälle *nt*, Schräge *f*, geneigte Fläche *f*, (Ab-)Hang *m* **II** *vt* neigen, senken **III** *vi* sich neigen, (schräg) abfallen
slough [slʌf]: **I** *noun* Schorf *m*, abgeschilferte Haut *f*, tote Haut *f* **II** *vt* (*Haut*) abstreifen, abwerfen
slow [sləʊ]: **I** *adj* **1.** langsam; allmählich; (*Hitze*) schwach; (*Puls*) langsam; (*Gift*) schleichend; (*Zeit*) schleppend **2.** träge, schwerfällig; begriffsstutzig **slow in learning** schwer von Begriff **slow to react** reaktionsträge **II** *vt* verlangsamen, verzögern; hemmen, drosseln **III** *vi* sich verlangsamen
slow down/up I *vt* verlangsamen, verzögern; hemmen, drosseln **II** *vi* sich verlangsamen
slow-acting *adj*: langsam (wirkend), träge, Langzeit-
slowdown ['sləʊdaʊn] *noun*: Verlangsamung *f*
slowly ['sləʊli:] *adv*: langsam
slowness ['sləʊnəs] *noun*: **1.** Langsamkeit *f* **2.** Trägheit *f*, Schwerfälligkeit *f*, Begriffsstutzigkeit *f*
SLP *Abk.*: sex-limited protein
SLS *Abk.*: **1.** salt-loosing syndrome **2.** Stein-Leventhal syndrome **3.** streptolysin S
SLSC *Abk.*: segment long-spacing collagen
SLT *Abk.*: **1.** serum lability test **2.** single load test
sludge [slʌdʒ] *noun*: Schlamm *m*, Bodensatz *m*; Sludge *m*
sludging [slʌdʒɪŋ] *noun*: Sludge-Phänomen *nt*, Sludging *nt*; Geldrollenbildung *f*
slurry ['slɜri:] *noun*: Aufschwemmung *f*
SM *Abk.*: **1.** simple mastectomy **2.** somatomedin **3.** spectrometry **4.** stereomicroscope **5.** streptomycin **6.** sympathomimetic **7.** systolic murmur
Sm *Abk.*: samarium
SMA *Abk.*: **1.** sequential multichannel autoanalyzer **2.** sequential multiple analysis **3.** sequential multiple analyzer **4.** smooth muscle antibody **5.** surface modulating assembly
SMAc *Abk.*: stabilized metabolic acidosis
SMAF *Abk.*: **1.** smooth muscle activating factor **2.** specific macrophage arming factor
small [smɔ:l]: **I** *noun* (das) Kleine, (etw.) Kleines **II** *adj* klein; (*Gestalt*) klein, schmächtig; gering, wenig; unbedeutend; (*Stimme*) schwach
smallpox ['smɔ:lpɒks] *noun*: Pocken *pl*, Blattern *pl*, Variola *pl*
equine smallpox: Pferdepocken *pl*, Variola equina
small-scale *adj*: klein, in kleinem Rahmen
SMC *Abk.*: **1.** sensorimotor cortex **2.** smooth muscle cell **3.** succinyl monocholine
SMD *Abk.*: **1.** submanubrial dullness **2.** sulfamethyldiazine
smear [smɪər]: **I** *noun* **1.** (Zell-)Ausstrich *m*; Abstrich *m* **take a smear** einen Abstrich machen **2.** Schmiere *f* **II** *vt* **3.** (*Kultur*) ausstreichen **4.** schmieren; etw. bestreichen (*with* mit); (*Salbe*) auftragen; (*Haut*) einreiben
blood smear: Blutausstrich *m*
bone marrow smear: Knochenmarkausstrich *m*
cervical smear: Zervixabstrich *m*
Pap smear: Pap-Smear *m/nt*, Papanicolaou-Abstrich *m*
Papanicolaou's smear: Pap-Smear *m/nt*, Papanicolaou-Abstrich *m*
rectal smear: Rektal-, Rektumabstrich *m*
vaginal smear: Vaginalabstrich *m*, Scheidenabstrich *m*, Vaginalsmear *m*

smeg|ma ['smegmə] *noun*: Vorhauttalg *m*, Smegma *nt*, Smegma preputii
smegma embryonum: Smegma embryonum, Vernix caseosa
smegma of prepuce: →*smegma*
smeg|ma|lith ['smegməlıθ] *noun*: Smegmastein *m*, Smegmalith *m*
smeg|mat|ic [smeg'mætık] *adj*: Smegma betreffend, Smegma-
smell [smel]: (*v* **smelled; smelt**) **I** *noun* **1.** Geruchsinn *m* **2.** Geruch *m*; Duft *m*; Gestank *m* **3.** Riechen *nt* **II** *vt* riechen an **III** *vi* riechen (*at* an); duften; riechen (*of* nach)
smel|ly ['smeli:] *adj*: stinkend, übelriechend
SMI *Abk.*: **1.** silent myocardial infarction **2.** silent myocardial ischemia **3.** sustained maximum inspiration
SMMV *Abk.*: synchronized mandatory minute ventilation
smog [smɔg, smɑg] *noun*: Smog *m*
smoke [sməʊk]: **I** *noun* **1.** Rauch *m* **2.** Rauchen *nt* **II** *vt* **3.** rauchen **4.** räuchern **III** *vi* rauchen
smoking ['sməʊkıŋ] *noun*: Rauchen *nt*
passive smoking: passives Rauchen *nt*, Passivrauchen *nt*
SMON *Abk.*: **1.** subacute myelo-optic neuropathy **2.** subacute myelo-opticoneuropathy
smooth [smu:ð]: **I** *noun* Glätten *nt* **II** *adj* glatt; sanft, weich; eben **III** *vt* glätten, ebnen **IV** *vi* sich glätten, sich beruhigen
SMOP *Abk.*: sulfamethoxypyrazine
SMP *Abk.*: sulfamethoxypyrazine
SMR *Abk.*: **1.** standard mortality rate **2.** submucous resection
SMS *Abk.*: **1.** serial myocardial scintigram **2.** somnolent metabolic state
smut [smʌt] *noun*: Brand *m*
corn smut: Maisbrand *m*, Ustilago maydis
rye smut: Mutterkorn *nt*, Secale cornutum
SMV *Abk.*: synchronized mandatory ventilation
SMZ *Abk.*: sulfamethoxazole
SN *Abk.*: **1.** serum neutralization **2.** sinus node **3.** subnormal
Sn *Abk.*: **1.** stannum **2.** tin
snail [sneıl] *noun*: Schnecke *f*
snake [sneık]: **I** *noun* Schlange *f* **II** *adj* schlängeln
snap|ping ['snæpıŋ] *adj*: schnellend, schnappend
snare [sneər]: **I** *noun* (Draht-)Schlinge *f* **II** *vt* (*chirurg.*) mit einer Schlinge fassen *oder* abtragen
cautery snare: Diathermieschlinge *f*
wire snare: Drahtschlinge *f*, Drahtschleife *f*
SNCP *Abk.*: supernormal conduction period
SND *Abk.*: single needle dialysis
SNE *Abk.*: subacute necrotizing encephalomyelopathy
sneeze [sni:z]: **I** *noun* Niesen *nt* **II** *vi* niesen
sneez|ing ['sni:zıŋ] *noun*: Niesen *nt*
spasmodic sneezing: Nieskrampf *m*, Ptarmus *m*
SNFF *Abk.*: single nephron filtration fraction
SNFR *Abk.*: single-nephron filtration rate
SNGFR *Abk.*: single nephron glomerular filtration rate
SNIPA *Abk.*: seronegative inflammatory polyarthritis
SNMER *Abk.*: systolic normalized mean ejection rate
SnO_2 *Abk.*: tin oxide
snore [snɔ:r, snəʊr]: **I** *noun* Schnarchen *nt* **II** *vi* schnarchen
snow|ball ['snəʊ,bɔ:l] *noun*: gemeiner Schneeball *m*, Viburnum opulus
American snowball: amerikanischer Schneeball *m*, Viburnum prunifolium
SNP *Abk.*: **1.** seronegative polyneuropathy **2.** sodium nitroprusside
snRNA *Abk.*: small nuclear RNA
SNRT *Abk.*: sinus node recovery time
SNS *Abk.*: sympathetic nervous system
SO *Abk.*: **1.** salpingo-oophorectomy **2.** spheno-occipital **3.** supraoptic
SO_2 *Abk.*: sulfur dioxide
soap [səʊp]: **I** *noun* **1.** Seife *f* (*chem.*) Seife *f*, Alkalisalze *pl* der Fettsäuren **II** *vt* ein-, abseifen
soap down *vt* ein-, abseifen
green soap: →*soft soap*
lead soap: Bleiseife *f*
medicinal soft soap: →*soft soap*
potash soap: →*soft soap*
soft soap: Kaliseife *f*, Kalischmierseife *f*, Sapo kalinus/mollis
soap|bark ['səʊp,bɑ:rk] *noun*: Quillajarinde *f*, Seifenrinde *f*, Panamarinde *f*, Quillajae cortex
soap|root ['səʊ,pru:t] *noun*: Seifenwurzel *f*
red soaproot: rote Seifenwurzel *f*, Saponariae rubrae radix
white soaproot: weiße Seifenwurzel *f*, Gypsophilae radix
soap|wort ['səʊp,wɜrt] *noun*: gemeines Seifenkraut *nt*, Saponaria officinalis
soap|y ['səʊpi:] *adj*: wie Seife, seifig, Seifen-
SOB *Abk.*: shortness of breath
S.O.B. *Abk.*: short of breath
so|cia|bil|i|ty [,səʊʃə'bılətı:] *noun*: Soziabilität *f*
so|cia|ble ['səʊʃəbl] *adj*: soziabel
so|cial ['səʊʃəl] *adj*: sozial
so|cial|i|za|tion [,səʊʃəlı'zeıʃn] *noun*: Sozialisation *f*, Sozialisierung *f*
socio- *präf.*: Gesellschafts-, Sozio-
so|ci|o|bi|o|log|ic [,səʊsıəʊ,baıə'lɑdʒık, ,səʊʃıəʊ-] *adj*: Soziobiologie betreffend, soziobiologisch
so|ci|o|bi|o|log|i|cal [,səʊsıəʊ,baıə'lɑdʒıkl] *adj*: →*sociobiologic*
so|ci|o|bi|o|lo|gy [,səʊsıəʊbaı'ɑlədʒi:] *noun*: Soziobiologie *f*
so|ci|o|gen|e|sis [,səʊsıəʊ'dʒenəsıs] *noun*: Soziogenese *f*
so|ci|o|gram ['səʊsıəʊgræm] *noun*: Soziogramm *nt*
so|ci|og|ra|phy [,səʊsı'ɑgrəfı, ,səʊʃı-] *noun*: Soziografie *f*
so|ci|o|log|i|cal [,səʊsıə'lɑdʒıkl, ,səʊʃı-] *adj*: soziologisch
so|ci|ol|o|gist [,səʊsı'ɑlədʒıst, ,səʊʃı-] *noun*: Soziologe *m*, Soziologin *f*
so|ci|ol|o|gy [,səʊsı'ɑlədʒi:] *noun*: Soziologie *f*
emperic sociology: empirische Sozialforschung *f*
medical sociology: medizinische Soziologie *f*, Medizinsoziologie *f*
so|ci|o|path|ic [,səʊsıəʊ'pæθık] *adj*: antisozial
sock|et ['sɑkıt] *noun*: **1.** (*anatom.*) Höhle *f*, Aushöhlung *f*; (Gelenk-)Pfanne *f*; Zahnhöhle *f* **2.** Steckdose *f*; Sockel *m*, Fassung *f*
alveolar socket: Zahnfach *nt*, Alveole *f*, Alveolus dentalis
eye socket: Augenhöhle *f*, Orbita *f*, Cavitas orbitalis
socket of hip (joint): Hüftgelenkspfanne *f*, Azetabulum *nt*, Acetabulum *nt*
tooth sockets: Zahnfach *nt*, Alveole *f*, Alveolus dentalis
SOD *Abk.*: superoxide dismutase
so|da ['səʊdə] *noun*: **1.** →*washing soda* **2.** →*caustic soda*
baking soda: Natriumbicarbonat *nt*, Natriumhydrogencarbonat *nt*
bicarbonate soda: Natriumbicarbonat *nt*, Natriumhydrogencarbonat *nt*
caustic soda: Ätznatron *nt*, kaustische Soda *f*, Natrium-

S

hydroxid *nt*
washing soda: Natriumcarbonat *nt*, Natrium carbonicum, Soda *nt/f*
SODH *Abk.*: sorbitol dehydrogenase
so|di|um ['səʊdɪəm] *noun*: Natrium *nt*
sodium acetate: Natriumacetat *nt*
sodium alginate: Algin *nt*
sodium apolate: Natriumapolat *nt*
sodium ascorbate: Natriumascorbat *nt*
sodium aurothiomalate: Aurothiomalatnatrium *nt*, Natriumaurothiomalat *nt*
sodium benzoate: Natriumbenzoat *nt*
sodium bicarbonate: Natriumbicarbonat *nt*, Natriumhydrogencarbonat *nt*, Natrium bicarbonicum
sodium biphosphate: Natriumbiphosphat *nt*
sodium borate: Borax *nt*, Natriumtetraborat *nt*
sodium calcium edetate: Natriumcalciumedetat *nt*
sodium carbonate: Natriumcarbonat *nt*, Natrium carbonicum, Soda *nt/f*
sodium chloride: Kochsalz *nt*, Natriumchlorid *nt*
sodium citrate: Natriumcitrat *nt*
sodium cyclamate: Natriumcyclamat *nt*
dantrolene sodium: Dantrolen-Natrium *nt*
dioctyl sodium sulfosuccinate: →*docusate sodium*
dioctyl sodium sulphosuccinate: (*brit.*) →*docusate sodium*
docusate sodium: Docusat-Natrium *nt*, Natriumdioctylsulfosuccinat *nt*, Dioctylnatriumsulfosuccinat *nt*
sodium dodecyl sulfate: Natriumlaurylsulfat *nt*
sodium dodecyl sulphate: (*brit.*) →*sodium dodecyl sulfate*
sodium edetate: Natriumedetat *nt*
sodium fluoride: Natriumfluorid *nt*
foscarnet sodium: Foscarnet-Natrium *nt*, Trinatriumphosphonoformiat *nt*
sodium glutamate: Natriumglutamat *nt*
sodium hydrate: Natriumhydroxid *nt*
sodium hydroxide: Natriumhydroxid *nt*
sodium hypoiodite: Natriumhypojodit *nt*
indigotindisulfonate sodium: Indigokarmin *nt*
indigotindisulphonate sodium: (*brit.*) →*indigotindisulfonate sodium*
sodium iodide: Natriumjodid *nt*, -iodid *nt*
sodium lauryl sulfate: →*sodium dodecyl sulfate*
sodium lauryl sulphate: (*brit.*) →*sodium dodecyl sulfate*
methicillin sodium: Methicillin-Natrium *nt*
sodium monofluorophosphate: Natriummonofluorphosphat *nt*
sodium morrhuate: Natriummorrhuat *nt*
sodium nitrate: Natriumnitrat *nt*, Chile-Salpeter *nt*
sodium nitroferricyanide: →*sodium nitroprusside*
sodium nitroprusside: Nitroprussidnatrium *nt*, Dinatriumpentacyanonitrosylferrat *nt*, Natriumnitroprussid *nt*
sodium oleate: Natriumoleat *nt*
sodium oxalate: Natriumoxalat *nt*
sodium phosphate: Natriumphosphat *nt*
sodium picosulfate: Natriumpicosulfat *nt*
sodium picosulphate: (*brit.*) →*sodium picosulfate*
reviparin sodium: Reviparin-Natrium *nt*
serum sodium: Serumnatrium *nt*
sodium silicate: Wasserglas *nt*, wasserlösliche Alkalisilikate *pl*
sodium stearate: Natriumstearat *nt*
stibogluconate sodium: Natrium-Stibogluconat *nt*
sodium sulfate: Natriumsulfat *nt*, Glaubersalz *nt*
sodium sulphate: (*brit.*) →*sodium sulfate*
suramin sodium: Germanin *nt*, Suramin-Natrium *nt*
thiopental sodium: Thiopental-Natrium *nt*
thiopentone sodium: →*thiopental sodium*
sodium thiosulfate: Natriumthiosulfat *nt*
sodium thiosulphate: (*brit.*) →*sodium thiosulfate*
tosylchloramide sodium: Tosylchloramid-Natrium *nt*
sodium urate: Natriumurat *nt*
valproate sodium: Natriumvalproat *nt*
sodium-potassium-ATPase *noun*: Natrium-Kalium-ATPase *f*, Na^+-K^+-ATPase *f*
so|do|ku ['səʊdəkuː, sə'dəʊkəʊ] *noun*: Sodoku *nt*
sod|o|mist ['sɑdəmɪst] *noun*: Sodomit(in *f*) *m*
sod|o|mite ['sɑdəmaɪt] *noun*: →*sodomist*
sod|o|my ['sɑdəmiː] *noun*: **1.** Sexualverkehr *m* mit Tieren, Sodomie *f*, Zoophilie *f* **2.** Analverkehr *m*, Sodomie *f*
soft [sɔːft, sɑft] *adj*: weich; (*Geräusch*) leise; (*Haut*) zart; (*Material*) weich; (*Oberfläche*) glatt; (*Klima*) mild; (*Wasser*) enthärtet; (*Metall*) ungehärtet; (*Farben, Licht*) gedämpft; (*Kontraste*) verschwommen **grow soft** aufweichen **make soft** aufweichen
soft|en ['sɔːfən]: **I** *vt* weichmachen, erweichen; schwächen, mildern; (*Licht*) dämpfen; (*Wasser*) enthärten **II** *vi* weich *oder* mild werden, erweichen
soft|en|er ['sɔːfənər] *noun*: Weichmacher; (Wasser-)Enthärter *m*; Enthärtungsmittel *nt*, Enthärter *m*
faecal softener: (*brit.*) →*fecal softener*
fecal softener: Stuhlerweichungsmittel *nt*, Laxans *nt*
soft|en|ing ['sɔːfənɪŋ] *noun*: Erweichen *nt*, Erweichung *f*; (*patholog.*) Malazie *f*
softening of the brain: Gehirnerweichung *f*, Enzephalomalazie *f*, Encephalomalacia *f*
central softening of thrombus: puriforme Erweichung *f*
softening of the parietal bones: Kuppenweichheit *f*
puriform softening: puriforme Erweichung *f*
SOI *Abk.*: systolic output index
soil [sɔɪl]: **I** *noun* **1.** (Erd-)Boden *m*, Erde *f*, Grund *m* **2.** Verschmutzung *f*; Schmutz *m* **II** *vt* beschmutzen, schmutzig machen, verunreinigen
clay soil: Ton(erde *f*) *m*, Lehm *m*, Mergel *m*
soil-borne *adj*: durch Erde übertragen
so|ko|sho [səʊ'kəʊʃəʊ] *noun*: →*sodoku*
sol [sɔl, sɑl] *noun*: Sol *nt*
sol. *Abk.*: solution
SOL *Abk.*: space-occupying lesion
Sol|a|na|ce|ae [ˌsəʊlə'neɪsɪˌiː] *plural*: Nachtschattengewächse *pl*, Solanaceae *pl*
sol|a|na|ceous [ˌsəʊlə'neɪʃəs] *adj*: Solanaceae betreffend
sol|a|nine ['səʊləniːn, -nɪn] *noun*: Solanin *nt*
sol|a|no|ma [ˌsəʊlə'nəʊmə] *noun*: szirrhöses Karzinom *nt*, Faserkrebs *m*, Szirrhus *m*, Skirrhus *m*, Carcinoma scirrhosum
Sol|a|num [sə'leɪnəm] *noun*: Solanum *nt*, Nachtschatten *m*
so|lar ['səʊlər] *adj*: die Sonne betreffend, durch Sonnenstrahlen hervorgerufen, solar
so|lar|i|um [sə'leəriːəm] *noun*: Solarium *nt*
so|lar|i|za|tion [ˌsəʊlərɪ'zeɪʃn] *noun*: Lichtbehandlung *f*, Lichttherapie *f*
so|lar|ize ['səʊləraɪz] *vt*: jdn. mit Lichtbädern behandeln
sol|der ['sɑldər]: **I** *noun* Lot *nt*, Lötmetall *nt* **II** *vt, vi* löten
gold solder: Goldlot *nt*
silver solder: Silberlot *nt*
sole [səʊl]: **I** *noun* **1.** (Fuß-)Sohle *f*, (*anatom.*) Planta pedis, Regio plantaris **2.** (Schuh-)Sohle *f* **II** *adj* einzig, allein, Allein-
so|le|noid ['səʊlənɔɪd] *noun*: (Zylinder-)Spule *f*, Solenoid *nt*
sol|id ['sɑlɪd]: **I** *noun* Festkörper *m*; **solids** *plural* feste

Nahrung *f*; feste Bestandteile *pl* (*in Flüssigkeiten*) **II** *adj* **1.** fest, hart, kompakt; dicht **2.** stabil (gebaut), massiv; (*Körperbau*) kräftig; (*Essen*) kräftig

so|lid|i|fi|ca|tion [sə,lɪdəfɪ'keɪʃn] *noun*: Hart-, Festwerden *nt*; Erstarrung *f*, Erstarren *nt*

so|lid|i|fy [sə'lɪdəfaɪ]: **I** *vt* fest werden lassen; erstarren lassen **II** *vi* hart *oder* fest werden, sich festigen, erstarren

so|lid|i|ty [sə'lɪdətiː] *noun*: kompakte *oder* massive Struktur *f*, Festigkeit *f*, Dichtheit *f*, Dichtigkeit *f*

so|li|dus ['sɑlɪdəs] *noun*: Soliduskurve *f*

so|li|tar|y ['sɑlə,teriː, -təriː] *adj*: allein, abgesondert, vereinzelt, einzeln, solitär, Einzel-, Solitär-

sol|u|bil|i|ty [,sɑljə'bɪlətiː] *noun*: Löslichkeit *f*, Solubilität *f*

sol|u|bil|i|za|tion [,sɑljəbəlɪ'zeɪʃn] *noun*: Solubilisation *f*

sol|u|bi|lize ['sɑljəbɪlaɪz] *vt*: löslich machen

sol|u|ble ['sɑljəbl] *adj*: löslich, (auf-)lösbar, solubel

soluble-RNA *noun*: Transfer-RNS *f*, Transfer-RNA *f*

so|lute ['sɑljuːt]: **I** *noun* gelöster Stoff *m*, gelöste Substanz *f* **II** *adj* (auf-)gelöst, in Lösung

so|lu|tion [sə'luːʃn] *noun*: **1.** Lösung *f*, Solution *f* **2.** Auflösen *nt* **3.** (Auf-)Lösung *f* (*to, of*)

ACD solution: ACD-Stabilisator *m*
alhocolic solution: alkoholische Lösung *f*
Alsever's solution: Alsever-Lösung *f*
ammonia solution: Salmiakgeist *m*, wässrige Ammoniaklösung *f*
anticoagulant citrate phosphate dextrose solution: CPD-Stabilisator *m*
aqueous solution: wässrige Lösung *f*
Benedict's solution: Benedict-Zuckerreagenz *nt*
Bouin's solution: Bouin-Lösung *f*, -Flüssigkeit *f*
buffer solution: Pufferlösung *f*
carbolfuchsin solution: Castellani-Lösung *f*, Solutio Castellani
carbol-gentian violet solution: Karbolgentianaviolett *nt*
cardioplegic solution: kardioplege Lösung *f*
citrate phosphate dextrose solution: CPD-Stabilisator *m*
Cohn's solution: Cohn-Nährlösung *f*
colloid solution: Kolloidlösung *f*, kolloidale Lösung *f*
colloidal solution: Kolloidlösung *f*, kolloidale Lösung *f*
culture solution: Nährlösung *f*
Dakin's solution: verdünnte Natriumhypochloritlösung *f*
Dakin's modified solution: verdünnte Natriumhypochloritlösung *f*
developer solution: Entwickler *m*, Entwicklerflüssigkeit *f*, Entwicklerlösung *f*, Filmentwickler *m*
developing solution: Entwickler *m*, Entwicklerflüssigkeit *f*, Entwicklerlösung *f*, Filmentwickler *m*
diluted ammonia solution: verdünnter Salmiakgeist *m*
diluted sodium hypochlorite solution: verdünnte Natriumhypochloritlösung *f*
Fehling's solution: Fehling-Lösung *f*
formaldehyde solution: Formalin *nt*
Giemsa solution: Giemsa-Lösung *f*
GIK solution: Glucose-Insulin-Kalium-Lösung *f*
glucose-insulin-kalium solution: Glucose-Insulin-Kalium-Lösung *f*
glucose-insulin-potassium solution: Glucose-Insulin-Kalium-Lösung *f*
Haldane's solution: Haldane-Lösung *f*
Hayem's solution: Hayem-Lösung *f*
hypertonic solution: hypertonische Lösung *f*
hypotonic solution: hypotonische Lösung *f*
infusion solution: Infusionslösung *f*
ionic solution: ionische Lösung *f*
isotonic electrolyte solution: Vollelektrolytlösung *f*
isotonic saline solution: isotone Kochsalzlösung *f*
isotonic sodium chloride solution: isotone Kochsalzlösung *f*
Locke's solution: Locke-Lösung *f*
Lugol's solution: Lugol-Lösung *f*
May-Grünwald solution: May-Grünwald-Lösung *f*
molecular solution: molekulare Lösung *f*
NaCl solution: Kochsalzlösung *f*
normal solution: Normal-, Standard-, Bezugs-, Vergleichslösung *f*
normal saline solution: physiologische Kochsalzlösung *f*
normal salt solution: physiologische Kochsalzlösung *f*
nutrient solution: Nährlösung *f*
parenteral solution: Lösung *f* zur parenteralen Applikation
physical solution: physikalische Lösung *f*
physiologic electrolyte solution: Vollelektrolytlösung *f*
physiologic saline solution: physiologische Kochsalzlösung *f*
physiologic salt solution: physiologische Kochsalzlösung *f*
physiologic sodium chloride solution: physiologische Kochsalzlösung *f*
primary solution: Stammlösung *f*
rapid developing solution: Rapidentwickler *m*, Schnellentwickler *m*
Ringer's solution: Ringer-Lösung *f*
Ringer's bicarbonate solution: Ringer-Lösung *f*
Ringer's glucose solution: Ringer-Glucose(lösung) *f*
Ringer's lactate solution: Ringer-Lactat(lösung *f*) *nt*
Rous' solution: Rous-Lösung *f*
saline solution: Salzlösung *f*
salt solution: **1.** Salzlösung *f* **2.** Kochsalzlösung *f*
saturated solution: gesättigte Lösung *f*
soap solution: Seifenlösung *f*
sodium chloride solution: Kochsalzlösung *f*
sodium hydroxide solution: Natronlauge *f*
sodium hypochlorite solution: Natriumhypochloritlösung *f*
standard solution: Normal-, Standard-, Bezugs-, Vergleichslösung *f*
standardized solution: →*standard solution*
strong ammonia solution: konzentrierter Salmiakgeist *m*
surgical solution of chlorinated soda: verdünnte Natriumhypochloritlösung *f*
Tyrode's solution: Tyrode-Lösung *f*

solv|a|ble ['sɑlvəbl] *adj*: →*soluble*

solv|ate ['sɑlveɪt] *noun*: Solvat *nt*

solv|a|tion [sɑl'veɪʃn] *noun*: Solvatation *f*, Solvation *f*

sol|vent ['sɑlvənt]: **I** *noun* Lösungsmittel *nt*, Solvens *nt* **II** *adj* (auf-)lösend

powerful solvent: starkes Lösungsmittel *nt*

SOM *Abk.*: **1.** secretory otitis media **2.** serous otitis media

so|ma ['səʊmə] *noun, plural* **-mas, -ma|ta** [-mətə]: **1.** Körper *m*, Soma *nt* **2.** Zellkörper *m*, Soma *nt*

som|aes|the|sia [,səʊmes'θiːʒ(ɪ)ə] *noun*: (*brit.*) →*somesthesia*

som|aes|thet|ic [,səʊmes'θetɪk] *adj*: (*brit.*) →*somesthetic*

so|mal ['səʊməl] *adj*: den Körper/das Soma betreffend, zum Körper gehörend, somatisch, körperlich

so|man ['səʊmən] *noun*: Soman *nt*

so|ma|plasm ['səʊməplæzəm] *noun*: →*somatoplasm*

som|as|the|nia [,səʊmæs'θiːnɪə] *noun*: Somasthenie *f*

somat- *präf.*: Körper-, Somat(o)-

so|mat|aes|the|nia [,səʊmətes'θiːnɪə] *noun*: (*brit.*) →*som-*

S

asthenia
so|mat|aes|the|sia [ˌsəʊmətes'θiːʒ(ɪ)ə] *noun*: (*brit.*) →*somatesthesia*
so|mat|aes|thet|ic [ˌsəʊmətes'θetɪk] *adj*: (*brit.*) →*somatesthetic*
so|mat|ag|no|sia [ˌsəʊmətæg'nəʊsɪə] *noun*: Somatagnosie *f*
so|mat|al|gia [ˌsəʊmə'tældʒ(ɪ)ə] *noun*: **1.** Körperschmerz *m*, somatischer Schmerz *m*, Somatalgie *f* **2.** somatischer Schmerz *m*
so|mat|es|the|nia [ˌsəʊmətes'θiːnɪə] *noun*: →*somasthenia*
so|mat|es|the|sia [ˌsəʊmətes'θiːʒ(ɪ)ə] *noun*: Somatoästhesie *f*, Somatästhesie *f*
so|mat|es|thet|ic [ˌsəʊmətes'θetɪk] *adj*: Somatoästhesie betreffend, somatoästhetisch, somatästhetisch
so|mat|ic [səʊ'mætɪk, sə-] *adj*: den Körper/das Soma betreffend, zum Körper gehörend, somatisch, körperlich, Soma(to)-
-somatic *suf.*: -wüchsig, -som
so|mat|i|co|splanch|nic [səʊˌmætɪkəʊ'splæŋknɪk] *adj*: Körper/Soma und Eingeweide/Viszera betreffend, somatoviszeral
so|mat|i|co|vis|cer|al [ˌsəʊˌmætɪkəʊ'vɪsərəl] *adj*: Körper/Soma und Eingeweide/Viszera betreffend, somatoviszeral
so|mat|i|za|tion [səˌmætə'zeɪʃn, ˌsəʊmətə-] *noun*: Somatisation *f*, Somatisierungssyndrom *nt*
somato- *präf.*: Körper-, Somat(o)-
so|mat|o|cep|tor [sə'mætəseptər] *noun*: Somatozeptor *m*
so|ma|to|did|y|mus [ˌsəʊmətəʊ'dɪdəməs] *noun*: Somatodidymus *m*
so|ma|to|dym|ia [ˌsəʊmətəʊ'diːmiːə] *noun*: Somatodymie *f*
so|mat|o|form [sə'mætəfɔːrm] *adj*: somatoform
so|ma|to|gen|e|sis [ˌsəʊmətə'dʒenəsɪs] *noun*: Somatogenese *f*
so|ma|to|ge|net|ic [səˌmædədʒɪ'netɪk] *adj*: **1.** Somatogenese betreffend, somatogenetisch **2.** →*somatogenic*
so|ma|to|gen|ic [ˌsəʊmətə'dʒenɪk] *adj*: vom Körper verursacht, körperlich bedingt, somatogen
so|mat|o|gram [sə'mætəgræm, səʊ-] *noun*: Somatogramm *nt*
so|mat|o|in|tes|ti|nal [ˌsəʊmətəʊɪn'testənl] *adj*: somatointestinal
so|ma|to|lib|er|in [ˌsəʊmətəʊ'lɪbərɪn] *noun*: Somatoliberin *nt*, Somatokrinin *nt*, Somatotropin-releasing-Faktor *m*, Somatotropin-releasing-Hormon *nt*, growth hormone releasing hormone *nt*
so|ma|to|lo|gy [ˌsəʊmə'tɑlədʒiː] *noun*: Somatologie *f*, Körperlehre *f*
so|ma|to|mam|mo|tro|pin [ˌsəʊmətəʊˌmæmə'trəʊpɪn] *noun*: Somatomammotropin *nt*
chorionic somatomammotropin: Chorionsomatomammotropin *nt*, humanes Chorionsomatotropin *nt*, Somatomammotropin *nt*
so|ma|to|me|din [ˌsəʊmətəʊ'miːdn] *noun*: Somatomedin *nt*, sulfation factor *m*
somatomedin C: Somatomedin C *nt*
so|ma|to|meg|a|ly [ˌsəʊmətəʊ'megəliː] *noun*: Riesenwuchs *m*, Gigantismus *m*, Somatomegalie *f*
so|ma|tom|e|try [ˌsəʊmə'tɑmətriː] *noun*: Somatometrie *f*
so|ma|to|mo|tor [ˌsəʊmətəʊ'məʊtər] *adj*: somatomotorisch
so|ma|top|a|gus [ˌsəʊmə'tɑpəgəs] *noun*: Somatopagus *m*
so|ma|to|path|ic [ˌsəʊmətə'pæθɪk] *adj*: (*Erkrankung*) körperlich, organisch, somatisch
so|ma|top|a|thy [ˌsəʊmə'tɑpəθiː] *noun*: körperliche/somatische/organische Erkrankung *f*
so|ma|to|phre|nia [ˌsəʊmətə'friːnɪə] *noun*: Somatophrenie *f*
so|mat|o|plasm [sə'mætəplæzəm] *noun*: Somatoplasma *nt*
so|ma|to|pleur|al [ˌsəʊmətə'plʊərəl] *adj*: Somatopleura betreffend, somatopleural
so|mat|o|pleure [sə'mætəplʊər] *noun*: Somatopleura *f*
so|ma|to|pleu|ric [ˌsəʊmətəʊ'plʊərɪk] *adj*: Somatopleura betreffend, somatopleural
so|ma|to|psy|chic [ˌsəʊmətəʊ'saɪkɪk] *adj*: Psychosomatik betreffend; Geist/Psyche und Körper/Soma betreffend, seelisch-körperliche Wechselwirkungen betreffend, psychosomatisch, seelisch-leiblich, seelisch-körperlich, psychophysisch
so|ma|tos|co|py [ˌsəʊmə'tɑskəpiː] *noun*: körperliche Untersuchung *f*, Untersuchung *f* des Körpers, Somatoskopie *f*
so|ma|to|sen|so|ry [ˌsəʊmətəʊ'sensəriː] *adj*: somatosensorisch
so|ma|to|sex|u|al [ˌsəʊmətəʊ'sekʃəwəl] *adj*: somatosexuell
so|ma|to|stat|in [ˌsəʊmətəʊ'stætɪn] *noun*: Somatostatin *nt*, growth hormone release inhibiting hormone *nt*, somatotropin inhibiting hormone *nt*
so|ma|to|stat|i|no|ma [səʊmətəʊˌstætɪ'nəʊmə] *noun*: Somatostatinom *nt*, D-Zell-Tumor *m*, D-Zellen-Tumor *m*
so|ma|to|sym|pa|thet|ic [ˌsəʊmətəʊˌsɪmpə'θetɪk] *adj*: somatosympathisch
so|ma|to|ther|a|py [ˌsəʊmətəʊ'θerəpiː] *noun*: Somatotherapie *f*
so|ma|to|top|ic [ˌsəʊmətəʊ'tɑpɪk] *adj*: somatotopisch
so|ma|to|top|i|cal [ˌsəʊmətəʊ'tɑpɪkl] *adj*: →*somatotopic*
so|ma|tot|o|py [ˌsəʊmə'tɑtəpiː] *noun*: Somatotopie *f*
so|mat|o|trope [səʊ'mætətrəʊp] *noun*: (*Adenohypophyse*) somatotrophe Zelle *f*
so|mat|o|troph [səʊ'mætətrəʊf] *noun*: (*Adenohypophyse*) somatotrophe Zelle *f*
so|ma|to|troph|ic [ˌsəʊmətəʊ'trəʊfɪk] *adj*: auf Körperzellen wirkend, somatotrop
so|ma|to|tro|phin [ˌsəʊmətəʊ'trəʊfɪn] *noun*: →*somatotropin*
so|ma|to|trop|ic [ˌsəʊmətəʊ'trɑpɪk] *adj*: auf Körperzellen wirkend, somatotrop
so|ma|to|tro|pin [ˌsəʊmətəʊ'trəʊpɪn] *noun*: Somatotropin *nt*, somatotropes Hormon *nt*, Wachstumshormon *nt*
so|ma|to|vis|cer|al [ˌsəʊmətəʊ'vɪsərəl] *adj*: Körper/Soma und Eingeweide/Viszera betreffend, somatoviszeral
so|mat|ro|pin [səʊ'mætrəpɪn] *noun*: →*somatotropin*
som|es|the|sia [ˌsəʊmes'θiːʒ(ɪ)ə] *noun*: Somatoästhesie *f*, Somatästhesie *f*
som|es|thet|ic [ˌsəʊmes'θetɪk] *adj*: Somatoästhesie betreffend, somatoästhetisch, somatästhetisch
-somia *suf.*: Körperbau, Beschaffenheit, -somie
-somic *suf.*: -wüchsig, -som
so|mite ['səʊmaɪt] *noun*: Ursegment *nt*, Somit *m*
so|mi|to|mere [sə'mɪtəmɪər] *noun*: Somitomer *nt*
som|nam|bu|lance [sɑm'næmbjələns] *noun*: →*somnambulism*
som|nam|bu|la|tion [sɑmˌnæmbjə'leɪʃn] *noun*: →*somnambulism*
som|nam|bu|lism [sɑm'næmbjəlɪzəm] *noun*: Nachtwandeln *nt*, Schlafwandeln *nt*, Somnambulismus *m*, Noktambulismus *m*
som|nam|bu|list [sɑm'næmbjəlɪst] *noun*: Nachtwandler(in *f*) *m*, Schlafwandler(in *f*) *m*, Somnambulist *m*
somni- *präf.*: Schlaf-, Nacht-, Somn(o)-, Somni-

S

som|ni|fa|cient [ˌsɑmnɪ'feɪʃənt]: I *noun* Schlafmittel *nt*, Somniferum *nt*, Hypnotikum *nt* II *adj* einschläfernd, hypnotisch
som|nif|er|ous [sɑm'nɪfərəs] *adj*: Hypnose betreffend, auf ihr beruhend, hypnotisch
som|nif|ic [sɑm'nɪfɪk] *adj*: →*somnifacient II*
som|nil|o|quence [sɑm'nɪləkwəns] *noun*: →*somniloquism*
som|nil|o|quism [sɑm'nɪləkwɪzəm] *noun*: Somniloquie *f*
som|nil|o|quy [sɑm'nɪləkwɪ] *noun*: →*somniloquism*
som|no|lence ['sɑmnələns] *noun*: **1.** Schlaftrunkenheit *f* **2.** (krankhafte) Schläfrigkeit *f*, Benommenheit *f*, Somnolenz *f*
som|no|lent ['sɑmnələnt] *adj*: schläfrig; bewusstseinseingetrübt, bewusstseinsbeeinträchtigt, somnolent
som|no|len|tia [ˌsɑmnə'lenʃɪə] *noun*: →*somnolence*
som|no|les|cent [ˌsɑmnə'lesənt] *adj*: schläfrig
-somy *suf.*: Körperbau, Beschaffenheit, -somie
SON *Abk.*: superior olivary nucleus
sonde [sɑnd] *noun*: Sonde *f*
sone [səʊn] *noun*: Sone *nt*
son|ic ['sɑnɪk] *adj*: Schall-
son|i|cate ['sɑnɪkeɪt] *vt*: mit Schallwellen behandeln, beschallen
son|i|ca|tion [sɑnɪ'keɪʃn] *noun*: **1.** Behandlung *f* mit Schallwellen, Beschallung *f* **2.** Zerstörung *f* durch Schallwellen, Sonifikation *f*, Sonikation *f*
son|i|tus ['sɑnɪtəs] *noun*: Ohrklingen *nt*, Sonitus *m*, Sonitus aurium
son|o|gram ['sɑnəgræf] *noun*: Sonogramm *nt*
  abdominal sonogram: Bauchsonogramm *nt*
son|o|graph ['sɑnəʊgræf] *noun*: Ultraschallgerät *nt*, Sonograph *m*, Sonograf *m*
so|no|graph|ic [ˌsɑnəʊ'græfɪk] *adj*: Sonografie betreffend, mittels Sonografie, sonographisch, sonografisch
so|nog|ra|phy [sə'nɑgrəfiː] *noun*: Ultraschalldiagnostik *f*, Sonographie *f*, Sonografie *f*
  hip joint sonography: Hüftgelenksonographie *f*, Hüftgelenksonografie *f*
  pelvic sonography: Beckensonographie *f*, Beckensonografie *f*
so|no|lu|cen|cy [ˌsɑnə'luːsnsiː] *noun*: (Ultra-)Schalldurchlässigkeit *f*
so|no|lu|cent [ˌsɑnə'luːsnt] *adj*: (ultra-)schalldurchlässig
so|no|rous [sə'nəʊrəs, 'sɑnə-] *adj*: tönend, resonant, klangvoll, sonor
SOP *Abk.*: **1.** standard operative procedure **2.** suboccipital puncture
soph|o|ma|nia [sɑfə'meɪnɪə, -jə] *noun*: Sophomanie *f*
soph|o|rin ['sɑfərɪn] *noun*: Rutin *nt*, Rutosid *nt*
soph|o|rine ['sɑfəriːn, -rɪn, sə'fəʊ-] *noun*: Zytisin *nt*, Cytisin *nt*
so|por ['səʊpər, -pɔːr] *noun*: Sopor *m*
so|po|rif|er|ous [ˌsɑpə'rɪfərəs, ˌsəʊp-] *adj*: einschläfernd
so|po|rif|ic [ˌsəʊpə'rɪfɪk]: I *noun* Schlafmittel *nt*, Somniferum *nt*, Hypnotikum *nt* II *adj* einschläfernd, hypnotisch
SOPS *Abk.*: somnolent-ophthalmoplegic syndrome
SOR *Abk.*: **1.** serum opacity reaction **2.** stimulus-organism-response
sorb [sɔːrb] *vt*: ab-, adsorbieren
SorbD *Abk.*: sorbitol dehydrogenase
sor|be|fa|cient [sɔːrbə'feɪʃnt]: I *noun* absorptionsförderndes Mittel *nt* II *adj* absorptionsfördernd, absorbierend
sor|bent ['sɔːrbənt] *noun*: Sorptionsmittel *nt*, Sorbens *nt*
sor|bin ['sɔːrbɪn] *noun*: →*sorbose*
sor|bi|nose ['sɔːrbɪnəʊs] *noun*: →*sorbose*
sor|bite ['sɔːrbaɪt] *noun*: Sorbit *nt*, Sorbitol *nt*, Glucitol *nt*, Glucit *nt*
sor|bi|tol ['sɔːrbɪtɔl, -təʊl] *noun*: Sorbit *nt*, Sorbitol *nt*, Glucit *nt*, Glucitol *nt*
sor|bose ['sɔːrbəʊz] *noun*: Sorbose *f*
sor|des ['sɔːrdiːz] *plural*: Schmutz *m*, Abfall *m*, Sordes *pl*
sor|did ['sɔːrdɪd] *adj*: schmutzig
sore [səʊr; sɔːr]: I *noun* (Haut-, Schleimhaut-)Wunde *f*, Entzündung *f*, wunde Stelle *f* II *adj* weh, wund, schmerzhaft; entzündet **rub sore** aufreiben; (*Haut*) aufscheuern
  cold sores: Herpes simplex (febrilis), Fieberbläschen *pl*
  Delhi sore: →*Oriental sore*
  hard sore: Ulcus durum
  Kandahar sore: →*Oriental sore*
  Lahore sore: →*Oriental sore*
  Natal sore: →*Oriental sore*
  Oriental sore: Hautleishmaniose *f*, kutane Leishmaniose *f*, Orientbeule *f*, Leishmaniasis cutis
  Penjedeh sore: →*Oriental sore*
  pressure sore: Wundliegen *nt*, Dekubitus *m*, Decubitus *m*, Dekubitalulkus *nt*, Dekubitalgeschwür *nt*
  running sore: eiternde Wunde *f*
  soft sore: Ulcus molle
  venereal sore: weicher Schanker *m*, Chankroid *nt*, Ulcus molle
sorp|tion ['sɔːrpʃn] *noun*: (Ab-, Re-)Sorption *f*
so|rus ['səʊrəs, 'sɔː-] *noun, plura* **-ri** [-raɪ]: Sporenhäufchen *nt*, Sorus *m*
so|ta|lol ['səʊtələʊl, -lɔl] *noun*: Sotalol *nt*
souf|fle ['suːfl] *noun*: blasendes Geräusch *nt*
  funic souffle: Nabelschnurgeräusch *nt*
  funicular souffle: Nabelschnurgeräusch *nt*
  umbilical souffle: Nabelschnurgeräusch *nt*
sound [saʊnd]: I *noun* Ton *m*, Klang *m*, Laut *m*, Schall *m*; Geräusch *nt* **within sound** in Hörweite **without a sound** geräuschlos II *vi* **1.** be-, abhorchen **2.** (er-)schallen, (er-)klingen, schallen
  abnormal cardiac sounds: Herzgeräusche *pl*
  abnormal heart sounds: Herzgeräusche *pl*
  additional heart sounds: Extratöne *pl*
  anvil sound: Münzenklirren *nt*
  aortic ejection sound: Aortendehnungston *m*
  atrial sound: Vorhofton *m*, IV. Herzton *m*
  auscultatory sound: Auskultationsgeräusch *nt*
  Beatty-Bright friction sound: Reibegeräusch *nt* bei Pleuritis, Pleurareiben *nt*
  bell sound: Münzenklirren *nt*
  bottle sound: Amphorenatmen *nt*, Amphorengeräusch *nt*, Amphorophonie *f*
  bowel sounds: Darmgeräusche *pl*
  breath sounds: Atemgeräusche *pl*
  breathing sound: Atemgeräusch *nt*
  bronchial breath sounds: Bronchialatmen *nt*, bronchiale Atemgeräusche *pl*
  bronchovesicular breath sounds: bronchivesikuläres Atmen *nt*, bronchivesikuläre Atemgeräusche *pl*
  cannon sound: Kanonenschlag *m*, Bruit de canon
  cardiac sounds: Herztöne *pl*
  cracked-pot sound: Geräusch *nt* des gesprungenen Topfes, Bruit du pot fêlé
  cranial cracked-pot sound: Macewen-Zeichen *nt*, Schädelschettern *nt*
  double-shock sound: Bruit de rappel
  ejection sounds: Austreibungsgeräusche, Austreibungstöne *pl*

S

falling drop sound: Geräusch *nt* des fallenden Tropfens
fetal heart sounds: kindliche Herztöne *pl*
first sound: erster Herzton *m*, I. Herzton *m*
first heart sound: erster Herzton *m*, I. Herzton *m*
fourth sound: IV. Herzton *m*, Vorhofton *m*
fourth cardiac sound: →*fourth sound*
fourth heart sound: →*fourth sound*
friction sound: Reibegeräusch *nt*, Reiben *nt*
heart sounds: Herztöne *pl*
high-pitched bowel sounds: hochgestellte Darmgeräusche *pl*, klingendes Pressstrahlgeräusch *nt*
hippocratic sound: Succussio Hippocratis
hypersonic sound: Hyperschall *m*
ileocaecal sound: (*brit.*) →*ileocecal sound*
ileocecal sound: Ileozökalgeräusch *nt*
infrasonic sound: Infraschall *m*
Korotkoff's sounds: Korotkoff-Geräusche *pl*
labial sound: Labial-, Lippenlaut *m*
metallic sound: metallisches Geräusch *nt*
percussion sound: Perkussionsgeräusch *nt*
pericardial friction sound: Perikardreiben *nt*, perikarditisches Reiben *nt*
pistol-shot sound: Traube-Doppelton *m*
pulmonary ejection sound: Pulmonaldehnungston *m*
respiratory sound: respiratorisches Geräusch *nt*, Atemgeräusch *nt*
second sound: zweiter Herzton *m*, II. Herzton *m*
second heart sound: →*second sound*
shaking sound: Plätschergeräusch *nt*
succussion sound: Plätschergeräusch *nt*
third sound: dritter Herzton *m*, III. Herzton *m*
third heart sound: →*third sound*
tick-tack sounds: →*tic-tac sounds*
tic-tac sounds: Pendelrhythmus *m*, Tick-Tack-Rhythmus *m*, Embryokardie *f*
vesicular breath sounds: Vesikulär-, Bläschenatmen *nt*, vesikuläre Atemgeräusche *pl*
water-wheel sound: Mühlradgeräusch *nt*, Bruit de moulin

sound [saʊnd] *adj*: **1.** gesund **2.** intakt; vernünftig; (*Schlaf*) tief; (*Wissen*) fundiert; (*Geist*) gesund, normal

sound [saʊnd]: I *noun* Sonde *f* II *vi* sondieren
Béniqué's sound: Béniqué-Sonde *f*
esophageal sound: Ösophagussonde *f*
lacrimal sound: Tränengangssonde *f*
LeFort sound: LeFort-Sonde *f*
Mercier's sound: Mercier-Katheter *m*
oesophageal sound: (*brit.*) →*esophageal sound*
Simpson's sound: Simpson-Sonde *f*
Sims uterine sound: Sims-Sonde *f*

sound-conducting *adj*: schalleitend, schallleitend

sound|ing ['saʊndɪŋ] *adj*: schallend, tönend

sound|less ['saʊndləs] *adj*: still, laut-, geräuschlos; klanglos

sound|ness ['saʊndnəs] *noun*: Gesundheit *f*

source ['səʊərs, 'sɔːrs] *noun*: Quelle *f*; Ursprung *m*, Ursache *f*
source of disturbance: Störquelle *f*
energy source: Energiequelle *f*
source of error: Fehlerquelle *f*
source of infection: Infektionsquelle *f*, Herd *m*, Fokus *m*
source of light: Lichtquelle *f*
nitrogen source: Stickstoffquelle *f*
radiation source: Strahlenquelle *f*
radioactive source: radioaktive Quelle *f*
salt water source: Sole *f*

soy|a ['sɔɪə] *noun*: →*soybean*

soy|bean ['sɔɪbiːn] *noun*: Soja *f*, Glycine max, Soja hispida

SP *Abk.*: **1.** serum phosphorus **2.** sphingomyelin **3.** subclavian puncture **4.** summation potential **5.** suprapubic **6.** systolic pressure

sp. *Abk.*: **1.** spinal **2.** Spirillum **3.** spirit

S-1,7-P *Abk.*: sedulose-1,7-diphosphate

S-7-P *Abk.*: sedulose-7-phosphate

spa [spɑ] *noun*: **1.** Mineralquelle *f* **2.** Bade-, Kurort *m*, Bad *nt*
health spa: Kurbad *nt*, Heilbad *nt*

SPA *Abk.*: **1.** serum phenylalanine **2.** single photon absorptiometry **3.** spondylitis ankylosans **4.** stimulation produced analgesia **5.** suprapubic aspiration

space [speɪs]: I *noun* **1.** (*a. anatom.*) Raum *m*, Platz *m*; Zwischenraum *m*, Abstand *m*, Lücke *f*, Spalt *m*; Zeitraum *m* **2.** (Welt-)Raum *m*, Weltall *nt* II *vt* räumlich *oder* zeitlich einteilen; in Abständen verteilen
anatomical dead space: anatomischer Totraum *m*
axillary space: Achselhöhle *f*, Achselhöhlengrube *f*, Axilla *f*, Fossa axillaris
Blessig's spaces: Blessig-Zysten *pl*
Bogros's space: Bogros-Raum *m*, Retroinguinalraum *m*
Bowman's space: Bowman-Raum *m*
buccal space: →*buccinator space*
buccinator space: Bukzinatorspalte *f*
capsular space: (*Niere*) Bowman-Raum *m*
cartilage cell space: Knorpelzellmulde *f*, -höhle *f*, -lakune *f*
Chassaignac's space: Chassaignac-Raum *m*
Cloquet's space: Cloquet-Raum *m*
Colles' space: Colles-Raum *m*
Cotunnius' space: Cotunnius-Raum *m*
cupular space: oberer Teil *m* des Kuppelraums, Pars cupularis recessi epitympanici
Czermak's spaces: Czermak-Räume *pl*, Interglobularräume *pl*, Spatia interglobularia
dead space: Totraum *m*
deep perineal space: Spatium profundum perinei
Disse's space: Disse-Raum *m*, perisinusoidaler Raum *m*
distribution space: Verteilungsraum *m*
Donders' space: Donders-Raum *m*
Douglas's space: Douglas-Raum *m*, Excavatio rectouterina
endolymphatic space: Spatium endolymphaticum
epidural space: Epiduralraum *m*, Epiduralspalt *m*, Spatium epidurale
episcleral space: Tenon-Raum *m*, Spatium episclerale
extracellular space: extrazellulärer Raum *m*, Extrazellularraum *m*
extradural space: →*epidural space*
extraperitoneal space: Extraperitonealraum *m*, Spatium extraperitoneale
spaces of Fontana: Fontana-Räume *pl*, Spatia anguli iridocornealis
freeway space: →*interocclusal space*
functional dead space: funktioneller Totraum *m*
globular spaces of Czermak: Czermak-Räume *pl*, Interglobularräume *pl*, Spatia interglobularia
H space: Holzknecht-Raum *m*, Retrokardialraum *m*
haversian space: Havers-Kanal *m*, Canalis nutricius/nutriens
His' space: →*His' perivascular space*
His' perivascular space: His-Raum *m*
Holzknecht's space: Holzknecht-Raum *m*, Retrokardialraum *m*
infraglottic space: infraglottischer Raum *m*, Cavitas infraglottica

S

infratemporal space: Infratemporalraum *m*
inner space: innerer Stoffwechselraum *m*, Matrixraum *m*
interarytenoid space: Pars intercartilaginea rimae glottidis
intercellular space: Interzellularraum *m*
intercostal space: Zwischenrippenraum *m*, Interkostalraum *m*, Spatium intercostale
interdental space: Interdentalraum *m*, Spatium interdentale
interfascial space: Tenon-Raum *m*, Spatium episclerale
interglobular spaces of Owen: Czermak-Räume *pl*, Interglobularräume *pl*, Spatia interglobularia
interocclusal space: Interokklusalabstand *m*, Interokklusalspalt *m*, Interokklusalraum *m*, interokklusaler Zwischenraum *m*, interokklusaler Raum *m*, Freeway space *m*
interocclusal rest space: →*interocclusal space*
interosseous space: Spatium interosseum
interosseous spaces of metacarpus: Spatia interossea metacarpi, Metakarpalräume *pl*
interosseous spaces of metatarsus: Spatia interossea metatarsi, Metatarsalräume *pl*
interproximal space: Interproximalraum *m*
interradicular space: Interradikularraum *m*, interradikulärer Raum *m*
interstitial space: (Gewebs-)Zwischenraum *m*, Interstitium *nt*
intervaginal space: Tenon-Raum *m*, Spatium episclerale
intervaginal space of optic nerve: Spatium intervaginale nervi optici
intervillous space: intervillöser Raum/Spalt *m*
intracellular space: intrazellulärer Raum *m*, Intrazellularraum *m*
intraretinal space: Sehventrikel *m*
spaces of iridocorneal angle: →*spaces of Fontana*
joint space: Gelenkhöhle *f*, Gelenkraum *m*, Gelenkspalt *m*, Cavitas articularis
lacunar space: intervillöser Raum/Spalt *m*
Larrey's space: Larrey-Spalte *f*
lateropharyngeal space: Lateropharyngealraum *m*, Spatium lateropharyngeum
Lesgaft's space: Grynfeltt-Dreieck *nt*, Trigonum lumbale superior
life space: Lebensraum *m*
Magendie's spaces: Magendie-Räume *pl*
Malacarne's space: Substantia perforata interpeduncularis/posterior
marrow space: Markhöhle *f*, Cavitas medullaris
matrix space: Matrixraum *m*, innerer Stoffwechselraum *m*
Meckel's space: Meckel-Raum *m*, Cavum trigeminale
mediastinal space: Mittelfell-, Mediastinalraum *m*, Mediastinum *nt*, Cavum mediastinale
medullary space: Markraum *m*, -höhle *f*, Cavitas medullaris
Mohrenheim's space: Mohrenheim-Grube *f*, Trigonum deltopectorale, Fossa infraclavicularis
nasopharyngeal space: Nasenrachenraum *m*, Nasopharynx *m*, Rhinopharynx *m*, Epipharynx *m*, Pars nasalis pharyngis
Nuel's space: Nuël-Raum *m*
Nuël's space: Nuël-Raum *m*
Obersteiner-Redlich space: Redlich-Obersteiner-Zone *f*
outer space: 1. äußerer Stoffwechselraum *m* **2.** Weltall *nt*. Weltraum *m*
parapharyngeal space: parapharyngealer Raum *m*, Spatium parapharyngeum
Parona's space: Parona-Raum *m*
parotid space: Parotisloge *f*
perichoroidal space: perichoroidaler Spaltraum *m*, Spatium perichoroideum
peridentinoblastic space: periodontoblastischer Raum *m*
peridural space: Periduralraum *m*, Spatium peridurale
perilymphatic space: perilymphatischer Raum *m*, Spatium perilymphaticum
perinuclear space: perinukleäre Zisterne *f*, perinukleärer Spaltraum *m*, Cisterna caryothecae/nucleolemmae
periodontal space: Parodontalspalt *m*
peripharyngeal space: peripharyngealer Raum *m*, Spatium peripharyngeum
periplasmic space: periplasmatischer Raum *m*
perisinusoidal space: Disse-Raum *m*, perisinusoidaler Raum *m*
perivascular space: Perivaskulärraum *m*
perivitelline space: perivitelliner Raum *m*
physiological dead space: physiologischer/funktioneller Totraum *m*
pleural space: Pleurahöhle *f*, Pleuraspalt *m*, Pleuraraum *m*, Cavitas pleuralis
popliteal space: Kniekehle *f*, Fossa poplitea
prevertebral space: Holzknecht-Raum *m*, Retrokardialraum *m*
prevesical space: Retzius-Raum *m*, Spatium retropubicum
Proust's space: Proust-Raum *m*, Excavatio rectovesicalis
proximal space: Proximalraum *m*
Prussak's space: Prussak-Raum *m*, Recessus superior membranae tympanicae
pterygomandibular space: pterygomandibulärer Raum *m*
retrobulbar space: Retrobulbärraum *m*
retrocardiac space: Holzknecht-Raum *m*, Retrokardialraum *m*
retrocardial space: Retrokardialraum *m*, Holzknecht-Raum *m*
retroinguinal space: Bogros-Raum *m*, Retroinguinalraum *m*
retro-ocular space: →*retrobulbar space*
retroperitoneal space: Retroperitonealraum *m*, Spatium retroperitoneale
retropharyngeal space: retropharyngealer Raum *m*, Retropharyngealraum *m*, Spatium retropharyngeum
retropubic space: Retzius-Raum *m*, Spatium retropubicum
retrosternal space: Retrosternalraum *m*
retrozonular space: Spatium retrozonulare
Retzius' space: Retzius-Raum *m*, Spatium retropubicum
Schwalbe's space: Spatium intervaginale nervi optici
subarachnoid space: →*subarachnoidal space*
subarachnoidal space: Subarachnoidalraum *m*, Subarachnoidalspalt *m*, Spatium subarachnoideum, Cavum subarachnoideale
subarachnoid space of optic nerve: Spatium intervaginale subarachnoidale nervi optici, Spatium leptomeningeum
subchorionic space: subchorialer Raum *m*
subdural space: Subduralraum *m*, Subduralspalt *m*, Spatium subdurale
sublingual space: Sublingualloge *f*, Spatium sublinguale

S

submandibular space: Submandibularloge *f*, Spatium submandibulare
submaxillary space: Unterkieferdreieck *nt*, Trigonum submandibulare
subphrenic space: subphrenischer Raum *m*
superficial perineal space: Spatium superficiale perinei
suprasternal space: Spatium suprasternale
Tarin's space: Cisterna interpeduncularis
Tenon's space: Tenon-Raum *m*, Spatium intervaginale/episclerale
third space: Transzellulärraum *m*, Third space *nt*, transzellulärer Raum *m*
transcellular space: →*third space*
Traube's space: Traube-Raum *m*
Traube's semilunar space: →*Traube's space*
Tröltsch's spaces: Tröltsch-Taschen *pl*
Virchow-Robin's space: Virchow-Robin-Raum *m*, -Spalt *m*
Waldeyer's space: Waldeyer-Scheide *f*
web space: Interdigitalraum *m*
working space: Arbeitsplatz *m*
Zang's space: Fossa supraclavicularis minor
zonular spaces: Petit-Kanal *m*, Spatia zonularia

spac|er ['speɪsər] *noun*: Zwischenstück *nt*, Spacer *m*

sp.act. *Abk.*: specific activity

SPAF *Abk.*: spontaneous paroxysmal atrial fibrillation

span [spæn]: I *noun* Spanne *f*; (Gedächtnis-, Zeit-)Spanne *f* II *vt* **1.** abmessen **2.** umspannen
life span: Leben *nt*, Lebenszeit *f*; (*a. techn.*) Lebensdauer *f*
memory span: Gedächtnisspanne *f*

SPAP *Abk.*: systolic pulmonary artery pressure

spark [spɑːrk]: I *noun* **1.** Funke(n) *m*; (elektrischer) Funke *m* **2.** (*fig.*) Funke(n) *m*, Spur *f* (*of* von) II *vt* →*spark off*
spark off *vt* (*fig.*) etw. auslösen

spark|ing ['spɑːrkɪŋ] *noun*: Funkenbildung *f*

spar|te|ine ['spɑːrtiːɪn, -tiːn] *noun*: Spartein *nt*

spasm ['spæzəm] *noun*: **1.** Krampf *m*, Spasmus *m*; Konvulsion *f* **2.** Muskelkrampf *m*
accommodation spasm: Akkommodationskrampf *m*
adductor spasm: Adduktorenspasmus *m*
affect spasms: Affektkrämpfe *pl*
anorectal spasm: Proctalgia fugax
arteriolar spasm: Arteriolenspasmus *m*, -krampf *m*
Bell's spasm: Bell-Spasmus *m*, Fazialiskrampf *m*, Fazialis-Tic *m*, Gesichtszucken *nt*, mimischer Gesichtskrampf *m*, Tic convulsif/facial
bronchial spasm: Bronchospasmus *m*
canine spasm: sardonisches Lachen *nt*, Risus sardonicus
carpopedal spasms: Karpopedalspasmen *pl*
cerebral spasm: Zerebralspasmus *m*
clonic spasm: Klonus *m*, Clonus *m*
clonic diaphragm spasm: klonischer Zwerchfellkrampf *m*
colonic spasms: Kolonspasmen *pl*
coronary spasm: Koronarspasmus *m*
cynic spasm: sardonisches Lachen *nt*, Risus sardonicus
dancing spasm: Bamberger-Krankheit *f*, saltatorischer Reflexkrampf *m*
diffuse esophageal spasm: Bársony-Teschendorf-Syndrom *nt*, diffuser Ösophagospasmus *m*
diffuse oesophageal spasm: (*brit.*) →*diffuse esophageal spasm*
epidemic transient diaphragmatic spasm: Bornholmer-Krankheit *f*, epidemische Pleurodynie *f*, Myalgia epidemica
esophageal spasm: Speiseröhrenkrampf *m*, Ösophagusspasmus *m*, Ösophagospasmus *m*
extensor spasm: Extensorenkrampf *m*, Extensorspasmus *m*
facial spasm: Bell-Spasmus *m*, Fazialiskrampf *m*, Fazialis-Tic *m*, Gesichtszucken *nt*, mimischer Gesichtskrampf *m*, Tic convulsif/facial
functional spasm: funktioneller Krampf *m*
gastric spasm: Magenkrampf *m*, Gastrospasmus *m*
glottic spasm: Stimmritzenkrampf *m*, Laryngospasmus *m*
habit spasm: Tic *m*, Tick *m*, (nervöses) Zucken *nt*
histrionic spasm: →*facial spasm*
intention spasm: Intentionsspasmus *m*, -krampf *m*
laryngeal spasm: Glottiskrampf *m*, Laryngospasmus *m*, Stimmritzenkrampf *m*, Spasmus glottidis
masticatory spasm: Kaumuskelkrampf *m*
mimic spasm: →*facial spasm*
mobile spasm: Athetose *f*
muscle spasm: Muskelkrampf *m*
muscular spasm: Myospasmus *m*
spasms of the neck muscles: Halsmuskelkrämpfe *pl*
nictitating spasm: Blinzelkrampf *m*, Spasmus nictitans
nodding spasm: Salaamkrampf *m*, Nickkrampf *m*, Spasmus nutans
oesophageal spasm: (*brit.*) →*esophageal spasm*
palatal spasm: Gaumensegelkrampf *m*, Spasmus palatinus
progressive torsion spasm of childhood: Ziehen-Oppenheim-Krankheit *f*, -Syndrom *nt*, Torsionsneurose *f*, -dystonie *f*, Dysbasia lordotica
respiratory spasm: respiratorischer Spasmus *m*, Spasmus respiratorius
retrocollic spasm: Retrocollis *m*
rotatory spasm: Drehkrampf *m*, Spasmus rotatorius
salaam spasms: Blitz-Nick-Salaam-Krämpfe *pl*, BNS-Krämpfe *pl*, Salaam-Krämpfe *pl*
saltatory spasm: Bamberger-Krankheit *f*, saltatorischer Reflexkrampf *m*
symptomatic idiopathic diffuse esophageal spasm: idiopathischer diffuser Ösophagusspasmus *m*
symptomatic idiopathic diffuse oesophageal spasm: (*brit.*) →*symptomatic idiopathic diffuse esophageal spasm*
tetanic spasm: Tetanus *m*, Tetanie *f*
tonic spasm: Tetanus *m*, Tetanie *f*
vaginal spasm: Scheiden-, Vaginalkrampf *m*
winking spasm: Blinzelkrampf *m*, Spasmus nictitans
writer's spasm: Schreibkrampf *m*, Graphospasmus *m*, Mogigraphie *f*, Mogigrafie *f*

spasmo- *präf.*: Krampf-, Spasm(o)-

spas|mod|ic [spæz'mɑdɪk] *adj*: krampfartig, spasmisch, spasmodisch

spas|mo|gen ['spæzmədʒən] *noun*: krampfauslösende/spasmogene Substanz *f*

spas|mo|gen|ic [ˌspæzmə'dʒenɪk] *adj*: krampfauslösend, krampferzeugend, spasmogen

spas|mol|o|gy [spæz'mɑlədʒiː] *noun*: Spasmologie *f*

spas|mo|lyg|mus [ˌspæzmə'lɪgməs] *noun*: krampfartiger Schluckauf *m*, Spasmolygmus *m*

spas|mol|y|sant [spæz'mɑlɪsənt]: I *noun* krampflösende *oder* krampfmildernde Substanz *f*; Antispasmodikum *nt*; Spasmolytikum *nt* II *adj* krampflösend, krampfmildernd

spas|mol|y|sis [spæz'mɑlɪsɪs] *noun*: Krampflösung *f*, Spasmolyse *f*

S

spas|mo|lyt|ic [ˌspæzmə'lɪtɪk] *adj*: krampflösend, krampfmildernd, spasmolytisch
spas|mo|phile ['spæzməfaɪl] *adj*: zu Krämpfen neigend, spasmophil
spas|mo|phil|ia [ˌspæzmə'fɪlɪə] *noun*: Spasmophilie *f*
spas|mo|phil|ic [ˌspæzmə'fɪlɪk] *adj*: zu Krämpfen neigend, spasmophil
spas|mus ['spæzməs] *noun*: →*spasm*
spas|tic ['spæstɪk]: **I** *noun* Spastiker(in *f*) *m* **II** *adj* Spastik *oder* Spasmen betreffend, spastisch, krampfend, krampfartig, Krampf-
spas|tic|i|ty [spæs'tɪsətiː] *noun*: Spastik *f*
spa|tial ['speɪʃl] *adj*: räumlich, Raum-
spa|ti|um ['speɪʃɪəm] *noun, plura* **-tia** [-ʃɪə]: Raum *m*, Zwischenraum *m*, Spatium *nt*
spat|u|la ['spætʃələ] *noun*: Spatel *m*
cement spatula: Zementspatel *m*
lingual spatula: Zungenspatel *m*
spat|u|lar ['spætʃələr] *adj, vt*: →*spatulate*
spat|u|late ['spætʃəleɪt, -lɪt]: **I** *adj* spatelförmig, spatelig **II** *vt* mit einem Spatel behandeln
SPC *Abk.*: **1.** serum prolactin concentration **2.** sickleform particles containing
SPCA *Abk.*: serum prothrombin conversion accelerator
spear|mint ['spɪəˌmɪnt] *noun*: Krauseminze *f*, Mentha spicata var. crispa
spec. *Abk.*: **1.** specific **2.** specimen
spe|cial ['speʃəl] *adj*: speziell, besonders, Spezial-, Fach-, Sonder-
spe|cial|ist ['speʃəlɪst]: **I** *noun* Spezialist(in *f*) *m*, Facharzt *m*, -ärztin *f* **II** *adj* spezialisiert, Spezial-, Fach-
medical specialist: Facharzt *m*, -ärztin *f*
spe|cial|i|za|tion [speʃəlɪ'zeɪʃn] *noun*: Spezialisierung *f*
spe|cial|ize ['speʃəlaɪz]: **I** *vt* **1.** spezialisieren **2.** (*Organ*) besonders entwickeln **II** *vi* **3.** sich spezialisieren **4.** (*Organ*) sich besonders entwickeln
spe|cial|ized ['speʃəlaɪzd] *adj*: spezialisiert
spe|ci|a|tion [spiːʃɪ'eɪʃn] *noun*: Artbildung *f*, -entstehung *f*, Speziation *f*
spe|cies ['spiːʃiːz, -siːz] *noun, plural* **-cies**: **1.** Art *f*, Spezies *f*, Species *f*; Gattung *f* **2. the species** die Menschheit, die menschliche Rasse
species-preserving *adj*: arterhaltend
species-specific *adj*: spezies-, artspezifisch
spe|cif|ic [spɪ'sɪfɪk]: **I** *noun* spezifisches Heilmittel *nt*, Spezifikum *nt* **II** *adj* **1.** Spezies betreffend, artspezifisch, Arten- **2.** spezifisch (wirkend), gezielt **3.** (*physik.*) spezifisch **4.** charakteristisch, (art-)eigen, bestimmte(r, s), speziell, spezifisch
spec|i|fi|ca|tion [ˌspesəfɪ'keɪʃn] *noun*: (genaue) Beschreibung *oder* Angabe *f*, Spezifikation *f*, Spezifizierung *f*
spec|i|fic|i|ty [ˌspesə'fɪsətiː] *noun*: Spezifität *f*
blood group specificity: Blutgruppenspezifität *f*
codon specificity: Codonspezifität *f*
host specificity: Wirtsspezifität *f*
ligand specificity: Ligandenspezifität *f*
optical specificity: optische Spezifität *f*
organ specificity: Organspezifität *f*
phase specificity: Phasenspezifität *f*
receptor specificity: Rezeptorspezifität *f*
species specificity: Art-, Speziesspezifität *f*
substance specificity: Substanz-, Stoffspezifität *f*
substrate specificity: Substratspezifität *f*
template specificity: Matrizenspezifität *f*
type specificity: Typenspezifität *f*
spe|cif|ic|ness [spɪ'sɪfɪknəs] *noun*: →*specificity*
spec|i|men ['spesɪmən] *noun*: **1.** Probe *f*, Untersuchungsmaterial *nt* **2.** Exemplar *nt*, Muster *nt*, Probe(stück *nt*) *f*
blood specimen: Blutprobe *f*
SPECT *Abk.*: **1.** single photon emission computed tomography **2.** single photon emission computerized tomography
spec|ta|cle ['spektəkl]: **I (pair of) spectacles** *pl* Brille *f* **II** *adj* Brillen-
Bartels' spectacles: Bartels-Brille *f*
Frenzel's spectacles: Frenzel-Brille *f*
industrial spectacles: Schutzbrille *f*
loupe spectacles: Lupenbrille *f*
prism spectacles: Prismenbrille *f*
protective spectacles: Schutzbrille *f*
safety spectacles: Schutzbrille *f*
stenopeic spectacles: stenopäische Brille *f*, Schlitzbrille *f*
spec|ta|cled ['spektəkld] *adj*: mit Brille, bebrillt, brillentragend, Brillen-
spec|ti|no|my|cin [ˌspektɪnəʊ'maɪsɪn] *noun*: Spectinomycin *nt*, Actinospectacin *nt*, Aminocyclitol *nt*
spec|tral ['spektrəl] *adj*: Spektrum betreffend, spektral
spec|trin ['spektrɪn] *noun*: Spektrin *nt*, Spectrin *nt*
spec|tro|col|o|rim|e|ter [ˌspektrəʊˌkʌlə'rɪmətər] *noun*: Spektrokolorimeter *nt*
spec|tro|col|o|rim|e|ter [ˌspektrəʊˌkʌlə'rɪmətər] *noun*: (*brit.*) →*spectrocolorimeter*
spec|tro|flu|o|rom|e|ter [ˌspektrəʊflʊə'rɑmɪtər] *noun*: Spektrofluorometer *nt*
spec|tro|gram ['spektrəgræm] *noun*: Spektrogramm *nt*
sound spectrogram: Schallspektrogramm *nt*
spec|tro|graph ['spektrəgræf] *noun*: Spektrograph *m*, Spektrograf *m*
mass spectrograph: →*mass spectrometer*
spec|trog|ra|phy [spek'tɑgrəfiː] *noun*: Spektrographie *f*, Spektrografie *f*
sound spectrography: Schallspektrografie *f*, Schallspektrographie *f*
spec|trom|e|ter [spek'trɑmɪtər] *noun*: Spektralapparat *m*, Spektrometer *nt*
mass spectrometer: Massenspektrometer *nt*
spec|tro|met|ric [ˌspektrə'metrɪk] *adj*: spektrometrisch
spec|trom|e|try [spek'trɑmətriː] *noun*: Spektrometrie *f*
atomic absorption spectrometry: Atomabsorptionsspektrometrie *f*
clinical spectrometry: Biospektrometrie *f*
gamma spectrometry: Gammaspektrometrie *f*
spec|tro|pho|to|flu|o|rom|e|ter [ˌspektrəʊˌfəʊtəʊflʊə'rɑmɪtər] *noun*: Spektrophotofluorometer *nt*, Spektrofotofluorometer *nt*
spec|tro|pho|tom|e|ter [ˌspektrəʊfəʊ'tɑmɪtər] *noun*: Spektrophotometer *nt*, Spektralphotometer *nt*, Spektrofotometer *nt*, Spektralfotometer *nt*
absorption spectrophotometer: Absorptionsspektrophotometer *nt*, Absorptionsspektrofotometer *nt*
infrared spectrophotometer: Ultrarotabsorptionsschreiber *m*
spec|tro|pho|tom|e|try [ˌspektrəfəʊ'tɑmətriː] *noun*: Spektrophotometrie *f*, Spektrofotometrie *f*
absorption spectrophotometry: Absorptionsspektrophotometrie *f*, Absorptionsspektrofotometrie *f*
amniotic fluid spectrophotometry: Fruchtwasser-Spektrophotometrie *f*, Fruchtwasser-Spektrofotometrie *f*
flame emission spectrophotometry: Flammenemissionsphotometrie *f*, Flammenemissionsfotometrie *f*
infrared spectrophotometry: IR-Spektrophotometrie *f*, IR-Spektrofotometrie *f*
IR spectrophotometry: →*infrared spectrophotometry*

spec|tro|po|la|rim|e|ter [spektrəʊ,pəʊlə'rɪmətər] *noun*: Spektralpolarimeter *nt*, Spektropolarimeter *nt*
spec|tro|scope ['spektrəskəʊp] *noun*: Spektroskop *nt*
spec|tro|scop|ic [,spektrə'skɑpɪk] *adj*: Spektroskop betreffend, mittels Spektroskop, spektroskopisch
spec|tro|scop|i|cal [,spektrə'skɑpɪkl] *adj*: →*spectroscopic*
spec|tros|co|py [spek'trɑskəpiː] *noun*: Spektroskopie *f*
clinical spectroscopy: Biospektroskopie *f*
electron paramagnetic resonance spectroscopy: →*electron spin resonance spectroscopy*
electron spin resonance spectroscopy: Elektronenspinresonanzspektroskopie *f*, ESR-Spektroskopie *f*, paramagnetische Resonanzspektroskopie *f*
EPR spectroscopy: →*electron spin resonance spectroscopy*
ESR spectroscopy: →*electron spin resonance spectroscopy*
gamma spectroscopy: Gammaspektroskopie *f*
NMR spectroscopy: →*nuclear magnetic resonance spectroscopy*
nuclear magnetic resonance spectroscopy: Kernresonanzspektroskopie *f*, Kernspinresonanzspektroskopie *f*, NMR-Spektroskopie *f*
radio-frequency spectroscopy: Radiofrequenzspektroskopie *f*
spec|trum ['spektrəm] *noun, plural* **-trums, -tra** [-trə]: **1.** (*physik.*) Spektrum *nt* **2.** Spektrum *nt*, Skala *f*, Bandbreite *f*
absorption spectrum: Absorptionsspektrum *nt*
action spectrum: Aktions-, Wirkungsspektrum *nt*
chromatic spectrum: →*color spectrum*
color spectrum: sichtbares Spektrum *nt*, Spektrum *nt* des sichtbaren Lichtes
colour spectrum: (*brit.*) →*color spectrum*
continuous spectrum: kontinuierliches Spektrum *nt*
difference spectrum: Differenzspektrum *nt*
electromagnetic spectrum: elektromagnetisches Spektrum *nt*
emission spectrum: Emissionsspektrum *nt*
fortification spectrum: Teichopsie *f*, Teichoskopie *f*, Zackensehen *nt*
gamma spectrum: γ-Spektrum *nt*, Gammaspektrum *nt*
grating spectrum: Gitterspektrum *nt*
light-absorption spectrum: Lichtabsorptionsspektrum *nt*
line spectrum: Linienspektrum *nt*, Bandenspektrum *nt*
photochemical spectrum: photochemisches Spektrum *nt*
prism spectrum: Prismenspektrum *nt*
prismatic spectrum: Prismaspektrum *nt*
radio spectrum: Strahlenspektrum *nt*
solar spectrum: Sonnenlichtspektrum *nt*, Spektrum *nt* des Sonnenlichtes
thermal spectrum: Spektrum der Wärmestrahlung *f*
visible spectrum: sichtbares Spektrum *nt*, Spektrum *nt* des sichtbaren Lichtes
x-ray spectrum: Röntgenspektrum *nt*
spec|u|lum ['spekjələn] *noun, plural* **-lums, -la** [-lə]: Spiegel *m*, Spekulum *nt*, Speculum *nt*
Bruening speculum: Bruening-Ohrtrichter *m*, Bruening-Ohrspekulum *nt*
Collin's speculum: Collin-Spekulum *nt*
duckbill speculum: Röhrenspekulum *nt*
ear speculum: Ohrtrichter *m*, Ohrspekulum *nt*
eye speculum: Lidhalter *m*, Blepharostat *m*
Fergusson's speculum: Scheidenspekulum *nt* nach Fergusson
Hartmann's speculum: Ohrtrichter *m* nach Hartmann
Killian's nasal speculum: Killian-Nasenspekulum *nt*
nasal speculum: Nasenspekulum *nt*, Nasenspiegel *m*, Rhinoskop *nt*
Politzer's speculum: Politzer-Ohrtrichter *m*
Politzer's ear speculum: Politzer-Ohrtrichter *m*
Siegle's speculum: Siegle-Ohrtrichter *m*, Siegle-Otoskop *nt*
Sims' speculum: Mastdarmspekulum *nt* nach Sims
vaginal speculum: Scheidenspekulum *nt*, Vaginoskop *nt*
speech [spiːtʃ] *noun*: **1.** Sprache *f*; Sprachvermögen *nt* **lose one's speech** die Sprache verlieren **2.** Sprechen *nt*; Sprechweise *f*; Rede *f*
alaryngeal speech: Ruktussprache *f*, Rülpssprache *f*
articulated speech: Artikulation *f*
conversational speech: Umgangssprache *f*
dipped speech: verwaschene Sprache/Artikulation *f*
echo speech: Echolalie *f*
esophageal speech: Ösophagussprache *f*, Ösophagusstimme *f*, Ösophagusersatzstimme *f*
explosive speech: explosive Sprache *f*
incoherent speech: inkohärente/unzusammenhängende Sprache *f*
nasalized speech: Rhinolalie *f*
oesophageal speech: (*brit.*) →*esophageal speech*
pharyngeal speech: Pharynxstimme *f*
plateau speech: monotone Sprache *f*
rapid speech: Tachylalie *f*
scanning speech: skandierende Sprache *f*
slurred speech: verwaschene Sprache *f*
staccato speech: Stakkatosprache *f*
syllabic speech: Stakkatosprache *f*
telgraphic speech: Telegrammstil *m*
vocal speech: Vokalsprache *f*
voluble speech: Tachylalie *f*
whispered speech: Flüstersprache *f*
speech|less ['spiːtʃləs] *adj*: sprachlos (*with* vor); stumm
speech|less|ness ['spiːtʃləsnəs] *noun*: Sprachlosigkeit *f*, Stummheit *f*, Sprachverlust *m*
speech|read|ing ['spiːtʃriːdɪŋ] *noun*: Lippenlesen *nt*
speed [spiːd] *noun*: Geschwindigkeit *f*, Tempo *f*
speed of sound: Schallgeschwindigkeit *f*
speed|well ['spiːd,wel] *noun*: Ehrenpreis *m*, Veronica officinalis
SPEP *Abk.*: serum protein electrophoresis
S-peptide *noun*: S-Peptid *nt*
sperm [spɜrm] *noun, plural* **sperm, sperms**: **1.** Samen(flüssigkeit *f*) *m*, Sperma *nt*, Semen *m* **2.** →*spermatozoon*
sperm- *präf.*: Samen-, Sperma-, Spermato-, Spermio-
sper|ma ['spɜrmə] *noun*: Samen(flüssigkeit *f*) *m*, Sperma *nt*, Semen *m*
sper|ma|ce|ti [,spɜrmə'setɪ] *noun*: Walrat *m*, Cetaceum *nt*
sper|ma|cra|sia [,spɜrmə'kreɪʒə] *noun*: verminderte Spermienzahl *f*, Oligo-, Hypozoospermie *f*
sperm|ag|glu|ti|na|tion [,spɜrmə,gluːtə'neɪʃn] *noun*: Spermagglutination *f*
spermat- *präf.*: Samen-, Sperma-, Spermato-, Spermio-
sper|ma|te|li|o|sis [,spɜrmə,tiːlɪ'əʊsɪs] *noun*: Spermiogenese *f*
sper|mat|ic [spɜr'mætɪk] *adj*: Samen/Sperma *oder* Samenflüssigkeit betreffend, seminal, spermatisch
sper|mat|i|cide [spɜr'mætɪsaɪd] *noun*: →*spermicide*
sper|ma|tid ['spɜrmətɪd] *noun*: Spermatide *f*, Spermide *f*, Spermatidium *nt*
sper|ma|tin ['spɜrmətɪn] *noun*: Spermatin *nt*
sper|ma|tism ['spɜrmətɪzəm] *noun*: Spermaproduktion und -sekretion
sper|ma|tit|ic [,spɜrmə'tɪtɪk] *adj*: Spermatitis betreffend,

spermatitisch
sper|ma|ti|tis [ˌspɜrmə'taɪtɪs] *noun*: Spermatitis *f*
spermato- *präf.*: Samen-, Sperma-, Spermato-, Spermio-
sper|ma|to|blast ['spɜrmətəblæst] *noun*: **1.** Sertoli-Zelle *f*, Stütz-, Ammen-, Fußzelle *f* **2.** →*spermatid* **3.** →*spermatogonium*
sper|ma|to|cele ['spɜrmətəʊsiːl] *noun*: Spermatozele *f*
sper|ma|to|cel|lec|to|my [ˌspɜrmətəʊsɪ'lektəmiː] *noun*: Spermatozelenexzision *f*, Spermatozelektomie *f*
sper|ma|to|ci|dal [ˌspɜrmətəʊ'saɪdl] *adj*: spermienabtötend, spermizid
sper|ma|to|cide ['spɜrmətəʊsaɪd] *noun*: spermizides Mittel *nt*, Spermizid *nt*
sper|ma|to|cyst ['spɜrmətəʊsɪst] *noun*: Bläschendrüse *f*, Samenblase *f*, Samenbläschen *nt*, Gonozystis *f*, Spermatozystis *f*, Vesicula seminalis
sper|ma|to|cys|tec|to|my [ˌspɜrmətəʊsɪs'tektəmiː] *noun*: Spermatozystektomie *f*
sper|ma|to|cys|tit|ic [ˌspɜrmətəʊsɪs'tɪtɪk] *adj*: Spermatozystitis betreffend, spermatozystitisch
sper|ma|to|cys|ti|tis [ˌspɜrmətəʊsɪs'taɪtɪs] *noun*: Spermatozystitis *f*, Samenblasenentzündung *f*, Spermatozystitis *f*, Vesikulitis *f*, Vesiculitis *f*
sper|ma|to|cys|tog|ra|phy [ˌspɜrmətəʊsɪs'tɑgrəfiː] *noun*: Spermatozystographie *f*, Spermatozystografie *f*
sper|ma|to|cys|tot|o|my [ˌspɜrmətəʊsɪs'tektəmiː] *noun*: Spermatozystotomie *f*
sper|ma|to|cy|tal [ˌspɜrmətə'saɪtl] *adj*: Spermatozyt(en) betreffend, spermatozytisch, Spermatozyten-
sper|ma|to|cyte ['spɜrmətəsaɪt] *noun*: Samenmutterzelle *f*, Spermatozyt *m*
  primary spermatocyte: primärer Spermatozyt *m*, Spermatozyt I *m*
  secondary spermatocyte: sekundärer Spermatozyt *m*, Spermatozyt II *m*
sper|ma|to|cyt|ic [ˌspɜrmətəʊ'sɪtɪk] *adj*: Spermatozyt betreffend, spermatozytisch
sper|ma|to|cy|to|gen|e|sis [ˌspɜrmətəʊˌsaɪtəʊ'dʒenəsɪs] *noun*: Spermatozytogenese *f*
sper|ma|to|cy|to|ma [ˌspɜrmətəʊsaɪ'təʊmə] *noun*: Seminom *nt*, Seminoma *nt*
sper|ma|to|gen|e|sis [ˌspɜrmətəʊ'dʒenəsɪs] *noun*: Samenbildung *f*, Samenzellbildung *f*, Spermatogenese *f*
sper|ma|to|ge|net|ic [ˌspɜrmətəʊdʒə'netɪk] *adj*: →*spermatogenic*
sper|ma|to|gen|ic [ˌspɜrmətəʊ'dʒenɪk] *adj*: Samen/Sperma *oder* Spermien bildend, spermatogen
sper|ma|tog|e|nous [ˌspɜrmə'tɑdʒənəs] *adj*: →*spermatogenic*
sper|ma|tog|e|ny [ˌspɜrmətə'tɑdʒəniː] *noun*: →*spermatogenesis*
sper|ma|to|gone ['spɜrmətəʊgəʊn] *noun*: Ursamenzelle *f*, Spermatogonie *f*, Spermatogonium *nt*
sper|ma|to|go|ni|al [ˌspɜrmətə'gəʊnɪəl] *adj*: **1.** Spermatogonium betreffend, Spermatogonien- **2.** →*spermatogenic*
sper|ma|to|go|ni|um [ˌspɜrmətəʊ'gəʊnɪəm] *noun, plural* **-ni|a** [-nɪə]: Ursamenzelle *f*, Spermatogonie *f*, Spermatogonium *nt*
  type A spermatogonium: Spermatogonie vom Typ A, A-Spermatogonie *f*
  type B spermatogonium: B-Spermatogonie *f*, Spermatogonie vom Typ B
sper|ma|toid ['spɜrmətɔɪd] *adj*: samenähnlich, spermaähnlich, spermatoid
sper|ma|to|li|o|sis [ˌspɜrmətəʊlaɪ'əʊsɪs] *noun*: →*spermatogenesis*
sper|ma|tol|o|gy [ˌspɜrmə'tɑlədʒiː] *noun*: Spermatologie *f*
sper|ma|tol|y|sin [ˌspɜrmə'tɑləsɪn] *noun*: Spermatolysin *nt*
sper|ma|tol|y|sis [ˌspɜrmə'tɑlɪsɪs] *noun*: Spermatolyse *f*
sper|ma|to|lyt|ic [ˌspɜrmətə'lɪtɪk] *adj*: spermatolytisch
sper|ma|to|o|vum [ˌspɜrmətə'gəʊnɪəm] *noun, plural* **-o|va** [-ˌəʊvə]: Zygote *f*, Spermovum *nt*, Spermovium *nt*
sper|ma|to|pa|thia [ˌspɜrmətə'pæθɪə] *noun*: →*spermatopathy*
sper|ma|top|a|thy [ˌspɜrmə'tɑpəθiː] *noun*: Spermatopathie *f*
sper|ma|to|pho|bi|a [ˌspɜrmətə'fəʊbɪə] *noun*: Spermatophobie *f*
sper|ma|to|phore ['spɜrmətəfɔːr, -fəʊr] *noun*: **1.** →*spermatogonium* **2.** (*biolog.*) Samen-, Spermaträger *m*, Spermatophore *f*
sper|ma|to|poi|et|ic [ˌspɜrmətəpɔɪ'etɪk] *adj*: Spermabildung *oder* Spermasekretion fördernd, spermatopoetisch, spermatopoietisch
sper|ma|tor|rhe|a [ˌspɜrmətəʊ'rɪə] *noun*: Samenfluss *m*, Spermatorrhoe *f*
sper|ma|tor|rhoe|a [ˌspɜrmətəʊ'rɪə] *noun*: (*brit.*) →*spermatorrhea*
sper|ma|tos|che|sis [ˌspɜrmə'tɑskəsɪs] *noun*: Hemmung *f* der Samensekretion
sper|mat|o|some [spɜr'mætəsəʊm] *noun*: →*spermatozoon*
sper|mat|o|spore ['spɜrmətəspɔːr, -spəʊr] *noun*: Ursamenzelle *f*, Spermatogonie *f*, Spermatogonium *nt*
sper|ma|to|tox|in [ˌspɜrmətə'tɑksɪn] *noun*: Spermatotoxin *nt*
sper|mat|o|vum [ˌspɜrmæt'əʊvəm] *noun*: Spermovum *nt*, Spermovium *nt*, Zygote *f*
sper|ma|tox|in [ˌspɜrmə'tɑksɪn] *noun*: Spermatotoxin *nt*
sper|ma|to|zo|al [ˌspɜrmətə'zəʊəl] *adj*: Spermatozoen betreffend, Spermatozoen-
sper|ma|to|zo|i|cide [ˌspɜrmətə'zəʊɪsaɪd] *noun*: →*spermicide*
sper|ma|to|zo|id ['spɜrmətəzɔɪd] *noun*: →*spermatozoon*
sper|ma|to|zo|on [ˌspɜrmətə'zəʊən, -ɑn] *noun, plural* **-zoa** [-'zəʊə]: männliche Keimzelle *f*, Spermium *nt*, Spermie *f*, Samenfaden *m*, Spermatozoon *nt*
sper|ma|tu|ri|a [ˌspɜrmə't(j)ʊərɪə] *noun*: Spermaturie *f*
sper|mi|ci|dal [ˌspɜrmɪ'saɪdl] *adj*: spermienabtötend, spermizid
sper|mi|cide ['spɜrmɪsaɪd] *noun*: spermizides Mittel *nt*, Spermizid *nt*
sper|mid ['spɜrmɪd] *noun*: Spermatide *f*, Spermide *f*, Spermatidium *nt*
sper|mi|dine ['spɜrmədiːn] *noun*: Spermidin *nt*
sper|mine ['spɜrmiːn] *noun*: Spermin *nt*
sper|mi|o|cyte ['spɜrmɪəʊsaɪt] *noun*: primäre Spermatogonie *f*, primäres Spermatogonium *nt*, Spermiozyt *m*
sper|mi|o|gen|e|sis [ˌspɜrmɪəʊ'dʒenəsɪs] *noun*: Spermiogenese *f*, Spermiohistogenese *f*
sper|mi|o|ge|net|ic [ˌspɜrmɪəʊdʒə'netɪk] *adj*: Spermiogenese betreffend, spermiogenetisch
sper|mi|o|go|ni|um [ˌspɜrmɪəʊ'gəʊnɪəm] *noun, plural* **-nia** [-nɪə]: Ursamenzelle *f*, Spermatogonie *f*, Spermatogonium *nt*
sper|mi|o|gram ['spɜrmɪəʊgræm] *noun*: Spermiogramm *nt*
sper|mi|o|tel|e|o|sis [ˌspɜrmɪəʊˌtiːlɪ'əʊsɪs] *noun*: Spermiogenese *f*, Spermiohistogenese *f*
sper|mi|um ['spɜrmɪəm] *noun*: →*spermatozoon*
spermo- *präf.*: Samen-, Sperma-, Spermato-, Spermio-
sper|mo|blast ['spɜrməʊblæst] *noun*: Spermatide *f*, Spermide *f*, Spermatidium *nt*
sper|mo|cy|to|ma [ˌspɜrməʊsaɪ'təʊmə] *noun*: Seminom *nt*

S

sper|mo|lith ['spɜrməʊlɪθ] *noun*: Spermolith *m*
sper|mo|ly|sin [spɜr'mɑləsɪn] *noun*: Spermatolysin *nt*
sper|mo|ly|sis [spɜr'mɑlɪsɪs] *noun*: Spermatolyse *f*
sper|mo|lyt|ic [ˌspɜrmə'lɪtɪk] *adj*: spermatolytisch
sper|mo|plasm ['spɜrməplæzəm] *noun*: Spermatidenplasma *nt*
sper|mo|spore ['spɜrməspɔːr, -spəʊr] *noun*: Ursamenzelle *f*, Spermatogonie *f*, Spermatogonium *nt*
sper|mo|tox|in [ˌspɜrməʊ'tɑksɪn] *noun*: Spermatotoxin *nt*
SPET *Abk.*: secretin-pancreozymin evocation test
SPF *Abk.*: **1.** spectrophotofluorometer **2.** sun protection factor
SPG *Abk.*: splenoportography
sp.gr. *Abk.*: specific gravity
sph. *Abk.*: spherical
sphac|e|late ['sfæsəleɪt] *vt*: gangränös/nekrotisch werden
sphac|e|lat|ed ['sfæsəleɪtɪd] *adj*: Gangrän betreffend, mit einer Gangrän, in Form einer Gangrän, gangränös; Nekrose betreffend, (*Gewebe*) in Nekrose übergegangen, nekrotisch, brandig, abgestorben
sphac|e|la|tion [sfæsə'leɪʃn] *noun*: **1.** Gangrän-, Sphakelusbildung *f* **2.** Sphakelus *m*, feuchter Brand *m*, Gangrän *f* **3.** lokaler Zell-/Gewebstod *m*, Nekrose *f*, Necrosis *f*
sphac|e|lous ['sfæsələs] *adj*: Gangrän betreffend, mit einer Gangrän, in Form einer Gangrän, gangränös
sphac|e|lus ['sfæsələs] *noun*: Sphakelus *m*, feuchter Brand *m*, Gangrän *f*
Sphaer|i|a|les [sfɪərɪ'eɪliːz] *plural*: Sphaeriales *pl*
sphaero- *präf.*: Kugel-, Sphär(o)-
Sphae|roph|o|rus nec|ro|pho|rus [sfɪ'rɑfərəs]: Fusobacterium necrophorum
spha|gi|as|mus [sfeɪdʒɪ'æzməs] *noun*: **1.** Sphagiasmus *m* **2.** Petit-mal(-Epilepsie *f*) *nt*
sphen|eth|moid [sfen'eθmɔɪd] *adj*: →*sphenoethmoid*
spheno- *präf.*: Keil-; Keilbein-, Spheno-
sphe|no|bas|i|lar [ˌsfiːnəʊ'bæsɪlər] *adj*: sphenobasilar
sphe|noc|cip|i|tal [ˌsfɪnɑk'sɪpɪtl] *adj*: →*sphenooccipital*
sphe|no|ceph|a|lus [ˌsfiːnəʊ'sefələs] *noun*: Sphenokephalus *m*, -zephalus *m*
sphe|no|ceph|a|ly [ˌsfiːnəʊ'sefələs] *noun*: Sphenokephalie *f*, -zephalie *f*
sphe|no|eth|moid [ˌsfiːnəʊ'eθmɔɪd] *adj*: Keilbein und Siebbein/Os ethmoidale betreffend, sphenoethmoidal
sphe|no|eth|moi|dal [ˌsfiːnəʊeθ'mɔɪdl] *adj*: Keilbein und Siebbein/Os ethmoidale betreffend, sphenoethmoidal
sphe|no|fron|tal [ˌsfiːnəʊ'frʌntəl] *adj*: Keilbein und Stirnbein/Os frontale betreffend, sphenofrontal
sphe|noid ['sfiːnɔɪd]: **I** *noun* Keilbein *nt*, Flügelbein *nt*, Os sphenoidale **II** *adj* keilförmig; Keilbein betreffend, sphenoid **through or across the sphenoid** transsphenoidal
sphe|noi|dal [sfiː'nɔɪdl] *adj*: →*sphenoid II*
sphe|noid|it|ic [ˌsfiːnɔɪ'dɪtɪk] *adj*: Sphenoiditis betreffend, sphenoiditisch
sphe|noid|i|tis [ˌsfiːnɔɪ'daɪtɪs] *noun*: Sphenoiditis *f*, Keilbeinhöhlenentzündung *f*, Sinusitis *f* sphenoidalis
sphe|noid|os|to|my [ˌsfiːnɔɪ'dɑstəmiː] *noun*: Sphenoidostomie *f*
sphe|noid|o|to|my [ˌsfiːnɔɪ'dɑtəmiː] *noun*: Sphenoidotomie *f*
sphe|no|ma|lar [ˌsfiːnəʊ'meɪlər] *adj*: →*sphenozygomatic*
sphe|no|man|dib|u|lar [ˌsfiːnəʊmæn'dɪbjələr] *adj*: Keilbein und Unterkiefer/Mandibula betreffend, sphenomandibular
sphe|no|max|il|lar|y [ˌsfiːnəʊ'mæksəˌleriː, -mæk'sɪləriː] *adj*: Keilbein und Oberkiefer/Maxilla betreffend, sphenomaxillär
sphe|no|oc|cip|i|tal [ˌsfiːnəʊɑk'sɪpɪtl] *adj*: Keilbein und Hinterhauptsbein/Os occipitale betreffend, sphenookzipital
sphe|nop|a|gus [sfɪ'nɑpəgəs] *noun*: Sphenopagus *m*
sphe|no|pal|a|tine [ˌsfiːnəʊ'pælətaɪn, -tɪn] *adj*: Keilbein und Gaumenbein/Palatum betreffend, sphenopalatinal
sphe|no|pa|ri|e|tal [ˌsfiːnəʊpə'raɪɪtl] *adj*: Keilbein und Scheitelbein/Os parietale betreffend, sphenoparietal, parietosphenoidal
sphe|no|pe|tro|sal [ˌsfiːnəʊpɪ'trəʊsəl] *adj*: Keilbein und Felsenbein betreffend, sphenopetrosal
sphe|nor|bi|tal [sfɪ'nɔːrbɪtl] *adj*: Keilbein und Augenhöhle/Orbita betreffend, sphenoorbital, sphenorbital
sphe|no|squa|mo|sal [ˌsfiːnəʊskwə'məʊzl] *adj*: Keilbein und Schläfenbeinschuppe betreffend, sphenosquamös, squamosphenoidal
sphe|no|tem|po|ral [ˌsfiːnəʊ'temp(ə)rəl] *adj*: Keilbein und Schläfenbein/Os temporale betreffend, sphenotemporal
sphe|no|zy|go|mat|ic [ˌsfiːnəʊzaɪgə'mætɪk] *adj*: Keilbein und Jochbein/Os zygomaticum betreffend, sphenozygomatisch
spher- *präf.*: →*sphero-*
sphe|raes|the|sia [ˌsfɪəres'θiːʒ(ɪ)ə] *noun*: (*brit.*) →*spheresthesia*
sphere [sfɪər] *noun*: **1.** Kugel *f*, kugelförmiger Körper *m* **2.** Sphäre *f*, Bereich *m*, Gebiet *nt*, (Wirkungs-)Kreis *m*
attraction sphere: Zentroplasma *nt*, Zentrosphäre *f*
segmentation sphere: **1.** Furchungszelle *f*, Blastomere *f* **2.** Morula *f*
Morgagni's spheres: Morgagni-Kügelchen *pl*
sphe|res|the|sia [ˌsfɪəres'θiːʒ(ɪ)ə] *noun*: Globus hystericus
spher|ic ['sferɪk, 'sfɪər-] *adj*: kugelförmig, kugelig, (kugel-)rund, sphärisch, Kugel-
spher|i|cal ['sferɪkl, 'sfɪər-] *adj*: →*spheric*
sphero- *präf.*: Kugel-, Sphär(o)-
sphe|ro|blast ['sfɪərəblæst, 'sfer-] *noun*: Sphäroblast *m*
sphe|ro|cyl|in|der [ˌsfɪərə'sɪlɪndər] *noun*: sphärozylindrisches Glas *nt*, Sphärozylinder *m*
sphe|ro|cyl|in|dri|cal [ˌsfɪərəsɪ'lɪndrɪkl] *adj*: sphärozylindrisch
sphe|ro|cyte ['sfɪərəsaɪt] *noun*: Kugelzelle *f*, Sphärozyt *m*
sphe|ro|cyt|ic [sfɪərə'sɪtɪk] *adj*: Sphärozyten betreffend, Sphärozyten-
sphe|ro|cy|to|sis [ˌsfɪərəsaɪ'təʊsɪs] *noun*: Sphärozytose *f*
hereditary spherocytosis: Minkowski-Chauffard-Syndrom *nt*, Minkowski-Chauffard-Gänsslen-Syndrom *nt*, hereditäre Sphärozytose *f*, konstitutionelle hämolytische Kugelzellanämie *f*, familiärer hämolytischer Ikterus *m*, Morbus *m* Minkowski-Chauffard
sphe|roid ['sfɪərɔɪd] *noun*: kugelförmiger Körper *m*, Sphäroid *nt*
sphe|roi|dal [sfɪə'rɔɪdl] *adj*: kugelförmig, kugelig, sphäroidisch
sphe|roi|dic [sfɪə'rɔɪdɪk] *adj*: →*spheroidal*
sphe|ro|lith ['sfɪərəlɪθ] *noun*: Sphärolith *m*
sphe|rom|e|ter [sfɪ'rɑmɪtər] *noun*: Sphärometer *nt*
sphe|ro|pha|kia [ˌsfɪərə'feɪkɪə] *noun*: Sphärophakie *f*
sphe|ro|plast ['sfɪərəplæst] *noun*: Sphäroplast *m*
spher|ule ['sfɪər(j)uːl, 'sfer-] *noun*: **1.** (*histolog.*) Sphärule *f* **2.** (*mikrobiolog.*) Sphaerule *f*
spher|u|lin ['sfɪərjəlɪn] *noun*: Sphaerulin *nt*
sphinc|ter ['sfɪŋktər] *noun*: Sphincter *m*, Schließmuskel *m*, Musculus sphincter **within a sphincter** innerhalb

S

eines Schließmuskels/Sphinkters (liegend)
sphincter ampullae hepatopancreaticae: Oddi-Sphinkter *m*, Musculus sphincter ampullae hepatopancreaticae
Boyden's sphincter: Musculus sphincter ductus choledochi
esophageal sphincter: Speiseröhren-, Ösophagussphinkter *m*
esophagogastric sphincter: unterer Ösophagussphinkter *m*
external sphincter of anus: äußerer Afterschließmuskel *m*, Sphinkter/Sphincter *m* ani externus, Musculus sphincter ani externus
Giordano's sphincter: Musculus sphincter ductus choledochi
Glisson's sphincter: →*sphincter ampullae hepatopancreaticae*
Henle's sphincter: Henle-Sphinkter *m*
sphincter of hepatopancreatic ampulla: →*sphincter ampullae hepatopancreaticae*
hypertonic sphincter: Sphinkterhypertonie *f*
Hyrtl's sphincter: Hyrtl-Sphinkter *m*
internal sphincter: innerer Schließmuskel *m*
internal urethral sphincter: Sphincter urethrae internus
involuntary vesical sphincter: unwillkürlicher Blasenschließmuskel *m*
lower esophageal sphincter: unterer Ösophagussphinkter *m*
lower oesophageal sphincter: (*brit.*) →*lower esophageal sphincter*
Nélaton's sphincter: Nélaton-Fasern *pl*
Oddi's sphincter: →*sphincter ampullae hepatopancreaticae*
oesophageal sphincter: (*brit.*) →*esophageal sphincter*
oesophagogastric sphincter: (*brit.*) →*esophagogastric sphincter*
oral sphincter: Musculus orbicularis oris
precapillary sphincter: präkapillärer Sphincter *m*
pyloric sphincter: Schließmuskel *m* des Magenausgangs, Sphinkter pylori, Musculus sphincter pyloricus
upper esophageal sphincter: oberer Ösophagussphinkter *m*, Ösophagusmund *m*
upper oesophageal sphincter: (*brit.*) →*upper esophageal sphincter*
voluntary urethral sphincter: Harnröhren-, Urethralsphinkter *m*, Sphinkter *m* urethrae, Musculus sphincter urethrae

sphinc|ter|al ['sfɪŋktərəl] *adj*: Sphinkter betreffend, Sphinkter-
sphinc|ter|al|gia [sfɪŋktə'rældʒ(ɪ)ə] *noun*: Sphinkteralgie *f*
sphinc|ter|ec|to|my [sfɪŋktə'rektəmiː] *noun*: Sphinkterektomie *f*
sphinc|te|ri|al [sfɪŋk'tɪərɪəl] *adj*: →*sphincteral*
sphinc|ter|ic [sfɪŋk'terɪk] *adj*: →*sphincteral*
sphinc|ter|is|mus [ˌsfɪŋktə'rɪzməs] *noun*: Krampf/Spasmus *m* des Musculus sphincter ani
sphinc|ter|it|ic [ˌsfɪŋk'rɪtɪk] *adj*: Sphinkteritis/Sphinkterentzündung betreffend, sphinkteritisch
sphinc|ter|i|tis [ˌsfɪŋk'raɪtɪs] *noun*: Entzündung *f* eines Schließmuskels, Sphinkteritis *f*, Sphinkterentzündung *f*
sphinc|ter|ol|y|sis [ˌsfɪŋk'rɑlɪsɪs] *noun*: Sphinkterolyse *f*
sphinc|ter|o|plas|ty ['sfɪŋktərəˌplæstiː] *noun*: Sphinkterplastik *f*
transduodenal sphincteroplasty: transduodenale Sphinkterplastik *f*
sphinc|ter|o|scope ['sfɪŋktərəskəʊp] *noun*: Sphinkteroskop *nt*
sphinc|ter|os|co|py [ˌsfɪŋktə'rɑskəpiː] *noun*: Sphinkteroskopie *f*
sphinc|ter|o|tome ['sfɪŋktərətəʊm] *noun*: Sphinkterotomiemesser *nt*, Sphinkterotom *nt*
sphinc|ter|ot|o|my [ˌsfɪŋktə'rɑtəmiː] *noun*: Sphinkterotomie *f*
internal sphincterotomy: Sphinkterotomie *f* des Sphincter ani internus
transduodenal sphincterotomy: transduodenale Sphinkterotomie *f*
sphin|ga|nine ['sfɪŋgəniːn] *noun*: Sphinganin *nt*, Dihydrosphingosin *nt*
4-sphin|gen|ine ['sfɪŋgəniːn] *noun*: →*sphingosine*
sphin|go|ga|lac|to|side [ˌsfɪŋgəʊgə'læktəsaɪd, -sɪd] *noun*: Sphingogalaktosid *nt*
sphin|go|gly|co|lip|id [ˌsfɪŋgəʊˌglaɪkə'lɪpɪd] *noun*: Sphingoglykolipid *nt*
sphin|go|in ['sfɪŋgəʊwɪn] *noun*: Sphingoin *nt*
sphin|go|lip|id [ˌsfɪŋgəʊ'lɪpɪd] *noun*: Sphingolipid *nt*
sphin|go|lip|i|do|sis [ˌsfɪŋgəʊˌlɪpɪ'dəʊsɪs] *noun*: **1.** Sphingolipidspeicherkrankheit *f*, Sphingolipidose *f* **2.** Niemann-Pick-Krankheit *f*, Sphingomyelinose *f*, Sphingomyelinlipidose *f*
cerebral sphingolipidosis: zerebrale Lipidose/Sphingolipidose *f*
early juvenile type of cerebral sphingolipidosis: Jansky-Bielschowsky-Krankheit *f*, Bielschowsky-Syndrom *nt*, spätinfantile Form *f* der amaurotischen Idiotie
late juvenile type of cerebral sphingolipidosis: juvenile Form *f* der amaurotischen Idiotie, neuronale/juvenile Ceroidlipofuscinose *f*, Batten-Spielmeyer-Vogt-Syndrom *nt*, Stock-Vogt-Spielmeyer-Syndrom *nt*, neuronale/juvenile Zeroidlipofuszinose *f*
sphin|go|lip|o|dys|tro|phy [ˌsfɪŋgəʊˌlɪpɪ'dɪstrəfiː] *noun*: lipoidzellige Hepatosplenomegalie *f*, Niemann-Pick-Krankheit *f*, Sphingolipidose *f*, Sphingomyelinose *f*
sphin|go|my|e|lin [ˌsfɪŋgəʊ'maɪəlɪn] *noun*: Sphingomyelin *nt*
sphin|go|my|e|li|nase [ˌsfɪŋgəʊ'maɪəlɪneɪz] *noun*: Sphingomyelinase *f*, Sphingomyelinphosphodiesterase *f*
sphin|go|my|e|li|no|sis [ˌsfɪŋgəʊmaɪəlɪ'nəʊsɪs] *noun*: lipoidzellige Hepatosplenomegalie *f*, Niemann-Pick-Krankheit *f*, Sphingomyelinose *f*
sphin|go|phos|pho|lip|id [sfɪŋgəʊˌfɑsfəʊ'lɪpɪd] *noun*: Sphingophospholipid *nt*
sphin|go|sine ['sfɪŋgəsiːn, -sɪn] *noun*: Sphingosin *nt*, 4-Sphingenin *nt*
sphygm- *präf.*: Puls-, Sphygm(o)-
sphyg|mic ['sfɪgmɪk] *adj*: Puls betreffend, Puls-, Sphygm(o)-
sphygmo- *präf.*: Puls-, Sphygm(o)-
sphyg|mo|bo|lo|gram [ˌsfɪgmə'bəʊləgræm] *noun*: Sphygmobologramm *nt*
sphyg|mo|bo|lom|e|ter [ˌsfɪgməbə'lɑmɪtər] *noun*: Sphygmobolometer *nt*
sphyg|mo|bo|lom|e|try [ˌsfɪgməbə'lɑmətriː] *noun*: Sphygmobolometrie *f*
sphyg|mo|car|di|o|gram [ˌsfɪgmə'kɑːrdɪəgræm] *noun*: Sphygmokardiogramm *nt*
sphyg|mo|car|di|o|graph [ˌsfɪgmə'kɑːrdɪəgræf] *noun*: Sphygmokardiograph *m*, Sphygmokardiograf *m*
sphyg|mo|car|di|o|scope [ˌsfɪgmə'kɑːrdɪəskəʊp] *noun*: Sphygmokardioskop *nt*
sphyg|mo|dy|na|mom|e|ter [ˌsfɪgməˌdaɪnə'mɑmɪtər] *noun*: Sphygmodynamometer *nt*

S

sphyg|mo|gram ['sfɪgməʊgræm] *noun*: Sphygmogramm *nt*
sphyg|mo|graph ['sfɪgməʊgræf] *noun*: Pulsschreiber *m*, Sphygmograph *m*, Sphygmograf *m*
sphyg|mog|ra|phy [sfɪg'mɑgrəfiː] *noun*: Pulsschreibung *f*, -registrierung *f*, Sphygmographie *f*, Sphygmografie *f*
sphyg|moid ['sfɪgmɔɪd] *adj*: pulsartig, pulsierend
sphyg|mo|ma|nom|e|ter [ˌsfɪgməʊmə'nɑmɪtər] *noun*: Blutdruckmessgerät *nt*, Blutdruckmesser *m*, Sphygmomanometer *nt*
Riva-Rocci sphygmomanometer: Riva-Rocci-Apparat *m*
sphyg|mo|ma|nom|e|try [ˌsfɪgməʊmə'nɑmətriː] *noun*: Blutdruckmessung *f*
direkt sphygmomanometry: invasive Blutdruckmessung *f*, blutige Blutdruckmessung *f*, direkte Blutdruckmessung *f*
indirect sphygmomanometry: unblutige Blutdruckmessung *f*, indirekte Blutdruckmessung *f*
sphyg|mom|e|ter [sfɪg'mɑmɪtər] *noun*: **1.** Sphygmometer *nt* **2.** →*sphygmomanometer*
sphygmo-oscillometer *noun*: Sphygmooszillometer *nt*
sphyg|mo|pal|pa|tion [ˌsfɪgməpæl'peɪʃn] *noun*: Pulsfühlen *nt*, Pulspalpation *f*
sphyg|mo|ple|thys|mo|graph [ˌsfɪgməplɪ'θɪzməgræf] *noun*: Sphygmoplethysmograph *m*, Sphygmoplethysmograf *m*
sphyg|mo|scope ['sfɪgməʊskəʊp] *noun*: Sphygmoskop *nt*
sphyg|mos|co|py [sfɪg'mɑskəpiː] *noun*: Pulsuntersuchung *f*, Sphygmoskopie *f*
sphyg|mo|ton|o|gram [ˌsfɪgməʊ'tɑnəgræm, -'təʊ-] *noun*: Sphygmotonogramm *nt*
sphyg|mo|ton|o|graph [ˌsfɪgmə'tɑnəgræf, -'təʊ-] *noun*: Sphygmotonograph *m* Sphygmotonograf *m*
sphyg|mo|to|nom|e|ter [ˌsfɪgmətə'nɑmɪtər] *noun*: Sphygmotonometer *nt*
sphyg|mo|vis|co|sim|e|try [ˌsfɪgməvɪskə'sɪmətriː] *noun*: Sphygmoviskosimetrie *f*
SPI *Abk.*: **1.** serum-precipitable iodine **2.** stroke power index **3.** structured psychological interview
spi|ca ['spaɪkə] *noun, plural* **-cas, -cae** [-siː]: Kornährenverband *m*, Spica *f*
hip spica: Spica coxae
shoulder spica: Spica humeri
spic|u|lar ['spɪkjələr] *adj*: nadelförmig
spic|u|la|tion [ˌspɪkjə'leɪʃn] *noun*: Spikulabildung *f*, Spikulaebildung *f*
spic|ule ['spɪkjuːl] *noun*: Spitze *f*, Dorn *m*, Spikula *f*, Spicula *f*, Spiculum *nt*
spic|u|lum ['spɪkjələm] *noun, plura* **-la** [-lə]: →*spicule*
spi|der ['spaɪdər] *noun*: **1.** (*biolog.*) Spinne *f* **2.** →*vascular spider*
arterial spider: →*vascular spider*
vascular spider: Sternnävus *m*, Spider naevus, Naevus araneus
spider-burst *noun*: Besenreiservarizen *pl*
SPIH *Abk.*: superimposed pregnancy-induced hypertension
spike [spaɪk] *noun*: Spitze *f*, Spike *m*
enamel spike: Schmelzdorn *m*
spin [spɪn] *noun*: Drehimpuls *m*, Spin *m*
electron spin: Elektronenspin *m*
spin- *präf.*: Rückenmark(s)-, Wirbelsäulen-, Spin(o)-
spi|na ['spaɪnə] *noun, plural* **-nae** [-niː]: Dorn *m*, Fortsatz *m*, Stachel *m*, Spina *f*
spina bifida: Spina bifida, Spaltwirbel *m*
spina bifida aperta: Spina bifida aperta
lumbosacral spina bifida: lumbosakrale Spina bifida
spina bifida occulta: Spina bifida occulta
spin|ach ['spɪnɪdʒ] *noun*: Spinat *m*, Spinacia oleracea
spi|nal ['spaɪnl]: **I** *noun* Spinalanästhesie *f*, Spinale *f* **II** *adj* Wirbelsäule *oder* Rückenmark betreffend, spinal, Rückgrat-, Rückenmarks-, Spinal-, Wirbel-
spi|nal|is [spaɪ'neɪlɪs] *noun*: Spinalis *m*, Musculus spinalis
spi|nate ['spaɪneɪt] *adj*: mit Dornen besetzt, dornig, dornenartig, dornförmig
spin|dle ['spɪndl] *noun*: **1.** Spindel *f* **2.** Spindel *f*, Spindelform *f* **3.** Muskelspindel *f* **4.** Kern-, Mitosespindel *f*
α-spindle: α-Spindel *f*
achromatic spindle: Spindelapparat *m*
alpha spindle: α-Spindel *f*
aortic spindle: Aortenspindel *f*
β-spindles: →*sleep spindles*
Bütschli's nuclear spindle: Kern-, Mitosespindel *f*
central spindle: Zentralspindel *f*
enamel spindles: Schmelzspindeln *pl*
His' spindle: Aortenspindel *f*
Kühne's spindle: Muskelspindel *f*
metaphase spindle: Metaphasenspindel *f*
mitotic spindle: Mitosespindel *f*, Kernspindel *f*
muscle spindle: Muskelspindel *f*
neuromuscular spindle: Muskelspindel *f*
neurotendinal spindle: →*tendon spindle*
neurotendinous spindle: →*tendon spindle*
nuclear spindle: Kern-, Mitosespindel *f*
sleep spindles: Schlafspindeln *pl*
tendon spindle: Golgi-Sehnenorgan *nt*, Golgi-Sehnenspindel *f*
tigroid spindles: Nissl-Schollen *pl*, -Substanz *f*, -Granula *pl*, Tigroidschollen *pl*
spine [spaɪn] *noun*: **1.** Dorn *m*, Fortsatz *m*, Stachel *m*, Spina *f* **2.** Wirbelsäule *f*, Rückgrat *nt*, Columna vertebralis **near the spine** juxtaspinal
alar spine: Spina ossis sphenoidalis
angular spine: Spina ossis sphenoidalis
anterior inferior iliac spine: Spina iliaca anterior inferior
anterior nasal spine: Spina nasalis anterior
anterior nasal spine of maxilla: →*anterior nasal spine*
anterior superior iliac spine: Spina iliaca anterior superior
anterior tympanic spine: Spina tympanica major
bamboo spine: Bambusstabwirbelsäule *f*, Bambusform *f*
basilar spine: Tuberculum pharyngeum
cervical spine: Halswirbelsäule *f*
Civinini's spine: Processus pterygospinosus
cleft spine: Spondyloschisis *f*, Rhachischisis posterior
dorsal spine: Wirbelsäule *f*, Rückgrat *nt*, Columna vertebralis
ethmoidal spine of Macalister: Crista sphenoidalis
fractured spine: Wirbelsäulenbruch *m*, -fraktur *f*
greater tympanic spine: Spina tympanica major
spine of helix: Helixhöcker *m*, Spina helicis
spine of Henle: Spina suprameatica/suprameatalis
iliac spine: Spina iliaca
inferior mental spine: Spina mentalis inferior, Spina geni inferior
ischial spine: Spina ischiadica
spine of ischium: Spina ischiadica
kissing spine: Baastrup-Zeichen *nt*, Baastrup-Syndrom *nt*, Baastrup-Krankheit *f*, Arthrosis interspinosa
lesser tympanic spine: Spina tympanica minor
lumbar spine: Lendenwirbelsäule *f*
mandibular spine: Unterkieferdorn *m*, Spina mandibulae
spine of maxilla: →*anterior nasal spine*

S

mental spine: Spina mentalis
nasal spine: →*nasal spine of frontal bone*
nasal spine of frontal bone: Spina nasalis ossis frontalis
nasal spine of palatine bone: Spina nasalis posterior
palatine spines: Spinae palatinae
posterior inferior iliac spine: Spina iliaca posterior inferior
posterior nasal spine: Spina nasalis posterior
posterior superior iliac spine: Spina iliaca posterior superior
posterior tympanic spine: Spina tympanica minor
spine of scapula: Schulterblattgräte *f*, Spina scapulae
scapular spine: Schulterblattgräte *f*, Spina scapulae
sciatic spine: Spina ischiadica
spine of sphenoid bone: Spina ossis sphenoidalis
sugar-icing spine: Zuckergusswirbelsäule *f*
superior mental spine: Spina mentalis superior, Spina geni superior
suprameatal spine: Spina suprameatica/suprameatalis
thoracic spine: Brustwirbelsäule *f*
trochlear spine: Spina trochlearis
spine of vertebra: Dornfortsatz *m*, Processus spinosus vertebrae

spi|ni|fu|gal [spaɪˈnɪfəgəl] *adj*: spinifugal, spinofugal

spi|nip|e|tal [spaɪˈnɪpətəl] *adj*: spinipetal, spinopetal

spino- *präf.*: Rückenmark(s)-, Wirbelsäulen-, Spin(o)-

spi|no|bul|bar [ˌspaɪnəʊˈbʌlbər] *adj*: **1.** Markhirn und Rückenmark/Medulla spinalis betreffend, bulbospinal, spinobulbär **2.** Rückenmark und Bulbus medullae spinalis betreffend, spinobulbär, bulbospinal

spi|no|cer|e|bel|lar [ˌspaɪnəʊˌserəˈbelər] *adj*: Rückenmark/Medulla spinalis und Kleinhirn/Zerebellum betreffend, spinozerebellar, spinozerebellär

spi|no|cer|e|bel|lum [ˌspaɪnəʊˌserəˈbeləm] *noun, plura* **-lums, -la** [-lə]: Spinocerebellum *nt*

spi|no|col|lic|u|lar [ˌspaɪnəʊkəˈlɪkjələr] *adj*: →*spinotectal*

spi|no|cor|ti|cal [ˌspaɪnəʊˈkɔːrtɪkl] *adj*: Hirnrinde und Rückenmark/Medulla spinalis betreffend, kortikospinal

spi|no|gle|noid [ˌspaɪnəʊˈglenɔɪd, -ˈgliː-] *adj*: Spina scapulae und Cavitas glenoidalis betreffend, spinoglenoidal

spi|nop|e|tal [spaɪˈnɑpətəl] *adj*: →*spinipetal*

spi|no|sa|cral [ˌspaɪnəʊˈsækrəl] *adj*: Wirbelsäule und Kreuzbein/Os sacrum betreffend, spinosakral, sakrospinal

spi|nose [ˈspaɪnəʊs] *adj*: dornig, stach(e)lig, dorn-, stachelförmig

spi|no|tec|tal [ˌspaɪnəʊˈtektəl] *adj*: spinotektal, tektospinal

spi|nous [ˈspaɪnəs] *adj*: dornig, stach(e)lig, dornförmig, stachelförmig

spin|thar|i|scope [spɪnˈθærɪskəʊp] *noun*: Spinthariskop *nt*, Spintheriskop *nt*

spin|ther|ism [ˈspɪnθərɪzəm] *noun*: Funkensehen *nt*, Spintherismus *m*, Spintheropie *f*, Glaskörperglitzern *nt*, Synchisis scintillans

spin|ther|o|pia [ˌspɪnθəˈrəʊpɪə] *noun*: →*spintherism*

spin|y [ˈspaɪniː] *adj*: dornig, stach(e)lig

Spir. *Abk.*: spirit

spir- *präf.*: Spiral-, Spir(o)-; Atem-, Spir(o)-

spi|rad|e|ni|tis [spaɪˌrædɪˈnaɪtɪs] *noun*: Schweißdrüsenabszess *m*

spi|rad|e|no|ma [spaɪˌrædɪˈnəʊmə] *noun*: Schweißdrüsenadenom *nt*, Spiradenom *nt*, Adenoma sudoriparum
eccrine spiradenoma: ekkrines Spiradenom *nt*

spi|ral [ˈspaɪrəl]: **I** *noun* Spirale *f*; Windung *f* **II** *adj* gewunden, schneckenförmig, spiral(förmig), spiralig, in Spiralen, Spiral-
Curschmann's spirals: Curschmann-Spiralen *pl*

spi|ral|i|za|tion [ˌspaɪrəlɪˈzeɪʃn, -ˌlaɪˈz-] *noun*: Speichenbildung *f*, Spiralization *f*, Spiralisierung *f*

spi|ra|my|cin [spaɪrəˈmaɪsɪn] *noun*: Spiramycin *nt*, Foromacidin *nt*

spi|rem [ˈspaɪriːm] *noun*: Spirem *nt*

spi|reme [ˈspaɪriːm] *noun*: Spirem *nt*

spi|ril|lae|mia [ˌspaɪrəˈliːmiːə] *noun*: (*brit.*) →*spirillemia*

spi|ril|le|mia [ˌspaɪrəˈliːmiːə] *noun*: Spirillum-Sepsis *f*

spi|ril|li|ci|dal [spaɪˌrɪləˈsaɪdl] *adj*: spirillenabtötend, spirillizid

spi|ril|li|cide [spaɪˈrɪləsaɪd]: **I** *noun* spirillen(ab)tötendes Mittel *nt*, Spirillizid *nt* **II** *adj* →*spirillicidal*

spi|ril|lo|sis [ˌspaɪrəˈləʊsɪs] *noun*: Spirillenkrankheit *f*, Spirillose *f*

spi|ril|lo|xan|thin [spaɪˌrɪləˈzænθɪn] *noun*: Spirilloxanthin *nt*

Spi|ril|lum [spaɪˈrɪləm] *noun, plural* **-la** [-lə]: Spirillum *nt*
Spirillum buccale: Treponema denticola, Treponema microdentium
spirillum of Finkler and Prior: Vibrio metschnikovii, Vibrio cholerae biovar proteus
Spirillum minus: Spirillum minus
Obermeier's spirillum: Borrelia recurrentis, Spirochaeta obermeieri
spirillum of Vincent's: Treponema/Borrelia/Spirochaeta vincentii

spir|it [ˈspɪrɪt] *noun*: **1.** (*chem.*) Spiritus *m*, Destillat *nt*; Geist *m*, Spiritus *m* **2.** Weingeist *m*, Äthylalkohol *m*, Äthanol *nt*, Ethanol *nt*, Spiritus aethylicus
camphor spirit: Camphergeist *m*, Campherspiritus *m*, Kampfergeist *m*, Kampferspiritus *m*, Spiritus camphoratus
ether spirit: Hoffmann-Tropfen *pl*, Ätherweingeist *m*, Spiritus aetherus
juniper spirit: Spiritus Juniperi
rectified spirit: Spiritus dilutus, Spiritus Vini rectificatissimus, Spiritus Vini rectificatus
spirit of turpentine: Terpentinöl *nt*

spir|it|u|ous [ˈspɪrɪtʃ(ə)wəs] *adj*: Alkohol betreffend, alkoholartig, alkoholhaltig, alkoholisch

spiro- *präf.*: **1.** Spiral-, Spir(o)- **2.** Atem-, Spir(o)-

Spi|ro|chae|ta [ˌspaɪrəˈkiːtə] *noun*: Spirochaeta *f*
Spirochaeta pseudoicterogenes: apathogene Leptospiren *pl*, Wasserleptospiren *pl*, Leptospira biflexa

Spi|ro|chae|ta|ce|ae [ˌspaɪrəkɪˈteɪsɪˌiː] *plural*: Spirochaetaceae *pl*

spi|ro|chaet|ae|mia [ˌspaɪrəkɪˈtiːmiːə] *noun*: (*brit.*) →*spirochetemia*

spi|ro|chaet|al [spaɪrəˈkiːtl] *adj*: (*brit.*) →*spirochetal*

Spi|ro|chae|ta|les [ˌspaɪrəkɪˈteɪliːz] *plural*: Spirochaetales *pl*

spi|ro|chaete [ˈspaɪrəkiːt] *noun*: (*brit.*) →*spirochete*

spi|ro|chae|ti|ci|dal [ˌspaɪrəˌkiːtəˈsaɪdl] *adj*: (*brit.*) →*spirocheticidal*

spi|ro|chae|ti|cide [ˌspaɪrəˈkiːtəsaɪd] *noun*: (*brit.*) →*spirocheticide*

spi|ro|chae|tog|e|nous [ˌspaɪrəkɪˈtɑdʒənəs] *adj*: (*brit.*) →*spirochetogenous*

spi|ro|chae|to|sis [ˌspaɪrəkɪˈtəʊsɪs] *noun*: (*brit.*) →*spirochetosis*

spi|ro|chaet|u|ri|a [ˌspaɪrəkɪˈt(j)ʊəriːə] *noun*: (*brit.*) →*spirocheturia*

spi|ro|chet|al [spaɪrəˈkiːtl] *adj*: Spirochäten betreffend, durch Spirochäten verursacht, Spirochäten-

spi|ro|chete ['spaɪrəkiːt] *noun*: **1.** Spirochäte *f* **2.** schraubenförmiges Bakterium *nt*
Dutton's spirochete: Borrelia/Spirochaeta duttoni
Reiter's spirochete: Reiter-Spirochäte *f*, Treponema forans
spi|ro|chet|e|mia [ˌspaɪrəkɪ'tiːmiːə] *noun*: Spirochätensepsis *f*
spi|ro|che|ti|ci|dal [ˌspaɪrəˌkiːtə'saɪdl] *adj*: spirochätenabtötend, spirochätizid
spi|ro|che|ti|cide [ˌspaɪrə'kiːtəsaɪd] *noun*: spirochätenabtötendes Mittel *nt*, Spirochätizid *nt*
spi|ro|che|tog|e|nous [ˌspaɪrəkɪ'tɑdʒənəs] *adj*: durch Spirochäten verursacht, Spirochäten-
spi|ro|che|to|sis [ˌspaɪrəkɪ'təʊsɪs] *noun*: Spirochäteninfektion *f*, Spirochätose *f*
bronchopulmonary spirochetosis: hämorrhagische Bronchitis *f*, Bronchitis haemorrhagica, Bronchospirochaetosis Castellani *f*
icterogenic spirochetosis: Weil-Krankheit *f*, Leptospirosis icterohaemorrhagica
spi|ro|chet|u|ri|a [ˌspaɪrəkɪ't(j)ʊəriːə] *noun*: Spirochäturie *f*
spi|ro|gram ['spaɪrəgræm] *noun*: Spirogramm *nt*
spi|ro|graph ['spaɪrəgræf] *noun*: Spirograph *m*, Spirograf *m*
spi|rog|ra|phy [spaɪ'rɑgrəfiː] *noun*: Spirographie *f*, Spirografie *f*
spi|roid ['spaɪrɔɪd] *adj*: spiralartig, -förmig, spiralig
spi|ro|lac|tone [ˌspaɪrə'læktəʊn] *noun*: Spirolakton *nt*, Spirolacton *nt*
spi|ro|ma [spaɪ'rəʊmə] *noun*: Schweißdrüsenadenom *nt*
spi|rom|e|ter [spaɪ'rɑmɪtər] *noun*: Spirometer *nt*
Benedict-Roth spirometer: Benedict-Roth-Spirometer *nt*
incentive spirometer: Atemrohr *nt*
Spi|ro|met|ra [ˌspaɪrə'metrə] *noun*: Spirometra *f*
spi|ro|met|ric [ˌspaɪrə'metrɪk] *adj*: Spirometrie *oder* Spirometer betreffend, mittels Spirometrie *oder* Spirometer, spirometrisch
spi|rom|e|try [spaɪ'rɑmətriː] *noun*: Spirometrie *f*
bronchoscopic spirometry: Bronchospirometrie *f*
spi|ro|no|lac|tone [ˌspaɪrənəʊ'læktəʊn] *noun*: Spironolacton *nt*
spis|sat|ed ['spɪseɪtɪd] *adj*: eingedickt, eingedampft
spittle [spɪtl] *noun*: Speichel *m*, Sputum *nt*
SPK *Abk.*: serum pyruvate kinase
SPL *Abk.*: **1.** serum prolactin level **2.** sound pressure level **3.** spironolactone
splanchn- *präf.*: Splanchn(o)-, Eingeweide-
splanch|naes|the|sia [ˌsplæŋknes'θiːʒ(ɪ)ə] *noun*: (*brit.*) →*splanchnesthesia*
splanch|nec|to|pia [splæŋknek'təʊpɪə] *noun*: Eingeweideverlagerung *f*, Splanchnektopie *f*
splanch|nem|phrax|is [ˌsplæŋknem'fræksɪs] *noun*: Darmobstruktion *f*
splanch|nes|the|sia [ˌsplæŋknes'θiːʒ(ɪ)ə] *noun*: Eingeweidesensibilität *f*
splanch|nic [splæŋknɪk] *adj*: Eingeweide/Viszera betreffend, viszeral, Splanchno-, Eingeweide-
splanch|ni|cec|to|my [ˌsplæŋknɪ'sektəmiː] *noun*: Splanchnikusresektion *f*, Splanchnikektomie *f*
splanch|ni|cot|o|my [ˌsplæŋknɪ'kɑtəmiː] *noun*: Splanchnikusdurchtrennung *f*, Splanchnikotomie *f*
splanchno- *präf.*: Splanchn(o)-, Eingeweide-, Viszero-
splanch|no|cele ['splæŋknəsiːl] *noun*: Eingeweidebruch *m*, Splanchnozele *f*
splanch|no|coele ['splæŋknəsiːl] *noun*: Splanchnozöl *nt*, Pleuroperitonealhöhle *f*
splanch|no|cra|ni|um [ˌsplæŋknə'kreɪnɪəm] *noun*: Eingeweideschädel *m*, Viszerocranium *nt*, Splanchnocranium *nt*
splanch|no|derm ['splæŋknədɜrm] *noun*: Splanchnopleura *f*
splanch|no|di|as|ta|sis [ˌsplæŋknədaɪ'æstəsɪs] *noun*: →*splanchnectopia*
splanch|no|lith ['splæŋknəlɪθ] *noun*: Darmstein *m*
splanch|no|lo|gia [ˌsplæŋknələʊdʒ(ɪ)ə] *noun*: Splanchnologie *f*
splanch|nol|o|gy [splæŋk'nɑlədʒiː] *noun*: Splanchnologie *f*
splanch|no|me|gal|ia [ˌsplæŋknəmɪ'geɪljə] *noun*: →*splanchnomegaly*
splanch|no|meg|a|ly [ˌsplæŋknə'megəliː] *noun*: Eingeweidevergrößerung *f*, Splanchno-, Viszeromegalie *f*
splanch|no|mic|ri|a [ˌsplæŋknə'mɪkrɪə] *noun*: Splanchno-, Viszeromikrie *f*
splanch|nop|a|thy [splæŋk'nɑpəθiː] *noun*: Eingeweideerkrankung *f*, Splanchnopathie *f*
splanch|no|pleu|ral [ˌsplæŋknə'plʊərəl] *adj*: Splanchnopleura betreffend, splanchnopleural
splanch|no|pleure ['splæŋknəplʊər] *noun*: Splanchnopleura *f*
splanch|no|pleu|ric [ˌsplæŋknə'plʊərɪk] *adj*: →*splanchnopleural*
splanch|nop|to|sia [ˌsplæŋknɑp'təʊsɪə] *noun*: →*splanchnoptosis*
splanch|nop|to|sis [ˌsplæŋknɑp'təʊsɪs] *noun*: Eingeweidesenkung *f*, Splanchnoptose *f*, Enteroptose *f*, Viszeroptose *f*
splanch|no|scle|ro|sis [ˌsplæŋknəʊsklɪ'rəʊsɪs] *noun*: Eingeweidesklerose *f*, Splanchnosklerose *f*
splanch|no|skel|e|ton [ˌsplæŋknə'skelɪtn] *noun*: Viszeralskelett *nt*
splanch|no|so|mat|ic [ˌsplæŋknəsəʊ'mætɪk] *adj*: Eingeweide/Viszera und Körper betreffend, splanchnosomatisch, viszerosomatisch
S-plasty *noun*: S-Plastik *f*
spleen [spliːn] *noun*: Milz *f* (*anatom.*) Splen *m*, Lien *m*
below the spleen unterhalb der Milz (liegend), subsplenisch
accessory spleen: Nebenmilz *f*, Lien accessorius
bacon spleen: Schinkenmilz *f*
cardiac congested spleen: kardiale Stauungsmilz *f*
congested spleen: Stauungsmilz *f*
enlarged spleen: Milzvergrößerung *f*, Milzschwellung *f*, Milztumor *m*, Splenomegalie *f*, Splenomegalia *f*
flecked spleen of Feitis: Fleckenmilz *f*
floating spleen: Wandermilz *f*, Lien migrans/mobilis
Gandy-Gamna spleen: siderotische Splenomegalie *f*
lardaceous spleen: Wachsmilz *f*
malpighian bodies (of spleen): Malpighi-Körperchen *pl*, Milzknötchen *pl*, weiße Pulpa *f*, Noduli lymphoidei splenici, Lymphonoduli splenici
movable spleen: Wandermilz *f*, Lien migrans/mobilis
porphyry spleen: Bauernwurstmilz *f*, Porphyrmilz *f*
portal congested spleen: portale Stauungsmilz *f*
sago spleen: Sagomilz *f*
speckled spleen: Fleckenmilz *f*
spotty spleen: Fleckenmilz *f*
sugar-coated spleen: Zuckergussmilz *f*
sugar-icing spleen: Zuckergussmilz *f*
wandering spleen: Wandermilz *f*, Lien migrans/mobilis
waxy spleen: Wachsmilz *f*
splen [spliːn] *noun*: →*spleen*
splen- *präf.*: Milz-, Lienal-, Splen(o)-, Lien(o)-
splen|ad|e|no|ma [ˌspliːnædɪ'nəʊmə] *noun*: Pulpahyper-

S

plasie *f*, Splenadenom *nt*
sple|nae|mi|a [splɪ'niːmiːə] *noun*: (*brit.*) →*splenemia*
sple|nal|gia [splɪ'nældʒ(ɪ)ə] *noun*: Splenalgie *f*, Splenodynie *f*, Milzschmerz(en *pl*) *m*
splen|at|ro|phy [splen'ætrəfiː] *noun*: Milzatrophie *f*, Splenatrophie *f*
sple|nauxe [splɪ'nɔːksiː] *noun*: Splenomegalie *f*
splen|cer|a|to|sis [ˌsplenserə'təʊsɪs] *noun*: Milzverhärtung *f*
splen|cu|lus ['spleŋkjələs] *noun*: Nebenmilz *f*, Splen/Lien accessorius
sple|nec|ta|sis [splɪ'nektəsɪs] *noun*: Splenomegalie *f*
sple|nec|to|mize [splɪ'nektəmaɪz] *vt*: eine Splenektomie durchführen, splenektomieren
sple|nec|to|my [splɪ'nektəmiː] *noun*: Milzentfernung *f*, Milzexstirpation *f*, Splenektomie *f*
splen|ec|to|pia [splɪnek'təʊpɪə] *noun*: **1.** Milzverlagerung *f*, Splenektopie *f* **2.** Wandermilz *f*, Lien migrans/mobilis
sple|nec|to|py [splɪ'nektəpiː] *noun*: →*splenectopia*
sple|ne|mi|a [splɪ'niːmiːə] *noun*: Stauungsmilz *f*
sple|nem|phrax|is [ˌsplɪnem'fræksɪs] *noun*: Milzstauung *f*
sple|ne|o|lus [splɪ'nɪələs] *noun*: Nebenmilz *f*, Splen/Lien accessorius
sple|net|ic [splə'netɪk]: **I** *noun* **1.** Milzkranke *m/f* **2.** (*fig.*) mürrischer Mensch *m* **II** *adj* **3.** →*splenic* **4.** schlechtgelaunt, mürrisch, griesgrämig
sple|ni|al ['spliːnɪəl] *adj*: **1.** Musculus splenius betreffend **2.** Splenium betreffend
splen|ic ['spliːnɪk, 'splen-] *adj*: Milz/Lien betreffend, von der Milz ausgehend, lienal, splenisch
splen|i|cal ['spliːnɪkl, 'splen-] *adj*: →*splenic*
sple|nic|u|lus [splɪ'nɪkjələs] *noun*: Nebenmilz *f*, Lien/Splen accessorius
splen|i|fi|ca|tion [ˌsplenəfɪ'keɪʃn] *noun*: →*splenization*
splen|i|form ['splenɪfɔːrm] *adj*: spleniform, splenoid
sple|nit|ic [splɪ'nɪtɪk] *adj*: Splenitis betreffend, splenitisch
sple|ni|tis [splɪ'naɪtɪs] *noun*: Splenitis *f*, Lienitis *f*, Milzentzündung *f*
sple|ni|um ['spliːnɪəm] *noun, plural* **-nia** [-nɪə]: Wulst *m*, Splenium *nt*
splenium of corpus callosum: Balkenwulst *m*, Splenium corporis callosi
sple|ni|us ['spliːnɪəs] *noun, plural* **-nii** [-nɪaɪ]: Splenius *m*, Musculus splenius
splen|i|za|tion [ˌsplenɪ'zeɪʃn] *noun*: Splenisation *f*
spleno- *präf.*: Milz-, Lienal-, Splen(o)-, Lien(o)-
sple|no|cele ['spliːnəsiːl] *noun*: Splenom *nt*
sple|no|cer|a|to|sis [ˌspliːnəˌserə'təʊsɪs] *noun*: Milzverhärtung *f*
sple|no|col|ic [ˌspliːnəʊ'kɑlɪk] *adj*: Milz und Kolon betreffend, splenokolisch
sple|no|dyn|i|a [ˌspliːnəʊ'diːnɪə] *noun*: Milzschmerzen *pl*, Splenodynie *f*, Splenalgie *f*
sple|nog|e|nous [splɪ'nɑdʒənəs] *adj*: durch die Milz bedingt *oder* verursacht, von der Milz ausgehend, aus der Milz stammend, in der Milz gebildet, splenogen
sple|no|gram ['spliːnəgræm] *noun*: Splenogramm *nt*
sple|nog|ra|phy [splɪ'nɑgrəfiː] *noun*: Kontrastdarstellung *f* der Milz, Splenographie *f*, Splenografie *f*
sple|no|hep|a|to|me|ga|lia [ˌspliːnəʊˌhepətəmɪ'geɪljə] *noun*: →*splenohepatomegaly*
sple|no|he|pa|to|meg|a|ly [ˌspliːnəʊˌhepətəʊ'megəliː] *noun*: Milz- und Lebervergrößerung *f*, Splenohepatomegalie *f*, Hepatosplenomegalie *f*
sple|noid ['splɪnɔɪd] *adj*: splenoid, spleniform
sple|no|ker|a|to|sis [ˌspliːnəʊkerə'təʊsɪs] *noun*: Milzverhärtung *f*
sple|no|lap|a|rot|o|my [ˌspliːnəʊlæpə'rɑtəmiː] *noun*: Laparosplenotomie *f*
sple|no|ma [splɪ'nəʊmə] *noun*: Milztumor *m*, Splenom *nt*
sple|no|ma|la|cia [ˌspliːnəʊmə'leɪʃ(ɪ)ə] *noun*: Milzerweichung *f*, Splenomalazie *f*
sple|no|med|ul|lar|y [ˌspliːnəʊ'medleriː] *adj*: Milz und Knochenmark/Medulla ossium betreffend, splenomedullär
sple|no|me|ga|lia [ˌspliːnəmɪ'geɪljə] *noun*: →*splenomegaly*
sple|no|me|gal|ic [ˌspliːnəʊmɪ'gælɪk] *adj*: Splenomegalie betreffend, splenomegal
sple|no|meg|a|ly [spliːnə'megəliː] *noun*: Milzvergrößerung *f*, Milzschwellung *f*, Milztumor *m*, Splenomegalie *f*, Splenomegalia *f*
congestive splenomegaly: Banti-Syndrom *nt*
Gaucher's splenomegaly: Gaucher-Krankheit *f*
haemolytic splenomegaly: (*brit.*) →*hemolytic splenomegaly*
hemolytic splenomegaly: hämolytische Splenomegalie *f*
Niemann splenomegaly: lipoidzellige Hepatosplenomegalie *f*, Niemann-Pick-Krankheit *f*, Sphingomyelinose *f*
siderotic splenomegaly: siderotische Splenomegalie *f*
thrombophlebitic splenomegaly: Opitz-Krankheit *f*, Opitz-Syndrom *nt*, thrombophlebitische Splenomegalie *f*
tropical splenomegaly: tropische Splenomegalie *f*
sple|nom|e|try [splɪ'nɑmətriː] *noun*: Splenometrie *f*
sple|no|my|e|log|e|nous [ˌspliːnəˌmaɪə'lɑdʒənəs] *adj*: Milz und Knochenmark/Medulla ossium betreffend, splenomedullär
sple|no|my|e|lo|ma|la|cia [ˌspliːnəˌmaɪələʊmə'leɪʃ(ɪ)ə] *noun*: Splenomyelomalazie *f*
sple|non|cus [splɪ'nɑŋkəs] *noun*: **1.** Milztumor *m*, Splenom *nt*, Splenoma *nt* **2.** Milzvergrößerung *f*, Milzschwellung *f*, Milztumor *m*, Splenomegalie *f*, Splenomegalia *f*
sple|no|neph|ric [ˌspliːnə'nefrɪk] *adj*: Milz und Niere/Ren betreffend, splenorenal, lienorenal
sple|no|neph|rop|to|sis [ˌspliːnəʊˌnefrɑp'təʊsɪs] *noun*: Splenonephroptose *f*
sple|no|pan|cre|at|ic [ˌspliːnəʊpæŋkrɪ'ætɪk] *adj*: Milz und Bauchspeicheldrüse/Pankreas betreffend, lienopankreatisch, splenopankreatisch
sple|nop|a|thy [splɪ'nɑpəθiː] *noun*: Milzerkrankung *f*, Splenopathie *f*
sple|no|pex|ia [ˌspliːnəʊ'peksɪə] *noun*: Splenopexie *f*
sple|no|pex|y ['spliːnəʊpeksiː] *noun*: Splenopexie *f*
sple|no|por|tal [ˌspliːnəʊ'pɔːrtl] *adj*: Milz und Pfortader/Vena portae hepatis betreffend, splenoportal
sple|no|por|to|gram [ˌspliːnəʊ'pɔːrtəgræm] *noun*: Splenoportogramm *nt*, Hepatolienogramm *nt*, Hepatosplenogramm *nt*
sple|no|por|tog|ra|phy [ˌspliːnəʊpɔːr'tɑgrəfiː] *noun*: Splenoportographie *f*, Splenoportografie *f*
sple|nop|to|sia [ˌsplɪnɑp'təʊsɪə] *noun*: →*splenoptosis*
sple|nop|to|sis [ˌsplɪnɑp'təʊsɪs] *noun*: Milzsenkung *f*, Splenoptose *f*
sple|no|re|nal [ˌspliːnəʊ'riːnl] *adj*: Milz und Niere/Ren betreffend, lienorenal, splenorenal
sple|nor|rha|gia [ˌspliːnəʊ'reɪdʒ(ɪ)ə] *noun*: Milzblutung *f*, Splenorrhagie *f*
sple|nor|rha|phy [splɪ'nɔrəfiː] *noun*: Milznaht *f*, Splenorrhaphie *f*
sple|no|sis [splɪ'nəʊsɪs] *noun*: peritoneale Splenose *f*
sple|not|o|my [splɪ'nɑtəmiː] *noun*: Splenotomie *f*

S

splen|ule ['splenju:l] *noun*: Nebenmilz *f*, Lien/Splen accessorius
splen|ul|us ['splenjələs] *noun, plura* **-li** [-laɪ]: →*splenule*
sple|nun|cul|us [splɪ'nʌŋkjələs] *noun, plura* **-li** [-laɪ]: →*splenule*
spli|cing ['splaɪsɪŋ] *noun*: Splicing *nt*, Spleißen *nt*
splint [splɪnt]: I *noun* Schiene *f* II *vt* schienen **put on a splint** (*Fraktur*) schienen
Abuna splint: Fingerschiene *f* nach Abuna
abutment splint: Abstützbügel *m*, Versteifungsbügel *m*
anchor splint: Ankerschiene *f*
Angle splint: Angle-Schiene *f*
arm splint: Armschiene *f*
Asch splint: Asch-Schiene *f*
Böhler's splint: Böhler-Schiene *f*
Braun's splint: Braun-Schiene *f*
buccal splint: Bukkalschiene *f*
cap splint: Kappenschiene *f*
compressive splint: Kompressionsschiene *f*
Craig splint: Craig-Schiene *f*
Cramer's splint: Cramer-Schiene *f*
cross arch bar splint: Verstrebungsbügel *m*
Denis Browne splint: Browne-Schiene *f*
dental splint: Zahnschiene *f*, Schiene *f*
dynamic splint: Bewegungsschiene *f*, Motorschiene *f*
Elbrecht splint: Elbrecht-Schiene *f*
extension splint: Extensionsschiene *f*
extracoronal splint: extrakoronale Schiene *f*
fenestrated splint: Fensterschiene *f*
fixed splint: feste Schiene *f*, festsitzende Schiene *f*
fixed permanent splint: feste definitive Schiene *f*, permanente festsitzende Schiene *f*
Forrester splint: Forrester-Brown-Schiene *f*
Forrester-Brown splint: Forrester-Brown-Schiene *f*
fracture splint: Bruchschiene *f*, Frakturschiene *f*
Frejka pillow splint: Frejka-Spreizkissen *nt*
functional splint: funktionelle Schiene *f*
Gilmer's splint: Gilmer-Draht *m*
Gunning's splint: Gunning-Schiene *f*
hallux valgus night splint: Hallux-valgus-Nachtschiene *f*, Thomsen-Schiene *f*
Hammond's splint: Hammond-Schiene *f*
hinged cylinder splint: Schellenhülsenapparat *m*
Hodgen splint: Hodgen-Schiene *f*
Hoffmann-Daimler splint: Hoffmann-Daimler-Schiene *f*
Ilfeld splint: Ilfeld-Schiene *f*
implant surgical splint: temporäre Implantatsuperstruktur *f*
inlay splint: Inlayschiene *f*
interdental splint: Interdentalschiene *f*
interocclusal splint: Interokklusalschiene *f*
Jones' splint: Jones-Schiene *f*
Jones' nasal splint: →*Jones' splint*
Keller-Blake splint: Keller-Blake-Schiene *f*
Kingsley splint: Kingsley-Schiene *f*
Kirschner's wire splint: Kirschner-Draht *m*
Kleinert's volar pedicle splint: Kleinert-Gipsschiene *f*
labial splint: Labialschiene *f*
labiolingual splint: Labiolingualschiene *f*
lingual splint: Lingualschiene *f*
lingual arch wire splint: Lingualbogenschiene *f*
Liston's splint: Liston-Schiene *f*
mandibular splint: Unterkieferschiene *f*
night splint: Nachtschiene *f*
onlay splint: Onlayschiene *f*
permanent splint: permanente Schiene *f*, definitive Schiene *f*
plaster splint: Gipsschiene *f*
plastic splint: Kunststoffschiene *f*
protrusion splint: Protrusionsschiene *f*
provisional splint: provisorische Schiene *f*
removable permanent splint: abnehmbare permanente Schiene *f*, abnehmbare definitive Schiene *f*
removable temporary splint: abnehmbare temporäre Schiene *f*
spreading splints: Spreizapparate *pl*
Stack's splint: Stack-Schiene *f*
Stader splint: Stader-Schiene *f*
sugar tong plaster splint: U-Gips *m*, U-Gipsschiene *f*
temporary splint: temporäre Schiene *f*
Thomas' splint: Thomas-Schiene *f*
Thomsen splint: Thomsen-Schiene *f*, Hallux-valgus-Nachtschiene *f*
Volkmann's splint: Volkmann-Schiene *f*
von Rosen splint: von Rosen-Schiene *f*
wire splint: Drahtschiene *f*
splin|ter ['splɪntər]: I *noun* Splitter *m*, Span *m*, Bruchstück *nt* II *vt, vi* zersplittern
splint|ing ['splɪntɪŋ] *noun*: Schienen *nt*, Schienung *f*
cross arch splinting: Verstreben *nt*
extracoronal splinting: extrakoronale Schienung *f*
intracoronal splinting: intrakoronale Schienung *f*
provisional splinting: provisorische Schienung *f*
split [splɪt]: (*v* **split; split**) I *n* **1.** Spalt *m*, Riss *m*, Sprung *m* **2.** (*a. fig.*) Spaltung *f*, Bruch *m* II *adj* gespalten, geteilt, Spalt- III *vt* (auf-)spalten, (zer-)teilen; (*chem.*) aufschließen IV *vi* sich (auf-)spalten, sich (auf-)teilen; zerspringen, (zer-)platzen, bersten
split|ting ['splɪtɪŋ]: I *noun* **1.** (Zer-)Teilung *f*, Spaltung *f*; Spalten *nt*, Splitting *nt* II *adj* zerreißend, (auf-)spaltend; (*Kopfschmerz*) rasend, heft[ig]
splitting of consciousness: Bew[u]sstseinsspaltung *f*
embryo splitting: Embryosplitting *nt*, Embryoteilung *f*, Blastomerentrennung *f*, Embryotrennung *f*
enzymatic splitting: enzymatische Spaltung *f*
SPM *Abk.*: spectinomycin
spo|di|o|mye|li|tis [ˌspəʊdɪəʊ'maɪəlaɪtɪs] *noun*: (epidemische/spinale) Kinderlähmung *f*, Heine-Medin-Krankheit *f*, Poliomyelitis (epidemica) anterior acuta
spo|dog|e|nous [spə'dɑdʒənəs] *adj*: spodogen
spod|o|gram ['spəʊdəgræm] *noun*: Spodogramm *nt*, Aschenbild *nt*
spo|dog|ra|phy [spə'dɑgrəfiː] *noun*: Spodographie *f*, Spodografie *f*
spondyl- *präf.*: Wirbel-, Spondyl(o)-
spon|dy|lal|gia [ˌspɑndɪ'lældʒ(ɪ)ə] *noun*: Wirbelschmerz(en *pl*) *m*, Spondylalgie *f*, Spondylodynie *f*
spon|dyl|ar|thrit|ic [ˌspɑndɪlɑːr'θrɪtɪk] *adj*: Spondylarthritis betreffend, spondylarthritisch
spon|dyl|ar|thri|tis [ˌspɑndɪlɑːr'θraɪtɪs] *noun*: Entzündung *f* der Wirbelgelenke, Spondylarthritis *f*
degenerative spondylarthritis: Spondylarthrose *f*
enteropathic spondylarthritis: enteropathische Spondylarthritis *f*
spon|dyl|ar|throc|a|ce [ˌspɑndɪlɑːr'θrɑkəsiː] *noun*: →*spondylocace*
spon|dyl|ar|throp|a|thy [ˌspɑndɪlɑːr'θrɑpəθiː] *noun*: Spondylarthropathie *f*
spon|dyl|ex|ar|thro|sis [ˌspɑndɪlˌeksɑːr'θrəʊsɪs] *noun*: Wirbeldislokation *f*
spon|dy|lit|ic [ˌspɑndɪ'lɪtɪk] *adj*: Wirbelentzündung/Spondylitis betreffend, spondylitisch
spon|dy|li|tis [ˌspɑndɪ'laɪtɪs] *noun*: Wirbelentzündung *f*,

S

Spondylitis *f*
ankylosing spondylitis: Bechterew-Krankheit *f*, Morbus Bechterew *m*, Bechterew-Strümpell-Marie-Krankheit *f*, Marie-Strümpell-Krankheit *f*, Spondylarthritis/Spondylitis ankylopoetica/ankylosans
infectious spondylitis: infektiöse Spondylitis *f*, Spondylitis infectiosa
Kümmell's spondylitis: →*traumatic spondylopathy*
Marie-Strümpell spondylitis: →*ankylosing spondylitis*
rheumatoid spondylitis: →*ankylosing spondylitis*
tuberculous spondylitis: Wirbeltuberkulose *f*, Spondylitis tuberculosa

spondylo- *präf.*: Wirbel-, Spondyl(o)-

spon|dy|lo|ca|ce [ˌspɑndɪˈlɑkəsiː] *noun*: Wirbeltuberkulose *f*, Spondylitis tuberculosa

spon|dy|lo|dis|ci|tis [ˌspɑndɪləʊdɪsˈkaɪtɪs] *noun*: (*brit.*) →*spondylodiskitis*

spon|dy|lo|dis|ki|tis [ˌspɑndɪləʊdɪsˈkaɪtɪs] *noun*: Spondylodiszitis *f*

spon|dy|lo|dyn|ia [ˌspɑndɪləʊˈdiːnɪə] *noun*: →*spondylalgia*

spon|dy|lo|lis|the|sis [ˌspɑndɪləʊlɪsˈθiːsɪs] *noun*: Wirbelgleiten *nt*, Spondylolisthese *f*, -listhesis *f*

spon|dy|lo|lis|thet|ic [ˌspɑndɪləʊlɪsˈθetɪk] *adj*: Spondylolisthese betreffend, spondylolisthetisch

spon|dy|lo|ly|sis [spɑndɪˈlɑlɪsɪs] *noun*: Spondylolyse *f*

spon|dy|lo|ma|la|cia [ˌspɑndɪləʊməˈleɪʃ(ɪ)ə] *noun*: Spondylomalazie *f*

spon|dy|lop|a|thy [ˌspɑndɪˈlɑpəθiː] *noun*: Wirbelerkrankung *f*, Spondylopathie *f*
chondrocalcinosis spondylopathy: Chondrokalzinose-Spondylopathie *f*
deforming spondylopathy: Spondylosis/Spondylopathia deformans
traumatic spondylopathy: Kümmel-Verneuil-Krankheit *f*, Kümmel-Verneuil-Syndrom *nt*, traumatische Kyphose *f*, Spondylopathia traumatica

spon|dy|lop|to|sis [ˌspɑndɪlɑpˈtəʊsɪs] *noun*: Spondyloptose *f*

spon|dy|lo|py|o|sis [ˌspɑndɪləʊpaɪˈəʊsɪs] *noun*: Wirbeleiterung *f*, Spondylopyose *f*

spon|dy|los|chi|sis [ˌspɑndɪˈlɑskəsɪs] *noun*: Spondyloschisis *f*, R(h)achischisis posterior

spon|dy|lo|sis [ˌspɑndɪˈləʊsɪs] *noun*: **1.** Wirbelsäulenversteifung *f*, Spondylose *f*, Spondylosis *f* **2.** degenerative Spondylopathie *f*
deforming spondylosis: Spondylosis/Spondylopathia deformans
hyperostotic spondylosis: Spondylosis hyperostotica
intervertebral spondylosis: →*uncovertebral spondylosis*
lateral spondylosis of the vertebral body: →*uncovertebral spondylosis*
rhizomelic spondylosis: →*ankylosing spondylitis*
uncovertebral spondylosis: Unkovertebralarthrose *f*, Spondylosis intervertebralis/uncovertebralis

spon|dy|lo|syn|de|sis [ˌspɑndɪləʊsɪnˈdiːsɪs] *noun*: Spondylodese *f*

spon|dy|lot|ic [ˌspɑndɪˈlɑtɪk] *adj*: Spondylose betreffend, spondylotisch

spon|dy|lot|o|my [ˌspɑndɪˈlɑtəmiː] *noun*: **1.** Kolumnotomie *f*, Rhachi(o)tomie *f* **2.** Laminektomie *f*

spon|dy|lous [ˈspɑndɪləs] *adj*: Wirbel(säule) betreffend, vertebral

sponge [spʌndʒ]: **I** *noun* **1.** Schwamm *m* **2.** Tupfer *m* **II** *vt* abwaschen **III** *vi* sich vollsaugen
sponge up *vt* (mit einem Schwamm) aufsaugen *oder* aufnehmen
bath sponge: Badeschwamm *m*

spon|ge|i|i|tis [ˌspʌndʒɪˈaɪtɪs] *noun*: →*spongiitis*

sponge-like *adj*: →*spongy*

spongi- *präf.*: Schwamm-, Spongi(o)-

spon|gi|form [ˈspʌndʒɪfɔːrm] *adj*: schwammartig, schwammförmig, spongiform

spon|gi|it|ic [ˌspʌndʒɪˈɪtɪk] *adj*: Spongiitis betreffend, spongiitisch, spongiositisch, spongitisch

spon|gi|i|tis [ˌspʌndʒɪˈaɪtɪs] *noun*: Spongiitis *f*, Schwellkörperentzündung *f*, Spongitis *f*, Spongiositis *f*

spong|i|ness [ˈspʌndʒɪnəs] *noun*: Schwammigkeit *f*, Porosität *f*

spongio- *präf.*: Schwamm-, Spongi(o)-

spon|gi|o|blast [ˈspʌndʒɪəʊblæst, ˈspɑn-] *noun*: Spongioblast *m*

spon|gi|o|blas|to|ma [ˌspʌndʒɪəʊblæsˈtəʊmə] *noun*: Spongioblastom *nt*

spon|gi|o|cyte [ˈspʌndʒɪəʊsaɪt] *noun*: **1.** (*ZNS*) Gliazelle *f*, Spongiozyt *m* **2.** (*NNR*) Spongiozyt *m*

spon|gi|o|cy|to|ma [ˌspʌndʒɪəʊsaɪˈtəʊmə] *noun*: Spongioblastom *nt*

spon|gi|oid [ˈspʌndʒɪɔɪd] *adj*: schwammartig, schwammförmig, spongiform

spon|gi|o|sa [ˌspəndʒɪˈəʊsə, ˌspɑn-] *noun*: **1.** Spongiosa *f*, Lamina/Pars spongiosa, Stratum spongiosum endometrii **2.** Spongiosa *f*, Substantia spongiosa/trabecularis

spon|gi|o|sa|plas|ty [ˌspʌndʒɪˌəʊsəˈplæstiː] *noun*: Spongiosaplastik *f*, Spongiosaspan *m*

spon|gi|ose [ˈspʌndʒɪəʊs] *adj*: →*spongy*

spon|gi|o|sis [ˌspʌndʒɪˈəʊsɪs] *noun*: Spongiosierung *f*, Spongiose *f*

spon|gi|o|si|tis [ˌspʌndʒɪəˈsaɪtɪs] *noun*: Spongiitis *f*, Schwellkörperentzündung *f*, Spongitis *f*, Spongiositis *f*

spon|gy [ˈspʌndʒiː] *adj*: schwammig, schwammartig, schwammähnlich, spongiös, Schwamm-; porös

spon|ta|ne|ous [spɑnˈteɪnɪəs] *adj*: spontan, unwillkürlich, zwangsläufig; selbsttätig, selbstgesteuert, automatisch; von selbst (entstanden), von innen heraus (kommend), selbsttätig, unwillkürlich, spontan

spoon [spuːn] *noun*: (*a. chirurg.*) Löffel *m*; Löffelexkavator *m*, löffelförmiger Exkavator *m*
Bunge's spoon: Bunge-Augenlöffel *m*
enucleation spoon: Enukleationslöffel *m*
sharp spoon: scharfer Löffel *m*
table spoon: Esslöffel *m*
tea spoon: Teelöffel *m*

spor- *präf.*: Sporen-, Spor(o)-

spo|rad|ic [spəˈrædɪk] *adj*: sporadisch

spo|ran|gi|al [spəˈrændʒɪəl] *adj*: Sporangium betreffend, Sporangien-, Sporangio-

spo|ran|gi|ole [spəˈrændʒɪəʊl] *noun*: Sporangiole *f*

spo|ran|gi|o|lum [spəˌrændʒɪˈəʊləm] *noun, plura* **-la** [-lə]: Sporangiole *f*

spo|ran|gi|o|phore [spəˈrændʒɪəfəʊər, -fɔːr] *noun*: Sporangienträger *m*

spo|ran|gi|o|spore [spəˈrændʒɪəspəʊər, -spɔːr] *noun*: Sporangienspore *f*, Sporangiospore *f*

spo|ran|gi|um [spəˈrændʒɪəm] *noun, plural* **-gia** [-dʒɪə]: Sporen-, Fruchtbehälter *m*, Sporangium *nt*

spo|ra|tion [spəˈreɪʃn] *noun*: Sporulation *f*

spore [spəʊər, spɔːr] *noun*: Spore *f*, Spora *f*
anthrax spore: Milzbrandspore *f*
bacterial spore: Bakterienspore *f*
clostridial spores: Clostridiensporen *pl*
soil spores: Erdsporen *pl*

S

sporangium spore: →*sporangiospore*
swarm spore: →*swarmer*
spore-bearing *adj*: sporentragend
sporeless ['spəʊərlɪs, 'spɔːr-] *adj*: nicht-sporenbildend, sporenlos
spo|ri|ci|dal [ˌspəʊrɪ'saɪdl] *adj*: sporenzerstörend, sporenabtötend, sporizid
spo|ri|cide ['spəʊrɪsaɪd] *noun*: sporizides Mittel *nt*, Sporizid *nt*
spo|ri|di|um [spə'rɪdɪəm] *noun, plura* **-dia** [-dɪə]: Sporidie *f*
spo|rif|er|ous [spə'rɪfərəs] *adj*: sporentragend
spo|rip|a|rous [spə'rɪpərəs] *adj*: sporenbildend, sporogen
sporo- *präf.*: Sporen-, Spor(o)-
spo|ro|ag|glu|ti|na|tion [ˌspɔːrəʊəˌgluːtə'neɪʃn, ˌspɔːrə-] *noun*: Sporoagglutination *f*
spor|o|blast ['spɔːrəʊblæst] *noun*: Sporoblast *m*
spo|ro|carp ['spɔːrəʊkɑːrp, -kɑp] *noun*: Sporenfrucht *f*, Sporokarp *nt*
spor|o|cyst ['spɔːrəʊsɪst] *noun*: Sporozyste *f*
spo|ro|gen|e|sis [ˌspɔːrə'dʒenəsɪs] *noun*: Sporenbildung *f*, Sporogenese *f*, Sporogenie *f*
spo|ro|gen|ic [ˌspɔːrə'dʒenɪk] *adj*: sporenbildend, sporogen
spo|rog|e|nous [spɔː'rɑdʒənəs] *adj*: sporenbildend, sporogen
spo|rog|e|ny [spɔː'rɑdʒəniː] *noun*: Sporenbildung *f*, Sporogenese *f*, Sporogenie *f*
spo|rog|o|ny [spɔː'rɑgəniː] *noun*: Sporogonie *f*
spo|ront ['spərɑnt] *noun*: Sporont *m*
spo|ro|phore ['spɔːrəfəʊər, 'spɔːrə-, -fɔːr] *noun*: Sporenträger *m*, Sporophor *nt*
spo|ro|phyte ['spɔːrəʊfaɪt] *noun*: Sporophyt *m*
spor|o|plasm ['spɔːrəʊplæzəm] *noun*: Sporen-, Sporoplasma *nt*
Spo|ro|thrix ['spɔːrəʊθrɪks] *noun*: Sporothrix *f*
Sporothrix schenkii: Sporothrix schenkii
spo|rot|ri|chin [spɔː'rɑtrɪkɪn] *noun*: Sporotrichin *nt*
spo|ro|tri|cho|sis [ˌspɔːrəʊtraɪ'kəʊsɪs, ˌspɔːrə-] *noun*: Sporotrichose *f*, Sporothrix-Mykose *f*
pulmonary sporotrichosis: pulmonale Sporotrichose *f*
Spo|rot|ri|chum [spɔː'rɑtrɪkəm] *noun*: Sporotrichum *nt*, Sporotrichon *nt*
Spo|ro|zoa [ˌspɔːrə'zəʊə, ˌspɔːrə-] *plural*: Sporentierchen *pl*, Sporozoen *pl*, Sporozoa *pl*
spo|ro|zo|an [ˌspɔːrə'zəʊən]: **I** *noun* Sporozoon *nt* **II** *adj* Sporozoen betreffend, Sporozoen-
blood sporozoans: Haemosporidien *pl*, -sporidia *pl*
Spo|ro|zo|ea [ˌspɔːrə'zəʊɪə] *plural*: →*Sporozoa*
spo|ro|zo|ite [ˌspɔːrə'zəʊaɪt] *noun*: Sporozoit *m*
spo|ro|zo|on [ˌspɔːrə'zəʊɑn] *noun, plura* **-zoa** [-'zəʊə]: Sporozoon *nt*
spo|ro|zo|o|sis [ˌspɔːrəzəʊ'əʊsɪs] *noun*: Sporozoeninfektion *f*
sport [spɔːrt]: **I** *noun* (*a.* **sports** *pl*) Sport *m*; Sportart *f* **II** *adj* sportlich, Sport-
sport [spɔːrt] *noun*: Knospen-, Sprossmutation *f*, Sport *m*
spor|u|lar ['spɔːrjələr, 'spɑr-] *adj*: Spore betreffend, Sporen-
spor|u|late ['spɔːrjəleɪt] *vt*: Sporen bilden
spor|u|la|tion [ˌspɔːrə'leɪʃn] *noun*: Sporulation *f*
spor|ule ['spɔrjuːl, 'spɑr-] *noun*: kleine Spore *f*
spot [spɑt] *noun*: **1.** Fleck(en *m*) *m* **2.** Ort *m*, Stelle *f*; Punkt *m* **3.** (Leber-)Fleck *m*, Hautmal *nt*; Pickel *m*, Pustel *f*
Bitot's spots: Bitot-Flecken *pl*
blind spot: blinder Fleck *m*, Discus nervi optici
blue spots: Maculae coeruleae, Tâches bleues
Brushfield's spots: Brushfield-Flecken *pl*
café au lait spots: Milchkaffeeflecken *pl*, Café au lait-Flecken *pl*
Carleton's spots: Carleton-Flecken *pl*
cherry-red spot: Tay-Fleck *m*
Christopher's spots: Maurer-Tüpfelung *f*, -Körnelung *f*
cold spot: Kaltpunkt *m*
cotton wool spots: Cotton-wool-Herde *pl*
De Morgan's spots: senile Angiome *pl*, senile Hämangiome *pl*, Altersangiome *pl*, Altershämangiome *pl*
diffraction spot: Beugungsfleck *m*
Filatov's spots: Koplik-Flecken *pl*
Fordyce's spots: Fordyce-Krankheit *f*, Fordyce-Drüsen *pl*, Fordyce-Zustand *m*, freie/ektopische Talgdrüsen *pl*
Fuchs' spot: Fuchs-Fleck *m*
Fuchs' black spot: Fuchs-Fleck *m*
G spot: G-Spot *m*, Gräfenberg-Zone *f*
Graefe's spot: von Graefe-Fleck *m*
Gumann's spots: Gumann-Flecke *pl*
heat spots: Schweißfrieseln *pl*, Schweißbläschen *pl*, Hitzepickel *pl*, Hitzeblattern *pl*, Schwitzbläschen *pl*, Miliaria *pl*, Dermatitis hidrotica
Koplik spots: Koplik-Flecken *pl*
lipoid spots: Lipoidflecken *pl*
liver spot: Leberfleck *m*
lupus spot: Lupusfleck *m*
Mariotte's spot: blinder Fleck *m*, Discus nervi optici
Mariotte's blind spot: blinder Fleck *m*, Discus nervi optici
Maurer's spots: Maurer-Körnelung *f*, Maurer-Tüpfelung *f*
milk spots: Milchflecken *pl*, Taches laiteuses
mongolian spot: Mongolenfleck *m*
pain spots: Schmerzpunkte *pl*
preferred spot: Prädilektionsstelle *f*
pressure spot: Druckpunkt *m*
psoriatic oil spots: Ölfleckphänomen *nt*
red spot: roter Fleck *m*
Roth's spots: Roth-Flecken *pl*
ruby spots: senile Angiome *pl*, senile Hämangiome *pl*, Altersangiome *pl*, Altershämangiome *pl*
saccular spot: Macula sacculi
sacral spot: Mongolenfleck *m*
Soemmering's spot: gelber Fleck *m*, Makula *f*, Macula lutea
sore spots: Prothesengeschwür *nt*, Prothesendruckstelle *f*, Dekubitalulkus *nt*, Dekubitalgeschwür *nt*
Stephen's spot: Maurer-Körnelung *f*, Maurer-Tüpfelung *f*
Tardieu's spots: Tardieu-Flecken *pl*
Tay's spot: Tay-Fleck *m*
temperature spots: Temperaturpunkte *pl*
trouble spot: Schwachstelle *f*
utricular spot: Macula utriculi
warm spots: Warmpunkte *pl*
white spots: Sehnenflecken *pl*
yellow spot: gelber Fleck *m*, Makula *f*, Macula lutea
spot-check *vt*: stichprobenweise überprüfen
spot|ted ['spɑtɪd] *adj*: **1.** gefleckt, fleckig, voller Flecken, Fleck- **2.** befleckt, Fleck-
spot|ting ['spɑtɪŋ] *noun*: Schmierblutung *f*
spot|ty ['spɑtiː] *adj*: **1.** pickelig, voller Pickel **2.** gefleckt, fleckig, voller Flecken, Fleck-
spous|al ['spaʊzl] *adj*: Hochzeits-, Ehe-, Gatten-
spouse [spaʊz] *noun*: (Ehe-)Gatte *m*, (Ehe-)Gattin *f*
SPP *Abk.*: suprapubic prostatectomy
SpPn *Abk.*: spontaneous pneumothorax
SPPS *Abk.*: stable plasma protein solution

sprain [spreɪn]: I *noun* (*Gelenk*) Verstauchung *f*; (*Band*) Dehnung *f*; (*Muskel*) Zerrung *f* II *vt* (*Gelenk*) verstauchen; (*Band*) dehnen; (*Muskel*) zerren
Schlatter's sprain: Osgood-Krankheit *f*, Schlatter-Osgood-Krankheit *f*
spray [spreɪ]: I *noun* Spray *nt* Zerstäuber *m*, Sprüh-, Spraydose *f* II *vt* zer-, verstäuben, versprühen, sprayen
emergency spray: Notfallspray *nt*, Rettungsspray *nt*
flower spray of Bochdalek: Bochdalek-Blumenkörbchen *nt*
nasal spray: Nasenspray *m/nt*
nose spray: Nasenspray *m/nt*
spread [spred]: (*v* **spread; spread**) I *n* **1.** Ver-, Ausbreitung *f*; Aussaat *f* **2.** Ausdehnung *f*, Breite *f*, Weite *f*, Umfang *m* **3.** (*mathemat.*) Streuung *f*; (*statist.*) Abweichung *f* II *adj* ausgebreitet, verbreitet; gespreizt, Spreiz- III *vt* **4.** ausbreiten, ausstrecken; (*Beine*) spreizen **5.** ausbreiten, verteilen, streuen **6.** (*Krankheit*) ver-, ausbreiten **7.** bedecken, übersäen, überziehen (*with* mit) IV *vi* sich verbreiten, sich ausbreiten
spread out sich ausbreiten, sich verteilen, sich entfalten
bronchogenic spread: bronchogene Aussaat *f*
electrotonic spread: elektrotonische Ausbreitung *f*
haematogenous spread: (*brit.*) →*hematogenous spread*
hematogenous spread: hämatogene Aussaat *f*
intracanalicular spread: intrakanalikuläre Aussaat *f*
lymphatic spread: lymphogene Aussaat *f*, lymphogene Streuung *f*
lymphohaematogenous spread: (*brit.*) →*lymphohematogenous spread*
lymphohematogenous spread: lymphohämatogene Aussaat *f*
viral spread: Virusausbreitung *f*, -verbreitung *f*
spreadler ['spredər] *noun*: **1.** Streu-, Spritzgerät *nt* **2.** Zerstäuber *m* **3.** (*chirurg.*) Spreizer *m*
rib spreader: Rippenspreizer *m*, -sperrer *m*
spree-drinking *noun*: Dipsomanie *f*
sprew [spruː] *noun*: →*sprue*
spring [sprɪŋ]: (*v* **sprang/sprung; sprung**) I *n* **1.** Sprung *m*, Satz *m* **2.** Elastizität *f*, Federung *f*, Sprung-, Schnellkraft *f*; (*techn.*) (Sprung-)Feder *f* **3.** (*a. fig.*) Quelle *f*; Ursprung *m* II *vt* **4.** springen/zurückschnellen lassen; (ab-)federn **5.** zerbrechen, spalten III *vi* **6.** (auf-) springen **7.** (heraus-)sprühen, (heraus-)spritzen, (heraus-)sprudeln **8.** (ab-)stammen, kommen, entstehen (*from* aus)
medicinal spring: Heilquelle *f*
salt spring: Salzbad *nt*, Solbad *nt*
sulfur spring: Schwefelquelle *f*
sulphur spring: (*brit.*) →*sulfur spring*
thermal spring: Therme *f*, Thermalquelle *f*
springling ['sprɪŋɪŋ] *adj*: springend
S-protein *noun*: S-Protein *nt*, Vitronektin *nt*
sprout [spraʊt]: I *noun* Spross *m*, Sprössling *m* II *vt* keimen lassen, wachsen lassen, entwickeln III *vi* sprießen, keimen, aufgehen, Knospen treiben, knospen
spruce [spruːs] *noun*: Fichte *f*, Abies, Picea
sprue [spruː] *noun*: Sprue *f*
non-tropical sprue: einheimische Sprue *f*
tropical sprue: tropische Sprue *f*
SPS *Abk.*: sulfasalazine
SPT *Abk.*: secretin-pancreozymin test
spt. *Abk.*: spirit
SPTI *Abk.*: systolic pressure time index
Spulmalvirlilnae [ˌspjuːmə'vɪərəniː, -'vɪə-] *plural*: Spumaviren *pl*, Spumavirinae *pl*
Spulmalvilrus [ˌspjuːmə'vaɪrəs] *noun*: Spumavirus *nt*
spur [spɜr] *noun*: Sporn *m*; Dorn *m*, Stachel *m*
bone spur: Knochensporn *m*
bony spur: Knochensporn *m*
calcaneal spur: Fersen-, Kalkaneussporn *m*
enamel spur: Schmelzdorn *m*
Morand's spur: Calcar avis
rider's spur: Reitersporn *m*
scleral spur: Skleralsporn *m*
septal spur: Septumdorn *m*
spulrilous ['spjʊərɪəs] *adj*: verfälscht, gefälscht, falsch, unecht, Pseudo-, Schein-
spulrilouslness ['spjʊərɪəsnəs] *noun*: Unechtheit *f*, falsche *oder* unechte Natur *f*
spultalmenltum [spjuːtə'mentəm] *noun*: →*sputum*
spultum ['spjuːtəm] *noun, plural* **-ta** [-tə]: Auswurf *m*, Sputum *nt*, Expektoration *f*
bloody sputum: Sputum sanguinolentum
sputum coctum: Sputum coctum
sputum croceum: Sputum croceum
fetid sputum: Sputum foetidum, Sputum putridum
globular sputum: Sputum globosum
nummular sputum: Sputum nummulare
prune juice sputum: Sputum rubiginosum
rusty sputum: Sputum rubrum, Sputum cruentum
serous sputum: Sputum pituitosum
SPV *Abk.*: **1.** selective proximal vagotomy **2.** sulfophosphovanillin
SPZ *Abk.*: sulfinpyrazone
SQ *Abk.*: suspension quotient
sq *Abk.*: subcutaneous
squallene ['skweɪliːn] *noun*: Squalen *nt*
squalene-2,3-epoxide *noun*: Squalen-2,3-epoxid *nt*
squalma ['skweɪmə] *noun, plural* **-mae** [-miː]: Schuppe *f*, Squama *f*
frontal squama: Stirnbeinschuppe *f*, Squama frontalis
squama of frontal bone: Stirnbeinschuppe, Squama frontalis
occipital squama: Hinterhauptsschuppe *f*, Squama occipitalis
squama occipitalis: Hinterhauptsschuppe *f*, Squama occipitalis
temporal squama: Schläfenbeinschuppe *f*, Pars squamosa ossis temporalis, Squama ossis temporalis
squalmate ['skeɪmeɪt] *adj*: mit Schuppen bedeckt, schuppig
squalmaltilzaltion [ˌskweɪmətɪ'zeɪʃn] *noun*: Squamatisation *f*; squamöse Metaplasie *f*, Plattenepithelmetaplasie *f*
squame [skweɪm] *noun*: →*squama*
squalmolcelllullar [ˌskweɪməʊ'seljələr] *adj*: Plattenepithel betreffend, Plattenepithel-
squalmolfronltal [ˌskweɪməʊ'frʌntəl] *adj*: Stirnbeinschuppe/Squama frontalis betreffend, squamofrontal
squalmolmaslltoid [ˌskweɪməʊ'mæstɔɪd] *adj*: Schläfenbeinschuppe/Squama ossis temporalis und Warzenfortsatz/Mastoid betreffend, squamomastoid
squamo-occipital *adj*: die Hinterhauptsschuppe/Squama occipitalis betreffend, squamookzipital
squalmolpalrileltal [ˌskweɪməʊpə'raɪɪtl] *adj*: Schläfenbeinschuppe/Squama ossis temporalis und Scheitelbein/Os parietalis betreffend, squamoparietal
squalmolsal [skwə'məʊsl] *adj*: schuppig, schuppenförmig, schuppenähnlich; mit Schuppen bedeckt, squamös
squalmose ['skeɪməʊs, skə'məʊs] *adj*: schuppig, schuppenförmig, schuppenähnlich; mit Schuppen bedeckt, squamös
squalmolsolpalrileltal [ˌskweɪməʊpə'raɪɪtl] *adj*: Schläfen-

S

beinschuppe/Squama ossis temporalis und Scheitelbein/Os parietalis betreffend, squamoparietal
squa|mo|sphe|noid [ˌskeɪməʊ'sfɪnɔɪd] *adj*: Schläfenbeinschuppe und Keilbein/Os sphenoidale betreffend, squamosphenoidal, sphenosquamös
squa|mo|tem|po|ral [ˌskweɪməʊ'temp(ə)rəl] *adj*: zur Schläfenbeinschuppe/Squama ossis temporalis gehörend, squamotemporal
squa|mous ['skweɪməs] *adj*: **1.** schuppig, schuppenförmig, -ähnlich, squamös **2.** mit Schuppen bedeckt, schuppig
square [skweər]: I *noun* Quadrat *nt*, Viereck *nt*, viereckige Struktur *f*, (*mathemat.*) Quadrat(zahl *f*) *nt* **in the square** im Quadrat II *adj* **1.** im Quadrat, quadratisch, (vier-)eckig, Quadrat-, Viereck-, Vierkant- **2.** rechtwinkelig, im rechten Winkel (*to* zu) **3.** gerade, eben **4.** (*Person*) breitschultrig, stämmig III *vt* quadratisch *oder* rechtwink(e)lig machen; (*mathemat.*) quadrieren
squat|ting ['skɑtɪŋ] *noun*: Hockerstellung *f*, Squatting *nt*
squill [skwɪl] *noun*: Meerzwiebel *f*, Urginea maritima, Scilla maritima
squint [skwɪnt]: I *noun* Schielen *nt*, Strabismus *m* II *vi* schielen
comitant squint: Begleitschielen *nt*, Strabismus comitans
convergent squint: Esotropie *f*
divergent squint: Exotropie *f*
external squint: Auswärtsschielen *nt*, Exotropie *f*, Strabismus divergens
internal squint: Esotropie *f*
SR *Abk.*: **1.** sarcoplasmic reticulum **2.** secretion rate **3.** sedimentation rate **4.** sensitization response **5.** sex ratio **6.** sigma reaction **7.** sinus rhytm **8.** startle reflex **9.** stimulus response **10.** synaptic reaction
Sr *Abk.*: strontium
SRA *Abk.*: **1.** serum renin activity **2.** skin-reactive antigen **3.** splenorenal anastomosis
SRBC *Abk.*: sheep red blood cells
src *Abk.*: sarcoma-inducing oncogen
SRCA *Abk.*: specific red cell adherence
SRCL *Abk.*: sinus rhythm cycle length
SRD *Abk.*: specific radiation dose
SRE *Abk.*: standardized regression effects
SRF *Abk.*: **1.** salmonella resistance factor **2.** skin reactive factor **3.** somatotrophin-releasing factor **4.** somatotropin-releasing factor
SRF-A *Abk.*: slow-reacting factor of anaphylaxis
SRH *Abk.*: **1.** somatotrophin releasing hormone **2.** somatotropin releasing hormone **3.** sulforizine hydrazide
SRI *Abk.*: **1.** serotonine reuptake inhibitor **2.** systemic resistance index
SRID *Abk.*: simple radial immunodiffusion
SRIF *Abk.*: **1.** somatotrophin release-inhiting factor **2.** somatotropin release-inhibiting factor
SR-IF *Abk.*: somatotropin release-inhibiting factor
SRIH *Abk.*: **1.** somatotrophin release-inhibiting hormone **2.** somatotropin release-inhibiting hormone
SRM *Abk.*: **1.** spiramycin **2.** steroroentgenometry
sRNA *Abk.*: **1.** soluble ribonucleid acid **2.** soluble RNA
SRS *Abk.*: Slow reacting substances
SRS-A *Abk.*: slow reacting substance of anaphylaxis
SRT *Abk.*: **1.** saturation recovery index **2.** sedimentation rate test **3.** sinus node recovery time
SRV *Abk.*: simian retrovirus
SS *Abk.*: **1.** salmonella-shigella **2.** saturated solution **3.** serum sickness **4.** Sézary syndrome **5.** Sjögren's syndrome **6.** standard score **7.** sterile solution **8.** steroid sulfatase **9.** stimulator substance
ss *Abk.*: **1.** single-stranded **2.** steady state
SSA *Abk.*: **1.** skin-sensitizing antibodies **2.** Smith surface antigen
SSB *Abk.*: skin surface biopsy
SSBH *Abk.*: sex steroid binding hormone
SSC *Abk.*: sensitized sheep cells
SSD *Abk.*: **1.** source-skin distance **2.** sulfisomidine
ssDNA *Abk.*: single-stranded DNA
SSE *Abk.*: saline solution enema
SSEA *Abk.*: sensitized sheep erythrocyte agglutination
SSEH *Abk.*: spontaneous spinal epidural hematoma
SSEP *Abk.*: somatosensory evoked potential
SSER *Abk.*: somatosensory evoked reaction
SSL *Abk.*: subtotal supraglottic laryngectomy
SSLE *Abk.*: subacute sclerosing leukoencephalitis
SSM *Abk.*: superficial spreading melanoma
SSP *Abk.*: **1.** salazosulfapyridine **2.** Shwartzman-Sanarelli phenomenon **3.** supersensitive perception
ssp. *Abk.*: subspecies
SSPE *Abk.*: subacute sclerosing panencephalitis
SSPG *Abk.*: steady-state plasma glucose
SSPI *Abk.*: steady-state plasma insulin
SSR *Abk.*: sulfide silver reaction
ssRNA *Abk.*: single-stranded RNA
SSS *Abk.*: **1.** sick sinus syndrome **2.** subclavian steal syndrome
SSSS *Abk.*: staphylococcal scalded skin syndrome
SST *Abk.*: somatostatin
SSV *Abk.*: short saphenous vein
ST *Abk.*: **1.** scatter tomography **2.** sedimentation time **3.** skin test **4.** standardized test **5.** standard temperature **6.** sulfathiazole **7.** supraventricular tachycardia **8.** surface tension **9.** survival time
St *Abk.*: stoke
STA *Abk.*: **1.** secondary tubular acidosis **2.** serotype antigen **3.** serum thrombotic accelerator activity activation product **4.** stearylmethyl ammonium **5.** superficial temporal artery
stab [stæb]: I *noun* **1.** (Messer-)Stich *m*; Stichwunde *f* **2.** Stich *m*, scharfer Schmerz *m* II *vt* **3.** jdn. niederstechen *oder* erstechen **4.** stechen in, durchstechen, durchbohren III *vi* **5.** stechen **6.** (*Schmerz*) stechen; (*Strahlen*) stechen
stab|bing ['stæbɪŋ] *adj*: (*Schmerz*) stechend
sta|bile ['steɪbɪl] *adj*: beständig, unveränderlich, konstant, gleichbleibend; dauerhaft, fest; widerstandsfähig, stabil
sta|bil|ilty [stə'bɪlətiː] *noun*: **1.** Stabilität *f*, Beständigkeit *f*, Unveränderlichkeit *m*; Dauerhaftigkeit *f*, Festigkeit *m*; Widerstandsfähigkeit *f*, -kraft *f*; (*chem.*) Resistenz *f* **2.** (*fig.*) (Charakter-)Festigkeit *f*, (seelische) Ausgeglichenheit *f*
acid stability: Säurestabilität *f*
denture stability: Prothesenstabilität *f*
joint stability: Gelenkstabilität *f*
mitotic stability: Mitosestabilität *f*
sta|bi|li|za|tion [ˌsteɪbəlɪ'zeɪʃn] *noun*: Stabilisierung *f*; Einstellung *f* (*auf ein Medikament*)
resonance stabilization: Resonanzstabilisierung *f*
sta|bi|lize ['steɪbəlaɪz] *vt*: stabilisieren, konstant *oder* im Gleichgewicht halten; (*techn.*) (be-)festigen, stützen; (*auf ein Medikament*) einstellen
sta|bi|liz|er ['steɪbəlaɪzər] *noun*: Stabilisator *m*
membrane stabilizers: Membranstabilisatoren *pl*, Klasse-I-Antiarrhythmika *pl*
sta|ble ['steɪbl] *adj*: →*stabile*

sta|ble|ness ['steɪblnəs] *noun*: →*stability*
stack [stæk] *noun*: Stoß *m*, Stapel *m*
stac|tom|e|ter [stæk'tɑmɪtər] *noun*: →*stalagmometer*
staff [stæf, stɑːf] *noun, plura* **staffs, staves** [steɪvz]: **1.** Personal *nt*, Belegschaft *f*, (Mitarbeiter-)Stab *m* **2.** Stab *m*, Stock *m*, Stange *f*
medical staff: ärztliches Personal *nt*, Arztpersonal *nt* (eines Krankenhauses)
night staff: (*Klinik*) Nachtpersonal *nt*
nursing staff: Pflegepersonal *nt*
stage [steɪdʒ] *noun*: **1.** Stadium *nt*, Phase *f*, Stufe *f*, Grad *m*; Abschnitt *m* **by/in stages** schritt-, stufenweise **2.** (*Mikroskop*) Objekttisch *m*
activation stage: Aktivierungsphase *f*
amastigote stage: amastigote Form *nt*, Amastigote *f*
anaerobic stage: anaerobe (Stoffwechsel-)Phase *f*
anal stage: anale Phase *f*
Arneth stages: Arneth-Stadien *pl*
asexual stage: ungeschlechtliche/vegetative Phase *f*
catarrhal stage: Stadium catarrhale
2-cell stage: 2-Zellen-Stadium *nt*
4-cell stage: 4-Zellen-Stadium *nt*
chiasma stage: Chiasmastadium *nt*
choanomastigote stage: choanomastigote Form *f*, jugendliche Crithidia-Form *f*
coma stages: Komastadien *pl*
convalescent stage: Stadium decrementi
cyst stage: Zystenstadium *nt*
defervescent stage: Stadium *nt* des Fieberabfalls, Stadium decrementi/defervescentiale
stage of development: Entwicklungsstufe *f*
stage of dilatation: Eröffnungsphase *f*, -periode *f*
early exudative stage: frühe exsudative Phase *f*
end stage: Endstadium *nt*
epimastigote stage: Crithidia-Form *f*, Epimastigot *m*, epimastigote Form *f*
erythematous stage: erythematöses Stadium *nt*
excitative stage: Exzitationsstadium *nt*, rasende Wut *f*
stage of expulsion: Austreibungsperiode *f*, Austreibungsphase *f*
expulsive stage: Austreibungsperiode *f*, Austreibungsphase *f*
stage of fervescence: Stadium des Fieberanstiegs, Stadium incrementi
first stage: Eröffnungsphase *f*, -periode *f*
first anal stage: erste anale Phase *f*
first stage of labor: Eröffnungsphase *f*, -periode *f*
first stage of labour: (*brit.*) →*first stage of labor*
follicular stage: Proliferationsphase *f*, Follikelreifungsphase *f*, östrogene Phase *f*
gastric stage: gastrale Phase *f*, peptische Verdauung *f*, Magenverdauung *f*
genital stage: genitale Phase *f*
hyperthermic stage: hypertherme Phase *f*
imperfect stage: ungeschlechtliche/vegetative Phase *f*
implantation stage: Implantationsphase *f*
incubative stage: **1.** Inkubationszeit *f* **2.** Inkubationszeit *f*, Latenzperiode *f* **3.** äußere Inkubationszeit *f*, Inkubationszeit *f* im Vektor
indifferent stage: indifferentes Stadium *nt*
infiltrated stage: infiltratives Stadium *nt*
intermediary stage: Zwischen-, Intermediärphase *f*, Intermediärstadium *nt*
intermediate stage: Zwischen-, Intermediärphase *f*, Intermediärstadium *nt*
intermenstrual stage: Intermenstrualphase *f*, Intermenstrualstadium *nt*, Intermenstrualintervall *nt*, Intermenstruum *nt*
juvenile stage: Entwicklungsstadium *nt*
lacunar stage: lakunäres Stadium *nt*
larval stage: Larvenstadium *nt*
latency stage: Latenzperiode *f*
menstrual stage: Menses *pl*, Menstruation *f*, Periode *f*, Regelblutung *f*
microscope stage: Objektivtisch *m*
mycotic stage: mykosides Stadium *nt*
neutrophilic stage: neutrophile Kampfphase *f*
oedipal stage: ödipale Phase *f*, phallische Phase *f*
opisthomastigote stage: opisthomastigote Form *f*, Herpetomonas-Form *f*
oral stage: orale Phase *f*
papular and papulopustular stage: Stadium papulosum und papulopustulosum, Rosacea papulosa/pustulosa
paralysis stage: Paralysestadium *nt*, stille Wut *f*
paralytic stage: Lähmungsstadium *nt*, paralytisches Stadium *nt*
paroxysmal stage: Stadium convulsivum
perfect stage: geschlechtliche/generative Phase *f*
phallic stage: phallische Phase *f*, ödipale Phase *f*
placental stage: Nachgeburtsperiode *f*, -phase *f*
plaques stage: Plaquestadium *nt*
postmenstrual stage: Postmenstrualphase *f*, -stadium *nt*, Postmenstruum *nt*
postprimary stage: (*Tuberkulose*) Postprimärstadium *nt*
pregerm layer stage: Vorkeimblattperiode *f*
prelarval stage: Prälarvenstadium *nt*
premenstrual stage: Prämenstrualstadium *nt*, -phase *f*, Prämenstruum *nt*
premycotic stage: prämykosides Stadium *nt*
preovultory stage: präovulatorische Phase *f*
primary stage: Primärstadium *nt*
prodromal stage: Prodromalstadium *nt*, Prodromalphase *f*, Vorläuferstadium *nt*
progestational stage: gestagene/sekretorische Phase *f*, Sekretions-, Lutealphase *f*
progestional stage: →*progestational stage*
proliferative stage: östrogene/proliferative Phase *f*, Proliferationsphase *f*, Follikelreifungsphase *f*
promastigote stage: promastigote Form *f*, Leptomonas-Form *f*
pseudohypopyon stage: Pseudohypopyon-Stadium *nt*
pyretogenic stage: Stadium *nt* des Fieberanstiegs, Stadium incrementi
pyrogenetic stage: Stadium incrementi
rabid stage: rasende Wut *f*, Exzitationsstadium *nt*
Ranke's stages: Ranke-Stadien *pl*, Ranke-Dreistadienlehre *f*
reparative stage: reparative Phase *f*
resistance stage: Widerstandsstadium *nt*
resting stage: Ruhestadium *nt*
scar stage: Narbenstadium *nt*
second stage: Austreibungsphase *f*, -periode *f*
second anal stage: zweite anale Phase *f*
second stage of labor: Austreibungsphase *f*, -periode *f*
second stage of labour: (*brit.*) →*second stage of labor*
sexual stage: geschlechtliche/generative Phase *f*
silent stage: stille Wut *f*, Paralysestadium *nt*
sleep stages: Schlafstadien *pl*
strepsitene stage: Strepsitän *nt*
Tanner's stages: Tanner-Stadien *pl*
telangiectatic stage: Stadium teleangiektaticum, Rosacea erythematosa
third stage of labor: Nachgeburtsperiode *f*, -phase *f*

third stage of labour: (*brit.*) →*third stage of labor*
transitional stage: Übergangsstadium *nt*
trypanosomal sexual stage: tryptomastigote Form *f*, Trypanosomenform *f*
tryptomastigote stage: →*trypanosomal sexual stage*
tumor stage: Tumorstadium *nt*, tumoröses Stadium *nt*, T-Stadium *nt*
tumour stage: (*brit.*) →*tumor stage*
two-cell stage: Zweizellenstadium *nt*
vegetative stage: Ruhestadium *nt*
vitelliform stage: vitelliformes Stadium *nt*
vitelliruptive stage: vitelliruptives Stadium *nt*
wake stage: Wachstadium *nt*

stag|ger ['stægər]: **I** *noun* Wanken *nt*, Schwanken *nt*, Taumeln *nt* **II** *vt* (*a. fig.*) schwankend *oder* wankend machen, ins Wanken bringen **III** *vi* schwanken, wanken, taumeln

stag|gered ['stægərd] *adj*: gestaffelt, versetzt (angeordnet), gestuft

stag|ger|ing ['stægərɪŋ] *adj*: schwankend, wankend, taumelnd

stag|ing ['steɪdʒɪŋ] *noun*: Staging *nt*
clinical staging: klinisches Staging *nt*, prätherapeutisches Staging *nt*
pathologic staging: pathologisches Staging *nt*
surgical staging: chirurgisches Staging *nt*
TNM staging: TNM-Staging *nt*
tumor staging: Tumorstaging *nt*
tumour staging: (*brit.*) →*tumor staging*

stag|nan|cy ['stægnənsiː] *noun*: →*stagnation*

stag|nant ['stægnənt] *adj*: stockend, stillstehend, stagnierend

stag|nate ['stægneɪt] *vt*: stocken, stillstehen, stagnieren

stag|na|tion [stæg'neɪʃn] *noun*: Stockung *f*, Stillstand *m*, Stagnation *f*; Stauung *f*

stain [steɪn]: **I** *noun* **1.** Mal *nt*, Fleck *m* **2.** Farbe *f*, Farbstoff *m*, Färbemittel *nt* **3.** Färbung *f* **II** *vt* (an-)färben **III** *vi* sich (an-, ver-)färben
Achucárro's stain: Achucárro-Färbung *f*
acid stain: saurer Farbstoff *m*
acid-fast stain: säurefeste Färbung *f*, Färbung *f* säurefester Bakterien
Alcian blue stain: Alcianblau-Färbung *f*
Altmann's anilin-acid fuchsin stain: Altmann-Färbung *f*
auramine stain: Auraminfärbung *f*
azan stain: Azanfärbung *f*, Heidenhain-Azanfärbung *f*
basic stain: **1.** basischer Farbstoff *m* **2.** basische Färbung *f*
Best's carmine stain: Best-Karminfärbung *f*
Bielschowsky's stain: Bielschowsky-Silberimprägnierung *f*
Bodian silver stain: Versilberung *f* nach Bodian
Cajal's cell stain: Cajal-Silberimprägnierung *f*
capsule stain: Kapselfärbung *f*
carbolfuchsin stain: Karbolfuchsinfärbung *f*
carbol-gentian violet stain: Karbolgentianaviolettfärbung *f*
Castaneda's stain: Castañeda-Färbung *f*
Ciaccio's stain: Ciaccio-Lipoidfärbung *f*
Congo red stain: Kongorotfärbung *f*
contrast stain: **1.** Kontrastfärbemittel *nt* **2.** Kontrastfärbung *f*
dental stain: Zahnflecken *pl*
differential stain: Differentialfärbung *f*, Differenzialfärbung *f*
elastica stain: Elasticafärbung *f*
elastica-van Gieson stain: Elastica-van Gieson-Färbung *f*, E.v.G-Färbung *f*
eosin-nigrosin stain: Eosin-Nigrosin-Färbung *f*, Spermienfärbung *f*
fat stain: Fettfärbung *f*
Feulgen stain: Feulgen-Nuklealreaktion *f*
fibrin stain: Fibrinfärbung *f*
flagellar stain: Geißelfärbung *f*
fluorescein stain: Fluoresceinfärbung *f*
fuchsin stain: Fuchsinfärbung *f*
Gennari's stain: Gennari-Versilberung *f*
Giemsa stain: Giemsa-Färbung *f*
Golgi's stain: Golgi-Färbung *f*
Gomori's silver impregnation stain: Gomori-Silberimprägnation *f*
Goodpasture's stain: Peroxidasefärbung *f* nach Goodpasture
Goodpasture's peroxidase stain: Peroxidasefärbung *f* nach Goodpasture
Graham's stain: Graham-Färbung *f*
Graham's peroxidase stain: Peroxidasefärbung *f* nach Graham
Gram's stain: Gram-Färbung *f*
haemalum stain: (*brit.*) →*hemalum stain*
haemalum-eosin stain: (*brit.*) →*hemalum-eosin stain*
haematoxylin-eosin stain: (*brit.*) →*hematoxylin-eosin stain*
heamatoxylin-iron stain: (*brit.*) →*haematoxylin-iron stain*
Hageman's stain: Hageman-Fluoreszenzfärbung *f*
HE stain: →*hematoxylin-eosin stain*
heavy metal stain: Schwermetallfärbung *f*
Heidenhain's azan stain: Heidenhain-Azanfärbung *f*, Azanfärbung *f*
Heidenhain's iron haematoxylin stain: (*brit.*) →*Heidenhain's iron hematoxylin stain*
Heidenhain's iron hematoxylin stain: Heidenhain-Hämatoxylinfärbung *f*
Heidenhain's myelin stain: Markscheidenfärbung *f* nach Heidenhain
hemalum stain: Hämalaunfärbung *f*
hemalum-eosin stain: Hämalaun-Eosin-Färbung *f*
hematoxylin-eosin stain: Hämatoxylin-Eosin-Färbung *f*, HE-Färbung *f*
hematoxylin-iron stain: Eisen-Hämatoxylinfärbung *f*
Hortega's neuroglia stain: Hortega-Silberimprägnierung *f*, Hortega-Versilberung *f*
immunofluorescent stain: Immunfluoreszenzfärbung *f*, Immunofluoreszenzfärbung *f*
India ink capsule stain: Burri-Verfahren *nt*, Tuscheverfahren *nt*
intravital stain: Intravital-, Vitalfärbung *f*
iron haematoxylin stain: (*brit.*) →*iron hematoxylin stain*
iron hematoxylin stain: Eisen-Hämatoxylin-Färbung *f*
Janus green B stain: Janusgrünfärbung *f*
Ladewig stain: Ladewig-Färbung *f*
Leishman's stain: Leishman-Färbung *f*
Levaditi's stain: Levaditi-Färbung *f*, Levaditi-Versilberung *f*
Löffler's alkaline methylene blue stain: (alkalische) Löffler-Methylenblaufärbung *f*
Macchiavello's stain: Macchiavello-Färbung *f*
Masson stain: Masson-Färbung *f*
Masson-Goldner stain: Masson-Goldner-Färbung *f*
May-Grünwald's stain: May-Grünwald-Färbung *f*
May-Grünwald-Giemsa stain: May-Grünwald-Giemsa-Färbung *f*

S

methylene blue stain: Methylenblaufärbung *f*
methyl violet stain: Methylviolettfärbung *f*
MGG stain: →*May-Grünwald-Giemsa stain*
myelin stain: Markscheiden-, Myelinfärbung *f*
negative stain: Negativfärbung *f*
Neisser's stain: Neisser-Polkörnchenfärbung *f*, Neisser-Färbung *f*
Nissl's stain: Nissl-Färbung *f*
nuclear stain: Kernfärbung *f*
panoptic stain: panoptische Färbung *f*
Pap stain: Pap-Färbung *f*, Papanicolaou-Färbung *f*
Papanicolaou's stain: Pap-Färbung *f*, Papanicolaou-Färbung *f*
Pappenheim's stain: Pappenheim-Färbung *f*, panoptische Färbung *f* nach Pappenheim
PAS stain: periodic acid-Schiff-Färbung *f*, PAS-Färbung *f*
periodic acid-Schiff stain: →*PAS stain*
Perls' stain: Berliner-Blau-Reaktion *f*
peroxidase stain: Peroxidasefärbung *f*
port-wine stain: Feuer-, Gefäßmal *nt*, Portwein-, Weinfleck *m*, Naevus flammeus
positive stain: Positivfärbung *f*
reticulocyte stain: Retikulozytenfärbung *f*
Romanovsky's stain: Romanowsky-Färbung *f*, Romanowsky-Giemsa-Färbung *f*
selective stain: Selektivfärbung *f*
silver stain: Versilberung *f*, Silberfärbung *f*, Silberimprägnierung *f*
sperm stain: Eosin-Nigrosin-Färbung *f*, Spermienfärbung *f*
Spielmeyer's myelin stain: Markscheidenfärbung *f* nach Spielmeyer
spore stain: Sporenfärbung *f*
Sudan stain: Sudanfärbung *f*
toluidine blue stain: Toluidinblaufärbung *f*
trichrome stain: Trichromfärbung *f*
van Gieson's stain: van Gieson-Färbung *f*, Gieson-Färbung *f*
vital stain: Intravital-, Vitalfärbung *f*
von Kossa's silver stain: (von) Kossa-Versilberung *f*
Warthin-Starry silver stain: Silberimprägnierung *f* nach Warthin-Starry
Wayson's stain: Wayson-Färbung *f*
Weigert's fibrin stain: Weigert-Färbung *f*
Weigert's stain for elastin: Weigert-Färbung *f*
Weigert's stain for myelin: Weigert-Färbung *f*
Weigert's resorcin-fuchsin stain: Weigert-Elastikafärbung *f*, Weigert-Resorcin-Fuchsin-Färbung *f*
Ziehl-Neelsen stain: Ziehl-Neelsen-Färbung *f*

stain|a|bil|i|ty [ˌsteɪnə'bɪlətiː] *noun*: (An-)Färbbarkeit *f*
stain|a|ble ['steɪnəbl] *adj*: (an-)färbbar
stain|a|ble|ness ['steɪnəblnəs] *noun*: →*stainability*
stain|ing ['steɪnɪŋ] *noun*: **1.** Färben *nt*, Färbung *f* **2.** Verschmutzung *f*
fluorochrome staining: Fluoreszensfärbung *f*, Fluorochromisierung *f*
intravital staining: Intravital-, Vitalfärbung *f*
negative staining: →*negative-contrast staining*
negative-contrast staining: Negativkontrastierung *f*, Negativkontrastfärbung *f*
supravital staining: Supravitalfärbung *f*
staining of teeth: Zahnverfärbung *f*, Zahnfärbung *f*
vital staining: Intravital-, Vitalfärbung *f*
vital fluorochrome staining: Vitalfluoreszensfärbung *f*, Vitalfluorochromisierung *f*
vital staining of teeth: Vitalfärbung/Lebendfärbung *f* von Zähnen

stain|less ['steɪnləs] *adj*: **1.** (*fig.*) fleckenlos, tadellos; rein **2.** (*Stahl*) rostfrei
stair|case ['steərkeɪs] *noun*: Treppe *f*
stal|ag|mom|e|ter [ˌstæləg'mɑmɪtər] *noun*: Tropfenzähler *m*, Stalagmometer *nt*
stalk [stɔːk]: **I** *noun* steifer/stolzierender Gang *m* **II** *vi* stolzieren, steifbeinig gehen
stalk [stɔːk] *noun*: Stengel *m*, Stiel *m*, Stamm *m*
allantoic stalk: Allantoisgang *m*
body stalk: Bauchstiel *m*
connecting stalk: Haftstiel *m*
hypophyseal stalk: →*hypophysial stalk*
hypophysial stalk: Hypophysenstiel *m*, Infundibulum hypophysis
infundibular stalk: →*hypophysial stalk*
neural stalk: →*hypophysial stalk*
optic stalk: Augenbecherstiel *m*
pituitary stalk: →*hypophysial stalk*
yolk stalk: Darmstiel *m*, Dottergang *m*, Dottersackgang *m*, Ductus omphaloentericus/omphalomesentericus
yolk sac stalk: →*yolk stalk*

stalked [stɔːkt] *adj*: gestielt
stalk|less ['stɔːkləs] *adj*: ungestielt, stiellos, ohne Stiel
stal|tic ['stɔːltɪk] *noun, adj*: →*styptic*
stam|mer ['stæmər]: **I** *noun* Stammeln *nt*, Dyslalie *f* **II** *vt* stammeln; stottern
stam|mer|ing ['stæmərɪŋ]: **I** *noun* Stammeln *nt*, Dyslalie *f* **II** *adj* stammelnd; stotternd
stand [stænd]: **I** *noun* **1.** Stehen *nt* **2.** Stillstand *m* **3.** (*fig.*) Standpunkt *m* **4.** Gestell *nt*, Regal *nt*; Stativ *nt*, Ständer *m*; Stütze *f* **II** *vi* stehen
stand|ard ['stændərd]: **I** *noun* **1.** Standard *m*, Norm *f*; Maßstab *m*; Richtlinie *f* **2.** Richt-, Normalmaß *nt*, Standard(wert) *m* **3.** (*labor.*) Standardlösung *f* **4.** Niveau *nt*, Stand *m* **5.** (Mindest-)Anforderungen *pl* **II** *adj* Norm-, Standard-; normal, Normal-; Routine-; Einheits-
standard of knowledge: Bildungs-, Wissensstand *m*
standard of life: Lebensstandard *m*

stand|ard|i|za|tion [ˌstændərdɪ'zeɪʃn] *noun*: Normung *f*, Vereinheitlichung *f*, Standardisierung *f*; Eichung *f*
age standardization: Altersstandardisierung *f*
allergen standardization: Allergenstandardisierung *f*

stand|ard|ize ['stændərdaɪz] *vt*: **1.** normen, vereinheitlichen, standardisieren **2.** (*chem.*) standardisieren, titrieren **3.** eichen
stand|by ['stændbaɪ]: **I** *noun* (Alarm-)Bereitschaft *f* **on standby** in Bereitschaft **II** *adj* Hilfs-, Reserve-, Ersatz-, Not-
stand|ing ['stændɪŋ]: **I** *noun* **1.** Dauer *f* **2.** Stehen *nt* **II** *adj* stehend, Steh-
stand|still ['stændstɪl] *noun*: Stillstand *m* **be at a standstill** (still-)stehen **come to a standstill** zum Stillstand kommen
atrial standstill: Vorhofstillstand *m*
auricular standstill: Vorhofstillstand *m*
cardiac standstill: Herzstillstand *m*, Asystolie *f*
sinus standstill: Sinusarrest *m*
ventricular standstill: Kammerstillstand *m*, -arrest *m*

stan|nate ['stæneɪt] *noun*: Stannat *nt*
stan|nic ['stænɪk] *adj*: vierwertiges Zinn enthaltend, Zinn-IV-
stan|nif|er|ous [stə'nɪfərəs] *adj*: zinnhaltig
stan|no|sis [stə'nəʊsɪs] *noun*: Stannose *f*, Zinnoxidpneumokoniose *f*
stan|nous ['stænəs] *adj*: zweiwertiges Zinn enthaltend, Zinn-II-

S

stannous fluoride: Zinnfluorid *nt*
stan|num ['stænəm] *noun*: Zinn *nt*, Stannum *nt*
stan|o|zo|lol [ˌstænəʊ'zəʊlɑl, -lɔl] *noun*: Stanozolol *nt*
St. Anthony's dance: →*Sydenham's chorea*
sta|pe|dec|to|my [ˌstæpə'dektəmiː] *noun*: Stapedektomie *f*
platinum stapedectomy: Platinektomie *f*
sta|pe|di|al [stə'piːdɪəl] *adj*: Steigbügel/Stapes betreffend, Steigbügel-
sta|pe|di|o|ly|sis [stəˌpiːdɪ'ɑlɪsɪs] *noun*: Stapediolyse *f*
sta|pe|di|o|plas|ty [stəˌpiːdɪəʊ'plæstiː] *noun*: Stapesplastik *f*
sta|pe|di|o|te|not|o|my [stəˌpiːdɪəʊtɪ'nɑtəmiː] *noun*: Stapediotenotomie *f*
sta|pe|di|o|ves|tib|u|lar [stəˌpiːdɪəʊves'tɪbjələr] *adj*: stapediovestibulär, stapediovestibular, Steigbügel/Stapes und Vestibulum auris betreffend
sta|pes ['steɪpiːz] *noun, plural* **sta|pes, sta|pe|des** [stæ'piːdiːz, 'steɪpə-]: Steigbügel *m*, Stapes *m* **above the stapes** suprastapedial
Staph. *Abk.*: Staphylococcus
staphyl- *präf.*: Zäpfchen-, Staphyl(o)-
staph|y|lag|ra [ˌstæfɪ'lægrə] *noun*: Zäpfchenzange *f*
staph|y|lec|to|my [ˌstæfɪ'lektəmiː] *noun*: Zäpfchenentfernung *f*, Uvulektomie *f*
staph|y|le|de|ma [ˌstæflɪ'diːmə] *noun*: Zäpfchenödem *nt*
staph|y|line ['stæfɪlaɪn, -liːn] *adj*: **1.** Zäpfchen/Uvula betreffend, zum Zäpfchen/zur Uvula gehörend, uvulär, Zäpfchen-, Uvulo-, Uvula(r)-, Staphyl(o)- **2.** traubenförmig
staph|y|lit|ic [ˌstæfɪ'lɪtɪk] *adj*: Staphylitis betreffend, cionitisch, staphylitisch
staph|y|li|tis [ˌstæfɪ'laɪtɪs] *noun*: Entzündung *f* des Gaumenzäpfchens, Staphylitis *f*, Zäpfchenentzündung *f*, Uvulitis *f*, Kionitis *f*, Cionitis *f*
staphylo- *präf.*: **1.** Zäpfchen-, Staphyl(o)- **2.** Trauben-, Staphyl(o)-
staph|y|lo|coc|cae|mi|a [ˌstæfɪləʊkɑk'siːmiːə] *noun*: (*brit.*) →*staphylococcemia*
staph|y|lo|coc|cal [ˌstæfɪləʊ'kɑkəl] *adj*: Staphylokokken betreffend, durch Staphylokokken verursacht, Staphylokokken-
staph|y|lo|coc|ce|mi|a [ˌstæfɪləʊkɑk'siːmiːə] *noun*: Staphylokokkensepsis *f*, Staphylokokkämie *f*
staph|y|lo|coc|ci [ˌstæfɪləʊ'kɑksaɪ, -'kɑkaɪ] *plural*: →*staphylococcus*
staph|y|lo|coc|cic [ˌstæfɪləʊ'kɑksɪk] *adj*: →*staphylococcal*
staph|y|lo|coc|cin [ˌstæfɪləʊ'kɑksɪn] *noun*: Staphylokokzin *nt*, Staphylococcin *nt*
staph|y|lo|coc|co|ly|sin [ˌstæfɪləʊkə'kɑləsɪn] *noun*: Staphylolysin *nt*, Staphylokokkenhämolysin *nt*
staph|y|lo|coc|co|sis [ˌstæfɪləʊkə'kəʊsɪs] *noun*: Staphylokokkeninfektion *f*, Staphylokokkose *f*
Staph|y|lo|coc|cus [ˌstæfɪləʊ'kɑkəs] *noun*: Staphylococcus *m*
Staphylococcus albus: Staphylococcus epidermidis
Staphylococcus aureus: Staphylococcus aureus
Staphylococcus auricularis: Staphylococcus auricularis
Staphylococcus capitis: Staphylococcus capitis *f*
Staphylococcus cohnii: Staphylococcus cohnii
Staphylococcus delphini: Staphylococcus delphini
Staphylococcus epidermidis: Staphylococcus epidermidis
Staphylococcus epidermidis group: Staphylococcus-epidermidis-Gruppe *f*, novobiocinempfindliche Staphylokokken *pl*
Staphylococcus haemolyticus: (*brit.*) →*Staphylococcus hemolyticus*
Staphylococcus hemolyticus: Staphylococcus haemolyticus, Staphylococcus hyicus
Staphylococcus hominis: Staphylococcus hominis
Staphylococcus intermedius: Staphylococcus intermedius
Staphylococcus lugdunensis: Staphylococcus lugdunensis
Staphylococcus saprophyticus: Staphylococcus saprophyticus
Staphylococcus saprophyticus group: Staphylococcus-saprophyticus-Gruppe *f*, novobiocinresistente Staphylokokken *pl*
Staphylococcus schleiferi: Staphylococcus schleiferi
Staphylococcus simulans: Staphylococcus simulans
Staphylococcus warneri: Staphylococcus warneri
Staphylococcus xylosus: Staphylococcus xylosus
staph|y|lo|coc|cus [ˌstæfɪləʊ'kɑkəs] *noun, plural* **-ci** [stæfɪləʊ'kɑksaɪ, -'kɑkaɪ]: Traubenkokkus *m*, Staphylokokkus *m*, Staphylococcus *m*
haemolytic staphylococci: (*brit.*) →*hemolytic staphylococci*
hemolytic staphylococci: hämolysierende Staphylokokken *pl*
koagulase-negative staphylococci: koagulasenegative Staphylokokken *pl*
koagulase-positive staphylococci: koagulasepositive Staphylokokken *pl*
staph|y|lo|der|ma [ˌstæfɪləʊ'dɜrmə] *noun*: Staphylodermie *f*
staph|y|lo|di|al|y|sis [ˌstæfɪləʊdaɪ'ælɪsɪs] *noun*: Zäpfchensenkung *f*, -tiefstand *m*, Uvuloptose *f*, Staphyloptose *f*
staph|y|lo|e|de|ma [ˌstæfɪləʊɪ'diːmə] *noun*: Zäpfchenödem *nt*
staph|y|lo|hae|mi|a [ˌstæfɪləʊ'hiːmiːə] *noun*: (*brit.*) →*staphylohemia*
staph|y|lo|hae|mo|ly|sin [ˌstæfɪləʊhɪ'mɑləsɪn] *noun*: (*brit.*) →*staphylohemolysin*
staph|y|lo|he|mi|a [ˌstæfɪləʊ'hiːmiːə] *noun*: Staphylokokkensepsis *f*, Staphylokokkämie *f*
staph|y|lo|he|mo|ly|sin [ˌstæfɪləʊhɪ'mɑləsɪn] *noun*: Staphylohämolysin *nt*
staph|y|lo|ki|nase [ˌstæfɪləʊ'kaɪneɪs] *noun*: Staphylokinase *f*
staph|y|lol|y|sin [ˌstæfɪ'lɑləsɪn] *noun*: Staphylolysin *nt*, Staphylokokkenhämolysin *nt*
α-staphylolysin: →*alpha staphylolysin*
alpha staphylolysin: α-Staphylolysin *nt*, alpha-Staphylolysin *nt*
β-staphylolysin: →*beta staphylolysin*
beta staphylolysin: β-Staphylolysin *nt*, beta-Staphylolysin *nt*
δ-staphylolysin: →*delta staphylolysin*
delta staphylolysin: δ-Staphylolysin *nt*, delta-Staphylolysin *nt*
ε-staphylolysin: →*epsilon staphylolysin*
epsilon staphylolysin: ε-Staphylolysin *nt*, psilon-Staphylolysin *nt*
γ-staphylolysin: →*gamma staphylolysin*
gamma staphylolysin: γ-Staphylolysin *nt*, gamma-Staphylolysin *nt*
staph|y|lo|ma [ˌstæfɪ'ləʊmə] *noun*: Staphyloma *nt*
annular staphyloma: Ringstaphylom *nt*, Staphyloma anulare
anterior staphyloma: →*corneal staphyloma*
ciliary staphyloma: Staphyloma ciliare

corneal staphyloma: Hornhautstaphylom *nt*, Staphyloma corneae
equatorial staphyloma: Staphyloma aequatoriale
intercalary staphyloma: Interkalarstaphylom *nt*
posterior staphyloma: Staphyloma posticum, Staphyloma posticum verum
projecting staphyloma: →*corneal staphyloma*
Scarpa's staphyloma: Staphyloma verum posticum
scleral staphyloma: Sklerastaphylom *nt*
uveal staphyloma: Uvealstaphylom *nt*

staph|yl|lom|a|tous [ˌstæfɪləʊ'lɑmətəs] *adj*: Staphylom betreffend, staphylomartig, staphylomatös

staph|yl|lon|cus [ˌstæfɪ'lɑŋkəs] *noun*: Zäpfchenschwellung *f*, -tumor *m*

staphylo-oedema *noun*: (*brit.*) →*staphyloedema*

staph|yl|lo|phar|yn|gor|rha|phy [ˌstæfɪləˌfærɪn'gɔrəfiː] *noun*: Staphylopharyngorrhaphie *f*, Palatopharyngorrhaphie *f*

staph|yl|lo|plas|ty ['stæfɪləʊplæstiː] *noun*: Staphyloplastik *f*

staph|yl|lo|ple|gia [ˌstæfɪləʊ'pliːdʒ(ɪ)ə] *noun*: Gaumensegellähmung *f*

staph|yl|lop|to|sia [ˌstæfɪlɑp'təʊsɪə] *noun*: →*staphylodialysis*

staph|yl|lop|to|sis [ˌstæfɪləʊ'təʊsɪs] *noun*: →*staphylodialysis*

staph|yl|lor|rha|phy [ˌstæfɪ'lɔrəfiː] *noun*: Gaumennaht *f*, Uranorrhaphie *f*, Staphylorrhaphie *f*

staph|yl|los|chi|sis [ˌstæfɪ'lɑskəsɪs] *noun*: Staphyloschisis *f*

staph|yl|lo|tome ['stæfɪlətəʊm] *noun*: Uvulotom *nt*, Staphylotom *nt*

staph|yl|lot|o|my [stæfɪ'lɑtəmiː] *noun*: **1.** (*HNO*) Uvulotomie *f*, Staphylotomie *f* **2.** (*augenheil.*) Staphylotomie *f*

staph|yl|lo|tox|in [ˌstæfɪlə'tɑksɪn] *noun*: Staphylotoxin *nt*

sta|ple ['steɪpl]: **I** *noun* **1.** Klammer *f*; Krampe *f* **2.** Heftdraht *m*, Heftklammer *f* **II** *vt* heften, klammern
Blount's staple: →*Blount's knee staple*
Blount's knee staple: Epiphysenklammer *f* nach Blount
skin staple: Hautklammer *f*

sta|pler ['steɪplər] *noun*: Klammer(naht)gerät *nt*, Klammer(naht)apparat *m*
EEA stapler: EEA-stapler *m*
Petz stapler: Petz-Nähapparat *m*

sta|pling ['steɪplɪŋ] *noun*: Klammern *nt*
Blount's stapling: Epiphyseodese *f* nach Blount
skin stapling: Hautklammernaht *f*

star [stɑːr] *noun*: Stern *m*, sternförmige Struktur *f*

S

starch [stɑːrtʃ]: **I** *noun* **1.** Stärke *f*; Stärkemehl *nt*; (*chem.*) Amylum *nt* **2. starches** *pl* stärkereiche Nahrung *f* **II** *vt* stärken, mit Stärke behandeln
animal starch: Glykogen *nt*, tierische/animalische Stärke *f*
hydroxyethyl starch: Hydroxyethylstärke *f*, Hydroxyäthylstärke *f*

starch|y ['stɑːrtʃɪ] *adj*: stärkehaltig, kohlehydratreich, Stärke-

stare [steər]: **I** *noun* Starren *nt*, starrer Blick *m*, Stieren *nt* **II** *vi* starren, stieren

start [stɑːrt]: **I** *noun* Start *m*, Anfang *m*, Beginn *m* **at the start** zu Beginn, am Anfang, anfangs **from the start** von Anfang an **make a fresh start** einen neuen Anfang machen **II** *vt* in Gang setzen *oder* bringen; etw. einleiten; anfangen, beginnen; (*Reaktion*) auslösen **III** *vi* anfangen, beginnen

start|ing ['stɑːrtɪŋ] *adj*: beginnend, Anfangs-, Start-

star|va|tion [stɑːr'veɪʃn] *noun*: **1.** Hungern *nt* **2.** Hungertod *m*, Verhungern *nt*
diagnostic starvation: Hungerversuch *m*

starve [stɑːrv]: **I** *vt* hungern lassen **be starved** Hunger leiden, ausgehungert sein **II** *vi* hungern, Hunger leiden **starve to death** verhungern

stas|i|ba|si|pho|bi|a [ˌstæsɪˌbeɪsɪ'fəʊbɪə, ˌsteɪ-] *noun*: Stasobasophobie *f*

stas|i|pho|bi|a [ˌstæsɪ'fəʊbɪə] *noun*: krankhafte Angst *f* vor dem Aufstehen, Stasiphobie *f*

sta|sis ['steɪsɪs] *noun, plural* **-ses** ['steɪsiːz]: Stauung *f*, Stockung *f*, Stillstand *f*, Stase *f*, Stasis *f*
bile stasis: Gallenstauung *f*, -stase *f*
biliary stasis: Gallenstauung *f*, -stase *f*
chyle stasis: Chylusstauung *f*
chylous stasis: Chylusstauung *f*
intestinal stasis: Enterostase *f*
venous stasis: venöse Stauung *f*, Venostase *f*

-stasis *suf.*: Stauung, -stase, -stasie, -stasis

stat. *Abk.*: **1.** static **2.** statistics

state [steɪt] *noun*: **1.** Zustand *m*; Status *m* **in a solid/liquid state** im festen/flüssigen Zustand **in a good/bad state** in gutem/schlechtem Zustand **2.** Lage *f*, Stand *m*, Situation *f*
acute confusional state: Delirium *nt*, Delir *nt*
aggregate state: Aggregatzustand *m*
state of aggregation: Aggregatzustand *m*
amnesic state: Amnesiestadium *nt*
anaesthesia state: (*brit.*) →*anaesthesia state*
analgesic state: Analgesiestadium *nt*, Analgiestadium *nt*, analgetisches Stadium *nt*
anesthesia state: Vollnarkose *f*, Allgemeinnarkose *f*, -anästhesie *f*, (*inf.*) Narkose *f*
anxiety state: Angstneurose *f*, hysterische Angst *f*
carrier state: Träger *m*
condensed state: kondensierter Zustand *m*
state of consciousness: Wach-, Bewusstseinszustand *m*
convulsive state: Epilepsie *f*, Epilepsia *f*
correlated state: dynamisches Gleichgewicht *nt*, Fließgleichgewicht *nt*
current state: Istwert *m*
desired state: Sollwert *m*
dreamy state: Dreamy state *nt*
epileptic state: Status epilepticus
state of equilibrium: Gleichgewichtszustand *m*
excited state: angeregter Zustand *m*
fetal behavioral states: fetale Verhaltenszustände *pl*, fetal behavioral states *pl*
fetal behavioural states: (*brit.*) →*fetal behavioral states*
gaseous state: gasförmiger Aggregatzustand *m*
ground state: Grundzustand *m*
state of health: Gesundheitszustand *m*
hypermetabolic state: hypermetabolischer Zustand *m*
ionization state: Ionisierungs-, Ionisationszustand *m*
liquid state: flüssiger Aggregatzustand *m*
marble state: Vogt-Syndrom *nt*, Vogt-Erkrankung *f*, Status marmoratus
mental state: Geisteszustand *m*, geistige/mentale Verfassung *f*
state of mind: Geisteszustand *m*, geistige/mentale Verfassung *f*
state of minimum free energy: Zustand *m* minimaler freier Energie
nascent state: Status nascendi
nutritional state: Ernährungszustand *m*, -lage *f*
oxidation state: Oxidationszahl *f*
perfect state: perfektes Stadium *nt*
quiescent state: Ruhezustand *m*
rapid eye movement state: →*REM sleep*

reference state: Referenz-, Standardzustand *m*
refractory state: Refraktärstadium *nt*, -phase *f*
solid state: fester Aggregatzustand *m*
standard state: Standardzustand *m*
steady state: Fließgleichgewicht *nt*, dynamisches Gleichgewicht *nt*
state of training: Trainingszustand *m*
state of transition: Übergangszustand *m*
twilight state: Dämmerzustand *m*
welfare state: Wohlfahrtsstaat *m*

stath|mo|ki|ne|sis [ˌstæθməʊkɪ'niːsɪs, -kaɪ-] *noun*: Stathmokinese *f*

stat|ic ['stætɪk] *adj*: (still-, fest-)stehend, ruhend, unbewegt; gleichbleibend, statisch

-static *suf.*: gestaut, -statisch

stat|ics ['stætɪks] *plural*: Statik *f*

stat|in ['stætɪn] *noun*: Statin *nt*

sta|tion|ar|y ['steɪʃəˌneriː] *adj*: **1.** ortsfest, (fest-, still-)stehend, stationär **2.** gleichbleibend, unverändert bleibend, stagnierend, stationär

sta|tis|ti|cal [stə'tɪstɪkl] *adj*: Statistik betreffend, statistisch

stat|is|ti|cian [ˌstætɪ'stɪʃn] *noun*: Statistiker(in *f*) *m*

sta|tis|tics [stə'tɪstɪks] *plural*: Statistik *f*; Statistik(en *pl*) *f* (*about, on* über)

stat|o|a|cous|tic [ˌstætəʊə'kuːstɪk] *adj*: Gleichgewichtssinn und Gehör betreffend, statoakustisch, vestibulokochleär

stat|o|co|ni|a ['stætəʊkəʊnɪə] *plural, sing* **-ni|um** [-nɪəm]: Ohrkristalle *pl*, Otokonien *pl*, Otolithen *pl*, Statokonien *pl*, Statolithen *pl*, Statoconia *pl*, Otoconia *pl*

stat|o|cyst ['stætəʊsɪst] *noun*: Statozyste *f*

stat|o|ki|net|ic [ˌstætəʊkɪ'netɪk] *adj*: statokinetisch

stat|o|lith|ic [ˌstætəʊ'lɪθɪk] *adj*: Statolith(en) betreffend, Statolithen-

stat|o|liths ['stætəʊlɪθs] *plural*: →*statoconia*

sta|tom|e|ter [stə'tɑmɪtər] *noun*: Exophthalmometer *nt*

stat|o|sphere ['stætəsfɪər] *noun*: Zentroplasma *nt*, Zentrosphäre *f*

stat|o|ton|ic [ˌstætə'tɑnɪk] *adj*: statotonisch

stat|u|ral ['stætʃərəl] *adj*: Gestalt/Statur betreffend

stat|ure ['stætʃər] *noun*: Statur *f*, Wuchs *m*, Gestalt *f*, Größe *f*

sta|tus ['steɪtəs, 'stætəs] *noun*: Zustand *m*, Lage *f*, Situation *f*, Stand *m* (der Dinge), Status *m*
acid-base status: Säure-Basen-Status *m*
status anginosus: Status anginosus
status arthriticus: Status arthriticus
status asthmaticus: Status asthmaticus
cardiovascular status: kardiovaskulärer Status *m*
clinical status: klinischer Status *m*
coagulation status: Gerinnungsstatus *m*
complex partial status: Status psychomotoricus
status cribosus: Status cribosus
dental status: Zahnstatus *m*
status dysrhaphicus: Status dysrhaphicus
status epilepticus: Status epilepticus
F1 status: F1-Status *m*, quiet sleep *nt*
F2 status: F2-Status *m*
F4 status: F4-Status *m*, jogging fetus *nt*
fluid status: Flüssigkeitsstatus *m*
hair root status: Haarwurzelstatus *m*, Trichogramm *nt*
status idem: Status idem
status lacunaris: Status lacunaris
mental status: →*mental state*
status migrainosus: Status migraenosus
periodontal radiographic status: parodontaler Röntgenstatus *m*
personal status: Familien-, Personenstand *m*
physical status: Allgemeinzustand *m*, Status *m*
present status: Status praesens
psychomotor status: Status psychomotoricus
status quo: gegenwärtiger Zustand *m*, Status quo *m*
social status: sozialer Status *m*
socioeconomic status: sozialer Status *m*
status spongiosus: Status spongiosus
trophic status: Trophik *f*
status typhosus: Status typhosus

stau|ro|ple|gia [ˌstɔːrə'pliːdʒ(ɪ)ə] *noun*: gekreuzte Hemiplegie *f*, Hemiplegia alternans/cruciata

sta|vu|dine [stæ'vjuːdiːn] *noun*: Stavudin *nt*, Didehydrodideoxythymidin *nt*

stax|is ['stæksɪs] *noun*: Sickerblutung *f*, Blutung *f*, Staxis *f*

STBG *Abk.*: stercobilinogen

STD *Abk.*: **1.** sexually transmitted diseases **2.** skin test dose **3.** standard test dose

STE *Abk.*: subperiosteal tissue expander

stead|y ['stediː] *adj*: **1.** unveränderlich, gleichmäßig, gleichbleibend, stet(ig), beständig **2.** (stand-)fest, stabil

steal [stiːl] *noun*: Anzapfeffekt *m*, -syndrom *nt*, Entzugseffekt *m*, -syndrom *nt*, Steal-Effekt *m*, -Phänomen *nt*
ileofemoral steal: ileo-femoraler Steal *m*
subclavian steal: Subclavian-Steal-Syndrom *nt*

steam [stiːm]: **I** *noun* (Wasser-)Dampf *m* **II** *vi* dampfen; verdampfen

ste|ap|sin [stɪ'æpsɪn] *noun*: Steapsin *nt*

stear- *präf.*: Fett-, Stear(o)-, Steat(o)-, Lip(o)-

ste|a|rate ['stɪəreɪt] *noun*: Stearat *nt*

ste|a|rin ['stɪərɪn] *noun*: Stearin *nt*

stearo- *präf.*: Fett-, Stear(o)-, Steat(o)-, Lip(o)-

ste|ar|rhe|a [stɪə'rɪə] *noun*: →*steatorrhea*

ste|ar|rhoe|a [stɪə'rɪə] *noun*: (*brit.*) →*steatorrhea*

ste|a|tit|ic [stɪə'tɪtɪk] *adj*: Steatitis betreffend, steatitisch

ste|a|ti|tis [stɪə'taɪtɪs] *noun*: Fettgewebsentzündung *f*, Steatitis *f*

steato- *präf.*: Fett-, Stear(o)-, Steat(o)-, Lip(o)-

ste|at|o|cele [stɪ'ætəsiːl] *noun*: Steatozele *f*

ste|a|to|cys|to|ma [ˌstɪətəsɪs'təʊmə] *noun*: **1.** Steatocystoma *nt* **2.** falsches Atherom *nt*, Follikelzyste *f*, Ölzyste *f*, Talgretentionszyste *f*, Sebozystom *nt*, Steatom *nt*
steatocystoma multiplex: Talgzysten *pl*, Talgretentionszysten *pl*, Steatocystoma multiplex
steatocystoma multiplex conglobatum: Steatocystoma multiplex conglobatum

ste|a|tog|e|nous [stɪə'tɑdʒənəs] *adj*: Lipogenese betreffend, fettbildend, lipogen

ste|a|tol|y|sis [stɪə'tɑlɪsɪs] *noun*: Steatolyse *f*

ste|a|to|lyt|ic [ˌstɪətə'lɪtɪk] *adj*: fettspaltend, steatolytisch

ste|a|to|ma [stɪə'təʊmə] *noun, plural* **-mas, -ma|ta** [stɪə'təʊmətə]: **1.** Fettgeschwulst *f*, Fettgewebsgeschwulst *f*, Fetttumor *m*, Fettgewebstumor *m*, Lipom *nt* **2.** falsches Atherom *nt*, Follikelzyste *f*, Ölzyste *f*, Talgretentionszyste *f*, Sebozystom *nt*, Steatom *nt*

ste|a|to|ma|to|sis [ˌstɪətəʊmə'təʊsɪs] *noun*: Sebozystomatose *f*

ste|a|tom|er|y [stɪə'tɑməriː] *noun*: Steatomerie *f*

ste|a|to|ne|cro|sis [ˌstɪətəʊnɪ'krəʊsɪs] *noun*: Steatonekrose *f*

ste|a|to|py|gia [ˌstɪətəʊ'pɪdʒɪə] *noun*: Steatopygie *f*

ste|a|tor|rhe|a [ˌstɪətəʊ'rɪə] *noun*: Fettdurchfall *m*, Steatorrhoe *f*, Steatorrhö *f*, Stearrhoe *f*

ste|a|tor|rhoe|a [ˌstɪətəʊ'rɪə] *noun*: (*brit.*) →*steatorrhea*

ste|a|to|sis [stɪə'təʊsɪs] *noun, plural* **-ses** [-siːz]: **1.** Verfettung *f*, Fettsucht *f*, Adipositas *f*, Steatosis *f* **2.** degenera-

S

tive Verfettung *f*, fettige Degeneration *f*, Degeneratio adiposa
ste|chi|om|e|try [stekɪ'ɑmətriː] *noun*: →*stoichiometry*
Steg|o|my|ia [stegə'maɪ(j)ə] *noun*: Stegomyia *f*
STEL *Abk.*: short-term exposure limit
stel|late ['stelɪt, -eɪt] *adj*: stern(en)förmig
stel|lat|ed ['steleɪtɪd] *adj*: →*stellate*
stel|lec|to|my [ste'lektəmiː] *noun*: Stellektomie *f*, Stellatumresektion *f*
stel|lite ['stelaɪt] *noun*: Kobalt-Chrom-Legierung *f*, Cobalt-Chrom-Legierung *f*, Chrom-Kobalt-Legierung *f*, Chrom-Cobalt-Legierung *f*
stem [stem]: **I** *noun* Stamm *m*, Stengel *m*, Stiel *m* **II** *vt* aufhalten; eindämmen; zum Stillstand bringen; (*Blutung*) stillen **III** *vi* stammen, (her-)kommen (*from* von)
brain stem: Hirnstamm *m*, Truncus encephali
dendritic stem: Dendritenstamm *m*
stem of epiglottis: Epiglottisstiel, Petiolus *m* (epiglottidis)
infundibular stem: Hypophysenstiel *m*, Infundibulum hypophysis
villous stem: Zottenstamm *m*
Woody Nightshade stem: Bittersüßstengel *pl*, Dulcamarae stipites
STEM *Abk.*: scanning transmission electron microscopy
STEN *Abk.*: staphylogenic toxic epidermal necrolysis
sten|o|car|dia [ˌstenə'kɑːrdɪə] *noun*: Stenokardie *f*, Angina pectoris
sten|o|ce|pha|lia [ˌstenəsɪ'feɪljə] *noun*: →*stenocephaly*
sten|o|ce|phal|ic [ˌstenəsɪ'fælɪk] *adj*: Stenozephalie betreffend, von ihr gekennzeichnet, stenozephal, stenokephal
sten|o|ceph|a|lous [ˌstenə'sefələs] *adj*: →*stenocephalic*
sten|o|ceph|a|ly [ˌstenə'sefəliː] *noun*: Stenokephalie *f*, Stenocephalie *f*, Kraniostenose *f*
sten|o|cho|ria [ˌstenə'kəʊrɪə] *noun*: Verengung *f*, Verengerung *f*, Stenochorie *f*, Stenose *f*
sten|o|co|ri|a|sis [ˌstenəkəʊ'raɪəsɪs] *noun*: Stenokorie *f*
sten|o|cro|ta|phia [ˌstenəkrəʊ'teɪfɪə] *noun*: →*stenocrotaphy*
sten|o|crot|a|phy [ˌstenə'krɑtəfiː] *noun*: Stenokrotaphie *f*
sten|o|pe|ic [ˌstenə'piːɪk] *adj*: (*Brille*) mit einem Loch versehen, engsichtig, stenopäisch
ste|no|sal [stɪ'nəʊsl] *adj*: Stenose betreffend, durch Stenose gekennzeichnet, stenotisch
ste|nosed [stɪ'nəʊst] *adj*: verengt, eingeengt, stenosiert
ste|nos|ing [stɪ'nəʊsɪŋ] *adj*: zur Stenose führend, verengend, einengend, stenosierend
ste|no|sis [stɪ'nəʊsɪs] *noun*: Einengung *f*, Verengung *f*, Enge *f*, Stenose *f*, Stenosis *f*
ampullary stenosis: Stenose *f* der Ampulla hepaticopancreatica, Ampullenstenose *f*
anal stenosis: Analstenose *f*
stenosis of the anterior interventricular branch: RIVA-Stenose *f*
aortic stenosis: **1.** Aortenstenose *f* **2.** Aortenklappenstenose *f*, valvuläre Aortenstenose *f*
aortic isthmus stenosis: Aortenisthmusstenose *f*, Isthmusstenose *f*, Aortenkoarktation *f*, Coarctatio aortae
aqueductal stenosis: Aquäduktstenose *f*
arteriosclerotic renal artery stenosis: atherosklerotische Nierenarterienstenose *f*
bladder neck stenosis: Blasenhalsstenose *f*
bronchial stenosis: Bronchusstenose *f*
buttonhole stenosis: Knopflochstenose *f*, Fischmaulstenose *f*
buttonhole mitral stenosis: Knopflochstenose *f*, Fischmaulstenose *f*
carotid stenosis: Karotisstenose *f*
central pulmonary stenosis: zentrale Pulmonalstenose *f*
cicatricial stenosis: narbige Stenose *f*
congenital mitral stenosis: Duroziez-Syndrom *nt*, Duroziez-Erkrankung *f*, angeborene Mitralstenose/Mitralklappenstenose *f*
congenital stenosis of mitral valve: →*congenital mitral stenosis*
congenital pyloric stenosis: kongenitale Pylorusstenose *f*, Pylorusstenose *f* der Säuglinge
coronary stenosis: Koronarstenose *f*
Dittrich's stenosis: infundibuläre Pulmonalstenose *f*
ductal stenosis: Gangstenose *f*
duodenal stenosis: Duodenalstenose *f*
esophageal stenosis: Speiseröhrenverengerung *f*, Ösophagusstenose *f*, Ösophagostenose *f*
esophagus stenosis: →*esophageal stenosis*
external carotid artery stenosis: Arteria-carotis-externa-Stenose *f*
fishmouth stenosis: Fischmaulstenose *f*, Knopflochstenose *f*
fishmouth mitral stenosis: Knopflochstenose *f*, Fischmaulstenose *f*
functional tricuspid stenosis: funktionelle Trikuspidalklappenstenose *f*
gastric outlet stenosis: Magenausgangsstenose *f*
hypertrophic pyloric stenosis: hypertrophe Pylorusstenose *f*
idiopathic hypertrophic subaortic stenosis: idiopathische hypertrophische subaortale Stenose *f*, Subaortenstenose *f*
infundibular stenosis: Konusstenose *f*, Infundibulumstenose *f*
infundibular pulmonary stenosis: Infundibulumstenose *f*, subvalvuläre/infundibuläre Pulmonalstenose *f*
internal carotid artery stenosis: Arteria-carotis-interna-Stenose *f*
intestinal stenosis: Darmstenose *f*
isolated tricuspid stenosis: isolierte Trikuspidalklappenstenose *f*
isthmus stenosis: →*aortic isthmus stenosis*
Labhardt's stenosis: Labhardt-Stenose *f*
laryngeal stenosis: Kehlkopfstenose *f*
meatal stenosis: Meatusstenose *f*
membranous stenosis: Membranstenose *f*
mitral stenosis: Mitralstenose *f*, Mitralklappenstenose *f*
muscular subaortic stenosis: idiopathische hypertrophische subaortale Stenose *f*, Subaortenstenose *f*
stenosis of the nostrils: Naseneingangsstenose *f*
oesophageal stenosis: (*brit.*) →*esophageal stenosis*
oesophagus stenosis: (*brit.*) →*esophageal stenosis*
stenosis of the papilla of Vater: Papillenstenose *f*, Sphinktersklerose *f*, Sphinkterfibrose *f*, Sklerose *f* des Sphincter Oddi, Papillitis stenosans, Odditis *f*
peripheral pulmonary stenosis: periphere Pulmonalstenose *f*
peristomal stenosis: peristomale Stenose *f*
pulmonary stenosis: Pulmonalisstenose *f*, Pulmonalstenose *f*, Pulmonalklappenstenose *f*
pyloric stenosis: Magenausgangsstenose *f*, Pylorusstenose *f*
relative tricuspid stenosis: relative Trikuspidalklappenstenose *f*
renal artery stenosis: Nierenarterienstenose *f*
respiratory tracheobronchial stenosis: respiratorische Ventilstenose *f*

secondary tricuspid stenosis: sekundäre Trikuspidalklappenstenose *f*
significant stenoses: signifikante Stenosen *pl*
subaortic stenosis: →*subvalvular stenosis*
subglottic stenosis: subglottische Stenose *f*
subvalvular stenosis: subvalvuläre Aortenstenose *f*, infravalvuläre Aortenstenose *f*
subvalvular aortic stenosis: →*subvalvular stenosis*
subvalvular pulmonary stenosis: subvalvuläre Pulmonalstenose *f*, infundibuläre Pulmonalstenose *f*
supravalvular aortic stenosis: supravalvuläre Aortenstenose *f*
supravalvular pulmonary stenosis: supravalvuläre Pulmonalisstenose *f*
tracheobronchial stenosis: tracheobronchiale Stenose/Stenosierung *f*
tricuspid stenosis: Trikuspidalklappenstenose *f*, Trikuspidalstenose *f*
tubular stenosis with hypocalcaemia: (*brit.*) →*tubular stenosis with hypocalcemia*
tubular stenosis with hypocalcemia: tubuläre Stenose *f* mit Hypokalzämie
ureteral stenosis: Ureterstenose *f*
urethral stenosis: Harnröhrenverengung *f*
valvular stenosis: Herzklappenstenose *f*, Klappenstenose *f*
valvular pulmonary stenosis: valvuläre Pulmonalstenose *f*
ventilatory stenosis: Ventilstenose *f*

sten|o|sto|mia [ˌstenəʊ'stəʊmɪə] *noun*: Mundverengung *f*, Stenostomie *f*

sten|o|ther|mal [ˌstenə'θɜrml] *adj*: stenotherm

sten|o|ther|mic [ˌstenə'θɜrmɪk] *adj*: stenotherm

sten|o|tho|rax [ˌstenə'θɔːræks, -'θəʊər-] *noun*: Stenothorax *m*

ste|not|ic [stɪ'nɑtɪk] *adj*: Stenose betreffend, durch Stenose gekennzeichnet, stenotisch
coronary stenotic: koronarstenotisch

ste|not|o|my [stɪ'nɑtəmiː] *noun*: Stenotomie *f*, Stenosenspaltung *f*

sten|ox|en|ous [ste'nɑksənəs] *adj*: stenoxen

stent [stent] *noun*: Stent *m*
balloon expandable stent: ballonexpandierbarer Stent *m*
internal stent: innere Schienung *f*
intracoronary stent: intrakoronarer Stent *m*
spring-loaded stent: selbstexpandierbarer Stent *m*

step [step]: **I** *noun* **1.** Schritt *m*, Tritt *m*; Gang *m* **2.** (*fig.*) Schritt *m*, Maßnahme *f* **take steps** Maßnahmen ergreifen **3.** (*a. fig.*) Stufe *f*, Phase *f*, Abschnitt *m* **step by step** schritt-, stufenweise **II** *vt* abstufen **III** *vi* schreiten, gehen, treten
nasal step: nasaler Sprung *m*, Rönne-Sprung *m*
pacemaker step: geschwindigkeitsbestimmender Schritt *m*
rate-determining step: →*rate-limiting step*
rate-limiting step: geschwindigkeitsbestimmender *oder* -begrenzender Schritt *m*
Ronne's nasal step: nasaler Sprung *m*, Rönne-Sprung *m*

step- *präf.*: Stief-

step|broth|er ['stepbrʌðər] *noun*: Stiefbruder *m*

step|daugh|ter ['stepdɔːtər] *noun*: Stieftochter *f*

step|fa|ther ['stepfɑːðər] *noun*: Stiefvater *m*

step|moth|er ['stepˌmʌθər] *noun*: Stiefmutter *f*

step|par|ents ['stepˌpeərənts] *plural*: Stiefeltern *pl*

stepped [stept] *adj*: (ab-)gestuft, Stufen-

step|wise ['stepwaɪz] *adj*: schritt-, stufenweise

sterco- *präf.*: Kot-, Sterk(o)-, Sterc(o)-, Fäkal-, Sterkoral-

ster|co|bi|lin [ˌstɜrkəʊ'baɪlɪn] *noun*: Sterkobilin *nt*, Stercobilin *nt*

ster|co|bi|lin|o|gen [ˌstɜrkəbaɪ'lɪnədʒən] *noun*: Sterkobilinogen *nt*, Stercobilinogen *nt*

ster|co|bi|lin|u|ri|a [ˌstɜrkəbaɪɪ'n(j)ʊəriːə] *noun*: Sterkobilinurie *f*, Stercobilinurie *f*

ster|co|lith ['stɜrkəlɪθ] *noun*: Kotstein *m*, Koprolith *m*

ster|co|ra|ceous [ˌstɜrkə'reɪʃəs] *adj*: →*stercoral*

ster|co|ral ['stɜrkərəl] *adj*: Kot/Fäzes betreffend, aus Fäkalien bestehend, von Fäkalien stammend, kotig, fäkal, fäkulent, sterkoral

ster|co|rin ['stɜrkərɪn] *noun*: Koprostanol *nt*, Koprosterin *nt*

ster|co|ro|lith ['stɜrkərəlɪθ] *noun*: →*stercolith*

ster|co|ro|ma [ˌstɜrkə'rəʊmə] *noun*: Kotgeschwulst *f*, Fäkalom *nt*, Koprom *nt*, Sterkorom *nt*

ster|co|rous ['stɜrkərəs] *adj*: Kot/Fäzes betreffend, aus Fäkalien bestehend, von Fäkalien stammend, kotig, fäkal, fäkulent, sterkoral

ster|cus ['stɜrkəs] *noun*: Kot *m*, Stercus *nt*

stereo- *präf.*: **1.** starr, fest, stereo- **2.** räumlich, körperlich, Raum-, Körper-, Stereo-

ster|e|o|aes|the|sia [ˌsterɪəʊˌəs'θiːʒə] *noun*: (*brit.*) →*stereoesthesia*

ster|e|o|ag|no|sis [ˌsterɪəʊæg'nəʊsɪs] *noun*: Stereoagnosie *f*

ster|e|o|ag|nos|tic [ˌsterɪəʊæg'nɑstɪk] *adj*: Stereoagnosie betreffend, stereoagnostisch, astereognotisch

ster|e|o|an|aes|the|sia [ˌsterɪəʊˌænəs'θiːʒə] *noun*: (*brit.*) →*stereoanesthesia*

ster|e|o|an|es|the|sia [ˌsterɪəʊˌænəs'θiːʒə] *noun*: Stereoanästhesie *f*

ster|e|o|aus|cul|ta|tion [ˌsterɪəʊˌɔːskəl'teɪʃn] *noun*: Stereoauskultation *f*

ster|e|o|blas|tu|la [ˌsterɪəʊ'blæstʃələ, -stjʊlə] *noun*: Stereoblastula *f*

ster|e|o|cam|pim|e|ter [ˌsterɪəʊkæm'pɪmətər] *noun*: Stereokampimeter *nt*

ste|re|o|chem|i|cal [ˌsterɪəʊ'kemɪkl, ˌstɪə-] *adj*: Stereochemie betreffend, stereochemisch

ste|re|o|chem|is|try [ˌsterɪəʊ'keməstriː] *noun*: Stereochemie *f*

ster|e|o|cil|i|um [ˌsterɪəʊ'sɪlɪəm] *noun, plural* **-cil|ia** [-'siːlɪə]: Stereozilie *f*, Stereocilium *nt*

ster|e|o|cog|no|sy [ˌsterɪəʊ'kɑgnəsiː] *noun*: Stereognosie *f*

ster|e|o|e|lec|tro|en|ceph|a|log|ra|phy [ˌsterɪəʊɪˌlektrəʊenˌsefə'lɑgrəfiː] *noun*: Stereoelektroenzephalographie *f*, Stereoelektroenzephalografie *f*

ster|e|o|en|ceph|a|lom|e|try [ˌsterɪəʊenˌsefə'lɑmətriː] *noun*: Stereoenzephalometrie *f*

ster|e|o|en|ceph|a|lot|o|my [ˌsterɪəʊenˌsefə'lɑtəmiː] *noun*: Stereoenzephalotomie *f*; stereotaktische Hirnoperation *f*

ster|e|o|es|the|sia [ˌsterɪəʊˌəs'θiːʒə] *noun*: Stereoästhesie *f*

ster|e|o|fluo|ros|co|py [ˌsterɪəʊflʊə'rɑskəpiː] *noun*: stereoskopische Fluoroskopie *f*

ster|e|og|no|sis [ˌsterɪɑg'nəʊsɪs] *noun*: Stereognosie *f*

ster|e|og|nos|tic [ˌsterɪɑg'nɑstɪk] *adj*: stereognostisch

ster|e|o|gram ['sterɪəʊgræm] *noun*: stereokopische Aufnahme *f*, Stereogramm *nt*, Stereoaufnahme *f*

ster|e|o|graph ['sterɪəʊgræf] *noun*: →*stereogram*

ster|e|o|i|so|mer [ˌsterɪəʊ'aɪsəmər] *noun*: Stereoisomer *nt*

ster|e|o|i|so|mer|ic [ˌsterɪəʊˌaɪsə'merɪk] *adj*: stereoisomer

ster|e|o|i|som|er|ism [ˌsterɪəʊaɪ'sɑmərɪzəm] *noun*: Raumisomerie *f*, Stereoisomerie *f*

ster|e|o|i|som|er|i|za|tion [ˌsterɪəʊaɪˌsɑmərɪ'zeɪʃn] *noun*:

S

Stereoisomerisation *f*
ste|re|om|e|ter [ˌsterɪˈɑmɪtər, stɪər-] *noun*: Stereometer *nt*
ste|re|om|e|try [ˌsterɪˈɑmətriː] *noun*: Stereometrie *f*
stereo-ophthalmoscope *noun*: binokuläres Ophthalmoskop *nt*, Stereophthalmoskop *nt*
ste|re|op|sis [ˌsterɪˈɑpsɪs] *noun*: stereoskopisches Sehen *nt*
ste|re|o|ra|di|og|ra|phy [ˌsterɪəʊˌreɪdɪˈɑgrəfiː] *noun*: Stereoradiographie *f*, Röntgenstereographie *f*, Stereoradiografie *f*, Röntgenstereografie *f*
ste|re|o|roent|gen|og|ra|phy [ˌsterɪəʊˌrentgəˈnɑgrəfiː] *noun*: →*stereoradiography*
ste|re|o|scope [ˈsterɪəskəʊp, ˈstɪər-] *noun*: Stereoskop *nt*
ste|re|o|scop|ic [ˌsterɪəˈskɑpɪk] *adj*: **1.** räumlich wirkend *oder* sehend, stereoskopisch **2.** Stereoskop *oder* Stereoskopie betreffend, stereoskopisch
ste|re|os|co|py [ˌsterɪˈɑskəpiː] *noun*: Stereoskopie *f*
ste|re|o|ski|ag|ra|phy [ˌsterɪəʊskaɪˈægrəfiː] *noun*: →*stereoradiography*
ste|re|o|spe|cif|ic [ˌsterɪəʊspɪˈsɪfɪk] *adj*: stereospezifisch
ste|re|o|spec|i|fic|i|ty [ˌsterɪəʊspesəˈfɪsətiː] *noun*: Stereospezifität *f*
ste|re|o|tac|tic [ˌsterɪəʊˈtæktɪk] *adj*: **1.** (*biolog.*) Stereotaxis betreffend, stereotaktisch **2.** (*neurochirurg.*) stereotaktisch **3.** (*biolog.*) Thigmotaxis betreffend, thigmotaktisch
ste|re|o|tax|ic [ˌsterɪəʊˈtæksɪk] *adj*: →*stereotactic*
ste|re|o|tax|is [ˌsterɪəʊˈtæksɪs] *noun*: Stereotaxis *f*
ste|re|o|tax|y [ˌsterɪəʊˈtæksiː] *noun*: →*stereoencephalotomy*
ste|re|o|trop|ic [ˌsterɪəʊˈtrɑpɪk] *adj*: thigmotrop
ste|re|ot|ro|pism [sterɪˈɑtrəpɪzəm, stɪər-] *noun*: Thigmotropismus *m*
ste|re|o|ty|py [ˈsterɪətaɪpiː] *noun*: Stereotypie *f*
oral stereotypy: Verbigeration *f*
ster|ic [ˈsterɪk, ˈstɪər-] *adj*: räumlich, sterisch
ste|rig|ma [stəˈrɪgmə] *noun, plura* **-mas, -mal|ta** [-mətə]: Sterigma *nt*
Ste|rig|ma|to|cys|tis [stəˌrɪgmətəˈsɪstɪs] *noun*: Kolbenschimmel *m*, Gießkannenschimmel *m*, Aspergillus *m*
Ste|rig|mo|cys|tis [ˌstəˌrɪgməʊˈsɪstɪs] *noun*: →*Sterigmatocystis*
ster|i|lant [ˈsterələnt] *noun*: sterilisierende Substanz *f*
ster|ile [ˈsterɪl] *adj*: **1.** keimfrei, steril; aseptisch **2.** unfruchtbar, steril, infertil
ste|ril|i|ty [stəˈrɪlətiː] *noun*: **1.** Keimfreiheit *f*, Sterilität *f*; Asepsis *f* **2.** Unfruchtbarkeit *f*, Sterilität *f*
absolute sterility: absolute Sterilität *f*
aspermatogenic sterility: aspermatogene Sterilität *f*
dysspermatogenic sterility: dysspermatogene Sterilität *f*
female sterility: weibliche Sterilität *f*
idiopathic sterility: idiopathische Sterilität *f*
male sterility: männliche Sterilität *f*
normospermatogenic sterility: normospermatogene Sterilität *f*
primary sterility: primäre Sterilität *f*
relative sterility: relative Sterilität *f*
secondary sterility: sekundäre Sterilität *f*
ster|i|li|za|tion [ˌsterɪləˈzeɪʃn] *noun*: **1.** Entkeimung *f*, Sterilisierung *f*, Sterilisation *f* **2.** (*gynäkol., urolog.*) Sterilisation *f*, Sterilisierung *f*
autoclav sterilization: Autoklavierung *f*
β-rays sterilization: Elektronensterilisation *f*
chemical sterilization: chemische Sterilisation *f*, Sterilisation *f* durch Chemikalien
dry sterilization: Trockensterilisation *f*
ethylene dioxide sterilization: Ethylenoxidsterilisation *f*
formaldehyde sterilization: Formaldehydgassterilisation *f*
gas sterilization: Gassterilisation *f*
heat sterilization: Hitzesterilisation *f*
hot air sterilization: Heißluftsterilisation *f*
moist heat sterilization: Dampfsterilisation *f*
physical sterilization: physikalische Sterilisation *f*
radiation sterilization: Strahlensterilisation *f*
root canal sterilization: Wurzelkanaldesinfektion *f*
steam sterilization: Dampfsterilisation *f*
tubal sterilization: Tubensterilisation *f*
ster|il|ize [ˈsterɪlaɪz] *vt*: **1.** (*hygien.*) entkeimen, keimfrei machen, sterilisieren **2.** (*gynäkol., urolog.*) unfruchtbar machen, sterilisieren
ster|i|li|zer [ˈsterɪlaɪzər] *noun*: Sterilisator *m*, Sterilisierapparat *m*
hot-air sterilizer: Heißluftsterilisator *m*
ster|nal [ˈstɜrnl] *adj*: das Brustbein/Sternum betreffend, sternal
ster|nal|gia [stɜrˈnældʒ(ɪ)ə] *noun*: **1.** Brustbeinschmerz *m*, Sternalgie *f* **2.** (*kardiol.*) Stenokardie *f*, Angina pectoris
sterno- *präf.*: Brust-, Brustbein-, Sterno-, Sternal-
ster|no|cla|vic|u|lar [ˌstɜrnəʊkləˈvɪkjələr] *adj*: Sternum und Schlüsselbein/Klavikel betreffend, sternoklavikulär
ster|no|clei|dal [ˌstɜrnəʊˈklaɪdəl] *adj*: Sternum und Schlüsselbein/Klavikel betreffend, sternoklavikulär
ster|no|clei|do|mas|to|id|e|us [ˌstɜrnəʊˌklaɪdəʊmæsˈtɔɪdɪəs] *noun*: Sternokleidomastoideus *m*, Musculus sternocleidomastoideus
ster|no|cos|tal [ˌstɜrnəʊˈkɑstl, -ˈkɔstl] *adj*: Sternum und Rippen/Costae betreffend, sternokostal, kostosternal
ster|no|dym|ia [ˌstɜrnəʊˈdiːmiːə] *noun*: Sternodymie *f*, -pagie *f*
ster|nod|y|mus [stɜrˈnɑdɪməs] *noun*: Sternodymus *m*, -pagus *m*
ster|no|dyn|i|a [ˌstɜrnəˈdiːnɪə] *noun*: **1.** Brustbeinschmerz *m*, Sternodynie *f*, Sternalgie *f* **2.** (*kardiol.*) Stenokardie *f*, Angina pectoris
ster|no|hy|oid [ˌstɜrnəʊˈhaɪɔɪd] *adj*: Sternum und Zungenbein/Os hyoideum betreffend, sternohyoid
ster|noid [ˈstɜrnɔɪd] *adj*: sternoid
ster|no|pa|gia [ˌstɜrnəʊˈpeɪdʒɪə] *noun*: →*sternodymia*
ster|nop|a|gus [stɜrˈnɑpəgəs] *noun*: Sternodymus *m*, -pagus *m*
ster|no|per|i|car|di|al [ˌstɜrnəʊperɪˈkɑːrdɪəl] *adj*: Sternum und Herzbeutel/Perikard betreffend, sternoperikardial
ster|no|scap|u|lar [ˌstɜrnəʊˈskæpjələr] *adj*: Sternum und Schulterblatt/Skapula betreffend, sternoskapular, skapulosternal
ster|nos|chi|sis [stɜrˈnɑskəsɪs] *noun*: Brustbein-, Sternumspalte *f*, Sternoschisis *f*
ster|no|thy|roid [ˌstɜrnəʊˈθaɪrɔɪd] *adj*: Sternum und Schilddrüse/Thyroidea *oder* Schildknorpel/Cartilago thyroidea betreffend, sternothyroid, sternothyreoid
ster|not|o|my [stɜrˈnɑtəmiː] *noun*: Sternotomie *f*
ster|no|tra|che|al [ˌstɜrnəˈtreɪkɪəl] *adj*: Sternum und Luftröhre/Trachea betreffend, sternotracheal
ster|no|ver|te|bral [ˌstɜrnəʊˈvɜrtəbrəl] *adj*: Sternum und Wirbel/Vertebrae betreffend, sternovertebral, vertebrosternal
ster|no|xi|pho|pa|gus [ˌstɜrnəʊzaɪˈfɑpəgəs] *noun*: Sternoxiphopagus *m*
ster|num [ˈstɜrnəm] *noun, plural* **-nums, -na** [-nə]: Brustbein *nt*, Sternum *nt* **above the sternum** oberhalb des

S

Brustbeins/Sternums (liegend), suprasternal **behind the sternum** hinter dem Brustbein/Sternum (liegend), retrosternal **through the sternum** durch das Brustbein/Sternum, transsternal
fractured sternum: Brustbein-, Sternumfraktur *f*
sterlnultaltio [ˌstɜrnjə'teɪʃɪəʊ] *noun:* →*sternutation*
sterlnultaltion [ˌstɜrnjə'teɪʃn] *noun:* Sternutatio *f*
sternlzellen ['stɜrntselən] *plural:* (von) Kupffer-Sternzellen *pl*, (von) Kupffer-Zellen *pl*
stelroid ['stɪərɔɪd, 'ster-] *noun:* Steroid *nt*
adrenocortical steroid: Adrenocorticosteroid *nt*
19-carbon steroids: C-19-Steroide *pl*
steroid-induced *adj:* steroidinduziert, Steroid-
stelroildolgenlelsis [stəˌrɔɪdə'dʒenəsɪs] *noun:* Steroidsynthese *f*, Steroidbiosynthese *f*
stelroildolgenlic [ˌsterɔɪdəʊ'dʒenɪk] *adj:* Steroide bildend, steroidogen
stelrol ['stɪərɔl, 'ster-] *noun:* Sterin *nt*, Sterol *nt*
faecal sterol: (*brit.*) →*fecal sterol*
fecal sterol: fäkales Sterin *nt*
sterltor ['stɜrtər] *noun:* röchelnde/stertoröse Atmung *f*, Stertor *m*; Schnarchen *nt*
sterltolrous ['stɜrtərəs] *adj:* röchelnd, stertorös
stethlaelmia [steθ'iːmiːə] *noun:* (*brit.*) →*stethemia*
stethlallgia [steθ'ældʒ(ɪ)ə] *noun:* Brust-, Brustkorb-, Brustwandschmerz(en *pl*) *m*
stethlelmia [steθ'iːmiːə] *noun:* Lungenstauung *f*
stetho- *präf.:* Brust-, Brustkorb-, Steth(o)-
stethlolcyrltolgraph [ˌsteθə'sɜrtəgræf] *noun:* →*stethokyrtograph*
stethlolgolnilomleter [ˌsteθəˌgəʊnɪ'ɑmɪtər] *noun:* Stethogoniometer *nt*
stethlolgraph ['steθəgræf] *noun:* Stethograph *m*, Stethograf *m*
stethloglralphy [steθ'ɑgrəfiː] *noun:* **1.** Stethographie *f*, Stethografie *f* **2.** Phonokardiographie *f*, Phonokardiografie *f*
stethlolkyrltolgraph [ˌsteθə'kɪrtəgræf] *noun:* Stethokyrtograph *m*, Stethokyrtograf *m*
stethlomleter [steθ'ɑmɪtər] *noun:* Stethometer *nt*
stethlolmylitis [ˌsteθəʊmaɪ'aɪtɪs] *noun:* Entzündung *f* der Brustwandmuskeln, Stethomyositis *f*
stethlolmylolsitlic [ˌsteθəʊmaɪə'sɪtɪk] *adj:* Stethomyositis betreffend, stethomyositisch
stethlolmylolsiltis [ˌsteθəʊmaɪə'saɪtɪs] *noun:* Entzündung *f* der Brustwandmuskeln, Stethomyositis *f*
stethlolpalrallylsis [ˌsteθəʊpə'ræləsɪs] *noun:* Lähmung *f* der Brustwandmuskeln
stethlolphone ['steθəfəʊn] *noun:* Stethophon *nt*
stethlolscope ['steθəskəʊp] *noun:* Stethoskop *nt*
stethlolscoplic [ˌsteθə'skɑpɪk] *adj:* Stethoskop betreffend, mittels Stethoskop, stethoskopisch
stelthoslcolpy [ste'θɑskəpiː] *noun:* Stethoskopie *f*, stethoskopische Untersuchung *f*
stethlolspasm ['steθəspæzəm] *noun:* Krampf/Spasmus *m* der Brustwandmuskeln
St. Guy's dance: →*Sydenham's chorea*
STH *Abk.:* **1.** somatotrophic hormone **2.** somatotropic hormone
sthelnia ['sθiːnɪə] *noun:* (Körper-)Kraft *f*, Stärke *f*, Sthenie *f*
sthenlic ['sθenɪk] *adj:* kräftig, kraftvoll, stark, aktiv, sthenisch
sthenlomleter [sθɪ'nɑmɪtər] *noun:* Sthenometer *nt*
sthenlomleltry [sθɪ'nɑmətriː] *noun:* Sthenometrie *f*
STH-RF *Abk.:* STH-releasing factor
StHS *Abk.:* stabilized human serum
STI *Abk.:* **1.** serum trypsin inhibitor **2.** soybean trypsin inhibitor **3.** systolic time interval
stiblilallism ['stɪbɪəlɪzəm] *noun:* Antimonvergiftung *f*, Stibialismus *m*, Stibismus *m*
stiblilatled ['stɪbɪeɪtɪd] *adj:* antimonhaltig
stiblilaltion [ˌstɪbɪ'eɪʃn] *noun:* Behandlung *f* mit Antimon
stiblilum ['stɪbɪəm] *noun:* Stibium *nt*, Antimon *nt*
stiblolglulcolnate [ˌstɪbə'gluːkəneɪt] *noun:* Stibogluconat *nt*
stiblolphen ['stɪbəfen] *noun:* Stibophen *nt*
STIF *Abk.:* soft tissue interstitial fluid
stifflness ['stɪfnəs] *noun:* Steifigkeit *f*, Steifheit *f*
joint stiffness: Gelenksteife *f*
morning stiffness: morgendliche Steifheit *f*
muscle stiffness: Muskelsteifheit *f*
neck stiffness: Nackensteifigkeit *f*, Nackensteife *f*
shoulder stiffness: Schultersteife *f*
spinal stiffness: Wirbelsäuleneinsteifung *f*, Wirbelsäulenversteifung *f*
stiglma ['stɪgmə] *noun, plural* **-mas, -malta** ['stɪgmətə, stɪg'mætə]: Stigma *nt*
follicular stigma: Stigma *nt*, Macula pellucida
saffron stigma: Croci stigma
stiglmaslterlol [stɪg'mæstərɔl] *noun:* Stigmasterin *nt*
stiglmatlic [stɪg'mætɪk] *adj:* anastigmatisch, stigmatisch
stiglmaltomleter [ˌstɪgmə'tɑmɪtər] *noun:* Stigmatometer *nt*
stillbene ['stɪlbiːn] *noun:* Stilben *nt*
stillbesltrol [stɪl'bestrɔl] *noun:* Diäthylstilböstrol *nt*, Diethylstilbestrol *nt*
stillboesltrol [stɪl'bestrɔl] *noun:* (*brit.*) →*stilbestrol*
stillet ['staɪlɪt, stɪ'let] *noun:* →*stylet*
stillette ['staɪlɪt, stɪ'let] *noun:* →*stylet*
stilllbirth ['stɪlbɜrθ] *noun:* Totgeburt *f*; intrauteriner Fruchttod *m*
stilllborn ['stɪlbɔːrn]: **I** *noun* Totgeborene *nt*, Totgeburt *f* **II** *adj* totgeboren
stimlullant ['stɪmjələnt]: **I** *noun* **1.** Anregungs-, Reiz-, Aufputschmittel *nt*, Stimulans *nt* **2.** Anreiz *m*, Antrieb *m*, Anregung *f*, Stimulanz *f* **II** *adj* →*stimulating*
stimlullate ['stɪmjəleɪt] *vt, vi:* anregen, beleben, aufputschen, stimulieren
stimlullatling ['stɪmjəleɪtɪŋ] *adj:* belebend, anregend, stärkend; mit analeptischer Wirkung, analeptisch
stimlullaltion [ˌstɪmjə'leɪʃn] *noun:* **1.** Anregung *f*, Belebung *f*, Anreiz *m*, Antrieb *m*, Stimulation *f*, Stimulieren *nt* **2.** (*physiolog.*) Reiz *m*, Reizung *f*, Stimulation *f*
ampullofugal stimulation: utrikulofugale Stimulation *f*
ampullopetal stimulation: utrikulopetale Stimulation *f*
atrial stimulation: Vorhofstimulation *f*
DDD stimulation: DDD-Stimulation *f*
DDI stimulation: DDI-Stimulation *f*
electrical nerve stimulation: Elektrostimulationsanalgesie *f*
gingival stimulation: Zahnfleischmassage *f*
hormonal stimulation: hormonelle Stimulation *f*
hormonal ovarian stimulation: hormonelle ovarielle Stimulation *f*
light stimulation: Photostimulation *f*, Fotostimulation *f*
mechanical stimulation: mechanischer Reiz *m*
nerve stimulation: Nervenstimulation *f*, -stimulierung *f*
paired-pulse stimulation: paarige Stimulation *f*
thermal stimulation: thermischer Vitalitätstest *m*
transcutaneous electrical nerve stimulation: transkutane elektrische Nervenstimulation *f*
ventricular stimulation: Kammerstimulation *f*, Ventri-

S

kelstimulation *f*
VVI stimulation: VVI-Stimulation *f*
stim|u|la|tive ['stɪmjəleɪtɪv] *adj*: →*stimulating*
stim|u|la|tor ['stɪmjəleɪtər] *noun*: **1.** Anregungs-, Reiz-, Aufputschmittel *nt*, Stimulans *nt* **2.** Stimulator *m*
Bimler stimulator: Bimler-Gebissformer *m*, Gebissformer *m*
electric nerve stimulator: elektrischer Nervenstimulator *m*, elektrischer Stimulator *m*
Hilger facial nerve stimulator: Hilger-Fazialisstimulator *m*
human thyroid adenylate cyclase stimulator: Thyroidea-stimulierendes Immunglobulin *nt*, thyroid-stimulating immunoglobulin *nt*, long-acting thyroid stimulator *m*
interdental stimulator: Interdentalstimulator *m*
long-acting thyroid stimulator: Thyroidea-stimulierendes Immunglobulin *nt*, thyroid-stimulating immunoglobulin *nt*, long-acting thyroid stimulator *m*
nerve stimulator: Nervenstimulator *m*
stim|u|la|to|ry ['stɪmjələˌtɔːriː] *adj*: stimulierend
stim|u|lus ['stɪmjələs] *noun, plural* **-li** [-laɪ, -liː]: **1.** Reiz *m*, Stimulus *m* **2.** Anreiz *m*, Ansporn *m*
adequate stimulus: adäquater Reiz *m*
chemical stimulus: chemischer Reiz *m*
conditioned stimulus: bedingter Reiz *m*, conditioned stimulus
distension stimulus: Dehnungsreiz *m*, -stimulus *m*
eliciting stimulus: auslösender Reiz *m*
environmental stimuli: Umweltreize *pl*, exterorezeptive/exterozeptive/äußere Reize *pl*
heterologous stimulus: heterologer Reiz *m*
heterotopic stimulus: heterotoper Reiz *m*
homologous stimulus: homologer Reiz *m*
inadequate stimulus: unterschwelliger Reiz *m*
liminal stimulus: Grenz-, Schwellenreiz *m*
mechanical stimulus: mechanischer Reiz *m*
odor stimulus: Geruchsreiz *m*
pain stimulus: Schmerzreiz *m*
pathologic stimulus: pathologischer Reiz *m*
proprioceptive stimuli: propriozeptive/propriorezeptive Reize *pl*
sensory stimulus: Sinnesreiz *m*
subliminal stimulus: unterschwelliger Reiz *m*
subthreshold stimulus: unterschwelliger Reiz *m*
successive stimuli: Sukzessivreize *pl*
suction stimulus: Saugreiz *m*
taste stimulus: Schmeckreiz *m*
thermal stimulus: thermischer Reiz *m*
threshold stimulus: Grenz-, Schwellenreiz *m*
unconditioned stimulus: unbedingter Reiz *m*, unconditioned stimulus
stimulus-specific *adj*: reizspezifisch
sting [stɪŋ]: I *noun* **1.** Stachel *m* **2.** Stich *m*, Biss *m* II *vt* **3.** stechen; beißen, brennen **4.** brennen, wehtun, peinigen III *vi* stechen; brennen, beißen; schmerzen, wehtun
stip|pled ['stɪplt] *adj*: gepunktet, getüpfelt, punktiert, Tüpfel-
stip|pling ['stɪplɪŋ] *noun*: Tüpfelung *f*, Punktierung *f*
basophilic stippling: basophile Tüpfelung *f* der Erythrozyten
gingival stippling: Zahnfleischtüpflung *f*, Stippling *nt*
Maurer's stippling: Maurer-Körnelung *f*, Maurer-Tüpfelung *f*
Schüffner's stippling: Schüffner-Tüpfelung *f*
STIR *Abk.*: short TI inversion recovery
stir|rup ['stɜrəp, 'stɪr-] *noun*: Steigbügel *m*, Stapes *m*
Böhler's stirrup: Böhler-Gehbügel *m*
stitch [stɪtʃ]: I *noun* **1.** Stich *m*, Naht *f* **2.** Stich(art *f*) *m* **3.** (*Schmerz*) Stich *m*, Stechen *nt* II *vt* nähen
stitch up *vt* vernähen, zusammennähen
St. John's dance: →*Sydenham's chorea*
St. John's-wort: **1.** Johanniskraut *nt*, Hypericum perforatum **2.** Johanniskraut *nt*, Hyperici herba
STK *Abk.*: serum thymidine kinase
STLV *Abk.*: simian T-cell lymphotropic virus
STM *Abk.*: short-term memory
STME *Abk.*: symptom-tolerated maximum exercise
STNR *Abk.*: symmetrical tonic neck reflex
sto|chas|tic [stə'kæstɪk] *adj*: dem Zufall unterworfen, stochastisch
sto|chas|tics [stə'kæstɪks] *plural*: Stochastik *f*
stock|cock ['stɑkˌkɑk] *noun*: (Wasser-, Gas-, Absperr-) Hahn *m*
stock|i|nette ['stɑkɪnet] *noun*: Trikotstrumpf *m*, Trikotschlauch *m*, Schlauchbinde *f*
stock|ing ['stɑkɪŋ] *noun*: Strumpf *m*
compression stockings: Kompressionsstrümpfe *pl*
elastic stocking: Gummistrumpf *m*, Stützstrumpf *m*
stock|y ['stɑkiː] *adj*: (*Statur*) untersetzt, gedrungen
stoi|chi|o|met|ric [ˌstɔɪkɪə'metrɪk] *adj*: Stöchiometrie betreffend, stöchiometrisch
stoi|chi|om|e|try [ˌstɔɪkɪ'ɑmətriː] *noun*: Stöchiometrie *f*
stokes [stəʊks] *noun*: Stokes *nt*
stom- *präf.*: Mund-, Stomat(o)-
sto|ma [stəʊmə] *noun, plural* **-mas, -ma|ta** ['stəʊmətə, stəʊ'mɑtə]: **1.** Öffnung *f*, Mund *m*, Stoma *nt* **2.** (*chirurg.*) Stoma *nt* **3.** Fistelöffnung *f*, Stoma *nt*
ileal stoma: Ileostoma *nt*
nippled stoma: Nippelstoma *nt*
sto|mac|a|ce [stəʊ'mækəsiː] *noun*: →*stomatocace*
stom|ach ['stʌmək] *noun*: **1.** Magen *m*; (*anatom.*) Gaster *f*, Ventriculus *m* **on an empty stomach** auf leeren/nüchternen Magen **on a full stomach** mit vollem Magen **without stomach** ohne Magen **2.** Bauch *m*
bilocular stomach: Sanduhrmagen *m*
cascade stomach: Kaskadenmagen *m*
hourglass stomach: Sanduhrmagen *m*
J-shaped stomach: Angelhakenform *f*, Rieder-Magenform *f*
leather bottle stomach: entzündlicher Schrumpfmagen *m*, Brinton-Krankheit *f*, Magenszirrhus *m*, Linitis plastica
miniature stomach: Pawlow-Magen *m*, Pawlow-Tasche *f*
Pavlov stomach: Pawlow-Magen *m*, Pawlow-Tasche *f*
sclerotic stomach: →*leather bottle stomach*
thoracic stomach: Thoraxmagen *m*
tobacco pouch stomach: Beutelmagen *m*
upside-down stomach: Upside-down stomach *nt*
waterfall stomach: Kaskadenmagen *m*
stom|ach|al|gia [ˌstʌmə'kældʒ(ɪ)ə] *noun*: →*stomach ache*
sto|mach|ic [stəʊ'mækɪk]: I *noun* Magenmittel *nt*, Stomachikum *nt* II *adj* **1.** Magen betreffend, gastrisch, Magen-, Gastro- **2.** verdauungs-, appetitfördernd
sto|mach|i|cal [stəʊ'mækɪkl] *adj*: →*stomachic II*
stom|a|cho|dy|nia [ˌstʌməkəʊ'diːnɪə] *noun*: →*stomach ache*
sto|ma|de|um [ˌstəʊmə'dɪəm] *noun*: →*stomodeum*
sto|mal ['stəʊməl] *adj*: Stoma betreffend, Mund-, Stoma-
sto|mal|gia [stəʊ'mældʒ(ɪ)ə] *noun*: →*stomatalgia*
stomat- *präf.*: Mund-, Stomat(o)-
stom|a|tal ['stɑmətəl, 'stəʊm-] *adj*: Stoma betreffend, Mund-, Stoma-
sto|ma|tal|gia [ˌstəʊmə'tældʒ(ɪ)ə] *noun*: Schmerzen *pl*

S

im Mund, Stomatalgie *f*, Stomatodynie *f*
sto|mat|ic [stə'mætɪk] *adj*: Mund betreffend, oral, Mund-, Stomat(o)-
sto|ma|tit|ic [ˌstəʊmə'tɪtɪk] *adj*: Stomatitis betreffend, stomatitisch
sto|ma|ti|tis [ˌstəʊmə'taɪtɪs] *noun*: Entzündung *f* der Mundschleimhaut, Mundschleimhautentzündung *f*, Stomatitis *f*
acute streptococcal stomatitis: akute Streptokokkenstomatitis *f*
acute ulcerative stomatitis: akute ulzerierende Stomatitis *f*
angular stomatitis: Perlèche *f*, Faulecken *pl*, Mundwinkelcheilitis *f*, Mundwinkelrhagaden *pl*, Angulus infectiosus oris/candidamycetica, Cheilitis/Stomatitis angularis
aphthobulbous stomatitis: →*epidemic stomatitis*
aphthous stomatitis: **1.** aphthöse Stomatitis *f*, Mundfäule *f*, Gingivostomatitis/Stomatitis herpetica **2.** rezidivierende aphthöse Stomatitis *f*
bismuth stomatitis: Wismutstomatitis *f*, Stomatitis bismutica
catarrhal stomatitis: katarrhalische Stomatitis *f*, Stomatitis catarrhalis/simplex
contact stomatitis: Kontaktstomatitis *f*, kontaktallergische Stomatitis *f*
contact allergic stomatitis: →*contact stomatitis*
contagious pustular stomatitis: Orf *f*, atypische Schafpocken *pl*, Steinpocken *pl*, Ecthyma contagiosum, Stomatitis pustulosa contagiosa
denture stomatitis: Prothesenstomatitis *f*, Prothesenstomatopathie *f*
epidemic stomatitis: (echte) Maul- und Klauenseuche *f*, Febris aphthosa, Stomatitis epidemica, Aphthosis epizootica
epizootic stomatitis: →*epidemic stomatitis*
fibrinous stomatitis: fibrinöse Stomatitis *f*
fusospirillary stomatitis: Plaut-Vincent-Angina *f*, Vincent-Angina *f*, Fusospirillose *f*, Fusospirochätose *f*, Angina ulcerosa/ulceromembranacea
fusospirochaetal stomatitis: (*brit.*) →*fusospirillary stomatitis*
fusospirochetal stomatitis: →*fusospirillary stomatitis*
gangrenous stomatitis: Noma *f*, Wangenbrand *m*, Wasserkrebs *m*, infektiöse Gangrän *f* des Mundes, Cancer aquaticus, Chancrum oris, Stomatitis gangraenosa
gonococcal stomatitis: Gonokokkenstomatitis *f*
gonorrheal stomatitis: Gonokokkenstomatitis *f*
gonorrhoeal stomatitis: (*brit.*) →*gonorrheal stomatitis*
herpetic stomatitis: aphthöse Stomatitis *f*, Mundfäule *f*, Gingivostomatitis/Stomatitis herpetica
lead stomatitis: Stomatitis saturnina
membranous stomatitis: pseudomembranöse Stomatitis *f*
mercurial stomatitis: Stomatitis *f* bei Quecksilbervergiftung, Stomatitis mercurialis
mycotic stomatitis: Mundsoor *m*, Candidose *f* der Mundschleimhaut
nicotine stomatitis: Nikotinstomatitis *f*, Raucherleukokeratose *f*, Stomatitis nicotina
nicotinic stomatitis: →*nicotine stomatitis*
nonspecific stomatitis: unspezifische Stomatitis *f*
Plaut-Vincent stomatitis: →*fusospirillary stomatitis*
putrid stomatitis: →*fusospirillary stomatitis*
recurrent aphthous stomatitis: rezidivierende aphthöse Stomatitis *f*
recurrent herpetic stomatitis: rezidivierende Herpesstomatitis *f*
ulcerative stomatitis: ulzerative Stomatitis *f*, Stomatitis ulcerosa, Stomakake *f*
ulceromembranous stomatitis: Stomatitis ulceromembranacea
uraemic stomatitis: (*brit.*) →*uremic stomatitis*
uremic stomatitis: urämische Stomatitis *f*
vesicular stomatitis: →*herpetic stomatitis*
Vincent's stomatitis: →*fusospirillary stomatitis*
vulcanite stomatitis: Vulkanitstomatitis *f*
stomato- *präf.*: Mund-, Stomat(o)-
sto|ma|to|ca|ce [ˌstəʊmə'tɑkəsiː] *noun*: Stomakake *f*, Stomatitis ulcerosa
sto|ma|to|cyte ['stəʊmətəsaɪt] *noun*: Stomatozyt *m*
sto|ma|to|cy|to|sis [ˌstəʊmətəsaɪ'təʊsɪs] *noun*: Stomatozytose *f*
sto|ma|to|de|um [ˌstəʊmətə'dɪəm] *noun*: →*stomodeum*
sto|ma|to|dy|nia [ˌstəʊmətə'diːnɪə] *noun*: →*stomatalgia*
sto|ma|to|dys|o|dia [ˌstəʊmətədɪs'əʊdɪə] *noun*: Mundgeruch *m*, Atemgeruch *m*, Kakostomie *f*, Halitose *f*, Foetor ex ore
sto|ma|to|glos|sit|ic [ˌstəʊmətəglɑ'sɪtɪk] *adj*: Stomatoglossitis betreffend, stomatoglossitisch
sto|ma|to|glos|si|tis [ˌstəʊmətəglɑ'saɪtɪs] *noun*: Entzündung *f* von Mundschleimhaut und Zunge, Stomatoglossitis *f*
sto|ma|to|gna|th|ic [ˌstəʊmətə'næθɪk] *adj*: stomatognath
sto|ma|to|gra|phy [stəʊmə'tɑgrəfiː] *noun*: Stomatografie *f*, Stomatographie *f*
sto|ma|to|la|lia [ˌstəʊmətə'leɪlɪə] *noun*: Stomatolalie *f*
sto|ma|to|log|i|cal [ˌstəʊmətə'lɑdʒɪkl] *adj*: stomatologisch
sto|ma|to|lo|gist [ˌstəʊmə'tɑlədʒɪst] *noun*: Stomatologe *m*, -login *f*
sto|ma|to|lo|gy [ˌstəʊmə'tɑlədʒiː] *noun*: Stomatologie *f*
sto|ma|to|ma|la|cia [ˌstəʊmətəmə'leɪʃ(ɪ)ə] *noun*: Stomatomalazie *f*
sto|ma|to|me|nia [ˌstəʊmətə'miːnɪə] *noun*: Stomatomenie *f*
sto|mat|o|my [stəʊ'mætəmiː] *noun*: Stomatotomie *f*, Stomatomie *f*
sto|ma|to|my|co|sis [ˌstəʊmətəmaɪ'kəʊsɪs] *noun*: pilzbedingte Stomatitis *f*, Stomatitis mycotica, Stomatomykose *f*, Stomatomykosis *f*, Stomatomycosis *f*
sto|ma|to|ne|cro|sis [ˌstəʊmətənɪ'krəʊsɪs] *noun*: →*stomatonoma*
sto|ma|to|no|ma [ˌstəʊmətə'nəʊmə] *noun*: Noma *f*, Wangenbrand *m*, Wasserkrebs *m*, infektiöse Gangrän *f* des Mundes, Cancer aquaticus, Chancrum oris, Stomatitis gangraenosa
sto|ma|top|a|thy [ˌstəʊmə'tɑpəθiː] *noun*: Munderkrankung *f*, Stomatopathie *f*
sto|ma|to|plas|ty ['stəʊmətəplæstiː] *noun*: Mundplastik *f*, Stomatoplastik *f*
sto|ma|tor|rha|gia [ˌstəʊmətə'reɪdʒ(ɪ)ə] *noun*: Blutung *f* aus dem Mund, Stomatorrhagie *f*
sto|ma|tos|chi|sis [ˌstəʊmə'tɑskəsɪs] *noun*: Lippenspalte *f*, Mundspalte *f*, Hasenscharte *f*, Stomatoschisis *f*
sto|mat|o|scope [stəʊ'mætəskəʊp] *noun*: Stomatoskop *nt*
sto|ma|tot|o|my [ˌstəʊmə'tɑtəmiː] *noun*: Stomatotomie *f*, Stomatomie *f*
sto|men|ceph|a|lus [ˌstəʊmen'sefələs] *noun*: Stomozephalus *m*
sto|mi|on ['stəʊmɪɑn] *noun*: Stomion *nt*
stomo- *präf.*: Mund-, Stomat(o)-
sto|mo|ceph|a|lus [ˌstəʊməʊ'sefələs] *noun*: Stomozephalus *m*

S

sto|mo|de|al [ˌstəʊməʊ'dɪəl] *adj*: Stomatodeum betreffend

sto|mo|de|um [ˌstəʊməʊ'dɪəm] *noun*: Mundbucht *f*, Mundnische *f*, Stomatodeum *nt*, Stomadeum *nt*

sto|mos|chi|sis [stəʊ'mɑskəsɪs] *noun*: →*stomatoschisis*

Sto|mox|ys [stəʊ'mɑksɪs] *noun*: Stomoxys *f*

-stomy *suf.*: Mund, Mündung, -stomie, -stomia

stone [stəʊn]: I *noun* Stein *m*, Calculus *m* II *adj* steinern, Stein-

ammonium urate stone: Ammoniumuratstein *m*

apatite stone: Apatitstein *m*

bezoar stone: Bezoarstein *m*

bile duct stone: Gallengangsstein *m*

biliary stone: Gallenstein *m*, Cholelith *m*, Calculus biliaris/felleus

bilirubin-calcium stone: Bilirubinkalkstein *m*, Calciumbilirubinatstein *m*, Kalziumbilirubinatstein *m*

bladder stone: Blasenstein *m*, Harnblasenstein *m*, Calculus vesicae

blue stone: Kupfersulfat *nt*

bronchial stone: Broncholith *m*

calcium bilirubinate stone: Kalziumbilirubinatstein *m*, Calciumbilirubinatstein *m*

calcium carbonate stone: Kalziumkarbonatstein *m*, Calciumcarbonatstein *m*

calcium oxalate stone: Kalziumoxalatstein *m*, Calciumoxalatstein *m*

calcium phosphate stone: Kalziumphosphatstein *m*, Calciumphosphatstein *m*

calcium urate stone: Calciumuratstein *m*, Kalziumuratstein *m*

chalk stone: Gelenkstein *m*, -konkrement *nt*

choledochal stone: Choledochusstein *m*, Choledocholith *m*

cholesterol stone: Cholesterinstein *m*

cholesterol-pigment-calcium stone: Cholesterinpigmentkalkstein *m*

common duct stones: Choledocholithiasis *f*

cystic duct stone: Zystikusstein *m*, Stein *m* im Ductus cysticus

cystine stone: Zystinstein *m*, Cystinstein *m*

dendritic stone: Korallenstein *m*, Hirschgeweihstein *m*, Beckenausgussstein *m*, Ausgussstein *m*

dental stone: Zahnstein *m*, Odontolith *m*, Calculus dentalis, Calculus dentis

diamond stone: Diamant *m*, Diamantinstrument *nt*, Diamantwerkzeug *nt*, Diamantschleifer *m*

intestinal stone: Darmstein *m*

kidney stone: Nierenstein *m*, Nephrolith *m*, Calculus renalis

lung stone: Broncholith *m*, Pneumolith *m*

metabolic stone: Cholesterinstein *m*

nasal stone: Nasenstein *m*, Rhinolith *m*

oxalate stones: Oxalatsteine *pl*

pancreatic stone: Pankreasstein *m*, Pankreatolith *m*

papillary stone: Papillenstein *m*

parenchymal stone: Parenchymstein *m*

pigment stone: Pigmentstein *m*

prostatic stone: Prostatastein *m*, -konkrement *nt*, Prostatolith *m*

pulp stone: Dentikel *m*, echter Pulpastein *m*, Pulpaknoten *m*

renal stone: Nierenstein *m*, Nephrolith *m*, Calculus renalis

salivary stone: Speichelstein *m*, Sialolith *m*

skin stones: Hautkalzinose *f*, Calcinosis cutis

staghorn stone: Korallenstein *m*, Hirschgeweihstein *m*, Beckenausgussstein *m*, Ausgussstein *m*

struvite stone: Tripelphosphatstein *m*, Magnesium-Ammonium-phosphat-Stein *m*

tear stone: Tränenstein *m*, Dakryolith *m*

urate stone: Uratstein *nt*, Harnsäurestein *nt*

urinary stone: Harnstein *m*, Urolith *m*

vein stone: Venenstein *m*, Phlebolith *m*

womb stone: Gebärmutterstein *m*, Uterusstein *m*, Uterolith *m*, Hysterolith *m*

xanthic stone: Xanthinstein *m*

xanthine stone: →*xanthic stone*

stool [stuːl] *noun*: Kot *m*, Fäkalien *pl*, Faeces *pl*

bloody stool: Blutstuhl *m*, blutiger Stuhl *m*; Hämatochezie *f*

currant jelly stool: Stuhl *m* mit Frischblutauflagerung

fatty stool: Fettstuhl *m*

pea-soup stool: Erbsensuppenstuhl *m*, Erbssuppenstuhl *m*

putty stool: Kalkseifenstuhl *m*, Seifenstuhl *m*

ribbon stool: Bleistiftkot *m*

rice-water stools: Reiswasserstühle *pl*

starvation stool: Hungerstuhl *m*

tarry stool: Teerstuhl *m*, Meläna *f*, Melaena *f*

stop [stɑp]: I *noun* **1.** Stillstand *m*, Ende *nt*; Stoppen *nt* **2.** Hemmnis *nt*, Sperre *f*, Hindernis *nt* II *vt* **3.** aufhören (*doing* zu tun) **4.** zum Halten/Stillstand bringen, stoppen, an-, aufhalten, ab-, einstellen; blockieren, hemmen **without stopping** ohne aufzuhören **5.** zu-, verstopfen; (*Zahn*) plombieren, füllen; (*Blutung*) stillen; (*Gefäß*) verschließen III *vi* (an-)halten, stoppen, stehenbleiben; aufhören; (*Puls*) ausbleiben

centric stop: Kontaktfläche *f*, Berührungsfläche *f*, Approximalfläche *f*, Facies contactus dentis

stop|page ['stɑpɪdʒ] *noun*: **1.** Stillstand *m*, (An-)Halten *nt*, Unterbrechen *nt* **2.** Verstopfung *f*, Stau(ung *f*) *m*, Stockung *m*; Hemmung *f*

stop|per ['stɑpər]: I *noun* Stopfer *m*, Pfropf(en) *m*, Stöpsel *m* II *vt* zustöpseln, -stopfen, verstöpseln, -stopfen

stop|ping ['stɑpɪŋ] *noun*: Plombieren *nt*; Plombe *f*, Füllung *f*

thought stopping: Gedankenstop *m*

stop|ple ['stɑpl]: I *noun* Stöpsel *m* II *vt* zustöpseln

stor|age ['stɔːrɪdʒ, 'stəʊr-] *noun*: **1.** Lagern *nt*, Speichern *nt*, (Ein-)Lagerung *f*, Speicherung *f* **2.** Depot *nt*, Speicher *m*

information storage: Informationsspeicherung *f*

store [stɔːr, stəʊr]: I *noun* Vorrat *m*; Lager *nt*, Speicher *m* II *vt* (ein-)lagern, speichern; (*Computer*) speichern

health food store: Reformhaus *nt*; Bioladen *m*

water store: Wasserspeicher *m*

STP *Abk.*: **1.** standard temperature and pressure **2.** sternal puncture

Str. *Abk.*: Streptococcus

str. *Abk.*: stroke

stra|bis|mal [strə'bɪzməl] *adj*: →*strabismic*

stra|bis|mic [strə'bɪzmɪk] *adj*: Schielen/Strabismus betreffend, schielend, Schiel-

stra|bis|mom|e|ter [ˌstrəbɪz'mɑmɪtər] *noun*: Strabismometer *nt*, Strabometer *nt*

stra|bis|mom|e|try [ˌstrəbɪz'mɑmətriː] *noun*: Strabismometrie *f*, Strabometrie *f*

stra|bis|mus [strə'bɪzməs] *noun*: Schielen *nt*, Strabismus *m*

accommodative strabismus: Strabismus accommodativus

alternating strabismus: alternierendes Schielen *nt*, Strabismus alternans

bilateral strabismus: alternierendes Schielen *nt*, Stra-

S

bismus alternans
binocular strabismus: alternierendes Schielen *nt*, Strabismus alternans
comitant strabismus: Begleitschielen *nt*, Strabismus comitans
concomitant strabismus: Begleitschielen *nt*, Strabismus concomitans
convergent strabismus: Einwärtsschielen *nt*, Isotropie *f*, Strabismus convergens/internus
divergent strabismus: Auswärtsschielen *nt*, Exotropie *f*, Strabismus divergens
external strabismus: Auswärtsschielen *nt*, Exotropie *f*, Strabismus divergens
incomitant strabismus: Lähmungsschielen *nt*, Strabismus paralyticus
intermittent strabismus: intermittierendes Schielen *nt*
internal strabismus: Einwärtsschielen *nt*, Esotropie *f*, Strabismus convergens/internus
latent strabismus: latentes Schielen *nt*, Heterophorie *f*, Strabismus latens
manifest strabismus: manifestes Schielen *nt*, manifester Strabismus *m*, Heterotropie *f*
monocular strabismus: einseitiges/unilaterales Schielen *nt*, Strabismus unilateralis
monolateral strabismus: einseitiges/unilaterales Schielen *nt*, Strabismus unilateralis
muscular strabismus: **1.** Begleitschielen *nt*, Strabismus concomitans **2.** Lähmungsschielen *nt*, Strabismus paralyticus
noncomitant strabismus: Lähmungsschielen *nt*, Strabismus paralyticus
nonconcomitant strabismus: Lähmungsschielen *nt*, Strabismus paralyticus
paralytic strabismus: Lähmungsschielen *nt*, Strabismus paralyticus
strabismus sursoadductorius: Strabismus sursoadductorius
unilateral strabismus: einseitiges/unilaterales Schielen *nt*, Strabismus unilateralis
uniocular strabismus: einseitiges/unilaterales Schielen *nt*, Strabismus unilateralis
vertical strabismus: Höhenschielen *nt*, Strabismus verticalis

stra|bom|e|ter [strə'bɑmɪtər] *noun*: →*strabismometer*

stra|bom|e|try [strə'bɑmətriː] *noun*: →*strabismometry*

strab|o|tome ['stræbətəʊm] *noun*: Strabotomiemesser *nt*, Strabotom *nt*

stra|bot|o|my [strə'bɑtəmiː] *noun*: Schieloperation *f*, Strabotomie *f*, Strabismotomie *f*

straight [streɪt]: I *adj* **1.** gerade **2.** (*Person*) gerade, offen, ehrlich; anständig; zuverlässig, sicher **3.** (*inf.*) heterosexuell, hetero II *adv* **4.** geradeaus; direkt, gerade, unmittelbar **5.** ehrlich, anständig

straight|en ['streɪtn]: I *vt* begradigen, gerade machen, gerade ziehen, biegen **straighten o.s. up** sich aufrichten II *vi* gerade werden; (*Person*) sich aufrichten

straight-line *adj*: geradlinig, linear

strain [streɪn]: I *noun* **1.** (*Muskel, Sehne*) Zerrung *f*, (Über-)Dehnung *f*; (*Herz, Auge*) Überanstrengung *f* **2.** Anstrengung *f*, Anspannung *f*; Strapaze *f*, Beanspruchung *f*, Belastung *f* (*on* für) **put/place a strain on** beanspruchen, belasten **3.** (*techn.*) Spannung *f*, Belastung *f*, Beanspruchung *f*, Druck *m*, Zug *m* II *vt* **4.** (*Muskel*) zerren, überdehnen; (*Herz, Augen*) überanstrengen; (*Handgelenk*) verrenken, verstauchen **5.** belasten, strapazieren **6.** (an-)spannen, (an-)ziehen; (*techn.*) deformieren, verformen **7.** (durch-)seihen, (durch-)sieben, passieren; filtern, filtrieren III *vi* **8.** sich anstrengen (*to do* zu tun); sich be-, abmühen **9.** sich (an-)spannen; zerren, ziehen **10.** (*Flüssigkeit*) durchlaufen, -tropfen, -sickern
strain off *vt* →*strain out*
strain out *vt* abseihen; (*Wasser*) abgießen, abschütten
bending strain: Biegedruck *m*, -beanspruchung *f*, -spannung *f*
breaking strain: Bruchbeanspruchung *f*, Zerreißspannung *f*
physiologic strain: physiologische Belastung *f*

strain [streɪn] *noun*: **1.** Rasse *f*, Art *f*; Stamm *m* **2.** (Erb-)Anlage *f*, Veranlagung *f*; Charakterzug *m*, Merkmal *nt*
bacterial strain: Bakterienstamm *m*
OX strains: X-Bakterien *pl*
R strain: R-Form *f*, R-Stamm *m*
rough strain: R-Form, R-Stamm
smooth strain: S-Form *f*, S-Stamm *m*
TWAR strains: TWAR-Chlamydien *pl*, TWAR-Stämme *pl*, Chlamydia pneumoniae

strained [streɪnd] *adj*: **1.** überanstrengt, strapaziert, über(be)lastet; (*Muskel*) gezerrt, überdehnt **2.** durchgeseiht, filtiert, gefiltert **3.** gezwungen, unnatürlich, (an-)gespannt

strain|er ['streɪnər] *noun*: Sieb *nt*; Filter *m*

strait [streɪt] *noun*: (enger) Durchgang *m*, Enge *f*
inferior strait: →*inferior pelvic strait*
inferior pelvic strait: Beckenausgang *m*, Apertura pelvis inferior
superior strait: →*superior pelvic strait*
superior pelvic strait: Beckeneingang *m*, Apertura pelvis superior

strand [strænd] *noun*: Strang *m*, Faser *f*
actin strand: Aktinstrang *m*
Billroth's strands: Milztrabekel *pl*, -stränge *pl*, Trabeculae splenicae
complementary strand: Komplementärstrang *m*
leading strand: Hauptstrang *m*, leading strand *nt*
paramyosin strand: Paramyosinstrang *m*
parent strand: Elternstrang *m*
polyribonucleotide strand: Polyribonucleotidstrang *m*
primer strand: Starterstrang *m*
template strand: Matrizenstrang *m*

stran|gal|aes|the|sia [ˌstræŋgæles'θiːʒ(ɪ)ə] *noun*: (*brit.*) →*strangalesthesia*

stran|gal|es|the|sia [ˌstræŋgæles'θiːʒ(ɪ)ə] *noun*: Gürtelgefühl *nt*, Zonästhesie *f*

stran|gle ['stræŋgl]: I *vt* erwürgen, erdrosseln, strangulieren II *vi* ersticken

stran|gu|late ['stræŋgjəleɪt] *vt*: **1.** (*chirurg.*) abbinden, abschnüren **2.** erwürgen, erdrosseln, strangulieren

stran|gu|lat|ed ['stræŋgjəleɪtɪd]: stranguliert

stran|gu|la|tion [ˌstræŋgjə'leɪʃn] *noun*: Strangulation *f*
adhesive strangulation of intestines: Adhäsionsileus *m*, Brideileus *m*

stran|gu|ry ['stræŋgjəriː] *noun*: (schmerzhafter) Harnzwang *m*, Strangurie *f*

strap [stræp]: I *noun* (Anschnall-)Riemen *m*, (Anschnall-)Gurt *m*, Band *nt* II *vt* **1.** fest-, anschnallen (*to* an); umschnallen **2.** (*Wunde*) mit Heftpflaster versorgen
strap up *vt* einen Heftpflasterverband anlegen
lingual strap: Zungenschild *nt*

strap|ping ['stræpɪŋ] *noun*: (Heft-)Pflasterverband *m*
Garter strapping: redressierender Verband *m* mit Fixierung der Nachbarphalanx
imbricated strapping: Dachziegelverband *m*

S

strat|i|fi|ca|tion [ˌstrætəfɪ'keɪʃn] *noun*: Schichtung *f*, Schichtenbildung *f*, Stratifikation *f*
strat|i|fied ['strætəfaɪd] *adj*: mehrschichtig, geschichtet, schichtförmig
strat|i|form ['strætəfɔːrm] *adj*: schichtenförmig
strat|i|fy ['strætəfaɪ]: **I** *vt* (auf-)schichten, stratifizieren **II** *vi* Schichten bilden, in Schichten legen, stratifizieren
strat|i|gram ['strætɪɡræm] *noun*: Schichtaufnahme *f*, Tomogramm *nt*
stra|tig|ra|phy [strə'tɪɡrəfiː] *noun*: Tomographie *f*, Tomografie *f*
stra|tum ['streɪtəm, 'stræ-, 'strɑ-] *noun, plural* **-tums, -ta** [-tə]: Lage *f*, Schicht *f*, Stratum *nt*
cerebral stratum of retina: Stratum cerebrale, Pars nervosa
ganglionic stratum of optic nerve: Stratum ganglionare nervi optici
ganglionic stratum of retina: Stratum ganglionicum retinae
stratum interolivare lemnisci: Stratum interolivare lemnisci, Stratum lemnisci
stratum lacunosum: Stratum lacunosum
stratum lemnisci: →*stratum interolivare lemnisci*
nervous stratum of retina: Stratum cerebrale, Pars nervosa
neural stratum of retina: Stratum cerebrale, Pars nervosa
neuroepithelial stratum of retina: Schicht *f* der Stäbchen und Zapfen, Stratum neuroepitheliale retinae
stratum opticum: Stratum opticum
stratum oriens: Stratum oriens
pigmented stratum of ciliary body: Pigmentepithel *nt* des Ziliarkörpers, Stratum pigmenti coporis ciliaris
pigmented stratum of retina: Pigmentepithel *nt* der Netzhaut, Stratum pigmentosum retinae, Pars pigmentosa retinae
pyramidal stratum: Stratum pyramidale
stratum radiatum: Stratum radiatum
straw [strɔː] *noun*: Stroh *nt*
oat straw: Haferstroh *nt*, Avenae stramentum
straw|ber|ry ['strɔːbəriː] *noun*: Erdbeere *f*
straw|flow|er ['strɔːˌflaʊər] *noun*: Strohblume *f*, gelbes Katzenpfötchen *nt*, Ruhrkraut *nt*, Helichrysum arenarium
strawflower florets: Stoechados flos
streak [striːk]: **I** *noun* **1.** Strich *m*, Streifen *m*; (Licht-)Strahl *m* **2.** Lage *f*, Schicht *f* **3.** (*mikrobiolog.*) Aufstrichimpfung *f* **4.** (*chem.*) Schliere *f* **II** *vt* (*Kultur*) stricheln, ausstreichen
fatty streaks: Fatty streaks *pl*, Fettstreifen *pl*
germinal streak: Keimstreifen *m*
germinative streak: →*germinal streak*
milk streak: Milchstreifen *m*
primitive streak: Primitivstreifen *m*
streaked [striːkt] *adj*: geschichtet; streifig, gestreift
streak|y ['striːkiː] *adj*: →*streaked*
stream [striːm]: **I** *noun* Strom *m*, Strömung *f* **II** *vt* aus-, verströmen **III** *vi* strömen, fließen
stream of air: Luftstrom *m*
axial stream: Axialstrom *m*
axon stream: Axonstrom *m*
axoplasmic stream: axoplasmatischer Fluss *m*
blood stream: Blutstrom *m*, Blutkreislauf *m*
stream of consciousness: Bewusstseinsstrom *m*
hair streams: Streichrichtungen *pl* der Haare, Flumina pilorum
stream|ing ['striːmɪŋ]: **I** *noun* Strömen *nt*, Fließen *nt* **II** *adj* strömend; (*Augen*) tränend
cytoplasmic streaming: Zytoplasmazirkulation *f*, Plasmazirkulation *f*, Zyklosis *f*
protoplasmic streaming: →*cytoplasmic streaming*
streb|lo|dac|ty|ly [ˌstrebləʊ'dæktəliː] *noun*: Streblodaktylie *f*
strength [streŋθ, -ŋkθ] *noun*: **1.** Kraft *f*, Stärke *f*; Festigkeit *f*, Stabilität *f* **2.** (*physik.*) (Strom-)Stärke *f*; Wirkungsgrad *m* **3.** (Säure-)Stärke *f*; (*Lösung*) Konzentration *f*
alcoholic strength: Alkoholgehalt *m*
bending strength: Biegesteifigkeit *f*
strength of body: Körperkraft *f*
bond strength: Haftfestigkeit *f*
breakdown strength: Durchschlagsfestigkeit *f*
breaking strength: Bruchfestigkeit *f*, Reißfestigkeit *f*
strength of character: Charakterstärke *f*
compressive strength: Druckfestigkeit *f*
disruptive strength: Durchschlagfestigkeit *f*
field strength: Feldstärke *f*
ionic strength: Ionenstärke *f*
magnetic field strength: magnetisches Feld *nt*, Magnetfeld *nt*
strength of mind: Geistesstärke *f*
muscular strength: Muskelkraft *f*, -stärke *f*
shear strength: Abscherfestigkeit *f*
shearing strength: Abscherfestigkeit *f*
tensile strength: Zugfestigkeit *f*, Dehnfestigkeit *f*
strength of will: Willensstärke *f*
strength|en ['streŋθn, -ŋkθn]: **I** *vt* stark machen, (ver-)stärken; verbessern; Kraft geben, kräftigen; festigen **II** *vi* sich verstärken, stark *oder* stärker werden, erstarken
strength|en|er ['streŋθnər, -ŋkθ-] *noun*: **1.** Stärkungsmittel *nt* **2.** Verstärkung *f*
strength|en|ing ['streŋθnɪŋ, -ŋkθ-]: **I** *noun* **1.** Stärkung *f*, Kräftigung *f* **2.** Verstärkung *f* **II** *adj* **3.** stärkend, kräftigend **4.** verstärkend, Verstärkungs-
strength|less ['streŋθlɪs, -ŋkθ-] *adj*: kraftlos, matt; asthenisch
streph|e|no|po|dia [ˌstrefənəʊ'pəʊdɪə] *noun*: Sichelfuß *m*, Pes adductus, Metatarsus varus
streph|ex|o|po|dia [ˌstrefˌeksəʊ'pəʊdɪə] *noun*: Knickfuß *m*, Pes valgus
streph|o|po|dia [ˌstrefə'pəʊdɪə] *noun*: Spitzfuß *m*, Pes equinus
streph|o|sym|bo|li|a [ˌstrefəsɪm'bəʊlɪə] *noun*: Strephosymbolie *f*
strep|i|tus ['strepɪtəs] *noun*: (Auskultations-)Geräusch *nt*, Strepitus *m*
strep|si|tene ['strepsətiːn] *noun*: Strepsitän *nt*
Strept. *Abk.*: Streptococcus
strep|tam|ine [strep'tæmɪn] *noun*: Streptamin *nt*
strep|ti|cae|mia [ˌstreptə'siːmiːə] *noun*: (*brit.*) →*strepticemia*
strep|ti|ce|mia [ˌstreptə'siːmiːə] *noun*: →*streptococcemia*
strepto- *präf.*: Strept(o)-
strep|to|ba|cil|lus [ˌstreptəʊbə'sɪləs] *noun, plural* **-li** [ˌstreptəʊbə'sɪlaɪ]: Streptobacillus *m*
Strep|to|ba|cil|lus [ˌstreptəʊbə'sɪləs] *noun*: Streptobacillus *m*
Streptobacillus moniliformis: Streptobacillus moniliformis
strep|to|bi|o|sa|mine [ˌstreptəʊbaɪ'əʊsəmiːn] *noun*: Streptobiosamin *nt*
Strep|to|coc|ca|ce|ae [ˌstreptəʊkɑ'keɪsɪiː] *plural*: Streptococcaceae *pl*
strep|to|coc|cae|mi|a [ˌstreptəʊkɑk'siːmiːə] *noun*: (*brit.*)

→*streptococcemia*
strep|to|coc|cal [streptəʊ'kɑkl] *adj*: Streptokokken betreffend, durch Streptokokken verursacht, Streptokokken-
strep|to|coc|ce|mi|a [ˌstreptəʊkɑk'siːmiːə] *noun*: Streptokokkensepsis *f*, Streptokokkämie *f*
strep|to|coc|ci [streptəʊ'kɑkaɪ, streptəʊ'kɑsaɪ] *plural*: →*streptococcus*
strep|to|coc|cic [streptəʊ'kɑk(s)ɪk] *adj*: Streptokokken betreffend, durch Streptokokken verursacht, Streptokokken-
strep|to|coc|co|ly|sin [ˌstreptəʊkɑ'kɑləsɪn] *noun*: Streptolysin *nt*
strep|to|coc|co|sis [ˌstreptəʊkɑ'kəʊsɪs] *noun*: Streptokokkeninfektion *f*, Streptokokkose *f*
Strep|to|coc|cus [streptəʊ'kɑkəs] *noun*: Streptococcus *m*
Streptococcus agalactiae: B-Streptokokken *pl*, Streptococcus agalactiae
Streptococcus anginosus: Streptococcus anginosus
Streptococcus equisimilis: Streptococcus equisimilis
Streptococcus haemolyticus: A-Streptokokken *pl*, Streptokokken *pl* der Gruppe A, Streptococcus pyogenes, Streptococcus haemolyticus, Streptococcus erysipelatis
Streptococcus lacticus: Milchsäurebazillus *m*, Streptococcus/Bacillus lactis
Streptococcus lactis: Milchsäurebazillus *m*, Streptococcus/Bacillus lactis
Streptococcus mastitidis: B-Streptokokken *pl*, Streptococcus agalactiae
Streptococcus minutus: Streptococcus minutus, Streptokokken *pl* der Gruppe F
Streptococcus mutans: Mutansstreptokokken *pl*, Streptococcus mutans
Streptococcus pneumoniae: Fränkel-Pneumokokkus *m*, Pneumokokkus *m*, Pneumococcus *m*, Streptococcus pneumoniae, Diplococcus pneumoniae
Streptococcus pyogenes: Streptococcus pyogenes, Streptococcus haemolyticus, Streptococcus erysipelatis, A-Streptokokken *pl*, Streptokokken *pl* der Gruppe A
Streptococcus scarlatinae: A-Streptokokken *pl*, Scharlachstreptokokken *pl*
Streptococcus viridans: vergrünende Streptokokken *pl*, viridans Streptokokken *pl*, Streptococcus viridans
strep|to|coc|cus [streptəʊ'kɑkəs] *noun, plural* **-ci** [streptəʊ'kɑkaɪ, streptəʊ'kɑsaɪ]: Streptokokke *f*, Streptokokkus *m*, Streptococcus *m*
alpha streptococci: →*α-hemolytic streptococci*
alpha-haemolytic streptococci: (*brit.*) →*α-hemolytic streptococci*
alpha-hemolytic streptococci: →*α-hemolytic streptococci*
anhaemolytic streptococci: (*brit.*) →*γ-hemolytic streptococci*
anhemolytic streptococci: →*γ-hemolytic streptococci*
beta streptococci: →*β-hemolytic streptococci*
beta-haemolytic streptococci: (*brit.*) →*β-hemolytic streptococci*
beta-hemolytic streptococci: →*β-hemolytic streptococci*
gamma streptococci: →*γ-hemolytic streptococci*
gamma-haemolytic streptococci: (*brit.*) →*γ-hemolytic streptococci*
gamma-hemolytic streptococci: →*γ-hemolytic streptococci*
group A streptococci: A-Streptokokken *pl*, Streptokokken *pl* der Gruppe A, Streptococcus pyogenes, Streptococcus haemolyticus, Streptococcus erysipelatis
group C streptococci: C-Streptokokken *pl*, Streptococcus equisimilis, Streptokokken *pl* der Gruppe C
group F streptococci: F-Streptokokken *pl*, Streptokokken *pl* der Gruppe *f*, Streptococcus minutus
group G streptococci: G-Streptokokken *pl*, Streptokokken *pl* der Gruppe G, Streptococcus anginosus
group N streptococci: N-Streptokokken *pl*, Streptokokken *pl* der Gruppe N
haemolytic streptococci: (*brit.*) →*hemolytic streptococci*
α-haemolytic streptococci: (*brit.*) →*α-hemolytic streptococci*
β-haemolytic streptococci: (*brit.*) →*β-hemolytic streptococci*
γ-haemolytic streptococci: (*brit.*) →*γ-hemolytic streptococci*
hemolytic streptococci: hämolytische Streptokokken *pl*
α-hemolytic streptococci: α-hämolysierende Streptokokken *pl*, Viridans-Streptokokken *pl*, vergrünende Streptokokken *pl*, Streptococcus viridans
β-hemolytic streptococci: β-hämolysierende/β-hämolytische/beta-hämolytische Streptokokken *pl*
γ-hemolytic streptococci: γ-hämolysierende/gamma-hämolytische/nicht-hämolysierende Streptokokken *pl*
indifferent streptococci: →*γ-hemolytic streptococci*
lactic streptococci: N-Streptokokken *pl*, Streptokokken *pl* der Gruppe N
nonenterococcal group D streptococci: Nichtenterokokken *pl* der Gruppe D
nonhaemolytic streptococci: (*brit.*) →*γ-hemolytic streptococci*
nonhemolytic streptococci: →*γ-hemolytic streptococci*
viridans streptococci: vergrünende Streptokokken *pl*, viridans Streptokokken *pl*, Streptococcus viridans
strep|to|der|ma [ˌstreptəʊ'dɜrmə] *noun*: Streptodermie *f*, Streptodermia *f*
strep|to|dor|nase [streptəʊ'dɔːrneɪs] *noun*: Streptodornase *f*, Streptokokken-Desoxyribonuclease *f*
streptodornase-streptokinase *noun*: Streptokinase-Streptodornase *f*
strep|to|gen|in [streptəʊ'dʒenɪn] *noun*: Streptogenin *nt*
strep|to|hae|mol|y|sin [ˌstreptəʊhɪ'mɑləsɪn] *noun*: (*brit.*) →*streptohemolysin*
strep|to|he|mol|y|sin [ˌstreptəʊhɪ'mɑləsɪn] *noun*: Streptolysin *nt*
strep|to|ki|nase [streptəʊ'kaɪneɪz] *noun*: Streptokinase *f*
streptokinase-streptodornase *noun*: Streptokinase-Streptodornase *f*
strep|tol|y|sin [strep'tɑləsɪn] *noun*: Streptolysin *nt*
streptolysin O: Streptolysin O *nt*
streptolysin S: Streptolysin S *nt*
Strep|to|my|ces [ˌstreptəʊ'maɪsiːz] *noun*: Streptomyces *m*
Strep|to|my|ce|ta|ce|ae [ˌstreptəʊˌmaɪsə'teɪsiː] *plural*: Streptomycetaceae *pl*, Strahlenpilze *pl*, Streptomyzeten *pl*
strep|to|my|cete [ˌstreptəʊ'maɪsiːt] *noun*: Streptomyzet *m*
strep|to|my|cin [streptəʊ'maɪsn] *noun*: Streptomycin *nt*
strep|to|my|co|sis [ˌstreptəʊmaɪ'kəʊsɪs] *noun*: Streptomyces-Infektion *f*, Streptomykose *f*
strep|to|sep|ti|cae|mi|a [streptəʊˌseptɪ'siːmiːə] *noun*: (*brit.*) →*streptosepticemia*
strep|to|sep|ti|ce|mi|a [streptəʊˌseptɪ'siːmiːə] *noun*: Streptokokkensepsis *f*
Strep|to|spo|ran|gi|um [ˌstreptəʊspə'rændʒɪəm] *noun*: Streptosporangium *nt*
strep|to|thri|cho|sis [ˌstreptəʊθraɪ'kəʊsɪs] *noun*: →*streptotrichosis*

S

strep|to|thri|co|sis [ˌstreptəʊθraɪˈkəʊsɪs] *noun*: →*streptotrichosis*

Strep|to|thrix [ˈstreptəʊθrɪks] *noun*: Streptothrix *f*

strep|to|tri|chi|a|sis [ˌstreptəʊtraɪˈkaɪəsɪs] *noun*: →*streptotrichosis*

strep|to|tri|cho|sis [ˌstreptəʊtraɪˈkəʊsɪs] *noun*: **1.** Streptotrichose *f* **2.** Strahlenpilzkrankheit *f*, Aktinomykose *f*, Actinomycosis *f*

stress [stres]: **I** *noun* **1.** (*a. fig.*) (seelische) Belastung *f*, Anspannung *f*, Druck *m*, Stress *m*, Überlastung *f*; (*physik., techn.*) Beanspruchung *f*, Belastung *f* **2.** Betonung *f*, Ton *m*; Akzent *m* **II** *vt* **3.** (*fig.*) (seelisch) belasten, stressen, überlasten **4.** (*physik., techn.*) beanspruchen, belasten **5.** betonen
  axial stress: axiale Belastung *f*
  bending stress: Biegedruck *m*, Biegebeanspruchung *f*, Biegespannung *f*
  breaking stress: Bruchbeanspruchung *f*, Zerreißspannung *f*
  cold stress: Kältebelastung *f*, -stress *m*
  compressive stress: Druckspannung *f*; Druckkraft *f*
  dynamic stress: dynamische Belastung *f*
  flexural stress: →*bending stress*
  heat stress: Wärme-, Hitzebelastung *f*
  maximal stress: Maximalbelastung *f*
  mechanical stress: mechanischer Stress *m*, mechanische Belastung *f*
  static stress: statische Belastung *f*
  surgical stress: chirurgischer Stress *m*, Stress *m* durch einen chirurgischen Eingriff
  tensile stress: Zugbeanspruchung *f*, Zugbelastung *f*, Dehnbeanspruchung *f*, Dehnbelastung *f*
  thermal stress: thermische Belastung *f*
  torsional stress: Torsionsspannung *f*

stress-breaker *noun*: Stressbreaker *m*
  hinge stress-breaker: Scharnierdruckbrecher *m*, Scharnier-Stressbreaker *m*

stres|sor [ˈstresər] *noun*: Stressfaktor *m*, Stressor *m*

stretch [stretʃ]: **I** *noun* **1.** (Aus-)Dehnen *nt*, Strecken *nt* **give o.s. a stretch** sich (aus-)strecken, sich dehnen, sich recken **2.** Dehnbarkeit *f*, Elastizität *f* **3.** Anspannung *f*, (Über-)Anstrengung *f*; Strapazierung *f* **4.** Zeitraum *m*, -spanne *f*; Strecke *f*, Stück *m* **II** *adj* dehnbar, Stretch- **III** *vt* **5.** (aus-)strecken, recken **stretch o.s. out** sich (aus-) strecken, sich dehnen, sich recken **6.** spannen (*over* über); straffziehen; (aus-)weiten, strecken, (über-, aus-) dehnen **IV** *vi* sich (aus-)strecken, sich dehnen, sich recken

stretch|er [ˈstretʃər] *noun*: (Trag-)Bahre *f*, (Kranken-) Trage *f*

stretch-sensitive *adj*: dehnungsempfindlich

stretch|y [ˈstretʃɪ] *adj*: dehnbar, elastisch

stri|a [ˈstraɪə] *noun, plural* **-ae** [ˈstraɪˌiː]: **1.** Streifen *m*, schmale bandförmige Struktur *f*, Stria *f* **2.** Streifen *m*, Linie *f*, Furche *f*
  acoustic striae: Striae medullares ventriculi quarti
  stria of Amici: Z-Linie *f*, -Streifen *m*, Zwischenscheibe *f*, Telophragma *nt*
  auditory striae: Striae medullares ventriculi quarti
  stria of Baillarger: Baillarger-Streifen *m*
  brown striae: Retzius-Streifung *f*
  striae distensae: Striae distensae, Striae cutis atrophicae, Striae cutis distensae
  striae distensae of puberty: Pubertätsstreifen *pl*, Striae adolescentium, Striae pubertalis
  external stria of Baillarger: äußere Baillarger-Schicht *f*, äußerer Baillarger-Streifen *m*, Stria laminae granularis interna
  external medullary stria of corpus striatum: äußere Marklamelle *f* des Corpus striatum, Lamina medullaris lateralis corpori striati
  stria of ganglionic pyramidal layer: →*inner stria of Baillarger*
  stria of Gennari: Gennari-Streifen *m*
  inner stria of Baillarger: innere Baillarger-Schicht *f*, innerer Baillarger-Streifen *m*, Stria laminae pyramidalis interna
  internal stria of Baillarger: →*inner stria of Baillarger*
  stria of internal granular layer: →*inner stria of Baillarger*
  internal medullary stria of corpus striatum: innere Marklamelle *f* des Corpus striatum, Lamina medullaris medialis corpori striati
  stria of internal pyramidal layer: →*inner stria of Baillarger*
  Langhans' stria: Zytotrophoblastenschicht *f*, Langhans-Zellschicht *f*
  lateral Lancisi's stria: lateraler Längsstreifen *m* des Balkens, Stria longitudinalis lateralis corporis callosi
  lateral longitudinal stria of corpus callosum: lateraler Längsstreifen *m* des Balkens, Stria longitudinalis lateralis corporis callosi
  lateral medullary stria of corpus striatum: äußere Marklamelle *f* des Corpus striatum, Lamina medullaris lateralis corpori striati
  lateral olfactory stria: Stria olfactoria lateralis
  mallear stria of tympanic membrane: Stria mallearis
  medial Lancisi's stria: medialer Längsstreifen *m* des Balkens, Stria longitudinalis medialis corporis callosi
  medial longitudinal stria of corpus callosum: medialer Längsstreifen *m* des Balkens, Stria longitudinalis medialis corporis callosi
  medial medullary stria of corpus striatum: innere Marklamelle *f* des Corpus striatum, Lamina medullaris medialis corpori striati
  medial olfactory stria: Stria olfactoria medialis
  medullary striae of fourth ventricle: Striae medullares ventriculi quarti
  medullary striae of thalamus: Markstreifen *pl* des Thalamus, Striae medullares thalami
  stria of molecular layer: Tangenzialfaserschicht *f* der Molekularschicht, Stria laminae molecularis/plexiformis
  Nitabuch's stria: Nitabuch-Fibrinstreifen *m*
  olfactory striae: Striae olfactoriae
  outer stria of Baillarger: →*external stria of Baillarger*
  stria of plexiform layer: →*stria of molecular layer*
  Retzius striae: Retzius-Streifung *f*, Retzius-Linien *pl*, Zuwachslinien *pl*, Wachstumslinien *pl*, Anbaulinien *pl*
  Rohr's stria: Rohr-Fibrinoidstreifen *m*, Rohr-Fibrinoid *nt*
  Schreger's striae: Schreger-Hunter-Linien *pl*
  semicircular stria: Stria terminalis
  terminal stria: Stria terminalis
  Terry's striae: Terry-Linien *pl*
  vascular stria of cochlear duct: Stria vascularis ductus cochlearis
  Wickham's striae: Wickham-Streifen *pl*, Wickham-Phänomen *nt*, Weyl-Wickham-Streifen *pl*
  striae of Zahn: Zahn-Linien *pl*

stri|a|tal [straɪˈeɪtl] *adj*: Corpus striatum betreffend, Striatum-

stri|ate [ˈstraɪɪt, -eɪt]: **I** *adj* →*striated* **II** *vt* streifen, furchen

stri|at|ed [ˈstraɪeɪtɪd] *adj*: gestreift, streifig, streifenför-

S

mig, striär
stri|a|tion [straɪ'eɪʃn] *noun*: **1.** Streifen *m*, Furche *f*, Streifenbildung *f*, Furchung *f* **2.** (*Muskel*) (Quer-)Streifung *f*
tabby cat striation: →*tigroid striation*
tigroid striation: Tigerung *f* des Herzmuskels, Tigerherz *nt*
transverse striation: Querstreifung *f*
stri|a|to|ni|gral [ˌstraɪətəʊ'naɪgrəl] *adj*: Corpus striatum und Substantia nigra betreffend, strionigral
stri|a|tum [straɪ'eɪtəm] *noun, plural* **-ta** [-tə]: Striatum *nt*
dorsal striatum: Striatum dorsale
ventral striatum: Corpus striatum ventrale, Striatum ventrale
strict [strɪkt] *adj*: strikt, streng; genau, exakt, präzise
stric|ture ['strɪktʃər] *noun*: (hochgradige) Verengung *f*, Striktur *f*, Strictum *f*
anastomotic stricture: Anastomosenstriktur *f*
annular stricture: Ringstriktur *f*
bile duct stricture: Gallengang(s)striktur *f*
biliary stricture: Gallengangsstriktur *f*
bridle stricture: Bridenstriktur *f*
bronchial stricture: Bronchusstriktur *f*
cicatricial stricture: Narbenstriktur *f*
colonic stricture: Kolonstriktur *f*
esophageal stricture: Speiseröhren-, Ösophagusstriktur *f*
functional stricture: funktionelle/spastische Striktur *f*
Hunner's stricture: Hunner-Striktur *f*
oesophageal stricture: (*brit.*) →*esophageal stricture*
organic stricture: permanente Striktur *f*
peptic stricture: peptische Striktur *f*
peptic esophageal stricture: peptische Ösophagusstriktur *f*
peptic oesophageal stricture: (*brit.*) →*peptic esophageal stricture*
permanent stricture: permanente Striktur *f*
scar stricture: narbige Striktur *f*, Narbenstriktur *f*
spasmodic stricture: funktionelle/spastische Striktur *f*
spastic stricture: funktionelle/spastische Striktur *f*
temporary stricture: funktionelle/spastische Striktur *f*
urethral stricture: Harnröhren-, Urethrastriktur *f*
stric|tured ['strɪktʃərd] *adj*: verengt, strikturiert
stric|tur|ot|o|my [strɪktʃə'rɑtəmiː] *noun*: Strikturotomie *f*
stri|dent ['straɪdnt] *adj*: **1.** schrill, durchdringend, schneidend, grell **2.** knirschend, knarrend
stri|dor ['straɪdər] *noun*: Stridor *m*
congenital laryngeal stridor: Stridulus *m*, Stridor congenitus/connatus
stridor dentium: Karolyi-Effekt *m*, Leerbissmastikation *f*, Parafunktion *f*, Bruxismus *m*, Kaukrämpfe *pl*
expiratory stridor: exspiratorischer Stridor *m*
inspiratory stridor: inspiratorischer Stridor *m*
laryngeal stridor: Stridor laryngealis
strid|u|lous ['strɪdʒələs] *adj*: in Form eines Stridors, stridorös, stridulös
string [strɪŋ] *noun*: Strang *m*, Schnur *f*
navel string: Nabelstrang *m*, -schnur *f*, Chorda/Funiculus umbilicalis
strin|gent ['strɪndʒənt] *adj*: stringent
stri|o|cer|e|bel|lar [ˌstraɪəˌserə'belər] *adj*: striozerebellär
stri|o|mo|tor [ˌstraɪə'məʊtər] *adj*: Skelettmuskulatur betreffend *oder* versorgend
stri|o|mus|cu|lar [ˌstraɪə'mʌskjələr] *adj*: quergestreifte Muskulatur betreffend
stri|o|ni|gral [ˌstraɪə'naɪgrəl] *adj*: strionigral
stri|o|pal|li|dal [ˌstraɪə'pælɪdl] *adj*: striopallidär, pallidostriär
stri|o|some ['straɪəsəʊm] *noun*: Striosom *nt*
strip [strɪp]: **I** *noun* schmaler Streifen *m*, Strip *m* **II** *vt* (*Vene*) strippen
glucose oxidase strips: Glucoseoxidaseteststreifen *pl*
stripe [straɪp] *noun*: Streifen *m*, Strich *m*, Strieme(n *m*) *f*
Exner's stripe: Exner-Streifen *m*
external stripe of Baillarger: äußere Baillarger-Schicht *f*, äußerer Baillarger-Streifen *m*, Stria laminae granularis interna
stripe of Gennari: Gennari-Streifen *m*
inner stripe of Baillarger: →*internal stripe of Baillarger*
inner stripe of renal medulla: Stria interna medullae renalis
internal stripe of Baillarger: innere Baillarger-Schicht *f*, innerer Baillarger-Streifen *m*, Stria laminae pyramidalis interna
Kaes-Bechterew stripe: Kaes-Bechterew-Streifen *m*
Mees' stripes: →*Mees' lines*
outer stripe of Baillarger: →*external stripe of Baillarger*
outer stripe of renal medulla: Stria externa medullae renalis
stripes of Retzius: Retzius-Streifung *f*
striped [straɪp(ɪ)t] *adj*: streifig, gestreift
strip|per ['strɪpər] *noun*: (Venen-)Stripper *m*
Babcock vein stripper: Babcock-Sonde *f*
ring stripper: Ringstripper *m*
vein stripper: Venenstripper *m*
strip|ping ['strɪpɪŋ] *noun*: (Venen-)Stripping *nt*
subcutaneous stripping: Babcock-Methode *f*
varicose vein stripping: Varizenstripping *nt*
vein stripping: Venenstripping *nt*
stro|bi|la [strəʊ'baɪlə] *noun, plura* **-lae** [-liː]: Strobila *f*
stro|bile ['strəʊbaɪl, -bɪl, 'strɑ-] *noun*: →*strobila*
Strob|i|lo|cer|cus [ˌstrɑbɪləʊ'sɜrkəs] *noun*: Strobilocercus *m*
stro|bo|scope ['strəʊbəskəʊp] *noun*: Stroboskop *nt*
stro|bo|scop|ic [ˌstrəʊbə'skɑpɪk] *adj*: Stroboskopie betreffend, mittels Stroboskopie, stroboskopisch
stro|bos|co|py [strə'bɑskəpiː] *noun*: Stroboskopie *f*
stroke [strəʊk] *noun*: **1.** Schlag *m*, Stoß *m*, Hieb *m*; (Herz-)Schlag *m* **2.** →*apoplectic stroke*
apoplectic stroke: Schlaganfall *m*, Gehirnschlag *m*, apoplektischer Insult *m*, Apoplexie *f*, Apoplexia cerebri
chronic stroke: Monge-Krankheit *f*, chronische Höhenkrankheit *f*
heart stroke: **1.** Herzschlag *m* **2.** Stenokardie *f*, Angina pectoris
heat stroke: Hitzschlag *m*, Sonnenstich *m*
ischaemic stroke: (*brit.*) →*ischemic stroke*
ischemic stroke: ischämischer Insult *m*
lightning stroke: Blitzschlag *m*, Fulguration *f*
sun stroke: Hitzschlag *m*, Sonnenstich *m*
stro|ma ['strəʊmə] *noun, plural* **-ma|ta** [-mətə]: (Stütz-)Gerüst *nt* eines Organs, Stroma *nt*
endometrial stroma: Endometriumstroma *nt*
stroma of iris: Irisgrundgerüst *nt*, -stroma *nt*, Stroma iridis
ovarian stroma: Ovarialstroma *nt*, Eierstockstroma *nt*, Stroma ovarii
stroma of ovary: Eierstock-, Ovarialstroma *nt*, Stroma ovarii
stroma of thyroid (gland): Schilddrüsenstroma *nt*, Stroma glandulae thyroideae
vitreous stroma: Glaskörperstroma *nt*, Stroma vitreum
stro|mal ['strəʊməl] *adj*: Stroma betreffend, stromal

S

stro|mat|ic [strəʊ'mætɪk] *adj*: →*stromal*
stro|ma|tog|e|nous [ˌstrəʊmə'tɑdʒənəs] *adj*: stromatogen
stro|ma|tol|y|sis [ˌstrəʊmə'tɑləsɪs] *noun*: Stromaauflösung *f*, Stromatolyse *f*
stro|ma|to|sis [ˌstrəʊmə'təʊsɪs] *noun*: Stromatose *f*, Stromaendometriose *f*
stro|ma|tous ['strəʊmətəs] *adj*: →*stromal*
strong [strɑŋ] *adj*: stark, kräftig, scharf (riechend *oder* schmeckend); stabil, solid(e); (*Herz*) kräftig; (*Nerven*) gut
stron|gyl|i|a|sis [ˌstrɑndʒə'laɪəsɪs] *noun*: →*strongylosis*
stron|gyl|id ['strɑndʒəlɪd]: I *noun* →*strongylus* II *adj* Strongylidae betreffend
Stron|gyl|i|dae [strɑn'dʒɪlədiː] *plural*: Strongylidae *pl*
Stron|gyl|oi|dea [ˌstrɑndʒə'lɔɪdɪə] *plural*: Strongyloidea *pl*
Stron|gyl|oi|des [ˌstrɑndʒə'lɔɪdiːz] *noun*: Fadenwurm *m*, Strongyloides *m*
Strongyloides intestinalis: →*Strongyloides stercoralis*
Strongyloides stercoralis: Strongyloides stercoralis, Zwergfadenwurm *m*, Anguillula stercoralis, Kotälchen *nt*
stron|gyl|oi|di|a|sis [ˌstrɑndʒəlɔɪ'daɪəsɪs] *noun*: Strongyloidose *f*, Strongyloides-stercoralis-Infektion *f*, Strongyloidiasis *f*, Strongyloidosis *f*, Strongylosis *f*
stron|gyl|oi|do|sis [ˌstrɑndʒəlɔɪ'dəʊsɪs] *noun*: →*strongyloidiasis*
stron|gyl|o|sis [ˌstrɑndʒə'ləʊsɪs] *noun*: Strongylus-Infektion *f*, Strongylosis *f*
Stron|gyl|us ['strɑndʒələs] *noun*: Strongylus *m*
stron|gyl|us ['strɑndʒələs] *noun*: Palisadenwurm *m*, Strongylus *m*
Strongylus equinus: Palisadenwurm *m*, Strongylus equinus
Strongylus gigas: Nierenwurm *m*, Riesenpalisadenwurm *m*, Eustrongylus gigas, Dioctophyma renale
Strongylus renalis: →*Strongylus gigas*
stron|tia ['strɑnʃ(ɪ)ə] *noun*: Strontiumoxid *nt*
stron|ti|um ['strɑnʃ(ɪ)əm] *noun*: Strontium *nt*
radioactive strontium: Radiostrontium *nt*; Strontium 90 *nt*
stron|ti|u|re|sis [ˌstræntʃəjə'riːsɪs] *noun*: Strontiurese *f*
stro|phan|thi|din [strə'fænθədɪn] *noun*: Strophanthidin *nt*
stro|phan|thin [strəʊ'fænθɪn] *noun*: Strophanthin *nt*
strophanthin-G: Ouabain *nt*, g-Strophanthin *nt*
strophanthin-K: →*strophanthin*
stroph|o|ceph|a|lus [ˌstrɑfə'sefələs] *noun*: Strophozephalus *m*
stroph|o|ceph|a|ly [ˌstrɑfə'sefəliː] *noun*: Strophozephalie *f*
stroph|u|lus ['strɑfjələs] *noun, plura* **-li** [-laɪ]: Urticaria papulosa chronica, Prurigo simplex subacuta, Prurigo simplex acuta et subacuta adultorum, Strophulus adultorum, Lichen urticatus
struc|tur|al ['strʌktʃərəl] *adj*: Struktur betreffend, strukturell, baulich, Bau-, Struktur-; morphologisch, Form-
struc|ture ['strʌktʃər]: I *noun* Struktur *f*, (Auf-)Bau *m*, Gefüge *nt*, (*anatom.*) Structura *f* II *vt* strukturieren, aufbauen, gliedern
accessory visual structures: Structurae oculi accessoriae
antigenic structure: Antigenstruktur *f*
β-structure: Faltblatt(struktur *f*) *nt*
bilayer structure: Bilayerstruktur *f*
bond structure: Bindungsstruktur *f*
bonding structure: →*bond structure*
bone structure: Knochenbau *m*
cartwheel structure: Radspeichenstruktur *f*
covalent structure: Primärstruktur *f*
denture-supporting structure: Prothesen-tragende Struktur *f*
duplex structure: Doppelhelix-, Duplexstruktur *f*
fine structure: Feinbau *m*, Ultrastruktur *f*
implant structure: Implantatstruktur *f*
large-scale structure: Grobstruktur *f*
microscopic structure: Feinstruktur *f*, -aufbau *m*
personality structure: Persönlichkeitsstruktur *f*
pleated sheets structure: Faltblatt(struktur *f*) *nt*
population structure: Populationsstruktur *f*
primary structure: Primärstruktur *f*
protein structure: Proteinstruktur *f*, Eiweißstruktur *f*
quaternary structure: Quartärstruktur *f*
secondary structure: Sekundärstruktur *f*
small-scale structure: Feinbau *m*, -struktur *f*
tertiary structure: Tertiärstruktur *f*
triad structure: Triadenstruktur *f*
viral structure: Virusstruktur *f*
struc|ture|less ['strʌktʃərləs] *adj*: strukturlos
stru|ma ['struːmə] *noun*: Kropf *m*, Struma *f*
amyloid struma: Amyloidstruma *f*
Hashimoto struma: Hashimoto-Thyreoiditis *f*, Struma lymphomatosa
Langhans' struma: organoide Struma *f*, wuchernde Struma *f* Langhans, Langhans-Struma *f*
ligneous struma: Riedel-Struma *f*
struma maligna: Struma maligna
Riedel's struma: Riedel-Struma *f*
stru|mec|to|my [struː'mektəmiː] *noun*: Strumektomie *f*
stru|mi|form ['struːməfɔːrm] *adj*: kropfartig, strumaartig, strumaähnlich, strumös
stru|mit|ic [struː'mɪtɪk] *adj*: Strumitis betreffend, strumitisch
stru|mi|tis [struː'maɪtɪs] *noun*: Entzündung *f* einer Struma, Strumitis *f*, Kropfentzündung *f*
stru|vite ['struːvaɪt] *noun*: Tripelphosphat *nt*, Magnesium-Ammonium-phosphat *nt*
strych|nine ['strɪknɪn, -niːn, -naɪn] *noun*: Strychnin *nt*
strych|nin|ism ['strɪknɪnɪzəm] *noun*: Strychnismus *m*
strych|nism ['strɪknɪzəm] *noun*: →*strychninism*
STS *Abk.*: **1.** serologic test for syphilis **2.** standard test for syphilis
STT *Abk.*: sensitization test
STTI *Abk.*: systolic tension time index
STU *Abk.*: skin test unit
stub [stʌb] *noun*: Stummel *m*, Stumpf *m*
forearm stub: Unterarmstumpf *m*
upper arm stub: Oberarmstumpf *m*
stu|dent ['st(j)uːdnt] *noun*: Schüler(in *f*) *m*, Student(in *f*) *m*
medical student: Medizinstudent(in *f*) *m*
stud|y ['stʌdiː]: I *noun, plural* **stud|ies** **1.** Studieren *nt* **2.** (wissenschaftliches) Studium *nt* **3.** Studie *f*, Untersuchung *f* (*of, in* über) **4.** Studienfach *nt*, Studienobjekt *nt*, Studium *nt* **5.** Studier-, Arbeitszimmer *nt* II *vt* studieren; untersuchen, prüfen III *vi* studieren; lernen
blinded study: Blindstudie *f*
case study: **1.** Fall-, Krankengeschichte *f* **2.** Fallstudie *f*
case-control study: Fallkontrollstudie *f*
clinical study: **1.** klinische Studie *f* **2. clinical studies** *pl* klinischer Abschnitt *m* des Medizinstudiums
cohort study: Kohortenstudie *f*
comparative study: Vergleichsstudie *f*
cross-sectional study: Querschnittstudie *f*
differential study: Differenzialstudie *f*
electrodiagnostic studies: Elektrodiagnostik *f*
epidemiologic study: epidemiologische Studie *f*
field study: Feldstudie *f*

HLA study: HLA-Gutachten *nt*
intervention study: Interventionsstudie *f*, Präventivstudie *f*
longitudinal study: Längsschnittuntersuchung *f*, Longitudinalstudie *f*, Panelstudie *f*
motility study: Motilitätsuntersuchung *f*, -prüfung *f*
prospective study: Prospektivstudie *f*
pulmonary function study: Lungenfunktionsprüfung *f*
retrospective study: retrospektive Studie *f*
serial study: Serienstudie *f*
surveillance study: Übersichtsstudie *f*
stump [stʌmp] *noun*: **1.** (Amputations-)Stumpf *m* **2.** Stumpf *m*, Stummel *m*
above-knee stump: Oberschenkelstumpf *m*
stump of a tooth: Zahnstumpf *m*
below-knee stump: Unterschenkelstumpf *m*
nerve stump: Nervenstumpf *m*
pancreatic stump: Pankreasstumpf *m*
stun [stʌn] *vt*: betäuben
stupe [st(j)uːp]: **I** *noun* Umschlag *m*, Wickel *m* **II** *vt* Umschläge/Wickel machen
stu|pe|fa|cient [ˌst(j)uːpə'feɪʃnt]: **I** *noun* Betäubungsmittel *nt* **II** *adj* betäubend, abstumpfend
stu|pe|fac|tion [ˌst(j)uːpə'fækʃn] *noun*: Betäubung *f*, Abstumpfung *f*
stu|pe|fac|tive [ˌst(j)uːpə'fæktɪv] *adj*: betäubend, abstumpfend
stu|pid ['st(j)uːpɪd] *adj*: **1.** dumm, stupid(e); stumpfsinnig **2.** benommen, betäubt
stu|por ['st(j)uːpər] *noun*: Stupor *m*
anergic stupor: anergischer Stupor *m*
benign stupor: benigner Stupor *m*
catatonic stupor: katatoner Stupor *m*
emotional stupor: Emotionsstupor *m*, Schreckstarre *f*
epileptic stupor: postkonvulsiver Stupor *m*
postconvulsive stupor: postkonvulsiver Stupor *m*
stu|por|ous ['st(j)uːpərəs] *adj*: Stupor betreffend, von ihm gekennzeichnet, stuporös
stur|dy ['stɜrdiː] *adj*: robust, kräftig, stabil
stut|ter ['stʌtər]: **I** *noun* →*stuttering I* **II** *vt, vi* stottern
stut|ter|er ['stʌtərər] *noun*: Stotterer *m*, Stotterin *f*
stut|ter|ing ['stʌtərɪŋ]: **I** *noun* Stottern *nt*, Balbuties *f*, Dysphemie *f*, Dysarthria/Anarthria syllabaris, Psellismus *m*, Ichnophonie *f* **II** *adj* stotternd; stammelnd
clonic stuttering: klonisches Stottern *nt*
tonic stuttering: tonisches Stottern *nt*
St. Vitus' dance: →*Sydenham's chorea*
sty [staɪ] *noun, plura* **sties**: →*stye*
stye [staɪ] *noun*: **1.** Gerstenkorn *nt*, Zilienabszess *m*, Hordeolum *nt* **2.** Hordeolum externum
meibomian stye: Hordeolum internum
style [staɪl] *noun*: **1.** Stil *m* **2.** →*stylet*
life style: Lebensstil *m*, -wandel *m*
sty|let ['staɪlɪt] *noun*: **1.** (*chirurg.*) Stilett *nt* **2.** (kleine) Sonde *f*, Mandrin *m*, Sondenführer *m*
sty|lette ['staɪlɪt] *noun*: →*stylet*
sty|li|form ['staɪləfɔːrm] *adj*: →*styloid*
sty|lo|glos|sus [ˌstaɪləʊ'glɑsəs, -'glɔs-] *noun*: Styloglossus *m*, Musculus styloglossus
sty|lo|hy|al [ˌstaɪləʊ'haɪəl] *adj*: →*stylohyoid*
sty|lo|hy|oid [ˌstaɪləʊ'haɪɔɪd] *adj*: Processus styloideus und Zungenbein/Os hyoideum betreffend, stylohyoid
sty|lo|hy|oi|de|us [ˌstaɪləʊhaɪ'ɔɪdɪəs] *noun*: Stylohyoideus *m*, Musculus stylohyoideus
sty|loid ['staɪlɔɪd] *adj*: griffelförmig, griffelähnlich, styloid
sty|loi|dit|ic [ˌstaɪlɔɪ'dɪtɪk] *adj*: Styloiditis betreffend, styloiditisch
sty|loi|di|tis [ˌstaɪlɔɪ'daɪtɪs] *noun*: Entzündung *f* des Processus styloideus radii *oder* ulnae, Styloiditis *f*
radial styloiditis: Styloiditis radii
ulnar styloiditis: Styloiditis ulnae
sty|lo|man|dib|u|lar [ˌstaɪləʊmæn'dɪbjələr] *adj*: Processus styloideus und Unterkiefer/Mandibula betreffend, stylomandibulär
sty|lo|max|il|lar|y [ˌstaɪləʊ'mæksəˌleriː, -mæk'sɪləriː] *adj*: Processus styloideus und Oberkiefer/Maxilla betreffend, stylomaxillär
sty|lus ['staɪləs] *noun, plura* **-li** [-laɪ]: **1.** →*stylet* **2.** (*pharmakol.*) Stift *m*, Stylus *m*
stype [staɪp] *noun*: Tampon *m*
styp|sis ['stɪpsɪs] *noun*: **1.** Blutstillung *f*, Stypsis *f* **2.** Behandlung *f* mit einem Styptikum
styp|tic ['stɪptɪk]: **I** *noun* **1.** blutstillendes Mittel *nt*, Hämostyptikum *nt*, Styptikum *nt* **2.** Adstringens *nt* **II** *adj* **3.** blutstillend, hämostyptisch, styptisch **4.** zusammenziehend, adstringierend
sty|rene ['staɪriːn] *noun*: Styrol *nt*, Vinylbenzol *nt*
sty|rol ['staɪrəl] *noun*: →*styrene*
sty|rol|lene ['staɪrəliːn] *noun*: →*styrene*
SU *Abk.*: **1.** sensation unit **2.** stress ulcer
SUA *Abk.*: serum uric acid
sub- *präf.*: Unter-, Sub-; Infra-
sub|ab|dom|i|nal [ˌsʌbæb'dɑmɪnl] *adj*: unterhalb des Bauch(raums)/Abdomens (liegend), subabdominal
sub|ab|dom|i|no|per|i|to|ne|al [ˌsʌbæbˌdɑmɪnəˌperɪtəʊ'nɪəl] *adj*: unter dem Bauchfell/Peritoneum (liegend), subperitoneal
sub|ac|e|tab|u|lar [sʌbˌæsɪ'tæbjələr] *adj*: unterhalb der Hüftgelenkspfanne/des Azetabulums (liegend), subazetabulär, subazetabular
sub|ac|e|tate [sʌb'æsɪteɪt] *noun*: basisches Acetat *nt*
sub|ac|id [sʌb'æsɪd] *adj*: schwach sauer, vermindert säurehaltig, subazid
sub|a|cid|i|ty [ˌsʌbə'sɪdətiː] *noun*: verminderter Säuregehalt *m*, Subazidität *f*
sub|a|cro|mi|al [ˌsʌbə'krəʊmɪəl] *adj*: unter dem Akromion (liegend), subakromial
sub|a|cute [ˌsʌbə'kjuːt] *adj*: mäßig akut, nicht akut verlaufend, subakut
sub|al|i|men|ta|tion [sʌbˌælɪmen'teɪʃn] *noun*: Mangelernährung *f*, Hypoalimentation *f*
sub|a|nal [sʌb'eɪnl] *adj*: unterhalb des Afters/Anus (liegend), subanal
sub|a|or|tic [sʌbeɪ'ɔːrtɪk] *adj*: infravalvulär, subvalvulär
sub|ap|i|cal [sʌb'æpɪkl] *adj*: unterhalb eines Apex (liegend), subapikal
sub|ap|o|neu|rot|ic [sʌbˌæpənjʊə'rɑtɪk] *adj*: unterhalb einer Aponeurose (liegend), subaponeurotisch
sub|ar|ach|noid [ˌsʌbə'ræknɔɪd] *adj*: unter der Arachnoidea (liegend), subarachnoidal
sub|ar|ach|noi|dal [sʌbˌæræk'nɔɪdl] *adj*: unter der Arachnoidea (liegend), subarachnoidal
sub|ar|cu|ate [sʌb'ɑːrkjʊɪt, -jəwət, -weɪt] *adj*: gebogen, gewölbt; unter einem Bogen *oder* Gewölbe (liegend)
sub|a|re|o|lar [ˌsʌbə'rɪələr] *adj*: unter dem Warzenvorhof/der Areola mammae (liegend), subareolär, subareolar
sub|as|trag|a|lar [ˌsʌbæ'strægələr] *adj*: unterhalb des Sprungbeins/Talus (liegend), subtalar
sub|a|tom|ic [ˌsʌbə'tɑmɪk] *adj*: subatomar
sub|au|ral [sʌb'ɔːrəl] *adj*: unter des Ohrs/der Auris (liegend), subaural
sub|au|ric|u|lar [ˌsʌbɔː'rɪkjələr] *adj*: unter der Ohrmu-

S

schel/Aurikel (liegend), subaurikulär

sub|ax|i|al [sʌb'æksɪəl] *adj*: unterhalb einer Achse (liegend), subaxial

sub|ax|il|lar|y [sʌb'æksə,leriː, -æk'sɪləriː] *adj*: unterhalb der Achselhöhle/Axilla (liegend), subaxillär, infraaxillär, subaxillar

sub|ba|sal [sʌb'beɪsl] *adj*: unterhalb einer Basis (liegend), subbasal

sub|cal|ca|ne|al [,sʌbkæl'keɪnɪəl] *adj*: unterhalb des Fersenbeins/Kalkaneus (liegend), subkalkaneal

sub|cal|ca|rine [sʌb'kælkəraɪn] *adj*: unterhalb der Fissura calcarina (liegend)

sub|cap|i|tal [sʌb'kæpɪtl] *adj*: unterhalb eines Gelenkkopfes (liegend), subkapital

sub|cap|su|lar [sʌb'kæpsələr] *adj*: unter einer Kapsel (liegend), subkapsulär

sub|car|bon|ate [sʌb'kɑːrbəneɪt, -nɪt] *noun*: basisches Karbonat *nt*

sub|car|ti|lag|i|nous [sʌb,kɑːrtə'lædʒɪnəs] *adj*: **1.** unterhalb eines Knorpels, subchondral, subkartilaginär **2.** teilweise aus Knorpel bestehend

sub|chon|dral [sʌb'kɑndrl] *adj*: unterhalb eines Knorpels (liegend); unter Knorpel (liegend), subchondral, subkartilaginär

sub|chor|dal [sʌb'kɔːrdl] *adj*: subchordal

sub|cho|ri|on|ic [sʌb,kɔrɪ'ɑnɪk, -,kəʊr-] *adj*: unter dem Chorion (liegend), subchorional, subchorial

sub|cho|roi|dal [,sʌbkə'rɔɪdl] *adj*: unter der Choroidea (liegend)

sub|chron|ic [sʌb'krɑnɪk] *adj*: (*Krankheit*) nicht ausgeprägt chronisch verlaufend, subchronisch

sub|cir|cu|la|tion [sʌb,sɜrkjə'leɪʃn] *noun*: Teil-, Unterkreislauf *m*

sub|class ['sʌbklɑːs, -klæs] *noun*: Unterklasse *f*

sub|cla|vi|an [sʌb'kleɪvɪən] *adj*: unterhalb des Schlüsselbeins/der Klavikula (liegend), subklavikulär, infraklavikulär

sub|cla|vic|u|lar [,sʌbklə'vɪkjələr] *adj*: →*subclavian*

sub|clin|i|cal [sʌb'klɪnɪkl] *adj*: ohne klinische Symptome (verlaufend), subklinisch

sub|con|junc|ti|val [sʌb,kɑndʒʌŋk'taɪvl] *adj*: unterhalb der Bindehaut/Konjunktiva (liegend), subkonjunktival

sub|con|junc|ti|vi|tis [sʌbkən,dʒʌŋktə'vaɪtɪs] *noun*: Episcleritis periodica fugax

sub|con|scious [sʌb'kɑnʃəs]: **I** *noun* Unterbewusstsein *nt*, das Unterbewusste **II** *adj* unterbewusst; halbbewusst

sub|con|scious|ness [sʌb'kɑnʃəsnəs] *noun*: Unterbewusstsein *nt*

sub|cor|a|coid [sʌb'kɔːrəkɔɪd] *adj*: unterhalb des Processus coracoideus (liegend), subkorakoid

sub|cor|ne|al [sʌb'kɔːrnɪəl] *adj*: unter der Kornea, subkorneal

sub|cor|tex [sʌb'kɔːrteks] *noun*: Subkortex *m*

sub|cor|ti|cal [sʌb'kɔːrtɪkl] *adj*: unterhalb der Rinde/des Kortex (liegend), subkortikal, infrakortikal

sub|cos|tal [sʌb'kɑstəl] *adj*: unterhalb einer Rippe *oder* der Rippen (liegend), infrakostal, subkostal

sub|cra|ni|al [sʌb'kreɪnɪəl] *adj*: unterhalb des Schädels/Kraniums (liegend), subkranial

sub|cul|ture ['sʌbkʌltʃər] *noun*: **1.** Unterkultur *f*, Nachkultur *f*, Subkultur *f*, Abimpfung *f* **2.** Abimpfen *nt*

sub|cu|ta|ne|ous [,sʌbkjuː'teɪnɪəs] *adj*: unter der Haut (liegend), in der Unterhaut/Subkutis (liegend), hypodermal, subkutan, subdermal

sub|cu|tic|u|lar [,sʌbkjuː'tɪkjələr] *adj*: unter der Oberhaut/Epidermis (liegend), subepidermal

sub|cu|tis [sʌb'kjuːtɪs] *noun*: Unterhaut *f*, Subkutis *f*, Tela subcutanea

sub|del|toid [sʌb'deltɔɪd] *adj*: unter dem Deltamuskel/Musculus deltoideus (liegend), subdeltoid

sub|den|tal [sʌb'dentəl] *adj*: unter einem Zahn (liegend); unterhalb des Dens axis (liegend), subdental

sub|den|ti|no|blas|tic [sʌb,dentɪnəʊ'blæstɪk] *adj*: subodontoblastal

sub|di|a|phrag|mat|ic [sʌb,daɪəfræg'mætɪk] *adj*: unterhalb des Zwerchfells/Diaphragma (liegend), subdiaphragmal, subdiaphragmatisch, subphrenisch, hypophrenisch, infradiaphragmal, infradiaphragmatisch

sub|duce [səb'djuːs] *vt*: nach unten ziehen

sub|duct [səb'dʌkt] *vt*: →*subduce*

sub|du|ral [sʌb'djʊərəl] *adj*: unter der Dura mater (liegend); im Subduralraum (liegend), subdural

sub|en|do|car|di|al [sʌb,endəʊ'kɑːrdɪəl] *adj*: unter dem Endokard (liegend), subendokardial

sub|en|do|the|li|al [sʌb,endəʊ'θiːlɪəl] *adj*: unter dem Endothel (liegend), subendothelial

sub|en|dy|mal [sʌb'endɪməl] *adj*: →*subependymal*

sub|ep|en|dy|mal [,sʌbə'pedɪməl] *adj*: unter dem Ependym (liegend), subependymal, subependymär

sub|ep|i|car|di|al [sʌb,epɪ'kɑːrdɪəl] *adj*: unter dem Epikard (liegend), subepikardial

sub|ep|i|der|mal [sʌb,epɪ'dɜrml] *adj*: unter der Oberhaut/Epidermis (liegend), subepidermal

sub|ep|i|der|mic [sʌb,epɪ'dɜrmɪk] *adj*: unter der Oberhaut/Epidermis (liegend), subepidermal

sub|ep|i|glot|tic [sʌb,epɪ'glɑtɪk] *adj*: unterhalb des Kehldeckels/der Epiglottis (liegend), subepiglottisch

sub|ep|i|the|li|al [sʌb,epɪ'θiːlɪəl, -jəl] *adj*: unter dem Deckgewebe/Epithel (liegend), subepithelial

su|ber|o|sis [suːbə'rəʊsɪs] *noun*: Korkstaublunge *f*, Suberosis *f*

sub|fam|i|ly [sʌb'fæməliː] *noun*: Unterfamilie *f*

sub|fas|cial [sʌb'fæʃ(ɪ)əl] *adj*: unter einer Faszie (liegend), subfaszial

sub|feb|rile [sʌb'febrɪl] *adj*: leicht fieberhaft; (*Temperatur*) leicht erhöht, subfebril

sub|fer|tile [sʌb'fɜrtl, -taɪl] *adj*: vermindert fruchtbar, subfertil

sub|fer|til|i|ty [,sʌbfɜr'tɪlətiː] *noun*: Subfertilität *f*

sub|fo|li|ar [sʌb'fəʊlɪər] *adj*: Subfolium betreffend

sub|fo|li|um [sʌb'fəʊlɪəm] *noun*: Subfolium *nt*

sub|frac|tion|ate [sʌb'frækʃəneɪt] *vt*: subfraktionieren

sub|gal|e|al [sʌb'geɪlɪəl] *adj*: unter der Galea aponeurotica

sub|gem|mal [sʌb'dʒeml] *adj*: subgemmal

sub|ge|nus [sʌb'dʒiːnəs] *noun, plural* **-gen|er|a, -ge|nus|es** ['-'dʒenərə]: Untergattung *f*

sub|gin|gi|val [sʌb'dʒɪndʒəvəl] *adj*: unter dem Zahnfleisch/der Gingiva (liegend), subgingival

sub|gle|noid [sʌb'glenɔɪd] *adj*: unterhalb der Cavitas glenoidalis (liegend), subglenoidal, infraglenoidal

sub|glos|sal [sʌb'glɑsəl] *adj*: unter der Zunge/Lingua (liegend), sublingual

sub|glos|sit|ic [,sʌbglə'sɪtɪk] *adj*: Subglossitis betreffend, subglossitisch

sub|glos|si|tis [,sʌbglə'saɪtɪs] *noun*: Entzündung *f* der Zungenunterseite, Subglossitis *f*

sub|glot|tal [sʌb'glɑtl] *adj*: unterhalb der Glottis (liegend), infraglottisch, subglottisch

sub|glot|tic [sʌb'glɑtɪk] *adj*: unterhalb der Glottis (liegend), infraglottisch, subglottisch

sub|gran|u|lar [sʌb'grænjələr] *adj*: fein-granuliert, feinkörnig, subgranulär

sub|he|pat|ic [,sʌbhɪ'pætɪk] *adj*: unterhalb der Leber

S

(liegend), subhepatisch
sub|hy|a|loid [sʌb'haɪələɪd] *adj*: unter der Membrana vitrea (liegend)
sub|hy|oid [sʌb'haɪɔɪd] *adj*: unterhalb des Zungenbeins/Os hyoideum (liegend), infrahyoidal, subhyoid, subhyoidal
sub|hy|oi|de|an [ˌsʌbhaɪ'ɔɪdɪən] *adj*: →*subhyoid*
sub|ic|ter|ic [ˌsʌbɪk'terɪk] *adj*: leicht gelbsüchtig, leicht ikterisch, subikterisch
su|bic|u|lar [sə'bɪkjələr] *adj*: Subiculum betreffend
su|bic|u|lum [sə'bɪkjələm] *noun, plural* **-la** [-lə]: Subiculum *nt*, Subiculum cornu ammonis, Subiculum hippocampi
subiculum of Ammon's horn: →*subiculum*
subiculum of hippocampus: →*subiculum*
subiculum of promontory (of tympanic cavity): Subiculum promontorii tympani
sub|il|i|ac [sʌb'ɪlɪæk] *adj*: unterhalb des Darmbeins/Iliums (liegend), subiliakal, subilisch
sub|in|fec|tion [ˌsʌbɪn'fekʃn] *noun*: Subinfektion *f*
sub|in|flam|ma|tion [sʌbˌɪnflə'meɪʃn] *noun*: leichte/abgeschwächte Entzündung *f*
sub|in|ti|mal [sʌb'ɪntɪməl] *adj*: unter der Intima (liegend), subintimal
sub|in|vo|lu|tion [sʌbˌɪnvə'luːʃn] *noun*: **1.** unvollständige Rückbildung/Involution *f*, Subinvolution *f*, Subinvolutio *f* **2.** (*gynäkol.*) Subinvolutio uteri
chronic subinvolution of uterus: Subinvolutio uteri
sub|ja|cent [sʌb'dʃeɪsənt] *adj*: darunterliegend, tiefer gelegen
sub|ject [*n, adj* 'sʌbdʒɪkt; *v* səb'dʒekt]: **I** *noun* **1.** Gegenstand *m*, Thema *nt*, Stoff *m* **2.** (Lehr-, Schul-, Studien-)Fach *nt*, Fachgebiet *nt* **3.** (Versuchs-)Objekt *nt*; Versuchsperson *f*; Versuchstier *nt*; (*patholog.*) Leichnam *m*; Patient(in *f*) *m* **II** *adj* neigend (*to* zu); anfällig (*to* für) **III** *vt* (*einem Test etc.*) unterwerfen, unterziehen, aussetzen
sub|jec|tive [səb'dʒektɪv] *adj*: nur für das Subjekt vorhanden, nichtsachlich, voreingenommen, persönlich, subjektiv
sub|king|dom [sʌb'kɪŋdəm] *noun*: Unterreich *nt*
sub|la|bi|al [sʌb'leɪbɪəl] *adj*: sublabial
sub|la|tion [sʌb'leɪʃn] *noun*: Ablösung *f*, Abhebung *f*, Sublatio *f*
sub|len|tic|u|lar [ˌsʌblen'tɪkjələr] *adj*: sublentikulär
sub|le|thal [sʌb'liːθəl] *adj*: nicht tödlich, beinahe tödlich, sublethal
sub|leu|kae|mic [ˌsʌbluː'kiːmɪk] *adj*: (*brit.*) →*subleukemic*
sub|leu|ke|mic [ˌsʌbluː'kiːmɪk] *adj*: (*Leukämie*) mit nicht *oder* nur mäßig erhöhter Leukozytenzahl, subleukämisch
sub|li|mate ['sʌbləmɪt, -meɪt]: **I** *noun* Sublimat *nt* **II** *adj* sublimiert **III** *vt* **1.** (*chem.*) sublimieren **2.** (*psychol.*) sublimieren
corrosive sublimate: Hydrargyrum bichloratum corrosivum
sub|li|ma|tion [ˌsʌblə'meɪʃn] *noun*: Sublimation *f*, Sublimierung *f*
sub|lime [sə'blaɪm]: **I** *vt* (*chem.*) sublimieren **II** *vi* **1.** (*chem.*) sublimieren **2.** (*physik.*) sich verflüchtigen
sub|lim|i|nal [sʌb'lɪmɪnl] *adj*: unterschwellig, subliminal
sub|lin|gual [sʌb'lɪŋgwəl] *adj*: unter der Zunge/Lingua (liegend), sublingual
sub|lin|guit|ic [ˌsʌblɪŋ'gwɪtɪk] *adj*: Sublinguitis betreffend, sublinguitisch
sub|lin|gui|tis [ˌsʌblɪŋ'gwaɪtɪs] *noun*: Entzündung *f* der Unterzungendrüse/Glandula sublingualis, Sublinguitis *f*
sub|lux|ate [sʌb'lʌkseɪt] *vt*: subluxieren
sub|lux|a|tion [ˌsʌblʌk'seɪʃn] *noun*: unvollständige Ausrenkung *f*, Subluxation *f*
subluxation of lens: Subluxatio lentis
subluxation of rib cartilage: Subluxation *f* eines Rippenknorpels
temporomandibular joint subluxation: Subluxation *f* des Kiefergelenks
Volkmann's subluxation: Volkmann-Deformität *f*
sub|lym|phae|mi|a [ˌsʌblɪm'fiːmiːə] *noun*: (*brit.*) →*sublymphemia*
sub|lym|phe|mi|a [ˌsʌblɪm'fiːmiːə] *noun*: Lymphozytenmangel *m*, Lymphopenie *f*, Lymphozytopenie *f*
sub|mam|ma|ry [sʌb'mæməriː] *adj*: **1.** unter der Brustdrüse, submammär **2.** unterhalb der Brust(drüse), inframammär
sub|man|dib|u|lar [ˌsʌbmæn'dɪbjələr] *adj*: unterhalb des Unterkiefers/Mandibula (liegend), inframandibulär, submandibulär, submandibular, inframandibular
sub|mar|gin|al [sʌb'mɑːrdʒɪnl] *adj*: unterhalb einer Grenze/eines Randes (liegend), submarginal, inframarginal
sub|max|il|la [ˌsʌbmæk'sɪlə] *noun*: Unterkiefer *m*, Mandibula *f*
sub|max|il|la|rit|ic [sʌbˌmæksɪlə'rɪtɪk] *adj*: Submaxillaritis betreffend, submaxillaritisch, submaxillitisch
sub|max|il|lar|i|tis [sʌbˌmæksɪlə'raɪtɪs] *noun*: Entzündung *f* der Unterkieferspeicheldrüse/Glandula submandibularis, Submaxillaritis *f*, Submaxillitis *f*
sub|max|il|lar|y [sʌb'mæksəˌleriː, -mæk'sɪləriː] *adj*: **1.** unterhalb des Oberkiefers/der Maxilla (liegend), submaxillär, inframaxillar, inframaxillär, submaxillar **2.** Unterkiefer(knochen)/Mandibula betreffend, mandibular
sub|max|il|li|tis [sʌbˌmæksə'laɪtɪs] *noun*: Entzündung *f* der Unterkieferspeicheldrüse/Glandula submandibularis, Submaxillaritis *f*, Submaxillitis *f*
sub|me|di|al [sʌb'miːdɪəl] *adj*: submedial, submedian
sub|me|di|an [sʌb'miːdɪən] *adj*: →*submedial*
sub|mem|bra|nous [sʌb'membrənəs] *adj*: partiell membranös
sub|men|tal [sʌb'mentəl] *adj*: unterhalb des Kinns/Mentum (liegend), submental
sub|merge [səb'mɜrdʒ]: **I** *vt* ein-, untertauchen, versenken; überschwemmen **II** *vi* untertauchen, versinken
sub|merged [səb'mɜrdʒd] *adj*: ein-, untergetaucht, versenkt
sub|mer|gence [səb'mɜrdʒəns] *noun*: Ein-, Untertauchen *nt*, Submersion *f*, Versenken *nt*; Überschwemmung *f*
sub|mersed [səb'mɜrsd] *adj*: →*submerged*
sub|mer|sion [səb'mɜrʒn] *noun*: Ein-, Untertauchen *nt*, Submersion *f*
sub|met|a|cen|tric [sʌbˌmetə'sentrɪk] *adj*: submetazentrisch
sub|mi|cro|scop|ic [sʌbˌmaɪkrə'skɑpɪk] *adj*: nicht mit dem (Licht-)Mikroskop sichtbar, submikroskopisch, ultravisibel, ultramikroskopisch
sub|mi|cro|scop|i|cal [sʌbˌmaɪkrə'skɑpɪkl] *adj*: →*submicroscopic*
sub|mi|to|chon|dri|al [sʌbˌmaɪtə'kɑndrɪəl] *adj*: submitochondrial
sub|mo|lec|u|lar [ˌsʌbmə'lekjələr] *adj*: submolekular
sub|mor|phous [sʌb'mɔːrfəs] *adj*: submorph
sub|mu|co|sa [ˌsʌbmjuː'kəʊzə] *noun*: Submukosa *f*, Tela *f* submucosa
sub|mu|co|sal [ˌsʌbmjuː'kəʊzl] *adj*: unter der Schleim-

haut/Mukosa (liegend); die Submukosa betreffend, in der Submukosa (liegend), submukös
sub|mu|cous [sʌb'mjuːkəs] *adj*: →*submucosal*
sub|mus|cu|lar [sʌb'mʌskjələr] *adj*: unter einem Muskel (liegend), submuskulär
sub|nar|cot|ic [ˌsʌbnɑːr'kɑtɪk] *adj*: leicht narkotisch, subnarkotisch
sub|na|sal [sʌb'neɪzl] *adj*: unterhalb der Nase (liegend), subnasal
sub|neu|ral [sʌb'nʊrəl] *adj*: unterhalb eines Nervs (liegend), subneural
sub|nor|mal [sʌb'nɔːrml]: **I** *noun* **1.** (*psychol.*) Minderbegabte *m/f* **2.** (*mathemat.*) Subnormale *f* **II** *adj* **3.** (*a. psychol.*) unter der Norm, unterdurchschnittlich, subnormal; minderbegabt **4.** (*mathemat.*) subnormal
sub|nor|mal|i|ty [ˌsʌbnɔːr'mæləti:] *noun*: (*a. psychol.*) Minderbegabung *f*
mental subnormality: Geistesschwäche *f*, -störung *f*, mentale Retardierung *f*
sub|no|to|chor|dal [sʌbˌnəʊtə'kɔːrdl] *adj*: unter der Chorda dorsalis (liegend), subchordal
sub|nu|cle|us [sʌb'n(j)uːklɪəs] *noun*: Subnucleus *nt*, Subnukleus *nt*
gelatinous subnucleus: Subnucleus gelatinosus
magnocellular subnucleus: Subnucleus magnocellularis
zonal subnucleus: Subnucleus zonalis
sub|nu|tri|tion [ˌsʌbn(j)uː'trɪʃn] *noun*: Mangelernährung *f*
sub|oc|cip|i|tal [ˌsʌbɑk'sɪpɪtl] *adj*: unter dem Hinterhaupt/Okziput *oder* dem Hinterhauptbein/Os occipitale (liegend), subokzipital
sub|oc|clu|sal [sʌbə'kluːzəl] *adj*: subokklusal
sub|op|ti|mal [sʌb'ɑptɪməl] *adj*: nicht optimal, unteroptimal, suboptimal
sub|or|bit|al [sʌb'ɔːrbɪtl] *adj*: unterhalb der Augenhöhle/Orbita (liegend), auf dem Orbitaboden liegend, infraorbital, suborbital
sub|or|der ['sʌbɔːrdər] *noun*: Unterordnung *f*
sub|pap|il|lar|y [sʌb'pæpəˌleriː] *adj*: unter einer Papille (liegend), subpapillär
sub|pap|u|lar [sʌb'pæpjələr] *adj*: subpapulär
sub|pa|tel|lar [ˌsʌbpə'telər] *adj*: unterhalb der Kniescheibe/Patella (liegend), infrapatellar, infrapatellär, subpatellar
sub|pec|to|ral [sʌb'pektərəl] *adj*: unter(halb) der Pektoralisgegend/Regio pectoralis *oder* den Pektoralismuskeln, subpektoral
sub|per|i|car|di|al [sʌbˌperɪ'kɑːrdɪəl] *adj*: unter dem Herzbeutel/Perikard (liegend), subperikardial
sub|per|i|os|te|al [sʌbˌperɪ'ɑstɪəl] *adj*: unter der Knochenhaut/dem Periost (liegend), subperiostal
sub|per|i|to|ne|al [sʌbˌperɪtə'niːəl] *adj*: unter dem Bauchfell/Peritoneum (liegend), subperitoneal
sub|per|i|to|ne|o|ab|dom|i|nal [ˌsʌbperɪtəˌniːəʊæb'dɑmɪnl] *adj*: unter dem Bauchfell/Peritoneum (liegend), subperitoneal
sub|pha|ryn|ge|al [ˌsʌbfə'rɪndʒɪəl] *adj*: unterhalb des Rachens/Pharynx (liegend), subpharyngeal
sub|phren|ic [sʌb'frenɪk] *adj*: unterhalb des Zwerchfells/Diaphragma (liegend), subdiaphragmal, subdiaphragmatisch, subphrenisch, hypophrenisch, infradiaphragmal, infradiaphragmatisch
sub|phyl|lum [sʌb'faɪləm] *noun, plura* **-la** [-lə]: Unterstamm *m*
sub|pi|al [sʌb'paɪəl] *adj*: unter der Pia (liegend), subpial
sub|pla|cen|ta [ˌsʌbplə'sentə] *noun*: Decidua basalis
sub|pla|cen|tal [ˌsʌbplə'sentl] *adj*: unter dem Mutterkuchen/der Plazenta (liegend); die Decidua basalis betreffend, subplazentar
sub|pleu|ral [sʌb'plʊərəl] *adj*: unter der Pleura (liegend), subpleural
sub|plex|al [sʌb'pleksəl] *adj*: unter einem Plexus (liegend)
sub|pop|u|la|tion [sʌbˌpɑpjə'leɪʃn] *noun*: Unter-, Subpopulation *f*
sub|pre|pu|tial [ˌsʌbprɪ'pjuːʃl] *adj*: unter(halb) der Vorhaut
sub|pu|bic [sʌb'pjuːbɪk] *adj*: unterhalb des Schambeins (liegend), subpubisch
sub|pul|mo|nar|y [sʌb'pʌlməˌneriː, -nəriː] *adj*: unterhalb der Lunge(n)/Pulmo (liegend), subpulmonal, infrapulmonal
sub|pul|pal [sʌb'pʌlpəl] *adj*: unter der Zahnpulpa (liegend), subpulpal
sub|py|lor|ic [ˌsʌbpaɪ'lɔːrɪk, -'lɑr-, -pɪ-] *adj*: subpylorisch
sub|rec|tal [sʌb'rektl] *adj*: unterhalb des Mastdarms/Rektum (liegend), infrarektal, subrektal
sub|ret|i|nal [sʌb'retɪnl] *adj*: unter der Netzhaut/Retina (liegend), subretinal
sub|scap|u|lar [sʌb'skæpjələr] *adj*: unterhalb des Schulterblattes/Skapula (liegend), infraskapulär, subskapular, subskapulär, infraskapular
sub|scle|ral [sʌb'sklɪərəl] *adj*: unter der Sklera (liegend), subskleral, hyposkleral
sub|scle|rot|ic [ˌsʌbsklɪ'rɑtɪk] *adj*: **1.** →*subscleral* **2.** partiell sklerosiert/sklerotisch
sub|scrip|tion [səb'skrɪpʃn] *noun*: Subscriptio *f*
sub|se|ro|sa [ˌsʌbsɪə'rəʊzə] *noun*: subseröse Bindegewebsschicht *f*, Subserosa *f*, Tela subserosa
sub|se|ro|sal [ˌsʌbsɪə'rəʊzl] *adj*: →*subserous*
sub|se|rous [sʌb'sɪərəs] *adj*: unter einer serösen Haut/Serosa (liegend), subserös
sub|son|ic [sʌb'sɑnɪk] *adj*: subsonisch, infrasonar, Infraschall-
sub|spe|cial|ty [sʌb'speʃəltiː] *noun*: Subspezialität *f*
sub|spe|cies ['sʌbspiːʃiːz] *noun, plural* **-cies**: Unterart *f*, Subspezies *f*
sub|spe|cif|ic [ˌsʌbspə'sɪfɪk] *adj*: Subspezies betreffend, zu einer Subspezies gehörend, unterartlich
sub|spi|nous [sʌb'spaɪnəs] *adj*: unter einem Dornfortsatz/Processus spinosus (liegend), subspinal, infraspinal
sub|stance ['sʌbstəns] *noun*: Substanz *f*, Stoff *m*, Materie *f*, Masse *f*; (*anatom.*) Substantia *f*
ABH substances: ABH-Substanzen *pl*
adamantine substance of tooth: Zahnschmelz *m*, Schmelz *m*, Adamantin *nt*, Substantia adamantina, Enamelum *nt*
alpha substance: Substantia reticulo-granulo-filamentosa
amorphous ground substance: amorphe Grundsubstanz *f*
amphoteric substances: amphotere Stoffe *pl*
anorganic substances: anorganische Stoffe *pl*
anterior perforated substance: basale Riechrinde *f*, Area olfactoria, Substantia perforata anterior
anterior pituitary-like substance: Choriongonadotropin *nt*
antiberiberi substance: Thiamin *nt*, Vitamin B_1 *nt*
antidiuretic substance: antidiuretisches Hormon *nt*, Vasopressin *nt*
antiketogenic substances: antiketoplastische Substan-

S

zen *pl*
arborescent white substance of cerebellum: Markkörper *m*, Arbor vitae
attractive substance: Lockstoff *m*, Attraktant *m*
basophil substance: Nissl-Schollen *pl*, Nissl-Substanz *f*, Nissl-Granula *pl*, Tigroidschollen *pl*
beta substance: Heinz-Innenkörperchen *pl*, Heinz-Ehrlich-Körperchen *pl*
black substance: schwarzer Kern *m*, Substantia nigra
blood group substance: Blutgruppenantigen *nt*
bone ground substance: Knochengrundsubstanz *f*
cancer-causing substance: kanzerogene Substanz *f*, Kanzerogen *nt*, Karzinogen *nt*
cancerogenic substance: kanzerogene Substanz *f*, Kanzerogen *nt*, Karzinogen *nt*
cartilage ground substance: Knorpelgrundsubstanz *f*, Chondroid *nt*
caustic substance: Ätzmittel *nt*, Beizmittel *nt*, Kaustikum *nt*
cement substance: Kittsubstanz *f*, Zwischenzellsubstanz *f*, Grundsubstanz *f*, Interzellulärsubstanz *f*, Interzellularsubstanz *f*
cementing substance: →*cement substance*
central gelatinous substance: Substantia gelatinosa centralis
central gray substance: zentrales Höhlengrau *nt*, Substantia grisea centralis
central grey substance: (*brit.*) →*central gray substance*
central intermediate gray substance of spinal cord: Substantia intermedia centralis medullae spinalis
central intermediate grey substance of spinal cord: (*brit.*) →*central intermediate gray substance of spinal cord*
central intermediate substance of spinal cord: Substantia intermedia centralis medullae spinalis
central white substance of cerebellum: Kleinhirnmark *nt*, Corpus medullare cerebelli
chromidial substance: raues/granuläres endoplasmatisches Retikulum *nt*
chromophil substance: →*tigroid substance*
compact substance of bone: Kompakta *f*, Substantia compacta
control substance: Steuer-, Kontrollsubstanz *f*
controlled substances: Betäubungsmittel *pl*
cortical substance of bone: Kortikalis *f*, Substantia corticalis
cortical substance of cerebellum: Kleinhirnrinde *f*, Cortex cerebelli
cortical substance of kidney: Nierenrinde *f*, Cortex renalis
cortical substance of lens: Linsenrinde *f*, Cortex lentis
cortical substance of lymph node: Lymphknotenrinde *f*, Cortex nodi lymphoidei
cortical substance of suprarenal gland: Nebennierenrinde *f*, Cortex glandulae suprarenalis
diamagnetic substance: diamagnetischer Stoff *m*
dry substance: Trockensubstanz *f*
exophthalmos-producing substance: Exophthalmus-produzierender Faktor *m*, Exophthalmus-produzierende Substanz *f*
external substance of suprarenal gland: Nebennierenrinde *f*, Cortex glandulae suprarenalis
ferredoxin-reducing substance: ferredoxin-reduzierende Substanz *f*
foreign substance: körperfremde Substanz *f*, Fremdsubstanz *f*; Fremdkörper *m*
gelatinous substance of dorsal horn of spinal cord: Substantia gelatinosa cornu posterioris medullae spinalis, Lamina spinalis II *f*
gelatinous substance of spinal cord: Substantia gelatinosa
glandular substance of prostate: Drüsensubstanz *f* der Prostata, Substantia prostatae
goitrogenic substance: strumigene Substanz *f*
gray substance: graue Gehirn- und Rückenmarkssubstanz *f*, graue Substanz *f*, Substantia grisea
gray substance of spinal cord: graue Rückenmarkssubstanz *f*, Substantia grisea medullae spinalis
grey substance: (*brit.*) →*gray substance*
grey substance of spinal cord: (*brit.*) →*gray substance of spinal cord*
ground substance: Grundsubstanz *f*, Kittsubstanz *f*, Interzellularsubstanz *f*, Zwischenzellsubstanz *f*
H substance: H-Substanz *f*
hepatotoxic substances: Lebergifte *pl*
inorganic substances: anorganische Stoffe *pl*
intercellular substance: Grundsubstanz *f*, Kittsubstanz *f*, Interzellularsubstanz *f*, Zwischenzellsubstanz *f*
interfibrillar substance of Flemming: Hyaloplasma *nt*, Grundzytoplasma *nt*, zytoplasmatische Matrix *f*
interfilar substance: →*interfibrillar substance of Flemming*
intermediolateral substance of spinal cord: Substantia intermediolateralis, Substantia intermedia lateralis medullae spinalis
interpeduncular perforated substance: Substantia perforata interpeduncularis
interstitial substance: Grundsubstanz *f*, Kittsubstanz *f*, Interzellularsubstanz *f*, Zwischenzellsubstanz *f*
interterritorial substance: Interterritorialsubstanz *f*
intertubular substance of tooth: →*ivory substance of tooth*
ivory substance of tooth: Dentin *nt*, Zahnbein *nt*, Dentinum *nt*, Substantia eburnea
ketoplastic substances: ketoplastische Substanzen *pl*
lateral intermediate gray substance of spinal cord: Substantia intermedia lateralis medullae spinalis
lateral intermediate grey substance of spinal cord: (*brit.*) →*lateral intermediate gray substance of spinal cord*
lateral intermediate substance of spinal cord: Substantia intermedia lateralis medullae spinalis
substance of lens: Linsensubstanz *f*, Substantia lentis
lipotropic substances: lipotrope Substanzen *pl*
medullary substance: Marksubstanz *f*
medullary substance of bone: Knochenmark *nt*, Medulla ossium
medullary substance of kidney: Nierenmark *nt*, Medulla renalis
medullary substance of suprarenal gland: Nebennierenmark *nt*, Medulla glandulae suprarenalis *f*
messenger substance: Botensubstanz *f*, -stoff *m*
molecular substance: Nervenfilz *m*, Neuropil *nt*
müllerian inhibiting substance: Anti-Müller-Hormon *nt*
muscular substance of prostate: glatte Prostatamuskulatur *f*, Substantia muscularis prostatae
myelinated substance: weiße Hirn- und Rückenmarkssubstanz *f*, Substantia alba
myelinated substance of spinal cord: weiße Rückenmarkssubstanz *f*, Substantia alba medullae spinalis
Nissl substance: Nissl-Schollen *pl*, Nissl-Substanz *f*, Nissl-Granula *pl*, Tigroidschollen *pl*
nonmyelinated substance: graue Gehirn- und Rückenmarkssubstanz *f*, graue Substanz *f*, Substantia grisea

S

nonmyelinated substance of spinal cord: graue Rückenmarkssubstanz *f*, Substantia grisea medullae spinalis
noxious substance: Noxe *f*, Schadstoff *m*
nutritive substance: Nährstoff *m*
odor substance: Duftstoff *m*
organic substances: organische Stoffe *pl*
substance P: Substanz P *f*
paramagnetic substance: paramagnetischer Stoff *m*
posterior perforated substance: Substantia perforata posterior
precursor substances: Precursorsubstanzen *pl*
proper substance of cornea: Grund-/Hauptschicht *f* der Hornhaut, Substantia propria corneae
proper substance of sclera: Hauptschicht *f* der Sklera, Substantia propria sclerae
proper substance of tooth: →*ivory substance of tooth*
psychoactive substances: Psychopharmaka *pl*
red substance of spleen: rote Pulpa *f*, Milzpulpa *f*, Pulpa splenica/lienis
Reichstein's substance Fa: Kortison *nt*, Cortison *nt*
Reichstein's substance G: Adrenosteron *nt*
Reichstein's substance H: Kortiko-, Corticosteron *nt*, Compound B Kendall
Reichstein's substance M: Kortisol *nt*, Cortisol *nt*, Hydrocortison *nt*
Reichstein's substance Q: (11-)Desoxycorticosteron *nt*, Desoxykortikosteron *nt*, Cortexon *nt*
Reichstein's substance S: 11-Desoxycortisol *nt*
repellent substance: Abschreck-, Abwehrmittel *nt*, Repellent *m*
reticular substance: Substantia reticulo-granulofilamentosa
reticular substance of medulla oblongata: Formatio reticularis medullae oblongatae
Rolando's substance: Substantia gelatinosa
rostral perforated substance: →*anterior perforated substance*
second visceral substance: Substantia visceralis secundaria
slow-reacting substance of anaphylaxis: slow-reacting substance of anaphylaxis *nt*
spongy bone substance: Spongiosa *f*, Substantia spongiosa/trabecularis (ossium)
spongy substance of bone: →*spongy bone substance*
T substance: T-Substanz *f*
taste substance: Schmeckstoff *m*
threshold substance: Schwellensubstanz *f*
tigroid substance: Nissl-Schollen *pl*, Nissl-Substanz *f*, Nissl-Granula *pl*, Tigroidschollen *pl*
trabecular substance of bone: →*spongy bone substance*
trace substance: Spurensubstanz *f*
transmitter substance: Transmittersubstanz *f*
urinary substances: harnpflichtige Substanzen *pl*
white substance: weiße Hirn- und Rückenmarkssubstanz *f*, Substantia alba
white substance of spinal cord: weiße Rückenmarkssubstanz *f*, Substantia alba medullae spinalis
Witebsky's substances: Witebsky-Substanzen *pl*

sub|stan|tia [səb'stænʃɪə] *noun*: Substanz *f*, Stoff *m*, Materie *f*, Masse *f*; (*anatom.*) Substantia *f*
substantia dentalis propria: →*substantia eburnea*
substantia eburnea: Dentin *nt*, Zahnbein *nt*, Dentinum *nt*, Substantia eburnea
substantia fundamentalis dentis: →*substantia eburnea*
substantia innominata: Meynert-Ganglion *nt*, Substantia innominata
substantia innominata of Reichert: →*substantia innominata*
substantia innominata of Reil: →*substantia innominata*
substantia nigra: schwarzer Kern *m*, Substantia nigra
substantia ossea dentis: Zahnzement *nt*, Zement *nt*, Cementum *nt*, Substantia ossea dentis

sub|ster|nal [sʌb'stɜrnl] *adj*: **1.** unterhalb des Sternums, substernal, infrasternal **2.** hinter dem Sternum, retrosternal

sub|stit|u|ent [sʌb'stɪtʃəwənt] *noun*: Substituent *m*

sub|sti|tute ['sʌbstɪt(j)uːt]: **I** *noun* **1.** Ersatz *m*, Ersatzstoff *m*, -mittel *nt*, Surrogat *nt* **2.** Ersatz(mann) *m*, (Stell-)Vertreter(in *f*) *m* **II** *adj* Ersatz- **III** *vt* (*chem., mathemat.*) substituieren **IV** *vi* als Ersatz dienen (*for* für)
blood substitute: Blutersatz *m*
plasma substitute: Plasmaersatz *m*, Plasmaexpander *m*

sub|sti|tut|ed ['sʌbstɪt(j)uːtɪd] *adj*: ersatzweise, Ersatz-; (*chem.*) substituiert

sub|sti|tu|tion [ˌsʌbstɪ't(j)uːʃn] *noun*: **1.** Ersatz *m*, Austausch *m*, Substitution *f*, Substituierung *f*, Substituieren *nt* **2.** (*chem.*) Substitution *f*
base substitution: Basensubstitution *f*
stimulus substitution: klassische Konditionierung *f*
symptom substitution: Symptombildung *f*

sub|strate ['sʌbstreɪt] *noun*: Substrat *nt*
chromogenous substrates: chromogene Substrate *pl*
first substrate: erstes/führendes Substrat *nt*
following substrate: zweites Substrat *nt*, Folgesubstrat *nt*
leading substrate: erstes/führendes Substrat *nt*
nutritive substrate: Nährsubstrat *nt*
respiratory substrate: Atmungs(ketten)substrat *nt*
second substrate: zweites Substrat *nt*, Folgesubstrat *nt*
test substrate: Testsubstrat *nt*

sub|stra|tum [sʌb'streɪtəm, -'stræt-] *noun, plura* **-tums, -ta** [-tə]: **1.** Unter-, Grundlage *f*; Unterschicht *f* **2.** (*biolog.*) Nähr-, Keimboden *nt*, Substrat *nt*

sub|struc|ture [sʌb'strʌktʃər] *noun*: Substruktur *f*

sub|syn|ap|tic [ˌsʌbsɪ'næptɪk] *adj*: unterhalb einer Synapse (liegend), subsynaptisch

sub|syn|o|vi|al [ˌsʌbsɪ'nəʊvɪəl] *adj*: unter der Membrana synovialis (liegend), subsynovial

sub|ta|lar [sʌb'teɪlər] *adj*: unterhalb des Sprungbeins/Talus (liegend), subtalar

sub|tar|sal [sʌb'tɑːrsl] *adj*: unterhalb des Tarsus, subtarsal

sub|tel|o|cen|tric [sʌbˌtelə'sentrɪk] *adj*: subtelozentrisch

sub|tem|po|ral [sʌb'temp(ə)rəl] *adj*: unter(halb) der Schläfe (liegend), subtemporal

sub|ten|di|nous [sʌb'tendɪnəs] *adj*: unter einer Sehne (liegend), subtendinös

sub|ten|to|ri|al [ˌsʌbten'tɔːrɪəl] *adj*: unterhalb des Tentorium cerebelli (liegend), subtentorial, infratentorial

sub|ter|mi|nal [sʌb'tɜrm(ɪ)nəl] *adj*: subterminal

sub|te|tan|ic [ˌsʌbtə'tænɪk] *adj*: leicht tetanisch, subtetanisch

sub|thal|am|ic [ˌsʌbθə'læmɪk] *adj*: **1.** unterhalb des Thalamus, subthalamisch **2.** Subthalamus betreffend, subthalamisch

sub|thal|a|mus [sʌb'θæləməs] *noun*: ventraler Thalamus *m*, Thalamus ventralis, Subthalamus *m*

sub|thres|hold [sʌb'θreʃ(h)əʊld] *adj*: unterschwellig

sub|tile ['sʌtl, 'sʌbtɪl] *adj*: →*subtle*

sub|til|i|sin [sʌb'tɪləsɪn] *noun*: Subtilisin *nt*

sub|til|i|ty [sʌb'tɪlətiː] *noun*: →*subtlety*

sub|til|i|za|tion [ˌsʌtlaɪ'zeɪʃn, ˌsʌbtəlaɪ-] *noun*: **1.** Ver-

S

feinerung *f* **2.** (*chem.*) Verflüchtigung *f*
sub|til|lize ['sʌtlaɪz, 'sʌbtəlaɪz] *vt*: **1.** verfeinern **2.** (*chem.*) verdünnen, verflüchtigen
sub|tle ['sʌtl] *adj*: **1.** scharf(sinnig); geschickt; raffiniert; subtil **2.** (*Aroma*) fein
sub|tle|ty ['sʌtltiː] *noun, plura* **-ties**: Geschicklichkeit *f*; Raffinesse *f*; Feinheit *f*
sub|to|tal [sʌb'təʊtl]: I *noun* Zwischen-, Teilsumme *f* II *adj* nicht vollständig, subtotal
sub|trac|tion [sʌb'trækʃn] *noun*: Subtraktion *f*
photographic subtraction: Photosubtraktion *f*, Fotosubtraktion *f*
video subtraction: Videosubtraktion *f*
sub|tribe ['sʌbtraɪb] *noun*: Unterstamm *m*, -klasse *f*
sub|tro|chan|ter|ic [sʌbˌtrəʊkən'terɪk] *adj*: unter dem Trochanter (liegend), subtrochantär
sub|troch|le|ar [sʌb'trɑklɪər] *adj*: subtrochleär
sub|tu|ber|al [sʌb't juːbərəl] *adj*: subtuberal
sub|um|bil|i|cal [ˌsʌbʌm'bɪlɪkl] *adj*: unterhalb des Nabels/Umbilikus (liegend), infraumbilikal, subumbilikal
sub|un|gual [sʌb'ʌŋgwəl] *adj*: unter dem Nagel (liegend), subungual, hyponychial
sub|un|gui|al [sʌb'ʌŋgwɪəl] *adj*: →*subungual*
sub|u|nit ['sʌbjuːnɪt] *noun*: Untereinheit *f*
catalytic subunit: katalytische Untereinheit *f*
regulatory subunit: regulatorische Untereinheit *f*
sub|u|re|thral [ˌsʌbjʊə'riːθrəl] *adj*: unter der Harnröhre/Urethra (liegend), suburethral
sub|vag|i|nal [sʌb'vædʒɪnl] *adj*: unter(halb) der Scheide/Vagina (liegend), subvaginal
sub|val|vu|lar [sʌb'vælvjələr] *adj*: unterhalb einer Klappe/Valva, subvalvulär
sub|vas|cu|lar [sʌb'væskjələr] *adj*: subvaskulär
suc|ce|da|ne|ous [ˌsʌksɪ'deɪnɪəs] *adj*: sukzedan, nachfolgend
suc|ce|da|ne|um [ˌsʌksɪ'deɪnɪəm] *noun, plura* **-nea** [-nɪə]: Ersatz *m*, Surrogat *nt*, Succedaneum *nt*
suc|ces|sion [sək'seʃn] *noun*: **1.** (Aufeinander-, Reihen-) Folge *f* **2.** Reihe *f*, Kette *f*, Folge *f* **3.** Nachfolger *pl*; Nachkommen(schaft *f*) *pl*
suc|ces|sion|al [sək'seʃənl] *adj*: **1.** (nach-)folgend, Nachfolge- **2.** aufeinanderfolgend, zusammenhängend, Folge-
suc|ces|sive [sək'sesɪv] *adj*: sukzessiv, (aufeinander-)folgend; fortlaufend
suc|ces|sor [sək'sesər] *noun*: Nachfolger(in *f*) *m*
suc|ci|nate ['sʌksɪneɪt] *noun*: Succinat *nt*
suc|ci|nous ['sʌksɪnəs] *adj*: Bernstein-, Sukzino-
suc|ci|nyl ['sʌksɪnɪl] *noun*: Succinyl-(Radikal *nt*)
succinyl phosphate: Succinylphosphat *nt*
suc|ci|nyl|cho|line [ˌsʌksənɪl'kjəʊliːn] *noun*: Succinylcholin *nt*, Suxamethonium *nt*
succinylcholine chloride: Succinylcholinchlorid *nt*, Suxamethoniumchlorid *nt*
succinyl-CoA *noun*: →*succinylcoenzyme A*
suc|ci|nyl|co|en|zyme A *noun*: Succinyl-CoA *nt*
O-succinyl-homoserine *noun*: O-Succinylhomoserin *nt*
suc|ci|nyl|trans|fer|ase [ˌsʌksɪnɪl'trænsfəreɪz] *noun*: Succinyltransferase *f*
dihydrolipoamide succinyltransferase: Dihydrolipoylsuccinyltransferase *f*
suc|cor|rhe|a [sɑkə'rɪə] *noun*: Sukorrhoe *f*
suc|cor|rhoe|a [sɑkə'rɪə] *noun*: (*brit.*) →*succorrhea*
suc|cus ['sʌkəs] *noun, plura* **-ci** [-saɪ]: Saft *m*, Sucus *m*, Succus *m*
suck [sʌk]: I *noun* **1.** Saugen *nt*, Lutschen *nt* **2.** Sog *m*, Saugkraft *f* **3.** Wirbel *m*, Strudel *m* II *vt* saugen (*from*, *out of* an); lutschen (an) III *vi* **4.** saugen, lutschen (*at* an) **5.** (*an der Brust*) trinken *oder* saugen
suck down *vt* hinunterziehen
suck in *vt* auf-, ansaugen
suck|er ['sʌkər] *noun*: Sauger *m*
suck|ing ['sʌkɪŋ] *adj*: **1.** saugend, Saug- **2.** (*Säugling*) noch nicht entwöhnt
suck|le ['sʌkl] *vt*: (*Kind*) stillen, die Brust geben
suck|ling ['sʌklɪŋ] *noun*: Säugling *m*
su|cral|fate [suː'krælfeɪt] *noun*: Sucralfat *nt*
su|crase ['suːkreɪz] *noun*: Sucrase *f*, Saccharose-α-glucosidase *f*
su|cro|clas|tic [ˌsuːkrə'klæstɪk] *adj*: zuckerspaltend
su|cro|sae|mi|a [ˌsuːkrəʊ'siːmiːə] *noun*: (*brit.*) →*sucrosemia*
su|crose ['suːkrəʊs] *noun*: Rübenzucker *m*, Rohrzucker *m*, Saccharose *f*
sucrose α-D-glucohydrolase: Saccharose-α-glucosidase *f*, Sucrase *f*
su|cro|se|mi|a [ˌsuːkrəʊ'siːmiːə] *noun*: Saccharosämie *f*
sucrose-6′-phosphate *noun*: Saccharose-6-phosphat *nt*
su|cro|su|ri|a [ˌsuːkrəʊ's(j)ʊəriːə] *noun*: Saccharosurie *f*, Sucrosuria *f*
suc|tion ['sʌkʃn]: I *noun* **1.** (An-)Saugen *nt*; Saugwirkung *f*, -leistung *f* **2.** Sog *m*, Unterdruck *m* **3.** (*physik.*) Saugfähigkeit *f* II *adj* Saug-
suc|to|ri|al [sʌk'tɔːrɪəl, -'təʊr-] *adj*: Saug-
SUD *Abk.*: skin unit dose
su|da|men [suː'deɪmən] *noun, plura* **-dam|i|na** [-'dæmɪnə]: Schweißbläschen *nt*, Sudamen *nt*
su|dam|i|na [suː'dæmɪnə] *plural*: Sudamina *pl*
su|dam|i|nal [suː'dæmɪnəl] *adj*: Schweißbläschen betreffend, Schweißbläschen-
Su|dan [suː'dæn] *noun*: Sudan *nt*, Sudanfarbstoff *m*
Sudan G: →*Sudan III*
Sudan I: Sudan I *nt*
Sudan II: Sudan II *nt*
Sudan III: Sudan III *nt*
su|dan|o|phil [suː'dænəfɪl]: I *noun* sudanophile Struktur *f* II *adj* →*sudanophilic*
su|dan|o|phil|i|a [suːˌdænə'fɪlɪə] *noun*: Sudanophilie *f*
su|dan|o|phil|ic [suːˌdænə'fɪlɪk] *adj*: mit Sudanfarbstoffen färbend, sudanophil
su|da|noph|i|lous [ˌsuːdə'nɑfɪləs] *adj*: →*sudanophilic*
su|dan|o|pho|bic [suːˌdænə'fəʊbɪk] *adj*: nicht mit Sudanfarbstoffen färbend, sudanophob
su|da|ri|um [suː'deəriːəm] *noun, plura* **-ria** [-rɪə]: Schwitzbad *nt*, Sudarium *nt*
su|da|tion [suː'deɪʃn] *noun*: Schwitzen *nt*, Schweißsekretion *f*, Perspiration *f*
sud|den ['sʌdn] *adj*: plötzlich, unvermutet, überraschend, jäh
SUDH *Abk.*: succinate dehydrogenase
SUDI *Abk.*: sudden unexpected death in infancy
su|do|gram ['s(j)uːdəgræm] *noun*: Sudogramm *nt*
su|do|mo|tor [ˌs(j)uːdə'məʊtər] *adj*: sudomotorisch
su|dor ['s(j)uːdər] *noun*: Schweiß *m*, Sudor *m*
su|do|re|sis [ˌs(j)uːdə'riːsɪs] *noun*: Schweißsekretion *f*, Schwitzen *nt*, Diaphorese *f*
su|do|rif|er|ous [ˌs(j)uːdə'rɪfərəs] *adj*: **1.** schweißbildend **2.** schweiß(ab)leitend, Schweiß-
su|do|rif|ic [ˌs(j)uːdə'rɪfɪk]: I *noun* schweißtreibendes Mittel *nt*, Diaphoretikum *nt*, Sudoriferum *nt* II *adj* die Schweißsekretion fördernd *oder* anregend, schweißtreibend, diaphoretisch, sudorifer
su|do|rip|a|rous [ˌs(j)uːdə'rɪpərəs] *adj*: schweißbildend, schweißabsondernd
su|dor|rhe|a [ˌs(j)uːdə'rɪə] *noun*: übermäßiges Schwitzen

S

nt, Hyperhidrose *f*, Hyper(h)idrosis *f*, Polyhidrose *f*, Poly(h)idrosis *f*
su|dor|rhoe|a [ˌs(j)uːdəˈrɪə] *noun*: (*brit.*) →*sudorrhea*
SUFE *Abk.*: slipped upper femoral epiphysis
su|fen|ta|nil [suː ˈfentənɪl] *noun*: Sufentanil *nt*
suf|fi|cient [səˈfɪʃənt] *adj*: suffizient, ausreichend (funktionsfähig)
suf|fo|cate [ˈsʌfəkeɪt]: **I** *vt* **1.** ersticken **2.** würgen **II** *vi* ersticken (*with* an); umkommen (*with* vor)
suf|fo|cat|ing [ˈsʌfəkeɪtɪŋ] *adj*: erstickend
suf|fo|ca|tion [ˌsʌfəˈkeɪʃn] *noun*: Erstickung *f*, Ersticken *nt*, Suffokation *f*, Suffocatio *f*
external suffocation: äußere Erstickung *f*
internal suffocation: innere Erstickung *f*
suf|fu|sion [səˈfjuːʒn] *noun*: Suffusion *f*
sug|ar [ˈʃʊgər]: **I** *noun* Zucker *m* **II** *vt* **1.** süßen, zuckern **2.** kristallisieren
amino sugar: Aminozucker *m*
beet sugar: Rübenzucker *m*
blood sugar: Blutzucker *m*, Glucose *f*
brain sugar: Zerebrose *f*, D-Galaktose *f*
cane sugar: Rüben-, Rohrzucker *m*, Saccharose *f*
collagen sugar: Aminoessigsäure *f*, Glyzin *nt*, Glycin *nt*, Glykokoll *nt*
CSF sugar: Liquorzucker *m*
deoxy sugar: Desoxyzucker *m*
fruit sugar: Fruchtzucker *m*, Fruktose *f*, Fructose *f*, Levulose *f*
gelatine sugar: Aminoessigsäure *f*, Glyzin *nt*, Glycin *nt*, Glykokoll *nt*
grape sugar: Glukose *f*, Traubenzucker *m*, Dextrose *f*, Glucose *f*, α-D-Glucopyranose *f*, Glykose *f*
gum sugar: L-Arabinose *f*
heart sugar: Inosit *nt*, Inositol *nt*
invert sugar: Invertzucker *m*, Invertose *f*
sugar of lead: Bleiacetat *nt*
malt sugar: Malzzucker *m*, Maltose *f*
milk sugar: Milchzucker *m*, Laktose *f*, Lactose *f*, Laktobiose *f*
muscle sugar: Inosit *nt*, Inositol *nt*
NDP sugar: →*nucleoside diphosphate sugar*
nucleoside diphosphate sugar: Nucleosiddiphosphatzucker *m*, NDP-Zucker *m*
pectin sugar: Arabinose *f*
sugar phosphate: Zuckerphosphat *nt*
phosphatidyl sugar: Glykophosphoglycerid *nt*
reducing sugar: reduzierender Zucker *m*
simple sugar: Einfachzucker *m*, Monose *f*, Monosaccharid *nt*
starch sugar: Dextrin *nt*, Dextrinum *nt*
unrefined sugar: Rohzucker *m*
wood sugar: Holzzucker *m*, D-Xylose *f*
sugar-coat *vt*: mit Zucker(masse) überziehen, überzuckern, dragieren
sug|ared [ˈʃʊgərd] *adj*: **1.** gesüßt, gezuckert **2.** süß
sug|ar|less [ˈʃʊgərləs] *adj*: ungezuckert, ohne Zucker
sug|ar|y [ˈʃʊgəriː] *adj*: aus Zucker (bestehend), zuckerhaltig, zuck(e)rig, süß, Zucker-
sug|gest [səˈdʒest] *vt*: **1.** vorschlagen, empfehlen, anregen **2.** (*Idee*) eingeben, suggerieren **3.** (*psychol.*) durch Suggestion beeinflussen, suggerieren
sug|gest|i|bil|i|ty [səˌdʒestəˈbɪlətiː] *noun*: Beeinflussbarkeit *f*, Suggestibilität *f*
sug|gest|i|ble [səˈdʒestɪbl] *adj*: suggestibel
sug|ges|tion [səˈdʒestʃn] *noun*: Suggestion *f*
verbal suggestion: Verbalsuggestion *f*
sug|ges|tive [səˈdʒestɪv] *adj*: **1.** anregend, gehaltvoll **2.** (*psychol.*) suggestiv, Suggestiv-
sug|gil|la|tion [sʌ(g)jəˈleɪʃn, sʌdʒəˈleɪʃn] *noun*: **1.** Suggillation *f* **2.** Livedo *f* **3.** →*postmortem suggillation*
postmortem suggillation: Totenflecke *pl*, Livor mortis, Livores *pl*
SUI *Abk.*: stress urinary incontinence
su|i|cid|al [suːəˈsaɪdl] *adj*: Selbstmord/Suizid betreffend; selbstmordgefährdet, suizidal, suicidal
su|i|cide [ˈsuːəsaɪd]: **I** *noun* Selbstmord *m*, Freitod *m*, Suizid *nt/m*, Suicid *m/nt* **II** *adj* Selbstmord- **III** *vi* Selbstmord begehen
attempted suicide: Suizidversuch *m*
balance suicide: Bilanzsuizid *m*, Bilanzselbstmord *m*
physician-assisted suicide: medizinisch assistierter Suizid *m*, Beihilfe *f* zur Selbsttötung, Beihilfe *f* zum Suizid, Beihilfe *f* zum Selbstmord
sul|bac|tam [səlˈbæctəm] *noun*: Sulbactam *nt*
sul|cate [ˈsʌlkeɪt] *adj*: →*sulcated*
sul|cat|ed [ˈsʌlkeɪtɪd] *adj*: faltig, gefurcht, Falten-
sul|ci|form [ˈsʌlsəfɔːrm] *adj*: furchenartig, -ähnlich, faltenartig, -ähnlich
sul|cus [ˈsʌlkəs] *noun, plural* **-ci** [-saɪ]: Furche *f*, Rinne *f*; Sulkus *m*, Sulcus *m*
alveolabial sulcus: Alveololabialfurche *f*
ampullary sulcus: Ampullenrinne *f*, Sulcus ampullaris
angular sulcus: Magenknieeinschnitt *m*, Incisura angularis gastricae
anterior interventricular sulcus: vordere Interventrikularfurche *f*, Sulcus interventricularis anterior
anterior lateral sulcus of medulla oblongata: Vorderseitenfurche *f* der Medulla oblongata, Sulcus anterolateralis medullae oblongatae
anterior lateral sulcus of spinal cord: Vorderseitenfurche *f* des Rückenmarks, Sulcus anterolateralis medullae spinalis
anterior occipital sulcus: Sulcus occipitalis anterior
anterolateral sulcus of medulla oblongata: Vorderseitenfurche *f* der Medulla oblongata, Sulcus anterolateralis medullae oblongatae
anterolateral sulcus of spinal cord: Vorderseitenfurche *f* des Rückenmarks, Sulcus anterolateralis medullae spinalis
arterial sulci: Schädelwandfurchen *pl* für Meningealarterien, Sulci arteriosi
atrioventricular sulcus: (Herz-)Kranzfurche *f*, Sulcus coronarius
sulcus of auditory tube: Sulcus tubae auditivae/auditoriae
basilar sulcus of pons: Brückenfurche *f* für Arteria basilaris, Sulcus basilaris
bicipital sulcus: Bizepsrinne *f*, Sulcus bicipitalis
bulbopontine sulcus: Sulcus bulbopontinus
bulboventricular sulcus: bulboventrikuläre Furche *f*, Sulcus bulboventricularis
calcaneal sulcus: Sulcus calcanei
calcarine sulcus: Spornfurche *f*, Kalkarina *f*, Fissura calcarina, Sulcus calcarinus
callosal sulcus: Sulcus corporis callosi
callosomarginal sulcus: Sulcus cinguli
carotid sulcus: Sulcus caroticus
carpal sulcus: Sulcus carpi
central sulcus of cerebrum: Rolando-Fissur *f*, Zentralfurche *f* des Großhirns, Sulcus centralis cerebri
central sulcus of insula: Sulcus centralis insulae
sulci of cerebrum: Großhirnfurchen *pl*, Sulci cerebri
chiasmatic sulcus: Chiasma opticum-Rinne *f*, Sulcus prechiasmaticus

S

cingulate sulcus: Sulcus cinguli
sulcus of cingulum: Sulcus cinguli
circular sulcus of insula: Ringfurche *f* der Insel, Sulcus circularis insulae
collateral sulcus: Sulcus collateralis
coronary sulcus (of heart): (Herz-)Kranzfurche *f*, Sulcus coronarius
sulcus of corpus callosum: Sulcus corporis callosi
costal sulcus: Rippenfurche *f*, Sulcus costae
dorsal intermediate sulcus of spinal cord: Sulcus intermedius posterior medullae spinalis
dorsal median sulcus of medulla oblongata: hintere Mittelfurche *f*, Sulcus medianus dorsalis medullae oblongatae
dorsal median sulcus of spinal cord: hintere Rückenmarksfurche *f*, Sulcus medianus dorsalis medullae spinalis
dorsolateral sulcus of medulla oblongata: Hinterseitenfurche *f* der Medulla oblongata, Sulcus posterolateralis medullae oblongatae
dorsolateral sulcus of spinal cord: Hinterseitenfurche *f* des Rückenmarks, Sulcus posterolateralis medullae spinalis
ethmoidal sulcus (of nasal bone): Sulcus ethmoidalis
sulcus of eustachian tube: →*sulcus of auditory tube*
external spiral sulcus: äußere Spiralfurche *f*, Sulcus spiralis externus
fimbriodentate sulcus: Sulcus fimbriodentatus
sulcus for subclavian muscle: Sulcus musculi subclavii
gingival sulcus: Zahnfleischtasche *f*, Sulcus gingivalis
gluteal sulcus: Gesäßfurche *f*, -falte *f*, Sulcus glutealis
greater palatine sulcus of maxilla: Sulcus palatinus major maxillae
greater palatine sulcus of palatine bone: Sulcus palatinus major ossis palatini
sulcus of greater petrosal nerve: Sulcus nervi petrosi majoris
sulcus of habenula: Sulcus habenularis
habenular sulcus: Sulcus habenularis
Harrison's sulcus: Harrison-Furche *f*
hippocampal sulcus: Sulcus hippocampalis
sulcus of hippocampus: Sulcus hippocampalis
hypothalamic sulcus: Hypothalamusrinne *f*, Sulcus hypothalamicus
inferior frontal sulcus: Sulcus frontalis inferior
inferior interventricular sulcus: hintere Interventrikularfurche *f*, Sulcus interventricularis posterior
sulcus of inferior petrosal sinus of occipital bone: Sulcus sinus petrosi inferioris ossis occipitalis
sulcus of inferior petrosal sinus of temporal bone: Sulcus sinus petrosi inferioris ossis temporalis
inferior temporal sulcus: **1.** Sulcus temporalis inferior **2.** →*occipitotemporal sulcus*
infraorbital sulcus of maxilla: Infraorbitalfurche *f*, Sulcus infraorbitalis
infrapalpebral sulcus: Unterlidfurche *f*, Sulcus infrapalpebralis
interarticular sulcus of talus: Sulcus tali
interlobar sulci of cerebrum: Interlobarfurchen *pl* des Großhirns, Sulci interlobares cerebri
internal spiral sulcus: innere Spiralfurche *f*, Sulcus spiralis internus
interparietal sulcus: Sulcus intraparietalis
intertubercular sulcus: Bizepsrinne *f* des Humerus, Sulcus intertubercularis
interventricular sulcus: Interventrikularfurche *f*, Sulcus interventricularis
intraparietal sulcus: Sulcus intraparietalis
Jacobson's sulcus: **1.** Sulcus promontorii tympani **2.** Sulcus tympanicus
labiodental sulcus: Labiodentalsulkus *m*
lacrimal sulcus of lacrimal bone: Tränenfurche *f* des Tränenbeins, Sulcus lacrimalis ossis lacrimalis
lacrimal sulcus of maxilla: Tränenkanalfurche *f* der Maxilla, Sulcus lacrimalis ossis maxillae
lateral bicipital sulcus: Sulcus bicipitalis lateralis, Sulcus bicipitalis radialis
lateral cerebral sulcus: Sylvius-Furche *f*, Sulcus lateralis cerebri
lateral occipital sulci: Sulci occipitales laterales
sulcus of lesser petrosal nerve: Sulcus nervi petrosi minoris
limiting sulcus of brain: Seitenfurche *f* des Großhirns, Sulcus limitans
limiting sulcus of Reil: Sulcus circularis insulae
limiting sulcus of rhomboid fossa: Seitenfurche *f* der Rautengrube, Sulcus limitans fossae rhomboideae
longitudinal sulcus of heart: Interventrikularfurche *f*, Sulcus interventricularis
lunate sulcus: Affenspalte *f*, Sulcus lunatus
malleolar sulcus of fibula: Sulcus malleolaris fibulae
malleolar sulcus of tibia: Sulcus malleolaris tibiae
mandibular sulcus: Sulcus colli mandibulae
medial bicipital sulcus: Sulcus bicipitalis medialis, Sulcus bicipitalis ulnaris
medial sulcus of crus cerebri: Sulcus nervi oculomotorii, Sulcus oculomotorius
median sulcus of fourth ventricle: Medianfurche *f* des IV. Ventrikels, Sulcus medianus ventriculi quarti
median lingual sulcus: mediane Zungenlängsfurche *f*, Sulcus medianus linguae
median sulcus of rhomboid fos... Medianfurche *f* des IV. Ventrikels, Sulcus medianus ventriculi quarti
median sulcus of tongue: mediane Zungenlängsfurche *f*, Sulcus medianus linguae
meningeal sulci: Schädelwandfurchen *pl* für Meningealarterien, Sulci arteriosi
mentolabial sulcus: Lippenkinnfurche *f*, Sulcus mentolabialis
sulcus of middle temporal artery: Sulcus arteriae temporalis mediae
Monro's sulcus: Hypothalamusrinne *f*, Sulcus hypothalamicus
muscular sulcus of tympanic cavity: Semicanalis musculi tensoris tympani
mylohyoid sulcus of mandible: Sulcus mylohyoideus
sulcus of nail matrix: Nagelfalz *m*, Sulcus matricis unguis
nasolabial sulcus: Nasolabialfurche *f*, Sulcus nasolabialis
obturator sulcus (of pubis): Sulcus obturatorius
sulcus of occipital artery: Sulcus arteriae occipitalis
occipitotemporal sulcus: Sulcus occipitotemporalis
olfactory sulcus of frontal lobe: Olfaktoriusrinne *f* des Frontallappens, Sulcus olfactorius lobi frontalis
olfactory sulcus of nose: Sulcus olfactorius nasi
optic sulcus: Chiasma opticum-Rinne *f*, Sulcus prechiasmaticus
orbital sulci of frontal lobe: Sulci orbitales
palatine sulcus: Sulcus palatinus
palatine sulci of maxilla: Sulci palatini maxillae
palatine sulci of palatine bone: Sulci palatini ossis palatini
palatovaginal sulcus: Sulcus palatovaginalis

S

paracentral sulcus: Sulcus paracentralis
paracolic sulci: parakolische Bauchfellnischen *pl*, Sulci paracolici
paraolfactory sulci: Sulci paraolfactorii
parieto-occipital sulcus: **1.** Sulcus parietooccipitalis **2.** Sulcus intraparietalis
popliteal sulcus: Sulcus popliteus
postcentral sulcus: Sulcus postcentralis
posterior sulcus of auricle: Sulcus auricularis posterior
posterior intermediate sulcus of spinal cord: Sulcus intermedius posterior
posterior interventricular sulcus: hintere Interventrikularfurche *f*, Sulcus interventricularis posterior
posterior lateral sulcus of medulla oblongata: Hinterseitenfurche *f* der Medulla oblongata, Sulcus posterolateralis medullae oblongatae
posterior lateral sulcus of spinal cord: Hinterseitenfurche *f* des Rückenmarks, Sulcus posterolateralis medullae spinalis
posterior median sulcus of medulla oblongata: Sulcus medianus posterior medullae oblongatae
posterior median sulcus of spinal cord: hintere Rückenmarksfurche *f*, Sulcus medianus posterior medullae spinalis
posterointermediate sulcus of spinal cord: Sulcus intermedius posterior medullae spinalis
posterolateral sulcus of medulla oblongata: Hinterseitenfurche *f* der Medulla, Sulcus posterolateralis medullae oblongatae
posterolateral sulcus of spinal cord: Hinterseitenfurche *f* des Rückenmarks, Sulcus posterolateralis medullae spinalis
precentral sulcus: Sulcus precentralis
prechiasmatic sulcus: Chiasma opticum-Rinne *f*, Sulcus prechiasmaticus
pre-olivary sulcus: Sulcus preolivaris
prerolandic sulcus: Sulcus precentralis
primary sulcus: Primärfurche *f*, -sulcus *m*
promontory sulcus: Sulcus promontorii tympani
promontory sulcus of tympanic cavity: Sulcus promontorii tympani
sulcus of pterygoid hamulus: Sulcus hamuli pterygoidei
pterygopalatine sulcus of palatine bone: **1.** Sulcus palatinus major ossis palatini **2.** Sulcus pterygopalatinus ossis palatini
pterygopalatine sulcus of pterygoid process: Sulcus pterygopalatinus processus pterygoidei
pulmonary sulcus (of thorax): Sulcus pulmonalis thoracis
radial sulcus: Radialisrinne *f*, Sulcus nervi radialis, Sulcus spiralis
sulcus of radial nerve: →*radial sulcus*
Reil's sulcus: Sulcus circularis insulae
retrocentral sulcus: Sulcus postcentralis
retro-olivary sulcus: Sulcus retroolivaris
rhinal sulcus: Sulcus rhinalis
sagittal sulcus: Sinus sagittalis superior-Rinne *f*, Sulcus sinus sagittalis superioris
scleral sulcus: sklerokorneale Furche *f*, Sulcus sclerae
sclerocorneal sulcus: sklerokorneale Furche *f*, Sulcus sclerae
secondary sulci: Sekundärfurchen *pl*
sulcus of sigmoid sinus: Sinus-sigmoideus-Rinne *f*, Sulcus sinus sigmoidei
sulcus of sigmoid sinus of occipital bone: Sulcus sinus sigmoidei ossis occipitalis
sulcus of sigmoid sinus of parietal bone: Sulcus sinus sigmoidei ossis parietalis
sulcus of sigmoid sinus of temporal bone: Sulcus sinus sigmoidei ossis temporalis
sulci of skin: Hautfurchen *pl*, Sulci cutis
spinal nerve sulcus: Sulcus nervi spinalis
spiral sulcus: Radialisrinne *f*, Sulcus nervi radialis, Sulcus spiralis
spiral sulcus of humerus: Radialisrinne *f*, Sulcus nervi radialis, Sulcus spiralis
subclavian sulcus: Sulcus arteriae subclaviae
sulcus of subclavian artery: Sulcus arteriae subclaviae
sulcus of subclavian vein: Sulcus venae subclaviae
subparietal sulcus: Sulcus subparietalis
superior frontal sulcus: Sulcus frontalis superior
superior occipital sulci: Sulci occipitales superiores
superior temporal sulcus: Sulcus temporalis superior
supra-acetabular sulcus: Sulcus supraacetabularis
supraorbital sulcus: Incisura supraorbitalis, Foramen supraorbitale
talar sulcus: Talusrinne *f*, Sulcus tali
sulcus of talus: Talusrinne *f*, Sulcus tali
telodiencephalic sulcus: Sulcus telodiencephalicus
sulcus of tendon of flexor hallucis longus of calcaneus: Sulcus tendinis musculi flexoris hallucis longi calcanei
sulcus of tendon of flexor hallucis longus of talus: Sulcus tendinis musculi flexoris hallucis longi tali
sulcus of tendon of peroneus longus muscle of calcaneus: Sulcus tendinis musculi peronei longi calcanei, Sulcus tendinis musculi fibularis longi calcanei
sulcus of tendon of peroneus longus muscle of cuboid bone: Sulcus tendinis musculi peronei longi ossis cuboidei, Sulcus tendinis musculi fibularis longi ossis cuboidei
terminal sulcus of right atrium: Sulcus terminalis cordis, Sulcus terminalis atrii dextri
terminal sulcus of tongue: Terminalsulkus *m*, V-Linguae *nt*, Sulcus terminalis linguae
tertiary sulcus: Tertiärfurche *f*, -sulcus *m*
transverse sulcus of anthelix: Sulcus anthelicis transversus
transverse occipital sulcus: Sulcus occipitalis transversus
sulcus of transverse sinus: Sulcus sinus transversi
transverse temporal sulcus: Sulcus temporalis transversus
tympanic sulcus: Sulcus tympanicus
sulcus of ulnar nerve: Sulcus nervi ulnaris
sulcus of umbilical vein: Sulcus venae umbilicalis
sulcus of vena cava: Sulcus venae cavae
venous sulci: Sulci venosi
ventrolateral sulcus of medullae oblongata: Vorderseitenfurche *f* der Medulla oblongata, Sulcus anterolateralis medullae oblongatae
ventrolateral sulcus of spinal cord: Vorderseitenfurche *f* des Rückenmarks, Sulcus anterolateralis medullae spinalis
sulcus of vertebral artery: Sulcus arteriae vertebralis
vomeral sulcus: Sulcus vomeris
sulcus vomeris: Sulcus vomeris
vomerovaginal sulcus: Sulcus vomerovaginalis

sulf- *präf.*: Schwefel-, Sulfon-, Sulf(o)-

sul|fa|benz|a|mide [ˌsʌlfə'benzəmaɪd] *noun*: Sulfabenzamid *nt*

sul|fa|car|ba|mide [ˌsʌlfə'kɑːrbəmaɪd] *noun*: Sulfacarbamid *nt*

sul|fa|cet|a|mide [ˌsʌlfə'setəmaɪd] *noun*: Sulfacetamid

nt, Sulfanilazetamid *nt*
sul|fa|cid [sʌlf'æsɪd] *noun*: Thiosäure *f*
sul|fa|di|a|zine [ˌsʌlfə'daɪəziːn] *noun*: Sulfadiazin *nt*, Sulfapyrimidin *nt*
sul|fa|di|cra|mide [ˌsʌlfə'daɪkrəmaɪd] *noun*: Sulfadicramid *nt*
sul|fa|di|meth|ox|ine [ˌsʌlfədaɪmeθ'ɑksiːn] *noun*: Sulfadimethoxin *nt*
sul|fa|di|me|tine [ˌsʌlfə'daɪmətiːn] *noun*: →*sulfisomidine*
sul|fa|dim|i|dine [ˌsʌlfə'dɪmədiːn] *noun*: →*sulfamethazine*
sul|fa|dox|ine [ˌsʌlfə'dɑksiːn] *noun*: Sulfadoxin *nt*
sul|fa|eth|i|dole [ˌsʌlfə'eθɪdəʊl] *noun*: Sulfaethidol *nt*
sul|fa|fu|ra|zole [ˌsʌlfə'fjʊərəzəʊl] *noun*: →*sulfisoxazole*
sul|fa|guan|i|dine [ˌsʌlfə'gwænədiːn] *noun*: Sulfaguanidin *nt*
sul|fa|gua|nole [ˌsʌlfə'gwɑnəʊl] *noun*: Sulfaguanol *nt*
sul|fa|lene ['sʌlfəliːn] *noun*: Sulfalen *nt*, Sulfamethoxypyrazin *nt*, Sulfapyrazin *nt*
sul|fa|mer|a|zine [ˌsʌlfə'merəziːn] *noun*: Sulfamerazin *nt*
sul|fa|meth|a|zine [ˌsʌlfə'meθəziːn] *noun*: Sulfadimidin *nt*, Sulfamethazin *nt*
sul|fa|meth|i|zole [ˌsʌlfə'meθɪzəʊl] *noun*: Sulfamethizol *nt*
sul|fa|meth|ox|a|zole [ˌsʌlfəmeθ'ɑksəzəʊl] *noun*: Sulfamethoxazol *nt*, Sulfisomezol *nt*
sul|fa|meth|yl|di|a|zine [ˌsʌlfəˌmeθəl'daɪəziːn] *noun*: →*sulfamerazine*
sul|fa|meth|yl|thi|a|di|a|zole [ˌsʌlfəˌmeθəlˌθaɪə'daɪəzəʊl] *noun*: →*sulfamethizole*
sul|fa|me|trole [ˌsʌlfə'miːtrəʊl] *noun*: Sulfametrol *nt*
sulf|am|ide [sʌl'fæmaɪd, 'sʌlfəm-] *noun*: Sulfamid-Gruppe *f*
sul|fam|i|do [sʌl'fæmɪdəʊ] *noun*: Sulfamid *nt*
sul|fam|ine [sʌl'fæmɪn, -miːn] *noun*: Sulfamin-(Radikal *nt*)
sul|fa|mox|ole [ˌsʌlfə'mɑksəʊl] *noun*: Sulfamoxol *nt*, Sulfadimethyloxazol *nt*
sul|fa|nil|a|mide [ˌsʌlfə'nɪləmaɪd] *noun*: Sulfanilamid *nt*, p-Aminobenzoesulfonamid *nt*
sul|fan|i|late [sʌl'fænɪleɪt] *noun*: Sulfanilat *nt*
sul|fa|per|in ['sʌlfəperɪn] *noun*: Sulfaperin *nt*
sul|fa|pyr|i|dine [ˌsʌlfə'pɪrɪdiːn] *noun*: Sulfapyridin *nt*
sul|fa|sal|a|zine [ˌsʌlfə'sæləziːn] *noun*: Salazosulfapyridin *nt*
sul|fa|tase ['sʌlfəteɪz] *noun*: Sulfatase *f*
cerebroside sulfatase: Zerebrosid-, Cerebrosidsulfatase *f*
cholesterol sulfatase: Sterylsulfatase *f*
chondroitin sulfatase: Chondroitinsulfatsulfatase *f*, N-Acetylgalaktosamin-6-sulfatsulfatase *f*
galactosamine-6-sulfate sulfatase: N-Acetylgalaktosamin-6-Sulfatsulfatase *f*, Chondroitinsulfatsulfatase *f*
heparan N-sulfatase: Heparan-N-sulfatase *f*
heparan sulfate sulfatase: →*heparan N-sulfatase*
iduronic sulfatase: Iduronat-2-sulfatase *f*, Iduronatsulfat-sulfatase *f*
phenol sulfatase: Arylsulfatase *f*
steroid sulfatase: →*steryl sulfatase*
steryl sulfatase: Sterylsulfatase *f*
sulfoiduronate sulfatase: Iduronatsulfatsulfatase *f*
sul|fate ['sʌlfeɪt] *noun*: Sulfat *nt*
dermatan sulfate: Dermatansulfat *nt*
DHEA sulfate: Dehydroepiandrosteronsulfat *nt*
dibutoline sulfate: Dibutolinsulfat *nt*
dimethyl sulfate: Dimethylsulfat *nt*
sul|fat|e|mi|a [ˌsʌlfeɪ'tiːmiːə] *noun*: Sulfatämie *f*
sul|fa|thi|a|zole [ˌsʌlfə'θaɪəzəʊl] *noun*: Sulfathiazol *nt*
sul|fat|i|dase [sʌl'fætɪdeɪz] *noun*: Arylsulfatase *f*
sul|fa|tide ['sʌlfətaɪd] *noun*: Sulfatid *nt*
sul|fat|i|do|sis [sʌlˌfætɪ'dəʊsɪs] *noun*: metachromatische Leukodystrophie/Leukoenzephalopathie *f*, Sulfatidlipidose *f*
sulf|he|mo|glo|bin [sʌlf'hiːməgləʊbɪn] *noun*: Sulfhämoglobin *nt*
sulf|he|mo|glo|bin|e|mi|a [sʌlfˌhiːməgləʊbɪ'niːmiːə] *noun*: Sulfhämoglobinämie *f*
sulf|hy|dryl [sʌlf'haɪdrɪl] *noun*: Sulfhydryl-, SH-Radikal *nt*
sul|fide ['sʌlfaɪd] *noun*: Sulfid *nt*
dichlorodiethyl sulfide: Gelbkreuz *nt*, Senfgas *nt*, Lost *nt*, Dichlordiäthylsulfid *nt*
sul|fin|pyr|a|zone [ˌsʌlfɪn'pɪrəzəʊn, -'paɪr-] *noun*: Sulfinpyrazon *nt*
sul|fi|nyl ['sʌlfənɪl] *noun*: Sulfinyl-(Radikal *nt*)
sul|fi|som|i|dine [ˌsʌlfɪ'sɑmədiːn] *noun*: Sulfisomidin *nt*
sul|fi|sox|a|zole [ˌsʌlfɪ'zɑksəzəʊl] *noun*: Sulfisoxazol *nt*
sul|fite ['sʌlfaɪt] *noun*: Sulfit *nt*
sulf|met|he|mo|glo|bin [sʌlfˌmet'hiːməgləʊbɪn] *noun*: →*sulfhemoglobin*
sulfo- *präf.*: Schwefel-, Sulfon-, Sulf(o)-
sul|fo|ac|id [ˌsʌlfəʊ'æsɪd] *noun*: Sulfonsäure *f*
sul|fo|bro|mo|phthal|ein [ˌsʌlfəˌbrəʊməʊ'(f)θæliːn] *noun*: Bromosulfalein *nt*, Bromosulphthalein *nt*, Bromthalein *nt*, Bromosulfophthalein *nt*
sul|fo|cy|a|nate [ˌsʌlfə'saɪəneɪt, -nɪt] *noun*: Thiocyanat *nt*
sul|fo|gel ['sʌlfədʒel] *noun*: Sulfogel *nt*
sul|fo|lip|id [ˌsʌlfə'lɪpɪd] *noun*: Sulfolipid *nt*
sul|fol|y|sis [sʌl'fɑləsɪs] *noun*: Sulfolyse *f*
sul|fo|mu|cin [ˌsʌlfə'mjuːsɪn] *noun*: Sulfomuzin *nt*, Sulfomucin *nt*
sul|fon|a|mide [sʌl'fɑnəmaɪd] *noun*: Sulfonamid *nt*
long-acting sulfonamides: Langzeit-Sulfonamide *pl*
medium long-acting sulfonamides: Mittelzeit-Sulfonamide *pl*
non-resorbable sulfonamides: nicht-resorbierbare Sulfonamide *pl*
short-acting sulfonamides: Kurzzeit-Sulfonamide *pl*
sul|fon|am|i|do|cho|li|a [ˌsʌlfəʊnˌæmɪdəʊ'kəʊlɪə] *noun*: Sulfonamidausscheidung *f* in der Galle
sul|fon|am|i|do|ther|a|py [ˌsʌlfəʊnˌæmɪdəʊ'θerəpiː] *noun*: Behandlung *f* mit Sulfonamiden
sul|fon|am|i|du|ri|a [ˌsʌlfəʊnæmɪ'd(j)ʊəriːə] *noun*: Sulfonamidausscheidung *f* im Harn
sul|fo|nate ['sʌlfəneɪt]: **I** *noun* Sulfonat *nt* **II** *vt* sulfonieren, sulfurieren
sul|fo|nat|ed ['sʌlfəneɪtɪd] *adj*: sulfoniert, sulfuriert
sul|fone ['sʌlfəʊn] *noun*: **1.** Sulfon *nt* **2.** Sulfon-Gruppe *f*
sul|fo|nyl ['sʌlfənɪl] *noun*: Sulfonyl-(Radikal *nt*)
sul|fo|trans|fer|ase [ˌsʌlfə'trænsfəreɪz] *noun*: Sulfotransferase *f*
sulf|ox|ide [sʌlf'ɑksaɪd] *noun*: Sulfoxid *nt*
dimethyl sulfoxide: Dimethylsulfoxid *nt*
sul|fur ['sʌlfər] *noun*: Schwefel *m*, Sulfur *nt*
sulfur dioxide: Schwefeldioxid *nt*
ether sulfur: Etherschwefel *m*
inorganic sulfur: anorganischer Schwefel *m*
neutral sulfur: Neutralschwefel *m*
radioactive sulfur: radioaktiver Schwefel *m*, Radioschwefel *m*
sul|fu|rat|ed ['sʌlfjəreɪtɪd] *adj*: schwefelhaltig
sul|fu|ret ['sʌlfjəret] *noun*: →*sulfide*
sul|fu|ret|ed ['sʌlfjəˌretɪd] *adj*: schwefelhaltig
sul|fu|rize ['sʌlf(j)əraɪz] *vt*: mit Schwefel verbinden, verschwefeln
sul|fu|rous ['sʌlfərəs] *adj*: schweflig
sulfurous oxide: →*sulfur dioxide*
sul|fu|ryl ['sʌlf(j)ərɪl] *noun*: Sulfuryl-, SO_2-Radikal *nt*

sul|fy|dryl [sʌl'faɪdrɪl] *noun*: →*sulfhydryl*
su|lin|dac [sʌl'ɪndæk] *noun*: Sulindac *nt*
sul|lage ['sʌlɪdʒ] *noun*: **1.** Abwasser *nt*, Jauche *f* **2.** Schlamm *m*, Ablagerung *f*
su|loc|ti|dil [sʌl'ɑktədɪl] *noun*: Suloctidil *nt*
sulph- *präf.*: (*brit.*) →*sulf-*
sul|pha|benz|a|mide [ˌsʌlfə'benzəmaɪd] *noun*: (*brit.*) →*sulfabenzamide*
sul|pha|car|ba|mide [ˌsʌlfə'kɑːrbəmaɪd] *noun*: (*brit.*) →*sulfacarbamide*
sul|pha|cet|a|mide [ˌsʌlfə'setəmaɪd] *noun*: (*brit.*) →*sulfacetamide*
sulph|ac|id [sʌlf'æsɪd] *noun*: (*brit.*) →*sulfacid*
sul|pha|di|a|zine [ˌsʌlfə'daɪəziːn] *noun*: (*brit.*) →*sulfadiazine*
sul|pha|di|cra|mide [ˌsʌlfə'daɪkrəmaɪd] *noun*: (*brit.*) →*sulfadicramide*
sul|pha|di|meth|ox|ine [ˌsʌlfədaɪmeθ'ɑksiːn] *noun*: (*brit.*) →*sulfadimethoxine*
sul|pha|di|me|tine [ˌsʌlfə'daɪmətiːn] *noun*: (*brit.*) →*sulfisomidine*
sul|pha|dim|i|dine [ˌsʌlfə'dɪmədiːn] *noun*: (*brit.*) →*sulfamethazine*
sul|pha|dox|ine [ˌsʌlfə'dɑksiːn] *noun*: (*brit.*) →*sulfadoxine*
sul|pha|eth|i|dole [ˌsʌlfə'eθɪdəʊl] *noun*: (*brit.*) →*sulfaethidole*
sul|pha|fu|ra|zole [ˌsʌlfə'fjʊərəzəʊl] *noun*: (*brit.*) →*sulfisoxazole*
sul|pha|guan|i|dine [ˌsʌlfə'gwænədiːn] *noun*: (*brit.*) →*sulfaguanidine*
sul|pha|gua|nole [ˌsʌlfə'gwɑnəʊl] *noun*: (*brit.*) →*sulfaguanole*
sul|pha|lene ['sʌlfəliːn] *noun*: (*brit.*) →*sulfalene*
sul|pha|mer|a|zine [ˌsʌlfə'merəziːn] *noun*: (*brit.*) →*sulfamerazine*
sul|pha|meth|a|zine [ˌsʌlfə'meθəziːn] *noun*: (*brit.*) →*sulfamethazine*
sul|pha|meth|i|zole [ˌsʌlfə'meθɪzəʊl] *noun*: (*brit.*) →*sulfamethizole*
sul|pha|meth|ox|a|zole [ˌsʌlfəmeθ'ɑksəzəʊl] *noun*: (*brit.*) →*sulfamethoxazole*
sul|pha|meth|yl|di|a|zine [ˌsʌlfəˌmeθəl'daɪəziːn] *noun*: (*brit.*) →*sulfamerazine*
sul|pha|meth|yl|thi|a|di|a|zole [ˌsʌlfəˌmeθəlˌθaɪə'daɪəzəʊl] *noun*: (*brit.*) →*sulfamethizole*
sul|pha|me|trole [ˌsʌlfə'miːtrəʊl] *noun*: (*brit.*) →*sulfametrole*
sulph|am|ide [sʌl'fæmaɪd, 'sʌlfəm-] *noun*: (*brit.*) →*sulfamide*
sul|pham|i|do [sʌl'fæmɪdəʊ] *noun*: (*brit.*) →*sulfamido*
sul|pham|ine [sʌl'fæmɪn, -miːn] *noun*: (*brit.*) →*sulfamine*
sul|pha|mox|ole [ˌsʌlfə'mɑksəʊl] *noun*: (*brit.*) →*sulfamoxole*
sul|pha|nil|a|mide [ˌsʌlfə'nɪləmaɪd] *noun*: (*brit.*) →*sulfanilamide*
sul|phan|i|late [sʌl'fænɪleɪt] *noun*: (*brit.*) →*sulfanilate*
sul|pha|per|in ['sʌlfəperɪn] *noun*: (*brit.*) →*sulfaperin*
sulph|a|pyr|i|dine [ˌsʌlfə'pɪrɪdiːn] *noun*: (*brit.*) →*sulfapyridine*
sul|pha|sal|a|zine [ˌsʌlfə'sæləziːn] *noun*: (*brit.*) →*sulfasalazine*
sul|phat|ae|mi|a [ˌsʌlfeɪ'tiːmiːə] *noun*: (*brit.*) →*sulfatemia*
sul|pha|tase ['sʌlfəteɪz] *noun*: (*brit.*) →*sulfatase*
sul|phate ['sʌlfeɪt] *noun*: (*brit.*) →*sulfate*
sul|pha|thi|a|zole [ˌsʌlfə'θaɪəzəʊl] *noun*: (*brit.*) →*sulfathiazole*
sul|phat|i|dase [sʌl'fætɪdeɪz] *noun*: (*brit.*) →*sulfatidase*
sul|pha|tide ['sʌlfətaɪd] *noun*: (*brit.*) →*sulfatide*
sul|phat|i|do|sis [sʌlˌfætɪ'dəʊsɪs] *noun*: (*brit.*) →*sulfatidosis*
sulph|hae|mo|glo|bin [sʌlf'hiːməgləʊbɪn] *noun*: (*brit.*) →*sulfhemoglobin*
sulph|hae|mo|glo|bin|ae|mi|a [sʌlfˌhiːməgləʊbɪ'niːmiːə] *noun*: (*brit.*) →*sulfhemoglobinemia*
sulph|hy|dryl [sʌlf'haɪdrɪl] *noun*: (*brit.*) →*sulfhydryl*
sul|phide ['sʌlfaɪd] *noun*: (*brit.*) →*sulfide*
sul|phin|pyr|a|zone [ˌsʌlfɪn'pɪərəzəʊn, -'paɪr-] *noun*: (*brit.*) →*sulfinpyrazone*
sul|phi|nyl ['sʌlfənɪl] *noun*: (*brit.*) →*sulfinyl*
sul|phi|som|i|dine [ˌsʌlfɪ'sɑmədiːn] *noun*: (*brit.*) →*sulfisomidine*
sul|phi|sox|a|zole [ˌsʌlfɪ'zɑksəzəʊl] *noun*: (*brit.*) →*sulfisoxazole*
sul|phite ['sʌlfaɪt] *noun*: (*brit.*) →*sulfite*
sulph|met|hae|mo|glo|bin [sʌlfˌmet'hiːməgləʊbɪn] *noun*: (*brit.*) →*sulfhemoglobin*
sulpho- *präf.*: (*brit.*) →*sulfo-*
sul|pho|ac|id [ˌsʌlfəʊ'æsɪd] *noun*: (*brit.*) →*sulfoacid*
sul|pho|bro|mo|phthal|ein [ˌsʌlfəˌbrəʊməʊ'(f)θæliːn] *noun*: (*brit.*) →*sulfobromophthalein*
sul|pho|cy|a|nate [ˌsʌlfə'saɪəneɪt, -nɪt] *noun*: (*brit.*) →*sulfocyanate*
sul|pho|gel ['sʌlfədʒel] *noun*: (*brit.*) →*sulfogel*
sul|pho|lip|id [ˌsʌlfə'lɪpɪd] *noun*: (*brit.*) →*sulfolipid*
sul|phol|y|sis [sʌl'fɑləsɪs] *noun*: (*brit.*) →*sulfolysis*
sul|pho|mu|cin [ˌsʌlfə'mjuːsɪn] *noun*: (*brit.*) →*sulfomucin*
sul|phon|a|mide [sʌl'fɑnəmaɪd] *noun*: (*brit.*) →*sulfonamide*
sul|phon|am|i|do|cho|li|a [ˌsʌlfəʊnˌæmɪdəʊ'kəʊlɪə] *noun*: (*brit.*) →*sulfonamidocholia*
sul|phon|am|i|do|ther|a|py [ˌsʌlfəʊnˌæmɪdəʊ'θerəpiː] *noun*: (*brit.*) →*sulfonamidotherapy*
sul|phon|am|i|du|ria [ˌsʌlfəʊnæmɪ'd(j)ʊəriːə] *noun*: (*brit.*) →*sulfonamiduria*
sul|pho|nate ['sʌlfəneɪt] *noun, v*: (*brit.*) →*sulfonate*
sul|pho|nat|ed ['sʌlfəneɪtɪd] *adj*: (*brit.*) →*sulfonated*
sul|phone ['sʌlfəʊn] *noun*: (*brit.*) →*sulfone*
sul|pho|nyl ['sʌlfənɪl] *noun*: (*brit.*) →*sulfonyl*
sul|pho|trans|fer|ase [ˌsʌlfə'trænsfəreɪz] *noun*: (*brit.*) →*sulfotransferase*
sulph|ox|ide [sʌlf'ɑksaɪd] *noun*: (*brit.*) →*sulfoxide*
sul|phur ['sʌlfər] *noun*: (*brit.*) →*sulfur*
sul|phu|rat|ed ['sʌlfjəreɪtɪd] *adj*: (*brit.*) →*sulfurated*
sul|phu|ret ['sʌlfjəret] *noun*: (*brit.*) →*sulfide*
sul|phu|ret|ed ['sʌlfjəˌretɪd] *adj*: (*brit.*) →*sulfureted*
sul|phu|rize ['sʌlf(j)əraɪz] *vt*: (*brit.*) →*sulfurize*
sul|phu|rous ['sʌlfərəs] *adj*: (*brit.*) →*sulfurous*
sul|phur|yl ['sʌlf(j)ərɪl] *noun*: (*brit.*) →*sulfuryl*
sul|phy|dryl [sʌl'faɪdrɪl] *noun*: (*brit.*) →*sulfhydryl*
sul|pi|ride ['sʌlpɪraɪd] *noun*: Sulpirid *nt*
sul|pros|tone [sʌl'prɑstəʊn] *noun*: Sulproston *nt*
sul|ta|mi|cil|lin [ˌsʌltəmɪ'sɪlɪn] *noun*: Sultamicillin *nt*
sul|thi|ame [sʌl'θaɪeɪm] *noun*: Sultiam *nt*
su|mac ['suːmæk, 'ʃuː-] *noun*: Sumach *m*
  poison sumac: Giftsumach *m*, Rhus vernix
  swamp sumac: Giftsumach *m*, Rhus vernix
su|mach ['suːmæk, 'ʃuː-] *noun*: →*sumac*
su|ma|trip|tan [ˌsuːmə'trɪptæn] *noun*: Sumatriptan *nt*
sum|ma|tion [sə'meɪʃn] *noun*: **1.** (Auf-)Summierung *f*, Summation *f*, Aufrechnung *f* **2.** (Gesamt-)Summe *f*
  binocular summation: binokulare/binokuläre Sum-

S

mation *f*
mechanical summation: mechanische Summation *f*
spatial summation: räumliche Summation *f*
synaptic summation: synaptische Summation *f*
temporal summation: zeitliche Summation *f*
sum|mer [ˈsʌmər] *noun*: Sommer *m*
sum|mit [ˈsʌmɪt] *noun*: (höchster) Gipfel *m*, Spitze *f*
summit of bladder: (Harn-)Blasenspitze *f*, Apex vesicae
summit of nose: Nasenwurzel *f*, Radix nasi/nasalis
SUN *Abk.*: serum urea nitrogen
sun|burn [ˈsʌnbɜrn] *noun*: Sonnenbrand *m*, Dermatitis solaris
sun|dew [ˈsʌnˌdjuː] *noun*: Sonnentau *m*, Drosera rotundifolia
African sundew: afrikanischer Sonnentau *m*, Droserae herba
sun|flow|er [ˈsʌnflaʊər] *noun*: Sonnenblume *f*
sun|light [ˈsʌnlaɪt] *noun*: Sonnenlicht *nt*
sun|ray [ˈsʌnreɪ] *noun*: Sonnenstrahl *m*
sun|stroke [ˈsʌnstrəʊk] *noun*: Sonnenstich *m*, Heliosis *f*
SUP *Abk.*: selective ultraviolet phototherapy
sup. *Abk.*: superior
super- *präf.*: Über-, Super-, Hyper-
su|per|ab|duc|tion [ˌsuːpəræbˈdʌkʃn] *noun*: extreme/übermäßige Abduktion *f*
su|per|ac|id [ˌsuːpərˈæsɪd] *adj*: übermäßig sauer, hyperazid, superazid
su|per|a|cid|i|ty [ˌsuːpərəˈsɪdətiː] *noun*: Hyperazidität *f*, Hyperchlorhydrie *f*
su|per|a|cro|mi|al [ˌsuːpərəˈkrəʊmɪəl] *adj*: →*supra-acromial*
su|per|ac|tiv|i|ty [ˌsuːpərækˈtɪvətiː] *noun*: übermäßige Aktivität *f*, Hyperaktivität *f*
su|per|a|cute [ˌsuːpərəˈkjuːt] *adj*: (*Verlauf, Reaktion*) extrem akut, hyperakut, perakut
su|per|al|i|men|ta|tion [ˌsuːpərˌælɪmenˈteɪʃn] *noun*: Hyperalimentation *f*
su|per|al|ka|lin|i|ty [suːpərˌælkəˈlɪnətiː] *noun*: übermäßige Alkalität *f*, Hyperalkalität *f*
su|per|a|nal [ˌsuːpərˈeɪnl] *adj*: →*supra-anal*
su|per|an|ti|gen [suːpərˈæntɪdʒən] *noun*: Superantigen *nt*
su|per|car|bon|ate [suːpərˈkɑːrbəneɪt, -nɪt] *noun*: Bikarbonat *nt*, Bicarbonat *nt*, Hydrogencarbonat *nt*
su|per|cil|ia [suːpərˈsɪlɪə] *plural*: Augenbrauenhaare *pl*, Superzilien *pl*
su|per|cil|i|ar|y [ˌsuːpərˈsɪlɪˌeriː] *adj*: Augenbraue/Supercilium betreffend, superziliär
su|per|cil|i|um [ˌsuːpərˈsɪlɪəm] *noun, plural* **-cil|ia** [-ˈsɪlɪə]: **1.** Augenbraue *f*, Supercilium *nt* **2. supercilia** *plural* Augenbrauenhaare *pl*, Superzilien *pl*
su|per|class [ˈsuːpərklɑːs, -klæs] *noun*: Überklasse *f*
su|per|coil [ˈsuːpərkɔɪl] *noun*: Superschraube *f*, Supercoil *f*
su|per|coil|ing [ˌsuːpərˈkɔɪlɪŋ] *noun*: Supercoiling *nt*
su|per|dis|ten|tion [ˌsuːpərdɪsˈtenʃn] *noun*: übermäßige Dehnung *f*
su|per|e|go [ˌsuːpərˈiːgəʊ, -ˈegəʊ] *noun, plural* **-gos**: Über-Ich *nt*
su|per|ex|ci|ta|tion [ˌsuːpəreksaɪˈteɪʃn] *noun*: extreme/übermäßige Erregung *f*, Übererregung *f*, Hyperexzitation *f*
su|per|ex|tend|ed [ˌsuːpərɪkˈstendɪd] *adj*: übermäßig gedehnt, überdehnt
su|per|ex|ten|sion [ˌsuːpərɪkˈstenʃn] *noun*: übermäßige Dehnung *f*, Überdehnung *f*
su|per|fam|i|ly [ˈsuːpərfæməliː] *noun*: Überfamilie *f*, Superfamilie *f*
immunoglobulin superfamily: Immunglobulin-Gensuperfamilie *f*
su|per|fe|cun|da|tion [ˌsuːpərˌfiːkənˈdeɪʃn] *noun*: Superfecundatio *f*
su|per|fe|male [ˌsuːpərˈfiːmeɪl] *noun*: Überweibchen *nt*, Superfemale *f*
su|per|fe|ta|tion [ˌsuːpərfɪˈteɪʃn] *noun*: Überbefruchtung *f*, Superfetation *f*, Superfetatio *f*
su|per|fi|cial [ˌsuːpərˈfɪʃl] *adj*: oberflächlich, oben *oder* außen (liegend), äußerlich, äußere(r, s), superfiziell
su|per|flex|ion [ˌsuːpərˈflekʃn] *noun*: übermäßige Beugung *f*, Hyperflexion *f*
su|per|func|tion [ˌsuːpərˈfʌŋkʃn] *noun*: Überfunktion *f*, Hyperfunktion *f*
su|per|gene [ˈsuːpərdʒiːn] *noun*: Supergen *nt*
su|per|gen|u|al [ˌsuːpərˈdʒenjəwəl] *adj*: oberhalb des Knies (liegend)
su|per|im|preg|na|tion [ˌsuːpərˌɪmpregˈneɪʃn] *noun*: Überbefruchtung *f*, Superfetatio *f*
su|per|in|duce [ˌsuːpərɪnˈd(j)uːs] *vt*: (noch) hinzufügen, aufpfropfen
su|per|in|fect|ed [ˌsuːpərɪnˈfektɪd] *adj*: Superinfektion betreffend, von Superinfektion betroffen, superinfiziert
su|per|in|fec|tion [ˌsuːpərɪnˈfekʃn] *noun*: Superinfektion *f*
su|per|in|vo|lu|tion [ˌsuːpərˌɪnvəˈluːʃn] *noun*: **1.** übermäßige Rückbildung/Involution *f*, Superinvolution *f* **2.** (*gynäkol.*) Superinvolutio uteri
su|pe|ri|or [suːˈpɪərɪər] *adj*: **1.** höhere(r, s), obere(r, s), höher- *oder* weiter oben liegend, superior, Ober- **2.** (*Qualität*) überragend; überlegen, besser (*to* als); hervoragend
su|pe|ri|or|i|ty [səˌpɪərɪˈɔrətiː] *adj*: Überlegenheit *f*, Superiorität *f*
su|per|ja|cent [ˌsuːpərˈdʒeɪznt] *adj*: darauf-, darüberliegend
su|per|lac|ta|tion [ˌsuːpərlækˈteɪʃn] *noun*: verstärkte und verlängerte Milchsekretion *f*, Hyper-, Superlaktation *f*
su|per|le|thal [ˌsuːpərˈliːθəl] *adj*: superletal
su|per|mo|til|i|ty [ˌsuːpərməʊˈtɪlətiː] *noun*: exzessive Beweglichkeit/Motilität *f*, Hypermotilität *f*
su|per|nu|mer|ar|y [ˌsuːpərˈn(j)uːməˌreriː, -rəriː]: **I** *noun, plural* **-ar|ies** Zusatzperson *nt*, Supernumerar *m*, Hilfskraft *f* **II** *adj* zusätzlich, überzählig, extra
su|per|nu|tri|tion [ˌsuːpərn(j)uːˈtrɪʃn] *noun*: Überernährung *f*, Hyperalimentation *f*
su|per|oc|cip|i|tal [ˌsuːpərɑkˈsɪpɪtl] *adj*: →*supraoccipital*
su|per|o|lat|er|al [ˌsuːpərəʊˈlætərəl] *adj*: oben und auf der Seite (liegend), superolateral
su|per|or|der [ˈsuːpərɔːrdər] *noun*: Überordnung *f*
su|per|ov|u|la|tion [ˌsuːpərˌɑvjəˈleɪʃn] *noun*: Superovulation *f*
su|per|ox|ide [ˌsuːpərˈɑksaɪd, -sɪd] *noun*: Superoxid *nt*, Hyperoxid *nt*, Peroxid *nt*
su|per|par|a|site [suːpərˈpærəsaɪt] *noun*: **1.** Superparasit *m* **2.** Überparasit *m*, Sekundärparasit *m*, Hyperparasit *m*
su|per|phos|phate [ˌsuːpərˈfɑsfeɪt] *noun*: Superphosphat *nt*
su|per|pig|men|ta|tion [ˌsuːpərˌpɪgmənˈteɪʃn] *noun*: vermehrte Pigmentierung *f*, Hyperpigmentierung *f*
su|per|pose [ˈsuːpərpəʊz] *vt*: **1.** (auf-)legen, lagern, schichten; übereinander anordnen, übereinanderlegen, -schichten, -lagern **2.** (*mathemat.*) übereinander lagern, superponieren **3.** (*physik.*) überlagern, superponieren
su|per|po|si|tion [ˌsuːpərpəˈzɪʃn] *noun*: **1.** Aufschichtung *f*, -lagerung *m*; Aufeinander-, Übereinandersetzen *nt* **2.** (*mathemat.*) Superposition *f* **3.** (*physik.*) Überlagerung

f, Superposition *f*

su|per|sat|u|rate [ˌsuːpər'sætʃəreɪt] *vt*: übersättigen

su|per|sat|u|ra|tion [ˌsuːpərˌsætʃə'reɪʃn] *noun*: Übersättigung *f*

su|per|se|cre|tion [ˌsuːpərsɪ'kriːʃn] *noun*: übermäßige Sekretion *f*, Super-, Hypersekretion *f*

su|per|sen|si|tive [suːpər'sensɪtɪv] *adj*: überempfindlich; allergisch

su|per|sen|si|tiv|i|ty [suːpərˌsensə'tɪvətiː] *noun*: Überempfindlichkeit *f*, Hypersensitivität *f*, Supersensitivität *f*

su|per|son|ic [ˌsuːpər'sɑnɪk] *adj*: **1.** supersonisch, Überschall- **2.** Ultraschall-

su|per|struc|ture [ˌsuːpər'strʌktʃər] *noun*: Oberbau *m*, Aufbau *m*

implant surgical splint superstructure: →*temporary implant superstructure*

temporary implant superstructure: temporäre Implantatsuperstruktur *f*

su|per|vi|ta|min|o|sis [ˌsuːpərˌvaɪtəmɪ'nəʊsɪs] *noun*: Hypervitaminose *f*

su|per|volt|age [ˌsuːpər'vəʊltɪdʒ] *noun*: Hochspannung *f*

su|pi|nate ['s(j)uːpɪneɪt] *vt*: supinieren, auswärtsdrehen (*um die Längsachse*)

su|pi|na|tion [ˌs(j)uːpɪ'neɪʃn] *noun*: Auswärtsdrehung *f* (*um die Längsachse*), Supination *f*

su|pi|na|tor ['s(j)uːpɪneɪtər] *noun*: Supinator *m*, Musculus supinator

su|pine [suː'paɪn, sə-] *adj*: nach außen gedreht; auf dem Rücken liegend, supiniert

Supp. *Abk.*: suppository

sup|ply [sə'plaɪ]: **I** *noun* Versorgung *f* (*with* mit) **II** *vt* zuführen; versorgen (*with* mit)

air supply: Luftzufuhr *f*

arterial supply: arterielle Versorgung *f*

blood supply: Blutzufuhr *f*, -versorgung *f*

fluid supply: Flüssigkeitszufuhr *f*

gingival blood supply: Zahnfleischperfusion *f*, Zahnfleischdurchblutung *f*

motor nerve supply: motorische Nervenversorgung *f*

nerve supply: Nervenversorgung *f*

sensory nerve supply: sensible Nervenversorgung *f*

vascular supply: Gefäßversorgung *f*

sup|port [sə'pɔːrt]: **I** *noun* **1.** Stütze *f*; Halter *m*, Träger *m*; Stützapparat *m*, -vorrichtung *f*; (*Schuh*) Einlage *f* **2.** (*fig.*) Stütze *f*, Unterstützung *f*, Beistand *m*, Hilfe *f* **II** *vt* **3.** tragen, (ab-)stützen **4.** jdn. unterstützen, jdm. beistehen **5.** unter-, erhalten, ernähren

abutment support: Pfeilerzahn *m*

advanced life support: erweiterte Reanimationsmaßnahmen *pl*

arch support: (Schuh-)Einlage *f*

basic life support: Basismaßnahmen *pl* der Reanimation, einfache lebensrettende Sofortmaßnahmen

insole support: (Schuh-)Einlage *f*

perineal support: Dammschutz *m*

tooth support: Pfeilerzahn *m*

ventilatory support: Atemhilfe *f*

sup|port|ing [sə'pɔːrtɪŋ] *adj*: (unter-)stützend, tragend, Stütz-, Trag-, Unterstützungs-

sup|pos|i|to|ry [sə'pɑzɪtɔːriː] *noun*: Suppositorium *nt*

laxative suppository: Stuhlzäpfchen *nt*

sup|press [sə'pres] *vt*: **1.** (*a. Gefühle*) unterdrücken **2.** etw. zum Stillstand bringen, hemmen, supprimieren; (*Blutung*) stillen; (*Durchfall*) stoppen; (*Harn, Stuhl*) verhalten **3.** (*psychol.*) verdrängen

sup|pres|sant [sə'presənt]: **I** *noun* Hemmer *m*, Suppressor *m* **II** *adj* hemmend

appetite suppressant: Appetitzügler *m*

sup|press|i|ble [sə'presɪbl] *adj*: unterdrückbar

sup|pres|sion [sə'preʃn] *noun*: Unterdrückung *f*, Hemmung *f*, Suppression *f*

immune system suppression: Unterdrückung *oder* Abschwächung *f* der Immunreaktion, Immunsuppression *f*, Immunosuppression *f*, Immundepression *f*, Immunodepression *f*

sup|pres|sive [sə'presɪv] *adj*: unterdrückend, repressiv, Unterdrückungs-; hemmend; verstopfend

sup|pres|sor [sə'presər] *noun*: Hemmer *m*, Suppressor *m*

tumor suppressor: Tumorsuppressor *m*

tumour suppressor: (*brit.*) →*tumor suppressor*

sup|pu|rant ['sʌpjərənt]: **I** *noun* Suppurans *nt*, Suppurantium *nt* **II** *adj* Eiterung/Eiterbildung auslösend

sup|pu|ra|tion [sʌpjə'reɪʃn] *noun*: Eiterbildung *f*, Vereiterung *f*, Eiterung *f*, Suppuration *f*, Suppuratio *f*

sup|pu|ra|tive ['sʌpjəreɪtɪv] *adj*: eiterbildend, mit Eiter gefüllt, aus Eiter bestehend, eitrig, eiternd, purulent, suppurativ

supra- *präf.*: Über-, Ober-, Supra-

supra-acetabular *adj*: über/oberhalb der Hüftpfanne/des Azetabulums (liegend), supraazetabulär

supra-acromial *adj*: über dem Akromion (liegend), supraakromial

supra-anal *adj*: über dem After/Anus (liegend), supraanal

su|pra|an|co|ne|al [ˌsuːprəæŋ'kəʊnɪəl] *adj*: oberhalb des Ell(en)bogens, suprakubital

supra-auricular *adj*: über dem Ohr (liegend), supraaurikulär

supra-axillary *adj*: oberhalb der Achselhöhle (liegend), supraaxillär

su|pra|buc|cal [ˌsuːprə'bʌkl] *adj*: suprabukkal

su|pra|car|di|ac [ˌsuːprə'kɑːrdɪæk] *adj*: oberhalb des Herzens (liegend), suprakardial

su|pra|car|di|al [ˌsuːprə'kɑːrdɪəl] *adj*: →*supracardiac*

su|pra|cho|roi|dea [ˌsuːprəkə'rɔɪdɪə] *noun*: Lamina suprachoroidea

su|pra|cil|i|ar|y [ˌsuːprə'sɪlɪˌeriː, -'sɪlɪəriː] *adj*: →*superciliary*

su|pra|cla|vic|u|lar [ˌsuːprəklə'vɪkjələr] *adj*: oberhalb des Schlüsselbeins/der Klavikula (liegend), supraklavikulär

su|pra|cli|noid [ˌsuːprə'klaɪnɔɪd] *adj*: supraclinoidal

su|pra|clu|sion [ˌsuːprə'kluːʃn] *noun*: Supraokklusion *f*

su|pra|con|dy|lar [ˌsuːprə'kɑndɪlə(r)] *adj*: oberhalb einer Kondyle (liegend), suprakondylär

su|pra|con|dy|loid [ˌsuːprə'kɑndlɔɪd] *adj*: →*supracondylar*

su|pra|cos|tal [ˌsuːprə'kɑstl] *adj*: über *oder* auf einer Rippe (liegend), suprakostal

su|pra|cot|y|loid [ˌsuːprə'kɑtlɔɪd] *adj*: über/oberhalb der Hüftpfanne/des Azetabulums (liegend), supraazetabulär

su|pra|cra|ni|al [ˌsuːprə'kreɪnɪəl] *adj*: über dem Schädel/Kranium (liegend), suprakranial

su|pra|duc|tion [ˌsuːprə'dʌkʃn] *noun*: Aufwärtswendung *f*, Supraduktion *f*

su|pra|ep|i|con|dy|lar [ˌsuːprəepɪ'kɑndlər] *adj*: oberhalb einer Epikondyle (liegend), supraepikondylär

su|pra|ep|i|troch|le|ar [ˌsuːprəepɪ'trɑklɪər] *adj*: supraepitrochleär

su|pra|gin|gi|val [ˌsuːprədʒɪn'dʒaɪvl] *adj*: oberhalb des Zahnfleischs (liegend), supragingival

su|pra|gle|noid [ˌsuːprə'gliːnɔɪd] *adj*: oberhalb der Cavitas glenoidalis, supraglenoidal

su|pra|glot|tic [ˌsuːprə'glɑtɪk] *adj*: oberhalb der Glottis

(liegend), supraglottisch
su|pra|he|pat|ic [ˌsuːprəhɪˈpætɪk] *adj*: oberhalb der Leber (liegend), suprahepatisch
su|pra|hy|oid [ˌsuːprəˈhaɪɔɪd] *adj*: oberhalb des Zungenbeins/Os hyoideum (liegend), suprahyoidal
su|pra|in|gui|nal [ˌsuːprəˈɪŋgwɪnl] *adj*: oberhalb der Leiste (liegend), suprainguinal
su|pra|in|tes|ti|nal [ˌsuːprəɪnˈtestɪnl] *adj*: supraintestinal
su|pra|la|bi|al [ˌsuːprəˈleɪbɪəl] *adj*: supralabial
su|pra|lim|i|nal [ˌsuːprəˈlɪmɪnl] *adj*: überschwellig
su|pra|lum|bar [ˌsuːprəˈlʌmbər] *adj*: über der Lende(nregion) (liegend), supralumbal
su|pra|mal|le|o|lar [ˌsuːprəməˈlɪələr] *adj*: oberhalb des (Fuß-)Knöchels (liegend), supramalleolär
su|pra|mam|mil|lar|y [ˌsuːprəˈmæmɪˌleriː] *adj*: oberhalb der Brustwarze (liegend), supramamillär
su|pra|mam|ma|ry [ˌsuːprəˈmæməriː] *adj*: oberhalb der Brustdrüse (liegend), supramammär
su|pra|man|dib|u|lar [ˌsuːprəmænˈdɪbjələr] *adj*: über dem Unterkiefer (liegend), supramandibulär
su|pra|max|il|la [ˌsuːprəmækˈsɪlə] *noun*: Oberkiefer *m*, Maxilla *f*
su|pra|max|il|lar|y [ˌsuːprəˈmæksəˌleriː] *adj*: supramaxillär
su|pra|max|i|mal [ˌsuːprəˈmæksɪml] *adj*: über-, supramaximal
su|pra|men|tal [ˌsuːprəˈmentəl] *adj*: supramental
su|pra|mo|lec|u|lar [ˌsuːprəməˈlekjələr] *adj*: supramolekular
su|pra|na|sal [ˌsuːprəˈneɪzl] *adj*: oberhalb der Nase (liegend), supranasal
su|pra|nu|cle|ar [ˌsuːprəˈn(j)uːklɪər] *adj*: oberhalb eines Kerns/Nucleus (liegend), supranukleär
su|pra|oc|cip|i|tal [ˌsuːprəɑkˈsɪpɪtl] *adj*: supraokzipital
su|pra|oc|clu|sion [ˌsuːprəəˈkluːʃn] *noun*: Supraokklusion *f*
su|pra|oc|u|lar [ˌsuːprəˈɑkjələr] *adj*: oberhalb des Auges (liegend), supraokulär
su|pra|op|ti|mal [ˌsuːprəˈɑptɪməl] *adj*: über dem Optimum, über das Optimum hinaus, supraoptimal
su|pra|or|bit|al [ˌsuːprəˈɔːrbɪtl] *adj*: über/oberhalb der Augenhöhle/Orbita (liegend), supraorbital
su|pra|pa|tel|lar [ˌsuːprəpəˈtelər] *adj*: oberhalb der Kniescheibe/Patella (liegend), suprapatellar
su|pra|pel|vic [ˌsuːprəˈpelvɪk] *adj*: oberhalb des Beckens (liegend), suprapelvin
su|pra|pu|bic [ˌsuːprəˈpjuːbɪk] *adj*: oberhalb des Schambeins (liegend), suprapubisch
su|pra|py|lor|ic [ˌsuːprəpaɪˈlɔːrɪk, -ˈlɑr-, -pɪ-] *adj*: oberhalb des Pylorus (liegend), suprapylorisch
su|pra|re|nal [ˌsuːprəˈriːnl]: I *noun* Nebenniere *f*, Glandula suprarenalis II *adj* oberhalb der Niere/Ren (liegend), suprarenal
su|pra|re|nal|ec|to|my [ˌsuːprəˌriːnəˈlektəmiː] *noun*: Adrenalektomie *f*
su|pra|rene [ˈsuːprəriːn] *noun*: →*suprarenal I*
su|pra|scap|u|lar [ˌsuːprəˈskæpjələr] *adj*: oberhalb der Spina scapulae (liegend), supraskapular
su|pra|scle|ral [ˌsuːprəˈsklɪərəl] *adj*: auf der Sklera (liegend), suprasklerал
su|pra|sel|lar [ˌsuːprəˈselər] *adj*: oberhalb der Sella turcica, suprasellär
su|pra|sep|tal [ˌsuːprəˈseptəl] *adj*: oberhalb eines Septums (liegend), supraseptal
su|pra|spi|nal [ˌsuːprəˈspaɪnl] *adj*: über *oder* oberhalb der Wirbelsäule (liegend), supraspinal
su|pra|spi|nous [ˌsuːprəˈspaɪnəs] *adj*: über *oder* oberhalb der Wirbelsäule (liegend), supraspinal
su|pra|sta|pe|di|al [ˌsuːprəstəˈpiːdɪəl] *adj*: oberhalb des Stapes (liegend), suprastapedial
su|pra|ster|nal [ˌsuːprəˈstɜrnl] *adj*: auf *oder* über dem Brustbein/Sternum (liegend), suprasternal, episternal
su|pra|tem|po|ral [ˌsuːprəˈtemp(ə)rəl] *adj*: über der Schläfe *oder* Schläfenbein (liegend), supratemporal
su|pra|ten|to|ri|al [ˌsuːprətenˈtɔːrɪəl] *adj*: oberhalb des Tentoriums (liegend), supratentorial
su|pra|tho|rac|ic [ˌsuːprəθəˈræsɪk] *adj*: oberhalb des Brustkorbs/Thorax (liegend), suprathorakal
su|pra|thresh|old [ˌsuːprəˈθreʃ(h)əʊld] *adj*: überschwellig
su|pra|ton|sil|lar [ˌsuːprəˈtɑnsɪlər] *adj*: oberhalb einer Mandel/Tonsille (liegend), supratonsillär
su|pra|tur|bi|nate [ˌsuːprəˈtɜrbɪneɪt, -nɪt] *noun*: oberste Nasenmuschel *f*, Concha nasalis suprema
su|pra|tym|pan|ic [ˌsuːprətɪmˈpænɪk] *adj*: oberhalb der Paukenhöhle/des Tympanons (liegend), supratympanal, supratympanisch
su|pra|um|bil|i|cal [ˌsuːprəʌmˈbɪlɪkl] *adj*: oberhalb des Nabels (liegend), supraumbilikal
su|pra|vag|i|nal [ˌsuːprəˈvædʒɪnl] *adj*: oberhalb der Scheide/Vagina (liegend), supravaginal
su|pra|val|var [ˌsuːprəˈvælvər] *adj*: oberhalb einer Klappe/Valva (liegend), supravalvulär
su|pra|val|vu|lar [ˌsuːprəˈvælvjələr] *adj*: oberhalb einer Klappe/Valva (liegend), supravalvulär
su|pra|vas|cu|lar [ˌsuːprəˈvæskjələr] *adj*: über einem Gefäß (liegend), supravaskulär
su|pra|ven|tric|u|lar [ˌsuːprəvenˈtrɪkjələr] *adj*: oberhalb eines Ventrikels (liegend), supraventrikulär
su|pra|ver|gence [ˌsuːprəˈvɜrdʒəns] *noun*: Supravergenz *f*
su|pra|ver|sion [ˌsuːprəˈvɜrʒn] *noun*: Supraversion *f*
su|pra|vi|tal [ˌsuːprəˈvaɪtl] *adj*: überlebend, über den Tod hinaus, supravital
su|preme [səˈpriːm, sʊ-] *adj*: **1.** höchste(r, s), größte(r, s), oberste(r, s), äußerste(r, s), Ober- **2.** kritisch, entscheidend
SUR *Abk.*: serological universal reaction
su|ra [ˈsʊrə] *noun*: Wade *f*, Wadenregion *f*, Sura *f*, Regio suralis
su|ral [ˈsʊrəl, ˈsjʊə-] *adj*: Wade betreffend, sural
sur|al|i|men|ta|tion [sɜrˌælɪmenˈteɪʃn] *noun*: Hyperalimentation *f*
sur|di|mute [ˌsɜrdɪˈmjuːt]: I *noun* Taubstumme *m/f* II *adj* taubstumm
sur|di|mu|tism [ˌsɜrdɪˈmjuːtɪzəm] *noun*: Taubstummheit *f*, Surdomutitas *f*
sur|di|mu|ti|tas [ˌsɜrdɪˈmjuːtɪtæs] *noun*: →*surdimutism*
sur|di|tas [ˈsɜrdɪtæs] *noun*: →*surdity*
sur|di|ty [ˈsɜrdətiː] *noun*: Taubheit *f*, Surditas *f*
sur|ex|ci|ta|tion [ˌsɜreksaɪˈteɪʃn] *noun*: übermäßige Erregung *f*, Übererregung *f*, Hyperexzitation *f*
sur|face [ˈsɜrfɪs]: I *noun* Oberfläche *f*, Außenfläche *f*, Außenseite *f* II *adj* Oberflächen- III *vi* an die Oberfläche *oder* zum Vorschein kommen; ans Tageslicht kommen
alveolar surface of mandible: Zahnbogen *m* des Unterkiefers, Arcus alveolaris mandibulae
alveolar surface of maxilla: Zahnbogen *m* des Oberkiefers, Arcus dentalis superior
anterior articular surface of dens: Facies articularis anterior dentis
anterior brachial surface: Oberarmvorderfläche *f*, vordere Oberarmregion *f*, Regio brachialis anterior
anterior calcaneal articular surface of talus: Facies articularis calcanea anterior tali

S

anterior surface of cornea: Hornhautvorderfläche *f*, Facies anterior corneae
anterior crural surface: Unterschenkelvorderseite *f*, Regio cruris anterior
anterior surface of eyelid: äußere/vordere Lidfläche *f*, Facies anterior palpebraris
anterior surface of iris: Irisvorderfläche *f*, Facies anterior iridis
anterior surface of kidney: Facies anterior renis
anterior surface of lens: Linsenvorderfläche *f*, Facies anterior lentis
anterior surface of maxilla: Vorderfläche *f* der Maxilla, Facies anterior corporis maxillae
anterior surface of patella: Facies anterior patellae
anterior surface of radius: Facies anterior radii
anterior surface of sacral bone: Facies pelvica ossis sacri
anterior surface of scapula: Facies costalis/anterior scapulae
anterior surface of suprarenal gland: Facies anterior glandulae suprarenalis
anterior talar articular surface of calcaneus: Facies articularis talaris anterior calcanei
anterior surface of ulna: Facies anterior ulnae
anterior surface of uterus: Blasenfläche *f* des Uterus, Facies vesicalis uteri
anterolateral surface of arytenoid cartilage: Facies anterolateralis cartilaginis arytenoideae
anterolateral surface of humerus: Facies anterolateralis humeri
anteromedial surface of humerus: Facies anteromedialis humeri
approximal surface: Approximalfläche *f*, Facies approximalis dentis, Facies contactus dentis
articular surface: Gelenkfläche *f*, Facies articularis
articular surface of acetabulum: Facies lunata acetabuli
articular surface of arytenoid cartilage: Facies articularis cartilaginis arytenoidea
articular surface of head of fibula: Facies articularis capitis fibulae
articular surface of head of rib: Facies articularis capitis costae
articular surface of mandibular fossa: Facies articularis fossa mandibularis
articular surface of patella: Facies articularis patellae
articular surface of tubercle of rib: Facies articularis tuberculi costae, Gelenkfläche des Rippenhöckers
arytenoid articular surface of crocoid cartilage: Facies articularis arytenoidea
auricular surface of ilium: Facies auricularis ossis ilii
auricular surface of sacrum: Facies auricularis ossis sacri
axial surface: achsenparallele Fläche *f*
basal surface of denture: →*denture basal surface*
body surface: Körperoberfläche *f*
brachial surface: Regio brachialis
buccal surface: Bukkalfläche *f*, Facies buccalis dentis
carpal articular surface: Facies articularis carpi
caustic surface: Brennfläche *f*
chewing surface (of tooth): Kaufläche *f*, Mahlfläche *f*, Facies occlusalis dentis
colic surface of spleen: Facies colica splenica
condyloid surface of tibia: obere Gelenkfläche *f* des Schienbeins, Facies articularis superior tibiae
contact surface: Kontaktfläche *f*
contact surface of tooth: Kontaktfläche *f*, Berührungsfläche *f*, Approximalfläche *f*, Facies contactus dentis
costal surface of lung: Facies costalis pulmonis
costal surface of scapula: Rippenfläche *f* der Skapula, Facies costalis scapulae
cuboidal articular surface of calcaneus: Facies articularis cuboidea calcanei
cut surface: Schnittfläche *f*
denture basal surface: Basisfläche *f*
denture foundation surface: →*denture basal surface*
denture impression surface: →*denture basal surface*
denture occlusal surface: Prothesenkaufläche *f*, Kaufläche *f* der Prothese
denture polished surface: polierte Prothesenfläche *f*
diaphragmatic surface of heart: Zwerchfellfläche *f* des Herzens, Facies diaphragmatica/splenica
diaphragmatic surface of liver: Facies diaphragmatica hepatis
diaphragmatic surface of lung: Facies diaphragmatica pulmonis
diaphragmatic surface of spleen: Facies diaphragmatica splenica
distal surface (of tooth): distale Zahnfläche *f*, Distalfläche *f*, Facies distalis
dorsal surface of fingers/toes: Facies dorsales digitorum; Fingerrücken *m*; Zehenrücken *m*
dorsal surface of scapula: Skapularückfläche *f*, Facies posterior scapulae
exchange surface: Austauschfläche *f*
external surface of eyelid: äußere/vordere Lidfläche *f*, Facies anterior palpebrarum
external surface of frontal bone: Facies externa ossis frontalis
facial surface: Gesichtsfläche *f*, Außenfläche *f*, Zahnaußenfläche *f*, Facies facialis, Facies vestibularis
facial surface of maxilla: →*anterior surface of maxilla*
facial surface of tooth: →*facial surface*
femoral surface: Oberschenkelregion *f*, Regio femoris
fibular articular surface of tibia: Facies articularis fibularis tibiae
foundation surface of denture: →*denture basal surface*
gastric surface of spleen: Facies gastrica
gingival surface: Zahnfleischoberfläche *f*
gluteal surface of ilium: Facies glutea ossis iliii
grinding surface (of tooth): →*chewing surface (of tooth)*
implant-bearing surface: Implantat-tragende Oberfläche *f*
impression surface of denture: →*denture basal surface*
incisal surface: Schneidekante *f*, inzisale Kante *f*
inferior articular surface of tibia: Facies articularis inferior tibiae
inferior surface of tongue: Zungenunterfläche *f*, Facies inferior linguae
infratemporal surface of maxilla: Facies infratemporalis corporis maxillae
inner surface: Innenfläche *f*, Innenseite *f*
inner surface of eyelid: innere/hintere Lidfläche *f*, Facies posterior palpebrae
interlobar surface of lung: Facies interlobaris pulmonis
internal surface of eyelid: innere/hintere Lidfläche *f*, Facies posterior palpebrae
internal surface of frontal bone: Facies interna ossis frontalis
interproximal surface: Interproximalfläche *f*
intervertebral surface of vertebra: Facies intervertebralis
intestinal surface of uterus: Darmfläche *f*, Facies intes-

S

tinalis (uteri)
labial surface of tooth: Lippenfläche *f*, Labialfläche *f*, Facies labialis dentis
lateral surface: Facies lateralis
lateral surface of fibula: Facies lateralis fibulae
lateral surface of ovary: Facies lateralis ovarii
lateral surface of radius: Facies lateralis radii
lateral surface of testis: Facies lateralis testis
lateral surface of tibia: Facies lateralis tibiae
lingual surface (of tooth): Zungenfläche *f*, Facies lingualis, Facies oralis
lunate surface (of acetabulum): Facies lunata acetabuli
malleolar articular surface of fibula: Facies articularis malleoli fibulae
malleolar articular surface of tibia: Facies articularis malleoli tibiae
masticatory surface: →*chewing surface (of tooth)*
medial surface of arytenoid cartilage: Facies medialis cartilaginis arytenoideae
medial surface of fibula: Facies medialis fibulae
medial surface of maxilla: Nasenfläche *f* der Maxilla, Facies nasalis maxillae
medial surface of ovary: Facies medialis ovarii
medial surface of testis: Facies medialis testis
medial surface of tibia: Facies medialis tibiae
medial surface of ulna: Facies medialis ulnae
mediastinal surface of lung: Facies mediastinalis pulmonis
mesial surface (of tooth): Mesialfläche *f*, Facies mesialis
middle calcaneal articular surface of talus: Facies articularis calcanea media tali
middle talar articular surface of calcaneus: Facies articularis talaris media calcanei
nasal surface of maxilla: Facies nasalis corporis maxillae
navicular articular surface of talus: Facies articularis navicularis tali
occlusal surface: →*chewing surface (of tooth)*
oral surface of tooth: →*lingual surface (of tooth)*
orbital surface of maxilla: Facies orbitalis corporis maxillae
outer surface: Außenseite *f*, Außenfläche *f*, Oberfläche *f*
palatal surface: Gaumenoberfläche *f*, Facies palatina
palatal surface of tooth: Facies palatinalis dentis
palatine surface: →*palatal surface*
palmar surface: Facies palmaris digitorum
pancreatic surface of spleen: Facies pancreatica splenica
patellar surface of femur: Facies patellaris femoris
pelvic surface of sacrum: Facies pelvica ossis sacri
plantar surface: Facies plantaris digitorum
polished surface: polierte Prothesenfläche *f*
polished surface of denture: polierte Prothesenfläche *f*
popliteal surface of femur: Facies poplitea femoris
posterior surface: Facies posterior
posterior articular surface of dens: Facies articularis posterior dentis
posterior surface of arytenoid cartilage: Facies posterior cartilaginis arytenoideae
posterior brachial surface: Oberarmhinterfläche *f*, hintere Oberarmregion *f*, Regio brachialis posterior
posterior surface of cornea: Hornhauthinterfläche *f*, Facies posterior corneae
posterior crural surface: Unterschenkelrückseite *f*, Regio cruris posterior
posterior surface of eyelid: innere/hintere Lidfläche *f*, Facies posterior palpebrarum
posterior surface of fibula: Facies posterior fibulae
posterior surface of humerus: Facies posterior humeri
posterior surface of iris: Irisrückfläche *f*, Facies posterior iridis
posterior surface of kidney: Facies posterior renis
posterior surface of lens: Linsenrückfläche *f*, Facies posterior lentis
posterior surface of maxilla: Hinterfläche *f* der Maxilla, Facies infratemporalis
posterior surface of radius: Facies posterior radii
posterior surface of sacral bone: Facies dorsalis ossis sacri
posterior surface of scapula: Rückfläche *f* des Schulterblattes, Facies posterior scapulae
posterior surface of suprarenal gland: Facies posterior glandulae suprarenalis
posterior talar articular surface: Facies articularis calcanea posterior
posterior talar articular surface of calcaneus: Facies articularis talaris posterior calcanei
posterior surface of tibia: Facies posterior tibiae
posterior surface of ulna: Facies posterior ulnae
posterior surface of uterus: Darmfläche *f* des Uterus, Facies intestinalis uteri
proximal surface: Proximalfläche *f*
pulmonary surface of heart: (*Herz*) Seitenfläche *f*, Lungenfläche *f*, Facies pulmonalis cordis
pulpal surface: Pulpaoberfläche *f*
radicular surface: Wurzeloberfläche *f*
renal surface of spleen: Facies renalis splenica
renal surface of suprarenal gland: Facies renalis glandulae suprarenalis
sacropelvic surface of ilium: Facies sacropelvica ossis ilii
sternocostal surface of heart: Herzvorderfläche *f*, Sternokostalfläche *f*, Facies anterior cordis
superior articular surface of atlas: Facies articularis superior atlantis
superior articular surface of tibia: Facies articularis superior tibiae
superior surface of talus: Facies superior tali
symphysial surface: Symphysenfläche *f* des Schambeins, Facies symphysialis
temporal surface of frontal bone: Facies temporalis ossis frontalis
thyroid articular surface of crocoid cartilage: Facies articularis thyroidea
unwettable surface: nicht-benetzbare Oberfläche *f*
urethral surface of penis: Penisunterseite *f*, Facies urethralis
vesical surface of uterus: Blasenfläche *f* des Uterus, Facies vesicalis uteri
vestibular surface (of tooth): Facies vestibularis dentis
visceral surface of liver: Facies visceralis hepatis
visceral surface of spleen: Facies visceralis splenica
wettable surface: benetzbare Oberfläche *f*
working occlusal surface: →*chewing surface (of tooth)*

sur|fac|tant [sər'fæktənt] *noun*: **1.** oberflächenaktive/grenzflächenaktive Substanz *f*, Detergens *nt* **2.** Surfactant *nt*, Surfactant-Faktor *m*, Antiatelektasefaktor *m*

sur|geon ['sɜrdʒən] *noun*: Chirurg(in *f*) *m*
dental surgeon: Zahn- und Kieferchirurg(in *f*) *m*
hand surgeon: Handchirurg(in *f*) *m*
operating surgeon: Operateur *m*
oral surgeon: Gesichts- und Kieferchirurg(in *f*) *m*
orthopaedic surgeon: (*brit.*) →*orthopedic surgeon*

S

orthopedic surgeon: Orthopäde *m*, -pädin *f*; Unfallchirurg *m*
paediatric surgeon: (*brit.*) →*pediatric surgeon*
pediatric surgeon: Kinderchirurg *m*, -chirurgin *f*
plastic surgeon: Arzt/Ärztin für plastische Chirurgie
transplant surgeon: Transplantationschirurg *m*, -chirurgin *f*

sur|ger|y ['sɜrdʒəriː] *noun, plural* **-ies**: **1.** Chirurgie *f* **2.** chirurgischer Eingriff *m*, operativer Eingriff *m*, chirurgische Behandlung *f*, Operation *f* **3.** Operationssaal *m* **4.** (*brit.*) Sprechzimmer *nt*, Praxis *f* **5.** (*brit.*) Sprechstunde *f*
abdominal surgery: Abdominal-, Bauchchirurgie *f*
ablative surgery: amputierende Chirurgie *f*, ablative Chirurgie *f*, Amputation *f*
aesthetic surgery: (*brit.*) →*aesthetic surgery*
antireflux surgery: Antirefluxoperation *f*, -plastik *f*
arterial surgery: Arterienchirurgie *f*
biliary surgery: Gallen(gangs)chirurgie *f*
bypass surgery: Bypass-Operation *f*
cancer surgery: Tumorchirurgie *f*, Krebschirurgie *f*, Chirurgie *f* maligner Tumoren
cardiac surgery: Herzchirurgie *f*
cataract surgery: Staroperation *f*, Kataraktoperation *f*
coronary surgery: Koronarchirurgie *f*
cosmetic surgery: kosmetische Chirurgie *f*, Schönheitschirurgie *f*
dental surgery: Zahn- und Kieferchirurgie *f*
dentofacial surgery: Gesichts- und Kieferchirurgie *f*
disc surgery: (*brit.*) →*disk surgery*
disk surgery: Bandscheibenoperation *f*
endodontic surgery: Wurzelkanalbehandlung *f*
epilepsy surgery: Epilepsiechirurgie *f*
esophageal surgery: Speiseröhren-, Ösophaguschirurgie *f*
esthetic surgery: kosmetische Chirurgie *f*, Schönheitschirurgie *f*
eye surgery: Augenchirurgie *f*
frontal sinus surgery: Stirnhöhlenoperation *f*
gastric surgery: Magenchirurgie *f*
general surgery: Allgemeinchirurgie *f*
hand surgery: Handchirurgie *f*
heart surgery: Herzchirurgie *f*
laser surgery: Laserchirurgie *f*
liver surgery: Leberchirurgie *f*
mandibular surgery: Unterkieferchirurgie *f*
maxillofacial surgery: Gesichts- und Kieferchirurgie *f*
maxillofacial cosmetic surgery: kosmetische Gesichts- und Kieferchirurgie *f*
minimal invasive surgery: minimal-invasive Chirurgie *f*
oesophageal surgery: (*brit.*) →*esophageal surgery*
open cardiac surgery: Chirurgie am offenen Herzen, offene Herzchirurgie *f*
openheart surgery: offene Herzchirurgie *f*
ophthalmic surgery: Augenchirurgie *f*
optic surgery: Augenchirurgie *f*
oral surgery: Gesichts- und Kieferchirurgie *f*
oral and maxillofacial surgery: Mund-Kiefer-Gesichtschirurgie *f*
orthognathic surgery: kieferorthopädische Chirurgie *f*
orthopaedic surgery: (*brit.*) →*orthopedic surgery*
orthopedic surgery: Orthopädie *f*
otologic surgery: Ohrchirurgie *f*
paediatric surgery: (*brit.*) →*pediatric surgery*
palliative surgery: Palliativoperation *f*, palliativer Eingriff *m*
pancreatic surgery: Pankreaschirurgie *f*
pediatric surgery: Kinderchirurgie *f*
periodontal surgery: Parodontalchirurgie *f*
plastic surgery: plastische Chirurgie *f*, rekonstruktive Chirurgie *f*
plastic facial surgery: plastische Gesichtschirurgie *f*
preprosthetic surgery: präprothetische Chirurgie *f*
reconstructive surgery: rekonstruktive Chirurgie *f*; plastische Chirurgie *f*
reconstructive preprosthetic surgery: rekonstruktive präprothetische Chirurgie *f*
reflux surgery: Refluxplastik *f*
refractive surgery: refraktive Chirurgie *f*
sex change surgery: Umwandlungsoperation *f*
shunt surgery: Shuntanlegung *f*
stereotactic surgery: stereotaktische Operation *f*
stereotaxic surgery: →*stereoencephalotomy*
thoracic surgery: Thoraxchirurgie *f*
ulcer surgery: Ulkuschirurgie *f*
vascular surgery: Gefäßchirurgie *f*
visco surgery: Viskokanalostomie *f*

sur|gi|cal ['sɜrdʒɪkl] *adj*: **1.** Chirurgie betreffend, chirurgisch **2.** operativ, Operations-

sur|ro|gate ['sɜrəgeɪt, -gɪt, 'sʌr-] *noun*: Surrogat *nt*

sur|round [sə'raʊnd] *vt*: umgeben

sur|round|ing [sə'raʊndɪŋ] *adj*: **1.** umgebend, umliegend **2.** umschließend

sur|round|ings [sə'raʊndɪŋs] *plural*: Umgebung *f*; Umwelt *f*, Umfeld *nt*; Umstände *pl*

sur|sum|duc|tion [ˌsʊrsʊm'dʌkʃn] *noun*: →*supraduction*

sur|sum|ver|gence [ˌsʊrsʊm'vɜrdʒəns] *noun*: →*supravergence*

sur|sum|ver|sion [ˌsʊrsʊm'vɜrʒn] *noun*: Sursumversion *f*

sur|veil|lance [sər'veɪl(j)əns] *noun*: Überwachung *f*; Aufsicht *f*
immune surveillance: Immunüberwachung *f*, Immunsurveillance *f*
immunological surveillance: →*immune surveillance*

sur|vey [*n* 'sɜrveɪ, sər'veɪ; *v* sər'veɪ]: **I** *noun* **1.** Überblick *m*, Übersicht *f* **2.** (sorgfältige) Prüfung *f*, (genaue) Betrachtung *f*, Begutachtung *f*; Gutachten *nt*, (Prüfungs-)Bericht *m* **3.** (*statist.*) Erhebung *f*, Umfrage *f*; Reihenuntersuchung *f* **II** *vt* **4.** überblicken, -schauen **5.** sorgfältig prüfen, genau betrachten, mustern; (ab-)schätzen, begutachten **III** *vi* eine Erhebung/Umfrage vornehmen, eine Reihenuntersuchung durchführen

sur|viv|al [sər'vaɪvəl] *noun*: Überleben *nt*

SUS *Abk.*: suppressor sensitive

sus|cep|ti|bil|i|ty [səˌseptə'bɪlətiː] *noun*: Empfindlichkeit *f* (*to* gegen); Anfälligkeit *f*, Empfänglichkeit *f*, Reizbarkeit *f*, Suszeptibilität *f* (*to* für)

sus|cep|ti|ble [sə'septɪbl] *adj*: empfindlich; anfällig, empfänglich, suszeptibel; verwundbar, verletzbar, verletzlich, anfällig, vulnerabel

Susp. *Abk.*: suspension

sus|pend [sə'spend] *vt*: **1.** (*chem.*) aufschwemmen, suspendieren **2.** (zeitweilig) aufheben, (vorübergehend) einstellen, unterbrechen, suspendieren **3.** aufhängen, suspendieren (*from* an)

sus|pen|si|ble [sə'spensɪbl] *adj*: suspendierbar

sus|pen|si|om|e|ter [səˌspensɪ'ɑmɪtər] *noun*: Trübungsmesser *m*, Nephelometer *nt*

sus|pen|sion [sə'spenʃn] *noun*: **1.** (*chem.*) Aufschwemmung *f*, Suspension *f* **2.** (zeitweilige) Aufhebung *f*, Aussetzung *f*, Unterbrechung *f*, Suspension *f* **3.** Aufhängen *nt*; Aufhängevorrichtung *f*; Aufhängung *f*, Suspension *f*
cell suspension: Zellaufschwemmung *f*, -suspension *f*
crystal suspension: Kristallsuspension *f*

S

insulin zinc suspension: Insulin-Zink-Suspension *f*
spring suspension: Federung *f*, federnde Aufhängung *f*
sus|pen|soid [sə'spensɔɪd] *noun*: Suspensionskolloid *nt*, Suspensoid *nt*
sus|pen|so|ry [sə'spensəriː]: I *noun, plural* **-ries** Stütze *f*; Suspensorium *nt* II *adj* (ab-)stützend, hängend, Hänge-, Stütz-, Halte-
sus|ten|tac|u|lar [ˌsʌstən'tækjələr] *adj*: Sustentaculum betreffend, stützend, Stütz-
sus|ten|tac|u|lum [ˌsʌstən'tækjələm] *noun, plural* **-la** [-lə]: Stütze *f*, Sustentaculum *nt*
sustentaculum of talus: Sustentaculum tali
su|tu|ra [sə'tjʊərə] *noun, plura* **-rae** [-riː]: Naht *f*, Knochennaht *f*, Verwachsungslinie *f*, Sutura *f*
su|tur|al ['suːtʃərəl] *adj*: Naht betreffend, mit einer Naht versehen, Naht-
su|ture ['suːtʃər]: I *noun* **1.** Naht *f*, Knochennaht *f*, Verwachsungslinie *f*, Sutura *f* **2.** Naht *f*, Wundnaht *f* **3.** Nähen *nt* **4.** Naht *f*, Nahtmaterial *nt* II *vt* nähen, vernähen, annähen; (*Wunde*) verschließen; (*Wundrand*) vereinigen
absorbable suture: absorbierbares/resorbierbares Nahtmaterial *nt*, absorbierbare/resorbierbare Naht *f*
Albert's suture: Albert-Naht *f*
Allgöwer suture: Allgöwer-Naht *f*
all-layer suture: Allschichtennaht *f*
suture in anatomic layers: schichtweiser Wundverschluss *m*
anterior palatine suture: Sutura invisiva
arcuate suture: →*coronal suture*
atraumatic suture: atraumatisches Nahtmaterial *nt*, atraumatische Naht *f*
back-and-forth suture: Rückstichnaht *f*
Bassini's suture: Bassini-Naht *f*
biparietal suture: →*sagittal suture*
bone suture: →*bony suture*
bony suture: Naht *f*, Knochennaht *f*, Verwachsungslinie *f*, Sutura *f*
bregmatomastoid suture: Sutura parietomastoidea
bronchial suture: Bronchusnaht *f*, Bronchorrhaphie *f*
Bunnell's suture: **1.** Ausziehnaht *f*, Bunnell-Naht *f* mit Ausziehdraht **2.** Sehnennaht *f* mit Ausziehdraht **3.** →*Bunnell figure-of-eight suture*
Bunnell figure-of-eight suture: Achternaht *f* ohne Ausziehdraht
catgut suture: Katgut *nt*, Catgut *nt*
Connell suture: Connell-Naht *f*
continuous suture: fortlaufende Naht *f*
corneal suture: Hornhautnaht *f*
coronal suture: Kranznaht *f*, Sutura coronalis
cranial sutures: Schädelnähte *pl*, Suturae cranii
Cushing's suture: Cushing-Naht *f*
Czerny's suture: **1.** Czerny-Naht *f* **2.** Czerny-Pfeilernaht *f*
Czerny-Lembert suture: Czerny-Lembert-Naht *f*
delayed suture: verzögerte Wundnaht *f*
dentate suture: Zackennaht *f*, Sutura serrata
denticulate suture: Sutura denticulata
Donati suture: Donati-Naht *f*
Dupuytren's suture: Dupuytren-Naht *f*, kontinuierliche Lembert-Naht *f*
ethmoidolacrimal suture: Sutura ethmoidolacrimalis
ethmoidomaxillary suture: Sutura ethmoidomaxillaris
ethmolacrimal suture: Sutura ethmoidolacrimalis
ethmomaxillary suture: Sutura ethmoidomaxillaris
everting suture: evertierende Nahttechnik *f*
figure-of-eight suture: 8er-Naht *f*, Achternaht *f*
flat suture: Sutura plana
frontal suture: Sutura frontalis/metopica
frontoethmoidal suture: Sutura frontoethmoidalis
frontolacrimal suture: Sutura frontolacrimalis
frontomalar suture: →*frontozygomatic suture*
frontomaxillary suture: Sutura frontomaxillaris
frontonasal suture: Sutura frontonasalis
frontozygomatic suture: Sutura frontozygomatica
Gould's suture: Gould-Naht *f*
Gussenbauer's suture: Gussenbauer-Naht *f*
Halsted's suture: Halsted-Naht *f*
harmonic suture: Sutura plana
Herzog's suture: Herzog-Naht *f*
horizontal mattress suture: horizontale Matratzennaht *f*
incisive suture: Sutura incisiva
infraorbital suture: Sutura infraorbitalis
intermaxillary suture: Sutura intermaxillaris
internasal suture: Sutura internasalis
interrupted suture: Einzelnaht *f*, Einzellknopfnaht *f*
inverting suture: invertierende Nahttechnik *f*
jugal suture: Pfeilnaht *f*, Sutura sagittalis
Kessler grasping suture: Kessler-Naht *f*
Kirchmayr-Kessler suture: Kirchmayr-Kessler-Naht *f*
Kürschner's suture: Kürschnernaht *f*
lacrimoconchal suture: Sutura lacrimoconchalis
lacrimomaxillary suture: Sutura lacrimomaxillaris
lambdoid suture: Lambdanaht *f*, Sutura lambdoidea
Lembert's suture: Lembert-Naht *f*
Lengemann's suture: Lengemann-Drahtnaht *f*
longitudinal suture: →*sagittal suture*
longitudinal suture of palate: →*median palatine suture*
mattress suture: Matratzennaht *f*
median palatine suture: mediane Gaumennaht *f*, Sutura palatina mediana
metopic suture: Sutura frontalis/metopica
middle palatine suture: →*median palatine suture*
monofilament suture: monofiles Nahtmaterial *nt*
mucosal suture: Schleimhautnaht *f*
multistrand suture: geflochtenes Nahtmaterial *nt*
nasomaxillary suture: Sutura nasomaxillaris
nerve suture: Nervennaht *f*
Nicoladoni's suture: Nicoladoni-Sehnennaht *f*
non-absorbable suture: nicht-resorbierbares Nahtmaterial *nt*, nicht-absorbierbares Nahtmaterial *nt*
occipitomastoid suture: Sutura occipitomastoidea
over-and-over suture: Knopfnaht *f*
palatine suture: Gaumennaht *f*, Uranorrhaphie *f*
palatoethmoidal suture: Sutura palatoethmoidalis
palatomaxillary suture: Sutura palatomaxillaris
Pancoast's suture: Pancoast-Naht *f*
Paré's suture: Paré-Naht *f*
parietomastoid suture: Sutura parietomastoidea
percutaneous suture: perkutane Naht *f*
persistent frontal suture: Sutura frontalis persistens, Sutura metopica
plane suture: Knochennaht *f* mit ebenen Flächen, Sutura plana
primary suture: primäre Naht *f*, Primärnaht *f*
pull-out suture: Ausziehnaht *f*, Bunnell-Naht *f* mit Ausziehdraht
pursestring suture: Tabaksbeutelnaht *f*
quilted suture: Matratzennaht *f*
relaxation suture: Entlastungsnaht *f*
sagittal suture: Pfeilnaht *f*, Sutura sagittalis
secondary suture: Sekundärnaht *f*, sekundäre Naht *f*
seroserous suture: seroseröse Naht *f*
serrate suture: Zackennaht *f*, Sutura serrata
serrated suture: Zackennaht *f*, Sutura serrata

S

skin suture: Hautnaht *f*
skull sutures: Schädelnähte *pl*, Suturae cranii
sphenoethmoidal suture: Sutura sphenoethmoidalis
sphenofrontal suture: Sutura sphenofrontalis
sphenomaxillary suture: Sutura sphenomaxillaris
sphenoparietal suture: Sutura sphenoparietalis
sphenosquamosal suture: Sutura sphenosquamosa
sphenovomerian suture: Sutura sphenovomeralis
sphenovomerine suture: Sutura sphenovomeralis
sphenozygomatic suture: Sutura sphenozygomatica
squamosal suture: Schuppennaht *f*, Sutura squamosa
squamosomastoid suture: Sutura squamosomastoidea
squamous suture: Schuppennaht *f*, Sutura squamosa
Sturmdorf's suture: Sturmdorf-Naht *f*
subcutaneous suture: Subkutannaht *f*
subcuticular suture: Intrakutannaht *f*
synthetic suture: synthetisches Nahtmaterial *nt*
temporozygomatic suture: Sutura temporozygomatica
tendon suture: Sehnennaht *f*
transverse palatine suture: quere Gaumennaht *f*, Sutura palatina transversa
two-layer suture: zweischichtige Naht *f*
uninterrupted suture: kontinuierliche/fortlaufende Naht *f*
uninterupted suture: fortlaufende Naht *f*
vascular suture: Gefäßnaht *f*
vertical mattress suture: vertikale Matratzennaht *f*
wire suture: Drahtnaht *f*
wound suture: Wundverschluss *m*, Wundnaht *f*
zygomaticomaxillary suture: Sutura zygomaticomaxillaris

sux|a|me|tho|ni|um [ˌsʌksəmə'θəʊnɪəm] *noun*: Suxamethonium *nt*, Succinylcholin *nt*
suxamethonium chloride: Suxamethoniumchlorid *nt*, Succinylcholinchlorid *nt*, Cholinsuccinat *nt*

SV *Abk.*: **1.** sarcoma virus **2.** satellite virus **3.** sedimentation volume **4.** selective vagotomy **5.** simian virus **6.** stroke volume

Sv *Abk.*: sievert

SVA *Abk.*: **1.** selective visceral angiography **2.** sinus of Valsalva aneurysm **3.** supraventricular arrhythmia

SVAS *Abk.*: supravalvular aortic stenosis

SVBG *Abk.*: saphenous vein bypass graft

SVC *Abk.*: superior vena cava

SVCS *Abk.*: superior vena cava syndrome

SVD *Abk.*: single vessel disease

SVE *Abk.*: supraventricular extrasystole

sved|berg ['sfedbɜrg] *noun*: Svedberg-Einheit *f*

SVES *Abk.*: supraventricular extrasystole

SVI *Abk.*: **1.** slow virus infection **2.** stroke volume index

SVPC *Abk.*: supraventricular premature complex

SVR *Abk.*: systemic vascular resistance

SVRI *Abk.*: systemic vascular resistance index

SVRT *Abk.*: supraventricular re-entry tachycardia

SVT *Abk.*: supraventricular tachycardia

SVWM *Abk.*: segmental ventricular wall motion

SW *Abk.*: stroke work

swab [swɑb]: I *noun* **1.** Tupfer *m*, Wattebausch *m* **2.** Abstrichtupfer *m* **3.** Abstrich *m* **take a swab** einen Abstrich machen II *vt* abtupfen, betupfen
conjunctival swab: Bindehaut-, Konjunktivalabstrich *m*
nasal swab: Nasenabstrich *m*
rectal swab: Rektal-, Rektumabstrich *m*
throat swab: Rachenabstrich *m*
vaginal swab: Vaginalabstrich *m*, Scheidenabstrich *m*, Vaginalsmear *m*

swad|dle ['swɑdl]: I *noun* Windel *f* II *vt* **1.** wickeln, in Windeln legen **2.** um-, einwickeln

swal|low ['swɑləʊ]: I *noun* Schluck *m*; Schlucken *nt* II *vt* (ver-, hinunter-)schlucken III *vi* schlucken

swal|low|ing ['swɑləʊɪŋ] *noun*: Schlucken *nt*, Verschlucken *nt*

swarm [swɔːrm]: I *noun* (*biolog.*) Schwarm *m* II *vi* (aus-)schwärmen

swarm|er ['swɔːrmər] *noun*: Schwärmspore *f*, Schwärmzelle *f*, Schwärmer *m*, Plano-, Zoospore *f*

swarm|ing ['swɔːrmɪŋ] *noun*: (Aus-)Schwärmen *nt*

swathe [swɑð, sweɪð]: I *noun* Binde *f*, Verband *m*; Umschlag *m* II *vt* (um-, ein-)wickeln, einhüllen

sway|back ['sweɪbæk] *noun*: Hohl(rund)rücken *m*, Hohlkreuz *nt*

SWC *Abk.*: sinus wall cell

SWD *Abk.*: short wave diathermy

sweat [swet]: I *noun* **1.** Schweiß *m*, Sudor *m* **2.** Schwitzen *nt*, Schweißausbruch *m*, Perspiration *f* II *vt* **3.** (aus-)schwitzen **4.** schwitzen lassen, in Schweiß bringen III *vi* schwitzen
cold sweat: kalter Schweiß *m*
night sweat: Nachtschweiß *m*

sweat|i|ness ['swetɪnəs] *noun*: Verschwitztheit *f*, Schweißigkeit *f*

sweat|ing ['swetɪŋ]: I *noun* Schwitzen *nt*; Schweißsekretion *f*, -absonderung *f*, Perspiration *f* II *adj* schwitzend, Schwitz-
emotional sweating: emotionales Schwitzen *nt*
excessive sweating: Hyperhidrose *f*
gustatory sweating: gustatorisches Schwitzen *nt*
thermal sweating: thermisches Schwitzen *nt*
thermoregulatory sweating: thermoregulatorisches Schwitzen *nt*

sweat|y ['swetiː] *adj*: verschwitzt, schweißig, Schweiß-; schweißtreibend

sweet [swiːt]: I *noun* Süße *f* II *adj* süß, süßlich

sweet|en ['swiːtn] *vt*: süßen

sweet|en|er ['swiːtnər] *noun*: Süßstoff *m*

sweet|en|ing ['swiːtnɪŋ] *noun*: **1.** Süßstoff *m* **2.** Süßen *nt*

sweet|ish ['swiːtɪʃ] *adj*: süßlich

swell [swel]: I *noun* (An-)Schwellen *nt*; Schwellung *f*, Geschwulst *f*; Vorwölbung *f*, Ausbuchtung *f* II *vi* (an-)schwellen (*into, to* zu); sich (auf-)blähen

swelled [sweld] *adj*: (an-)geschwollen, aufgebläht

swell|ing ['swelɪŋ] *noun*: **1.** Anschwellen *nt*, Anwachsen *nt*; Aufquellen *nt*, Quellen *nt* **2.** Schwellung *f*, Verdickung *f*; Geschwulst *f*, Beule *f*
acute testicular swelling: akute Hodenschwellung *f*, akuter Hoden *m*
albuminous swelling: albuminöse/albuminoide/albuminoid-körnige Degeneration *f*, trübe Schwellung *f*
arytenoid swellings: Arytänoidwülste *pl*
brain swelling: Hirnschwellung *f*
caecal swelling: (*brit.*) →*cecal swelling*
Calabar swelling: Calabar-Beule *f*, Calabar-Schwellung *f*, Kamerum-Schwellung *f*, Loiasis *f*, Loiase *f*
capsular swelling: Neufeld-Reaktion *f*, Kapselquellungsreaktion *f*
cecal swelling: Zäkumknospe *f*, -anlage *f*
cerebral swelling: Hirnschwellung *f*
cervical lymph node swelling: Halslymphknotenschwellung *f*
cloudy swelling: albuminöse/albuminoide/albuminoid-körnige Degeneration *f*, trübe Schwellung *f*
conus swelling: Conuswulst *m*
cord swelling: Rückenmarksschwellung *f*
epiglottal swelling: Epiglottiswulst *m*

S

eyelid swelling: Lidschwellung *f*
fibrinoid swelling: fibrinoide Verquellung *f*
genital swelling: Geschlechtswulst *m*, Genitalwulst *m*
idiopathic fibromatoid swelling: idiopathisches Fibrödem *nt*
isosmotic swelling: albuminöse/albuminoide/albuminoid-körnige Degeneration *f*, trübe Schwellung *f*
Kamerun swelling: →*Calabar swelling*
labioscrotal swelling: Geschlechtswulst *m*, Genitalwulst *m*
levator swelling: Torus levatorius
lid swelling: Lidschwellung *f*
lingual swelling: Zungenschwellung *f*
lingual swellings: (*embryolog.*) Zungenwülste *pl*
medullary swellings: Medullarwülste *pl*
Neufeld capsular swelling: Neufeld-Reaktion *f*, Kapselquellungsreaktion *f*
nuclear swelling: Kernschwellung *f*
pre-edematous swelling: Präödem *nt*
pre-oedematous swelling: (*brit.*) →*pre-edematous swelling*
pulpy swelling: markige Schwellung *f*
scrotal swellings: Skrotalwülste *pl*
soft tissue swelling: Weichteilschwellung *f*
spinal cord swelling: Rückenmarkschwellung *f*
tropical swelling: →*Calabar swelling*

SWI *Abk.*: stroke work index

swine|pox ['swaɪnpɑks] *noun*: Schweinepocken *pl*

switch [swɪtʃ]: I *noun* **1.** Schalter *m* **2.** Schalten *nt* **3.** Umstellung *f*, Wechsel *m*; Austausch *m* **II** *vt* **4.** (aus-, um-)tauschen, (aus-, um-)wechseln **5.** schalten **III** *vi* (um-)schalten
switch on *vt* einschalten, anschalten
switch off *vt* abschalten, ausschalten
antigen class switch: Antikörper-Klassenwechsel *m*
arterial switch: Arterial-switch-Operation *f*
Ig class switch: Ig-Klassen-Switch *m*
immunoglobulin class switch: Ig-Klassen-Switch *m*
safety switch: Sicherheitsschalter *m*
time switch: Schaltuhr *f*, Zeitschalter *m*

swol|len ['swəʊlən] *adj*: (*Haut*) teigig, gedunsen, aufgeschwemmt, pastös

swoon [swuːn] *noun*: →*syncope*

SWR *Abk.*: **1.** serum Wassermann reaction **2.** sleep-wake rhythm

SWS *Abk.*: slow wave sleep

sy|ceph|a|lus [saɪ'sefələs] *noun*: →*syncephalus*

sych|nu|ri|a [sɪk'n(j)ʊəriːə] *noun*: häufige Blasenentleerung *f*, Pollakisurie *f*, Pollakiurie *f*

sy|co|si|form [saɪ'kəʊsəfɔːrm] *adj*: sykose-artig, sykosiform

sy|co|sis [saɪ'kəʊsɪs] *noun*: Sycosis *f*

syl|la|ble ['sɪləbl] *noun*: Silbe *f*

syl|la|bus ['sɪləbəs] *noun, plura* **-bus|es, -bi** [-baɪ]: (Vorlesungs-)Verzeichnis *nt*, Unterrichts-, Lehrplan *m*; Abriss *m*, Auszug *m*, Inhaltsangabe *f*

syl|van ['sɪlvən] *adj*: Wald-, Waldes-, sylvatisch

syl|vat|ic [sɪl'vætɪk] *adj*: →*sylvan*

sym|bi|on ['sɪmbɪɑn, -baɪ-] *noun*: →*symbiont*

sym|bi|on|ic [ˌsɪmbɪ'ɑnɪk] *adj*: Symbiose betreffend, in der Art einer Symbiose, symbiotisch, symbiontisch

sym|bi|ont ['sɪmbɪɑnt] *noun*: Symbiont *m*

sym|bi|o|sis [sɪmbɪ'əʊsɪs] *noun, plural* **-ses** [-siːz]: Symbiose *f*
fusospirillary symbiosis: fusospirilläre Symbiose *f*

sym|bi|ote ['sɪmbɪəʊt] *noun*: Symbiont *m*

sym|bi|ot|ic [ˌsɪmbɪ'ɑtɪk] *adj*: Symbiose betreffend, in der Art einer Symbiose, symbiotisch, symbiontisch

sym|bleph|a|ron [sɪm'blefərɑn] *noun*: Symblepharon *nt*

sym|bleph|a|ro|pte|ryg|i|um [sɪmˌblefərəʊtə'rɪdʒɪəm] *noun*: Symblepharopterygium *nt*

sym|bol ['sɪmbl] *noun*: Zeichen *nt*, Symbol *nt*
binary symbol: Binärzeichen *nt*
phallic symbol: Phallussymbol *nt*

sym|bo|lism ['sɪmbəlɪzəm] *noun*: Symbolophobie *f*

sym|bo|li|za|tion [ˌsɪmbəlɪ'zeɪʃn] *noun*: Symbolisation *f*

sym|brach|y|dac|tyl|i|a [sɪmˌbrækɪdæk'tiːlɪə] *noun*: →*symbrachydactyly*

sym|brach|y|dac|tyl|ism [sɪmˌbrækɪ'dæktəlɪzəm] *noun*: →*symbrachydactyly*

sym|brach|y|dac|tyl|y [sɪmˌbrækə'dæktəliː] *noun*: Symbrachydaktylie *f*

sym|e|lus ['sɪmələs] *noun*: →*symmelus*

sym|mel|i|a [sɪ'miːlɪə] *noun*: Symmelie *f*

sym|me|lus ['sɪmələs] *noun*: Symmelus *m*

sym|met|ric [sɪ'metrɪk] *adj*: symmetrisch

sym|met|ri|cal [sɪ'metrɪkl] *adj*: →*symmetric*

sym|me|try ['sɪmətriː] *noun*: Symmetrie *f*
axial symmetry: Achsensymmetrie *f*
bilateral symmetry: bilaterale Symmetrie *f*, Bilateralsymmetrie *f*
complex symmetry: komplexe Symmetrie *f*
cubic symmetry: kubische Symmetrie *f*
helical symmetry: helikale Symmetrie *f*
icosahedral symmetry: Ikosaeder-Symmetrie *f*
radial symmetry: Radiärsymmetrie *f*
rotational symmetry: Rotationssymmetrie *f*
simple symmetry: einfache Symmetrie *f*
tooth arch symmetry: Zahnbogensymmetrie *f*
translation symmetry: Translationssymmetrie *f*

sympath- *präf.*: Sympathikus-, Sympathik(o)-, Sympath(o)-

sym|pa|thec|to|mize [ˌsɪmpə'θektəmaɪz] *vt*: eine Sympathektomie durchführen, sympathektomieren

sym|pa|thec|to|my [ˌsɪmpæ'θektəmiː] *noun*: Grenzstrangresektion *f*, Sympathektomie *f*
cervical sympathectomy: zervikale Sympathektomie *f*
chemical sympathectomy: pharmakologische Sympathektomie *f*
dorsal sympathectomy: dorsale Sympathektomie *f*
lumbar sympathectomy: lumbale Sympathektomie *f*
periarterial sympathectomy: periarterielle Sympathektomie *f*, Leriche-Brüning-Operation *f*
thoracic sympathectomy: thorakale Sympathektomie *f*
thoracolumbar sympathectomy: thorakolumbale Sympathektomie *f*

sym|pa|the|tec|to|my [ˌsɪmpæθɪ'tektəmiː] *noun*: →*sympathectomy*

sym|pa|thet|ic [ˌsɪmpə'θetɪk] *adj*: **1.** sympathisches Nervensystem/Symphatikus betreffend, orthosympathisch, sympathisch **2.** auf ein nichterkranktes Organ übergreifend, sympathetisch, sympathisch, miterkrankend **3.** (*Person*) mitfühlend, teilnehmend; einfühlend, verständnisvoll; sympathisch, angenehm

sympathetico- *präf.*: Sympathikus-, Sympathik(o)-, Sympath(o)-

sym|pa|thet|i|co|mi|met|ic [ˌsɪmpæˌθetɪkəʊ,θetɪkəʊmɪ'metɪk] *noun, adj*: →*sympathomimetic*

sym|pa|thet|i|co|to|ni|a [ˌsɪmpæˌθetɪkəʊ'təʊnɪə] *noun*: Sympathikotonie *f*

sym|pa|thet|o|blast [ˌsɪmpæˌθetɪkəʊ'θetəblæst] *noun*: Sympathoblast *m*

sym|pa|thet|o|blas|to|ma [ˌsɪmpæˌθetəblæs'təʊmə] *noun*: Sympathoblastom *nt*

sym|path|ic [sɪm'pæθɪk] *adj*: →*sympathetic*

sym|path|i|cec|to|my [sɪm,pæθɪ'sektəmiː] *noun*: →*sympathectomy*

sympathico- *präf.*: Sympathikus-, Sympathik(o)-, Sympath(o)-

sym|path|i|co|ad|re|nal [sɪm,pæθɪkəʊə'driːnl] *adj*: sympathikoadrenal

sym|path|i|co|ad|re|ner|gic [sɪm,pæθɪkəʊ,ædrə'nɜrdʒɪk] *adj*: sympathikoadrenerg

sym|path|i|co|blast [sɪm'pæθɪkəʊblæst] *noun*: Sympathoblast *m*

sym|path|i|co|blas|to|ma [sɪm,pæθɪkəʊblæs'təʊmə] *noun*: →*sympathoblastoma*

sym|path|i|co|gon|i|o|ma [sɪm,pæθɪkəʊgɑnɪ'əʊmə] *noun*: →*sympathoblastoma*

sym|path|i|co|lyt|ic [sɪm,pæθɪkəʊ'lɪtɪk] *noun, adj*: →*sympatholytic*

sym|path|i|co|mi|met|ic [sɪm,pæθɪkəʊmɪ'metɪk] *noun, adj*: →*sympathomimetic*

sym|path|i|cop|a|thy [sɪm,pæθɪ'kɑpəθiː] *noun*: Erkrankung *f* des sympathischen Nervensystems, Sympathiko-, Sympathopathie *f*

sym|path|i|co|to|ni|a [sɪm,pæθɪkəʊ'təʊnɪə] *noun*: Sympathikotonie *f*

sym|path|i|co|trope [sɪm,pæθɪkəʊ'trəʊp] *noun, adj*: →*sympathicotropic*

sym|path|i|co|trop|ic [sɪm,pæθɪkəʊ'trɑpɪk]: **I** *noun* sympathotrope Substanz *f* **II** *adj* sympathotrop, sympathikotrop

sym|path|i|co|tryp|sy [sɪm,pæθɪkəʊ'trɪpsiː] *noun*: Sympathikotripsie *f*

sym|path|i|cus [sɪm'pæθɪkəs] *noun*: sympathisches Nervensystem *nt*, (Ortho-)Sympathikus *m*, sympathischer Teil *m* des autonomen Nervensystems, Nervus sympathicus, Pars sympathica divisionis autonomici systematis nervosi

sympatho- *präf.*: Sympathikus-, Sympathik(o)-, Sympath(o)-

sym|pa|tho|ad|re|nal [,sɪmpəθəʊə'driːnl] *adj*: sympathoadrenal, sympathikoadrenal

sym|path|o|blast [sɪm'pæθəblæst] *noun*: Sympathoblast *m*

sym|pa|tho|blas|to|ma [,sɪmpəθəʊblæs'təʊmə] *noun*: Sympathikoblastom *nt*, Sympathikogoniom *nt*, Sympathoblastom *nt*, Sympathogoniom *nt*

sym|pa|tho|gone [,sɪmpəθəʊ'gəʊn] *noun*: →*sympathogonium*

sym|pa|tho|go|ni|o|ma [sɪm,pæθɪkəʊ,gəʊnɪ'əʊmə] *noun*: Sympathikoblastom *nt*, Sympathikogoniom *nt*, Sympathoblastom *nt*, Sympathogoniom *nt*

sym|pa|tho|go|ni|um [,sɪmpəθəʊ'gəʊnɪəm] *noun, plura* **-nia** [-nɪə]: Sympathogonie *f*

sym|pa|tho|lyt|ic [,sɪmpəθəʊ'lɪtɪk]: **I** *noun* Sympatholytikum *nt*, Antiadrenergikum *nt* **II** *adj* die Wirkung von Adrenalin aufhebend; das sympathische System hemmend, sympatholytisch, antiadrenerg, adrenolytisch

sym|pa|tho|mi|met|ic [sɪm,pæθɪkəʊmɪ'metɪk]: **I** *noun* Sympathikomimetikum *nt*, Adrenomimetikum *nt* **II** *adj*das sympathische System anregend, mit stimulierender Wirkung auf das sympathische System, sympathomimetisch, adrenomimetisch

α_1 sympathomimetic: α_1-Sympathomimetikum *nt*

α_2 sympathomimetic: α_2-Sympathomimetikum *nt*

β-sympathomimetic: β-Sympathomimetikum *nt*, Betasympathomimetikum *nt*

β_1 sympathomimetic: β_1-Sympathomimetikum *nt*

β_2 sympathomimetic: β_2-Sympathomimetikum *nt*

sym|pa|tho|par|al|lyt|ic [,sɪmpəθəʊ,pærə'lɪtɪk] *noun, adj*: →*sympatholytic*

sym|pa|thy ['sɪmpəθiː] *noun*: **1.** Sympathie *f*, Zuneigung *f* (*for* für) **2. sympathies** *plural* (An-)Teilnahme *f*, Beileid *nt* **3.** Mitleidenschaft *f*

sym|pha|lan|gia [,sɪmfə'lændʒɪə] *noun*: Symphalangie *f*, Symphalangismus *m*

sym|phal|an|gism [sɪm'fælændʒɪzəm] *noun*: →*symphalangia*

sym|phys|e|al [sɪm'fiːzɪəl] *adj*: Symphyse betreffend, Symphysen-

sym|phys|e|or|rha|phy [sɪm,fiːzɪ'ɔrəfiː] *noun*: →*symphysiorrhaphy*

sym|phys|e|o|tome [sɪm'fiːzɪətəʊm] *noun*: →*symphysiotome*

sym|phys|e|ot|o|my [sɪm,fiːzɪ'ɑtəmiː] *noun*: →*symphysiotomy*

sym|phys|i|al [sɪm'fiːzɪəl] *adj*: Symphyse betreffend, Symphysen-

sym|phys|i|o|ly|sis [sɪm,fiːzɪ'ɑlɪsɪs] *noun*: Symphysenlösung *f*, Symphisiolyse *f*

sym|phys|i|or|rha|phy [sɪm,fiːzɪ'ɔrəfiː] *noun*: Symphysennaht *f*, Symphysiorrhaphie *f*

sym|phys|i|o|tome [sɪm'fiːzɪətəʊm] *noun*: Symphysiotomiemesser *nt*, Symphysiotom *nt*

sym|phys|i|ot|o|my [sɪm,fiːzɪ'ɑtəmiː] *noun*: Symphysensprengung *f*

sym|phy|sis ['sɪmfəsɪs] *noun, plural* **-ses** [-siːz]: Knorpelfuge *f*, Symphyse *f*

intervertebral symphysis: Intervertebralverbindung *f*, Symphysis intervertebralis

mandibular symphysis: Symphysis mandibulae/mentalis

manubriosternal symphysis: Manubriosternalgelenk *nt*, Synchondrosis/Symphysis manubriosternalis

mental symphysis: Symphysis mandibulae/mentalis

pelvic symphysis: →*pubic symphysis*

pubic symphysis: Beckensymphyse *f*, Schambeinfuge *f*, Schamfuge *f*, Symphyse *f*, Symphysis pubica

sacrococcygeal symphysis: Kreuzbein-Steißbein-Gelenk *nt*, Sakrokokzygealgelenk *nt*, Articulatio sacrococcygea

sacroiliac symphysis: Kreuzbein-Darmbein-Gelenk *nt*, Iliosakralgelenk *nt*, Articulatio sacroiliaca

xiphostermal symphysis: Symphysis xiphosternalis

sym|phy|so|dac|tyl|ia [,sɪmfɪsəʊdæk'tiːlɪə] *noun*: →*syndactyly*

sym|phy|so|dac|tyl|y [,sɪmfɪsəʊ'dæktəliː] *noun*: →*syndactyly*

sym|plasm ['sɪmplæzəm] *noun*: Symplasma *nt*

sym|plast ['sɪmplæst] *noun*: →*symplasm*

sym|po|dia [sɪm'pəʊdɪə] *noun*: Sirenenbildung *f*, Sirene *f*, Sympodie *f*, Sirenomelie *f*

sym|port [sɪm'pɔːrt] *noun*: gekoppelter Transport *m*, Cotransport *m*, Symport *m*

symp|tom ['sɪmptəm] *noun*: Zeichen *nt*, Anzeichen *nt*, Krankheitszeichen *nt*, Symptom *nt* (*of* für, von) **without symptoms** ohne Symptome (verlaufend), asymptomatisch

abstinence symptoms: Entzugssymptome *pl*, -symptomatik *f*

accessory symptoms: akzessorische Symptome *pl*, Begleitsymptome *pl*, Nebensymptome *pl*

alarm symptoms: Alarmsymptome *pl*, Warnsymptome *pl*

alert symptoms: Alarmsymptome *pl*, Warnsymptome *pl*

Anton's symptom: Anton-Zeichen *nt*

assident symptoms: →*accessory symptoms*

Bárány's symptom: **1.** Bárány-Drehstarkreizprüfung *f*

2. Bárány-Kalorisation *f*
Baumès's symptom: →*Baumès's sign*
Berger's symptom: →*Berger's sign*
Bezold's symptom: →*Bezold's sign*
Bonhoeffer's symptom: Bonhoeffer-Zeichen *nt*
Brauch-Romberg symptom: Romberg-Zeichen *nt*, Romberg-Phänomen *nt*
Buerger's symptom: Buerger-Zeichen *nt*
Bumke's symptom: Bumke-Zeichen *nt*
cardinal symptom: Primärsymptom *nt*, Hauptsymptom *nt*, Leitsymptom *nt*, Kardinalsymptom *nt*
Castellani-Low symptom: Castellani-Low-Zeichen *nt*
cerebellar symptoms: Kleinhirnsymptome *pl*, zerebellare Symptome *pl*
characteristic symptom: charakteristisches Symptom *nt*
Chvostek's symptom: Chvostek-Zeichen *nt*, Fazialiszeichen *nt*
concomitant symptoms: →*accessory symptoms*
consecutive symptom: Folgeerscheinung *f*
constitutional symptom: Allgemeinsymptom *nt*
conversion symptoms: Konversionssymptome *pl*
deficiency symptom: Mangelerscheinung *f*, -symptom *nt*
Demarquay's symptom: Demarquay-Zeichen *nt*
disorganized symptom: desorganisierte Symptome *pl*
dorsal funiculus symptoms: Hinterstrangsymptome *pl*
Duroziez's symptom: Duroziez-Doppelgeräusch *nt*
early symptom: Prodrom *nt*
equivocal symptom: unspezifisches Symptom *nt*
extrapyramidal symptoms: extrapyramidale Symptome *pl*
first-rank symptoms: Symptome *pl* 1. Ranges
fistula symptom: Fistelsymptom *nt*
Griesinger's symptom: Griesinger-Zeichen *nt*
guiding symptom: charakteristisches Zeichen *nt*
halo symptom: Halo glaucomatosus
Howship's symptom: Howship-von Romberg-Zeichen *nt*
Huchard's symptom: Huchard-Syndrom *nt*
initial symptoms: Initialsymptome *pl*
Jellinek's symptom: Jellinek-Zeichen *nt*
local symptom: Lokalsymptom *nt*
Macewen's symptom: Macewen-Zeichen *nt*, Schädelschettern *nt*
Magendie's symptom: Magendie-Schielstellung *f*, Hertwig-Magendie-Syndrom *nt*
negative symptoms: Negativsymptomatik *f*, Minussymptome *pl*
objective symptom: objektives Symptom *nt*
partially reversible ischaemic neurologic symptoms: (*brit.*) →*partially reversible ischemic neurologic symptoms*
partially reversible ischemic neurologic symptoms: partiell reversible ischämische neurologische Symptomatik *f*
pathognomonic symptom: pathognomonisches Zeichen/Symptom *nt*
Pel-Ebstein symptom: Pel-Ebstein-Fieber *nt*
positive symptoms: Plussymptome *pl*, Positivsymptomatik *f*
precursory symptom: Frühsymptom *nt*
premonitory symptom: Frühsymptom *nt*
primary symptoms: Grundsymptome *pl*
pseudofistula symptom: Pseudofistelsymptom *nt*
rainbow symptom: Halo glaucomatosus
Remak's symptom: Remak-Symptom *nt*, Polyästhesie *f*
reversible ischaemic neurologic symptoms: (*brit.*) →*reversible ischemic neurologic symptoms*
reversible ischemic neurologic symptoms: reversible ischämische neurologische Symptomatik *f*
Romberg's symptom: **1.** Romberg-Zeichen *nt*, Romberg-Phänomen *nt* **2.** →*Romberg-Howship symptom*
Romberg-Howship symptom: Howship-von Romberg-Zeichen *nt*
Schneider's first-rank symptoms: Symptome *pl* 1. Ranges
Schneider's second-rank symptoms: Symptome *pl* 2. Ranges
second-rank symptoms: Symptome *pl* 2. Ranges
Stellwag's symptom: Stellwag-Zeichen *nt*, Stellwag-Phänomen *nt*
Stierlin's symptom: Stierlin-Zeichen *nt*
subjective symptom: subjektives Symptom *nt*
systemic symptom: Allgemeinsymptom *nt*
Trendelenburg's symptom: Hüfthinken *nt*, Trendelenburg-Hinken *nt*, Trendelenburg-Duchenne-Hinken *nt*
Vincent's symptom: Vincent-Symptom *nt*
Wanner's symptom: Wanner-Symptom *nt*
Wartenberg's symptom: **1.** Wartenberg-Reflex *m*, Daumenzeichen **2.** idiopathische Akroparästhesie *f*, Wartenberg-Syndrom *nt*, Brachialgia statica paraesthetica
Weber's symptom: →*Weber's syndrome*
Wernicke's symptom: Wernicke-Phänomen *nt*
Westphal's symptom: →*Westphal's sign*
withdrawal symptoms: Entzugserscheinungen *pl*, Entzugssyndrom *nt*, Entziehungserscheinungen *pl*, Entziehungssyndrom *nt*, Abstinenzerscheinungen *pl*, Abstinenzsyndrom *nt*

symp|to|mat|ic [ˌsɪmptə'mætɪk] *adj*: Symptom(e) betreffend, auf Symptomen beruhend, kennzeichnend, bezeichnend, symptomatisch (*of* für)
symp|to|mat|i|cal [ˌsɪmptə'mætɪkl] *adj*: →*symptomatic*
symp|tom|a|tol|o|gy [ˌsɪmptəmə'tɑlədʒiː] *noun*: Symptomatik *f*, Symptomatologie *f*
symp|to|mat|o|lyt|ic [ˌsɪmptəˌmætə'lɪtɪk] *adj*: Symptome beseitigend
symp|to|mo|lyt|ic [ˌsɪmptəməʊ'lɪtɪk] *adj*: →*symptomatolytic*
sym|pus ['sɪmpəs] *noun*: Sympus *m*
Syn. *Abk.*: synonym
syn|a|del|phus [ˌsɪnə'delfəs] *noun*: Synadelphus *m*
syn|aes|the|sia [ˌsɪnəs'θiːʒ(ɪ)ə] *noun*: (*brit.*) →*synesthesia*
syn|aes|the|si|al|gia [ˌsɪnəsˌθiːzɪ'ældʒ(ɪ)ə] *noun*: (*brit.*) →*synesthesialgia*
syn|al|gia [sɪ'nældʒ(ɪ)ə] *noun*: Synalgie *f*
syn|al|gic [sɪ'nældʒɪk] *adj*: Synalgie betreffend
syn|an|che [sɪ'næŋkɪ] *noun*: Halsentzündung *f*, Angina *f*
syn|an|them [sɪ'nænθəm] *noun*: →*synanthema*
syn|an|the|ma [ˌsɪnæn'θiːmə] *noun*: Synanthem *nt*, Synanthema *nt*
syn|an|thrin [sɪ'nænθrɪn] *noun*: Inulin *nt*
syn|aph|y|men|i|tis [sɪˌnæfɪme'naɪtɪs] *noun*: Entzündung *f* der Augenbindehaut, Conjunctivitis *f*, Bindehautentzündung *f*, Konjunktivitis *f*
syn|apse ['sɪnæps, sɪ'næps]: **I** *noun, plural* **-aps|es** Synapse *f* **II** *vi* eine Synapse bilden **beneath a synapse** unterhalb einer Synapse (liegend), subsynaptisch
acetylcholinergic synapse: acetylcholinerge Synapse *f*
autonomic synapse: vegetative Synapse *f*
axoaxonic synapse: axo-axonale Synapse *f*
axodendritic synapse: axo-dendritische Synapse *f*
axodendrosomatic synapse: axodendrosomatische Synapse *f*
axosomatic synapse: axo-somatische Synapse *f*
bioelectrical synapse: bioelektrische Synapse *f*
chemical synapse: chemische Synapse *f*

dendrodendritic synapse: dendrodendritische Synapse *f*
distant synapse: Synapse en distance
electrical synapse: elektrische Synapse *f*
en passant synapse: Parallelkontakt *m*, Bouton en passage
excitatory synapse: exzitatorische Synapse *f*, erregende Synapse *f*
GABAergic synapse: GABAerge Synapse *f*
glomerulus-type synapse: glomerulusartige Synapse *f*
glutamate synapse: Glutamatsynapse *f*
glycinergic synapse: glycinerge Synapse *f*
inhibitory synapse: hemmende Synapse *f*, inhibitorische Synapse *f*
interneural synapse: interneurale Synapse *f*
interneuronal synapse: interneuronale Synapsen *pl*
invaginated synapse: invaginierte Synapse *f*
myoneural synapse: myoneurale/myoneuronale Synapse *f*
neuroglandular synapse: neuroglanduläre Synapse *f*
neuro-neuronal synapse: neuro-neuronale Synapse *f*
parallel synapse: Parallelkontakt *m*, Bouton en passage
peptidergic synapse: peptiderge Synapse *f*
somato-somatic synapse: somato-somatische Synapse *f*
spinous synapse: Dornsynapse *f*

syn|ap|sis [sɪ'næpsɪs] *noun, plural* **-ses** [-siːz]: Chromosomenpaarung *f*, Synapsis *f*
syn|ap|tic [sɪ'næptɪk] *adj*: Synapse betreffend, mittels Synapse, synaptisch
syn|ap|ti|cal [sɪ'næptɪkl] *adj*: →*synaptic*
syn|ap|to|some [sɪ'næptəsəʊm] *noun*: Synaptosom *nt*
syn|ar|thro|dia [ˌsɪnɑːr'θrəʊdɪə] *noun*: →*synarthrosis*
syn|ar|thro|phy|sis [ˌsɪnɑːθrə'faɪsɪs] *noun*: (Gelenk-)Versteifung *f*, Ankylosierung *f*
syn|ar|thro|sis [ˌsɪnɑːr'θrəʊsɪs] *noun, plural* **-ses** [-siːz]: kontinuierliche Knochenverbindung *f*, Knochenfuge *f*, Synarthrose *f*, Synarthrosis *f*, Articulatio/Junctura fibrosa
radioulnar synarthrosis: Syndesmosis radioulnaris
syn|ath|re|sis [ˌsɪnæθ'riːsɪs] *noun*: →*synathroisis*
syn|ath|roi|sis [ˌsɪnæθ'rɔɪsɪs] *noun*: lokalisierte Hyperämie *f*
syn|caline [sɪn'keɪɪn] *noun*: Procainhydrochlorid *nt*
syn|can|thus [sɪn'kænθəs] *noun*: Synkanthus *m*
syn|car|y|on [sɪn'kærɪɑn] *noun*: →*synkaryon*
syn|ceph|al|lus [sɪn'sefələs] *noun*: Synkephalus *m*, Syncephalus *m*
syn|cheil|i|a [sɪn'kɪlɪə] *noun*: Synchilia *f*, Syncheilia *f*
syn|chei|ria [sɪn'kɪrɪə] *noun*: Syncheirie *f*, Synchirie *f*
syn|che|sis ['sɪnkəsɪs] *noun*: Synchisis corporis vitrei
syn|chil|ia [sɪn'kaɪlɪə] *noun*: →*syncheilia*
syn|chi|ria [sɪn'kaɪrɪə] *noun*: →*syncheiria*
syn|chon|drec|to|my [ˌsɪnkɑn'drektəmiː] *noun*: Synchondrektomie *f*
syn|chon|dro|se|ot|o|my [ˌsɪnkɑnˌdrəʊsɪ'ɑtəmiː] *noun*: Synchondroseotomie *f*
syn|chon|dro|sis [ˌsɪnkɑn'drəʊsɪs] *noun, plural* **-ses** [-siːz]: Knorpelfuge *f*, Knorpelhaft *f*, Synchondrose *f*, Synchondrosis *f*
anterior intraoccipital synchondrosis: Synchondrosis intraoccipitalis anterior
costoclavicular synchondrosis: Ligamentum costoclaviculare
cranial synchondroses: kraniale Synchondrosen *pl*, Synchondrosen der Schädelknochen, Synchondroses cranii
synchondroses of cranium: →*cranial synchondroses*
intraoccipital synchondrosis: Synchondrosis intraoccipitalis
manubriosternal synchondrosis: Manubriosternalgelenk *nt*, Synchondrosis/Symphysis manubriosternalis
petro-occipital synchondrosis: Synchondrosis petrooccipitalis
posterior intraoccipital synchondrosis: Synchondrosis intraoccipitalis posterior
pubic synchondrosis: Schamfuge *f*, Symphysis pubica
synchondroses of skull: →*cranial synchondroses*
sphenobasilar synchondrosis: →*spheno-occipital synchondrosis*
sphenoethmoidal synchondrosis: Synchondrosis sphenoethmoidalis
spheno-occipital synchondrosis: Synchondrosis sphenooccipitalis
sphenopetrosal synchondrosis: Synchondrosis sphenopetrosa
sternal synchondroses: Synchondroses sternales
xiphosternal synchondrosis: Synchondrosis xiphosternalis

syn|chon|drot|o|my [ˌsɪnkɑn'drɑtəmiː] *noun*: Synchondrotomie *f*
syn|chro|nia [sɪn'krəʊnɪə] *noun*: **1.** →*synchronism* **2.** (*embryolog.*) Synchronie *f*, Synchronismus *m*
syn|chro|nism ['sɪŋkrənɪzm] *noun*: Synchronismus *m*, Synchronie *f*
syn|chro|nize ['sɪŋkrənaɪz]: **I** *vt* aufeinander abstimmen, gleichstellen, synchronisieren (*with* mit) **II** *vi* zusammenfallen, gleichzeitig sein (*with* mit); synchron laufen *oder* sein, übereinstimmen (*with* mit)
syn|chro|nized ['sɪŋkrənaɪzt] *adj*: synchron, synchronisiert
syn|chro|nous ['sɪŋkrənəs] *adj*: gleichzeitig, gleichlaufend, synchron
syn|chro|ny ['sɪŋkrəniː] *noun*: →*synchronism*
syn|chro|tron ['sɪŋkrətrɑn] *noun*: Kreisbeschleuniger *m*, Synchroton *nt*
syn|chy|sis ['sɪnkəsɪs] *noun*: **1.** (*patholog.*) Verflüssigung *f*, Synchisis *f* **2.** (*augenheil.*) Glaskörperverflüssigung *f*, Synchisis corporis vitrei
synchysis albescens nivea: Synchisis albescens nivea
synchysis nivea: Synchisis nivea
synchysis scintillans: Synchisis scintillans
syn|ci|ne|sis [sɪnsɪ'niːsɪs, -saɪ-] *noun*: →*synkinesis*
syn|ci|put ['sɪnsɪpət] *noun, plural* **-puts, syn|cip|i|ta** [sɪn'sɪpɪtə]: →*sinciput*
syn|cli|nal [sɪn'klaɪnəl] *adj*: synklinal
syn|clit|ic [sɪn'klɪtɪk] *adj*: Synklitismus betreffend, achsengerecht, synklitisch
syn|clit|i|cism [sɪn'klɪtəsɪzəm] *noun*: →*synclitism*
syn|clit|ism ['sɪnklɪtɪzəm] *noun*: Synklitismus *m*
syn|co|pal ['sɪŋkəpəl] *adj*: Synkope betreffend, synkopisch
syn|co|pe ['sɪŋkəpiː] *noun*: Synkope *f*
Adams-Stokes syncope: Adams-Stokes-Anfall *m*, Adams-Stokes-Synkope *f*, -Syndrom *nt*
cardiac syncope: kardiogene Synkope *f*
carotid sinus syncope: Karotissinussyndrom *nt*, hyperaktiver Karotissinusreflex *m*, Charcot-Weiss-Baker-Syndrom *nt*
central syncope: zentral induzierte Synkope *f*
convulsive syncope: konvulsive Synkope *f*
cough syncope: Hustenschlag *m*, -synkope *f*
emotional syncope: Emotionssynkope *f*
heat syncope: Hitzekollaps *m*
laryngeal syncope: **1.** Larynx-, Kehlkopfschwindel *m*,

Vertigo laryngica **2.** Hustenschlag *m*, -synkope *f*
micturition syncope: Miktionssynkope *f*
neurocardiac syncope: neurokardiogene Synkope *f*
obstructive cardiac syncope: mechanische kardiogene Synkope *f*
pain syncope: Schmerzsynkope *f*
postural syncope: Orthostasesyndrom *nt*
pressure syncope: vasovagale Synkope *f*
rhythmogenic syncope: rhythmogene Synkope *f*
situational syncope: Situationssynkope *f*
Stokes-Adams syncope: Adams-Stokes-Anfall *m*, Adams-Stokes-Synkope *f*, Adams-Stokes-Syndrom *nt*
tussive syncope: Hustenschlag *m*, -synkope *f*
vasodepressor syncope: vasovagale Synkope *f*
vasovagal syncope: vasovagale Synkope *f*, Reflexsynkope *f*, autonom-nervale Synkope *f*
visceral vasovagal syncope: viszerale Reflexsynkope *f*

synlcoplic [sɪŋ'kɑpɪk] *adj*: Synkope betreffend, synkopisch

synlcreltio [sɪn'krɪʃɪəʊ] *noun*: Zusammenwachsen *nt*, Verwachsen *nt*, Syncretio *f*

synlcyltial [sɪn'sɪtɪəl, -'sɪʃ(ɪ)əl] *adj*: Synzytium betreffend, synzytial

synlcyltioltrophlolblast [sɪn,sɪtɪəʊ'trɑfə,blæst, -,sɪʃ(ɪ)əʊ-] *noun*: Synzytiotrophoblast *m*

synlcyltium [sɪn'sɪtɪəm, -'sɪʃ(ɪ)əm] *noun, plural* **-tia** [-tɪə,-ʃ(ɪ)ə]: Synzytium *nt*, Syncytium *nt*
functional syncytium: funktionelles Synzytium *nt*

synlcyltoid ['sɪnsətɔɪd] *adj*: synzytiumähnlich

synldacltyl [sɪn'dæktl] *adj*: →*syndactylous*

synldacltyllia [,sɪndæk'tiːlɪə] *noun*: →*syndactyly*

synldacltyllic [,sɪndæk'tɪlɪk] *adj*: →*syndactylous*

synldacltyllism [sɪn'dæktəlɪzəm] *noun*: →*syndactyly*

synldacltyllous [sɪn'dæktɪləs] *adj*: Syndaktylie betreffend, syndaktyl

synldacltyllus [sɪn'dæktɪləs] *noun*: Syndaktylus *m*

synldacltylly [sɪn'dæktəliː] *noun*: Syndaktylie *f*
bony syndactyly: ossäre Syndaktylie *f*
complete syndactyly: komplette Syndaktylie *f*
cutaneous syndactyly: kutane Syndaktylie *f*
endogenous syndactyly: endogene Syndaktylie *f*
exogenous syndactyly: exogene Syndaktylie *f*
osseous syndactyly: ossäre Syndaktylie *f*
simple syndactyly: kutane Syndaktylie *f*

synldellphus [sɪn'delfəs] *noun*: Synadelphus *m*

synldelsis ['sɪndəsɪs] *noun*: **1.** operative Gelenkversteifung *f*, Arthrodese *f* **2.** (*genet.*) Chromosomenpaarung *f*, Synapsis *f*

syndesm- *präf.*: Band-, Bänder-, Ligament-, Syndesm(o)-

synldeslmecltolmy [,sɪndez'mektəmiː] *noun*: Banddurchtrennung *f*, Bandexzision *f*, Bandresektion *f*, Ligamentdurchtrennung *f*, Ligamentexzision *f*, Ligamentresektion *f*, Syndesmektomie *f*

synldeslmecltolpia [sɪn,dezmek'təʊpɪə] *noun*: Bandverlagerung *f*, Bandektopie *f*, Ligamentverlagerung *f*, Ligamentektopie *f*

synldeslmitlic [,sɪndez'mɪtɪk] *adj*: Syndesmitis betreffend, syndesmitisch

synldeslmiltis [,sɪndez'maɪtɪs] *noun*: Bandentzündung *f*, Ligamententzündung *f*, Syndesmitis *f*

syndesmo- *präf.*: Band-, Bänder-, Ligament-, Syndesm(o)-

synldeslmollolgia [,sɪndezmə'ləʊdʒ(ɪ)ə] *noun*: →*syndesmology*

synldeslmollolgy [,sɪndez'mɑlədʒiː] *noun*: Gelenklehre *f*, Arthrologie *f*, -logia *f*

synldeslmolpexly [sɪn'dezməpeksiː] *noun*: Syndesmopexie *f*

synldeslmolphyte [sɪn'dezməfaɪt] *noun*: Syndesmophyt *m*

synldeslmolplaslty [sɪn'dezməplæstiː] *noun*: Bänder-, Syndesmoplastik *f*

synldeslmorlrhalphy [,sɪndez'mɔrəfiː] *noun*: Band-, Bändernaht *f*, Syndesmorrhaphie *f*

synldeslmolsis [,sɪndez'məʊsɪs] *noun, plural* **-ses** [-siːz]: Bandhaft *f*, Syndesmose *f*, Syndesmosis *f*
dento-alveolar syndesmosis: Gomphosis *f*, Syndesmosis dentolaveolaris
radioulnar syndesmosis: Syndesmosis radioulnaris
tibiofibular syndesmosis: unteres Tibiofibulargelenk *nt*, Syndesmosis tibiofibularis
tympanostapedial syndesmosis: Syndesmosis tympanostapedialis

synldeslmotlolmy [,sɪndez'mɑtəmiː] *noun*: Band-, Bänder-, Ligamentdurchtrennung *f*, Syndesmotomie *f*

synldrome ['sɪndrəʊm] *noun*: Syndrom *nt*, Symptomenkomplex *m*
Aarskog's syndrome: Aarskog-Syndrom *nt*
Aarskog-Scott syndrome: Aarskog-Syndrom *nt*
Aase syndrome: Aase-Syndrom *nt*
abdominal muscle deficiency syndrome: ventrales Defektsyndrom *nt*, Bauchdeckenaplasie *f*, Pflaumenbauchsyndrom *nt*, prune-belly syndrome *nt*
Abercrombie's syndrome: amyloide Degeneration *f*; Amyloidose *f*
abstinence syndrome: Entzugssyndrom *nt*
abuse syndrome: Misshandlungssyndrom *nt*
acetaldehyde syndrome: Acetaldehydsyndrom *nt*
Achard's syndrome: Achard-Syndrom *nt*
Achard-Thiers syndrome: Achard-Thiers-Syndrom *nt*
Achenbach's syndrome: Achenbach-Syndrom *nt*, paroxysmales Handhämatom *nt*, paroxysmales Fingerhämatom *nt*, Fingerapoplexie *f*
acquired immune deficiency syndrome: →*acquired immunodeficiency syndrome*
acquired immunodeficiency syndrome: erworbenes Immundefektsyndrom *nt*, acquired immunodeficiency syndrome *nt*, AIDS *nt*
acrocallosal syndrome: akrokallosales Syndrom *nt*
acrocephalopolysyndactyly syndrome: Akrozephalopolysyndaktylie-Syndrom *nt*
acrocephalosyndactyly syndrome: Akrozephalosyndaktylie-Syndrom *nt*
acrofacial syndrome: Weyers-Syndrom *nt*, Dysostosis acrofacialis
acroparaesthesia syndrome: (*brit.*) →*acroparaesthesia syndrome*
acroparesthesia syndrome: Akroparästhesie *f*
acute brain syndrome: Delirium *nt*, Delir *nt*
acute bulbar syndrome: akutes Bulbärhirnsyndrom *nt*
acute midbrain syndrome: akutes Mittelhirnsyndrom *nt*
acute organic mental syndrome: akutes organisches Psychosyndrom *nt*
acute radiation syndrome: akutes Strahlensyndrom *nt*
acute retroviral syndrome: akutes retrovirales Syndrom *nt*, akute HIV-Infektion *f*
Adair-Dighton syndrome: van der Hoeve-Syndrom *nt*
Adams-Stokes syndrome: Adams-Stokes-Anfall *m*, Adams-Stokes-Synkope *f*, -Syndrom *nt*
adaptation syndrome: Anpassungs-, Adaptationssyndrom *nt*
adaptational syndrome: →*adaptation syndrome*
Adie's syndrome: Adie-Syndrom *nt*
adiposity-hypothermia-oligomenorrhea-parotid syndrome: Adipositas-Hypothermie-Oligomenorrhoe-Parotis-Syndrom *nt*, AHOP-Syndrom *nt*

S

adiposity-hypothermia-oligomenorrhoea-parotid syndrome: (*brit.*) →*adiposity-hypothermia-oligomenorrhea-parotid syndrome*
adiposity-oligomenorrhea-parotid syndrome: Adipositas-Oligomenorrhoe-Parotis-Syndrom *nt*, AOP-Syndrom *nt*
adiposity-oligomenorrhoea-parotid syndrome: (*brit.*) →*adiposity-oligomenorrhea-parotid syndrome*
adiposogenital syndrome: Babinsky-Fröhlich-Syndrom *nt*, Morbus Fröhlich *m*, Dystrophia adiposogenitalis (Fröhlich)
adrenal Cushing's syndrome: adrenales Cushing-Syndrom *nt*
adrenal virilizing syndrome: Virilisierung *f*
adrenogenital syndrome: kongenitale Nebennierenrindenhyperplasie *f*, adrenogenitales Syndrom *nt*
adrenogenital salt-depletion syndrome: adrenogenitales Salzverlustsyndrom *nt*
adult respiratory distress syndrome: Schocklunge *f*, adult respiratory distress syndrome *nt*
afferent loop syndrome: Syndrom *nt* der zuführenden Schlinge, Afferent-loop-Syndrom *nt*
aglossia-adactylia syndrome: Aglossie-Adaktylie-Syndrom *nt*, Hypoglossie-Hypodaktylie-Syndrom *nt*
ahasversus syndrome: Ahasverus-Syndrom *nt*
AHOP syndrome: AHOP-Syndrom *nt*, Adipositas-Hypothermie-Oligomenorrhoe-Parotis-Syndrom *nt*
Ahumada-Del Castillo syndrome: Argonz-Del Castillo-Ahumada-Syndrom *nt*, Argonz-Del Castillo-Syndrom *nt*
Aicardi's syndrome: Aicardi-Syndrom *nt*
AIDS-wasting syndrome: HIV-Kachexiesyndrom *nt*
akinetic abulic syndrome: akinetisch-abulisches Syndrom *nt*
Alagille's syndrome: Alagille-Syndrom *nt*
Alajouanine's syndrome: Alajouanine-Syndrom *nt*
Albarran-Ormond syndrome: Albarran-Ormond-Syndrom *nt*
Albright's syndrome: **1.** Albright-Syndrom *nt*, Albright-McCune-Syndrom *nt*, McCune-Albright-Syndrom *nt*, polyostotische fibröse Dysplasie *f* **2.** Martin-Albright-Syndrom *nt*
Albright-McCune-Sternberg syndrome: Albright-Syndrom *nt*, Albright-McCune-Syndrom *nt*, McCune-Albright-Syndrom *nt*, polyostotische fibröse Dysplasie *f*
alcohol amnestic syndrome: Alkoholamnesiesyndrom *nt*
Aldrich's syndrome: Wiskott-Aldrich-Syndrom *nt*
Alezzandrini's syndrome: Alezzandrini-Syndrom *nt*
Alice-in-Wonderland syndrome: Alice-in-Wonderland-Syndrom *nt*
Allemann's syndrome: Allemann-Syndrom *nt*
Allen-Masters syndrome: Masters-Allen-Syndrom *nt*, Allen-Masters-Syndrom *nt*
Alpers' syndrome: Alpers-Syndrom *nt*, Poliodystrophia cerebri progressiva infantilis
Alport's syndrome: Alport-Syndrom *nt*
Alström's syndrome: Alström-Syndrom *nt*, Alström-Hallgren-Syndrom *nt*
amenorrhea-galactorrhea syndrome: Amenorrhoe-Galaktorrhoe-Syndrom *nt*, Galaktorrhoe-Amenorrhoe-Syndrom *nt*
amenorrhoea-galactorrhoea syndrome: (*brit.*) →*amenorrhea-galactorrhea syndrome*
amential syndrome: amentielles Syndrom *nt*
amnesic syndrome: →*amnestic syndrome*
amnestic syndrome: amnestisches Syndrom *nt*, Korsakow-Syndrom *nt*, Korsakow-Psychose *f*
amnestic-confabulatory syndrome: →*amnestic syndrome*
amniotic fluid syndrome: Fruchtwasserembolie *f*
amniotic infection syndrome: Amnioninfektionssyndrom *nt*, Fruchtwasserinfektion *f*
amyostatic syndrome: Wilson-Krankheit *f*, Wilson-Syndrom *nt*, Morbus Wilson *m*, hepatolentikuläre/hepatozerebrale Degeneration *f*
Andersen's syndrome: Andersen-Syndrom *nt*
Angelman's syndrome: Angelman-Syndrom *nt*, Happy-puppet-Syndrom *nt*
Angelucci's syndrome: Angelucci-Syndrom *nt*
angio-osteohypertrophy syndrome: Klippel-Trénaunay-Syndrom *nt*, Klippel-Trénaunay-Weber-Syndrom *nt*, Osteoangiohypertrophie-Syndrom *nt*, angio-osteohypertrophisches Syndrom *nt*, Haemangiectasia hypertrophicans
angry back syndrome: Angry-back-Syndrom *nt*
angular gyrus syndrome: Angularissyndrom *nt*
ankyloglossia superior syndrome: Ankyloglossum-superius-Syndrom *nt*, oroakrales Fehlbildungssyndrom *nt*
anorectal syndrome: anorektales Syndrom *nt*
anorexia-boulimia syndrome: Anorexie-Bulimie-Syndrom *nt*
anorexia-cachexia syndrome: Anorexie-Kachexie-Syndrom *nt*
Antabuse syndrome: Antabus-Syndrom *nt*
antecubital pterygium syndrome: antekubitales Pterygiumsyndrom *nt*, Turner-Kieser-Syndrom *nt*
anterior chamber cleavage syndrome: Peters-Anomalie *f*, Peters-Syndrom *nt*
anterior cord syndrome: Vorderstrangsyndrom *nt*
anterior cornual syndrome: Vorderhornsyndrom *nt*
anterior spinal artery syndrome: Arteria-spinalis-anterior-Syndrom *nt*, Rückenmarkischämie *f*, spinale Ischämie *f*
anterior tibial compartment syndrome: Tibialis-anterior-Syndrom *nt*
antibody deficiency syndrome: Antikörpermangelsyndrom *nt*
anti-cardiolipin syndrome: Antikardiolipinsyndrom *nt*, Antiphospholipidsyndrom *nt*
anticholinergic syndrome: anticholinerges zentrales Syndrom *nt*
anti-phospholipid syndrome: Anti-Phospholipidsyndrom *nt*, Anti-Cardiolipinsyndrom *nt*
Anton's syndrome: **1.** Anton-Zeichen *nt* **2.** Anton-Babinski-Syndrom *nt*, Hemiasomatognosie *f*
AOP syndrome: Adipositas-Oligomenorrhoe-Parotis-Syndrom *nt*, AOP-Syndrom *nt*
aortic arch syndrome: Aortenbogensyndrom *nt*
aortic steal syndrome: diastolisches Aortenanzapfsyndrom *nt*
apallic syndrome: apallisches Syndrom *nt*
Apert's syndrome: Apert-Syndrom *nt*
aplastic syndrome: aplastisches Syndrom *nt*, Panmyelopathie *f*, Panmyelophthise
syndrome of approximate relevant answers: Ganser-Syndrom *nt*, Pseudodemenz *f*, Scheinblödsinn *m*, Zweckpsychose *f*
argentaffinoma syndrome: Flushsyndrom *nt*, Karzinoidsyndrom *nt*, Biörck-Thorson-Syndrom *nt*
Argonz-Del Castillo syndrome: →*Ahumada-Del Castillo syndrome*
Arndt-Gottron syndrome: Arndt-Gottron-Syndrom *nt*, Skleromyxödem *nt*
Arnold-Chiari syndrome: Arnold-Chiari-Hemmungs-

S

fehlbildung *f*, Arnold-Chiari-Syndrom *nt*
arteritis cranialis-polymyalgia syndrome: Arteriitis-cranialis-Polymyalgie-Syndrom *nt*
Ascher's syndrome: Ascher-Syndrom *nt*
Ascherson's syndrome: Asherson-Syndrom *nt*
Asherman's syndrome: Asherman-Fritsch-Syndrom *nt*
Asherson's syndrome: Asherson-Syndrom *nt*
Asperger's syndrome: Asperger-Syndrom *nt*, Asperger-Störung *f*
asplenia syndrome: Ivemark-Syndrom *nt*
ataxia-teleangiectasia syndrome: progressive zerebelläre Ataxie *f*, Louis-Bar-Syndrom *nt*, Ataxia-Teleangiectasia *f*, Teleangiektasie-Ataxie-Syndrom *nt*, Ataxia teleangiectatica
atypical Zellweger syndrome: atypisches Zellweger-Syndrom *nt*, Pseudozellweger-Syndrom *nt*
auriculotemporal syndrome: aurikulotemporales Syndrom *nt*, Frey-Syndrom *nt*
auriculotemporal nerve syndrome: →*auriculotemporal syndrome*
Austin's syndrome: Austin-Syndrom *nt*
autoerythrocyte sensitization syndrome: Erythrozytenautosensibilisierung *f*, schmerzhaftes Ekchymosen-Syndrom *nt*, painful bruising syndrome *nt*
autoimmune polyendocrine-candidiasis syndrome: Autoimmun-Polyendokrinopathie *f*, polyglanduläres Autoimmunsyndrom *nt*, PGA-Syndrom *nt*, pluriglanduläre Insuffizienz *f*
Avellis' syndrome: Avellis-Syndrom *nt*, Avellis-Longhi-Syndrom *nt*, Longhi-Avellis-Syndrom *nt*
Axenfeld's syndrome: Axenfeld-Schürenberg-Syndrom *nt*
Ayerza's syndrome: Ayerza-Syndrom *nt*
Baastrup's syndrome: Baastrup-Zeichen *nt*, Baastrup-Syndrom *nt*, Baastrup-Krankheit *f*, Arthrosis interspinosa
Babinski's syndrome: Babinski-Vaquez-Syndrom *nt*
Babinski-Fröhlich syndrome: Babinski-Fröhlich-Syndrom *nt*, Morbus Fröhlich *m*, Dystrophia adiposogenitalis (Fröhlich)
Babinski-Nageotte syndrome: Babinski-Nageotte-Syndrom *nt*
Babinski-Vaquez syndrome: Babinski-Vaquez-Syndrom *nt*
BADS syndrome: BADS-Syndrom *nt*
Baelz's syndrome: von Baelz-Syndrom *nt*
Bäfverstedt's syndrome: Bäfverstedt-Syndrom *nt*, multiples Sarkoid *nt*, benigne Lymphoplasie *f* der Haut, Lymphozytom *nt*, Lymphozytoma cutis, Lymphadenosis benigna cutis
Balint's syndrome: Balint-Syndrom *nt*
Ballantyne-Runge syndrome: Ballantyne-Runge-Syndrom *nt*, Clifford-Syndrom *nt*
Baller-Gerold syndrome: Baller-Gerold-Syndrom *nt*
Bamberger-Marie syndrome: Marie-Bamberger-Syndrom *nt*, Bamberger-Marie-Syndrom *nt*, Akropachie *f*, hypertrophische pulmonale Osteoarthropathie *f*
Bannayan-Riley-Ruvalcava syndrome: Bannayan-Riley-Ruvalcava-Syndrom *nt*
Bannwarth's syndrome: Bannwarth-Syndrom *nt*
Banti's syndrome: Banti-Krankheit *f*, Banti-Syndrom *nt*
Bárány's syndrome: Bárány-Syndrom *nt*, Hemicrania cerebellaris
Bardet-Biedl syndrome: Bardet-Biedl-Syndrom *nt*, Laurence-Moon-Syndrom *nt*, Laurence-Moon-Bardet-Biedl-Syndrom *nt*, Laurence-Moon-Biedl-Syndrom *nt*, Laurence-Moon-Biedl-Bardet-Syndrom *nt*, dienzephaloretinale Degeneration *f*
Bard-Pic syndrome: Bard-Pic-Syndrom *nt*
Barlow syndrome: Barlow-Syndrom *nt*, Mitralklappenprolaps-Syndrom *nt*, Klick-Syndrom *nt*, Floppy-Valve-Syndrom *nt*
Barraquer-Simons' syndrome: Barraquer-Simons-Syndrom *nt*, Holländer-Simons-Syndrom *nt*, progressive partielle Lipodystrophie *f*, zephalo-thorakale Lipodystrophie *f*, Lipodystrophia progressiva
Barré-Guillain syndrome: Guillain-Barré-Syndrom *nt*, Polyradikuloneuritis *f*, Radikuloneuritis *f*, Neuronitis *f*
Barré-Liéou syndrome: Barré-Liéou-Syndrom *nt*, Migraine cervicale
Barrett's syndrome: Barrett-Syndrom *nt*
Bart's syndrome: Bart-Syndrom *nt*
Bartter's syndrome: Bartter-Syndrom *nt*
basal cell naevus syndrome: (*brit.*) →*basal cell nevus syndrome*
basal cell nevus syndrome: Gorlin-Goltz-Syndrom *nt*, Basalzellnävus-Syndrom *nt*, nävoides Basalzellkarzinom-Syndrom *nt*, nävoides Basalzellenkarzinom-Syndrom *nt*, nävoide Basaliome *pl*, Naevobasaliome *pl*, Naevobasaliomatose *f*
Bassen-Kornzweig syndrome: Bassen-Kornzweig-Syndrom *nt*, Abetalipoproteinämie *f*, A-Beta-Lipoproteinämie *f*
battered child syndrome: Syndrom *nt* des geschlagenen Kindes, Battered-child-Syndrom *nt*
battered parents syndrome: Syndrom *nt* der geschlagenen Eltern, Battered-parents-Syndrom *nt*
Bazex's syndrome: Bazex-Syndrom *nt*, Akrokeratose *f* Bazex, paraneoplastische Akrokeratose *f*, Acrokeratosis paraneoplastica
Beals' syndrome: Beals-Syndrom *nt*
Bean's syndrome: Blaue-Gummiblasen-Nävus-Syndrom *nt*, Bean-Syndrom *nt*, blue rubber bleb nevus syndrome *nt*
Bearn-Kunkel syndrome: →*Bearn-Kunkel-Slater syndrome*
Bearn-Kunkel-Slater syndrome: Bearn-Kunkel-Syndrom *nt*, Bearn-Kunkel-Slater-Syndrom *nt*, lupoide Hepatitis *f*
Beau's syndrome: Herzstillstand *m*, Asystolie *f*
Bechterew's syndrome: Bechterew-Syndrom *nt*
Beckwith's syndrome: Beckwith-Syndrom *nt*
Beckwith-Wiedemann syndrome: Beckwith-Wiedemann-Syndrom *nt*, Exomphalos-Makroglossie-Gigantismus-Syndrom *nt*, EMG-Syndrom *nt*
Behçet's syndrome: Behçet-Krankheit *f*, Behçet-Syndrom *nt*, bipolare/große/maligne Aphthose *f*, Gilbert-Syndrom *nt*, Aphthose Touraine/Behçet
Behr's syndrome: Behr-Syndrom *nt*
Bekhterev's syndrome: Bechterew-Syndrom *nt*
Benedikt's syndrome: Benedikt-Syndrom *nt*, unteres Ruber-Syndrom *nt*, unteres Nuclues ruber-Syndrom *nt*, Hirnschenkelhaubensyndrom *nt*
Bernard's syndrome: →*Bernard-Horner syndrome*
Bernard-Horner syndrome: Horner-Syndrom *nt*, Horner-Trias *f*, Horner-Symptomenkomplex *m*
Bernard-Sergent syndrome: Bernard-Sergent-Syndrom *nt*
Bernard-Soulier syndrome: Bernard-Soulier-Syndrom *nt*
Bernhardt-Roth syndrome: Bernhardt-Roth-Syndrom *nt*, Meralgia paraesthetica
Bernheim's syndrome: Bernheim-Syndrom *nt*
Bertolotti's syndrome: Bertolotti-Syndrom *nt*
Besnier-Boeck-Schaumann syndrome: Sarkoidose *f*,

S

Morbus *m* Boeck, Boeck-Sarkoid *nt*, Besnier-Boeck-Schaumann-Krankheit *f*, Lymphogranulomatosa benigna
Bianchi's syndrome: Bianchi-Syndrom *nt*
biceps muscle syndrome: Bizepssyndrom *nt*
biceps tendon syndrome: Bizepssehnensyndrom *nt*
Biedl's syndrome: **1.** Laurence-Moon-Syndrom *nt* **2.** Laurence-Moon-Bardet-Biedl-Syndrom *nt*, Laurence-Moon-Biedl-Syndrom *nt*, Laurence-Moon-Biedl-Bardet-Syndrom *nt*, dienzephalo-retinale Degeneration *f*
Biemond's syndrome: Biemond-van Bogaert-Syndrom *nt*, Biemond-Syndrom *nt*
Bieti's syndrome: Bietti-Syndrom *nt*
bile acid malabsorption syndrome: enterales Gallensäureverlustsyndrom *nt*
Binder's syndrome: Binder-Syndrom *m*, maxillonasales Syndrom *nt*, Dysostosis maxillonasalis
Bing-Neel syndrome: Bing-Neel-Syndrom *nt*, Bichel-Bing-Harboe-Syndrom *nt*
Björnstad's syndrome: Björnstad-Syndrom *nt*
B-K mole syndrome: BK-mole-Syndrom *nt*, BK-Naevussyndrom *nt*, hereditäres dysplastisches Naevuszellnaevussyndrom *nt*, FAMM-Syndrom *nt*
Blackfan-Diamond syndrome: Blackfan-Diamond-Anämie *f*, chronische kongenitale aregenerative Anämie *f*
Bland-White-Garland syndrome: Bland-White-Garland-Syndrom *nt*
Blatin's syndrome: Hydatidenschwirren *nt*
blind-loop syndrome: Blindsack-Syndrom *nt*, Blind-loop-Syndrom *nt*, Syndrom *nt* der blinden Schlinge
Bloch-Sulzberger syndrome: Bloch-Sulzberger-Syndrom *nt*, Bloch-Sulzberger-Krankheit *f*, Melanoblastosis Bloch-Sulzberger, Incontinentia pigmenti Typ Bloch-Sulzberger *f*, Pigmentdermatose Siemens-Bloch *f*
Bloom's syndrome: Bloom-Syndrom *nt*
blue diaper syndrome: Blue-diaper-Syndrom *nt*
blue rubber bleb naevus syndrome: (*brit.*) →*blue rubber bleb nevus syndrome*
blue rubber bleb nevus syndrome: Bean-Syndrom *nt*, Blaue-Gummiblasen-Nävus-Syndrom *nt*, blue rubber bleb nevus syndrome *nt*
Blum's syndrome: hypochlorämische/chloroprive Azotämie *f*
Boenninghaus syndrome: Boenninghaus-Syndrom *nt*
Boerhaave's syndrome: Boerhaave-Syndrom *nt*, spontane/postemitische/emetogene Ösophagusruptur *m*
Bonnet-Dechaume-Blanc syndrome: Bonnet-Dechaume-Blanc-Syndrom *nt*
Bonnevie-Ullrich syndrome: Bonnevie-Ullrich-Syndrom *nt*, Pterygium-Syndrom *nt*
Bonnier's syndrome: Bonnier-Syndrom *nt*
Böök's syndrome: Böök-Syndrom *nt*, PHC-Syndrom *nt*
borderline syndrome: Borderline-Syndrom *nt*
Börjeson's syndrome: Börjeson-Forssman-Lehmann-Syndrom *nt*
Börjeson-Forssman-Lehmann syndrome: Börjeson-Forssman-Lehmann-Syndrom *nt*
Bouillaud's syndrome: rheumatische Endo- und Perikarditis *f*, Bouillaud-Syndrom *nt*
Bourneville-Pringle syndrome: Bourneville-Pringle-Syndrom *nt*, Pringle-Bournville-Syndrom *nt*, Pringle-Bournville-Phakomatose *f*
Bouveret's syndrome: Bouveret-Syndrom *nt*, paroxysmale Tachykardie *f*
brachial syndrome: Thoracic-outlet-Syndrom *nt*, Engpass-Syndrom *nt*
Brachmann-de Lange syndrome: Lange-Syndrom *nt*, Cornelia de Lange-Syndrom *nt*, Brachmann-de-Lange-Syndrom *nt*, Amsterdamer Degenerationstyp *m*
bradycardia-tachycardia syndrome: Bradykardie-Tachykardie-Syndrom *nt*
brain stem syndromes: Hirnstammsyndrome *pl*, Stammhirnsyndrome *pl*
BRCA1-associated syndromes: BRCA1-assoziierte Syndrome *pl*
BRCA2-associated syndromes: BRCA2-assoziierte Syndrome *pl*
Brenneman's syndrome: Brenneman-Syndrom *nt*
Brennemann's syndrome: Brennemann-Syndrom *nt*
Briquet's syndrome: Briquet-Syndrom *nt*
Brissaud-Marie syndrome: Brissaud-Syndrom *nt*
Brissaud-Sicard syndrome: Brissaud-Sicard-Syndrom *nt*
brittle bone syndrome: **1.** Osteogenesis imperfecta, Osteopsathyrosis *f* **2.** Osteoporose *f*, -porosis *f*
Brock's syndrome: Mittellappensyndrom *nt*
bronze baby syndrome: Bronze-Baby-Syndrom *nt*
Brown's syndrome: Brown-Syndrom *nt*
Brown-Séquard's syndrome: Brown-Séquard-Syndrom *nt*, Halbseitensyndrom *nt* des Rückenmarks
Brueghel's syndrome: Breughel-Syndrom *nt*
Brugsch's syndrome: Brugsch-Syndrom *nt*
Bruns' syndrome: Bruns-Syndrom *nt*
Brushfield-Wyatt syndrome: Brushfield-Wyatt-Syndrom *nt*
Buckley's syndrome: Buckley-Syndrom *nt*, Hyperimmunglobulinämie E *f*
Buday's syndrome: Buday-Krankheit *f*, Sphaerophorus-funduliformis-Krankheit *f*
Budd's syndrome: Budd-Chiari-Syndrom *nt*
Budd-Chiari syndrome: Budd-Chiari-Syndrom *nt*, Endophlebitis hepatica obliterans
Bureau-Barrière syndrome: Bureau-Barrière-Syndrom *nt*
Bürger-Grütz syndrome: Bürger-Grütz-Syndrom *nt*, (primäre/essentielle) Hyperlipoproteinämie Typ I *f*, fettinduzierte/exogene Hypertriglyzeridämie *f*, fettinduzierte/exogene Hyperlipämie *f*, Hyperchylomikronämie *f*, familiärer C-II-Apoproteinmangel *m*
Burnett's syndrome: Milchalkalisyndrom *nt*, Burnett-Syndrom *nt*
burning feet syndrome: Gopalan-Syndrom *nt*, Syndrom *nt* der brennenden Füße, heiße Greisenfüße *pl*, Burning-feet-Syndrom *nt*
Buschke-Ollendorff syndrome: Buschke-Ollendorff-Syndrom *nt*, Dermatofibrosis lenticularis disseminata mit Osteopoikilie
BWG syndrome: Bland-White-Garland-Syndrom *nt*, BWG-Syndrom *nt*, Koronararterienanomalie *f*
Bywaters' syndrome: →*compression syndrome*
C5 syndrome: C5-Syndrom *nt*
C6 syndrome: C6-Syndrom *nt*
C7 syndrome: C7-Syndrom *nt*
C8 syndrome: C8-Syndrom *nt*
caesarean section syndrome: (*brit.*) →*cesarean section syndrome*
Caffey's syndrome: Caffey-Silverman-Syndrom *nt*, Caffey-de Toni-Syndrom *nt*, Caffey-Smith-Syndrom *nt*, Hyperostosis corticalis infantilis
Caffey-Silverman syndrome: Caffey-Silverman-Syndrom *nt*, Hyperostosis corticalis infantilis
Calvé's syndrome: Calvé-Wirbel *m*, Calvé-Syndrom *nt*, Calvé-Krankheit *f*
camptomelic syndrome: Kamptomelie-Syndrom *nt*

Canada-Cronkhite syndrome: Cronkhite-Canada-Syndrom *nt*
Capdepont's syndrome: Capdepont-Syndrom *nt*, hereditär opaleszentes Dentin *nt*, Dentinogenesis imperfecta, Dentinogenesis hypoplastica hereditaria, Odontogenesis hypoplastica hereditaria, Capdepont-Zahnhyperplasie *f*, Stainton-Zahnhyperplasie *f*, Stainton-Syndrom *nt*
Capdepont-Hodge syndrome: →*Capdepont's syndrome*
Capgras' syndrome: Capgras-Syndrom *nt*
capitulum ulnae syndrome: Caput-ulnae-Syndrom *nt*
Caplan's syndrome: Caplan-Syndrom *nt*, Caplan-Colinet-Petry-Syndrom *nt*, Silikoarthritis *f*
capsular thrombosis syndrome: Capsula-interna-Thrombose-Syndrom *nt*
carbohydrate deficient glycoprotein syndromes: CDG-Syndrome *pl*, kohlenhydratdefiziente Glykoproteinsyndrome *pl*
carcinoid syndrome: Flushsyndrom *nt*, Karzinoidsyndrom *nt*, Biörck-Thorson-Syndrom *nt*
cardiofacial syndrome: kardiofaziales Syndrom *nt*
cardiophobia syndrome: Herzangstsyndrom *nt*
Caroli's syndrome: Caroli-Syndrom *nt*
carotid sinus syndrome: Karotissinussyndrom *nt*, hyperaktiver Karotissinusreflex *m*, Charcot-Weiss-Baker-Syndrom *nt*
carpal tunnel syndrome: Karpaltunnelsyndrom *nt*
Carpenter syndrome: Carpenter-Syndrom *nt*, Akrozephalo(poly)syndaktylie II *f*
Cassirer's syndrome: Cassirer-Syndrom *nt*
cat's-eye syndrome: Cat's-eye-Syndrom *nt*, Kolobom-Analatresie-Syndrom *nt*, Katzenaugensyndrom *nt*
cataract-oligophrenia syndrome: Marinesco-Sjögren-Syndrom *nt*
CATCH syndrome: CATCH 22 *nt*
cat's cry syndrome: cri-du-chat-Syndrom *nt*, Katzenschrei-Syndrom *nt*, Lejeune-Syndrom *nt*
cat's eye syndrome: Katzenaugensyndrom *nt*, Kolobom-Analatresie-Syndrom *nt*
cauda-conus syndrome: Kaudakonussyndrom *nt*
cauda equina syndrome: Kauda-Syndrom *nt*, Cauda-equina-Syndrom *nt*
caudal dysplasia syndrome: →*caudal regression syndrome*
caudal regression syndrome: kaudale Regression *f*, Syndrom *nt* der kaudalen Regression, Symptom *nt* der kaudalen Regression, sakrokokzygeale Agenesie *f*
cavernous sinus syndrome: Sinus-cavernosus-Syndrom *nt*
CDG syndromes: CDG-Syndrome *pl*, kohlenhydratdefiziente Glykoproteinsyndrome *pl*
Ceelen-Gellerstedt syndrome: Ceelen-Gellerstedt-Syndrom *nt*, primäre/idiopathische Lungenhämosiderose *f*
celiac syndrome: Zöliakie *f*, gluteninduzierte Enteropathie *f*
cerebellar syndrome: Kleinhirnsyndrom *nt*
cerebellomedullary malformation syndrome: Arnold-Chiari-Hemmungsfehlbildung *f*, Arnold-Chiari-Syndrom *nt*
cerebellopontine angle syndrome: Kleinhirnbrückenwinkel-Syndrom *nt*, Cushing-Syndrom II *nt*
cerebral salt-losing syndrome: zentrales Salzverlustsyndrom *nt*, zerebrales Salzverlustsyndrom *nt*
cerebral salt-retention syndrome: zentrales Salzspeichersyndrom *nt*, zerebrales Salzspeichersyndrom *nt*
cerebrohepatorenal syndrome: zerebrohepatorenales Syndrom *nt*, ZHR-Syndrom *nt*, Zellweger-Syndrom *nt*
cervical syndrome: Zervikalsyndrom *nt*
cervical compression syndrome: →*cervical disc syndrome*
cervical disc syndrome: zervikales Bandscheibensyndrom *nt*
cervical fusion syndrome: Klippel-Feil-Syndrom *nt*
cervical rib syndrome: Skalenus-Syndrom *nt*, Scalenus-anterior-Syndrom *nt*, Naffziger-Syndrom *nt*
cervical tension syndrome: posttraumatisches Halswirbelsäulensyndrom *nt*
cervicobrachial syndrome: Halsrippensyndrom *nt*, Halswirbelsäulensyndrom *nt*, kostozervikales Syndrom *nt*, Naffziger-Syndrom *nt*, zervikales Vertebralsyndrom *nt*, Zervikobrachialsyndrom *nt*
cervicocephalic syndrome: zervikozephales Syndrom *nt*
cervicomedullary syndrome: zervikomedulläres Syndrom *nt*
cervico-oculo-acoustic syndrome: Wildervanck-Syndrom *nt*, zerviko-okulo-akustisches Syndrom *nt*
cesarean section syndrome: Sektiosyndrom *nt*
Cestan's syndrome: Cestan-Paralyse *f*, Cestan-Chenais-Syndrom *nt*
Cestan-Chenais syndrome: Cestan-Chenais-Syndrom *nt*
Cestan-Raymond syndrome: Cestan-Raymond-Syndrom *nt*, Raymond-Cestan-Syndrom *nt*
chancriform syndrome: primär-extrapulmonale Kokzidioidomykose *f*
Charcot's syndrome: 1. (*neurol.*) Charcot-Krankheit *f*, myatrophische/amyotroph(isch)e Lateralsklerose *f* **2.** (*chirurg.*) intermittierendes Fieber *nt* bei Cholelithiasis **3.** (*kardiol.*) Charcot-Syndrom *nt*, intermittierendes Hinken *nt*, Angina cruris, Claudicatio intermittens, Dysbasia intermittens/angiospastica
Charcot-Weiss-Baker syndrome: Charcot-Weiss-Baker-Syndrom *nt*, Karotissinussyndrom *nt*, hyperaktiver Karotissinusreflex *m*
Charles-Bonnet syndrome: Charles-Bonnet-Syndrom *nt*
Charlin's syndrome: Charlin-Syndrom *nt*, Nasoziliarneuralgie *f*
Chauffard's syndrome: Chauffard-Ramon-Still-Syndrom *nt*, Still-Syndrom *nt*, juvenile Form *f* der chronischen Polyarthritis
Chauffard-Still syndrome: →*Chauffard's syndrome*
Chédiak-Higashi syndrome: Béguez César-Anomalie *f*, Chédiak-Higashi-Syndrom *nt*, Chédiak-Steinbrinck-Higashi-Syndrom *nt*
Chédiak-Steinbrinck-Higashi syndrome: →*Chédiak-Higashi syndrome*
Cheney's syndrome: Cheney-Syndrom *nt*
Chiari's syndrome: Budd-Chiari-Syndrom *nt*, Endophlebitis hepatica obliterns
Chiari-Arnold syndrome: Arnold-Chiari-Hemmungsfehlbildung *f*, Arnold-Chiari-Syndrom *nt*
Chiari-Budd syndrome: Budd-Chiari-Syndrom *nt*, Endophlebitis hepatica obliterns
Chiari-Frommel syndrome: Chiari-Frommel-Syndrom *nt*, Laktationsatrophie *f* des Genitals
chiasma syndrome: Chiasma-Syndrom *nt*
chiasmatic syndrome: Chiasma-Syndrom *nt*
Chilaiditi's syndrome: Chilaiditi-Syndrom *nt*, Interpositio coli/hepatodiaphragmatica
Chinese restaurant syndrome: Chinarestaurant-Syndrom *nt*
chondrodysplasia punctata syndromes: Chondrodysplasia-punctata-Syndrome *pl*, Chondrodysplasia punctata
Chotzen syndrome: Chotzen-Syndrom *nt*, Chotzen-

S

Saethre-Syndrom *nt*, Akrozephalosyndaktylie Typ III *f*
Christian's syndrome: 1. Hand-Schüller-Christian-Krankheit *f*, Schüller-Hand-Christian-Krankheit *f*, Schüller-Krankheit *f* **2.** Pfeiffer-Weber-Christian-Syndrom *nt*, Weber-Christian-Syndrom *nt*, rezidivierende fieberhafte nicht-eitrige Pannikulitis *f*, Panniculitis nodularis nonsuppurativa febrilis et recidivans
Christ-Siemens syndrome: Christ-Siemens-Syndrom *nt*, Guilford-Syndrom *nt*, Jacquet-Syndrom *nt*, (anhidrotisch) ektodermale Dysplasie *f*, ektodermale kongenitale Dysplasie *f*, Anhidrosis hypotrichotica/congenita
Christ-Siemens-Touraine syndrome: →*Christ-Siemens syndrome*
chronic brain syndrome: chronisch-organisches Psychosyndrom *nt*, chronisches psychoorganisches Syndrom *nt*
chronic fatigue syndrome: chronisches Erschöpfungssyndrom *nt*, chronisches Müdigkeitssyndrom *nt*
chronic organic brain syndrome: →*chronic brain syndrome*
Churg-Strauss syndrome: Churg-Strauss-Syndrom *nt*, allergische granulomatöse Angiitis *f*
Citelli's syndrome: Citelli-Syndrom *nt*, Aprosexia nasalis
Clarke-Hadefield syndrome: Fibrose *f* des Pankreas, zystische Fibrose *f*, Mukoviszidose *f*, zystische Pankreasfibrose *f*
Claude's syndrome: Claude-Syndrom *nt*, unteres Ruber-Syndrom *nt*, unteres Syndrom *nt* des Nucleus ruber
Claude Bernard-Horner syndrome: Horner-Syndrom *nt*, Horner-Trias *f*, Horner-Symptomenkomplex *m*
click syndrome: Click-Syndrom *nt*, Klick-Syndrom *nt*
Clifford's syndrome: Ballantyne-Runge-Syndrom *nt*, Clifford-Syndrom *nt*
climacteric syndrome: Menopausensyndrom *nt*
clivus syndrome: Klivuskantensyndrom *nt*
Clough-Richter's syndrome: Clough-Syndrom *nt*, Clough-Richter-Syndrom *nt*, Kältehämagglutinationskrankheit *f*
Clouston's syndrome: Clouston-Syndrom *nt*, hydrotisch ektodermale Dysplasie *f*
coarctation syndrome: Koarktationssyndrom *nt*
Cockayne's syndrome: Cockayne-Syndrom *nt*
Cockayne-Touraine syndrome: Cockayne-Touraine-Syndrom *nt*, Epidermolysis bullosa (hereditaria) dystrophica dominans, Epidermolysis bullosa hyperplastica
coeliac syndrome: (*brit.*) →*celiac syndrome*
Coffin-Lowry syndrome: →*Coffin-Siris syndrome*
Coffin-Siris syndrome: Coffin-Lowry-Syndrom *nt*
Cogan's syndrome: Cogan-Syndrom *nt*
cold agglutinin syndrome: Kälteagglutininkrankheit *f*
Collet's syndrome: →*Collet-Sicard syndrome*
Collet-Sicard syndrome: Collet-Syndrom *nt*, Sicard-Syndrom *nt*
colloid syndrome: Kolloidsyndrom *nt*
combined immunodeficiency syndrome: kombinierter Immundefekt *m*
compartment syndrome: Kompartmentsyndrom *nt*
compression syndrome: Crush-Syndrom *nt*, Bywaters-Syndrom *nt*, Quetschungs-, Verschüttungs-, Muskelzerfallssyndrom *nt*, myorenales/tubulovaskuläres Syndrom *nt*
concentration camp syndrome: Überlebenssyndrom *nt*, KZ-Syndrom *nt*
concussion syndrome: Kommotions-Syndrom *nt*
congenital rubella syndrome: kongenitale Röteln *pl*, kongenitales Rötelnsyndrom *nt*
Conn's syndrome: primärer Hyperaldosteronismus *m*, Conn-Syndrom *nt*
connatal predeliction syndrome: konnatales Prädilektionssyndrom *nt*, konnatales Vorzugshaltungssyndrom *nt*
Conradi's syndrome: →*Conradi-Hünermann syndrome*
Conradi-Hünermann syndrome: Conradi-Hünermann-Syndrom *nt*, Conradi-Hünermann-Raap-Syndrom *nt*, Conradi-Syndrom *nt*, Chondrodysplasia/Chondrodystrophia calcificans congenita
conus-cauda syndrome: Konuskaudasyndrom *nt*
Cornelia de Lange syndrome: Cornelia de Lange-Syndrom *nt*, Brachmann-de-Lange-Syndrom *nt*, Lange-Syndrom *nt*, Amsterdamer Degenerationstyp *m*
corpus luteum deficiency syndrome: Corpus-luteum-Insuffizienz *f*
syndrome of corpus striatum: Vogt-Syndrom *nt*, Vogt-Erkrankung *f*, Status marmoratus
Costen's syndrome: Costen-Syndrom *nt*, temporomandibuläres Syndrom *nt*
costochondral syndrome: kostochondrales Syndrom *nt*
costoclavicular syndrome: Kostoklavikularsyndrom *nt*, Kostobrachialsyndrom *nt*
Cotard's syndrome: Cotard-Syndrom *nt*
Courvoisier-Terrier syndrome: Courvoisier-Zeichen *nt*
Couvelaire syndrome: Couvelaire-Uterus *m*, Couvelaire-Syndrom *nt*, Uterusapoplexie *f*, uteroplazentare Apoplexie *f*, Apoplexia uteroplacentaris
Cowden's syndrome: Cowden-Syndrom *nt*, multiples Hamartom-Syndrom *nt*
cramp syndrome: Krampussyndrom *nt*
Crandall's syndrome: Crandall-Syndrom *nt*
cranial polyneuritis syndrome: polyneuritisches Hirnnervensyndrom *nt*
craniosynostosis-radial aplasia syndrome: Baller-Gerold-Syndrom *nt*
CREST syndrome: CREST-Syndrom *nt*
Creutzfeldt-Jakob syndrome: Creutzfeldt-Jakob-Erkrankung *f*, Creutzfeldt-Jakob-Syndrom *nt*, Jakob-Creutzfeldt-Erkrankung *f*, Jakob-Creutzfeldt-Syndrom *nt*
cricopharyngeal achalasia syndrome: Asherson-Syndrom *nt*
cri-du-chat syndrome: Katzenschreisyndrom *nt*, Cri-du-chat-Syndrom *nt*
Crigler-Najjar syndrome: Crigler-Najjar-Syndrom *nt*, familiärer Ikterus Crigler-Najjar *m*, Najjar-Crigler-Ikterus *m*
crocodile tears syndrome: Krokodilstränenphänomen *nt*, gustatorisches Weinen *nt*
Cronkhite-Canada syndrome: Cronkhite-Canada-Syndrom *nt*
Cross syndrome: Cross-McKusick-Breen-Syndrom *nt*
Cross-McKusick-Breen syndrome: Cross-McKusick-Breen-Syndrom *nt*
Crouzon's syndrome: Crouzon-Syndrom *nt*, Dysostosis cranio-facialis
CRST syndrome: CRST-Syndrom *nt*
crush syndrome: →*compression syndrome*
Cruveilhier-Baumgarten syndrome: Cruveilhier-Baumgarten-Syndrom *nt*
crying face syndrome: Crying-face-Syndrom *nt*
cryptic Wolff-Parkinson-White syndrome: verborgenes Wolff-Parkinson-White-Syndrom *nt*
cryptophthalmus syndrome: Fraser-Syndrom *nt*, Kryptophthalmus-Syndrom *nt*
CSF depletion syndrome: Liquorverlustsyndrom *nt*

cubital tunnel syndrome: Kubitaltunnelsyndrom *nt*
culture-specific syndrome: kulturspezifisches Syndrom *nt*
Curtius' syndrome: Curtius-Syndrom *nt*, Hemihypertrophie *f*
Curtius' syndrome II: vegetativ-endokrines Syndrom *nt* der Frau, Curtius-Syndrom *nt*
Cushing's syndrome: **1.** Cushing-Syndrom *nt* **2.** Kleinhirnbrückenwinkel-Syndrom *nt*, Cushing-Syndrom II *nt*
cutaneomucouveal syndrome: Behçet-Krankheit *f*, Behçet-Syndrom *nt*, bipolare/große/maligne Aphthose *f*, Gilbert-Syndrom *nt*, Aphthose Touraine/Behçet
Cyriax's syndrome: Cyriax-Syndrom *nt*
DaCosta's syndrome: Effort-Syndrom *nt*, DaCosta-Syndrom *nt*, neurozirkulatorische Asthenie *f*, Soldatenherz *nt*, Phrenikokardie *f*
Danbolt-Closs syndrome: Danbolt-Syndrom *nt*, Danbolt-Closs-Syndrom *nt*, Akrodermatitis/Acrodermatitis enteropathica
Dandy-Walker syndrome: Dandy-Walker-Krankheit *f*
Danlos' syndrome: Ehlers-Danlos-Syndrom *nt*
dead fetus syndrome: Dead-fetus-Syndrom *nt*
Debré-Sémélaigne syndrome: Debré-Sémélaigne-Syndrom *nt*
decerebration syndromes: Dezerebrationssyndrome *pl*
defibrination syndrome: Defibrinationssyndrom *nt*, Defibrinisierungssyndrom *nt*
Degos' syndrome: Köhlmeier-Degos-Syndrom *nt*, Degos-Delort-Tricot-Syndrom *nt*, tödliches kutaneointestinales Syndrom *nt*, Papulosis maligna atrophicans (Degos), Papulosis atrophicans maligna, Thrombangitis cutaneaintestinalis disseminata
dehydration syndrome: hyperosmolares Syndrom *nt*
Déjérine-Klumpke syndrome: untere Armplexuslähmung *f*, Klumpke-Lähmung *f*, Klumpke-Déjérine-Lähmung *f*
Déjérine-Roussy syndrome: Déjérine-Roussy-Syndrom *nt*, Thalamussyndrom *nt*
Déjérine-Sottas syndrome: Déjérine-Sottas-Krankheit *f*, Déjérine-Sottas-Syndrom *nt*, hypertrophische Neuropathie (Déjérine-Sottas) *f*, hereditäre motorische und sensible Neuropathie Typ III *f*
Déjerine-Thomas syndrome: Déjerine-Thomas-Syndrom *nt*, sporadische olivopontozerebelläre Atrophie *f*
de Lange syndrome: Lange-Syndrom *nt*, Cornelia de Lange-Syndrom *nt*, Brachmann-de-Lange-Syndrom *nt*, Amsterdamer Degenerationstyp *m*
Del Castillo syndrome: del Castillo-Syndrom *nt*, Castillo-Syndrom *nt*, Sertoli-Zell-Syndrom *nt*, Sertoli-cell-only-Syndrom *nt*, Germinal(zell)aplasie *f*
delirious syndromes: delirante Syndrome *pl*
dementia syndromes: dementielle Syndrome *pl*
dengue shock syndrome: Dengue-Schocksyndrom *nt*
dentopulmonary syndrome: dentobronchiales Syndrom *nt*, Veeneklaas-Syndrom *nt*
depersonalization syndrome: (neurotisches) Depersonalisationssyndrom *nt*
depressive syndrome: depressives Syndrom *nt*
deprivation syndrome: Deprivationssyndrom *nt*
De Sanctis-Cacchione syndrome: De Sanctis-Cacchione-Syndrom *nt*
Desbuquois syndrome: Desbuquois-Syndrom *nt*
Determann's syndrome: Determann-Syndrom *nt*, Dyskinesia intermittens angiosclerotica
de Toni-Fanconi syndrome: Debré-de Toni-Fanconi-Syndrom *nt*, renales Fanconi-Syndrom *nt*, renotubuläres Syndrom Fanconi *nt*
syndrome of deviously relevant answers: →*syndrome of approximate relevant answers*
dialysis disequilibrium syndrome: Dysäquilibriumsyndrom *nt*, zerebrales Dialysesyndrom *nt*
dialysis encephalopathy syndrome: chronisch-progressive dialysebedingte Enzephalopathie *f*, Dialyseenzephalopathie *f*
Diamond-Blackfan syndrome: Blackfan-Diamond-Anämie *f*, chronische kongenitale aregenerative Anämie *f*, pure red cell aplasia
DIDMOAD syndrome: DIDMOAD-Syndrom *nt*, Wolfram-Syndrom *nt*
diencephalic syndrome: dienzephales (Abmagerungs-) Syndrom *nt*
diethylstilbestrol syndrome: Stilböstrol-Syndrom *nt*
diethylstilboestrol syndrome: (*brit.*) →*diethylstilbestrol syndrome*
DiGeorge syndrome: DiGeorge-Syndrom *nt*, Schlundtaschensyndrom *nt*, Thymusaplasie *f*
Dighton-Adair syndrome: van der Hoeve-Syndrom *nt*
Di Guglielmo syndrome: Di Guglielmo-Krankheit *f*, Di Guglielmo-Syndrom *nt*, akute Erythrämie *f*, akute erythrämische Myelose *f*, Erythroblastose *f* des Erwachsenen, akute Erythromyelose *f*
disc syndrome: (*brit.*) →*disk syndrome*
disconnection syndromes: Disconnection syndromes *pl*
disk syndrome: Bandscheibensyndrom *nt*
disseminated intravascular coagulation syndrome: disseminierte intravasale Koagulation *f*, disseminierte intravasale Gerinnung *f*
distal intestinal obstruction syndrome: distales intestinales Obstruktionssyndrom *nt*
distress syndrome of the newborn: Depressionszustand *m* des Neugeborenen
Donohue's syndrome: Leprechaunismus *m*, Leprechaunismus-Syndrom *nt*
Down's syndrome: Down-Syndrom *nt*, Trisomie 21 *f*, Trisomie 21-Syndrom *nt*, Mongolismus *m*, Mongoloidismus *m*
Dresbach's syndrome: Dresbach-Syndrom *nt*, hereditäre Elliptozytose *f*, Ovalozytose *f*, Kamelozytose *f*, Elliptozytenanämie *f*
Dressler's syndrome: Dressler-Myokarditis *f*, Dressler-Syndrom *nt*, Postmyokardinfarktsyndrom *nt*
Duane's syndrome: Duane-Syndrom *nt*, Stilling-Türk-Duane-Syndrom *nt*
Dubin-Johnson syndrome: Dubin-Johnson-Syndrom *nt*
Dubin-Sprinz syndrome: Dubin-Sprinz-Syndrom *nt*, Sprinz-Nelson-Syndrom *nt*, MRP2-Mangel *m*
Dubreuil-Chambardel syndrome: Dubreuil-Chambardel-Syndrom *nt*
Duchenne's syndrome: Duchenne-Syndrom *nt*, progressive Bulbärparalyse *f*
Duchenne-Erb syndrome: Erb-Duchenne-Lähmung *f*, Erb-Lähmung *f*, obere Armplexuslähmung *f*
dumping syndrome: Dumpingsyndrom *nt*
Dunbar's syndrome: Dunbar-Syndrom *nt*
Duncan's syndrome: Duncan-Syndrom *nt*
Duplay's syndrome: Duplay-Bursitis *f*, Entzündung *f* der Bursa subdeltoidea
Dupré's syndrome: Meningismus *m*
Dyggve-Melchior-Clausen syndrome: Dyggve-Melchior-Clausen-Syndrom *nt*
Dyke-Davidoff syndrome: Dyke-Davidoff-Syndrom *nt*
dysmaturity syndrome: Übertragungssyndrom *nt*, Dysmaturitätssyndrom *nt*, Runge-Syndrom *nt*, Übereifesyndrom *nt*

dysmelia syndrome: Dysmelie-Syndrom *nt*, Thalidomid-Embryopathie *f*, Contergan-Syndrom *nt*
dysmnesic syndrome: amnestisches Syndrom *nt*, Korsakow-Syndrom *nt*, Korsakow-Psychose *f*
dysplasia oculodentodigitalis syndrome: Meyer-Schwickerath-Weyers-Syndrom *nt*, okulodentodigitales Syndrom *nt*
dysplastic naevus syndrome: (*brit.*) →*dysplastic nevus syndrome*
dysplastic nevus syndrome: Nävusdysplasie-Syndrom *nt*, atypisches Nävussyndrom *nt*, dysplastisches Naevuszellnaevussyndrom *nt*, hereditäres Naevuszellnaevussyndrom *nt*
dysraphia syndromes: Dysrhaphiesyndrome *nt*
Eagle syndrome: Eagle-Syndrom *nt*
early dumping syndrome: Früh-Dumping *nt*, Frühdumpingsyndrom *nt*, postalimentäres Frühsymptom *nt*
early postprandial dumping syndrome: →*early dumping syndrome*
Eaton-Lambert syndrome: Lambert-Eaton-Rooke-Syndrom *nt*, pseudomyasthenisches Syndrom *nt*
economy class syndrome: Economy-class-Syndrom *nt*, Thrombose *f* des ersten Ferientages
ectodactyly-ectodermal dysplasia-clefting syndrome: EEC-Syndrom *nt*, EECUT-Syndrom *nt*
ectodermal dysplasia syndromes: Ektodermaldysplasie-Syndrome *pl*, ektodermale Dysplasie-Syndrome *pl*
ectopic ACTH syndrome: Syndrom *nt* der ektopischen ACTH-Bildung
Eddowes' syndrome: Eddowes-Spurway-Syndrom *nt*, Eddowes-Syndrom *nt*
Edwards' syndrome: Edwards-Syndrom *nt*, Trisomie 18-Syndrom *nt*
EEC syndrome: EEC-Syndrom *nt*, EECUT-Syndrom *nt*
efferent loop syndrome: Efferent-loop-Syndrom *nt*, Syndrom *nt* der abführenden Schlinge
effort syndrome: Effort-Syndrom *nt*, DaCosta-Syndrom *nt*, neurozirkulatorische Asthenie *f*, Soldatenherz *nt*, Phrenikokardie *f*
Ehlers-Danlos syndrome: Ehlers-Danlos-Syndrom *nt*
Eisenmenger's syndrome: Eisenmenger-Komplex *m*, Eisenmenger-Syndrom *nt*, Eisenmenger-Tetralogie *f*
Ekbom syndrome: Wittmaack-Ekbom-Syndrom *nt*, Restless-legs-Syndrom *nt*, Syndrom *nt* der unruhigen Beine
elfin facies syndrome: Williams-Beuren-Syndrom *nt*
Ellis-van Creveld syndrome: Ellis-van Creveld-Syndrom *nt*, Chondroektodermaldysplasie *f*, chondroektodermale Dysplasie *f*, Chondrodysplasia ectodermica
Elsberg's syndrome: Elsberg-Syndrom *nt*, Radiculitis sacralis
EMC syndrome: Enzephalomyokarditis *f*, Encephalomyocarditis *f*, EMC-Syndrom *nt*
EMG syndrome: EMG-Syndrom *nt*, Exomphalos-Makroglossie-Gigantismus-Syndrom *nt*, Wiedemann-Beckwith-Syndrom *nt*
EMO syndrome: EMO-Syndrom *nt*
empty sella syndrome: Syndrom *nt* der leeren Sella
endocrine polyglandular syndrome: multiple endokrine Adenopathie *f*, multiple endokrine Neoplasie *f*, pluriglanduläre Adenomatose *f*
entrapment syndrome: Entrapment-Syndrom *nt*
eosinophilia-myalgia syndrome: Eosinophilie-Myalgie-Syndrom *nt*
epigastric syndrome: Oberbauchsyndrom *nt*
epiphyseal syndrome: Pellizzi-Syndrom *nt*, Macrogenitosomia praecox
Epstein's syndrome: nephrotisches Syndrom *nt*, Nephrose *f*
Erb's syndrome: Erb-Goldflam-Syndrom *nt*, Erb-Goldflam-Krankheit *f*, Erb-Oppenheim-Goldflam-Syndrom *nt*, Erb-Oppenheim-Goldflam-Krankheit *f*, Hoppe-Goldflam-Syndrom *nt*, Myasthenia gravis pseudoparalytica
erythrocyte autosensitization syndrome: Erythrozytenautosensibilisierung *f*, schmerzhaftes Ekchymosen-Syndrom *nt*, painful bruising syndrome *nt*
Evans's syndrome: Evans-Syndrom *nt*, Evans-Fisher-Syndrom *nt*
exomphalos-macroglossia-gigantism syndrome: Exomphalos-Makroglossie-Gigantismus-Syndrom *nt*, EMG-Syndrom *nt*, Beckwith-Wiedemann-Syndrom *nt*
extensor compartment syndrome: Supinatorlogensyndrom *nt*
external carotid steal syndrome: Karotissyndrom *nt*, Karotis-Anzapfsyndrom *nt*, Karotis-Steal-Syndrom *nt*
extrapyramidal syndrome: extrapyramidales Syndrom *nt*, extrapyramidaler Symptomenkomplex *m*
Faber's syndrome: Faber-Anämie *f*, Chloranämie *f*
Fabry syndrome: Fabry-Syndrom *nt*, Fabry-Erkrankung *f*, Fabry-Anderson-Syndrom *nt*, Angiokeratoma corporis diffusum
faciodigitogenital syndrome: Aarskog-Syndrom *nt*
Fahr's syndrome: Fahr-Krankheit *f*, Fahr-Syndrom *nt*
Fairbank's syndrome: Fairbank-Syndrom *nt*
Fallot's syndrome: Fallot-Tetralogie *f*, Fallot-Tetrade *f*
familial cancer syndromes: familiäre Krebssyndrome *pl*
familial polyposis syndrome: familiäre adenomatöse Polypose *f*, Adenomatosis coli
FAMMM syndrome: FAMMM-Syndrom *nt*, Nävusdysplasie-Syndrom *nt*
Fanconi's syndrome: Fanconi-Anämie *f*, Fanconi-Syndrom *nt*, konstitutionelle infantile Panmyelopathie *f*
Fanconi-Hegglin syndrome: Fanconi-Hegglin-Syndrom *nt*, Hegglin-Fanconi-Syndrom *nt*
Fanconi-Schlesinger syndrome: Fanconi-Schlesinger-Syndrom *nt*, Schlesinger-Syndrom *nt*
Farber's syndrome: Farber-Krankheit *f*, Ceramidasemangel *m*, disseminierte Lipogranulomatose *f*
Farber-Uzman syndrome: →*Farber's syndrome*
Fargin-Fayelle syndrome: →*Capdepont's syndrome*
Favre-Chaix syndrome: Dermite ocre Favre et Chaix
Favre-Racouchot syndrome: Favre-Racouchot-Krankheit *f*, Elastoidosis cutanea nodularis et cystica
Fegeler's syndrome: Fegeler-Syndrom *nt*
Fegler's syndrome: Fegler-Syndrom *nt*
Felty's syndrome: Felty-Syndrom *nt*
feminizing testis syndrome: Goldberg-Maxwell-Morris-Syndrom *nt*, testikuläre Feminisierung *f*
femoral hypoplasia-unusual facies syndrome: Femurhypoplasie-Gesichtsdysmorphie-Syndrom *nt*
Ferro-Luzzi syndrome: Ferro-Luzzi-Krankheit *f*
fertile eunuch syndrome: fertiler Eunuchoidismus *m*, Pasqualini-Syndrom *nt*
fetal alcohol syndrome: Alkoholembryopathie *f*, Alkoholembryopathiesyndrom *nt*
fetal face syndrome: Robinow-Syndrom *nt*
fetal hydantoin syndrome: embryopathisches Hydantoin-Syndrom *nt*
Feuerstein-Mims syndrome: Schimmelpenning-Feuerstein-Mims-Syndrom *nt*, Schimmelpenning-Syndrom *nt*, epidermales Nävussyndrom *nt*
Fèvre-Languepin syndrome: Fèvre-Languepin-Syndrom *nt*, popliteales Pterygiumsyndrom *nt*, Kniepterу-

S

gium-Syndrom *nt*
fibrosis syndrome: Fibrosesyndrom *nt* der Augenmuskeln
Fiessinger-Leroy-Reiter syndrome: Reiter-Krankheit *f*, Reiter-Syndrom *nt*, Fiessinger-Leroy-Reiter-Syndrom *nt*, venerische Arthritis *f*, Okulourethrosynovitis *f*, urethro-okulo-synoviales Syndrom *nt*
Fisher's syndrome: Fisher-Syndrom *nt*
Fitz-Hugh and Curtis syndrome: Fitz-Hugh-Curtis-Syndrom *nt*, Perihepatitis acuta gonorrhoica
floppy infant syndrome: Floppy-infant-Syndrom *nt*
floppy mitral valve syndrome: Barlow-Syndrom *nt*, Mitralklappenprolaps-Syndrom *nt*
Flynn-Aird syndrome: Flynn-Aird-Syndrom *nt*
focal dermal hypoplasia syndrome: fokale dermale Hypoplasie *f*, FDH-Syndrom *nt*, kongenitale ektodermale und mesodermale Dysplasie *f*, Goltz-Gorlin-Syndrom II *nt*, Goltz-Peterson-Gorlin-Ravits-Syndrom *nt*, Jessner-Cole-Syndrom *nt*, Liebermann-Cole-Syndrom *nt*
Foix's syndrome: Foix-Syndrom *nt*
Forbes-Albright syndrome: Forbes-Albright-Syndrom *nt*
Forney's syndrome: Forney-Robinson-Pascoe-Syndrom *nt*
Forsius-Eriksson syndrome: okulärer Albinismus (Forsius-Eriksson) *m*
Forssel's syndrome: Forssel-Syndrom *nt*
Foster Kennedy syndrome: Foster-Kennedy-Syndrom *nt*, Kennedy-Syndrom *nt*
Foville's syndrome: Foville-Syndrom *nt*
fragile X syndrome: fragile-X-Syndrom *nt*, Marker-X-Syndrom *nt*, Martin-Bell-Syndrom *nt*
Fraley's syndrome: Fraley-Syndrom *nt*
Franceschetti syndrome: Franceschetti-Syndrom *nt*, Treacher-Collins-Syndrom *nt*, Dysostosis mandibulofacialis
Franceschetti-Jadassohn syndrome: Franceschetti-Jadassohn-Syndrom *nt*, Melanophorennävus *m*, Incontinentia pigmenti Typ Franceschetti-Jadassohn, Naegeli-Syndrom *nt*, Naegeli-Bloch-Sulzberger-Syndrom *nt*, familiärer Chromatophorennävus *m*, Dermatitis pigmentosa reticularis
François' syndrome: Dyskephaliesyndrom *nt* von François, Hallermann-Streiff-Syndrom *nt*, Hallermann-Streiff-François-Syndrom *nt*, Dysmorphia mandibulo-oculo-facialis
Fraser syndrome: Fraser-Syndrom *nt*, Kryptophthalmus-Syndrom *nt*
Freeman-Sheldon syndrome: Freeman-Sheldon-Syndrom *nt*, kranio-karpo-tarsales Dysplasie-Syndrom *nt*, Dysplasia cranio-carpo-tarsalis
Frey's syndrome: aurikulotemporales Syndrom *nt*, Frey-Baillarger-Syndrom *nt*, Geschmacksschwitzen *nt*
Friderichsen-Waterhouse syndrome: Waterhouse-Friderichsen-Syndrom *nt*
Friedmann's vasomotor syndrome: Friedmann-Syndrom *nt*
Fritzsch' syndrome: Fritsch-Syndrom *nt*
Fröhlich's syndrome: Babinski-Fröhlich-Syndrom *nt*, Morbus Fröhlich *m*, Dystrophia adiposogenitalis (Fröhlich)
Froin's syndrome: Froin-Symptom *nt*, Froin-Syndrom *nt*
Frommel-Chiari syndrome: Chiari-Frommel-Syndrom *nt*, Laktationsatrophie *f* des Genitals
frontal lobe syndrome: Stirnhirnsyndrom *nt*, Frontalhirnsyndrom *nt*
Fuchs's syndrome: Fuchs-Syndrom *nt*, Fuchs-Heterochromie *f*
G syndrome: G-Syndrom *nt*
Gaisböck's syndrome: Gaisböck-Syndrom *nt*, Polycythaemia (rubra) hypertonica
galactorrhea-amenorrhea syndrome: Galaktorrhö-Amenorrhö-Syndrom *nt*, Amenorrhö-Galaktorrhö-Syndrom *nt*
galactorrhoea-amenorrhoea syndrome: (*brit.*) →*galactorrhea-amenorrhea syndrome*
Ganser's syndrome: Ganser-Syndrom *nt*, Pseudodemenz *f*, Scheinblödsinn *m*, Zweckpsychose *f*
Garcin's syndrome: Garcin-Syndrom *nt*, Garcin-Guilain-Syndrom *nt*, Halbbasissyndrom *nt*
Gardner's syndrome: Gardner-Syndrom *nt*
Gardner-Diamond syndrome: Erythrozytenautosensibilisierung *f*, schmerzhafte Ekchymosen-Syndrom *nt*, painful bruising syndrome *nt*
Gasser's syndrome: Gasser-Syndrom *nt*, hämolytisch-urämisches Syndrom *nt*
gastrocardiac syndrome: gastrokardialer Symptomenkomplex *m*, Roemheld-Symptomenkomplex *m*, Roemheld-Syndrom *nt*
gastrojejunal loop obstruction syndrome: Syndrom *nt* der zuführenden Schlinge, Afferent-loop-Syndrom *nt*
Gee-Herter-Heubner syndrome: Herter-Heubner-Syndrom *nt*, Gee-Herter-Heubner-Syndrom *nt*, Heubner-Herter-Krankheit *f*, Zöliakie *f*, glutenbedingte Enteropathie *f*
Gélineau's syndrome: Narkolepsie *f*
Geneé-Wiedemann syndrome: Geneé-Wiedemann-Syndrom *nt*
general-adaptation syndrome: Adaptationssyndrom *nt*, allgemeines Anpassungssyndrom *nt*
Gerlier's syndrome: Vertigo epidemica
German's syndrome: German-Syndrom *nt*
Gerstmann's syndrome: Gerstmann-Syndrom *nt*, Gerstmann-Sträussler-Scheinker-Syndrom *nt*
Gerstmann-Sträussler syndrome: →*Gerstmann's syndrome*
Gianotti-Crosti syndrome: Gianotti-Crosti-Syndrom *nt*, infantile papulöse Akrodermatitis *f*, Acrodermatitis papulosa eruptiva infantilis
giant platelet syndrome: Bernard-Soulier-Syndrom *nt*
Gilbert's syndrome: intermittierende Hyperbilirubinämie Meulengracht *f*, Meulengracht-Krankheit *f*, Meulengracht-Syndrom *nt*, Meulengracht-Gilbert-Krankheit *f*, Meulengracht-Gilbert-Syndrom *nt*, Icterus juvenilis intermittens Meulengracht
Gilles de la Tourette's syndrome: Tourette-Syndrom *nt*, Gilles-de-la-Tourette-Syndrom *nt*
Gitelman's syndrome: Gitelman-Syndrom *nt*
glioma-polyposis syndrome: Turcot-Syndrom *nt*
glucagonoma syndrome: Glucagonom-Syndrom *nt*
Goldberg-Maxwell syndrome: testikuläre Feminisierung *f*, Goldberg-Maxwell-Morris-Syndrom *nt*
Goldenhar's syndrome: Goldenhar-Syndrom *nt*, okulo-aurikulo-vertebrale Dysplasie *f*
Goltz' syndrome: fokale dermale Hypoplasie *f*, Goltz-Gorlin-Syndrom *nt*
Goltz-Gorlin syndrome: fokale dermale Hypoplasie *f*, Goltz-Gorlin-Syndrom *nt*
Good's syndrome: Good-Syndrom *nt*, Thymom *nt* mit Agammaglobulinämie
Goodman syndrome: Goodman-Syndrom *nt*
Goodpasture's syndrome: Goodpasture-Syndrom *nt*
Gopalan's syndrome: 1. Gopalan-Syndrom *nt* **2.** Gopalan-Syndrom *nt*, Syndrom *nt* der brennenden Füße, heiße Greisenfüße *pl*, Burning-feet-Syndrom *nt*

Gordan-Overstreet syndrome: Gordan-Overstreet-Syndrom *nt*
Gorlin's syndrome: **1.** Gorlin-Chaudhry-Moss-Syndrom *nt* **2.** →*Gorlin-Goltz syndrome*
Gorlin-Chaudhry-Moss syndrome: Gorlin-Chaudhry-Moss-Syndrom *nt*
Gorlin-Goltz syndrome: Gorlin-Goltz-Syndrom *nt*, Basalzellnävus-Syndrom *nt*, nävoides Basalzellkarzinom-Syndrom *nt*, nävoides Basalzellenkarzinom-Syndrom *nt*, nävoide Basaliome *pl*, Naevobasaliome *pl*, Naevobasaliomatose *f*
Gougerot-Blum syndrome: Gougerot-Blum-Krankheit *f*, Gougerot-Krankheit *f*, Blum-Krankheit *f*
Gougerot-Carteaud syndrome: Gougerot-Carteaud-Syndrom *nt*, Papillomatosis confluens et reticularis
Gougerot-Nulock-Houwer syndrome: Sjögren-Syndrom *nt*
Gougerot-Sjögren syndrome: **1.** Sicca-Syndrom *nt*, Sjögren-Syndrom I *nt* **2.** Sjögren-Syndrom II *nt*
Gowers' syndrome: vasovagale Synkope *f*
gracilis syndrome: Grazilissyndrom *nt*, Ostitis necroticans pubis, Pierson-Krankheit *f*
Gradenigo's syndrome: Gradenigo-Syndrom *nt*
Graham Little syndrome: Graham-Little-Syndrom *nt*, Lasseur-Graham-Little-Syndrom *nt*, Lichen ruber acuminatus, Lichen acuminatus, Lichen planopilaris, Lichen ruber follicularis
gray syndrome: Gray-Syndrom *nt*
gray platelet syndrome: Grey-platelet-Syndrom *nt*
Grebe-Weyers syndrome: Grebe-Weyers-Syndrom *nt*, Oligodaktyliesyndrom *nt*
Greig syndrome: Zephalopolysyndaktylie *f*, Greig-Polysyndaktylie-Syndrom *nt*, Greig-Syndrom I *nt*
Greither syndrome: Greither-Syndrom *nt*, Keratosis palmoplantaris transgrediens Typ Greither, Keratosis extremitatum hereditaria transgrediens et progrediens, Keratodermia palmoplantaris progressiva
grey syndrome: (*brit.*) →*gray syndrome*
grey platelet syndrome: (*brit.*) →*gray platelet syndrome*
Grönblad-Strandberg syndrome: Darier-Grönblad-Strandberg-Syndrom *nt*, Grönblad-Strandberg-Syndrom *nt*, systematische Elastorrhexis *f*, Pseudoxanthoma elasticum
Gruber's syndrome: Meckel-Syndrom *nt*, Dysencephalia splanchnocystica
Gubler's syndrome: Gubler-Lähmung *f*, Millard-Gubler-Syndrom *nt*, Brücken-Mittelhirn-Syndrom *nt*, Hemiplegia alternans inferior
Guillain-Barré syndrome: Guillain-Barré-Syndrom *nt*, Polyradikuloneuritis *f*, Radikuloneuritis *f*, Neuronitis *f*
Gunn's syndrome: Gunn-Kreuzungszeichen *nt*, Gunn-Zeichen *nt*
gustatory sweating syndrome: aurikulotemporales Syndrom *nt*, Frey-Baillarger-Syndrom *nt*, Geschmacksschwitzen *nt*
Guyon's canal syndrome: Guyon-Tunnelsyndrom *nt*
Hadefield-Clarke syndrome: Mukoviszidose *f*, zystische Fibrose *f*, zystische Pankreasfibrose *f*
haemangioma-thrombocytopenia syndrome: (*brit.*) →*hemangioma-thrombocytopenia syndrome*
haemohistioblastic syndrome: (*brit.*) →*hemohistioblastic syndrome*
haemolytic-uraemic syndrome: (*brit.*) →*hemolytic-uremic syndrome*
haemorrhagic fever with renal syndrome: (*brit.*) →*hemorrhagic fever with renal syndrome*
Hageman syndrome: Hageman-Syndrom *nt*, Faktor XII-Mangel *m*, Faktor XII-Mangelkrankheit *f*
HAHH syndrome: HAHH-Syndrom *nt*, Haut-Auge-Hirn-Herz-Syndrom *nt*
hairless woman syndrome: Hairless-woman-Syndrom *nt*
half base syndrome: Garcin-Syndrom *nt*
Hallermann-Streiff syndrome: Hallermann-Streiff-François-Syndrom *nt*, Hallermann-Streiff-Syndrom *nt*, Dyskephaliesyndrom von François *nt*, Dysmorphia mandibulo-oculo-facialis
Hallermann-Streiff-François syndrome: →*Hallermann-Streiff syndrome*
Hallervorden syndrome: →*Hallervorden-Spatz syndrome*
Hallervorden-Spatz syndrome: Hallervorden-Spatz-Erkrankung *f*, Hallervorden-Spatz-Syndrom *nt*
Hallgren's syndrome: Hallgren-Syndrom *nt*
Hamman's syndrome: Hamman-Syndrom *nt*, (spontanes) Mediastinalemphysem *nt*, Pneumomediastinum *nt*
Hamman-Rich syndrome: Hamman-Rich-Syndrom *nt*, diffuse progressive interstitielle Lungenfibrose *f*
Hand's syndrome: Christian-Schüller-Krankheit *f*, Hand-Schüller-Christian-Krankheit *f*, Lipidgranulomatose *f*, Schüller-Christian-Hand-Krankheit *f*
hand-and-foot syndrome: Hand-Fuß-Syndrom *nt*, Sichelzellendaktylitis *f*
hand-foot-and-mouth syndrome: falsche Maul- und Klauenseuche *f*, Hand-Fuß-Mund-Exanthem *nt*, Hand-Fuß-Mund-Krankheit *f*
hand-foot-genital syndrome: Hand-Fuß-Genital-Syndrom *nt*
Hand-Schüller-Christian syndrome: →*Hand's syndrome*
hand-shoulder syndrome: Schulter-Arm-Syndrom *nt*
Hanhart's syndrome: Hanhart-Syndrom *nt*
Hanot's syndrome: biliäre Leberzirrhose *f*, Hanot-Krankheit *f*
Hanot-Chauffard syndrome: Hanot-Chauffard-Syndrom *nt*
Hantavirus pulmonary syndrome: Hantavirus-Pulmonary-Syndrom *nt*, Hantavirus-Lungen-Syndrom *nt*
happy puppet syndrome: Angelman-Syndrom *nt*
Harada's syndrome: Harada-Syndrom *nt*
Hare's syndrome: Pancoast-Syndrom *nt*
harlequin color change syndrome: →*harlequin reaction*
harlequin colour change syndrome: (*brit.*) →*harlequin color change syndrome*
Harris's syndrome: Harris-Syndrom *nt*
Hartnup syndrome: Hartnup-Krankheit *f*, Hartnup-Syndrom *nt*
Hayem-Widal syndrome: Widal-Abrami-Anämie *f*, Widal-Abrami-Ikterus *m*, Widal-Anämie *f*, Widal-Ikterus *m*
heart-hand syndrome: Holt-Oram-Syndrom *nt*
Heerfordt's syndrome: Heerfordt-Syndrom *nt*, Febris uveoparotidea
Hegglin's syndrome: May-Hegglin-Anomalie *f*, Hegglin-Syndrom *nt*
Heidenhaim's syndrome: Heidenhaim-Syndrom *nt*
Heidenhain's syndrome: Heidenhaim-Syndrom *nt*
Heller's syndrome: Heller-Syndrom *nt*, Dementia infantilis
HELLP syndrome: HELLP-Syndrom *nt*
hemangioma-thrombocytopenia syndrome: Kasabach-Merritt-Syndrom *nt*, Thrombopenie-Hämangiom-Syndrom *nt*, Thrombozytopenie-Hämangiom-Syndrom *nt*
hemohistioblastic syndrome: Retikuloendotheliose *f*
hemolytic-uremic syndrome: Gasser-Syndrom *nt*, hä-

S

molytisch-urämisches Syndrom *nt*
hemorrhagic fever with renal syndrome: hämorrhagisches Fieber *nt* mit renalem Syndrom, koreanisches hämorrhagisches Fieber *nt*, akute hämorrhagische Nephrosonephritis *f*, Nephropathia epidemica
Henderson-Jones syndrome: Henderson-Jones-Syndrom *nt*, Reichel-Syndrom *nt*, polytope Gelenkchondromatose *f*
Henoch-Schönlein syndrome: Schoenlein-Henoch-Syndrom *nt*, Purpura *f* Schoenlein-Henoch, anaphylaktoide Purpura *f* Schoenlein-Henoch, rheumatoide Purpura *f*, athrombopenische Purpura *f*, Immunkomplexpurpura *f*, Immunkomplexvaskulitis *f*, Purpura anaphylactoides (Schoenlein-Henoch), Purpura rheumatica (Schoenlein-Henoch)
hepatogenital syndrome: hepatogenitales Syndrom *nt*
hepatonephric syndrome: →*hepatorenal syndrome*
hepato-ovarian syndrome: hepatoovarielles Syndrom *nt*
hepatorenal syndrome: hepatorenales Syndrom *nt*
hereditary benign intraepithelial dyskeratosis syndrome: hereditäre benigne intraephitheliale Dyskeratose *f*
hereditary breast/ovarian cancer syndromes: erbliche Brust/Ovarialkrebs-Syndrome *pl*
hereditary large intestinal cancer syndrome: erbliche Dickdarmkrebs-Syndrome *pl*
hereditary nonpolyposis colorectal carcinoma syndrome: Lynch-Syndrom *nt*
hereditary tumor syndrome: hereditäres Tumorsyndrom *nt*
hereditary tumour syndrome: (*brit.*) →*hereditary tumor syndrome*
Herlitz syndrome: Herlitz-Syndrom *nt*, Herlitz-Typ *m* der Epidermolysis bullosa junctionalis, kongenitaler nicht-syphilitischer Pemphigus *m*
Hermansky-Pudlak syndromes: Hermansky-Pudlak-Syndrom *nt*
Hers' syndrome: Hers-Erkrankung *f*, Hepatophosphorylasemangel *m*, Hers-Syndrom *nt*, Hers-Glykogenose *f*
Hertwig-Magendie syndrome: Hertwig-Magendie-Phänomen *nt*, Hertwig-Magendie-Syndrom *nt*, Magendie-Hertwig-Schielstellung *f*, Magendie-Schielstellung *f*, Magendie-Zeichen *nt*
HHH syndrome: HHH-Syndrom *nt*, Hyperornithinämie-Hyperammonämie-Homocitrullinurie-Syndrom *nt*
hidden preexcitation syndrome: verborgenes Präexzitationssyndrom *nt*
HIV-associated wasting syndrome: HIV-Auszehrungssyndrom *nt*
HIV-associate wasting syndrome: HIV-assoziiertes Auszehrungssyndrom *nt*, wasting syndrome *nt*, HIV-Auszehrungssyndrom *nt*
HMC syndrome: HMC-Syndrom *nt*
Hoffmann-Werdnig syndrome: Hoffmann-Krankheit *f*, Werdnig-Hoffmann-Krankheit *f*
Hoigné's syndrome: Hoigné-Syndrom *nt*, Hoigné-Reaktion *f*
Holmes-Adie syndrome: Adie-Syndrom *nt*
Holt-Oram syndrome: Holt-Oram-Syndrom *nt*
Holzels's syndrome: Holzel-Syndrom *nt*
Hopf syndrome: Hopf-Keratose *f*, Hopf-Syndrom *nt*
Horner's syndrome: Horner-Trias *f*, Horner-Syndom *nt*, Horner-Komplex *m*
Horner-Bernard syndrome: →*Horner's syndrome*
Horton's syndrome: **1.** Bing-Horton-Syndrom *nt*, Erythroprosopalgie *f*, Histaminkopfschmerz *m*, Horton-Syndrom *nt* **2.** Horton-Magath-Brown-Syndrom *nt*, Horton-Syndrom *nt*, Riesenzellarteriitis *f*, Arteriitis temporalis
Houssay syndrome: Houssay-Syndrom *nt*
Howel-Evans' syndrome: Howel-Evans-Syndrom *nt*
Hughes-Stovin syndrome: Hughes-Stovin-Syndrom *nt*
Hunt's syndrome: **1.** Genikulatumneuralgie *f*, Ramsay Hunt-Syndrom *nt*, Zoster oticus, Herpes zoster oticus, Neuralgia geniculata **2.** Pallidumsyndrom *nt*, progressive Pallidumatrophie Hunt *f*, Paralysis agitans juveniles **3.** Hunt-Syndrom *nt*, Dyssynergia cerebellaris myoclonica
Hunter's syndrome: Hunter-Krankheit *f*
Hunter-Hurler syndrome: Morbus Hunter *m*, Hunter-Syndrom *nt*, Mukopolysaccharidose II *f*
Hurler's syndrome: Hurler-Pfaundler-Krankheit *f*, Pfaundler-Hurler-Krankheit *f*, Dysostosis multiplex
Hurler-Scheie syndrome: Hurler-Scheie-Variante *f*, Mukopolysaccharidose I-H/S *f*
Hutchinson's syndrome: Angioma serpiginosum
Hutchinson-Gilford syndrome: Hutchinson-Gilford-Syndrom *nt*, Gilford-Syndrom *nt*, Progerie *f*, greisenhafter Zwergwuchs *m*, Progeria Hutchinson-Gilford *f*, Progeria infantilis
Hutchison syndrome: Hutchison-Syndrom *nt*
hyaline membrane syndrome: hyaline Membrankrankheit *f* der Lungen, Membransyndrom *nt* (der Früh- und Neugeborenen)
17-hydroxylase deficiency syndrome: 17-Hydroxylasemangel-Syndrom *nt*
hyoid syndrome: stylo-kerato-hyoidales Syndrom *nt*
hyperabduction syndrome: Hyperabduktionssyndrom *nt*, Pectoralis-minor-Syndrom *nt*
hyperactive child syndrome: hyperkinetisches Syndrom *nt* des Kindesalters
hypercalcaemia syndrome: (*brit.*) →*hypercalcemia syndrome*
hypercalcemia syndrome: **1.** Hyperkalzämiesyndrom *nt* **2.** alimentäre Hyperkalzämie *f*, Milch-Alkali-Syndrom *nt*, Burnett-Syndrom *nt*
hyperexcitability syndrome: Hyperexzitabilitätssyndrom *nt*
hyperimmunoglobulinaemia E syndrome: (*brit.*) →*hyperimmunoglobulinemia E syndrome*
hyperimmunoglobulinemia E syndrome: Buckley-Syndrom *nt*, Hyperimmunglobulinämie E *f*
hyperkalaemia syndrome: (*brit.*) →*hyperkalemia syndrome*
hyperkalemia syndrome: Hyperkaliämiesyndrom *nt*
hyperkinetic syndrome: erethisches Syndrom *nt*, erethisch-hyperkinetisches Syndrom *nt*
hyperkinetic heart syndrome: hyperkinetisches Herzsyndrom *nt*
hyperkinetic-hypotonic syndrome: hyperkinetisch-hypotonisches Syndrom *nt*
hyperornithinaemia-hyperammonaemia-homocitrullinuria syndrome: (*brit.*) →*hyperornithinemia-hyperammonemia-homocitrullinuria syndrome*
hyperornithinemia-hyperammonemia-homocitrullinuria syndrome: Hyperornithinämie-Hyperammonämie-Homocitrullinurie-Syndrom *nt*, HHH-Syndrom *nt*
hyperosmolar syndrome: hyperosmolares Syndrom *nt*
hyperosmolar hyperglycaemic nonketotic syndrome: (*brit.*) →*hyperosmolar hyperglycemic nonketotic syndrome*
hyperosmolar hyperglycemic nonketotic syndrome: hyperglykämisches hyperosmolares nicht-ketoazidotisches Dehydratationssyndrom *nt*, hyperosmolares

S

Koma *nt*
hyperpyrexia syndrome: Hyperpyrexiesyndrom *nt*
hypersenssitivity syndrome: Hypersensitivitätssyndrom *nt*
hypersomnia-bulimia syndrome: Kleine-Levin-Syndrom *nt*
hypertelorism-hypospadias syndrome: Hypertelorismus-Hypospadie-Syndrom *nt*, Opitz-Syndrom *nt*
hyperventilation syndrome: Hyperventilationssyndrom *nt*
hyperviscosity syndrome: Hyperviskositätssyndrom *nt*
hypoglossia-hypodactyly syndrome: Hypoglossie-Hypodaktylie-Syndrom *nt*, Aglossie-Adaktylie-Syndrom *nt*
hypokalaemia syndrome: (*brit.*) →*hypokalemia syndrome*
hypokalemia syndrome: Hypokaliämiesyndrom *nt*
hypoliquorrhea syndrome: Liquorunterdrucksyndrom *nt*
hypoliquorrhoea syndrome: (*brit.*) →*hypoliquorrhea syndrome*
hypomagnesaemia syndrome: (*brit.*) →*hypomagnesemia syndrome*
hypomagnesemia syndrome: Magnesiummangelsyndrom *nt*
hypoplastic left-heart syndrome: Linkshypoplasie-Syndrom *nt*
hypothenar hammer syndrome: Hypothenar-Hammer-Syndrom *nt*
hypothyroidism-pernicious anaemia-gonadal dysgenesia syndrome: (*brit.*) →*hypothyroidism-pernicious anemia-gonadal dysgenesia syndrome*
hypothyroidism-pernicious anemia-gonadal dysgenesia syndrome: H.-B.-G.-Syndrom *nt*, Hypoparathyreoid-Biermer-Gonadendysgenesie-Syndrom *nt*
iatrogenic Cushing's syndrome: iatrogenes Cushing-Syndrom *nt*, exogenes Cushing-Syndrom *nt*
iliopsoas syndrome: Iliopsoassyndrom *nt*
iliosacral syndrome: Iliosakralsyndrom *nt*
Imerslund syndrome: Imerslund-Gräsbeck-Syndrom *nt*
Imerslund-Graesbeck syndrome: Imerslund-Gräsbeck-Syndrom *nt*
immersion syndrome: Immersionstod *m*
immotile-cilia syndrome: immotile-Cilia-Syndrom *nt*
immunodeficiency syndrome: Immundefekt *m*, Immunmangelkrankheit *f*, Defektimmunopathie *f*
immunological deficiency syndrome: →*immunodeficiency syndrome*
impingement syndrome: Impingement-Syndrom *nt*
syndrome of inappropriate antidiuretic hormone: →*syndrome of inappropriate secretion of antidiuretic hormone*
syndrome of inappropriate secretion of antidiuretic hormone: Syndrom *nt* der inadäquaten ADH-Sekretion, Schwartz-Bartter-Syndrom *nt*, Bartter-Schwartz-Syndrom *nt*, inadäquate ADH-Sekretion *f*
incarceration syndrome: Dietl-Krise *f*, -Syndrom *nt*
inferior syndrome of red nucleus: Claude-Syndrom *nt*, unteres Ruber-Syndrom *nt*, unteres Syndrom *nt* des Nucleus ruber
inferior vena cava syndrome: Vena-cava-Kompressionssyndrom *nt*, Vena-cava-inferior-Syndrom *nt*
inguinal tunnel syndrome: Inguinaltunnelsyndrom *nt*
inspissated bile syndrome: Syndrom *nt* der eingedickten Galle, Gallenpfropf-Syndrom *nt*
intermittend preexcitation syndrome: intermittierendes Präexzitationssyndrom *nt*
intermittend Wolff-Parkinson-White syndrome: intermittierendes Wolff-Parkinson-White-Syndrom *nt*
intrauterine parabiotic syndrome: fetofetale Transfusion *f*
irritable bowel syndrome: irritables Kolon *nt*, spastisches Kolon *nt*, Reizkolon *nt*, Colon irritabile, Colon spasticum
irritable colon syndrome: →*irritable bowel syndrome*
ischaemic syndrome: (*brit.*) →*ischemic syndrome*
ischemic syndrome: Ischämiesyndrom *nt*
Ivemark's syndrome: Ivemark-Syndrom *nt*
Jaccoud's syndrome: Jaccoud-Zeichen *nt*
Jackson's syndrome: Jackson-Syndrom *nt*, Jackson-Lähmung *f*
Jackson-MacKenzie syndrome: Jackson-Syndrom *nt*
Jacod's syndrome: Jacod-Syndrom *nt*, Jacod-Negri-Syndrom *nt*, petrosphenoidales Syndrom *nt*
Jadassohn-Lewandowsky syndrome: Jadassohn-Lewandowsky-Syndrom *nt*, Pachyonychie-Syndrom *nt*, Pachyonychia congenita
Jaffé-Lichtenstein syndrome: Jaffé-Lichtenstein-Krankheit *f*, Jaffé-Lichtenstein-Uehlinger-Syndrom *nt*, fibröse (Knochen-)Dysplasie *f*, nicht-ossifizierendes juveniles Osteofibrom *nt*, halbseitige von Recklinghausen-Krankheit *f*, Osteodystrophia fibrosa unilateralis
Jahnke's syndrome: Jahnke-Syndrom *nt*
jaw-winking syndrome: Gunn-Zeichen *nt*, Kiefer-Lid-Phänomen *nt*
Jeghers-Peutz syndrome: Peutz-Jeghers-Syndrom *nt*, Polyposis intestini Peutz-Jeghers
jejunal syndrome: Dumpingsyndrom *nt*
Jervell and Lange-Nielsen syndrome: Jervell-Lange-Nielsen-Syndrom *nt*
jet syndrome: →*jet lag syndrome*
jet lag syndrome: Jet-lag *m/nt*
Jeune's syndrome: Jeune-Krankheit *f*, asphyxierende Thoraxdysplasie *f*
Job syndrome: Hiob-Syndrom *nt*
jugular foramen syndrome: Vernet-Syndrom *nt*
Kabuki make-up syndrome: Kabuki-Syndrom *nt*
Kallmann's syndrome: Kallmann-Syndrom *nt*
Kanner's syndrome: Kanner-Syndrom *nt*, frühkindlicher Autismus *m*
Kaplan's syndrome: Kaplan-Syndrom *nt*
Karsch-Neugebauer syndrome: Karsch-Neugebauer-Syndrom *nt*
Kartagener's syndrome: Kartagener-Syndrom *nt*
Kasabach-Merritt syndrome: Kasabach-Merritt-Syndrom *nt*, Thrombopenie-Hämangiom-Syndrom *nt*, Thrombozytopenie-Hämangiom-Syndrom *nt*
Kast's syndrome: Maffucci-Kast-Syndrom *nt*
Katayama syndrome: Katayama-Krankheit *f*, -Fieber *nt*, -Syndrom *nt*
Kawasaki syndrome: Kawasaki-Syndrom *nt*, Morbus Kawasaki *m*, mukokutanes Lymphknotensyndrom *nt*, akutes febriles mukokutanes Lymphadenopathiesyndrom *nt*
Kaznelson's syndrome: Kaznelson-Syndrom *nt*
Kearns' syndrome: Kearns-Sayre-Syndrom *nt*
Kearns-Sayre syndrome: Kearns-Sayre-Syndrom *nt*
Kennedy's syndrome: Foster Kennedy-Syndrom *nt*, Kennedy-Syndrom *nt*
Kimmelstiel-Wilson syndrome: Kimmelstiel-Wilson-Syndrom *nt*, diabetische Glomerulosklerose *f*
kinked carotid syndrome: Karotisknickungssyndrom *nt*, Knickungssyndrom *nt* der Arteria carotis interna
kinky-hair syndrome: Menkes-Syndrom *nt*, -Stahlhaarkrankheit *f*, Kraushaarsyndrom *nt*, Trichopolio-

dystrophie *f*, kinky hair disease *nt*, Pili torti mit Kupfermangel
Kinsbourne syndrome: Kinsbourne-Syndrom *nt*, Encephalopathia myoclonica infantilis
Kleine-Levin syndrome: Kleine-Levin-Syndrom *nt*
Klein-Waardenburg syndrome: Waardenburg-Syndrom *nt*, Klein-Waardenburg-Syndrom *nt*
Klinefelter's syndrome: Klinefelter-Syndrom *nt*
Klippel-Feil syndrome: Klippel-Feil-Syndrom *nt*
Klippel-Trénaunay syndrome: Klippel-Trénaunay-Syndrom *nt*, Klippel-Trénaunay-Weber-Syndrom *nt*, Osteoangiohypertrophie-Syndrom *nt*, Trénaunay-Weber-Syndrom *nt*, angio-osteo-hypertrophisches Syndrom *nt*
Klippel-Trénaunay-Weber syndrome: →*Klippel-Trénaunay syndrome*
Klumpke-Déjérine syndrome: →*Klumpke's palsy*
Klüver-Bucy syndrome: Klüver-Bucy-Syndrom *nt*
Kniest's syndrome: Kniest-Dysplasie *f*, Kniest-Dysplasiesyndrom *nt*
Kocher-Debré-Sémélaigne syndrome: Debré-Sémélaigne-Syndrom *nt*
Koerber-Salus-Elschnig syndrome: Retraktionsnystagmus *m*, Nystagmus retractorius
Kofferath's syndrome: Kofferath-Syndrom *nt*
König's syndrome: König-Syndrom *nt*
Korsakoff's syndrome: Korsakow-Psychose *f*, -Syndrom *nt*
Kostmann's syndrome: infantile hereditäre Agranulozytose *f*, Kostmann-Syndrom *nt*
Krabbe's syndrome: Galaktozerebrosidlipidose *f*, Globoidzellen-Leukodystrophie *f*, Krabbe-Krankheit *f*
Kramer-Pollnow syndrome: Kramer-Pollnow-Syndrom *nt*, erethisch-hyperkinetisches Syndrom *nt*, erethisches Syndrom *nt*
Krause's syndrome: Krause-Reese-Syndrom *nt*, Reese-Blodi-Krause-Syndrom *nt*, Reese-Syndrom *nt*
Kunkel's syndrome: lupoide Hepatitis *f*, Bearn-Kunkel-Syndrom *nt*, Bearn-Kunkel-Slater-Syndrom *nt*
Kuskokwim syndrome: Kuskokwim-Krankheit *f*
lactation-amenorrhea syndrome: Laktations-Amenorrhoe-Syndrom *nt*
lactation-amenorrhoea syndrome: (*brit.*) →*lactation-amenorrhea syndrome*
lactobezoar syndrome: Milchpfropfsyndrom *nt*
LAD syndrome: LAD-Syndrom *nt*, Leukozytenadhäsionsdefizienz-Syndrom *nt*, Leukocyte-adhesion-deficiency-Syndrom *nt*
Ladd's syndrome: Ladd-Syndrom *nt*
Lambert-Eaton syndrome: Lambert-Eaton-Rooke-Syndrom *nt*, pseudomyasthenisches Syndrom *nt*
Lamy-Maroteaux syndrome: Lamy-Maroteaux-Syndrom *nt*, diastrophische Dysplasie *f*
Landry's syndrome: Landry-Paralyse *f*, Paralysis spinalis ascendens acuta
Larsen's syndrome: Osteopathia patellae juvenilis, Larsen-Syndrom *nt*
Lasseur-Graham-Little syndrome: Lasseur-Graham-Little-Syndrom *nt*
late-onset adrenogenital syndromes: nicht-klassische adrenogenitale Syndrome *pl*
late postprandial dumping syndrome: postalimentäres Spätsyndrom *nt*, Spät-Dumping *nt*, reaktive Hypoglykämie *f*
lateral medullary syndrome: Wallenberg-Syndrom *nt*, dorsolaterales Oblongata-Syndrom *nt*
Launois's syndrome: Launois-Syndrom *nt*, hypophysärer Riesenwuchs *m*
Launois-Cléret syndrome: Babinski-Fröhlich-Syndrom *nt*, Morbus Fröhlich *m*, Dystrophia adiposogenitalis (Fröhlich)
Laurence-Biedl syndrome: →*Laurence-Moon-Bardet-Biedl syndrome*
Laurence-Moon syndrome: →*Laurence-Moon-Bardet-Biedl syndrome*
Laurence-Moon-Bardet-Biedl syndrome: Laurence-Moon-Bardet-Biedl-Syndrom *nt*, Laurence-Moon-Biedl-Syndrom *nt*, Laurence-Moon-Biedl-Bardet-Syndrom *nt*, dienzephalo-retinale Degeneration *f*
Laurence-Moon-Biedl syndrome: →*Laurence-Moon-Bardet-Biedl syndrome*
Lawford's syndrome: Lawford-Syndrom *nt*
Lawrence-Seip syndrome: Lawrence-Syndrom *nt*, lipatrophischer Diabetes *m*
lazy leucocyte syndrome: (*brit.*) →*lazy leukocyte syndrome*
lazy leukocyte syndrome: Lazy-Leukocyte-Syndrom *nt*
leaking capillary syndrome: Syndrom *nt* der blutenden Kapillaren
Legg-Calvé-Perthes syndrome: Osteochondropathia deformans coxae juvenilis, Osteochondrosis deformans juvenilis, Perthes-Calvé-Legg-Krankheit *f*
Leigh's syndrome: Leigh-Syndrom *nt*, Leigh-Enzephalomyelopathie *f*, nekrotisierende Enzephalomyelopathie *f*
Lennox syndrome: →*Lennox-Gastaut syndrome*
Lennox-Gastaut syndrome: Lennox-Gastaut-Syndrom *nt*, myoklonisch-astatische Epilepsie *f*, Lennox-Syndrom *nt*
Lenz's syndrome: Lenz-Syndrom *nt*
Lenz-Majewski syndrome: hyperostotischer Minderwuchs *m*, Lenz-Majewski-Syndrom *nt*
leopard syndrome: Lentiginosis-Syndrom *nt*, LEOPARD-Syndrom *nt*
leprechaunism syndrome: Leprechaunismus-Syndrom *nt*
Leriche's syndrome: Leriche-Syndrom *nt*, Aortenbifurkationssyndrom *nt*
Léri-Weill syndrome: Léri-Layani-Weill-Syndrom *nt*
Lermoyez's syndrome: Lermoyez-Syndrom *nt*
Leschke's syndrome: Leschke-Syndrom *nt*, kongenitale Pigmentdystrophie *f*, Dystrophia pigmentosa
Lesch-Nyhan syndrome: Lesch-Nyhan-Syndrom *nt*, Automutilationssyndrom *nt*
Letterer-Siwe syndrome: Letterer-Siwe-Krankheit *f*, Abt-Letterer-Siwe-Krankheit *f*, maligne/akute Säuglingsretikulose *f*, maligne generalisierte Histiozytose *f*
leucocyte adhesion deficiency syndrome: (*brit.*) →*leukocyte adhesion deficiency syndrome*
leukocyte adhesion deficiency syndrome: LAD-Syndrom *nt*, Leukozytenadhäsionsdefizienz-Syndrom *nt*, Leukocyte-adhesion-deficiency-Syndrom *nt*
levator syndrome: Levator-ani-Syndrom *nt*
Lévy-Roussy syndrome: Roussy-Lévy-Syndrom *nt*, erbliche areflektorische Dysstasie *f*
Leyden-Möbius syndrome: Leyden-Möbius-Krankheit *f*, Leyden-Möbius-Syndrom *nt*, Gliedgürtelform *f* der progressiven Muskeldystrophie
Lhermitte-McAlpine syndrome: Lhermitte-McAlpine-Syndrom *nt*
Libman-Sacks syndrome: Libman-Sacks-Syndrom *nt*, Sacks-Krankheit *f*
Lichtheim's syndrome: Dana-Lichtheim-Krankheit *f*, funikuläre Myelose *f*, funikuläre Spinalerkrankung *f*
Li-Fraumeni syndrome: Li-Fraumeni-Syndrom *nt*

S

Lightwood's syndrome: Lightwood-Albright-Syndrom *nt*
Lightwood-Albright syndrome: Lightwood-Albright-Syndrom *nt*
Lignac's syndrome: Lignac-Fanconi-Erkrankung *f*, Lignac-Fanconi-Krankheit *f*, Lignac-Syndrom *f*, Aberhalden-Fanconi(-Lignac)-Syndrom *f*, Zystinspeicherkrankheit *f*, Zystinose *f*
Lignac-Fanconi syndrome: →*Lignac's syndrome*
Lindau's syndrome: Lindau-Syndrom *nt*
lipodystrophy syndrome: Lipodystrophiesyndrom *nt*
liver-kidney syndrome: hepatorenales Syndrom *nt*
Lobstein's syndrome: Lobstein-Krankheit *f*, Lobstein-Syndrom *nt*, Lobstein-Typ *m* der Osteogenesis imperfecta, Osteogenesis imperfecta tarda, Osteogenesis imperfecta Typ Lobstein
local cervical syndrome: lokales Zervikalsyndrom *nt*
locked-in syndrome: Locked-in-Syndrom *nt*, deefferentierter Zustand *m*
loculation syndrome: Froin-Symptom *nt*, Froin-Syndrom *nt*
Löffler's syndrome: Löffler-Syndrom *nt*, eosinophiles Lungeninfiltrat *nt*
Löfgren's syndrome: Löfgren-Syndrom *nt*
Looser-Milkman syndrome: Looser-Syndrom *nt*, Milkman-Syndrom *nt*, Looser-Milkman-Syndrom *nt*
Lorain's syndrome: Lorain-Syndrom *nt*, hypophysärer Zwergwuchs *m*, hypophysärer Minderwuchs *m*
Lorain-Lévi syndrome: →*Lorain's syndrome*
Louis-Bar syndrome: Louis-Bar-Syndrom *nt*, Ataxia-Teleangiectasia *f*, Teleangiektasie-Ataxie-Syndrom *nt*, Ataxia teleangiectatica, progressive zerebelläre Ataxie *f*
low cardiac output syndrome: Low-cardiac-output-Syndrom *nt*
Lowe's syndrome: Lowe-Syndrom *nt*, Lowe-Terrey-MacLachlan-Syndrom *nt*, okulo-zerebro-renales Syndrom *nt*
lower radicular syndrome: Klumpke-Lähmung *f*
Lowe-Terrey-MacLachlan syndrome: Lowe-Syndrom *nt*, Lowe-Terrey-MacLachlan-Syndrom *nt*, okulo-zerebro-renales Syndrom *nt*
Lown-Ganong-Levine syndrome: Lown-Ganong-Levine-Syndrom *nt*, LGL-Syndrom *nt*
low output syndrome: Low-output-Syndrom *nt*, Syndrom *nt* des verminderten Herzzeitvolumens
low salt syndrome: Salzmangelsyndrom *nt*
low sodium syndrome: Salzmangelsyndrom *nt*
Lucey-Driscoll syndrome: Lucey-Driscoll-Syndrom *nt*, Muttermilchikterus *m*
lumbar radicular syndrome: LWS-Syndrom *nt*
lumbar spine syndrome: Putti-Syndrom *nt*, lumbales Vertebralsyndrom *nt*
lumbrical muscle syndrome: Lumbricalissyndrom *nt*
Lutembacher's syndrome: Lutembacher-Komplex *m*, -Syndrom *nt*
Lyell's syndrome: (medikamentöses) Lyell-Syndrom *nt*, Syndrom *nt* der verbrühten Haut, Epidermolysis acuta toxica, Epidermolysis necroticans combustiformis
lymphadenopathy syndrome: Lymphadenopathiesyndrom *nt*
lymphoproliferative syndrome: lymphoproliferative Erkrankung *f*
lymphoreticular syndromes: lymphoretikuläre Erkrankungen *pl*, Erkrankungen *pl* des lymphoretikulären Systems
Lynch's syndrome: Lynch-Syndrom *nt*
MacKenzie's syndrome: Jackson-Syndrom *nt*
Macleod's syndrome: Swyer-James-Syndrom *nt*
Maffucci's syndrome: Maffucci-Syndrom *nt*, Chondrodysplasie-Hämangiom-Syndrom *nt*, Maffucci-Kast-Syndrom *nt*, Dyschondroplasia haemangiomatosa
Magendie-Hertwig syndrome: Hertwig-Magendie-Phänomen *nt*, Hertwig-Magendie-Syndrom *nt*, Magendie-Hertwig-Schielstellung *f*, Magendie-Schielstellung *f*, Magendie-Zeichen *nt*
malabsorption syndrome: Malabsorptionssyndrom *nt*
malassimilation syndrome: Malassimilationssyndrom *nt*
Malatesta's syndrome: Malatesta-Syndrom *nt*, Orbitaspitzensyndrom *nt*, Apex-orbitae-Syndrom *nt*
male Turner syndrome: Noonan-Syndrom *nt*, Pseudo-Ullrich-Turner-Syndrom *nt*
malformation syndrome: Missbildungssyndrom *nt*, Fehlbildungssyndrom *nt*
Mali syndrome: Mali-Syndrom *nt*, Akroangiodermatitis *f*, Kaposi-forme Akroangiodermatitis *f*, Akroangiodermatitis Mali
malignant carcinoid syndrome: Flushsyndrom *nt*, Karzinoidsyndrom *nt*, Biörck-Thorson-Syndrom *nt*
malignant neuroleptic syndrome: malignes neuroleptisches Syndrom *nt*
Mallory-Weiss syndrome: Mallory-Weiss-Syndrom *nt*
mammorenal syndrome: mammorenale Assoziation *f*, mammorenales Syndrom *nt*, Syndrom *nt* der mammorenalen Überzahl
mandibulofacial syndrome: Treacher-Collins-Syndrom *nt*, Franceschetti-Syndrom *nt*, Dysostosis mandibulo-facialis
mandibulo-oculofacial syndrome: Hallermann-Streiff-Francois-Syndrom *nt*, Hallermann-Streiff-Syndrom *nt*, Dyskephaliesyndrom *nt* von Francois, Dysmorphia mandibulo-oculo-facialis
manic syndrome: manisches Syndrom *nt*
Marchesani's syndrome: Marchesani-Syndrom *nt*, Weill-Marchesani-Syndrom *nt*
Marchiafava-Bignami syndrome: Marchiafava-Bignami-Krankheit *f*, Corpus-callosum-Demyelinisierung *f*, progressive alkoholische Demenz *f*
Marchiafava-Micheli syndrome: Marchiafava-Micheli-Anämie *f*, paroxysmale nächtliche Hämoglobinurie *f*
Marcus Gunn syndrome: Gunn-Kreuzungszeichen *nt*, Gunn-Zeichen *nt*
Marfan's syndrome: Achard-Marfan-Syndrom *nt*, Marfan-Syndrom *nt*
Marie's syndrome: →*Marie-Bamberger syndrome*
Marie-Bamberger syndrome: Marie-Bamberger-Syndrom *nt*, Bamberger-Marie-Syndrom *nt*, hypertrophische pulmonale Osteoarthropathie *f*, Akropachie *f*
Marie-Robinson syndrome: Marie-Robinson-Syndrom *nt*
Marie-Sée syndrome: Marie-Sée-Syndrom *nt*
Marie-Strümpell syndrome: Bechterew-Krankheit *f*, Morbus Bechterew *m*, Bechterew-Strümpell-Marie-Krankheit *f*, Marie-Strümpell-Krankheit *f*, Spondylarthritis/Spondylitis ankylopoetica/ankylosans
Marinesco-Garland syndrome: →*Marinesco-Sjögren syndrome*
Marinesco-Sjögren syndrome: Marinescu-Sjögren-Syndrom *nt*
Maroteaux-Lamy syndrome: Maroteaux-Lamy-Syndrom *nt*, Morbus Maroteaux-Lamy *m*, Mukopolysaccharidose VI *f*
Marshall syndrome: Marshall-Syndrom *nt*
Martorell's syndrome: Pulslos-Krankheit *f*, Martorell-Krankheit *f*, Martorell-Syndrom *nt*, Takayasu-Krank-

S

heit *f*, Takayasu-Syndrom *nt*, Arteriitis brachiocephalica
mastocytosis syndrome: Mastozytose-Syndrom *nt*
maternal deprivation syndrome: Deprivationssyndrom *nt*
Mauriac's syndrome: Mauriac-Syndrom *nt*
maxillofacial syndrome: maxillofaziales Syndrom *nt*, Dysostosis maxillo-facialis, Peters-Hövels-Syndrom *nt*
maxillonasal syndrome: Binder-Syndrom *m*, maxillonasales Syndrom *nt*, Dysostosis maxillonasalis
Mayer-Rokitansky-Küster-Hauser syndrome: MRK-Syndrom *nt*, Mayer-Rokitansky-Küster-Syndrom *nt*, Rokitansky-Küster-Syndrom *nt*
McArdle's syndrome: McArdle-Krankheit *f*, McArdle-Syndrom *nt*, muskuläre Glykogenose *f*, Muskelphosphorylasemangel *m*, Myophosphorylaseinsuffizienz *f*, Glykogenose *f* Typ V
McCune-Albright syndrome: Albright-Syndrom *nt*, McCune-Albright-Syndrom *nt*, McCune-Syndrom *nt*, polyostotische fibröse Dysplasie *f*
Meadows' syndrome: Meadows-Syndrom *nt*
Meckel's syndrome: Meckel-Syndrom *nt*, Dysencephalia splanchnocystica
Meckel-Gruber syndrome: Meckel-Gruber-Syndrom *nt*
meconium blockage syndrome: →*meconium plug syndrome*
meconium plug syndrome: Mekoniumpfropfsyndrom *nt*
median-arcuate-ligament syndrome: Ligamentum-arcuatum-medianum-Syndrom *nt*
medicamentous Cushing's syndrome: medikamentöses Cushing-Syndrom *nt*
medulla-oblongata syndromes: Oblongatasyndrome *pl*
medullary conus syndrome: Konussyndrom *nt*, Conus-medullaris-Syndrom *nt*
megacystis-megaureter syndrome: Megaureter-Megazystis-Syndrom *nt*
Meigs' syndrome: Meigs-Syndrom *nt*
MELAS syndrome: MELAS-Syndrom *nt*
Melkersson's syndrome: Melkersson-Rosenthal-Syndrom *nt*
Melkersson-Rosenthal syndrome: Melkersson-Rosenthal-Syndrom *nt*
MEN syndromes: MEN-Syndrome *pl*, multiple endokrine Adenomatosen *pl*, multiple endokrine Neoplasien *pl*
Mendelson's syndrome: Mendelson-Syndrom *nt*
Mendes DaCosta syndrome: Mendes-DaCosta-Syndrom *nt*, Erythrokeratodermia figurata variabilis, Keratitis rubra figurata
Ménétrier's syndrome: Ménétrier-Syndrom *nt*, Morbus Ménétrier *m*, Riesenfaltengastritis *f*, Gastropathia hypertrophica gigantea
Mengert's shock syndrome: Kavakompressionssyndrom *nt*
Ménière's syndrome: Ménière-Krankheit *f*, Morbus Ménière *m*
meningeal syndrome: meningeales Syndrom *nt*
Menkes' syndrome: Menkes-Syndrom *nt*, Kraushaarsyndrom *nt*, kinky hair disease *nt*, Menkes-Stahlhaarkrankheit *f*, Pili torti mit Kupfermangel
menopausal syndrome: Menopausensyndrom *nt*
metastatic carcinoid syndrome: Flushsyndrom *nt*, Karzinoidsyndrom *nt*, Biörck-Thorson-Syndrom *nt*
methionine malabsorption syndrome: Methioninmalabsorptionssyndrom *nt*
Meyenburg-Altherr-Uehlinger syndrome: Altherr-Uehlinger-Syndrom *nt*, Meyenburg-Altherr-Uehlinger-Syndrom *nt*, Panchondritis *f*, rezidivierende Polychondritis *f*
Meyer-Betz syndrome: Myoglobinurie *f*
Meyer-Schwickerath and Weyers syndrome: okulodentodigitales Syndrom *nt*, Meyer-Schwickerath-Weyers-Syndrom *nt*
microdeletion syndromes: Mikrodeletionssyndrome *pl*
middle lobe syndrome: Mittellappensyndrom *nt*
midline syndrome: Mittellinienkomplex *m*
Mietens-Weber syndrome: Mietens-Syndrom *nt*
Mikulicz syndrome: Mikulicz-Syndrom *nt*, Mikulicz-Krankheit I *f*
milk-alkali syndrome: Burnett-Syndrom *nt*, Milch-Alkali-Syndrom *nt*
Milkman's syndrome: Milkman-Syndrom *nt*, Looser-Syndrom *nt*, Looser-Milkman-Syndrom *nt*
Millard-Gubler syndrome: Millard-Gubler-Syndrom *nt*, Gubler-Lähmung *f*, Brücken-Mittelhirn-Syndrom *nt*, Hemiplegia alternans inferior
Miller-Fisher syndrome: Fisher-Syndrom *nt*
Milles' syndrome: Milles-Syndrom *nt*
Milwaukee shoulder syndrome: Milwaukee-Schultersyndrom *nt*
Minkowski-Chauffard syndrome: Minkowski-Chauffard-Syndrom *nt*, Minkowski-Chauffard-Gänsslen-Syndrom *nt*, hereditäre Sphärozytose *f*, konstitutionelle hämolytische Kugelzellanämie *f*, familiärer hämolytischer Ikterus *m*, Morbus *m* Minkowski-Chauffard
Minot-von Willebrand syndrome: Willebrand-Jürgens-Syndrom *nt*, von Willebrand-Jürgens-Syndrom *nt*, konstitutionelle Thrombopathie *f*, hereditäre Pseudohämophilie *f*, vaskuläre Pseudohämophilie *f*, Angiohämophilie *f*
Mirizzi's syndrome: Mirizzi-Syndrom *nt*
mitral valve prolapse syndrome: Barlow-Syndrom *nt*, Klick-Syndrom *nt*, Mitralklappenprolapssyndrom *nt*, Floppy-valve-Syndrom *nt*
Möbius' syndrome: Moebius-Kernaplasie *f*, Moebius-Syndrom *nt*
Mohr syndrome: Mohr-Syndrom *nt*
Monakow syndrome: Monakow-Syndrom *nt*
Mondini's syndrome: isolierte Schneckendysplasie *f*, Mondini-Syndrom *nt*
Morel's syndrome: Morgagni-Syndrom *nt*, Morgagni-Morel-Stewart-Syndrom *nt*, Hyperostosis frontalis interna
Morgagni's syndrome: →*Morel's syndrome*
Morgagni-Adams-Stokes syndrome: Adams-Stokes-Syndrom *nt*, -Synkope *f*, -Anfall *m*
Morgagni-Stewart-Morel syndrome: Morgagni-Syndrom *nt*, Morgagni-Morel-Stewart-Syndrom *nt*, Hyperostosis frontalis interna
Morquio's syndrome: Morquio-Brailsford-Syndrom *nt*
Morquio's syndrome, type A: Morquio-Syndrom Typ A *nt*
Morquio's syndrome, type B: Morquio-Syndrom Typ B *nt*
Morquio-Ullrich syndrome: Morquio-Syndrom *nt*, Morquio-Ullrich-Syndrom *nt*, Morquio-Brailsford-Syndrom *nt*, spondyloepiphysäre Dysplasie *f*, Mukopolysaccharidose *f* Typ IV
Morris's syndrome: Goldberg-Maxwell-Morris-Syndrom *nt*, testikuläre Feminisierung *f*
Morton's syndrome: Morton-Syndrom *nt*, Morton-Neuralgie *f*
Morvan's syndrome: **1.** Syringomyelie *f* **2.** Morvan-Syndrom *nt*, Panaritium analgicum
Mosse's syndrome: Mosse-Syndrom *nt*
Mounier-Kuhn syndrome: Tracheobronchomegalie *f*,

Mounier-Kuhn-Syndrom *nt*
moya-moya syndrome: Moya-Moya-Syndrom *nt*
Muckle-Wells syndrome: Muckle-Wells-Syndrom *nt*, Urtikaria-Taubheits-Syndrom *nt*
mucocutaneous lymph node syndrome: Kawasaki-Syndrom *nt*, Morbus Kawasaki *m*, mukokutanes Lymphknotensyndrom *nt*, akutes febriles mukokutanes Lymphadenopathiesyndrom *nt*
mucosal neuroma syndrome: MMN-Syndrom *nt*, MEN-Typ III *m*, MEA-Typ III *m*
multifidus syndrome: Multifidusdreieck-Syndrom *nt*
multiorgan failure syndrome: multiples Organversagen *nt*
multiple adenomas syndromes: Polyadenomatose-Syndrome *pl*
multiple hamartoma syndrome: Cowden-Krankheit *f*, Cowden-Syndrom *nt*, multiple Hamartome-Syndrom *nt*
multiple lentigines syndrome: Lentiginosis-Syndrom *nt*, LEOPARD-Syndrom *nt*
Munchausen syndrome: Münchhausen-Syndrom *nt*
Munchausen syndrome by proxy: Münchhausen-Syndrom *nt* der Angehörigen
Murchison-Sanderson syndrome: Hodgkin-Krankheit *f*, Hodgkin-Lymphom *nt*, Morbus *m* Hodgkin, Hodgkin-Paltauf-Steinberg-Krankheit *f*, Paltauf-Steinberg-Krankheit *f*, Lymphogranulomatose *f*, maligne Lymphogranulomatose *f*, Lymphogranulomatosis maligna
Murray's syndrome: juvenile hyaline Fibromatose *f*, Murray-Puretic-Syndrom *nt*
myasthenia gravis syndrome: Erb-Goldflam-Syndrom *nt*, Erb-Goldflam-Krankheit *f*, Erb-Oppenheim-Goldflam-Syndrom *nt*, Erb-Oppenheim-Goldflam-Krankheit *f*, Hoppe-Goldflam-Syndrom *nt*, Myasthenia gravis pseudoparalytica
myasthenic syndrome: Lambert-Eaton-Rooke-Syndrom *nt*, pseudomyasthenisches Syndrom *nt*
myelodysplastic syndrome: myelodysplastisches Syndrom *nt*
myeloproliferative syndrome: myeloproliferative Erkrankung *f*, myeloproliferatives Syndrom *nt*
myofacial pain dysfunction syndrome: Costen-Syndrom *nt*, myofasziales Schmerzsyndrom *nt*, temporomandibuläres Syndrom *nt*, Mandibulargelenksyndrom *nt*
myofibrosis-osteosclerosis syndrome: Knochenmarkfibrose *f*, Myelofibrose *f*, -sklerose *f*, Osteomyelofibrose *f*, Osteomyelosklerose *f*
myotonic syndrome: myotonisches Syndrom *nt*
Naegeli syndrome: Naegeli-Syndrom *nt*, Naegeli-Bloch-Sulzberger-Syndrom *nt*
naevoid basal cell carcinoma syndrome: (*brit.*) →*nevoid basalioma syndrome*
naevoid basalioma syndrome: (*brit.*) →*nevoid basalioma syndrome*
Naffziger's syndrome: Naffziger-Syndrom *nt*, Skalenus-anterior-Syndrom *nt*, Scalenus-anterior-Syndrom *nt*
Nager's syndrome: Nager-Syndrom *nt*
Nager-De Reynier syndrome: Nager-Syndrom *nt*
nail-patella syndrome: Nagel-Patella-Syndrom *nt*, Osteoonychodysplasie *f*, Osteoonychodysostose *f*, Onycho-osteodysplasie *f*
narcolepsy-cataplexy syndrome: Narkolepsie-Kataplexie-Syndrom *nt*
Nelson's syndrome: Nelson-Syndrom *nt*
nephritic syndrome: nephritisches Syndrom *nt*
nephrotic syndrome: nephrotisches Syndrom *nt*; Nephrose *f*
Netherton's syndrome: Netherton-Syndrom *nt*, Erythroderma ichthyosiforme congenitum
neurocutaneous syndrome: Phakomatose *f*, neurokutanes Syndrom *nt*
neuroleptic malignant syndrome: malignes neuroleptisches Syndrom *nt*
nevoid basal cell carcinoma syndrome: →*nevoid basalioma syndrome*
nevoid basalioma syndrome: Gorlin-Goltz-Syndrom *nt*, Basalzellnävus-Syndrom *nt*, nävoides Basalzellkarzinom-Syndrom *nt*, nävoides Basalzellenkarzinom-Syndrom *nt*, nävoide Basaliome *pl*, Naevobasaliome *pl*, Naevobasaliomatose *f*
Nezelof syndrome: Nézelof-Krankheit *f*, Nézelof-Syndrom *nt*, Immundefekt *m* vom Nézelof-Typ
Nicolau's syndrome: Nicolau-Syndrom *nt*, Embolia cutis medicamentosa
Noack's syndrome: Noack-Syndrom *nt*
Nonne's syndrome: Nonne-Marie-Krankheit *f*, Marie-Krankheit *f*, Pierre Marie-Krankheit *f*, zerebellare Heredoataxie *f*, Heredoataxia cerebellaris
Nonne-Froin syndrome: Nonne-Froin-Syndrom *nt*, Froin-Syndrom *nt*
Nonne-Milroy syndrome: Nonne-Milroy-Syndrom *nt*, Lymphödem Typ Nonne-Milroy, Trophödem Typ Nonne-Milroy
Nonne-Milroy-Meige syndrome: Nonne-Milroy-Meige-Syndrom *nt*, chronisch hereditäres Trophödem *nt*, chronisch kongenitales Lymphödem *nt*, Elephantiasis congenita hereditaria
nonsense syndrome: Ganser-Syndrom *nt*, Pseudodemenz *f*, Scheinblödsinn *m*, Zweckpsychose *f*
non-staphylococcal scalded skin syndrome: (medikamentöses) Lyell-Syndrom *nt*, Syndrom *nt* der verbrühten Haut, Epidermolysis acuta toxica, Epidermolysis necroticans combustiformis
Noonan's syndrome: Noonan-Syndrom *nt*, XX-Turner-Phänotypus *m*, XY-Turner-Phänotypus *m*
Nothnagel's syndrome: oberes Nucleus ruber-Syndrom *nt*, Nothnagel-Syndrom *nt*, oberes Ruber-Syndrom *nt*
nucleus-ruber syndrome: Nucleus-ruber-Syndrom *nt*, Rubersyndrom *nt*
Nygaard-Brown syndrome: Nygaard-Brown-Syndrom *nt*, essentielle Thrombophilie *f*
OAT syndrome: OAT-Syndrom *nt*, Oligo-Astheno-Teratozoospermie-Syndrom *nt*
OAV syndrome: →*oculoauriculovertebral dysplasia*
occipital lobe syndrome: Okzipitallappensyndrom *nt*
oculoauriculovertebral syndrome: Goldenhar-Syndrom *nt*, okuloaurikuläres/okulo-aurikulo-vertebrales Syndrom *nt*, okulo-aurikulo-vertebrale Dysplasie *f*, Dysplasia oculo-auricularis, Dysplasia oculo-auriculovertebralis
oculobuccogenital syndrome: Behçet-Krankheit *f*, Behçet-Syndrom *nt*, bipolare/große/maligne Aphthose *f*, Gilbert-Syndrom *nt*, Aphthose Touraine/Behçet
oculocerebral-hypopigmentation syndrome: Cross-McKusick-Breen-Syndrom *nt*
oculocerebrorenal syndrome: Lowe-Syndrom *nt*, Lowe-Terrey-MacLachlan-Syndrom *nt*, okulo-zerebro-renales Syndrom *nt*
oculocutaneous syndrome: okulokutanes Syndrom *nt*, Vogt-Koyanagi-Harada-Syndrom *nt*, Vogt-Koyanagi-Syndrom *nt*
oculodentodigital syndrome: Meyer-Schwickerath-Weyers-Syndrom *nt*, okulodentodigitales Syndrom *nt*
oculodentoosseous syndrome: →*oculodentodigital*

S

syndrome
oculoglandular syndrome: okulosaliväres Syndrom *nt*
oculomandibulofacial syndrome: →*mandibulo-oculofacial syndrome*
oculopharyngeal syndrome: okulopharyngeales Syndrom *nt*
oculovertebral syndrome: okulovertebrales Syndrom *nt*
oculovestibulo-auditory syndrome: Cogan-Syndrom *nt*
ODD syndrome: →*oculodentodigital dysplasia*
OFD syndrome: →*oral-facial-digital syndrome*
Ogilvie's syndrome: Ogilvie-Syndrom *nt*, Kolonileus *m*, Pseudoobstruktion *f*
Oldfield's syndrome: Oldfield-Krankheit *f*, -Syndrom *nt*
olidodactyly syndrome: Oligodaktyliesyndrom *nt*, Grebe-Weyers-Syndrom *nt*
oligoamnios syndrome: Oligohydramnion-Syndrom *nt*, Potter-Sequenz *f*
OPD syndrome: OPD-Syndrom *nt*, oto-palato-digitales Syndrom *nt*
Opitz syndrome: Opitz-Krankheit *f*, Opitz-Syndrom *nt*, thrombophlebitische Splenomegalie *f*
Oppenheim's syndrome: Oppenheim-Krankheit *f*, Oppenheim-Syndrom *nt*, Myotonia congenita (Oppenheim)
optic canal syndrome: Canalis-opticus-Syndrom *nt*
oral-facial-digital syndrome: orofaziodigitales Syndrom *nt*, linguofaziale Dysplasie *f*, Dysplasia linguofacialis
orbital syndrome: Orbitaspitzensyndrom *nt*, Malatesta-Syndrom *nt*, Apex-orbitae-Syndrom *nt*
orbital apex syndrome: Orbitaspitzensyndrom *nt*, Malatesta-Syndrom *nt*, Apex-orbitae-Syndrom *nt*
organic brain syndrome: psychoorganisches Syndrom *nt*, (hirn-)organisches Psychosyndrom *nt*
organic mental syndrome: diffuses organisches Psychosyndrom *nt*, organisches Psychosyndrom *nt*, psychoorganisches Syndrom *nt*, hirnorganisches Psychosyndrom *nt*, hirndiffuses Psychosyndrom *nt*
Ormond's syndrome: (idiopathische) retroperitoneale Fibrose *f*, Ormond-Syndrom *nt*
oroacral syndrome: oroakrales Fehlbildungssyndrom *nt*, Ankyloglossum-superius-Syndrom *nt*
orodigitofacial syndrome: orodigitofaziale Dysostose *f*, orofaziodigitales Syndrom *nt*, OFD-Syndrom *nt*, Papillon-Léage-Psaume-Syndrom *nt*, linguofaziale Dysplasie *f*, Dysplasia linguofacialis
orofaciodigital syndrome: →*orodigitofacial syndrome*
Ortner's syndrome: Ortner-Syndrom I *nt*
Osler-Weber-Rendu syndrome: hereditäre Teleangiektasie *f*, Morbus Osler, Osler-Rendu-Weber-Krankheit *f*, Osler-Rendu-Weber-Syndrom *nt*, Rendu-Osler-Weber-Krankheit *f*, Rendu-Osler-Weber-Syndrom *nt*, Teleangiectasia hereditaria haemorrhagica
osteomyelofibrotic syndrome: Knochenmarkfibrose *f*, Knochenmarksfibrose *f*, Myelofibrose *f*, Osteomyelofibrose *f*; Osteomyelosklerose *f*, Myelosklerose *f*
Ostrum-Furst syndrome: Ostrum-Furst-Syndrom *nt*
Othello syndrome: Othello-Syndrom *nt*
otodental syndrome: otodentale Dysplasie *f*, otodentales Syndrom *nt*
otopalatodigital syndrome: otopalatodigitales Syndrom *nt*, Taybi-Syndrom *nt*
outlet syndrome: Thoracic-outlet-Syndrom *nt*, Engpass-Syndrom *nt*
ovarian vein syndrome: Ovarika-Syndrom *nt*, Ureter-Ovarika-Kompressionssyndrom *nt*
overloading syndrome: Überlastungssyndrom *nt*
overwhelming post-splenectomy sepsis syndrome: Post-Splenektomiesepsis *f*, Post-Splenektomiesepsis-syndrom *nt*, Overwhelming-post-splenectomy-Sepsis *f*, Overwhelming-post-splenectomy-Sepsis-Syndrom *nt*
pacemaker-twiddler syndrome: Pacemaker-Twiddler-Syndrom *nt*, Twiddler-Syndrom *nt*
pachydermoperiostosis syndrome: Pachydermoperiostose *f*, Touraine-Solente-Golé-Syndrom *nt*, familiäre Pachydermoperiostose *f*, idiopathische hypertrophische Osteoarthropathie *f*, Akropachydermie *f* mit Pachydermoperiostose, Hyperostosis generalisata mit Pachydermie
Paget-Schroetter syndrome: →*Paget-von Schroetter syndrome*
Paget-von Schroetter syndrome: Paget-Schroetter-Syndrom *nt*, Achselvenenthrombose *f*, Effortthrombose *f*, Armvenenthrombose *f*, Paget-von Schroetter-Syndrom *nt*, Schroetter-Syndrom *nt*
pain syndromes: Schmerzsyndrome *pl*
pain dysfunction syndrome: Costen-Syndrom *nt*, temporomandibuläres Syndrom *nt*
painful bruising syndrome: Erythrozytenautosensibilisierung *f*, schmerzhafte Ekchymosen-Syndrom *nt*, painful bruising syndrome *nt*
palaeostriatal syndrome: (*brit.*) Pallidumsyndrom *nt*, progressive Pallidumatrophie *f* Hunt, Paralysis agitans juvenilis
paleostriatal syndrome: Pallidumsyndrom *nt*, progressive Pallidumatrophie *f* Hunt, Paralysis agitans juvenilis
pallidal syndrome: Pallidumsyndrom *nt*, progressive Pallidumatrophie *f* Hunt, Paralysis agitans juvenilis
Pallister-Teschler-Nicola-Killian syndrome: Pallister-Teschler-Nicola-Killian-Syndrom *nt*, Tetrasomie *f* 12p
Pancoast's syndrome: Pancoast-Syndrom *nt*
pancytopenia-dysmelia syndrome: Fanconi-Anämie *f*, konstitutionelle infantile Panmyelopathie *f*
papillary muscle syndrome: Papillarsyndrom *nt*
Papillon-Léage and Psaume syndrome: Papillon-Léage-Psaume-Syndrom *nt*, orodigitofaziale Dysostose *f*, orofaziodigitales Syndrom *nt*, OFD-Syndrom *nt*
Papillon-Lefèvre syndrome: Papillon-Lefèvre-Syndrom *nt*, Keratosis palmoplantaris mit Paradontose/Periodontose, Keratosis palmoplantaris diffusa non circumscripta
paraneoplastic syndrome: paraneoplastisches Syndrom *nt*
paraneoplastic Cushing's syndrome: paraneoplastisches Cushing-Syndrom *nt*
paranoid syndrome: paranoides Syndrom *nt*
paraplegic syndrome: Querschnittssyndrom *nt*
parasagittal cortical syndrome: Mantelkantensyndrom *nt*
parietal lobe syndrome: Parietallappensyndrom *nt*
Parinaud's syndrome: Parinaud-Syndrom *nt*, vertikale Blicklähmung *f*
Parinaud's oculoglandular syndrome: okuloglanduläres Syndrom *nt*, Parinaud-Konjunktivitis *f*
Parkes-Weber syndrome: Parkes-Weber-Krankheit *f*
parkinsonian syndrome: Parkinson-Syndrom *nt*
Parry-Romberg syndrome: Romberg-Syndrom *nt*, Romberg-Trophoneurose *f*, Romberg-Parry-Syndrom *nt*, Romberg-Parry-Trophoneurose *f*, progressive halbseitige Gesichtsatrophie *f*, Hemiatrophia progressiva faciei/facialis
partial malassimilation syndrome: partielles Malassimilationssyndrom *nt*

Pasini's syndrome: Pasini-Syndrom *nt*, Pasini-Pierini-Syndrom *nt*, Epidermolysis bullosa albopapuloidea
Pasqualini's syndrome: Pasqualini-Syndrom *nt*, fertiler Eunuchoidismus *m*
Passow's syndrome: Passow-Symptomenkomplex *m*
Patau's syndrome: Patau-Syndrom *nt*, Trisomie 13-Syndrom *nt*, D_1-Trisomiesyndrom *nt*
Paterson's syndrome: Plummer-Vinson-Syndrom *nt*, Paterson-Brown-Syndrom *nt*, Kelly-Paterson-Syndrom *nt*, sideropenische Dysphagie *f*
Paterson-Brown-Kelly syndrome: →*Paterson's syndrome*
Paterson-Kelly syndrome: →*Paterson's syndrome*
Pearson's syndrome: Pearson-Syndrom *nt*
Pellegrini-Stieda syndrome: Stieda-Pellegrini-Schatten *m*, Pellegrini-Schatten *m*
Pellizzi's syndrome: Pellizzi-Syndrom *nt*, Macrogenitosomia praecox
Pendred's syndrome: Pendred-Syndrom *nt*
Penfield's syndrome: Penfield-Syndrom *nt*
PEP syndrome: POEMS-Komplex *m*
Pepper's syndrome: Pepper-Syndrom *nt*, -Typ *m*
petrosphenoidal syndrome: petrosphenoidales Syndrom *nt*
Peutz' syndrome: →*Peutz-Jeghers syndrome*
Peutz-Jeghers syndrome: Peutz-Jeghers-Syndrom *nt*, Polyposis intestini Peutz-Jeghers
Pfaundler-Hurler syndrome: von Pfaundler-Hurler-Syndrom *nt*, von Pfaundler-Hurler-Krankheit *f*, Hurler-Syndrom *nt*, Hurler-Krankheit *f*, Dysostosis multiplex, Lipochondrodystrophie *f*, Mukopolysaccharidose I-H *f*
Pfeiffer's syndrome: Pfeiffer-Syndrom *nt*, Akrozephalosyndaktylie V *f*
pharyngeal pouch syndrome: DiGeorge-Syndrom *nt*, Schlundtaschensyndrom *nt*, Thymusaplasie *f*
PHC syndrome: Böök-Syndrom *nt*, PHC-Syndrom *nt*
Pick's syndrome: Pick-Atrophie *f*, -Krankheit *f*, -Syndrom *nt*
pickwickian syndrome: Pickwick-Syndrom *nt*, Pickwickier-Syndrom *nt*, kardiopulmonales Syndrom *nt* der Adipösen
Pierre Robin syndrome: Pierre Robin-Syndrom *nt*, Robin-Syndrom *nt*
pincer nail syndrome: Pincer-nail-Syndrom *nt*
pineal syndrome: →*Pellizzi's syndrome*
placental dysfunction syndrome: Plazentainsuffizienzsyndrom *nt*
placental transfusion syndrome: fetofetale Transfusion *f*
plica syndrome: Plikasyndrom *nt*
Plummer-Vinson syndrome: Plummer-Vinson-Syndrom *nt*, Paterson-Brown-Syndrom *nt*, Kelly-Paterson-Syndrom *nt*, sideropenische Dysphagie *f*
POEMS syndrome: POEMS-Komplex *m*, PEP-Syndrom *nt*, Crow-Fukase-Syndrom *nt*, Schimpo-Syndrom *nt*, Takatsuti-Syndrom *nt*
Polak's syndrome: Polak-Syndrom *nt*
Poland's syndrome: Poland-Symptomenkomplex *m*
Polhemus-Schafer-Ivemark syndrome: Ivemark-Syndrom *nt*
polyadenomatosis syndromes: Polyadenomatose-Syndrome *pl*
polycystic ovary syndrome: Stein-Leventhal-Syndrom *nt*, Syndrom *nt* der polyzystischen Ovarien
pontine syndrome: Raymond-Cestan-Syndrom *nt*
popliteal pterygium syndrome: Kniepterygium-Syndrom *nt*, popliteales Pterygiumsyndrom *nt*
popliteal web syndrome: popliteales Flügelfellsyndrom *nt*
postaggression syndrome: Postaggressionssyndrom *nt*
postcardiotomy syndrome: Postkardiotomiesyndrom *nt*
postcholecystectomy syndrome: Postcholezystektomie-Syndrom *nt*
postcommissurotomy syndrome: Postkommissurotomiesyndrom *nt*
postconcussional syndrome: postkommotionelles Syndrom *nt*, posttraumatische Hirnleistungsschwäche *f*
post-discectomy syndrome: (*brit.*) →*post-diskectomy syndrome*
post-diskectomy syndrome: Postdiskotomiesyndrom *nt*, Postnukleotomiesyndrom *nt*
postencephalitic syndrome: postenzephalitisches Syndrom *nt*, postenzephalitisches Syndrom *nt*
posterior column syndrome: Hinterhornsyndrom *nt*
posterior cord syndrome: Hinterstrangsyndrom *nt*
posterior inferior cerebellar artery syndrome: Wallenberg-Syndrom *nt*, dorsolaterales Oblongata-Syndrom *nt*
postgastrectomy syndrome: **1.** Postgastrektomiesyndrom *nt* **2.** Dumpingsyndrom *nt*
post-lumbar puncture syndrome: postpunktionelles Liquorunterdrucksyndrom *nt*, postpunktionelles Syndrom *nt*
postmyocardial infarction syndrome: Dressler-Myokarditis *f*, -Syndrom *nt*, Postmyokardinfarktsyndrom *nt*
postpartum pituitary necrosis syndrome: Sheehan-Syndrom *nt*, postpartale Hypophysenvorderlappeninsuffizienz *f*
postperfusion syndrome: Postperfusionssyndrom *nt*, Posttransfusionssyndrom *nt*
postpericardiotomy syndrome: Postperikardiotomie-Syndrom *nt*
postphlebitic syndrome: postthrombotisches Syndrom *nt*, postthrombotischer Symptomenkomplex *m*
post-polio syndrome: Postpoliosyndrom *nt*, Postpoliomyelitis-Syndrom *nt*
post-tachycardia syndrome: Posttachykardiesyndrom *nt*
post-thrombotic syndrome: postthrombotisches Syndrom *nt*, postthrombotischer Symptomenkomplex *m*
post-transfusion syndrome: Postperfusionssyndrom *nt*, Posttransfusionssyndrom *nt*
post-traumatic syndrome: posttraumatisches Syndrom *nt*
post-traumatic brain syndrome: →*postconcussional syndrome*
post-traumatic cervical syndrome: posttraumatischen Zervikalsyndrom *nt*
post-traumatic cervicocephalic syndrome: posttraumatisches zervikozephales Syndrom *nt*
post-traumatic neck syndrome: posttraumatisches Halswirbelsäulensyndrom *nt*
post-traumatic respiratory insufficiency syndrome: Schocklunge *f*, adult respiratory distress syndrome *nt*
Potter syndrome: **1.** Potter-Sequenz *f*, Oligohydramnion-Syndrom *nt* **2.** Potter-Syndrom *nt*
Prader-Willi syndrome: Prader-Willi-Syndrom *nt*, Prader-Labhart-Willi-Syndrom *nt*
precordial costochondral syndrome: Chondrokostal-Präkordialsyndrom *nt*, chondrokostales Präkordialsyndrom *nt*
precordial pain syndrome: Chondrokostal-Präkordialsyndrom *nt*, chondrokostales Präkordialsyndrom *nt*
preexcitation syndrome: WPW-Syndrom *nt*, Wolff-Parkinson-White-Syndrom *nt*

preinfarction syndrome: Präinfarkt *m*, Präinfarkt-Syndrom *nt*
premature senility syndrome: Gilford-Syndrom *nt*, Hutchinson-Gilford-Syndrom *nt*, Progeria infantilis
premenstrual syndrome: prämenstruelles Syndrom *nt*, prämenstruelles Spannungssyndrom *nt*
premenstrual tension syndrome: →*premenstrual syndrome*
presuicidal syndrome: präsuizidales Syndrom *nt*
Pringle-Bourneville syndrome: Bourneville-Pringle-Syndrom *nt*, Pringle-Bourneville-Syndrom *nt*, Pringle-Bourneville-Phakomatose *f*
Profichet's syndrome: Profichet-Krankheit *f*, Profichet-Syndrom *nt*, Kalkgicht *f*, Calcinosis circumscripta
progeria syndrome: Gilford-Syndrom *nt*, Hutchinson-Gilford-Syndrom *nt*, Progeria infantilis
syndrome of prolonged ventilator dependence: Syndrom *nt* der verlängerten Beatmungsabhängigkeit
pronator teres syndrome: Pronator-teres-Syndrom *nt*
protein deficiency syndrome: Proteinmangelsyndrom *nt*, Eiweißmangelsyndrom *nt*
protein-losing syndrome: Eiweißverlustsyndrom *nt*
Proteus syndrome: Proteus-Syndrom *nt*
prune-belly syndrome: ventrales Defektsyndrom *nt*, Bauchdeckenaplasie *f*, Pflaumenbauchsyndrom *nt*, prune-belly syndrome *nt*
pseudo-Bartter syndrome: Pseudo-Bartter-Syndrom *nt*
pseudo-Klinefelter's syndrome: Pseudo-Klinefelter-Syndrom *nt*
pseudo-Meigs' syndrome: Pseudo-Meigs-Syndrom *nt*
pseudoneurasthenic syndrome: pseudoneurasthenisches Syndrom *nt*
pseudothalidomide syndrome: Roberts-Syndrom *nt*, Tetraphokomelie-Oberkieferspaltensyndrom *nt*, Pseudothalidomid-Syndrom *nt*, SC-Syndrom *nt*
pseudo-Turner's syndrome: Bonnevie-Ullrich-Syndrom *nt*, Pterygium-Syndrom *nt*
pseudo-Zellweger syndrome: Pseudozellweger-Syndrom *nt*
psoas syndrome: Iliopsoassyndrom *nt*
pterygium colli syndrome: Bonnevie-Ullrich-Syndrom *nt*, Pterygium-Syndrom *nt*
pulmonary acid aspiration syndrome: Mendelson-Syndrom *nt*
pulmonary dysmaturity syndrome: Wilson-Mikity-Syndrom *nt*, bronchopulmonale Dysplasie *f*
pulmonary fat embolism syndrome: Schocklunge *f*, adult respiratory distress syndrome *nt*
punch-drunk syndrome: Boxerenzephalopathie *f*, Encephalopathia traumatica
Purtilo's syndrome: Purtilo-Syndrom *nt*, X-chromosomales lymphoproliferatives Syndrom *nt*, X-gekoppelte lymphoproliferative Erkrankung *f*
Purtscher's syndrome: Purtscher-Syndrom *nt*, Purtscher-Netzhautschädigung *f*
Putnam-Dana syndrome: Lichtheim-Syndrom *nt*, Dana-Syndrom *nt*, Dana-Lichtheim-Krankheit *f*, Dana-Lichtheim-Putnam-Syndrom *nt*, funikuläre Spinalerkrankung/Myelose *f*
pyramidal-tract syndrome: Pyramidenbahnsyndrom *nt*
QT syndrome: QT-Syndrom *nt*, Jervell-Lange-Nielsen-Syndrom *nt*
quadrant syndromes: Quadrantensyndrome *pl*
radial aplasia-thrombocytopenia syndrome: Radiusaplasie-Thrombozytopenie-Syndrom *nt*
radiation syndrome: Strahlenkrankheit *f*
radicular syndrome: Wurzelsyndrom *nt*, radikuläres Syndrom *nt*
Ramsey Hunt syndrome: **1.** Genikulatumneuralgie *f*, Ramsey Hunt-Syndrom *nt*, Zoster oticus, Herpes zoster oticus, Neuralgia geniculata **2.** Hunt-Syndrom *nt*, Dyssynergia cerebellaris myoclonica **3.** Hunt-Syndrom *nt*, Dyssynergia cerebellaris progressiva
Raymond-Cestan syndrome: Raymond-Cestan-Syndrom *nt*, Cestan-Raymond-Syndrom *nt*
Raynaud's syndrome: Raynaud-Syndrom *nt*, sekundäre Raynaud-Krankheit *f*
Reese's syndrome: Reese-Blodi-Krause-Syndrom *nt*, Reese-Syndrom *nt*
Refsum syndrome: Refsum-Syndrom *nt*, Heredopathia atactica polyneuritiformis
Regad's syndrome: Regad-Syndrom *nt*
Reichmann's syndrome: Reichmann-Syndrom *nt*, Gastrosukorrhoe *f*
Reifenstein's syndrome: Reifenstein-Syndrom *nt*, testikuläre Feminisierung *f*
Reiter's syndrome: Fiessinger-Leroy-Syndrom *nt*, Reiter-Krankheit *f*, urethro-okulo-synoviales Syndrom *nt*, Arthritis dysenterica
REM syndrome: REM-Syndrom *nt*, retikuläre erythematöse Muzinose *f*, Mucinosis erythematosa reticularis
Rendu-Osler-Weber syndrome: hereditäre Teleangiektasie *f*, Morbus Osler *m*, Osler-Rendu-Weber-Krankheit *f*, Osler-Rendu-Weber-Syndrom *nt*, Rendu-Osler-Weber-Krankheit *f*, Rendu-Osler-Weber-Syndrom *nt*, Teleangiectasia hereditaria haemorrhagica
reperfusion syndrome: Reperfusionssyndrom *nt*, Tourniquet-Syndrom *nt*
respiratory distress syndrome: Atemnotsyndrom *nt* des Neugeborenen, Respiratory-distress-Syndrom *nt* des Neugeborenen
respiratory distress syndrome (of the newborn): Atemnotsyndrom *nt* des Neugeborenen, Respiratory-distress-Syndrom *nt* des Neugeborenen
restless legs syndrome: Syndrom *nt* der unruhigen Beine, nächtliche Bewegungsstörungen *pl*, Restless-legs-Syndrom *nt*
retraction syndrome: Duane-Syndrom *nt*, Stilling-Türk-Duane-Syndrom *nt*
syndrome of retroparotid space: Villaret-Syndrom *nt*
Rett syndrome: Rett-Syndrom *nt*
Reye's syndrome: Reye-Syndrom *nt*
Richner-Hanhart syndrome: Richner-Hanhart-Syndrom *nt*, Tyrosinaminotransferasemangel *m*, TAT-Mangel *m*
Richter's syndrome: Richter-Syndrom *nt*
Rieger's syndrome: Rieger-Syndrom *nt*
rigid spine syndrome: Rigid-spine-Syndrom *nt*
Riley-Day syndrome: Riley-Day-Syndrom *nt*, Dysautonomie *f*
Robert's syndrome: Robert-Syndrom *nt*
Roberts' syndrome: Roberts-Syndrom *nt*, Tetraphokomelie-Oberkieferspaltensyndrom *nt*, Pseudothalidomid-Syndrom *nt*, SC-Syndrom *nt*
Robertson-Kihara syndrome: primärer Hyperreninismus *m*, Robertson-Kihara-Syndrom *nt*
Roberts-SC phocomelia syndrome: →*Roberts' syndrome*
Robin's syndrome: Robin-Syndrom *nt*, Pierre Robin-Syndrom *nt*
Robinow's syndrome: Robinow-Syndrom *nt*
Rokitansky-Küster-Hauser syndrome: Mayer-Rokitansky-Küster-Syndrom *nt*, MRK-Syndrom *nt*, Roki-

S

tansky-Küster-Syndrom *nt*
roller coaster syndrome: Roller-coaster-Syndrom *nt*
Romano-Ward syndrome: Romano-Ward-Syndrom *nt*, Pseudohypokaliämie-Syndrom *nt*, familiäres QT-Syndrom *nt*
Romberg's syndrome: Romberg-Syndrom *nt*
root compression syndrome: Wurzelkompressionssyndrom *nt*
Rosenbach's syndrome: Rosenbach-Syndrom *nt*
Rosenfeld's syndrome: Rosenfeld-Syndrom *nt*
Rosenthal syndrome: Rosenthal-Krankheit *f*
Ross syndrome: Ross-Syndrom *nt*
Rot's syndrome: Bernhardt-Roth-Syndrom *nt*, Myalgia paraesthetica
rotator tendon syndrome: Rotatorensehnensyndrom *nt*
Rot-Bernhardt syndrome: Bernhardt-Roth-Syndrom *nt*, Myalgia paraesthetica
Roth's syndrome: Bernhardt-Roth-Syndrom *nt*, Myalgia paraesthetica
Roth-Bernhardt syndrome: Bernhardt-Roth-Syndrom *nt*, Myalgia paraesthetica
Rothmann-Makai syndrome: Rothmann-Makai-Syndrom *nt*, Lipogranulomatosis subcutanea, Spontanpannikulitis *f* Rothmann-Makai
Rothmund's syndrome: Rothmund-Syndrom *nt*, Rothmund-Thomson-Syndrom *nt*
Rothmund-Thomson syndrome: Rothmund-Syndrom *nt*, Rothmund-Thomson-Syndrom *nt*
Rotor's syndrome: Rotor-Syndrom *nt*
Roussy-Déjérine syndrome: Déjérine-Roussy-Syndrom *nt*, Thalamussyndrom *nt*
Roussy-Lévy syndrome: Roussy-Levy-Syndrom *nt*
Roviralta syndrome: Roviralta-Syndrom *nt*
Rovsing's syndrome: Rovsing-Syndrom *nt*
rubella syndrome: kongenitale Röteln *pl*, kongenitales Rötelnsyndrom *nt*
Rubinstein's syndrome: →*Rubinstein-Taybi syndrome*
Rubinstein-Taybi syndrome: Rubinstein-Taybi-Syndrom *nt*
rubrospinal cerebellar peduncle syndrome: Claude-Syndrom *nt*, unteres Ruber-Syndrom *nt*, unteres Syndrom *nt* des Nucleus ruber
Rud's syndrome: Rud-Syndrom *nt*
Russell's syndrome: Silver-Syndrom *nt*, Russell-Silver-Syndrom *nt*
Rust's syndrome: Rust-Syndrom *nt*
Saethre-Chotzen syndrome: Chotzen-Syndrom *nt*, Chotzen-Saethre-Syndrom *nt*, Akrozephalosyndaktylie *f* Typ III
Sakati-Nyhan syndrome: Sakati-Nyhan-Syndrom *nt*
salt-depletion syndrome: Salzmangelsyndrom *nt*
salt-losing syndrome: Salzverlustsyndrom *nt*
Sandifer's syndrome: Sandifer-Syndrom *nt*
Sanfilippo's syndrome: Sanfilippo-Syndrom *nt*, Morbus Sanfilippo *m*, polydystrophische Oligophrenie *f*, Mukopolysaccharidose *f* III
Santavuori-Haltia syndrome: Morbus Santavuori-Haltia, infantile Zeroidlipofuszinose *f*, infantile Ceroidlipofuscinose *f*
SAPHO syndrome: SAPHO-Syndrom *nt*
SC syndrome: Roberts-Syndrom *nt*, Tetraphokomelie-Oberkieferspaltensyndrom *nt*, Pseudothalidomid-Syndrom *nt*, SC-Syndrom *nt*
scalded skin syndrome: (medikamentöses) Lyell-Syndrom *nt*, Syndrom *nt* der verbrühten Haut, Epidermolysis acuta toxica, Epidermolysis necroticans combustiformis
scalenus syndrome: Halsrippensyndrom *nt*, kostozervikales Syndrom *nt*, Scalenus-anterior-Syndrom *nt*, Skalenussyndrom *nt*, Naffziger-Syndrom *nt*
scalenus anticus syndrome: Skalenus-Syndrom *nt*, Scalenus-anterior-Syndrom *nt*, Naffziger-Syndrom *nt*
scapulocostal syndrome: skapulokostales Syndrom *nt*
Schaumann's syndrome: Sarkoidose *f*, Morbus *m* Boeck, Boeck-Sarkoid *nt*, Besnier-Boeck-Schaumann-Krankheit *f*, Lymphogranulomatosa benigna
Scheie's syndrome: Morbus Scheie *m*, Scheie-Krankheit *f*, Scheie-Syndrom *nt*, Ullrich-Scheie-Krankheit *f*, -Syndrom *nt*, Mukopolysaccharidose *f* I-S
Schirmer's syndrome: Schirmer-Syndrom *nt*
Schmidt's syndrome: Schmidt-Syndrom *nt*
Schnitzler syndrome: Schnitzler-Syndrom *nt*
Schönlein-Henoch syndrome: Schoenlein-Henoch-Syndrom *nt*, (anaphylaktoide) Purpura *f* Schoenlein-Henoch, rheumatoide/athrombopenische Purpura *f*, Immunkomplexpurpura *f*, -vaskulitis *f*, Purpura anaphylactoides (Schoenlein-Henoch), Purpura rheumatica (Schoenlein-Henoch)
Schüller's syndrome: Hand-Schüller-Christian-Krankheit *f*, Schüller-Hand-Christian-Krankheit *f*, Schüller-Krankheit *f*
Schüller-Christian syndrome: Hand-Schüller-Christian-Krankheit *f*, Schüller-Hand-Christian-Krankheit *f*, Schüller-Krankheit *f*
Schultz's syndrome: Agranulozytose *f*, maligne Neutropenie *f*, perniziöse Neutropenie *f*
Schwartz-Jampel syndrome: Schwartz-Jampel-Syndrom *nt*, Chondrodystrophia myotonica
scimitar syndrome: Scimitar-Syndrom *nt*
sea-blue histiocyte syndrome: seeblaue Histiozytose *f*
syndrome of sea-blue histiocyte: seeblaue Histiozytose *f*
Seabright bantam syndrome: Seabright-bantam-Syndrom *nt*, Pseudohypoparathyreoidismus *m*
Seckel's syndrome: Seckel-Syndrom *nt*, Seckel-Vogelkopf-Zwerg *m*
secondary vasospastic syndrome: sekundäres vasospastisches Syndrom *nt*, sekundäre Raynaud-Krankheit *f*
Selye syndrome: Selye-Syndrom *nt*, Adaptationssyndrom *nt*
Senear-Usher syndrome: Senear-Usher-Syndrom *nt*, Pemphigus erythematosus, Pemphigus seborrhoicus, Lupus erythematosus pemphigoides
Sertoli-cell-only syndrome: del Castillo-Syndrom *nt*, Castillo-Syndrom *nt*, Sertoli-Zell-Syndrom *nt*, Sertoli-cell-only-Syndrom *nt*, Germinalaplasie *f*, Germinalzellaplasie *f*
serum sickness-like syndrome: Reaktion *f* vom Serumkrankheittyp
severe acute respiratory syndrome: schweres akutes respiratorisches Syndrom *nt*, severe acute respiratory syndrome *nt*
Sézary syndrome: Sézary-Syndrom *nt*
Sheehan syndrome: Sheehan-Syndrom *nt*, postpartale Hypophysenvorderlappeninsuffizienz *f*
short-bowel syndrome: Kurzdarmsyndrom *nt*, Short-bowel-Syndrom *nt*
short face syndrome: Short-face-Syndrom *nt*, skelettaler tiefer Biss *m*
short-gut syndrome: →*short-bowel syndrome*
short ribs-polydactyly syndromes: Kurzripp-Polydaktylie-Syndrome *pl*
shoulder hand syndrome: Schulter-Arm-Syndrom *nt*

S

Shulman's syndrome: Shulman-Syndrom *nt*, eosinophile Fasciitis *f*
Shwachman syndrome: Shwachman-Syndrom *nt*, Shwachman-Blackfan-Diamond-Oski-Khaw-Syndrom *nt*
Shwachman-Diamond syndrome: Shwachman-Syndrom *nt*, Shwachman-Blackfan-Diamond-Oski-Khaw-Syndrom *nt*
Shy-Drager syndrome: Shy-Drager-Syndrom *nt*, primäre orthostatische Hypotenson *nt*
SIADH-like syndrome: SIADH-ähnliches Syndrom *nt*
Sicard's syndrome: Sicard-Syndrom *nt*, Collet-Syndrom *nt*
sicca syndrome: Sicca-Syndrom *nt*
sick building syndrome: Sick-building-Syndrom *nt*
sickle cell syndrome: Sichelzellerkrankung *f*
sick sinus syndrome: Sick-Sinus-Syndrom *nt*, Sinusknotensyndrom *nt*
Silfverskiöld's syndrome: Silfverskiöld-Syndrom *nt*
Silver's syndrome: Silver-Russell-Syndrom *nt*, Russell-Syndrom *nt*
Silverman's syndrome: Silverman-Syndrom *nt*
Silvestrini-Corda syndrome: Silvestrini-Corda-Syndrom *nt*
Simmonds' syndrome: Simmonds-Syndrom *nt*, Hypophysenvorderlappeninsuffizienz *f*, HVL-Insuffizienz *f*, Hypopituitarismus *m*
sinobronchial syndrome: sinubronchiales Syndrom *nt*, sinupulmonales Syndrom *nt*
sinopulmonary syndrome: Bronchosinusitis *f*, Sinubronchitis *f*
Sipple's syndrome: Sipple-Syndrom *nt*, MEN-Typ *m* IIa, MEA-Typ *m* IIa
Sjögren's syndrome: Sjögren-Syndrom *nt*, Sicca-Syndrom *nt*
Sjögren-Larsson syndrome: Sjögren-Larsson-Syndrom *nt*, Larsson-Syndrom *nt*
sleep apnea syndrome: Schlafapnoesyndrom *nt*, schlafbezogene Atemstörungen *pl*, Undine-Syndrom *nt*, Schlafapnoe *f*
sleep apnoea syndrome: (*brit.*) →*sleep apnea syndrome*
sleep-induced apnea syndrome: →*sleep apnea syndrome*
sleep-induced apnoea syndrome: (*brit.*) →*sleep apnea syndrome*
SLE-like syndrome: systemischer Lupus erythematodes *m*, Systemerythematodes *m*, Lupus erythematodes visceralis, Lupus erythematodes integumentalis et visceralis
Sluder's syndrome: Sluder-Neuralgie *f*, Sluder-Syndrom *nt*, Neuralgia sphenopalatina
Sly syndrome: Sly-Syndrom *nt*, Mukopolysaccharidose *f* VII
small lung syndrome: Small-lung-Syndrom *nt*
small stomach syndrome: Syndrom *nt* des zu kleinen Restmagens
Smith-Lemli-Opitz syndrome: Smith-Lemli-Opitz-Syndrom *nt*
Smith-Magenis syndrome: Smith-Magenis-Syndrom *f*
smoker's respiratory syndrome: Raucherrespirationssyndrom *nt*
Sneddon's syndrome: Sneddon-Syndrom *nt*
sodium depletion syndrome: Natriumverlustsyndrom *nt*
sodium retention syndrome: Natriumspeichersyndrom *nt*, zerebrales/zentrales Salzspeichersyndrom *nt*
Sohval-Soffer syndrome: Sohval-Soffer-Syndrom *nt*
Sorsby's syndrome: Sorsby-Syndrom *nt*
Sotos' syndrome: Sotos-Syndrom *nt*, zerebraler Gigantismus *m*
Sotos' syndrome (of cerebral gigantism): Sotos-Syndrom *nt*
spastic syndrome: spastischer Symptomenkomplex *m*
Spens' syndrome: →*Stokes-Adams syndrome*
spherophakia-brachymorphia syndrome: Weill-Marchesani-Syndrom *nt*, Marchesani-Syndrom *nt*
splenic flexure syndrome: Payr-Syndrom *nt*
Sprinz-Dubin syndrome: Dubin-Johnson-Syndrom *nt*
Sprinz-Nelson syndrome: →*Sprinz-Dubin syndrome*
Spurway syndrome: Eddowes-Syndrom *nt*, Eddowes-Spurway-Syndrom *nt*
Stainton syndrome: →*Capdepont's syndrome*
Stainton-Capdedont syndrome: →*Capdepont's syndrome*
staphylococcal scalded skin syndrome: Ritter-Krankheit *f*, Ritter-Dermatitis *f*, Morbus Ritter von Rittershain *m*, Pemphigoid *nt* der Säuglinge, Syndrom *nt* der verbrühten Haut, staphylogenes Lyell-Syndrom *nt*, Dermatitis exfoliativa neonatorum, Epidermolysis toxica acuta
Starlinger syndrome: vegetativ-endokrines Starlinger-Syndrom *nt*
Stauffer's syndrome: hepatische paraneoplastische Dysfunktion *f*, Stauffer-Syndrom *nt*
Steele-Richardson-Olszewski syndrome: Steele-Richardson-Olszewski-Syndrom *nt*, progressive supranukleäre Ophthalmoplegie *f*
steely hair syndrome: Trichopoliodystrophie *f*, Menkes-Syndrom *nt*, Menkes-Stahlhaarkrankheit *f*, Kraushaarsyndrom *nt*, kinky hair disease *nt*, Pili torti mit Kupfermangel
Steinbrocker's syndrome: Schulter-Arm-Syndrom *nt*
Steiner's syndrome: Curtius-Syndrom *nt*, Hemihypertrophie *f*
Stein-Leventhal syndrome: Stein-Leventhal-Syndrom *nt*, Syndrom *nt* der polyzystischen Ovarien
steroid withdrawal syndrome: Steroidentzugssyndrom *nt*
Stevens-Johnson syndrome: Stevens-Johnson-Syndrom *nt*, Stevens-Johnson-Fuchs-Syndrom *nt*, Dermatostomatitis Baader *f*, Fiessinger-Rendue-Syndrom *nt*, Ectodermose érosive pluriorificielle, Erythema exsudativum multiforme majus
Stewart-Morel syndrome: Morgagni-Syndrom *nt*, Morgagni-Morel-Stewart-Syndrom *nt*, Hyperostosis frontalis interna
Stewart-Treves syndrome: Stewart-Treves-Syndrom *nt*, Lymphangiosarkom *nt*, Postmastektomie-Lymphangiosarkom *nt*
Stickler's syndrome: Stickler-Syndrom *nt*, hereditäre progressive Arthroophthalmopathie *f*
stiff-man syndrome: Stiff-man-Syndrom *nt*
stilbestrol syndrome: Stilböstrol-Syndrom *nt*
stilboestrol syndrome: (*brit.*) →*stilbestrol syndrome*
Still-Chauffard syndrome: Still-Syndrom *nt*
Stilling's syndrome: →*Stilling-Türk-Duane syndrome*
Stilling-Türk-Duane syndrome: Stilling-Türk-Duane-Syndrom *nt*, Retraktionssyndrom *nt*, Duane-Syndrom *nt*
stippled epiphysis syndromes: Chondrodysplasia-punctata-Syndrome *pl*
Stoeckel's syndrome: Stoeckel-Syndrom *nt*
Stokes' syndrome: →*Stokes-Adams syndrome*
Stokes-Adams syndrome: Adams-Stokes-Anfall *m*, Adams-Stokes-Synkope *f*, Adams-Stokes-Syndrom *nt*
Stokvis-Talma syndrome: Stokvis-Talma-Syndrom *nt*, autotoxische Zyanose *f*
stress syndrome: Stress-Syndrom *nt*
stroke syndrome: Hirnschlag *m*, Schlaganfall *m*,

S

apoplektischer Insult *m*, Apoplexie *f*, Apoplexia cerebri
Stuart-Prower syndrome: Stuart-Prower-Syndrom *m*, Faktor-X-Mangel *m*
Sturge's syndrome: Sturge-Weber-Krabbe-Syndrom *nt*, Angiomatosis encephalofacialis
Sturge-Kalischer-Weber syndrome: Sturge-Weber-Krabbe-Krankheit *f*, Sturge-Weber-Krabbe-Syndrom *nt*, Sturge-Weber-Krankheit *f*, Sturge-Weber-Syndrom *nt*, enzephalofaziale Angiomatose *f*, Neuroangiomatosis encephalofacialis, Angiomatosis encephalo-oculo-cutanea, Angiomatosis encephalotrigeminalis
Sturge-Weber syndrome: →*Sturge-Kalischer-Weber syndrome*
stylohyoid syndrome: Eagle-Syndrom *nt*, Styloidsyndrom *nt*, stylo-kerato-hyoidales Syndrom *nt*
styloid syndrome: →*stylohyoid syndrome*
styloid process syndrome: →*stylohyoid syndrome*
subclavian steal syndrome: Subklavia-Anzapfsyndrom *nt*, Subclavian-Steal-Syndrom *nt*
sudden infant death syndrome: plötzlicher Kindstod *m*, Krippentod *m*, sudden infant death syndrome *nt*, Mors subita infantum
Sudeck's syndrome: Sudeck-Syndrom *nt*, Sudeck-Dystrophie *f*
Sudeck-Leriche syndrome: Sudeck-Syndrom *nt* mit Vasospasmen
Sulzberger-Garbe syndrome: exsudative diskoide lichenoide Dermatitis *f*, oid-oid disease *nt*
Summerskill syndrome: Summerskill-Syndrom *nt*, Summerskill-Tygstrup-Syndrom *nt*
superior cerebellar artery syndrome: Arteria-superior-cerebelli-Syndrom *nt*
superior mesenteric artery syndrome: Arteria-mesenterica-superior-Kompressionssyndrom *nt*, arteriomesenterialer Duodenalverschluss *m*
superior oblique tendon sheath syndrome: Obliquus-superior-Klick-Syndrom *f*
superior orbital fissure syndrome: Fissura-orbitalis-superior-Syndrom *nt*, Keilbeinflügel-Syndrom *nt*
superior sulcus tumor syndrome: Pancoast-Syndrom *nt*
superior sulcus tumour syndrome: (*brit.*) →*superior sulcus tumor syndrome*
superior vena cava syndrome: Vena-cava-superior-Syndrom *nt*, Kava-superior-Syndrom *nt*
supinator tunnel syndrome: Supinatortunnelsyndrom *nt*
supine hypotensive syndrome: aortokavales Syndrom *nt*
supraspinatus syndrome: Supraspinatussyndrom *nt*, Supraspinatussehnensyndrom *nt*
surdocardiac syndrome: Jervell-Lange-Nielsen-Syndrom *nt*
survivor syndrome: Überlebenssyndrom *nt*, KZ-Syndrom *nt*
Swanson's syndrome: Swanson-Syndrom *nt*
sweat retention syndrome: **1.** thermogene/tropische Anhidrose *f*, Anhidrosis tropica **2.** Schweißretentionssyndrom *nt*
Sweet's syndrome: Sweet-Syndrom *nt*, akute febrile neutrophile Dermatose *f*
Swyer's syndrome: Swyer-Syndrom *nt*, XY-Gonadendysgenesie *f*
Swyer-James syndrome: Swyer-James-Syndrom *nt*, McLeod-Syndrom *nt*, Syndrom *nt* der einseitig hellen Lunge
sylvian syndrome: Retraktionsnystagmus *m*, Nystagmus retractorius
sylvian aqueduct syndrome: Aquäduktsyndrom *nt*
sympathetic lesion syndrome: Grenzstrang-Quadrantensyndrom *nt*
syringomyelic syndrome: Syringomyelie *f*
systemic inflammatory response syndrome: systemisches Entzündungssyndrom *nt*, systemic inflammatory response syndrome *nt*
Takayasu's syndrome: Pulslos-Krankheit *f*, Martorell-Krankheit *f*, Martorell-Syndrom *nt*, Takayasu-Krankheit *f*, Takayasu-Syndrom *nt*, Arteriitis brachiocephalica
Tapia's syndrome: Tapia-Syndrom *nt*
TAR syndrome: Radiusaplasie-Thrombozytopenie-Syndrom *nt*
tarsal tunnel syndrome: Tarsaltunnel-Syndrom *nt*
Taussig-Bing syndrome: Taussig-Bing-Syndrom *nt*
Taybi's syndrome: otopalatodigitales Syndrom *nt*, Taybi-Syndrom *nt*
TDO syndrome: tricho-dento-ossäres Syndrom *nt*
tegmental syndrome: Brückenhaubensyndrom *nt*, Gasperini-Syndrom *nt*
temporal syndrome: Gradenigo-Syndrom *nt*
temporal lobe syndrome: Temporalhirnsyndrom *nt*
temporomandibular syndrome: →*temporomandibular dysfunction syndrome*
temporomandibular dysfunction syndrome: Costen-Syndrom *nt*, temporomandibuläres Syndrom *nt*, Kiefergelenksdysfunktionssyndrom *nt*, Kiefergelenk-Dysfunktionssyndrom *nt*, Mandibulargelenkneuralgie *f*
temporomandibular joint syndrome: →*temporomandibular dysfunction syndrome*
temporomandibular joint pain dysfunction syndrome: →*temporomandibular dysfunction syndrome*
tendon sheath syndrome: Brown-Syndrom *nt*
Terry's syndrome: retrolentale Fibroplasie *f*, Frühgeborenenretinopathie *f*, Terry-Syndrom *nt*, Retinopathia praematurorum
testicular feminization syndrome: testikuläre Feminisierung *f*, Reifenstein-Syndrom *nt*
thalamic syndrome: Déjérine-Roussy-Syndrom *nt*, Thalamussyndrom *nt*
Thévenard syndrome: Thévenard-Syndrom *nt*
Thibierge-Weissenbach syndrome: Thibièrge-Weißenbach-Syndrom *nt*
Thiemann's syndrome: Thiemann-Krankheit *f*
third and fourth pharyngeal pouch syndrome: DiGeorge-Syndrom *nt*, Schlundtaschensyndrom *nt*, Thymusaplasie *f*
Thomson's syndrome: Thomson-Syndrom *nt*
thoracic syndrome: Thorakalsyndrom *nt*
thoracic outlet syndrome: Thoracic-outlet-Syndrom *nt*, Thorax-Auslass-Syndrom *nt*
Thorn's syndrome: Thorn-Syndrom *nt*, Salzverlustnephritis *f*
thrombocytopenia-absent radius syndrome: Radiusaplasie-Thrombozytopenie-Syndrom *nt*, Thrombozytopenie mit Radiusaplasie, TAR-Syndrom *nt*
thrombophlebitis syndromes: Thrombophlebitis-Syndrome *pl*
thyrohypophyseal syndrome: →*thyrohypophysial syndrome*
thyrohypophysial syndrome: Sheehan-Syndrom *nt*, postpartale Hypophysenvorderlappeninsuffizienz *f*
Tietz's syndrome: Tietz-Syndrom *nt*
Tietze's syndrome: Tietze-Syndrom *nt*
time-zone syndrome: Jet-Lag *m*
TMJ syndrome: →*temporomandibular dysfunction syndrome*
Tolosa-Hunt syndrome: Tolosa-Hunt-Syndrom *nt*

S

TORCH syndrome: TORCH-Komplex *m*
Torre's syndrome: Torre-Muir-Syndrom *nt*, Torre-Syndrom *nt*
total malassimilation syndrome: globales Malassimilationssyndrom *nt*
Touraine-Solente-Golé syndrome: Pachydermoperiostose *f*, Touraine-Solente-Golé-Syndrom *nt*, familiäre Pachydermoperiostose *f*, idiopathische hypertrophische Osteoarthropathie *f*, Akropachydermie *f* mit Pachydermoperiostose, Hyperostosis generalisata mit Pachydermie
toxic embolism syndrome: toxisch-embolisches Syndrom *nt*, Hoigné-Syndrom *nt*, Hoigné-Reaktion *f*
toxic-epidemic syndrome: spanische Ölvergiftung *f*, toxisch-epidemisches Syndrom *nt*
toxic shock syndrome: toxisches Schocksyndrom *nt*, Syndrom *nt* des toxischen Schocks
tracheobronchial collapse syndrome: tracheobronchiales Kollapssyndrom *nt*
transfusion syndrome: fetofetale Transfusion *f*
transitory syndrome: Durchgangssyndrom *nt*
translocation Down syndrome: Translokationstrisomie 21 *f*
transverse lesion syndrome: Querschnittsyndrom *nt*
Treacher-Collins syndrome: Treacher-Collins-Syndrom *nt*, Franceschetti-Syndrom *nt*, Dysostosis mandibulo-facialis
Treacher-Collins-Franceschetti syndrome: →*Treacher-Collins syndrome*
tricho-dento-osseus syndrome: tricho-dento-ossäres Syndrom *nt*
trichorhinophalangeal syndrome: trichorhinophalangeales Syndrom *nt*
triple-X syndrome: XXX-Syndrom *nt*, Drei-X-Syndrom *nt*
trisomy syndrome: Trisomie-Syndrom *nt*
trisomy 8 syndrome: Trisomie 8 *f*, Trisomie 8-Syndrom *nt*
trisomy 13 syndrome: →*trisomy D syndrome*
trisomy 14 syndrome: Trisomie 14 *f*, Trisomie 14-Syndrom *nt*
trisomy 18 syndrome: →*trisomy E syndrome*
trisomy 21 syndrome: Down-Syndrom *nt*, Trisomie 21 *f*, Trisomie 21-Syndrom *nt*, Mongoloidismus *m*, Mongolismus *m*
trisomy C syndrome: Trisomie 8 *f*, Trisomie 8-Syndrom *nt*
trisomy D syndrome: Trisomie 13 *f*, Trisomie 13-Syndrom *nt*, Patau-Syndrom *nt*, D_1-Trisomie-Syndrom *nt*
trisomy E syndrome: Edwards-Syndrom *nt*, Trisomie 18 *f*, Trisomie 18-Syndrom *nt*
Troell-Junet syndrome: Troell-Junet-Syndrom *nt*
Troisier's syndrome: Troisier-Syndrom *nt*
Trousseau's syndrome: Trousseau-Syndrom *nt*
tumor lysis syndrome: Tumorzerfallssyndrom *nt*
tumour lysis syndrome: (*brit.*) →*tumor lysis syndrome*
Turcot syndrome: Turcot-Syndrom *nt*
Turner's syndrome: Ullrich-Turner-Syndrom *nt*
twiddler's syndrome: Twiddler-Syndrom *nt*, Pacemaker-Twiddler-Syndrom *nt*
twin transfusion syndrome: Zwillingstransfusionssyndrom *nt*, fetofetales Transfusionssyndrom *nt*, Zwillings-Zwillings-Transfusionssyndrom *nt*, fetofetale Transfusion *f*
Tygstrup syndrome: Tygstrup-Syndrom *nt*, Summerskill-Syndrom *nt*, Summerskill-Tygstrup-Syndrom *nt*, benigne rekurrierende intrahepatische Cholestase *f*
type II oral-facial-digital syndrome: Mohr-Claussen-Syndrom *nt*
type II orofaciodigital syndrome: Mohr-Claussen-Syndrom *nt*
Uehlinger's syndrome: Uehlinger-Syndrom *nt*
Ullrich-Feichtiger syndrome: Ullrich-Feichtiger-Syndrom *nt*
Ullrich-Turner syndrome: Noonan-Syndrom *nt*, Pseudo-Ullrich-Turner-Syndrom *nt*
ulnar nerve compression syndrome: Ulnarislogensyndrom *nt*
ulnar nerve entrapment syndrome: Sulcus-ulnaris-Syndrom *nt*
ulnar tunnel syndrome: Ulnartunnelsyndrom *nt*
uncombable hair syndrome: Pili canaliculi, Glaswollhaare *pl*, Pili trianguli et canaliculi, Syndrom *nt* der unkämmbaren Haare
Unna-Thost syndrome: Morbus Unna-Thost *m*, Keratosis palmoplantaris diffusa circumscripta, Keratoma palmare et plantare hereditaria, Ichthyosis palmaris et plantaris (Thost)
Unverricht's syndrome: Lafora-Syndrom *nt*, Unverricht-Syndrom *nt*, Myoklonusepilepsie *f*, myoklonische Epilepsie *f*
Unverricht-Lundborg syndrome: Lundborg-Krankheit *f*, Unverricht-Lundborg-Syndrom *nt*
Urbach-Wiethe syndrome: Urbach-Wiethe-Syndrom *nt*, Lipoidproteinose (Urbach-Wiethe) *f*, Hyalinosis cutis et mucosae
urethral syndrome: Urethralsyndrom *nt*
Usher's syndrome: Usher-Syndrom *nt*
uveocutaneous syndrome: Vogt-Koyanagi-Syndrom *nt*, Vogt-Koyanagi-Harada-Syndrom *nt*, okulokutanes Syndrom *nt*
uveo-encephalitic syndrome: Behçet-Krankheit *f*, Behçet-Syndrom *nt*, bipolare/große/maligne Aphthose *f*, Gilbert-Syndrom *nt*, Aphthose Touraine/Behçet
uveomeningitis syndrome: Harada-Syndrom *nt*
VACTERL syndrome: VACTERL-Syndrom *nt*
vagoaccessory syndrome: Schmidt-Syndrom *nt*, thyreosuprarenales Syndrom *nt*
van Bogaert-Scherer-Epstein syndrome: Bogaert-Scherer-Epstein-Krankheit *f*, zerebrotendinöse Xanthomatose *f*
van Buchem's syndrome: van Buchem-Syndrom *nt*, Hyperostosis corticalis generalisata
van der Hoeve's syndrome: van der Hoeve-Syndrom *nt*
vanishing lung syndrome: idiopathische Lungenatrophie *f*, progressive Lungendystrophie *f*
vasospastic syndrome: idiopathisches/primäres vasospastisches Syndrom *nt*, echte Raynaud-Krankheit *f*
vasovagal syndrome: vasovagale Synkope *f*, Reflexsynkope *f*, autonom-nervale Synkope *f*
VATER syndrome: VATER-Assoziation *f*
Veeneklaas' syndrome: dentobronchiales Syndrom *nt*, Veeneklaas-Syndrom *nt*
Verner-Morrison syndrome: Verner-Morrison-Syndrom *nt*, pankreatische Cholera *f*
Vernet's syndrome: Vernet-Syndrom *nt*
Villaret's syndrome: Villaret-Syndrom *nt*
Vinson's syndrome: Plummer-Vinson-Syndrom *nt*, Paterson-Brown-Syndrom *nt*, Kelly-Paterson-Syndrom *nt*, sideropenische Dysphagie *f*
Vogt's syndrome: Vogt-Syndrom *nt*, Vogt-Erkrankung *f*, Status marmoratus
Vogt-Koyanagi syndrome: Vogt-Koyanagi-Harada-Syndrom *nt*, Harada-Syndrom *nt*, Koyanagi-Krankheit *f*, Vogt-Koyanagi-Syndrom *nt*, uveomeningoenzepha-

S

les Syndrom *nt*
Vohwinkel's syndrome: Vohwinkel-Syndrom *nt*, Pseudoainhum-artige Dermatose *f*, Keratoma hereditarium mutilans, Keratosis palmoplantaris mutilans
Volkmann's syndrome: Volkmann-Kontraktur *f*
von Willebrand's syndrome: Willebrand-Jürgens-Syndrom *nt*, von Willebrand-Jürgens-Syndrom *nt*, konstitutionelle Thrombopathie *f*, hereditäre Pseudohämophilie *f*, vaskuläre Pseudohämophilie *f*, Angiohämophilie *f*
Waardenburg's syndrome: 1. (Vogt-)Waardenburg-Syndrom *nt*, Dyszephalosyndaktylie *f* **2.** (Klein-)Waardenburg-Syndrom *nt*
WAGR syndrome: WAGR-Syndrom *nt*
Waldenström's syndrome: Waldenström-Krankheit *f*, Morbus Waldenström *m*, Makroglobulinämie *f* (Waldenström)
Wallenberg's syndrome: Wallenberg-Syndrom *nt*
Ward-Romano syndrome: Romano-Ward-Syndrom *nt*
Waring-Blendor syndrome: Waring-Blendor-Syndrom *nt*
wasting syndrome: Wasting-Syndrom *nt*
Waterhouse-Friderichsen syndrome: Waterhouse-Friderichsen-Syndrom *nt*
WDHA syndrome: pankreatische Cholera *f*, Verner-Morrison-Syndrom *nt*, WDHA-Syndrom *nt*
WDHH syndrome: WDHH-Syndrom *nt*
Weber's syndrome: Weber-Syndrom *nt*, Hemiplegia alternans oculomotorica
Weber-Christian syndrome: Weber-Christian-Syndrom *nt*, Pfeiffer-Weber-Christian-Syndrom *nt*, rezidivierende fieberhafte nicht-eitrige Pannikulitis *f*, Panniculitis nodularis nonsuppurativa febrilis et recidivans
Weber-Cockayne syndrome: Weber-Cockayne-Syndrom *nt*, Epidermolysis bullosa simplex Weber-Cockayne, Epidermolysis bullosa manuum et pedum aestivalis
Weber-Dubler syndrome: → *Weber's syndrome*
Wegener's syndrome: Wegener-Granulomatose *f*, Wegener-Klinger-Granulomatose *f*
Weil's syndrome: 1. Weil-Krankheit *f*, Leptospirosis icterohaemorrhagica **2.** Weil-ähnliche-Erkrankung *f*
Weill-Marchesani syndrome: Weill-Marchesani-Syndrom *nt*, Marchesani-Syndrom *nt*
Wermer's syndrome: Wermer-Syndrom *nt*, MEN-Typ I *m*, MEA-Typ I *m*
Werner syndrome: Werner-Syndrom *nt*, Progeria adultorum, Pangerie *f*
Wernicke's syndrome: Wernicke-Enzephalopathie *f*, Wernicke-Syndrom *nt*, Polioencephalitis haemorrhagica superior (Wernicke)
Wernicke-Korsakoff syndrome: Wernicke-Korsakoff-Syndrom *nt*
West's syndrome: West-Syndrom *nt*
Westphal-Strümpell syndrome: Westphal-Strümpell-Pseudosklerose *f*, -Syndrom *nt*
Weyers' syndrome: iridodentale Dysplasie *f*, Dysgenesis iridodentalis
Weyers-Fülling syndrome: dentofaziales Syndrom *nt*, Weyers-Fülling-Syndrom *nt*, Dysplasia dentofacialis
Weyers-Thier syndrome: Weyers-Thier-Syndrom *nt*, okulovertebrales Syndrom *nt*
whistling face syndrome: Freeman-Sheldon-Syndrom *nt*, kranio-karpo-tarsales Dysplasie-Syndrom *nt*, Dysplasia cranio-carpo-tarsalis
Widal's syndrome: Widal-Abrami-Anämie *f*, Widal-Abrami-Ikterus *m*, Widal-Anämie *f*, Widal-Ikterus *m*
Wiedemann-Rautenstrauch syndrome: Wiedemann-Rautenstrauch-Syndrom *nt*, neonatales pseudohydrozephales Syndrom *nt*
Wiedemann-Spranger syndrome: Wiedemann-Spranger-Syndrom *nt*
Wildervanck syndrome: Wildervanck-Syndrom *nt*
Wilkie's syndrome: Wilkie-Syndrom *nt*, Arteria-mesenterica-superior-Kompressionssyndrom *nt*, arteriomesenteriale Duodenalkompression *f*, oberes Mesenterialarterien-Syndrom *nt*, Duodenalverschluss *m*
Willebrand's syndrome: Willebrand-Jürgens-Syndrom *nt*, von Willebrand-Jürgens-Syndrom *nt*, konstitutionelle Thrombopathie *f*, hereditäre Pseudohämophilie *f*, vaskuläre Pseudohämophilie *f*, Angiohämophilie *f*
Williams' syndrome: Williams-Beuren-Syndrom *nt*, idiopathische infantile Hyperkalzämie *f*, infantile idiopathische Hyperkalzämie *f*
Williams-Campbell syndrome: Williams-Campbell-Syndrom *nt*
Wilson's syndrome: Wilson-Krankheit *f*, Wilson-Syndrom *nt*, Morbus Wilson *m*, hepatolentikuläre/hepatozerebrale Degeneration *f*
Wilson-Mikity syndrome: Wilson-Mikity-Syndrom *nt*, bronchopulmonale Dysplasie *f*
Winter's syndrome: Winter-Syndrom *nt*, Winter-Kohn-Mellmann-Wagner-Syndrom *nt*
Wiskott-Aldrich syndrome: Wiskott-Aldrich-Syndrom *nt*
Wissler's syndrome: Wissler-Fanconi-Syndrom *nt*, Subsepsis hyperergica, Subsepsis allergica Wissler
withdrawal syndrome: Abstinenzerscheinungen *pl*, Entzugsdelir *nt*, Entzugssyndrom *nt*
Witkop-von Sallmann syndrome: hereditäre benigne intraepitheliale Dyskeratose *f*
Woakes' syndrome: Woakes-Syndrom *nt*, Polyposis nasi
Wolff-Parkinson-White syndrome: Wolff-Parkinson-White-Syndrom *nt*, WPW-Syndrom *nt*
Wolf-Hirschhorn syndrome: Wolf-Hirschhorn-Syndrom *nt*, Chromosom-4p-Syndrom *nt*, Wolf-Syndrom *nt*
Wolfram's syndrome: Wolfram-Syndrom *nt*, DIDMOAD-Syndrom *nt*
Woringer-Kolopp syndrome: Morbus Woringer-Kolopp *m*, pagetoide/epidermotrope Retikulose *f*
syndrome X: metabolisches Syndrom *nt*
X-linked immunoproliferative syndrome: X-gekoppelte lymphoproliferative Erkrankung *f*, X-chromosomales lymphoproliferatives Syndrom *nt*, Purtilo-Syndrom *nt*
X-linked lymphoproliferative syndrome: Duncan-Syndrom *nt*
XO syndrome: Ullrich-Turner-Syndrom *nt*
XXXX syndrome: 4-X-Syndrom *nt*, Tetra-X-Syndrom *nt*
XXXXX syndrome: 5-X-Syndrom *nt*, Penta-X-Syndrom *nt*
XXY syndrome: Klinefelter Syndrom *nt*
XYY syndrome: XYY-Syndrom *nt*, YY-Syndrom *nt*
yellow nail syndrome: Syndrom *nt* der gelben Fingernägel, Yellow-nail-Syndrom *nt*
yellow vernix syndrome: Plazentainsuffizienzsyndrom *nt*
Young's syndrome: Young-Syndrom *nt*
Youssef's syndrome: Youssef-Syndrom *nt*
Yvin's syndrome: Yvin-Syndrom *nt*
Zanca's syndrome: Zanca-Syndrom *nt*
Z.-E. syndrome: Ellison-Syndrom *nt*, Zollinger-Ellison-Syndrom *nt*
Zellweger syndrome: Zellweger-Syndrom *nt*, zerebro-hepato-renales Syndrom *nt*
Zieve syndrome: Zieve-Syndrom *nt*

Zinsser-Cole-Engman syndrome: Zinsser-Cole-Engman-Syndrom *nt*, kongenitale Dyskeratose *f*, Dyskeratosis congenita, Polydysplasia ectodermica Typ Cole-Rauschkolb-Toomey

Zollinger-Ellison syndrome: Ellison-Syndrom *nt*, Zollinger-Ellison-Syndrom *nt*

Zuelzer-Wilson syndrome: Zuelzer-Wilson-Syndrom *nt*

syn|dromic [sɪn'drɑmɪk, sɪn'drəʊmɪk] *adj*: Syndrom betreffend, als Syndrom auftretend

syn|ech|ia [sɪ'nekɪə] *noun, plural* **-echliae** [-kiiː, -kaɪɪ]: Synechie *f*

anterior synechia: vordere Synechie *f*, Synechia anterior

peripheral anterior synechias: periphere vordere Synechien *pl*, Goniosynechien *pl*

posterior synechia: hintere Synechie *f*, Synechia posterior

syn|ech|i|o|tome [sɪ'nekɪətəʊm] *noun*: Synechiotom *nt*, Synechiotomiemesser *nt*, Synechotom *nt*, Synechotomiemesser *nt*

syn|ech|i|ot|o|my [sɪˌnekɪ'ɑtəmiː] *noun*: Synechotomie *f*, Synechiotomie *f*

syn|ech|o|tome [sɪ'nekətəʊm] *noun*: →*synechiotome*

syn|ech|ot|o|my [ˌsɪnə'kɑtəmiː] *noun*: Synechotomie *f*, Synechiotomie *f*

syn|ech|ten|ter|ot|o|my [ˌsɪnekˌtentə'rɑtəmiː] *noun*: Durchtrennung *f* von Darmverwachsungen/Darmverklebungen

syn|e|col|o|gy [sɪnɪ'kɑlədʒiː] *noun*: Synökologie *f*

syn|en|ceph|a|lo|cele [ˌsɪnen'sefələsiːl] *noun*: Synenzephalozele *f*

syn|en|ceph|a|lus [ˌsɪnen'sefələs] *noun*: Synenzephalus *m*

syn|en|ceph|a|ly [ˌsɪnen'sefəliː] *noun*: Synenzephalie *f*

syn|er|get|ic [ˌsɪnər'dʒetɪk] *adj*: zusammenwirkend, synergetisch

syn|er|gia [sɪ'nɜrdʒɪə] *noun*: →*synergy*

syn|er|gic [sɪ'nɜrdʒɪk] *adj*: →*synergetic*

syn|er|gism ['sɪnərdʒɪzəm] *noun*: Synergismus *m*

syn|er|gist ['sɪnərdʒɪst] *noun*: **1.** synergistische Substanz *f*, Synergist *m* **2.** synergistisches Organ *nt*, Synergist *m*

syn|er|gis|tic [ˌsɪnər'dʒɪstɪk] *adj*: Synergismus betreffend, auf Synergismus beruhend, zusammenwirkend, synergistisch

syn|er|gy ['sɪnərdʒiː] *noun*: Zusammenwirken *nt*, Zusammenspiel *nt*, Synergie *f*

movement synergy: Bewegungssynergie *f*

syn|es|the|sia [ˌsɪnəs'θiːʒ(ɪ)ə] *noun*: Synästhesie *f*

syn|es|the|si|al|gia [ˌsɪnəsˌθiːzɪ'ældʒ(ɪ)ə] *noun*: schmerzhafte Synästhesie *f*, Synästhesialgie *f*, Synaesthesia algica

syn|e|ze|sis [ˌsɪnə'ziːsɪs] *noun*: →*synizesis*

syn|gam|ic [sɪŋ'gæmɪk] *adj*: syngam

Syn|gam|i|dae [sɪŋ'gæmədiː] *plural*: Syngamidae *pl*

syn|ga|mous ['sɪŋgəməs] *adj*: syngam

Syn|ga|mus ['sɪŋgəməs] *noun*: Syngamus *m*

syn|ga|my ['sɪŋgəmiː] *noun*: Gametenverschmelzung *f*, Syngamie *f*

syn|ge|ne|ic [ˌsɪndʒə'niːɪk] *adj*: artgleich und genetisch identisch, syngen, isogen, isogenetisch, syngenetisch; genetisch-identisch, artgleich, isolog, homolog

syn|gen|e|sis [sɪn'dʒenəsɪs] *noun*: Syngenese *f*

syn|ge|net|ic [ˌsɪndʒə'netɪk] *adj*: **1.** Syngenese betreffend, syngenetisch **2.** →*syngeneic*

syng|na|thia [sɪŋ'neɪθɪə, -'næθ-] *noun*: Syngnathie *f*

syn|graft ['sɪngræft] *noun*: syngenes Transplantat *nt*, syngenetisches Transplantat *nt*, isogenes Transplantat *nt*, isogenetisches Transplantat *nt*, isologes Transplantat *nt*, Isotransplantat *nt*

syn|i|ze|sis [ˌsɪnə'ziːsɪs] *noun*: **1.** Verschluss *m*, Okklusion *f*, Synizesis *f* **2.** (*biolog.*) Synizesis *f*

syn|kar|y|on [sɪn'kærɪɑn] *noun*: Synkaryon *nt*

syn|ki|ne|sia [ˌsɪnkɪ'niːʒ(ɪ)ə, -kaɪ-] *noun*: →*synkinesis*

syn|ki|ne|sis [ˌsɪnkɪ'niːsɪs] *noun*: Mitbewegung *f*, Synkinese *f*

syn|ki|net|ic [ˌsɪnkɪ'netɪk] *adj*: Synkinese betreffend, synkinetisch

syn|neu|ro|sis [sɪnjʊə'rəʊsɪs, -nʊ-] *noun*: →*syndesmosis*

syn|o|cha ['sɪnəkə] *noun*: kontinuierliches Fieber *nt*

syn|o|chus ['sɪnəkəs] *noun*: →*synocha*

syn|o|don|tia [sɪnə'dɑnʃɪə] *noun*: Zahnverschmelzung *f*, Synodontie *f*

syn|o|nych|ia [ˌsɪnə'nɪkɪə] *noun*: Synonychie *f*

syn|oph|rid|ia [ˌsɪnɑf'rɪdɪə] *noun*: →*synophrys*

syn|oph|rys [sɪn'ɑfrɪs] *noun*: Synophrys *f*

syn|oph|thal|mia [ˌsɪnɑf'θælmɪə] *noun*: Synophthalmie *f*

syn|oph|thal|mus [ˌsɪnɑf'θælməs] *noun*: Zyklop *m*, Zyklozephalus *m*, Synophthalmus *m*

syn|op|to|phore [sɪn'ɑptəfəʊər, -fɔːr] *noun*: Synoptophor *m*

syn|or|chid|ism [sɪn'ɔːrkɪdɪzəm] *noun*: →*synorchism*

syn|or|chism ['sɪnɔːrkɪzəm] *noun*: Hodenverschmelzung *f*, Synorchidie *f*

syn|os|che|os [sɪn'ɑskɪəs] *noun*: Synoscheos *m*

syn|os|te|o|sis [ˌsɪnɑstɪ'əʊsɪs] *noun*: →*synostosis*

syn|os|te|ot|ic [ˌsɪnɑstɪ'ɑtɪk] *adj*: →*synostotic*

syn|os|te|ot|o|my [ˌsɪnɑstɪ'ɑtəmiː] *noun*: Arthrostomie *f*

syn|os|to|sis [ˌsɪnɑs'təʊsɪs] *noun, plural* **-ses** [-siːz]: knöcherne Vereinigung/Verbindung *f*, Synostose *f*, Synostosis *f*

calcaneonavicular synostosis: Coalitio calcaneonavicularis

radioulnar synostosis: radioulnäre/radioulnare Synostose *f*

sagittal synostosis: Kahnschädel *m*, Skaphozephalus *m*

tribasilar synostosis: Tribasilarsynostose *f*

syn|os|tot|ic [ˌsɪnɑs'tɑtɪk] *adj*: Synostose betreffend, in der Art einer Synostose, synostotisch

sy|no|tia [saɪ'nəʊʃɪə] *noun*: Synotie *f*

sy|no|tus [saɪ'nəʊtəs] *noun*: Synotus *m*

syn|o|vec|to|my [ˌsɪnə'vektəmiː] *noun*: Synovektomie *f*

chemical synovectomy: chemische Synovektomie *f*

early synovectomy: Frühsynovektomie *f*

joint synovectomy: Gelenksynovektomie *f*

late synovectomy: Spätsynovektomie *f*

tendon synovectomy: Sehnenscheidenexzision *f*, Sehnenresektion *f*, Tenosynovialektomie *f*, Tenosynovektomie *f*

synovi- *präf.*: Synovia-, Synovialis-, Synovial(o)-, Synovi(o)-

syn|o|via [sɪ'nəʊvɪə] *noun*: Gelenkschmiere *f*, Synovia *f*

syn|o|vi|al [sɪ'nəʊvɪəl] *adj*: Synovia *oder* Membrana synovialis betreffend, synovial

sy|no|vi|a|lo|ma [sɪˌnəʊvɪə'ləʊmə] *noun*: →*synovioma*

syn|o|vin ['sɪnəvɪn] *noun*: Synovin *nt*

synovio- *präf.*: Synovia-, Synovialis-, Synovial(o)-, Synovi(o)-

syn|o|vi|o|blast [sɪ'nəʊvɪəblæst] *noun*: Synovioblast *m*

syn|o|vi|o|cyte [sɪ'nəʊvɪəsaɪt] *noun*: Synoviozyt *m*

syn|o|vi|o|ma [sɪˌnəʊvɪ'əʊmə] *noun*: Synoviom *nt*, Synovialom *nt*

benign synovioma: pigmentierte villonoduläre Synovitis *f*, benignes Synovialom *nt*, Riesenzelltumor *m* der Sehnenscheide, Tendosynovitis nodosa, Arthritis villonodularis pigmentosa

malignant synovioma: malignes Synovialom *nt*, malignes Synoviom *nt*, Synovialsarkom *nt*

S

syn|o|vi|or|these [sɪˌnəʊvɪ'ɔːrθez] *noun*: →*synoviorthesis*

syn|o|vi|or|the|sis [sɪˌnəʊvɪɔːr'θiːsɪs] *noun*: Synoviorthese *f*

syn|o|vi|o|sar|co|ma [sɪˌnəʊvɪəʊsɑːr'kəʊmə] *noun*: malignes Synoviom *nt*, malignes Synovialom *nt*, Synovialsarkom *nt*

syn|o|vip|a|rous [sɪnə'vɪpərəs] *adj*: synovia-bildend

syn|o|vit|ic [sɪnə'vɪtɪk] *adj*: Synovitis betreffend, synovitisch, synovialitisch, synoviitisch

syn|o|vi|tis [sɪnə'vaɪtɪs] *noun*: Entzündung *f* der Membrana synovialis, Synovitis *f*, Synoviitis *f*, Synovialitis *f*
bursal synovitis: Bursitis *f*, Schleimbeutelentzündung *f*
chronic haemorrhagic villous synovitis: (*brit.*) →*pigmented villonodular synovitis*
chronic hemorrhagic villous synovitis: →*pigmented villonodular synovitis*
crystal synovitis: Synovitis *f* durch Ablagerung kristalliner Substanzen
dendritic synovitis: Synovitis/Synovialitis villosa
dry synovitis: Synovitis/Synovialitis sicca
fungous synovitis: Gelenkschwamm *m*, Fungus articuli
gouty synovitis: Gichtsynovitis *f*
synovitis of the knee: Kniegelenkssynovitis *f*
nodular synovitis: noduläre Synovitis *f*
pigmented villonodular synovitis: pigmentierte villonoduläre Synovitis *f*, benignes Synovialom *nt*, Riesenzelltumor *m* der Sehnenscheide, Tendosynovitis nodosa, Arthritis villonodularis pigmentosa
proliferative synovitis: proliferative Synovitis *f*
purulent synovitis: akut-eitrige Arthritis *f*, Gelenkeiterung *f*, Gelenkempyem *nt*, Pyarthrose *f*, Arthritis purulenta
rheumatoid synovitis: rheumatoide Synovitis *f*
suppurative synovitis: Gelenkempyem *nt*, Pyarthrose *f*
tendinous synovitis: Sehnenscheidenentzündung *f*, Tendovaginitis *f*, Tenosynovitis *f*
tuberculous synovitis: Synovitis fungosa
vaginal synovitis: Sehnenscheidenentzündung *f*, Tenosynovitis *f*, Tendosynovitis *f*, Tendovaginitis *f*
villonodular synovitis: villöse/villonoduläre Synovitis *f*, Synovitis villosa
villous synovitis: villöse/villonoduläre Synovitis *f*, Synovitis villosa

syn|o|vi|um [sɪ'nəʊvɪəm] *noun*: Synovialis *f*, Membrana synovialis, Stratum synoviale **beneath the synovium** unter der Membrana synovialis (liegend), subsynovial

syn|phal|an|gism [sɪn'fælændʒɪzəm] *noun*: →*symphalangia*

syn|tac|ti|cal [sɪn'tæktɪkl] *adj*: Syntaxis betreffend, syntaktisch

syn|tax|is [sɪn'tæksɪs] *noun*: Syntaxis *f*

syn|tec|tic [sɪn'tektɪk] *adj*: Syntexis betreffend, syntektisch

syn|ten|ic [sɪn'tenɪk] *adj*: Syntänie betreffend

syn|te|ny ['sɪntəniː] *noun*: Syntänie *f*

syn|te|re|sis [ˌsɪntə'riːsɪs] *noun*: prophylaktische/präventive Behandlung *f*; Prophylaxe *f*

syn|te|ret|ic [ˌsɪntə'retɪk] *adj*: vorbeugend, prophylaktisch

syn|tex|is [sɪn'teksɪs] *noun*: Syntexis *f*

syn|thase ['sɪnθeɪz] *noun*: Synthase *f*
acetolactate synthase: Acetolactatsynthase *f*
N-acetylneuraminate-9-phosphate synthase: N-Acetylneuraminat-9-Phosphat-Synthase *f*
active glycogen synthase: inaktive Glykogensynthase *f*, Glykogensynthase b *f*
α-isopropyl malate synthase: α-Isopropylmalatsynthase *f*
(5-)aminolevulinate synthase: 5-Aminolävulinatsynthase *f*, δ-Aminolävulinatsynthase *f*
anthranilate synthase: Anthranilatsynthase *f*
cellulose synthase: Cellulosesynthase *f*
chitin synthase: Chitinsynthase *f*
chorismate synthase: Chorisminsäuresynthase *f*
citrate synthase: Citratsynthase *f*
citrate (si-)synthase: Citratsynthase *f*
cystathionine β-synthase: Cystathionin-β-Synthase *f*
cysteine synthase: Cysteinsynthase *f*
(5-)dehydroquinate synthase: Dehydrochinasäuresynthase *f*
dephospho-glycogen synthase: Dephosphoglykogensynthase *f*
dihydrodipicolinate synthase: Dihydrodipicolinatsynthase *f*
fatty acid synthase: Fettsäuresynthase *f*, Fettsäuresynthasekomplex *m*
glutamate synthase: Glutamatsynthase *f*
glycine synthase: Glycinsynthase *f*
glycogen synthase: Glykogensynthase *f*, Glykogensynthetase *f*, UDP-Glykogen-Transglucosylase *f*
glycogen synthase a: Glykogensynthase a *f*, aktive Glykogensynthase *f*
glycogen synthase b: Glykogensynthase b *f*, inaktive Glykogensynthase *f*
glycogen synthase D: →*glycogen synthase b*
glycogen synthase I: →*glycogen synthase a*
homocitrate synthase: Homocitratsynthase *f*
β-hydroxy-β-methylglutaryl-CoA synthase: β-Hydroxy-β-methylglutaryl-CoA-synthase *f*, HMG-CoA-synthase *f*
inactive glycogen synthase: aktive Glykogensynthase *f*, Glykogensynthase a *f*
β-ketoacyl-ACP synthase: β-Ketoacyl-ACP-synthase *f*
lactose synthase: Lactosesynthase *f*, Lactosesynthetase *f*
malate synthase: Malatsynthase *f*
methionine synthase: 5-Methyltetrahydrofolat-homocystein-methyltransferase *f*, Homocystein-tetrahydrofolat-methyltransferase *f*
phospho-glycogen synthase: Phosphoglykogensynthase *f*
polydeoxyribonucleotide synthase (ATP): DNA-Ligase *f*, DNS-Ligase *f*, Polydesoxyribonucleotidsynthase (ATP) *f*, Polynucleotidligase *f*
porphobilinogen synthase: Porphobilinogensynthase *f*
presqualene synthase: Präsqualensynthase *f*
prostaglandin synthase: →*prostaglandin endoperoxide synthase*
prostaglandin endoperoxide synthase: Prostaglandinsynthase *f*, Prostaglandinendoperoxidsynthase *f*
squalene synthase: Squalensynthase *f*
starch synthase: Stärkesynthase *f*, Stärkesynthetase *f*
sucrose synthase: Saccharosesynthase *f*
sucrose phosphate synthase: Saccharosephosphatsynthase *f*
teichoic acid synthase: Teichonsäuresynthase *f*
thymidylate synthase: Thymidylatsynthase *f*
tryptophan synthase: Tryptophansynthase *f*
uroporphyrinogen I synthase: Porphobilinogendesaminase *f*
uroporphyrinogen III synthase: Uroporphyrinogen III-synthase *f*

syn|the|sis ['sɪnθəsɪs] *noun, plural* **-ses** [-siːz]: Synthese *f*
amino acid synthesis: Aminosäuresynthese *f*
ammonium synthesis: Ammoniogenese *f*

carbohydrate synthesis: Kohlenhydratsynthese *f*
fatty acid synthesis: Fettsäurebiosynthese *f*
lethal synthesis: Letalsynthese *f*
protein synthesis: Proteinsynthese *f*, Proteinbiosynthese *f*, Eiweißsynthese *f*
urea synthesis: Harnstoffsynthese *f*

syn|the|size ['sɪnθəsaɪz] *vt*: **1.** (*chem.*) synthetisch herstellen, synthetisieren **2.** zusammenfügen, verschmelzen, verbinden

syn|the|tase ['sɪnθəteɪz] *noun*: Ligase *f*, Synthetase *f*
acetyl-CoA synthetase: Acetyl-CoA-Synthetase *f*
acyl-CoA synthetase (GDP forming): Acyl-CoA-synthetase *f* (GDP-bildend)
adenylosuccinate synthetase: Adenyl(o)succinatsynthetase *f*
alanyl-tRNA synthetase: Alanyl-tRNA-Synthetase *f*
amide synthetase: Amidsynthetase *f*
aminoacyl-tRNA synthetase: Aminoacyl-tRNA-Synthetase *f*
argininosuccinate synthetase: Argininosuccinatsynthetase *f*, Argininsuccinatsynthetase *f*
asparagine synthetase: Asparaginsynthetase *f*
asparagine synthetase (glutamine-hydrolyzing): Asparaginsynthetase (Glutamin-hydrolysierend) *f*
carbamoyl-phosphate synthetase: Carbamoylphosphatsynthetase *f*, Carbamylphosphatsynthetase *f*
carbamoyl-phosphate synthetase (ammonia): Carbamoylphosphatsynthetase (Ammoniak) *f*, Carbamylphosphatsynthetase (Ammoniak) *f*
carbamoyl-phosphate synthetase (glutamine): Carbamoylphosphatsynthetase (Glutamin) *f*, Carbamylphosphatsynthetase (Glutamin) *f*
cholate synthetase: Cholatsynthetase *f*
chololyl-CoA synthetase: Cholatsynthetase *f*
dihydrobiopterin synthetase: Dihydrobiopterinsynthetase *f*
dipicolinic acid synthetase: Dipicolinsäuresynthetase *f*
γ-glutamylcysteine synthetase: γ-Glutamylcysteinsynthetase *f*
glutamate synthetase: Glutamatsynthetase *f*
glutamine synthetase: Glutaminsynthetase *f*
glutathione synthetase: Glutathionsynthetase *f*
glycogen synthetase: →*glycogen synthase*
glycyl-tRNA synthetase: Glycyl-tRNA-synthetase *f*
GMP synthetase: GMP-Synthetase *f*, Guanylsäuresynthetase *f*
guanylic acid synthetase: →*GMP synthetase*
haeme synthetase: (*brit.*) →*heme synthetase*
heme synthetase: Hämsynthetase *f*, Goldberg-Enzym *nt*, Ferrochelatase *f*
long-chain acyl-CoA synthetase (GDP forming): long-chain-Acyl-CoA-synthetase *f*
medium-chain acyl-CoA synthetase (GDP forming): medium-chain-Acyl-CoA-synthetase *f*
methionyl-tRNA synthetase: Methionyl-tRNA-synthetase *f*
phosphoribosylpyrophosphate synthetase: Ribosephosphatpyrophosphokinase *f*, Phosphoribosylpyrophosphatsynthetase *f*
prostacyclin synthetase: Prostazyklinsynthetase *f*
pyrophosphate ribose-P-synthetase: Ribosephosphatpyrophosphokinase *f*, Phosphoribosylpyrophosphatsynthetase *f*
starch synthetase: Stärkesynthase *f*, -synthetase *f*
succinyl-CoA synthetase: Succinyl-CoA-synthetase *f*
thromboxane synthetase: Thromboxansynthetase *f*

syn|thet|ic [sɪn'θetɪk]: **I** *noun* Kunststoff *m* **II** *adj* **1.** Synthese betreffend, synthetisch **2.** künstlich, artifiziell, synthetisch, Kunst-

syn|tho|rax [sɪn'θɔːræks] *noun*: Synthorax *m*, Thorakopagus *m*

syn|ton|ic [sɪn'tɑnɪk] *adj*: in gefühlsmäßiger Harmonie mit der Umwelt, synton

syn|to|nin ['sɪntənɪn] *noun*: Syntonin *nt*, Azidalbumin *nt*

syn|to|py ['sɪntəpiː] *noun*: Syntopie *f*

syn|troph|ic [sɪn'trɑfɪk] *adj*: syntroph

syn|tro|phism ['sɪntrəfɪzəm] *noun*: Syntrophismus *m*

syn|troph|o|blast [sɪn'trɑfəblæst, -'trəʊ-] *noun*: →*syncytiotrophoblast*

syn|trop|ic [sɪn'trɑpɪk] *adj*: Syntropie betreffend, syntrop, syntropisch

syn|tro|py ['sɪntrəpiː] *noun*: Syntropie *f*

syn|u|lo|sis [ˌsɪnjə'ləʊsɪs] *noun*: Narbenbildung *f*, Synulosis *f*

syn|u|lot|ic [ˌsɪnjə'lɑtɪk]: **I** *noun* die Narbenbildung förderndes Mittel *nt* **II** *adj* die Narbenbildung fördernd *oder* auslösend

syphil- *präf.*: Syphilis-, Syphil(o)-

syph|i|lid ['sɪfəlɪd] *noun*: Syphilid *nt*
acneform syphilid: akneiformes Syphilid *nt*
acuminate papular syphilid: kleinpapulöses/miliares/lichenoides Syphilid *nt*, Lichen syphiliticus
annular syphilid: annuläres/zirzinäres Syphilid *nt*
bullous syphilid: bullöses Syphilid *nt*; Pemphigus syphiliticus
corymbose syphilid: Bombensyphilid *nt*, korymbiformes Syphilid *nt*
ecthymatous syphilid: pustulöses Syphilid *nt*
erythrematous syphilid: makulöses Syphilid *nt*, Roseola syphilitica
flat papular syphilid: lentikuläres Syphilid *nt*
follicular syphilid: kleinpapulöses/miliares/lichenoides Syphilid *nt*, Lichen syphiliticus
frambesiform syphilid: frambösiformes Syphilid *nt*
gummatous syphilid: →*nodular syphilid*
impetiginous syphilid: impetiginöses Syphilid *nt*
lenticular syphilid: lentikuläres Syphilid *nt*
macular syphilid: makulöses Syphilid *nt*, Roseola syphilitica
miliary papular syphilid: kleinpapulöses/miliares/lichenoides Syphilid *nt*, Lichen syphiliticus
nodular syphilid: Gummiknoten *m*, Syphilom *nt*, Gumme *f*, Gumma syphiliticum
papular syphilid: papulöses Syphilid *nt*
papulosquamous syphilid: papulosquamöses/psoriasiformes Syphilid *nt*
pemphigoid syphilid: bullöses Syphilid *nt*; Pemphigus syphiliticus
pustular syphilid: pustulöses Syphilid *nt*
rupial syphilid: frambösiformes Syphilid *nt*
tuberculous syphilid: →*nodular syphilid*
varioliform syphilid: pustulöses Syphilid *nt*

syph|i|lide ['sɪfəlaɪd] *noun*: →*syphilid*

syph|i|lis ['sɪf(ə)lɪs] *noun*: harter Schanker *m*, Morbus Schaudinn *m*, Schaudinn-Krankheit *f*, Syphilis *f*, Lues *f*, Lues *f* venerea
cardiovascular syphilis: kardiovaskuläre Spätsyphilis *f*
cerebrospinal syphilis: Lues cerebrospinalis, Neurolues *f*, Spätsyphilis *f* des Zentralnervenssystems, Neurosyphilis *f*
congenital syphilis: konnatale Syphilis *f*, Lues connata
congenital syphilis of bone: kongenitale Knochensyphilis *f*, Osteochondritis syphylitica, Wegner-Krankheit *f*

S

early syphilis: Frühsyphilis *f*
early congenital syphilis: Lues connata praecox
early latent syphilis: Frühlatenz *f*
endemic syphilis: Bejel *f*, endemische Syphilis *f*
endosteal syphilis: endostale Spätsyphilis *f*
late syphilis: Spätsyphilis *f*, Tertiärstadium *nt*, Lues III *f*
late benign syphilis: benigne Spätsyphilis *f*
late congenital syphilis: Lues connata tarda
late latent syphilis: Spätlatenz *f*
latent syphilis: seropositives Stadium *nt*, Latenzstadium *nt*, Syphilis/Lues latens
malignant syphilis: Lues maligna
meningovascular syphilis: meningovaskuläre Syphilis *f*
middle ear syphilis: Mittelohrsyphilis *f*
nonvenereal syphilis: Bejel *f*, endemische Syphilis *f*
parenchymatous syphilis: Lues parenchymatosa
primary syphilis: Primärstadium *nt*
quaternary syphilis: Quartärstadium *nt*, Lues *f* IV
secondary syphilis: Sekundärstadium *nt*, Lues *f* II
tertiary syphilis: Spätsyphilis *f*, Tertiärstadium *nt*, Lues III *f*
transfusion syphilis: Transfusionssyphilis *f*

syph|i|lit|ic [ˌsɪfɪ'lɪtɪk] *adj*: Syphilis betreffend, luetisch, syphilitisch
syphilo- *präf.*: Syphilis-, Syphil(o)-
syph|i|lo|derm ['sɪfɪləʊdɜrm] *noun*: →*syphilid*
syph|i|lo|der|ma [ˌsɪfɪləʊ'dɜrmə] *noun*: →*syphilid*
syph|i|loid ['sɪfɪlɔɪd] *adj*: syphilisähnlich, syphilisartig, syphiloid
syph|i|lo|ma [ˌsɪfɪ'ləʊmə] *noun, plural* **-mas, -ma|ta** [ˌsɪfə'ləʊmətə]: Gummiknoten *m*, Syphilom *nt*, Gumme *f*, Gumma syphiliticum
syphiloma of Fournier: Fournier-Gangrän *f*, Fournier-Krankheit *f*, Skrotalgangrän *f*
syph|i|lo|ma|nia [ˌsɪfələʊ'meɪnɪə, -jə] *noun*: Syphilomanie *f*
syph|i|lo|pho|bi|a [ˌsɪfɪləʊ'fəʊbɪə] *noun*: Syphilo-, Syphilidophobie *f*
syph|i|lo|pho|bic [ˌsɪfɪləʊ'fəʊbɪk] *adj*: Syphilidophobie betreffend, syphilidophob, syphilophob
syph|i|lous ['sɪfələs] *adj*: →*syphilitic*
Syr. *Abk.*: syrup
sy|rig|mus [sə'rɪgməs] *noun*: Ohrenklingen *nt*, Ohrensausen *nt*, Ohrgeräusche *pl*, Tinnitus (aurium) *m*
syring- *präf.*: Tuben-, Fistel-, Syring(o)-
syr|ing|ad|e|no|ma [ˌsɪrɪŋ(g)ædɪ'nəʊmə] *noun*: →*syringoadenoma*
sy|ringe [sə'rɪndʒ, 'sɪrɪndʒ]: **I** *noun* Spritze *f* **II** *vt* spritzen, einspritzen
Anel's syringe: →*Anel's lacrimal syringe*
Anel's lacrimal syringe: Anel-Spritze *f*
aspiration syringe: Aspirationsspritze *f*, Punktionsspritze *f*
bladder syringe: Blasenspritze *f*
dental syringe: zahnärztliche Spritze *f*
endodontic syringe: Wurzelkanalspritze *f*
endodontic irrigating syringe: Wurzelkanalspülspritze *f*
hypodermic syringe: Spritze *f* zur subkutanen Injektion
injection syringe: Injektionsspritze *f*
irrigation syringe: Spülspritze *f*
Loeb's syringe: Loeb-Spritze *f*
Luer syringe: Luer-Spritze *f*
record syringe: Rekordspritze *f*
rectal syringe: Klistierspritze *f*
syr|in|gec|to|my [ˌsɪrɪŋ'dʒektəmiː] *noun*: Syringektomie *f*
syr|in|gi|tis [ˌsɪrɪŋ'dʒaɪtɪs] *noun*: Entzündung *f* der Ohrtrompete/Tuba auditiva, Syringitis *f*, Salpingitis *f*

syringo- *präf.*: Tuben-, Fistel-, Syring(o)-
sy|rin|go|ad|e|no|ma [səˌrɪŋgəʊædɪ'nəʊmə] *noun*: Syringadenom *nt*, Syringoadenom *nt*, Hidradenom *nt*, Syringozystadenom *nt*
sy|rin|go|bul|bia [səˌrɪŋgəʊ'bʌlbɪə] *noun*: Syringobulbie *f*
sy|rin|go|car|ci|no|ma [səˌrɪŋgəʊˌkɑːrsə'nəʊmə] *noun*: Schweißdrüsenkarzinom *nt*
sy|rin|go|cele [sə'rɪŋgəʊsiːl] *noun*: Syringozele *f*
sy|rin|go|cyst|ad|e|no|ma [səˌrɪŋgəʊˌsɪstædɪ'nəʊmə] *noun*: →*syringoadenoma*
sy|rin|go|cys|to|ma [səˌrɪŋgəʊsɪs'təʊmə] *noun*: Syringozystom *nt*, Syringocystoma *nt*, Hidrozystom *nt*, Hidrocystoma *nt*
sy|rin|go|en|ce|pha|li|a [səˌrɪŋgəʊensɪ'feɪljə] *noun*: Syringoenzephalie *f*, Syringoencephalia *f*
sy|rin|go|en|ceph|a|lo|my|e|li|a [səˌrɪŋgəʊenˌsefələʊmaɪ'iːlɪə] *noun*: Syringoenzephalomyelie *f*
sy|rin|goid [sɪ'rɪŋgɔɪd] *adj*: tubenähnlich, -artig
syr|in|go|ma [ˌsɪrɪŋ'gəʊmə] *noun*: Schweißdrüsenadenom *nt*, Syringom *nt*
sy|rin|go|me|nin|go|cele [səˌrɪŋgəʊmɪ'nɪŋgəsiːl] *noun*: Syringomyelozele *f*
sy|rin|go|my|e|li|a [səˌrɪŋgəʊmaɪ'iːlɪə] *noun*: Syringomyelie *f*
traumatic syringomyelia: (post-)traumatische Syringomyelie *f*
sy|rin|go|my|e|li|tis [səˌrɪŋgəʊmaɪə'laɪtɪs] *noun*: Syringomyelitis *f*
sy|rin|go|my|e|lo|cele [səˌrɪŋgəʊ'maɪələʊsiːl] *noun*: Syringomyelozele *f*
sy|rin|go|my|e|lus [səˌrɪŋgəʊ'maɪələs] *noun*: →*syringomyelia*
sy|rin|go|pon|tia [səˌrɪŋgəʊ'pɑnʃɪə] *noun*: Syringopontia *f*
sy|rin|gos|to|my [səˌrɪŋ'gɑstəmiː] *noun*: Syringostomie *f*, Fistulostomie *f*
sy|rin|go|tome [sɪ'rɪŋgətəʊm] *noun*: Fistelmesser *nt*, Syringotom *nt*
sy|rin|got|omy [ˌsɪrɪŋ'gɑtəmiː] *noun*: Fistelspaltung *f*, Syringotomie *f*
syr|inx ['sɪrɪŋks] *noun, plural* **sy|rin|ges** [sə'rɪndʒiːz]: **1.** Tube *f*, Syrinx *f* **2.** Ohrtrompete *f*, Tuba auditoria/auditiva
syr|up ['sɪrəp, 'sɜr-] *noun*: Zuckersaft *m*, (konzentrierte) Zuckerlösung *f*, Sirup *m*, Sirupus *m*
cough syrup: Hustensaft *m*, -sirup *m*
licorice syrup: Succus Liquiritiae
syr|u|pus ['sɪrəpəs] *noun*: →*syrup*
sys|sar|co|sic [ˌsɪsɑːr'kəʊsɪk] *adj*: →*syssarcotic*
sys|sar|co|sis [ˌsɪsɑːr'kəʊsɪs] *noun*: Syssarcosis *f*
sys|sar|cot|ic [ˌsɪsɑːr'kɑtɪk] *adj*: Syssarcosis betreffend
syst. *Abk.*: **1.** systemic **2.** systolic
sys|tal|tic [sɪs'tɔltɪk] *adj*: sich rhythmisch zusammenziehend, rhythmisch pulsierend, systaltisch
sys|tem ['sɪstəm] *noun*: **1.** System *nt*; Aufbau *m*, Gefüge *nt*; Einheit *f*; Anordnung *f* **2.** (Organ-)System *nt*, Systema *f* **3.** (*physik.*) System *nt*, Ordnung *f*
ABO system: ABO-System *nt*
absorbent system: lymphatisches System *nt*, Lymphsystem *nt*, Systema lymphaticum
accommodation system: Akkommodationssystem *nt*
activation system: Aktivierungssystem *nt*
ADH system: ADH-System *nt*, Adiuretinsystem *nt*, Vasopressinsystem *nt*
adrenal cortex system: Nebennierenrindensystem *nt*, NNR-System *nt*
adrenergic system: adrenerges System *nt*
Ag system: Ag-System *nt*

AGP system: AGP-System *nt*
airway system: Atemwegssystem *nt*
aldosterone system: Aldosteronsystem *nt*
alimentary system: Verdauungsapparat *m*, Digestitionssystem *nt*, Apparatus digestorius, Systema alimentarium
am system: Am-System *nt*
AMDP system: AMDP-System *nt*
anaesthesia system: (*brit.*) →*anaesthesia system*
anesthesia system: Narkosesystem *nt*
anterior pituitary system: Hypophysenvorderlappensystem *nt*, HVL-System *nt*
anterolateral funiculus system: Vorderseitenstrangsystem *nt*
aplanatic system: Aplanat *m*
APUD system: Helle-Zellen-System *nt*, APUD-, Apud-System *nt*
arterial system: arterielles Hochdrucksystem *nt*
arterial high-pressure system: arterielles Hochdrucksystem *nt*
articular system: Systema articulare, Juncturae *pl*
ascending reticular system: aufsteigendes Retikularissystem *nt*, aufsteigendes retikuläres System *nt*
ascending reticular activating system: aufsteigendes retikuläres aktivierendes System *nt*
autonomic nervous system: autonomes/vegetatives Nervensystem *nt*, Pars autonomica systematis nervosi, Systema nervosum autonomicum
B-cell system: B-Zellsystem *nt*
bicarbonate buffer system: Bicarbonatpuffersystem *nt*
bilayer system: Bilayersystem *nt*
biliary system: Gallensystem *nt*
biological system: biologisches System *nt*, Biosystem *nt*
blood group system: Blutgruppensystem *nt*
blood-vascular system: Blutgefäßsystem *nt*
Braille's system: Brailleschrift *f*, Blindenschrift *f*
bronchial system: Bronchialbaum *m*, Bronchialsystem *nt*, Arbor bronchialis
buffer system: Puffersystem *nt*
bulbosacral system: →*parasympathetic nervous system*
Cahn-Ingold-Prelog system: Cahn-Ingold-Prelog-System *nt*, RS-System *nt*
calcium-ATPase system: Calcium-ATPase *f*, Calcium-ATPase-System *nt* Ca-ATPase *f*
capillary system: Kapillarbett *nt*, Kapillarstromgebiet *nt*, Kapillarnetz *nt*
cardiac conducting system: Erregungsleitungssystem *nt* des Herzens, kardiales Erregungsleitungssystem *nt*, Systema conducente cordis
cardiac conduction system: →*cardiac conducting system*
cardiovascular system: Herz-Kreislauf-System *nt*, Blutkreislauf *m*, Kreislauf *m*, kardiovaskuläres System *nt*, Systema cardiovasculare
catecholaminergic system: katecholaminerges System *nt*
CD system: CD-Nomenklatur *f*
CDE system: CDE-System *nt*
cell-free system: zellfreies System *nt*
cellular defence system: zelluläre Abwehr *f*, zelluläres Abwehrsystem *nt*
cellular defensive system: zelluläre Abwehr *f*, zelluläres Abwehrsystem *nt*
cellular immune system: zelluläres Immunsystem *nt*; zelluläre Abwehr *f*, zelluläres Abwehrsystem *nt*
central nervous system: Zentralnervensystem *nt*, Gehirn und Rückenmark *nt*, Systema nervosum centrale, Pars centralis systemae nervosi
centrencephalic system: zentrenzephales System *nt*
cerebrospinal system: →*central nervous system*
cerebrospinal nervous system: →*central nervous system*
channel shoulder pin system: Rillen-Schulter-Stift-Geschiebe *nt*, Rillen-Schulter-Stift-Attachment *nt*
cholinergic system: cholinerges System *nt*
chromaffin system: chromaffines System *nt*
circulatory system: →*cardiovascular system*
clear cell system: Feyrter-Organ *nt*, Gangorgan *nt*
system of clear cells: APUD-System *nt*
closed system: geschlossenes System *nt*
closed loop system: Closed loop system *nt*
complement system: Komplementsystem *nt*
computer system: Rechenanlage *f*
conducting system: **1.** Erregungsleitungssystem *nt* **2.** →*conducting system of heart*
conducting system of heart: Reizleitungssystem *nt*, Erregungsleitungssystem *nt* des Herzens, kardiales Erregungsleitungssystem *nt*, Systema conducente cordis, Complexus stimulans cordis
conduction system: **1.** Erregungsleitungssystem *nt* **2.** →*conducting system of heart*
conduction system of heart: →*conducting system of heart*
control system: Kontroll-, Steuersystem *nt*
controlled system: Regelstrecke *f*
coordinate system: Koordinatensystem *nt*
countercurrent system: Gegenstromsystem *nt*
craniosacral system: →*parasympathetic nervous system*
CSP system: Rillen-Schulter-Stift-Geschiebe *nt*, Rillen-Schulter-Stift-Attachment *nt*
cytochrome system: Atmungskette *f*
decimal system: Dezimalsystem *nt*
defence system: (*brit.*) →*defense system*
defense system: Immunabwehr *f*, Abwehrsystem *nt*
defensive system: Immunabwehr *f*, Abwehrsystem *nt*
descending reticular system: absteigendes Retikularissystem *nt*
digestive system: Verdauungsapparat *m*, Digestitionssystem *nt*, Apparatus digestorius, Systema alimentarium
disperse system: disperses System *nt*, Dispersion *f*
dispersion system: →*disperse system*
dissociated multienzyme system: lösliches/dissoziiertes Multienzymsystem *m*
dopamine system: Dopaminsystem *nt*
dopaminergic system: dopaminerges System *nt*
dorsal column system: Hinterstrangsystem *nt*, Lemniscussytem *nt*
drainage systems: Abfluss-Systeme *pl*
Duffy blood group system: Duffy-Blutgruppe *f*, Duffy-Blutgruppensystem *nt*
Dukes' system: Dukes-Klassifikation *f*, Dukes-Einteilung *f*
ecological system: Ökosystem *nt*, ökologisches System *nt*
electron-transport system: Elektronentransportsystem *nt*
endocrine system: endokrines System *nt*, Endokrinum *nt*, Endokrinium *nt*
endosteal implant system: enossales Implantatsystem *nt*
enteric nervous system: Darmnervensystem *nt*
enterochromaffin system: enterochromaffines System *nt*
exteroceptive nervous system: exterorezeptives/exterozeptives System *nt*
extracorticospinal system: →*extrapyramidal system*
extrapyramidal system: extrapyramidal-motorisches

S

System *nt*
extrapyramidal motor system: →*extrapyramidal system*
extrinsic system: Extrinsic-System *nt*
FDI system: FDI-System *nt*, Two-Digit-System *nt*
feedback system: Rückkopplungssystem *nt*, Feedbacksystem *nt*
female genital system: Systema genitale femininum
gamma motor system: Gammaschleife *f*
Gc system: Gc-System *nt*
genital systems: Systemata genitalia
genitourinary system: Urogenitalsystem *nt*, -trakt *m*, Harn- und Geschlechtsapparat *m*, Apparatus urogenitalis, Systema urogenitalis
Gm system: Gm-System *nt*
goal-directed motor system: Zielmotorik *f*
gold-copper system: Gold-Kupfer-Legierung *f*
haematopoetic system: (*brit.*) →*hematopoetic system*
haemolytic system: (*brit.*) →*hemolytic system*
haptoglobin system: Hp-System *nt*
haversian system: Havers-System *nt*, Havers-Ringlamellensystem *nt*
hematopoetic system: hämopoetisches System *nt*
hemolytic system: hämolytisches System *nt*
heterogenous system: heterogenes System *nt*
higher motor system: höhere Motorik *f*
high-pressure system: Hochdrucksystem *nt*
HLA system: HLA-System *nt*
homogenous system: homogenes System *nt*
HP system: Hp-System *nt*
humoral defensive system: humorale Abwehr *f*, humorales Abwehrsystem *nt*
humoral immune system: humorales Immunsystem *nt*; humorale Abwehr *f*, humorales Abwehrsystem *nt*
hypophyseoportal system: →*hypophysioportal system*
hypophysioportal system: hypophysärer Pfortader-/Portalkreislauf *m*, hypophysäres Pfortader-/Portalsystem *nt*
hypothalamic-pituitary system: Hypothalamus-Hypophysen-System *nt*, Hypophysenzwischenhirnsystem *nt*
hypothalamic-posterior pituitary system: Hypothalamus-Neurohypophysen-System *nt*, hypothalamisch-neurohypophysäres System *nt*
immune system: Immunsystem *nt*
implant system: Implantatsystem *nt*
inertial system: Inertialsystem *nt*
information-transmitting system: informationsübertragendes System *nt*
insulin-glucagon system: Insulin-Glucagon-System *nt*
insulin infusion systems: Insulininfusionssysteme *pl*
International System of Units: internationales Einheitensystem *nt*, Système international d'Unites, SI-System *nt*
interoceptive nervous system: interorezeptives/interozeptives System *nt*
interrenal system: Nebennierenrinde *f*, Cortex glandulae suprarenales
interstitial system: (*Knochen*) Schaltlamellen *pl*
intramural system: intramurales Nervensystem *nt*
intrinsic system: intrinsic-System *nt*
involuntary nervous system: autonomes/vegetatives Nervensystem *nt*, Pars autonomica systematis nervosi peripherici, Systema nervosum autonomicum
kallikrein system: →*kallikrein-kinin system*
kallikrein-kinin system: Kallikrein-Kinin-System *nt*
kappa chain marker system: Km-System *nt*
Kell blood group system: Kell-Blutgruppe *f*, Kell-Blutgruppensystem *nt*, Kell-Cellano-System *nt*
Kidd blood group system: Kidd-Blutgruppe *f*, Kidd-Blutgruppensystem *nt*
kinin system: →*kallikrein-kinin system*
Km system: Km-System *nt*
Kuhn's system: Kuhn-System *nt*
L system: Longitudinalsystem *nt*, L-System *nt*
lemniscal system: Hinterstrang-, Lemniskussystem *nt*
length-control system: Längenkontrollsystem *nt*
lens system: Linsensystem *nt*
Lewis blood group system: Lewis-Blutgruppe *f*, Lewis-Blutgruppensystem *nt*
limbic system: limbisches System *nt*
longitudinal system: Longitudinalsystem *nt*, L-System *nt*
low-pressure system: Niederdrucksystem *nt*
Lutheran blood group system: Lutheran-Blutgruppe *f*, Lutheran-Blutgruppensystem *nt*
lymphatic system: lymphatisches System *nt*, Lymphsystem *nt*, Systema lymphoideum
lymphoproliferative system: lymphoproliferatives System *nt*
lymphoreticular system: lymphoretikuläres System *nt*
lymph-vascular system: Lymphgefäßsystem *nt*
macrophage system: Makrophagensystem *nt*
system of macrophages: retikuloendotheliales System *nt*, retikulohistiozytäres System *nt*
male genital system: Systema genitale masculinum
masticatory system: Kauapparat *m*
membrane system: Membransystem *nt*
membrane transport system: Membrantransportsystem *nt*
mesonephric system: Urnierensystem *nt*
metanephric system: Nachnierensystem *nt*
metric system: metrisches System *nt*
microphage system: Mikrophagensystem *nt*
mineralocorticoid system: Mineralocorticoidsystem *nt*
MN blood group system: MNSs-Blutgruppe *f*, MNSs-Blutgruppensystem *nt*
MNSs blood group system: MNSs-Blutgruppe *f*, MNSs-Blutgruppensystem *nt*
monoaminergic system: monoaminerges System *nt*
mononuclear phagocyte system: Monozyten-Makrophagen-System *nt*, mononukleäres Phagozytensystem *nt*
mononuclear phagocytic system: Monozyten-Makrophagen-System *nt*, mononukleäres Phagozytensystem *nt*
motor system: motorisches System *nt*, Motorik *f*
multienzyme system: Multienzymsystem *nt*
muscular system: muskuläres System *nt*, Muskulatur *f*
musculoskeletal system: Stütz- und Bewegungsapparat *m*
natural immune system: unspezifisches Immunsystem *nt*
nervous system: Nervensystem *nt*, Systema nervosum
neuroendocrine system: neuroendokrines System *nt*, Neuroendokrinium *nt*
nigrostriatal system: nigrostriatales System *nt*
nitrogenase system: Nitrogenasesystem *nt*
nociceptive system: nozizeptives System *nt*
nonequilibrium open system: nicht im Gleichgewicht stehendes offenes System *nt*
non-pyramidal system: extrapyramidal-motorisches System *nt*
nonspecific system: aufsteigendes retikuläres aktivierendes System *nt*
nonspecific defensive system: unspezifisches Abwehrsystem *nt*
noradrenergic system: noradrenerges System *nt*
open system: offenes System *nt*, steady-state-System *nt*

O-R system: Redoxsystem *nt*
oxidation-reduction system: Redoxsystem *nt*
pacemaker system: Erregungsbildungs-, Schrittmachersystem *nt*
pain-control system: Schmerzkontrollsystem *nt*
pallidofugal system: pallidofugales System *nt*
parasympathetic nervous system: parasympathischer Teil *m* des vegetativen Nervensystems, Parasympathikus *m*, parasympathisches System *nt*, Pars parasympathica divisionis autonomici systematis nervosi
P blood group system: P-Blutgruppe *f*, P-Blutgruppensystem *nt*
peptidergic system: peptiderges System *nt*
periodic system: Periodensystem *nt* (der Elemente)
peripheral nervous system: peripheres Nervensystem *nt*, Systema nervosum peripherium, Pars peripherica
phosphate buffer system: Phosphatpuffer *m*, Phosphatpuffersystem *nt*
phosphotransferase system: Phosphotransferasesystem *nt*
PI system: Pi-System *nt*, Protease-Inhibitor-System *nt*
pituitary-adrenocortical system: Hypophysen-Nebennierenrindensystem *nt*
pituitary portal system: hypophysärer Pfortader-/Portalkreislauf *m*, hypophysäres Pfortader-/Portalsystem *nt*
platinum-silver system: Platinsilberlegierung *f*, Platin-Silber-Legierung *f*
point system: Punktschrift *f* (*für Blinde*)
portal system: Pfortader-/Portalkreislauf *m*, Pfortader-/Portalsystem *nt*
posterior pituitary system: Hypophysenhinterlappensystem *nt*, HHL-System *nt*
posttransferrin system: Pt-System *nt*
postural motor system: Haltungs-, Stützmotorik *f*
pronephric system: Vornierensystem *nt*
properdin system: Properdin-System *nt*, alternativer Weg *m* der Komplementaktivierung
proprioceptive nervous system: propriorezeptives/propriozeptives System *nt*
protease inhibitor system: Pi-System *nt*, Protease-Inhibitor-System *nt*
proteinate buffer system: →*protein buffer system*
protein buffer system: Proteinpuffer *m*, Proteinatpuffer *m*, Proteinpuffersystem *nt*, Proteinatpuffersystem *nt*
Pt system: Pt-System *nt*
pyramidal system: pyramidales/pyramidal-motorisches System *nt*
quaternary system: quaternäre Legierung *f*, Legierung *f* aus vier Metallen
quinary system: Legierung *f* aus fünf Metallen
redox system: Redoxsystem *nt*
renin-angiotensin system: Renin-Angiotensin-System *nt*
renin-angiotensin-aldosterone system: Renin-Angiotensin-Aldosteron-System *nt*
respiratory system: Luft-, Atemwege *pl*, Respirationstrakt *m*, Apparatus respiratorius, Systema respiratorium
reticular activating system: aufsteigendes retikuläres aktivierendes System *nt*
reticuloendothelial system: retikuloendotheliales System *nt*, retikulohistiozytäres System *nt*
reticulohistiocytic system: →*reticuloendothelial system*
Rh system: →*rhesus system*
Rh blood group system: →*rhesus system*
rhesus system: Rhesussystem *nt*, Rh-System *nt*
RS system: Cahn-Ingold-Prelog-System *nt*, RS-System *nt*
sacrospinal system: sakrospinales System *nt*
Schubiger system: Schubiger-Geschiebe *nt*
secretor-nonsecretor system: Ausscheidersystem *nt*
self-tapping system: selbstschneidendes System *nt*
sensory system: sensorisches System *nt*, Sinnessystem *nt*
serotoninergic system: serotoninerges System *nt*
shuttle system: Shuttle-System *nt*
SI system: internationales Einheitensystem *nt*, Système International d'Unites, SI-System *nt*
silver-copper system: Silber-Kupfer-Legierung *f*
silver-tin system: Silber-Zinn-Legierung *f*
skeletal system: Systema skeletale, Skelettsystem *nt*
soluble multienzyme system: lösliches/dissoziiertes Multienzymsystem *nt*
somatic system: →*somatic nervous system*
somatic nervous system: somatisches Nervensystem *nt*
somatomotor system: somatomotorisches System *nt*, Somatomotorik *f*
somatosensory system: somatosensorisches System *nt*, Somatosensorik *f*
specific defensive system: spezifisches Abwehrsystem *nt*
specific immune system: spezifisches Immunsystem *nt*
spinal motor system: Spinalmotorik *f*
spinotransverse system: spinotransversales System *nt*, Spinotransversalsystem *nt*, Musculi spinotransversales
steady state system: offenes System *nt*, Steady-state-System *nt*
stomatognathic system: stomatognathes System *nt*
striopallidal system: striäres System *nt*, striopallidäres System *nt*
sudomotor system: Sudomotorsystem *nt*
sympathetic nervous system: **1.** sympathischer Teil *m* des vegetativen Nervensystems, Sympathikus *m*, sympathisches System *nt*, Pars sympathica divisionis autonomici systematis nervosi **2.** →*vegetative nervous system*
sympathicoadrenal system: sympathikoadrenales System *nt*
sympathicoadrenergic system: sympathikoadrenerges System *nt*
symport system: Symport-, Cotransportsystem *nt*
T system: T-System *nt*, transversales System *nt*
T-cell system: T-Zell-System *nt*, T-Zellen-System *nt*
template system: Matrize *f*, Matrizensystem *nt*
tension-control system: Spannungskontrollsystem *nt*
ten-twenty system: Ten-Twenty-System *nt*
ternary system: ternäre Legierung *f*, Legierung aus drei Metallen
Tf system: Tf-System *nt*, Transferrin-System *nt*
therapeutic systems: therapeutische Systeme *pl*
thoracolumbar system: →*sympathetic nervous system 1.*
TNM system: TNM-System *nt*
TNM staging system: →*TNM system*
transferrin system: Tf-System *nt*
transport system: Transportsystem *nt*
transverse system: T-System *nt*, transversales Röhrensystem *nt*, System *nt* der transversalen Tubuli
system of transverse tubules: →*transverse system*
transversospinal system: Spinotransversalsystem *nt* des Musculus erector spinae
transversospinal muscular system: Spinotransversalsystem *nt* des Musculus erector spinae
triad system: →*transverse system*
tuberohypophysial system: →*tuberoinfundibular system*
tuberoinfundibular system: tuberoinfundibuläres System *nt*, Tractus tuberoinfundibularis

S

two-digit system: Two-Digit-System *nt*, FDI-System *nt*
uniport system: Uniport *m*, Uniportsystem *nt*
urinary system: →*uropoietic system*
urogenital system: Urogenitalsystem *nt*, Urogenitaltrakt *m*, Harn- und Geschlechtsorgane *pl*, Apparatus urogenitalis, Systema urogenitale
uropoietic system: harnproduzierende und -ausscheidende Organe *pl*, uropoetisches System *nt*, Harnorgane *pl*, Organa urinaria
valve system: Klappenapparat *m*
vascular system: Gefäßsystem *nt*
vasomotor system: vasomotorisches System *nt*, Vasomotorensystem *nt*
vasopressin system: Vasopressinsystem *nt*, Adiuretinsystem *nt*, ADH-System *nt*
vegetative nervous system: autonomes/vegetatives Nervensystem *nt*, Pars autonomica systematis nervosi, Systema nervosum autonomicum
venous capacitance system: venöses Kapazitätssystem *nt*
ventricular system: Kammersystem *nt*
vestibular-semicircular canal system: Vorhof-Bogengangssystem *nt*
villous capillary system: villöses Kapillarbett/-system *nt*
visceral nervous system: →*vegetative nervous system*
visceromotor system: Viszeromotorik *f*, viszeromotorisches System *nt*
volume-control system: Volumenkontrollsystem *nt*
Zest Anchor system: Zest-Anker *m*, Zest-Ankersystem *nt*

sys|te|ma [sɪs'tiːmə] *noun*: System *nt*, Systema *f*
sys|tem|at|ic [sɪstə'mætɪk] *adj*: systematisch, methodisch; plan-, zweckmäßig, -voll
sys|tem|at|ics [ˌsɪstə'mætɪks] *plural*: Systematik *f*, systematische Darstellung *f*; Klassifikation *f*
sys|tem|a|tism ['sɪstəmətɪzəm] *noun*: Systematisierung *f*
sys|tem|a|ti|za|tion [ˌsɪstəmətɪ'zeɪʃn] *noun*: Systematisierung *f*
sys|tem|a|tize ['sɪstəmətaɪz] *vt*: in ein System bringen *oder* einordnen, systematisieren
sys|tem|a|tized ['sɪstəmətaɪzd] *adj*: systematisiert
sys|tem|ic [sɪs'temɪk] *adj*: den Gesamtorganismus *oder* ein Organsystem betreffend, generalisiert, systemisch
sys|to|gene ['sɪstədʒiːn] *noun*: Tyramin *nt*, Tyrosamin *nt*
sys|to|le ['sɪstəliː] *noun*: Systole *f*
atrial systole: Vorhofsystole *f*
auricular systole: Vorhofsystole *f*
extra systole: vorzeitige Herz(muskel)kontraktion *f*, Extraschlag *m*, Extrasystole *f*
late systole: Prädiastole *f*
premature systole: vorzeitige Herz(muskel)kontraktion *f*, Extraschlag *f*, Extrasystole *f*
premature atrial systole: Vorhofextrasystole *f*, atriale Extrasystole *f*
premature ventricular systole: Kammerextrasystole *f*, ventrikuläre Extrasystole *f*
ventricular systole: Kammer-, Ventrikelsystole *f*
sys|tol|ic [sɪs'tɑlɪk] *adj*: Systole betreffend, während der Systole, systolisch
sys|trem|ma [sɪs'tremə] *noun*: Waden(muskel)krampf *m*
sy|zyg|i|al [sɪ'zɪdʒɪəl] *adj*: Syzygie betreffend
sy|zyg|i|um [sɪ'zɪdʒɪəm] *noun*: →*syzygy*
syz|y|gy ['sɪzədʒiː] *noun*: Syzygie *f*, Syzygium *nt*
Sz *Abk.*: seizure

S

T

T *Abk.*: **1.** absolute temperature **2.** telocentric chromosome **3.** tension **4.** tera- **5.** tesla **6.** testosterone **7.** tetracycline **8.** thoracic **9.** thoracic vertebra **10.** threonine **11.** thymidine **12.** thymine **13.** thyroid **14.** tocopherol **15.** torque **16.** Torr **17.** toxicity **18.** translocation **19.** transmittance **20.** transplantation **21.** tritium **22.** tropine **23.** tumor **24.** type
t *Abk.*: **1.** temperature **2.** temporal **3.** time **4.** ton **5.** transfer
T. *Abk.*: **1.** Taenia **2.** tuberculum
T½ *Abk.*: **1.** half-life **2.** half-time
t½ *Abk.*: **1.** half-life **2.** half-time
T½$_{eff}$ *Abk.*: effective half-life
T½$_{life}$ *Abk.*: biological half-life
2,4,5-T *Abk.*: 2,4,5-trichlorophenoxyacetic acid
T_3 *Abk.*: **1.** triiodothyronin **2.** triiodothyronine
T_4 *Abk.*: **1.** tetraiodothyronin **2.** thyroxine
TA *Abk.*: **1.** terminal arteriole **2.** tetracycline antibiotics **3.** thermoanalysis **4.** thermostable antigen **5.** thyroid autoprecipitin **6.** titration acidity **7.** tosyl arginine **8.** toxin-antitoxin **9.** transactional analysis **10.** transaldolase **11.** transforming agent **12.** tricuspidal area **13.** trophoblastic antigen **14.** tuberculin A
Ta *Abk.*: tantalum
TAA *Abk.*: **1.** thioacetamide **2.** tumor-associated antigen
TA-AIDS *Abk.*: transfusion-associated AIDS
TAB *Abk.*: **1.** therapeutic abortion **2.** transabdominal chorion biopsy
tab|a|cism ['tæbəsɪzəm] *noun*: →*tabacosis*
tab|a|co|sis [tæbə'kəʊsɪs] *noun*: Tabakvergiftung *f*
tab|a|nid ['tæbənɪd, tə'beɪ-] *noun*: Bremse *f*, Tabanide *f*
Ta|ban|i|dae [tə'bænədiː] *plural*: Bremsen *pl*, Tabaniden *pl*, Tabanidae *pl*
Ta|ba|nus [tə'beɪnəs] *noun*: Tabanus *m*
tab|ar|dil|lo [tæbə'dɪ(l)jəʊ] *noun*: endemisches/murines Fleckfieber *nt*, Ratten-, Flohfleckfieber *nt*
tab|a|tière [taba'tjɛːr] *noun*: (*franz.*) Tabatière *f*
TABC *Abk.*: typhoid-paratyphoid A, B, and C vaccine
ta|bel|la [tə'belə] *noun, plura* **-lae** [-liː]: Tablette *f*, Tabella *f*
ta|bes ['teɪbiːz] *noun*: **1.** Auszehrung *f*, Schwindsucht *f*, Tabes *f* **2.** →*tabes dorsalis*
tabes dorsalis: Tabes dorsalis, Duchenne-Syndrom *nt*, Rückenmarkdarre *f*, Rückenmarkschwindsucht *f*
Friedreich's tabes: Friedreich-Ataxie *f*, Heredoataxia spinalis
peripheral tabes: Pseudotabes *f*
ta|bes|cence [tə'besns] *noun*: Tabeszenz *f*
ta|bes|cent [tə'besnt] *adj*: schwindend, auszehrend
ta|bet|ic [tə'betɪk]: I *noun* Tabetiker(in *f*) *m* II *adj* Tabes betreffend, tabisch
ta|bet|i|form [tə'betɪfɔːrm] *adj*: tabetiform, tabesartig
tab|ic ['tæbɪk] *noun, adj*: →*tabetic*
tab|id ['tæbɪd] *adj*: Tabes betreffend, tabisch
ta|ble ['teɪbl]: I *noun* **1.** Tisch *m*; Operationstisch *m* **2.** Tabelle *f*, Liste *f*, Verzeichnis *nt*, Register *nt*; Tafel *f* II *vt* tabellarisieren, in einer Tabelle zusammenstellen, in eine Tabelle eintragen
bed table: Nachttisch *m*
Binet's table: Binet-Simon-Intelligenzstaffel *f*
Bucky table: Bucky-Tisch *m*, Rasteraufnahmetisch *m*
conversion table: Umrechnungstabelle *f*
inner table of skull: Lamina interna
Kaufmann E. coli antigen table: Kauffmann-Koli-Antigentabelle *f*, Koli-Antigentabelle *f*
life table: Sterblichkeitstabelle *f*
Mendeléeff's table: →*periodic table*
Mendeleev's table: →*periodic table*
mortality table: Sterblichkeitstabelle *f*
night table: Nachttisch *m*
operating table: Operationstisch *m*
outer table of skull: Lamina externa
periodic table: Atomtafel *f*, Periodensystem *nt* der Elemente
Stilling's color tables: Stilling-Tafeln *pl*, Stilling-Velhagen-Farbtafeln *pl*
Stilling's colour tables: (*brit.*) →*Stilling's color tables*
vitreous table: Lamina interna
ta|ble|spoon ['teɪblspuːn] *noun*: Esslöffel *m*
ta|ble|spoon|ful ['teɪblspuːnfʊl] *adj*: Esslöffel(voll)
tab|let ['tæblɪt] *noun*: Tablette *f*
coated tablet: Dragée *nt*, Pille *f*
depot tablets: Depottabletten *pl*
sleeping tablet: Schlaftablette *f*
sublingual tablet: Sublingualtablette *f*
sugar-coated tablet: Dragée *nt*, Pille *f*
ta|boo [tə'buː, tæ-]: I *noun, plural* **-boos** Tabu *nt* II *adj* tabu, unantastbar
ta|bo|pa|ral|y|sis [ˌteɪbəʊpə'ræləsɪs] *noun*: Taboparalyse *f*
ta|bo|pa|re|sis [ˌteɪbəʊpə'riːsɪs] *noun*: →*taboparalysis*
ta|bu [tə'buː, tæ-] *noun, adj*: →*taboo*
tab|u|la ['tæbjələ] *noun, plura* **-lae** [-liː]: Tafel *f*, Tabula *f*
tab|u|lar ['tæbjələr] *adj*: **1.** tabellarisch, Tabellen- **2.** flach, tafelförmig, Tafel-; dünn; platt, plattenförmig **3.** tablettenförmig
tab|u|lar|ize ['tæbjələraɪz] *vt*: tabellarisch anordnen
tab|u|late [*adj* 'tæbjəlɪt, -leɪt; *v* -leɪt]: I *adj* →*tabular* II *vt* tabellarisch anordnen
ta|bun ['tɑbʊn] *noun*: Tabun *nt*, Dimethylaminozyanphosphorsäureäthylester *m*
TAC *Abk.*: triallylcyanurate
tache [tæʃ] *noun*: Fleck(en *m*) *m*, Mal *nt*, Tache *f*
tacho- *präf.*: Geschwindigkeits-, Tacho-
tach|o|gram ['tækəgræm] *noun*: Tachogramm *nt*
tach|o|graph ['tækəgræf] *noun*: Tachograph *m*, Tachograf *m*
ta|chog|ra|phy [tə'kɑgrəfiː] *noun*: Tachografie *f*, Tachographie *f*
ta|chom|e|ter [tə'kɑmɪtər] *noun*: Geschwindigkeitsmesser *m*, Tachometer *nt*
tachy- *präf.*: Schnell-, Tachy-
tach|y|ar|rhyth|mi|a [ˌtækɪə'rɪðmɪə] *noun*: Tachyarrhythmie *f*
absolute tachyarrhythmia: Tachyarrhythmia absoluta
cardiac tachyarrhythmia: Tachyarrhythmie *f*
tach|y|car|dia [ˌtækɪ'kɑːrdɪə] *noun*: Herzjagen *nt*, Tachykardie *f*
antidromic atrioventricular reciprocating tachycardia: antidrome Tachykardie *f*
atrial tachycardia: Vorhoftachykardie *f*, atriale Tachykardie *f*
atrioventricular nodal tachycardia: AV-Knoten-Tachykardie *f*

auricular tachycardia: Vorhoftachykardie *f*, atriale Tachykardie *f*
A-V nodal tachycardia: AV-Knoten-Tachykardie *f*
AV nodal reentrant tachycardia: AV-Knoten-Reentry-tachykardie *f*, AV-Knoten-Reentry *nt*
ectopic tachycardia: heterotope Tachykardie *f*
fetal tachycardia: fetale Tachykardie *f*
nodal tachycardia: AV-Knoten-Tachykardie *f*
normotopic tachycardia: normotope Tachykardie *f*
orthodromic atrioventricular reciprocating tachycardia: orthodrome Tachykardie *f*
paroxysmal tachycardia: Bouveret-Syndrom *nt*, paroxysmale Tachykardie *f*
postural tachycardia: orthostatische/lageabhängige Tachykardie *f*
reentrant tachycardia: Reentrytachykardie *f*
sinus tachycardia: Sinustachykardie *f*
supraventricular tachycardia: supraventrikuläre Tachykardie *f*
ventricular tachycardia: ventrikuläre Tachykardie *f*

tach|y|car|di|ac [ˌtækɪ'kɑːrdɪæk] *adj*: Tachykardie betreffend, tachykard
tach|y|car|dic [ˌtækə'kɑːrdɪk] *adj*: →*tachycardiac*
tach|y|gen|e|sis [ˌtækə'dʒenəsɪs] *noun*: Tachygenese *f*
tach|y|ki|nin [tækɪ'kaɪnɪn] *noun*: Tachykinin *nt*
tach|y|la|li|a [ˌtækɪ'leɪlɪə] *noun*: Tachylalie *f*
tach|y|lo|gia [ˌtækɪ'lɑdʒɪə] *noun*: Tachylalie *f*
tach|y|me|tab|o|lism [ˌtækɪmə'tæbəlɪzəm] *noun*: Tachymetabolismus *m*
tach|y|pha|gia [ˌtækɪ'feɪdʒɪə] *noun*: hastiges/überstürztes Essen *nt*, Tachyphagie *f*
tach|y|pha|sia [ˌtækɪ'feɪzɪə] *noun*: Tachylalie *f*
tach|y|phe|mi|a [ˌtækɪf'iːmiːə] *noun*: Poltern *nt*, Battarismus *m*, Tachyphemie *f*
tach|y|phra|sia [ˌtækɪ'freɪzɪə] *noun*: →*tachylalia*
tach|y|phre|nia [ˌtækɪ'friːnɪə] *noun*: Tachyphrenie *f*
tach|y|phy|lax|is [ˌtækɪfɪ'læksɪs] *noun*: Tachyphylaxie *f*
tach|yp|ne|a [ˌtækɪ(p)'niːə] *noun*: Tachypnoe *f*
tach|yp|noe|a [ˌtækɪ(p)'niːə] *noun*: (*brit.*) →*tachypnea*
tach|y|rhyth|mia [ˌtækɪ'rɪðmɪə] *noun*: Tachyrhythmie *f*
tach|ys|te|rol [tə'kɪstərɔl, -əʊl] *noun*: Tachysterin *nt*, Tachysterol *nt*
tach|y|tro|phism [ˌtækɪ'trəʊfɪzəm] *noun*: Tachymetabolismus *m*
tach|y|zo|ite [ˌtækɪ'zəʊaɪt] *noun*: Tachyzoit *m*
tac|rine ['tækriːn] *noun*: Tacrin *nt*
tac|ro|li|mus [tæk'rəlɪməs] *noun*: Tacrolimus *nt*
tac|tic|i|ty [tæk'tɪsətiː] *noun*: Taktizität *f*
tac|tile ['tæktɪl, -taɪl] *adj*: **1.** Tastsinn betreffend, taktil, Tast- **2.** fühl-, tast-, greifbar
tac|til|i|ty [tæk'tɪlətiː] *noun*: **1.** Tastfähigkeit *f* **2.** Tast-, Greif-, Fühlbarkeit *f*
tac|ti|log|i|cal [ˌtæktɪ'lɑdʒɪkl] *adj*: →*tactual*
tac|tion ['tækʃn] *noun*: **1.** Tastsinn *m*, Tactus *m* **2.** Tasten *nt*
tac|tom|e|ter [tæk'tɑmɪtər] *noun*: Taktometer *nt*
tac|to|sen|so|ry [ˌtæktəʊ'sensəriː] *adj*: taktilsensibel
tac|tu|al [tæktʃəwəl, -ʃəl] *adj*: **1.** tastbar **2.** Tastsinn betreffend, taktil, Tast-
tac|tus ['tæktəs] *noun*: Tastsinn *m*, Tactus *m*
TAD *Abk.*: transient acantholytic dermatosis
Tae|nia ['tiːnɪə] *noun*: (*mikrobiolog.*) Tänie *f*, Taenia *f*
Taenia africana: Rinderbandwurm *m*, Taenia saginata
Taenia echinococcus: Blasenbandwurm *m*, Hundebandwurm *m*, Echinococcus granulosus, Taenia echinococcus
Taenia lata: (breiter) Fischbandwurm *m*, Grubenkopfbandwurm *m*, Diphyllobothrium latum, Bothriocephalus latus
Taenia nana: Zwergbandwurm *m*, Hymenolepis nana
Taenia saginata: Rinderbandwurm *m*, Rinderfinnenbandwurm *m*, Taenia saginata, Taeniarhynchus saginatus
Taenia solium: Schweinebandwurm *m*, Schweinefinnenbandwurm *m*, Taenia solium

tae|ni|a ['tiːnɪə] *noun*: (*anatom.*) Tänie *f*, Taenia *f*
choroidal taenia: Taenia choroidea
colic taeniae: Kolontänien *pl*, Taeniae coli
taenia of fornix: Taenia fornicis
taenia of fourth ventricle: Taenia ventriculi quarti
free taenia: freie Tänie *f*, freie Kolontänie *f*, Taenia libera
free taenia of colon: →*free taenia*
medullary taenia of thalamus: Taenia thalami
mesocolic taenia: mesokolische Tänie *f*, Taenia mesocolica
omental taenia: omentale Tänie *f*, Taenia omentalis
thalamic taenia: Taenia thalami
taenia of third ventricle: Taenia thalami
taeniae of Valsalva: →*colic taeniae*

tae|ni|a|cide ['tiːnɪəsaɪd]: **I** *noun* Bandwurmmittel *nt*, Taenizid *nt*, Taenicidum *nt* **II** *adj* taenizid, taeniatötend, taeniaabtötend
tae|ni|a|fu|gal [ˌtiːnɪə'fjuːgl] *adj*: Bandwürmer abtreibend
tae|ni|a|fuge [ˌtiːnɪə'fjuːdʒ] *noun*: Taeniafugum *nt*
tae|ni|al ['tiːnɪəl] *adj*: **1.** (*mikrobiolog.*) Taenia betreffend **2.** (*anatom.*) Tänie/Taenia betreffend
Tae|ni|a|rhyn|chus sag|i|na|ta [ˌtiːnɪə'rɪŋkəs]: →*Taenia saginata*
tae|ni|a|sis [tɪ'naɪəsɪs] *noun*: Bandwurmbefall *m*, Taeniasis *f*, Tänienbefall *m*
Tae|ni|i|dae [tɪ'naɪədiː] *plural*: Taeniidae *pl*
TAF *Abk.*: **1.** thrombocyte agglutinating factor **2.** toxoid-antitoxin floccules **3.** tumor angiogenesis factor **4.** tumor angiogenic factor **5.** tumor antigen factor
tag [tæg]: (*v* **tagged; tagged**) **I** *n* **1.** (*patholog.*) Zipfel *m*, Fetzen *m*, Lappen *m* **2.** Etikett *nt*, Anhänger *m*, Plakette *f*, (Ab-)Zeichen *nt* **II** *vt* mit einem Etikett versehen, etikettieren; markieren
anal tags: hypertrophe Analfalten *pl*, Marisken *pl*
cutaneous tag: →*skin tag*
skin tag: Stielwarze *f*, Akrochordon *nt*, Acrochordom *nt*
soft tag: →*skin tag*

TAG *Abk.*: Tennessee antigen
tag|a|tose ['tægətəʊz] *noun*: Tagatose *f*
TAH *Abk.*: total abdominal hysterectomy
TAI *Abk.*: thrombocyte aggregation inhibitor
tail [teɪl] *noun*: **1.** Schwanz *m*, (*anatom.*) Cauda *f* **2.** Hinterteil *nt*, hinteres/unteres Ende *nt*
axillary tail of mammary gland: Achselfortsatz *m* der Brustdrüse, Processus axillaris, Processus lateralis mammae
tail of caudate nucleus: Caudatusschwanz *m*, Cauda nuclei caudati
tail of epididymis: Nebenhodenschwanz *m*, Cauda epididymidis
tail of helix: Helixende, Cauda *f*, Cauda helicis
hydrocarbon tail: Kohlenwasserstoffkette *f*
tail of pancreas: Pankreasschwanz *m*, Cauda pancreatis
tail of spermatozoon: Spermienschwanz
tail of spleen: vorderer Milzpol *m*, Extremitas anterior lienis
tail of testis: unterer Hodenpol *m*, Extremitas inferior

T

testis

tail|bone ['teɪlbəʊn] *noun*: Steißbein *nt*, Coccyx *f*, Os coccygis

tailed [teɪld] *adj*: geschwänzt

tail|less ['teɪləs] *adj*: schwanzlos, ohne Schwanz

tai|lor ['teɪlər] *vt*: nach Maß zuschneiden *oder* arbeiten; (*fig.*) zuschneiden (*to* für jdn./auf etw.); abstimmen (*to* auf)

take [teɪk]: (*v* **took; taken**) **I** *n* **1.** (*Transplantat*) Anwachsen *nt* **2.** (Impfungs-)Reaktion *f* **II** *vt* **3.** (*Essen*) zu sich nehmen; (*Medikament*) (ein-)nehmen; (*Blutprobe*) entnehmen; (*Blutbild*) machen; (*Messung*) vornehmen, messen, prüfen, Maß nehmen; (*foto., radiolog.*) eine Aufnahme machen **take an x-ray** röntgen; (*Maßnahme*) ergreifen **4.** nehmen, (er-)greifen, fassen **5.** entnehmen (*from* von), herausnehmen (*out of* aus) **III** *vi* (*Transplantat*) anwachsen; (*Medikament*) wirken, anschlagen

take after *vi* jdm. nachschlagen, ähnlich sehen

take apart *vt* etw. zerlegen, auseinander nehmen

take down *vt* **1.** →*take apart* **2.** (*Arznei*) (hinunter-) schlucken **3.** notieren, aufschreiben; (*Messgerät*) aufzeichnen

take in *vt* **1.** (*Nahrung*) aufnehmen, zu sich nehmen **2.** (*fig.*) etw. in sich aufnehmen, erfassen, verstehen, begreifen

take off *vt* **1.** (*chirurg.*) absetzen, amputieren **2.** (*Verband*) abnehmen **3.** (*Kleider*) ausziehen **4.** (*Gewicht*) verlieren

take on *vt* (*Gewicht*) ansetzen; (*Farbe, Färbung*) annehmen

take out *vt* **1.** (*Zahn*) (heraus-)ziehen, extrahieren; (*Organ*) entfernen, herausnehmen **2.** (*Fleck*) herausmachen, entfernen (*of, from* aus)

take over I *vt* (*Aufgabe*) übernehmen **II** *vi* (*Leitung*) übernehmen

take up *vt* **1.** (*Flüssigkeit*) absorbieren, auf-, einsaugen, aufnehmen **2.** (*Gefäß*) abbinden **3.** (*Platz*) ausfüllen; (*Zeit*) beanspruchen **4.** auf-, hochnehmen, -heben

take-up *noun*: Auf-, Einsaugen *nt*, Absorbieren *nt*; Absorption *f*

TAL *Abk.*: triamcinolone

ta|lal|gia [tə'lædʒ(ɪ)ə] *noun*: Fersenschmerz *m*, Talalgie *f*

tal|an|tro|pia [tælæn'trəʊpɪə] *noun*: Nystagmus *m*

ta|lar ['teɪlər] *adj*: Sprungbein/Talus betreffend, talar

talc [tælk] *noun*: Talkum *nt*, Talcum *nt*

tal|co|sis [tæl'kəʊsɪs] *noun*: Talkose *f*

pulmonary talcosis: Talkumlunge *f*, Talkumpneumokoniose *f*, Talkumstaublunge *f*, Talkose *f*

tal|cum ['tælkəm] *noun*: →*talc*

tal|i|nol|ol [ˌtælɪ'nɔləʊl] *noun*: Talinolol *nt*

tal|i|ped ['tælɪped]: **I** *noun* Patient(in *f*) *m* mit Klumpfuß **II** *adj* klumpfüßig

tal|i|pe|dic [ˌtælɪ'pedɪk] *adj*: klumpfüßig

tal|i|pes ['tælpiːz] *noun*: **1.** (angeborene) Fußdeformität *f* **2.** Klumpfuß *m*, Pes equinovarus (excavatus et adductus)

acquired talipes calcaneus: erworbener Hackenfuß *m*

talipes calcaneocavus: Hackenhohlfuß *m*, Pes calcaneocavus

talipes calcaneovalgus: Knick-Hackenfuß *m*, Pes calcaneovalgus

talipes calcaneovarus: Klump-Hackenfuß *m*, Pes calcaneovarus

talipes calcaneus: Hackenfuß *m*, Pes calcaneus

talipes cavus: Hohlfuß *m*, Pes cavus

idiopathic talipes cavus: idiopathischer Hohlfuß *m*

congenital talipes calcaneus: angeborener Hackenfuß *m*, Pes calcaneus congenitus

talipes equinocavus: Ballenhohlfuß *m*, Pes equinocavus

talipes equinovalgus: Pes equinovalgus

talipes equinovarus: Klumpfuß *m*, Pes equinovarus (excavatus et adductus)

talipes equinus: Spitzfuß *m*, Pes equinus

talipes planovalgus: Knickplattfuß *m*, Pes planovalgus

talipes planus: Plattfuß *m*, Pes planus

talipes transversoplanus: Platt-Spreizfuß *m*, Pes transversoplanus

talipes valgus: Knickfuß *m*, Pes valgus

talipes varus: Sichelfuß *m*, Pes adductus, Metatarsus varus

tal|i|pom|a|nus [ˌtæl'pɑmənəs] *noun*: Klumphand *f*

TALL *Abk.*: T-cell type acute Iymphatic leukemia

tal|low ['tæləʊ]: **I** *noun* Talg *m*; (*techn.*) Schmiere *f* **II** *vt* (ein-)schmieren, talgen

Japan tallow: Japanwachs *nt*, Japantalg *m*

ta|lo|cal|ca|ne|al [ˌteɪləʊkæl'keɪnɪəl] *adj*: Sprungbein/Talus und Fersenbein/Kalkaneus betreffend, talokalkaneal

ta|lo|cal|ca|ne|an [ˌteɪləʊkæl'keɪnɪən] *adj*: →*talocalcaneal*

ta|lo|cru|ral [ˌteɪləʊ'krʊərəl] *adj*: Sprungbein/Talus und Unterschenkel(knochen) betreffend, talokrural

ta|lo|fib|u|lar [ˌteɪləʊ'fɪbjələr] *adj*: Sprungbein/Talus und Wadenbein/Fibula betreffend, talofibular

ta|lo|met|a|tar|sal [ˌteɪləʊˌmetə'tɑːrsl] *adj*: Sprungbein/Talus und Mittelfuß/Metatarsus betreffend, talometatarsal

ta|lo|na|vic|u|lar [ˌteɪləʊnə'vɪkjələr] *adj*: Sprungbein/Talus und Kahnbein/Os naviculare betreffend, talonavikular

ta|lo|scaph|oid [ˌteɪləʊ'skæfɔɪd] *adj*: Sprungbein/Talus und Kahnbein/Os naviculare betreffend, talonavikular

ta|lose ['tæləʊs] *noun*: Talose *f*

ta|lo|tib|i|al [ˌteɪləʊ'tɪbɪəl] *adj*: Sprungbein/Talus und Schienbein/Tibia betreffend, talotibial

ta|lus ['teɪləs] *noun, plural* **-li** [-laɪ]: Sprungbein *nt*, Talus *m* **beneath the talus** unterhalb des Sprungbeins/Talus (liegend), subtalar

fractured talus: Sprungbein-, Talusfraktur *f*

vertical talus: Plattfuß *m*, Pes planus

TAM *Abk.*: **1.** talc adsorption method **2.** toxoid-antitoxin mixture

TAME *Abk.*: p-tosyl-L-arginine methylester

TAMI *Abk.*: transmural anterior myocardial infarction

ta|mox|i|fen [tə'mɑksɪfen] *noun*: Tamoxifen *nt*

tam|pon ['tæmpɑn]: **I** *noun* Tampon *m*, (Watte-)Bausch *m* **II** *vt* tamponieren

tam|pon|ade [ˌtæmpə'neɪd] *noun*: Tamponade *f*; Tamponieren *nt*

balloon tamponade: Ballontamponade *f*

bladder tamponade: Blasentamponade *f*

cardiac tamponade: Herzbeuteltamponade *f*, Perikardtamponade *f*

nasal tamponade: Nasentamponade *f*

pericardial tamponade: Herzbeuteltamponade *f*, Perikardtamponade *f*

pharyngeal tamponade: Pharynxtamponade *f*

ventricular tamponade: Ventrikeltamponade *f*

tam|pon|age ['tæmpənɪdʒ] *noun*: →*tamponade*

tam|pon|ing ['tæmpənɪŋ] *noun*: Tamponieren *nt*

tam|pon|ment [tæm'pɑnmənt] *noun*: Tamponieren *nt*

tan [tæn]: **I** *noun* **1.** (Sonnen-)Bräune *f* **2.** (*chem.*) Gerbstoff *m* **II** *vt* **3.** (*Haut*) bräunen **4.** (*chem.*) (*Leder*) ger-

ben; beizen **III** *vi* (*Haut*) sich bräunen, braun werden
TAN *Abk.*: total ammonia nitrogen
tan|gen|tial [tæn'dʒenʃl] *adj*: **1.** berührend, tangential, tangenzial, Berührungs-, Tangenzial- **2.** (*Gedanken*) sprunghaft, abschweifend; ziellos; flüchtig
tan|gen|ti|al|i|ty [tæn,dʒenʃɪ'æləti:] *noun*: (*Gedanken*) Sprunghaftigkeit *f*, Flüchtigkeit *f*
tan|gle ['tæŋgəl]: **I** *noun* Gewirr *nt*, (wirrer) Knäuel *m*; Verwirrung *f*, Durcheinander *nt* **II** *vt* verwirren, verwickeln, durcheinanderbringen
neurofibrillary tangles: Alzheimer-Fibrillenveränderungen *pl*, Fädchenplaque *f*
tank [tæŋk] *noun*: Tank *m*, Becken *nt*; Zisterne *f*; (*chem.*) Bad *nt*
gas tank: Gasbehälter *m*
tan|nal ['tænəl] *noun*: Aluminiumtannat *nt*
tan|nase ['tæneɪz] *noun*: Tannase *f*
tan|nate ['tæneɪt] *noun*: Tannat *nt*
tan|nin ['tænɪn] *noun*: **1.** Tannin *nt*, Gerbsäure *f*, Acidum tannicum **2.** Gerbstoff *m*
tannin acyl-hydrolase: →*tannase*
catechin tannins: Catechingerbstoffe *pl*
ellagic acid tannins: Ellagitanningerbstoffe *pl*, Ellagitannine *pl*
labiate tannins: Lamiaceengerbstoffe *pl*, Labiatengerbstoffe *pl*
procaynidine tannins: Procyanidingerbstoffe *pl*
tan|sy [tænzi:] *noun*: **1.** Rainfarn *m*, Tanacetum vulgare, Chrysanthemum vulgare **2.** Tanaceti vulgaris herba
tan|ta|lize ['tæntlaɪz] *vt*: quälen, peinigen
tan|ta|liz|ing ['tæntlaɪzɪŋ] *adj*: quälend, peinigend
tan|ta|lum ['tæntləm] *noun*: Tantal *nt*
tan|ta|mount ['tæntəmaʊnt] *adj*: gleichbedeutend (*to* mit)
tan|trum ['tæntrəm] *noun*: Wutanfall *m*
tan|y|cyte ['tænɪsaɪt] *noun*: Tanyzyt *m*
TAO *Abk.*: **1.** thrombangitis obliterans **2.** triacetyloleandomycin **3.** troleandomycin
TAP *Abk.*: **1.** thiamphenicol **2.** transluminal angioplasty **3.** triaminopyrimidine
tap [tæp]: (*v* **tapped; tapped**) **I** *n* **1.** (Wasser-, Gas-)Hahn *m* **2.** Punktion *f* **3.** Gewindebohrer *m*, -schneider *m* **II** *vt* **4.** anzapfen, anstechen; punktieren **5.** mit einem Gewinde versehen
screw tap: Gewindebohrer *m*
tap [tæp]: (*v* **tapped; tapped**) **I** *n* leichter Schlag *m*, Klaps *m* **II** *vt* beklopfen, antippen, leicht schlagen, leicht klopfen, leicht pochen an *oder* auf *oder* gegen, beklopfen **III** *vi* klopfen, pochen (*on, at* gegen, an)
patellar tap: tanzende Patella *f*
TAPA *Abk.*: tosyl-L-arginine-p-nitranilide
tape [teɪp]: **I** *noun* **1.** (Isolier-, Mess-, Klebe-)Band *nt*; (Magnet-, Video-, Ton-)Band *nt* **2.** Heftpflaster *nt*, Pflaster *nt* **II** *vt* **3.** (mit Band) umwickeln, binden **4.** mit Heftpflaster verkleben **5.** auf Band aufnehmen, aufzeichnen
adhesive tape: **1.** Heftpflaster *nt*, Pflaster *nt* **2.** Klebeband *nt*, Klebestreifen *m*
measuring tape: Maß-, Messband *nt*
TAPE *Abk.*: temporary atrial pacemaker electrode
ta|pe|to|ret|i|nop|a|thy [,tə,pi:təʊ,retɪ'nɑpəθi:] *noun*: Tapetoretinopathie *f*
ta|pe|tum [tə'pi:təm] *noun, plural* **-ta** [-tə]: Tapetum *nt*
tape|worm ['teɪpwɜrm] *noun*: **1.** Bandwurm *m* **2.** →*true tapeworms*
African tapeworm: →*beef tapeworm*
armed tapeworm: →*pork tapeworm*
beef tapeworm: Rinderbandwurm *m*, Rinderfinnenbandwurm *m*, Taenia saginata, Taeniarhynchus saginatus
broad tapeworm: →*broad fish tapeworm*
broad fish tapeworm: (breiter) Fischbandwurm *m*, Grubenkopfbandwurm *m*, Diphyllobothrium latum, Bothriocephalus latus
dog tapeworm: →*hydatid tapeworm*
double-pored dog tapeworm: Gurkenkernbandwurm *m*, Dipylidium caninum
dwarf tapeworm: Zwergbandwurm *m*, Hymenolepis nana
fish tapeworm: →*broad fish tapeworm*
hookless tapeworm: →*beef tapeworm*
hydatid tapeworm: Blasenbandwurm *m*, Hundebandwurm *m*, Echinococcus granulosus, Taenia echinococcus
measly tapeworm: →*pork tapeworm*
pork tapeworm: Schweinebandwurm *m*, Schweinefinnenbandwurm *m*, Taenia solium
rat tapeworm: Rattenbandwurm *m*, Mäusebandwurm *m*, Hymenolepis diminuta
solitary tapeworm: →*pork tapeworm*
Swiss tapeworm: →*broad fish tapeworm*
true tapeworms: Bandwürmer *pl*, Zestoden *pl*, Cestoda *pl*, Cestodes *pl*
unarmed tapeworm: →*beef tapeworm*
taph|o|phil|i|a [,tæfə'fɪlɪə] *noun*: Taphophilie *f*
taph|o|pho|bi|a [,tæfə'fəʊbɪə] *noun*: Taphophobie *f*
taph|o|pho|bic [,tæfə'fəʊbɪk] *adj*: Taphophobie betreffend, taphophob
TAPVC *Abk.*: total anomalous pulmonary venous connection
TAPVD *Abk.*: total anomalous pulmonary venous drainage
tar [tɑ:r]: **I** *noun* Teer *m* **II** *vt* teeren
coal tar: Steinkohlenteer *m*
TAR *Abk.*: thrombocytopenia and absent radius
ta|ran|tʼ|la [tə'ræntʃələ] *noun, plura* **-las, -lae** [-li:]: Tarantel *f*, Lycosa tarentula
tar|ba|dil|lo [,tɑ:rbə'dɪ(l)jəʊ] *noun*: Flohfleckfieber *nt*, Rattenfleckfieber *nt*, Tabardillofieber *nt*
tar|dive ['tɑ:rdɪv] *adj*: spät, verspätet, langsam
tare [teər]: **I** *noun* Tara *f* **II** *vt* tarieren
ta|ren|tu|la [tə'ræntʃələ] *noun, plura* **-las, -lae** [-li:]: →*tarantula*
tar|get ['tɑ:rgɪt] *noun*: **1.** Ziel *nt*; Zielscheibe *f* **2.** Ziel *nt*, Soll *nt* **3.** (*physik.*) Ziel *nt*, Messobjekt *nt*; Fangelektrode *f*; Auffänger *m*; Zielkern *m*
TARI *Abk.*: total atrial refractory interval
tars- *präf.*: Tarso-, Fußwurzel(knochen)-, Tarsal-; Tarso-, Lidknorpel-
tars|ad|e|ni|tis [tɑ:r,sædɪ'naɪtɪs] *noun*: Tarsadenitis *f*
tar|sal ['tɑ:rsl] *adj*: **1.** Fußwurzel(knochen) betreffend, tarsal, Fußwurzel-, Tarsus- **2.** Lidknorpel betreffend, tarsal, Lidknorpel-
tar|sal|gia [tɑ:r'sældʒ(ɪ)ə] *noun*: Schmerzen *pl* in der Fußwurzel, Tarsalgie *f*; Fersenschmerz *m*
tar|sal|i|a [tɑ:r'seɪlɪə] *plural*: Fußwurzelknochen *pl*, Tarsalknochen *pl*, Tarsalia *pl*, Ossa tarsi
tar|sec|to|my [tɑ:r'sektəmi:] *noun*: **1.** Tarsektomie *f* **2.** (*augenheil.*) Tarsusexzision *f*, Tarsektomie *f*
tar|sit|ic [tɑ:r'sɪtɪk] *adj*: Tarsitis betreffend, tarsitisch
tar|si|tis [tɑ:r'saɪtɪs] *noun*: Lidknorpelentzündung *f*, Tarsusentzündung *f*, Tarsitis *f*
tarso- *präf.*: **1.** Tarso-, Fußwurzel(knochen)-, Tarsal- **2.** Tarso-, Lidknorpel-

tar|so|cheil|lo|plas|ty [ˌtɑːrsəʊˈkɪləplæstiː] *noun*: Lidrandplastik *f*
tar|so|chil|lo|plas|ty [ˌtɑːrsəʊˈkaɪləplæstiː] *noun*: →*tarsocheiloplasty*
tar|so|mal|la|cia [ˌtɑːrsəʊməˈleɪʃ(ɪ)ə] *noun*: Lidknorpel-, Tarsuserweichung *f*, Tarsomalazie *f*
tar|so|meg|al|ly [ˌtɑːrsəʊˈmegəliː] *noun*: Tarsomegalie *f*
tar|so|met|a|tar|sal [ˌtɑːrsəʊˌmetəˈtɑːrsl] *adj*: Fußwurzel/Tarsus und Mittelfuß/Metatarsus betreffend, tarsometatarsal
tarso-orbital *adj*: Lidknorpel/Tarsus und Augenhöhle/Orbita betreffend, tarsoorbital
tar|so|phal|an|ge|al [ˌtɑːrsəʊfəˈlændʒɪəl] *adj*: Fußwurzel/Tarsus und Phalangen betreffend, tarsophalangeal
tar|so|phy|ma [ˌtɑːrsəʊˈfaɪmə] *noun*: Lidknorpelschwellung *f*, Lidknorpeltumor *m*, Tarsusschwellung *f*, Tarsustumor *m*
tar|so|pla|sia [ˌtɑːrsəʊˈpleɪzɪə] *noun*: →*tarsoplasty*
tar|so|plas|ty [ˈtɑːrsəˌplæstiː] *noun*: Lidplastik *f*, Blepharoplastik *f*
tar|sor|rha|phy [tɑːrˈsɔrəfiː] *noun*: Tarso-, Blepharorrhaphie *f*
tar|so|tar|sal [ˌtɑːrsəˈtɑːrsl] *adj*: zwischen Fußwurzelknochen/Tarsalknochen (liegend), Tarsalknochen verbindend, tarsotarsal
tar|so|tib|i|al [ˌtɑːrsəʊˈtɪbɪəl] *adj*: Fußwurzel/Tarsus und Schienbein/Tibia betreffend
tar|sot|o|my [tɑːrˈsɑtəmiː] *noun*: Lidknorpel-, Tarsusdurchtrennung *f*, Tarsotomie *f*
tar|sus [ˈtɑːrsəs] *noun*, *plural* **-si** [-saɪ]: **1.** Fußwurzel *f*, Tarsus *m* **2.** Lidknorpel *m*, Lidplatte *f*, Tarsalplatte *f*, Tarsus *m* **below the tarsus** subtarsal
inferior tarsus: Tarsus inferior, Unterlidplatte *f*
superior tarsus: Tarsus superior, Oberlidplatte *f*
TART *Abk.*: total apex cardiographic relaxation time
tar|tar [ˈtɑːrtər] *noun*: Zahnstein *m*, Odontolith *m*, Calculus dentalis
tar|trate [ˈtɑːrtreɪt] *noun*: Tartrat *nt*
task [tɑːsk, tæsk] *noun*: (schwierige) Aufgabe *f*; Pflicht *f*, Pensum *nt* **accept a task** eine Aufgabe übernehmen
TAST *Abk.*: test-antigen sorbent test
tast|a|ble [ˈteɪstəbl] *adj*: schmeckbar, zu schmecken
tas|tant [ˈteɪstənt] *noun*: Geschmacks-, Schmeckstoff *m*
taste [teɪst]: I *noun* Geschmack *m*; Geschmackssinn *m*, Schmecken *nt* II *vt* kosten, (ab-)schmecken, probieren III *vi* schmecken (*of* nach); kosten, probieren (*of* von)
tast|e|able [ˈteɪstəbl] *adj*: →*tastable*
taste|ful [ˈteɪstfʊl] *adj*: schmackhaft; (*fig.*) geschmackvoll
taste|less [ˈteɪstləs] *adj*: (*a. fig.*) geschmacklos, fade
taste-specific *adj*: geschmacksspezifisch
TAT *Abk.*: **1.** tetanus antitoxin **2.** thematic apperception test **3.** 2-thio-6-azathymine **4.** thrombin-antithrombin complex **5.** toxin-antitoxin **6.** tyrosine aminotransferase
TATA *Abk.*: tumor-associated transplantation antigen
TATD *Abk.*: thiamine-(3-ethylmercapto-7-methoxycarbonylheptyl)-disulfide
tat|too [təˈtuː, tæ-]: I *noun* Tätowierung *f* II *vt* tätowieren
tau|rine [ˈtɔːriːn] *noun*: Taurin *nt*, Äthanolaminsulfonsäure *f*, Aminoäthylsulfonsäure *f*, Aminoethylsulfonsäure *f*
tau|ro|che|no|de|ox|y|chol|late [ˌtɔːrəʊˌkiːnəʊdɪˌɑksɪˈkəʊleɪt] *noun*: Taurochenodesoxycholat *nt*
tau|ro|chol|a|ne|re|sis [ˌtɔːrəʊˌkəʊləˈnerəsɪs, -kɑlə-] *noun*: erhöhte Taurocholsäureausscheidung *f*
tau|ro|chol|an|o|poi|e|sis [ˌtɔːrəʊkəʊˌlænəpɔɪˈiːsɪs] *noun*: Taurocholsäurebildung *f*
tau|ro|chol|ate [ˌtɔːrəʊˈkəʊleɪt] *noun*: Taurocholat *nt*
tau|ro|don|tism [ˌtɔːrəʊˈdɑntɪzəm] *noun*: Taurodontie *f*, Taurodontismus *m*
tau|to|mer [ˈtɔːtəmər] *noun*: Tautomer *nt*
tau|tom|er|ase [tɔːˈtɑməreɪz] *noun*: Tautomerase *f*
tau|to|mer|ic [ˌtɔːtəˈmerɪk] *adj*: tautomer
tau|tom|er|ism [tɔːˈtɑmərɪzəm] *noun*: Tautomerie *f*
enol-keto tautomerism: Keto-Enol-Tautomerie *f*
keto-enol tautomerism: Keto-Enol-Tautomerie *f*
tau|tom|er|ize [tɔːˈtɑməraɪz] *vt*: tautomerisieren
TAVB *Abk.*: total atrioventricular block
tax|i|met|rics [ˌtæksɪˈmetrɪks] *plural*: numerische Taxonomie *f*
tax|ine [ˈtæksiːn] *noun*: Taxin *nt*
tax|is [ˈtæksɪs] *noun*, *plural* **tax|es** [ˈtæksiːz]: **1.** (*biolog.*) Taxis *f* **2.** (*chirurg.*) Reposition *f*, Taxis *f*
tax|ol|o|gy [tækˈsɑlədʒiː] *noun*: →*taxonomy*
tax|on [ˈtæksɑn] *noun*, *plura* **tax|a** [-ksə]: Taxon *nt*
tax|o|nom|ic [ˌtæksəˈnɑmɪk] *adj*: taxonomisch
tax|o|nom|i|cal [ˌtæksəˈnɑmɪkl] *adj*: →*taxonomic*
tax|on|o|my [tækˈsɑnəmiː] *noun*: Taxonomie *f*
numerical taxonomy: numerische Taxonomie *f*
ta|zo|bac|tam [ˌtæzəʊˈbæctəm] *noun*: Tazobactam *nt*
TB *Abk.*: **1.** tetraphenylborate **2.** thymol blue **3.** toluidine blue **4.** total base **5.** tracheobronchial **6.** tracheobronchitis **7.** tubercle bacillus **8.** tuberculosis
Tb *Abk.*: **1.** terbium **2.** tuberculosis
TBA *Abk.*: **1.** tertiary butylacetate **2.** testosterone-binding affinity **3.** thiobarbituric acid **4.** thyroxine-binding albumin **5.** tracheobronchial aspirate **6.** transluminal balloon angioplasty **7.** tubercle bacillus
TBAH *Abk.*: tetrabutyl ammonium hydroxide
T-band *noun*: (*Chromosom*) T-Bande *f*
TBB *Abk.*: transbronchial biopsy
TbB *Abk.*: tubercle bacillus
TBC *Abk.*: **1.** testosterone-binding capacity **2.** thyroxine-binding capacity **3.** tuberculosis
Tbc *Abk.*: tuberculosis
TBE *Abk.*: **1.** tick borne encephalitis **2.** tuberculin bacilli emulsion
TBEV *Abk.*: tick borne encephalitis virus
TBG *Abk.*: **1.** testosterone-binding globulin **2.** thyroxine-binding globulin
TBGP *Abk.*: total blood granulocyte pool
TBI *Abk.*: **1.** p-aminobenzaldehyde thiosemicarbazone **2.** thyroxine-binding index **3.** total body irradiation **4.** triiodothyronine-binding index
TBII *Abk.*: thyroid-binding inhibitory immunoglobulin
TBM *Abk.*: tuberculous meningitis
TBNAA *Abk.*: total body neutron activation analysis
TBNP *Abk.*: total blood neutrophil pool
TBP *Abk.*: **1.** testosterone-binding protein **2.** thio-bis(4,6-dichlorophenol) **3.** thyroxine-binding protein **4.** tributylphosphate
TBPA *Abk.*: thyroxine-binding prealbumin
TBS *Abk.*: **1.** tetraphenyl benzene sulfonate **2.** tetrapropylene benzene sulfonate **3.** tribromosalicylanilide **4.** tuberculostatic
TBSA *Abk.*: total body surface area
tbsp *Abk.*: tablespoon
TBT *Abk.*: **1.** template bleeding time **2.** tolbutamide
TBV *Abk.*: **1.** total blood volume **2.** total body volume
TBW *Abk.*: **1.** total body water **2.** total body weight
TC *Abk.*: **1.** tetracycline **2.** thermal conductivity **3.** thiocarbanilide **4.** thoracic cage **5.** thyrocalcitonin **6.**

tissue culture **7.** total capacity **8.** total cholesterol **9.** transcobalamin **10.** tuberculin C **11.** tubular epithelial cell
Tc *Abk.*: **1.** cytotoxic cells **2.** T cytotoxic cells **3.** technetium
T$_c$ *Abk.*: cytotoxic T-cell
TCA *Abk.*: **1.** transluminal coronary angioplasty **2.** tricalcium aluminate **3.** tricarboxylic acid **4.** trichloro-acetic acid **5.** tricyclic antidepressants **6.** tumor cell antigen
TCAP *Abk.*: trimethyl-cetyl-ammonium pentachlorphenate
TCC *Abk.*: **1.** thromboplastic cell component **2.** transitional cell carcinoma **3.** trichlorocarbanilide
TCCA *Abk.*: transitional cell cancer-associated
TCD *Abk.*: tissue culture dose
TCD$_{50}$ *Abk.*: tissue culture infectious dose
TCE *Abk.*: **1.** tetrachlorodiphenylethane **2.** trichloroethanol
T-cell *noun*: T-Zelle *f*, T-Lymphozyt *m*
cytotoxic T-cell: zytotoxische T-Zelle *f*, zytotoxischer T-Lymphozyt *m*, T-Killerzelle *f*
T cell-dependent *adj*: T-abhängig, T-Zell-abhängig, T-Zellen-abhängig
T cell-independent *adj*: T-unabhängig, T-Zell-unabhängig, T-Zellen-unabhängig
TCESOM *Abk.*: trichlorethylene-extracted soybean oil meal
TCFM *Abk.*: trichlorofluoromethane
TCGF *Abk.*: T-cell growth factor
TCHA *Abk.*: tetracyclohexyl ammonium
TCID *Abk.*: tissue culture infective dose
TCL *Abk.*: triamcinolone
TCLL *Abk.*: T-cell chronic lymphatic leukemia
TCM *Abk.*: **1.** tetracycline mustard **2.** tissue culture medium **3.** toyocamycin **4.** trichloromethane **5.** tumor-conditioned medium
TCMI *Abk.*: T cell-mediated immunity
TCN *Abk.*: **1.** terminal capillary network **2.** ticrynafen
TCNB *Abk.*: tetrachloronitrobenzene
TCNP *Abk.*: tetracyanopropane
TCP *Abk.*: **1.** thrombocytopenia **2.** trichlorophenol **3.** tricresyl phosphate
TCR *Abk.*: T cell receptor
Tcs *Abk.*: T-contrasuppressor cell
TCT *Abk.*: **1.** thrombin clotting time **2.** thyrocalcitonin **3.** transmission computerized tomography
Tct. *Abk.*: tincture
TCTNB *Abk.*: tetrachlorotrinitrobenzene
TCV *Abk.*: thoracic cage volume
TD *Abk.*: **1.** tabes dorsalis **2.** tetanus and diphtheria toxoid **3.** thoracic duct **4.** thymus-dependent **5.** torsion dystonia **6.** total disability **7.** transverse diameter **8.** typhoid dysentery
Td *Abk.*: tetanus-diphtheria
t$_D$ *Abk.*: doubling time
T$_d$ *Abk.*: delayed-type hypersensitivity T-cell
TDA *Abk.*: TSH-displacing antibody
TDD *Abk.*: thermo-dye dilution
TDE *Abk.*: tetrachloro-diphenylethane
T-dependent *adj*: →*T cell-dependent*
TDF *Abk.*: testis-determining factor
TDG *Abk.*: temporal dynamography
TDI *Abk.*: toluene diisocyanate
TDL *Abk.*: temporal difference limen
TDNTG *Abk.*: transdermal nitroglycerin
TDP *Abk.*: thymidine-5'-diphosphate
TDS *Abk.*: thiamine disulfide
TDT *Abk.*: terminal deoxynucleotidyl transferase
TDZ *Abk.*: thymus-dependent zone
TE *Abk.*: **1.** tonsillectomy **2.** total estrogens **3.** total extirpation **4.** tracheo-esophageal **5.** transurethral excision
Te *Abk.*: **1.** tellurium **2.** tetanic contraction **3.** tetanus
tea [tiː] *noun*: schwarzer Tee *m*, Camellia sinensis, Thea sinensis
camomile tea: Kamillentee *m*
elderberry tea: Fliedertee *m*
Java tea: Orthosiphonis folium
mallow leaf tea: Malventee *m*, Hibisci flos
marsh tea: **1.** Sumpfporst *m*, Porst *m*, Ledum palustre **2.** Sumpfporst *m*, Ledi palustri herba
TEA *Abk.*: **1.** tetraethyl ammonium **2.** thrombendarterectomy **3.** triethanolamine
TEAB *Abk.*: tetraethyl ammonium bromide
TEAC *Abk.*: tetraethyl ammonium chloride
TEAE *Abk.*: triethylaminoethyl
tear [tɪər] *noun*: Träne *f*; Tropfen *m*
tear [teər]: (*v* **tore; torn**) **I** *n* **1.** Riss *m* **2.** (Zer-)Reißen *nt* **II** *vt* **3.** zerreißen; einreißen; (*Haut*) aufreißen; (*Muskel*) zerren **4.** zerren an, ausreißen **III** *vi* (zer-)reißen, zerren (*at* an)
tear apart *vt* zerreißen
tear down *vt* herunterreißen; abreißen, abbrechen
tear off *vt* ab-, weg-, herunterreißen
tear out *vt* (her-)ausreißen (*of* aus)
tear up *vt* auf-, ausreißen; zerreißen
bucket-handle tear: Korbhenkelriss *m*
cemental tear: →*cementum tear*
cementum tear: Zahnzementfraktur *f*, Zahnzementeinrissfraktur *f*, Zementrissfraktur *f*, Zahneinrissfraktur *f*
cervical tear: Zervixriss *m*
collateral ligament tear: Außenbandruptur *f*
intimal tear: Intima(ein)riss *m*
Mallory-Weiss tears: Mallory-Weiss-Risse *pl*, Mallory-Weiss-Läsionen *pl*
meniscal tear: Meniskusriss *m*
mucosal tear: Schleimhaut(ein)riss *m*
rotator cuff tear: Rotatorenmanschettenruptur *f*
seromuscular tear: (*Darm*) seromuskulärer (Ein-)Riss *m*
serosal tear: Serosa(ein)riss *m*
tear|drop ['tɪərdrɑp] *noun*: Träne *f*
tear|ing ['tɪərɪŋ] *noun*: Tränenträufeln *nt*, Dakryorrhoe *f*, Epiphora *f*
tease [tiːz] *vt*: (*Präparat*) zerlegen, zerzupfen
tea|spoon ['tiːspuːn] *noun*: Teelöffel *m*
tea|spoon|ful ['tiːspuːnfʊl] *adj*: Teelöffel(voll)
TEB *Abk.*: tissue equivalent bone
TEBG *Abk.*: testosterone-estradiol-binding globulin
tech|ne|ti|um [tek'niːʃ(ɪ)əm] *noun*: Technetium *nt*
technetium polyphosphate: Technetiumphosphat *nt*
tech|nic ['teknɪk; tek'niːk]: **I** *noun* **1.** →*technique* **2.** →*technology* **II** *adj* →*technical*
tech|ni|cal ['teknɪkl] *adj*: **1.** Technik betreffend, technisch; verfahrenstechnisch **2.** fachlich, fachspezifisch, fachmännisch, Fach-, Spezial-
tech|ni|cian [tek'nɪʃn] *noun*: Techniker(in *f*) *m*; Facharbeiter(in *f*) *m*
dental technician: Zahntechniker(in *f*) *m*, Dentist(in *f*) *m*
dental laboratory technician: →*dental technician*
emergency medical technician: Rettungsassistent(in *f*) *m*
medical laboratory technician: medizinisch-technischer Assistent *m*, medizinisch-technische Assistentin *f*
pharmaceutical medical technician: pharmazeutisch-technischer Assistent *m*, pharmazeutisch-technische

Assistentin *f*
medical technicians: medizinisch-technische Assistenzberufe *pl*
tech|nique [tek'ni:k] *noun*: Technik *f*, Verfahren *nt*, Arbeitsverfahren *nt*; Methode *f*; Operation *f*, Operationsmethode *f*
air-block technique: Air-bloc-Technik *f*
angle bisection technique: →*bisecting angle technique*
aseptic technique: Asepsis *f*
assay technique: Nachweismethode *f*
augmentation technique: Augmentationsplastik *f*
balanced anaesthetic technique: (*brit.*) →*balanced anaesthetic technique*
balanced anesthetic technique: balancierte Anästhesie *f*, Kombinationsnarkose *f*
Barcroft-Warburg technique: Warburg-Apparat *m*
bead technique: Bead-Technik *f*, Brush-Technik *f*
Begg technique: Begg-Technik *f*, Begg-light-wire-Technik *f*
Begg light wire differential force technique: →*Begg technique*
Bellocq's technique: Bellocq-Tamponade *f*, Choanaltamponade *f*
bisecting angle technique: winkelhalbierende Technik *f*, WH-Technik *f*
bisecting-the-angle technique: →*bisecting angle technique*
bite-wing technique: Bissflügelaufnahme *f*, Bissflügeltechnik *f*
Bowles technique: Bowles-Technik *f*
breast-preserving techniques: brusterhaltende Techniken *pl*, brusterhaltende Operationen *pl*
bulk technique: Druckfüllung *f*, Druckpolymerisationsfüllung *f*
bulk pack technique: →*bulk technique*
Burch bladder suspension technique: Burch-Operation *f*, Kolposuspension *f* nach Burch, Burch-Cowan-Operation *f*
Burgess' technique: Unterschenkelamputation *f* nach Burgess
candle light technique: Kerzenflammenverfahren *nt*
capping technique: →*double-pour technique*
channel shoulder pin technique: Rillen-Schulter-Stift-Geschiebe *nt*, Rillen-Schulter-Stift-Attachment *nt*
Cloward's technique: Cloward-Operation *f*
Cohn's technique: Cohn-Fraktionierung *f*
copper tube technique: Kupferringabdruckmethode *f*
crossover technique: Crossover-Plastik *f*
CSP technique: →*channel shoulder pin technique*
dark-field technique: Dunkelfelduntersuchung *f*
differential force technique: →*Begg technique*
dilation technique: Dilatationsmethode *f*
direct technique: direkter Abdruck *m*
Dolly technique: Dolly-Technik *f*
Dotter technique: Dotter-Technik *f*
double-contrast barium technique: Bariumdoppelkontrastmethode *f*, Bikonstrastmethode *f*
double-pour technique: Doppelabdruckverfahren *nt*, Doppelabformverfahren *nt*, Doppelabformung *f*, Capping *nt*
dry field technique: Trockenfeldtechnik *f*, trockene Präparation *f*, Dry-field-Technik *f*
dual impression technique: →*double-pour technique*
Dwyer's technique (of interbody fusion): Skolioseoperation *f* nach Dwyer
edgewise technique: Edgewise-Technik *f*
enzyme-multiplied immunoassay technique: Enzyme-multiplied-immunoassay-technique *nt*, homogener Enzymimmunoassay *m*
Fahey's technique: Fahey-Technik *f*
filling technique: Füllungstechnik *f*
finger fracture technique: (*Leber*) Fingerdissektion *f*
fluorescent antibody technique: Immunfluoreszenz *f*, Immunfluoreszenz-Technik *f*, Immunofluoreszenz *f*, Immunofluoreszenz-Technik *f*
gold plate technique: Goldplattentechnik *f*
hanging drop technique: hängender Tropfen *m*
Harrington technique: Skoliosekorrektur *f* nach Harrington
Hibbs' technique: Skoliosekorrektur *f* nach Hibbs, Hibbs-Operation *f*
high-kilovoltage technique: Hartstrahltechnik *f*
Hotchkiss-McManus PAS technique: Hotchkiss-MacManus-Reaktion *f*
impression technique: Abdrucktechnik *f*
indicator-dilution technique: Farbstoffverdünnungsmethode *f*, -technik *f*, Indikatorverdünnungsmethode *f*, -technik *f*
indirect technique: indirekter Abdruck *m*
invasive techniques: invasive Methoden *pl*
inverted Y technique: umgekehrte Ypsilon-Bestrahlung *f*
inverted Y field technique: umgekehrte Ypsilon-Bestrahlung *f*
IPOM technique: IPOM-Technik *f*
Jerne technique: Jerne-Technik *f*, Hämolyseplaquetechnik *f*, Plaquetechnik *f*
Jerne plaque technique: →*Jerne technique*
jet wash technique: Jet-wash-Technik *f*, Jet-wash-Methode *f*
Judkins technique: Seldinger-Judkins-Technik *f*, Judkins-Technik *f*
Kirk's technique: suprakondyläre Oberschenkelamputation *f* nach Kirk, Kirk-Amputation *f*
Kristeller's technique: Kristeller-Handgriff *m*, Kristellern *nt*
labiolingual technique: Innenbogen-Außenbogen-Apparat *m*, Innenbogen-Außenbogen-Technik *f*, Labiolingualtechnik *f*
Lauenstein technique: Lauenstein-Technik *f*
Laurell's technique: Laurell-Immunelektrophorese *f*
light round wire technique: →*Begg technique*
long cone technique: →*parallel technique*
lost wax technique: Wachsausschmelzverfahren *nt*
lost wax pattern technique: →*lost wax technique*
low-kilovoltage technique: Weichteiltechnik *f*, Weichstrahltechnik *f*
Luque's technique: Skolioseoperation *f* nach Luque
mantle field technique: Mantelfeldbestrahlung *f*
matched pairs technique: Matched-pairs-Technik *f*
Matti-Russe technique: Matti-Russe-Methode *f*
measurement technique: Messverfahren *nt*, Messmethode *f*, Messtechnik *f*
membrane filter techniques: Membranfilterverfahren *nt*
Merendino's technique: Merendino-Operation *f*
Merrifield technique: Merrifield-Technik *f*
Meyer-Burgdorff technique: Meyer-Burgdorff-Operation *f*
Moe's technique: Skoliosekorrektur *f* nach Moe
Mohs technique: **1.** Mohs-Technik *f*, fraktionierte Kürettage *f* **2.** Härtemessung *f* nach Mohs
Nicoladoni's technique: Nicoladoni-Sehnennaht *f*
nonpressure technique: →*bead technique*
no-touch technique: No-touch-Technik *f*

T

Oakley-Fulthorpe technique: Oakley-Fulthorpe-Technik *f*, eindimensionale Immunodiffusion *f* nach Oakley-Fulthorpe
onlay technique: Onlaytechnik *f*
operative technique: Operationstechnik *f*
Ouchterlony technique: Ouchterlony-Technik *f*, zweidimensionale Immunodiffusion *f* nach Ouchterlony
Oudin technique: Oudin-Präzipitationstest *m*
parallel technique: Langkonustechnik *f*, Rechtwinkeltechnik *f*, Paralleltechnik *f*
patch clamp technique: Patch-clamp-Technik *f*
plaster technique: Gipstechnik *f*
pressure technique: Druckfüllung *f*, Druckpolymerisationsfüllung *f*
pulse-echo technique: Impulsechoverfahren *nt*
push-back technique: Gaumenrückverlagerung *f*, Push-back-Operation *f*
real-time technique: Echt-Zeit-Verfahren *nt*, Real-time-Technik *f*, Real-time-Verfahren *nt*
rebreathing technique: Rückatmungsmethode *f*
relaxation technique: Entspannungstechnik *f*, Entspannungstherapie *f*, Entspannungsverfahren *f*
right-angle technique: →*parallel technique*
Risser's technique: Risser-Hibbs-Operation *f*, Skoliosekorrektur *f* nach Hibbs, Hibbs-Operation *f*
sandwich technique: Sandwich-Methode *f*
Seldinger technique: Seldinger-Technik *f*
short-cone technique: Kurzkonustechnik *f*
solid-phase technique: Festphasentechnik *f*
Sones technique: Seldinger-Sones-Technik *f*, Sones-Technik *f*
Southern blot technique: Southern-Blot-Technik *f*
spin-label technique: Spinlabel-Technik *f*
split brain technique: Split-brain-Operation *f*
staining technique: Färbeverfahren *nt*, Färbetechnik *f*, Färbung *f*
stop-start technique: Stop-Start-Technik *f*
Strassman's technique: Strassmann-Operation *f*
subtraction technique: Subtraktionsmethode *f*
suture techniques: Nahttechniken *pl*
TAPP technique: TAPP-Technik *f*
TEP technique: TEP-Technik *f*
thermodilution technique: Thermodilution *f*, Thermodilutionsmethode *f*, -technik *f*
Turnbull technique: Turnbull-Operation *f*
two-pour technique: →*double-pour technique*
V-Y technique: V-Y-Plastik *f*
washed-field technique: Nassfeldtechnik *f*, Washed-field-Technik *f*
Western blot technique: Western-Blotting-Methode *f*

tech|no|chem|is|try [,teknəʊ'keməstriː] *noun*: Industriechemie *f*

tech|nol|o|gist [tek'nɑlədʒɪst] *noun*: **1.** Technologe *m*, Technologin *f* **2.** →*technician*
dental technologist: Zahntechniker *m*, Zahntechnikerin *f*
dental laboratory technologist: →*dental technologist*

tech|nol|o|gy [tek'nɑlədʒiː] *noun*: Technologie *f*
control system technology: Regeltechnik *f*
medical information technology: medizinische Informatik *f*

TECT *Abk.*: transverse emission computerized tomography

tec|tal ['tektəl] *adj*: Tectum betreffend, tektal

tec|ti|ce|phal|ic [,tektɪsɪ'fælɪk] *adj*: skaphozephal, -kephal

tec|ti|form ['tektɪfɔːrm] *adj*: dachförmig

tec|to|bul|bar [,tektəʊ'bʌlbər] *adj*: tektobulbär

tec|to|ceph|a|ly [,tektəʊ'sefəliː] *noun*: Kahn-, Leistenschädel *m*, Skaphokephalie *f*, Skaphozephalie *f*

tec|tol|o|gy [tek'tɑlədʒiː] *noun*: Tektologie *f*

tec|to|ri|al [tek'tɔːrɪəl, -'təʊr-] *adj*: als Dach *oder* Schutz dienend, (be-, ab-)deckend, Deck-, Schutz-

tec|to|ri|um [tek'tɔːrɪəm, -'təʊr-] *noun, plura* **-ria** [-rɪə]: Corti-Membran *f*, Membrana tectoria ductus cochlearis

tec|tum ['tektəm] *noun, plural* **-tums, -ta** [-tə]: **1.** Dach *nt*, Tectum *nt* **2.** →*tectum of mesencephalon*
tectum of mesencephalon: Mittelhirndach *nt*, Tectum mesencephali

TED *Abk.*: **1.** theophylline ethylene diamine **2.** threshold erythema dose **3.** thromboembolic deterrent **4.** thromboembolic disease

TEDD *Abk.*: total end-diastolic diameter

TEDP *Abk.*: tetraethyl-dithio-pyrophosphate

TEE *Abk.*: **1.** L-tyrosine ethyl ester **2.** transesophageal echocardiography **3.** tryptophan ethyl ester

teeth [tiːθ] *plural*: →*tooth*

teethe [tiːð] *vi*: Zähne bekommen, zahnen

teeth|ing ['tiːðɪŋ] *noun*: Zahnen *nt*

TEF *Abk.*: **1.** tracheo-esophageal fistula **2.** triethylene phosphoramide

TEG *Abk.*: **1.** thrombelastogram **2.** thromboelastogram **3.** triethylene glycol

teg|a|fur ['tegəfʊər] *noun*: Tegafur *nt*

teg|men ['tegmən] *noun, plural* **-mi|na** [-mɪnə]: **1.** Decke *f*, Dach *nt*, Tegmen *nt* **2.** Hülle *f*, Decke *f*

teg|men|tal [teg'mentəl] *adj*: Tegmen *oder* Tegmentum betreffend, tegmental

teg|men|tum [teg'mentəm] *noun, plural* **-ta** [-tə]: Decke *f*, Tegmentum *nt*
mesencephalic tegmentum: →*midbrain tegmentum*
midbrain tegmentum: Mittelhirnhaube *f*, Tegmentum mesencephali
pontine tegmentum: Tegmentum pontis, Brückenhaube *f*

tei|chop|sia [taɪ'kɑpsɪə] *noun*: Teichopsie *f*

tei|no|dyn|ia [,taɪnə'diːnɪə] *noun*: →*tenalgia*

tel- *präf.*: End-, Tel(o)-

te|la ['tiːlə] *noun, plural* **-lae** [-liː]: (Binde-)Gewebe *nt*, Gewebsschicht *f*, Tela *f*
tela choroidea: Telae choroideae
tela choroidea of fourth ventricle: Tela choroidea ventriculi quarti
tela choroidea of third ventricle: Tela choroidea ventriculi tertii

tel|aes|thet|o|scope [,teles'θetəskəʊp] *noun*: (*brit.*) →*telesthetoscope*

tel|an|gi|ec|ta|sia [tel,ændʒɪek'teɪʒ(ɪ)ə] *noun*: Telangiektasie *f*, Teleangiektasie *f*, Telangiectasia *f*
ataxia telangiectasia: Ataxia-Teleangiectasia *f*
essential telangiectasia: Angioma serpiginosum
generalized essential telangiectasia: generalisierte essentielle Teleangiektasie *f*
hereditary haemorrhagic telangiectasia: (*brit.*) →*hereditary hemorrhagic telangiectasia*
hereditary hemorrhagic telangiectasia: hereditäre Teleangiektasie *f*, Morbus Osler *m*, Rendu-Osler-Weber-Krankheit *f*, Rendu-Osler-Weber-Syndrom *nt*, Osler-Rendu-Weber-Krankheit *f*, Osler-Rendu-Weber-Syndrom *nt*, Teleangiectasia hereditaria haemorrhagica
spider telangiectasia: Gefäßspinne *f*, Spinnennävus *m*, Sternnävus *m*, Spider naevus, Naevus araneus

tel|an|gi|ec|ta|sis [tel,ændʒɪ'ektəsɪs] *noun*: →*telangiec-*

tasia
tel|an|gi|ec|tat|ic [tel,ændʒɪek'tætɪk] *adj*: Teleangiektasie betreffend, teleangiektatisch
tel|ar|che [te'lɑːrkiː] *noun*: →*thelarche*
tele- *präf.*: **1.** End-, Tel(e)- **2.** Fern-, Tele-
tel|e|can|thus [,telə'kænθəs] *noun*: Telekanthus *m*
tel|e|car|di|o|gram [,telə'kɑːrdɪəgræm] *noun*: Tele(elektro)kardiogramm *nt*
tel|e|car|di|og|ra|phy [,telə,kɑːrdɪ'ɑgrəfiː] *noun*: Telekardiographie *f*, Telekardiografie *f*, Teleelektrokardiographie *f*, Teleelektrokardiografie *f*
tel|e|cep|tor ['teləseptər] *noun*: →*telereceptor*
tel|e|co|balt [telə'kəʊbɔːlt] *noun*: Telekobalt *nt*, Telecobalt *nt*
tel|e|cu|rie|ther|a|py [telə,kjʊərɪ'θerəpiː] *noun*: Telecurietherapie *f*, Telegammatherapie *f*
tel|e|den|drite [,telə'dendraɪt] *noun*: →*telodendron*
tel|e|den|dron [,telə'dendrɑn] *noun*: →*telodendron*
tel|e|di|ag|no|sis [telə,daɪəg'nəʊsɪs] *noun*: Ferndiagnose *f*
tel|e|di|as|tol|ic [,telədaɪ'stɑlɪk] *adj*: am Ende der Diastole (auftretend), enddiastolisch
tel|e|lec|tro|car|di|o|gram [,telɪ,lektrə'kɑːrdɪəgræm] *noun*: →*telecardiogram*
tel|e|lec|tro|car|di|og|ra|phy [,telɪ,lektrəkɑːrdɪ'ɑgrəfiː] *noun*: Telekardiographie *f*, Teleelektrokardiographie *f*, Telekardiografie *f*, Teleelektrokardiografie *f*
tel|em|e|try [tə'lemətriː] *noun*: Telemetrie *f*
intraoral telemetry: intraorale Telemetrie *f*
tel|en|ce|phal [tel'ensɪfæl] *noun*: →*telencephalon*
tel|en|ce|phal|ic [,telənsɪ'fælɪk] *adj*: Telenzephalon betreffend, telenzephal
tel|en|ceph|al|i|za|tion [,telən,səfælɪ'zeɪʃn] *noun*: Telenzephalisation *f*
tel|en|ceph|a|lon [,telən'sefəlɑn, -lən] *noun*: Endhirn *nt*, Telenzephalon *nt*, Telencephalon *nt*
tel|e|neu|ron [,telə'njʊərɑn, -'nʊ-] *noun*: Nervenendigung *f*
tel|e|o|log|i|cal [,telɪə'lɑdʒɪkl, ,tiːlɪə-] *adj*: Teleologie betreffend, teleologisch
tel|e|ol|o|gy [,telɪ'ɑlədʒɪ, ,tiːlɪ-] *noun*: Teleologie *f*
tel|e|o|mi|to|sis [,telɪəmaɪ'təʊsɪs] *noun*: abgeschlossene Mitose *f*, Teleomitose *f*
tel|e|o|nom|ic [,telɪə'nɑmɪk] *adj*: Teleonomie betreffend, teleonomisch
tel|e|on|o|my [,telɪ'ɑnəmiː] *noun*: Teleonomie *f*
tel|e|op|sia [,telɪ'ɑpsɪə] *noun*: Teleopsie *f*
tel|e|or|gan|ic [,telɪɔːr'gænɪk] *adj*: lebensnotwendig, vital
tel|e|o|roent|gen|o|gram [,telɪə'rentgənəgræm] *noun*: Teleröntgengramm *nt*
tel|e|o|roent|gen|og|ra|phy [,telɪə,rentgə'nɑgrəfiː] *noun*: Teleröntgengraphie *f*, Teleröntgengrafie *f*
te|lep|a|thist [tə'lepəθɪst] *noun*: Telepath *m*
te|lep|a|thy [tə'lepəθiː] *noun*: Telepathie *f*
tel|e|ra|di|og|ra|phy [telə,reɪdɪ'ɑgrəfiː] *noun*: →*teleroentgenography*
tel|e|ra|di|o|ther|a|py [telə,reɪdɪəʊ'θerəpiː] *noun*: Fernbestrahlung *f*
tel|e|ra|di|um [telə'reɪdɪəm] *noun*: Teleradium *nt*
tel|e|re|cep|tor [,telərɪ'septər] *noun*: Tele-, Distanzrezeptor *m*
tel|er|gy ['telərdʒiː] *noun*: automatische/unwillkürliche Handlung *f*, Automatismus *m*
tel|e|roent|gen|o|gram [,telə'rentgənəgræm] *noun*: Teleröntgengramm *nt*
tel|e|roent|gen|og|ra|phy [,telə,rentgə'nɑgrəfiː] *noun*: Teleröntgengraphie *f*, Teleröntgengrafie *f*
tel|e|roent|gen|ther|a|py [,telə,rentgən'θerəpiː] *noun*: Teleröntgentherapie *f*
tel|es|thet|o|scope [,teles'θetəskəʊp] *noun*: Telesthetoskop *nt*
tel|e|sys|tol|ic [,teləsɪs'tɑlɪk] *adj*: am Ende der Systole (auftretend), endsystolisch
tel|e|ther|a|py [,telə'θerəpiː] *noun*: Teletherapie *f*, Telestrahlentherapie *f*
tel|e|ther|mog|ra|phy [,teləθɜr'mɑgrəfiː] *noun*: Telethermographie *f*, Telethermografie *f*
tel|lu|ric [te'lʊərɪk] *adj*: tellurisch, tellurig
tel|lu|rite ['teljəraɪt] *noun*: Tellurit *nt*
tel|lu|ri|um [te'lʊəriːəm] *noun*: Tellur *nt*
telo- *präf.*: End-, Tel(o)-
tel|o|bi|o|sis [,teləʊbaɪ'əʊsɪs] *noun*: Telobiose *f*
tel|o|bran|chi|al [,teləʊ'bræŋkɪəl] *adj*: ultimobranchial, Ultimobranchial-
tel|o|cen|tric [,teləʊ'sentrɪk] *adj*: telozentrisch
tel|o|ci|ne|sia [,teləʊsɪ'niːʒ(ɪ)ə] *noun*: →*telophase*
tel|o|ci|ne|sis [,teləʊsɪ'niːsɪs, -saɪ-] *noun*: →*telophase*
tel|o|den|dri|on [,telə'dendrɪən] *noun*: →*telodendron*
tel|o|den|dron [,telə'dendrɑn] *noun*: Endbäumchen *nt*, Telodendrion *nt*, Telodendron *nt*
tel|o|di|en|ce|phal|ic [,teləʊ,daɪənsɪ'fælɪk] *adj*: telodienzephal
tel|o|gen ['telədʒən]: **I** *noun* (*Haar*) Ruhe-, Telogenphase *f* **II** *adj* telogen
te|log|lia [tel'ɑglɪə] *noun*: Teloglia *f*
tel|o|ki|ne|sia [,teləkɪ'niːʒ(ɪ)ə, -kaɪ-] *noun*: Telophase *f*
tel|o|ki|ne|sis [,teləkɪ'niːsɪs] *noun*: Telophase *f*
tel|o|lec|i|thal [,teləʊ'lesɪθəl] *adj*: telolezithal
tel|o|lem|ma [,teləʊ'lemə] *noun*: Telolemm *nt*
tel|o|ly|so|some [,teləʊ'laɪsəsəʊm] *noun*: Telolysosom *nt*, Residualkörperchen *nt*
tel|o|mere ['teləmɪər] *noun*: Telomer *nt*
tel|o|phase ['teləfeɪz] *noun*: Telophase *f*
tel|o|phrag|ma [,telə'frægmə] *noun*: Z-Linie *f*, Z-Streifen *m*, Zwischenscheibe *f*, Telophragma *nt*
tel|o|re|cep|tor [,telərɪ'septər] *noun*: →*telereceptor*
Tel|o|spo|rea [,telə'spəʊrɪə] *plural*: Sporentierchen *pl*, Sporozoen *pl*, Sporozoa *pl*
Tel|o|spo|rid|ia [,teləspə'rɪdɪə] *plural*: →*Telosporea*
tel|o|syn|ap|sis [,teləsɪ'næpsɪs] *noun*: Telosynapsis *f*, Telosyndese *f*
tel|o|syn|de|sis [,telə'sɪndəsɪs] *noun*: Telosynapsis *f*, Telosyndese *f*
tel|o|tax|is [,telə'tæksɪs] *noun*: Telotaxis *f*
tel|son ['telsən] *noun*: Telson *nt*
TEM *Abk.*: **1.** transmission electron microscope **2.** transverse electromagnetic mode **3.** triethylene melamine
te|maz|e|pam [tə'mæzɪpæm] *noun*: Temazepam *nt*
tem|o|cil|lin [,temə'sɪlɪn] *noun*: Temocillin *nt*
Temp. *Abk.*: temperature
tem|per ['tempər]: **I** *noun* **1.** Temperament *nt*, Wesen *nt*, Naturell *nt*, Gemüt(sart *f*) *nt*, Gemütslage *f* **2.** Laune *f*, Stimmung *f*; Wut *f*, Zorn *m* **fit of temper** Wutanfall **in a good/bad temper** bei guter/schlechter Laune sein **be in a temper** gereizt *oder* wütend sein **keep one's temper** sich beherrschen **lose one's temper** die Beherrschung verlieren, in Wut geraten **3.** (*Metall*) Härte(grad *m*) *f* **II** *vt* mildern, abschwächen (*with* durch)
tem|per|a|ment ['temp(ə)rəmənt] *noun*: Temperament *nt*, Wesen *nt*, Naturell *nt*, Gemüt(sart *f*) *nt*, Gemütslage *f*
tem|per|an|tia [,tempə'rænʃɪə] *plural*: Beruhigungsmittel *pl*, Sedativa *pl*, Temperantia *pl*
tem|per|ate ['temp(ə)rɪt] *adj*: gemäßigt, maßvoll, temperent

T

tem|per|a|ture ['temprətʃər, 'tempər,tʃʊər] *noun*: **1.** Temperatur *f* **decline/drop/fall in temperature** Abkühlung *f* **2.** Körpertemperatur *f*, Körperwärme *f*; Fieber *nt* **have/run a temperature** fiebern, Fieber haben **take the temperature** die (Körper-)Temperatur messen
absolute temperature: absolute Temperatur *f*
air temperature: Lufttemperatur *f*
ambient temperature: Umgebungstemperatur *f*
axillary temperature: Axillartemperatur *f*
basal body temperature: basale Körpertemperatur *f*, Basaltemperatur *f*
body temperature: Körpertemperatur *f*
core temperature: Körperkerntemperatur *f*, Kerntemperatur *f*
core temperature of body: Körperkerntemperatur *f*, Kerntemperatur *f*
critical temperature: kritische Temperatur *f*
effective temperature: Effektivtemperatur *f*
environmental temperature: Umgebungstemperatur *f*
esophageal temperature: Ösophagustemperatur *f*
initial temperature: Ausgangstemperatur *f*
mean temperature: Durchschnittstemperatur *f*
meatus temperature: Gehörgangstemperatur *f*
morning temperature: Aufwachtemperatur *f*, Morgentemperatur *f*
oesophageal temperature: (*brit.*) →*esophageal temperature*
operative temperature: Operativtemperatur *f*
optimum temperature: Temperaturoptimum *nt*
oral temperature: Mundhöhlentemperatur *f*, Sublingualtemperatur *f*
radiant temperature: Strahlungstemperatur *f*
rectal temperature: Rektaltemperatur *f*
room temperature: Raum-, Zimmertemperatur *f*
skin temperature: Hauttemperatur *f*
standard temperature: Standardtemperatur *f*
sublingual temperature: Sublingualtemperatur *f*
temperature-dependent *adj*: temperaturabhängig
temperature-insensitive *adj*: temperaturunempfindlich
temperature-sensitive *adj*: temperaturempfindlich, temperatursensitiv
tem|per|ing ['tempərɪŋ] *noun*: Vergüten *nt*, Tempern *nt*; Härten *nt*
gold tempering: Goldvergüten *nt*
tem|plate ['templɪt, - pleɪt] *noun*: Schablone *f*; Matrize *f*; Vorlage *f*, Muster *nt*, Modell *nt*
DNA template: DNA-Matrize *f*
template-primer *noun*: Template-primer *m/nt*
template-specific *adj*: matrizenspezifisch
tem|ple [templ] *noun*: **1.** Schläfe *f*, Schläfenregion *f* **beneath the temple** unter(halb) der Schläfe (liegend), subtemporal **2.** (Brillen-)Bügel *m*
tem|plet ['templɪt] *noun*: →*template*
tem|po|ral ['temp(ə)rəl]: **I** *noun* Schläfenbein *nt*, Os temporale **II** *adj* **1.** zeitlich, vorübergehend, temporär, Zeit- **2.** Schläfe *oder* Schläfenbein betreffend, temporal, Schläfenbein-, Schläfen-
tem|po|ra|lis [,tempə'reɪlɪs] *noun*: Schläfenmuskel *m*, Temporalis *m*, Musculus temporalis
tem|po|rar|y ['tempəreri:] *adj*: **1.** vorübergehend, vorläufig, zeitweilig, temporär **2.** provisorisch, Hilfs-, Aushilfs-
tem|po|ro|au|ric|u|lar [,tempərəʊɔː'rɪkjələr] *adj*: Schläfenregion und Ohrmuschel/Auricula betreffend, temporoaurikulär, aurikulotemporal
tem|po|ro|fa|cial [,tempərəʊ'feɪʃl] *adj*: Schläfe und Gesicht betreffend, temporofazial
tem|po|ro|fron|tal [,tempərəʊ'frʌntəl] *adj*: Schläfe und Stirn betreffend, temporofrontal
tem|po|ro|ma|lar [,tempərəʊ'meɪlər] *adj*: →*temporozygomatic*
tem|po|ro|man|dib|u|lar [,tempərəʊmæn'dɪbjələr] *adj*: Schläfenbein und Unterkiefer/Mandibula betreffend, temporomandibular, mandibulotemporal
tem|po|ro|max|il|lar|y [,tempərəʊ'mæksə,leri:, -mæk'sɪləri:] *adj*: Schläfe und Oberkiefer/Maxilla betreffend, temporomaxillär
temporo-occipital *adj*: Schläfe und Hinterhaupt betreffend, temporookzipital
tem|po|ro|pa|ri|e|tal [,tempərəʊpə'raɪɪtl] *adj*: Schläfenbein und Scheitelbein/Os parietale betreffend, temporoparietal, parietotemporal
tem|po|ro|pa|ri|e|ta|lis [,tempərəʊpə,raɪə'teɪlɪs] *noun*: Temporoparietalis *m*, Musculus temporoparietalis
tem|po|ro|pon|tine [,tempərəʊ'pɑntaɪn, -ti:n] *adj*: Schläfenlappen und Brücke/Pons betreffend, temporopontin
tem|po|ro|sphe|noid [,tempərəʊ'sfɪnɔɪd] *adj*: Schläfenbein/Os temporale und Keilbein/Os sphenoidale betreffend, temporosphenoidal
tem|po|ro|zy|go|mat|ic [,tempərəʊ,zaɪgəʊ'mætɪk] *adj*: Jochbein/Os zygomaticum und Schläfenbein/Os temporale betreffend, zygomatikotemporal
TEN *Abk.*: **1.** total excretion of nitrogen **2.** toxic epidermal necrolysis
ten- *präf.*: Sehnen-, Tendo-, Ten(o)-, Tenont(o)-
te|na|cious [tə'neɪʃəs] *adj*: **1.** zäh, hartnäckig **2.** zäh, klebrig **3.** (*physik.*) zäh, reiß-, zugfest **4.** widerstandsfähig
te|na|cious|ness [tə'neɪʃəsnəs] *noun*: →*tenacity*
te|nac|i|ty [tə'næsəti:] *noun*: **1.** Zähigkeit *f*, Tenazität *f* **2.** Klebrigkeit *f*, Zähigkeit *f*, Tenazität *f* **3.** (*psychol.*) Hartnäckigkeit *f*, Zähigkeit *f*, Tenazität *f* **4.** (*physik.*) Zähigkeit *f*, Zug-, Reißfestigkeit *f*, Tenazität *f* **5.** Widerstandsfähigkeit *f*, Tenazität *f*
te|nal|gia [tə'nældʒ(ɪ)ə] *noun*: Sehnenschmerz *m*, Tenalgie *f*, Tenodynie *f*, Tendodynie *f*, Tenalgia *f*
crepitant tenalgia: Tenalgia crepitans
tend [tend] *vi*: tendieren, neigen (*to, towards* zu)
ten|den|cy ['tendnsi:] *noun, plural* **-cies**: Neigung *f* (*to* für); Hang *m* (*to* zu); Anlage *f*
bleeding tendency: Blutungsneigung *f*
suicidal tendency: Suizidalität *f*
thrombotic tendency: Thromboseneigung *f*, Thrombophilie *f*
ten|der ['tendər] *adj*: schmerzhaft, schmerzend, dolorös, doloros
ten|der|ness ['tendərnəs] *noun*: (Druck-, Berührungs-) Empfindlichkeit *f*, Sensibilität *f* (*to* gegen); Schmerz (-haftigkeit *f*) *m*
point tenderness: Punktschmerz *m*, Punktschmerzhaftigkeit *f*
rebound tenderness: Loslassschmerz *m*
tenderness to touch: Berührungsschmerz *m*, Berührungsempfindlichkeit *f*
tragus tenderness: Tragusdruckschmerz *m*
ten|di|nit|ic [,tendɪ'nɪtɪk] *adj*: Tendinitis betreffend, tendinitisch, tendonitisch
ten|di|ni|tis [,tendɪ'naɪtɪs] *noun*: Tendinitis *f*, Sehnenentzündung *f*
adhesive tendinitis: schmerzhafte Schultersteife *f*, Periarthritis/Periarthropathia humeroscapularis
insertion tendinitis: Insertionstendinitis *f*
scapulohumeral tendinitis: Bursitis/Tendinitis scapulohumeralis

ten|din|o|plas|ty ['tendɪnəʊplæstiː] *noun*: Sehnenplastik *f*
ten|di|no|su|ture [ˌtendɪnəʊ'suːtʃər] *noun*: Sehnennaht *f*, Tenorrhaphie *f*
ten|di|nous ['tendɪnəs] *adj*: Sehne betreffend, sehnenartig, -förmig, sehnig, Sehnen-
ten|do ['tendəʊ] *noun, plural* **-di|nes** ['tendɪniːz]: Sehne *f*, Tendo *m*
tendo Achillis: Achillessehne *f*, Tendo calcaneus
ten|dol|y|sis [ten'dɑləsɪs] *noun*: Tendolyse *f*, Tenolyse *f*
ten|do|my|o|gen|ic [ˌtendəʊˌmaɪə'dʒenɪk] *adj*: von der Muskelsehne ausgehend, tendomyogen
ten|don ['tendən] *noun*: Sehne *f*, Tendo *m* **beneath a tendon** unter einer Sehne (liegend), subtendinös
Achilles tendon: Achillessehne *f*, Tendo calcaneus
calcaneal tendon: Achillessehne *f*, Tendo calcaneus
central tendon of diaphragm: Zentralfläche *f* des Zwerchfells, Centrum tendineum diaphragmatis
central tendon of perineum: Sehnenplatte *f* des Damms, Centrum perinei
conjoined tendon: Falx inguinalis
conjoint tendon: Leistensichel *f*, Falx inguinalis, Tendo conjunctivus
coronary tendon: Anulus fibrosus
cricoesophageal tendon: Tendo cricooesophageus
cricooesophageal tendon: (*brit.*) →*cricoesophageal tendon*
extensor tendon: Extensor-, Extensoren-, Strecksehne *f*
flexor tendon: Beugersehne *f*
tendon of Hector: →*Achilles tendon*
heel tendon: →*Achilles tendon*
tendon of infundibulum: Tendo infundibuli
intermediate tendon: Tendo intermedius, Zwischensehne *f*
muscle tendon: Muskelsehne *f*, Sehne *f*
tendon of origin: Ursprungssehne *f*
patellar tendon: Kniescheibenband *nt*, Ligamentum patellae
pulled tendon: Sehnenzerrung *f*
ruptured Achilles tendon: Achillessehnenruptur *f*, -riss *m*
trefoil tendon: →*central tendon of diaphragm*
Zinn's tendon: Zinn-Zone *f*, Zinn-Strahlenzone *f*
ten|do|ni|tis [tendəʊ'naɪtɪs] *noun*: Tendinitis *f*, Sehnenentzündung *f*
ten|do|plas|ty ['tendəʊplæstiː] *noun*: Sehnen-, Tendoplastik *f*
ten|do|syn|o|vi|tis [ˌtendəʊˌsɪnə'vaɪtɪs] *noun*: →*tenosynovitis*
ten|do|tome ['tendəʊtəʊm] *noun*: →*tenotome*
ten|dot|o|my [ten'dɑtəmiː] *noun*: Tenotomie *f*
ten|do|vag|i|nal [ˌtendəʊ'vædʒɪnl] *adj*: Sehnenscheide betreffend, Sehnenscheiden-
ten|do|vag|i|nit|ic [ˌtendəʊˌvædʒɪ'nɪtɪk] *adj*: Sehnenscheidenentzündung/Tendovaginitis betreffend, tendovaginitisch, tendosynovitisch, tenosynovitisch, tenovaginitisch
ten|do|vag|i|ni|tis [ˌtendəʊˌvædʒɪ'naɪtɪs] *noun*: Sehnenscheidenentzündung *f*, Tendovaginitis *f*, Tenosynovitis *f*
radial styloid tendovaginitis: de Quervain-Krankheit *f*, Tendovaginitis sclerosans de Quervain
te|neb|ri|my|cin [təˌnebrɪ'maɪsɪn] *noun*: →*tobramycin*
te|nec|to|my [tə'nektəmiː] *noun*: Sehnenexzision *f*, -resektion *f*, Tenonektomie *f*
ten|e|my|cen [ˌtenə'maɪsɪn] *noun*: →*tobramycin*
te|nes|mic [tə'nezmɪk] *adj*: Tenesmus betreffend
te|nes|mus [tə'nezməs] *noun*: Tenesmus *m*
rectal tenesmus: schmerzhafter Stuhldrang *m*, Tenesmus alvi/ani
vesical tenesmus: schmerzhafter Harndrang *m*, Tenesmus vesicae
te|nia ['tɪnɪə] *noun*: Tänie *f*, Taenia *f*
choroidal tenia: Taenia choroidea
colic teniae: Kolontänien *pl*, Taeniae coli
tenia of fornix: Taenia fornicis
tenia of fourth ventricle: Taenia ventriculi quarti
free tenia: freie Tänie *f*, freie Kolontänie *f*, Taenia libera
free tenia of colon: →*free tenia*
tenia of third ventricle: Taenia thalami
medullary tenia of thalamus: Taenia thalami
mesocolic tenia: mesokolische Tänie *f*, Taenia mesocolica
omental tenia: omentale Tänie *f*, Taenia omentalis
thalamic tenia: Taenia thalami
teniae of Valsalva: Kolontänien *pl*, Taeniae coli
te|ni|a|cide ['tiːnɪəsaɪd]: I *noun* Bandwurmmittel *nt*, Taenizid *nt*, Taenicidum *nt* II *adj* taenizid, taeniatötend, taeniaabtötend
te|ni|a|fu|gal [ˌtiːnɪə'fjuːdʒəl] *adj*: Bandwürmer abtreibend
te|ni|a|fuge [ˌtiːnɪə'fjuːdʒ] *noun*: Taeniafugum *nt*
te|ni|al ['tiːnɪəl] *adj*: **1.** (*mikrobiolog.*) Taenia betreffend **2.** (*anatom.*) Tänie/Taenia betreffend
te|ni|a|sis [te'nɪəsɪs] *noun*: Bandwurmbefall *m*, Taeniasis *f*, Tänienbefall *m*
te|ni|cide ['tenɪsaɪd] *noun, adj*: →*teniacide*
te|nif|u|gal [te'nɪfjəgəl] *adj*: Bandwürmer abtreibend
ten|i|fuge ['tenɪfjuːdʒ] *noun*: Taeniafugum *nt*
teno- *präf.*: Sehnen-, Tendo-, Ten(o)-, Tenont(o)-
ten|o|de|sis [ˌtenə'diːsɪs, te'nɑdəsɪs] *noun*: Tenodese *f*
ten|o|dyn|i|a [ˌtenə'diːnɪə] *noun*: Tendodynie *f*, Tenalgie *f*, Tenalgia *f*, Tenodynie *f*, Sehnenschmerz *m*
ten|o|fi|bril [ˌtenə'faɪbrɪl] *noun*: Tonofibrille *f*
te|nol|y|sis [te'nɑlɪsɪs] *noun*: Tendolyse *f*
ten|o|my|op|a|thy [ˌtenəmaɪ'ɑpəθiː] *noun*: Tendomyopathie *f*
ten|o|my|o|plas|ty [ˌtenə'maɪəˌplæstiː] *noun*: Sehnen-Muskel-Plastik *f*, Tenomyoplastik *f*
ten|o|my|ot|o|my [ˌtenəmaɪ'ɑtəmiː] *noun*: Tenomyotomie *f*
ten|o|nec|to|my [ˌtenə'nektəmiː] *noun*: Tenonektomie *f*, Sehnenexzision *f*, Sehnenresektion *f*
ten|o|nit|ic [ˌtenə'nɪtɪk] *adj*: Tenonitis betreffend, tenonitisch
ten|o|ni|tis [ˌtenə'naɪtɪs] *noun*: Entzündung *f* der Tenon-Kapsel, Tenonitis *f*
ten|o|nom|e|ter [ˌtenə'nɑmɪtər] *noun*: Tonometer *nt*
ten|o|nos|to|sis [ˌtenənɑs'təʊsɪs] *noun*: →*tenostosis*
ten|on|tal|gra [ˌtenɑn'tægrə] *noun*: Sehnengicht *f*, Tenontagra *f*
ten|on|ti|tis [ˌtenəntaɪtɪs] *noun*: →*tendinitis*
tenonto- *präf.*: Sehnen-, Tendo-, Ten(o)-, Tenont(o)-
te|non|to|dyn|i|a [teˌnɑntə'diːnɪə] *noun*: →*tenalgia*
te|non|to|lem|mi|tis [teˌnɑntəle'maɪtɪs] *noun*: →*tenosynovitis*
te|non|to|my|o|plas|ty [teˌnɑntə'maɪəplæstiː] *noun*: →*tenomyoplasty*
te|non|to|my|ot|o|my [teˌnɑntəmaɪ'ɑtəmiː] *noun*: Tenomyotomie *f*
te|non|to|phy|ma [teˌnɑntə'faɪmə] *noun*: Sehnenschwellung *f*, -tumor *m*
te|non|to|plas|ty [tə'nɑntəplæstiː] *noun*: →*tenoplasty*
te|non|to|the|ci|tis [teˌnɑntəθɪ'saɪtɪs] *noun*: Sehnenscheidenentzündung *f*, Tendovaginitis *f*, Tenosynovitis *f*
ten|on|tot|o|my [ˌtenən'tɑtəmiː] *noun*: Tenotomie *f*

ten|o|plas|tic [ˌtenəˈplæstɪk] *adj*: Tenoplastik betreffend, mittels Tenoplastik, tenoplastisch
ten|o|plas|ty [ˈtenəplæstiː] *noun*: Sehnen-, Teno-, Tendoplastik *f*
ten|o|re|cep|tor [ˌtenərɪˈseptər] *noun*: Sehnenrezeptor *m*
te|nor|rha|phy [teˈnɔrəfiː] *noun*: Sehnennaht *f*, Tenorrhaphie *f*
ten|o|si|tis [ˌtenəˈsaɪtɪs] *noun*: →*tendinitis*
ten|os|to|sis [tenɑsˈtəʊsɪs] *noun*: Sehnenverknöcherung *f*, Tenostose *f*
ten|o|su|ture [ˌtenəˈsjuːtʃər] *noun*: →*tenorrhaphy*
ten|o|sy|ni|tis [ˌtenəsaɪˈnaɪtɪs] *noun*: →*tenosynovitis*
ten|o|syn|o|vec|to|my [ˌtenəˌsɪnəˈvektəmiː] *noun*: Sehnenscheidenexzision *f*, -resektion *f*, Tenosynov(ial)ektomie *f*
ten|o|syn|o|vit|ic [ˌtenəˌsɪnəˈvɪtɪk] *adj*: Tendosynovitis betreffend, tendosynovitisch, tendovaginitisch, tenosynovitisch, tenovaginitisch
ten|o|syn|o|vi|tis [ˌtenəˌsɪnəˈvaɪtɪs] *noun*: Sehnenscheidenentzündung *f*, Tenosynovitis *f*, Tendosynovitis *f*, Tendovaginitis *f*
acute suppurative tenosynovitis: akute eitrige Tenotendovaginitis *f*, Sehnen(scheiden)phlegmone *f*, Tendosynovitis acuta purulenta
tenosynovitis crepitans: Tendovaginitis crepitans
tenosynovitis hypertrophica: Tendovaginititis hypertrophicans
nodular tenosynovitis: pigmentierte villonoduläre Synovitis *f*, benignes Synovialom *nt*, Riesenzelltumor *m* der Sehnenscheide, Tendosynovitis nodosa
stenosing tenosynovitis: De Quervain-Krankheit *f*, Tendovaginitis stenosans
suppuratve tenosynovitis: Tendovaginitis purulenta
ten|o|tome [ˈtenətəʊm] *noun*: Tenotomiemesser *nt*, Tenotom *nt*
te|not|o|my [teˈnɑtəmiː] *noun*: Tenotomie *f*
adductor tenotomy: Adduktorentenotomie *f*
ten|o|vag|i|ni|tis [ˌtenəˌvædʒəˈnaɪtɪs] *noun*: →*tenosynovitis*
ten|ox|i|cam [tenˈɑksɪkæm] *noun*: Tenoxicam *nt*
TENS *Abk.*: transcutaneous electrical nerve stimulation
tense [tens]: **I** *adj* **1.** gespannt, straff **2.** (*fig.*) (an-)gespannt, verkrampft, nervös **II** *vt* (an-)spannen, straffen **III** *vi* **3.** sich (an-)spannen, sich straffen **4.** (*fig.*) sich verkrampfen
tense|ness [ˈtensnəs] *noun*: **1.** Spannung *f*, Straffheit *f* **2.** (*fig.*) (An-)Spannung *f*, Verkrampftheit *f*, Gespanntheit *f*, Nervosität *f*
ten|si|bil|i|ty [ˌtensəˈbɪlətiː] *noun*: Dehnbarkeit *f*
ten|si|ble [ˈtensɪbl] *adj*: dehn-, spannbar
ten|sile [ˈtensɪl] *adj*: dehn-, streckbar, Dehnungs-, Spannungs-, Zug-
ten|si|lon [ˈtensɪlɑn] *noun*: Tensilon *nt*
ten|si|om|e|ter [ˌtensɪˈɑmɪtər] *noun*: Zugmesser *m*
ten|sion [ˈtenʃn] *noun*: **1.** Tension *f*, Spannung *f* **without normal tension** ohne Spannung, ohne Tonus; Dehnung *f*, Zug *m*; Druck *m*; (Muskel-)Anspannung *f* **2.** (elektrische) Spannung *f* **3.** (*Gas*) Partialdruck *m*, Spannung *f*
arterial tension: arterieller Blutdruck *m*
breaking tension: Bruchbeanspruchung *f*, Zerreißspannung *f*
carbon dioxide tension: Kohlendioxidspannung *f*
contractile tension: Kontraktionsspannung *f*
elastic tension: elastische Spannung *f*
electric tension: elektromotorische Kraft *f*
fiber tension: Faserspannung *f*
fibre tension: (*brit.*) →*fiber tension*
intraocular tension: intraokulärer Druck *m*
intravenous tension: venöser Blutdruck *m*
low tension: Niederspannung *f*
muscular tension: Muskelspannung *f*
myocardial fiber tension: Myokardfaserspannung *f*
myocardial fibre tension: (*brit.*) →*myocardial fiber tension*
nervous tension: Nervenanspannung *f*
oxygen tension: Sauerstoffspannung *f*
premenstrual tension: prämenstruelles Syndrom *nt*, prämenstruelles Spannungssyndrom *nt*
reduced tension: Hypotension *f*, Hypotonie *f*
surface tension: Oberflächenspannung *f*
tangential tension: Tangenzialspannung *f*
vapor tension: Dampfdruck *m*
vapour tension: (*brit.*) →*vapor tension*
wall tension: Wandspannung *f*
ten|sor [ˈtensər] *noun*: **1.** Spannmuskel *m*, Tensor *m*, Musculus tensor **2.** (*mathemat.*) Tensor *m*
tent [tent]: **I** *noun* Tampon *m* **II** *vt* durch einen Tampon offenhalten
tent [tent] *noun*: Zelt *nt*
oxygen tent: Sauerstoffzelt *nt*
ten|ta|cle [ˈtentəkl] *noun*: Fangarm *m*, Tentakel *m/nt*
ten|ta|tive [ˈtentətɪv]: **I** *noun* Versuch *m* **II** *adj* versuchsweise, vorübergehend, probeweise, tentativ
ten|to|ri|al [tenˈtɔːrɪəl] *adj*: Tentorium cerebelli betreffend, tentorial, tentoriell
ten|to|ri|um [tenˈtɔːriːəm] *noun, plural* **-ria** [-rɪə]: Zelt *nt*, Tentorium *nt* **above the tentorium** oberhalb des Tentoriums (liegend), supratentorial **beneath the tentorium** unterhalb des Tentoriums (liegend), subtentorial
tentorium of cerebellum: Kleinhirnzelt *nt*, Tentorium cerebelli
ten|u|ous [ˈtenjəwəs] *adj*: **1.** fein, dünn; zart **2.** (*physik.*) verdünnt; (*Luft*) dünn; (*Gas*) flüchtig **3.** (*Begründung*) wenig stichhaltig; (*Unterschied*) schwach
TEP *Abk.*: **1.** tetraethyl pyrophosphate **2.** thrombo-embolism prophylaxis **3.** total endoprosthesis
TEPA *Abk.*: triethylene phosphoramide
teph|ro|ma|la|cia [ˌtefrəʊməˈleɪʃ(ɪ)ə] *noun*: Erweichung *f* der grauen Hirn- *oder* Rückenmarkssubstanz
teph|ro|my|e|li|tis [ˌtefrəʊˌmaɪəˈlaɪtɪs] *noun*: Entzündung *f* der grauen Hirn- *oder* Rückenmarkssubstanz
tep|i|da|ri|um [ˌtepɪˈdeəriːəm] *noun*: Tepidarium *nt*, Warmbad *nt*; Badezelle *f*
TEPP *Abk.*: tetraethyl pyrophosphate
tera- *präf.*: tera-
te|ras [ˈterəs] *noun, plural* **ter|a|ta** [təˈrætə]: Missbildung *f*, Fehlbildung *f*, Teras *nt*
terato- *präf.*: Missbildungs-, Fehlbildung-, Terat(o)-
ter|a|to|blas|to|ma [ˌterətəʊblæsˈtəʊmə] *noun*: Teratoblastom *nt*
ter|a|to|car|ci|no|gen|e|sis [ˌterətəʊˌkɑːrsɪnəˈdʒenəsɪs] *noun*: Teratokarzinogenese *f*
ter|a|to|car|ci|no|ma [terətəʊˌkɑːrsɪˈnəʊmə] *noun*: Teratokarzinom *nt*, Teratocarcinoma *nt*
te|rat|o|gen [təˈrætədʒən, ˈterətə-] *noun*: Teratogen *nt*
ter|a|to|gen|e|sis [ˌterətəʊˈdʒenəsɪs] *noun*: Missbildungsentstehung *f*, Teratogenese *f*
ter|a|to|ge|net|ic [ˌterətəʊdʒəˈnetɪk] *adj*: Teratogenese betreffend, teratogenetisch
ter|a|to|gen|ic [ˌterətəʊˈdʒenɪk] *adj*: Fehlbildungen verursachend *oder* auslösend, teratogen
ter|a|to|ge|nic|i|ty [ˌterətəʊdʒəˈnɪsətiː] *noun*: Teratogenität *f*
ter|a|tog|e|nous [ˌterəˈtɑdʒənəs] *adj*: aus fetalen Restan-

lagen entstehend
ter|a|tog|e|ny [ˌterə'tɑdʒəniː] *noun*: →*teratogenesis*
ter|a|toid ['terətɔɪd] *adj*: teratoid
ter|a|to|log|ic [ˌterətəʊ'lɑdʒɪk] *adj*: Teratologie betreffend, teratologisch
ter|a|to|log|i|cal [ˌterətəʊ'lɑdʒɪkl] *adj*: →*teratologic*
ter|a|tol|o|gy [ˌterə'tɑlədʒiː] *noun*: Lehre *f* von den Fehl-/Missbildungen, Teratologie *f*
ter|a|to|ma [terə'təʊmə] *noun, plural* **-mas, -ma|ta** [terə'təʊmətə]: teratoide Geschwulst *f*, teratogene Geschwulst *f*, Teratom *nt*
benign cystic teratoma: zystisches Teratom *nt*, Dermoidzyste *f* des Ovars, Dermoid *nt*, Teratoma coaetaneum
cystic teratoma: →*benign cystic teratoma*
embryonal teratoma: embryonales Teratom *nt*, solides Teratom *nt*, malignes Teratom *nt*, Teratoma embryonale
immature teratoma: unreifes Teratom *nt*, malignes Teratom *nt*, Teratoma inguinale
malignant teratoma: →*embryonal teratoma*
malignant trophoblastic teratoma: malignes trophoblastisches Teratom *nt*
mature teratoma: **1.** reifes Teratom *nt*, adultes Teratom *nt*, Dermoidzyste *f* **2.** →*benign cystic teratoma*
sacrococcygeal teratoma: Steiß-, Sakralteratom *nt*
solid teratoma: →*embryonal teratoma*
ter|a|to|ma|tous [ˌterətəʊ'təʊmətəs] *adj*: in der Art eines Teratoms, teratomartig, teratomatös
ter|a|to|pho|bi|a [ˌterətəʊ'fəʊbɪə] *noun*: Teratophobie *f*
ter|a|to|pho|bic [ˌterətəʊ'fəʊbɪk] *adj*: Teratophobie betreffend, teratophob
ter|a|to|sper|mi|a [ˌterətəʊ'spɜrmɪə] *noun*: Teratozoospermie *f*
te|ra|zo|sin [tər'æzɑsɪn] *noun*: Terazosin *nt*
ter|bi|um ['tɜrbɪəm] *noun*: Terbium *nt*
ter|bu|ta|line [ter'bjuːtəliːn] *noun*: Terbutalin *nt*
ter|chlo|ride [tər'klɔːraɪd, -ɪd, -'kləʊ-] *noun*: Trichlorid *nt*
ter|e|ben|thene [ˌterə'benθiːn] *noun*: Terpentinöl *nt*
ter|e|binth ['terəbɪnθ] *noun*: **1.** Terpentinpistazie *f*, Terebinthe *f*, Pistacia terebinthus **2.** →*terebinthina*
ter|e|bin|thi|na [ˌterə'bɪnθɪnə] *noun*: Terpentin *nt*, Terebinthina *f*
ter|e|bin|thi|nism [ˌterə'bɪnθənɪzəm] *noun*: Terpentinvergiftung *f*
ter|e|brant ['terəbrənt] *adj*: →*terebrating*
ter|e|bra|ting ['terəbreɪtɪŋ] *adj*: bohrend, stechend
ter|fen|a|dine [ter'fenədiːn] *noun*: Terfenadin *nt*
ter|gal ['tɜrgəl] *adj*: Rücken betreffend, Rücken-
term [tɜrm]: **I** *noun* **1.** (Fach-)Ausdruck *m*, (Fach-)Bezeichnung *f* **2.** Zeit *f*, Dauer *f*, Periode *f*; Frist *f* **on/in the long term** langfristig **on/in the short term** kurzfristig **3.** (*gynäkol.*) errechneter Entbindungstermin *m* **at term** termingerecht, zum errechneten Termin **carry to term** ein Kind austragen **before term** (*Geburt*) vorzeitig **4. terms** *pl* (Vertrags-)Bestimmungen *pl* **II** *vt* (be-)nennen, bezeichnen als
general term: Allgemeinbegriff *m*
technical term: Fachausdruck *m*, -bezeichnung *f*
ter|mi|nal ['tɜrmɪnl]: **I** *noun* Ende *nt*, Endstück *nt*, -glied *nt*, Spitze *f* **II** *adj* **1.** endständig, End-; abschließend, begrenzend, terminal, Grenz- **2.** letzte(r, s); unheilbar, terminal, im Endstadium, im Sterben, Sterbe-, Terminal-
retention terminal: Retentionsarm *m*
synaptic terminal: synaptische Nervenendigung *f*
ter|mi|nate ['tɜrmɪneɪt]: **I** *adj* begrenzt **II** *vt* **1.** begrenzen **2.** beenden, beendigen, abschließen **III** *vi* enden (*in* in); aufhören (*in* mit)
ter|mi|na|tion [ˌtɜrmɪ'neɪʃn] *noun*: **1.** Ende *nt*; Aufhören *nt*, Einstellung *f*; Abschluss *m*, Abbruch *m*, Beendigung *f*, Termination *f* **2.** Endung *f*, Endigung *f*
chain termination: Kettenabbruch *m*
termination of pregnancy: Schwangerschaftsabbruch *m*, -unterbrechung *f*
ter|mi|no|lat|er|al [ˌtɜrmɪnəʊ'lætərəl] *adj*: terminolateral, End-zu-Seit-
ter|mi|nol|o|gy [tɜrmɪ'nɑlədʒiː] *noun, plura* **-gies**: Terminologie *f*; Nomenklatur *f*
technical terminology: Fachsprache *f*, Terminologie *f*
ter|mi|no|ter|mi|nal [ˌtɜrmɪnəʊ'tɜrmɪnl] *adj*: terminoterminal, End-zu-End-
ter|mi|nus ['tɜrmɪnəs] *noun, plura* **-nus|es, -ni** [-naɪ]: **1.** Ende *nt*, Grenze *f*, Terminus *m* **2.** Fachbegriff *m*, -ausdruck *m*, Terminus *m*
priming terminus: Startterminus *m*
ter|mo|lec|u|lar [tərmə'lekjələr] *adj*: trimolekular
ter|na|ry ['tɜrnəriː] *adj*: **1.** (*chem.*) dreifach, dreigliedrig, ternär **2.** dritten Grades, drittgradig, an dritter Stelle, tertiär, Tertiär-
ter|ni|trate [tər'naɪtreɪt] *noun*: Trinitrat *nt*
ter|ox|ide [tər'ɑksaɪd, -sɪd] *noun*: Trioxid *nt*
ter|pene ['tɜrpiːn] *noun*: Terpen *nt*
ter|pe|noid ['tɜrpənɔɪd] *adj*: terpenoid
ter|ra ['terə] *noun*: Erde *f*, Terra *f*
ter|res|tri|al [tə'restrɪəl] *adj*: irdisch, weltlich, terrestrisch, Erd-
ter|ror ['terər] *noun*: Angst *f*, Schrecken *m*
day terrors: Tagangst *f*, Pavor diurnus
night terrors: Nachtangst *f*, Pavor nocturnus
psychological terror: Psychoterror *m*
ter|sul|fide [tər'sʌlfaɪd, -fɪd] *noun*: Trisulfid *nt*
ter|sul|phide [tər'sʌlfaɪd, -fɪd] *noun*: (*brit.*) →*tersulfide*
tert. *Abk.*: tertiary
ter|ta|to|lol [tertæ'ləʊl] *noun*: Tertatolol *nt*
ter|tian ['tɜrʃn] *adj*: jeden dritten Tag auftretend, tertian
ter|ti|ary ['tɜrʃɪ, -ʃɪˌeriː] *adj*: dritten Grades, drittgradig, an dritter Stelle, tertiär, Tertiär-
ter|ti|grav|i|da [ˌtɜrʃɪ'grævɪdə] *noun*: Tertigravida *f*
ter|tip|a|ra [tɜr'tɪpərə] *noun*: Drittgebärende *f*, Tertipara *f*
TES *Abk.*: **1.** toxic epidemic syndrome **2.** transcutaneous electrostimulation
TESD *Abk.*: total end-systolic diameter
tes|la ['teslə] *noun*: Tesla *nt*
tes|sel|lat|ed ['tesəleɪtɪd] *adj*: gewürfelt, mosaikartig, schachbrettartig, Mosaik-
test [test]: **I** *noun* **1.** Test *m*, Probe *f*, Versuch *m* **2.** Prüfung *f*, (Stich-)Probe *f*, Kontrolle *f*; (*chem., labor.*) Analyse *f*, Nachweis *m*, Untersuchung *f*, Test *m*, Probe *f*, Reaktion *f* **II** *vt* prüfen, untersuchen, einer Prüfung unterziehen, (*chem.*) analysieren, testen (*for* auf) **III** *vi* einen Test machen, untersuchen (*for* auf)
ability test: Eignungstest *m*
abortus-Bang-ring test: Abortus-Bang-Ringprobe *f*, ABR-Probe *f*
ABR test: →*abortus-Bang-ring test*
acetylcholine test: Acetylcholintest *m*
acetylcholinesterase test: AChE-Test *m*
acid elution test: Säureelutionstest *m*
acidity test: Aziditätsbestimmung *f*
ACTH test: →*ACTH stimulation test*
ACTH stimulation test: ACTH-Test *m*
Addis test: Addis-Count *m*, Addis-Hamburger-Count *m*, Addis-Test *m*
ADH test: ADH-Test *m*
Adler's test: Benzidinprobe *f*

T

agar diffusion test: Agardiffusionsmethode *f*, Agardiffusionstest *m*
agglutination test: Agglutinationsprobe *f*, Agglutinationstest *m*, Agglutinationsreaktion *f*
agglutination-lysis test: Agglutinationslysisversuch *m*
Allen's test: Allen-Test *m*
Almén's test for blood: Almen-Probe *f*, Guajak-Probe *f*
alternate cover test: alternierender Abdecktest *m*
Ames' test: Ames-Test *m*
Amsler test: Amsler-Test *m*
anoxaemia test: (*brit.*) →*anoxemia test*
anoxemia test: Hypoxietest *m*
anterior drawer test: Lachman-Test *m*
antibiotic sensitivity test: Antibiotikasensibilitätstest *m*
antibody screening test: Antikörpersuchtest *m*
Anti-DNase-B test: Anti-DNase-B-Test *m*, Antistreptodornase-B-Test *m*
antifibrinolysin test: Antifibrinolysintest *m*
antiglobulin test: Antiglobulintest *m*, Coombs-Test *m*
antiglobulin consumption test: Antiglobulin-Konsumptionstest *m*, AGK-Test *m*
anti-human globulin test: →*antiglobulin test*
antihyaluronidase test: Antihyaluronidase-Test *m*
antistaphylolysin test: Antistaphylolysin-Test *m*
antistreptolysin test: Antistreptolysin-Test *m*
antithrombin III test: AT-III-Test *m*
apnea test: Apnoetest *m*
apnoea test: (*brit.*) →*apnea test*
apprehension test: Apprehensionstest *m*
Apt test: Apt-Probe *f*
aptitude test: Eignungstest *m*, -prüfung *f*, Tauglichkeitstest *m*, -prüfung *f*
arginine test: Arginin-Test *m*
arylsulfatase test: Arylsulfatasetest *m*
arylsulphatase test: (*brit.*) →*arylsulfatase test*
Aschheim-Zondek test: Aschheim-Zondek-Reaktion *f*
Aschner's test: Aschner-Versuch *m*, Aschner-Dagnini-Versuch *m*, Bulbusdruckversuch *m*
Aschner-Dagnini test: Bulbusdruckversuch *m*
Ascoli's test: Ascoli-Test *m*, Thermopräzipitationstest *m*, Ascoli-Reaktion *f*
association test: Assoziationsversuch *m*
augmented histamine test: Histamintest *m*
autohaemolysis test: (*brit.*) →*autohemolysis test*
autohemolysis test: Autohämolysetest *m*, Wärmeresistenztest *m*
automated microhaemagglutination test: (*brit.*) →*automated microhemagglutination test*
automated microhemagglutination test: automatisierter Mikro-Hämagglutinationstest *m*
Ayer's test: Ayer-Test *m*, -Zeichen *nt*
Ayer-Tobey test: Tobey-Ayer-Test *m*
A.-Z. test: →*Aschheim-Zondek test*
Babinski's test: **1.** Babinski-Zeichen *nt* **2.** Babinski-Zeichen *nt*, Babinski-Reflex *m*, Großzehenreflex *m*, Zehenreflex *m*
bacitracin test: Bacitracin-Test *m*
bacteriologic tests: bakteriologische Untersuchungsmethoden *pl*
balance tests: Gleichgewichtsprüfungen *pl*
Bárány's test: Bárány-Kalorisation *f*, Bárány-Versuch *m*
Bárány's caloric test: Bárány-Kalorisation *f*, Bárány-Versuch *m*
Bárány's pointing test: Bárány-Zeigeversuch *m*
batroxobin test: kinetischer Trübungstest *m*
Bechterew's test: Bechterew-Ischiasphänomen *nt*
bedside test: Bedside test *m*
Bekhterev's test: Bechterew-Ischiasphänomen *nt*
Benedict's test: **1.** (*for glucose*) Benedict-Glukoseprobe *f* **2.** (*for urea*) Benedict-Harnstoffprobe *f*
bentonite flocculation test: Bentonit-Flockungstest *m*
benzidine test: Benzidinprobe *f*
benzidine-cupric acetate test: Benzidin-Kupferacetat-Probe *f*
Berlin blue test: Berliner-Blau-Reaktion *f*, Ferriferrocyanid-Reaktion *f*
Bial's test: Bial-Probe *f*, Bial-Pentoseprobe *f*
bile solubility test: Gallenlöslichkeitstest *m*
biliary excretion test: Gallenausscheidungstest *m*
Binet's test: Binet-Simon-Test *m*, -Methode *f*
Binet-Simon test: →*Binet's test*
biuret test: →*biuret reaction*
blind test: Blindversuch *m*
blood test: Blutuntersuchung *f*, -test *m*
Boas' test: Boas-Probe *f*
Bodal's test: Bodal-Test *m*
bone conduction test: Knochenleitungstest *m*
Bonney blue stress incontinence test: Bonney-Probe *f*, Marshall-Bonney-Test *m*
Boyden's test: Boyden-Technik *f*, Boyden-Test *m*
breaking test: Bruchprobe *f*
breath test: (Atem-)Alkoholtest *m*
Brodyky's test: Brodsky-Test *m*
bromosulfophthalein test: Bromosulfaleintest *m*, Bromosulphthaleintest *m*, Bromsulfaleintest *m*, Bromosulfophthaleintest *m*, BSP-Test *m*
bromosulphophthalein test: (*brit.*) →*bromosulfophthalein test*
bromsulfophthalein test: →*bromosulfophthalein test*
bromsulphalein test: →*bromosulfophthalein test*
bromsulphophthalein test: (*brit.*) →*bromosulfophthalein test*
bronchoconstriction test: Bronchokonstriktionstest *m*, inhalativer Provokationstest *m*
broth-dilution test: Reihenverdünnungstest *m*
BSP test: →*bromosulfophthalein test*
χ^2 test: Chi-Quadrat-Test *m*, χ^2-Test *m*
Calmette's test: Calmette-Konjunktivaltest *m*
caloric test: Bárány-Versuch *m*, -Kalorisation *f*
CAMP test: CAMP-Test *m*
candida precipitin test: Candida-Hämagglutinationstest *m*
capillary fragility test: Kapillarresistenzprüfung *f*
capillary resistance test: →*capillary fragility test*
carbachol test: Carbacholtest *m*
carbon-13 breathing test: Kohlenstoff-13-Exhalationstest *m*, ^{13}C-Harnstoff-Atemtest *m*
Carhart's test: Schwellenschwundtest *m*, Carhart-Test *m*
carotid sinus test: Karotissinusdruckversuch *m*
Carr-Price test: Carr-Price-Reaktion *f*
Carter-Robbins test: Carter-Robbins-Test *m*, Robbins-Test *m*
Casoni's test: Casoni-Test *m*, Casoni-Intrakutantest *m*
Casoni's skin test: →*Casoni's test*
Casoni's intradermal test: →*Casoni's test*
Castellani's test: Castellani-Agglutinin-Absättigung *f*
catalase test: Katalase-Test *m*
^{13}C breathing test: ^{13}C-Harnstoff-Atemtest *m*, Kohlenstoff-13-Exhalationstest *m*
cephalin-cholesterol flocculation test: Hanger-Flockungstest *m*, Kephalin-Cholesterin-Test *m*
chewing gum test: Kaugummitest *m*
Chick-Martin test: Chick-Martin-Test *m*
chi-square test: Chi-Quadrat-Test *m*, χ^2-Test *m*

T

cholinesterase test: Cholinesterasetest *m*
Chvostek's test: Chvostek-Zeichen *nt*, Fazialiszeichen *nt*
chymotrypsin test: Chymotrypsintest *m*
circulatory function tests: Kreislauffunktionsprüfungen *pl*
cis-trans test: cis-trans-Test *m*
Clauberg's test: Clauberg-Test *m*
Clements' test: Schütteltest *m*
clinical test: klinischer Test *m*
clomifene test: Clomifentest *m*
clomiphene test: Clomifentest *m*
clonidine test: Clonidin-Hemmtest *m*
clot observation test: Clot-observation-Test *m*
coagulase test: Koagulasetest *m*
coagulation test: Gerinnungstest *m*
coccidioidin test: →*coccidioidin skin test*
coccidioidin skin test: Kokzidioidin-Test *m*, Kokzidioidin-Hauttest *m*
Cohn's test: Cohn-Test *m*
coin test: Münzenklirren *nt*
cold pressure test: Hines-Brown-Test *m*, Cold-pressure-Test *m*, CP-Test *m*
cold pulp vitality test: Kältevitalitätsprüfung *f*
Collins' test: Collins-Test *m*, Toluidinblau-Probe *f*, Toluidinmethode *f*
colloid test: Kolloidtest *m*, Konglutinationstest *m*, Supplementtest *m*
complementation test: Komplementierungstest *m*
complement fixation test: Komplementbindungsreaktion *f*
completion test: Lücken-, Intelligenztest *m*
concentration test: Durstversuch *m*
conglutination test: Kolloidtest *m*, Konglutinationstest *m*, Supplementtest *m*
conjunctival test: Konjunktivalprobe *f*, Konjunktivaltest *m*, Ophthalmoreaktion *f*, Ophthalmotest *m*
Coombs test: Antiglobulintest *m*, Coombs-Test *m*
Corner-Allen test: Corner-Allen-Test *m*
cough test: Hustentest *m*
cover test: Abdecktest *f*, Cover-Test *m*
cover-uncover test: Abdeck-Aufdecktest *m*
Crampton's test: Crampton-Test *m*
CRH stimulation test: CRH-Test *m*
Cronheim-Ware test: Cronheim-Ware-Test *m*
Crosby's test: Crosby-Test *m*, Thrombinhämolysetest *m*
cutaneous test: Hauttest *m*
cutireaction test: Hauttest *m*
Czermak test: Czermak-Spiegelprobe *f*
DA pregnancy test: Schwangerschaftslatexagglutinationshemmtest *m*
Davidsohn differential absorption test: modifizierter Paul-Bunnell-Test *m* nach Davidsohn
Day's test: Day-Probe *f*
deferoxamine test: Deferoxamin-Test *m*
dehydroepiandrosterone sulfate test: DHEAS-Test *m*
dehydroepiandrosterone sulphate test: (*brit.*) →*dehydroepiandrosterone sulfate test*
desferrioxamine test: Deferoxamin-Test *m*
dexamethasone suppression test: Dexamethason-Kurztest *m*, Dexamethason-Test *m*
DHEAS test: DHEAS-Test *m*
diatom test: Diatomeenprobe *f*
dibucaine test: Dibucain-Test *m*
Dick test: Dick-Test *m*, -Probe *f*
Dieuaide test: Dieuaide-Versuch *m*
dilution test: Verdünnungstest *m*
direct antiglobulin test: direkter Coombs-Test *m*
direct Coombs test: direkter Coombs-Test *m*
direct fluorescent antibody test: direkter Immunfluoreszenztest *m*
disc diffusion test: (*brit.*) →*disk diffusion test*
disk diffusion test: Plattendiffusionstest *m*
DMPS test: DMPS-Mobilisationstest *m*
Doerfler-Stewart test: Doerfler-Stewart-Test *m*
Dolman's test: Dolman-Test *m*
Donath-Landsteiner test: Donath-Landsteiner-Reaktion *f*
Donders' test: Donders-Test *m*
double-blind test: Doppelblindversuch *m*
double-blind placebo-controlled provocative test: Doppelblind-Plazebo-kontrollierte Provokation *f*
drawer test: Schubladentest *m*
drinking test: Wasserversuch *m*, Wasserbelastungsversuch *m*, Wasserstoß *m*
D-S test: →*Doerfler-Stewart test*
Duane's test: Duane-Test *m*
Dugas' test: Dugas-Test *m*
Duke's test: Duke-Methode *f*, Bestimmung *f* der Blutungszeit nach Duke
D-xylose absorption test: D-Xyloseabsorptionstest *m*, D-Xylose-Test *m*, D-Xylosetoleranztest *m*
D-xylose tolerance test: →*D-xylose absorption test*
Ebbinghaus test: Ebbinghaus-Lückentest *m*
Ehrlich's test: **1.** Ehrlich-Reaktion *f*, Ehrlich-Aldehydprobe *f* **2.** Ehrlich-Reaktion *f*, Ehrlich-Diazoreaktion *f*
Ehrlich's aldehyde test: Ehrlich-Reaktion *f*, Ehrlich-Aldehydprobe *f*
Ehrlich's finger test: Ehrlich-Fingerversuch *m*
electric pulp test: elektrische Vitalitätsprüfung *f*
electric pulp vitality test: →*electric pulp test*
electrophoresis mobility test: EM-Test *m*
Elek test: Elek-Plattentest *m*
Elek-Ouchterlony test: Elek-Ouchterlony-Test *m*
Ellsworth-Howard test: Ellsworth-Howard-Test *m*, Phosphaturietest *m*
Elsberg's test: Elsberg-Test *m*
Ely's test: Ely-Zeichen *nt*
EM test: EM-Test *m*
endurance test: Belastungstest *m*
equlibrium test: Gleichgewichtsprüfungen *pl*
erythrocyte fragility test: Erythrozytenresistenztest *m*
Esbach's test: Esbach-Probe *f*
estrogen test: Östrogentest *m*
estrogen-progestin test: Östrogen-Gestagen-Test *m*
ethanol gelation test: Äthanoltest *m*
excretion test: Ausscheidungs-, Exkretionstest *m*
exercise tests: Belastungstests *pl*
eye test: Augentest *m*
eyesight test: Sehtest *m*, Seh(schärfen)prüfung *f*; Augenuntersuchung *f*
FA test: →*fluorescent antibody test*
Farber's test: Farber-Test *m*
Farnsworth's test: Farnsworth-Panel-D-15-Test *m*
Farnsworth-Munsell test: Farnsworth-Munsell-Test *m*
fatigue test: Ermüdungsprobe *f*, Dauerprüfung *f*
Fehling's test: Fehling-Probe *f*
Feldmann's dichotic speech test: dichotischer Sprachtest *m* nach Feldmann
femoral nerve stretch test: Femoralisdehnungstest *m*
fern test: Farnkrautphänomen *nt*, Farntest *m*
ferric chloride test: Eisenchloridprobe *f*, Fölling-Probe *f*
Feulgen test: Feulgen-Nuklealreaktion *f*
fibrin monomer test: FM-Test *m*
FIGLU excretion test: FIGLU-Test *m*

T

fill-in test: Lückentest *m*
finger nail test: Fingernagelprobe *f*
finger-nose test: Finger-Nase-Versuch *m*
finger-to-finger test: Finger-Finger-Versuch *nt*
Finkelstein's test: Finkelstein-Zeichen *nt*
fistula test: Fistelprobe *f*, Fistelsymptomtest *m*
fitness test: Fitnesstest *m*
flicker test: Flimmertest *m*
flocculation test: Flockungstest *m*
fluorescein installation test: Fluoreszeinversuch *m*, Fluoreszeinaugenprobe *m*
fluorescent antibody test: Immunfluoreszenz *f*, Immunfluoreszenztest *m*, Fluoreszenz-Antikörper-Reaktion *f*
fluorescent treponemal antibody test: Fluorescent-Treponema pallidum-Antikörper-Test *m*
fluorescent treponemal antibody absorption test: Fluoreszenz-Treponemen-Antikörper-Absorptionstest *m*, FTA-Abs-Test *m*
foam stability test: Clements-Test *m*
folic acid test: Folsäuretest *m*
tests for venous insufficiency: Venenfunktionsprüfungen *pl*
Foshay test: Foshay-Reaktion *f*
four-glass test: Viergläserprobe *f*
Fournier test: Fournier-Prüfung *f*
Fowler's loudness balance test: Fowler-Test *m*, Recruitmentmessung *f* nach Fowler
fragility test: Erythrozytenresistenztest *m*
Frei's test: →*Frei's skin test*
Frei's skin test: Frei-Hauttest *m*, Frei-Intrakutantest *m*
Frenkel's intracutaneous test: Frenkel-Intrakutantest *m*
Friedman's test: →*Friedman-Lapham test*
Friedman-Lapham test: Friedman-Lapham-Reaktion *f*, Friedman-Reaktion *f*
fructolysis test: Fruktolysetest *m*
FTA-Abs test: →*fluorescent treponemal antibody absorption test*
FTA-ABS-IgG test: FTA-ABS-IgG-Test *m*
FTA-ABS-IgM test: FTA-ABS-IgM-Test *m*
Fujiwara's test: Fujiwara-Reaktion *f*
furfural test: Furfuraltest *m*
furfurol test: Furfuraltest *m*
Gaenslen's test: Gaenslen-Zeichen *nt*, Gaenslen-Handgriff *m*
galactose elimination test: Galaktosetoleranztest *m*, Bauer-Probe *f*
galactose tolerance test: Galaktosetoleranztest *m*, Bauer-Probe *f*
galvanic skin response test: Elektrohauttest *m*, Herdtestverfahren *nt*
gel diffusion test: Geldiffusionstest *m*, Agardiffusionstest *m*, Agardiffusionsmethode *f*
Gellé's test: Gellé-Versuch *m*
genotypical resistance test: genotypische Resistenzbestimmung *f*
Gerhardt's test: Gerhardt-Probe *f*
globulin tests: Globulinreaktionen *pl*
glucagon test: Glucagontest *m*
glucose test: Glucosebestimmung *f*, Blutzucker-Bestimmungsmethode *f*
glucose oxidase paper strip test: Glukosurienachweis *m* mit Glucoseoxidaseteststreifen
glucose tolerance test: Glukosetoleranztest *m*
glycosylated haemoglobin test: (*brit.*) →*glycosylated hemoglobin test*
glycosylated hemoglobin test: HbA_{1c}-Bestimmung *f*
Gmelin's test: Gmelin-Probe *f*
GnRH test: GnRH-Test *m*, LHRH-Test *m*
gonadotropin test: Gonadotropintest *m*
Gordon's test: Gordon-Test *m*
Graefe's test: von Graefe-Versuch *m*
Griess test: Griess-Ilosvay-Probe *f*
Gruber's test: →*Gruber-Widal test*
Gruber-Widal test: Gruber-Widal-Reaktion *f*, Gruber-Widal-Test *m*, Widal-Reaktion *f*, Widal-Test *m*
Grünbaum-Widal test: →*Gruber-Widal test*
guaiac test: Guajaktest *m*, Guajakprobe *f*
Günzburg's test: Günzburg-Probe *f*
Guthrie test: Guthrie-Hemmtest *m*
haemadsorption test: (*brit.*) →*hemadsorption test*
haemadsorption virus test: (*brit.*) →*haemadsorption test*
haemagglutination-inhibition test: (*brit.*) →*hemagglutination-inhibition test*
haemin test: (*brit.*) →*hemin test*
Hanger's test: Hanger-Flockungstest *m*, Kephalin-Cholesterin-Test *m*
Harrison spot test: Harrison-Test *m*
Hay's test: Hay-Schwefelblumenprobe *f*
H_2 breath test: H_2-Atemtest *m*, Wasserstoffatemtest *m*, Wasserstoff-Exhalationstest *m*
HCG stimulation test: HCG-Test *m*, Leydig-Zellfunktionstest *m*
head tilting test: Kopfneigetest *m*
Heaf test: Heaf-Test *m*
hearing test: Hörprüfung *f*
heat test: Kochprobe *f*
heat pulp vitality test: Wärmevitalitätstest *m*
heel-knee test: Knie-Hacken-Versuch *m*
Heller's test: **1.** Heller-Probe *f*, Heller-Eiweißnachweis *m* **2.** Heller-Blutnachweiß *m*, Heller-Probe *f*
hemadsorption test: Hämadsorptionstest *m*
hemadsorption virus test: →*hemadsorption test*
hemagglutination-inhibition test: Hämagglutinationshemmtest *m*, Hämagglutinationshemmungsreaktion *f*
hemin test: Teichmann-Probe *f*
Hennebert's test: Hennebert-Fistelsymptom *nt*
Hennebert's fistula test: Hennebert-Fistelsymptom *nt*
heparin tolerance test: Heparintoleranztest *m*
hepatic function test: Leberfunktionstest *m*
Hering's test: Hering-Test *m*
Hess' test: Rumpel-Leede-Test *m*
heterophil agglutination test: →*heterophil antibody test*
heterophil antibody test: **1.** Paul-Bunnell-Test *m* **2.** modizifierter Paul-Bunnell-Test *m* mit Pferdeerythrozyten
Hickey-Hare test: Hickey-Hare-Test *m*
Hines and Brown test: Hines-Brown-Test *m*, Cold-pressure-Test *m*, CP-Test *m*
Hirst test: Hirst-Test *m*
histamine test: Histamintest *m*
histidine loading test: Histidinbelastungstest *m*, FIGLU-Test *m*
histoplasmin test: Histoplasmin-Test *m*, Histoplasmin-Hauttest *m*
histoplasmin-latex test: Histoplasmin-Latextest *m*
histoplasmin skin test: →*histoplasmin test*
Hitzenberger's test: Hitzenberger-Schnupfversuch *m*
Hoesch test: Hoesch-Test *m*
Hofmeister's tests: Hofmeister-Reihen *pl*, lyotrope Reihen *pl*

Hollander's test: Hollander-Hypoglykämietest *m*
Holmgren test: Holmgren-Test *m*
horse cell test: modifizierter Paul-Bunnell-Test *m* mit Pferdeerythrozyten
Howard's test: Howard-Test *m*
Howell's test: Howell-Test *m*
Huhner test: Huhner-Test *m*, Huhner-Sims-Test *m*, postkoitaler Spermakompatibilitätstest *m*
hydrogen breath test: Wasserstoffatemtest *m*, H_2-Atemtest *m*
17-hydroxycorticosteroid test: Porter-Silber-Methode *f*
Hyland test: Fi-Test *m*, Hyland-Test *m*
hyperoxia test: Hyperoxietest *m*
IFA test: →*indirect fluorescent antibody test*
19S-IgM-FTA-ABS test: 19S-IgM-FTA-ABS-Test *m*
IHA test: →*indirect hemagglutination antibody test*
iliopsoas test: Cope-Zeichen *nt*, Psoaszeichen *nt*
immersion test: Eintauchverfahren *nt*
IMViC test: IMViC-Testkombination *f*
indican test: Indikanprobe *f*
indirect antiglobulin test: indirekter Coombs-Test *m*
indirect Coombs test: indirekter Coombs-Test *m*
indirect fluorescent antibody test: indirekter Immunfluoreszenztest *m*
indirect haemagglutination antibody test: (*brit.*) →*indirect hemagglutination antibody test*
indirect hemagglutination antibody test: indirekter Hämagglutinations-Antikörper-Test *m*, IHA-Test *m*
inhalation test: Bronchokonstriktionstest *m*, inhalativer Provokationstest *m*
inhibition test: Hemmungstest *m*, Hemmungsreaktion *f*
insulin test: Hollander-Test *m*, Insulintest *m*
insulin-glucose tolerance test: Glucose-Insulin-Toleranztest *m*, Insulin-Glucose-Toleranztest *m*
insulin hypoglycaemia test: (*brit.*) →*insulin hypoglycemia test*
insulin hypoglycemia test: Hollander-Hypoglykämietest *m*
insulin tolerance test: Insulintoleranztest *m*
intelligence test: Intelligenztest *m*
intracutaneous test: Intrakutantest *m*, Intrakutanprobe *f*, Intradermaltest *m*
intradermal test: →*intracutaneous test*
intravenous glucose tolerance test: intravenöser Glukosetoleranztest *m*
iodine test: Iodreaktion *f*
iron resorption test: Eisenresorptionstest *m*
IRT test: IRT-Test *m*
IRT/DNA test: IRT/DNA-Test *m*
Ishihara's test: Ishihara-Test *m*
Ito-Reenstierna test: Ito-Reenstierna-Reaktion *f*
^{131}I uptake test: Radiojodtest *m*
Jaffé's test: Jaffé-Probe *f*
kidney function test: Nierenfunktionsprüfung *f*
Knoop hardness test: Härteprüfung *f* nach Knoop
Koller's test: Koller-Test *m*, Vitamin-K-Test *m*
Kolmer test: Kolmer-Test *m*, Cardiolipin-Komplementbindungsreaktion *f* nach Kolmer
Korotkoff's test: Korotkow-Test *m*
Kurzrok-Miller test: Kurzrok-Miller-Test *m*, Invasionstest *m*
Kveim test: Kveim-Hauttest *m*, Kveim-Nickerson-Test *m*
laboratory test: Laborversuch *m*, -test *m*
Lachman's test: Lachman-Test *m*
lactate test: Lactattest *m*
Lancefield precipitation test: Lancefield-Präzipitationstest *m*
Landsteiner-Donath test: Donath-Landsteiner-Reaktion *f*, Landsteiner-Reaktion *f*
latex test: →*latex agglutination test*
latex agglutination test: Latextest *m*, Latexagglutinationstest *m*
latex fixation test: →*latex agglutination test*
LE cell test: LE-Zelltest *m*
Lee's test: Lee-Test *m*
Lee's speech delay test: Sprachverzögerungstest *m* nach Lee
Legal's test: Legal-Probe *f*
leishmanin test: Leishmanin-Test *m*, Montenegro-Test *m*
lentochol test: Lichtheim-Prüfung *f*
lepromin test: Lepromintest *m*
LHRH test: GnRH-Test *m*, LHRH-Test *m*
lice test: Läusetest *m*
Liebermann-Burchard test: Liebermann-Burchard-Reaktion *f*
light test: Lichttestung *f*
limulus test: Limulustest *m*
Listeria agglutination test: Listeriaagglutination *f*
liver function test: Leberfunktionstest *m*
load test: Belastungsprobe *f*
Lombard's test: Lombard-Test *m*, Lombard-Leseversuch *m*
Lombard's voice-reflex test: →*Lombard's test*
long dexamethasone suppression test: Dexamethason-Langtest *m*
Lowenberg's test: Lowenberg-Test *m*
Lundh test: Bestimmung *f* der Trypsinaktivität nach Lundh
lung floating test: Lungenschwimmprobe *f*
Lüscher's test: Lüscher-Test *m*, Tonintensitätsunterschiedsschwelle *f*
lymphocyte proliferation test: gemischte Lymphozytenkultur *f*, Lymphozytenmischkultur *f*, mixed lymphocyte culture, MLC-Assay *m*, MLC-Test *m*
lymphocyte transformation test: Lymphozytentransformationstest *m*
lysine-vasopressine test: LVP-Test *m*, Lysin-Vasopressintest *m*
Machado's test: Machado-Test *m*, Machado-Guerreiro-Reaktion *f*, Komplementbindungsreaktion *f* nach Machado
Machado-Guerreiro test: →*Machado's test*
Maclagan's test: Maclagan-Reaktion *f*, Thymoltrübungstest *m*
MacLean test: MacLean-Test *m*
macrophage migration inhibition test: Makrophagen-Elektrophorese-Mobilitätstest *m*, MEM-Test *m*, Makrophagen-Migrations-Inhibitionstest *m*, Makrophagen-Migrations-Hemmtest *m*
Mahorner-Ochsner test: Mahorner-Ochsner-Test *m*
major test: Majortest *m*, Majorprobe *f*
Mancini's ring diffusion test: Mancini-Ringdiffusionstest *m*
Mann-Whitney test: Rangsummentest *m*, Wilcoxon-Test *m*
Mann-Whitney-Wilcoxon test: →*Mann-Whitney test*
Mantoux test: Mendel-Mantoux-Probe *f*, Mendel-Mantoux-Test *m*
Marshall's test: Marshall-Test *m*
Marx test: subaquale Blutungszeit *f* nach Marx
Master's test: →*Master's two-step exercise test*
Master's two-step exercise test: Master-Test *m*, Stufentest *m*, Zweistufentest *m*, Step-Test *m*
Matas' test: Matas-Moskowicz-Test *m*

material test: Materialprüfung *f*
Mauthner's test: Mauthner-Test *m*
Mazzotti's test: Mazzotti-Test *m*
McMurray's test: McMurray-Zeichen *nt*
meconium test: Mekoniumtest *m*
Mendel's test: Mendel-Mantoux-Test *m*, Mendel-Mantoux-Probe *f*
mental test: psychologischer Test *m*
methacholine test: Methacholintest *m*
metyrapone test: Metyrapon-Test *m*
microprecipitation test: Mikropräzipitationstest *m*
microtiter broth-dilution test: Mikrodilutionsverfahren *nt*
MIF test: →*migration inhibiting factor test*
migration inhibiting test: Migrationsinhibitionstest *m*
migration inhibiting factor test: Migrationsinhibitionsfaktortest *m*, MIF-Test *m*
migration inhibitory factor test: →*macrophage migration inhibition test*
milk-ring test: Abortus-Bang-Ringprobe *f*, ABR-Probe *f*
Miller-Kurzrok test: Kurzrok-Miller-Test *m*, Invasionstest *m*
Millon's test: Millon-Probe *f*
minor test: Minortest *m*, Minorprobe *f*
miracidia hatching test: Mirazidienschlüpfversuch *m*
Mitsuda test: Lepromintest *m*
mixed lymphocyte test: gemischte Lymphozytenkultur *f*, Lymphozytenmischkultur *f*, mixed lymphocyte culture, MLC-Assay *m*, MLC-Test *m*
mixed lymphocyte culture test: →*mixed lymphocyte test*
MLC test: →*mixed lymphocyte test*
Mohs hardness test: Härteprüfung *f* nach Mohs
Moloney test: Moloney-Test *m*
Montenegro test: Montenegro-Test *m*, Leishmanin-Test *m*
Moritz test: Moritz-Probe *f*
Moro's test: Moro-Test *m*, Moro-Probe *f*
Moschcowitz test: Moszkowicz-Kollateralzeichen *nt*
MR test: →*milk-ring test*
mucin clot prevention test: MCP-Test *m*
multi-allergy IgE screening test: Multiallergie-IgE-Screening-Test *m*
multiple sleep latency test: Multipler-Schlaflatenz-Test *m*
murexide test: Murexidprobe *f*
Murphy's test: Murphy-Zeichen *nt*
mutagenicity test: Mutagenitätstest *m*
Naffziger's test: Naffziger-Test *m*
Nagel's test: Nagel-Test *m*
nappy test: Windeltest *m*
nasal patency test: Nasenblasversuch *m*
NBT test: →*nitroblue tetrazolium test*
NBT-PABA test: NBT-PABA-Test *m*
nerve excitability test: Nervenerregbarkeitstest *m*, Nerve-excitability-Test *m*
Neufeld's test: Neufeld-Reaktion *f*, Kapselquellungsreaktion *f*
neutralization test: Neutralisationstest *m*
niacin test: Niacintest *m*
Nickerson-Kveim test: Kveim-Hauttest *m*, Kveim-Nickerson-Test *m*
ninhydrin test: Ninhydrintest *m*, Moberg-Test *m*
nitrate test: Nitritnachweis *m*
nitrate reduction test: Nitratreduktionstest *m*
nitroblue tetrazolium test: Nitroblautetrazolium-Test *m*, NBT-Test *m*
nitroblue tetrazolium-para-benzoic acid test: NBT-PABA-Test *m*
nitroprusside test: Brand-Probe *f*
Nonne-Apelt test: Nonne-Apelt-Schumm-Reaktion *f*, Nonne-Apelt-Reaktion *f*
nystagmus test: Bárány-Versuch *m*, Bárány-Kalorisation *f*
Oakley-Fulthorpe test: Oakley-Fulthorpe-Technik *f*, eindimensionale Immunodiffusion *f* nach Oakley-Fulthorpe
obturator test: Psoaszeichen *nt*, Cope-Zeichen *nt*
occult blood test: Test *m* für okkultes Blut
oestrogen test: (*brit.*) →*estrogen test*
oestrogen-progestin test: (*brit.*) →*estrogen-progestin test*
17-OH-corticoid test: Porter-Silber-Methode *f*
ophthalmic test: Konjunktivalprobe *f*, Konjunktivaltest *m*, Ophthalmoreaktion *f*, Ophthalmotest *m*
optochin test: Optochin-Test *m*
optokinetic test: optokinetische Prüfung *f*
oral glucose tolerance test: oraler Glukosetoleranztest *m*
orcinol test: Bial-Probe *f*, Bial-Pentoseprobe *f*
Ouchterlony test: Ouchterlony-Technik *f*, zweidimensionale Immunodiffusion *f* nach Ouchterlony
Oudin test: Oudin-Methode *f*
ovulation tests: Ovulationstests *pl*
oxidase test: Glucoseoxidase-Peroxidase-Reaktion *f*
oxytocin challenge test: Oxytocinbelastungstest *m*
PABA test: PABA-Test *m*
palm-up test: Palm-up-Test *m*
pancreatic function tests: Pankreasfunktionsdiagnostik *f*
pancreozymin-secretin test: Pancreozymin-Secretin-Test *m*, Secretin-Pancreozymin-Test *m*
Pándy's test: Pandy-Test *m*
Pap test: →*Papanicolaou's test*
Papanicolaou's test: Papanicolaou-Test *m*, Pap-Test *m*
paracoccidioidin test: Parakokzidioidin-Test *m*, Parakokzidioidin-Hauttest *m*
paracoccidioidin skin test: →*paracoccidioidin test*
passive transfer test: →*Prausnitz-Küstner reaction*
patch test: Pflasterprobe *f*, Patch-Test *m*
paternity test: Vaterschaftstest *m*, -nachweis *m*
Patrick's test: Patrick-Probe *f*
Paul-Bunnell test: Paul-Bunnell-Test *m*
Paul-Bunnell-Davidsohn test: modifizierter Paul-Bunnell-Test *m* nach Davidsohn
PBI test: →*protein-bound iodine test*
penicilloyl-polylysine test: Penicilloyl-Polylysin-Test *m*, PPL-Test *m*
pentagastrin test: Pentagastrintest *m*
percussion test: Perkussionsversuch *m*
performance test: Leistungsprüfung *f*, -test *m*
Perls' test: Berliner-Blau-Reaktion *f*
peroxidase test: Peroxidase-Test *m*
personality test: Persönlichkeitstest *m*
Perthes' test: Perthes-Test *m*
Pettenkofer's test: von Pettenkofer-Reaktion *f*
phage neutralization test: Phagenneutralisationstest *m*
phenothiazine test: Phenothiazintest *m*
phenotypical resistance test: phänotypische Resistenzbestimmung *f*
phentolamine test: Phentolamin-Test *m*
photometric test: optischer Test *m*
Pirquet's test: Pirquet-Reaktion *f*, Pirquet-Tuberkulinprobe *f*
pivot-shift test: Pivot-Shift-Test *m*, Dreh-Rutsch-Test *m*
P-K test: →*Prausnitz-Küstner test*
plankton test: Planktonprobe *f*

T

plaque test: Plaque-Test *m*
platelet aggregation test: Plättchenaggregationstest *m*, Thrombozytenaggregationstest *m*
platelet complement-fixation test: Thrombozyten-Komplementfixationstest *m*
pneumatic test: Hennebert-Fistelsymptom *nt*
Politzer's test: Politzer-Versuch *m*
porphobilinogen test: Watson-Schwartz-Test *m*
Porter-Silber test: Porter-Silber-Methode *f*
Porter-Silber chromagens test: →*Porter-Silber test*
postcoital test: Postkoitaltest *m*, Sims-Huhner-Test *m*, Huhner-Test *m*, postkoitaler Spermakompatibilitätstest *m*
potassium cyanide test: Kaliumcyanidtest *m*
PPL test: Penicilloyl-Polylysin-Test *m*, PPL-Test *m*
Pratt's test: Pratt-Test *m*
Prausnitz-Küstner test: Prausnitz-Küstner-Reaktion *f*
precipitin test: Präzipitationstest *m*
pregnancy test: Schwangerschaftstest *m*
prick test: Pricktest *m*
progesterone challenge test: Gestagentest *m*
projective test: Projektionstest *m*, projektiver Test *m*
protection test: Neutralisationstest *m*
protein-bound iodine test: PBI-Test *m*
prothrombin test: Thromboplastinzeit *f*, Quickwert *m*, Quickzeit *f*, Quick *m*, Prothrombinzeit *f*
prothrombin-consumption test: Prothrombin-Konsumptionstest *m*
provocative test: Provokation *f*, Provokationstest *m*, Provokationsprobe *f*
Prussian blue test: Berliner-Blau-Reaktion *f*, Ferriferrocyanid-Reaktion *f*
psoas test: Cope-Zeichen *nt*, Psoaszeichen *nt*
psychoanalytic test: psychoanalytischer Test *m*
psychological test: psychologischer Test *m*
psychomotor test: psychomotorischer Test *m*
pulmonary function test: Lungenfunktionsprüfung *f*
pulp test: Vitalitätstest *m*
pulp vitality test: →*pulp test*
pupillary light test: Pupillen-Wechselbelichtungstest *m*, Wechselbelichtungstest *m*
qualitative test: qualitative Analyse *f*
Queckenstedt's test: Queckenstedt-Zeichen *nt*
Queckenstedt-Stookey test: Queckenstedt-Zeichen *nt*
quellung test: Kapselquellungsreaktion *f*, Neufeld-Reaktion *f*
Quick test: Thromboplastinzeit *f*, Quickwert *m*, Quick *m*, Prothrombinzeit *f*
radioactive iodide uptake test: Radiojodtest *m*, 131Iodtest *m*
radioallergosorbent test: Radio-Allergen-Sorbent-Test *m*
radiocarbon test: Radiocarbontest *m*
radiofibrinogen test: Radiofibrinogentest *m*
radioimmunosorbent test: Radioimmunosorbenttest *m*
radioiodine uptake test: Radiojodtest *m*, 131Iodtest *m*
RAI test: →*radioactive iodide uptake test*
Ramon's flocculation test: Ramon-Titration *f*
rank sum test: Wilcoxon-Test *m*, Rangsummentest *m*
rapid test: Schnelltestverfahren *nt*
rapid plasma reagin test: Rapid-Plasma-Reagin-Test *m*
Rapoport test: Rapoport-Test *m*
Ratschow's test: Ratschow-Lagerungsprobe *f*
Rayleigh test: Rayleigh-Test *m*
reduction test: Reduktionsprobe *f*
Rehfuss' test: Rehfuss-Probe *f*, -Test *m*
Reiter test: Reiter-Komplementbindungsreaktion *f*
renal function test: Nierenfunktionsprüfung *f*
repeated open application test: Gebrauchstest *m*, Repeated Open Application Test *m*
reptilase test: Reptilase-Test *m*
rheumatoid arthritis test: Rheumatest *m*
rheumatoid factor latex agglutination test: Latex-Rheumafaktor-Test *m*
Rideal-Walker test: Rideal-Walker-Test *m*
Rieckenberg's test: Rieckenberg-Beladungsphänomen *nt*
ring test: Ringtest *m*
ring precipitin test: →*ring test*
Rinne's test: Rinne-Test *m*, Rinne-Versuch *m*
Rivalta's test: Rivalta-Probe *f*
Rockwell hardness test: Härteprüfung *f* nach Rockwell
Romberg's test: Romberg-Versuch *m*
Rorschach test: Rorschach-Test *m*
rose bengal test: Rose-Bengal-Probe *f*
Rose-Waaler test: Rose-Waaler-Test *m*, Waaler-Rose-Test *m*
Rosin's test: Rosin-Probe *f*
rotatory test: Drehprüfung *f*
RPR test: RPR-Test *m*, rapid plasma reagin test *m*
rub test: Reibtest *m*
Rumpel-Leede test: Rumpel-Leede-Test *m*
Sabin-Feldman dye test: Sabin-Feldman-Test *m*
Sachs-Georgi test: Sachs-Georgi-Reaktion *f*, Lentochol-Reaktion *f*
salicylate rapid test: Salicylatschnelltest *m*
Savill's pinch test: Pinch-Test *m* nach Savill
scarification test: Scratchtest *m*, Kratztest *m*, Skarifikationstest *m*
Schellong test: Schellong-Test *m*
Schick's test: Schick-Test *m*
Schiller's test: Schiller-Iodprobe *f*
Schilling test: Schilling-Test *m*, Urinexkretionstest *m*, UET-Test *m*
Schirmer's test: Schirmer-Test *m*
Schlesinger's test: Schlesinger-Probe *f*
Schultz-Charlton test: Schultz-Charlton(-Auslösch)-Phänomen *nt*
Schwabach's test: Schwabach-Versuch *m*
scratch test: Scratchtest *m*, Kratztest *m*, Skarifikationstest *m*
screen test: **1.** alternierender Abdecktest *m* **2.** Abdeck-Aufdecktest *m*
screening test: Vortest *m*, Suchtest *m*, Siebtest *m*, Screeningtest *m*
secretin test: Sekretin-Test *m*
sensitivity test: Sensitivity-Test *m*
sequential test: sequentieller Test *m*
serial dilution test: Reihenverdünnungstest *m*
serologic test: serologischer Test *m*
serologic tests for syphilis: Luesserologie *f*, Syphilisserologie *f*
serum neutralization test: Neutralisationstest *m*
sex test: Sextest *m*, Geschlechtsbestimmung *f*
shadow test: Retinoskopie *f*, Skiaskopie *f*
shake test: Clements-Test *m*
sheep cell agglutination test: Schaferythrozytenagglutinationstest *m*
short dexamethasone suppression test: Dexamethason-Kurztest *m*
short increment sensitivity index test: SISI-Test *m*
Sia test: Sia-Reaktion *f*
sight test: Augenprüfung *f*
Sims' test: Postkoitaltest *m*, Sims-Huhner-Test *m*, Huhner-Test *m*, postkoitaler Spermakompatibilitätstest *m*
Sims-Huhner test: →*Sims' test*

T

single-blind test: Blindversuch *m*
SISI test: SISI-Test *m*
skin test: Hauttest *m*
slide test: Objektträgertest *m*
Snellen's test: **1.** Snellen-Sehschärfentest *m* **2.** Snellen-Farbentest *m*
solid phase haemadsorption test: (*brit.*) →*solid phase hemadsorption test*
solid phase hemadsorption test: Solid-Phase-Häm-Adsorptionstest *m*
sound test: Sondenversuch *m*
speech test: Sprachtest *m*
sperm penetration test: Penetrationstest *m*, Spermieninvasionstest *m*
spherulin test: →*spherulin skin test*
spherulin skin test: Sphaerulin-Hauttest *m*, Sphaerulin-Test *m*
spironolactone test: Spironolacton-Test *m*
spot test: Stichprobe *f*
Stanford-Binet test: Stanford-Binet-Test *m*
staphylococcal-clumping test: Staphylokokken-Clumping-Test *m*
station test: Romberg-Versuch *m*
statistical test: statistisches Testverfahren *nt*
Staub-Traugott test: Staub-Traugott-Versuch *m*, Glucose-Doppelbelastung *f*
Stenger test: Stenger-Versuch *m*
step exercise test: James-Box-Versuch *m*, Kletterstufentest *m*, Stufentest *m*
streptokinase resistance test: Fibrinolysetest *m*, Streptokinaseresistenztest *m*
stress test: Belastungstest *m*
suction cup test: Saugglockentest *m*
sugar test: Zuckertest *m*
sugar water test: Zuckerwassertest *m*
sulfosalicylic acid turbidity test: Sulfosalizylsäure-Probe *f*
Sulkowitch's test: Sulkowitch-Probe *f*
sulphosalicylic acid turbidity test: (*brit.*) →*sulfosalicylic acid turbidity test*
suppression test: Suppressionstest *m*
sweat test: Schweißtest *m*
T_3 test: T_3-Test *m*, Triiodthyronintest *m*
T_4 test: T4-Test *m*
tensilon test: Tensilon-Test *m*
thematic apperception test: thematischer Apperzeptionstest *m*
thermal test: thermischer Vitalitätstest *m*
thermal pulp test: →*thermal test*
thermal pulp vitality test: →*thermal test*
thiamine test: →*thiochrome test*
thiochrome test: Thiochromtest *m*
Thomas test: Thomas-Handgriff
Thompson's test: Thompson-Probe *f*, Zweigläserprobe *f*
Thompson squeeze test: Thompson-Test *m*
Thorn test: Thorn-Test *m*, ACTH-Eosinophilen-Test *m*
three-glass test: Dreigläserprobe *f*
thrombin haemolysis test: (*brit.*) →*thrombin hemolysis test*
thrombin hemolysis test: Crosby-Test *m*, Thrombinhämolysetest *m*
thromboplastin generation test: Thromboplastingenerationstest *m*, Thromboplastinbildungstest *m*
thromboplastin time test: Thromboplastinzeit *f*, Quickwert *m*, -zeit *f*, Quick *m*, Prothrombinzeit *f*
thymol turbidity test: Maclagen-Test *m*, Thymoltrübungstest *m*
thyroid function test: Schilddrüsenfunktionsprüfung *f*, -analyse *f*, -test *m*
thyroid-stimulating hormone test: TSH-Stimulationstest *m* TSH-Test *m*
Tiffeneau's test: (Ein-)Sekundenkapazität *f*, Atemstoßtest *m*, Tiffeneau-Test *m*
tilt test: Tilt-Test *m*
tine test: Tine-Test *m*, Nadeltest *m*, Stempeltest *m*, Multipunkturtest *m*
tine tuberculin test: →*tine test*
Tobey-Ayer test: Tobey-Ayer-Test *m*
tolbutamide test: →*tolbutamide response test*
tolbutamide response test: Tolbutamid-Test *m*, Sulfonylharnstoff-Test *m*
tolerance test: Toleranztest *m*
Tollens' test: Tollens-Probe *f*
toluidine blue test: Collins-Test *m*, Toluidinblau-Probe *f*, Toluidinmethode *f*
tone decay test: Schwellenschwundtest *m*, Carhart-Test *m*
tooth mobility test: Zahnbeweglichkeitstest *m*
tourniquet test: **1.** Kapillarresistenzprüfung *f* **2.** Matas-Moskowicz-Test *m* **3.** Perthes-Versuch *m*
toxigenicity test (in vitro): Elek-Plattentest *m*
TPHA test: →*Treponema pallidum hemagglutination test*
TPI test: →*Treponema pallidum immobilization test*
Trendelenburg's test: Trendelenburg-Test *m*
Treponema pallidum complement fixation test: Treponema-pallidum-Komplementbindungstest *m*
Treponema pallidum haemagglutination test: (*brit.*) →*Treponema pallidum hemagglutination test*
Treponema pallidum hemagglutination test: Treponema-Pallidum-Hämagglutinationstest *m*, TPHA-Test *m*
Treponema pallidum immobilization test: Treponema-Pallidum-Immobilisationstest *m*, TPI-Test *m*, Nelson-Test *m*
TRH test: TRH-Test *m*
TRH stimulation test: TRH-Test *m*
trichophytin test: Trichophytin-Test *m*
triiodothyronine test: T_3-Test *m*, Triiodthyronintest *m*
triiodothyronine uptake test: T_3U-Test *m*, T_3-uptake-Test *m*
triketohydrindene hydrate test: Moberg-Test *m*, Ninhydrintest *m*
triple test: Triple-Test *m*
tryptophan tolerance test: Tryptophanbelastungstest *m*
TSH test: →*thyroid-stimulating hormone test*
T_3/T_4 test: T_3/T_4-Test *m*
tube tests: Röhrchentests *pl*
tuberculin test: Tuberkulintest *m*
tuberculin skin test: Tuberkulintest *m*
tularin test: Tularinreaktion *f*
tuning fork test: Stimmgabelprüfung *f*
T_3 uptake test: T_3U-Test *m*, T_3-uptake-Test *m*
turning test: (*Ohr*) Drehprüfung *f*
two-glass test: Thompson-Probe *f*, Zweigläserprobe *f*
two-step exercise test: Master-Test *m*, Zweistufentest *m*
tyramine test: Tyramintest *m*
Tzanck test: Tzanck-Test *m*
Uhlenhuth's test: Uhlenhuth-Verfahren *nt*
uncover test: Aufdecktest *f*
Unterberger's test: Tretversuch *m*, Unterberger-Tretversuch *m*
urease test: Urease-Test *m*
urine excretion test: UET-Test *m*, Urinexkretionstest *m*
UVA patch test: belichteter Epikutantest *m*, Photopatchtest *m*

T

Valentine's test: Dreigläserprobe *f*
Valsalva's test: Pressdruckversuch *m*, Valsalva-Versuch *m*
vasopressin test: ADH-Test *m*
VDRL test: Venereal Disease Research Laboratory Test *m*, VDRL-Test *m*
Vickers hardness test: Härteprüfung *f* nach Vickers
visual test: Augen-, Sehtest *m*
Vitali's test: Vitali-Probe *f*
vitamin B_{12} absorption test: Vitamin B_{12}-Resorptionstest *m*, Schilling-Test *m*
vitamin K test: Koller-Test *m*, Vitamin-K-Test *m*
Voelcker's test: Voelcker-Probe *f*, Blauprobe *f*
Voges-Proskauer test: Voges-Proskauer-Reaktion *f*
Volhard's test: Volhard-Versuch *m*
von Pirquet's test: Pirquet-Reaktion *f*, Pirquet-Tuberkulinprobe *f*
Waaler-Rose test: Rose-Waaler-Test *m*, Waaler-Rose-Test *m*
walking distance test: Gehtest *m*
Wallerström's test: Wallerström-Test *m*
Wartegg's drawing test: Wartegg-Zeichentest *m*
Wassermann test: Wassermann-Test *m*, Wassermann-Reaktion *f*, Komplementbindungsreaktion *f* nach Wassermann
Watson-Schwartz test: Watson-Schwartz-Test *m*
Weber's test: Weber-Versuch *m*
Weidel's test: Murexidprobe *f*
Weil-Felix test: Weil-Felix-Reaktion *f*, Weil-Felix-Test *m*
Wernicke's test: Wernicke-Phänomen *nt*
whispered voice test: Flüsterprobe *f*
Widal's test: Widal-Reaktion *f*, Widal-Test *m*, Gruber-Widal-Reaktion *f*, Gruber-Widal-Test *m*
Widal's serum test: →*Widal's test*
Widmark's test: Widmark-Probe *f*, -Bestimmung *f*
Wilcoxon's test: Wilcoxon-Test *m*, Rangsummentest *m*
Wilcoxon's rank sum test: Wilcoxon-Test *m*, Rangsummentest *m*
worm tests: Wurmnachweis *m*
xylose absorption test: Xylosebelastungstest *m*
xylose tolerance test: Xylosebelastungstest *m*
Yergason test of shoulder luxation: Yergason-Test *m*
Zondek-Aschheim test: Aschheim-Zondek-Reaktion *f*

tes|tal|gia [tes'tældʒ(ɪ)ə] *noun*: Hodenschmerz(en *pl*) *m*, -neuralgie *f*, Orchialgie *f*
tes|tec|to|my [tes'tektəmi:] *noun*: Orchiektomie *f*
test|ed ['testɪd] *adj*: geprüft; erprobt
test|ee [te'sti:] *noun*: Testperson *f*; Prüfling *f*
test|er ['testər] *noun*: **1.** Prüfer(in *f*) *m* **2.** Prüfgerät *f*
tes|ti|cle ['testɪkl] *noun*: Hoden *m*, Testikel *m*, Testis *m*, Orchis *m*
acute testicle: akute Hodenschwellung *f*, akuter Hoden *m*
retained testicle: Hodenretention *f*, Kryptorchismus *m*, Retentio/Maldescensus testis
undescended testicle: →*retained testicle*
tes|tic|u|lar [te'stɪkjələr] *adj*: Hoden/Testis betreffend, von den Hoden ausgehend, testikulär
tes|tic|u|lo|ma [tes,tɪkjə'ləʊmə] *noun*: Hodentumor *m*
tes|tic|u|lus [tes'tɪkjələs] *noun, plura* **-li** [-laɪ]: →*testis*
tes|ti|mo|ny ['testəməʊni:] *noun*: **1.** Beweis *m*, Zeugnis *nt* **2.** (Zeugen-)Aussage *f*
test|ing ['testɪŋ]: **I** *noun* Prüfung *f*, Test *m*; Untersuchen *nt*, Testen *nt*; Versuch *m* **II** *adj* Test-, Versuchs-, Probe-, Prüf-, Mess-
animal testing: Tierversuch *m*
caloric labyrinthine testing: thermische/kalorische Labyrinthprüfung *f*
drug testing: Arzneimittelprüfung *f*
electrical pulp testing: elektrische Vitalitätsprüfung *f*
functional testing: Funktionsprüfung *f*
histocompatibility testing: Histokompatibilitätstestung *f*
labyrinthine testing: Labyrinthprüfung *f*
material testing: Materialprüfung *f*
refraction testing: Refraktionsbestimmung *f*
repeated open antigen testing: wiederholter offener Expositionstest *m*
sensitivity testing: (*Bakterien*) Resistenzbestimmung *f*
skin testing: Hauttestung *f*
taste testing: Geschmacksprüfung *f*
testing of threshold of stapedius reflex: Stapediusreflexschwellenprüfung *f*

tes|tis ['testɪs] *noun, plural* **-tes** [-ti:z]: Hoden *m*, Testikel *m*, Testis *m*, Orchis *m*
abdominal testis: Bauch-, Abdominalhoden *m*
Cooper's irritable testis: Cooper-Hodenneuralgie *f*
inguinal testis: Leisten-, Inguinalhoden *m*
retained testis: →*undescended testis*
retractile testis: Gleithoden *m*, Pendelhoden *m*, Wanderhoden *m*, Testis mobilis
undescended testis: Hodendystopie *f*, Hodenhochstand *m*, Hodenretention *f*, Kryptorchismus *m*, Kryptorchismus *m*, Maldescensus testis
tes|ti|tis [tes'taɪtɪs] *noun*: Orchitis *f*, Hodenentzündung *f*, Didymitis *f*
tes|to|lac|tone [,testəʊ'læktəʊn] *noun*: Testolacton *nt*
tes|top|a|thy [tes'tɑpəθi:] *noun*: Hodenerkrankung *f*, Orchio-, Orchidopathie *f*
tes|tos|ter|one [tes'tɑstərəʊn] *noun*: Testosteron *nt*
te|tan|ic [tə'tænɪk] *adj*: **1.** (*physiolog.*) Tetanus *oder* Tetanie betreffend *oder* auslösend, tetanisch, Tetanus- **2.** Wundstarrkrampf/Tetanus betreffend, tetanisch, Tetanus-
te|tan|i|form [te'tænɪfɔːrm] *adj*: tetanieartig, tetanusartig, tetaniform, tetanoid
tet|a|nig|e|nous [tetə'nɪdʒənəs] *adj*: Tetanus *oder* Tetanie hervorrufend, tetanigen
tet|a|ni|za|tion [,tetənɪ'zeɪʃn] *noun*: Tetanisierung *f*
tet|a|nize ['tetənaɪz] *vt*: tetanisieren
tet|a|noid ['tetənɔɪd] *adj*: tetanieartig, tetanusartig, tetaniform, tetanoid
tet|a|nol|y|sin [,tetə'nɑləsɪn] *noun*: Tetanolysin *nt*
tet|a|nom|e|ter [,tetə'nɑmɪtər] *noun*: Tetanometer *nt*
tet|a|no|spas|min [,tetənəʊ'spæzmɪn] *noun*: Tetanospasmin *nt*
tet|a|nus ['tetənəs] *noun*: **1.** (*physiolog.*) Tetanus *m*, Tetanie *f* **2.** Wundstarrkrampf *m*, Tetanus *m*
anodal closure tetanus: Anodenschließungstetanus *m*
apyretic tetanus: neuromuskuläre Übererregbarkeit *f*, Tetanie *f*
benign tetanus: neuromuskuläre Übererregbarkeit *f*, Tetanie *f*
cathodal closure tetanus: Kathodenschließungstetanus *m*
cathodal opening tetanus: Kathodenöffnungstetanus *m*
cephalic tetanus: Kopftetanus *m*, Tetanus capitis *f*
cerebral tetanus: Kopftetanus *m*, Tetanus capitis
delayed tetanus: Spättetanus *m*
generalized tetanus: generalisierter Tetanus *m*
intermittent tetanus: Tetanie *f*
neonatal tetanus: Neugeborenentetanus *m*, Tetanus neonatorum
uterine tetanus: Tetanus uteri
tet|a|ny ['tetəni:] *noun*: **1.** (*physiolog.*) Tetanus *m*, Tetanie *f* **2.** neuromuskuläre Übererregbarkeit *f*, Tetanie *f*

T

gastric tetany: Magentetanie *f*, Tetania gastrica
hyperventilation tetany: Hyperventilationstetanie *f*
hypocalcaemic tetany: (*brit.*) →*hypocalcemic tetany*
hypocalcemic tetany: hypokalzämische Tetanie *f*
hypochloraemic tetany: (*brit.*) →*hypochloremic tetany*
hypochloremic tetany: chloroprive Tetanie *f*
hypoparathyroid tetany: parathyreoprive Tetanie *f*, Tetania parathyreopriva
latent tetany: latente Tetanie *f*
manifest tetany: manifeste Tetanie *f*
neonatal tetany: Neugeborenentetanie *f*
normocalcaemic tetany: (*brit.*) →*normocalcemic tetany*
normocalcemic tetany: normokalzämische Tetanie *f*
parathyroid tetany: Tetania parathyreopriva
parathyroprival tetany: →*parathyroid tetany*
rachitogenic tetany: rachitogene Tetanie *f*
rickets-induced tetany: rachitogene Tetanie *f*

te|tar|ta|no|pia [tə,tɑːrtə'nəʊpɪə] *noun*: →*tetartanopsia*

te|tar|ta|nop|ic [tə,tɑːrtə'nɑpɪk] *adj*: Quadrantenanop(s)ie/Quadrantenhemianop(s)ie betreffend

te|tar|ta|nop|sia [tə,tɑːrtə'nɑpsɪə] *noun*: Quadrantenanopsie *f*, Quadrantenhemianopsie *f*, Quadrantenanopie *f*, Quadrantenhemianopie *f*

TETD *Abk.*: tetraethylthiuram disulfide

tetra- *präf.*: Tetr(a)-, Vier-

tet|ra|ac|e|tate [,tetrə'æsɪteɪt] *noun*: Tetraacetat *nt*

tet|ra|ba|sic [,tetrə'beɪsɪk] *adj*: vierbasisch

tet|ra|bro|mo|fluo|res|ce|in [,tetrə,brəʊməʊflʊə'resɪɪn, -flɔː-] *noun*: Eosin *nt*

TETRAC *Abk.*: tetraiodothyroacetate

tet|ra|caine ['tetrəkeɪn] *noun*: Tetracain *nt*

tet|ra|chi|rus [,tetrə'kaɪrəs] *noun*: Tetrachirus *m*, Tetracheirus *m*

tet|ra|chlor|eth|ane [,tetrəklɔːr'eθeɪn] *noun*: Tetrachloräthan *nt*, Tetrachlorethan *nt*

tet|ra|chlo|ride [,tetrə'klɔːraɪd, -ɪd, 'kləʊ-] *noun*: Tetrachlorid *nt*

tet|ra|chlor|meth|ane [,tetrəklɔːr'meθeɪn] *noun*: Tetrachlorkohlenstoff *m*, Tetrachlormethan *nt*, (*inf.*) Tetra *nt*

tet|ra|chlor|o|eth|yl|ene [tetrə,klɔːrəʊ'eθəliːn] *noun*: Perchloräthylen *nt*, Perchlorethylen *nt*, Tetrachloräthylen *nt*, Tetrachlorethylen *nt*, Ethylentetrachlorid *nt*, Äthylentetrachlorid *nt*

tet|ra|co|sac|tide [,tetrəkəʊ'sæktɪd] *noun*: Tetracosactid *nt*

tet|ra|co|sac|tin [,tetrəkəʊ'sæktɪn] *noun*: →*tetracosactide*

tet|ra|crot|ic [,tetrə'krɑtɪk] *adj*: tetrakrot

tet|ra|cus|pid [,tetrə'kʌspɪd] *adj*: tetrakuspid

tet|ra|cy|cline [tetrə'saɪkliːn] *noun*: Tetracyclin *nt*, Tetrazyklin *nt*, Tetrazyklin-Antibiotikum *nt*

tet|rad ['tetræd] *noun*: **1.** (*genet.*) Tetrade *f* **2.** (*chem.*) vierwertiges Element *nt*
Fallot's tetrad: Fallot-Tetralogie *f*, Fallot-Tetrade *f*

tet|ra|dac|ty|lous [,tetrə'dæktɪləs] *adj*: Tetradaktylie betreffend, vierfingrig, vierzehig, tetradaktyl

tet|ra|dac|ty|ly [,tetrə'dæktəliː] *noun*: Vierfingrigkeit *f*, Vierzehigkeit *f*, Tetradaktylie *f*

tet|ra|ene ['tetrəiːn] *noun*: Tetraen *nt*

tet|ra|eth|yl|am|mo|ni|um [,tetrə,eθɪlə'məʊnɪəm] *noun*: Tetraethylammonium *nt*, Tetraäthylammonium *nt*
tetraethylammonium chloride: Tetraäthylammoniumchlorid *nt*, Tetraethylammoniumchlorid *nt*

tet|ra|eth|yl|thi|u|ram [,tetrə,eθɪl'θaɪjəræm] *noun*: Tetraäthylthiuramid *nt*, Tetraethylthiuramid *nt*
tetraethylthiuram disulfide: Tetraäthylthiuramidsulfid *nt*, Tetraethylthiuramidsulfid *nt*, Disulfiram *nt*
tetraethylthiuram disulphide: (*brit.*) →*tetraethylthiuram disulfide*

tet|ra|gon ['tetrəgɑn] *noun*: →*tetragonum*

tet|ra|go|num [,tetrə'gəʊnəm] *noun*: Viereck *nt*, Tetragonum *nt*

tet|ra|go|nus [,tetrə'gəʊnəs] *noun*: Hautmuskel *m* des Halses, Platysma *nt*

tet|ra|he|dral [,tetrə'hiːdrəl] *adj*: vierflächig, tetraedrisch

tet|ra|he|dron [,tetrə'hiːdrən] *noun, plura* **-dra** [-drə]: Tetraeder *nt*

tet|ra|hex|o|side [,tetrə'heksəsaɪd] *noun*: Tetrahexosid *nt*

tet|ra|hy|dro|bi|op|ter|in [,tetrə,haɪdrəbaɪ'ɑptərɪn] *noun*: Tetrahydrobiopterin *nt*

tet|ra|hy|dro|can|nab|i|nol [,tetrə,haɪdrəkə'næbɪnəʊl, -nɔl] *noun*: Tetrahydrocannabinol *nt*

tet|ra|hy|dro|cor|ti|sol [tetrə,haɪdrə'kɔːrtɪsɔl] *noun*: Tetrahydrokortisol *nt*, Tetrahydrocortisol *nt*

tet|ra|hy|dro|fol|ate [,tetrə,haɪdrə'fəʊleɪt] *noun*: Tetrahydrofolat *nt*

tet|ra|hy|drox|y|bu|tane [,tetrəhaɪ,drɑksɪ'bjuːteɪn, -bjuː'teɪn] *noun*: Erythrit *nt*, Erythroglucin *nt*, Erythrol *nt*, Tetrahydroxybutan *nt*

tet|ra|i|o|do|thy|ro|nine [,tetrəaɪ,əʊdə'θaɪrəniːn, -nɪn] *noun*: Thyroxin *nt*, Tetrajodthyronin *nt*, Tetraiodthyronin *nt*

te|tral|o|gy [te'trælədʒiː] *noun*: Tetralogie *f*
Eisenmenger's tetralogy: Eisenmenger-Komplex *m*, Eisenmenger-Syndrom *nt*, Eisenmenger-Tetralogie *f*
tetralogy of Fallot: Fallot-Tetralogie *f*, Fallot-Tetrade *f*

tet|ra|mas|tia [,tetrə'mæstɪə] *noun*: Tetramastie *f*

tet|ra|mas|ti|gote [,tetrə'mæstɪgəʊt] *noun*: Tetramastigote *f*

tet|ra|mas|tous [,tetrə'mæstəs] *adj*: vierbrüstig

tet|ra|ma|zia [,tetrə'meɪzɪə] *noun*: Tetramastie *f*

tet|ra|mer ['tetrəmər] *noun*: Tetramer *nt*

tet|ra|mer|ic [,tetrə'merɪk] *adj*: tetramer

tet|ra|meth|yl|di|ar|sine [,tetrə,meθɪldaɪ'ɑːrsiːn] *noun*: Kakodyl *nt*, Tetramethyldiarsin *nt*

tet|ra|meth|yl|ene|di|am|ine [,tetrə,meθɪliːn'daɪəmiːn] *noun*: 1,4-Diaminobutan *nt*, Tetramethylendiamin *nt*

Te|tram|i|tus mes|ni|li [te'træmɪtəs mes'naɪlɪ]: Chilomastix mesnili, Cercomonas intestinalis

tet|ra|ni|trol [,tetrə'naɪtrəʊl, -nɔl] *noun*: Erythrityltetranitrat *nt*

tet|ra|nop|sia [,tetrə'nɑpsɪə] *noun*: →*tetartanopsia*

tet|ra|nu|cle|o|tide [,tetrə'n(j)uːklɪətaɪd] *noun*: Tetranucleotid *nt*

tet|ra|o|don|tox|in [,tetrəəʊdɑn'tɑksɪn] *noun*: →*tetrodotoxin*

tet|ra|o|don|tox|ism [,'tɑksɪzəm] *noun*: →*tetrodotoxism*

tet|ra|par|e|sis [,tetrə'pærəsɪs] *noun*: Tetraparese *f*

tet|ra|pep|tide [,tetrə'peptaɪd] *noun*: Tetrapeptid *nt*

tet|ra|pho|co|mel|ia [,tetrə,fəʊkəʊ'miːlɪə, -ljə] *noun*: Tetraphokomelie *f*

tet|ra|ple|gia [,tetrə'pliːdʒ(ɪ)ə] *noun*: hohe Querschnittslähmung *f*, Tetraplegie *f*, Quadriplegie *f*

tet|ra|ple|gic [,tetrə'pliːdʒɪk]: **I** *noun* Patient(in *f*) *m* mit Tetraplegie, Tetraplegiker(in *f*) *m* **II** *adj* Tetraplegie betreffend, tetraplegisch, tetraplegisch

tet|ra|ploid ['tetrəplɔɪd]: **I** *noun* tetraploides Individuum *nt* **II** *adj* tetraploid

tet|ra|ploi|dy ['tetrəplɔɪdiː] *noun*: Tetraploidie *f*

tet|ra|pod ['tetrəpɑd]: **I** *noun* (*biolog.*) Vierfüß(l)er *m*, Quadrupede *m*, Tetrapode *m* **II** *adj* vierfüßig

tet|ra|pus ['tetrəpəs] *noun*: Tetrapus *m*

tet|ra|pyr|role [,tetrəpɪ'rəʊl] *noun*: Tretrapyrrol *nt*

tet|ra|sac|cha|ride [,tetrə'sækəraɪd] *noun*: Tetrasaccha-

rid *nt*
tet|ra|so|mic [ˌtetrəˈsəʊmɪk] *adj*: Tetrasomie betreffend, tetrasom
tet|ra|so|my [ˈtetrəsəʊmiː] *noun*: Tetrasomie *f*
tet|ra|spore [ˈtetrəspəʊər, -spɔːr] *noun*: Tetraspore *f*
tet|ra|ter|pene [ˌtetrəˈtɜrpiːn] *noun*: Tetraterpen *nt*
tet|ra|thi|o|nate [ˌtetrəˈθaɪəneɪt] *noun*: Tetrathionat *nt*
tet|ra|tom|ic [ˌtetrəˈtɑmɪk] *adj*: vieratomig, aus vier Atomen bestehend
tet|ra|va|lent [ˌtetrəˈveɪlənt] *adj*: vierwertig, tetravalent
tet|raz|e|pam [tetˈræzɪpæm] *noun*: Tetrazepam *nt*
tet|ro|do|tox|in [ˌtetrəʊdəʊˈtɑksɪn] *noun*: Tetrodotoxin *nt*
tet|ro|do|tox|ism [ˌtetrəʊdəʊˈtɑksɪzəm] *noun*: Tetrodotoxinvergiftung *f*, Tetrodotoxismus *m*
tet|roph|thal|mos [ˌtetrɑfˈθælməs] *noun*: →*tetrophthalmus*
tet|roph|thal|mus [ˌtetrɑfˈθælməs] *noun*: Tetrophthalmus *m*
tet|rose [ˈtetrəʊz] *noun*: Tetrose *f*, C_4-Zucker *m*
te|trox|ide [teˈtrɑksaɪd] *noun*: Tetroxid *nt*
tet|ter [ˈtetər] *noun*: Flechte *f*; Ekzem *nt*; Tinea *f*
branny tetter: (Kopf-)Schuppen *pl*, Pityriasis simplex capitis
crusted tetter: Eiterflechte *f*, Grindflechte *f*, Krustenflechte *f*, Pustelflechte *f*, feuchter Grind *m*, Impetigo contagiosa/vulgaris
milk tetter: Milchschorf *m*, frühexsudatives Ekzematoid *nt*, konstitutionelles Säuglingsekzem *nt*, Crusta lactea, Eccema infantum
milky tetter: →*milk tetter*
TEV *Abk.*: **1.** talipes equinovarus **2.** total ejected volume **3.** total epithelial volume
TEWL *Abk.*: transepidermal water loss
tex|ti|form [ˈtekstɪfɔːrm] *adj*: gewebe-, netzartig
tex|tur|al [ˈtekstʃərəl] *adj*: strukturell, Gewebe-, Struktur-
tex|ture [ˈtekstʃər] *noun*: **1.** Gewebe *nt* **2.** Struktur *f*, Aufbau *m*, Beschaffenheit *f*, Konsistenz *f*, Textur *f*
gingival surface texture: Zahnfleischoberflächenstruktur *f*
TF *Abk.*: **1.** tactile fremitus **2.** Thomsen-Friedenreich antigen **3.** thymus factor **4.** tonofilament **5.** trachomatous inflammation **6.** transfer factor **7.** tuberculin filtrate **8.** tubular fluid **9.** tuning fork
TFA *Abk.*: total fatty acids
TFG *Abk.*: thermofractogram
TFN *Abk.*: total fecal nitrogen
TFP *Abk.*: trifluoperazine
TFPZ *Abk.*: trifluoperazine
TFR *Abk.*: total fertility rate
T_{fr} *Abk.*: feedback regulator T-cell
TFS *Abk.*: testicular feminization syndrome
TFT *Abk.*: tetracycline fluorescence test
TG *Abk.*: **1.** tetraglycine **2.** thermal gravimetry **3.** thyroglobulin **4.** tocogram **5.** triglycerides
6-TG *Abk.*: 6-thioguanine
TGA *Abk.*: **1.** thermogravimetrical analysis **2.** total gonadotrophic activity **3.** total gonadotropic activity **4.** transposition of great arteries
TGE *Abk.*: tryptone glucose extract
TGFα *Abk.*: transforming growth factor α
TGFβ *Abk.*: transforming growth factor β
TGFA *Abk.*: triglyceride fatty acid
TGL *Abk.*: triglyceride lipase
TGRL *Abk.*: triglyceride-rich lipoproteins
TGT *Abk.*: **1.** thromboplastin generation test **2.** thromboplastin generation time
TGTN *Abk.*: transdermal glycerol trinitrate
TGV *Abk.*: **1.** thoracic gas volume **2.** transposition of great vessels
TH *Abk.*: **1.** ethionamide **2.** tetrahydrocortisone **3.** thyroid hormone **4.** tyrosine hydroxylase
Th *Abk.*: **1.** thoracic segment **2.** thorium
Th. *Abk.*: therapy
T_h *Abk.*: T-helper cell
THA *Abk.*: **1.** tetrahydroacridine **2.** tetrahydroaldosterone **3.** tetrahydroaminoacridine
thalam- *präf.*: Thalam(o)-, Thalamus-
thal|a|mec|to|my [θæləˈmektəmiː] *noun*: Thalamotomie *f*
thal|a|men|ce|phal|ic [ˌθæləmensɪˈfælɪk] *adj*: Thalamencephalon betreffend, thalamenzephal, thalamenzephalisch
thal|a|men|ceph|a|lon [ˌθæləmenˈsefəlɑn] *noun*: Thalamushirn *nt*, Thalamenzephalon *nt*, Thalamencephalon *nt*
thal|am|ic [θəˈlæmɪk] *adj*: Thalamus betreffend, thalamisch
thalamo- *präf.*: Thalam(o)-, Thalamus-
thal|a|mo|cele [ˈθæləməʊsiːl] *noun*: dritter (Hirn-)Ventrikel *m*, Ventriculus tertius
thal|a|mo|cor|ti|cal [ˌθæləməʊˈkɔːrtɪkl] *adj*: Thalamus und Hirnrinde/Cortex betreffend, thalamokortikal
thal|a|mo|fu|gal [θæləˈmɑfjəgəl] *adj*: thalamofugal
thal|a|mo|pa|ri|e|tal [ˌθæləməʊpəˈraɪɪtl] *adj*: thalamoparietal
thal|a|mop|e|tal [θæləˈmɑpətəl] *adj*: thalamopetal
thal|a|mo|teg|men|tal [ˌθæləməʊtegˈmentəl] *adj*: Thalamus und Tegmentum betreffend, thalamotegmental
thal|a|mot|o|my [θæləˈmɑtəmiː] *noun*: Thalamotomie *f*
thal|a|mus [ˈθæləməs] *noun, plural* **-mi** [-maɪ]: Sehhügel *m*, Thalamus *m* **below the thalamus** unterhalb des Thalamus (liegend)
associative thalamus: assoziativer Thalamus *m*
dorsal thalamus: dorsaler Thalamusabschnitt *m*, Thalamus dorsalis
motor thalamus: motorischer Thalamus *m*
old thalamus: Paläothalamus *m*
optic thalamus: Sehhügel *m*, Thalamus *m*
sensory thalamus: sensorischer Thalamus *m*
ventral thalamus: Subthalamus *m*, ventraler Thalamusabschnitt *m*, Thalamus ventralis
thal|as|sae|mi|a [θæləˈsiːmiːə] *noun*: (*brit.*) →*thalassemia*
thal|as|sa|nae|mi|a [θəˌlæsəˈniːmiːə] *noun*: (*brit.*) →*thalassanemia*
thal|as|sa|ne|mi|a [θəˌlæsəˈniːmiːə] *noun*: →*thalassemia*
thal|as|se|mi|a [θæləˈsiːmiːə] *noun*: Mittelmeeranämie *f*, Thalassämie *f*, Thalassaemia *f*
β-thalassemia: β-Thalassämie *f*
heterozygous β-thalassemia: →*thalassemia minor*
heterozygous form of β-thalassemia: →*thalassemia minor*
homozygous β-thalassemia: →*thalassemia major*
homozygous form of β-thalassemia: →*thalassemia major*
haemoglobin C-thalassemia: (*brit.*) →*hemoglobin C-thalassemia*
haemoglobin E-thalassemia: (*brit.*) →*hemoglobin E-thalassemia*
haemoglobin S-thalassemia: (*brit.*) →*hemoglobin S-thalassemia*
hemoglobin C-thalassemia: Hämoglobin-C-Thalassämie *f*, HbC-Thalassämie *f*
hemoglobin E-thalassemia: Hämoglobin-E-Thalassämie *f*, HbE-Thalassämie *f*
hemoglobin S-thalassemia: Hämoglobin-S-Thalassämie *f*, HbS-Thalassämie *f*

thalassemia major: Cooley-Anämie *f*, homozygote β-Thalassämie *f*, Thalassaemia major
thalassemia minor: heterozygote β-Thalassämie *f*, Thalassaemia minor
sickle-cell thalassemia: Hämoglobin-S-Betathalassämie *f*, Sichelzellen-Betathalassämie *f*
thallaslsolpholbila [θə,læsəʊ'fəʊbɪə] *noun*: Thalassophobie *f*
thallaslsolpholbic [θə,læsəʊ'fəʊbɪk] *adj*: Thalassophobie betreffend, thalassophob
thallaslsolpolsia [θə,læsəʊ'pəʊzɪə] *noun*: Seewasseringestion *f*
thallaslsoltherlalpy [θə,læsəʊ'θerəpiː] *noun*: Thalassotherapie *f*
thallidlolmide [θə'lɪdəmaɪd] *noun*: Thalidomid *nt*
thall- *präf.*: →*thallo-*
thalllilltoxlilcolsis [,θælɪ,tɑksɪ'kəʊsɪs] *noun*: Thalliumvergiftung *f*
thalllilum ['θælɪəm] *noun*: Thallium *nt*
thallium acetate: Thalliumacetat *nt*
thallo- *präf.*: **1.** Thall(o)-, Thallus- **2.** Thallium-, Thall(o)-
Thalllolbacltelria [,θæləʊbæk'tɪərɪə] *plural*: Thallobacteria *pl*
thalllloid ['θælɔɪd] *adj*: thallös
Thalllophlylta [θæ'lɑfɪtə] *plural*: Thallophyta *pl*
thalllolphyte ['θæləfaɪt] *noun*: Thallophyt *m*
thalllose ['θæləʊs] *adj*: thallös
thalllolspore ['θæləspəʊər, -spɔːr] *noun*: Thallospore *f*
thalllotoxlilcolsis [,θælə,tɑksɪ'kəʊsɪs] *noun*: →*thallitoxicosis*
thalllus ['θæləs] *noun, plural* **-li** [-laɪ]: Thallus *m*, Vegetationskörper *m*
thallpolsis [θæl'pəʊsɪs] *noun*: Warmsinn *m*
THAM *Abk.*: **1.** trihydroxy-methylaminomethane **2.** tris-(hydroxymethyl)-aminomethane **3.** tromethamine
thamlulria [θæm'(j)ʊəriːə] *noun*: häufige/frequente Miktion *f*
thanato- *präf.*: Tod-, Thanat(o)-
thanlaltolbilollogllic [,θænətəʊbaɪə'lɑdʒɪk] *adj*: thanatobiologisch
thanlaltolgnolmonlic [,θænətəʊnəʊ'mɑnɪk] *adj*: auf den nahenden Tod hinweisend, thanatognomonisch, thanatognostisch
thanlaltollolgy [θænə'tɑlədʒiː] *noun*: Thanatologie *f*
thanlaltolmalnila [,θænətəʊ'meɪnɪə, -jə] *noun*: Thanatomanie *f*, Todessehnsucht *f*
thanlaltolphildia [,θænətəʊ'fɪdɪə] *noun*: Giftschlangen *pl*
thanlaltolphidlilal [,θænətəʊ'fɪdɪəl] *adj*: Giftschlangen betreffend
thanlaltolpholbila [,θænətəʊnəʊ'fəʊbɪə] *noun*: Thanatophobie *f*
thanlaltolpholbic [,θænətəʊnəʊ'fɑbɪk] *adj*: Thanatophobie betreffend, thanatophob
thanlaltolphorlic [θænətəʊ'fəʊrɪk] *adj*: tödlich, letal, thanatophor
thanlaltoplsia [θænə'tɑpsɪə] *noun*: →*thanatopsy*
thanlaltoplsy ['θænətɑpsiː] *noun*: Autopsie *f*, Obduktion *f*, Nekropsie *f*
thanlaltolsis [θænə'təʊsɪs] *noun*: Gangrän *f*, Nekrose *f*
THb *Abk.*: total hemoglobin
THBP *Abk.*: trihydroxybutyrophenone
THC *Abk.*: tetrahydrocannabinol
Thd *Abk.*: thymidine
ThE *Abk.*: thromboembolism
thela ['θɪə] *noun*: →*tea*
thelalism ['θɪəɪzəm] *noun*: →*theinism*
thelalter ['θɪətər] *noun*: Operationssaal *m*
operating theater: (*brit.*) Operationssaal *m*, Operationsraum *m*, OP *m*
thelaltre ['θɪətər] *noun*: (*brit.*) →*theater*
thelbaline ['θiːbə,iːn, θɪ'beɪiːn, -ɪn] *noun*: Thebain *nt*, Paramorphin *nt*
thelca ['θiːkə] *noun, plural* **-cae** [-siː]: Hülle *f*, Kapsel *f*, Theka *f*, Theca *f*
theca of follicle: Bindegewebshülle des Sekundärfollikels, Theka *f*, Theca folliculi
thelcal ['θiːkl] *adj*: Theka betreffend, von der Theka stammend, thekal
thelciltis [θɪ'saɪtɪs] *noun*: →*tenosynovitis*
thelcoldont ['θiːkədɑnt] *adj*: thekodont
thelcolma [θɪ'kəʊmə] *noun*: Thekazelltumor *m*, Thekom *nt*, Priesel-Tumor *m*, Loeffler-Priesel-Tumor *m*, Fibroma thecacellulare xanthomatodes
thelcolmaltolsis [,θɪkəʊmə'təʊsɪs] *noun*: Thekomatose *f*
Theillelria [θaɪ'lɪərɪə] *noun*: Theileria *f*
theillelrilalsis [,θaɪlɪ'raɪəsɪs] *noun*: Theileriainfektion *f*, Theileriasis *f*, Theileriose *f*
bovine theileriasis: East-Coast-Fieber *nt*, bovine Piroplasmose/Theileriose *f*
theillerlilolsis [θaɪ,lɪərɪ'əʊsɪs] *noun*: →*theileriasis*
bovine theileriosis: →*bovine theileriasis*
theline ['θiːɪn, -iːn, 'tiː-] *noun*: Thein *nt*, Koffein *nt*, Coffein *nt*, 1,3,7-Trimethylxanthin *nt*, Methyltheobromin *nt*
thelinlism ['θiːɪnɪzəm] *noun*: (chronische) Theinvergiftung *f*
thel- *präf.*: Brustwarzen-, Thel(o)-, Mamill(o)-, Thele-
thellallgia [θɪ'lældʒ(ɪ)ə] *noun*: Thelalgie *f*
thellarlche [θɪ'lɑːrkiː] *noun*: Thelarche *f*
Thellalzia [θɪ'leɪzɪə] *noun*: Thelazia *f*
thellalzilalsis [,θelə'zaɪəsɪs] *noun*: Thelaziainfektion *f*, Thelaziasis *f*
thele- *präf.*: Brustwarzen-, Thel(o)-, Mamill(o)-, Thele-
thellelplaslty ['θiːlɪplæstiː] *noun*: Brustwarzenplastik *f*, Mamillenplastik *f*
thellitlic [θɪ'lɪtɪk] *adj*: Brustwarzenentzündung/Thelitis betreffend, thelitisch
thelliltis [θɪ'laɪtɪs] *noun*: Brustwarzenentzündung *f*, Mamillitis *f*, Thelitis *f*
thellilum ['θiːlɪəm] *noun, plural* **-lia** [-lɪə]: **1.** Papille *f* **2.** Brustwarze *f*, Mamille *f*, Mamilla *f*, Papilla mammae
thelo- *präf.*: Brustwarzen-, Thel(o)-, Mamill(o)-, Thele-
thellonlcus [θɪ'lɑŋkəs] *noun*: Brustwarzenschwellung *f*, -tumor *m*
thellorlrhalgia [,θiːləʊ'reɪdʒ(ɪ)ə] *noun*: Thelorrhagie *f*
thellylblast ['θiːlɪblæst] *noun*: weiblicher Vorkern *m*
thellylgenlic [,θiːlɪ'dʒenɪk] *adj*: thelygen
thellylkilnin [,θiːlɪ'kaɪnɪn, -'kɪn-] *noun*: Estron *nt*, Östron *nt*, Follikulin *nt*, Folliculin *nt*
thellyltolcia [,θiːlɪ'təʊʃɪə] *noun*: Thelytokie *f*
thellytlolcous [θiː'lɪtəkəs] *adj*: thelytokisch
thellytlolky [θiː'lɪtəkiː] *noun*: →*thelytocia*
ThEm *Abk.*: thorium emanation
thelnal ['θiːnl] *adj*: Handfläche *oder* Daumenballen betreffend, Handflächen-, Daumenballen-, Thenar-
thelnar ['θiːnɑːr, -nər]: **I** *noun* Daumenballen *m*, Thenar *nt*, Eminentia thenaris **II** *adj* Handfläche *oder* Daumenballen betreffend, Handflächen-, Daumenballen-, Thenar-
thenlylldilalmine [,θenl'daɪəmiːn] *noun*: Thenyldiamin *nt*
thelolbrolmine [,θiːəʊ'brəʊmiːn, -mɪn] *noun*: Theobromin *nt*
theloldrenlalline [,θiːəʊ'drenlɪn, -liːn] *noun*: Theodrenalin *nt*
thelolphyllline [,θiːəʊ'fɪliːn, θɪ'ɑfəliːn] *noun*: Theophyl-

lin *nt*
theophylline ethylenediamine: Theophyllindiamin *nt*, Ethylendiamin *nt*, Aminophyllin *nt*
theophylline sodium glycinate: Theophyllin-Natrium-glycinat *nt*
the|o|rem ['θɪərəm] *noun*: Lehrsatz *m*, Theorem *nt*
Bayes' theorem: Bayes-Theorem *nt*
Bernoulli's theorem: Bernoulli-Gesetz *nt*, -Prinzip *nt*
the|o|ret|ic [,θɪə'retɪk] *adj*: →*theoretical*
the|o|ret|i|cal [,θɪə'retɪkl] *adj*: theoretisch
the|o|rize ['θɪəraɪz] *vt*: **1.** theoretisieren, Theorie(n) aufstellen (*about* über) **2.** annehmen (*that* dass)
the|o|ry ['θɪəriː] *noun*: **1.** Theorie *f*, Lehre *f* **2.** Hypothese *f* **in theory** in der Theorie, theoretisch
Abbé's image formation theory: Abbe-Bildentstehungstheorie *f*
Adler's theory: Adler-Theorie *f*
Arrhenius' theory: Arrhenius-Theorie *f*
atom theory: Atomtheorie *f*
band theory: Bändermodell *nt*
Békésy's dispersion theory: Dispersions-/Wanderwellentheorie *f* nach Békésy
Békésy's traveling wave theory: →*Békésy's dispersion theory*
Brönsted's theory: Brönstedt-Theorie *f*
Cannon's theory: Cannon-Notfallreaktion *f*
cell theory: Zellenlehre *f*
clonal-selection theory: Klon-Selektions-Hypothese *f*, Klon-Selektions-Theorie *f*
Cohnheim's theory: Cohnheim-Emigrationstheorie *f*, Cohnheim-Entzündungstheorie *f*
control theory: →*control system theory*
control system theory: Regelungstheorie *f*, -lehre *f*
darwinian theory: Darwinismus *m*
duplicity theory of vision: Duplizitätstheorie *f* des Sehens
Ehrlich's side-chain theory: Ehrlich-Seitenkettentheorie *f*
emergency theory: Cannon-Notfallreaktion *f*
emigration theory: Cohnheim-Emigrationstheorie *f*, Cohnheim-Entzündungstheorie *f*
theory of evolution: Evolutionstheorie *f*
Freud's theory: Freud-Lehre *f*
gate theory: →*gate-control theory*
gate-control theory: Gate-Control-Theorie *f*, Kontrollschrankentheorie *f*
gestalt theory: Gestalttheorie *f*
Helmholtz theory: →*Helmholtz theory of hearing*
Helmholtz theory of accommodation: von Helmholtz-Akkommodationstheorie *f*
Helmholtz theory of color vision: Dreifarbentheorie *f*, Young-Helmholtz-Theorie *f*
Helmholtz theory of colour vision: (*brit.*) →*Helmholtz theory of color vision*
Helmholtz theory of hearing: Helmholtz-Hörtheorie *f*, Resonanzhypothese *f*
Hering's theory: Hering-Farbentheorie *f*, Gegenfarbentheorie *f*
inertia theory: Massenträgheitstheorie *f*
inflammation theory of ulcer formation: Entzündungstheorie *f* der Ulkusentstehung
information theory: Informationstheorie *f*
ionic theory of excitation: Ionentheorie *f* der Erregung
Kern plasma relation theory: Kern-Plasma-Relationstheorie *f*
Knoop's theory: Knoop-Regel *f*
Ladd-Franklin theory: Ladd-Franklin-Theorie *f*
learning theory: Lerntheorie *f*
Ludwig's theory: Ludwig-Theorie *f*
Mach's sound wastage theory: Mach-Schallabflusstheorie *f*
membrane ionic theory: Ionentheorie *f* der Erregung
mendelian theory: Mendel-Gesetze *pl*, Mendel-Regeln *pl*
molecular dissociation theory: Ladd-Franklin-Theorie *f*
monophyletic theory: Monophylie *f*, Monophyletismus *m*
opponent colors theory: Hering-Farbentheorie *f*, Gegenfarbentheorie *f*
opponent colours theory: (*brit.*) →*opponent colors theory*
opponent-process theory: →*opponent colors theory*
peptic theory of ulcer formation: Theorie *f* der peptischen Ulkusentstehung
permutation theory: Permutationstheorie *f*
phlogiston theory: Phlogistontheorie *f*
Planck's theory: Planck-Quantentheorie *f*
theory of probability: Wahrscheinlichkeitsrechnung *f*
psychoanalytic theory: Phasenmodell *nt* der Psychoanalyse *nt*, psychoanalytisches Phasenmodell *nt*
quantum theory: Planck-Quantentheorie *f*
quantum field theory: Quantenfeldtheorie *f*
reentry theory: Reentry-Theorie *f*
theory of relativity: Relativitätstheorie *f*
resonance theory of hearing: Resonanzhypothese *f*, Helmholtz-Hörtheorie *f*
sensory decision theory: →*signal detection theory*
side chain theory: Ehrlich-Seitenkettentheorie *f*
signal detection theory: sensorische Entscheidungstheorie *f*
sliding-filament theory: (*Muskel*) Gleit-(Filament-)Theorie *f*
theory of Starling: Starling-Theorie *m*, Starling-Reabsorptionstheorie *f*
target theory: Target-Theorie *f*
trichromatic color theory: Dreifarbentheorie *f*, Young-Helmholtz-Theorie *f*
trichromatic colour theory: (*brit.*) →*trichromatic color theory*
theory of ulcer formation: Ulkus-Theorie *f*, Theorie der Ulkusentstehung
undulatory theory: Wellentheorie *f*
vascular theory of ulcer formation: Gefäßtheorie *f* der Ulkusentstehung
wave theory: Wellentheorie *f*
Young-Helmholtz theory: Dreifarbentheorie *f*, Young-Helmholtz-Theorie *f*
Ther. *Abk.*: therapy
ther|a|peu|sis [,θerə'pjuːsɪs] *noun*: →*therapeutics*
ther|a|peu|tic [θerə'pjuːtɪk] *adj*: **1.** Therapie/Behandlung betreffend, therapeutisch, Behandlungs-, Therapie- **2.** heilend, kurativ, therapeutisch
ther|a|peu|ti|cal [θerə'pjuːtɪkl] *adj*: →*therapeutic*
ther|a|peu|tics [,θerə'pjuːtɪks] *plural*: Therapie(lehre *f*) *f*, Therapeutik *f*
ther|a|peu|tist [θerə'pjuːtɪst] *noun*: Therapeut *m*, Therapeutin *f*
ther|a|pia [,θerə'piːə] *noun*: →*therapy*
ther|a|pist ['θerəpɪst] *noun*: Therapeut *m*, Therapeutin *f*
occupational therapist: Beschäftigungstherapeut(in *f*) *m*
physical therapist: Heilgymnastiker(in *f*) *m*, Physiotherapeut(in *f*) *m*
speech therapist: Logopäde *m*, -pädin *f*
ther|a|py ['θerəpiː] *noun*: Behandlung *f*, Therapie *f*; Heilverfahren *nt*

action-oriented therapies: handlungsbezogene Therapieverfahren *pl*
activating therapy: aktivierende Therapie *f*
activator therapy: Aktivatorbehandlung *f*
aerosol therapy: Aerosoltherapie *f*
alternative therapies: alternative Heilverfahren *pl*
anti-angiogenic gene therapy: antiangiogenetische Gentherapie *f*
antibiotic therapy: Antibiotikatherapie *f*, antibiotische Therapie *f*
anticancer drug therapy: zytostatische/antineoplastische Chemotherapie *f*
anticoagulant therapy: Antikoagulantientherapie *f*
antihormone therapy: kontrahormonale Therapie *f*, paradoxe Hormontherapie *f*
antineoplastic drug therapy: zytostatische/antineoplastische Chemotherapie *f*
anti-proteolytic gene therapy: antiproteolytische Gentherapie *f*
antirejection therapy: Therapie *f* der Abstoßungsreaktion
antiulcer therapy: Ulkustherapie *f*
art therapy: Kunsttherapie *f*
autogenic therapy: autogenes Training *nt*
autoserum therapy: Eigenserumbehandlung *f*, Autoserotherapie *f*
aversion therapy: Aversionstherapie *f*
aversive therapy: →*aversion therapy*
Bach's therapy: Bach-Blütentherapie *f*
behavior therapy: Verhaltenstherapie *f*
behaviour therapy: (*brit.*) →*behavior therapy*
body therapy: Körpertherapie *f*
body-oriented therapies: körperorientierte Therapieverfahren *pl*
Chaoul therapy: Chaoul-Nachbestrahlung *f*
chelate therapy: Chelattherapie *f*
cognitive therapy: →*cognitive behavior therapy*
cognitive behavior therapy: kognitive Verhaltenstherapie *f*
cognitive behaviour therapy: (*brit.*) →*cognitive behavior therapy*
combination therapy: Kombinationsbehandlung *f*, Kombinationstherapie *f*
compression therapy: Kompressionstherapie *f*
conditioning therapy: Verhaltenstherapie *f*
contact radiation therapy: Kontaktbestrahlung *f*
contrahormonal therapy: kontrahormonale Therapie *f*, paradoxe Hormontherapie *f*
corpuscular radiation therapy: Korpuskulartherapie *f*
Curie's therapy: Curie-Therapie *f*
cutaneo-visceral reflex therapy: Segmenttherapie *f*
desensitization therapy: Desensibilisierungstherapie *f*
digitalis therapy: Digitalistherapie *f*, Digitalisierung *f*
drug therapy: Arzneimitteltherapie *f*, Medikamententherapie *f*, medikamentöse Therapie *f*
therapy during remission: Therapie in Remission
electric convulsive therapy: →*electroshock therapy*
electric shock therapy: →*electroshock therapy*
electric stimulation therapy: Reizstromtherapie *f*
electroconvulsive therapy: →*electroshock therapy*
electrolyte therapy: Elektrolyttherapie *f*
electron radiation therapy: Elektronentherapie *f*
electroshock therapy: Elektrokrampftherapie *f*, Elektrokonvulsionsbehandlung *f*, Elektroschockbehandlung *f*, Elektrokrampfbehandlung *f*
embolic therapy: (therapeutische) Embolisation *f*; Katheterembolisation *f*
endodontic therapy: →*root canal therapy*
endolymphatic therapy: endolymphatische Therapie *f*
eradication therapy: Eradikationstherapie *f*
estrogen therapy: →*estrogen replacement therapy*
estrogen replacement therapy: Östrogen(ersatz)therapie *f*, Estrogen(ersatz)therapie *f*
exercise therapy: Bewegungstherapie *f*
family therapy: Familientherapie *f*
fluid therapy: Flüssigkeitstherapie *f*
gene therapy: Gentherapie *f*
geriatric therapy: Behandlung *f* alter Patienten, Gerotherapie *f*, Gerontotherapie *f*
gestalt therapy: Gestalttherapie *f*
group therapy: Gruppentherapie *f*
highly-active antiretroviral therapy: hochaktive antiretrovirale Therapie *f*
hormonal therapy: Hormontherapie *f*; Hormonersatztherapie *f*
hormone therapy: Hormontherapie *f*; Hormonersatztherapie *f*
hormone replacement therapy: Hormonersatztherapie *f*
hyperbaric oxygen therapy: Sauerstoffüberdrucktherapie *f*, hyperbare (Sauerstoff-)Therapie *f*, hyperbare Oxygenation *f*
immunosuppressive therapy: Immunsuppression *f*
individual therapy: Individualtherapie *f*
induction therapy: Induktionstherapie *f*
infusion therapy: Infusionstherapie *f*
inhalation therapy: Inhalationstherapie *f*
instillational therapy: Instillationszytostatikatherapie *f*
insulin therapy: Insulintherapie *f*
insulin coma therapy: →*insulin shock therapy*
insulin shock therapy: Insulinschocktherapie *f*
intensive conventional therapy: intensivierte konventionelle Insulintherapie *f*, Basis-Bolus-Therapie *f*
interference therapy: Interferenzstromtherapie *f*
interstitial therapy: interstitielle Strahlentherapie *f*
interstitial radiation therapy: interstitielle Strahlentherapie *f*
interval therapy: Intervalltherapie *f*
interview therapy: Gesprächspsychotherapie *f*
intracavitary therapy: intrakavitäre Strahlentherapie *f*
intravenous therapy: intravenöse Therapie *f*
intravenous autoinjection therapy: Schwellkörper-Autoinjektionstherapie *f*
irritation therapy: Reizkörpertherapie *f*
light therapy: Lichttherapie *f*, Fototherapie *f*, Phototherapie *f*
long short wave therapy: Langwellentherapie *f*
low-frequency therapy: Niederfrequenztherapie *f*
megavoltage therapy: Megavoltstrahlentherapie *f*, Hochenergiestrahlentherapie *f*
milieu therapy: Milieutherapie *f*
motion therapy: Bewegungstherapie *f*
neoadjuvant therapy: neoadjuvante Therapie *f*
neutron beam therapy: Neutronenstrahlbehandlung *f*
nonspecific therapy: unspezifische Therapie *f*
occlusal therapy: Therapie *f* von Bissanomalien
occupational therapy: Beschäftigungstherapie *f*
oestrogen therapy: (*brit.*) →*estrogen replacement therapy*
oestrogen replacement therapy: (*brit.*) →*estrogen replacement therapy*
orthodontic therapy: orthodontische Therapie *f*
orthovoltage therapy: Orthovolttherapie *f*
oxygen therapy: Sauerstofftherapie *f*
ozone therapy: Ozontherapie *f*, Oxyontherapie *f*, Ozon-

T

Sauerstoff-Therapie *f*
pain therapy: Schmerztherapie *f*
palliative therapy: palliative Therapie *f*, Palliativbehandlung *f*, Palliativtherapie *f*
paraspecific therapy: unspezifische Therapie *f*
particle beam radiation therapy: Korpuskulartherapie *f*
partner therapy: Paartherapie *f*
periodontal therapy: Parodontaltherapie *f*
physical therapy: **1.** Bewegungstherapie *f*, Krankengymnastik *f*, Heilgymnastik *f* **2.** physikalische Therapie *f*, Physiotherapie *f*
physiologic insulin therapy: physiologische Insulintherapie *f*
Plummer's iodine therapy: Plummer-Jodbehandlung *f*, Plummern *nt*, Plummerung *f*
primary therapy: Primärtherapie *f*
pulp canal therapy: Pulpakanalbehandlung *f*
radiation therapy: Bestrahlung *f*, Strahlentherapie *f*, Strahlenbehandlung *f*, Radiotherapie *f*
radioactive iodine therapy: Radiojod-, Radioiodtherapie *f*
radioiodine therapy: Radiojod-, Radioiodtherapie *f*
radium therapy: Radiumtherapie *f*
reflex therapy: Reflextherapie *f*
remission-inducing therapy: Remissions-induzierende Therapie *f*
replacement therapy: Substitutionstherapie *f*
replacement steroid therapy: Steroidersatztherapie *f*
respiratory therapy: Atemtherapie *f*
roentgen therapy: Röntgentherapie *f*; Strahlentherapie *f*
root canal therapy: Wurzelkanalbehandlung *f*, Zahnwurzelkanalbehandlung *f*
sclerosing therapy: Sklerosierung *f*, Sklerotherapie *f*, Verödung *f*
semi-deep radiation therapy: Halbtiefentherapie *f*
serum therapy: Serotherapie *f*, Serumtherapie *f*
sexual therapy: Sexualtherapie *f*
shock therapy: Schockbehandlung *f*, -therapie *f*
short distance radiation therapy: Brachytherapie *f*
short wave therapy: Kurzwellentherapie *f*, Kurzwellenbehandlung *f*
single dose radiation therapy: Einzeitbestrahlung *f*
snake venom therapy: Schlangengifttherapie *f*
soft radiation therapy: Grenzstrahlentherapie *f*
specific therapy: spezifische Behandlung *f*
speech therapy: Logopädie *f*
sports therapy: Sporttherapie *f*
substitution therapy: Ersatztherapie *f*
supportive therapy: supportive Therapie *f*
symptomatic therapy: symptomatische Behandlung *f*
telecobalt therapy: Telecobalttherapie *f*
traction therapy: Extensionsbehandlung *f*
triple therapy: Tripletherapie *f*
ultrashort wave therapy: Ultrakurzwellentherapie *f*
vaccine therapy: Vakzinetherapie *f*
verbal therapies: verbale Therapieverfahren *pl*
x-ray therapy: Röntgentherapie *f*, Röntgenbehandlung *f*

therm- *präf.*: Hitze-, Wärme-, Therm(o)-

ther|ma|co|gen|e|sis [ˌθɜrməkəʊ'dʒenəsɪs] *noun*: Thermakogenese *f*

ther|mae ['θɜrmiː] *plural*: **1.** Thermalquellen *pl*, Thermen *pl* **2.** Thermalbäder *pl*, Thermen *pl*

therm|aer|o|ther|a|py [θɜrmˌeərə'θerəpiː] *noun*: Warmluftbehandlung *f*

therm|aes|the|sia [ˌθɜrmes'θiːʒ(ɪ)ə] *noun*: (*brit.*) →*thermesthesia*

therm|aes|the|si|om|e|ter [ˌθɜrmesˌθiːzɪ'ɑmɪtər] *noun*: (*brit.*) →*thermesthesiometer*

ther|mal ['θɜrml] *adj*: Wärme *oder* Hitze betreffend, warm, heiß, thermal, thermisch, Wärme-, Thermal-, Thermo-

ther|mal|ge|sia [ˌθɜrmæl'dʒiːzɪə, -dʒiːʒə] *noun*: Thermalgesie *f*

ther|mal|gia [θɜr'mældʒ(ɪ)ə] *noun*: brennender Schmerz *m*, Thermalgie *f*

thermal-physical *adj*: thermisch-physikalisch

therm|an|aes|the|sia [ˌθɜrmænəs'θiːʒə] *noun*: (*brit.*) →*thermanesthesia*

therm|an|al|ge|sia [ˌθɜrmænl'dʒiːzɪə] *noun*: Thermanalgesie *f*, Thermoanalgesie *f*

therm|an|es|the|sia [ˌθɜrmænəs'θiːʒə] *noun*: Thermanästhesie *f*

ther|ma|to|lo|gy [ˌθɜrmə'tɑlədʒiː] *noun*: Thermatologie *f*

ther|me|lom|e|ter [ˌθɜrme'lɑmɪtər] *noun*: elektrisches Thermometer *nt*

therm|es|the|sia [ˌθɜrmes'θiːʒ(ɪ)ə] *noun*: Temperatursinn *m*, Thermoästhesie *f*, Thermästhesie *f*

therm|es|the|si|om|e|ter [ˌθɜrmesˌθiːzɪ'ɑmɪtər] *noun*: Thermästhesiometer *nt*, Thermoästhesiometer *nt*

therm|hyp|aes|the|sia [ˌθɜrmhaɪpes'θiːʒ(ɪ)ə] *noun*: (*brit.*) →*thermhypesthesia*

therm|hy|per|aes|the|sia [ˌθɜrmˌhaɪpəres'θiːʒ(ɪ)ə] *noun*: (*brit.*) →*thermohyperesthesia*

therm|hy|per|es|the|sia [ˌθɜrmˌhaɪpəres'θiːʒ(ɪ)ə] *noun*: →*thermohyperesthesia*

therm|hyp|es|the|sia [ˌθɜrmhaɪpes'θiːʒ(ɪ)ə] *noun*: Verminderung *f* der Temperaturempfindung, Thermhypästhesie *f*, Thermohypästhesie *f*

ther|mic ['θɜrmɪk] *adj*: Wärme *oder* Hitze betreffend, warm, heiß, thermal, thermisch, Hitze-, Wärme-, Therm(o)-

therm|i|on ['θɜrmɪɑn] *noun*: Thermion *nt*

ther|mis|tor [θɜr'mɪstər, 'θɜrmɪstər] *noun*: Thermistor *m*

thermo- *präf.*: Hitze-, Wärme-, Therm(o)-

ther|mo|aes|the|sia [ˌθɜrməʊes'θiːʒ(ɪ)ə] *noun*: (*brit.*) →*thermesthesia*

Ther|mo|ac|ti|no|my|ces [ˌθɜrməʊˌæktɪnəʊ'maɪsiːz] *noun*: Thermoaktinomyzeten *pl*

ther|mo|aes|the|sia [ˌθɜrməʊes'θiːʒ(ɪ)ə] *noun*: (*brit.*) →*thermesthesia*

ther|mo|aes|the|si|om|e|ter [ˌθɜrməʊesˌθiːzɪ'ɑmɪtər] *noun*: (*brit.*) →*thermesthesiometer*

ther|mo|af|fer|ent [ˌθɜrməʊ'æfərənt] *adj*: thermoafferent

ther|mo|al|ge|sia [ˌθɜrməʊæl'dʒiːzɪə, -dʒiːʒə] *noun*: →*thermalgesia*

ther|mo|an|aes|the|sia [ˌθɜrməʊænəs'θiːʒə] *noun*: (*brit.*) →*thermoanesthesia*

ther|mo|an|al|ge|sia [ˌθɜrməʊænl'dʒiːzɪə] *noun*: →*thermanalgesia*

ther|mo|an|es|the|sia [ˌθɜrməʊænəs'θiːʒə] *noun*: Thermanästhesie *f*

ther|mo|cau|ter|y [ˌθɜrməʊ'kɔːtəriː] *noun*: Elektro-, Thermokauterisation *f*

ther|mo|chem|is|try [ˌθɜrməʊ'keməstriː] *noun*: Thermochemie *f*

ther|mo|co|ag|u|la|tion [ˌθɜrməʊkəʊˌægjə'leɪʃn] *noun*: Thermokoagulation *f*

ther|mo|cou|ple ['θɜrməʊkʌpl] *noun*: Thermoelement *nt*

ther|mo|cur|rent [ˌθɜrməʊ'kʌrənt, -'kɜr-] *noun*: thermoelektrischer Strom *m*

ther|mode ['θɜrməʊd] *noun*: Thermode *f*

ther|mo|dif|fu|sion [ˌθɜrməʊdɪ'fjuːʒn] *noun*: Thermodiffusion *f*

ther|mo|di|lu|tion [ˌθɜrməʊdɪ'luːʃn] *noun*: Thermodilu-

tion *f*, Thermodilutionsmethode *f*, -technik *f*
ther|mo|dur|ic [ˌθɜrməʊ'd(j)ʊərɪk] *adj*: hitzebeständig
ther|mo|dy|nam|ic [ˌθɜrməʊdaɪ'næmɪk] *adj*: Thermodynamik betreffend, thermodynamisch
ther|mo|dy|nam|i|cal [ˌθɜrməʊdaɪ'næmɪkl] *adj*: →*thermodynamic*
ther|mo|dy|nam|ics [ˌθɜrməʊdaɪ'næmɪks] *plural*: Thermodynamik *f*
classical thermodynamics: klassische Thermodynamik *f*, Gleichgewichtsthermodynamik *f*
equilibrium thermodynamics: klassische Thermodynamik *f*, Gleichgewichtsthermodynamik *f*
irreversible thermodynamics: Thermodynamik *f* irreversibler Prozesse
nonequilibrium thermodynamics: Thermodynamik *f* offener Systeme
ther|mo|e|lec|tric [ˌθɜrməʊɪ'lektrɪk] *adj*: Thermoelektrizität betreffend, thermoelektrisch
ther|mo|e|lec|tric|i|ty [ˌθɜrməʊɪlek'trɪsəti:] *noun*: Thermoelektrizität *f*
ther|mo|es|the|sia [ˌθɜrməʊes'θi:ʒ(ɪ)ə] *noun*: →*thermesthesia*
ther|mo|es|the|si|om|e|ter [ˌθɜrməʊesˌθi:zɪ'ɑmɪtər] *noun*: →*thermesthesiometer*
ther|mo|ex|ci|to|ry [ˌθɜrməʊek'saɪtəri:] *adj*: die Wärmebildung anregend
ther|mo|gen|e|sis [ˌθɜrməʊ'dʒenəsɪs] *noun*: Wärmebildung *f*, Thermogenese *f*
nonshivering thermogenesis: zitterfreie Wärmebildung *f*
thermoregulatory thermogenesis: thermoregulatorische Wärmebildung *f*
ther|mo|ge|net|ic [ˌθɜrməʊdʒə'netɪk] *adj*: Thermogenese betreffend, wärmebildend, thermogenetisch
ther|mo|gen|ic [ˌθɜrməʊ'dʒenɪk] *adj*: **1.** Thermogenese betreffend, wärmebildend, thermogenetisch **2.** durch Wärme hervorgerufen, thermogen
ther|mog|e|nous [θɜr'mɑdʒənəs] *adj*: Thermogenese betreffend, wärmebildend, thermogenetisch
ther|mo|gram ['θɜrməgræm] *noun*: **1.** (*radiolog.*) Wärmebild *nt*, Thermogramm *nt* **2.** (*physik.*) Thermogramm *nt*
ther|mo|graph ['θɜrməgræf] *noun*: **1.** (*radiolog.*) Thermograph *m*, Thermograf *m* **2.** (*physik.*) Temperaturschreiber *m*, Thermograph *m*, Thermograf *m* **3.** (*radiolog.*) Wärmebild *nt*, Thermogramm *nt*
ther|mo|graph|ic [ˌθɜrmə'græfɪk] *adj*: Thermografie betreffend, mittels Thermografie, thermographisch, thermografisch
ther|mog|ra|phy [θɜr'mɑgrəfi:] *noun*: Thermographie *f*, Thermografie *f*
contact thermography: Kontaktthermographie *f*, Kontaktthermografie *f*, Plattenthermographie *f*, Plattenthermografie *f*
infrared thermography: Infrarotthermografie *f*, Infrarotthermographie *f*
plate thermography: Plattenthermographie *f*, Plattenthermografie *f*, Kontaktthermographie *f*, Kontaktthermografie *f*
ther|mo|hy|paes|the|sia [ˌθɜrməʊˌhaɪpes'θi:ʒ(ɪ)ə] *noun*: (*brit.*) →*thermohypesthesia*
ther|mo|hy|per|aes|the|sia [ˌθɜrməʊˌhaɪpəres'θi:ʒ(ɪ)ə] *noun*: (*brit.*) →*thermohyperesthesia*
ther|mo|hy|per|al|ge|sia [ˌθɜrməˌhaɪpəræl'dʒi:zɪə, -dʒi:ʒə] *noun*: exzessive Thermalgesie *f*, Thermohyperalgesie *f*
ther|mo|hy|per|es|the|sia [ˌθɜrməʊˌhaɪpəres'θi:ʒ(ɪ)ə] *noun*: extreme Temperaturempfindlichkeit *f*, Thermohyperästhesie *f*
ther|mo|hy|pes|the|sia [ˌθɜrməʊˌhaɪpes'θi:ʒ(ɪ)ə] *noun*: Thermohypästhesie *f*, Thermhypästhesie *f*
ther|mo|hy|po|aes|the|sia [ˌθɜrməʊˌhaɪpəʊes'θi:ʒ(ɪ)ə] *noun*: (*brit.*) →*thermohypoesthesia*
ther|mo|hy|po|es|the|sia [ˌθɜrməʊˌhaɪpəʊes'θi:ʒ(ɪ)ə] *noun*: Thermohypästhesie *f*, Thermhypästhesie *f*
ther|mo|in|ac|ti|va|tion [ˌθɜrməʊɪnˌæktə'veɪʃn] *noun*: Wärmeinaktivierung *f*, Hitzeinaktivierung *f*
ther|mo|in|sen|si|tive [ˌθɜrməʊɪn'sensɪtɪv] *adj*: nicht auf Wärme ansprechend, thermoinsensitiv
ther|mo|in|sta|bil|i|ty [θɜrməʊˌɪnstə'bɪləti:] *noun*: →*thermolability*
ther|mo|junc|tion [ˌθɜrməʊ'dʒʌŋkʃn] *noun*: →*thermocouple*
ther|mo|la|bile [ˌθɜrməʊ'leɪbɪl, -baɪl] *adj*: hitzeunbeständig, wärmeunbeständig, wärmeempfindlich, thermolabil
ther|mo|la|bil|i|ty [ˌθɜrməʊlə'bɪləti:] *noun*: Wärme-, Hitzeunbeständigkeit *f*, Thermolabilität *f*
ther|mo|lu|mi|nes|cence [ˌθɜrməʊˌlu:mə'nesəns] *noun*: Thermolumineszenz *f*
ther|mol|y|sin [θɜr'mɑləsɪn] *noun*: Thermolysin *nt*
ther|mol|y|sis [θɜr'mɑlɪsɪs] *noun*: **1.** thermische Dissoziation *f*, Thermolyse *f* **2.** Abgabe *f* von Körperwärme
ther|mo|lyt|ic [ˌθɜrmə'lɪtɪk] *adj*: Thermolyse betreffend, thermolytisch
ther|mo|mas|tog|ra|phy [ˌθɜrməʊmæs'tɑgrəfi:] *noun*: Thermomammographie *f*, Thermomammografie *f*
ther|mom|e|ter [θər'mɑmɪtər] *noun*: Thermometer *nt*
air thermometer: Luftthermometer *nt*
alcohol thermometer: Alkoholthermometer *nt*
Beckmann's thermometer: Beckmann-Apparat *m*, Beckmann-Thermometer *nt*
bimetal thermometer: Bimetallthermometer *nt*
Celsius thermometer: Celsius-Thermometer *nt*
centigrade thermometer: Celsiusthermometer *nt*
clinical thermometer: Fieberthermometer *nt*
Fahrenheit thermometer: Fahrenheit-Thermometer *nt*
gas thermometer: Gasthermometer *nt*
Kelvin thermometer: Kelvin-Thermometer *nt*
liquid-in-glass thermometer: Flüssigkeitsthermometer *nt*
maximum thermometer: Maximumthermometer *nt*
maximum and minimum thermometer: Maximum-Minimum-Thermometer *nt*
mercurial thermometer: Quecksilberthermometer *nt*
minimum thermometer: Minimumthermometer *nt*
Rankine thermometer: Rankine-Thermometer *nt*
Réaumur's thermometer: Réaumur-Thermometer *nt*
resistance thermometer: Widerstandsthermometer *nt*
thermocouple thermometer: Thermoelement *nt*
wet-bulb thermometer: Verdunstungsthermometer *nt*
ther|mo|met|ric [ˌθɜrmə'metrɪk] *adj*: Thermometer betreffend, mittels Thermometer, thermometrisch
ther|mo|met|ri|cal [ˌθɜrməʊ'metrɪkl] *adj*: →*thermometric*
ther|mom|e|try [θər'mɑmətri:] *noun*: Temperaturmessung *f*, Thermometrie *f*
ther|mo|neu|ro|sis [ˌθɜrmənjʊə'rəʊsɪs, -nʊ-] *noun*: psychogenes Fieber *nt*
ther|mo|neu|tral [ˌθɜrməʊ'n(j)u:trəl] *adj*: thermoneutral
ther|mo|nu|cle|ar [ˌθɜrməʊ'n(j)u:klɪər] *adj*: thermonuklear
ther|mo|pal|pa|tion [ˌθɜrməʊpæl'peɪʃn] *noun*: Thermopalpation *f*
ther|mo|pen|e|tra|tion [ˌθɜrməʊˌpenə'treɪʃn] *noun*:

T

Thermopenetration *f*; Diathermie *f*

ther|mo|per|cep|tion [ˌθɜrməʊpər'sepʃn] *noun*: Thermoperzeption *f*

ther|mo|phile ['θɜrməʊfaɪl, -fɪl] *noun*: thermophiler Mikroorganismus *m*, Thermophile *m/f*

ther|mo|phil|ic [ˌθɜrməʊ'fɪlɪk] *adj*: thermophil, wärmeliebend

ther|mo|phore ['θɜrməʊfəʊər, -fɔːr] *noun*: Thermophor *nt*

ther|mo|pile ['θɜrməʊpaɪl] *noun*: Thermosäule *f*

ther|mo|plas|tic [ˌθɜrməʊ'plæstɪk]: I *noun* Thermoplast *m* II *adj* thermoplastisch

ther|mo|ple|gia [ˌθɜrməʊ'pliːdʒ(ɪ)ə] *noun*: Hitzschlag *m*

ther|mo|pre|cip|i|ta|tion [ˌθɜrməʊprɪˌsɪpɪ'teɪʃn] *noun*: Thermopräzipitation *f*

ther|mo|ra|di|o|ther|a|py [θɜrməʊˌreɪdɪəʊ'θerəpiː] *noun*: Thermoradiotherapie *f*

ther|mo|re|cep|tion [ˌθɜrməʊrɪ'sepʃn] *noun*: Temperatursinn *m*, Thermorezeption *f*

ther|mo|re|cep|tor [ˌθɜrməʊrɪ'septər] *noun*: Thermorezeptor *m*

ther|mo|reg|u|la|tion [ˌθɜrməʊˌregjə'leɪʃn] *noun*: Wärme-, Temperaturregelung *f*, Thermoregulation *f*

ther|mo|reg|u|la|tor [ˌθɜrməʊ'regjəleɪtər]: I *noun* Thermostat *nt* II *adj* →*thermoregulatory*

ther|mo|reg|u|la|to|ry [ˌθɜrməʊ'regjələtɔːriː] *adj*: Thermoregulation betreffend, thermoregulatorisch

ther|mo|re|sist|ance [ˌθɜrməʊrɪ'zɪstəns] *noun*: Widerstandsfähigkeit *f* gegen Wärme/Hitze, Wärme-, Hitzebeständigkeit *f*, Thermoresistenz *f*

ther|mo|re|sist|ant [ˌθɜrməʊrɪ'zɪstənt] *adj*: resistent gegen Wärme/Hitze, hitzebeständig, wärmebeständig, thermoresistent

ther|mo|re|spon|sive [ˌθɜrməʊrɪ'spɑnsɪv] *adj*: auf Wärme ansprechend, thermoresponsiv

ther|mo|scope ['θɜrməskəʊp] *noun*: Differenzialthermometer *nt*

ther|mo|sen|si|tive [ˌθɜrməʊ'sensɪtɪv] *adj*: temperaturempfindlich, thermosensitiv

ther|mo|sen|si|tiv|i|ty [ˌθɜrməʊsensə'tɪvətiː] *noun*: Temperaturempfindlichkeit *f*, Thermosensibilität *f*

ther|mo|sen|sor [ˌθɜrməʊ'sensər, -sɔr] *noun*: Thermosensor *m*

ther|mo|sta|bil|i|ty [ˌθɜrməʊstə'bɪlətiː] *noun*: Wärme-, Hitzebeständigkeit *f*, Thermostabilität *f*

ther|mo|sta|ble [ˌθɜrməʊ'steɪbl] *adj*: wärmebeständig, hitzebeständig, thermostabil

ther|mo|sta|sis [ˌθɜrməʊ'steɪsɪs] *noun*: Thermostase *f*

ther|mo|stat ['θɜrməʊstæt] *noun*: Temperaturregler *m*, Thermostat *m*

ther|mo|stat|ic [ˌθɜrməʊ'stætɪk] *adj*: Thermostase betreffend, thermostatisch

ther|mo|ste|re|sis [ˌθɜrməʊstɪ'riːsɪs] *noun*: Wärmeentzug *m*

ther|mo|tac|tic [θɜrməʊ'tæktɪk] *adj*: Thermotaxis betreffend, thermotaktisch

ther|mo|tax|ic [ˌθɜrməʊ'tæksɪk] *adj*: →*thermotactic*

ther|mo|tax|is [θɜrməʊ'tæksɪs] *noun*: Thermotaxis *f*

ther|mo|ther|a|py [θɜrməʊ'θerəpiː] *noun*: Wärmebehandlung *f*, Wärmetherapie *f*, Wärmeanwendung *f*, Thermotherapie *f*

ther|mo|tol|er|ant [θɜrməʊ'tɑlərənt] *adj*: thermotolerant

ther|mo|to|nom|e|ter [ˌθɜrməʊtə'nɑmɪtər] *noun*: Thermotonometer *nt*

ther|mo|trop|ic [ˌθɜrməʊ'trɑpɪk, -'trəʊp-] *adj*: thermotrop

ther|mot|ro|pism [θɜr'mɑtrəpɪzəm] *noun*: Thermotropismus *m*

the|sau|ris|mo|sis [θəˌsɔːrɪz'məʊsɪs] *noun*: übermäßige Speicherung *f*, pathologische Speicherung *f*, Thesaurose *f*; Speicherkrankheit *f*, Thesaurismose *f*

amyloid thesaurismosis: Amyloidose *f*, amyloide Degeneration *f*

calcium thesaurismosis: Kalzinose *f*, Calcinosis *f*

cholesterol thesaurismosis: Hand-Schüller-Christian-Krankheit *f*, Schüller-Hand-Christian-Krankheit *f*, Schüller-Krankheit *f*

lipoid thesaurismosis: Lipidspeicherkrankheit *f*, Lipidose *f*, Lipoidose *f*

urate thesaurismosis: Gicht *f*

water thesaurismosis: Ödem *nt*, Oedema *nt*

the|sau|ro|sis [θəsɔː'rəʊsɪs] *noun*: →*thesaurismosis*

the|sis ['θiːsɪs] *noun, plura* **-ses** [-siːz]: **1.** These *f*; Behauptung *f*; Satz *m*, Postulat *nt* **2.** (Aufsatz-)Thema *nt* **3.** Doktorarbeit *f*, Dissertation *f*; wissenschaftliche Arbeit *f*

THF *Abk.*: **1.** assorted antigen-specific helper factors **2.** tetrahydrofolate **3.** tetrahydrofuran **4.** thymic humoral factor

ThF *Abk.*: thrombocyte factor

THFA *Abk.*: **1.** tetrahydrofolic acid **2.** tetrahydrofurfuryl alcohol

THFF *Abk.*: tetrahydrofolate formylase

THG *Abk.*: thioguanine

THHP *Abk.*: tetrahydrohomofolic acid

THI *Abk.*: **1.** 2-acetyl-4-tetrahydroxybutyl imidazole **2.** trihydroxyindole

Thi *Abk.*: thiamine

thi- *präf.*: Thi(o)-, Schwefel-

thi|a|ben|da|zole *noun*: Thiabendazol *nt*, Tiabendazol *nt*

thi|a|bu|ta|zide [ˌθaɪə'bjuːtəzaɪd] *noun*: Thiabutazid *nt*, Isobutylhydrochlorothiazid *nt*, Butizid *nt*

thi|a|cet|a|zone [ˌθaɪə'setəzəʊn] *noun*: Thioacetazon *nt*

thi|a|di|a|zides [ˌθaɪə'daɪəzaɪdz] *plural*: Thiaziddiuretika *pl*, Thiazide *pl*

thi|a|di|a|zine [ˌθaɪə'daɪəziːn] *noun*: →*thiazide*

thi|am|a|zole [θaɪ'æməzəʊl] *noun*: Thiamazol *nt*, Methimazol *nt*

thi|a|min ['θaɪəmɪn] *noun*: →*thiamine*

thi|am|i|nase [θaɪ'æmɪneɪz] *noun*: Thiaminase *f*

thi|a|mine ['θaɪəmiːn, -mɪn] *noun*: Thiamin *nt*, Vitamin B_1 *nt*

thiamine diphosphate: →*thiamine pyrophosphate*

thiamine hydrochloride: Thiaminhydrochlorid *nt*

thiamine mononitrate: Thiaminnitrat *nt*

phosphorylated thiamine: →*thiamine pyrophosphate*

thiamine pyrophosphate: Thiaminpyrophosphat *nt*, Thiamindiphosphat *nt*

thi|am|phen|i|col [ˌθaɪæm'fenɪkəʊl, -kɔl] *noun*: Thiamphenicol *nt*

thi|a|zides ['θaɪəzaɪdz] *plural*: Thiaziddiuretika *pl*, Thiazide *pl*

thi|a|zin ['θaɪəzɪn] *noun*: Thiazin *nt*

thi|a|zole ['θaɪəzəʊl] *noun*: Thiazol *nt*

thi|a|zol|i|dine [ˌθaɪə'zəʊlədiːn] *noun*: Thiazolidin *nt*

thick [θɪk] *adj*: **1.** dick; dick, massig, korpulent **2.** (*patholog.*) geschwollen **3.** (*Haar*) dicht; (*Stimme*) belegt, heiser; neblig; (*Flüssigkeit*) getrübt, trüb(e); dickflüssig **4.** **thick with** über und über bedeckt von **5.** **thick with** voll von, reich an

thick|en ['θɪkn]: I *vt* **1.** ver-, eindicken, dick(er) machen **2.** verdichten **3.** vermehren, verstärken **4.** trüben II *vi* **5.** sich verdicken, dick(er) werden, dickflüssig werden **6.** dicht(er) werden, sich verdichten **7.** sich vermehren **8.** sich trüben, trüb werden

thick|ened ['θɪkənd] *adj*: verdickt; schwielig, schwartig

thick|en|er ['θɪkənər] *noun*: Verdickungsmittel *nt*; Verdicker *m*

thick|en|ing ['θɪkənɪŋ] *noun*: **1.** Verdickung *f*, verdickte Stelle *f*; (*patholog.*) Anschwellung *f*, Verdickung *m*; Schwarte *f* **2.** Eindickung *f* **3.** Eindickmittel *nt* **4.** Verdichtung *f*

leucoplakic thickening: (*brit.*) →*leukoplakic thickening*

leukoplakic thickening: leukoplakische Verdickung *f*

pleural thickening: Pleuraschwarte *f*

thick|ness ['θɪknəs] *noun*: **1.** Dicke *f*, Stärke *f* **2.** (*patholog.*) Verdickung *f*, Schwellung *f* **3.** Dichte *f* **4.** (*Flüssigkeit*) Trübheit *m*; Dickflüssigkeit *f* **5.** (*Sprache*) Undeutlichkeit *f*

half-value thickness: Halbwertdicke *f*, Halbwertschichtdicke *f*

thick-set *adj*: (*Statur*) untersetzt, gedrungen

thick-skinned *adj*: dickhäutig, -schalig, pachyderm

thick-walled *adj*: dickwandig

thi|ethyl|per|a|zine [θaɪ,eθl'perəzi:n] *noun*: Thiethylperazin *nt*

thigh [θaɪ] *noun*: (Ober-)Schenkel *m*, Oberschenkelregion *f*; (*anatom.*) Regio femoris

thigm- *präf.*: Berührungs-, Thigm(o)-

thig|maes|the|sia [,θɪgmes'θi:ʒ(ɪ)ə] *noun*: (*brit.*) →*thigmesthesia*

thig|mes|the|sia [,θɪgmes'θi:ʒ(ɪ)ə] *noun*: Berührungsempfindlichkeit *f*

thigmo- *präf.*: Berührungs-, Thigm(o)-

thig|mo|tac|tic [,θɪgməʊ'tæktɪk] *adj*: Thigmotaxis betreffend, thigmotaktisch, stereotaktisch

thig|mo|tax|is [,θɪgməʊ'tæksɪs] *noun*: Thigmotaxis *f*, Stereotaxis *f*

thig|mo|trop|ic [,θɪgmə'trɑpɪk, -'trəʊ-] *adj*: thigmotrop

thig|mot|ro|pism [θɪg'mɑtrəpɪzəm] *noun*: Thigmotropismus *m*

thim|ble ['θɪmbl] *noun*: →*primary thimble*

primary thimble: Primäranker *m*, Coping *nt*, Primärkrone *f*

secondary thimble: Sekundäranker *m*, Sekundärkrone *f*

telescopic thimble: →*secondary thimble*

thin [θɪn]: I *adj* dünn; (*Körper*) dünn, schmächtig, mager; (*Haar*) spärlich, dünn; (*Stimme, Verdünnung*) schwach; (*foto.*) kontrastarm **get/grow/become thin** abmagern II *vt* dünn(er) machen, verdünnen; verringern, dezimieren III *vi* dünn(er) werden; sich lichten; sich verringern

thin down I *vt* dünn(er) machen, verdünnen; verringern, dezimieren II *vi* dünn(er) werden; sich lichten; sich verringern

thin off vt, *vi* →*thin down*

thin out vt, *vi* →*thin down*

think [θɪŋk]: (*v* **thought; thought**) I *vt* **1.** etw. denken **2.** nachdenken über; sich vorstellen, (sich) denken **3.** etw. halten (*of* von) II *vi* **4.** denken (*of* an); sich erinnern (*of* an) **5.** nachdenken (*about, over* über) **6.** denken, glauben, meinen

think|ing ['θɪŋkɪŋ]: I *noun* **1.** Denken *nt* **without thinking** ohne Bedenken **2.** Nachdenken *nt*, Überlegen *nt*; Gedanken(gang *m*) *pl*, Überlegung(en *pl*) *f* II *adj* denkend, vernünftig, Denk-

autistic thinking: Autismus *m*

dereistic thinking: dereistisches/autistisches Denken *nt*, Dereismus *m*

thio- *präf.*: Thi(o)-, Schwefel-

thio-acid *noun*: Thiosäure *f*

thi|o|al|co|hol [,θaɪəʊ'ælkəhɑl, -hɔl] *noun*: Merkaptan *nt*, Mercaptan *nt*, Thioalkohol *m*

thi|o|am|ide [,θaɪəʊ'æmaɪd] *noun*: Thioamid *nt*

thi|o|ar|se|nite [,θaɪəʊ'ɑ:rsənaɪt] *noun*: Thioarsenit *nt*

thi|o|bar|bi|tal [,θaɪəʊ'bɑ:rbɪtɔl, -tæl] *noun*: Thiobarbital *nt*

thi|o|bar|bi|tu|rate [,θaɪəʊbɑ:r'bɪtʃərɪt, -reɪt] *noun*: Thiobarbiturat *nt*

thi|o|car|ba|mide [,θaɪəʊ,kɑ:r'bæmaɪd, -'kɑ:rbə-] *noun*: →*thiourea*

thi|o|chrome ['θaɪəʊkrəʊm] *noun*: Thiochrom *nt*

thi|o|clas|tic [,θaɪəʊ'klæstɪk] *adj*: thioklastisch

thi|o|cy|a|nate [,θaɪəʊ'saɪəneɪt] *noun*: **1.** Thiocyanat *nt*, Rhodanid *nt* **2.** Thiocyansäureester *m*, Thiocyanat *nt*

thi|o|cy|a|nide [,θaɪəʊ'saɪənaɪd] *noun*: Thiocyanid *nt*

thi|o|di|phen|yl|a|mine [,θaɪəʊdaɪ,fenlə'mi:n, -'æmɪn] *noun*: **1.** Phenothiazin *nt* **2.** Phenothiazinderivat *nt*

thi|o|do|ther|a|py [,θaɪədəʊ'θerəpi:] *noun*: kombinierte Schwefel- und Jodtherapie *f*

thi|o|es|ter [,θaɪə'estər] *noun*: Thioester *m*

acyl-CoA thioester: Acyl-CoA-thioester *m*

thi|o|e|ther [,θaɪəʊ'eθər] *noun*: Thioäther *m*, Thioether *m*

thi|o|eth|yl|a|mine [,θaɪəʊ'eθələmi:n, -mɪn, -,æmɪn] *noun*: Thioäthylamin *nt*, Thioethylamin *nt*

thi|o|fla|vine [,θaɪəʊ'fleɪvɪn] *noun*: Thioflavin *nt*

thi|o|ga|lac|to|side [,θaɪəʊgə'læktəsaɪd, -sɪd] *noun*: Thiogalaktosid *nt*, Thiogalactosid *nt*

thi|o|glu|cose [,θaɪəʊ'glu:kəʊs] *noun*: Thioglucose *f*

gold thioglucose: Aurothioglucose *f*

thi|o|gly|col|ate [,θaɪəʊ'glaɪkəleɪt] *noun*: Thioglykolat *nt*

thi|o|gua|nine [,θaɪəʊ'gwɑni:n] *noun*: Thioguanin *nt*, Tioguanin *nt*, 2-Aminopurin-6-thiol *nt*

thi|o|ki|nase [,θaɪəʊ'kaɪneɪz] *noun*: Thiokinase *f*

cholate thiokinase: Cholatsynthetase *f*

thi|ol ['θaɪɔl, -ɑl] *noun*: Thiol *nt*, Mercaptan *m*, Merkaptan *m*, Thioalkohol *m*

thi|o|lase ['θaɪəleɪz] *noun*: **1.** Thiolase *f* **2.** →*acetoacetyl-CoA thiolase*

acetoacetyl-CoA thiolase: Acetyl-CoA-Acetyltransferase *f*, Acetoacetyl-Thiolase *f*, Thiolase *f*

3-ketoacyl-CoA thiolase: Acetyl-CoA-acyltransferase *f*

thi|o|ly|sis [θaɪ'ɑləsɪs] *noun*: Thiolyse *f*, thiolytische Spaltung *f*

thi|o|lyt|ic [,θaɪə'lɪtɪk] *adj*: Thiolyse betreffend, thiolytisch

thi|o|ne|ine [,θaɪəʊ'nɪ,i:n, -nɪən] *noun*: Ergothionein *nt*

thi|o|nin ['θaɪəʊnɪn] *noun*: Thionin *nt*

thi|o|nyl ['θaɪəʊnɪl] *noun*: Thionyl-(Radikal *nt*)

thi|o|pec|tic [,θaɪəʊ'pektɪk] *adj*: schwefelbindend, schwefelfixierend

thi|o|pen|tal [,θaɪəʊ'pentl] *noun*: Thiopental *nt*

thiopental sodium: Thiopental-Natrium *nt*, Phenothiobarbital-Natrium *nt*

thi|o|pex|ic [,θaɪəʊ'peksɪk] *adj*: →*thiopectic*

thi|o|pex|y [,θaɪəʊ'peksi:] *noun*: Schwefelbindung *f*, -fixierung *f*

thi|o|phene ['θaɪəʊfi:n] *noun*: Thiophen(ring *m*) *nt*

thi|o|re|dux|in [,θaɪərɪ'dʌksɪn] *noun*: Thioreduxin *nt*

thi|o|rid|a|zine [,θaɪəʊ'rɪdəzi:n] *noun*: Thioridazin *nt*

thi|o|sem|i|car|ba|zide [,θaɪəʊ,semɪ'kɑ:rbəzaɪd] *noun*: Thiosemikarbamid *nt*, Thiosemicarbamid *nt*

thi|o|sem|i|car|ba|zone [,θaɪəʊ,semɪ'kɑ:rbəzəʊn] *noun*: Thiosemikarbazon *nt*, Thiosemicarbazon *nt*

thi|o|sul|fate [,θaɪəʊ'sʌlfeɪt] *noun*: Thiosulfat *nt*

thi|o|sul|phate [,θaɪəʊ'sʌlfeɪt] *noun*: (*brit.*) →*thiosulfate*

thi|o|tep|a [,θaɪəʊ'tepə] *noun*: Thiotepa *nt*

Thiotepa *Abk.*: triethylene thiophosphoramide

thi|o|u|ra|cil [,θaɪəʊ'jʊərəsɪl] *noun*: Thiouracil *nt*

2-thiouracil: 2-Thiouracil *nt*

T

thi|o|u|rea [ˌθaɪəʊjʊə'riːə, -'jʊərɪə] *noun*: Thioharnstoff *m*, Sulfocarbamid *nt*, Thiocarbamid *nt*, Thiourea *nt*, Sulfoharnstoff *m*, Schwefelharnstoff *m*
2-thi|o|u|ri|dine [ˌθaɪəʊ'jʊərɪdiːn, -dɪn] *noun*: 2-Thiouridin *nt*
thi|o|xan|thenes [ˌθaɪəʊ'zænθiːns] *plural*: Thioxanthenderivate *pl*
thi|ram ['θaɪræm] *noun*: Thiram *nt*, Tetramethylthiuramdisulfid *nt*
third [θɜrd]: I *noun* der/die/das Dritte; dritter Teil; Drittel *nt* II *adj* **1.** dritte(r, s) **2.** drittklassig, -rangig
thirst [θɜrst]: I *noun* Durst *m*, Durstempfindung *f* II *vi* Durst haben, durstig sein, dürsten
diminished thirst: (pathologisch) verminderter Durst *m*, Hypodipsie *f*
extreme thirst: Anadipsie *f*
hyperosmotic thirst: hyperosmotischer Durst *m*
hypovolaemic thirst: (*brit.*) →*hypovolemic thirst*
hypovolemic thirst: hypovolämischer Durst *m*
insensible thirst: →*diminished thirst*
intense thirst: Anadipsie *f*
morbid thirst: pathologischer/krankhafter Durst *m*, krankhaftes Durstgefühl *nt*
osmotic thirst: osmotischer Durst *m*
real thirst: echter Durst *m*
subliminal thirst: →*diminished thirst*
threshold thirst: Durstschwelle *f*
true thirst: echter Durst *m*
twilight thirst: →*diminished thirst*
thirst|i|ness ['θɜrstɪnəs] *noun*: Durst *m*, Durstigkeit *f*
thirst|y ['θɜrstiː] *adj*: durstig
thistle ['θɪsl] *noun*: Distel *f*
blessed thistle: Kardobenedikte *f*, Cnicus benedictus, Carduus benedictus
carline thistle: Eberwurz *f*, Carlina acaulis
thix|o|la|bile [ˌθɪksə'leɪbl] *adj*: thixolabil
thix|o|trop|ic [ˌθɪksə'trɑpɪk, -'trəʊ-] *adj*: Thixotropie betreffend, thixotrop
thix|ot|ro|pism [θɪk'sɑtrəpɪzəm] *noun*: →*thixotropy*
thix|ot|ro|py [θɪk'sɑtrəpiː] *noun*: Thixotropie *f*
THM *Abk.*: thienamycin
THO *Abk.*: tritium-labeled water
thor. *Abk.*: **1.** thoracic **2.** thorax
thorac- *präf.*: Brust-, Brustkorb-, Thorax-, Thorak(o)-
tho|ra|cal ['θɔːrəkl] *adj*: →*thoracic*
tho|ra|cal|gia [ˌθɔːrə'kældʒ(ɪ)ə, ˌθəʊ-] *noun*: →*thoracodynia*
tho|ra|cec|to|my [ˌθɔːrə'sektəmiː] *noun*: Thorakotomie *f* mit Rippenresektion
tho|ra|cen|te|sis [ˌθɔːrəsen'tiːsɪs] *noun*: →*thoracocentesis*
tho|rac|ic [θɔː'ræsɪk, θə-] *adj*: Brustkorb/Thorax *oder* Brustraum betreffend, thorakal, Brust-, Brustkorb-, Thorax-
tho|rac|i|co|ab|dom|i|nal [θəˌræsɪkəʊæb'dɑmɪnl, θəʊ-] *adj*: Thorax und Bauch/Abdomen betreffend, thorakoabdominal, abdominothorakal
tho|rac|i|co|a|cro|mi|al [θəˌræsɪkəʊə'krəʊmɪəl] *adj*: →*thoracoacromial*
tho|rac|i|co|hu|mer|al [θəˌræsɪkəʊ'(h)juːmərəl] *adj*: Thorax und Humerus betreffend, thorakohumeral
tho|rac|i|co|lum|bar [θəˌræsɪkəʊ'lʌmbər] *adj*: Thorax und Lendenwirbelsäule betreffend, thorakolumbal, lumbothorakal
thoraco- *präf.*: Brust-, Brustkorb-, Thorax-, Thorak(o)-
tho|ra|co|ab|dom|i|nal [ˌθɔːrəkəʊæb'dɑmɪnl] *adj*: Thorax und Bauch/Abdomen betreffend, thorakoabdominal, abdominothorakal
tho|ra|co|a|cro|mi|al [ˌθɔːrəkəʊə'krəʊmɪəl] *adj*: Thorax und Akromion betreffend, thorakoakromial
tho|ra|co|cel|los|chi|sis [ˌθɔːrəkəʊsɪ'lɑskəsɪs] *noun*: angeborene Brust- und Bauchspalte *f*, Thorakogastroschisis *f*
tho|ra|co|cen|te|sis [ˌθɔːrəkəʊsen'tiːsɪs] *noun*: Pleurapunktion *f*, Thorakozentese *f*
tho|ra|co|coe|los|chi|sis [ˌθɔːrəkəʊsɪ'lɑskəsɪs] *noun*: (*brit.*) →*thoracoceloschisis*
tho|ra|co|cyl|lo|sis [ˌθɔːrəkəʊsɪ'ləʊsɪs] *noun*: Brustkorb-, Thoraxdeformität *f*
tho|ra|co|del|phus [ˌθɔːrəkəʊ'delfəs] *noun*: Thorakodelphus *m*, Thoradelphus *m*
tho|ra|co|did|y|mus [ˌθɔːrəkəʊ'dɪdəməs] *noun*: Thorakodidymus *m*
tho|ra|co|dyn|i|a [ˌθɔːrəkəʊ'diːnɪə] *noun*: Schmerzen *pl* im Brustkorb, Thorakodynie *f*, Thorakalgie *f*
tho|ra|co|gas|tro|did|y|mus [ˌθɔːrəkəʊˌgæstrə'dɪdəməs] *noun*: Thorakogastrodidymus *m*
tho|ra|co|gas|tros|chi|sis [ˌθɔːrəkəʊgæs'trɑskəsɪs] *noun*: angeborene Brust- und Bauchspalte *f*, Thorakogastroschisis *f*
tho|rac|o|graph [θɔː'rækəgræf] *noun*: Thorakopneumograph *m*, Thorakopneumograf *m*, Thorakograph *m*, Thorakograf *m*
tho|ra|co|lap|a|rot|o|my [ˌθɔːrəkəʊˌlæpə'rɑtəmiː] *noun*: Thorakolaparotomie *f*
tho|ra|co|lum|bar [ˌθɔːrəkəʊ'lʌmbər, -bɑːr] *adj*: Thorax und Lendenwirbelsäule betreffend, thorakolumbal, lumbothorakal
tho|ra|col|y|sis [ˌθɔːrə'kɑlɪsɪs] *noun*: Thorakolyse *f*
tho|ra|com|e|lus [ˌθɔːrəkəʊ'kɑmələs] *noun*: Thorakomelus *m*
tho|ra|com|e|ter [ˌθɔːrə'kɑmɪtər] *noun*: Thorakometer *nt*, Stethometer *nt*
tho|ra|com|e|try [ˌθɔːrə'kɑmətriː] *noun*: Thorakometrie *f*
tho|ra|co|my|o|dyn|i|a [ˌθɔːrəkəʊˌmaɪə'diːnɪə] *noun*: Brustmuskelschmerzen *pl*, Thorakomyodynie *f*
tho|ra|cop|a|gus [ˌθɔːrə'kɑpəgəs] *noun*: Thorakopagus *m*, Synthorax *m*
tho|ra|co|par|a|ceph|a|lus [ˌθɔːrəkəʊˌpærə'sefələs] *noun*: Thorakoparazephalus *m*
tho|ra|cop|a|thy [ˌθɔːrə'kɑpəθiː] *noun*: Brustkorberkrankung *f*, Thorakopathie *f*
tho|ra|co|plas|ty ['θɔːrəkəʊplæstiː] *noun*: Thorakoplastik *f*
costoversion thoracoplasty: Pfeilerresektion *f*
tho|ra|co|pneu|mo|graph [ˌθɔːrəkəʊ'n(j)uːməgræf] *noun*: Thorakopneumograph *m*, Thorakopneumograf *m*, Thorakograph *m*, Thorakograf *m*
tho|ra|cos|chi|sis [ˌθɔːrə'kɑskəsɪs] *noun*: angeborene Brustspalte *f*, Thorakoschisis *f*
tho|ra|co|scope [θɔː'rækəskəʊp] *noun*: Thorakoskop *nt*
tho|ra|cos|co|py [ˌθɔːrə'kɑskəpiː] *noun*: Thorakoskopie *f*
tho|ra|cos|to|my [ˌθɔːrəkəʊ'kɑstəmiː] *noun*: Thorakostomie *f*
tube thoracostomy: Thorakostomie *f* mit Plazierung eines Thoraxdrains
tho|ra|cot|o|my [ˌθɔːrəkəʊ'kɑtəmiː] *noun*: Thorakotomie *f*
exploratory thoracotomy: explorative Thorakotomie *f*, Probethorakotomie *f*
tho|ra|del|phus [ˌθɔːrəkəʊ'delfəs] *noun*: →*thoracodelphus*
tho|rax ['θɔːræks, 'θəʊər-] *noun, plural* **-rax|es, -ra|ces** [-rəsiːz]: Brustkorb *m*, Brust *f*, Thorax *m* **above the thorax** oberhalb des Brustkorbs/Thorax (liegend), suprathorakal **below the thorax** unterhalb des Brustkorbs/Thorax (liegend), subthorakal
barrel-shaped thorax: Fassthorax *m*, fass-/tonnenför-

miger Thorax *m*

tho|ri|um ['θɔːrɪəm, 'θəʊ-] *noun*: Thorium *nt*

tho|ron ['θɔːrɑn, 'θəʊ-] *noun*: →*thorium emanation*

thor|ough ['θɜrəʊ, 'θʌrəʊ] *adj*: (*Untersuchung*) gründlich, sorgfältig, eingehend; (*Wissen*) umfassend

thought [θɔːt] *noun*: Gedanke *m*, Einfall *m*; Gedankengang *m*; Gedanken *pl*, Denken *nt* **without thought** ohne Bedenken

audible thoughts: Gedankenlautwerden *nt*

contrast thoughts: Kontrastgedanken *pl*

obsessional thoughts: Zwangsgedanken *pl*

THP *Abk.*: **1.** tetrahydropapaveroline **2.** thrombohemorrhagic phenomenon

THPA *Abk.*: tetrahydropteric acid

THPP *Abk.*: 2,4,6-trihydroxy-1-propiophenone

ThPP *Abk.*: thiamine pyrophosphate

THR *Abk.*: total hip replacement

Thr *Abk.*: threonine

thread [θred]: **I** *noun* **1.** Faden *m*, Faser *f*, Fiber *f* **2.** (Schrauben-)Gewinde *nt*, Gewindegang *m* **II** *vt* einfädeln; aufreihen, auffädeln (*on* auf)

Simonart's threads: Simonart-Bänder *pl*, amniotische Stränge *pl*

terminal meningeal thread: Filum terminale

terminal thread of spinal cord: Filum spinale

thread|ed ['θredɪd] *adj*: Gewinde-

thread|like ['θredlaɪk] *adj*: fadenförmig, -artig

thread|worm ['θredwɜrm] *noun*: **1.** Fadenwurm *m*, Strongyloides *m* **2.** Madenwurm *m*, Enterobius vermicularis, Oxyuris vermicularis

thread|y ['θrediː] *adj*: fadenförmig, faserig, faserartig, filiform

threat [θret] *noun*: Drohung *f* (*of* mit; *to* gegen); Bedrohung *f*, Gefahr *f* (*to* für) **pose/represent a threat to life** lebensbedrohlich sein

three [θriː]: **I** *noun* Drei *f* **II** *adj* drei

three-dimensional *adj*: dreidimensional

thre|o|nine ['θriːəniːn] *noun*: Threonin *nt*, α-Amino-β-hydroxybuttersäure *f*

thre|o|nyl ['θriːənɪl] *noun*: Threonyl-(Radikal *nt*)

thre|ose ['θriːəʊs] *noun*: Threose *f*

thresh|old ['θreʃəʊld, 'θreʃh-]: **I** *noun* Grenze *f*, Schwelle *f*, Limen *nt* **II** *adj* Schwellen-

absolute threshold: Absolutschwelle *f*, Reizschwelle *f*, Reizlimen *nt*

aerobic-anaerobic threshold: aerob-anaerobe Schwelle *f*

threshold of audibility: Hörbarkeitsschwelle *f*, Hörschwelle *f*

auditory threshold: Hörbarkeitsschwelle *f*, Hörschwelle *f*

awakening threshold: Weckschwelle *f*

threshold of consciousness: Bewusstseinsschwelle *f*

detection threshold: Wahrnehmungsschwelle *f*

differential threshold: Unterschiedsschwelle *f*

discomfort threshold: Unbehaglichkeitsschwelle *f*

discrimination threshold: Diskriminationsschwelle *f*

threshold of disturbance: Störungsschwelle *f*

flicker-fusion threshold: Flimmerfusionsfrequenz *f*, kritische Flimmerfrequenz *f*, critical flicker frequency *nt*

frequency-difference threshold: Frequenzunterschiedsschwelle *f*

galvanic threshold: Rheobase *f*

glucocorticoid threshold: Cushing-Schwelle *f*

glucose threshold: Glucoseschwelle *f*

hearing threshold: Hörschwelle *f*

intensity-difference threshold: Intensitätsunterschiedsschwelle *f*

odor threshold: Geruchsschwellen *pl*

threshold of pain: Schmerzgrenze *f*, -schwelle *f*

pain-tolerance threshold: Schmerztoleranzschwelle *f*

perception threshold: Wahrnehmungsschwelle *f*

recognition threshold: Erkennungsschwelle *f*

renal threshold: Nierenschwelle *f*, renale Schwelle *f*

sensitivity threshold: Absolutschwelle *f*, Reizschwelle *f*, Reizlimen *nt*

sensory threshold: sensorische Reizschwelle *f*

threshold of stapedius reflex: Stapediusreflexschwelle *f*

stimulus threshold: Reizschwelle *f*

tone intensity-difference threshold: Lüscher-Test *m*, Tonintensitätsunterschiedsschwelle *f*

two-point threshold: Zweipunktschwelle *f*

THRF *Abk.*: **1.** thyrotrophin releasing factor **2.** thyrotropin releasing factor

thrill [θrɪl] *noun*: **1.** Zittern *nt*, Erregung *m*; prickelndes Gefühl *nt* **2.** Beben *nt*, Schwirren *nt*, Vibration *f*

aneurysmal thrill: Aneurysmaschwirren *nt*

aortic thrill: Aortenschwirren *nt*

carotid thrill: Karotisschwirren *nt*

diastolic thrill: diastolisches Schwirren *nt*

hydatid thrill: Hydatidenschwirren *nt*

presystolic thrill: präsystolisches Schwirren *nt*

systolic thrill: systolisches Schwirren *nt*

thrive [θraɪv] *vi*: (**thrived; thrived**) (*Kind*) gedeihen (*on* mit, bei)

-thrix *suf.*: Haar, -thrix

throat [θrəʊt]: **I** *noun* **1.** Rachen *m*, Schlund *m*, Pharynx *m* **2.** Rachenenge *f*, Schlund *m*, Fauces *f*, Isthmus faucium **3.** Kehle *f*; Gurgel *f* **II** *adj* Hals-, Rachen-

croupous sore throat: Angina crouposa

epidemic streptococcal sore throat: Streptokokkenpharyngitis *f*, -angina

Fothergill's sore throat: Scarlatina anginosa

pseudomembranous sore throat: →*croupous sore throat*

septic sore throat: Streptokokkenpharyngitis *f*, Streptokokkenangina *f*

simple sore throat: Angina simplex, Angina catarrhalis simplex

sore throat: Halsentzündung *f*; Angina *f*

spotted sore throat: Kryptentonsillitis *f*, Angina follicularis

streptococcal sore throat: →*septic sore throat*

throat|y ['θrəʊtiː] *adj*: **1.** kehlig, guttural **2.** heiser, rauh

throb [θrɑb]: **I** *noun* Klopfen *nt*, Pochen *nt*, Hämmern *nt* **II** *vi* (heftig) klopfen, pochen, hämmern, pulsieren

heart throb: Herzschlag *m*

throb|bing ['θrɑbɪŋ]: **I** *noun* Klopfen *nt*, Pochen *nt* **II** *adj* (rhythmisch) schlagend *oder* klopfend, pochend, pulsierend, pulsatil

throe [θrəʊ] *noun*: **1.** heftiger Schmerz *m* **2.** (*gynäkol.*) Geburts-, Wehenschmerzen *pl*

thromb- *präf.*: Plättchen-, Thrombus-, Thromb(o)-

throm|ba|phe|re|sis [ˌθrɑmbəfəˈriːsɪs] *noun*: →*thrombocytapheresis*

throm|base ['θrɑmbeɪs] *noun*: →*thrombin*

throm|bas|the|ni|a [ˌθrɑmbæs'θiːnɪə] *noun*: →*Glanzmann's thrombasthenia*

Glanzmann's thrombasthenia: Glanzmann-Naegeli-Syndrom *nt*, Thrombasthenie *f*

hereditary haemorrhagic thrombasthenia: (*brit.*) →*Glanzmann's thrombasthenia*

hereditary hemorrhagic thrombasthenia: →*Glanzmann's thrombasthenia*

throm|bec|to|my [θrɑm'bektəmiː] *noun*: Thrombusentfernung *f*, Thrombektomie *f*

T

throm|be|las|to|gram [ˌθrɑmbɪ'læstəgræm] *noun*: Thrombelastogramm *nt*

throm|be|las|tog|ra|phy [θrɑmbˌɪlæs'tɑgrəfiː] *noun*: →*thromboelastography*

throm|em|bo|li|a [ˌθrɑmbem'bəʊlɪə] *noun*: →*thromboembolism*

throm|bin ['θrɑmbɪn] *noun*: Thrombin *nt*, Faktor IIa *m*

throm|bin|o|gen [θrɑm'bɪnədʒən] *noun*: Prothrombin *nt*, Faktor II *m*

throm|bin|o|gen|e|sis [ˌθrɑmbɪnə'dʒenəsɪs] *noun*: Thrombinbildung *f*

thrombo- *präf.*: Plättchen-, Thrombus-, Thromb(o)-

throm|bo|ag|glu|ti|na|tion [ˌθrɑmbəʊəˌgluːtə'neɪʃn] *noun*: Thrombagglutination *f*, Thrombozytenagglutination *f*

throm|bo|ag|glu|ti|nin [ˌθrɑmbəʊə'gluːtənɪn] *noun*: Plättchenagglutinin *nt*, Thromboagglutinin *nt*, Thrombozytenagglutinin *nt*

throm|bo|an|gi|i|tis [ˌθrɑmbəʊændʒɪ'aɪtɪs] *noun*: Thrombangiitis *f*, Thromboangiitis *f*

thromboangiitis obliterans: Winiwarter-Buerger-Krankheit *f*, Morbus Winiwarter-Buerger *m*, Endangiitis/Thrombangiitis/Thrombendangiitis obliterans

throm|bo|an|git|ic [θrɑmbəʊˌæn'dʒɪtɪk] *adj*: Gefäßwandentzündung/Thrombangiitis betreffend, thrombangiitisch, thromboangiitisch, thrombangitisch, thrombendangiitisch

throm|bo|an|gi|tis [θrɑmbəʊˌæn'dʒaɪtɪs] *noun*: Thrombangiitis *f*, Gefäßwandentzündung *f*, Thrombangitis *f*, Thromboangiitis *f*; Thrombendangiitis *f*

throm|bo|ar|ter|it|ic [ˌθrɑmbəʊˌɑːrtə'rɪtɪk] *adj*: Thromboarteriitis betreffend, thrombarteriitisch, thromboarteriitisch

throm|bo|ar|ter|i|tis [ˌθrɑmbəʊˌɑːrtə'raɪtɪs] *noun*: Entzündung *f* der Arterienwand, Thrombarteriitis *f*, Thromboarteriitis *f*

throm|bo|as|the|ni|a [ˌθrɑmbəʊæs'θiːnɪə] *noun*: →*Glanzmann's thrombasthenia*

throm|bo|blast ['θrɑmbəʊblæst] *noun*: Knochenmarksriesenzelle *f*, Megakaryozyt *m*

throm|boc|la|sis [θrɑm'bɑkləsɪs] *noun*: →*thrombolysis*

throm|bo|clas|tic [ˌθrɑmbəʊ'klæstɪk] *noun, adj*: →*thrombolytic*

throm|bo|cyt|a|phe|re|sis [θrɑmbəʊˌsaɪtəfə'riːsɪs] *noun*: Thrombopherese *f*, Thrombozytopherese *f*

throm|bo|cyte ['θrɑmbəʊsaɪt] *noun*: Blutplättchen *nt*, Plättchen *nt*, Thrombozyt *m*, Thrombocyt *m*

throm|bo|cy|thae|mi|a [ˌθrɑmbəʊsaɪ'θiːmiːə] *noun*: (*brit.*) →*thrombocythemia*

throm|bo|cy|the|mi|a [ˌθrɑmbəʊsaɪ'θiːmiːə] *noun*: permanente Erhöhung *f* der Thrombozytenzahl, Thrombozythämie *f*

essential thrombocythemia: →*hemorrhagic thrombocythemia*

haemorrhagic thrombocythemia: (*brit.*) →*hemorrhagic thrombocythemia*

hemorrhagic thrombocythemia: hämorrhagische Thrombozythämie *f*, essentielle/essenzielle Thrombozythämie *f*, Megakaryozytenleukämie *f*, megakaryozytäre Myelose *f*

idiopathic thrombocythemia: →*hemorrhagic thrombocythemia*

primary thrombocythemia: →*hemorrhagic thrombocythemia*

throm|bo|cyt|ic [ˌθrɑmbəʊ'sɪtɪk] *adj*: Thrombozyten betreffend, thrombozytär, Thrombozyten-

throm|bo|cy|tin [ˌθrɑmbəʊ'saɪtɪn] *noun*: Serotonin *nt*, 5-Hydroxytryptamin *nt*

throm|bo|cy|to|ly|sis [ˌθrɑmbəʊsaɪ'tɑlɪsɪs] *noun*: Plättchenauflösung *f*, Thrombozytenauflösung *f*, Thrombozytolyse *f*

throm|bo|cy|to|path|i|a [θrɑmbəʊˌsaɪtə'pæθɪə] *noun*: Thrombopathie *f*, Thrombozytopathie *f*

throm|bo|cy|to|path|ic [θrɑmbəʊˌsaɪtə'pæθɪk] *adj*: Thrombopathie betreffend, thrombopathisch, thrombozytopathisch

throm|bo|cy|top|a|thy [ˌθrɑmbəʊsaɪ'tɑpəθiː] *noun*: →*thrombocytopathia*

throm|bo|cy|to|pe|ni|a [θrɑmbəʊˌsaɪtə'piːnɪə] *noun*: verminderte Thrombozytenzahl *f*, Blutplättchenmangel *m*, Plättchenmangel *m*, Thrombopenie *f*, Thrombozytopenie *f*

essential thrombocytopenia: idiopathische thrombozytopenische Purpura *f*, essentielle/essenzielle Thrombozytopenie *f*, idiopathische Thrombozytopenie *f*, Morbus *m* Werlhof

HIV-associated thrombocytopenia: HIV-assoziierte Thrombozytopenie *f*

immune thrombocytopenia: Immunthrombozytopenie *f*

neonatal thrombocytopenia: Neugeborenenthrombopenie *f*

throm|bo|cy|to|pe|nic [ˌθrɑmbəʊˌsaɪtə'piːnɪk] *adj*: Thrombozytopenie betreffend, thrombozytopenisch, thrombopenisch

throm|bo|cy|to|poi|e|sis [ˌθrɑmbəʊˌsaɪtəpɔɪ'iːsɪs] *noun*: Thrombozytenbildung *f*, Thrombopoese *f*, Thrombozytopoese *f*

throm|bo|cy|to|poi|et|ic [ˌθrɑmbəʊˌsaɪtəpɔɪ'etɪk] *adj*: Thrombopoese betreffend *oder* stimulierend, thrombopoetisch, thrombozytopoetisch

throm|bo|cy|tor|rhex|is [θrɑmbəʊˌsaɪtə'reksɪs] *noun*: Thrombozytorrhexis *f*

throm|bo|cy|to|sis [ˌθrɑmbəʊsaɪ'təʊsɪs] *noun*: temporäre Erhöhung *f* der Thrombozytenzahl, Thrombozytose *f*

throm|bo|e|las|to|gram [ˌθrɑmbəʊɪ'læstəgræm] *noun*: Thrombelastogramm *nt*

throm|bo|e|las|tog|ra|phy [θrɑmbəʊˌɪlæs'tɑgrəfiː] *noun*: Thrombelastographie *f*, Thrombelastografie *f*

throm|bo|em|bo|lec|to|my [θrɑmbəʊˌembə'lektəmiː] *noun*: Thrombembolektomie *f*, Thromboembolektomie *f*

throm|bo|em|bo|li|a [ˌθrɑmbəʊem'bəʊlɪə] *noun*: →*thromboembolism*

throm|bo|em|bo|lism [θrɑmbəʊ'embəlɪzəm] *noun*: Thrombembolie *f*, Thromboembolie *f*

arterial thromboembolism: arterielle Thromboembolie *f*

venous thromboembolism: venöse Thromboembolie *f*

throm|bo|en|dar|ter|ec|to|my [ˌθrɑmbəʊenˌdɑːrtə'rektəmiː] *noun*: Thrombendarteriektomie *f*, Thromboendarteriektomie *f*

direct thromboendarterectomy: direkte Thrombendarteriektomie *f*

indirect thromboendarterectomy: indirekte Thrombendarteriektomie *f*

open thromboendarterectomy: offene Thrombendarteriektomie *f*

semiclosed thromboendarterectomy: halbgeschlossene Thrombendarteriektomie *f*

throm|bo|en|do|car|dit|ic [θrɑmbəʊˌendəʊkɑːr'dɪtɪk] *adj*: Thrombendokarditis betreffend, thrombendokarditisch, thromboendokarditisch

throm|bo|en|do|car|di|tis [θrɑmbəʊˌendəʊkɑːr'daɪtɪs] *noun*: Thrombendokarditis *f*, Thromboendokarditis *f*

throm|bo|gen ['θrɑmbəʊdʒən] *noun*: Prothrombin *nt*, Faktor II *m*
throm|bo|gene ['θrɑmbəʊdʒiːn] *noun*: Proakzelerin *nt*, Proaccelerin *nt*, Acceleratorglobulin *nt*, labiler Faktor *m*, Faktor V *m*
throm|bo|gen|e|sis [θrɑmbəʊ'dʒenəsɪs] *noun*: Thrombusbildung *f*, Thrombogenese *f*
throm|bo|gen|ic [θrɑmbəʊ'dʒenɪk] *adj*: die Thrombusbildung fördernd, thrombogen
β-throm|bo|glob|u|lin [ˌθrɑmbəʊ'glɑbjəlɪn] *noun*: β-Thromboglobulin *nt*
throm|boid ['θrɑmbɔɪd] *adj*: thrombusartig, thromboid
throm|bo|kin|ase [ˌθrɑmbəʊ'kaɪneɪz] *noun*: Thrombokinase *f*, -plastin *nt*, Prothrombinaktivator *m*
throm|bo|ki|net|ics [ˌθrɑmbəʊkaɪ'netɪks] *plural*: Thrombokinetik *f*
throm|bo|lym|phan|git|ic [ˌθrɑmbəʊˌlɪmfæn'dʒɪtɪk] *adj*: Thrombolymphangitis betreffend, thrombolymphangitisch
throm|bo|lym|phan|gi|tis [ˌθrɑmbəʊˌlɪmfæn'dʒaɪtɪs] *noun*: Thrombolymphangitis *f*
throm|bo|ly|sis [θrɑm'bɑlɪsɪs] *noun*: Thrombusauflösung *f*, Thrombolyse *f*
coronary thrombolysis: koronare Thrombolyse *f*
throm|bo|lyt|ic [ˌθrɑmbəʊ'lɪtɪk]: **I** *noun* thrombolytische Substanz *f*, Thrombolytikum *nt* **II** *adj* Thrombolyse betreffend *oder* fördernd, thrombolytisch
throm|bo|mod|u|lin [ˌθrɑmbəʊ'mɑdjəlɪn] *noun*: Thrombomodulin *nt*
throm|bo|path|ia [ˌθrɑmbəʊ'pæθɪə] *noun*: →*thrombopathy*
throm|bo|path|ic [ˌθrɑmbəʊ'pæθɪk] *adj*: Thrombopathie betreffend, thrombopathisch, thrombozytopathisch
throm|bop|a|thy [θrɑm'bɑpəθiː] *noun*: Thrombopathie *f*, Thrombozytopathie *f*
constitutional thrombopathy: **1.** Willebrand-Jürgens-Syndrom *nt*, von Willebrand-Jürgens-Syndrom *nt*, konstitutionelle Thrombopathie *f*, hereditäre Pseudohämophilie *f*, vaskuläre Pseudohämophilie *f*, Angiohämophilie *f* **2.** Glanzmann-Naegeli-Syndrom *nt*, Thrombasthenie *f*
throm|bo|pen|ia [ˌθrɑmbəʊ'piːnɪə] *noun*: →*thrombocytopenia*
throm|bo|pe|nic [ˌθrɑmbəʊ'piːnɪk] *adj*: Thrombozytopenie betreffend, thrombozytopenisch, thrombopenisch
throm|bo|pe|ny ['θrɑmbəʊpiːniː] *noun*: →*thrombocytopenia*
throm|bo|phil|i|a [ˌθrɑmbəʊ'fɪlɪə] *noun*: Thromboseneigung *f*, Thrombophilie *f*
idiopathic thrombophilia: essentielle Thrombophilie *f*, Nygaard-Brown-Syndrom *nt*
throm|bo|phil|ic [ˌθrɑmbəʊ'fɪlɪk] *adj*: Thrombophilie betreffend, zur Thrombose neigend, thrombophil
throm|bo|phle|bit|ic [ˌθrɑmbəʊflə'bɪtɪk] *adj*: Thrombophlebitis betreffend, thrombophlebitisch
throm|bo|phle|bi|tis [ˌθrɑmbəʊflə'baɪtɪs] *noun*: **1.** Thrombophlebitis *f* **2.** blande nicht-eitrige Venenthrombose *f*, nicht-eitrige Thrombose *f*
thrombophlebitis migrans: Thrombophlebitis migrans
thrombophlebitis saltans: Thrombophlebitis saltans
spinal thrombophlebitis: spinale Varikose *f*, Varicosis spinalis
throm|bo|plas|tic [ˌθrɑmbəʊ'plæstɪk] *adj*: eine Thrombusbildung auslösend *oder* fördernd, thromboplastisch
throm|bo|plas|tid [ˌθrɑmbəʊ'plæstɪd] *noun*: →*thrombocyte*
throm|bo|plas|tin [ˌθrɑmbəʊ'plæstɪn] *noun*: →*thrombokinase*
tissue thromboplastin: Gewebsfaktor *m*, -thromboplastin *nt*, Faktor III *m*
throm|bo|plas|tin|o|gen [ˌθrɑmbəʊplæs'tɪnədʒən] *noun*: antihämophiles Globulin *nt*, Antihämophiliefaktor *m*, Faktor VIII *m*
throm|bo|poi|e|sis [ˌθrɑmbəʊpɔɪ'iːsɪs] *noun*: **1.** →*thrombogenesis* **2.** →*thrombocytopoiesis*
throm|bo|poi|et|in [ˌθrɑmbəʊpɔɪ'etɪn] *noun*: Thrombopoetin *nt*, Thrombopoietin *nt*
throm|bosed ['θrɑmbəʊst] *adj*: **1.** geronnen, koaguliert **2.** von Thrombose betroffen, thrombosiert
throm|bo|sin ['θrɑmbəsɪn] *noun*: →*thrombin*
throm|bo|si|nu|sit|ic [ˌθrɑmbəʊˌsaɪnə'sɪtɪk] *adj*: Thrombosinusitis betreffend, thrombosinusitisch
throm|bo|si|nu|si|tis [ˌθrɑmbəʊˌsaɪnə'saɪtɪs] *noun*: Hirnsinusthrombose *f*, Thrombosinusitis *f*
throm|bo|sis [θrɑm'bəʊsɪs] *noun, plural* **-ses** [θrɑm'bəʊsiːz]: Blutpfropfbildung *f*, Thrombusbildung *f*, Thrombose *f*
appositional thrombosis: Appositionsthrombose *f*
axillary vein thrombosis: Achselvenenthrombose *f*, Paget-Schroetter-Syndrom *nt*, Schroetter-Syndrom *nt*
basilar artery thrombosis: Arteria-basilaris-Thrombose *f*, Basilaristhrombose *f*
cardiac thrombosis: Herzthrombose *f*
cavernous sinus thrombosis: Sinus-cavernosus-Thrombose *f*
coronary thrombosis: Koronarthrombose *f*, Koronararterienthrombose *f*
deep vein thrombosis: tiefe Venenthrombose *f*
deep venous thrombosis of the leg: tiefe Beinvenenthrombose *f*
effort thrombosis: Effort-Thrombose *f*, thrombose par l'effort *m*
effort-induced thrombosis: →*effort thrombosis*
femoral vein thrombosis: Thrombose *f* der Vena femoralis
haemorrhoidal thrombosis: (*brit.*) →*hemorrhoidal thrombosis*
hemorrhoidal thrombosis: Hämorrhoidenthrombose *f*, Hämorrhoidenthrombosierung *f*
iliac vein thrombosis: Thrombose *f* der Vena iliaca interna
inferior dental vessel thrombosis: Thrombose *f* von Unterkiefergefäßen
ligation thrombosis: Ligaturthrombus *m*
mesenteric arterial thrombosis: Mesenterialarterienthrombose *f*
mesenteric vascular thrombosis: Mesenterialgefäßthrombose *f*
otogenic sinus thrombosis: otogene Sinusthrombose *f*
pelvic venous thrombosis: Beckenvenenthrombose *f*
perianal thrombosis: perianale Thrombose *f*
portal vein thrombosis: Pfortaderthrombose *f*
propagating thrombosis: Pfropfthrombose *f*
thrombosis prophylaxis: Thromboseprophylaxe *f*
renal artery thrombosis: Nierenarterienthrombose *f*
renal vein thrombosis: Nierenvenenthrombose *f*
sinus thrombosis: Sinusthrombose *f*
splenic vein thrombosis: Milzvenenthrombose *f*
stagnant thrombosis: Stagnationsthrombose *f*
superior sagittal sinus thrombosis: Sinus-sagittalis-superior-Thrombose *f*
thrombosis of the renal vein: Nierenvenenthrombose *f*
transverse sinus thrombosis: Sinus-transversus-

Thrombose *f*
ulnar artery thrombosis: Ulnaristhrombose *f*
venous thrombosis: Venenthrombose *f*; Phlebothrombose *f*
throm|bo|spon|din [ˌθrɑmbəʊ'spɑndɪn] *noun*: Thrombospondin *nt*
throm|bos|ta|sis [θrɑm'bɑstəsɪs] *noun*: Thrombostase *f*
throm|bo|sthe|nin [ˌθrɑmbəʊ'sθiːnɪn] *noun*: Thrombosthenin *nt*
throm|bo|test ['θrɑmbəʊtest] *noun*: Thrombotest *m*
throm|bot|ic [θrɑm'bɑtɪk] *adj*: Thrombose betreffend, thrombotisch
coronary thrombotic: koronarthrombotisch
thrombotic-thrombocytopenic *adj*: thrombotisch-thrombozytopenisch
throm|bo|to|nin [ˌθrɑmbəʊ'təʊnɪn] *noun*: Serotonin *nt*, 5-Hydroxytryptamin *nt*
throm|bo|ul|cer|a|tive [ˌθrɑmbəʊ'ʌlsəreɪtɪv] *adj*: thromboulzerös
throm|box|ane [θrɑm'bɑkseɪn] *noun*: Thromboxan *nt*
thromboxane A_2: Thromboxan A_2
throm|bo|zyme ['θrɑmbəzaɪm] *noun*: →*thrombokinase*
throm|bus ['θrɑmbəs] *noun, plural* **-bi** ['θrɑmbaɪ]: Blutpfropf *m*, Thrombus *m*
agglutinative thrombus: hyaliner Thrombus *m*
arterial thrombus: arterieller Thrombus *m*, Arterienthrombus *m*
atrial thrombus: Vorhofthrombus *m*
ball thrombus: Kugelthrombus *m*
bile thrombi: Gallenzylinder *pl*, -thromben *pl*
blood plate thrombus: →*blood platelet thrombus*
blood platelet thrombus: Plättchenthrombus *m*, Thrombozytenthrombus *m*
calcified thrombus: Phlebolith *m*
chicken fat thrombus: Speckhautgerinnsel *nt*
coagulation thrombus: Gerinnungsthrombus *m*, Schwanzthrombus *m*, roter Thrombus *m*
conglutination-agglutination thrombus: →*plain thrombus*
currant jelly thrombus: Kruorgerinnsel *nt*, Cruor sanguinis
endocardial thrombus: Endokardialthrombus *m*
fibrin thrombus: Fibrinthrombus *m*
fibrin-platelet thrombus: Fibrin-Plättchenthrombus *m*
hyaline thrombus: hyaliner Thrombus *m*
infective thrombus: infektiöser Thrombus *m*
laminated thrombus: Abscheidungsthrombus *m*
mixed thrombus: Abscheidungsthrombus *m*
mural thrombus: Parietalthrombus *m*
organized thrombus: organisierter Thrombus *m*
organizing thrombus: Thrombus *m* in Organisation
pale thrombus: →*plain thrombus*
parietal thrombus: parietaler/wandständiger Thrombus *m*, Parietalthrombus *m*
plain thrombus: Abscheidungsthrombus *m*, Konglutinationsthrombus *m*, weißer Thrombus *m*, grauer Thrombus *m*
plate thrombus: Plättchenthrombus *m*, Thrombozytenthrombus *m*
platelet thrombus: →*plate thrombus*
postmortem thrombus: Post-mortem-Thrombus *m*
red thrombus: roter Thrombus *m*, Gerinnungsthrombus *m*, Schwanzthrombus *m*
stagnant thrombus: Stagnationsthrombus *m*
white thrombus: →*plain thrombus*
through|put ['θruːpʊt] *noun*: Durchsatz *m*, Anzahl *f* der behandelten Patienten
thrush [θrʌʃ] *noun*: **1.** Mundsoor *m*, Candidose *f* der Mundschleimhaut **2.** →*vaginal thrush*
vaginal thrush: vaginaler Soor *m*, Soorkolpitis *f*
THS *Abk.*: tetrahydro-11-deoxycorticosterone
THTH *Abk.*: **1.** thyrotrophic hormone **2.** thyrotropic hormone
thu|ja ['θuːdzə] *noun*: abendländischer Lebensbaum *m*, Thuja (occidentalis) *f*
thu|jone ['θuːdzəʊn] *noun*: Thujon *nt*
thu|li|um ['θuːlɪəm] *noun*: Thulium *nt*
thumb [θʌm] *noun*: Daumen *m*; (*anatom.*) Pollex *m*
gamekeeper's thumb: Skidaumen *m*
skier's thumb: Skidaumen *m*
trigger thumb: schnellender/schnappender Daumen *m*
thumb|nail ['θʌmneɪl] *noun*: Daumennagel *m*
thumb|stall ['θʌmstɔːl] *noun*: Däumling *m*, Daumenkappe *f*, -schützer *m*
thumb-sucker *noun*: Daumenlutscher *m*
thump|ing ['θʌmpɪŋ] *adj*: klopfend, pochend
THX *Abk.*: thymus extract
Thx *Abk.*: thyroxine
Thy *Abk.*: thymine
thy|la|koid ['θaɪləkɔɪd] *noun*: Thylakoid(e *f*) *nt*
thym- *präf.*: Thymus-, Thym(o)-; Gemüts-, Thym(o)-
thyme [taɪm] *noun*: **1.** Thymian *nt*, Thymus vulgaris **2.** Thymi herba
wild thyme: **1.** Quendel *m*, Feldthymian *m*, Thymus serpyllum **2.** Quendelkraut *nt*, Serpylli herba
thy|mec|to|mize [θaɪ'mektəmaɪz] *vt*: den Thymus entfernen, eine Thymektomie durchführen, thymektomieren
thy|mec|to|my [θaɪ'mektəmiː] *noun*: Thymusentfernung *f*, Thymektomie *f*
thym|i|an ['θɪmɪən, 'tɪmɪən] *noun*: →*thyme*
thy|mic [θaɪmɪk] *adj*: Thymus betreffend, Thym(o)-, Thymus-
thym|ic [taɪmɪk] *adj*: Thymian-
thy|mi|co|lym|phat|ic [ˌθaɪmɪkəʊlɪm'fætɪk] *adj*: Thymus und lymphatisches System betreffend, thymikolymphatisch
thy|mi|dine ['θaɪmədiːn, -dɪn] *noun*: **1.** Thymidin *nt* **2.** Desoxythymidin *nt*
thymidine monophosphate: Thymidinmonophosphat *nt*, Thymidylsäure *f*
thy|mi|dyl|ate [ˌθaɪmə'dɪleɪt] *noun*: Thymidylat *nt*
thy|min ['θaɪmɪn] *noun*: →*thymopoietin*
thy|mine ['θaɪmiːn, -mɪn] *noun*: Thymin *nt*, 5-Methyluracil *nt*
thy|mi|on ['θaɪmɪɑn] *noun*: Warze *f*
thy|mi|o|sis [θaɪmɪ'əʊsɪs] *noun*: Frambösie *f*, Pian *f*, Parangi *f*, Yaws *f*, Framboesia tropica
thy|mit|ic [θaɪ'mɪtɪk] *adj*: Thymitis betreffend, thymitisch
thy|mi|tis [θaɪ'maɪtɪs] *noun*: Thymusentzündung *f*, Thymitis *f*
thymo- *präf.*: **1.** Thymus-, Thym(o)- **2.** Gemüts-, Thym(o)-
thy|mo|cyte ['θaɪməsaɪt] *noun*: Thymozyt *m*
thy|mo|gen|ic [ˌθaɪmə'dʒenɪk] *adj*: psychisch/seelisch bedingt, in der Psyche begründet; oft gleichgesetzt mit hysterisch, psychogen
thy|mo|ki|net|ic [ˌθaɪməkɪ'netɪk] *adj*: den Thymus anregend, thymokinetisch
thy|mol ['θaɪmɔl, -məʊl] *noun*: Thymol *nt*, Thymiankampfer *m*, Thymiansäure *f*, 2-Isopropyl-5-methylphenol *nt*
thy|mo|lep|tic [ˌθaɪmə'leptɪk]: **I** *noun* (*pharmakol.*) Thymoleptikum *nt* **II** *adj* stimmungshebend, stimmungs-

T

aufhellend, thymoleptisch
thy|mo|lize [ˈθaɪməlaɪz] *vt*: mit Thymol behandeln
thy|mol|phthal|ein [ˌθaɪmɔlˈ(f)θæliːn, -liːɪn] *noun*: Thymolphthalein *nt*
thy|mo|ma [θaɪˈməʊmə] *noun*: Thymusgeschwulst *f*, Thymustumor *m*, Thymom *nt*
epithelial thymomas: epitheliale Thymome *pl*
lymphoid thymomas: mesenchymale Thymome *pl*
malignant thymoma: Thymuskarzinom *nt*
thy|mop|a|thy [θaɪˈmɑpəθiː] *noun*: Thymuserkrankung *f*, Thymopathie *f*
thy|mo|poi|e|tin [ˌθaɪməˈpɔɪətɪn] *noun*: Thymopoetin *nt*, Thymopoietin *nt*, Thymin *nt*
thy|mo|pri|val [ˌθaɪməˈpraɪvl] *adj*: →*thymoprivic*
thy|mo|priv|ic [θaɪməˈprɪvɪk] *adj*: durch Thymusatrophie *oder* Thymusresektion bedingt, thymopriv
thy|mop|ri|vous [θaɪˈmɑprɪvəs] *adj*: →*thymoprivic*
thy|mo|sin [ˈθaɪməsɪn] *noun*: Thymosin *nt*
thy|mo|tox|in [θaɪməˈtɑksɪn] *noun*: Thymotoxin *nt*
thy|mo|troph|ic [θaɪməˈtrɑfɪk] *adj*: den Thymus beeinflussend, thymotroph
thy|mus [ˈθaɪməs] *noun, plural* **-mus|es, -mi** [-maɪ]: Thymus *m*
annular thymus: Thymus anularis
persistent thymus: persistierender Thymus *m*, Thymuspersistenz *f*
thymus-dependent *adj*: thymusabhängig
thy|mus|ec|to|my [ˌθaɪməsˈektəmiː] *noun*: →*thymectomy*
thymus-independent *adj*: thymusunabhängig
thyr- *präf.*: →*thyro-*
thy|ra|tron [ˈθaɪrətrɑn] *noun*: Thyratron *nt*, Stromtor *nt*
thyro- *präf.*: Schilddrüsen-, Thyre(o)-, Thyr(o)-
thy|ro|ad|e|ni|tis [ˌθaɪrəʊˌædɪˈnaɪtɪs] *noun*: →*thyroiditis*
thy|ro|a|pla|sia [ˌθaɪrəʊəˈpleɪʒ(ɪ)ə] *noun*: Schilddrüsenaplasie *f*, Thyreoaplasia *f*; Athyrie *f*
thy|ro|ar|y|te|noid [ˌθaɪrəʊˌærɪˈtiːnɔɪd] *adj*: Schilddrüse und Aryknorpel betreffend, thyreoarytänoid
thy|ro|cal|ci|to|nin [ˌθaɪrəʊˌkælsɪˈtəʊnɪn] *noun*: (Thyreo-)Calcitonin *nt*, Kalzitonin *nt*
thy|ro|car|di|ac [ˌθaɪrəʊˈkɑːrdɪæk] *adj*: Herz und Schilddrüse betreffend, thyreokardial
thy|ro|cele [ˈθaɪrəʊsiːl] *noun*: **1.** Schilddrüsentumor *m*, Schilddrüsenvergrößerung *f*, Thyrozele *f* **2.** Kropf *m*, Struma *f*
thy|ro|chon|drot|o|my [ˌθaɪrəʊkɑnˈdrɑtəmiː] *noun*: Thyreochondrotomie *f*, Thyreotomie *f*, Schildknorpelspaltung *f*
thy|ro|col|loid [ˌθaɪrəʊˈkɑlɔɪd] *noun*: Schilddrüsenkolloid *nt*
thy|ro|cri|cot|o|my [ˌθaɪrəʊkraɪˈkɑtəmiː] *noun*: Thyreokrikotomie *f*
thy|ro|ep|i|glot|tic [ˌθaɪrəʊepɪˈglɑtɪk] *adj*: Schilddrüse und Kehldeckel betreffend, thyreoepiglottisch, thyroepiglottisch
thy|ro|fis|sure [ˌθaɪrəʊˈfɪʃər] *noun*: Laryngofissur *f*
thy|ro|gen|ic [ˌθaɪrəʊˈdʒenɪk] *adj*: →*thyrogenous*
thy|rog|e|nous [θaɪˈrɑdʒənəs] *adj*: von der Schilddrüse ausgehend, durch Schilddrüsenhormone verursacht, thyreogen
thy|ro|glob|u|lin [ˌθaɪrəʊˈglɑbjəlɪn] *noun*: Thyreoglobulin *nt*
thy|ro|hy|al [ˌθaɪrəʊˈhaɪəl]: **I** *noun* Cornu majus ossis hyoidei **II** *adj* →*thyrohyoid*
thy|ro|hy|oid [ˌθaɪrəʊˈhaɪɔɪd] *adj*: Schilddrüse *oder* Schildknorpel und Zungenbein betreffend, thyreohyoid, thyrohyoid
thy|roid [ˈθaɪrɔɪd]: **I** *noun* Schilddrüse *f*, Thyroidea *f*, Thyreoidea *f*, Glandula thyroidea **II** *adj* **1.** schildförmig, Schild- **2.** Schilddrüse *oder* Schildknorpel betreffend, Schilddrüsen-, Thyro-, Thyreo-
accessory thyroid: akzessorische Schilddrüse *f*, Glandula thyroidea accessoria
lingual thyroid: Zungengrundschilddrüse *f*
thy|roi|dea [θaɪˈrɔɪdɪə] *noun*: →*thyroid I*
thy|roid|ec|to|mize [ˌθaɪrɔɪˈdektəmaɪz] *vt*: die Schilddrüse entfernen, eine Thyreoidektomie durchführen, thyreoidektomieren
thy|roid|ec|to|my [ˌθaɪrɔɪˈdektəmiː] *noun*: Thyreoidektomie *f*
thy|roid|it|ic [ˌθaɪrɔɪˈdɪtɪk] *adj*: Schilddrüsenentzündung/Thyroiditis betreffend, thyreoiditisch, thyroiditisch
thy|roid|i|tis [ˌθaɪrɔɪˈdaɪtɪs] *noun*: Schilddrüsenentzündung *f*, Thyroiditis *f*, Thyreoiditis *f*
autoimmune thyroiditis: **1.** Autoimmunthyroiditis *f*, Immunthyroiditis *f*, Autoimmunthyreoiditis *f*, Immunthyreoiditis *f* **2.** →*Hashimoto thyroiditis*
chronic thyroiditis: eisenharte Struma Riedel *f*, Riedel-Struma *f*, chronische hypertrophische Thyreoiditis *f*
chronic fibrous thyroiditis: →*chronic thyroiditis*
chronic lymphadenoid thyroiditis: →*Hashimoto thyroiditis*
chronic lymphocytic thyroiditis: →*Hashimoto thyroiditis*
de Quervain's thyroiditis: de Quervain-Thyreoiditis *f*, subakute nicht-eitrige Thyreoiditis *f*, granulomatöse Thyreoiditis *f*, Riesenzellthyreoiditis *f*
giant cell thyroiditis: →*de Quervain's thyroiditis*
giant follicular thyroiditis: →*de Quervain's thyroiditis*
granulomatous thyroiditis: →*de Quervain's thyroiditis*
Hashimoto thyroiditis: Hashimoto-Thyreoiditis *f*, Struma lymphomatosa
immune thyroiditis: →*Hashimoto thyroiditis*
invasive thyroiditis: →*chronic thyroiditis*
iron-hard thyroiditis: →*chronic thyroiditis*
ligneous thyroiditis: →*chronic thyroiditis*
lymphocytic thyroiditis: →*Hashimoto thyroiditis*
lymphoid thyroiditis: →*Hashimoto thyroiditis*
postpartal thyroiditis: Post-partum-Thyreoiditis *f*
pseudotuberculous thyroiditis: →*de Quervain's thyroiditis*
Riedel's thyroiditis: →*chronic thyroiditis*
subacute granulomatous thyroiditis: →*de Quervain's thyroiditis*
tuberculous thyroiditis: Schilddrüsentuberkulose *f*
woody thyroiditis: →*chronic thyroiditis*
thy|roid|o|ther|a|py [θaɪˌrɔɪdəʊˈθerəpiː] *noun*: →*thyrotherapy*
thy|roid|ot|o|my [ˌθaɪrɔɪˈdɑtəmiː] *noun*: Laryngofissur *f*, Thyreochondrotomie *f*, Thyreotomie *f*
thy|ro|in|tox|i|ca|tion [ˌθaɪrəʊɪnˌtɑksəˈkeɪʃn] *noun*: Hyperthyreose *f*, Thyreotoxikose *f*
thy|ro|lib|e|rin [ˌθaɪrəʊˈlɪbərɪn] *noun*: Thyroliberin *nt*, Thyreotropin-releasing-Faktor *m*, Thyreotropin-releasing-Hormon *nt*
thy|ro|lyt|ic [ˌθaɪrəʊˈlɪtɪk] *adj*: Schilddrüsengewebe zerstörend, thyreolytisch
thy|ro|meg|a|ly [ˌθaɪrəʊˈmegəliː] *noun*: Schilddrüsenvergrößerung *f*
thy|ro|nine [ˈθaɪrəʊniːn, -nɪn] *noun*: Thyronin *nt*
thyro-oxyindole *noun*: →*thyroxin*
thy|ro|par|a|thy|roid|ec|to|my [ˌθaɪrəʊˌpærəˌθaɪrɔɪˈdektəmiː] *noun*: Entfernung *f* von Schilddrüse und Nebenschilddrüsen, Thyreoparathyreoidektomie *f*, Thyropa-

rathyroidektomie *f*
thy|ro|par|a|thy|ro|priv|ic [ˌθaɪrəʊˌpærəˌθaɪrə'prɪvɪk] *adj*: durch ein Fehlen von Schilddrüse und Nebenschilddrüsen bedingt, thyreoparathyreopriv
thy|rop|a|thy [θaɪ'rɑpəθiː] *noun*: Schilddrüsenerkrankung *f*, Thyreopathie *f*
thy|ro|plas|ty ['θaɪrəʊˌplæstiː] *noun*: Thyreoplastik *f*
thy|ro|pri|val [ˌθaɪrəʊ'praɪvl] *adj*: durch Schilddrüsenausfall *oder* -entfernung bedingt, thyreopriv
thy|ro|priv|ia [ˌθaɪrəʊ'prɪvɪə] *noun*: Unterfunktion *f* der Schilddrüse, Hypothyreose *f*
thy|ro|priv|ic [ˌθaɪrəʊ'prɪvɪk] *adj*: →*thyroprival*
thy|rop|ri|vous [θaɪ'rɑprɪvəs] *adj*: →*thyroprival*
thy|ro|pro|tein [ˌθaɪrə'prəʊtiːn, -tiːɪn] *noun*: →*thyroglobulin*
thy|rop|to|sis [θaɪrɑp'təʊsɪs] *noun*: Schilddrüsensenkung *f*, Thyroptose *f*, Thyreoptose *f*
thy|ro|ther|a|py [ˌθaɪrə'θerəpiː] *noun*: Behandlung *f* mit Schilddrüsenextrakt
thy|ro|tome ['θaɪrətəʊm] *noun*: Thyreotom *nt*
thy|rot|o|my [θaɪ'rɑtəmiː] *noun*: **1.** Schildknorpelspaltung *f*, Thyreochondrotomie *f*, Thyreotomie *f* **2.** Laryngofissur *f* **3.** Schilddrüsenbiopsie *f*
thy|ro|tox|ae|mia [ˌθaɪrətɑk'siːmiːə] *noun*: (*brit.*) →*thyrotoxemia*
thy|ro|tox|e|mia [ˌθaɪrətɑk'siːmiːə] *noun*: →*thyrotoxicosis*
thy|ro|tox|ic [ˌθaɪrəʊ'tɑksɪk] *adj*: durch eine Schilddrüsenüberfunktion bedingt, thyreotoxisch
thy|ro|tox|i|co|sis [ˌθaɪrəʊˌtɑksɪ'kəʊsɪs] *noun*: Schilddrüsenüberfunktion *f*, Thyreotoxikose *f*; Hyperthyreose *f*
thy|ro|tox|in [ˌθaɪrə'tɑksɪn] *noun*: Thyrotoxin *nt*
thy|ro|trope ['θaɪrətrəʊp] *noun*: →*thyrotroph*
thy|ro|troph ['θaɪrətrəʊf] *noun*: thyrotrope Zelle *f*, thyreotrope Zelle *f*
thy|ro|troph|ic [ˌθaɪrəʊ'trɑfɪk] *adj*: die Schilddrüse(nfunktion) beeinflussend, thyreotrop, thyrotrop
thy|ro|tro|phin [ˌθaɪrəʊ'trəʊfɪn, θaɪ'rɑtrəfɪn] *noun*: →*thyrotropin*
thy|ro|trop|ic [ˌθaɪrəʊ'trɑpɪk] *adj*: die Schilddrüse(nfunktion) beeinflussend, thyreotrop, thyrotrop
thy|ro|tro|pin [ˌθaɪrəʊ'trəʊpɪn, θaɪ'rɑtrəpɪn] *noun*: Thyreotropin *nt*, Thyrotropin *nt*, thyreotropes Hormon *nt*
human chorionic thyrotropin: humanes Chorionthyreotropin *nt*
thy|rox|in [θaɪ'rɑksɪn] *noun*: Thyroxin *nt*, Tetrajodthyronin *nt*, Tetraiodthyronin *nt*
total thyroxin: Gesamtthyroxin *nt*
thy|rox|ine [θaɪ'rɑksiːn, -sɪn] *noun*: →*thyroxin*
thy|rox|in|ic [ˌθaɪrɑk'sɪnɪk] *adj*: Thyroxin betreffend, Thyroxin-
thyr|sus ['θɪrsəs] *noun*: (männliches) Glied *nt*, Penis *m*, Phallus *m*, Membrum virile
TI *Abk.*: **1.** inspiration time **2.** inversion time **3.** test impulse **4.** therapeutic index **5.** thymus independent **6.** trachomatous inflammation **7.** transformation index **8.** tricuspid incompetence **9.** tricuspid insufficiency **10.** trypsin inhibitors
Ti *Abk.*: titanium
TIA *Abk.*: **1.** transient ischemic attack **2.** turbidimetric immunoassay
TIBC *Abk.*: total iron-binding capacity
tib|ia ['tɪbɪə] *noun*, *plural* **-as, -ae** [-bɪˌiː]: Schienbein *nt*, Tibia *f*
fractured tibia: Schienbeinbruch *m*, Schienbeinfraktur *f*, Tibiafraktur *f*
tib|i|al ['tɪbɪəl] *adj*: Schienbein/Tibia betreffend, tibial
tib|i|al|gia [tɪbɪ'ældʒ(ɪ)ə] *noun*: Schienbein-, Tibiaschmerz *m*
tibio- *präf.*: Schienbein-, Tibia-, Tibio-
tib|i|o|cal|ca|ne|al [ˌtɪbɪəʊkæl'keɪnɪəl] *adj*: Tibia und Fersenbein/Kalkaneus betreffend, tibiokalkanear, kalkaneotibial
tib|i|o|cal|ca|ne|an [ˌtɪbɪəʊkæl'keɪnɪən] *adj*: →*tibiocalcaneal*
tib|i|o|fem|or|al [ˌtɪbɪəʊ'femərəl] *adj*: Schienbein/Tibia und Femur betreffend, tibiofemoral, femorotibial
tib|i|o|fib|u|lar [ˌtɪbɪəʊ'fɪbjələr] *adj*: Schienbein/Tibia und Wadenbein/Fibula betreffend, tibiofibular, fibulotibial, peroneotibial
tib|i|o|na|vic|u|lar [ˌtɪbɪəʊnə'vɪkjələr] *adj*: Schienbein/Tibia und Kahnbein/Os naviculare betreffend, tibionavikular
tib|i|o|per|o|ne|al [ˌtɪbɪəʊperə'niːəl] *adj*: Schienbein/Tibia und Wadenbein/Fibula betreffend, tibiofibular, fibulotibial, peroneotibial
tib|i|o|scaph|oid [ˌtɪbɪəʊ'skæfɔɪd] *adj*: Schienbein/Tibia und Kahnbein/Os naviculare betreffend, tibionavikular
tib|i|o|tar|sal [ˌtɪbɪəʊ'tɑːrsl] *adj*: Schienbein/Tibia und Fußwurzel/Tarsus betreffend, tibiotarsal
tic [tɪk] *noun*: Tic *m*, Tick *m*, (nervöses) Zucken *nt*; Muskelzucken *nt*, Gesichtszucken *nt*
convulsive tic: →*facial tic*
tic de Guinon: Gilles-de-la-Tourette-Syndrom *nt*, Tourette-Syndrom *nt*, Maladie des tics, Tic impulsif
tic douloureux: Trigeminusneuralgie *f*
facial tic: Bell-Spasmus *m*, Fazialiskrampf *m*, Fazialis-Tic *m*, Gesichtszucken *nt*, mimischer Gesichtskrampf *m*, Tic convulsif/facial
mimic tic: →*facial tic*
rotatory tic: Drehkrampf *m*, Spasmus rotatorius
saltatory tic: Bamberger-Krankheit *f*, saltatorischer Reflexkrampf *m*
ti|car|cil|lin [taɪkɑːr'sɪlɪn] *noun*: Ticarcillin *nt*
TICAS *Abk.*: taxonomic intracellular analytic system
tick [tɪk] *noun*: Zecke *f*
adobe tick: Argas persicus
African red tick: Rhipicephalus everti
African relapsing fever tick: Ornithodorus moubata
American dog tick: Dermacentor variabilis
American wood tick: →*American dog tick*
bandicoot tick: Haemaphysalis humerosa
beady-legged winter horse tick: Margaropus winthemi
black-legged tick: Ixodes scapularis
black pitted tick: Rhipicephalus simus
bont tick: Amblyomma hebraeum
British dog tick: **1.** Ixodes canisaga **2.** Rhipicephalus sanguineus
brown dog tick: Rhipicephalus sanguineus
California black-legged tick: Ixodes pacificus
castor bean tick: Holzbock *m*, Ixodes ricinus
cattle tick: Rinderzecke *f*, Boophilus annulatus
dog tick: **1.** Hundezecke *f*, Haemaphysalis leachi **2.** →*American dog tick* **3.** →*British dog tick*
ear tick: Otobius megnini
fowl tick: Argas persicus
Gulf Coast tick: Amblyomma maculatum
hard ticks: Schildzecken *pl*, Haftzecken *pl*, Holzböcke *pl*, Ixodidae *pl*
hard-bodied ticks: →*hard ticks*
horse tick: Dermacentor albipictus
Kenya tick: Rhipicephalus appendiculatus
Lone-Star tick: Amblyomma americanum

T

miana tick: Argas persicus
mountain wood tick: Holzzecke *f*, Dermacentor andersoni
Pacific coast dog tick: Dermacentor occidentalis
pajaroello tick: Ornithodoros coriaceus
paralysis tick: Ixodes pilosus
Persian tick: Argas persicus
pigeon tick: Taubenzecke *f*, Argas reflexus
rabbit tick: Haemaphysalis leporis-palustris
Rocky Mountain spotted fever tick: Holzzecke *f*, Dermacentor andersoni
Rocky Mountain wood tick: Holzzecke *f*, Dermacentor andersoni
russet tick: Ixodes pilosus
scrub tick: Ixodes holocyclus
sheep tick: Melophagus ovinus
shoulder tick: Ixodes scapularis
soft ticks: Lederzecken *pl*, Argasidae *pl*
soft-bodied ticks: →*soft ticks*
spinous ear tick: Otobius *m*
taiga tick: Ixodes persulcatus
tampan tick: **1.** Otobius megnini **2.** Argas persicus
tropical horse tick: Dermacentor nitens
winter tick: Dermacentor albipictus
wood tick: **1.** Holzzecke *f*, Dermacentor andersoni **2.** Dermacentor occidentalis

tick-borne *adj*: durch Zecken übertragen, Zecken-

tickle ['tɪkl]: **I** *noun* **1.** Kitzeln *nt*; Titillatus *m*; Jucken *nt*; Juckreiz *m* **2.** Kitzeln *nt* **II** *vt* kitzeln **III** *vi* kitzeln; jucken

tickling ['tɪklɪŋ] *noun*: Kitzeln *nt*, Titillatio *f*

ticlopidine [taɪ'kləʊpədiːn] *noun*: Ticlopidin *nt*

tidal ['taɪdl] *adj*: Tide betreffend, Tiden-, Tidal-

TIF *Abk.*: tumor-inducing factor

TIG *Abk.*: **1.** tetanus immune globulin **2.** tetanus immunoglobulin

tight [taɪt] *adj*: dicht; unbeweglich, fest(sitzend); (*Kontrolle*) streng; (*Muskel, Haut*) straff; (*Zeit*) knapp; (*Kleider*) (zu) eng

tighten ['taɪtn]: **I** *vt* fest-, anziehen, fester machen, spannen; (*Muskel*) straffen; (*techn.*) (ab-)dichten **II** *vi* sich spannen, sich straffen, sich zusammenziehen; fester werden

tightness ['taɪtnəs] *noun*: Dichte *f*, Dichtheit *f*, Festsitzen *nt*; Strenge *f*; Festigkeit *f*, Straffheit *f*; Knappheit *f*; Enge *f*

tigroid ['taɪgrɔɪd] *adj*: tigroid

tigrolysis [taɪ'grɑlɪsɪs] *noun*: Chromotinauflösung *f*, Chromatolyse *f*, Chromatinolyse *f*, Tigrolyse *f*

TIH *Abk.*: time-interval histogram

tilidine ['tɪlədiːn] *noun*: Tilidin *nt*

TILS *Abk.*: tumor-infiltrating lymphocytes

tilt [tɪlt]: **I** *noun* **1.** Kippen *nt* **2.** Neigung *f*, geneigte Lage *oder* Stellung *f*, Schräglage *f* **II** *vt* (um-)kippen, neigen, schrägstellen, -legen **III** *vi* sich neigen, (um-)kippen; umfallen

tilting ['tɪltɪŋ] *adj*: kippbar, Kipp-

TIM *Abk.*: triosephosphate isomerase

timbre ['tɪmbər, 'tæm-] *noun*: Klang(farbe *f*) *m*, Timbre *nt*

time [taɪm]: **I** *noun* **1.** Zeit *f* **all the time** die ganze Zeit **from time to time** ab und zu, ab und an, von Zeit zu Zeit **in time** allmählich **2.** Uhrzeit *f* **3.** Zeit(dauer *f*) *f*; Zeitabschnitt *m* **for a time** eine Zeitlang **for a long/short time** lang/kurz **for the time being** vorläufig; vorübergehend **4.** Zeit(punkt *m*) *f* **at one time** früher, einmal **at some time** irgendwann (einmal) **at the same time** gleichzeitig, zur selben Zeit **in time** rechtzeitig **in two weeks time** in zwei Wochen **on time** pünktlich **be near one's time** kurz vor der Entbindung stehen **5.** Frist *f* **6.** Mal *nt* **time and again; time after time** immer wieder **II** *vt* **7.** (*Zeit*) messen, (ab-)stoppen **8.** timen; die Zeit festsetzen für **9.** zeitlich abstimmen **III** *vi* zeitlich übereinstimmen (*with* mit)
A-H conduction time: AH-Intervall *nt*
atrioventricular conduction time: atrioventrikuläre Überleitungszeit *f*
AV-conduction time: atrioventrikuläre Überleitungszeit *f*
bleeding time: Blutungszeit *f*
central pulse wave transmission time: zentrale Pulswellenlaufzeit *f*
circulation time: Kreislaufzeit *f*
clotting time: →*coagulation time*
coagulation time: Blutgerinnungszeit *f*, Gerinnungszeit *f*
conduction time: Überleitungszeit *f*, Intervall *nt*
dead time: Totzeit *f*
time of death: Todeszeitpunkt *m*
developing time: Entwicklungszeit *f*
doubling time: Verdoppelungszeit *f*
exposure time: Expositionszeit *f*
generation time: Generationszeit *f*, -dauer *f*
gestation time: →*gestation period*
H-R conduction time: HR-Intervall *nt*
H-V conduction time: HV-Intervall *nt*
lag time: lag time *nt*
P-A conduction time: PA-Intervall *nt*
partial thromboplastin time: partielle Thromboplastinzeit *f*
P-H conduction time: PH-Intervall *nt*
plasma iron clearance half time: Plasma-Eisenclearance *f*, Eisenclearance *f*
presentation time: Präsentationszeit *f*
prothrombin time: Thromboplastinzeit *f*, Quickwert *m*, Quickzeit *f*, Quick *m*, Prothrombinzeit *f*
pulse wave flow time: Pulswellenlaufzeit *f*
reaction time: Reaktionszeit *f*
recalcification time: Rekalzifizierungszeit *f*
recovery time: Erholungszeit *f*
reflex time: Reflexzeit *f*
reptilase clotting time: Reptilase-Zeit *f*
sedimentation time: Blutkörperchensenkung *f*, Blutkörperchensenkungsgeschwindigkeit *f*, Blutsenkung *f*
sinus node recovery time: Sinusknotenerholungszeit *f*
survival time: Überlebenszeit *f*
thrombin time: →*thrombin clotting time*
thrombin clotting time: Thrombinzeit *f*, Plasmathrombinzeit *f*, Antithrombinzeit *f*
thrombin-coagulase time: Thrombinkoagulasezeit *f*
thromboplastin time: →*prothrombin time*
total sleep time: total sleep time *nt*, Gesamtschlafzeit *f*, Gesamtschlafdauer *f*
tumor doubling time: Tumorverdoppelungszeit *f*, Tumorvolumen-Verdoppelungszeit *f*
tumour doubling time: (*brit.*) →*tumor doubling time*
unit time: Zeiteinheit *f*

time-consuming *adj*: zeitaufwendig, -raubend

timed [taɪmd] *adj*: zeitlich (genau) festgelegt

timekeeping ['taɪm,kiːpɪŋ] *noun*: Zeitmessung *f*, -kontrolle *f*, -nahme *f*

time-lapse *adj*: Zeitraffer-

time-motion *noun*: Time-motion-Verfahren *nt*, M-Mode *m*

timer ['taɪmər] *noun*: Zeitmesser *m*; Zeitschalter *m*, Schaltuhr *f*, Timer *m*

timesaving ['taɪm,seɪvɪŋ] *adj*: zeit(er)sparend

T

time|span ['taɪm‚spæn] *noun*: Zeitspanne *f*
time|ta|ble ['teɪm‚teɪbl] *noun*: Zeittabelle *f*, Fahrplan *m*; Programm *nt*
TIMI *Abk.*: transmural inferior myocardial infarction
ti|mo|lol ['taɪmələl, -lɔl] *noun*: Timolol *nt*
tin [tɪn]: I *noun* **1.** Zinn *nt*, (*chem.*) Stannum *nt* **2.** Weißblech *nt* **3.** (Blech-, Konserven-)Dose *f* II *adj* zinnern, Zinn-; Blech-
tin difluoride: Zinnfluorid *nt*
Tinct. *Abk.*: tincture
tinc|ta|ble ['tɪŋkteɪbl] *adj*: (an-)färbbar, tingibel
tinc|tion ['tɪŋkʃn] *noun*: **1.** Färben *nt*, Anfärben *nt* **2.** Färbung *f*, Tinktion *f* **3.** Farbbeimischung *f* **4.** Farbe *f*, Farbmischung *f*
tinc|to|ri|al [tɪŋk'tɔːrɪəl, -'təʊ-] *adj*: Farbe betreffend, färbend, Farb(e)-, Färbe-
tinc|tu|ra [tɪŋk'tʊərə] *noun*: Tinktur *f*, Tinctura *f*
tinc|tu|ra|tion [tɪŋktə'reɪʃn] *noun*: Herstellung *f* einer Tinktur
tinc|ture ['tɪŋktʃər] *noun*: Tinctura *f*, Tinktur *f*
arnica tincture: Arnikatinktur *f*
opium tincture: Opiumtinktur *f*, Tinctura opii, Laudanum liquidum
T-independent *adj*: T-unabhängig, T-Zell-unabhängig
tin|ea ['tɪnɪə] *noun*: Tinea *f*; Trichophytie *f*, Trichophytia *f*
tinea amiantacea: Asbestgrind *m*, Tinea amiantacea (Alibert), Tinea asbestina, Pityriasis amiantacea, Teigne amiantacé, Keratosis follicularis amiantacea, Impetigo scapida
asbestos-like tinea: →*tinea amiantacea*
tinea axillaris: Tinea axillaris
tinea barbae: (tiefe) Bartflechte *f*, Tinea barbae, Trichophytia (profunda) barbae
tinea capitis: Tinea *f* der Kopfhaut, Tinea capitis/capillitii, Trichophytia capillitii
tinea circinata: **1.** Tinea circinata **2.** oberflächliche Trichophytie *f* des Körpers, Tinea/Trichophytia/Epidermophytia corporis
tinea colli: Tinea colli
tinea corporis: oberflächliche Trichophytie *f* des Körpers, Tinea/Trichophytia/Epidermophytia corporis
tinea cruris: Tinea inguinalis, Epidermophytia inguinalis, Eccema marginatum, Ekzema marginatum Hebra
tinea cruris follicularis: Tinea cruris follicularis
tinea faciei: Tinea faciei, oberflächliche Tinea *f* des Gesichtes
tinea favosa: Erbgrind *m*, Flechtengrind *m*, Kopfgrind *m*, Pilzgrind *m*, Favus *m*, Tinea favosa, Tinea capitis favosa, Dermatomycosis favosa
tinea furfuracea: →*tinea versicolor*
tinea glabosa: Tinea *f* der haarlosen Haut
tinea glutealis: Tinea glutaealis, Epidermophytia glutaealis
tinea imbricata: orientalische/indische/chinesische Flechte *f*, Tinea imbricata (Tokelau), Trichophytia corporis superficialis
tinea inguinalis: →*tinea cruris*
tinea kerion: Celsus-Kerion *nt*, Kerion Celsi *nt*, tiefe Trichophytie *f* der Kopfhaut, Tinea capitis profunda, Trichophytia profunda
tinea manus: Tinea manus, Epidermophytia manus, palmare Epidermomykose *f*, Tinea manuum
tinea manuum: →*tinea manus*
tinea nigra: Tinea nigra, Pityriasis nigra, Cladosporiosis epidemica
tinea nodosa: **1.** Tinea inguinalis, Epidermophytia inguinalis, Eccema marginatum, Ekzema marginatum Hebra **2.** Haarknötchenkrankheit *f*, Piedra *f*, Trichosporie *f*, Trichosporose *f*
tinea pedis: Athleten-, Sportlerfuß *m*, Fußpilz *m*, Fußpilzerkrankung *f*, Fußmykose *f*, Tinea *f* der Füße, Tinea pedis/pedum, Epidermophytia pedis/pedum
tinea pedum: →*tinea pedis*
tinea tarsi: Blepharitis mycotica
tinea tondens: →*tinea capitis*
tinea tonsurans: →*tinea capitis*
tinea unguium: Tinea *f* des Nagels, Nagel-, Onychomykose *f*, Onychomycosis *f*, Tinea unguium
tinea versicolor: Kleienpilzflechte *f*, Willan-Krankheit *f*, Eichstedt-Krankheit *f*, Tinea/Pityriasis versicolor
tin|foil ['tɪnfɔɪl] *noun*: Zinnfolie *f*, Stanniol *nt*
tinge [tɪndʒ]: I *noun* leichter Farbton *m*, Tönung *f* II *vt* tönen, (leicht) färben, anfärben, tingieren III *vi* sich färben
tin|gi|bil|ity [‚tɪndʒə'bɪlətiː] *noun*: Anfärbbarkeit *f*
tin|gi|ble ['tɪndʒəbl] *adj*: (an-)färbbar, tingibel
tin|gle ['tɪŋgl]: I *noun* Prickeln *nt* II *vi* **1.** prickeln, kribbeln, beißen, brennen **2.** klingen, summen (*with* vor)
tin|gling ['tɪŋglɪŋ] *noun*: nervöses/erregtes Zittern *nt*, Beben *nt*
distal tingling on percussion: Tinel-Hoffmann-Klopfzeichen *nt*
ti|nid|a|zole [taɪ'nɪdəzɑl, -zɔl] *noun*: Tinidazol *nt*
tin|kle ['tɪŋkl]: I *noun* Klingen *nt*, Klingeln *nt* II *vt* klingeln mit III *vi* klingeln, hell klingen; klirren
tin|ni|tus [tɪ'naɪtəs] *noun*: →*tinnitus aurium*
tinnitus aurium: Ohrenklingen *nt*, Ohrensausen *nt*, Ohrgeräusche *pl*, Tinnitus (aurium) *m*
tint [tɪnt]: I *noun* Farbe *f*; Farbton *m*, Tönung *f* II *vt* (leicht) färben
ti|o|pro|nin ['tɪəʊprəʊnɪn] *noun*: Tiopronin *nt*
ti|o|tix|ene [‚tɪəʊ'tɪksiːn] *noun*: Tiotixen *nt*, Thiotixen *nt*
TIP *Abk.*: **1.** translation inhibitory protein **2.** tumor inhibitory principle
tip [tɪp]: I *noun* Neigung *f*, Kippung *f* II *vt* kippen, neigen; aus-, umkippen III *vi* sich neigen, umkippen
tip out I *vt* ausschütten, abladen, ausleeren, auskippen II *vi* herauskippen, -laufen, -rutschen
tip over *vt, vi* umkippen
tip [tɪp]: I *noun* **1.** Spitze *f*, (äußerstes) Ende *nt*, Zipfel *m* (*techn.*) Spitze *f*, Düse *f*, Tülle *f*, Kappe *f* II *vt* **3.** mit einer Spitze versehen **4.** einen Tip *oder* Wink geben; raten, tippen
tip of the auricle: Apex auricularis
catheter tip: Katheterspitze *f*
tip of cusp: Zahnhöckerspitze *f*, Apex cuspicis dentis
tip of ear: Ohrläppchen *nt*, Lobulus auriculae
tip of finger: Fingerspitze *f*
interdental tip: Interdentalspitze *f*
nasal tip: Nasenspitze *f*, Apex nasi
tip of nose: →*nasal tip*
root tip: Wurzelspitze *f*, Zahnwurzelspitze *f*, Apex radicis dentis
tip of root: →*root tip*
tip of tongue: Zungenspitze *f*, Apex linguae
TIPP *Abk.*: tetraisopropylpyrophosphate
tip|ping ['tɪpɪŋ] *noun*: →*tipping of cusp*
tipping of cusp: Höckerrestauration *f*, Höckerschutz *m*
TIPS *Abk.*: transjugular intrahepatic portosystemic shunt
tip|toe ['tɪptəʊ]: I *noun* Zehenspitze *f* II *adj* **on tiptoe(s)** auf Zehenspitzen III *vi* auf Zehenspitzen gehen
TIQ *Abk.*: tetrahydro-isoquinoline
tire [taɪər]: I *vt* ermüden, müde machen II *vi* müde

T

werden, ermüden, ermatten (*by, with* durch)

TIS *Abk.*: tumor in situ

tis|sue ['tɪʃuː] *noun*: **1.** Gewebe *nt* **2.** Papier(taschen)tuch *nt*, Papierhandtuch *nt*; Kohlepapier *nt*

aberrant thyroid tissue: versprengtes Schilddrüsengewebe *nt*
adenoid tissue: lymphatisches Gewebe *nt*
adipose tissue: Fettgewebe *nt*
areolar tissue: lockeres Bindegewebe *nt*
areolar connective tissue: lockeres Bindegewebe *nt*
bone tissue: Knochengewebe *nt*
bradytrophic tissue: bradytrophes Gewebe *nt*
brown adipose tissue: braunes Fettgewebe *nt*
cancellous tissue: Spongiosa *f*, Substantia spongiosa/trabecularis
cartilaginous tissue: Knorpelgewebe *nt*, Knorpel *m*
chromaffin tissue: chromaffines Gewebe *nt*
cleansing tissue: Reinigungstuch *nt*
collagenous connective tissue: kollagenfaseriges Bindegewebe *nt*
compact tissue: Kompakta *f*, Substantia compacta
connective tissue: Bindegewebe *nt*, Binde- und Stützgewebe *nt*
connective tissue sheath of Key and Retzius: Endoneurium *nt*
contractile tissue: kontraktiles *oder* kontraktionsfähiges Gewebe *nt*
cribriform tissue: lockeres Bindegewebe *nt*
demarcation tissue: Demarkationsgewebe *nt*
dense connective tissue: dichtes Bindegewebe *nt*, straffes Bindegewebe *nt*
dense fiber parallel connective tissue: straffes parallelfaseriges Bindegewebe *nt*
dense fibre parallel connective tissue: (*brit.*) →*dense fiber parallel connective tissue*
dense fibrous connective tissue: straffes Bindegewebe *nt*
dense interwoven connective tissue: straffes geflechtartiges Bindegewebe *nt*
elastic tissue: elastisches Bindegewebe *nt*, Bindegewebe *nt* mit vorwiegend elastischen Fasern
embryonic connective tissue: Mesenchym *nt*, embryonales Bindegewebe *nt*
endoganglionic connective tissue: endoganglionäres Bindegewebe *nt*
endothelial tissue: Endothel *nt*, Endothelium *nt*
epithelial tissue: Deckgewebe *nt*, Epithelgewebe *nt*, Epithelialgewebe *nt*, Epithel *nt*, Epithelium *nt*
erectile tissue: erektiles Gewebe *nt*
extraperitoneal tissue: Fascia extraperitonealis
fat tissue: Fettgewebe *nt*
fatty tissue: →*fat tissue*
fibrous tissue: fibröses Bindegewebe *nt*
foreign tissue: Fremdgewebe *nt*
formed connective tissues: geformte Bindegewebe *pl*
gelatinous tissue: gallertartiges/gallertiges Bindegewebe *nt*
gelatinous connective tissue: gallertiges Bindegewebe *nt*
germ tissue: Keimgewebe *nt*
gingival tissue: Zahnfleischgewebe *nt*
glandular tissue: Drüsengewebe *nt*, drüsenbildendes Gewebe *nt*
granulation tissue: Granulationsgewebe *nt*, Granulation *f*
gut-associated lymphoid tissue: darmassoziiertes lymphatisches System *nt*, gut-associated lymphoid tissue *nt*
haematopoietic tissue: (*brit.*) →*hematopoietic tissue*
haemopoietic tissue: (*brit.*) →*hematopoietic tissue*
Haller's vascular tissue: Haller-Membran *f*, Lamina vasculosa
hematopoietic tissue: hämopoetisches/blutbildendes Gewebe *nt*
hemopoietic tissue: →*hematopoietic tissue*
heterologous tissue: heterologes Gewebe *nt*
homologous tissue: homologes Gewebe *nt*
hyperplastic tissue: hyperplastisches Gewebe *nt*
interdental tissue: Interdentalgewebe *f*
interstitial tissue: Zwischenzellgewebe *nt*, Interstitialgewebe *nt*
interstitial connective tissue: interstitielles Bindegewebe *nt*
islet tissue: Inselorgan *nt*, endokrines Pankreas *nt*, Pars endocrina pancreatis
loose connective tissue: lockeres Bindegewebe *nt*, Textus connectivus laxus
loose fibrous connective tissue: lockeres Bindegewebe *nt*, Textus connectivus laxus
lymphatic tissue: lymphatisches Gewebe *nt*
lymphoid tissue: lymphatisches Gewebe *nt*
meristematic tissue: Meristem *nt*, Bildungsgewebe *nt*
mesenchymal tissue: Mesenchym *nt*, embryonales Bindegewebe *nt*
mesonephric tissue: Urnierengewebe *nt*
mucous tissue: gallertartiges/gallertiges Bindegewebe *nt*
mucous connective tissue: →*mucous tissue*
muscle tissue: Muskelgewebe *nt*
muscular tissue: Muskelgewebe *nt*
myeloid tissue: rotes Knochenmark *nt*, Medulla ossium rubra
nerve tissue: Nervengewebe *nt*
nervous tissue: Nervengewebe *nt*
nutritive tissue: Nährgewebe *nt*
oral tissue: Gewebe *nt* der Mundhöhle
tissue of origin: Herkunfts-, Ausgangsgewebe *nt*
osseous tissue: knochenbildendes Gewebe *nt*
osteoid tissue: organische Grundsubstanz *f* des Knochens, Osteoid *nt*
pacemaker tissue: Schrittmachergewebe *nt*
paraoral tissue: paraorales Gewebe *nt*
parenchymatous tissue: Parenchym *nt*, Parenchyma *nt*
parent tissue: Muttergewebe *nt*
pelvic connective tissue: Beckenbindegewebe *nt*
peribronchial tissue: Peribronchium *nt*
periodontal tissue: parodontales Gewebe *nt*
redundant tissue: Epulis fissurata
replacement tissue: Ersatzgewebe *nt*
resorption tissue: Resorptionsgewebe *nt*
reticular tissue: retikuläres Bindegewebe *nt*
reticular connective tissue: retikuläres Bindegewebe *nt*
reticulated tissue: retikuläres Bindegewebe *nt*
reticuloendothelial tissue: retikuloendotheliales Gewebe *nt*
scar tissue: Narbengewebe *nt*
soft tissue: Weichteile *pl*
spinocellular connective tissue: spinozelluläres Bindegewebe *nt*
splenic tissue: →*pulp of spleen*
subcutaneous tissue: Unterhautbindegewebe *nt*, Subkutangewebe *nt*
subcutaneous tissue of abdominal wall: Tela subcutanea abdominis
subcutaneous tissue of penis: Tela subcutanea penis
supporting tissue: Stützgewebe *nt*
target tissue: Erfolgsgewebe *nt*, Zielgewebe *nt*

thyroid tissue: Schilddrüsengewebe *nt*
unformed connective tissues: ungeformte Bindegewebe *pl*
white adipose tissue: →*yellow adipose tissue*
yellow adipose tissue: weißes/gelbes Fettgewebe *nt*
tissue-specific *adj*: gewebespezifisch; organspezifisch
TIT *Abk*.: **1.** treponema pallidum immobilization test **2.** triiodothyronine
ti|ta|ni|um [taɪ'teɪnɪəm, tɪ-] *noun*: Titan *nt*
ti|ter ['taɪtər] *noun*: Titer *m*
agglutination titer: Agglutinationstiter *m*
antibody titer: Antikörpertiter *m*
antistaphylolysin titer: Antistaphylolysin-Titer *m*
antistreptolysin titer: Antistreptolysintiter *m*, ASL-, ASO-, AST-Titer *m*
Escherichia coli titer: Kolititer *m*
reagin titer: Reagintiter *m*
viral titer: Virustiter *m*
TITH *Abk*.: triiodothyronine
tit|il|la|tion [tɪtə'leɪʃn] *noun*: Kitzeln *nt*, Titillatio *f*
ti|tra|ble ['taɪtrəbl] *adj*: →*titratable*
ti|trant ['taɪtrənt] *noun*: Titrant *m*
ti|tra|ta|ble ['taɪtreɪtəbl] *adj*: titrierbar
ti|trate ['taɪtreɪt] *vt, vi*: titrieren
ti|tra|tion [taɪ'treɪʃn] *noun*: Titration *f*
cross titration: Kreuztitration *f*, Schachbrett-Titration *f*
Dean-Webb titration: Dean-Webb-Titration *f*
formol titration: Formoltitration *f*
ti|tre ['taɪtər] *noun*: (*brit.*) →*titer*
ti|tri|met|ric [ˌtaɪtrə'metrɪk] *adj*: Titrimetrie betreffend, mittels Titrimetrie, titrimetrisch
ti|trim|e|try [taɪ'tɪmətriː] *noun*: Titrimetrie *f*, Maßanalyse *f*, Titrieranalyse *f*, Volumetrie *f*
tit|u|bate ['tɪtʃəbeɪt] *vi*: taumeln, schwanken
tit|u|ba|tion [ˌtɪtʃə'beɪʃn] *noun*: schwankender Gang *m*, Schwanken *nt*, Titubatio *f*
lingual titubation: Stammeln *nt*; Stottern *nt*
tiz|a|ni|dine [tɪ'zænɪdiːn] *noun*: Tizanidin *nt*
tiz|a|trip|tan [ˌtɪzæ'trɪptæn] *noun*: Rizatriptan *nt*
TJ *Abk*.: triceps jerk
Tj[a] *Abk*.: Jay factor
TK *Abk*.: **1.** thiokinase **2.** thymidine kinase **3.** transketolase
TKD *Abk*.: tokodynamometer
TKG *Abk*.: tokodynagraph
TKT *Abk*.: tyrosine ketoglutarate transaminase
TL *Abk*.: **1.** thermal luminiscence **2.** thymic leukemia **3.** total lipids **4.** total load **5.** tubal ligation
Tl *Abk*.: thallium
TLA *Abk*.: **1.** therapeutic local anesthesia **2.** transluminal angioplasty **3.** transluminal aortography
TLC *Abk*.: **1.** thin-layer chromatography **2.** total lung capacity
TLCK *Abk*.: tosyl lysine chloromethyl ketone
TLCL *Abk*.: T-cell lymphosarcoma cell leukemia
TLD *Abk*.: **1.** thermal luminescence dosimeter **2.** thoracic lymph duct
TLE *Abk*.: thin-layer electrophoresis
TLP *Abk*.: total laryngopharyngectomy
TLPF *Abk*.: transcortin-like plasma fraction
TLR *Abk*.: tonic labyrinthine reflex
TLV *Abk*.: total lung volume
TLX *Abk*.: trophoblast-lymphocyte cross-reacting
T-lymphocyte *noun*: T-Zelle *f*, T-Lymphozyt *m*, T-Lymphocyt *m*, thymusabhängiger Lymphozyt *m*
cytotoxic T-lymphocytes: zytotoxische T-Lymphozyten *pl*, T-Killerzellen *pl*
tumor-infiltrating T-lymphocytes: tumorinfiltrierende T-Lymphozyten *pl*
tumour-infiltrating T-lymphocytes: (*brit.*) →*tumor-infiltrating T-lymphocytes*
TM *Abk*.: **1.** time motion **2.** transcendental meditation **3.** transport mechanism **4.** transport messenger **5.** tropical medicine **6.** tympanic membrane
Tm *Abk*.: **1.** maximum tubular excretory capacity **2.** thulium **3.** transport maximum **4.** tubular maximum **5.** tumor
T_m *Abk*.: melting point
TMA *Abk*.: **1.** tetramethylammonium **2.** thermomechanical analysis **3.** trimethoxyphenyl aminopropane **4.** trimethylamine
TMAH *Abk*.: tetramethylammonium hydroxide
TMAI *Abk*.: tetramethylammonium iodide
TMAO *Abk*.: trimethylamine oxide
TMB *Abk*.: **1.** tetramethyl benzidine **2.** trimethylbenzene
TMCS *Abk*.: trimethylchlorosilane
TMD *Abk*.: **1.** temporomandibular disorder **2.** temporomandibular dysfunction **3.** temporomandibular joint dysfunction
TMED *Abk*.: tetramethylethylene diamine
TMG *Abk*.: tetramethylene glutarate
Tm_G *Abk*.: maximum tubular reabsorption rate for glucose
TMHC *Abk*.: trimethyl hesperidine chalcone
TMI *Abk*.: threatened myocardial infarction
TMJ *Abk*.: **1.** temporomandibular joint **2.** temporomandibular joint dysfunction **3.** temporomandibular joint syndrome
TMJS *Abk*.: temporomandibular joint syndrome
TM-mode *noun*: TM-Scan *m*, M-Mode *m*
TMP *Abk*.: **1.** thymidine monophosphate **2.** thymidine-5'-monophosphate **3.** transmembrane potential **4.** transmural pressure **5.** trimethoprim **6.** trimethylphosphate
Tm_{PAH} *Abk*.: maximal tubular excretory capacity for PAH
TMPD *Abk*.: tetramethyl-p-phenylene diamine
TMPDS *Abk*.: thiamine monophosphate disulfide
TMP/SMZ *Abk*.: trimethoprim/sulfamethoxazole
TMR *Abk*.: topic magnetic resonance
TMS *Abk*.: trimethylsilane
TMT *Abk*.: thrombocyte migration test
TMTD *Abk*.: tetramethylthiuram disulfide
TMV *Abk*.: tobacco mosaic virus
T-mycoplasma *noun*: Ureaplasma *nt*
TN *Abk*.: **1.** tolnaftate **2.** trigeminal neuralgia
Tn *Abk*.: **1.** normal intraocular tension **2.** ocular tension **3.** thoron
TNA *Abk*.: **1.** tetrahydronaphthylamine **2.** trinitroaniline
TNB *Abk*.: trinitrobenzene
TNBS *Abk*.: trinitrobenzene sulfonic acid
TNBT *Abk*.: tetranitroblue tetrazolium
T-independent *adj*: →*T cell-independent*
TNF *Abk*.: tumor necrosis factor
TNG *Abk*.: trinitroglycerol
TNHL *Abk*.: T-cell non-Hodgkin lymphoma
TNI *Abk*.: total nodal irradiation
TNM *Abk*.: **1.** tetranitromethane **2.** tumor, nodes, metastases
TNP *Abk*.: 2,4,6-trinitrophenol
TNR *Abk*.: tonic neck reflex
TNS *Abk*.: **1.** toluidinylnaphthalene sulfonate **2.** transcutaneous nerve stimulation
TNT *Abk*.: trinitrotoluene
TNTC *Abk*.: trinitrophenyl tetrazolium chloride
TNV *Abk*.: tobacco necrosis virus

TO *Abk.*: **1.** original tuberculin **2.** target organ **3.** temperature taken orally **4.** tracheo-oesophageal **5.** tryptophan oxygenase
toad|skin ['təʊdskɪn] *noun*: Krötenhaut *f*, Phrynoderm *nt*, -dermie *f*, Hyperkeratosis follicularis metabolica
to|bac|co [tə'bækəʊ] *noun, plura* **-cos, -coes**: Tabak *m*, Tabakpflanze *f*
mountain tobacco: Bergwohlverleih *m*, Arnika *f*, Arnica montana
poison tobacco: Bilsenkraut *nt*, Hyoscyamus niger
to|bac|co|lism [tə'bækəwɪzəm] *noun*: Tabakvergiftung *f*; Nikotinvergiftung *f*, Nicotinvergiftung *f*, Nikotinismus *m*, Nicotinismus *m*
to|bra|my|cin [ˌtəʊbrə'maɪsɪn] *noun*: Tobramycin *nt*
to|cai|nide [təʊ'keɪnaɪd] *noun*: Tocainid *nt*
toco- *präf.*: Geburts-, Wehen-, Tok(o)-
toc|o|dy|na|graph [ˌtəʊkəʊ'daɪnəgræf] *noun*: Tokogramm *nt*, Wehenmesser *m*
to|co|dy|na|mom|e|ter [ˌtəʊkəʊˌdaɪnə'mɑmɪtər] *noun*: →*tokodynamometer*
toc|o|graph ['təʊkəʊgræf] *noun*: Kardiotokograph *m*, Cardiotokograph *m*, Kardiotokograf *m*, Cardiotokograf *m*
tocog|ra|phy [təʊ'kɑgrəfiː] *noun*: Tokographie *f*, Wehenmessung *f*, Tokografie *f*
external tocography: externe Tokografie *f*
internal tocography: interne Tokografie *f*
intrauterine tocography: intrauterine Druckmessung *f*, interne Tokografie *f*
to|col|o|gy [təʊ'kɑlədʒiː] *noun*: Tokologie *f*
to|col|y|sis [təʊ'kɑlɪsɪs] *noun*: Tokolyse *f*, Wehenhemmung *f*
to|co|lyt|ic [təʊkə'lɪtɪk] *noun*: Tokolytikum *nt*
to|com|e|ter [təʊ'kɑmɪtər] *noun*: →*tokodynamometer*
to|coph|er|ol [təʊ'kɑfərɔl, -rɑl] *noun*: Tocopherol *nt*
tocopherol nicotinate: Tocopherolnicotinat *nt*
to|co|pho|bi|a [ˌtəʊkə'fəʊbɪə] *noun*: Tokophobie *f*
toco|pho|bic [ˌtəʊkə'fəʊbɪk] *adj*: Tokophobie betreffend, maieusiophob, tokophob
TOCP *Abk.*: triorthocresyl phosphate
to|cus ['təʊkəs] *noun*: Geburt *f*, Entbindung *f*
TOD *Abk.*: total oxygen demand
tod|dle ['tɑdl]: **I** *noun* wackeliger/unsicherer Gang *m* **II** *vi* (*Kind*) wackelig/unsicher gehen
tod|dler ['tɑdlər] *noun*: Kleinkind *nt*
toe [təʊ] *noun*: Zeh *m*, Zehe *f*
ToE *Abk.*: tonsillectomy
big toe: Großzehe *f*, Hallux *m*
claw toe: Krallenzehe *f*
great toe: Großzehe *f*, Hallux *m*
hammer toe: Hammerzehe *f*, Digitus malleus
hammer toe of the hallux: Hallux malleus
Hong Kong toe: Athleten-, Sportlerfuß *m*, Fußpilz *m*, Fußpilzerkrankung *f*, Fußmykose *f*, Tinea *f* der Füße, Tinea pedis/pedum, Epidermophytia pedis/pedum
little toe: Kleinzehe *f*, Digitus minimus pedis, Digitus quintus pedis
mallet toe: Hammerzehe *f*, Digitus malleus
Morton's toe: Morton-Syndrom *nt*, Morton-Neuralgie *f*
painful toe: Hallux dolorosus
stiff toe: Hallux rigidus
stub toes: Stummelzehigkeit *f*
TOE *Abk.*: tracheo-oesophageal
toe|nail ['təʊˌneɪl] *noun*: Zehennagel *m*, Unguis pedis
TOF *Abk.*: **1.** tetralogy of Fallot **2.** time of flight **3.** trioctylphosphate
To|ga|vir|i|dae [ˌtəʊgə'vɪrədiː, -'vaɪr-] *plural*: Togaviridae *pl*
to|ga|vi|rus [ˌtəʊgə'vaɪrəs] *noun*: Togavirus *nt*
toi|let ['tɔɪlɪt] *noun*: **1.** (*chirurg.*) Toilette *f*, Reinigung *f* **2.** Toilette *f*, (Körper-)Pflege *f*; Toilette *m*; Klosett(becken *nt*) *nt* **go to (the) toilet** auf die/zur Toilette gehen
cavity toilet: Kavitätenpräparation *f*, Kavitätentoilette *f*
toilet of cavity: →*cavity toilet*
meatal toilet: Gehörgangstoilette *f*
pulmonary toilet: Bronchialtoilette *f*
surgical toilet: Débridement *nt*, chirurgische Wundtoilette/Wundausschneidung *f*
wound toilet: →*surgical toilet*
tok- *präf.*: →*toko-*
to|ke|lau [təʊkə'laʊ] *noun*: orientalische/indische/chinesische Flechte *f*, Tinea imbricata (Tokelau), Trichophytia corporis superficialis
toko- *präf.*: Geburts-, Wehen-, Tok(o)-
to|ko|dy|na|graph [ˌtəʊkəʊ'daɪnəgræf] *noun*: Tokogramm *nt*
to|ko|dy|na|mom|e|ter [ˌtəʊkəʊˌdaɪnə'mɑmɪtər] *noun*: Tokodynamometer *nt*, Tokometer *nt*, Wehenmesser *m*
tok|o|graph ['təʊkɑgræf] *noun*: Kardiotokograph *m*, Cardiotokograph *m*, Kardiotokograf *m*, Cardiotokograf *m*
to|kog|ra|phy [təʊ'kɑgrəfiː] *noun*: Tokographie *f*, Tokografie *f*
to|laz|a|mide [tɑl'æzəmaɪd] *noun*: Tolazamid *nt*
to|laz|o|line [tɑl'æzəʊliːn] *noun*: Tolazolin *nt*, Benzazolin *nt*
tol|bu|ta|mide [tɑl'bjuːtəmaɪd] *noun*: Tolbutamid *nt*
tol|ci|clate [təʊl'saɪkleɪt] *noun*: Tolciclat *nt*
tol|er|a|ble ['tɑlərəbl] *adj*: erträglich; tolerierbar
tol|er|ance ['tɑlərəns] *noun*: Widerstandsfähigkeit *f*, Toleranz *f* (*of* gegen); Verträglichkeit *f*, Toleranz *f*
acquired tolerance: erworbene Immuntoleranz *f*
acquired immunologic tolerance: erworbene Immuntoleranz *f*
frustration tolerance: Frustrationstoleranz *f*
glucose tolerance: Glucosetoleranz *f*, Glukosetoleranz *f*
high-dose tolerance: →*high-dose immunologic tolerance*
high-dose immunologic tolerance: high-dose-Immuntoleranz *f*
high-zone tolerance: →*high-dose immunologic tolerance*
high-zone immunologic tolerance: →*high-dose immunologic tolerance*
immune tolerance: →*immunologic tolerance*
immunologic tolerance: **1.** Immuntoleranz *f* **2.** Immunparalyse *f*
immunological tolerance: →*immunologic tolerance*
impaired glucose tolerance: pathologische Glucosetoleranz *f*
ischaemic tolerance: (*brit.*) →*ischemic tolerance*
ischemic tolerance: Ischämietoleranz *f*
low-dose tolerance: →*low-dose immunologic tolerance*
low-dose immunologic tolerance: Low-dose-Immuntoleranz *f*
low-zone tolerance: →*low-dose immunologic tolerance*
low-zone immunologic tolerance: →*low-dose immunologic tolerance*
self tolerance: Selbsttoleranz *f*, Autoimmuntoleranz *f*
tissue tolerance: Gewebeverträglichkeit *f*
tol|er|ant ['tɑlərənt] *adj*: **1.** widerstandsfähig (*of* gegen) **2.** duldsam, tolerant (*of* gegen); geduldig, nachsichtig (*of* mit)
tol|er|ate ['tɑləreɪt] *vt*: (er-)dulden, er-, vertragen, tolerieren; tolerant sein (*of, towards, with* gegenüber) **be**

T

well/poorly tolerated (das Medikament) gut/schlecht vertragen
tol|er|a|tion [ˌtɑlə'reɪʃn] *noun*: **1.** Tolerierung *f*, Duldung *f* **2.** Toleranz *f*, Duldsamkeit *m*; Nachsicht *f* (*of, for, towards* mit, gegenüber)
tol|er|o|gen ['tɑlərədʒən] *noun*: Toleranz-induzierende Substanz *f*, Tolerogen *nt*
tol|er|o|gen|e|sis [ˌtɑlərəʊ'dʒenəsɪs] *noun*: Toleranzinduktion *f*, Tolerogenese *f*, Toleranzentstehung *f*
tol|er|o|gen|ic [tɑlərəʊ'dʒenɪk] *adj*: toleranzinduzierend, tolerogen
tol|met|in ['tɑlmetɪn] *noun*: Tolmetin *nt*
tol|naf|tate [tɑl'næfteɪt, tɔl-] *noun*: Tolnaftat *nt*
to|lo|ni|um [tə'ləʊnɪəm] *noun*: Tolonium *nt*
tolonium chloride: Toluidinblau O *nt*, Toloniumchlorid *nt*
tol|u|ene ['tɑljəwiːn] *noun*: Toluol *nt*, Methylbenzol *nt*
to|lu|i|dine [tə'luːədiːn, -dɪn] *noun*: Toluidin *nt*
tol|u|ol ['tɑljəwɔl] *noun*: Toluol *nt*, Methylbenzol *nt*
tol|u|yl|ene ['tɑljəwəliːn] *noun*: Stilben *nt*
tol|y|caine [tɑlɪkeɪn] *noun*: Tolycain *nt*
-tome *suf.*: Schnitt, Schneideinstrument, -tom *nt*
tomo- *präf.*: Schicht-, Tom(o)-
to|mo|gram ['təʊməgræm] *noun*: Schichtaufnahme *f*, Tomogramm *nt*
to|mo|graph ['təʊməgræf] *noun*: Tomograph *m*, Tomograf *m*
to|mo|graph|ic ['təʊməˌgræfɪk] *adj*: Tomografie betreffend, mittels Tomografie, tomographisch, tomografisch
computed tomographic: computertomographisch, computertomografisch
to|mog|ra|phy [tə'mɑgrəfiː] *noun*: Schichtröntgen *nt*, Schichtaufnahmeverfahren *nt*, Tomographie *f*, Tomografie *f*
computed tomography: →*computerized axial tomography*
computer-assisted tomography: →*computerized axial tomography*
computerized tomography: →*computerized axial tomography*
computerized axial tomography: Computertomographie *f*, Computertomografie *f*
cranial computerized tomography: kraniale Computertomografie *f*
dynamic computerized tomography: dynamische Computertomografie *f*
electron-ray tomography: Elektronenstrahltomographie *f*, Elektronenstrahltomografie *f*
emission computed tomography: Emissionscomputertomographie *f*, Emissionscomputertomografie *f*
interventional computerized tomography: interventionelle Computertomografie *f*
laser tomography: Laser-Tomografie *f*, Laser-Tomographie *f*
positron-emission tomography: Positronemissionstomographie *f*, Positronemissionstomografie *f*
single photon emission tomography: →*single photon emission computed tomography*
single photon emission computed tomography: Single-Photon-Emissionscomputertomographie *f*, Single-Photon-Emissionscomputertomografie *f*
surgical computerized tomography: chirurgische Computertomografie *f*
therapeutic computerized tomography: therapeutische Computertomografie *f*
ultrasonic tomography: Ultraschalltomographie *f*, Ultraschalltomografie *f*, B-Bild *nt*
whole body tomography: Ganzkörpertomographie *f*, Ganzkörpertomografie *f*
-tomy *suf.*: Schneiden, Schnitt, Zerlegung, -tomie, -tomia
ton- *präf.*: Spannungs-, Ton(o)-, Tonus-
tone [təʊn]: I *noun* **1.** Ton *m*, Laut *m*, Klang *m*; Stimme *f* **2.** (Farb-)Ton *m*, Tönung *f* **3.** Spannung(szustand *m*) *f*, Spannkraft *f*, Tonus *m* **without normal tone** ohne Spannung, ohne Tonus **II** *vt* **4.** einfärben, (ab-)tönen, abstufen; kolorieren **5.** Spannkraft verleihen, stärken
basal tone: Basistonus *m*, basaler Tonus *m*
basic tone: (*Schall*) Grundton *m*
bronchial tone: Bronchialmuskeltonus *m*
feeling tone: Affektivität *f*
heart tones: Herztöne *pl*
tone of muscle: Muskeltonus, -spannung *f*
muscular tone: Muskeltonus, -spannung *f*
reference tone: Referenzton *m*
resting tone: Ruhetonus *m*
sphincter tone: Sphinktertonus *m*
sympathetic tone: Sympathikustonus *m*
test tone: Testton *m*
Traube's double tone: Traube-Doppelton *m*
vagal tone: Vagustonus *m*
vascular tone: Gefäßtonus *m*
vasomotor tone: Vasomotorentonus *m*
venous tone: Venentonus *m*
tone-deaf *adj*: tontaub
ton|ga ['tɑŋgə] *noun*: Frambösie *f*, Pian *f*, Parangi *f*, Yaws *f*, Framboesia tropica
tongs [tɔŋz, tɑŋz] *plural*: Zange *f*; Klemme *f*
Crutchfield tongs: Crutchfield-Klammer *f*, Crutchfield-Zange *f*
traction tongs: Extensionsklammer *f*
tongue [tʌŋ] *noun*: **1.** Zunge *f*; (*anatom.*) Lingua *f*, Glossa *f* **bite one's tongue** sich auf die Zunge beißen **stick one's tongue out** die Zunge herausstrecken **2.** zungenförmige Struktur *f*, Lingula *f* **beneath the tongue** unter der Zunge (liegend), sublingual
adherent tongue: Zungenverwachsung *f*, Ankyloglossie *f*, Ankyloglosson *nt*
amyloid tongue: Amyloidzunge *f*
bald tongue: Möller-Glossitis *f*, Glossodynia exfoliativa
bifid tongue: gespaltene Zunge *f*, Lingua bifida
black tongue: →*black hairy tongue*
black hairy tongue: schwarze Haarzunge *f*, Glossophytie *f*, Melanoglossie *f*, Lingua pilosa/villosa nigra
burning tongue: Zungenbrennen *nt*, Glossopyrosis *f*, Glossopyrie *f*
tongue of cerebellum: Lingula cerebelli
cerebriform tongue: →*plicated tongue*
chameleon tongue: Chamäleonzunge *f*
cleft tongue: gespaltene Zunge *f*, Lingua bifida
coated tongue: belegte Zunge *f*
crocodile tongue: →*plicated tongue*
dotted tongue: →*stippled tongue*
double tongue: →*cleft tongue*
fissured tongue: →*plicated tongue*
furrowed tongue: →*plicated tongue*
geographic tongue: →*mappy tongue*
grooved tongue: →*plicated tongue*
hairy tongue: Haarzunge *f*, Glossotrichie *f*, Trichoglossie *f*, Lingua pilosa/villosa
lobulated tongue: Lappenzunge *f*, Lingua lobata
magenta tongue: Magentazunge *f*
mandibular tongue: Lingula mandibulae
mappy tongue: Landkartenzunge *f*, Wanderplaques *pl*,

T

Lingua geographica, Exfoliatio areata linguae/dolorosa, Glossitis exfoliativa marginata, Glossitis areata exsudativa
mother tongue: Muttersprache *f*
plicated tongue: Faltenzunge *f*, Lingua plicata/scrotalis
raspberry tongue: Himbeerzunge *f*, rote Zunge *f*
red strawberry tongue: →*raspberry tongue*
scrotal tongue: →*plicated tongue*
smoker's tongue: orale Leukoplakie *f*, Leukoplakie *f* der Mundschleimhaut, Leukoplakia oris
split tongue: gespaltene Zunge *f*, Lingua bifida
stippled tongue: Stippchenzunge *f*
strawberry tongue: Erdbeerzunge *f*, hypertrophische Zunge *f*
sulcated tongue: →*plicated tongue*
wrinkled tongue: →*plicated tongue*
tongue-tie *noun*: Zungenverwachsung *f*, Ankyloglossie *f*, Ankyloglosson *nt*
-tonia *suf.*: Spannung, Tonus, -tonie, -tonia
tonlic ['tɑnɪk]: I *noun* kräftigendes Mittel *nt*, Stärkungsmittel *nt*, Tonikum *nt*; (*fig.*) Stimulanz *f* II *adj* **1.** Tonus betreffend, durch Tonus gekennzeichnet, tonisch **2.** normalen Tonus (wieder-)herstellend, stärkend, kräftigend, tonisch, tonisierend **3.** (*pharmakol.*) stärkend, tonisierend
-tonic *suf.*: Spannung, Tonus, -tonisch, -ton
tolniclilty [təʊ'nɪsətiː] *noun*: **1.** Spannung(szustand *m*) *f*, Tonus *m* **2.** Spannkraft *f*
tonlilcize ['tɑnɪsaɪz] *vt*: kräftigen, stärken, tonisieren
tonlilcolclonlic [ˌtɑnɪkəʊ'klɑnɪk] *adj*: tonisch-klonisch
tono- *präf.*: Spannungs-, Ton(o)-, Tonus-
tonlolclonlic [ˌtɑnə'klɑnɪk, ˌtəʊ-] *adj*: tonisch-klonisch
tonlolfilbril [ˌtɑnə'faɪbrəl, -'fɪb-] *noun*: Tonofibrille *f*
tonlolfillalment [ˌtɑnə'fɪləmənt] *noun*: Tonofilament *nt*
tolnolgram ['təʊnəgræm] *noun*: Tonogramm *nt*
tolnolgraph ['təʊnəgræf] *noun*: Tonograph *m*, Tonograf *m*
tolnoglralphy [təʊ'nɑgrəfiː] *noun*: Tonographie *f*, Tonografie *f*
tolnomleter [təʊ'nɑmɪtər] *noun*: Tonometer *nt*
applanation tonometer: Applanationstonometer *nt*
Goldmann's applanation tonometer: Goldmann-Applanationstonometer *nt*
hand applanation tonometer: Handapplanationstonometer *nt*
impression tonometer: Impressionstonometer *nt*
indentation tonometer: Impressionstonometer *nt*
Mackay-Marg tonometer: MacKay-Marg-Tonometer *nt*
Maklakoff-Kalfa tonometer: Maklakoff-Kalfa-Tonometer *nt*
McLean tonometer: Impressionstonometer *nt*
Schiötz tonometer: Schiötz-Tonometer *nt*
tolnomeltry [təʊ'nɑmətriː] *noun*: Tonometrie *f*
applanation tonometry: Applanationstonometrie *f*
impression tonometry: Impressionstonometrie *f*
noncontact tonometry: Non-Contact-Tonometrie *f*
tonlolplast ['tɑnəplæst] *noun*: Tonoplast *m*, innere Plasmahaut *f*
tonloltoplic [ˌtɑnə'tɑpɪk] *adj*: tonotop, tonotopisch
tolnotlolpy [tə'nɑtəpiː] *noun*: Tonotopie *f*
tonlsil ['tɑnsəl] *noun*: **1.** Mandel *f*, Tonsille *f*, Tonsilla *f* **2.** Gaumenmandel *f*, Tonsilla palatina **have one's tonsils out** sich die Mandeln herausnehmen lassen **above a tonsil** oberhalb einer Mandel/Tonsille (liegend), supratonsillär **beneath a tonsil** unterhalb einer Mandel/Tonsille (liegend), subtonsillär
adenoid tonsil: →*pharyngeal tonsil*
cerebellar tonsil: Kleinhirnmandel *f*, Tonsilla *f*, Tonsilla cerebelli
eustachian tonsil: →*tubal tonsil*
faucial tonsil: →*palatine tonsil*
Gerlach's tonsil: →*tubal tonsil*
intestinal tonsil: Peyer-Plaques *pl*, Noduli lymphoidei aggregati
lingual tonsil: Zungengrundmandel *f*, Zungenmandel *f*, Tonsilla lingualis
Luschka's tonsil: →*pharyngeal tonsil*
palatine tonsil: Gaumenmandel *f*, Tonsilla palatina
pharyngeal tonsil: Rachenmandel *f*, Tonsilla pharyngealis/pharyngea
third tonsil: →*pharyngeal tonsil*
tonsil of torus tubarius: →*tubal tonsil*
tubal tonsil: Tubenmandel *f*, Tonsilla tubaria
tonsill- *präf.*: Mandel-, Tonsill(o)-
tonlsilla [tɑn'sɪlə] *noun*, *plura* **-lae** [-liː]: Mandel *f*, Tonsille *f*, Tonsilla *f*
tonlsilllar ['tɑnsɪlər] *adj*: Mandel/Tonsille betreffend, mandelförmig, tonsillär, tonsillar, Mandel-, Tonsillen-
tonlsilllarly ['tɑnsɪleriː] *adj*: →*tonsillar*
tonlsilllecltolmy [ˌtɑnsə'lektəmiː] *noun*: Tonsillektomie *f*
tonlsilllith ['tɑnsɪlɪθ] *noun*: →*tonsillolith*
tonlsilllitlic [ˌtɑnsɪ'lɪtɪk] *adj*: Mandelentzündung/Tonsillitis betreffend, tonsillitisch
tonlsilllitis [ˌtɑnsɪ'laɪtɪs] *noun*: Mandelentzündung *f*, Tonsillitis *f*; Angina *f*
acute tonsillitis: Tonsillitis acuta, akute Tonsillitis *f*, Angina tonsillaris
acute lingual tonsillitis: Tonsillitis lingualis acuta
caseous tonsillitis: →*lacunar tonsillitis*
catarrhal tonsillitis: katarrhalische Tonsillitis *f*, Tonsillitis/Angina catarrhalis
chronic tonsillitis: chronische Tonsillitis *f*
follicular tonsillitis: Kryptentonsillitis *f*, Angina follicularis
hypertrophic tonsillitis: hypertrophische Tonsillitis *f*
lacunar tonsillitis: Angina/Tonsillitis lacunaris
lingual tonsillitis: Entzündung *f* der Zungengrundmandel, Angina lingualis, Zungengrundangina *f*
necrotizing tonsillitis: nekrotisierende Tonsillitis *f*
palatine tonsillitis: Tonsillitis palatina
retronasal tonsillitis: Angina retronasalis
scarlet fever tonsillitis: Scharlachangina *f*
streptococcal tonsillitis: Streptokokkenpharyngitis *f*, Streptokokkenangina *f*
syphilitic tonsillitis: Angina specifica
ulcerative tonsillitis: ulzerierende Tonsillitis *f*
Vincent's tonsillitis: Vincent-Angina *f*, Vincent-Krankheit *f*, Plaut-Vincent-Angina *f*, Angina Plaut-Vincenti, Angina ulcerosa/ulceromembranacea, Fusospirochätose *f*, Fusospirillose *f*
tonsillo- *präf.*: Mandel-, Tonsill(o)-
tonlsillloladlelnoidlecltolmy [ˌtɑnsɪləʊˌædənɔɪ'dektəmiː] *noun*: Tonsilloadenoidektomie *f*
tonlsilllollith [tɑn'sɪləlɪθ] *noun*: Tonsillenstein *m*, Tonsillenkonkrement *nt*, Tonsillolith *m*
tonlsilllolmylcolsis [tɑnˌsɪləʊmaɪ'kəʊsɪs] *noun*: Mandel-, Tonsillenmykose *f*
tonlsillloplalthy [ˌtɑnsɪ'lɑpəθiː] *noun*: Mandel-, Tonsillenerkrankung *f*, Tonsillopathie *f*
tonlsilllotome [tɑn'sɪlətəʊm] *noun*: Tonsillotomiemesser *nt*, Tonsillotom *nt*
tonlsilllotlolmy [ˌtɑnsɪ'lɑtəmiː] *noun*: Tonsillotomie *f*
tonlsollith ['tɑnsəlɪθ] *noun*: →*tonsillolith*
tolnus ['təʊnəs] *noun*: kontinuierliche (An-)Spannung *f*, Spannungszustand *m*, Tonus *m*

muscle tonus: Muskeltonus *m*
reflex tonus: Reflextonus *m*
tool [tu:l] *noun*: Werkzeug *nt*, Gerät *nt*, Instrument *nt*; (*fig.*) (Hilfs-)Mittel *nt*
diagnostic tool: diagnostisches Hilfsmittel *nt*
precision tool: Präzisionswerkzeug *nt*
tooth [tu:θ] *noun, plural* **teeth** [ti:θ]: Zahn *m*; (*anatom.*) Dens *m* **beneath the teeth** subdental
absent tooth: fehlender Zahn *m*
abutment tooth: Pfeilerzahn *m*
accessional teeth: bleibende Backenzähne *pl*, bleibende Molaren *pl*, Dentes molares permanentes
accessorial teeth: →*accessional teeth*
accessory tooth: akzessorischer Zahn *m*, überzähliger Zahn *m*
acrylic resin tooth: Kunstharzzahn *m*
aged tooth: gealterter Zahn *m*
anatomical tooth: Anatoformzahn *m*, anatomische geformter Kunstzahn *m*
anchor tooth: Ankerzahn *m*
anterior teeth: Frontzähne *f*, Vorderzähne *pl*
artificial tooth: Kunstzahn *m*, künstlicher Zahn *m*
artificial teeth: (künstliches) Gebiss *nt*, Teilgebiss *nt*, Zahnersatz *m*, Zahnprothese *f*
auditory teeth: Dentes acustici
auditory teeth of Huschke: Dentes acustici
avulsed tooth: herausgerissener Zahn *m*
baby tooth: →*deciduous tooth*
baby teeth: Milchzähne *pl*, Milchgebiss *nt*, Dentes decidui, Dentes lactales
back teeth: →*buccal teeth*
bicuspid tooth: Prämolar *m*, vorderer Backenzahn *m*, Dens premolaris, Dens bicuspidatus
biscuspidized tooth: →*bicuspid tooth*
buccal teeth: Backenzähne *pl*, Dentes buccales
canine tooth: Eckzahn *m*, Reißzahn *m*, Dens caninus, Dens angularis, Dens cuspidatus
canine teeth: Eckzähne *pl*, Dentes canini, Cuspidati *pl*
carious tooth: kariöser Zahn *m*
cheek teeth: Backenzähne *pl*, Dentes buccales
conical tooth: **1.** kegelförmiger Zahn *m*, Dens conformis **2.** Zapfenzahn *m*, Griffelzahn *m*, Dens emboliformis
connatal teeth: Dentes connatales
connate tooth: Zwillingszahn *m*
cross-bite teeth: Kreuzbisszähne *pl*
cuspid tooth: →*canine tooth*
cuspidate tooth: →*canine tooth*
cuspid teeth: →*canine teeth*
cuspless tooth: höckerloser Zahn *m*
cutting tooth: →*incisor tooth*
dead tooth: devitaler Zahn *m*, toter Zahn *m*
deciduous tooth: Milchzahn *m*, Dens deciduus
deciduous molar tooth: Milchmolar *m*, Milchmahlzahn *m*, Dens molaris deciduus
deciduous molar teeth: Milchmolaren *pl*, Milchmahlzähne *pl*, Dentes molares decidui
deciduous teeth: Milchzähne *pl*, Milchgebiss *nt*, Dentes decidui, Dentes lactales
denture teeth: Gebisszähne *pl*, Zähne *pl* eines Zahnersatzes
devitalized tooth: devitaler Zahn *m*, toter Zahn *m*
diatoric teeth: Lochzähne *pl*, Diatorics *pl*
dilacerated tooth: Sichelzahn *m*
drifting tooth: wandernder Zahn *m*
evulsed tooth: herausgerissener Zahn *m*
extracted tooth: extrahierter Zahn *m*
eye tooth: →*canine tooth*
false teeth: →*artificial teeth*
first teeth: →*deciduous teeth*
first molar tooth: erster Molar *m*, erster bleibender Molar *m*, Sechsjahrmolar *m*
first premolar tooth: erster Prämolar *m*
Fournier teeth: Fournier-Molaren *pl*, Fournier-Zähne *pl*
fractured tooth: frakturierter Zahn *m*
fused teeth: verschmolzene Zähne *pl*, fusionierte Zähne *pl*
geminate tooth: Zwillingszahn *m*
geminated teeth: →*geminate teeth*
geminate teeth: Zwillingszähne *pl*, Dentes geminati, Doppelzahnbildung *f*, Zwillingsbildung *f*
ghost teeth: Odontodysplasie *f*, Odontodysplasia *f*, Geisterzähne *pl*, ghost teeth *pl*
green teeth: grüne Zähne *pl*, Chlorodontie *f*
grinding teeth: →*molar teeth*
hair teeth: Dentes acustici
hereditary brown opalescent teeth: →*hereditary dark teeth*
hereditary dark teeth: Capdepont-Syndrom *nt*, hereditär opaleszentes Dentin *nt*, Dentinogenesis imperfecta, Dentinogenesis hypoplastica hereditaria, Odontogenesis hypoplastica hereditaria, Capdepont-Zahnhyperplasie *f*, Stainton-Zahnhyperplasie *f*, Stainton-Syndrom *nt*
hereditary opalescent teeth: →*hereditary dark teeth*
Horner's teeth: Horner-Zähne *pl*
Huschke's auditory teeth: →*auditory teeth of Huschke*
Hutchinson's teeth: Hutchinson-Zähne *pl*
hutchinsonian teeth: Hutchinson-Zähne *pl*
hypersensitive tooth: Zahnhypersensibilität *f*
impacted tooth: impaktierter Zahn *m*
incisive tooth: →*incisor tooth*
incisor tooth: Schneidezahn *m*, Incisivus *m*, Dens incisivus
incisor teeth: Schneidezähne *pl*, Dentes incisivi
inferior teeth: →*mandibular teeth*
interchangeable tooth of Steele: Steele-Zahn *m*
intruded tooth: versenkter Zahn *m*, eingedrückter Zahn *m*
kinked tooth: Sichelzahn *m*
labial teeth: Frontzähne *pl*, Vorderzähne *pl*
lateral incisor tooth: zweiter Schneidezahn *m*, äußerer Schneidezahn *m*
lower teeth: Zähne *pl* des Unterkiefers
malacotic teeth: malakotische Zähne *pl*, erweichte Zähne *pl*
malaligned tooth: fehlstehender Zahn *m*
malformed tooth: fehlgebildeter Zahn *m*
malposed tooth: →*malaligned tooth*
malpositioned tooth: →*malaligned tooth*
mandibular teeth: Zähne *pl* des Unterkiefers, Zahnreihe *f* des Unterkiefers, mandibuläre Zahnreihe *f*, Unterkieferzähne *pl*
maxillary teeth: Zähne *pl* des Oberkiefers, Zahnreihe *f* des Oberkiefers, maxilläre Zahnreihe *f*, Oberkieferzähne *pl*
maxillary anterior teeth: Oberkieferfrontzähne *pl*, maxilläre Frontzähne *pl*, vordere Oberkieferzähne *pl*
maxillary posterior teeth: hintere Oberkieferzähne *pl*
migrating tooth: wandernder Zahn *m*
milk tooth: Milchzahn *m*, Dens deciduus
milk teeth: **1.** Milchzähne *pl*, Milchgebiss *nt*, Dentes decidui, Dentes lactales **2.** angeborene Zähne *pl*, Dentes natales **3.** während der Neonatalperiode durchbre-

T

chende Zähne *pl*, Dentes neonatales
molar tooth: Molar *m*, Mahlzahn *m*, Backenzahn *m*, Dens molaris
molar teeth: Mahlzähne *pl*, hintere Backenzähne *pl*, Molaren *pl*, Dentes molares
Moon's teeth: Moon-Zähne *pl*, Fournier-Molaren *pl*, Fournier-Zähne *pl*
morsal teeth: Vorderzähne *pl*
mottled teeth: Fluorose *f* der Zähne, Zahnfluorose *f*, gefleckter Zahnschmelz *m*
mulberry tooth: Maulbeermolar *m*
multicanaled tooth: Zahn *m* mit mehreren Wurzelkanälen
multicuspid tooth: mehrhöckeriger Zahn *m*, Dens multicuspidatus
multicuspid teeth: →*molar teeth*
multirooted tooth: mehrwurzeliger Zahn *m*, Zahn *m* mit mehreren Wurzeln
Mummery's pink tooth: internes Pulpagranulom *nt*, Rosa-Flecken-Krankheit *f*, Pink-spot-disease *nt*, Endodontoma *nt*, internes Pulpengranulom *nt*, innere Zahnresorption *f*, innere Resorption *f*
natal teeth: →*predeciduous teeth*
natural teeth: natürliches Gebiss *nt*, Gebiss *nt*, natürliche Zähne *pl*
neonatal teeth: während der Neonatalperiode durchbrechende Zähne *pl*, Dentes neonatales
nonanatomic teeth: nicht-anatomische Kunstzähne *pl*
nonrestorable tooth: nicht-restaurierbarer Zahn *m*
nonvital tooth: devitalisierter Zahn *m*, toter Zahn *m*
peg tooth: Zapfenzahn *m*, Kegelzahn *m*, Griffelzahn *m*, Dens emboliformis
peg-shaped tooth: →*peg tooth*
permanent tooth: bleibender Zahn *m*, Dauerzahn *m*, Dens permanens
permanent teeth: bleibende Zähne *pl*, bleibendes Gebiss *m*, Dauergebiss *nt*, Dentes permanentes
pink tooth: →*Mummery's pink tooth*
pink tooth of Mummery: →*Mummery's pink tooth*
pinless teeth: →*diatoric teeth*
pivot tooth: Stiftzahn *m*
plastic tooth: Kunststoffzahn *m*
polymer tooth: Kunststoffzahn *m*
posterior teeth: →*buccal teeth*
postpermanent teeth: tertiäre Dentition *f*, dritter Zahndurchbruch *m*, Dentitio tertia
predeciduous teeth: angeborene Zähne *pl*, Dentes natales
premature teeth: vorzeitige Zahnung *f*, pathologische Frühzahnung *f*, vorzeitige Dentition *f*, Dentitio praecox
premolar tooth: Prämolar *m*, vorderer/kleiner Backenzahn *m*, Dens premolaris, Dens bicuspidatus
premolar teeth: vordere Backenzähne *pl*, Prämolaren *pl*, Dentes premolares
primary teeth: Milchzähne *pl*, Milchgebiss *nt*, Dentes decidui, Dentes lactales
protruded tooth: vorstehender Zahn *m*
protruding teeth: vorstehende Zähne *pl*
pulpless tooth: devitalisierter Zahn *m*, toter Zahn *m*
replaced tooth: Ersatzzahn *m*
rootless teeth: 1. →*hereditary dark teeth* **2.** Dentindysplasie *f*
rotated tooth: gedrehter Zahn *m*
sclerotic teeth: sklerotische Zähne *pl*
screwdriver teeth: Hutchinson-Zähne *pl*
second teeth: →*permanent teeth*
second incisor tooth: zweiter Schneidezahn *m*, äußerer Schneidezahn *m*
second molar tooth: zweiter Molar *m*, zweiter bleibender Molar *m*, Zwölfjahrmolar *m*
sensitive tooth: überempfindlicher Zahn *m*, empfindlicher Zahn *m*
shell teeth: Schalenzähne *pl*, Muschelzähne *pl*
sickle tooth: Sichelzahn *m*
single-rooted tooth: Zahn *m* mit einer Wurzel
split tooth: Kronen-Wurzelfraktur *f*, vertikale Zahnfraktur *f*, Kronenlängsfraktur *f*
Steele's tooth: Steele-Zahn *m*
Steele's interchangeable tooth: Steele-Zahn *m*
succedaneous teeth: bleibende/zweite Zähne *pl*, Ersatzzähne *pl*, Zähne *f* der II. Dentition, Dauergebiss *nt*, Dentes permanentes
successional teeth: →*succedaneous teeth*
superior teeth: Oberkieferzähne *pl*, Zähne *pl* des Oberkiefers
supernumerary teeth: überzählige Zähne *pl*, Supplementärzähne *pl*, Dentes supernumerarii
supplemental teeth: →*supernumerary teeth*
supplied tooth: Ersatzzahn *m*
temporary teeth: →*deciduous teeth*
third molar tooth: Weisheitszahn *m*, dritter Molar *m*, Dens serotinus
tooth within a tooth: Zahn im Zahn, Dens in dente
treated tooth: behandelter Zahn *m*
tricanaled tooth: Zahn *m* mit drei Wurzelkanälen
tricuspid tooth: dreihöckeriger Zahn *m*, trikuspider Zahn *m*
trirooted tooth: Zahn *m* mit drei Wurzeln
tube teeth: Röhrenzähne *pl*
Turner's teeth: Turner-Zähne *pl*
twin teeth: Zwillingszähne *pl*, Doppelzahnbildung *f*, Zwillingsbildung *f*, Dentes geminati
typodont teeth: Typodontzähne *pl*, künstliche Backenzähne *pl*
unerupted tooth: nicht-durchgebrochener Zahn *m*
upper teeth: Oberkieferzähne *pl*, Zähne *pl* des Oberkiefers
vital tooth: vitaler Zahn *m*
wandering tooth: wandernder Zahn *m*
wisdom tooth: Weisheitszahn *m*, dritter Molar *m*, Dens sapiens, Dens serotinus
wisdom teeth: Weisheitszähne *pl*, dritte Molaren *pl*, Dentes sapientiae

tooth|ache ['tu:θ,eɪk] *noun*: Zahnschmerzen *pl*, Zahnweh *nt*; Odontalgie *f*, Odontagra *f*, Dentalgie *f*, Dentagra *f*
tooth-borne *adj*: dental abgestützt
tooth|brush ['tu:θ,brʌʃ] *noun*: Zahnbürste *f*
Bass' toothbrush: Bass-Zahnbürste *f*
electric toothbrush: elektrische Zahnbürste *f*
interproximal toothbrush: Interproximalbürste *f*
tooth|brush|ing ['tu:θbrʌʃɪŋ] *noun*: Zähnebürsten *nt*, Zähneputzen *nt*
toothed [tu:θt] *adj*: mit Zähnen versehen, gezahnt, gezähnt, Zahn-; gezackt
tooth|less ['tu:θləs] *adj*: ohne Zähne, zahnlos
tooth|paste ['tu:θpeɪst] *noun*: Zahnpasta *f*, Zahnpaste *f*, Zahncreme *f*
tooth|pick ['tu:θpɪk] *noun*: Zahnstocher *m*
TOP *Abk.*: triorthocresyl phosphate
top- *präf.*: →*topo-*
top|aes|the|sia [,tɑpes'θi:ʒ(ɪ)ə] *noun*: (*brit.*) →*topesthesia*
top|ag|no|sia [,tɑpæg'nəʊzɪə, -ʒ(ɪ)ə] *noun*: Topagnosie *f*

top|ag|no|sis [ˌtɑpæg'nəʊsɪs] *noun*: →*topagnosia*
to|pal|gia [tə'pældʒ(ɪ)ə] *noun*: Lokalschmerz *m*, Topalgie *f*, Topoalgie *f*
to|pec|to|my [tə'pektəmiː] *noun*: Topektomie *f*, Kortikektomie *f*
top|es|the|sia [ˌtɑpes'θiːʒ(ɪ)ə] *noun*: Topästhesie *f*, Topognosie *f*
to|pha|ceous [tə'feɪʃəs] *adj*: herd-, knotenförmig
to|phus ['təʊfəs] *noun, plural* **-phi** ['təʊfaɪ]: **1.** Knoten *m*, Tophus *m* **2.** →*gout tophus* **3.** →*dental tophus*
dental tophus: Zahnstein *m*, Odontolith *m*, Calculus dentalis, Calculus dentis
gout tophus: Gichtknoten *m*, Tophus *m*, Tophus arthriticus
top|ic ['tɑpɪk]: **I** *noun* Thema *nt*, Gegenstand *m* **II** *adj* örtlich, lokal; äußerlich (wirkend), topisch
top|i|cal ['tɑpɪkl] *adj*: topisch, örtlich, lokal, Lokal-
to|pis|tic [tə'pɪstɪk] *adj*: örtlich, äußerlich (wirkend), topisch
to|pis|tics [tə'pɪstɪks] *plural*: Topik *f*
topo- *präf.*: Orts-, Top(o)-
top|o|al|gia [ˌtɑpə'ældʒ(ɪ)ə] *noun*: →*topalgia*
top|o|an|aes|the|sia [ˌtɑpəænəs'θiːʒə] *noun*: (*brit.*) →*topagnosia*
top|o|an|es|the|sia [ˌtɑpəænəs'θiːʒə] *noun*: →*topagnosia*
top|o|chem|is|try [ˌtɑpə'keməstriː] *noun*: Topochemie *f*
top|o|dys|aes|the|sia [ˌtɑpədɪses'θiːʒə] *noun*: (*brit.*) →*topodysesthesia*
top|o|dys|es|the|sia [ˌtɑpədɪses'θiːʒə] *noun*: lokalisierte Dysästhesie *f*, Topodysästhesie *f*
top|og|no|sia [ˌtɑpɑg'nəʊzɪə] *noun*: →*topesthesia*
top|og|no|sis [ˌtɑpə'nəʊsɪs] *noun*: →*topesthesia*
top|o|graph|ic [ˌtɑpə'græfɪk] *adj*: Topografie betreffend, topographisch, topografisch
top|o|graph|i|cal [ˌtɑpə'græfɪkl] *adj*: →*topographic*
to|pog|ra|phy [tə'pɑgrəfiː] *noun*: Topographie *f*, Topografie *f*
shape topography: Gestalttopografie *f*, Gestalttopographie *f*
surface topography: Oberflächentopografie *f*, Oberflächentopographie *f*
top|o|nar|co|sis [ˌtɑpənɑːr'kəʊsɪs] *noun*: Lokalanästhesie *f*
top|o|nym ['tɑpənɪm] *noun*: Toponym *nt*
top|o|par|aes|the|sia [ˌtɑpəˌpæres'θiːʒ(ɪ)ə] *noun*: (*brit.*) →*topoparesthesia*
top|o|par|es|the|sia [ˌtɑpəˌpæres'θiːʒ(ɪ)ə] *noun*: lokalisierte Parästhesie *f*, Topoparästhesie *f*
to|po|pho|bi|a [ˌtɑpə'fəʊbɪə] *noun*: Topophobie *f*; Situationsangst *f*
to|po|pho|bic [ˌtɑpə'fəʊbɪk] *adj*: Topophobie betreffend, topophob
top|o|therm|aes|the|si|om|e|ter [ˌtɑpəˌθɜrmesˌθiːzɪ'ɑmɪtər] *noun*: (*brit.*) →*topothermesthesiometer*
top|o|therm|es|the|si|om|e|ter [ˌtɑpəˌθɜrmesˌθiːzɪ'ɑmɪtər] *noun*: Topothermästhesiometer *nt*
TOPV *Abk.*: **1.** trivalent oral polio vaccine **2.** trivalent oral poliovirus vaccine
TORCH *Abk.*: toxoplasmosis, other infections, rubella, cytomegalorvirus infection, and herpes simplex
tor|cu|lar ['tɔːrkjələr] *noun*: Torcular *nt*
torcular herophili: Confluens sinuum, Torcular herophili
to|ric ['tɔːrɪk, 'təʊ-] *adj*: Torus betreffend, torisch
tor|men|til ['tɔːrmentɪl] *noun*: Tormentilla *f*, Blutwurz *f*, Potentilla erecta
tor|mi|na ['tɔːrmɪnə] *plural*: Bauchkrämpfe *pl*, Koliken *pl*, Tormina *pl*
tor|mi|nal ['tɔːrmɪnl] *adj*: kolikartig
to|rose ['tɔːrəʊs, 'tɔː-] *adj*: wülstig
to|rous ['tɔːrəs, 'tɔː-] *adj*: →*torose*
tor|pent ['tɔːrpənt]: **I** *noun* betäubendes *oder* beruhigendes Mittel *nt* **II** *adj* →*torpid*
tor|pid ['tɔːrpɪd] *adj*: träge, schlaff, ohne Aktivität, langsam, apathisch, stumpf, starr, erstarrt, betäubt, torpid
tor|pid|i|ty [tɔːr'pɪdətiː] *noun*: →*torpor*
tor|pid|ness ['tɔːrpɪdnəs] *noun*: →*torpor*
tor|por ['tɔːrpər] *noun*: Trägheit *f*, Schlaffheit *f*, Apathie *f*, Stumpfheit *f*, Erstarrung *f*, Betäubung *f*, Torpidität *f*, Torpor *m*
torque [tɔːrk] *noun*: Drehmoment *nt*
torr [tɔːr] *noun*: Torr *nt*
Torr *Abk.*: Torricelli
tor|re|fac|tion [ˌtɔrə'fækʃn] *noun*: Rösten *nt*, Darren *nt*
tor|re|fy ['tɔrəfaɪ] *vt*: rösten, darren
tor|sion ['tɔːrʃn] *noun*: **1.** (Ver-)Drehung *f*; Drehen *nt* **2.** Drehung *f*, Torsion *f*
torsion of a tooth: →*tooth torsion*
extravaginal testicular torsion: extravaginale Hodentorsion *f*
intravaginal testicular torsion: intravaginale Hodentorsion *f*
mesorchial testicular torsion: mesorchiale Hodentorsion *f*
torsion of Morgagni's hydatid: Hydatidentorsion *f*
penile torsion: Penistorsion *f*
testicular torsion: Hodentorsion *f*
tooth torsion: Zahndrehung *f*, Zahntorsion *f*
tor|sion|al ['tɔːrʃənl] *adj*: Dreh-, Torsions-, (Ver-)Drehungs-
tor|sive ['tɔːrsɪv] *adj*: gewunden, verdreht, gekrümmt, verkrümmt
tor|so ['tɔːrsəʊ] *noun, plura* **-sos, -si** [-siː]: Torso *m*
tor|ti|col|lar [ˌtɔːrtɪ'kɑlər] *adj*: Torticollis betreffend
tor|ti|col|lis [ˌtɔːrtɪ'kɑlɪs] *noun*: Schiefhals *m*, Torticollis *m*, Caput obstipum
acute torticollis: akuter Schiefhals *m*, Torticollis acuta
congenital torticollis: angeborener Schiefhals *m*, kongenitaler Torticollis *m*
dermatogenic torticollis: Narbenschiefhals *m*, Torticollis cutaneus
fixed torticollis: fixierter Schiefhals *m*
hysterical torticollis: hysterischer/psychogener Schiefhals *m*
intermittent torticollis: intermittierender Schiefhals *m*
muscular torticollis: muskulärer Schiefhals *m*, Torticollis muscularis
myogenic torticollis: myogener Schiefhals *m*
neurogenic torticollis: neurogener Schiefhals *m*
ocular torticollis: okulärer Schiefhals *m*
osseous torticollis: Torticollis osseus, ossärer Schiefhals *m*
otogenic torticollis: Torticollis acusticus, otogener Schiefhals *m*
otologic torticollis: otologer Schiefhals *m*
reflex torticollis: reflektorischer Schiefhals *m*
rheumatoid torticollis: rheumatischer Schiefhals *m*
spasmodic torticollis: intermittierender Schiefhals *m*
spastic torticollis: spastischer Schiefhals *m*, Torticollis spasticus
symptomatic torticollis: symptomatischer Schiefhals *m*
tor|ti|pel|vis [ˌtɔːrtɪ'pelvɪs] *noun*: Tortipelvis *f*
tor|tu|os|i|ty [ˌtɔːrtʃə'wɑsətiː] *noun*: Krümmung *f*, Windung *f*; Gewundenheit *f*, Schlängelung *f*, Tortuositas *f*
tortuosity of retinal vessels: Tortuositas vasorum

T

tor|tu|ous ['tɔːrtʃəwəs] *adj*: gewunden, gekrümmt, verkrümmt, verdreht, gedreht, geschlängelt
Tor|u|la ['tɔr(j)ələ] *noun*: Kryptokokkus *m*, Cryptococcus *m*
tor|u|lin ['tɔr(j)əlɪn] *noun*: →*thiamine*
tor|u|lo|ma [ˌtɔːr(j)ə'ləʊmə] *noun*: Kryptokokkengranulom *nt*, Torulom *nt*
Tor|u|lop|sis [ˌtɔr(j)ə'lɑpsɪs] *noun*: Torulopsis *f*
tor|u|lop|so|sis [ˌtɔːr(j)ə'lɑpsəsɪs] *noun*: Torulopsis-Infektion *f*, Torulopsosis *f*, Torulopsidose *f*
tor|u|lo|sis [ˌtɔːr(j)ə'ləʊsɪs] *noun*: europäische Blastomykose *f*, Kryptokokkose *f*, Cryptococcose *f*, Torulose *f*, Cryptococcus-Mykose *f*, Busse-Buschke-Krankheit *f*
tor|u|lus ['tɔːrʌləs] *noun, plural* **-li** [-laɪ, -liː]: Torulus *m*
to|rus ['tɔːrəs, 'təʊr-] *noun, plural* **-ri** [-raɪ]: runde Erhebung *f*, Wulst *m*, Torus *m*
torus levatorius: Levatorwulst *m*, Torus levatorius
mandibular torus: Torus mandibularis
palatal torus: Gaumenwulst *m*, Torus palatinus
palatine torus: →*palatal torus*
torus tubarius: Tubenwulst *m*, Torus tubarius
TOS *Abk.*: thoracic outlet syndrome
to|tal ['təʊtl]: **I** *noun* Gesamtmenge *f* **II** *adj* ganz, gesamt, total, völlig, absolut, total, Gesamt-, Total-
to|tip|o|tence [təʊ'tɪpətəns] *noun*: Totipotenz *f*, Omnipotenz *f*
to|tip|o|ten|cy [təʊ'tɪpətensiː] *noun*: Totipotenz *f*, Omnipotenz *f*
to|tip|o|tent [təʊ'tɪpətənt] *adj*: →*totipotential*
to|ti|po|ten|tial [ˌtəʊtɪpə'tenʃl] *adj*: *(Zelle, Gewebe)* über sämtliche Entwicklungsmöglichkeiten verfügend, totipotent, omnipotent
touch [tʌtʃ]: **I** *noun* **1.** Berührung *f*; Berühren *nt* **at a touch** beim Berühren **2.** Tastsinn *m*, Tastgefühl *nt*, Gefühl *nt* **II** *vt* anfassen, berühren, angreifen, betasten
touch|a|ble ['tʌtʃəbl] *adj*: tastbar
touch|i|ness ['tʌtʃɪnəs] *noun*: (Über-)Empfindlichkeit *f*, Reizbarkeit *f*
touch|y ['tʌtʃɪ] *adj*: **1.** (über-)empfindlich, (leicht) reizbar **2.** (druck-)empfindlich
tour|ne|sol ['tɜrnɪsɑl, -sɔl] *noun*: Lackmus *nt*
tour|ni|quet ['tɜrnɪkɪt, 'tʊər-] *noun*: (Abschnür-)Binde *f*, Tourniquet *nt*, Torniquet *nt*; Manschette *f*
Esmarch's tourniquet: Esmarch-Binde *f*
garrote tourniquet: Abbindung *f*
garrotte tourniquet: Abbindung *f*
pneumatic tourniquet: pneumatische Manschette *f*
Spanish tourniquet: Abbindung *f*
torcular tourniquet: Abbindung *f*
tow|el ['taʊ(ə)l]: **I** *noun* **1.** Handtuch *nt*; *(chirurg.)* Tuch *nt* **2.** (Monats-, Damen-)Binde *f* **II** *vt* (ab-)trocknen, (ab-)reiben, frottieren
towel down *vt* (ab-)trocknen, trockenreiben
bath towel: Badetuch *nt*
menstrual towel: (Monats-, Damen-)Binde *f*
sanitary towel: (Monats-, Damen-)Binde *f*
tow|el|ling ['taʊəlɪŋ] *noun*: Abreibung *f*, Frottieren *nt*
tow|er ['taʊər] *noun*: Turm *m*
tox. *Abk.*: toxic
tox- *präf.*: Gift-, Toxik(o)-, Tox(o)-, Toxi-
tox|ae|mi|a [tɑk'siːmiːə] *noun*: *(brit.)* →*toxemia*
tox|ae|mic [tɑk'siːmɪk] *adj*: *(brit.)* →*toxemic*
tox|a|nae|mi|a [tɑksə'niːmiːə] *noun*: *(brit.)* →*toxanemia*
tox|a|ne|mi|a [tɑksə'niːmiːə] *noun*: hämotoxische Anämie *f*, toxische Anämie *f*
Tox|as|ca|ris [tɑs'sæskərɪs] *noun*: Toxascaris *f*
tox|e|mi|a [tɑk'siːmiːə] *noun*: **1.** Blutvergiftung *f*, Toxikämie *f*, Toxämie *f* **2.** Toxinämie *f*, Toxemia
eclamptic toxemia: Schwangerschaftstoxikose *f*, Gestose *f*
eclamptogenic toxemia: →*eclamptic toxemia*
preeclamptic toxemia: EPH-Gestose *f*, Präeklampsie *f*, Spätgestose *f*
toxemia of pregnancy: Schwangerschaftstoxikose *f*, Gestose *f*
tox|e|mic [tɑk'siːmɪk] *adj*: Toxikämie betreffend, toxikämisch
toxi- *präf.*: →*toxic-*
tox|ic ['tɑksɪk]: **I** *noun* Gift *nt*, Giftstoff *m*, Toxikum *nt*, Toxikon *nt* **II** *adj* als Gift wirkend, Gift/Gifte enthaltend, giftig, toxisch, Gift-
toxic- *präf.*: Gift-, Toxik(o)-, Tox(o)-, Toxi-
tox|i|cae|mi|a [tɑksə'siːmiːə] *noun*: *(brit.)* →*toxicemia*
tox|i|cant ['tɑksɪkənt] *noun, adj*: →*toxic*
tox|i|ca|tion [tɑksɪ'keɪʃn] *noun*: Vergiftung *f*; Intoxikation *f*; Vergiften *nt*
tox|i|ce|mi|a [tɑksə'siːmiːə] *noun*: →*toxemia*
tox|ic|i|ty [tɑk'sɪsətiː] *noun*: Giftigkeit *f*, Toxizität *f*
bone marrow toxicity: Knochenmarkschädlichkeit *f*, Knochenmarktoxizität *f*
drug toxicity: Arzneimitteltoxizität *f*
early toxicity: Frühtoxizität *f*
hepatic toxicity: Lebergiftigkeit *f*, Leberschädlichkeit *f*, Hepatotoxizität *f*
late toxicity: Spättoxizität *f*
light toxicity: Lichttoxizität *f*
organ toxicity: Organtoxizität *f*
renal toxicity: Nierengiftigkeit *f*, -schädlichkeit *f*, Nephrotoxizität *f*
selective toxicity: selektive Toxizität *f*
toxico- *präf.*: Gift-, Toxik(o)-, Tox(o)-, Toxi-
Tox|i|co|den|dron [ˌtɑksɪkəʊ'dendrɑn] *noun*: Toxicodendron *nt*
tox|i|co|gen|ic [tɑksɪkəʊ'dʒenɪk] *adj*: giftbildend, toxinbildend, toxigen, toxogen
tox|i|co|hae|mi|a [tɑksɪkəʊ'hiːmiːə] *noun*: *(brit.)* →*toxicohemia*
tox|i|co|he|mi|a [tɑksɪkəʊ'hiːmiːə] *noun*: →*toxemia*
tox|i|coid ['tɑksɪkɔɪd] *adj*: giftartig, giftähnlich, toxoid
tox|i|co|log|ic [ˌtɑksɪkə'lɑdʒɪk] *adj*: Toxikologie betreffend, toxikologisch
tox|i|co|log|i|cal [ˌtɑksɪkə'lɑdʒɪkl] *adj*: →*toxicologic*
tox|i|col|o|gist [ˌtɑksɪ'kɑlədʒɪst] *noun*: Toxikologe *m*, Toxikologin *f*
tox|i|col|o|gy [ˌtɑksɪ'kɑlədʒiː] *noun*: Toxikologie *f*
drug toxicology: Arzneimitteltoxikologie *f*
environmental toxicology: Ökotoxikologie *f*, Umwelttoxikologie *f*
food toxicology: Nahrungsmitteltoxikologie *f*
occupational toxicology: Gewerbetoxikologie *f*
pharmaceutical toxicology: Arzneimitteltoxikologie *f*
prenatal toxicology: Pränataltoxikologie *f*
reproduction toxicology: Reproduktionstoxikologie *f*
tox|i|co|ma|ni|a [ˌtɑksɪkəʊ'meɪnɪə, -jə] *noun*: Toxikomanie *f*
tox|i|co|path|ic [ˌtɑksɪkəʊ'pæθɪk] *adj*: Toxikopathie betreffend, toxikopathisch
tox|i|cop|a|thy [tɑksɪ'kɑpəθiː] *noun*: Vergiftung *f*, Toxikopathie *f*
tox|i|co|pho|bi|a [ˌtɑksɪkəʊ'fəʊbɪə] *noun*: Toxikophobie *f*, Toxiphobie *f*
tox|i|co|pho|bic [ˌtɑksɪkəʊ'fəʊbɪk] *adj*: Toxikophobie betreffend, toxikophob
tox|i|co|sis [tɑksɪ'kəʊsɪs] *noun*: Toxikose *f*, Toxicosis *f*;

Vergiftung *f*
endogenic toxicosis: Selbstvergiftung *f*, Autointoxikation *f*
gestational toxicosis: Gestose *f*, hypertensive Schwangerschaftserkrankung *f*, Schwangerschaftstoxikose *f*
retention toxicosis: Retentionstoxikose *f*
t_3 toxicosis: Thyreotoxikose *f*
thyroid toxicosis: Thyreotoxikose *f*
triiodothyronine toxicosis: Thyreotoxikose *f*
tox|i|gen|ic [tɑksɪ'dʒenɪk] *adj*: giftbildend, toxinbildend, toxigen, toxogen
tox|i|ge|nic|i|ty [ˌtɑksɪdʒə'nɪsətiː] *noun*: Toxigenität *f*
tox|in ['tɑksɪn] *noun*: Gift *nt*, Giftstoff *m*, Toxin *nt*
toxin A: Toxin A *nt*
Amanita toxin: Amanitatoxin *nt*
animal toxin: tierisches Toxin *nt*, Zootoxin *nt*
anthrax toxin: Anthraxtoxin *nt*
toxin B: Toxin B *nt*
bacillus anthracis toxin: Milzbrandtoxin *nt*
bacterial toxin: Bakteriengift *nt*, Bakterientoxin *nt*, Bakteriotoxin *nt*
botulinus toxin: Botulinustoxin *nt*
cholera toxin: Choleraenterotoxin *nt*, Choleragen *nt*
clostridium botulinum toxin: Clostridium botulinum-Toxin *nt*
cobra toxin: Cobratoxin *nt*
diagnostic diphtheria toxin: →*diphtheria toxin for Schick test*
Dick toxin: →*Dick test toxin*
Dick test toxin: Scharlachtoxin *nt*, erythrogenes Toxin *nt*
diphtheria toxin: Diphtherietoxin *nt*
diphtheria toxin for Schick test: Schick-Test-Toxin *nt*
erythrogenic toxin: Scharlachtoxin *nt*, erythrogenes Toxin *nt*
exfoliative toxin: Exfoliativtoxin *nt*
extracellular toxin: Ektotoxin *nt*, Exotoxin *nt*
fugu toxin: Tetrodotoxin *nt*
Fusarium toxins: Fusarium-Toxine *pl*
intracellular toxin: Endotoxin *nt*
pertussis toxin: Pertussistoxin *nt*
plant toxin: Pflanzentoxin *nt*, Phytotoxin *nt*
rickettsial toxin: Rickettsientoxin *nt*
Schick test toxin: Schick-Test-Toxin *nt*
Shiga toxin: Shigatoxin *nt*
staphylococcal toxin: Staphylokokkentoxin *nt*
streptococcal toxin: Streptokokkentoxin *nt*
streptococcal erythrogenic toxin: Scharlachtoxin *nt*, erythrogenes Toxin *nt*
θ toxin: Thetatoxin *nt*, θ-Toxin *nt*
tetanus toxin: Tetanustoxin *nt*
theta toxin: Thetatoxin *nt*, θ-Toxin *nt*
toxic shock syndrome toxin-1: toxisches-Schocksyndrom-Toxin-1 *nt*
whooping cough toxin: Pertussistoxin *nt*
tox|i|nae|mi|a [tɑksɪ'niːmiːə] *noun*: (*brit.*) →*toxinemia*
tox|i|ne|mi|a [tɑksɪ'niːmiːə] *noun*: Blutvergiftung *f*, Toxinämie *f*, Toxämie *f*
tox|i|no|gen|ic [ˌtɑksɪnəʊ'dʒenɪk] *adj*: giftbildend, toxinbildend, toxigen, toxogen
tox|i|no|sis [tɑksɪ'nəʊsɪs] *noun*: Toxinose *f*
tox|i|path|ic [tɑksɪ'pəθɪk] *adj*: Toxikopathie betreffend, toxikopathisch
tox|ip|a|thy [tɑk'sɪpəθiː] *noun*: →*toxicopathy*
tox|i|pho|bi|a [ˌtɑksɪ'fəʊbɪə] *noun*: Toxiphobie *f*, Toxikophobie *f*
tox|is|ter|ol [tɑks'sɪstərɑl, -ɔl] *noun*: Toxisterin *nt*
toxo- *präf.*: Gift-, Toxik(o)-, Tox(o)-, Toxi-
Tox|o|ca|ra [ˌtɑksə'kærə] *noun*: Toxocara *f*
Toxocara canis: Hundespulwurm *m*, Toxocara canis
Toxocara cati: Katzenspulwurm *m*, Toxocara cati, Toxocara mystax
Toxocara mystax: Katzenspulwurm *m*, Toxocara cati, Toxocara mystax
tox|o|ca|ral [ˌtɑksə'kærəl] *adj*: Toxocara betreffend, Toxocara-
tox|o|ca|ri|a|sis [ˌtɑksəʊkə'raɪəsɪs] *noun*: Toxocariasis *f*
tox|oid ['tɑksɔɪd] *noun*: Toxoid *nt*, Anatoxin *nt*
diphtheria toxoid: Diphtherie-Anatoxin *nt*, Diphtherietoxoid *nt*, Diphtherieformoltoxoid *nt*
formol toxoid: Formoltoxoid *nt*
tetanus toxoid: Tetanustoxoid *nt*
tox|on ['tɑksɑn] *noun*: Toxon *nt*
tox|one ['tɑksəʊn] *noun*: Toxon *nt*
tox|o|no|sis [tɑksə'nəʊsɪs] *noun*: →*toxicosis*
tox|o|phil ['tɑksəfɪl] *adj*: toxophil
tox|o|phil|ic [ˌtɑksə'fɪlɪk] *adj*: toxophil
tox|oph|i|lous [tɑk'sɑfɪləs] *adj*: toxophil
tox|o|phore ['tɑksəfəʊər] *noun*: toxophore Gruppe *f*
tox|oph|o|rous [tɑk'sɑfərəs] *adj*: gifttragend, gifthaltig, toxophor
Tox|o|plas|ma [ˌtɑksə'plæzmə] *noun*: Toxoplasma *nt*
Toxoplasma gondii: Toxoplasma gondii *f*
tox|o|plas|mic [ˌtɑksə'plæzmɪk] *adj*: Toxoplasmose betreffend, toxoplasmotisch
tox|o|plas|min [ˌtɑksə'plæzmɪn] *noun*: Toxoplasmin *nt*
tox|o|plas|mo|sis [ˌtɑksəplæz'məʊsɪs] *noun*: Toxoplasmainfektion *f*, Toxoplasmose *f*
cerebral toxoplasmosis: zerebrale Toxoplasmose *f*
congenital toxoplasmosis: konnatale Toxoplasmose *f*
fetal toxoplasmosis: pränatale Toxoplasmose *f*, Fetopathia toxoplasmotica
ocular toxoplasmosis: Toxoplasmose-Chorioretinitis *f*
postnatal toxoplasmosis: postnatale Toxoplasmose *f*
prenatal toxoplasmosis: pränatale Toxoplasmose *f*, Fetopathia toxoplasmotica
tox|u|ri|a [tɑk's(j)ʊəriːə] *noun*: Harnvergiftung *f*, Urämie *f*
TP *Abk.*: **1.** terminal phalanx **2.** testosterone propionate **3.** test plate **4.** threshold potential **5.** thrombopoietin **6.** thymic polypeptide **7.** tissue pressure **8.** total protein **9.** transforming principle **10.** Treponema pallidum **11.** triose phosphate **12.** triphosphate **13.** tuberculin precipitation **14.** tumor progression
TP-5 *Abk.*: thymopoietin pentapeptide
TPA *Abk.*: **1.** tissue plasminogen activator **2.** tissue polypeptide antigen **3.** treponema pallidum agglutination
t-PA *Abk.*: tissue-type plasminogen activator
TPB *Abk.*: tetrapropylene benzene
TPBH *Abk.*: triphosphopyridine nucleotide
TPBS *Abk.*: tetrapropylene benzene sulfonate
TPC *Abk.*: thromboplastic plasma component
TPCF *Abk.*: treponema pallidum complement fixation
TPCK *Abk.*: N-tosyl-L-phenylalanylchloromethyl ketone
TPD *Abk.*: **1.** thiamine propyl disulfide **2.** transpapillary drainage
TPDH *Abk.*: triosephosphate dehydrogenase
TPE *Abk.*: **1.** trypsin protein esterase **2.** typhoid-paratyphoid-enteritis
TPF *Abk.*: **1.** thymus permeability factor **2.** triphenylformazane
TPG *Abk.*: tryptophan peptone glucose
5-TPH *Abk.*: 5-tryptophan hydroxylase
TPHA *Abk.*: **1.** treponema pallidum hemagglutination **2.** Treponema pallidum hemagglutination assay
TPI *Abk.*: **1.** Treponema pallidum immobilization **2.**

treponema pallidum immobilizing **3.** triosephosphate isomerase
TPIA *Abk.*: treponema pallidum immune adherence
TPL *Abk.*: total phospholipids
T-plate *noun*: T-Platte *f*
TPM *Abk.*: triphenylmethane
TPMB *Abk.*: treponema pallidum methylene blue
TPN *Abk.*: **1.** total parenteral nutrition **2.** triphosphopyridine nucleotide
TPND *Abk.*: TPN diaphorase
TPO *Abk.*: tryptophan peroxidase
TPP *Abk.*: **1.** testosterone phenylpropionate **2.** thiamine pyrophosphate **3.** thiamin pyrophosphate
TPR *Abk.*: **1.** temperature, pulse, nutrition **2.** temperature, pulse, respiration **3.** tibialis posterior reflex **4.** total peripheral resistance **5.** total pulmonary resistance **6.** triphenylphosphate **7.** tryptophan perchloric acid reaction
TPRI *Abk.*: total peripheral resistance index
tps *Abk.*: transmutation per second
TPT *Abk.*: **1.** tetraphenyl tetrazolium **2.** thromboplastin time **3.** total protein tuberculin
TPVR *Abk.*: total peripheral vascular resistance
TPZ *Abk.*: thioproperazine
TQ *Abk.*: tocopherolquinone
TR *Abk.*: **1.** repetition time **2.** temperature, taken rectally **3.** therapeutic radiology **4.** trypan red **5.** tuberculin R **6.** tubular reabsorption **7.** turbidity reaction
Tr *Abk.*: transferrin
Tr. *Abk.*: **1.** tincture **2.** tract **3.** tremor **4.** trituration
TRA *Abk.*: triethanolamine
tra|becu|la [trə'bekjələ] *noun, plural* **-lae** [-liː]: Bälkchen *nt*, Trabekel *f*, Trabecula *f*
arachnoid trabeculae: Arachnoidaltrabekel *pl*, Trabeculae arachnoideae
bone trabeculae: Knochenbälkchen *pl*, -trabekel *pl*
trabeculae of cavernous bodies: Bindegewebstrabekel *pl* der Schwellkörper, Trabeculae corporum cavernosum
fleshy trabeculae of heart: Herztrabekel *pl*, Herzmuskelbälkchen *pl*, Trabeculae carneae cordis
fleshy trabeculae of left ventricle: Trabeculae carneae ventriculi sinistri
fleshy trabeculae of right ventricle: Trabeculae carneae ventriculi dextri
muscular trabeculae of heart: →*fleshy trabeculae of heart*
septomarginal trabecula: Trabecula septomarginalis
splenic trabeculae: Milzbalken *pl*, -trabekel *pl*, Trabeculae lienis/splenicae
trabeculae of spongy body: Trabekel *pl* des Harnröhrenschwellkörpers, Trabeculae corporis spongiosi
bone trabeculae: Knochenbälkchen *pl*, Knochentrabekel *pl*
tra|becu|lar [trə'bekjələr] *adj*: Trabekel betreffend *oder* bildend, trabekulär
tra|becu|late [trə'bekjəlɪt] *adj*: →*trabecular*
tra|becu|lat|ed [trə'bekjəleɪtɪd] *adj*: →*trabecular*
tra|becu|la|tion [trəˌbekjə'leɪʃn] *noun*: Trabekelbildung *f*, Trabekulation *f*
tra|becu|lec|to|my [trəˌbekjə'lektəmiː] *noun*: Trabekulektomie *f*, Trabekulotomie *f*, Goniotomie *f*, Goniotrabekulotomie *f*
tra|becu|lo|plas|ty [trə'bekjələʊplæstiː] *noun*: Gonioplastik *f*, Trabekuloplastik *f*
laser trabeculoplasty: Laser-Trabekuloplastik *f*
trace [treɪs]: **I** *noun* **1.** Spur *f*, geringe Menge *f*; (Über-)Rest *m* **2.** Kurve *f*, (Auf-)Zeichnung *f* **II** *vt* →*trace out*
trace out *vt* **1.** (auf-, nach-)zeichnen; entwerfen **2.** (ver-)folgen, etw. ausfindig machen, aufspüren, erforschen
blood traces: Blutspuren *pl*
memory trace: Gedächtnisspur *f*
trace|a|ble ['treɪsəbl] *adj*: nachweis-, auffindbar, aufspürbar
trac|er ['treɪsər] *noun*: **1.** (*chem.*) (Radio-, Isotopen-)Indikator *m*, radioaktiver Markierungsstoff *m*, Leitisotop *nt*, Tracer *m* **2.** (*elektr.*) Taster *m*
radioactive tracer: radioaktiver Marker *m*, Tracer *m*
trache- *präf.*: Luftröhren-, Tracheal-, Tracheo-
tra|chea ['treɪkiːə trə'kiːə] *noun, plural* **-che|as, -che|ae** [-kɪiː]: Luftröhre *f*, Trachea *f* **beneath the trachea** unter der Luftröhre/Trachea (liegend), subtracheal **through the trachea** durch die Luftröhre/Trachea, transtracheal
scabbard trachea: Säbelscheidentrachea *f*
tra|che|a|ec|ta|sy [ˌtreɪkɪə'ektəsiː] *noun*: Luftröhrenerweiterung *f*, Luftröhrendilatation *f*, Tracheaerweiterung *f*, Tracheadilatation *f*
tra|che|al ['treɪkɪəl] *adj*: Luftröhre/Trachea betreffend, tracheal, Luftröhren-, Tracheal-, Tracheo-
tra|che|al|gia [ˌtreɪkɪ'ældʒ(ɪ)ə] *noun*: Luftröhren-, Tracheaschmerz *m*, Trachealgie *f*, Tracheodynie *f*
Tra|che|a|ta [treɪkɪ'eɪtə, -'ɑːtə] *plural*: Tracheentiere *pl*, Tracheaten *pl*
tra|che|id ['treɪkɪɪd, 'treɪkiːd] *noun*: Tracheide *f*
tra|che|it|ic [ˌtreɪkɪ'ɪtɪk] *adj*: Luftröhrenentzündung/Tracheitis betreffend, tracheitisch
tra|che|i|tis [ˌtreɪkɪ'aɪtɪs] *noun*: Entzündung *f* der Luftröhrenschleimhaut, Luftröhrenentzündung *f*, Tracheaentzündung *f*, Tracheitis *f*
haemorrhagic necrotizing tracheitis: (*brit.*) →*hemorrhagic necrotizing tracheitis*
hemorrhagic necrotizing tracheitis: hämorrhagisch-nekrotisierende Tracheitis *f*
pseudomembranous tracheitis: pseudomembranöse Tracheitis *f*
trachel- *präf.*: Hals-, Zervix-, Trachel(o)-
tra|che|lag|ra [ˌtreɪkɪ'lægrə] *noun*: Trachelagra *f*
tra|che|lec|to|my [ˌtreɪkɪ'lektəmiː] *noun*: Zervixresektion *f*
tra|che|lem|a|to|ma [ˌtreɪkɪlemə'təʊmə] *noun*: Hals-, Nackenhämatom *nt*
tra|che|li|an [treɪ'kiːlɪən] *adj*: **1.** Hals/Cervix betreffend, zervikal, Hals-, Zervikal-, Nacken- **2.** Gebärmutterhals/Cervix uteri betreffend, zervikal, Gebärmutterhals-, Zervix-, Cervix-
tra|che|lism ['treɪkəlɪzəm] *noun*: →*trachelismus*
tra|che|lis|mus [ˌtreɪkə'lɪzməs] *noun*: **1.** Halsmuskelkrampf *m*, Trachelismus *m* **2.** (*neurol.*) Trachelismus *m*
tra|che|li|tis [ˌtreɪkɪ'laɪtɪs] *noun*: Entzündung *f* (der Schleimhaut) der Cervix uteri, Zervizitis *f*, Zervixentzündung *f*, Cervicitis *f*, Endometritis *f* cervicis uteri
trachelo- *präf.*: Hals-, Zervix-, Trachel(o)-
trach|e|lo|cele ['trækələʊsiːl] *noun*: Tracheozele *f*
trach|e|lo|cyl|lo|sis [ˌtrækələʊsɪ'ləʊsɪs] *noun*: →*torticollis*
trach|e|lo|cyr|to|sis [ˌtrækələʊsɜr'təʊsɪs] *noun*: **1.** Kyphose *f* der Halswirbelsäule, Halswirbelsäulenkyphose *f*, HWS-Kyphose *f*, Trachelokyphose *f* **2.** Wirbeltuberkulose *f*, Spondylitis tuberculosa
trach|e|lo|cys|tit|ic [ˌtrækələʊsɪs'tɪtɪk] *adj*: Trachelozystitis betreffend, trachelozystitisch
trach|e|lo|cys|ti|tis [ˌtrækələʊsɪs'taɪtɪs] *noun*: Blasenhalsentzündung *f*, Trachelozystitis *f*, Trachelocystitis *f*
trach|e|lo|dyn|i|a [ˌtrækələʊ'diːnɪə] *noun*: Nackenschmerzen *pl*, Zervikodynie *f*

trach|el|o|ky|pho|sis [ˌtrækələʊkaɪˈfəʊsɪs] *noun*: Halswirbelsäulenkyphose *f*, Trachelokyphose *f*, HWS-Kyphose *f*
tra|che|lol|o|gy [treɪkɪˈlɑlədʒiː] *noun*: Trachelologie *f*
trach|el|o|my|it|ic [ˌtrækələʊmaɪˈɪtɪk] *adj*: Trachelomyitis betreffend, trachelomyitisch
trach|el|o|my|i|tis [ˌtrækələʊmaɪˈaɪtɪs] *noun*: Halsmuskelentzündung *f*, Trachelomyitis *f*
trachelo-occipitalis *noun*: Musculus semispinalis cervicis
trach|el|o|pex|ia [ˌtrækələʊˈpeksɪə] *noun*: →*trachelopexy*
trach|el|o|pex|y [ˈtrækələʊˌpeksiː] *noun*: Trachelopexie *f*, Zervikopexie *f*
trach|el|o|phy|ma [ˌtrækələʊˈfaɪmə] *noun*: Halsschwellung *f*, Halstumor *m*, Trachelophym *nt*
trach|el|o|plas|ty [ˈtrækələʊplæstiː] *noun*: Zervixplastik *f*
tra|chel|or|rha|phy [ˌtrækəɪˈlɔrəfiː] *noun*: Zervixnaht *f*, Zervikorrhaphie *f*; Emmet-Operation *f*
tra|chel|os|chi|sis [ˌtrækələʊˈlɑskəsɪs] *noun*: kongenitale Halsspalte *f*, Tracheloschisis *f*
tra|chel|ot|o|my [ˌtrækəˈlɑtəmiː] *noun*: Trachelotomie *f*, Zervikotomie *f*, Zervixschnitt *m*
tracheo- *präf.*: Luftröhren-, Tracheal-, Tracheo-
tra|che|o|aer|o|cele [ˌtreɪkɪəʊˈeərəsiːl] *noun*: lufthaltige Trachealhernie/Tracheozele *f*
tra|che|o|bron|chi|al [ˌtreɪkɪəʊˈbrɑŋkɪəl] *adj*: Luftröhre und Bronchien betreffend, tracheobronchial, bronchotracheal
tra|che|o|bron|chit|ic [ˌtreɪkɪəʊˈbrɑŋˈkɪtɪk] *adj*: Tracheobronchitis betreffend, tracheobronchitisch
tra|che|o|bron|chi|tis [ˌtreɪkɪəʊˈbrɑŋˈkaɪtɪs] *noun*: Entzündung *f* von Luftröhre und Bronchien, Tracheobronchitis *f*
tra|che|o|bron|cho|meg|a|ly [ˌtreɪkɪəʊˌbrɑŋkəʊˈmegəliː] *noun*: Tracheobronchomegalie *f*, Mounier-Kuhn-Syndrom *nt*
tra|che|o|bron|chos|co|py [ˌtreɪkɪəʊbrɑŋˈkɑskəpiː] *noun*: Tracheobronchoskopie *f*
tra|che|o|cele [ˈtreɪkɪəʊsiːl] *noun*: Tracheozele *f*
tra|che|o|e|soph|a|ge|al [ˌtreɪkɪəʊɪˌsɑfəˈdʒiːəl, -ˌɪsəˈfædʒɪəl] *adj*: Speiseröhre und Luftröhre/Trachea betreffend, ösophagotracheal, tracheoösophageal
tra|che|o|fis|tu|li|za|tion [ˌtreɪkɪəʊfɪstʃəlɪˈzeɪʃn] *noun*: Luftröhrenfistelung *f*
tra|che|o|gen|ic [ˌtreɪkɪəʊˈdʒenɪk] *adj*: aus der Luftröhre stammend, tracheogen
tra|che|o|la|ryn|ge|al [ˌtreɪkɪəʊləˈrɪndʒ(ɪ)əl] *adj*: Luftröhre und Kehlkopf/Larynx betreffend, tracheolaryngeal
tra|che|o|lar|yn|got|o|my [ˌtreɪkɪəʊˌlærɪnˈgɑtəmiː] *noun*: Tracheolaryngotomie *f*, Laryngotracheotomie *f*
tra|che|ole [ˈtreɪkɪəʊl] *noun*: Tracheole *f*
tra|che|o|ma|la|cia [ˌtreɪkɪəʊməˈleɪʃ(ɪ)ə] *noun*: Tracheomalazie *f*
tra|che|o|oe|soph|a|ge|al [ˌtreɪkɪəʊɪˌsɑfəˈdʒiːəl, -ˌɪsəˈfædʒɪəl] *adj*: (*brit.*) →*tracheoesophageal*
tra|che|o|path|ia [ˌtreɪkɪəʊˈpæθɪə] *noun*: →*tracheopathy*
tracheopathia osteoplastica: Tracheopathia osteoplastica
tra|che|op|a|thy [ˌtreɪkɪˈɑpəθiː] *noun*: Luftröhrenerkrankung *f*, Tracheaerkrankung *f*, Tracheopathie *f*
tra|che|o|pha|ryn|ge|al [ˌtreɪkɪəʊfəˈrɪndʒ(ɪ)əl] *adj*: Luftröhre und Rachen/Pharynx betreffend, tracheopharyngeal, pharyngotracheal
tra|che|oph|o|ny [treɪkɪˈɑfəniː] *noun*: Tracheophonie *f*
tra|che|o|phyte [ˈtreɪkɪəʊfaɪt] *noun*: Tracheophyt *m*
tra|che|o|plas|ty [ˈtreɪkɪəʊplæstiː] *noun*: Luftröhrenplastik *f*, Tracheaplastik *f*, Tracheoplastik *f*
tra|che|o|py|o|sis [ˌtreɪkɪəʊpaɪˈəʊsɪs] *noun*: eitrige Luftröhrenentzündung/Tracheitis *f*
tra|che|or|rha|gia [ˌtreɪkɪəʊˈreɪdʒ(ɪ)ə] *noun*: Luftröhrenblutung *f*, Tracheablutung *f*, Tracheorrhagie *f*
tra|che|or|rha|phy [ˌtreɪkɪˈɔrəfiː] *noun*: Luftröhren-, Tracheanaht *f*, Tracheorrhaphie *f*
tra|che|os|chi|sis [ˌtreɪkɪəʊˈɑskəsɪs] *noun*: kongenitale Luftröhrenspalte *f*, Tracheoschisis *f*
tra|che|o|scope [ˈtreɪkɪəskəʊp] *noun*: Tracheoskop *nt*
tra|che|o|scop|ic [ˌtreɪkɪəʊˈskɑpɪk] *adj*: Tracheoskopie betreffend, mittels Tracheoskopie, tracheoskopisch
tra|che|os|co|py [ˌtreɪkɪˈɑskəpiː] *noun*: Tracheoskopie *f*
peroral tracheoscopy: perorale Tracheoskopie *f*
tra|che|o|ste|no|sis [ˌtreɪkɪəstɪˈnəʊsɪs] *noun*: Trachealstenose *f*
tra|che|os|to|ma [ˌtreɪkɪɑsˈtəʊmə] *noun*: Tracheostoma *nt*
plastic tracheostoma: plastisches Tracheostoma *nt*
tra|che|os|to|mize [ˌtreɪkɪˈɑstəmaɪz] *vt*: eine Tracheostomie durchführen, ein Tracheostoma anlegen, tracheostomieren
tra|che|os|to|my [ˌtreɪkɪˈɑstəmiː] *noun*: **1.** Tracheostomie *f* **2.** Tracheostoma *nt*
tra|che|o|tome [ˈtreɪkɪətəʊm] *noun*: Tracheotom *nt*
tra|che|ot|o|mize [ˌtreɪkɪˈɑtəmaɪz] *vt*: eine Tracheotomie durchführen, tracheotomieren
tra|che|ot|o|my [ˌtreɪkɪˈɑtəmiː] *noun*: Luftröhrenschnitt *m*, Tracheotomie *f*, Tracheotomia *f*
inferior tracheotomy: unterer Luftröhrenschnitt *m*, untere Tracheotomie *f*
median tracheotomy: transisthmische Tracheotomie *f*, Tracheotomia media
superior tracheotomy: obere Tracheotomie *f*
tra|chi|tis [trəˈkaɪtɪs] *noun*: Entzündung *f* der Lüftröhrenschleimhaut, Tracheitis *f*, Luftröhrenentzündung *f*, Tracheaentzündung *f*
tra|cho|ma [trəˈkəʊmə] *noun, plural* **-ma|ta** [-mətə]: Trachoma *nt*, Trachoma *nt*, ägyptische Körnerkrankheit *f*, trachomatöse Einschlusskonjunktivitis *f*, Conjunctivitis (granulosa) trachomatosa
Arlt's trachoma: →*trachoma*
tra|chom|a|tous [trəˈkɑmətəs] *adj*: Trachom betreffend, trachomartig, trachomatös
tra|chy|chro|mat|ic [ˌtreɪkɪkrəʊˈmætɪk, ˌtræk-] *adj*: (*Kern*) dunkelfärbend
tra|chy|pho|nia [ˌtreɪkɪˈfəʊnɪə] *noun*: Rauhheit *f* der Stimme, Trachyphonie *f*; Heiserheit *f*
trac|ing [ˈtreɪsɪŋ] *noun*: **1.** Suchen *nt*, Nachforschung *f* **2.** (Auf-)Zeichnung *m*; Zeichnung *f*, (Auf-)Riss *m* **3.** (Auf-)Zeichnen *nt* **4.** (*zahnmed.*) Bissregistrierung *f*
extraoral tracing: extraorale Bissregistrierung *f*
intraoral tracing: intraorale Bissregistrierung *f*
tract [trækt] *noun*: **1.** Trakt *m*, System *nt*, Traktus *m*, Tractus *m* **2.** Zug *m*, Strang *m*, Bahn *f*, Traktus *m*, Tractus *m*
alimentary tract: Verdauungskanal *m*, -trakt *m*, Canalis alimentarius/digestivus, Tractus alimentarius
anterior corticospinal tract: Pyramidenvorderstrangbahn *f*, direkte/vordere Pyramidenbahn *f*, Tractus corticospinalis anterior
tracts of anterior funiculus: Vorderstrangbahnen *pl*
anterior intersegmental tracts of spinal cord: Fasciculi proprii anteriores
anterior pyramidal tract: →*anterior corticospinal tract*
anterior reticulospinal tract: Tractus reticulospinalis anterior
anterior spinocerebellar tract: Gowers-Bündel *nt*, Tractus spinocerebellaris anterior
anterior spinothalamic tract: Tractus spinothalamicus

T

anterior
anterior trigeminothalamic tract: Tractus trigeminothalamicus anterior
tracts of anterolateral funiculus: Vorderseitenstrangbahnen *pl*
ascending tract: aufsteigende Bahn *f*
Bechterew's tract: zentrale Haubenbahn *f*, Tractus tegmentalis centralis
Bekhterev's tract: zentrale Haubenbahn *f*, Tractus tegmentalis centralis
Bruce's tract: Bruce-Faserbündel *nt*, Fasciculus septomarginalis
tract of Bruce and Muir: Bruce-Faserbündel *nt*, Fasciculus septomarginalis
bulboreticulospinal tract: Tractus bulboreticulospinalis
bulbothalamic tract: Tractus bulbothalamicus
Burdach's tract: Burdach-Strang *m*, Fasciculus cuneatus medullae spinalis
central tegmental tract: zentrale Haubenbahn *f*, Tractus tegmentalis centralis
central tract of thymus: zentraler Thymusstrang *m*, Tractus centralis thymis
cerebellar tracts: Kleinhirnbahnen *pl*
cerebellar tracts of lateral funiculus: Kleinhirnseitenstrangbahnen *pl*
cerebellorubral tract: zerebellorubrale Bahn *f*, Tractus cerebellorubralis
cerebellorubrospinal tract: zerebellorubrospinale Bahn *f*
cerebellospinal tract: zerebellospinale Bahn *f*, Tractus cerebellospinalis
cerebellothalamic tract: →*dentatothalamic tract*
cerebral tracts: (Groß-)Hirnbahnen *pl*
cerulospinal tract: Tractus caerulospinalis
Collier's tract: mediales Längsbündel *nt*, Fasciculus longitudinalis medialis
comma tract of Schultze: Schultze-Komma *nt*, Fasciculus interfascicularis/semilunaris
corticobulbar tract: kortikobulbäre Bahn *f*, Tractus corticonuclearis
corticocerebellar tracts: kortikozerebellare Fasern/Bahnen *pl*
corticohypothalamic tract: Tractus corticohypothalamicus
corticonuclear tract: kortikobulbäre Bahn *f*, Tractus corticonuclearis
corticopontine tract: Tractus corticopontinus
corticorubral tract: →*corticorubral fibers*
corticospinal tract: Pyramidenbahn *f*, Tractus corticospinalis
corticotectal tract: Tractus corticotectalis
crossed corticospinal tract: seitliche/gekreuzte Pyramidenbahn *f*, Tractus corticospinalis lateralis
crossed marginal tract: →*Spitzka-Lissauer tract*
crossed pyramidal tract: →*crossed corticospinal tract*
cuneocerebellar tract: Tractus cuneocerebellaris
Deiters' tract: Held-Bündel *nt*, Tractus vestibulospinalis
dentatothalamic tract: Kleinhirn-Thalamus-Trakt *m*, Tractus cerebellothalamicus, Tractus dentatothalamicus
dentorubral tract: Tractus dentorubralis
descending tract: absteigende Bahn *f*
digestive tract: Verdauungskanal *m*, -trakt *m*, Canalis alimentarius/digestivus, Tractus alimentarius
direct corticospinal tract: Pyramidenvorderstrangbahn *f*, direkte/vordere Pyramidenbahn *f*, Tractus corticospinalis anterior
direct pyramidal tract: →*direct corticospinal tract*
direct spinocerebellar tract: Flechsig-Bündel *nt*, Tractus spinocerebellaris posterior
tracts of dorsal funiculus: Hinterstrangbahnen *pl*
dorsal intersegmental tracts of spinal cord: Fasciculi proprii posteriores
dorsal marginal tract: Lissauer-Randbündel *nt*, Fasciculus dorsolateralis
dorsal spinocerebellar tract: →*direct spinocerebellar tract*
dorsolateral tract: Lissauer-Randbündel *nt*, Fasciculus dorsolateralis
extracorticospinal tract: extrapyramidal-motorisches System *nt*
extrapyramidal tract: extrapyramidal-motorisches System *nt*
fiber tract: Faserbahn *f*
fibre tract: (*brit.*) →*fiber tract*
fistulous tract: Fistelgang *m*
Flechsig's tract: Flechsig-Bündel *nt*, Tractus spinocerebellaris posterior
frontopontine tract: Arnold-Bündel *nt*, Tractus frontopontinus
gastrointestinal tract: Magen-Darm-Trakt *m*, -Kanal *m*, Gastrointestinaltrakt *m*
geniculocalcarine tract: Gratiolet-Sehstrahlung *f*, Radiatio optica
genitourinary tract: Urogenitalsystem *nt*, -trakt *m*, Harn- und Geschlechtsapparat *m*, Apparatus urogenitalis, Systema urogenitalis
Goll's tract: Goll-Strang *m*, Fasciculus gracilis medullae spinalis
Gowers' tract: Gowers-Bündel *nt*, Tractus spinocerebellaris anterior
habenulointerpeduncular tract: Meynert-Bündel *nt*, Fasciculus reflexus, Tractus habenulointerpeduncularis
habenulopeduncular tract: →*habenulointerpeduncular tract*
habenulotectal tract: habenulotektale Bahn *f*, Tractus habenulotectalis
habenulotegmental tract: habenulotegmentale Bahn *f*, Tractus habenulotegmentalis
Helweg's tract: Helweg-Dreikantenbahn *f*, Tractus olivospinalis
hypothalamicohypophysial tract: →*hypothalamohypophysial tract*
hypothalamohypophysial tract: hypothalamo-hypophysäres System *nt*, Tractus hypothalamohypophysialis
iliopubic tract: Tractus iliopubicus
iliotibial tract: Maissiat-Streifen *m*, Maissiat-Band *nt*, Tractus iliotibialis
intermediolateral tract: Seitensäule *f* (des Rückenmarks), Columna lateralis medullae spinalis
lateral corticospinal tract: seitliche/gekreuzte Pyramidenbahn *f*, Tractus corticospinalis lateralis
tracts of lateral funiculus: Seitenstrangbahnen *pl*
lateral intersegmental tracts of spinal cord: Fasciculi proprii laterales
lateral pyramidal tract: →*lateral corticospinal tract*
lateral spinothalamic tract: Tractus spinothalamicus lateralis
lateral vestibulospinal tract: Tractus vestibulospinalis lateralis

Lissauer's tract: Lissauer-Randbündel *nt*, Fasciculus dorsolateralis
Lissauer's marginal tract: →*Lissauer's tract*
Löwenthal's tract: Löwenthal-Bahn *f*, Tractus tectospinalis
lower urinary tract: ableitende Harnwege *pl*
Maissiat's tract: Maissiat-Streifen *m*, -Band *nt*, Tractus iliotibialis
mamillotegmental tract: Gudden-Haubenbündel *nt*, Fasciculus mammillotegmentalis
mamillothalamic tract: Vicq d'Azyr-Bündel *nt*, Fasciculus mammillothalamicus
Marchi's tract: Löwenthal-Bahn *f*, Tractus tectospinalis
medial vestibulospinal tract: Tractus vestibulospinalis medialis
mesencephalic tract of trigeminal nerve: Mittelhirnabschnitt *m* des Nervus trigeminus, Tractus mesencephalicus nervi trigemini
Meynert's tract: Meynert-Bündel *nt*, Fasciculus reflexus, Tractus habenulointerpeduncularis
Monakow's tract: Monakow-Bündel *nt*, Tractus rubrospinalis
motor tract: motorische Leitungsbahn *f*
tract of Münzer and Wiener: Tractus tectopontinus
nucleocerebellar tract: Tractus nucleocerebellaris
occipitopontine tract: okzipitopontine Fasern *pl*, Fibrae occipitopontinae
olfactory tract: Riechbahn *f*, Tractus olfactorius
olivocerebellar tract: Oliven-Kleinhirn-Bahn *f*, Tractus olivocerebellaris
olivocochlear tract: Tractus olivocochlearis
olivospinal tract: Helweg-Dreikantenbahn *f*, Tractus olivospinalis
optic tract: Tractus opticus
optic reflex tract: optische Reflexbahn *f*
pallidorubral tract: Tractus pallidorubralis
paraventriculohypophysial tract: Tractus paraventriculohypophysialis
parependymal tract: Tractus parependymalis
parietopontine tract: Tractus parietopontinus
perforating tract: Tractus perforans
Philippe-Gombault tract: Philippe-Gombault-Triangel *f*, Gombault-Philippe-Triangel *f*
tract of Philippe-Gombault: Gombault-Philippe-Triangel *f*, Philippe-Gombault-Triangel *f*
pontoreticulospinal tract: Tractus pontoreticulospinalis
portal tract: (*Leber*) Periportalfeld *nt*, Glisson-Dreieck *nt*
tracts of posterior funiculus: →*tracts of dorsal funiculus*
posterior intersegmental tracts of spinal cord: →*dorsal intersegmental tracts of spinal cord*
posterior spinocerebellar tract: Tractus spinocerebellaris posterior, Flechsig-Bündel *nt*
posterior trigeminothalamic tract: Tractus trigeminothalamicus posterior
projection tracts: Projektionsbahnen *pl*
propriospinal tract: propriospinale Bahn *f*
pyramidal tract: Großhirnbrückenbahn *f*, Pyramidenbahn *f*
pyramidal tract of spinal cord: Pyramidenbahn *f* des Rückenmarks
reflex tract: Reflexbahn *f*
respiratory tract: Luft-, Atemwege *pl*, Respirationstrakt *m*, Apparatus respiratorius, Systema respiratorium
reticulocerebellar tract: Tractus reticulocerebellaris
reticulospinal tract: Tractus reticulospinalis
rubroreticulospinal tract: Tractus rubroreticulospinalis
rubrospinal tract: Monakow-Bündel *nt*, Tractus rubrospinalis
Schultze's tract: Schultze-Komma *nt*, Fasciculus interfascicularis/semilunaris
semilunar tract: Schultze-Komma *nt*, Fasciculus interfascicularis/semilunaris
sensory tract: sensible/sensorische Bahn *f*
septomarginal tract: Fasciculus septomarginalis
solitary tract of medulla oblongata: Solitärbündel *nt*, Tractus solitarius
spinal tract of trigeminal nerve: Rückenmarksabschnitt *m* des Nervus trigeminus, Tractus spinalis nervi trigemini
spinocervicothalamic tract: Tractus spinocervicothalamicus
spinoolivary tract: Tractus spinoolivaris
spinoreticular tract: Tractus spinoreticularis
spinotectal tract: Tractus spinotectalis
spinothalamic tract: Tractus spinothalamicus
spinovestibular tract: Tractus spinovestibularis
tract of spiral foramen: Tractus spiralis foraminosus
spiral foraminous tract: Tractus spiralis foraminosus
Spitzka's tract: →*Spitzka-Lissauer tract*
Spitzka-Lissauer tract: Lissauer-Randbündel *nt*, Tractus dorsolateralis
Spitzka's marginal tract: →*Spitzka-Lissauer tract*
strionigral tract: Tractus strionigrales
sulcomarginal tract: Fasciculus sulcomarginalis
supraopticohypophysial tract: Tractus supraopticohypophysialis
tectobulbar tract: tektobulbärer Trakt *m*, Tractus tectobulbaris
tectocerebellar tract: Tractus tectocerebellaris
tectopontine tract: Tractus tectopontinus
tectorubral tract: Tractus tectorubralis
tectospinal tract: Löwenthal-Bahn *f*, Tractus tectospinalis
tegmentospinal tract: Tractus reticulospinalis
temporopontine tract: Türck-Bündel *nt*, Tractus temporopontinus
thalamooccipital tract: Gratiolet-Sehstrahlung *f*, Radiatio optica
thalamoolivary tract: Tractus thalamoolivaris
triangular tract: Helweg-Dreikantenbahn *f*, Tractus olivospinalis
trigeminospinal tract: Tractus trigeminospinalis
trigeminothalamic tract: Tractus trigeminothalamicus, Lemniscus trigeminalis
tuberohypophysial tract: →*tuberoinfundibular tract*
tuberoinfundibular tract: tuberoinfundibuläres System *nt*, Tractus tuberoinfundibularis
Türck's tract: Türck-Bündel *nt*, Tractus temporopontinus
urinary tract: harnproduzierende und -ausscheidende Organe *pl*, uropoetisches System *nt*, Harnorgane *pl*, Organa urinaria
urogenital tract: Urogenitalsystem *nt*, -trakt *m*, Harn- und Geschlechtsorgane *pl*, Apparatus urogenitalis, Systema urogenitale
uveal tract: mittlere Augenhaut *f*, Uvea *f*, Tunica vasculosa bulbis
vegetative tract: vegetative Bahnen *pl*
ventral corticospinal tract: Pyramidenvorderstrangbahn *f*, direkte/vordere Pyramidenbahn *f*, Tractus corticospinalis anterior

T

tracts of ventral funiculus: →*tracts of anterior funiculus*
ventral intersegmental tracts of spinal cord: →*anterior intersegmental tracts of spinal cord*
ventral spinocerebellar tract: →*anterior spinocerebellar tract*
ventral spinothalamic tract: →*anterior spinothalamic tract*
vestibular tracts: vestibuläre Bahnen *pl*
vestibulocerebellar tract: Tractus vestibulocerebellaris
vestibulospinal tract: Held-Bündel *nt*, Tractus vestibulospinalis
tract of Vicq d'Azyr: Vicq d'Azyr-Bündel *nt*, Fasciculus mammillothalamicus
Waldeyer's tract: Lissauer-Randbündel *nt*, Tractus dorsolateralis

tracltion ['trækʃn] *noun*: **1.** Ziehen *nt* **2.** (*physik.*) Zug *m* **3.** (*physiolog.*) Zug *m*, Zusammenziehen *nt*, Traktion *f* **4.** Zug *m*, Extension *f*, Traktion *f*
Böhler's traction: Böhler-Aufrichtungsbehandlung *f*
bony traction: Knochenzug *m*, -extension *f*
Bryant's traction: Bryant-Extension *f*, vertikale Überkopfextension *f*, Overheadtraction *f*
Buck's traction: Buck-Extension *f*
gallows traction: Bryant-Extension *f*, vertikale Überkopfextension *f*, Overheadtraction *f*
halo traction: Halo-Extension *f*
halo-femoral traction: halo-femorale Extension *f*
halo-pelvic traction: Halo-Becken-Extension *f*
Hamilton Russell traction: Extensionsbehandlung *f* nach Hamilton-Russell
Kirschner wire traction: Kirschner-Drahtextension *f*
longitudinal traction: Längszug *m*
maxillomandibular traction: maxillomandibuläre Extension *f*
overhead traction: Bryant-Extension *f*, vertikale Überkopfextension *f*, Overheadtraction *f*
skeletal traction: Knochenzug *m*, -extension *f*
skin traction: Hautzug *m*, -extension *f*, Heftpflasterextension *f*

tracltotlolmy [træk'tɑtəmiː] *noun*: Traktotomie *f*
anterolateral tractotomy: Durchtrennung *f* des Tractus spinothalamicus
spinal tractotomy: Durchtrennung *f* des Tractus spinothalamicus

tracltus ['træktəs] *noun, plura* **tracltus**: →*tract*

traglalcanth ['trægəkænθ, 'trædʒ-] *noun*: Tragant *m*
gum tragacanth: Tragant *m*

traglalcanltha ['trægəkænθə] *noun*: →*tragacanth*

tralgal ['treɪgl] *adj*: Tragus betreffend, Tragus-

tralgi ['treɪdʒaɪ] *plural*: Haare *pl* des äußeren Gehörgangs, Büschelhaare *pl*, Tragi *pl*

traglilon ['trædʒɪɑn] *noun*: Tragion *nt*

traglolmaslchallia [ˌtrægəmæs'kælɪə] *noun*: Brom(h)idrosis *f*

traglolpholnia [ˌtrægə'fəʊnɪə] *noun*: →*tragophony*

tralgophlolny [trə'gɑfəniː] *noun*: Ziegenmeckern *nt*, Kompressionsatmen *nt*, Ägophonie *f*

traglolpoldia [ˌtrægə'pəʊdɪə] *noun*: X-Bein *nt*, Genu valgum

tralgus ['treɪgəs] *noun, plural* **-gi** [-dʒaɪ]: Tragus *m*

TRAIDS *Abk.*: transfusion related AIDS

train [treɪn]: **I** *noun* (*fig.*) Reihe *f*, Kette *f*, Folge *f*; (*physik.*) Serie *f*, Reihe *f* **II** *vt* **1.** jdn. erziehen *oder* aufziehen; jdn. ausbilden *oder* unterrichten; (*Tier*) abrichten **2.** (*Sport*) trainieren

trainlalbillilty [ˌtreɪnə'bɪlətiː] *noun*: Trainierbarkeit *f*; Lern-, Ausbildungsfähigkeit *f*

trainlalble ['treɪnəbl] *adj*: trainierbar; ausbildbar, erziehbar

trained [treɪnd] *adj*: ausgebildet, geschult, gelernt, Fach-; (*Tier*) dressiert

trainlee [treɪ'niː] *noun*: Auszubildende *m/f*; Praktikant(in *f*) *m*

trainler ['treɪnər] *noun*: Ausbilder(in *f*) *m*, Lehrer(in *f*) *m*; (*Sport*) Trainer(in *f*) *m*

trainling ['treɪnɪŋ]: **I** *noun* **1.** Schulung *f*, Ausbildung *f*; Üben *nt* **2.** (*Sport*) Training *nt*; Trainieren *nt* **be in training** durchtrainiert/fit sein, gut in Form sein; trainieren **be out of training** nicht in Form sein **II** *adj* Schulungs-, Ausbildungs-, Trainings-
ambulatory training: Gehtraining *nt*
auditory training: Hörtraining *nt*
autogenic training: autogenes Training *f*
endurance training: Ausdauertraining *nt*
fitness training: Fitnesstraining *nt*
hearing training: Hörtraining *nt*
interval training: Intervalltraining *nt*
physical training: Sport *m*; (*Schule*) Leibeserziehung *f*
sensitivity training: Sensitivity-Training *nt*
speech training: Sprachtraining *f*
strength training: Kraftraining *nt*
task-specific training: anforderungsspezifisches Training *nt*
therapeutic training: Bewegungstherapie *f*

trait [treɪt] *noun*: Merkmal *nt*, Eigenschaft *f*
behavior trait: Verhaltensmerkmal *nt*
behaviour trait: (*brit.*) →*behavior trait*
hereditary trait: erbliche Belastung *f*
personality trait: Persönlichkeitsmerkmal *nt*
sickle-cell trait: Sichelzellanlage *f*

TRAM *Abk.*: transverse rectus abdominis muscle

tralmaldol ['træmədɑl, -dɔl] *noun*: Tramadol *nt*

tralmazlolline [trə'mæzəliːn] *noun*: Tramazolin *nt*

trance [træns, trɑːns] *noun*: Trance *f*

tranlquil ['træŋkwɪl] *adj*: **1.** ruhig, friedlich; gelassen **2.** heiter

tranlquillilty [træŋ'kwɪlətiː] *noun*: **1.** Ruhe *f*, Frieden *m*; Gelassenheit *f* **2.** Heiterkeit *f*

tranlquillilzaltion [ˌtræŋkwəlɪ'zeɪʃn] *noun*: Beruhigung *f*, Sedierung *f*

tranlquillize ['træŋkwəlaɪz]: **I** *vt* beruhigen, sedieren **II** *vi* sich beruhigen

tranlquillizler ['træŋkwəlaɪzər] *noun*: Tranquilizer *m*, Tranquillantium *nt*
major tranquilizer: Antipsychotikum *nt*, Neuroleptikum *nt*

trans- *präf.*: trans-

translabldomlilnal [ˌtrænsæb'dɑmɪnl, ˌtrænz-] *adj*: durch die Bauchwand, transabdominal, transabdominell

translalcetyllase [ˌtrænsə'setleɪz] *noun*: Transacetylase *f*, Acyltransferase *f*
dihydrolipoyl transacetylase: Dihydrolipoyltransacetylase *f*
lipoyl transacetylase: Lipoatacetyltransferase *f*, Dihydrolipoyltransacetylase *f*

translalcetyllaltion [ˌtrænsəˌsetə'leɪʃn] *noun*: Transacetylierung *f*

translaclyllase [ˌtræns'æsəleɪz, ˌtrænz-] *noun*: Acyltransferase *f*, Transacylase *f*

translalldollase [ˌtræns'ældəleɪz] *noun*: Transaldolase *f*

translamlilnase [ˌtræns'æmɪneɪz] *noun*: Aminotransferase *f*, Transaminase *f*
acetylornithine transaminase: Acetylornithintransa-

minase *f*
alanine transaminase: Alaninaminotransferase *f*, Alanintransaminase *f*, Glutamatpyruvattransaminase *f*
aminoadipate transaminase: Aminoadipattransaminase *f*
aminoadipic acid transaminase: Aminoadipinsäuretransaminase *f*
aspartate transaminase: Aspartataminotransferase *f*, Aspartattransaminase *f*, Glutamatoxalacetattransaminase *f*
β-alanine transaminase: Aminobuttersäureaminotransferase *f*, β-Alaninaminotransaminase *f*
β-alanine α-ketoglutarate transaminase: →*β-alanine transaminase*
branched-chain amino acid transaminase: branched-chain-Aminosäuretransaminase *f*
cysteine transaminase: Cysteinaminotransferase *f*, -transaminase *f*
glutamic-oxaloacetic transaminase: Glutamatoxalacetattransaminase *f*, Aspartataminotransferase *f*, Aspartattransaminase *f*
glutamic-pyruvic transaminase: Glutamatpyruvattransaminase *f*, Alaninaminotransferase *f*, Alanintransaminase *f*
histidinol phosphate transaminase: Histidinolphosphattransaminase *f*, Histidinolphosphataminotransferase *f*
leucine transaminase: Leucinaminotransferase *f*, Leucintransaminase *f*
ornithine transaminase: Ornithinaminotransferase *f*, -transaminase *f*, Ornithinketosäureaminotransferase *f*
phosphoserine transaminase: Phosphoserintransaminase *f*
serum glutamic oxaloacetic transaminase: Aspartataminotransferase *f*, Aspartattransaminase *f*, Glutamatoxalacetattransaminase *f*
serum glutamic pyruvate transaminase: Alaninaminotransferase *f*, Alanintransaminase *f*, Glutamatpyruvattransaminase *f*
tyrosine transaminase: Tyrosinaminotransferase *f*, Tyrosintransaminase *f*
valine transaminase: Valintransaminase *f*

trans|am|i|nate [ˌtræns'æmɪneɪt] *vt*: transaminieren
trans|am|i|na|tion [ˌtrænsæmɪ'neɪʃn] *noun*: Transaminierung *f*
trans-anethole *noun*: trans-Anethol *nt*
trans|an|i|ma|tion [ˌtrænsænɪ'meɪʃn] *noun*: **1.** Mund-zu-Mund-Beatmung *f* **2.** (*pädiat.*) Reanimation *f* eines totgeborenen Säuglings
trans|a|or|tic [ˌtrænseɪ'ɔːrtɪk] *adj*: durch die Aorta, transaortal
trans|a|tri|al [ˌtræns'eɪtrɪəl] *adj*: durch den Vorhof, transatrial
trans|au|di|ent [ˌtræns'ɔːdɪənt] *adj*: schalldurchlässig
trans|ba|sal [ˌtræns'beɪsl] *adj*: durch die Basis, transbasal
trans|ca|lent [ˌtræns'keɪlənt] *adj*: wärmedurchlässig, diatherman
trans|cap|il|lar|y [ˌtræns'kæpəˌleriː, -kə'pɪləriː] *adj*: durch eine Kapillare, transkapillär
trans|cap|si|da|tion [ˌtrænskæpsə'deɪʃn] *noun*: Transkapsidation *f*
trans|car|bam|o|y|lase [ˌtrænzkɑːr'bæməwɪleɪz] *noun*: Carbamyltransferase *f*, Carbamoyltransferase *f*
aspartate transcarbamoylase: Aspartattranscarbamylase *f*, Aspartatcarbamyltransferase *f*, ATCase *f*
ornithine transcarbamoylase: Ornithincarbamyltransferase *f*, Ornithintranscarbamylase *f*

trans|car|box|y|lase [ˌtrænskɑːr'bɑksɪleɪz] *noun*: Carboxyltransferase *f*, Transcarboxylase *f*
trans|cel|lu|lar [ˌtræns'seljələr] *adj*: durch die Zelle, transzellulär
trans|cer|vi|cal [ˌtræns'sɜrvɪkl] *adj*: durch die Zervix, transzervikal
trans|co|bal|a|min [ˌtrænskəʊ'bæləmɪn] *noun*: Transcobalamin *nt*, Vitamin-B_{12}-bindendes Globulin *nt*
trans|con|dy|lar [ˌtræns'kɑndɪlər] *adj*: durch die Kondylen, transkondylär
trans|con|dy|loid [ˌtrænz'kɑndɪlɔɪd] *adj*: →*transcondylar*
trans|co|ni|os|co|py [ˌtrænskəʊnɪ'ɑskəpiː] *noun*: Transkonioskopie *f*
trans|cor|ti|cal [ˌtræns'kɔːrtɪkl] *adj*: durch die Rinde, transkortikal
trans|cor|tin [ˌtræns'kɔːrtɪn] *noun*: Transkortin *nt*, Transcortin *nt*, Cortisol-bindendes Globulin *nt*
tran|scribe [træn'skraɪb] *vt*: **1.** abschreiben, kopieren **2.** (*biochem.*) übertragen, umschreiben, transkribieren
trans|cript ['trænskrɪpt] *noun*: Abschrift *f*, Kopie *f*, Transcript *f*
tran|scrip|tase [træn'skrɪpteɪz] *noun*: Transkriptase *f*, DNA-abhängige RNApolymerase *f*
reverse transcriptase: RNS-abhängige DNS-Polymerase *f*, RNA-abhängige DNA-Polymerase *f*, reverse Transkriptase *f*
tran|scrip|tion [træn'skrɪpʃn] *noun*: Transkription *f*
reverse transcription: reverse Transkription *f*
tran|scrip|tion|al [træn'skrɪpʃənl] *adj*: Transkription betreffend, Transkriptions-
trans|cul|tu|ral [ˌtræns'kʌltʃ(ə)rəl] *adj*: transkulturell
trans|cu|ta|ne|ous [ˌtrænskjuː'teɪnɪəs] *adj*: durch die Haut hindurch (wirkend), perkutan, transdermal, transkutan
trans|der|mal [trænz'dɜrml] *adj*: →*transcutaneous*
trans|der|mic [trænz'dɜrmɪk] *adj*: →*transcutaneous*
trans|duc|er [ˌtræns'd(j)uːsər] *noun*: (Um-)Wandler *m*, Umformer *m*, Transducer *m*; Transformator *m*
pressure transducer: Druckwandler *m*
trans|duc|i|ble [ˌtræns'd(j)uːsɪbl] *adj*: durch Transduktion übertragbar, transduzierbar
trans|duc|ing [ˌtræns'd(j)uːsɪŋ] *adj*: transduzierend
trans|duc|tion [ˌtræns'dʌkʃn] *noun*: Transduktion *f*
general transduction: →*generalized transduction*
generalized transduction: generalisierte/allgemeine Transduktion *f*
high-frequency transduction: hochfrequente Transduktion *f*
specialized transduction: spezialisierte/begrenzte Transduktion *f*
specific transduction: →*specialized transduction*
trans|du|o|de|nal [ˌtrænsd(j)uːəʊ'diːnl] *adj*: durch das Duodenum, transduodenal
trans|du|ral [ˌtræns'd(j)ʊərəl] *adj*: durch die Dura mater, transdural
tran|sect [træn'sekt] *vt*: durchschneiden
tran|sec|tion [træn'sekʃn] *noun*: **1.** Querschnitt *m* **2.** Durchtrennung *f*
transection of fascia: Fasziensspaltung *f*, -schnitt, Fasziotomie *f*
spinal cord transection: Rückenmark(s)durchtrennung *f*
transection of the thoracic aorta: Querriss *m* der Aorta thoracica
tracheal transection: Trachea(quer)riss *m*
trans|ep|i|der|mal [ˌtrænsepɪ'dɜrml, ˌtrænz-] *adj*: durch

die Epidermis, transepidermal
trans|eth|moi|dal [ˌtrænseθ'mɔɪdl] *adj*: durch das Siebbein/Os ethmoidale, transethmoidal
trans|fec|tion [ˌtræns'fekʃn] *noun*: Transfektion *f*
trans|fer [*n* 'trænsfər; *v* træns'fɜr]: **I** *noun* Übertragung *f*, Verlagerung *f*, Transfer *m* (*to* auf); (*Patient*) Verlegung *f* (*to* nach, zu; *in, into* in) **II** *vt* übertragen, verlagern, transferieren (*to* auf); (*Patient*) verlegen (*to* nach, zu; *in, into* in); überweisen (*to* an)
concerted proton transfer: konzertierte Protonenübertragung *f*
conjugate transfer: Konjugationstransfer *m*
cross-species transfer: cross-species-Übertragung *f*
embryo transfer: Embryonentransfer *m*, Embryonenimplantation *f*, Embryonenübertragung *f*, Embryotransfer *m*, Embryoimplantation *f*, Embryoübertragung *f*
energy transfer: Energieübertragung *f*, -transfer *m*
free muscle transfer: freies Muskeltransplantat *nt*, freier Muskellappen *m*
gene transfer: Gentransfer *m*
heat transfer: Wärmeübertragung *f*, -transfer *m*
information transfer: Informationsvermittlung *f*, -übertragung *f*
intratubal gamete transfer: intratubarer Gametentransfer *m*
masseter muscle transfer: Massetertransfer *m*
nucleus transfer: Zellkerntransfer *m*, Zellkerntransplantation *f*, Zellkernaustausch *m*
proton transfer: Protonenübertragung *f*
tendon transfer: Sehnenverpflanzung *f*, -transfer *m*
trans|fer|a|bil|i|ty [træns,fɜrə'bɪlətiː] *noun*: Übertragbarkeit *f*
trans|fer|a|ble [træns'fɜrəbl] *adj*: übertragbar
trans|fer|ase ['trænsfəreɪz] *noun*: Transferase *f*
acylglycerol palmitoyl transferase: Acylglycerinpalmitidyltransferase *f*
adenine phosphoribosyl transferase: Adeninphosphoribosyltransferase *f*
α-glucan glycosyl 4:6-transferase: Branchingenzym *nt*, Glucan-verzweigende Glykosyltransferase *f*, 1,4-α-Glucan-branching-Enzym *nt*
aspartate carbamoyl transferase: →*aspartate transcarbamoylase*
carnitine palmitoyl transferase: Carnitinpalmitoyltransferase *f*
deoxynucleotidyl transferase (terminal): →*terminal deoxyribonucleotidyl transferase*
glucuronide transferase: Glucuronyltransferase *f*
glucuronyl transferase: Glucuronyltransferase *f*
3-keto acid-CoA transferase: 3-Ketosäure-CoA-transferasae *f*
oxygen transferase: Sauerstofftransferase *f*, Dioxygenase *f*
peptidyl transferase: Peptidyltransferase *f*
phosphocholine transferase: Phosphocholintransferase *f*
phosphoethanolamine transferase: Phosphoäthanolamintransferase *f*
serine hydroxymethyl transferase: Serinhydroxymethyltransferase *f*
3-mercaptopyruvate sulfur-transferase: 3-Mercaptopyruvatsulfurtransferase *f*
3-mercaptopyruvate sulphur-transferase: (*brit.*) →*3-mercaptopyruvate sulfur-transferase*
terminal deoxynucleotidyl transferase: →*terminal deoxyribonucleotidyl transferase*
terminal deoxyribonucleotidyl transferase: DNS-Nucleotidylexotransferase *f*, DNA-Nucleotidylexotransferase *f*, terminale Desoxynucleotidyltransferase *f*
UDPglucuronyl transferase: Glucuronyltransferase *f*
uridylyl transferase: Uridyl(yl)transferase *f*
trans|fer|ence [træns'fɜrəns, 'trænsfər-] *noun*: **1.** Übertragung *f*, Verlagerung *f*, Transfer *m* (*to* auf) **2.** (*Patient*) Verlegung *f* (*to* nach, zu; *in, into* in) **3.** (*psychol.*) Übertragung *f*
negative transference: negative Übertragung *f*
positive transference: positive Übertragung *f*
thought transference: →*telepathy*
trans|fer|rin [træns'ferɪn] *noun*: Transferrin *nt*, Siderophilin *nt*
carbohydrate deficient transferrin: Desialotransferrin *nt*, kohlenhydratdefizientes Transferrin *nt*
transfer-RNA *noun*: Transfer-RNS *f*, Transfer-RNA *f*
initiator transfer-RNA: Initiator-tRNA, Starter-tRNA
trans|fix [træns'fɪks] *vt*: durchstechen, durchbohren, durchdringen
trans|fix|ion [træns'fɪkʃn] *noun*: Durchstechen *nt*, Durchbohren *nt*, Durchdringung *f*, Transfixion *f*
trans|form [træns'fɔːrm]: **I** *vt* umwandeln, umbilden, umgestalten, umformen, überführen (*from into* von in); (*elektr.*) transformieren **II** *vi* sich verwandeln (*into* zu)
trans|for|ma|tion [ˌtrænsfər'meɪʃn] *noun*: Transformation *f*, Umwandlung *f*
bacterial transformation: Transformation *f*
energy transformation: Energieumwandlung *f*, -transformation *f*
fast Fourier transformation: Fast-Fourier-Transformation *f*
lymphocyte transformation: Lymphozytentransformation *f*
malignant transformation: maligne Transformation *f*
multiple steps transformation: Mehrstufentransformation *f*
one step transformation: Einstufentransformation *f*
pressure transformation: Druckumwandlung *f*, Drucktransformation *f*
sound pressure transformation: Schalldrucktransformation *f*
stimulus transformation: Reizumwandlung *f*, -transformation *f*
trans|fruc|to|syl|ase [ˌtræns,frʌktəʊ'sɪleɪz] *noun*: Fructosyltransferase *f*
trans|fuse [ˌtræns'fjuːz] *vt*: (*Blut*) übertragen, transfundieren, eine Transfusion vornehmen
trans|fu|sion [trænz'fjuːʒn] *noun*: Transfusion *f*, (Blut-) Übertragung *f*
autologous transfusion: Eigenbluttransfusion *f*, Autotransfusion *f*
blood transfusion: Bluttransfusion *f*, Blutübertragung *f*
bone marrow transfusion: Knochenmarktransfusion *f*
direct transfusion: direkte Transfusion *f*
donor-specific transfusion: spenderspezifische Transfusion *f*
exchange transfusion: Blutaustauschtransfusion *f*, Austauschtransfusion *f*, Blutaustausch *m*, Exsanguinationstransfusion *f*
exsanguination transfusion: →*exchange transfusion*
fetomaternal transfusion: fetomaternale Transfusion *f*
fetomaternale transfusion: fetomaternale Transfusion *f*
granulocyte transfusion: Granulozytentransfusion *f*
immediate transfusion: direkte Transfusion *f*
indirect transfusion: indirekte Transfusion *f*

intraperitoneal transfusion: intraperitoneale Transfusion *f*
intrauterine transfusion: intrauterine Transfusion *f*, fetale Bluttransfusion *f*
intrauterine blood transfusion: intrauterine Transfusion *f*, fetale Bluttransfusion *f*
maternofetal transfusion: maternofetale Transfusion *f*, maternofetales Transfusionssyndrom *nt*
mediate transfusion: indirekte Transfusion *f*
rapid transfusion: Schnelltransfusion *f*
replacement transfusion: →*exchange transfusion*
substitution transfusion: →*exchange transfusion*
total transfusion: →*exchange transfusion*

trans|gene ['trænsdʒiːn] *noun*: Transgen *nt*

trans|gen|ic [træns'dʒenɪk] *adj*: transgen

trans|gen|ics [træns'dʒenɪks] *plural*: transgene Organismen *pl*, transgene Tiere *pl*

trans|glu|co|syl|ase [ˌtræns'gluːkəʊsɪleɪz] *noun*: Glykosyltransferase *f*

trans|glu|tam|in|ase [ˌtrænsgluː'tæmɪneɪz] *noun*: Transglutaminase *f*

trans|gly|co|si|da|tion [ˌtrænsˌglaɪkəsɪ'deɪʃn] *noun*: Transglykosidierung *f*

trans|gly|co|syl|ase [ˌtræns'glaɪkəʊsɪleɪz] *noun*: Glykosyltransferase *f*

trans|he|pat|ic [ˌtrænshɪ'pætɪk] *adj*: durch die Leber, transhepatisch

trans|hi|a|tal [ˌtrænshaɪ'eɪtl] *adj*: durch einen Hiatus, transhiatal

trans|hy|dro|gen|ase [ˌtræns'haɪdrədʒəneɪz, -haɪ'drɑdʒəneɪz] *noun*: Transhydrogenase *f*
pyridine nucleotide transhydrogenase: Pyridinnucleotidtranshydrogenase *f*, NAD(P)$^+$-Transhydrogenase *f*

tran|sient ['trænʃənt, -zɪənt]: **I** *noun* flüchtige/transiente Erscheinung *f*, transientes Symptom *nt* **II** *adj* vergänglich, flüchtig, kurz(dauernd), unbeständig, vorübergehend, transient; transitorisch

trans|il|i|ac [ˌtræns'ɪlɪæk, ˌtrænz-] *adj*: durch den Beckenkamm, transiliakal

trans|il|i|al [ˌtræns'ɪlɪəl] *adj*: transiliakal

trans|il|lu|mi|na|tion [ˌtrænsɪˌluːmə'neɪʃn] *noun*: Durchleuchten *nt*, Transillumination *f*, Diaphanie *f*, Diaphanoskopie *f*

trans|in|su|lar [ˌtræns'ɪns(j)ələr] *adj*: transinsulär

tran|sis|tor [træn'zɪstər] *noun*: Transistor *m*

tran|sit ['trænsɪt, -zɪt] *noun*: Durchgang *m*, Durchtritt *m*, Passage *f*

tran|si|tion [træn'zɪʃn] *noun*: **1.** Übertragung *f* (*from, to* von, zu; *into* in); Übergangszeit *f*, -stadium *nt*, Wechsel *m* **2.** (*genet.*) Transition *f*

tran|si|tion|al [træn'sɪʒnl] *adj*: vorübergehend, Übergangs-, Überleitungs-, Zwischen-

tran|si|tion|a|ry [træn'zɪʃəˌneriː, -ʃnəriː] *adj*: vorübergehend, Übergangs-, Überleitungs-, Zwischen-

tran|si|to|ry ['trænsɪtɔːriː] *adj*: vergänglich, flüchtig, kurz (-dauernd), unbeständig, vorübergehend, transient, transitorisch

trans|ke|to|lase [ˌtræns'kiːtəleɪz, ˌtrænz-] *noun*: Transketolase *f*

trans|lab|y|rin|thine [ˌtrænsˌlæbə'rɪnθɪn, -θiːn, ˌtrænz-] *adj*: translabyrinthär

trans|la|tion [ˌtræns'leɪʃn] *noun*: **1.** (*biochem.*) Translation *f* **2.** (*physiolog.*) Translationsbewegung *f*, Translation *f* **3.** Übertragung *f*, Übersetzung *f* (*into* in)
direct translation: direkte Translation *f*

trans|la|tion|al [ˌtræns'leɪʃnəl] *adj*: Übersetzungs-, Translations-

trans|lo|case [ˌtræns'ləʊkeɪz] *noun*: Translokase *f*

trans|lo|ca|tion [ˌtrænsləʊ'keɪʃn] *noun*: Translokation *f*; Chromosomentranslokation *f*
balanced translocation: balancierte Translokation *f*
group translocation: Gruppentranslokation *f*
non-reciprocal translocation: nichtreziproke Translokation *f*
reciprocal translocation: reziproke Translokation *f*
robertsonian translocation: Robertson-Translokation *f*, zentrische Fusion *f*

trans|lu|cence [ˌtræns'luːsns] *noun*: Lichtdurchlässigkeit *f*, Transluzenz *f*, Durchsichtigkeit *f*; Durchscheinen *nt*

trans|lu|cen|cy [ˌtræns'luːsnsiː] *noun*: Transluzenz *f*

trans|lu|cent [ˌtræns'luːsnt] *adj*: (licht-)durchlässig, durchscheinend, durchig, transluzent, transluzent

trans|lum|bar [ˌtræns'lʌmbər] *adj*: translumbal

trans|max|il|lar|y [ˌtræns'mæksəˌleriː, -mæk'sɪləriː] *adj*: durch den Oberkiefer/die Maxilla, transmaxillär

trans|mem|brane [ˌtræns'membreɪn] *adj*: durch eine Membran, transmembranös

trans|meth|yl|ase [ˌtræns'meθleɪz] *noun*: Methyltransferase *f*, Transmethylase *f*

trans|meth|yl|a|tion [ˌtrænsmeθə'leɪʃn] *noun*: Transmethylierung *f*

trans|mi|gra|tion [ˌtrænsmaɪ'greɪʃn] *noun*: Transmigration *f*

trans|mis|si|bil|i|ty [ˌtrænsmɪsə'bɪlətiː] *noun*: **1.** Übertragbarkeit *f* **2.** (*physik.*) Durchlässigkeit *f*

trans|mis|si|ble [ˌtræns'mɪsəbl] *adj*: **1.** übertragbar (*to* auf); ansteckend **2.** (*genet.*) vererblich

trans|mis|sion [ˌtræns'mɪʃn] *noun*: **1.** (*genet.*) Übertragung *f*, Transmission *f* **2.** (*physiolog.*) Über-, Weiterleitung *f*, Fortpflanzung *f*; (*physik.*) Übertragung *f*, Transmisssion *f*
dominant transmission: dominanter Erbgang *m*
ephaptic transmission: ephaptische Übertragung *f*
hereditary transmission: **1.** Vererbung *f*, Erbgang *m* **2.** Erblichkeit *f*, Heredität *f*
horizontal transmission: horizontale Infektionsübertragung/Transmission *f*
neurochemical transmission: neurochemische Erregungsübertragung *f*
neurohumoral transmission: →*neurochemical transmission*
neuromuscular transmission: neuromuskuläre Erregungsübertragung *f*
power transmission: Leistungs-, Kraftübertragung *f*
synaptic transmission: synaptische Erregungsübertragung *f*
vertical transmission: vertikale Infektionsübertragung/Transmission *f*

trans|mit [ˌtræns'mɪt] *vt*: **1.** (*Krankheit*) übertragen; (*biolog.*) vererben **2.** (*Reflexe*) fortleiten **3.** (*Wärme*) fort-, weiterleiten; (*Schall*) fortpflanzen; (*Kraft*) übertragen

trans|mit|ta|ble [ˌtræns'mɪtəbl] *adj*: →*transmissible*

trans|mit|tance [ˌtræns'mɪtns] *noun*: **1.** (*physik.*) (Licht-)Durchlässigkeit *f*, Transmission *f* **2.** (*mikrobiolog.*) Übertragung *f*, Transmission *f*

trans|mit|ter [ˌtræns'mɪtər] *noun*: Überträgersubstanz *f*, Transmitter *m*; Überträger *m*, -mittler *m*; Sender *m*
excitatory transmitter: erregender/exzitatorischer Transmitter *m*
inhibitory transmitter: hemmender/inhibitorischer Transmitter *m*
interfering transmitter: Störstrahler *m*
peptide transmitter: Peptidtransmitter *m*

radiation transmitter: Strahler *m*
synaptic transmitter: synaptischer Transmitter *m*, synaptische Überträgersubstanz *f*
trans|mit|ting [ˌtræns'mɪtɪŋ] *adj:* übertragend, transmittierend
trans|mu|ral [ˌtræns'mjʊərəl] *adj:* durch die Organwand, transmural
trans|mut|a|ble [ˌtræns'mjuːtəbl] *adj:* umwandelbar
trans|mu|ta|tion [ˌtrænsmjuː'teɪʃn] *noun:* Umbildung *f*, Umwandlung *f*, Transmutation *f*
trans|mut|a|tive [ˌtræns'mjuːtətɪv] *adj:* umwandelnd
trans|mute [ˌtræns'mjuːt] *vt:* ver-, umwandeln, transmutieren (*into* in)
trans|na|sal [ˌtræns'neɪzl] *adj:* durch die Nase/Nasenhöhle, transnasal
trans|neu|ron|al [ˌtræns'njʊərənl] *adj:* transneuronal
trans|oc|u|lar [ˌtræns'ɑkjələr] *adj:* transokulär
trans|o|nance ['trænsənəns] *noun:* Transonanz *f*
tran|son|ic [træn'sɑnɪk] *adj:* transsonisch, Überschall-
trans|o|ral [træns'ɔːrəl, træns'əʊrəl] *adj:* durch den Mund, transoral
trans|or|bit|al [ˌtræns'ɔːrbɪtl, ˌtrænz-] *adj:* durch die Augenhöhle/Orbita, transorbital
trans|o|var|i|al [ˌtrænsəʊ'veərɪəl] *adj:* durch den Eierstock, transovarial
trans|o|var|i|an [ˌtrænsəʊ'veərɪən] *adj:* durch den Eierstock, transovarial
trans|par|en|cy [trænz'peərənsiː] *noun:* (Licht-)Durchlässigkeit *f*, Durchsichtigkeit *f*, Transparenz *f*; Dia *nt*, Diapositiv *nt*
trans|par|ent [ˌtræns'peərənt] *adj:* (licht-)durchlässig, durchsichtig, transparent
trans|pa|ri|e|tal [ˌtrænspə'raɪɪtl] *adj:* transparietal
trans|pep|ti|dase [ˌtræns'peptɪdeɪz] *noun:* Transpeptidase *f*
γ-glutamyl transpeptidase: γ-Glutamyltransferase *f*, γ-Glutamyltranspeptidase *f*
glutamyl transpeptidase: Glutamyltransferase *f*
trans|pep|ti|da|tion [ˌtrænspeptɪ'deɪʃn] *noun:* Transpeptidierung *f*
trans|per|i|ne|al [ˌtrænsperɪ'niːəl] *adj:* durch den Damm, transperineal
trans|per|i|to|ne|al [ˌtræns,perɪtəʊ'niːəl] *adj:* durch das Bauchfell/Peritoneum, transperitoneal
trans|phos|pho|ry|lase [ˌtrænsfɑs'fɔːrəleɪz, -'fɑrə-] *noun:* **1.** Phosphotransferase *f* **2.** Phosphorylase *f*
trans|phos|pho|ry|la|tion [ˌtrænsfɑs,fɔːrə'leɪʃn] *noun:* Transphosphorylierung *f*
tran|spi|ra|tion [ˌtrænspɪ'reɪʃn] *noun:* Ausdünstung *f*, Diaphorese *f*, Transpiration *f*; Schwitzen *nt*; Schweiß *m*
tran|spire [træn'spaɪər]: **I** *vt* ausdünsten, -schwitzen **II** *vi* (*physiolog.*) schwitzen, transpirieren
trans|pla|cen|tal [ˌtrænsplə'sentl, ˌtrænz-] *adj:* durch die Plazenta, transplazentar, diaplazentar
trans|plant [*n* 'trænsplænt; *v* træns'plænt]: **I** *noun* **1.** Transplantat *nt* **2.** →*transplantation* **II** *vt* umpflanzen, verpflanzen, übertragen, transplantieren
allogeneic transplant: allogenes/allogenetisches/homologes Transplantat *nt*, Homotransplantat *nt*, Allotransplantat *nt*
cadaveric transplant: Leichentransplantat *nt*, Kadavertransplantat *nt*
cadaveric kidney transplant: Leichenniere *f*, Leichennierentransplantat *nt*
cadaveric renal transplant: →*cadaveric kidney transplant*
cardiac transplant: Herztransplantat *nt*
composite transplant: Mehrorgantransplantat *nt*, gemischtes Transplantat *nt*, composite graft *nt*
double lung transplant: Doppellungentransplantation *f*
embryo transplant: Embryonentransfer *m*
hair transplant: Haartransplantation *f*, -verpflanzung *f*
heart transplant: Herztransplantat *nt*
hepatic transplant: Lebertransplantat *nt*
homologous transplant: →*allogeneic transplant*
kidney transplant: Nierentransplantat *nt*
liver transplant: Lebertransplantat *nt*
lung transplant: Einzellungentransplantation *f*
omental transplant: Omentum-, Netzlappen *m*
pancreas transplant: Pankreastransplantat *nt*
pancreaticoduodenal transplant: pankreatikoduodenales Transplantat *nt*
pulmonary transplant: Lungentransplantat *nt*
related transplant: Verwandtentransplantat *nt*
related kidney transplant: Verwandtenniere *f*, Verwandtennierentransplantat *nt*
related renal transplant: →*related kidney transplant*
renal transplant: Nierentransplantat *nt*
trans|plant|a|bil|i|ty [træns,plæntə'bɪlətiː] *noun:* Transplantierbarkeit *f*
trans|plant|a|ble [trænz'plæntəbl] *adj:* transplantierbar, transplantabel
trans|plan|tar [ˌtræns'plæntər] *adj:* transplantar
trans|plan|ta|tion [ˌtrænzplæn'teɪʃn] *noun:* Einpflanzung *f*, Umpflanzung *f*, Verpflanzung *f*, (Gewebe-, Organ-)Transplantation *f*, (Gewebe-, Organ-)Übertragung *f*
allogeneic transplantation: allogene/allogenetische/homologe Transplantation *f*, Allotransplantation *f*, Homotransplantation *f*
allogeneic bone marrow transplantation: allogene Knochenmarktransplantation *f*
allogeneic stem cell transplantation: allogene Stammzelltransplantation *f*
autochthonous transplantation: →*autologous transplantation*
autogenous tooth transplantation: autogene Zahnverpflanzung *f*, autogene Zahntransplantation *f*
autologous transplantation: Autotransplantation *f*, autogene Transplantation *f*, autologe Transplantation *f*
autologous bone marrow transplantation: autologe Knochenmarktransplantation *f*
autologous stem cell transplantation: autologe Stammzelltransplantation *f*
bone marrow transplantation: Knochenmarktransplantation *f*
cadaveric transplantation: Kadavertransplantation *f*, Transplantation *f* von Leichenorganen
cardiac transplantation: Herztransplantation *f*, Herzverpflanzung *f*
cardiopulmonary transplantation: Herz-Lungen-Transplantation *f*
heart transplantation: Herztransplantation *f*, Herzverpflanzung *f*
heart-lung transplantation: Herz-Lungen-Transplantation *f*
hepatic transplantation: Lebertransplantation *f*
heterologous transplantation: heterogene Transplantation *f*, heterologe Transplantation *f*, xenogene Transplantation *f*, xenogenetische Transplantation *f*, Xenotransplantation *f*, Heterotransplantation *f*, Xenoplastik *f*, Heteroplastik *f*
heteroplastic transplantation: →*heterologous transplantation*

T

heterotopic transplantation: heterotope Transplantation *f*
heterotopic cardiac transplantation: heterotope Herztransplantation *f*
heterotopic heart transplantation: heterotope Herztransplantation *f*
homogenous tooth transplantation: homologe Zahnverpflanzung *f*, homologe Zahntransplantation *f*
homologous transplantation: homologe Transplantation *f*, allogene Transplantation *f*, allogenetische Transplantation *f*, Homotransplantation *f*, Allotransplantation *f*
homotopic transplantation: orthotope Transplantation *f*
islet-cell transplantation: Inselzelltransplantation *f*
isogeneic transplantation: →*isologous transplantation*
isologous transplantation: isologe Transplantation *f*, isogene Transplantation *f*, isogenetische Transplantation *f*, syngene Transplantation *f*, syngenetische Transplantation *f*, Isotransplantation *f*
kidney transplantation: Nierentransplantation *f*
liver transplantation: Lebertransplantation *f*
lung transplantation: Lungentransplantation *f*
organ transplantation: Organtransplantation *f*, Organverpflanzung *f*, Organübertragung *f*
orthotopic transplantation: orthotope Transplantation *f*
orthotopic cardiac transplantation: orthotope Herztransplantation *f*
orthotopic heart transplantation: orthotope Herztransplantation *f*
pancreas transplantation: Pankreastransplantation *f*
pancreatic transplantation: →*pancreas transplantation*
pancreaticoduodenal transplantation: pankreatikoduodenale Transplantation *f*
pulmonary transplantation: Lungentransplantation *f*
related transplantation: Verwandtentransplantation *f*, Verwandtenspende *f*
renal transplantation: Nierentransplantation *f*
segmental pancreas transplantation: Pankreasteiltransplantation *f*
small bowel transplantation: Dünndarmtransplantation *f*
small bowel-liver transplantation: Dünndarm-Lebertransplantation *f*
stem cell transplantation: Stammzelltransplantation *f*
syngeneic transplantation: syngene Transplantation *f*, syngenetische Transplantation *f*, isologe Transplantation *f*, isogene Transplantation *f*, isogenetische Transplantation *f*, Isotransplantation *f*
transplantation of teeth: →*tooth transplantation*
thymus transplantation: Thymustransplantation *f*
tooth transplantation: Zahnverpflanzung *f*, Zahntransplantation *f*
xenogeneic transplantation: →*heterologous transplantation*

trans|pleu|ral [ˌtræns'plʊərəl, ˌtrænz-] *adj*: durch das Lungenfell/die Pleura, transpleural

trans|port [*n* 'trænspɔːrt, træns,pəʊrt; *v* træn'spɔːrt]: I *noun* Transport *m*, Beförderung *f* II *vt* transportieren, befördern
axonal transport: axonaler Transport *m*
carrier-mediated transport: trägervermittelter/carriervermittelter Transport *m*
carrier-mediated active transport: trägervermittelter/carriervermittelter aktiver Transport *m*
convective transport: konvektiver Transport *m*
coupled transport: gekoppelter Transport *m*, Cotransport *m*, Symport *m*
electrogenic transport: elektrogener Transport *m*
electron transport: Elektronentransport *m*
exchange transport: Austauschtransport *m*, Gegentransport *m*, Countertransport *m*, Antiport *m*
facilitated transport: vermittelter/erleichterter Transport *m*
homocellular transport: homozellulärer Transport *m*
intracellular transport: intrazellulärer Transport *m*
light-induced electron transport: lichtinduzierter Elektronentransport
mediated transport: vermittelter/erleichterter Transport *m*
metabolite transport: Metabolitentransport *m*
microsomal electron transport: mikrosomaler Elektronentransport
net transport: Nettotransport *m*
nonmediated transport: nicht-vermittelter/nicht-katalysierter Transport *m*
paracellular transport: parazellulärer Transport *m*
passive transport: passiver Transport *m*
photoinduced electron transport: photoinduzierter Elektronentransport
photosynthetic electron transport: photosynthetischer Elektronentransport
rapid axonal transport: schneller axonaler Transport
retrograde transport: retrograder Transport *m*
reverse cholestrol transport: reverser Cholesterintransport *m*
slow axonal transport: langsamer axonaler Transport
stimulus transport: Reizweiterleitung *f*, -transport *m*
sugar transport: Zuckertransport *m*
transcellular transport: transzellulärer Transport *m*

trans|port|a|bil|i|ty [ˌtræns,pɔːrtə'bɪləti:] *noun*: Transportfähigkeit *f*

trans|port|a|ble [ˌtræns'pɔːrtəbl] *adj*: transportfähig, transportierbar

trans|por|ta|tion [ˌtrænspər'teɪʃn] *noun*: Transport *m*, Beförderung *f*

trans|po|si|tion [ˌtrænspə'zɪʃn] *noun*: **1.** (*genet.*) Umstellung *f*, Transposition *f* **2.** (*chem.*) Umlagerung *f*, Transposition *f* **3.** (Gewebe-, Organ-)Verlagerung *f*, Transposition *f*, Translokation *f*
complete transposition of great arteries: →*complete transposition of great vessels*
complete transposition of great vessels: Transposition *f* der großen Arterien/Gefäße
DNA transposition: DNA-Transposition *f*, Transposition *f*
transposition of great arteries: →*transposition of great vessels*
transposition of great vessels: Transposition *f* der großen Arterien/Gefäße
partial transposition of great vessels: Taussig-Bing-Syndrom *nt*
transposition of pulmonary veins: Lungenvenenfehlmündung *f*, Pulmonalvenentransposition *f*
transposition of the teeth: Zahntransposition *f*

trans|po|son [ˌtræns'pəʊzɑn] *noun*: Transposon *nt*

trans|pu|bic [ˌtræns'pjuːbɪk] *adj*: durch das Schambein, transpubisch

trans|pul|mo|nar|y [ˌtræns'pʌlmə,neriː] *adj*: transpulmonal

trans|sa|cral [ˌtræns'seɪkrəl] *adj*: durch das Kreuzbein, transsakral

trans|scro|tal [ˌtræns'skrəʊtəl] *adj*: durch den Hodensack/das Skrotum, transskrotal

T

trans|sec|tion [ˌtræns'sekʃn] *noun*: →*transection*
trans|seg|men|tal [ˌtrænsseg'mentəl] *adj*: transsegmental
trans|sep|tal [ˌtræns'septl] *adj*: durch ein Septum, transseptal
trans|sex|u|al [ˌtræns'sekʃəwəl]: **I** *noun* Transsexuelle *m/f* **II** *adj* Transsexualismus betreffend, von ihm betroffen, transsexuell
trans|sex|u|al|ism [ˌtræns'seksʃəwælɪzəm] *noun*: Transsexualität *f*
trans|sphe|noi|dal [ˌtrænssfiː'nɔɪdl] *adj*: durch das Keilbein/Os sphenoidale, transsphenoidal
trans|ster|nal [ˌtræns'stɜrnl] *adj*: durch das Brustbein/Sternum, transsternal
trans|suc|ci|nyl|ase [ˌtrænssʌk'sɪnəleɪz] *noun*: Dihydrolipoylsuccinyltransferase *f*
trans|syn|ap|tic [ˌtrænssɪ'næptɪk] *adj*: über eine Synapse, transsynaptisch
trans|tem|po|ral [ˌtræns'temp(ə)rəl] *adj*: transtemporal
trans|tha|lam|ic [ˌtrænsθə'læmɪk] *adj*: transthalamisch
trans|ther|mia [ˌtræns'θɜrmɪə] *noun*: →*thermopenetration*
trans|tho|rac|ic [ˌtrænsθə'ræsɪk] *adj*: durch den Brustkorb/Thorax *oder* die Brusthöhle, transthorakal
trans|tra|che|al [ˌtræns'treɪkɪəl] *adj*: durch die Luftröhre/Trachea, transtracheal
trans|tym|pan|ic [ˌtrænstɪm'pænɪk] *adj*: durch die Paukenhöhle, transtympanal
tran|su|date ['trænsʊdeɪt] *noun*: Transsudat *nt*
tran|su|da|tion [ˌtrænsʊ'deɪʃn] *noun*: **1.** Transsudat *nt* **2.** Transsudation *f*
trans|u|re|ter|o|u|re|ter|os|to|my [ˌtræns ˌjəˌriːtərəjəˌriːtə'rɑstəmiː] *noun*: Transureteroureterostomie *f*
trans|u|re|thral [ˌtrænsjʊə'riːθrəl] *adj*: durch die Harnröhre/Urethra, transurethral
trans|vag|i|nal [ˌtræns'vædʒɪnl] *adj*: durch die Scheide/Vagina, transvaginal
trans|va|te|ri|an [ˌtrænsfɑː'tɪərɪən] *adj*: durch die Vater-Papille, transpapillär
trans|vec|tor [trænz'vektər] *noun*: Transvektor *m*
trans|ven|tric|u|lar [ˌtrænsven'trɪkjələr] *adj*: durch die Kammer/den Ventrikel, transventrikulär
trans|verse [ˌtræns'vɜrs, '-vɜrs] *adj*: transversal
trans|ver|sec|to|my [ˌtrænsvər'sektəmiː] *noun*: Transversektomie *f*
trans|ver|sion [ˌtræns'vɜrʒn] *noun*: Transversion *f*
C→T transversion: C→T-Transversion *f*
trans|ver|so|cos|tal [trænsˌvɜrsəʊ'kɑstl] *adj*: zwischen Rippen und Querfortsatz liegend, kostotransversal
trans|ver|sot|o|my [ˌtrænsvɜr'sɑtəmiː] *noun*: Transversotomie *f*
trans|ves|i|cal [ˌtræns'vesɪkl] *adj*: durch die Harnblase, transvesikal
trans|ves|tism [ˌtræns'vestɪzəm] *noun*: Transvestismus *m*, Transvestitismus *m*
trans|ves|tite [ˌtræns'vestaɪt] *noun*: Transvestit *m*
trans|ves|ti|tism [ˌtræns'vestɪtɪzəm] *noun*: →*transvestism*
tran|yl|cy|pro|mine [ˌtrænɪl'saɪprəʊmiːn] *noun*: Tranylcypromin *nt*
tra|pe|zi|al [trə'piːzɪəl] *adj*: Trapez *oder* Trapezoid betreffend
tra|pez|i|form [trə'pezɪfɔːrm] *adj*: trapezförmig, trapezoid
tra|pe|zi|um [træ'pɪzɪəm] *noun*: großes Vieleckbein *nt*, Os trapezium, Os multangulum majus
lesser trapezium: →*trapezoid 1.*
trapezium of Lyser: →*trapezoid 1.*
trap|e|zoid ['træpɪzɔɪd]: **I** *noun* **1.** kleines Vieleckbein *nt*, Os trapezoideum, Os multangulum minus **2.** Trapez *nt*, Trapezoid *nt* **II** *adj* trapezförmig, trapezoid
trap|e|zoi|dal [ˌtræpɪ'zɔɪdl] *adj*: trapezförmig, trapezoid
trau|ma ['traʊmə, 'trɔː-] *noun*, *plural* **-mas**, **-ma|ta** [-mətə]: **1.** (körperliche) Verletzung *f*, Wunde *f*, Trauma *nt* **caused by trauma** durch ein Trauma/eine Verletzung hervorgerufen **2.** (seelisches) Trauma *nt*, seelische Erschütterung *f*, Schock *m*
trauma to the abdomen: Bauchverletzung *f*, -trauma *nt*, Abdominalverletzung *f*, -trauma *nt*
abdominal trauma: →*trauma to the abdomen*
acid trauma: Säurenverätzung *f*
acute acoustic trauma: akutes akustisches Trauma *nt*
avulsion trauma: Ausrissverletzung *m*, Abrissverletzung *m*, Ausriss *m*, Abriss *m*
base trauma: Laugenverätzung *f*
birth trauma: Geburtstrauma *nt*, Geburtsschaden *m*
bladder trauma: Blasenverletzung *f*, Blasenschädigung *f*, Blasentrauma *nt*
blast trauma: Explosions-, Detonation-, Knalltrauma *nt*
blunt trauma: stumpfes Trauma *nt*, stumpfe Verletzung *f*
blunt abdominal trauma: stumpfes Bauchtrauma *nt*
bowel trauma: Darmverletzung *f*, -schädigung *f*
brain trauma: Gehirnverletzung *f*, -trauma *nt*
cerebral trauma: Gehirnverletzung *f*, -trauma *nt*
cervical cord trauma: Halsmarkverletzung *f*, -trauma *nt*
cervical spine trauma: Halswirbelsäulenverletzung *f*, -trauma *nt*
chemical trauma: Verätzung *f*
chest trauma: Brustkorbverletzung *f*, -trauma *nt*, Thoraxverletzung *f*, -trauma *nt*
colonic trauma: Dickdarm-, Kolonverletzung *f*, -trauma *nt*
corrosive trauma: Verätzung *f*
crush trauma: Quetschung *f*
deceleration trauma: Dezelerationstrauma *nt*
dental trauma: Zahntrauma *nt*, Zahnschädigung *f*
diaphragmatic trauma: Zwerchfellverletzung *f*, -trauma *nt*
esophageal trauma: Speiseröhrenverletzung *f*, -trauma *nt*, Ösophagusverletzung *f*, -trauma *nt*
explosion trauma: Explosionstrauma *nt*
facial trauma: Gesichtsverletzung *f*
head trauma: **1.** Kopfverletzung *f*, Kopftrauma *nt* **2.** Schädelverletzung *f*, Schädeltrauma *nt*
heat trauma: Hitzeschaden *m*
hepatic trauma: Leberverletzung *f*, -trauma *nt*
inner ear trauma: Innenohrverletzung *f*
knee trauma: Knieverletzung *f*, -trauma *nt*
liver trauma: Leberverletzung *f*, -trauma *nt*
lung trauma: Lungenverletzung *f*, -trauma *nt*
maxillofacial trauma: Gesichts- und Kiefertrauma *nt*, maxillofaziales Trauma *nt*
middle ear trauma: Mittelohrverletzung *f*
multiple traumas: Polytrauma *nt*
myocardial trauma: Herzmuskel-, Myokardverletzung *f*
neck trauma: Halsverletzung *f*, -trauma *nt*
nerve trauma: Nervenverletzung *f*, -trauma *nt*, -schädigung *f*
occlusal trauma: okklusales Trauma *nt*, Okklusionstrauma *nt*
oesophageal trauma: (*brit.*) →*esophageal trauma*
orbital trauma: Orbitaverletzung *f*
pancreatic trauma: Pankreasverletzung *f*, Pankreastrauma *nt*
penetrating trauma: perforierende/penetrierende Ver-

letzung *f*
penetrating abdominal trauma: perforierendes/penetrierendes Bauchtrauma *nt*
pressure trauma: Barotrauma *nt*
renal trauma: Nierenverletzung *f*, -schädigung *f*, -trauma *nt*
renal artery trauma: Nierenarterienverletzung *f*
renal vein trauma: Nierenvenenverletzung *f*
skull trauma: Schädelverletzung *f*, Schädeltrauma *nt*
soft tissue trauma: Weichteilverletzung *f*
sonic trauma: Schalltrauma *nt*
spinal trauma: Rückenmark(s)verletzung *f*, -trauma *nt*
spinal cord trauma: Rückenmark(s)verletzung *f*, -trauma *nt*
splenic trauma: Milzverletzung *f*, -trauma *nt*
thorax trauma: Brustkorbverletzung *f*, -trauma *nt*, Thoraxtrauma *nt*
tooth trauma: →*dental trauma*
toothbrush trauma: Zahnbürstentrauma *nt*
urethral trauma: Harnröhrenverletzung *f*

trau|mas|the|nia [ˌtrɔːmæs'θiːnɪə] *noun*: traumatische Neurasthenie *f*, posttraumatische nervöse Erschöpfung *f*

traumat- *präf.*: Wund-, Trauma-, Traumat(o)-, Verletzungs-

trau|ma|ther|a|py [ˌtrɔːmə'θerəpɪ, ˌtraʊ-] *noun*: Wundbehandlung *f*, Traumatherapie *f*

trau|mat|ic [trɔː'mætɪk, traʊ-] *adj*: Trauma betreffend, traumatisch; nach einem Unfall (auftretend), durch eine Verletzung hervorgerufen, als Folge eines Unfalls, posttraumatisch, traumatisch

trau|ma|tin ['trɔːmətɪn, 'traʊ-] *noun*: Traumatin *nt*

trau|ma|tism ['trɔːmətɪzəm, ˌtraʊ-] *noun*: **1.** (körperliche) Verletzung *f*, Wunde *f*, Trauma *nt* **2.** (seelisches) Trauma *nt*, seelische Erschütterung *f*, Schock *m* **3.** Traumatismus *m*
primary occlusal traumatism: primär traumatische Okklusion *f*
secondary occlusal traumatism: sekundär traumatische Okklusion *f*

trau|ma|tize ['trɔːmətaɪz] *vt*: schädigen, verletzen, traumatisieren, ein Trauma hervorrufen

trau|ma|tized ['trɔːmətaɪzt] *adj*: traumatisiert

traumato- *präf.*: Wund-, Trauma-, Traumat(o)-, Verletzungs-

trau|ma|to|gen|ic [ˌtrɔːmətəʊ'dʒenɪk] *adj*: **1.** durch eine Verletzung/ein Trauma hervorgerufen, traumatogen **2.** ein Trauma verursachend, traumatogen

trau|ma|tol|o|gy [ˌtrɔːmə'tɑlədʒɪ, ˌtraʊ-] *noun*: Traumatologie *f*, Unfallchirurgie *f*

trau|ma|top|a|thy [ˌtrɔːmə'tɑpəθiː] *noun*: traumatogene Schädigung *f*

trau|ma|to|phil|i|a [ˌtrɔːmətəʊ'fɪlɪə, ˌtraʊ-] *noun*: Traumatophilie *f*

trau|ma|to|pho|bi|a [ˌtrɔːmətəʊ'fəʊbɪə] *noun*: Traumatophobie *f*

trau|ma|to|pho|bic [ˌtrɔːmətəʊ'fəʊbɪk] *adj*: Traumatophobie betreffend, traumatophob

trau|ma|top|ne|a [ˌtrɔːmətɑp'niːə, ˌtraʊ-] *noun*: Traumatopnoe *f*

trau|ma|top|noe|a [ˌtrɔːmətɑp'niːə, ˌtraʊ-] *noun*: (*brit.*) →*traumatopnea*

trau|ma|to|py|ra [ˌtrɔːmətə'paɪrə, ˌtraʊ-] *noun*: Wundfieber *nt*, Febris traumatica

trau|ma|to|sis [ˌtrɔːmə'təʊsɪs, ˌtraʊ-] *noun*: →*traumatism*

trau|ma|to|ther|a|py [ˌtrɔːmətəʊ'θerəpɪ, ˌtraʊ-] *noun*: Wundbehandlung *f*, Traumatherapie *f*

tra|vail [trə'veɪl, 'træveɪl]: **I** *n* (Geburts-)Wehen *pl*, Kreißen *nt* **II** *vi* in den Wehen liegen, kreißen

trav|el ['trævəl] *vi*: sich (hin und her) bewegen, sich fortpflanzen

trav|el|ling ['trævəlɪŋ] *adj*: (*a. physik.*) fortschreitend, wandernd, Wander-

tra|zo|done ['træzədəʊn] *noun*: Trazodon *nt*

TRBF *Abk.*: total renal blood flow

TRD *Abk.*: thermal regulation diagnosis

treach|er|ous ['tretʃərəs] *adj*: trügerisch, tückisch

trea|cle ['triːkl] *noun*: **1.** Sirup *m*; Mellase *f* **2.** Zuckerlösung *f*, Sirup *m* **3.** Allheilmittel *nt*

tread|mill ['tredmɪl] *noun*: Laufband *nt*

treat [triːt]: **I** *vt* **1.** behandeln (*for* gegen, auf; *with* mit) **2.** (*chem.*) behandeln; (*Abwasser*) klären **3.** (*Thema*) abhandeln, behandeln und betrachten; behandeln (*as* als) **4.** (*techn.*) ver-, bearbeiten, behandeln **II** *vi* →*treat of*
treat of *vi* handeln von

treat|a|ble ['triːtəbl] *adj*: behandelbar, heilbar, kurabel

trea|tise ['triːtɪs] *noun*: (wissenschaftliche) Abhandlung *f* (*on* über)

treat|ment ['triːmənt] *noun*: **1.** Behandlung *f*, Behandlungsmethode *f*, Behandlungstechnik *f*, Therapie *f* **2.** Heilmittel *nt*, Arzneimittel *nt* **3.** (*techn.*) Verarbeitung *f*, Bearbeitung *f*
Carrel treatment: Wundbehandlung *f* nach Dakin-Carrel
Carrel-Dakin treatment: →*Carrel treatment*
causal treatment: Kausalbehandlung *f*
compression treatment: Kompressionsbehandlung *f*
compulsory treatment: Zwangsbehandlung *f*
conservative treatment: konservative Behandlung *f*
conservative fracture treatment: konservative Frakturbehandlung *f*
continuous ambulatory peritoneal dialysis treatment: kontinuierliche ambulante Peritonealdialyse *f*
curative treatment: kurative Behandlung *f*
Dakin-Carrel treatment: Wundbehandlung *f* nach Dakin-Carrel
dental treatment: Zahnbehandlung *f*
detoxication treatment: Entziehungskur *f*
dietetic treatment: diätetische Behandlung *f*
domiciliary treatment: Hausbehandlung *f*
drug treatment: medikamentöse Behandlung *f*
electric shock treatment: →*electroshock therapy*
electroconvulsive treatment: →*electroshock therapy*
emergency treatment: Not(fall)behandlung *f*
empiric treatment: empirische Behandlung *f*
expectant treatment: abwartendes Offenlassen *nt*, exspektative Behandlung *f*
fracture treatment: Frakturbehandlung *f*
functional treatment: funktionelle Behandlung *f*
gnotobiotic treatment: gnotobiotische Behandlung *f*
group treatment: Gruppentherapie *f*
heat treatment: Wärmebehandlung *f*
high-frequency treatment: Diathermie *f*
individual treatment: Individualtherapie *f*
insulin coma treatment: →*insulin shock therapy*
insulin shock treatment: →*insulin shock therapy*
isoserum treatment: Isoserumbehandlung *f*, Isoimmunserumbehandlung *f*
Klapp's creeping treatment: Klapp-Kriechen *nt*
light treatment: Lichtbehandlung *f*, Lichttherapie *f*, Phototherapie *f*
local treatment: Lokalbehandlung *f*
medical treatment: ärztliche Behandlung *f*

T

nursing treatment: Pflege(behandlung) *f*
operative treatment: operative Behandlung *f*
palliative treatment: Palliativbehandlung *f*, Palliativtherapie *f*
peritoneal dialysis treatment: Peritonealdialyse *f*
pessary treatment: Pessarbehandlung *f*
physical treatment: physikalische Behandlung/Therapie *f*
preventive treatment: Präventivbehandlung *f*, vorbeugende Behandlung *f*, Prophylaxe *f*
prophylactic treatment: vorbeugende/prophylaktische Behandlung *f*
radiation treatment: Bestrahlung *f*, Strahlentherapie *f*, Strahlenbehandlung *f*, Radiotherapie *f*
radiophosphorus treatment: Radiophosphortherapie *f*
ray treatment: →*radiation treatment*
Rehn-Fowler treatment: Rehn-Fowler-Lagerung *f*
root treatment: Wurzelbehandlung *f*
root canal treatment: Wurzelkanalbehandlung *f*, Zahnwurzelkanalbehandlung *f*
sewage treatment: Abwasserbehandlung *f*
shock treatment: →*shock therapy*
short-term treatment: Kurzzeitbehandlung *f*
solar treatment: Behandlung *f* mit Sonnenlicht, Heliotherapie *f*
specific treatment: →*specific therapy*
surgical fracture treatment: operative Frakturbehandlung *f*
symptomatic treatment: symptomatische Behandlung *f*
systemic treatment: systemische Behandlung *f*
withdrawal treatment: Entziehungskur *f*

tree [triː] *noun*: baumartige Struktur *f*, Baum *m*
Australian fever tree: Eucalyptus globulus
biliary tree: Gallengangssystem *nt*
bronchial tree: Bronchialbaum *m*, -system *nt*, Arbor bronchialis
cinchona bark trees: Chinarindenbäume *pl*
clove tree: Gewürznelkenbaum *m*, Syzygium aromaticum
dendritic tree: Dendritenbaum *m*
fig tree: Feige *f*, Ficus carica
guaiacum tree: Guajak *nt*
maidenhair tree: Fächerblattbaum *m*, Ginkgo biloba
monk's pepper tree: Mönchspfeffer *m*, Vitex agnus castus, Keuschlamm *nt*
olive tree: Olivenbaum *m*, Ölbaum *m*
soapbark tree: Quillaja saponaria
tracheobronchial tree: Tracheobronchialbaum *m*

tree-shaped *adj*: Dendriten betreffend, verästelt, verzweigt, dendritisch

T-reflex *noun*: Sehnenreflex *m*

tre|hal|ose ['triːhələʊs] *noun*: Trehalose *f*, Mykose *f*
trehalose 6,6-dimycolate: Trehalose-6,6-Dimykolat *nt*, Cord-Faktor *m*

tre|ma ['triːmə] *noun*: **1.** Öffnung *f*, Loch *nt*, Foramen *nt* **2.** (weibliche) Scham *oder* Schamgegend *f*, äußere (weibliche) Geschlechtsorgane *pl*, Vulva *f*

Trem|a|to|da [ˌtremə'təʊdə, ˌtriːmə-] *plural*: Saugwürmer *pl*, Trematoden *pl*, Trematoda *pl*, Trematodes *pl*

trem|a|tode ['tremətəʊd] *noun*: Saugwurm *m*, Trematode *f*

trem|a|to|di|a|sis [ˌtremətəʊ'daɪəsɪs] *noun*: Saugwurmbefall *m*, Trematodiasis *f*

trem|ble ['trembl]: I *noun* Zittern *nt*, Beben *nt* II *vi* (er-)zittern, beben

trem|bling palsy ['tremblɪŋ] *noun*: Zittern *nt*, Beben *nt*
involuntary trembling: (unwillkürliches) Zittern *nt*, Tremor *m*

trem|el|loid ['treməlɔɪd] *adj*: gelartig

trem|el|lose ['treməlәʊs] *adj*: →*tremelloid*

tre|men|dous [trɪ'mendəs] *adj*: gewaltig, ungeheuer, enorm, kolossal, schrecklich, fürchterlich

trem|or ['tremər, 'treməʊr] *noun*: (unwillkürliches) Zittern *nt*, Tremor *m*
action tremor: Intentionstremor *m*
alcohol tremor: Alkoholtremor *m*
antagonist tremor: Antagonistentremor *m*
benign essential tremor: hereditärer/essentieller Tremor *m*
cerebellar tremor: zerebellärer Tremor *m*
coarse tremor: grobschlägiger Tremor *m*
coin-counting tremor: Münzenzählertremor *m*
continuous tremor: kontinuierlicher Tremor *m*
essential tremor: essentieller Tremor *m*, hereditärer Tremor *m*
familial tremor: hereditärer/essentieller Tremor *m*
fine tremor: feinschlägiger Tremor *m*
flapping tremor: Flattertremor *m*, Flapping-tremor *m*, Asterixis *f*
hereditary essential tremor: hereditärer/essentieller Tremor *m*
heredofamilial tremor: hereditärer/essentieller Tremor *m*
intention tremor: Intentionstremor *m*
intermittent tremor: intermittierender Tremor *m*
kinetic tremor: Bewegungstremor *m*, Aktionstremor *m*
lead tremor: Tremor saturninus
mercurial tremor: Tremor mercuralis
tremor mercurialis: Tremor mercurialis
orthostatic tremor: orthostatischer Tremor *m*
passive tremor: Ruhetremor *m*
pathologic tremor: pathologischer Tremor *m*
persistent tremor: kontinuierlicher Tremor *m*
physiologic tremor: physiologischer Tremor *m*
pill-rolling tremor: Pillendrehertremor *m*
psychogenic tremor: psychogener Tremor *m*
rest tremor: Ruhetremor *m*
senile tremor: seniler Tremor *m*
toxic tremor: toxischer Tremor *m*
trombone tremor of tongue: Magnan-Zeichen *nt*
volitional tremor: Intentionstremor *m*

trem|u|lous ['tremjələs] *adj*: **1.** Tremor betreffend, zitternd, bebend, zitt(e)rig **2.** ängstlich

trem|u|lous|ness ['tremjələnəs] *noun*: Zittern *nt*, Sichschütteln *nt*

trench [trentʃ]: I *noun* Einschnitt *m*; Furche *f*, Rinne *f* II *vt* furchen, einkerben; zerschneiden, zerteilen

trend [trend]: I *noun* **1.** (Ver-)Lauf *m*, Richtung *f*, Entwicklung *f*, Tendenz *f*, Trend *m* **2.** Bestrebung *f*, Neigung *f*, Trend *m*, Tendenz *f* **3.** (*mathemat.*) Trend *m*, Strich *m*, Grundbewegung *f* II *vi* streben, tendieren, sich neigen (*towards* nach)

tre|pan [trɪ'pæn]: I *noun* Schädelbohrer *m*, Trepan *m* II *vt* den Schädel eröffnen, trepanieren

trep|a|na|tion [trepə'neɪʃn] *noun*: Schädelbohrung *f*, Trepanation *f*, Trepanieren *nt*
dental trepanation: Trepanation *f*, Wurzeltrepanation *f*, Wurzelspitzentrepanation *f*

treph|i|na|tion [trefɪ'neɪʃn] *noun*: Trephination *f*, Trephinieren *nt*; Trepanation *f*, Trepanieren *nt*
dental trephination: Trepanation *f*, Wurzeltrepanation *f*, Wurzelspitzentrepanation *f*

tre|phine [trɪ'faɪn, trɪ'fiːn]: I *noun* **1.** (*augenheil.*, *zahnmed.*) Trephine *f* **2.** Schädelbohrer *m*, Trepan *m* II *vt*

trepanieren
biopsy trephine: Biopsiestanze *f*
trep|i|dant ['trepɪdənt] *adj*: (er-)zitternd, bebend
trep|i|da|tio [ˌtrepɪ'deɪʃɪəʊ] *noun*: →*trepidation*
trep|i|da|tion [ˌtrepɪ'deɪʃn] *noun*: **1.** Zittern *nt*, Trepidatio *f* **2.** (nervöse) Angst *f*, Ängstlichkeit *f*, Unruhe *f*, Trepidation *f*, Trepidatio *f*
Trep|o|ne|ma [trepə'niːmə] *noun*: Treponeme *f*, Treponema *nt*
Treponema carateum: Treponema carateum
Treponema endemicum: Treponema endemicum, Treponema pallidum subspecies endemicum
Treponema forans: Reiter-Spirochäte *f*, Reiter-Stamm *m*, Treponema forans
Treponema pallidum: Syphilisspirochäte *f*, Treponema pallidum, Spirochaeta pallida
Treponema pallidum subspecies pertenue: →*Treponema pertenue*
Treponema pertenue: Frambösie-Spirochäte *f*, Treponema pertenue, Treponema pallidum subspecies pertenue, Spirochaeta pertenuis
Treponema vincentii: Plaut-Vincent-Spirochäte *f*
trep|o|ne|mal [trepə'niːml] *adj*: Treponemen betreffend, durch Treponemen hervorgerufen, Treponema-, Treponemen-
trep|o|ne|ma|to|sis [trepəˌniːmə'təʊsɪs] *noun*: Treponemainfektion *f*, Treponematose *f*
tropical treponematoses: tropische Treponematosen
trep|o|neme ['trepəniːm] *noun*: →*treponema*
trep|o|ne|mi|a|sis [ˌtrepənɪ'maɪəsɪs] *noun*: **1.** →*treponematosis* **2.** harter Schanker *m*, Morbus *m* Schaudinn, Schaudinn-Krankheit *f*, Syphilis *f*, Lues *f*, Lues *f* venerea
trep|o|ne|mi|ci|dal [trepəˌnɪmə'saɪdl] *adj*: treponemenabtötend, treponemazid, treponemizid
trep|o|ne|mi|cide [trepəˌnɪmə'saɪd] *noun*: Treponemazid *f*, Treponemizid *f*
tre|tin|o|in [trɪ'tɪnjəwɪn] *noun*: Retinsäure *f*, Vitamin A_1-Säure *f*, Tretinoin *nt*
TRF *Abk.*: **1.** T-cell replacing factor **2.** thymus-replacing factor **3.** thyrotrophin releasing factor **4.** thyrotropin releasing factor **5.** tubular rejection fraction
TRH *Abk.*: **1.** thyrotrophin releasing hormone **2.** thyrotropin releasing hormone **3.** tyrosine hydroxylase
TRI *Abk.*: total response index
Tri *Abk.*: trichloroethylene
tri- *präf.*: Drei-, Tri-
T_3-RIA *Abk.*: radioimmunoassay of triiodothyronine
T_4-RIA *Abk.*: radioimmunoassay of thyroxine
TRIAC *Abk.*: triiodothyroacetate
tri|ac|e|tate [traɪ'æsɪteɪt] *noun*: Triazetat *nt*, Triacetat *nt*
tri|ac|e|tin [traɪ'æsətɪn] *noun*: Triacetin *nt*, Glycerintriacetat *nt*, Glyceroltriacetat *nt*
tri|a|cyl|gly|cer|ol [ˌtraɪˌæsɪl'glɪsərɑl, -rɔl] *noun*: Triacylglycerin *nt*, Triglycerid *nt*
tri|ad ['traɪəd, -æd] *noun*: **1.** Dreiergruppe *f*, Trias *f*, Triade *f* **2.** dreiwertiges Element *nt*, Triade *f*
acute compression triad: Beck-Trias *f*
Andersen's triad: Andersen-Syndrom *nt*
Basedow's triad: Merseburger Trias *f*
Beck's triad: Beck-Trias *f*
Bezold's triad: Bezold-Trias *f*
Charcot's triad: Charcot-Trias *f*
Dieulafoy's triad: Dieulafoy-Trias *f*
Erb's triad: Erb-Trias *f*
Gradenigo's triad: Gradenigo-Syndrom *nt*
hepatic triad: Glisson-Trias *f*
Hutchinson's triad: Hutchinson-Trias *f*
Kartagener's triad: Kartagener-Syndrom *nt*
Luciani's triad: Luciani-Syndrom *nt*
Ménière's triad: Ménière-Trias *f*
Merseburg triad: Merseburger Trias *f*
portal triad: (*Leber*) Periportalfeld *nt*, Glisson-Dreieck *nt*
Pott's triad: Pott-Trias *f*
Putti's triad: Putti-Trias *f*
Saint's triad: Saint-Trias *f*
Scheuermann's triad: Scheuermann-Trias *f*
triad of skeletal muscle: Muskeltriade *f*, Muskeltrias *f*
triad of symptoms: Symptomtrias *f*
Virchow's triad: Virchow-Trias *f*
Whipple's triad: Whipple-Trias *f*
portal triaditis: Entzündung *f* von Arteria hepatica, Vena portae und Ductus hepaticus communis
tri|age [trɪ'ɑːʒ] *noun*: Triage *m*
tri|al ['traɪəl, traɪl]: **I** *noun* Versuch *m* (*of* mit); Probe *f*, Prüfung *f*, Test *m*, Erprobung *f* **on trial** auf/zur Probe, probeweise **by way of trial** versuchsweise **II** *adj* Versuchs-, Probe-
trial and error: Ausprobieren *nt*, Herumprobieren *nt*, empirische Methode *f*
blind trial: Blindversuch *m*
clinical trial: klinische Studie *f*
double-blind trial: Doppelblindstudie *f*, Doppelblindexperiment *nt*; Doppelblindversuch *m*
drug trial: Arzneimittelprüfung *f*
prospective trial: Prospektivstudie *f*
tri|am|cin|o|lone [ˌtraɪæm'sɪnələʊn] *noun*: Triamcinolon *nt*
tri|a|mine [ˌtraɪ'æmɪn] *noun*: Triamin *nt*
tri|am|ter|ene [traɪ'æmtəriːn] *noun*: Triamteren *nt*
tri|am|y|lose [traɪ'æmɪləʊs] *noun*: Triamylose *f*
tri|an|gle ['traɪæŋgl] *noun*: Dreieck *nt*, dreieckige Fläche *f*; (*anatom.*) Trigonum *nt*
anal triangle: Analgegend *f*, -region *f*, Regio analis
anterior triangle: vorderes Halsdreieck *nt*, Trigonum cervicale anterius, Regio cervicalis anterior, Trigonum colli anterius
anterior cervical triangle: →*anterior triangle*
auditory triangle: Area vestibularis
auscultatory triangle: Trigonum auscultationis
axillary triangle: Achseldreieck *nt*
Béclard's triangle: Béclard-Dreieck *nt*
Bochdalek's triangle: Bochdalek-Dreieck *nt*, Trigonum lumbocostale
brachial triangle: Achseldreieck *nt*
Bryant's triangle: Bryant-Dreieck *nt*
Burow's triangle: Burow-Dreieck *nt*
Calot's triangle: Calot-Dreieck *nt*
cardiohepatic triangle: Ebstein-Winkel *m*, Herz-Leber-Winkel *m*
carotid triangle: Karotisdreieck *nt*, Trigonum caroticum
clavipectoral triangle: Trigonum clavipectorale
Codman's triangle: Codman-Dreieck *nt*
color triangle: Farbendreieck *nt*
colour triangle: (*brit.*) →*color triangle*
cystohepatic triangle: Calot-Dreieck *nt*
digastric triangle: →*submandibular triangle*
Einthoven's triangle: Einthoven-Dreieck *nt*
epiphyseal triangle: Epiphysendreieck *nt*
femoral triangle: Trigonum femorale, Schenkeldreieck *nt*
Garland's triangle: Garland-Dreieck *nt*
Gombault-Philippe triangle: Gombault-Philippe-Triangel *f*, Philippe-Gombault-Triangel *f*
Grocco's triangle: Grocco-Rauchfuß-Dreieck *nt*
Grynfeltt's triangle: Grynfeltt-Dreieck *nt*, Trigonum

lumbale superior
triangle of Grynfeltt and Lesgaft: →*Grynfeltt's triangle*
Hesselbach's triangle: Trigonum inguinale
hypoglossohyoid triangle: Pirogoff-Dreieck *nt*
iliofemoral triangle: Bryant-Dreieck *nt*, Iliofemoraldreieck *nt*
inferior carotid triangle: Trigonum musculare/omotracheale
infraclavicular triangle: Mohrenheim-Grube *f*, Trigonum deltopectorale, Fossa infraclavicularis
inguinal triangle: Trigonum inguinale
Kanavel's triangle: Kanavel-Dreieck *nt*
Korányi-Grocco triangle: Grocco-Rauchfuß-Dreieck *nt*
Labbé's triangle: Labbé-Dreieck *nt*
Lesgaft's triangle: Grynfeltt-Dreieck *nt*, Trigonum lumbale superior
Lesser's triangle: Lesser-Dreieck *nt*
Lieutaud's triangle: Lieutaud-Dreieck *nt*, Blasendreieck *nt*, Trigonum vesicae
Livingston's triangle: Livingston-Dreieck *nt*
lombocostal triangle: Trigonum lumbocostale, Bochdalek-Dreieck *nt*
Ludloff's triangle: Ludloff-Fleck *m*
lumbar triangle: Lumbaldreieck *nt*, Petit-Dreieck *nt*, Trigonum lumbale, Trigonum Petiti
Malgaigne's triangle: Karotisdreieck *nt*, Trigonum caroticum
Mohrenheim's triangle: Mohrenheim-Grube *f*, Trigonum deltopectorale, Fossa infraclavicularis
muscular triangle: Trigonum musculare/omotracheale
oblique triangle: schiefwinkliges Dreieck *nt*
occipital triangle: seitliches Halsdreieck *nt*, Regio cervicalis lateralis, Trigonum cervicale posterius
omoclavicular triangle: große Schlüsselbeingrube *f*, Fossa supraclavicularis major, Trigonum omoclaviculare
omotracheal triangle: Trigonum musculare/omotracheale
palatal triangle: Gaumendreieck *nt*
paravertebral triangle: Grocco-Rauchfuß-Dreieck *nt*
Petit's triangle: Lenden-, Lumbaldreieck *nt*, Petit-Dreieck *nt*, Trigonum lumbale, Trigonum Petiti
Philippe-Gombault triangle: Philippe-Gombault-Triangel *f*, Gombault-Philippe-Triangel *f*
Pinaud's triangle: Pirogoff-Dreieck *nt*
Pirogoff's triangle: Pirogoff-Dreieck *nt*
posterior cervical triangle: seitliches Halsdreieck *nt*, Regio cervicalis lateralis, Trigonum cervicale posterius
posterior triangle of neck: →*posterior cervical triangle*
Rauchfuss' triangle: Grocco-Rauchfuß-Dreieck *nt*
Reil's triangle: Reil-Dreieck *nt*, Trigonum lemnisci
retromandibular triangle: →*retromolar triangle*
retromolar triangle: retromolares Dreieck *nt*, Trigonum retromolare
Scarpa's triangle: Scarpa-Dreieck *nt*, Trigonum femorale
Sherren's triangle: Sherren-Dreieck *nt*
standard Einthoven's triangle: Standardableitung *f* nach Einthoven, Einthoven-Dreieck *nt*
sternocostal triangle: Trigonum sternocostale, Larrey-Spalte *m*
subclavian triangle: große Schlüsselbeingrube *f*, Fossa supraclavicularis major, Trigonum omoclaviculare
subinguinal triangle: Schenkeldreieck *nt*, Scarpa-Dreieck *nt*, Trigonum femorale
submandibular triangle: Unterkieferdreieck *nt*, Trigonum submandibulare
submaxillary triangle: →*submandibular triangle*
submental triangle: Trigonum submentale
superior lumbar triangle: Grynfeltt-Dreieck *nt*, Trigonum lumbale superior
Tweed triangle: Tweed-Dreieck *nt*
Tweed diagnostic triangle: →*Tweed triangle*
urogenital triangle: Urogenitaldiaphragma *nt*, Diaphragma urogenitale
vesical triangle: Blasendreieck *nt*, Lieutaud-Dreieck *nt*, Trigonum vesicae
Volkmann's triangle: Volkmann-Dreieck *nt*
waist triangle: Taillendreieck *nt*
Wilde's triangle: Trommelfell-, Lichtreflex *m*

tri|an|gu|lar [traɪ'æŋgjələr] *adj*: dreieckig, dreiwink(e)lig, dreiseitig, triangulär, Dreiecks-

Tri|at|o|ma [traɪ'ætəmə] *noun*: Triatoma *f*
Triatoma megista: Triatoma megista, brasilianische Schreitwanze *f*, Panstrongylus megistus

tri|a|tom|ic [ˌtraɪə'tɑmɪk] *adj*: triatomar

tri|a|zo|lam [traɪ'æzəlæm] *noun*: Triazolam *nt*

trib|ade ['trɪbəd] *noun*: Tribade *f*

trib|a|dism ['trɪbədɪzəm] *noun*: Tribadie *f*, Tribadismus *m*

trib|a|dy ['trɪbədiː] *noun*: Tribadie *f*, lesbische Liebe *f*, Lesbianismus *m*, Sapphismus *m*, weibliche Homosexualität *f*

trib|al ['traɪbl] *adj*: **1.** (*biolog.*) Tribus- **2.** Stammes-

tri|ba|sic [traɪ'beɪsɪk] *adj*: drei-, tribasisch

tribe [traɪb] *noun*: Tribus *m*

tri|ben|o|side [traɪ'benəsaɪd] *noun*: Tribenosid *nt*

tri|bol|o|gy [traɪ'bɑlədʒiː] *noun*: Tribologie *f*

tri|bo|lu|mi|nes|cence [ˌtraɪbəʊˌluːmə'nesəns] *noun*: Tribolumineszenz *f*

tri|bra|chia [traɪ'breɪkɪə] *noun*: Tribrachie *f*

tri|bra|chi|us [traɪ'breɪkɪəs] *noun*: Tribrachius *m*

tri|brom|eth|a|nol [traɪˌbrəʊm'eθənɔl] *noun*: →*tribromoethanol*

tri|bro|mide [traɪ'brəʊmaɪd] *noun*: Tribromid *nt*

tri|bro|mo|eth|a|nol [traɪˌbrəʊməʊ'eθənɔl] *noun*: Tribromäthanol *nt*, Tribromethanol *nt*

trib|u|tar|y ['trɪbjəteriː] *adj*: untergeordnet (*to*), Neben-

tri|bu|tyr|in|ase [traɪ'bjuːtərɪneɪz] *noun*: →*triacylglycerol lipase*

TRIC *Abk.*: trachoma and inclusion conjunctivitis

tric *Abk.*: tricentric chromosome

tri|car|box|yl|ate [ˌtraɪkɑːr'bɑksɪleɪt] *noun*: Tricarboxylat *nt*

tri|cel|lu|lar [traɪ'seljələr] *adj*: trizellulär, trizellular

tri|ceph|a|lus [traɪ'sefələs] *noun*: Trizephalus *m*, Trikephalus *m*, Tricephalus *m*

tri|ceps ['traɪseps] *noun, plural* **-ceps, -ceps|es**: dreiköpfiger Muskel *m*; Musculus triceps
triceps of arm: Trizeps *m*, Trizeps *m* brachii, Musculus triceps brachii
triceps of calf: Trizeps *m* surae, Musculus triceps surae

trich- *präf.*: Haar-, Trich(o)-

trich|aes|the|sia [ˌtrɪkes'θiːʒ(ɪ)ə] *noun*: (*brit.*) →*trichoesthesia*

trich|al|gia [trɪk'ældʒ(ɪ)ə] *noun*: Trichalgie *f*

trich|a|tro|phia [ˌtrɪkə'trəʊfɪə] *noun*: Haarwurzelatrophie *f*

trich|aux|is [trɪk'ɔːksɪs] *noun*: übermäßiges Haarwachstum *nt*, Trichauxis *f*

tri|chei|ri|a [traɪ'kaɪrɪə] *noun*: Tricheirie *f*, Trichirie *f*

trich|es|the|sia [ˌtrɪkes'θiːʒ(ɪ)ə] *noun*: →*trichoesthesia*

trichi- *präf.*: Haar-, Trich(o)-

-trichia *suf.*: Haar, -trichia, -trichie

tri|chi|a|sis [trɪ'kaɪəsɪs] *noun*: Trichiasis *f*

T

anal trichiasis: Trichiasis ani
ocular trichiasis: Trichiasis oculi
Tri|chi|i|da [trɪ'kaɪɪdə] *plural*: Trichiida *pl*
trich|i|lem|mo|ma [ˌtrɪkɪle'məʊmə] *noun*: Trichilemmom *nt*
Tri|chi|na [trɪ'kaɪnə] *noun*: →*Trichinella*
tri|chi|na [trɪ'kaɪnə] *noun, plura* **-nae** [-niː]: Trichine *f*, Trichinella *f*
Trich|i|nel|la [ˌtrɪkɪ'nelə] *noun*: Trichinella *f*
Trichinella spiralis: Trichine *f*, Trichinella spiralis
trich|i|nel|li|a|sis [ˌtrɪkaɪne'laɪəsɪs] *noun*: Trichinose *f*
trich|i|nel|lo|sis [ˌtrɪkaɪne'ləʊsɪs] *noun*: Trichinose *f*
trich|i|ni|a|sis [ˌtrɪkaɪ'naɪəsɪs] *noun*: Trichinose *f*
trich|i|nif|er|ous [ˌtrɪkɪ'nɪfərəs] *adj*: trichinenhaltig
trich|i|ni|za|tion [ˌtrɪkɪnɪ'zeɪʃn] *noun*: →*trichinosis*
trich|i|no|pho|bi|a [ˌtrɪkɪnəʊ'fəʊbɪə] *noun*: Trichinophobie *f*
trich|i|no|pho|bic [ˌtrɪkɪnəʊ'fəʊbɪk] *adj*: Trichinophobie betreffend, trichinophob
trich|i|no|sis [ˌtrɪkɪ'nəʊsɪs] *noun*: Trichinose *f*
muscular trichinosis: Muskeltrichinose *f*
trich|i|nous ['trɪkənəs] *adj*: trichinenhaltig, von Trichinen befallen
trich|ite ['trɪkaɪt] *noun*: →*trichocyst*
tri|chit|ic [trɪ'kɪtɪk] *adj*: Trichitis betreffend, trichitisch
tri|chi|tis [trɪ'kaɪtɪs] *noun*: Haarbalgentzündung *f*, Trichitis *f*
tri|chlo|ride [traɪ'klɔːraɪd, -ɪd, -'kləʊ-] *noun*: Trichlorid *nt*
tri|chlor|me|thi|a|zide [traɪˌklɔːrmɪ'θaɪəzaɪd] *noun*: Trichlormethiazid *nt*
tri|chlor|ni|tro|meth|ane [traɪˌklɔːrˌnaɪtrə'meθeɪn] *noun*: Trichlornitromethan *nt*, Chlorpikrin *nt*
tri|chlo|ro|ac|et|al|de|hyde [traɪˌklɔːrəʊˌæsɪ'tældəhaɪd] *noun*: Trichloracetaldehyd *m*, Chloral *nt*, Chloralanhydrat *nt*
tri|chlo|ro|eth|yl|ene [traɪˌklɔːrəʊ'eθəliːn] *noun*: Trichlorethylen *nt*, Trichloräthylen *nt*, Ethylentrichlorid *nt*, Äthylentrichlorid *nt*, Tri *nt*
tri|chlo|ro|meth|ane [traɪˌklɔːrəʊ'meθeɪn] *noun*: Chloroform *nt*, Trichlormethan *nt*
tri|chlo|ro|phe|nol [traɪˌklɔːrəʊ'fiːnəl, -nɑl] *noun*: Trichlorphenol *nt*
tricho- *präf.*: Haar-, Trich(o)-
trich|o|aes|the|sia [ˌtrɪkəʊes'θiːʒ(ɪ)ə] *noun*: (*brit.*) →*trichoesthesia*
trich|o|an|aes|the|sia [ˌtrɪkəʊænəs'θiːʒ(ɪ)ə] *noun*: (*brit.*) →*trichoanesthesia*
trich|o|an|es|the|sia [ˌtrɪkəʊænəs'θiːʒ(ɪ)ə] *noun*: Trichoanästhesie *f*
Trich|o|bac|te|ria [ˌtrɪkəʊbæk'tɪərɪə] *plural*: Trichobakterien *pl*, Trichobacteria *pl*
trich|o|be|zoar [ˌtrɪkəʊ'biːzɔːr, -zəʊr] *noun*: Trichobezoar *m*
Trich|o|bil|har|zi|a [ˌtrɪkəʊbɪl'hɑːrzɪə] *noun*: Trichobilharzia *f*, Pseudobilharzia *f*
trich|o|car|dia [ˌtrɪkəʊ'kɑːrdɪə] *noun*: Zottenherz *m*, Cor villosum
trich|o|ceph|a|li|a|sis [ˌtrɪkəʊsefə'laɪəsɪs] *noun*: →*trichuriasis*
trich|o|ceph|a|lo|sis [ˌtrɪkəʊsefə'ləʊsɪs] *noun*: →*trichuriasis*
Trich|o|ceph|a|lus [ˌtrɪkəʊ'sefələs] *noun*: →*Trichuris*
trich|o|cla|sia [ˌtrɪkəʊ'kleɪsɪə] *noun*: Haarbruch *m*, Trichoklasie *f*
trich|oc|la|sis [trɪk'ɑkləsɪs] *noun*: Haarknötchenkrankheit *f*, Nodositas crinium, Trichonodose *f*, Trichorrhexis nodosa
trich|o|cyst ['trɪkəsɪst] *noun*: Trichozyste *f*
Trich|o|dec|tes [ˌtrɪkəʊ'dektiːz] *noun*: Trichodectes *m*
Trich|o|der|ma [ˌtrɪkəʊ'dɜrmə] *noun*: Trichoderma *f*
trich|o|dyn|i|a [ˌtrɪkəʊ'diːnɪə] *noun*: Trichalgie *f*
trich|o|ep|i|the|li|o|ma [ˌtrɪkəʊepɪˌθɪlɪ'əʊmə] *noun*: Trichoepitheliom *nt*, Brooke-Krankheit *f*, multiple Trichoepitheliome *pl*, Trichoepithelioma papulosum multiplex, Epithelioma adenoides cysticum
hereditary multiple trichoepithelioma: →*trichoepithelioma*
trich|o|es|the|sia [ˌtrɪkəʊes'θiːʒ(ɪ)ə] *noun*: Trichoästhesie *f*, Trichästhesie *f*
trich|o|fol|lic|u|lo|ma [ˌtrɪkəʊfəˌlɪkjə'ləʊmə] *noun*: Trichofollikulom *nt*
trich|o|gen ['trɪkədʒən] *noun*: das Haarwachstum förderndes Mittel *nt*
tri|chog|e|nous [trɪ'kɑdʒənəs] *adj*: das Haarwachstum fördernd
trich|o|glos|sia [ˌtrɪkəʊ'glɑsɪə] *noun*: Haarzunge *f*, Glossotrichie *f*, Trichoglossie *f*, Lingua pilosa/villosa
trich|o|gram ['trɪkəgræm] *noun*: Trichogramm *nt*, Haarwurzelstatus *m*
tri|chog|ra|phism [trɪ'kɑgrəfɪzəm] *noun*: Pilomotorenreaktion *f*
trich|o|hy|a|lin [ˌtrɪkəʊ'haɪəlɪn] *noun*: Trichohyalin *nt*
trich|oid ['trɪkɔɪd] *adj*: haarartig, haarähnlich, haarförmig, trichoid
trich|o|leu|co|cyte [trɪkəʊ'luːkəsaɪt] *noun*: (*brit.*) →*tricholeukocyte*
trich|o|leu|ko|cyte [trɪkəʊ'luːkəsaɪt] *noun*: Haarzelle *f*
trich|o|lo|gia [ˌtrɪkə'ləʊdʒ(ɪ)ə] *noun*: Trichotillomanie *f*
tri|cho|ma [trɪ'kəʊmə] *noun*: **1.** Trichiasis *f* **2.** Trichom *nt*, Trichoadenom *nt*
trich|o|ma|ni|a [ˌtrɪkə'meɪnɪə, -jə] *noun*: Trichotillomanie *f*
tri|cho|ma|tose [trɪ'kəʊmətəʊs] *adj*: →*trichomatous*
tri|cho|ma|to|sis [trɪˌkəʊmə'təʊsɪs] *noun*: →*trichoma*
tri|chom|a|tous [trɪ'kɑmətəs] *adj*: Trichom betreffend, trichomartig, trichomatös
trich|ome ['trɪkəʊm] *noun*: **1.** (*dermatol.*) Trichom *nt* **2.** (*biolog.*) Pflanzenhaar *nt*, Trichom *nt* **3.** (*mikrobiolog.*) Trichom *nt*
trich|o|meg|a|ly [ˌtrɪkəʊ'megəliː] *noun*: Trichomegalie *f*
trich|o|mo|na|ci|dal [ˌtrɪkəʊˌmɑnə'saɪdl, -ˌməʊ-] *adj*: trichomonadenabtötend, trichomonazid
trich|o|mo|na|cide [ˌtrɪkəʊ'mɑnəsaɪd] *noun*: Trichomonazid *nt*, -monadizid *nt*
trich|o|mon|ad [ˌtrɪkəʊ'mɑnæd] *noun*: Trichomonade *f*, Trichomonas *f*
Trich|o|mo|nad|i|da [ˌtrɪkəʊməʊ'nædɪdə] *plural*: Trichomonadida *pl*
trich|o|mo|nal [ˌtrɪkə'mɑnl, -'məʊ-] *adj*: Trichomonaden betreffend, durch sie hervorgerufen, Trichomonas-, Trichomonaden-
Trich|o|mon|as [ˌtrɪkəʊ'mɑnəs, '-məʊ-] *noun*: Trichomonas *f*
Trichomonas buccalis: Trichomonas buccalis
Trichomonas elongata: →*Trichomonas tenax*
Trichomonas hominis: Trichomonas hominis
Trichomonas intestinalis: Trichomonas intestinalis
Trichomonas tenax: Trichomonas tenax
Trichomonas vaginalis: Trichomonas vaginalis
trich|o|mo|ni|a|sis [ˌtrɪkəʊmə'naɪəsɪs] *noun*: Trichomonadeninfektion *f*, Trichomonasinfektion *f*, Trichomoniasis *f*, Trichomonasis *f*
vaginal trichomoniasis: Trichomonadenkolpitis *f*
Trich|o|my|ce|tes [ˌtrɪkəʊmaɪ'siːtiːz] *plural*: Trichomyze-

ten *pl*, Trichomycetes *pl*

trich|o|my|ce|to|sis [ˌtrɪkəʊmaɪsə'təʊsɪs] *noun*: →*trichomycosis*

trich|o|my|co|sis [ˌtrɪkəʊmaɪ'kəʊsɪs] *noun*: Pilzerkrankung *f* der Haare, Trichomykose *f*, Trichomycosis *f*

trich|o|no|car|di|o|sis [ˌtrɪkəʊnəʊˌkɑːrdɪ'əʊsɪs] *noun*: Trichonokardiose *f*, Trichonocardiosis *f*

trich|o|no|do|sis [ˌtrɪkəʊnəʊ'dəʊsɪs] *noun*: **1.** Trichonodose *f*, Trichonodosis *f* **2.** Haarknötchenkrankheit *f*, Trichorrhexis nodosa, Nodositas crinium

trich|o|no|sis [ˌtrɪkəʊ'nəʊsɪs] *noun*: Trichose *f*

tri|chon|o|sus [trɪ'kɑnəsəs] *noun*: →*trichopathy*

trich|o|path|ic [ˌtrɪkə'pæθɪk] *adj*: Trichopathie betreffend

tri|chop|a|thy [trɪ'kɑpəθiː] *noun*: Trichopathie *f*, Trichonosis *f*, Trichose *f*, Trichosis *f*

trich|o|pha|gia [ˌtrɪkə'feɪdʒ(ɪ)ə] *noun*: Haareessen *nt*, Trichophagie *f*

tri|choph|a|gy [trɪ'kɑfədʒiː] *noun*: →*trichophagia*

trich|o|phyt|ic [ˌtrɪkə'fɪtɪk] *adj*: Trichophytie betreffend

tri|choph|y|tid [trɪ'kɑfətɪd] *noun*: Trichophytid *nt*

tri|choph|y|tin [trɪ'kɑfətɪn] *noun*: Trichophytin *nt*

trich|o|phy|to|be|zoar [ˌtrɪkəˌfaɪtə'biːzɔːr] *noun*: Trichophytobezoar *m*

Tri|choph|y|ton [trɪ'kɑfətɑn] *noun*: Trichophyton *nt*
  Trichophyton concentricum: Trichophyton concentricum
  Trichophyton mentagrophytes: Trichophyton mentagrophytes
  Trichophyton rubrum: Trichophyton rubrum
  Trichophyton schoenleinii: Trichophyton schoenleinii
  Trichophyton verrucosum: Trichophyton verrucosum

trich|o|phy|to|sis [ˌtrɪkəfaɪ'təʊsɪs] *noun*: Trichophytie *f*

trich|o|ptil|o|sis [ˌtrɪkəʊtɪ'ləʊsɪs, trɪˌkɑptɪ'ləʊsɪs] *noun*: Haarspaltung *f*, Trichoptilose *f*, Trichoptilosis *f*, Trichoschisis *f*

trich|o|rhi|no|pha|lan|ge|al [ˌtrɪkəʊˌraɪnəfə'lændʒɪəl] *adj*: trichorhinophalangeal

trich|or|rhex|is [ˌtrɪkəʊ'reksɪs] *noun*: Brüchigkeit *f* der Haare, Trichorrhexis *f*
  trichorrhexis invaginata: Trichorrhexis invaginata
  trichorrhexis nodosa: Haarknötchenkrankheit *f*, Trichorrhexis nodosa, Nodositas crinium

trich|os|chi|sis [trɪk'ɑskəsɪs] *noun*: **1.** Haarspaltung *f*, Trichoptilose *f*, Trichoptilosis *f*, Trichoschisis *f* **2.** Brüchigkeit *f* der Haare, Trichorrhexis *f*

tri|chos|co|py [trɪ'kɑskəpiː] *noun*: Haaruntersuchung *f*, Trichoskopie *f*

tri|cho|sis [trɪ'kəʊsɪs] *noun*: Trichose *f*

Trich|o|so|ma [ˌtrɪkə'səʊmə] *noun*: Capillaria *f*

Tri|cho|spo|ron [ˌtrɪkəʊ'spəʊrɑn, trɪ'kɑspərɑn] *noun*: Trichosporon *nt*
  Trichosporon asahii: Trichosporon asahii
  Trichosporon cutaneum: Trichosporon cutaneum
  Trichosporon inkin: Trichosporon inkin
  Trichosporon mucoides: Trichosporon mucoides
  Trichosporon ovoides: Trichosporon ovoides

trich|o|spo|ro|sis [ˌtrɪkəʊspə'rəʊsɪs] *noun*: **1.** Trichosporoninfektion *f*, Trichosporose *f* **2.** Haarknötchenkrankheit *f*, Piedra *f*, Trichosporose *f*

Tri|cho|spo|rum [ˌtrɪkəʊ'spəʊrəm] *noun*: Trichosporon *nt*

trich|o|sta|sis [ˌtrɪkəʊ'steɪsɪs] *noun*: Trichostasis *f*
  trichostasis spinulosa: Thysanothrix *f*, Lanogo-Comedonen *pl*, Pinselhaare *pl*, Ichthyosis thysanotrichia, Trichostasis spinulosa

trich|o|stron|gy|li|a|sis [ˌtrɪkəʊˌstrɑndʒə'laɪəsɪs] *noun*: Trichostrongyliasis *f*

Trich|o|stron|gy|li|dae [ˌtrɪkəʊstrɑn'dʒɪlədiː] *plural*: Trichostrongylidae *pl*

trich|o|stron|gy|lo|sis [ˌtrɪkəʊˌstrɑndʒɪ'ləʊsɪs] *noun*: Trichostrongyliasis *f*

Trich|o|stron|gy|lus [ˌtrɪkəʊ'strɑndʒɪləs] *noun*: Trichostrongylus *m*
  Trichostrongylus colubriformis: Trichostrongylus colubriformis
  Trichostrongylus orientalis: Trichostrongylus orientalis

trich|o|til|lo|ma|nia [ˌtrɪkəʊtɪlə'meɪnɪə, -jə] *noun*: Trichotillomanie *f*

tri|chot|o|mous [traɪ'kɑtəməs] *adj*: trichotom

-trichous *suf.*: -haarig, -trich

tri|chro|ma|sy [traɪ'krəʊməsiː] *noun*: normales Farbensehen *nt*, trichromatisches Sehen *nt*, Trichromasie *f*, Euchromasie *f*

tri|chro|mat ['traɪkrəmæt] *noun*: Trichromater *m*, Euchromater *m*

tri|chro|mat|ic [ˌtraɪkrəʊ'mætɪk] *adj*: normalsichtig, euchrom, trichrom

tri|chro|ma|tism [traɪ'krəʊmətɪzəm] *noun*: →*trichromasy*

tri|chro|ma|top|sia [traɪˌkrəʊmə'tɑpsɪə] *noun*: →*trichromasy*

tri|chrome ['traɪkrəʊm] *noun*: Trichrom *nt*

tri|chro|mic [traɪ'krəʊmɪk] *adj*: **1.** (*Farbensehen*) normalsichtig, euchrom, trichrom **2.** aus drei Farben bestehend, dreifarbig, Dreifarben-

trich|ter|brust ['trɪxtərbrust] *noun*: Trichterbrust *f*, Pectus excavatum/infundibulum/recurvatum

trich|u|ri|a|sis [ˌtrɪkjə'raɪəsɪs] *noun*: Peitschenwurmbefall *m*, -infektion *f*, Trichurisbefall *m*, -infektion *f*, Trichuriasis *f*, Trichuriose *f*

Trich|u|ris [trɪ'kjʊərɪs] *noun*: Trichuris *f*
  Trichuris trichiura: Peitschenwurm *m*, Trichuris trichiura, Trichocephalus dispar

Trich|u|roi|dea [ˌtrɪkjə'rɔɪdɪə] *plural*: Trichuroidea *pl*

tri|cip|i|tal [traɪ'sɪpɪtl] *adj*: **1.** dreiköpfig **2.** Musculus triceps betreffend, Trizeps-, Triceps-

tri|clo|car|ban [ˌtraɪkləʊ'kɑːrbæn] *noun*: Triclocarban *nt*

tri|clo|san [traɪ'kləʊsæn] *noun*: Triclosan *nt*

tri|corn ['traɪkɔːrn] *noun*: (*Gehirn*) Seitenventrikel *m*, Ventriculus lateralis

tri|cre|sol [traɪ'kriːsɔl, -sɑl] *noun*: Kresol *nt*

tri|crot|ic [traɪ'krɑtɪk] *adj*: trikrot

tri|cro|tism ['traɪkrətɪzəm] *noun*: Trikrotie *f*, trikroter Puls *m*, Pulsus tricrotus

-trics *suf.*: Behandlung, Heilverfahren, -iatrie

tri|cus|pal [traɪ'kʌspəl] *adj*: mit drei Höckern, dreihöckerig

tri|cus|pid [traɪ'kʌspɪd] *adj*: **1.** dreizipfelig, trikuspidal **2.** Trikuspidalklappe betreffend, Trikuspidalis-, Trikuspidalklappen-

tri|cus|pi|dal [traɪ'kʌspɪdəl] *adj*: →*tricuspid*

tri|cus|pi|date [traɪ'kʌspɪdeɪt] *adj*: →*tricuspid*

tri|cyc|lic [traɪ'saɪklɪk] *adj*: trizyklisch, tricyclisch

tri|cy|to|pe|nia [ˌtraɪsaɪtə'piːnɪə] *noun*: Trizytopenie *f*

tri|dac|tyl|ism [traɪ'dæktəlɪzəm] *noun*: Tridaktylie *f*

tri|dac|tyl|ous [traɪ'dæktɪləs] *adj*: Tridaktylie betreffend, dreifingrig, dreizehig, tridaktyl

tri|dent ['traɪdnt] *noun*: Dreizack *m*

tri|den|tate [traɪ'denteɪt] *adj*: dreizähnig

tried [traɪd] *adj*: erprobt, bewährt

tri|eth|a|nol|a|mine [traɪˌeθə'nɑləmiːn] *noun*: Triäthanolamin *nt*, Triethanolamin *nt*

tri|eth|yl|am|ine [traɪˌeθəl'æmiːn, -mɪn] *noun*: Triäthylamin *nt*, Triethylamin *nt*

tri|eth|yl|ene|mel|a|mine [traɪˌeθəliːn'meləmiːn] *noun*: Triethylenmelamin *nt*, Triäthylenmelamin *nt*
tri|eth|yl|ene|phos|phor|a|mide [traɪˌeθəliːnfɑs'fɔːrəmaɪd] *noun*: Triäthylenphosphoramid *nt*, Triethylenphosphoramid *nt*
tri|eth|yl|ene|thi|o|phos|phor|a|mide [traɪˌeθəliːnˌθaɪəʊfɑs'fɔːrəmaɪd] *noun*: Triäthylenthiophosphorsäuretriamid *nt*, Triethylenthiophosphorsäuretriamid *nt*
tri|fa|cial [traɪ'feɪʃl] *adj*: dreifach; Nervus trigeminus betreffend, trigeminal
tri|flu|o|per|a|zine [ˌtraɪfluːə'perəziːn] *noun*: Trifluoperazin *nt*
tri|fluor|o|thy|mi|dine [traɪˌflʊərə'θaɪmədiːn] *noun*: →*trifluridine*
tri|flu|per|i|dol [ˌtraɪfluː'perɪdɑl, -dɔl] *noun*: Trifluperidol *nt*
tri|flu|pro|ma|zine [ˌtraɪfluː'prəʊməziːn] *noun*: Triflupromazin *nt*, Trifluormethylpromazin *nt*
tri|flur|i|dine [traɪ'flʊərədiːn] *noun*: Trifluridin *nt*
tri|fur|ca|tion [ˌtraɪfər'keɪʃn] *noun*: Dreiteilung *f*, Trifurkation *f*, Trifurcatio *f*
popliteal trifurcation: Trifurkation *f*
tri|gas|tric [traɪ'gæstrɪk] *adj*: dreibäuchig
tri|gem|i|nal [traɪ'dʒemɪnl]: **I** *noun* Trigeminus *m*, V. Hirnnerv *m*, Nervus trigeminus **II** *adj* dreifach; Nervus trigeminus betreffend, trigeminal, Trigeminus-
tri|gem|i|nus [traɪ'dʒemɪnəs] *noun*: (*kardiol.*) Trigeminus *m*
tri|gem|i|ny [traɪ'dʒeməniː] *noun*: (*kardiol.*) Trigeminie *f*
trig|ger ['trɪgər]: **I** *noun* Auslöser *m*, Trigger *m* **II** *vt* →*trigger off*
trigger off *vt* auslösen, triggern
tri|glyc|er|ide [traɪ'glɪsəraɪd, -ɪd] *noun*: →*triacylglycerol*
TRIGLYME *Abk*.: triethyleneglycol dimethylether
tri|gon ['traɪgɑn, -gən] *noun*: **1.** →*triangle* **2.** →*trigone*
trig|o|nal ['trɪgənl] *adj*: **1.** dreieckig **2.** Trigonum betreffend
tri|gone ['traɪgəʊn] *noun*: Dreieck *nt*, Trigonum *nt*
trigone of bladder: Blasendreieck *nt*, Lieutaud-Dreieck *nt*, Trigonum vesicae
carotid trigone: Karotisdreieck *nt*, Trigonum caroticum
clavipectoral trigone: Trigonum clavipectorale
collateral trigone of lateral ventricle: Trigonum collaterale
trigone of fellet: Trigonum lemnisci
femoral trigone: Schenkeldreieck *nt*, Scarpa-Dreieck *nt*, Trigonum femorale
fibrous trigones of heart: fibröse Bindegewebszwickel *pl* des Herzens, Trigona fibrosa cordis
habenular trigone: Trigonum habenulare
hypoglossal trigone: Trigonum hypoglossale, Trigonum nervi hypoglossi
trigone of hypoglossal nerve: Trigonum hypoglossale, Trigonum nervi hypoglossi
inguinal trigone: Trigonum inguinale
left fibrous trigone of heart: Trigonum fibrosum sinistrum
trigone of lemniscus: Trigonum lemnisci
Lieutaud's trigone: Lieutaud-Dreieck *nt*, Blasendreieck *nt*, Trigonum vesicae
lumbar trigone: Lumbaldreieck *nt*, Petit-Dreieck *nt*, Trigonum lumbale, Trigonum Petiti
muscular trigone: Trigonum musculare/omotracheale
occipital trigone: seitliches Halsdreieck *nt*, Regio cervicalis lateralis, Trigonum cervicale posterius
olfactory trigone: Trigonum olfactorium
omoclavicular trigone: große Schlüsselbeingrube *f*, Fossa supraclavicularis major, Trigonum omoclaviculare
omotracheal trigone: Trigonum musculare/omotracheale
pontocerebellar trigone: Kleinhirnbrückenwinkel *m*, Trigonum pontocerebellare
retromolar trigone: retromolares Dreieck *nt*, Trigonum retromolare
right fibrous trigone of heart: Trigonum fibrosum dextrum
Scarpa's trigone: Scarpa-Dreieck *nt*, Trigonum femorale
subclavian trigone: große Schlüsselbeingrube *f*, Fossa supraclavicularis major, Trigonum omoclaviculare
submandibular trigone: Unterkieferdreieck *nt*, Trigonum submandibulare
submental trigone: Trigonum submentale
urogenital trigone: Urogenitaldiaphragma *nt*, Diaphragma urogenitale
vagal trigone: Trigonum vagale, Trigonum nervi vagi
trigone of vagus nerve: Trigonum vagale, Trigonum nervi vagi
vesical trigone: Lieutaud-Dreieck *nt*, Blasendreieck *nt*, Trigonum vesicae
tri|gon|ec|to|my [ˌtraɪgəʊ'nektəmiː] *noun*: Trigonektomie *f*
trig|o|nel|line [ˌtrɪgə'nelɪn] *noun*: Trigonellin *nt*
tri|go|nit|ic [ˌtraɪgə'nɪtɪk] *adj*: Trigonitis betreffend, trigonitisch
tri|go|ni|tis [ˌtraɪgə'naɪtɪs] *noun*: Entzündung *f* des Blasendreiecks/Trigonum vesicae, Trigonitis *f*
trig|o|no|ce|pha|lia [ˌtrɪgənəʊsɪ'feɪljə, ˌtraɪ-] *noun*: →*trigonocephaly*
trig|o|no|ce|phal|ic [ˌtrɪgənəʊsɪ'fælɪk, ˌtraɪ-] *adj*: Trigonozephalie betreffend, trigonozephal
trig|o|no|ceph|a|lus [ˌtrɪgənəʊ'sefələs, ˌtraɪ-] *noun*: Trigonozephalus *m*, Trigonocephalus *m*
trig|o|no|ceph|a|ly [ˌtrɪgənəʊ'sefəliː, ˌtraɪ-] *noun*: Trigonozephalie *f*
tri|go|num [traɪ'gəʊnəm] *noun, plura* **-na** [-nə]: →*trigone*
tri|hex|o|si|dase [traɪˌheksə'saɪdeɪz] *noun*: Trihexosidase *f*
ceramide trihexosidase: Ceramidtrihexosidase *f*, α-(D)-Galaktosidase A *f*
tri|hex|o|side [traɪ'heksəsaɪd] *noun*: Trihexosid *nt*
tri|hex|o|syl|cer|a|mide [traɪˌheksəsɪl'serəmaɪd] *noun*: Trihexosylceramid *nt*
tri|hex|y|phen|i|dyl [traɪˌheksɪ'fenədɪl] *noun*: Trihexyphenidyl *nt*, Trihexiphenidyl *nt*
tri|hy|brid [traɪ'haɪbrɪd] *adj*: trihybrid
tri|hy|brid|ism [traɪ'haɪbrədɪzəm] *noun*: Trihybridie *f*
tri|hy|drate [traɪ'haɪdreɪt] *noun*: →*trihydroxide*
tri|hy|drox|ide [ˌtraɪhaɪ'drɑksaɪd, -sɪd] *noun*: Trihydroxid *nt*
tri|hy|drox|y|a|ce|to|phe|none [ˌtraɪhaɪˌdrɑksɪəˌsetəfə'nəʊn, -'fiːnəʊn, -ˌæsɪtəʊ-] *noun*: Trihydroxyacetophenon *nt*
1,2,3-tri|hy|drox|y|ben|zene [ˌtraɪhaɪˌdrɑksɪə'benziːn] *noun*: Pyrogallol *nt*, 1,2,3-Trihydroxybenzol *nt*
1,3,5-tri|hy|drox|y|ben|zene [ˌtraɪhaɪˌdrɑksɪə'benziːn] *noun*: Phloroglucin *nt*, 1,3,5-Trihydroxybenzol *nt*
tri|hy|drox|y|cop|ro|stane [ˌtraɪhaɪˌdrɑksɪə'kɑprəsteɪn] *noun*: Trihydroxykoprostan *nt*
tri|hy|drox|y|es|ter|in [ˌtraɪhaɪˌdrɑksɪə'estərɪn] *noun*: Östriol *nt*, Estriol *nt*
tri|i|o|dide [traɪ'aɪədaɪd, -dɪd] *noun*: Trijodid *nt*, Triio-

T

did *nt*

tri|io|do|meth|ane [traɪ,aɪədəʊ'meθeɪn] *noun*: Jodoform *nt*

tri|io|do|thy|ro|nine [traɪ,aɪədə'θaɪrəniːn, -nɪn] *noun*: Trijodthyronin *nt*, Triiodthyronin *nt*
reverse triiodothyronine: reverses Triiodthyronin *nt*, inaktives Triiodthyronin *nt*
total triiodothyronine: Gesamttriiodthyronin *nt*

tri|ke|to|hy|drin|dene [traɪ,kiːtəʊhaɪ'drɪndiːn] *noun*: Triketohydrinden *nt*
triketohydrindene hydrate: Ninhydrin *nt*, Triketohydrindenhydrat *nt*

tri|ke|to|pu|rine [traɪ,kiːtəʊ'pjʊəriːn] *noun*: Harnsäure *f*

tri|labe ['traɪleɪb] *noun*: Trilabe *f*

tri|lam|i|nar [traɪ'læmɪnər] *adj*: dreischichtig, aus drei Schichten/Lagen bestehend, trilaminär

tri|lam|i|nate [traɪ'læmɪneɪt, -nɪt] *adj*: →*trilaminar*

tri|lat|er|al [traɪ'lætərəl] *adj*: drei Seiten betreffend, trilateral

tri|li|no|le|in [traɪlɪ'nəʊlɪən] *noun*: Trilinolein *nt*

tri|lo|bate [traɪ'ləʊbeɪt] *adj*: dreigelappt

tri|lobed ['traɪləʊbt] *adj*: →*trilobate*

tri|lo|gy ['trɪlədʒiː] *noun*: Trilogie *f*, Trias *f*, Triade *f*
trilogy of Fallot: Fallot-Trilogie *f*, Fallot-Triade *f*

tri|mal|le|o|lar [,traɪmə'lɪələr] *adj*: trimalleolär

tri|ma|zo|sin [traɪ'mæzəsɪn] *noun*: Trimazosin *nt*

tri|me|non [traɪ'miːnɑn] *noun*: Trimenon *nt*

tri|men|su|al [traɪ'menʃəwəl] *adj*: alle drei Monate auftretend, trimensual, trimensuell

tri|mer ['traɪmər] *noun*: Trimer *nt*

tri|mer|ic [traɪ'merɪk] *adj*: aus drei Einzelmolekülen bestehend, trimer

tri|mes|ter [traɪ'mestər] *noun*: Trimenon *nt*

tri|meth|a|di|one [,traɪmeθə'daɪəʊn] *noun*: Trimethadion *nt*

tri|meth|o|prim [traɪ'meθəprɪm] *noun*: Trimethoprim *nt*

tri|meth|yl|a|mine [traɪ,meθələ'miːn, -'æmɪn] *noun*: Trimethylamin *nt*
trimethylamine oxide: Trimethylaminoxid *nt*

tri|meth|yl|am|i|nur|ia [traɪ,meθlæmɪ'n(j)ʊəriːə] *noun*: Trimethylaminurie *f*

tri|meth|yl|ene [traɪ'meθɪliːn] *noun*: Zyklopropan *nt*

ε-N-tri|meth|yl|ly|sine [traɪ,meθəl'laɪsiːn, -sɪn] *noun*: ε-N-Trimethyllysine *nt*

tri|meth|yl|xan|thine [traɪ,meθəl'zænθiːn, -θɪn] *noun*: Koffein *nt*, Coffein *nt*, Methyltheobromin *nt*, 1,3,7-Trimethylxanthin *nt*

tri|met|o|zine [traɪ'metəziːn] *noun*: Trimetozin *nt*

tri|mip|ra|mine [traɪ'mɪprəmiːn] *noun*: Trimipramin *nt*

trim|mer ['trɪmər] *noun*: Trimmer *m*
gingival margin trimmer: Gingivalrandabschneider *m*
wax trimmer: Wachsmesser *nt*

tri|mor|phic [traɪ'mɔːrfɪk] *adj*: →*trimorphous*

tri|mor|phism [traɪ'mɔːrfɪzəm] *noun*: Dreigestaltigkeit *f*, Trimorphismus *m*

tri|mor|phous [traɪ'mɔːrfəs] *adj*: dreigestaltig, trimorph

tri|neg|a|tive [traɪ'negətɪv] *adj*: dreifach negativ

tri|neu|ral [traɪ'njʊərəl, -'nʊ-] *adj*: drei Nerven betreffend

tri|neu|ric [traɪ'njʊərɪk, -'nʊ-] *adj*: **1.** drei Nerven betreffend **2.** aus drei Nerven bestehend

tri|ni|trate [traɪ'naɪtreɪt, -trɪt] *noun*: Trinitrat *nt*

tri|ni|trin [traɪ'naɪtrɪn] *noun*: →*trinitroglycerin*

tri|ni|tro|cre|sol [traɪ,naɪtrəʊ'kriːsəl, -sɑl] *noun*: Trinitrokresol *nt*

tri|ni|tro|glyc|er|in [traɪ,naɪtrəʊ'glɪsərɪn] *noun*: Glyceroltrinitrat *nt*, Nitroglycerin *nt*

tri|ni|tro|glyc|er|ol [traɪ,naɪtrəʊ'glɪsərəl] *noun*: →*trinitroglycerin*

tri|ni|tro|phe|nol [traɪ,naɪtrəʊ'fiːnəl, -nɑl] *noun*: Pikrinsäure *f*, Trinitrophenol *nt*

tri|ni|tro|tol|u|ene [traɪ,naɪtrəʊ'tɑljəwiːn] *noun*: Trinitrotoluol *nt*

TRINS *Abk.*: totally reversible ischemic neurologic symptoms

tri|nu|cle|ate [traɪ'n(j)uːklɪeɪt] *adj*: dreikernig, drei Kerne besitzend

tri|nu|cle|o|tide [traɪ'n(j)uːklɪətaɪd] *noun*: Trinucleotid *nt*

tri|o|le|in [traɪ'əʊliːɪn] *noun*: Triolein *nt*

tri|o|le|o|yl|glyc|er|ol [,traɪəʊ,lɪəwɪl'glɪsərəl] *noun*: →*triolein*

tri|o|lism ['traɪəlɪzəm] *noun*: Triolismus *m*

tri|oph|thal|mos [,traɪɑf'θælməs] *noun*: Triophthalmos *m*, Triophthalmus *m*

tri|o|pod|y|mus [traɪə'pɑdɪməs] *noun*: Triopodymus *m*

tri|or|chid [traɪ'ɔːrkɪd] *noun*: Patient *m* mit Triorchidie

tri|or|chid|ism [traɪ'ɔːrkədɪzəm] *noun*: Triorchidie *f*, Triorchidismus *m*, Triorchismus *m*

tri|or|chis [traɪ'ɔːrkɪs] *noun*: →*triorchid*

tri|or|chism [traɪ'ɔːrkɪzəm] *noun*: →*triorchidism*

tri|ose ['traɪəʊs] *noun*: Triose *f*, C_3-Zucker *m*

tri|ose|phos|phate [,traɪəʊs'fɑsfeɪt] *noun*: Triosephosphat *nt*

tri|ox|ide [traɪ'ɑksaɪd, -sɪd] *noun*: Trioxid *nt*

tri|ox|y|pu|rine [traɪ,ɑksɪ'pjʊəriːn] *noun*: Harnsäure *f*

tri|pal|mi|tin [traɪ'pælmɪtɪn, -'pɑː(l)-] *noun*: Tripalmitin *nt*, Tripalmitoylglycerin *nt*

tri|pal|mi|to|yl|glyc|er|ol [traɪ,pælmɪtəwɪl'glɪsərəl, -rɑl] *noun*: →*tripalmitin*

tri|pa|re|sis [,traɪpə'riːsɪs] *noun*: Triparese *f*

tri|par|tite [traɪ'pɑːrtaɪt] *adj*: aus drei Teilen bestehend, dreiteilig, dreigeteilt

Tripas *Abk.*: trichromic PAS

tri|pel|en|na|mine [,traɪpel'enəmiːn, -mɪn] *noun*: Tripelennamin *nt*

tri|pep|tide [traɪ'peptaɪd] *noun*: Tripeptid *nt*

tri|pha|lan|ge|al [,traɪfə'lændʒɪəl] *adj*: aus drei Gliedern/Phalangen aufgebaut, dreigliedrig, triphalangeal

tri|pha|lan|gia [,traɪfə'lændʒɪə] *noun*: →*triphalangism*

tri|pha|lan|gism [traɪ'fælændʒɪzəm] *noun*: Triphalangie *f*

tri|pha|sic [traɪ'feɪzɪk] *adj*: dreiphasisch

tri|phe|nyl|tet|ra|zo|li|um [traɪ,fenl,tetrə'zəʊlɪəm] *noun*: Triphenyltetrazolium *nt*
triphenyltetrazolium chloride: Triphenyltetrazoliumchlorid *nt*

tri|phos|pha|tase [traɪ'fɑsfəteɪz] *noun*: Triphosphatase *f*
sodium-potassium adenosine triphosphatase: Natrium-Kalium-ATPase *f*, Na^+-K^+-ATPase *f*

tri|phos|phate [traɪ'fɑsfeɪt] *noun*: Triphosphat *nt*

tri|phos|pho|pyr|i|dine [traɪ,fɑsfəʊ'pɪrɪdiːn] *noun*: Triphosphopyridin *nt*

Tripiform *Abk.*: trichloroacetic acid, picric acid, formol

tri|ple ['trɪpl]: **I** *noun* das Dreifache **II** *adj* dreifach, -malig, drei-, tripel, Drei-, Tripel-

triple-blind *adj*: dreifach blind

tri|ple|gia [traɪ'pliːdʒ(ɪ)ə] *noun*: Triplegie *f*

tri|plet ['trɪplɪt] *noun*: **1.** Dreiergruppe *f*, Triplett *nt* **2.** Drilling *m*
anticodon triplet: Antikodontriplett *nt*
base triplet: Basentriplett *nt*
coding triplet: kodierendes Triplett *nt*
codon triplet: Codontriplett *nt*

triple-X *noun*: **1.** Metafemale *f*, Patientin *f* mit Drei-X-Syndrom **2.** Drei-X-Syndrom *nt*, Triplo-X-Syndrom *nt*, XXX-Syndrom *nt*

tri|plex ['trɪpleks, 'traɪ-] *adj*: dreifach
trip|loid ['trɪplɔɪd]: I *noun* Triploide *m/f* II *adj* triploid
trip|loi|dy ['trɪplɔɪdiː] *noun*: Triploidie *f*
trip|lo|pia [trɪp'ləʊpɪə] *noun*: Dreifachsehen *nt*, Triplopie *f*
tri|pod ['traɪpɑd] *noun*: Dreifuß *m*
Haller's tripod: Truncus coeliacus
tri|po|dia [traɪ'pəʊdɪə] *noun*: Tripodie *f*
tri|pos|i|tive [traɪ'pɑzətɪv] *adj*: dreifach positiv
tri|pro|li|dine [traɪ'prɑlɪdiːn] *noun*: Triprolidin *nt*
tri|pro|so|pus [ˌtraɪprə'səʊpəs, traɪ'prɑs-] *noun*: Triprosopus *m*
trip|tans ['trɪptæns] *plural*: Triptane *pl*
trip|to|rel|in [ˌtrɪptə'relɪn] *noun*: Triptorelin *nt*
tri|pus ['traɪpəs] *noun*: **1.** Dreifuß *m* **2.** (*embryolog.*) Tripus *m*
tri|que|trous [traɪ'kwiːtrəs, -'kwe-] *adj*: dreieckig
tri|que|trum [traɪ'kwiːtrəm] *noun*: Dreiecksbein *nt*, Os triquetrum
Tris *Abk.*: **1.** tris-(hydroxymethyl)-aminomethane **2.** tris-(hydroxymethyl)-methylamine
tri|sac|cha|ride [traɪ'sækəraɪd, -rɪd] *noun*: Dreifachzucker *m*, Trisaccharid *nt*
tris|hy|drox|y|meth|yl|a|mi|no|meth|ane [trɪshaɪˌdrɑksɪˌmeθələˌmiːnəʊ'meθeɪn, -ˌæmɪnəʊ-] *noun*: →*tromethamine*
tris|meth|yl|a|mi|no|meth|ane [trɪsˌmeθələˌmiːnəʊ'meθeɪn, -ˌæmɪnəʊ-] *noun*: →*tromethamine*
tris|mic ['trɪzmɪk] *adj*: Trismus betreffend
tris|mus ['trɪzməs] *noun*: Kieferklemme *f*, Trismus *m*
tris|ni|trate [trɪs'naɪtreɪt] *noun*: Trinitrat *nt*
tri|so|mi|a [traɪ'səʊmɪə] *noun*: →*trisomy*
tri|so|mic [traɪ'səʊmɪk] *adj*: Trisomie betreffend, trisom
tri|so|my ['traɪsəʊmiː] *noun*: Trisomie *f*
trisomy 8: Trisomie 8 *f*
trisomy 13: Trisomie 13 *f*, Pätau-Syndrom *nt*, D_1-Trisomiesyndrom *nt*, Trisomie 13-Syndrom *nt*
trisomy 21: Trisomie 21 *f*, Down-Syndrom *nt*, Trisomie 21-Syndrom *nt*
autosomal trisomy: autosomale Trisomie *f*
trisomy E: Trisomie 18 *f*
free trisomy 13: freie Trisomie 13 *f*
free trisomy 21: freie Trisomie 21 *f*
gonosomal trisomy: gonosomale Trisomie *f*
partial trisomy: partielle Trisomie *f*, autosomale Duplikation *f*
translocation trisomy: Translokationstrisomie *f*
-trist *suf.*: Arzt, -iater
tri|ste|a|rin [traɪ'stɪərɪn] *noun*: Tristearin *nt*
tri|ste|ar|o|yl|glyc|er|ol [traɪstɪˌærəwɪl'glɪsərɔl] *noun*: →*tristearin*
tri|stich|ia [traɪ'stɪkɪə] *noun*: Tristichiasis *f*
tri|sub|sti|tut|ed [traɪ'sʌbstɪt(j)uːtɪd] *adj*: dreifach substituiert
tri|sul|fate [traɪ'sʌlfeɪt] *noun*: Trisulfat *nt*
tri|sul|fide [traɪ'sʌlfaɪd, -fɪd] *noun*: Trisulfid *nt*
tri|sul|phate [traɪ'sʌlfeɪt] *noun*: (*brit.*) →*trisulfate*
tri|sul|phide [traɪ'sʌlfaɪd, -fɪd] *noun*: (*brit.*) →*trisulfide*
tri|syn|ap|tic [ˌtraɪsɪ'næptɪk] *adj*: drei Synapsen betreffend *oder* umfassend, trisynaptisch
TRIT *Abk.*: triiodothyronine
Trit. *Abk.*: trituration
tri|ta|nom|al [ˌtraɪtə'nɑml] *noun*: Tritanomale *m/f*
tri|ta|nom|a|lous [ˌtraɪtə'nɑmələs] *adj*: Tritanomalie betreffend, von ihr betroffen, tritanomal
tri|ta|nom|a|ly [ˌtraɪtə'nɑməliː] *noun*: Tritanomalie *f*
tri|ta|nope ['traɪtənəʊp] *noun*: Tritanope *m/f*
tri|ta|no|pia [ˌtraɪtə'nəʊpɪə] *noun*: Tritanopie *f*, Blaublindheit *f*
tri|ta|nop|ic [ˌtraɪtə'nɑpɪk] *adj*: Blaublindheit betreffend, von ihr betroffen, tritanop, blaublind
tri|ta|nop|sia [ˌtraɪtə'nɑpsɪə] *noun*: →*tritanopia*
tri|ter|pene [traɪ'tɜrpiːn] *noun*: Triterpen *nt*
trit|i|ate ['trɪtɪeɪt, 'trɪʃ-] *vt*: mit Tritium behandeln *oder* markieren
tri|ti|ce|um [trə'tiːʃ(ɪ)əm] *noun*, *plural* **-cei** [-ʃɪaɪ]: Weizenknorpel *m*, Cartilago triticea
trit|i|um ['trɪtɪəm, 'trɪʃ-] *noun*: Tritium *nt*
trit|o|cal|ine [ˌtrɪtə'kæliːn] *noun*: →*tritoqualine*
tri|ton ['traɪtn] *noun*: →*trinitrotoluene*
trit|o|qual|ine [ˌtrɪtə'kwæliːn] *noun*: Tritoqualin *nt*
trit|u|ra|ble ['trɪtʃərəbl] *adj*: verreibbar
trit|u|rate ['trɪtʃəreɪt] *vt*: pulverisieren, zermahlen, zerstoßen, zerreiben
trit|u|ra|tion [ˌtrɪtʃə'reɪʃn] *noun*: Pulverisierung *f*, Zermahlung *f*, Zerreibung *f*; Verreiben *nt*, Trituration *f*
trit|u|ra|tor ['trɪtʃəreɪtər] *noun*: Amalgammischer *m*
tri|va|lence [traɪ'veɪləns] *noun*: Dreiwertigkeit *f*
tri|va|lent [traɪ'veɪlənt] *adj*: dreiwertig, trivalent
triv|i|al ['trɪvɪəl] *adj*: gering(fügig), belanglos, unbedeutend, banal, trivial
TRN *Abk.*: tegmental reticular nuclei
tRNA *Abk.*: **1.** transfer ribonucleic acid **2.** transfer RNA
TRNG *Abk.*: tetracycline-resistant Neisseria gonorrhoea
tro|car ['trəʊkɑːr] *noun*: Trokar *m*, Trokart *m*, Troikart *m*, Troicart *m*
tro|chan|ter [trəʊ'kæntər] *noun*: Trochanter *m* **below a trochanter** unter einem Trochanter (liegend), subtrochantär
greater trochanter: Trochanter major
lesser trochanter: Trochanter minor
third trochanter: Trochanter tertius
tro|chan|te|ri|an [ˌtrəʊkən'tɪərɪən] *adj*: →*trochanteric*
tro|chan|ter|ic [trəʊkən'terɪk] *adj*: Trochanter betreffend, trochantär
tro|chan|ter|plas|ty [trəʊ'kæntərplæstiː] *noun*: Trochanterplastik *f*
tro|chan|tin [trəʊ'kæntɪn] *noun*: Trochanter minor
tro|chan|tin|i|an [ˌtrəʊkæn'tɪnɪən] *adj*: Trochanter minor betreffend
tro|che ['trəʊkiː] *noun*: Pastille *f*
tro|chis|cus [trəʊ'kɪskəs] *noun*, *plura* **-ci** [-kaɪ]: →*troche*
troch|lea ['trɑklɪə] *noun*, *plural* **-le|as, -le|ae** [-lɪiː]: Walze *f*, Rolle *f*, Trochlea *f* **below a trochlea** subtrochleär
fibular trochlea: Trochlea fibularis, Trochlea peronealis
trochlea of humerus: Gelenkwalze *f* des Humerus, Trochlea humeri
muscular trochlea: Trochlea muscularis
peroneal trochlea: Trochlea fibularis, Trochlea peronealis
trochlea of superior oblique muscle: Trochlea, Trochlea obliqui superioris bulbi
trochlea of talus: Talusrolle *f*, Trochlea tali
troch|le|ar ['trɑklɪər] *adj*: **1.** walzen-, rollenförmig **2.** Trochlea betreffend
troch|le|ar|i|form [ˌtrɑklɪ'eərɪfɔːrm] *adj*: walzen-, rollenförmig
troch|le|i|form ['trɑklɪaɪfɔːrm] *adj*: walzen-, rollenförmig
troch|o|car|dia [ˌtrɑkə'kɑːrdɪə] *noun*: Trochokardie *f*
troch|o|ce|phal|i|a [ˌtrɑkəsɪ'feɪljə] *noun*: →*trochocephaly*
troch|o|ceph|al|y [ˌtrɑkə'sefəliː] *noun*: Trochozephalie *f*, -kephalie *f*
tro|choid ['trəʊkɔɪd]: I *noun* →*trochoides* II *adj* **1.** rad-, zapfenförmig **2.** sich um eine Achse drehend

tro|choi|des [trəʊ'kɔɪdiːz] *noun*: Dreh-, Zapfen-, Radgelenk *nt*, Articulatio trochoidea
troch|o|phore ['trɑkəfəʊər, -fɔːr] *noun*: Trochophora *f*
tro|fos|fa|mide [trəʊ'fɑsfəmaɪd] *noun*: Trofosfamid *nt*
Trog|lo|tre|ma [,trɑglə'triːmə] *noun*: Troglotrema *nt*
troi|lism ['trɔɪlɪzəm] *noun*: →*triolism*
tro|la|mine ['trɔːləmiːn] *noun*: Triäthanolamin *nt*, Triethanolamin *nt*
Trom|bic|u|la [trɑm'bɪkjələ] *noun*: Trombicula *f*
Trombicula autumnalis: Erntemilbe *f*, Trombicula autumnalis
trom|bic|u|li|a|sis [trɑm,bɪkjə'laɪəsɪs] *noun*: Trombidiose *f*, Erntekrätze *f*, Heukrätze *f*, Sendlinger Beiß *m*, Giesinger Beiß *m*, Herbstbeiße *f*, Herbstkrätze *f*, Gardnerbeiß *m*, Gaadener Beiß *m*, Trombidiosis *f*, Trombikulose *f*, Erythema autumnale
trom|bi|cu|li|dae [,trɑmbə'kjulədiː] *plural*: Trombiculidae *pl*
trom|bid|i|i|a|sis [trɑm,bɪdɪ'aɪəsɪs] *noun*: →*trombiculiasis*
trom|bid|i|o|sis [trɑm,bɪdɪ'əʊsɪs] *noun*: →*trombiculiasis*
tro|meth|a|mine [trəʊ'meθəmiːn] *noun*: Tromethanol *nt*, TRIS(-Puffer *m*) *nt*
trom|o|ma|ni|a [,trɑmə'meɪnɪə, -jə] *noun*: Entzugsdelir *nt*
tro|pane ['trəʊpeɪn] *noun*: Tropan *nt*
tro|pate ['trəʊpeɪt] *noun*: Tropat *nt*
troph- *präf.*: Ernährungs-, Nahrungs-, Troph(o)-, Nährstoff-
troph|ec|to|derm [trɑf'ektədɜrm] *noun*: Trophektoderm *nt*
troph|e|de|ma [trɑfɪ'diːmə] *noun*: Trophödem *nt*
congenital trophedema: (hereditäres) Trophödem *nt*, Milroy-Syndrom *nt*, Meige-Syndrom *nt*, Nonne-Milroy-Meige-Syndrom *nt*
hereditary trophedema: hereditäres Lymphödem *nt*
Tropheryma whippelii: Tropheryma whippelii
troph|ic ['trɑfɪk, 'trəʊ-] *adj*: Nahrung/Ernährung betreffend, trophisch
-trophic *suf.*: ernährend, -troph
tropho- *präf.*: Ernährungs-, Nahrungs-, Troph(o)-, Nährstoff-
troph|o|blast ['trɑfəblæst, 'trəʊ-] *noun*: Trophoblast *m*
troph|o|blas|tic [,trɑfə'blæstɪk] *adj*: Trophoblast betreffend, Trophoblasten-
troph|o|blas|to|ma [,trɑfəblæs'təʊmə] *noun*: Chorioblastom *nt*, (malignes) Chorioepitheliom *nt*, (malignes) Chorionepitheliom *nt*, Chorionkarzinom *nt*, fetaler Zottenkrebs *m*
troph|o|chro|ma|tin [,trɑfə'krəʊmətɪn] *noun*: Trophochromatin *nt*
troph|o|chro|mid|ia [,trɑfəkrəʊ'mɪdɪə] *noun*: →*trophochromatin*
troph|o|cyte ['trɑfəsaɪt] *noun*: Nährzelle *f*, Trophozyt *m*
troph|o|derm ['trɑfədɜrm] *noun*: →*trophoblast*
troph|o|der|ma|to|neu|ro|sis [,trɑfə,dɜrmətənjʊə'rəʊsɪs, -nʊ-] *noun*: Feer-Krankheit *f*, Rosakrankheit *f*, vegetative Neurose *f* der Kleinkinder, Swift-Syndrom *nt*, Selter-Swift-Feer-Krankheit *f*, Feer-Selter-Swift-Krankheit *f*, Akrodynie *f*, Acrodynia *f*
troph|o|dy|nam|ics [,trɑfədaɪ'næmɪks] *plural*: Ernährungs-, Trophodynamik *f*
troph|o|e|de|ma [,trɑfəɪ'diːmə] *noun*: Trophödem *nt*
tro|phol|o|gy [trəʊ'fɑlədʒiː] *noun*: Ernährungslehre *f*, Trophologie *f*
troph|o|neu|ro|sis [,trɑfənjʊə'rəʊsɪs, -nʊ-, ,trəʊfə-] *noun*: Trophoneurose *f*
facial trophoneurosis: Romberg-Syndrom *nt*, Romberg-Parry-Syndrom *nt*, Romberg-Trophoneurose *f*, progressive halbseitige Gesichtsatrophie *f*, Hemiatrophia faciei/facialis progressiva, Atrophia (hemi-)facialis
lingual trophoneurosis: halbseitiger Zungenschwund *m*, Hemiatrophia linguae
muscular trophoneurosis: spinale Muskelatrophie *f*, progressive spinale Muskelatrophie *f*
Romberg's trophoneurosis: →*facial trophoneurosis*
troph|o|neu|rot|ic [,trɑfənjʊə'rɑtɪk] *adj*: Trophoneurose betreffend, trophoneurotisch
troph|o|nu|cle|us [,trɑfə'n(j)uːklɪəs] *noun*: Makro-, Meganukleus *m*
tropho-oedema *noun*: (*brit.*) →*trophoedema*
troph|o|path|ia [,trɑfə'pæθɪə] *noun*: →*trophopathy*
tro|phop|a|thy [trəʊ'fɑpəθiː] *noun*: Ernährungsfehler *m*, -mangel *m*, Trophopathie *f*
troph|o|plasm ['trɑfəplæzəm, 'trəʊfə-] *noun*: Trophoplasma *nt*, Nährplasma *nt*
troph|o|plast ['trɑfəplæst] *noun*: Plastid *m*
troph|o|tax|is [,trɑfə'tæksɪs] *noun*: →*trophotropism*
tro|pho|trop|ic [,trɑfə'trɑpɪk] *adj*: die Ernährung/Trophik betreffend, auf die Ernährung gerichtet, trophotrop
tro|phot|ro|pism [trəʊ'fɑtrəpɪzəm] *noun*: Trophotropismus *m*, Trophotaxis *f*
troph|o|zo|ite [,trɑfə'zəʊaɪt] *noun*: Trophozoit *m*
ameboid trophozoite: Magnaform *f*
amoeboid trophozoite: (*brit.*) →*ameboid trophozoite*
-trophy *suf.*: Nahrung, Ernährung, -trophie, -trophia
trop|ic ['trɑpɪk] *adj*: →*tropical*
-tropic *suf.*: zu etwas neigend, -trop, -tropisch
trop|i|cal ['trɑpɪkl] *adj*: tropisch, Tropen-
tro|pic|a|mide [trəʊ'pɪkəmaɪd] *noun*: Tropicamid *nt*
tro|pin ['trəʊpɪn] *noun*: Opsonin *nt*
tro|pine ['trəʊpiːn] *noun*: Tropin *nt*
tropine mandelate: Homatropin *nt*
tropine tropate: Atropin *nt*
tro|pism ['trəʊpɪzəm] *noun*: Tropismus *m*, tropistische Bewegung *f*
cell tropism: Zelltropismus *m*
tissue tropism: Gewebetropismus *m*, Gewebstropismus *m*
tro|po|col|la|gen [,trəʊpəʊ'kɑlədʒən] *noun*: Tropokollagen *nt*
tro|po|e|las|tin [,trəʊpəʊɪ'læstɪn] *noun*: Tropoelastin *nt*
tro|po|my|o|sin [,trəʊpəʊ'maɪəsɪn] *noun*: Tropomyosin *nt*
tropomyosin A: Tropomyosin A *nt*, Paramyosin *nt*
tro|po|nin ['trɑpənɪn, 'trəʊ-] *noun*: Troponin *nt*
troponin A: calciumbindende Untereinheit *f*, Troponin A *nt*
-tropy *suf.*: Neigung, Wendung, -tropie
tro|tyl ['trəʊtl] *noun*: →*trinitrotoluene*
trou|ble ['trʌbl]: **I** *noun* **1.** Mühe *f*, Anstrengung *f*, Last *f*; Belästigung *f*, Störung *f* **2.** Schwierigkeit *f*, Problem *nt*; (*techn.*) Störung *f*, Defekt *m* **3.** Leiden *nt*, Störung *f*, Beschwerden *pl* **II** *vt* **4.** jdn. beunruhigen, stören **5.** plagen, quälen (*with* von) **be troubled with** geplagt werden von **III** *vi* **6.** sich aufregen (*about* über) **7.** sich die Mühe machen, sich bemühen
eye trouble: Augenleiden *nt*
stomach trouble: Magenbeschwerden *pl*
trouble-free *adj*: problemlos, reibungslos, ruhig; (*techn.*) störungsfrei
trouble-proof *adj*: →*trouble-free*
trou|ble|some ['trʌblsəm] *adj*: **1.** störend, lästig; unangenehm **2.** mühsam, beschwerlich
trou|ble|some|ness ['trʌblsəmnəs] *noun*: **1.** Lästigkeit *f* **2.**

Beschwerlichkeit *f*, Mühsamkeit *f*
trough [trɔf, trɑf] *noun*: Mulde *f*, Rinne *f*, Furche *f*, Graben *m*
troulsers ['traʊzərz] *plural*: (*a.* **pair of trousers**) Hosen *pl*, Hose *f*
troxlelrultin ['trɑksə,ru:tn] *noun*: Troxerutin *nt*
troxlildone ['trɑksɪdəʊn] *noun*: Trimethadion *nt*
TRP *Abk.*: **1.** total refractory period **2.** tubular reabsorption of phosphate
Trp *Abk.*: tryptophan
TRPA *Abk.*: tryptophan-rich prealbumin
TRT *Abk.*: **1.** thrombocyte retention test **2.** tolbutamide response test
true [tru:] *adj*: wahr, wahrheitsgemäß; echt, wahr; naturgetreu; legitim; (*biolog.*) reinrassig
trunlcal ['trʌŋkl] *adj*: Rumpf/Truncus betreffend, trunkulär
trunlcate ['trʌŋkeɪt]: **I** *adj* abgestumpft, beschnitten, gestutzt **II** *vt* stutzen, beschneiden
trunlcatled ['trʌŋkeɪtɪd] *adj*: abgestumpft, beschnitten, gestutzt
trunlcolthallamlic [,trʌŋkəʊθə'læmɪk] *adj*: trunkothalamisch
trunlcolthallalmus [,trʌŋkəʊ'θæləməs] *noun, plural* **-mi** [-maɪ]: trunkothalamische Kerne *pl*, Trunkothalamus *m*, unspezifische Thalamuskerne *pl*
trunlcus ['trʌŋkəs] *noun, plural* **-ci** [-saɪ]: **1.** Stamm *m*, Rumpf, Leib *m*, Torso *m*, Trunkus *m*; (*anatom.*) Truncus *m* **2.** (Gefäß-, Nerven-)Stamm *m*, Strang *m*
truncus arteriosus: Truncus arteriosus
common truncus arteriosus: Truncus arteriosus communis
trunk [trʌŋk] *noun*: **1.** Stamm *m*, Rumpf, Leib *m*, Torso *m*, Trunkus *m*; (*anatom.*) Truncus *m* **2.** (Gefäß-, Nerven-)Stamm *m*, Strang *m*
trunk of accessory nerve: Akzessoriusstamm *m*, Truncus nervi accessorii
afferent trunk: afferentes/zuführendes Gefäß *nt*
anterior vagal trunk: vorderer Vagusstamm *m*, Truncus vagalis anterior
atrioventricular trunk: His-Bündel *nt*, Fasciculus atrioventricularis
trunk of atrioventricular bundle: Stamm *m* des His-Bündels, Truncus fasciculi atrioventricularis
basilar trunk: Arteria basilaris
trunks of brachial plexus: Primärstämme/-stränge/-faszikel *pl* des Plexus brachialis, Trunci plexus brachialis
brachiocephalic trunk: Truncus brachiocephalicus
bronchomediastinal trunk: Truncus bronchomediastinalis
celiac trunk: Truncus coeliacus
coeliac trunk: (*brit.*) →*celiac trunk*
collecting trunk: Sammelgefäß *nt*
trunk of corpus callosum: Balkenkörper *m*, Truncus corporis callosi
costocervical trunk: Truncus costocervicalis
efferent trunk: ableitendes/efferentes Gefäß *nt*
encephalic trunk: Hirnstamm *m*, Truncus encephali
inferior trunk of brachial plexus: unterer Primärfaszikel *m* des Plexus brachialis, Truncus inferior plexus brachialis
intestinal trunks: intestinale Lymphstämme *pl*, Trunci intestinales
jugular trunk: Truncus jugularis, Truncus lymphaticus jugularis
left bronchomediastinal trunk: Truncus bronchomediastinalis sinister
left jugular trunk: Truncus jugularis sinister
left lumbar trunk: Truncus lumbalis sinister
left subclavian trunk: Truncus subclavius sinister
linguofacial trunk: Truncus linguofacialis
lumbar trunk: Truncus lumbalis, Truncus lymphaticus lumbalis
lumbosacral trunk: Truncus lumbosacralis
lymphatic trunks: Lymphstämme *pl*, Hauptlymphgefäße *pl*, Trunci lymphatici
middle trunk of brachial plexus: mittlerer Primärfaszikel *m* des Plexus brachialis, Truncus medius plexus brachialis
nerve trunk: Nervenstamm *m*
neurovascular trunk: Gefäßnervenstamm *m*
posterior vagal trunk: hinterer Vagusstamm *m*, Truncus vagalis posterior
pulmonary trunk: Tuncus pulmonalis
right bronchomediastinal trunk: Truncus bronchomediastinalis dexter
right jugular trunk: Truncus jugularis dexter
right lumbar trunk: Truncus lumbalis dexter
right subclavian trunk: Truncus subclavius dexter
trunk of spinal nerve: Spinalnervenstamm *m*, Truncus nervi spinalis
subclavian trunk: Truncus subclavius, Truncus lymphaticus subclavius
superior trunk of brachial plexus: oberer Primärfaszikel *m* des Plexus brachialis, Truncus superior plexus brachialis
sympathetic trunk: Grenzstrang *m*, Truncus sympathicus
thyrocervical trunk: Truncus thyrocervicalis
truss [trʌs] *noun*: Bruchband *nt*
TRVV *Abk.*: total right ventricular volume
try [traɪ]: (*v* **tried; tried**) **I** *n* Versuch *m* **II** *vt* **1.** versuchen, probieren **2.** (aus-, durch-)probieren, testen, prüfen; einen Versuch *oder* ein Experiment machen **3.** (*Augen*) (über-)anstrengen, angreifen; (*Nerven*) auf eine harte Probe stellen **III** *vi* versuchen (*at*); sich bemühen (*for* um); einen Versuch machen
try on *vt* (*Prothese*) anprobieren
try out *vt* **2.** (aus-, durch-)probieren, testen, prüfen; einen Versuch *oder* ein Experiment machen
Try *Abk.*: tryptophan
try-on *noun*: Anprobe *f*
trylpan ['trɪpæn] *noun*: Trypan *nt*
trylpalnid ['trɪpənɪd] *noun*: →*trypanosomid*
trylpanlolcildal [trɪ,pænə'saɪdl] *adj*: trypanosomenabtötend, trypanosomizid, trypanozid
trylpanlolcide [trɪ'pænəsaɪd] *noun*: Trypanozid *nt*, Trypanosomizid *nt*
trylpalnollylsis [trɪpə'nɑlɪsɪs] *noun*: Trypanosomenauflösung *f*, Trypanolyse *f*
trylpanlollytlic [,trɪpənəʊ'lɪtɪk, trɪ,pænə-] *adj*: trypanosomenauflösend, trypanolytisch
Trylpanlolsolma [trɪ,pænə'səʊmə] *noun*: Trypanosoma *nt*
Trypanosoma brucei gambiense: Trypanosoma brucei gambiense
Trypanosoma brucei rhodesiense: Trypanosoma brucei rhodesiense
Trypanosoma cruzi: Schizotrypanum cruzi, Trypanosoma cruzi
trylpanlolsolmal [trɪ,pænə'səʊməl] *adj*: Trypanosomen betreffend, durch Trypanosomen verursacht, Trypanosomen-
trylpanlolsolmaltid [trɪ,pænə'səʊmətɪd]: **I** *noun* Trypa-

T

nosomatide *f* **II** *adj* Trypanosomatiden betreffend
Try|pan|o|so|mat|i|dae [trɪˌpænəsəʊ'mætədiː] *plural*: Trypanosomatidae *pl*
Try|pan|o|so|ma|ti|na [ˌtrɪˌpænəˌsəʊmə'taɪnə] *plural*: →*Trypanosomatidae*
try|pan|o|some [trɪ'pænəsəʊm, 'trɪpənəsəʊm] *noun*: Trypanosome *f*, Trypanosoma *nt*
African trypanosome: Trypanosoma brucei
American trypanosome: Trypanosoma cruzi, Schizotrypanum cruzi
try|pan|o|so|mi|a|sis [trɪˌpænəsəʊ'maɪəsɪs] *noun*: Trypanosomainfektion *f*, Trypanosomeninfektion *f*, Trypanosomiasis *f*, Trypanomiasis *f*
African trypanosomiasis: afrikanische Schlafkrankheit *f*, afrikanische Trypanosomiasis *f*
American trypanosomiasis: →*South American trypanosomiasis*
Cruz's trypanosomiasis: →*South American trypanosomiasis*
East African trypanosomiasis: ostafrikanische Schlafkrankheit/Trypanosomiasis *f*
Gambian trypanosomiasis: westafrikanische Schlafkrankheit/Trypanosomiasis *f*
Rhodesian trypanosomiasis: ostafrikanische Schlafkrankheit/Trypanosomiasis *f*
South American trypanosomiasis: Chagas-Krankheit *f*, amerikanische Trypanosomiasis *f*
West African trypanosomiasis: westafrikanische Schlafkrankheit/Trypanosomiasis *f*
try|pan|o|so|mi|ci|dal [trɪˌpænəˌsəʊmə'saɪdl] *adj*: trypanosomenabtötend, trypanosomizid, trypanozid
try|pan|o|so|mi|cide [trɪˌpænə'səʊməsaɪd]: **I** *noun* Trypanozid *nt*, Trypanosomizid *nt* **II** *adj* trypanosomenabtötend, trypanozid, trypanosomizid
try|pan|o|so|mid [trɪ'pænəsəʊmɪd] *noun*: Trypanosomid *nt*, Trypanid *nt*
try|pan|roth ['trɪpənrɑθ] *noun*: Trypanrot *nt*
tryp|ar|sa|mide [trɪ'pɑːrsəmaɪd] *noun*: Tryparsamid *nt*
tryp|o|mas|ti|gote [ˌtraɪpəʊ'mæstɪgəʊt] *noun*: Trypanosomen-Form *f*, Trypomastigot *m*, trypomastigote Form *f*
try|po|nar|syl [ˌtraɪpə'nɑːrsɪl] *noun*: →*tryparsamide*
try|po|tan ['traɪpəʊtæn] *noun*: →*tryparsamide*
tryp|sin ['trɪpsɪn] *noun*: Trypsin *nt*
tryp|sin|o|gen [trɪp'sɪnədʒən] *noun*: Trypsinogen *nt*
trypt|a|mine ['trɪptəmiːn, trɪp'tæmɪn] *noun*: Tryptamin *nt*
trypt|ase ['trɪpteɪz] *noun*: Tryptase *f*
tryp|tic ['trɪptɪk] *adj*: (tryptische) Verdauung betreffend, tryptisch
tryp|to|phan ['trɪptəfæn] *noun*: Tryptophan *nt*
tryp|topha|nase [trɪp'tɑfəneɪz, 'trɪptəfə-] *noun*: Tryptophanpyrrolase *f*, Tryptophan-2,3-dioxigenase *f*
tryptophan-2,3-dioxygenase *noun*: Tryptophanpyrrolase *f*, Tryptophan-2,3-dioxigenase *f*
tryp|to|phane ['trɪptəfeɪn] *noun*: →*tryptophan*
tryp|to|phan|u|ri|a ['trɪptəfeɪ'n(j)ʊəriːə] *noun*: Tryptophanurie *f*
tryp|to|phyl ['trɪpəfɪl] *noun*: Tryptophyl-(Radikal *nt*)
TS *Abk.*: **1.** Takayasu's syndrome **2.** temperature sensitive **3.** thymidylate synthetase **4.** toxic substance **5.** tracheal sound **6.** tricuspid stenosis **7.** triple strength **8.** tubular sound
T_s *Abk.*: T-suppressor cell
TSA *Abk.*: **1.** thymus-specific antigen **2.** toluene sulfonic acid **3.** tumor-specific antigen
TSC *Abk.*: thiosemicarbazone
TSCA *Abk.*: tumor-specific cellular antigen
TSD *Abk.*: **1.** target skin distance **2.** Tay-Sachs disease
TSE *Abk.*: testicular self-examination
tset|se ['tsetsiː, 'tsiːtsiː] *noun*: Zungenfliege *f*, Tsetsefliege *f*, Glossina *f*
TSF *Abk.*: **1.** assorted antigen-specific suppressor factors **2.** thrombosis-stimulating factor
TSG *Abk.*: thyroid-stimulating globulin
TSG-RF *Abk.*: thyroid-stimulating globulin-releasing factor
TSH *Abk.*: thyroid-stimulating hormone
TSH-RF *Abk.*: **1.** thyroid-stimulating hormone-releasing factor **2.** TSH-releasing factor
TSH-RH *Abk.*: TSH-releasing hormone
TSH-RIA *Abk.*: thyrotropin radioimmunoassay
TSI *Abk.*: **1.** thyroid-stimulating immune globulin **2.** triple sugar iron
TSIM *Abk.*: trimethylsilylimidazole
TSN *Abk.*: tryptone sulfide neomycin
TSP *Abk.*: **1.** total serum protein **2.** tropical spastic paraparesis
tsp *Abk.*: teaspoon
TSR *Abk.*: thyroid secretion rate
TSS *Abk.*: toxic shock syndrome
TSSA *Abk.*: tumor-specific surface antigen
TSST-1 *Abk.*: toxic shock-syndrome toxin-1
TSTA *Abk.*: tumor-specific transplantation antigens
TSTAR *Abk.*: tumor-specific transplantation antigen receptor
TSTI *Abk.*: tumor-specific transplantation immunity
TSU *Abk.*: triple sugar urea
TSVR *Abk.*: total systemic vascular resistance
T-system *noun*: T-System *nt*, transversales Röhrensystem *nt*, System *nt* der transversalen Tubuli
TT *Abk.*: **1.** tetanus toxoid **2.** tetrathionate **3.** thrombin clotting time **4.** thrombin time **5.** thymine dimer **6.** thymol turbidity **7.** tolbutamide test **8.** tolerance test **9.** trachomatous trichiasis **10.** transit time
TTA *Abk.*: transtracheal aspiration
TTC *Abk.*: **1.** tetracycline **2.** triphenyltetrazolium chloride **3.** 2,3,5-triphenyltetrazolium chloride
TTD *Abk.*: **1.** tetraethylthiuram disulfid **2.** thoracic transverse diameter
ttd *Abk.*: three times a day
t.t.d. *Abk.*: three times a day
t-test *noun*: Student-Test *m*, t-Test *m*
Student's t-test: Student-Test *m*, t-Test *m*
TTFA *Abk.*: tenoyltrifluoroacetone
TTFB *Abk.*: tetrachlorotrifluoromethyl-benzylimidazole
TTFD *Abk.*: thiamine tetrahydrofurfuryl disulfide
TTGA *Abk.*: tellurite taurocholate gelatin agar
TTH *Abk.*: **1.** thyrotrophic hormone **2.** thyrotropic hormone
TTI *Abk.*: tension time index
TTP *Abk.*: **1.** thrombotic thrombocytopenic purpura **2.** thymidine-5'-triphosphate **3.** tritolylphosphate
TTPA *Abk.*: triethylene thiophosphoramide
TTPase *Abk.*: thiamine triphosphatase
TTP-HUS *Abk.*: thrombotic thrombocytopenic purpura and hemolytic uremic syndrome
TTR *Abk.*: **1.** tetrathionate reductase **2.** thymol turbidity reaction **3.** triceps tendon reflex
TTS *Abk.*: **1.** tarsal tunnel syndrome **2.** temporary threshold shift **3.** transdermal therapeutic system
TTSA *Abk.*: tissue-type specific antigen
TTT *Abk.*: thymol turbidity test
TTX *Abk.*: tetrodotoxin
TU *Abk.*: **1.** toxic unit **2.** toxoid unit **3.** transmission unit

4. tuberculin unit
Tu *Abk.*: tumor
T.U. *Abk.*: toxic unit
T_3U *Abk.*: triiodothyronine uptake
tu|a|mi|no|hep|tane [ˌtuːəmiːnəʊˈheptеɪn, tuːˌæmɪnəʊ-] *noun*: Tuaminoheptan *nt*, DL-2-Aminoheptan *nt*, Heptadrin *nt*, 1-Methylhexylamin *nt*
tub [tʌb] *noun*: Wanne *f*
bath tub: Badewanne *f*, Wanne *f*
tu|ba [ˈt(j)uːbə] *noun*, *plura* **-bae** [-biː]: Röhre *f*, Trompete *f*, Tube *f*, Tuba *f*
tu|bal [ˈt(j)uːbəl] *adj*: Tuba (auditiva *oder* uterina) betreffend, in einer Tube liegend *oder* ablaufend, tubal, tubar, tubär
tu|ba|tor|sion [ˌt(j)uːbəˈtɔːrʃn] *noun*: →*tubotorsion*
tube [t(j)uːb] *noun*: **1.** Rohr *nt*, Röhre *f*, Röhrchen *nt*, Schlauch *m*, Kanal *m*; Tube *f* **2.** (*anatom.*) Röhre *f*, Kanal *m*, Tuba *f* **3.** Sonde *f*, Rohr *nt*, Röhre *f*, Schlauch *m*
Abbott-Miller tube: Miller-Abbott-Sonde *f*
Abbott-Rawson tube: Abbott-Rawson-Sonde *f*
auditory tube: Ohrtrompete *f*, Eustach-Kanal *m*, Eustach-Röhre *f*, Tuba auditiva/auditoria
Bellocq's tube: Bellocq-Röhrchen *nt*
Braun's tube: Braun-Röhre *f*
Brompton tube: Brompton-Tubus *m*
Bryce-Smith-Salt tube: Bryce-Smith-Salt-Tubus *m*
buccal tube: Bukkalröhrchen *nt*
Cantor tube: Cantor-Sonde *f*
capillary tube: Kapillarröhre *f*, -gefäß *nt*
cathode-ray tube: Kathodenstrahlröhre *f*
Celestine tube: Celestin-Tubus *m*
cerebromedullary tube: Neuralrohr *nt*
chest tube: Thoraxdrain *m*
Cole's tube: Cole-Tubus *m*
Cole's endotracheal tube: Cole-Tubus *m*
collecting tubes: (*Niere*) Sammelröhrchen *pl*
colon tube: Dickdarmsonde *f*, -rohr *nt*, Kolonsonde *f*, -rohr *nt*
Coolidge tube: Coolidge-Röhre *f*
counter tube: Zählrohr *nt*
culture tube: Kulturröhrchen *nt*
Demming tube: Demming-Tubus *m*
digestive tube: Verdauungskanal *m*, -trakt *m*, Canalis alimentarius/digestivus, Tractus alimentarius
double balloon-tipped tube: Doppelballonsonde *f*
double-cannula tracheostomy tube: doppelläufiger Tracheostomietubus *m*
double-lumen tube: Doppellumentubus *m*
drain tube: Dränagerohr *nt*, Drainagerohr *nt*
drainage tube: Drainagerohr *nt*
duodenal tube: D-Sonde *f*, Duodenalsonde *f*
edgewise buccal tube: Edgewise-Bukkalröhrchen *nt*
Einhorn's tube: Einhorn-Sonde *f*
endobronchial tube: Endobronchialtubus *m*
endocardial tube: Endokardschlauch *m*
endothelial tube: Endothelrohr *nt*
endotracheal tube: Endotrachealtubus *m*
eustachian tube: →*auditory tube*
fallopian tube: Eileiter *m*, Tube *f*, Ovidukt *m*, Salpinx *f*, Tuba uterina
fermentation tube: Gärungsröhrchen *nt*
gas-discharge tube: Gasentladungs-, Ionenröhre *f*
gastric tube: Magenschlauch *m*
Geiger-Müller tube: Geiger-Zählrohr *nt*, -Zähler *m*, Geiger-Müller-Zählrohr *nt*, -Zähler *m*
Giebel's tube: Giebel-Rohr *nt*
Gordon-Green tube: Gordon-Green-Tubus *m*
grommet tube: Paukenröhrchen *nt*
grommet drain tube: →*grommet tube*
Guedel's tube: Guedel-Tubus *m*
Häring's tube: Häring-Tubus *m*
Harris tube: Harris-Sonde *f*
heart tube: Herzschlauch *m*
hollow anode tube: Hohlanodenröhre *f*
indwelling tube: Verweilsonde *f*
intestinal tube: Darmrohr *nt*, -sonde *f*
Kuhn's tube: Kuhn-Tubus *m*
Lagerlöf tube: Lagerlöf-Sonde *f*
laryngeal mask tube: Kehlkopfmaske *f*
larynx tube: Larynxtubus *m*
Leonard tube: Kathodenstrahlröhre *f*
Levin's tube: Levin-Sonde *f*
Linton-Nachlas tube: Linton-Nachlas-Sonde *f*
Loennecken's tube: Loennecken-Tubus *m*
Machray's tube: Machray-Tubus *m*
MacIntosh-Leatherdale tube: Macintosh-Leatherdale-Tubus *m*
Magill's tube: Magill-Tubus *m*
medullary tube: Neuralrohr *nt*
Miescher's tubes: Rainey-Körperchen *pl*, Miescher-schläuche *pl*
Miller-Abbott tube: Miller-Abbott-Sonde *f*
myringotomy tube: Paukenröhrchen *nt*
myringotomy drain tube: Paukenröhrchen *nt*
nasogastric tube: Nasensonde *f*, Nasen-Magen-Sonde *f*
nasopharyngeal tube: Nasopharyngealtubus *m*
nasotracheal tube: Nasotrachealtubus *m*
neural tube: Neuralrohr *nt*
NG tube: Nasensonde *f*, Nasen-Magen-Sonde *f*
ONK tube: ONK-Tubus *m*
oral tube: Orotubus *m*
orogastric tube: Mund-Magensonde *f*
oropharyngeal tube: Oropharyngealkatheter *m*, Oropharyngealtubus *m*
orotracheal tube: Orotrachealtubus *m*
otopharyngeal tube: →*auditory tube*
Oxford tube: Oxford-Tubus *m*
Oxford non-kinking tube: Oxford-non-kinking-Tubus *m*, ONK-Tubus *m*
Paul-Mixter tube: Paul-Mixter-Rohr *nt*
pharyngeal tube: Pharyngealtubus *m*, Rachentubus *m*
pharyngotympanic tube: →*auditory tube*
pus tube: Pyosalpinx *f*
Rainey's tubes: Rainey-Körperchen *pl*, Miescher-schläuche *pl*
rectal tube: Rektumsonde *f*
Rehfuss' tube: →*Rehfuss' stomach tube*
Rehfuss' stomach tube: Rehfuss-Sonde *f*
Robertshaw double lumen endotracheal tube: Robertshaw-Doppellumentubus *m*
roll tube: Rollröhrchen *nt*
Ryle's tube: Ryle-Sonde *f*
Safar tube: Doppelmundtubus *m*, Safar-Tubus *m*
Schachowa's spiral tube: (*Niere*) proximales Konvolut *nt*
Sengstaken-Blakemore tube: Sengstaken-Blakemore-Sonde *f*
speech tracheostomy tube: Sprechkanüle *f*
stomach tube: Magensonde *f*
T tube: T-Röhrchen *nt*
test tube: Reagenzglas *nt*, Reagenzröhrchen *nt*
tracheal tube: Trachealtubus *m*
tracheostomy tube: Tracheostomiekanüle *f*
triple buccal tube: Tripel-Bukkalröhrchen *nt*
tympanotomy tube: Paukenröhrchen *nt*

T

uterine tube: Eileiter *m*, Tube *f*, Ovidukt *m*, Salpinx *f*, Tuba uterina
vacuum tube: Vakuumröhrchen *nt*
Wangensteen's tube: Wangensteen-Drainage *f*
Wendl's tube: Wendl-Tubus *m*
Westergren tube: Westergren-Röhrchen *nt*
White's tube: White-Tubus *m*
Woodbridge tube: Woodbridge-Tubus *m*
x-ray tube: Röntgenröhre *f*

tu|bec|to|my [t(j)uː'bektəmiː] *noun*: Salpingektomie *f*

tu|ber ['t(j)uːbə(r)] *noun, plural* **-bers, -be|ra** [-berə]: Höcker *m*, Wulst *m*, Vorsprung *m*, Schwellung *f*, Tuber *nt*
below a tuber subtuberal
ashen tuber: Tuber cinereum
calcaneal tuber: Fersenbeinhöcker *m*, Tuber calcanei
external tuber of Henle: Tuberculum mentale
frontal tuber: Stirnhöcker *m*, Tuber frontale, Eminentia frontalis
gray tuber: Tuber cinereum
grey tuber: (*brit.*) →*gray tuber*
iliopubic tuber: Eminentia iliopubica
tuber of ischium: Tuber ischiadicium
maxillary tuber: Tuber maxillare, Eminentia maxillae
monkshood tuber: Tubera Aconiti
omental tuber of liver: Leberhöcker *m*, Tuber omentale hepatis
omental tuber of pancreas: Tuber omentale pancreatis
parietal tuber: Tuber parietale
sciatic tuber: Tuber ischiadicium
tuber of vermis: Tuber vermis

tu|ber|cle ['t(j)uːbərkl] *noun*: **1.** Höcker *m*, Schwellung *f*, Knoten *m*, Knötchen *nt*, Tuberculum *nt* **2.** (*patholog.*) Tuberkel *m*, Tuberkelknötchen *nt*, Tuberculum *nt*
acoustic tubercle: Tuberculum acusticum
adductor tubercle (of femur): Tuberculum adductorium femoris
amygdaloid tubercle of Schwalbe: Area vestibularis
anatomical tubercle: Wilk-Krankheit *f*, warzige Tuberkulose *f* der Haut, Leichentuberkel *m*, Schlachtertuberkulose *f*, Tuberculosis cutis verrucosa, Verruca necrogenica, Tuberculum anatomicum
anomal tubercle: Tuberculum anomale dentis
anterior tubercle of atlas: Tuberculum anterius atlantis
anterior tubercle of cervical vertebrae: Tuberculum anterius vertebrae cervicalis
anterior tubercle of humerus: Tuberculum minus
anterior obturator tubercle: Tuberculum obturatorium anterius
tubercle of anterior scalene muscle: Tuberculum musculi scaleni anterioris
anterior tubercle of thalamus: Tuberculum anterius thalami
areolar tubercles: Tubercula areolae, Montgomery-Knötchen *pl*
articular tubercle of temporal bone: Tuberculum articulare ossis temporalis
ashen tubercle: Tuber cinereum
auditory tubercle: Tuberculum acusticum
auricular tubercle: Darwin-Höcker *m*, Tuberculum auriculare
Babès' tubercles: Babès-Knötchen *pl*, Wutknötchen *pl*
calcaneal tubercle: Tuberculum calcanei
tubercle of calcaneus: Tuberculum calcanei
Carabelli tubercle: Carabelli-Höcker *m*, Tuberculum Carabelli, Tuberculum anomale
carotid tubercle: Tuberculum caroticum
caseous tubercle: verkäsender Tuberkel *m*
Chassaignac's tubercle: Tuberculum caroticum/anterius vertebra cervicalis VI
conglomerate tubercle: Solitärtuberkel *m*
conoid tubercle: Tuberculum conoideum
corniculate tubercle: Tuberculum corniculatum
tubercle of crown of tooth: Zahnhöcker *m*, Cuspis dentis, Cuspis coronae dentis
crude tubercle: verkäsender Tuberkel *m*
cuneate tubercle: Tuberculum cuneatum
tubercle of cuneate nucleus: Tuberculum cuneatum
cuneiform tubercle: Wrisberg-Höckerchen *nt*, -knötchen *nt*, Tuberculum cuneiforme
Darwin's tubercle: Darwin-Höcker *m*, Tuberculum auriculare
darwinian tubercle: Darwin-Höcker *m*, Tuberculum auriculare
deltoid tubercle: Tuberositas deltoidea
dental tubercle: Tuberculum dentis
dorsal tubercle (of radius): Tuberculum dorsale
epiglottic tubercle: Epiglottishöckerchen *nt*, Tuberculum epiglotticum
epithelioid cell tubercle: Epitheloidzelltuberkel *m*
external tubercle of humerus: Tuberculum majus humeri
genital tubercle: Genitalhöcker *m*
Ghon tubercle: Ghon-Primärkomplex *m*, Ghon-Herd *m*
gracile tubercle: Tuberculum gracile
tubercle of gracile nucleus: Clava *f*
gray tubercle: **1.** Tuber cinerum **2.** Tuberculum trigeminale
greater tubercle of humerus: Tuberculum majus
grey tubercle: (*brit.*) →*gray tubercle*
iliac tubercle: Tuberculum iliacum
iliopectineal tubercle: Eminentia iliopubica
iliopubic tubercle: Eminentia iliopubica
inferior thyroid tubercle: unterer Schildknorpelhöcker *m*, Tuberculum thyroideum inferius
infraglenoid tubercle: Tuberculum infraglenoidale
intercolumnar tubercle: Subfornikalorgan *nt*, Organum subfornicale
intercondylar tubercle: Eminentia intercondylaris
internal tubercle of humerus: Tuberculum minus humeri
intervenous tubercle: Tuberculum intervenosum
jugular tubercle: Tuberculum jugulare
labial tubercle: Tuberculum labii superioris
lateral intercondylar tubercle: Tuberculum intercondylare laterale
lateral tubercle of posterior process of talus: Tuberculum laterale tali
lesser tubercle of humerus: Tuberculum minus humeri
Lisfranc's tubercle: Tuberculum musculi scaleni anterioris
Lister's tubercle: Tuberculum dorsale
Lower's tubercle: Tuberculum intervenosum
Luschka's tubercle: Carina urethralis vaginae
mamillary tubercle: Processus mammillaris
mamillary tubercle of hypothalamus: Corpus mammillare
marginal tubercle of zygomatic bone: Tuberculum marginale
tubercle of Meckel: Tuberculum majus humeri
medial intercondylar tubercle: Tuberculum intercondylare mediale
medial tubercle of posterior process of talus: Tuberculum mediale tali
mental tubercle: Tuberculum mentale

T

miliary tubercle: Miliartuberkel *nt*
Montgomery's tubercles: Montgomery-Knötchen *pl*, Tubercula areolae
Morgagni's tubercle: **1.** Riechkolben *m*, -kegel *m*, Bulbus olfactorius **2.** Morgagni-Knorpel *m*, Wrisberg-Knorpel *m*, Cartilago cuneiformis
Müller's tubercle: Müller-Hügel *m*
müllerian tubercle: Müller-Hügel *m*
nuchal tubercle: Vertebra prominens
tubercle of nucleus gracilis: Tuberculum gracile
olfactory tubercle: Riechkolben *m*, -kegel *m*, Bulbus olfactorius
orbital tubercle: Tuberculum orbitale
paramesonephric tubercle: Müller-Hügel *m*
paramolar tubercle: Paramolar *m*, akzessorischer Molar *m*
pearly tubercle: Hautgrieß *m*, Milium *nt*, Milie *f*
pharyngeal tubercle: Tuberculum pharyngeum
posterior tubercle of atlas: Tuberculum posterius atlantis
posterior tubercle of cervical vertebrae: Tuberculum posterius vertebrae cervicalis
posterior tubercle of humerus: Tuberculum major humeri
posterior obturator tubercle: Tuberculum obturatorium posterius
pterygoid tubercle: Tuberositas pterygoidea
pubic tubercle: Tuberculum pubicum
quadrate tubercle of femur: Tuberculum quadratum
tubercle of rib: Rippenhöcker *m*, Tuberculum costae
tubercle of Rolando: Tuberculum trigeminale
tubercle of root of zygoma: Tuberculum articulare
tubercle of Santorini: Tuberculum corniculatum
scalene tubercle: Tuberculum musculi scaleni anterioris
scaphoid tubercle: Tuberculum ossis scaphoidei
tubercle of scaphoid bone: Tuberculum ossis scaphoidei
sebaceous tubercle: Hautgrieß *m*, Milium *nt*, Milie *f*
tubercle of sella turcica: Sattelknopf *m*, Tuberculum sellae
sinus tubercle: Müller-Hügel *m*
soft tubercle: verkäsender Tuberkel *m*
superior tubercle of Henle: Tuberculum obturatorium posterius
superior thyroid tubercle: oberer Schildknorpelhöcker *m*, Tuberculum thyroideum superius
supraglenoid tubercle: Tuberculum supraglenoidale
supratragic tubercle: Tuberculum supratragicum
tubercle of tooth: →*tubercle of crown of tooth*
tubercle of trapezium: Tuberculum ossis trapezii
trigeminal tubercle: Tuberculum trigeminale
trochlear tubercle: Spina trochlearis
tubercle of upper lip: Tuberculum labii superioris
tubercle of Weber: Tuberculum minus
Wrisberg's tubercle: Wrisberg-Höckerchen *nt*, -Knötchen *nt*, Tuberculum cuneiforme
yellow tubercle: verkäsender Tuberkel *m*
tubercle of zygoma: Tuberculum articulare
zygomatic tubercle: Tuberculum articulare

tu|ber|cu|lar [t(j)uː'bɜrkjələr] *adj*: Tuberkel betreffend, tuberkelähnlich, tuberkular
tu|ber|cu|late [ˌt(j)uː'bɜrkjəleɪt] *adj*: →*tubercular*
tu|ber|cu|lat|ed [ˌt(j)uː'bɜrkjəleɪtɪd] *adj*: →*tubercular*
tu|ber|cu|la|tion [ˌt(j)uːbɜrkjə'leɪʃn] *noun*: Tuberkelbildung *f*
tu|ber|cu|lid [t(j)uː'bɜrkjəlɪd] *noun*: Tuberkulid *nt*
lichenoid tuberculids: lichenoide Tuberkulide *pl*, Lichen scrophulosorum, Tuberculosis cutis lichenoides
micronodular tuberculid: lupoide Rosazea *f*, Rosacea granulomatosa
nodular tuberculid: Knotenrose *f*, nodöses Tuberkulid *nt*, Erythema nodosum
papulonecrotic tuberculid: papulonekrotisches Tuberkulid *nt*, Tuberculosis cutis papulonecrotica
rosacea-like tuberculid: lupoide Rosazea *f*, Rosacea granulomatosa

tu|ber|cu|lin [t(j)uː'bɜrkjəlɪn] *noun*: Tuberkulin *nt*, Tuberculin *nt*
Koch's tuberculin: Tuberkulin-Original-Alt *nt*, Alttuberkulin *nt*
old tuberculin: Alttuberkulin *nt*, Tuberkulin-Original-Alt *nt*
P.P.D. tuberculin: gereinigtes Tuberkulin *nt*, purified protein derivates *pl*
purified protein derivative tuberculin: gereinigtes Tuberkulin *nt*, PPD-Tuberkulin *nt*

tu|ber|cu|lit|ic [ˌt(j)uːbɜrkjə'lɪtɪk] *adj*: Tuberkulitis betreffend, tuberkulitisch
tu|ber|cu|li|tis [ˌt(j)uːbɜrkjə'laɪtɪs] *noun*: Tuberkulitis *f*
tu|ber|cu|li|za|tion [t(j)uːˌbɜrkjəlɪ'zeɪʃn] *noun*: **1.** Tuberkelbildung *f* **2.** Behandlung *f* mit Tuberkulin
tu|ber|cu|lo|cele [t(j)uː'bɜrkjələsiːl] *noun*: Hodentuberkulose *f*
tu|ber|cu|lo|ci|dal [t(j)uːˌbɜrkjələ'saɪdl] *adj*: Tuberkelbakterien-abtötend, tuberkulozid
tu|ber|cu|lo|der|ma [ˌt(j)uːˌbɜrkjələ'dɜrmə] *noun*: **1.** tuberkulöse Hauterkrankung *f*, Tuberkuloderm *nt* **2.** Hauttuberbukose *f*, Tuberculosis cutis
tu|ber|cu|loid [t(j)uː'bɜrkjəlɔɪd] *adj*: **1.** tuberkelähnlich, tuberkelartig, tuberkuloid **2.** tuberkuloseartig, tuberkuloid
tu|ber|cu|lo|ma [t(j)uːˌbɜrkjə'ləʊmə] *noun*: Tuberkulom *nt*, Tuberculoma *nt*
tu|ber|cu|lo|pro|tein [t(j)uːˌbɜrkjələ'prəʊtiːn] *noun*: Tuberkuloprotein *nt*
tu|ber|cu|lo|si|li|co|sis [t(j)uːˌbɜrkjələsɪlɪ'kəʊsɪs] *noun*: Tuberkulosilikose *f*
tu|ber|cu|lo|sis [t(j)uːˌbɜrkjə'ləʊsɪs] *noun*: Tuberkulose *f*, Tuberculosis *f*
acinonodular tuberculosis: azino-noduläre Lungentuberkulose *f*
acinonodular pulmonary tuberculosis: azino-noduläre Lungentuberkulose *f*
acute tuberculosis: akute Miliartuberkulose *f*, Tuberculosis acuta miliaris
acute miliary tuberculosis: akute Miliartuberkulose *f*, Tuberculosis acuta miliaris
adnexal tuberculosis: Adnextuberkulose *f*
adrenal tuberculosis: Nebennierentuberkulose *f*
adult tuberculosis: postprimäre Tuberkulose *f*
aerogenic tuberculosis: Inhalationstuberkulose *f*
anthracotic tuberculosis: Staublunge *f*, Staublungenerkrankung *f*, Pneumokoniose *f*
apical tuberculosis: Lungenspitzentuberkulose *f*, Spitzentuberkulose *f*
apical pulmonary tuberculosis: →*apical tuberculosis*
arrested tuberculosis: inaktive/vernarbte/verheilte Tuberkulose *f*
atypical tuberculosis: Mykobakteriose *f*
aural tuberculosis: Ohrtuberkulose *f*
bladder tuberculosis: Harnblasentuberkulose *f*, Blasentuberkulose *f*
bone tuberculosis: Knochentuberkulose *f*, Knochen-

T

Tb *f*
bovine tuberculosis: Rindertuberkulose *f*
bronchial tuberculosis: Bronchustuberkulose *f*
cavitary tuberculosis: kavernöse Tuberkulose *f*
cerebral tuberculosis: **1.** tuberkulöse Meningitis *f*, Meningitis tuberculosa **2.** zerebrales Tuberkulom *nt*
childhood tuberculosis: Primärtuberkulose *f*
childhood type tuberculosis: Primärtuberkulose *f*
cutaneous tuberculosis: Hauttuberkulose *f*, Tuberculosis cutis
tuberculosis cutis lichenoides: Tuberculosis cutis lichenoides, lichenoide Tuberkulide *pl*, Lichen scrophulosorum
tuberculosis cutis luposa: Tuberculosis cutis luposa, Tuberculosis luposa cutis et mucosae, Lupus vulgaris
tuberculosis cutis miliaris: Tuberculosis cutis miliaris
tuberculosis cutis primaria: Tuberculosis cutis primaria, primäre Hauttuberkulose *f*
dermal tuberculosis: Hauttuberbukose *f*, Tuberculosis cutis
disseminated tuberculosis: **1.** disseminierte Tuberkulose *f* **2.** Miliartuberkulose *f*, miliare Tuberkulose *f*, Tuberculosis miliaris
extrapulmonary tuberculosis: extrapulmonale Tuberkulose *f*
exudative tuberculosis: exsudative Form/Phase *f* der Lungentuberkulose
exudative bone tuberculosis: exsudativ-verkäsende Knochentuberkulose *f*
exudative pulmonary tuberculosis: exsudative Lungentuberkulose *f*
general tuberculosis: Miliartuberkulose *f*, miliare Tuberkulose *f*, Tuberculosis miliaris
genital tuberculosis: Genitaltuberkulose *f*
genitourinary tuberculosis: Urogenitaltuberkulose *f*
haematogenous tuberculosis: (*brit.*) →*hematogenous tuberculosis*
healed tuberculosis: inaktive/vernarbte/verheilte Tuberkulose *f*
hematogenous tuberculosis: hämatogene postprimäre Tuberkulose *f*
hilar tuberculosis: Bronchiallymphknotentuberkulose *f*
iliocaecal tuberculosis: (*brit.*) →*iliocecal tuberculosis*
iliocecal tuberculosis: Ileozökaltuberkulose *f*
inactive tuberculosis: inaktive/vernarbte/verheilte Tuberkulose *f*
ingestion tuberculosis: Ingestionstuberkulose *f*, Fütterungstuberkulose *f*
inhalation tuberculosis: Inhalationstuberkulose *f*
inoculation tuberculosis: Inokulationstuberkulose *f*, Impftuberkulose *f*
intestinal tuberculosis: Darm-, Intestinaltuberkulose *f*
tuberculosis of the intestines: Darm-, Intestinaltuberkulose *f*
intra-articular tuberculosis: intraartikuläre Tuberkulose *f*
joint tuberculosis: Gelenktuberkulose *f*
tuberculosis of the kidney: Nierentuberkulose *f*
tuberculosis of the knee joint: tuberkulöse Knie(gelenk)entzündung/Gonitis *f*, Gonitis tuberculosa
laryngeal tuberculosis: Larynx-, Kehlkopftuberkulose *f*, Laryngophthise *f*
tuberculosis of the larynx: Larynx-, Kehlkopftuberkulose *f*, Laryngophthise *f*
tuberculosis of the lung: Lungentuberkulose *f*, Lungen-Tb *f*
lymph node tuberculosis: Lymphknotentuberkulose *f*, Tuberkulose-Lymphom *nt*, Lymphadenitis tuberculosa
meningitic miliary tuberculosis: meningitische Miliartuberkulose *f*
middle ear tuberculosis: Mittelohrtuberkulose *f*
miliary tuberculosis: Miliartuberkulose *f*, miliare Tuberkulose *f*, Tuberculosis miliaris
nasal tuberculosis: Nasentuberkulose *f*
open tuberculosis: offene Lungentuberkulose *f*, offene Tuberkulose *f*
organ tuberculosis: Organtuberkulose *f*
orificial tuberculosis: Tuberculosis cutis orificialis, Tuberculosis miliaris ulcerosa cutis
osseous tuberculosis: Knochentuberkulose *f*, Knochen-Tb *f*
ovarian tuberculosis: Eierstocktuberkulose *f*
ovarian tube tuberculosis: Eileitertuberkulose *f*
papulonecrotic tuberculosis: Tuberculosis cutis papulonecrotica, papulonekrotisches Tuberkulid *nt*
peritoneal tuberculosis: Peritonealtuberkulose *f*, Peritonitis tuberculosa
pleural tuberculosis: Pleuratuberkulose *f*
pleuropulmonary miliary tuberculosis: pleuropulmonale Miliartuberkulose *f*
postprimary tuberculosis: postprimäre Tuberkulose *f*
postprimary miliary tuberculosis: subprimäre Miliartuberkulose *f*, postprimäre Miliartuberkulose *f*
primary tuberculosis: Primärtuberkulose *f*
primary cutaneous tuberculosis: primäre Hauttuberkulose *f*, tuberkulöser Primärkomplex *m* der Haut
primary inoculation tuberculosis: primäre Inokulationstuberkulose *f*, primäre Hauttuberkulose *f*
primary miliary tuberculosis: primäre Miliartuberkulose *f*
productive tuberculosis: produktive Lungentuberkulose *f*
productive bone tuberculosis: produktiv-granulierende Knochentuberkulose *f*
productive pulmonary tuberculosis: produktive Lungentuberkulose *f*
progressive pulmonary tuberculosis: progressive Lungentuberkulose *f*
prostate tuberculosis: Prostatatuberkulose *f*, Prostatitis tuberculosa
pulmonary tuberculosis: Lungentuberkulose *f*, Lungen-Tb *f*
pulmonary miliary tuberculosis: pulmonale Miliartuberkulose *f*
reinfection tuberculosis: **1.** postprimäre Tuberkulose *f* **2.** Reinfektionstuberkulose *f*
renal tuberculosis: Nierentuberkulose *f*
rodent tuberculosis: Nagertuberkulose *f*
secondary tuberculosis: postprimäre Tuberkulose *f*
septic tuberculosis: Landouzy-Sepsis *f*, -Typhobazillose *f*, Sepsis tuberculosa acutissima
tuberculosis of the serous membranes: Tuberkulose der serösen Häute
tuberculosis of the skin: Hauttuberbukose *f*, Tuberculosis cutis
spinal tuberculosis: Wirbelsäulentuberkulose *f*, Spondylitis tuberculosa
tuberculosis of the spine: Wirbelsäulentuberkulose *f*, Spondylitis tuberculosa
synovial tuberculosis: synoviale Tuberkulose *f*
thyroid tuberculosis: Schilddrüsentuberkulose *f*
typhoid miliary tuberculosis: typhoide Miliartuberkulose *f*
warty tuberculosis: Wilk-Krankheit *f*, warzige Tuber-

T

kulose *f* der Haut, Leichentuberkel *m*, Schlachtertuberkulose *f*, Tuberculosis cutis verrucosa, Verruca necrogenica, Tuberculum anatomicum

tu|ber|cu|lo|stat [t(j)uːˈbɜrkjələstæt] *noun*: Tuberkulostatikum *nt*

tu|ber|cu|lo|stat|ic [t(j)uːˌbɜrkjələʊˈstætɪk]: **I** *noun* Tuberkulostatikum *nt* **II** *adj* tuberkulostatisch

tu|ber|cu|lot|ic [t(j)uːˌbɜrkjəˈlɑtɪk] *adj*: Tuberkulose betreffend, tuberkulös

tu|ber|cu|lous [t(j)uːˈbɜrkjələs] *adj*: Tuberkulose betreffend, tuberkulös

tu|ber|cu|lum [t(j)uːˈbɜrkjələm] *noun, plura* **-la** [-lə]: kleiner Höcker *m*, Knötchen *nt*, Tuberculum *nt*

tu|be|rif|er|ous [ˌt(j)uːbəˈrɪfərəs] *adj*: →*tuberous*

tu|ber|ose [ˈt(j)uːbərəʊs] *adj*: knotig, in Knotenform, tuberös

tu|ber|o|sis [ˌt(j)uːbəˈrəʊsɪs] *noun*: Tuberosis *f*

tu|ber|os|i|ty [ˌt(j)uːbəˈrɑsətiː] *noun, plural* **-ties**: Vorsprung *m*, Protuberanz *f*, Vorbuchtung *f*, Schwellung *f*, Tuberositas *f*

bicipital tuberosity: Tuberositas radii
calcaneal tuberosity: Fersenbeinhöcker *m*, Tuber calcanei
tuberosity of calcaneus: Fersenbeinhöcker *m*, Tuber calcanei
costal tuberosity of clavicle: Impressio ligamenti costoclavicularis
tuberosity of cuboid bone: Tuberositas ossis cuboidei
deltoid tuberosity of humerus: Tuberositas deltoidea
tuberosity of distal phalanx: Tuberositas phalangis distalis
external tuberosity of femur: Epicondylus lateralis femoris
tuberosity of fifth metatarsal: Tuberositas ossis metatarsalis quinti
tuberosity of first metatarsal: Tuberositas ossis metatarsalis primi
tuberosity for anterior serratus muscle: Tuberositas musculi serrati anterioris
tuberosity for serratus anterior muscle: Tuberositas musculi serrati anterioris
gluteal tuberosity of femur: Tuberositas glutea
greater tuberosity of humerus: Tuberculum majus
iliac tuberosity: Tuberositas iliaca
infraglenoid tuberosity: Tuberculum infraglenoidale
internal tuberosity of femur: Epicondylus medialis femoris
ischial tuberosity: Sitzbeinhöcker *m*, Tuber ischiadicum
tuberosity of ischium: Sitzbeinhöcker *m*, Tuber ischiadicum
lateral tuberosity of femur: Epicondylus lateralis femoris
lesser tuberosity: Tuberculum minus humeri
masseteric tuberosity: Tuberositas masseterica
tuberosity of maxilla: Tuber maxillare, Eminentia maxillae
maxillary tuberosity: Tuber maxillare, Eminentia maxillae
medial tuberosity of femur: Epicondylus medialis femoris
tuberosity of navicular bone: Tuberositas ossis navicularis
pronator tuberosity: Tuberositas pronatoria
pterygoid tuberosity: Tuberositas pterygoidea
pterygoid tuberosity of mandible: Tuberositas pterygoidea mandibulae
tuberosity of pubic bone: Tuberculum pubicum
radial tuberosity: Tuberositas radii
tuberosity of radius: Tuberositas radii
sacral tuberosity: Tuberositas ossis sacralis
scaphoid tuberosity: **1.** Tuberculum ossis scaphoidei **2.** Tuberositas ossis navicularis
scapular tuberosity of Henle: Processus coracoideus
supraglenoid tuberosity: Tuberculum supraglenoidale
tuberosity of tibia: Tuberositas tibiae
tuberosity of ulna: Tuberositas ulnae
ungual tuberosity: Tuberositas phalangis distalis
unguicular tuberosity: →*ungual tuberosity*

tu|ber|ous [ˈt(j)uːbərəs] *adj*: knotig, in Knotenform, tuberös

tu|bif|er|ous [t(j)uːˈbɪfərəs] *adj*: →*tuberous*

tu|bo|ab|dom|i|nal [ˌt(j)uːbəʊæbˈdɑmɪnl] *adj*: Eileiter und Bauchhöhle/Abdomen betreffend, tuboabdominal, tuboabdominell

tu|bo|cu|ra|rine [ˌt(j)uːbəʊkjʊəˈrɑːriːn, -rɪn] *noun*: Tubocurarin *nt*, Tubocurare *nt*, Topfcurare *nt*

tubocurarine chloride: Tubocurarinchlorid *nt*
dimethyl tubocurarine: Dimethyltubocurarin(ium) *nt*

tubo-ovarian *adj*: Eileiter und Eierstock betreffend, Tuboovarial-

tubo-ovariotomy *noun*: Salpingoophorektomie *f*

tubo-ovaritis *noun*: Entzündung *f* von Eierstock und Eileiter, Salpingo-Oophoritis *f*, Ovariosalpingitis *f*, Oophorosalpingitis *f*

tu|bo|per|i|to|ne|al [ˌt(j)uːbəʊperɪtəʊˈniːəl] *adj*: Eileiter und Bauchfell/Peritoneum betreffend, tuboperitoneal

tu|bo|plas|ty [ˈt(j)uːbəplæstiː] *noun*: Eileiter-, Tuben-, Salpingoplastik *f*

tu|bor|rhe|a [ˌt(j)uːbəˈrɪə] *noun*: Tuborrhoe *f*

tu|bor|rhoe|a [ˌt(j)uːbəˈrɪə] *noun*: (*brit.*) →*tuborrhea*

tu|bo|tor|sion [ˌt(j)uːbəˈtɔːrʃn] *noun*: **1.** (*gynäkol.*) Eileiterdrehung *f*, Tubotorsion *f* **2.** (*HNO*) Tubendrehung *f*, Tubotorsion *f*

tu|bo|tym|pa|nal [ˌt(j)uːbəʊˈtɪmpənl] *adj*: Tuba auditiva und Paukenhöhle betreffend, tubotympanal

tu|bo|tym|pan|ic [ˌt(j)uːbəʊtɪmˈpænɪk] *adj*: Tuba auditiva und Paukenhöhle betreffend, tubotympanal

tu|bo|tym|pa|num [ˌt(j)uːbəʊˈtɪmpənəm] *noun*: Tubotympanum *nt*

tu|bo|u|ter|ine [ˌt(j)uːbəʊˈjuːtərɪn, -raɪn] *adj*: Eileiter und Gebärmutter/Uterus betreffend, tubouterin

tu|bo|vag|i|nal [ˌt(j)uːbəʊˈvædʒɪnl] *adj*: Eileiter und Scheide/Vagina betreffend, tubovaginal

tu|bu|lar [ˈt(j)uːbjələr] *adj*: röhrenförmig, tubulös, tubulär, Röhren-

tu|bule [ˈt(j)uːbjuːl] *noun*: **1.** Röhrchen *nt* **2.** Röhrchen *nt*, Kanälchen *nt*, Tubulus *m*

Bellini's tubules: Tubuli renales recti
biliferous tubule: Gallengangskapillare *f*
caroticotympanic tubules: Canaliculi caroticotympanici
collecting tubules: Sammelrohre *pl*
connecting tubule: Tubulus reuniens, Verbindungstubulus *m*
convoluted renal tubules: gewundene Nierentubuli *pl*, Nierenkonvolut *nt*, Konvolut *nt*, Tubuli renales contorti
convoluted seminiferous tubules: gewundene Hodenkanälchen *pl*, Tubuli seminiferi contorti
dental tubules: →*dentinal tubules*
dentinal tubules: Dentinkanälchen *pl*, Tubuli dentinales
distal tubule: Tubulus distalis, distaler Tubulus *m*
distal convolute tubules: Pars convoluta distalis, dista-

les Konvolut *nt*
distal convoluted renal tubules: Pars convoluta distalis, distales Konvolut *nt*
distal straight tubule: Pars recta distalis
epigenital tubules: Epigenitalis *f*, Tubuli epigenitalis
galactophorous tubules: Milchgänge *pl*, Ductus lactiferi
intermediate tubule: Tubulus intermedius, intermediärer Tubulus *m*
lactiferous tubules: Milchgänge *pl*, Ductus lactiferi
mesonephric tubules: Urnierenkanälchen *pl*
Miescher's tubules: Rainey-Körperchen *pl*, Miescherschläuche *pl*
mitochondrial tubules: Tubuli mitochondriales
paragenital tubules: Paragenitalis *f*, Tubuli paragenitales
paraurethral tubules: Paraurethralkanälchen *pl* der männliche Harnröhre, Ductus paraurethrales urethrae masculinae
proximal tubule: Tubulus proximalis, proximaler Tubulus *m*
proximal convolute tubules: Pars convoluta proximalis, proximales Konvolut *nt*
proximal convoluted renal tubules: Pars convoluta proximalis, proximales Konvolut *nt*
proximal straight tubule: Pars recta proximalis
Rainey's tubules: Rainey-Körperchen *pl*, Miescherschläuche *pl*
renal tubules: Nierenkanälchen *pl*, -tubuli *pl*, Tubuli renales
seminiferous tubules: Hodenkanälchen *pl*, Tubuli seminiferi
Skene's tubules: Skene-Gänge *pl*, -Drüsen *pl*, Ductus paraurethrales urethrae feminiae
straight renal tubules: gerade Abschnitte *pl* der Nierentubuli, Tubuli renales recti
straight seminiferous tubules: gerade Hodenkanälchen *pl*, Tubuli seminiferi recti
T tubule: Transversaltubulus *m*, T-Tubulus *m*
transverse tubule: Transversaltubulus *m*, T-Tubulus *m*
uriniferous tubules: Nierenkanälchen *pl*, -tubuli *pl*, Tubuli renales
uriniparous tubules: Nierenkanälchen *pl*, -tubuli *pl*, Tubuli renales

tu|bu|li|form ['t(j)uːbjəlɪfɔːrm] *adj*: röhrenförmig, tubulär, tubulös
tu|bu|lin ['t(j)uːbjəlɪn] *noun*: Tubulin *nt*
α tubulin: α-Tubulin *nt*
β tubulin: β-Tubulin *nt*
tu|bu|li|za|tion [ˌt(j)uːbjəlɪ'zeɪʃn] *noun*: Tubulisation *f*
tu|bu|lo|ac|i|nar [ˌt(j)uːbjələʊ'æsɪnər] *adj*: tubuloazinär, tubuloazinös
tu|bu|lo|cyst ['t(j)uːbjələsɪst] *noun*: (*Niere*) Tubuluszyste *f*
tu|bu|lop|a|thy [t(j)uːbjə'lɑpəθiː] *noun*: Tubulopathie *f*
cholaemic tubulopathy: (*brit.*) →*cholemic tubulopathy*
cholemic tubulopathy: cholämische Tubulopathie *f*
endogenous tubulopathy: endogene Tubulopathie *f*
hypokalaemic tubulopathy: (*brit.*) →*hypokalemic tubulopathy*
hypokalemic tubulopathy: hypokaliämische Tubulopathie *f*
tu|bu|lor|rhex|is [ˌt(j)uːbjələ'reksɪs] *noun*: Tubulorrhexis *f*
tu|bu|lus ['t(j)uːbjələs] *noun, plura* **-li** [-laɪ]: Röhrchen *nt*, Kanälchen *nt*, Tubulus *m*
tu|bus ['t(j)uːbəs] *noun, plura* **-bi** [-baɪ]: Kanal *m*, Rohr *nt*, Tubus *m*
nasopharyngeal tubus: Nasopharyngealtubus *m*, -katheter *m*
nasotracheal tubus: Nasotrachealtubus *m*, -katheter *m*
tuft [tʌft] *noun*: Knäuel *m*; (Haar-)Büschel *nt*; (Gefäß-)Bündel *nt*
malpighian tuft: →*renal tuft*
renal tuft: (Nieren-)Glomerulus *m*, Glomerulus renalis
tuft|sin ['tʌftsɪn] *noun*: Tuftsin *nt*
tu|la|rae|mi|a [ˌtuːlə'riːmiːə] *noun*: (*brit.*) →*tularemia*
tu|la|re|mi|a [ˌtuːlə'riːmiːə] *noun*: Tularämie *f*, Hasen-, Nagerpest *f*, Lemming-Fieber *nt*, Ohara-, Franciskrankheit *f*
glandular tularemia: glanduläre Tularämie *f*
oculoglandular tularemia: okuloglanduläre Tularämie *f*
oropharyngeal tularemia: oropharyngeale/oralglanduläre/glandulopharyngeale Tularämie *f*
pulmonary tularemia: pulmonale Tularämie *f*, Lungentularämie *f*
pulmonic tularemia: →*pulmonary tularemia*
ulceroglandular tularemia: ulzeroglanduläre/kutanoglanduläre Tularämie *f*
tu|la|rin ['tuːlərɪn] *noun*: Tularin *nt*
tu|me|fa|cient [ˌtuːmə'feɪʃnt, *brit.* ˌtjuː-] *adj*: eine Schwellung verursachend, anschwellend
tu|me|fac|tion [ˌt(j)uːmə'fækʃn, *brit.* ˌtjuː-] *noun*: **1.** (An-)Schwellung *f* **2.** (diffuse) Anschwellung/Schwellung *f*, Tumeszenz *f*
gingival tumefaction: Zahnfleischschwellung *f*
tu|me|fy ['tuːməfaɪ, *brit.* 'tjuː-]: **I** *vt* (an-)schwellen lassen **II** *vi* (an-, auf-)schwellen
tu|mes|cence [tuː'mesəns, *brit.* 'tjuː-] *noun*: (diffuse) Anschwellung/Schwellung *f*, Tumeszenz *f*
edematous tumescence: Inturgeszenz *f*
oedematous tumescence: (*brit.*) →*edematous tumescence*
tu|mes|cent [tuː'mesənt, *brit.* tjuː'-] *adj*: geschwollen
tu|mid ['tuːmɪd, *brit.* 'tjuː-] *adj*: geschwollen, angeschwollen, ödematös
tu|mor ['tuːmər, *brit.* 'tjuː-] *noun*: **1.** Schwellung *f*, Anschwellung *f*, Tumor *m* **2.** Geschwulst *f*, Neubildung *f*, Gewächs *nt*, Neoplasma *nt*, Tumor *m*
Abrikosov's tumor: Myoblastenmyom *nt*, Myoblastom *nt*, Abrikossoff-Geschwulst *f*, Abrikossoff-Tumor *m*, Granularzelltumor *m*
Abrikossoff's tumor: →*Abrikosov's tumor*
A cell tumor: Glukagonom *nt*, Glucagonom *nt*, A-Zell-Tumor *m*, A-Zellen-Tumor *m*
acoustic nerve tumor: Akustikusneurinom *nt*
adenoid tumor: Adenom *nt*, Adenoma *nt*
adenomatoid tumor: Adenomatoidtumor *m*
adenomatoid odontogenic tumor: Adenoameloblastom *nt*
adipose tumor: Fettgeschwulst *f*, Fettgewebsgeschwulst *f*, Fetttumor *m*, Fettgewebstumor *m*, Lipom *nt*
adnexal tumor: Adnextumor *m*
adrenal tumor: Nebennierentumor *m*
alpha cell tumor: →*A cell tumor*
alveolar cell tumor: bronchiolo-alveoläres Lungenkarzinom *nt*, Alveolarzellenkarzinom *nt*, Lungenadenomatose *f*, Carcinoma alveolocellulare, Carcinoma alveolare
ameloblastic adenomatoid tumor: Adenoameloblastom *nt*
aneurysmal giant cell tumor: aneurysmatische Knochenzyste *f*, hämorrhagische Knochenzyste *f*, hämangiomatöse Knochenzyste *f*, aneurysmatischer Riesen-

T

zelltumor *m*, benignes Knochenaneurysma *nt*
angiomatoid tumor: →*adenomatoid tumor*
aniline tumor: →*aniline cancer*
aortic body tumor: Glomus-aorticum-Tumor *m*
B cell tumor: B-Zelltumor *m*, Beta-Zelltumor *m*, Insulinom *nt*
benign tumor: benigner Tumor *m*, gutartiger Tumor *m*
beta cell tumor: →*B cell tumor*
bile duct tumor: Gallengangstumor *m*, Cholangiom *nt*
bladder tumor: Blasentumor *m*
blood tumor: **1.** Aneurysma *nt* **2.** Bluterguss *m*, Hämatom *nt*, Haematoma *nt*
bone tumor: Knochengeschwulst *f*, Knochentumor *m*
borderline tumor: Borderline-Tumor *m*
brain tumor: Hirntumor *m*
breast tumor: Brust(drüsen)tumor *m*, Brust(drüsen)-geschwulst *f*
Brenner's tumor: Brenner-Tumor *m*
Brooke's tumor: Brooke-Krankheit *f*, Trichoepitheliom *nt*, multiple Trichoepitheliome *pl*, Trichoepithelioma papulosum multiplex, Epithelioma adenoides cysticum
brown tumor: brauner Tumor *m*
brown giant cell tumor: brauner Riesenzelltumor *m*
Burkitt's tumor: Burkitt-Lymphom *nt*, Burkitt-Tumor *m*, epidemisches Lymphom *nt*, B-lymphoblastisches Lymphom *nt*
burned-out tumor: Burned-out-Tumor *m*
Buschke-Löwenstein tumor: Buschke-Löwenstein-Tumor *m*, -Kondylom *nt*, Condylomata gigantea
calcifying epithelial odontogenic tumor: Pindborg-Tumor *m*
carcinoid tumor: Karzinoid *nt*
carcinoid tumor of bronchus: Bronchialkarzinoid *nt*
cardiac tumor: Herztumor *m*
carotid body tumor: Glomus-caroticum-Tumor *m*
cavernous tumor: kavernöses Hämangiom *nt*, Kavernom *nt*
cerebellar tumors: Kleinhirntumoren *pl*
cerebellopontine angle tumor: Akustikusneurinom *nt*
cerebral tumors: Hirntumoren *pl*
chemoreceptor tumor: Chemodektom *nt*
chest wall tumors: Brustwandtumoren *pl*
chiasma tumors: Chiasma-opticum-Tumoren *pl*
choroidal tumors: Chorioideatumoren *pl*
chromaffin tumor: Paragangliom *nt*
chromaffin-cell tumor: Phäochromozytom *nt*
Codman's tumor: Chondroblastom *nt*, Codman-Tumor *m*
collision tumor: Kollisionstumor *m*
colloid tumor: Myxom *nt*
colonic tumor: Dickdarmtumor *m*
combination tumor: Kombinationstumor *m*
conglomerate tumor: Konglomerattumor *m*
composition tumor: Kompositionstumor *m*
connective tissue tumor: Bindegewebstumor *m*
craniopharyngeal duct tumor: Erdheim-Tumor *m*, Kraniopharyngiom *nt*
cystic tumor: zystischer Tumor *m*
D_1 tumor: Vipom *nt*, VIPom *nt*, VIP-produzierendes Inselzelladenom *nt*, D_1-Tumor *m*
D-cell tumor: →*delta cell tumor*
delta cell tumor: D-Zell-Tumor *m*, D-Zellen-Tumor *m*, Somatostatinom *nt*
denture injury tumor: Epulis fissurata
dermoid tumor: **1.** Dermoid *nt*, Dermoidzyste *f* **2.** (*Ovar*) Dermoid *nt*, Dermoidzyste *f*, Teratom *nt*
desmoid tumor: Dermoid *nt*, Dermoidzyste *f*
dumbbell tumor: Hanteltumor *m*
duodenal tumor: Duodenaltumor *m*
ectodermal tumors: Ektoblasttumoren *pl*
eighth nerve tumor: Akustikusneurinom *nt*
embryonal tumor: embryonaler Tumor *m*, Embryom(a) *nt*
embryonic tumor: →*embryonal tumor*
embryoplastic tumor: embryoplastischer Tumor *m*
endodermal sinus tumor: Dottersacktumor *m*, endodermaler Sinustumor *m*
epithelial tumor: **1.** epithelialer Tumor *m*, epitheliale Geschwulst *f*, Epitheliom *nt*, Epithelioma *nt* **2.** Karzinom *nt*, Krebs *m*, Carcinoma *nt*
Erdheim tumor: Erdheim-Tumor *m*, Kraniopharyngiom *nt*
erectile tumor: kavernöses Hämangiom *nt*, Kavernom *nt*, Haemangioma tuberonodosum
esophageal tumors: Ösophagustumoren *pl*
Ewing's tumor: Ewing-Sarkom *nt*, Ewing-Knochensarkom *nt*, endotheliales Myelom *nt*
exophytic tumor: exophytisch-wachsender/exophytischer Tumor *m*
faecal tumor: (*brit.*) →*fecal tumor*
false tumor: Pseudotumor *m*
familial bilateral giant cell tumor: Cherubismus *m*, Cherubinismus *m*
fatty tumor: Fettgeschwulst *f*, Lipom *nt*
fecal tumor: Koprom *nt*, Kotgeschwulst *f*
fibrocellular tumor: Bindegewebsgeschwulst *f*, Fibrom *nt*, Fibroma *nt*
fibroid tumor: Bindegewebsgeschwulst *f*, Fibrom *nt*, Fibroma *nt*
fibroplastic tumor: **1.** Bindegewebsgeschwulst *f*, Fibrom *nt*, Fibroma *nt* **2.** Fibrosarkom *nt*, Fibrosarcoma *nt*
fibrous giant cell tumor of bone: →*xanthomatous giant cell tumor of bone*
frontal-lobe tumor: Stirnhirn-, Frontallappentumor *m*
gallbladder tumors: Gallenblasentumoren *pl*
gastric tumor: Magengeschwulst *f*, -tumor *m*
gastrointestinal tract tumor: Tumor *m* des Gastrointestinaltraktes
G cell tumor: G-Zell-Tumor *m*, G-Zellen-Tumor *m*
gelatinous tumor: Myxom *nt*, Myxoma *nt*
germ cell tumor: Keimzelltumor *m*, Germinom *nt*
germinal tumor: →*germ cell tumor*
germinal testicular tumor: germinaler/germinativer Hodentumor *m*
giant cell tumor: Riesenzelltumor *m*
glomus tumor: Glomustumor *m*, Glomangiom *nt*, Angiomyoneurom *nt*
glomus jugulare tumor: Glomus-jugulare-Tumor *m*
glomus tympanicum tumor: Glomus-tympanicum-Tumor *m*
Graham's tumor: Graham-Tumor *m*
granular-cell tumor: Abrikossoff-Geschwulst *f*, Abrikossoff-Tumor *m*, Myoblastenmyom *nt*, Myoblastom *nt*, Granularzelltumor *m*
granulation tumor: Granulationsgeschwulst *f*, Granulom *nt*, Granuloma *nt*
granulosa tumor: Granulosatumor *m*, Granulosazelltumor *m*, Folliculoma *nt*, Carcinoma granulosocellulare
granulosa-theca cell tumor: Granulosa-Thekazelltumor *m*, Theka-Granulosazelltumor *m*
granulosa cell tumor: Granulosatumor *m*, Granulosazelltumor *m*, Folliculoma *nt*, Carcinoma granulosocel-

T

lulare
Grawitz's tumor: Grawitz-Tumor *m*, Hypernephrom *nt*, hypernephroides Karzinom *nt*, klarzelliges Nierenkarzinom *nt*
Gubler's tumor: Gubler-Tumor *m*, Gubler-Zeichen *nt*
gummy tumor: **1.** Gummiknoten *m*, -geschwulst *f*, Gumme *f*, Gumma *nt* **2.** Syphilom *nt*, Gumma (syphiliticum) *nt* **3.** benigne Spätsyphilis *f*
HCG-producing tumors: HCG-bildende Tumoren *pl*
hepatic tumor: Lebertumor *m*, -geschwulst *f*
hereditary tumors: hereditäre Tumoren *pl*
heterologous tumor: heterologer Tumor *m*
heterotypic tumor: →*heterologous tumor*
high MSI tumor: hoch-instabiles kolorektales Karzinom *nt*, MSI-H-Tumor *m*
hilar cell tumor: Hiluszelltumor *m*, Berger-Zelltumor *m*, Berger-Zellentumor *m*
hilus cell tumor: →*hilar cell tumor*
histioid tumor: Bindegewebstumor *m*
homologous tumor: homologer Tumor *m*
homotypic tumor: →*homologous tumor*
hourglass tumor: Sanduhrgeschwulst *f*
Hürthle cell tumor: Hürthle-Tumor *m*, Hürthle-Zelladenom *nt*, Hürthle-Struma *f*, oxyphiles Schilddrüsenadenom *nt*
iceberg tumor: Eisbergtumor *m*
incidental tumor: Inzidentom *nt*
infiltrating tumor: infiltrativ-wachsender Tumor *m*
infiltrative tumor: infiltrierender/infiltrativ-wachsender Tumor *m*
infratentorial tumor: infratentorieller Tumor *m*
innocent tumor: gutartiger/benigner Tumor *m*
intestinal tumor: Darmgeschwulst *f*, -tumor *m*, -neoplasma *nt*
intracranial tumor: intrakranieller Tumor *m*
iris tumors: Iristumoren *pl*
islet cell tumor: Inselzelltumor *m*
kidney tumor: Nierentumor *m*, Nephrom *nt*, Nierengeschwulst *f*
Klatskin's tumor: Klatskin-Tumor *m*
Koenen's tumor: Koenen-Tumor *m*
Krompecher's tumor: Ulcus rodens
Krukenberg's tumor: Krukenberg-Tumor *m*
Küttner's tumor: Küttner-Tumor *m*
lacteal tumor: **1.** Brustabszess *m*, Brustdrüsenabszess *m* **2.** Milchzyste *f*, Galaktozele *f*
large bowel tumor: Dickdarmtumor *m*
laryngeal tumors: Kehlkopftumoren *pl*
Leydig cell tumor: Leydig-Zelltumor *m*, Leydig-Zellentumor *m*
Lindau's tumor: Lindau-Tumor *m*, Hämangioblastom *nt*, Angioblastom *nt*
liver tumor: Lebertumor *m*
low MSI tumor: MSI-L-Tumor *m*, niedrig-instabiles kolorektales Karzinom *nt*
lung tumor: Lungentumor *m*
luteinized granulosa-theca cell tumor: Luteom *nt*, Luteinom *nt*
lymph node tumor: Lymphknotengeschwulst *f*, Lymphknotentumor *m*
lymphoepithelial tumor: Lymphoepitheliom *nt*, lymphoepitheliales Karzinom *nt*, Schmincke-Tumor *m*
lymphoproliferative tumor: Tumor *m* des lymphoproliferativen Systems
malignant tumor: maligner Tumor *m*, Malignom *nt*; Krebs *m*
malignant Hürthle cell tumor: →*Hürthle cell carcinoma*
malignant nerve tumor: malignes Neurom *nt*
malignant nerve sheath tumor: Malignom *nt* der Nervenscheide, malignes Neurinom *nt*, malignes Neurilemmom *nt*, malignes Schwannom *nt*
malignant odontogenic tumor: malignes Odontom *nt*
mammary tumor: Brust(drüsen)geschwulst *f*, Brust(drüsen)tumor *m*, Mammatumor *m*
mast cell tumor: Mastzelltumor *m*, Mastozytom *nt*
mediastinal tumor: Mediastinaltumor *m*
melanocytic tumor: melanozytärer Tumor *m*, Melanom *nt*
melanotic neuroectodermal tumor: Melanoameloblastom *nt*
mesenchymal tumor: mesenchymaler Tumor *m*
mesothelial tumor: mesothelialer Tumor *m*
metastatic tumor: Tumormetastase *f*
metastatic liver tumor: Lebermetastasen *pl*, sekundärer Lebertumor *m*
mixed tumor: Mischtumor *m*
mixed hepatic tumor: Lebermischtumor *m*, Hepatoblastom *nt*
mixed tumor of salivary gland: Speicheldrüsenmischtumor *m*, pleomorphes Adenom *nt*
mucoepidermoid tumor: Mukoepidermoidtumor *m*
mucous tumor: Myxom *nt*
Müller's tumor: Müller-Mischtumor *m*
muscular tumor: Myom *nt*, Myoma *nt*
nasal tumors: Nasentumoren *pl*
nasopharyngeal tumors: Epipharynxtumoren *pl*
Nelson's tumor: Nelson-Tumor *m*
nerve sheath tumor: Nervenscheidentumor *m*
neuroectodermal tumor of infancy: primitiver neuroektodermaler Tumor *m*
neuroepithelial tumor: neuroepithelialer Tumor *m*
neurogenic tumor: neurogener Tumor *m*
non-beta islet cell tumor: Nicht-Betazell-Pankreastumor *m*, Nicht-beta-Inselzelltumor *m*
nongerminal testicular tumor: Nicht-Keimgeschwulst *f*
odontogenic tumor: odontogener Tumor *m*
odontogenic adenomatoid tumor: Adenoameloblastom *nt*
oesophageal tumors: (*brit.*) →*esophageal tumors*
oil tumor: Lipogranulom *nt*, Oleogranulom *nt*
orbital tumor: Orbitatumor *m*
organ tumor: Organtumor *m*
organoid tumor: teratoide Geschwulst *f*, teratogene Geschwulst *f*, Teratom *nt*
ovarian tumor: Eierstockgeschwulst *f*, -tumor *m*, Ovarialgeschwulst *f*, -tumor *m*
oxyphil cell tumor: Hürthle-Tumor *m*, Hürthle-Zelladenom *nt*, Hürthle-Struma *f*, oxyphiles Schilddrüsenadenom *nt*
Pancoast's tumor: Pancoast-Tumor *m*, apikaler Sulkustumor *m*
pancreatic tumors: Pankreastumoren *pl*
papillary tumor: Papillom *nt*
paraffin tumor: Paraffinom *nt*
paranasal tumors: Nasennebenhöhlentumoren *pl*
parasellar tumor: parasellärer Tumor *m*
parathyroid tumor: Nebenschilddrüsentumor *m*, -geschwulst *f*, Epithelkörperchentumor *m*, -geschwulst *f*
parotid tumors: Parotistumoren *pl*
pearl tumor: Perlgeschwulst *f*, Cholesteatom *nt*
pearly tumor: →*pearl tumor*
peripheral giant cell tumor: Riesenzellepulis *f*, Riesenzellgranulom *nt*, Epulis gigantocellularis

T

peripheral odontogenic tumor: Epulis *f*
peritoneal tumors: Peritonealtumoren *pl*
phantom tumor: Scheingeschwulst *f*, Phantomtumor *m*
phylloides tumor: Fibroadenoma phylloides
pigmented tumor: Pigmenttumor *m*
Pinkus tumor: Pinkus-Tumor *m*, prämalignes Fibroepitheliom *nt*, fibroepithelialer Tumor *m* (Pinkus), Fibroepithelioma Pinkus
pituitary tumor: Hypophysentumor *m*
plasma cell tumor: 1. solitärer Plasmazelltumor *m* **2.** Kahler-Krankheit *f*, Huppert-Krankheit *f*, Morbus *m* Kahler, Plasmozytom *nt*, multiples Myelom *nt*, plasmozytisches Immunozytom *nt*, plasmozytisches Lymphom *nt*
pleural tumor: Rippenfell-, Pleuratumor *m*
pontine angle tumor: Akustikusneurinom *nt*
potato tumor: Glomus-caroticum-Tumor *m*
premalignant fibroepithelial tumor: Pinkus-Tumor *m*, prämalignes Fibroepitheliom *nt*, fibroepithelialer Tumor *m*, fibroepithelialer Tumor *m* Pinkus, Fibroepithelioma Pinkus
Priesel tumor: Priesel-Tumor *m*, Loeffler-Priesel-Tumor *m*, Thekom *nt*, Thekazelltumor *m*, Fibroma thecacellulare xanthomatodes
primary tumor: Primärtumor *m*, Primärgeschwulst *f*
primary liver tumor: primärer Lebertumor *m*
prolactin-producing tumor: Prolaktinom *nt*, Prolactinom *nt*
prostate tumors: Prostatatumoren *pl*
prostatic tumors: Prostatatumoren *pl*
pulmonary sulcus tumor: Pancoast-Tumor *m*, apikaler Sulkustumor *m*
Rathke's tumor: →*Rathke's pouch tumor*
Rathke's pouch tumor: Erdheim-Tumor *m*, Kraniopharyngeom *nt*
Recklinghausen's tumor: Adenomatoidtumor *m*
recurring digital fibrous tumors of childhood: infantile digitale Fibromatose *f*, juvenile Fibromatose *f*
Regaud's tumor: Schmincke-Tumor *m*, Lymphoepitheliom *nt*, lymphoephitheliales Karzinom *nt*
rete tumor: Rete-Tumor *m*
retinal anlage tumor: Melanoameloblastom *nt*
Rous tumor: Rous-Sarkom *nt*
sacral tumors: Sakraltumoren *pl*
salivary tumor: →*salivary gland tumor*
salivary gland tumor: Speicheldrüsentumor *m*, Sialom *nt*
salivary gland mixed tumor: Speicheldrüsenmischtumor *m*, pleomorphes Adenom *nt*
sand tumor: Sandgeschwulst *f*, Psammom *nt*
Schloffer's tumor: Schloffer-Tumor *m*
Schmincke tumor: lymphoepitheliales Karzinom *nt*, Schmincke-Tumor *m*, Lymphoepitheliom *nt*
Schwann-cell tumor: Schwannom *nt*, Neurinom *nt*, Neurilemom *nt*, Neurilemmom *nt*
semimalignant tumor: semimaligner Tumor *m*
Sertoli cell tumor: Sertoli-Zell-Tumor *m*
Sertoli-Leydig cell tumor: Sertoli-Leydig-Zelltumor *m*, Arrhenoblastom *f*
sex cord-stromal tumors: Sex-cord-Tumoren *pl*
skin tumors: Hauttumoren *pl*
small bowel tumor: Dünndarmtumor *m*, Dünndarmneoplasma *nt*
soft mixed odontogenic tumor: ameloblastisches Fibrom *nt*
soft tissue tumors: Weichteiltumoren *pl*
spermatic cord tumors: Samenstrangtumoren *pl*
spermatocystic tumor: Bläschendrüsentumor *m*
spinal tumor: spinaler Tumor *m*, Rückenmarktumor *m*
spinal cord tumor: spinaler Tumor *m*, Rückenmarktumor *m*
spindle cell tumor: Spindelzelltumor *m*
spleen tumor: 1. Milzgeschwulst *f*, Milztumor *m* **2.** Milzvergrößerung *f*, Milzschwellung *f*, Milztumor *m*, Splenomegalie *f*, Splenomegalia *f*
splenic tumor: →*spleen tumor*
subperiosteal giant cell tumor: subperiostaler Riesenzelltumor *m*, ossifizierendes periostales Hämangiom *nt*
superior pulmonary sulcus tumor: →*superior sulcus tumor*
superior sulcus tumor: Pancoast-Tumor *m*, apikaler Sulkustumor *m*
sweat gland tumor: Schweißdrüsengeschwulst *f*, -tumor *m*
tendon tumor: Sehnengeschwulst *f*, -tumor *m*
tendon sheath tumor: Sehnenscheidentumor *m*, -geschwulst *f*
teratoid tumor: teratoide Geschwulst *f*, teratogene Geschwulst *f*, Teratom *nt*
testicular tumor: Hodentumor *m*
tumor of testis: Hodengeschwulst *f*, -tumor *m*
tumor of the alveolar ridge: Alveolarfortsatztumor *m*, Alveolarfortsatztumor *m*
theca tumor: →*theca cell tumor*
theca cell tumor: Thekazelltumor *m*, Thekom *nt*, Priesel-Tumor *m*, Loeffler-Priesel-Tumor *m*, Fibroma thecacellulare xanthomatodes
thymus tumors: Thymustumoren *pl*
thyroid tumor: Schilddrüsengeschwulst *f*, -tumor *m*
tumor of tongue: Zungentumor *m*
trophoblastic tumors: Trophoblasttumoren *pl*
turban tumor: Turbantumor *m*; Zylindrom *nt*, Cylindroma *nt*
ulcerative tumor: ulzerativ-wachsender/ulzerativer Tumor *m*
unresectable tumor: nicht-reserzierbarer Tumor *m*
ureteral tumor: Uretertumor *m*
vaginal tumors: Vaginaltumoren *pl*
vascular tumor: Gefäßgeschwulst *f*, -tumor *m*; Angiom *nt*
villous tumor: Papillom *nt*
Warthin's tumor: Warthin-Tumor *m*, Warthin-Albrecht-Arzt-Tumor *m*, Adenolymphom *nt*, Cystadenoma lymphomatosum, Cystadenolymphoma papilliferum
white tumor: Tumor albus
Wilms' tumor: Wilms-Tumor *m*, embryonales Adenosarkom *nt*, embryonales Adenomyosarkom *nt*, Nephroblastom *nt*, Adenomyorhabdosarkom *nt* der Niere
tumor with uncertain status: Tumor *m* mit fraglicher Dignität
xanthomatous giant cell tumor: xanthomatöser Riesenzelltumor *m*
xanthomatous giant cell tumor of bone: nicht-osteogenes/nicht-ossifizierendes Fibrom *nt*, nicht-osteogenes/nicht-ossifizierendes Knochenfibrom *nt*, xanthomatöser/fibröser Riesenzelltumor *m* des Knochens, Xanthogranulom *nt* des Knochens
yolk sac tumor: Dottersacktumor *m*, endodermaler Sinustumor *m*
Z-E tumor: →*Zollinger-Ellison tumor*
Zollinger-Ellison tumor: Zollinger-Ellison-Tumor *m*

tulmorlaflfin [ˌtuːmər'æfɪn, *brit.* ˌtjuː-] *adj*: mit besonderer Affinität zu Tumoren, tumoraffin, onkotrop

tulmorlilcildal [ˌtuːmərɪ'saɪdl, *brit.* ˌtjuː-] *adj*: krebszellenzerstörend, krebszellenabtötend, tumorizid

T

tu|mor|i|gen|e|sis [ˌtuːmərɪˈdʒenəsɪs, *brit.* ˌtjuː-] *noun*: Tumorentstehung *f*, Tumorbildung *f*, Tumorgenese *f*
tu|mor|i|gen|ic [ˌtuːmərɪˈdʒenɪk, *brit.* ˌtjuː-] *adj*: die Tumorentstehung fördernd, einen Tumor bildend, tumorigen
tu|mor|ous [ˈtuːmərəs, *brit.* ˈtjuː-] *adj*: tumorartig, tumorös
tumor-specific *adj*: tumorspezifisch
tu|mour [ˈt(j)uːmər] *noun*: (*brit.*) →*tumor*
tu|mour|af|fin [ˌtjuːmərˈæfɪn] *adj*: (*brit.*) →*tumoraffin*
tu|mour|i|ci|dal [ˌtjuːmərɪˈsaɪdl] *adj*: (*brit.*) →*tumoricidal*
tu|mour|i|gen|e|sis [ˌtjuːmərɪˈdʒenəsɪs] *noun*: (*brit.*) →*tumorigenesis*
tu|mour|i|gen|ic [ˌtjuːmərɪˈdʒenɪk] *adj*: (*brit.*) →*tumorigenic*
tu|mour|ous [ˈtjuːmərəs] *adj*: (*brit.*) →*tumorous*
tumour-specific *adj*: (*brit.*) →*tumor-specific*
Tun|ga [ˈtʌŋgə] *noun*: Tunga *f*
  Tunga penetrans: Sandfloh *m*, Tunga penetrans, Dermatophilus penetrans
tun|gi|a|sis [tʌŋˈgaɪəsɪs] *noun*: Sandflohbefall *m*, Tungiasis *f*
tung|sten [ˈtʌŋstən] *noun*: Wolfram *nt*
  tungsten carbide: Wolframkarbid *nt*
tu|nic [ˈt(j)uːnɪk] *noun*: Hüllschicht *f*, Hülle *f*, Haut *f*, Häutchen *nt*, Tunica *f*
  tunica albuginea of cavernous body: Bindegewebshülle *f* der Corpora cavernosa, Tunica albuginea corporum cavernosum
  tunica albuginea of spongy body: Bindegewebshülle *f* des Corpus spongiosum, Tunica albuginea corporis spongiosi
  albugineous tunic: Tunica albuginea
  Bichat's tunic: Intima *f*, Tunica intima
  connective tissue tunic: Bindegewebshülle *f*
  elastic tunic: Elastika *f*, Tunica elastica
  fibrous tunic: faserig-bindegewebige Organkapsel *f*, Tunica fibrosa
  fibrous tunic of eyeball: äußere Augenhaut *f*, Tunica fibrosa bulbi
  fibrous tunic of kidney: (fibröse) Nierenkapsel *f*, Capsula fibrosa renis
  fibrous tunic of liver: Bindegewebskapsel *f* der Leber, Tunica fibrosa hepatis
  internal nervous tunic of eye: innere Augenhaut *f*, Tunica interna bulbi
  mucous tunic: Schleimhaut *f*, Mukosa *f*, Tunica mucosa
  muscular tunic: Muskularis *f*, Tunica muscularis
  nervous tunic of eyeball: Netzhaut *f*, Retina *f*
  proper tunic: Propria *f*, Tunica propria
  serous tunic: seröse Haut *f*, Serosa *f*, Tunica serosa
  spongy tunic of female urethra: Schwellgewebe *nt* der weiblichen Harnröhre, Tunica spongiosa urethrae femininae
  tunics of testicle: Hodenhüllen *pl*
  vaginal tunic of testis: seröse Hodenhülle *f*, Tunica vaginalis testis
  vascular tunic of eyeball: mittlere Augenhaut *f*, Uvea *f*, Tunica vasculosa bulbis, Tractus uvealis
tu|ni|ca [ˈt(j)uːnɪkə] *noun, plura* **-cae** [-siː]: →*tunic*
  tunica albuginea: Tunica albuginea
  tunica externa: Externa *f*, Tunica externa
tun|ing [ˈt(j)uːnɪŋ]: I *noun* Anpassung *f* (*to* an); Abstimmung *f*, Einstellung *f* II *adj* Stimm-, Abstimm(ungs)-
tun|nel [ˈtʌnl] *noun*: Gang *m*, Kanal *m*, Tunnel *m*
  carpal tunnel: Handwurzelkanal *m*, -tunnel *m*, Karpalkanal *m*, -tunnel *m*, Canalis carpi
  Corti's tunnel: innerer Tunnel *m*
  external tunnel: äußerer Tunnel *m*
  flexor tunnel: Handwurzelkanal *m*, -tunnel *m*, Karpalkanal *m*, -tunnel *m*, Canalis carpi
  inner tunnel: innerer Tunnel *m*
  middle tunnel: mittlerer Tunnel *m*
  outer tunnel: **1.** äußerer Tunnel *m* **2.** Nuel-Raum *m*
  tarsal tunnel: Tarsaltunnel *m*
tun|nel|ling [ˈtʌnlɪŋ] *noun*: Tunnel-Effekt *m*
TUR *Abk.*: transurethral resection of the prostate
tur|bid [ˈtɜrbɪd] *adj*: (*Flüssigkeit*) wolkig; undurchsichtig, milchig, unklar, trüb(e)
tur|bi|dim|e|ter [ˌtɜrbɪˈdɪmətər] *noun*: Turbidimeter *nt*
tur|bi|di|met|ric [ˌtɜrbədɪˈmetrɪk] *adj*: Turbidimeter *oder* -metrie betreffend, turbidimetrisch
tur|bi|dim|e|try [tɜrbɪˈdɪmətriː] *noun*: Trübungsmessung *f*, Turbidimetrie *f*
  kinetic turbidimetry: kinetischer Trübungstest *m*
tur|bid|i|ty [tɜrˈbɪdətiː] *noun*: (*Lösung*) Trübung *f*, Trübheit *f*
tur|bid|ness [ˈtɜrbɪdnəs] *noun*: →*turbidity*
tur|bi|do|stat [tɜrˈbɪdəstæt] *noun*: Turbidostat *m*
tur|bi|nal [ˈtɜrbənl] *noun, adj*: →*turbinate*
tur|bi|nate [ˈtɜrbənɪt, -neɪt]: I *noun* Nasenmuschel *f*, Concha nasalis II *adj* gewunden, schnecken-, muschelförmig
tur|bi|nat|ed [ˈtɜrbɪneɪtɪd] *adj*: gewunden, schnecken-, muschelförmig
tur|bi|nec|to|my [ˌtɜrbɪˈnektəmiː] *noun*: Nasenmuschelresektion *f*, Turbinektomie *f*, Konchektomie *f*
tur|bi|not|o|my [ˌtɜrbɪˈnɑtəmiː] *noun*: Turbinotomie *f*
tur|bu|lent [ˈtɜrbjələnt] *adj*: mit Wirbeln, wirbelnd, turbulent
tur|ges|cence [tɜrˈdʒesns] *noun*: (An-)Schwellung *f*, Geschwulst *f*, Turgeszenz *f*
tur|ges|cent [tɜrˈdʒesnt] *adj*: (an-)schwellend; (an-)geschwollen
tur|gid [ˈtɜrdʒɪd] *adj*: (an-)geschwollen
tur|gor [ˈtɜrgər] *noun*: Spannungs-, Quellungszustand *m*, Turgor *m*
  cell turgor: Zellturgor *m*
  skin turgor: Hautturgor *m*
  tissue turgor: Gewebeturgor *m*
tu|ris|ta [tʊəˈrɪstə] *noun*: Reisediarrhoe *f*
tur|mer|ic [ˈtɜrmərɪk] *noun*: Gelbwurz *f*, Kurkuma *f*, Curcuma domestica, Curcuma longa
  East Indian turmeric: javanische Gelbwurz *f*, javanische Kurkuma *f*, Curcuma xanthorrhiza
turn [tɜrn]: I *noun* **1.** (Um-)Drehung *f* **2.** Turnus *m*, Reihe(nfolge) *f* **in turn** der Reihe nach **take turns** (miteinander/sich (gegenseitig) abwechseln (*at* in, bei) **3.** Drehen *nt*; Wendung *f* **4.** Biegung *f*, Kurve *f*; (*mathemat.*) Krümmung *f* **5.** Wendung *f*, Richtung *f*, (Ver-)Lauf *m* **take a turn for the better/worse** sich bessern/sich verschlimmern **6.** Wende(punkt *m*) *f*, Wechsel *m*, Umschwung *m*; Krise *f*, Krisis *f* **7.** (*patholog.*) Anfall *m*; Taumel *m*, Schwindel *m* II *vt* **8.** (um eine Achse) drehen; etw. umkehren, stülpen, drehen, wenden **it turns my stomach** mir dreht sich der Magen um; (*Patient*) (um-, herum-)drehen, wenden **9.** zuwenden, zukehren (*to*) **10.** richten, lenken (*against* gegen; *on* auf; *toward* auf, nach); etw. wenden; (*Richtung*) ändern **11.** verwandeln (*into* in) III *vi* **12.** sich drehen (lassen); sich hin- und herbewegen (lassen); umdrehen, umwenden; sich (um-, herum-)drehen; sich (ab-, hin-, zu-)wenden **13.** sich umdrehen *oder* umwenden (lassen), sich umstülpen **my stomach turns** mir dreht sich der Magen um

T

14. schwind(e)lig werden, schwindeln **my head turns** mir dreht sich alles **15.** werden **turn cold** kalt werden **turn pale** erblassen **turn red** erröten **turn blue** blau anlaufen, zyanotisch werden **turn sour** (*Milch*) sauer werden
turn against *vi* sich (feindlich) wenden gegen
turn down *vt* **1.** (*Regler*) klein(er) drehen, herunterdrehen **2.** (*Vorschlag*) ablehnen; etw. zurückweisen
turn in I *vt* einwärts/nach innen drehen *oder* biegen *oder* stellen **II** *vi* **turn on o.s.** sich in sich selbst zurückziehen
turn off *vt* (*Hahn*) zu-, abdrehen; (*Gerät*) abstellen, ab-, ausschalten
turn on *vt* (*Hahn*) aufdrehen; (*Gerät*) anstellen, einschalten
turn out I *vt* **1.** umstülpen, -kehren **2.** auswärts/nach außen drehen *oder* biegen *oder* stellen **3.** →*turn off* **II** *vi* sich entwickeln, sich machen, sich entpuppen
turn over I *vt* umdrehen; wenden; umwerfen, umkippen **II** *vi* **1.** sich drehen, rotieren **2.** (sich im Bett) umdrehen **3.** (*Magen*) sich umdrehen
turn round I *vt* (herum-)drehen **II** *vi* sich (um-)drehen
turn to *vi* **1.** sich wenden an, jdn. zu Rate ziehen **turn to a doctor** sich an einen Arzt wenden **2.** sich einer Sache zuwenden
turn up I *vt* **1.** (*Regler*) höher/größer drehen, aufdrehen **2.** nach oben kehren/wenden/drehen **II** *vi* erscheinen, auftauchen, zum Vorschein kommen
turn to the left: Linkswendung *f*
turn of life: Wechseljahre *pl*, Klimakterium *nt*; Menopause *f*
turn to the right: Rechtswendung *f*

turned [tɜrnt] *adj*: **1.** gedreht; (um-)gebogen **2.** verdreht, verkehrt
turned-back *adj*: zurückgebogen
turned-down *adj*: nach unten gebogen
turned-in *adj*: einwärts gebogen
turned-out *adj*: nach außen gebogen
turned-up *adj*: aufgebogen
turn|ing ['tɜrnɪŋ] *noun*: **1.** Drehung *m*; Drehen *nt*; Biegung *f* **2.** (*gynäkol.*) Wendung *f*
turn|o|ver ['tɜrnəʊvər] *noun*: Umsatz *m*, Umsatzrate *f*, Fluktuation *f*, Fluktuationsrate *f*
cell turnover: Zellmauserung *f*
energy turnover: Energieumsatz *m*
metabolic turnover: Stoffwechselumsatz *m*
turn|sol ['tɜrnsəʊl] *noun*: Lackmus *nt*
TURP *Abk.*: transurethral resection of the prostate
tur|pen|tine ['tɜrpəntaɪn] *noun*: Terpentin *nt*, Terebinthina *f*
larch turpentine: Lärchenterpentin *nt*, Terebinthina laricina
Venetian turpentine: Terebinthina veneta, venezianisches Terpentin *nt*
tur|ri|ceph|al|ic [tɜrə'sefəlɪk] *adj*: turrizephal, spitzschädelig, turmschädelig, akrozephal, oxyzephal, turricephal, hypsicephal, hypsizephal
tur|ri|ceph|al|y [tɜrə'sefəliː] *noun*: Spitz-, Turmschädel *m*, Akrozephalie *f*, Oxyzephalie *f*, Hypsizephalie *f*, Turrizephalie *f*
TURT *Abk.*: transurethral resection of tumor
tus|sal ['tʌsl] *adj*: Husten betreffend, Husten-
tus|sic|u|la [tə'sɪkjələ] *noun*: leichter Husten *m*
tus|sic|u|lar [tə'sɪkjələr] *adj*: →*tussal*
tus|sic|u|la|tion [təˌsɪkjə'leɪʃn] *noun*: abgehackter Husten *m*
tus|si|gen|ic [ˌtʌsə'dʒenɪk] *adj*: hustenerregend, tussigen, tussipar
tus|sis ['tʌsɪs] *noun*: Husten *m*, Tussis *f*
tus|sive ['tʌsɪv] *adj*: →*tussal*
TUU *Abk.*: transureteroureterostomy
TV *Abk.*: **1.** tetrazolium violet **2.** tidal volume **3.** total vagotomy **4.** total volume **5.** Trichomonas vaginalis **6.** truncular vagotomy **7.** tuberculin volutin
TVC *Abk.*: triple voiding cystogram
TVCV *Abk.*: transvenous cardioversion
TVD *Abk.*: transmissible viral dementia
TVE *Abk.*: tricuspid valve excursion
TVF *Abk.*: **1.** tactile vocal fremitus **2.** thorium vulnerable factor
TVH *Abk.*: total vaginal hysterectomy
TVL *Abk.*: tenth value layer
TVP *Abk.*: truncular vagotomy with pyloroplasty
TVR *Abk.*: **1.** tonic vibration reflex **2.** total vascular resistance **3.** tricuspid valve replacement
TVU *Abk.*: total volume urine
TW *Abk.*: total body water
tweez|ers ['twiːzərz] *plural*: (*a.* **pair of tweezers**) Pinzette *f*
twig [twɪg] *noun*: Endast *m*
twi|light ['twaɪlaɪt]: **I** *noun* Dämmerung *f*, Zwilicht *nt*, Halbdunkel *nt*, Dämmerlicht *nt* **II** *adj* zwilichtig, dämm(e)rig, Dämmer(ungs)-, Zwilicht-
twin [twɪn]: **I** *noun* **1.** Zwilling *m*, Geminus *m* **II** *adj* Zwillings-; doppelt, Doppel-
binovular twins: →*dizygotic twins*
conjoined twins: Doppelfehlbildung *f*
dichorial twins: →*dizygotic twins*
dichorionic twins: →*dizygotic twins*
dichorionic-diamniotic twins: dichoriale-diamniale Zwillinge *pl*
dissimilar twins: →*dizygotic twins*
dizygotic twins: binovuläre/dissimiläre/dizygote/erbungleiche/heteroovuläre/zweieiige Zwillinge *pl*
enzygotic twins: eineiige/erbgleiche/identische/monozygote/monovuläre Zwillinge *pl*
false twins: →*dizygotic twins*
fraternal twins: →*dizygotic twins*
heterologous twins: →*dizygotic twins*
hetero-ovular twins: →*dizygotic twins*
identical twins: →*enzygotic twins*
monochorial twins: →*enzygotic twins*
monochorionic twins: →*enzygotic twins*
monochorionic-diamniotic twins: monochoriale-diamniale Zwillinge *pl*
monochorionic-monoamniotic twins: monochoriale-monoamniale Zwillinge *pl*
mono-ovular twins: →*enzygotic twins*
monovular twins: →*enzygotic twins*
monozygotic twins: →*enzygotic twins*
nonidentical twins: →*dizygotic twins*
Siamese twins: siamesische Zwillinge *pl*
similar twins: →*enzygotic twins*
true twins: →*enzygotic twins*
two-egg twins: →*dizygotic twins*
uniovular twins: →*enzygotic twins*
unlike twins: →*dizygotic twins*
twin-bladed *adj*: (*Messer*) doppelklingig
twinge [twɪŋdʒ]: **I** *noun* stechender Schmerz *m*, Stechen *nt*, Zwicken *nt*, Stich *m* **II** *vt, vi* stechen, schmerzen; zwicken, kneifen
twin|kle ['twɪŋkl]: **I** *noun* **1.** (Augen-)Zwinkern *nt*, Blinzeln *nt* **2.** Blitzen *nt*, Glitzern *nt*, Funkeln *nt* **II** *vt* (*mit den Augen*) blinzeln **III** *vi* **3.** (*mit den Augen*) blinzeln,

T

zwinkern **4.** (auf-)blitzen, glitzern, funkeln
twin|ning ['twɪnɪŋ] *noun*: Zwillingszähne *pl*, Doppelzahnbildung *f*, Zwillingsbildung *f*, Dentes geminati
twin-wire *noun*: Johnston-Apparat *m*, Twinwire-Apparat *m*, Zwillingsbogenapparat *m*
twitch [twɪtʃ]: **I** *noun* **1.** Zuckung *f*; Zucken *nt*; (*Schmerz*) Stich *m* **2.** Ruck *m* **II** *vt* **3.** zucken mit **4.** zupfen, reißen (an) **III** *vi* **5.** zucken (*with* vor) **6.** zupfen, reißen (*at* an)
single twitch: Einzelzuckung *f*
twitch|ing ['twɪtʃɪŋ] *noun*: Zucken *nt*, Zuckung *f*
twitching of the eyelids: Augenlidzucken *nt*, Lidzucken *nt*, Augenzucken *nt*
muscle twitching: Muskelzuckung *f*
two [tuː]: **I** *noun* **1.** Zwei *f* **2.** Paar *nt* **II** *adj* zwei; beide
two-digit *adj*: (*Zahl*) zweistellig
two-dimensional *adj*: zweidimensional
two-edged *adj*: (*Messer*) zweischneidig, doppelschneidig
two|fold ['tuːfəʊld] *adj*: zweifach, doppelt
two-handed *adj*: zweihändig; beidhändig
two-hourly *adj*: alle zwei Stunden, zweistündlich
two-layered *adj*: doppelschichtig
two-sided *adj*: zweiseitig
two-stage *adj*: zweiphasig, -stufig, Zweiphasen-
TX *Abk.*: thromboxane
Tx *Abk.*: treatment
Ty *Abk.*: type
ty|le ['taɪliː] *noun*: →*tyloma*
ty|lec|to|my [taɪ'lektəmiː] *noun*: Lumpektomie *f*, Quadrantenresektion *f*, Tylektomie *f*
ty|lo|ma [taɪ'ləʊmə] *noun*: Schwiele *f*, Tyloma *nt*; Kallus *m*, Callus *m*, Callositas *f*
ty|lo|sis [taɪ'ləʊsɪs] *noun, plural* **-ses** [-siːz]: Schwielenbildung *f*, Tylosis *f*
tylosis ciliaris: Tylosis ciliaris
ty|lot|ic [taɪ'lɑtɪk] *adj*: Tylosis betreffend, schwielig
ty|lox|a|pol [taɪ'lɑksəpəʊl] *noun*: Tyloxapol *nt*
tymp. *Abk.*: tympanic
tympan- *präf.*: Trommelfell-, Pauken-, Paukenhöhlen-, Tympano-
tym|pa|nal ['tɪmpənəl] *adj*: Trommelfell *oder* Paukenhöhle betreffend, tympanal, Trommelfell-, Paukenhöhlen-, Tympano-
tym|pa|nec|to|my [tɪmpə'nektəmiː] *noun*: Trommelfellentfernung *f*, Tympanektomie *f*
tym|pan|ia [tɪm'pænɪə] *noun*: →*tympanites*
tym|pan|ic [tɪm'pænɪk] *adj*: **1.** Trommelfell *oder* Paukenhöhle betreffend, tympanal, Trommelfell-, Paukenhöhlen-, Tympano- **2.** (*Schall*) tympanitisch, tympanisch
tym|pan|i|chord [tɪm'pænɪkɔːrd] *noun*: Chorda tympani
tym|pa|nism ['tɪmpənɪzəm] *noun*: →*tympanites*
tym|pa|ni|tes [ˌtɪmpə'naɪtiːz] *noun*: Tympanie *f*, Tympania *f*
uterine tympanites: Physometra *f*, Uterustympanie *f*, Tympania uteri
tym|pa|nit|ic [tɪmpə'nɪtɪk] *adj*: **1.** Trommelfellentzündung/Myringitis betreffend, myringitisch, tympanitisch **2.** (*Schall*) paukenartig, tympanisch, tympanitisch
tym|pa|ni|tis [ˌtɪmpə'naɪtɪs] *noun*: Mittelohrentzündung *f*, Otitis media
uterine tympanitis: Physometra *f*, Uterustympanie *f*, Tympania uteri
tympano- *präf.*: Trommelfell-, Pauken-, Paukenhöhlen-, Tympano-
tym|pa|no|cen|te|sis [ˌtɪmpənəʊsen'tiːsɪs] *noun*: Myringotomie *f*, Parazentese *f*
tym|pa|no|cer|vi|cal [ˌtɪmpənəʊ'sɜrvɪkl] *adj*: tympanozervikal
tym|pa|no|eu|sta|chi|an [ˌtɪmpənəʊjuː'steɪʃɪən, -kɪən] *adj*: Paukenhöhle und Eustach-Röhre betreffend
tym|pa|no|gen|ic [ˌtɪmpənəʊ'dʒenɪk] *adj*: aus der Paukenhöhle stammend, tympanogen
tym|pan|o|gram [tɪm'pænəgræm] *noun*: Tympanogramm *nt*
tym|pa|no|mal|le|al [ˌtɪmpənəʊ'mælɪəl] *adj*: Paukenhöhle und Hammer/Malleus, tympanomalleal
tym|pa|no|man|dib|u|lar [ˌtɪmpənəʊmæn'dɪbjələr] *adj*: Paukenhöhle und Unterkiefer/Mandibula betreffend
tym|pa|no|mas|toid|it|ic [ˌtɪmpənəʊmæstɔɪ'dɪtɪk] *adj*: Tympanomastoiditis betreffend, tympanomastoiditisch
tym|pa|no|mas|toid|i|tis [ˌtɪmpənəʊmæstɔɪ'daɪtɪs] *noun*: Entzündung *f* von Paukenhöhle und Warzenfortsatzzellen/Cellulae mastoideae, Tympanomastoiditis *f*
tym|pa|no|me|a|to|mas|toid|ec|to|my [ˌtɪmpənəʊmɪˌeɪtəʊˌmæstɔɪ'dektəmiː] *noun*: radikale Mastoidektomie *f*
tym|pan|o|met|ric [ˌtɪmpənəʊ'metrɪk] *adj*: Tympanometrie betreffend, tympanometrisch
tym|pa|nom|e|try [tɪmpə'nɑmətriː] *noun*: Tympanometrie *f*
tym|pa|no|pho|ni|a [ˌtɪmpənəʊ'fəʊnɪə] *noun*: **1.** Tympanophonie *f*, Autophonie *f* **2.** Ohrenklingen *nt*, -sausen *nt*, Ohrgeräusche *pl*, Tinnitus (aurium) *m*
tym|pa|noph|o|ny [tɪmpə'nɑfəniː] *noun*: **1.** Tympanophonie *f*, Autophonie *f* **2.** Ohrenklingen *nt*, -sausen *nt*, Ohrgeräusche *pl*, Tinnitus (aurium) *m*
tym|pa|no|plas|tic [ˌtɪmpənəʊ'plæstɪk] *adj*: Tympanoplastik betreffend, mittels Tympanoplastik, tympanoplastisch
tym|pa|no|plas|ty ['tɪmpənəʊplæstiː] *noun*: Paukenhöhlenplastik *f*, Tympanoplastik *f*
tym|pa|no|scle|ro|sis [ˌtɪmpənəʊsklɪ'rəʊsɪs] *noun*: Paukenhöhlensklerose *f*, Paukensklerose *f*, Tympanosklerose *f*
tym|pa|no|sta|pe|di|al [ˌtɪmpənəʊstə'piːdɪəl] *adj*: Paukenhöhle und Steigbügel/Stapes betreffend, tympanostapedial
tym|pa|no|tem|po|ral [ˌtɪmpənəʊ'temp(ə)rəl] *adj*: tympanotemporal
tym|pa|not|o|my [tɪmpə'nɑtəmiː] *noun*: **1.** Pauken(höhlen)punktion *f*, Tympanotomie *f* **2.** Myringotomie *f*, Parazentese *f*
tym|pa|nous ['tɪmpənəs] *adj*: Tympanie betreffend, tympanisch, tympanitisch; gebläht
tym|pa|num ['tɪmpənəm] *noun*: **1.** Paukenhöhle *f*, Tympanon *nt*, Tympanum *nt*, Cavitas tympani **2.** (*inf.*) Trommelfell *nt*, Membrana tympanica
tym|pa|ny ['tɪmpəniː] *noun*: Tympanie *f*, Tympania *f*
TYMV *Abk.*: turnip yellow mosaic virus
typ. *Abk.*: typical
type [taɪp]: **I** *noun* Typ *m*, Typus *m*; Muster *nt*, Modell *nt*, Standard *m*; Art *f*, Sorte *f* **II** *vt* (*Blutgruppe, Gentyp*) bestimmen
acral type of arterial occlusive disease: akraler Typ *m*, digitaler Typ *m*
acute neuronopathic type of Gaucher's disease: akuter infantiler neuronopathischer Typ *m*, Morbus Gaucher Typ II
adult type of cerebral sphingolipidosis: adulte Ceroidlipofuscinose *f*, adulte Zeroidlipofuszinose *f*, adulte Zeroidlipofuszinose *f*, adulte Ceroidlipofuscinose *f*
akinetic type: akinetischer Typ *m*, akinetisches Parkinson-Syndrom *nt*
ampullary type: ampullärer Typ *m*, Typus ampullaris

anilide type: Anilid-Typ *m*
Aran-Duchenne type: Aran-Duchenne-Krankheit *f*, Aran-Duchenne-Syndrom *nt*, Duchenne-Aran-Krankheit *f*, Duchenne-Aran-Syndrom *nt*, adult-distale Form *f* der spinalen Muskelatrophie, spinale progressive Muskelatrophie *f*
arterial type: arterieller Typ *m*
asthenic type: asthenischer Typ *m*, Astheniker *m*
athletic type: athletischer Typ *m*, Athletiker *m*
axial type: Axialtyp *m*
blood type: Blutgruppe *f*
body type: Konstitutionstyp *m*
brain type: Hirntyp *m*
branching type: Typus dendriticus, dendritischer Typ *m* des Nierenbeckens
breathing type: Respirationstyp *m*, Atmungstyp *m*
cardiac type: kardialer Typ *m* der Lungenvenenfehleinmündung
cardioinhibitory type: kardioinhibitorischer Typ *m*
cava type: Hohlvenentyp *m*
caval type: Kavatyp *m*
Charcot-Marie type: Charcot-Marie-Krankheit *f*, Charcot-Marie-Syndrom *nt*, Charcot-Marie-Tooth-Hoffmann-Krankheit *f*, Charcot-Marie-Tooth-Hoffmann-Syndrom *nt*
Charcot-Marie-Tooth type: →*Charcot-Marie type*
chronic non-neuronopathic type of Gaucher's disease: chronischer nicht-neuronopathischer Typ *m*, Morbus Gaucher Typ I
concave facial type: Tellergesicht *nt*, Schüsselgesicht *nt*, Dish-face *nt*
constitutional types: Konstitutionstypen *f*
contraction types: Wehentypen *pl*
conversion type: Konversionshysterie *f*, Konversionsneurose *f*, Konversionsreaktion *f*
crista type: Cristatyp *m*, Mitochondrie *f* vom Cristatyp
deceleration types: Wehenreaktionstypen *pl*
Déjérine's type: amyotrophische/amyotrophe/myatrophische Lateralsklerose *f*
Déjérine-Landouzy type: fazio-skapulo-humerale Muskeldystrophie *f*, Landouzy-Déjérine-Krankheit *f*, Landouzy-Déjérine-Syndrom *nt*, Landouzy-Déjérine-Typ *m*, Duchenne-Landouzy-Atrophie *f*, fazioskapulohumerale Form *f* der Dystrophia musculorum progressiva
Desbuquois type: Desbuquois-Syndrom *nt*
diffuse type: diffuser Typ *m*, endemischer Typ *m*
digital type of arterial occlusive disease: digitaler Typ *m*, akraler Typ *m*
dromedary type: Dromedartypus *m*
Duchenne's type: Duchenne-Krankheit *f*, Duchenne-Muskeldystrophie *f*, Duchenne-Typ *m* der progressiven Muskeldystrophie, pseudohypertrophe pelvifemorale Form *f*, Dystrophia musculorum progressiva Duchenne
Duchenne-Aran type: Aran-Duchenne-Krankheit *f*, Aran-Duchenne-Syndrom *nt*, Duchenne-Aran-Krankheit *f*, Duchenne-Aran-Syndrom *nt*, adult-distale Form *f* der spinalen Muskelatrophie, spinale progressive Muskelatrophie *f*
Duchenne-Landouzy type: fazio-skapulo-humerale Muskeldystrophie *f*, Landouzy-Déjérine-Krankheit *f*, Landouzy-Déjérine-Syndrom *nt*, Landouzy-Déjérine-Typ *m*, Duchenne-Landouzy-Atrophie *f*, fazioskapulohumerale Form *f* der Dystrophia musculorum progressiva
eczematoid type: ekzematoide Form *f*
endemic type: endemischer Typ *m*, diffuser Typ *m*
epidemic type: epidemischer Typ *m*, intestinaler Typ *m*
ester type: Ester-Typ *m*
heart muscle type: Herzmuskeltyp *m*
Hurler's type: Hurler-Krankheit *f*, Hurler-Syndrom *nt*, Lipochondrodystrophie *f*, von Pfaundler-Hurler-Krankheit *f*, von Pfaundler-Hurler-Syndrom *nt*, Dysostosis multiplex, Mukopolysaccharidose I-H *f*
Hurler-Scheie type: Hurler-Scheie-Variante *f*, Mukopolysaccharidose I-H/S *f*
Hutchinson's type: Hutchinson-Sympathoblastom *nt*
Hutchison type: Hutchison-Syndrom *nt*
infantile type of cerebral sphingolipidosis: infantile Zeroidlipofuszinose *f*, infantile Ceroidlipofuscinose *f*, infantile Zeroidlipofuszinose *f*, infantile Ceroidlipofuscinose *f*
infantile type of Gaucher's disease: Gaucher-Krankheit *f* Typ II, infantile Form *f*, akute neuronopathische Form *f*
infiltrative type: infiltrativer Typ *m*
infracardiac type: infrakardialer Typ der Lungenvenenfehleinmündung *f*
intestinal type: intestinaler Typ *m*, epidemischer Typ *m*
juvenile type of Gaucher's disease: juvenile Form *f*, subakute neuronopathische Form *f*, Gaucher-Krankheit *f* Typ III
Kalmuck type: Down-Syndrom *nt*, Trisomie 21(-Syndrom *nt*) *f*, Mongolismus *m*, Mongoloidismus *m*
Kretschmer types: Kretschmer-Typen *pl*
Landouzy's type: →*Landouzy-Déjérine type*
Landouzy-Déjérine type: fazio-skapulo-humerale Muskeldystrophie *f*, Landouzy-Déjérine-Krankheit *f*, Landouzy-Déjérine-Syndrom *nt*, Landouzy-Déjérine-Typ *m*, Duchenne-Landouzy-Atrophie *f*, fazioskapulohumerale Form *f* der Dystrophia musculorum progressiva
Leichtenstern's type: hämorrhagische Enzephalitis *f*, Encephalitis haemorrhagica
Leyden-Möbius type: Leyden-Möbius-Krankheit *f*, Leyden-Möbius-Syndrom *nt*, Gliedgürtelform *f* der progressiven Muskeldystrophie
lichenoid type: lichenifizierte Form *f*
lidocaine type: Lidocaintyp *m*
localized type: lokalisierter Typ *m*
low angle type: Short-face-Syndrom *nt*, skelettaler tiefer Biss *m*
lower arm type of arterial occlusive disease: Unterarmtyp *m*
lower leg type of arterial occlusive disease: Unterschenkeltyp *m*
mixed type: gemischter Typ *f* der Lungenvenenfehleinmündung
Mobitz type: Mobitz-Typ *m*, AV-Block II. Grades Typ 2 *m*
oscillation type: Oszillationstyp *m*
pelvic type of arterial occlusive disease: Beckentyp *m*
Pepper's type: Pepper-Syndrom *nt*, -Typ *m*
personality type: Persönlichkeitstyp *m*
phage type: Lysotyp *m*, Phagovar *m*
portal vein type: Pfortadertyp *m*
pruriginous type: pruriginöse Form *f*
Putnam's type: Dana-Lichtheim-Krankheit *f*, funikuläre Myelose *f*, funikuläre Spinalerkrankung *f*
quinidine type: Chinidintyp *m*
Raymond's type of apoplexy: Raymond-Apoplexie *f*
Remak's type: Bleilähmung *f*
sacculus type: Sacculustyp *m*, Mitochondrie *f* vom Sacculustyp

saltatory type: saltatorischer Typ *m*, Oszillationstyp III *m*, saltatorische Undulation *f*
scapulohumeral type of spinal muscular atrophy: skapulohumerale Form *f* der spinalen Muskelatrophie, adult-proximale Form *f* der spinalen Muskelatrophie
Scheie's type: Morbus Scheie *m*, Scheie-Krankheit *f*, -Syndrom *nt*, Ullrich-Scheie-Krankheit *f*, -Syndrom *nt*, Mukopolysaccharidose *f* I-S
Schnitzler type: Schnitzler-Syndrom *nt*
Sheffield type: Sheffield-Typ *m*
shoulder girdle type of arterial occlusive disease: Schultergürteltyp *m*
silent type: silenter Typ *m*, silenter Typus *m*
Simmerlin type: Leyden-Möbius-Krankheit *f*, Leyden-Möbius-Syndrom *nt*, Gliedgürtelform *f* der progressiven Muskeldystrophie
skeltal muscle type: Skelettmuskeltyp *m*
Snellen's test types: Snellen-Haken *pl*, Snellen-Sehproben *pl*
strial type of presbyacusis: Stria-Typ *m* der Presbyakusis
subacute neuronopathic type of Gaucher's disease: subakuter juveniler neuronopathischer Typ *m*, Morbus Gaucher Typ III *m*
supracardiac type: suprakardialer Typ *f* der Lungenvenenfehleinmündung
test type: Optotype *f*, Sehzeichen *nt*, Sehprobe *f*
thigh type of arterial occlusive disease: Oberschenkeltyp *m*
Tooth type: Charcot-Marie-Krankheit *f*, Charcot-Marie-Syndrom *nt*, Charcot-Marie-Tooth-Hoffmann-Krankheit *f*, Charcot-Marie-Tooth-Hoffmann-Syndrom *nt*
transverse type: Transversaltyp *m*
tremor-dominant type: tremor-dominanter Typ *m*, tremor-dominantes Parkinson-Syndrom *nt*
tubulus type: Tubulustyp *m*, Mitochondrie *f* vom Tubulustyp
undulatory type: undulatorischer Typ *m*, undulatorischer Typus *m*
upper arm type of arterial occlusive disease: Oberarmtyp *m*
vasodepressor type: vasodepressorischer Typ *m*
vertebral veins type: Wirbelvenentyp *m*
Weissenbacher-Zweymüller type: Weissenbacher-Zweymüller-Phänotyp *m*, oto-spondylo-megaepiphysäre Dysplasie *f*
Werdnig-Hoffmann type: Werdnig-Hoffmann-Krankheit *f*, Werdnig-Hoffmann-Syndrom *nt*, infantile spinale Muskelatrophie (Werdnig-Hoffmann) *f*
Wernicke-Mann type: Hemiplegie *f* Typ Wernicke-Mann, Wernicke-Prädilektionsparese *f*
wild type: Wildtyp *m*, Wildform *f*
Zimmerlin's type: Zimmerlin-Typ *m*

ty|phia ['taɪfɪə] *noun*: Bauchtyphus *m*, Typhus *m*, Typhus *m* abdominalis, Febris typhoides
ty|phic ['taɪfɪk] *adj*: Typhus betreffend, Typhus-
typhl- *präf.*: Blinddarm-, Zäko-, Zäkum-, Typhl(o)-; Blind-, Typhl(o)-
typh|lec|ta|sis [tɪf'lektəsɪs] *noun*: Blinddarm-, Zäkumüberdehnung *f*
typh|lec|to|my [tɪf'lektəmiː] *noun*: Blinddarm-, Zäkumresektion *f*, Typhlektomie *f*
typh|len|ter|i|tis [tɪf,lentə'raɪtɪs] *noun*: Typhlitis *f*, Zäkumentzündung *f*, Blinddarmentzündung *f*
typh|lit|ic [tɪf'lɪtɪk] *adj*: Blinddarmentzündung/Typhlitis betreffend, typhlitisch
typh|li|tis [tɪf'laɪtɪs] *noun*: **1.** Typhlitis *f*, Zäkumentzündung *f*, Blinddarmentzündung *f* **2.** Entzündung *f* der Appendix vermiformis, Wurmfortsatzentzündung *f*, Blinddarmentzündung *f*, Appendizitis *f*, Appendicitis *f*
stercoral typhlitis: Typhlitis stercoralis
typhlo- *präf.*: **1.** Blinddarm-, Zäko-, Zäkum-, Typhl(o)- **2.** Blind-, Typhl(o)-
typh|lo|co|lit|ic [,tɪfləkə'lɪtɪk] *adj*: Typhlokolitis betreffend, typhlokolitisch
typh|lo|co|li|tis [,tɪfləkə'laɪtɪs] *noun*: Entzündung *f* von Blinddarm/Zäkum und Kolon, Typhlokolitis *f*
typh|lo|dic|li|di|tis [,tɪflədɪklə'daɪtɪs] *noun*: Entzündung *f* der Ileozäkalklappe
typh|lo|em|py|e|ma [,tɪfləempaɪ'iːmə] *noun*: appendizitischer Abszess *m*
typh|lo|en|ter|i|tis [,tɪfləentə'raɪtɪs] *noun*: Typhlitis *f*, Zäkumentzündung *f*, Blinddarmentzündung *f*
typh|lo|lex|ia [,tɪflə'leksɪə] *noun*: Leseunfähigkeit *f*, -unvermögen *nt*, Alexie *f*
typh|lo|li|thi|a|sis [,tɪfləlɪ'θaɪəsɪs] *noun*: Typhlolithiasis *f*, Zäkolithiasis *f*
typh|lo|meg|a|ly [,tɪflə'megəliː] *noun*: Zäkumvergrößerung *f*, Zäko-, Typhlomegalie *f*
typh|lon ['tɪflɑn] *noun*: Blinddarm *m*, Zäkum *nt*, Zökum *nt*, Caecum *nt*, Intestinum caecum
typh|lo|pex|y ['tɪfləpeksiː] *noun*: Typhlopexie *f*, Zäkopexie *f*, Zäkumfixation *f*, Zäkumanheftung *f*
typh|lop|to|sis [,tɪflɑp'təʊsɪs] *noun*: Zäkumsenkung *f*, Typhloptose *f*
typh|lor|rha|phy [tɪf'lɔrəfiː] *noun*: Zäkumnaht *f*, Zäkorrhaphie *f*
typh|lo|sis [tɪf'ləʊsɪs] *noun*: Erblindung *f*, Blindheit *f*
typh|los|to|my [tɪf'lɑstəmiː] *noun*: Zäkumfistel *f*, -fistelung *f*, Zäko-, Typhlostomie *f*
typh|lo|ter|i|tis [,tɪfləte'raɪtɪs] *noun*: Entzündung *f* des Blinddarms/Zäkums, Typhlitis *f*, Zäkumentzündung *f*, Blinddarmentzündung *f*
typh|lot|o|my [tɪf'lɑtəmiː] *noun*: Zäkumeröffnung *f*, Zäko-, Typhlotomie *f*
ty|phoid ['taɪfɔɪd]: **I** *noun* Bauchtyphus *m*, Typhus *m*, Typhus abdominalis, Febris typhoides **II** *adj* **1.** Fleckfieber betreffend, Fleckfieber- **2.** typhusartig, benommen, suporös, typhös
abdominal typhoid: Bauchtyphus *m*, Typhus *m*, Typhus abdominalis, Febris typhoides
ambulatory typhoid: Typhus ambulatorius/levissimus
latent typhoid: Typhus ambulatorius/levissimus
lower abdominal typhoid: Kolotyphus *m*
walking typhoid: Typhus ambulatorius/levissimus
ty|phoi|dal [taɪ'fɔɪdl] *adj*: Typhus betreffend, typhusartig, typhusähnlich, typhös
ty|phous ['taɪfəs] *adj*: Typhus betreffend, typhusartig, typhusähnlich, typhös
ty|phus ['taɪfəs] *noun*: Fleckfieber *nt*, Typhus *m*
Australian tick typhus: Queenslandzeckenbissfieber *nt*
canine typhus: Canicolakrankheit *f*, Kanikolafieber *nt*, Stuttgarter Hundeseuche *f*
classic typhus: epidemisches/klassisches Fleckfieber *nt*, Läusefleckfieber *nt*, Fleck-, Hunger-, Kriegstyphus *m*, Typhus exanthematicus
endemic typhus: endemisches/murines Fleckfieber *nt*, Ratten-, Flohfleckfieber *nt*
epidemic typhus: →*classic typhus*
European typhus: →*classic typhus*
exanthematous typhus: →*classic typhus*
exanthematous typhus of Sao Paulo: Felsengebirgsfleckfieber *nt*, amerikanisches Zeckenbissfieber *nt*,

T

Rocky Mountain spotted fever *nt*
flea-borne typhus: →*endemic typhus*
Indian tick typhus: Boutonneuse-Fieber *nt*, Fièvre boutonneuse
Kenyan tick typhus: Boutonneuse-Fieber *nt*, Fièvre boutonneuse
Kenyan tick tick typhus: →*Indian tick typhus*
latent typhus: Brill-Krankheit *f*, Brill-Zinsser-Krankheit *f*
louse-borne typhus: →*classic typhus*
Manchurian typhus: →*endemic typhus*
Mexican typhus: →*endemic typhus*
mite typhus: →*scrub typhus*
mite-borne typhus: →*scrub typhus*
Moscow typhus: →*endemic typhus*
murine typhus: →*endemic typhus*
North Asian tick typhus: nordasiatisches Zeckenbissfieber *nt*
North Queensland tick typhus: Queensland-, Nordqueensland-Zeckenfieber *nt*
Queensland tick typhus: Queensland-, Nordqueensland-Zeckenfieber *nt*
recrudescent typhus: Brill-Krankheit *f*, Brill-Zinsser-Krankheit *f*
scrub typhus: japanisches Fleckfieber *nt*, Scrub-Typhus *m*, Milbenfleckfieber *nt*, Tsutsugamushi-Fieber *nt*
Sibirian tick typhus: nordasiatisches Zeckenbissfieber *nt*
tick typhus: Zeckenbissfieber *nt*, Zeckenfleckfieber *nt*
tick-borne typhus: Zeckenbissfieber *nt*, Zeckenfleckfieber *nt*
tropical typhus: →*scrub typhus*

typ|i|cal ['tɪpɪkl] *adj*: typisch, charakteristisch, repräsentativ, ur-, vorbildlich, echt

typ|ing ['taɪpɪŋ] *noun*: (Blutgruppen-, Gentypen-)Bestimmung *f*, Typing *nt*, Typisierung *f*
blood typing: Blutgruppenbestimmung *f*
blood group typing: →*blood grouping*
DNA typing: DNA-Fingerprint-Methode *f*
HLA typing: HLA-Typing *nt*, HLA-Typisierung *f*
phage typing: Lysotypie *f*
primed lymphocyte typing: Primed-lymphocyte-Typing *nt*
serologic typing: serologisches Typisieren *nt*
tissue typing: HLA-Typing *nt*

ty|po|dont ['taɪpədɑnt] *noun*: Typodont *m*

ty|pol|o|gy [taɪ'pɑlədʒiː] *noun*: Typologie *f*

ty|pus ['taɪpəs] *noun*: →*type I*

TYR *Abk.*: tyrothricin

Tyr *Abk.*: tyrosine

tyr- *präf.*: Käse-, Tyr(o)-

ty|ra|mine ['taɪrəmiːn] *noun*: Tyramin *nt*, Tyrosamin *nt*

tyro- *präf.*: Käse-, Tyr(o)-

ty|ro|ci|din [ˌtaɪrə'saɪdɪn, -sɪdɪn] *noun*: →*tyrocidine*

ty|ro|ci|dine [ˌtaɪrə'saɪdiːn, -sɪdɪn] *noun*: Tyrocidin *nt*

ty|rog|e|nous [taɪ'rɑdʒənəs] *adj*: aus Käse stammend, durch Käse hervorgerufen, tyrogen

Ty|rog|ly|phus [taɪ'rɑglɪfəs] *noun*: →*Tyrophagus*

ty|roid ['taɪrɔɪd] *adj*: käseartig, -ähnlich, käsig

ty|ro|ma [taɪ'rəʊmə] *noun*: käsiger Tumor *m*, Tyrom *nt*

ty|ro|ma|to|sis [ˌtaɪrəmə'təʊsɪs] *noun*: Verkäsung *f*, verkäsende Degeneration *f*

Ty|roph|a|gus [taɪ'rɑfəgəs] *noun*: Tyrophagus *m*
Tyrophagus farinae: Mehlmilbe *f*, Tyrophagus farinae
Tyrophagus longior: Käsemilbe *f*, Tyrophagus longior/casei

ty|ros|a|mine [taɪ'rɑsəmiːn] *noun*: →*tyramine*

ty|ro|sin|ae|mi|a [ˌtaɪrəsɪ'niːmiːə] *noun*: (*brit.*) →*tyrosinemia*

ty|ro|sin|ase ['taɪrəsɪneɪz, 'tɪr-] *noun*: Tyrosinase *f*

ty|ro|sine ['taɪrəsiːn, -sɪn] *noun*: Tyrosin *nt*

ty|ro|sin|e|mi|a [ˌtaɪrəsɪ'niːmiːə] *noun*: Tyrosinämie *f*
hepatorenal tyrosinemia: →*hereditary tyrosinemia*
hereditary tyrosinemia: hereditäre/hepatorenale Tyrosinämie *f*, Tyrosinose *f*
neonatal tyrosinemia: transitorische Tyrosinämie *f* des Neugeborenen
persistent hyperphenylalaninemia and tyrosinemia: Hyperphenylalaninämie *f* Typ VI, persistierende Hyperphenylalaninämie *f* mit Tyrosinämie
type I tyrosinemia: hereditäre/hepatorenale Tyrosinämie *f*, Tyrosinose *f*
type II tyrosinemia: Richner-Hanhart-Syndrom *nt*, TAT-Mangel *m*, Tyrosinaminotransferasemangel *m*

ty|ro|si|no|sis [ˌtaɪrəsɪ'nəʊsɪs] *noun*: Tyrosinose *f*

ty|ro|si|nu|ri|a [ˌtaɪrəsɪ'n(j)ʊəriːə] *noun*: Tyrosinurie *f*

ty|ro|sis [taɪ'rəʊsɪs] *noun*: Verkäsung *f*, Tyrosis *f*

ty|ro|syl ['taɪrəsɪl] *noun*: Tyrosyl-(Radikal *nt*)

ty|ro|thri|cin [ˌtaɪrə'θraɪsɪn] *noun*: Tyrothricin *nt*

ty|ro|tox|i|co|sis [ˌtaɪrəˌtɑksɪ'kəʊsɪs] *noun*: Käsevergiftung *f*, Tyrotoxikose *f*

ty|ro|tox|ism [ˌtaɪrə'tɑksɪzəm] *noun*: →*tyrotoxicosis*

ty|son|i|tis [taɪsə'naɪtɪs] *noun*: Entzündung *f* der Tyson-Drüsen

tzet|ze ['tsetsiː, 'tsiːtsiː] *noun*: →*tsetse*

T

U

U *Abk.*: **1.** electrical voltage **2.** unit **3.** uracil **4.** uranium **5.** urea **6.** uridine **7.** urinary concentration
UA *Abk.*: **1.** uric acid **2.** urinalysis **3.** uterine aspiration
UAN *Abk.*: uric acid nitrogen
UAP *Abk.*: **1.** unstable angina pectoris **2.** urinary alkaline phosphatase **3.** uterine arterial pressure
UAT *Abk.*: uranylacetate test
UAV *Abk.*: urinary albumin value
UBF *Abk.*: uterine blood flow
Ubg *Abk.*: urobilinogen
UBI *Abk.*: ultraviolet blood irradiation
UBIP *Abk.*: ubiquitous immunopoietic polypeptide
u|biq|ui|nol [juːˈbɪkwɪnɑl, -nɔl] *noun*: Ubihydrochinon *nt*
u|biq|ui|none [juːˈbɪkwɪnəʊn, ˌjuːbɪkwɪˈnəʊn] *noun*: Ubichinon *nt*
u|biq|ui|tin [juːˈbɪkwɪtɪn] *noun*: Ubiquitin *nt*
u|biq|ui|tous [juːˈbɪkwɪtəs] *adj*: überall vorkommend, allgegenwärtig, ubiquitär
Ubn *Abk.*: urobilin
UC *Abk.*: **1.** ulcerative colitis **2.** urinary catheter **3.** uterine contractions
UCB *Abk.*: unconjugated bilirubin
UCG *Abk.*: **1.** ultrasound cardiography **2.** urethrocystogram **3.** urinary chorionic gonadotrophin
UCL *Abk.*: urea clearance
UCR *Abk.*: unconditioned response
UCS *Abk.*: unconditioned stimulus
Ucs *Abk.*: unconscious
UCT *Abk.*: ultrasound computer tomography
UCTS *Abk.*: undifferentiated connective tissue syndrome
UD *Abk.*: **1.** ulnar deviation **2.** uridine diphosphate
UDCA *Abk.*: ursodeoxycholic acid
ud|der [ˈʌdər] *noun*: Euter *nt/m*
UDMA *Abk.*: urethane dimethacrylate
UDP *Abk.*: **1.** uridine-5'-diphosphate **2.** uridine-diphosphate
UDPAG *Abk.*: uridine-5'-diphospho-N-acetylglucosamine
UDP-D-xylose *noun*: UDP-D-Xylose *f*
UDPG *Abk.*: **1.** UDPglucose **2.** uridine-diphosphate glucose **3.** uridine diphosphoglucose
UDPGA *Abk.*: uridine-diphosphate glucuronic acid
UDPGal *Abk.*: uridine diphosphogalactose
UDP|gal|ac|tose *noun*: Uridindiphosphat-D-Galaktose *f*, UDP-Galaktose *f*, aktive Galaktose *f*
UDPgalactose-4-epimerase *noun*: UDP-Glucose-4-epimerase *f*, UDP-Galaktose-4-epimerase *f*, Galaktowaldenase *f*
UDPGDH *Abk.*: uridine-5'-diphosphoglucose dehydrogenase
UDPGlc *Abk.*: uridine diphosphoglucose
UDPGlcUA *Abk.*: uridine diphosphoglucuronic acid
UDP|glu|cose *noun*: Uridindiphosphat-D-Glukose *f*, UDP-Glukose *f*, aktive Glukose *f*
UDPglucose-4-epimerase *noun*: UDP-Glucose-4-epimerase *f*, UDP-Galaktose-4-epimerase *f*, Galaktowaldenase *f*
UDP|glu|cu|ro|nate *noun*: UDP-glucuronat *nt*
UDPglucuronate-bilirubin-glucuronosyltransferase *noun*: Glucuronyltransferase *f*
UDP-glucuronosyltransferase *noun*: UDP-Glucuronyltransferase *f*, UDP-Glukuronyltransferase *f*
UDPGT *Abk.*: uridine-diphosphate glucuronyl transferase
UDPXy *Abk.*: uridine-diphosphate xylose
UDRP *Abk.*: uridine diribose phosphate
UDS *Abk.*: ultrasound Doppler sonography
UE *Abk.*: upper extremity
UED *Abk.*: ultrared emission diagnosis
UEG *Abk.*: ultrasound echoencephalography
UES *Abk.*: upper esophageal sphincter
UET *Abk.*: urinary excretion test
U-excr. *Abk.*: urea excretion
UF *Abk.*: **1.** ultrafiltration rate **2.** urinary formaldehyde
UFA *Abk.*: unesterified fatty acid
UFC *Abk.*: urinary free cortisol
UFH *Abk.*: unfractioned heparin
U-fibers *noun*: (*ZNS*) U-Fasern *pl*
U-fibres *noun*: (*brit.*) →*U-fibers*
UFR *Abk.*: urine filtration rate
UG *Abk.*: urogenital
UGI *Abk.*: upper gastrointestinal
UGT *Abk.*: **1.** uridylglucuronate transferase **2.** urogenital tract **3.** urogenital tuberculosis
UH *Abk.*: upper half
UHBI *Abk.*: upper hemibody irradiation
UHF *Abk.*: ultra-high frequency
UHL *Abk.*: universal hypertrichosis lanuginosa
UHMW *Abk.*: ultra-high molecular weight
UHT *Abk.*: ultra-high temperature
UHV *Abk.*: ultra-high vacuum
UIBC *Abk.*: unsaturated iron-binding capacity
UK *Abk.*: urokinase
Uk *Abk.*: urokinase
UL *Abk.*: upper lobe
U/l *Abk.*: units per liter
ul|cer [ˈʌlsər] *noun*: Geschwür *nt*, Ulkus *nt*, Ulcus *nt*
acute radiation ulcer: akutes Röntgenulkus *nt*
Aden ulcer: kutane Leishmaniose *f*, Hautleishmaniose *f*, Orientbeule *f*, Leishmaniasis cutis
anastomotic ulcer: Anastomosenulkus *nt*
anular ulcer: Ringulkus *m*
aphthous ulcer: aphthöses Ösophagusulkus *m*, idiopathisches Ösophagusulkus *m*
arterial leg ulcer: Ulcus cruris arteriosum
Barrett's ulcer: Barrett-Ulkus *nt*
burrowing phagedenic ulcer: Meleney-Geschwür *nt*, Pyoderma gangraenosum, Dermatitis ulcerosa, Pyodermia ulcerosa serpiginosa
Buruli ulcer: Buruli-Ulkus *nt*
callus ulcer: Ulcus callosum
catarrhal corneal ulcer: Ulcus corneae catarrhalia/marginalia
chancroid ulcer: Chankroid *nt*, weicher Schanker *m*, Ulcus molle
chancroidal ulcer: →*chancroid ulcer*
chicle ulcer: →*chiclero ulcer*
chiclero ulcer: südamerikanische Hautleishmaniase *f*, kutane Leishmaniase *f* Südamerikas, Chiclero-Ulkus *nt*
chrome ulcer: Chromatgeschwür *nt*, -ulkus *nt*
chronic ulcer: chronisches Geschwür *nt*
chronic leg ulcer: Ulcus cruris
chronic radiation ulcer: chronisches Röntgenulkus *nt*
Clarke's ulcer: **1.** knotiges/solides/noduläres/nodulo-ulzeröses Basaliom *nt*, Basalioma exulcerans, Ulcus ro-

U

dens **2.** (*gynäkol.*) Zervikalulkus *nt*
collar-button ulcers: Kragenknopfulzerationen *pl*, -relief *nt*
constitutional ulcer: symptomatisches Ulkus *nt*
corneal ulcer: Hornhautgeschwür *nt*, -ulkus *nt*, Ulcus corneae
corrosive ulcer: Noma *f*, Wangenbrand *m*, Wasserkrebs *m*, infektiöse Gangrän *f* des Mundes, Cancer aquaticus, Chancrum oris, Stomatitis gangraenosa
covered perforated ulcer: gedeckte Ulkusperforation *f*
creeping ulcer: **1.** Ulcus serpens **2.** Ulcus corneae serpens **3.** Ulcus molle serpiginosum
Curling's ulcer: Curling-Ulkus *nt*
Cushing's ulcer: Cushing-Ulkus *nt*
decubital ulcer: Wundliegen *nt*, Dekubitalulkus *nt*, -geschwür *nt*, Dekubitus *m*, Decubitus *m*
decubitus ulcer: →*decubital ulcer*
dendriform ulcer: Ulcus dendriticum
dendritic ulcer: Ulcus dendriticum
dentition ulcer: Dentitionsgeschwür *nt*
denture ulcer: Prothesengeschwür *nt*, Prothesendruckstelle *f*, Dekubitalulkus *nt*, Dekubitalgeschwür *nt*
Dieulafoy's ulcer: Dieulafoy-Ulkus *nt*, Exulceratio simplex, Ulcus Dieulafoy *m*
duodenal ulcer: Zwölffingerdarmgeschwür *nt*, Duodenalulkus *nt*, Ulcus duodeni
elusive ulcer: Fenwick-Ulkus *nt*, Hunner-Ulkus *nt*, Hunner-Fenwick-Ulkus *nt*, Fenwick-Hunner-Ulkus *nt*
eruption ulcer: Dentitionsgeschwür *nt*
esophageal ulcer: Speiseröhren-, Ösophagusulkus *nt*
Fenwick-Hunner ulcer: Fenwick-Ulkus *nt*, Hunner-Ulkus *nt*, Hunner-Fenwick-Ulkus *nt*, Fenwick-Hunner-Ulkus *nt*
free perforated ulcer: freie Ulkusperforation *f*
gastric ulcer: Magengeschwür *nt*, -ulkus *nt*, Ulcus ventriculi
gastric mucosal ulcer: Magenschleimhautgeschwür *nt*, Ulcus ventriculi simplex
gouty ulcer: Gichtgeschwür *nt*
gravitational ulcer: Stauungsulkus *nt*, Ulcus (cruris) venosum
groin ulcer: Granuloma inguinale/venereum, Granuloma pudendum chronicum, Donovaniosis *f*
gummatous ulcer: gummöses/hypodermitisches Ulkus *nt*
hard ulcer: Ulcus durum
healed ulcer: verheiltes Ulkus *nt*
herpetic ulcer: Herpesgeschwür *nt*, -ulkus *nt*
Hunner's ulcer: Fenwick-Ulkus *nt*, Hunner-Ulkus *nt*, Hunner-Fenwick-Ulkus *nt*, Fenwick-Hunner-Ulkus *nt*
hypertensive ischaemic ulcer: (*brit.*) →*hypertensive ischemic ulcer*
hypertensive ischemic ulcer: ischämisches Ulkus *nt*, Infarktulkus *nt*, Ulcus hypertonicum
idiopathic esophageal ulcer: idiopathisches Ösophagusulkus *m*
idiopathic oesophageal ulcer: (*brit.*) →*idiopathic esophageal ulcer*
inflamed ulcer: entzündetes Ulkus *nt*
jejunal ulcer: Jejunal-, Jejunumulkus *nt*, Ulcus jejuni
kissing ulcer: Abklatschgeschwür *nt*
leg ulcer: Beingeschwür *nt*, Unterschenkelgeschwür *nt*, Ulcus cruris
Lipschütz's ulcer: Ulcus vulvae acutum (Lipschütz)
Malabar ulcer: Tropen-, Wüstengeschwür *nt*, Ulcus tropicum
marginal ulcer: Stoma-, Randulkus *nt*
Marjolin's ulcer: Marjolin-Ulkus *nt*
Meleney's ulcer: Meleney-Geschwür *nt*, Dermatitis ulcerosa, Pyoderma gangraenosum, Pyodermia ulcerosa serpiginosa, phagedänische Ulzera *pl*, Pyodermia vegetans et ulcerans gangraenosa
Meleney's chronic undermining ulcer: →*Meleney's ulcer*
microangiopathic ulcer: mikroangiopathisches Ulcus cruris, arterioläres Ulcus cruris
mixed ulcer: Ulcus mixtum
Mooren's ulcer: Mooren-Ulkus *nt*
mucosal ulcer: Schleimhautgeschwür *nt*, -ulkus *nt*
neurogenic ulcer: **1.** →*neuropathic ulcer* **2.** →*neurotrophic ulcer*
neuropathic ulcer: neurogenes Ulkus *nt*
neurotrophic ulcer: neurotrophische Ulzeration *f*, trophoneurotisches Ulkus *nt*, Ulcus trophoneuroticum
oesophageal ulcer: (*brit.*) →*esophageal ulcer*
oropharyngeal ulcer: oropharyngeales Ulkus *nt*
penetrating ulcer: penetrierendes Ulkus *nt*, Ulcus penetrans
peptic ulcer: peptisches Ulkus *nt*, Ulcus pepticum
peptic jejunal ulcer: Ulcus jejuni pepticum
perambulating ulcer: Ulcus phagedaenicum
perforated ulcer: perforiertes Ulkus *nt*, Ulcus perforans
perforating ulcer of foot: Lochgeschwür *nt*, Malum perforans pedis
phagedenic ulcer: **1.** Ulcus phagedaenicum **2.** Tropen-, Wüstengeschwür *nt*, Ulcus tropicum
phlegmonous ulcer: phlegmonöses Geschwür *nt*
plantar ulcer: Lochgeschwür *nt*, Malum perforans pedis
pneumococcus ulcer: Ulcus corneae serpens
prepyloric ulcer: präpylorisches Ulkus *nt*
pudendal ulcer: Lymphogranuloma inguinale/venereum *nt*, Lymphopathia venerea, klimatischer Bubo *m*, Morbus Durand-Nicolas-Favre *m*, vierte Geschlechtskrankheit *f*, Poradenitis inguinalis
pyloric ulcer: Ulcus pyloricum, Ulcus ad pylorum
radiation ulcer: Strahlenulkus *nt*
recurrent ulcer: Rezidivulkus *nt*
reflux ulcer: Refluxulkus *nt*
rodent ulcer: knotiges Basaliom *nt*, solides Basaliom *nt*, noduläres Basaliom *nt*, nodulo-ulzeröses Basaliom *nt*, Basalioma exulcerans, Ulcus rodens
Saemisch's ulcer: Ulcus corneae serpens
senile gastric ulcer: Altersulkus des Magens *m*
serpiginous ulcer: **1.** Ulcus serpens **2.** Hypopyonkeratitis *f*, Ulcus corneae serpens **3.** Ulcus molle serpiginosum
serpiginous corneal ulcer: Hypopyonkeratitis *f*, Ulcus corneae
simple ulcer: einfaches Geschwür *nt*, Ulcus simplex
sloughing ulcer: Ulcus phagedaenicum
soft ulcer: weicher Schanker *m*, Chankroid *nt*, Ulcus molle
stasis ulcer: Stauungsulkus *nt*, Ulcus cruris venosum, Ulcus venosum; Ulcus cruris varicosum, Ulcus varicosum
stercoraceus ulcer: →*stercoral ulcer*
stercoral ulcer: Sterkoralgeschwür *nt*, -ulkus *nt*
steroid ulcer: Steroidulkus *nt*
stoma ulcer: Stoma-, Randulkus *nt*
ulcer of the stomach: Magengeschwür *nt*, -ulkus *nt*, Ulcus ventriculi
stomal ulcer: Stoma-, Randulkus *nt*

stress ulcer: Stressulkus *nt*
sublingual ulcer: Ulcus frenuli linguae
submucous ulcer: Fenwick-Ulkus *nt*, Hunner-Ulkus *nt*, Hunner-Fenwick-Ulkus *nt*, Fenwick-Hunner-Ulkus *nt*
symptomatic ulcer: symptomatisches Ulkus *nt*
syphilitic ulcer: harter Schanker *m*, Hunter-Schanker *m*, syphilitischer Primäraffekt *m*, Ulcus durum
tanner's ulcer: Chromatgeschwür *nt*, -ulkus *nt*
trophic ulcer: trophisches Ulkus *nt*, Ulcus trophicum
trophoneurotic ulcer: neurotrophische Ulzeration *f*, trophoneurotisches Ulkus *nt*, Ulcus trophoneuroticum
tropical ulcer: **1.** Tropen-, Wüstengeschwür *nt*, Ulcus tropicum **2.** Ulzeration *f* bei kutaner Leishmaniose
tropical phagedenic ulcer: tropischer Phagedänismus *m*
tuberculous ulcer: tuberkulöses Geschwür *nt*
undermining burrowing ulcer: Meleney-Geschwür *nt*, Pyoderma gangraenosum, Dermatitis ulcerosa, Pyodermia ulcerosa serpiginosa
varicose ulcer: Ulcus cruris varicosum, Ulcus varicosum
venereal ulcer: Ulcus molle
ventricular ulcer: Magengeschwür *nt*, -ulkus *nt*, Ulcus ventriculi
warty ulcer: Marjolin-Ulkus *nt*

ul|cer|ate ['ʌlsəreɪt]: **I** *vt* eitern *oder* schwären lassen **II** *vi* geschwürig werden, schwären, eitern, eitrig werden; ulzerieren; exulzerieren
ul|cer|at|ed ['ʌlsəreɪtɪd] *adj*: eitrig, eiternd, vereitert; ulzeriert; exulzeriert
ul|cer|a|tion [ʌlsə'reɪʃn] *noun*: **1.** Eiterung *f*, Geschwür *nt*, Geschwürsbildung *f*, Ulzeration *f*; Exulzeration *f* **2.** →*ulcer*
ul|cer|a|tive ['ʌlsəreɪtɪv] *adj*: **1.** geschwürig, ulzerativ, ulzerös, eitrig, eiternd, Eiter-, Geschwür(s)- **2.** Geschwüre hervorrufend *oder* verursachend, ulzerogen
ul|cer|o|car|ci|no|ma [ˌʌlsərəʊˌkɑːrsɪ'nəʊmə] *noun*: Ulkuskarzinom *nt*, Carcinoma ex ulcere
ul|cer|o|gan|gre|nous [ˌʌlsərəʊ'gæŋgrənəs] *adj*: ulzerös-gangrenös
ul|cer|o|ge|ne|sis [ˌʌlsərəʊ'dʒenəsɪs] *noun*: Ulkusentstehung *f*, Ulzerogenese *f*
ul|cer|o|gen|ic [ˌʌlsərəʊ'dʒenɪk] *adj*: Geschwüre hervorrufend *oder* verursachend, ulzerogen
ul|cer|o|glan|du|lar [ˌʌlsərəʊ'glændʒələr] *adj*: ulzeroglandulär
ul|cer|o|mem|bra|nous [ˌʌlsərəʊ'membrənəs] *adj*: ulzerös-membranös, ulzeromembranös
ul|cer|o|phleg|mon|ous [ˌʌlsərəʊ'flegmənəs] *adj*: ulzerophlegmonös
ul|cer|ous ['ʌlsərəs] *adj*: Geschwüre hervorrufend, ulzerogen; ulzerativ, ulzerös, ulzerativ
ul|cus ['ʌlkəs] *noun, plura* **ul|cera** ['ʌlsərə]: →*ulcer*
ulcus terebrans: Ulcus terebrans
ULDH *Abk.*: **1.** urinary lactate dehydrogenase **2.** urinary lactic acid dehydrogenase
ule- *präf.*: Narben-, Ul(o)-; Zahnfleisch-, Ul(o)-, Gingiva-
u|lec|to|my [juː'lektəmiː] *noun*: **1.** Narbenausschneidung *f*, Narbenexzision *f* **2.** Zahnfleischabtragung *f*, Gingivektomie *f*, Gingivoektomie *f*
u|le|gy|ria [juːlɪ'dʒaɪrɪə] *noun*: Ulegyrie *f*
u|lem|or|rha|gia [ˌuːlemə'reɪdʒ(ɪ)ə] *noun*: Zahnfleischblutung *f*
u|ler|y|the|ma [juːˌlerɪ'θiːmə] *noun*: Ulerythema *nt*
ulerythema ophryogenes: Ulerythema ophryogenes, Keratosis pilaris (rubra) faciei
u|lex|ine [juː'leksiːn] *noun*: Zytisin *nt*, Cytisin *nt*
ULF *Abk.*: ultra-low frequency

u|lig|i|nous [juː'lɪdʒənəs] *adj*: sumpfig, morastig, Sumpf-
u|li|tis [jə'laɪtɪs] *noun*: Zahnfleischentzündung *f*, Gingivitis *f*
ULLE *Abk.*: upper lid left eye
ul|na ['ʌlnə] *noun, plural* **-nas, -nae** [-niː]: Ulna *f*, Elle *f*
fractured ulna: Ellenbruch *m*, Ulnafraktur *f*
snapping ulna: federnde Elle *f*
ul|nar ['ʌlnər] *adj*: Elle/Ulna betreffend, auf der Ulnarseite liegend, ulnar
ul|no|car|pal [ˌʌlnə'kɑːrpəl] *adj*: Elle/Ulna und Handwurzel/Karpus betreffend, ulnokarpal, karpoulnar
ul|no|ra|di|al [ˌʌlnə'reɪdɪəl] *adj*: Speiche/Radius und Elle/Ulna betreffend, radioulnar, ulnoradial
ulo- *präf.*: **1.** Narben-, Ul(o)- **2.** Zahnfleisch-, Ul(o)-, Gingiva-
u|lo|c|a|ce [juː'lɑkəsiː] *noun*: Zahnfleischulzeration *f*, Zahnfleischulkus *nt*
u|lo|car|ci|no|ma [ˌjuːləʊˌkɑːrsɪ'nəʊmə] *noun*: Zahnfleischkarzinom *nt*
u|lo|glos|si|tis [ˌjuːləʊglɑ'saɪtɪs] *noun*: Entzündung *f* von Zahnfleisch und Zunge
u|loid ['juːlɔɪd] *adj*: narbenartig, narbig
u|lor|rha|gia [ˌjuːlə'reɪdʒ(ɪ)ə] *noun*: (massive) Zahnfleischblutung *f*
u|lor|rhe|a [ˌjuːlə'rɪə] *noun*: Zahnfleisch(sicker)blutung *f*
u|lor|rhoe|a [ˌjuːlə'rɪə] *noun*: (*brit.*) →*ulorrhea*
u|lot|o|my [juː'lɑtəmiː] *noun*: **1.** Narbendurchtrennung *f*, Narbenrevision *f* **2.** Zahnfleischschnitt *m*
u|lot|ri|chous [juː'lɑtrɪkəs] *adj*: ulotrich
u|lo|trip|sis [juːləʊ'trɪpsɪs] *noun*: Zahnfleischmassage *f*
ULQ *Abk.*: upper left quadrant
ULRE *Abk.*: upper lid right eye
ULT *Abk.*: ultra-high temperature
ul|ti|mate ['ʌltəmɪt]: **I** *noun* das Letzte, das Äußerste; Gipfel *m* **II** *adj* äußerste(r, s), höchste(r, s), Höchst-, Grenz-
ul|ti|mo|bran|chi|al [ˌʌltɪməʊ'bræŋkɪəl] *adj*: Ultimobranchial-, ultimobranchial
ultra- *präf.*: jenseits (von), (dar-)über ... hinaus, äußerst, ultra-
ul|tra|brach|y|ce|phal|ic [ˌʌltrəˌbrækɪsə'fælɪk] *adj*: ultrabrachyzephal
ul|tra|cen|trif|u|ga|tion [ˌʌltrəsenˌtrɪfjə'geɪʃn] *noun*: Ultrazentrifugation *f*
ul|tra|cen|tri|fuge [ˌʌltrə'sentrɪfjuːdʒ] *noun*: Ultrazentrifuge *f*
ul|tra|di|an [ʌl'treɪdɪən] *adj*: ultradian
ul|tra|dol|i|cho|ce|phal|ic [ˌʌltrəˌdɑlɪkəʊsə'fælɪk] *adj*: ultradolichozephal
ul|tra|fil|ter [ʌltrə'fɪltər] *noun*: Ultrafilter *m*; semipermeable Membran *f*
ul|tra|fil|trate [ʌltrə'fɪltreɪt] *noun*: Ultrafiltrat *nt*
glomerular ultrafiltrate: Primärharn *m*
ul|tra|fil|tra|tion [ˌʌltrəfɪl'treɪʃn] *noun*: Ultrafiltration *f*
ul|tra|mi|cro|a|nal|y|sis [ˌʌltrəˌmaɪkrəʊə'nælɪsɪs] *noun*: Ultramikroanalyse *f*
ul|tra|mi|cro|chem|is|try [ˌʌltrəˌmaɪkrəʊ'keməstriː] *noun*: Ultramikrochemie *f*
ul|tra|mi|cro|scope [ˌʌltrə'maɪkrəskəʊp] *noun*: Ultramikroskop *nt*
ul|tra|mi|cro|scop|ic [ˌʌltrəˌmaɪkrə'skɑpɪk] *adj*: **1.** Ultramikroskop betreffend, ultramikroskopisch **2.** (*Größe*) ultramikroskopisch, submikroskopisch, ultravisibel
ul|tra|mi|cros|co|py [ˌʌltrəmaɪ'krɑskəpiː] *noun*: Ultramikroskopie *f*
ul|tra|mi|cro|tome [ʌltrə'maɪkrətəʊm] *noun*: Ultramikrotom *nt*

ul|tra|red [ˌʌltrə'red]: I *noun* Ultrarot *nt*, Infrarot *nt*, Ultrarot-, Infrarotlicht *nt*, IR-Licht *nt*, UR-Licht *nt* II *adj* infrarot, ultrarot
ul|tra|short ['ʌltrəʃɔrt] *adj*: Ultrakurz-
ultrashort acting: ultrakurzwirkend
ul|tra|son|ic [ˌʌltrə'sɑnɪk] *adj*: Ultraschall-, Ultrasono-
ul|tra|son|o|gram [ʌltrə'sɑnəgræm] *noun*: Sonogramm *nt*
ul|tra|son|o|graph|ic [ʌltrəˌsɑnə'græfɪk] *adj*: Sonografie betreffend, mittels Sonografie, sonographisch, sonografisch, Ultraschall-, Ultrasono-
ul|tra|so|nog|ra|phy [ˌʌltrəsə'nɑgrəfiː] *noun*: Ultraschalldiagnostik *f*, Sonographie *f*, Sonografie *f*
breast ultrasonography: Mammasonographie *f*, Mammasonografie *f*
color duplex ultrasonography: farbkodierte Duplexsonografie *f*, Farb-Duplex-Sonografie *f*
colour duplex ultrasonography: (*brit.*) →*color duplex ultrasonography*
Doppler ultrasonography: Doppler-Sonographie *f*, Doppler-Sonografie *f*
duplex ultrasonography: Duplexsonographie *f*, Duplexsonografie *f*
pelvic ultrasonography: Beckensonographie *f*, Beckensonografie *f*
placenta ultrasonography: Plazenta-Echographie *f*, Plazenta-Echografie *f*
transrectal prostate ultrasonography: transrektale Prostatasonografie *f*
ul|tra|so|nom|e|try [ˌʌltrəsə'nɑmətriː] *noun*: Ultrasonometrie *f*, Sonometrie *f*
ul|tra|sound ['ʌltrəsaʊnd] *noun*: Ultraschall *m*, Ultraschallstrahlen *pl*, Ultraschallwellen *pl*
ul|tra|struc|tur|al [ˌʌltrə'strʌktʃərəl] *adj*: ultra-, feinstrukturell
ul|tra|struc|ture ['ʌltrəstrʌktʃər] *noun*: Fein-, Ultrastruktur *f*
ul|tra|vi|o|let [ˌʌltrə'vaɪəlɪt]: I *noun* Ultraviolett *nt*, Ultraviolettlicht *nt*, Ultraviolettstrahlung *f*, UV-Licht *nt*, UV-Strahlung *f* II *adj* ultraviolett, Ultraviolett-, UV-
ultraviolet A: Ultraviolett A *nt*, langwelliges Ultraviolett *nt*
ultraviolet B: Ultraviolett B *nt*
ultraviolet C: Ultraviolett C *nt*, kurzwelliges Ultraviolett *nt*
far ultraviolet: kurzwelliges Ultraviolett *nt*, Ultraviolett C *nt*
near ultraviolet: langwelliges Ultraviolett *nt*, Ultraviolett A *nt*
ul|tra|vis|i|ble [ˌʌltrə'vɪzəbl] *adj*: nicht mit dem (Licht-) Mikroskop sichtbar, ultravisibel, submikroskopisch, ultramikroskopisch
um|bel ['ʌmbəl] *noun*: Dolde *f*
um|bel|late ['ʌmbəleɪt, -lɪt] *adj*: →*umbellated*
um|bel|lat|ed ['ʌmbəleɪtɪd] *adj*: doldenblütig, -tragend, Dolden-
um|bel|lif|er|ous [ʌmbə'lɪfərəs] *adj*: →*umbellated*
um|bel|li|form [ʌm'belɪfɔːrm] *adj*: doldenförmig
um|ber ['ʌmbər]: I *noun* **1.** Umber(erde *f*) *m*, Umbra *f* **2.** Umbra(braun *nt*) *f*, Umber *m* II *adj* dunkelbraun, umbrafarben, umbrabraun
um|bil|i|cal [ʌm'bɪlɪkl]: I *noun* Nabelstrang *m*, Nabelschnur *f*, Chorda/Funiculus umbilicalis II *adj* Nabel betreffend, zum Nabel gehörend, umbilikal, Nabel-, Umbilikal-
um|bil|i|cate [ʌm'bɪlɪkeɪt] *adj*: nabelförmig, -artig
um|bil|i|cat|ed [ʌm'bɪlɪkeɪtɪd] *adj*: →*umbilicate*
um|bil|i|ca|tion [ʌmˌbɪlɪ'keɪʃn] *noun*: nabelförmige Einziehung *f*
um|bil|i|cus [ʌm'bɪlɪkəs, ˌʌmbɪ'laɪkəs] *noun*, *plural* **-cuses, -ci** [-kaɪ, -saɪ]: Nabel *m*, Umbilikus *m*, Umbilicus *m*, Omphalos *m*, Umbo *m* **above the umbilicus** oberhalb des Nabels (liegend), supraumbilikal
amniotic umbilicus: Amnionnabel *m*
um|bo ['ʌmbəʊ] *noun*: Nabel *m*, Umbilikus *m*, Umbilicus *m*, Omphalos *m*, Umbo *m*
umbo of tympanic membrane: Trommelfellnabel *m*, Umbo membranae tympani
um|bo|nate ['ʌmbənɪt, -neɪt] *adj*: vorgewölbt, gebuckelt
um|bras|co|py [ʌm'bræskəpiː] *noun*: Retinoskopie *f*, Skiaskopie *f*
um|brel|la [ʌm'brelə] *noun*: Schirm *m*
cava umbrella: Cavaschirm *m*
UMN *Abk.*: upper motor neuron
UMP *Abk.*: uridine monophosphate
UMPK *Abk.*: uridine monophosphate kinase
UN *Abk.*: urea-nitrogen
UNA *Abk.*: urinary noradrenaline
un|a|ble [ʌn'eɪbl] *adj*: **1.** unfähig, nicht in der Lage (*to do* zu tun) **2.** ungeeignet, untauglich (*to* für) **3.** schwach, hilflos
un|ac|com|pa|nied [ʌnə'kʌmpəniːd] *adj*: nicht begleitet (*by* von); alleine
un|ac|cus|tomed [ʌnə'kʌstəmd] *adj*: ungewohnt, fremd
un|a|dapt|a|ble [ʌnə'dæptəbl] *adj*: nicht anpassungsfähig (*to* an); nicht anwendbar (*to* auf); ungeeignet (*to, for* zu, für)
un|a|dapt|ed [ʌnə'dæptɪd] *adj*: nicht angepasst/adaptiert (*to* an)
un|ad|just|ed [ʌnə'dʒʌstɪd] *adj*: nicht angepasst (*to* an)
un|a|dul|ter|at|ed [ʌnə'dʌltəreɪtɪd] *adj*: rein, pur, echt, unverfälscht, unverdünnt
un|af|fect|ed [ʌnə'fektɪd] *adj*: **1.** (*Organ*) nicht befallen, nicht affiziert, gesund (*by* von) **2.** unberührt, unbeeinflusst (*by* von)
un|aid|ed [ʌn'eɪdɪd] *adj*: alleine, ohne Hilfe (*by* von); (*Augen*) ohne Brille
un|al|low|a|ble [ʌnə'laʊəbl] *adj*: unzulässig, unerlaubt
u|na|nim|i|ty [ˌjuːnə'nɪmətiː] *noun*: Einmütigkeit *f*; Einstimmigkeit *f*
u|nan|i|mous [juː'nænɪməs] *adj*: einmütig; einstimmig
un|ap|pre|hen|sive [ʌnˌæprɪ'hensɪv] *adj*: schwerfällig, schwer von Begriff
un|ap|proach|a|ble [ʌnə'prəʊtʃəbl] *adj*: **1.** unnahbar **2.** (*chirurg.*) unzugänglich, nicht angehbar
un|ap|proved [ʌnə'pruːvd] *adj*: ungebilligt, nicht genehmigt
un|apt [ʌn'æpt] *adj*: ungeeignet, untauglich (*for* für, zu); unpassend, unangebracht; nicht geeignet
un|as|cer|tain|a|ble [ʌnˌæsər'teɪnəbl] *adj*: nicht feststellbar
un|as|sim|i|la|ble [ʌnə'sɪmələbl] *adj*: nicht assimilierbar, nicht assimilationsfähig
un|as|sim|i|lat|ed [ʌnə'sɪməleɪtɪd] *adj*: nicht assimiliert
un|as|sist|ed [ʌnə'sɪstɪd] *adj*: ohne Hilfe, ohne Assistenz *oder* Unterstützung (*by* von)
un|at|tached [ʌnə'tætʃt] *adj*: nicht festgewachsen, lose, frei
un|at|tend|ed [ʌnə'tendɪd] *adj*: unbeaufsichtigt, ohne Aufsicht; (*Kind*) vernachlässigt; (*Wunde*) unversorgt; (*Krankheit*) unbehandelt; (*techn.*) ohne Wartung
un|au|thor|ized [ʌn'ɔːθəraɪzd] *adj*: nicht autorisiert, nicht bevollmächtigt, unbefugt, unberechtigt, unerlaubt
un|a|vail|a|ble [ʌnə'veɪləbl] *adj*: **1.** nicht vorhanden, nicht

verfügbar **2.** unbrauchbar
un|az|o|tized [ʌn'æzətaɪzd] *adj*: keinen Stickstoff enthaltend, stickstoffrei
un|bal|ance [ʌn'bæləns]: I *noun* **1.** Gleichgewichtsstörung *f* **2.** (*fig.*) Unausgeglichenheit *f* II *vt* aus dem Gleichgewicht bringen
un|bal|anced [ʌn'bælənst] *adj*: **1.** nicht im Gleichgewicht (befindlich) **2.** (*fig.*) unausgeglichen
un|band|age [ʌn'bændɪdʒ] *vt*: einen Verband abnehmen/entfernen (von)
un|bear|a|ble [ʌn'beərəbl] *adj*: unerträglich
un|bi|ased [ʌn'baɪəst] *adj*: unvoreingenommen, unbefangen, vorurteilsfrei
un|blend|ed [ʌn'blendɪd] *adj*: ungemischt, rein, pur
un|block [ʌn'blɑk] *vt*: entblocken
un|block|ing [ʌn'blɑkɪŋ] *noun*: Entblockung *f*
un|born [ʌn'bɔːrn] *adj*: ungeboren
un|branched [ʌn'bræntʃd] *adj*: unverzweigt
un|bro|ken [ʌn'brəʊkn] *adj*: nicht zerbrochen, heil, unversehrt, intakt, ganz
un|bur|den [ʌn'bɜrdn] *vt*: entlasten, erleichtern
un|cal ['ʌŋkəl] *adj*: Uncus betreffend, Unkus-
unc|ar|thro|sis [ʌŋkɑːr'θrəʊsɪs] *noun*: Unkarthrose *f*
un|cer|tain [ʌn'sɜrtn] *adj*: **1.** unsicher, ungewiss, unbestimmt **2.** unbeständig, veränderlich, unstet, launenhaft; unzuverlässig **3.** unsicher, verwirrt
un|cer|tain|ty [ʌn'sɜrtntiː] *noun*: **1.** Unsicherheit *f*, Ungewissheit *f*, Unbestimmtheit *f* **2.** Unzuverlässigkeit *f*, Unbeständigkeit *f*, Veränderlichkeit *f*
un|cer|tif|i|cat|ed [ˌʌnsɜr'tɪfɪkeɪtɪd] *adj*: **1.** unbescheinigt, ohne Bescheinigung **2.** ohne amtliches Zeugnis, nicht diplomiert
un|cer|ti|fied [ʌn'sɜrtɪfaɪd] *adj*: nicht bescheinigt, unbeglaubigt
un|changed [ʌn'tʃeɪndʒt] *adj*: (*Zustand, Befinden*) unverändert, gleich
un|char|ac|ter|is|tic [ʌnˌkærɪktə'rɪstɪk] *adj*: indeterminiert
un|charged [ʌn'tʃɑːrdʒd] *adj*: nicht aufgeladen, ungeladen, ohne Ladung
un|ci|form ['ʌnsɪfɔːrm] *adj*: hakenförmig, gekrümmt; mit Haken versehen
un|ci|for|me [ʌnsɪ'fɔːrmiː] *noun*: Hakenbein *nt*, Hamatum *nt*, Os hamatum
un|ci|nal ['ʌnsənl] *adj*: **1.** hakenförmig, gekrümmt; mit Haken versehen **2.** Uncus betreffend
Un|ci|nar|ia [ˌʌnsə'neərɪə] *noun*: Uncinaria *f*
Uncinaria americana: Todeswurm *m*, Necator americanus
Uncinaria duodenalis: (europäischer) Hakenwurm *m*, Grubenwurm *m*, Ancylostoma duodenale
un|ci|na|ri|a|sis [ˌʌnsɪnə'raɪəsɪs] *noun*: Uncinariasis *f*
un|ci|nate ['ʌnsɪnɪt, -neɪt] *adj*: **1.** hakenförmig, gekrümmt; mit Haken versehen **2.** Uncus betreffend
un|ci|na|tum [ˌʌnsɪ'neɪtəm] *noun*: Hakenbein *nt*, Hamatum *nt*, Os hamatum
un|cir|cum|cised [ʌn'sɜrkəmsaɪzd] *adj*: unbeschnitten, nicht beschnitten
un|clas|si|fied [ʌn'klæsɪfaɪd] *adj*: nicht klassifiziert, nicht eingeordnet
un|clean [ʌn'kliːn] *adj*: unrein, unsauber; (*Zunge*) belegt
un|clean|li|ness [ʌn'klenlɪnəs] *noun*: Unreinlichkeit *f*, Unsauberkeit *f*
un|coat|ing ['ʌnkəʊtɪŋ] *noun*: (*Virus*) Uncoating *nt*
un|coil [ʌn'kɔɪl]: I *vt* abwickeln, abspulen, aufrollen, entspiralisieren II *vi* sich abwickeln, sich abspulen, sich aufrollen, sich entspiralisieren
un|col|ored [ʌn'kʌlərd] *adj*: ungefärbt; farblos
un|col|oured [ʌn'kʌlərd] *adj*: (*brit.*) →*uncolored*
un|com|mu|ni|ca|ble [ʌnkə'mjuːnɪkəbl] *adj*: (*Krankheit*) nicht ansteckend, nicht übertragbar
un|com|mu|ni|ca|tive [ˌʌnkə'mjuːnɪˌkeɪtɪv] *adj*: verschlossen, wenig mitteilsam
un|com|pen|sat|ed [ʌn'kɑmpənseɪtɪd] *adj*: nicht kompensiert
un|com|pet|i|tive [ˌʌnkəm'petətɪv] *adj*: unkompetitiv
un|com|ple|ment|ed [ʌn'kɑmpləmentɪd] *adj*: nicht an Komplement gebunden, inaktiv
un|com|pli|cat|ed [ʌn'kɑmplɪkeɪtɪd] *adj*: einfach, unkompliziert; (*Fraktur*) glatt
un|con|di|tioned [ˌʌnkən'dɪʃənd] *adj*: angeboren, unbedingt
un|con|ju|gat|ed [ʌn'kɑndʒəgeɪtɪd] *adj*: unkonjugiert
un|con|scious [ʌn'kɑnʃəs]: I *noun* **the unconscious** das Unbewusste II *adj* **1.** unbewusst, unwillkürlich **2.** bewusstlos, besinnungslos, ohnmächtig
un|con|scious|ness [ʌn'kɑnʃəsnəs] *noun*: **1.** Unbewusstheit *f* **2.** Bewusstlosigkeit *f*, Besinnungslosigkeit *f*, Ohnmacht *f*
un|con|strained [ˌʌnkən'streɪnd] *adj*: ungezwungen, zwanglos
un|con|straint [ˌʌnkən'streɪnt] *noun*: Ungezwungenheit *f*, Zwanglosigkeit *f*
un|con|tam|i|nat|ed [ʌnkən'tæmɪneɪtɪd] *adj*: nicht verunreinigt *oder* verseucht *oder* infiziert *oder* vergiftet
un|con|trol|la|ble [ˌʌnkən'trəʊləbl] *adj*: **1.** unkontrollierbar; (*Seuche*) nicht einzudämmen **2.** unbeherrscht, unkontrolliert
un|co|op|er|a|tive [ˌʌnkəʊ'ɑp(ə)rətɪv] *adj*: (*Patient*) nicht kooperativ
un|co|or|di|nat|ed [ˌʌnkəʊ'ɔːrdneɪtɪd] *adj*: unkoordiniert
un|cor|rect|ed [ˌʌnkə'rektɪd] *adj*: unkorrigiert, unberichtigt
un|cot|o|my [ʌŋ'kɑtəmiː] *noun*: Unkotomie *f*
un|cou|pler [ʌn'kʌplər] *noun*: Entkoppler *m*, entkoppelnde Substanz *f*
un|coup|ling [ʌn'kʌplɪŋ] *noun*: Entkopplung *f*
excitation-contraction uncoupling: elektromechanische Entkopplung *f*
un|cov|er [ʌn'kʌvər] *vt*: aufdecken, bloßlegen, entblößen, freilegen
un|co|ver|te|bral [ˌʌnkəʊ'vɜrtəbrəl] *adj*: unkovertebral
un|crossed [ʌn'krɔst, -'krɑst] *adj*: nicht gekreuzt, ungekreuzt
UncS *Abk.*: unconditioned stimulus
unc|tion ['ʌŋkʃn] *noun*: **1.** Einreibung *f*, (Ein-)Salbung *f*, Unktion *f* **2.** (*pharmakol.*) Salbe *f* **3.** Trost *m*, Balsam *m* (*to* für)
extreme unction: letzte Ölung *f*, Heilige Ölung *f*
unc|tious ['ʌŋkʃəs] *adj*: ölig, fettig
unc|tu|ous ['ʌŋktʃəwəs] *adj*: →*unctious*
un|cus ['ʌŋkəs] *noun*, *plural* **-ci** ['ʌnsaɪ]: **1.** Haken *m*, Häkchen *nt*, hakenförmiger Vorsprung *m*, Uncus *m* **2.** (*ZNS*) Uncus *m*
uncus corporis: Uncus corporis
un|dam|aged [ʌn'dæmɪdʒd] *adj*: heil, unversehrt, unbeschädigt
un|damped [ʌn'dæmpt] *adj*: (*Schwingung*) ungedämpft
un|dat|ed [ʌn'deɪtɪd] *adj*: **1.** undatiert, ohne Datum **2.** unbefristet
un|de|cane ['ʌndəkeɪn, ʌn'de-] *noun*: Undekan *nt*, Undecan *nt*
un|dec|a|pre|nol [ʌnˌdekə'priːnɔl, -nɑl] *noun*: Undecaprenol *nt*, Bactoprenol *nt*

un|der [ˈʌndər]: I *adj* untere(r, s), niedere(r, s), Hilfs-, Unter-; untergeordnet II *prep* **1.** unter **2.** unterhalb von, unter **3.** unter, weniger als **under 10 (years of age)** unter 10 (Jahre) **in under an hour** in weniger als einer Stunde **4. under treatment** in Behandlung **be under study** untersucht/erforscht werden
un|der|a|chieve [ˌʌndərəˈtʒiːv] *vi*: weniger leisten als erwartet, sein Potenzial nicht ausnutzen
un|der|arm [ˈʌndərɑːrm]: I *noun* Achselhöhle *f* II *adj* Unterarm-
un|der|class [ˈʌndərklæs] *noun*: Unterklasse *f*, unterprivilegierte Klasse *f*
un|der|clothes [ˈʌndərkləʊz, -kləʊðz] *plural*: Unterwäsche *f*, -kleidung *f*
un|der|cloth|ing [ˈʌndərkləʊðɪŋ] *noun*: →*underclothes*
un|der|de|vel|op [ˌʌndərdɪˈveləp] *vt*: (*a. radiolog.*) unterentwickeln
un|der|de|vel|oped [ˌʌndərdɪˈveləpt] *adj*: **1.** (*radiolog.*) unterentwickelt **2.** zurückgeblieben, unterentwickelt, mangelhaft entwickelt
un|der|de|vel|op|ment [ˌʌndərdɪˈveləpmənt] *noun*: Unterentwicklung *f*, Unreife *f*
un|der|di|ag|nose [ˌʌndərˈdaɪəgnəʊz] *vt*: **1.** (*Krankheit*) übersehen; (*Diagnose*) übersehen **2.** eine Krankheit zu selten diagnostizieren
un|der|dose [ˈʌndərdəʊs]: I *noun* zu geringe Dosis *f*, Unterdosierung *f* II *vt* zu gering dosieren, unterdosieren; jdm. eine zu geringe Dosis verabreichen
un|der|es|ti|mate [ˌʌndərˈestɪmeɪt]: I *noun* Unterschätzung *f*, Unterbewertung *f* II *vt* unterschätzen, unterbewerten
un|der|es|ti|ma|tion [ˌʌndərestɪˈmeɪʃn] *noun*: →*underestimate I*
un|der|ex|pose [ˌʌndərɪkˈspəʊz] *vt*: unterbelichten
un|der|ex|po|sure [ˌʌndərɪkˈspəʊʒər] *noun*: Unterbelichtung *f*
un|der|fed [ˌʌndərˈfed] *adj*: unterernährt
un|der|feed [ˌʌndərˈfiːd] *vt*: unterernähren, nicht ausreichend ernähren
un|der|feed|ing [ˌʌndərˈfiːdɪŋ] *noun*: Unterernährung *f*, Mangelernährung *f*
un|der|go [ˌʌndərˈgəʊ] *vt*: **1.** durch-, erleben, durchmachen, erfahren **2. undergo an operation** sich einer Operation unterziehen **3.** (*Schmerz*) ertragen, erdulden **4.** (*einem Test*) unterzogen werden
un|der|horn [ˈʌndərhɔːrn] *noun*: Unterhorn *nt* des Seitenventrikels, Cornu temporale ventriculi lateralis
un|der|hung [ˌʌndərˈhʌŋ] *adj*: (*Unterkiefer*) vorstehend
un|der|lay [*n* ˈʌndər leɪ; *v* ˌ-ˈleɪ]: I *noun* Unterlage *f* II *vt* (dar-)unterlegen, stützen (*with* mit)
un|der|lip [ˈʌndərlɪp] *noun*: Unterlippe *f*
un|der|load|ing [ˌʌndərˈləʊdɪŋ] *noun*: unphysiologisch geringe Belastung *f*, Unterbelastung *f*
un|der|ly|ing [ˈʌndərlaɪɪŋ] *adj*: **1.** (*fig.*) zugrundeliegend, grundlegend, eigentlich **2.** darunterliegend
un|der|nour|ished [ʌndərˈnɜrɪʃt] *adj*: unterernährt, mangelernährt, fehlernährt
un|der|nour|ish|ment [ʌndərˈnɜrɪʃmənt] *noun*: Unterernährung *f*, Mangelernährung *f*, Fehlernährung *f*
un|der|nu|tri|tion [ˌʌndərn(j)uːˈtrɪʃn] *noun*: Unterernährung *f*, Mangelernährung *f*, Fehlernährung *f*
un|der|per|fused [ˌʌndərpərˈfjuːzd] *adj*: minderdurchblutet, hypoperfundiert
un|der|pop|u|lat|ed [ˌʌndərˈpɑpjəleɪtɪd] *adj*: unterbevölkert
un|der|pop|u|la|tion [ˌʌndərpɑpjəˈleɪʃn] *noun*: Unterbevölkerung *f*
un|der|pro|duc|tion [ˌʌndərprəˈdʌkʃn] *noun*: Unterproduktion *f*
un|der|pro|duc|tiv|i|ty [ˌʌndərˌprəʊdʌkˈtɪvətiː] *noun*: →*underproduction*
un|der|rate [ˌʌndərˈreɪt] *vt*: unterschätzen, unterbewerten
un|der|re|fer|ral [ˌʌndərrɪˈfɜrəl] *noun*: zu seltene Patientenüberweisung
un|der|sam|ple [ˌʌndərˈsæmpl, -ˈsɑːm-] *noun*: Unterstichprobe *f*
un|der|sam|pling [ˌʌndərˈsæmplɪŋ] *noun*: Unterstichprobenentnahme *f*
un|der|side [ˈʌndərsaɪd]: I *noun* Unterseite *f* II *adj* auf der Unterseite
un|der|size [ˈʌndərsaɪz] *adj*: unterentwickelt, unter Normalgröße, zu klein
un|der|sized [ˈʌndərsaɪzd] *adj*: →*undersize*
un|der|stand [ˌʌndərˈstænd]: I *vt* **1.** verstehen, begreifen, auffassen **2.** wissen, sich verstehen auf **3.** erfahren, hören; entnehmen *oder* schließen (*from* aus) II *vi* verstehen, begreifen; Verstand haben; Bescheid wissen (*about* über)
un|der|stand|ing [ˌʌndərˈstændɪŋ]: I *noun* **1.** Verstehen *nt*, Begreifen *nt* **2.** Verstand *m*, Intelligenz *f* **3.** Verständnis *nt* (*of* für) II *adj* **4.** verständnisvoll **5.** verständig, gescheit
central understanding of speech: zentrales Sprachverstehen/Sprachverständnis *nt*
un|der|sur|face [ˈʌndərsɜrfɪs] *noun*: Unterseite *f*, -fläche *f*
un|der|take [ˌʌndərˈteɪk] *vt*: etw. übernehmen, auf sich nehmen, etw. unternehmen; (*Untersuchung, Studie*) durch-, ausführen
un|der|tak|er [ˈʌndərteɪkər] *noun*: **1.** Leichenbestatter *m* **2.** Bestattungs-, Beerdigungsinstitut *nt*
un|der|time [ˌʌndərˈtaɪm] *vt*: unterbelichten
un|der|val|ue [ˌʌndərˈvæljuː] *vt*: unterschätzen, unterbewerten, zu gering ansetzen
un|der|ven|ti|la|tion [ˌʌndərventəˈleɪʃn] *noun*: Hypoventilation *f*
un|der|weight [ˈʌndərweɪt]: I *noun* Untergewicht *nt* II *adj* untergewichtig
un|de|sir|a|ble [ˌʌndɪˈzaɪərəbl] *adj*: unerwünscht, nicht wünschenswert
un|de|tect|ed [ˌʌndɪˈtektɪd] *adj*: unentdeckt
un|de|ter|mined [ˌʌndɪˈtɜrmɪnd] *adj*: **1.** unbestimmt, ungewiss, vage **2.** unentschlossen, unschlüßig; unentschieden
un|de|vel|oped [ˌʌndɪˈveləpd] *adj*: unentwickelt, schlecht entwickelt, nicht ausgebildet
un|di|ag|nosed [ʌnˈdaɪəgnəʊzd] *adj*: unerkannt, nicht diagnostiziert
un|dif|fer|en|ti|at|ed [ʌnˌdɪfəˈrenʃɪeɪtɪd] *adj*: gleichartig, homogen, undifferenziert
un|dif|fer|en|ti|a|tion [ʌnˌdɪfəˌrenʃɪˈeɪʃn] *noun*: Entdifferenzierung *f*
un|di|gest|ed [ˌʌndaɪˈdʒestɪd, -dɪ-] *adj*: unverdaut
un|di|gest|i|ble [ˌʌndaɪˈdʒestɪbl, -dɪ-] *adj*: unverdaulich
un|di|lut|ed [ˌʌndaɪˈluːtɪd] *adj*: unverdünnt; rein, pur
un|dine [ʌnˈdiːn, ˈʌndaɪn] *noun*: Spülgefäß *nt*, -gläschen *nt*, Undine *f*
un|dis|solved [ˌʌndɪˈzɑlvd] *adj*: nicht (auf-)gelöst, ungelöst
un|drink|a|ble [ʌnˈdrɪŋkəbl] *adj*: nicht trinkbar
un|due [ʌnˈd(j)uː] *adj*: übertrieben, übermäßig
un|du|lant [ˈʌndʒələnt, ˈʌnd(j)ə-] *adj*: wellig, wellenförmig (verlaufend), gewellt, undulierend
un|du|late [*adj* ˈʌndʒəlɪt, ˈʌnd(j)ə-, -leɪt; *v* -leɪt]: I *adj*

U

wellig, wellenförmig, gewellt, Wellen- **II** *vt* in wellenförmige Bewegung versetzen **III** *vi* sich wellenförmig bewegen, wellenförmig verlaufen, Wellen erzeugen *oder* werfen
un|du|lat|ed ['ʌndʒəleɪtɪd, 'ʌnd(j)ə-] *adj*: wellig, wellenförmig, gewellt, Wellen-
un|du|lat|ing ['ʌndʒəleɪtɪŋ] *adj*: **1.** wellig, wellenförmig, gewellt, Wellen- **2.** wellenförmig (verlaufend), undulierend; wallend, wogend
un|du|la|tion [ˌʌndʒə'leɪʃn] *noun*: Wellenbewegung *f*, -linie *f*, Schwingung(sbewegung) *f*, Undulation *f*
saltatory undulation: saltatorische Undulation *f*, Oszillationstyp III *m*, saltatorischer Typ *m*
un|du|la|to|ry ['ʌndʒələtɔːriː, -təʊ-] *adj*: →*undulating*
un|dyed [ʌn'daɪd] *adj*: ungefärbt
un|eas|i|ness [ʌn'iːzɪnəs] *noun*: **1.** Unbehagen *nt* **2.** innere Unruhe *f*
un|eas|y [ʌn'iːziː] *adj*: unbehaglich, unruhig, besorgt; ruhelos
UNEC *Abk.*: urinary non-esterified cholesterol
un|em|ploy|a|ble [ˌʌnem'plɔɪəbl]: **I** *noun* Arbeitsunfähige *m/f* **II** *adj* **1.** arbeitsunfähig, nicht beschäftigungsfähig **2.** unbrauchbar, nicht verwendbar
un|en|dur|a|ble [ˌʌnen'd(j)ʊərəbl] *adj*: unerträglich
un|e|qual [ʌn'iːkwəl] *adj*: **1.** ungleich, unterschiedlich (groß); ungleichförmig **2.** (*mathemat.*) ungerade **3.** (*biolog., histolog.*) inäqual
un|e|quiv|o|cal [ˌʌnɪ'kwɪvəkl] *adj*: eindeutig, unmissverständlich
un|es|ter|i|fied [ʌne'sterəfaɪd] *adj*: unverestert
un|even [ʌn'iːvən] *adj*: **1.** nicht glatt, uneben, höckerig **2.** (*mathemat.*) ungerade
un|e|vent|ful [ˌʌnɪ'ventfəl] *adj*: ruhig, ereignislos, ohne Zwischenfall
un|ex|pect|ed [ˌʌnɪk'spektɪd] *adj*: unerwartet, unvorhergesehen
un|ex|pired [ˌʌnɪk'spaɪərd] *adj*: noch nicht abgelaufen
un|ex|plained [ˌʌnɪk'spleɪnd] *adj*: unerklärt
un|fed [ʌn'fed] *adj*: ohne Nahrung
un|fer|tile [ʌn'fɜrtl, -taɪl] *adj*: unfruchtbar, infertil
unfit [ʌn'fɪt] *adj*: **1.** untauglich, unfähig (*for* zu) **unfit for life** lebensuntüchtig **2.** unpassend, nicht geeignet
un|fit|ness [ʌn'fɪtnəs] *noun*: Untauglichkeit *f*
un|fit|ted [ʌn'fɪtɪd] *adj*: untauglich; nicht geeignet
un|formed [ʌn'fɔːrmd] *adj*: **1.** formlos, ungeformt; amorph **2.** noch nicht fertig, unfertig
un|fruit|ful [ʌn'fruːtfəl] *adj*: **1.** (*fig.*) ergebnislos; enttäuschend **2.** unfruchtbar
un|gual ['ʌŋgwəl] *adj*: Nagel betreffend, Nagel-
un|guent ['ʌŋgwənt] *noun*: Salbe *f*, Unguentum *nt*
un|guen|tum [ʌŋ'gwentəm] *noun, plura* **-ta** [-tə]: →*unguent*
un|guic|u|lus [ˌʌŋ'gwɪkjələs] *noun*: kleiner Nagel *m*, Unguiculus *m*
un|guis ['ʌŋgwɪs] *noun, plural* **-gues** [-gwiːz]: Nagel *m*, Unguis *m*
Haller's unguis: Calcar avis
un|gu|late ['ʌŋgjəlɪt, -leɪt] *noun*: Huftier *nt*, Ungulat *m*
un|hair [ʌn'heər] *vt*: enthaaren
un|harmed [ʌn'hɑːrmd] *adj*: heil, unversehrt
un|health|i|ness [ʌn'helθɪnəs] *noun*: Ungesundheit *f*
un|healthy [ʌn'helθɪ] *adj*: **1.** ungesund, kränkelnd; krankhaft **2.** ungesund, gesundheitsschädlich
un|helped [ʌn'helpd] *adj*: ohne Hilfe (*by* von)
uni- *präf.*: Ein-, Uni-, Mon(o)-
u|ni|ar|tic|u|lar [ˌjuːnɪɑːr'tɪkjələr] *adj*: nur ein Gelenk betreffend, auf ein Gelenk beschränkt, monartikulär, monoartikulär
u|ni|au|ral [ˌjuːnɪ'ɔːrəl] *adj*: nur ein Ohr *oder* das Gehör auf einer Seite betreffend, monaural, monoaural
u|ni|ax|i|al [ˌjuːnɪ'æksɪəl] *adj*: einachsig
u|ni|cam|er|al [juːnɪ'kæm(ə)rəl] *adj*: (*Zyste*) einkammerig, unikameral, unilokulär, unilokular
u|ni|cam|er|ate [ˌjuːnɪ'kæmərɪt] *adj*: →*unicameral*
u|ni|cel|lu|lar [ˌjuːnɪ'seljələr] *adj*: aus einer Zelle bestehend, unizellulär, einzellig, monozellulär
u|ni|cen|tral [ˌjuːnɪ'sentrəl] *adj*: →*unicentric*
u|ni|cen|tric [ˌjuːnɪ'sentrɪk] *adj*: nur ein Zentrum betreffend *oder* besitzend, monozentral, monozentrisch, unizentral, unizentrisch
u|ni|col|ored [ˌjuːnɪ'kʌlərd] *adj*: einfarbig, uni
u|ni|col|oured [ˌjuːnɪ'kʌlərd] *adj*: (*brit.*) →*unicolored*
u|ni|con|dy|lar [ˌjuːnɪ'kɑndɪlər] *adj*: nur eine Kondyle betreffend, monokondylär
u|ni|cus|pid [ˌjuːnɪ'kʌspɪd] *adj*: einhöckerig
u|ni|cus|pi|date [ˌjuːnɪ'kʌspɪdeɪt] *adj*: einhöckerig
u|ni|di|men|sion|al [ˌjuːnɪdɪ'menʃənl, -daɪ-] *adj*: eindimensional
u|ni|di|rec|tion|al [ˌjuːnɪdɪ'rekʃənl, -daɪ-] *adj*: unidirektional
u|ni|flag|el|late [ˌjuːnɪ'flædʒəlɪt, -leɪt] *adj*: eingeißelig; monotrich
u|ni|fo|cal [ˌjuːnɪ'fəʊkl] *adj*: einen Fokus betreffend, von einem Herd ausgehend, unifokal
u|ni|form ['juːnɪfɔːrm] *adj*: **1.** gleichförmig, uniform; gleichbleibend, konstant. **2.** einheitlich, uniform, Einheits-. **3.** eintönig, einförmig
u|ni|form|i|ty [ˌjuːnɪ'fɔːrmətiː] *noun*: **1.** Gleichförmigkeit *f*, Uniformität *m*; Konstanz *f* **2.** Einheitlichkeit *f*, Uniformität *f* **3.** Eintönigkeit *f*, -förmigkeit *f*
u|ni|gem|i|nal [ˌjuːnɪ'dʒemɪnl] *adj*: nur einen Zwilling betreffend
u|ni|ger|mi|nal [ˌjuːnɪ'dʒɜrmɪnl] *adj*: **1.** einkeimig **2.** monozygot
u|ni|glan|du|lar [ˌjuːnɪ'glændʒələr] *adj*: nur eine Drüse/Glandula betreffend, monoglandulär
u|ni|grav|i|da [ˌjuːnɪ'grævɪdə] *noun*: Primigravida *f*
u|ni|lat|er|al [juːnɪ'lætərəl] *adj*: einseitig, halbseitig, unilateral
u|ni|lo|bar [ˌjuːnɪ'ləʊbər] *adj*: aus einem Lappen bestehend, unilobar
u|ni|loc|u|lar [ˌjuːnɪ'lɑkjələr] *adj*: (*Zyste*) einkammerig, unikameral, unilokulär, unilokular
un|im|ag|i|na|tive [ʌnɪ'mædʒnətɪv, -neɪ-] *adj*: phantasielos
u|ni|mod|al [ˌjuːnɪ'məʊdl] *adj*: unimodal; (*statist.*) eingipfelig
un|im|paired [ʌnɪm'peərd] *adj*: **1.** unvermindert, unbeeinträchtigt **2.** unbeschädigt, intakt, nicht befallen
un|in|flu|enced [ʌn'ɪnfluːənsd] *adj*: unbeeinflusst (*by* durch, von)
un|in|hib|it|ed [ʌnɪn'hɪbətɪd] *adj*: ungehemmt, nicht gehemmt
un|in|jured [ʌn'ɪndʒərd] *adj*: unverletzt, unverwundet
un|in|tel|li|gent [ˌʌnɪn'telɪdʒənt] *adj*: nicht intelligent, beschränkt; (*inf.*) dumm
un|in|tel|li|gi|bil|i|ty [ˌʌnɪnˌtelɪdʒə'bɪlətiː] *noun*: Unverständlichkeit *f*
un|in|tel|li|gi|ble [ˌʌnɪn'telɪdʒəbl] *adj*: unverständlich (*to* für)
un|in|tend|ed [ˌʌnɪn'tendɪd] *adj*: unbeabsichtigt, unabsichtlich
un|in|ten|tion|al [ˌʌnɪn'tenʃənl] *adj*: →*unintended*
un|in|ter|rupt|ed [ˌʌnɪntə'rʌptɪd] *adj*: kontinuierlich,

U

fortlaufend

u|ni|nu|cle|ar [ˌjuːnɪ'nuːklɪər, *brit.* -njuː-] *adj*: (*Blutzelle*) nur einen Kern/Nukleus besitzend, mononukleär

u|ni|nu|cle|at|ed [ˌjuːnɪ'nuːklɪeɪtɪd, *brit.* -njuː-] *adj*: →*uninuclear*

u|ni|oc|u|lar [ˌjuːnɪ'ɑkjələr] *adj*: nur ein Auge betreffend, nur für ein Auge, uniokulär, einäugig, monokular, monokulär

un|ion ['juːnjən] *noun*: Vereinigung *f*, Verbindung *f*, Verfestigung *f*; (Ver-)Heilung *f*
- **bony union**: knöcherne Vereinigung *f*, knöcherne Konsolidierung *f*
- **delayed union**: verzögerte Frakturheilung *f*

u|ni|o|val [ˌjuːnɪ'əʊvəl] *adj*: →*uniovular*

u|ni|ov|u|lar [ˌjuːnɪ'ɑvjələr] *adj*: (*Zwillinge*) aus einer Eizelle/einem Ovum entstanden, monovulär, eineiig

u|nip|a|ra [juː'nɪpərə] *noun, plural* **-ras, -rae** [-riː]: Erstgebärende *f*, Primipara *f*

u|ni|pa|ren|tal [ˌjuːnɪpə'rentl] *adj*: nur einen Elternteil betreffend

u|nip|a|rous [juː'nɪpərəs] *adj*: erstgebärend, primipar

u|ni|po|lar [ˌjuːnɪ'pəʊlər] *adj*: (*Nervenzelle*) mit nur einem Pol versehen, monopolar, einpolig, unipolar

u|ni|port ['juːnɪpɔːrt] *noun*: Uniport *m*, Uniportsystem *nt*

u|ni|po|ten|cy [ˌjuːnɪ'pəʊtənsiː] *noun*: Unipotenz *f*

u|nip|o|tent [juː'nɪpətənt] *adj*: →*unipotential*

u|ni|po|ten|tial [ˌjuːnɪpə'tenʃl] *adj*: unipotent

u|nique [juː'niːk] *adj*: **1.** außergewöhnlich **2.** einzig; einmalig

un|ir|ri|ta|ble [ʌn'ɪrɪtəbl] *adj*: nicht erregbar, nicht reizbar

u|ni|sex|u|al [ˌjuːnɪ'sekʃəwəl; -'seksjʊəl] *adj*: **1.** eingeschlechtig, unisexuell **2.** getrenntgeschlechtlich

u|nit ['juːnɪt] *noun*: **1.** Einheit *f*; (Grund-, Maß-)Einheit *f* **2.** (*techn.*) (Bau-)Einheit *f*; Anlage *f*, Gerät *nt*
- **absolute unit**: absolute Einheit *f*
- **alexin unit**: Komplementeinheit *f*
- **amboceptor unit**: Hämolysineinheit *f*
- **androgen unit**: Androgeneinheit *f*
- **Angström unit**: Angström-Einheit *f*, Angström *nt*
- **antigen unit**: Antigeneinheit *f*
- **antihyaluronidase unit**: Antihyaluronidase-Einheit *f*
- **antitoxin unit**: Antitoxineinheit *f*
- **atomic mass unit**: Atommasseneinheit *f*, Dalton *nt*
- **atomic weight unit**: →*atomic mass unit*
- **base units**: Basiseinheiten *pl*
- **Bodansky unit**: Bodansky-Einheit *f*
- **bread exchange unit**: Broteinheit *f*
- **British thermal unit**: British thermal unit *nt*, britische Wärmeeinheit *f*
- **burn unit**: Verbrennungsstation *f*, -einheit *f*
- **burst forming unit**: burst forming unit *nt*
- **care unit**: spezialisierte Pflegeeinheit/-station *f*
- **C & L unit**: C & L-Geschiebe *nt*
- **Clauberg's unit**: Clauberg-Einheit *f*, Kaninchen-Einheit *f*
- **coding unit**: kodierende Einheit *f*, Codeeinheit *f*
- **Collip unit**: Collip-Einheit *f*
- **colony-formig unit**: kolonie-bildende Einheit *f*, colony-formig unit *nt*
- **combined unit**: Kombinationsgeschiebe *nt*, zusammengesetztes Geschiebe *nt*
- **complement unit**: Komplementeinheit *f*
- **Corner-Allen unit**: Corner-Allen-Einheit *f*
- **coronary care unit**: kardiologische Wach-/Intensivstation *f*
- **corpus luteum hormone unit**: Progesteron-Einheit *f*
- **Crismani combined unit**: Crismani-Kombinationsgeschiebe *nt*
- **critical care unit**: Intensiv-, Wachstation *f*
- **Dalbo extracoronal unit**: Dalbo-Scharnier-Resilienzgelenk *nt*, Scharnier-Resilienzgelenk *nt* nach Dalla Bona
- **Dalbo stud unit**: Dalbo-Geschiebe *nt*, Dalbo-Geschiebe-Gelenk *nt*
- **decontamination unit**: Dekontaminationsanlage *f*
- **dialysis unit**: Dialysestation *f*, -einheit *f*
- **digitalis unit**: Digitaliseinheit *f*
- **Dolder bar unit**: Dolder-Steggeschiebe *nt*, Steggeschiebe *nt* nach Dolder, Dolder-Geschiebe *nt*
- **energy unit**: Energieeinheit *f*
- **enzyme unit**: Enzymeinheit *f*
- **fetal-placental unit**: fetoplazentare Einheit *f*
- **unit of force**: Krafteinheit *f*
- **haemolysin unit**: (*brit.*) →*hemolysin unit*
- **haemolytic unit**: (*brit.*) →*hemolytic unit*
- **unit of heat**: Wärmeeinheit *f*
- **hemolysin unit**: Hämolysineinheit *f*
- **hemolytic unit**: **1.** Hämolysineinheit *f* **2.** Komplementeinheit *f*
- **Hounsfield units**: Hounsfield-Einheiten *pl*
- **Hruska unit**: Hruska-Verankerung *f*
- **infectious unit**: infektiöses Agens *nt*, infektiöse Einheit *f*
- **insulin unit**: Insulineinheit *f*
- **insulin-glucose unit**: Insulin-Glucose-Dosiereinheit *f*
- **intensive care unit**: Intensiv-, Wachstation *f*
- **international unit**: internationale Einheit *f*, international unit
- **international unit of enzyme activity**: internationale Einheit der Enzymaktivität, Enzymeinheit *f*
- **Ipsoclip unit**: Ipsoclip *m*
- **isoprene unit**: Isopreneinheit *f*
- **length unit**: Längeneinheit *f*
- **Mache unit**: Mache-Einheit *f*
- **mass unit**: Masseneinheit *f*
- **unit of measure**: Maßeinheit *f*
- **Montevideo unit**: Montevideo-Einheit *f*
- **motor unit**: motorische Einheit *f*
- **mutational unit**: mutierbare Einheit *f*
- **neonatal intensive care unit**: Neugeborenenintensivstation *f*
- **Noon pollen unit**: Noon-Einheit *f*
- **Oxford unit**: Oxford-Einheit *f*
- **palliative care unit**: Palliativstation *f*
- **photosynthetic unit**: photosynthetische Einheit *f*
- **plaque-forming unit**: plaque-bildende Einheit *f*
- **unit of power**: Leistungseinheit *f*
- **Pressomatic unit**: Pressomatic-Attachment *nt*, Pressomatic-System *nt*
- **progesterone unit**: Progesteron-Einheit *f*
- **projection unit**: Geschiebe *nt*
- **radiation measuring units**: Strahlungsmessgeräte *pl*
- **replication unit**: Replikationseinheit *f*, Replikon *nt*, Replicon *nt*
- **Schubiger screw unit**: Schubiger-Geschiebe *nt*
- **secretory unit**: Drüsenendstück *nt*
- **SI units**: SI-Einheiten *pl*
- **Stern stress-breaker unit**: Stern-Geschiebe *nt*, Stern-Stressbreakerattachment *nt*
- **Svedberg unit**: Svedberg-Einheit *f*
- **taxonomic unit**: Taxon *nt*
- **thermal unit**: Wärmeeinheit *f*
- **unit of time**: Zeiteinheit *f*
- **tuberculin unit**: Tuberkulineinheit *f*

x-ray unit: Röntgenstrahler *m*
u|ni|ta|ry [ˈjuːnɪteriː] *adj*: **1.** Einheit betreffend, Einheits- **2.** einheitlich
u|nite [juːˈnaɪt]: I *vt* (*a. chem., techn.*) verbinden, vereinigen II *vi* **1.** (*a. chem., techn.*) verbinden (*to, with* mit); sich vereinigen **2.** (*Wundränder*) zusammenwachsen; (*Zellen*) verschmelzen
univ. *Abk.*: **1.** universal **2.** university
u|ni|vac|u|o|lar [ˌjuːnɪˌvækjuːˈəʊlər] *adj*: univakuolär
u|ni|va|lence [ˌjuːnɪˈveɪləns] *noun*: Einwertigkeit *f*, Univalenz *f*
u|ni|va|lent [ˌjuːnɪˈveɪlənt, juːˈnɪvə-] *adj*: mit nur einer Valenz, monovalent, einwertig, univalent
u|ni|ver|sal [ˌjuːnəˈvɜrsl]: I *noun* das Allgemeine II *adj* **1.** universal, global, allumfassend, gesamt, Universal-, Gesamt- **2.** universell, generell, allgemeingültig, General-
un|known [ʌnˈnəʊn] *adj*: unbekannt **unknown to the patient** ohne Wissen des Patienten
un|law|ful [ʌnˈlɔːfəl] *adj*: **1.** ungesetzlich, rechtswidrig, illegal **2.** unehelich
un|law|ful|ness [ʌnˈlɔːfəlnəs] *noun*: Ungesetzlichkeit *f*, Rechtswidrigkeit *f*, Illegalität *f*
un|leav|ened [ʌnˈlevənd] *adj*: (*Brot*) ungesäuert
unlike [unˈlaɪk] *adj*: ungleich, gegensätzlich, (voneinander) verschieden; unähnlich, nicht ähnlich
un|like|ly [ʌnˈlaɪkliː] *adj*: unwahrscheinlich; unmöglich
un|lim|it|ed [ʌnˈlɪmɪtɪd] *adj*: unbegrenzt, unbeschränkt
un|lined [ʌnˈlaɪnd] *adj*: ungefüttert; (*anatom.*) nicht mit einem Überzug versehen
un|man|age|a|ble [ʌnˈmænɪdʒəbl] *adj*: **1.** (*Patient*) schwierig, schwer zu führen **2.** unkontrollierbar **3.** unhandlich
un|med|ul|lat|ed [ʌnˈmedʒəleɪtɪd] *adj*: ohne eine Myelinscheide, markfrei, markscheidenfrei, myelinlos, myelinfrei
un|mixed [ʌnˈmɪkst] *adj*: unvermischt, rein, pur
un|mod|i|fied [ʌnˈmɑdəfaɪd] *adj*: unverändert, nicht geändert
un|move|a|ble [ʌnˈmuːvəbl] *adj*: unbeweglich; (*Gelenk*) steif, versteift
un|my|e|li|nat|ed [ʌnˈmaɪəlɪˌneɪtɪd] *adj*: ohne eine Myelinscheide, markfrei, markscheidenfrei, myelinlos, myelinfrei
un|nat|u|ral [ʌnˈnætʃ(ə)rəl] *adj*: **1.** unnatürlich; krankhaft; anomal, abnorm **2.** widernatürlich; ungeheuerlich, abscheulich
un|ob|tain|a|ble [ˌʌnəbˈtaɪnəbl] *adj*: nicht erhältlich
un|of|fi|cial [ˌʌnəˈfɪʃəl] *adj*: nicht offiziell, inoffiziell
un|or|gan|ized [ʌnˈɔːrgənaɪzd] *adj*: **1.** ohne eigentliche Organe **2.** unorganisiert; strukturlos **3.** (*biolog.*) nicht von organischen Lebewesen abstammend, unorganisch, anorganisch
un|paired [ʌnˈpeərd] *adj*: unpaar, nicht paar; ungepaart, unpaarig, ungerade, in ungerader Zahl vorhanden
un|pal|at|a|ble [ʌnˈpælətəbl] *adj*: ungenießbar
un|par|ent|ed [ʌnˈpeərəntɪd] *adj*: elternlos; verwaist
un|pas|teur|ized [ʌnˈpæstʃəraɪzd] *adj*: nicht pasteurisiert
un|phys|i|o|log|ic [ʌnˌfɪzɪəˈlɑdʒɪk] *adj*: nicht physiologisch; pathologisch, unphysiologisch
un|pleas|ant [ʌnˈplezənt] *adj*: **1.** unangenehm **2.** (*Atem*) schlecht; (*Geruch*) widerlich
un|pro|duc|tive [ˌʌnprəˈdʌktɪv] *adj*: unproduktiv
un|pro|duc|tiv|i|ty [ʌnˌprɑdʌkˈtɪvətiː] *noun*: Unproduktivität *f*
un|pro|fes|sion|al [ˌʌnprəˈfeʃənl] *adj*: **1.** unfachmännisch **2.** standeswidrig
un|pro|tect|ed [ˌʌnprəˈtektɪd] *adj*: ungeschützt
un|pro|voked [ˌʌnprəˈvəʊkt] *adj*: **1.** nicht provoziert **2.** nicht gereizt, durch keinen Reiz hervorgerufen **3.** grundlos
un|real [ʌnˈriːəl] *adj*: unwirklich, irreal
un|re|cep|tive [ˌʌnrɪˈseptɪv] *adj*: unempfänglich (*to* für); nicht aufnahmefähig
un|re|fined [ˌʌnrɪˈfaɪnd] *adj*: nicht raffiniert, roh, Roh-; ungereinigt
un|re|li|a|bil|i|ty [ˌʌnrɪˌlaɪəˈbɪlətiː] *noun*: Unzuverlässigkeit *f*
un|re|li|a|ble [ˌʌnrɪˈlaɪəbl] *adj*: unzuverlässig
un|re|lieved [ˌʌnrɪˈliːvd] *adj*: ungemildert, nicht gemildert; (*Schmerz*) nicht nachlassend, gleichbleibend, unvermindert; (*Erbrechen*) unstillbar
un|re|mark|a|ble [ˌʌnrɪˈmɑːrkəbl] *adj*: unauffällig
un|re|sect|a|ble [ˌʌnrɪˈsektəbl] *adj*: nicht-reserzierbar
un|re|solved [ˌʌnrɪˈzɑlvd] *adj*: (*Problem*) ungelöst; (*chem.*) unaufgelöst
un|re|spon|sive [ˌʌnrɪˈspɑnsɪv] *adj*: unempfänglich (*to* für); nicht ansprechend *oder* reagierend (*to* auf)
un|re|spon|sive|ness [ʌnrɪˈspɑnsɪvnəs] *noun*: Nichtreaktivität *f*
un|rest [ʌnˈrest] *noun*: (innere) Unruhe *f*, Nervosität *f*; Ruhelosigkeit *f*
peristaltic unrest: Hyperperistaltik *f*
un|rest|ful [ʌnˈrestfəl] *adj*: unruhig, ruhelos; nervös, zappelig
un|re|strained [ˌʌnrɪˈstraɪnd] *adj*: **1.** hemmungslos **2.** uneingeschränkt; ungehemmt
un|re|strict|ed [ˌʌnrɪˈstrɪktɪd] *adj*: uneingeschränkt, unbeschränkt
un|re|ward|ing [ˌʌnrɪˈwɔːrdɪŋ] *adj*: frucht-, ergebnislos, enttäuschend
un|ripe [ʌnˈraɪp] *adj*: unreif
un|ripe|ness [ʌnˈraɪpnəs] *noun*: Unreife *f*
UnS *Abk.*: unconditioned stimulus
un|safe [ʌnˈseɪf] *adj*: unsicher, gefährlich
un|safe|ness [ʌnˈseɪfnəs] *noun*: →*unsafety*
un|safe|ty [ʌnˈseɪftiː] *noun*: Unsicherheit *f*, Gefährlichkeit *f*
un|salt|ed [ʌnˈsɔːltɪd] *adj*: ungesalzen
un|sat|is|fac|to|ry [ʌnˌsætɪsˈfækt(ə)riː] *adj*: unbefriedigend, nicht zufriedenstellend; (*Mittel*) unwirksam; (*Leistung*) unzureichend
un|sat|u|rat|ed [ʌnˈsætʃəreɪtɪd] *adj*: ungesättigt
un|sleep|ing [ʌnˈsliːpɪŋ] *adj*: schlaflos
un|so|cia|bil|i|ty [ʌnˌsəʊʃəˈbɪlətiː] *noun*: Ungeselligkeit *f*, Menschenscheu *f*
un|so|cia|ble [ʌnˈsəʊʃəbl] *adj*: ungesellig, menschenscheu, einzelgängerisch
un|solv|a|ble [ʌnˈsɑlvəbl] *adj*: unauflöslich
un|solved [ʌnˈsɑlvd] *adj*: ungelöst
un|sound [ʌnˈsaʊnd] *adj*: **1.** ungesund; (*Essen*) schlecht, verdorben **2. unsound of mind** unzurechnungsfähig, geisteskrank
un|sound|ness [ʌnˈsaʊndnəs] *noun*: Ungesundsein *nt*, Ungesundheit *f*; Verdorbenheit *f*
un|spe|cif|ic [ˌʌnspɪˈsɪfɪk] *adj*: nicht charakteristisch, nicht kennzeichnend, nicht spezifisch, unspezifisch
un|sta|ble [ʌnˈsteɪbl] *adj*: **1.** (*chem.*) instabil **2.** schwankend, wechselnd; unbeständig **3.** nicht stabil, nicht fest
un|stained [ʌnˈsteɪnd] *adj*: ungefärbt
un|stead|i|ness [ʌnˈstedɪnəs] *noun*: Unsicherheit *f*, Wackeligkeit *f*, Schwanken *nt*, Unstetigkeit *f*; Unregelmäßigkeit *f*
un|stead|y [ʌnˈstediː] *adj*: schwankend, unsicher, unbe-

U

ständig; (*chem.*) zersetzlich, labil
un|strained [ʌn'streɪnd] *adj*: ungefiltert, unfiltiert
un|stri|at|ed [ʌn'straɪeɪtɪd] *adj*: nicht gestreift
un|suc|cess [ˌʌnsək'ses] *noun*: Misserfolg *m*, Fehlschlag *m*
un|suc|cess|ful [ˌʌnsək'sesfəl] *adj*: erfolg-, ergebnislos, ohne Erfolg; misslungen
un|suc|cess|ful|ness [ˌʌnsək'sesfəlnəs] *noun*: Erfolglosigkeit *f*
un|sweet|ened [ʌn'swiːtnd] *adj*: ohne Zucker, ungesüßt
un|sym|met|ri|cal [ˌʌnsɪ'metrɪkl] *adj*: unsymmetrisch, nicht symmetrisch
un|taint|ed [ʌn'teɪntɪd] *adj*: (*Nahrung*) unverdorben, frisch
un|test|ed [ʌn'testɪd] *adj*: unerprobt, ungetestet, ungeprüft
un|to|ward [ʌn'tɔːrd, -'təʊrd] *adj*: (*Ereignis*) unglücklich, bedauerlich; (*Vorzeichen*) schlecht; unerwünscht; unpassend
un|treat|a|ble [ʌn'triːtəbl] *adj*: nicht behandelbar, unheilbar
un|treat|ed [ʌn'triːtɪd] *adj*: unbehandelt
un|want|ed [ʌn'wɑntɪd] *adj*: unerwünscht; (*Kind*) ungewollt
un|well [ʌn'wel] *adj*: unwohl, unpässlich **be/feel unwell** **1.** sich unwohl/unpässlich fühlen **2.** menstruierend
un|wet|table [ʌn'wetəbl] *adj*: nicht-benetzbar
un|whole|some [ʌn'həʊlsəm] *adj*: ungesund
un|wind [ʌn'waɪnd]: **I** *vt* ab-, loswickeln, entwirren; (*Verband*) aufwickeln **II** *vi* **1.** sich ab- *oder* loswickeln **2.** (*inf.*) sich entspannen, abschalten
un|wound|ed [ʌn'wuːndɪd] *adj*: unverletzt, unverwundet
UO *Abk.*: urinary output
UP *Abk.*: **1.** polyurethane **2.** unsaturated polyester resins
u-PA *Abk.*: urokinase-like plasminogen activator
UPEC *Abk.*: uropathogenic Escherichia coli
UPG *Abk.*: uroporphyrinogen
UPJ *Abk.*: ureteropelvic junction
up|most ['ʌpməʊst] *adj*: →*uppermost*
UPP *Abk.*: uterine perfusion pressure
up|per ['ʌpər]: **I** *noun* (*zahnmed.*) Oberzahn *m*; **uppers** *pl* obere (Zahn-)Prothese *f* **II** *adj* obere(r, s), höhere(r, s), Ober-; höherliegend, höherstehend, höhergelegen
up|per|most ['ʌpərməʊst] *adj*: höchste(r, s), größte(r, s), oberste(r, s)
up|set [*n* 'ʌpset; *adj, v* ʌp'set]: **I** *noun* **1.** (Magen-)Verstimmung *f* **2.** (leichte) Störung *f*; Ärger *m*, Verstimmung *f*; Verwirrung *f*, Unordnung *f* **II** *adj* **3.** (*Magen*) verstimmt **4.** bestürzt, betrübt, verletzt, gekränkt (*about* über); aufgeregt (*about* wegen); mitgenommen; (*Kind*) durcheinander **get upset** sich aufregen **III** *vt* **5.** (*Magen*) verstimmen **6.** erschüttern, bestürzen, mitnehmen, aus der Fassung bringen; verletzen, weh tun; ärgern **7.** durcheinanderbringen, stören
stomach upset: Magenverstimmung *f*
up|stroke ['ʌpstrəʊk] *noun*: Aufstrich *m*
up|surge ['ʌpsɜrdʒ] *noun*: Zunahme *f*, Eskalation *f* (*in* in)
up|take ['ʌpteɪk] *noun*: Uptake *nt*, Aufnahme *f*
fluid uptake: Flüssigkeitsaufnahme *f*
maximal oxygen uptake: maximale Sauerstoffaufnahme *f*
oxygen uptake: Sauerstoffaufnahme *f*
up-to-date *adj*: aktuell, auf dem neuesten Stand
UPVB *Abk.*: unifocal premature ventricular beat
UQ *Abk.*: **1.** ubiquinone **2.** upper quadrant
UQH$_2$ *Abk.*: ubihydroquinone
UR *Abk.*: **1.** ultrared **2.** unconditioned reflex **3.** unconditioned response **4.** upper respiratory
Ur *Abk.*: urine
ur- *präf.*: Harn-, Urin-, Uri-, Uro-
Ura *Abk.*: uracil
u|ra|chal ['jʊərəkəl] *adj*: Urachus betreffend, Urachus-
u|ra|chus ['jʊərəkəs] *noun*: Harngang *m*, Urachus *m*
u|ra|cil ['jʊərəsɪl] *noun*: Uracil *nt*
u|rae|mi|a [jʊə'riːmiːə] *noun*: (*brit.*) →*uremia*
u|rae|mic [jʊə'riːmɪk] *adj*: (*brit.*) →*uremic*
u|re|mi|gen|ic [jʊəˌriːmɪ'dʒenɪk] *adj*: (*brit.*) →*uremigenic*
u|ra|gogue ['jʊərəgɔg, -gɑg] *noun, adj*: →*diuretic*
uranisco- *präf.*: Gaumen-, Uran(o)-, Palat(o)-, Staphyl(o)-
u|ra|nis|co|chasm [ˌjʊərə'nɪskəkæzəm] *noun*: →*uranoschisis*
u|ra|nis|co|chas|ma [ˌjʊərəˌnɪskə'kæzmə] *noun*: →*uranoschisis*
u|ra|nis|co|la|lia [ˌjʊərəˌnɪskə'leɪlɪə] *noun*: Sprachfehler *m* bei Gaumenspalte
u|ra|nis|co|nit|ic [ˌjʊərəˌnɪskə'nɪtɪk] *adj*: Gaumenentzündung/Uranitis betreffend, uranitisch
u|ra|nis|co|ni|tis [ˌjʊərəˌnɪskə'naɪtɪs] *noun*: Gaumenentzündung *f*, Uranitis *f*
u|ra|nis|co|plas|ty [ˌjʊərə'nɪskəplæstiː] *noun*: →*uranoplasty*
u|ra|nis|cor|rha|phy [ˌjʊərənɪs'kɔrəfiː] *noun*: Gaumennaht *f*, Uranorrhaphie *f*, Staphylorrhaphie *f*
u|ra|nis|cus [ˌjʊərə'nɪskəs] *noun*: Gaumen *m*; (*anatom.*) Palatum *nt*
u|ra|ni|um [jʊ'reɪnɪəm] *noun*: Uran *nt*
urano- *präf.*: Gaumen-, Uran(o)-, Palat(o)-, Staphyl(o)-
u|ra|no|plas|ty ['jʊərənəʊplæstiː] *noun*: Gaumenplastik *f*, Uranoplastik *f*, Staphyloplastik *f*
u|ra|no|ple|gia [ˌjʊərənəʊ'pliːdʒ(ɪ)ə] *noun*: Gaumensegellähmung *f*
u|ra|nor|rha|phy [ˌjʊərə'nɔrəfiː] *noun*: Gaumennaht *f*, Uranorrhaphie *f*, Staphylorrhaphie *f*
u|ra|nos|chi|sis [ˌjʊəræ'nɑkəsɪs] *noun*: Gaumenspalte *f*, Uranoschisis *f*, Palatoschisis *f*, Palatum fissum
u|ran|o|schism [jʊə'rænəskɪzəm] *noun*: →*uranoschisis*
u|ra|no|staph|y|lo|plas|ty [ˌjʊərənəʊˌstæfɪləʊplæstiː] *noun*: Uranostaphyloplastik *f*
u|ra|no|staph|y|lor|rha|phy [ˌjʊərənəʊˌstæfɪ'lɔrəfiː] *noun*: →*uranostaphyloplasty*
u|ra|no|staph|y|los|chi|sis [ˌjʊərənəʊstæfɪ'lɑskəsɪs] *noun*: Uranostaphyloschisis *f*
u|ra|no|ve|los|chi|sis [ˌjʊərənəʊvɪ'lɑskəsɪs] *noun*: →*uranostaphyloschisis*
u|ra|nyl ['jʊrənɪl] *noun*: Uranyl-(Rest *m*)
uranyl acetate: Uranylacetat *nt*
u|rap|i|dil [jʊ'rɑpɪdɪl] *noun*: Urapidil *nt*
u|rar|thri|tis [ˌjʊərɑːr'θraɪtɪs] *noun*: Arthritis urica, Arthropathia urica
URAS *Abk.*: ultrared absorption spectrometry
u|ra|tae|mi|a [ˌjʊərə'tiːmiːə] *noun*: (*brit.*) →*uratemia*
u|rate ['jʊəreɪt] *noun*: Urat *nt*
monosodium urate: Natriumurat *nt*
u|ra|te|mi|a [ˌjʊərə'tiːmiːə] *noun*: Uratämie *f*
u|rat|ic [jʊə'rætɪk] *adj*: Urat betreffend, uratisch
u|ra|to|his|tech|i|a [ˌjʊərətəʊhɪs'tekɪə] *noun*: Uratohistechie *f*
u|ra|to|ly|sis [ˌjʊərə'tɑlɪsɪs] *noun*: Uratauflösung *f*, Uratolyse *f*
u|ra|to|lyt|ic [ˌjʊərətəʊ'lɪtɪk] *adj*: uratauflösend, uratolytisch
u|ra|to|ma [ˌjʊərə'təʊmə] *noun*: (Urat-, Gicht-)Tophus *m*
u|ra|to|sis [ˌjʊərə'təʊsɪs] *noun*: Uratose *f*
u|ra|tu|ri|a [ˌjʊərə't(j)ʊəriːə] *noun*: Uraturie *f*
ur|ce|i|form ['ɜrsɪəfɔːrm] *adj*: urnen-, krugförmig
ur|ce|o|late ['ɜrsɪəlɪt] *adj*: →*urceiform*

URD *Abk.*: unspecific respiratory disease
Urd *Abk.*: uridine
u|rea [jʊ'riːə, 'jʊərɪə] *noun*: Harnstoff *m*, Karbamid *nt*, Carbamid *nt*, Urea *f*
serum urea: Serumharnstoff *m*
sulfonyl urea: Sulfonylharnstoff *m*
sulphonyl urea: (*brit.*) →*sulfonyl urea*
urea- *präf.*: Harn(stoff)-, Urea-, Ure(o)-, Uro-
u|re|a|ge|ne|tic [jʊəˌrɪədʒɪ'netɪk] *adj*: harnstoffbildend
u|re|al [jʊ'riːəl, 'jʊərɪəl] *adj*: Harnstoff-
U|re|a|plas|ma [jʊə'rɪəplæzmə] *noun*: Ureaplasma *nt*
Ureaplasma urealyticum: Ureaplasma urealyticum
u|re|a|poi|e|sis [jʊəˌrɪəpɔɪ'iːsɪs] *noun*: Harnstoffbildung *f*
u|re|ase ['jʊərɪeɪz] *noun*: Urease *f*
urease-negative *adj*: ureasenegativ
urease-positive *adj*: ureasepositiv
citrulline ureidase: Citrullinureidase *f*
u|re|ide ['jʊrɪaɪd] *noun*: Ureid *nt*
β-u|re|i|do|pro|pi|o|nase [jʊəˌriːədəʊ'prəʊpɪəneɪz] *noun*: β-Ureidopropionase *f*
u|rel|co|sis [ˌjʊərel'kəʊsɪs] *noun*: Harnwegsgeschwür *nt*, Urelkosis *f*
u|re|mi|a [jʊə'riːmiːə] *noun*: Harnvergiftung *f*, Urämie *f*
u|re|mic [jʊə'riːmɪk] *adj*: Urämie betreffend, urämisch
u|re|mi|gen|ic [jʊəˌriːmɪ'dʒenɪk] *adj*: **1.** Urämie betreffend, urämisch **2.** eine Urämie auslösend, urämigen
ureo- *präf.*: Harn(stoff)-, Urea-, Ure(o)-, Uro-
u|re|o|ly|sis [ˌjʊərɪ'ɑlɪsɪs] *noun*: Harnstoffspaltung *f*, Ureolyse *f*
u|re|o|lyt|ic [ˌjʊərɪəʊ'lɪtɪk] *adj*: Ureolyse betreffend, harnstoffspaltend, ureolytisch
u|re|o|tel|ic [ˌjʊərɪəʊ'telɪk] *adj*: ureotelisch
u|re|si|aes|the|sis [jəˌriːsɪes'θiːsɪs] *noun*: (*brit.*) →*uresiesthesis*
u|re|si|es|the|sis [jəˌriːsɪes'θiːsɪs] *noun*: Harndrang *m*
u|re|sis [jʊə'riːsɪs] *noun*: **1.** Harnen *nt*, Urese *f* **2.** →*urination*
u|re|tal [jʊə'riːtl] *adj*: Harnleiter/Ureter betreffend, ureterisch
u|re|ter ['jʊrətər, jʊə'riːtər] *noun*: Harnleiter *m*, Ureter *m*
bifid ureter: Ureter fissus
ureter- *präf.*: Harnleiter-, Ureter(o)-
u|re|ter|al [jʊ'riːtərəl, jə-] *adj*: Harnleiter/Ureter betreffend, ureterisch
u|re|ter|al|gia [jʊˌriːtə'rældʒ(ɪ)ə] *noun*: Harnleiterschmerz *m*, -neuralgie *f*, Ureteralgie *f*
u|re|ter|ec|ta|sia [jʊˌriːtərek'teɪʒ(ɪ)ə] *noun*: Ureterektasie *f*
u|re|ter|ec|ta|sis [ˌjʊˌriːtər'ektəsɪs] *noun*: Harnleitererweiterung *f*, Ureterektasie *f*
u|re|ter|ec|to|my [ˌjʊˌriːtər'ektəmiː] *noun*: Ureterektomie *f*
u|re|ter|ic [ˌjʊərə'terɪk] *adj*: Harnleiter/Ureter betreffend, ureterisch
u|re|ter|it|ic [jʊˌriːtə'rɪtɪk] *adj*: Harnleiterentzündung/Ureteritis betreffend, ureteritisch
u|re|ter|i|tis [jʊˌriːtə'raɪtɪs] *noun*: Harnleiterentzündung *f*, Ureteritis *f*
cystic ureteritis: zystische Ureteritis *f*, Ureteritis cystica
follicular ureteritis: follikuläre Ureteritis *f*, Ureteritis follicularis
glandular ureteritis: glanduläre Ureteritis *f*, Ureteritis glandularis
uretero- *präf.*: Harnleiter-, Ureter(o)-
u|re|ter|o|cele [jʊə'riːtərəʊsiːl] *noun*: Ureterozele *f*
u|re|ter|o|cel|ec|to|my [jʊəˌriːtərəʊsɪ'lektəmiː] *noun*: Resektion *f* einer Ureterozele
u|re|ter|o|cer|vi|cal [jʊəˌriːtərəʊ'sɜrvɪkl] *adj*: Harnleiter/Ureter und Gebärmutterhals/Cervix uteri betreffend, ureterozervikal
u|re|ter|o|col|ic [jʊəˌriːtərəʊ'kɑlɪk] *adj*: Harnleiter/Ureter und Kolon betreffend, ureterokolisch
u|re|ter|o|co|los|to|my [jʊəˌriːtərəʊkə'lɑstəmiː] *noun*: Harnleiter-Kolon-Anastomose *f*, Ureterokolostomie *f*
u|re|ter|o|cu|ta|ne|os|to|my [jʊəˌriːtərəʊkjuːˌteɪnɪ'ɑstəmiː] *noun*: Ureterokutaneostomie *f*
u|re|ter|o|cu|ta|ne|ous [jʊəˌriːtərəʊkjuː'teɪnɪəs] *adj*: Harnleiter/Ureter und Haut betreffend, ureterokutan
u|re|ter|o|cys|ta|nas|to|mo|sis [jʊəˌriːtərəʊˌsɪstəˌnæstə'məʊsɪs] *noun*: Ureterozystostomie *f*
u|re|ter|o|cys|to|scope [jʊəˌriːtərəʊ'sɪstəskəʊp] *noun*: Ureterozystoskop *nt*
u|re|ter|o|cys|tos|co|py [jʊəˌriːtərəʊsɪs'tɑskəpiː] *noun*: Ureterozystoskopie *f*
u|re|ter|o|cys|tos|to|my [jʊəˌriːtərəʊsɪs'tɑstəmiː] *noun*: Ureterozystostomie *f*
u|re|ter|o|cys|tot|o|my [jʊəˌriːtərəʊsɪs'tɑtəmiː] *noun*: Ureterozystotomie *f*
vaginal ureterocystotomy: transvaginale Ureterozystotomie *f*, Kolpozystoureterotomie *f*, Kolpoureterozystotomie *f*
u|re|ter|o|di|al|y|sis [jʊəˌriːtərəʊdaɪ'æləsɪs] *noun*: Harnleiter-, Ureterruptur *f*
u|re|ter|o|du|o|de|nal [jʊəˌriːtərəʊd(j)uːəʊ'diːnl] *adj*: Harnleiter/Ureter und Zwölffingerdarm/Duodenum betreffend, ureteroduodenal
u|re|ter|o|en|ter|ic [jʊəˌriːtərəʊen'terɪk] *adj*: Harnleiter/Ureter und Darm/Intestinum betreffend, ureterointestinal
u|re|ter|o|en|ter|o|a|nas|to|mo|sis [jʊəˌriːtərəʊentərəʊəˌnæstə'məʊsɪs] *noun*: Ureteroenteroanastomose *f*
u|re|ter|o|en|ter|os|to|my [jʊəˌriːtərəʊˌentə'rɑstəmiː] *noun*: Ureteroenteroanastomose *f*
u|re|ter|o|gram [jʊə'riːtərəʊgræm] *noun*: Ureterogramm *nt*
u|re|ter|og|ra|phy [jəˌriːtə'rɑgrəfiː] *noun*: Ureterographie *f*, Ureterografie *f*
u|re|ter|o|hy|dro|ne|phro|sis [jəˌriːtərəʊˌhaɪdrənɪ'frəʊsɪs] *noun*: Ureterohydronephrose *f*
u|re|ter|o|il|e|o|ne|o|cys|tos|to|my [jʊəˌriːtərəʊɪlɪəʊˌniːəʊsɪs'tɑstəmiː] *noun*: Ureteroileoneozystostomie *f*
u|re|ter|o|il|e|os|to|my [jʊəˌriːtərəʊɪlɪ'ɑstəmiː] *noun*: Harnleiter-Ileum-Anastomose *f*, Ureteroileostomie *f*
Bricker's ureteroileostomy: Bricker-Blase *f*, Dünndarmblase *f*, Ileum-Conduit *m*, Ileumblase *f*
u|re|ter|o|in|tes|ti|nal [jʊəˌriːtərəʊɪn'testənl] *adj*: Harnleiter/Ureter und Darm/Intestinum betreffend, ureterointestinal
u|re|ter|o|lith [jʊə'riːtərəʊ lɪθ] *noun*: Harnleiterstein *m*
u|re|ter|o|li|thi|a|sis [jʊəˌriːtərəʊlɪ'θaɪəsɪs] *noun*: Ureterolithiasis *f*
u|re|ter|o|li|thot|o|my [jʊəˌriːtərəʊlɪ'θɑtəmiː] *noun*: Ureterolithotomie *f*
u|re|ter|o|ly|sis [jəˌriːtə'rɑlɪsɪs] *noun*: Ureterolyse *f*
u|re|ter|o|me|a|tot|o|my [jəˌriːtərəˌmɪeɪ'tɑtəmiː] *noun*: Ureteromeatotomie *f*
u|re|ter|o|ne|o|cys|tos|to|my [jʊəˌriːtərəʊniːəʊsɪs'tɑstəmiː] *noun*: Ureterozystostomie *f*
u|re|ter|o|ne|o|py|e|los|to|my [jʊəˌriːtərəʊniːəʊˌpaɪə'lɑstəmiː] *noun*: Ureteropyeloneostomie *f*, Ureteropyelostomie *f*
u|re|ter|o|ne|phrec|to|my [jʊəˌriːtərəʊnɪ'frektəmiː] *noun*: Entfernung *f* von Niere und Harnleiter, Ureteronephrektomie *f*, Nephroureterektomie *f*

U

u|re|ter|op|a|thy [jəˌriːtəˈrɑpəθiː] *noun*: Harnleitererkrankung *f*, Uretererkrankung *f*, Ureteropathie *f*
u|re|ter|o|pel|vic [jʊəˌriːtərəʊˈpelvɪk] *adj*: Harnleiter/Ureter und Nierenbecken betreffend, ureteropelvin
u|re|ter|o|pel|vi|o|ne|os|to|my [jʊəˌriːtərəʊˌpelvɪəʊnɪˈɑstəmiː] *noun*: Ureteropyeloneostomie *f*, Ureteropyelostomie *f*
u|re|ter|o|pel|vi|o|plas|ty [jəˌriːtərəʊˈpelvɪəʊplæstiː] *noun*: Nierenbecken-Harnleiter-Plastik *f*
u|re|ter|o|plas|ty [jʊəˈriːtərəʊplæstiː] *noun*: Harnleiter-, Ureter-, Ureteroplastik *f*
u|re|ter|o|proc|tos|to|my [jʊəˌriːtərəʊprɑkˈtɑstəmiː] *noun*: Ureteroproktostomie *f*, Ureterorektoneostomie *f*, Ureterorektostomie *f*
u|re|ter|o|py|e|lit|ic [jʊəˌriːtərəʊpaɪəˈlɪtɪk] *adj*: Ureteropyelitis betreffend, ureteropyelitisch, ureteropyelonephritisch
u|re|ter|o|py|e|li|tis [jʊəˌriːtərəʊpaɪəˈlaɪtɪs] *noun*: Entzündung *f* von Harnleiter und Nierenbecken, Ureteropyelitis *f*, Ureteropyelonephritis *f*
u|re|ter|o|py|e|log|ra|phy [jʊəˌriːtərəʊpaɪəˈlɑgrəfiː] *noun*: Pyelographie *f*, Pyelografie *f*
u|re|ter|o|py|e|lo|ne|os|to|my [jʊəˌriːtərəʊpaɪələʊnɪˈɑstəmiː] *noun*: Ureteropyeloneostomie *f*, Ureteropyelostomie *f*, Ureteroneopyelostomie *f*
u|re|ter|o|py|e|lo|ne|phrit|ic [jʊəˌriːtərəʊpaɪələʊnɪˈfrɪtɪk] *adj*: Ureteropyelitis betreffend, ureteropyelitisch, ureteropyelonephritisch
u|re|ter|o|py|e|lo|ne|phri|tis [jʊəˌriːtərəʊpaɪələʊnɪˈfraɪtɪs] *noun*: Entzündung *f* von Harnleiter und Nierenbecken, Ureteropyelitis *f*, Ureteropyelonephritis *f*
u|re|ter|o|py|e|lo|ne|phros|to|my [jʊəˌriːtərəʊpaɪələʊnɪˈfrɑstəmiː] *noun*: Ureteropyelonephrostomie *f*
u|re|ter|o|py|e|lo|plas|ty [jəˌriːtərəʊˈpaɪələplæstiː] *noun*: Harnleiter-Nierenbecken-Plastik *f*
u|re|ter|o|py|e|los|to|my [jəˌriːtərəʊpaɪəˈlɑstəmiː] *noun*: →*ureteropyeloneostomy*
u|re|ter|o|py|o|sis [jəˌriːtərəʊpaɪˈəʊsɪs] *noun*: Harnleitervereiterung *f*, eitrige Harnleiterentzündung *f*
u|re|ter|o|rec|tal [jʊəˌriːtərəʊˈrektl] *adj*: Harnleiter/Ureter und Enddarm/Rektum betreffend, ureterorektal
u|re|ter|o|rec|to|ne|os|to|my [jʊəˌriːtərəʊrektəʊnɪˈɑstəmiː] *noun*: Ureteroproktostomie *f*, Ureterorektostomie *f*, Ureterorektoneostomie *f*
u|re|ter|o|rec|tos|to|my [jʊəˌriːtərəʊrekˈtɑstəmiː] *noun*: Ureteroproktostomie *f*, Ureterorektostomie *f*, Ureterorektoneostomie *f*
u|re|ter|o|re|no|scope [jʊəˌriːtərəʊˈriːnəskəʊp] *noun*: Ureterorenoskop *nt*
u|re|ter|o|re|no|scop|ic [jʊəˌriːtərəʊˌriːnəˈskɑpɪk] *adj*: Ureterorenoskopie betreffend, mittels Ureterorenoskopie, ureterorenoskopisch
u|re|ter|o|re|nos|co|py [jʊəˌriːtərəʊriːˈnɑskəpiː] *noun*: Ureterorenoskopie *f*
u|re|ter|or|rha|gia [jʊəˌriːtərəʊˈreɪdʒ(ɪ)ə] *noun*: Harnleiterblutung *f*, Ureterorrhagie *f*
u|re|ter|or|rha|phy [jʊəˌriːtəˈrɔrəfiː] *noun*: Harnleiternaht *f*, Ureterorrhaphie *f*
u|re|ter|o|sig|moid|os|to|my [jʊəˌriːtərəˌsɪgmɔɪˈdɑstəmiː] *noun*: Harnleiter-Sigma-Fistel *f*, Ureterosigmoidostomie *f*, Ureterosigmoideostomie *f*
u|re|ter|o|steg|no|sis [jʊəˌriːtərəʊstegˈnəʊsɪs] *noun*: Harnleiterstenose *f*
u|re|ter|o|ste|no|ma [jʊəˌriːtərəʊstɪˈnəʊmə] *noun*: →*ureterostenosis*
u|re|ter|o|ste|no|sis [jʊəˌriːtərəʊstɪˈnəʊsɪs] *noun*: Harnleiterstenose *f*
u|re|ter|os|to|ma [jʊəˌriːtərˈɑstəmə] *noun*: Ureterfistel *f*
u|re|ter|os|to|my [jʊəˌriːtərˈɑstəmiː] *noun*: Ureterostomie *f*
cutaneous ureterostomy: Harnleiter-Haut-Fistel *f*, Ureterokutaneostomie *f*
u|re|ter|ot|o|my [jʊəˌriːtərˈɑtəmiː] *noun*: Ureterotomie *f*
vaginal ureterotomy: transvaginale Ureterotomie *f*
u|re|ter|o|tri|go|no|en|ter|os|to|my [jʊəˌriːtərəʊtraɪˌgəʊnəʊˌentəˈrɑstəmiː] *noun*: Ureterotrigonoenterostomie *f*
u|re|ter|o|tri|go|no|sig|moid|os|to|my [jʊəˌriːtərəʊtraɪˌgəʊnəʊsɪgmɔɪˈdɑstəmiː] *noun*: Ureterotrigonosigmoidostomie *f*, Ureterotrigonosigmoideostomie *f*
u|re|ter|o|u|re|ter|al [jʊəˌriːtərəʊjəˈriːtərəl] *adj*: zwei Harnleiterabschnitte verbindend, ureteroureteral
u|re|ter|o|u|re|ter|os|to|my [jʊəˌriːtərəʊjəˌriːtəˈrɑstəmiː] *noun*: Ureteroureterostomie *f*
u|re|ter|o|u|ter|ine [jʊəˌriːtərəʊˈjuːtərɪn, -raɪn] *adj*: Harnleiter/Ureter und Gebärmutter/Uterus betreffend, ureterouterin
u|re|ter|o|vag|i|nal [jʊəˌriːtərəʊˈvædʒɪnl] *adj*: Harnleiter/Ureter und Scheide/Vagina betreffend, ureterovaginal
u|re|ter|o|ves|i|cal [jʊəˌriːtərəʊˈvesɪkl] *adj*: Harnleiter/Ureter und Harnblase betreffend, ureterovesikal
u|re|ter|o|ves|i|co|plas|ty [jʊəˌriːtərəʊˈvesɪkəʊplæstiː] *noun*: Ureterovesikoplastik *f*
u|re|ter|o|ves|i|cos|to|my [jʊəˌriːtərəʊvesɪˈkɑstəmiː] *noun*: Ureterovesikostomie *f*
u|re|than [ˈjʊərəθæn] *noun*: Urethan *nt*, Carbaminsäureäthylester *m*
ethyl urethan: Äthyl-, Ethylurethan *nt*
u|re|thane [ˈjʊərəθeɪn] *noun*: →*urethan*
urethr- *präf.*: Harnröhren-, Urethral-, Urethr(o)-
u|re|thra [jʊəˈriːθrə] *noun, plural* **-thras, -thrae** [-θriː]: Harnröhre *f*, Urethra *f* **behind the urethra** hinter der Harnröhre/Urethra (liegend), retrourethral **beneath the urethra** unter der Harnröhre/Urethra (liegend), suburethral **through the urethra** durch die Harnröhre/Urethra, transurethral
female urethra: Urethra feminina
male urethra: Urethra masculina
penile urethra: Penisabschnitt *m* der Urethra
u|re|thral [jʊəˈriːθrəl] *adj*: Harnröhre/Urethra betreffend, urethral
u|re|thral|gia [jʊərəˈθrældʒ(ɪ)ə] *noun*: Harnröhrenschmerz *m*, Urethralgie *f*, Urethrodynie *f*
u|re|thram|e|ter [jʊərəˈθræmɪtər] *noun*: →*urethrometer*
u|re|thra|scope [jʊəˈriːθrəskəʊp] *noun*: Urethroskop *nt*
u|re|thra|tre|sia [jʊəˌriːθrəˈtriːʒ(ɪ)ə] *noun*: Harnröhren-, Urethraatresie *f*
u|re|threc|to|my [ˌjʊərəˈθrektəmiː] *noun*: Harnröhren-, Urethraresektion *f*
u|re|threm|or|rha|gia [jʊəˌrɪθreməˈreɪdʒ(ɪ)ə] *noun*: Harnröhrenblutung *f*, Urethrorrhagie *f*
u|re|threm|phrax|is [ˌjʊərəθremˈfræksɪs] *noun*: Harnröhren-, Urethraobstruktion *f*
u|re|thrism [ˈjʊərəθrɪzəm] *noun*: Urethrismus *m*; Harnröhrenkrampf *m*, -spasmus *m*
u|re|thris|mus [ˌjʊərəˈθrɪzməs] *noun*: →*urethrism*
u|re|thrit|ic [ˌjʊərəˈθrɪtɪk] *adj*: Harnröhrenentzündung/Urethritis betreffend, urethritisch
u|re|thri|tis [ˌjʊərəˈθraɪtɪs] *noun*: Entzündung *f* der Harnröhrenschleimhaut, Urethritis *f*, Harnröhrenentzündung *f*
anterior urethritis: Urethritis anterior
chronic urethritis: chronische Urethritis *f*, senile Urethritis *f*

gonococcal urethritis: *→gonorrheal urethritis*
gonorrheal urethritis: gonorrhoische Urethritis *f*, Urethritis gonorrhoica
gonorrhoeal urethritis: (*brit.*) *→gonorrheal urethritis*
gouty urethritis: Gichturethritis *f*
nongonococcal urethritis: unspezifische/nicht-gonorrhoische Urethritis *f*
posterior urethritis: Urethritis posterior
postgonococcal urethritis: postgonorrhoische Urethritis *f*
simple urethritis: unspezifische/nicht-gonorrhoische Urethritis *f*
specific urethritis: gonorrhoische Urethritis *f*, Urethritis gonorrhoica
trichomonal urethritis: Trichomonadenurethritis *f*

urethro- *präf.*: Harnröhren-, Urethral-, Urethr(o)-

u|re|thro|blen|nor|rhe|a [jʊə,riːθrəʊ,blenə'rɪə] *noun*: Urethroblennorrhoe *f*

u|re|thro|blen|nor|rhoe|a [jʊə,riːθrəʊ,blenə'rɪə] *noun*: (*brit.*) *→urethroblennorrhea*

u|re|thro|bul|bar [jʊə,riːθrəʊ'bʌlbər] *adj*: Harnröhre und Bulbus penis betreffend, urethrobulbär, bulbourethral

u|re|thro|cele [jʊə'riːθrəʊsiːl] *noun*: **1.** Harnröhrendivertikel *nt*, Urethrozele *f* **2.** (*gynäkol.*) Harnröhrenprolaps *m*, Urethrozele *f*

u|re|thro|cys|tit|ic [jʊə,riːθrəʊsɪs'tɪtɪk] *adj*: Urethrozystitis betreffend, urethrozystitisch

u|re|thro|cys|ti|tis [jʊə,riːθrəʊsɪs'taɪtɪs] *noun*: Entzündung *f* von Harnröhre und Harnblase, Urethrozystitis *f*

u|re|thro|cys|to|gram [jʊə,riːθrəʊ'sɪstəgræm] *noun*: Urethrozystogramm *nt*

u|re|thro|cys|to|graph|ic [,jʊə,riːθrəʊ'sɪstəgræfɪk] *adj*: Urethrozystografie betreffend, mittels Urethrozystografie, urethrozystographisch, zystourethrographisch, zystourethrografisch, urethrozystografisch

u|re|thro|cys|tog|ra|phy [,jʊə,riːθrəʊsɪs'tɑgrəfiː] *noun*: Urethrozystographie *f*, Urethrozystografie *f*

u|re|thro|cys|to|me|trog|ra|phy [,jʊə,riːθrəʊsɪstəmɪ'trɑgrəfiː] *noun*: *→urethrocystometry*

u|re|thro|cys|tom|e|try [,jʊə,riːθrəʊsɪs'tɑmətriː] *noun*: Urethrozystometrie *f*

u|re|thro|cys|to|pex|y [,jʊə,riːθrəʊ'sɪstəpeksiː] *noun*: Urethrozystopexie *f*

u|re|thro|dyn|i|a [,jʊə,riːθrəʊ'diːnɪə] *noun*: Harnröhrenschmerz *f*, Urethralgie *f*, Urethrodynie *f*

u|re|throg|ra|phy [,jʊərə'θrɑgrəfiː] *noun*: Kontrastdarstellung *f* der Harnröhre, Urethrographie *f*, Urethrografie *f*
prograde urethrography: prograde Urethrographie *f*
retrograde urethrography: retrograde Urethrographie *f*

u|re|throm|e|ter [,jʊəriː'θrɑmɪtər] *noun*: Urethrometer *nt*

u|re|throm|e|try [,jʊəriː'θrɑmətriː] *noun*: Urethrometrie *f*, Sphinkterometrie *f*

u|re|thro|pe|nile [jʊə,riːθrə'piːnl, -naɪl] *adj*: Harnröhre/Urethra und Penis betreffend

u|re|thro|per|i|ne|al [jʊə,riːθrəperɪ'niːəl] *adj*: Harnröhre/Urethra und Damm/Perineum betreffend, urethroperineal

u|re|thro|per|i|ne|o|scro|tal [,jʊə,riːθrəʊperɪ,niːə'skrəʊtl] *adj*: Harnröhre/Urethra, Damm/Perineum und Hodensack/Skrotum betreffend, urethroperineoskrotal

u|re|thro|pex|y [jʊə'riːθrəʊ,peksiː] *noun*: Urethropexie *f*

u|re|thro|phrax|is [,jʊə,riːθrəʊ'fræksɪs] *noun*: Harnröhren-, Urethraobstruktion *f*

u|re|thro|phy|ma [,jʊə,riːθrəʊ'faɪmə] *noun*: Harnröhrenschwellung *f*, -tumor *m*

u|re|thro|plas|ty ['jʊə,riːθrəʊ,plæstiː] *noun*: Urethroplastik *f*

u|re|thro|pros|tat|ic [jʊə,riːθrəprɑs'tætɪk] *adj*: Harnröhre/Urethra und Vorsteherdrüse/Prostata betreffend, urethroprostatisch

u|re|thro|rec|tal [jʊə,riːθrəʊ'rektl] *adj*: Harnröhre/Urethra und Enddarm/Rektum betreffend, urethrorektal

u|re|thror|rha|gia [jʊə,riːθrə'reɪdʒ(ɪ)ə] *noun*: Harnröhrenblutung *f*, Urethrorrhagie *f*

u|re|thror|rha|phy [,jʊərɪ'θrɔrəfiː] *noun*: Harnröhrennaht *f*, Urethrorrhaphie *f*

u|re|thror|rhe|a [jʊə,riːθrə'rɪə] *noun*: Harnröhrenausfluss *m*, Urethrorrhoe *f*

u|re|thror|rhoe|a [jʊə,riːθrə'rɪə] *noun*: (*brit.*) *→urethrorrhea*

u|re|thro|scope [jʊə'riːθrəskəʊp] *noun*: Urethroskop *nt*

u|re|thro|scop|ic [jʊə,riːθrə'skɑpɪk] *adj*: Urethroskopie betreffend, mittels Urethroskopie, urethroskopisch

u|re|thros|co|py [,jʊərɪ'θrɑskəpiː] *noun*: Harnröhrenspiegelung *f*, Urethroskopie *f*

u|re|thro|scro|tal [jʊə,riːθrə'skrəʊtl] *adj*: Harnröhre/Urethra und Hodensack/Skrotum betreffend, urethroskrotal

u|re|thro|spasm [jʊə'riːθrəʊ spæzm] *noun*: *→urethrism*

u|re|thro|stax|is [jʊə,riːθrəʊ'stæksɪs] *noun*: Sickerblutung *f* aus der Harnröhre

u|re|thro|ste|no|sis [jʊə,riːθrəʊstɪ'nəʊsɪs] *noun*: Harnröhrenverengung *f*

u|re|thros|to|my [jʊərɪ'θrɑstəmiː] *noun*: Urethrostomie *f*

u|re|thro|tome [jʊə'riːθrətəʊm] *noun*: Urethrotom *nt*

u|re|throt|o|my [jʊərɪ'θrɑtəmiː] *noun*: Harnröhreneröffnung *f*, -schnitt *m*, Urethrotomie *f*, -tomia *f*
external urethrotomy: Urethrotomia externa
internal urethrotomy: endourethrale Urethrotomie *f*, Urethrotomia interna
Otis urethrotomy: Otis-Urethrotomie *f*
perineal urethrotomy: Urethrotomia externa
Sachse urethrotomy: Sachse-Urethrotomie *f*

u|re|thro|vag|i|nal [jʊə,riːθrə'vædʒɪnl] *adj*: Harnröhre/Urethra und Scheide/Vagina betreffend, urethrovaginal

u|re|thro|ves|i|cal [jʊə,riːθrə'vesɪkl] *adj*: Harnröhre/Urethra und Harnblase betreffend, urethrovesikal

u|re|thro|ves|i|co|pex|y [jʊə,riːθrəʊ'vesɪkəʊ,peksiː] *noun*: Urethrovesikopexie *f*

Ur-excr. *Abk.*: urinary excretion

URF *Abk.*: uterine relaxing factor

urge [ɜrdʒ]: **I** *noun* Drang *m*, Trieb *m*, Antrieb *m* **II** *vt* (an-, vorwärts-)treiben, anspornen **III** *vi* drängen, treiben

ur|gen|cy ['ɜrdʒənsiː] *noun, plura* **-cies**: (dringende) Not *f*, Druck *m*, Dringlichkeit *f*; Drang *m*; Drängen *nt*

ur|hi|dro|sis [,jʊərhɪ'drəʊsɪs] *noun*: Urhidrosis *f*

URI *Abk.*: upper respiratory infection

-uria *suf.*: Harnen, -urie, -uria

u|ri|aes|the|sis [,ʊərɪ'esθɪsɪs] *noun*: (*brit.*) *→uresiesthesis*

u|ri|an ['jʊərɪən] *noun*: *→urochrome*

u|ric ['jʊərɪk] *adj*: Urin betreffend, Urin-, Harn-

uric- *präf.*: *→urico-*

-uric *suf.*: (mit dem Harn) ausscheidend, -urisch

u|ric|ac|i|dae|mi|a [,(j)ʊərɪk,æsɪ'diːmiːə] *noun*: (*brit.*) *→uricacidemia*

u|ric|ac|i|de|mi|a [,(j)ʊərɪk,æsɪ'diːmiːə] *noun*: Hyperurikämie *f*

u|ric|ac|i|du|ri|a [,(j)ʊərɪkæsɪ'd(j)ʊəriːə] *noun*: vermehrte Harnsäureausscheidung *f*, Hyperurikurie *f*, Hyperurikosurie *f*

u|ri|cae|mi|a [,jʊərɪ'siːmiːə] *noun*: (*brit.*) *→uricemia*

U

u|ri|case ['jʊərɪkeɪz] *noun*: Uratoxidase *f*, Urikase *f*, Uricase *f*

u|ri|ce|mi|a [ˌjʊərɪ'siːmiːə] *noun*: Hyperurikämie *f*

urico- *präf.*: Harnsäure-, Urik(o)-, Harn-, Urin-, Uro-, Uri-

u|ri|co|cho|li|a [ˌjʊərɪkəʊ'kəʊlɪə] *noun*: Urikocholie *f*

u|ri|co|ly|sis [ˌjʊərɪ'kɑlɪsɪs] *noun*: Harnsäure-, Uratspaltung *f*, Urikolyse *f*

u|ri|co|lyt|ic [ˌjʊrɪkəʊ'lɪtɪk] *adj*: Urikolyse betreffend *oder* fördernd, urikolytisch

u|ri|com|e|ter [ˌjʊərɪ'kɑmɪtər] *noun*: Urikometer *nt*

urico-oxidase *noun*: Uratoxidase *f*, Urikase *f*, Uricase *f*

u|ri|co|poi|e|sis [ˌjʊrɪkəʊpɔɪ'iːsɪs] *noun*: Harnsäurebildung *f*, Urikopoiese *f*, Urikopoese *f*

u|ri|co|su|ri|a [ˌjʊrɪkəʊ's(j)ʊəriːə] *noun*: **1.** Harnsäureausscheidung *f*, Urikosurie *f* **2.** vermehrte Harnsäureausscheidung *f*, Hyperurikosurie *f*, Hyperurikurie *f*

u|ri|co|su|ric [ˌjʊrɪkəʊ's(j)ʊərɪk]: **I** *noun* Harnsäureausscheidung förderndes Mittel *nt*, Urikosurikum *nt* **II** *adj* die Harnsäureausscheidung fördernd, urikosurisch

u|ri|co|tel|ic [ˌjʊrɪkəʊ'telɪk] *adj*: uricotelisch

u|ri|dine ['jʊərɪdiːn, -dɪn] *noun*: Uridin *nt*
uridine diphosphate: Uridin(-5-)diphosphat *nt*
uridine diphosphoglucuronate: →*UDPglucuronate*
uridine monophosphate: Uridinmonophosphat *nt*, Uridylsäure *f*
uridine triphosphate: Uridin(-5-)triphosphat *nt*

u|ri|dro|sis [ˌjʊərɪ'drəʊsɪs] *noun*: Ur(h)idrosis *f*

u|ri|dyl|ate [ˌjʊərɪ'dɪleɪt] *noun*: Uridylat *nt*

u|ri|dyl|trans|fer|ase [jʊərədɪl'trænsfəreɪz] *noun*: Uridylyltransferase *f*
galactose-1-phosphate uridylyltransferase: UDPglucose-hexose-1-phosphaturidylyltransferase *f*, UDP-glucose-galaktose-1-phosphaturidylyltransferase *f*, Galaktose-1-phosphaturidyltransferase *f*
glucose-1-phosphate uridylyltransferase: Glucose-1-phosphat-uridylyltransferase *f*
hexose-1-phosphate uridylyltransferase: UDPglucose-hexose-1-phosphaturidylyltransferase *f*, UDPglucose-galaktose-1-phosphaturidylyltransferase *f*, Galaktose-1-phosphat-uridyltransferase *f*
UDPglucose-hexose-1-phosphate uridylyltransferase: UDPglucose-hexose-1-phosphaturidylyltransferase *f*, UDPglucose-galaktose-1-phosphaturidylyltransferase *f*, Galaktose-1-phosphat-uridyltransferase *f*
UTP-galactose-1-phosphate uridylyltransferase: UTP-Galaktose-1-phosphaturidylyltransferase *f*
UTP-glucose-1-phosphate uridylyltransferase: UTP-Glucose-1-phosphaturidylyltransferase *f*

u|ri|es|the|sis [ˌʊərɪ'esθɪsɪs] *noun*: →*uresiesthesis*

urin- *präf.*: Harn-, Urin-, Uri-, Uro-

u|ri|na [jʊə'raɪnə] *noun*: →*urine*

u|ri|naa|e|mia [ˌjʊərɪ'niːmiːə] *noun*: *(brit.)* →*urinaemia*

u|ri|na|ble ['jʊərənəbl] *adj*: im Harn ausscheidbar

u|rin|ac|cel|er|a|tor [ˌjʊərɪnæk'seləreɪtər] *noun*: Musculus bulbospongiosus

u|ri|nae|mi|a [ˌjʊərɪ'niːmiːə] *noun*: →*uremia*

u|ri|nal ['jʊərɪnl] *noun*: Urinal *nt*

u|ri|nal|y|sis [ˌjʊərɪ'næləsɪs] *noun*: Harn-, Urinuntersuchung *f*, Urinanalyse *f*

u|ri|nar|y ['jʊərɪˌneriː, -nəriː] *adj*: Harn(organe) betreffend, Harn produzierend *oder* ausscheidend, Harn-, Urin-

u|ri|nate ['jʊərɪneɪt] *vi*: die (Harn-)Blase entleeren, Harn *oder* Wasser lassen, harnen, urinieren

u|ri|na|tion [ˌjʊərɪ'neɪʃn] *noun*: Harn-, Wasserlassen *nt*, Urinieren *nt*, Blasenentleerung *f*, Miktion *f*
involuntary urination: Mictio involuntaria
painful urination: Alguria *f*, Algurie *f*
precipitant urination: imperative Miktion *f*
stuttering urination: Blasenstottern *nt*, Harnstottern *nt*

u|ri|na|tive ['jʊərɪneɪtɪv]: **I** *noun* *(pharmakol.)* harntreibendes Mittel *nt*, Diuretikum *nt* **II** *adj* die Diurese betreffend *oder* anregend, harntreibend, diuresefördernd, diureseanregend, diuretisch

u|rine ['jʊərɪn] *noun*: Harn *m*, Urin *m*, Urina *f*
ammoniacal urine: Ammoniurie *f*
catheter urine: Katheterurin *m*, K-Urin *m*
chylous urine: chylöser Urin *m*; Chylurie *f*
cloudy urine: trüber/getrübter Urin *m*, Urina jumentosa
concentrated urine: hochgestellter Harn *m*
crude urine: wässriger Harn/Urin *m*
febrile urine: Fieberurin *m*
feverish urine: Fieberurin *m*
gouty urine: Gichtharn *m*
middle urine: Mittelstrahlurin *m*
milky urine: chylöser Urin *m*; Chylurie *f*
nebulous urine: trüber/getrübter Urin *m*, Urina jumentosa
primary urine: Vorharn *m*
residual urine: Restharn *m*

u|ri|ne|mi|a [ˌjʊərɪ'niːmiːə] *noun*: Harnvergiftung *f*, Urämie *f*

u|rin|i|dro|sis [ˌjʊərɪnɪ'drəʊsɪs] *noun*: Ur(h)idrosis *f*

u|ri|nif|er|ous [ˌjʊərə'nɪfərəs] *adj*: Harn transportierend *oder* ableitend, harnführend, urinifer

u|ri|nif|ic [ˌjʊərənɪ'nɪfɪk] *adj*: harnproduzierend, -bildend, -ausscheidend

u|ri|nip|a|rous [ˌjʊərənɪ'nɪpərəs] *adj*: harnproduzierend, -bildend, -ausscheidend

urino- *präf.*: Harn-, Urin-, Uri-, Uro-

u|ri|no|gen|i|tal [ˌjʊərɪnəʊ'dʒenɪtl] *adj*: Harn- und Geschlechtsorgane betreffend, urogenital

u|ri|nog|e|nous [ˌjʊərɪ'nɑdʒənəs] *adj*: **1.** harnbildend, urinbildend, urogen **2.** aus dem Harn stammend, vom Harn ausgehend, urinogen

u|ri|nol|o|gist [ˌjʊərɪ'nɑlədʒɪst] *noun*: →*urologist*

u|ri|nol|o|gy [ˌjʊərɪ'nɑlədʒiː] *noun*: Urologie *f*

u|ri|no|ma [ˌjʊərɪ'nəʊmə] *noun*: harnhaltige Zyste *f*

u|ri|nom|e|ter [ˌjʊərɪ'nɑmɪtər] *noun*: Urometer *m*

u|ri|nom|e|try [ˌjʊərɪ'nɑmətriː] *noun*: Bestimmung *f* der Harndichte, Urinometrie *f*

u|ri|noph|i|lous [ˌjʊərɪ'nɑfɪləs] *adj*: urinophil

u|ri|nos|co|py [ˌjʊərɪ'nɑskəpiː] *noun*: Harnuntersuchung *f*, Uroskopie *f*

u|ri|no|sex|u|al [ˌjʊərɪnəʊ'sekʃəwəl] *adj*: Harn- und Geschlechtsorgane betreffend, urogenital

u|ri|nous ['jʊərɪnəs] *adj*: Urin betreffend, harnartig, urinös

u|ri|po|sia [ˌjʊərɪ'pəʊzɪə] *noun*: Harntrinken *nt*

uro- *präf.*: Harn-, Urin-, Uri-, Uro-

u|ro|an|the|lone [ˌjʊərəʊ'ænθələʊn] *noun*: Urogastron *nt*

u|ro|bi|lin [ˌjʊərəʊ'baɪlɪn, -'bɪlɪn] *noun*: Urobilin *nt*

u|ro|bi|lin|ae|mi|a [ˌjʊərəʊbɪlə'niːmiːə] *noun*: *(brit.)* →*urobilinemia*

u|ro|bi|lin|e|mi|a [ˌjʊərəʊbɪlə'niːmiːə] *noun*: Urobilinämie *f*

u|ro|bi|lin|o|gen [ˌjʊərəʊbaɪ'lɪnədʒən] *noun*: Urobilinogen *nt*

u|ro|bi|lin|o|gen|ae|mi|a [ˌjʊərəʊbaɪˌlɪnədʒə'niːmiːə] *noun*: *(brit.)* →*urobilinogenemia*

u|ro|bi|lin|o|gen|e|mi|a [ˌjʊərəʊbaɪˌlɪnədʒə'niːmiːə] *noun*: Urobilinogenämie *f*

u|ro|bi|lin|o|gen|u|ri|a [ˌjʊərəʊbaɪˌlɪnədʒə'n(j)ʊəriːə]

noun: Urobilinogenurie *f*
u|ro|bil|i|noid [ˌjʊərəʊˈbɪlənɔɪd, -ˈbaɪlɪ-] *adj*: urobilinartig, urobilinoid
u|ro|bil|in|u|ri|a [ˌjʊərəʊbɪləˈn(j)ʊərɪə, -ˈbaɪlɪ-] *noun*: Urobilinurie *f*
u|ro|ca|nase [ˌjʊərəʊˈkæneɪz] *noun*: Urocanase *f*, Urocanathydratase *f*
u|ro|ca|nate [ˌjʊərəʊˈkæneɪt] *noun*: Urocanat *nt*
u|ro|cele [ˈjʊərəʊsiːl] *noun*: Urozele *f*, Uroscheozele *f*
u|roch|er|as [jʊˈrɑkərəs] *noun*: Harnsediment *nt*
u|ro|che|zia [ˌjʊərəˈkiːzɪə] *noun*: Urochezie *f*
u|ro|chrome [ˈjʊərəʊkrəʊm] *noun*: Urochrom *nt*
urochrome A: Urochrom A *nt*
urochrome B: Urochrom B *nt*
u|ro|chro|mo|gen [ˌjʊərəʊˈkrəʊmədʒən] *noun*: Urochromogen *nt*
u|ro|ci|net|ic [ˌjʊərəʊsɪˈnetɪk] *adj*: →*urokinetic*
u|ro|clep|sia [ˌjʊərəʊˈklepsɪə] *noun*: unwillkürliches Harnlassen *nt*
u|ro|cop|ro|por|phyria [ˌjʊərəʊkɑprəpɔːrˈfɪərɪə] *noun*: Porphyria cutanea tarda symptomatica
u|ro|cy|a|nin [ˌjʊərəʊˈsaɪənɪn] *noun*: Urozyanin *nt*
u|ro|cy|an|o|gen [ˌjʊərəʊsaɪˈænədʒən] *noun*: Urozyanogen *nt*
u|ro|cy|a|no|sis [ˌjʊərəʊsaɪəˈnəʊsɪs] *noun*: Urozyanose *f*
u|ro|cyst [ˈjʊərəʊsɪst] *noun*: Harnblase *f*, Blase *f*, Vesica urinaria
u|ro|cys|tic [ˌjʊərəʊˈsɪstɪk] *adj*: Harnblase betreffend, Harnblasen-, Blasen-
u|ro|cys|tis [ˌjʊərəʊˈsɪstɪs] *noun*: Harnblase *f*, Blase *f*, Vesica urinaria
u|ro|cys|ti|tis [ˌjʊərəʊsɪsˈtaɪtɪs] *noun*: Cystitis *f*, Harnblasenentzündung *f*, Blasenentzündung *f*, Zystitis *f*
u|ro|do|chi|um [ˌjʊərəʊˈdəʊkɪəm] *noun*: Urinflasche *f*, Harnglas *nt*, Urinal *nt*, Urodochium *nt*
u|ro|dy|nam|ics [ˌjʊərəʊdaɪˈnæmɪks] *plural*: Urodynamik *f*
u|ro|dyn|i|a [ˌjʊərəʊˈdiːnɪə] *noun*: schmerzhaftes Wasserlassen *nt*, Schmerzen *pl* beim Wasserlassen, Urodynie *f*
u|ro|en|ter|one [ˌjʊərəʊˈentərɑn] *noun*: Urogastron *nt*
u|ro|er|y|thrin [ˌjʊərəʊˈerəθrɪn] *noun*: Uroerythrin *nt*
u|ro|fla|vin [ˌjʊərəʊˈfleɪvɪn] *noun*: Uroflavin *nt*
u|ro|flo|me|ter [ˌjʊərəʊˈfləʊmiːtər] *noun*: →*uroflowmeter*
u|ro|flow|me|ter [ˌjʊərəʊˈfləʊmiːtər] *noun*: Uroflowmeter *nt*
u|ro|flow|me|try [ˌjʊərəʊˈfləʊmətrɪ] *noun*: Uroflowmetrie *f*
ur|o|fol|li|tro|pin [ˌjʊərəʊfɑlɪˈtrəʊpɪn] *noun*: Urofollitropin *nt*
u|ro|gas|trone [ˌjʊərəʊˈgæstrəʊn] *noun*: Urogastron *nt*
u|ro|gen|i|tal [ˌjʊərəʊˈdʒenɪtl] *adj*: Harn- und Geschlechtsorgane betreffend, urogenital
u|rog|e|nous [jʊəˈrɑdʒənəs] *adj*: **1.** urinbildend **2.** aus dem Harn stammend, vom Harn ausgehend, urogen
u|ro|glau|cin [ˌjʊərəˈglɔːsɪn] *noun*: →*urocyanin*
u|ro|gram [ˈjʊərəʊgræm] *noun*: Urogramm *nt*
u|rog|ra|phy [jʊəˈrɑgrəfiː] *noun*: Urographie *f*, Urografie *f*
antegrade urography: antegrade Urographie *f*, antegrade Urografie *f*
ascending urography: retrograde Urographie *f*, retrograde Urografie *f*
cystoscopic urography: retrograde Urographie *f*
descending urography: →*excretion urography*
excretion urography: Ausscheidungsurographie *f*, Ausscheidungsurografie *f*
excretory urography: →*excretion urography*
forced urography: Belastungsurographie *f*, Belastungsurografie *f*
infusion urography: Infusionsurographie *f*, Infusionsurografie *f*
intravenous urography: →*excretion urography*
retrograde urography: retrograde Urographie *f*, retrograde Urografie *f*
ureteral compression urography: Kompressionsurographie *f*, Kompressionsurografie *f*
u|ro|gra|vim|e|ter [ˌjʊərəgrəˈvɪmətər] *noun*: →*urinometer*
u|ro|haem|a|tin [ˌjʊərəʊˈhemətɪn] *noun*: (*brit.*) →*urohematin*
u|ro|hae|ma|to|ne|phro|sis [ˌjʊərəʊhemətəʊnɪˈfrəʊsɪs] *noun*: (*brit.*) →*urohematonephrosis*
u|ro|hae|ma|to|por|phy|rin [ˌjʊərəʊhemətəʊˈpɔːrfərɪn] *noun*: (*brit.*) →*urohematoporphyrin*
u|ro|hem|a|tin [ˌjʊərəʊˈhemətɪn] *noun*: Urobilin *nt*
u|ro|he|ma|to|ne|phro|sis [ˌjʊərəʊhemətəʊnɪˈfrəʊsɪs] *noun*: Urohämatonephrose *f*
u|ro|he|ma|to|por|phy|rin [ˌjʊərəʊhemətəʊˈpɔːrfərɪn] *noun*: Urobilin *nt*
u|ro|hep|a|rin [ˌjʊərəʊˈhepərɪn] *noun*: Uroheparin *nt*
u|ro|ki|nase [ˌjʊərəʊˈkaɪneɪz, -ˈkɪ-] *noun*: Urokinase *f*
u|ro|ki|net|ic [ˌjʊərəʊkɪˈnetɪk] *adj*: urokinetisch
u|ro|lag|nia [ˌjʊərəʊˈlægnɪə] *noun*: Urolagnie *f*
u|ro|lith [ˈjʊərəʊlɪθ] *noun*: Harnstein *m*, Harnkonkrement *nt*, Urolith *m*
u|ro|li|thi|a|sis [ˌjʊərəʊlɪˈθaɪəsɪs] *noun*: Urolithiasis *f*
u|ro|lith|ic [ˌjʊərəʊˈlɪθɪk] *adj*: Harnstein(e) betreffend, Harnstein-
u|ro|li|thol|y|sis [ˌjʊərəʊlɪˈθɑlɪsəs] *noun*: Urolitholyse *f*
percutaneous urolitholysis: perkutane Urolitholyse *f*
u|ro|log|ic [ˌjʊərəˈlɑdʒɪk] *adj*: Urologie betreffend, urologisch
u|ro|log|i|cal [ˌjʊərəˈlɑdʒɪkl] *adj*: →*urologic*
u|rol|o|gist [jʊəˈrɑlədʒɪst] *noun*: Urologe *m*, Urologin *f*
u|rol|o|gy [jʊəˈrɑlədʒiː] *noun*: Urologie *f*
u|ro|lu|te|in [ˌjʊərəˈluːtiːn, -tɪɪn] *noun*: Urolutein *nt*
u|ro|mel|a|nin [ˌjʊərəʊˈmelənɪn] *noun*: Uromelanin *nt*
u|rom|e|lus [jʊəˈrɑmələs] *noun*: Uromelus *m*, Sirenomelus *m*
u|rom|e|ter [jʊəˈrɑmɪtər] *noun*: Urometer *m*, Harnwaage *f*
uron- *präf.*: →*urono-*
u|ro|ne|phro|sis [ˌjʊərənɪˈfrəʊsɪs] *noun*: Harnstauungs-, Wassersackniere *f*, Hydro-, Uronephrose *f*
urono- *präf.*: Harn-, Urin-, Uri-, Uro-
u|ro|nol|o|gy [ˌjʊərəˈnɑlədʒiː] *noun*: →*urology*
u|ro|nos|co|py [ˌjʊərəˈnɑskəpiː] *noun*: Harnuntersuchung *f*, Uroskopie *f*
u|rop|a|thy [jʊəˈrɑpəθiː] *noun*: Harnwegserkrankung *f*, Uropathie *f*
obstructive uropathy: Harnwegsobstruktion *f*
u|ro|pe|ni|a [ˌjʊərəˈpiːnɪə] *noun*: Uropenie *f*
u|ro|pep|sin [ˌjʊərəʊˈpepsɪn] *noun*: Urokinase *f*
u|ro|pep|sin|o|gen [ˌjʊərəʊpepˈsɪnədʒən] *noun*: Uropepsinogen *nt*
u|ro|phan|ic [ˌjʊərəˈfænɪk] *adj*: urophan
u|ro|phil|i|a [ˌjʊərəʊˈfɪlɪə] *noun*: Urophilie *f*
u|ro|pho|bi|a [ˌjʊərəʊˈfəʊbɪə] *noun*: Urophobie *f*
u|ro|pho|bic [ˌjʊərəʊˈfəʊbɪk] *adj*: Urophobie betreffend, urophob
u|ro|poi|e|sis [ˌjʊərəʊpɔɪˈiːsɪs] *noun*: Harnbereitung *f*, Harnproduktion *f*, Harnbildung *f*, Uropoese *f*
u|ro|poi|et|ic [ˌjʊərəʊpɔɪˈetɪk] *adj*: Harnbildung/Uropoese betreffend, harnbildend, uropoetisch

U

u|ro|por|phyr|ia [ˌjʊərəʊpɔːr'fɪrɪə] *noun*: Uroporphyrie *f*, -porphyria *f*
erythropoietic uroporphyria: kongenitale erythropoetische Porphyrie *f*, Günther-Krankheit *f*, Morbus Günther *m*, Porphyria erythropo(i)etica congenita, Porphyria congenita Günther
u|ro|por|phy|rin [ˌjʊərəʊ'pɔːrfərɪn] *noun*: Uroporphyrin *nt*
u|ro|por|phy|rin|o|gen [ˌjʊərəʊpɔːrfə'rɪnədʒən] *noun*: Uroporphyrinogen *nt*
u|ro|psam|mus [ˌjʊərəʊ'sæməs] *noun*: Harnsediment *nt*
u|ro|py|o|ne|phro|sis [ˌjʊərəʊpaɪənɪ'frəʊsɪs] *noun*: Uropyonephrose *f*
u|ro|py|o|ne|phrot|ic [ˌjʊərəʊpaɪənɪ'frɑtɪk] *adj*: Uropyonephrose betreffend, uropyonephrotisch, hydropyonephrotisch
u|ro|py|o|u|re|ter [ˌjʊərəʊpaɪəjʊə'riːtər] *noun*: Uropyoureter *m*
u|ro|rec|tal [ˌjʊərəʊ'rektl] *adj*: Harnwege und Rektum betreffend, urorektal
u|ro|ro|se|in [ˌjʊərəʊ'rəʊzɪiːn] *noun*: Urorosein *nt*
u|ror|rhe|a [ˌjʊərəʊ'rɪə] *noun*: unwillkürlicher Harnabgang *m*; Enuresis *f*
u|ror|rho|din [ˌjʊərəʊ'rəʊdɪn] *noun*: Urorosein *nt*
u|ror|rhoe|a [ˌjʊərəʊ'rɪə] *noun*: (*brit.*) →*urorrhea*
u|ro|ru|bin [ˌjʊərəʊ'ruːbɪn] *noun*: Urorubin *nt*
u|ro|ru|bin|o|gen [ˌjʊərəʊruː'bɪnədʒən] *noun*: Urorubinogen *nt*
u|ro|ru|bro|haem|a|tin [ˌjʊərəʊruːbrəʊ'hemətɪn] *noun*: (*brit.*) →*urorubrohematin*
u|ro|ru|bro|hem|a|tin [ˌjʊərəʊruːbrəʊ'hemətɪn] *noun*: Urorubrohämatin *nt*
u|ro|sa|cin [jʊə'rəʊsəsɪn] *noun*: →*urorrhodin*
u|ros|che|o|cele [jʊə'rɑskɪəsiːl] *noun*: Urozele *f*, Uroscheozele *f*
u|ros|che|sis [jʊə'rɑskəsɪs] *noun*: Harnverhalt *m*, Harnverhaltung *f*, Harnretention *f*
u|ro|scop|ic [ˌjʊərə'skɑpɪk] *adj*: Uroskopie betreffend, uroskopisch
u|ros|co|py [jʊə'rɑskəpiː] *noun*: (diagnostische) Harnuntersuchung *f*, Uroskopie *f*
u|ro|sep|sis [ˌjʊərə'sepsɪs] *noun*: Urosepsis *f*, Harnsepsis *f*
u|ro|sep|tic [ˌjʊərə'septɪk] *adj*: Urosepsis betreffend, uroseptisch
u|ro|spec|trin [ˌjʊərəʊ'spektrɪn] *noun*: Urospektrin *nt*
u|ro|ste|a|lith [ˌjʊərəʊ'stɪəlɪθ] *noun*: Urostealith *m*
u|ro|sto|ma [ˌjʊərəʊ'stəʊmə] *noun*: Urostoma *nt*
u|ros|to|my [ˌjʊə'rɑstəmiː] *noun*: Urostomie *f*
u|ro|the|li|al [ˌjʊərə'θiːlɪəl] *adj*: Urothel betreffend, Urothel-
u|ro|the|li|um [ˌjʊərə'θiːlɪəm] *noun*: Urothel *nt*
u|ro|tho|rax [ˌjʊərəʊ'θɔːræks] *noun*: Urothorax *m*
u|ro|u|re|ter [ˌjʊərəʊjʊə'riːtər] *noun*: Hydroureter *m*, Hydrureter *m*
u|ro|xan|thin [ˌjʊərəʊ'zænθɪn] *noun*: Uroxanthin *nt*
URQ *Abk.*: upper right quadrant
ur|rho|din [jʊə'rəʊdɪn] *noun*: →*urorrhodin*
URS *Abk.*: ultrared spectrometry
ur|so|de|ox|y|cho|late [ˌɜrsəʊdɪˌɑksɪ'kəʊleɪt] *noun*: Ursodesoxycholat *nt*
URT *Abk.*: upper respiratory tract
URTI *Abk.*: upper respiratory tract infection
ur|ti|ca ['ɜrtɪkə] *noun*: Quaddel *f*, Urtika *f*, Urtica *f*
urtica alba: Urtica alba, Urtica porcellanea
urtica erythematosa: Urtica erythematosa, Urtica rubra
urtica porcellanea: Urtica porcellanea, Urtica alba
urtica rubra: Urtica rubra, Urtica erythematosa
ur|ti|car|ia [ɜrtɪ'keərɪə] *noun*: Nesselausschlag *m*, Nesselfieber *nt*, Nesselsucht *f*, Urtikaria *f*, Urticaria *f*
acute urticaria: Urticaria acuta, akute Urtikaria *f*
acute papular urticaria: Strophulus infantum, Prurigo simplex acuta
annular urticaria: Urticaria anularis
aquagenic urticaria: Urticaria aquagenica, aquagene Urtikaria *f*
bullous urticaria: Urticaria bullosa, bullöse Urtikaria *f*
cholinergic urticaria: Anstrengungs-, Schwitzurtikaria *f*, cholinergische Urtikaria *f*, Urticaire par effort
chronic urticaria: Urticaria chronica, chronische Urtikaria *f*
cold urticaria: Kälteurtikaria *f*, Urticaria e frigore
cold contact urticaria: Kältekontakturtikaria *f*
congelation urticaria: Kälteurtikaria *f*, Urticaria e frigore
contact urticaria: Kontakturtikaria *f*
factitious urticaria: **1.** Hautschrift *f*, Dermographie *f*, Dermographia *f*, Dermographismus *m* **2.** dermographische Urtikaria *f*, Urticaria factitia
giant urticaria: Quincke-Ödem *nt*, angioneurotisches Ödem *nt*
gyrate urticaria: Urticaria circinata, Urticaria gyrata, Urticaria configurata, zirzinäre Urtikaria *f*
heat urticaria: Wärmeurtikaria *f*, Urticaria e calore
heat contact urticaria: Wärmekontakturtikaria *f*, Hitzekontakturtikaria *f*
light urticaria: Sonnenurtikaria *f*, Sommerurtikaria *f*, Lichturtikaria *f*, fotoallergische Urtikaria *f*, Urticaria solaris, Urticaria photogenica
papular urticaria: Urticaria papulosa chronica, Prurigo simplex subacuta, Prurigo simplex acuta et subacuta adultorum, Strophulos adultorum, Lichen urticatus
physical urticaria: physikalische Urtikaria *f*
pressure urticaria: Druckurtikaria *f*, Urticaria mechanica
solar urticaria: Sonnen-, Sommer-, Lichturtikaria *f*, photoallergische Urtikaria *f*, Urticaria solaris/photogenica
subacute papular urticaria: Prurigo simplex subacuta
ur|ti|car|i|al [ɜrtɪ'keərɪəl] *adj*: Urtikaria betreffend, urtikariell
ur|ti|car|i|o|gen|ic [ˌɜrtɪkeərɪə'dʒenɪk] *adj*: Urtikaria hervorrufend
ur|ti|car|i|ous [ˌɜrtɪ'keərɪəs] *adj*: Urtikaria betreffend, urtikariell
ur|ti|ca|tion [ˌɜrtɪ'keɪʃn] *noun*: **1.** Nesselbildung *f*, Quaddelbildung *f* **2.** Brennen *nt*
Ur|u|ma ['(j)ʊərəmə] *noun*: Uruma *f*
US *Abk.*: ultrasound
us|a|ble ['juːzəbl] *adj*: brauchbar, verwend-, verwertbar
us|age ['juːzɪdʒ] *noun*: →*use I*
USCG *Abk.*: ultrasound cardiography
USD *Abk.*: ultrasound-Doppler
use [juːz]: **I** *noun* **1.** An-, Verwendung *f*, Gebrauch *m*, Benutzung *f* **for use** zum Gebrauch **in use** in Gebrauch, gebräuchlich **in common use** allgemein gebräuchlich **out of use** außer Gebrauch, nicht mehr gebräuchlich **make use of** benutzen, Gebrauch machen von **make (bad) use of** (schlechten) Gebrauch machen von **2.** (*Drogen, Medikamente*) Einnahme *f* **for external use (only)** (nur) zur äußerlichen Anwendung, (nur) äußerlich anzuwenden **3.** Verwendungszweck *m*; Nutzung *f*, Verwertung *f* **4.** Brauchbar-, Nutzbar-, Verwendbarkeit *f* **5.** Zweck *m*, Sinn *m* **of use to** nützlich für **of no use** nutz-, zwecklos, unbrauchbar **6.** Gewohnheit *f*, Sitte *f*,

U

Brauch *m*, Usus *m*, Praxis *f*, Gepflogenheit *f* II *vt* **7.** gebrauchen, benutzen, benützen, an-, verwenden (*on* auf); Gebrauch machen von, (aus-)nutzen **make use of** ausnutzen, ausnützen **use care** Sorgfalt anwenden **use force** Gewalt anwenden **8.** handhaben **9.** →*use up* **10.** (*Nahrung*) zu sich nehmen

use up *vt* auf-, verbrauchen, verwerten; jdn. auslaugen *oder* erschöpfen

excessive use: Abusus *m*

wrong use: Abusus *m*

use|ful ['ju:zfəl] *adj*: nützlich, nutzbringend, brauchbar, praktisch, (zweck-)dienlich, zweckmäßig, Nutz-

use|ful|ness ['ju:zfəlnəs] *noun*: Nützlichkeit *f*, Brauchbarkeit *f*, Zweckmäßigkeit *f*, Zweckdienlichkeit *f*, Nutzen *m*

use|less ['ju:zləs] *adj*: nutzlos, unnütz, zweck-, sinnlos; unwirksam, wirkungslos; unbrauchbar

use|less|ness ['ju:zləsnəs] *noun*: Nutzlosigkeit *f*, Zweck-, Sinnlosigkeit *f*; Unwirksamkeit *f*, Wirkungslosigkeit *f*; Unbrauchbarkeit *f*

us|er ['ju:zər] *noun*: Benutzer(in *f*) *m*

user-friendly *adj*: benutzerfreundlich

ush|er in ['ʌʃər ɪn] *vt*: (*Phase*) ankündigen, einleiten

U-slab *noun*: U-Gips(schiene *f*) *m*

us|ne|in ['ʌsnɪɪn] *noun*: Usninsäure *f*

USR *Abk.*: unheated serum reagin

USS *Abk.*: ultrasound scan

UST *Abk.*: ultrasound tomography

Us|til|lag|i|na|les [ˌʌstəˌlædʒə'neɪli:z] *plural*: Ustilaginales *pl*

us|til|lag|i|nism [ˌʌstə'lædʒənɪzəm] *noun*: Ustilagismus *m*

Us|til|la|go [ˌʌstə'leɪgəʊ] *noun*: Ustilago *f*

Ustilago maydis: Maisbrand *m*, Ustilago maydis

USW *Abk.*: ultrasonic wave

UT *Abk.*: **1.** universal time **2.** urinary tract

ul|ta ['u:tə] *noun*: südamerikanische Hautleishmanisiase *f*, kutane Leishmaniase *f* Südamerikas, Chiclero-Ulkus *nt*

UTBG *Abk.*: unbound thyroxine-binding globulin

ul|ter|al|gia [ˌju:tə'rældʒ(ɪ)ə] *noun*: Gebärmutterschmerz(en *pl*) *m*, Hysteralgie *f*, Hysterodynie *f*, Metralgie *f*, Metrodynie *f*

ul|ter|ec|to|my [ˌju:tə'rektəmi:] *noun*: Gebärmutterentfernung *f*, Hysterektomie *f*, Hysterectomia *f*, Uterusexstirpation *f*

ul|ter|ine ['ju:tərɪn, -raɪn] *adj*: Gebärmutter/Uterus betreffend, uterin

ul|ter|o|ab|dom|i|nal [ˌju:tərəʊæb'dɑmɪnl] *adj*: Gebärmutter/Uterus und Bauchhöhle/Abdomen betreffend, uteroabdominal, uteroabdominell

ul|ter|o|cer|vi|cal [ˌju:tərəʊ'sɜrvɪkəl] *adj*: Gebärmutter/Uterus und Gebärmutterhals/Cervix uteri betreffend, uterozervikal

ul|ter|o|dyn|i|a [ˌju:tərəʊ'di:nɪə] *noun*: Gebärmutterschmerz *m*, Hysteralgie *f*, Hysterodynie *f*, Metralgie *f*, Metrodynie *f*

ul|ter|o|fix|a|tion [ˌju:tərəʊfɪk'seɪʃn] *noun*: Gebärmutterfixierung *f*, -anheftung *f*, Hysteropexie *f*, Uteropexie *f*

ul|ter|o|gen|ic [ˌju:tərəʊ'dʒenɪk] *adj*: in der Gebärmutter gebildet, aus der Gebärmutter stammend, uterogen

ul|ter|o|ges|ta|tion [ˌju:tərəʊdʒes'teɪʃn] *noun*: (intra-) *f* uterine/eutopische Schwangerschaft/Gravidität *f*

ul|ter|og|ra|phy [ˌju:tə'rɑgrəfi:] *noun*: **1.** (*radiolog.*) Kontrastdarstellung *f* der Gebärmutterhöhle, Hysterographie *f*, Uterographie *f*, Hysterografie *f*, Uterografie *f* **2.** (*gynäkol.*) Hysterographie *f*, Hysterografie *f*

ul|ter|o|lith ['ju:tərəlɪθ] *noun*: →*uterine calculus*

ul|ter|om|e|ter [ˌju:tə'rɑmɪtər] *noun*: Hysterometer *nt*

ul|ter|om|e|try [ˌju:tə'rɑmətri:] *noun*: Hysterometrie *f*

ul|ter|o|o|var|i|an [ˌju:tərəəʊ'veərɪən] *adj*: Gebärmutter/Uterus und Eierstock/Ovar betreffend

ul|ter|o|per|i|to|ne|al [ˌju:tərəʊˌperɪtəʊ'ni:əl] *adj*: Gebärmutter und Bauchfell/Peritoneum betreffend, metroperitoneal, uteroperitoneal

ul|ter|o|pex|y ['ju:tərəʊpeksi:] *noun*: Gebärmutterfixierung *f*, Gebärmutteranheftung *f*, Hysteropexie *f*, Uteropexie *f*

ul|ter|o|pla|cen|tal [ˌju:tərəʊplə'sentl] *adj*: Gebärmutter/Uterus und Mutterkuchen/Plazenta betreffend, uteroplazentar, uteroplazentär

ul|ter|o|plas|ty ['ju:tərəʊˌplæsti:] *noun*: Gebärmutterplastik *f*, Uterusplastik *f*

ul|ter|o|rec|tal [ˌju:tərəʊ'rektl] *adj*: Gebärmutter und Enddarm/Rektum betreffend, uterorektal, rektouterin

ul|ter|o|sa|cral [ˌju:tərəʊ'seɪkrəl] *adj*: Gebärmutter und Kreuzbein/Os sacrum betreffend, uterosakral, sakrouterin

ul|ter|o|sal|pin|gog|ra|phy [ˌju:tərəʊsælpɪŋ'gɑgrəfi:] *noun*: Hysterosalpingographie *f*, Hysterosalpingografie *f*

ul|ter|o|scle|ro|sis [ˌju:tərəʊsklɪ'rəʊsɪs] *noun*: Gebärmuttersklerose *f*

ul|ter|o|scope ['ju:tərəʊskəʊp] *noun*: Hysteroskop *nt*

ul|te|ros|co|py [ˌju:tə'rɑskəpi:] *noun*: Hysteroskopie *f*

ul|ter|o|ther|mom|e|try [ˌju:tərəʊθər'mɑmətri:] *noun*: Messung *f* der Gebärmuttertemperatur

ul|te|rot|o|my [ˌju:tə'rɑtəmi:] *noun*: Hysterotomie *f*

ul|ter|o|ton|ic [ˌju:tərə'tɑnɪk]: **I** *noun* den Gebärmuttertonus erhöhendes Mittel *nt* **II** *adj* den Gebärmuttertonus erhöhend

ul|ter|o|trop|ic [ˌju:tərəʊ'trɑpɪk] *adj*: mit besonderer Affinität zur Gebärmutter, uterotrop

ul|ter|o|tu|bal [ˌju:tərəʊ't ju:bl] *adj*: Gebärmutter/Uterus und Eileiter/Tuba betreffend, uterotubal

ul|ter|o|tu|bog|ra|phy [ˌju:tərəʊt ju:'bɑgrəfi:] *noun*: Hysterosalpingographie *f*, Hysterosalpingografie *f*

ul|ter|o|vag|i|nal [ˌju:tərəʊ'vædʒɪnl] *adj*: Gebärmutter/Uterus und Scheide/Vagina betreffend, uterovaginal

ul|ter|o|ven|tral [ˌju:tərəʊ'ventrəl] *adj*: →*uteroabdominal*

ul|ter|o|ves|i|cal [ˌju:tərəʊ'vesɪkl] *adj*: Gebärmutter/Uterus und Harnblase betreffend, uterovesikal, vesikouterin

ul|ter|us ['ju:tərəs] *noun, plural* **ul|ter|us|es, ul|teri** ['ju:təraɪ]: Gebärmutter *f*, Uterus *m* **behind the uterus** hinter der Gebärmutter/dem Uterus (liegend), retrouterin **in utero** im Uterus (liegend *oder* befindlich), in utero, intrauterin

arcuate uterus: Uterus arcuatus

bicornate uterus: Uterus bicornis

bifid uterus: →*bicornate uterus*

bipartite uterus: Uterus bilocularis/bipartitus/septus

Couvelaire uterus: Couvelaire-Uterus *m*, -Syndrom *nt*, Uterusapoplexie *f*, uteroplazentare Apoplexie *f*, Apoplexia uteroplacentaris

double-mouthed uterus: Uterus biforis

duplex uterus: Uterus duplex

gravid uterus: Schwangerschaftsuterus *m*

heart-shaped uterus: herzförmiger Uterus *m*, Uterus cordiformis

one-horned uterus: Uterus unicornis

saddle-shaped uterus: Uterus arcuatus

septate uterus: Uterus septus

unicorn uterus: Uterus unicornis

UTG *Abk.*: ultrasound tomography

UTI *Abk.*: urinary tract infection

ul|til|iz|a|ble ['ju:tlaɪzəbl] *adj*: verwend-, verwertbar,

brauch-, nutzbar
u|ti|li|za|tion [ˌjuːtlaɪˈzeɪʃn] *noun*: Verwendung *f*, Verwertung *f*, Ausnutzung *f*, Utilisation *f*
oxygen utilization: Sauerstoffutilisation *f*, Sauerstoffausnutzung *f*, Sauerstoffausschöpfung *f*
waste utilization: Abfallverwertung *f*
u|ti|lize [ˈjuːtlaɪz] *vt*: (aus-, be-)nutzen, verwenden, verwerten
UTP *Abk.*: **1.** uridine-5'-triphosphate **2.** uridine triphosphate
u|tri|cle [ˈjuːtrɪkl] *noun*: Utriculus vestibularis, Vorhofbläschen *nt*, Utrikulus *m*
prostatic utricle: Prostatablindsack *m*, Utrikulus *m*, Utriculus prostaticus
urethral utricle: Prostatablindsack *m*, Utrikulus *m*, Utriculus prostaticus
vestibular utricle: Utriculus vestibularis, Vorhofbläschen *nt*, Utrikulus *m*
u|tric|u|lar [juːˈtrɪkjələr] *adj*: **1.** schlauch-, beutelförmig **2.** Utriculus betreffend, Utrikulus-
u|tric|u|lit|ic [juːˌtrɪkjəˈlɪtɪk] *adj*: Utrikulitis betreffend, utrikulitisch
u|tric|u|li|tis [juːˌtrɪkjəˈlaɪtɪs] *noun*: Entzündung *f* des Utriculus prostaticus, Utrikulitis *f*, Utriculitis *f*
u|tric|u|lus [juːˈtrɪkjələs] *noun, plural* **-li** [-laɪ]: Utriculus *m*
u|tri|form [ˈjuːtrəfɔːrm] *adj*: flaschenförmig
UU *Abk.*: urine urobilinogen
UUN *Abk.*: urinary urea-nitrogen
UUTI *Abk.*: upper urinary tract infection
UV *Abk.*: **1.** ultraviolet **2.** Uppsala virus **3.** urine volume
uv *Abk.*: ultraviolet
UVA *Abk.*: **1.** ultraviolet A **2.** ultraviolet light A
UVB *Abk.*: **1.** ultraviolet B **2.** ultraviolet light B
UVDI *Abk.*: ultraviolet dermatitis inhibition
u|vea [ˈjuːvɪə] *noun*: mittlere Augenhaut *f*, Uvea *f*, Tunica vasculosa bulbis
u|ve|al [ˈjuːvɪəl] *adj*: Uvea betreffend, uveal
UVEB *Abk.*: unifocal ventricular ectopic beat
u|ve|it|ic [ˌjuːvɪˈɪtɪk] *adj*: Uveaentzündung/Uveitis betreffend, uveitisch
u|ve|i|tis [ˌjuːvɪˈaɪtɪs] *noun*: Entzündung *f* der mittleren Augenhaut/Uvea, Uveitis *f*, Uveaentzündung *f*
anterior uveitis: Uveitis anterior
granulomatous uveitis: granulomatöse Uveitis *f*
intermediary uveitis: intermediäre Uveitis *f*
juvenile uveitis: jugendliche Uveitis *f*
lens-induced uveitis: phakogene Uveitis *f*
phacoantigenic uveitis: phakoantigene Uveitis *f*
phacotoxic uveitis: phakotoxische Uveitis *f*
posterior uveitis: hintere Uveitis *f*, Uveitis posterior
sympathetic uveitis: sympathische Uveitis *f*
tuberculous uveitis: tuberkulöse Uveitis *f*
u|ve|o|en|ceph|a|li|tis [ˌjuːvɪəʊenˌsefəˈlaɪtɪs] *noun*: Harada-Syndrom *nt*
u|ve|o|pa|rot|id [ˌjuːvɪəʊpəˈrɑtɪd] *adj*: Uvea und Parotis betreffend
u|ve|o|par|o|tit|ic [ˌjuːvɪəʊpærəˈtɪtɪk] *adj*: Uveoparotitis betreffend, uveoparotitisch
u|ve|o|par|o|ti|tis [ˌjuːvɪəʊpærəˈtaɪtɪs] *noun*: Uveoparotitis *f*
u|ve|o|scle|rit|ic [ˌjuːvɪəʊsklɪˈrɪtɪk] *adj*: Uveoskleritis betreffend, uveoskleritisch
u|ve|o|scle|ri|tis [ˌjuːvɪəʊsklɪˈraɪtɪs] *noun*: Entzündung *f* von Uvea und Lederhaut/Sklera, Uveoskleritis *f*
u|ve|ous [ˈjuːvɪəs] *adj*: Uvea betreffend, uveal
u|vi|form [ˈjuːvɪfɔːrm] *adj*: traubenförmig
u|vi|o|fast [ˈjuːvɪəʊfæst] *adj*: widerstandsfähig gegen UV-Strahlen, UV-resistent
u|vi|om|e|ter [ˌjuːvɪˈɑmɪtər] *noun*: UV-Strahlenmesser *m*
u|vi|o|re|sist|ant [ˌjuːvɪəʊrɪˈzɪstənt] *adj*: widerstandsfähig gegen UV-Strahlen, UV-resistent
u|vi|o|sen|si|tive [juːvɪəʊˈsensɪtɪv] *adj*: empfindlich/sensibel gegen UV-Strahlen, UV-empfindlich
UVP *Abk.*: uterine venous pressure
UVR *Abk.*: ultraviolet radiation
UVS *Abk.*: ultraviolet Schiff
u|vu|la [ˈjuːvjələ] *noun, plural* **-las, -lae** [-liː]: **1.** Zäpfchen *nt*, Uvula *f* **2.** (Gaumen-)Zäpfchen *nt*, Uvula *f*, Uvula palatina
bifid uvula: Zäpfchenspalte *f*, Uvulaspalte *f*, Uvula bifida
uvula of bladder: Blasenzäpfchen *nt*, Uvula vesicae
uvula of cerebellum: Kleinhirnzäpfchen *nt*, Uvula vermis
forked uvula: →*bifid uvula*
Lieutaud's uvula: Blasenzäpfchen *nt*, Uvula vesicae
palatine uvula: Gaumen *nt*, Gaumenzäpfchen *nt*, Uvula *f*, Uvula palatina
split uvula: →*bifid uvula*
u|vu|lap|to|sis [ˌjuːvjəlæpˈtəʊsɪs] *noun*: →*uvuloptosis*
u|vu|lar [ˈjuːvjələr] *adj*: Zäpfchen/Uvula betreffend, zum Zäpfchen/zur Uvula gehörend, uvulär, Zäpfchen-, Uvulo-, Uvula(r)-, Staphyl(o)-
u|vu|la|tome [ˈjuːvjələtəʊm] *noun*: →*uvulotome*
u|vu|lec|to|my [ˌjuːvjəˈlektəmiː] *noun*: Zäpfchenentfernung *f*, Uvulektomie *f*
u|vu|lit|ic [ˌjuːvjəˈlɪtɪk] *adj*: Zäpfchenentzündung/Uvulitis betreffend, uvulitisch, staphylitisch
u|vu|li|tis [ˌjuːvjəˈlaɪtɪs] *noun*: Entzündung *f* des Gaumenzäpfchens, Kionitis *f*, Zäpfchenentzündung *f*, Uvulitis *f*, Staphylitis *f*, Cionitis *f*
u|vu|lop|to|sis [ˌjuːvjəlɑpˈtəʊsɪs] *noun*: Zäpfchensenkung *f*, Zäpfchentiefstand *m*, Uvuloptose *f*, Staphyloptose *f*
u|vu|lo|tome [ˈjuːvələtəʊm] *noun*: Uvulotom *nt*, Staphylotom *nt*
u|vu|lot|o|my [ˌjuːvəˈlɑtəmiː] *noun*: Uvulotomie *f*, Staphylotomie *f*

U

V

V *Abk.*: **1.** valine **2.** vanadium **3.** variability coefficient **4.** variation coefficient **5.** ventilation **6.** venule **7.** vertex **8.** virulence **9.** virus **10.** virus **11.** vision **12.** visual acuity **13.** volt **14.** volume

v *Abk.*: **1.** initial rate velocity **2.** velocity **3.** ventricular

V. *Abk.*: Vibrio

VA *Abk.*: **1.** vacuum aspiration **2.** visual acuity **3.** voltampere

V-A *Abk.*: ventriculoatrial

V_A *Abk.*: alveolar ventilation

VAB *Abk.*: vinblastine, actinomycin, bleomycin

VAC *Abk.*: **1.** ventriculoatrial conduction **2.** vincristine, adriamycin, cyclophosphamide

vacc. *Abk.*: **1.** vaccination **2.** vaccine

vac|ci|na [væk'sɪnə] *noun*: Impfpocken *pl*, Vaccinia *f*

vac|ci|nal ['væksɪnl] *adj*: Impfung/Vakzination *oder* Impfstoff/Vakzine betreffend, vakzinal, Impf-, Vakzine-

vac|ci|nate ['væksɪneɪt] *vt, vi*: impfen, vakzinieren (*against* gegen)

vac|ci|na|tion [ˌvæksɪ'neɪʃn] *noun*: **1.** Schutzimpfung *f*, Impfung *f*, Vakzination *f* **2.** Pockenschutzimpfung *f*, Vakzination *f*

BCG vaccination: BCG-Impfung *f*
combination vaccination: Kombinationsimpfung *f*
Jenner's vaccination: Jenner-Pockenimpfung *f*
live oral poliovirus vaccination: Sabin-Impfung *f*
measles vaccination: Masernimpfung *f*
measles-mumps-rubella vaccination: MMR-Impfung *f*
mixed vaccination: Simultanimpfung *f*
MMR vaccination: MMR-Impfung *f*
oral vaccination: Schluckimpfung *f*
passive vaccination: passive Impfung *f*
Pasteur's vaccination: Pasteur-Impfung *f*
pertussis vaccination: Keuchhustenimpfung *f*, Pertussisimpfung *f*
polio vaccination: Polioimpfung *f*
rubella vaccination: Rötelnimpfung *f*
Sabin's vaccination: Sabin-Impfung *f*
Salks vaccination: Salk-Impfung *f*
triple vaccination: Tripelimpfung *f*

vac|ci|na|tor ['væksɪneɪtər] *noun*: **1.** Impfarzt *m* **2.** Impfmesser *nt*, Impfnadel *f*

vac|cine [væk'si:n; 'væksi:n]: **I** *noun* Impfstoff *m*, Vakzine *f*, Vakzin *nt* **II** *adj* →*vaccinal*

acellular vaccine: azelluläre Vakzine *f*, aP-Vakzine *f*
acellular pertussis vaccine: aP-Vakzine *f*, azelluläre Vakzine *f*
anthrax vaccine: Anthraxvakzine *f*
aqueous vaccine: wässriger Impfstoff *m*
attenuated vaccine: attenuierte Vakzine *f*
autogenous vaccine: Eigenimpfstoff *m*, Autovakzine *f*
Bacillus Calmette-Guérin vaccine: →*BCG vaccine*
bacterial vaccine: Bakterienimpfstoff *m*, Bakterienvakzine *f*
BCG vaccine: BCG-Impfstoff *m*, BCG-Vakzine *f*
Calmette's vaccine: BCG-Impfstoff *m*, BCG-Vakzine *f*
cholera vaccine: Cholera-Impfstoff *m*, -Vakzine *f*
combination vaccine: Kombinationsimpfstoff *m*
Cox vaccine: Cox-Vakzine *f*
duck embryo vaccine: Entenembryo(tollwut)vakzine *f*
HB vaccine: Hepatitis B-Vakzine *f*
Hempt's vaccine: Hempt-Impfstoff *m*
Hepatitis A vaccine: Hepatitis-A-Vakzine
hepatitis B vaccine: Hepatitis-B-Vakzine *f*, HB-Vakzine *f*
heterogenous vaccine: heterogener Impfstoff *m*
heterologous vaccine: heterologer Impfstoff *m*, heterologe Vakzine *f*
heterotypic vaccine: →*heterologous vaccine*
human diploid cell vaccine: Human-Diploid-Zell-Vakzine *f*, human diploid cell vaccine
inactivated vaccine: Totimpfstoff *m*, Totvakzine *f*, inaktivierter Impfstoff *m*
poliovirus vaccine inactivated: Salk-Impfstoff *m*, Salk-Vakzine *f*, Salkvakzine *f*
influenza virus vaccine: Grippeimpfstoff *m*, -vakzine *f*, Influenzaimpfstoff *m*, -vakzine *f*
killed vaccine: Todimpfstoff *m*, Totvakzine *f*, inaktivierter Impfstoff *m*
live vaccine: Lebendimpfstoff *m*, Lebendvakzine *f*
live oral poliovirus vaccine: orale Poliovakzine *f*, Sabin-Vakine *f*
measles vaccine: →*measles virus vaccine*
measles, mumps, and rubella vaccine live: MMR-Lebendvakzine *f*, Masern-Mumps-Röteln-Lebendvakzine *f*
measles virus vaccine: Masern-Vakzine *f*
measles virus live vaccine: Masern(virus)lebendvakzine *f*, Masern(virus)impfstoff *m*
measles virus vaccine live: →*measles virus live vaccine*
mixed vaccine: polyvalenter Impfstoff *m*
multivalent vaccine: polyvalenter Impfstoff *m*
mumps vaccine: →*mumps virus vaccine*
mumps and rubella vaccine live: Mumps-Röteln-Lebendvakzine *f*, MR-Lebendvakzine *f*
mumps virus vaccine: Mumpsimpfstoff *m*, Mumpsimpfvakzine *f*
mumps virus vaccine live: Mumpsviruslebendvakzine *f*
oral vaccine: Schluckimpfstoff *m*, Oralvakzin(e *f*) *nt*
pertussis vaccine: Ganzkeimvakzine *f*, P-Vakzine *f*
pneumococcal vaccine: Pneumokokkenvakzine *f*
poliomyelitis vaccine: Poliovakzine *f*
poliovirus vaccine live oral: oraler Lebendpolioimpfstoff *m*, Sabin-Impfstoff *m*, Sabin-Vakzine *f*
poliovirus vaccine live oral trivalent: →*poliovirus vaccine live oral*
polyvalent vaccine: polyvalenter Impfstoff *m*
rabies vaccine: Tollwut-, Rabiesvakzine *f*
rubella vaccine: Rötelnlebendimpfstoff *m*, Rötelnviruslebendimpfstoff *m*
rubella virus live vaccine: →*rubella vaccine*
rubella virus vaccine live: →*rubella vaccine*
Sabin's vaccine: Sabin-Impfstoff *m*, Sabin-Vakzine *f*, oraler Lebendpolioimpfstoff *m*
Salk vaccine: Salk-Impfstoff *m*, Salk-Vakzine *f*, Salkvakzine *f*
SP vaccine: →*subvirion vaccine*
split-protein vaccine: →*subvirion vaccine*
split-virus vaccine: →*subvirion vaccine*
subunit vaccine: →*subvirion vaccine*
subvirion vaccine: Spaltimpfstoff *m*, Spaltvakzine *f*
tetanus vaccine: Tetanusvakzine *f*
tetravalent vaccine: Tetravakzine *f*
trivalent oral poliovirus vaccine: trivalente orale Poli-

ovakzine *f*
tuberculosis vaccine: BCG-Impfstoff *m*, BCG-Vakzine *f*
typhoid vaccine: Typhusimpfstoff *m*, -vakzine *f*
typhoid and paratyphoid vaccine: Typhus-Paratyphus-Impfstoff *m*
varicella vaccine: Varicella-Vakzine *f*
variola vaccine: Pockenlymphe *f*
viral vaccine: Virusimpfstoff *m*, -vakzine *f*
whole-virus vaccine: Ganzvirusimpfstoff *m*
whooping-cough vaccine: Pertussisvakzine *f*, -impfstoff *m*, Keuchhustenvakzine *f*, -impfstoff *m*
WV vaccine: →*whole-virus vaccine*
yellow fever vaccine: Gelbfieberimpfstoff *m*, -vakzine *f*

vac|ci|nee [væksə'niː] *noun*: Geimpfter *m*, Impfling *m*
vac|cin|ia [væk'sɪnɪə] *noun*: Impfpocken *pl*, Vaccinia *f*
vac|cin|i|al [væk'sɪnɪəl] *adj*: Vaccinia betreffend, Vaccinia-, Vakzine-
vac|cin|i|form [væk'sɪnəfɔːrm] *adj*: vacciniaähnlich, vacciniaartig, vaccinoid
vac|ci|nog|e|nous [væksɪ'nɑdʒənəs] *adj*: vakzine-bildend
vac|ci|noid ['væksɪnɔɪd] *adj*: vacciniaähnlich, vacciniaartig, vaccinoid
vac|ci|no|pho|bi|a [ˌvæksɪnəʊ'fəʊbɪə] *noun*: Vakzinophobie *f*
vac|ci|no|pho|bic [ˌvæksɪnəʊ'fəʊbɪk] *adj*: Vakzinophobie betreffend, vakzinophob
vac|ci|num ['væksɪnəm] *noun*: Impfstoff *m*, Vakzine *f*, Vakzin *nt*
vac|u|o|lar ['vækjəˌəʊlər, 'vækjələr] *adj*: vakuolenartig; vakuolenhaltig, vakuolär, Hohl-, Vakuolen-
vac|u|o|late ['vækjə(wə)lɪt, -leɪt] *adj*: →*vacuolated*
vac|u|o|lat|ed ['vækjə(wə)leɪtɪd] *adj*: mit Vakuolen durchsetzt, vakuolenhaltig, vakuolär, vakuolisiert
vac|u|o|la|tion [ˌvækjʊə'leɪʃn, ˌvækjə-] *noun*: Vakuolenbildung *f*, Vakuolisierung *f*
vac|u|ole ['vækjʊəʊl] *noun*: Vakuole *f*, Vakuolenhöhle *f*, Vakuolenraum *m*
heterophagic vacuole: heterophagische Vakuole *f*, Heterophagosom *nt*
vac|u|o|li|za|tion [ˌvækjəˌwəʊlə'zeɪʃn] *noun*: →*vacuolation*
vac|u|um ['vækj(əw)əm]: **I** *noun, plural* **-ums, -ua** (luft-)leerer Raum *m*, Vakuum *nt* **II** *adj* Vakuum-
VAD *Abk.*: vincristine, adriamycin, dexamethasone
VAERP *Abk.*: ventriculoatrial effective refractory period
VAG *Abk.*: **1.** vertebral artery angiography **2.** viral antigen
vag|a|bond ['vægəbɑnd] *noun*: Vagant *m*, Vagabund *m*
va|gal ['veɪgl] *adj*: Vagusnerv/Nervus vagus betreffend, vagal, Vagus-, Vago-
va|gec|to|my [veɪ'dʒektəmiː] *noun*: Vagusresektion *f*, Vagektomie *f*
vagin- *präf.*: Scheiden-, Vagin(o)-, Kolp(o)-
va|gi|na [və'dʒaɪnə] *noun, plural* **-nas, -nae** [-niː]: **1.** Scheide *f*, Hülle *f*, Umscheidung *f*, Vagina *f* **2.** Scheide *f*, Vagina *f* **above the vagina** oberhalb der Scheide/Vagina (liegend), supravaginal **below the vagina** unter(halb) der Scheide/Vagina (liegend), subvaginal **through the vagina** durch die Scheide/Vagina, transvaginal **within the vagina** innerhalb der Scheide/Vagina (liegend), intravaginal
artificial vagina: künstliche Vagina *f*
vagina of bulb: Tenon-Kapsel *f*, Vagina bulbi
septate vagina: Vagina septa

vag|i|nal ['vædʒənl; və'dʒaɪnl] *adj*: Scheide/Vagina betreffend, vaginal
vag|i|nal|ec|to|my [ˌvædʒɪnə'lektəmiː] *noun*: Kolpektomie *f*
vag|i|nal|it|ic [ˌvædʒɪnə'lɪtɪk] *adj*: Vaginalitis betreffend, vaginalitisch
vag|i|nal|i|tis [ˌvædʒɪnə'laɪtɪs] *noun*: Vaginalitis *f*, Perididymisentzündung *f*, Perididymitis *f*; Hodenhüllenentzündung *f*, Hodenscheidenentzündung *f*
va|gi|na|pex|y [və'dʒaɪnəpeksiː] *noun*: →*vaginofixation*
vag|i|nate ['vædʒɪnɪt, -neɪt]: **I** *adj* von einer Scheide umgeben **II** *vt* mit einer Scheide umgeben, umscheiden
vag|i|nec|to|my [ˌvædʒɪn'nektəmiː] *noun*: Kolpektomie *f*
vag|i|ni|per|i|ne|ot|o|my [ˌvædʒənɪˌperɪnɪ'ɑtəmiː] *noun*: Paravaginalschnitt *m*
vag|i|nism ['vædʒɪnɪzəm] *noun*: Scheidenkrampf *m*, Vaginismus *m*
vag|i|nis|mus [ˌvædʒɪ'nɪzməs] *noun*: Scheidenkrampf *m*, Vaginismus *m*
vag|i|nit|ic [ˌvædʒɪ'nɪtɪk] *adj*: Scheidenentzündung/Vaginitis betreffend, vaginitisch, kolpitisch
vag|i|ni|tis [ˌvædʒɪ'naɪtɪs] *noun*: Entzündung *f* der Scheide/Vagina, Colpitis *f*, Scheidenentzündung *f*, Kolpitis *f*, Vaginitis *f*
vagino- *präf.*: Scheiden-, Vagin(o)-, Kolp(o)-
vag|i|no|ab|dom|i|nal [ˌvædʒɪnəʊæb'dɑmɪnl] *adj*: Scheide/Vagina und Bauchhöhle/Abdomen betreffend, vaginoabdominal
vag|i|no|cele ['vædʒɪnəʊsiːl] *noun*: Scheidenbruch *m*, Kolpozele *f*, Hernia vaginalis
vag|i|no|cu|ta|ne|ous [ˌvædʒɪnəʊkjuː'teɪnɪəs] *adj*: Scheide/Vagina und Haut betreffend, vaginokutan
vag|i|no|dyn|i|a [ˌvædʒɪnəʊ'diːnɪə] *noun*: Scheidenschmerz *m*, Kolpalgie *f*, Vaginodynie *f*
vag|i|no|fix|a|tion [ˌvædʒɪnəʊfɪk'seɪʃn] *noun*: Scheidenanheftung *f*, Kolpofixation *f*, -pexie *f*, Vaginofixation *f*, -pexie *f*
vag|i|no|gram ['vædʒɪnəgræm] *noun*: Vaginogramm *nt*
vag|i|nog|ra|phy [ˌvædʒɪ'nɑgrəfiː] *noun*: Kolpographie *f*, Kolpografie *f*
vag|i|no|hys|ter|ec|to|my [ˌvædʒɪnəʊˌhɪstə'rektəmiː] *noun*: transvaginale Hysterektomie *f*, Hysterectomia vaginalis
vag|i|no|la|bi|al [ˌvædʒɪnəʊ'leɪbɪəl] *adj*: Scheide/Vagina und Schamlippen betreffend, vaginolabial
vag|i|no|my|co|sis [ˌvædʒɪnəʊmaɪ'kəʊsɪs] *noun*: Pilzerkrankung *f* der Scheide, Kolpo-, Vaginomykose *f*
vag|i|nop|a|thy [ˌvædʒɪ'nɑpəθiː] *noun*: Vaginal-, Scheidenerkrankung *f*, Vaginopathie *f*, Kolpopathie *f*
vag|i|no|per|i|ne|al [ˌvædʒɪnəʊperɪ'niːəl] *adj*: Scheide und Damm/Perineum betreffend, vaginoperineal, perineovaginal
vag|i|no|per|i|ne|o|plas|ty [ˌvædʒɪnəʊperɪ'niːəplæstiː] *noun*: Kolpoperineoplastik *f*
vag|i|no|per|i|ne|or|rha|phy [ˌvædʒɪnəʊperɪnɪ'ɔrəfiː] *noun*: Scheiden-Damm-Naht *f*, Kolpo-, Vaginoperineorrhaphie *f*
vag|i|no|per|i|ne|ot|o|my [ˌvædʒɪnəʊperɪnɪ'ɑtəmiː] *noun*: Paravaginalschnitt *m*
vag|i|no|per|i|to|ne|al [ˌvædʒɪnəʊperɪtəʊ'niːəl] *adj*: Scheide/Vagina und Bauchfell/Peritoneum betreffend, vaginoperitoneal
vag|i|no|pex|y ['vædʒɪnəʊpeksiː] *noun*: Scheidenanheftung *f*, Kolpofixation *f*, Vaginofixation *f*, Vaginopexie *f*
vag|i|no|plas|ty ['vædʒɪnəʊplæstiː] *noun*: Scheidenplastik *f*, Vaginalplastik *f*, Kolpoplastik *f*, Vaginoplastik *f*
vag|i|no|scope ['vædʒɪnəʊskəʊp] *noun*: Scheidenspekulum *nt*
vag|i|nos|co|py [ˌvædʒɪ'nɑskəpiː] *noun*: Kolposkopie *f*
vag|i|no|sis [ˌvædʒɪ'nəʊsɪs] *noun*: Scheiden-, Vaginaerkrankung *f*, Vaginose *f*, unspezifische Vulvovaginitis *f*

bacterial vaginosis: bakterielle Vaginose *f*
nonspecific vaginosis: bakterielle Vaginose *f*
vag|i|not|o|my [ˌvædʒɪ'nɑtəmiː] *noun*: Scheiden-, Vaginalschnitt *m*, Kolpo-, Vaginotomie *f*
vag|i|no|ves|i|cal [ˌvædʒɪnəʊ'vesɪkl] *adj*: Scheide/Vagina und Harnblase betreffend, vaginovesikal, vesikovaginal
vag|i|no|vul|var [ˌvædʒɪnəʊ'vʌlvəl] *adj*: Scham/Vulva und Scheide/Vagina betreffend, vulvovaginal
va|go|gram ['veɪgəʊgræm] *noun*: Elektrovagogramm *nt*, Vagogramm *nt*
va|gol|y|sis [veɪ'gɑlɪsɪs] *noun*: Vagolyse *f*
va|go|lyt|ic [ˌveɪgə'lɪtɪk]: I *noun* Vagolytikum *nt*, vagolytisches Mittel *nt* II *adj* die Wirkung von Acetylcholin hemmend; das parasympathische System hemmend, vagolytisch, parasympatholytisch, anticholinerg
va|go|mi|met|ic [ˌveɪgəʊmaɪ'metɪk]: I *noun* Vagomimetikum *nt*; Parasympathomimetikum *nt* II *adj* mit aktivierender Wirkung auf das parasympathische Nervensystem, vagomimetisch, parasympathomimetisch
va|go|splanch|nic [ˌvædʒɪnəʊ'splæŋknɪk] *adj*: vagosympathisch
va|go|sym|pa|thet|ic [ˌvædʒɪnəʊsɪmpə'θetɪk] *adj*: vagosympathisch
va|got|o|my [veɪ'gɑtəmiː] *noun*: Vagotomie *f*
bilateral vagotomy: bilaterale Vagotomie *f*
highly selective vagotomy: supraselektive Vagotomie *f*
medical vagotomy: Vagusblock(ade *f*) *m*
parietal cell vagotomy: proximal gastrische Vagotomie *f*, Parietalzellvagotomie *f*, superselektive Vagotomie *f*, selektiv proximale Vagotomie *f*
proximal gastric vagotomy: proximal gastrische Vagotomie *f*, Parietalzellvagotomie *f*, superselektive Vagotomie *f*, selektiv proximale Vagotomie *f*
selective vagotomy: selektiv gastrale Vagotomie *f*
surgical vagotomy: operative Vagotomie *f*
truncal vagotomy: trunkuläre Vagotomie *f*
va|go|to|ni|a [ˌveɪgə'təʊnɪə] *noun*: Vagotonie *f*, Parasympathikotonie *f*
va|go|ton|ic [ˌveɪgəʊ'tɑnɪk] *adj*: Vagotonie betreffend, vagoton
va|got|o|ny [veɪ'gɑtəmiː] *noun*: Vagotonie *f*
va|go|trope ['veɪgətrəʊp] *adj*: →*vagotropic*
va|go|trop|ic [ˌveɪgəʊ'trɑpɪk] *adj*: auf den Nervus vagus einwirkend, vagotrop
va|got|ro|pism [veɪ'gɑtrəpɪzəm] *noun*: Vagotropie *f*, -tropismus *m*
va|go|va|gal [ˌveɪgəʊ'veɪgl] *adj*: vagovagal
va|grant ['veɪgrənt] *adj*: (*Zelle*) wandernd; (*Gewebe*) wuchernd
va|gus ['veɪgəs] *noun, plural* **-gi** [-dʒaɪ, -gaɪ]: Vagus *m*, X. Hirnnerv *m*, Nervus vagus
va|gus|stoff ['veɪgəstɑf] *noun*: →*acetylcholine*
VAH *Abk.*: virilizing adrenal hyperplasia
val *Abk.*: **1.** gram equivalent **2.** valine
va|lence ['veɪləns] *noun*: Wertigkeit *f*, Valenz *f*
va|len|cy ['veɪlənsiː] *noun*: →*valence*
color valency: Farbvalenz *f*
colour valency: (*brit.*) →*color valency*
val|er|ate ['væləreɪt] *noun*: Valerat *nt*, Valerianat *nt*
va|le|ri|an [və'lɪərɪən] *noun*: echter/gemeiner Baldrian *m*, Valeriana officinalis
Va|le|ri|a|na [vəˌlɪərɪ'ænə] *noun*: Valeriana *f*
Valeriana officinalis: echter/gemeiner Baldrian *m*, Valeriana officinalis
va|le|ri|a|nate [və'lɪərɪəneɪt] *noun*: →*valerate*
val|e|tu|di|nar|i|an [ˌvælɪˌt(j)uːdə'neərɪən]: I *noun* **1.** chronisch Kranke *m/f*, Invalide *m/f* **2.** kränkliche Person *f*; Hypochonder *m* II *adj* **3.** kränklich, kränkelnd **4.** hypochondrisch
val|e|tu|di|nar|i|an|ism [ˌvælɪˌt(j)uːdə'neərɪənɪzəm] *noun*: **1.** Kränklichkeit *f*, Anfälligkeit *f* **2.** Hypochondrie *f*
val|e|tu|di|nar|y [ˌvælɪ't(j)uːdənəriː] *noun, adj*: →*valetudinarian*
val|gus ['vælgəs] *adj*: krumm, nach innen gewölbt, valgus
val|id ['vælɪd] *adj*: **1.** (*Gründe*) stichhaltig, triftig; begründet, berechtigt; (*Entscheidung*) richtig; (*Methode*) wirksam **2.** rechtskräftig, rechtsgültig; (*Vertrag*) bindend
va|lid|i|ty [və'lɪdətiː] *noun*: Gültigkeit *f*, Validität *f*
val|i|nae|mi|a [vælɪ'niːmiːə] *noun*: (*brit.*) →*valinemia*
va|line ['væliːn, 'veɪl-, -ɪn] *noun*: Valin *nt*, α-Aminoisovaleriansäure *f*
val|i|ne|mi|a [vælɪ'niːmiːə] *noun*: erhöhter Valingehalt *m* des Blutes, Hypervalinämie *f*, Valinämie *f*
val|lec|u|la [və'lekjələ] *noun, plural* **-lae** [-liː]: **1.** kleine Ritze *f*, Spalt(e *f*) *m*, Furche *f*, Vallecula *f* **2.** Vallecula epiglottica
vallecula cerebelli: mediane Kleinhirnfurche *f*, Vallecula cerebelli
epiglottic vallecula: Vallecula epiglottica
val|ley ['væliː] *noun*: Tal *nt*
valley of cerebellum: mediane Kleinhirnfurche *f*, Vallecula cerebelli
val|lis ['vælɪs] *noun*: mediane Kleinhirnfurche *f*, Vallecula cerebelli
val|lum ['væləm] *noun, plura* **-la** [-lə]: Wall *m*, Vallum *m*
val|pro|ate [væl'prəʊeɪt] *noun*: Valproat *nt*
val|u|a|ble ['væljəbl, 'væljuːəbl] *adj*: **1.** nützlich, förderlich, zuträglich, hilfreich **2.** wertvoll; kostbar, teuer
val|u|a|ble|ness ['væljəbəlnɪs, 'væljuːəbl-] *noun*: Nützlichkeit *f*; Wert *m*
val|u|a|bles ['væljəblz, 'væljuːəblz] *plural*: Wertsachen *pl*, Wertgegenstände *pl*
val|u|a|tion [væljuː'eɪʃn] *noun*: Bewertung *f*, Wertbestimmung *f*, Veranschlagung *f*, Taxierung *f*
val|ue ['væljuː]: I *noun* **1.** Wert *m* **2.** Einschätzung *f* **3.** Gehalt *m*, Grad *m*; (*mathemat.*) (Zahlen-)Wert *m* II *vt* **4.** (ab-)schätzen, bewerten; den Wert bestimmen *oder* festsetzen, taxieren **5.** (wert-)schätzen, Wert legen auf
absolute value: Absolutwert *m*
acid value: Säuregehalt *m*
biological value: biologische Wertigkeit *f*
biologic fuel value: biologischer Brennwert *m*
blood glucose value: Blutzuckerspiegel *m*, Blutzuckerwert *m*, Glucosespiegel *m*
caloric value: Kalorienwert *m*
cot value: Cot-Wert *m*
energy value: Wärmewert *m*
fasting value: Nüchternwert *m*
fuel value: Brennwert *m*
globular value: Färbeindex *m*, Hämoglobinquotient *m*
glucose value: Blutzuckerspiegel *m*, (Blut-)Zuckerwert *m*, Glucosespiegel *m*
iodine value: Jodzahl *f*
laboratory value: Laborwert *m*
measured value: Messwert *m*
modal value: Modalwert *m*
MWC value: MAK-Wert *m*
normal value: Normalwert *m*
nutritional value: Nährwert *m*
nutritive value: Nährwert *m*
PEF value: PEF-Wert *m*

physical fuel value: physikalischer Brennwert *m*
physiologic fuel value: physiologischer Brennwert *m*
Quick value: Thromboplastinzeit *f*, Quickwert *m*, Quickzeit *f*, Quick *m*, Prothrombinzeit *f*
reference value: Referenz-, Bezugswert *m*
relative value: Bezugswert *m*
statistical value: statistischer Wert *m*

val|va ['vælvə] *noun, plura* **-vae** [-viː]: →*valve 1.*

val|val ['vælvl] *adj*: Klappe(n) betreffend, mit Klappen versehen, klappenförmig, valvulär

val|var ['vælvər] *adj*: Klappe(n) betreffend, mit Klappen versehen, klappenförmig, valvulär

val|vate ['vælveɪt] *adj*: mit Klappe(n) versehen, Klappen-

valve [vælv] *noun*: **1.** Klappe *f*, Valva *f*, Valvula *f* **2.** Ventil *nt*, Klappe *f*, Hahn *m* **above a valve** oberhalb einer Klappe (liegend), supravalvulär **below a valve** unterhalb einer Klappe (liegend), subvalvular
allogeneic heart valve: allogene Herzklappenprothese *f*
Amussat's valve: Plica spiralis
anal valves: Valvulae anales
anterior semilunar valve: Valvula semilunaris anterior
aortic valve: Aortenklappe *f*, Valva aortae
artificial valve: →*artificial heart valve*
artificial heart valve: Herzklappenprothese *f*, Herzklappenersatz *m*, künstliche Herzklappe *f*
atrioventricular valve: Atrioventrikular-, Segelklappe *f*, Vorhof-Kammerklappe *f*, Valva atrioventricularis
auriculoventricular valve: →*atrioventricular valve*
Ball's valves: Valvulae anales
Bauhin's valve: Bauhin-Klappe *f*, Ileozäkal-, Ileozökalklappe *f*, Valva ileocaecalis/ilealis
Béraud's valve: Krause-Klappe *f*, Valvula sacci lacrimalis inferior
Bianchi's valve: Plica lacrimalis
bicuspid valve: →*mitral valve*
bileaflet valve: Doppelflügelprothese *f*
biologic heart valve: biologische Herzklappenprothese *f*
Björk-Shiley valve: Björk-Shiley-Klappe *f*, Björk-Shiley-Prothese *f*
caged-ball valve: Kugelventilprothese *f*
cardiac valves: Herzklappen *pl*
caval valve: Eustachio-, Sylvius-Klappe *f*, Valvula venae cavae inferioris
coronary valve: Thebesius-Klappe *f*, Sinusklappe *f*, Valvula sinus coronarii
valve of coronary sinus: →*coronary valve*
demand valve: Demand-Ventil *nt*
drain valve: Abflussventil *nt*
eustachian valve: Eustachio-Klappe *f*, Sylvius-Klappe *f*, Heister-Klappe *f*, Valvula Eustachii, Valvula venae cavae inferioris
fallopian valve: →*ileocecal valve*
flap valves: Taschenklappen *pl*
valve of foramen ovale: **1.** Valvula foraminis ovalis, Falx septi **2.** Septum primum
Gerlach's valve: Gerlach-Klappe *f*, Valvula processus vermiformis
Gubaroffs valve: Gubaroff-Klappe *f*
Hancock valve: Hancock-Prothese *f*
Hasner's valve: Hasner-Klappe *f*, Plica lacrimalis
heart valves: Herzklappen *pl*
Heimlich's valve: Heimlich-Ventil *nt*
Heister's valve: Heister-Klappe *f*
Heyer-Pudenz valve: Heyer-Pudenz-Ventil *nt*
Houston's valves: zirkuläre Mastdarmfalten *pl*, Plicae transversae recti
Huschke's valve: →*Hasner's valve*
ileocaecal valve: (*brit.*) →*ileocecal valve*
ileocecal valve: Bauhin-Klappe *f*, Ileozäkal-, Ileozökalklappe *f*, Valva ileocaecalis/ilealis
ileocolic valve: →*ileocecal valve*
valve of inferior vena cava: →*eustachian valve*
Ionescu valve: Ionescu-Klappe *f*
Ionescu-Shiley heart valve: Ionescu-Shiley-Klappe *f*
Kerckring's valve: Kerckring-Falten *pl*, Plicae circulares
Kohlrausch's valve: Kohlrausch-Falte *f*
Krause's valve: Krause-Klappe *f*, Valvula sacci lacrimalis inferior
left atrioventricular valve: Mitralklappe *f*, Mitralis *f*, Bicuspidalis *f*, Valva mitralis, Valvula bicuspidalis, Valva atrioventricularis sinistra
left semilunar valve of aortic valve: Valvula semilunaris sinistra valvae aortae, Valvula coronaria sinistra
left semilunar valve of pulmonary valve: Valvula semilunaris sinistra valvae trunci pulmonalis
left venous valve: linke Venenklappe *f*
lymphatic valve: Lymphgefäßklappe *f*, Lymphklappe *f*, Valvula lymphatica
valve of Macalister: →*ileocecal valve*
mechanical heart valve: mechanische Herzklappenprothese *f*
Mercier's valve: Plica interureterica
mitral valve: Mitralklappe *f*, Mitralis *f*, Valvula bicuspidalis/mitralis, Valva atrioventricularis sinistra
Morgagni's valves: Valvulae anales
nonrebreathing valve: Nichtrückatmungsventil *nt*
outlet valve: Abflussventil *nt*
overpressure valve: Überdruck-, Sicherheitsventil *nt*
posterior semilunar valve: Valvula semilunaris posterior valvae aortae, Valvula non coronaria
pressure valve: Druckventil *nt*
prosthetic valve: Herzklappenprothese *f*, -ersatz *m*, künstliche Herzklappe *f*
prosthetic heart valve: →*prosthetic valve*
Pudenz-Heyer valve: Pudenz-Heyer-Ventil *nt*
pulmonary valve: Pulmonalklappe *f*, Pulmonalisklappe *f*, Valva trunci pulmonalis
pulmonary trunk valve: →*pulmonary valve*
valve of pulmonary trunk: →*pulmonary valve*
right atrioventricular valve: →*tricuspid valve*
right semilunar valve of aortic valve: Valvula semilunaris dextra valvae aortae, Valvula coronaria dextra
right semilunar valve of pulmonary valve: Valvula semilunaris dextra valvae trunci pulmonalis
right venous valve: rechte Venenklappe *f*
Rosenmüller's valve: Hasner-Klappe *f*, Plica lacrimalis
safety valve: Überdruck-, Sicherheitsventil *nt*
semilunar valve: Valvula semilunaris, Taschenklappe *f*, Semilunarklappe *f*
semilunar valves of Morgagni: Morgagni-Krypten *pl*, Analkrypten *pl*, Sinus anales
spiral valve (of cystic duct): Heister-Klappe *f*, Plica spiralis
Starr-Edwards valve: Starr-Edwards-Prothese *f*
St.-Jude-Medical valve: St.-Jude-Medical-Klappe *f*
St.-Jude-Medical prosthetic valve: St.-Jude-Medical-Klappe *f*
valve of Sylvius: Eustachio-Klappe *f*, Sylvius-Klappe *f*, Heister-Klappe *f*, Valvula Eustachii, Valvula venae cavae inferioris
Tarin's valve: Velum medulare inferius
thebesian valve: Sinusklappe *f*, Thebesius-Klappe *f*,

Valvula sinus coronarii
Tiegel's valve: Tiegel-Ventil *nt*
tilting-disc valve: (*brit.*) →*tilting-disk valve*
tilting-disk valve: Kippscheibenprothese *f*
tricuspid valve: Trikuspidalklappe *f*, Tricuspidalis *f*, Valva tricuspidalis, Valva atrioventricularis dextra
Tulp's valve: Bauhin-Klappe *f*, Ileozäkal-, Ileozökalklappe *f*, Valva ileocaecalis/ilealis
Tulpius' valve: →*Tulp's valve*
ureteral valve: Harnleiter-, Ureterklappe *f*
urethral valve: Harnröhren-, Urethra-, Urethralklappe *f*
valve of Varolius: →*ileocecal valve*
valve of veins: Venenklappe *f*, Valvula venosa
venous valve: Venenklappe *f*, Valvula venosa
Vieussens valve: Velum medulare superius
Willis' valve: Velum medulare superius
xenogeneic heart valve: xenogene Herzklappenprothese *f*

valved [vælvd] *adj*: mit Klappen versehen, Klappen-, Ventil-
valvelless ['vælvləs] *adj*: klappen-, ventillos
valvellike ['vælvlaɪk] *adj*: klappen-, ventilähnlich
valvilform ['vælvɪfɔːrm] *adj*: klappenförmig, -artig
valvolplasty ['vælvəʊplæstiː] *noun*: Valvuloplastik *f*
valvoltome ['vælvətəʊm] *noun*: Valvotom *nt*, Valvulotom *nt*
valvotolmy [væl'vɑtəmiː] *noun*: Valvulotomie *f*
valvulla ['vælvjələ] *noun*, *plural* **-lae** [-liː]: kleine Klappe *f*, Valvula *f*
valvullar ['vælvjələr] *adj*: Klappe(n) betreffend, mit Klappen versehen, klappenförmig, valvulär
valvule ['vælvjuːl] *noun*: kleine Klappe *f*, Valvula *f*
valvullitlic [,vælvjə'lɪtɪk] *adj*: Klappenentzündung/Valvulitis betreffend, valvulitisch
valvulliltis [,vælvjə'laɪtɪs] *noun*: **1.** Klappenentzündung *f*, Valvulitis *f* **2.** Herzklappenentzündung *f*; Endokarditis *f*
rheumatic valvulitis: rheumatische Endokarditis *f*, Bouillaud-Krankheit *f*

valvullolplasty ['vælvjələʊ,plæstiː] *noun*: Valvuloplastie *f*, Valvuloplastik *f*
balloon valvuloplasty: Ballonvalvuloplastie *f*

valvulloltome ['vælvjələtəʊm] *noun*: →*valvotome*
valvullotolmy [,vælvjə'lɑtəmiː] *noun*: Valvulotomie *f*
vallyl ['vælɪl, 'veɪlɪl] *noun*: Valyl-(Radikal *nt*)
VAMP *Abk.*: vincristine, amethopterin, 6-mercaptopurine, prednisone
vanaldate ['vænədeɪt] *noun*: Vanadat *nt*
valnaldilum [və'neɪdɪəm] *noun*: Vanadium *nt*, Vanadin *nt*
valnaldilumlism [və'neɪdɪəmɪzəm] *noun*: Vanadismus *m*
vanlcolmylcin [vænkəʊ'maɪsɪn] *noun*: Vancomycin *nt*
valnilla [və'nɪlə, -'nelə] *noun*: Vanille *f*
valnillin [və'nɪlɪn, 'vænl-] *noun*: Vanillin *nt*
valpor ['veɪpər]: I *noun*, *plural* **-res 1.** Dampf *m*, Dunst *m*, Nebel *m*; Vapor *m* **2.** Gas(gemisch) *nt* **3.** (Inhalations-)Dampf *m* II *vt*, *vi* →*vaporize*
water vapor: Wasserdampf *m*

valporlable ['veɪpərəbl] *adj*: ver-, eindampfbar
valporliflic [,veɪpə'rɪfɪk] *adj*: **1.** dampferzeugend **2.** →*vaporous*
valporlilzaltion [,veɪpərɪ'zeɪʃn] *noun*: Verdampfung *f*, Verdunstung *f*; Zerstäubung *f*; Vaporisation *f*, Vaporisierung *f*
valporlize ['veɪpəraɪz]: I *vt* verdampfen, eindampfen; verdunsten lassen; zerstäuben, vernebeln; vaporisieren II *vi* verdampfen, verdunsten
valporlizler ['veɪpəraɪzər] *noun*: Zerstäuber *m*; Verdampfer *m*, Verdampfungsgerät *nt*; Vaporizer *m*
draw over vaporizer: Draw-over-Verdampfer *m*
formalin vaporizer: Formalinverdampfungsapparat *m*

valporlous ['veɪpərəs] *adj*: dunstig, dampfig, neblig
valporly ['veɪpəriː] *adj*: dunstig, dampfig, neblig
valpour ['veɪpər] *noun*, *v*: (*brit.*) →*vapor*
var. *Abk.*: variety
varlilalbillilty [,veərɪə'bɪlətiː] *noun*: Variabilität *f*
varlilalble ['veərɪəbl]: I *noun* (*mathemat.*) variable Größe *f*, Veränderliche *f*, Variable *f* II *adj* **1.** veränderlich, wandelbar, variable; unbeständig, wechselhaft, schwankend, variationsfähig **2.** wandelbar, ungleichförmig, variabel **3.** regel-, regulierbar, ver-, einstellbar, variabel
controlled variable: Regelgröße *f*
random variable: Zufallsvariable *f*

varlilalblelness ['veərɪəblnəs] *noun*: →*variability*
varlilance ['veərɪəns] *noun*: Varianz *f*
varlilant ['veərɪənt]: I *noun* Variante *f*, Abart *f*, Spielart *f*, -form *f* II *adj* andere(r, s), veränderlich, abweichend, verschieden, unterschiedlich, variant
caudal variant: Kaudalvariante *f*
cranial variant: Kranialvariante *f*
L-phase variant: L-Form *f*, L-Phase *f*, L-Organismus *m*
petit mal variant: Lennox-Gastaut-Syndrom *nt*

varlilate ['veərɪɪt, -eɪt] *noun*: (Zufalls-)Variable *f*
varlilaltion [,veərɪ'eɪʃn] *noun*: **1.** Veränderung *f*, Abwandlung *f*, Schwankung *f*, Schwankungen *pl*, Wechsel *m*, Abweichung *f*, Variation *f* **2.** Variation *f*, Variante *f*
allotypic variation: allotypische Variation *f*
antigenic variation: Antigenwechsel *m*, Antigenvariation *f*
contingent negative variation: späte kortikale Gleichspannungspotenziale *pl*, contingent negative variation *nt*
continuous variation: kontinuierliche Variation *f*
discontinuous variation: diskontinuierliche Variation *f*
idiotypic variation: idiotypische Variation *f*
isotypic variation: isotypische Variation *f*
minus variations: Minusvarianten *pl*
phenotypic variation: phänotypische Variation *f*
Raab's variation: Raab-Variante *f*
saltatory variation: sprunghafte Variation *f*, Halmatogenese *f*, Halmatogenesis *f*
smooth-rough variation: S-R-Formenwechsel *m*
S-R variation: S-R-Formenwechsel *m*
undefined genetic variation: undefinierte Genvariante *f*

varlilaltionlal [,veərɪ'eɪʃnl] *adj*: Variations-
varic- *präf.*: Krampfader-, Varizen-, Varik(o)-
varlilcaltion [værɪ'keɪʃn] *noun*: **1.** Varixbildung *f* **2.** Varikosität *f* **3.** →*varix*
varlilcelal [værɪ'siːəl, və'rɪsɪəl] *adj*: Varix betreffend, Varizen-, Varik(o)-
varlilcella [værɪ'selə] *noun*: Windpocken *pl*, Wasserpocken *pl*, Varizellen *pl*, Varicella *f*
varicella syphilitica: Varicella syphilitica

varlilcellliform [værɪ'selɪfɔːrm] *adj*: Windpocken-ähnlich, an Windpocken erinnernd, varicelliform
varlilcelloid [værɪ'selɔɪd] *adj*: Windpocken-ähnlich, an Windpocken erinnernd, varicelliform
varlilces ['veərəsiːz] *plural*: →*varix*
valriclilform [və'rɪsəfɔːrm] *adj*: Varize *oder* Varikose betreffend, varizenähnlich, varikös
varico- *präf.*: Krampfader-, Varizen-, Varik(o)-
varlilcolblephlalron [,værɪkəʊ'blefərɑn] *noun*: Varikoblepharon *nt*
varlilcolcele [væ'rɪkəʊsiːl] *noun*: Krampfaderbruch *m*, Varikozele *f*, Hernia varicosa
primary varicocele: primäre Varikozele *f*

secondary varicocele: sekundäre Varikozele *f*
symptomatic varicocele: symptomatische Varikozele *f*
testicular varicocele: Varikozele *f* des Hodens
var|i|co|cel|ec|to|my [ˌværɪkəʊsɪ'lektəmiː] *noun*: Varikozelenexzision *f*
var|i|cog|ra|phy [ˌværɪ'kɑgrəfiː] *noun*: Varikographie *f*, Varikografie *f*
var|i|coid ['værɪkɔɪd] *adj*: Varize *oder* Varikose betreffend, varizenähnlich, varikös
var|i|cole ['værɪkəʊl] *noun*: →*varicocele*
var|i|com|pha|lus [ˌværɪ'kɑmfələs] *noun*: Varicomphalus *m*, Medusenhaupt *nt*, Cirsomphalus *m*, Caput medusae
var|i|co|phle|bit|ic [ˌværɪkəʊflɪ'bɪtɪk] *adj*: Krampfaderentzündung/Varikophlebitis betreffend, varikophlebitisch
var|i|co|phle|bi|tis [ˌværɪkəʊflɪ'baɪtɪs] *noun*: Entzündung *f* einer (oberflächlichen) Krampfader, Krampfaderentzündung *f*, Varizenentzündung *f*, Varikophlebitis *f*
var|i|cose ['værɪkəʊs] *adj*: Varize *oder* Varikose betreffend, varizenähnlich, varikös, Varizen-, Varik(o)-, Krampfader-
var|i|co|sis [værɪ'kəʊsɪs] *noun*: ausgedehnte Krampfaderbildung *f*, Varikose *f*, Varicosis *f*
varicosis of lateral saphenous branches: Nebenastvarikose *f*, Seitenastvarikose *f*
primary varicosis: primäre Varikose *f*, primäre Varizen *pl*
saphenous varicosis: Stammvarizen *pl*, Saphena-Varikosis *pl*
secondary varicosis: sekundäre Varikose *f*, sekundäre Varizen *pl*
var|i|cos|i|ty [værɪ'kɑsətiː] *noun*: **1.** Varikosität *f* **2.** →*varix*
abdominal varicosities: abdominale Varizen *pl*
prepubic varicosities: präpubische Varizen *pl*
primary varicosities: primäre Varizen *pl*, primäre Varikose *f*
reticular varicosities: retikuläre Varizen *pl*
secondary varicosities: sekundäre Varizen *pl*, sekundäre Varikose *f*
var|i|cot|o|my [ˌværɪ'kɑtəmiː] *noun*: Varikotomie *f*
va|ric|u|la [və'rɪkjələ] *noun*: Konjunktivalvarize *f*
var|ied ['veəriːd] *adj*: **1.** vielfarbig, bunt **2.** (ab-)geändert, verändert, variiert
va|ri|e|ty [və'raɪətiː] *noun, plural* **-ties**: Varietät *f*, Varietas *f*, Typ *m*, Stamm *m*, Rasse *f*, Variante *f*, Spielart *f*
va|ri|o|la [və'raɪələ] *plural*: Pocken *pl*, Blattern *pl*, Variola *f*
variola minor: Variola minor, weiße Pocken *pl*, Alastrim *nt*
va|ri|o|lar [və'raɪələr] *adj*: Pocken/Variola betreffend, Pocken-, Variola-
va|ri|o|la|tion [ˌveərɪə'leɪʃn] *noun*: Variolation *f*
var|i|o|lic [ˌveərɪ'ɑlɪk] *adj*: →*variolar*
var|i|o|li|form [værɪ'ɑlɪfɔːrm] *adj*: pockenähnlich, pockenartig, varioliform
var|i|o|li|za|tion [ˌveərɪəlɪ'zeɪʃn] *noun*: →*variolation*
var|i|o|loid ['veərɪəlɔɪd]: **I** *noun* Variola benigna **II** *adj* pockenähnlich, pockenartig, varioliform
va|ri|o|lous [və'raɪələs] *adj*: →*variolar*
var|is|tor [væ'rɪstər] *noun*: Varistor *m*
var|ix ['veərɪks] *noun, plural* **-i|ces** ['veərəsiːz]: Varix *f*, Varixknoten *m*, Varize *f*, Krampfader *f*, Krampfaderknoten *m*
aneurysmal varix: Aneurysmaknoten *m*
aneurysmoid varix: Aneurysmaknoten *m*
downhill esophageal varices: Downhillvarizen *pl*
downhill oesophageal varices: (*brit.*) →*downhill esophageal varices*
esophageal varices: Ösophagusvarizen *pl*
gastric varices: Magenvarizen *pl*
gastroesophageal varices: gastroösophageale Varizen *pl*
gastrooesophageal varices: (*brit.*) →*gastroesophageal varices*
oesophageal varices: (*brit.*) →*esophageal varices*
var|nish ['vɑːrnəs]: **I** *noun* Lack *m*; Lacküberzug *m* **II** *vt* lackieren
cavity varnish: Kavitätenliner *m*, Liner *m*, Kavitätenlack *m*
copal varnish: Kopallack *m*
Copal cavity varnish: Kopalkavitätenlack *m*
var|us ['veərəs] *adj*: varus, nach außen gekrümmt, Varus-, O-
var|y ['veəriː]: **I** *vt* (ver-, ab-)ändern; variieren, abwandeln **II** *vi* **1.** sich (ver-)ändern, variieren, wechseln, schwanken **2.** abweichen (*from* von); nicht übereinstimmen (*with* mit); sich unterscheiden
var|y|ing ['veərɪɪŋ] *adj*: veränderlich, unterschiedlich, wechselnd
vas ['væs] *noun, plural* **va|sa** ['veɪsə, -zə]: Gefäß *nt*, Vas *nt*
vas deferens: Samenleiter *m*, Ductus deferens
vasa nervorum: Vasa nervorum
vas prominens ductus cochlearis: Vas prominens ductus cochlearis
vasa vasorum: Vasa vasorum
VAS *Abk.*: visual analogue scale
vas- *präf.*: Gefäß-, Vas(o)-, Vaskulo-; Samenleiter-, Vas(o)-
va|sal ['veɪzl] *adj*: Gefäß betreffend, Gefäß-, Vas(o)-
va|sal|gia [və'sældʒ(ɪ)ə] *noun*: Gefäßschmerz *m*, Vasalgie *f*, Vasodynie *f*
vas|cu|lar ['væskjələr] *adj*: Gefäß(e) betreffend, vaskulär, vaskular, Gefäß-, Vaskulo-, Vaso-
vas|cu|lar|i|ty [ˌvæskjə'lærətiː] *noun*: Gefäßreichtum *m*, Vaskularität *f*
vas|cu|lar|i|za|tion [ˌvæskjələrɪ'zeɪʃn] *noun*: Gefäßbildung *f*, Gefäßneubildung *f*, Vaskularisation *f*, Vaskularisierung *f*
vas|cu|lar|ize ['væskjələraɪz]: **I** *vt* mit Blutgefäßen versorgen, vaskularisieren **II** *vi* Blutgefäße (aus-)bilden
vas|cu|la|ture ['væskjələtʃʊər] *noun*: Gefäßsystem *nt*, Gefäßversorgung *f*
vas|cu|lit|ic [ˌvæskjə'lɪtɪk] *adj*: Gefäßentzündung/Vaskulitis betreffend, vaskulitisch, angiitisch
vas|cu|li|tis [væskjə'laɪtɪs] *noun*: Entzündung *f* der Gefäßwand, Angiitis *f*, Gefäßwandentzündung *f*, Gefäßentzündung *f*, Vaskulitis *f*, Vasculitis *f*
allergic vasculitis: →*hypersensitivity vasculitis*
deep allergic vasculitis: Vasculitis allergica profunda
hypersensitivity vasculitis: Immunkomplexvaskulitis *f*, leukozytoklastische Vaskulitis *f*, Vasculitis allergica, Vasculitis hyperergica cutis, Arteriitis allergica cutis
hypocomplementaemic vasculitis: (*brit.*) →*hypocomplementemic vasculitis*
hypocomplementemic vasculitis: urtikarielle Vaskulitis *f*, Urtikariavaskulitis *f*, hypokomplementämische Vaskulitis *f*
inflammatory vasculitis: entzündliche Vaskulitis *f*
leucocytoclastic vasculitis: (*brit.*) →*hypersensitivity vasculitis*
leukocytoclastic vasculitis: →*hypersensitivity vasculitis*
necrotizing vasculitis: nekrotisierende Angiitis/Vaskulitis *f*
nodular vasculitis: noduläre Vaskulitis *f*, Vasculitis nodularis, Phlebitis nodularis
small vessel vasculitis: Arteriolitis allergica cutis,

V

small vessel vasculitis *f*
superficial allergic vasculitis: Vasculitis allergica superficialis
urticarial vasculitis: urtikarielle Vaskulitis *f*, Urtikariavaskulitis *f*, hypokomplementämische Vaskulitis *f*
vasculo- *präf.*: Blutgefäß-, Gefäß-, Angi(o)-, Vas(o)-, Vaskulo-
vas|cu|lo|car|di|ac [ˌvæskjələʊ'kɑːrdɪæk] *adj*: Herz und Kreislauf *oder* Herz und Gefäße betreffend, kardiovaskulär
vas|cu|lo|gen|e|sis [ˌvæskjələʊ'dʒenəsɪs] *noun*: Vaskulogenese *f*
vas|cu|lo|gen|ic [ˌvæskjələʊ'dʒenɪk] *adj*: Blutgefäße ausbildend
vas|cu|lo|mo|tor [ˌvæskjələʊ'məʊtər] *adj*: Vasomotorik betreffend, vasomotorisch
vas|cu|lop|a|thy [ˌvæskjə'lɑpəθiː] *noun*: (Blut-)Gefäßerkrankung *f*, Vaskulopathie *f*
vas|cu|lo|tox|ic [ˌvæskjələʊ'tɑksɪk] *adj*: Blutgefäße schädigend, vaskulotoxisch
vas|cu|lum ['væskjələm] *noun*: kleines Gefäß *nt*, Vasculum *nt*
vas|ec|to|my [væ'sektəmiː] *noun*: Vasektomie *f*, Vasoresektion *f*
vas|i|fac|tive ['væzɪfæktɪv] *adj*: Angiopoese betreffend *oder* auslösend, angiopoetisch
vas|i|form ['væsɪfɔːrm] *adj*: gefäßförmig, gefäßartig, vasiform
va|si|tis [və'saɪtɪs] *noun*: Entzündung *f* des Samenleiters/Ductus deferens, Deferentitis *f*, Samenleiterentzündung *f*, Spermatitis *f*, Funiculitis *f*
vaso- *präf.*: Gefäß-, Vas(o)-, Vaskulo-; Samenleiter-, Vas(o)-
va|so|ac|tive [ˌvæsəʊ'æktɪv, ˌveɪzəʊ-] *adj*: den Gefäßtonus beeinflussend, vasoaktiv
va|so|con|ges|tion [ˌveɪzəʊkən'dʒestʃn] *noun*: Vasokongestion *f*
vas|o|con|stric|tion [ˌvæsəʊkən'strɪkʃn, ˌveɪz-] *noun*: Vasokonstriktion *f*
va|so|con|stric|tive [ˌvæsəʊkən'strɪktɪv] *adj*: Vasokonstriktion bewirkend, Gefäße engstellend, vasokonstriktorisch
va|so|con|stric|tor [ˌvæsəʊkən'strɪktər]: I *noun* Vasokonstriktor *m* II *adj* vasokonstriktorisch
va|so|den|tin [væsəʊ'dentɪn] *noun*: Vasodentin *nt*
va|so|de|pres|sion [ˌvæsəʊdɪ'preʃn] *noun*: Vasodepression *f*
vas|o|de|pres|sor [ˌvæsəʊdɪ'presər]: I *noun* vasodepressive Substanz *f* II *adj* den Gefäßwiderstand senkend, vasodepressiv, vasodepressorisch
va|so|di|la|ta|tion [ˌvæsəʊdɪlə'teɪʃn] *noun*: →*vasodilation*
va|so|di|la|tion [ˌvæsəʊdaɪ'leɪʃn] *noun*: Gefäßerweiterung *f*, Vasodilatation *f*
cold vasodilation: Kältevasodilatation *f*, Lewis-Reaktion *f*
va|so|di|la|tive [ˌvæsəʊdaɪ'leɪtɪv] *adj*: Vasodilatation betreffend *oder* hervorrufend, gefäßerweiternd, vasodilatatorisch
vas|o|di|la|tor [ˌvæsəʊdaɪ'leɪtər]: I *noun* Vasodilatator *m*, Vasodilatans *nt* II *adj* gefäßerweiternd, vasodilatatorisch
coronary vasodilator: Koronardilatator *m*
va|so|ep|i|did|y|mos|to|my [ˌvæsəʊepɪˌdɪdə'mɑstəmiː] *noun*: Vasoepididymostomie *f*
va|so|fac|tive [ˌvæsəʊ'fæktɪv] *adj*: Angiopoese betreffend *oder* auslösend, angiopoetisch
va|so|for|ma|tion [ˌvæsəʊfɔːr'meɪʃn] *noun*: Angiopoese *f*, Angiopoiese *f*
va|so|for|ma|tive [ˌvæsəʊ'fɔːrmətɪv] *adj*: Angiopoese betreffend *oder* auslösend, angiopoetisch
va|so|gan|gli|on [ˌvæsəʊ'gæŋglɪən] *noun*: Gefäßknäuel *nt*, -ganglion *nt*
va|so|gen|ic [ˌvæsəʊ'dʒenɪk] *adj*: von einem Gefäß ausgehend, vasogen
va|sog|ra|phy [væ'sɑgrəfɪ, veɪ-] *noun*: **1.** (*radiolog.*) Kontrastdarstellung *f* von Gefäßen, Vasographie *f*; Angiographie *f*, Vasografie *f*; Angiografie *f* **2.** (*urolog.*) Vasographie *f*, Vasovesikulographie *f*, Vasografie *f*, Vasovesikulografie *f*
va|so|hy|per|ton|ic [ˌvæsəʊˌhaɪpər'tɑnɪk, ˌveɪz-] *noun, adj*: →*vasoconstrictor*
va|so|hy|po|ton|ic [ˌvæsəʊhaɪpəʊ'tɑnɪk] *noun, adj*: →*vasodilator*
va|so|in|hib|i|tor [ˌvæsəʊɪn'hɪbɪtər] *noun*: vasoinhibitorisches Mittel *nt*
va|so|in|hib|i|to|ry [ˌvæsəʊɪn'hɪbɪtɔːriː, -təʊ-] *adj*: vasoinhibitorisch
va|so|li|ga|tion [ˌvæsəʊlaɪ'geɪʃn] *noun*: Vasoligatur *f*
va|so|mo|tion [væsəʊ'məʊʃn] *noun*: Vasomotion *f*
va|so|mo|tor [ˌvæsəʊ'məʊtər]: I *noun* Vasomotor *m* II *adj* vasomotorisch
va|so|mo|to|ri|um [ˌvæsəʊməʊ'təʊriːəm] *noun*: vasomotorisches System *nt*, Vasomotorium *nt*
va|so|mo|to|ry [ˌvæsəʊ'məʊtəriː] *adj*: Vasomotorik betreffend, vasomotorisch
va|so|neu|rop|a|thy [ˌvæsəʊnjʊə'rɑpəθiː] *noun*: Vasoneuropathie *f*
va|so|neu|ro|sis [ˌvæsəʊnjʊə'rəʊsɪs] *noun*: Gefäßneurose *f*, Angio-, Vasoneurose *f*
va|so|neu|rot|ic [ˌvæsəʊnjʊə'rɑtɪk] *adj*: Vasoneurose betreffend, vasoneurotisch
vaso-orchidostomy *noun*: Vasoorchidostomie *f*
va|so|pa|ra|ly|sis [ˌvæsəʊpə'rælɪsɪs] *noun*: Gefäßlähmung *f*, Vaso-, Angioparalyse *f*
va|so|pa|re|sis [ˌvæsəʊpə'riːsɪs] *noun*: vasomotorische Lähmung *f*, Angio-, Vasoparese *f*
va|so|pres|sin [ˌvæsəʊ'presɪn] *noun*: Vasopressin *nt*, Antidiuretin *nt*, antidiuretisches Hormon *nt*
va|so|pres|si|ner|gic [ˌvæsəʊˌpresɪ'nərdʒɪk] *adj*: vasopressinerg
va|so|pres|sor [ˌvæsəʊ'presər]: I *noun* vasopressorische Substanz *f* II *adj* den Gefäßtonus *oder* Gefäßdruck steigernd, vasopressorisch
va|so|punc|ture [ˌvæsəʊ'pʌŋktʃər] *noun*: **1.** Gefäßpunktion *f* **2.** (*urolog.*) Punktion *f* des Samenleiters, Vasopunktur *f*
va|so|re|flex [ˌvæsəʊ'riːfleks] *noun*: (Blut-)Gefäßreflex *m*
va|so|re|lax|a|tion [ˌvæsəʊrɪlæk'seɪʃn] *noun*: Vasorelaxation *f*
va|so|re|sec|tion [ˌvæsəʊrɪ'sekʃn] *noun*: Vasektomie *f*, Vasoresektion *f*
va|sor|rha|phy [væ'sɔrəfiː] *noun*: Vasorrhaphie *f*
va|so|sec|tion [ˌvæzəʊ'sekʃn] *noun*: Vasotomie *f*
va|so|sen|so|ry [ˌvæsəʊ'sensəriː] *adj*: vasosensorisch
va|so|spasm ['væsəʊspæzəm] *noun*: Gefäßspasmus *m*, Vasospasmus *m*, Angiospasmus *m*
va|so|spas|tic [ˌvæsəʊ'spæstɪk] *adj*: Vasospasmus betreffend *oder* auslösend, vasospastisch, angiospastisch
va|sos|to|my [væ'sɑstəmiː] *noun*: Vasostomie *f*
va|so|to|cin [ˌvæzəʊ'təʊsɪn] *noun*: Vasotocin *nt*
va|sot|o|my [væ'sɑtəmiː] *noun*: Vasotomie *f*
va|so|to|nia [ˌvæsəʊ'təʊnɪə] *noun*: Gefäßtonus *m*, Angio-, Vasotonus *m*
va|so|ton|ic [ˌvæsəʊ'tɑnɪk]: I *noun* vasotonische Sub-

V

stanz *f*, Vasotonikum *nt* II *adj* den Gefäßtonus erhöhend, vasotonisch
vas|o|tribe ['væsəʊtraɪb] *noun*: Gefäßquetschklemme *f*, Angiotriptor *m*
vas|o|trip|sy ['væsəʊtrɪpsiː] *noun*: Angiotripsie *f*, Angiothrypsie *f*
va|so|troph|ic [,væsəʊ'trɑfɪk] *adj*: gefäßernährend, vasotrophisch, angiotrophisch
va|so|va|gal [,væsəʊ'veɪgl] *adj*: Gefäße und Nervus vagus betreffend, vasovagal
va|so|va|sos|to|my [,væsəʊvæ'sɑstəmiː] *noun*: Vasovasostomie *f*
va|so|ve|sic|u|lec|to|my [,væsəʊvə,sɪkjə'lektəmiː] *noun*: Vasovesikulektomie *f*
va|so|ve|sic|u|lit|ic [,væsəʊvə,sɪkjə'lɪtɪk] *adj*: Vasovesikulitis betreffend, vasovesikulitisch
va|so|ve|sic|u|li|tis [,væsəʊvə,sɪkjə'laɪtɪs] *noun*: Entzündung *f* von Samenleiter und Samenbläschen, Vasovesikulitis *f*
vas|tus ['væstəs] *noun*: Vastus *m*
VAT *Abk.*: **1.** ventricular activation time **2.** ventricular stimulation, atrial perception, triggered ventricular action
vault [vɔːlt]: I *noun* Gewölbe *nt*, Wölbung *f*; Dach *nt*, Kuppel *f* II *vt* (über-)wölben III *vi* sich wölben
cranial vault: Schädeldach *nt*, Kalotte *f*
vault of pharynx: Pharynxkuppel *f*, Schlunddach *nt*, Fornix pharyngis
vault|ed ['vɔːltɪd] *adj*: gewölbt, Gewölbe-, Kuppel-
VB *Abk.*: **1.** blood volume **2.** valence binding **3.** ventricular bradycardia **4.** vinblastine
VBG *Abk.*: venous blood gases
VBI *Abk.*: vertebrobasilar insufficiency
VBOS *Abk.*: veronal-buffered oxalated saline
VBS *Abk.*: veronal-buffered saline
VC *Abk.*: **1.** variation coefficient **2.** venous compliance **3.** vertimycin **4.** vinyl chloride **5.** visual cortex **6.** vital capacity
VCA *Abk.*: **1.** viral capsid antigen **2.** virus capsid antigen
VCC *Abk.*: vasoconstrictor center
VCD *Abk.*: vinylchloride disease
VCF *Abk.*: velocity of circumferential fiber shortening
VCG *Abk.*: **1.** vectorcardiogram **2.** vectorcardiography
VCI *Abk.*: vena cava inferior
VCM *Abk.*: **1.** vancomycin **2.** vinylchloride monomer
VCN *Abk.*: **1.** vancomycin hydrochloride, colistine methane sodium, nystatin **2.** vibrio cholerae neuramidase
V_{CO2} *Abk.*: carbon dioxide elimination
VCR *Abk.*: vincristine
VCS *Abk.*: **1.** vasoconstrictor substance **2.** vena cava superior
VCUG *Abk.*: voiding cystourethrogram
VD *Abk.*: **1.** vapor density **2.** venereal disease **3.** venous drainage **4.** virus diarrhea
V_D *Abk.*: **1.** physiologic dead space **2.** volume of dead air space
VDA *Abk.*: vanillyl diethylamide
VDC *Abk.*: **1.** vasodilator center **2.** vinylidene chloride
VDEL *Abk.*: Venereal Disease Experimental Laboratory
VDEM *Abk.*: vasodepressor material
VDG *Abk.*: **1.** venereal disease - gonorrhea **2.** ventricular diastolic gallop
VDH *Abk.*: **1.** valvular disease of the heart **2.** vascular disease of the heart
VDM *Abk.*: vasodepressor material
VDP *Abk.*: vincristine, daunomycin, prednisone
VDRL *Abk.*: Venereal Disease Research Laboratory
VDRT *Abk.*: Venereal Disease Reference Test
VDS *Abk.*: **1.** vasodilator substance **2.** venereal disease - syphilis **3.** ventral derotation spondylodesis
VDV *Abk.*: ventricular diastolic volume
VE *Abk.*: **1.** vacuum extraction **2.** vaginal examination **3.** vesicular exanthema **4.** visual efficiency **5.** volume ejection
VEB *Abk.*: ventricular ectopic beat
VECP *Abk.*: visual evoked cortical potentials
vec|tion ['vekʃn] *noun*: Übertragung *f*, Vektion *f*; Krankheitsübertragung *f*, Vektion *f*
circular vection: Zirkularvektion *f*
linear vection: Linearvektion *f*
vec|tor ['vektər] *noun*: **1.** (*mikrobiolog.*) Überträger *m*, Träger *m*, Vektor *m*; Carrier *m* **2.** (*genet.*) Vektor *m*, Carrier *m* **3.** (*mathemat.*) Vektor *m*
cardiac vector: Herzvektor *m*
chief vector: Hauptvektor *m*
chimeric vectors: chimäre Vektoren *pl*, Chimären *pl*
dipole vector: Dipolvektor *m*
electrical vector: elektrischer Vektor *m*
helper-dependent adenoviral vectors: Helfer-abhängige adenovirale Vektoren *pl*, gutless adenovirale Vektoren *pl*, minimale adenovirale Vektoren *pl*
insect vector: Vektorinsekt *nt*
integral vector: Integralvektor *m*
necrosis vector: Nekrosevektor *m*
spatial vector: Raumvektor *m*
viral vectors: virale Vektoren *pl*
vector-borne *adj*: durch einen Vektor übertragen
vec|tor|car|di|o|gram [,vektər'kɑːrdɪəgræm] *noun*: Vektorkardiogramm *nt*
vec|tor|car|di|o|graph [,vektər'kɑːrdɪəgræf] *noun*: Vektorkardiograph *m*, Vektorkardiograf *m*
vec|tor|car|di|og|ra|phy [,vektərkɑːrdɪ'ɑgræfiː] *noun*: Vektorkardiographie *f*, Vektorkardiografie *f*
vec|to|ri|al [vek'tɔːrɪəl] *adj*: Vektor/Vektoren betreffend, vektoriell, Vektor-
VED *Abk.*: ventricular ectopic depolarization
VEE *Abk.*: **1.** Venezuelan equine encephalitis **2.** Venezuelan equine encephalomyelitis
VEEV *Abk.*: Venezuelan equine encephalomyelitis virus
ve|gan ['vedʒən, 'vegən] *noun*: Veganer(in *f*) *m*
ve|ga|nism ['vedʒənɪzəm] *noun*: streng vegetarische Lebensweise *f*
veg|e|ta|ble ['vedʒ(ɪ)təbl]: I *noun* (*a.* **vegetables** *pl*) Gemüse *nt* II *adj* **1.** Gemüse- **2.** Pflanzen betreffend, von Pflanzen stammen, pflanzlich, vegetabil, vegetabilisch
veg|e|tal ['vedʒɪtl]: I *noun* Gemüse *nt* II *adj* **1.** Pflanzen betreffend, von Pflanzen stammen, pflanzlich, vegetabil, vegetabilisch Pflanzen- **2.** unwillkürlich, autonom, vegetativ
veg|e|tar|i|an [,vedʒɪ'teərɪən]: I *noun* Vegetarier(in *f*) *m* II *adj* Vegetarismus betreffend, vegetarisch
veg|e|tar|i|an|ism [,vedʒɪ'teərɪənɪzəm] *noun*: vegetarische Lebensweise *f*, Vegetarianismus *m*, Vegetarismus *m*
veg|e|tate ['vedʒɪteɪt] *vi*: **1.** (*Pflanze*) wachsen, vegetieren **2.** (*fig.*) (kümmerlich) dahinleben, vegetieren **3.** (*patholog.*) wuchern
veg|e|ta|tion [,vedʒɪ'teɪʃn] *noun*: **1.** (*patholog.*) Wucherung *f*, Gewächs *nt* **2.** Pflanzenwachstum *nt*, Pflanzenwelt *f*, Vegetation *f* **3.** (*fig.*) (kümmerliches) Dahinleben *nt*, Vegetieren *nt*
adenoid vegetation: Adenoide *pl*, adenoide Vegetationen *pl*, Rachenmandelhyperplasie *f*
veg|e|ta|tion|al [,vedʒɪ'teɪʃnl] *adj*: Vegetations-
veg|e|ta|tive ['vedʒɪteɪtɪv] *adj*: **1.** Vegetation betreffend, vegetativ, Pflanzen-, Vegetations- **2.** (*Fortpflanzung*)

V

ungeschlechtlich, vegetativ **3.** unabhängig, selbständig (funktionierend); selbstgesteuert; vegetativ, autonom

velhilcle [ˈviːɪkl] *noun*: **1.** Vehikel *nt*, Vehiculum *nt*, Träger *m*; Transportprotein *nt* **2.** (Hilfs-)Mittel *nt*, Vehikel *nt*, Vermittler *m* **3.** Konstituens *nt*, Vehikel *nt*, Vehiculum *nt* **4.** Überträger *m*, Vehikel *nt*, Vehiculum *nt*; Vektor *m*

veil [veɪl]: **I** *noun* Schleier *m*; Schutz *m* **II** *vt* verschleiern, verhüllen **III** *vi* sich verschleiern, sich verhüllen

Veillonlellla [ˌveɪjəˈnelə] *noun*: Veillonella *f*

Veillonlellalcelae [ˌveɪjəneˈleɪsiːː] *plural*: Veillonellaceae *pl*

vein [veɪn] *noun*: (Blut-)Ader *f*, Blutgefäß *nt*, Vene *f*, Vena *f*

accessory cephalic vein: Vena cephalica accessoria

accessory hemiazygos vein: Vena hemiazygos accessoria

accessory hemiazygous vein: Vena hemiazygos accessoria

accessory saphenous vein: Vena saphena accessoria

accessory vertebral vein: Vena vertebralis accessoria

accompanying vein: Begleitvene *f*, Vena comitans

accompanying vein of hypoglossal nerve: Begleitvene *f* des Nervus hypoglossus, Vena comitans nervi hypoglossi

adrenal vein: Nebennierenvene *f*, Vena suprarenalis

allantoic vein: Allantoisvene *f*

angular vein: Augenwinkelvene *f*, Vena angularis

anonymous veins: Venae brachiocephalicae

anterior auricular veins: vordere Ohrvenen *pl*, Venae auriculares anteriores

anterior basal vein: Vena basalis anterior

anterior cardiac veins: vordere Herzvenen *pl*, Venae cordis anteriores

anterior cardinal veins: vordere Kardinalvenen *pl*, Venae cardinales anteriores

anterior cerebral veins: Venae anteriores cerebri

anterior ciliary veins: vordere Ziliarvenen *pl*, Venae ciliares anteriores

anterior circumflex vein of humerus: Vena circumflexa humeri anterior

anterior facial vein: →*facial vein*

anterior intercostal veins: vordere Interkostalvenen *pl*, Venae intercostales anteriores

anterior interosseous veins: Venae interosseae anteriores

anterior interventricular vein: Vena interventricularis anterior

anterior jugular vein: Jugularis anterior, Vena jugularis anterior

anterior labial veins: vordere Schamlippenvenen *pl*, Venae labiales anteriores

anterior parotid veins: Rami parotidei venae facialis

anterior pontomesencephalic vein: Brücken-Mittelhirnvene *f*, Vena pontomesencephalica anterior

anterior vein of right ventricle: Vena ventriculi dextri anterior

anterior scrotal veins: vordere Skrotalvenen *pl*, Venae scrotales anteriores

anterior vein of septum pellucidum: Vena anterior septi pellucidi

anterior spinal veins: vordere Rückenmarksvenen *pl*, Venae spinales anteriores

anterior vein of superior lobe: Vena anterior lobi superioris

anterior temporal diploic vein: Vena diploica temporalis anterior

anterior tibial veins: vordere Schienbeinvenen *pl*, Venae tibiales anteriores

anterior vertebral vein: Vena vertebralis anterior

anterior vestibular vein: Vena vestibularis anterior

anterolateral medullary vein: Vena medullaris anterolateralis

anterolateral pontine vein: Vena pontis anterolateralis

anteromedian medullary vein: Vena medullaris anteromediana

anteromedian pontine vein: Vena pontis anteromediana

apical vein: Vena apicalis

apicoposterior vein: Vena apicoposterior

appendicular vein: Appendixvene *f*, Vena appendicularis

vein of aqueduct of cochlea: Vena aqueductus cochleae

vein of aqueduct of vestibule: →*vein of aqueduct of cochlea*

arciform veins of kidney: →*arcuate veins of kidney*

arcuate veins of kidney: Bogenvenen *pl*, Venae arcuatae renis

arterial vein: Truncus pulmonalis

articular veins: Venen *pl* des Kiefergelenks, Venae articulares

ascending lumbar vein: aufsteigende Lendenvene *f*, Vena lumbalis ascendens

atrial veins: Vorhofvenen *pl*, Venenäste *pl* der Vorhofwand, Venae atriales

atrioventricular veins: Atrioventrikularvenen *pl*, Venae atrioventriculares

axillary vein: Achselvene *f*, Vena axillaris

azygos vein: Vena azygos

basal vein: Rosenthal-Vene *f*, Basalis *f*, Vena basalis

basilic vein: Vena basilica

basilic vein of forearm: Vena basilica antebrachii

basivertebral veins: Wirbelkörpervenen *pl*, Venae basivertebrales

Bassi's communicating perforating vein: Bassi-Vene *f*

Boyd's veins: Boyd-Venen *pl*

Boyd's communicating perforating veins: Boyd-Venen *pl*

brachial veins: Oberarmvenen *pl*, Venae brachiales

brachiocephalic vein: Vena brachiocephalica

Breschet's veins: Breschet-Venen *pl*, Diploevenen *pl*, Venae diploicae

bronchial veins: Bronchialvenen *pl*, Venae bronchiales

Browning's vein: Browning-Vene *f*

vein of bulb of penis: Bulbusvene *f*, Vena bulbi penis

vein of bulb of vestibule: Bulbusvene *f*, Vena bulbi vestibuli

Burow's vein: Burow-Vene *f*

vein of canalicus of cochlea: Vena aqueductus vestibuli

canyon varicose veins: Canyon-Varizen *pl*

capsular veins: Venae capsulares

capsular veins of kidney: Venae capsulares

cardiac veins: Herzvenen *pl*, Venen *pl* des Herzens, Venae cordis

veins of caudate nucleus: Kaudatusvenen *pl*, Venae nuclei caudati

cavernous veins (of penis): Schwellkörpervenen *pl*, Venae cavernosae

cavernous veins of penis: Schwellkörpervenen *pl*, Venae cavernosae

central vein: Zentralvene *f*

central veins of hepatic lobules: →*central veins of liver*

central veins of liver: Zentralvenen *pl*, Venae centrales hepatis

central vein of retina: Zentralvene *f* der Netzhaut, Vena centralis retinae

central vein of suprarenal gland: Zentralvene *f* der Ne-

V

benniere, Vena centralis glandulae suprarenalis
cephalic vein: Vena cephalica
cephalic vein of forearm: Vena cephalica antebrachii
cerebellar veins: Kleinhirnvenen *pl*, Venae cerebelli
veins of cerebellum: Kleinhirnvenen *pl*, Venae cerebelli
cerebral veins: Großhirnvenen *pl*, Venae cerebri
choroid veins: Venae choroideae
ciliary veins: Ziliarvenen *pl*, Venae ciliares
circumflex vein of scapula: Vena circumflexa scapulae
vein of cochlear canaliculus: Vene *f* im Canaliculus cochleae, Vena aqueductus vestibuli
Cockett's veins: Cockett-Venen *pl*
colic veins: Venae colicae, Kolonvenen *pl*
common basal vein: Vena basalis communis
common cardinal vein: Kardinalvenenstamm *m*, Vena cardinalis communis
common digital veins of foot: Venae digitales communes pedis
common facial vein: →*facial vein*
common iliac vein: gemeinsame Hüftvene *f*, Vena iliaca communis
communicating veins: Verbindungs-, Perforansvenen *pl*, Venae perforantes
companion veins: Begleitvenen *pl*
condylar emissary vein: Vena emissaria condylaris
condyloid emissary vein: Vena emissaria condylaris
conjunctival veins: Bindehautvenen *pl*, Venae conjunctivales
contractile vein: Drosselvene *f*
cutaneous vein: Hautvene *f*, Vena cutanea
cystic vein: Gallenblasenvene *f*, Vena cystica
deep vein: Vena profunda
deep cerebral veins: tiefe Hirnvenen *pl*, Venae profundae cerebri
deep cervical vein: tiefe Halsvene *f*, Vena cervicalis profunda
deep circumflex iliac vein: Vena circumflexa ilium profunda
deep veins of clitoris: tiefe Klitorisvenen *pl*, Venae profundae clitoridis
deep dorsal vein of clitoris: Vena dorsalis profunda clitoridis
deep dorsal vein of penis: tiefe Penisrückenvene *f*, Vena dorsalis profunda penis
deep facial vein: tiefe Gesichtsvene *f*, Vena profunda faciei
deep femoral vein: tiefe Oberschenkelvene *f*, Vena profunda femoris
deep veins of head: tiefe Kopfvenen *pl*
deep veins of inferior limbs: Venae profundae membri inferioris
deep lingual vein: tiefe Zungenvene *f*, Vena profunda linguae
deep middle cerebral vein: Vena media profunda cerebri
deep veins of penis: tiefe Penisvenen *pl*, Venae profundae penis
deep veins of superior limbs: Venae profundae membri superioris
deep temporal veins: tiefe Schläfenvenen *pl*, Venae temporales profundae
digital vein: Finger- *oder* Zehenvene *f*
diploic vein: Diploëvene *f*, Breschet-Vene *f*, Vena diploica
Dodd's perforating veins: Dodd-Venen *pl*
dorsal vein of corpus callosum: dorsale Balkenvene *f*, Vena dorsalis corporis callosi
dorsal digital veins of foot: Venae digitales dorsales pedis, Venae digitales pedis dorsales
dorsal interosseous veins of foot: dorsale Mittelfußvenen *pl*, Venae metatarsales dorsales
dorsal interosseous metacarpal veins: dorsale Mittelhandvenen *pl*, Venae metacarpales dorsales
dorsal lingual veins: Zungenrückenvenen *pl*, Venae dorsales linguae
dorsal medullary veins: Venae medullares dorsales
dorsal metacarpal veins: dorsale Mittelhandvenen *pl*, Venae metacarpales dorsales
dorsal metatarsal veins: dorsale Mittelfußvenen *pl*, Venae metatarsales dorsales
dorsal vein of penis: Penisrückenvene *f*, Vena dorsalis profunda penis
dorsal scapular vein: Vena scapularis dorsalis
duodenal veins: Duodenumvenen *pl*, Venae duodenales
emissary vein: Emissarium *nt*, Vena emissaria
veins of encephalic trunk: →*veins of midbrain*
episcleral veins: Episkleralvenen *pl*, Venae episclerales
esophageal veins: Speiseröhrenvenen *pl*, Venae oesophageales
ethmoidal veins: Siebbein-, Ethmoidalvenen *pl*, Venae ethmoidales
external carotid vein: Vena retromandibularis
external iliac vein: äußere Hüftvene *f*, Vena ilium externa
external jugular vein: äußere Jugularvene *f*, Jugularis externa *f*, Vena jugularis externa
external nasal veins: äußere Nasenvenen *pl*, Venae nasales externae
external palatine vein: (seitliche) Gaumenvene *f*, Vena palatina externa
external pudendal veins: äußere Schamvenen *pl*, Venae pudendae externae
facial vein: Gesichtsvene *f*, Vena facialis
femoral vein: Oberschenkelvene *f*, Vena femoralis
femoropopliteal vein: Giacomini-Vene *f*, Vena femoropoplitea
fibular veins: Wadenbeinvenen *pl*, Venae fibulares
frontal veins: **1.** Stirn-, Frontallappenvenen *pl*, Venae frontales **2.** mediale Stirnvenen *pl*, Supratrochlearvenen *pl*, Venae frontales
frontal diploic vein: Vena diploica frontalis
Galen's vein: Galen-Vene *f*, Cerebri *f* magna, Vena magna cerebri
genicular veins: Knie(gelenks)venen *pl*, Venae geniculares
Giacomini's vein: Giacomini-Vene *f*, Vena femoropoplitea
great cardiac vein: große Herzvene *f*, Vena cordis magna
great cerebral vein: Galen-Vene *f*, Vena magna cerebri
great saphenous vein: Saphena *f* magna, Magna *f*, Vena saphena magna
guide veins: Leitvenen *pl*
haemorrhoidal veins: (*brit.*) →*hemorrhoidal veins*
hemiazygos vein: Vena hemiazygos, Hemiazygos *f*
hemiazygous vein: Hemiazygos *f*, Vena hemiazygos
hemorrhoidal veins: Venae haemorrhoidales
hepatic veins: Leber(binnen)venen *pl*, Venae hepaticae
highest intercostal vein: oberste Interkostalvene *f*, Vena intercostalis suprema
hypogastric vein: innere Hüftvene *f*, Vena hypogastrica, Vena iliaca interna
veins of hypophyseoportal circulation: Venae portales hypophysiales

V

ileal veins: Ileumvenen *pl*, Venae ileales
ileocolic vein: Ileozäkalvene *f*, Vena ileocolica
iliolumbar vein: Vena iliolumbalis
inferior anastomotic vein: Labbé-Vene *f*, Vena anastomotica inferior
inferior basal vein: untere Basalvene *f*, Vena basalis inferior
inferior cerebellar veins: untere Kleinhirnvenen *pl*, Venae inferiores cerebelli
inferior veins of cerebellar hemisphere: Venae hemispherii cerebelli inferiores, Venae inferiores cerebelli
inferior veins of cerebellum: Venae cerebelli inferiores
inferior cerebral veins: Hirnbasisvenen *pl*, Venae inferiores cerebri
inferior choroid vein: untere Choroidalvene *f*, Choroidea *f* inferior, Vena choroidea inferior
inferior epigastric vein: untere Bauchwandvene *f*, Vena epigastrica inferior
inferior gluteal veins: Venae gluteae inferiores
inferior haemorrhoidal veins: (*brit.*) →*inferior hemorrhoidal veins*
inferior hemorrhoidal veins: untere Rektumvenen *pl*, Venae rectales inferiores
inferior labial veins: Unterlippenvenen *pl*, Venae labiales inferiores
inferior laryngeal vein: untere Kehlkopfvene *f*, Vena laryngea inferior
inferior left pulmonary vein: untere linke Lungenvene *f*, Vena pulmonalis sinistra inferior
veins of inferior limbs: Venae membri inferioris
inferior mesenteric vein: untere Mesenterialvene *f*, Vena mesenterica inferior
inferior ophthalmic vein: untere Augen(höhlen)vene *f*, Vena ophthalmica inferior
inferior palpebral veins: Unterlidvenen *pl*, Venae palpebrales inferiores
inferior phrenic veins: untere Zwerchfellvenen *pl*, Venae phrenicae inferiores
inferior rectal veins: untere Rektumvenen *pl*, Venae rectales inferiores
inferior right pulmonary vein: untere rechte Lungenvene *f*, Vena pulmonalis dextra inferior
inferior thalamostriate veins: Venae thalamostriatae inferiores
inferior thyroid veins: untere Schilddrüsenvenen *pl*, Vena thyroideae inferiores
inferior ventricular vein: Vena ventricularis inferior
inferior vein of vermis: Vena vermis inferior, Vena inferior vermis
infraorbital vein: Vena infraorbitalis
innominate veins: Venae brachiocephalicae (dextra et sinistra)
insular veins: Inselvenen *pl*, Venae insulares
intercapitular veins: Venae intercapitulares
intercapitular veins of foot: Venae intercapitulares pedis
intercapitular veins of hand: Venae intercapitulares manus
intercostal vein: Zwischenrippen-, Interkostalvene *f*
interlobar veins of kidney: Zwischenlappen-, Interlobarvenen *pl*, Venae interlobares renis
interlobular veins of kidney: Interlobularvenen *pl*, Venae interlobulares renis
interlobular veins of liver: Interlobularvenen *pl*, Venae interlobulares hepatis
intermedian antebrachial vein: Vena mediana antebrachii
intermedian basilic vein: Vena mediana basilica
intermedian cephalic vein: Vena mediana cephalica
intermedian cubital vein: Vena mediana cubiti
intermediate vein: mittlere Kolonvene *f*, Vena colica media
intermediate colic vein: mittlere Kolonvene *f*, Vena colica media
intermediate hepatic veins: Venae hepaticae intermediae
internal auditory veins: **1.** Labyrinthvenen *pl*, Venae labyrinthi **2.** Venae labyrinthinae
internal cerebral veins: innere Hirnvenen *pl*, Venae internae cerebri
internal iliac vein: innere Hüftvene *f*, Vena hypogastrica, Vena ilium interna
internal jugular vein: innere Jugularvene *f*, Jugularis interna *f*, Vena jugularis interna
internal pudendal vein: innere Scham(bein)vene *f*, Vena pudenda interna
internal thoracic veins: innere Brust(wand)venen *pl*, Venae thoracicae internae
interosseous metacarpal veins: Venae metacarpales dorsales
intervertebral vein: Intervertebralvene *f*, Vena intervertebralis
intrarenal veins: Venae renales, Binnenvenen *pl* der Niere
jejunal veins: Jejunumvenen *pl*, Venae jejunales
jugular vein: Drosselvene *f*, Jugularvene *f*, Jugularis *f*, Vena jugularis
veins of kidney: Nierenvenen *pl*, Venae renales
Kohlrausch veins: Kohlrausch-Venen *pl*
Krukenberg's veins: Zentralvenen *pl*, Venae centrales hepatis
Labbé's vein: Labbé-Vene *f*, Vena anastomotica inferior
labial vein: Lippenvene *f*, Vena labialis
veins of labyrinth: **1.** Labyrinthvenen *pl*, Venae labyrinthi **2.** Venae labyrinthinae
labyrinthine veins: **1.** Labyrinthvenen *pl*, Venae labyrinthi **2.** Venae labyrinthinae
lacrimal vein: Tränendrüsenvene *f*, Vena lacrimalis
lateral atrial vein: Vena ateralis ventriculi lateralis
lateral circumflex femoral veins: Venae circumflexae femoris laterales
lateral direct veins: direkte Seitenvenen *pl*, Venae directae laterales
lateral marginal vein: Vena marginalis lateralis
lateral pontine vein: Vena pontis lateralis
vein of lateral recess of fourth ventricle: Vena recessus lateralis ventriculi quarti
lateral sacral veins: seitliche Kreuzbeinvenen *pl*, Venae sacrales laterales
lateral thoracic vein: Vena thoracica lateralis
left adrenal vein: linke Nebennierenvene *f*, Vena suprarenalis sinistra
left ascending lumbar vein: Vena lumbalis ascendens sinistra
left atrial veins: Venae atriales sinistrae
left azygos vein: Hemiazygos *f*, Vena hemiazygos
left brachiocephalic vein: Vena brachiocephalica sinistra
left colic vein: linke Kolonvene *f*, Vena colica sinistra
left coronary vein: Vena coronaria sinistra
left epiploic vein: Vena gastroomentalis sinistra
left gastric vein: linke Magenkranzvene *f*, Vena gastrica sinistra
left gastroepiploic vein: Vena gastroomentalis sinistra

left gastroomental vein: Vena gastroomentalis sinistra
left hepatic veins: Venae hepaticae sinistrae
left marginal vein: Vena marginalis sinistra
left ovarian vein: linke Eierstockvene *f*, Vena ovarica sinistra
left pulmonary veins: linke Lungenvenen *pl*, Venae pulmonales sinistrae
left spermatic vein: linke Hodenvene *f*, Vena testicularis sinistra
left superior intercostal vein: Vena intercostalis superior sinistra
left suprarenal vein: linke Nebennierenvene *f*, Vena suprarenalis sinistra
left testicular vein: linke Hodenvene *f*, Vena testicularis sinistra
left umbilical vein: Vena umbilicalis sinistra
left ventricular veins: Venae ventriculares sinistrae
lienal vein: Milzvene *f*, Lienalis *f*, Vena lienalis/splenica
lingual vein: Zungenvene *f*, Vena lingualis
lingual varicosis veins: Zungenvarizen *pl*
lingular vein: Vena lingularis
lumbar veins: Lumbalvenen *pl*, Venae lumbales
vein of Marshall: Marshall-Vene *f*, Vena obliqua atrii sinistri
Marshall's oblique vein: Marshall-Vene *f*, Vena obliqua atrii sinistri
masseteric veins: Venae massetericae
maxillary veins: Oberkiefervenen *pl*, Venae maxillares
May's perforating vein: May-Vene *f*
Mayo's vein: Pylorusvene *f*, Vena prepylorica
medial atrial vein: Vena medialis ventriculi lateralis
medial circumflex femoral veins: Venae circumflexae femoris mediales
medial marginal vein: Vena marginalis medialis
median antebrachial vein: Vena mediana antebrachii
median basilic vein: →*intermedian basilic vein*
median cephalic vein: Vena mediana cephalica
median cubital vein: Vena mediana cubiti
median vein of elbow: Vena mediana cubiti
median vein of forearm: Vena mediana antebrachii
mediastinal veins: Mediastinumvenen *pl*, Venae mediastinales
veins of medulla oblongata: Medulla (oblongata)-Venen *pl*, Venae medullae oblongatae
meningeal veins: Hirnhaut-, Duravenen *pl*, Venae meningeae
mesencephalic veins: Mittelhirn-, Hirnstammvenen *pl*, Venae mesencephalicae, Venae trunci encephalici
veins of midbrain: Mittelhirn-, Hirnstammvenen *pl*, Venae mesencephalicae, Venae trunci encephalici
middle cardiac vein: mittlere Herzvene *f*, Cordis *f* media, Vena cordis media
middle colic vein: Vena colica media, mittlere Kolonvene *f*
middle haemorrhoidal veins: (*brit.*) →*middle hemorrhoidal veins*
middle hemorrhoidal veins: mittlere Rektumvenen *pl*, Venae rectales mediae
middle hepatic veins: →*intermediate hepatic veins*
middle meningeal veins: mittlere Duravenen *pl*, Venae meningeae mediae
middle rectal veins: mittlere Rektumvenen *pl*, Venae rectales mediae
middle sacral vein: mittlere Kreuzbeinvene *f*, Vena sacralis mediana
middle temporal vein: mittlere Schläfenvene *f*, Vena temporalis media
middle thyroid veins: mittlere Schilddrüsenvenen *pl*, Venae thyroideae mediae
mother vein: Muttervarize *f*
musculophrenic veins: Venae musculophrenicae
nasofrontal vein: Vena nasofrontalis
nutrient vein: Nährvene *f*
oblique vein of left atrium: Marshall-Vene *f*, Vena obliqua atrii sinistri
obturator veins: Obturatorvenen *pl*, Venae obturatoriae
occipital vein: Hinterhauptsvene *f*, Vena occipitalis
occipital diploic vein: Vena diploica occipitalis
occipital veins: Hinterhauptslappenvenen *pl*, Venae occipitales
oesophageal veins: (*brit.*) →*esophageal veins*
vein of olfactory gyrus: Vena gyri olfactorii
ophthalmomeningeal vein: Vena ophthalmomeningea
orbital veins: Venae orbitae
palatine vein: (seitliche) Gaumenvene *f*, Vena palatina externa
palmar digital veins: palmare Fingervenen *pl*, Venae digitales palmares
palmar metacarpal veins: palmare Mittelhandvenen *pl*, Venae metacarpales palmares
palpebral veins: (Augen-)Lidvenen *pl*, Venae palpebrales
pancreatic veins: Pankreasvenen *pl*, Venae pancreaticae
pancreaticoduodenal veins: Venae pancreaticoduodenales
paraplantar varicose veins: Corona phlebectatica paraplantaris, Cockpit-Varizen *pl*
paraumbilical veins: Sappey-Venen *pl*, Venae paraumbilicales
parietal veins: Scheitellappenvenen *pl*, Venae parietales
parietal vein of Santorini: →*Santorini's vein*
parotid veins: Parotisvenen *pl*, Venae parotideae
parumbilical veins: Sappey-Venen *pl*, Venae paraumbilicales
pectoral veins: Pektoralisvenen *pl*, Venae pectorales
peduncular veins: Hirnschenkelvenen *pl*, Venae pedunculares
pelvic veins: Beckenvenen *pl*
perforating veins: Verbindungs-, Perforansvenen *pl*, Venae perforantes
pericardiac veins: Perikardvenen *pl*, Venae pericardiacae
pericardicophrenic veins: Venae pericardicophrenicae
peroneal veins: Wadenbeinvenen *pl*, Venae fibulares/peroneae
petrosal vein: Felsenbeinvene *f*, Vena petrosa
pharyngeal veins: Pharynxvenen *pl*, Venae pharyngeae
plantar digital veins: Venen *pl* der Zehenbeugeseite, Venae digitales plantares
plantar metatarsal veins: plantare Mittelfußvenen *pl*, Venae metatarsales plantares
veins of pons: Brückenvenen *pl*, Venae pontis
pontine veins: Brückenvenen *pl*, Venae pontis
pontomesencephalic vein: Vena pontomesencephalica
popliteal vein: Kniekehlenvene *f*, Vena poplitea
portal vein: Pfortader *f*, Porta *f*, Vena portae hepatis
portal veins of hypophysis: Portalsystem *nt* der Hypophyse
portal vein of liver: Pfortader *f*, Porta *f*, Vena portae hepatis
posterior auricular vein: hintere Ohrvene *f*, Vena

auricularis posterior
posterior cardinal veins: hintere Kardinalvenen *pl*, Venae cardinales posteriores
posterior ciliary veins: hintere Ziliarvenen *pl*, Venae vorticosae, Venae choroideae oculi
posterior circumflex vein of humerus: Vena circumflexa humeri posterior
posterior vein of corpus callosum: hintere Balkenvene *f*, Vena posterior corporis callosi
posterior facial vein: Vena retromandibularis
posterior intercostal veins: hintere Interkostalvenen *pl*, Venae intercostales posteriores
posterior interosseous veins: Venae interosseae posteriores
posterior interventricular vein: Vena interventricularis posterior
posterior labial veins: hintere Schamlippenvenen *pl*, Venae labiales posteriores
posterior vein of left ventricle: Vena ventriculi sinistri posterior
posterior scrotal veins: hintere Skrotalvenen *pl*, Venae scrotales posteriores
posterior vein of septum pellucidum: Vena posterior septi pellucidi
posterior spinal veins: hintere Rückenmarksvenen *pl*, Venae spinales posteriores
posterior vein of superior lobe: Vena posterior lobi superioris
posterior temporal diploic vein: Vena diploica temporalis posterior
posterior tibial veins: hintere Schienbeinvenen *pl*, Venae tibiales posteriores
posterior vestibular vein: Vena vestibularis posterior
posteromedian medullary vein: Vena medullaris posteromediana
precentral vein: Präzentralvene *f*, Vena precentralis cerebelli
prefrontal veins: Stirnpolvenen *pl*, Venae prefrontales
prepyloric vein: Pylorusvene *f*, Vena prepylorica
vein of pterygoid canal: Vena pterygoidea
pubic vein: Ramus pubicus venae epigastricae inferioris, Vena pubica, Vena obturatoria accessoria
pulmonary vein: Lungenvene *f*, Vena pulmonalis
pulmonary veins: Venae pulmonales
pulp veins: Pulpavenen *pl*
pyloric vein: rechte Magenkranzvene *f*, Vena gastrica dextra
radial veins: Venae radiales
radiate cortical veins: Venae corticales radiatae, Venae interlobulares renis
rectal vein: Mastdarm-, Rektumvene *f*
renal vein: Nierenvene *f*, Vena renalis
renal veins: (intrarenale) Nierenvenen *pl*, Venae renales
retromandibular vein: Vena retromandibularis
Retzius' veins: Retzius-Venen *pl*
right adrenal vein: rechte Nebennierenvene *f*, Vena suprarenalis dextra
right ascending lumbar vein: Vena lumbalis ascendens dextra
right atrial veins: Venae atriales dextrae
right brachiocephalic vein: Vena brachiocephalica dextra
right colic vein: rechte Kolonvene *f*, Vena colica dextra
right coronary vein: Vena coronaria dextra
right epiploic vein: Vena gastroomentalis dextra
right gastric vein: rechte Magenkranzvene *f*, Vena gastrica dextra
right gastroepiploic vein: Vena gastroomentalis dextra
right gastroomental vein: Vena gastroomentalis dextra
right hepatic veins: Venae hepaticae dextrae
right marginal vein: Vena marginalis dextra
right ovarian vein: rechte Eierstockvene *f*, Vena ovarica dextra
right pulmonary veins: rechte Lungenvenen *pl*, Venae pulmonales dextrae
right spermatic vein: rechte Hodenvene *f*, Vena testicularis dextra
right superior intercostal vein: Vena intercostalis superior dextra
right suprarenal vein: rechte Nebennierenvene *f*, Vena suprarenalis dextra
right testicular vein: rechte Hodenvene *f*, Vena testicularis dextra
right ventricular veins: Venae ventriculares dextrae
Rosenthal's vein: Rosenthal-Vene *f*, Basalis *f*, Vena basalis
Ruysch's veins: hintere Ziliarvenen *pl*, Venae vorticosae, Venae choroideae oculi
sacrocardinal veins: Sakrokardinalvenen *pl*
Santorini's vein: Vena emissaria parietalis
saphenous vein: Vena saphena
veins of Sappey: Sappey-Venen *pl*, Venae paraumbilicales
scleral veins: Skleravenen *pl*, Venae sclerales
scrotal veins: Skrotal-, Skrotumvenen *pl*, Venae scrotales
vein of septum pellucidum: Vena septi pellucidi
short gastric veins: kurze Magenvenen *pl*, Venae gastricae breves
sigmoid veins: Sigmavenen *pl*, Venae sigmoideae
small cardiac vein: kleine Herzvene *f*, Vena cordis parva
smallest cardiac veins: Thebesi-Venen *pl*, kleinste Herzvenen *pl*, Venae cordis minimae
small saphenous vein: Saphena *f* parva, Parva *f*, Vena saphena parva
spermatic veins: Venae testiculares
spinal vein: Vena spinalis, Rückenmarksvene *f*
veins of spinal cord: Rückenmarksvenen *pl*, Venae medullae spinalis
spiral vein of modiolus: Vena spiralis modioli
splenic vein: Milzvene *f*, Lienalis *f*, Vena lienalis/splenica
stellate veins: Venae stellatae renis, Stellatavenen *pl*
stellate veins of kidney: Stellatavenen *pl*, Venulae stellatae renis
Stensen's veins: hintere Ziliarvenen *pl*, Venae vorticosae, Venae choroideae oculi
sternocleidomastoid vein: Vena sternocleidomastoidea
striate veins: Venae thalamostriatae inferiores
stylomastoid vein: Vena stylomastoidea
subcardinal veins: Subkardinalvenen *pl*
subclavian vein: Subklavia *f*, Vena subclavia
subcostal vein: Vena subcostalis
subcutaneous abdominal veins: subkutane Bauchdeckenvenen *pl*, Venae subcutaneae abdominis
sublingual vein: Unterzungenvene *f*, Sublingualis *f*, Vena sublingualis
sublobular veins of liver: Sammelvenen *pl* der Leber
submental vein: Unterkinnvene *f*, Vena submentalis
subscapular vein: Vena subscapularis
superficial vein: oberflächliche Vene *f*, Vena superficialis

superficial cerebral veins: oberflächliche Hirnvenen *pl*, Venae superficiales cerebri
superficial circumflex iliac vein: Vena circumflexa ilium superficialis
superficial dorsal veins of clitoris: oberflächliche hintere Klitorisvenen *pl*, Venae dorsales superficiales clitoridis
superficial dorsal veins of penis: oberflächliche Penisrückenvenen *pl*, Venae dorsales superficiales penis
superficial epigastric vein: oberflächliche Bauchwandvene *f*, Vena epigastrica superficialis
superficial veins of head: oberflächliche Kopfvenen *pl*
superficial veins of inferior limbs: Venae superficiales membri inferioris
superficial middle cerebral veins: Venae mediae superficiales cerebri
superficial veins of superior limbs: Venae superficiales membri superioris
superficial temporal veins: oberflächliche Schläfenvenen *pl*, Venae temporales superficiales
superior anastomotic vein: Trolard-Vene *f*, Vena anastomotica superior
superior basal vein: obere Basalvene *f*, Vena basalis superior
superior cerebellar veins: obere Kleinhirnvenen *pl*, Venae superiores cerebelli
superior veins of cerebellar hemisphere: Venae hemispherii cerebelli superiores, Venae superiores cerebelli
superior veins of cerebellum: Venae cerebelli superiores
superior cerebral veins: obere Hirnmantelvenen *pl*, Venae superiores cerebri
superior choroid vein: obere Choroidalvene *f*, Vena choroidea superior
superior epigastric veins: obere Bauchwandvenen *pl*, Venae epigastricae superiores
superior gluteal veins: Venae gluteae superiores
superior haemorrhoidal vein: (*brit.*) →*superior hemorrhoidal vein*
superior hemorrhoidal vein: obere Rektumvene *f*, Vena rectalis superior
superior vein of inferior lobe: Vena superior lobi inferioris
superior labial vein: Oberlippenvene *f*, Vena labialis superior
superior laryngeal vein: obere Kehlkopfvene *f*, Vena laryngea superior
superior left pulmonary vein: obere linke Lungenvene *f*, Vena pulmonalis sinistra superior
veins of superior limbs: Venae membri superioris
superior mesenteric vein: obere Mesenterialvene *f*, Vena mesenterica superior
superior ophthalmic vein: obere Augen(höhlen)vene *f*, Vena ophthalmica superior
superior palpebral veins: Oberlidvenen *pl*, Venae palpebrales superiores
superior phrenic veins: obere Zwerchfellvenen *pl*, Venae phrenicae superiores
superior posterior pancreaticoduodenal vein: Vena pancreaticoduodenalis superior posterior
superior rectal vein: obere Rektumvene *f*, Vena rectalis superior
superior right pulmonary vein: obere rechte Lungenvene *f*, Vena pulmonalis dextra superior
superior thalamostriate vein: Terminalvene *f*, Vena thalamostriata superior, Vena terminalis
superior thyroid vein: obere Schilddrüsenvene *f*, Vena thyroidea superior
superior vein of vermis: Vena vermis superior, Vena superior vermis
supracardinal veins: Suprakardinalvenen *pl*
supraorbital vein: Supraorbitalvene *f*, Vena supraorbitalis
suprarenal vein: Nebennierenvene *f*, Vena suprarenalis
suprascapular vein: Vena suprascapularis
supratrochlear veins: mediale Stirnvenen *pl*, Supratrochlearvenen *pl*, Venae frontales
supreme intercostal vein: oberste Interkostalvene *f*, Vena intercostalis suprema
sural veins: Venae surales
sylvian veins: Venae mediae superficiales cerebri
veins of sylvian fossa: Venae mediae superficiales cerebri
temporomandibular articular veins: Venae articulares
terminal vein: Terminalvene *f*, Vena thalamostriata superior, Vena terminalis
testicular veins: Venae testiculares
thebesian veins: Thebesi-Venen *pl*, kleinste Herzvenen *pl*, Venae cordis minimae
veins of Thebesius: kleinste Herzvenen *pl*, Thebesi-Venen *pl*, Venae cordis minimae
thoracoacromial vein: Vena thoracoacromialis
thoracodorsal vein: Vena thoracodorsalis
thoracoepigastric veins: seitliche Rumpfwandvenen *pl*, Venae thoracoepigastricae
thymic veins: Thymusvenen *pl*, Venae thymicae
trabecular vein: (*Milz*) Balkenvene *f*
tracheal veins: Luftröhren-, Tracheavenen *pl*, Venae tracheales
transverse cervical veins: Venae transversae cervicis/colli
transverse facial vein: quere Gesichtsvene *f*, Vena transversa faciei
transverse medullary veins: Venae medullares transversae
transverse pontine veins: Venae pontis transversae
Trolard's vein: Trolard-Vene *f*, Vena anastomotica superior
tympanic veins: Paukenhöhlenvenen *pl*, Venae tympanicae
ulnar veins: Venae ulnares
ulnar cutaneous vein: Basilika *f*, Vena basilica
umbilical vein: Nabel-, Umbilikalvene *f*, Vena umbilicalis
vein of umbilicus: Nabel-, Umbilikalvene *f*, Vena umbilicalis
vein of uncus: Vena uncalis
uterine veins: Gebärmutter-, Uterusvenen *pl*, Venae uterinae
varicose veins: Krampfadern *pl*, Varizen *pl*, Varixknoten *pl*
varicose veins of pregnancy: Schwangerschaftsvarizen *pl*
ventricular veins: Ventrikelvenen *pl*, Venae ventriculares
vertebral vein: Vena vertebralis
veins of vertebral column: Venae columnae vertebralis
vesical veins: Blasenvenen *pl*, Venae vesicales
vestibular veins: Bogengangsvenen *pl*, Venae vestibulares
vidian vein: Vena pterygoidea
veins of Vieussens: vordere Herzvenen *pl*, Venae cordis anteriores
vorticose veins: hintere Ziliarvenen *pl*, Venae vorticosae, Venae choroideae oculi

veined [veɪnd] *adj*: →*veinous 1.*
vein|let ['veɪnlɪt] *noun*: Äderchen *nt*, kleine Vene *f*, Venole *f*, Venule *f*, Venula *f*
vein|ous ['veɪnəs] *adj*: **1.** ad(e)rig, geädert **2.** →*venous*
vein|ule ['veɪnjuːl] *noun*: →*veinlet*
vein|ul|let ['veɪnjəlɪt] *noun*: →*veinlet*
vein|y ['veɪniː] *adj*: →*veinous*
vel|a|men [və'leɪmən] *noun, plural* **-lam|i|na** [-'læmɪnə]: Membran *f*, Haut *f*, Velamen *nt*
vel|a|men|tous [ˌvelə'mentəs] *adj*: schleierartig umhüllend
vel|a|men|tum [ˌvəle'mentəm] *noun, plural* **-ta** [-tə]: Hülle *f*, Velamentum *nt*
vel|ar ['viːlər] *adj*: Velum betreffend, Velum-
vel|li|form ['viːləfɔːrm] *adj*: →*velamentous*
vel|lus ['veləs] *noun*: Vellushaar *nt*
ve|lo|cim|e|try [ˌviːləʊ'sɪmətriː] *noun*: Geschwindigkeitsmessung *f*
ve|loc|i|ty [və'lɑsətiː] *noun, plural* **-ties**: Geschwindigkeit *f*
  angular velocity: Winkelgeschwindigkeit *f*
  conduction velocity: Leitungsgeschwindigkeit *f*
  contraction velocity: Kontraktionsgeschwindigkeit *f*
  displacement velocity: Verschiebungsgeschwindigkeit *f*
  ejection velocity: Auswurfgeschwindigkeit *f*
  velocity of fall: Fallgeschwindigkeit *f*
  velocity of flow: Strömungsgeschwindigkeit *f*
  initial velocity: Ausgangs-, Initialgeschwindigkeit *f*
  maximum velocity: Höchst-, Maximalgeschwindigkeit *f*
  nerve conduction velocity: Nervenleitgeschwindigkeit *f*, Nervenleitungsgeschwindigkeit *f*
  propagation velocity: Weiter-, Fortleitungsgeschwindigkeit *f*
  pulse wave velocity: Pulswellengeschwindigkeit *f*
  reaction velocity: Reaktionsgeschwindigkeit *f*
  sedimentation velocity: Sedimentationsgeschwindigkeit *f*
  wind velocity: Windgeschwindigkeit *f*
ve|lo|no|ski|as|co|py [ˌviːlənəʊskaɪ'ɑskəpiː] *noun*: Belonoskiaskopie *f*
vel|o|pha|ryn|ge|al [ˌveləʊfə'rɪndʒɪəl] *adj*: weichen Gaumen und Pharynx betreffend, velopharyngeal
ve|lo|plas|ty ['viːləʊplæstiː] *noun*: Veloplastik *f*, Velumplastik *f*
  functional veloplasty: funktionelle Veloplastik *f*
ve|lum ['viːləm] *noun, plural* **-la** [-lə]: Segel *nt*, segelähnliche Struktur *f*, Velum *nt*
  anterior medullary velum: →*superior medullary velum*
  artificial velum: Gaumensegelplatte *f*
  caudal medullary velum: →*inferior medullary velum*
  cranial medullary velum: →*superior medullary velum*
  inferior medullary velum: Velum medullare inferius, unteres Marksegel *nt*
  medullary velum: Marksegel *nt*, Velum medullare
  posterior medullary velum: →*inferior medullary velum*
  rostral medullary velum: →*superior medullary velum*
  superior medullary velum: Velum medullare superius, oberes Marksegel *nt*
VEM *Abk.*: vaso-excitator material
ven- *präf.*: Venen-, Ven(o)-, Phleb(o)-
ve|na ['viːnə] *noun, plural* **-nae** [-niː]: →*vein*
  vena cava: Hohlvene *f*, *(inf.)* Kava *f*, Cava *f*, Vena cava
  inferior vena cava: untere Hohlvene *f*, Kava inferior *f*, Vena cava inferior
  superior vena cava: obere Hohlvene *f*, Kava superior *f*, Vena cava superior
ve|na|ca|vo|gram [ˌviːnə'keɪvəgræm] *noun*: Kavogramm *nt*
ve|na|ca|vog|ra|phy [ˌviːnəkeɪ'vɑgrəfiː] *noun*: Kavographie *f*, Kavografie *f*
ve|nec|ta|sia [ˌvɪnek'teɪʒ(ɪ)ə] *noun*: Venenerweiterung *f*, Venektasie *f*, Phlebektasie *f*, Phlebectasia *f*
ve|nec|to|my [vɪ'nektəmiː] *noun*: Phlebektomie *f*
ve|neer [və'nɪər] *noun*: *(zahnmed.)* Veneer *nt*, Verblendung *f*
  porcelain veneer: Porzellanschalenverblendkrone *f*
  porcelain laminate veneer: Porzellanschalenverblendkrone *f*
ven|e|na|tion [ˌvenə'neɪʃn] *noun*: Vergiftung *f*, Venenatio(n) *f*
ven|e|nif|er|ous [ˌvenə'nɪfərəs] *adj*: Gift-übertragend
ven|e|nif|ic [ˌvenə'nɪfɪk] *adj*: giftbildend, -produzierend
ven|e|no|sal|i|var|y [ˌvenənəʊ'sælɪˌveriː, -vəriː] *adj*: Gift mit dem Speichel ausscheidend
ven|e|nos|i|ty [ˌvenə'nɑsətiː] *noun*: Giftigkeit *f*
ven|e|nous ['venənəs] *adj*: giftig, venenös
ve|ne|num [və'niːnəm] *noun*: Gift *nt*, Venenum *nt*
ven|e|punc|ture [ˌvenə'pʌŋktʃər] *noun*: →*venipuncture*
ve|ne|re|al [və'nɪərɪəl] *adj*: **1.** geschlechtlich, sexuell, Geschlechts-, Sexual **2.** Geschlechtskrankheit betreffend, venerisch, Geschlechts-; geschlechtskrank
ve|ne|re|o|lo|gist [vəˌnɪərɪ'ɑlədʒɪst] *noun*: Venerologin *f*, Venerologe *m*
ve|ne|re|ol|o|gy [vəˌnɪərɪ'ɑlədʒiː] *noun*: Venerologie *f*
ven|er|y ['venəriː] *noun*: Geschlechtsverkehr *m*, Koitus *m*, Coitus *m*
ven|e|sec|tion [ˌvenə'sekʃn] *noun*: **1.** Venenschnitt *m*, Phlebotomie *f*, Venaesectio *f* **2.** Venenpunktion *f* **3.** Veneneröffnung *f*, Venaesectio *f*
ven|e|sulture [ˌvenɪ'suːtʃər] *noun*: Venennaht *f*, Phleborrhaphie *f*
veni- *präf.*: Venen-, Ven(o)-, Phleb(o)-
ven|i|plex ['venɪpleks] *noun*: venöser Plexus *m*
ven|i|punc|ture [ˌvenɪ'pʌŋktʃər] *noun*: Venenpunktion *f*
ven|i|sulture [ˌvenɪ'suːtʃər] *noun*: Venennaht *f*, Phleborrhaphie *f*
veno- *präf.*: Venen-, Ven(o)-, Phleb(o)-
ve|no|a|tri|al [ˌviːnə'eɪtrɪəl] *adj*: Vena cava und rechten Vorhof betreffend, venoatrial
ve|no|au|ric|u|lar [ˌviːnəɔː'rɪkjələr] *adj*: Vena cava und rechten Vorhof betreffend, venoatrial
ve|noc|ly|sis [vɪ'nɑklɪsɪs] *noun*: intravenöse Infusion/Injektion *f*
ve|no|gram ['viːnəgræm] *noun*: Veno-, Phlebogramm *nt*
ve|nog|ra|phy [vɪ'nɑgrəfiː] *noun*: Kontrastdarstellung *f* von Venen, Venographie *f*, Phlebographie *f*, Venografie *f*, Phlebografie *f*
  portal venography: Portographie *f*, Portografie *f*
  splenic venography: Splenoportographie *f*, Splenoportografie *f*
ven|om ['venəm] *noun*: (tierisches) Gift *nt*
  bee venom: Bienengift *nt*
  snake venom: Schlangengift *nt*
  wasp venom: Wespengift *nt*
ven|o|mo|sal|i|var|y [ˌvenəməʊ'sæləˌveriː, -vəriː] *adj*: →*venenosalivary*
ve|no|mo|tor [ˌviːnə'məʊtər] *adj*: venomotorisch
ven|o|mous ['venəməs] *adj*: Gift sezernierend; giftig
ve|no|per|i|to|ne|os|to|my [ˌviːnəˌperɪˌtəʊnɪ'ɑstəmiː] *noun*: Venoperitoneostomie *f*
ve|no|scle|ro|sis [ˌviːnəsklɪ'rəʊsɪs] *noun*: Phlebosklerose *f*
ve|nose ['viːnəʊs] *adj*: venenreich, Venen-
ve|no|si|nal [ˌviːnə'saɪnl] *adj*: Vena cava und rechten Vorhof betreffend, venoatrial
ve|nos|ta|sis [vɪ'nɑstəsɪs] *noun*: venöse Stauung *f*, Venostase *f*

V

ve|not|o|my [vɪˈnɑtəmiː] *noun*: Phlebotomie *f*, Venae sectio
ve|nous [ˈviːnəs] *adj*: Venen *oder* venöses System betreffend, venös, Adern-, Venen-, Veno-
ve|no|ve|nos|to|my [ˌviːnəvɪˈnɑstəmiː] *noun*: Venovenostomie *f*, Phlebophlebostomie *f*
ve|no|ve|nous [viːnəˈviːnəs] *adj*: zwei Venen verbindend, venovenös
vent [vent] *noun*: **1.** (Abzugs-)Öffnung *f*, (Luft-)Loch *nt*, Schlitz *m*, Entlüftungsloch *nt*, Entlüfter *m* **2.** After *m*, Kloake *f*
ven|ti|late [ˈventleɪt] *vt*: **1.** (be-, ent-, durch-)lüften, ventilieren **2.** (*physiolog.*) Sauerstoff zuführen **3.** (künstlich) beatmen **4.** (*chem.*) mit Sauerstoff anreichern
ven|ti|lat|ed [ˈventleɪtɪd] *adj*: Beatmungs-, beatmet
ven|ti|la|tion [ˌventəˈleɪʃn] *noun*: Ventilation *f*, Beatmung *f*
alveolar ventilation: alveoläre Ventilation *f*
artificial ventilation: künstliche Beatmung *f*
assist-control ventilation: assistierte Spontanatmung *f*
assisted ventilation: assistierte Beatmung *f*
bag-valve-mask ventilation: Beutel-Ventil-Masken-Beatmung *f*
continuous positive pressure ventilation: kontinuierliche assistierte Überdruck(be)atmung *f*
controlled ventilation: kontrollierte Beatmung *f*
dead space ventilation: Totraumventilation *f*
intermittent mandatory ventilation: intermittierende mandatorische Beatmung *f*, intermittent mandatory ventilation
intermittent positive pressure ventilation: intermittierende positive Druck(be)atmung *f*, intermittierende Überdruckbeatmung *f*
long-term ventilation: Dauerbeatmung *f*
mandatory ventilation: mandatorische Ventilation *f*
maximum voluntary ventilation: Atemgrenzwert *m*
mechanical ventilation: mechanische Beatmung *f*
minute ventilation: Atemzeitvolumen *nt*, Atemminutenvolumen *nt*
positive-negative pressure ventilation: Wechseldruckbeatmung *f*, positive-negative Druckbeatmung *f*
positive pressure ventilation: Überdruckbeatmung *f*
specific ventilation: spezifische Ventilation *f*
synchronized intermittent mandatory ventilation: synchronisierte intermittierende mandatorische Beatmung *f*, synchronized intermittent mandatory ventilation *f*
transtracheal ventilation: transtracheale Ventilation *f*
unilateral ventilation: Ein-Lungen-Beatmung *f*, seitengetrennte Beatmung *f*
ven|ti|la|tor [ˈventleɪtər] *noun*: Beatmungsgerät *nt*, Ventilator *m*
ven|ti|la|to|ry [ˈventɪlətəʊriː] *adj*: respiratorisch
spina ventosa: Winddorn *m*, Spina ventosa
ventr. *Abk.*: ventral
ven|tral [ˈventrəl] *adj*: vorne liegend; nach vorne gelegen, vorderer; ventral, anterior; Bauch *oder* Vorderseite betreffend, bauchwärts (liegend *oder* gerichtet), ventral
ventri- *präf.*: Ventri-, Ventr(o)-, Vorder-
ven|tri|cle [ˈventrɪkl] *noun*: **1.** Kammer *f*, Ventrikel *m*, Ventriculus *m* **2.** Magen *m*, Ventriculus *m*, Gaster *m* **3.** (Hirn-)Kammer *f*, Ventrikel *m*, Ventriculus cerebri **4.** (Herz-)Kammer *f*, Ventrikel *m*, Ventriculus cordis **above the ventricle(s)** oberhalb des Ventrikels (liegend), supraventrikulär **through the ventricle** durch die Kammer/den Ventrikel, transventrikulär
aortic ventricle of heart: →*left ventricle*
ventricle of Arantius: **1.** Cavum septi pellucidi **2.** Rautengrube *f*, Fossa rhomboidea
ventricle of brain: (Hirn-)Kammer *f*, (Hirn-)Ventrikel *m*, Ventriculus cerebri
ventricle of cerebrum: →*ventricle of brain*
double outlet ventricle: Double outlet ventricle
Duncan's ventricle: Cavum septi pellucidi
embryonic ventricle of heart: embryonale Herzkammer *f*, embryonaler Ventrikel *m*
fifth ventricle: Cavum septi pellucidi
fourth ventricle: vierter Ventrikel *m*, Ventriculus quartus
ventricle of Galen: →*laryngeal ventricle*
ventricle of the heart: (Herz-)Kammer *f*, Ventrikel *m*, Ventriculus cordis
laryngeal ventricle: Morgagni-Ventrikel *m*, Morgagni-Tasche *f*, Galen-Ventrikel *m*, Galen-Tasche *f*, Kehlkopftasche *f*, Kehlkopfventrikel *m*, Ventriculus laryngis
lateral ventricle: Seitenventrikel *m*, Ventriculus lateralis
left ventricle: linke Herzkammer *f*, linker Ventrikel *m*, Ventriculus cordis sinister, Ventriculus sinister
Morgagni's ventricle: →*laryngeal ventricle*
optic ventricle: Ventriculus opticus
primitive ventricle of heart: embryonale Herzkammer *f*, primitiver Ventrikel *m*
right ventricle: rechte Herzkammer *f*, rechter Ventrikel *m*, Ventriculus cordis dexter, Ventriculus dexter
single ventricle: singulärer Ventrikel *m*
ventricle of Sylvius: Cavum septi pellucidi
terminal ventricle of spinal cord: Ventriculus terminalis
third ventricle: dritter Ventrikel *m*, Ventriculus tertius
Vieussens ventricle: Cavum septi pellucidi
ven|tri|cor|nu [ˌventrɪˈkɔːrn(j)uː] *noun*: (*Rückenmark*) Vorderhorn *nt*, Cornu anterius medullae spinalis
ven|tri|cor|nu|al [ˌventrɪˈkɔːrn(j)əwəl] *adj*: Vorderhorn betreffend, Vorderhorn-
ventricul- *präf.*: Ventrikel-, Kammer-, Ventrikul(o)-
ven|tric|u|lar [venˈtrɪkjələr] *adj*: Kammer/Ventrikel betreffend, ventrikulär, ventrikular
ven|tric|u|lit|ic [venˌtrɪkjəˈlɪtɪk] *adj*: Ventrikulitis betreffend, ventrikulitisch
ven|tric|u|li|tis [venˌtrɪkjəˈlaɪtɪs] *noun*: Entzündung *f* eines Hirnventrikels, Ventrikulitis *f*, Ventrikelentzündung *f*
ventriculo- *präf.*: Ventrikel-, Kammer-, Ventrikul(o)-
ven|tric|u|lo|a|tri|al [venˌtrɪkjələʊˈeɪtrɪəl] *adj*: Kammer/Ventrikel und Vorhof/Atrium betreffend, ventrikuloatrial, atrioventrikular, ventrikuloaurikulär
ven|tric|u|lo|a|tri|os|to|my [venˌtrɪkjələʊeɪtrɪˈɑstəmiː] *noun*: Ventrikel-Vorhof-Shunt *m*, Ventrikuloaurikulostomie *f*
ven|tric|u|lo|cis|ter|nos|to|my [venˌtrɪkjələʊsɪstərˈnɑstəmiː] *noun*: Ventrikulozisternostomie *f*
ven|tric|u|lo|gram [venˈtrɪkjələʊɡræm] *noun*: Ventrikulogramm *nt*
ven|tric|u|log|ra|phy [venˌtrɪkjəˈlɑɡrəfiː] *noun*: Ventrikulographie *f*, Ventrikulografie *f*
CT ventriculography: CT-Ventrikulographie *f*, CT-Ventrikulografie *f*
radionuclide ventriculography: Herzbinnenraumszintigraphie *f*, Radionuklidventrikulographie *f*, Herzbinnenraumszintigrafie *f*, Radionuklidventrikulografie *f*
ven|tric|u|lo|mas|toid|os|to|my [venˌtrɪkjələʊˌmæstɔɪˈdɑstəmiː] *noun*: Ventrikulomastoidostomie *f*, Ventri-

kulomastoideostomie *f*
ven|tric|u|lom|e|try [ven,trɪkjə'lɑmətriː] *noun*: Ventrikulometrie *f*
ven|tric|u|lo|my|ot|o|my [ven,trɪkjələʊmaɪ'ɑtəmiː] *noun*: Ventrikulomyotomie *f*
ven|tric|u|lo|nec|tor [ven,trɪkjələʊ'nektər] *noun*: His-Bündel *nt*, Fasciculus atrioventricularis
ven|tric|u|lo|per|i|to|ne|al [ven,trɪkjələʊ,perɪtəʊ'niːəl] *adj*: ventrikuloperitoneal
ven|tric|u|lo|punc|ture [ven'trɪkjələʊ'pʌŋktʃər] *noun*: Ventrikelpunktion *f*
ven|tric|u|lo|scope [ven,trɪkjələʊskəʊp] *noun*: Ventrikuloskop *nt*
ven|tric|u|los|co|py [ven,trɪkjə'lɑskəpiː] *noun*: Ventrikuloskopie *f*
ven|tric|u|los|to|my [ven,trɪkjələʊ'lɑstəmiː] *noun*: Ventrikulostomie *f*
ven|tric|u|lot|o|my [ven,trɪkjələʊ'lɑtəmiː] *noun*: Ventrikulotomie *f*
ven|tric|u|lo|ve|nos|to|my [ven,trɪkjələʊvɪ'nɑstəmiː] *noun*: Ventrikulovenostomie *f*, ventrikulovenöser Shunt *m*
ven|tric|u|lo|ve|nous [ven,trɪkjələʊ'viːnəs] *adj*: ventrikulovenös
ven|tric|u|lus [ven'trɪkjələs] *noun*, *plura* **-li** [-laɪ]: **1.** (*anatom.*) (kleiner *oder* schmaler) Magen *m*, Ventriculus *m*, Gaster *m* **2.** (*anatom.*) Kammer *f*, Ventrikel *m*, Ventriculus *m* **3.** (*biolog.*) Rumpfdarm *nt*
ven|tri|cum|bent [,ventrɪ'kʌmbənt] *adj*: auf dem Bauch liegend, in Bauchlage
ventro- *präf.*: Ventri-, Ventr(o)-, Vorder-
ven|tro|cys|tor|rha|phy [,ventrəʊsɪs'tɔrəfiː] *noun*: Ventrozystorrhaphie *f*
ven|tro|dor|sal [,ventrəʊ'dɔːrsl] *adj*: ventral und dorsal, ventrodorsal
ven|tro|fix|a|tion [,ventrəʊfɪk'seɪʃn] *noun*: Ventrifixatio *f*, Ventrifixation *f*
ven|tro|hys|ter|o|pex|y [,ventrəʊ'hɪstərəʊpeksiː] *noun*: →*ventrofixation*
ven|tro|in|gui|nal [,ventrəʊ'ɪŋgwɪnl] *adj*: Bauch und Leistenregion betreffend, abdominoinguinal
ven|tro|lat|er|al [,ventrəʊ'lætərəl] *adj*: ventral und lateral, ventrolateral
ven|tro|me|di|al [,ventrəʊ'miːdɪəl] *adj*: ventral und medial, ventromedial
ven|tro|me|di|an [,ventrəʊ'miːdɪən] *adj*: ventral und median, ventromedian
ven|tro|pos|te|ri|or [,ventrəʊpɑ'stɪərɪər, -pəʊ-] *adj*: ventral und posterior, ventroposterior
ven|trop|to|sia [,ventrɑp'təʊsɪə] *noun*: →*ventroptosis*
ven|trop|to|sis [,ventrɑp'təʊsɪs] *noun*: Magensenkung *f*, -tiefstand *m*, Gastroptose *f*
ven|tro|sus|pen|sion [,ventrəʊsə'spenʃn] *noun*: →*ventrofixation*
ven|trot|o|my [ven'trɑtəmiː] *noun*: **1.** operative Eröffnung *f* der Bauchhöhle, Zölio tomie *f*, Laparotomie *f* **2.** Bauch(decken)schnitt *m*
ven|tu|rim|e|ter [,ventʊ'rɪmɪtər] *noun*: Venturimeter *nt*
ven|u|la ['venjələ] *noun*, *plura* **-lae** [-liː]: →*venule*
ven|u|lar ['venjələr] *adj*: Venule betreffend, Venulen-
ven|ule ['venjuːl] *noun*: Venole *f*, Venule *f*, Venula *f*
inferior macular venule: untere Makulavene *f*, Venula macularis inferior
inferior nasal venule of retina: untere mediale/nasale Netzhautvene *f*, Venula nasalis retinae inferior
inferior temporal venule of retina: untere temporale Netzhautvene *f*, Venula temporalis retinae inferior
medial venule of retina: mediale Netzhautvene *f*, Venula retinae medialis, Venula medialis retinae
medial retinal venule: mediale Netzhautvene *f*, Venula medialis retinae
middle macular venule: mittlere Makulavene *f*, Venula macularis media
stellate venules of kidney: →*stellate veins of kidney*
straight venules of kidney: gestreckte Venen *pl* der Marksubstanz, Venulae rectae
superior macular venule: obere Makulavene *f*, Venula macularis superior
superior nasal venule of retina: obere mediale/nasale Netzhautvene *f*, Venula nasalis retinae superior
superior temporal venule of retina: obere temporale Netzhautvene *f*, Venula temporalis retinae superior
ven|u|lous ['venjələs] *adj*: Venule betreffend, Venulen-
VEP *Abk.*: visual evoked potentials
VER *Abk.*: **1.** visual evoked reaction **2.** visual evoked response
ver|ap|a|mil [ver'æpəmɪl] *noun*: Verapamil *nt*, Iproveratril *nt*
ver|bal ['vɜrbl] *adj*: mit Worten, wörtlich; mündlich, verbal
ver|big|er|a|tion [vər,bɪdʒə'reɪʃn] *noun*: Verbigeration *f*
ver|bo|ma|nia [,vɜrbəʊ'meɪnɪə, -jə] *noun*: krankhafte Geschwätzigkeit *f*, Verbomanie *f*
ver|di|hae|mo|glo|bin [,vɜrdɪ'hiːməgləʊbɪn] *noun*: (*brit.*) →*verdihemoglobin*
ver|di|he|mo|glo|bin [,vɜrdɪ'hiːməgləʊbɪn] *noun*: Verdiglobin *nt*
ver|dine ['vɜrdɪn] *noun*: Biliverdin *nt*
ver|do|glo|bin [,vɜrdəʊ'gləʊbɪn] *noun*: Verdoglobin *nt*
ver|do|hae|mo|glo|bin [,vɜrdəʊ'hiːməgləʊbɪn] *noun*: (*brit.*) →*verdohemoglobin*
ver|do|he|mo|glo|bin [,vɜrdəʊ'hiːməgləʊbɪn] *noun*: Choleglobin *nt*, Verdohämoglobin *nt*
ver|do|per|ox|i|dase [,vɜrdəʊpə'rɑksɪdeɪz] *noun*: Myeloperoxidase *f*
verge [vɜrdʒ]: **I** *noun* (*a. fig.*) Rand *m*, Saum *m*, Grenze *f* **II** *vi* **1.** (*a. fig.*) grenzen (*on* an) **2.** sich (hin-)neigen, sich erstrecken (*to, towards* nach)
anal verge: Analring *m*
ver|gence ['vɜrdʒəns] *noun*: Vergenz *f*
ver|gen|cy ['vɜrdʒənsiː] *noun*: →*vergence*
ver|i|fi|a|ble ['verəfaɪəbl] *adj*: beweis-, nachweis-, nachprüf-, verifizierbar
ver|i|fi|ca|tion [,verəfɪ'keɪʃn] *noun*: Verifikation *f*
ver|i|fy ['verəfaɪ] *vt*: **1.** (nach-, über-)prüfen, verifizieren; die Richtigkeit *oder* Echtheit nachweisen, verifizieren **2.** beglaubigen, beurkunden, belegen, beweisen; (eidlich) beglaubigen *oder* bestätigen
vermi- *präf.*: Wurm-, Vermi-
ver|mi|ci|dal [,vɜrmɪ'saɪdl] *adj*: wurmabtötend, Würmer abtötend, vermizid
ver|mi|cide ['vɜrmɪsaɪd] *noun*: Vermizid *nt*, Vermicidum *nt*
ver|mic|u|lar [vɜr'mɪkjələr] *adj*: wurmartig, wurmähnlich, wurmförmig, vermiform
ver|mic|u|la|tion [vɜr,mɪkjə'leɪʃn] *noun*: Vermikulation *f*
ver|mi|cule ['vɜrmɪkjuːl] *noun*: **1.** wurmartige Struktur *f* **2.** (*mikrobiolog.*) Ookinet *m* **3.** (*mikrobiolog.*) Merozoit *m*
ver|mic|u|lose [vɜr'mɪkjələʊs] *adj*: →*vermiculous*
ver|mic|u|lous [vɜr'mɪkjələs] *adj*: **1.** wurmartig, wurmähnlich, wurmförmig, vermiform **2.** von Würmern befallen, Wurm-
ver|mi|form ['vɜrmɪfɔːrm] *adj*: wurmartig, wurmähnlich, wurmförmig, vermiform
ver|mif|u|gal [vɜr'mɪfjəgəl] *adj*: wurmabtreibend, ver-

V

mifug

ver|mi|fuge ['vɜrmɪfjuːdʒ] *noun*: wurmabtreibendes Mittel *nt*, Vermifugum *nt*

ver|min ['vɜrmɪn] *noun*: tierischer Ektoparasit *m*

ver|mi|nal ['vɜrmɪnl] *adj*: Würmer betreffend, durch Würmer hervorgerufen, Wurm-

ver|mi|na|tion [ˌvɜrmɪ'neɪʃn] *noun*: **1.** Wurmbefall *m* **2.** Ektoparasitenbefall *m*

ver|mi|no|sis [ˌvɜrmɪ'nəʊsɪs] *noun*: **1.** Wurmbefall *m* **2.** Ektoparasitenbefall *m*

ver|mi|not|ic [ˌvɜrmɪ'nɑtɪk] *adj*: **1.** Wurminfektion betreffend, Wurm- **2.** Ektoparasitenbefall betreffend

ver|mi|nous ['vɜrmɪnəs] *adj*: Würmer betreffend, durch Würmer hervorgerufen, Wurm-

ver|mis ['vɜrmɪs] *noun*: **1.** (*biolog.*) Wurm *m*, Vermis *m* **2.** →*vermis cerebelli*

vermis cerebelli: Vermis cerebelli, Kleinhirnwurm *m*

folium vermis: Folium vermis

ver|mi|toid ['vɜrmɪtɔɪd] *adj*: wurmartig, -ähnlich, vermiform

ver|mix ['vɜrmɪks] *noun*: Wurmfortsatz *m* des Blinddarms, Appendix vermiformis

ver|nal ['vɜrnl] *adj*: im Frühling auftretend, Frühlings-, Frühjahr(s)-

ver|nix ['vɜrnɪks] *noun*: Vernix *f*

vernix caseosa: Fruchtschmiere *f*, Käseschmiere *f*, Vernix caseosa *f*

ver|o|nal ['verənɑl] *noun*: Veronal *nt*

ve|ro|tox|in [ˌverə'tɑksɪn] *noun*: Verotoxin *nt*

VERP *Abk.*: ventricular excitation repolarization phase

ver|ru|ca [və'ruːkə] *noun, plural* **-cae** [-siː]: **1.** (virusbedingte) Warze *f*, Verruca *f* **2.** warzenähnliche Hautveränderung *f*

common verrucae: Verrucae vulgares

verrucae filiformes: Verrucae filiformes

flat verrucae: →*juvenile verrucae*

fugitive verrucae: →*juvenile verrucae*

juvenile verrucae: Flachwarzen *pl*, Verrucae planae juveniles

verruca peruana: Peruwarze *f*, Verruca peruana

verruca peruviana: →*verruca peruana*

plane verrucae: →*juvenile verrucae*

plantar verruca: Sohlen-, Dornwarze *f*, Verruca plantaris

seborrheic verruca: seborrhoische Keratose *f*, Verrucae seborrhoicae, Verrucae seniles

seborrhoeic verruca: (*brit.*) →*seborrheic verruca*

ver|ru|ci|form [və'ruːsəfɔːrm] *adj*: warzenähnlich, -förmig

ver|ru|cose ['verəkəʊs, və'ruːkəʊs] *adj*: Verruca betreffend, warzenartig, warzig, verrukös

ver|ru|co|sis [ˌverə'kəʊsɪs] *noun*: Verrucosis *f*

ver|ru|cous [və'ruːkəs] *adj*: Verruca betreffend, warzenartig, warzig, verrukös

ver|ru|ga [və'ruːgə] *noun*: Warze *f*, Verruca *f*

verruga peruana: →*verruca peruana*

ver|sa|tile ['vɜrsətl; *brit.* -taɪl] *adj*: **1.** vielseitig (verwendbar), versatil **2.** (*biolog.*) frei beweglich **3.** wendig, beweglich, gewandt, vielseitig, flexibel

ver|sa|til|i|ty [ˌvɜrsə'tɪlətiː] *noun*: **1.** Vielseitigkeit *f*, vielseitige Anwendbarkeit *f* **2.** (*biolog.*) freie Beweglichkeit *f* **3.** Wendigkeit *f*, Gewandtheit *f*, (geistige) Beweglichkeit *f*

ver|sion ['vɜrʒn] *noun*: **1.** (*gynäkol.*) Gebärmutterneigung *f*, Versio uteri **2.** (*gynäkol.*) Wendung *f*, Drehung *f*, Versio *f* **3.** (*augenheil.*) Version *f*

abdominal version: äußere Wendung *f*

bimanual version: bimanuelle/kombinierte Wendung *f*

bipolar version: →*bimanual version*

Braxton-Hicks version: Braxton-Hicks-Version *f*, Hicks-Version *f*

combined version: bimanuelle/kombinierte Wendung *f*

Denman's version: Denman-Spontanentwicklung *f*

external version: äußere Wendung *f*

Hicks version: Braxton-Hicks-Version *f*, Hicks-Version *f*

internal version: innere Wendung *f*

spontaneous version: Selbstwendung *f*, Versio spontaneus

Wigand's version: Wigand-Handgriff *m*

vertebr- *präf.*: Wirbel-, Wirbelsäulen-, Vertebral-, Vertebro-

ver|te|bra ['vɜrtəbrə] *noun, plural* **-bras, -brae** [-briː]: Wirbel *m*, Vertebra *f*

abdominal vertebrae: →*lumbar vertebrae*

block vertebrae: Blockwirbel *pl*

butterfly-shaped vertebra: Schmetterlingswirbel *m*

caudal vertebrae: →*coccygeal vertebrae*

caudate vertebrae: →*coccygeal vertebrae*

cervical vertebrae: Halswirbel *pl*, Vertebrae cervicales

cleft vertebra: Spaltwirbel *m*, Wirbelspalt *m*, Spina bifida

coccygeal vertebrae: Steißbeinwirbel *pl*, Steißwirbel *pl*, Vertebrae coccygeae

cod fish vertebra: Fischwirbel *m*

dorsal vertebrae: →*thoracic vertebrae*

eburnated vertebra: Elfenbeinwirbel *m*

false vertebrae: Vertebrae spuriae

flat vertebra: Plattwirbel *m*

fused vertebrae: Blockwirbel *pl*

intercalated vertebra: Schaltwirbel *m*

ivory vertebra: Elfenbeinwirbel *m*

lumbar vertebrae: Lenden-, Lumbalwirbel *pl*, Vertebrae lumbales

Paget's vertebra: Paget-Wirbel *m*

prominent vertebra: VII. Halswirbel *m*, Prominens *m*, Vertebra prominens

sacral vertebrae: Kreuz(bein)-, Sakralwirbel *pl*, Vertebrae sacrales

sliding vertebra: Gleitwirbel *m*

thoracic vertebrae: Thorakal-, Brustwirbel *pl*, Vertebrae thoracicae

transitional vertebra: Übergangswirbel *m*, Assimilationswirbel *m*

true vertebra: Vertebra vera

wedge shaped vertebra: Keilwirbel *m*

ver|te|bral ['vɜrtəbrəl] *adj*: Wirbel(säule) betreffend, vertebral, Wirbel-, Wirbelsäulen-, Vertebral-, Vertebro-

ver|te|brar|i|um [ˌvɜrtə'breəriːəm] *noun*: Wirbelsäule *f*, Rückgrat *nt*, Columna vertebralis

ver|te|brar|te|ri|al [ˌvɜrtəbrɑːr'tɪərɪəl] *adj*: Arteria vertebralis betreffend, Vertebralis-

Ver|te|bra|ta [ˌvɜrtə'breɪtə, -'brɑː-] *plural*: Wirbeltiere *pl*, Vertebraten *pl*, Vertebrata *pl*

ver|te|brate ['vɜrtəbrɪt, -breɪt]: **I** *noun* Wirbeltier *nt*, Vertebrat *m* **II** *adj* **1.** mit einer Wirbelsäule/mit Wirbel(n) versehen, Wirbel- **2.** zu den Vertebraten gehörig

ver|te|brec|to|my [ˌvɜrtə'brektəmiː] *noun*: Wirbelentfernung *f*, -exzision *f*

vertebro- *präf.*: Wirbel-, Wirbelsäulen-, Vertebral-, Vertebro-

ver|te|bro|ar|te|ri|al [ˌvɜrtəbrəʊɑːr'tɪərɪəl] *adj*: Arteria vertebralis betreffend, Vertebralis-

ver|te|bro|bas|i|lar [ˌvɜrtəbrəʊ'bæsɪlər] *adj*: vertebrobasilär

V

ver|te|bro|chon|dral [ˌvɜrtəbrəʊ'kɑndrəl] *adj*: Wirbel und Rippenknorpel betreffend, vertebrochondral
ver|te|bro|cos|tal [ˌvɜrtəbrəʊ'kɑstl] *adj*: Wirbel und Rippe(n)/Costa(e) betreffend, vertebrokostal, kostovertebral, kostozentral
ver|te|bro|did|y|mus [ˌvɜrtəbrəʊ'dɪdəməs] *noun*: Vertebro(di)dymus *m*
ver|te|brod|y|mus [ˌvɜrtə'brɑdɪməs] *noun*: Vertebro(di)dymus *m*
ver|te|bro|fem|o|ral [ˌvɜrtəbrəʊ'femərəl] *adj*: vertebrofemoral
ver|te|bro|il|i|ac [ˌvɜrtəbrəʊ'ɪlɪæk] *adj*: Wirbel und Darmbein/Ilium betreffend, vertebroiliakal
ver|te|bro|sa|cral [ˌvɜrtəbrəʊ'seɪkrəl] *adj*: Wirbel und Kreuzbein/Os sacrum betreffend, vertebrosakral, sakrovertebral
ver|te|bro|ster|nal [ˌvɜrtəbrəʊ'stɜrnl] *adj*: Wirbel und Brustbein/Sternum betreffend, vertebrosternal, sternovertebral
ver|tex ['vɜrteks] *noun, plural* **-tex|es, -ti|ces** [-tɪsiːz]: Scheitel *m*, Vertex *m*
corneal vertex: Vertex corneae
vertex of urinary bladder: (Harn-)Blasenspitze *f*, Apex vesicae
ver|ti|cal ['vɜrtɪkl]: I *noun* Senkrechte *f* II *adj* **1.** senkrecht, vertikal **2.** Scheitel/Vertex betreffend, Scheitel-
ver|ti|cal|i|ty [ˌvɜrtɪ'kælətiː] *noun*: senkrechte Lage/Haltung/Stellung *f*, Vertikalität *f*
ver|tig|i|nous [vər'tɪdʒənəs] *adj*: schwind(e)lig, vertiginös
ver|ti|go ['vɜrtɪgəʊ] *noun*: Schwindel *m*, Vertigo *f*
angiopathic vertigo: →*arteriosclerotic vertigo*
arteriosclerotic vertigo: arteriosklerotischer Schwindel *m*
auditory vertigo: →*labyrinthine vertigo*
aural vertigo: →*labyrinthine vertigo*
benign paroxysmal positional vertigo: Lage-, Lagerungsschwindel *m*
benign paroxysmal postural vertigo: Lage-, Lagerungsschwindel *m*
cardiac vertigo: kardialer Schwindel *m*
cardiovascular vertigo: kardiovaskulärer Schwindel *m*
central vertigo: zentraler Schwindel *m*
cerebral vertigo: zerebraler Schwindel *m*
cervical vertigo: zervikaler Schwindel *m*
Charcot's vertigo: Kehlkopf-, Larynxschwindel *m*, Vertigo laryngica
chronic vertigo: chronischer Schwindel *m*, Status vertiginosus
endemic paralytic vertigo: Vertigo epidemica
epidemic vertigo: Vertigo epidemica
epileptic vertigo: Vertigo epileptica
essential vertigo: idiopathischer Schwindel *m*
gastric vertigo: Magenschwindel *m*, Vertigo gastrica
height vertigo: Höhenschwindel *m*
horizontal vertigo: horizontaler Schwindel *m*
hysterical vertigo: psychogener Schwindel *m*
labyrinthine vertigo: Ménière-Krankheit *f*, Morbus Ménière *m*, Vertigo auralis
laryngeal vertigo: Larynx-, Kehlkopfschwindel *m*, Vertigo laryngica
mechanical vertigo: mechanischer Schwindel *m*
objective vertigo: objektiver Schwindel *m*
ocular vertigo: Augen-, Gesichtsschwindel *m*, Vertigo ocularis
organic vertigo: organisch-bedingter Schwindel *m*
otogenic vertigo: →*labyrinthine vertigo*
paralyzing vertigo: Vertigo epidemica
peripheral vertigo: Vestibularisschwindel *m*, Vertigo vestibularis
riders' vertigo: Bewegungs-, Reisekrankheit *f*, Kinetose *f*
rotary vertigo: Drehschwindel *m*, Vertigo rotatoria
rotatory vertigo: Vertigo rotatoria, Drehschwindel *m*
sham movement vertigo: Gyrosa *f*, Vertigo gyrosa
stomachal vertigo: Magenschwindel *m*, Vertigo gastrica
systematic vertigo: Drehschwindel *m*, Vertigo rotatoria
toxaemic vertigo: (*brit.*) →*toxemic vertigo*
toxemic vertigo: →*toxic vertigo*
toxic vertigo: toxischer Schwindel *m*
vertical vertigo: vertikaler Schwindel *m*
vestibular vertigo: Vestibularisschwindel *m*, Vertigo vestibularis
visual vertigo: Sehschwindel *m*
ver|u|mon|ta|ni|tis [ˌverjuːˌmɑntə'naɪtɪs] *noun*: Entzündung *f* des Samenhügels/Colliculus seminalis, Samenhügelentzündung *f*, Kollikulitis *f*, Colliculitis *f*
ver|u|mon|ta|num [ˌverjuːmɑn'teɪnəm] *noun*: Samenhügel *m*, Colliculus seminalis
VES *Abk.*: **1.** velocity erythrocyte sedimentation **2.** ventricular extrasystole
vesic- *präf.*: Blasen-, Vesik(o)-
ve|si|ca [və'saɪkə, -'siː-, 'vesɪkə] *noun, plura* **-cae** [-siː, -kiː]: **1.** Blase *f*, Vesica *f* **2.** Blase *f*, Sack *m*, Bulla *f*
ves|i|cal ['vesɪkl] *adj*: **1.** Blase/Vesica betreffend, vesikal, Vesiko-, Blasen- **2.** Bläschen/Vesicula betreffend, mit Bläschenbildung einhergehend, vesikulär, bläschenartig, Vesikular-, Vesikulo-
ves|i|cant ['vesɪkənt]: I *noun* blasenziehendes/blasentreibendes Mittel *nt*, Vesikans *nt*, Vesikatorium *nt* II *adj* blasenziehend, blsentreibend
ves|i|cate ['vesɪkeɪt] *vt, vi*: Blasen ziehen
ves|i|ca|tion [ˌvesɪ'keɪʃn] *noun*: **1.** Blasenbildung *f*, Vesikation *f* **2.** Blase *f*
ves|i|ca|to|ry ['vesɪkətɔːriː, -təʊ-] *noun, adj*: →*vesicant*
ves|i|cle ['vesɪkl] *noun*: kleine Blase *f*, Bläschen *nt*, Vesikel *nt*, Vesicula *f*
acoustic vesicle: →*auditory vesicle*
air vesicles: Lungenalveolen *pl*, -bläschen *pl*, Alveoli pulmonis
allantoic vesicle: Allantoisdivertikel *nt*
Ascherson's vesicle: Ascherson-Vesikel *nt*, -Tröpfchen *nt*
auditory vesicle: Ohrbläschen *nt*
autophagic vesicle: autophagische Vakuole *f*, Autophagosom *nt*
Baer's vesicles: Tertiärfollikel *pl*, Folliculi ovarici vesiculosi
brain vesicles: Hirnbläschen *pl*
cephalic vesicles: Hirnbläschen *pl*
cerebral vesicles: Hirnbläschen *pl*
coated vesicle: Stachelsaumbläschen *nt*
diencephalon vesicle: Zwischenhirnbläschen *nt*
encephalic vesicles: Hirnbläschen *pl*
endbrain vesicle: Endhirnbläschen *nt*, Telencephalon *nt*
forebrain vesicle: Vorderhirnbläschen *nt*
germinal vesicle: Keimbläschen *nt*
graafian vesicles: Graaf-Follikel *pl*, reife Follikel *pl*, Folliculi ovarici vesiculosi
hemispheric vesicles of brain vesicle: Hemisphärenbläschen *pl*
heterophagic vesicle: heterophagische Vakuole *f*, Heterophagosom *nt*
hindbrain vesicle: Rautenhirnbläschen *nt*
interbrain vesicle: Zwischenhirnbläschen *nt*

V

lens vesicle: Linsenbläschen *nt*
lenticular vesicle: →*lens vesicle*
Malpighi's vesicles: Lungenalveolen *pl*, -bläschen *pl*, Alveoli pulmonis
mesencephalon vesicle: Mittelhirnbläschen *nt*
midbrain vesicle: Mittelhirnbläschen *nt*
Naboth's vesicles: Naboth-Eier *pl*, Ovula Nabothi
nabothian vesicles: Naboth-Eier *pl*, Ovula nabothi
ocular vesicle: Augenbläschen *nt*, Vesicula ophthalmica
olfactory vesicle: Riechkolben *m*, -kegel *m*, Bulbus olfactorius
ophthalmic vesicle: Augenbläschen *nt*, Vesicula ophthalmica/optica
optic vesicle: Augenbläschen *nt*, Vesicula ophthalmica/optica
otic vesicle: Ohrbläschen *nt*
phagocytotic vesicle: Phagosom *nt*
pinocytic vesicle: Pinozytosebläschen *nt*, pinozytäres Bläschen *nt*
pinocytotic vesicle: Pinozytosebläschen *nt*, pinozytäres Bläschen *nt*
plasmalemmal vesicle: Caveola intracellularis
primary brain vesicles: primäre Hirnbläschen *pl*
prosencephalon vesicle: Vorderhirnbläschen *nt*
pulmonary vesicles: Lungenalveolen *pl*, -bläschen *pl*, Alveoli pulmonis
Purkinje's vesicle: Keimbläschen *nt*
renal vesicle: Nierenbläschen *nt*
rhombencephalon vesicle: Rautenhirnbläschen *nt*
secondary brain vesicles: sekundäre Hirnbläschen *pl*
seminal vesicle: Bläschendrüse *f*, Samenblase *f*, -bläschen *nt*, Gonecystis *f*, Spermatozystis *f*, Vesicula seminalis
synaptic vesicle: synaptisches Vesikel *nt*
telencephalic vesicle: →*telencephalon vesicle*
telencephalon vesicle: Endhirnbläschen *nt*, Telencephalon *nt*
transport vesicle: Transportvesikel *nt*
umbilical vesicle: Nabelbläschen *nt*, Dottersack *m*
zoster vesicles: Zosterbläschen *pl*

vesico- *präf.*: Blasen-, Vesik(o)-
veslilcolabldomlilnal [ˌvesɪkəʊæb'dɑmɪnl] *adj*: Harnblase und Bauch/Abdomen betreffend, vesikoabdominal, abdominovesikal
veslilcolcavlernlous [ˌvesɪkəʊ'kævərnəs] *adj*: vesikokavernös
veslilcolcele ['vesɪkəʊsiːl] *noun*: Blasenbruch *m*, -vorfall *m*, -hernie *f*, Zystozele *f*, Cystocele *f*
veslilcolcerlvilcal [ˌvesɪkəʊ'sɜrvɪkl] *adj*: Harnblase und Gebärmutterhal/Cervix uteri betreffend, vesikozervikal
veslilcoclly lsis [vesɪ'kɑkləsɪs] *noun*: Blasenspülung *f*
veslilcolcollic [ˌvesɪkəʊ'kɑlɪk] *adj*: Harnblase und Kolon betreffend, vesikokolisch
veslilcolcollonlic [ˌvesɪkəʊkəʊ'lɑnɪk] *adj*: Harnblase und Kolon betreffend, vesikokolisch
veslilcolcultalnelous [ˌvesɪkəʊkjuː'teɪnɪəs] *adj*: Harnblase und Haut betreffend, vesikokutan
veslilcolenlterlic [ˌvesɪkəʊen'terɪk] *adj*: Harnblase und Darm/Intestinum betreffend, vesikointestinal
veslilcolfixlaltion [ˌvesɪkəʊfɪk'seɪʃn] *noun*: Blasenanheftung *f*, Zystopexie *f*
veslilcolinltesltilnal [ˌvesɪkəʊɪn'testənl] *adj*: Harnblase und Darm/Intestinum betreffend, vesikointestinal
veslilcollilthilalsis [ˌvesɪkəʊlɪ'θaɪəsɪs] *noun*: Blasensteinleiden *nt*, Zystolithiasis *f*
veslilcolperlilneal [ˌvesɪkəʊperɪ'niːəl] *adj*: Harnblase und Damm/Perineum betreffend, vesikoperineal
veslilcoproslitatlic [ˌvesɪkəʊprɑs'tætɪk] *adj*: Harnblase und Vorsteherdrüse/Prostata betreffend, vesikoprostatisch
veslilcolpulbic [ˌvesɪkəʊ'pjuːbɪk] *adj*: Harnblase und Scham(gegend)/Pubes betreffend, vesikopubisch
veslilcolreclital [ˌvesɪkəʊ'rektl] *adj*: Harnblase und Enddarm/Rektum betreffend, vesikorektal, rektovesikal
veslilcolrecltosltolmy [ˌvesɪkəʊrek'tɑstəmiː] *noun*: Blasen-Rektum-Fistel *f*, Vesikorektostomie *f*
veslilcolrelnal [ˌvesɪkəʊ'riːnl] *adj*: Harnblase und Niere/Ren betreffend, vesikorenal
veslilcolsiglmoid [ˌvesɪkəʊ'sɪgmɔɪd] *adj*: Harnblase und Sigmoid/Colon sigmoideum betreffend, vesikosigmoid, sigmoidovesikal, sigmoideovesikal
veslilcolsiglmoidlosltolmy [ˌvesɪkəʊsɪgmɔɪ'dɑstəmiː] *noun*: Blasen-Sigma-Fistel *f*, Vesikosigmoid(e)ostomie *f*
veslilcolspilnal [ˌvesɪkəʊ'spaɪnl] *adj*: Harnblase und Wirbelsäule *oder* Rückenmark betreffend, vesikospinal
veslilcosltolmy [vesɪ'kɑstəmiː] *noun*: äußere Blasenfistel *f*, Vesikostomie *f*
veslilcotlolmy [vesɪ'kɑtəmiː] *noun*: Blasenschnitt *m*, Zystotomie *f*
veslilcolumlbillilcal [ˌvesɪkəʊʌm'bɪlɪkl] *adj*: Harnblase und Nabel betreffend, vesikoumbilikal
veslilcolulrelterlal [ˌvesɪkəʊjʊə'riːtərəl] *adj*: Harnblase und Harnleiter/Ureter betreffend, vesikoureterisch
veslilcolulrelterlic [ˌvesɪkəʊˌjʊərɪ'terɪk] *adj*: Harnblase und Harnleiter/Ureter betreffend, vesikoureterisch
veslilcolulrelthral [ˌvesɪkəʊjʊə'riːθrəl] *adj*: Harnblase und Harnröhre/Urethra betreffend, vesikourethral
veslilcolulterline [ˌvesɪkəʊ'juːtərɪn, -raɪn] *adj*: Harnblase und Gebärmutter/Uterus betreffend, vesikouterin
veslilcolulterlolvaglilnal [ˌvesɪkəʊˌjuːtərəʊ'vædʒɪnl] *adj*: Harnblase, Gebärmutter/Uterus und Scheide/Vagina betreffend, vesikouterovaginal
veslilcolvaglilnal [ˌvesɪkəʊ'vædʒənl] *adj*: Harnblase und Scheide/Vagina betreffend, vesikovaginal
veslilcolvaglilnolreclital [ˌvesɪkəʊˌvædʒɪnəʊ'rektl] *adj*: Harnblase, Scheide/Vagina und Enddarm/Rektum betreffend, vesikovaginorektal
velsiclulla [və'sɪkjələ] *noun, plural* **-lae** [-liː, -laɪ]: Vesicula *f*, Vesikel *m*
velsiclullar [və'sɪkjələr] *adj*: →*vesiculate*
velsiclullate [və'sɪkjəleɪt, -lɪt] *adj*: (Haut-)Bläschen/Vesicula betreffend, aus Bläschen bestehend, blasig, bläschenförmig, bläschenartig, vesikulär, Vesikulär-, Vesikulo-
velsiclullatled [və'sɪkjəleɪtɪd] *adj*: →*vesiculate*
velsiclullaltion [vəˌsɪkjə'leɪʃn] *noun*: Bläschenbildung *f*, Vesikulation *f*
membrane vesiculation: Membranvesikulation *f*
velsiclullecltolmy [vəˌsɪkjə'lektəmiː] *noun*: Samenblasenresektion *f*, -exzision *f*, Vesikulektomie *f*
velsiclullilform [və'sɪkjəlɪfɔːrm] *adj*: bläschenförmig
velsiclullitlic [vəˌsɪkjə'lɪtɪk] *adj*: Samenblasenentzündung/Vesikulitis betreffend, vesikulitisch
velsiclullilitis [vəˌsɪkjə'laɪtɪs] *noun*: Vesikulitis *f*, Samenblasenentzündung *f*, Spermatozystitis *f*, Vesiculitis *f*
seminal vesiculitis: Bläschendrüsenentzündung *f*, Spermatozystitis *f*
velsiclullolbronlchilal [vəˌsɪkjələʊ'brɑŋkɪəl] *adj*: Bronchiole(n) und Lungenbläschen/Alveolen betreffend, bronchoalveolär, bronchiolo-alveolär, bronchovesikulär
velsiclullolcavlernlous [vəˌsɪkjələʊ'kævərnəs] *adj*: vesikulokavernös, vesikulär-kavernös

ve|si|cu|lo|gram [və'sɪkjələgræm] *noun*: Vesikulogramm *nt*
ve|si|cu|log|ra|phy [vəˌsɪkjə'lɑgrəfiː] *noun*: Vesikulographie *f*, Vesikulografie *f*
ve|si|cu|lo|pap|u|lar [vəˌsɪkjələʊ'pæpjələr] *adj*: vesikulopapulär, vesikulär-papulär
ve|si|cu|lo|pus|tu|lar [vəˌsɪkjələʊ'pʌstʃələr] *adj*: vesikulopustulär
ve|si|cu|lot|o|my [vəˌsɪkjə'lɑtəmiː] *noun*: Vesikulotomie *f*
ve|si|cu|lo|tu|bu|lar [vəˌsɪkjələʊ't(j)uːbjələr] *adj*: vesikulotubulär
ve|si|cu|lo|tym|pan|ic [vəˌsɪkjələʊtɪm'pænɪk] *adj*: vesikulotympanisch
ves|sel ['vesl] *noun*: Gefäß *nt*; Ader *f* **above a vessel** über einem Gefäß (liegend), supravaskulär **beneath a vessel** unter einem Gefäß (liegend), subvaskulär **near a vessel** neben einem Gefäß (liegend), paravaskulär
aberrant vessels: aberrierende Gefäße *pl*, Vasa aberrantia
aberrant kidney vessel: aberrierendes Nierengefäß *nt*, akzessorisches Polgefäß *nt*
afferent vessel: afferentes/zuführendes Gefäß *nt*
afferent vessel of glomerulus: zuführende Glomerulusarterie/-arteriole *f*, Arteriola glomerularis afferens, Vas afferens glomeruli
afferent lymph vessel: zuführendes/afferentes Lymphgefäß *nt*, Vas afferens lymphaticum
afferent vessels of lymph node: Vasa afferentia nodi lymphatici
anastomotic vessel: Vas anastomoticum
blood vessels: Blutgefäße *pl*, Vasa sanguinea
blood vessels of choroid: Aderhautgefäße *pl*, Vasa sanguinea choroideae
blood vessels of retina: Netzhautgefäße *pl*, Vasa sanguinea retinae
capacitance vessel: Kapazitätsgefäß *nt*
capillary vessel: Kapillargefäß *nt*, Vas capillare
chyliferous vessel: (*Darm*) Lymphkapillare *f*
collateral vessel: Kollateralgefäß *nt*, Vas collaterale
culture vessel: Kulturgefäß *nt*
deep lymph vessel: tiefes Lymphgefäß *nt*, Vas lymphaticum profundum
deep lymphatic vessel: tiefes Lymphgefäß *nt*, Vas lymphaticum profundum
efferent vessel: ableitendes/efferentes Gefäß *nt*
efferent vessel of glomerulus: abführende/efferente Glomerulusarterie *f*, abführende/efferente Glomerulusarteriole *f*, Arteriola glomerularis efferens, Vas efferens glomeruli
efferent lymph vessel: ableitendes/efferentes Lymphgefäß *nt*, Vas efferens lymphaticum
efferent vessel of lymph node: Vas efferens nodi lymphatici
elastic vessel: Arterie *f* vom elastischen Typ
extracranial vessels: extrakranielle Gefäße *pl*
haversian vessel: Zentralgefäß *nt* des Osteons, Havers-Gefäß *nt*
hepatic vessels: Lebergefäße *pl*
vessels of internal ear: Innenohrgefäße *pl*, Vasa sanguinea auris internae
intrapulmonary blood vessels: Vasa sanguinea intrapulmonalia
lacteal vessel: (*Darm*) Lymphkapillare *f*
lymph vessel: Lymphgefäß *nt*, Vas lymphaticum
lymphatic vessel: Lymphgefäß *nt*, Vas lymphaticum
lymphocapillary vessel: Lymphkapillare *f*, Vas lymphocapillare
mesenteric vessels: Mesenterialgefäße *pl*
nutrient vessels of lung: ernährende Vasa privata der Lunge
omphalomesenteric vessels: Dottergefäße *pl*, Vasa omphalomesentericae
pancreatic vessels: Pankreasgefäße *pl*
pulmonary vessels: Lungengefäße *pl*
renal vessels: Nierengefäße *pl*
resistance vessel: Widerstandsgefäß *nt*
shunt vessel: Nebenschluss-, Bypass-, Shuntgefäß *nt*
silver-wire vessels: Silberdrahtarterien *pl*
sinusoidal vessel: Sinusoid *nt*, Sinusoidgefäß *nt*, Vas sinusoideum
sphincter vessel: Sphinktergefäß *nt*
splenic vessel: Milzgefäße *pl*
superficial lymph vessel: oberflächliches Lymphgefäß *nt*, Vas lymphaticum superficiale
superficial lymphatic vessel: oberflächliches Lymphgefäß *nt*, Vas lymphaticum superficiale
umbilical vessels: Nabelschnurgefäße *pl*, Nabelgefäße *pl*
vessels of vessels: Vasa vasorum
villous vessel: →*villous blood vessel*
villous blood vessel: Zottengefäß *nt*
vitelline vessels: Dottergefäße *pl*, Vasa omphalomesentericae
Volkmann's vessels: →*Volkmann's perforating vessels*
Volkmann's perforating vessels: (perforierende) Volkmann-Gefäße *pl*
ves|tib|u|lar [və'stɪbjələr] *adj*: Vorhof/Vestibulum betreffend, vestibulär, Vestibular-, Vestibulo-
ves|ti|bule ['vestɪbjuːl] *noun*: Vorhof *m*, Eingang *m*, Vestibulum *nt*
aortic vestibule: Vestibulum aortae
buccal vestibule: bukkaler Teil *m* des Vestibulum oris
vestibule of ear: Innenohrvorhof *m*, Vestibulum auris
labial vestibule: labialer Teil *m* des Vestibulum oris
laryngeal vestibule: Kehlkopfvorhof *m*, oberer Kehlkopfinnenraum *m*, Vestibulum laryngis
vestibule of mouth: →*oral vestibule*
nasal vestibule: Nasenvorhof *m*, Naseneingang *m*, Vestibulum nasi
vestibule of nose: →*nasal vestibule*
vestibule of omental bursa: Vorhof *m* des Netzbeutels, Vestibulum bursae omentalis
oral vestibule: Mundvorhof *m*, Vestibulum oris
vestibule of vagina: Scheidenvorhof *m*, Vestibulum vaginae
ves|tib|u|lo|cer|e|bel|lar [vəˌstɪbjələʊˌserə'belər] *adj*: vestibulozerebellär
ves|tib|u|lo|cer|e|bel|lum [vəˌstɪbjələʊˌserə'beləm] *noun*: Archeocerebellum *nt*, Archicerebellum *nt*
ves|tib|u|lo|coch|le|ar [vəˌstɪbjələʊ'kɑklɪər] *adj*: Gleichgewichtssinn und Gehör betreffend, statoakustisch, vestibulokochleär
ves|tib|u|lo|cor|ti|cal [vəˌstɪbjələʊ'kɔːrtɪkl] *adj*: vestibulokortikal
ves|tib|u|lo|oc|u|lar [vəˌstɪbjələʊ'ɑkjələr] *adj*: vestibulookulär
ves|tib|u|lo|plas|ty [və'stɪbjələʊplæstiː] *noun*: Vestibuloplastik *f*
ves|tib|u|lot|o|my [vəˌstɪbjə'lɑtəmiː] *noun*: Vestibulotomie *f*
ves|tib|u|lo|tox|ic [vəˌstɪbjələʊ'tɑksɪk] *adj*: vestibulotoxisch
ves|tib|u|lo|u|re|thral [vəˌstɪbjələʊjʊə'riːθrəl] *adj*: Scheidenvorhof/Vestibulum vaginae und Harnröhre/Urethra betreffend, vestibulourethral
ves|tib|u|lum [və'stɪbjələm] *noun*: Vorhof *m*, Eingang *m*,

V

Vestibulum *nt*
vestibulum of larynx: Kehlkopfvorhof *m*, oberer Kehlkopfinnenraum *m*, Vestibulum laryngis
vestibulum of mouth: Mundvorhof *m*, Vestibulum oris
vestibulum of omental bursa: Vorhof *m* des Netzbeutels, Vestibulum bursae omentalis
vestibulum of vulva: Scheidenvorhof *m*, Vestibulum vaginae

ves|tige ['vestɪdʒ] *noun*: Überbleibsel *nt*, -rest *m*, Spur *f*; Rudiment *nt*
vestige of vaginal process: Cloquet-Band *nt*, Vestigium processus vaginalis

ves|tig|i|al [ve'stɪdʒ(ɪ)əl] *adj*: zurückgebildet, verkümmert, rudimentär

ves|tig|i|um [ve'stɪdʒɪəm] *noun, plura* **-tig|ia** [-dʒɪə]: Vestigium *nt*

vet [vet]: (*inf.*) I *n* → *veterinary I* II *vt* (*Tiere*) untersuchen *oder* behandeln

vet. *Abk.*: **1.** veteran **2.** veterinarian **3.** veterinary

vet|er|i|nar|i|an [ˌvetərɪ'neərɪən] *noun*: → *veterinary I*

vet|er|i|nar|y ['vetərɪnerɪ, 'vetrə-]: I *noun, plural* **-nar|ies** Tierarzt *m*, -ärztin *f*, Veterinär *m* II *adj* Tiermedizin betreffend, veterinär, veterinärmedizinisch, Veterinär-, Tier-

VF *Abk.*: **1.** velocity of fiber shortening **2.** ventricular fibrillation **3.** visual field **4.** vocal fremitus **5.** voice frequency

VFC *Abk.*: ventricular function curve

VFDF *Abk.*: very fast death factor

VFL *Abk.*: visual field length

VFM *Abk.*: volume flowmeter

VFP *Abk.*: ventricular fluid pressure

VFRP *Abk.*: ventricular functional refractory period

VFT *Abk.*: ventricular fibrillation threshold

VG *Abk.*: **1.** vein graft **2.** ventricular gallop **3.** ventriculography

v.G. *Abk.*: van Gieson's stain

vGTT *Abk.*: venous glucose tolerance test

VH *Abk.*: **1.** venous hematocrit **2.** viral hepatitis

VHD *Abk.*: valvular heart disease

VHDL *Abk.*: very high density lipoprotein

VHF *Abk.*: very high frequency

VHFV *Abk.*: very high frequency ventilation

VHN *Abk.*: Vickers hardness number

VI *Abk.*: **1.** vaginal irrigation **2.** variable intervals **3.** ventilation index **4.** vitality index **5.** volume index **6.** volume indicator

via ['vaɪə, 'viːə]: I *noun, plural* **vi|ae** ['vaiiː] Weg *m*, Passage *f*, Zugang *m*, Via *f* II *prep* **1.** durch, mit Hilfe, mittels, über, via **2.** über, via

VIA *Abk.*: virus inactivating agent

vi|a|bil|i|ty [vaɪə'bɪlətiː] *noun*: Lebensfähigkeit *f*

vi|a|ble ['vaɪəbl] *adj*: lebensfähig

vi|al ['vaɪəl] *noun*: (Glas-)Fläschchen *nt*, Phiole *f*

vi|bex ['vaɪbeks] *noun, plural* **-bi|ces** ['vaɪbəsiːz]: streifenförmiger Bluterguss *m*, Striemen *m*, Strieme *f*, Vibex *f*

vi|brate ['vaɪbreɪt]: I *vt* zum Vibrieren/Schwingen bringen, vibrieren *oder* schwingen lassen II *vi* (*a. fig.*) zittern, beben (*with* vor); vibrieren, schwingen, oszillieren, pulsieren (*with* von)

vi|bra|tile ['vaɪbrətɪl, -taɪl] *adj*: schwingungsfähig, schwingend, oszillierend, vibrierend, Schwingungs-

vi|bra|tion [vaɪ'breɪʃn] *noun*: **1.** Schwingen *nt*, Vibrieren *nt*, Beben *nt*, Zittern *nt* **2.** (*physik.*) Vibration *f*, Schwingung *f*, Oszillation *f* **3.** Vibration(smassage) *f*
sinusoidal vibration: Sinusschwingung *f*

vi|bra|tion|al [vaɪ'breɪʃnl] *adj*: Schwingungs-, Vibrations-

vibration-damping *adj*: schwingungsdämpfend

vi|bra|tor ['vaɪbreɪtər] *noun*: Vibrationsapparat *m*, Vibrator *m*

vi|bra|to|ry ['vaɪbrətɔːriː, -təʊ-] *adj*: schwingend, schwingungsfähig, vibrierend, Schwing(ungs)-, Vibrations-

vib|rio ['vɪbrɪəʊ] *noun, plural* **-ri|os**: Vibrio *m*
Celebes vibrio: Vibrio El-Tor, Vibrio cholerae biovar eltor
cholera vibrio: Komma-Bazillus *m*, Vibrio cholerae, Vibrio comma
El Tor vibrio: Vibrio El-Tor, Vibrio cholerae biovar eltor
Hikojima type vibrio cholerae: Hikojima-Variante *f*
Inaba type vibrio cholerae: Inaba-Variante *f*
NAG **vibrios**: nicht-agglutinable Vibrionen *pl*, NAG-Vibrionen *pl*, Vibrio cholerae non-01
non-agglutinating vibrios: → *Vibrio cholerae non-01*
noncholera vibrios: NC-Vibrionen *pl*, Noncholera-Vibrionen *pl*
Ogawa type vibrio cholerae: Ogawa-Variante *f*
paracholera vibrios: NC-Vibrionen *pl*, Noncholera-Vibrionen *pl*

Vib|rio ['vɪbrɪəʊ] *noun*: Vibrio *m*
Vibrio cholerae: Komma-Bazillus *m*, Vibrio cholerae, Vibrio comma
Vibrio cholerae 01: Vibrio cholerae 0:1
Vibrio cholerae biotype cholerae: Vibrio cholerae biovar cholerae
Vibrio cholerae biotype eltor: Vibrio El-tor, Vibrio cholerae biovar eltor
Vibrio cholerae biotype proteus: Vibrio cholerae biovar proteus
Vibrio cholerae non-01: nicht-agglutinable Vibrionen *pl*, NAG-Vibrionen *pl*, Vibrio cholerae non-01
Vibrio cholerae serogroup non-01: → *Vibrio cholerae non-01*
Vibrio cholerae subgroup 01: Vibrio cholerae 0:1
Vibrio comma: → *Vibrio cholerae*
Vibrio eltor: → *Vibrio cholerae biotype eltor*
Vibrio fetus: Vibrio fetus
Vibrio parahaemolyticus: Vibrio parahaemolyticus
Vibrio septicus: Pararauschbrandbazillus *m*, Clostridium septicum
Vibrio vulnificus: Vibrio vulnificus

vib|ri|o|ci|dal [ˌvɪbrɪəʊ'saɪdl] *adj*: vibrionenabtötend, vibrioabtötend, vibriozid

Vib|ri|o|na|ce|ae [ˌvɪbrɪə'neɪsɪiː] *plural*: Vibrionaceae *pl*

vib|ri|o|sis [vɪbrɪ'əʊsɪs] *noun*: Vibrioinfektion *f*

vi|bris|sae [vaɪ'brɪsiː] *plural*: Nasenhaare *pl*, Vibrissae *pl*

VIC *Abk.*: vasoinhibitory center

vi|car|i|ous [vaɪ'keərɪəs] *adj*: stellvertretend, ersatzweise, vikariierend

vic|i|nal ['vɪsənl] *adj*: umliegend, nah, benachbart

vi|cin|i|ty [vɪ'sɪnətiː] *noun*: Nähe *f*, Nachbarschaft *f*, (nähere) Umgebung *f* **in the vicinity of** in der Nähe von

vi|cious ['vɪʃəs] *adj*: **1.** fehler-, mangelhaft **2.** bösartig, boshaft, tückisch, gemein

vi|dar|a|bine [vaɪ'dærəbiːn] *noun*: Vidarabin *nt*, Adenin-Arabinosid *nt*, Ara-A *nt*

vid|e|o ['vɪdɪəʊ]: I *noun* **1.** Videotechnik *f* **2.** Videogerät *nt* **3.** Bildschirm-, Bildsicht-, Datensichtgerät *nt* II *adj* Video-

video-tape: I *noun* Videoband *nt* II *vt* auf Videoband aufnehmen

view [vjuː]: I *noun* **1.** (An-, Hin-, Zu-)Sehen *nt*, Betrachtung *f* **2.** Sicht *f*, Ansicht *f* **in view** sichtbar **out of view**

V

außer Sicht **come in(to) view** sichtbar werden **keep in view** beobachten, etw. im Auge behalten **3.** (*radiolog.*) Aufnahme *f*, Bild *nt*, Projektion *f* **4.** Prüfung *f*, Untersuchung *f*; (kritischer) Überblick *m* **5.** (*fig.*) Ansicht *f*, Anschauung *f*, Auffassung *f*, Meinung *f*, Urteil *nt* (*of, on* über) **form a view** sich ein Urteil bilden (*on* über) **have/hold/keep/take a (strong) view of** eine (feste) Meinung haben über **II** *vt* **6.** (sich) ansehen, betrachten, besichtigen, in Augenschein nehmen, prüfen **7.** beurteilen, auffassen, meinen

Caldwell view: Caldwell-Projection *f*, -Technik *f*
Chaussé view: Aufnahme *f* nach Chaussé
Guillen's view: Aufnahme *f* nach Guillen
lateral view: Seitenaufnahme *f*; Seitenansicht *f*
Mayer's view: Mayer-Aufnahme *f*
Schüller's view: Schüller-Schläfenbeinaufnahme *f*
Schüller's x-ray view: Aufnahme *f* nach Schüller
Stenvers view: Stenvers-Aufnahme *f*
stereoscopic view: stereoskopische Aufnahme *f*, Stereoaufnahme *f*, Stereogramm *nt*
Towne view: Aufnahme *f* nach Towne
Towne x-ray view: →*Towne view*

VIG *Abk.*: vaccinia immune globulin

viglilamlbullism [vɪdʒɪl'æmbjəlɪzəm] *noun*: Vigilambulismus *m*

viglillance ['vɪdʒələns] *noun*: **1.** Aufmerksamkeit *f*, Reaktionsbereitschaft *f*, Vigilanz *f*, Vigilität *f* **2.** Schlaflosigkeit *f*, Wachheit *f*, Insomnie *f*

viglillant ['vɪdʒələnt] *adj*: aufmerksam, wachsam, vigilant

viglor ['vɪgər] *noun*: Vitalität *f*
hybrid vigor: Heterosis *f*

viglorlous ['vɪgərəs] *adj*: tätig; rege, lebhaft; wirksam, wirkend, aktiv

viglour ['vɪgər] *noun*: (*brit.*) →*vigor*

villli ['vɪal] *plural*: →*villus*

villlilform ['vɪləfɔːrm] *adj*: zottenförmig, villös

villlilkilnin [vɪlə'kaɪnɪn] *noun*: Villikinin *nt*

villlolma [vɪ'ləʊmə] *noun*: Papillom *nt*

villlolnodlullar [ˌvɪlə'nɑdʒələr] *adj*: villonodulär

villlose ['vɪləʊs] *adj*: mit Zotten/Villi besetzt, zottig, zottenförmig, villös

villloslecltolmy [vɪlə'sektəmiː] *noun*: Synovialisentfernung *f*, Synovialisexzision *f*, Synovialisresektion *f*, Synovektomie *f*, Synovialektomie *f*

villlolsitlic [vɪləʊ'sɪtɪk] *adj*: Villositis betreffend, villositisch

villlolsiltis [vɪləʊ'saɪtɪs] *noun*: Entzündung *f* der Plazentazotten, Villositis *f*, Zottenentzündung *f*

villlous ['vɪləs] *adj*: mit Zotten/Villi besetzt, zottig, zottenförmig, villös

villlus ['vɪləs] *noun, plural* **-li** [-laɪ]: Zotte *f*, Villus *m*
anchoring villi: Haftzotten *pl*
arachnoidal villi: Arachnoidalzotten *pl*
chorionic villi: Chorionzotten *pl*
connecting villi: Haftzotten *pl*
definitive placental villus: Tertiärzotte *f*
free villi: freie (End-)Zotten *pl*
intestinal villi: Darmzotten *pl*, Villi intestinales
lingual villi: fadenförmige Papillen *pl*, Papillae filiformes
pericardial villi: Perikardzotten *pl*
placental villi: Plazentazotten *pl*
pleural villi: Pleurazotten *pl*, Villi pleurales
primary villi: Primärzotten *pl*
secondary villi: Sekundärzotten *pl*
villi of small intestine: Darmzotten *pl*, Villi intestinales
stem villi: Haftzotten *pl*
synovial villi: Synovialzotten *pl*, Villi synoviales
terminal villi: freie (End-)Zotten *pl*
tertiary villi: Tertiärzotten *pl*
vascular villi: Gefäßzotten *pl*
Wilms' villi: Wilms-Kopfhöcker *m*

villlusleclto|my [vɪlə'sektəmiː] *noun*: Synovektomie *f*

villoxlalzine [vɪ'lɑksəziːn] *noun*: Viloxazin *nt*

VIN *Abk.*: vincamine

vinlblasltine [vɪn'blæstiːn] *noun*: Vinblastin *nt*, Vincaleukoblastin *nt*

Vinlca ['vɪŋkə] *noun*: Vinca *f*

vinlcalleulcolblasltine [ˌvɪŋkəˌluːkə'blæstiːn] *noun*: (*brit.*) →*vinblastine*

vinlcalleulkolblasltine [ˌvɪŋkəˌluːkə'blæstiːn] *noun*: →*vinblastine*

vinlcalmine ['vɪŋkəmiːn] *noun*: Vincamin *nt*

vinlcolfos ['vɪnkəʊfɑs] *noun*: Vincofos *nt*

vinlcrisltine [vɪn'krɪstiːn] *noun*: Vincristin *nt*

vinlcullum ['vɪŋkjələm] *noun, plural* **-la** [-lə]: Vinculum *nt*
vinculum breve: Vinculum breve
long vinculum: Vinculum longum
vinculum longum: Vinculum longum
short vinculum: Vinculum breve
vincula of tendons: Fesselband *nt*, Vincula tendinum
vincula of tendons of fingers: Vincula tendinum digitorum manus
vincula of tendons of toes: Vincula tendinum digitorum pedis

vinldelsine ['vɪndəsiːn] *noun*: Vindesin *nt*, VP-16 *nt*

vinlelgar ['vɪnəgər] *noun*: **1.** Essig *m*, Acetum *nt* **2.** Essig(säure)lösung *f*
cevadilla vinegar: Acetum sabadillae
sabadilla vinegar: Acetum sabadillae

vilnyl ['vaɪnl] *noun*: Vinyl-(Radikal *nt*)
vinyl acetate: Vinylacetat *nt*
vinyl chloride: Vinylchlorid *nt*, Monochloräthylen *nt*

vilolcid ['vaɪəsɪd] *noun*: Gentianaviolett *nt*

vilollate ['vaɪəleɪt] *vt*: schänden, vergewaltigen, notzüchten

vilollaltion [vaɪə'leɪʃn] *noun*: **1.** Verletzung *f*, Übertretung *f*, Bruch *m*, Zuwiderhandlung *f* **2.** Notzucht *f*, Vergewaltigung *f*, Schändung *f*

vilollence ['vaɪələns] *noun*: **1.** Gewalt *f*, Gewalttätigkeit *f* **2.** Gewalttat *f*, -anwendung *f*, Gewalt *f* **3.** Verletzung *f*, Unrecht *nt*, Schändung *f* **4.** Heftigkeit *f*, Ungestüm *nt*

vilollent ['vaɪələnt] *adj*: **1.** gewaltig, stark, heftig **2.** gewaltsam, gewalttätig, Gewalt- **3.** heftig, ungestüm, leidenschaftlich **4.** grell, laut

vilollet ['vaɪəlɪt]: **I** *noun* **1.** Violett *nt*, violette Farbe *f* **2.** Veilchen *nt*, Viola odorata **II** *adj* violett
crystal violet: Kristallviolett *nt*, Methylrosaliniumchlorid *nt*
violet G: Gentianaviolett *nt*
gentian violet: Gentianaviolett *nt*
hexamethyl violet: Gentianaviolett *nt*
Lauth's violet: Thionin *nt*, Lauth-Violett *nt*
methyl violet: Methylviolett *nt*
Paris violet: Gentianaviolett *nt*
pentamethyl violet: Gentianaviolett *nt*
visual violet: Tagessehstoff *m*, Jodopsin *nt*, Iodopsin *nt*

vilolmylcin ['vaɪəmaɪsɪn] *noun*: Viomycin *nt*

vilosterlol [vaɪ'ɑstərəl, -rɑl] *noun*: →*vitamin D_2*

VIP *Abk.*: **1.** vasoactive intestinal peptide **2.** vasoactive intestinal polypeptide **3.** vasoinhibitory peptide

vilper ['vaɪpər] *noun*: **1.** Viper *f*, Otter *f*, Natter *f* **2.** Giftschlange *f*

V

European viper: Kreuzotter *f*
Vi|pera ['vaɪpərə] *f*: Vipera *f*
vi|per|id ['vaɪpərɪd] *adj*: →*viperine II*
Vi|per|i|dae [vaɪ'perədiː] *plural*: Viperidae *pl*
vi|per|ine ['vaɪpərɪn, -raɪn]: I *noun* echte Otter *f* II *adj* vipernartig, Vipern-
vi|per|ish ['vaɪpərɪʃ] *adj*: vipernartig, Vipern-
vi|per|ous ['vaɪpərəs] *adj*: vipernartig, Vipern-
vi|po|ma [vɪ'pəʊmə] *noun*: Vipom *nt*, VIPom *nt*, VIP-produzierendes Inselzelladenom *nt*, D_1-Tumor *m*
vi|rae|mi|a [vaɪ'riːmiːə] *noun*: (*brit.*) →*viremia*
vir|a|gin|i|ty [ˌvaɪrə'dʒɪnətɪ, ˌvɪərə-] *noun*: Viraginität *f*
vi|ral ['vaɪrəl] *adj*: Virus/Viren betreffend, durch Viren verursacht, viral
vi|ra|zole ['vaɪrəzəʊl] *noun*: Virazol *nt*, Ribavirin *nt*
vi|re|mi|a [vaɪ'riːmiːə] *noun*: Virämie *f*
vir|gin ['vɜrdʒɪn]: I *noun* Jungfrau *f* II *adj* →*virginal*
vir|gin|al ['vɜrdʒɪnl] *adj*: jungfräulich, Jungfern-
virgin-born *adj*: parthenogenetisch
vir|gin|i|ty [vər'dʒɪnətiː] *noun*: Unschuld *f*; Jungfräulichkeit *f*, Jungfernschaft *f*, Virginität *f*
vi|ri|ci|dal [vaɪrɪ'saɪdl, vɪr-] *adj*: →*virucidal*
vi|ri|cide ['vaɪrɪsaɪd, vɪr-] *noun*: →*virucide*
vir|ile ['vɪraɪl] *adj*: männlich, maskulin, viril; männlich; vital, robust; kräftig, stark, maskulin
vir|i|les|cence [vɪrə'lesəns] *noun*: Maskulinisierung *f*, Vermännlichung *f*, Virilisierung *f*
vi|ril|i|a [vaɪ'rɪlɪə] *plural*: männliche Geschlechtsorgane *pl*, Organa genitalia masculina
vir|i|lism ['vɪrəlɪzəm] *noun*: Virilismus *m*
vi|ril|i|ty [və'rɪlətiː] *noun*: Potenz *f*
vir|i|li|za|tion [ˌvɪrələ'zeɪʃn] *noun*: Vermännlichung *f*, Virilisierung *f*, Maskulinisierung *f*
vi|ri|on ['vaɪrɪɑn, 'vɪrɪɑn] *noun*: Viruspartikel *m*, Virion *nt*
vi|rip|o|tent [vaɪ'rɪpətənt] *adj*: geschlechtsreif
vi|ro|ge|net|ic [ˌvaɪrədʒɪ'netɪk] *adj*: durch Viren verursacht, von Viren abstammend, virogen
vi|roid ['vaɪrɔɪd] *noun*: nacktes Minivirus *nt*, Viroid *nt*
vi|ro|lac|tia [ˌvaɪrə'lækʃɪə] *noun*: Virolaktie *f*
vi|rol|o|gist [vaɪ'rɑlədʒɪst] *noun*: Virologe *m*, -login *f*
vi|rol|o|gy [vaɪ'rɑlədʒiː] *noun*: Virologie *f*
vi|ro|pex|is [vaɪrə'peksɪs] *noun*: Viropexis *f*
vi|ro|sis [vaɪ'rəʊsɪs] *noun*: Viruserkrankung *f*, Virose *f*
vi|ro|stat|ic [ˌvaɪrə'stætɪk]: I *noun* Virostatikum *nt*, Virustatikum *nt* II *adj* virostatisch
vir|tu|al ['vɜrtʃəwəl] *adj*: scheinbar, virtuell, virtual
vi|ru|ci|dal [ˌvaɪrə'saɪdl] *adj*: virenabtötend, vireninaktivierend, viruzid
vi|ru|cide ['vaɪrəsaɪd] *noun*: Viruzid *nt*
vi|ru|co|pria [ˌvaɪrə'kəʊprɪə] *noun*: Virukoprie *f*
vir|u|lence ['vɪr(j)ələns] *noun*: Virulenz *f*
vir|u|lent ['vɪr(j)ələnt] *adj*: Virulenz betreffend, infektionsfähig, virulent; ansteckungsfähig, ansteckend; übertragbar, infektiös
vir|u|lif|er|ous [vɪrə'lɪfərəs] *adj*: virenübertragend
vir|u|ri|a [vaɪ'r(j)ʊəriːə] *noun*: Virurie *f*
vi|rus ['vaɪrəs] *noun, plural* **-rus|es**: **1.** Virus *nt* **2.** Viruserkrankung *f*, Viruskrankheit *f*
acute laryngotracheobronchitis virus: Parainfluenza-2-Virus *nt*, Parainfluenzavirus Typ-2 *nt*
adeno-associated virus: adenoassoziertes Virus *nt*, Adenosatellitovirus *nt*
adeno-associated satellite virus: →*adeno-associated virus*
adenoidal-pharyngeal-conjunctival virus: Adenovirus *nt*
adenosatellite virus: →*adeno-associated virus*
AIDS virus: HIV-Virus *nt*, AIDS-Virus *nt*, humanes Immundefizienzvirus *nt*
Aids-associated virus: →*AIDS virus*
alastrim virus: Alastrimvirus *nt*
amphotropic virus: amphotropes Virus *nt*
animal viruses: tierische Viren *pl*
APC viruses: Adenoidal pharyngeal conjunctival viruses *pl*, APC-Viren *pl*
arbor viruses: Arboviren *pl*
Argentinean haemorrhagic fever virus: (*brit.*) →*Argentinean hemorrhagic fever virus*
Argentinean hemorrhagic fever virus: Juninfiebervirus *nt*
arthropod-borne viruses: Arboviren *pl*
attenuated virus: attenuiertes Virus *nt*
Aujeszky's disease virus: Pseudowut-Virus *nt*
Australian X disease virus: Murray-Valley-Enzephalitis-Virus *nt*
avian influenzua virus: Hühnerpest-Virus *nt*
avian leukaemia virus: (*brit.*) →*avian leukemia virus*
avian leukemia virus: Vögel-Leukämie-Virus *nt*, avian leukemia virus *nt*
avian sarcoma virus: Vögel-Sarkom-Virus *nt*, avian sarcoma virus *nt*
AXD virus: Murray-Valley-Enzephalitis-Virus *nt*
B virus: Herpes-B-Virus *nt*, Herpesvirus simiae
bacterial virus: Bakteriophage *m*, Phage *m*, bakterienpathogenes Virus *nt*
Bittner's virus: Mäuse-Mamma-Tumorvirus *nt*
Bk virus: Bk-Virus *nt*
Bolivian haemorrhagic fever virus: (*brit.*) →*Bolivian hemorrhagic fever virus*
Bolivian hemorrhagic fever virus: Madungofiebervirus *nt*
bovine pustular stomatitis virus: Bovine pustular stomatitis virus *nt*
Brunhilde virus: Brunhilde-Stamm *m*, Brunhilde-Virus *nt*, Poliovirus Typ I *nt*
Bunyamwera virus: Bunyamwera-Virus *nt*
Bwamba virus: →*Bwamba fever virus*
Bwamba fever virus: Bwamba-Virus *nt*
C virus: Coxsackievirus *nt*
CA virus: CA virus *nt*, croup-associated virus *nt*
California virus: →*California encephalitis virus*
California encephalitis virus: California-Enzephalitis-Virus *nt*, California-Virus *nt*
Catu virus: Catuvirus *nt*
CCA virus: RS-Virus *nt*, Respiratory-Syncytial-Virus *nt*
CEE virus: CEE-Virus *nt*, FSME-Virus *nt*
CELO virus: CELO-Virus *nt*
Central European encephalitis virus: CEE-Virus *nt*, FSME-Virus *nt*
Chagres virus: Chagres-Virus *nt*
CHAI virus: CHAI-Virus *nt*
Chenuda virus: Chenuda-Virus *nt*
chickenpox virus: Varicella-Zoster-Virus *nt*
chikungunya virus: Chikungunya-Virus *nt*
Coe virus: Coe-Virus *nt*, Coxsackievirus A21 *nt*
cold viruses: →*common cold viruses*
Colorado tick fever virus: Colorado tick fever-Virus *nt*, Colorado-Zeckenfiebervirus *nt*, CTF-Virus *nt*
common cold viruses: Schnupfenviren *pl*
condyloma virus: Kondylom-Virus *nt*
Congo-Crimean haemorrhagic fever virus: (*brit.*) →*Congo-Crimean hemorrhagic fever virus*
Congo-Crimean hemorrhagic fever virus: Krimfieber-Virus *nt*, C-CHF-Virus *nt*
Corona-like viruses: Corona-ähnliche Viren *pl*

V

coryza virus: Rhinovirus *nt*
cowpox virus: Kuhpockenvirus *nt*
Coxsackie virus: Coxsackievirus *nt*
Crimean-Congo haemorrhagic fever virus: (*brit.*) →*Crimean hemorrhagic fever virus*
Crimean-Congo hemorrhagic fever virus: →*Crimean hemorrhagic fever virus*
Crimean haemorrhagic fever virus: (*brit.*) →*Crimean hemorrhagic fever virus*
Crimean hemorrhagic fever virus: Krimfieber-Virus *nt*, C-CHF-Virus *nt*
croup-associated virus: croup-associated virus *nt*, CA virus *nt*
CTF virus: Colorado tick fever-Virus *nt*, Colorado-Zeckenfiebervirus *nt*, CTF-Virus *nt*
cytomegalic inclusion disease virus: Zytomegalievirus *nt*, Cytomegalievirus *nt*
cytopathogenic virus: zytopathogenes Virus *nt*
defective virus: defektes Virus *nt*
delta virus: Deltaagens *nt*, Hepatitis-Delta-Virus *nt*
dengue virus: Dengue-Virus *nt*
dengue fever virus: Dengue-Fieber-Virus *nt*, Dengue-virus *nt*
distemper virus: Staupe-Körnchen *nt*, Staupe-Virus *nt*
DNA viruses: DNA-Viren *pl*, DNS-Viren *pl*
DNA-containing viruses: DNA-Viren *pl*, DNS-Viren *pl*
DNA tumor viruses: DNA-Tumorviren *pl*
DNA tumour viruses: (*brit.*) →*DNA tumor viruses*
Dobrava virus: Dobrava-Virus *nt*
Eastern equine encephalitis virus: Eastern equine encephalitis/encephalomyelitis-Virus *nt*, EEE-Virus *nt*
Eastern equine encephalomyelitis virus: Eastern-Equine-Enzephalomyelitis-Virus *nt*, Eastern-Equine-Encephalitis-Virus *nt*
EB virus: →*Epstein-Barr virus*
Ebola virus: Ebola-Virus *nt*, Sudan-Zaire-Virus *nt*
ECAO virus: ECAO-Virus *nt*
ECBO virus: ECBO-Virus *nt*
ECCO virus: ECCO-Virus *nt*
ECDO virus: ECDO-Virus *nt*
ECHO viruses: ECHO-Viren *nt*
ECMO virus: ECMO-Virus *nt*
ECPO virus: ECPO-Virus *nt*
ECSO virus: ECSO-Virus *nt*
ectotropic virus: ektotropes Virus *nt*
EEE virus: Eastern equine encephalitis/encephalomyelitis-Virus *nt*, EEE-Virus *nt*
EMC virus: EMC-Virus *nt*
encephalitis viruses: Enzephalitisviren *pl*, enzephalitis-verursachende Viren *pl*
enteric virus: Enterovirus *nt*
enveloped virus: umhülltes/behülltes Virus *nt*
epidemic keratoconjunctivitis virus: Adenovirus Typ 8 *nt*
Epstein-Barr virus: Epstein-Barr-Virus *nt*, EB-Virus *nt*
feline leukaemia virus: (*brit.*) →*feline leukemia virus*
feline leukemia virus: Katzen-Leukämie-Virus *nt*, feline leukemia virus *nt*
feline sarcoma virus: Katzen-Sarkom-Virus *nt*, feline sarcoma virus *nt*
fixed virus: virus fixe *m*
fowl plague virus: Hühnerpest-Virus *nt*
German measles virus: Rötelnvirus *nt*
Germiston virus: Germiston-Virus *nt*
granulosis viruses: Baculoviren *pl*, Baculoviridae *pl*
green monkey virus: Marburg-Virus *nt*
Guama virus: Guama-Virus *nt*
Guarua virus: Guarua-Virus *nt*
HA-1 virus: →*hemadsorption type 1 virus*
HA-2 virus: →*hemadsorption type 2 virus*
haemadsorption type 1 virus: (*brit.*) →*hemadsorption type 1 virus*
haemadsorption type 2 virus: (*brit.*) →*hemadsorption type 2 virus*
Hantaan virus: Hataan-Virus *nt*, Hantaan-Virus *nt*
Hataan virus: Hataan-Virus *nt*, Hantaan-Virus *nt*
helper virus: Helfervirus *nt*
hemadsorption type 1 virus: Parainfluenza-3-Virus *nt*, Parainfluenzavirus Typ 3 *nt*
hemadsorption type 2 virus: Parainfluenza-1-Virus *nt*, Parainfluenzavirus Typ 1 *nt*
hepatitis viruses: Hepatitisviren *pl*
hepatitis A virus: Hepatitis-A-Virus *nt*
hepatitis B virus: Hepatitis-B-Virus *nt*
hepatitis C virus: Hepatitis-C-Virus *nt*
hepatitis D virus: Hepatitis-D-Virus *nt*, Hepatitis-Delta-Virus *nt*
hepatitis delta virus: Deltaagens *nt*, Hepatitis-Delta-Virus *nt*
hepatitis E virus: Hepatitis-E-Virus *nt*
hepatitis G virus: Hepatitis-G-Virus *nt*
hepatitis GB virus: Hepatitis-GB-Virus-C *nt*
herpangina viruses: Herpanginaviren *pl*
herpes viruses: Herpes-Viren *pl*
herpes B virus: Herpes-B-Virus *nt*, Herpesvirus simiae
herpes simplex virus: Herpes-simplex-Virus *nt*, Herpesvirus hominis
herpes simplex virus type I: Herpes-simplex-Virus Typ I *nt*, HSV-Typ I *m*
herpes simplex virus type II: Herpes-simplex-Virus Typ II *nt*, HSV-Typ II *m*
HIV virus: HIV-Virus *nt*, AIDS-Virus *nt*, humanes Immundefizienzvirus *nt*
human B-lymphotropic virus: humanes B-lymphotropes-Virus *nt*, humanes Herpesvirus C *nt*
human immunodeficiency virus: →*HIV virus*
human T-cell leukaemia/lymphoma virus: (*brit.*) →*human T-cell leukemia/lymphoma virus*
human T-cell leukemia/lymphoma virus: →*human T-cell lymphotropic virus*
human T-cell lymphotropic virus: humanes T-Zell-lymphotropes-Virus *nt*, humanes T-Zell-Leukämievirus *nt*
human T-cell lymphotropic virus type III: →*HIV virus*
icosahedral viruses: Ikosaeder-Viren *pl*
Ilhéus virus: Ilhéus-Virus *nt*
inclusion conjunctivitis virus: Chlamydia trachomatis
influenza virus: Grippevirus *nt*, Influenzavirus *nt*
influenza A virus: →*influenza type A virus*
influenza B virus: →*influenza type B virus*
influenza C virus: →*influenza type C virus*
influenzal virus: →*influenza virus*
influenza type A virus: Influenza A-Virus *nt*
influenza virus type A: Influenza A-Virus *nt*
influenza type B virus: Influenza B-Virus *nt*
influenza virus type B: Influenza B-Virus *nt*
influenza type C virus: Influenza C-Virus *nt*
influenza virus type C: Influenza C-Virus *nt*
Jakob-Creutzfeldt virus: Jakob-Creutzfeldt-Virus *nt*, JC-Virus *nt*
Japanese B encephalitis virus: japanische B-Enzephalitis-Virus *nt*, JBE-Virus *nt*
Japanes E encephalitis virus: JEE-Virus *nt*
JBE virus: →*Japanese B encephalitis virus*

JC virus: →*Jakob-Creutzfeldt virus*
JEE virus: JEE-Virus *nt*
JH virus: Echovirus Typ 28 *nt*
Junin fever virus: Juninfiebervirus *nt*
Kemerovo virus: Kemerova-Virus *nt*
Koongol virus: Koongol-Virus *nt*
Korean haemorrhagic fever virus: (*brit.*) →*Korean hemorrhagic fever virus*
Korean hemorrhagic fever virus: Hantaan-Virus *nt*, Hataan-Virus *nt*
Kyasanur Forest disease virus: KFD-Virus *nt*, Kyasanur-Waldfieber-Virus *nt*
La Crosse virus: La Crosse-Virus *nt*
Langat virus: Langat-Virus *nt*
Lansing virus: Lansing-Stamm *m*, Lansing-Virus *nt*, Poliovirus Typ II *nt*
Lassa virus: Lassavirus *nt*, Lassafieber-Virus *nt*
LCM virus: LCM-Virus *nt*
Leon virus: Leon-Stamm *m*, Leon-Virus *nt*, Poliovirus Typ III *nt*
lipid-containing viruses: lipidhaltige Viren *pl*
louping ill virus: louping-ill-Virus *nt*
Lunyo virus: Lunyo-Virus *nt*
lymphadenopathy-associated virus: →*HIV virus*
lymphocytic choriomeningitis virus: LCM-Virus *nt*
lymphogranuloma venereum virus: Chlamydia trachomatis, TRIC-Gruppe *f*
lytic virus: lytisches Virus *nt*
Machupo virus: Machupovirus *nt*, Madungofiebervirus *nt*
Machupo fever virus: Machupovirus *nt*, Madungofiebervirus *nt*
Madungo virus: Machupovirus *nt*, Madungofiebervirus *nt*
Makonde virus: Makonde-Virus *nt*
mammary cancer virus of mice: →*mammary tumor virus of mice*
mammary tumor virus of mice: Mäuse-Mamma-Tumorvirus *nt*
mammary tumour virus of mice: (*brit.*) →*mammary tumor virus of mice*
Marburg virus: Marburg-Virus *nt*
Marek's virus: Marek-Virus *nt*
Marek's disease virus: Marek-Virus *nt*
Mayaro virus: Mayaro-Virus *nt*
measles virus: Masernvirus *nt*, Morbillivirus *nt*
milker's node virus: Melkerknotenvirus *nt*, Paravacciniavirus *nt*, Paravakzinevirus *nt*
molluscum contagiosum virus: Molluscum contagiosum-Virus *nt*
Moloney virus: Moloney-Virus *nt*
monkeypox virus: Affenpockenvirus *nt*
mouse mammary tumor virus: Mäuse-Mamma-Tumorvirus *nt*
mouse mammary tumour virus: (*brit.*) →*mouse mammary tumor virus*
mousepox virus: Mäusepockenvirus *nt*
mumps virus: Mumpsvirus *nt*
murine leukaemia virus: (*brit.*) →*murine leukemia virus*
murine leukemia virus: Mäuse-Leukämie-Virus *nt*, murine leukemia virus *nt*
murine sarcoma virus: Mäuse-Sarkom-Virus *nt*, murine sarcoma virus *nt*
Murray Valley encephalitis virus: Murray-Valley-Enzephalitis-Virus *nt*
mutant virus: mutiertes Virus *nt*
naked virus: nacktes Virus *nt*
Nakiwogo virus: Semunya-Virus *nt*
negative-sense-RNA viruses: (+)-Strang-RNA-Viren *pl*
neurotropic virus: neurotropes Virus *nt*
newborn pneumonitis virus: Sendai-Virus *nt*
Newcastle disease virus: Newcastle-disease-Virus *nt*
non-A,non-B hepatitis virus: Hepatits-C-Virus *nt*, Non-A-Non-B-Hepatitis-Virus *nt*, NANB-Hepatitisvirus *nt*
nonlipid-containing viruses: nicht-lipidhaltige Viren *pl*
Norwalk virus: Norwalkvirus *nt*
O'nyong-nyong virus: O'nyong-nyong-Virus *nt*
Omsk haemorrhagic fever virus: (*brit.*) →*Omsk hemorrhagic fever virus*
Omsk hemorrhagic fever virus: Omsk-hämorrhagisches-Fieber-Virus *nt*
oncogenic viruses: onkogene Viren *pl*
orf virus: Orfvirus *nt*
ornithosis virus: Chlamydia psittaci/ornithosis
Oropouche virus: Oropouche-Virus *nt*
orphan viruses: Orphanviren *pl*
papilloma virus: Papillomavirus *nt*, Warzenvirus *nt*
pappataci fever virus: Pappatacifiebervirus *nt*, Pappatacivirus *nt*
parainfluenza viruses: Parainfluenzaviren *pl*
parainfluenza 1 virus: Parainfluenza-1-Virus *nt*, Parainfluenzavirus *nt* Typ-1
parainfluenza 2 virus: Parainfluenza-2-Virus *nt*, Parainfluenzavirus *nt* Typ-2
parainfluenza 3 virus: Parainfluenza-3-Virus *nt*, Parainfluenzavirus *nt* Typ-3
paravaccinia virus: Melkerknotenvirus *nt*, Paravacciniavirus *nt*, Paravakzine-Virus *nt*
pharyngoconjunctival fever virus: Adenovirus *nt* Typ 3
phlebotomus fever virus: Pappatacifiebervirus *nt*, Pappatacivirus *nt*
Pichinde virus: Pichinde-Virus *nt*
Piry virus: Piry-Virus *nt*
plant viruses: Pflanzenviren *pl*
poliomyelitis virus: Poliomyelitis-Virus *nt*, Polio-Virus *nt*
polyoma virus: Polyomavirus *nt*, Miopapovavirus *nt*
Pongola virus: Pongola-Virus *nt*
positive-sense-RNA viruses: (-)-Strang-RNA-Viren *pl*
Powassan virus: Powassan-Virus *nt*
pox viruses: Pocken-Viren *pl*, Poxviridae *pl*
pseudocowpox virus: Melkernotenvirus *nt*, Paravakzinevirus *nt*, Paravacciniavirus *nt*
pseudopoliomyelitis virus: Pseudopoliomyelitis-Virus *nt*
pseudorabies virus: Pseudowut-Virus *nt*
psittacosis virus: Chlamydia psittaci/ornithosis
pustular stomatitis virus of cattle: Bovine pustular stomatitis virus *nt*
Puumala virus: Puumala-Virus *nt*
Quaranfil virus: Quaranfil-Virus *nt*
rabbitpox virus: Kaninchenpockenvirus *nt*
rabies virus: Tollwutvirus *nt*, Rabiesvirus *nt*, Lyssavirus *nt*
Rauscher's virus: Rauscher-Leukämievirus *nt*
Rauscher's leukemia virus: Rauscher-Leukämievirus *nt*
Rauscher's leukaemia virus: (*brit.*) →*Rauscher's leukemia virus*
respiratory syncytial virus: RS-Virus *nt*, Respiratory-Syncytial-Virus *nt*
Reston virus: Reston-Virus *nt*
Rift Valley fever virus: Rift-Valley-Fieber-Virus *nt*
RNA viruses: RNA-Viren *pl*
RNA-containing viruses: RNA-Viren *pl*

RNA tumor viruses: RNA-Tumorviren *pl*
RNA tumour viruses: (*brit.*) →*RNA tumor viruses*
rodent-borne viruses: durch Nager/Rodentia übertragene Viren *pl*, rodent-borne viruses *pl*
roseola infantum virus: Exanthema-subitum-Virus *nt*
Ross river virus: Ross-River-Virus *nt*
Rous-associated virus: Rous-assoziiertes Virus *nt*
Rous sarcoma virus: Rous-Sarkom-Virus *nt*
RS virus: RS-Virus *nt*, Respiratory-syncitial-Virus *nt*
RSSE virus: RFSE-Virus *nt*, RSSE-Virus *nt*, russische Frühsommerenzephalitis-Virus *nt*
rubella virus: Rötelnvirus *nt*
Russian autumnal encephalitis virus: japanische B-Enzephalitis-Virus *nt*, JBE-Virus *nt*
Russian autumn encephalitis virus: japanische B-Enzephalitis-Virus *nt*, JBE-Virus *nt*
Russian spring-summer encephalitis virus: RSSE-Virus *nt*, RFSE-Virus *nt*, russische Frühsommerenzephalitis-Virus *nt*
SA virus: SA-Virus *nt*
salivary gland virus: Zytomegalievirus *nt*, Cytomegalievirus *nt*
sandfly fever virus: Pappatacivirus *nt*, Pappatacifiebervirus *nt*
SARS-like virus: SARS-like virus *nt*
satellite virus: Satellitenvirus *nt*
Semliki Forest virus: Semliki-Forest-Virus *nt*
Semunya virus: Semunya-Virus *nt*
Sendai virus: Sendai-Virus *nt*
sheep-pox virus: Schafpockenvirus *nt*
Simbu virus: Simbu-Virus *nt*
simian virus: Simian-Virus *nt*
Sindbis virus: Sindbisvirus *nt*
Sin-Nombre virus: Sin-Nombre-Virus *nt*
SLE virus: SLE-Virus *nt*
slow virus: Slow-Virus *nt*
smallpox virus: Pockenvirus *nt*, Variolavirus *nt*
Spondweni virus: Spondweni-Virus *nt*
St. Louis encephalitis virus: St. Louis-Enzephalitis-Virus *nt*
street virus: Straßenvirus *m*
Tacaribe virus: Tacaribe-Virus *nt*
Tahyna virus: Tahyna-Virus *nt*
Tamiami virus: Tamiami-Virus *nt*
tick-borne viruses: durch Zecken übertragene Viren *pl*
tobacco mosaic virus: Tabakmosaikvirus *nt*
trachoma virus: Chlamydia trachomatis, TRIC-Gruppe *f*
transforming viruses: transformierende Viren *pl*
transforming DNA viruses: transformierende DNA-Viren *pl*
TT virus: TT-Virus *nt*
tumor viruses: Tumorviren *pl*, onkogene Viren *pl*
tumor-inducing viruses: onkogene Viren *pl*
tumour viruses: (*brit.*) →*tumor viruses*
tumour-inducing viruses: (*brit.*) →*tumor-inducing viruses*
Turlock virus: Turlock-Virus *nt*
U virus: Uppsala-Virus *nt*
Uganda S virus: Uganda-S-Virus *nt*
Uppsala virus: Uppsala-Virus *nt*
Uruma virus: Uruma-Virus *nt*
vaccine virus: Impfvirus *nt*
vaccinia virus: Vacciniavirus *nt*, Vakzinevirus *nt*
varicella virus: →*varicella-zoster virus*
varicella-zoster virus: Varicella-Zoster-Virus *nt*
variola virus: Pockenvirus *nt*, Variolavirus *nt*
VEE virus: →*Venezuelan equine encephalitis virus*
Venezuelan equine encephalitis virus: Venezuelan-Equine-Encephalitis-Virus *nt*, VEE-Virus *nt*
Venezuelan equine encephalomyelitis virus: →*Venezuelan equine encephalitis virus*
viriola virus: Variolavirus *nt*, Pockenvirus *nt*
visceral disease virus: Zytomegalievirus *nt*, Cytomegalievirus *nt*
visna viruses: Visna-Viren *pl*
WEE virus: →*Western equine encephalitis virus*
Wesselsbron virus: Wesselsbron-Virus *nt*
Western equine encephalitis virus: Western-Equine-Enzephalitis-Virus *nt*, WEE-Virus *nt*
Western equine encephalomyelitis virus: →*Western equine encephalitis virus*
West Nile fever virus: West-Nil-Fieber-Virus *nt*
West Nile nile fever virus: West-Nile-Fieber-Virus *nt*
wild-type virus: Wildtypvirus *nt*
xenotropic virus: xenotropes Virus *nt*
yellow fever virus: Gelbfiebervirus *nt*
Zika virus: Zika-Virus *nt*

vi|rus|ae|mi|a [ˌvaɪrəˈsiːmiːə] *noun*: (*brit.*) →*virusemia*
virus-coded *adj*: viruscodiert
vi|rus|e|mi|a [ˌvaɪrəˈsiːmiːə] *noun*: →*viremia*
virus-encoded *adj*: viruscodiert
virus-induced *adj*: virusinduziert
virus-infected *adj*: virusinfiziert, virusbefallen
vi|rus|oid *noun*: Virusoid *nt*
virus-specific *adj*: virusspezifisch
vir|u|stat|ic [vɪrəˈstætɪk] *adj*: das Viruswachstum hemmend, virostatisch, virustatisch
vis [vɪs; wiːs] *noun, plura* **vi|res** [ˈvaɪriːz; ˈwiːraɪs]: Kraft *f*; Energie *f*, Vis *f*
visc. *Abk.*: visceral
viscer- *präf.*: Eingeweide-, Viszer(o)-, Viszeral-
vis|cer|a [ˈvɪsərə] *plural, sing* **-cus** [ˈvɪskəs]: Eingeweide *pl*, innere Organe *pl* der Körperhöhlen, Viszera *pl*, Viscera *pl*
abdominal viscera: Baucheingeweide *pl*
hollow viscus: Hohlorgan *nt*
pelvic viscera: Organe/Eingeweide *pl* des kleinen Beckens, Beckeneingeweide *pl*, -organe *pl*
solid viscera: parenchymatöse Organe *pl*
vis|cer|al [ˈvɪsərəl] *adj*: Eingeweide/Viscera betreffend, viszeral
vis|cer|al|gia [vɪsəˈrældʒ(ɪ)ə] *noun*: Eingeweideschmerz *m*, Viszeralgie *f*; Viszeralneuralgie *f*
vis|cer|i|mo|tor [ˌvɪsərɪˈməʊtər] *adj*: viszeromotorisch
viscero- *präf.*: Eingeweide-, Viszer(o)-, Viszeral-
vis|cer|o|car|di|ac [ˌvɪsərəʊˈkɑːrdɪæk] *adj*: Eingeweide/Viscera und Herz betreffend, viszerokardial
vis|cer|o|cep|tion [ˌvɪsərəʊˈseptʃn] *noun*: Viszerozeption *f*, Interozeption *f*
vis|cer|o|cra|ni|um [ˌvɪsərəʊˈkreɪnɪəm] *noun*: Eingeweideschädel *m*, Viszerocranium *nt*, Splanchnocranium *nt*, Cranium viscerale
vis|cer|o|gen|ic [ˌvɪsərəʊˈdʒenɪk] *adj*: von den Eingeweiden abstammend, viszerogen
vis|cer|o|in|hib|i|to|ry [ˌvɪsərəʊɪnˈhɪbətɔːriː, -təʊ-] *adj*: viszeroinhibitorisch
vis|cer|o|meg|a|ly [ˌvɪsərəʊˈmegəliː] *noun*: Eingeweidevergrößerung *f*, Splanchno-, Viszeromegalie *f*
vis|cer|o|mo|tor [ˌvɪsərəʊˈməʊtər] *adj*: viszeromotorisch
vis|cer|o|pa|ri|e|tal [ˌvɪsərəʊpəˈraɪɪtl] *adj*: Eingeweide/Viscera und Bauchwand betreffend, viszeroparietal
vis|cer|o|per|i|to|ne|al [ˌvɪsərəʊperɪtəʊˈniːəl] *adj*: Eingeweide/Viscera und Bauchfell/Peritoneum betreffend,

viszeroperitoneal
vis|cer|o|pleur|al [ˌvɪsərəʊ'plʊərəl] *adj*: Pleura und Eingeweide/Viszera betreffend, pleuroviszeral, viszeropleural
vis|cer|op|to|sia [ˌvɪsərɑp'təʊsɪə] *noun*: →*visceroptosis*
vis|cer|op|to|sis [ˌvɪsərɑp'təʊsɪs] *noun*: Eingeweidesenkung *f*, Splanchno-, Entero-, Viszeroptose *f*
vis|cer|o|re|cep|tor [ˌvɪsərəʊrɪ'septər] *noun*: Viszerorezeptor *m*
vis|cer|o|sen|so|ry [ˌvɪsərəʊ'sensəriː] *adj*: die Eingeweidesensibilität betreffend, viszerosensorisch
vis|cer|o|skel|e|tal [ˌvɪsərəʊ'skelɪtl] *adj*: viszeroskelettal
vis|cer|o|skel|e|ton [ˌvɪsərəʊ'skelɪtn] *noun*: Viszeralskelett *nt*
vis|cer|o|so|mat|ic [ˌvɪsərəʊsəʊ'mætɪk] *adj*: Eingeweide/Viszera und Körper betreffend, splanchnosomatisch, viszerosomatisch
vis|cer|o|tome ['vɪsərətəʊm] *noun*: **1.** (*chirurg.*) Viszerotom *nt* **2.** (*anatom.*) Viszerotom *nt*
vis|ce|rot|o|my [vɪsə'rɑtəmiː] *noun*: Viszerotomie *f*
vis|cer|o|troph|ic [ˌvɪsərəʊ'trɑfɪk] *adj*: viszerotroph
vis|cer|o|trop|ic [ˌvɪsərəʊ'trɑpɪk] *adj*: mit besonderer Affinität zu den Eingeweiden/Viszera, viszerotrop, splanchnotrop
vis|cid ['vɪsɪd] *adj*: zäh, zähflüssig, zähfließend, viskös, viskos
vis|cid|i|ty [vɪ'sɪdətiː] *noun*: Zähflüssigkeit *f*, Zähigkeit *f*, Klebrigkeit *f*
vis|cid|ness ['vɪsɪdnəs] *noun*: →*viscidity*
vis|ci|do|sis [vɪsə'dəʊsɪs] *noun*: zystische (Pankreas-)Fibrose *f*, Mukoviszidose *f*, Fibrosis pancreatica cystica
vis|co|e|las|tic [ˌvɪskəʊɪ'læstɪk] *adj*: viskoelastisch, viskös-elastisch
vis|co|gel ['vɪskəʊdʒel] *noun*: Viskogel *nt*
vis|com|e|ter [vɪs'kɑmɪtər] *noun*: →*viscosimeter*
vis|com|e|try [vɪs'kɑmətriː] *noun*: Viskositätsmessung *f*, Viskosimetrie *f*
vis|cose ['vɪskəʊs]: I *noun* Viskose *f*; Viskose-, Zellstoffseide *f* II *adj* zäh, zähflüssig, zähfließend, viskös, viskos
vis|co|sim|e|ter [ˌvɪskəʊ'sɪmetər] *noun*: Viskosimeter *nt*
vis|co|si|met|ric [ˌvɪskəʊsɪ'metrɪk] *adj*: Viskosimetrie betreffend, mittels Viskosimetrie, viskosimetrisch
vis|co|sim|e|try [ˌvɪskəʊ'sɪmətriː] *noun*: Viskositätsmessung *f*, Viskosimetrie *f*
vis|cos|i|ty [vɪs'kɑsətiː] *noun*: Zähigkeit *f*, innere Reibung *f*, Viskosität *f*
absolute viscosity: absolute/dynamische Viskosität *f*
blood viscosity: Viskosität *f* des Bluts
dynamic viscosity: absolute/dynamische Viskosität *f*
kinematic viscosity: kinematische Viskosität *f*
plasma viscosity: Plasmaviskosität *f*
vis|cous ['vɪskəs] *adj*: **1.** zäh, zähflüssig, zähfließend, viskös, viskos **2.** klebrig, leimartig
vis|cus ['vɪskəs] *sing*: →*viscera*
vis|i|bil|i|ty [ˌvɪzə'bɪlətiː] *noun*: Sichtbarkeit *f*
vis|i|ble ['vɪzəbl] *adj*: sichtbar; Sicht-
vis|ile ['vɪzaɪl] *adj*: das Sehen betreffend, mit den Augen; optisch, visuell
vi|sion ['vɪʒn] *noun*: **1.** Sehen *nt*, Vision *f*, Sehvermögen *nt*, Sehkraft *f* **2.** Sehschärfe *f*, Visus *m*
achromatic vision: Achromatopsie *f*, Achromasie *f*, Farbenblindheit *f*, Monochromasie *f*
binocular vision: binokulares/binokuläres Sehen *nt*
blue vision: Blausehen *nt*, Zyanopsie *f*, Zyanopie *f*
central vision: direktes/zentrales Sehen *nt*
chromatic vision: Chromatopsie *f*, Chromopsie *f*, Farbensehen *nt*
close vision: Nahsehen *nt*, Nahsicht *f*
cloudy vision: Nebelsehen *nt*, Nephelopsie *f*
color vision: Farbensehen *nt*, Chromatopie *f*, Chromatopsie *f*, Chromopsie *f*
colored vision: →*color vision*
colour vision: (*brit.*) →*color vision*
coloured vision: (*brit.*) →*colored vision*
cone vision: Zapfensehen *nt*, photopisches Sehen *nt*
day vision: Tages(licht)sehen *nt*, photopisches Sehen *nt*
daylight vision: →*day vision*
dichromatic vision: Dichromasie *f*, Dichromatopsie *f*
direct vision: direktes/zentrales Sehen *nt*
distant vision: Fernsehen *nt*, -sicht *f*
double vision: Doppel-, Doppeltsehen *nt*, Diplopie *f*, Diplopia *f*
eccentric vision: indirektes/peripheres Sehen *nt*
far vision: Fernsehen *nt*, Fern-, Weitsicht *f*
foveal vision: direktes/zentrales Sehen *nt*
green vision: Grünsehen *nt*, Chloropie *f*, Chloropsie *f*
halo vision: Halosehen *nt*
indirect vision: indirektes/peripheres Sehen *nt*
multiple vision: Mehrfachsehen *nt*, Polyopie *f*, Polyopsie *f*
night vision: skotopes Sehen *nt*, Dämmerungs-, Nachtsehen *nt*, Skotopie *f*, Skotopsie *f*
oscillating vision: Brückner-Phänomen *nt*, Oszillopsie *f*
peripheral vision: indirektes/peripheres Sehen *nt*
photopic vision: Tages(licht)sehen *nt*, photopisches Sehen *nt*
rainbow vision: Halosehen *nt*
red vision: Rotsehen *nt*, Erythropie *f*, Erythropsie *f*
rod vision: →*scotopic vision*
scotopic vision: skotopes Sehen *nt*, Dämmerungs-, Nachtsehen *nt*, Skotopie *f*, Skotopsie *f*
single vision: Einfachsehen *nt*, Haplopie *f*
spatial vision: plastisches/räumliches Sehen *nt*
stereoscopic vision: stereoskopisches Sehen *nt*
trichromatic vision: normales Farbensehen *nt*, trichromatisches Sehen *nt*, Trichromasie *f*, Euchromasie *f*
triple vision: Dreifachsehen *nt*, Triplopie *f*
tubular vision: Röhrengesichtsfeld *nt*
tunnel vision: Tunnelsehen *nt*
twilight vision: →*scotopic vision*
yellow vision: Gelbsehen *nt*, Xanthopie *f*, Xanthopsie *f*
vis|it ['vɪzɪt]: I *noun* Besuch *m*; Arztbesuch *m*, Visite *f* **make/pay a visit** einen Besuch machen II *vt* be-, aufsuchen
domiciliary visit: Hausbesuch *m*
vis|u|al ['vɪʒəwəl, -ʒəl] *adj*: das Sehen betreffend, mit den Augen; optisch, visuell
vis|u|al|i|za|tion [ˌvɪʒələ'zeɪʃn, ˌvɪʒəwələ-] *noun*: Sichtbarmachung *f*, Visualisieren *nt*
vis|u|al|ize ['vɪʒəlaɪz, 'vɪʒəwəlaɪz]: I *vt* **1.** sich vorstellen, sich vergegenwärtigen, sich ein Bild machen von **2.** (*radiolog.*) sichtbar machen, darstellen (*by, with*) **3.** erwarten, rechnen mit II *vi* (*radiolog.*) sichtbar werden
vis|u|al|iz|er ['vɪʒəlaɪzər, 'vɪʒəwə-] *noun*: visueller Typ *m*
vis|u|o|au|di|to|ry [ˌvɪʒəwəʊ'ɔːdɪt(ə)riː] *adj*: Hören und Sehen betreffend, audiovisuell
ViSV *Abk.*: viper sarcoma virus
Vit. *Abk.*: vitamin
vi|tag|o|nist [vaɪ'tægənɪst] *noun*: Vitaminantagonist *m*
vi|tal ['vaɪtl]: I **vitals** *plural* lebenswichtige Organe *pl*; Vitalfunktionen *pl* II *adj* vital, (lebens-)wichtig (*to* für); wesentlich, grundlegend, Lebens-, Vital-
vi|tal|ism ['vaɪtlɪzəm] *noun*: Vitalismus *m*
vi|tal|i|ty [vaɪ'tæləti:] *noun*: **1.** Lebenskraft *f*, Vitalität *f* **2.**

V

Lebensfähigkeit *f*, Lebensdauer *f*
pulp vitality: Pulpavitalität *f*
vi|ta|li|za|tion [ˌvaɪtəlaɪ'zeɪʃn] *noun*: Belebung *f*, Kräftigung *f*, Anregung *f*, Aktivierung *f*
vi|ta|lize ['vaɪtəlaɪz] *vt*: beleben, kräftigen, anregen, vitalisieren
vi|ta|min ['vaɪtəmɪn, 'vɪtə-] *noun*: Vitamin *nt*
vitamin A: **1.** Vitamin A *nt* **2.** →*vitamin A_1*
vitamin A_1: Retinol *nt*, Vitamin A_1 *nt*, Vitamin A-Alkohol *m*
vitamin A_2: (3-)Dehydroretinol *nt*, Vitamin A_2 *nt*
antihaemorrhagic vitamin: (*brit.*) →*antihemorrhagic vitamin*
antihemorrhagic vitamin: Phyllochinone *pl*, Vitamin K *nt*
antineuritic vitamin: →*vitamin B_1*
antipellagra vitamin: Niacin *nt*, Nikotin-, Nicotinsäure *f*, Antipellagravitamin *nt*
antiscorbutic vitamin: →*vitamin C*
vitamin B_1: Thiamin *nt*, Vitamin B_1 *nt*
vitamin B_2: Riboflavin *nt*, Lactoflavin *nt*, Vitamin B_2 *nt*
vitamin B_3: Vitamin B_3 *nt*, Pantothensäure *f*
vitamin B_6: Vitamin B_6 *nt*
vitamin B_{12}: Zyanocobalamin *nt*, Cyanocobalamin *nt*, Vitamin B_{12} *nt*
vitamin B_{12b}: Hydroxocobalamin *nt*, Aquocobalamin *nt*, Vitamin B_{12b} *nt*
vitamin B_c: Folsäure *f*, Folacin *nt*, Pteroylglutaminsäure *f*, Vitamin B_c *nt*
vitamin C: Askorbinsäure *f*, Ascorbinsäure *f*, Vitamin C *nt*
vitamin D: Calciferol *nt*, Vitamin D *nt*
vitamin D_2: Ergocalciferol *nt*, Vitamin D_2 *nt*
vitamin D_3: Cholecalciferol *nt*, Vitamin D_3 *nt*
vitamin D_4: Dihydrocalciferol *nt*, Vitamin D_4 *nt*
vitamin E: α-Tocopherol *nt*, Vitamin E *nt*
fat-soluble vitamins: fettlösliche Vitamine *pl*
vitamin G: →*vitamin B_2*
vitamin H: Biotin *nt*, Vitamin H *nt*
vitamin K: Phyllochinone *pl*, Vitamin K *nt*
vitamin K_1: Phytomenadion *nt*, Vitamin K_1 *nt*
vitamin K_2: Menachinon *nt*, Vitamin K_2 *nt*
vitamin K_3: Menadion *nt*, Vitamin K_3 *nt*
vitamin K_4: Vitamin K_4 *nt*, Menadiol *nt*
vitamin M: Folsäure *f*, Folacin *nt*, Pteroylglutaminsäure *f*, Vitamin B_c *nt*
water-soluble vitamins: wasserlösliche Vitamine *pl*
vi|ta|mine ['vaɪtəmɪn, 'vɪtə-] *noun*: →*vitamin*
vi|ta|min|ize ['vaɪtəmɪnaɪz] *vt*: (*Lebensmittel*) mit Vitaminen anreichern, vitaminisieren, vitaminieren
vi|tam|i|no|gen|ic [vaɪˌtæmɪnəʊ'dʒenɪk] *adj*: durch ein Vitamin hervorgerufen, durch Vitamine verursacht, vitaminogen
vi|tel|lar|i|um [vaɪtə'leəriːəm] *noun*: Vitellarium *nt*, Dotterdrüse *f*, -stock *m*
vi|tel|lary ['vaɪtəleriː, vaɪ'teləriː] *adj*: Eidotter betreffend, vitellin
vi|tel|line [vaɪ'telɪn, vɪ-, -liːn] *adj*: Eidotter betreffend, vitellin
vi|tel|lo|gen|e|sis [vɪˌteləʊ'dʒenəsɪs] *noun*: Dotterbildung *f*
vi|tel|lus [vaɪ'teləs, vɪ-] *noun, plural* **-lus|es**: Eidotter *m*, Dotter *m*, Vitellus *m*
vi|ti|ate ['vɪʃɪeɪt] *vt*: (*Leistung*) beeinträchtigen, reduzieren; (*Luft*) verunreinigen, verpesten
vi|ti|a|tion [vɪʃɪ'eɪʃn] *noun*: (*Leistung*) Beeinträchtigung *f*, Reduktion *f*; (*Luft*) Verunreinigung *f*, Verpestung *f*
vit|i|lig|i|nous [vɪtə'lɪdʒənəs] *adj*: Vitiligo betreffend, in der Art einer Vitiligo, vitiliginös
vit|i|li|go [vɪtə'laɪgəʊ] *noun*: Weißfleckenkrankheit *f*, Scheckhaut *f*, Vitiligo *f*
Cazenave's vitiligo: Pelade *f*, kreisrunder Haarausfall *m*, Alopecia areata, Area Celsi
Celsus' vitiligo: Pelade *f*, kreisrunder Haarausfall *m*, Alopecia areata, Area Celsi
vit|i|li|goi|dea [ˌvɪtəlaɪ'gɔɪdɪə] *noun*: Xanthom(a) *nt*
vi|ti|um ['vɪʃɪəm] *noun, plural* **-tia** [-ʃɪə]: **1.** Fehler *m*, Vitium *nt* **2.** Herzfehler *m*, Vitium *nt*, Vitium cordis
vitre- *präf.*: Glaskörper-, Vitre(o)-
vi|trec|to|my [vɪ'trektəmiː] *noun*: Vitrektomie *f*
pars plana vitrectomy: Pars-plana-Vitrektomie *f*
vitreo- *präf.*: Glaskörper-, Vitre(o)-
vit|re|o|cap|su|lit|ic [ˌvɪtrɪəʊˌkæpsə'lɪtɪk] *adj*: Vitreokapsulitis betreffend, vitreokapsulitisch
vit|re|o|cap|su|li|tis [ˌvɪtrɪəʊˌkæpsə'laɪtɪs] *noun*: Entzündung *f* der Glaskörperkapsel, Vitreokapsulitis *f*
vit|re|o|ret|i|nal [ˌvɪtrɪəʊ'retɪnl] *adj*: Glaskörper und Netzhaut/Retina betreffend, vitreoretinal
vit|re|o|ret|i|nop|a|thy [ˌvɪtrɪəʊˌretə'nɑpəθiː] *noun*: Vitreoretinopathie *f*
proliferative vitreoretinopathy: proliferative Vitreoretinopathie *f*
vit|re|ous ['vɪtrɪəs]: **I** *noun* →*vitreum* **II** *adj* gläsern, glasig, glasartig, hyalin, Glas-
vit|re|um ['vɪtɪrəm] *noun*: Glaskörper *m*, Corpus vitreum
vit|ri|ol ['vɪtrɪəl] *noun*: Schwefelsäure *f*, Vitriol *f*
viv|i|di|al|y|sis [ˌvɪvɪdaɪ'ælɪsɪs] *noun*: Vividialyse *f*
viv|i|par|i|ty [ˌvɪvɪ'pærətiː] *noun*: Lebendgebären *nt*, Viviparie *f*
vi|vip|a|rous [vaɪ'vɪpərəs, vɪ-] *adj*: lebendgebärend, vivipar
viv|i|sect ['vɪvəsekt] *vt, vi*: vivisezieren
viv|i|sec|tion [ˌvɪvɪ'sekʃn] *noun*: Vivisektion *f*
viv|i|sec|tion|al [ˌvɪvɪ'sekʃnl] *adj*: Vivisektion betreffend, vivisektorisch
viv|i|sec|tion|ist [ˌvɪvɪ'sekʃənɪst] *noun*: →*vivisector*
viv|i|sec|tor [ˌvɪvɪ'sektər] *noun*: Vivisektor *m*
VLA *Abk.*: very late appearing antigen
VLB *Abk.*: vincaleucoblastine
VLBW *Abk.*: very low birthweight
VLF *Abk.*: very low frequency
VLM *Abk.*: ventrolateral medulla
VLP *Abk.*: **1.** ventricular late potentials **2.** virus-like particles
VLR *Abk.*: vinleurosine
VM *Abk.*: **1.** maximal ventilation **2.** vasomotor **3.** vestibular membrane **4.** viomycin **5.** voltmeter
Vm *Abk.*: voltmeter
VMA *Abk.*: vanillylmandelic acid
V_{max} *Abk.*: maximum velocity
VMC *Abk.*: vasomotor center
V.M.D. *Abk.*: Doctor of Veterinary Medicine
V-MI *Abk.*: Volpe-Manhold Index
VMR *Abk.*: vasomotor rhinitis
VN *Abk.*: **1.** vestibular neurectomy **2.** virus neutralization
VNS *Abk.*: villonodular synovitis
V_{O2} *Abk.*: oxygen consumption
VOC *Abk.*: voltage-operated channel
vo|cal ['vəʊkl]: **I** *noun* Vokal-, Stimmlaut *m* **II** *adj* **1.** Stimme betreffend, stimmlich, mündlich, vokal, Stimm-, Sprech, Vokal- **2.** klingend, wiederhallend **3.** stimmhaft, vokalisch
vo|ca|lis [vəʊ'keɪlɪz] *noun*: Stimmbandmuskel *m*, Vokalis *m*, Musculus vocalis
vo|cal|i|sa|tion [ˌvəʊkəlaɪ'zeɪʃn] *noun*: Stimmbildung *f*,

Vokalisation *f*

VOD *Abk.*: venous occlusive disease

voice [vɔɪs]: I *noun* Stimme *f*; stimmhafter Laut *m*; Stimmton *m*, Stimmhaftigkeit *f* II *vt* **1.** stimmhaft aussprechen **2.** äußern, Ausdruck geben

artificial voice: Ersatzstimme *f*

bronchial voice: Bronchophonie *f*

head voice: Kopfstimme *f*

muffled voice: Schonstimme *f*

mutation voice: Mutationsfistelstimme *f*

mutation falsetto voice: Mutationsfistelstimme *f*

voicelless ['vɔɪsləs] *adj*: **1.** sprachlos **2.** stumm, ohne Stimme, stimmlos

void [vɔɪd]: I *noun* (*a. fig.*) Leere *f* II *adj* leer **void of** ohne, frei von, arm an III *vt* entleeren, ausscheiden

Vol. *Abk.*: volume

vollaelmila [vɑ'liːmiːə] *noun*: (*brit.*) →*volemia*

vollar ['vəʊlər] *adj*: Handinnenfläche/Hohlhand betreffend, auf der Hohlhandseite (liegend), zur Hohlhand gehörend, volar, palmar

vollarldorlsal [ˌvəʊlər'dɔːrsl] *adj*: volardorsal

vollaltile ['vɑlətl, -tɪl] *adj*: (leicht) flüchtig, verdunstend, verdampfend, ätherisch, volatil

vollaltillilty [ˌvɑlə'tɪlətiː] *noun*: (leichte) Flüchtigkeit *f*, Verdunstbarkeit *f*, Verdampfbarkeit *f*

vollaltillizlalble ['vɑlətəˌlaɪzəbl] *adj*: (leicht) verdampfbar

vollaltillilzaltion [ˌvɑlətlɪ'zeɪʃn] *noun*: Verflüchtigung *f*, Verdampfung *f*; Verdampfen *nt*, Verdunsten *nt*

vollaltillize ['vɑlətlaɪz]: I *vt* verflüchtigen, verdampfen II *vi* sich verflüchtigen, verdampfen, verdunsten

vollaltillizler ['vɑlətlaɪzər] *noun*: Verdampfer *m*

vollelmila [vɑ'liːmiːə] *noun*: Volämie *f*

volfr. *Abk.*: volume fraction

vollilition [vəʊ'lɪʃn, və-] *noun*: Wille *m*, Willenskraft *f*, Wollen *nt*

vollilitionlal [vəʊ'lɪʃnəl] *adj*: willensmäßig, willensstark, Willens-

vollley ['vɑliː] *noun*: Salve *f*, Gruppe *f*; Strom *m*, Flut *f*

impulse volley: Impulsserie *f*

volt [vəʊlt] *noun*: Volt *nt*

electron volt: Elektronenvolt *nt*

giga electron volt: Gigaelektronenvolt *nt*

kilo electron volt: Kiloelektronenvolt *nt*

voltlage ['vəʊltɪdʒ] *noun*: elektrische Spannung *f* (*in Volt*)

breakdown voltage: Durchschlagsspannung *f*

crest voltage: Spitzenspannung *f*

disruptive voltage: Durchschlagsspannung *f*

excitation voltage: Erregerspannung *f*

high voltage: Hochspannung *f*

low voltage: Niedervoltage *f*, Niederspannung *f*

mains voltage: Netzspannung *f*

maximum voltage: Maximalspannung *f*

measuring voltage: Messspannung *f*

voltage-dependence *noun*: Spannungsabhängigkeit *f*

volltalic [vɑl'teɪɪk] *adj*: galvanisch

volltalism ['vəʊltəɪzəm, 'vɑl-] *noun*: **1.** Berührungselektrizität *f*, Galvanismus *m* **2.** Behandlung *f* mit galvanischem Strom, Galvanotherapie *f*

volltamlelter [vəʊl'tæmɪtər] *noun*: Voltamperemeter *nt*

voltlamlmelter [vəʊlt'æmɪtər] *noun*: Voltamperemeter *nt*

voltlamlpere [vəʊlt'æmpɪər, -æm'pɪər] *noun*: Voltampere *nt*

voltlmelter ['vəʊltmiːtər] *noun*: Spannungsmesser *m*, Voltmeter *nt*

vollume ['vɑljuːm, -jəm] *noun*: **1.** (Raum-)Inhalt *m*, Gesamtmenge *f*, Volumen *nt* **2.** Lautstärke *f*

atomic volume: Atomvolumen *nt*

backflow volume: Pendelblutvolumen *nt*, Regurgitationsvolumen *nt*

blood volume: Blutvolumen *nt*

circulation volume: zirkulierendes Blutvolumen *nt*

closing volume: Verschlussvolumen *nt*

distribution volume: Verteilungsvolumen *nt*

end-diastolic volume: enddiastolisches Füllungsvolumen *nt*

end-systolic volume: endsystolisches Volumen *nt*

excluded volume: Ausschlussvolumen *nt*

expiratory reserve volume: exspiratorisches Reservevolumen *nt*

forced expiratory volume: Ein-Sekundenkapazität *f*, Sekundenkapazität *f*, Atemstoßtest *m*, Tiffeneau-Test *m*

heart volume: Herzvolumen *nt*

inspiratory reserve volume: inspiratorisches Reservevolumen *nt*

intrathoracic gas volume: intrathorakales Gasvolumen *nt*

lung volumes: Lungenvolumina *pl*

mean corpuscular volume: mittleres zelluläres Volumen *nt*, mittleres Erythrozytenvolumen *nt*, Erythrozyteneinzelvolumen *nt*

minute volume: **1.** Atemzeitvolumen *nt*, Atemminutenvolumen *nt* **2.** Minutenvolumen *nt*, Herzminutenvolumen *nt*

packed-cell volume: (venöser) Hämatokrit *m*

volume of packed red cells: (venöser) Hämatokrit *m*

plasma volume: Plasmavolumen *nt*

red cell volume: totales Erythrozytenvolumen *nt*

regurgitation volume: Regurgitationsvolumen *nt*, Pendelblutvolumen *nt*

reserve volume: **1.** (*Herz*) Reserve-, Restvolumen *nt* **2.** (*Lunge*) Reserve-, Residualvolumen *nt*, Residualluft *f*

residual volume: (*Lunge*) Reserve-, Residualvolumen *nt*, Residualluft *f*

respiratory minute volume: Atemminutenvolumen *nt*

respiratory volume per minute: Atemminutenvolumen *nt*

shunt volume: Shuntvolumen *nt*

sound volume: Lautstärke *f*

stroke volume: Herzschlagvolumen *nt*, Schlagvolumen *nt*

target volume: Zielvolumen *nt*

tidal volume: Atem(zug)volumen *nt*, Atemhubvolumen *nt*

total blood volume: totales Blutvolumen *nt*

total body volume: Gesamtkörpervolumen *nt*

unit volume: Volumeneinheit *f*

weight per volume: Gewicht *nt* pro Volumeneinheit, spezifisches Gewicht *nt*

vollulmelnomlelter [ˌvɑljəmɪ'nɑmɪtər] *noun*: →*volumometer*

vollulmetlric [ˌvɑljə'metrɪk] *adj*: Volumetrie betreffend, volumetrisch

vollulmetlrilcal [ˌvɑljə'metrɪkl] *adj*: →*volumetric*

vollulmilnal [və'luːmɪnl] *adj*: Volumen-, Umfangs-

vollulmomlelter [ˌvɑljə'mɑmɪtər] *noun*: Volumenometer *nt*

vollunltarly ['vɑlənˌteriː, -triː] *adj*: **1.** freiwillig, aus eigenem Antrieb, frei, spontan **2.** willkürlich, willentlich

vollunlteer [ˌvɑlən'tɪər]: I *noun* Freiwillige *m/f* II *adj* freiwillig, Freiwilligen- III *vt* (*Arbeit, Hilfe etc.*) freiwillig anbieten *oder* leisten IV *vi* sich freiwillig melden *oder* anbieten (*for* für, zu)

vollupltulalry [və'lʌptʃəweriː]: I *noun, plural* **-ries** Lüstling *m*, sinnlicher Mensch *m* II *adj* →*voluptuous*

vollupltulous [və'lʌptʃəwəs] *adj*: wollüstig, sinnlich; lüstern

vollupltulouslness [və'lʌptʃəwəsnəs] *noun*: Wollust *f*, Sinnlichkeit *f*; Lüsternheit *f*

vol|lute [və'luːt]: I *noun* Spirale *f* II *adj* gewunden, spiral-, schneckenförmig, spiralig
vol|lut|ed [və'luːtɪd] *adj*: →*volute II*
vol|lu|tin ['vɑljətɪn] *noun*: Volutin *nt*
vol|lu|tion [və'luːʃn] *noun*: Drehung *f*, Windung *f*
vol|vu|lo|sis [ˌvɑlvjə'ləʊsɪs] *noun*: Knotenfiliarose *f*, Onchocerca-volvulus-Infektion *f*, Onchozerkose *f*, Onchocercose *f*, Onchocerciasis *f*
vol|vu|lus ['vɑlvjələs] *noun*: **1.** Stiel-, Achsendrehung *f*, Verschlingung *f*, Volvulus *m* **2.** Darmverschlingung *f*, Volvulus intestini
caecal volvulus: (*brit.*) →*cecal volvulus*
cecal volvulus: Zäkalvolvulus *m*
gastric volvulus: Magenvolvulus *m*, Magentorsion *f*, Volvulus ventriculi
ileocaecal volvulus: (*brit.*) →*ileocecal volvulus*
ileocecal volvulus: Ileozökalvolvulus *m*
intestinal volvulus: Darmverschlingung *f*, Volvulus intestini
omental volvulus: Netztorsion *f*
sigmoid volvulus: Sigma-, Sigmoidvolvulus *m*
VOM *Abk.*: vinylchloride monomer
vo|mer ['vəʊmər] *noun*: Flugscharbein *nt*, Vomer *m*
vo|mer|al ['vəʊmərəl] *adj*: Vomer betreffend, Vomer-, Vomero-
vo|mer|ine ['vəʊməraɪn, -rɪn, 'vɑm-] *adj*: Vomer betreffend, Vomer-, Vomero-
vom|i|ca ['vɑmɪkə] *noun*, *plura* **-cae** [-siː]: diffuse Eiterung *f*
vom|i|cose ['vɑmɪkəʊs] *adj*: diffus eiternd
vom|it ['vɑmɪt]: I *noun* **1.** Erbrechen *nt*, Emesis *f*, Vomitus *m*, Vomitio *f* **2.** Erbrochene *nt* II *vt* (er-, aus-)brechen III *vi* sich erbrechen, brechen, sich übergeben
black vomit: dunkelbraunes Erbrochenes *nt*
coffee-ground vomit: kaffeesatzartiges Erbrechen *nt*, Kaffeesatzerbrechen *nt*
vom|it|ing ['vɑmətɪŋ] *noun*: (Er-)Brechen *nt*, Vomitus *m*, Emesis *f*, Vomitio *f*
acetonaemic vomiting: (*brit.*) →*acetonemic vomiting*
acetonemic vomiting: acetonämisches Erbrechen *nt*, ketonämische Krise *f*
atonic vomiting: atonisches Erbrechen *nt*
bilious vomiting: galliges Erbrechen *nt*, Galleerbrechen *nt*, Vomitus biliosus
blood vomiting: Bluterbrechen *nt*, Hämatemesis *f*, Vomitus cruentus
cyclic vomiting: periodisches/zyklisches/rekurrierendes Erbrechen *nt*
epidemic vomiting: epidemisches Erbrechen *nt*, Bradley-Krankheit *f*
excessive vomiting: Hyperemesis *f*
faecal vomiting: (*brit.*) →*fecal vomiting*
faeculent vomiting: (*brit.*) →*feculent vomiting*
fecal vomiting: Koterbrechen *nt*, Kopremesis *f*
feculent vomiting: fäkulentes Erbrechen *nt*; Koterbrechen *nt*, Kopremesis *f*
habitual vomiting: habituelles Erbrechen *nt*
hysterical vomiting: psychogenes/hysterisches Erbrechen *nt*
induced vomiting: induziertes Erbrechen *nt*
periodic vomiting: periodisches/zyklisches/rekurrierendes Erbrechen *nt*
pernicious vomiting of pregnancy: Hyperemesis gravidarum
vomiting of pregnancy: Schwangerschaftserbrechen *nt*, Erbrechen *nt* in der Schwangerschaft
projectile vomiting: explosionsartiges Erbrechen *nt*, Erbrechen *nt* im Strahl
recurrent vomiting: periodisches/zyklisches/rekurrierendes Erbrechen *nt*
vo|mi|tion [və'mɪʃn] *noun*: **1.** Erbrechen *nt*, Emesis *f*, Vomitus *m* **2.** Erbrochene *nt*
vom|i|tive ['vɑmətɪv]: I *noun* Brechmittel *nt*, Vomitivum *nt*, Emetikum *nt* II *adj* Brechreiz *oder* Erbrechen auslösend verursachend, emetisch, Brech-
vom|i|to|ri|um [ˌvɑmə'tɔːrɪəm, -'təʊ-] *noun*: Brechmittel *nt*, Vomitivum *nt*, Emetikum *nt*
vom|i|to|ry ['vɑmətɔːrɪ, -təʊ-] *noun, adj*: →*vomitive*
vom|i|tous ['vɑmɪtəs] *adj*: Brechreiz *oder* Erbrechen auslösend, emetisch
vom|i|tu|ri|tion [ˌvɑmɪtjʊə'rɪʃn] *noun*: Brechreiz *m*, Würgen *nt*
vom|i|tus ['vɑmɪtəs] *noun*: Brechmittel *nt*, Vomitivum *nt*, Emetikum *nt*
VOP *Abk.*: ventricular overdrive pacing
VOR *Abk.*: vestibulo-ocular reflex
vor|tex ['vɔːrteks] *noun, plural* **-tex|es, -ti|ces** [-tɪsiːz]: Wirbel *m*, Vortex *m*
Fleischer's vortex: Cornea verticillata
hair vortices: Vortices pilorum, Haarwirbel *pl*
vortex of heart: Herzwirbel *m*, Vortex cordis
vortex of urinary bladder: **1.** Blasengrund *m*, Fundus vesicae **2.** Blasenspitze *f*, Apex vesicae
vor|ti|cal ['vɔːrtɪkl] *adj*: →*vorticose*
vor|ti|cose ['vɔːrtɪkəʊs] *adj*: wirbel-, strudelartig, wirbelig, wirbelbildend, Wirbel-
vow|el ['vaʊəl]: I *noun* Selbstlaut *m*, Vokal *m* II *adj* vokalisch, Vokal-
vox [vɑks] *noun*: Stimme *f*, Vox *f*
vo|yeur [vwɑː'jɜr, vɔɪ-] *noun*: Voyeur *m*; (*inf.*) Spanner *m*
vo|yeur|ism [vwɑː'jɜrɪzəm] *noun*: Voyeurismus *m*, Voyeurtum *nt*
VP *Abk.*: **1.** plasma volume **2.** vapor pressure **3.** variegate porphyria **4.** vasopressin **5.** venous pressure **6.** ventilation-perfusion **7.** ventricle puncture **8.** voltage peak
VPA *Abk.*: volume pulse amplitude
VPB *Abk.*: ventricular premature beat
VPC *Abk.*: **1.** venous pulse curve **2.** ventricular premature contraction **3.** volume packed cells
VPD *Abk.*: ventricular premature depolarization
VPR *Abk.*: Voges-Proskauer reaction
VPRC *Abk.*: volume of packed red cells
VPS *Abk.*: ventricular premature stimulation
vps *Abk.*: vibrations per second
VPT *Abk.*: Voges-Proskauer test
VQ *Abk.*: ventilation quotient
VR *Abk.*: **1.** variable ratio **2.** venous return **3.** ventilation rate **4.** ventral root **5.** vocal resonance
VRI *Abk.*: **1.** valvular regurgitation index **2.** virus respiratory infection
VRV *Abk.*: ventricular residual volume
VS *Abk.*: **1.** ventricular septum **2.** vesicular sound **3.** vesicular stomatitis **4.** vital signs **5.** volumetric solution
Vs *Abk.*: voltsecond
VSD *Abk.*: ventricular septal defect
VSHD *Abk.*: ventricular septal heart defect
VSM *Abk.*: vena saphena magna
VSMC *Abk.*: vascular smooth muscle cells
VSP *Abk.*: vena saphena parva
VSV *Abk.*: vesicular stomatitis virus
VT *Abk.*: **1.** tidal volume **2.** vacuum tuberculin **3.** vagotomy **4.** vasotonin **5.** ventricular tachycardia
V_T *Abk.*: tidal volume

VTA *Abk.*: **1.** ventricular tachyarrhythmia **2.** veterinary technical assistant
VTH *Abk.*: vaginal total hysterectomy
VTI *Abk.*: volume thickness index
VU *Abk.*: volume unit
vul|can|i|za|tion [ˌvʌlkənɪ'zeɪʃn] *noun*: Vulkanisierung *f*, Vulkanisation *f*
vul|can|ize ['vʌlkənaɪz] *vt*: vulkanisieren
vul|gar ['vʌlgər] *adj*: gewöhnlich, allgemein, gemein, vulgär
vul|ner|a|bil|i|ty [ˌvʌlnərə'bɪləti:] *noun*: Vulnerabilität *f*
vul|ner|a|ble ['vʌlnərəbl] *adj*: verwundbar, verletzbar, verletzlich, anfällig, vulnerabel
vul|ner|a|ble|ness ['vʌlnərəblnəs] *noun*: →*vulnerability*
vul|ner|ant ['vʌlnərənt] *adj*: verletzend, schädigend
vul|ner|ar|y ['vʌlnəreri:]: **I** *noun* Wundheilmittel *nt* **II** *adj* Wunde betreffend, heilend, heilungsfördernd, Wund-, Heil(ungs)-
vul|nus ['vʌlnəs] *noun, plura* **-ner|a** [-nərə]: Wunde *f*, Vulnus *nt*
vul|va ['vʌlvə] *noun, plural* **-vas, -vae** [-vi:]: (weibliche) Scham *f*, Schamgegend *f*, äußere (weibliche) Geschlechtsorgane/Genitalien *pl*, Vulva *f*
vul|val ['vʌlvəl] *adj*: Vulva betreffend, Scham(lippen)-, Vulvo-, Vulva-
vul|var ['vʌlvər] *adj*: Vulva betreffend, Scham(lippen)-, Vulvo-, Vulva-
vul|vec|to|my [vʌl'vektəmi:] *noun*: Vulvektomie *f*
vul|vis|mus [vʌl'vɪzməs] *noun*: Scheidenkrampf *m*, Vaginismus *m*
vul|vit|ic [vʌl'vɪtɪk] *adj*: Vulvaentzündung/Vulvitis betreffend, vulvitisch
vul|vi|tis [vʌl'vaɪtɪs] *noun*: Entzündung *f* der weiblichen Scham/Vulva, Vulvitis *f*, Vulvaentzündung *f*
diabetic vulvitis: diabetische Vulvitis *f*, Vulvitis/Vulvovaginitis diabetica
leucoplakic vulvitis: (*brit.*) →*leukoplakic vulvitis*
leukoplakic vulvitis: leukoplakische Vulvitis *f*
plasma cell vulvitis: Vulvitis chronica plasmacellularis, Vulvitis circumscripta chronica plasmacellularis (Zoon)
primary acute vulvitis: primäre akute Vulvitis *f*
vulvo- *präf.*: Scham-, Schamlippen-, Vulvo-, Vulva-
vul|vo|cru|ral [ˌvʌlvə'krʊərəl] *adj*: Scham/Vulva und Oberschenkel betreffend, vulvokrural
vul|vop|a|thy [vʌl'vɑpəθi:] *noun*: Vulvaerkrankung *f*, Vulvopathie *f*
vul|vo|rec|tal [ˌvʌlvə'rektl] *adj*: Scham(gegend)/Vulva und Enddarm/Rektum betreffend, vulvorektal, rektovulvär
vul|vo|u|ter|ine [ˌvʌlvə'ju:tərɪn, -raɪn] *adj*: Scham/Vulva und Gebärmutter/Uterus betreffend, vulvouterin
vul|vo|vag|i|nal [ˌvʌlvə'vædʒɪnl] *adj*: Scham/Vulva und Scheide/Vagina betreffend, vulvovaginal
vul|vo|vag|i|nit|ic [ˌvʌlvəˌvædʒə'nɪtɪk] *adj*: Vulvovaginitis betreffend, vulvovaginitisch
vul|vo|vag|i|ni|tis [ˌvʌlvəˌvædʒə'naɪtɪs] *noun*: Entzündung *f* von Scham/Vulva und Scheide/Vagina, Vulvovaginitis *f*
candidal vulvovaginitis: Candida-Vulvovaginitis *f*
gonoccocal vulvovaginitis: Vulvovaginitis gonorrhoica
herpetic vulvovaginitis: Vulvovaginitis herpetica
infantile vulvovaginits: Vulvovaginitis infantum
neonatal vulvovaginits: Vulvovaginitis neonatorum
VUR *Abk.*: vesico-ureteral reflux
VV *Abk.*: vulvovaginal
VVG *Abk.*: vasovesiculography
VW *Abk.*: vessel wall
vWD *Abk.*: von Willebrand disease
vWF *Abk.*: von Willebrand factor
vWJS *Abk.*: von Willebrand-Jürgens syndrome
Vx *Abk.*: vertex
V-Z *Abk.*: varicella-zoster
VZIG *Abk.*: **1.** varicella zoster hyperimmune globulin **2.** varicella zoster hyperimmune immunoglobulin **3.** varicella-zoster immune globulin
VZV *Abk.*: varicella-zoster virus

W

W *Abk.*: **1.** tungsten **2.** water **3.** watt **4.** weight **5.** wolfram
W$_{170}$ *Abk.*: physical work capacity
Ω *Abk.*: ohm
WA *Abk.*: warning arrhythmias
wad|ding ['wɑdɪŋ]: I *noun* **1.** Einlage *f*, Füllmaterial *nt* **2.** Watte *f* **3.** Polsterung *f*, Wattierung *f* II *adj* Wattier-
wad|dle ['wɑdl]: I *noun* Watschelgang *m*, Entengang *m* II *vi* watscheln
wage [weɪdʒ] *noun*: (Arbeits-)Lohn *m*
WAIS *Abk.*: Wechsler Adult Intelligence Scale
waist [weɪst] *noun*: **1.** Taille *f* **2.** Mittelstück *nt*, Mitte *f*, schmalste Stelle *f*
WAK *Abk.*: wearable artificial kidney
wake [weɪk]: (*v* **woke; woken**) I *n* Totenwache *f* II *vt* (auf-) wecken, wachrütteln III *vi* **1.** (auf-, er-)wachen, wach werden **2.** wachen, wach sein *oder* bleiben
wake up I *vt* (auf-)wecken, wachrütteln II *vi* (auf-, er-) wachen, wach werden
wake|ful ['weɪkfəl] *adj*: **1.** wachend **2.** ruhelos, schlaflos **3.** (*fig.*) wachsam
wake|ful|ness ['weɪkfəlnəs] *noun*: **1.** Wachen *nt* **2.** Schlaf-, Ruhelosigkeit *f* **3.** Wachsamkeit *f*
wak|ing ['weɪkɪŋ]: I *noun* (Er-)Wachen *nt* **on waking** beim Erwachen II *adj* wachsam, wach, Wach-
walk [wɔːk]: I *noun* **1.** Gehen *nt*; Gang(art *f*) *m*, Schritt *m* **2.** Spaziergang *m*; (Spazier-)Weg *m*, Strecke *f* II *vi* gehen, laufen; spazierengehen; wandern
brisk walk: flotter/schneller Spaziergang *m*
pigeon-toe walk: Innenrotationsgang *m*
walk|ing ['wɔːkɪŋ]: I *noun* (Zufuß-)Gehen *nt*; Spazierengehen *nt*; Wandern *nt* II *adj* gehend, Geh-, Wander-
difficulty in walking: Gehstörung *f*
heel-toe walking: Abrollen *nt*
walking on straight line: Strichgang *m*
wall [wɔːl]: I *noun* Wand *f*, Innenwand *f*, Wall *m*; (*anatom.*) Paries *m* II *vt* einmauern, ummauern; befestigen
abdominal wall: Bauchwand *f* **through the abdominal wall** durch die Bauchwand
anterior wall of stomach: Vorderwand *f* des Magens, Paries anterior gastricae
anterior wall of tympanic cavity: vordere Paukenhöhlenwand *f*, Paries caroticus cavi tympani
anterior wall of vagina: Paries anterior vaginae
axial wall: axiale Kavitätenwand *f*
carotid wall of tympanic cavity: vordere Paukenhöhlenwand *f*, Paries caroticus cavi tympani
cavity wall: Kavitätenwand *f*
cell wall: Zellwand *f*
chest wall: Brust-, Thoraxwand *f*
external wall of cochlear duct: äußere Ductus cochlearis-Wand *f*, Paries externus ductus cochlearis
inferior wall of orbit: Paries inferior orbitae
inner wall: Innenwand *f*
inner spore wall: innere Sporenhülle *f*
intestinal wall: Darmwand *f*
jugular wall of tympanic cavity: Boden *m* der Paukenhöhle, Paries jugularis cavi tympani
labyrinthine wall of tympanic cavity: mediale Wand *f* der Paukenhöhle, Paries labyrinthicus cavi tympani
lateral wall of orbit: Paries lateralis orbitae
lymphocyte wall: Lymphozytenwall *m*, -mantel *m*
mastoid wall of tympanic cavity: Hinterwand *f* der Paukenhöhle, Paries mastoideus cavi tympani, Adnexa mastoidea
medial wall of orbit: Paries medialis orbitae
medial wall of tympanic cavity: mediale Wand *f* der Paukenhöhle, Paries labyrinthicus cavi tympani
membranous wall of trachea: membranöse Trachearückwand *f*, Paries membranaceus tracheae
membranous wall of tympanic cavity: Paries membranaceus cavi tympani
nail wall: Nagelwall *m*, Vallum unguis
orbital wall: Augenhöhlen-, Orbitawand *f*
outer spore wall: äußere Sporenhülle *f*
pharyngeal wall: Rachenwand *f*
pocket wall: Taschenwand *f*, Zahnfleischtaschenwand *f*
posterior wall of stomach: Hinterwand *f* des Magens, Paries posterior ventriculi
posterior wall of tympanic cavity: Hinterwand *f* der Paukenhöhle, Paries mastoideus cavitatis tympanicae
posterior wall of vagina: Paries posterior vaginae
pulpal wall: Boden *m* der Kronenpulpa
spore wall: Sporenwand *f*
stomach wall: Magenwand *f*
superior wall of orbit: Paries superior orbitae
tegmental wall of tympanic cavity: Dach *nt* der Paukenhöhle, Tegmen tympani, Pars tegmentalis cavi tympani
tympanic wall of cochlear duct: untere Wand *f* des Ductus cochlearis, Membrana spiralis, Paries tympanicus ductus cochlearis
vestibular wall of cochlear duct: Reissner-Membran *f*, Membrana vestibularis, Paries vestibularis ductus cochlearis
wall|eye ['wɔːlaɪ] *noun*: Exotropie *f*
wall|nut ['wɔːnʌt] *noun*: Walnuss *f*
English walnut: echte Walnuss *f*, Juglans regia
wan|der|ing ['wɑndərɪŋ]: I *noun* Wandern *nt*, Wanderung *f* II *adj* wandernd, Wander-
pathologic tooth wandering: pathologische Zahnwanderung *f*
wandering of the teeth: Zahnwanderung *f*
wane [weɪn]: I *noun* Abnahme *f*, Nachlassen *nt*, Abnehmen *nt*, Schwinden *nt* II *vi* abnehmen, nachlassen, schwinden, schwächer werden
WaR *Abk.*: Wassermann reaction
ward [wɔːrd] *noun*: (Krankenhaus-)Station *f*, Abteilung *f*; (Kranken-)Saal *m*, (Kranken-)Zimmer *nt* **in/on the ward** auf Station
emergency ward: Notaufnahme *f*
isolation ward: Isolierabteilung *f*, -station *f*
maternity ward: Entbindungsstation *f*
medical ward: Innere Abteilung *f*
ward|en ['wɔːrdn] *noun*: Aufseher(in *f*) *m*; Portier *m*, Pförtner *m*
war|fa|rin ['wɔːrfərɪn] *noun*: Warfarin *nt*
warm [wɔːrm]: I *noun* (An-, Auf-)Wärmen *nt* II *adj* warm; heiß, erhitzt **I am/feel warm** mir ist warm III *vt* (an-, auf-, vor-, er-)wärmen, warm machen IV *vi* warm *oder* wärmer werden, sich erwärmen; (*Sport*) sich aufwärmen
warm up I *vt* →*warm III* II *vi*→*warm IV*

warm-blooded *adj*: warmblütig
warm|er ['wɔːrmər] *noun*: Wärmer *m*
bottle warmer: Flaschenwärmer *m*
warm|ing ['wɔːrmɪŋ] *noun*: (An-, Auf-)Wärmen *nt*, Erwärmung *f*
warm|ish ['wɔːrmɪʃ] *adj*: lauwarm
warmth [wɔːrmθ] *noun*: (*a. fig.*) Wärme *f*
war|rant ['wɔrənt, 'wɑr-]: I *noun* **1.** Vollmacht *f* **2.** Rechtfertigung *f*, Berechtigung *f* II *vt* **3.** bevollmächtigen **4.** rechtfertigen, berechtigen
wart [wɔːrt] *noun*: **1.** (virusbedingte) Warze *f*, Verruca *f* **2.** warzenähnliche Hautveränderung *f*
acuminate wart: →*fig wart*
anatomical wart: →*necrogenic wart*
common warts: Verrucae vulgares
digitate warts: Verrucae digitatae
fig wart: Feigwarze *f*, Feuchtwarze *f*, spitzes Kondylom *nt*, Condyloma acuminatum, Papilloma acuminatum, Papilloma venereum
filiform warts: Verrucae filiformes
flat warts: Verrucae planae juveniles
fugitive warts: Verrucae planae juveniles
genital wart: →*fig wart*
infectious warts: Verrucae vulgares
juvenile warts: Verrucae planae juveniles
moist wart: →*fig wart*
mosaic warts: Mosaikwarzen *pl*
mucous membrane wart: Schleimhautwarze *f*
necrogenic wart: Wilk-Krankheit *f*, warzige Tuberkulose *f* der Haut, Leichentuberkel *m*, Schlachtertuberkulose *f*, Tuberculosis cutis verrucosa, Verruca necrogenica, Tuberculum anatomicum
paronychial warts: paronychiale Warzen *pl*
Peruvian wart: Peruwarze *f*, Verruca peruana
plane warts: Verrucae planae juveniles
plantar wart: Sohlen-, Dornwarze *f*, Verruca plantaris
pointed wart: →*fig wart*
postmortem wart: →*necrogenic wart*
prosector's wart: →*necrogenic wart*
seed warts: Verrucae vulgares
senile wart: seberrhoische Alterswarze/Keratose *f*, Verruca seborrhoica/senilis
soft wart: Stielwarze *f*, Akrochordon *nt*, Acrochordom *nt*
soot wart: Kaminkehrerkrebs *m*, Schornsteinfegerkrebs *m*
subungual warts: Verrucae subunguales, subunguale Warzen *pl*
telangiectatic wart: Blutwarze *f*, Angiokeratom(a) *nt*
tuberculous wart: →*necrogenic wart*
venereal wart: →*fig wart*
wart|y ['wɔːrtiː] *adj*: Warzen betreffend, von Warzen bedeckt, warzig, Warzen-
WAS *Abk.*: Wiskott-Aldrich syndrome
wash [wɑʃ]: I *noun* **1.** Waschen *nt*, Waschung *f*, Wäsche *f* **give sth. a wash** etw. (ab-)waschen **have a wash** sich waschen **2.** (*Magen*) Spülung *f*; Aus-, Umspülen *nt* **3.** Wäsche *f* **4.** Waschwasser *nt*, -lauge *f*; Spülwasser *nt* **5.** (Haar-)Wasser *nt*; Spülflüssigkeit *f* **6.** (*pharmakol.*) Waschung *f* **7.** (*techn.*) Bad *nt* II *adj* waschbar, Wasch- III *vt* **8.** waschen **wash o.s.** sich waschen **wash one's hands** sich die Hände waschen **9.** (ab-, um-, weg-, aus-)spülen, reinigen, (aus-)waschen
wash away *vt* abwaschen, wegspülen
wash down *vt* (*Tablette*) hinunterspülen
wash off *vt* abwaschen, wegspülen
wash out *vt* auswaschen, (aus-)spülen
mouth wash: Mundwasser *nt*, Zahnwasser *nt*, Collutorium *nt*
wash|ba|sin ['wɑʃbeɪsən] *noun*: Waschbecken *nt*
wash|cloth ['wɑʃkləθ] *noun*: Waschlappen *nt*
wash|er ['wɑʃər] *noun*: **1.** (*labor.*) Spülapparat *m*, -maschine *f* **2.** Dichtung(sring *m*, -scheibe) *f*, Unterlegscheibe *f*
wash|ing ['wɑʃɪŋ] *noun*: **1.** Waschen *nt*, Waschung *f*, Wäsche *f* **2.** Wäsche *f* **3.** (*techn.*) Bad *nt*
wash|out ['wɑʃaʊt] *noun*: Ausspülung *f*, Auswaschung *f*
wash|rag ['wɑʃræg] *noun*: →*washcloth*
wash|room ['wɑʃrʊm, -ruːm] *noun*: Waschraum *m*
wash|tub ['wɑʃtʌb] *noun*: Waschwanne *f*
wasp [wɑsp] *noun*: Wespe *f*
waste [weɪst]: I *noun* **1.** Verschwendung *f*, -geudung *f* **2.** Abfall(stoffe *pl*) *m*, Müll *m* **3.** Verfall *m*, Verschleiß *m*, Schwund *m*, Verlust *m* II *adj* **4.** ungenutzt, überschüssig, überflüssig **5.** Abfall-, Abfluss-, Ablauf-; (*biolog.*) Ausscheidungs- III *vt* **6.** verschwenden, vergeuden **7.** aus-, aufzehren, schwächen IV *vi* **8.** verschwendet werden **9.** verfallen, verkümmern, schwächer werden, schwinden
waste away *vi* dahinsiechen, -schwinden
atomic waste: Atommüll *m*
radioactive waste: radioaktiver Abfall *m*
waste|wa|ter ['weɪst,wɔːtər] *noun*: Abwasser *nt*
wast|ing ['weɪstɪŋ]: I *noun* **1.** Verschwendung *f*, -geudung *f* **2.** Verfall *m*, Verschleiß *m*, Schwund *m*, Verlust *m* **3.** Auszehrung *f*, Kräftezerfall *m*; Schwund *m* II *adj* **3.** (aus-, ab-)zehrend, schwächend **4.** abnehmend, schwindend
muscle wasting: →*muscular wasting*
muscular wasting: Amyotrophie *f*
salt wasting: Salzverlust *m*
tooth wasting: Zahnabnutzung *f*, Abnutzung *f*
watch [wɑtʃ]: I *noun* **1.** Wache *f*; Wachen *nt* **be on the watch** aufpassen **keep (a) watch** wachen (*on, over* über); aufpassen (*on, over* auf); jdn. im Auge behalten **2.** Wachsamkeit *f* II *vt* überwachen, aufpassen auf, beobachten III *vi* wachen (*with* bei)
watch over *vi* bewachen, aufpassen, wachen über
watch|ful ['wɑtʃfəl] *adj*: wachsam, aufmerksam (*of* auf)
watch|ful|ness ['wɑtʃfəlnəs] *noun*: Wachsamkeit *f*
wat|er ['wɔːtər]: I *noun* **1.** Wasser *nt*; (*a.* **waters** *pl*) Mineralquelle *f*, Mineralwasser *nt*, Heilquelle *f*, Heilwasser *nt* **2.** (*chem.*) Wasserlösung *f* **3.** Wasser *nt*, Sekret *nt* II *vt* **4.** wässern, einweichen, befeuchten **5.** verwässern, verdünnen III *vi* (*Mund*) wässrig werden (*for* nach); (*Auge*) tränen
water down *vt* verwässern, (mit Wasser) verdünnen, abschwächen
bath water: Badewasser *nt*
bound water: gebundenes Wasser *nt*
water on the brain: Wasserkopf *m*, Hydrozephalus *m*, Hydrocephalus *m*
carbonated water: Sodawasser *nt*
chlorine water: Chlorwasser *nt*, Aqua chlorata
water of combustion: Verbrennungswasser *nt*
water of crystallization: Kristallwasser *nt*
distilled water: destilliertes Wasser *nt*, Aqua destillata
double distilled water: Aqua bidestillata
drinking water: Trinkwasser *nt*
extracellular water: extrazelluläres Wasser *nt*
free water: freies Wasser *nt*
fresh water: Süßwasser *nt*
ground water: Grundwasser *nt*
hard water: hartes Wasser *nt*
heavy water: schweres Wasser *nt*, Deuteriumoxid *nt*

intracellular water: intrazelluläres Wasser *nt*
liquid water: flüssiges Wasser *nt*, Wasser *nt* in flüssigem Zustand *m*
metabolic water: Verbrennungswasser *nt*
water of metabolism: Oxidations-, Verbrennungswasser *nt*
mineral water: Mineralwasser *nt*
water on the knee: Kniegelenk(s)erguss *m*
water of oxidation: Oxidations-, Verbrennungswasser *nt*
peptone water: Peptonwasser *nt*
potable water: Trinkwasser *nt*
salt water: Sole *f*; Salzwasser *nt*
sea water: Salz-, See-, Meerwasser *nt*
Selters water: Selterswasser *nt*
Seltzer water: Selterswasser *nt*
soft water: weiches Wasser *nt*
spring water: Wildwasser *nt*
sterile water: keimfreies/sterilisiertes Wasser *nt*
sulfate water: Sulfatwasser *nt*
sulphate water: (*brit.*) →*sulfate water*
table water: Tafelwasser *nt*, Mineralwasser *nt*
total body water: Gesamtkörperwasser *nt*
tritiated water: →*tritium-labeled water*
tritium-labeled water: tritiummarkiertes Wasser *nt*
waste water: Abwasser *nt*
witch hazel water: Hamamelidis corticis aqua, Hamamelidis aqua

water-borne *adj*: (*Krankheit*) durch (Trink-)Wasser übertragen

walter|cress ['wɔːtər,kres] *noun*: **1.** Brunnenkresse *f*, Wasserkresse *f*, Nasturtium officinale **2.** Brunnenkresse *f*, Wasserkresse *f*, Nasturtii herba

walter|drop ['wɔːtər,drɑp] *noun*: Wassertropfen *m*; Träne *f*

walter|i|ness ['wɔːtərɪnəs] *noun*: Wässerigkeit *f*, Wässrigkeit *f*

walter|ing ['wɔːtərɪŋ] *adj*: wasserspendend, -produzierend; Kur-, Bade-

water-insoluble *adj*: wasserunlöslich, unlöslich in Wasser

walter|less ['wɔːtərləs] *adj*: wasserlos; trocken

water-miscible *adj*: mit Wasser mischbar

walter|pox ['wɔːtərpɑks] *noun*: Varicella *pl*, Varizellen *pl*, Windpocken *pl*

water-repellent *adj*: wasserabstoßend

water-soluble *adj*: wasserlöslich, löslich in Wasser

water-stroke *noun*: ödem-bedingte Apoplexie *f*

walter|works ['wɔːtərwɜrks] *plural*: (*inf.*) **1.** Tränen *pl* **2.** Nieren *pl*; ableitende Harnwege *pl*

walter|y ['wɔːtəriː] *adj*: Wasser enthaltend, wässrig, wässerig, wasserähnlich; (*Augen*) tränend; feucht, nass, voller Wasser; verwässert

Wat|so|ni|us [wɑt'səʊnɪəs] *noun*: Watsonius *m*
Watsonius watsoni: Watsonius watsoni

watt [wɑt] *noun*: Watt *nt*

watt|age ['wɑtɪdʒ] *noun*: Wattleistung *f*

watt-hour *noun*: Wattstunde *f*

watt|me|ter ['wɑtmiːtər] *noun*: Leistungsmesser *m*, Wattmeter *nt*

watt-second *noun*: Wattsekunde *f*

wave [weɪv]: **I** *noun* **1.** (*a. physik.*) Welle *f* **in waves** schubweise, in Wellen **2.** (*physiolog.*) Welle *f*, wellenförmige Struktur *f* **II** *vt* wellenförmig bewegen **III** *vi* **3.** wogen, sich wellenartig bewegen **4.** (*Haar*) sich wellen
α waves: →*alpha waves*
alpha waves: α-Wellen *pl*, alpha-Wellen *pl*, Alphawellen *pl*
anacrotic wave: anakrote Welle *f*
anadicrotic wave: anadikrote Welle *f*
β waves: →*beta waves*
beta waves: β-Wellen *pl*, beta-Wellen *pl*
blood pressure waves: Blutdruckwellen *pl*
brain waves: Hirnströme *pl*
c wave: c-Welle *f*
catacrotic wave: katakrote Welle *f*
catadicrotic wave: katadikrote Welle *f*
δ waves: →*delta waves*
delta waves: δ-Wellen *pl*, Deltawellen *pl*
dicrotic wave: dikrote Welle *f*
electromagnetic waves: elektromagnetische Wellen *pl*
excitation wave: Erregungswelle *f*
f waves: F-Wellen *pl*
fibrillary waves: F-Wellen *pl*
flutter waves: Flatterwellen *pl*
hertzian waves: Radiowellen *pl*
high-frequency wave: Dezimeterwelle *f*
infrared waves: Infrarotwellen *pl*
infrasonic waves: Infraschall *m*
light waves: Lichtwellen *pl*
long wave: Langwelle *f*
longitudinal wave: Longitudinalwelle *f*
Mayer's waves: Mayer-Wellen *pl*, Blutdruckschwankungen *pl* III. Ordnung
microelectric waves: Mikrowellen *pl*
P wave: P-Welle *f*, P-Zacke *f*
phrenic wave: Litten-Phänomen *nt*
pressure wave: Druckwelle *f*
pulse wave: Pulswelle *f*
Q wave: Q-Zacke *f*, Q-Welle *f*
R wave: R-Zacke *f*
reflected wave: reflektierte Welle *f*, Echowelle *f*
regurgitation wave: Regurgitationswelle *f*
S wave: S-Zacke *f*
sharp waves: steile Wellen *pl*
sharp and slow waves: sharp-and-slow-waves-Komplexe *pl*
sharp vertex waves: steile Vertexwellen *pl*
shock waves: Schock-, Stoßwellen *pl*
sonic wave: Schallwelle *f*
sound wave: Schallwelle *f*
spike and waves: spike-and-wave-Komplexe *pl*
standing wave: stehende Welle *f*
T wave: T-Welle *f*, T-Zacke *f*
theta waves: θ-Wellen *pl*, Thetawellen *pl*
transverse wave: Transversalwelle *f*
traveling wave: Wanderwelle *f*
tricrotic wave: trikrote Welle *f*
U wave: U-Welle *f*
ultrashort waves: Ultrakurzwellen *pl*
ultrasonic waves: Ultraschall *m*, Ultraschallstrahlen *pl*, Ultraschallwellen *pl*
v wave: v-Welle *f*
x wave: x-Welle *f*
y wave: y-Welle *f*

wave|length ['weɪv,leŋ(k)θ] *noun*: Wellenlänge *f*

wave|like ['weɪvlaɪk] *adj*: wellenförmig, -artig, -ähnlich

wave|me|ter ['weɪvmiːtər] *noun*: Wellenmesser *m*

wave-resistance *noun*: Wellenwiderstand *m*

wav|y ['weɪviː] *adj*: wellig, gewellt, Wellen-

wax [wæks]: **I** *noun* **1.** (Bienen-, Pflanzen-)Wachs *nt*, Cera *f* **2.** Ohr(en)schmalz *nt*, Zerumen *nt*, Cerumen *nt* **3.** (*chem.*) Wachs *nt* **II** *adj* wächsern, Wachs- **III** *vt* (ein-) wachsen
adhesive wax: Klebewachs *nt*, Klebwachs *nt*, Glaswachs *nt*
baseplate wax: Basisplattenwachs *nt*
bite wax: Bisswachs *nt*, Bissregistrierwachs *nt*

W

bite registration wax: →*bite wax*
bleached wax: →*white wax*
blockout wax: Ausblockwachs *nt*
Brazil wax: →*carnauba wax*
burnout wax: Ausschmelzwachs *nt*
carnauba wax: Carnaubawachs *nt*, Karnaubawachs *nt*
casting wax: Gusswachs *nt*
ceresin wax: Ceresin *nt*, Zeresin *nt*
corrective wax: Korrekturwachs *nt*
corrective impression wax: →*corrective wax*
D wax: Wachs D *nt*
dental wax: Dentalwachs *nt*, zahnärztliches Wachs *nt*
dental inlay wax: Inlaywachs *nt*, Inlaygusswachs *nt*
dental inlay casting wax: →*dental inlay wax*
fluid wax: Flüssigwachs *nt*
fluxed wax: Wachs *nt* mit Fließmittelzusatz
fossil wax: Erdwachs *nt*, Ozokerit *nt*, Mineralwachs *nt*
impression wax: Abdruckwachs *nt*
inlay wax: →*dental inlay wax*
inlay casting wax: →*dental inlay wax*
inlay pattern wax: →*dental inlay wax*
Japan wax: Japanwachs *nt*, Japantalg *m*
lignite wax: →*montan wax*
lost wax: Ausschmelzwachs *nt*
microcrystalline wax: mikrokristallines Wachs *nt*
mineral wax: Erdwachs *nt*, Cera mineralis, hartes Paraffin *nt*, Ozokerit *nt*, Mineralwachs *nt*
model denture wax: Basisplattenwachs *nt*, Modellwachs *nt*
montan wax: Montanwachs *nt*, Mineralwachs *nt*
Mosetig-Moorhof bone wax: Mosetig-Moorhof-Füllung *f*, Mosetig-Moorhof-Wachs *nt*
mouth denture wax: →*model denture wax*
natural wax: Naturwachs *nt*
paraffin wax: Parafinwachs *nt*, Hartparaffin *nt*
plant wax: Pflanzenwachs *nt*
set-up wax: Set-up-Wachs *nt*
sticky wax: →*adhesive wax*
sumac wax: →*Japan wax*
synthetic wax: Kunstwachs *nt*, synthetisches Wachs *nt*
try-in wax: Try-in-Wachs *nt*
vegetable wax: →*plant wax*
white wax: weißes Bienenwachs *nt*, weißes Wachs *nt*, Cera alba
yellow wax: gelbes Bienenwachs *nt*, gelbes Wachs *nt*, Cera flava

wax|en ['wæksən] *adj*: **1.** wachshaltig **2.** wie Wachs, wachsartig, wächsern, Wachs-; (*Gesicht*) bleich, wächsern
wax-out *noun*: Ausblocken *nt*
wax|y ['wæksiː] *adj*: →*waxen*
way [weɪ] *noun*: **1.** Weg *m*, Bahn *m*; Richtung *f* **2.** Durchgang *m*, Öffnung *f* **3.** (Gesundheits-)Zustand *m*, Lage *f* **in a bad way** in schlimmer Verfassung **under way** im Werden (begriffen), im Gange sein
way of living: Lebensweise *f*
WB *Abk.*: **1.** warm blood **2.** Wechsler-Bellevue scale **3.** Western blot **4.** whole blood
WBC *Abk.*: **1.** white blood cell **2.** white blood corpuscle **3.** white blood count
WBC/hpf *Abk.*: white blood cells per high-power field
WBH *Abk.*: whole body hyperthermia
WBPTT *Abk.*: whole blood partial thromboplastin time
WBR *Abk.*: whole body radiation
WBS *Abk.*: whole body scan
WC *Abk.*: **1.** white cell **2.** whooping cough
WCC *Abk.*: white cell count
WCD *Abk.*: Weber-Christian disease
WCL *Abk.*: Wenckebach cycle length
WD *Abk.*: **1.** Waller degeneration **2.** watery diarrhea
WDHA *Abk.*: watery diarrhea, hypokalemia, anacidity
WDHH *Abk.*: watery diarrhea, hypokalemia, anacidity, hyperglycemia
WDL *Abk.*: well-differentiated lymphocytic lymphoma
WDLL *Abk.*: well-differentiated lymphocytic lymphoma
WDMF *Abk.*: wall-defective microbial form
weak [wiːk] *adj*: schwach, geschwächt, hyposthenisch
weak|en ['wiːkən]: **I** *vt* etw. (ab-)schwächen; verdünnen, attenuieren; (*Gesundheit*) angreifen; (*Wirkung*) abschwächen **II** *vi* schwach/schwächer werden, nachlassen; (*Kraft*) erlahmen
weak|en|ing ['wiːkənɪŋ] *noun*: (Ab-)Schwächung *f*, Schwächen *nt*, Schwachwerden *nt*
weak|ly ['wiːkliː]: **I** *adj* kränklich, schwächlich **II** *adv* schwach
weak-minded *adj*: **1.** schwachsinnig **2.** willens-, charakterschwach
weak|ness ['wiːknəs] *noun*: **1.** Schwäche *f* **2.** Kränklichkeit *f*, Schwächlichkeit *f* **3.** (Charakter-)Schwäche *f*
muscle weakness: Muskelschwäche *f*, unvollständige Muskellähmung *f*, Myoparese *f*
neuromuscular weakness: neuromuskuläre Schwäche *f*
weakness of the voice: Hypophonie *f*, Phonasthenie *f*
weak-sighted *adj*: amblyop, schwachsichtig
weak-sightedness *noun*: Schwachsichtigkeit *f*, Amblyopie *f*
weak-willed *adj*: willensschwach
wean [wiːn] *vt*: **1.** (*pädiat.*) entwöhnen (*off, from*); abstillen **2.** abbringen (*away from* von); abgewöhnen, entwöhnen
wean|er ['wiːnər] *noun, adj*: →*weanling*
wean|ing ['wiːnɪŋ] *noun*: Entwöhnung *f*; Abstillen *nt*
wean|ling ['wiːnlɪŋ]: **I** *noun* frisch entwöhntes Kind *nt* **II** *adj* frisch entwöhnt
wear [weər]: (*v* **wore; worn**) **I** *noun* **1.** Tragen *nt* **2.** Abnutzung *f*, Verschleiß *m* **wear and tear** Abnutzung *f*, Verschleiß(erscheinungen *pl*) *m* **3.** Haltbarkeit *f*, Strapazierfähigkeit *f* **II** *vt* **4.** tragen **5.** abtragen, abnutzen **III** *vi* **6.** sich tragen; sich erhalten, halten, haltbar sein **7.** sich abnutzen *oder* verbrauchen
wear away I *vt* **1.** abnutzen, abtragen **2.** auswaschen, aushöhlen **II** *vi* sich abnutzen, sich abtragen, vermindern, verwischen, verrinnen, langsam vergehen
wear downI *vt* abnutzen; verbrauchen **II** *vi* sich abnutzen, sich verbrauchen
wear off *vi* nachlassen, sich verlieren; abgegehen, sich abnutzen; (*Wirkung*) sich verlieren, nachlassen, abklingen
wear out I *vt* abnutzen, abtragen **II** *vi* sich abtragen, sich abnutzen, verschleißen
abnormal occlusal wear: abnorme Zahnabnutzung *f*
occlusal wear: →*tooth wear*
sleep wear: Nachtwäsche *f*
tooth wear: Zahnabnutzung *f*, Abrasio dentium
wea|ri|ness ['wɪərɪnəs] *noun*: Müdigkeit *f*, Mattigkeit *f*, Lustlosigkeit *f*
wea|ry ['wɪəriː] *adj*: **1.** müde, matt, lustlos (*with* von, vor) **2.** ermüdend
web [web] *noun*: Gewebe *nt*, Netz *nt*, Gespinst *nt*
esophageal web: Schatzki-Ring *m*
laryngeal web: partielle Larynxatresie *f*
oesophageal web: (*brit.*) →*esophageal web*
web|bing ['webɪŋ] *noun*: Schwimmhautbildung *f*
wedge [wedʒ]: **I** *noun* Keil *m* **II** *vt* (ver-)keilen; (ein-)keilen **III** *vi* sich festklemmen, sich verkeilen
dental wedge: Bisskeil *m*, Keil *m*

WEE *Abk.*: **1.** Western equine encephalitis **2.** Western equine encephalomyelitis
weed [wiːd] *noun*: (Heil-)Kraut *nt*, Herba *f*; Unkraut *nt*
dill weed: Dillkraut *nt*, Anethi herba
fumitory weed: Fumariae herba
jimson weed: weißer Stechapfel *m*, Datura stramonium
sweet woodruff weed: Galii odorati herba
weep [wiːp]: (*v* **wept; wept**) **I** *n* Weinen *nt* **II** *vt* weinen **III** *vi* **1.** weinen **2.** (*Wunde*) nässen, Serum ausscheiden
weigh [weɪ]: **I** *vt* **1.** wiegen **2.** (*fig.*) erwägen, abwägen (*with, against* gegen) **II** *vi* wiegen
weigh up *vt* (*fig.*) erwägen, abwägen
weight [weɪt] *noun*: **1.** Gewicht *nt*, Last *f* **2.** (Körper-)Gewicht *nt* **put on/gain weight** zunehmen **lose weight** abnehmen **3.** (*physik.*) Schwere *f*, (Massen-)Anziehungskraft *f*
weight at birth: Geburtsgewicht *nt*
atomic weight: Atomgewicht *nt*
body weight: Körpergewicht *nt*
correlated weight: Korrelationsgewicht *nt*
critical heart weight: kritisches Herzgewicht *nt*
desired weight: Sollgewicht *nt*
dry weight: Trockengewicht *nt*
empty weight: Eigen-, Leergewicht *nt*
gram-atomic weight: Grammatom(gewicht *nt*) *nt*, Atomgramm *nt*
gram-molecular weight: Grammmolekül *nt*, Mol *nt*, Grammmol *nt*, Grammmolekulargewicht *nt*
ideal weight: Idealgewicht *nt*
molar weight: Molgewicht *nt*, Molargewicht *nt*
molecular weight: Molekulargewicht *nt*
normal weight: Normalgewicht *nt*
particle weight: Partikelgewicht *nt*
perfusion weight: Durchblutung *f*, Durchblutungsgröße *f*
weight per volume: Gewicht *nt* pro Volumeneinheit, spezifisches Gewicht *nt*
specific weight: spezifisches Gewicht *nt*, Wichte *f*
standard weight: Normalgewicht *nt*; Gewichtseinheit *f*
unitary weight: Gewichtseinheit *f*
weight|iness ['weɪtɪnəs] *noun*: Gewicht *nt*, Schwere *f*
weight|less ['weɪtləs] *adj*: schwerelos
weight|less|ness ['weɪtləsnəs] *noun*: Schwerelosigkeit *f*
wel|fare ['welfeər] *noun*: **1.** Wohl *nt*, Wohlergehen *nt* **2.** Sozialhilfe *m*; Fürsorge *f*, Wohlfahrt *f* **be on welfare** Sozialhilfe beziehen
child welfare: Kinderfürsorge *f*
social welfare: Sozialfürsorge *f*
well [wel] *adj*: **1.** wohl, gesund **be/feel well** sich wohl fühlen **look well** gesund *oder* gut aussehen **2.** in Ordnung, richtig, gut
well [wel]: **I** *noun* Brunnen *m*; (Heil-)Quelle *f*, Mineralbrunnen *m* **II** *vi* quellen (*from* aus)
well out *vi* hervorquellen
well over *vi* überfließen
well up *vi* (*Tränen*) aufsteigen; hervorbrechen, -schießen
well-advised *adj*: wohlüberlegt, klug
well-balanced *adj*: im Gleichgewicht befindlich; (*Person*) ausgeglichen; (*Diät*) ausgewogen
well-being *noun*: Wohlbefinden *nt*, Gesundheit *f*, Wohl *nt*
well-defined *adj*: klar abgegrenzt, gut umrissen, gut zu unterscheiden; eindeutig definiert
well-fed *adj*: wohlernährt
well-fitting *adj*: (richtig/gut) passend, sitzend
well-kept *adj*: gepflegt
well-preserved *adj*: guterhalten
well-regulated *adj*: geregelt, geordnet
well-tried *adj*: erprobt, bewährt
welt [welt] *noun*: →*wheal*
wen [wen] *noun*: **1.** piläre Hautzyste *f* **2.** Epidermoid *nt*, Epidermalzyste *f*, Epidermiszyste *f*, Epidermoidzyste *f*, (echtes) Atherom *nt*, Talgretentionszyste *f*
WEP *Abk.*: water blue, eosin, phloxin
wet [wet]: (*v* **wet; wetted**) **I** *noun* Nässe *f*, Feuchtigkeit *f* **II** *adj* nass, feucht, durchnässt (*with* von); Nass- **III** *vt* anfeuchten, nassmachen, benetzen **wet through** durchnässen **IV** *vi* nässen, nass werden
wet|ness ['wetnəs] *noun*: Nässe *f*, Feuchtigkeit *f*
wet-nurse *vt*: (als Amme) säugen
wet|ta|ble ['wetəbl] *adj*: benetzbar
wet|ting ['wetɪŋ] *noun*: **1.** Durchnässung *f* **2.** Befeuchtung *f*
wet|tish ['wetɪʃ] *adj*: etw. feucht
WFR *Abk.*: Weil-Felix reaction
WFS *Abk.*: Waterhouse-Friderichsen syndrome
WG *Abk.*: Wegener's granulomatosis
Wh *Abk.*: watt-hour
WHA *Abk.*: World Health Assembly
wheal [(h)wiːl] *noun*: Quaddel *f*
wheat [(h)wiːt] *noun*: Weizen *m*
wheel [(h)wiːl] *noun*: **1.** Rad *nt* **2.** (Steuer-, Lenk-)Rad *nt* **3.** Drehung *f*, Kreisbewegung *f*
wheeze [(h)wiːz]: **I** *noun* Keuchen *nt*, pfeifendes Atmen/Atemgeräusch *nt* **II** *vi* keuchen, pfeifend atmen, pfeifen, schnaufen
whet|stone ['(h)wetstəʊn] *noun*: Wetzstein *m*
whey [(h)weɪ] *noun*: Molke *f*
whey|ey ['(h)weɪɪ] *adj*: molkig
whey|faced ['(h)weɪfeɪst] *adj*: käsig, käseweiß, käsebleich
WHHL *Abk.*: Watanabe heritable hyperlipidemia
whip|lash ['(h)wɪplæʃ] *noun*: Schleudertrauma *nt* (der Halswirbelsäule), whiplash injury *nt*
whip|worm ['(h)wɪpwɜrm] *noun*: Peitschenwurm *m*, Trichuris trichiura, Trichocephalus dispar
whis|per ['(h)wɪspər]: **I** *noun* Flüstern *nt*, Wispern *nt*, Geflüster *nt*, Gewisper *nt* **II** *vt, vi* wispern, flüstern, leise sprechen
white [(h)waɪt]: **I** *noun* (*Farbe*) Weiß *nt*; (*Rasse*) Weiße *m/f* **II** *adj* weiß, Weiß-; hell(farbig), licht; blass, bleich
egg white: Eiklar *nt*, Eiweiß *nt*
white of egg: Eiklar *nt*, Eiweiß *nt*
white of the eye: Sklera *f*
permanent white: Permanent-, Berylweiß *nt*
Spanish white: basisches Wismutnitrat *nt*, Bismutum subnitricum
visual white: Sehweiß *nt*, Leukopsin *nt*
white-faced *adj*: bleich, blass
white-haired *adj*: weißhaarig; hellhaarig
white|head ['(h)waɪthed] *noun*: Hautgrieß *m*, Milium *nt*, Milie *f*
white-headed *adj*: →*white-haired*
white|leg ['(h)waɪtleg] *noun*: Milchbein *nt*, Leukophlegmasie *f*, Phlegmasia alba dolens
whit|en ['(h)waɪtn]: **I** *vt* weiß machen, weißen; bleichen **II** *vi* (*Haar*) weiß werden
white|ness ['(h)waɪtnəs] *noun*: **1.** Weiße *f* **2.** Blässe *f*
whit|en|ing ['(h)waɪtənɪŋ] *noun*: **1.** Weißen *nt* **2.** Bleichen *nt* **3.** Tünchen *nt* **4.** Weißwerden *nt*
white|pox ['(h)waɪtpɑks] *noun*: weiße Pocken *pl*, Alastrim *nt*, Variola minor
whit|low ['(h)wɪtləʊ] *noun*: eitrige Fingerspitzenerkrankung *f*; tiefes Fingerpanaritium *nt*

W

herpetic whitlow: Herpesparonychie *f*
WHO *Abk.*: World Health Organization
whole [həʊl]: **I** *noun* das Ganze, die Gesamtheit; Einheit *f*, Ganze(s) *nt* **II** *adj* **1.** ganz, gesamt, vollständig, völlig **2.** ganz, unzerteilt **3.** heil, unverletzt, unversehrt, unbeschädigt, ganz
whoop [(h)wu:p, (h)wʊp] *vi*: keuchen, keuchend atmen
whorl [(h)wɜrl, (h)wɔ:rl] *noun*: Windung *m*; Wirtel *m*, Quirl *m*
hair whorls: Haarwirbel *pl*, Vortices pilorum
whor|tle|ber|ry ['hwɜrtl,beri:] *noun*: **1.** Heidelbeere *f*, Vaccinium myrtillus **2.** Heidelbeere *f*, Myrtilli fructus
WHRC *Abk.*: World Health Research Center
WHVP *Abk.*: wedged hepatic venous pressure
wick [wɪk] *noun*: **1.** Gazetampon *m*, Gazestreifen *m* **2.** Docht *m*
gauze wick: Gazetampon *m*, Gazestreifen *m*
wide [waɪd] *adj*: **1.** breit; weit; groß; ausgedehnt **2.** (*Augen*) aufgerissen **3.** groß, beträchtlich **4.** (*fig.*) umfangreich, umfassend, weitreichend; vielfältig
wide-awake *adj*: **1.** hellwach **2.** (*fig.*) aufmerksam, wachsam; aufgeweckt
wide-eyed *adj*: mit großen Augen
wid|en ['waɪdn]: **I** *vt* erweitern, verbreitern, breiter machen; dehnen; dilatieren **II** *vi* sich ausweiten, sich verbreitern, breiter werden
widen out *vi* sich erweitern (*into* zu); sich ausweiten
wide-necked *adj*: (*Flasche*) weithalsig
wide|ness ['waɪdnəs] *noun*: Breite *f*; Weite *f*; Ausgedehntheit *f*, Ausdehnung *f*
wid|en|ing ['waɪdnɪŋ] *noun*: Dehnung *f*, Erweiterung *f*
joint space widening: Gelenkspalterweiterung *f*
wide-open *adj*: weit geöffnet, weit offen; weit aufgerissen
wide-spread *adj*: **1.** ausgedehnt, weit ausgebreitet **2.** weitverbreitet
wid|ow ['wɪdəʊ] *noun*: Witwe *f*
wid|owed ['wɪdəʊd] *adj*: verwitwet
wid|ow|er ['wɪdəʊər] *noun*: Witwer *m*
width [wɪdθ, wɪtθ] *noun*: Weite *f*, Breite *f*
anterior arch width: vordere Zahnbogenbreite *f*
arch width: Zahnbogenbreite *f*
bicanine width: Eckzahnbreite *f*, Eckzahndistanz *f*
bimolar width: Molarendistanz *f*
posterior arch width: hintere Zahnbogenbreite *f*
will *noun*: letzter Wille *m*, Testament *nt*
living will: Patiententestament *nt*, Patientenverfügung *f*
wil|low ['wɪləʊ] *noun*: Weide *f*, Salix *f*
basket willow: Purpurweide *f*, Salix purpurea
pollard willow: Kopfweide *f*, Salix fragilis, Bruchweide *f*
white willow: Silberweide *f*, Salix alba
wil|low|herb ['wɪlɔ:,(h)ɜrb] *noun*: Weidenröschen *nt*, Epilobium *nt*
hill willowherb: Hügelweidenröschen *nt*, Epilobium collinum
hoary willowherb: kleinblütiges Weidenröschen *nt*, Epilobium parviflorum
mountain willowherb: Bergweidenröschen *nt*, Epilobium montanum
pink willowherb: rosarotes Weidenröschen *nt*, Epilobium roseum
wind [wɪnd] *noun*: **1.** Wind *m* **2.** Blähung(en *pl*) *f*, Wind *m* **break wind** einen Wind abgehen lassen **suffer from wind** Blähungen haben **3.** Atem *m*, Atmen *nt* **be short of wind** außer Atem sein **catch one's wind/get one's wind back** wieder zu Atem kommen **have a good wind** eine gute Lunge haben
wind|burn ['wɪndbɜrn] *noun*: Hauterythem *nt* durch scharfen Wind
wind|chill ['wɪn(d)tʃɪl] *noun*: Windabkühlung *f*, Abkühlung *f* durch Luftzug
wind|ed ['wɪndɪd] *adj*: außer Atem, atemlos
wind|lass ['wɪndləs]: **I** *noun* (*techn.*) Winde *f* **II** *vi* hochwinden
Spanish windlass: Abbindung *f*
win|dow ['wɪndəʊ] *noun*: Fenster(öffnung *f*) *nt*; (*anatom.*) Fenestra *f*
aortic window: Aortenfenster *nt*
aorticopulmonary window: Aortikopulmonalfenster *nt*, aortopulmonaler Septumdefekt *m*
aortopulmonary window: →*aorticopulmonary window*
cochlear window: rundes Fenster *nt*, Fenestra cochleae/rotunda
endothelial window: Endothelfenster *nt*
oval window: →*vestibular window*
round window: →*cochlear window*
vestibular window: ovales Fenster *nt*, Vorhoffenster *nt*, Fenestra ovalis/vestibuli
win|dowed ['wɪndəʊd] *adj*: mit Fenster(n) (versehen), gefenstert
wind|pipe ['wɪndpaɪp] *noun*: Luftröhre *f*; (*anatom.*) Trachea *f*
wind|y ['wɪndi:] *adj*: **1.** windig, stürmisch **2.** blähend
wine [waɪn] *noun*: Wein *m*
medicated wine: Medizinalwein *m*
wing [wɪŋ] *noun*: Flügel *m*, flügelähnliche Struktur *f*; (*anatom.*) Ala *f*
wing of crista galli: Ala cristae galli
greater wing of sphenoid bone: →*great wing of sphenoid bone*
great wing of sphenoid bone: großer Keilbeinflügel *m*, Ala major ossis sphenoidalis
wing of ilium: Becken-, Darmschaufel *f*, Ala ossis ilii
Ingrassia's wing: →*small wing of sphenoid bone*
lateral wing of sphenoid bone: →*great wing of sphenoid bone*
lesser wing of sphenoid bone: →*small wing of sphenoid bone*
major wing of sphenoid bone: →*great wing of sphenoid bone*
minor wing of sphenoid bone: →*small wing of sphenoid bone*
nasal wing: Nasenflügel *m*, Ala nasi
wing of nose: Nasenflügel *m*, Ala nasi
orbital wing of sphenoid bone: →*small wing of sphenoid bone*
wing of sacrum: Ala sacri
smaller wing of sphenoid bone: →*small wing of sphenoid bone*
small wing of sphenoid bone: kleiner Keilbeinflügel *m*, Ala minor ossis sphenoidalis
superior wing of sphenoid bone: →*small wing of sphenoid bone*
temporal wing of sphenoid bone: →*great wing of sphenoid bone*
wing of vomer: Ala vomeris
Ingrassia's wings: Keilbeinflügel *m*
wink [wɪŋk]: **I** *noun* Blinzeln *nt*; Zwinkern *nt* **II** *vt, vi* blinzeln, zwinkern
wink|ing ['wɪŋkɪŋ] *noun*: Blinzeln *nt*; Zwinkern *nt*
wire [waɪər]: **I** *noun* **1.** Draht *m* **2.** Leitung(sdraht *m*) *f* **II** *adj* Draht- **III** *vt* mit Draht anbinden *oder* zusammenbinden *oder* befestigen
cerclage wire: Cerclagedraht *m*
Gilmer's wire: Gilmer-Draht *m*

W

guide wire: Bohrdraht *m*, Führungsdraht *m*
hot wire: Thermokauter *m*, Galvanokauter *m*, Elektrokauter *m*
intraoral wire: intraorale Drahtfixierung *f*
Kirschner's wire: Kirschner-Draht *m*
labial wire: Labialschlaufe *f*
screw wire: Gewindestift *m*
silver wire: Silberdraht *m*
twin wire: Johnston-Apparat *m*, Twinwire-Apparat *m*, Zwillingsbogenapparat *m*
wired [waɪərd] *adj*: **1.** mit Draht verstärkt **2.** (*physik.*) verdrahtet, mit Leitungen versehen
wire|worm ['waɪərwɜrm] *noun*: Haemonchus contortus
wir|ing ['waɪrɪŋ] *noun*: **1.** Befestigen *nt* mit Draht, Drahtschienung *f* **2.** (*physik.*) Verdrahtung *f*
mandibular wiring: Drahtschienung *f* des Unterkiefers
tension band wiring: Zuggurtung *f*, Zuggurtungsosteosynthese *f*
WISC *Abk.*: Wechsler Intelligence Scale for Children
WISC-R *Abk.*: Wechsler Intelligence Scale for Children-Revised
wis|dom ['wɪzdəm] *noun*: Weisheit *f*
WIT *Abk.*: Wilde Intelligence Test
with|draw [wɪð'drɔː, wɪθ-]: **I** *vt* **1.** zurückziehen, -nehmen, herausziehen, entfernen (*from* von, aus) **2.** (*Flüssigkeit*) entziehen; ab-, heraussaugen; (*Blut*) ab-, entnehmen **3.** jdn. entziehen **II** *vi* **4.** sich zurückziehen (*from* von, aus); sich entfernen **5.** eine Entziehungskur machen, sich einer Entziehungskur unterziehen
with|draw|al [wɪð'drɔːəl, wɪθ-] *noun*: **1.** Zurückziehen *nt*, Zurücknehmen *nt*; Zurückziehung *f*, Zurücknahme *f* (*from*); (Blut-)Entnahme *f* **2.** Koitus/Coitus interruptus **3.** (*Drogen*) Entzug *m*, Entziehung *f* (*from*)
alcohol withdrawal: Alkoholentzug *m*
withdrawal of a specimen: Probenentnahme *f*
malignant dopa withdrawal: malignes Dopa-Entzugssyndrom *nt*
social withdrawal: Sichzurückziehen *nt*
thought withdrawal: Gedankenentzug *m*
with|hold [wɪð'həʊld, wɪθ-] *vt*: **1.** verweigern, vorenthalten (*sth. from s.o.* jdm. etw.) **withhold (one's) consent** (seine) Zustimmung verweigern **2.** zurück-, abhalten (*s.o. from sth.* jdn. von etw.)
with|stand [wɪð'stænd, wɪθ-]: **I** *vt* sich widersetzen, widerstehen, standhalten **II** *vi* Widerstand leisten
wit|zel|sucht ['wɪtsəlzuːkt; 'vɪtsəlzʊxt] *noun*: Witzelsucht *f*, Moria *f*
WKY *Abk.*: Wistar-Kyoto rats
WL *Abk.*: **1.** water load **2.** wave length
WMD *Abk.*: white muscle disease
WMS *Abk.*: Wechsler Memory Scale
WMSI *Abk.*: wall motion score index
W-neuron *noun*: W-Neuron *nt*, Neuron *nt* der Latenzklasse III
W/O *Abk.*: water in oil
woad|wax|en ['wəʊd,wæksən] *noun*: Färberginster *m*, Genista tinctoria
wob|ble ['wɑbl]: **I** *noun* Wackeln *nt*, Wanken *nt*, Schwanken *nt*, Schlottern *nt* **II** *vi* wackeln, wanken, schwanken; (*Knie*) schlottern
wob|bly ['wɑbliː] *adj*: wack(e)lig; unsicher
Wohl|fahr|tia [vəʊl'fɑːrtɪə] *noun*: Wohlfahrtia *pl*
Wohlfahrtia magnifica: Schmeißfliege *f*, Wohlfahrtia magnifica
wolf|ram ['wʊlfrəm] *noun*: Wolfram *nt*
wolfs|bane ['wʊlfsbeɪn] *noun*: Bergwohlverleih *m*, Arnika *f*, Arnica montana
wom|an ['wʊmən]: **I** *noun*, *plural* **wom|en** ['wɪmɪn] Frau *f* **II** *adj* →*womanish*
nulliparous woman: Nullipara *f*
primiparous woman: Erstgebärende *f*, Primipara *f*
wom|an|hood ['wʊmənhʊd] *noun*: **1.** Fraulichkeit *f*, Weiblichkeit *f* **2.** Frauen *pl*
wom|an|ish ['wʊmənɪʃ] *adj*: **1.** weibisch **2.** fraulich, weiblich, Frauen-
wom|an|ish|ness ['wʊmənɪʃnəs] *noun*: **1.** weibisches Wesen *nt* **2.** Weiblichkeit *f*, Fraulichkeit *f*
wom|an|kind ['wʊmənkaɪnd] *noun*: Frauen *pl*, Weiblichkeit *f*
woman-like *adj*: →*womanish*
wom|an|li|ness ['wʊmənlɪnəs] *noun*: Weiblichkeit *f*, Fraulichkeit *f*
wom|an|ly ['wʊmənliː] *adj*: →*womanish*
womb [wuːm] *noun*: Gebärmutter *f*, Uterus *m*, Metra *f*
wood [wʊd] *noun*: Holz *nt*, Lignum *nt*
guaiac wood: Pockholz *m*, Guajakholz *m*
potent wood: Potenzholz *nt*; Ptychopetali lignum
sassafras wood: Sassafras lignum
sweet woodruff: Waldmeister *m*, Galium odoratum
wool [wʊl]: **I** *noun* **1.** Wolle *f* **2.** Baumwolle *f*; Glaswolle *f*; Pflanzenwolle *f* **3.** (*biolog.*) Haare *pl*, Pelz *m* **II** *adj* wollen, Woll-
cotton wool: (*brit.*) (Verbands-)Watte *f*
medicated cotton wool: medizinische Watte *f*
wool|ly ['wʊliː] *adj*: wollig, weich, flaumig
work [wɜrk]: **I** *noun* Arbeit *f*, Beschäftigung *f*, Tätigkeit *f*; Aufgabe *f*; Leistung *f*; (*physik.*) Arbeit *f* **do work** arbeiten **at work** bei der Arbeit **II** *vt* arbeiten an; verarbeiten, bearbeiten; (ver-)formen, gestalten (*into* zu) **III** *vi* **1.** arbeiten (*at, on* an); sich beschäftigen (*at, on* mit) **2.** funktionieren, gehen, in Gang sein, arbeiten
acceleration work: Beschleunigungsarbeit *f*
biosynthetic work: biosynthetische Arbeit *f*
breathing work: Atmungsarbeit *f*
cardiac work: Herzarbeit *f*
cold work: Kaltbearbeitung *f*
concentration work: Arbeit *f* gegen einen Konzentrationsgradienten
dynamic work: dynamische Arbeit *f*
ergometer work: Ergometerarbeit *f*
external work: äußere Arbeit *f*
fitness for work: Arbeitsfähigkeit *f*
hard work: Schwerarbeit *f*
heavy work: Schwerarbeit *f*
incapacity for work: Arbeitsunfähigkeit; Erwerbsunfähigkeit *f*
inspiratory work: inspiratorische Arbeit *f*
lattice work: Gitterwerk *nt*, -gerüst *nt*
maintenance work: Haltearbeit *f*
mechanical work: mechanische Arbeit *f*
mental work: geistige/mentale Arbeit *f*
monotonous work: monotone Arbeit *f*
night work: Nachtarbeit *f*
osmotic work: osmotische Arbeit *f*
paper work: Schreibarbeit(en *pl*) *f*
physical work: körperliche/physische Arbeit *f*
precision work: Präzisionsarbeit *f*
pressure-volume work: Druck-Volumen-Arbeit *f*
reconstruction work: Aufbauarbeit *f*
research work: Forschung *f*, Forschungsarbeit *f*, (wissenschaftliche) Untersuchung *f* (*into, on* über)
respiratory work: Atemarbeit *f*
shift work: Schichtarbeit *f* **do shift work** Schicht arbeiten

W

static work: statische Arbeit *f*
transport work: Transportarbeit *f*
welfare work: Sozial-, Fürsorgearbeit *f*
work|a|hol|ic [ˌwɜrkəˈhɔlɪk] *noun*: Arbeitssüchtige *m/f*
work|a|hol|ism [ˈwɜrkəhɑlɪzəm] *noun*: Arbeitssucht *f*, -besessenheit *f*
work|er [ˈwɜrkər] *noun*: Arbeiter(in *f*) *m*; Forscher(in *f*) *m*
health worker: Gesundheitsfürsorger(in *f*) *m*
research worker: Forscher(in *f*) *m*
shift worker: Schichtarbeiter(in *f*) *m*
social worker: Sozialarbeiter(in *f*) *m*, -fürsorger(in *f*) *m*
welfare worker: Sozialarbeiter(in *f*) *m*, Fürsorger(in *f*) *m*
work|ing [ˈwɜrkɪŋ]: **I** *noun* (*a. physiolog.*) Tätigkeit *f*, Funktion *f*, Arbeit *f*; Wirken *nt*, Tun *nt*, Arbeiten *nt*; (*techn.*) Funktionieren *nt* **II** *adj* arbeitend, funktionierend, Arbeits-; berufstätig
work|out [ˈwɜrkaʊt] *noun*: (*Sport*) Training *nt* **have a workout** trainieren
work-up *noun*: (gründliche) medizinische Untersuchung *f*
worm [wɜrm] *noun*: Wurm *m*, Vermis *m*
bilharzia worm: Pärchenegel *m*, Schistosoma *nt*, Bilharzia *f*
bladder worm: Blasenwurm *m*, Zystizerkus *m*, Cysticercus *m*
blinding worm: Knäuelfilarie *f*, Onchocerca volvulus
worm of cerebellum: Kleinhirnwurm *m*, Vermis cerebelli
dragon worm: Medinawurm *m*, Guineawurm *m*, Dracunculus medinensis, Filaria medinensis
eye worm: Augenwurm *m*, Wanderfilarie *f*, Taglarvenfilarie *f*, Loa loa *f*
filarial worm: Filarie *f*, Filaria *f*
filariid worm: →*filarial worm*
flat worm: Plattwurm *m*, Plathelminth *f*
giant thorny-headed worm: Riesenkratzer *m*, Macracanthorhynchus *m*
Guinea worm: Medinawurm *m*, Guineawurm *m*, Dracunculus medinensis, Filaria medinensis
herring worm: Heringswurm *m*, Anisakis marina
intestinal worms: Darmwürmer *pl*, Eingeweidewürmer *pl*
kidney worm: Nieren-, Riesenpalisadenwurm *m*, Dioctophyma renale, Eustrongylus gigas
maw worm: Spulwurm *m*, Askaris *f*, Ascaris *f*
Medina worm: Medinawurm *m*, Guineawurm *m*, Dracunculus medinensis, Filaria medinensis
nodular worm: **1.** Knäuelfilarie *f*, Onchocerca volvulus **2.** Oesophagostomum columbianum
palisade worm: **1.** Palisadenwurm *m*, Strongylus equinus **2.** Palisadenwurm *m*, Strongylus *m*
parasitic worms: parasitäre Würmer *pl*, parasitische Würmer *pl*, Helminthen *pl*, Helminthes *pl*
pork worm: Trichine *f*, Trichina/Trichinella spiralis
rat stomach worm: Magenwurm *m* der Ratte, Gnathostoma spinigerum
serpent worm: Medina-, Guineawurm *m*, Dracunculus medinensis, Filaria medinensis
spiny-headed worms: Kratzer *pl*, Kratzwürmer *pl*, Acanthocephala *pl*
stomach worm: Haemonchus contortus
thorny-headed worms: Kratzer *pl*, Kratzwürmer *pl*, Acanthocephala *pl*
tongue worms: Zungenwürmer *pl*, Pentastomida
trichina worm: Muskeltrichine *f*, Trichinella spiralis
worm|er [ˈwɜrmər] *noun*: Wurmmittel *nt*
worm|like [ˈwɜrmlaɪk] *adj*: wurmähnlich, vermiform, helminthoid
worm|wood [ˈwɜrmˌwʊd] *noun*: Wurmkraut *nt*, Artemilia cina
worm|y [ˈwɜrmiː] *adj*: voller Würmer, wurmig; wurmartig
wors|en [ˈwɜrsn]: **I** *vt* verschlechtern, schlechtern machen; etw. verschlimmern **II** *vi* sich verschlechtern, sich verschlimmern
wors|en|ing [ˈwɜrsnɪŋ] *noun*: Verschlechterung *f*, Verschlimmerung *f*
wound [wuːnd]: **I** *noun* **1.** Verwundete *m/f*; **the wounded** die Verwundeten **2.** Wunde *f*; Verletzung *f* **3.** (Operations-)Wunde *f* **II** *vt* verwunden, verletzen
aseptic wound: saubere/aseptische Wunde *f*
blowing wound: offener Pneumothorax *m*
burn wound: Brandwunde *f*, Verbrennung *f*
clean wound: saubere/aseptische Wunde *f*
contaminated wound: kontaminierte Wunde *f*
contused wound: Quetschwunde *f*
dirty wound: **1.** verschmutzte Wunde *f* **2.** infizierte/septische Wunde *f*
wound of entry: (*Gewehr*) Einschuss
wound of exit: (*Gewehr*) Ausschuss
gunshot wound: Schusswunde *f*, Schussverletzung *f*
incised wound: Schnittwunde *f*, Schnitt *m*
open wound: offene Wunde *f*
penetrating wound: penetrierende Wunde *f*
perforating wound: perforierende Wunde *f*
ricochet wound: Ricochet-Schuss *m*
septic wound: infizierte/septische Wunde *f*
stab wound: Stichwunde *f*
tangential wound: Haarseilschuss *m*
W-plasty *noun*: W-Plastik *f*
WPPSI *Abk.*: Wechsler Preschool and Primary Scale of Intelligence
WPW *Abk.*: Wolff-Parkinson-White syndrome
WR *Abk.*: **1.** Wassermann reaction **2.** whole response **3.** Widal reaction
Wr^a *Abk.*: Wright antigen
wrap [ræp] *noun*: Hülle *f*, Umhüllung *f*; Binde *f*, Verband *m*
Esmarch's wrap: Esmarch-Binde *f*
wrap|ping [ˈræpɪŋ] *noun*: Wrapping *nt*
WRC *Abk.*: **1.** washed red cells **2.** water retention coefficient
wrin|kle [ˈrɪŋkl]: **I** *noun* (*Haut*) Fältchen *nt*, Runzel *f*, Falte *f* **II** *vt* runzelig *oder* faltig machen; (*Stirn, Augenbrauen*) runzeln; (*Nase*) rümpfen; (*Augen*) zusammenkneifen **III** *vi* **1.** runz(e)lig werden, Runzeln bekommen **2.** sich falten, Falten werfen, (ver-)knittern, faltig werden
wrin|kled [ˈrɪŋklt] *adj*: gerunzelt; runz(e)lig, faltig
wrin|kly [ˈrɪŋkliː] *adj*: →*wrinkled*
wrist [rɪst] *noun*: **1.** Handwurzel *f*, Karpus *m*, Carpus *m* **2.** (proximales) Handgelenk *nt*, Articulatio radiocarpalis
fractured wrist: Handgelenksbruch *m*, -fraktur *f*
wrist|drop [ˈrɪstdrɑp] *noun*: Fallhand *nt*
WRT *Abk.*: Waaler-Rose test
wry|neck [ˈraɪnek] *noun*: Schiefhals *m*, Torticollis *m*, Caput obstipum
atlanto-odontoid wryneck: Grisel-Syndrom *nt*, Watson-Jones-Krankheit *f*
dermatogenic wryneck: Narbenschiefhals *m*, Torticollis cutaneus
fixed wryneck: fixierter Schiefhals *m*
hysterical wryneck: hysterischer/psychogener Schiefhals *m*
muscular wryneck: muskulärer Schiefhals *m*, Torticollis muscularis

W

myogenic wryneck: myogener Schiefhals *m*
neurogenic wryneck: neurogener Schiefhals *m*
ocular wryneck: okulärer Schiefhals *m*
osseous wryneck: Torticollis osseus, ossärer Schiefhals *m*
otologic wryneck: otologer Schiefhals *m*
reflex wryneck: reflektorischer Schiefhals *m*
rheumatoid wryneck: rheumatischer Schiefhals *m*

WS *Abk.*: water soluble

Ws *Abk.*: watt-second

wt *Abk.*: weight

Wuch|er|e|ria [vʊkə'rɪrɪə] *noun*: Wuchereria *f*
Wuchereria bancrofti: Bancroft-Filarie *f*, Wuchereria bancrofti
Wuchereria brugi: →*Wuchereria malayi*
Wuchereria malayi: Malayenfilarie *f*, Brugia malayi, Wuchereria malayi

wuch|er|e|ri|a|sis [ˌvʊkərɪ'raɪəsɪs] *noun*: Wuchereria-Infektion *f*, Wuchereriose *f*, Wuchereriasis *f*

WV *Abk.*: wasted ventilation

X

X *Abk.*: **1.** xanthine **2.** xanthosine **3.** Xenopsylla
XA *Abk.*: xanthurenic acid
Xa *Abk.*: chiasma
Xan *Abk.*: xanthine
xan|chro|mat|ic [ˌzænkrəʊ'mætɪk] *adj*: gelb, xanthochrom
Xanth. *Abk.*: xanthomatosis
xanth- *präf.*: Gelb-, Xanth(o)-
xan|thae|mi|a [zæn'θiːmiːə] *noun*: (*brit.*) →*xanthemia*
xan|thel|as|ma [ˌzænθe'læzmə] *noun*: Gelbknoten *m*, Xanthelasma *nt*, Xanthom *nt*
xan|thel|as|ma|to|sis [ˌzænθeˌlæzmə'təʊsɪs] *noun*: Xanthomatose *f*
xan|the|mi|a [zæn'θiːmiːə] *noun*: Karotinämie *f*, Carotinämie *f*
xan|thene ['zænθiːn] *noun*: Xanthen *nt*
xan|thic ['zænθɪk] *adj*: **1.** gelb **2.** Xanthin betreffend, Xanthin-
xan|thine ['zænθiːn, -θɪn] *noun*: 2,6-Dihydroxypurin *nt*, Xanthin *nt*
xanthinol niacinate: Xantinolnicotinat *nt*
xan|thin|u|ri|a [ˌzænθɪ'n(j)ʊəriːə] *noun*: Xanthinurie *f*
xan|thin|u|ric [ˌzænθɪ'n(j)ʊərɪk] *adj*: Xanthinurie betreffend, xanthinurisch
xan|thi|u|ri|a [ˌzænθɪ'(j)ʊəriːə] *noun*: Xanthinurie *f*
xantho- *präf.*: Gelb-, Xanth(o)-
xan|tho|chro|mat|ic [ˌzænθəʊkrəʊ'mætɪk] *adj*: gelb, xanthochrom
xan|tho|chro|mi|a [ˌzænθəʊ'krəʊmɪə] *noun*: Xanthochromie *f*
xan|tho|chro|mic [ˌzænθəʊ'krəʊmɪk] *adj*: gelb, xanthochrom
xan|tho|der|ma [ˌzænθəʊ'dɜrmə] *noun*: Gelbfärbung *f* der Haut, Xanthodermie *f*, Xanthosis *f*
xan|tho|dont ['zænθəʊdɑnt] *adj*: xanthodont
xan|tho|e|ryth|ro|der|mia [ˌzænθəʊɪˌrɪθrəʊ'dɜrmɪə] *noun*: Xanthoerythrodermia *f*
xan|tho|fi|bro|ma [ˌzænθəʊfaɪ'brəʊmə] *noun*: Xanthofibrom *nt*
xan|tho|gran|u|lo|ma [zænθəʊˌgrænjə'ləʊmə] *noun*: Xanthogranulom *nt*
adult xanthogranuloma: adultes Xanthogranulom *nt*
xanthogranuloma of bone: nicht-osteogenes/nicht-ossifizierendes (Knochen-)Fibrom *nt*, xanthomatöser/fibröser Riesenzelltumor *m* des Knochens, Xanthogranuloma *nt* des Knochens
juvenile xanthogranuloma: juveniles Xanthogranulom *nt*
xan|tho|gran|u|lom|a|tous [ˌzænθəʊgrænjə'lɑmətəs] *adj*: xantho(granulo)matös
xan|tho|ma [zæn'θəʊmə] *noun*: Xanthom *nt*
disseminated xanthoma: Xanthoma disseminatum
erptive xanthomas: eruptive Xanthome *pl*
hyperlipoproteinaemic xanthomas: (*brit.*) →*hyperlipoproteinemic xanthomas*
hyperlipoproteinemic xanthomas: hyperlipidämische Xanthome *pl*
intertriginous xanthomas: intertriginöse Xanthome *pl*
nomlipoproteinaemic xanthomas: (*brit.*) →*nomlipoproteinemic xanthomas*
nomlipoproteinemic xanthomas: normolipidämische Xanthome *pl*
tendinous xanthoma: **1.** pigmentierte villonoduläre Synovitis *f*, benignes Synovialom *nt*, Riesenzelltumor *m* der Sehnenscheide, Tendosynovitis nodosa, Arthritis villonodularis pigmentosa **2.** Sehnenxanthom *nt*, tendinöses Xanthom *nt*
tuberous xanthomas: tuberöse Xanthome *pl*
xan|tho|ma|to|sis [ˌzænθəmə'təʊsɪs] *noun*: Xanthomatose *f*
xanthomatosis of bone: Chester-Erkrankung *f*, Chester-Syndrom *nt*, Chester-Erdheim-Erkrankung *f*, Chester-Erdheim-Syndrom *nt*, Knochenxanthomatose *f*
cerebrotendinous xanthomatosis: Bogaert-Scherer-Epstein-Krankheit *f*, zerebrotendinöse Xanthomatose *f*
chronic idiopathic xanthomatosis: Hand-Schüller-Christian-Krankheit *f*, Schüller-Hand-Christian-Krankheit *f*, Schüller-Krankheit *f*
familial hypercholesteraemic xanthomatosis: (*brit.*) →*familial hypercholesteremic xanthomatosis*
familial hypercholesteremic xanthomatosis: familiäre idiopathische hypercholesterinämische Xanthomatose *f*, Hyperlipoproteinämie Typ IIa, essentielle/familiäre Hypercholesterinämie *f*, LDL-Rezeptordefekt *m*, primäre Hyperbetalipoproteinämie *f*
primary familial xanthomatosis: Wolman-Krankheit *f*
Wolman's xanthomatosis: Wolman-Krankheit *f*
xan|thom|a|tous [zæn'θɑmətəs] *adj*: Xanthom betreffend, xanthomatös
Xan|thom|o|nas [zæn'θɑmənəs] *noun*: Xanthomonas *f*
xan|thop|a|thy [zæn'θɑpəθiː] *noun*: Xanthochromie *f*
xan|tho|phyll ['zænθəfɪl] *noun*: Xanthophyll *nt*
xan|tho|pia [zæn'θəʊpɪə] *noun*: Gelbsehen *nt*, Xanthopie *f*, Xanthopsie *f*
xan|tho|pro|te|in [ˌzænθəʊ'prəʊtiːn, -tiːɪn] *noun*: Xanthoprotein *nt*
xan|thop|sia [zæn'θɑpsɪə] *noun*: Gelbsehen *nt*, Xanthopie *f*, Xanthopsie *f*
xan|thop|sin [zæn'θɑpsɪn] *noun*: Sehgelb *nt*, Xanthopsin *nt*, all-trans Retinal *nt*
xan|thop|ter|in [zæn'θɑptərɪn] *noun*: Xanthopterin *nt*
xan|tho|sar|co|ma [ˌzænθəʊsɑːr'kəʊmə] *noun*: Riesenzelltumor *m* der Sehnenscheide, pigmentierte villonoduläre Synovitis *f*, benignes Synovialom *nt*, Tendosynovitis nodosa
xan|tho|sine ['zænθəsiːn, -sɪn] *noun*: Xanthosin *nt*
xanthosine monophosphate: Xanthosinmonophosphat *nt*, Xanthylsäure *f*
xan|tho|sis [zæn'θəʊsɪs] *noun*: Gelbfärbung *f*, Xanthose *f*, Xanthosis *f*
xan|thous ['zænθəs] *adj*: gelb, gelblich
xan|thu|ri|a [zæn'θ(j)ʊəriːə] *noun*: Xanthinurie *f*
xan|thyl ['zænθɪl] *noun*: Xanthyl-(Radikal *nt*)
xan|thyl|ic [zæn'θɪlɪk] *adj*: Xanthin betreffend, Xanthin-
Xao *Abk.*: xanthosine
X-bite *noun*: Kreuzbiss *m*, Mordex tortuosus, Crossbite *m*
XDH *Abk.*: xanthine dehydrogenase
XDP *Abk.*: xeroderma pigmentosum
Xe *Abk.*: xenon
xeno- *präf.*: Fremd-, Xen(o)-
xen|o|an|ti|bod|y [ˌzenə'æntɪbɑdiː] *noun*: Xenoantikörper *m*, Heteroantikörper *m*, heterogener/xenogener Antikörper *m*

xen|o|an|ti|gen [ˌzenəˈæntɪdʒən] *noun*: Xenoantigen *nt*
xen|o|bi|ot|ic [ˌzenəbaɪˈɑtɪk] *noun*: Xenobiotikum *nt*
xen|o|di|ag|no|sis [zenəˌdaɪəgˈnəʊsɪs] *noun*: Xenodiagnose *f*, Xenodiagnostik *f*
xen|o|di|ag|nos|tic [zenəˌdaɪəgˈnɑstɪk] *adj*: Xenodiagnose betreffend, xenodiagnostisch
xen|o|ge|ne|ic [ˌzenədʒəˈniːɪk] *adj*: von verschiedener Herkunft, von einer anderen Art (stammend), xenogenetisch, heterogenetisch, heterogen, xenogen
xen|o|gen|e|sis [ˌzenəˈdʒenəsɪs] *noun*: Xenogenese *f*; Heterogenese *f*
xen|o|gen|ic [ˌzenəˈdʒenɪk] *adj*: **1.** →*xenogeneic* **2.** →*xenogenous*
xe|nog|e|nous [zəˈnɑdʒənəs] *adj*: durch einen Fremdkörper hervorgerufen, von außen stammend, xenogen; exogen
xen|o|graft [ˈzenəgræft] *noun*: heterogenes Transplantat *nt*, heterologes Transplantat *nt*, xenogenes Transplantat *nt*, xenogenetisches Transplantat *nt*, Xenotransplantat *nt*, Heterotransplantat *nt*
xe|nol|o|gy [zəˈnɑlədʒiː] *noun*: Xenologie *f*
xen|o|me|nia [ˌzenəˈmiːnɪə] *noun*: vikariierende Menstruation *f*
xe|non [ˈziːnɑn, ˈze-] *noun*: Xenon *nt*
xen|o|par|a|site [ˌzenəˈpærəsaɪt] *noun*: Xenoparasit *m*
xen|o|pho|bi|a [ˌzenəʊˈfəʊbɪə] *noun*: Xenophobie *f*
xen|o|pho|bic [ˌzenəʊˈfɑbɪk] *adj*: Xenophobie betreffend, xenophob
xen|o|pho|nia [ˌzenəˈfəʊnɪə] *noun*: Xenophonie *f*
xen|oph|thal|mia [ˌzenɑfˈθælmɪə] *noun*: Xenophthalmie *f*
Xen|op|syl|la [ˌzenɑpˈsɪlə, ˌzenəʊˈsɪlə] *noun*: Xenopsylla *f*
Xenopsylla cheopis: Rattenfloh *m*, Pestfloh *m*, Xenopsylla cheopis, Pulex cheopis
xen|o|rex|ia [ˌzenəˈreksɪə] *noun*: Xenorexie *f*
xen|o|trans|plan|ta|tion [zenəˌtrænsplænˈteɪʃn] *noun*: heterogene Transplantation *f*, heterologe Transplantation *f*, xenogene Transplantation *f*, xenogenetische Transplantation *f*, Xenotransplantation *f*, Heterotransplantation *f*, Xenoplastik *f*, Heteroplastik *f*
xen|o|trop|ic [ˌzenəˈtrɑpɪk] *adj*: xenotrop
xen|yl [ˈzenl, ˈziːnl] *noun*: Xenyl-(Radikal *nt*)
xer- *präf.*: →*xero-*
xe|ran|sis [zɪˈrænsɪs] *noun*: Austrocknung *f*
xe|ran|tic [zɪˈræntɪk] *adj*: (aus-)trocknend
xero- *präf.*: Trocken-, Xer(o)-
xe|ro|chil|ia [ˌzɪərəˈkaɪlɪə] *noun*: Trockenheit *f* der Lippen, Xerochilie *f*, Xerocheilie *f*
xe|ro|der|ma [ˌzɪərəˈdɜrmə] *noun*: Xerodermie *f*
xeroderma pigmentosum: Xeroderma pigmentosum, Lichtschrumpfhaut *f*, Atrophia pigmentosa (Crocker)
xe|ro|der|mat|ic [ˌzɪərədɜrˈmætɪk] *adj*: Xerodermie betreffend
xe|ro|der|mia [ˌzɪərəˈdɜrmə] *noun*: →*xeroderma*
xe|rog|ra|phy [zɪˈrɑgrəfiː] *noun*: Xerographie *f*, Xeroradiographie *f*, Xerografie *f*, Xeroradiografie *f*
xe|ro|ma [zɪˈrəʊmə] *noun*: Xerophthalmie *f*
xe|ro|mam|mog|ra|phy [ˌzɪərəməˈmɑgrəfiː] *noun*: Xeromammographie *f*, Xeromammografie *f*
xe|ro|me|nia [ˌzɪərəˈmiːnɪə] *noun*: Xeromenie *f*
xe|ro|myc|te|ria [ˌzɪərəmɪkˈtɪərɪə] *noun*: extreme Trockenheit *f* der Nasenschleimhaut
xe|roph|thal|mi|a [ˌzɪərɑfˈθælmɪə] *noun*: Xerophthalmie *f*
xe|roph|thal|mus [ˌzɪərɑfˈθælməs] *noun*: Xerophthalmie *f*
xe|ro|ra|di|og|ra|phy [ˌzɪərəˌreɪdɪˈɑgrəfiː] *noun*: Xerographie *f*, Xeroradiographie *f*, Röntgenphotographie *f*, Xeroradiografie *f*, Xerografie *f*, Röntgenfotografie *f*
xe|ro|sis [zɪˈrəʊsɪs] *noun, plural* **-ses** [-siːz]: Xerosis *f*, Xerose *f*
conjunctival xerosis: Xerosis conjunctivae
xe|ro|sto|mia [ˌzɪərəˈstəʊmɪə] *noun*: pathologische Trockenheit *f* der Mundhöhle, Xerostomie *f*
postradiation xerostomia: Strahlenxerostomie *f*
xe|ro|tes [zɪˈrəʊtiːz] *noun*: Trockenheit *f* (*des Körpers*)
xe|rot|ic [zɪˈrɑtɪk] *adj*: Xerose betreffend, xerotisch, trocken
xe|ro|trip|sis [ˌzɪərəˈtrɪpsɪs] *noun*: trockene Reibung *f*
XES *Abk.*: x-ray energy spectrometer
XF *Abk.*: xylene formaldehyde
xip|a|mide [ˈzɪpəmaɪd] *noun*: Xipamid *nt*
xiph|i|ster|nal [ˌzɪfɪˈstɜrnl] *adj*: Schwertfortsatz/Processus xiphoideus und Corpus sterni betreffend, xiphosternal
xiph|i|ster|num [ˌzɪfɪˈstɜrnəm] *noun*: Schwertfortsatz *m*, Processus xiphoideus
xiph|o|cos|tal [ˌzɪfəʊˈkɑstl] *adj*: Schwertfortsatz/Processus xiphoideus und Rippen betreffend, xiphokostal
xiph|o|did|y|mus [ˌzɪfəʊˈdɪdəməs] *noun*: Xiphopagus *m*
xi|phod|y|mus [zɪˈfɑdɪməs] *noun*: Xiphopagus *m*
xiph|o|dyn|i|a [ˌzɪfəˈdiːnɪə] *noun*: Xiphalgie *f*, Xiphoidalgie *f*
xiph|oid [ˈzɪfɔɪd, ˈzaɪ-]: **I** *noun* Schwertfortsatz *m*, Processus xiphoideus **II** *adj* schwertförmig, Schwertfortsatz-
xiph|oid|al|gia [ˌzɪfɔɪˈdældʒ(ɪ)ə] *noun*: Schmerzen *pl* im Schwertfortsatz/Processus xiphoideus, Xiphalgie *f*, Xiphoidalgie *f*
xiph|oid|i|tis [ˌzɪfɔɪˈdaɪtɪs] *noun*: Entzündung *f* des Schwertfortsatzes/Processus xiphoideus, Xiphoiditis *f*
xi|phop|a|gus [zɪˈfɑpəgəs, zaɪ-] *noun*: Xiphopagus *m*
xiph|o|ster|nal [ˌzɪfəˈstɜrnl, ˌzaɪ-] *adj*: Schwertfortsatz/Processus xiphoideus und Corpus sterni betreffend, xiphosternal
XLA *Abk.*: X-linked agammaglobulinemia
XLD *Abk.*: xylose lysine deoxycholate agar
X-linked *adj*: an das X-Chromosm gebunden, mit dem X-Chromosom vererbt, X-chromosomal, X-gebunden
XMM *Abk.*: xeromammography
XMP *Abk.*: **1.** xanthosine monophosphate **2.** xanthosine-5-monophosphate
X-neuron *noun*: X-Neuron *nt*, Neuron *nt* der Latenzklasse II
XO *Abk.*: xanthine oxidase
XOD *Abk.*: xanthine oxidase
XOX *Abk.*: xanthine oxidase
XPES *Abk.*: x-ray photoelectron spectroscopy
XPS *Abk.*: x-ray photoelectron spectroscopy
XR *Abk.*: xeroradiography
x-radiation *noun*: Röntgenstrahlen *pl*, Röntgenstrahlung *f*
x-ray [ˈeksraɪ]: **I** *noun* **1.** Röntgenstrahl *m* **2.** Röntgenaufnahme *f*, Röntgenbild *nt* **take an x-ray** ein Röntgenbild machen (*of* von) **II** *adj* Röntgen- **III** *vt* **3.** röntgen, ein Röntgenbild machen (*of* von); durchleuchten **4.** bestrahlen
abdominal x-ray: Röntgenaufnahme *f* des Abdomens, Abdomenaufnahme *f*
characteristic x-rays: charakteristische Röntgenstrahlung *f*
check x-ray: Kontrollröntgenaufnahme *f*, Kontrollaufnahme *f*
chest x-ray: Thoraxaufnahme *f*, Thoraxröntgenaufnahme *f*
contact x-ray: Kontaktaufnahme *f*
hard x-rays: harte/energiereiche Röntgenstrahlung *f*
plain x-ray: Leeraufnahme *f*, Nativaufnahme *f*, Rönt-

gennativaufnahme *f*
sinal x-rays: Sinusaufnahmen *pl*
ultra x-rays: kosmische Strahlung *f*
XSE *Abk.*: xylane sulfuric acid ester
XT *Abk.*: exotropia
XTP *Abk.*: **1.** xanthosine triphosphate **2.** xanthosine-5'-triphosphate
XU *Abk.*: X-unit
Xu *Abk.*: xylulose
Xul *Abk.*: xylulose
Xu-5-P *Abk.*: xylulose-5-phosphate
Xy *Abk.*: xylose
Xyl *Abk.*: xylose
xyl- *präf.*: →*xylo-*
xy|lan ['zaɪlæn] *noun*: Holzgummi *nt/m*, Xylan *nt*
xy|lene ['zaɪliːn] *noun*: **1.** Xylol *nt*, Dimethylbenzol *nt* **2.** **xylenes** *pl* Xylole *pl*
xy|li|tol ['zaɪlɪtɔl, -tɑl] *noun*: Xylit *nt*, Xylitol *nt*
xylo- *präf.*: Holz-, Xyl(o)-
xy|lo|gen ['zaɪlədʒən] *noun*: Lignin *nt*
xy|lo|ke|tose [ˌzaɪlə'kiːtəʊs] *noun*: →*xylulose*
xy|lol ['zaɪlɔl, -lɑl] *noun*: Xylol *nt*, Dimethylbenzol *nt*
xy|lo|met|a|zo|line [ˌzaɪləˌmetə'zəʊliːn] *noun*: Xylometazolin *nt*
xy|lo|py|ra|nose [ˌzaɪlə'paɪrənəʊz] *noun*: Xylopyranose *f*
xy|lose ['zaɪləʊs] *noun*: Holzzucker *m*, Xylose *f*
xy|lo|su|ri|a [ˌzaɪlə's(j)ʊəriːə] *noun*: Xylosurie *f*
xy|lu|lose ['zaɪl(j)ələʊz] *noun*: Xylulose *f*
xylulose-5-phosphate *noun*: Xylulose-5-Phosphat *nt*
L-xylulosuria [ˌzaɪl(j)ələʊ's(j)ʊəriːə] *noun*: Xylulosurie *f*
L-xy|lu|lo|su|ria [ˌzaɪl(j)ələʊ's(j)ʊəriːə] *noun*: benigne essentielle Pentosurie *f*, Xylulosurie *f*
xy|phoid ['zaɪfɔɪd]: **I** *noun* Schwertfortsatz *m*, Processus xiphoideus **II** *adj* schwertförmig, Schwertfortsatz-
xys|ter ['zɪstər] *noun*: Knochenschaber *m*, Raspatorium *nt*

Y

Y *Abk.*: **1.** Yersinia **2.** yttrium
ψ *Abk.*: kinematic viscosity
YAC *Abk.*: yeast artificial chromosomes
YADH *Abk.*: yeast alcohol dehydrogenase
yard [jɑːrd] *noun*: Yard *nt*
yar|row ['jærəʊ] *noun*: **1.** Schafgarbe *f*, Achillea millefolium **2.** Millefolii herba
yaw [jɔː] *noun*: Yaws-Papel *f*, Pianom *nt*
daughter yaw: Tochterpapel *f*, daughter yaw *nt*
mother yaw: Muttereffloreszenz *f*, Primärläsion *f*, Frambösiom *nt*
yawn [jɔːn]: I *noun* Gähnen *nt*; Gähner *m* II *vi* **1.** gähnen **2.** gähnen, klaffen, sich weit auftun
yawn|ing ['jɔːnɪŋ] *noun*: Gähnen *nt*
yaws [jɔːz] *noun*: Frambösie *f*, Pian *f*, Parangi *f*, Yaws *f*, Framboesia tropica
bosch yaws: →*bush yaws*
bush yaws: südamerikanische Hautleishmaniase *f*, kutane Leishmaniase *f* Südamerikas, Chiclero-Ulkus *nt*
forest yaws: →*bush yaws*
Yb *Abk.*: ytterbium
yd *Abk.*: yard
yeast [jiːst] *noun*: Hefe *f*, Sprosspilz *m*
ascomycetous yeasts: askomyzetische Sprosspilze *pl*, Askomyzeten *pl*
bakers' yeast: Back-, Bierhefe *f*, Saccharomyces cerevisiae
basidiomycetous yeasts: basidiomyzetische Sprosspilze *pl*, Basidiomyzeten *pl*
black yeasts: black yeasts *pl*, schwarze Hefen *pl*
brewers' yeast: Back-, Bierhefe *f*, Saccharomyces cerevisiae
imperfect yeasts: unechte Hefen *pl*, imperfekte Hefen *pl*
medicinal yeast: Faex medicinalis
perfect yeasts: echte Hefen *pl*, perfekte Hefen *pl*
yel|low ['jeləʊ]: I *noun* **1.** (*Farbe*) Gelb *nt* **2.** Eigelb *nt* II *adj* gelb; (*Rasse*) gelb(häutig) III *vt* gelb färben IV *vi* gelb werden, sich gelb färben; vergilben
acridine yellow: Akridingelb *nt*
alizarin yellow: Alizaringelb *nt*
brilliant yellow: Brillantgelb *nt*
butter yellow: Butter-, Dimethylgelb *nt*, p-Dimethylaminoazobenzol *nt*
chrome yellow: Chromgelb *nt*, Bleichromat *nt*
methyl yellow: Buttergelb *nt*
visual yellow: Sehgelb *nt*, Xanthopsin *nt*, all-trans Retinal *nt*
yel|low|ish ['jeləʊɪʃ] *adj*: gelblich
yel|low|y ['jeləʊɪ] *adj*: gelblich
Yer|sin|ia [jer'sɪnɪə] *noun*: Yersinia *f*
Yersinia enterocolitica: Yersinia enterocolitica
Yersinia pestis: Pestbakterium *nt*, Yersinia/Pasteurella pestis
yer|sin|i|o|sis [jersɪnɪ'əʊsɪs] *noun*: Yersinia-Infektion *f*, Yersiniose *f*
enterocolitic yersinioses: enterale Yersiniosen *pl*
intestinal yersinioses: enterale Yersiniosen *pl*
YF *Abk.*: yellow fever
Y.F. *Abk.*: yellow fever
yield [jiːld]: I *noun* Ausbeute *f*, Ertrag *m*, Gewinn *m*; Ergebnis *nt* II *vt* (hervor-, ein-)bringen, tragen, abwerfen; (*Resultat*) liefern, ergeben
quantum yield: Quantenausbeute *f*
yield of radiation: Strahlungsausbeute *f*, -ertrag *m*
Y-neuron *noun*: Y-Neuron *nt*, Neuron *nt* der Latenzklasse I
yo|ghurt ['jəʊgərt] *noun*: Joghurt *m/nt*, Yoghurt *m/nt*
yo|gurt ['jəʊgərt] *noun*: →*yoghurt*
yo|him|bé [jəʊ'hɪmbeɪ] *noun*: Yohimbe *f*, Pausinystalia yohimbe, Corynanthe yohimbe
yo|him|bine [jəʊ'hɪmbiːn] *noun*: Yohimbin *nt*, Johimbin *nt*, Aphrodin *nt*
yoke [jəʊk] *noun*: Jugum *nt*
alveolar yokes of mandible: Juga alveolaria mandibulae
alveolar yokes of maxilla: Juga alveolaria maxillae
sphenoidal yoke: Jugum sphenoidale
yolk [jəʊk] *noun*: Eidotter *m*, Dotter *m*, Eigelb *nt*, Vitellus *m* **without yolk** ohne Dotter
young [jʌŋ] *adj*: jung, juvenil, Jung-; klein; jugendlich; unreif, unerfahren
y|per|ite ['iːpəraɪt] *noun*: Gelbkreuz *nt*, Senfgas *nt*, Lost *nt*, Dichlordiäthylsulfid *nt*
y-plate *noun*: Y-Platte *f*
yp|sil|i|form [ɪp'sɪləfɔːrm] *adj*: →*ypsiloid*
yp|sil|oid ['ɪpsəlɔɪd] *adj*: Y-förmig
yt|ter|bi|um [ɪ'tɜrbɪəm] *noun*: Ytterbium *nt*
yt|tri|um ['ɪtriːəm] *noun*: Yttrium *nt*

Z

Z *Abk.*: **1.** atomic number **2.** impedance
z *Abk.*: zero
ZAC *Abk.*: zinc-dimethyl-dithiocarbamate cyclohexamine complex
ZAP *Abk.*: **1.** zero airway pressure **2.** zymosan-activated plasma complement
ZE *Abk.*: Zollinger-Ellison syndrome
ze|a|tin ['zɪətɪn] *noun*: Zeatin *nt*
ze|a|xan|thin [ˌziːə'zænθiːn, -θɪn] *noun*: Zeaxanthin *nt*
ZEEP *Abk.*: zero end-expiratory pressure
ze|in ['ziːɪn] *noun*: Zein *nt*
ze|ro ['zɪərəʊ]: **I** *noun* **1.** Null *f* **2.** (*physik.*) Null(punkt *m*) *f* **below zero** unter Null; (*Skala*) Ausgangspunkt *m*; (*Temperatur*) Gefrierpunkt *m*; (*mathemat.*) Nullpunkt *m*, Nullstelle *f* **3.** (*fig.*) Tiefpunkt *m* **at a zero** auf dem Nullpunkt (angelangt) **II** *adj* Null- **III** *vt* auf Null einstellen, nullen
absolute zero: absoluter Nullpunkt *m*
ze|roth ['zɪərəʊθ] *adj*: nullte(r, s)
ZES *Abk.*: Zollinger-Ellison syndrome
Z-flap *noun*: Z-Plastik *f*
ZG *Abk.*: zymogenic granula
ZIA *Abk.*: zonal immunoassay
zi|do|vu|dine [zaɪ'dəʊvjuːdiːn] *noun*: Azidothymidin *nt*
ZIG *Abk.*: zoster immune globulin
zig|zag|plas|ty ['zɪgzægplæstiː] *noun*: Zickzackschnitt *m*, -plastik *f*
zinc [zɪŋk] *noun*: Zink *nt*, *chem.*) Zincum *nt*
zinc acetate: Zinkacetat *nt*
zinc chloride: Zinkchlorid *nt*
zinc eugenolate: Zinkeugenolat *nt*
zinc oxide: Zinkoxid *nt*
zinc oxide-eugenol: Zinkoxid-Eugenol *nt*
pyrithione zinc: Pyrithion-Zink *nt*
zinc|al|ism ['zɪŋkəlɪzəm] *noun*: Zinkvergiftung *f*
zinc|if|er|ous [zɪŋ'kɪfərəs] *adj*: zinkhaltig, Zink-
ZIP *Abk.*: zoster immune plasma
zir|co|ni|um [zər'kəʊnɪəm] *noun*: Zirkonium *nt*
ZMC *Abk.*: zygomatic maxillary complex
ZN *Abk.*: Ziehl-Nielsen stain
Zn *Abk.*: zinc
ZnOE *Abk.*: zinc oxide-eugenol
zo- *präf.*: Tier-, Zo(o)-
ZOE *Abk.*: zinc oxide-eugenol
zo|e|scope ['zəʊɪskəʊp] *noun*: Stroboskop *nt*
zo|et|ic [zəʊ'etɪk] *adj*: Lebens-
zol|mi|trip|tan ['zɔːlmɪˌtrɪptæn] *noun*: Zolmitriptan *nt*
zo|na ['zəʊnə] *noun*: **1.** (*anatom.*) (Körper-)Gegend *f*, Bereich *m*, Zona *f* **2.** Gürtelrose *f*, Zoster *m*, Zona *f*, Herpes zoster
zona incerta: Zona incerta
zona pellucida: Zona pellucida
zo|naes|the|sia [ˌzəʊnes'θiːʒ(ɪ)ə] *noun*: (*brit.*) →*zonesthesia*
zon|al ['zəʊnl] *adj*: →*zonary*
zo|na|ry ['zəʊnəriː] *adj*: zonenförmig, gürtelförmig, Zonen-, Zonular-
zone [zəʊn] *noun*: **1.** (Körper-)Gegend *f*, Bereich *m*, Zona *f* **2.** Zone *f*, Bereich *m*, Bezirk *m*, Gürtel *m*
abdominal zones: Bauchwandfelder *pl*, -regionen *pl*, Regiones abdominales
androgenic zone: X-Zone *f*, Zone X *f*
anelectrotonic zone: Polarzone *f*
zone of antibody excess: Präzone *f*, Zone *f* des Antikörperüberschusses
zone of antigen excess: Postzone *f*, Zone *f* des Antigenüberschusses
arcuate zone: (*Ohr*) innerer Tunnel *m*
biokinetic zone: biokinetische Zone *f*
border zone: Grenzzone *f*, -schicht *f*
cartilage breakdown zone: Eröffnungszone *f*
cell-free zone: →*cell-poor zone*
cell-poor zone: Weil-Basalschicht *f*, Weil-Schicht *f*, Weil-Zone *f*, zellfreie Zone *f*
cell-rich zone: zellreiche Zone *f*
zone of coagulation: Koagulationszone *f*
columnar zone: Zona columnaris, Zona transitionalis analis
comfort zone: Behaglichkeitstemperatur *f*
zone of complete compensation: Zone *f* der vollständigen Kompensation
zone of condensation: Verdichtungszone *f*
cutaneous zone: Zona cutanea
danger zone: Gefahrenzone *f*, -bereich *m*, Zone *f* der unvollständigen Kompensation
dentinoblastic zone: odontoblastische Zone *f*
disturbance zones: Störzonen *pl*
dolorogenic zone: Triggerzone *f*
dolorogenic zone: Triggerzone *f*
dynamogenic zone: dynamogene/ergotrope Zone *f*
epigastric zone: Oberbauch(gegend *f*) *m*, Epigastrium *nt*, Regio epigastrica
epileptogenic zone: epileptogene Zone *f*
epileptogenous zone: →*epileptogenic zone*
equivalence zone: Äquivalenzzone *f*
ergotropic zone: ergotrope/dynamogene Zone *f*
erogenous zones: erogene Zonen *pl*
erotogenic zones: erogene Zonen *pl*
fascicular zone: Bündelschicht *f*, Zona fasciculata
G zone: Gräfenberg-Zone *f*, G-Spot *m*, G-Zone *f*
glomerular zone: Zona glomerulosa
Gräfenberg zone: Gräfenberg-Zone *f*, G-Spot *m*, G-Zone *f*
H zone: H-Bande *f*, H-Streifen *m*, H-Zone *f*, helle Zone *f*, Hensen-Zone *f*
haemorrhoidal zone: (*brit.*) →*hemorrhoidal zone*
Head's zones: Head-Zonen *pl*
hemorrhoidal zone: Hämorrhoidalzone *f*, -ring *m*, Zona hemorrhoidalis
zone of hyperaemia: (*brit.*) →*zone of hyperemia*
zones of hyperalgesia: Head-Zonen *pl*
zone of hyperemia: hyperämische Zone *f*
hypogastric zone: Unterbauch(gegend *f*) *m*, Scham(beinregion *f*) *f*, Hypogastrium *nt*, Regio pubica
hypophysiotropic zone: hypophysiotrope Zone *f*
zone of incomplete compensation: Zone *f* der unvollständigen Kompensation, Gefahrenzone
inhibition zone: Hemmhof *m*, Hemmzone *f*
inner zone of renal medulla: Zona interna medullae renalis
intermediate zone (of hypophysis): Zona intermedia hypophyseos

Z

internodal zone: internodale Zone *f*
isoelectric zone: isoelektrische Zone *f*
lateral parvocellular zone: laterale parvozelluäre Zone *f*
Liley's zones: Liley-Zonen *pl*
Lissauer's zone: Zona terminalis medullae spinalis, Lissauer-Zone *f*
Lissauer's marginal zone: Lissauer-Zone *f*, Zona terminalis medullae spinalis
Looser's transformation zone: Looser-Umbauzone *f*
Mackenzie's zones: Mackenzie-Zonen *pl*, Muskelzonen *pl*
mantle zone: Mantelschicht *f*
marginal zone: **1.** Randzone *f* **2.** Grenzzone *f*, -schicht *f*
medial magnocellular zone: mediale magnozelluläre Zone *f*
median zone: mediane Zone *f*
medullary zone: Markzone *f*
neurohaemal zone: (*brit.*) →*neurohemal zone*
neurohemal zone: neurohämale Zone *f*
Nitabuch's zone: Nitabuch-Fibrinstreifen *m*
nuclear zone: **1.** (*ZNS*) Kerngebiet *nt* **2.** Vortex lentis
Obersteiner-Redlich zone: Redlich-Obersteiner-Zone *f*
occlusal zone: Okklusionsfläche *f*
orbicular zone of hip joint: Zona orbicularis
ossification zone: Verknöcherungszone *f*
outer zone of renal medulla: Zona externa medullae renalis
paracortical zone: parakortikale Zone *f*
paranodal zone: paranodale Zone *f*
pellucid zone: Eihülle *f*, Oolemma *nt*, Zona/Membrana pellucida
peri-urethral gland zone: Zona glandularum periurethralium, periurethrale Mantelzone *f*
polar zone: Polarzone *f*
predentin zone: →*predentinal zone*
predentinal zone: Prädentin *nt*, Substantia preformativa
proliferation zone: Proliferationszone *f*
reconstruction zone: Umbauzone *f*, Transformationsfeld *nt*
Redlich-Obersteiner zone: Redlich-Obersteiner-Zone *f*
reflexogenic zone: reflexogene Zone *f*
resorption zone: Resorptionszone *f*
respiratory zone: Respirationszone *f*
reticular zone: (*NNR*) Zona reticularis
root entry zone: (*ZNS*) Wurzeleintrittszone *f*
zones of Schreger: Schreger-Hunter-Linien *pl*
Spitzka's zone: →*Spitzka's marginal zone*
Spitzka's marginal zone: Lissauer-Randbündel *nt*, Tractus dorsolateralis
subdentinoblastic zone: →*subodontoblastic zone*
subodontoblastic zone: subodontoblastale Zone *f*
sudanophobic zone: (*NNR*) sudanophobe Zone *f*
temperate zone: Zone *f* gemäßigten Klimas
tender zones: Head-Zonen *pl*
thermoneutral zone: thermische Neutralzone *f*, Neutraltemperatur *f*, Indifferenztemperatur *f*
thymus-dependent zone: (*Lymphknoten*) thymusabhängiges Areal *nt*, T-Areal *nt*, thymusabhängige Zone *f*, parakortikale Zone *f*
transformation zone: Umwandlungs-, Transformationszone *f*
transitional zone: Übergangszone *f*
transitional zone of anus: Zona transitionalis analis, Zona columnaris
trigger zone: Triggerzone *f*
trophotropic zone: trophotrope Zone *f*
tropical zone: Tropen *pl*
umbau zone: Looser-Umbauzone *f*
vesicular cartilage zone: Zone *f* des Blasenknorpels
Weber's zone: Zona orbicularis
Weil's basal zone: Weil-Basalschicht *f*, Weil-Schicht *f*, Weil-Zone *f*, zellfreie Zone *f*
Wernicke's zone: **1.** →*Wernicke's speech zone* **2.** →*Wernicke's temporal speech zone*
Wernicke's speech zone: Wernicke-Zentrum *nt*, sensorisches Sprachzentrum *nt*
Wernicke's temporal speech zone: Wernicke-Sprachregion *f*, temporale Sprachregion *f*
X zone: X-Zone *f*, Zone X *f*
zone of Zinn: Zinn-Zone *f*, Zinn-Strahlenzone *f*, Zonula ciliaris

zo|nes|the|sia [ˌzəʊnes'θiːʒ(ɪ)ə] *noun*: Gürtelgefühl *nt*, Zonästhesie *f*
zo|ni|fu|gal [zəʊ'nɪfjəgəl] *adj*: von einer Zone/Region weg, zonifugal
zon|ing ['zəʊnɪŋ] *noun*: Zoning *nt*, Zonenreaktion *f*
zo|nip|e|tal [zəʊ'nɪpətəl] *adj*: auf eine Zone/Region zu, zonipetal
zo|nog|ra|phy *noun*: Zonographie *f*, Zonografie *f*
zon|u|la ['zəʊnjələ] *noun, plural* **-las, -lae** [-liː, -laɪ]: kleine Zone *f*, Zonula *f*
zonula adherens: Haftzone *f*, Zonula adherens
zonula occludens: Verschlusskontakt *m*, Zonula occludens
zo|nu|lar ['zəʊnjʊlər] *adj*: zonen-, gürtelförmig, Zonen-, Zonular-
zon|ule ['zəʊnjuːl, 'zɑn-] *noun*: kleine Zone *f*, Zonula *f*
ciliary zonule: Zinn-Zone *f*, Zinn-Strahlenzone *f*, Zonula ciliaris
lens zonule: →*ciliary zonule*
zonule of Zinn: →*ciliary zonule*
zo|nu|lit|ic [ˌzɑnjə'lɪtɪk, ˌzəʊn-] *adj*: Zonulitis betreffend, zonulitisch
zo|nu|li|tis [ˌzɑnjə'laɪtɪs, ˌzəʊn-] *noun*: Entzündung *f* der Strahlenzone/Zonula ciliaris, Zonulitis *f*
zon|u|lo|ly|sis [ˌzɑnjə'lɑləsɪs] *noun*: Zonulolyse *f*
zon|u|lot|o|my [ˌzɑnjə'lɑtəmiː] *noun*: Zonulotomie *f*
zon|u|ly|sis [ˌzɑnjə'laɪsɪs] *noun*: Zonulolyse *f*
zoo- *präf.*: Tier-, Zo(o)-
zoo-agglutinin *noun*: Zooagglutinin *nt*
zo|o|an|thro|po|no|sis [zəʊəˌænθrəpə'nəʊsɪs] *noun*: Anthropozoonose *f*, Zooanthroponose *f*
zo|o|bi|ol|o|gy [ˌzəʊəbaɪ'ɑlədʒiː] *noun*: Zoobiologie *f*
zo|o|blast ['zəʊəblæst] *noun*: tierische Zelle *f*, Zooblast *m*
zo|o|chem|is|try [ˌzəʊə'keməstriː] *noun*: Zoochemie *f*
zo|o|e|ras|tia [ˌzəʊəɪ'ræstɪə] *noun*: Zooerastie *f*, Sodomie *f*
zo|o|flag|el|late [ˌzəʊə'flædʒəlɪt, -leɪt] *noun*: Zooflagellat *m*
zo|og|e|nous [zəʊ'ɑdʒənəs] *adj*: lebendgebärend, vivipar
zo|og|o|ny [zəʊ'ɑgəniː] *noun*: Lebendgebären *nt*, Viviparie *f*
zo|o|lag|nia [ˌzəʊə'lægnɪə] *noun*: Zoolagnie *f*
zo|ol|o|gy [zəʊ'ɑlədʒiː] *noun*: Zoologie *f*
zo|o|ma|nia [ˌzəʊə'meɪnɪə] *noun*: krankhafte Tierliebe *f*, Zoomanie *f*
Zo|o|mas|ti|gi|na [ˌzəʊəmæstɪ'dʒaɪnə] *plural*: →*Zoomastigophorea*
Zo|o|mas|ti|goph|o|ra [ˌzəʊəmæstɪ'gɑfərə] *plural*: →*Zoomastigophorea*
Zo|o|mas|ti|go|pho|ras|i|da [ˌzəʊəˌmæstɪgəʊfə'ræsədeɪ] *plural*: →*Zoomastigophorea*
Zo|o|mas|ti|go|pho|rea [ˌzəʊəˌmæstɪgəʊ'fəʊrɪə] *plural*: Zoomastigophorea *pl*
zo|on|o|my [zəʊ'ɑnəmiː] *noun*: →*zoobiology*

zo|o|no|sis [zəʊə'nəʊsɪs] *noun, plural* **-ses** [-nəʊsi:z]: Zoonose *f*
zo|o|not|ic [zəʊə'nɑtɪk] *adj*: Zoonose betreffend
zo|o|par|a|site [zəʊə'pærəsaɪt] *noun*: tierischer Parasit *m*, Zooparasit *m*
zo|o|par|a|sit|ic [zəʊə,pærə'sɪtɪk] *adj*: Zooparasiten betreffend
zo|oph|a|gous [zəʊ'ɑfəgəs] *adj*: zoophag; fleischfressend, karnivor
zo|o|phil|ia [,zəʊə'fɪlɪə] *noun*: **1.** krankhaft übertriebene Tierliebe *f*, Zoophilie *f* **2.** Zoophilia erotica; Zoophilie *f*; Sodomie *f*
zo|o|phil|ic [,zəʊə'fɪlɪk] *adj*: Zoophilie betreffend, zoophil
zo|ophi|li|sm [zəʊ'ɑfəlɪzəm] *noun*: →*zoophilia*
zo|ophi|li|ous [zəʊ'ɑfɪləs] *adj*: →*zoophilic*
zo|o|pho|bi|a [,zəʊə'fəʊbɪə] *noun*: krankhafte Angst *f* vor Tieren, Zoophobie *f*
zo|o|pho|bic [,zəʊə'fəʊbɪk] *adj*: Zoophobie betreffend, zoophob
zo|o|phyte ['zəʊəfaɪt] *noun*: Pflanzentier *nt*, Zoophyt *m*
zo|o|plank|ton [,zəʊə'plæŋktən] *noun*: Zooplankton *nt*
zo|o|pre|cip|i|tin [,zəʊəprɪ'sɪpətɪn] *noun*: Oopräzipitin *nt*
zo|op|sia [zəʊ'ɑpsɪə] *noun*: Zoopsie *f*
zo|o|sperm ['zəʊəspɜrm] *noun*: männliche Keimzelle *f*, Spermium *nt*, Spermie *f*, Samenfaden *m*, Spermatozoon *nt*
zo|o|sper|mi|a [,zəʊə'spɜrmɪə] *noun*: Zoospermie *f*
zo|o|spo|ran|gi|um [,zəʊəspə'rændʒɪəm] *noun, plura* **-gia** [-dʒɪə]: Zoosporangium *nt*
zo|o|spore ['zəʊəspəʊər, -spɔːr] *noun*: Schwärmspore *f*, -zelle *f*, Schwärmer *m*, Planospore *f*, Zoospore *f*
zo|os|te|rol [zəʊ'ɑstərɔl, -əʊl] *noun*: Zoosterin *nt*
zo|o|tox|in [zəʊə'tɑksɪn] *noun*: Tiergift *nt*, Zootoxin *nt*
zos|ter ['zɑstər] *noun*: Gürtelrose *f*, Zoster *m*, Zona *f*, Herpes zoster
ophthalmic zoster: Zoster ophthalmicus, Herpes zoster ophthalmicus
zos|ter|i|form [zɑs'terɪfɔːrm] *adj*: in der Art eines Herper zoster, zosterähnlich, zosterartig
zos|ter|oid ['zɑstərɔɪd] *adj*: in der Art eines Herper zoster, zosterähnlich, zosterartig
ZPB *Abk.*: zero pressure breathing
ZPG *Abk.*: zero population growth
ZPI *Abk.*: zinc protamine insulin
Z-plasty *noun*: Z-Plastik *f*
ZPO *Abk.*: zinc peroxide
ZPP *Abk.*: zinc protoporphyrin
Zr *Abk.*: zirconium
ZS *Abk.*: Zieve's syndrome
ZSR *Abk.*: zeta sedimentation rate
zwi|schen|fer|ment [,tsvɪʃnfer'ment] *noun*: Glucose-6-phosphatdehydrogenase *f*
zwit|ter|i|on ['tsvɪtə'raɪən] *noun*: dipolares Ion *nt*, Zwitterion *nt*
zyg- *präf.*: Zyg(o)-
zyg|a|po|phys|e|al [,zaɪgəpəʊ'fɪzɪəl, ,zɪg-] *adj*: Zygapophysis betreffend
zyg|a|po|phys|i|al [,zaɪgəpəʊ'fɪzɪəl, ,zɪg-] *adj*: Zygapophysis betreffend
zyg|a|poph|y|sis [,zaɪgə'pɑfəsɪs] *noun, plural* **-ses** [-siːz]: Zygapophysis *f*, Processus articularis vertebrarum
inferior zygapophysis: Zygapophysis inferior, Processus articularis inferior vertebrae
superior zygapophysis: Zygapophysis superior, Processus articularis superior vertebrae
zyg|i|on ['zɪgɪɑn, 'zɪdʒ-] *noun, plural* **-gia** [-gɪə, -dʒɪə]: Zygion *nt*
zygo- *präf.*: Zyg(o)-
zy|go|dac|tyl|ly [,zaɪgəʊ'dæktəliː] *noun*: Syndaktylie *f*
zy|go|ma [zaɪ'gəʊmə, zɪ-] *noun, plura* **-mas, -ma|ta** [-mətə]: **1.** Jochbogen *m*, Arcus zygomaticus **2.** Jochbein *nt*, Os zygomaticum **3.** Jochfortsatz des Schläfenbeins, Processus zygomaticus ossis temporalis
zy|go|mat|ic [,zaɪgəʊ'mætɪk] *adj*: Jochbogen/Arcus zygomaticus betreffend, zum Jochbogen gehörend, zygomatisch
zy|go|mat|i|co|fa|cial [zaɪgə,mætɪkəʊ'feɪʃl] *adj*: Jochbein/Os zygomaticum und Gesicht betreffend, zygomatikofazial
zy|go|mat|i|co|fron|tal [zaɪgə,mætɪkəʊ'frʌntəl] *adj*: Jochbein/Os zygomaticum und Stirnbein/Os frontale betreffend, zygomatikofrontal
zy|go|mat|i|co|max|il|lary [zaɪgə,mætɪkəʊ'mæksɪleriː] *adj*: Jochbein/Os zygomaticum und Oberkiefer/Maxilla betreffend, zygomatikomaxillär
zy|go|mat|i|co|or|bi|tal [zaɪgə,mætɪkəʊ'ɔːrbɪtl] *adj*: Jochbein/Os zygomaticum und Augenhöhle/Orbita betreffend, zygomatikoorbital
zy|go|mat|i|co|sphe|noid [zaɪgə,mætɪkəʊ'sfɪnɔɪd] *adj*: Jochbein/Os zygomaticum und Keilbein/Os sphenoidale betreffend, zygomatikosphenoidal
zy|go|mat|i|co|tem|por|al [zaɪgə,mætɪkəʊ'temp(ə)rəl] *adj*: Jochbein/Os zygomaticum und Schläfenbein/Os temporale betreffend, zygomatikotemporal
zy|go|max|il|lar|y [,zaɪgəʊ'mæksə,leriː] *adj*: Jochbein/Os zygomaticum und Oberkiefer/Maxilla betreffend, zygomatikomaxillär
Zy|go|my|ce|tes [,zaɪgəʊmaɪ'siːtiːz] *plural*: Zygomycetes *pl*
zy|go|my|co|sis [,zaɪgəʊmaɪ'kəʊsɪs] *noun*: Zygomyzeteninfektion *f*, Zygomykose *f*
zy|go|sis [zaɪ'gəʊsɪs] *noun*: Zygose *f*, Zygosis *f*
zy|go|sperm ['zaɪgəspɜrm] *noun*: →*zygospore*
zy|go|sphere ['zaɪgəʊsfɪər] *noun*: Zygosphäre *f*
zy|go|spore ['zaɪgəʊspəʊər, -spɔːr] *noun*: Zygospore *f*
zy|gote ['zaɪgəʊt] *noun*: befruchtete Eizelle *f*, Zygote *f*
zy|go|tene ['zaɪgətiːn] *noun*: Zygotänstadium *nt*, Zygotän *nt*
zy|got|ic [zaɪ'gɑtɪk] *adj*: Zygote betreffend, zygotisch
zy|go|to|blast [zaɪ'gəʊtəblæst] *noun*: Sporozoit *m*
zy|go|to|mere [zaɪ'gəʊtəmɪər] *noun*: Sporoblast *m*
zym- *präf.*: Enzym-, Zym(o)-
zy|mase ['zaɪmeɪz] *noun*: Zymase *f*
zyme [zaɪm] *noun*: Enzym *nt*
zy|min ['zaɪmɪn] *noun*: Enzym *nt*
zymo- *präf.*: Enzym-, Zym(o)-
zy|mo|chem|is|try [,zaɪməʊ'keməstriː] *noun*: Chemie *f* der Gärung, Zymochemie *f*
zy|mo|gen ['zaɪmədʒən] *noun*: Enzymvorstufe *f*, Zymogen *nt*, Enzymogen *nt*, Proenzym *nt*
zy|mo|gen|ic [,zaɪmə'dʒenɪk] *adj*: Gärung betreffend *oder* auslösend, zymogen
zy|mog|e|nous [zaɪ'mɑdʒənəs] *adj*: →*zymogenic*
zy|mog|ic [zaɪ'mɑdʒɪk] *adj*: →*zymogenic*
zy|mo|gram ['zaɪməgræm] *noun*: Zymogramm *nt*
zy|moid ['zaɪmɔɪd]: **I** *noun* Zymoid *nt* **II** *adj* enzymartig, zymoid
Zy|mo|mo|nas [,zaɪmə'məʊnəs] *noun*: Zymomonas *f*
Zy|mo|ne|ma [,zaɪmə'niːmə] *noun*: Zymonema *f*
zy|mo|san ['zaɪməsæn] *noun*: Zymosan *nt*
zy|mos|ter|ol [zaɪ'mɑstərɔl, -rɑl] *noun*: Zymosterin *nt*

Anhang
Appendix

Maße und Gewichte
Weights and Measures

I. Längenmaße — I. Linear Measures

1. Amerikanische Längenmaße — 1. American Linear Measure

1 yard = 3 feet = 0,9144 m = 91,44 cm
1 foot = 12 inches = 0,3048 m = 30,48 cm
1 inch = 2,54 cm = 25,4 mm

2. Deutsche Längenmaße — 2. German Linear Measure

1 m = 100 cm = 1.0936 yards = 3.2808 feet
1 cm = 10 mm = 0.3937 inch

3. Umrechnungstabelle — 3. Conversion Table

Zentimeter/centimeters	in/to	inches	0.394
		feet	0.0328
		Millimeter/millimeters	10
		Meter/meter	0.01
Meter/meters	in/to	Millimeter/millimeters	1000
		Zentimeter/centimeters	100
		inches	39.37
		feet	3.281
		yards	1.093
inches	in/to	Zentimeter/centimeters	2.54
		Meter/meters	0.0254
		feet	0.0833
		yards	0.0278
yards	in/to	inches	36
		feet	3
		Zentimeter/centimeters	91.44
		Meter/meters	0.914

II. Hohlmaße — II. Measures of Capacity

1. Amerikanische Flüssigkeitsmaße — 1. American Liquid Measures

1 gallon = 4 quarts = 8 pints = 3,7853 l
1 quart = 2 pints = 0,9464 l = 946,4 ml
1 pint = 4 gills = 0,4732 l = 473,2 ml
1 cup = 8 fluid ounces = 236,8 ml
1 fluid ounce = 29,6 ml

2. Britische Flüssigkeitsmaße — 2. British Liquid Measures

1 (imperial) gallon = 4 quarts = 8 pints = 4,5459 l
1 quart = 2 pints = 1,136 l = 1136 ml
1 pint = 4 gills = 20 fluid ounces = 0,568 l = 568 ml
1 fluid ounce = 28,4 ml

3. Deutsche Flüssigkeitsmaße — 3. German Liquid Measures

1 l = 10 dl = 1.056 quarts (US) = 1.76 pints (British)
1 dl = 10 cl = 100 ml = 3.38 fluid ounces (US) = 3.52 fluid ounces (British)
1 cl = 10 ml = 0.338 fluid ounce (US) = 0.352 fluid ounce (British)

III. Gewichte — III. Weights

1. Amerikanische Handelsgewichte — 1. American Avoirdupois Weight

1 pound = 16 ounces = 453,59 g
1 ounce = 16 drams = 28,35 g
1 dram = 1,772 g

2. German Weight — 2. Deutsche Handelsgewichte

1 kg = 1000 g = 2.205 pounds
100 g = 3.5273 ounces
1 g = 0.564 dram

3. Umrechnungstabelle
amerikanische Pfund in Kilogramm

3. Conversion Table
Pounds into Kilograms

pounds	0	1	2	3	4	5	6	7	8	9
0		0,45	0,91	1,36	1,81	2,27	2,72	3,18	3,63	4,08
10	4,54	4,99	5,44	5,90	6,35	6,80	7,26	7,71	8,16	8,62
20	9,07	9,53	9,98	10,43	10,89	11,34	11,79	12,25	12,70	13,15
30	13,61	14,06	14,51	14,97	15,42	15,88	16,33	16,78	17,24	17,69
40	18,14	18,60	19,05	19,50	19,96	20,41	20,87	21,32	21,77	22,23
50	22,68	23,13	23,59	24,04	24,49	24,95	25,40	25,85	26,31	26,76
60	27,22	27,67	28,12	28,58	29,03	29,48	29,94	30,39	30,84	31,30
70	31,75	32,21	32,66	33,11	33,57	34,02	34,47	34,93	35,38	35,83
80	36,29	36,74	37,19	37,65	38,10	38,56	39,01	39,46	39,92	40,37
90	40,82	41,28	41,73	42,18	42,64	43,09	43,54	44,00	44,45	44,91
100	45,36	45,81	46,27	46,72	47,17	47,63	48,08	48,53	48,99	49,44
110	49,90	50,35	50,80	51,26	51,71	52,16	52,62	53,07	53,52	53,98
120	54,43	54,88	55,34	55,79	56,25	56,70	57,15	57,61	58,06	58,51
130	58,97	59,42	59,87	60,33	60,78	61,23	61,69	62,14	62,60	63,05
140	63,50	63,96	64,41	64,86	65,32	65,77	66,22	66,68	67,13	67,59
150	68,04	68,49	68,95	69,40	69,85	70,31	70,76	71,21	71,67	72,12
160	72,57	73,03	73,48	73,94	74,39	74,84	75,30	75,75	76,20	76,66
170	77,11	77,56	78,02	78,47	78,93	79,38	79,83	80,29	80,74	81,19
180	81,65	82,10	82,55	83,01	83,46	83,91	84,37	84,82	85,28	85,37
190	86,18	86,64	87,09	87,54	88,00	88,45	88,90	89,36	89,81	90,26
200	90,72	91,17	91,63	92,08	92,53	92,99	93,44	93,89	94,35	94,80
210	95,25	95,71	96,16	96,62	97,07	97,52	97,98	98,43	98,88	99,34
220	99,79	100,24	100,70	101,15	101,60	102,06	102,51	102,97	103,42	103,87
230	104,33	104,78	105,23	105,69	106,14	106,59	107,05	107,50	107,96	108,41
240	108,86	109,32	109,77	110,22	110,68	111,13	111,58	112,04	112,49	112,94
250	113,40	113,85	114,31	114,76	115,21	115,67	116,12	116,57	117,03	117,48
260	117,93	118,39	118,84	119,29	119,75	120,20	120,66	121,66	121,56	122,02
270	122,47	122,92	123,38	123,83	124,28	124,74	125,19	125,65	126,10	126,55
280	127,01	127,46	127,91	128,37	128,82	129,27	129,73	130,18	130,63	131,09
290	131,54	132,00	132,45	132,90	133,36	133,81	134,26	134,72	135,17	135,62
300	136,08	136,53	136,98	137,44	137,89	138,35	138,80	139,25	139,71	140,16

Umrechnungstabellen für Temperaturen
Conversion Tables for Temperatures

Grad Fahrenheit
in Grad Celsius

Degrees Fahrenheit
into Degrees Celsius

Fahrenheit	Celsius
110	43,3
109	42,8
108	42,2
107	41,7
106	41,1
105	40,6
104	40,0
103	39,4
102	38,9
101	38,3
100	37,8
99	37,2
98	36,7
97	36,1
96	35,6
95	35,0
94	34,4
93	33,9
92	33,3
91	32,8
90	33,2
85	29,4
80	26,7
70	21,1
60	15,6
50	10,0
40	4,4
32	0
20	- 6,7
10	- 12,2
0	- 17,8

Grad Celsius
in Grad Fahrenheit

Degrees Celsius
into Degrees Fahrenheit

Celsius	Fahrenheit
50	122.0
45	113.0
44	111.2
43	109.4
42	107.6
41	105.8
40	104.0
39	102.2
38	100.4
37	98.6
36	96.8
35	95.0
34	93.2
33	91.4
32	89.6
31	87.8
30	86.0
29	84.2
28	82.4
27	80.6
26	78.8
25	77
20	68
15	59
10	50
5	41
0	32
- 5	23
- 10	14
- 15	5
- 20	- 4

Normalwerte wichtiger Laborparameter
Laboratory Reference Range Values

Normalwerte sind methoden- und laborabhängig, d.h., die Referenzbereiche für Parameter können je nach verwendeter Labormethode verschieden sein. Die hier aufgeführten Werte beziehen sich auf Standardmethoden, die in den meisten Labors verwendet werden.

Blut/Plasma/Serum

ALAT [Alaninaminotransferase]		→GPT	
Albumin	Serum		35–55 g/l
alkalische Phosphatase [AP]	Serum	Jugendliche	110–700 U/l
		Erwachsene	65–220 U/l
Ammoniak	Plasma		45–65 µmol/l
Antithrombin III	Plasma		85–125%
α_1-Antitrypsin	Serum		1,9–3,5 g/l
ASAT [Aspartataminotransferase]		→GOT	
Basenexzess [BE]	Blut		-3–+3 mmol/l
Basenüberschuss		→Basenexzess	
Bicarbonat		→Standardbicarbonat	
Bilirubin	Serum	gesamt	3,4–17 µmol/l
		direkt	0,9–5,1 µmol/l
Blutungszeit	Blut		2–9 min
Blutzucker	Plasma	nüchtern	3,1–6,4 mmol/l
	kapillar	nüchtern	3,3–5,6 mmol/l
Calcium	Serum	gesamt	2,1–2,8 mmol/l
		ionisiert	1,2–1,3 mmol/l
Chlorid	Serum		98–112 mmol/l
Cholesterin	Serum	< 20 Jahre	< 4,7 mmol/l
		20–30 Jahre	< 5,4 mmol/l
		30–40 Jahre	< 6,0 mmol/l
		> 40 Jahre	< 6,5 mmol/l
Cholinesterase [CHE]	Serum		2.300–8.500 U/l
CK [Creatinkinase]	Serum	Frauen	10–70 U/l
		Männer	10–80 U/l
Coeruloplasmin	Serum		0,20–0,45 g/l
CRP [C-reaktives Protein]	Serum		< 10 mg/l
Eisen	Serum	Frauen	11–25 µmol/l
		Männer	12–30 µmol/l
Eisenbindungskapazität [EKB]	Serum		45–73 µmol/l
Eiweiß, gesamt	Serum		6–8,5 g/dl
			60–85 g/l
Erythrozyten	Blut	Frauen	4,2–5,4 × 10^{12}/l
		Männer	4,5–6,2 × 10^{12}/l
Ferritin	Serum		20–300 nmol/l
Fibrinogen	Plasma		1,8–4,5 g/l
Gesamtcholesterin		→Cholesterin	
Gesamteiweiß	Serum		6–8,5 g/dl
			60–85 g/l

GLDH [Glutamatdehydrogenase]	Serum		< 5 U/l
α_1-Globuline	Serum		1–4 g/l
α_2-Globuline	Serum		5–9 g/l
β-Globuline	Serum		6–11 g/l
γ-Globuline	Serum		8–15 g/l
GOT [Glutamatoxalacetattransaminase]	Serum	Frauen	3–15 U/l
		Männer	3–18 U/l
GPT [Glutamatpyruvattransaminase]	Serum	Frauen	3–17 U/l
		Männer	3–22 U/l
Hämatokrit [Hkt]	Blut	Frauen	0,37–0,47
		Männer	0,45–0,52
Hämoglobin [Hb]	Blut	Frauen	7,5–10,2 mmol/l
		Männer	8,7–11,2 mmol/l
Haptoglobin	Serum		0,5–2,2 g/l
Harnsäure	Serum		155–400 μmol/l
Harnstoff	Serum		2–8 mmol/l
HBDH [α-Hydroxybutyratdehydrogenase]	Serum		55–140 U/l
HbE		→MCH	
HDL-Cholesterin	Serum		< 1 mmol/l
HGH [human growth hormone]		→STH	
Immunglobulin A	Serum		0,7–4 g/l
Immunglobulin G	Serum		7–16 g/l
Immunglobulin M	Serum		0,4–2,4 g/l
Insulin	Serum	nüchtern	60–175 pmol/l
Kalium	Serum		3,5–5,0 mmol/l
Kreatinin	Serum		40–100 μmol/l
Kupfer	Serum		12–24 μmol/l
LAP [Leucinaminopeptidase]	Serum		11–35 U/l
LDH [Lactatdehydrogenase]	Serum		40–240 U/l
LDL-Cholesterin	Serum		< 3,5 mmol/l
Leukozyten	Blut		$4–11 \times 10^9$/l
Lipase	Serum		< 190 U/l
Lymphozyten	Blut		1.000–4.800/μl
Magnesium	Serum		0,7–1,1 mmol/l
MCH [mittleres korpuskuläres Hämoglobin]	Blut		1,7–2 mmol/l
MCHC [mittlere Hämoglobinkonzentration der Erythrozyten]	Blut		20–22 mmol/l
MCV [mittleres Erythrozytenvolumen]	Blut		80–98 μm^3
Natrium	Serum		135–145 mmol/l
O_2-Sättigung	Blut		95–98%
Osmolalität	Serum		275–300 mOsm/l
pCO_2	Blut		4,7–5,9 kPa
pH	Blut		7,35–7,45
Phosphat	Serum		0,8–1,5 mmol/l
pO_2	Blut		9,3–13,3 kPa
PTT [partielle Thromboplastinzeit]	Plasma		< 40 s
Quick		→TPZ	
Standardbicarbonat	Blut		22–26 mmol/l
STH [somatotropes Hormon]	Serum		< 5 μg/l
Thrombozyten	Blut		150.000–450.000/μl
Thyroxin [T_4]	Serum	gesamt [TT_4]	65–155 nmol/l
		freies [FT_4]	10–30 pmol/l
TPZ [Tromboplastinzeit]	Plasma		> 70%
Transferrin	Serum		2–3,6 g/l
Triglyceride	Serum		< 2 mmol/l
Triiodthyronin [T_3]	Serum		1,1–2,9 nmol/l
TSH	Serum		0,4–4 mU/l
TZ [Thrombinzeit]	Plasma		17–21 s
Wachstumshormon		→STH	

Urin

Albumin		< 40 mg/24 h
Calcium		< 6 mmol/24 h
Chlorid		110–260 mmol/24 h
Erythrozyten		< 5/µl
Harnsäure		0,6–6,0 mmol/24 h
Harnstoff		330–580 mmol/24 h
Kreatinin	Frauen	7–13 mmol/24 h
	Männer	13–22 mmol/24 h
Natrium		120–220 mmol/24 h
Osmolalität		750–1.400 mOsm/l
pH		4,8–7,4
spezifisches Gewicht		1.002–1.040 g/l

Liquor

Eiweiß	0,2–0,5 g/l
Glucose	2,2–3, 9 mmol/l
Lactat	1–2 mmol/l
pH	7,31–7,34
Zellen	3/µl

Knochenskelett, von vorne

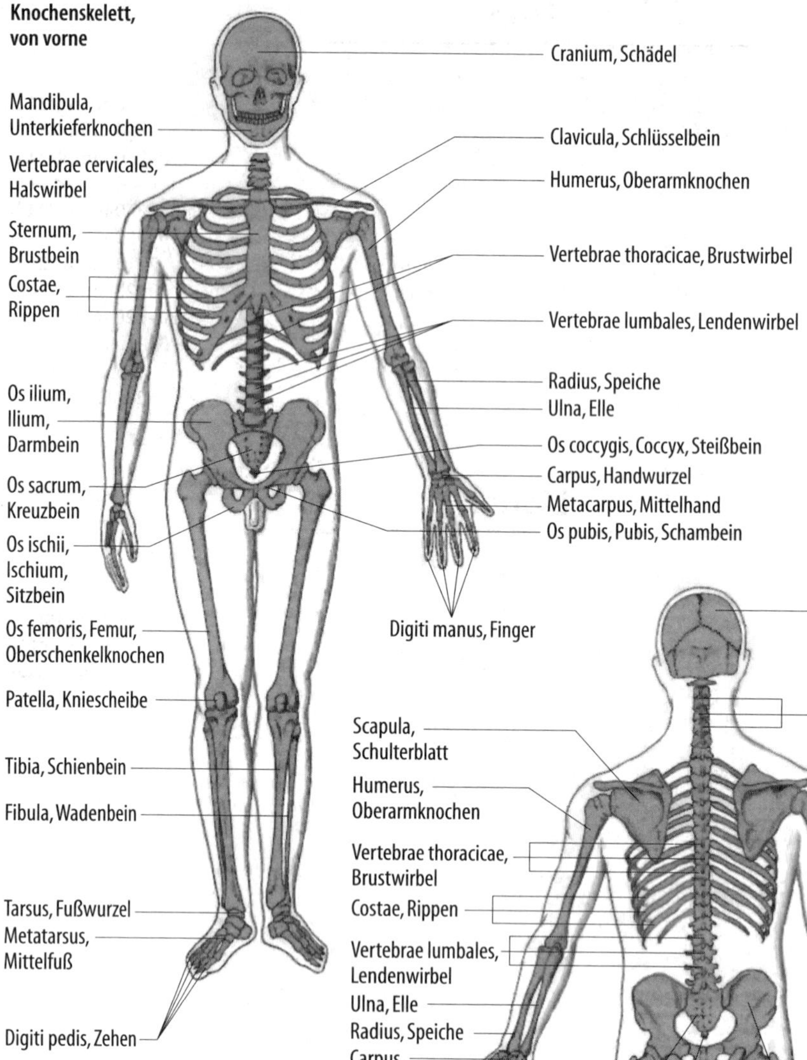

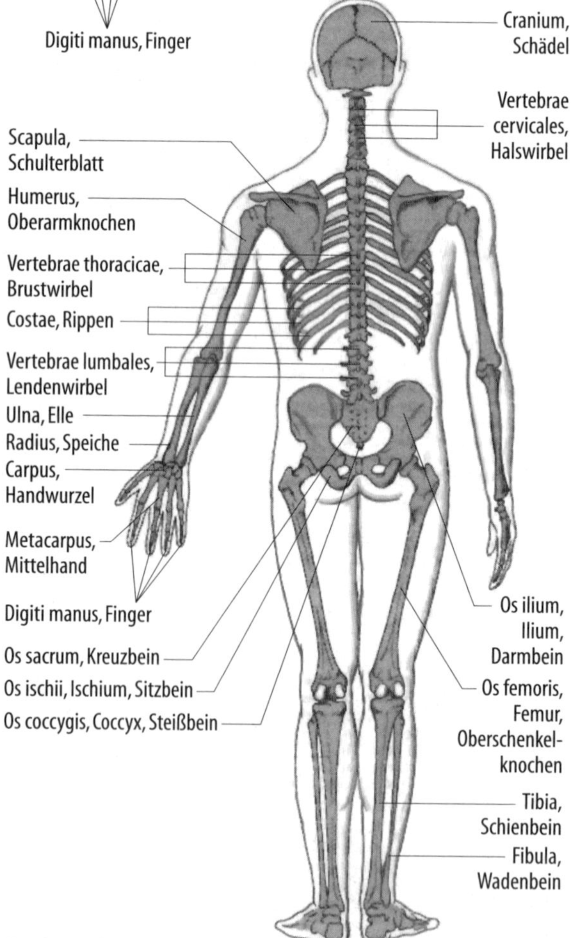

Knochenskelett, von hinten

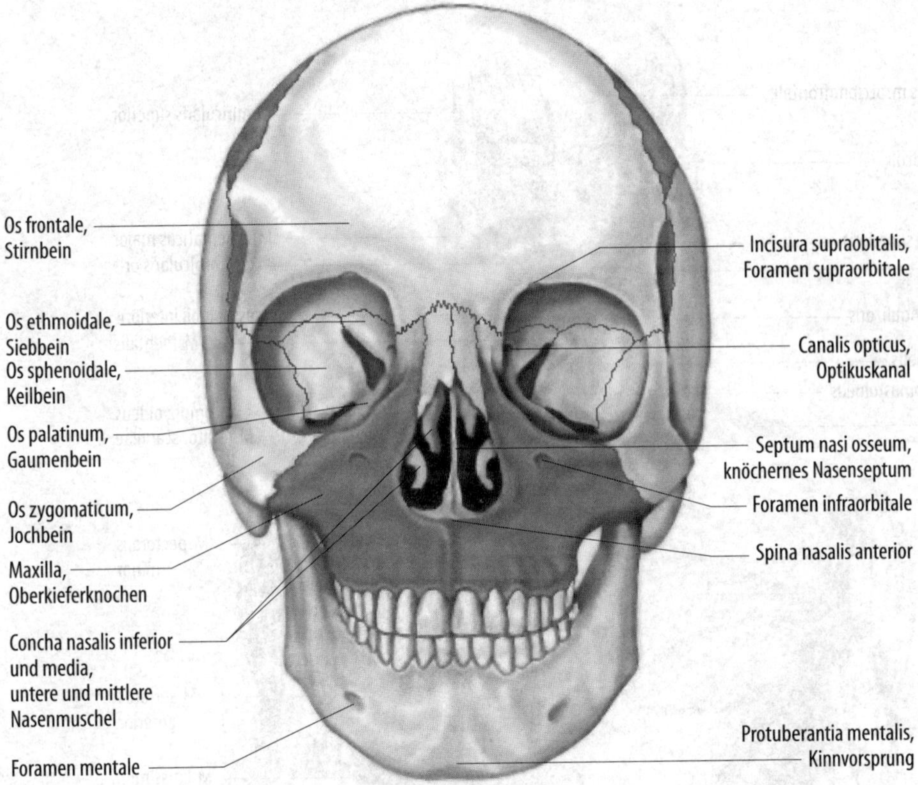
Os frontale,
Stirnbein
Os ethmoidale,
Siebbein
Os sphenoidale,
Keilbein
Os palatinum,
Gaumenbein
Os zygomaticum,
Jochbein
Maxilla,
Oberkieferknochen
Concha nasalis inferior
und media,
untere und mittlere
Nasenmuschel
Foramen mentale
Incisura supraobitalis,
Foramen supraorbitale
Canalis opticus,
Optikuskanal
Septum nasi osseum,
knöchernes Nasenseptum
Foramen infraorbitale
Spina nasalis anterior
Protuberantia mentalis,
Kinnvorsprung

Schädel, von vorne

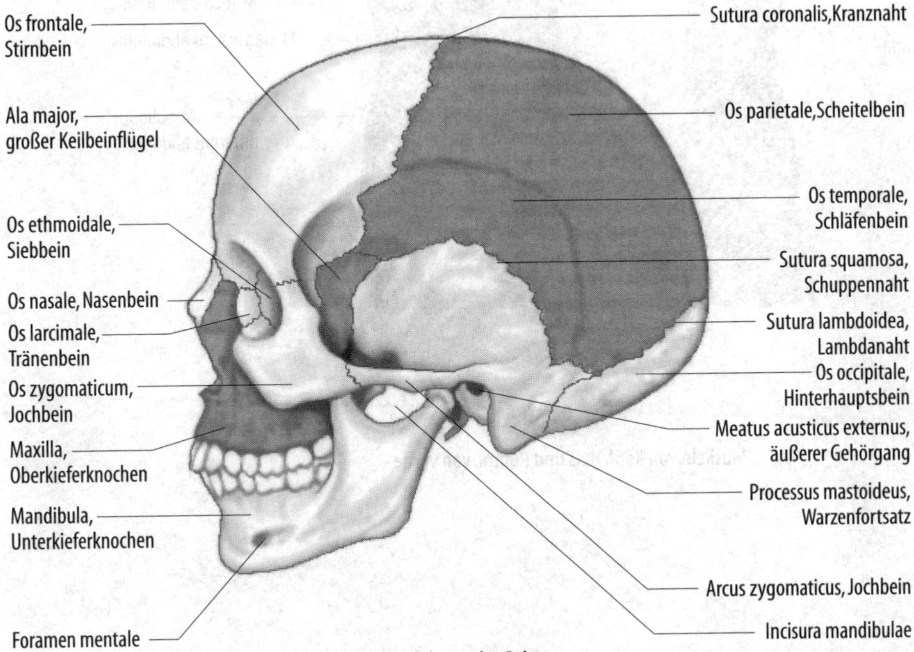
Os frontale,
Stirnbein
Ala major,
großer Keilbeinflügel
Os ethmoidale,
Siebbein
Os nasale, Nasenbein
Os larcimale,
Tränenbein
Os zygomaticum,
Jochbein
Maxilla,
Oberkieferknochen
Mandibula,
Unterkieferknochen
Foramen mentale
Sutura coronalis,Kranznaht
Os parietale,Scheitelbein
Os temporale,
Schläfenbein
Sutura squamosa,
Schuppennaht
Sutura lambdoidea,
Lambdanaht
Os occipitale,
Hinterhauptsbein
Meatus acusticus externus,
äußerer Gehörgang
Processus mastoideus,
Warzenfortsatz
Arcus zygomaticus, Jochbein
Incisura mandibulae

Schädel, von der Seite

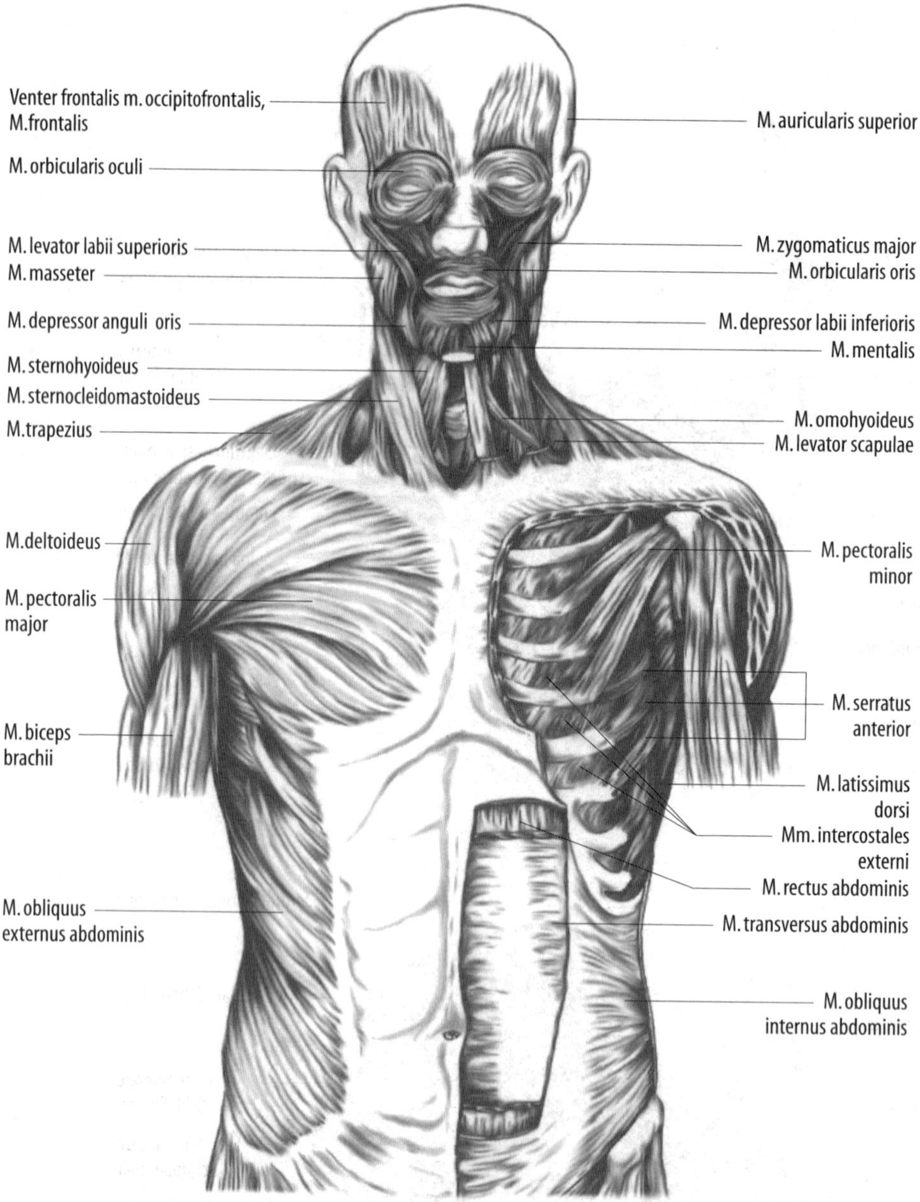
Venter frontalis m. occipitofrontalis,
M.frontalis
M. orbicularis oculi
M. levator labii superioris
M. masseter
M. depressor anguli oris
M. sternohyoideus
M. sternocleidomastoideus
M.trapezius
M.deltoideus
M. pectoralis
major
M. biceps
brachii
M. obliquus
externus abdominis
M. auricularis superior
M. zygomaticus major
M. orbicularis oris
M. depressor labii inferioris
M. mentalis
M. omohyoideus
M. levator scapulae
M. pectoralis
minor
M. serratus
anterior
M. latissimus
dorsi
Mm. intercostales
externi
M. rectus abdominis
M. transversus abdominis
M. obliquus
internus abdominis

Muskeln von Kopf, Hals und Rumpf, von vorne

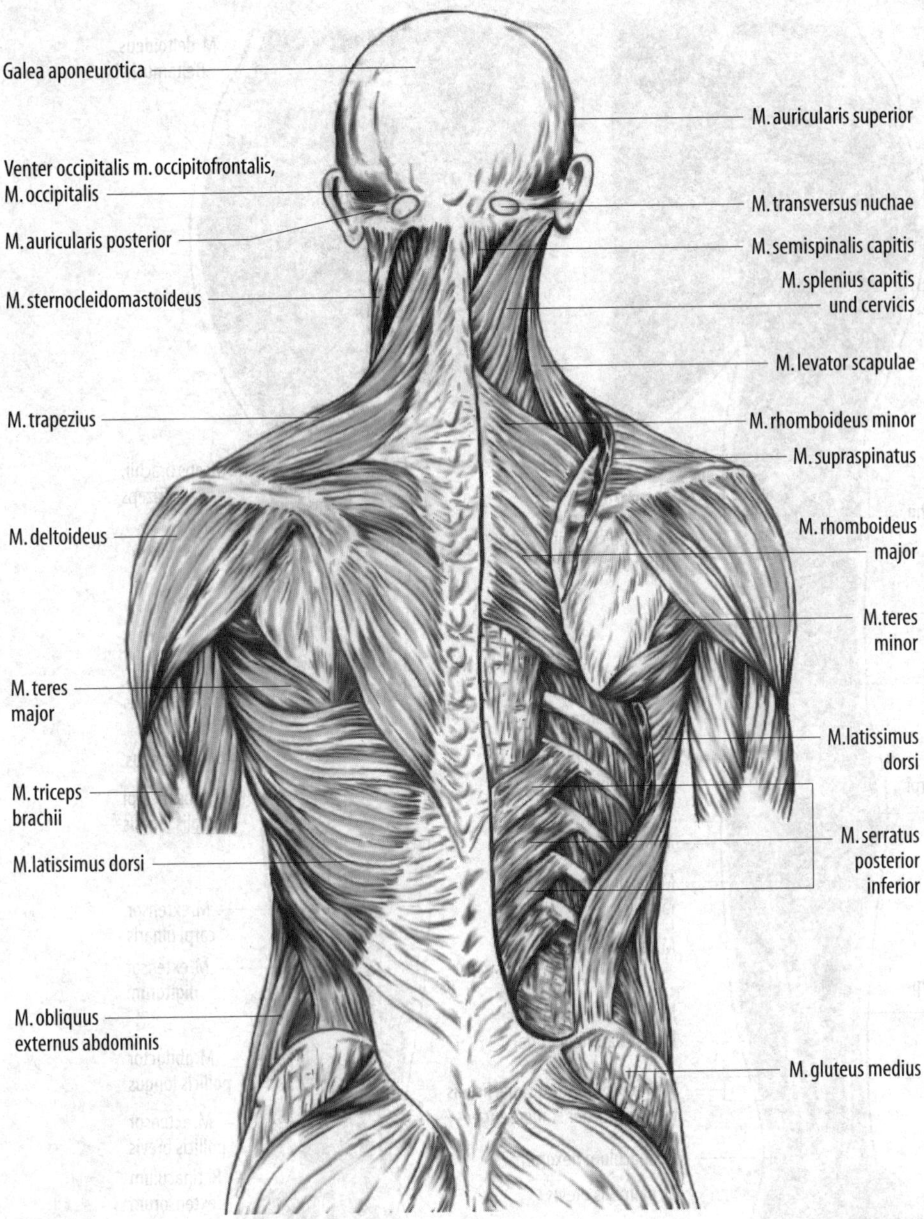
Galea aponeurotica
M. auricularis superior
Venter occipitalis m. occipitofrontalis,
M. occipitalis
M. transversus nuchae
M. auricularis posterior
M. semispinalis capitis
M. splenius capitis
und cervicis
M. sternocleidomastoideus
M. levator scapulae
M. trapezius
M. rhomboideus minor
M. supraspinatus
M. deltoideus
M. rhomboideus
major
M. teres
minor
M. teres
major
M. latissimus
dorsi
M. triceps
brachii
M. serratus
posterior
inferior
M. latissimus dorsi
M. obliquus
externus abdominis
M. gluteus medius

Muskeln von Kopf, Hals und Rumpf, von hinten

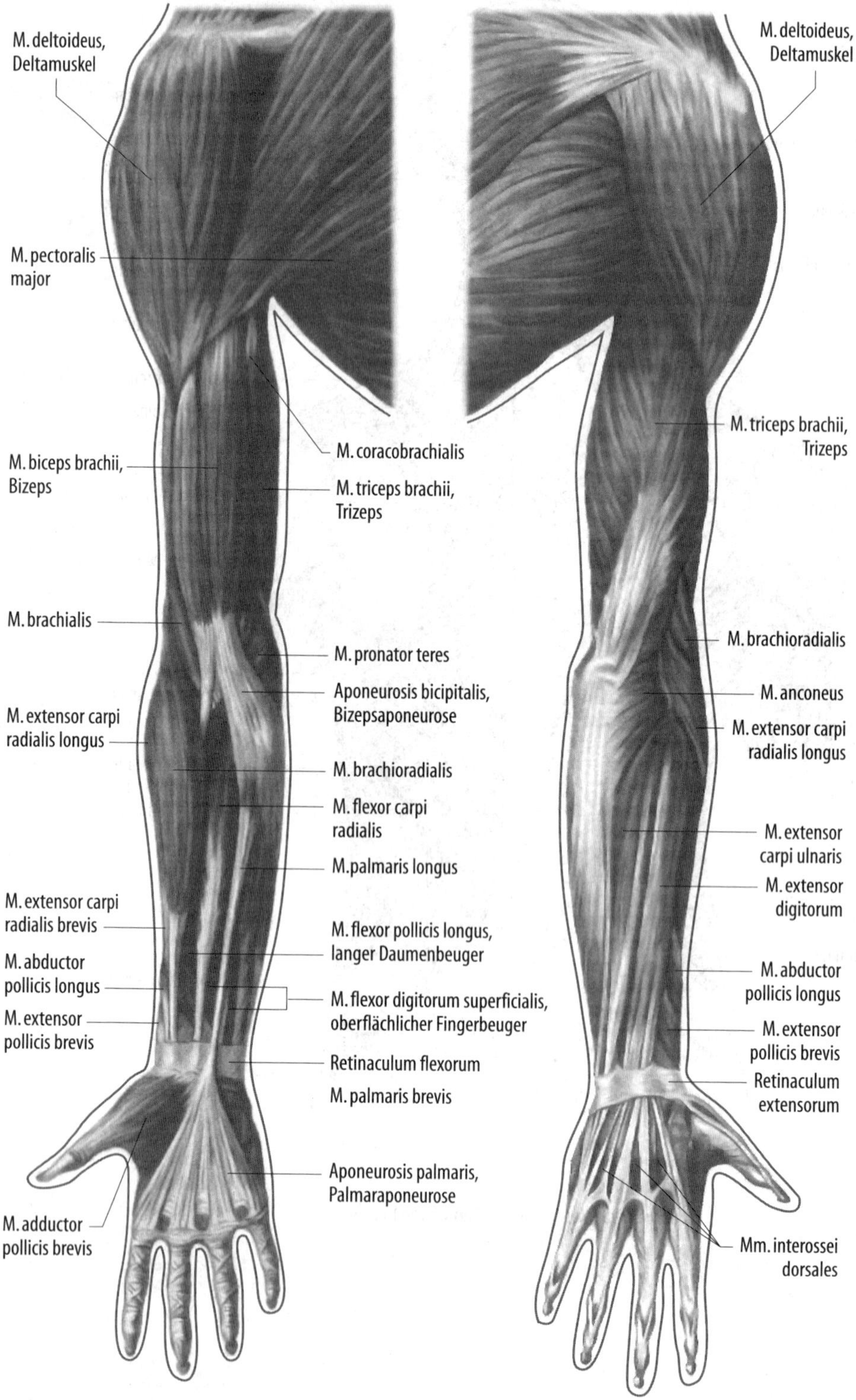
M. deltoideus, Deltamuskel
M. pectoralis major
M. biceps brachii, Bizeps
M. coracobrachialis
M. triceps brachii, Trizeps
M. brachialis
M. pronator teres
Aponeurosis bicipitalis, Bizepsaponeurose
M. extensor carpi radialis longus
M. brachioradialis
M. flexor carpi radialis
M.palmaris longus
M. extensor carpi radialis brevis
M. flexor pollicis longus, langer Daumenbeuger
M. abductor pollicis longus
M. flexor digitorum superficialis, oberflächlicher Fingerbeuger
M. extensor pollicis brevis
Retinaculum flexorum
M. palmaris brevis
Aponeurosis palmaris, Palmaraponeurose
M. adductor pollicis brevis
M. deltoideus, Deltamuskel
M. triceps brachii, Trizeps
M. brachioradialis
M. anconeus
M. extensor carpi radialis longus
M. extensor carpi ulnaris
M. extensor digitorum
M. abductor pollicis longus
M. extensor pollicis brevis
Retinaculum extensorum
Mm. interossei dorsales

oberflächliche Muskeln von Schulter und Arm, von vorne und hinten

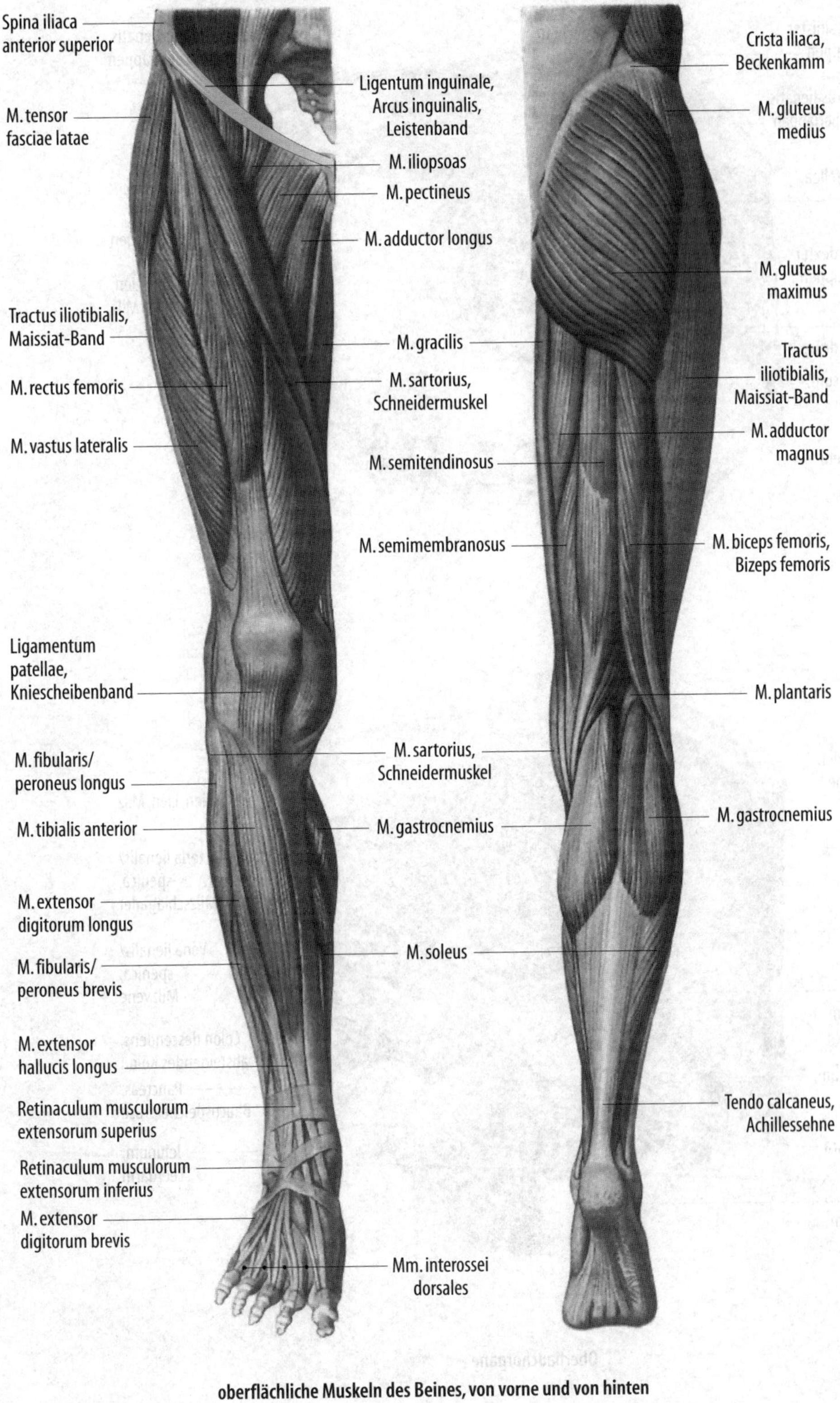
Spina iliaca anterior superior
M. tensor fasciae latae
Tractus iliotibialis, Maissiat-Band
M. rectus femoris
M. vastus lateralis
Ligamentum patellae, Kniescheibenband
M. fibularis/ peroneus longus
M. tibialis anterior
M. extensor digitorum longus
M. fibularis/ peroneus brevis
M. extensor hallucis longus
Retinaculum musculorum extensorum superius
Retinaculum musculorum extensorum inferius
M. extensor digitorum brevis
Ligentum inguinale, Arcus inguinalis, Leistenband
M. iliopsoas
M. pectineus
M. adductor longus
M. gracilis
M. sartorius, Schneidermuskel
M. semitendinosus
M. semimembranosus
M. sartorius, Schneidermuskel
M. gastrocnemius
M. soleus
Mm. interossei dorsales
Crista iliaca, Beckenkamm
M. gluteus medius
M. gluteus maximus
Tractus iliotibialis, Maissiat-Band
M. adductor magnus
M. biceps femoris, Bizeps femoris
M. plantaris
M. gastrocnemius
Tendo calcaneus, Achillessehne

oberflächliche Muskeln des Beines, von vorne und von hinten

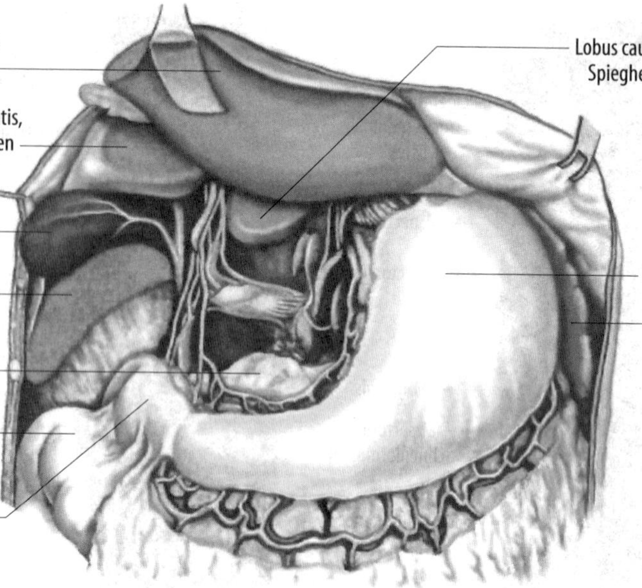
Lobus hepatis sinister,
linker Leberlappen
Lobus quadatrus hepatis,
viereckiger Leberlappen
Vesica bilaris/fellea,
Gallenblase
Lobus hepatis dexter,
rechter Leberlappen
Pancreas,
Bauchspeicheldrüse
Colon transversum,
Querkolon
Ampulla duodeni
Lobus caudatus hepatis,
Spieghel-Leberlappen
Gaster, Magen
Splien, Lien,
Milz

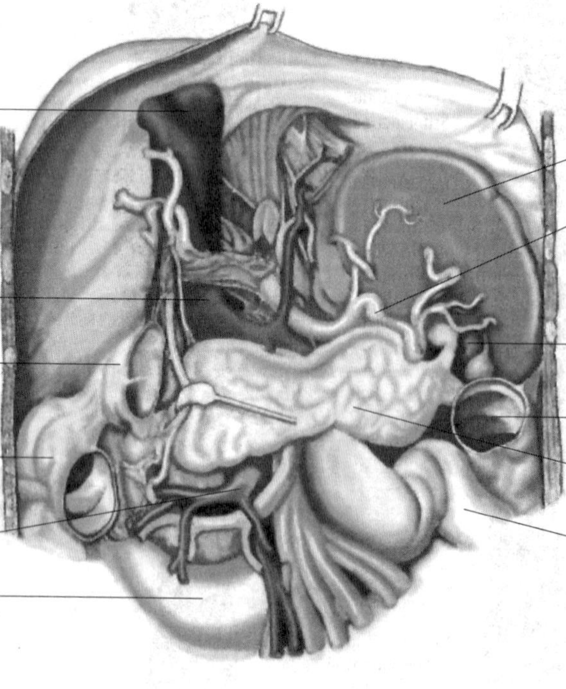
Vena cava inferior,
untere Hohlvene
Vena portae,
Pfortader
Duodenum,
Zwölffingerdarm
Colon transversum,
Querkolon
Vena mesenterica
superior
Duodenum,
Zwölffingerdarm
Splien, Lien, Milz
Arteria lienalis/
spenica,
Milzschlagader
Vena lienalis/
spenica,
Milzvene
Colon descendens,
absteigendes Kolon
Pancreas,
Bauchspeicheldrüse
Jejunum,
Leerdarm

Oberbauchorgane

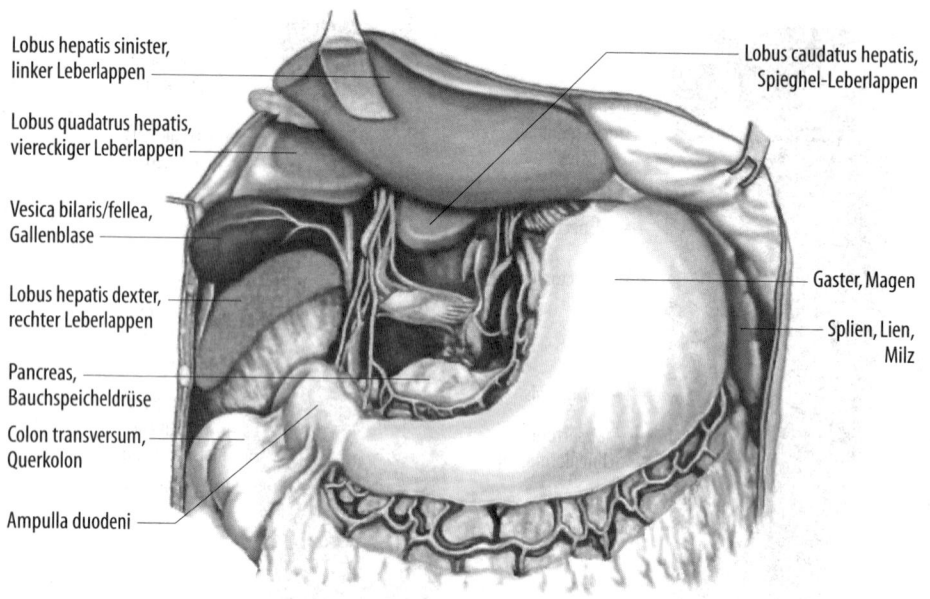

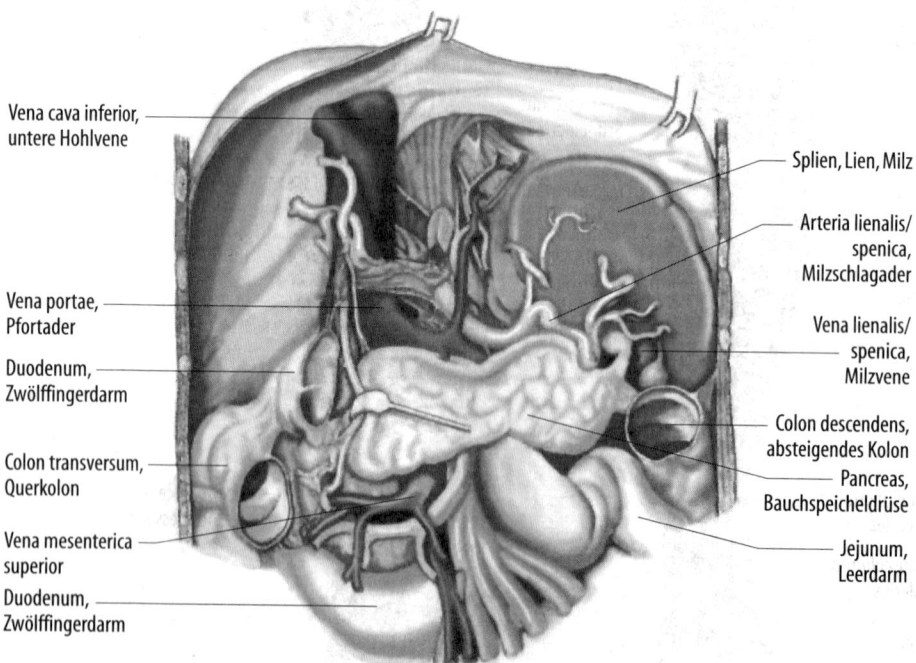

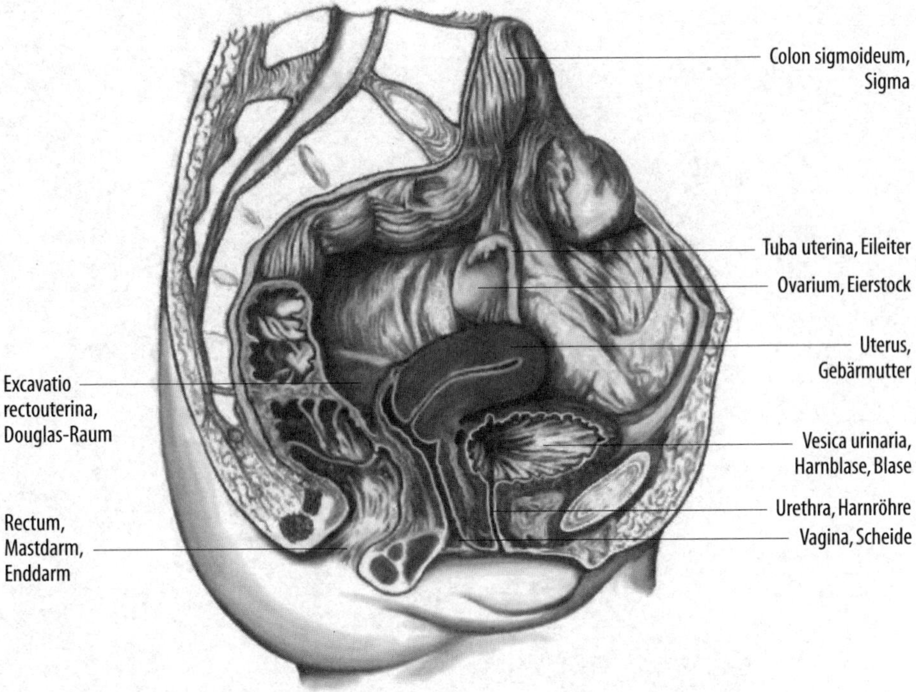
Colon sigmoideum,
Sigma
Tuba uterina, Eileiter
Ovarium, Eierstock
Uterus,
Gebärmutter
Excavatio
rectouterina,
Douglas-Raum
Vesica urinaria,
Harnblase, Blase
Urethra, Harnröhre
Rectum,
Mastdarm,
Enddarm
Vagina, Scheide

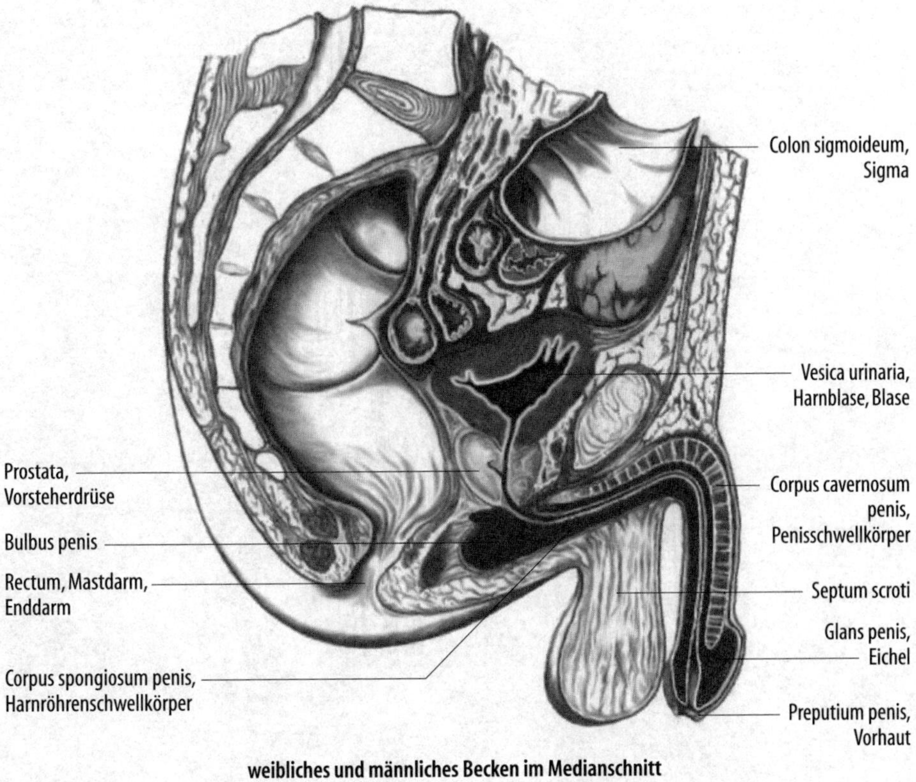
Colon sigmoideum,
Sigma
Vesica urinaria,
Harnblase, Blase
Prostata,
Vorsteherdrüse
Corpus cavernosum
penis,
Penisschwellkörper
Bulbus penis
Rectum, Mastdarm,
Enddarm
Septum scroti
Glans penis,
Eichel
Corpus spongiosum penis,
Harnröhrenschwellkörper
Preputium penis,
Vorhaut

weibliches und männliches Becken im Medianschnitt

Druck- und Bindearbeiten: Stürtz GmbH, Würzburg